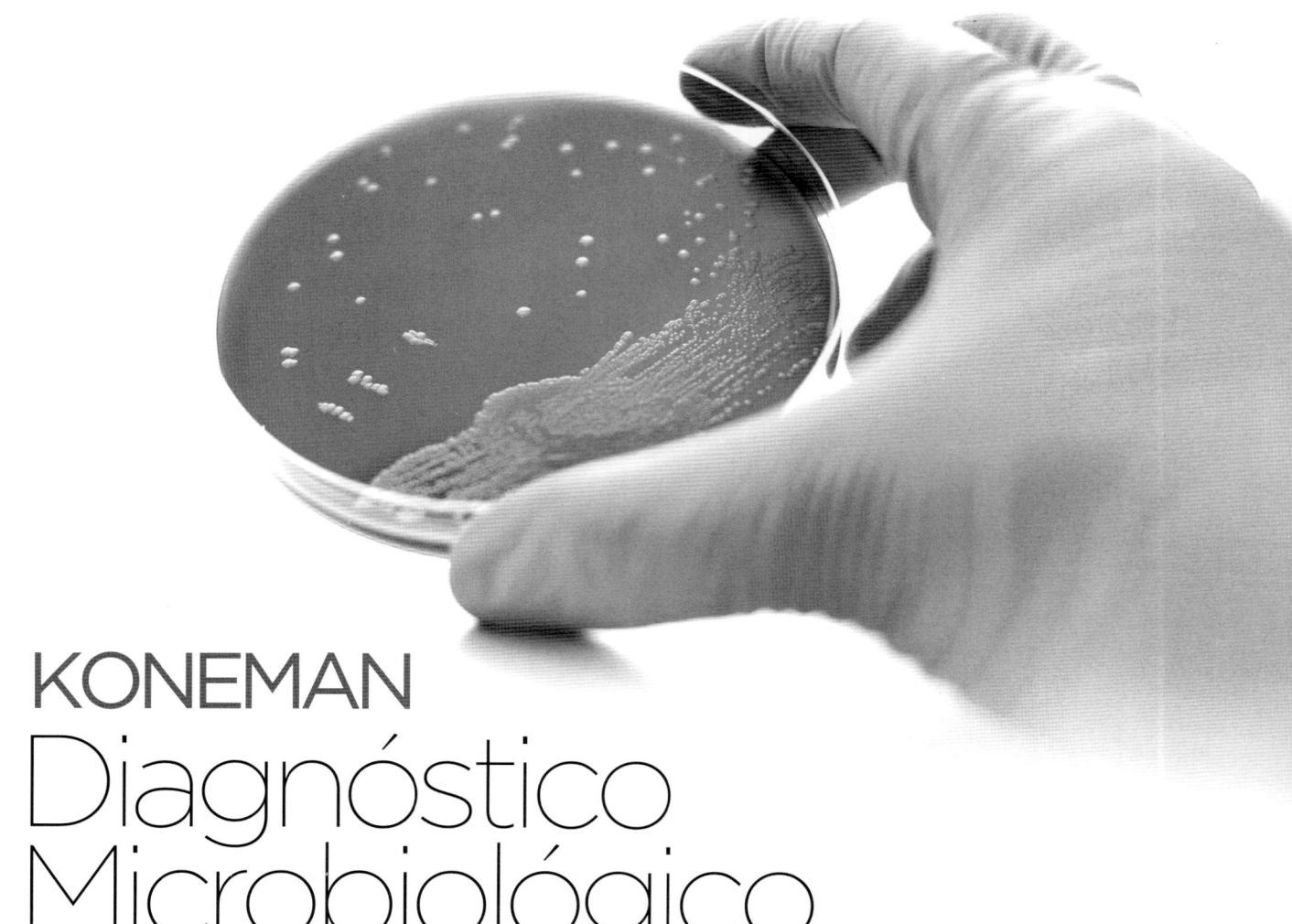

KONEMAN
Diagnóstico Microbiológico
Texto e Atlas

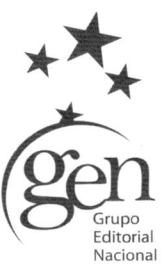

O GEN | Grupo Editorial Nacional – maior plataforma editorial brasileira no segmento científico, técnico e profissional – publica conteúdos nas áreas de ciências da saúde, exatas, humanas, jurídicas e sociais aplicadas, além de prover serviços direcionados à educação continuada e à preparação para concursos.

As editoras que integram o GEN, das mais respeitadas no mercado editorial, construíram catálogos inigualáveis, com obras decisivas para a formação acadêmica e o aperfeiçoamento de várias gerações de profissionais e estudantes, tendo se tornado sinônimo de qualidade e seriedade.

A missão do GEN e dos núcleos de conteúdo que o compõem é prover a melhor informação científica e distribuí-la de maneira flexível e conveniente, a preços justos, gerando benefícios e servindo a autores, docentes, livreiros, funcionários, colaboradores e acionistas.

Nosso comportamento ético incondicional e nossa responsabilidade social e ambiental são reforçados pela natureza educacional de nossa atividade e dão sustentabilidade ao crescimento contínuo e à rentabilidade do grupo.

KONEMAN
Diagnóstico Microbiológico
Texto e Atlas

Gary W. Procop, MD, MS
Medical Director, Enterprise Test Utilization and Pathology Consultative Services. Director, Molecular Microbiology, Mycology, Parasitology, and Virology. Professor of Pathology. Cleveland Clinic Lerner College of Medicine of Case Western Reserve University. The Cleveland Clinic. Cleveland, Ohio.

Deirdre L. Church, MD, PhD, FRCPC, D(ABMM)
Professor of Pathology & Laboratory Medicine and Medicine. University of Calgary. Clinical Section Chief, Microbiology. Calgary Laboratory Services/Alberta Health Services. Calgary, Alberta, Canada.

Geraldine S. Hall, PhD, D(ABMM)
Retired Clinical Microbiologist. The Cleveland Clinic. Cleveland, Ohio.

William M. Janda, PhD, D(ABMM)
Professor Emeritus, Pathology and Microbiology. University of Illinois at Chicago College of Medicine. Division Chair, Microbiology and Virology. Department of Pathology. John H. Stroger, Jr. Hospital/Cook County Health and Hospitals System. Chicago, Illinois.

Elmer W. Koneman, MD
Professor Emeritus. University of Colorado School of Medicine. Aurora, Colorado.

Paul C. Schreckenberger, PhD, D(ABMM)
Professor of Pathology. Director, Clinical Microbiology. Associate Director, Molecular Pathology. Loyola University Medical Center. Maywood, Illinois.

Gail L. Woods, MD
Professor and Chief of Pediatric Pathology. Department of Pathology. University of Arkansas for Medical Sciences. Little Rock, Arkansas.

Revisão Técnica
Marina Baquerizo Martinez
Professora Titular. Faculdade de Ciências Farmacêuticas. Universidade de São Paulo.

Tradução
Carlos Henrique de A. Cosendey
(Capítulos 1 a 7, 10, 11, 15 a 17, 19 a 21 e Pranchas)

Patricia Lydie Voeux
(Capítulos 8, 9, 12 a 14, 18, 22, 23 e Apêndices 1 e 2)

Sétima edição

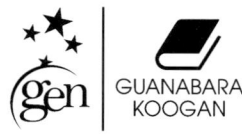

- Os autores deste livro e a EDITORA GUANABARA KOOGAN LTDA. empenharam seus melhores esforços para assegurar que as informações e os procedimentos apresentados no texto estejam em acordo com os padrões aceitos à época da publicação, *e todos os dados foram atualizados pelos autores até a data da entrega dos originais à editora.* Entretanto, tendo em conta a evolução das ciências da saúde, as mudanças regulamentares governamentais e o constante fluxo de novas informações sobre terapêutica medicamentosa e reações adversas a fármacos, recomendamos enfaticamente que os leitores consultem sempre outras fontes fidedignas, de modo a se certificarem de que as informações contidas neste livro estão corretas e de que não houve alterações nas dosagens recomendadas ou na legislação regulamentadora.

- Os autores e a editora envidaram todos os esforços no sentido de se certificarem de que a escolha e a posologia dos medicamentos apresentados neste compêndio estivessem em conformidade com as recomendações atuais e com a prática em vigor na época da publicação. Entretanto, em vista da pesquisa constante, das modificações nas normas governamentais e do fluxo contínuo de informações em relação à terapia e às reações medicamentosas, o leitor é aconselhado a checar a bula de cada fármaco para qualquer alteração nas indicações e posologias, assim como para maiores cuidados e precauções. Isso é particularmente importante quando o agente recomendado é novo ou utilizado com pouca frequência.

- Os autores e a editora se empenharam para citar adequadamente e dar o devido crédito a todos os detentores de direitos autorais de qualquer material utilizado neste livro, dispondo-se a possíveis acertos posteriores caso, inadvertida e involuntariamente, a identificação de algum deles tenha sido omitida.

- Traduzido de
KONEMAN'S COLOR ATLAS AND TEXTBOOK OF DIAGNOSTIC MICROBIOLOGY, SEVENTH EDITION
Copyright © 2017 Wolters Kluwer.
Copyright © 2005 Lippincott Williams & Wilkins.
All rights reserved.
2001 Market Street
Philadelphia, PA 19103 USA
LWW.com
Published by arrangement with Lippincott Williams & Wilkins, Inc., USA.
Lippincott Williams & Wilkins/Wolters Kluwer Health did not participate in the translation of this title.
ISBN: 978-1-4511-8935-3

- Direitos exclusivos para a língua portuguesa
Copyright © 2018 by
EDITORA GUANABARA KOOGAN LTDA.
Uma editora integrante do GEN | Grupo Editorial Nacional
Travessa do Ouvidor, 11 – Rio de Janeiro – RJ – CEP 20040-040
Tels.: (21) 3543-0770/(11) 5080-0770 | Fax: (21) 3543-0896
www.grupogen.com.br | faleconosco@grupogen.com.br

- Reservados todos os direitos. É proibida a duplicação ou reprodução deste volume, no todo ou em parte, em quaisquer formas ou por quaisquer meios (eletrônico, mecânico, gravação, fotocópia, distribuição pela Internet ou outros), sem permissão, por escrito, da EDITORA GUANABARA KOOGAN LTDA.

- Capa: Bruno Sales

- Editoração eletrônica: Anthares

- Ficha catalográfica

D525
7. ed.

Diagnóstico microbiológico | texto e atlas / Gary W. Procop ... [et al.] ; tradução Patricia Lydie Voeux. - 7. ed. - Rio de Janeiro : Guanabara Koogan, 2018.
il.

Tradução de: Koneman's color atlas and textbook of diagnostic microbiology
ISBN 978-85-277-3318-2

1. Microbiologia. I. Procop, Gary W. II. Voeux, Patricia Lydie.

18-47426

CDD: 576
CDU: 579

Dedicatória

Em memória de nossos antigos colegas e coautores:

Wash – Lembramos, em especial, de sua liderança no College of American Pathology e como editor-chefe da sexta edição deste livro. Sentimos muito sua falta.

Steve – Lembramos, em especial, de sua liderança na American Board of Pathology e na patologia das doenças infecciosas. Sentimos muito sua falta.

Gerri – Lembramos de você, em especial, por ter sido uma educadora perfeita, amada por todos os alunos, e por sua liderança na American Society for Microbiology, além de outras organizações nacionais. Também sentimos muito sua falta, e esta edição não teria sido possível sem você. Obrigado.

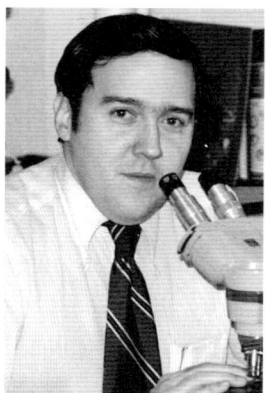

Washington C. Winn Jr, MD, MBA
Director, Clinical Microbiology Laboratory
Fletcher Allen Health Care
Professor of Pathology
University of Vermont College of Medicine
Burlington, Vermont

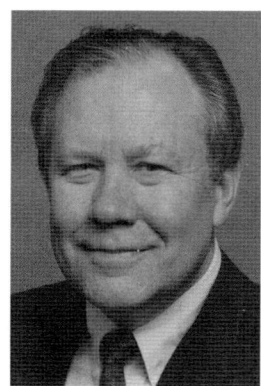

Stephen D. Allen, MD
Professor of Pathology and Laboratory Medicine, Indiana
University School of Medicine
Director, Division of Clinical Microbiology, Clarian Health—
Methodist, Indiana University, and Riley Hospitals
Chief, Clinical Microbiology Laboratory, Roudebush Veterans
Affairs Hospital
Pathologist, Wishard Memorial Hospital
Indianapolis, Indiana

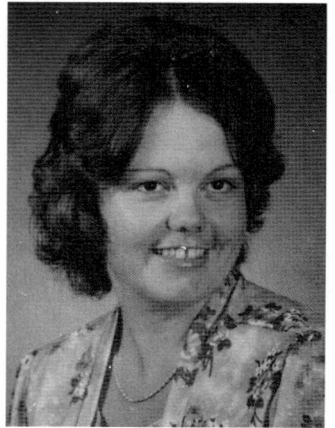

Geraldine S. Hall, PhD, D(ABMM)
Section Head, Clinical Microbiology
Cleveland Clinic
Professor of Pathology
Cleveland Clinic Lerner College of Medicine
of Case Western
Reserve University
Cleveland, Ohio

Dedicatória dos autores

A Tamera e London – a melhor esposa e o melhor filho que alguém pode ter. Os Melhores dos Melhores!
Gary W. Procop, MD

Ao meu marido, Gord, e à minha família por todo o apoio.
Deirdre L. Church, MD, PhD

Agradeço ao meu marido pelo apoio.
Geraldine S. Hall, PhD

A meus pais, Robert e Geraldine, meus irmãos, Robert e Martin, e a Matthew, meu companheiro de vida.
William M. Janda, PhD

Meu reconhecimento ao trabalho árduo e à dedicação dos técnicos em microbiologia.
Elmer W. Koneman, MD

Agradeço à minha esposa, Ann, por seu apoio e sua paciência durante a longa fase de elaboração deste trabalho, e por seus mais de 45 anos de amor e encorajamento inabaláveis.
Agradeço também a meu filho, Adam, por ter criado o Web ID Program, usado para a identificação de bactérias, o qual é descrito em detalhes nos Capítulos 6 e 7 deste livro.
Paul C. Schreckenberger, PhD

À memória de meu pai, com amor.
Gail L. Woods, MD

Apresentação

O processo para diagnóstico de doenças infecciosas é complexo. Um médico inteligente pode ser capaz de realizar diagnósticos com base na história, no quadro clínico, no exame físico e nas exposições epidemiológicas do paciente, inclusive viagens relevantes. Por exemplo, a pneumonia é um diagnóstico clínico, ainda que com confirmação radiográfica. Estabelecer um diagnóstico etiológico pode ser muito mais difícil e depende da obtenção de amostras relevantes de qualidade interpretável, bem como de um transporte veloz de confiança e da disponibilidade de testes do laboratório de análises microbiológicas de suporte. Além disso, com frequência, as manifestações iniciais de diferentes agentes causadores se superpõem, e um processo infeccioso pode envolver diversos sistemas de órgãos, aumentando assim a complexidade da tarefa de estabelecer um diagnóstico etiológico do qual a terapia antimicrobiana dependa. De fato, sem um diagnóstico etiológico acurado e oportuno, o tratamento empírico é iniciado ou mantido, podendo consistir de muitos agentes antimicrobianos, de agentes com atividade desnecessariamente ampla ou de ambos. Isso aumenta o risco de reações medicamentosas adversas, altera o microbioma do paciente e promove a seleção de mutantes resistentes que indiretamente colocam em risco outros pacientes. Tais danos colaterais apenas acentuam a necessidade de testes rápidos, acurados e bem-implementados para o desfecho ótimo do tratamento do paciente.

Assim, o principal objetivo de *Diagnóstico Microbiológico | Texto e Atlas* foi oferecer uma exposição clara dos procedimentos empregados rotineiramente na identificação laboratorial de agentes microbianos causadores de doenças infecciosas. Desde sua primeira edição em 1979, o reconhecimento e o aparecimento de novos agentes infecciosos; as ferramentas melhores para o diagnóstico microbiológico de tais agentes; o maior número de pacientes imunocomprometidos devido a transplantes de órgãos e células-tronco, quimioterapia de malignidades e agentes imunomodulantes; e um ambiente em constante mudança, tanto de cuidados quanto de exposição, vêm complicando a procura por um diagnóstico etiológico. Esses avanços transformadores têm se acelerado desde a sexta edição, em 2006.

Felizmente, as ferramentas disponíveis para lidar com os desafios também se expandiram e aprimoraram. Determinações da carga viral quantitativa se tornaram essenciais para o cuidado de pacientes infectados com HIV e vírus da hepatite C. Muitos outros procedimentos de teste molecular são atualmente habituais nos laboratórios microbiológicos de pequeno e grande porte. A identificação dos microrganismos foi transformada pela introdução da espectrometria de massa por ionização/dessorção a *laser* assistida por matriz em tempo de voo (MALDI-TOF). Avanços progressivos nas estratégias de sequenciamento de nova geração estão sendo implementados para agentes microbianos de difícil diagnóstico no passado ou que ainda permaneçam de difícil identificação. Ao mesmo tempo, as técnicas de isolamento e crescimento continuam sendo importantes para muitos agentes bacterianos, fúngicos e micobacterianos, se não para a maioria, e são requeridas para testes confiáveis de suscetibilidade aos antimicrobianos, graças à ameaça crescente de microrganismos multidrogarresistentes. Coleta e testagem são também cruciais para medidas de controle da infecção e para a vigilância da saúde pública. Como resultado, agora, mais do que nunca, a microbiologia médica é crucial no sentido de oferecer, nutrir e promover um equilíbrio adequado entre a ciência do possível e a arte do apropriado. Esse é um trabalho de equipe atribuído a todos aqueles a quem foi confiada a administração de recursos finitos.

Desse modo, é uma sorte que o Dr. Gary W. Procop tenha assumido o papel de editor-chefe da sétima edição de *Diagnóstico Microbiológico | Texto e Atlas*, dadas suas muitas contribuições para o campo da microbiologia molecular, da micologia médica e da histopatologia das doenças infecciosas, além de sua liderança no avanço das estratégias de testagem apropriadas para melhorar o desfecho do paciente, que é o que realmente importa. Ele e seu quadro de colegas colaboradores são admiráveis por seus conhecimentos, seu treinamento e sua experiência na área, de modo a não apenas manter, mas também aumentar a utilidade desta obra para todos aqueles que possam se beneficiar de seu conteúdo: microbiologistas, especialistas em infectologia, patologistas e cientistas laboratoriais clínicos.

L. Barth Reller, MD, DTM&H
Professor of Medicine and Pathology
Duke University School of Medicine
Durham, North Carolina

Glenn D. Roberts, PhD
Professor Emeritus of Laboratory Medicine,
Microbiology and Pathology
Mayo Clinic College of Medicine
Rochester, Minnesota

Material Suplementar

Este livro conta com o seguinte material suplementar:

- Quadros com informações para o preparo de testes microbiológicos.

O acesso ao material suplementar é gratuito. Basta que o leitor se cadastre e faça seu *login* em nosso *site* (www.grupogen.com.br), clicando em GEN-IO, no *menu* superior do lado direito.

É rápido e fácil. Caso haja alguma mudança no sistema ou dificuldade de acesso, entre em contato conosco (gendigital@grupogen.com.br).

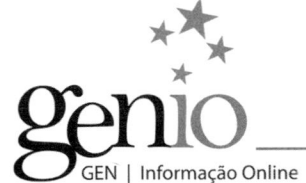

GEN-IO (GEN | Informação Online) é o ambiente virtual de aprendizagem do GEN | Grupo Editorial Nacional, maior conglomerado brasileiro de editoras do ramo científico-técnico-profissional, composto por Guanabara Koogan, Santos, Roca, AC Farmacêutica, Forense, Método, Atlas, LTC, E.P.U. e Forense Universitária. Os materiais suplementares ficam disponíveis para acesso durante a vigência das edições atuais dos livros a que eles correspondem.

Prefácio

A sétima edição deste livro representa, para nosso público, uma atualização abrangente do domínio cada vez mais complexo e desafiador que é o diagnóstico microbiológico. *Diagnóstico Microbiológico | Texto e Atlas* é um reconhecimento do trabalho de Elmer W. Koneman como um dos autores responsáveis por esta obra clássica e como força motriz para a publicação das seis primeiras edições. O Dr. Koneman continuou oferecendo orientações e apoio editorial, pelo que seu conhecimento ainda é importante nesta sétima edição.

Nesta edição, retornam os autores de longa data, Drs. Paul C. Schreckenberger e William (Bill) M. Janda, que compartilham seus profundos conhecimentos sobre bacteriologia. A Dra. Gail Woods também retorna para dividir com o leitor sua experiência com micobacteriologia. Esta edição dá as boas-vindas à Dra. Deirdre Church, microbiologista clínica e médica infectologista de primeira linha, e à Dra. Gerri Hall, que compartilha seu conhecimento sobre bacteriologia anaeróbia, micoplasmas e actinomicetos aeróbios. É um prazer reunir esses nomes nesta edição de *Diagnóstico Microbiológico | Texto e Atlas*.

Houve avanços substanciais na microbiologia clínica desde a última edição deste livro, os quais os autores lutaram para incorporar na obra de maneira clinicamente significativa. A espectrometria de massa, ensaios de PCR altamente multiplexados com base em síndromes e o sequenciamento de nova geração eram as melhores ferramentas de pesquisa quando a última edição desta obra foi publicada. Algumas dessas ferramentas, como a espectrometria de massa MALDI-TOF e os testes de amplificação do ácido nucleico de fácil realização, estão se tornando lugar comum mesmo nos menores laboratórios de análises clínicas. Está claro, porém, que nem todos os laboratórios adotaram tais tecnologias e, ainda que desejem fazê-lo, a implementação ocorre de maneira não uniforme. Assim, somos também desafiados a manter na obra os métodos tradicionais de detecção e identificação de microrganismos ainda usados em muitos laboratórios, ao mesmo tempo que incluímos métodos novos e avançados. Esta edição visa construir uma ponte sobre o abismo entre os métodos tradicionais e os novos e avançados métodos empregados. Por isso, alguns dos testes tradicionais que provavelmente serão substituídos por completo por métodos novos foram mantidos em parte neste livro. Recomendamos as edições anteriores para a pesquisa sobre esses ensaios e métodos considerados mais universalmente antiquados.

A organização geral do texto permanece semelhante à da edição anterior, mas todas as seções foram atualizadas significativamente. Os primeiros dois capítulos são uma introdução à microbiologia clínica. As pranchas coloridas relacionadas a esses capítulos incluem artefatos em esfregaços corados pelo método de Gram, que destacam a importância de conhecer o que não é real, bem como de conhecer a morfologia dos microrganismos. A discussão sobre questões de manejo, qualidade, conformidade e regulação nos diagnósticos microbiológicos é estendida de modo a propiciar o conhecimento necessário para aqueles que atuam na prática clínica moderna. Além disso, tentamos oferecer orientação sobre questões que microbiologistas clínicos enfrentam diariamente, como o que investigar, quando investigar, quanto investigar. Esses desafios se tornaram tão importantes quanto as questões científicas tradicionais confrontadas no laboratório de análises clínicas, dados recursos financeiros e de pessoal cada vez menores.

As técnicas tradicionais ainda importantes para os laboratórios clínicos recebem atenção apropriada nesta edição, mas a importância crescente dos métodos imunológicos (Capítulo 3) e das técnicas moleculares (Capítulo 4) justifica a discussão explícita sobre princípios, bem como a cobertura expandida em capítulos individuais, quando adequado. Nos pontos em que as abordagens imunológica e/ou molecular se tornaram a norma nos laboratórios diagnósticos, o texto foi atualizado a fim de refletir tais mudanças. As discussões sobre métodos obsoletos ou que estão rapidamente se tornando arcaicos foram eliminadas ou resumidas.

A introdução à bacteriologia, ainda essencial para os laboratórios de análises clínicas, continua no Capítulo 5 e alicerça o terreno para os capítulos posteriores sobre este vasto campo. Esses capítulos são seguidos pelos que tratam de fungos, parasitas e vírus micobacterianos, além de outros patógenos intracelulares. A frequência crescente com que ectoparasitas são submetidos aos laboratórios diagnósticos para identificação foi tratada por meio de uma discussão expandida no Apêndice sobre a identificação de carrapatos, incluindo diversas Pranchas coloridas que auxiliam na identificação adequada desses microrganismos.

Em uma era de mudanças rápidas nos métodos diagnósticos, o objetivo do texto continua o mesmo: oferecer uma discussão extensa, mas prática, sobre a ciência e a arte do diagnóstico microbiológico. Acreditamos fortemente que é essencial integrar as questões clínicas com a prática laboratorial, a fim de passar a nossos colegas clínicos as informações de que necessitam para servirem melhor os pacientes. Essa integração expande o papel dos microbiologistas. Embora nossas habilidades como microbiologistas especialistas precisem ser mantidas e aprimoradas, agrega-se valor ao sistema de saúde quando microbiologistas e outros profissionais laboratoristas participam dos comitês de prática clínica e ajudam a determinar o uso ótimo dos recursos de laboratório. Somos de imenso valor para nossas instituições, mas, com muita frequência, não somos reconhecidos e permanecemos como um recurso inexplorado para a equipe de profissionais de saúde. Saia do laboratório e deixe seu valor ser conhecido, lembrando que o foco desses esforços é o serviço a ser prestado ao paciente.

Desejamos alcançar dois públicos com esta obra. O primeiro grupo consiste em alunos e professores de microbiologia e medicina, em particular os interessados em infectologia. O livro oferece uma revisão abrangente para alunos da graduação, residentes de patologia e colegas que trabalham com microbiologia médica e doenças infecciosas. Para os alunos do ciclo básico, o volume de material pode parecer esmagador, mas isso denota a profundidade e a complexidade de nossa área. Esperamos que essa profundidade e essa complexidade inspirem, em vez de intimidar, proporcionando uma opção de carreira em eterna evolução, sempre desafiadora e interessante. Esperamos que os professores dedicados de nossa profissão encontrem nesta obra um material amplo e atualizado para orientarem o aluno iniciante, o qual, por sua vez, terá um recurso a levar para o ambiente de pós-graduação ou de trabalho, em vez de uma introdução superficial ou ultrapassada. O segundo público, igualmente importante, consiste em profissionais de laboratório, para quem o texto representa um recurso inicial de atualização das competências ou de resolução de problemas na prática clínica. A fim de facilitar a compreensão dos assuntos, continuamos a empregar tabelas, quadros detalhados, boxes de resumo e ilustrações. Cada capítulo começa com um quadro de destaques detalhado, que representa o resumo do capítulo. Os Quadros com informações para o preparo de testes microbiológicos podem ser encontrados *online*, como material suplementar desta obra.

Somos muito gratos a diversos mentores, colegas e alunos, que nos desafiaram e inspiraram. Em particular aos Drs. L. Barth Reller e Glenn D. Roberts, que colaboraram generosamente com a Apresentação desta edição. Também agradecemos ao Dr. Glenn D. Roberts por contribuir com muitas imagens para o capítulo sobre micologia. Dois de nossos antigos coautores, os falecidos Drs. Washington C. Winn Jr. e Stephen D. Allen, e uma de nossas atuais coautoras, a falecida Dra. Gerri Hall, permanecem em nossa memória ao carregarmos a tocha por eles acesa. Não poderíamos ter escrito este livro sem as contribuições da Dra. Hall para esta edição e o trabalho fundamental dos Drs. Winn e Allen nas anteriores. Em reconhecimento de suas contribuições, dedicamos a eles esta edição.

Agradecimentos

Antes de tudo, devemos muito a nossos colegas dos laboratórios de microbiologia das instituições onde trabalhamos pelos importantes papéis que desempenham em nossa vida profissional. Eles nos desafiam, inspiram e educam. Esperamos que este livro sirva como pequena retribuição a suas contribuições. Além disso, agradecemos a nossos familiares por sua paciência enquanto batalhávamos para cumprir os prazos. Seu apoio e seu encorajamento em nossas casas complementam nossas atividades no trabalho.

Sumário

CAPÍTULO 1   Introdução à Microbiologia

        Parte I | Papel do laboratório de microbiologia no diagnóstico das doenças infecciosas: diretrizes práticas e administrativas 1

CAPÍTULO 2   Introdução à Microbiologia

        Parte II | Diretrizes para coleta, transporte, processamento, análise e emissão de resultados das culturas obtidas de fontes específicas de espécimes 69

CAPÍTULO 3   Diagnóstico Laboratorial por Métodos Imunológicos 117

CAPÍTULO 4   Microbiologia Molecular 144

CAPÍTULO 5   Bacteriologia Clínica | Taxonomia, Morfologia, Fisiologia e Virulência 183

CAPÍTULO 6   Enterobacteriaceae 223

CAPÍTULO 7   Bacilos Gram-Negativos Não Fermentadores 326

        Parte I | Metabolismo dos bacilos não fermentadores 327

        Parte II | Taxonomia, características bioquímicas e importância clínica dos gêneros de bacilos não fermentadores clinicamente importantes 338

        Parte III | Abordagem para isolamento e identificação dos bacilos não fermentadores 398

CAPÍTULO 8   Bacilos Gram-Negativos Curvos e Fermentadores Oxidase-Positivos 443

        Parte I | Bacilos curvos – *Campylobacter, Wolinella, Arcobacter, Helicobacter* e bactérias relacionadas 443

        Parte II | As famílias Vibrionaceae e Aeromonadaceae e os gêneros *Plesiomonas* e *Chromobacterium* 460

CAPÍTULO 9   Bacilos Gram-Negativos Fastidiosos Diversos 483

CAPÍTULO 10   *Legionella* 610

CAPÍTULO 11   Espécies de *Neisseria* e *Moraxella catarrhalis* 629

CAPÍTULO 12   Cocos Gram-Positivos

        Parte I | Estafilococos e cocos gram-positivos relacionados 687

CAPÍTULO 13   Cocos Gram-Positivos

        Parte II | Estreptococos, enterococos e bactérias "semelhantes a *Streptococcus*" 751

CAPÍTULO 14   Bacilos Gram-Positivos Aeróbios e Facultativos 865

CAPÍTULO 15   Actinomicetos Aeróbios 978

CAPÍTULO 16   Bactérias Anaeróbias 1002

CAPÍTULO 17   Testes de Sensibilidade Antimicrobiana 1095

CAPÍTULO 18	*Micoplasma* e *Ureaplasma* 1198
CAPÍTULO 19	Micobactérias 1247
CAPÍTULO 20	Infecções Causadas por Espiroquetas 1298
CAPÍTULO 21	Micologia 1355
CAPÍTULO 22	Parasitologia 1450
CAPÍTULO 23	Diagnóstico das Infecções Causadas por Vírus, *Chlamydia/Chlamydophila, Rickettsia* e Microrganismos Relacionados 1535
APÊNDICE I	Ectoparasitas e Outros Invertebrados no Laboratório Clínico | Um Breve Guia 1626
APÊNDICE II	Amebas de Vida Livre 1642
ENCARTE	1647
PRANCHAS	1651
ÍNDICE ALFABÉTICO	1835

Pranchas

PRANCHA 1.1	Avaliação dos esfregaços de escarro corados por Gram, 1652	PRANCHA 8.2	Identificação laboratorial de *Vibrio Cholerae* e outras espécies de *Vibrio*, 1694
PRANCHA 1.2	Diversas colorações usadas em microbiologia, 1654	PRANCHA 9.1	Identificação das espécies de *Haemophilus* e *Aggregatibacter*, 1696
PRANCHA 1.3	Identificação presuntiva de bactérias com base no exame da morfologia celular microscópica das preparações de esfregaços corados, 1656	PRANCHA 9.2	Identificação das espécies de *Haemophilus* (*continuação*), 1698
		PRANCHA 9.3	Espécies de *Aggregatibacter*, *Cardiobacterium* e *Eikenella*, 1700
PRANCHA 1.4	Dificuldades e artefatos da coloração por Gram, 1658	PRANCHA 9.4	Espécies de *Kingella*, *Capnocytophaga* e *Dysgonomonas*, 1702
PRANCHA 1.5	Identificação presuntiva de bactérias com base no exame da morfologia das colônias, 1660	PRANCHA 9.5	Espécies de *Pasteurella*, *Brucella* e *Bordetella*, 1704
PRANCHA 6.1	Identificação presuntiva das espécies de Enterobacteriaceae, 1662	PRANCHA 10.1	Diagnóstico laboratorial da legionelose, 1706
PRANCHA 6.2	Aspectos das colônias de Enterobacteriaceae no meio de MacConkey e ágar eosina–azul de metileno (EMB), 1664	PRANCHA 11.1	Identificação das espécies de *Neisseria*, 1708
		PRANCHA 11.2	Identificação das espécies de *Neisseria* e da *Moraxella catarrhalis*, 1712
PRANCHA 6.3	Aspecto das Enterobacteriaceae em ágar XLD e em meio de HE, 1666	PRANCHA 12.1	Identificação dos estafilococos e espécies semelhantes, 1716
PRANCHA 6.4	Características diferenciadoras das Enterobacteriaceae, 1668	PRANCHA 12.2	Identificação de estafilococos, 1718
PRANCHA 6.5	Peste humana, 1672 Ágar cromogênico, 1672	PRANCHA 12.3	Identificação dos estafilococos (*continuação*), 1720
PRANCHA 6.6	Sistemas de identificação disponíveis no mercado, 1674	PRANCHA 13.1	Identificação dos estreptococos, 1724
		PRANCHA 13.2	Identificação dos estreptococos e enterococos, 1728
PRANCHA 7.1	Características importantes para diferenciar os bacilos gram-negativos não fermentadores, 1678	PRANCHA 13.3	Identificação dos estreptococos, enterococos e bactérias semelhantes aos *Streptococcus*, 1732
PRANCHA 7.2	Testes usados na identificação dos bacilos gram-negativos não fermentadores, 1680	PRANCHA 13.4	Identificação dos enterococos e estreptococos do grupo viridans, 1736
PRANCHA 7.3	Aspecto das colônias e morfologia microscópica de alguns bacilos não fermentadores, 1684	PRANCHA 14.1	Espécies de *Listeria* e *Erysipelothrix*, 1738
		PRANCHA 14.2	Espécies de *Erysipelothrix* e *Bacillus*, 1740
PRANCHA 7.4	Aspecto das colônias e morfologia microscópica de alguns bacilos não fermentadores (*continuação*), 1686	PRANCHA 14.3	Espécies de *Corynebacterium*, 1742
		PRANCHA 14.4	Espécies de *Corynebacterium* (*continuação*), 1744
PRANCHA 7.5	Aspecto das colônias e morfologia microscópica de alguns bacilos não fermentadores (*continuação*), 1688	PRANCHA 14.5	Espécies de *Corynebacterium* (*continuação*), 1746
		PRANCHA 14.6	Espécies de *Corynebacterium*, *Arcanobacterium* e *Brevibacterium*, 1750
PRANCHA 8.1	Identificação laboratorial das espécies de *Campylobacter*, 1692	PRANCHA 14.7	Espécies de *Rothia*, *Cellulosimicrobium*, *Cellulomonas/Microbacterium* e *Lactobacillus*, 1754

PRANCHA 14.8	Espécies de *Lactobacillus* e *Gardnerella*, 1756	PRANCHA 21.3	Morfologia das colônias de fungos demácios encontrados comumente, 1786
PRANCHA 15.1	Identificação dos bacilos gram-positivos aeróbios e anaeróbios facultativos, 1758	PRANCHA 21.4	Morfologia das colônias de dermatófitos, 1788
PRANCHA 16.1	Identificação das bactérias anaeróbias | Bacilos gram-negativos, 1760	PRANCHA 21.5	Morfologia das colônias de fungos dimórficos, 1790
PRANCHA 16.2	Identificação das bactérias anaeróbias | Microrganismos gram-positivos não formadores de esporos, 1762	PRANCHA 21.6	Morfologia das leveduras isoladas comumente, 1792
PRANCHA 16.3	Identificação das bactérias anaeróbias | Clostrídios, 1764	PRANCHA 22.1	Artefatos | "Ninguém sabe dos destroços que eu vi", 1794
PRANCHA 16.4	Identificação das bactérias anaeróbias | Clostrídios (*continuação*), 1766	PRANCHA 22.2	Ameba/flagelados intestinais, 1796
		PRANCHA 22.3	Flagelados, 1800
PRANCHA 16.5	Identificação das bactérias anaeróbias | Uso das placas de quadrante Presumpto® e discos no ágar-sangue para anaeróbios, 1768	PRANCHA 22.4	Coccídeos, 1802
		PRANCHA 22.5	Nematódeos, 1804
		PRANCHA 22.6	Cestódeos, 1808
PRANCHA 18.1	Espécies de *Mycoplasma* e *Ureaplasma*, 1770	PRANCHA 22.7	Trematódeos, 1812
PRANCHA 19.1	Identificação laboratorial de *Mycobacterium tuberculosis*, 1772	PRANCHA 22.8	Espécies de *Plasmodium*, 1816
		PRANCHA 22.9	Babesiose/leishmaniose/tripanossomíase, 1818
PRANCHA 19.2	Identificação laboratorial de outras espécies de *Mycobacterium* exceto *M. tuberculosis*, 1774	PRANCHA 22.10	Filárias, 1820
		PRANCHA 22.11	Parasitas teciduais, 1822
PRANCHA 19.3	Manifestações clínicas de algumas micobacterioses, 1778	PRANCHA 23.1	Inclusões virais, 1824
PRANCHA 20.1	Diagnóstico laboratorial das doenças causadas por espiroquetas, 1780	PRANCHA 23.2	Diagnóstico das infecções causadas por vírus, *Chlamydia* e *Ehrlichia*, 1826
PRANCHA 21.1	Morfologia das colônias dos zigomicetos e de algumas espécies de *Aspergillus*, 1782	PRANCHA A.1	Identificação dos carrapatos, 1828
		PRANCHA A.2	Identificação dos carrapatos e outros artrópodes, 1830
PRANCHA 21.2	Morfologia das colônias de outros fungos hialinos encontrados comumente, 1784	PRANCHA A.3	Identificação de diversos artrópodes, 1832

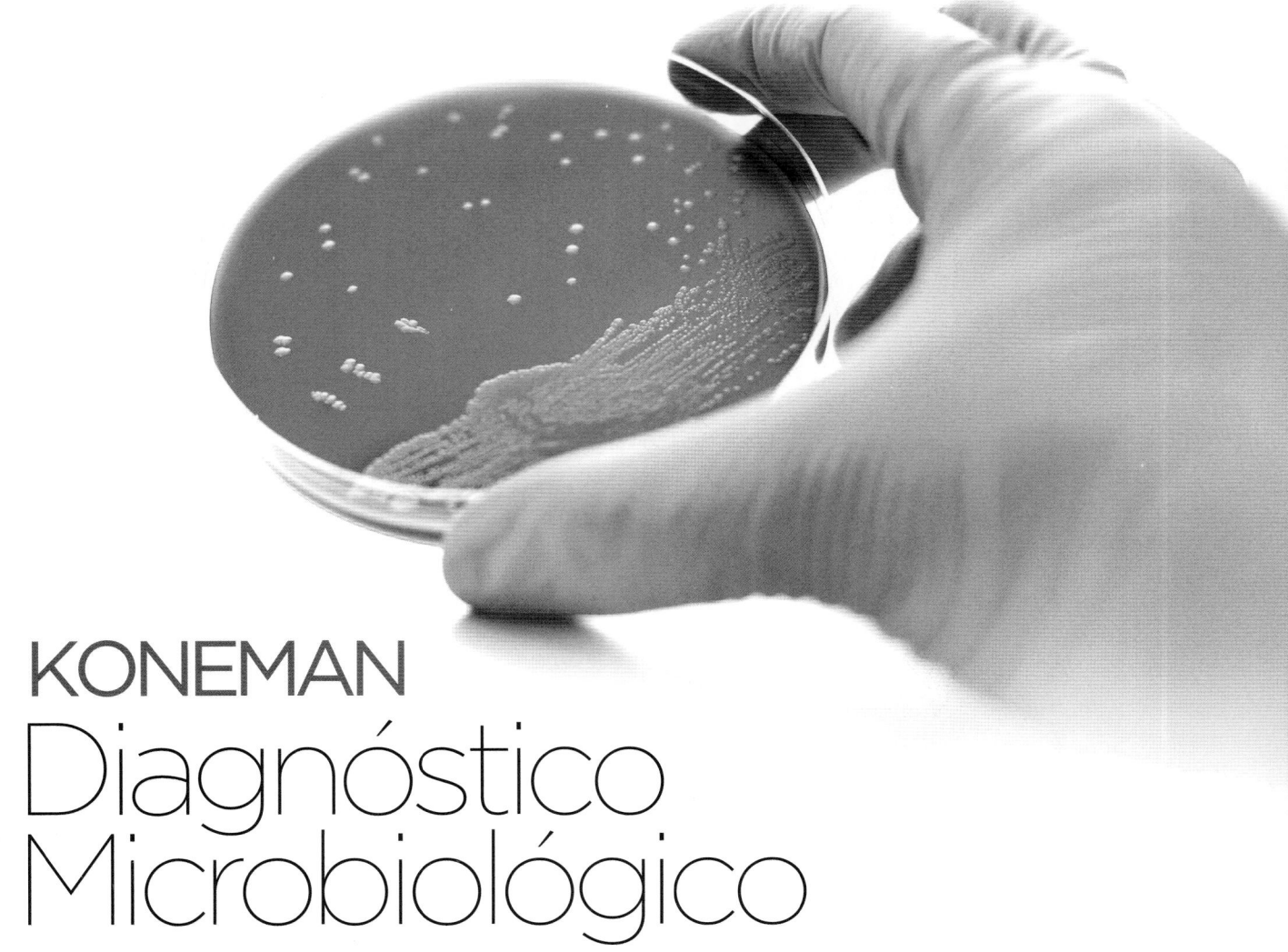

KONEMAN
Diagnóstico Microbiológico
Texto e Atlas

CAPÍTULO 1
Introdução à Microbiologia

Parte I | Papel do laboratório de microbiologia no diagnóstico das doenças infecciosas: diretrizes práticas e administrativas

Introdução, 1
    Delineamento geral do livro, 1
    O mundo das doenças infecciosas, 1
Tríade das doenças infecciosas, 1
    Agente infeccioso, 2
    Ambiente, 4
    Hospedeiro infectado, 5

Fases do ciclo diagnóstico, 8
    Fase pré-analítica, 9
    Fase analítica, 17
    Fase pós-analítica, 45
Aspectos administrativos do laboratório de microbiologia, 46
    Regulamentações governamentais, 47

Controle de risco e segurança do paciente, 49
Segurança no laboratório, 50
Biodefesa, 60
Garantia da qualidade, 61
Controle da qualidade, 62

Introdução

Delineamento geral do livro

As abordagens no campo das doenças infecciosas são quase tão diversificadas quanto os agentes infecciosos. Neste livro, concentramos nossa atenção na detecção e na identificação dos agentes infecciosos no laboratório clínico, seguidas da avaliação da sensibilidade aos agentes antimicrobianos, quando for o caso. Conceitualmente, o livro está dividido em três seções. A primeira seção, que consiste em dois capítulos, descreve os princípios gerais das doenças infecciosas e do diagnóstico laboratorial. Na segunda seção, estão descritas as técnicas imunológicas e moleculares, que têm aplicabilidade quase universal. Por fim, a terceira e maior das seções consiste em descrições detalhadas dos grupos de agentes patogênicos e das doenças infecciosas que eles causam. Os princípios gerais da bacteriologia estão ressaltados em um capítulo especial, em razão da diversidade de microrganismos desse grande grupo de patógenos humanos.

O mundo das doenças infecciosas

Ao longo de toda a existência humana, as doenças infecciosas têm sido a causa predominante de adoecimento e morte, não apenas limitando nosso conforto pessoal, como também impedindo o desenvolvimento social. As melhorias das condições de vida, saneamento e intervenção médica ao longo do século 20 diminuíram expressivamente as doenças infecciosas. Infelizmente, esses desafios persistem nos países que dispõem de menos recursos em todo o mundo. A comunidade mundial ainda deve encarar o desafio de estender essas conquistas a todo o planeta.

Em torno da década de 1950, os sucessos alcançados pela medicina e pela saúde pública modernas pareciam tão impressionantes que alguns cientistas proeminentes se sentiram motivados a prever que as doenças infecciosas seriam vencidas e as epidemias seriam erradicadas, acabando, consequentemente, com a miséria no planeta. William H. Stewart, naquela ocasião ocupando o cargo de Cirurgião-Geral dos EUA, proferiu esta famosa frase em 1969: "É tempo de fechar o livro sobre doenças infecciosas." Infelizmente para todos nós, essas pessoas subestimaram acentuadamente a adaptabilidade das incontáveis formas de vida que dividem a Terra conosco – tanto agentes infecciosos quanto ectoparasitas predatórios, inclusive artrópodes. Do mesmo modo, eles não poderiam prever as consequências inesperadas dos avanços médicos que prolongaram significativamente a vida humana, inclusive seus efeitos nos mecanismos de defesa dos hospedeiros. Nem eles poderiam apreciar os efeitos da incursão extensa dos seres humanos em seu ambiente, ou as consequências da livre circulação de plantas e animais (inclusive seres humanos) por todo o planeta. Consequentemente, a lista de doenças infecciosas novas, emergentes ou reemergentes que nos acometeram desde aquelas previsões equivocadas é longa e tem aumentado. A Tabela 1.1 apresenta uma relação parcial.

Tríade das doenças infecciosas

Para entender as doenças infecciosas, o estudante precisa considerar as interações de três fatores:

- **O hospedeiro afetado.** Com base em nossa perspectiva antropomórfica, esse hospedeiro geralmente é um ser humano. O veterinário ocupa-se de hospedeiros animais,

enquanto um botânico enfatiza as plantas. O hospedeiro afetado pode até mesmo ser um agente infeccioso, por exemplo, quando uma bactéria é infectada por um bacteriófago
- **O agente infeccioso.** Esse termo é a designação mais ampla de várias formas de vida, que interagem diretamente com o hospedeiro (*i. e.*, outra forma de vida), geralmente em detrimento desse último. Os agentes infecciosos frequentemente entram (*i. e.*, infectam) no hospedeiro de alguma forma
- **O ambiente.** O meio ambiente, tanto animado quanto inanimado, é essencial à manutenção da maioria dos agentes infecciosos e é importante para sua transmissão de um hospedeiro para outro.

Uma visão divertida e fácil de ler, embora altamente instrutiva, dessas relações foi apresentada na forma de uma reunião fictícia de bactérias, que se encontraram para expressar suas queixas acerca da "reviravolta" que os seres humanos provocaram em suas relações. O livro *The other end of the microscope: The bacterial tell their story* (O outro lado do microscópio: as bactérias contam sua história, sem tradução para o português), de E. W. Koneman, traça uma visão não tradicional das interações de seres humanos, seu microbioma e agentes infecciosos.[68]

Uma descrição mais tradicional, mas também extremamente fácil de ler, das interconexões complexas entre os seres humanos e os agentes infecciosos foi elaborada por Cedric Mims, o renomado microbiologista inglês. Essa visão tem sido sustentada por seus colegas e é uma forma excelente de explorar mais profundamente o tema fascinante da patogenia.[83]

Agente infeccioso

Classes de agentes infecciosos. Os agentes infecciosos podem ser divididos em um número finito de tipos. A maioria tem vida livre e contém todos os componentes necessários à manutenção e à replicação da sua espécie; em geral, esses agentes infecciosos são conhecidos como **micróbios**.

Tabela 1.1 Doenças infecciosas recém-descritas e patógenos recém-identificados desde a "conquista das doenças infecciosas".

Ano	Agente infeccioso	Doença(s)
1977	Vírus Ebola	Febre hemorrágica do Ebola
	Legionella spp.	Doença dos legionários
	Hantavírus	Febre hemorrágica com sintomas renais
	Campylobacter jejuni	Gastrenterite
1982	*Escherichia coli* O157 (produtora de verotoxina)	Colite hemorrágica; síndrome hemolítico-urêmica
	Borrelia burgdorferi	Doença de Lyme
1983	*Helicobacter pylori*	Úlcera gástrica/duodenal
	Vírus da imunodeficiência humana	Síndrome da imunodeficiência adquirida
1989	Vírus da hepatite C	Hepatite não A e não B
1991	*Ehrlichia chaffeensis*	Erliquiose monocítica humana
	Vírus Guanarito	Febre hemorrágica venezuelana
1991	*Cryptococcus gattii*	Meningite e infecção pulmonar
1993	Vírus *sin nombre*	Síndrome pulmonar do hantavírus
	Bartonella henselae	Doença da arranhadura de gato; angiomatose bacilar
1994	Herpes-vírus humano 8	Sarcoma de Kaposi
	Anaplasma (Ehrlichia) phagocytophilum	Anaplasmose (ehrliquiose) granulocítica humana
1995	Vírus Hendra	Doença respiratória; meningoencefalite
1996	Lissavírus australiano	Raiva humana
1997	Vírus influenza H5N1	Influenza aviária humana
1999	Vírus Nipah	Doença respiratória; meningoencefalite
	Vírus influenza H9N2	Variante nova da influenza aviária humana
2001	Metapneumovírus humano	Doença respiratória
2003	Coronavírus associado à SRAG	Síndrome respiratória aguda grave
2009	Vírus influenza A H1N1	Influenza humana
2012	Coronavírus MERS	Doença respiratória
2013	Vírus chikungunya	Febre, dores articulares e musculares, cefaleia

MERS = síndrome respiratória do Oriente Médio (do inglês, *Middle East Respiratory Syndrome*).

Bactérias, fungos, parasitas e vírus são os grupos tradicionais de agentes infecciosos.

- As **bactérias** abrangem o maior número de espécies patogênicas para os seres humanos. Elas são unicelulares e contêm DNA e RNA. Contudo, seu DNA não está contido dentro do núcleo e, por isso, são procariotos. As bactérias reproduzem-se por fissão binária. Embora a maioria seja autônoma e tenha vida livre, existem algumas famílias de bactérias – especialmente Rickettsiaceae, Anaplasmataceae e Chlamydiaceae – que não dispõem de todos os processos bioquímicos necessários à replicação e precisam interagir com a célula de um hospedeiro para que sejam reproduzidas
- Os **fungos** são microrganismos unicelulares e pluricelulares, que contêm um núcleo e um citoplasma bem-definidos; esses são microrganismos eucariotos. As **leveduras** são fungos unicelulares, dentre os quais a maioria se reproduz por germinação, embora alguns façam também fissão binária. Os **fungos filamentosos (forma miceliar), ou bolores**, são microrganismos pluricelulares mais complexos, que se reproduzem por métodos sexuados e assexuados. Alguns fungos incluem fases de levedura e miceliar; esses são conhecidos como fungos dimórficos. Os **microsporídios** constituem um grupo singular de fungos, que são patógenos intracelulares e foram considerados inicialmente como parasitas
- Os **parasitas** constituem um grupo numeroso e muito complexo de microrganismos. Eles incluem animais unicelulares como os protozoários e microrganismos pluricelulares muito complexos, que têm órgãos e tecidos bem-definidos, inclusive tratos gastrintestinais e sistemas genitais. Esses organismos, sejam macroscópicos ou microscópicos, auferem algum benefício do estado infeccioso (em geral, nutricional) à custa do hospedeiro
- Os **vírus** constituem um grupo numeroso de agentes infecciosos que não têm todas as organelas ou os processos bioquímicos necessários à manutenção da própria propagação. Por isso, infectam outras formas de vida, inclusive seres humanos, animais, plantas, bactérias e até outros vírus. Eles representam a forma mais simples de agentes infecciosos. Com exceções raras, os vírus contêm DNA ou RNA, mas não os dois. Em contraste com outros micróbios, que se reproduzem por replicação e divisão subsequente do seu material genético, os vírus reproduzem-se por replicação extensiva do seu material genético, que é acondicionado separadamente em novos vírions, todos dentro dos limites de uma célula infectada.

Além dos agentes infecciosos mais tradicionais, os membros mais evoluídos do reino animal, inclusive insetos, podem ser considerados um tipo de agente parasitário (*i. e.*, um ectoparasita), quando sua existência está diretamente relacionada com um hospedeiro. No outro extremo, os **príons** absolutamente inovadores não contêm ácido nucleico e, por isso, não conseguem replicar-se no sentido convencional. Apesar disso, sua estrutura proteica anormal resulta em um processo, que inicia um ciclo de replicação.

Interações de hospedeiros e agentes infecciosos. Se dois ou mais organismos coexistem e nenhum dos dois é recompensado ou prejudicado, o processo é conhecido como **comensalismo** e esses agentes são referidos como **comensais**.

Quando o agente infeccioso aufere algum benefício do hospedeiro, mas não lhe causa danos, o micróbio é descrito como **saprófito**. Quando os dois organismos são saprófitos e beneficiam-se mutuamente, nesse caso o processo é conhecido como **simbiose** ou **mutualismo**.

Por outro lado, quando o hospedeiro é prejudicado pelo agente infeccioso, com ou sem benefícios auferidos por esse último, o processo é descrito como **parasitismo** e o agente infeccioso é designado como **parasita** (um uso mais geral do termo, do que a classe de agentes infecciosos conhecidos como parasitas). Todos os tipos de agentes infecciosos podem ser parasitas.

Quando os micróbios vivem apenas nas superfícies do corpo, sejam externas (pele ou pelos e cabelos) ou internas (tratos respiratório superior e gastrintestinal), são referidos como microbiota ou **flora colonizadora**. A relação entre a microbiota e o hospedeiro pode ser comensal, saprófita ou parasitária. Essas relações podem mudar com o transcorrer do tempo, quando há uma alteração da virulência do micróbio ou diminuição da resistência do hospedeiro à infecção.

Os microrganismos que demonstraram capacidade de causar infecções periodicamente são conhecidos como **patógenos**. Quando um micróbio causa doença de vez em quando, é descrito comumente como **patógeno potencial**. O patógeno potencial é classificado como **agente oportunista** quando causa infecções apenas nos indivíduos que apresentam disfunção dos mecanismos de defesa.

Os agentes infecciosos também estabelecem vários tipos de relações com seus hospedeiros no nível celular. Os micróbios de vida livre (algumas bactérias, fungos e parasitas) existem no meio extracelular e podem proliferar *in vitro*, mesmo sem células do hospedeiro. Os micróbios intracelulares facultativos podem proliferar na ausência de células *in vitro*, mas *in vivo* eles proliferam no meio extracelular ou intracelular. Os agentes infecciosos intracelulares obrigatórios não dispõem de um ou mais dos processos bioquímicos necessários à existência extracelular; por isso, eles utilizam uma célula do hospedeiro para suprir o processo ou a(s) substância(s) necessária(s). A Tabela 1.2 resume essas relações.

Virulência. Virulência é a soma das características de um microrganismo, que aumentam as chances de que ele cause doença. Isso não corresponde a um fenômeno de "tudo ou nada", porque existem graus muito variados de virulência. A maioria das discussões sobre virulência enfatiza os fatores microbianos, mas, na verdade, o mais importante é o equilíbrio entre todos os três fatores da tríade descrita antes.[12]

O microrganismo mais virulento não causa doença quando ele não tem acesso a um hospedeiro suscetível, por uma das duas razões seguintes:

- O microrganismo vive em um compartimento ambiental diferente dos seus hospedeiros em potencial. Por exemplo, depois que o ciclo do vírus da febre amarela nos mosquitos urbanos foi interrompido, a transmissão da doença foi controlada, até que os seres humanos entraram em um novo ciclo, antes desconhecido, da febre amarela transmitida por mosquitos que existiam nas florestas
- Todos os hospedeiros disponíveis desenvolveram imunidade protetora. Por exemplo, algumas infecções virais que conferem imunidade protetora (p. ex., sarampo) "esgotam" todos os indivíduos suscetíveis que poderiam ser infectados. Outra epidemia pode ocorrer apenas depois

Tabela 1.2 Relações entre os agentes infecciosos e seus hospedeiros no nível celular.

Relação	Agentes infecciosos	Exemplos
Vida livre	A maioria das bactérias, dos fungos e dos parasitas	*Staphylococcus*, Enterobacteriacea, *Candida*, *Aspergillus*, protozoários e helmintos
Intracelular facultativa	Algumas bactérias, micobactérias e determinados fungos	*Legionella*, *Brucella*, *Mycobacterium tuberculosis*, fungos dimórficos
Intracelular obrigatória	Algumas bactérias, fungos, protozoários e vírus	*Rickettsia*, *Ehrlichia*, *Anaplasma*, *Toxoplasma gondii*, vírus influenza

que nascer uma geração nova de indivíduos, que antes não foram infectados e são, portanto, suscetíveis.

Por outro lado, um microrganismo que causa doença branda ou é inofensivo para os indivíduos imunocompetentes (i. e., um microrganismo com virulência intrinsecamente baixa) pode causar doença devastadora nos pacientes que têm seu sistema imune deprimido. Por exemplo, os esporos das espécies de *Aspergillus* são encontrados diariamente e os indivíduos imunocompetentes – que representam a maioria da população – não são infectados. Contudo, os pacientes com supressão grave do seu sistema imune podem desenvolver doença grave ou potencialmente fatal (i. e., aspergilose invasiva).

Os agentes infecciosos mais bem-sucedidos são os que se adaptaram completamente aos seus hospedeiros e causam apenas prejuízos mínimos. Por exemplo, existe a hipótese de que o vírus Epstein-Barr, que infecta os linfócitos de memória de vida longa, tenha desenvolvido uma estratégia para atenuar os efeitos negativos em seu hospedeiro.[113]

Fatores relacionados com o hospedeiro também desempenham um papel importante. Um microrganismo pode ser especialmente virulento em um hospedeiro humano, mas continua a existir na natureza porque desenvolveu uma relação permissiva com outros hospedeiros. Por exemplo, os seres humanos podem ser fatalmente infectados por *Trypanosoma brucei*, enquanto uma forma mais branda da doença ocorre em outros hospedeiros vertebrados.

A virulência pode ser resultado de fatores atuantes em quase todos os estágios do processo infeccioso. A Tabela 1.3 resume alguns exemplos. Existem algumas referências excelentes disponíveis aos leitores que desejem informações mais detalhadas sobre o assunto.[50,55,67,69,76,100,101]

Ambiente

O alcance de alguns agentes infecciosos limita-se aos seres humanos. A preservação desses microrganismos depende do acesso a um novo hospedeiro suscetível e da capacidade de sobreviver aos fatores ambientais durante a transferência. Em alguns casos, a transmissão é efetuada rapidamente, inclusive por meio da tosse ou de espirros, quando então os fatores ambientais têm menos importância. Contudo, em outros casos, os agentes infecciosos limitados aos seres humanos (p. ex., bactérias responsáveis pela febre tifoide ou febre entérica) podem passar um período longo no ambiente.

Tabela 1.3 Alguns fatores de virulência.

Categoria	Fator de virulência	Exemplo
Sobrevivência no ambiente	Replicação intracelular nas amebas de vida livre	*Legionella* spp.
	Resistência à dissecação	Vírus da varíola
Transferência/transmissão eficaz	Formas móveis capazes de buscar um hospedeiro suscetível	Cercárias dos esquistossomos
	Adaptação a um vetor capaz de transmitir a infecção	*Rickettsia ricketsii* nos carrapatos
Evasão das defesas do hospedeiro	Lise das células inflamatórias polimorfonucleares	Leucocidinas de *Streptococcus pyogenes*
	Destruição dos tecidos	Proteases de *Pseudomonas aeruginosa*
	Destruição dos tecidos	Invasão dos vasos sanguíneos por *Aspergillus fumigatus*
	Destruição dos linfócitos imunes	Vírus da imunodeficiência humana
	Modulação antigênica para subverter a imunidade humoral (anticorpos)	Alteração e desvio antigênicos do vírus influenza; variação antigênica de *Borrelia recurrentis* ou de *Trypanosoma brucei*
Permanência em local inacessível	Localização intracelular nos macrófagos	*Mycobacterium tuberculosis*
	Localização intracelular nos neurônios dos gânglios espinais	Vírus varicela-zóster ou herpes-vírus simples
Resistência aos antimicrobianos	Resistência aos desinfetantes	*Pseudomonas aeruginosa* e antissépticos
	Resistência aos fixadores	Príons e formaldeído
	Resistência aos agentes antimicrobianos	*Staphylococcus aureus* e meticilina
	Resistência aos agentes antivirais	Vírus da imunodeficiência humana; citomegalovírus

Nesses casos, a transmissão pode ser interrompida. Isso explica por que os avanços no tratamento dos esgotos e da água potável causaram redução expressiva das doenças diarreicas infecciosas nos países mais desenvolvidos. O componente ambiental do ciclo foi interrompido.

Entretanto, alguns agentes infecciosos passam por uma fase, durante a qual vivem livremente no ambiente; atuam como comensais ou agentes infecciosos de hospedeiros não humanos; e/ou passam por um vetor (em geral, um artrópode) e circulam entre vários hospedeiros vertebrados. Algumas dessas interações podem tornar-se extremamente complexas; por exemplo, os estágios de desenvolvimento de vários parasitas incluem uma série de hospedeiros animais.

A ligação entre o agente infeccioso e seu hospedeiro final é o ambiente. A transferência a um novo hospedeiro depende de uma porta de entrada. A Tabela 1.4 resume as vias de transmissão e as portas de entrada mais comuns. O Boxe 1.1 define alguns dos termos usados para descrever as doenças infecciosas nas populações.

Boxe 1.1

Tipos de doenças infecciosas

Doença transmissível: uma doença que pode ser transmitida a partir de uma fonte externa (animada ou inanimada) para uma pessoa.
Doença contagiosa: uma doença que pode ser transmitida de uma pessoa para outra.
Infecção iatrogênica: uma infecção causada por intervenções médicas.
Doença infecciosa: uma doença causada pela replicação ou multiplicação de um agente infeccioso externo.
Infecção nosocomial (hospitalar): uma infecção adquirida em um serviço de saúde.
Infecção oportunista: uma infecção de um paciente com disfunção das defesas imunes por um agente de baixa virulência, que não causaria infecção em outro indivíduo com sistema imune normal.
Infecção subclínica: uma infecção que estimula uma reação imune, mas causa sintomas clínicos mínimos ou é assintomática.

Hospedeiro infectado

O hospedeiro é o organismo que abriga a infecção. Pode ser um ser humano, um animal ou até outro micróbio, mas aqui nos concentraremos nos hospedeiros humanos. Quando um indivíduo é infectado, geralmente são desencadeadas várias respostas no hospedeiro. A reação pode ficar limitada ao foco da infecção, ou pode ser generalizada (sistêmica). A reação local à infecção evidencia-se por inflamação. *Inflamação* é um termo genérico, que se refere à reação do organismo à lesão dos tecidos, e pode ser secundária à infecção ou ter outras causas (p. ex., traumatismo). A inflamação tem componentes imunológicos e não imunes. Em todos os casos, as defesas podem ser celulares ou acelulares (humorais). O sufixo "-ite" é usado para indicar inflamação; quando ele está ligado a uma estrutura anatômica, este termo descreve um processo patológico. Por exemplo, apendicite é um processo inflamatório que acomete o apêndice, enquanto hepatite é a inflamação do fígado (*hepar*, em latim) e endocardite é uma inflamação do endocárdio (membrana que reveste as câmaras cardíacas).

As imunidades inata e adquirida são os dois principais componentes da resposta imune.[42,77,104] A resposta imune inata é a mais primitiva delas e permite uma reação imediata aos micróbios invasores, independentemente da natureza deles. Algumas das moléculas (*i. e.*, receptores) que estabelecem contato entre o microrganismo e o mecanismo de defesa celular são compostos conhecidos como lectinas, que estão amplamente distribuídas na natureza. A resposta inata é limitada e não resulta diretamente na produção de defesas específicas para o microrganismo invasor. Em vez disso, os elementos da resposta imune inata enviam sinais,

Tabela 1.4 Vias de transmissão e portas de entrada comuns para os agentes infecciosos.

Origem do agente	Mecanismo de transmissão	Porta de entrada	Exemplo
Ser humano infectado	Aerossol	Trato respiratório	Vírus influenza
Ser humano infectado	Contato direto	Pele	Herpes simples entre lutadores
Ser humano infectado	Relação sexual	Trato genital	Sífilis, gonorreia
Ser humano ou paciente infectado	Secreções orais ou nasofaríngeas transmitidas aos olhos	Olhos	Conjuntivites bacterianas ou virais
Ser humano infectado	Transfusão de produtos sanguíneos	Intravascular	Vírus da hepatite
Ambiente contaminado	Água ou alimento	Trato gastrintestinal	Patógenos entéricos bacterianos ou virais
Ambiente contaminado	Correntes de ar dos sistemas de refrigeração do ambiente	Trato respiratório	Doença dos legionários
Animal infectado	Mordida do animal	Pele	Raiva
Carrapato infectado	Picada do carrapato	Pele	Doença de Lyme
Paciente	Aspiração da flora endógena	Trato respiratório	Pneumonia bacteriana
Paciente	Derramamento da flora intestinal por uma lesão da parede intestinal	Trato gastrintestinal	Peritonite bacteriana
Paciente	Migração das bactérias da orofaringe para a orelha média por meio da tuba auditiva	Orelha	Otite média bacteriana

que ativam o segundo componente conhecido como imunidade adaptativa.

A resposta imune adquirida é imunologicamente específica para o patógeno invasor. Quando uma proteína dos microrganismos invasores é "processada" por algumas células e "apresentada" a outras células do sistema imune, então tem início uma reação imune específica para essa proteína do microrganismo. Esse é o fundamento da imunização.

Defesas inatas não celulares. Em uma análise superficial, as barreiras físicas, como a pele e o epitélio que reveste os tratos respiratório, gastrintestinal e geniturinário, podem não ser consideradas parte do sistema de defesa imune, mas são extremamente eficazes no sentido de manter os microrganismos fora do nosso corpo. As consequências infecciosas devastadoras das queimaduras comprovam a eficácia da pele. Além disso, os pacientes submetidos à quimioterapia perdem partes do epitélio que reveste sua boca e outras mucosas. Esses pacientes podem desenvolver mucosite e bacteriemia causadas por bactérias comuns na microbiota oral.

A defesa mais básica desse tipo é o muco que recobre todas as superfícies mucosas do corpo. O "elevador mucociliar" dos pulmões é um mecanismo de defesa inato. O muco produzido pelas células caliciais da árvore traqueobrônquica é propelido para cima pelos batimentos regulares dos cílios das células epiteliais. Os microrganismos ficam retidos no muco e, assim, são impedidos de alcançar estruturas distais críticas dos pulmões. O ácido clorídrico do estômago também é um mecanismo de defesa inato e funciona como uma barreira contra os microrganismos, impedindo que alguns patógenos potenciais alcancem o intestino delgado. Além disso, alguns compostos antibacterianos (p. ex., lisozima) estão presentes nos líquidos extracelulares e ajudam a reduzir a quantidade de bactérias. Por fim, algumas defesas humorais "primitivas" ou "pré-imunes" desempenham funções importantes na defesa do hospedeiro. Como grupo, esses compostos são referidos como reagentes da fase aguda.[50] O primeiro identificado em 1930 foi a proteína C reativa, que reagia ao polissacarídio C dos pneumococos. Os componentes do sistema da coagulação ou hemostasia também estão incluídos nesse grupo. É importante salientar que a via alternativa do sistema de complemento é uma defesa inicial contra algumas infecções bacterianas, antes que o hospedeiro desenvolva anticorpos específicos (ver adiante). Por fim, as defesas celulares inatas produzem vários moduladores inflamatórios, inclusive compostos quimiotáticos para outras células inflamatórias. Esses compostos são estímulos pelos quais as células inflamatórias são ativadas e recrutadas para o foco infeccioso e são conhecidos como **citocinas** (algumas vezes, também são referidos como quimiocinas ou linfocinas).[40] A primeira citocina reconhecida (interleucina 1 ou IL-1), principal mediador responsável pela reação febril, é produzida pelos monócitos e macrófagos.[44] Como descrito adiante, as citocinas também desempenham um papel importante na reação imune adaptativa.

Defesas inatas celulares. As células inflamatórias primárias, que não fazem parte da resposta imune adaptativa ou específica, são os macrófagos teciduais fixos (histiócitos), seus correspondentes circulantes (monócitos) e os neutrófilos polimorfonucleares (PMN). Os macrófagos teciduais são as defesas primárias contra alguns agentes infecciosos. Por exemplo, os macrófagos alveolares são muito eficazes na fagocitose e destruição de determinadas bactérias e fungos. Entretanto, existem alguns microrganismos capazes de sobreviver ao ataque dos macrófagos (p. ex., micobactérias ou *Legionella* spp.) e que podem superar essa reação imune e causar infecção. Os macrófagos teciduais estão presentes em contagens altas no fígado, baço e linfonodos que, em conjunto, constituem o sistema reticuloendotelial; esse sistema é fundamental ao monitoramento e à remoção de partículas circulantes (inclusive agentes infecciosos) do sangue e da linfa. Os pacientes que tiveram seu baço removido ou seu fígado danificado são mais suscetíveis a algumas infecções bacterianas graves.

O leucócito PMN é uma das células inflamatórias agudas mais importantes (ver adiante). Essa célula tem núcleo segmentado e, em geral, é a primeira a responder aos mediadores inflamatórios e chegar ao foco infeccioso. O leucócito PMN consegue fagocitar e destruir vários microrganismos por meio de algumas reações bioquímicas, inclusive a produção de moléculas pequenas (p. ex., defensinas) e moléculas reativas do oxigênio, entre outros mecanismos que colaboram para a erradicação do micróbio invasor.

Tipos de inflamação[121]

Inflamação supurativa (ou purulenta) aguda. Infecção supurativa aguda é uma reação inflamatória na qual há formação de pus, um material líquido que contém grandes quantidades de células inflamatórias e densidade acima de 1.013. Os leucócitos PMN são as células inflamatórias iniciais e predominantes no pus.[75] Após os neutrófilos erradicarem o microrganismo invasor, os macrófagos entram no foco infeccioso inicial para fagocitar, digerir e remover os restos da infecção. Esse processo é seguido pela proliferação dos fibroblastos e de um novo epitélio como etapas finais do processo de cura, que pode incluir a formação de cicatrizes.

Celulite é o termo utilizado comumente para descrever uma infecção que afeta os tecidos conjuntivos subcutâneos frouxos. Os microrganismos e o exsudato purulento espalham-se entre as camadas dos tecidos afetados. O termo **necrose** refere-se à morte celular ou à dissolução dos tecidos, que pode ser causada por enzimas destrutivas ou pela escassez de nutrientes no local, geralmente como consequência da obstrução do fluxo sanguíneo. **Abscesso** é o termo utilizado quando os neutrófilos segmentados estão localizados em uma área de inflamação supurativa circundada por paredes, com destruição subsequente dos tecidos.

A inflamação purulenta é marca característica das infecções causadas por determinadas bactérias e alguns fungos. Por exemplo, *Staphylococcus* e *Streptococcus* são descritos algumas vezes como bactérias supurativas, porque desencadeiam uma reação neutrofílica. Na verdade, a maioria das bactérias encontradas no laboratório de microbiologia clínica ativa uma reação neutrofílica se for a causa da infecção. Fungos, como *Candida* spp. e *Aspergillus* spp., estão envolvidos mais comumente em uma resposta neutrofílica, embora existam exceções.

Inflamação granulomatosa. Infecção granulomatosa é um subtipo de infecção crônica, na qual são produzidos granulomas. O **granuloma** pode ser definido mais simplicadamente como coleções focais de macrófagos ativados ou histiócitos, que demonstram mais capacidade de fagocitar e digerir partículas estranhas. Esses elementos celulares também são conhecidos como células "epitelioides" porque, em alguns casos, são depositadas com um padrão semelhante ao que se observa no epitélio escamoso. Os macrófagos comumente se agregam e coalescem para formar células gigantes multinucleadas. Outros componentes celulares dos granulomas são linfócitos e, eventualmente, fibroblastos. A ativação dos macrófagos é mediada pelos produtos liberados pelos linfócitos específicos imunologicamente.

Alguns granulomas contêm um tipo especial de necrose – a chamada necrose caseosa – na qual os tecidos têm consistência homogênea semelhante ao queijo. Algumas vezes, essas lesões também são conhecidas como granulomas necrosantes. A formação dos granulomas com células gigantes multinucleadas e necrose caseosa é típica da tuberculose, mas também pode ser encontrada em outras infecções, principalmente as micoses causadas por fungos dimórficos. Quando o granuloma é sólido e as células estão intactas e não há necrose, a lesão é descrita como granuloma não caseoso ou não necrosante. Os granulomas não necrosantes são encontrados nas infecções causadas por algumas micobactérias atípicas (que não causem tuberculose), embora *Mycobacterium kansasii* possa formar granulomas necrosantes indistinguíveis dos que são causados por *Mycobacterium tuberculosis*. Bactérias encontradas menos comumente (p. ex., *Brucella*) podem formar granulomas. Algumas infecções parasitárias, mais comumente as que envolvem parasitas helmintos, também formam granulomas.

Inflamação linfo-histiocítica. Algumas infecções, especialmente as que são causadas por vírus, estimulam uma reação inflamatória composta de linfócitos, macrófagos e, algumas vezes, plasmócitos. As respostas imunes celular e humoral estão envolvidas nesse tipo de reação inflamatória. *Treponema pallidum*, agente etiológico da sífilis, desencadeia esse tipo de resposta, que contém grandes quantidades de plasmócitos durante determinadas fases da infecção. Em geral, a inflamação linfo-histiocítica é um processo inflamatório residual, que se instala depois da regressão da reação aguda ou granulomatosa.

Inflamação atópica. As reações alérgicas são mediadas por um grupo diferente de células – eosinófilos, basófilos e mastócitos (basófilos teciduais fixos). O alergênio desencadeante pode ser químico (p. ex., gramíneas e polens) ou microbiológico.[66] Helmintos parasitários desencadeiam uma reação inflamatória eosinofílica. Em geral, esse tipo de reação não é encontrado com os protozoários parasitas, mas foi descrito nos casos de infecção por *Cystoisospora* (*Isospora*). O muco alérgico (*i. e.*, muco com grandes quantidades de eosinófilos, que contém cristais de Charcot-Leiden) é encontrado nos pacientes com sinusite fúngica alérgica. As células inflamatórias alérgicas também estão presentes nos pacientes com aspergilose broncopulmonar. Quando os eosinófilos são as células inflamatórias predominantes, a lista de microrganismos a considerar é relativamente pequena.

Defesas imunes celulares adaptativas. O linfócito é a célula principal do sistema imune adaptativo, do qual existem dois tipos principais: linfócitos B e T.[43] O linfócito B e o plasmócito (derivado dos linfócitos B) são responsáveis por produzir anticorpos imunologicamente específicos, que constituem o sistema imune humoral.

O linfócito T coordena grande parte das atividades da reação imune adaptativa. Ele também é responsável pela imunidade celular específica. Os linfócitos T são subclassificados em linfócitos auxiliares (*helper*, ou fenótipo CD4$^+$) e supressores (fenótipo CD8$^+$). Os linfócitos CD4$^+$ são responsáveis pela memória imunológica e pela secreção das citocinas que modulam a resposta imune. Os linfócitos CD4$^+$ também são subdivididos em células tipo 1 (T_H1) e tipo 2 (T_H2), com base nos tipos de citocinas que eles secretam. Os linfócitos CD8$^+$ são citotóxicos e responsáveis por eliminar material celular estranho, inclusive células infectadas por vírus. Existem vários subtipos diferentes de linfócitos e cada um desempenha funções especiais, mas sua descrição estaria além dos objetivos deste texto.

Defesas imunes não celulares (humorais) adquiridas. As defesas imunes humorais são ativadas e produzidas por células imunologicamente específicas. Esse sistema de comunicação sofisticado coordena as atividades de diversas outras células de defesa. As moléculas de sinalização produzidas pelos linfócitos que coordenam essa resposta são conhecidas como citocinas.[40] Além de coordenar a resposta humoral, as citocinas também desempenham a função de moléculas efetoras dos linfócitos citotóxicos.

O produto final da resposta humoral é a formação de anticorpos (ver Capítulo 3). Em resumo, os anticorpos (também conhecidos como imunoglobulinas) são proteínas produzidas pelos plasmócitos, secretadas na linfa e no sangue e que podem penetrar nos tecidos. Essas moléculas têm configuração de "Y" e podem formar complexos, dependendo da classe em questão. A "parte superior" do Y consiste em duas regiões Fab, que reconhecem e ligam-se especificamente a determinados antígenos, inclusive os que são encontrados nos microrganismos invasores. A "parte inferior" do Y é a região Fc e funciona gerando sinais para outras partes do sistema de defesa imune, inclusive sinais para a fagocitose ou a ativação do complemento.

O sistema de complemento consiste em uma série ou cascata de enzimas que, por fim, resultam na formação de compostos (C7-8-9) conhecidos coletivamente como complexo de ataque.[116,117] Esses compostos são as moléculas efetoras que causam danos a determinados patógenos, tais como meningococos. O sistema de complemento funciona de forma semelhante ao sistema da coagulação. Além disso, os componentes intermediários desse sistema – principalmente C3a e C5a – são extremamente importantes como fatores quimiotáticos (*i. e.*, eles recrutam as diversas células inflamatórias para o foco infeccioso).

O sistema de complemento tem dois componentes, que convergem ao C3; depois desse ponto, as reações são as mesmas. O componente clássico é imunologicamente específico e é desencadeado pelos complexos de antígenos e seus anticorpos correspondentes. O componente alternativo (antes conhecido como sistema da properdina) e o sistema de ligação das lectinas, reconhecido mais recentemente, não são imunologicamente específicos e fazem parte da reação imune inata.

Em alguns casos, a reação imune pode deixar de diferenciar entre o que é "próprio" e "estranho", resultando em uma doença autoimune.[65] Embora a maioria das doenças autoimunes não esteja associada às infecções, existem alguns casos em que a resposta imune dirigida inicialmente contra um patógeno depois é voltada para o próprio hospedeiro.[41,71] A febre reumática é o exemplo clássico dessa resposta, na qual a reação imune confunde a miosina das fibras do músculo cardíaco com a proteína M muito semelhante de *Streptococcus pyogenes*.[93] Além do prejuízo imunológico causado pelos anticorpos específicos, que reagem com os antígenos humanos que guardam semelhanças moleculares com os antígenos microbianos, também podem ocorrer danos inespecíficos produzidos pela reação inflamatória. Por exemplo, as enzimas e as moléculas tóxicas (p. ex., radicais livres do oxigênio), produzidas dentro dos neutrófilos para destruir uma bactéria invasora, são liberadas, provocam a morte do neutrófilo e causam lesão tecidual. O sistema imune não só controla os agentes infecciosos como vigia e destrói células neoplásicas. Nenhum ser humano poderia sobreviver sem ele e corremos grande risco quando o sistema imune é deprimido por falhas naturais (i. e., genéticas), fatores ambientais (p. ex., radiação), infecções (p. ex., infecção pelo HIV) ou tratamentos (p. ex., imunossupressores usados para modular a rejeição dos órgãos transplantados). Os pacientes imunossuprimidos encontrados mais comumente na prática médica são os portadores de infecção pelo HIV, pacientes com supressão da medula óssea em consequência de algum câncer subjacente (p. ex., leucemia aguda) ou indivíduos suprimidos iatrogenicamente por agentes terapêuticos por diversos motivos. O exemplo clássico é o receptor de um transplante de órgão. De forma a evitar que o organismo rejeite o transplante estranho, o sistema imune precisa ser suprimido até certo ponto. Desse modo, o processo de defesa contra micróbios invasores e células tumorais também é comprometido, algumas vezes com consequências desastrosas.[88]

A complexidade do sistema imune é enorme. Seus aspectos complexos são assombrosos e ainda não estão totalmente esclarecidos. O leitor interessado pode consultar várias revisões excelentes sobre o assunto.[42,77,104]

Sinais e sintomas clínicos da infecção. Os sinais e sintomas de uma infecção podem ser generalizados (i. e., sistêmicos) ou focais e localizados em determinado órgão ou sistema do corpo. Os médicos gregos e romanos do passado reconheciam quatro sinais cardinais de inflamação, quais sejam: *Dolor* (dor), *Calor* (aumento da temperatura local), *Rubor* (eritema) e *Tumor* (inchaço).

Os mecanismos subjacentes que predispõem a esses sinais são complexos e, mesmo hoje em dia, não estão completamente esclarecidos. O mecanismo fisiopatológico desencadeante é a dilatação dos vasos sanguíneos, que é causada por um conjunto complexo de aminas vasoativas e outros mediadores químicos.[38] A liberação local dos mediadores químicos aumenta o fluxo sanguíneo para o foco infeccioso, que é seguido de congestão venocapilar; isso é parcialmente responsável pelo calor e rubor, que os pacientes apresentam. O aumento da permeabilidade vascular permite o extravasamento de líquidos, sangue e proteínas do sistema vascular para os espaços extracelulares; isso causa em parte a dor e o inchaço evidenciado. Os leucócitos PMN (i. e., neutrófilos) são atraídos para o foco da lesão por substâncias quimiotáticas, que são liberadas quando os tecidos são lesados; tais leucócitos escapam dos vasos sanguíneos permeáveis e entram nos espaços extracelulares. O acúmulo desses leucócitos e dos líquidos extracelulares é conhecido como pus.

Sinais e sintomas gerais ou sistêmicos de infecção. Na fase aguda de uma infecção, o paciente pode ter febre (em geral, alta e oscilando em picos), calafrios, ruborização (vasodilatação) e aceleração da frequência do pulso. Os pacientes com infecções subagudas ou crônicas podem ter sintomas mínimos ou vagos – febre baixa intermitente, emagrecimento ou fadiga e lassidão. As reações tóxicas aos produtos bacterianos causam reações cutâneas eczematosas ou hemorrágicas, ou vários sinais e sintomas neuromusculares, cardiorrespiratórios ou gastrintestinais – indicadores iniciais de uma doença infecciosa subjacente.

Sinais locais de infecção. Os sinais cardinais de inflamação são inconfundíveis na região de um foco infeccioso. Imagine uma infecção resultante da lesão causada por um espinho na mão. O paciente apresenta eritema e aumento localizado da temperatura no local e há formação de edema à medida que se acumulam líquidos e células inflamatórias nos tecidos subcutâneos. Por fim, o paciente certamente terá dor espontânea ou até mesmo com a palpação da lesão ou das áreas adjacentes. A existência de um trajeto de drenagem e secreção de exsudato purulento também é um indício de inflamação ou um processo infeccioso localizado. Todos esses sinais e sintomas devem levar o médico a coletar material para exame microscópico direto e cultura.

Os sinais e sintomas específicos das infecções que acometem vários sistemas do corpo (tratos respiratório, gastrintestinal, urinário, genital ou outros) estão descritos detalhadamente no Capítulo 2.

Efeitos indiretos dos agentes infecciosos nos seres humanos. À medida que os seres humanos reagiram aos agentes infecciosos ao longo de milênios, ocorreram algumas alterações em sua constituição genética. O desenvolvimento do sistema imune é a mais notável e importante dessas alterações, mas outros exemplos podem ser citados. A malária é uma das infecções mais prevalentes e devastadoras do mundo, embora não seja comum nos EUA. O surgimento da hemoglobina S, que resulta em infecções menos graves causadas por *Plasmodium falciparum*, provavelmente foi uma alteração adaptativa.[72] Infelizmente, quando o estímulo infeccioso deixa de existir (i. e., áreas das quais a malária foi erradicada), as consequências deletérias dessa hemoglobina – que se evidenciam como doença falciforme – adquirem proeminência. Do mesmo modo, o antígeno do grupo sanguíneo de Duffy é necessário à entrada dos merozoítos de *Plasmodium vivax* nas hemácias. Embora seja um antígeno altamente prevalente, o reconhecimento desse fenômeno biológico forneceu indícios, que poderiam ser usados na elaboração de vacinas para bloquear o acesso dos parasitas da malária em suas células-alvo.[79]

Fases do ciclo diagnóstico

É recomendável subdividir a avaliação laboratorial de um espécime clínico em três fases: pré-analítica, analítica e pós-analítica (Figura 1.1). Tradicionalmente, os microbiologistas e outros laboratoristas têm concentrado a maior parte de seus esforços na investigação ou avaliação científica (i. e., fase analítica). Hoje em dia, não restam dúvidas de que o que ocorre antes da avaliação (i. e., fase pré-analítica) e depois da investigação científica (i. e., fase pós-analítica) é tão importante quanto a precisão do exame. O monitoramento de desempenho durante todo o ciclo faz parte da garantia de qualidade do laboratório e está descrito adiante neste capítulo.[32]

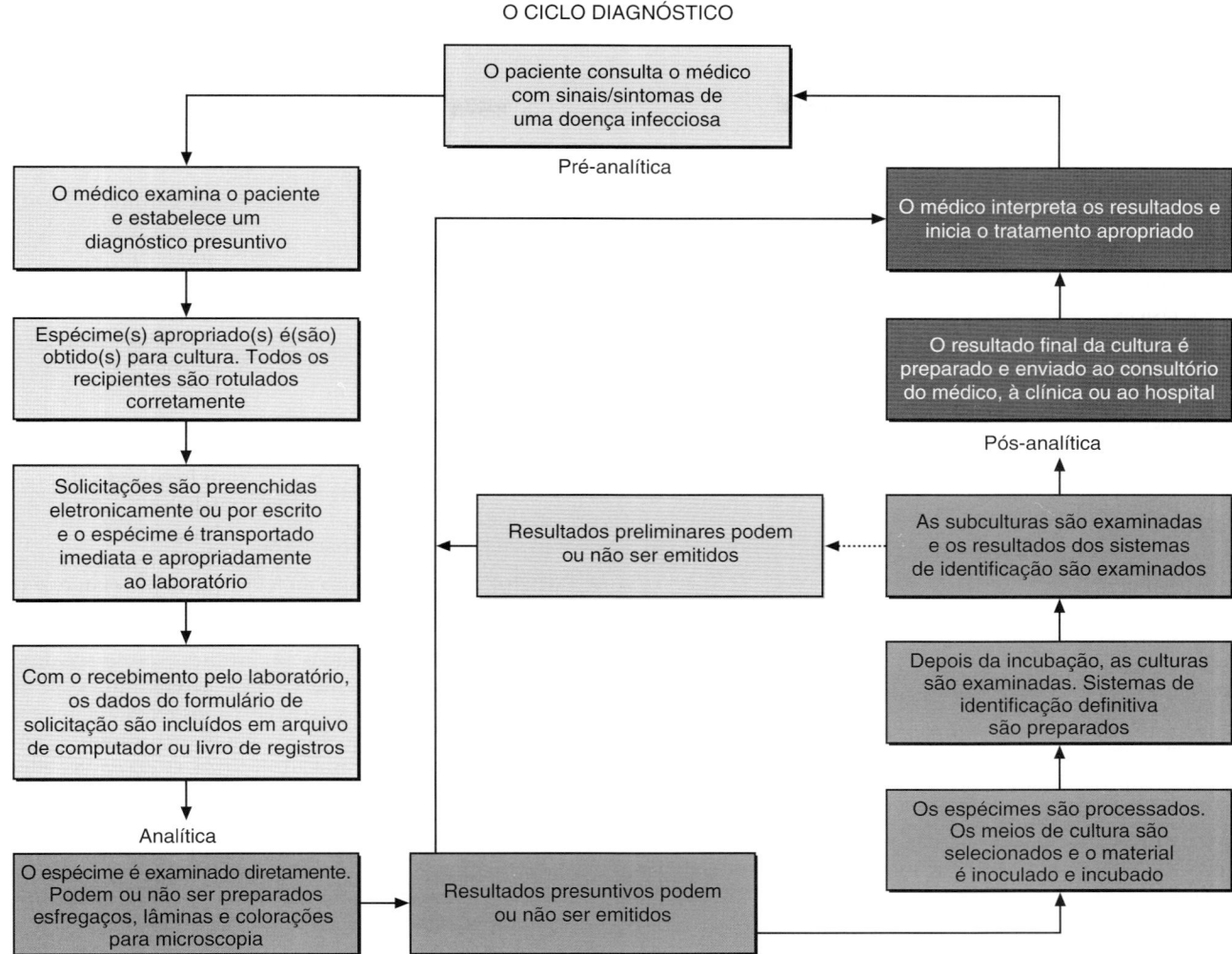

FIGURA 1.1 Diagnóstico clínico e laboratorial das doenças infecciosas: uma revisão sistemática do ciclo diagnóstico.

Fase pré-analítica

Coleta dos espécimes. Quando há suspeita de uma doença infecciosa, exames apropriados devem ser solicitados. Culturas, testes sorológicos e/ou detecção molecular de ácidos nucleicos são abordagens diagnósticas possíveis. Como está descrito nos Capítulos 3 e 4, a detecção direta de antígenos e ácidos nucleicos nos espécimes clínicos e o uso dessas abordagens para identificar os microrganismos isolados têm sido utilizados com frequência crescente. Patologistas, microbiologistas e tecnólogos médicos estão disponíveis na maioria das instituições e comunidades para ajudar os médicos a escolher espécimes mais apropriados para cultura e solicitar os exames apropriados para assegurar o isolamento ou a detecção máxima dos microrganismos.

A coleta e o transporte apropriados de um espécime para exame ao laboratório são fundamentalmente importantes para a confirmação final do agente etiológico responsável pela doença infecciosa.[82] Um espécime mal coletado não apenas pode levar ao insucesso no isolamento de agentes infecciosos importantes, como também pode resultar em tratamentos incorretos ou até prejudiciais, quando eles são dirigidos para um microrganismo comensal ou contaminante. Por exemplo, suponhamos que *Klebsiella pneumoniae* – um agente etiológico conhecido das pneumonias humanas – tenha sido recuperada do escarro de um paciente com manifestações clínicas de pneumonia. Ela poderia ser considerada o agente etiológico da doença. Contudo, *K. pneumoniae* também é conhecida por colonizar as tonsilas e a nasofaringe. Se o escarro desse caso teórico foi colhido inadequadamente e consistiu basicamente em saliva, então o isolamento de *Streptococcus pneumoniae* poderia não refletir a causa real da pneumonia, mas simplesmente colonização nasofaríngea. Além disso, o tratamento dirigido contra *K. pneumoniae* seria inadequado se a doença fosse realmente causada por um agente infeccioso insensível a esse tratamento, como seria o caso de *Legionella pneumophila*. Um cenário semelhante a esse foi o que realmente aconteceu na Pensilvânia em 1976. Os participantes da convenção anual da Pennsylvania American Legion foram infectados no hotel onde se realizou a convenção, mas adoeceram depois que voltaram para casa. Esses pacientes foram tratados com antibióticos ineficazes dirigidos contra bacilos entéricos, que eram colonizadores do trato respiratório superior. O patógeno real, *L. pneumophila*, não era conhecido naquela época e, infelizmente, os médicos adotaram uma abordagem terapêutica incorreta com base nos resultados equivocados do laboratório.[47]

A seguir, há uma descrição dos elementos fundamentais que devem ser considerados durante a coleta dos espécimes:

▶ 1. O material deve ser retirado do foco infeccioso verdadeiro e colhido com o mínimo de contaminação originada dos tecidos, órgãos ou secreções adjacentes. Por exemplo, os esfregaços da faringe para triagem de estreptococos devem ser colhidos das fossas peritonsilares e da parede faríngea posterior, evitando contato do *swab* com outras áreas da boca. A contaminação do escarro ou dos espécimes das vias respiratórias inferiores pelas secreções orofaríngeas também deve ser atenuada. Outras situações nas quais um espécime colhido inadequadamente pode causar resultados equivocados são as seguintes:

- Impossibilidade de recolher material para cultura dos planos profundos de uma ferida ou de um trajeto fistular sem tocar a pele adjacente
- Limpeza inadequada dos tecidos periuretrais e do períneo antes de colher uma amostra de urina do meio do jato de uma mulher
- Contaminação de uma amostra do endométrio por secreções vaginais
- Incapacidade de alcançar abscessos profundos com agulhas ou cânulas de aspiração.

Em geral, os *swabs* são menos adequados para a coleta da maioria dos espécimes; o uso de agulhas de aspiração e cateteres deve ser recomendado sempre que houver acúmulos locais de pus. No local em que é realizada a coleta do espécime, deve haver recipientes de descarte protegido para recolher "objetos perfurantes" facilmente disponíveis e equipamentos adequados devem ser usados para evitar lesões durante a remoção das agulhas. Seringas com agulhas acopladas não devem ser enviadas ao laboratório, porque representam perigo.

▶ 2. A época adequada deve ser determinada para a coleta de espécimes, de modo a assegurar maiores chances de isolar microrganismos patogênicos. O conhecimento da história natural e da fisiopatologia das doenças infecciosas é importante em algumas infecções, de forma a determinar a ocasião ideal para colher um espécime. Embora a febre tifoide seja uma doença rara atualmente nos EUA, a progressão do processo infeccioso dessa doença é um exemplo excelente da importância temporal para coletar espécies (Figura 1.2). O agente etiológico (uma bactéria) pode ser recuperado preferencialmente do sangue durante a primeira semana de enfermidade. As culturas de fezes ou urina geralmente são positivas na segunda e terceira semanas da doença. As aglutininas séricas começam a aumentar na segunda semana e alcançam níveis máximos na quinta semana; esses anticorpos continuam detectáveis por muitas semanas depois da remissão clínica da doença, mas raramente são utilizados com finalidade clínica nos laboratórios modernos.

▶ 3. É necessário obter volumes suficientes dos espécimes para realizar os testes solicitados. Devem ser estabelecidas diretrizes para definir os volumes suficientes de material para exame. Com a maioria das infecções bacterianas em atividade, os pacientes produzem quantidades suficientes de pus ou secreções purulentas, de forma que volume não é um problema. Contudo, com muita frequência, um médico desavisado pode enviar uma amostra minúscula, embora descarte o restante de um espécime volumoso.

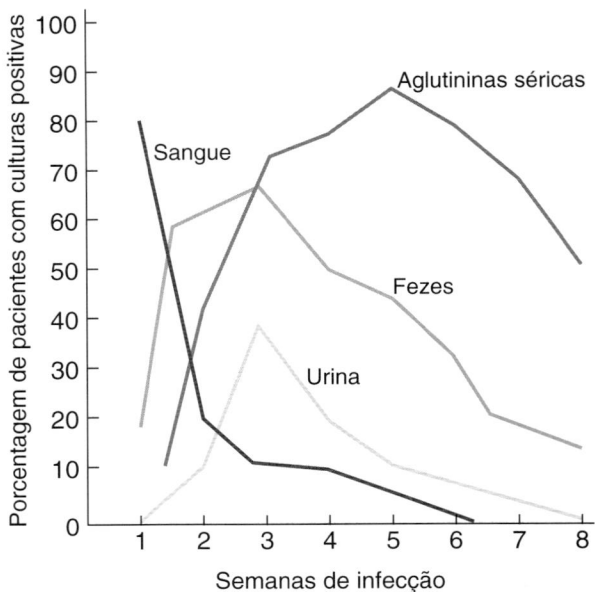

■ **FIGURA 1.2** Diagnóstico da febre tifoide por cultura e sorologia.

Com as infecções brandas ou crônicas, pode ser difícil conseguir material suficiente. O envio ao laboratório de um *swab* seco ou de secreções escassas na esperança de que alguma coisa cresça comumente é uma tentativa inútil e, possivelmente, acarreta custos significativos ao paciente. Além disso, o médico pode achar erroneamente que uma lesão não está infectada com base em um resultado negativo falso da cultura, porque um espécime inadequado foi colhido e enviado para exame. Por isso, uma prática corrente é acrescentar um "termo de responsabilidade" aos resultados das hemoculturas, nas quais foi obtida quantidade de sangue menor que a padronizada. Também, em muitos casos, amostras rotuladas como "escarro" ou "lavados brônquicos" com 0,5 mℓ ou menos são enviadas ao laboratório com um pedido para realizar pesquisa de bacilos álcool-acidorresistentes (BAAR) e culturas para fungos. Esses espécimes podem não representar as secreções pulmonares do foco infeccioso e o volume reduzido pode ser insuficiente para permitir a realização de todos os procedimentos solicitados. Para isso, podem ser fornecidos tubos contendo meios de conservação, inclusive soro fisiológico (sem nutrientes) ou glicose-fosfato (nutriente) para leveduras (PYG; do inglês, *phosphate yeast glucose*). O médico pode inocular diretamente qualquer quantidade do material, que ele consiga coletar. Desse modo, o espécime pode ser dividido no laboratório para inoculação em vários meios de isolamento primário. Em algumas instituições, o laboratório fornece vários tubos, cada qual contendo o meio de cultura ideal para recuperar micobactérias, fungos e vírus. Quando a quantidade de secreções obtidas é mínima, o médico deve escolher em qual tubo inocular, tendo como base as condições clínicas do paciente.

Quando o volume da amostra é muito pequeno para atender adequadamente a todos os pedidos, é melhor ligar para o médico, de forma que possam ser estabelecidas as prioridades da cultura. Quando o espécime foi esgotado antes que todos os testes pudessem ser realizados, é importante comunicar ao médico quais exames não foram realizados em razão da falta de material. O laudo deve indicar que o material enviado para exame era insuficiente.

▶ 4. Devem ser usados dispositivos de coleta, recipientes para espécimes e meios de cultura apropriados, de forma a assegurar o isolamento ideal dos microrganismos. Recipientes estéreis devem ser usados para colher a maioria dos espécimes. Também é importante que os recipientes sejam desenhados de forma a facilitar a coleta, principalmente quando o médico pede que o paciente colha seus próprios espécimes. Frascos com bocas estreitas têm desenho inapropriado para colher amostras de escarro ou urina. Também devem ser fornecidos recipientes com tampas ou fechos hermeticamente fechados para evitar vazamento ou contaminação durante o transporte.

Os *swabs* são utilizados comumente para recolher muitos tipos de material para cultura; contudo, eles geralmente são inferiores aos outros métodos utilizados para colher espécies e seu uso não deve ser recomendado sempre que for possível, se houver possibilidade de conseguir aspirado ou tecido como alternativa.

Se forem utilizados *swabs*, devem ser tomadas algumas precauções. Os *swabs* de algodão podem conter resíduos de ácidos graxos e o alginato de cálcio pode emitir produtos tóxicos, que podem inibir algumas bactérias exigentes. Os *swabs* com pontas de poliéster (Dacron® ou raiom) geralmente são opções mais convenientes. Os *swabs* floculados mais modernos representam um avanço significativo da tecnologia desses dispositivos e fornecem significativamente mais espécimes que os tipos antigos. Os espécimes não devem ficar em contato com o *swab* por mais tempo que o necessário. Além da toxicidade, a capacidade que os *swabs* têm de absorver e depois liberar os espécimes varia com o material utilizado em sua fabricação.

Os *swabs* devem ser colocados em um meio de transporte ou recipiente úmido para evitar ressecamento e morte das bactérias. Alguns estudos demonstraram que a recuperação eficaz da maioria das espécies bacterianas a partir desses tubos foi mantida por até 48 horas ou mais. O uso dos tubos de cultura contendo meio de transporte semissólido de Stuart ou Amies, com ou sem carvão, também é uma forma adequada de conservar, durante o transporte, o espécime no *swab* para posterior cultura. Existem poucas exceções a essa recomendação. Os raspados de pele e os fragmentos de unha usados para isolar fungos dermatófitos devem ser enviados em um recipiente seco, para impedir proliferação excessiva de bactérias. Os *swabs* de garganta são aceitáveis para detectar e/ou isolar *S. pyogenes* dos pacientes com faringite estreptocócica. Do mesmo modo, os *swabs* podem ser usados para detectar a maioria dos agentes etiológicos da vaginite.

A possibilidade de colher um espécime de praticamente qualquer lugar com um *swab* é um problema ainda maior que a toxicidade e a retenção do material. Com um aspirado ou uma biopsia, a possibilidade de que o espécime forneça resultados significativos (*i. e.*, detecte o agente etiológico da infecção) é muito maior. Por outro lado, um *swab* pode ter sido usado para colher amostras de um processo inflamatório (p. ex., exsudato tonsilar) ou da microbiota colonizadora (p. ex., superfície lateral da boca). Sempre que um patógeno potencial (p. ex., *Haemophilus influenzae*) está misturado com a microbiota, geralmente é impossível diferenciar entre patógeno e microbiota local. Isso é particularmente válido quando o patógeno potencial faz parte da microbiota da estrutura anatômica examinada. A Figura 1.3 compara os resultados das culturas de um aspirado e de um *swab* retirados do mesmo lugar.

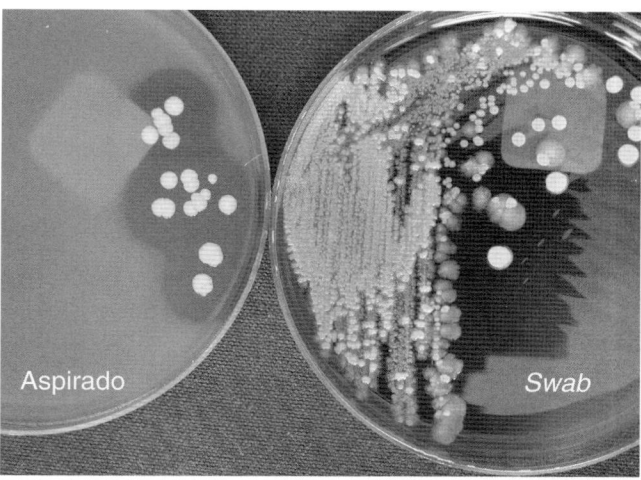

■ **FIGURA 1.3** Comparação dos espécimes de pus aspirado e *swab*. Neste caso, as culturas de uma articulação infectada foram realizadas com material de *swab* e líquido aspirado. O aspirado resultou em uma cultura pura de *S. aureus*. O *Staphylococcus* também foi isolado do espécime colhido por *swab*, mas ele estava misturado com outros microrganismos da microbiota contaminante. A interpretação da cultura do material aspirado era inequívoca; é difícil determinar o significado da cultura do material retirado por *swab*, mesmo quando se encontra um patógeno provável.

Embora seja possível realizar um esfregaço e uma cultura a partir de uma única amostra obtida por *swab*, contando que a lâmina de vidro seja flambada para esterilizá-la antes de preparar o esfregaço, isso não é o ideal, porque existe possibilidade de contaminar a cultura. Alguns dispositivos de *swab* contêm dois *swabs* para ser utilizados na coleta do espécime e, em seguida, enviados para esfregaço e cultura, de forma a assegurar material suficiente para os dois exames. Nesse caso, é recomendável fornecer aos profissionais de saúde sistemas de transporte com dois *swabs*, de forma a diminuir as chances de que um único *swab* seja enviado com um pedido para esfregaço e cultura (Figura 1.4).

A utilização dos *swabs* para colher espécimes com a finalidade de isolar bactérias anaeróbias não é recomendável; em vez disso, recomenda-se a aspiração com uma agulha e seringa. O espécime obtido deve ser protegido contra a exposição ao oxigênio ambiente e o ressecamento, até que seja processado no laboratório. A Tabela 1.5 descreve alguns sistemas de transporte de espécimes visando à preservação de microrganismos anaeróbios.

É necessária educação contínua para desestimular o uso inadequado dos *swabs*. Esse processo educativo pode ocorrer na forma de instruções para coleta de espécimes em um laboratório, boletins periódicos e comentários nos resultados dos espécimes que foram enviados em *swabs*.

Embora o tipo preferível de espécime seja líquido ou tecido, em vez dos *swabs*, avanços vêm ocorrendo na tecnologia desses últimos dispositivos. Os *swabs* floculados são *swabs* com numerosas dobras microscópicas, que aumentam significativamente sua superfície, de modo que possam ser obtidas mais amostras clínicas na superfície. Esses tipos de *swab* estão disponíveis no comércio e geralmente são preferíveis aos convencionais. Seu uso foi validado em vários ensaios e são compatíveis com equipamentos de automação.

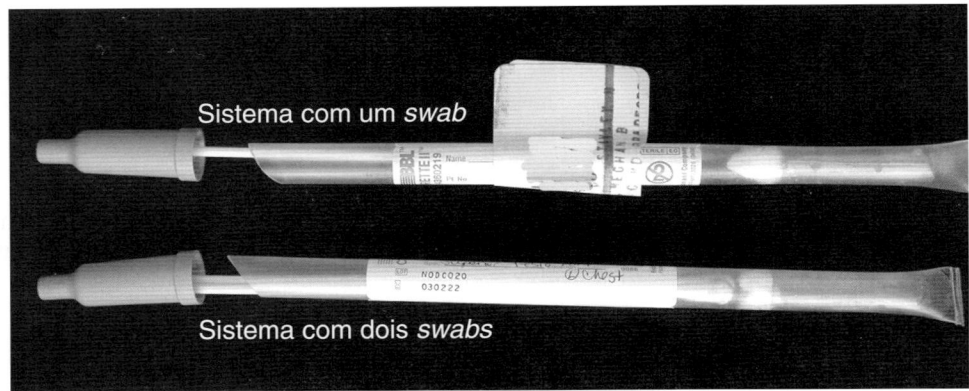

■ **FIGURA 1.4** Sistemas de transporte de *swabs*. O sistema mais simples contém um único *swab* dentro de um tubo para transporte, que contém um meio não nutriente para manter a umidade (*acima*). Existe um sistema semelhante com dois *swabs* acondicionados em um único tubo de transporte (*abaixo*); neste caso, um *swab* pode ser usado para cultura e o outro para realizar um esfregaço direto.

O centro cirúrgico é um local em que praticamente não existe desculpa para colher um espécime com *swab*. O hospital deve realizar uma campanha para eliminar os *swabs* do centro cirúrgico e evitar sua reintrodução. A comunicação com os enfermeiros do centro cirúrgico é uma abordagem útil nesse sentido. Em todos os centros cirúrgicos, deve-se dispor prontamente de recipientes e tubos de coleta estéreis. Tubos de transporte excelentes à venda no comércio, inclusive os frascos de transporte BBL Port-A-Cul® e produtos semelhantes, são desenhados para proteger microrganismos aeróbios e anaeróbios antes da inoculação (Figura 1.5).

Independentemente do sistema de transporte utilizado, a tarefa principal é reduzir ao mínimo o tempo de demora entre a coleta dos espécimes e a inoculação no meio de cultura. Por exemplo, caso sejam utilizados *swabs* retais para isolar espécies de *Shigella* dos pacientes com disenteria bacilar, de preferência o material obtido deve ser inoculado diretamente na superfície do meio de MacConkey, ou em um caldo para enriquecimento de gram-negativos.

Mesmo o uso de um meio de conservação ou transporte pode reduzir o índice de isolamento de algumas cepas. As secreções uretrais ou cervicais obtidas para isolar *Neisseria gonorrhoeae* também devem ser inoculadas diretamente na superfície do ágar-chocolate e em um dos vários meios de cultura seletivos (ver Capítulo 11). Como alternativa, pode-se utilizar um meio de transporte disponível comercialmente, que inclui um tablete para geração de CO_2 (sistema BBL Jembec® da BD; BD, Franklin Lakes, NJ) para isolar *N. gonorrhoeae*. Quando se recorre a uma abordagem de detecção de *Bordetella pertussis* por meio de cultura das amostras obtidas das vias respiratórias superiores, deve-se utilizar ágar de Bordet-Gengou, ágar-carvão de Regan-Lowe ou um equivalente inoculado à beira do leito ou na clínica, a menos que se utilize um sistema de transporte apropriado (p. ex., meio de Regan-Lowe).[94]

▶ 5. Sempre que for possível, devem ser realizadas culturas antes de administrar antibióticos. A realização de culturas antes do uso de antibióticos é recomendada

Tabela 1.5 Recipientes de transporte para espécimes visando à preservação de microrganismos anaeróbios.

Recipiente	Justificativa ou descrição
Seringa e agulha para aspiração	Amostras frescas de exsudato ou líquido podem ser transportadas ao laboratório depois de se expelir cuidadosamente as bolhas de ar da seringa e a agulha for retirada utilizando um dispositivo de segurança aprovado; as seringas com agulhas acopladas não devem ser enviadas, porque representam um risco à segurança. Esse procedimento é válido apenas quando o espécime pode ser transportado imediatamente ao laboratório
Tubo ou frasco	O tubo ou o frasco contém um meio semissólido de conservação, atmosfera com 5% de CO_2, um agente redutor e um indicador para fornecer indicação visual da anaerobiose, resazurina. O tubo é usado principalmente para colocar espécimes recolhidos por *swab*; os frascos são usados para inocular espécimes líquidos. Existem à venda no comércio frascos de transporte anaeróbio de qualidade excelente, que são usados comumente para transportar espécimes cuja cultura para anaeróbios seja indicada
Sistema de *swab*/envelope plástico	O tubo ou o envelope plástico é equipado com um *swab* e contém meio de transporte de Cary-Blair, Amies ou outro meio pré-reduzido (PRAS). O sistema de cultura também inclui um frasco ou uma câmara separada por uma membrana, que contém compostos químicos que resultam na geração de catalisadores de CO_2 e agentes dissecantes para eliminar qualquer O_2 residual, que possa ter entrado no sistema. Essa técnica raramente é utilizada
Biobag® ou bolsa plástica	Bolsa plástica transparente contendo um sistema gerador de CO_2, recipiente com catalisador de paládio e um indicador de anaerobiose. A bolsa é suficientemente grande para conter uma placa de Petri com meio pré-reduzido, ou um suporte com microtúbulos para identificação bioquímica, como a usada para os testes Minitek®. O saco ou a bolsa é selada depois de colocar as placas inoculadas e o sistema de geração de CO_2 então é ativado. A vantagem desses sistemas é que as placas podem ser observadas diretamente através do plástico fino e transparente da bolsa, de forma a visualizar o crescimento inicial das colônias

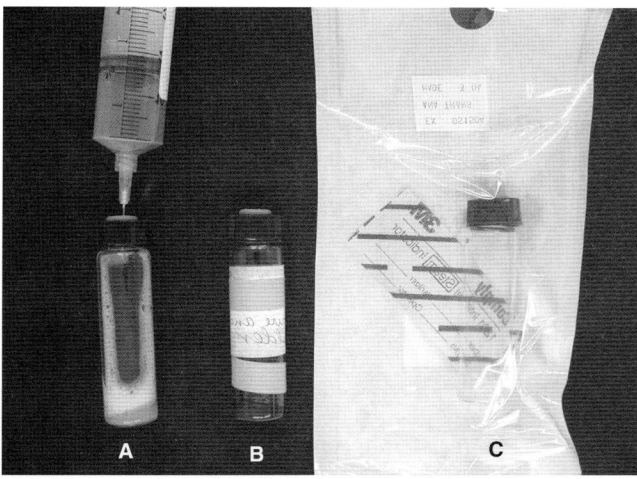

FIGURA 1.5 Sistema de transporte para cultura de aeróbios e/ou anaeróbios. Um frasco é fechado com uma tampa de rosca, que contém um diafragma de borracha. Uma camada de ágar depositado no fundo do frasco mantém a umidade; um indicador redox presente no ágar exibe visualmente a oxigenação da atmosfera. O frasco **A** contém líquido aspirado e inoculado através do diafragma de borracha. O frasco **B** contém um segmento de enxerto retirado e introduzido dentro do frasco destampado durante a cirurgia. O frasco **C** foi esterilizado dentro de um envelope preparado para instrumentos cirúrgicos; ele está pronto para ser usado em um campo estéril.

especialmente para a identificação dos microrganismos que, em geral, são extremamente sensíveis aos antibióticos, inclusive estreptococos beta-hemolíticos recuperados dos espécimes faríngeos, *N. gonorrhoeae* das amostras geniturinárias, ou *H. influenzae* ou *Neisseria meningitidis* do líquido cefalorraquidiano. Além disso, também é muito importante que uma série completa de hemoculturas seja colhida do paciente sob suspeita de ter endocardite, antes de iniciar o tratamento com antibióticos. A administração dos antibióticos não impede necessariamente o isolamento dos microrganismos dos espécimes clínicos e mesmo uma amostra comprometida é melhor que nada afinal, contanto que o médico entenda que os resultados devem ser interpretados com cautela.

▶ 6. Na maioria dos casos, devem ser realizados esfregaços, além das culturas. Os esfregaços fornecem informações extremamente úteis, que complementam os resultados das culturas. Existem situações em que um esfregaço é indiscutivelmente mais útil que a cultura, por exemplo, no exame do escarro expectorado. Os esfregaços permitem avaliar a natureza inflamatória do espécime e fornecem um indício sobre os resultados da cultura serem ou não clinicamente significativos. Por exemplo, os espécimes de escarro contaminado pela microbiota oral – conforme se evidencia pela quantidade excessiva de células epiteliais – não devem ser semeados em cultura. Se uma cultura foi realizada sem o esfregaço, que poderia ter revelado quantidades excessivas de epitélio escamoso, então a microbiota (p. ex., *S. pneumoniae*, *Moraxella catarrhalis* e *H. influenzae*) poderia ser relatada, e a base do tratamento estaria completamente equivocada. Do mesmo modo, se, a partir da cultura de um espécime típico de uma ferida que não contém PMN, microbiota bacteriana mista for isolada, deve ser reconhecido que a amostra é superficial, não uma representação válida do(s) prováveis microrganismo(s) que causou(aram) a infecção.

Além disso, uma revisão do esfregaço corado por Gram pode ser usada como indicador de qualidade. Um esfregaço que contenha alguns bastonetes gram-negativos, mas que não cresça em um meio convencional de cultura aeróbia e anaeróbia, pode indicar que as condições de cultura não eram ideais, ou que os microrganismos eram inviáveis. As condições de cultura abaixo das ideais incluem atmosfera inadequada para incubação (anaeróbios) ou escolha de um meio inadequado para inoculação (microrganismos exigentes, inclusive *Legionella* ou *Bordetella*). A investigação para verificar se o tempo de transporte foi longo pode identificar as possíveis razões da inviabilidade. Como alternativa, os micróbios poderiam ser inviáveis porque o paciente usava antimicrobianos adequados, ou porque desenvolveu uma reação inflamatória eficaz.

As regulamentações federais contra fraude e uso abusivo exigem que um laboratório realize apenas os exames que foram solicitados. Por isso, é necessário comunicar aos médicos solicitantes a importância do exame direto (*i. e.*, esfregaço) como complemento da cultura. Os mecanismos indicados para ampliar o uso apropriado do laboratório na fase pré-analítica estão descritos adiante.

▶ 7. O recipiente com o espécime deve ser rotulado adequadamente. Cada recipiente com espécimes deve ter um rótulo legível, no mínimo com as seguintes informações:

Nome do paciente
Número de identificação do paciente
Origem do espécime
Nome do médico
Data/hora da coleta

O nome completo do paciente deve ser usado, evitando-se as iniciais. O número de identificação pode ser o número do hospital, da clínica ou do consultório, o endereço de residência do paciente, ou o número de seguridade social, dependendo das normas locais. O nome do médico solicitante ou o número de contato do seu consultório é necessário, caso seja preciso realizar um contato ou passar um resultado inicial. A origem do espécime deve ser descrita, de forma que seja possível escolher o meio de cultura ideal. A data e a hora da coleta devem ser registradas para avaliar o tempo decorrido entre o transporte e o processamento do espécime. A rotulação dos espécimes com etiquetas de hora nos pontos importantes – por exemplo, coleta, recebimento e conclusão do processamento – é muito valiosa para a realização de análises para buscar a causa de problemas, caso venham a ocorrer. Outras informações potencialmente úteis incluem o diagnóstico clínico e a história de uso de antibióticos pelo paciente, mas esta última informação raramente é fornecida.

Transporte dos espécimes. O objetivo principal do transporte dos espécimes diagnósticos – seja dentro do hospital, da clínica ao laboratório ou externamente por correios a um laboratório de referência distante – é mantê-los tão próximos do seu estado original quanto possível. As diretrizes de controle da qualidade dos fabricantes dos dispositivos usados para colher e transportar espécimes foram elaboradas pelo Clinical and Laboratory Standards Institute (CLSI).[36] Os riscos potenciais às pessoas que manuseiam os espécimes são atenuados quando se utilizam dispositivos de coleta hermeticamente fechados e acondicionados em recipientes de proteção apropriados. De forma a manter a integridade do espécime, devem ser evitadas condições ambientais adversas, inclusive exposição aos extremos de frio e calor, alterações rápidas de pressão (durante o transporte aéreo) ou ressecamento excessivo. O uso de espécimes congelados a –70°C pode ser considerado quando o tempo esperado de transporte é longo, mas isso depende muito do microrganismo suspeito. Existem diretrizes fornecidas pelos serviços de laboratórios de referência em qualidade, que devem ser seguidas para assegurar isolamento máximo dos microrganismos procurados. As amostras de escarro que foram colhidas basicamente para isolar micobactérias e fungos podem ser enviadas sem tratamento adicional, contanto que sejam coletadas em recipientes estéreis de propileno ou polietileno. Para evitar quebras durante o transporte, não devem ser usados recipientes de vidro.

A maioria dos espécimes líquidos deve ser transportada ao laboratório tão logo seja possível. No contexto hospitalar, recomenda-se um intervalo de tempo máximo de 2 horas entre a coleta e a chegada das amostras ao laboratório.[6,63] Esse limite de tempo é problemático com os espécimes colhidos nos consultórios médicos. Os recipientes de transporte de urina contendo um volume pequeno de ácido bórico podem ser usados quando o transporte rápido não é possível. Como alternativa, as amostras de urina podem ser refrigeradas por até 24 horas antes que sejam semeadas em cultura. Um meio de conservação ou transporte pode ser usado com a maioria dos outros espécimes, de acordo com as instruções do fabricante. Os meios de transporte de Stuart, Amies e Carey-Blair são usados mais comumente e estão disponíveis no comércio; contudo, existem instruções para os profissionais interessados em preparar esses meios (Boxe 1.2).

Essencialmente, esses meios são soluções-tampão com carboidratos, peptonas e outros nutrientes, fatores de crescimento excluídos, que se destinam a preservar a viabilidade das bactérias durante o transporte, sem permitir sua multiplicação. O tioglicolato de sódio é acrescentado como agente redutor para facilitar o isolamento de bactérias anaeróbias, enquanto a quantidade pequena de ágar fornece consistência semissólida para evitar oxigenação e derramamento durante o transporte. A solução de borato de sódio pode ser recomendada como conservante para envio de espécimes suspeitos de conter micobactérias aos laboratórios distantes.[98] O composto de sacarose-fosfato-glutamato é um meio de transporte tamponado apropriado para preservar alguns vírus, inclusive herpes-vírus. Os meios de transporte universais e o M4 são soluções de transporte usadas comumente para cultura de vírus e também podem ser utilizados em alguns ensaios moleculares, que têm substituído rapidamente as culturas virais. Em algumas instituições, os *swabs* Culturette® também têm sido utilizados com sucesso para conservar espécimes virais.[107] Recentemente, foram publicadas e atualizadas diretrizes da Infectious Diseases Society of America (IDSA) e da American Society for Microbiology (ASM); essas diretrizes detalhadas e bem-elaboradas devem ser revisadas cuidadosamente e seguidas em todos os laboratórios de microbiologia.[4] Esse material está disponível gratuitamente nos meios eletrônicos *online*.

Em vez de recriarmos um documento de excelência, sugerimos que o leitor consulte o *Guide to Utilization of the Microbiology Laboratory for the Diagnosis of Infectious Diseases: 2013 Recommendations by the Infectious Diseases Society of America (IDAS) and the American Society for Microbiology (ASM)*. Esse documento de 100 páginas fornece diretrizes quanto aos procedimentos diagnósticos recomendados, de forma a assegurar um espécime apropriado ao estabelecimento de um diagnóstico, assim como o tipo ideal de espécime e seu transporte.

Recebimento do espécime e observações preliminares. Na maioria dos laboratórios clínicos, existe uma área destinada ao recebimento dos espécimes. As observações e o manuseio iniciais devem ser realizados em uma cabine de segurança biológica (CSB) (ver adiante), em razão da possibilidade cada vez maior de que a equipe do laboratório possa incorrer em infecções a partir de espécimes que contenham patógenos. A equipe deve usar roupas de proteção apropriadas – aventais, luvas de látex e, em alguns casos, máscaras adaptadas ao cliente. No passado distante, essas precauções eram adotadas apenas com espécimes que tivessem rótulos de "risco biológico". Entretanto, não é possível determinar quando um paciente pode ser portador de um patógeno transmissível, ou se determinada amostra contém um patógeno extremamente contagioso. Além disso, o sangue ou os líquidos corporais que são enviados para cultura bacteriana também podem conter HIV, VHC (vírus da hepatite C) ou outros patógenos transmitidos pelo sangue. Por tudo isso, todos os espécimes clínicos devem ser manuseados de forma segura e consistente, que é referida como *precauções universais*. A adoção dessas diretrizes ajuda a proteger os tecnólogos durante o processamento de patógenos insuspeitos e também suspeitos.

O processamento dos espécimes inclui as seguintes etapas: (1) inclusão de dados essenciais em um registro, que hoje geralmente é um banco de dados informatizados, que faz parte do sistema de informação do laboratório (SIL); (2) inspeção visual e avaliação se todos os critérios de aceitação são atendidos (ver Critérios para rejeição dos espécimes, a seguir); e (3) com determinados espécimes, exame microscópico direto de lâminas a fresco ou esfregaços corados para estabelecer um diagnóstico presuntivo.

Critérios para rejeição dos espécimes. Todos os laboratórios devem ter estabelecido critérios para rejeição de espécimes inadequados.[112] Embora existam diretrizes gerais e os órgãos de acreditação tenham estabelecido normas, cada diretor de laboratório precisa decidir quais parâmetros utilizar,

---

Boxe 1.2

Meio de transporte de Stuart

Cloreto de sódio	3 g
Cloreto de potássio	0,2 g
Fosfato dissódico	1,25 g
Fosfato monopotássico	0,2 g
Tioglicolato de sódio	1,0 g
Cloreto de cálcio a 1%, aquoso	10,0 g
Cloreto de magnésio a 1%, aquoso	10,0 g
Ágar	4,0 g
Água destilada com pH = 7,3	1,0 ℓ

dependendo das condições locais. As folhas dos pedidos e os rótulos dos espécimes devem ser conferidos com a solicitação do médico, de forma a confirmar que todas as informações essenciais estão incluídas. Se houver algum problema, a melhor conduta é colher uma amostra a fresco. Se não for possível colher novamente um espécime, o laboratório deve entrar em contato com alguma pessoa responsável para efetuar as correções. Também é importante acrescentar um comentário no final do laudo, indicando que o espécime foi recebido com um problema (especificar) e com o nome da pessoa que corrigiu o problema. Se for possível determinar o tipo de espécime, em determinados casos pode ser aceitável acrescentar o seguinte comentário: "o espécime parece ser..." Caso contrário, o espécime deve ser rejeitado. Sempre que houver discrepâncias, a equipe laboratorial deve descrever por escrito como a situação foi contornada e os nomes das pessoas contatadas no verso da solicitação, no registro ou no banco de dados do computador.

O Boxe 1.3 apresenta uma lista com os tipos de espécimes ou os pedidos de cultura, que devem ser incluídos na lista de rejeição e não devem ser processados em seguida.

Boxe 1.3

Tipos de espécimes ou solicitações de cultura que devem ser rejeitados

1. Qualquer espécime recebido em formol (formalina). As únicas exceções poderiam ser os espécimes volumosos, nos quais o tempo de exposição ao formol é curto (menos de 1 h). Nesses casos, os tecidos devem ser cortados com um bisturi ou uma tesoura estéril, de forma a recolher amostras das partes mais internas para cultura.
2. Escarro colhido há mais de 24 h. É difícil evitar contaminação e as coletas separadas contendo uma concentração alta de microrganismos diluem as amostras subsequentes menos concentradas.
3. Esfregaços de secreções do colo uterino, do canal vaginal ou do ânus para detecção de Neisseria gonorrhoeae por coloração de Gram.
4. Um único swab enviado com vários pedidos; por exemplo, "culturas para aeróbios, anaeróbios, fungos e tuberculose".
5. Envio de um recipiente impróprio, não estéril ou claramente contaminado, no qual houve vazamento de parte do espécime. Todos os recipientes furados contendo um espécime clínico devem ser manuseados com extremo cuidado.
6. Placas de cultura ressecadas ou apresentando crescimento excessivo.
7. Espécimes claramente contaminados, conforme se evidencia pela presença de materiais estranhos como bário, corantes ou substâncias químicas oleosas.
8. Os espécimes descritos a seguir não devem ser aceitos para cultura de anaeróbios: lavados gástricos; urina de jato médio; secreções prostáticas colhidas por via transretal; fezes (exceto para isolamento de Clostridium difficile nos casos raros em que é necessário o isolamento do agente para testes toxigênicos); swabs de ileostomia ou colostomia; espécimes da garganta, do nariz ou de outras secreções orofaríngeas (exceto espécimes recolhidos dos tecidos profundos durante uma operação oral); pele superficial; e culturas de amostras retiradas do ambiente.

Quando um espécime precisa ser rejeitado, a pessoa que o enviou deve ser contatada e colocada a par do problema. A equipe do laboratório deve envidar todos os esforços para não rejeitar espécimes difíceis de colher novamente, como líquido cefalorraquidiano ou lavados brônquicos. Se um problema não puder ser resolvido rapidamente, as culturas devem ser semeadas para evitar perda de integridade do espécime. A decisão de transmitir ou não os resultados da cultura pode ser tomada depois. Se apropriado, a condição do espécime deve ser indicada no laudo. Em seguida, ao médico caberá a responsabilidade de interpretar o resultado à luz das informações que o qualifiquem.

Os critérios de rejeição devem ser comunicados claramente nas publicações ou em comunicações internas do laboratório. Quando for possível, a equipe do hospital deve ser instruída quanto à importância de se enviarem espécimes aproveitáveis. Problemas recorrentes e suas soluções devem ser divulgados nos boletins do laboratório ou em outros veículos de publicação, que possam alcançar a equipe e os médicos do hospital. Em alguns casos, é necessária reeducação dirigida a determinados grupos, que repetidamente quebram o protocolo ou enviam amostras fora do padrão ideal. Quando isso for necessário, um dos métodos apropriados para iniciar o diálogo sem confrontação é reunir todo o grupo para estabelecer "as melhores práticas" de cuidado prestado aos pacientes.

Abordagens da fase pré-analítica com relação custo-eficácia favorável. Em microbiologia clínica, a discussão da relação de custo-eficácia tem sido impopular há muitos anos e está associada à política de "cortar gastos" e fornecer exames de qualidade abaixo do ideal. Essa abordagem era considerada antiacadêmica, sórdida ou até mesmo perigosa pelos microbiologistas tradicionais. Contudo, outra forma de ver a questão é a aplicação da relevância clínica à microbiologia clínica. O ponto não é identificar todos os microrganismos que poderiam ser recuperados ou realizar testes de sensibilidade com todos os microrganismos que sejam cultivados no laboratório. A questão fundamental é fornecer aos médicos informações que permitam a eles prestar os melhores cuidados aos seus pacientes. Nesse processo, o trabalho geralmente pode ser realizado com mais economia que se todo o possível fosse realizado. Desse modo, relevância clínica geralmente é o mesmo que custo-eficácia. Custo-eficácia não significa "barato", mas sim a melhor valorização do dinheiro.

Esses conceitos não são novos. Há muitos anos (em meados da década de 1970), o Dr. Bartlett, um renomado patologista e diretor do laboratório de microbiologia do Hartford Hospital, de Connecticut, escreveu relevantemente sobre o assunto. Seu livro influente sobre o assunto ainda é uma leitura válida para os microbiologistas clínicos.[6,7] Muitos outros seguiram o trabalho pioneiro de Dr. Bartlett e, vale ressaltar, resultaram nas melhores práticas para melhor benefício aos pacientes, em vez de buscar outros meios de cortar gastos.

A relevância clínica e a relação de custo-eficácia devem determinar as práticas laboratoriais em todos os estágios do processo. A Tabela 1.6 descreve algumas sugestões para a fase pré-analítica. Conceitos mais modernos, alguns importados da indústria e dos processos de simplificação, reduzem a variabilidade e contribuem para a obtenção de melhores resultados. A investigação e o investimento de tempo para explorar essas estratégias podem resultar em economias

Tabela 1.6 Abordagens com relação custo–eficácia favorável na fase pré-analítica dos exames microbiológicos.

Ação	Razão	Comentários
Cultura seletiva do LCR para fungos[70]	Positividade baixa nos pacientes imunocompetentes com bioquímica e contagens de células normais no LCR	*Cryptococcus neoformans* pode causar infecção crônica sem pleocitose no LCR
Cultura seletiva do LCR para micobactérias[70]	Positividade baixa nos pacientes imunocompetentes com bioquímica e contagens de células normais no LCR	Nas populações de baixo risco de tuberculose, a positividade é ainda menor
Cultura seletiva das fezes para bactérias patogênicas ou POP[70,105]	Positividade baixa nos pacientes hospitalizados há menos de 3 dias	Existem exceções, inclusive pacientes imunossuprimidos e idosos
Cultura seletiva dos aspirados endotraqueais ou do escarro expectorado[70]	O isolamento da microbiota orofaríngea contaminante aumenta em 10 vezes quando há mais de 10 células epiteliais escamosas por campo de pequeno aumento	Pesquisadores têm aplicado vários critérios diferentes
Uso seletivo do *"back-up"* do caldo nas culturas para bactérias	Utilidade questionável, exceto para culturas em que pode haver formação de uma biopelícula (p. ex., culturas de *shunts* de LCR) ou crescimento demorado (p. ex., *Actinomyces*, *P. acnes* e, possivelmente, valvas cardíacas dos pacientes com endocardite)	As culturas de caldo podem ser usadas em outros casos, se forem examinadas apenas quando aparece um microrganismo nos esfregaços, que não foi isolado nas placas. Essas culturas nunca devem ser realizadas com espécimes retirados das mucosas superficiais
Omissão dos testes para antígenos bacterianos no LCR[10,111]	A sensibilidade e a especificidade baixas limitam sua utilidade	
Cultura seletiva do líquido peritoneal	O padrão dos microrganismos isolados e os perfis de sensibilidade são previsíveis nos pacientes com peritonite secundária (adquirida na comunidade)	As culturas estão indicadas nos casos de peritonite primária (peritonite bacteriana espontânea) e de peritonite adquirida no hospital
Cultura seletiva de espécimes da orofaringe	*Streptococcus pyogenes* é o agente etiológico principal de faringite: a "cultura de rotina" com vários meios provavelmente fornece informações confusas	As culturas para *Corynebacterium diphtheriae*, *Neisseria* ou herpes-vírus simples devem ser solicitadas especificamente, quando são apropriadas. *Arcanobacterium hemolyticum* causa faringite nas crianças maiores e nos adolescentes, mas é isolada no mesmo meio de cultura para *Streptococcus pyogenes*
Cultura seletiva para bactérias anaeróbias	As culturas para anaeróbios devem ser realizadas rotineiramente apenas com tecidos ou líquido/pus aspirado	As culturas para anaeróbios nunca devem ser realizadas com amostras retiradas de áreas que possam ser contaminadas por microbiota da mucosa ou fezes
Limites da frequência da cultura	Secreção orofaríngea, urina e exsudato da ferida: uma a cada 24 h; sangue: 2 a 3 culturas para excluir bacteriemia (frasco de 10 mℓ, 2 frascos/*kits* e dois *kits* usados por pedido de hemocultura com *kits* colhidos apropriadamente a intervalos de 15 min)	Os resultados das primeiras culturas devem ser avaliados antes de solicitar culturas adicionais, a menos que a condição do paciente seja crítica e/ou sua condição clínica tenha se alterado de forma a sugerir uma infecção nova
Limites de frequência para POP	A positividade dos exames para *Giardia* é mínima depois de três espécimes, que devem ser colhidos em dias alternados	Menos de três exames provavelmente são suficientes para outros parasitas intestinais
Limites de frequência dos testes para *C. difficile*[96]	A repetição dos testes não está justificada no mínimo 7 dias depois de um resultado negativo de um ensaio baseado em PCR, em vista do valor preditivo negativo alto. O teste deve ser repetido apenas se houver alteração significativa do estado clínico sugerindo enterocolite de início recente por *C. difficile*	É inútil repetir o teste depois de um ensaio de PCR positivo; não há "teste de cura" para essa doença e *C. difficile* persiste como parte da microbiota do paciente, embora sem causar doença
Limites dos testes do LCR para DNA do herpes-vírus simples[106,110]	A positividade é mínima quando as contagens de células do LCR são normais e não há evidência de lesões focais na RM	Existem algumas exceções descritas, especialmente crianças
Limites dos espécimes duplicados retirados do mesmo local no mesmo dia	Reunir os espécimes, ou escolher a melhor amostra (com base na coloração por Gram e/ou tempo de transporte)	Se houver alguma dúvida quanto à equivalência dos espécimes, consulte o médico antes de processá-los; se houver dúvida, processe as amostras separadamente de imediato e consulte o médico quando for possível; conserve os espécimes por 24 h, no mínimo
Limites para espécimes repetidos obtidos de um local não estéril dentro de um intervalo definido	Referenciar os espécimes subsequentes com a avaliação anterior; se o espécime subsequente tiver sido inoculado em meios e houver diferenças significativas com o espécime original, consultar o médico quanto à ação subsequente	Conservar o espécime por 24 h, no mínimo; conservar as placas inoculadas e parcialmente avaliadas por um período definido (p. ex., 7 dias)
Eliminação da cultura das pontas de cateteres urinários de longa permanência[114]	Rejeitar o espécime para cultura	Informe ao médico que ele deve enviar urina para cultura

LCR = líquido cefalorraquidiano; POP = pesquisa de ovos e parasitas; RM = ressonância magnética; PCR = reação da cadeia de polimerase. Para mais informações, o leitor deve consultar as referências 4, 62 e 81.

significativas de materiais e tempo.[84] Os diretores de laboratório mais inteligentes, portanto, reutilizam o tempo e o dinheiro economizados para justificar novos serviços clínicos ou financiar testes que ofereçam serviços ainda melhores aos seus pacientes e médicos. As condições variam em cada instituição e, por isso, cada diretor de laboratório deve decidir quais possibilidades são apropriadas e avaliar estas opções com a liderança local. Acima de tudo, o diretor deve assegurar que haja liderança profissional conduzindo a mudança, em vez de iniciativas administradas com o único propósito de economizar dinheiro.

Fase analítica

Exame microscópico. Alguns autores enfatizaram as razões para realizar exames microscópicos das amostras clínicas.[6,8]

- A quantidade e a porcentagem de neutrófilos segmentados presentes indicam a magnitude e o tipo de reação inflamatória. Desse modo, a qualidade dos espécimes pode ser validada
- A observação de bactérias, hifas e/ou leveduras, parasitas ou inclusões virais pode fornecer informações suficientes para estabelecer um diagnóstico presuntivo imediato
- O exame microscópico direto também pode fornecer indícios presuntivos imediatos da presença de bactérias anaeróbias. Com esses indícios em mãos, o médico pode tomar decisões mais racionais acerca do tratamento antimicrobiano inicial.

No passado, o exame das preparações a fresco de amostras não coradas por contraste de fase ou microscopia em campo escuro era realizado para demonstrar a mobilidade dos espiroquetas e dos endósporos, mas hoje isto não é realizado comumente. As colorações por Giemsa, Wright ou laranja de acridina (LA) podem ajudar a encontrar bactérias que se coram fracamente, ou que têm pouco contraste com o material de fundo.

As colorações diretas dos espécimes clínicos por Gram também podem ser usadas para determinar se uma amostra é representativa do foco infeccioso. Essa técnica tem sido utilizada para avaliar amostras de escarro. Bartlett elaborou um sistema de graduação para avaliar as amostras de escarro quanto às contagens relativas de células epiteliais escamosas e neutrófilos segmentados nas mostras de escarro coradas diretamente por Gram (Boxe 1.4).[6] Utilizando esse sistema, números negativos são atribuídos a um esfregaço quando são encontradas células epiteliais escamosas, que indicam contaminação pelas secreções orofaríngeas (saliva). Números positivos são atribuídos quando há neutrófilos segmentados, indicando a existência de inflamação em atividade. A magnitude desses números negativos e positivos depende das contagens relativas de células epiteliais e neutrófilos segmentados, como se pode observar no esboço do sistema de graduação de Bartlett. Um escore final de 0 ou menos indica inexistência de reação inflamatória ou presença de contaminação salivar significativa, invalidando assim o espécime. A Prancha 1.1 ilustra fotografias de microscopia representativas de preparações de escarro corado por Gram.

Murray e Washington[86] sugeriram um sistema de graduação semelhante (Boxe 1.5). Os números altos de células epiteliais dos grupos 1 a 4 desse sistema indicam contaminação por secreções orofaríngeas e invalidam as amostras

Boxe 1.4

Sistema de graduação de Bartlett para avaliar a qualidade das amostras de escarro

Contagem de neutrófilos por campo de pequeno aumento (10×)	Grau
< 10	0
10 a 25	+ 1
> 25	+ 2
Presença de muco	+ 1

Contagem de células epiteliais por campo de pequeno aumento (10×)	
10 a 25	− 1
> 25	− 2
Total[a]	

[a]É preciso determinar a média das contagens de células epiteliais e neutrófilos em cerca de 20 ou 30 campos microscópicos separados (10×); em seguida, deve ser calculado o total. O escore final de 0 ou menos indica inexistência de inflamação em atividade ou contaminação por saliva. Os espécimes insatisfatórios devem ser rejeitados e o médico deve ser notificado, de forma que possa solicitar outras amostras de escarro, se houver indicação clínica. A expressão "se houver indicação clínica" é importante, porque se for transmitida uma mensagem como "Repetir a cultura de escarro", então isso pode ser realizado mesmo que as manifestações clínicas do paciente não justifiquem a repetição do exame.

(*i. e.*, os espécimes devem ser rejeitados). Apenas as amostras do grupo 5 são consideradas clinicamente relevantes. Em um estudo clínico, Van Scoy[115] recomendou que as amostras de escarro contendo mais que 25 neutrófilos fossem aceitas para cultura, mesmo que houvesse mais que 10 células epiteliais (grupo 4). Esses critérios sugeridos para a avaliação do escarro foram avaliados aplicando-os a pares correspondentes de secreção respiratória obtida por expectoração e aspiração transtraqueal (uma técnica que evita contato com a microbiota orofaríngea).[53]

O sistema de graduação do escarro não pode ser aplicado quando há suspeita de infecções pulmonares causadas por micobactérias, fungos, espécies de *Legionella* e vírus. Além disso, o significado dos PMN é alterado em algumas situações: (1) quando o paciente tem neutropenia causada por alguma doença ou tratamento; (2) quando o paciente não desenvolve uma reação inflamatória eficaz; e (3) quando há um corpo estranho causando irritação na superfície da

Boxe 1.5

Sistema de graduação de Murray e Washington para avaliar a qualidade das amostras de escarro

	Células epiteliais por campo de pequeno aumento	Leucócitos por campo de pequeno aumento
Grupo 1	25	10
Grupo 2	25	10 a 25
Grupo 3	25	25
Grupo 4	10 a 25	25
Grupo 5	< 10	25

mucosa. A neutropenia pode ser atribuída a uma deficiência hereditária, ou porque as células inflamatórias ou seus precursores são destruídos, seja por um processo patológico ou por quimioterapia para tratar alguma doença. Em alguns casos, os neutrófilos têm capacidade reduzida de migrar para o foco infeccioso. Com base nas informações fornecidas comumente pelos médicos, raramente é possível que o microbiologista clínico determine se um paciente tem neutropenia. Uma das exceções é a deficiência ainda pouco esclarecida de mobilização dos neutrófilos, que ocorre no período de lactência.[39] A idade exata com que a criança pode desenvolver uma reação neutrofílica plena não está claramente definida, mas em lactentes com menos de 2 meses de vida, as decisões de rejeitar espécies ou avaliar isolamentos parciais de bactérias não devem ser baseadas na inexistência de neutrófilos no espécime.

Existem duas situações nas quais corpos estranhos modificam as interpretações relacionadas à presença de neutrófilos. A primeira é quando há um cateter endotraqueal nas vias respiratórias inferiores e a segunda, quando o paciente tem um cateter de longa permanência (p. ex., cateter de Foley) nas vias urinárias inferiores. Nesses dois casos, a existência de neutrófilos em uma amostra pode refletir a irritação causada pelo cateter, em vez de um agente infeccioso, embora os dois fatores possam coexistir. Nas vias respiratórias, a inflamação pode ser causada por uma infecção focal (traqueíte) em vez de uma pneumonia, mesmo quando há um componente infeccioso. Quando os neutrófilos das vias respiratórias não podem ser usados como indicador de pneumonia, este diagnóstico deve ser baseado nas manifestações clínicas e radiográficas, conforme está descrito no Capítulo 2. Nas vias urinárias inferiores, a presença de leucócitos não pode ser usada como indicação de uma infecção clinicamente significativa, quando o paciente tem um cateter no local[108] ou mesmo que tenham sido realizadas cateterizações intermitentes repetidas.[54] O determinante clínico do tratamento das infecções das vias urinárias do paciente com cateteres de longa permanência é a existência de sintomas ou não (ver Capítulo 2).

Técnicas de microscopia. Algumas técnicas podem ser usadas no exame de microscopia direta de amostras clínicas, seja para demonstrar a presença de microrganismos ou observar algumas características bioquímicas, fisiológicas ou sorológicas. A Tabela 1.7 descreve as técnicas utilizadas comumente nos laboratórios de microbiologia clínica. Como o índice de refração das bactérias e de outros microrganismos é semelhante ao do meio da preparação, eles não são visíveis quando são examinados por iluminação de campo claro. Por

Tabela 1.7 Técnicas para exame direto de espécimes sem coloração.

Métodos e materiais	Finalidade	Técnicas
Preparação com salina Cloreto de sódio a 0,85% (aquoso) Lâminas de microscópio de vidro: 7,5 × 2,5 cm Lamínulas Mistura de parafina-vaselina (Vaspar®)	Determinar a atividade biológica dos microrganismos, inclusive sua mobilidade ou reações a determinados compostos químicos, ou a reatividade sorológica em antissoros específicos. Essa última condição inclui a reação de Quellung (edemaciamento capsular) usada para identificar diferentes tipos de cápsulas de *Streptococcus pneumoniae* e *Haemophilus influenzae*	Espalhar uma quantidade pequena do espécime a ser examinado em uma gota de solução salina na lâmina do microscópio. Cobrir com uma lamínula e examinar diretamente com a objetiva 40× ou 100× (imersão em óleo) do microscópio, fechando o diafragma da íris para reduzir a quantidade de luz transmitida. Para evitar ressecamento, circunde a lamínula com uma quantidade pequena de parafina-vaselina, antes de depositar a gota com o espécime sobre a lâmina
Técnica da gota pendente Lâmina de vidro para gota pendente (Essa lâmina de vidro é grossa e tem uma depressão côncava) Lamínula Solução salina ou mistura de água e parafina-vaselina	A preparação da gota pendente atende aos mesmos propósitos da preparação com salina, com exceção de que há menos distorção provocada pelo peso da lamínula e o examinador pode conseguir um campo de foco mais profundo na gota. Em geral, essa técnica é usada para estudar a mobilidade das bactérias	Um volume pequeno da mistura de parafina-vaselina é colocado ao redor da borda da depressão existente na superfície interna da lâmina de gota pendente. As células retiradas de uma colônia bacteriana a ser examinada são colocadas no centro da lamínula, imersas em uma gotícula de solução salina ou água. A lâmina é invertida e pressionada sobre a lamínula, direcionando a gota de suspensão bacteriana a entrar no centro da depressão. A lâmina é mantida cuidadosamente na posição vertical para realizar o exame direto ao microscópio

Preparação de iodo
Solução de iodo de Lugol:
  Cristais de iodo, 5 g
  Iodeto de potássio, 10 g
  Água destilada, 100 mℓ
Dissolver o KI em água e acrescentar os cristais de iodo lentamente, até que sejam dissolvidos. Filtrar e guardar em um frasco hermeticamente fechado. Diluir a 1:5 com água antes de usar.
Lâminas de microscópio de 7,5 × 2,5 cm
Lamínulas
	Em geral, as preparações de iodo são usadas em paralelo com as preparações salinas para examinar fezes ou outros materiais quanto à presença de ovos de protozoários ou helmintos. O iodo cora os núcleos e as organelas intracitoplasmáticas, de forma que sejam visualizadas com mais facilidade
	As preparações de iodo não podem ser usadas em vez das preparações salinas, porque o iodo paralisa a mobilidade das bactérias e dos trofozoítos dos protozoários
		Um volume pequeno da matéria fecal ou de outros materiais é misturado em uma gota da solução de iodo sobre uma lâmina de microscópio. Essa gota é misturada até formar uma suspensão homogênea e, em seguida, a lamínula é colocada sobre a gota. Em seguida, a preparação é examinada diretamente ao microscópio. Se houver demora ou se for necessário fazer uma preparação semipermanente para exame subsequente, as bordas da lamínula podem ser seladas com a mistura de parafina-vaselina

(continua)

Tabela 1.7 Técnicas para exame direto de espécimes sem coloração (*continuação*).

Métodos e materiais	Finalidade	Técnicas
Preparação de hidróxido de potássio (KOH) Hidróxido de potássio a 10% (aquoso) Lâminas de microscópio de 7,5 × 2,5 cm Lamínulas	A preparação de KOH é usada para ajudar a demonstrar elementos fúngicos no material mucoide espesso ou nos espécimes que contêm material gelatinoso, inclusive escamas de pele, unhas ou pelos. O KOH dissolve a queratina de fundo e demonstra os elementos fúngicos, tornando-os mais evidentes	Suspender os fragmentos de escamas cutâneas, unhas ou pelos em uma gota de KOH a 10%. Depositar a lamínula sobre a gota e deixar descansando à temperatura ambiente por cerca de meia hora. A lâmina pode ser ligeiramente aquecida para acelerar o processo de limpeza, mas não pode ferver. Examinar ao microscópio em busca de hifas ou esporos de fungos
Preparação de nanquim Nanquim (marca Pelikan®), ou nigrosina (granular) Lâminas de microscópio de 7,5 × 2,5 cm Lamínula	As preparações de nanquim ou nigrosina são usadas na microscopia direta para pesquisa de cápsulas de alguns microrganismos. Os grânulos finos do nanquim ou da nigrosina formam um fundo semiopaco, sobre o qual as cápsulas claras podem ser examinadas facilmente. Essa técnica é especialmente útil para demonstrar as cápsulas grandes de *Cryptococcus neoformans* no líquido cefalorraquidiano, no escarro e em outras secreções	Centrifugar ligeiramente o líquido cefalorraquidiano ou outros espécimes líquidos para concentrar quaisquer microrganismos no sedimento. Emulsificar um volume pequeno do sedimento em uma gota de nanquim ou nigrosina depositada na lâmina do microscópio e cobrir com uma lamínula. Evitar fazer uma emulsão de contraste muito espessa, ou a transmissão de luz poderá ser totalmente bloqueada. Examinar a lâmina diretamente ao microscópio utilizando a objetiva 10× para busca geral e 40× para confirmar os microrganismos encapsulados suspeitos
Exame em campo escuro Microscópio composto equipado com um condensador de campo escuro Lâminas de microscópio de 7,5 × 2,5 cm Lamínulas Soro fisiológico Bastonetes com aplicador ou cureta Mistura de parafina-vaselina	O exame em campo escuro é usado para demonstrar alguns microrganismos delicados, que não são visíveis por óptica iluminada e não podem ser corados facilmente. Essa técnica é especialmente útil na demonstração de espiroquetas em espécimes colhidos de cancros sifilíticos suspeitos de *Treponema pallidum*	A secreção a ser examinada é obtida do paciente. No caso de um cancro, a parte superior da crosta é raspada com uma lâmina de bisturi e uma quantidade pequena do material seroso é colocada em uma lâmina de microscópio. Circundar uma lamínula com a mistura de parafina-vaselina e colocar sobre a gota com o material Examinar a lâmina diretamente ao microscópio com um condensador de campo escuro e objetiva 40× ou 100×. Os espiroquetas aparecem como "saca-rolhas" brilhantes e móveis contra um fundo escuro

isso, os microrganismos geralmente são corados na tentativa de que sejam demonstrados. Entretanto, em alguns casos, pode-se realizar um exame sem coloração, que pode ser facilitado por algumas manipulações da fonte de luz. Em geral, é recomendável reduzir a quantidade de luz que entra no campo fechando o diafragma da íris e, desse modo, acentuando o contraste entre o objeto a ser observado e o fundo da lâmina. A prática comum de abaixar o condensador para conseguir esse efeito não deve ser recomendada.

Colorações diretas. Em geral, os corantes biológicos são necessários para examinar as bactérias com clareza e, em alguns casos, demonstrar detalhes microscópicos de suas estruturas internas. A introdução dos corantes em meados do século 19 foi responsável, em grande parte, pelos avanços expressivos ocorridos na microbiologia clínica e em outros campos da microscopia diagnóstica durante os últimos 100 anos. Hoje em dia, somos tão dependentes dos corantes biológicos, que é difícil imaginar como o estudo das bactérias poderia ter progredido sem sua utilização. A Tabela 1.8 demonstra as fórmulas químicas, os componentes e as finalidades dos corantes utilizados comumente no laboratório de microbiologia.

Os corantes consistem em preparações orgânicas ou aquosas de tinturas (ou grupos de tinturas), que conferem diversas cores aos microrganismos, tecidos vegetais e animais, ou outras substâncias biologicamente importantes. Os corantes podem ser usados para realizar coloração direta dos materiais biológicos, como indicadores de alterações do pH em meios de cultura, como indicadores de oxidação-redução para demonstrar a presença ou ausência de condições anaeróbias, ou para demonstrar as funções fisiológicas dos microrganismos utilizando as chamadas técnicas supravitais.

Quase todos os corantes biologicamente úteis são derivados do alcatrão. A estrutura química fundamental da maioria dos corantes é o anel de benzeno. Em geral, os corantes são compostos por dois ou mais anéis de benzeno unidos por ligações químicas bem definidas, que estão associadas à geração de cor (cromóforos). Embora o mecanismo básico da formação das cores não esteja completamente esclarecido, suspeita-se que alguns radicais químicos tenham a propriedade de absorver luz com diferentes comprimentos de onda, atuando como prismas químicos. Alguns dos grupamentos cromóforos mais comuns presentes nos corantes são: C=C, C=O, C=S, C=N, N=N, N=O e NO_2. (Observe a existência desses grupos nas fórmulas químicas dos corantes relacionados na Tabela 8.1.) A intensidade da cor de um corante é proporcional à quantidade de radicais cromóforos do composto.

Os corantes diferem entre si quanto à quantidade e à configuração desses anéis e quanto à substituição dos átomos de hidrogênio por outras moléculas. Por exemplo, existem

Tabela 1.8 Corantes biológicos utilizados comumente em bacteriologia.

Corante	Fórmula química	Ingredientes		Finalidades
Azul de metileno de Loeffler	Tetrametiltionina	Azul de metileno Álcool etílico a 95% Água destilada	0,3 g 30 mℓ 100 mℓ	Esse é um corante direto simples utilizado em vários microrganismos, embora seja usado especialmente para detectar bactérias nos esfregaços de líquido cefalorraquidiano em casos suspeitos de meningite bacteriana

Gram	Violeta cristal (hexametilpararosanilina)
	
	Dimetil fenossafranina
		Violeta cristal
		  Violeta cristal
		  Álcool etílico a 95%
		  Oxalato de NH_4
		  Água destilada
		Iodo de Gram
		  Iodeto de potássio
		  Cristais de iodo
		  Água destilada
		Descolorante
		  Acetona
		  Álcool etílico a 95%
		Contracorante
		  Safranina O
		  Álcool etílico a 95%
		  Acrescentar 100 mℓ à água destilada
			
			2 g
			20 mℓ
			0,8 g
			100 mℓ
			
			2 g
			1 g
			100 mℓ
			
			50 mℓ
			50 mℓ
			
			2,5 g
			100 mℓ
			100 mℓ
				Esse corante é usado para demonstrar as propriedades de coloração de todos os tipos de bactérias
				As bactérias gram-positivas retêm o corante violeta cristal depois da descoloração e aparecem em cor azul-escura
				As bactérias gram-negativas não conseguem reter o corante violeta cristal depois da descoloração e são contracoradas em vermelho pelo corante safranina
				As características de coloração ao Gram podem ser atípicas nas culturas muito jovens, antigas, mortas ou em processo de degeneração

Álcool–ácido de Ziehl-Neelsen	Carbolfucsina (triaminotrifenilmetano)	Carbolfucsina
		  Cristais de fenol
		  Álcool a 95%
		  Fucsina básica
		  Água destilada
		Álcool-ácido a 3%
		  HCl concentrado
		  Álcool a 70%
		Azul de metileno
		  Azul de metileno
		  Ácido acético glacial
		  Água destilada
			
			2,5 mℓ
			5 mℓ
			0,5 g
			100 mℓ
			
			3 mℓ
			100 mℓ
			
			0,5 g
			0,5 mℓ
			100 mℓ
				Os bacilos álcool-acidorresistentes são assim chamados porque são circundados por um envoltório de lipídios (ácidos micólicos), que é resistente à coloração. Calor ou um detergente (Tergitol®) é necessário para permitir que o corante penetre na bactéria. Depois de coradas, as bactérias álcool-acidorresistentes à descoloração, enquanto outras bactérias são descoloradas pelo álcool-ácido

Fluorocromo	Auramina O Rodamina B Laranja de acridina (LA)	Auramina O Rodamina B Glicerol Fenol Água destilada	1,5 g 0,75 g 75 mℓ 10 mℓ 50 mℓ	Esse corante de fluorocromo cora seletivamente as micobactérias porque se liga ao ácido micólico da parede celular. Esse corante demonstra as micobactérias mais claramente que os corantes álcool-ácidos convencionais e permite a triagem dos esfregaços sob menor aumento, porque os microrganismos aparecem mais claramente
		LA em pó Acetato de sódio, solução-tampão (pH 3,5) (Acrescentar cerca de 90 mℓ de HCl 1 M a 100 mℓ de acetato de Na 1 M)	20 mg 190 mℓ	A laranja de acridina é um corante especialmente conveniente para demonstrar bactérias em caldo de hemocultura, líquido cefalorraquidiano, esfregaços uretrais ou outros exsudatos, nos quais podem estar presentes em contagens relativamente baixas (10^4 UFC), ou quando ficam obscurecidas por um fundo maciço de leucócitos polimorfonucleares ou outros detritos. Em pH abaixo de 4,0, as bactérias e as leveduras coram-se em laranja-brilhante contra um fundo preto, verde-claro ou amarelo

(continua)

Tabela 1.8 Corantes biológicos utilizados comumente em bacteriologia (*continuação*).

Corante	Fórmula química	Ingredientes		Finalidades
Wright-Giemsa	Azul de metileno policrômico Azul de metileno Azure de metileno Eosina Azure B de metileno	Corante de Wright em pó Corante de Giemsa em pó Glicerina Álcool metílico absoluto Misturar em frasco marrom e deixar descansar por 1 mês antes de usar	9 g 1 g 90 mℓ 2.910 mℓ	O corante de Wright-Giemsa é usado comumente para corar elementos celulares do esfregaço de sangue periférico. Em microbiologia, esse corante é útil para demonstrar microrganismos intracelulares como *Histoplasma capsulatum* e espécies de *Leishmania* (Prancha 1.2 G). Além disso, esse corante é útil para demonstrar inclusões intracelulares em esfregaços diretos de pele ou mucosas, inclusive raspados da córnea para diagnosticar tracoma
Lactofenol	Anilina azul	Cristais de fenol Ácido láctico Glicerol Água destilada Dissolver os ingredientes e depois acrescentar: anilina azul	20 g 20 g 40 mℓ 20 mℓ 0,05 g	Em razão dos grupos sulfônicos, o corante anilina azul é fortemente ácido e tem sido usado como contracorante para tecidos não fixados, bactérias e protozoários em combinação com outros corantes. Utilizado comumente para coloração direta do micélio fúngico e estruturas germinativas, que conferem uma coloração azul-clara delicada

três substituições singulares fundamentais por um átomo de hidrogênio do benzeno, que constitui a estrutura básica da maioria dos corantes: (1) substituição de um grupo metila para formar tolueno (metilbenzeno); (2) substituição de um grupo hidroxila para formar fenol (ácido carbólico); e (3) substituição de um grupo amina para formar anilina (fenilamina). A maioria dos corantes utilizados em microbiologia é derivada da anilina e são conhecidos como corantes anilínicos.

Todos os corantes biológicos têm afinidade por hidrogênio. Quando todos os locais moleculares que podem ligar-se ao hidrogênio estão ocupados, o corante está em seu estado reduzido e geralmente é incolor. No estado incolor, o corante é descrito como um leuco composto. Quando analisamos esse conceito em uma perspectiva oposta, um corante retém sua cor apenas enquanto suas afinidades por hidrogênio não estiverem totalmente satisfeitas. Como o oxigênio geralmente tem mais afinidade por hidrogênio que muitos corantes, a cor é conservada quando existe ar. Isso permite que alguns corantes – como o azul de metileno – sejam usados como indicadores de oxidação-redução em condições anaeróbias, porque o indicador torna-se incolor quando não há oxigênio.

Em termos gerais, os corantes são referidos como ácidos ou básicos. Esses termos descritivos não se referem necessariamente às suas reações de pH em solução, mas sim ao fato de que uma porcentagem significativa de suas moléculas é aniônica ou catiônica. Em termos práticos, os corantes básicos coram estruturas que são ácidas, inclusive a cromatina nuclear das células; os corantes ácidos reagem com substâncias básicas, como as estruturas do citoplasma. Quando as estruturas nucleares e citoplasmáticas precisam ser coradas em determinada preparação, podem ser utilizadas combinações de corantes ácidos e básicos. Um exemplo comum é o corante de hematoxilina (básico) e eosina (ácido), ou H&E, utilizado nos exames de cortes histológicos.

Uso de corantes em microbiologia. Os microbiologistas comumente realizam exames de microscopia direta em espécimes enviados para cultura. Com isso, pode-se não apenas fornecer ao médico um diagnóstico presuntivo imediato, como também a detecção de microrganismos específicos pode orientar a escolha dos meios de cultura apropriados e oferecer uma comparação valiosa para controle de qualidade das cepas isoladas. A Tabela 1.9 descreve a doença, a morfologia e a coloração dos microrganismos presentes nos espécimes coletados e enviados aos laboratórios de microbiologia.

Coloração por Gram. Descoberto há mais de 100 anos por Hans Christian Gram, o corante de Gram é utilizado mais comumente em exames de microscopia direta dos espécimes e das subculturas (Tabela 1.8). A técnica de coloração está explicada no Boxe 1.6.

O violeta cristal (violeta de genciana) serve como tintura primária, que se liga à parede celular das bactérias depois do tratamento com uma solução fraca de iodo, que age como um mordente, auxiliando o corante se ligar. Em razão da composição química de suas paredes celulares, algumas bactérias conseguem reter o violeta cristal mesmo depois da aplicação de um descolorante orgânico, inclusive uma mistura de partes iguais de acetona e álcool etílico a 95%. As bactérias que retêm o corante adquirem coloração preto-azulado quando são observadas ao microscópio e são conhecidas como gram-positivas. Algumas bactérias perdem a tintura primária de violeta cristal quando são tratadas com o descolorante, provavelmente em razão do teor alto de lipídios de suas paredes celulares e das quantidades menores de peptidoglicano. Em seguida, essas bactérias descoloradas são coradas com o contracorante safranina e adquirem coloração rósea ou

Tabela 1.9 Diagnóstico das doenças infecciosas por exame direto dos espécimes de cultura.

Espécime	Doença suspeita	Técnica laboratorial	Resultados positivos
Cultura de orofaringe	Difteria	Coloração por Gram	Bastonetes gram-positivos pleomórficos delicados com disposição em letras chinesas
		Azul de metileno	Bastonetes com coloração azul-clara; com grânulos metacromáticos proeminentes
	Faringite estreptocócica aguda	Técnica do anticorpo fluorescente direto (depois de 4 a 6 h de incubação no caldo de Todd-Hewitt)	Cocos fluorescentes formando cadeias; utilizar controles positivos e negativos com cada corante
Úlceras orofaríngeas	Doença de Vincent	Coloração por Gram	Presença de bastonetes gram-negativos e bacilos espiralados finos
Escarro Aspirados transtraqueais Lavados brônquicos	Pneumonia bacteriana	Coloração por Gram	Vários tipos de bactérias; o *Streptococcus pneumoniae* (i. e., diplococos gram-positivos com formato de lanceta) é particularmente sugestivo desse diagnóstico
	Tuberculose	Coloração álcool-ácida	Bacilos álcool-acidorresistentes
	Micose pulmonar	Coloração por Gram, Wright-Giemsa ou branco de calcoflúor Coloração de Gram-Weigert	Leveduras em germinação, pseudo-hifas, hifas verdadeiras ou corpos germinativos
Feridas de pele ou secreção purulenta de fístulas subcutâneas	Celulite bacteriana	Coloração por Gram	Vários tipos de bactérias; suspeitar de espécies anaeróbias
	Gangrena gasosa (mionecrose)	Coloração por Gram	Bacilos gram-positivos sugestivos de *Clostridium perfringens* (i. e., bacilos gram-positivos com formato de bastonetes); os esporos não são encontrados comumente
	Micetoma actinomicótico	Coloração de uma lâmina de salina direta por Gram ou outro corante álcool-ácido modificado	"Grânulos de enxofre" Filamentos delicados e ramificados gram-positivos; as espécies de *Nocardia* podem ser álcool-ácido fracamente resistentes
	Micetoma eumicótico	Preparação de salina direta Coloração por Gram ou preparação com lactofenol azul de algodão	Grãos brancos, cinzentos ou pretos Hifas verdadeiras com dilatações focais ou clamidósporos
Líquido cefalorraquidiano	Meningite bacteriana	Coloração por Gram	Cocobacilos gram-negativos diminutos (espécies de *Haemophilus*) Diplococos gram-negativos (*Neisseria meningitidis*) Diplococos gram-positivos (*Streptococcus pneumoniae*)
		Coloração por azul de metileno	Bactérias que se coram em preto-azulado
		Coloração por laranja de acridina	Bactérias que adquirem cor laranja-brilhante sob luz ultravioleta
	Meningite criptocócica	Tinta nanquim ou nigrosina	Leveduras encapsuladas com germinação de brotos
	Listeriose	Coloração por Gram	Bacilos gram-positivos delicados
		Técnica da gota pendente	Bactérias com movimentos aleatórios
Urina	Infecção por leveduras	Coloração por Gram ou Wright-Giemsa	Pseudo-hifas ou leveduras em germinação
	Infecção bacteriana	Coloração por Gram	Vários tipos de bactérias
	Leptospirose	Exame em campo escuro	Espiroquetas móveis firmemente retorcidos
Secreção uretral purulenta	Gonorreia	Coloração por Gram	Diplococos gram-negativos intracelulares
	Infecção por *Chlamydia*	Coloração do esfregaço com anticorpo fluorescente direto	Corpos elementares
Secreção vaginal purulenta	Infecção por leveduras	Preparação direta ou coloração por Gram	Pseudo-hifas ou leveduras em germinação
	Infecção por *Trichomonas*	Preparação direta	Flagelados com mobilidade rápida
	Gardnerella vaginalis	Coloração de Pap ou Gram Determinar o pH das secreções vaginais	"Células grudadas" ou pH das secreções vaginais > 5,5

(*continua*)

Tabela 1.9 Diagnóstico das doenças infecciosas por exame direto dos espécimes de cultura (*continuação*).

Espécime	Doença suspeita	Técnica laboratorial	Resultados positivos
Úlcera (cancro) do pênis ou da vulva	Sífilis primária	Exame da secreção do cancro em campo escuro	Espiroquetas móveis firmemente retorcidos
	Cancroide	Coloração por Gram da secreção da úlcera ou do aspirado do bubão inguinal	Bacilos gram-negativos pequenos intracelulares e extracelulares
Secreção ocular	Conjuntivite purulenta	Coloração por Gram	Várias espécies de bactérias
	Tracoma	Coloração por Gram dos raspados de córnea	Grupos de inclusões perinucleares intracelulares
Fezes	Enterocolite purulenta	Coloração por Gram	Neutrófilos e agregados de estafilococos
	Cólera	Preparação direta com enriquecimento com água e peptona alcalina	Bacilos com mobilidade rápida típica; nenhum neutrófilo
	Parasitoses	Preparação direta com salina ou iodo. Examinar os espécimes lavados	Parasitas adultos ou fragmentos de parasitas; protozoários ou ovos
Raspados de pele, fragmentos de unha ou grumos de pelos	Dermatofitose	Preparação com KOH a 10%	Hifas delicadas ou grupos de artroconídios
	Tinea versicolor	Preparação com KOH a 10% ou lactofenol azul de algodão	Hifas e esporos semelhantes a espaguete com almôndegas
Sangue	Febre recidivante (*Borrelia*)	Coloração por Wright ou Giemsa. Exame em campo escuro	Espiroquetas frouxamente retorcidas
	Parasitas sanguíneos: malária, tripanossomose, filariose	Coloração por Wright ou Giemsa. Exame direto do sangue com anticoagulante para detectar microfilárias	Parasitas intracelulares (malária, babesiose). Formas extracelulares: tripanossomos ou microfilárias

avermelhada quando são examinadas ao microscópio; estas são as chamadas bactérias gram-negativas (Prancha 1.2 A). O exame de alguns bacilos gram-negativos exigentes (como as espécies de *Legionella*) pode ser facilitado pelo acréscimo de carbolfucsina a 0,05% ao contracorante safranina. Essas reações ao corante de Gram, quando são interpretadas em conjunto com a morfologia (cocos e bacilos) e a disposição das células bacterianas, podem ser usadas para fazer identificações presuntivas.

Friedly[48] revisou as aplicações comuns do corante de Gram. Cocos gram-positivos em grupos sugerem estafilococos, enquanto cocos em cadeias indicam estreptococos. Diplococos gram-positivos com formato de lancetas, quando são encontrados nos esfregaços preparados com espécies das vias respiratórias e de LCR, são muito sugestivos de *S. pneumoniae*; essas características têm valor preditivo positivo menor com outros espécimes, porque *Acinetobacter* – que algumas vezes retém o violeta cristal do corante de Gram – e algumas vezes os enterococos têm aspecto semelhante. Diplococos gram-negativos com formato de rim são típicos das espécies de *Neisseria* ou de *M. catarrhalis*. Bacilos gram-positivos grandes com formato de vagões sugerem espécies de *Bacillus* ou *Listeria*. Os corineformes (difteroides) devem ser considerados quando aparecem bacilos gram-positivos

Boxe 1.6

Técnica de coloração por Gram

1. Prepare um esfregaço fino do material para exame e deixe secar ao ar.
2. Fixe o material à lâmina passando seu lado 3 ou 4 vezes pela chama de um bico de Bunsen ou seque em um aquecedor de lâminas. Isso é feito para que o material não seja lavado durante o procedimento de coloração. (Hoje em dia, alguns pesquisadores recomendam o uso de álcool para fixar o material a ser corado por Gram, quando a lâmina é mergulhada em metanol ou etanol por alguns minutos).
3. Coloque o esfregaço em uma estante de coloração e cubra a superfície com a solução de violeta cristal.
4. Depois de um minuto de exposição ao corante violeta cristal, lave cuidadosamente com água destilada ou solução tampão.
5. Cubra a lâmina com solução de iodo de Gram por 1 min. Lave novamente com água.
6. Segure o esfregaço entre os dedos polegar e indicador e inunde a superfície com algumas gotas do descolorante de acetona-álcool, até que a cor violeta desapareça. Em geral, isso demora 10 s ou menos.
7. Lave com água corrente e coloque novamente o esfregaço na estante de coloração. Cubra a superfície com contracorante de safranina por 1 min. Lave com água corrente.
8. Coloque o esfregaço em posição vertical na estante de coloração, deixando que o excesso de água escorra e o esfregaço seque. Como alternativa, a lâmina pode ser seca com papel mata-borrão.
9. Examine ao microscópio o esfregaço corado com a objetiva de imersão (em óleo) 100×. As bactérias gram-positivas têm coloração azul-escura, enquanto as gram-negativas coram em vermelho-rosado.

com formato de "letras chinesas" ou "cerca de piquete". Bacilos gram-negativos curvos nas amostras de fezes diarreicas indicam espécies de *Vibrio*, enquanto formas helicoidais ou em saca-rolhas pequeníssimos são sugestivas de uma espécie de *Campylobacter*. Os bacilos gram-negativos estão entre as bactérias encontradas mais comumente isoladas nos laboratórios clínicos e incluem membros da família Enterobacteriaceae; bacilos "roliços" não fermentativos mais finos em diâmetro que as espécies da família Enterobacteriaceae; as espécies de *Haemophilus*, que são cocobacilos, além de várias outras espécies exigentes. A Prancha 1.3 ilustra algumas imagens selecionadas e que serão descritas com mais detalhes na última seção deste capítulo.

A coloração por Gram é um procedimento ilusoriamente simples, mas a técnica apropriada – que inclui a interpretação – é extremamente complexa. Experiência significativa, treinamento cuidadoso e correlação com os resultados da cultura são essenciais para que se alcance um nível elevado de proficiência. Os técnicos que realizam colorações por Gram a intervalos espaçados geralmente não se saem tão bem quanto os que o fazem com frequência, principalmente no que se refere às sutilezas, que conseguem distinguir apenas com a experiência que adquirem com a prática e a correlação com as culturas. Por exemplo, um estudo interessante examinou o desempenho de uma equipe de saúde e dos microbiologistas experientes no diagnóstico de pneumonia adquirida na comunidade.[45] A equipe de médicos teve melhor desempenho que os enfermeiros na coleta de espécimes de escarro purulento, mas suas preparação e interpretação dos esfregaços corados por Gram foram inferiores às dos microbiologistas.

Existem algumas razões microbiológicas e técnicas que exigem experiência. Na maioria das vezes, a morfologia bacteriana corresponde às descrições clássicas. Contudo, em alguns casos, isso não é o caso. Com treinamento apropriado, prática e disposição de aprender com base nos erros, o microbiologista aprende a evitar armadilhas. A Tabela 1.10 resume algumas das dificuldades clássicas, que podem ser encontradas durante a interpretação das colorações por Gram. Uma regra fundamental é que a interpretação definitiva deve ser baseada na cor da coloração, na morfologia das bactérias e nas variações conhecidas. Para complicar ainda mais a questão, vários artefatos podem ser semelhantes aos agentes infecciosos e descritos incorretamente como micróbios. A Prancha 1.4 ilustra algumas dessas causas potenciais de erro. Caso se considere a possibilidade de um artefato, um método útil é corar outro esfregaço com LA (ver adiante); com esse corante, pode-se determinar se a estrutura contém DNA e, consequentemente, se é biológica. Embora a técnica de coloração seja simples, a etapa de descoloração pode causar problemas se não for realizada adequadamente. Se for usada acetona como descolorante, em vez de acetona-álcool, deve-se tomar cuidado especial porque a primeira atua com muita rapidez. A descoloração insuficiente pode ser monitorada observando-se os núcleos das células inflamatórias; se eles não forem completamente gram-negativos, então o esfregaço não foi descolorado adequadamente. A única recomendação para detectar descoloração excessiva é a checagem dupla da reação ao Gram e da morfologia das bactérias com características de coloração conhecidas. Se o programa de garantia da qualidade (ver adiante) incluir uma revisão dos esfregaços que não se correlacionam com as culturas, a descoloração inadequada e os artefatos relatados incorretamente como micróbios podem ser detectados, e o examinador do esfregaço pode aprender com seu erro.

A coloração por Gram também pode ser usada para identificar micróbios não bacterianos, inclusive fungos, tricômonas, larvas de *Strongyloides*, cistos de *Pneumocystis jiroveci* e trofozoítos de *Toxoplasma gondii*, embora não seja tão sensível quanto os outros corantes especiais utilizados para demonstrar estes microrganismos. Essas aplicações diversas demonstram a versatilidade do corante de Gram.

Corantes álcool-ácidos. As paredes celulares das micobactérias praticamente as recobrem com uma camada espessa de lipídio complexo (ácido micólico), que resiste à coloração; entretanto, depois que ele é corado, as células das

Tabela 1.10 Armadilhas da interpretação das colorações por Gram.

Microrganismos	Apresentação clássica	Variação	Comentários
Streptococcus pneumoniae	Diplococos gram-positivos em forma de lancetas	Cocos alongados semelhantes a bacilos curtos	Podem ser confundidos com microrganismos mistos; as células descoloridas excessivamente podem ser confundidas com cocobacilos gram-negativos
Acinetobacter spp.	Cocobacilos gram-negativos	Cocos gram-negativos; é comum encontrar coloração variável ao Gram	Podem ser confundidos com espécies de *Neisseria* e relatados como cocos gram-negativos; examinar cuidadosamente o esfregaço para encontrar alguns microrganismos que apresentam formas alongadas, que não ocorrem com *Neisseria*
Clostridium perfringens	Bacilos gram-positivos com formato de bastonetes	Cocos gram-positivos	Podem ser confundidos com *Streptococcus pneumoniae* e relatados como cocos gram-positivos; além disso, as células com formato de cocos retêm firmemente o violeta cristal durante a descoloração
		Bacilos gram-negativos ou com coloração variável	Podem ser confundidos com bacilos gram-negativos; o formato de bastonete é um indício de que o microrganismo é gram-positivo; outras espécies de *Clostridium* e *Bacillus* também podem ter aspecto semelhante
Leveduras, especialmente *Cryptococcus neoformans*	Células gram-positivas ovais ou redondas com germinação	Células com coloração variável ao Gram	Podem ser confundidas com artefatos; o tamanho e a forma diferenciam as leveduras das bactérias

micobactérias resistem aos solventes orgânicos fortes, inclusive os álcool-ácidos. Por isso, essas bactérias são conhecidas como álcool-acidorresistentes – um fenômeno descoberto primeiramente por Ziehl e Neelsen em 1881.

Um tratamento especial é necessário para que o corante primário – carbolfucsina – penetre no material lipídico dos bacilos álcool-acidorresistentes. Na técnica de Ziehl-Neelsen convencional, utiliza-se calor. Depois de colocar a carbolfucsina na superfície do esfregaço para ser corado, tradicionalmente a chama de um bico de Bunsen é passada de uma ponta à outra sob a lâmina. O esfregaço é aquecido até vaporizar, mas o aquecimento é interrompido antes da fervura. A modificação da coloração álcool-ácido de Kinyoun é conhecida como "método frio", porque um detergente ativo de superfície (p. ex., Tergitol®) é usado em vez do tratamento por calor.

Com qualquer um desses corantes, os bacilos álcool-acidorresistentes parecem vermelhos contra um fundo verde ou azul, dependendo do contracorante utilizado (Prancha 1.2 B). Embora essa técnica seja satisfatória para a maioria das micobactérias, algumas cepas álcool-ácido fracamente resistentes das espécies de crescimento rápido (p. ex., *Mycobacterium fortuitum* ou *M. chelonae*) podem ser coradas mais eficazmente com o método de Ziehl-Neelsen (ver Capítulo 19). Além disso, algumas bactérias como as espécies de *Nocardia* geralmente apresentam resistência parcial ou fraca aos corantes álcool-ácidos.

Colorações fluorescentes. O isotiocianato de fluoresceína (FITC; do inglês, *fluorescein isothiocyanate*) e o isotiocianato de tetrametilrodamina (TMRI; do inglês, *tetramethylrhodamine isothiocyanate*) são dois fluorocromos utilizados comumente que, com a excitação por luz ultravioleta ou luz visível como comprimento de onda curta, emitem ondas luminosas na faixa visível, com absorção máxima de 490 e 555 nm, respectivamente. Esses fluorocromos ligam-se quimicamente a várias proteínas, inclusive antígenos e anticorpos, gerando um sinal fluorescente que pode ser detectado visualmente nos esfregaços diretos de materiais biológicos. As razões entre fluorocromo/proteína variam com os diversos reagentes para coloração ideal de microrganimos a serem pesquisados com um mínimo de interferência inespecífica de fundo. O desenvolvimento recente dos anticorpos monoclonais, que são específicos para seus antígenos respectivos, resultou na preparação de reagentes fluorescentes para detecção direta ou indireta de vários patógenos, inclusive espécies de *Legionella*, *T. pallidum* e vários vírus (p. ex., varicela-zóster, herpes simples, influenza, citomegalovírus e vírus sincicial respiratório, entre outros).

A microscopia de fluorescência é uma técnica exigente, que requer um microscópio de excelente qualidade, combinação apropriada das objetivas do microscópio, condensadores de luz e de campo escuro, uma fonte de luz ultravioleta alógena ou de arco de mercúrio e combinações certas de excitação e barreira, ou filtros de supressão.[22] As objetivas acromáticas são satisfatórias para a maioria das aplicações, com exceção das técnicas utilizadas em estudos científicos, nos quais podem ser necessárias lentes apocromáticas para conseguir iluminação e resolução máximas. A escolha das lâminas e lamínulas de microscópio com espessura apropriada e o uso dos óleos de imersão de baixa fluorescência e dos líquidos de preparação são essenciais à obtenção dos melhores resultados.

A escolha dos filtros para microscopia de fluorescência também é essencial para o sucesso do exame. Quatro filtros são necessários em sequência: (1) um para absorver calor (e evitar danos ao filtro do excitador); (2) um filtro do excitador com faixa de comprimentos de onda apropriada ao comprimento de onda da luz gerada pelo fluorocromo excitado; (3) um filtro de absorção vermelho para bloquear qualquer luz vermelha emitida pelos filtros de excitação azul; e (4) um filtro de barreira para absorver qualquer luz de excitação incidente residual com comprimento de onda curto (que poderia prejudicar os olhos do microscopista), permitindo que passe apenas a luz visível com comprimento de onda mais longo. Em geral, o desempenho insatisfatório de um sistema de microscopia de fluorescência é atribuível à seleção inadequada das combinações de filtros. Os fabricantes do equipamento de fluorescência fornecem informação e consultoria, de forma que os usuários possam alcançar desempenho máximo. Atualmente, existem à disposição sistemas de fluorescência que utilizam (1) epiluminação; (2) lâmpadas halógenas de luz azul, que não exigem transformadores dispendiosos; (3) e filtros de interferência com picos de absorção máxima nos comprimentos de ondas mais longos da luz visível, com uma faixa de preços aceitável para a maioria dos diretores de laboratórios clínicos.

Corantes fluorocromos para micobactérias. Os corantes fluorocromos auramina e rodamina podem ser usados para demonstrar bacilos álcool-acidorresistentes. Quando são examinados à microscopia de fluorescência, as micobactérias aparecem com coloração amarela, vermelha ou laranja (dependendo da combinação de filtros e dos corantes usados); o fundo é escuro quando se utiliza permanganato de potássio como contracorante (Prancha 1.2 C). O uso da técnica de fluorescência facilita a triagem dos esfregaços, principalmente quando se utiliza uma objetiva 25×. Essa objetiva fornece ampliação suficientemente baixa para rastrear campos microscópicos grandes, ainda que suficientemente alta para perceber os pontos luminosos amarelos da luz que emana das micobactérias fluorescentes (Prancha 1.2 C). A ampliação mais alta pode ser usada para confirmar objetos suspeitos observados com a lente de 25×. Em alguns laboratórios, essa técnica também é uma prática comum para confirmar as micobactérias detectadas por esse método com um corante álcool-ácido convencional, conforme descrito antes.

Os corantes álcool-ácidos também podem ser usados para detectar outros microrganismos não bacterianos. Os oocistos das espécies de *Cryptosporidium* e *Cystoisospora* (antes conhecido como *Isospora*) *belli* – dois microrganismos coccídeos que reconhecidamente causam gastrenterite – são álcool-acidorresistentes e podem ser facilmente detectados em preparações de fezes coradas adequadamente (Prancha 22.4 B a J).

Laranja de acridina (LA). O corante LA tem sido utilizado com frequência crescente nos laboratórios de microbiologia para detectar bactérias nos esfregaços preparados com líquidos e exsudatos. É utilizado principalmente quando são esperadas concentrações baixas de bactérias (10^3 a 10^4 unidades formadoras de colônias [UFC]/mℓ), ou quando se espera que elas estejam retidas dentro de um agregado denso de detritos contidos no plano de fundo do esfregaço. Um caso ou outro gera dificuldades na demonstração de microrganismos pelas técnicas de coloração convencionais.

O corante LA era utilizado originalmente pelos microbiologistas para demonstrar bactérias em amostras de solo. Assim como ocorre com a aplicação dos corantes fluorocromos para estudar bacilos álcool-acidorresistentes, os esfregaços corados com LA e examinados sob luz ultravioleta podem ser usados para triagem mais rápida e eficiente com ampliações de baixo aumento (100×), reservando-se as ampliações de 450× ou mais quando são detectadas formas suspeitas. Esse corante detecta bactérias viáveis e mortas, mas não indica se elas são gram-negativas ou gram-positivas. Depois da demonstração das bactérias utilizando a coloração de LA, é necessário preparar uma coloração por Gram para determinar suas características de coloração diferenciadas (Prancha 1.2 D).

Lauer et al. demonstraram que o corante LA foi mais sensível que o corante de Gram para detectar bactérias nos sedimentos de LCR, principalmente quando havia bactérias gram-negativas.[70] O corante LA também tem sido utilizado para realizar triagem de amostras de urina com bacteriúria significativa.[59] O Boxe 1.7 descreve a preparação de uma coloração com LA.

Azul de toluidina e azul de metileno. O azul de toluidina, um corante muito semelhante ao azure A e ao azul de metileno, é usado para corar cortes de biopsia de pulmão e secreções respiratórias para detectar *P. jiroveci*. As colorações com azul de metileno podem ser realizadas nos sedimentos de líquido cefalorraquidiano em combinação com o corante de Gram. Essa combinação pode ser útil para detectar as células gram-negativas de *H. influenzae* e *N. meningitidis*, que frequentemente não sobressaem contra o fundo avermelhado das colorações por Gram. Com o uso do azul de metileno, os leucócitos polimorfonucleares são corados em azul; as células bacterianas também aparecem em azul-escuro e são detectadas mais facilmente contra o fundo de coloração cinza-claro (Prancha 1.2 E). As colorações com azul de metileno devem ser consideradas complementos à coloração por Gram nos laboratórios nos quais a inacessibilidade a um microscópio de fluorescência impede o uso da técnica de coloração com LA.

Boxe 1.7

Preparação de uma coloração com LA

Ingredientes: LA, 20 mg; tampão de acetato de sódio, 290 mℓ; HCl 1 M.

Preparação do reagente: Colocar 20 mg do pó de LA (JT Backer Chemical Co., Phillipsburg, NJ) em 290 mℓ do tampão de acetato de sódio (solução estoque: 100 mℓ de CH$_2$COONa.3H$_2$O a 2 molares [M] e 90 mℓ de HCl 1 M); o HCl 1 M deve ser acrescentado conforme a necessidade para manter a coloração diferenciada das bactérias contra o fundo de detritos.[84] A solução de coloração deve ser armazenada em um frasco âmbar à temperatura ambiente.

Procedimento: A coloração é realizada mergulhando-se no corante LA por dois minutos os esfregaços com o material a ser examinado, que foram fixados com metanol e secados ao ar corrente; em seguida, as lâminas devem ser lavadas com água de torneira. As lâminas coradas são secas e examinadas com um microscópio equipado com fonte de luz ultravioleta.

Branco calcoflúor. O branco calcoflúor, um corante incolor usado na indústria para clarear tecidos e papel, tem duas propriedades que o tornam útil em microbiologia: (1) ligação aos polissacarídios beta 1-3 e beta 1-4 (especificamente celulose e quitina); e (2) fluorescência quando é exposto à luz ultravioleta com comprimento de onda longo e à luz visível com comprimento de onda curto. O branco calcoflúor é um corante fluorocromo valioso para a detecção rápida de fungos em preparações a fresco, esfregaços e tecidos, porque as paredes celulares dos fungos e das plantas são ricas em quitina. Esse corante tem sido mais útil para detectar leveduras, hifas e pseudo-hifas nos raspados de pele e mucosas. Quando é misturado com hidróxido de potássio a 10%, as lâminas com raspados cutâneos podem passar por uma triagem inicial rápida para detectar dermatófitos. Quando são examinadas ao microscópio com luz ultravioleta, as estruturas fúngicas apresentam coloração branco-azulada ou cor de maçã verde brilhante (Prancha 1.2 F), dependendo do comprimento de onda da luz excitante e da combinação de filtros utilizados. Os fungos são facilmente diferenciados do fundo com detritos, células e fragmentos de tecidos com base em seus aspectos morfológicos, que são bem ressaltados. O branco calcoflúor tem a vantagem adicional de que os cortes histológicos podem ser corados em seguida com ácido periódico de Schiff (PAS; do inglês, *acid-Schiff stain*), prata metamina de Gomori (GMS; do inglês, *Gomori methenamine silver*) ou outros corantes especiais, sem interferência, caso seja necessário confirmar os resultados ou conservar as lâminas permanentemente. A técnica de coloração com branco calcoflúor é rápida e permite definição satisfatória das estruturas delicadas dos fungos, além de oferecer melhor contraste com o fundo que o corante anilina de lactofenol azul amplamente utilizado.[56]

Colorações por impregnação com prata. Algumas bactérias como os espiroquetas (inclusive o agente etiológico da doença de Lyme – *Borrelia burgdorferi*) e os microrganismos bacilares diminutos associados à doença da arranhadura de gato (*Bartonella henselae*), não são corados facilmente pelas técnicas convencionais. Esses microrganismos são muito delicados para serem demonstrados à microscopia óptica, não estão presentes em quantidades suficientes para que sejam detectados, ou sua composição química não interage com os corantes. A microscopia em campo escuro tem sido utilizada para detectar *T. pallidum* (agente etiológico da sífilis) e outros espiroquetas não treponêmicos (p. ex., *Leptospira interrogans*, agente etiológico da leptospirose). Uma limitação da técnica de campo escuro é a necessidade de examinar imediatamente as amostras úmidas e frescas, que contêm microrganismos vivos, porque a demonstração das bactérias em movimento é essencial ao diagnóstico. O corante de prata tem sido usado para examinar esses microrganismos em cortes histológicos e existem reagentes imunofluorescentes ou imuno-histoquímicos para alguns patógenos, inclusive *T. pallidum*.

As colorações por impregnação com prata de Warthin Starry, Dieterle e Steiner têm sido utilizadas há muitos anos para demonstrar espiroquetas em cortes histológicos fixados com formalina. O desempenho desses corantes é equivalente. Entretanto, foi demonstrado por nós (autor GWP) que a detecção de *T. pallidum* nas colorações com precipitação de prata é inferior ao diagnóstico por meio de um método imuno-histoquímico.

Coloração de Wright-Giemsa. A coloração de Wright-Giemsa é utilizada comumente para corar os elementos celulares dos esfregaços de sangue periférico. Esse corante tem pouca utilidade para corar bactérias, mas é usado basicamente para detectar as leveduras intracelulares de *Histoplasma capsulatum* ou os amastigotas intracelulares das espécies de *Leishmania* ou *Trypanosoma cruzi* (Prancha 1.2 G). Essa coloração também é útil para demonstrar algumas inclusões virais intracelulares (Tabela 1.8).

Ácido periódico de Schiff (PAS). A coloração por PAS está baseada na oxidação das hexoses e das hexosaminas pelo ácido periódico, que rompe os anéis de piranose destas moléculas, produzindo dialdeídos que reagem com o reagente de Schiff. O reagente de Schiff é um corante de trifenilmetano preparado a partir da fucsina básica ou da *p*-rosanilina por redução do ácido sulfúrico. A maioria das substâncias que contêm hexoses ou hexosaminas são PAS-positivas e coram-se em vermelho contra um fundo verde ou azul, dependendo do contracorante utilizado. Essa técnica é utilizada mais comumente para corar cortes histológicos e demonstrar fungos (Prancha 1.2 H). A coloração por PAS realça o glicogênio, uma limitação da técnica nos tecidos ricos em glicogênio, inclusive fígado. O pré-tratamento desses tecidos com diástase, que reduz expressivamente a quantidade de glicogênio destes tecidos, é necessário antes da coloração com PAS.

Processamento dos espécimes. Depois que um espécime para cultura é recebido no laboratório de microbiologia, a equipe deve tomar as seguintes decisões:

- Escolher o meio de cultura primário apropriado ao espécime em questão
- Determinar a temperatura, a atmosfera e o tempo de incubação para isolar microrganismos potencialmente significativos
- Determinar quais isolados recuperados do meio primário precisam ser mais bem-caracterizados
- Determinar a necessidade de realizar testes de sensibilidade aos antibióticos.

Não se pode esperar que uma única abordagem atenda às necessidades de todos os laboratórios e contextos clínicos. O protocolo de um hospital comunitário rural com 50 leitos é diferente do que é usado em um grande centro médico de cuidados terciários. Entretanto, ninguém tem dúvidas quanto às dificuldades de manter serviços de qualidade em um ambiente com demandas cada vez mais restritivas quanto a custos elevados. Os diretores e supervisores de laboratórios precisam identificar e eliminar as atividades clinicamente irrelevantes, de forma a otimizar os recursos limitados. Além disso, espera-se que a adoção das estratégias baseadas em evidências com relação custo–eficácia favorável ajude a eliminar a "pancultura" de qualquer espécime clínico (*i. e.*, a solicitação indiscriminada de culturas de amostras obtidas de todas as partes do corpo, na esperança de isolar um patógeno). Ao longo das últimas décadas, muitos microbiologistas tentaram praticar o que Bartlett chamou de "controle do processamento", "restringindo o processamento e a notificação dos resultados das culturas de amostras à produção de informações previsivelmente úteis".

Seleção do meio de cultura primário. Na prática corrente de um laboratório diagnóstico, são necessários apenas alguns meios de cultura. As placas de ágar são utilizadas comumente. A inoculação em meio de caldo para isolamento primário de microrganismos deve ser limitada aos poucos espécimes para os quais os meios de caldo suplementares mostraram-se comprovadamente úteis (Tabela 1.6). A prática antiga de inocular rotineiramente em caldo de tioglicolato para isolar patógenos tem sido abandonada pela maioria dos laboratórios. Em quase todos os casos, o isolamento de um microrganismo em cultura de caldo depois de 4 ou 5 dias de incubação tem pouco significado clínico. A incubação dos caldos por períodos mais longos também resulta no isolamento frequente de microrganismos contaminantes.[85] As bactérias isoladas em concentrações muito baixas raramente são significativas e o tempo prolongado até o isolamento geralmente torna a informação irrelevante no contexto clínico eficaz. Em alguns laboratórios, os meios de caldo são inoculados com determinados tipos de espécimes, mas são examinados apenas quando não é detectado crescimento nas placas de ágar, ou quando os morfotipos bacterianos observados em um esfregaço direto do material fornecido pelo paciente não são isolados no ágar.

Existem situações nas quais as culturas em caldo são úteis ou até essenciais. A mais evidente delas é a hemocultura, na qual se espera encontrar um único patógeno na maioria dos casos e microbiota não é esperada. Algumas outras situações clínicas atendem a essas diretrizes e as culturas em caldo podem ser úteis, por exemplo: peritonite bacteriana espontânea (primária, em contraste com a peritonite que começa depois da ruptura de um órgão abdominal);[10] infecções peritoneais dos pacientes em diálise peritoneal;[2] e culturas de materiais de próteses, que podem abrigar microrganismos em uma biopelícula – valvas cardíacas de pacientes com endocardite, que foram repetidamente tratados com antibióticos, além de pacientes com artrite séptica.[60]

Os meios usados podem ser seletivos ou inespecíficos. Os meios inespecíficos não contêm inibidores e são favoráveis ao crescimento da maioria dos microrganismos encontrados nos laboratórios clínicos. Ágar-sangue de carneiro a 5% é o meio inespecífico utilizado mais comumente e está incluído na bateria de meios de isolamento primário para quase todos os espécimes clínicos. O ágar-sangue equino, o ágar-sangue ovino suplementado com aditivos como o IsoVitaleX® (ou um suplemento semelhante, que inclua o dinucleotídio de nicotinamida e adenina [NAD] e um grupo heme), ou o ágar-chocolate (ágar ao qual se acrescentou sangue parcialmente hemolisado pelo calor ou hemoglobina em pó) é necessário ao isolamento de *H. influenzae*, porque não tem efeitos inibitórios ao crescimento bacteriano e é uma fonte rica de fator X. O ágar-chocolate também é importante para o isolamento de *N. gonorrhoeae* e outras bactérias exigentes.

O ágar-sangue pode ser transformado em um meio seletivo acrescentando-se antibióticos ou compostos químicos inibitórios. Existe uma regra geral de que os ágares inibitórios não devam ser usados isoladamente, porque eles geralmente inibem os microrganismos que se pretende isolar – apenas um pouco menos que os demais componentes da microbiota. Em geral, a inibição é apenas parcial, de forma que o crescimento em um ágar seletivo não deve ser entendido como prova de que o microrganismo pretendido foi isolado. Por exemplo, os enterococos e as leveduras comumente abrem caminho e formam colônias pequenas no ágar MacConkey, especialmente quando a fórmula não inclui violeta cristal.

Os meios de cultura também podem ser diferenciados pelo acréscimo de alguns corantes, açúcares e outros compostos químicos que, desse modo, fornecem alguns indícios que facilitam a identificação dos microrganismos isolados. A Tabela 1.11 relaciona alguns meios de cultura seletivos e diferenciados utilizados comumente.

Técnicas para transferência e cultura de espécimes clínicos. Quando um espécime é considerado aceitável para cultura (i. e., não apresentou qualquer um dos critérios de rejeição), partes apropriadas podem ser transferidas para os meios de cultura descritos antes. A inoculação nos meios geralmente é realizada em uma área separada do laboratório e

Tabela 1.11 Meios de cultura inibitórios e diferenciados utilizados comumente.

Meio de cultura inibitório (I) ou diferenciado (D)	Compostos acrescentados (I ou D)	Microrganismos inibidos	Microrganismos favorecidos	Comentários/referência aos capítulos
Bile-esculina para *Bacteroides* (BBE) (I, D)	Sais biliares (I); esculina (D)	A maioria das bactérias	Grupo de *Bacteroides fragilis*	A bile tem ação estimulante em *B. fragilis*
Campy-BAP® (I)	Bacitracina, novobiocina, colistina, cefalotina e polimixina B (I)	A maioria das bactérias	*Campylobacter jejuni*	A incubação a 42°C também seleciona *C. jejuni*
CCFA (I, D)	Ciclosserina, cefoxitina (I); frutose (D)	A maioria das bactérias	*Clostridium difficile*	Colônias amarelas; ação inibitória potente
CHROMagar® (D)	Vários (D)	NA	Vários	Identificação de colônias sugerida pela cor
CIN (I)	Cefsulodina, irgasana, novobiocina	A maioria das bactérias	Espécies de *Yersinia* e *Aeromonas*	Várias formulações disponíveis
CNA (I)	Colistina, ácido nalidíxico (I)	Bactérias gram-negativas	Bactérias gram-positivas	A maioria das cepas de *Staphylococcus saprophyticus*[48] e algumas cepas de *S. aureus* são inibidas
EMB (I, D)	Eosina (I); eosina–azul de metileno, lactose, sacarose (D)	Bactérias gram-positivas	Bactérias gram-negativas	Ligeiramente seletivo (inibitório);[49] os microrganismos que fermentam lactose ou sacarose formam colônias azul-escuras (os fermentadores de sacarose, como *Yersinia enterocolitica*, parecem idênticos aos fermentadores de lactose); os fermentadores potentes de lactose (p. ex., *Escherichia coli* ou *Candida kefyr*) produzem um brilho metálico esverdeado típico
Hektoen enteric® (HE) (I, D)	Sais biliares (I); lactose, sacarose, salicina, azul de brontimol, fucsina ácida (D); tiossulfato de sódio, citrato de ferro amoniacal para produzir sulfito de hidrogênio (D)	Bactérias gram-positivas	Patógenos entéricos[a]	Moderadamente inibitório; os fermentadores de lactose (sacarose, salicina) formam colônias verdes; os produtores de sulfito de hidrogênio formam colônias pretas
LKV (I)	Canamicina, vancomicina (I)	Bactérias aeróbias; bactérias gram-positivas anaeróbias	Bacilos gram-negativos anaeróbios, principalmente *Bacteroides*	Sangue lisado por congelamento e descongelamento acrescentado como fonte de nutrientes; os enterococos resistentes à vancomicina podem ser selecionados nesse meio
MacConkey (I, D)	Sais biliares, violeta cristal (I); lactose, vermelho neutro (D)	Bactérias gram-positivas	Patógenos entéricos[a]	Moderadamente inibitório (seletivo); os fermentadores de lactose formam colônias vermelhas; existem formulações sem violeta cristal
Sal de manitol (I, D)	NaCl (I); manitol, vermelho fenol (D)	Bactérias gram-negativas; bactérias gram-positivas, exceto *Staphylococcus*	*Staphylococcus aureus*	Os estafilococos coagulase-negativos crescem neste meio, mas não fermentam manitol
Mycobiotic®, Mycosel® (I)	Cloranfenicol, ciclo-heximida (I)	Bactérias; fungos saprófitos (e alguns patogênicos)	Dermatófitos, fungos dimórficos	

(continua)

Tabela 1.11 Meios de cultura inibitórios e diferenciados utilizados comumente (*continuação*).

Meio de cultura inibitório (I) ou diferenciado (D)	Compostos acrescentados (I ou D)	Microrganismos inibidos	Microrganismos favorecidos	Comentários/referência aos capítulos
PC (*Pseudomonas [Burkholderia] cepacia*) (I, D)	Violeta cristal, sais biliares para bactérias gram-positivas (I); polimixina B, ticarcilina para bactérias gram-negativas (I); piruvato (D)	Bactérias gram-positivas; a maioria das bactérias gram-negativas	*Burkholderia cepacia*	Altamente seletivo; colônias rosadas não são inteiramente específicas de *B. cepacia*
PEA (I)	Álcool feniletílico (I)	Bactérias gram-negativas	Bactérias gram-positivas	
Salmonella-Shigella (SS) (I, D)	Sais biliares, verde brilhante (I); lactose, vermelho neutro (D); tiossulfato de sódio, citrato de ferro amoniacal para gerar sulfito de hidrogênio (D)	Bactérias gram-positivas	Patógenos entéricos[a]	Mais inibitório (seletivo) que os ágares MacConkey e EMB; as espécies de *Shigella* podem ser inibidas
Sorbitol-MacConkey (I, D)	Sais biliares, violeta cristal (I); sorbitol, vermelho neutro (D)	Bactérias gram-positivas	*Escherichia coli* O157 (sorbitol-negativa)	Meio de triagem para *E. coli* produtora de shigatoxina
TCBS (I, D)	Tiossulfato de sódio, citrato de sódio, NaCl para bactérias gram-negativas (I); sais biliares, NaCl para bactérias gram-positivas (I); sacarose, azul de timol – azul de brontimol (D)	Bactérias gram-positivas; a maioria das bactérias gram-negativas	Espécies de *Vibrio*	As espécies fermentadoras de sacarose formam colônias amarelas; as espécies que usam citrato formam colônias azuis
Meio seletivo GC (Thayer-Martin modificado, Martin-Lewis etc.) (I)	Vancomicina para bactérias gram-positivas (I); colistina para bactérias gram-negativas (I); trimetoprima para *Proteus* abundantes; nistatina, anfotericina B ou anisomicina para leveduras (I); suplementos para favorecer o crescimento	Bactérias gram-positivas; bacilos gram-negativos	*Neisseria gonorrhoeae*, *N. meningitidis*	Existem várias formulações disponíveis. Algumas cepas de *N. gonorrhoeae* são inibidas pela vancomicina. Em condições ideais, o material também deve ser inoculado em ágar-chocolate
XLD (I, D)	Sais biliares, NaCl (I); lactose, sacarose, xilose e vermelho fenol (D); tiossulfato de sódio, citrato de ferro amoniacal para produzir sulfito de hidrogênio (D)	Bactérias gram-positivas	Patógenos entéricos[a]	Desempenho semelhante ao do ágar Hektoen enteric®

[a]Patógenos entéricos: *Salmonella* spp., *Shigella* spp. e *Yersinia* spp.

deve ser efetuada em uma CSB (ver adiante). A melhor conduta é manusear todos os espécimes como se fossem extremamente contagiosos (*i. e.*, precauções universais). A equipe do laboratório deve usar obrigatoriamente luvas de látex e outros equipamentos de proteção pessoal ao manusear espécimes clínicos. O uso de uma máscara cirúrgica é opcional, mas é desnecessária para a maioria das atividades realizadas no laboratório de microbiologia diagnóstica, com exceção de alguns procedimentos realizados em micobacteriologia.

A área de inoculação deve estar equipada com todos os implementos necessários e estoques dos meios de cultura apropriados. A maioria dos meios deve ser refrigerada para armazenamento prolongado, mas deve estar à temperatura ambiente no momento da inoculação.

Embora a equipe que trabalha em tempo integral na área de inoculação possa ter memorizado os meios de cultura necessários para cada tipo de espécime, é essencial ter tabelas e instruções apropriadas prontamente disponíveis e incluídas em um manual de bancada, de forma que seja utilizado pelos profissionais que realizam estas atividades com pouca frequência. Devem ser envidados todos os esforços para trabalhar com equipe bem-treinada sob supervisão cuidadosa para o processamento dos espécimes. Erros ou avaliações equivocadas durante essa fase do ciclo diagnóstico podem invalidar tudo o que um profissional experiente possa aplicar na avaliação e interpretação dos resultados das culturas. Algumas vezes, microbiologistas e tecnólogos experientes têm sido impedidos de estabelecer um diagnóstico definitivo, porque são selecionados meios inadequados ou incorretos para determinado espécime.

Técnicas para cultura dos espécimes. O equipamento necessário para a inoculação primária dos espécimes é relativamente simples. É recomendável dispor de uma alça ou fio de inoculação Nichrome® ou de platina (Figura 1.6), com uma das pontas inserida dentro de um cabo cilíndrico para facilitar o uso. Alças plásticas estéreis descartáveis também são aceitáveis. A superfície do meio de ágar das placas de Petri pode ser inoculada com o espécime por vários métodos, dentre os quais um está ilustrado na Figura 1.7. A inoculação primária pode ser realizada com uma alça, um *swab* ou outro dispositivo apropriado. Depois de preparar um inóculo primário, pode-se usar uma alça ou um fio reto para espalhar o material dentro dos quatro quadrantes da placa, conforme está ilustrado na Figura 1.8. O inóculo é estriado com leveza sucessivamente em linhas com movimentos para frente e para trás dentro de cada quadrante, girando-se a placa em ângulos de 90°. A alça ou o fio deve ser esterilizado entre cada passagem nos quadrantes sucessivos. O propósito desse processo é diluir suficientemente o inóculo na superfície do meio de ágar, de forma que sejam obtidas colônias bacterianas bem isoladas. Colônias isoladas podem ser subcultivadas separadamente em outros meios, até conseguir populações puras para exame mais detalhado. Durante a inoculação das placas de ágar-sangue com *swabs* de orofaringe enviados para triagem de estreptococos, devem ser realizadas várias perfurações com as alças de fio reto nas áreas de inoculação para revelar as hemolisinas oxigênio-lábeis e facilitar a detecção dos estreptococos beta-hemolíticos. Além disso, os fragmentos de tecidos enviados para isolamento de fungos devem ser inoculados abaixo da superfície do ágar

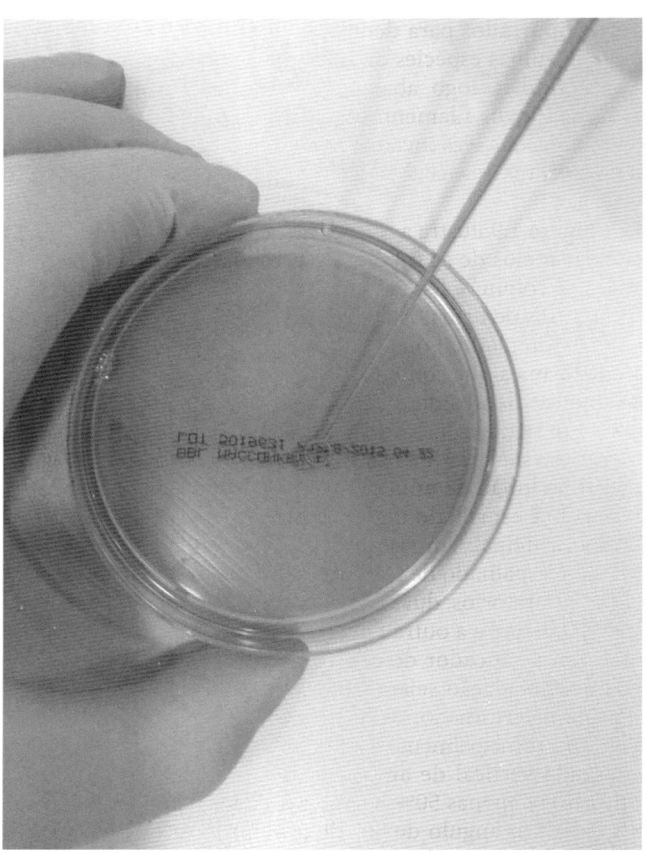

■ **FIGURA 1.7** Superfície de uma placa com meio de cultura sendo inoculada com um espécime mantido dentro de uma alça de inoculação em anel. A inoculação é iniciada tocando-se primeiramente a superfície do ágar em uma área pequena e, em seguida, estriando-se a superfície com movimentos para frente e para trás, conforme o padrão ilustrado na Figura 1.8.

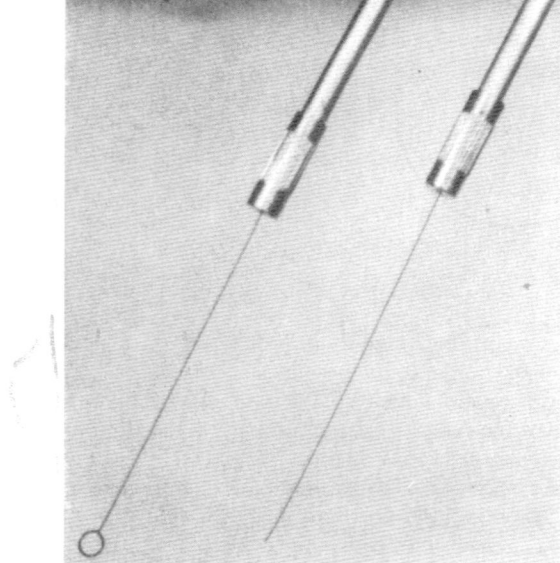

■ **FIGURA 1.6** Alças em anel e fio reto utilizadas comumente para transferir isolados e semear subculturas. Embora esses instrumentos também possam ser utilizados para inocular espécimes, também existem no comércio alças descartáveis.

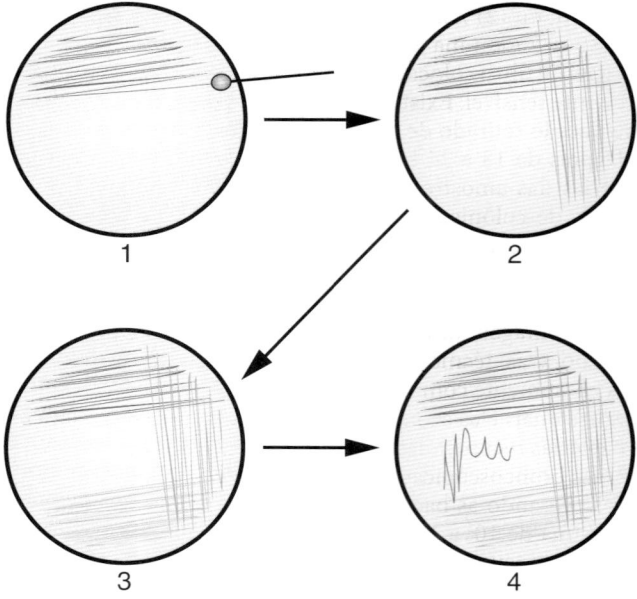

■ **FIGURA 1.8** Padrão de linhas alternantes para inoculação de espécimes em placas de cultura para obter colônias bacterianas isoladas.

(*i. e.*, empurrados para dentro do ágar). O crescimento inicial de algumas espécies de fungos é facilitado na atmosfera microaerofílica logo abaixo da superfície do ágar. Além disso, os fungos filamentosos geralmente não se dissociam dos tecidos que eles invadiram e podem não ser isolados, se os fragmentos dos tecidos não forem acrescentados às placas com ágar.

A Figura 1.9 ilustra a técnica de semeadura utilizada para inocular meios de ágar para realizar contagens semiquantitativas de colônias. Essa técnica é utilizada mais comumente nas culturas de urina. Alças de inoculação não ferrosas (Nichrome® ou platina) ou alças plásticas descartáveis (calibradas de forma a que contenham 0,01 ou 0,001 mℓ de líquido) são imersas dentro de uma amostra de urina não centrifugada.[1] Em seguida, a alça é retirada cuidadosamente e todo o volume em seu interior é liberado na superfície de uma placa de ágar ao longo de uma única linha atravessando o centro. O inóculo é espalhado uniformemente em ângulos retos até a linha principal; em seguida, a placa é girada em 90° e o inóculo é espalhado de forma a cobrir toda a superfície. Em alguns laboratórios, duas placas são inoculadas – uma com a alça de 0,01 mℓ e a outra com a alça de 0,001 mℓ – servindo como um verificador de controle da qualidade. Embora as alças de inoculação sejam calibradas para liberar o volume de urina determinado, a precisão tem um índice de erro de até ± 50%, principalmente quando se utiliza a alça de 0,001 mℓ. A retirada vertical de amostras de um recipiente pequeno pode liberar apenas 50% do volume prescrito; a retirada horizontal a um ângulo de 45° de um recipiente grande pode fornecer 150% do volume. Os microbiologistas devem estar cientes desses erros potenciais e escolher um ângulo padrão para a retirada de amostras em seu laboratório, tendo como base o volume dos recipientes que eles utilizam.

Os estudos de precisão e exatidão quanto ao volume do inóculo podem ser realizados por (1) fotometria, acrescentando-se uma alça de violeta de genciana retirada de um reservatório de 60 mℓ do corante para 2 mℓ de água de uma cureta, seguida de sua leitura ao espectrofotômetro regulado a 590 nm; ou (2) manometria, determinando-se a alteração de peso quando uma alça com água é passada em um disco de papel de filtro colocado no prato de uma balança analítica altamente sensível. Existem dispositivos para liberar um inóculo padrão retirado de amostras líquidas.[73]

Depois de 18 a 24 horas de incubação, a quantidade de bactérias das amostras de urina é estimada contando-se o número de colônias na superfície do ágar. Como se pode observar na Figura 1.10, havia cerca de 50 colônias. Se foi utilizada uma alça de 0,001 mℓ para inocular o meio, a quantidade de colônias deveria ser multiplicada por 1.000. Portanto, a contagem desse exemplo seria de 50.000 UFC/mℓ.

Embora as técnicas semiquantitativas sejam utilizadas mais comumente com urina, também existem outras condições nas quais elas são usadas. A determinação quantitativa de bactérias recuperadas das vias respiratórias inferiores por técnicas broncoscópicas pode ajudar a interpretar essas culturas.[21] Quando as bactérias estão presentes em concentrações acima de 10^3 a 10^4 UFC, a probabilidade de que sejam a causa da pneumonia é maior, do que quando estão presentes contagens menores. Desse modo, pode-se evitar esforço considerável quando o laboratório não avalia quantidades pequenas de contaminantes da microbiota da nasofaringe, da garganta e da boca.

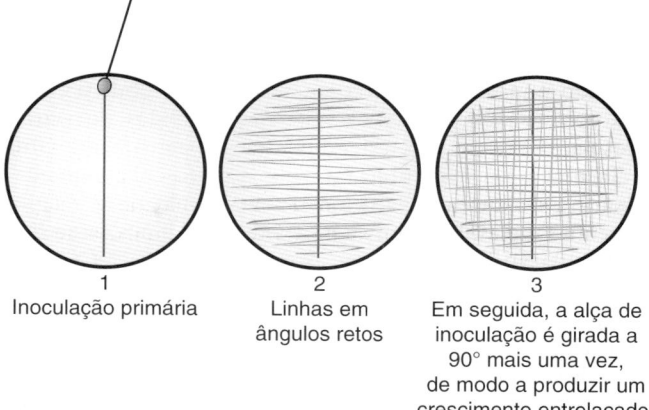

■ **FIGURA 1.9** Placas de cultura demonstrando os padrões de linhas paralelas dos espécimes, com os quais é necessário realizar contagens semiquantitativas de bactérias.

As culturas semiquantitativas são realizadas comumente para avaliar a probabilidade de que os cateteres intravasculares sejam a causa da bacteriemia. Embora tenham sido utilizadas várias técnicas, a abordagem mais comum é rolar o segmento cortado do cateter sobre a superfície do ágar.[74] Existe uma relação estatística entre as bactérias isoladas e a bacteriemia associada aos cateteres quando estão presentes mais de 15 colônias da bactéria. Com essa abordagem, o cateter é retirado para que a cultura seja realizada. A quantificação das bactérias no sangue recolhido por um cateter intravascular, que continua no lugar, também tem sido usada para avaliar o papel do cateter no processo infeccioso.[46]

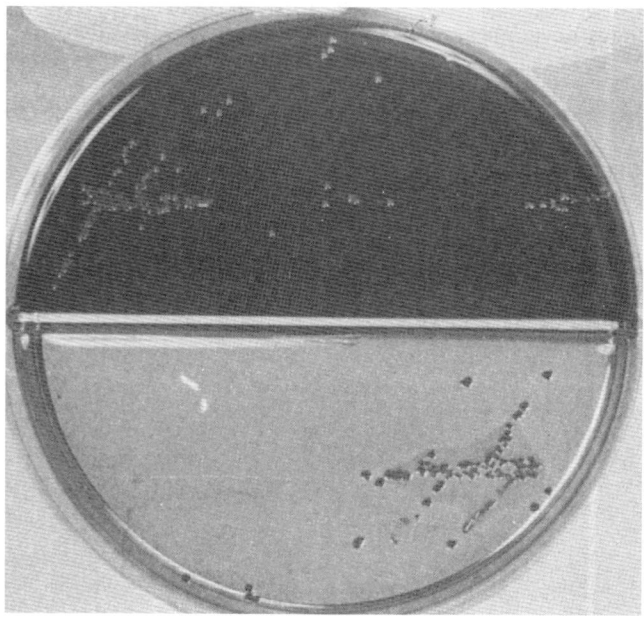

■ **FIGURA 1.10** Placa dupla com ágar-sangue/ágar Mac-Conkey, na qual havia sido semeado um espécime para contagem semiquantitativa de colônias, demonstrando cerca de 50 colônias em cada lado da placa. Como foi utilizada uma alça de inoculação de urina semiquantitativa calibrada a 0,001 mℓ para semear cada meio, a contagem de colônias seria de 50.000 unidades formadoras de colônia (UFC) por mℓ.

A quantificação também pode ser útil em virologia para determinar o significado de um vírus (p. ex., citomegalovírus), que pode produzir infecção persistente ou latente.[11] Além disso, a eficácia do tratamento antiviral pode ser monitorada por contagens quantitativas repetidas dos vírus presentes.[61] Alguns dos testes quantitativos para doença viral (testes de carga viral) utilizam detecção molecular e quantificação do ácido nucleico viral, em vez de cultura.

Os meios presentes nos tubos podem ser líquidos, semissólidos (ágar a 0,3 a 0,5%) ou sólidos (ágar a 1 a 2%). O ágar semissólido é utilizado mais comumente para avaliar a mobilidade dos microrganismos. O meio de caldo de um tubo pode ser inoculado pelo método ilustrado na Figura 1.11. O tubo deve ser inclinado a um ângulo de aproximadamente 30° e a alça de inoculação tocada na superfície interna de vidro, um pouco acima do ponto em que a superfície do caldo forma um ângulo agudo. Quando o tubo de cultura é retornado à posição vertical, a área de inoculação é submersa sob a superfície. Os diretores de laboratório e os microbiologistas supervisores, utilizando uma abordagem baseada em evidências, precisam determinar quais espécimes devem ser transferidos rotineiramente aos caldos de cultura (Tabela 1.6).

Os ângulos oblíquos do meio de ágar são inoculados primeiramente perfurando até as camadas profundas do ágar e, em seguida, traçando linhas nos ângulos do fundo à superfície com movimentos em forma de "S", à medida que o fio de inoculação é retirado (Figuras 1.12 e 1.13). Durante a inoculação do ágar semissólido de um tubo para avaliar a mobilidade das bactérias, é importante que o fio reto de inoculação seja retirado ao longo do trajeto exato utilizado para perfurar o meio. Um movimento em forma de leque pode resultar em um padrão de crescimento ao longo da linha da perfuração, que pode ser interpretado incorretamente como movimentos das bactérias.

Alguns espécimes podem necessitar de centrifugação ou filtração para concentrar quaisquer micróbios existentes. As amostras de escarro mucoide tenaz podem ser liquefeitas com *N*-acetilcisteína (Mucomyst®, WellSpring Pharmaceutical Corp., Neptune, NJ) para facilitar até mesmo a raspagem da superfície do ágar. As amostras de escarro a serem processadas para isolamento de espécies de *Mycobacterium* também devem ser tratadas com hidróxido de sódio para reduzir a proliferação excessiva dos contaminantes bacterianos. Outros espécimes como a urina e as suspensões de fezes enviadas para isolamento de micobactérias também podem ser tratadas rapidamente com NaOH para eliminar as bactérias colonizadoras. Do mesmo modo, podem ser usados meios contendo antibióticos para controlar a proliferação excessiva das bactérias.

Os líquidos corporais, como os que são retirados por toracocentese e paracentese, devem primeiramente decantar e, em seguida, algumas partes do sedimento são centrifugadas para concentrar ainda mais quaisquer bactérias presentes. Como foi mencionado antes, alguns médicos podem

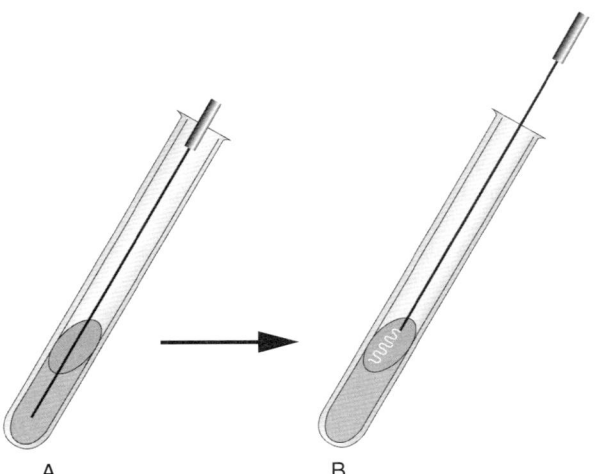

■ **FIGURA 1.12** Técnica de inoculação da superfície inclinada do meio com uma alça de inoculação fio reto. **A.** Mergulhar profundamente a ponta do fio até perto do fundo (2 a 3 mm antes do fundo do tubo de vidro) da inclinação do ágar. Se o fundo de vidro for tocado, o ar atmosférico pode entrar e invalidar as condições de anaerobiose. **B.** Remover lentamente o fio e estriar a superfície do ágar realizando um movimento em "S" para frente e para trás.

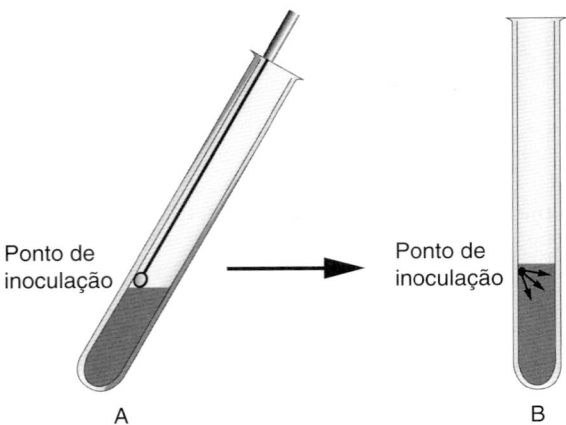

■ **FIGURA 1.11** Técnica de inoculação de um tubo com meio de caldo. **A.** Inclinar o tubo e inocular o meio tocando a superfície mais interna do tubo de vidro no ângulo agudo do menisco. **B.** Voltar o tubo à posição vertical, resultando no efeito de submergir a ponta da alça de inoculação abaixo da superfície.

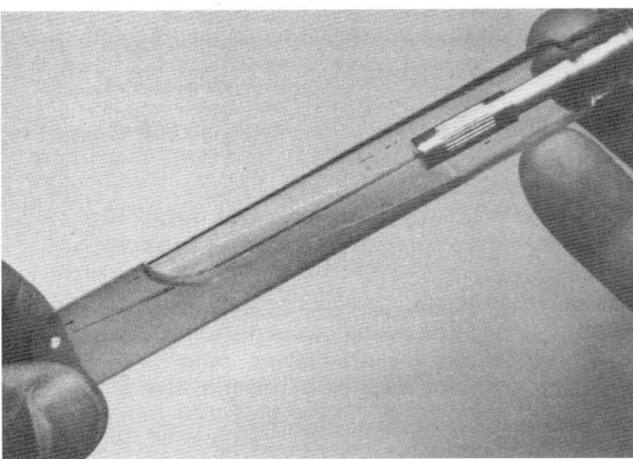

■ **FIGURA 1.13** Técnica de inoculação do nível profundo do ágar com um fio reto, conforme está ilustrado na Figura 1.12 A. A parte profunda do meio é perfurada com o fio até 2 a 3 mm antes do fundo do tubo; em seguida, depois de retirar lentamente a agulha, a superfície do ágar é estriada por um movimento em forma de "S" para frente e para trás, conforme está ilustrado na Figura 1.12 B.

solicitar frascos de hemocultura para inoculação direta de determinados espécimes. Essa prática é apropriada às poucas situações nas quais se espera encontrar quantidades pequenas de um único patógeno, mas não deve ser recomendada nas demais situações pelas seguintes razões:

- Se houver diversas espécies bacterianas, as bactérias que proliferam mais rapidamente crescem e suplantam as bactérias que proliferam mais lentamente no caldo
- As relações semiquantitativas dos tipos de bactérias isoladas, que podem ser observadas nas placas de ágar, são invalidadas na cultura em caldo
- O esfregaço direto, que é tão importante para a avaliação da natureza inflamatória do espécime e dos tipos de bactérias presentes, é inviabilizado se todo o espécime for inoculado em um caldo.

Os espécimes de líquido cefalorraquidiano devem ser centrifugados e partes do sedimento devem ser transferidas ao meio de cultura apropriado ou, de preferência, o líquido deve ser passado por um filtro microbiológico de 0,45 mm para reter e concentrar quaisquer bactérias ou leveduras presentes. O problema da filtração é que pode haver contaminação quando o filtro é manipulado, seja durante a inoculação inicial do meio, ou quando a posição do filtro é alterada para examinar o crescimento.

Os microrganismos diferem quanto às temperaturas ideais de incubação. Nos laboratórios pequenos, nos quais os recursos podem ser limitados, nem sempre é possível oferecer todas as temperaturas de incubação ideais para o crescimento de todas as cepas isoladas clinicamente. A maioria dos microrganismos prolifera a 35°C; por isso, se houver apenas uma incubadora disponível, ela deve ser ajustada a esta temperatura. Mesmo os microrganismos como *Campylobacter jejuni*, que prolifera preferencialmente a 42°C, também proliferam a 35°C, desde que se aguarde por mais 24 a 48 horas em incubação. Contudo, nesse caso, perde-se o efeito diferencial da incubação sob temperaturas mais altas, nas quais as outras bactérias não proliferam. O crescimento da maioria dos microrganismos é facilitado por uma atmosfera com CO_2 entre 5 e 10%. Quando se dispõe de apenas uma incubadora com ar ambiente (sem CO_2), os tubos e as placas de cultura podem ser colocados em uma jarra de extinção à vela e todo o conjunto, levado à incubadora. Por outro lado, é possível manter as condições de ar ambiente em uma incubadora de CO_2, colocando-se as culturas em uma jarra de conservação com tampa hermeticamente fechada (uma jarra ou câmara anaeróbia é adequada). Contudo, é importante saber que os microrganismos como *C. jejuni*, que requerem pressão de oxigênio baixa, 5% ou menos (*i. e.*, eles são microaerófilicos), proliferam com dificuldade em uma jarra de extinção à vela, na qual a concentração de oxigênio oscila na faixa de 10%.

Alguns microrganismos crescem preferencialmente em uma faixa estreita de temperaturas; outros preferem uma faixa relativamente ampla, na qual podem ser isolados. A temperatura ideal de crescimento de *C. jejuni* é de 42°C, como já mencionamos. A maioria dos fungos prolifera melhor a 30°C; contudo, a maioria pode ser isolada em temperatura ambiente ou a 35°C nos meios adequados. *Yersinia enterocolitica* prolifera preferencialmente a uma temperatura ligeiramente acima da temperatura ambiente. Contudo, a maioria das cepas também cresce a 35°C, mesmo que as colônias possam parecer pequenas ou necessitar de um período adicional de incubação de 24 horas. Desse modo, o acesso a uma única incubadora raramente compromete a capacidade de o microbiologista isolar as bactérias mais importantes na prática clínica. Nos laboratórios de grande porte, nos quais podem ser oferecidas várias temperaturas de incubação, o isolamento dos microrganismos geralmente é mais rápido e o aspecto das colônias é mais característico. Em alguns casos, a incubação à temperatura ambiente por um período mais longo pode ser necessária para demonstrar algumas características físicas ou bioquímicas, inclusive produção de pigmentos e mobilidade. Esses diversos ajustes são aprendidos com a experiência e por tentativa e erro.

Provavelmente, mais importante que a temperatura específica de incubação é evitar oscilações amplas da temperatura. As incubadoras devem ser controladas cuidadosamente quanto à temperatura, com variações menores que ± 1 a 2°C de um dia para outro. As incubadoras devem estar localizadas de forma que os botões de controle fiquem protegidos e não possam ser alterados facilmente pela equipe de limpeza, durante as horas em que o laboratório está fechado.

O controle da umidade dentro da incubadora também é importante. A maioria dos microrganismos prolifera em níveis máximos quando a umidade é de 70% ou mais e os meios de cultura tendem a deteriorar-se mais rapidamente quando há ressecamento indevido. O isolamento de *H. pylori* em especial e *N. gonorrhoeae* até certo ponto requer uma atmosfera com umidade alta. A maioria das incubadoras adquiridas durante os últimos anos tem reservatórios de água incorporados, por meio dos quais a umidade da câmara pode ser regulada. Caso isso não ocorra, recipientes com água destampados podem ser colocados nas prateleiras para fornecer umidade por evaporação. As incubadoras também devem ser inspecionadas periodicamente para verificar se houve derrames acidentais de meios que possam causar contaminação, ou acúmulo de compostos químicos liberados pelos reagentes, que possam inibir o crescimento das bactérias.

Interpretação das culturas. A interpretação das culturas primárias depois de 24 a 48 horas de incubação requer habilidades significativas. Com base em observações iniciais, o microbiologista precisa avaliar o tipo de colônias isoladas e decidir se há necessidade de realizar procedimentos adicionais. Entre os parâmetros relevantes estão as características e as contagens relativas de cada tipo de colônia isolada no meio com ágar; a pureza e a reatividade ao corante de Gram de cada tipo de colônia; as alterações do meio, que refletem as atividades metabólicas das bactérias na colônia (p. ex., as colônias rosadas no meio de MacConkey são atribuídas à fermentação da lactose pelas bactérias).

No processo de coleta dos espécimes dos pacientes ou no manuseio dessas amostras no laboratório, microrganismos estranhos podem ser introduzidos do ambiente ou da microbiota dos profissionais que manuseiam a cultura. Por exemplo, com as hemoculturas, a microbiota cutânea residente é encontrada comumente e deve ser interpretada com cautela. Além disso, "contaminantes" podem ser introduzidos no processo de fabricação ou manuseio dos produtos microbiológicos, inclusive as placas com ágar. Pode estar claro que uma colônia é estranha quando está localizada na segunda ou terceira área de semeadura de uma placa – sem crescimento na zona de inoculação inicial. Em geral, essas colônias podem ser ignoradas, embora atenção especial deva ser voltada aos patógenos importantes, que são "contaminantes" incomuns. Um problema mais difícil ocorre quando uma única colônia com um microrganismo típico (p. ex., *Staphylococcus* coagulase-negativo) é encontrada na zona de inoculação primária. Evidentemente, existe uma chance de 25 a 30% de que tenha ocorrido contaminação da placa nessa zona primária. Se o espécime for muito difícil de obter (inclusive líquido cefalorraquidiano) e tiver sido conservado no laboratório, ele pode ser reinoculado na superfície de outra placa com ágar. Os diretores de cada laboratório precisam avaliar como os contaminantes aparentes devem ser manuseados no contexto local. Se for tomada a decisão de relatar uma cepa isolada com grande probabilidade de que seja contaminante, alguns acrescentariam um comentário como "contaminante provável". Em seguida, o médico pode integrar essa informação do laboratório ao contexto clínico de forma a chegar a uma interpretação definitiva do seu significado.

Algumas vezes, ocorrem situações inusitadas. Por exemplo, microrganismos mistos semelhantes à microbiota das vias respiratórias superiores podem ser recuperados de uma área normalmente estéril. É difícil evitar a suspeita de que houve algum "espirro" sobre a placa, mas a avaliação adicional dependerá da consideração de todos os fatores, talvez com a ajuda do médico solicitante. A Figura 1.14 ilustra um fenômeno incomum no laboratório.

Características das colônias macroscópicas. A avaliação macroscópica das características das colônias geralmente é realizada por inspeção do crescimento na superfície das placas com ágar. Esse exame é efetuado segurando-se a placa com uma das mãos e observando-se a superfície do ágar quanto à existência de crescimento bacteriano (Figura 1.15). As placas de cultura padronizadas têm 100 mm de diâmetro e são convenientes para que sejam seguradas com uma mão. Cada placa deve ser estudada cuidadosamente, porque as

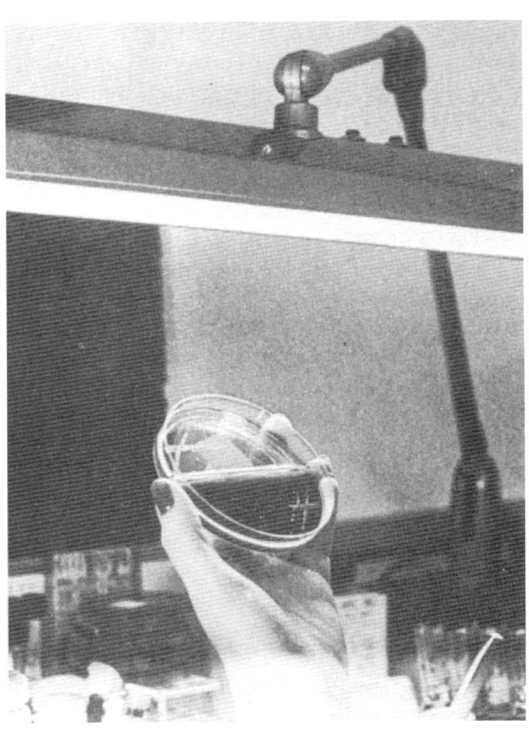

■ **FIGURA 1.15** Técnica de exame da superfície de uma placa de ágar com iluminação direta com raios oblíquos refletidos.

bactérias recuperadas inicialmente dos espécimes estão comumente em culturas mistas e pode haver vários tipos de colônias. Colônias puntiformes de bactérias com crescimento lento podem passar despercebidas entre colônias maiores, principalmente quando existe alguma tendência de o crescimento se espalhar pela superfície da placa.

Durante o exame, as placas devem ser inclinadas em várias direções sob a fonte de iluminação direta, de forma que a luz seja refletida em vários ângulos. Isso ajuda a detectar colônias pequenas. Recomendamos enfaticamente o uso de uma lupa de mão, lentes de aumento acopladas ou um microscópio de dissecção para facilitar a detecção das colônias minúsculas ou imaturas e observar suas características com mais clareza (Figura 1.16). As placas de ágar-sangue também devem ser examinadas por transiluminação de luz brilhante colocada por trás da placa para detectar reações hemolíticas no ágar (Figura 1.17).

A Figura 1.18 descreve os termos e as ilustrações úteis durante a descrição das colônias de bactérias. Os Boxes 1.8 a 1.10 contêm explicações adicionais.

Embora seja difícil descrever por termos específicos, os odores produzidos pela ação de determinadas bactérias nos meios de cultura em placa e nos meios líquidos podem ser muito úteis na identificação preliminar das bactérias envolvidas. Cheirar as placas não é recomendável, mas alguns microbiologistas o fazem. A Tabela 1.12 descreve os odores associados a algumas bactérias. Se o procedimento de cheirar for realizado em desconsideração às recomendações, sempre deve ser feito com cuidado, levantando ligeiramente a tampa da placa de Petri para sentir o odor. Alguns odores, como os de *Nocardia* e *Streptomyces*, são tão fortes que podem ser sentidos mesmo sem retirar a tampa da placa de Petri. Os profissionais do laboratório devem ser alertados de

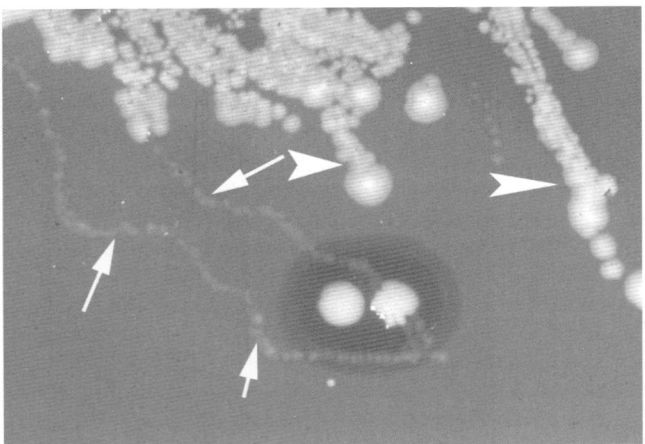

■ **FIGURA 1.14** Uma placa de ágar, que tinha sido inoculada com um espécime de pele, apresentou microbiota bacteriana cutânea mista. Entre as colônias isoladas, havia um trajeto serpentiforme irregular de bactérias (*seta*). Além disso, os padrões lineares incomuns das colônias maduras poderiam representar o mesmo processo (*pontas de setas*). A explicação mais provável é que ácaros estivessem presentes no espécime e tivessem levado células bacterianas ao redor da placa. Isso também tem sido observado com as culturas de fungos. Também existem relatos de que amebas de vida livre produzem esse fenômeno.

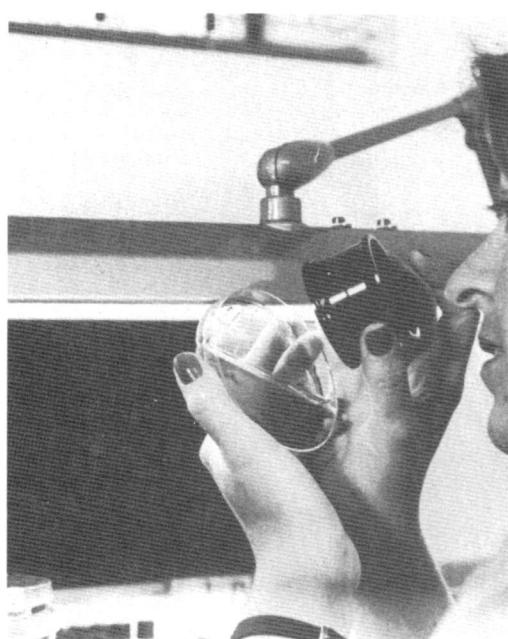

FIGURA 1.16 Técnica de utilização de uma lupa de mão para examinar colônias em crescimento na superfície de uma placa de ágar.

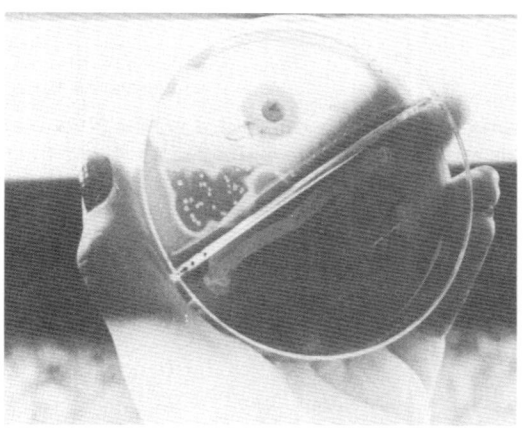

FIGURA 1.17 A técnica de exame das colônias em crescimento na superfície de uma placa de ágar utilizando transiluminação ajuda a avaliar as propriedades hemolíticas das colônias que proliferam no ágar-sangue.

que algumas espécies têm capacidade demonstrada de infectar laboratoristas, e as colônias isoladas, mesmo com possibilidade muito remota de semelhança com essas bactérias, nunca devem ser cheiradas. Se houver alguma dúvida de que possam estar presentes *Bacillus anthracis*, *Francisella tularensis*, *Burkholderia pseudomallei*, espécies de *Brucella* ou *N. meningitidis*, a cultura deve ser transferida para uma CSB, na qual todas as atividades subsequentes podem ser realizadas sem risco de transmissão ao trabalhador. Evidentemente, as placas e os tubos nunca devem ser abertos no laboratório de micobacteriologia até que sejam adotadas precauções apropriadas. Do mesmo modo, as placas e os tubos com meios nos quais crescem bolores devem ser manuseados em uma CSB com equipamento de proteção pessoal apropriado.

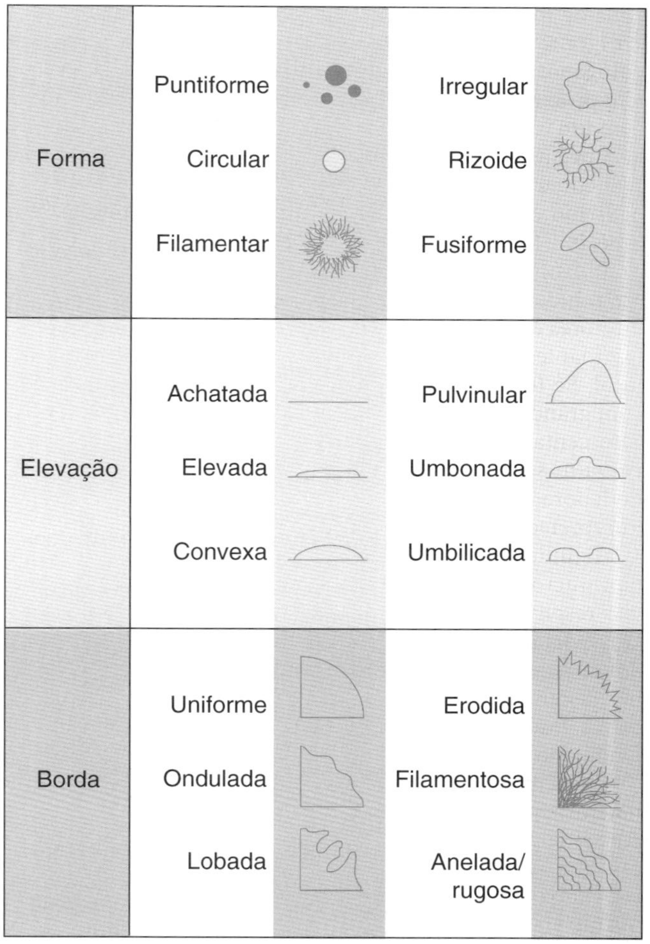

Forma	Puntiforme		Irregular	
	Circular		Rizoide	
	Filamentar		Fusiforme	
Elevação	Achatada		Pulvinular	
	Elevada		Umbonada	
	Convexa		Umbilicada	
Borda	Uniforme		Erodida	
	Ondulada		Filamentosa	
	Lobada		Anelada/rugosa	

FIGURA 1.18 Ilustrações de várias morfologias das colônias. Pulvinular = em forma de travesseiro; umbonada = protuberância arredondada no centro; umbilicada = em forma de umbigo.

Boxe 1.8

Características das colônias utilizadas para identificar as bactérias

Tamanho: diâmetro em milímetros
Forma: puntiforme, circular, filamentar, irregular, rizoide ou fusiforme
Elevação: achatada, elevada, convexa, pulvinular, umbonada, umbilicada
Borda (da colônia): inteira, ondulada, lobada, erodida, filamentosa, anelada/rugosa
Cor: branca, amarela, preta, camurça, laranja, outras
Superfície: brilhante, opaca, outras
Densidade: opaca, translúcida, transparente, outras
Consistência: butirosa, viscosa, membranácea, frágil, outras

Ver também Figura 1.18 e Prancha 1.5.

Com a avaliação das características descritas das colônias e sua ação no meio de cultura, o microbiologista pode fazer uma identificação preliminar da bactéria isolada pela cultura primária. Essas características ajudam a selecionar outros meios diferenciados apropriados e testes para concluir a

Boxe 1.9

Reações do meio de ágar utilizadas para identificar as bactérias

Hemólise do ágar-sangue
Alfa: clareamento parcial do sangue ao redor das colônias, com descoloração esverdeada do meio; o contorno das hemácias é mantido
Beta: zona de clareamento total do sangue ao redor das colônias, em razão da destruição das hemácias
Gama: nenhuma alteração do meio ao redor da colônia; nenhuma destruição ou descoloração das hemácias

Produção de pigmentos no meio de ágar
Pigmentos hidrossolúveis descorando o meio
Piocianina
Pigmentos fluorescentes
Pigmentos indifusíveis confinados às colônias

Reação no ágar de gema de ovo
Lecitinase: zona de precipitado no meio, ao redor das colônias
Lipase: "camada perolada", uma película iridescente circundando imediatamente as colônias, visível sob luz refletida
Proteólise: zona clara circundando as colônias

Boxe 1.10

Alterações dos meios diferenciados

Vários corantes, indicadores de pH e outros ingredientes são incluídos nos meios de cultura diferenciados para funcionarem como indicadores das atividades enzimáticas e facilitar a identificação das bactérias isoladas.

Exemplos:
Ágar MacConkey: as colônias que não fermentam lactose são claras, enquanto as bactérias fermentadoras de lactose parecem rosadas porque produzem ácidos, subsequentemente alteram o pH e, em alguns casos, provocam precipitação dos corantes.
Ágar Hektoen Enteric®: as colônias que não fermentam lactose e sacarose são verdes, enquanto as que fermentam lactose ou sacarose são amarelas porque produzem ácidos, que alteram o pH.

As bactérias capazes de produzir sulfito de hidrogênio (H_2S) são pretas ou têm precipitação negra no centro da colônia, enquanto as que não sintetizam H_2S não têm essa característica.

Tabela 1.12 Odores característicos de alguns micróbios.[a]

Micróbio	Odor
Alkaligenes faecalis	Maçãs frescas cortadas
CDC EF-4 (*N. animaloris/N. zoodegmatis*)	Semelhante ao da pipoca
Candida spp.	Levedo
Citrobacter spp.	Tênis sujos
Clostridium difficile	Pútrido ou fecal
Corynebacterium spp., DF-3	Odor de frutas
Eikenella corrodens	Água sanitária
Haemophilus spp.	Pelo úmido
Nocardia spp.	Porão mofado
Pasteurella multocida	Pungente (indol)
Peptostreptococcus anaerobius	Fecal
Grupo de *Bacteroides* pigmentados	Picante
Proteus spp.	Chocolate queimado
Pseudomonas aeruginosa	Suco de uva
Staphylococcus spp.	Tênis sujo
Alguns grupos de *Streptococcus* spp. do grupo *viridans*	Manteiga/caramelo
Streptomyces spp.	Porão mofado

[a]Antes de qualquer coisa, não se deve cheirar as placas de cultura. É importante salientar que alguns microrganismos (não citados aqui) são perigosos se forem cheirados. Por isso, se o microbiologista pretende cheirar uma placa, deve estar seguro de que os aspectos da colônia e outras características (inclusive morfologia à coloração por Gram) excluem a possibilidade de que sejam bactérias perigosas. Ver descrição no texto.

identificação das cepas isoladas. A Tabela 1.13 relaciona alguns tipos de colônias encontrados comumente, assim como os grupos de bactérias associados a cada um deles, além dos testes necessários para fazer a identificação definitiva e a referência ao quadro relevante da Prancha 1.5.

A inspeção inicial das colônias para realizar a identificação preliminar das bactérias é uma das maiores dificuldades da microbiologia diagnóstica e está descrita detalhadamente nos capítulos subsequentes dedicados aos grupos específicos de bactérias patogênicas e outros microrganismos.

Separação dos morfotipos bacterianos em culturas mistas. Quando as placas com ágar estão prontas para o início da identificação das colônias, selecionar as isoladas para realizar subculturas pode ser uma tarefa simples. Entretanto, em alguns casos, o crescimento pode estar tão aglomerado, que é difícil selecionar colônias isoladas separadamente. Nesses casos, o microbiologista dispõe de várias medidas para resolver o problema (Tabela 1.14).

Exame das culturas por coloração com Gram. As impressões preliminares baseadas na observação das características das colônias podem ser confirmadas com mais certeza estudando-se os esfregaços corados por Gram, que é uma técnica relativamente simples de realizar. Primeiramente, a parte superior e o centro da colônia a ser estudada são tocados com a ponta de uma alça de fio reto, tendo o cuidado de não tocar no ágar adjacente ou nas colônias próximas (Figura. 1.19). A parte da colônia a ser examinada é emulsificada em uma pequena gota de água ou soro fisiológico sobre uma lâmina de microscópio para dispersar as células bacterianas (Figura 1.20). Depois de deixar a lâmina secar ao ar, a película é fixada à superfície de vidro utilizando calor (passagens rápidas da lâmina quatro vezes pela chama de um bico de Bunsen) ou pela imersão em metanol ou etanol por alguns minutos. Em seguida, o esfregaço fixado é colocado em uma estante e a coloração por Gram é preparada conforme está descrito no Boxe 1.6.

O esfregaço corado deve ser examinado ao microscópio utilizando uma objetiva de imersão. Além da reação das

Tabela 1.13 Identificação preliminar das bactérias com base nos tipos de colônias.

Tipo de colônia	Grupo de bactérias	Testes adicionais	Pranchas que ilustram o tipo
Borda inteira e convexa, 2 a 3 mm, cremosa, amarelada, zona de β-hemólise	*Staphylococcus*	Catalase Coagulase DNase Utilização de manitol Resistência à novobiocina com redução do telurito e resistência à furazolidona	1.5 A
Convexa ou pulvinular, translúcida, dimensões puntiformes, butirosa, zona ampla de β-hemólise	*Streptococcus*	Catalase Disco "A" de bacitracina Tolerância ao NaCl a 6,5% Bile-esculina Teste CAMP Hidrólise do hipurato L-pirrolidol-β-naftilamida (PYR)	1.5 B e C
Umbilicada ou achatada, translúcida, butirosa ou mucoide, zona ampla de α-hemólise	Pneumococos	Disco "P" (de opitoquina) Solubilidade da bile	1.5 G
Pulvinular, semiopaca, cinzenta, úmida a ligeiramente seca, com ou sem β-hemólise	*Escherichia coli* e outras enterobactérias	Vários testes Indol Vermelho de metila Reação de Voges-Proskauer Citrato Descarboxilases Urease Fenilalanina Fermentação de carboidratos	1.5 D
Achatada, cinza; espalha-se como uma película fina sobre a superfície do ágar; odor de chocolate queimado	*Proteus*	Fenilalanina-desaminase Urease Lisina-desaminase	
Achatada, opaca, cinza a esverdeada, bordas erodidas ou espraiada, pigmento azul-esverdeado, odor semelhante ao de uvas	*Pseudomonas*	Citocromo-oxidase Fluorescência das assimilações de carboidratos Desnitrificação DNase Hidrólise da acetamida Crescimento a 42°C	

Tabela 1.14 Técnicas para preparação de isolados puros a partir de culturas mistas.

Subcultura direta	Tocar cuidadosamente na superfície da colônia desejada com a ponta de uma agulha de inoculação (não uma alça em anel); semear em outra placa para isolamento
Uso de meios seletivos	Preparar subculturas da colônia que se pretende estudar em ágar capaz de inibir o crescimento de colônias indesejáveis; por exemplo, preparar subculturas de um bacilo gram-negativo no ágar MacConkey para separá-lo dos cocos gram-positivos
Uso de compostos químicos inibitórios acrescentados ao ágar (análogo ao uso de meios seletivos)	Preparar uma subcultura da colônia que se pretende estudar em ágar contendo antibióticos ou compostos químicos, que inibam o crescimento das colônias indesejáveis
Uso de discos com antibiótico (análogo ao uso de uma placa de ágar contendo antibióticos, embora seja mais flexível)	Preparar uma subcultura da colônia que se pretende estudar na superfície de uma placa de ágar e colocar um disco impregnado com antibiótico destinado a inibir as bactérias indesejáveis

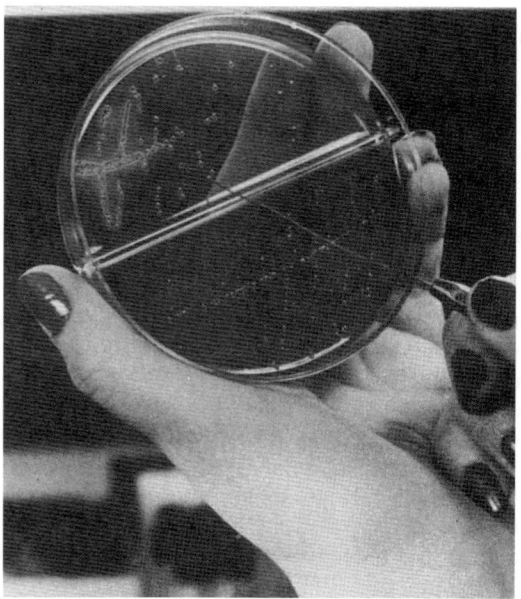

■ **FIGURA 1.19** Técnica para colher uma amostra de uma colônia bacteriana isolada com uma alça de fio reto, de forma a preparar uma subcultura em outro meio.

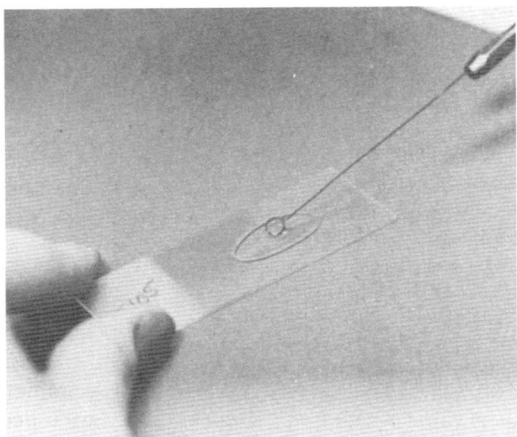

FIGURA 1.20 Técnica para preparar um esfregaço para coloração por Gram. Conforme ilustrado na Figura 1.19, a parte superior de uma colônia bacteriana isolada é tocada com uma alça de inoculação e, em seguida, sua ponta é submersa em uma gota de água ou soro fisiológico sobre uma lâmina de vidro. Em seguida, o inóculo é emulsificado e a preparação é deixada secar ao ar antes da fixação por calor e da coloração.

células bacterianas ao corante de Gram (as bactérias gram-positivas coram em azul, enquanto as gram-negativas em rosa ou vermelho), três outras características ajudam a realizar a identificação preliminar das colônias isoladas: (1) tamanho e forma das células bacterianas; (2) disposição das bactérias; e (3) existência ou inexistência de estruturas específicas (p. ex., esporos, grânulos metacromáticos, cápsula ou outras características).

De forma a realizar a identificação preliminar das bactérias isoladas, o microbiologista deve avaliar todas essas características. Na Prancha 1.3, há uma série de fotografias de microscopia com várias colorações ilustrando alguns tipos morfológicos de células e as configurações espaciais das bactérias encontradas comumente nos laboratórios clínicos.

Com as informações obtidas a partir do exame das colônias bacterianas e da coloração por Gram, o microbiologista pode então ser direcionado para determinados testes, que têm mais chances de realizar a identificação definitiva. Por exemplo, uma colônia hemolítica cremosa e elevada no ágar-sangue, que consiste em cocos gram-positivos agrupados, quase certamente é de *Staphylococcus* (Prancha 1.3 C). Uma colônia beta-hemolítica translúcida e puntiforme no ágar-sangue, que consiste em cocos gram-positivos em cadeias, tem mais chances de representar uma espécie de *Streptococcus* (Prancha 1.3 D).

Entretanto, o microbiologista não pode confiar unicamente no exame dos esfregaços corados por Gram, porque as reações à coloração podem variar, principalmente nas colônias muito jovens ou muito velhas. A morfologia das bactérias na coloração por Gram é mais característica quando os esfregaços são preparados a partir de uma subcultura em caldo mais recente (4 a 6 horas), ocasião em que as células bacterianas estão na fase de crescimento logarítmico. Em geral, a morfologia da coloração por Gram é menos característica quando os esfregaços são preparados a partir de colônias cultivadas em superfícies de ágar.

Os microbiologistas devem fornecer ao médico tantas informações preliminares quanto possível. Em determinados casos, como quando se observam bactérias em caldo de cultura com sangue ou diretamente no LCR infectado, esse tipo de informação preliminar pode ser muito útil para orientar o tratamento antibiótico específico, antes da identificação definitiva ou que se disponham dos resultados dos testes de sensibilidade aos antibióticos.

Procedimentos para identificação preliminar das bactérias isoladas. A observação e a interpretação iniciais do crescimento bacteriano nos meios de cultura devem ser usadas para determinar se o(s) microrganismo(s) recuperado(s) merece(m) ser mais bem-identificado(s) e se devem ser realizados testes de sensibilidade aos antibióticos. Em seguida, os testes subsequentes são usados com a finalidade de identificar uma bactéria isolada com base na avaliação da atividade bioquímica ou metabólica do microrganismo. Tradicionalmente, isso era realizado por meio da inoculação do isolado primário em uma série de meios ou soluções de teste diferenciados. Hoje em dia, alguns desses testes são realizados e a bactéria isolada pode ser enviada diretamente para identificação por meio da espectrometria de massa. Embora essa última técnica tenha relação favorável de custo–eficácia e economize tempo, ela não é perfeita. Por isso, a manutenção dos conhecimentos e da habilidade necessária à identificação das bactérias pelos métodos tradicionais é justificável, principalmente quando se trata de isolados com aspectos morfológicos ou outras características incompatíveis com o resultado da espectrometria de massa. Além disso, o uso da morfologia das colônias com reações essenciais (*i. e.*, testes de mancha) é um método aceito para identificar bactérias em algumas condições de cultura, conforme foi descrito no manual M32A da CLSI e a seguir; nesses casos, isso pode até evitar a necessidade de realizar espectrometria de massa.

Testes bioquímicos diretos para realizar a identificação preliminar das bactérias. Algumas observações preliminares ou um teste direto rápido pode ser realizado com as colônias selecionadas. Frequentemente, uma bactéria isolada pode ser identificada em nível clinicamente útil com base apenas nessas avaliações. Por exemplo, as propriedades de utilização da lactose dos bacilos gram-negativos podem ser avaliadas diretamente no ágar MacConkey, quando se observa a pigmentação vermelha das colônias; a produção de H_2S pode ser detectada nos ágares de Hektoen® e xilose-lisina-desoxicolato (XLD), quando se observam colônias com centros negros. A descarboxilação da lisina também pode ser considerada quando se observam colônias crescendo no ágar de XLD. Um halo vermelho ao redor da colônia, indicando reação a um pH alcalino, sugere descarboxilação da lisina.

A seguir, descrevemos alguns testes diretos que podem ser usados na identificação de colônias isoladas em placas de cultura primária:

▶ Teste da catalase. Algumas gotas de peróxido de hidrogênio a 3% são pingadas diretamente sobre uma colônia. Efervescência rápida indica formação de oxigênio molecular e torna o teste positivo (Quadro 1.1 *online*). Pode ser difícil obter resultados precisos quando o teste é realizado com colônias que crescem no ágar-sangue, tendo em vista a existência de peroxidase nos eritrócitos.[1] Contudo, a reação da

---

[1] N. R. T. Boas práticas de laboratório não recomendam essa prática. No Brasil, realizamos a prova colocando a colônia em uma lâmina que contenha água oxigenada.

peroxidase produzida pelos eritrócitos é tardia e fraca e, em geral, pode ser facilmente diferenciada das reações imediatas e intensamente ativas produzidas pelas bactérias catalase-positivas. O teste da catalase é utilizado mais comumente para diferenciar estafilococos (positivos) de estreptococos (negativos), ou espécies de *Bacillus* (positivas) de espécies de *Clostridium* aerotolerantes (negativas).

▶ Teste de solubilidade da bile. Existem dois testes utilizados comumente para determinar a solubilidade da bile. Como triagem inicial, o técnico pode pingar algumas gotas da solução de desoxicolato de sódio a 10% nas colônias supostamente de *S. pneumoniae*. As colônias dessa bactéria (também conhecida como pneumococo) desintegram-se por completo e desaparecem depois de cerca de 30 minutos (Quadro 1.2 *online*). Em alguns casos, esse teste é difícil de interpretar e o teste da solubilidade da bile em tubo pode ser realizado. Um inóculo retirado da colônia bacteriana ainda não identificada pode ser suspenso em uma solução de desoxicolato (sais biliares) a 10%, até que se alcance opacidade. O desaparecimento da opacidade dentro de 30 a 60 minutos depois da incubação a 35°C indica a lise da bactéria pela bile (Quadro 1.2 *online*). Ao mesmo tempo, deve-se testar um controle com *Streptococcus* do grupo *viridans*, que não é lisado pela bile.

▶ Teste da coagulase em lâmina. Uma colônia supostamente formada por espécies de *Staphylococcus* deve ser emulsificada com uma gota de plasma de coelho em uma lâmina de vidro. A formação de grumos bacterianos dentro de 2 minutos indica a existência de coagulase ligada e torna o resultado do teste positivo (Quadro 1.3 *online*). Um teste negativo da coagulase em lâmina deve ser seguido de um teste convencional para coagulase em tubo, se a morfologia da colônia for sugestiva de *Staphylococcus aureus* de qualquer forma. Os testes de aglutinação para detectar a proteína estafilocócica A também podem ser usados como marcador de *S. aureus*. As bactérias que apresentem morfologia compatível com *S. aureus* e sejam coagulase-positivas podem ser relatadas como *S. aureus*. Nesse caso, os tecnólogos devem estar cientes de que alguns isolados coagulase-positivos em lâmina podem ser semelhantes a *S. aureus*, de forma que pode ser necessário realizar testes adicionais. Os estafilococos coagulase-positivos comumente são referidos como tal, a menos que exista alguma razão clínica para determinar sua espécie.

▶ Teste direto da mancha de indol. Com essa técnica, uma pequena parte da colônia a ser testada é transferida do meio não seletivo (p. ex., ágar-sangue ou ágar-chocolate) para uma fita de papel-filtro, que foi ou será saturada com reagente de Kovac ou solução de *p*-dimetilamino-cianomaldeído (PACA). O aparecimento imediato de uma coloração avermelhada com o reagente de Kovac indica a existência de indol e caracteriza o teste como positivo (Quadro 1.4 *online*). A solução de PACA é mais sensível que o reagente de Kovac e uma reação positiva no teste é indicada pelo aparecimento rápido de uma coloração azulada. Em muitos laboratórios, as colônias indol-positivas, lactose-positivas e com aspecto seco, que apareçam depois de 24 horas de incubação no ágar MacConkey – principalmente com bactérias isoladas das vias urinárias – são identificadas como *E. coli* e geralmente não são realizados testes adicionais. Nesses casos, o teste da mancha de indol precisa ser realizado com as colônias que crescem em placas de ágar-sangue paralelas, porque a pigmentação das colônias lactose-positivas no ágar MacConkey dificulta a interpretação da reação de cor e o indol é um derivado do triptofano, que está presente nos meios que contêm sangue.

▶ Teste da citocromo-oxidase. Uma parte da colônia a ser testada é esfregada sobre a área impregnada com reagente de uma fita de teste para oxidase. O aparecimento imediato de uma coloração azulada indica atividade de citocromo-oxidase e confirma que o teste é positivo (Quadro 1.5 *online*). Os testes de citocromo-oxidase são úteis à classificação inicial de algumas espécies de bactérias, que formam colônias com morfologia típica. Entre as espécies bacterianas que produzem citocromo-oxidase estão as espécies de *Aeromonas*, *Plesiomonas* e *Pseudomonas*. A dimetil-oxidase é um reagente utilizado comumente nesse teste. A tetrametil-oxidase é um reagente útil para a identificação das espécies de *Pasteurella*, que são dimetil-oxidase negativas e tetrametil-oxidase positivas. Todos os membros da família Enterobacteriaceae são oxidase-negativos.

▶ Teste da MUG. O teste da MUG (4-metilumbeliferil-β-D-glicuronidase) está baseado na demonstração da produção de β-glicuronidase. Esse teste pode ser utilizado como triagem para *E. coli* e como alternativa ao teste da mancha de indol. Uma suspensão densa do microrganismo ainda não identificado é inoculada dentro do reagente MUG, que foi suspenso em tubos ou impregnado em discos desidratados. O reagente emite fluorescência originada da liberação de 4-metilumbeliferona na presença de glicuronidase. O indol também pode ser detectado acrescentando-se o reagente de indol de Kovac ao tubo com MUG, tornando esse teste combinado uma técnica valiosa para realizar a triagem dos bacilos entéricos fermentadores de lactose.

▶ Teste do PYR. O substrato L-pirrolidol-b-naftilamida (PYR) oferece um método simples para a identificação rápida dos enterococos. A formação de uma coloração avermelhada depois de acrescentar o reagente N,N-metilamino-cianomaldeído indica positividade do teste com PYR. Esse teste é utilizado principalmente para determinar o gênero *Enterococcus*, mas outras bactérias (p. ex., *S. pyogenes*) também são positivas (Quadro 1.6 *online*).

Identificação das espécies bacterianas e seleção das características diferenciais. A caracterização final de uma bactéria isolada desconhecida geralmente é realizada pela pesquisa de sistemas enzimáticos típicos de cada espécie. Esses sistemas enzimáticos são detectados inoculando-se uma pequena parte de uma colônia bacteriana bem-isolada em uma série de meios de cultura, que contêm substratos e indicadores químicos específicos. A utilização dos substratos pelo microrganismo pode mostrar alterações na cor do meio, provocadas por mudanças no pH ou pela produção de subprodutos específicos. O microbiologista clínico precisa selecionar os conjuntos apropriados de características diferenciais, que lhe permitam identificar cada grupo de bactérias. Um dos avanços principais da microbiologia diagnóstica foi a miniaturização dos sistemas bioquímicos, de forma que várias características podem ser examinadas rapidamente e a um custo relativamente pequeno. Antes desses avanços, um número limitado de testes era realizado em tubos ou placas macroscópicas e, em seguida, eram realizados testes adicionais com base nos resultados iniciais. Esse processo era lento, dispendioso e mais sujeito a erros que as técnicas modernas.[87]

Identificação dos microrganismos utilizando espectrometria de massa. A comercialização de equipamentos de espectrometria de massa aprovados pela FDA (Food and Drug Administration) dos EUA com suas "bibliotecas" associadas de microrganismos alterou a forma como os microbiologistas identificam microrganismos. Não seria exagero dizer que a identificação de algumas bactérias (p. ex., *Listeria monocytogenes*), que demorava dias e custava alguns dólares, hoje pode ser concluída em minutos por alguns centavos. Existem vários tipos e modificações da espectrometria de massa. O método *time-of-flight* por dessorção/ionização a *laser* em matriz (MALDI-TOF; do inglês, *matrix-assisted laser desorption/ionization time of flight*) e seu equipamento são usados para identificar microrganismos em dois sistemas aprovados pela FDA e disponíveis no comércio.

Em resumo, os microrganismos são colocados em uma matriz física e ionizados por um *laser*. As biomoléculas (especialmente proteínas) são aceleradas e separadas e o *time of flight* (tempo de voo) é registrado para cada molécula. O somatório dos sinais de "tempo de voo" das moléculas de um microrganismo cria um espectro, que se correlaciona precisamente com a identidade de um microrganismo. Ele também é confiável e reprodutível e os fabricantes tornaram os equipamentos simples de usar. Existem algumas limitações bem conhecidas, que devem ser levadas em consideração nos procedimentos laboratoriais que utilizam esses equipamentos, o que não é diferente de qualquer outra tecnologia. Vários manuscritos e publicações comprovaram a capacidade desses equipamentos de identificar corretamente vários grupos de microrganismos, de forma que sejam incorporados relevantemente ao laboratório clínico.[II]

Identificação de outros microrganismos além de bactérias

Fungos. Os fungos têm algumas características em comum com as bactérias e abordagens semelhantes são usadas para sua identificação. Alguns testes de triagem são utilizados comumente nos fungos isolados para identificar ou excluir microrganismos recuperados comumente e/ou especialmente importantes. O teste do tubo germinativo tem sido o procedimento de triagem principal para *Candida albicans* há muitos anos, embora esteja demonstrado que *Candida dubliniensis* também produza resultado positivo nesse teste. O teste da urease, inclusive uma versão rápida, é outro teste de triagem utilizado comumente. Em geral, esse teste é realizado para examinar isolados respiratórios, porque o patógeno mais comum (*Cryptococcus neoformans*) produz urease, enquanto os fungos comensais mais frequentes não possuem essa enzima (com raras exceções). Tradicionalmente, as características morfológicas do fungo isolado são examinadas (morfologia em ágar fubá) em conjunto com o perfil de assimilação e/ou fermentação para estabelecer a identificação definitiva. O uso da espectrometria de massa no laboratório clínico está alterando a abordagem usada na identificação rotineira, em grande parte evitando a necessidade de realizar algumas reações bioquímicas e a avaliação em ágar fubá. Nos próximos anos, pesquisadores desenvolverão uma abordagem baseada em evidências para a identificação de fungos utilizando essa tecnologia.

Entretanto, o elemento fundamental da identificação dos bolores isolados é o exame morfológico das características reprodutivas predominantemente assexuadas. Testes bioquímicos e estudos de temperatura desempenham função complementar, mas em alguns casos são necessários para identificar a espécie do fungo. A aplicação da espectrometria de massa para identificar fungos filamentosos tem sido estudada, considerando que a avaliação morfológica também é rápida e pouco dispendiosa para os profissionais que dispõem das habilidades necessárias.

Micobactérias. As abordagens tradicionais adotadas para identificar bactérias especializadas também se aplicam às micobactérias. Entretanto, os testes bioquímicos são consideravelmente mais difíceis com as micobactérias do que com as bactérias comuns, especialmente em razão do tempo de incubação mais longo necessário para o crescimento suficiente para a realização dos testes. A maioria dos diretores de laboratório prefere encaminhar esses espécimes aos laboratórios especializados para identificação e/ou testes de sensibilidade, ou usar técnicas moleculares. As sondas de DNA estão disponíveis no mercado para várias micobactérias mais comumente encontradas. Essas sondas são particularmente úteis para a identificação ou exclusão rápida de *M. tuberculosis* depois da detecção de crescimento de micobactérias. A reação da cadeia de polimerase (PCR; do inglês, *polymerase chain reaction*) de grande amplitude e, em seguida, o sequenciamento do DNA são os padrões utilizados na identificação das micobactérias em alguns laboratórios de referência ou de porte maior. A espectrometria de massa também foi avaliada e pode ser usada para identificar micobactérias em alguns casos. A função definitiva dessa tecnologia no laboratório de micobacteriologia rotineira ainda não foi definida.

Parasitas. A triagem de alguns parasitas (p. ex., *Giardia* e *Cryptosporidium*) pode ser realizada eficazmente por meio de imunoensaios disponíveis no comércio. Nos demais casos, a caracterização dos parasitas é baseada em seu exame morfológico. As culturas para parasitas raramente são realizadas.

Vírus. Como são patógenos intracelulares obrigatórios, os vírus requerem uma abordagem diagnóstica muito diferente. Embora as técnicas de cultura celular fossem utilizadas tradicionalmente para detectar vírus, elas têm sido substituídas por métodos moleculares mais sensíveis. As técnicas mais utilizadas para diagnosticar vírus incluem a caracterização de antígenos e ácidos nucleicos.

Testes de sensibilidade aos antimicrobianos. Em muitos aspectos, determinar a sensibilidade dos patógenos a antimicrobianos apropriados é a tarefa mais importante realizada nos laboratórios de microbiologia clínica. O Boxe 1.11 descreve alguns dos fatores que devem ser avaliados, quando se considera a realização dos testes de sensibilidade.

Na maioria dos casos, o teste de sensibilidade aos antimicrobianos é utilizado para orientar o tratamento das infecções bacterianas e micobacterianas (Capítulos 17 e 19). Os microbiologistas clínicos precisam assegurar que o teste seja realizado com isolados apropriados por vários métodos. A conduta mais fácil é submeter-se a um médico insistente, que exige a realização de testes com um microrganismo isolado, para o qual não existem padrões interpretativos, mas o microbiologista deve resistir a essa tentação utilizando abordagens baseadas em evidência e, se necessário, solicitar a ajuda de outros colegas.

[II]N. R. T. No Brasil, encontramos equipamentos aprovados pela Agência Nacional de Vigilância Sanitária (Anvisa).

Os testes para bactérias anaeróbias, fungos e vírus podem ser necessários em determinadas situações, mas não rotineiramente. Quando esses microrganismos são testados, é importante que um médico experiente capaz de interpretar os resultados adequadamente esteja envolvido no cuidado prestado ao paciente.

Boxe 1.11

Fatores envolvidos nos testes de sensibilidade

Fator	Critérios
Bactéria isolada	Patógeno potencial isolado de um espécime válido (i. e., provavelmente não representa a microbiota colonizadora)
Sensibilidade	Imprevisível quanto ao agente infeccioso e ao antimicrobiano
Condição clínica	Há indicação para tratamento antimicrobiano
Padrões de interpretação	Existem critérios validados para determinar o significado clínico do resultado

Uso dos resultados do teste de sensibilidade no controle de qualidade dos resultados da identificação. Algumas bactérias têm sensibilidade previsível a determinados fármacos e não precisam ser testadas. Outras têm padrões de sensibilidade característicos, que não são suficientemente invariáveis para evitar a realização do teste. Entretanto, esses padrões podem ser usados como verificação da caracterização taxonômica. Por exemplo, nos casos típicos, *K. pneumoniae* é resistente à ampicilina, mas é sensível às cefalosporinas de primeira geração. Por outro lado, as espécies de *Enterobacter* geralmente são resistentes a esses dois grupos de antibióticos. Caso uma bactéria isolada seja identificada como *Enterobacter*, mas seja sensível a esses antibióticos, os resultados devem ser colocados em dúvida. Os testes de identificação e sensibilidade devem ser repetidos, porque provavelmente houve algum erro. Em condições ideais, o teste repetido deve utilizar um método diferente do que foi usado inicialmente.

Abordagens com relação custo–eficácia favorável na fase analítica. Na fase analítica, os recursos podem ser utilizados eficientemente quando se enfatizam várias áreas. É possível usar protocolos abreviados para identificar determinados microrganismos (Tabela 1.15). A CLSI publicou

Tabela 1.15 Identificação presuntiva de bactérias e fungos.

Situação	Protocolo de teste abreviado	Identificação
Bactéria gram-negativa, não dispersiva, oxidase-negativa e beta-hemolítica no ágar-sangue de carneiro[a]	Nenhum teste adicional	*Escherichia coli*
Bactéria gram-negativa, não dispersiva, oxidase-negativa, não hemolítica no ágar-sangue de carneiro e fermentadora de lactose[a]	PYR-negativa	*Escherichia coli*
Bactéria gram-negativa, não dispersiva, oxidase-negativa, não hemolítica no ágar-sangue de carneiro, não fermentadora de lactose[a]	MUG-positiva	*Escherichia coli*
Bacilos ou cocobacilos gram-negativos pequenos, recuperados do líquido cefalorraquidiano ou de espécimes das vias respiratórias; crescimento em CO_2 a 50% em ágar-chocolate, mas não no ágar-sangue de carneiro[a]	Resultado negativo no teste rápido para síntese de porfirina	*Haemophilus influenzae* (não pode ser diferenciado de *Haemophilus hemolyticus*, que não é um patógeno humano comum)
Diplococos gram-negativos, oxidase-positivos, crescimento em ágar-chocolate e ágar-sangue de carneiro[a]	Resultado positivo no teste da butirato-esterase ou de DNase	*Moraxella catarrhalis*
Bacilos gram-negativos, oxidase-negativos, não fermentadores de lactose, crescimento difuso no ágar-chocolate ou ágar-sangue de carneiro[a]	Indol-positivo	*Proteus vulgaris*
Bacilos gram-negativos, oxidase-negativos, não fermentadores de lactose, crescimento difuso no ágar-chocolate ou no ágar-sangue de carneiro[a]	Indol-negativos; sensíveis à ampicilina	*Proteus mirabilis*
Bacilos gram-negativos, oxidase-negativos, não fermentadores de lactose, crescimento difuso no ágar-chocolate ou no ágar-sangue de carneiro[a]	Indol-negativos; resistentes à ampicilina, maltose-negativos; ornitina-positivos	*Proteus mirabilis*
Bacilos gram-negativos, oxidase-negativos, não fermentadores de lactose, crescimento difuso no ágar-chocolate ou no ágar-sangue de carneiro[a]	Indol-negativos; resistentes à ampicilina; maltose-positivos; ornitina-negativo	*Proteus penneri*
Bacilos gram-negativos, oxidase-positivos, odor típico de uvas Concórdia, morfologia típica das colônias (brilho metálico, esverdeada/avermelhada/preta, mucoide)[a]	Nenhum teste adicional	*Pseudomonas aeruginosa* (algumas cepas raras de *Aeromonas* podem ser semelhantes, mas são indol-positivas no teste da mancha)
Cocos gram-positivos em grupos; catalase-positivos; colônias opacas e cremosas no ágar-sangue de carneiros (cor acentuada no ágar-chocolate)[a]	Resultado positivo no teste da coagulase em lâmina e/ou teste em tubo de 4 h	*Staphylococcus aureus* (*Staphylococcus* coagulase-positivo); raramente, outros estafilococos podem ter resultado positivo no teste da coagulase em lâmina

(continua)

Tabela 1.15 Identificação presuntiva de bactérias e fungos (*continuação*).

Situação	Protocolo de teste abreviado	Identificação
Cocos gram-positivos em pares e cadeias curtas; catalase-negativos; geralmente com uma zona estreita de β-hemólise[a]	PYR-positivos	*Enterococcus* spp.; a impossibilidade de crescerem bem a ponto de realizar testes de sensibilidade sugere que a bactéria isolada possa ser de outro gênero
Cocos gram-positivos em pares e cadeias; catalase-negativos; geralmente com uma zona estreita de β-hemólise[a]	Resultado positivo no teste rápido do hipurato; teste positivo na mancha de CAMP; ou resultado positivo no teste de aglutinação do látex com antissoro específico	*Streptococcus agalactiae* (grupo B); os enterococos beta-hemolíticos podem ser hipurato-positivos, mas também são PYR-positivos
Cocos gram-positivos em pares e cadeias curtas; catalase-negativos; alfa-hemolíticos no ágar-sangue de carneiro; nos casos típicos, colônias mucoides ou com formato de "enxadrezado"	Resultado positivo no teste em tubo ou mancha de solubilidade da bile	*Streptococcus pneumoniae*
Cocos gram-positivos em pares e cadeias; catalase-negativos; beta-hemolíticos em ágar-sangue de carneiro com zona ampla de hemólise; em geral, colônias secas e pequenas em comparação com a área de hemólise[a]	PYR-positivos ou resultado positivo no teste de aglutinação do látex com antissoro específico	*Streptococcus pyogenes* (grupo A); algumas cepas de enterococos beta-hemolíticos têm morfologia de colônias diferente e não fazem aglutinação do látex
Bacilos gram-negativos pequenos; oxidase-positivos; morfologia da colônia em "gota de orvalho" no ágar-sangue de carneiro com depressão do ágar; odor de água sanitária	Nenhum teste adicional	*Eikenella corrodens*
Bacilos ou cocobacilos regulares gram-negativos com colônias (> 1 mm) no ágar-sangue anaeróbio e dimensões reduzidas nos ágares LKV e BBE; nenhum crescimento no ágar-chocolate com CO_2 a 5%[a]	Nenhum teste adicional é essencial; o padrão dos discos pode ser usado (resistente à penicilina e canamicina; sensível à rifampicina) como evidência adicional	Grupo de *Bacteroides fragilis*
Bacilos gram-negativos finos, pontiagudos e fusiformes; colônias opalescentes ou esfarinhadas no ágar-sangue anaeróbio; nenhum crescimento no ágar de BBE; nenhum crescimento no ágar-chocolate com CO_2 a 5%[a]	Resultado positivo no teste da mancha de indol	*Fusobacterium nucleatum*
Bacilos gram-negativos; colônias pequenas (< 1 mm) no ágar-sangue anaeróbio e no ágar de BBE depois da incubação por no mínimo 48 h; nenhum crescimento no ágar-chocolate com CO_2 a 5%; ponto negro no centro da colônia em razão da produção de H_2S[a]	Teste da catalase fortemente positivo	*Bilophila wadsworthia*
Cocobacilos gram-negativos pequenos; colônias negras ou com fluorescência vermelho-tijolo (sob luz UV de comprimento de onda longo) no ágar de LKV; colônias translúcidas ou opacas pequenas no ágar de BAP anaeróbio; nenhum crescimento no ágar-chocolate com CO_2 a 5%[a]	Nenhum teste adicional necessário	*Prevotella* spp.; *Prevotella intermedia* se o teste do indol em mancha for positivo
Bacilos gram-negativos cocobacilares pequenos; colônias translúcidas ou opacas pequenas no ágar de BAP anaeróbio com fluorescência vermelho-tijolo sob luz UV de comprimento de onda longo; nenhum crescimento no ágar-chocolate com CO_2 a 5%[a]	Resultado positivo no teste de mancha do indol	*Porphyromonas* spp.
Bacilos gram-negativos finos, colônias transparentes e planas, que formam depressões no ágar de BAP anaeróbio; nenhum crescimento no ágar de LKV; nenhum crescimento no ágar-chocolate incubado com CO_2 a 5%; catalase-negativos; urease-positivos[a]	Nenhum teste adicional necessário	*Bacteroides ureolyticus*
Diplococos gram-negativos minúsculos; colônias transparentes ou opacas pequenas (< 1 mm) no ágar de BAP anaeróbio com fluorescência vermelha sob luz UV de comprimento de onda longo; nenhum crescimento no ágar de BBE ou no ágar-chocolate com CO_2 a 5%[a]	Nenhum teste adicional necessário	*Veillonella* spp.
Bactérias gram-positivas ou com reatividade variável ao Gram, células grandes em formato de vagão com extremidades rombas; colônias irregulares grandes (> 2 mm) com uma zona dupla de β-hemólise no ágar de BAP anaeróbio; nenhum crescimento no ágar de LKV ou BBE; nenhum crescimento no ágar-chocolate com CO_2 a 5%; catalase-negativos[a]	Nenhum teste adicional necessário	*Clostridium perfringens*

(*continua*)

Tabela 1.15 Identificação presuntiva de bactérias e fungos (*continuação*).

Situação	Protocolo de teste abreviado	Identificação
Bacilos gram-positivos finos com esporos subterminais dilatados; crescimento difusamente homogêneo no ágar de BAP anaeróbio; nenhum crescimento no ágar de LKV ou BBE; nenhum crescimento no ágar-chocolate com CO_2 a 5%; catalase-negativos; resultado negativo no teste da mancha de indol	Nenhum teste adicional necessário	*Clostridium septicum*
Bacilos gram-positivos finos com esporos subterminais; crescimento equivalente no ágar de BAP anaeróbio e no ágar-chocolate com CO_2 a 5%; catalase-negativos	Nenhum teste adicional necessário	*Clostridium tertium*
Bacilos gram-negativos corineformes pleomórficos; colônias opacas semelhantes ao esmalte branco, pequenas (1 a 2 mm) no ágar de BAP anaeróbio; catalase-positivos; resultado positivo no teste da mancha de indol[a]	Nenhum teste adicional necessário	*Propionibacterium acnes*
Leveduras em processo de germinação[a]	Resultado positivo no teste de germinação em tubo em menos de 3 h; ou projeções miceliais a partir das colônias nos meios contendo sangue incubado por < 24 h (*C. dublinienses* é outra levedura com teste positivo de germinação em tubo)	*Candida albicans*
Leveduras esféricas em processo de germinação; colônias geralmente mucoides[a]	Resultado positivo no teste rápido da oxidase do fenol	*Cryptococcus neoformans* (*Cryptococci* podem ser excluídos nas colônias com teste rápido negativo da urease)

[a]Baseada nas recomendações consensuais da referência 26.

recomendações consensuais quanto a determinadas abordagens.[26] A Tabela 1.16 resume outros meios recomendados para otimizar os recursos. O fundamento filosófico dessas abordagens é o foco nos resultados que possam ser interpretados corretamente e que possibilitem o melhor tratamento para o paciente. Um princípio teórico é pensar sobre os espécimes em duas categoriais gerais: (1) aqueles a partir dos quais os microrganismos isolados têm grandes chances de ser patogênicos; e (2) aqueles a partir dos quais os microrganismos isolados não podem ser interpretados confiavelmente. Quando um microbiologista dedica a mesma atenção a essas duas categorias, é certamente possível que tantos recursos sejam consumidos com espécies de significado questionável, que os espécimes mais importantes fiquem prejudicados.

Todo microbiologista clínico precisa tomar decisões relativas ao laboratório, dependendo das condições locais. A primeira consideração é evitar fornecer resultados que possam ser mal-interpretados. Um resultado indicando "microbiota mista, ou nenhum patógeno identificado em definitivo" provavelmente estimula a coleta de outro espécime potencialmente melhor, ou leva ao tratamento do paciente com base nos patógenos que provavelmente causam essa infecção específica. Colocar um nome em um microrganismo isolado que, na verdade, faz parte da microbiota colonizadora ou contaminante confere a esse microrganismo mais crédito que ele merece. Em muitos casos, isso resulta na solicitação dos testes de sensibilidade. O acréscimo dos resultados dos testes de sensibilidade acentua a dificuldade e indica a necessidade de tratamento.

A questão então é saber: "O que é microbiota bacteriana mista?" O conhecimento dos tipos de bactérias que colonizam as superfícies do corpo humano e uma base sólida sobre os princípios da microbiologia clínica são essenciais a essa decisão. Por exemplo, é importante reconhecer que *S. pyogenes* é um patógeno potencial importante, independentemente de quantas espécies adicionais estão presentes; quaisquer colônias beta-hemolíticas devem ser avaliadas quanto à presença do antígeno estreptocócico A. Schreckenberger e Miller sugeriram como diretriz básica a "Regra dos Três".[81,103] Esses autores sugeriram que um ou dois patógenos potenciais devam ser avaliados, mesmo quando se encontram junto com a microbiota, mas que três ou mais patógenos potenciais não devam ser avaliados.

A diretriz da "Regra dos Três" é um recurso útil, mas o microbiologista deve ter bom senso. Por exemplo, essa regra não se aplica automaticamente às biopsias de tecidos ou aos líquidos e pus aspirados. No trato urinário, uma mistura de três ou mais microrganismos de qualquer tipo sugere contaminação pela microbiota vaginal ou perineal; mesmo que um patógeno potencial faça parte desta mistura e não predomine, é difícil estar seguro de que a análise fornecerá informações válidas. Em alguns casos, a relação quantitativa entre os microrganismos da mistura pode fornecer algum indício. Quando há predomínio inequívoco de um ou possivelmente dois microrganismos, comumente é razoável avaliar e relatar esses microrganismos, assim como a presença da microbiota mista.

É importante ressaltar que, quando um microbiologista examina uma placa de ágar e descobre que há tipos bacterianos mistos, na verdade ele está observando vários tipos de colônias bacterianas (morfotipos). Em geral, essas colônias visualmente diferentes representam espécies (ou mesmo gêneros) diferentes, mas também podem representar variantes fenotípicas de um microrganismo com o mesmo genótipo. A única forma de ter certeza de que foram isoladas várias espécies de bactérias é identificar todas elas, quando então certamente todo o trabalho terá sido realizado. Na prática, precisamos ter bom senso para determinar se as colônias são suficientemente diferentes para justificar a caracterização do

Tabela 1.16 Algumas abordagens recomendadas para aperfeiçoar as identificações realizadas no laboratório.

Categoria	Norma proposta[a]
Repetir as culturas dos espécimes retirados de focos *não estéreis* dentro de determinado período de tempo	Encaminhar os espécimes subsequentes para avaliação prévia; se o espécime subsequente tiver sido inoculado em um meio e houver diferenças significativas em comparação com o espécime original, consulte o médico solicitante quanto à conduta subsequente
Culturas que contêm microbiota mista (*i. e.*, flora mista) obtida de um foco *não estéril*, especialmente quando foi enviado em *swab*; pouca ou nenhuma inflamação visível no esfregaço corado por Gram	Relatar como microbiota gram-positiva/gram-negativa mista
Culturas que contêm microbiota mista obtida de um foco *não estéril*, especialmente quando foi enviado em *swab*; indícios de inflamação moderada a grave	Relatar como microbiota gram-positiva/gram-negativa mista; acrescentar um comentário para que o médico solicite parecer do laboratório dentro de alguns dias (predeterminado) para processamento adicional
Culturas que contêm microbiota mista obtida de um foco *não estéril*, especialmente quando foi enviado em *swab*; indícios de inflamação moderada a grave; um único patógeno potencial predominante	Relatar a identificação do patógeno predominante e a presença de microbiota mista; realizar testes de sensibilidade antimicrobiana com o patógeno predominante, ou acrescentar um comentário para que o médico solicite ao laboratório testes de sensibilidade
Leveduras isoladas em cultura mista com bactérias obtidas de um foco *não estéril* ou *potencialmente contaminado*, inclusive uma ferida ou líquido peritoneal	Relatar a presença da levedura; considerar o acréscimo de um comentário para que o médico solicite ao laboratório processamento adicional
Microbiota mista nas amostras de urina obtidas por técnica de coleta limpa ou cateter de longa permanência	Relatar como microbiota gram-positiva/gram-negativa mista; acrescentar um comentário sugerindo: (1) repetir a coleta por cateterização intermitente, se houver indicação clínica e o paciente não estiver com um cateter de longa permanência; ou (2) notificar o laboratório se o paciente tiver um cateter de longa permanência e necessitar de tratamento antimicrobiano
Microbiota mista com um único patógeno predominante nas amostras de urina obtidas por técnica de coleta limpa ou cateter de longa permanência	Avaliar o patógeno predominante; acrescentar um comentário indicando a existência de microbiota mista
Microbiota vaginal mista	Relatar apenas a existência ou inexistência de patógenos vaginais comprovados, que são demonstrados mais claramente por cultura; ou seja, *Listeria monocytogenes*, *Streptococcus agalactiae* (nas mulheres em idade reprodutiva), *Streptococcus pyogenes*, *Staphylococcus aureus* (se houver suspeita da síndrome do choque séptico) e leveduras. Os testes de sensibilidade raramente são necessários
Microbiota mista obtida de um cateter intravascular	Relatar a microbiota gram-positiva/gram-negativa mista e considerar o acréscimo de um comentário para que o médico solicite ao laboratório processamento adicional
Isolamento de bactérias semelhantes *Haemophilus influenzae* ou *Moraxella catarrhalis* no escarro expectorado	Continuar a identificação e relatar o resultado apenas se o microrganismo for demonstrado em um esfregaço concomitante corado por Gram com neutrófilos polimorfonucleares associados, ou for o microrganismo predominante

[a] Uma prática recomendável é preservar os espécimes que não sejam avaliados completamente por um período mínimo de 24 horas. Se for possível, conservar o restante do espécime por no mínimo 7 dias. Conservar as placas de ágar que não tenham sido avaliadas completamente por algum tempo. Sete dias é um período conveniente para conservar essas placas, porque todas as placas de um mesmo dia podem ser armazenadas e descartadas juntas depois de 1 semana.

crescimento como misto e reconhecer que, algumas vezes, podemos estar errados.

Uma abordagem prática a essas situações é oferecer ao médico a possibilidade de solicitar que as bactérias isoladas sejam avaliadas, ou iniciar um diálogo antecipadamente, seja por contato telefônico direto ou por uma comunicação por escrito no prontuário do laboratório. Armazenar as placas é uma questão mais simples que identificar todas as bactérias da mistura quando o médico solicita a identificação de um subtipo específico. Quando as placas são reunidas diariamente e armazenadas por 7 dias, os espécimes vencidos podem ser descartados facilmente. Se houver discórdia quanto à avaliação adicional de um espécime, para o microbiologista é melhor que o espécime tenha sido conservado que descartado.

As técnicas e as interpretações dos procedimentos relacionados antes estão descritas com mais detalhes nos capítulos subsequentes. Na era da contenção de custos, é fundamental que os microbiologistas apliquem suas habilidades de observação e usem algumas características selecionadas para identificar presuntivamente, sempre que isto for possível, as espécies bacterianas envolvidas. O desenvolvimento dessa experiência microbiológica também pode ajudar a verificar os resultados obtidos com os sistemas de *kits* pré-acondicionados ou dos instrumentos automatizados. Em alguns casos, os números dos biotipos analisados por esses sistemas podem ser discordantes das características das colônias, da morfologia da coloração por Gram e/ou dos "testes bioquímicos rápidos" (*spots*). Nesses casos, outros testes podem ser solicitados para evitar a emissão de um relatório equivocado.

Fase pós-analítica

Comunicação dos resultados. Os laudos com os resultados das culturas de microbiologia devem ser comunicados tão logo se disponha de informações úteis. Cada diretor de laboratório deve definir quais resultados serão considerados "urgentes". A comunicação desses resultados e as ações adotadas pelos médicos devem ser monitoradas, porque elas serão revisadas durante uma inspeção da Joint Commission para acreditação hospitalar. O próximo grupo consiste nos resultados considerados importantes, mas não necessariamente urgentes. Nem sempre há concordância quanto ao que deva ser caracterizado como urgente *versus* importante; isso é uma decisão do serviço de saúde local. A Tabela 1.17 relaciona alguns exemplos de resultados "urgentes" e "importantes". A elaboração dessa lista varia acentuadamente, dependendo da população de pacientes atendidos, dos recursos do sistema de informação da instituição e dos padrões de prática dos médicos que utilizam o laboratório. Além dessas duas categorias definidas, por ocasião em que um exame é solicitado, o médico deve ter a oportunidade de solicitar por telefone um resultado de qualquer cultura.

Os resultados "urgentes" sempre devem ser transmitidos por telefone ao médico solicitante. Pedir à pessoa que recebe a informação para repetir (*i. e.*, ler novamente o que foi dito) a informação recebida e documentar a quem foi transmitida devem ser medidas incluídas no procedimento padrão para comunicação dos resultados urgentes. Em geral, os resultados "importantes" também são transmitidos por telefone à equipe médica, mas ocasionalmente podem ser passados por um meio eletrônico. O risco dessa última abordagem é assegurar que alguém que possa agir com base na informação realmente a recebeu. A consideração mais importante é que todas as partes envolvidas compreendam as normas de comunicação e a responsabilidade de cada participante. O sigilo dos dados do paciente sempre deve ser assegurado, porque um resultado pode ser acessado por pessoas não autorizadas (p. ex., enviar resultados por fax apenas para os aparelhos do consultório). Uma boa prática é ter um protocolo de transmissão dos resultados por telefone, que especifique quem pode recebê-los, caso o médico responsável não esteja disponível; este protocolo deve ser aceito pelos médicos e pelos profissionais do laboratório.

Como norma geral, os resultados preliminares e parciais devem ser transmitidos em tempo hábil. Por exemplo, os resultados preliminares das culturas negativas para bactérias devem ser enviados dentro de 24 a 48 horas. O intervalo necessário à transmissão dos resultados iniciais de outros tipos de microrganismos varia com a rapidez de crescimento (p. ex., semanalmente com as micobactérias; 2 vezes na primeira semana e, em seguida, semanalmente com os fungos). Um resultado parcial de "cultura negativa" pode ser útil, porque o médico pode desejar reavaliar o paciente, enquanto aguarda o resultado definitivo. Os resultados definitivos devem ser enviados tão logo seja possível; com a maioria das culturas bacterianas, 48 horas é uma meta razoável. Na maioria dos casos, os resultados preliminares e finais são conservados no SIL (sistema de informação do laboratório), que mantém uma interface com o sistema de informação do hospital (SIH). À medida que os resultados são atualizados ou finalizados no SIL, eles devem aparecer quase instantaneamente no SIH e estar disponíveis ao médico. É importante assegurar que os resultados passem livremente por essa interface e que o formato esperado permaneça sem alterações. Essa garantia pode ser incorporada à lista de verificações, que é utilizada quando se introduzem exames novos ou validam sistemas informatizados novos.

Interações com os epidemiologistas. Os microbiologistas desempenham um papel importante em salvaguardar a saúde dos pacientes e do público em geral.[52,89] Por lei, alguns agentes infecciosos devem ser relatados às autoridades de saúde pública; a lista desses patógenos varia em cada estado norte-americano e deve estar disponível no laboratório. Hoje em dia, os resultados são basicamente eletrônicos. Dentro da instituição, relações semelhantes devem ser cultivadas com

Tabela 1.17 Lista sugerida de resultados "urgentes" e "importantes".[a]

Resultados "urgentes"	Resultados "importantes"
Hemoculturas positivas	Culturas positivas de tecidos e líquidos, exceto sangue e líquido cefalorraquidiano
Culturas positivas de líquido cefalorraquidiano	Patógenos fecais
Esfregaços positivos para microrganismos álcool-acidorresistentes	Esfregaço positivo para outros parasitas, exceto *Plasmodium* spp.
Mycobacterium tuberculosis	Presença de patógenos sexualmente transmissíveis
Plasmodium spp., especialmente *P. falciparum*[III]	*Streptococcus agalactiae*, se for isolado com base no protocolo de cultura pré-liberação
Streptococcus pyogenes isolado de focos normalmente estéreis ou região genital	*Streptococcus pyogenes* isolado em culturas de orofaringe
Streptococcus agalactiae isolado de uma área genital de uma gestante a termo	Culturas positivas para vírus patogênicos
Herpes-vírus simples isolado de um foco genital de uma gestante a termo	Cultura positiva para fungos dimórficos
	Teste positivo para antígeno ou ácido nucleico realizado diretamente com espécimes clínicos
	Resultados clinicamente inesperados, mas que podem ser importantes sob o ponto de vista médico (p. ex., isolamento de um patógeno incomum ou inesperado, que pode ou não estar coberto pelo tratamento empírico)

[a]Esta lista abrange recomendações; ela deve ser modificada quando apropriado, de acordo com as condições locais.
[III] N. R. T. No Brasil, a importância está para *P. vivax*.

os epidemiologistas do hospital ou do sistema de saúde. Em geral, esses profissionais são conhecidos como especialistas em controle ou prevenção de infecções, cargo normalmente exercido por infectologistas. Os epidemiologistas revisam periodicamente determinados resultados do laboratório. Além disso, os microbiologistas devem ficar atentos aos padrões incomuns de isolamento, que mereçam ser mencionados aos epidemiologistas, de forma a avaliar a necessidade de intervenções adicionais. Por exemplo, quando uma bactéria específica (p. ex., *Serratia marcescens*) é isolada com frequência mais alta em determinado setor (p. ex., unidade de cuidados intensivos neonatais), o microbiologista deve alertar o epidemiologista desse fato, porque existe possibilidade de ser um surto e provavelmente é necessária alguma intervenção. Em alguns casos, a tipagem molecular da cepa pode ser realizada para aumentar a qualidade das investigações epidemiológicas. Testes adicionais podem ser efetuados no laboratório local ou em um laboratório de referência, dependendo da experiência disponível.[IV]

Análise dos resultados. Cabe ao diretor do laboratório fornecer relatórios de *performance* aos médicos sobre alguns parâmetros importantes do desempenho do laboratório (Boxe 1.12). Quando os sistemas de informação locais têm esse recurso, o relatório deve ser passado preferencialmente a cada médico ou grupos de médicos (p. ex., grupos de especialistas). O instrumento definitivo para o controle de qualidade por parte dos médicos é receber boletins com a descrição da utilização do laboratório por eles e os resultados fornecidos aos pacientes deles (p. ex., frequência e porcentagem de exames positivos) em comparação com outros médicos. Elaborar esses relatórios é um desafio: a dificuldade está em assegurar que os profissionais comparados atendem a grupos de pacientes realmente equivalentes. Os estudos do "tempo de resposta" (TDR) são mais problemáticos em microbiologia que nas outras áreas do laboratório, porque os atrasos são inerentes à geração dos resultados microbiológicos. Entretanto, alguns exames (p. ex., testes diretos com espécimes clínicos) prestam-se mais à análise do TDR. Um resumo dos resultados dos testes de sensibilidade deve ser fornecido anualmente. O conhecimento da frequência da resistência aos antimicrobianos das bactérias isoladas comumente em determinado setor é importante para orientar o tratamento empírico.

Conservação das amostras e dos resultados. As diretrizes locais e nacionais quanto à conservação das requisições e dos resultados devem ser seguidas, mas diferem quanto ao tipo de espécime e à condição clínica.

Depois do processamento do espécime e de sua inoculação nos meios apropriados, o restante da amostra deve ser refrigerado, no mínimo até que a cultura bacteriana esteja pronta. Em geral, os espécimes são mantidos por alguns dias depois do envio, na eventualidade de o médico desejar exames adicionais. Embora isso ajude a evitar a recoleta de espécimes, é importante salientar que a refrigeração dificulta o isolamento de alguns microrganismos (p. ex., o isolamento de *N. meningitidis* diminui quando a amostra é mantida a 4°C). Em condições ideais, as amostras de tecidos devem ser congeladas a –70°C para uso eventual no futuro, o que é impraticável para a maioria dos laboratórios. A conservação dos espécimes clínicos é importante, porque análises subsequentes (p. ex., exame histológico) podem revelar a existência de um patógeno até então insuspeito (p. ex., micobactérias, vírus ou fungos) e culturas desses patógenos podem ser tentadas. Quando essas culturas são bem-sucedidas, a conservação do espécime evita a necessidade de colher outra amostra, que pode exigir um procedimento invasivo.

Os isolados de hemoculturas devem ser mantidos por 30 dias no mínimo. Em condições ideais, todas as culturas positivas devem ser conservadas por algum tempo (p. ex., 7 dias) para análises adicionais (inclusive outros testes de sensibilidade) se houver indicação clínica. Algumas instituições armazenam microrganismos isolados de hemoculturas clinicamente significativos a –70°C por períodos longos. Vários métodos foram descritos para armazenar isolados microbianos.[95] Em nosso serviço, descobrimos que o expediente simples de uma alça de semeadura com bactéria mergulhada em caldo de soja-tripticase com glicerol entre 15 e 20% é um método simples para preservar a maioria dos fungos e das bactérias isolada. Os fungos podem ser mantidos em culturas em tubos de ensaio com caldos ou meio com ágar inclinado (*slants*, em inglês) sob glicerol à temperatura ambiente. Os vírus podem ser congelados a –70°C.

Aspectos administrativos do laboratório de microbiologia

O foco deste livro é a ciência da microbiologia aplicada ao diagnóstico e tratamento das doenças infecciosas. Contudo, na prática corrente, é impossível separar a ciência da prática

---

Boxe 1.12

Parâmetros de desempenho do laboratório e resultados clínicos

Atividade	Parâmetros
Hemoculturas	Frequência e índice de isolamento de "microrganismos da pele"/"contaminantes" Frequência e índice de envio de amostras únicas para cultura
Exame direto dos espécimes clínicos	Análise do TDR
Testes de sensibilidade aos antimicrobianos	Resumos com as porcentagens de sensibilidade dos patógenos bacterianos importantes
Culturas de micobactérias	Frequência de recuperação de *Mycobacterium gordonae* Correlação das culturas positivas com os resultados dos esfregaços para pesquisa de BAAR e revisão dos esfregaços preparados a partir das culturas positivas

---

[IV] N. R. T. No Brasil, existe o Sistema Nacional de Vigilância Epidemiológica das Infecções Relacionadas à Assistência à Saúde (IRAS). Após a definição dos Critérios Nacionais, em 2010, foi estabelecido um indicador nacional de notificação obrigatória. Todos os serviços de saúde com 10 ou mais leitos de unidade de terapia intensiva (UTI) devem notificar mensalmente à Anvisa a ocorrência de infecções primárias de corrente sanguínea (IPCS) relacionadas ao uso de cateter venoso central (CVC).

comercial da microbiologia. Um dos pontos fortes dos laboratórios de microbiologia é a sofisticação dos sistemas de suporte ao processo científico. Os laboratórios de pesquisa têm muito a aprender no que se refere à manutenção planejada e ao controle de qualidade rigoroso dos laboratórios de microbiologia clínica. Recomendamos ao leitor consultar uma referência, que analisa exaustivamente a teoria e a prática do gerenciamento de um laboratório.[51]

Regulamentações governamentais

Nos EUA, o governo está envolvido em quase todos os processos da metodologia laboratorial. Embora algumas questões estejam relacionadas diretamente com conjuntos específicos de regulamentos, todos os aspectos administrativos do laboratório derivam de alguma forma de determinações governamentais. Em muitos casos, líderes da indústria de laboratórios privados e acadêmicos elaboraram a estrutura básica e definiram os padrões, que depois foram adotados pelo governo e tornados aplicáveis a todos os laboratórios. O Boxe 1.13 resume os órgãos federais e outros grupos envolvidos na regulamentação das práticas médica e laboratorial.

A autoridade para o envolvimento regulamentador do governo em medicina laboratorial está baseada na lei CLIA '67 (Clinical Laboratory Improvement Act of 1967). Essa lei autorizou a regulamentação dos laboratórios clínicos hospitalares e comerciais. Durante 20 anos, os laboratórios que funcionavam em outros contextos ficaram excluídos. A lei CLIA '88 (Clinical Laboratory Improvement Amendments of 1988) ampliou o mandato para incluir os laboratórios governamentais, os laboratórios de saúde pública e os laboratórios de consultórios médicos que realizam exames laboratoriais para doenças humanas. Os testes realizados com finalidades específicas (cujos resultados não são usados no cuidado prestado aos pacientes) e de medicina veterinária não são da alçada do governo.

As regulamentações da CLIA '88 estabeleceram várias categorias de exames (Tabela 1.18) e muitas outras regras dependem da categoria na qual um exame está inserido. Os CDC (Centers for Disease Control and Prevention) dos EUA atribuem uma categoria de complexidade a cada teste. Um grupo consultivo – o Clinical Laboratory Improvement Advisory Committee (CLIAC) – formado por profissionais do governo, da indústria, dos grupos médicos, dos laboratórios clínicos e de saúde pública e dos consumidores aconselha o governo nessas decisões.

As especificações detalhadas quanto às qualificações dos profissionais, aos testes de competência e ao controle de qualidade estão descritas nas regulamentações para todos os laboratórios que realizam testes de moderada ou alta complexidade. As regulamentações da lei CLIA '88 trouxeram várias consequências:

- A maioria dos médicos deixou de realizar todos os testes, com exceção dos mais simples, porque as exigências regulatórias são consideradas muito onerosas
- Existe pressão constante dos grupos médicos (além dos patologistas) para flexibilizar as regulamentações e permitir a realização de testes mais complexos sem controles rigorosos

Boxe 1.13

Órgãos envolvidos na regulamentação da prática médica e dos laboratórios nos EUA

Órgão	Área de responsabilidade
Center for Medicare and Medicaid Services (CMS)	Define as regras para acreditação, licenciamento e inspeção dos laboratórios; estabelece os valores dos reembolsos por serviços prestados ao Medicare
Centers for Disease Control and Prevention (CDC)	Participam da categorização da complexidade dos exames; propõem recomendações sobre vários assuntos, inclusive técnicas laboratoriais e preparação para reações ao bioterrorismo
National Institute of Occupational Health and Safety (NIOSH); uma divisão dos CDC	Responsável pela regulamentação da proteção contra riscos químicos e biológicos
Occupational Health and Safety Administration (OSHA)	Responsável por regulamentar a segurança nos locais de trabalho
Food and Drug Administration (FDA)	Responsável por aprovar fármacos e dispositivos médicos; a FDA "libera" os dispositivos médicos, mas não os "aprova"; também determina como regular os testes desenvolvidos para laboratórios
Veterans Affairs Department	Responsável pela saúde e pelo bem-estar dos veteranos elegíveis, incluindo uma rede nacional de hospitais e clínicas
International Air Transport Association (IATA)	Organização internacional de empresas de transporte aéreo; envolvida na promulgação de regras para embarque seguro dos agentes infecciosos transportados por via respiratória
Clinical and Laboratory Standards Institute (CLSI)	Organização voluntária com representantes da academia, da indústria e do governo; seu objetivo é melhorar o desempenho dos laboratórios; embora sejam propositivas, suas recomendações comumente se tornam padrões de prática laboratorial
American Medical Association (AMA)	Maior organização de médicos dos EUA; responsável por desenvolver códigos para testes laboratoriais e procedimentos médicos, que servem como base para o reembolso
The Joint Commission	Inspeciona e acredita hospitais e laboratórios hospitalares, serviços de saúde domiciliar e instituições de cuidados de longa permanência, entre outros
College of American Pathologists (CAP)	Fornece a acreditação dos laboratórios e serviços de avaliação de competência.

Tabela 1.18 Categorias de complexidade dos exames laboratoriais de acordo com a CLIA '88.

Categoria	Descrição	Requisitos de equipe	Comprovação de competência	Controle de qualidade	Comentários
Alta complexidade	Testes que exigem as maiores habilidades analíticas e de julgamento	Mais rigorosas; requer nível técnico superior (*Associates degree*)[V]	Necessária	Necessário	Os testes de complexidades alta e moderada são considerados em conjuntos como necessários (*non-waived*)[VI]
Complexidade moderada	Testes que exigem habilidades analíticas e julgamento, embora em níveis mais baixos	Menos rigorosos; requerem treinamento, que pode ser realizado no local de trabalho	Necessária	Necessário	Há uma fórmula complexa para categorizar os testes com base no nível de complexidade
Necessidade de exames microscópicos	Exames microscópicos realizados por alguns grupos de médicos	Grupos de médicos definidos; a análise microscópica não pode ser delegada a outros profissionais	Necessária, se aplicável	Necessário, se aplicável	Esta é uma subcategoria dos testes de média complexidade
Testes *waived*[VI]	Testes simples, que provavelmente não trazem consequências adversas se não forem realizados corretamente	Nenhum	Desnecessária	Deve seguir as instruções do fabricante	Muitos profissionais da área de laboratório têm quebrado a cabeça para entender como um teste seria digno de realizar, se um resultado equivocado não causasse risco

Ver informações mais detalhadas no *site* do CMS: http://cms.hhs.gov/clia/appendc.asp.
[V]N. T. *Associates degree* = graduações tecnológicas com duração de 2 anos.
[VI]N. T. *Waived* e *Non-waived* = a CLIA classifica os exames de laboratório em alta complexidade, moderada complexidade e *waived* (baixa complexidade), ou simplificadamente, em *waived* e *non-waived*. Os *waived tests* são definidos como testes de baixa complexidade, metodologia simples e fácil execução, enquanto *non-waived tests* são aqueles que apresentam moderada ou alta complexidade e devem atender a requisitos específicos e detalhados em normas que regulamentam a qualidade dos testes laboratoriais. (Fonte: http://www.controllab.com.br/pdf/qualifique_39.pdf.)

- Os fabricantes esforçam-se para ter seus produtos e equipamentos colocados na categoria de "baixa complexidade", de forma que eles possam ser comercializados como testes simples, sem exigências rigorosas de controle e documentação.[VII]

Acreditação e inspeção dos laboratórios. As regulamentações da lei CLIA '88 permitem o licenciamento dos laboratórios depois da inspeção realizada por inspetores estaduais ou por outra organização que tenha sido considerada pelo CMS apta a seguir padrões equivalentes ou mais rigorosos. As duas organizações utilizadas mais comumente pela maioria dos laboratórios clínicos para acreditação e inspeção são a JCAHO (Joint Commission on Accreditation of Healthcare Organizations) e o CAP (College of American Pathologists). Nos dois casos, o laboratório precisa ser avaliado a cada 2 anos. Os laboratórios que recorrem à JCAHO geralmente se localizam em hospitais e sua inspeção é realizada na mesma ocasião da inspeção do hospital. Nesse caso, os inspetores são "profissionais", geralmente com formação de medicina ou enfermagem, em vez de treinamento específico na área de medicina laboratorial. O CAP foi a primeira organização a avaliar laboratórios, antes da entrada dos órgãos governamentais no processo. Inicialmente, a acreditação era voluntária e considerada um meio educativo para o autoaperfeiçoamento. A filosofia do CAP está baseada na avaliação por especialistas da mesma área. Cada laboratório inspecionado precisa fornecer uma equipe para inspecionar outro laboratório semelhante em outra ocasião. Por isso, os inspetores são "voluntários" que trabalham como profissionais de laboratório.

Cada organização que inspeciona os laboratórios tem um conjunto de padrões para avaliação; esses padrões precisam ser submetidos à acreditação do CMS. Em alguns estados, a acreditação por um órgão estadual também precisa ser realizada para que o laboratório comercialize seus serviços nesse estado (p. ex., estado de Nova York).[VIII]

Avaliação de proficiência (ou competência) profissional. Um elemento integrante da acreditação continuada é a participação dos profissionais nos testes de proficiência ou competência. Periodicamente, os laboratórios participantes recebem espécimes rotulados como "indefinidos". Os laboratórios avaliam os espécimes e devolvem as respostas ao órgão acreditador e, em seguida, os resultados são avaliados para atribuir uma nota. Também nesse caso, o CAP instituiu esse protocolo muitos anos antes da lei CLIA '67. Hoje em dia, as regras são estabelecidas pelo governo, embora exista alguma liberdade para trabalhar com elas. Os melhores programas fornecem treinamento educacional como parte dos exercícios. O CLSI tem oferecido orientação para melhorar o desempenho dos laboratórios por meio dos testes de

---

[VII]N. R. T. No Brasil, a Anvisa é o órgão governamental que regulamenta questões técnicas de laboratórios clínicos (RDC nº 302, editada em 2005).

[VIII]N. R. T. No Brasil, a acreditação é voluntária e está baseada na avaliação por especialistas da área. As entidades acreditadoras são a Organização Nacional de Acreditação (ONA), o Programa de Acreditação de Laboratórios Clínicos (PALC), pela Sociedade Brasileira de Patologia Clínica e Medicina Diagnóstica, e a Acreditação de Laboratórios Clínicos, pela Sociedade Brasileira de Análises Clínicas (DICQ-SBAC). De uma maneira geral, as normas e diretrizes a serem seguidas são baseadas nas recomendações de JCAHO e CAP.

competência.25 Quando não se dispõe de uma fonte externa de amostras para os testes de competência com um analito, o laboratório precisa desenvolver outro método para avaliar o desempenho dos seus profissionais. Existem vários métodos desse tipo, inclusive troca de amostras entre laboratórios e produção de um painel de "desafios" indefinidos dentro do laboratório.27

Com a lei CLIA '88, algumas regras aparentemente óbvias foram codificadas; o protocolo dos testes de competência deve estar mais próximo possível dos que são utilizados com os espécimes clínicos (inclusive a participação da mesma equipe de testagem) e os profissionais do laboratório não podem comparar seus resultados, antes de enviar as respostas – em outras palavras, não podem colar!

Qualificações da equipe. As regulamentações da lei CLIA '88 fornecem especificações detalhadas quanto aos profissionais de todos os níveis dos laboratórios que realizam testes de média e alta complexidade.

Manuais de procedimentos. Embora não exista uma prescrição rígida para a elaboração de normas e procedimentos por escrito, alguns princípios gerais devem ser adotados.34 As normas devem estar claramente descritas – e rigorosamente seguidas. Os procedimentos devem incluir o fundamento do teste, as instruções para sua realização e referências. Os melhores procedimentos devem estar tão bem-descritos que um indivíduo qualificado que nunca realizou o teste antes poderia ler o procedimento detalhado, segui-lo e realizar o teste. Os manuais devem estar disponíveis a todos os trabalhadores que necessitem consultá-los.

Requisitos de espaço. As regulamentações não especificam requisitos detalhados quanto ao espaço físico. Em vez disso, elas indicam que o espaço deve ser adequado para realizar o trabalho satisfatoriamente. Contudo, alguns textos descrevem diretrizes para os laboratórios em geral24 e para os laboratórios de microbiologia;120 essas diretrizes podem servir como guias úteis para construção de uma instalação nova ou para a avaliação da adequação de um laboratório existente.

Referência ou laboratórios de referência. É raro encontrar um laboratório que seja capaz de atender plenamente a todos os pedidos encaminhados pelos médicos. Alguns espécimes precisam ser enviados a um laboratório especializado para realizar testes adicionais.33 A escolha de um ou mais laboratórios de referência não deve ser feita ao acaso. As opções disponíveis devem ser avaliadas cuidadosamente com a equipe médica, se apropriado. Preço não é o único determinante, ou mesmo o fator mais importante. A escolha deve ser revisada periodicamente.

Confidencialidade do paciente. A lei HIPAA (Health Insurance Portability and Accountability Act) de 1996 estabelece salvaguardas à confidencialidade das informações e permite que os pacientes tenham acesso aos seus prontuários médicos. Hoje em dia, isso inclui os resultados dos exames laboratoriais. Mediante solicitação, os resultados dos exames devem ser fornecidos ao paciente dentro de um prazo razoável. Também é necessário estabelecer precauções que assegurem a identidade exata do paciente. Na maioria das instituições, existem normas semelhantes quanto à liberação dos prontuários médicos aos pacientes mediante solicitação. Pode ser preferível simplesmente seguir essas mesmas normas e procedimentos no que se refere aos resultados de exames derivados do laboratório.

FDA e os testes desenvolvidos pelos laboratórios. A FDA tem supervisionado a produção de produtos industriais importantes sob o ponto de vista médico. Esse órgão declarou que essa responsabilidade de supervisionar estende-se aos testes desenvolvidos pelos laboratórios. Isso traz muita preocupação à comunidade médica, considerando o número de laboratórios que estão em operação diariamente em todo o país, e tornou-se um padrão de cuidado na prática médica. A ordem de interromper e abandonar ("*cease and desist*")IX imediatamente um teste, que felizmente ainda não foi emitida até hoje, poderia ser deletéria ao cuidado dos pacientes e retornaria a prática médica a décadas atrás. O desafio de "como" a FDA fará a supervisão, considerando uma infraestrutura já sobrecarregada, ainda está por ser solucionado.

Controle de risco e segurança do paciente

Hoje em dia, a maioria das instituições que prestam serviços de saúde participa dos programas de controle de riscos. Na verdade, muitos hospitais e clínicas criaram departamentos de controle de risco formais plenamente fundamentados e equipados com profissionais, que ajudam a reduzir ao mínimo as chances de acidentes e as práticas de alto risco, que poderiam causar danos aos pacientes e aos funcionários. A acreditação dos hospitais tem enfatizado a necessidade de melhoria contínua na área de segurança. A expectativa é que os pacientes recebam os cuidados médicos mais modernos, sem correr qualquer risco.97 Essas iniciativas também enfatizam um ambiente seguro aos funcionários. Além de melhorar o ambiente onde se prestam cuidados de saúde por motivos altruístas, essas iniciativas também reduzem os custos dos processos dispendiosos de indenização dos trabalhadores e das ações de imperícia.

Como trabalha em colaboração com o comitê de controle da qualidade, o gerente de riscos tem a atribuição de investigar os casos nos quais o controle de qualidade está abaixo dos limiares estabelecidos, ou situações nas quais os funcionários ou os pacientes podem correr risco desnecessário. Depois de revisar os detalhes da situação com os representantes apropriados do departamento envolvido e depois de reunir os dados necessários, o gerente de riscos submete um relatório condensado ao comitê de controle da qualidade com ações corretivas recomendadas. O diálogo entre o gerente de riscos e o diretor do comitê continua até que haja consenso quanto a um plano de ação apropriado. Em seguida, é preciso monitorar a adesão da equipe do departamento ao plano de ações corretivas.

Embora o foco principal do controle de riscos esteja voltado para o cuidado prestado aos pacientes, o laboratório clínico participa assegurando que todas as operações realizadas no laboratório sejam compatíveis com as práticas e normas gerais da instituição. Quando equipamentos ou instrumentos são danificados em consequência de incêndio ou acidentes elétricos; quando pessoas sofrem lesões; ou quando trabalhadores contraem infecções graves adquiridas no laboratório, então o fluxo operacional pode ser interrompido e os resultados podem ser emitidos com atrasos.

IXN. T. "*Cease and desist*" (também chamada de C&D) é uma ordem ou um pedido para cessar uma atividade, sob pena de ação judicial. Nos EUA, tanto pessoas físicas quanto jurídicas podem receber uma ordem C&D. Uma tradução livre do termo nesse contexto seria "interromper e abandonar".

Por isso, o controle de riscos do laboratório está relacionado principalmente com a adoção e o monitoramento de práticas seguras no laboratório, que são voltadas mais para os funcionários que para os pacientes. A responsabilidade por danos certamente cabe ao empregador, ainda que a negligência que levou à lesão possa ser de um trabalhador contratado.[64] Por isso, os gerentes de risco são insistentes em realizar cursos de educação orientados para a segurança e em assegurar que todas as regras e regulamentações pertinentes à segurança no laboratório sejam adotadas e seguidas.

Outra área importante, que tem suscitado preocupação crescente aos gerenciadores de risco, é a financeira. Existem regulamentações estritas acerca de conflitos de interesse, cobrança fraudulenta e aliciamento ilegal nos negócios (i. e., corrupção). A cobrança dos programas governamentais (Medicare e Medicaid) deve usar um conjunto de códigos de exames, que são conhecidos como códigos de Terminologia Processual Corrente (TPC). A maioria das seguradoras também utiliza esses códigos, que são revisados e publicados anualmente pela AMA, que foi encarregada pelo governo de desempenhar essa tarefa. Sugestões quanto à elaboração dos códigos podem ser fornecidas por qualquer membro da organização, mas o comitê operacional da AMA é composto por suas sociedades constituintes. No campo da medicina laboratorial, essas sociedades são o CAP e a ASCP (American Society for Clinical Pathology).

Segurança no laboratório

Embora seja responsabilidade legal dos gerentes dos hospitais e dos laboratórios assegurar um ambiente de trabalho seguro, os funcionários também podem ter a responsabilidade de aderir aos padrões de segurança descritos no Manual de Segurança do Laboratório; de chamar a atenção do supervisor para quaisquer riscos potenciais ou reais, que possam ser encontrados durante o desempenho das atividades profissionais; e buscar cuidados médicos imediatos quando houver algum acidente relacionado com o trabalho.[64]

Em cada laboratório ou departamento, deve existir um funcionário de segurança designado, cujos deveres são garantir que os padrões e as diretrizes de segurança sejam impressos e publicados e que os demais funcionários sejam informados acerca destes padrões por meio de cursos e encontros sobre segurança no laboratório agendados periodicamente. Além disso, esses funcionários nomeados trabalham diretamente com o gerente de riscos do hospital de forma a conciliar e corrigir quaisquer falhas de conduta ou irregularidades descobertas.

Regras e regulamentações gerais de segurança. Os profissionais do laboratório são instruídos a não assumir riscos desnecessários. Descuido, negligência e práticas perigosas podem causar lesões graves, não apenas ao indivíduo, mas também aos colegas de trabalho e aos pacientes. A seguir, relacionamos algumas considerações gerais, que tornam o trabalho nos laboratórios de microbiologia menos perigoso.[31] Cada diretor de laboratório é responsável por assegurar que as normas e os procedimentos do laboratório atendam às exigências legais (federais, estaduais ou municipais) vigentes e aos padrões da boa prática laboratorial.

- Todos os funcionários devem ser instruídos quanto à localização e ao funcionamento de todos os equipamentos e instalações de segurança, inclusive cobertores antifogo, extintores de incêndio, chuveiros e fontes de água para lavar os olhos. Tudo isso deve estar facilmente acessível no laboratório
- Os equipamentos de proteção pessoal (luvas cirúrgicas, aventais de laboratório etc.) devem ser usados se houver necessidade. Os aventais de laboratório devem ser usados (com botões fechados) sempre que o funcionário estiver no laboratório e devem ser retirados antes de sair. Máscaras individualmente adaptadas a cada funcionário devem ser usadas durante algumas manipulações, que possam resultar na formação de aerossóis infectantes com patógenos importantes (p. ex., *Mycobacterium tuberculosis*)
- Os hábitos e o asseio pessoais devem ser considerados. Cabelos longos devem ser amarrados, de forma que não interfiram com o funcionamento dos equipamentos ou dos reagentes. A aplicação de cosméticos na área de trabalho é proibida. Sandálias e calçados abertos não oferecem proteção adequada aos pés e não são aceitáveis. Dedos, lápis e outros objetos não devem ser colocados na boca. Brincadeiras bruscas e pegadinhas são inadequadas nesse ambiente e não devem ser toleradas
- Lentes de contato, especialmente as gelatinosas, absorvem determinados solventes e podem acarretar riscos quando ocorrem esguichos e derramamentos. Os funcionários devem ser instruídos enfaticamente a não usar lentes de contato no laboratório, ou a usar óculos de segurança quando estiverem trabalhando com materiais cáusticos ou infectantes
- É proibido comer ou guardar alimentos e bebidas no laboratório ou nos refrigeradores usados para conservar espécimes ou materiais do laboratório
- A pipetagem de qualquer material com a boca é absolutamente proibida. Existem vários dispositivos apropriados para a pipetagem segura
- Os profissionais de laboratório com infecções cutâneas, doenças respiratórias agudas ou outras doenças contagiosas em atividade devem evitar contato com os pacientes. Quando essas infecções (p. ex., influenza) colocarem em risco outros colegas de trabalho, o funcionário doente não deve vir ao trabalho
- É importante que os funcionários do laboratório conheçam as características de todos os materiais em uso, de forma que possam ser adotadas precauções apropriadas durante seu uso e descarte. O fabricante deve fornecer esse tipo de informação de segurança em catálogos (MSDS; do inglês, *material safety data sheet*). Esses catálogos devem ser mantidos em algum setor do laboratório e ficar facilmente acessíveis a todas as pessoas do laboratório
- Etiquetas e sinais apropriados devem ser afixados em todos os espécimes ou instrumentos e em todas as áreas do laboratório, nas quais sejam necessários para manter a segurança do ambiente de trabalho
- A Tabela 1.19 resume os tipos e os níveis de descontaminação. É importante compatibilizar o tipo de desinfecção ou esterilização com o risco biológico.[19,20,119]

Precauções de segurança rotineiras

Centrifugação
- Antes de centrifugar qualquer material, examine os tubos, os frascos ou as garrafas para verificar se há rachaduras. Substitua periodicamente os amortecedores de

Tabela 1.19 Tipos de descontaminação, desinfecção e esterilização.[a]

Nível[a]	Categoria EPA/FDA	Categoria CDC	Exemplo	Tipo de microrganismos	Exemplos
1	Desinfetante hospitalar	Desinfetante de nível baixo	Compostos de amônio quaternário	Bactérias na forma vegetativa Vírus envelopados ou de tamanho médio	*Staphylococcus* spp., *Pseudomonas* spp. Vírus da imunodeficiência humana (HIV) Herpes simples Hepatites B e C Coronavírus
2	Desinfetante hospitalar com alegada ação tuberculocida	Desinfetante de nível intermediário	Compostos de amônio quaternário com álcool; fenóis; iodóforos; produtos contendo cloro	Fungos Vírus pequenos ou sem envoltório lipídico Mycobacteria	*Aspergillus* spp., *Candida* spp. Enterovírus Rinovírus *M. tuberculosis*
3	Esterilizante ou desinfetante de nível alto	Desinfetante de nível alto	Glutaraldeído; peróxido de hidrogênio	Esporos de bactérias	*Bacillus* spp.
4	Esterilização	Esterilização	Óxido de etileno; autoclave	Todos os microrganismos	

[a]Os agentes citados em cada nível também são eficazes contra microrganismos destruídos pelos compostos dos níveis mais altos. Os príons requerem considerações especiais; consultar a referência 99. Adaptada das referências 19 e 20.

borracha dos fundos dos pinos giratórios e remova qualquer material que não deveria estar aí localizado (p. ex., vidro quebrado)
- Assegure-se de que a centrífuga esteja perfeitamente balanceada antes de usar. Examine os anéis dos pinos giratórios e os carregadores de tubos de forma a certificar a correspondência dos pesos
- Antes de abrir a tampa para retirar as amostras, certifique-se de que a centrífuga parou completamente de girar. Use o dispositivo de frenagem apenas para levar a rotação a uma parada mais rápida e completa
- Se um tubo quebrar dentro da centrífuga, primeiro desligue o aparelho, aguarde no mínimo 20 minutos antes de abrir a tampa e, depois de colocar a máscara e as luvas, limpe e desinfete cuidadosamente o interior da centrífuga
- Como parte do programa de manutenção rotineira, toda centrífuga deve ser lavada cuidadosamente com um desinfetante apropriado ao final de cada dia de trabalho. A manutenção preventiva de todas as partes operacionais deve ser programada regularmente, conforme a necessidade
- Se algum material potencialmente infectante for centrifugado, o que sempre ocorre com os espécimes biológicos, as amostras devem ser colocadas em um tubo fechado (tubos de centrífuga com tampa selada).

Agulhas e vidraria
- Descarte todas as vidrarias rachadas ou lascadas em recipientes apropriados
- Recolha o vidro quebrado com uma vassoura e um pano; não utilize as mãos
- Os objetos de vidro não devem ser descartados no ralo ou jogados sem proteção em uma cesta de lixo onde são descartadas folhas de papel. Eles podem cortar os dedos e as mãos dos indivíduos que recolhem o lixo. Os cacos de vidro devem ser colocados em um recipiente destinado a objetos cortantes
- As agulhas e as lancetas (pontiagudas) usadas devem ser colocadas em coletores apropriados de descarte seguro para agulhas usadas. Esses coletores de objetos perfurocortantes devem ser substituídos periodicamente, quando estiverem a aproximadamente dois terços da capacidade do recipiente; devem ser monitorados para evitar que fiquem abarrotados
- Na medida do possível, evite remover ou trocar agulhas das seringas. Existem dispositivos que podem ser usados para proteger os funcionários, quando é necessário remover agulhas. A prática de trocar agulhas antes de derramar o sangue de punção venosa dentro dos fracos de hemocultura foi abandonada na maioria dos hospitais.

Segurança elétrica
- Toda a equipe deve conhecer a localização das chaves gerais e das caixas dos disjuntores dos circuitos. Não tente consertar qualquer instrumento enquanto ele ainda estiver ligado
- Conectores ou cabos quebrados, danificados ou desgastados não devem ser usados
- As tomadas de parede não devem ser sobrecarregadas. Nunca utilize plugues do tipo benjamim
- Todos os cabos e equipamentos elétricos do tipo plugue devem ter cabos e plugues aterrados. Todos os choques, inclusive "formigamentos" leves, devem ser investigados
- Os cabos de extensão devem ser utilizados apenas de acordo com as normas e procedimentos gerais do hospital.

Precauções nos corredores
- Abra com cuidado portas que se comunicam com corredores. Fique atento às portas giratórias. Se houver uma janela na porta, verifique se o caminho está livre antes de abrir as portas
- Mantenha-se à direita quando se aproximar de cruzamentos nos corredores e quando utilizar escadas. Caminhe tranquilamente e nunca corra em saguões, salas e escadas. Espelhos posicionados adequadamente fornecem imagens de possível tráfego nos corredores que se cruzam
- Esteja atento aos riscos existentes no salão, inclusive leitos, carrinhos ou mesas. Verifique se há objetos no piso, inclusive clipes de papel, cabos elétricos, ladrilhos soltos

e líquidos derramados. Os corredores não devem ser usados para armazenar equipamentos, porque isto representa um risco, especialmente à saída apressada durante um incêndio.

Levantamento de peso
- As lesões da região lombar estão entre as causas mais frequentes de doença incapacitante entre os profissionais que trabalham nos hospitais. Quando possível, evite levantar objetos pesados. Sempre peça ajuda
- Se for preciso levantar objetos sozinho, tome as seguintes precauções:
  - Forme uma base segura, ou seja, mantenha os pés afastados cerca de 30 cm
  - Flexione o corpo nos joelhos para pegar o objeto
  - Mantenha o objeto perto do seu corpo e segure-o firmemente
  - Mantenha os braços e o dorso tão retos quanto possível e levante gradativamente firmando o corpo sobre as pernas.

Manuseio de espécimes e derramamentos
- Os espécimes devem ser recolhidos em recipientes resistentes e aprovados com fechamento adequado para evitar vazamento ou derramamento. Todos os espécimes devem ser considerados um risco em potencial
- Cortes das mãos devem ser cobertos adequadamente com curativos adesivos. Use luvas descartáveis se a atividade laboral exigir contato com qualquer líquido ou tecidos corporais
- Se uma amostra apresentar indícios de perfuração, vazamento ou sujeira na bolsa de risco biológico que contém o espécime, siga as recomendações da instituição quanto ao que fazer quando há vazamento. Isso pode exigir um contato com o médico para que ele obtenha outro espécime
- As requisições de amostras contaminadas por sangue devem ser rejeitadas. Se o processamento for necessário em uma situação de emergência, manuseie essas requisições apenas com luvas. Avise ao profissional solicitante que esses materiais contaminados constituem um risco à saúde. Felizmente, o uso generalizado dos sistemas eletrônicos de solicitação de exames tem tornado esse problema menos frequente
- Lave as mãos cuidadosamente com água e sabão várias vezes por dia e, especialmente, depois de manusear espécimes e antes de sair para café ou almoço
- Os derramamentos devem ser manuseados de acordo com o tipo de material envolvido e com as normas de serviço.

Manuseio de dejetos e materiais perigosos
- Separe algumas pias do laboratório para descartar urina e outros espécimes com líquidos corporais. Os profissionais não devem ter permissão para lavar as mãos nessas pias
- As bolsas de risco biológico (assim etiquetadas) devem ser usadas para descartar todas as amostras potencialmente contaminadas – tubos de sangue, recipientes de amostras, pipetas e pontas de pipetas e cubas de reação, entre outros. Deixe espaço suficiente na parte superior, de forma que o saco possa ser facilmente fechado e seguro. Uma prática recomendável é usar duas bolsas para colocar materiais de risco biológico
- Descarte artigos de vidro e objetos perfurantes ou pontiagudos em recipientes apropriados. Quando estiver cheio a três quartos, esses recipientes devem ser colocados em caixas de lixo rotuladas adequadamente para descarte seguro
- Para evitar acumulação excessiva, remova ao longo do dia, quando necessário, as bolsas de risco biológico cheias para as áreas de descarte designadas
- Mergulhe a vidraria contaminada em uma solução desinfetante. Enxágue cuidadosamente com água e leve à autoclave antes de que seja reutilizada
- Ao final de cada dia ou depois de um derramamento, todas as superfícies de trabalho devem ser desinfetadas com um agente eficaz contra os agentes patogênicos esperados nessa área. Todos os equipamentos retirados do laboratório devem ser primeiramente descontaminados. Além disso, as capelas de segurança de fluxo laminar também devem ser descontaminadas (de preferência por um técnico habilitado a cuidar deste equipamento), antes que seja realizada qualquer manutenção ou que os filtros sejam substituídos.

Agentes biológicos
Classificação dos agentes biológicos. Os CDC e os National Institutes of Health (NIH) classificaram os microrganismos infecciosos em grupos de risco,[99] resumidos na Tabela 1.20. O documento oficial pode ser solicitado ao escritório de impressão do governo dos EUA ou baixado sem custos pela internet (http://www.cdc.gov/biosafety/publications/bmbl5/BMBL.pdf).[x]

Contenção física dos materiais de risco biológico. As barreiras físicas às infecções no laboratório são de ordem pessoal ou institucional. As barreiras pessoais incluem higiene apropriada (p. ex., separar instalações para ingestão de alimentos e lavagem das mãos) e equipamentos de proteção individual (EPI, p. ex., escudos contra borrifos, óculos de proteção, luvas, aventais e máscaras). Os equipamentos de proteção coletivos institucionais são estruturais (EPC, p. ex., instalações isoladas, portas e fechaduras) e tecnológicas (p. ex., manutenção da qualidade e filtração do ar). As CSB são componentes essenciais à proteção dos trabalhadores. É importante salientar que a CSB e as capelas com exaustão para remover produtos químicos atendem a finalidades muito diferentes. É possível construir uma CSB que pode ser usada como uma capela para produtos químicos, mas apenas alguns tipos de CSB devem ser usados para compostos químicos e as capelas não devem ser usadas para microrganismos infecciosos.

A Tabela 1.21 resume a classificação das CSB, que estão ilustradas nas Figuras 1.21 a 1.25. A maioria dos laboratórios clínicos utiliza CSB da classe II para processar espécimes e trabalhar com microrganismos isolados, especialmente com os que estão presentes em um aerossol perigoso. As capelas da classe I raramente são utilizadas hoje em dia; as capelas da classe III não são usadas comumente nos laboratórios clínicos. Nas cabines das classes II e III, o ar é direcionado através da superfície de trabalho por um fluxo laminar originado da parte superior da cabine, reduzindo o risco de contaminação das amostras pelos microrganismos suspensos em aerossol. Algumas vezes, esses dispositivos são chamados de cabines

---
[x]N. R. T. No Brasil, utiliza-se a mesma classificação.

Tabela 1.20 Classificação dos agentes biológicos com base em seu risco.[a]

Nível de biossegurança (NBS)	Classe dos agentes biológicos	Exemplos de agentes biológicos	Práticas	Equipamento de segurança (barreiras primárias)	Instalações (barreiras secundárias)
1	Não conhecidos como causa consistente de doença nos adultos saudáveis		Práticas microbiológicas padronizadas	Nenhuma	É necessária uma pia de bancada com ralo
2	Associados a doenças humanas. Riscos = perfuração percutânea, ingestão ou exposição das mucosas	Enterobactérias *Candida* spp. Complexo *Mycobacterium avium* Herpes-vírus simples	Nível de Biossegurança 1 (NBS-1) mais: • Acesso restrito • Sinais de alerta para risco biológico • Precauções para objetos "pontiagudos" • Manual de biossegurança definindo todas as práticas de descontaminação de dejetos ou práticas de vigilância médica	CSB da classe I ou II, ou outros dispositivos de contenção física para todas as manipulações dos agentes que possam ser veiculados por borrifos ou aerossóis de material infectante EPI; aventais de laboratório, luvas e protetores faciais, conforme a necessidade	Práticas do NBS-1, mais: • Autoclave disponível
3	Agentes autóctones ou exóticos com potencial de transmissão por aerossol. A doença causada pode ter consequências graves ou fatais	*Mycobacterium tuberculosis* *Francisella tularensis* Vírus do oeste do Nilo	Práticas do NBS-2, mais: • Acesso restrito • Descontaminação de todos os dejetos • Descontaminação das roupas usadas no laboratório, antes que sejam enviadas à lavanderia • Soro basal	CSB da classe I ou II, ou outros dispositivos de contenção física para todas as manipulações dos agentes que possam ser veiculados por borrifos ou aerossóis de material EPI; aventais de laboratório, luvas e protetores faciais, conforme a necessidade	Práticas do NBS-2, mais: • Separação física dos corredores de acesso • Acesso com portas duplas fechadas automaticamente • Ar aspirado por exaustor e não recirculado • Fluxo de ar negativo para dentro do laboratório
4	Agentes perigosos ou exóticos, que acarretam risco alto de causar doenças potencialmente fatais e infecções laboratoriais transmitidas por aerossol, ou agentes semelhantes com risco de transmissão desconhecido	Arenavírus causadores de febre hemorrágica (p. ex., Lassa, Junin, Machupo) Filovírus causadores de febre hemorrágica (p. ex., Marburg, Ebola)	Práticas do NBS-3, mais: • Trocas de roupas antes de entrar • Banhos de chuveiro ao sair • Todos os materiais descontaminados antes de sair da instalação do laboratório	Todos os procedimentos realizados em CSB da classe III, ou em CSB da classe I ou II em combinação com uma roupa de proteção total do corpo com pressurização positiva e suprimento de ar	Práticas do NBS-3, mais: • Prédio separado ou zona isolada • Suprimento e exaustão de ar separadas, vácuo e sistemas de descontaminação • Outras exigências listadas na referência 99

[a] O nível de segurança de alguns agentes infecciosos aumenta quando são realizadas manipulações, durante as quais se poderia esperar que provavelmente sejam produzidos aerossóis, ou quando são utilizados grandes volumes de material. No caso de alguns agentes do nível 2, um nível mais alto de biossegurança está indicado quando são manipuladas culturas que comprovadamente contêm o agente infeccioso. Existe um sistema de classificação diferente para os agentes presentes nos animais infectados natural ou experimentalmente.
NBS = nível de biossegurança; CSB = cabine de segurança biológica; EPI = equipamento de proteção individual.
Adaptada da referência 99.

de segurança com fluxo laminar. O fluxo laminar de baixo para cima também protege a área de trabalho contra o ar não filtrado que é aspirado pelo portal frontal das cabines classe II; o ar que entra pela frente é dirigido pelo fluxo laminar para dentro da calha situada abaixo da superfície de trabalho, onde é filtrado antes de reunir-se finalmente ao fluxo laminar que se origina de baixo.

A velocidade do fluxo de ar das CSB das classes I e II precisa ser validada por um técnico habilitado ao menos uma vez por ano, ou sempre que for realizado algum serviço de reparo. A cabine deve ser descontaminada por um técnico habilitado, antes que seja realizada qualquer manipulação que exija violação da área contaminada (p. ex., substituição dos filtros, troca ou conserto de motores, ou mudança de posição da cabine).

Tabela 1.21 Comparação das cabines de segurança biológica.

Tipo	Velocidade nominal de circulação do ar (Lfpm)	Padrão do fluxo de ar	Radioisótopos/ químicos tóxicos	Níveis de biossegurança	Proteção do produto (espécime)
Classe I Frente aberta	75	O ar entra pela frente; sai por trás e pelo alto através de filtro HEPA (ver Figura 1.21)	Não	2, 3	Não
Classe II Tipo A	75	Recirculação de 70% do ar através de filtro HEPA; exaustão através de filtro HEPA (ver Figura 1.22)	Não	2, 3	Sim
Classe II Tipo B1	100	Recirculação de 40% do ar por filtro HEPA; exaustão através de filtro HEPA e ductos rígidos (ver Figura 1.23)	Sim (níveis/volatilidade baixa)	2, 3	Sim
Classe II Tipo B2	100	Nenhuma recirculação; exaustão completa através de filtro HEPA e ductos rígidos (ver Figura 1.24)	Sim	2, 3	Sim
Classe II Tipo B3	100	Igual ao tipo IIA, mas todo o ar circula sob pressão negativa para o ambiente e a exaustão do ar passa por ductos rígidos	Sim	2, 3	Sim
Classe III	NA	O suprimento de ar entra e sai através de filtros HEPA (ver Figura 1.25)	Sim	3, 4	Sim

Lfpm = pés lineares por minuto (do inglês, *linear feet per minute*); HEPA = partículas de alta energia (do inglês, *high-energy particulate*).

Adaptada da referênca 99.

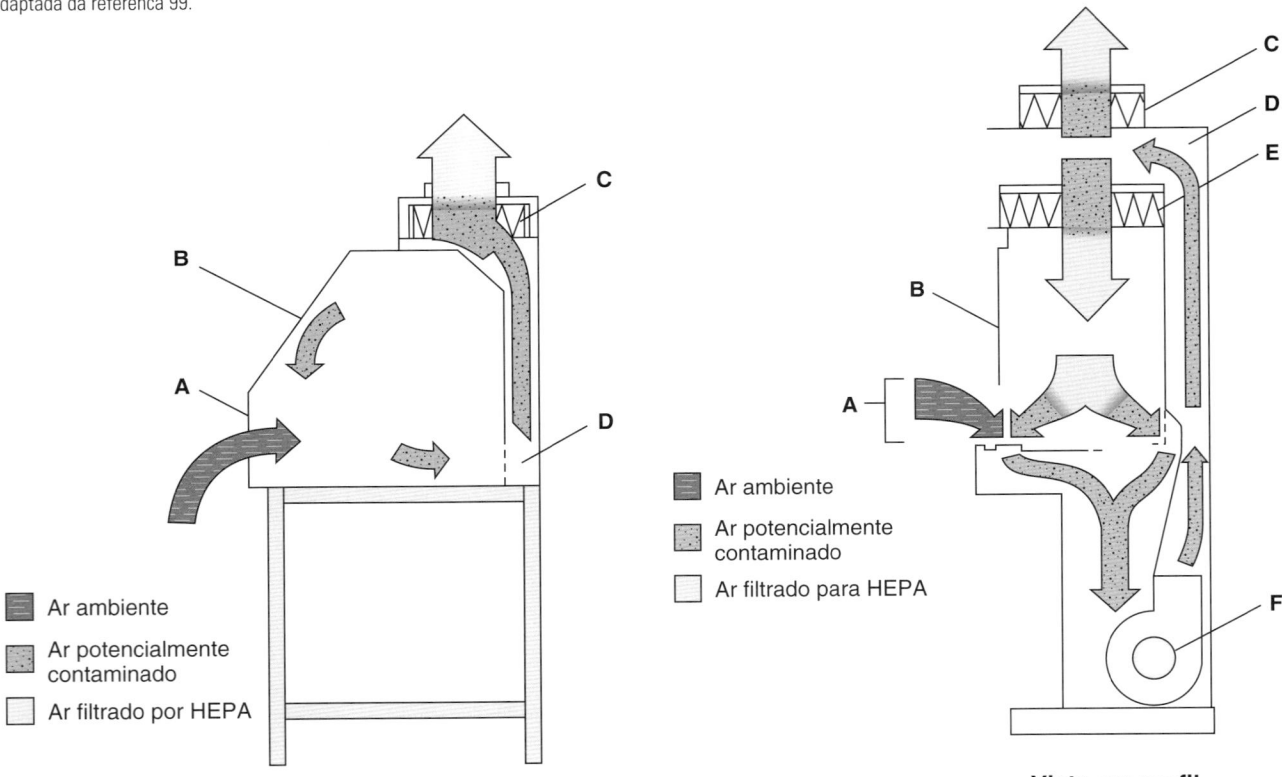

Vista em perfil

■ **FIGURA 1.21** Planta de uma cabine de segurança biológica classe I. **A.** Essas cabines com pressão negativa puxam o ar do ambiente para dentro da cabine a uma velocidade de 75 fpm e fazem sua exaustão através de um filtro HEPA para o ambiente ou ao exterior por meio de um ducto. Elas não protegem o espécime ou a amostra de contaminação por matérias presentes no ar ambiente. Como o espécime não é protegido, essas cabines não são utilizadas comumente em microbiologia clínica e foram praticamente substituídas pelos equipamentos da classe II. (Adaptada da referência 99.)

Vista em perfil

■ **FIGURA 1.22** Planta de uma cabine de segurança biológica classe II. O ar é puxado do ambiente para dentro da cabine por meio de uma abertura frontal (**A**), geralmente a uma velocidade de 75 fpm. Em seguida, o ar é recirculado por todo o espaço (**D**) e um filtro HEPA (**E**); uma parte do ar (em geral, 70%) é recirculada e devolvida à área de trabalho; o restante é eliminado através do filtro HEPA (**C**) para o ambiente. Quando o restante do ar é aspirado para um espaço pleno sob pressão negativa e levado ao exterior do prédio, a cabine é classificada como classe III B3. O trabalho pode ser observado visualmente através de uma faixa de vidro (**B**). O ventilador está designado pela letra (**F**). (Adaptada da referência 99.)

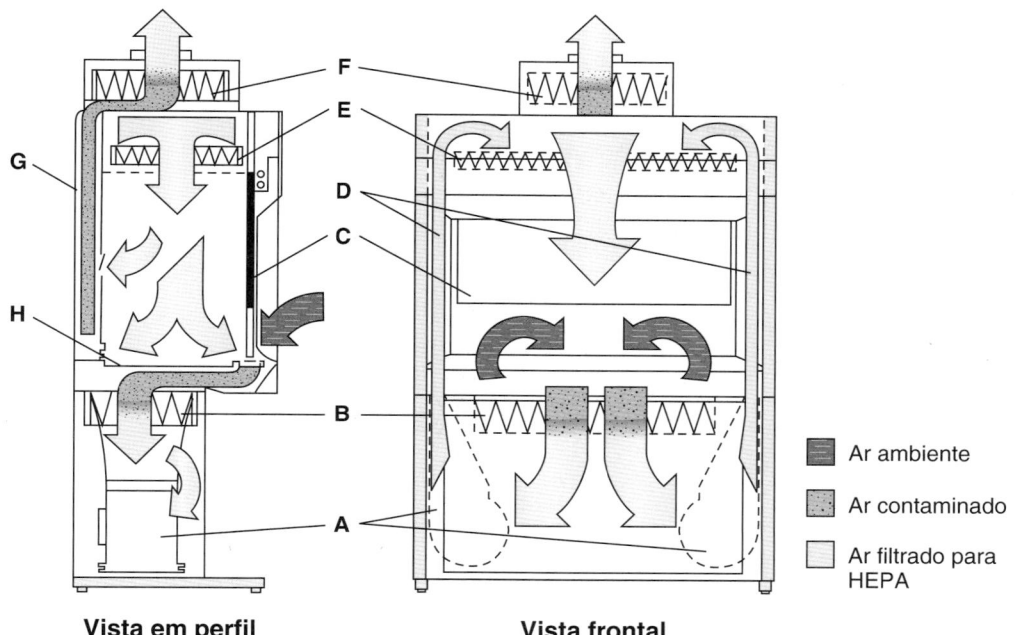

■ **FIGURA 1.23** Planta de uma cabine de segurança biológica classe II B1. O ar proveniente do ambiente entra na cabine pela abertura frontal a uma velocidade de 100 fpm. Em seguida, parte do ar (nos casos típicos, 40%) é recirculada por uma calha (**A**) e um espaço inteiro recirculante (**D**), onde passa por filtros HEPA (**B** e **E**) antes de ser eliminado ao exterior (**G**) através de outro filtro HEPA (**F**) por meio de ductos sob pressão negativa. Como há recirculação mínima, além dos agentes biológicos, podem ser usadas quantidades pequenas de compostos químicos, mas esse equipamento não deve ser considerado equivalente a uma capela de exaustão para vapores químicos. A área de trabalho (**H**) pode ser observada através de uma faixa de vidro (**C**). (Adaptada da referência 99.)

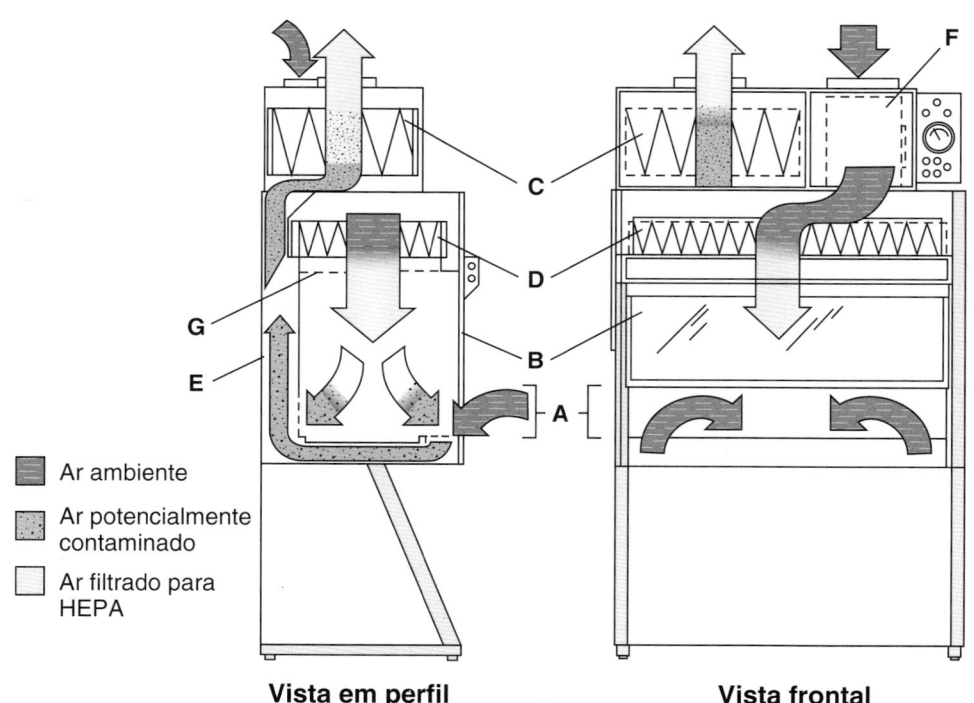

■ **FIGURA 1.24** Planta de uma cabine de segurança biológica classe II B2. O ar proveniente do ambiente entra na cabine pela abertura frontal (**A**) e é puxado para dentro de um espaço inteiro na cabine (**E**), antes de ser eliminado ao exterior através de um filtro HEPA (**C**) circulado por um sistema de ductos sob pressão negativa. Simultaneamente, o ar ambiente entra na cabine por uma segunda abertura (**F**) e através de um filtro HEPA (**D**) e, em seguida, desce e circula pela área de trabalho, finalmente se reunindo ao jato de ar dentro do espaço pleno da cabine (**E**). A área de trabalho pode ser observada através de uma faixa de vidro (**B**). Compostos químicos tóxicos podem ser usados nessa cabine, que não tem recirculação de ar. (Adaptada da referência 99.)

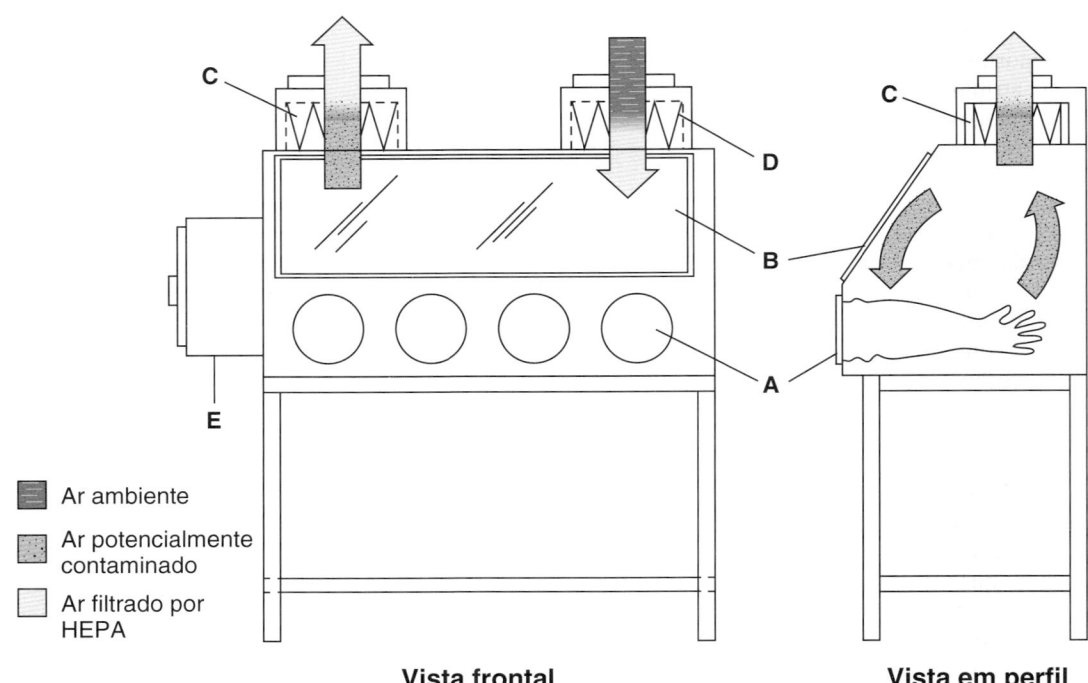

FIGURA 1.25 Planta de uma cabine de segurança biológica classe III. Essa cabine funciona como uma caixa envelopada totalmente fechada com ar recirculante. Os agentes perigosos ficam completamente contidos dentro da caixa, de forma que o trabalhador não é exposto. O mesmo efeito pode ser conseguido quando se utiliza uma cabine da classe II em combinação com uma roupa biológica conectada a um suprimento de ar para o trabalhador, praticamente isolando o profissional e seu suprimento de ar. O ar entra por um portal e através do filtro HEPA (**D**), antes de ser eliminado por um filtro HEPA (**C**) dentro de um sistema de ductos sob pressão negativa e sair ao exterior. O trabalhador manipula as amostras por meio de luvas seladas (**A**) e observa o que faz através de um escudo de vidro (**B**). As amostras são introduzidas na caixa por um sistema de bloqueio (**E**). Entre as desvantagens desse equipamento está a dificuldade de realizar manipulações delicadas através das luvas espessas de borracha. (Adaptada da referência 99.)

Riscos infecciosos comuns nos laboratórios diagnósticos. Embora a maioria dos agentes infecciosos encontrados no laboratório clínico possa causar doenças nos profissionais que trabalham neste ambiente, um número relativamente pequeno atende aos requisitos. Miller et al.[80] descreveram sua experiência com infecções humanas adquiridas em laboratórios ao longo de 25 anos de trabalho no National Animal Disease Center (NACD) em Ames, Iowa – uma instituição na qual são realizadas experiências com doenças transmitidas por animais domésticos e silvestres. O nível de risco dos trabalhadores desse laboratório provavelmente é um pouco maior que o de um laboratório clínico comum. Entre 1960 e 1985, foram notificadas ao NACD 128 exposições laboratoriais aos microrganismos causadores de zoonoses, que resultaram em 34 infecções associadas à contaminação laboratorial. A brucelose representou 47% dos casos, a leptospirose 27% e as micobacterioses 9%. Os demais casos de infecção ocorridos nos laboratórios do NACD foram causados por espécies de *Salmonella* e *Chlamydophila*, vírus da doença de Newcastle (que não causa doença nos seres humanos) e espécies de *Trichophyton*.

Com base em estudos acumulados, as 10 infecções adquiridas em ambientes laboratoriais mais comumente encontradas são: (1) brucelose, (2) febre Q, (3) febre tifoide, (4) tularemia, (5) tuberculose, (6) tifo, (7) hepatites virais, (8) encefalite equina venezuelana, (9) coccidioidomicose e (10) psitacose.[90-92,118] Algumas dessas infecções são difíceis de evitar, embora a meta sempre seja a ocorrência de nenhum caso. Contudo, em algumas circunstâncias – ao menos retrospectivamente – existe claramente algum meio de evitar a infecção. Por exemplo, um estudante de tecnologia médica (tecnologia aplicada à medicina) de 22 anos contraiu febre tifoide com complicações, depois de trabalhar com *Salmonella* Typhi como um microrganismo não identificado.[58] O que é pior ainda, 22% dos tecnólogos de um laboratório desenvolveram gastrenterite causada por *Shigella sonnei*. A tipagem das bactérias isoladas dos tecnólogos infectados revelou que elas eram idênticas a uma bactéria, que fora fornecida a um estudante como um microrganismo não identificado.[78] Alguns agentes infecciosos que não poderiam ser encontrados em um laboratório clínico podem causar infecções nos profissionais que trabalham em laboratórios de pesquisa,[5,37,57] algumas vezes quando são realizadas manipulações que formam aerossóis sem contenção adequada.

Precauções universais. Ironicamente, os profissionais que trabalham em laboratórios encontram-se sob risco significativamente menor de adquirir infecções que seus colegas médicos. Existem várias razões para isso. Os pacientes espirram e tossem, enquanto as placas de cultura e os espécimes clínicos podem ser manuseados de forma padronizada e segura, impedindo a disseminação da infecção. A menos que sejam realizados procedimentos que formem aerossóis volumosos no laboratório, o risco dos laboratoristas é relativamente pequeno. Os médicos e os enfermeiros têm chances muito maiores de usar objetos pontiagudos (p. ex., bisturis e agulhas), em comparação com os profissionais que trabalham nos laboratórios. Na medicina atual, os riscos infecciosos maiores são atribuídos aos patógenos transmitidos pelo sangue. Os tecnólogos que trabalham com microbiologia têm riscos menores que seus colegas de outras áreas do laboratório, inclusive bioquímica e hematologia, nas quais são manipuladas diariamente grandes quantidades de amostras. Os agentes infecciosos mais graves adquiridos nos laboratórios são vírus da imunodeficiência humana (HIV) e vírus das hepatites B e C. Dentre esses microrganismos, o VHC é o mais prevalente na maioria dos hospitais, porque existe uma vacina eficaz contra o vírus da hepatite B e a incidência do HIV na população em geral não é tão alta quanto a do VHC. Felizmente, existe uma vacina eficaz contra o vírus da hepatite B, porque o risco de que um profissional não imunizado adquira essa infecção é muito maior que o de adquirir a infecção causada pelo VHC ou HIV.

Recomendações visando à redução das infecções transmitidas pelo sangue foram publicadas por CDC,[15-18] CLSI[35] e pelos profissionais que trabalham em laboratórios.[9]

A Tabela 1.22 resume os riscos de contrair os principais patógenos transmitidos pelo sangue.[18]

Em geral, não é possível prever quais indivíduos podem ser portadores de patógenos transmitidos pelo sangue, razão pela qual surgiu o conceito de **precauções universais**. Ou seja, todos os espécimes devem ser considerados perigosos. A especificação de alguns espécimes como "perigosos" aumenta as chances de que os profissionais tenham uma falsa sensação de segurança ao lidar com as outras amostras que, na verdade, podem conter patógenos transmissíveis pelo sangue.

Os CDC e a OSHA estabeleceram as seguintes precauções universais:[13]

- Sangue e líquidos corporais de todos os pacientes devem ser manuseados como material infectante. Esses espécimes fornecidos por qualquer paciente devem ser considerados infectantes (*i. e.*, contêm patógenos transmitidos pelo sangue)
- Todos os espécimes de sangue e líquidos corporais devem ser colocados em um recipiente apropriado (com uma tampa segura) e resistente para evitar vazamento durante o transporte
- Todos os profissionais que processam amostras de sangue e líquidos corporais (p. ex., remoção das tampas dos tubos a vácuo) devem usar luvas – mais um protetor facial (ou uma máscara com óculos comuns ou óculos de proteção); como alternativa, esses profissionais podem trabalhar em uma CSB que tenha proteção adequada contra borrifos (*i. e.*, uma barreira de vidro entre o espécime e o tecnólogo)
- Os profissionais precisam trocar as luvas e lavar as mãos quando terminam de processar os espécimes
- Os profissionais nunca devem pipetar com a boca, mas sim usar dispositivos mecânicos
- O uso de agulhas e seringas deve ser restrito às situações em que não há alternativa; nesses casos, devem ser utilizados dispositivos de segurança para manuseio de agulhas
- As superfícies de trabalho do laboratório devem ser descontaminadas com um germicida químico apropriado depois de um derramamento de sangue ou líquidos corporais, ou depois de concluir as atividades de trabalho
- Os materiais contaminados utilizados nos testes laboratoriais devem ser descontaminados antes do reprocessamento ou, se forem descartáveis, devem ser colocados em sacolas e descartados de acordo com as normas da instituição
- Todos os profissionais devem lavar as mãos depois de concluir as atividades laboratoriais e retirar as roupas de proteção antes de sair do laboratório.

As recomendações para lidar com exposições variam com os diversos agentes infecciosos; essas recomendações são revisadas periodicamente pelos CDC e alteradas conforme a necessidade. Em geral, o paciente de origem deve ser testado para determinar se existe risco e o profissional acidentado deve ser acompanhado para avaliar se foi infectado. A imunização e/ou quimioterapia antiviral profilática pós-exposição são apropriadas em determinadas situações. Essas medidas devem ser recomendadas por médicos especializados em doenças infecciosas ou outros médicos experientes. É importante enfatizar que todos os esforços devem ser voltados para a prevenção, de forma que nunca venha a ocorrer o problema de um acidente. A prevenção pode consistir em imunização dos profissionais em risco e redução das exposições aos objetos "perfurocortantes" (agulhas, lâminas de bisturi, vidro quebrado etc.), que são as causas mais comuns de acidentes desse tipo.

Limpeza de materiais infecciosos derramados. O protocolo recomendado para a limpeza de materiais infecciosos derramados é o seguinte:[35]

- Usar luvas (de preferência luvas de limpeza pesada resistentes à perfuração), aventais e máscaras

Tabela 1.22 Riscos de contrair algumas infecções virais transmitidas por via hematogênica depois da exposição ao sangue por picada de agulha.[a]

Vírus	Condição do paciente de origem	Resultado	Risco (%)
Hepatite B	Positivo para HBsAg e HBeAg	Hepatite clínica	22 a 31
	Positivo para HBsAg e negativo para HBeAg	Hepatite clínica	1 a 6
		Soroconversão	23 a 37
Hepatite C	Soropositivo	Soroconversão	0 a 7
HIV	Soropositivo	Soroconversão	0,30

[a] O risco após entrar em contato com sangue através das mucosas não está definido com tanta precisão, mas é menor que depois de exposição por uma picada de agulha. Dados da referência 18.

- Se houver fragmentos de vidro ou outros objetos, devem ser recolhidos sem que sejam tocados diretamente antes de continuar o processo de limpeza
- Se o derramamento for grande, usar coberturas de calçados impermeáveis à água
- Cobrir o derramamento com um material absorvente e acrescentar desinfetante concentrado. Depois de esperar por 10 minutos, continuar com o processo de limpeza
- Caso exista possibilidade de que sejam produzidos aerossóis – por exemplo, um tubo quebrado na centrífuga –, desligue o aparelho, mas deixe-o fechado por no mínimo 30 minutos para permitir que os aerossóis assentem
- Absorver o volume de material derramado com materiais descartáveis antes de iniciar o processo de desinfecção
- Limpar a área em que houve o derramamento para remover todo o material contaminante visível utilizando uma solução detergente aquosa ou uma solução a 10% de água sanitária para uso doméstico
- Descontaminar a área com um desinfetante apropriado (Tabela 1.19)
- Recolher o material desinfetante com um absorvente e enxaguar a área com água. A última etapa é secar a área para evitar quedas
- Descartar todos os materiais em um recipiente de proteção contra riscos biológicos.

Se houver derramamento de um agente NBS-3 fora de uma CSB, evacue a área por no mínimo 60 minutos e avise as autoridades responsáveis, de acordo com as normas de sua instituição.

Transporte de espécimes e agentes etiológicos. Todos os espécimes microbiológicos a serem transportados pelos correios dos EUA ou por transportadores comerciais devem ser embalados de acordo com as regulamentações rigorosas especificadas pelo DOT (Department of Transportation) e pela IATA. Os microrganismos isolados (agentes etiológicos) que não fazem parte do nível de biossegurança 1 (Tabela 1.20) e os espécimes diagnósticos supostamente contaminados por esses agentes etiológicos devem ser embalados e rotulados adequadamente.

Os espécimes devem ser preparados para resistir a choques ou oscilações de pressão, que possam ocorrer durante seu manuseio e causar vazamento do seu conteúdo. O vazamento de um recipiente pode não apenas predispor a amostra à contaminação potencial, como também expor as pessoas que o manuseiam ou que o recebem à exposição aos agentes patogênicos. A Figura 1.26 ilustra como embalar e rotular adequadamente amostras com agentes etiológicos. O recipiente principal (tubo de ensaio, frasco) precisa ser fechado com uma tampa à prova d'água e envolvido por material de embalagem suficiente para absorver seu conteúdo líquido, caso ocorra um vazamento. Em seguida, esse recipiente deve ser colocado dentro de outro recipiente à prova d'água, de preferência metálico ou de plástico e equipado com uma tampa de rosca. Por fim, os recipientes principal e auxiliar são fechados dentro de uma caixa para transporte construída com fibra corrugada, papelão ondulado ou Styrofoam®.

Gelo seco é considerado um material perigoso. Uma caixa de transporte contendo gelo seco como refrigerador de uma amostra deve ser rotulada com as palavras "**ESPÉCIME MÉDICO CONGELADO POR GELO SECO**". A embalagem deve ser preparada de modo que o gás dióxido de carbono possa sair, impedindo acúmulo de pressão, que poderia causar ruptura do recipiente. O gelo seco deve ser colocado fora do recipiente auxiliar, junto com o material absorvente, de modo que o recipiente auxiliar não fique solto dentro do recipiente externo à medida que o gelo seco sublima.

Além do rótulo com endereço, o recipiente externo também deve ter afixado o rótulo de agentes etiológicos/material biomédico (com seu logo em vermelho sobre um fundo branco), bem como uma instrução ao transportador, conforme está ilustrado na Figura 1.27.

Os profissionais que embalam isolados microbiológicos e espécimes clínicos devem ter treinamento especializado sobre as regulamentações vigentes. O registro de sua certificação deve ser mantido em seus arquivos pessoais. Indivíduos não habilitados não devem embalar isolados microbiológicos ou espécimes clínicos.[XI]

Riscos não biológicos
Substâncias químicas
- É necessário elaborar um plano de higiene química para o laboratório.[31] Existem diretrizes para destinação do lixo dos laboratórios
- As substâncias combustíveis voláteis emitem vapores na superfície do líquido. O ponto de fulgor corresponde à temperatura mínima possível, na qual é produzida uma concentração de vapores suficiente para produzir combustão. As substâncias voláteis são descritas coletivamente como inflamáveis. A classificação baseada nos pontos de fulgor e nos pontos de ebulição é a seguinte:
  ○ Inflamáveis:
    - Classe IA: ponto de fulgor < 22°C; ponto de ebulição < 38°C
    - Classe IB: ponto de fulgor < 22°C; ponto de ebulição > 38°C
    - Classe IC: ponto de fulgor > 21°C; ponto de ebulição < 38°C
  ○ Combustíveis:
    - Classe IIIA: ponto de fulgor > 60°C e < 94°C
    - Classe IIIB: ponto de fulgor > 94°C
    - Alguns materiais combustíveis podem ser encontrados no laboratório de microbiologia, embora não em quantidades utilizadas em algumas outras áreas. O éter dietílico é um risco especialmente importante, porque pode formar peróxidos explosivos quando exposto ao ar. O éter tem sido utilizado em algumas técnicas de concentração de parasitologia. Hoje em dia, existem alternativas que eliminam esse risco e devem ser consideradas. Se for necessário usar éter, a menor quantidade possível deve ser mantida no laboratório e deve ser armazenada adequadamente
- As substâncias químicas corrosivas são definidas como as que têm pH < 2,1 ou > 12,5, ou que podem corroer aço (SAE 1020) a uma profundidade maior que 6,35 mm (0,25 polegada) por ano à temperatura de 54,5°C (130°F). No laboratório, os corrosivos mais comuns são ácidos fortes (p. ex., ácido clorídrico). Os carregadores de frascos com

---

[XI] N. R. T. O Brasil segue as normas do IATA para transporte de amostras clínicas e/ou agentes etiológicos.

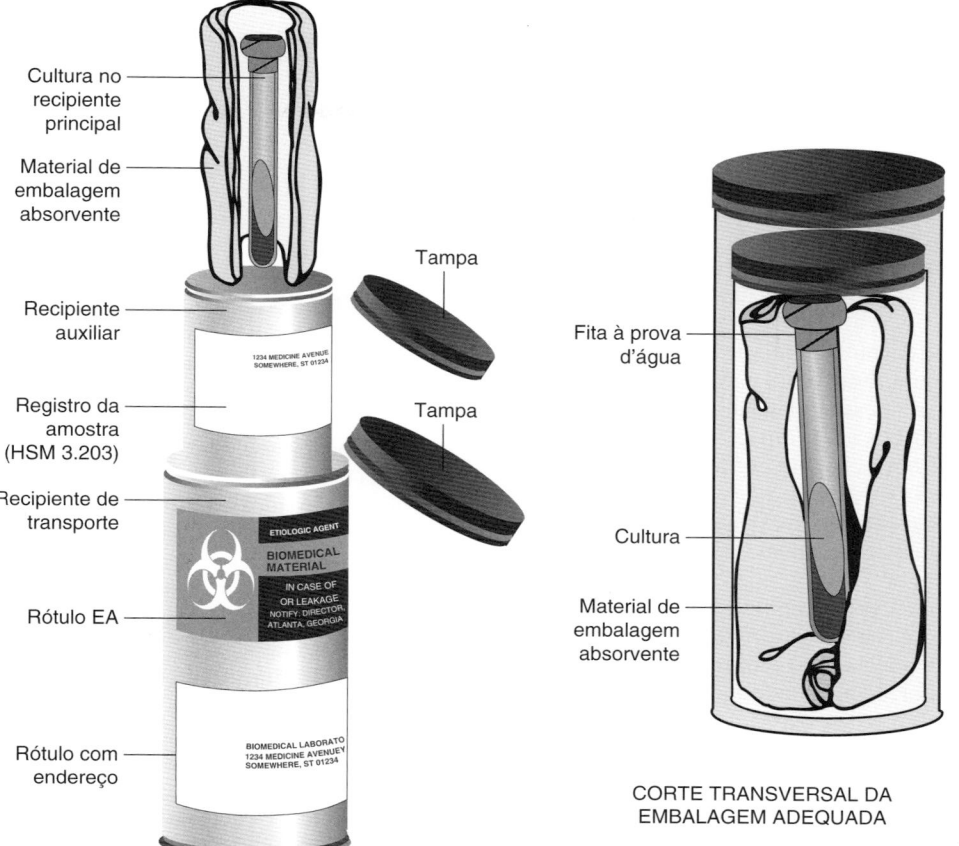

FIGURA 1.26 Técnica apropriada para embalar materiais biologicamente perigosos.

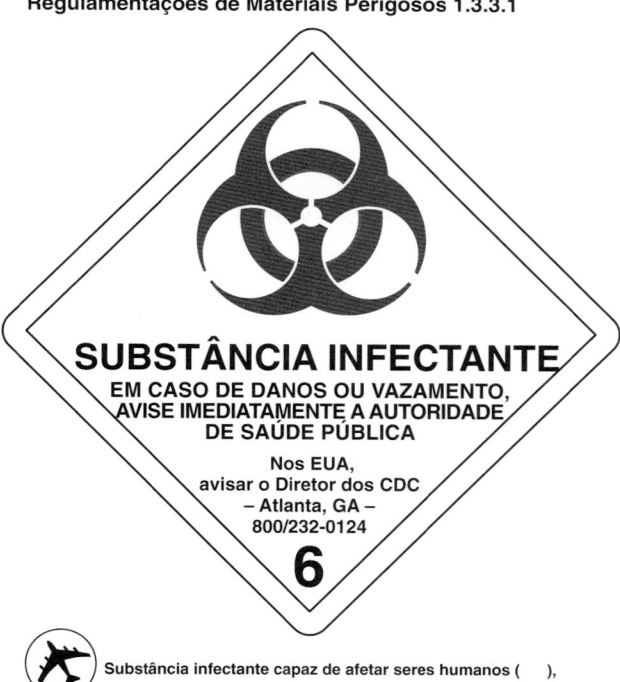

FIGURA 1.27 Logo de agentes etiológicos com "instruções ao transportador", que deve ser afixado por fora de qualquer embalagem contendo materiais potencialmente perigosos ou infectantes.

ácido devem ser usados para transportar ácidos concentrados em volumes maiores que 500 mℓ
- Substâncias químicas incompatíveis (identificadas com base na FISPQ [Ficha de Informações de Segurança de Produto Químico] ou na MSDS) não devem ser utilizadas ou armazenadas juntas
- As latas e os armários para armazenamento seguro devem estar localizados longe de fontes de calor, chamas, fagulhas e saídas. As áreas de armazenamento devem ser adequadamente ventiladas e com acesso restrito à equipe do laboratório. Todas as substâncias químicas inflamáveis e corrosivas devem ser guardadas em um armário de armazenamento químico à prova de fogo, de acordo com as regulamentações locais e nacionais
- Todos os recipientes devem ser claramente rotulados com as seguintes informações:
  ◦ Conteúdo
  ◦ Alertas de risco
  ◦ Precauções especiais
  ◦ Data de recebimento/preparação
  ◦ Data de abertura/início do uso
  ◦ Data de vencimento
  ◦ Fabricante
- No caso de derramamento de uma substância química líquida:[29,31]
  ◦ Determinar o tipo de risco consultando a FISPQ/MSDS, se necessário. Se o derramamento caracterizar uma emergência, evacue a área. Se o material acarretar

risco de incêndio, elimine todas as fontes de ignição e tome medidas para neutralizar a substância química
- Avise à equipe responsável e, se necessário, peça ajuda adicional. Identifique qualquer necessidade de usar dispositivos de proteção individual
- Confine o derramamento à menor área possível
- Neutralize ácidos com carbonato dissódico. Neutralize álcalis com ácido bórico a 1%. Nos casos de derramamentos de volumes maiores de ácidos ou álcalis, lave com bastante água depois da neutralização
- Limpe todas as áreas borrifadas durante o derramamento
- Nos casos de derramamento de líquidos inflamáveis e tóxicos, use um absorvente para reduzir a pressão de vapor e evitar a possibilidade de ignição do líquido
- Descarte das substâncias químicas:
   - Use luvas de borracha, um avental de borracha e óculos de proteção
   - Retire todos os objetos da pia destinada ao descarte. Comece derramando um jato de água fria na pia, sem causar respingos
   - Derrame lentamente o líquido à menor distância do ralo, sem causar respingos. Apenas volumes menores que 500 mℓ podem ser descartados no ralo da pia
   - Continue a derramar água fria por vários minutos depois de concluir o descarte
   - Descarte solventes orgânicos hidrossolúveis (metanol, acetona) conforme foi descrito antes. No caso de líquidos orgânicos insolúveis em água, apenas volumes menores que 100 mℓ podem ser descartados conforme foi explicado antes. Com os volumes maiores que 100 mℓ, consulte os profissionais de segurança hospitalar ou do Environmental Health and Safety Office de sua localidade.
- Riscos radiológicos: no passado, os laboratórios clínicos utilizavam compostos radioquímicos, principalmente em imunoensaios. Esses procedimentos foram substituídos por imunoensaios enzimáticos ou técnicas moleculares. Entretanto, se algum material radioativo for utilizado no laboratório, as regulamentações pertinentes devem ser seguidas rigorosamente. Em geral, há um funcionário de segurança institucional para materiais radioativos, comumente no setor de radiologia
- Carcinogênicos: cuidados especiais com a segurança são necessários quando se utilizam compostos químicos, que comprovadamente têm algum potencial neoplásico. No laboratório de microbiologia, formaldeído é o composto dessa categoria mais comumente encontrado. A formalina é uma solução de formaldeído (solução a 4%) estabilizada e vendida comercialmente. O formaldeído é combustível e potencialmente carcinogênico. As regulamentações locais quanto ao armazenamento, ao uso e ao descarte variam. Em geral, se for utilizado formaldeído, a área de trabalho deve ser bem ventilada e, de preferência, os técnicos devem utilizar uma capela de exaustão química. O CAP exige o monitoramento dos vapores de formaldeído no ambiente de trabalho
- Mercúrio: o mercúrio elementar é um risco significativo à saúde. No laboratório de microbiologia, esse composto é encontrado mais comumente nos termômetros convencionais e em alguns fixadores utilizados em parasitologia. Embora os volumes envolvidos sejam pequenos, algumas instituições decidiram eliminar por completo o uso de mercúrio, voluntariamente ou em razão das leis locais.[XII]

Incêndio

- Todos os funcionários do hospital são responsáveis por evitar incêndios e ajudar a reduzir perdas, caso esses ocorram
- Mantenha as áreas de trabalho livres de entulhos acumulados e materiais inflamáveis em excesso. Corredores, passagens estreitas e escadas devem ser mantidos livres de obstruções, que possam dificultar a saída ou o fornecimento de combustível em caso de incêndio
- Esteja ciente das fontes de ignição, chamas expostas, aquecedores e geradores de fagulhas (motores, interruptores elétricos, atrito e estática). Mais de 22% dos incêndios hospitalares são causados por fios defeituosos
- A equipe deve ser instruída quanto à forma e às diferenças da utilização de vários tipos de extintores de incêndio, que são classificados em quatro classes, de acordo com o tipo de incêndio:
   - Classe A: incêndios que envolvem materiais combustíveis comuns, inclusive madeira, papel, tecidos e plásticos. O uso de um extintor de água pressurizada (tipo A) é aceitável
   - Classe B: incêndios que envolvem líquidos inflamáveis, inclusive álcool, gasolina, querosene e graxa; utilize um extintor de dióxido de carbono (tipo B)
   - Classe C: incêndios que envolvem equipamentos elétricos, nos quais pode haver risco de choque resultante da condutividade elétrica. Desligue o circuito e use um agente extintor não condutor (i. e., nunca use um extintor de água; utilize um extintor de pó químico seco [tipo C])
   - Classe D: incêndios que envolvem metais combustíveis, inclusive magnésio e potássio. Nesses casos, são necessárias técnicas especiais. Nunca utilize água; use pó químico seco. Ligue imediatamente para o corpo de bombeiros da localidade
- As mantas anti-incêndio são utilizadas para abafar roupas e devem ser envolvidas ao redor da vítima. Se as roupas pegarem fogo, deite no chão e role para abafar as chamas sobre o piso. Não corra atrás de uma manta – o fluxo de ar apenas alimenta as chamas e causa lesões mais graves. Do mesmo modo, uma manta anti-incêndio deve ser usada no piso; enrolar a manta em torno de um indivíduo de pé apenas forma uma chaminé para as chamas
- Siga todas as regulamentações do corpo de bombeiros da localidade. Participe dos treinamentos periódicos para incêndios, que são realizados pelo hospital. Cada funcionário deve conhecer o procedimento para apagar incêndios e as vias de evacuação em sua área de trabalho no laboratório.

Biodefesa

A possibilidade de que terroristas utilizassem agentes químicos, biológicos ou radioativos era real há muitos anos, mas tal potencial adquiriu um significado novo depois (1) da

---

[XII] N. R. T. No Brasil, o Ministério da Saúde faz forte campanha para eliminar completamente o uso de mercúrio insistindo, inclusive, na substituição de esfigmomanômetros com mercúrio por aparelhos digitais.

tragédia do World Trade Center e (2) da descoberta de cartas contendo esporos de antraz, enviadas pelo serviço postal pouco tempo depois. Hoje em dia, todos os laboratórios dos EUA são obrigados a limitar determinados agentes patogênicos ao uso absolutamente essencial e a fornecer aos órgãos do governo um inventário desses microrganismos. Além disso, cada laboratório precisa elaborar um plano de biodefesa para lidar com o bioterrorismo. Pouquíssimos laboratórios diagnósticos manuseiam um dos agentes patogênicos selecionados em suas premissas (Tabela 1.23). A responsabilidade principal de lidar com a maioria desses microrganismos cabe aos laboratórios de referência, aos laboratórios de saúde pública e a outros laboratórios do governo. A responsabilidade principal do laboratório diagnóstico é reconhecer a possibilidade de isolar um dos microrganismos listados durante as atividades normais de avaliação das amostras clínicas. Quando o laboratório reconhece a possibilidade de ter isolado um desses microrganismos, ele deve ser referenciado a um serviço de apoio designado, as autoridades responsáveis devem ser notificadas e os resíduos dos espécimes dos quais o microrganismo foi isolado devem ser destruídos. Se houver suspeita de bioterrorismo, a investigação imediatamente assume um componente criminal. A Tabela 1.23 resume as categorias de agentes potencialmente utilizados em bioterrorismo.[14]

O plano nacional de prevenção antiterrorismo prevê uma categorização dos laboratórios em vários níveis, com responsabilidades crescentes de avaliar as possíveis ameaças. A Tabela 1.24 detalha a classificação dos laboratórios. As quatro categorias originais foram condensadas em três.[14]

Garantia da qualidade

Uma das marcas características dos laboratórios clínicos excelentes é a atenção constante à qualidade do trabalho. Garantia da qualidade é um termo abrangente, que inclui várias atividades. Em alguns casos, essas atividades são definidas por termos ligeiramente diferentes nas diversas instituições. A melhoria da qualidade (ou melhoria da qualidade total) deu origem à garantia da qualidade, que hoje pode estar originando a "melhoria contínua". Contudo, a mensagem básica é que os microbiologistas precisam avaliar constantemente seus métodos e processos na tentativa de melhorar o desempenho, a precisão e a qualidade. O controle da qualidade é um componente tradicional e está descrito separadamente neste capítulo.

A garantia da qualidade pode ser executada por métodos completamente internos, ou pode ser realizada como parte de um programa externo. Existem diretrizes consensuais nacionais.[32,30] Esses programas devem contemplar todas as fases do ciclo diagnóstico.[32]

Alguns aspectos de um programa de garantia da qualidade foram descritos na seção sobre acreditação laboratorial, que inclui programas de qualidade como um dos componentes essenciais. As atividades internas incluem documentação da validação/verificação de cada teste recém-introduzido no laboratório. A documentação do uso do laboratório pelos médicos é importante e pode fazer parte de um programa mais amplo de utilização dos exames. Também é importante documentar o desempenho da equipe técnica que executa cada atividade da qual é responsável. Também é avaliada a compatibilidade das observações morfológicas entre os

Tabela 1.23 Classificação dos agentes químicos e biológicos com potencial para terrorismo.

Categoria do agente	Descrição da categoria	Exemplos
Categoria A	• Facilmente disseminados ou transmitidos de uma pessoa à outra • Causam mortalidade alta com possível impacto significativo na saúde pública • Poderiam gerar pânico entre o público e perturbação social • Requerem ações preventivas especiais de saúde pública	• Varíola maior (vírus da varíola) • *Bacillus anthracis* (antraz) • *Yersinia pestis* (peste) • Toxina do *Clostridium botulinum* (botulismo) • *Francisella tularensis* (tularemia) • Filovírus (vírus Ebola e Marburg) • Arenavírus causadores de febres hemorrágicas
Categoria B	• Facilidade de disseminação moderada • Morbidade moderada e mortalidade baixa • Exigem vigilância redobrada das doenças que causam	• *Coxiella burnetii* (febre Q) • *Brucella* spp. (brucelose) • *Burkholderia mallei* (mormo) • Alfavírus (p. ex., vírus das encefalomielites oriental e ocidental) • Ricina, toxina de *Ricinus communis* (semente da mamona) • Toxina ε de *Clostridium perfringens* • Enterotoxina B estafilocócica • *Salmonella* spp • *Shigella dysenteriae* • *Escherichia coli* (O157:H7) • *Vibrio cholerae* • *Cryptosporidium parvum*
Categoria C	Agentes emergentes com: • Disponibilidade ampla • Facilidade de replicação e disseminação • Morbidade, mortalidade e impacto na saúde pública potencialmente altos	• Vírus Nipah • Hantavírus • Vírus que causam febre hemorrágicas transmitidas por carrapatos • Vírus das encefalites transmitidas por carrapatos • Vírus da febre amarela • *Mycobacterium tuberculosis* resistente a vários fármacos

Adaptada da referência 14.

Tabela 1.24 Classificação dos laboratórios envolvidos na investigação de terrorismo químico ou biológico.

Nível	Descrição	Exemplos
A	• Detecção precoce de disseminação intencional de agentes químicos ou biológicos • Processamento inicial dos espécimes clínicos	• Laboratórios de saúde pública ou hospitalares • Serviços com biossegurança de baixa complexidade
B (originalmente, B e C)	• Capacidades essenciais de isolamento e caracterização de determinados agentes utilizados em bioterrorismo • Têm a função de evitar que os laboratórios de nível mais altos de complexidade fiquem sobrecarregados de espécimes • Capacidade avançada de identificação rápida de determinados agentes utilizando cultura e técnicas moleculares • Participam do desenvolvimento e da avaliação de testes	• Laboratórios de saúde pública locais e estaduais • Laboratórios federais de nível alto de complexidade • Centros médicos acadêmicos
C (originalmente, D)	• Níveis mais altos de contenção e sofisticação • Capacidade de detectar agentes criados por técnicas de engenharia genética	• Grupo seleto de laboratórios federais • Laboratórios acadêmicos que operam no nível mais alto de contenção por contrato federal

Adaptada da referência 14.

tecnólogos que realizam as mesmas atividades. A avaliação formal das competências de todos os profissionais que realizam exames laboratoriais (inclusive enfermeiros e médicos) é um requisito da acreditação para todos os testes de moderada e alta complexidade. Recentemente, foram publicadas diretrizes consensuais nacionais para a implantação do programa.[28]

A avaliação do desempenho do seu laboratório pode ser aperfeiçoada comparando-se seu desempenho com o de outros colegas com base em um programa externo de garantia da qualidade. O CAP oferece dois programas desse tipo.[122,102] Um parâmetro selecionado para avaliação é conhecido como indicador.

O primeiro programa, conhecido como Q-Probes, consiste em um estudo singular de um único problema, por exemplo, a frequência dos microrganismos cutâneos nas hemoculturas (i. e., índices de contaminação das hemoculturas). Cada laboratório participante envia os resultados de um exame, que foi realizado de acordo com um protocolo predefinido. Os resultados de todos os participantes são analisados cuidadosamente e todos os laboratórios que submeteram seus resultados recebem uma crítica.

Por outro lado, o programa Q-tracks é um sistema de monitoramento repetitivo de um pequeno número de indicadores, que foram considerados especialmente úteis à avaliação do desempenho dos laboratórios. Por exemplo, o TDR do laboratório para determinado analito poderia ser estudado ao longo do tempo. Desse modo, é possível ilustrar graficamente o desempenho ao longo do tempo, em comparação com outros laboratórios.

Como já foi mencionado, um laboratório também pode avaliar seu desempenho comparado ao de outros participantes por meio da realização dos testes de proficiência.[25,109] Inicialmente, os testes de proficiência eram aplicados pelo CAP como recurso educacional para melhorar o desempenho dos laboratórios. Depois da promulgação das duas leis CLIA, os testes de proficiência tornaram-se elementos obrigatórios à prestação de serviços de medicina laboratorial.[XIII]

[XIII] N. R. T. No Brasil, os órgãos acreditadores foram descritos na seção sobre acreditação laboratorial. Alguns laboratórios clínicos brasileiros são acreditados pelo CAP.

Controle da qualidade

Em sentido estrito, o controle da qualidade consistia em uma avaliação sistemática contínua do trabalho, de forma a assegurar que o produto final se conformava aos limites de tolerância previamente estabelecidos de precisão e exatidão.[3] Hoje em dia, diretores e supervisores de laboratórios compreendem que o controle da qualidade é apenas uma das facetas da área mais ampla de garantia da qualidade. Os leitores interessados podem acessar as exigências atuais do CAP quanto ao controle da qualidade (assim como quanto à segurança e outros aspectos gerenciais importantes) acessando o documento Laboratory General Checklist (em inglês), que está disponível na página do CAP (http://www.cap.org).

Em sentido amplo, o controle da qualidade em microbiologia é tanto ciência quanto arte. Isso inclui itens intangíveis como senso comum, juízo equilibrado e atenção constante aos detalhes. Os programas de controle da qualidade devem ser organizados tendo em vista objetivos bem-definidos e os dados devem ser documentados para monitorar e, se necessário, melhorar o desempenho.

Componentes de um programa de controle da qualidade. Um programa básico de controle da qualidade em microbiologia contém vários elementos específicos, que precisam ser levados em consideração durante a implementação das diversas fases do programa. Bartlett[6] desenvolveu um programa de controle da qualidade e descreveu diversos níveis de atividades, que variam das básicas até as mais avançadas. Utilizando seu esboço, um supervisor pode selecionar o nível de atividade que é apropriado à sua equipe e ao volume de trabalho de determinado laboratório. Esses itens foram utilizados e aperfeiçoados nos documentos do CLSI citados como referências ao longo de todo este livro.

O CAP estabeleceu normas para acreditação dos laboratórios médicos, inclusive uma *checklist* de inspeção para laboratórios de microbiologia. Essa *checklist* fornece aos supervisores de microbiologia diretrizes valiosas para realizar uma avaliação pormenorizada das necessidades de controle da qualidade de seus laboratórios. Algumas das exigências estão incorporadas nas regulamentações federais da CLIA '88.

As regulamentações são reavaliadas continuamente e podem ser revisadas. Algumas alterações são mais rigorosas que as de alguns órgãos de acreditação designados (p. ex., CAP);

outras são menos rigorosas. Por lei, os órgãos designados precisam ter padrões que sejam no mínimo tão rigorosos quanto os do CMS, mas que podem ser ainda mais exigentes.

Uma alteração significativa ocorria enquanto este capítulo era escrito: a exigência de um novo plano de controle da qualidade pelo CMS, conhecido como IQCP (Individualized Quality Control Plan). Informações sobre esse plano estão disponíveis na página do CMS (www.cms.gov). Ver também as recomendações de CAP, CLSI e American Society for Microbiology.[XIV]

Inicialmente, o laboratório deve escolher um coordenador de controle da qualidade. As responsabilidades desse coordenador devem estar claramente definidas e ele deve receber autoridade apropriada, de forma que os problemas possam ser resolvidos eficientemente quando ocorrerem. Esse coordenador tem a responsabilidade de estabelecer os padrões mínimos para o controle da qualidade a serem alcançados pelo laboratório, bem como descrever as diversas medidas adotadas para o monitoramento e a vigilância diárias de todas as facetas do programa.

O coordenador deve assegurar que todas as atividades estejam claramente descritas em um manual de controle da qualidade. Esse manual também deve descrever claramente os seguintes elementos:

- Detalhes de todas as práticas de controle da qualidade, inclusive procedimentos e agendamentos para monitoramento do funcionamento dos equipamentos
- Processo de monitoramento de todos os meios e reagentes quanto a reatividade, datas de vencimento e padrões de reação dos microrganismos apropriados testados
- Todos os resultados dos testes de proficiência.

Formulários apropriados devem ser adaptados para obter dados numéricos em tabelas, gráficos ou diagramas, de modo que qualquer item fora de controle possa ser detectado imediatamente. Além disso, o coordenador precisa revisar todos os registros de controle e verificar todas as determinações que estejam fora do controle. Também é necessário documentar as ações corretivas adotadas para todas as determinações que estiverem fora do controle. A seguir, apresentamos um resumo sucinto de vários componentes de um programa de controle da qualidade.

Monitoramento dos equipamentos do laboratório. Em todos os laboratórios de microbiologia, é necessário implantar um programa de manutenção preventiva, de forma a assegurar o funcionamento adequado de todos os equipamentos elétricos e mecânicos. Os equipamentos devem ser verificados a intervalos predeterminados; alguns componentes operacionais devem ser substituídos depois de um período definido de uso, ainda que possam não aparentar desgaste. A Tabela 1.25 ilustra uma lista resumida com alguns equipamentos, procedimentos de monitoramento que devem ser realizados, a frequência e os limites de tolerância. A equipe do laboratório deve tomar providências de modo a assegurar que todas as inspeções sejam realizadas e que todos os dados sejam registrados precisamente nos gráficos ou nos manuais de manutenção. É importante detectar imediatamente tendências crescentes ou decrescentes, de forma que medidas corretivas apropriadas possam ser tomadas antes que ocorram erros graves. As temperaturas de incubadoras, refrigeradores, congeladores, banhos-maria e caixas de aquecimento devem ser aferidas e registradas diariamente com um termômetro calibrado pelo Bureau of Standards (no Brasil, Inmetro), ou por outro que tenha sido verificado por um termômetro calibrado. A concentração de CO_2 de todas as incubadoras com CO_2 também deve ser verificada diariamente. Quando alguma leitura está fora da faixa estabelecida pelo controle da qualidade, a causa deve ser determinada e o defeito, corrigido imediatamente.

Monitoramento dos meios de cultura, reagentes e suprimentos. Todos os meios e reagentes devem ser comparados com controles apropriados quanto à reatividade esperada. Estudos demonstraram que alguns meios disponíveis no mercado têm grau elevado de confiabilidade. No entanto, existem consensos que recomendam o controle de qualidade pelo serviço local.[23] Alguns meios com problemas ocasionais de controle da qualidade (p. ex., ágar-chocolate, meio para cultura de *C. jejuni* e ágar de Thayer-Martin) devem ser submetidos a testes de controle em cada laboratório. Outros não precisam ser testados quando o fabricante do meio fornece documentação de que observou reatividade apropriada.

Sugestões de microrganismos utilizados como controle e os resultados aceitáveis dos meios de cultura mais comumente utilizados nos laboratórios clínicos podem ser encontrados na Tabela 1.26. Os microrganismos de estoque do controle da qualidade podem ser mantidos no laboratório por meio de subculturas das bactérias isoladas e recuperadas como parte do trabalho de rotina. Uma alternativa mais conveniente, ainda que mais dispendiosa, é comprar microrganismos desidratados fornecidos de coleções de cultura, tais como American Type Culture Collection (ATCC, 12301 Parklawn Dr., Rockville, MD) ou outras coleções, fornecidas comercialmente por outras empresas. Cada lote do meio deve ser verificado quanto à reatividade e à sustentação apropriada do crescimento microbiano, seja pelo fabricante ou pelo laboratório local.

Tanto os tubos como as placas com meio de cultura e os reagentes devem ter rótulos que indiquem claramente seu conteúdo e as datas de preparação e vencimento. Quando "codificados", devem ser referenciados de modo que mesmo profissionais que não trabalham no laboratório sejam capazes de interpretar os códigos. Regras de controle da qualidade claramente definidas também se aplicam aos testes de sensibilidade aos antibióticos.

Cada lote com meios em tubo ou placa também deve ser submetido a testes de esterilidade, principalmente os meios nos quais os componentes são acrescentados depois da esterilização. As verificações de esterilidade devem ser realizadas visualmente e por meio de subcultura. Por exemplo, alguns meios seletivos podem suprimir suficientemente o crescimento visível das bactérias; contudo, bactérias viáveis podem aparecer na subcultura. Os meios preparados também devem ser examinados quanto à existência de outros sinais de deterioração, inclusive descoloração, turbidez, alterações de cor, indícios de congelamento/descongelamento e grau de hidratação.

A frequência com que os testes de controle da qualidade dos meios e dos reagentes (inclusive sorológicos) são realizados é definida claramente pelos diversos órgãos de acreditação. A Tabela 1.27 descreve algumas regras de controle da qualidade dos meios e reagentes. As recomendações quanto ao controle da qualidade não são estáticas. É importante seguir as recomendações vigentes, ao menos em parte, uma vez que as mudanças provavelmente podem resultar em menos ou mais trabalho.

[XIV] N. R. T. No Brasil, ver recomendações de Anvisa, SBPC, SBAC e ONA.

Tabela 1.25 Procedimentos de monitoramento do controle da qualidade dos equipamentos de microbiologia utilizados comumente.

Equipamento	Procedimento	Intervalo	Limites de tolerância
Refrigeradores	Registros de temperatura[a]	Diário ou contínuo	2 a 8°C
Congeladores	Registros de temperatura[a]	Diário ou contínuo	–8 a –20°C –60 a –75°C
Incubadoras	Registros de temperatura[a]	Diário ou contínuo	35,5°C ± 1°C
Incubadoras (CO_2)	Determinação da concentração de CO_2 Uso de um analisador de gasometria ou aparelho Fyrite®[b]	Diário	5 a 10%
Banhos-maria	Registros de temperatura[a]	Diário	36 a 38°C 55 a 57°C
Aquecedores	Registros de temperatura[a]	Diário	± 1°C do ajuste
Autoclaves	Testar com uma fita de esporos (*Bacillus stearothermophilus*)	Ao menos 1 vez/semana	Nenhum crescimento de esporos na subcultura indica esterilidade do equipamento
Determinação do pH	Teste com soluções de calibração do pH	A cada uso	± 0,1 unidades pH do padrão utilizado
Jarras de anaerobiose	Fita com indicador de azul de metileno	A cada uso	Conversão da fita de azul para branco indica pressão baixa de O_2
Cabine de anaerobiose com luva	Cultura de *Clostridium novyi* tipo B	Periodicamente	Crescimento indica pressão muito baixa de O_2. É utilizada apenas quando é necessária pressão de O_2 extremamente baixa A solução deve permanecer incolor quando a pressão de O_2 está baixa
	Solução com indicador de azul de metileno	Diário ou contínuo	
Rotor para testes sorológicos	Contagem das revoluções por minuto	Diário ou contínuo	180 rpm ± 10 rpm
Centrífugas	Contagem das revoluções por um tacômetro	Mensal	Faixa de 5% do ajuste do botão indicador
Capelas de segurança	Medição da velocidade do ar[c] que passa pela abertura frontal	Semestral ou trimestral	50 pés de fluxo de ar por minuto ± 5 pés/minuto

[a]Cada termômetro de monitoramento deve estar calibrado por outro termômetro-padrão.
[b]Bacharach Instrument Co., Pittsburgh, PA.
[c]Velometer Jr, Alnor Instrument Co., Chicago, IL.

Tabela 1.26 Controle de qualidade dos meios utilizados comumente: microrganismos de controle sugeridos e reações esperadas.[a]

Meio	Microrganismos de controle	Reações esperadas
Ágar-sangue	*Streptococcus* spp. do grupo A	Crescimento adequado, β-hemólise
	S. pneumoniae	Crescimento adequado, β-hemólise
Ágar de bile-esculina	Espécies de *Enterococcus*	Crescimento adequado, cor preta
	Streptococcus spp. alfa-hemolíticos, exceto grupo D	Nenhum crescimento; nenhuma coloração no meio
Ágar-chocolate	*Haemophilus influenzae*	Crescimento adequado
	Neisseria gonorrhoeae	Crescimento adequado
Ágar-ureia de Christensen	*Proteus mirabilis*	Completamente rosado (positivo)
	Klebsiella pneumoniae	Parcialmente rosado (positivo parcial)
	Escherichia coli	Amarelo (negativo)
Ágar-citrato de Simmons	*K. pneumoniae*	Crescimento ou cor azul (positiva)
	E. coli	Nenhum crescimento, continua verde (negativa)
Ágar de cistina-tripticase (CTA) e dextrose	*N. gonorrhoeae*	Amarelo (positiva)
	Moraxella catarrhalis	Nenhuma alteração de cor (negativa)
Sacarose	*E. coli*	Amarelo (positiva)
	N. gonorrhoeae	Nenhuma alteração de cor (negativa)
Maltose	Espécies de *Salmonella* ou *N. meningitidis*	Amarelo (positiva)
	N. gonorrhoeae	Nenhuma alteração de cor (negativa)

(*continua*)

Tabela 1.26 Controle de qualidade dos meios utilizados comumente: microrganismos de controle sugeridos e reações esperadas (*continuação*).[a]

Meio	Microrganismos de controle	Reações esperadas
Lactose	N. lactamicus	Amarelo (positiva)
	N. gonorrhoeae	Nenhuma alteração de cor (negativa)
Lisina-descarboxilases	K. pneumoniae	Azulado (positiva)
	Cronobacter sakazakii	Amarelo (negativo)
Arginina (di-hidrolase)	Enterobacter cloacae	Azulado (positiva)
	Proteus mirabilis	Amarelo (negativa)
Ornitina	P. mirabilis	Azulado (positiva)
	K. pneumoniae	Amarelo (negativa)
Desoxirribonuclease (DNase)	Serratia marcescens	Zona clareamento (acrescentar HCL 1N)
	E. cloacae	Nenhuma zona de clareamento
Ágar-eosina–azul de metileno	E. coli	Crescimento adequado; brilho metálico esverdeado
	K. pneumoniae	Crescimento adequado; colônias roxas, sem brilho
	Shigella flexneri	Crescimento adequado, colônias transparentes (lactose-negativas)
Ágar entérico Hektoen®	Salmonella Typhimurium	Colônias verdes com centros negros
	S. flexneri	Colônias verdes transparentes
	E. coli	Crescimento ligeiramente inibido, colônias alaranjadas
Indol (meio de Kovac)	E. coli	Vermelho (positiva)
	K. pneumoniae	Nenhuma cor vermelha (negativa)
Ágar-ferro de Kigler	E. coli	Inclinação ácida/fundo alcalino
	S. flexneri	Inclinação alcalina/fundo ácido
	Pseudomonas aeruginosa	Inclinação alcalina/fundo alcalino
	Salmonella Typhimurium	Inclinação alcalina/fundo negro
Ágar-ferro e lisina	S. Typhimurium	Fundo e inclinação roxos, + H_2S
	S. flexneri	Inclinação roxa, fundo amarelo
	P. mirabilis	Inclinação vermelha, fundo amarelo
Ágar MacConkey	E. coli	Colônias rosadas (lactose-positivas)
	P. mirabilis	Colônias incolores, sem espalhar
	Espécies de Enterococcus	Nenhum crescimento
Malonato	E. coli	Nenhum crescimento
	K. pneumoniae	Crescimento adequado, azul (positiva)
Mobilidade (ágar semissólido)	P. mirabilis	Meio opaco (positiva)
	K. pneumoniae	Nenhuma borda penugenta na linha da faixa (negativa)
Caldo ou ágar de nitrato	E. coli	Vermelho ao acrescentar reagentes
	Acinetobacter lwoffi	Nenhum vermelho (negativa)
Ágar-sangue e álcool feniletílico	Espécies de Streptococcus	Crescimento adequado
	E. coli	Nenhum crescimento
o-nitrofenol-β-D-galactopiranosídio (ONPG)	Serratia marcescens	Amarelo (positiva)
	Salmonella Typhimurium	Incolor (negativa)
Fenilalanina-desaminase	P. mirabilis	Verde (acrescentar $FeCl_3$ a 10%)
	E. coli	Nenhum verde (negativa)
Ágar para Salmonella-Shigella (SS)	S. Typhimurium	Colônias incolores, centros negros
	E. coli	Nenhum crescimento
Teste de Voges-Proskauer	K. pneumoniae	Vermelho (acrescentar reagentes)
	E. coli	Nenhum crescimento (negativa)
Ágar de xilose-lisina-dextrose (XLD)	Sorotipos de Salmonella	Colônias vermelhas (lisino-positivas)
	E. coli	Colônias amarelas (açúcar-positivas)
	Espécies de Shigella	Colônias transparentes (negativas)

[a]De Microbiology Checklist, College of American Pathologists. Revisada em 2014.

Tabela 1.27 Controle da qualidade de alguns meios e reagentes.[a]

Meios ou reagentes	Frequência	Controles
Corante de Gram	Cada lote novo de corantes e no mínimo 1 vez/semana	Bactérias gram-positivas e gram-negativas
Outros corantes não imunológicos e não fluorescentes	Cada dia de uso e cada lote, número do lote e transporte novo	Reatividade adequada
Corantes fluorescentes	Cada vez que forem usados	Reatividade apropriada
Catalase, coagulase, oxidase, bacitracina, optoquina, ONPG, discos X ou V ou XV, sistemas de identificação	Cada lote, número do lote, ou transporte novo	Controles positivos e negativos
Antissoros (*Salmonella* e *Shigella*)	Cada lote, número de lote e transporte novo; quando for preparado ou aberto e, depois disso, uma vez a cada 6 meses	Controles positivos e negativos
Betalactamase (exceto Cefinase®)	Cada dia em que for usada	Controles positivos e negativos
Betalactamase (Cefinase®)	Cada lote, número de lote ou transporte novo	Controles positivos e negativos
Sondas de ácido nucleico	Cada dia em que forem usadas	Controles positivos e negativos
Corante álcool-acido-fucsina Corante de Ziehl-Neelsen	Cada dia em que forem usados	Controles positivos e negativos
Testes de sensibilidade aos antibióticos	Diária ou semanalmente, desde que sejam atendidos determinados critérios (ver Capítulo 17)	Microrganismos apropriados

Observação: No futuro, esta tabela será alterada com a implementação do IQCP, mas pode funcionar como orientação geral para o controle da qualidade.
[a] De Microbiology Checklist, College of American Pathologists. Revisada em 2014.

REFERÊNCIAS BIBLIOGRÁFICAS

1. Albaers AC, Fletcher RD. Accuracy of calibrated-loop transfer. J Clin Microbiol 1983;18:40–42.
2. Alfa MJ, Degagne P, Olson N, et al. Improved detection of bacterial growth in continuous ambulatory peritoneal dialysis effluent by use of BacT/Alert FAN bottles. J Clin Microbiol 1997;35:862–866.
3. August MJ, Hindler JA, Huber TW, et al. Cumitech 3A: Quality Control and Quality Assurance Practices in Clinical Microbiology. Washington, DC: American Society for Microbiology, 1990.
4. Baron EJ, Miller JM, Weinstein MP, et al. A guide to utilization of the microbiology laboratory for diagnosis of infectious diseases: 2013 recommendations by the Infectious Diseases Society of America (IDSA) and the American Society for Microbiology (ASM). Clin Infect Dis 2013;57:e22–e121.
5. Barry M, Russi M, Armstrong L, et al. Brief report: treatment of a laboratory-acquired Sabia virus infection. N Engl J Med 1995;333:294–296.
6. Bartlett RC. A plea for clinical relevance in microbiology. Am J Clin Pathol 1974; 61:867–872.
7. Bartlett RC, ed. Medical Microbiology: Quality Cost and Clinical Relevance. New York, NY: John Wiley, 1974.
8. Bartlett RC. Leadership for quality: laboratory scientists have an unprecedented opportunity to contribute to the leadership required to introduce effective quality management. ASM News 1991;57:15–21.
9. Beltrami EM, Williams IT, Shapiro CN, et al. Risk and management of blood-borne infections in health care workers. Clin Microbiol Rev 2000;13:385–407.
10. Bobadilla M, Sifuentes J, Garcia-Tsao G. Improved method for bacteriological diagnosis of spontaneous bacterial peritonitis. J Clin Microbiol 1989;27:2145–2147.
11. Caliendo AM, St. George K, Kao S-Y, et al. Comparison of quantitative cytomegalovirus (CMV) PCR in plasma and CMV antigenemia assay: clinical utility of the prototype AMPLICOR CMV MONITOR test in transplant recipients. J Clin Microbiol 2000;38:2122–2127.
12. Casadevall A, Pirofski L. Host-pathogen interactions: the attributes of virulence. J Infect Dis 2001;184:337–344.
13. Centers for Disease Control. Guidelines for prevention of transmission of human immunodeficiency virus and hepatitis B virus to health-care and public-safety workers. MMWR Morb Mortal Wkly Rep 1989;38:1–37.
14. Centers for Disease Control. Biological and chemical terrorism: strategic plan for preparedness and response. Recommendations of the CDC strategic planning workgroup. MMWR Recomm Rep 2000;49(RR-4):1–14.
15. Centers for Disease Control. Appendix A. Practice recommendations for health-care facilities implementing the U.S. public health service guidelines for management of occupational exposures to bloodborne pathogens. MMWR Recomm Rep 2001;50(RR-11):43–44.
16. Centers for Disease Control. Appendix B. Management of occupational blood exposures. MMWR Recomm Rep 2001;50(RR-11):45–46.
17. Centers for Disease Control. Appendix C. Basic and expanded HIV postexposure prophylaxis regimens. MMWR Recomm Rep 2001;50(RR-11):47–52.
18. Centers for Disease Control. Updated U.S. public health service guidelines for the management of occupational exposures to HBV, HCV, and HIV and recommendations for postexposure prophylaxis. MMWR Recomm Rep 2001;50(RR-11):1–42.
19. Centers for Disease Control. Appendix A. Regulatory framework for disinfection and sterilants. MMWR Morbid Mortal Wkly Rep 2003;52(RR-17):62–64.
20. Centers for Disease Control. Appendix C. Methods for sterilizing and disinfecting patient-care items and environmental surfaces. MMWR Recomm Rep 2003;52(RR-17):66.
21. Chastre J, Viau F, Brun P, et al. Prospective evaluation of the protected specimen brush for the diagnosis of pulmonary infections in ventilated patients. Am Rev Respir Dis 1984;130:924–929.
22. Cherry WB, Moody MD. Fluorescent-antibody techniques in diagnostic bacteriology. Bacteriol Rev 1965;29:222–250.
23. Clinical and Laboratory Standards Institute. Quality Control for Commercially Prepared Microbiological Culture Media; Approved Standard. 3rd Ed. CLSI document M22-A3. Wayne, PA: Clinical and Laboratory Standards Institute, 2004.
24. Clinical and Laboratory Standards Institute. Laboratory Design; Approved Guideline. 2nd Ed. CLSI document QMS04-A2. Wayne, PA: Clinical and Laboratory Standards Institute, 2007.
25. Clinical and Laboratory Standards Institute. Using Proficiency Testing (PT) to Improve the Clinical Laboratory; Approved Guideline. 2nd Ed. CLSI document GP27-A2. Wayne, PA: Clinical and Laboratory Standards Institute, 2007.
26. Clinical and Laboratory Standards Institute. Abbreviated Identification of Bacteria and Yeast; Approved Guideline. 2nd Ed. CLSI document M35-A2. Wayne, PA: Clinical and Laboratory Standards Institute, 2008.
27. Clinical and Laboratory Standards Institute. Assessment of Laboratory Tests When Proficiency Testing is Not Available; Approved Guideline. 2nd Ed. CLSI document GP29-A2. Wayne, PA: Clinical and Laboratory Standards Institute, 2008.
28. Clinical and Laboratory Standards Institute. Training and Competence Assessment; Approved Guideline. 3rd Ed CLSI document QMS03-A3. Wayne, PA: Clinical and Laboratory Standards Institute, 2009.
29. Clinical and Laboratory Standards Institute. Clinical Laboratory Waste Management; Approved Guideline. 3rd Ed. CLSI document GP05-A3. Wayne, PA: Clinical and Laboratory Standards Institute, 2011.

30. Clinical and Laboratory Standards Institute. Quality Management System: Continual Improvement; Approved Guideline. 3rd Ed. CLSI document QMS06-A3. Wayne, PA: Clinical and Laboratory Standards Institute, 2011.
31. Clinical and Laboratory Standards Institute. Clinical Laboratory Safety; Approved Guideline. 3rd Ed. CLSI document GP17-A3. Wayne, PA: Clinical and Laboratory Standards Institute, 2012.
32. Clinical and Laboratory Standards Institute. Quality Management System: A Model for Laboratory Services; Approved Guideline. 4th Ed. CLSI document GP26-A4. Wayne, PA: Clinical and Laboratory Standards Institute, 2012.
33. Clinical and Laboratory Standards Institute. Quality Management System: Qualifying, Selecting, and Evaluating a Referral Laboratory; Approved Guideline. 2nd Ed. CLSI document QMS05-A2. Wayne, PA: Clinical and Laboratory Standards Institute, 2012.
34. Clinical and Laboratory Standards Institute. Quality Management System: Development and Management of Laboratory Documents; Approved Guideline. 6th Ed. CLSI document replaces GP02-A5. Wayne, PA: Clinical and Laboratory Standards Institute, 2013.
35. Clinical and Laboratory Standards Institute. Protection of Laboratory Workers from Occupationally Acquired Infections; Approved Guideline. 4th Ed. CLSI document M29-A4. Wayne, PA: Clinical and Laboratory Standards Institute, 2014.
36. Clinical and Laboratory Standards Institute. Quality Control of Microbiological Transport Systems; Approved Standard. 2nd Ed. CLSI document M40-A2. Wayne, PA: Clinical and Laboratory Standards Institute, 2014.
37. Conomy JP, Leibovitz A, McCombs W, et al. Airborne rabies encephalitis: demonstration of rabies virus in the human central nervous system. Neurology 1977;27:67–69.
38. Cotran RS, Kumar V, Collins T, et al. Robbins Pathologic Basis of Disease. 6th Ed. Philadelphia, PA: WB Saunders, 1999.
39. Crain EF, Gershel JC. Urinary tract infections in febrile infants younger than 8 weeks of age. Pediatrics 1990;86:363–367.
40. Curfs JH, Meis JF, Hoogkamp-Korstanje JA. A primer on cytokines: sources, receptors, effects, and inducers. Clin Microbiol Rev 1997;10:742–780.
41. Davidson A, Diamond B. Autoimmune diseases. N Engl J Med 2001;345:340–350.
42. Delvies PJ, Roitt IM. The immune system: first of two parts. N Engl J Med 2000;343:37–49.
43. Delvies PJ, Roitt IM. The immune system: second of two parts. N Engl J Med 2000;343:108–117.
44. Dinarello CA, Cannon JF, Wolff SM. New concepts on the pathogenesis of fever. Rev Infect Dis 1988;10:168–189.
45. Fine MJ, Orloff JJ, Rihs JD, et al. Evaluation of housestaff physicians' preparation and interpretation of sputum Gram stains for community-acquired pneumonia. J Gen Intern Med 1991;6:189–198.
46. Flynn PM, Shenep JL, Barrett FF. Differential quantitation with a commercial blood culture tube for diagnosis of catheter-related infection. J Clin Microbiol 1988;26:1045–1046.
47. Fraser DW, Tsai TR, Orenstein W, et al. Legionnaires' disease: description of an epidemic of pneumonia. N Engl J Med 1977;297:1189–1197.
48. Friedly G. Importance of bacterial stains in the diagnosis of infectious disease. J Med Technol 1985;1:823–833.
49. Fung JC, McKinley G, Tyburski MB, et al. Growth of coagulase-negative staphylococci on colistin-nalidixic acid agar and susceptibility to polymyxins. J Clin Microbiol 1984;19:714–716.
50. Gabay C, Kushner I. Acute-phase proteins and other systemic responses to inflammation. N Engl J Med 1999;340:448–454.
51. Garcia LS, ed. Clinical Laboratory Management. Washington, DC: American Society for Microbiology, 2004.
52. Gavin PJ, Paule SM, Fisher AG, et al. The role of molecular typing in the epidemiologic investigation and control of nosocomial infections. Pathol Case Rev 2003;8:163–171.
53. Geckler RW, Gremillion DH, McAllister CK, et al. Microscopic and bacteriological comparison of paired sputa and transtracheal aspirates. J Clin Microbiol 1977;6:396–399.
54. Gribble MJ, Puterman ML, McCallum NM. Pyuria: its relationship to bacteriuria in spinal cord injured patients on intermittent catheterization. Arch Phys Med Rehabil 1989;70:376–379.
55. Guerrant RL, Walker DH, Weller PF. Tropical Infectious Diseases. Philadelphia, PA: Churchill Livingstone, 1999.
56. Hageage GJ Jr, Harrington BJ. Use of calcofluor white in clinical mycology. Lab Med 1984;15:109–115.
57. Hall CJ, Richmond SJ, Caul EO, et al. Laboratory outbreak of Q fever acquired from sheep. Lancet 1982;1:1004–1006.
58. Hoerl D, Rostkowski C, Ross SL, et al. Typhoid fever acquired in a medical technology teaching laboratory. Lab Med 1988;19:166–168.
59. Hoff RG, Newman DE, Staneck JL. Bacteriuria screening by use of acridine orange-stained smears. J Clin Microbiol 1984;21:513–516.
60. Hughes JG, Vetter EA, Patel R, et al. Culture with BACTEC Peds Plus/F Bottle compared with conventional methods for detection of bacteria in synovial fluid. J Clin Microbiol 2001;39:4468–4471.
61. Hughes MD, Johnson VA, Hirsch MS, et al. Monitoring plasma HIV-1 RNA levels in addition to CD4+ lymphocyte count improves assessment of antiretroviral therapeutic response. ACTG 241 Protocol Virology Substudy Team. Ann Intern Med 1997;126:929–938.
62. Isenberg HD. Clinical Microbiology Procedures Handbook. 2nd Ed. Washington, DC: ASM Press, 2004.
63. Isenberg HD, Washington JA, Doern G, et al. Collection, handling and processing of specimens. In Balows A, ed. Manual of Clinical Microbiology. 5th Ed. Washington, DC: American Society for Microbiology, 1991:15–28.
64. James AN. Legal realities and practical applications in laboratory safety management. Lab Med 1988;19:84–87.
65. Kamradt T, Mitchison NA. Tolerance and autoimmunity. N Engl J Med 2001;44:655–664.
66. Kay AB. Allergy and allergic diseases: first of two parts. N Engl J Med 2001;44:30–37.
67. Knipe DM, Howley PM. Fields Virology. 4th Ed. Philadelphia, PA: Lippincott Williams & Wilkins, 2001.
68. Koneman EW. The Other End of the Microscope: The Bacteria Tell Their Story. Washington, DC: ASM Press, 2002.
69. Kwon-Chung KJ, Bennett JE. Medical Mycology. Philadelphia, PA: Lea & Febiger, 1992.
70. Lauer BA, Reller LB, Mirrett S. Comparisons of acridine orange and Gram stains for detection of microorganisms in cerebrospinal fluid and other clinical specimens. J Clin Microbiol 1981;14:201–205.
71. Lekstrom-Himes JA, Gallin JI. Immunodeficiency diseases caused by defects in phagocytes. N Engl J Med 2000;343:1703–1714.
72. Lell B, May J, Schmidt-Ott RJ, et al. The role of red blood cell polymorphisms in resistance and susceptibility to malaria. Clin Infect Dis 1999;28:794–799.
73. Lund ME, Hawkinson RW. Evaluation of the prompt inoculation system for preparation of standardized bacteria inocula. J Clin Microbiol 1985;18:84–91.
74. Maki DG, Weise CE, Sarafin HW. A semiquantitative culture method for identifying intravenous-catheter-related infection. N Engl J Med 1977;296:1305–1309.
75. Malech HL, Gallin JI. Current concepts in immunology. Neutrophils in human diseases. N Engl J Med 1987;317:687–694.
76. Mandell GL, Bennett JE, Dolin R. Principles and Practice of Infectious Diseases. 5th Ed. Philadelphia, PA: Churchill Livingstone, 2000.
77. Medzhitov R, Janeway C. Advances in immunology: innate immunity. N Engl J Med 2000;343:338–344.
78. Mermel LA, Josephson SL, Dempsey J, et al. Outbreak of *Shigella sonnei* in a clinical microbiology laboratory. J Clin Microbiol 1997;35:3163–3165.
79. Michon P, Fraser T, Adams JH. Naturally acquired and vaccine-elicited antibodies block erythrocyte cytoadherence of the *Plasmodium vivax* Duffy binding protein. Infect Immun 2000;68:3164–3171.
80. Miller CD, Songer JR, Sullivan JF. A twenty-five year review of laboratory-acquired human infections at the National Animal Disease Center. Am Ind Hyg Assoc J 1987;48:271–275.
81. Miller JM. A Guide to Specimen Management in Clinical Microbiology. 2nd Ed. Washington, DC: ASM Press, 1998.
82. Miller JM, Holmes HT, Krisher K. General principles of specimen collection and handling. In Murray PR, Baron EJ, Jorgensen JH, Pfaller MA, Yolken RH, eds. Manual of Clinical Microbiology. 8th Ed. Washington, DC: ASM Press, 2003:55–66.
83. Mims CA, Nash A, Stephen J. Mims' Pathogenesis of Infectious Disease. 5th Ed. Burlington, MA: Elsevier, 2000.
84. Morris AJ, Smith LK, Mirrett S, et al. Cost and time savings following introduction of rejection criteria for clinical specimens. J Clin Microbiol 1996;34:355–357.
85. Morris AJ, Wilson SJ, Marx CE, et al. Clinical impact of bacteria and fungi recovered only from broth cultures. J Clin Microbiol 1995;33:161–165.
86. Murray PR, Washington JA II. Microscopic and bacteriologic analysis of expectorated sputum. Mayo Clin Proc 1975;50:339–344.
87. O'Hara CM, Weinstein MP, Miller JM. Manual and automated systems for detection and identification of microorganisms. In Murray PR, Baron EJ, Jorgensen JH, Pfaller MA, Yolken RH, eds. Manual of Clinical Microbiology. 8th Ed. Washington, DC: ASM Press, 2003:185–207.
88. Patel R, Paya CV. Infections in solid-organ transplant recipients. Clin Microbiol Rev 1997;10:86–124.
89. Peterson LR, Brossette SE. Hunting health care-associated infections from the clinical microbiology laboratory: passive, active, and virtual surveillance. J Clin Microbiol 2002;40:1–4.
90. Pike RM. Laboratory-associated infections: summary and analysis of 3921 cases. Health Lab Sci 1976;13:105–114.

91. Pike RM. Past and present hazards of working with infectious agents. Arch Pathol Lab Med 1978;102:333–336.
92. Pike RM. Laboratory-associated infections: incidence, fatalities, causes and prevention. Annu Rev Microbiol 1979;33:41–66.
93. Quinn A, Kosanke S, Fischetti VA, et al. Induction of autoimmune valvular heart disease by recombinant streptococcal M protein. Infect Immun 2001;69:4072–4078.
94. Regan J, Lowe F. Enrichment medium for the isolation of *Bordetella*. J Clin Microbiol 1977;6:303–309.
95. Reimer LG, Carroll KC. Procedures for the storage of microorganisms. In Murray PR, Baron EJ, Jorgensen JH, Pfaller MA, Yolken RH, eds. Manual of Clinical Microbiology. 8th Ed. Washington, DC: ASM Press, 2003:67–73.
96. Renshaw AA, Stelling JM, Doolittle MH. The lack of value of repeated *Clostridium difficile* cytotoxicity assays. Arch Pathol Lab Med 1996;120:49–52.
97. Richards P, Rathburn K. Medical Risk Management: Preventive Strategies for Health Care Providers. Rockville, MD: Aspen Press, 1983.
98. Richards WD, Wright HS. Preservation of tissue specimens during transport to mycobacteriology laboratories. J Clin Microbiol 1983;17:393–395.
99. Richmond JY, McKinney RW. Biosafety in Microbiological and Biomedical Laboratories. 5th Ed. Washington, DC: US Government Printing Office, 2009.
100. Ryan KJ, Ray CG. Sherris Medical Microbiology: An Introduction to Infectious Diseases. 4th Ed. Columbus, OH: McGraw Hill/Appleton & Lange, 2003.
101. Salyers AA, Whitt DD. Bacterial Pathogenesis: A Molecular Approach. 2nd Ed. Washington, DC: ASM Press, 2001.
102. Schifman RB. Q-probes (short-term studies of the laboratory's role in quality care): nosocomial infections data analysis and critique. Coll Am Pathol 1990;1–14.
103. Schreckenberger PC. Questioning dogmas: proposed new rules and guidelines for the clinical laboratory. ASM News 2001;67:388–389.
104. Schwartz RS. Shattuck lecture: diversity of the immune repertoire and immunoregulation. N Engl J Med 2003;348:1017–1026.
105. Siegel DL, Edelstein PH, Nachamkin I. Inappropriate testing for diarrheal diseases in the hospital. JAMA 1990;263:979–982.
106. Simko JP, Caliendo AM, Hogle K, et al. Differences in laboratory findings for cerebrospinal fluid specimens obtained from patients with meningitis or encephalitis due to herpes simplex virus (HSV) documented by detection of HSV DNA. Clin Infect Dis 2002;35:414–419.
107. Smith TF, Martin WJ, Washington JA 2nd. Isolation of viruses from single throat swabs processed for diagnosis of Group A beta-hemolytic streptococci by fluorescent antibody technic. Am J Clin Pathol 1973;60:707–710.
108. Steward DK, Wood GL, Cohen RL, et al. Failure of the urinalysis and quantitative urine culture in diagnosing symptomatic urinary tract infections in patients with long-term urinary catheters. Am J Infect Control 1985;13:154–160.
109. Strand CL. Proficiency testing: one important component of continuous quality improvement. Am J Clin Pathol 1994;102:393–394.
110. Tang YW, Hibbs JR, Tau KR, et al. Effective use of polymerase chain reaction for diagnosis of central nervous system infections. Clin Infect Dis 1999;29:803–806.
111. Tarafdar K, Rao S, Recco RA, et al. Lack of sensitivity of the latex agglutination test to detect bacterial antigen in the cerebrospinal fluid of patients with culture-negative meningitis. Clin Infect Dis 2001;33:406–408.
112. Thomson RJ Jr, Miller JM. Specimen collection, transport and processing: bacteriology. In Murray PR, Baron EJ, Jorgensen JH, Pfaller MA, Yolken RH, eds. Manual of Clinical Microbiology. 8th Ed. Washington, DC: ASM Press, 2003:286–330.
113. Thorley-Lawson DA, Gross A. Mechanisms of disease: persistence of the Epstein-Barr virus and the origins of associated lymphomas. N Engl J Med 2004;350:1328–1337.
114. Uehling DT, Hasham AI. Significance of catheter tip cultures. Invest Urol 1977;15:57–58.
115. Van Scoy RE. Bacterial sputum cultures: a clinician's viewpoint. Mayo Clin Proc 1977;52:39–41.
116. Walport MJ. Complement: second of two parts. N Engl J Med 2001;344:1140–1144.
117. Walport MJ. Complement: first of two parts. N Engl J Med 2001;344:1058–1066.
118. Wedam AG, Barkley WE, Hellman A. Handling of infectious agents. J Am Vet Med Assoc 1972;161:1557–1565.
119. Widmer AF, Frei R. Decontamination, disinfection, and sterilization. In Murray PR, Baron EJ, Jorgensen JH, Pfaller MA, Yolken RH, eds. Manual of Clinical Microbiology. 8th Ed. Washington, DC: ASM Press, 2003:77–108.
120. Wilson ML, Reller LB. Laboratory design. In Murray PR, Baron EJ, Jorgensen JH, Pfaller MA, Yolken RH, eds. Manual of Clinical Microbiology. 8th ed. Washington, DC: ASM Press, 2003:22–30.
121. Winn WC Jr, Kissane JM. Bacterial infections. In Damjanov I, Linder J, eds. Anderson's Textbook of Pathology. 10th Ed. St. Louis, MO: Mosby, 1995: 747–865.
122. Zarbo RJ, Jones BA, Friedberg RC, et al. Q-tracks: a College of American Pathologists program of continuous laboratory monitoring and longitudinal tracking. Arch Pathol Lab Med 2002;126:1036–1044.

CAPÍTULO 2
Introdução à Microbiologia

Parte II | Diretrizes para coleta, transporte, processamento, análise e emissão de resultados das culturas obtidas de fontes específicas de espécimes

Introdução, 69
Infecções das vias respiratórias, 69
  Infecções das vias respiratórias superiores, 69
  Infecções das vias respiratórias inferiores, 76
Infecções do trato gastrintestinal, 81
  Infecções do trato gastrintestinal inferior, 81
  Infecções do trato gastrintestinal superior, 83
Infecções das vias urinárias, 84
  Sinais e sintomas clínicos, 84
  Fatores relacionados com o hospedeiro, 85
  Coleta de amostras de urina para cultura, 85
  Cultura dos espécimes de urina, 87
  Testes de triagem para infecção urinária, 87
Infecções do trato genital, 89
  Infecções sexualmente transmissíveis, 89
  Infecções genitais não transmissíveis por relações sexuais, 90
  Complicações graves das infecções genitais, 91
  Diagnóstico das infecções do trato genital, 91
  Coleta de espécimes da uretra masculina, 93
  Coleta de espécimes genitais femininos, 93
  Coleta de espécimes das úlceras genitais, 94
Infecções dos ossos e das articulações, 94
  Manifestações clínicas e diagnóstico, 94
Infecções do sistema nervoso central, 94
  Meningite, 95
  Encefalites e abscessos cerebrais, 96
  Diagnóstico das infecções do sistema nervoso central, 96
Feridas, abscessos e celulite, 98
  Manifestações clínicas, 98
  Diagnóstico das infecções de feridas, abscessos e celulite, 99
Infecções oculares, 100
  Manifestações clínicas, 100
  Diagnóstico das infecções oculares, 101
Infecções sanguíneas, 101
  Manifestações clínicas e patogenia, 101
  Coleta de amostras para hemocultura, 103
  Sistemas para processamento das hemoculturas, 106
  Estudos comparativos, 109
  Considerações especiais, 109

Introdução

Neste capítulo, enfatizamos os passos necessários ao diagnóstico das infecções. Em cada uma das seções subsequentes, descrevemos os sinais e sintomas dos pacientes com infecções que afetam os principais sistemas do organismo. A Tabela 2.1 resume as informações necessárias aos procedimentos de coleta, transporte e processamento dos espécimes. Salvo especificação em contrário, este capítulo discute principalmente a fase pré-analítica do ciclo diagnóstico. As fases subsequentes são mencionadas apenas sucintamente, porque são abordadas na maioria dos próximos capítulos. Em 2013, a American Society for Microbiology (ASM) e a Infectious Diseases Society of America (IDSA) publicaram diretrizes conjuntas acerca da utilização do laboratório de microbiologia.[7] Todos os estudantes de microbiologia clínica devem ter acesso imediato a essas diretrizes.

Infecções das vias respiratórias

O trato respiratório é subdividido em vias respiratórias superiores e inferiores. As vias respiratórias superiores incluem o nariz, a garganta, a orofaringe e a nasofaringe. As vias respiratórias inferiores consistem em laringe, traqueia, brônquios, bronquíolos e vias respiratórias terminais ou alvéolos pulmonares. A orelha média, que se comunica com a faringe posterior por meio da tuba auditiva; as glândulas salivares, que são conectadas à cavidade oral por meio de ductos; e os seios paranasais, que drenam para a cavidade nasal por meio de óstios, também são considerados nesta seção.

Infecções das vias respiratórias superiores

Microbiota autóctone. O diagnóstico das infecções das vias respiratórias superiores é complicado, porque microrganismos

Tabela 2.1 Diagnóstico das infecções bacterianas que acometem diversas áreas do corpo.

Local da infecção	Sinais e sintomas iniciais	Espécimes para cultura	Bactérias potencialmente associadas às infecções
Trato respiratório	Vias respiratórias superiores – seios paranasais: Cefaleia e eritema na região malar Rinite Radiografia: opacificação dos seios paranasais, níveis hidroaéreos, ou espessamento das mucosas	Aguda: Swab nasofaríngeo Lavados dos seios paranasais Crônica: Lavados dos seios paranasais Espécime de biopsia cirúrgica	*Streptococcus pneumoniae* Estreptococos beta-hemolíticos do grupo A *Staphylococcus aureus* *Haemophilus influenzae* *Klebsiella* spp. e outras enterobactérias *Bacteroides* spp. e outros anaeróbios (seios paranasais)
	Vias respiratórias superiores – orofaringe e faringe: Eritema e edema das mucosas Exsudação nas tonsilas Formação de pseudomembranas Edema da úvula Cobertura acinzentada da língua/"língua de morango" Hipertrofia dos linfonodos cervicais	*Swab* da faringe posterior *Swab* das tonsilas (abscesso) *Swab* nasofaríngeo	Estreptococos beta-hemolíticos do grupo A *Corynebacterium diphtheriae* *Neisseria gonorrhoeae* *Bordetella pertussis*
	Vias respiratórias inferiores – brônquios e pulmões: Tosse: escarro sanguinolento ou profuso Dor torácica Dispneia Condensação pulmonar: Estertores e roncos Redução do murmúrio vesicular Diminuição da percussão Infiltrados nas radiografias Lesões cavitárias Empiema	Escarro (positividade baixa) Sangue Secreções obtidas à broncoscopia Aspirado transtraqueal Aspirado ou biopsia do pulmão	*Streptococcus pneumoniae* *Haemophilus influenzae* *Staphylococcus aureus* *Klebsiella pneumoniae* e outras enterobactérias *Moraxella catarrhalis* *Legionella* spp. *Mycobacterium* spp. *Fusobacterium nucleatum*, *Prevotella melaninogenicus* e outros anaeróbios *Bordetella* spp.
Orelha média	Secreção serosa ou purulenta Dor intensa na orelha e na mandíbula Cefaleia pulsátil Eritema e abaulamento da membrana timpânica	Aguda: Não é realizada cultura *Swab* nasofaríngeo Aspirado da membrana timpânica Crônica: Secreção do meato externo	Aguda: *Streptococcus pneumoniae* e outros estreptococos *Haemophilus influenzae* Crônica: *Pseudomonas aeruginosa* *Proteus* spp. Bactérias anaeróbias
Trato gastrintestinal	Superior – estômago e duodeno: Gastrite e doença ulcerosa péptica	Biopsia gástrica ou duodenal	*Helicobacter pylori*
	Inferior – intestinos delgado e grosso: Diarreia Disenteria Purulenta Mucosa Sanguinolenta Dor abdominal em cólicas	Amostra de fezes *Swab* ou muco retal Hemocultura (febre tifoide)	*Campylobacter jejuni* e outras espécies de *Campylobacter* *Salmonella* spp. *Shigella* spp. *Escherichia coli* (cepas toxigênicas) *Vibrio cholerae* e outras espécies de *Vibrio* *Yersinia* spp. *Clostridium difficile* (demonstração da toxina)
Trato urinário	Infecção da bexiga: Piúria Disúria Hematúria Dor e hipersensibilidade: suprapúbica ou no abdome inferior Infecção renal: Dor lombar Hipersensibilidade: ângulo costovertebral (ACV)	Urina obtida do jato médio obtida por técnica limpa Urina obtida por cateterização Urina obtida por aspiração suprapúbica	Enterobactérias *Escherichia coli* *Klebsiella* spp. *Proteus* spp. *Enterococcus* spp. *Pseudomonas aeruginosa* *Staphylococcus aureus*, *S. epidermidis* e *S. saprophyticus*

(continua)

Tabela 2.1 Diagnóstico das infecções bacterianas que acometem diversas áreas do corpo (*continuação*).

Local da infecção	Sinais e sintomas iniciais	Espécimes para cultura	Bactérias potencialmente associadas às infecções

Trato genital	Homens:
	  Secreção uretral: serosa ou purulenta
	  Ardência ao urinar
	  Hematúria no final do jato
	Mulheres:
	  Secreção vaginal purulenta
	  Ardência ao urinar
	  Dor, espasmo e hipersensibilidade no abdome inferior
	  Cancro ou cancroide da mucosa
		Secreção uretral
		Secreções prostáticas
		
		Cérvice uterina
		Swab retal (e do esfíncter anal)
		Swab uretral
		Microscopia em campo escuro
			Neisseria gonorrhoeae
			Haemophilus ducreyi
			Treponema pallidum (sífilis)
			Mobiluncus spp. e outros anaeróbios
			Gardnerella vaginalis
			Patógenos não bacterianos:
			  Trichomonas vaginalis
			  Candida albicans
			  Mycoplasma spp.
			  Chlamydia trachomatis
			  Herpes-vírus simples

Sistema nervoso central	Cefaleia Dor na nuca e no dorso Rigidez de nuca Teste positivo do sinal de elevação da perna esticada Sinal de Kernig Náuseas e vômitos Estupor ou coma Erupção petequial	Líquido cefalorraquidiano Aspirado subdural Hemocultura Cultura de secreção orofaríngea ou escarro	*Neisseria meningitidis* *Haemophilus influenzae* *Streptococcus pneumoniae* Estreptococos beta-hemolíticos dos grupos A e B (grupo B nos lactentes) Enterobactérias: pacientes debilitados, lactentes e depois de craniotomia *Listeria monocytogenes*
Olho	Secreção conjuntival: serosa ou purulenta Eritema (hiperemia) da conjuntiva: olho vermelho Dor e hipersensibilidade ocular	Secreção purulenta Espécime do fundo de saco Espécime do ângulo interno do olho	*Haemophilus* spp. *Moraxella* spp. *Neisseria gonorrhoeae* *Staphylococcus aureus* *Streptococcus pneumoniae* *Streptococcus pyogenes* *Pseudomonas aeruginosa* (relatar imediatamente)

Sangue	Picos febris intermitentes
	Calafrios
	Sopro cardíaco (endocardite)
	Petéquias: pele e mucosas
	"Hemorragias lineares" subungueais
	Mal-estar
		Sangue: duas a três culturas; repetir, quando necessário
		Qualquer foco infeccioso primário suspeito:
		  Líquido cefalorraquidiano
		  Trato respiratório
		  Pele – umbigo
		  Pele – orelha
		  Feridas
		  Trato urinário
			Streptococcus spp.
			  Grupo A – todas as idades
			Estreptococos do grupo *viridans* (endocardite)
			Grupos A, B e D – recém-nascidos
			S. pneumoniae
			Staphylococcus aureus
			Listeria monocytogenes
			Corynebacterium jeikeium
			Haemophilus influenzae
			Grupo "HACEK" (*Haemophilus* spp., *Aggregatibacter aphrophilus*, *Aggregatibacter actinomycetemcomitans*, *Cardiobacterium hominis*, *Eikenella corrodens* e *Kingella* spp.)
			Escherichia coli e outros "coliformes"
			Salmonella enterica, sorogrupo Typhi
			Pseudomonas aeruginosa
			Bacteroides fragilis e outras bactérias anaeróbias

Feridas	Secreção: serosa ou purulenta Abscesso: subcutâneo ou submucoso Eritema e edema Crepitação (formação de gás) Dor Ulceração ou formação de fístula	Aspirado da secreção *Swab* profundo da secreção purulenta Biopsia do tecido	*Staphylococcus aureus* *Streptococcus pyogenes* *Clostridium* spp., *Bacteroides* spp. e outras bactérias anaeróbias Enterobactérias *Pseudomonas aeruginosa* *Enterococcus* spp.
Ossos e articulações	Edema da articulação Eritema e calor local Dor ao realizar movimentos Hipersensibilidade à palpação Radiografias: sinovite ou osteomielite	Aspirado da articulação Biopsia sinovial Espículas ósseas ou aspirado da medula óssea	*Staphylococcus aureus* *Haemophilus influenzae* *Streptococcus pyogenes* *Neisseria gonorrhoeae* *Streptococcus pneumoniae* Enterobactérias *Mycobacterium* spp.

potencialmente patogênicos também podem ser encontrados comumente nos indivíduos sadios como parte de sua microbiota normal. Mesmo *Streptococcus pyogenes* pode ser isolado (geralmente em quantidades pequenas) da garganta de indivíduos assintomáticos e isso explica por que não se recomenda realizar cultura ou outros exames como "teste de cura" depois de uma faringite estreptocócica. Alguns microrganismos, inclusive *Neisseria gonorrhoeae*, nunca fazem parte da microbiota normal.

A microbiota orofaríngea dos indivíduos hígidos é composta basicamente de estreptococos do grupo *viridans*, estreptococos beta-hemolíticos, *Staphylococcus aureus*, *Haemophilus influenzae*, *Streptococcus pneumoniae*, *Moraxella catarrhalis*, algumas bactérias anaeróbias (inclusive *Fusobacterium* spp. e *Actinomyces israelii*) e fungos (p. ex., *Candida albicans*). Esses microrganismos vivem nas vias respiratórias superiores sem causar doença. Nos indivíduos que adoecem e são hospitalizados, a microbiota autóctone deixa de ser predominantemente gram-positiva (especialmente estreptococos) e passa a ter predomínio de bactérias gram-negativas (enterobactérias e *Pseudomonas* spp.).[134] A razão dessa alteração pode estar relacionada com a perda de fibronectina, que facilita a ligação das bactérias gram-positivas, presente normalmente nas superfícies das células do epitélio orofaríngeo.[286,338] Esse aumento da população de bactérias gram-negativas na nasofaringe dos pacientes hospitalizados é problemático porque, se houver um episódio de aspiração, estas bactérias são desprendidas da superfície mucosa e são levadas aos pulmões, onde frequentemente causam pneumonia e/ou abscesso pulmonar.

Faringite. Faringite aguda é a infecção mais comum das vias respiratórias superiores. O patógeno mais importante certamente é *S. pyogenes* (estreptococo beta-hemolítico do grupo A). Outras causas comuns de faringite aguda são infecções virais.[25]

Faringite estreptocócica. A faringite causada por *S. pyogenes* pode ser sugerida clinicamente quando se observam inflamação e edema da mucosa faríngea de um paciente com queixas de dor de garganta, dificuldade de engolir e sinais e sintomas secundários (p. ex., febre, cefaleia e hipersensibilidade dos linfonodos cervicais anteriores). Em alguns casos, esses pacientes podem apresentar uma erupção escarlatiniforme. Exsudatos purulentos sobre a faringe posterior e a região tonsilar são encontrados comumente. As manifestações clínicas das faringites estreptocócica e não estreptocócica são praticamente as mesmas.[26] Embora alguns autores tenham recomendado o diagnóstico unicamente por critérios clínicos, a opinião prevalente é que não é possível determinar a causa com base nas observações clínicas e que é necessário obter confirmação laboratorial do diagnóstico.[27]

A existência de uma membrana fibrinosa acinzentada e resistente ("pseudomembrana"), pus drenando de abscessos ou dos óstios dos seios paranasais e úlceras da mucosa sugerem outras doenças infecciosas diferentes da faringite estreptocócica aguda, ou doença invasiva avançada. Nesses casos, o médico deve adotar uma abordagem diagnóstica que leve em consideração outros patógenos, além dos estreptococos do grupo A.

Estreptococos beta-hemolíticos de outros grupos além do A (grupos C e G) causam sinais e sintomas semelhantes aos das cepas desse grupo, ainda que mais brandos.[25] Esses estreptococos de outros grupos não estão associados à febre reumática como sequela não infecciosa. Embora as cepas do grupo A possam ser encontradas ocasionalmente na orofaringe em quantidades pequenas, as cepas dos grupos C e G são colonizadores habituais. Por isso, é mais difícil interpretar o isolamento desses microrganismos em contagens baixas. Quando os estreptococos dos grupos C e G são isolados em cultura pura ou como microrganismos predominantes, é razoável relatar sua presença com um adendo explicando seu significado clínico e sua interpretação.

O padrão tradicional para diagnosticar faringite estreptocócica tem sido a cultura bacteriana em ágar-sangue de carneiro e essa técnica ainda é aceitável como método diagnóstico. Os métodos rápidos para detectar antígeno estreptocócico do grupo A são amplamente utilizados nos laboratórios e no pronto-atendimento em consultórios e clínicas. A maioria desses ensaios tem especificidade alta, mas a sensibilidade não é suficientemente fidedigna para que se possa confiar em um resultado negativo.[25] As técnicas mais modernas, que utilizam leitores automatizados (e imunofluorescência, em alguns casos), ampliaram a sensibilidade desses ensaios. Considerando a sensibilidade baixa desses ensaios, uma prática corrente é solicitar cultura bacteriana depois de um teste rápido negativo. Contudo, as diretrizes práticas publicadas pela IDSA não recomendam mais a realização rotineira de culturas de orofaringe como teste confirmatório para adultos com faringite comum e resultados negativos nos testes de detecção rápida.[267] No entanto, não houve alterações no que se refere às culturas confirmatórias de orofaringe para crianças com faringite. Além disso, é importante rever o folheto de instruções dos exames de detecção rápida de antígenos, porque podem ser necessários testes confirmatórios com a finalidade de conseguir acreditação.

Uma das vantagens principais dos testes de detecção rápida é que eles permitem o tratamento mais rápido dos pacientes com resultados positivos, deste modo reduzindo o período de desconforto e possibilitando que eles voltem em menos tempo ao trabalho ou à escola. A frequência das sequelas não infecciosas (febre reumática e glomerulonefrite) não aumenta quando se utilizam culturas convencionais para estabelecer o diagnóstico. Os testes antigênicos rápidos aumentam os custos e, embora muitos sejam de baixa complexidade, alguns são classificados como moderadamente complexos (ver Capítulo 1) – com investimentos adicionais de tempo e dedicação por parte da equipe médica. Há pouca razão para a realização dos testes "rápidos" em um laboratório central, porque os pacientes já terão voltado para casa quando os resultados estiverem disponíveis. Os médicos devem avaliar individualmente a utilidade da realização dos testes antigênicos rápidos.

Existem alternativas moleculares à cultura como técnica para diagnosticar infecção por estreptococos do grupo A. Há uma sonda genética para estreptococos desse grupo (GAS-Direct®, Hologic, San Diego, CA) como alternativa aceitável à cultura, embora alguns autores tenham demonstrado que ela é ligeiramente menos sensível que a técnica aprimorada de cultura.[50] Por outro lado, muitos estudos demonstraram aumento da sensibilidade (em comparação com as culturas) com a reação da cadeia de polimerase (PCR; do inglês, *polymerase chain reaction*) para estreptococos do grupo A. Embora os índices de detecção sejam maiores com essa técnica, sempre é necessário considerar a possibilidade de detectar

S. pyogenes, que faz parte da microbiota normal de alguns indivíduos. Um ensaio altamente positivo, como é o caso de um teste de PCR, poderia fornecer resultado positivo para estreptococo do grupo A, quando esse microrganismo faz parte da microbiota normal do paciente, mas a faringite é causada por um agente patogênico viral. Hoje em dia, não há como determinar se o resultado positivo para estreptococos do grupo A é causado por um agente etiopatogênico ou por um representante da microbiota coexistente; nesse caso, as informações quantitativas fornecidas pelos ensaios de PCR em tempo real poderiam ser úteis. Na época em que este capítulo estava sendo escrito, havia ao menos dois ensaios diagnósticos moleculares rápidos, que pretendiam alcançar ou alcançaram a condição de "baixa complexidade" para uso em contextos de pronto-atendimento. Futuramente, os estreptococos do grupo A poderão ser detectados por esses métodos, sem necessidade de realizar testes confirmatórios.

Difteria. Hoje em dia, a difteria é extremamente rara nos EUA.[25] A difteria é basicamente uma infecção de crianças, nas quais ocorre em surtos esporádicos, embora adultos possam ser infectados, principalmente quando fazem parte de grupos socioeconômicos menos favorecidos.[115] A membrana espessa acinzentada ou azulada, que recobre a faringe posterior com edema acentuado dos tecidos subjacentes e circundantes, geralmente pode ser diferenciada da mucosa vermelho-brilhante associada à faringite estreptocócica aguda.

O diagnóstico é estabelecido por cultura da membrana em meio de Loeffler ou meio seletivo com telurito. O agente etiológico da difteria pode ser diferenciado das outras espécies de *Corynebacterium* com base na espectrometria de massa por *time-of-flight* por dessorção/ionização a *laser* em matriz (MALDI-TOF; do inglês, *matrix-assisted laser desorption/ionization time of flight*).[1] Quando o sistema detecta a presença de *Corynebacterium diphtheriae*, ainda é preciso determinar se o microrganismo produz toxina. Os espécimes enviados para cultura de *C. diphtheriae* devem ser preferencialmente encaminhados a um laboratório de saúde pública ou a um laboratório de referência (ver Capítulo 14). Esses laboratórios também podem realizar ensaios baseados em PCR para esse microrganismo e/ou para o bacteriófago lisogênico que codifica a toxina.

Faringite causada por Arcanobacterium haemolyticum. Essa bactéria causa faringite aguda muito semelhante à faringite estreptocócica, inclusive com erupção escarlatiniforme em alguns casos. Na verdade, esse microrganismo tem mais tendência a provocar uma erupção escarlatiniforme que os estreptococos do grupo A. Em geral, a infecção acomete adolescentes e adultos jovens, em contraste com os estreptococos beta-hemolíticos, que geralmente causam doença nas crianças pequenas.[25] *A. haemolyticum* é isolado mais facilmente em ágar-sangue humano que em ágar-sangue de carneiro, mas pode ser recuperado em laboratório clínico. Esse microrganismo pode ser descartado inadvertidamente como um estreptococo dos grupos não A, quando a coloração por Gram e/ou o teste de catalase não é realizado (ver Capítulo 14).

Faringite gonocócica. A infecção orofaríngea por *N. gonorrhoeae* pode ser assintomática, causar faringite indistinguível da que é produzida pelos estreptococos do grupo A, ou estar associada à doença disseminada.[25] Essa infecção deve ser considerada nas mulheres e nos homens homossexuais que praticam felação. Os médicos devem assinalar essa possibilidade ao laboratório, de forma que o material possa ser inoculado em meios próprios para isolamento do gonococo. A cultura em meios que promovem o crescimento de *N. gonorrhoeae* é recomendável, mas alguns autores validaram *swabs* orofaríngeos para realizar testes de amplificação do ácido nucleico.

Faringite viral. Diversos vírus podem causar faringite, inclusive adenovírus, rinovírus, coronavírus, vírus parainfluenza, vírus influenza e vírus Epstein-Barr (VEB). A infecção por VEB merece considerações especiais. Depois de uma fase prodrômica febril inespecífica da infecção causada por esse vírus, tem início uma faringite aguda com hipertrofia das tonsilas, exsudatos esbranquiçados e linfadenopatia cervical. Também podem ser formadas petéquias palatinas.[25] Em seguida, os sinais e sintomas sistêmicos da mononucleose infecciosa – inclusive anormalidades hematológicas, hepatosplenomegalia e linfadenopatia generalizada – tornam esse diagnóstico mais evidente. Nos estágios iniciais, a faringite pode sugerir doença estreptocócica, mas os adolescentes e os adultos jovens desenvolvem infecções sintomáticas mais comumente. O diagnóstico é firmado por sorologia. Um quadro semelhante pode ocorrer como parte da síndrome retroviral aguda causada pelo vírus da imunodeficiência humana, mas o início é mais agudo e não se formam exsudatos. Uma erupção maculopapulosa generalizada é comum na síndrome retroviral aguda, mas raramente ocorre com a mononucleose infecciosa, a menos que o paciente tenha usado ampicilina.

Os adenovírus causam faringite aguda muito semelhante à faringite estreptocócica. Em geral, os pacientes também têm conjuntivite, que serve como indício a esse diagnóstico (febre faringoconjuntival). Alguns enterovírus (p. ex., sorotipos do vírus Coxsackie A) causam faringite aguda com vesículas na faringe posterior como uma das manifestações da doença mão–pé–boca. Nos casos típicos, essa infecção acomete crianças e pode ser diagnosticada clinicamente sem dificuldades, em razão da formação de vesículas na pele e nas mucosas. A faringite causada pelo herpes-vírus simples também foi descrita nos adultos jovens, mas esse vírus (assim como os adenovírus) é encontrado nos indivíduos assintomáticos. Ver mais detalhes sobre infecções virais no Capítulo 23.

Outras causas infecciosas de faringite. *Mycoplasma pneumoniae* e *Chlamydophila pneumoniae* foram descritos como agentes etiológicos de faringite, mas comumente causam doença das vias respiratórias inferiores. As espécies de *Candida*, especialmente *C. albicans*, formam exsudato cremoso e muito aderente quando infectam a orofaringe (*i. e.*, moníliase), mas não causam faringite exuberante. O citomegalovírus pode causar uma síndrome semelhante à mononucleose infecciosa como parte da infecção primária por esse vírus. Como foi mencionado antes, alguns vírus respiratórios podem causar desconforto faríngeo como parte de uma doença respiratória aguda.

As diretrizes conjuntas da IDSA e da ASM afirmam que *H. influenzae*, *S. aureus*, *Neisseria meningitidis* e *S. pneumoniae* não são agentes etiológicos de faringite e não devem ser procurados em culturas da orofaringe.[7] Por isso, o pedido de

---

[1] N. T. A técnica conhecida como MALDI-TOF é uma aplicação da espectrometria de massa à microbiologia. Ver Pasternak J. (Novas metodologias de identificação de microrganismos: MALDI-TOF. Einstein. 2012; 10(1):118-9. Disponível em: http://www.scielo.br./pdf/eins/v10n1/pt_v10n1a26.pdf.)

"Cultura Completa de Orofaringe" (na qual qualquer bactéria que cresça deve ser identificada) não deve ser recomendado. Em vez disso, o pedido deve conter as expressões "Cultura para Estreptococos" ou "Triagem para Estreptococos".

Coleta de amostras para culturas de orofaringe. A Figura 2.1 ilustra o método apropriado para obter um *swab* com espécime para cultura de faringe. Um foco de luz forte posicionado acima do ombro do examinador e direcionado para o coletor de espécimes deve ser focado dentro da cavidade oral, de forma que o *swab* possa ser direcionado para a faringe posterior. O paciente deve ser instruído a inclinar a cabeça para trás e respirar profundamente. A língua é ligeiramente deprimida por um abaixador, de forma a demonstrar as fossas tonsilares e a faringe posterior. O *swab* deve ser introduzido entre os pilares tonsilares e por trás da úvula. É importante ter o cuidado de não tocar nas paredes laterais da cavidade bucal ou na língua, de forma a reduzir a contaminação por bactérias comensais. Pedir ao paciente para emitir um longo "ah" ajuda a levantar a úvula e evitar engasgo. As áreas tonsilares e a faringe posterior devem ser esfregadas firmemente com o *swab*. Também é importante coletar amostras de qualquer exsudato purulento presente.

Depois da coleta, o *swab* deve ser colocado imediatamente dentro de um tubo estéril ou outro recipiente apropriado para o transporte ao laboratório. Se o isolamento for apenas de estreptococos beta-hemolíticos do grupo A (*i. e.*, uma "triagem para estreptococos"), os *swabs* podem ser deixados a secar durante o transporte, sem comprometer a recuperação dos microrganismos viáveis. Alguns laboratórios de referência recomendam que as pontas dos *swabs* sejam colocadas em um agente dessecante (p. ex., gel de sílica) para impedir a sobrevivência dos microrganismos comensais e facilitar o isolamento de *S. pyogenes*. Os *swabs* para recuperação de vírus devem ser colocados em um meio de transporte especial (ver Capítulo 23), embora alguns microbiologistas tenham observado que os *swabs* em meios de transporte recomendados para bactérias também são aceitáveis para culturas virais.[274]

Outras infecções da cavidade oral (exceto faringite). Gengivite e cáries dentárias são causadas por bactérias, mas interessam principalmente aos dentistas, não aos médicos. Na verdade, além da faringite, as bactérias causam pouquíssimas infecções das cavidades nasais e orais. Em vista da impossibilidade de coletar material superficial para cultura desses espaços sem incluir a microbiota autóctone abundante, as culturas de bactérias a partir das lesões não fornecem resultados interpretáveis.

A gengivoestomatite ulcerativa necrosante (angina de Vincent, estomatite de Vincent ou "boca de trincheira") é uma infecção causada pelo sinergismo de várias bactérias anaeróbias da cavidade oral. Hoje em dia, essa infecção é rara. Entretanto, a estomatite de Vincent pode ser acompanhada de sepse e infecção disseminada, pelo que hemoculturas devem ser realizadas nos pacientes com a doença. A demonstração de bacilos fusiformes e espiroquetas gramnegativos na preparação corada por Gram e obtida de uma úlcera oral ou gengival ajuda a firmar o diagnóstico presuntivo de angina de Vincent. As culturas dos materiais obtidos da boca e da cavidade oral raramente são úteis, em razão da presença de algumas espécies de anaeróbios comensais.

As espécies de *Capnocytophaga* – bactérias fusiformes encontradas normalmente na orofaringe – também foram associadas à formação de úlceras na mucosa oral e às hemoculturas positivas, principalmente nos pacientes com neutropenia grave.[318] Essas bactérias podem ser isoladas em meios seletivos para *Neisseria* patogênica, em razão de sua resistência a vancomicina, colistina e trimetoprima. Com a utilização de um meio seletivo com composição semelhante à de um meio seletivo para *Neisseria*, Rummens *et al.*[244] isolaram espécies de *Capnocytophaga* em 96% das culturas de orofaringe, em comparação com apenas 6% das placas de ágar-chocolate inoculadas simultaneamente.

Fungos também podem causar infecções da cavidade oral. A infecção fúngica mais comum nessa área é moniliase. As espécies de *Candida*, especialmente *C. albicans*, formam placas brancas na mucosa oral, ou causam acometimento mais difuso da cavidade oral com formação de um exsudato espesso semelhante ao requeijão cremoso. Esse diagnóstico pode ser confirmado pela demonstração de pseudo-hifas e blastoconídios em processo de germinação em um esfregaço do exsudato corado por Gram. Quando a história clínica consiste em uma úlcera mucosa de longa duração e difícil de cicatrizar na cavidade oral, deve-se considerar a

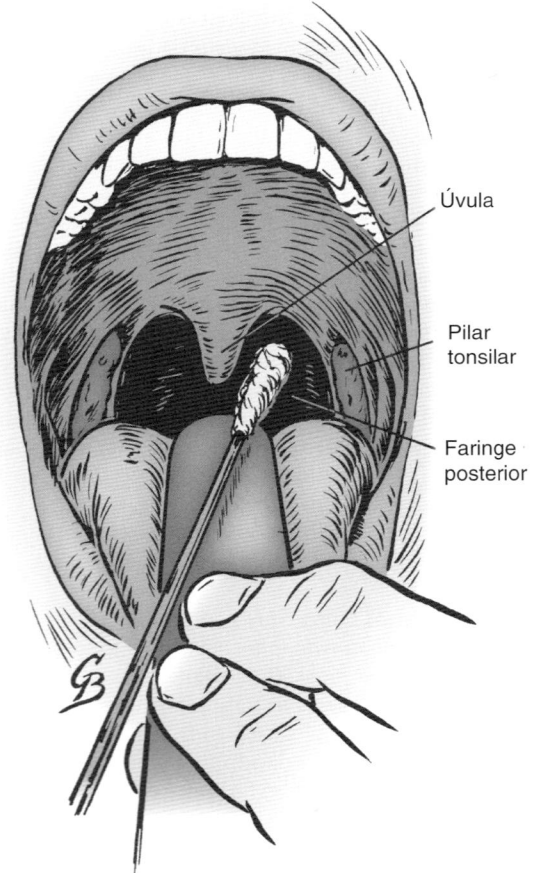

■ **FIGURA 2.1** Técnica de coleta de material de orofaringe para cultura. Peça ao paciente para abrir bem a boca e emitir um longo "ah". A língua deve ser deprimida suavemente com um abaixador e o *swab* é direcionado sobre a língua até a faringe posterior. A mucosa localizada atrás da úvula e entre os pilares tonsilares deve ser raspada com um movimento suave de varredura.

possibilidade de disseminação cutânea de uma doença micótica sistêmica. Nesses casos, deve-se realizar uma biopsia de tecidos para exame histológico, além de exame direto e cultura do exsudato. Uma escara negra no palato duro de um paciente com neutropenia sugere a possibilidade de zigomicose invasiva, que é uma emergência médica. Nesse cenário, deve-se obter um corte congelado em caráter de emergência, assim como um exame direto e cultura. A diferenciação entre as hifas mucoráceas de um zigomiceto e as hifas septadas hialinas de *Aspergillus*, ou de um fungo com aspecto semelhante, tem importância fundamental porque voriconazol (um antifúngico utilizado comumente) é inútil ao tratamento da zigomicose.

O herpes-vírus simples – especialmente do sorotipo 1 – pode causar gengivoestomatite aguda durante a infecção primária. A maioria dos indivíduos é exposta na infância ou nos primeiros anos da vida adulta. As lesões vesiculares formam-se na pele da face e na mucosa labial, mas podem estender-se para as áreas anteriores da boca. No passado, o diagnóstico podia ser confirmado pela demonstração de células infectadas em um esfregaço corado (preparação de Tzanck), mas hoje esse não é mais o método de preferência. Na maioria dos casos, a detecção desse vírus é realizada por um teste com anticorpo fluorescente direto (AFD) ou cultura. Os ensaios de amplificação do ácido nucleico viral também poderiam ser utilizados nesse contexto, depois de sua validação apropriada.

Infecções e culturas da nasofaringe. O "resfriado comum" é a infecção mais comum da nasofaringe e, em geral, é causado por um dos mais de 100 sorotipos de rinovírus. Essa infecção raramente acarreta risco de morte, embora hoje saibamos que as vias respiratórias inferiores e até outros órgãos também possam ser afetados.[79] Entretanto, o resfriado comum é uma causa importante de morbidade e resulta na perda de vários dias de trabalho, tornando-o um fator econômico significativo. A ubiquidade dessa infecção é ilustrada pelo fato de que, embora pouquíssimos de nós tenhamos contraído tuberculose ou febre hemorrágica, todos experimentamos o desconforto de um resfriado comum. Coriza (i. e., corrimento nasal) é o sintoma predominante, mas febre não faz parte da infecção. Exames laboratoriais são desnecessários, porque a doença é autolimitada e ainda não existe tratamento específico. Contudo, hoje em dia é possível detectar os rinovírus e/ou coronavírus utilizando alguns dos diversos painéis à venda no mercado para múltiplos vírus respiratórios. A detecção de um desses vírus como agente etiológico pode ser útil, principalmente quando é combinada com a exclusão de outros vírus respiratórios patogênicos, inclusive influenza e vírus sincicial respiratório (VSR).

A coleta de espécimes da nasofaringe tem pouca utilidade prática, exceto em algumas situações bem-definidas. Os *swabs* de nasofaringe têm valor limitado na confirmação do diagnóstico de otite média aguda[256] ou sinusite bacteriana aguda,[85] mas são os espécimes preferidos para isolar *Bordetella pertussis* (agente etiológico da coqueluche ou "tosse comprida").[124] Esses espécimes também são úteis para realizar testes moleculares para *M. pneumoniae* e *C. pneumoniae*. Os *swabs* e aspirados nasofaríngeos são igualmente eficazes no diagnóstico das infecções respiratórias virais,[95] ainda que alguns virologistas prefiram os aspirados para recuperar o VSR.

Os espécimes nasofaríngeos são obtidos por vista direta utilizando iluminação sobre os ombros. Com o dedo polegar de uma das mãos, levante suavemente a ponta do nariz. Umedeça a ponta de um pequeno *swab* nasofaríngeo de haste flexível em água estéril ou soro fisiológico e introduza suavemente dentro de uma das narinas. Direcione o *swab* para trás e para cima ao longo do septo nasal, até uma resistência bem perceptível indique que a ponta encostou na faringe posterior. Remova suavemente o *swab*. Durante a introdução dirigida do *swab*, se você encontrar resistência incomum, tente realizar o mesmo procedimento na outra narina. Se o paciente conseguir tolerar o desconforto, deixe o *swab* em contato com a nasofaringe posterior por 15 a 30 segundos. Os *swabs* floculares mais modernos, que contêm superfície mais ampla, têm sido preferidos para a obtenção de espécimes de melhor qualidade.

Otite média e sinusite. A orelha média e os seios paranasais estão interligados às vias respiratórias superiores por meio de ductos. As infecções são causadas principalmente por vírus e bactérias e ocorrem quando patógenos que vivem no nariz e na garganta conseguem ter acesso à orelha média e aos seios paranasais normalmente estéreis.[89,109,314] As infecções agudas são causadas por vírus respiratórios e algumas bactérias – *S. pneumoniae, M. catarrhalis* e *H. influenzae*.[118] Quando a infecção torna-se crônica, os bacilos gram-negativos aeróbios facultativos, as bactérias anaeróbias e os fungos assumem um papel proeminente nas infecções polimicrobianas.[70,89] É praticamente impossível obter um espécime confiável coletando amostras das vias respiratórias.

Também é difícil obter amostras para culturas dessas estruturas. Felizmente, os patógenos causadores de doença aguda são previsíveis, de modo que o tratamento antimicrobiano pode ser iniciado sem a necessidade de realizar procedimentos invasivos. Nos casos de doença crônica, podem ser necessários procedimentos invasivos e intervenções cirúrgicas.

Epiglotite. A epiglotite bacteriana aguda, que antes era causada mais comumente por *H. influenzae* tipo B,[186] é uma infecção potencialmente fatal, mas felizmente a incidência dessa doença tem diminuído substancialmente com a imunização. A epiglotite aguda é uma emergência médica. O edema da epiglote pode bloquear as vias respiratórias, a menos que seja aliviado por traqueostomia ou intubação por visão direta de um especialista. A maioria dos historiadores acredita que George Washington morreu de epiglotite aguda, que foi tratada por sangrias repetidas.[198] O mais jovem dos seus três médicos assistentes queria tentar a técnica recém-desenvolvida de traqueostomia no primeiro presidente dos EUA, mas foi impedido por seus superiores "mais sábios". O diagnóstico da epiglotite deve ser estabelecido clinicamente, porque a obstrução pode ser agravada quando se toca na epiglote para coletar uma amostra. Nos casos de epiglotite causada por *Haemophilus*, as hemoculturas frequentemente eram positivas.

Laringite. Na maioria dos casos, a laringite e (mais comumente) as laringotraqueobronquites agudas (ou crupe) são causadas por vírus respiratórios. Os vírus parainfluenza provavelmente são os agentes etiológicos mais comuns da laringotraqueobronquite, mas esse quadro pode ser um componente da doença causada por vários vírus respiratórios. Outro agente patogênico é *M. pneumoniae*.[69] Em casos raros, o herpes-vírus simples pode causar traqueíte.

Outras infecções das vias respiratórias superiores. As infecções dos tecidos moles da cabeça e do pescoço geralmente se originam da cavidade oral e são causadas por microrganismos, que lá residem normalmente. Os abscessos retrofaríngeos e a infecção do espaço retrofaríngeo (abscesso peritonsilar) são complicações infecciosas de tonsilite e faringite estreptocócicas. Essas infecções podem comprimir as vias respiratórias e também constituem emergências médicas.[106] A coleta de amostras dos abscessos peritonsilares deve ser realizada por aspiração percutânea para evitar contaminação pela microbiota orofaríngea.

Do mesmo modo, as infecções dentárias podem estender-se para os tecidos moles adjacentes e levar à formação de abscessos, ou aos ossos e causar osteomielite. As infecções cervicais com drenagem crônica podem ser causadas por *A. israelii* (actinomicose),[35,321] que é um dos componentes da microbiota orofaríngea de alguns indivíduos. O material retirado do trajeto fistular deve ser obtido por aspiração ou curetagem; um *swab* não é apropriado para recuperar as concreções (grânulos de enxofre), nas quais se concentram bactérias. Como alternativa, pode ser aplicada gaze sobre o trajeto fistular para recolher os grânulos, que ficam emaranhados nos interstícios do tecido. O material de drenagem pode ser colocado em uma placa de Petri, diluído com água estéril e examinado para a presença de concreções. Quando os grânulos são esmagados, a demonstração de bacilos gram-positivos ramificados confirma o diagnóstico. Em seguida, o grânulo esmagado pode ser semeado em cultura anaeróbia para determinar a causa específica.

No passado, as infecções micobacterianas também causavam linfadenopatia cervical e os linfonodos comumente drenavam para a superfície da pele (escrófula). Na maioria dos casos, essas infecções eram causadas por *Mycobacterium bovis*, que entrava no corpo pela orofaringe depois de ser ingerido com leite contaminado. A pasteurização erradicou esse tipo de infecção. Em geral, a linfadenopatia associada à tuberculose ocorre depois da doença pulmonar primária. Hoje em dia, nos países economicamente ricos com incidência baixa de tuberculose, as infecções micobacterianas dos linfonodos cervicais são causadas mais comumente pelos membros do complexo *Mycobacterium avium* (CMA) e acometem basicamente crianças pequenas.[21] A síndrome de Lemierre é uma infecção potencialmente fatal da orofaringe com disseminação para o seio cavernoso e outras estruturas anatômicas importantes da cabeça e do pescoço. Nos casos típicos, essa síndrome está associada a *Fusobacterium necrophorum*, mas outras bactérias também podem estar envolvidas. A infecção comumente se evidencia por dor de garganta seguida de dor e formação de massa na região cervical. A disseminação dessa infecção ao seio cavernoso provoca trombose da veia jugular interna. Em geral, 5% dos pacientes com essa síndrome morrem.[140]

No passado, a infecção mais comum das glândulas salivares era caxumba (parotidite epidêmica), mas a imunização eficaz praticamente a erradicou. A infecção bacteriana das glândulas parótidas não é comum, mas quando ocorre é causada frequentemente por *S. aureus*.

Infecções das vias respiratórias inferiores

As vias respiratórias inferiores incluem todas as estruturas localizadas abaixo da laringe. As estruturas e as infecções aqui consideradas incluem traqueia (traqueíte), brônquios e bronquíolos (bronquite e bronquiolite) e espaços aéreos distais ou alvéolos (pneumonia).

Traqueobronquite. As infecções agudas podem ser causadas por bactérias ou vírus. Nas crianças, predominam patógenos virais e micoplasmas.[69] Os sinais e sintomas são tosse, febre e expectoração em volumes variáveis. Uma doença bem-definida evidenciada por um guincho inspiratório e linfocitose periférica, a coqueluche, é causada por *B. pertussis* ou *B. parapertussis* (esta última geralmente causa um quadro mais brando).[31] Entretanto, os acessos típicos de "tosse comprida" não ocorrem nas fases iniciais da doença. Episódios de apneia (interrupção da respiração) são comuns, mas não são fatais. Adenovírus podem causar uma síndrome semelhante, embora seu papel etiológico seja controvertido. O herpes-vírus simples também pode causar essa doença, principalmente nos recém-nascidos infectados e nos pacientes com outra doença coexistente grave. *C. pneumoniae* é um patógeno conhecido, que causa bronquite aguda e também pneumonia.

A traqueobronquite crônica causa manifestações clínicas semelhantes às das doenças agudas, mas o quadro é mais prolongado e menos intenso. Os agentes etiológicos bacterianos predominam, principalmente *S. pneumoniae*, *H. influenzae* não encapsulados e *M. catarrhalis*.

A doença aguda prolongada também pode sobrepor-se à bronquite crônica. No passado, *M. pneumoniae* estava associado a uma tosse persistente, mas hoje se sabe que *B. pertussis* pode causar doença crônica nas crianças maiores, nos adolescentes e nos adultos,[20] enquanto *C. pneumoniae* pode provocar uma doença de longa duração.

Em geral, as infecções virais não são diagnosticadas com apoio laboratorial, a menos que a doença seja suficientemente grave para exigir hospitalização. As infecções causadas por *B. pertussis*, *M. pneumoniae* e *Chlamydophila* são diagnosticadas por cultura ou, mais comumente, por métodos moleculares. Os exames sorológicos, que consistem na detecção de imunoglobulina M (IgM) ou elevação do título de imunoglobulina G (IgG), são solicitados comumente para pacientes com suspeita de infecção por *M. pneumoniae* e *C. pneumophila*. Hoje em dia, existem ensaios moleculares aprovados pela FDA (Food and Drug Administration) dos EUA para detectar *Bordetella*, cuja sensibilidade é maior que a da cultura. A bronquite crônica geralmente é avaliada por meio de culturas de escarro, quando a gravidade da doença justifica sua realização. Os médicos devem fazer solicitações especiais quando consideram a possibilidade de infecção por *Bordetella*, *Mycoplasma* ou *Chlamydophila*.

Bronquiolite. A infecção das vias respiratórias mais finas situadas antes dos espaços aéreos distais (alvéolos) é causada predominantemente por vírus e *M. pneumoniae*.[117,336] A bronquiolite acomete principalmente lactentes e crianças pequenas e ocorre mais comumente nos meses do inverno. Depois de um período prodrômico de infecção das vias respiratórias superiores, basicamente coriza, os principais sinais e sintomas são tosse, sibilos e estridor (i. e., dificuldade de respirar). O diagnóstico diferencial pode incluir asma e obstruções físicas (p. ex., um corpo estranho). A bronquiolite é autolimitada e o diagnóstico laboratorial é necessário apenas quando os pacientes têm doença suficientemente grave para impor uma internação hospitalar.

Pneumonia. A infecção mais grave das vias respiratórias é a pneumonia, que acomete principalmente os espaços aéreos distais, desde os ductos alveolares até os alvéolos propriamente ditos. Os sintomas da pneumonia são febre, tosse, expectoração variável, dispneia (*i. e.*, falta de ar ou dificuldade de respirar) e dor torácica. A dor torácica pode ser difusa, vaga e constante ou localizada e intermitente, e pode ser agravada pela respiração profunda (se houver pleurite). Em geral, falta de ar e dispneia indicam acometimento dos bronquíolos terminais e dos alvéolos por um processo pneumônico mais difuso. Os sinais físicos que corroboram uma infecção das vias respiratórias inferiores são estertores e roncos, redução do murmúrio vesicular e da percussão localizada em pacientes com pneumonia lobar.[73]

As pneumonias têm sido classificadas de várias formas. Por uma questão de simplificação, aqui consideramos os seguintes tipos: pneumonia atípica, pneumonia aguda e pneumonia crônica. Além disso, a pneumonia de aspiração, o abscesso pulmonar e o empiema merecem considerações especiais. Por fim, sob o ponto de vista terapêutico, as pneumonias podem ser classificadas em bases epidemiológicas: pneumonia ambulatorial ("pneumonia com paciente andando") e pneumonia que requer hospitalização; pneumonia adquirida na comunidade ou no hospital (*i. e.*, pneumonia nosocomial); pneumonia dos pacientes imunossuprimidos; pneumonia associada à fibrose cística; e pneumonia das faixas etárias extremas. A diferenciação entre pneumonia lobar (causada classicamente por *S. pneumoniae* [ou pneumococo] e *K. pneumoniae* do sorotipo 1 [ou pneumonia de Friedlander]) e pneumonia multifocal (causada por outras bactérias) é menos útil na prática clínica, porque há sobreposição acentuada desses dois padrões.

O tipo de pneumonia produzida é resultado da combinação de fatores microbianos e condições dos mecanismos de defesa do hospedeiro. A maioria das pneumonias é causada pela inalação dos patógenos respiratórios ou pela aspiração (que pode ser microscópica e subclínica) do conteúdo das vias respiratórias superiores. À medida que a microbiota colonizadora da orofaringe muda, por exemplo, durante uma internação hospitalar prolongada, o mesmo acontece com o tipo de microrganismos que infectam os pulmões.

Pneumonia atípica. A pneumonia atípica foi definida na década de 1930 como uma infecção das vias respiratórias inferiores que não se assemelhava às lesões clássicas descritas na época. A diferença principal é que há formação de pouquíssimo escarro nos pacientes com pneumonias atípicas. Em geral, a infecção é mais branda que nos casos de pneumonia clássica, embora isso nem sempre ocorra. Os principais patógenos responsáveis pelas pneumonias atípicas são *M. pneumoniae, C. pneumoniae* e *Legionella* spp.

Pneumonia aguda. No contexto ambulatorial (*i. e.*, pneumonia adquirida na comunidade), a pneumonia aguda é uma combinação das pneumonias atípica e clássica causadas por bactérias orofaríngeas. O patógeno "clássico" mais importante ainda é o pneumococo (*S. pneumoniae*), mas outros agentes patogênicos são *H. influenzae* (hoje em dia, principalmente de cepas não tipáveis) e *M. catarrhalis*.[11,177,191]

As pneumonias virais são raras nos adultos imunocompetentes, ou podem passar despercebidas. Esse tipo de pneumonia ocorre em uma porcentagem pequena dos adultos previamente saudáveis infectados por influenza. Nesses casos, as infecções bacterianas secundárias (superinfecção) acarretam riscos significativos. Pneumonia viral aguda é a mais importante entre as crianças pequenas, nas quais se sobrepõe à bronquiolite causada pelo VSR e pelo vírus parainfluenza tipo 3. Citomegalovírus é a causa mais comum de pneumonia viral dos pacientes imunossuprimidos.

As pneumonias agudas adquiridas nos hospitais são causadas mais comumente por enterobactérias, *Pseudomonas* spp. e *S. aureus*.[38] A modificação dos agentes etiológicos reflete as alterações da composição da microbiota colonizadora das vias respiratórias superiores (ver Capítulo 1).

Pneumonia de aspiração. Embora a maioria das pneumonias seja causada pela aspiração do conteúdo orofaríngeo, a aspiração profusa causa um quadro bem-definido de pneumonia focal, que afeta as partes inferiores do pulmão quando o paciente está de pé ou deitado (*i. e.*, lobos inferiores e segmento superior do lobo superior). Na população ambulatorial, os microrganismos infectantes consistem em uma mistura de bactérias aeróbias (principalmente grampositivas) e anaeróbias.[8] Nos pacientes hospitalizados, a pneumonia de aspiração reflete a microbiota gram-negativa recém-adquirida das vias respiratórias superiores.

Pneumonia crônica. Como o próprio nome indica, a evolução da pneumonia crônica é longa. Em geral, os sintomas são menos dramáticos que os da pneumonia aguda. Por isso, o diagnóstico pode ser postergado por semanas ou meses, porque as únicas manifestações clínicas da infecção podem ser sinais e sintomas inespecíficos, inclusive febre baixa, mal-estar (*i. e.*, o paciente "sente-se mal") e emagrecimento. Os agentes etiológicos das pneumonias crônicas são micobactérias e fungos, mas infecções bacterianas renitentes também podem causar esse tipo de pneumonia. As espécies de *Candida* estão notavelmente ausentes da lista de patógenos pulmonares, exceto em casos raros, dos quais a maioria consiste em candidíase generalizada dos pacientes imunossuprimidos.

Abscesso pulmonar. O abscesso pulmonar está diretamente relacionado com as pneumonias de aspiração e, algumas vezes, é descrito como abscesso pulmonar pútrido em razão do odor fecal das bactérias anaeróbias infectantes.[8,9] A formação de abscessos também depende dos fatores de virulência microbiana. *S. aureus*, enterobactérias e *Pseudomonas* spp. comumente causam lesões destrutivas, que desorganizam a arquitetura pulmonar. Por outro lado, a pneumonia pneumocócica clássica preserva a arquitetura dos pulmões. Alguns fungos, especialmente as espécies de *Aspergillus* e os zigomicetos, comumente invadem os vasos sanguíneos. A consequência disso é trombose seguida de morte quando a oxigenação é impedida (um processo conhecido como infarto). *Pseudomonas aeruginosa* também pode causar vasculite. Quando a trombose está associada a um agente infeccioso, o processo é descrito como infarto séptico e é particularmente destrutivo. A trombose pode ocorrer *in situ* ou resultar de um trombo transportado pela corrente sanguínea até o pulmão (*i. e.*, um êmbolo).

Outro tipo de lesão destrutiva são os granulomas (ver Capítulo 1). Nos casos típicos, os granulomas são produzidos por micobactérias (especialmente *Mycobacterium tuberculosis*) e fungos dimórficos (principalmente *Histoplasma capsulatum*, *Blastomyces dermatitidis* e *Coccidioides* spp.). Esses microrganismos estão descritos com mais detalhes nos capítulos que abordam a micobacteriologia e a micologia.

Empiema. A inflamação da pleura (*i. e.*, membrana mesotelial que reveste os pulmões e a cavidade torácica) é comum nos pacientes com pneumonia (pleurisia) e pode causar exsudação de líquidos (*i. e.*, derrame pleural).[1] Quando o próprio derrame pleural é infectado, a inundação desse líquido por pus espesso (*i. e.*, leucócitos polimorfonucleares) resulta na formação de um empiema. As causas são as mesmas das pneumonias bacterianas, mas também ocorre empiema tuberculoso. A cicatrização pode levar à obliteração da cavidade pleural. Em alguns casos, a camada fibrosa restritiva que resulta da inflamação comprime o pulmão e precisa ser removida cirurgicamente (*i. e.*, descorticação).

Pneumonias em populações especiais. As pneumonias dos idosos são mais perigosas que as dos adultos mais jovens, mas a lista de patógenos é semelhante.[168,206] Isso explica por que é extremamente importante que os adultos de 65 anos ou mais e alguns grupos de alto risco recebam vacinas para pneumococos. Esses mesmos grupos também devem ser vacinados anualmente contra influenza. Hoje em dia, está claro que alguns agentes patogênicos (p. ex., VSR), que antes pareciam ser agentes etiológicos das crianças, também infectam adultos e idosos. Do mesmo modo, *C. pneumoniae* também pode causar infecções nessa população de pacientes.

Os pacientes imunossuprimidos estão sujeitos a adquirir alguns patógenos, que normalmente não causam doença nos indivíduos imunocompetentes. Entre esses patógenos oportunistas estão parasitas, inclusive *Toxoplasma gondii*; vírus como o citomegalovírus; fungos como as espécies de *Aspergillus*, zigomicetos, *Cryptococcus neoformans* e *Pneumocystis jirovecii*; e micobactérias como CMA.[261] Além disso, os pacientes imunossuprimidos têm menos capacidade de erradicar infecções causadas por patógenos encontrados mais comumente. As infecções por adenovírus e até mesmo pelo vírus parainfluenza podem ser graves e potencialmente fatais.

Um grupo especial de pacientes imunossuprimidos é representado pelos portadores de fibrose cística.[99] Três patógenos acompanham esses pacientes ao longo de toda a evolução de sua doença: *S. aureus*, *H. influenzae* e *P. aeruginosa*. As cepas de *P. aeruginosa* que infectam pacientes com fibrose cística têm uma característica mucoide típica, que é encontrada com frequência muito menor nos demais pacientes. *Burkholderia cepacia* e *Stenotrophomonas maltophilia*, ambas classificadas anteriormente como espécies de *Pseudomonas*, assim como as espécies de *Alcaligenes*, também são patógenos importantes e preocupantes na fibrose cística. As infecções são difíceis de tratar e os patógenos comumente são multidrogarresistentes e se disseminam facilmente de um indivíduo para outro.

Doenças broncopulmonares alérgicas podem ser causadas por *Aspergillus fumigatus*, outros fungos e os actinomicetos aeróbios.[102] *A. fumigatus* é um patógeno oportunista versátil, que pode causar doença invasiva nos pacientes imunossuprimidos; uma bola de fungos nas cavidades preexistentes dos pacientes imunocompetentes; e reação imune nos indivíduos com predisposição atópica (alérgicos).[94,97] Em aspergilose alérgica, hifas são encontradas nos espaços aéreos, onde estimulam uma reação inflamatória, mas não invadem os tecidos como ocorre na doença broncopulmonar alérgica.

Coleta dos espécimes para diagnosticar infecções das vias respiratórias inferiores

Escarro expectorado. Escarro expectorado é o espécime mais simples e menos dispendioso para diagnosticar infecções das vias respiratórias inferiores. Existe controvérsia significativa quanto à utilidade dessa abordagem diagnóstica, tendo em vista a dificuldade demonstrada por alguns pacientes de mobilizar as secreções das vias respiratórias inferiores e a frequência com que as amostras são contaminadas pela microbiota orofaríngea, na medida em que elas passam pela boca.[233] Entretanto, quando o espécime é coletado cuidadosamente, ele pode fornecer informações úteis ao tratamento inicial dos pacientes com pneumonia.[243]

O paciente deve ser instruído cuidadosamente quanto à técnica correta de coleta do escarro, em vez de saliva. Pedir aos pacientes que escovem seus dentes e façam gargarejo com água pouco antes de coletar o espécime reduz a quantidade de bactérias orofaríngeas contaminantes. Spada *et al.*[278] demonstraram redução de 1 log na concentração média de bactérias contaminantes: de $3,6 \pm 7,5 \times 10^8$ para $3,7 \pm 7,2 \times 10^7$ com as amostras de escarro obtidas dos pacientes imediatamente depois de uma lavagem simples da boca. É importante evitar o uso de desinfetantes bucais ou soluções para gargarejo vendidas no comércio, porque podem conter substâncias antibacterianas. Depois de coletar os espécimes, eles devem ser enviados imediatamente ao laboratório, em vez de ficarem aguardando à beira do leito ou na sala de coleta.

As amostras de escarro das primeiras horas da manhã devem ser obtidas porque contêm as secreções acumuladas durante a noite, nas quais as bactérias patogênicas mais provavelmente se concentram. As coletas de 24 horas não devem ser aceitas, em razão da proliferação excessiva da microbiota contaminante. Quando a produção de escarro é escassa, a indução com nebulização de soro fisiológico pode ajudar a obter uma amostra mais representativa das vias respiratórias inferiores. Evite usar "solução salina para injeção", porque muitas dessas preparações contêm substâncias antibacterianas.[235]

Com essa finalidade, podem ser usados dispositivos especiais para coleta de escarro disponíveis comercialmente nas empresas de suprimentos de laboratório, ou uma jarra estéril com boca larga e tampa de rosca bem-adaptada. De forma a evitar contaminação da superfície externa do recipiente, o paciente deve ser instruído a pressionar a borda do recipiente sob a tampa inferior, de forma a recolher toda a amostra de escarro expectorado.[2]

Aspirado endotraqueal. Amostras das vias respiratórias inferiores podem ser obtidas introduzindo-se um cateter pela laringe até a traqueia. Se o paciente estiver com um tubo endotraqueal ou traqueotomia, a aspiração das secreções traqueais é simples. Em geral, supõe-se que os aspirados endotraqueais evitem alguns dos problemas de contaminação do escarro expectorado. Na verdade, a intubação introduz a possibilidade de contaminação, porque as secreções orais podem descer pelo tubo endotraqueal. Por isso, esses espécimes devem ser interpretados com o mesmo cuidado usado com o escarro expectorado. Alguns autores sugeriram que as culturas quantitativas dos aspirados traqueais possam fornecer resultados mais confiáveis (ver descrição do lavado broncoalveolar adiante).[22] A técnica quantitativa consiste em semear no ágar uma diluição do escarro previamente liquefeito enzimaticamente. Uma abordagem semiquantitativa mais simples, na qual o escarro era lavado duas vezes com soro fisiológico e semeado no ágar como se faz normalmente (ver Capítulo 1), correlacionou-se diretamente com a técnica quantitativa. Essa última técnica não tem sido amplamente adotada, porque a maioria dos laboratórios utiliza o método semiquantitativo.

Aspirado translaríngeo (transtraqueal). A aspiração translaríngea é uma técnica invasiva introduzida para evitar problemas de contaminação. As dificuldades técnicas associadas ao desempenho apropriado e as complicações muito frequentes praticamente eliminaram essa abordagem para coleta de espécimes.

Broncoscopia rígida. O broncoscópio rígido era capaz de coletar amostras apenas das vias respiratórias centrais. Embora essa técnica seja apropriada à obtenção de material para culturas de micobactérias, ela não é adequada aos microrganismos que colonizam a orofaringe e infectam as vias respiratórias distais. A broncoscopia rígida raramente é realizada hoje em dia.

Broncoscopia flexível. A broncoscopia de fibra óptica é a técnica utilizada comumente para realizar biopsias transbrônquicas e obter lavados brônquicos e lavados e escovados broncoalveolares, especialmente nos pacientes com abscessos pulmonares ou outras infecções pulmonares profundas suspeitas. Essas técnicas também são utilizadas para diagnosticar câncer. A técnica de lavagem brônquica utiliza um cateter duplo acoplado a um telescópio, cuja extremidade distal é conectada a polietilenoglicol a fim de proteger uma pequena escova brônquica. Essa técnica foi recomendada para assegurar a melhor recuperação de bactérias aeróbias e anaeróbias (facultativas e obrigatórias) das lesões pulmonares situadas profundamente.[10] A coleta bem definida de amostras das lesões focais pode ser realizada depois da localização da ponta do broncoscópio por fluoroscopia. Embora sua popularidade tenha crescido inicialmente, o índice de contaminação desses espécimes limitava a utilidade das culturas obtidas por estes métodos. Os espécimes obtidos por escova protegida não são significativamente melhores que os conseguidos com lavagem broncoalveolar.

Os espécimes que não puderem ser semeados imediatamente no meio de cultura devem ser refrigerados. O sucesso desse procedimento depende dos seguintes fatores: (1) obtenção de material suficiente retirado pela escova dos bronquíolos distais e dos alvéolos, de forma a preparar várias lâminas; (2) preparação de um conjunto completo de colorações especiais e várias culturas; e (3) busca por mais de um tipo de microrganismo.

Lavado broncoalveolar. A lavagem broncoalveolar consiste em injetar 30 a 50 mℓ de soro fisiológico por meio de um broncoscópio de fibra óptica, que é introduzido até as ramificações bronquiolares periféricas. Em seguida, o soro fisiológico é aspirado e enviado para preparação de esfregaços e cultura. As culturas quantitativas ou semiquantitativas das secreções respiratórias obtidas pelas técnicas de escova brônquica protegida e lavagem broncoalveolar foram recomendadas para diagnosticar pneumonia em pacientes intubados mantidos com respirador artificial.[52] Os microrganismos presentes em concentrações acima de 10^3 a 10^4 unidades formadoras de colônia (UFC)/mℓ e as amostras que apresentam bactérias intracelulares em mais de 25% das células inflamatórias indicam pneumonia, que requer tratamento específico.

Infelizmente, a experiência com a microbiologia quantitativa das secreções respiratórias tem sido amplamente variável.[300] Um grupo de pesquisadores encontrou especificidade alta quando utilizou o valor de corte de 10^5 UFC/mℓ para analisar o líquido obtido por lavagem broncoalveolar, mas a sensibilidade foi de apenas 33%, em grande parte devido ao tratamento antibiótico administrado previamente.[279] Os autores concluíram que, com essa concentração bacteriana, a pneumonia poderia ser diagnosticada confiavelmente, mas um resultado negativo não excluía este diagnóstico.

Aspiração por agulha fina e biopsia pulmonar. Em geral, a aspiração por agulha fina é realizada sob controle radiológico, principalmente quando há uma lesão bem-localizada.[301] Essa técnica é excelente para obter material para cultura e citologia; o exame citológico *in situ* ajuda a orientar a técnica de cultura. Por exemplo, a existência de granulomas levaria o médico a priorizar as culturas para micobactérias e fungos, enquanto a presença apenas de neutrófilos poderia sugerir uma causa bacteriana. A biopsia transbrônquica é um meio de obter quantidades menores de tecidos intactos durante a broncoscopia. Embora essas biopsias frequentemente levem ao diagnóstico, elas estão sujeitas a erros de amostragem. Quando o diagnóstico não é estabelecido pelas técnicas descritas antes, então pode ser necessário realizar uma biopsia pulmonar aberta. Essa abordagem é a mais invasiva e está reservada para os casos nos quais as outras técnicas falharam. Um fragmento pequeno em forma de cunha é retirado do pulmão e o processo patológico pode ser estudado por técnicas histopatológicas e microbiológicas.

Outros procedimentos podem ajudar a determinar a etiologia das infecções respiratórias. As hemoculturas sempre devem ser realizadas durante as fases agudas da pneumonia. *S. pneumoniae* pode ser isolado do sangue de 25 a 30% dos pacientes com pneumonia pneumocócica, frequentemente nos casos em que as culturas de escarro foram negativas.[200] Embora a hemocultura não seja sensível para detectar o agente etiológico da pneumonia, ela é altamente específica.

A detecção dos antígenos liberados na urina é outro método importante para determinar o agente etiológico da infecção. O teste urinário para *Legionella pneumophila* do sorogrupo 1 e o antígeno urinário de *S. pneumoniae* são exames diagnósticos auxiliares importantes para diagnosticar pneumonias causadas por esses patógenos.[20,201] O antígeno pode ser excretado durante dias, semanas ou até meses, de forma que um teste positivo não confirma absolutamente uma infecção recente ou em atividade. Portanto, esses testes devem ser correlacionados cuidadosamente com os dados clínicos e os resultados das culturas e/ou dos exames diagnósticos moleculares. A pesquisa do antígeno urinário de *Histoplasma* também é solicitada frequentemente para pacientes com pneumonia fúngica supostamente causada por esse microrganismo. Esse teste é altamente sensível nos casos de doença disseminada, mas tem sensibilidade apenas moderada nas infecções limitadas aos pulmões e não tem sensibilidade aceitável nos pacientes com infecções periféricas.

Diagnóstico laboratorial da pneumonia. O diagnóstico etiológico da pneumonia é um esforço colaborativo, que envolve microbiologistas, patologistas, radiologistas e clínicos. O diagnóstico das pneumonias é clínico e inclui anamnese, estetoscópio e radiografias do tórax. Com poucas exceções importantes (p. ex., isolamento de *M. tuberculosis*), as pneumonias não são diagnosticadas no laboratório de microbiologia. Os médicos que enviam uma amostra de escarro ao laboratório sem ter um diagnóstico clínico de pneumonia podem receber resultados confusos ou até mesmo desnorteadores. Depois de estabelecer o diagnóstico clínico de pneumonia, o laboratório pode ajudar o médico a definir sua etiologia com base nas culturas e outros exames e escolher o tratamento apropriado, de acordo com os testes de sensibilidade aos antimicrobianos.[43]

As amostras de escarro devem ser processadas no menor tempo possível depois da coleta. Estudos demonstraram que, depois de 20 horas de refrigeração, houve redução significativa dos microrganismos recuperáveis,[218] embora não houvesse interferência com o número ou a qualidade de células epiteliais e neutrófilos segmentados. Outros estudos também mostraram declínio do número de bacilos da tuberculose viáveis, que podiam ser recuperados do escarro depois do armazenamento à temperatura ambiente durante vários dias,[216] ainda que a concentração de bacilos álcool-acidorresistentes (BAAR) observados nas colorações álcool-ácidas não diminuísse depois de 20 dias.

A qualidade das amostras de escarro também deve ser avaliada por meio de um dos sistemas de graduação descritos no Capítulo 1. Existem controvérsias quanto à utilidade de fornecer identificações bacterianas presuntivas com base nos critérios morfológicos. Bartlett et al.[13] sugeriram inicialmente quais tipos de bactérias poderiam ser definidos com precisão com base na morfologia observada nos esfregaços de escarro corados por Gram. Por exemplo, a identificação morfológica dos estafilococos, de "Bacteroides-Haemophilus" e das bactérias com morfologia mista foi realizada com precisão de 75%, quando as amostras de escarro eram de alta qualidade. Outros autores[305] demonstraram que a enumeração semiquantitativa das bactérias presentes no escarro corado por Gram não pode ser reproduzida de um tecnólogo para outro (ou ainda pelo mesmo tecnólogo examinando esfregaços em ocasiões diferentes) e que estes exames não deveriam ser relatados. Uma explicação possível para essa observação é a variabilidade dos esfregaços obtidos de áreas diferentes. Por outro lado, um estudo mais otimista[101] sugeriu que as colorações com Gram das amostras de escarro de alta qualidade, realizadas em uma população seleta de adultos com pneumonia adquirida na comunidade, possa fornecer aos médicos informações suficientes para iniciar o tratamento antibiótico empírico. De qualquer forma, experiência considerável de parte dos examinadores e correlação contínua dos resultados laboratoriais com os indicadores clínicos são necessárias antes que as interpretações das amostras de escarro corado por Gram tenham alguma utilidade.

Um recurso útil à garantia da qualidade dos exames é a comparação retrospectiva dos resultados da coloração por Gram com os resultados das culturas. Quando os microrganismos identificados nos esfregaços não crescem na cultura, ou quando os microrganismos que crescem em quantidades moderadas a profusas não foram encontrados nos esfregaços, a amostra deve ser revisada. A coloração por Gram é relativamente insensível (deve haver cerca de 10^5 UFC/mℓ, para que as bactérias sejam observadas), de forma que contagens baixas de bactérias na cultura podem muito bem passar despercebidas no esfregaço. Quando um esfregaço é interpretado incorretamente, ele deve ser revisado pelo profissional que fez a interpretação como medida educativa e de melhoria dos processos. Quando um esfregaço é interpretado corretamente, isso pode ser um indício de que devam ser consideradas outras técnicas de cultura.

Os sistemas de graduação das amostras de escarro não se aplicam às infecções das vias respiratórias inferiores causadas por *Legionella* spp., micobactérias, fungos, *Mycoplasma*, *Chlamydophila* e vírus. Essas infecções não estimulam necessariamente reações purulentas com células inflamatórias.

A análise semiquantitativa dos bacilos da tuberculose coráveis em exames repetidos do escarro com corantes álcool-ácidos é valiosa para determinar a eficácia do tratamento específico para tuberculose. Uma redução de 4+ para 1+ e daí para bacilos raros ou até indetectáveis depois de um ciclo de tratamento por 4 a 6 semanas indica resposta favorável aos fármacos e pode ser usada para determinar quando pode ser seguro retirar o paciente do isolamento respiratório.

A importância dos microrganismos recuperados das amostras do trato respiratório sempre deve ser avaliada no contexto do quadro clínico, assim como dos resultados dos outros exames. A interpretação das culturas de escarro é especialmente difícil, porque elas não são específicas nem sensíveis para diagnosticar infecções das vias respiratórias inferiores. Em um estudo com 249 pacientes com quadro suspeito de pneumonia, Lentino e Lucks[162] descreveram sucintamente esse problema com base em sua experiência (Boxe 2.1).

Também pode ser difícil determinar a etiologia bacteriana das bronquites aguda e crônica, porque muitas espécies de bactérias podem ser encontradas como parte da microbiota normal ou comensais das vias respiratórias (Tabela 2.2). O isolamento de *S. pneumoniae*, *K. pneumoniae*, *H. influenzae* ou *Moraxella* (*Branhamella*) *catarrhalis* como microrganismo predominante nas secreções respiratórias, especialmente quando os esfregaços corados por Gram reforçam sua presença e/ou esses microrganismos também são recuperados das hemoculturas realizadas simultaneamente, confirma seu papel na patogenia da pneumonia aguda.[73,343] As amostras de escarro induzido recolhidas depois da inalação de soro fisiológico por nebulização podem ser necessárias para

---

Boxe 2.1

Interpretação das culturas de escarro | Observações de Lentino e Lucks[162]

1. Com a utilização dos sistemas de graduação da qualidade do escarro de Bartlett e de Murray e Washington, que foram descritos no Capítulo 1, 48% das culturas de escarro enviadas ao seu laboratório não passaram pelo critério de qualidade e eram mais representativas das secreções orais.
2. No caso descrito antes, 26,5% das amostras de escarro purulento foram obtidas de pacientes que não tinham evidência clínica ou radiológica de pneumonia.
3. Em geral, 40% das amostras de escarro obtido de pacientes com evidência de pneumonia não provinham de expectoração das secreções profundas e, por isso, também eram mais representativas das secreções orais.
4. Apenas 10,8% dos pacientes que produziam escarro não purulento tinham pneumonia.
5. Apenas 56,8% dos pacientes com pneumonia produziam escarro purulento.

Tabela 2.2 Alguns representantes da microbiota comensal e patógenos potenciais das vias respiratórias.

Microbiota comensal	Patógenos potenciais
Estreptococos alfa/gama-hemolíticos	Adenovírus
Estreptococos beta-hemolíticos, exceto grupo A	Anaeróbios (como parte de uma infecção mista)
Candida spp.	Bordetella pertussis
Estafilococos coagulase-negativos	Chlamydophila pneumoniae
	Chlamydophila psittaci
Corynebacterium spp. (difteroides)	Corynebacterium diphtheriae
	Cryptococcus neoformans
	Citomegalovírus
Haemophilus parainfluenzae	Enterobactérias
Neisseria spp.	Haemophilus influenzae
	Herpes-vírus simples
	Legionella spp.
	Moraxella catarrhalis
	Mycobacterium spp.
	Mixovírus e paramixovírus
	Neisseria gonorrhoeae
	Neisseria meningitidis
	Pneumocystis jirovecii
	Pseudomonas aeruginosa
	Staphylococcus aureus
	Streptococcus pneumoniae
	Streptococcus pyogenes (grupo A)

aumentar a positividade da detecção de alguns microrganismos, principalmente *P. jirovecii*.

Quando houver suspeita de infecções pulmonares causadas por micobactérias, fungos, parasitas humanos ou vírus, técnicas especiais precisam ser usadas para isolar os agentes etiológicos, conforme descrito nos capítulos dedicados a cada um desses grupos microbianos. Embora a recuperação de alguns fungos – por exemplo, fungos patogênicos dimórficos – geralmente indique doença, outros fungos (p. ex., espécies de *Aspergillus*) devem ser recuperados repetidamente de amostras sucessivas, antes que o diagnóstico possa ser confirmado. A presença de hifas micóticas tem menos chances de representar contaminação ambiental. O diagnóstico das pneumonias virais é buscado mais comumente nos pacientes imunossuprimidos e nas crianças em estado suficientemente grave para necessitar de internação hospitalar.

O uso de hemocultura, detecção de antígenos urinários e técnicas de cultura quantitativas foi descrito anteriormente. Técnicas moleculares modernas estão disponíveis para o diagnóstico imediato das infecções causadas por vírus e micobactérias; no futuro, não é provável que o número de condições nas quais essas abordagens serão aplicáveis seja expandido. A determinação de um receptor solúvel desencadeante, encontrado nas células mieloides, pode ser útil como nova abordagem, Contudo, seus resultados promissores ainda precisam ser confirmados.[98]

Infecções do trato gastrintestinal

Infecções do trato gastrintestinal inferior

Sintomas clínicos. Diarreia é o sintoma inicial mais comum das infecções do trato intestinal inferior.[297] Embora seja difícil definir diarreia em bases quantitativas, os pacientes geralmente sabem quando têm evacuações mais frequentes que o normal e quando as fezes adquirem consistência mais amolecida ou líquida que o habitual. A diarreia pode ser acompanhada de dor abdominal espasmódica com intensidade variável. "Enterocolite" é o termo usado para descrever vários tipos de infecção do trato gastrintestinal inferior.

"Disenteria" é um termo utilizado para descrever uma condição na qual a diarreia acompanha-se de dor abdominal em cólicas, tenesmo (esforço doloroso para evacuar) e pus nas fezes. A disenteria é causada por microrganismos "enteroinvasivos", que penetram na mucosa e causam inflamação da parede intestinal. As fezes desses pacientes contêm células inflamatórias e, em muitos casos, também têm sangue visível macroscopicamente. *Shigella* e *Entamoeba histolytica* estão classicamente associadas à disenteria, mas, na realidade, ambas causam um espectro de doenças, em que a diarreia varia de aquosa a disentérica.

No outro extremo desse espectro estão as síndromes diarreicas profusamente aquosas e indolores causadas por vírus, alguns parasitas e certas bactérias. A maioria das síndromes de diarreia aguda aquosa regride espontaneamente dentro de 1 semana. Quando os sintomas persistem sem explicação, devem ser considerados alguns parasitas (p. ex., *Giardia intestinalis*, antes conhecida como *Giardia lamblia*) e outras causas não infecciosas. As fezes produzidas nas infecções por *Giardia* geralmente são fétidas e gordurosas e flutuam na água do vaso sanitário.

Nos países mais ricos, a febre entérica é um tipo incomum e felizmente raro de enterite. Nos casos clássicos, essa síndrome é causada por *Salmonella enterica* do sorotipo Typhi, embora também possa ser atribuída ao sorotipo Paratyphi e, raramente, a outros sorotipos. Ainda que a febre entérica possa ter um componente diarreico, na verdade trata-se de uma doença sistêmica. A febre entérica caracteriza-se por hipertermia – primeiramente intermitente e depois contínua –, cefaleia, dor abdominal, esplenomegalia, bradicardia (frequência cardíaca baixa) relativa e leucopenia. Diarreia não é uma queixa marcante; na verdade, constipação intestinal pode ser uma queixa mais comum nos estágios iniciais. Depois de invadir o intestino, *Salmonella* Typhi dissemina-se por todo o sistema reticuloendotelial, inclusive fígado, baço e medula óssea. Conforme demonstrado pelo exemplo historicamente famoso de "Mary Tifoide",[II] a vesícula biliar pode ser colonizada (especialmente quando há cálculos biliares) e a bactéria pode ser disseminada ao ambiente por períodos longos depois da infecção inicial.

Alguns agentes infecciosos estão associados a fatores de risco ou manifestações clínicas bem-definidas. Alguns deles, como os microsporídeos, ocorrem quase exclusivamente nos pacientes imunossuprimidos. *Clostridium difficile* causa doença principalmente nos pacientes que foram tratados com antibióticos que alteram a microbiota gastrintestinal normal. Alguns desses agentes infecciosos são transmitidos pela água e pelos alimentos contaminados.[49] A Tabela 2.3 resume as principais síndromes que acometem o trato gastrintestinal inferior.

[II]N. T. Mary Mallon, irlandesa, imigrou para os EUA em 1883. Embora tenha contraído febre tifoide, sua infecção não foi grave e seu organismo conseguiu resistir, mas ela continuou a transmitir a doença a dezenas de pessoas enquanto trabalhava como cozinheira nos anos 1900 a 1907. Desde então, "Maria Tifoide" (do inglês, *Typhoid Mary*) é um termo usado para designar as pessoas que, embora aparentemente saudáveis, são capazes de transmitir doenças aos demais.

Tabela 2.3 Principais síndromes de gastrenterite e seus agentes etiológicos mais comuns.

Síndrome	Bactérias	Vírus	Parasitas	Comentários
Diarreia inflamatória, inclusive disenteria	*Shigella* spp., *E. coli* enteroinvasora, *E. coli* êntero-hemorrágica, *Salmonella enterica* de vários sorotipos (p. ex., Typhimurium, Enteritidis), *Campylobacter jejuni* e outras espécies de *Campylobacter*, *Vibrio parahaemolyticus*, *Clostridium difficile*	Nenhum	*Entamoeba histolytica*	Afeta o intestino grosso; geralmente há leucócitos nas fezes
Diarreia não inflamatória	*E. coli* enterotoxigênica, *E. coli* enteroagregativa e *Vibrio cholerae*. Diarreia causada por toxinas pré-formadas: *Clostridium perfringens*, *Bacillus cereus*,[III] *Staphylococcus aureus*	Norovírus, rotavírus, adenovírus entéricos, astrovírus etc.	*Giardia intestinalis*, *Cryptosporidium belli*, *Cyclospora cayetanensis*, microsporídeos (fungos)	Acomete o segmento proximal do intestino delgado; geralmente não há leucócitos nas fezes
Diarreia com doença sistêmica, inclusive febre hemorrágica	*Salmonella enterica* do sorotipo Typhi, outras espécies de *Salmonella*, *Yersinia enterocolitica*, *Campylobacter* spp.	Nenhum	Nenhum	Acomete o segmento distal do intestino delgado; pode haver leucócitos mononucleares nas fezes

Adaptada da referência 108.
[III] N. R. T. No Brasil, *E. coli* enteropatogênica clássica ainda tem papel importante como causa de diarreia aguda em crianças menores de 2 anos em algumas regiões do país.

Em algumas comunidades, os agentes etiológicos encontrados mais comumente nos casos de gastrenterite são *Campylobacter jejuni*, *Salmonella* spp., *Giardia intestinalis*, rotavírus e norovírus.[66] Infelizmente, a positividade diagnóstica das culturas de fezes realizadas na maioria dos laboratórios clínicos é decepcionante (1,5 a 5,6%).[297] Esse índice pode melhorar expressivamente com a adoção dos painéis moleculares disponíveis comercialmente para infecções gastrintestinais, que incluem agentes infecciosos como norovírus e astrovírus, os quais até então não podiam ser detectados na maioria dos laboratórios.

Alguns agentes etiológicos da gastrenterite devem ser tratados imediatamente (p. ex., *Shigella* spp.); em outros casos, não há tratamento específico disponível (p. ex., vírus); por fim, em outras infecções o tratamento está indicado apenas quando o paciente é muito jovem, está imunossuprimido ou tem doença debilitante. A febre entérica sempre deve ser tratada com antibióticos. Os médicos têm mais tendência a solicitar culturas de fezes quando se deparam com uma das seguintes condições:[119]

- Paciente imunossuprimido
- Paciente com história de viagem recente a um país subdesenvolvido
- Presença de sangue nas fezes
- Diarreia presente há mais de 3 dias
- Diarreia com necessidade de reidratação intravenosa
- Febre.

Os laboratórios variam significativamente quanto à sofisticação de sua investigação dos espécimes fecais. Em um estudo envolvendo 388 laboratórios clínicos durante o ano de 1999, a maioria dos microbiologistas examinava as fezes quanto à presença de *Salmonella* spp., *Shigella* spp. e *Campylobacter* spp. Por outro lado, cerca de 50% dos laboratórios incluíam *Escherichia coli* O157:H7, *Vibrio* spp. e *Yersinia* spp. em seus protocolos diagnósticos.[308] O exame das fezes para parasitas era realizado em apenas 59% dos 455 laboratórios pesquisados; os restantes enviavam as amostras a um laboratório de referência para realizar esse exame.[137] O exame das fezes para *Cryptosporidium* spp., *Cyclospora cayetanensis* e microsporídeos era realizado apenas com solicitação especial por 89% dos laboratórios. É muito importante que cada laboratório indique os patógenos pesquisados, quando transmite seus resultados aos médicos. Hoje em dia, não é mais aceitável dizer "Nenhum patógeno entérico isolado", mas também precisa ser apresentada uma lista do que foi pesquisado e não foi encontrado (p. ex., negativo para *Salmonella*, *Shigella* e *Campylobacter*). Em um estudo envolvendo quase 3.000 médicos de 5 estados dos EUA, 28% não sabiam se o laboratório fazia testes para *E. coli* O157:H7 e 40% não sabiam se haviam sido realizadas culturas para *Yersinia* spp. e *Vibrio* spp.[119]

Coleta de espécimes fecais. A coleta de fezes diarreicas não é difícil. Os espécimes enviados para detectar todos os patógenos devem ser recolhidos em recipientes limpos (não necessariamente estéreis) e de boca larga, que possam ser cobertos com uma tampa firmemente fechada. Na maioria dos casos, esses recipientes têm tampas com rosca, porque são mais seguros para o transporte. Os recipientes usados para cultura não devem conter conservantes, detergentes e íons metálicos. Também é importante evitar contaminação por urina. Quando houver suspeita de um parasita como *E. histolytica*, *G. intestinalis* ou *Cryptosporidium* spp., uma pequena parte da amostra de fezes deve ser colocada em conservantes como álcool polivinílico (ou uma alternativa livre de mercúrio) e formalina a 10%. As amostras de fezes para detectar vírus devem seguir as recomendações do fabricante dos meios de transporte.

Em alguns casos, pode ser necessário coletar um *swab* retal em vez de amostras de fezes, principalmente nos recém-nascidos ou nos adultos gravemente debilitados. Os *swabs* retais podem ser mais eficazes que as fezes para isolar algumas cepas de *Shigella*, porque essas bactérias são sensíveis ao resfriamento e ao ressecamento. Outros estudos também relataram que os *swabs* foram mais eficazes que os espécimes fecais para recuperar *Clostridium difficile* dos pacientes hospitalizados.[189] O *swab* retal deve ser introduzido um pouco além do esfíncter anal, evitando-se contato direto com a matéria fecal presente no reto. Os *swabs* devem ser inoculados imediatamente no meio de cultura, ou colocados em um sistema de transporte apropriado, de forma a evitar ressecamento. Os *swabs* retais também têm sido usados para diagnosticar infecção gonocócica retal.

Considerações epidemiológicas na avaliação dos pacientes com gastrenterite. O médico deve fazer uma anamnese detalhada, incluindo-se informações sobre viagem recente, exposição a água ou alimento potencialmente contaminado e casos semelhantes da doença entre amigos ou familiares. Uma informação especialmente importante é se o paciente viajou para outros países, nos quais algumas doenças podem ser endêmicas. A causa mais comum da "diarreia do viajante" (também conhecida como "vingança de Montezuma", "barriga de Déli" e outros nomes pitorescos) é *E. coli* enterotoxigênica,[213] mas existem várias cepas de *E. coli* que causam diarreia (p. ex., enteropatogênica, enteroagregativa) e também podem provocar diarreia nos viajantes. Outros patógenos importantes (p. ex., *E. histolytica*) também são comuns fora dos EUA. Suprimentos de água e alimentos de má qualidade, instalações inadequadas de armazenamento a frio e contaminação pelas pessoas que preparam alimentos em outros países colocam os viajantes em risco. Entretanto, nos tempos atuais de comércio global, ficar em casa também não é isento de riscos. Epidemias de gastrenterite foram relatadas como consequência da ingestão de alimentos contaminados,[49] geralmente vegetais ou frutas importadas de outros países, que não foram cozidas antes de comer. Por exemplo, um surto de infecção por *Cyclospora* em vários estados dos EUA foi atribuído às framboesas importadas da América Central e foi notificado apenas depois que se acumularam vários casos nos centros nacionais de referência.[120] É importante lembrar que bactérias encontradas comumente nas carnes de aves, que são destruídas durante a cocção, podem causar doença quando alimentos crus (p. ex., vegetais) ficam em contato com as tábuas de cortar carnes ou balcões utilizados para preparar as aves.

Alguns locais, alimentos e contextos clínicos estão associados especialmente a determinados patógenos (Tabela 2.4). Vários fatores podem colocar as pessoas em risco de adquirir enterocolite infecciosa, enfatizando a importância da anamnese clínica detalhada e da notificação dos casos às autoridades de saúde pública.

Infecções do trato gastrintestinal superior

O trato gastrintestinal superior inclui esôfago, estômago e segmento proximal do duodeno (i. e., da orofaringe ao intestino).

Sintomas clínicos. A esofagite causa dificuldade e dor ao deglutir (i. e., disfagia) e também dor que irradia para o dorso. A mucosa gastresofágica está especialmente sujeita à ulceração. Os agentes infecciosos mais comuns nessa área são *C. albicans* e herpes-vírus simples, ambos capazes de causar doença erosiva.

Quando o estômago e a junção gastresofágica são acometidos, os sintomas incluem anorexia, sensação de náuseas (algumas vezes com vômitos) e dor na região superior do abdome. Em razão do pH muito baixo do ácido gástrico, 99,9% das bactérias ingeridas são destruídas dentro de 30

Tabela 2.4 Algumas associações epidemiológicas dos agentes infecciosos gastrintestinais.

Fatores	Agente(s) infeccioso(s)
Excursionismo e ingestão de água em regatos nas montanhas	*Giardia intestinalis*
Laticínios	*Salmonella* spp., *Campylobacter* spp., *Yersinia* spp., *Listeria monocytogenes*
Costa Oriental e Costa do Golfo	Vibriões halofílicos; por exemplo *Vibrio parahaemolyticus*, *Vibrio vulnificus*
Saladas de ovos e batatas, produtos de panificação	*Staphylococcus aureus*
Ovos	*Salmonella* spp.
Frutas frescas	*Cryptosporidium* spp. e *Cyclospora* spp.
Arroz frito	*Bacillus cereus*
Hambúrguer	*Escherichia coli* O157:H7 e outras *E. coli* êntero-hemorrágicas
Pacientes imunossuprimidos	*Cryptosporidium* spp., *Cystoisospora belli*, complexo *Mycobacterium avium*, hiperinfecção por *Strongyloides stercoralis*, citomegalovírus, *Candida* spp.
Mariscos	*Vibrio* spp., norovírus, vírus da hepatite A

minutos depois de serem expostas; por isso, gastrite por invasão direta da parede gástrica raramente ocorre. Desse modo, as infecções gastrintestinais altas são causadas mais comumente por vírus e toxinas bacterianas pré-formadas. O ácido gástrico também desempenha um papel importante na proteção do trato gastrintestinal inferior contra infecções bacterianas. O tratamento com antiácidos que neutralizam o pH ácido do estômago e a gastrectomia predispõem esses pacientes às infecções entéricas causadas por várias espécies bacterianas. Guerrant[107] relatou que a quantidade de *Vibrio cholerae* necessária para causar infecção nos indivíduos normais (10^8 microrganismos/mℓ) diminuía para apenas 10^4/mℓ nos voluntários que usavam bicarbonato para neutralizar a acidez gástrica.

Helicobacter pylori é reconhecido como agente etiológico mais importante da gastrite e da úlcera gástrica.[158,180,294] Esse microrganismo tem a propriedade bioquímica singular de hidrolisar ureia com avidez e rapidez, liberando em seguida íons amônio. As células bacterianas provavelmente se fazem circundar por um microambiente alcalino, assim tornando possível sobreviver ao ambiente extremamente ácido da mucosa gástrica. A etiologia infecciosa das úlceras pépticas não foi detectada por muito tempo, porque a doença não causa os sinais e sintomas clássicos de uma infecção "aguda". O reconhecimento dessa doença infecciosa crônica ampliou o espectro das enfermidades que os agentes microbianos podem causar.

Um fator importante nas infecções gastrintestinais é a ingestão de micróbios e/ou toxinas microbianas pré-formadas nos alimentos e nas bebidas, condição conhecida popularmente como "intoxicação alimentar". A gastrite aguda e geralmente fulminante, acompanhada de fraqueza generalizada e vômitos, que podem começar depois da ingestão de alimentos profusamente contaminados por toxinas produzidas por microrganismos como S. *aureus*, *Clostridium perfringens* e *Bacillus cereus*, não resulta da invasão direta da parede gástrica pelas bactérias; pelo contrário, esse tipo de gastrite é causado pela ação emética direta das toxinas pré-formadas. Essas toxinas variam quanto aos seus mecanismos de ação. Na maioria dos casos, embora os vômitos possam ser profusos, eles têm curta duração. O diagnóstico é firmado unicamente com base nas manifestações clínicas, porque as toxinas não são detectadas no laboratório clínico. Os microbiologistas da área de saúde pública podem recolher amostras dos espécimes alimentares retidos na tentativa de detectar o patógeno envolvido e os mecanismos de disseminação, mas essa não é uma tarefa que cabe ao microbiologista clínico.

Coleta de espécies do trato gastrintestinal superior. Os espécimes gástricos são obtidos apenas raramente e estão limitados aos poucos casos nos quais não é possível estabelecer o diagnóstico por outros meios. Os agentes bacterianos da intoxicação alimentar aguda podem ser isolados do vômito, mas isso geralmente não é solicitado.

As biopsias gástricas são realizadas para detectar *H. pylori*.[290,307] Os espécimes de biopsia podem ser cultivados para isolar *H. pylori*, mas esse procedimento raramente é realizado nos laboratórios clínicos. As biopsias podem ser testadas quanto à existência de atividade de urease, porque isso é um teste presuntivo da presença de *H. pylori*. Em casos mais comuns, as biopsias são examinadas histologicamente quanto à existência de gastrite e bactérias espiraladas na camada de mucina. Existe um teste de antígeno fecal para detectar *H. pylori*, assim como um teste de ureia no ar exalado; ambos têm características satisfatórias de desempenho. Por outro lado, os exames sorológicos não devem ser recomendados em razão do seu desempenho insatisfatório, quando comparado com os outros testes diagnósticos já citados.[7,53]

A aspiração do conteúdo duodenal pode ajudar a estabelecer os diagnósticos de giardíase e estrongiloidíase quando exames repetidos das fezes não conseguem detectar um patógeno. O uso do "teste da fita" disponível no comércio (p. ex., Enterotest®) é uma alternativa à endoscopia com biopsia. O Enterotest® é uma cápsula contendo um fio firmemente enrolado. O fio é desenrolado a uma distância curta e a ponta é fixada com esparadrapo à bochecha do paciente; em seguida, a cápsula é deglutida. Dentro de cerca de 30 a 60 minutos, quando a cápsula já chegou ao duodeno, o fio é retirado cuidadosamente e qualquer muco aderido a ele é raspado na superfície de uma lâmina de vidro para exame microscópico direto. Como mencionamos antes, a biopsia do estômago e/ou do intestino delgado ainda é uma opção diagnóstica.

Infecções das vias urinárias

O trato urinário pode ser dividido em vias urinárias superiores (rins, pelves renais e ureteres) e vias urinárias inferiores (bexiga e uretra). Na maioria dos casos, as infecções das vias urinárias superiores são ascendentes (*i. e.*, as infecções originam-se da bexiga e ascendem pelos ureteres até os rins). Normalmente, a válvula vesicoureteral impede o refluxo da urina da bexiga para dentro dos ureteres. Pacientes com anomalias urogenitais ou distensão excessiva da bexiga em consequência da obstrução do trato de saída, disfunções neurogênicas ou compressão causada pelo útero aumentado durante a gestação são especialmente suscetíveis às infecções urinárias ascendentes. Infecções da pelve renal (pielite) e dos rins (pielonefrite) são as complicações mais comuns. As infecções podem ser agudas ou recidivantes, nesses casos com lesões inflamatórias crônicas.

Em casos menos comuns, as infecções das vias urinárias superiores são causadas pela disseminação hematogênica das bactérias para o córtex renal dos pacientes em septicemia. Abscessos multifocais ou pielonefrite supurativa aguda são as apresentações clínicas comuns.

As infecções urinárias podem ser divididas em casos simples e complicados.[283,317] Exemplos de infecções simples são cistites ou pielonefrites agudas das mulheres jovens sem lesões das vias urinárias ou doença sistêmica coexistente. Quando o diagnóstico é cistite, o tratamento antibiótico empírico pode ser iniciado sem recorrer a uma cultura, porque *E. coli* é responsável pela maioria dessas infecções. Um exame simples da urina (EAS ou urina-I) ou um teste para esterase leucocitária (EL) deve ser realizado para demonstrar que o processo é inflamatório; quando há neutrófilos polimorfonucleares, a cultura deve ser realizada antes de iniciar o tratamento. Uma cultura subsequente ("teste de cura") não é necessária, a menos que os sintomas persistam.

A cistite ou a pielonefrite é considerada uma infecção complicada nos homens, nas crianças, nos pacientes com cateteres de longa permanência e nas mulheres com infecções repetidas, anomalias urológicas ou doença coexistente. O exame simples da urina e a urocultura são necessários nos casos de cistite complicada e para todos os pacientes com pielonefrite.[283,317]

Sinais e sintomas clínicos

As manifestações clínicas fundamentais das infecções das vias urinárias superiores são dor no flanco e febre, geralmente também com calafrios. Aumento da frequência miccional, urgência para urinar e disúria são queixas mais sugestivas das infecções da bexiga e da uretra. Entretanto, em alguns pacientes com pielonefrite ou outras infecções das vias urinárias superiores, principalmente nos portadores de infecções ascendentes, primeiro ocorrem sintomas compatíveis com infecções das vias urinárias inferiores. Essa diferenciação é importante porque o tratamento antimicrobiano difere nessas duas condições.[283,317]

Nos casos típicos, as infecções das vias urinárias inferiores afetam a bexiga e/ou a uretra. Os sintomas são semelhantes nas infecções dessas duas áreas, de forma que o processo também é conhecido como síndrome uretral aguda.[285] Micções frequentes e dolorosas de volumes pequenos de urina turva (*i. e.*, sintomas de frequência urinária aumentada e disúria) e dor suprapúbica são as manifestações clínicas habituais. Vaginite nas mulheres e prostatite nos homens podem causar sintomas semelhantes, mas geralmente são diferenciadas com base nas manifestações clínicas. O diagnóstico é especialmente difícil nos pacientes idosos, que podem não apresentar febre ou leucocitose durante uma infecção.

Existe muita controvérsia quanto ao significado da bacteriúria assintomática. Embora essa anormalidade tenha sido demonstrada em vários tipos de pacientes e condições clínicas, problemas médicos graves que exigem tratamento para a bacteriúria ocorrem apenas ocasionalmente: gestantes, mulheres submetidas a procedimentos geniturinários invasivos e receptores de transplantes renais durante o período pós-operatório imediato.[209]

Fatores relacionados com o hospedeiro

A prevalência das infecções urinárias varia com o sexo e a idade do paciente. Nos recém-nascidos e nos lactentes, as infecções urinárias são mais comuns nos meninos, com prevalência geral em torno de 1%. A maioria dessas infecções está associada às anomalias congênitas. Quando as crianças começam a frequentar a escola, a prevalência é maior entre as meninas que os meninos.[289] Essa proporção mantém-se consistente na vida adulta. Altas taxas de incidência estão associadas a certas condições, como diabetes e gravidez. Nos indivíduos idosos, índices mais altos de infecção podem ser esperados tanto para mulheres (20%) como para homens com condições predisponentes (10%), sejam elas uropatia obstrutiva causada pela hipertrofia da próstata, dificuldade de esvaziamento da bexiga em consequência do prolapso uterino das mulheres e procedimentos que exigem instrumentação para ambos os sexos.

Entretanto, as mulheres sexualmente ativas certamente constituem o grupo de risco mais comum para desenvolver infecções urinárias sintomáticas e bacteriúria assintomática.[288] Embora as infecções assintomáticas desse grupo certamente não causem problemas médicos graves, elas podem ser um previsor de infecção sintomática no futuro.[209] As mulheres são mais suscetíveis às infecções do que os homens em razão do comprimento mais curto da uretra feminina. Os patógenos comuns fazem parte da microbiota bacteriana do períneo, que se origina do trato gastrintestinal, especialmente quando as bactérias têm fatores que facilitam sua fixação ao epitélio urinário.[246] As relações sexuais facilitam a entrada das bactérias na uretra feminina.

Outro grupo com risco maior de infecção é constituído pelos pacientes que utilizam cateteres de longa permanência.[281] O corpo estranho (no caso, um cateter urinário de longa permanência) assegura a colonização do cateter nos primeiros 5 dias depois de sua colocação. A presença de um cateter colonizado causa bacteriúria assintomática e coloca o paciente em risco de desenvolver infecção sintomática, inclusive pielonefrite e sepse urinária. Quando o paciente também tem demência, como ocorre em muitos indivíduos idosos, pode ser difícil determinar se a infecção é sintomática. Sem febre e leucocitose, os únicos indicadores podem ser alterações sutis da personalidade ou do estado mental. Os melhores indivíduos para avaliar essas características normalmente são os cuidadores primários, não os médicos, que veem seus pacientes apenas intermitentemente.

Coleta de amostras de urina para cultura

Com exceção da mucosa uretral, que favorece o crescimento da microbiota, o trato urinário normal geralmente não abriga bactérias.[141] A urina pode ser contaminada facilmente por bactérias provenientes do canal vaginal, do períneo ou da microbiota bacteriana autóctone da uretra. A Tabela 2.5 relaciona alguns microrganismos considerados contaminantes e patógenos potenciais das vias urinárias.

Tabela 2.5 Alguns representantes da microbiota comensal e patógenos potenciais do trato urinário.

Microbiota comensal	Patógenos potenciais
Estreptococos alfa/beta-hemolíticos	Corynebacterium urealyticum[a]
Bacillus spp.	Enterococcus spp.
Estafilococos coagulase-negativos	Enterobactérias[a]
Difteroides	Pseudomonas spp.
Lactobacillus spp.	S. aureus
	S. epidermidis (homens idosos)
	S. saprophyticus (mulheres jovens)

[a]Proteus e Corynebacterium urealyticum decompõem ureia, alcalinizam a urina e predispõem à formação de cálculos.

Amostras de urina do jato médio. Os espécimes de urina são obtidos mais comumente pela coleta da urina contida no jato médio utilizando técnica asséptica. A coleta de urina das mulheres por essa técnica requer instruções individuais e, em alguns casos, supervisão para assegurar os melhores resultados.[29] Primeiramente, a região periuretral e o períneo devem ser limpos com 2 ou 3 compressas de gaze impregnadas com água e sabão, por meio de movimentos da frente para trás, depois enxaguados com soro fisiológico ou água estéril.

Os lábios vaginais devem ser afastados enquanto a paciente urina e os primeiros mililitros eliminados devem ser descartados em uma comadre ou no vaso sanitário, de forma que as bactérias da uretra sejam removidas (Figura 2.2). Em seguida, a urina do jato médio é recolhida em um recipiente estéril de boca larga, que pode ser coberto com uma tampa firmemente adaptada. O uso de um tubo para transporte de urina com conservante é recomendável para evitar proliferação excessiva da microbiota contaminante durante o transporte e o processamento. A preparação com água e sabão geralmente não é necessária aos homens; em vez disso, o meato uretral deve ser simplesmente limpo pouco antes de urinar e, em seguida, geralmente é suficiente coletar uma amostra do jato médio.

Os pacientes atendidos em um consultório médico ou uma clínica comumente são solicitados a coletar suas próprias amostras. Essa prática é aceitável quando o paciente recebe instruções cuidadosas quanto à coleta apropriada da amostra. É recomendável que essas instruções sejam impressas em um cartão, que o paciente possa conservar depois de receber instruções verbais. Quando o paciente mostra dificuldade para compreender ou quando há uma barreira de idioma, a enfermeira ou assistente do consultório deve ler as instruções item a item ou prestar ajuda direta durante a coleta da amostra. O Boxe 2.2 ilustra um exemplo de cartão com instruções.

A precisão da técnica de coleta da urina pode ser monitorada ao longo do tempo observando-se a frequência com que as contagens de colônias urinárias variam entre 10.000 e 100.000 UFC/mℓ. A maioria dos pacientes apresenta contagens de colônias fora dessa faixa. Os pacientes sem infecção não têm bactérias ou apresentam menos de 10^2 UFC/mℓ. Os pacientes infectados apresentam 100.000 UFC/mℓ ou mais. A frequência das contagens intermediárias não deve passar de 5 a 10% quando os procedimentos de coleta da urina são realizados corretamente. Os espécimes devem ser processados nas primeiras 2 horas depois da coleta, de forma a assegurar a precisão das contagens de colônias.

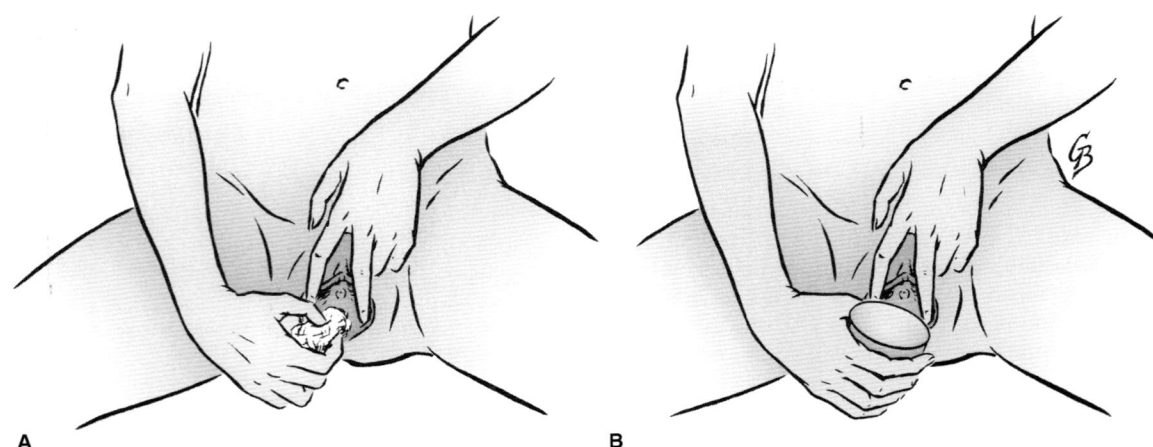

FIGURA 2.2 Técnica para coleta asséptica da urina do jato médio. **A.** Os lábios vaginais são separados com os dedos e limpos com uma compressa de gaze de 10 × 10 cm impregnada com água e sabão. **B.** A parte do meio do jato de urina é recolhida em um recipiente estéril.

O BD® Urine Collection Kit (Becton-Dickinson, Cockeysville, MD), que se destina a manter a população bacteriana da urina à temperatura ambiente por 24 horas, foi tão eficaz quanto a refrigeração das amostras durante a noite.[126] Embora possa ser detectada alguma redução da contagem de colônias depois do armazenamento prolongado, esse sistema é recomendado para transportar amostras de urina, cujo processamento poderá demorar até 24 horas. Os sistemas de transporte que usam ácido bórico, incluso entre os aditivos do BD® Urine Collection Kit, podem ser um método alternativo para coleta de amostras de urina nas residências ou em áreas distantes. Com base em um estudo com 84 crianças, Jewkes et al.[133] concluíram que a coleta de urina em ácido bórico reduz a contaminação, embora o crescimento de patógenos bacterianos potenciais também possa ser inibido em um pequeno número de casos.

Outro problema é a coleta de amostras válidas de urina do jato médio para cultura de homens idosos incontinentes que vivem em instituições asilares. Nicolle et al.[210] relataram sucesso em diagnosticar infecções urinárias nessa população de pacientes quando utilizaram um dispositivo de coleta externa, que consistia em um preservativo estéril e uma bolsa fixada à perna. Antes de colocar o preservativo, a glande peniana era limpa com água e sabão e enxaguada com soro fisiológico estéril. A bolsa fixada à perna era examinada a cada 10 a 15 minutos, até que fosse recolhida uma amostra. Como a contaminação com contagens baixas de bactérias ocorreu em quase 50% dos pacientes, foi necessário assegurar transporte rápido dos espécimes ao laboratório e transferência imediata aos meios de cultura. As contagens bacterianas acima de 10^5 UFC/mℓ, principalmente quando eram obtidas duas coletas sucessivas, apresentaram correlação direta com outros indicadores de infecção urinária.

Outros espécimes de urina. A finalidade da técnica do jato médio é obter urina acumulada na bexiga depois de descartar a primeira parte, que fica em contato com a uretra – e provavelmente está contaminada pela microbiota uretral. Entretanto, quando a intenção é avaliar a possibilidade de uretrite, então na verdade é a primeira parte da urina que interessa. Tradicionalmente, um *swab* pode ser introduzido na uretra distal para coletar o espécime. A indicação principal do exame da urina eliminada inicialmente é diagnosticar uretrites causadas por *N. gonorrhoeae* e *Chlamydia trachomatis*.[135] Na maioria dos casos, os métodos moleculares são usados na urina para detectar esses patógenos.

No entanto, quando a suspeita diagnóstica é de prostatite aguda, as secreções prostáticas constituem os espécimes preferidos. A técnica usada mais comumente é a cultura comparativa da urina antes e depois da massagem prostática. Um aumento de 10× nas contagens de bactérias depois da massagem da próstata sugere esse diagnóstico.[72]

Coletas por cateter. A cateterização com finalidade expressa de obter uma amostra de urina deve ser evitada na medida

Boxe 2.2

Instruções para coleta das amostras limpas de urina do jato médio (mulheres)

1. Tire todas as suas roupas e sente-se confortavelmente no assento do vaso sanitário, afastando um dos joelhos para o lado, até onde for possível.
2. Afaste seus lábios vaginais com uma das mãos e continue a manter suas pernas afastadas enquanto se limpa e coleta a amostra.
3. Lave-se. Procure lavar e enxaguar bem suas partes antes de coletar a amostra de urina. Utilizando todas as 4 compressas de gaze estéril de 10 × 10 cm embebidas em sabão neutro ou um equivalente, limpe-se da frente para trás do seu corpo. Lave entre as dobras de pele com o maior cuidado possível.
4. Enxágue. Depois de lavar-se com as compressas embebidas em sabão, enxágue com uma compressa úmida realizando os mesmos movimentos da frente para trás. Não use nenhuma compressa mais de uma vez.
5. Mantenha suas pernas afastadas e deixe que algumas gotas de urina escorram para dentro do vaso sanitário. Mantenha o recipiente afastado e urine o restante dentro dele.
6. Coloque a tampa do recipiente ou peça à enfermeira para fazer isso por você.

do possível, tendo em vista o risco de introduzir patógenos bacterianos. Em um estudo com 105 mulheres com quadro suspeito de infecção urinária,[315] os resultados das culturas obtidas a partir de amostras limpas de urina do meio do jato não diferiram quanto à sensibilidade, à especificidade ou aos valores preditivos positivos ou negativos, quando comparados com os espécimes coletados simultaneamente por cateterização direta realizada logo depois da obtenção das amostras do meio do jato. A cateterização deve ser limitada aos pacientes que não conseguem fornecer uma amostra adequada de urina do meio do jato e deve ser realizada com atenção meticulosa à técnica asséptica. Os primeiros mililitros de urina do cateter devem ser descartados para eliminar quaisquer microrganismos que possam ter ficado alojados na ponta do cateter durante sua passagem pela uretra.

As amostras de urina retiradas por meio de cateteres de longa permanência (i. e., cateteres de Foley) não são recomendadas, porque não é possível diferenciar entre as bactérias que colonizaram o cateter e os patógenos potenciais. As amostras de urina também não devem ser retiradas dos fracos de drenagem dos cateteres. Embora seja tentador utilizar fraldas molhadas ou frascos de coleta como fontes de urina dos lactentes, é muito difícil conseguir um espécime interpretável por esse meio. As pontas dos cateteres de Foley não são apropriadas para cultura, porque sempre estão contaminadas por microrganismos uretrais ou colonizadores.[304]

Aspirado suprapúbico. A aspiração suprapúbica é reservada quase exclusivamente aos recém-nascidos e às criancinhas. A Figura 2.3 ilustra essa técnica, que é realizada mais facilmente quando a bexiga está cheia. A pele suprapúbica que recobre a bexiga deve ser desinfetada e, em seguida, são colocados campos estéreis. Perto da área em que a punção deverá ser realizada, deve-se injetar uma solução anestésica (p. ex., cloridrato de lidocaína a 1%) no plano subcutâneo. Uma agulha de punção lombar nº 18 com bisel curto é introduzida dentro da bexiga e 10 mℓ de urina são aspirados por uma seringa. Em razão da natureza invasiva desse procedimento, ele raramente é realizado.

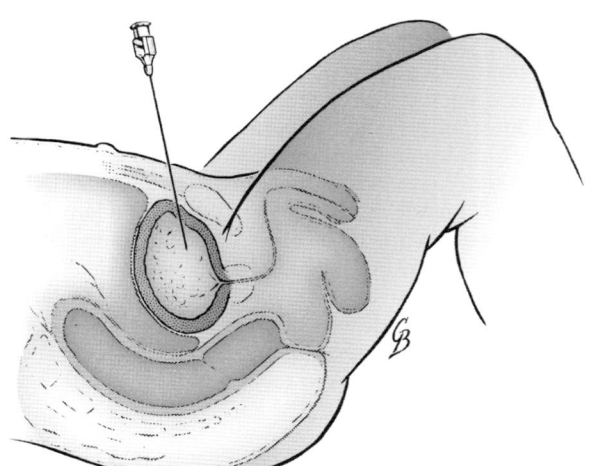

■ **FIGURA 2.3** Aspiração suprapúbica da bexiga. Uma agulha é introduzida por via percutânea até a bexiga, pouco acima da sínfise púbica. A urina pode ser retirada por uma agulha.

Cultura dos espécimes de urina

Essa técnica requer meios seletivos e não seletivos. Em geral, uma combinação de ágar-sangue de carneiro a 5% com ágar MacConkey é suficiente para isolar os microrganismos relacionados na Tabela 2.5. Alguns microbiologistas, cujos laboratórios atendem basicamente a pacientes ambulatoriais – nos quais *E. coli* é o patógeno esperado mais comumente – preferem usar ágar com eosina–azul de metileno (EMB; do inglês, *eosin methylene blue*), tendo em vista a morfologia típica dessa bactéria nesse meio. Embora alguns microbiologistas também acrescentem um meio seletivo para bactérias gram-positivas (p. ex., ágar-sangue com colistina-ácido nalixídico [CAN], ou ágar com álcool feniletílico [AFE]), o rendimento desse acréscimo provavelmente não justifica seu custo.[44] Em alguns laboratórios, a inoculação em placas duplicadas com alças calibradas de 0,01 e 0,001 mℓ é realizada para comparar as contagens como método de controle de qualidade e para facilitar a contagem das colônias.

Depois de liberar o inóculo da alça calibrada, a superfície de cada placa com ágar deve ser inteiramente riscada sobre todos os quadrantes, conforme foi descrito no Capítulo 1, de forma que possam ser realizadas contagens semiquantitativas de colônias depois da incubação. Contagens de colônias iguais ou maiores que 10^5 UFC/mℓ representam o critério mais comumente utilizado para confirmar a necessidade de realizar identificação e testes de sensibilidade das bactérias isoladas. Quando a contagem de colônias varia de 10^4 a 10^5 UFC/mℓ, ou quando são obtidas várias amostras, a decisão de realizar a identificação e os testes de sensibilidade deve ser determinada pelo diretor de cada laboratório, geralmente caso a caso. Alguns microbiologistas usam a contagem de 10^4 UFC/mℓ como valor de corte, porque as alças calibradas tendem a subestimar as contagens de colônias. Do mesmo modo, alguns laboratórios exigem uma cultura pura, enquanto outros avaliam as culturas com dois patógenos. (Ver descrição mais detalhada da avaliação das culturas mistas.)

Em geral, as culturas das amostras de urina obtida por cateterização ou aspiração suprapúbica são analisadas detalhadamente, mesmo quando as contagens de colônias são baixas ou são isolados diversos tipos de microrganismos. Contagens de colônias de apenas 10^2 UFC/mℓ bacilos gram-negativos entéricos podem ser significativas nas mulheres com síndrome uretral aguda;[284,285] entretanto, o médico precisa alertar o laboratório quanto aos casos suspeitos, porque as técnicas de urocultura semiquantitativa não têm sensibilidade para detectar contagens tão baixas. O significado dessa infecção "com contagens baixas de colônias" foi comprovado apenas nas mulheres infectadas por bacilos entéricos. A contaminação é um problema ainda mais difícil quando se avaliam contagens baixas de microrganismos. Em um estudo, as amostras contaminadas aumentaram em 19% quando se utilizou uma alça de inoculação de 0,01 mℓ.[44] Nesses casos, é conveniente conversar com o médico acerca do significado dessas bactérias isoladas e da necessidade de realizar exames diagnósticos adicionais.

Testes de triagem para infecção urinária

A literatura sobre testes de triagem para infecção urinária é volumosa, contraditória e até certo ponto confusa. Vale ressaltar que a triagem para bacteriúria é um procedimento diferente da triagem para inflamação.[334] Essas duas técnicas estão descritas separadamente em seguida.

Com exceção dos poucos casos em que a bacteriúria assintomática é clinicamente importante, a função do laboratório de microbiologia clínica é investigar a existência de infecções urinárias sintomáticas. Alguns estudos utilizaram contagens de 10^5 UFC/mℓ como parâmetro substituto, mas essa abordagem é tendenciosa. Talvez seja útil considerar o problema nos mesmos termos utilizados para descrever a abordagem diagnóstica às pneumonias. O diagnóstico das infecções urinárias é baseado na avaliação dos sintomas clínicos e/ou nos exames usados para demonstrar uma reação inflamatória. Quando há comprovação de uma infecção, a cultura microbiológica ajuda a determinar a causa desse processo infeccioso.

Testes de triagem para bacteriúria. A demonstração de bacteriúria em concentrações sugestivas de infecção urinária pode ser avaliada pelo exame microscópico da urina, por testes para detectar produtos bacterianos e por culturas. Nenhum desses exames determina as contagens de colônias no espécime de urina com sensibilidade adequada.

Exame microscópico. A coloração por Gram é uma técnica de baixo custo para estimar a gravidade da bacteriúria. De acordo com um estudo, a presença de ao menos um microrganismo por campo de imersão em óleo da urina não centrifugada teve sensibilidade de 94% e especificidade de 90% na detecção das contagens de colônias com 10^5 UFC/mℓ no mínimo.[319] A vantagem dessa abordagem é que a reatividade dos microrganismos ao Gram pode ser caracterizada. Entretanto, a coloração da urina por Gram não é realizada na maioria dos laboratórios clínicos como teste de triagem, porque a revisão metódica dos esfregaços é muito trabalhosa. De acordo com alguns autores, o exame da urina centrifugada e não corada como parte do exame simples da urina (EAS ou urina-I) tem sensibilidade semelhante à da coloração por Gram das amostras de urina não centrifugadas,[44] mas essa experiência não é consensual e a maioria dos clínicos não se baseia no exame simples da urina para detectar bacteriúria. Diferenciar entre bactérias e outras partículas nas preparações não coradas examinadas com ampliação moderada pode ser uma tarefa difícil. Um recurso útil como garantia da qualidade é comparar os resultados do exame simples da urina e da urocultura.

Testes para produtos bacterianos. Uma abordagem adotada comumente é usar uma fita de teste impregnada com reagentes específicos para detectar a presença de nitrito na urina (teste de Griess) e estimar indiretamente a quantidade de neutrófilos segmentados com base na reatividade da EL.[222] A lógica do teste do nitrito é que a maioria das infecções das vias urinárias é causada por representantes da família das enterobactérias redutoras de nitrato, especialmente *E. coli*. Esse teste tem pouca precisão quando é realizado isoladamente.[136,197] Resultados falso-positivos podem ocorrer quando o espécime demora a chegar ao laboratório e há crescimento excessivo das bactérias redutoras de nitrato, ou quando há interferência dos fármacos utilizados pelo paciente; os resultados falso-negativos ocorrem quando o microrganismo causador da infecção não reduz nitratos (p. ex., *Enterococcus* spp.) ou quando o paciente ingere uma dieta sem vegetais (ou seja, perda de uma fonte importante de nitratos).

A sensibilidade da combinação do teste da fita de nitrito-EL com bacteriúria de 10^5 UFC/mℓ oscila na faixa de 79 a 93%, enquanto a especificidade varia entre 82 e 98%.[135,222] De acordo com um estudo envolvendo vários centros de pesquisa e 298 espécimes de urina com contagens de colônias menores que 10^5 UFC/mℓ, a fita de teste detectou 81% dos pacientes infectados. Contudo, em um subgrupo de 204 espécimes com piúria, além de contagens de colônias menores que 10^5 UFC/mℓ (i. e., inflamação e bactérias), o índice de detecção aumentou para 95%.

Uma técnica alternativa é o teste de detecção da catalase, que é produzida pela maioria dos patógenos urinários e é comercializada como Uriscreen® (Savyon Diagnostics, Ashdod, Israel). Aparentemente, essa técnica funciona da mesma forma que o teste do nitrito e apresenta praticamente as mesmas falhas. Quando os patógenos de determinada população de pacientes produzem catalase, um teste negativo para essa enzima praticamente exclui bacteriúria com contagens bacterianas altas; contudo, esse teste não oferece qualquer vantagem a mais que um teste para EL.[230,231]

Detecção de bacteriúria por cultura. A cultura convencional é uma abordagem simples e econômica à triagem para bacteriúria. Embora exija incubação por 18 a 24 horas, a decisão de tratar raramente é urgente. Alguns médicos preferem inocular uma *dip slide*[IV] na urina no consultório, em vez de enviar a urina para cultura em um laboratório. A *dip slide* (SOLAR-CULT®; Solar Biologicals, Ogdensburg; Uricult®, Orion Diagnostica, Espoo, Finlândia) consiste em uma palheta recoberta dos dois lados por ágares própria para recuperar bactérias gram-positivas e gram-negativas. A palheta é mergulhada na urina, drenada, recolocada em seu recipiente e incubada. O volume de crescimento é avaliado por comparação com uma tabela. As *dip slides* são testes de média ou alta complexidade; os médicos que as utilizam devem atender aos requisitos para realizar testes desse nível de complexidade, mesmo que as bactérias não sejam identificadas e que não sejam realizados testes de sensibilidade. As vantagens dessa técnica são sua simplicidade e economia quando as amostras são negativas. A desvantagem é a dificuldade de obter subculturas para avaliação subsequente das colônias. Depois da promulgação da lei CLIA (Clinical Laboratory Improvement Ammendments) em 1988 (ver Capítulo 1), muitos médicos preferem a abordagem mais fácil de enviar o espécime original para um laboratório diagnóstico.

Testes de triagem para piúria. A EL é produzida pelos leucócitos polimorfonucleares. Uma fita reagente impregnada com éster do ácido indoxilcarboxílico tamponado e um sal de diazônio pode ser usada para detectar atividade de EL na urina. Uma vantagem desse teste é que os leucócitos não precisam estar viáveis para que seja detectada essa atividade enzimática. Quando o teste foi realizado isoladamente, ele correlacionou-se com 10 ou mais leucócitos por campo de grande aumento (WBC/HPF; do inglês, *white blood cells per high-power field*) na urina, com sensibilidade na faixa de 88% e especificidade de 94%.[155] Os resultados falso-positivos do teste da EL podem resultar dos níveis urinários altos de ácido ascórbico ou albumina (> 300 mg/dℓ), ou dos efeitos

---

[IV]N. T. A *dip slide* (laminocultivo) consiste em um meio de cultura estéril acondicionado em uma lâmina plástica, que é mergulhada dentro da urina a ser testada. Em seguida, a cultura é incubada de forma a favorecer o crescimento microbiano. A maioria desses testes consiste em um ou dois ágares fixados a uma lâmina flexível, de forma a permitir contato completo do ágar com o líquido que se pretende testar.

dos conservantes e detergentes. A maioria dos resultados falso-negativos ocorre quando as contagens de leucócitos na urina estão na faixa limítrofe de 5 a 10 WBC/HPF (leucócito/campo). Kierkegaard et al.[145] relataram que 35% das amostras de urina do seu estudo alteraram-se de positivas (30 WBC/HPF) para negativas (10 WBC/HPF) depois do exame microscópico, quando a urina demorava até 3 horas no processo de transporte. Desse modo, o teste da EL é mais confiável para detectar piúria que a contagem microscópica dos neutrófilos, quando o intervalo entre a coleta e o processamento não pode ser controlado.

Uma opção útil a oferecer aos médicos é realizar urocultura apenas quando o teste para EL é positivo (i. e., se um processo inflamatório estiver presente). Evidentemente, essa abordagem não é apropriada aos poucos casos em que a bacteriúria assintomática é preocupante, ou quando o paciente tem neutropenia. A opção de solicitar uma urocultura, independentemente da demonstração de piúria, deve ser oferecida quando o paciente tem sintomas de infecção urinária aguda.

Infecções do trato genital

Nos dois sexos, o trato genital consiste nas genitálias interna e externa. Nos homens, a genitália interna inclui testículos, epidídimo, vesículas seminais e uretra (infecções da próstata foram discutidas anteriormente). Nas mulheres, a genitália interna inclui ovários, tubas uterinas, útero (principalmente endométrio), cérvice uterina e vagina com suas glândulas acessórias. A genitália externa consiste no pênis e nos lábios vaginais.

Para simplificar a descrição, as infecções genitais podem ser divididas em doenças sexualmente transmissíveis, infecções periparto e vaginite. A Tabela 2.6 resume os representantes da microbiota comensal e os patógenos mais comuns do trato genital.

Infecções sexualmente transmissíveis[47]

Uretrite e cervicite. Uma das infecções sexualmente transmissíveis mais comuns é atribuída a *C. trachomatis*, que pode causar uretrite e cervicite. Nos homens, os sintomas estão relacionados basicamente com uretrite (i. e., dor ao urinar e secreção uretral). Os homens desenvolvem infecções assintomáticas, mas elas são menos comuns que nas mulheres. Nesse último grupo, além da uretrite aguda, cervicite mucopurulenta bem-definida é uma manifestação comum da infecção.[36] Doença inflamatória pélvica é a complicação mais grave dessa infecção e pode provocar retrações fibróticas inflamatórias das tubas uterinas, que causa infertilidade e gestações ectópicas. Isso é especialmente problemático com a infecção por *C. trachomatis*, que pode ser assintomática; desse modo, a triagem das mulheres sexualmente ativas é necessária para evitar essas complicações graves.[46] *N. gonorrhoeae* causa uma infecção semelhante à provocada por *C. trachomatis* nos homens e nas mulheres. Por isso, alguns dos exames diagnósticos moleculares detectam simultaneamente e diferenciam esses dois patógenos. Quando uma dessas infecções é considerada, recomenda-se a realização de testes para as duas.

Mycoplasma hominis e *Ureaplasma urealyticum* são dois agentes etiológicos de uretrite não gonocócica. Outras espécies de *Mycoplasma* também causam doença. Esses microrganismos exigem condições especiais de cultura. Hoje em dia, os ensaios diagnósticos mais modernos, inclusive ensaios de amplificação de ácido nucleico específicos para esses microrganismos, estão disponíveis nos laboratórios de referência.

Tabela 2.6 Microbiota comensal e alguns agentes etiológicos do trato genital.

Estrutura anatômica	Microbiota comensal	Causas de doença sexualmente transmissível (DST)	Outras causas não sexualmente transmissíveis
Uretra	Enterobactérias, estreptococos α/γ, *Enterococcus* spp., difteroides, estafilococos coagulase-negativos, anaeróbios (1 a 2 cm distais)	*Chlamydia trachomatis* *Neisseria gonorrhoeae*	
Genitália externa e pele perineal	Difteroides, estafilococos coagulase-negativos, *Micrococcus* e *Kocuria* spp., leveduras, *Acinetobacter* spp., enterobactérias	Herpes-vírus simples tipo 1; papilomavírus humano; *Treponema pallidum*; *Haemophilus ducreyi*; *Klebsiella granulomatis* (granuloma inguinal); *Chlamydia trachomatis* dos sorotipos L1-L3 (linfogranuloma venéreo)	*Candida* spp., *Streptococcus pyogenes*
Vagina	*Lactobacillus* spp., anaeróbios, enterobactérias, alfa/gama estreptococos, *Enterococcus* spp., difteroides, *Staphylococcus* coagulase-negativo (varia com a idade)	Papilomavírus humanos, *Trichomonas vaginallis*	*Candida* spp., vaginose bacteriana; *Staphylococcus aureus* (síndrome do choque tóxico)
Endocérvice	Normalmente estéril ou minimamente contaminada pela microbiota vaginal	Papilomavírus humano; herpes-vírus simples tipo 2; *Neisseria gonorrhoeae*, *Chlamydia trachomatis*	Citomegalovírus
Endométrio, tubas uterinas, ovários	Normalmente estéril	*Neisseria gonorrhoeae*, *Chlamydia trachomatis*	Infecção mista (aeróbios e anaeróbios) ascendente; *Streptococcus pyogenes*; *Listeria monocytogenes*, *Streptococcus agalactiae*; *Actinomyces israelii* (nas pacientes com dispositivos intrauterinos)
Infecções sistêmicas com porta de entrada genital		Vírus da imunodeficiência humana (HIV), vírus das hepatites B e C	

Doença ulcerativa genital

Herpes-vírus simples. Vários agentes infecciosos, dos quais a maioria é sexualmente transmissível, formam lesões ulceradas na genitália externa e/ou interna.[194] Sem dúvida, o herpes-vírus simples é o mais comum deles. A infecção inicial geralmente é assintomática[91] e uma porcentagem pequena dos homens e das mulheres dissemina o vírus sem ter sintomas.[312] Na verdade, o índice de disseminação viral é muito semelhante, independentemente se o paciente teve infecção assintomática ou clinicamente evidente.[313] Na maioria dos casos, a doença detectável clinicamente forma lesões vesiculares com bases eritematosas na glande peniana, vulva, períneo, nádegas ou cérvice. As vesículas são dolorosas, podem ulcerar e podem aparecer manifestações sistêmicas em alguns casos – febre, mal-estar, anorexia e linfadenopatia inguinal bilateral.

Existem dois sorotipos do herpes-vírus simples, que causam infecções diferentes sob os pontos de vista epidemiológico e clínico. O vírus tipo 1 causa mais comumente infecções iniciais nos lactentes, nas crianças e nos adolescentes. Embora tradicionalmente as infecções causadas por esse vírus estejam localizadas principalmente na metade superior do corpo, cerca de um terço das infecções genitais são causadas pelo sorotipo 1. Por outro lado, o vírus tipo 2 está associado mais comumente às relações sexuais e às lesões genitais, mas também pode ocorrer infecção das mucosas oral e nasal. A prevalência relativa dos 2 sorotipos varia geograficamente.[273] As infecções pelo tipo 2 têm aumentado nos EUA.[148] A ocorrência ou a inexistência de sintomas depois da infecção pelo vírus tipo 2 é modificada pelos anticorpos preexistentes contra o vírus tipo 1[340] e pode ser influenciada pelas características da cepa viral.

Os herpes-vírus entram em latência nos gânglios espinais depois da infecção primária. A reativação da infecção genital é mais comum e a doença é mais grave quando a cepa infectante é do tipo 2. Com o transcorrer do tempo, a frequência das recidivas diminui nas infecções causadas por esses dois tipos virais.[19]

Outras úlceras genitais. Além do herpes-vírus simples, outras síndromes ulcerativas genitais são sífilis, cancroide (causado por *Haemophilus ducreyi*),[240] linfogranuloma venéreo (causado por *C. trachomatis* dos sorotipos L1, L2 e L3),[257] granuloma inguinal (causado por *Klebsiella granulomatis*) e traumatismo.[240] Os cancros sifilíticos diferem dos herpéticos porque são indolores e têm bordas endurecidas com base limpa.[269] Ao contrário dos cancros sifilíticos, as úlceras do cancroide são dolorosas e, em contraste com as úlceras herpéticas, não têm bordas endurecidas. A pústula primária do linfogranuloma venéreo pode ser semelhante à lesão do herpes simples; contudo, essa primeira doença geralmente é reconhecida pela linfadenopatia inguinal necrosante bilateral grave. A lesão primária do granuloma inguinal é um nódulo subcutâneo, que forma uma erosão superficial, a partir da qual se desenvolve uma lesão granulomatosa cor de carne, indolor e elevada.

Embora esses outros agentes etiológicos das úlceras genitais sejam relativamente incomuns na maioria das regiões dos EUA, infelizmente sua frequência tem aumentado. Principalmente a sífilis[48] e o cancroide[194,195] devem ser incluídos no diagnóstico diferencial de algumas regiões geográficas e em determinadas populações de pacientes. Especialmente o cancroide pode ser subnotificado.[254]

Interações de úlceras genitais e infecção pelo vírus da imunodeficiência humana (HIV). Os pacientes com úlceras genitais por diferentes causas são mais suscetíveis a adquirir a infecção pelo HIV. Na verdade, mesmo as doenças sexualmente transmissíveis que não causam úlceras (p. ex., tricomoníase) alteram as mucosas e tornam o indivíduo infectado mais sujeito a contrair a infecção pelo HIV. Além disso, os homens infectados por esse vírus disseminam o herpes-vírus simples tipo 2 com mais frequência que os homens HIV-negativos (ainda que tenham relações sexuais com indivíduos do mesmo sexo)[251] e também são mais eficientes na disseminação do HIV no trato genital quando lesões herpéticas ulcerativas estão presentes.[250]

Verrugas venéreas. O papilomavírus humano (HPV) causa excrescências exofíticas no epitélio escamoso da pele (*i. e.*, verrugas comuns e verrugas plantares) e nas superfícies mucosas dos tratos respiratório e genital.[114] Em geral, as verrugas anogenitais sintomáticas (*i. e.*, condilomas acuminados) são causadas pelos genótipos 6 e 11. Os condilomas acuminados são excrescências semelhantes à couve-flor, que se desenvolvem nas superfícies mucosas úmidas, mais comumente na vulva, na vagina, no pênis e no ânus. As lesões ceratóticas e pustulosas lisas formam-se na pele seca, enquanto as "verrugas planas" assintomáticas podem ser encontradas nas áreas secas ou úmidas. Em geral, as infecções não tratadas regridem espontaneamente, mas a infecção subclínica ou latente provavelmente é comum. As consequências mais graves da infecção pelo HPV são displasias e neoplasias produzidas por alguns genótipos de alto risco, especialmente os tipos 16 e 18.[23] Hoje em dia, os testes moleculares usados para detectar os genótipos de alto risco são rotineiros e existem vários métodos excelentes aprovados pela FDA, que podem ser escolhidos. Além disso, existem duas vacinas registradas para os subtipos de alto risco do HPV, que são recomendadas para pré-adolescentes.

Trichomonas vaginalis. *T. vaginalis* é um protozoário parasitário sexualmente transmissível, que infecta homens e mulheres. Alguns homens e uma porcentagem significativa das mulheres infectadas são assintomáticos. Nos casos clássicos, a infecção por esse parasita causa secreção abundante amarela ou amarelo-esverdeada espumosa com odor fétido, que se acumula no fórnix vaginal posterior. No passado, o exame microscópico direto para demonstrar microrganismos móveis era realizado no consultório médico. Entretanto, em vista da necessidade de documentação relativa à adesão às normas referentes à microscopia realizada por médicos, muitos preferem enviar as amostras a um laboratório. Como a motilidade é perdida dentro de um intervalo relativamente curto, os imunoensaios enzimáticos e, mais recentemente, os ensaios de amplificação de ácido nucleico foram aprovados para detectar esse parasita. Os testes de amplificação são especialmente importantes nos grupos assintomáticos de alto risco, porque podem detectar infecções subclínicas.

Infecções genitais não transmissíveis por relações sexuais

Vaginite e vaginose. A vaginite é causada por poucos agentes infecciosos, mas compostos irritativos não infecciosos também podem causar inflamação, especialmente quando a mucosa vaginal está atrofiada.[276] Em geral, a doença afeta também a vulva (vulvovaginite). Também podem ocorrer infecções mistas. As manifestações clássicas da candidíase e da vaginose bacteriana estão descritas adiante, enquanto a tricomoníase já foi detalhada. Infelizmente, os sintomas sobrepõem-se tanto, que pode ser impossível estabelecer o diagnóstico definitivo com base nas manifestações clínicas.[249] Nesses casos, é necessário documentar o agente etiológico por exames microbiológicos. De acordo com alguns estudos, cerca de 50% das infecções vaginais não têm uma causa demonstrável; entretanto, isso pode mudar à medida que sejam utilizados métodos mais sensíveis.[249]

Candidíase. Nos casos típicos, a secreção da candidíase é mais espessa e semelhante à coalhada, enquanto a mucosa vaginal tende a estar eritematosa. O agente etiológico mais comum é *C. albicans*, mas outras espécies de *Candida* e até outros gêneros podem ocasionalmente infectar a vagina.

Vaginose bacteriana. *Gardnerella vaginalis*, que inicialmente parecia estar associada à vaginose bacteriana, na verdade atua sinergicamente com bactérias anaeróbias (p. ex., *Mobiluncus*) e causa a secreção fétida típica.[280] O isolamento de *G. vaginalis* sem microbiota anaeróbia mista e sintomas de vaginose bacteriana provavelmente representa a microbiota vaginal. Alguns autores[78] relataram que a vaginose bacteriana – definida por critérios clínicos – não estava presente em 55% das mulheres, das quais foi isolada *G. vaginalis*. Por isso, a cultura para *G. vaginalis* não é recomendada, em razão do valor preditivo baixo desse exame. A importância de reconhecer a vaginose bacteriana clinicamente e confirmar o diagnóstico laboratorial foi enfatizada por alguns autores.[122] Em um estudo sobre 49 mulheres com trabalho de parto prematuro, no subgrupo de 12 que também tinham vaginose bacteriana, 8 (67%) apresentaram risco 2,1 vezes maior de ter parto prematuro antes da 37ª semana de gestação. A vaginose bacteriana também foi associada ao baixo peso do recém-nascido. No laboratório, a vaginose bacteriana é mais bem-caracterizada pela técnica da "coloração diferenciada por Gram", embora hoje existam métodos moleculares mais modernos.

Infecções do trato genital superior feminino. Essas infecções resultam da entrada da microbiota vaginal no trato genital superior.[45,121] Por isso, os agentes etiológicos representam uma mistura de bactérias aeróbias e anaeróbias. Por exemplo, estudos demonstraram que *A. israelii* causa endometrite nas mulheres que usam dispositivos intrauterinos.[75] A etiologia parece envolver a formação de um nicho de carbonato de cálcio no dispositivo, sobre o qual proliferam algumas espécies de *Actinomyces*. Quando *A. israelii* está presente nessas infecções, o quadro clínico é mais crônico e indolente, que nos casos em que ele está ausente.

No período puerperal, as infecções são causas comuns de febre e até mesmo sepse (i. e., infecções puerperais).[84] As mais devastadoras dessas infecções são causadas por *C. perfringens* (geralmente depois de um aborto com instrumentos não estéreis) e *S. pyogenes* (agente etiológico clássico da febre puerperal). Um dos marcos da epidemiologia e do controle dessas infecções foi o estudo da febre puerperal por Semmelweis, que provou que elas eram transmitidas da sala de necropsia às gestantes por médicos que não lavavam suas mãos.[132] A equipe médica reagiu relegando-o ao ostracismo; mais de 100 anos depois, a lavagem cuidadosa das mãos ainda é um desafio à prevenção das infecções.

Complicações graves das infecções genitais

As infecções em vários sistemas orgânicos levam microrganismos à corrente sanguínea, resultando em infecção disseminada e doença metastática a distância. Nas mulheres, os agentes infecciosos genitais também podem disseminar-se pela cavidade peritoneal por meio das tubas uterinas e toxinas podem produzir efeitos extragenitais depois que são absorvidas pela mucosa. A disseminação pela corrente sanguínea ocorre com patógenos como *N. gonorrhoeae*, *Treponema pallidum* e quaisquer outros agentes etiológicos das infecções do trato genital superior. *C. trachomatis* e *N. gonorrhoeae* causam peri-hepatite conhecida como síndrome de Fitz-Hugh-Curtis.[146,337] Amostras de *H. ducreyi* e *C. trachomatis* dos sorotipos que causam linfogranuloma venéreo[138] se disseminam aos linfonodos regionais, onde causam lesões supurativas dolorosas e edemaciadas. Além disso, os granulomas do linfogranuloma venéreo também podem ser encontrados na mucosa retal dos pacientes que têm relações anais passivas.[227] O granuloma inguinal – também conhecido como donovanose – não causa linfadenopatia regional,[14] mas algumas variantes desta infecção podem causar retrações fibróticas, que acarretam bloqueio linfático, linfedema e até mesmo elefantíase da genitália externa em alguns casos.[259] Em casos raros, a donovanose extragenital pode afetar qualquer parte do corpo.[229] Finalmente, como já mencionamos, o herpes-vírus simples migra pelos nervos periféricos aos gânglios sacrais. A reativação do vírus pode causar meningite asséptica e também doença genital recidivante.

As infecções genitais também podem afetar o feto e o bebê recém-nascido. Alguns agentes infecciosos – especialmente vírus – atravessam a placenta e infectam o feto em desenvolvimento.[225] Entre os agentes etiológicos dessas infecções estão vírus da rubéola, citomegalovírus, parvovírus, vírus varicela-zóster e HIV, assim como *T. gondii* e *T. pallidum*. Outros microrganismos infectam o recém-nascido à medida que ele passa pela vagina (ou no útero, se uma infecção ascendente causar corioamnionite). Esses agentes infecciosos – predominantemente bacterianos – são *N. gonorrhoeae* (conjuntivite); *C. trachomatis* (conjuntivite e pneumonia neonatal); e patógenos associados à sepse neonatal, especialmente herpes-vírus simples,[147] *Streptococcus agalactiae*, *E. coli* e *Listeria monocytogenes*.[123]

Diagnóstico das infecções do trato genital

Diagnóstico da uretrite, cervicite e vaginite

Uretrite e cervicite. A abordagem tradicional ao diagnóstico da uretrite gonocócica masculina é examinar uma preparação de esfregaço corado por Gram para demonstrar a presença de diplococos gram-negativos com formato de biscoito. Nas secreções genitais das mulheres, apenas essa demonstração não é suficiente para firmar o diagnóstico, porque outras espécies de *Neisseria* fazem parte da microbiota vaginal normal. Embora a queixa inicial das mulheres possa ser uma secreção uretral, as manifestações clínicas geralmente são mais complexas e pode haver graus variados de cervicite exsudativa, vaginite, salpingite e doença inflamatória pélvica. Por isso, a coloração por Gram é recomendada apenas para os homens com secreção uretral.[135]

O diagnóstico definitivo está baseado no isolamento do agente etiológico por cultura ou na demonstração do ácido nucleico específico dessa bactéria. Esta última modalidade é o padrão de referência atual, porque a detecção molecular de *N. gonorrhoeae* e *C. trachomatis* é mais sensível que a cultura.[135] Se houver suspeita de abuso sexual ou se existir a probabilidade de questões médico-legais futuras (com documentação do espécime como parte da "cadeia de custódia"), a cultura é necessária; nestes casos, recomenda-se o parecer das autoridades locais. A detecção dos antígenos foi superada pelas abordagens moleculares e não deve ser mais utilizada.

Vaginite. O método mais rápido e menos dispendioso para diagnosticar infecções vaginais é uma preparação a fresco das secreções vaginais. Com o exame microscópico de uma gota das secreções sem coloração, podem ser detectadas espécies de fungos como *Candida*, formas móveis como *T. vaginalis* (apenas quando o espécime é examinado imediatamente) e células-guia (do inglês, *clue cells*) da vaginose bacteriana.

A vaginose bacteriana pode ser diagnosticada por várias abordagens. Outros indicadores úteis ao diagnóstico da vaginose bacteriana eram os níveis altos de atividade de sialidase no líquido vaginal, provavelmente derivada da atividade enzimática das espécies de *Bacteroides* e *Prevotella*[30] e a elevação do pH do líquido vaginal acima de 4,5 em combinação com contagens altas de *G. vaginalis* (avaliada por uma sonda específica de DNA).[57,264] Cook et al.[57] demonstraram que o pH persistentemente alto e os níveis elevados de poliamina e ácidos graxos nas secreções vaginais, quando combinado com quantidades pequenas de células-guia, também eram anormalidades complementares úteis para prever recidivas da vaginose bacteriana. As células-guia são células do epitélio vaginal cobertas por bactérias que não fazem parte do grupo de *Lactobacillus* e alteram o índice de refração das células; esta anormalidade é resultante da microbiota bacteriana alterada pela vaginose bacteriana. Pesquisadores relataram índices de resultados positivos falsos de até 18,5%, porque outras bactérias também podem fixar-se às células epiteliais. Outro estudo demonstrou índice de resultados falso-negativos de 10% em razão da inibição da fixação das bactérias pela IgA. Contudo, quando o teste da célula-guia é combinado com a produção de aminas ou "teste do cheiro", o valor preditivo negativo de 99% oferece um teste de triagem útil para confirmar a inexistência de vaginose bacteriana. A produção de aminas é detectada misturando-se volumes iguais de líquido genital e KOH a 10%; a percepção de um odor semelhante ao de peixe constitui um resultado positivo.[179]

O exame microscópico para detectar células-guia pode ser realizado com uma preparação a fresco, ou uma preparação corada pelo corante de Papanicolaou (Pap) ou Gram. Quando se utiliza coloração pelo Gram, o desvio característico dos bacilos predominantemente gram-positivos (*Lactobacillus* spp.) para uma microbiota mista também ajuda a confirmar o diagnóstico.[187] O método de graduação de Nugent é a abordagem mais amplamente adotada para classificar a lâmina corada por Gram quanto à existência de vaginose bacteriana.[212] Como foi mencionado antes, a cultura não é útil ao diagnóstico dessa doença. Existem técnicas moleculares mais modernas para diagnosticar vaginose bacteriana, que foram liberadas (ou serão dentro em breve) e precisam ser revisadas.

Quando não for possível examinar imediatamente um espécime obtido de uma paciente sintomática para confirmar a presença de *T. vaginalis*, existe um método de transporte sensível e conveniente para esse microrganismo. O InPouch® TV Test (Biomed Diagnostics, White City, OR) consiste em um meio nutriente colocado dentro de uma bolsa plástica. Depois de introduzir o espécime (secreção vaginal), a bolsa é selada novamente. Mais tarde, o material pode ser examinado imediatamente na forma de uma preparação a fresco e/ou incubado para exame periódico subsequente quanto à presença de trofozoítos móveis. Embora seja menos sensível que a cultura ou uma preparação a fresco (na qual a mobilidade dos parasitas facilita a detecção), *Trichomonas* podem ser demonstrados pela coloração de Pap ou Gram.

T. vaginalis pode ser semeado no meio de Diamond para cultura subsequente, mas esta técnica não é utilizada comumente e é reservada geralmente para pacientes com doença refratária, nas quais se necessita de um isolado do parasita para realizar testes de sensibilidade. Mais recentemente, foi lançado no mercado um imunoensaio enzimático de fluxo capilar (*i. e.*, OSOM®, Sekisui Diagnostics, Framingham, MA) liberado pela FDA e classificado pela CLIA como exame de baixa complexidade para uso no consultório médico; de acordo com alguns estudos, a sensibilidade varia de 82 a 95% e a especificidade, entre 97 e 100%.[42,128] Além disso, hoje existem métodos moleculares disponíveis e liberados pela FDA para uso laboratorial. Dentre esses, o ensaio APTIMA® *T. vaginalis* (Hologic, San Diego, CA) tem sensibilidade e especificidade mais altas, ambas oscilando entre 95 e 100%. Também existem ensaios desenvolvidos por laboratórios comerciais de referência com índices de sensibilidade e especificidade semelhantes. A sensibilidade alta desses ensaios de amplificação do ácido nucleico permite a detecção da doença subclínica, que é importante para o tratamento e a prevenção da transmissão da doença aos pacientes de alto risco.

O exame direto (*i. e.*, KOH/coloração com Gram ou branco calcofluór) geralmente é suficiente para demonstrar as quantidades abundantes de *Candida* nas mulheres com vulvovaginite. A cultura para fungos tem pouca utilidade diagnóstica. Nas pacientes com infecções recidivantes ou renitentes, a cultura para fungos pode ser realizada para identificar o tipo de levedura presente e efetuar os testes de sensibilidade.

Diagnóstico da doença ulcerativa genital e das verrugas venéreas. O diagnóstico da doença ulcerativa genital pode ser realizado por microscopia direta, microscopia de imunofluorescência, técnicas moleculares ou cultura, dependendo do microrganismo envolvido e da condição clínica do paciente. As úlceras herpéticas podem ser examinadas por cultura viral ou demonstração de alterações citopatológicas típicas dos vírus. O herpes-vírus simples leva à formação de células gigantes multinucleadas com inclusões intranucleares. Essas células podem ser demonstradas com a coloração de Wright (ou Wright-Giemsa), hematoxilina e eosina (H&E) ou Papanicolaou. Alternativamente, a imunofluorescência ou os reagentes de imunoperoxidase podem ser usados para corar o antígeno viral presente nas células epiteliais ou demonstrar o antígeno por meio de um imunoensaio enzimático.[287] Mais recentemente, vários ensaios de amplificação do ácido nucleico foram liberados e aprovados pela FDA e, entre esses, a maioria detecta e diferencia os tipos 1 e 2 do herpes-vírus simples a partir do material das lesões.

Os corpos de Donovan do granuloma inguinal podem ser demonstrados (com dificuldade) pela coloração das bactérias intracelulares das células mononucleares coradas pelo corante de Wright (ou outro equivalente), H&E (usada no exame histológico primário das biopsias) ou corante de Papanicolaou.[65,241] A técnica de cultura clássica para diagnosticar cancroide utilizava ágar-sangue de coelho, que não está disponível na maioria dos laboratórios de microbiologia.[113] Felizmente, *H. ducreyi* pode ser cultivado em uma variante do ágar-chocolate enriquecido, que também é utilizado para cultivar *N. gonorrhoeae*.[63,113] Quando não se dispõe desse meio modificado, ele pode ser substituído por ágar-chocolate enriquecido. A presença de hemina (i. e., fator X) é necessária ao crescimento desse microrganismo. *H. ducreyi* é lábil e não sobrevive bem ao transporte. Quando se utilizam meios de transporte convencionais (p. ex., meio de Amies) e o espécime é refrigerado, essa bactéria pode ser isolada com precisão aceitável.[64] Em geral, o linfogranuloma venéreo é diagnosticado por sorologia, mas o agente etiológico pode ser cultivado quando o material retirado de um linfonodo regional supurado é semeado em cultura para *C. trachomatis*.[257] Nenhum dos ensaios aprovados pela FDA foi liberado para esse tipo de espécime, de forma que seriam necessários estudos de validação para que esse teste fosse oferecido; isso é difícil, tendo em vista a prevalência baixa da infecção na maioria dos contextos clínicos.

No passado, o diagnóstico da sífilis primária geralmente era realizado com base na microscopia de campo escuro dos raspados retirados da base da úlcera.[157] Os raspados precisavam ser examinados imediatamente, porque a visualização depende da presença de treponemas móveis vivos. Entretanto, esse teste não é realizado mais comumente. Os CDC (Centers for Disease Control and Prevention) dos EUA dispõem de reagentes imunofluorescentes que reagem a *T. pallidum*, mas seu fornecimento ininterrupto não pode ser assegurado. Com esses reagentes, um esfregaço seco pode ser corado depois do transporte ao laboratório.[130] As técnicas sorológicas são fundamentais ao diagnóstico e o algoritmo recomendado tem passado por modificações significativas. Em resumo, essas alterações permitem que os exames iniciais sejam realizados utilizando um ensaio treponêmico (i. e., triagem para IgG contra *T. pallidum*) e, em seguida, um teste não treponêmico (i. e., reagina plasmática rápida [RPR]) nas amostras positivas. Essa alteração da ordem dos exames (i. e., tradicionalmente os testes não treponêmicos eram realizados em primeiro lugar) possibilita rendimento mais alto do equipamento automatizado, permitindo a "exclusão" de muitos espécimes por uma abordagem extremamente eficiente.

O diagnóstico das verrugas venéreas deve ser firmado por técnicas moleculares, porque os papilomavírus humanos não crescem em cultura de células e as reações sorológicas não são confiáveis. Os testes para subtipos de "risco baixo", que eram realizados no passado, não são mais recomendáveis.[114] Hoje em dia, existem três plataformas aprovadas pela FDA para diagnosticar os subtipos de "risco alto". Um utiliza tecnologia de amplificação de sinais, enquanto os outros dois usam amplificação de ácido nucleico. Um dos últimos foi aprovado pela FDA como "triagem primária" e isso pode representar uma alteração expressiva do uso desse teste na saúde das mulheres. Embora tenha sido aprovada para essa finalidade, na época em que este livro estava sendo escrito, as principais sociedades médicas ainda não haviam endossado essa abordagem.

Coleta de espécimes da uretra masculina

Quando a secreção uretral é escassa e não aparecem diplococos intracelulares em uma amostra recolhida aleatoriamente, a coleta de um espécime das primeiras horas da manhã (antes de o paciente urinar) pode ser útil. O exsudato pode ser espremido do orifício uretral por aplicação suave de pressão circunferencial no pênis; quando não for possível obter material facilmente, a ponta de um *swab* fino de algodão, raiom ou Dacron® com haste de plástico ou alumínio pode ser introduzida por 3 a 4 cm adentro da uretra anterior. O *swab* deve permanecer no local por alguns segundos para permitir que suas fibras fiquem saturadas pelo exsudato. Quando for necessário recolher material para cultura de *C. trachomatis*, o *swab* deve ser girado a 360° para desprender algumas células epiteliais. Hoje em dia, são utilizadas mais comumente amostras de urina para realizar testes de amplificação do ácido nucleico, que são mais sensíveis. Entretanto, em alguns casos, pode ser necessário realizar cultura, de forma que conservamos aqui a descrição da técnica para coleta de material para cultura. Os *kits* de coleta destinados ao uso em cada ensaio vendido no comércio são fornecidos pelos fabricantes. É necessário recolher a primeira parte da urina, que contém células uretrais e bactérias que foram desprendidas, em contraste com a urina do jato médio, que é obtida para diagnosticar cistite. Os fabricantes desses *kits* variam quanto às instruções específicas recomendadas para cultura.

Coleta de espécimes genitais femininos

Nas mulheres com sinais e sintomas de infecção genital aguda, as amostras são retiradas mais comumente da cérvice uterina. Os espécimes cervicais são obtidos com a ajuda de um espéculo depois de remover o muco cervical com um *swab*. Um *swab* menor com haste de plástico e ponta de Dacron® ou poliéster é recomendável para coletar o espécime.[174] A ponta do *swab* deve ser introduzida por alguns milímetros adentro do orifício cervical, girada firmemente para recolher exsudato e células cervicais e retirada com cuidado para não tocar nas paredes laterais do canal vaginal. As amostras uretrais são recolhidas mais comumente para realizar a triagem das mulheres assintomáticas e são obtidas como um espécime urinário. Assim como os homens, a urina é um espécime satisfatório para diagnosticar infecções femininas. Embora seja ligeiramente menos sensível que os espécimes cervicais, ela é menos invasiva e pode evitar a necessidade de fazer um exame com espéculo.

As recomendações específicas variam de acordo com o fabricante. As secreções vaginais podem ser aspiradas ou recolhidas por um *swab*. É difícil coletar espécimes do trato genital superior por uma abordagem vaginal, sem contaminação da amostra pela microbiota da vagina. Os espécimes endometriais são obtidos mais facilmente introduzindo-se um *swab* por dentro de um cateter estreito inserido dentro do canal cervical, conforme está ilustrado na Figura 2.4. Com a utilização dessa técnica, há menos chances de contaminar

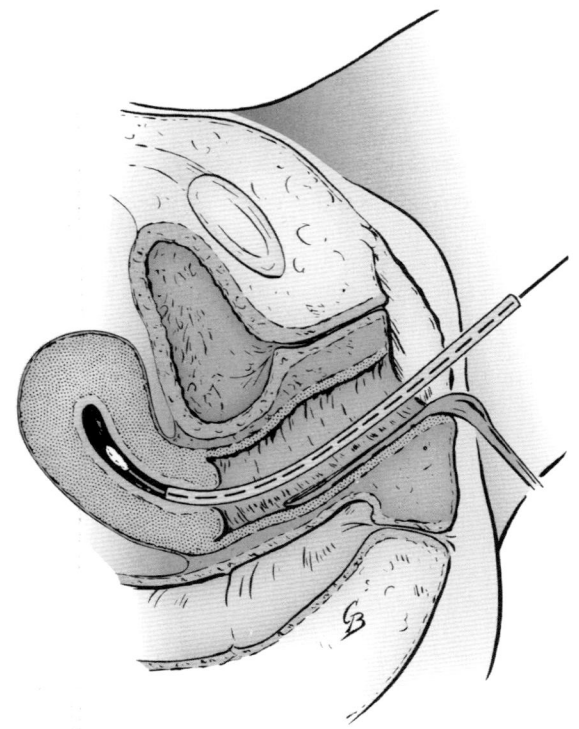

■ **FIGURA 2.4** Técnica de cultura do material retirado do endométrio. Por meio de um espéculo, um cateter é introduzido no orifício cervical e um *swab* é impelido por dentro dele até chegar à cavidade endometrial. Isso evita contaminação do *swab* por contato com a parede vaginal ou o orifício cervical.

o espécime com as secreções do orifício cervical ou do canal vaginal.[181] Laparoscopia ou abordagens cirúrgicas são necessárias para obter espécimes das tubas uterinas e dos ovários.

Coleta de espécimes das úlceras genitais

Antes da coleta, deve-se limpar as bases das úlceras para remover restos e bactérias contaminantes. No caso do exame em campo escuro ou da preparação de esfregaços, deve-se utilizar uma lâmina de bisturi para causar abrasões na base da lesão e transferir o material para uma lâmina de vidro. No caso da cultura, pode-se utilizar um lavado da base ou um *swab* de algodão.[113] Quando as vesículas estão intactas, pode-se usar um *swab* para coletar líquido para preparações de Tzanck[V] ou cultura do herpes-vírus. Os *swabs* para cultura bacteriana podem ser colocados no meio de transporte de Amies ou Stuart.

Infecções dos ossos e das articulações

Manifestações clínicas e diagnóstico

As infecções dos ossos e das articulações podem ocorrer depois da disseminação por via hematogênica do patógeno a partir de um foco distante, por extensão direta de uma infecção adjacente, ou por introdução dos patógenos ambientais depois de um traumatismo. O microrganismo patogênico associado mais comumente à disseminação hematogênica é *S. aureus*, mas outros micróbios também podem chegar ao sistema esquelético por esta via, inclusive *Borrelia burgdorferi* (doença de Lyme) e fungos causadores de micoses sistêmicas (p. ex., *Blastomyces dermatitidis* e *Coccidioides* spp.). As infecções originadas dos tecidos adjacentes geralmente são polimicrobianas e comumente incluem bactérias anaeróbias. As lesões traumáticas refletem a microbiota ambiente introduzida por ocasião do acidente.

Os sintomas da artrite séptica são febre, dor e inflamação de uma ou mais articulações afetadas.[266] A osteomielite pode causar dor e hipersensibilidade localizadas e limitação da mobilidade.[163] As artrites e a osteomielite também podem causar manifestações sistêmicas. Quando o osso afetado faz parte de um membro, o problema geralmente é evidente. Nos casos de osteomielite vertebral aguda, geralmente há um ponto de hipersensibilidade sobre a vértebra afetada. Contudo, quando a infecção é subaguda, o paciente pode ter dor lombar difusa ou nenhuma queixa, especialmente na população idosa.[61] A osteomielite pode tornar-se crônica, enquanto a artrite séptica tem menos tendência a cronificar.

O diagnóstico da osteomielite deve estar baseado na biopsia cirúrgica do osso afetado. Em geral, vários espécimes são enviados dessas cirurgias. Além da cultura, é importante fazer a correlação histopatológica. O líquido de uma articulação séptica pode ser aspirado para exame microscópico e cultura. Esse líquido coagula facilmente, de forma que são necessárias abordagens especiais. O líquido pode ser inoculado diretamente em frascos de hemocultura[127,153] ou no sistema Isolator®,[342] que é um método eficaz para recuperar patógenos únicos. Como alternativa, o líquido pode ser inoculado em um tubo estéril contendo sulfonato de polianetol sódico (SPS) – um anticoagulante acrescentado comumente aos frascos de hemocultura; depois do transporte ao laboratório, o líquido não coagulado pode ser processado como se faz geralmente com qualquer outro líquido corporal normalmente estéril. Quando o laboratório recebe líquido articular coagulado, as contagens de células não podem ser realizadas, mas o coágulo pode ser homogeneizado para coloração por Gram e cultura. É essencial incluir ágar-chocolate nas culturas do líquido articular, porque bactérias exigentes são os patógenos predominantes. Nas infecções que se originaram aparentemente de um episódio de bacteriemia, as hemoculturas são sensíveis no isolamento do patógeno.[61] Em alguns casos, o isolamento de *S. aureus* do sangue de um paciente sem foco infeccioso evidente pode ser o primeiro indício de osteomielite vertebral.

Infecções do sistema nervoso central

As infecções mais comuns do sistema nervoso central (SNC) são encefalite (cérebro), mielite (medula espinal), meningite (membranas que recobrem o cérebro e a medula espinal) e meningoencefalite. Quando a meningite e a encefalite ocorrem simultaneamente (meningoencefalite), na maioria dos casos elas fazem parte do mesmo processo infeccioso. As infecções dos tecidos moles (p. ex., abscesso epidural) e dos ossos (osteomielite) podem acometer o sistema nervoso.

[V]N. R. T. A preparação de Tzanck consiste em método citológico para o diagnóstico de dermatoses virais, parasitárias, autoimunes e tumorais.

As infecções do sistema nervoso periférico, inclusive neuroborreliose (uma variante da doença de Lyme), hanseníase e tuberculose, não são comuns.[VI]

Meningite

Os pacientes com meningite aguda em fase inicial podem apresentar uma síndrome semelhante à influenza (gripe) – dor de garganta, rigidez de nuca, cefaleia, febre baixa e letargia. Nos pacientes idosos, debilitados ou imunossuprimidos, o único indício dessa infecção pode ser uma alteração inesperada do estado mental. Nesses casos, podem ser observados graus variados de confusão, agitação, desorientação ou coma. Os sinais de Brudzinski (*i. e.*, resistência à flexão passiva do pescoço) e Kernig (*i. e.*, incapacidade de estender a perna quando a coxa é flexionada a 90° em relação ao tronco) positivos são indícios de irritação meníngea. A meningite subaguda ou crônica provocada pela tuberculose ou por infecções fúngicas pode causar sinais de hipertensão intracraniana (p. ex., edema da papila, náuseas e vômitos) e alterações mentais, inclusive desorientação, confusão, transtornos da personalidade e estupor.[190]

Normalmente, o líquido cefalorraquidiano (LCR) é incolor como a água, não contém mais que cinco linfócitos por mililitro, tem concentração de glicose entre 45 e 100 mg/dℓ (dependendo do nível glicêmico), tem concentração de proteínas entre 14 e 45 mg/dℓ e é estéril. A Tabela 2.7 resume as alterações clássicas atribuíveis à meningite. As infecções bacterianas, que geralmente evoluem com contagens altas de leucócitos polimorfonucleares, são comumente descritas como meningite séptica ou purulenta, enquanto as infecções sem reação neutrofílica acentuada (infecções causadas por micobactérias, vírus e a maioria dos fungos) são referidas como meningite asséptica.[56] O termo leigo "meningite espinal" utilizado comumente não é exato, nem esclarecedor porque é raro que apenas um segmento das meninges seja afetado; em geral, este termo é usado para descrever meningite meningocócica, mas evidentemente qualquer agente etiológico pode acometer as meninges espinais.

Os agentes infecciosos podem ter acesso ao SNC pela corrente sanguínea ou por extensão direta das estruturas adjacentes. Os herpes-vírus e o vírus da raiva chegam ao SNC por extensão retrógrada ao longo dos nervos periféricos originados a partir dos gânglios espinais, mas essa via não é comum para os outros patógenos.

A meningite é mais prevalente em algumas faixas etárias ou nos pacientes com diversas doenças coexistentes. Nos recém-nascidos, a meningite resulta mais comumente de uma infecção adquirida da mãe durante a vida intrauterina ou no parto vaginal.[6,344] *S. agalactiae* e *E. coli* são os microrganismos isolados mais comumente; *L. monocytogenes*, várias enterobactérias, *Pseudomonas* spp., *Elizabethkingia meningoseptica*, *S. aureus* e diversas bactérias anaeróbias são isolados menos comumente. Por motivos desconhecidos, *Citrobacter koseri* (*diversus*) pode causar meningoencefalite devastadora no recém-nascido.[104] O herpes-vírus simples tipo 2 causa meningite nos recém-nascidos depois de ser adquirido durante o parto vaginal e pode evoluir para doença totalmente disseminada.[296]

N. meningitidis causa infecções em todas as faixas etárias. *H. influenzae* tipo B era a causa mais comum de meningite bacteriana aguda na faixa etária de 6 meses a 5 anos. Essa infecção, contudo, foi praticamente erradicada pela vacinação eficaz. Do mesmo modo, a incidência da meningite causada por *S. pneumoniae* – que pode resultar da bacteriemia ou pela disseminação da infecção dos seios paranasais adjacentes ou da orelha média, foi substancialmente reduzida em razão da vacinação.

Nos adultos, *S. pneumoniae* ainda é uma causa importante de meningite bacteriana. Nos adultos jovens, *N. meningitidis* também é um patógeno comum, para o qual existe uma vacina altamente recomendável, embora não seja obrigatória. *Listeria* é uma causa importante de meningite hematogênica, que infecta preferencialmente pacientes com doenças coexistentes, inclusive neoplasias malignas. Na população idosa, a meningite segue as idades shakespearianas do ser humano, ou seja, os patógenos do período neonatal voltam a aparecer nessa faixa etária. *E. coli* e outros bacilos gram-negativos têm prevalência alta,[190] enquanto *S. agalactiae* também é um patógeno importante.[76]

Em todas as faixas etárias, a meningite viral é causada principalmente por enterovírus.[231] Diversos vírus são transmitidos por carrapatos e mosquitos (vírus ou arbovírus transmitidos por artrópodes), mas raramente causam acometimento do SNC.[41] O vírus do oeste do Nilo apareceu nos EUA desde a última edição deste livro e depois se tornou endêmico.[207]

[VI]N. T. É importante ressaltar que o autor se refere especificamente à prevalência dessas doenças nos EUA e, possivelmente, em outros países desenvolvidos. Segundo o boletim epidemiológico da Organização Mundial da Saúde (OMS) de 27/08/2010, 16 países do mundo notificaram 1.000 ou mais casos de tuberculose em 2009. Entre as regiões definidas pela OMS, a Ásia apresentou o maior índice de detecção (9,39 casos por 100.000 habitantes), seguida das Américas (4,58 casos por 100.000 habitantes). (Fonte: http://www.paho.org/bra.)

Tabela 2.7 Anormalidades do líquido cefalorraquidiano na meningite.

Parâmetro	Bactérias	Micobactérias	Fungos	Vírus	Exceções
Neutrófilos polimorfonucleares	Contagem alta ou muito alta	Contagem alta	Contagem alta	Ausente ou contagem inicialmente alta; em geral, ausentes nas fases adiantadas	Podem estar ausentes com *Cryptococcus neoformans* e nos pacientes gravemente imunossuprimidos
Monócitos	Variáveis	Variáveis	Variáveis	Geralmente presentes	
Glicose	Baixa	Baixa	Baixa	Normal	Pode estar baixa nas infecções por herpes simples
Proteína	Alta	Alta	Alta	Elevada	

C. neoformans, *M. tuberculosis* e os fungos dimórficos *H. capsulatum* e *Coccidioides* spp. causam as formas crônicas ou indolentes de meningite, tanto nos hospedeiros saudáveis quanto nos portadores de disfunção das defesas imunes. Nos casos típicos, a meningite asséptica recidivante (meningite de Mollaret) é causada pelo herpes-vírus simples,[295] mas o diagnóstico precisa ser confirmado por técnicas moleculares. *E. coli*, *K. pneumoniae* e estafilococos são isolados mais comumente dos pacientes com meningite pós-traumática ou pós-operatória. Cerca de 50% dos casos de meningite aguda associada aos *shunts* ventriculares são causados por estafilococos coagulase-negativos; outros representantes da microbiota cutânea, inclusive *Corynebacterium* spp. e *Propionibacterium acnes*, também são agentes etiológicos importantes.[190]

Naegleria fowleri – uma ameba de vida livre – causa meningoencefalite necrosante conhecida como meningoencefalite amebiana primária, principalmente nos pacientes que nadam em águas salobras mornas.[172] *Acanthamoeba* e *Balamuthia mandrillaris* causam meningoencefalite granulomatosa crônica. Esses parasitas estão descritos com mais detalhes no Apêndice II.

Encefalites e abscessos cerebrais

Abscesso cerebral e encefalite são as infecções mais graves do SNC.[182,233,331] A encefalite é causada mais comumente por vírus, embora também possa ser atribuída a outros agentes patogênicos, inclusive *M. pneumoniae*. O agente etiológico da maioria das encefalites é desconhecido.[100] Herpes-vírus simples tipo 1 é o patógeno mais comumente identificado nos casos de encefalite esporádica. O vírus reativado ascende ao nervo olfatório, alcançando o lobo temporal do cérebro, onde causa encefalite necrosante típica em razão de sua localização anatômica. Esse diagnóstico não é provável quando não há indícios de doença do lobo temporal ou pleocitose (reação inflamatória) no LCR, embora tenham sido descritas exceções, especialmente em crianças.[151] No passado, a biopsia do lobo temporal era necessária para estabelecer o diagnóstico definitivo. Atualmente, esse procedimento é realizado muito raramente e o diagnóstico é baseado principalmente na detecção de herpes-vírus simples no LCR pela técnica de PCR.

O vírus varicela-zóster também causa encefalite localizada, mas isso não é tão comum. Em geral, essa infecção acomete pacientes com herpes-zóster oftálmico (uma infecção recidivante, que geralmente ocorre anos depois da varicela). O vírus sobe pelo nervo craniano V (trigêmeo) e causa uma infecção necrosante, geralmente com vasculite e presumivelmente com infartos vasculares pequenos.[149] O quadro clínico pode até simular um acidente vascular encefálico não infeccioso. Esse tipo de encefalite também é diagnosticado basicamente por PCR do LCR para detectar o herpes-vírus-zóster.

Outros tipos de encefalite epidêmica ou esporádica afetam difusamente o cérebro; as manifestações clínicas e radiográficas não são diagnósticas de uma etiologia específica, que deve ser definida com base em técnicas sorológicas, microbiológicas ou moleculares. A raiva (felizmente, uma infecção extremamente rara) sempre é fatal se não for tratada; quando está associada à mordida de um animal, o diagnóstico é evidente, mas o contato com um animal nem sempre é claro e o diagnóstico pode ser estabelecido apenas pela necropsia.[211] Infelizmente, o vírus da raiva hoje está incluído entre os agentes patogênicos que podem ser transmitidos por transplantes de órgãos.

As bactérias anaeróbias são isoladas comumente dos abscessos cerebrais; estreptococos anaeróbios, *Prevotella melaninogenica*, *Bacteroides* spp., *Fusobacterium nucleatum*, *Eubacterium* spp. e *P. acnes* são os microrganismos mais comumente isolados. As bactérias aeróbias recuperadas mais frequentemente são estreptococos alfa-/beta-hemolíticos, *S. aureus*, *S. pneumoniae* e bacilos gram-negativos, tanto Enterobacteriaceae quanto microrganismos não fermentadores. As espécies de *Nocardia* e alguns fungos demácios como *Cladophialophora bantianum* (antes conhecido como *Xylohypha bantiana*) são especialmente neurotróficos e também podem causar abscessos cerebrais.[258] Uma encefalite necrosante pode ser causada pela disseminação dos fungos zigomicetos de um seio paranasal para o olho e o cérebro (i. e., zigomicose rinocerebral), principalmente nos pacientes com doença neoplásica ou imunossupressão, assim como nos pacientes diabéticos em cetoacidose.[178]

O abscesso cerebral pode ser atribuído à disseminação bacteriêmica, principalmente nos pacientes com endocardite bacteriana, dos quais geralmente se isola um único microrganismo.[205] Por outro lado, pode ocorrer disseminação direta de um foco infeccioso localizado em um seio paranasal adjacente ou da orelha média adjacente; nestes casos, as infecções comumente são polimicrobianas.[242] Muitos estreptococos do grupo *viridans* são isolados como parte de uma infecção polimicrobiana, mas um estreptococo em especial – conhecido coloquialmente como "estreptococo do grupo de Milleri" – causa abscessos em vários órgãos, inclusive cérebro, comumente como patógeno único.[54,VII]

Várias infecções parasitárias podem causar infecção necrosante ou uma lesão expansiva no cérebro. Isso inclui as espécies de *Acanthamoeba* e outras amebas de vida livre semelhantes,[172] *Taenia solium* (que forma cisticercos)[262] e *T. gondii*.[87] A malária cerebral causada por *Plasmodium falciparum* é uma complicação comumente fatal, na qual os capilares cerebrais são obstruídos e o cérebro torna-se hipoxêmico.[116,275]

Diagnóstico das infecções do sistema nervoso central

Coleta dos espécimes. Os espécimes do SNC para cultura incluem LCR (obtido por aspiração subdural ou ventricular, ou por punção lombar), líquido de um abscesso cerebral (obtido por aspiração) e tecidos cerebrais (retirados por biopsia cirúrgica). A Figura 2.5 ilustra a técnica da punção lombar.

O LCR obtido por punção lombar espinal é o espécime do SNC recebido mais comumente no laboratório. Em condições ideais, o laboratório deve receber três tubos separados com LCR:

Tubo 1 para contagens de células e colorações diferenciais.
Tubo 2 para coloração por Gram e cultura.
Tubo 3 para dosagens de glicose e proteínas ou exames especiais, inclusive VDRL (Venereal Disease Research Laboratory; um teste sorológico para sífilis), testes para antígeno criptocócico ou citologia, dependendo do quadro clínico.

[VII]N. R. T. *S. intermedius* e *S. anginosus* fazem parte dos "estreptococos do grupo de Milleri".

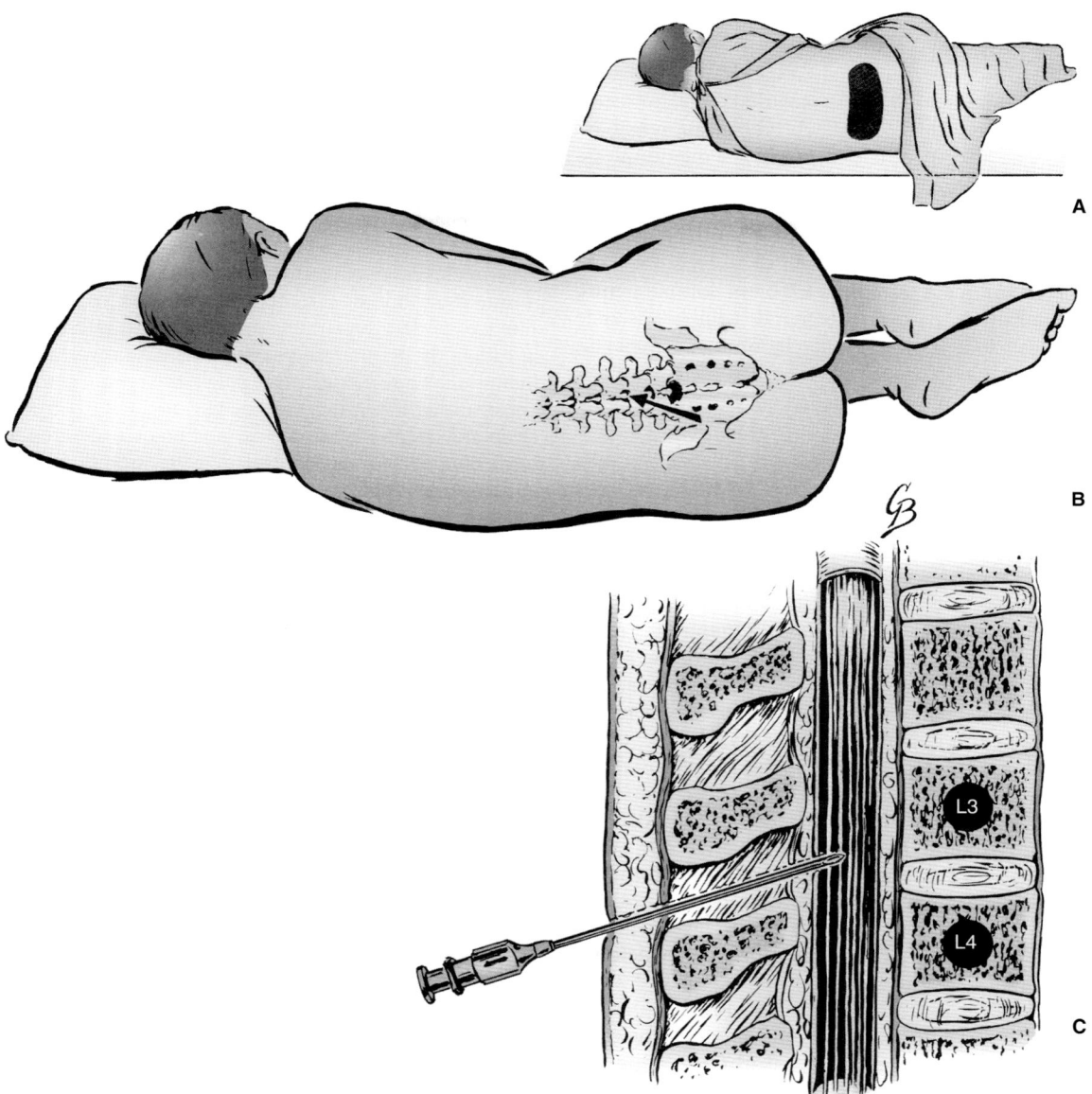

■ **FIGURA 2.5** Técnica da punção lombar: o paciente deita-se de lado com os joelhos flexionados e o dorso arqueado, de forma a afastar as vértebras lombares. **A.** O paciente é coberto com campos cirúrgicos e uma área sobre a coluna lombar é desinfetada. **B.** O espaço entre as vértebras lombares L3 e L4 é palpado com o dedo indicador coberto por luva. **C.** A agulha espinal é direcionada cuidadosamente entre os processos espinhosos, atravessando os ligamentos intraespinais até entrar no canal medular.

Avaliação da reação inflamatória e técnicas de microscopia. É importante adotar uma abordagem ordenada ao processamento e à cultura das amostras de LCR. O tempo decorrido entre a coleta de um espécime e seu recebimento no laboratório deve ser monitorado, assim como o intervalo entre o recebimento e o resultado. Os tempos longos de transporte e entre processamento e obtenção do resultado podem ter efeitos deletérios no cuidado prestado aos pacientes. O exame dos esfregaços corados de LCR sedimentado ajuda a estabelecer um diagnóstico presuntivo e a definir as recomendações para a seleção dos meios de cultura. Os microrganismos podem ser detectados comumente nos esfregaços de LCR corados por Gram ou por azul de metileno, desde que estejam presentes em concentrações de no mínimo 10^4 até $10^5/m\ell$. Alguns autores sugeriram que os microrganismos gram-negativos geralmente sejam mais bem-observados no esfregaço corado por azul de metileno, porque as células que se coram em azul-escuro são mais fáceis de diferenciar dos restos situados ao fundo.[62] A safranina cora o fundo em rosa-vermelho na coloração por Gram, o que tende a obscurecer qualquer bactéria que se core em rosa. O acréscimo de fucsina básica a 0,05% ao contracorante de safranina facilita a coloração das bactérias gram-negativas. Smalley e Bradley[271] sugeriram que o teste de EL possa substituir a realização das contagens de células nos líquidos corporais suspeitos de conter bactérias, mas essa recomendação não se tornou prática corrente. Em um estudo com 63 líquidos peritoneais com culturas positivas,

85,7% também tiveram reações positivas no teste para EL. Em seis das nove amostras com cultura positiva e teste negativo para EL cresceram apenas algumas colônias de estafilococos coagulase-negativos – um isolado com significado clínico duvidoso. DeLozier e Auerbach[68] relataram sensibilidade geral de 84,4% e especificidade de 98,1% quando utilizaram o teste de fita para EL nos líquidos cefalorraquidianos coletados de 800 pacientes com quadro suspeito de meningite. A sensibilidade do teste para EL nos casos de meningite bacteriana comprovada por cultura foi de apenas 73%. Os autores concluíram que o teste para EL é um complemento, mas não um substituto para a contagem de células e as análises bioquímicas do LCR na avaliação laboratorial inicial da meningite bacteriana. O uso dos testes antigênicos para patógenos bacterianos nos espécimes de LCR foi praticamente abandonado e geralmente não é recomendado. Prestes a serem liberados, os ensaios diagnósticos utilizando testes moleculares multiplex são muito promissores para a detecção mais rápida dos patógenos que causam meningite.

Detecção direta de antígenos e ácidos nucleicos. O entusiasmo inicial em torno do diagnóstico rápido das meningites bacterianas por meio da detecção de antígenos foi arrefecido pelos estudos mais recentes.[237] Quando testes de aglutinação das partículas de látex para *H. influenzae* tipo B, *S. agalactiae*, *N. meningitidis* e *S. pneumoniae* foram realizados em 1.540 espécimes de LCR obtidos de pacientes com quadro suspeito de meningite bacteriana aguda, o antígeno específico foi detectado em apenas 27 amostras.[230] Os resultados positivos aos antígenos foram úteis apenas ao tratamento dos recém-nascidos com infecções causadas por estreptococos do grupo B. Esses autores consideraram que o teste do látex não teve uma relação de custo–eficácia favorável. Além disso, alguns casos de aglutinação falso-positiva tornam o valor preditivo de um teste positivo inaceitavelmente baixo. O uso desses testes diminuiu drasticamente e hoje não pode ser recomendado.

Por outro lado, a detecção direta do antígeno criptocócico no LCR é quase tão sensível quanto a cultura e, na maioria dos laboratórios, geralmente substituiu o teste menos sensível com tinta nanquim. Empresas desenvolveram *kits* de aglutinação do látex e imunoensaios enzimáticos. Em um estudo com 218 amostras de LCR, que incluíam 16 pacientes retrospectivos e 6 pacientes prospectivos com criptococose confirmada, 2 *kits* de antígeno em látex tiveram sensibilidade de 100% em comparação com a cultura.[339] Alguns testes falso-positivos foram causados ao menos em parte pela presença de "fator reumatoide" nos espécimes, ou pelo transporte inadequado das amostras.[333] Embora as infecções por *Trichosporon* sejam muito raras, os espécimes obtidos desses pacientes tiveram resultados falso-positivos para detecção de antígeno criptocócico. O tratamento dos espécimes com pronase reduz as reações falsas, mas não as elimina por completo.[245] A sensibilidade dos testes de látex com soro, mas não no LCR, aumenta quando as amostras são tratadas com pronase.[111]

Pesquisadores desenvolveram técnicas moleculares para diagnosticar algumas infecções, principalmente as causadas pelos herpes-vírus simples e enterovírus.[248,306] Essa aplicação supera em muito a sensibilidade dos métodos baseados em cultura para detectar esses vírus nas amostras e tornou-se o padrão diagnóstico para detectar esses patógenos no LCR.

Embora ainda não estejam disponíveis comercialmente na época em que este livro estava sendo escrito, existem ensaios de PCR multiplex em desenvolvimento, que têm como alvo os agentes etiológicos da meningite e da meningoencefalite. Esses ensaios usam plataformas aprovadas hoje em dia pela FDA e que também são usadas para detectar vírus respiratórios e patógenos gastrintestinais.

Diagnóstico sorológico. A sorologia é um recurso diagnóstico útil para confirmar infecções causadas por alguns arbovírus, inclusive o vírus do oeste do Nilo. Isso é importante, porque o período de viremia é transitório e os resultados sorológicos podem suplantar a sensibilidade dos testes de reação da cadeia de polimerase por transcriptase reversa (RT-PCR; do inglês, *reverse transcription polymerase chain reaction*) com amostras de LCR. A detecção de IgM no LCR é o método preferido por alguns laboratórios, nos quais o desempenho do teste é cuidadosamente controlado e monitorado.[176,224] A razão entre imunoglobulina no LCR contra o vírus do sarampo e os níveis dos anticorpos no soro tem sido usada para diagnosticar pan-encefalite esclerosante subaguda (PESA).

Diagnóstico por cultura. Cultura é o método-padrão diagnóstico para bactérias e fungos. As amostras de LCR dos pacientes com meningite crônica (geralmente, meningite basilar) causada por *M. tuberculosis* e pelos fungos dimórficos *H. capsulatum* e *Coccidioides* comumente são negativas. Nesses casos, o diagnóstico geralmente depende da avaliação de uma biopsia de meninges por cultura e histopatologia. A cultura dos vírus obtidos por esses espécimes praticamente não é realizada, tendo em vista a superioridade dos métodos moleculares. A questão mais importante relativa à meningite é se há um patógeno bacteriano, que poderia ser tratado com antibióticos, de forma que a coloração pelo Gram e as culturas bacterianas são essenciais.

Na preparação dos espécimes de LCR para cultura, o líquido deve ser centrifugado para concentrar quaisquer bactérias possivelmente presentes. A centrifugação também é recomendada para isolar *M. tuberculosis* dos pacientes com quadro suspeito de meningite tuberculosa. O volume total mínimo de 6 mℓ, que não precisa ser coletado todo de uma só vez, deve ser processado para aumentar as chances de isolar micobactérias.[298] Como alternativa à centrifugação, o LCR pode ser passado por um filtro de 0,45 μm (Millipore®, Bedford, MA) para concentrar as células microbianas. Os filtros devem ser colocados com o lado voltado para baixo sobre a superfície do ágar e transferidos para um outro local depois de 24 horas de incubação. Gray e Fedorko[105] publicaram uma revisão excelente com abordagens sobre diagnóstico laboratorial da meningite.

Feridas, abscessos e celulite

Manifestações clínicas

A acumulação de pus, seja dentro de um abscesso, drenando de uma fístula ou de uma superfície mucocutânea, é um dos indicadores principais de uma infecção supurativa. Também existem graus variados de eritema, dor e edema. As infecções exógenas das feridas incluem as que estão associadas às lesões traumáticas ou às úlceras de decúbito (ou úlceras de pressão),[166] mordidas de animais ou seres humanos,[90,293] queimaduras[67,185] ou corpos estranhos na pele ou nas mucosas.

As feridas e os abscessos internos podem estar associados a apendicite, colecistite, celulite, infecções dentárias, osteomielite, empiema, artrite séptica, sinusite ou outras infecções das estruturas internas. Muitos desses processos são nosocomiais (*i. e.*, adquiridos nos serviços de saúde) e contraídos depois de procedimentos invasivos, manipulações cirúrgicas ou colocação de próteses. Por outro lado, também podem ser formados por disseminação hematogênica dos microrganismos a partir de um foco infeccioso primário situado a distância (*i. e.*, focos metastáticos). Por fim, pode ocorrer disseminação direta das bactérias de um foco infeccioso adjacente ou de uma víscera rompida, principalmente intestino grosso. As bactérias anaeróbias estão presentes comumente quando o foco infeccioso está próximo do intestino ou quando a ferida está contaminada pela microbiota fecal.[208]

Algumas bactérias estão associadas a condições clínicas especiais. Por exemplo, *Pasteurella multocida* é encontrada comumente nas feridas causadas por mordidas de animais.[90,293] *P. aeruginosa* é patógeno comum de feridas penetrantes nos pés de pacientes que estão usando tênis.[131] *P. aeruginosa*, *Candida* spp. e vários fungos filamentares são agentes etiológicos comuns das infecções de feridas causadas por queimaduras,[170] mas o herpes-vírus simples também foi detectado nessa população de pacientes.[93] As bactérias gram-positivas aeróbias (inclusive *Staphylococcus aureus* e *Streptococcus pyogenes*), as bactérias estritamente anaeróbias e os bacilos gram-negativos aeróbios frequentemente causam infecções nos pacientes diabéticos.[139]

Algumas infecções de feridas e abscessos são polimicrobianas, principalmente os que resultam de derramamento de matéria fecal, úlceras de pressão e infecções dos pacientes diabéticos. Existe controvérsia significativa quanto à utilidade de identificar e realizar testes de sensibilidade antimicrobiana com os diversos microrganismos isolados, mesmo quando o espécime é uma biopsia de tecidos. Os problemas na obtenção de espécimes representativos tornam difícil assegurar que todas as espécies patogênicas foram isoladas. Um exemplo particularmente esclarecedor desse fenômeno foi um estudo de abscessos, no qual várias culturas de cada espécime foram realizadas por um período maior que 24 horas; do total de 37 cepas anaeróbias, 11 não foram isoladas pela semeadura inicial.[12] Por isso, pode-se recomendar o tratamento empírico com base nos patógenos provavelmente esperados em determinada condição clínica, principalmente nos casos de infecção polimicrobiana.[28]

Celulite é uma infecção dos tecidos moles, que se espalha pelos planos de tecidos conjuntivos superficiais, em vez de formar uma lesão expansiva, como ocorre durante a formação de um abscesso. Em geral, é possível encontrar eritema, aumento da temperatura local e edema por palpação da pele que recobre a região afetada.[291] Na maioria dos casos, a celulite é causada por estafilococos e estreptococos, mas em algumas situações também há participação dos bacilos gram-negativos e das bactérias anaeróbias. Fasciite necrosante é uma infecção mais profunda, que se espalha pelos tecidos conjuntivos (*i. e.*, fáscias). Nos casos típicos, essa infecção é causada por microrganismos como *S. pyogenes* e *C. perfringens*, mas também pode ser atribuída a outras bactérias. A fasciite necrosante é uma doença que progride rapidamente e deve ser tratada como emergência médico-cirúrgica.

Diagnóstico das infecções de feridas, abscessos e celulite

Coleta dos espécimes. As feridas superficiais são colonizadas rapidamente pelas bactérias do ambiente. Por isso, quando há infecção de uma ferida subjacente ou celulite associada, a coleta de um espécime superficial com *swab* quase certamente reflete mais a microbiota colonizadora do que a causa real do processo infeccioso. Mesmo que o patógeno implicado seja isolado dentre as dezenas de micróbios colonizadores, não é possível determinar qual dos muitos microrganismos isolados causa a doença. Por isso, os métodos mais recomendáveis para coletar material para exame são uma biopsia profunda dos tecidos depois da curetagem dos planos superficiais da ferida ou aspiração do líquido/pus localizado nos planos profundos da ferida ou dos abscessos subjacentes por meio de um acesso através da pele adjacente não contaminada. A pele através da qual é realizada a aspiração deve primeiramente ser descontaminada com sabão cirúrgico e álcool etílico ou isopropílico a 70%, clorexedina ou um desinfetante semelhante. No passado, a seringa de aspiração era utilizada comumente como recipiente de transporte, contanto que a agulha fosse tampada. Hoje, esse procedimento não é mais aceitável em vista do risco de transmissão de vírus por meio de uma picada de agulha com sangue contaminado. O material aspirado deve ser colocado em um frasco de transporte anaeróbio e enviado imediatamente ao laboratório para processamento. A seringa com a agulha não deve ser recapeada; pelo contrário, depois de derramar o espécime no recipiente de transporte, a seringa com a agulha deve ser descartada em recipientes próprios para "perfurocortantes".

A aspiração de material de uma área de celulite, com ou sem injetar primeiramente soro fisiológico estéril, pode ser tentada, mas os resultados geralmente são insatisfatórios. As biopsias obtidas por meio de lancetas (do inglês, *punch biopsies*) podem fornecer resultados mais satisfatórios.[291] Independentemente se for tentada biopsia ou aspiração, esse procedimento deve ser realizado na borda principal da celulite. Em geral, as hemoculturas não são úteis nesse contexto clínico.[219] Em muitos casos, a abordagem terapêutica é definida pelo conhecimento empírico dos patógenos esperados em determinada situação clínica.

Exame microscópico dos espécimes. A coloração por Gram deve ser realizada com todos os espécimes (ver Capítulo 1). Existem vários sistemas de graduação (*i. e.*, para identificar os espécimes nos quais as culturas têm mais chances de demonstrar o agente etiológico da infecção de uma ferida, em vez da microbiota colonizadora).[263] Os indícios morfológicos quanto à etiologia podem sugerir outros procedimentos diagnósticos, além dos que foram solicitados pelo médico (p. ex., culturas para fungos ou anaeróbios). Quando o laboratório recebe uma biopsia de tecidos, o exame histológico dos cortes corados com H&E revela o tipo de reação inflamatória, que deve orientar a solicitação das colorações bioquímicas subsequentes para bactérias e fungos e, possivelmente colorações imuno-histoquímicas para avaliar possíveis inclusões virais.

Cultura. Meios não seletivos, seletivos/diferenciados e não seletivos enriquecidos devem ser usados para isolar tanto espécies bacterianas eugônicas como fastidiosas. A cultura para anaeróbios é apropriada se os tecidos ou o material aspirado foram obtidos, mas não é adequada para cultura de superfícies ou *swabs*.

Alguns autores recomendaram culturas microbianas quantitativas para pacientes com feridas, de forma a determinar o significado das cepas isoladas, prever a probabilidade de ocorrer sepse associada às feridas por queimadura e determinar as chances de que a cicatrização da ferida ocorra sem problemas. A cultura quantitativa dos tecidos de biopsia é complexa, dispendiosa e demorada; os tecidos precisam ser pesados em uma balança analítica, homogeneizados em determinado volume de caldo, diluídos sequencialmente e depois inoculados em placas com diversos tipos de ágar. Esses procedimentos são difíceis de realizar na maioria dos laboratórios. É evidente que as infecções causadas por *S. pyogenes* são clinicamente importantes, independentemente da quantidade de bactérias presentes.[238] Hoje em dia, essa técnica não é recomendada, com exceção talvez de alguns casos incomuns, como em infecções de feridas por queimadura. O problema é complicado ainda mais pela evidência de que uma única biopsia da ferida não fornece um quadro exato de toda a microbiota das feridas crônicas.[253]

Existem dados a favor do uso das culturas de superfície em vez das biopsias;[28] embora algumas vezes elas sejam inevitáveis, a dificuldade de interpretação dos resultados dessas culturas em comparação com uma biopsia mais profunda obtida cirurgicamente ainda é inquestionável. Do mesmo modo, as culturas semiquantitativas (*i. e.*, realizadas rotineiramente por semeaduras em faixas sequenciais dos quadrantes das placas de ágar) têm fornecido informações equivalentes às abordagens quantitativas mais difíceis.[40] Evidentemente, se não forem isolados micróbios, a cultura qualitativa fornece a mesma informação que a cultura quantitativa.

Infecções oculares

Manifestações clínicas

Agentes infecciosos podem ser introduzidos em qualquer parte do olho, seja de uma fonte externa ou de um foco endógeno. Em geral, as infecções externas acometem estruturas superficiais – conjuntiva e córnea – a menos que tenha ocorrido uma lesão com perfuração e introdução de micróbios dentro do bulbo ocular. As infecções originadas de fontes endógenas geralmente incluem implantação ocular dos microrganismos provenientes da corrente sanguínea (p. ex., endocardite) ou reativação de vírus ou parasitas latentes (p. ex., citomegalovírus ou toxoplasmose).

Conjuntivite. A conjuntiva é uma membrana fina que reveste a pálpebra (conjuntiva palpebral) e reflete-se para dentro da superfície externa do bulbo ocular ou esclera (conjuntiva bulbar). O centro da córnea não é recoberto. A conjuntiva pode ser infectada por vários diferentes tipos de micróbios, sendo que a maioria deles vive nas vias respiratórias superiores. A inflamação (conjuntivite) causa eritema ("olho vermelho"), prurido e secreção mucosa ou purulenta.[161,292] Os exsudatos das infecções bacterianas são especialmente espessos, pegajosos e encrustados, de forma que as pálpebras podem grudar. A inflamação não infecciosa aguda também pode ocorrer nos pacientes com alergias sazonais. A conjuntivite infecciosa é altamente contagiosa e a infecção pode ser transferida facilmente de um olho para outro, ou para outros indivíduos por meio do contato (p. ex., esfregar o olho infectado e depois, o normal).

Os patógenos bacterianos mais comuns são *Staphylococcus aureus*, *H. influenzae*, *Streptococcus pneumoniae* e *P. aeruginosa*. A conjuntivite aguda pode ser causada por dois patógenos sexualmente transmissíveis: *C. trachomatis* e *N. gonorrhoeae*, que podem infectar adultos sexualmente ativos ou recém-nascidos que adquirem a infecção durante o parto vaginal. Os agentes etiológicos virais mais comuns são adenovírus, que podem causar doença epidêmica com ou sem faringite associada (*i. e.*, febre faringoconjuntival epidêmica).

Ceratite. A ceratite (ou inflamação da córnea) é uma infecção muito mais grave que a conjuntivite. Além do desconforto transitório associado à conjuntivite, a ceratite pode causar fibrose e cegueira. Essa doença é causada por agentes infecciosos de quase todos os tipos. *S. aureus* é o agente etiológico bacteriano mais comum.[164] Os fungos filamentosos (especialmente as espécies de *Fusarium* e *Aspergillus*) e as leveduras (principalmente espécies de *Candida*) podem causar uma doença semelhante à infecção bacteriana, postergando o diagnóstico e o tratamento apropriado.[150] O herpes-vírus simples pode causar uma lesão ulcerativa conhecida como ceratite dendrítica, em razão do padrão ramificado das lesões.[173] O vírus varicela-zóster (ou cobreiro) reativado pode causar uma ceratite semelhante quando afeta o ramo ocular do nervo trigêmeo (*i. e.*, quinto nervo craniano).[287] Nos indivíduos que usam lentes de contato, as espécies de *Acanthamoeba* (amebas de vida livre) podem causar lesões ulcerativas, que frequentemente são muito dolorosas (Apêndice II).[172]

A ceratite intersticial, produzida quando vasos sanguíneos proliferam para dentro da córnea a partir da conjuntiva, é a causa mais comum de cegueira em todo o mundo. O tracoma é um tipo de ceratoconjuntivite crônica causada por *C. trachomatis*.[138] A fibrose resultante da doença recidivante acomete 6 milhões de pessoas em todo o mundo. A World Trachoma Initiative tem como objetivo eliminar essa infecção tratável até o ano 2020. Em algumas regiões da África, uma filária (*Onchocerca volvulus*) transmitida pelas moscas *Simulium* spp. causa uma reação inflamatória intensa quando os vermes migratórios morrem, resultando na doença conhecida como "cegueira dos rios".[110] Outras causas de ceratite intersticial são *T. pallidum* (sífilis),[159] *Mycobacterium leprae* (hanseníase) e *M. tuberculosis* (tuberculose).

A ceratite (e a cegueira) também pode ser causada por agentes não infecciosos, inclusive traumatismo, exposição à radiação ultravioleta (*i. e.*, essa é a razão para não se olhar diretamente para o sol, principalmente durante um eclipse) e condições que diminuem a produção de lágrimas para lubrificar a córnea.

Uveíte e endoftalmite. As infecções oculares mais graves são as que afetam as estruturas internas do olho. As infecções endógenas alcançam os olhos por meio da corrente sanguínea. Várias bactérias, fungos e vírus podem ser responsáveis por essas infecções. Provavelmente, a causa mais comum é endocardite, quando os olhos (e muitos outros órgãos) são banhados por microrganismos liberados pela bacteriemia contínua. Outras infecções endógenas são causadas pela reativação dos vírus e parasitas latentes, como citomegalovírus e *T. gondii*, respectivamente. Em geral, as infecções exógenas estão associadas ao traumatismo com perfuração do olho.

A infecção pós-operatória é um tipo especial. Uma fonte exógena de parasitas é a infecção por helmintos parasitários animais, inclusive *Toxocara canis, T. cati* ou *Baylisascaris*. A infecção em seres humanos por esses parasitas resulta na formação das *larvas migrans* viscerais, larvas imaturas que vagueiam no organismo de hospedeiros inadequados; essas infecções afetam comumente os olhos e o SNC.

Diagnóstico das infecções oculares

Coleta dos espécimes. Em geral, a conjuntivite é diagnosticada pela raspagem da conjuntiva afetada por um *swab*, que depois pode ser colocado em um meio de transporte apropriado. Os espécimes de todas as outras infecções devem ser coletados preferencialmente por um oftalmologista. A ceratite é diagnosticada pelos raspados da lesão ocular; quando há suspeita de uma causa bacteriana ou fúngica, o material é frequentemente inoculado no meio apropriado pelo clínico. Os espécimes para diagnosticar endoftalmite devem ser coletados cirurgicamente.

Exame microscópico. Dependendo do patógeno suspeito e do volume do espécime, devem ser realizadas colorações por Gram, calcoflúor branco ou corante de Wright (ou equivalente). Quando tecidos são obtidos cirurgicamente, também devem ser realizadas colorações apropriadas para agentes infecciosos.

Cultura. Os meios apropriados para inoculação dependem da avaliação clínica das causas mais prováveis. A maioria dos patógenos bacterianos e fúngicos encontrados comumente pode ser cultivada nos meios rotineiros. Com alguns patógenos específicos, inclusive os agentes etiológicos da sífilis, da hanseníase e das infecções parasitárias, o diagnóstico deve ser baseado em exames microscópicos ou sorológicos.

Infecções sanguíneas

Manifestações clínicas e patogenia

Bacteriemia e septicemia. O sufixo "-emia" refere-se ao sistema circulatório. Bacteriemia, fungemia e viremia são condições nas quais bactérias, fungos e vírus, respectivamente, circulam no sistema vascular. Os pacientes podem ter sinais e sintomas, mas eles são variáveis. Quando o paciente não sabe que está doente (i. e., que tem microrganismos em sua circulação), a condição é descrita como "subclínica" ou "latente". Por outro lado, septicemia (sepse) é uma síndrome clínica evidenciada por febre, calafrios, mal-estar, taquicardia, hiperventilação e toxemia ou prostração. A septicemia ocorre quando as bactérias circulantes se multiplicam a uma taxa maior que sua remoção pelos fagócitos. Os sintomas são causados pelas toxinas bacterianas e/ou citocinas produzidas pelas células inflamatórias.[217] Hoje em dia, parece que a imunoestimulação causada pelas citocinas seja seguida de uma série de reações imunossupressoras importantes.[125] Falência de múltiplos órgãos é um componente importante da sepse fatal, mas os fenômenos patogenéticos que levam à morte ainda são desconhecidos.

No passado, acreditava-se que a sepse fosse causada apenas por bactérias gram-negativas, que produziam endotoxinas.[184] Contudo, hoje está bem-demonstrado que bactérias gram-positivas e fungos também podem causar a síndrome séptica.[5,82]

Tipos de bacteriemia. A bacteriemia pode ser transitória, intermitente ou contínua e isto reflete os diversos mecanismos, por meio dos quais as bactérias entram na corrente sanguínea. A bacteriemia transitória ocorre quando os microrganismos, que geralmente fazem parte da microbiota normal, são introduzidos no sangue por traumatismos mínimos das mucosas (p. ex., escovação dos dentes, esforço para evacuar ou procedimentos médicos).[160] A bacteriemia intermitente ocorre quando as bactérias originadas de um foco infeccioso são liberadas periodicamente na corrente sangue a partir de abscessos extravasculares, celulite progressiva ou infecção das cavidades corporais (empiema, peritonite ou artrite séptica). Em geral, a bacteriemia contínua ocorre quando a infecção é intravascular, como ocorre quando há infecção do endotélio (endocardite ou aneurisma bacteriano) ou de corpos estranhos (fístulas arteriovenosas, cateteres intra-arteriais, ou cânulas de longa permanência). Entretanto, a origem dos microrganismos não pode ser determinada em até um terço dos casos de bacteriemia.

A bacteriemia pode ser causada pela infecção de algum órgão ou tecido (bacteriemia secundária). Contudo, o foco primário geralmente não é evidente (bacteriemia primária). Nesses casos, é possível que a bacteriemia transitória não tenha sido debelada eficazmente pelos mecanismos de defesa do hospedeiro. Alguns estudos demonstraram que, ao menos no caso de *S. aureus*, as bactérias colonizadoras do nariz podem ser a fonte da infecção sistêmica.[309] Os fatores que promovem a disseminação das bactérias das narinas anteriores ainda não foram definidos, mas uma possibilidade seria a simples dispersão mecânica para a pele e a infecção subsequente de feridas ou dispositivos intravasculares.

Quando a infecção de um órgão se espalha para a corrente sanguínea (p. ex., pneumonia pneumocócica seguida de bacteriemia), a gravidade da infecção geralmente aumenta e o prognóstico do paciente piora.[204] Por outro lado, a bacteriemia pode resultar na disseminação da infecção para órgãos distantes, uma condição conhecida como "infecção metastática".

A bacteriemia também pode ser classificada como nosocomial ou adquirida na comunidade e pode acometer pacientes imunocompetentes ou imunossuprimidos. Os tipos de microrganismos e o prognóstico da infecção resultante variam amplamente, dependendo desses fatores, assim como da idade do paciente.[88,168,191,268]

Várias bactérias têm sido isoladas da corrente sanguínea, inclusive gram-positivas[221] e gram-negativas.[71] Ao longo das últimas décadas, houve uma mudança marcante na composição da microbiota infectante. A quantidade de bactérias anaeróbias isoladas diminuiu com o transcorrer dos anos, enquanto o número de fungos e estafilococos coagulase-negativos clinicamente significativos aumentou.[329] Por motivos desconhecidos, as bacteriemias causadas por bacilos gram-negativos não fermentadores são mais comumente policlonais (mais de um tipo molecular) que as bacteriemias atribuídas a outros bacilos gram-negativos.[330] As alterações dos protocolos de profilaxia pré-operatória e o uso de acessos intravasculares provavelmente tiveram impacto significativo nesse aspecto.

Alguns microrganismos específicos têm significado clínico bem-definido. *Clostridium septicum* está associado comumente às doenças neoplásicas, principalmente carcinoma do intestino grosso,[152] e pode causar abscessos metastáticos a distância. Do mesmo modo, a bacteriemia causada por *Streptococcus bovis* está associada comumente à endocardite e às doenças do intestino grosso, inclusive carcinoma.[17] Em casos raros, os episódios de bacteriemia por *C. perfringens* causam hemólise grave e repentina, que pode rapidamente levar o paciente a óbito;[302] essa hemólise é causada pelas toxinas de *Clostridium*, mas não está claro porque a hemólise fatal ocorre apenas em uma porcentagem pequena das bacteriemias causadas por esse microrganismo.

Fatores de risco e prognóstico. Vários mecanismos colaboram para a remoção dos microrganismos da corrente sanguínea. Nos indivíduos imunocompetentes e saudáveis, o afluxo repentino de bactérias geralmente é eliminado do sangue dentro de 30 a 45 minutos. O fígado e o baço desempenham o papel principal na eliminação das bactérias, enquanto os neutrófilos intravasculares têm apenas participação secundária. As bactérias encapsuladas são mais difíceis de eliminar, mas anticorpos específicos (opsoninas) facilitam esse processo.[34] Como seria esperado, os pacientes esplenectomizados estão mais sujeitos às infecções causadas por essas bactérias encapsuladas. Os pacientes debilitados, imunodeficientes ou imunossuprimidos têm riscos mais altos, porque as bactérias circulantes podem persistir na circulação sanguínea por algumas horas.

Weinstein *et al.* estudaram outros fatores de risco.[326] Em seu estudo envolvendo 500 episódios de bacteriemia e fungemia, a taxa de mortalidade geral foi de 42% e cerca de a metade desses óbitos foi atribuída diretamente à septicemia. A Tabela 2.8 descreve os fatores de risco e as taxas de mortalidade relativas dessas bacteriemias. Bryan[37] também enfatizou como as hemoculturas positivas identificam uma população de pacientes com risco de morte elevado; os pacientes com hemoculturas positivas tinham chances 12 vezes maior de morrer durante a internação hospitalar que os indivíduos com hemoculturas negativas. Com base nessas experiências, é fundamental que o laboratório realize corretamente as hemoculturas e relate resultados fidedignos no menor tempo possível.

A detecção oportuna da bacteriemia e da fungemia, quando é seguida da identificação imediata dos patógenos e dos testes de sensibilidade aos antimicrobianos, pode ter grande importância diagnóstica e prognóstica. Em determinadas populações de pacientes hospitalizados, a taxa de mortalidade da septicemia pode ser de 40% ou mais.[326] Embora as doenças coexistentes sejam determinantes importantes dos desfechos fatais, cerca de 50% dos óbitos podem ser atribuídos diretamente à infecção.[37] A instituição imediata do tratamento antimicrobiano apropriado é comprovadamente importante para evitar morbidade e mortalidade.[167] O tratamento inicial deve ser baseado empiricamente nos patógenos prováveis e nos padrões típicos de sensibilidade aos antibióticos. O laboratório de microbiologia desempenha sua função mais importante quando o patógeno existente e/ou a sensibilidade microbiana desvia-se do que seria previsto pelo médico (*i. e.*, o microrganismo não é coberto pelo tratamento empírico). A taxa de mortalidade dos pacientes tratados adequadamente é muito menor que a dos pacientes que usam antibióticos ineficazes.[329] A correção imediata da abordagem terapêutica escolhida empiricamente depende do fornecimento imediato dos resultados do laboratório. Isso é mais pertinente que nunca com a introdução dos métodos diagnósticos moleculares aprovados pela

Tabela 2.8 Taxas de mortalidade e fatores de risco associados à bacteriemia.[326]

Fator	Mortalidade (%)	Risco relativo de morte
Idade do paciente		
20	13,8	1,00
21 a 40	32,8	2,33
41 a 50	42,9	3,06
> 50	49,8	3,55
Tipo de microrganismo		
Não fermentadores (*Pseudomonas aeruginosa*)	27,7	6,84
Enterobacteriaceae		
Escherichia coli	35,5	3,3
Klebsiella pneumoniae	48,0	4,52
Cocos gram-positivos		
Staphylococcus aureus	32,7	3,08
Streptococcus pneumoniae	22,0	2,08
Enterococos	45,5	4,28
Bacteriemia unimicrobiana	37,7	
Bacteriemia polimicrobiana	63,0	5,96
Fungos	67,7	
Foco infeccioso		
Cateter intravenoso	1,1	1,00
Trato geniturinário	14,9	1,35
Cateter de Foley	37,8	3,38
Ferida cirúrgica (e queimaduras)	42,9	3,88
Abscesso	51,2	4,65
Infecção respiratória	52,3	4,73
Condições predisponentes		
Procedimento cirúrgico	16,3	0,78
Traumatismo	27,3	1,30
Diabetes melito	30,0	1,43
Corticosteroides	33,3	1,59
Insuficiência renal	37,5	1,79
Neoplasia maligna	42,1	2,01
Cirrose	71,5	3,40

FDA americana, que podem realizar a identificação rápida e precisa dos gêneros e das espécies, bem como detectar determinantes genéticos fundamentais da resistência. Além disso, o uso da técnica MALDI-TOF permite a identificação rápida e precisa da maioria dos patógenos bacterianos. Além de todas as razões importantes da adoção dessas tecnologias para a assistência prestada aos pacientes, a questão financeira também pode favorecer o fornecimento rápido dos resultados do laboratório.[18] Qualquer atividade que reduza as complicações e abrevie a internação hospitalar resulta em economias expressivas para a instituição, além de melhorar a assistência prestada aos pacientes.

Infecção intravascular. Endocardite (infecção do revestimento endotelial do coração) é a infecção intravascular mais comum.[16,247,320] A subclassificação antiga da doença em formas aguda e subaguda não é mais considerada muito útil. Embora quase todos os microrganismos possam causar endocardite em alguns casos, a maioria dos agentes infecciosos é gram-positiva. Dentre esses, os mais importantes são estreptococos do grupo *viridans* (cavidade oral) e *S. aureus*. Os pacientes têm riscos mais altos quando apresentam anormalidades endocárdicas ou foram submetidos a uma operação valvar.[77] No passado, as lesões endocárdicas eram causadas mais comumente pela febre reumática. Com o desaparecimento quase completo dessa doença, as anomalias congênitas ou do desenvolvimento (inclusive valvas aórticas bicúspides e prolapso da valva mitral) adquiriram mais importância. Trombos de fibrina-plaqueta depositados na superfície do endocárdio lesado funcionam como local para adesão desses microrganismos, que circulam transitoriamente em todos nós (p. ex., depois de escovarmos os dentes). Alguns estudos demonstraram que alguns microrganismos, especialmente estreptococos e enterococos, têm mais capacidade de aderir a esses trombos.[60] Os trombos e as bactérias associadas formam excrescências (i. e., vegetações), que podem ser demonstradas por técnicas radiográficas ou ecocardiografia. Os trombos assépticos e infectados causam endocardites marântica e infecciosa, respectivamente.

Embora as bactérias gram-positivas sejam os agentes etiológicos mais comuns da endocardite, alguns bacilos gram-negativos exigentes[33,81] e alguns fungos[4,192] podem causar essa infecção. As bactérias gram-negativas até certo ponto mais exigentes, inclusive *Aggregatibacter aphrophilus*, *Aggregatibacter actinomycetemcomitans*, *Eikenella corrodens*, *Cardiobacterium* spp. e *Kingella kingae*, são agentes etiológicos conhecidos de endocardite. No passado, eram necessárias técnicas especiais de cultura para esses microrganismos, mas os sistemas avançados de hemocultura utilizados hoje em dia são adequados ao isolamento dessas bactérias. A detecção de endocardite causada por *P. acnes* pode requerer incubação por mais tempo. Os fungos e alguns desses bacilos gram-negativos são notáveis por sua propensão a formar vegetações volumosas, que podem desprender-se e viajar na corrente sanguínea até focos distantes (êmbolos sépticos). A maioria dos casos de endocardite afeta o lado esquerdo do coração, que é a parte do sistema sob alta pressão. Contudo, quando as bactérias são injetadas diretamente no sistema sanguíneo (p. ex., nos usuários de drogas ilícitas intravenosas), pode ocorrer endocardite do lado direito, geralmente causada por *P. aeruginosa* ou uma espécie de *Bacillus* ou *Candida*.[332]

Em uma fração minoritária dos pacientes com sinais e sintomas de endocardite, é difícil ou impossível isolar o agente etiológico (i. e., endocardite com cultura negativa). As doenças que causam endocardite marântica podem ser responsáveis por esses casos, mas alguns microrganismos não são isolados facilmente pelas técnicas convencionais de hemocultura. Entre esses, os mais importantes são *C. pneumoniae*, *Coxiella burnetii* (febre Q) e *Bartonella* spp.[32,96,183,303] Em geral, a identificação do agente etiológico é conseguido por técnicas moleculares ou sorológicas.

Os pacientes que recentemente tiveram implantados dispositivos intravasculares geralmente são infectados por bactérias autóctones da pele, mais comumente estafilococos coagulase-negativos e difteroides ou, menos frequentemente, microrganismos que causam infecção das feridas (p. ex., bacilos gram-negativos, *S. aureus* ou fungos).[223] A endocardite das próteses valvares ocorre em 3 a 6% dos pacientes que recebem bioprótes (i. e., válvulas produzidas com tecidos animais) ou valvas mecânicas;[310] teoricamente, essas infecções podem ser divididas em precoces (< 60 dias depois da operação) e tardias. No estágio precoce, predominam os microrganismos da pele e das feridas. No estágio tardio, os microrganismos isolados são os mesmos que infectam as valvas naturais.

A complicação mais grave da endocardite é a ruptura de uma valva cardíaca, com resultado de insuficiência cardíaca e doença metastática causada pela embolização de fragmentos da vegetação infectada. Descompensação cardíaca súbita é um problema particularmente importante na endocardite causada por *S. aureus* e pode ser uma emergência cirúrgica. Insuficiência renal e acidentes vasculares encefálicos podem ser causados por êmbolos sépticos que atingem os rins e o cérebro, respectivamente.

Bacteriemia e sepse associadas aos cateteres. Um tipo especial de infecção intravascular é resultado dos avanços tecnológicos, que permitiram o uso vital de cateteres intravasculares de longa permanência. Esses cateteres podem simplesmente funcionar como porta de entrada para as bactérias, que colonizam a pele adjacente ao local de acesso, ou podem atuar como corpos estranhos, que abrigam microcolônias microbianas. Sepse e doença metastática grave podem ser as consequências das infecções associadas aos cateteres.[228] Nos pacientes com doença neoplásica, os cateteres intravasculares podem ser mantidos por períodos longos; este grupo de pacientes, que podem ter neutropenia grave, tem risco alto de desenvolver infecções graves e potencialmente fatais.[80] Além dos efeitos na qualidade dos cuidados prestados e na qualidade de vida, as infecções associadas aos cateteres acarretam ônus financeiro significativo às instituições.[3] Embora os cateteres venosos centrais sejam utilizados mais comumente e sejam a via de infecção mais frequente, os cateteres intra-arteriais também acarretam esse risco.[282]

Os microrganismos mais comumente encontrados nas infecções associadas aos cateteres são estafilococos coagulase-negativos, que são bactérias autóctones comuns na pele e apresentam características (p. ex., formam uma biopelícula) que facilitam a colonização dos cateteres.[129] Entretanto, as infecções mais graves são causadas por *S. aureus* e pelos bacilos gram-negativos. Hoje em dia, existem métodos-padrão, que devem ser utilizados rigorosamente durante a introdução e a substituição dos cateteres venosos centrais, de forma a ajudar a reduzir (ainda que não possam eliminar por completo) as infecções desses dispositivos intravasculares. As infecções sanguíneas associadas aos cateteres são parâmetros de qualidade monitorados pela liderança dos hospitais.

Coleta de amostras para hemocultura

Os fatores fundamentais que devem ser decididos pelos diretores de laboratório incluem o tipo de coleta, a quantidade e os intervalos entre as hemoculturas, o volume de sangue a ser cultivado, a quantidade e a composição do meio de cultura, quando e com que frequência realizar subculturas e como interpretar os resultados.[234,236,329]

Contaminação pela microbiota da pele. É importante tomar todas as precauções para reduzir a porcentagem de hemoculturas contaminadas.[323] Os isolados de *Corynebacterium* spp., *P. acnes* e *Bacillus* spp. (exceto *B. anthracis*) geralmente são contaminantes, embora as infecções de cateteres também possam ser causadas por essas bactérias. A maioria dos bacilos gram-negativos, fungos, estreptococos beta-hemolíticos, estreptococos, *Streptococcus pneumoniae*, *Enterococcus* spp. e *Staphylococcus aureus* isolados são clinicamente significativos. As bactérias isoladas mais problemáticas são os estafilococos coagulase-negativos porque, embora essas espécies sejam agentes etiológicos cada vez mais comuns da bacteriemia verdadeira, eles também fazem parte da microbiota autóctone da pele.

Em todos os laboratórios de microbiologia, deve-se realizar regularmente um gráfico de monitoramento da garantia de qualidade. Menos de 3% das hemoculturas devem estar contaminadas. Bates *et al.*[15] estimaram que uma hemocultura contaminada possa aumentar em 20 a 39% a conta hospitalar de um paciente, em razão do prolongamento da internação para tratamento antibiótico intravenoso e de exames adicionais realizados. Esses autores também enfatizaram a necessidade de realizar hemoculturas pareadas, de forma a indicar provável contaminação quando apenas uma delas mostra-se positiva. Quando a técnica de coleta é boa e a contaminação é evitada ao máximo, o custo dos contaminantes torna-se aceitável.[316] O uso inadequado de antibióticos pode ser desestimulado por uma norma laboratorial, de que os isolados únicos de estafilococos coagulase-negativos não sejam submetidos rotineiramente aos testes de sensibilidade antimicrobiana. Várias abordagens para implantar essa determinação foram sugeridas por Weinstein.[323]

Várias técnicas foram propostas para determinar se um isolado de estafilococo coagulase-negativo representa contaminação. Infelizmente, nenhuma funciona bem. O número de frascos positivos,[196] a identificação da espécie bacteriana isolada,[325] o intervalo decorrido até a positivação inicial,[143] ou a quantidade de outros pares de frascos negativos[143] não conseguiu diferenciar clinicamente os isolados significativos ou insignificantes. Além de *S. epidermidis*, *S. capitis* e *S. haemolyticus*, todas as outras espécies de estafilococos coagulase-negativos na maioria das vezes não eram clinicamente significativas, mas essas três espécies representavam 98% dos isolados significativos e 89% dos isolados insignificantes.[325] A única forma de determinar com certeza se duas ou mais bactérias isoladas representam a mesma cepa é realizar a tipagem molecular – uma técnica que não está disponível na maioria dos laboratórios. Alguns autores sugeriram o uso dos dados clínicos combinados com o antibiograma das cepas isoladas,[143] ou uma combinação de antibiograma com padrão bioquímico (em vez da identificação do microrganismo)[323] como forma de determinar se os isolados múltiplos representam vários contaminantes, ou uma única cepa infectante. Hoje em dia, o uso crescente da técnica MALDI-TOF oferece a possibilidade de identificar a espécie de estafilococos de forma rápida e pouco dispendiosa. No mínimo, essa técnica oferece ao laboratório a oportunidade de avaliar se duas espécies de estafilococos coagulase-negativos fazem parte da mesma espécie ou não. Em caso negativo, ambas podem ser contaminantes e não é possível determinar qual delas (ou se alguma delas) está associada à infecção da corrente sanguínea. Entretanto, quando os dois isolados representam a mesma espécie, as chances de que este microrganismo seja responsável por uma infecção verdadeira é maior.

De forma a reduzir as chances de introduzir microrganismos contaminantes originados da pele, a área da punção venosa deve ser preparada preferencialmente da seguinte forma: (1) lavar com sabão, (2) enxaguar com água estéril, (3) aplicar tintura de iodo a 1 a 2% ou iodopovidona e esperar secar por 1 a 2 minutos (iodopovidona) ou 30 segundos (tintura de iodo) e (4) remover a tintura de iodo lavando com álcool a 70%. Na prática, a lavagem com sabão geralmente é omitida; entretanto, o uso simultâneo de um composto iodado e álcool para desinfetar o local da punção venosa é essencial. Quando é preciso palpar novamente a área depois da preparação com iodo–álcool, o dedo enluvado deve ser desinfetado ou deve-se utilizar uma luva estéril. Contudo, antes de realizar a punção venosa, deve-se assegurar que a solução de iodopovidona e álcool secou. Um *kit* pré-acondicionado para preparação da pele teve desempenho comparável ao das bolinhas individuais de algodão embebidas em iodóforo e álcool.[335] O tempo disponível aos profissionais de saúde tem diminuído, de forma que é muito tentador não esperar pelo contato prolongado necessário às soluções de iodopovidona. A tintura de iodo, que é eficaz depois de ficar em contato com a pele por 30 segundos, tem vantagens óbvias e foi considerada mais eficaz que a iodopovidona,[165] mas é menos aceitável para a equipe de saúde. Outros desinfetantes foram recomendados para a preparação do local da punção venosa,[323] mas sua aceitação é variada. Existem outras alternativas aceitáveis, que podem ser experimentadas, inclusive a descontaminação com clorexedina.

As amostras para hemocultura podem ser obtidas utilizando-se uma seringa com agulha (Figura 2.6) ou um sistema fechado, que consiste em um frasco a vácuo e um tubo de coleta com agulha dupla. A coleta de sangue para hemocultura diretamente dos cateteres intravenosos ou intra-arteriais de longa permanência não é recomendável. Embora alguns autores tenham observado uma correlação satisfatória entre as culturas coletadas diretamente de um cateter ou por punção venosa, a maioria dos pesquisadores observou aumento expressivo do risco de isolar contaminantes da pele quando se utiliza um cateter intravascular.[39,86] A expectativa é que o paciente seja poupado do desconforto de uma punção venosa, mas o isolamento de um estafilococo coagulase-negativo pode, na verdade, trazer mais desconforto em razão das punções venosas adicionais realizadas para analisar uma bactéria questionável isolada.[323] Quando a amostra é retirada de um cateter intravascular, deve-se coletar um segundo tubo de hemocultura por punção venosa para comparação.

A prática de trocar as agulhas depois da punção venosa e antes de injetar o sangue nos fracos de hemocultura foi substituída pela injeção direta com a agulha usada na flebotomia, porque o profissional pode adquirir hepatite e infecção pelo HIV depois de acidentes por picada de agulha. A maioria dos pesquisadores que estudaram esse problema concluiu que não há diferença significativa nos índices de contaminação das hemoculturas dos pacientes, cujas agulhas foram trocadas entre a flebotomia e a injeção nos fracos, e dos pacientes nos quais as agulhas não foram substituídas.[51,154,272]

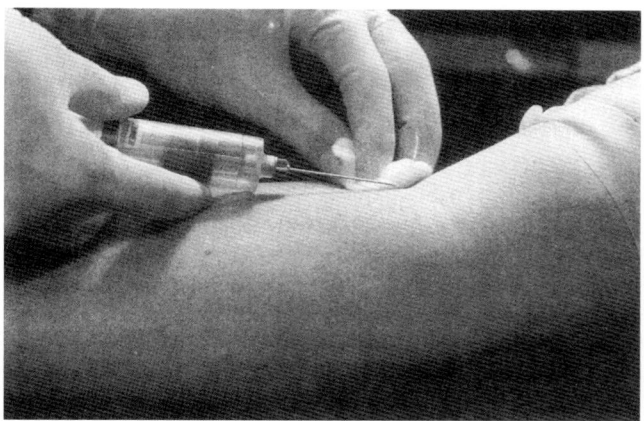

FIGURA 2.6 Técnica de punção venosa para obter material para hemocultura utilizando seringa e agulha estéreis. O torniquete é aplicado no braço acima do local da punção, de forma a distender as veias do antebraço. O local deve ter sido previamente preparado com tintura de iodo e álcool. O sangue é retirado com a seringa e a agulha e é injetado dentro de um frasco de hemocultura apropriado. Durante esse procedimento, o técnico deve usar luvas de látex.

Uma metanálise dessa questão não detectou contaminação mais frequente quando as agulhas não foram substituídas, mas o risco de adquirir uma infecção viral transmitida pelo sangue supera em muito os benefícios advindos da troca das agulhas.

Um fator importante para a qualidade da técnica de coleta de amostras para hemocultura, que comumente é desprezada, refere-se ao treinamento dos coletores. Vários pesquisadores demonstraram que uma equipe treinada em flebotomia pode obter hemoculturas com menos casos de contaminação do que os profissionais sem treinamento, independentemente do seu nível de formação.[322,323] É recomendável que os profissionais que realizam flebotomias sejam cuidadosamente treinados e que os índices de contaminação de cada profissional sejam registrados e monitorados pelo supervisor de flebotomia. Desse modo, as falhas técnicas podem ser descobertas imediatamente e os profissionais podem ser treinados novamente.

Quantidade e intervalo entre as hemoculturas. A quantidade de amostras coletadas é menos importante que o volume total de sangue enviado para cultura. Vários estudos demonstraram a importância do volume e a maioria concorda em que a positividade aumenta quando se utiliza cerca de 30 mℓ de sangue dos adultos.[328] Se for utilizado um par de frascos, cada um contendo 10 mℓ de sangue, o uso de 2 pares atende ao critério de volume. Se cada um dos 2 frascos contiver 5 mℓ, ou se o volume total de sangue não for inoculado pelo médico, um número correspondentemente maior de frascos deve ser coletado para atender ao volume exigido. Em geral, volumes totais menores de sangue são necessários para comprovar endocardite, porque a bacteriemia é contínua. Alguns autores sugeriram que uma única cultura para aeróbios possa ser adequada para os pacientes com pneumonia adquirida na comunidade.[215] Uma abordagem prática que atende a todos os contextos é organizar um pedido de hemocultura, de forma que o profissional encarregado de realizar a flebotomia encha os 2 pares de frascos de hemocultura com intervalo de cerca de 15 minutos, cada par

(*i. e.*, cada par incluindo um frasco para aeróbios e outro para anaeróbios) representando uma amostra de 20 mℓ de sangue (*i. e.*, 10 mℓ por frasco).

Em um estudo sobre as práticas de hemocultura hospitalares, Schifman *et al.*[252] descobriram que a incidência de hemoculturas isoladas variou de 1 a 99%, com porcentagem média de 26%. Os autores estimaram que aproximadamente 18.000 episódios de bacteriemia poderiam não ter sido diagnosticados anualmente, em razão da coleta de volumes insuficientes de sangue. Cerca de 20 a 30% das hemoculturas isoladas que os autores revisaram não tinham indicação clínica adequada; a maioria das outras hemoculturas foi solicitada por médicos que não sabiam que apenas uma amostra não é suficiente. A intervenção dirigida e o treinamento generalizado reduziram as hemoculturas isoladas de 40 para 24% em um hospital, enquanto as coletas desnecessárias diminuíram de 38 para 12,5% em outra instituição. Infelizmente, a melhoria do desempenho depois do treinamento persistiu por pouco tempo; o monitoramento contínuo (p. ex., como parte de um programa contínuo de garantia da qualidade) e/ou intervenções eletrônicas são necessários. As hemoculturas isoladas também acarretam o problema de que os isolados únicos de estafilococos coagulase-negativos são difíceis de interpretar, conforme mencionado antes.

Se for possível, as amostras para hemocultura devem ser coletadas antes de iniciar o tratamento com antimicrobianos sistêmicos. Depois que o tratamento é iniciado, as culturas ainda devem ser realizadas, mas os resultados negativos devem ser interpretados com cautela.

As diretrizes mais antigas eram de que várias amostras para cultura fossem obtidas em horas diferentes se houvesse suspeita de infecção intravascular e bacteriemia contínua. Hoje em dia, a maioria dos especialistas acredita que haja pouca vantagem em espaçar as culturas a intervalos regulares. Em geral, febre é uma reação até certo ponto tardia à entrada das bactérias na corrente sanguínea, de forma que a coleta das amostras deve ser realizada logo que seja possível depois de um pico febril. Como foi descrito antes, ao menos duas punções venosas devem ser realizadas, mas todos os espécimes necessários (em geral, 2 a 3 pares, cada qual contendo 2 frascos) podem ser coletados de uma só vez, ou a intervalos de aproximadamente 15 minutos.[156]

Depois de coletar um volume adequado de sangue e iniciar o tratamento antimicrobiano, não há qualquer vantagem em coletar amostras adicionais até que os resultados dos primeiros espécimes estejam prontos.[103] A prática de deixar uma solicitação para coletas diárias de amostras para cultura não deve ser sancionada. A maioria das bactérias isoladas é recuperada por sistemas de monitoramento contínuo dentro de 72 horas, de forma que é razoável aguardar ao menos 3 dias antes de coletar amostras adicionais. Uma regra recomendável é que é preferível considerar a possibilidade de uma outra causa, que repetir aleatoriamente uma abordagem diagnóstica infrutífera. Entretanto, se as condições clínicas do paciente mudarem, outros espécimes devem ser coletados. A "bacteriemia resistente" (hemoculturas positivas e um sintoma novo ou persistente apesar do tratamento antimicrobiano) sugere a possibilidade de resistência aos antibióticos e é indício de prognóstico desfavorável.[327] Entretanto, é importante lembrar que os meios mais modernos de hemocultura, que contêm resinas para remover compostos antimicrobianos, podem resultar na persistência aparente dos patógenos; por isso, é extremamente importante realizar uma avaliação clínica dos sintomas do paciente.

Meios de cultura. Os meios de cultura utilizados nos frascos de hemocultura são polivalentes e enriquecidos com nutrientes: soja tríptica ou tripticase, peptona suplementada, infusão de cérebro-coração, ágar CNA Columbia e caldos para *Brucella* são meios utilizados comumente. Todos esses meios estão disponíveis no mercado; contudo, as variações de composição do mesmo tipo de meio com os diferentes fabricantes tornam difícil avaliar as comparações e as conclusões quanto às positividades relativas para determinadas bactérias.

A maioria dos meios de hemocultura disponíveis no comércio contém o anticoagulante SPS em concentrações que variam de 0,025 a 0,05%. Além das propriedades anticoagulantes (a anticoagulação é um efeito desejável, porque algumas bactérias não sobrevivem bem dentro dos coágulos, nos quais a fagocitose por neutrófilos e macrófagos continua ativa), o SPS também inativa neutrófilos e alguns antibióticos, inclusive estreptomicina, canamicina, gentamicina e polimixina, além de precipitar fibrinogênio, β-lipoproteínas, $β_{1C}$-globulina e outros componentes do complemento sérico. O SPS também pode inibir o crescimento de algumas bactérias – *Peptostreptococcus anaerobius*, *N. gonorrhoeae* e *N. meningitidis*. O efeito inibitório do SPS pode ser neutralizado acrescentando-se gelatina ao meio até a concentração final de 1%.

Alguns frascos de hemocultura disponíveis atualmente incorporam resinas sintéticas, que removem antibióticos. Com esses acréscimos, o isolamento de patógenos e, infelizmente, também dos contaminantes da pele certamente aumenta.[323] Em um estudo com 6.839 pares de frascos de hemocultura,[142] o uso dos meios com resina aumentou significativamente o isolamento dos membros da família das enterobactérias, das espécies de *Enterococcus*, *S. pneumoniae* e dos estreptococos do grupo *viridans*.

Tradicionalmente, os pares de frascos de hemocultura consistiam em um recipiente destinado a isolar bactérias aeróbias e outro desenvolvido para isolar bactérias anaeróbias. Atualmente, a maioria das espécies bacterianas é isolada nesses dois frascos. A alteração do padrão das bacteriemias nos últimos anos, conforme descrito antes, levou alguns pesquisadores a sugerir que o frasco para "anaeróbios" fosse limitado aos casos em que o isolamento dessas bactérias seria esperado (p. ex., pacientes com processos patológicos abdominais).[199] Os índices de isolamento de 3 sistemas com frascos duplos foram comparados: (1) um frasco para aeróbios e outro para anaeróbios (com 5 mℓ de sangue cada); (2) 2 frascos para aeróbios (com 5 mℓ cada); e (3) 2 frascos para aeróbios mais um frasco extra para anaeróbios quando havia suspeita clínica de infecção anaeróbia. A terceira abordagem alcançou os maiores índices de positividade. Com base nesses resultados, os pesquisadores concluíram que o uso de dois frascos para aeróbios com cultura seletiva para anaeróbios pode aumentar o número de isolados clinicamente significativos em 6% no mínimo.[199] A norma de substituir um segundo frasco para "aeróbios" por um frasco para "anaeróbios" não é uma prática corrente, em parte provavelmente graças à dificuldade de decidir quais pacientes poderiam ser beneficiados por essa prática e à impossibilidade de deixar a decisão para a equipe médica. Outra razão provável é que outros pesquisadores demonstraram que as bacteriemias anaeróbias são imprevisíveis, de forma que um frasco para anaeróbios deve ser incluído em todos os sistemas de hemocultura.[59] Estudos demonstraram que algumas bactérias anaeróbias facultativas (a maioria dos patógenos humanos) crescem bem no frasco para "anaeróbios".[55] É importante salientar que a norma de uma instituição, na qual também foi demonstrada incidência decrescente de bacteriemias por anaeróbios,[74] incluía 2 frascos para aeróbios, além do frasco para "anaeróbios" não ventilado.

As hemoculturas para micobactérias e fungos devem ser consideradas no contexto clínico apropriado. Os fungos dimórficos (especialmente *H. capsulatum*) e os fungos filamentosos requerem cuidados especiais.[171] As espécies de *Candida* são isoladas eficazmente pelos sistemas automatizados de hemocultura atuais.[188]

O Boxe 2.3 resume as recomendações para coleta de amostras para hemocultura.

Sistemas para processamento das hemoculturas[214]

Sistemas de hemocultura manuais. Dois sistemas manuais disponíveis no mercado são variações dos frascos combinados clássicos de ágar-caldo, também conhecidos como frascos de Castañeda. Esses sistemas são opções razoáveis para os laboratórios que não dispõem de recursos para ter um sistema mais automatizado, que monitore continuamente o crescimento bacteriano.

Oxoid Signal® Blood Culture System. O *Oxoid Signal® Blood Culture System* (Thermofisher) é um sistema de hemocultura em frasco único, que utiliza a produção de CO_2 para detectar os primeiros indícios de crescimento bacteriano. O frasco de hemocultura principal é semelhante ao utilizado nos outros sistemas de cultura em caldo; contudo, o primeiro utiliza uma segunda câmara plástica – conhecida como câmara sinalizadora – que fica encaixada no fundo com uma agulha longa. Depois que a amostra de sangue a ser cultivada é inoculada no frasco principal, a câmara sinalizadora é conectada introduzindo-se a agulha através da tampa de borracha, de forma que fique posicionada abaixo superfície do meio de cultura. As bactérias metabolicamente ativas em crescimento produzem CO_2. O aumento resultante da pressão força o líquido a entrar na câmara sinalizadora; esse líquido pode ser detectado visualmente e usado para preparar a coloração por Gram e a subcultura. Os resultados da avaliação desse sistema foram favoráveis.[203,255] Entre os problemas ainda não resolvidos estão a quantidade de resultados positivos falsos acima do habitual e a positividade abaixo do normal para anaeróbios. Weinstein *et al.*[324] observaram que a utilização de frascos que tivessem espaço para circulação do gás e que pudessem ser agitados aumentava a taxa de isolamento de microrganismos.

BBL Septi-Chek® Blood Culture System. O sistema de lâmina de ágar bifásico Septi-Chek® (BD Diagnostic Systems, Sparks, MD) também é muito utilizado. Esse sistema utiliza um frasco de hemocultura convencional, que contém um caldo de infusão de cérebro-coração, ou um caldo de soja tripticase. O frasco é desenhado de forma que possa ser conectado a uma segunda câmara plástica, que contém uma lâmina revestida de ágar. Depois da inoculação do frasco principal com o espécime de sangue a ser cultivado,

Boxe 2.3

Diretrizes para coleta de amostras para hemocultura[a]

Em condições ideais, uma equipe de flebotomistas treinados deve coletar todas as amostras para hemocultura, de acordo com os protocolos estabelecidos. A frequência dos contaminantes prováveis das culturas obtidas por cada membro da equipe deve ser monitorada, de forma que seus componentes possam melhorar seu desempenho.

As hemoculturas são indicadas quando o paciente tem uma doença febril grave, que requeira tratamento antimicrobiano, ou quando a infecção de um sistema do corpo (p. ex., meningite ou pneumonia) poderia ser elucidada pelo isolamento de um patógeno no sangue.

O profissional deve comparar o nome e o número do prontuário médico da requisição com a identidade expressa pelo paciente. É recomendável usar 2 identificadores para cada paciente. Em seguida, o local (ou os locais) da punção venosa deve ser escolhido e limpo com um composto iodado e, em seguida, com álcool (precedidos, se possível, por um sabão cirúrgico e água).

É recomendável usar 2 pares de frascos para hemocultura – cada qual com frascos para aeróbios e anaeróbios. O segundo par deve ser coletado da forma descrita antes, mas de outro local de flebotomia. As punções venosas devem ser realizadas no mínimo em 2 locais diferentes. Todas as punções venosas podem ser realizadas na mesma ocasião, mas alguns autores recomendam intercalar as duas flebotomias com um intervalo de 15 min aproximadamente. Nos adultos, cada frasco de hemocultura deve ser preenchido com 15 mℓ de sangue. Por isso, ao concluir o procedimento, deve haver 2 frascos de hemocultura para aeróbios e 2 para anaeróbios, cada qual preenchido com 10 mℓ de sangue, totalizando o volume de 40 mℓ para avaliação por cultura.

Cada instituição pode adotar certas variações desse padrão e existem diretrizes diferentes para pacientes pediátricos, que comumente se baseiam na massa corporal para determinar o volume de sangue a ser obtido.

O profissional deve usar todos os dispositivos de segurança disponíveis, inclusive agulhas com medidas de segurança, um dispositivo de transferência seguro para inocular o sangue dentro dos frascos e, quando se utiliza um dispositivo de coleta com escalpe (*butterfly*), um adaptador para segurar o tubo. Todos os instrumentos pontiagudos devem ser descartados em um recipiente seguro.

O sangue não deve ser forçado para dentro dos frascos.

Os fracos inoculados devem ser levados ao laboratório tão logo seja possível.

[a]Adaptado da referência 83.

---

a "lâmina" contida no plástico é rosqueada. Essa lâmina contém uma superfície com três superfícies que ficam em contato com fitas de ágar-chocolate, ágar MacConkey e ágar-malte. A primeira "subcultura" é realizada com 4 a 6 horas de incubação a 35°C invertendo-se o frasco, de forma a permitir que o caldo entre na câmara da lâmina e, desse modo, inunde as superfícies com ágar. Em seguida, o frasco é colocado novamente na posição vertical para que a incubação tenha continuidade. O frasco pode ser invertido novamente a intervalos regulares para reinocular os meios de ágar da pá.

Sistema de hemocultura por lise-centrifugação

Wampole Isostat/Isolator® Microbial System. O sistema Isolator® (Alere, Waltham, MA) é amplamente aceito como método alternativo de hemocultura e é especialmente útil para isolar microrganismos exigentes ou de crescimento lento. Essa é a técnica preferida para fungos dimórficos, *Malassezia furfur* e *Legionella* spp.[24] O tempo médio para isolamento de fungos diminuiu de 4,9 dias com o sistema tradicional bifásico de caldo-ágar para 2,12 dias quando se utilizou o sistema Isolator®. Com esse sistema, o tempo médio para isolamento de *H. capsulatum* foi de 8,0 dias, em comparação com 24,14 dias com o sistema bifásico. O isolamento desse fungo por meio do sistema Isolator® não foi superado pelos sistemas automatizados. Um estudo demonstrou aumento global de 36,6% no índice de isolamento de fungos por hemocultura, quando se utilizou o sistema Isolator®. Essa técnica deve ser considerada quando há suspeita de outros microrganismos exigentes, inclusive *Bartonella henselae*,[169,270] e o laboratório pretende realizar tentativas de cultura. O Wampole Isolator® Microbial System (Alere) é um tubo especial contendo saponina, um composto químico que lisa hemácias e leucócitos. Cerca de 7,5 a 10 mℓ de sangue são acrescentados ao tubo e, em seguida, são misturados cuidadosamente por inversão do tubo várias vezes, de modo que a reação de lise possa ser concluída. Em seguida, o tubo é colocado em uma centrífuga angular e girado a 3.000 rpm por 15 minutos, de maneira a concentrar quaisquer microrganismos que possam estar presentes. Depois da centrifugação, o sedimento é aspirado e semeado em subculturas com meios apropriados. Existe uma versão mais compacta, que não requer centrifugação, para ser utilizada em lactentes e criancinhas; o uso da versão pediátrica para adultos deve ser desestimulado ou proibido, em razão do volume insuficiente de sangue cultivado.

O sistema Isolator® também é a técnica preferida quando se pretende realizar hemoculturas quantitativas. A quantidade de UFC/mℓ pode ser calculada com base no volume de sangue processado e do número de colônias presentes nas superfícies de ágar.[341]

O problema principal associado ao uso do sistema Isolator® é o aumento de 2 a 8 vezes nos índices de contaminação, em comparação com os sistemas convencionais. Alguns autores sugeriram que a contaminação possa ser reduzida utilizando-se placas de ágar seco, desinfetando-se a área de trabalho e processando-se as amostras em uma capela vertical de ar laminar.[144] Outro inconveniente é o trabalho necessário para processar cada hemocultura separada, porque cada uma requer centrifugação e inoculação em ágar na placa; esse procedimento é significativamente mais trabalhoso que simplesmente determinar a quantidade de sangue presente no frasco de um sistema automatizado e colocá-lo dentro do equipamento.

Exame dos sistemas manuais. Os fracos de hemocultura devem ser incubados a 35°C e examinados visualmente para detectar indícios de crescimento (i. e., hemólise, formação de gás ou turbidez) durante as primeiras 6 a 18 horas depois da coleta. Nos laboratórios que utilizam meios convencionais de caldo, os frascos devem ser examinados contra lâmpadas fluorescentes fortes ou luz incandescente transmitida. A superfície da camada de sangue sedimentado deve ser examinada porque podem ser detectadas colônias discretas. As subculturas das placas de ágar-chocolate "às cegas" devem ser realizadas a partir de todos os frascos de hemocultura em caldo sem ágar e hemocultura contínua, dentro de 12 a 24 horas depois da coleta; em seguida, as placas são incubadas em aerobiose com CO_2 5 a 10% a 35°C. Em geral, as subculturas em anaerobiose "às cegas" não são realizadas na maioria dos laboratórios. Contudo, geralmente existe consenso de que as subculturas aeróbias e anaeróbias de todos os frascos de hemocultura visualmente positivos devam ser preparadas. Em um estudo com 20.155 frascos de hemocultura (caldo de soja tripticase e caldo de tiol),[202] apenas 32 frascos com caldo de soja tripticase e 10 frascos com caldo de tiol tornaram-se positivos depois de 7 dias de incubação. Quinze dos 32 isolados em soja tripticase e todos os isolados em tiol foram recuperados de outras culturas, ou não foram considerados clinicamente significativos, indicando que a incubação das hemoculturas manuais por mais de 7 dias é desnecessária. A maioria das instituições passou a incubar os frascos de hemocultura por apenas 5 dias.

O exame microscópico rotineiro dos frascos de hemocultura macroscopicamente negativos depois de 24 horas de incubação não é recomendado, porque o número de microrganismos que podem ser detectados na coloração por Gram (cerca de 10^5 UFC) não é consideravelmente menor que 10^6 a 10^7 UFC necessárias para produzir turbidez visível no caldo.[236] As colorações por laranja de acridina (LA) são mais sensíveis e detectam 10^3 a 10^4 UFC/mℓ. Tierney et al. relataram aumento de 16,8% no índice de detecção precoce de septicemia quando examinaram macroscopicamente os caldos de hemocultura negativas por coloração com LA.[299]

Sistemas de hemocultura automatizados e computadorizados. A introdução dos sistemas de hemocultura automatizados e computadorizados com leitura contínua representou um avanço importante na prática da microbiologia clínica. O uso dos sistemas de hemocultura manuais tem diminuído desde a introdução desses sistemas. Três desses sistemas – BacT/ALERT® 3D (bioMérieux, Durham, NC), BD BACTEC® (BD Diagnostic Systems) e VersaTREK® (ThermoScientific, Cleveland, OH) – são utilizados comumente nos EUA.[VIII] Todos eles alertam o microbiologista de que uma cultura é positiva e, em seguida, os frascos relevantes podem ser removidos para coloração por Gram e subculturas. Mais recentemente, a FDA aprovou o uso dos ensaios diagnósticos moleculares multiplex para as hemoculturas positivas; isso permite a identificação mais rápida das espécies e, em alguns casos, a detecção dos determinantes genéticos de resistência. Os meios selecionados para a subcultura, assim como alguns ensaios moleculares, podem ser selecionados com base na reação ao Gram e na morfologia dos microrganismos. Quando os microrganismos não são detectados visualmente, uma subcultura "às cegas" deve ser realizada e o frasco devolvido ao aparelho para continuar a incubação. Vários estudos demonstraram que os frascos precisam ser incubados por apenas 5 dias, quando se utilizam sistemas de monitoramento contínuo. No futuro, será possível reduzir o tempo de incubação ainda mais.[58]

Sistema de hemocultura BacT/ALERT® 3D. Por ser o primeiro sistema de hemocultura com monitoramento contínuo desenvolvido e comercializado nos EUA, o BacT/ALERT® 3D (antes conhecido como BacT/Alert®) foi adotado em muitos laboratórios clínicos. Cada frasco de hemocultura pode receber 10 mℓ de sangue. À medida que os microrganismos crescem na mistura de sangue-caldo, o CO_2 é liberado. Um sensor químico sensível ao CO_2, que fica separado da mistura de sangue-caldo por uma membrana unidirecional permeável a esse gás, está fixado ao fundo de cada frasco. Quando há CO_2 presente, a cor do sensor muda de verde para amarelo, embora o detector sensível à luz acoplado ao instrumento reaja antes que seja perceptível uma mudança de cor.

Cada frasco é colocado com o fundo para baixo em uma cavidade receptora existente na unidade coletora de dados, que são controlados por um código de barras presente no rótulo do frasco, que é interligado ao computador de forma a corresponder aos dados de identificação de cada paciente. Cada unidade coletora de dados é um "gabinete" do tamanho aproximado de um refrigerador pequeno, que funciona como incubadora autônoma, agitador e dispositivo de detecção com recurso para guardar 120 ou 240 frascos, dependendo do modelo. Vários módulos passam pelos controles do mesmo computador, de forma que podem ser monitorados 1.440 frascos no total. As concavidades estão dispostas em duas fileiras dentro de uma estante horizontal, que gira suavemente para frente e para trás quando a porta da unidade coletora de dados está fechada. A intervalos de 10 minutos, um feixe de luz originado de diodos emissores (um para cada concavidade) é projetado através de um filtro de excitação, de modo a refletir o sensor sensível ao CO_2 presente no fundo de cada frasco. A luz refletida é direcionada por um filtro de emissão até um detector fotossensível que, por sua vez, está conectado a um compilador do computador. Logo que o acúmulo de CO_2 no frasco é suficiente para alterar o sensor, o aparelho emite um "alerta" visual ou sonoro e a posição do frasco positivo é assinalada imediatamente pelo computador. Os frascos positivos podem ser retirados imediatamente e processados em seguida.

Sistemas de hemocultura BD BACTEC®. O sistema BACTEC® consiste em uma incubadora autônoma, um agitador e um dispositivo de detecção semelhantes em aparência ao sistema BacT/ALERT® 3D. Existem 3 tamanhos: o modelo 9.240 guarda 240 frascos, o modelo 9.120 conserva 120 frascos e o modelo 9.050 acomoda 50 frascos. Vários módulos podem ser ligados à mesma unidade de controle computadorizado. Semelhante ao BacT/Alert®, cada frasco tem um disco sensor fixado à superfície interna do fundo. Uma diferença operacional entre os sistemas BacT/Alert® e BACTEC® é que o segundo utiliza luz fluorescente (em vez de luz espectral) para detectar alterações da concentração de CO_2 na mistura sangue-caldo. À medida que se forma CO_2 em cada frasco, seu sensor emite luz fluorescente, que em seu

---

[VIII] N. R. T. No Brasil, BacT/ALERT® 3D (bioMérieux, Durham, NC) e BD BACTEC® (BD Diagnostic Systems) são os mais utilizados pelos laboratórios de grande porte.

trajeto passa por um filtro de emissão até um diodo sensível à luz. Os frascos são colocados com o fundo para baixo em concavidades receptoras, que são monitoradas a cada 10 minutos. A voltagem da corrente de leitura do diodo é comparada com a leitura anterior. Quando a alteração de voltagem ultrapassa um valor delta pré-ajustado, o microcomputador marca o frasco como positivo. A posição do frasco positivo é indicada na tela do computador, de forma que ele possa ser retirado para processamento adicional. A qualquer momento, é possível gerar um gráfico ilustrando o progresso da produção de CO_2 na tela do computador.

Sistema de hemocultura VersaTREK®. O sistema de hemocultura VersaTREK® (ThermoScientific, antes conhecida como TREK Diagnostic Systems, Cleveland, OH) difere dos sistemas BacT/ALERT® 3D e BD BACTEC® nos seguintes aspectos: (1) a produção de CO_2 é monitorada manometricamente, (2) o consumo e a produção de gás são monitorados e (3) as alterações das concentrações de H_2 e O_2 (além do CO_2) são detectadas.

A unidade coletora de dados também é um "gabinete", que funciona como incubadora autônoma, agitador e detector. Atualmente, existem unidades com capacidade de acomodar 96 a 240 frascos, ou até 528 frascos. Depois da inoculação de até 10 mℓ de sangue venoso, cada frasco é ligado a um conector descartável, que inclui uma agulha retraída, que penetra o septo do frasco de hemocultura. Em seguida, cada frasco é colocado em uma posição definida na estante carreadora, que é alinhada de forma que cada conector fique diretamente ligado a uma sonda sensível localizada no alto de cada posição. Quando o frasco é alinhado corretamente, a pressão do gás circulante é monitorada continuamente. A leitura é realizada a cada 12 minutos. Quando a alteração da leitura ultrapassa um valor delta, luzes acendem indicando a posição de qualquer frasco positivo.

A leitura pode ser realizada durante a fase de consumo de H_2 e O_2. O consumo de oxigênio é acelerado quando os microrganismos em replicação entram na fase logarítmica de crescimento. Por isso, pode-se realizar uma leitura nas fases iniciais do período de incubação, antes que sejam produzidas quantidades detectáveis de CO_2. A pesquisa de múltiplos gases é uma vantagem teórica do sistema de precipitador eletrostático (SPE), especialmente para detectar microrganismos assacarolíticos, que podem não produzir CO_2 suficiente para que sejam detectados pelo indicador.

Estudos comparativos

O desempenho comparativo desses sistemas de hemocultura foi detalhadamente estudado. Dependendo do desenho do estudo, o espectro de microrganismos isolados dos espécimes clínicos, o volume de sangue cultivado e os tipos exatos de frascos e composições dos meios comparados, um sistema pode ser ligeiramente superior ou inferior aos outros. Aperfeiçoamentos das composições dos meios, da sensibilidade dos detectores e do desenho dos aparelhos continuam ainda hoje; os resultados de um estudo realizado há alguns meses podem não refletir necessariamente a tecnologia atual. Por isso, o diretor e o supervisor de cada laboratório devem considerar os estudos publicados e os comentários verbais das pessoas que utilizaram o sistema e as necessidades do laboratório local, de forma a determinar se um sistema novo deve ser implantado. Todos esses sistemas são equipamentos excelentes aprovados pela FDA; a decisão a ser tomada é saber qual o que melhor se adapta às necessidades de cada laboratório.

As vantagens dos sistemas de hemocultura com monitoramento contínuo incluem a redução da carga de trabalho do laboratório, a diminuição do número de resultados falso-positivos e pseudobacteriemias (porque os frascos são menos manuseados e são retiradas menos amostras) e os aumentos significativos da velocidade de detecção e do índice de isolamento microbiano. As desvantagens incluem a seleção limitada dos meios, o volume expressivo dos equipamentos (esse problema não é tão importante hoje em dia, porque existem plataformas menores) e o custo. A redução da carga de trabalho do laboratório é atribuída basicamente ao tempo que um tecnólogo pode dedicar ao processamento apenas das culturas positivas, em vez de carregar e descarregar os aparelhos ou preparar subculturas e observar as amostras predominantemente negativas. Também é necessário fazer um ajuste dos horários de trabalho dos profissionais da equipe, porque as culturas podem positivar a qualquer hora do dia.

Considerações especiais

Microrganismos exigentes e endocardite. Embora a maioria dos patógenos seja detectada em poucos dias, alguns micróbios exigentes crescem lentamente. Alguns desses microrganismos podem causar endocardite. Por isso, é conveniente prolongar a incubação além do período limítrofe rotineiro, quando isso for solicitado pelo médico. É recomendável conversar com o médico para descobrir se ele tem alguma suspeita clínica de determinado microrganismo exigente. Isso é útil por muitos motivos. Em alguns casos, o médico pode desconhecer os avanços dos equipamentos de hemocultura e pode estar interessado na incubação prolongada de um microrganismo, que é facilmente recuperável pelos sistemas modernos (p. ex., *Cardiobacterium* spp.). Por outro lado, o médico pode estar interessado em ampliar a incubação para detectar bactérias que não crescem em cultura (p. ex., *Coxiella burnetii*) ou têm poucas chances de serem isoladas em cultura (p. ex., *Bartonella* spp.). Nesses casos, seria apropriado recomendar-lhe técnicas sorológicas e/ou moleculares. Por fim, o médico pode estar interessado em microrganismos (p. ex., *P. acnes*) que podem exigir períodos longos de incubação que, nesses casos, deve ser realizada. Um problema associado a alguns patógenos exigentes e raros é que eles não produzem quantidades de CO_2 suficientes para ativar o detector. Se houver esse tipo de suspeita, uma manobra útil é realizar colorações "às cegas" dos frascos com LA depois da incubação por 7 dias e/ou do período total de incubação. O LA é preferível ao Gram porque é mais sensível e o esfregaço pode ser examinado mais rapidamente.

Culturas dos cateteres intravasculares. Existem duas abordagens básicas usadas para diagnosticar bacteriemia associada aos cateteres. Uma requer a retirada do cateter, a outra não.[193]

A recomendação diagnóstica inicial – e, provavelmente, a abordagem mais utilizada, mesmo hoje em dia – era um procedimento semiquantitativo.[175] A ponta do cateter é rolada sobre a superfície de uma placa de ágar e as colônias resultantes são contadas depois da incubação durante a noite. Estudos demonstraram uma correlação estatística de > 15 UFC com sepse associada aos cateteres e, mais tarde, essa relação foi confirmada por outros autores. As variações dessa técnica têm incluído culturas de vários segmentos, exposição da ponta do cateter ao ultrassom e lavagem do interior do cateter,[265] mas a simplicidade da técnica original tem atraído a maioria dos microbiologistas.

A segunda abordagem é realizar hemoculturas quantitativas obtidas simultaneamente do cateter e por punção venosa.[92,226] A teoria é que, se o cateter estivesse secundariamente infectado por uma bacteriemia originada de outra fonte, menos UFC seriam detectadas no sangue retirado pelo cateter, que no sangue obtido por punção venosa. Se o cateter fosse a origem da bacteriemia, o resultado seria o inverso. O método mais simples para realizar culturas quantitativas é usar o sistema de coleta sanguínea Isolator®.[92] Do mesmo modo, alguns autores estudaram os intervalos decorridos até a detecção nas hemoculturas obtidas do sangue periférico e do sangue do cateter como substitutos às hemoculturas quantitativas. O uso das culturas quantitativas e do tempo até a detecção ainda não foi adotado amplamente nos laboratórios clínicos.

A vantagem da técnica de cultura quantitativa é que o cateter pode permanecer no local, se não estiver implicado na bacteriemia. Contudo, é importante ressaltar que é possível trocar um cateter sobre um fio-guia, de forma que não é necessário realizar outro procedimento para manter o acesso vascular; nesse caso, a decisão quanto à remoção do cateter novo pode ser tomada depois que os resultados da cultura do primeiro cateter estiverem prontos.[193] De qualquer modo, um cateter intravascular é conservado se ficar comprovado que ele não é a causa da sepse. A utilidade das culturas do cateter é muito controvertida, em razão da possibilidade maior de contaminação e do seu benefício limitado ou nulo, em comparação com as hemoculturas do sangue periférico. A abordagem às culturas dos cateteres deve ser determinada depois de revisar a literatura e consultar os médicos solicitantes quanto ao seu uso.

Tecidos e biopsias. As amostras de tecidos para cultura devem ser enviadas imediatamente ao laboratório em um recipiente estéril adequadamente tampado. Quando a amostra é muito pequena, ela pode ser colocada em um pedaço de papel de filtro estéril seco. Algumas vezes, os médicos utilizam gaze, mas pode ser muito difícil retirar espécimes diminutos dos interstícios da gaze. Os espécimes colocados em formalina não são apropriados para cultura.

As culturas de medula óssea podem ser úteis para estabelecer o diagnóstico das doenças granulomatosas, inclusive brucelose, histoplasmose e tuberculose. A utilização do sistema Isolator® ou de outros sistemas líticos para processar as amostras de medula óssea pode facilitar o isolamento de bactérias, principalmente quando as infecções são causadas por patógenos intracelulares.

REFERÊNCIAS BIBLIOGRÁFICAS

1. Alfageme I, Muñoz F, Peña N, et al. Empyema of the thorax in adults. Etiology, microbiologic findings, and management. Chest 1993;103:839–843.
2. Allen BW, Darrell JH. Contamination of specimen container surfaces during sputum collection. J Clin Microbiol 1983;36:479–481.
3. Arnow PM, Quimosing EM, Beach M, et al. Consequences of intravascular catheter sepsis. Clin Infect Dis 1993;16:778–784.
4. Atkinson JB, Connor DH, Robinowitz M, et al. Cardiac fungal infections: review of autopsy findings in 60 patients. Hum Pathol 1984;15:935–942.
5. Aube H, Milan C, Blettery B, et al. Risk factors for septic shock in the early management of bacteremia. Am J Med 1992;93:283–288.
6. Bale JF Jr, Murph JR. Infections of the central nervous system in the newborn. Clin Perinatol 1997;24:787–806.
7. Baron EJ, Miller JM, Weinstein MP, et al. A guide to utilization of the microbiology laboratory for diagnosis of infectious diseases: 2013 recommendations by the Infectious Diseases Society of America (IDSA) and the American Society for Microbiology (ASM). Clin Infect Dis 2013;57:e22–e121.
8. Bartlett JG. Anaerobic bacterial infections of the lung and pleural space. Clin Infect Dis 1993;16(Suppl 4):S248–S255.
9. Bartlett JG. Bacteriologic diagnosis in anaerobic pleuropulmonary infections. Clin Infect Dis 1993;16(Suppl 4):S443–S445.
10. Bartlett JG, Alexander J, Mayhew J, et al. Should fiberoptic bronchoscopy aspirates be cultured? Am Rev Respir Dis 1976;114:73–78.
11. Bartlett JG, Breiman RF, Mandell LA, et al. Community-acquired pneumonia in adults: guidelines for management: The Infectious Diseases Society of America. Clin Infect Dis 1998;26:811–838.
12. Bartlett JG, Sullivan-Sigler N, Louie TJ, et al. Anaerobes survive in clinical specimens despite delayed processing. J Clin Microbiol 1976;3:133–136.
13. Bartlett RC, Tetreault J, Evers J, et al. Quality assurance of gram-stained direct smears. Am J Clin Pathol 1979;72:984–990.
14. Bassa AG, Hoosen AA, Moodley J, et al. Granuloma inguinale (donovanosis) in women. An analysis of 61 cases from Durban, South Africa. Sex Transm Dis 1993;20:164–167.
15. Bates DW, Goldman L, Lee TH, et al. Contaminant blood cultures and resource utilization (the true consequences of false-positive results). JAMA 1991;265:365–369.
16. Bayer AS. Infective endocarditis. Clin Infect Dis 1993;17:313–320.
17. Beeching NJ, Christmas TI, Ellis-Pegler RB, et al. *Streptococcus bovis* bacteraemia requires rigorous exclusion of colonic neoplasia and endocarditis. Q J Med 1985;56:439–450.
18. Beekmann SE, Diekema DJ, Chapin KC, et al. Effects of rapid detection of bloodstream infections on length of hospitalization and hospital charges. J Clin Microbiol 2003;41:3119–3125.
19. Benedetti JK, Zeh J, Corey L, et al. Clinical reactivation of genital herpes simplex virus infection decreases in frequency over time. Ann Intern Med 1999;131:14–20.
20. Benin AL, Benson RF, Besser RE, et al. Trends in legionnaires disease, 1980–1998: declining mortality and new patterns of diagnosis. Clin Infect Dis 2002;35:1039–1046.
21. Benjamin DR. Granulomatous lymphadenitis in children. Arch Pathol Lab Med 1987;111:750–753.
22. Bergmans DC, Bonten MJ, De Leeuw PW, et al. Reproducibility of quantitative cultures of endotracheal aspirates from mechanically ventilated patients. J Clin Microbiol 1997;35:796–798.
23. Beutner KR, Tyring S. Human papillomavirus and human disease. Am J Med 1997;102:9–15.
24. Bille J, Edson RS, Roberts GD, et al. Clinical evaluation of the lysis-centrifugation blood culture system for the detection of fungemia and comparison with a conventional biphasic broth blood culture system. J Clin Microbiol 1984;19:126–128.
25. Bisno AL. Acute pharyngitis. N Engl J Med 2001;344:205–211.
26. Bisno AL, Gerber MA, Gwaltney JM Jr, et al. Practice guidelines for the diagnosis and management of group A streptococcal pharyngitis. Infectious Diseases Society of America. Clin Infect Dis 2002;35:113–125.
27. Bisno AL, Peter GS, Kaplan EL, et al. Diagnosis of strep throat in adults: are clinical criteria really good enough? Clin Infect Dis 2002;35:126–129.
28. Bowler PG, Duerden BI, Armstrong DG, et al. Wound microbiology and associated approaches to wound management. Clin Microbiol Rev 2001;14:244–269.
29. Bradbury SM. Collection of urine specimens in general practice: to clean or not to clean? J R Coll Gen Pract 1988;38:363–365.
30. Briselden AM, Moncla BJ, Stevens CE, et al. Sialidases (neuraminidases) in bacterial vaginosis and bacterial vaginosis-associated microflora. J Clin Microbiol 1992;30:663–666.
31. Brooksaler F, Nelson, JD. Pertussis: a reappraisal and report of 190 confirmed cases. Am J Dis Child 1967;114:389–396.
32. Brouqui P, Lascola B, Roux V, et al. Chronic *Bartonella quintana* bacteremia in homeless patients. N Engl J Med 1999;340:184–189.
33. Brouqui P, Raoult D. Endocarditis due to rare and fastidious bacteria. Clin Microbiol Rev 2001;14:177–207.
34. Brown EJ, Hosea SW, Frank MM, et al. The role of antibody and complement in the reticuloendothelial clearance of pneumococci from the bloodstream. Rev Infect Dis 1983;5(Suppl 4):S797–S805.

35. Brown JR. Human actinomycosis: a study of 181 subjects. Hum Pathol 1973;4:319-330.
36. Brunham RC, Paavonen J, Stevens CE, et al. Mucopurulent cervicitis: the ignored counterpart in women of urethritis in men. N Engl J Med 1984;311:1-6.
37. Bryan CS. Clinical implications of positive blood cultures. Clin Microbiol Rev 1989;2:329-353.
38. Bryan CS, Reynolds KL. Bacteremic nosocomial pneumonia: analysis of 172 episodes from a single metropolitan area. Am Rev Respir Dis 1984;129:668-671.
39. Bryant JK, Strand CL. Reliability of blood cultures collected from intravascular catheter versus venipuncture. Am J Clin Pathol 1987;88:113-116.
40. Buchanan K, Heimbach DM, Minshew BH, et al. Comparison of quantitative and semiquantitative culture techniques for burn biopsy. J Clin Microbiol 1986;23:258-261.
41. Calisher CH. Medically important arboviruses of the United States and Canada. Clin Microbiol Rev 1994;7:89-116.
42. Campbell L, Woods V, Lloyd T, et al. Evaluation of the OSOM *Trichomonas* rapid test versus wet preparation for detection of *Trichomonas vaginalis* vaginitis in specimens from women with a low prevalence of infection. J Clin Microbiol 2008;46:3467-3469.
43. Carroll KC. Laboratory diagnosis of lower respiratory tract infections: controversy and conundrums. J Clin Microbiol 2002;40:3115-3120.
44. Carroll KC, Hale DC, Von Boerum DH, et al. Laboratory evaluation of urinary tract infections in an ambulatory clinic. Am J Clin Pathol 1994;101:100-103.
45. Casey BM, Cox SM. Chorioamnionitis and endometritis. Infect Dis Clin North Am 1997;11:203-222.
46. Centers for Disease Control and Prevention. Recommendation for the prevention and management of *Chlamydia trachomatis* infections, 1993. MMWR Morb Mortal Wkly Rep 1993;42:1-39.
47. Centers for Disease Control and Prevention. 1998 guidelines for treatment of sexually transmitted diseases. MMWR Morb Mortal Wkly Rep 1998;47:1-111.
48. Centers for Disease Control and Prevention. Primary and secondary syphilis -United States, 2000-2001. MMWR Morb Mortal Wkly Rep 2002;51:971-973.
49. Centers for Disease Control and Prevention. Diagnosis and management of foodborne illnesses: a primer for physicians and other health care professionals. MMWR Morb Mortal Wkly Rep 2004;53(RR-4):1-29.
50. Chapin KC, Blake P, Wilson CD. Performance characteristics and utilization of rapid antigen test, DNA probe, and culture for detection of group A streptococci in an acute care clinic. J Clin Microbiol 2002;40:4207-4210.
51. Chapnick EK, Schaffer BC, Gradon JD, et al. Technique for drawing blood for cultures: is changing needles truly necessary? South Med J 1991;84:1197-1198.
52. Chastre J, Fagon JY, Soler P, et al. Diagnosis of nosocomial bacterial pneumonia in intubated patients undergoing ventilation: comparison of the usefulness of bronchoalveolar lavage and the protected specimen brush. Am J Med 1988;85:499-506.
53. Chey WD, Wong BCY, Practice Parameters Committee of the American College of Gastroenterology. American College of Gastroenterology Guideline on the management of *Helicobacter pylori* infection. Am J Gastroenterol 2007;102:1808-1825.
54. Clarridge JE III, Attorri S, Musher DM, et al. *Streptococcus intermedius*, *Streptococcus constellatus*, and *Streptococcus anginosus* ("*Streptococcus milleri* group") are of different clinical importance and are not equally associated with abscess. Clin Infect Dis 2001;32:1511-1515.
55. Cockerill FR III, Hughes JG, Vetter EA, et al. Analysis of 281,797 consecutive blood cultures performed over an eight-year period: trends in microorganisms isolated and the value of anaerobic culture of blood. Clin Infect Dis 1997;24:403-418.
56. Connolly KJ, Hammer SM. The acute aseptic meningitis syndrome. Infect Dis Clin North Am 1990;4:599-622.
57. Cook RL, Redondo-Lopez V, Schmitt C, et al. Clinical, microbiological and biochemical factors in recurrent bacterial vaginosis. J Clin Microbiol 1992;30:870-877.
58. Cornish N, Kirkley BA, Easley KA, et al. Reassessment of the incubation time in a controlled clinical comparison of the BacT/Alert aerobic FAN bottle and standard anaerobic bottle used aerobically for the detection of bloodstream infections. Diagn Microbiol Infect Dis 1998;32:1-7.
59. Cornish N, Kirkley BA, Easley KA, et al. Reassessment of the routine anaerobic culture and incubation time in the BacT/Alert FAN blood culture bottles. Diagn Microbiol Infect Dis 1999;35:93-99.
60. Crawford I, Russell C. Comparative adhesion of seven species of streptococci isolated from the blood of patients with sub-acute bacterial endocarditis to fibrin-platelet clots in vitro. J Appl Bacteriol 1986;60:127-133.
61. Cunha BA. Osteomyelitis in elderly patients. Clin Infect Dis 2002;35:287-293.
62. Daly JA, Gooch WM III, Matsen JM, et al. Evaluation of the Wayson variation of a methylene blue staining procedure for the detection of microorganisms in cerebrospinal fluid. J Clin Microbiol 1985;21:919-921.
63. Dangor Y, Miller SD, Koornhof HJ, et al. A simple medium for the primary isolation of *Haemophilus ducreyi*. Eur J Clin Microbiol Infect Dis 1992;11:930-934.
64. Dangor Y, Radebe F, Ballard RC, et al. Transport media for *Haemophilus ducreyi*. Sex Transm Dis 1993;20:5-9.
65. De Boer AL, de Boer F, Van der Merwe JV, et al. Cytologic identification of Donovan bodies in granuloma inguinale. Acta Cytol 1984;28:126-128.
66. De Wit MA, Koopmans MP, Kortbeek LM, et al. Etiology of gastroenteritis in sentinel general practices in The Netherlands. Clin Infect Dis 2001;33:280-288.
67. Deitch EA, Desforges JF. The management of burns. N Engl J Med 1990;323:1249-1253.
68. DeLozier JS, Auerbach PS. The leukocyte esterase test for detection of cerebrospinal fluid leukocytosis and bacterial meningitis. Ann Emerg Med 1989;18:1191-1198.
69. Denny FW, Murphy TF, Clyde WA Jr, et al. Croup: an 11-year study in a pediatric practice. Pediatrics 1983;71:871-876.
70. DeShazo RD, Chapin K, Swain RE, et al. Fungal sinusitis. N Engl J Med 1997;337:254-259.
71. Diekema DJ, Pfaller MA, Jones RN, et al. Survey of bloodstream infections due to gram-negative bacilli: frequency of occurrence and antimicrobial susceptibility of isolates collected in the United States, Canada, and Latin America for the SENTRY Antimicrobial Surveillance Program, 1997. Clin Infect Dis 1999;29:595-607.
72. Domingue GJ Sr, Hellstrom WJ. Prostatitis. Clin Microbiol Rev 1998;11:604-613.
73. Donowitz GR, Mandell GL. Acute pneumonia. In Mandell GL, Douglas RG Jr, Bennett JE, Eds. Principles and Practice of Infectious Diseases. 3rd Ed. New York, NY: Churchill Livingstone, 1990:540-555.
74. Dorsher CW, Rosenblatt JE, Wilson WR, et al. Anaerobic bacteremia: decreasing rate over a 15 year period. Rev Infect Dis 1991;13:633-636.
75. Duguid H, Duncan I, Parratt D, et al. *Actinomyces* and intrauterine devices. JAMA 1982;248:1579-1580.
76. Dunne DW, Quagliarello V. Group B streptococcal meningitis in adults. Medicine (Baltimore) 1993;72:1-10.
77. Durack DT, Kaplan EL, Bisno AL, et al. Apparent failures of endocarditis prophylaxis. Analysis of 52 cases submitted to a national registry. JAMA 1983;250:2318-2322.
78. Echenbach DA, Hillier S, Critchlow C, et al. Diagnosis and clinical manifestations of bacterial vaginosis. Am J Obstet Gynecol 1988;158:819-828.
79. El Sahly HM, Atmar RL, Glezen WP, et al. Spectrum of clinical illness in hospitalized patients with "common cold" virus infections. Clin Infect Dis 2000;31:96-100.
80. Elishoov H, Or R, Strauss N, et al. Nosocomial colonization, septicemia, and Hickman/Broviac catheter-related infections in bone marrow transplant recipients: a 5-year prospective study. Medicine (Baltimore) 1998;77:83-101.
81. Ellner JJ, Rosenthal MS, Lerner PI, et al. Infective endocarditis caused by slow-growing fastidious gram-negative bacteria. Medicine (Baltimore) 1979;56:145-158.
82. Elting LS, Bodey GP, Keefe BH, et al. Septicemia and shock syndrome due to viridans streptococci: a case-control study of predisposing factors. Clin Infect Dis 1992;14:1201-1207.
83. Ernst DJ. Controlling blood culture contamination rates. Med Lab Observ 2004;36:14-18.
84. Eschenbach DA, Wager GP. Puerperal infections. Clin Obstet Gynecol 1980;23:1003-1037.
85. Evans FO Jr, Sydnor JB, Moore WE, et al. Sinusitis of the maxillary antrum. N Engl J Med 1975;293:735-739.
86. Everts RJ, Vinson EN, Adholla PO, et al. Contamination of catheter-drawn blood cultures. J Clin Microbiol 2001;39:3393-3394.
87. Falangola MF, Reichler BS, Petito CK, et al. Histopathology of cerebral toxoplasmosis in human immunodeficiency virus infection: a comparison between patients with early-onset and late-onset acquired immunodeficiency syndrome. Hum Pathol 1994;25:1091-1097.
88. Fein AM. Pneumonia in the elderly: overview of diagnostic and therapeutic approaches. Clin Infect Dis 1999;28:726-729.
89. Finegold SM, Flynn MJ, Rose FV, et al. Bacteriologic findings associated with chronic bacterial maxillary sinusitis in adults. Clin Infect Dis 2002;35:428-433.
90. Fleisher GR. The management of bite wounds. N Engl J Med 1999;340:138-140.

91. Fleming DT, McQuillan GM, Johnson RE, et al. Herpes simplex virus type 2 in the United States, 1976 to 1994. N Engl J Med 1997;337:1105–1111.
92. Flynn PM, Shenep JL, Barrett FF, et al. Differential quantitation with a commercial blood culture tube for diagnosis of catheter-related infection. J Clin Microbiol 1988;26:1045–1046.
93. Foley FD, Greenawald KA, Nash G, et al. Herpesvirus infection in burned patients. N Engl J Med 1970;282:652–656.
94. Fraser RS. Pulmonary aspergillosis: pathologic and pathogenetic features. Pathol Annu 1993;28:231–277.
95. Frayha H, Castriciano S, Mahony J, et al. Nasopharyngeal swabs and nasopharyngeal aspirates equally effective for the diagnosis of viral respiratory disease in hospitalized children. J Clin Microbiol 1989;27:1387–1389.
96. Gdoura R, Pereyre S, Frikha I, et al. Culture-negative endocarditis due to *Chlamydia pneumoniae*. J Clin Microbiol 2002;40:718–720.
97. Gefter WB. The spectrum of pulmonary aspergillosis. J Thorac Imaging 1992;7:56–74.
98. Gibot S, Cravoisy A, Levy B, et al. Soluble triggering receptor expressed on myeloid cells and the diagnosis of pneumonia. N Engl J Med 2004;350:451–458.
99. Gilligan PH. Microbiology of airway disease in patients with cystic fibrosis. Clin Microbiol Rev 1991;4:35–51.
100. Glaser CA, Gilliam S, Schnurr D, et al. In search of encephalitis etiologies: diagnostic challenges in the California Encephalitis Project, 1998–2000. Clin Infect Dis 2003;36:731–742.
101. Gleckman R, DeVita J, Hibert D, et al. Sputum gram stain assessment in community-acquired bacteremic pneumonia. J Clin Microbiol 1988;26:846–849.
102. Golbert TM, Patterson R. Pulmonary allergic aspergillosis. Ann Intern Med 1970;72:395–403.
103. Grace CJ, Lieberman J, Pierce K, et al. Usefulness of blood culture for hospitalized patients who are receiving antibiotic therapy. Clin Infect Dis 2001;32:1651–1655.
104. Graham DR, Band JD. *Citrobacter diversus* brain abscess and meningitis in neonates. JAMA 1981;245:1923–1925.
105. Gray LD, Fedorko DP. Laboratory diagnosis of bacterial meningitis. Clin Microbiol Rev 1992;5:130–145.
106. Grodinsky M. Retropharyngeal and lateral pharyngeal abscesses: an anatomic and clinical study. Ann Surg 1939;110:177–199.
107. Guerrant RL. Gastrointestinal infections and food poisoning: principles and definition of syndromes. In Mandell GL, Douglas RG Jr, Bennett JE, Eds. Principles and Practice of Infectious Diseases. 3rd Ed. New York, NY: Churchill Livingstone, 1990:839.
108. Guerrant RL, Steiner TS. Principles and syndromes of enteric infection. In Mandell GL, Bennett JE, Dolin R, Eds. Principles and Practice of Infectious Diseases. 5th Ed. Philadelphia, PA: Churchill Livingstone, 2000:1076–1093.
109. Gwaltney JM Jr, Lieberman J, Pierce K, et al. The microbial etiology and antimicrobial therapy of adults with acute community-acquired sinusitis: a fifteen-year experience at the University of Virginia and review of other selected studies. J Allergy Clin Immunol 1992;90(Pt 2):457–461.
110. Hall LR, Pearlman E. Pathogenesis of onchocercal keratitis (river blindness). Clin Microbiol Rev 1999;12:445–453.
111. Hamilton JR, Noble A, Denning DW, et al. Performance of *Cryptococcus* antigen latex agglutination kits on serum and cerebrospinal fluid specimens of AIDS patients before and after pronase treatment. J Clin Microbiol 1991;29:333–339.
112. Hammerschlag MR, Chirgwin K, Roblin PM, et al. Persistent infection with *Chlamydia pneumoniae* following acute respiratory illness. Clin Infect Dis 1992;14:178–182.
113. Hammond GW, Lian CJ, Wilt JC, et al. Comparison of specimen collection and laboratory techniques for isolation of *Haemophilus ducreyi*. J Clin Microbiol 1978;7:39–43.
114. Handsfield HH. Clinical presentation and natural course of anogenital warts. Am J Med 1997;102:16–20.
115. Harnisch JP, Tronca E, Nolan CM, et al. Diphtheria among alcoholic urban adults: a decade of experience in Seattle. Ann Intern Med 1989;111:71–82.
116. Hearn J, Rayment N, Landon DN, et al. Immunopathology of cerebral malaria: morphological evidence of parasite sequestration in murine brain microvasculature. Infect Immun 2000;68:5364–5376.
117. Henderson FW, Clyde WA Jr, Collier AM, et al. The etiologic and epidemiologic spectrum of bronchiolitis in pediatric practice. J Pediatr 1979;95:183–190.
118. Hendley JO. Otitis media. N Engl J Med 2002;347:1169–1174.
119. Hennessy TW, Marcus R, Deneen V, et al. Survey of physician diagnostic practices for patients with acute diarrhea: clinical and public health implications. Clin Infect Dis 2004;38(Suppl 3):S203–S211.
120. Herwaldt BL, Ackers ML. An outbreak in 1996 of cyclosporiasis associated with imported raspberries. N Engl J Med 1997;336:1548–1556.
121. Holmes KK, Eschenbach DA, Knapp JS, et al. Salpingitis: overview of etiology and epidemiology. Am J Obstet Gynecol 1980;138:893–900.
122. Holst E, Goffeng AR, Andersch B, et al. Bacterial vaginosis and vaginal microorganisms in idiopathic premature labor and association with pregnancy outcomes. J Clin Microbiol 1994;32:176–186.
123. Hoogkamp-Korstanje JA, Cats B, Senders RC, et al. Analysis of bacterial infections in a neonatal intensive care unit. J Hosp Infect 1982;3:275–284.
124. Hoppe JE. Methods for isolation of *Bordetella pertussis* from patients with whooping cough. Eur J Clin Microbiol Infect Dis 1988;7:616–620.
125. Hotchkiss RS, Karl IE. The pathophysiology and treatment of sepsis. N Engl J Med 2003;348:138–150.
126. Hubbard WA, Shalis PJ, McClatchey KD, et al. Comparison of the B-D urine culture kit with a standard culture method and with MS-2. J Clin Microbiol 1983;17:327–331.
127. Hughes JG, Vetter EA, Patel R, et al. Culture with BACTEC Peds Plus/F bottle compared with conventional methods for detection of bacteria in synovial fluid. J Clin Microbiol 2001;39:4468–4471.
128. Huppert JS, Mortensen JE, Reed JL, et al. Rapid antigen testing compares favorably with transcription-mediated amplification assays for the detection of *Trichomonas vaginalis* in young women. Clin Infect Dis 2007;45:194–198.
129. Ishak MA, Gröschel DH, Mandell GL, et al. Association of slime with pathogenicity of coagulase-negative staphylococci causing nosocomial septicemia. J Clin Microbiol 1985;22:1025–1029.
130. Ito F, Hunter EF, George RW, et al. Specific immunofluorescence staining of *Treponema pallidum* in smears and tissues. J Clin Microbiol 1991;29:444–448.
131. Jacobs RF, McCarthy RE, Elser JM, et al. *Pseudomonas* osteochondritis complicating puncture wounds of the foot in children: a 10-year evaluation. J Infect Dis 1989;160:657–661.
132. Jay V. Ignaz Semmelweis and the conquest of puerperal sepsis. Arch Pathol Lab Med 1999;123:561–562.
133. Jewkes FE, McMaster DJ, Napier WA, et al. Home collection of urine specimens-boric acid bottles or dipslides? Arch Dis Child 1990;65:286–289.
134. Johanson WG Jr, Pierce AK, Sanford JP, et al. Changing pharyngeal bacterial flora of hospitalized patients. Emergence of gram-negative bacilli. N Engl J Med 1969;281:1137–1140.
135. Johnson RE, Newhall WJ, Papp JR, et al. Screening tests to detect *Chlamydia trachomatis* and *Neisseria gonorrhoeae* infections—2002. MMWR Recomm Rep 2002;51(RR-15):1–38.
136. Jones C, MacPherson DW, Stevens DL, et al. Inability of the Chemstrip LN compared with quantitative urine culture to predict significant bacteriuria. J Clin Microbiol 1986;23:160–162.
137. Jones JL, Lopez A, Wahlquist SP, et al. Survey of clinical laboratory practices for parasitic diseases. Clin Infect Dis 2004;38(Suppl 3):S198–S202.
138. Jones RB, Batteiger BE. *Chlamydia trachomatis* (trachoma, perinatal infections, lymphogranuloma venereum, and other genital infections). In Mandell GL, Bennett JE, Dolin R, Eds. Mandell, Douglas, and Bennett's Principles and Practice of Infectious Diseases. 5th Ed. Philadelphia, PA: Churchill Livingstone, 2000:1989–2004.
139. Joshi N, Caputo GM, Weitekamp MR, et al. Infections in patients with diabetes mellitus. N Engl J Med 1999;341:1906–1912.
140. Karkos PD, Asrani S, Karkos CD, et al. Lemierre's syndrome: a systematic review. Laryngoscope 2009;119:1552–1559.
141. Kaye E. Antibacterial activity of human urine. J Clin Invest 1968;42:2374–2390.
142. Kelly MT, Roberts FJ, Henry D, et al. Clinical comparison of Isolator and BACTEC 660 resin media for blood culture. J Clin Microbiol 1990;28:1925–1927.
143. Khatib R, Riederer KM, Clark JA, et al. Coagulase-negative staphylococci in multiple blood cultures: strain relatedness and determinants of same-strain bacteremia. J Clin Microbiol 1995;33:816–820.
144. Kiehn TE, Camarata R. Comparative recoveries of *Mycobacterium avium/Mycobacterium intracellulare* from isolator lysis-centrifugation and BACTEC 13A blood culture systems. J Clin Microbiol 1988;26:760–761.
145. Kierkegaard H, Feldt-Rasmussen U, Hørder M, et al. Falsely negative urinary leucocyte counts due to delayed examination. Scand J Clin Lab Invest 1980;40:259–261.
146. Kimball MW, Knee S. Gonococcal perihepatitis in a male. The Fitz-Hugh-Curtis syndrome. N Engl J Med 1970;282:1082–1084.
147. Kimberlin DW. Neonatal herpes simplex infection. Clin Microbiol Rev 2004;17:1–13.
148. Kimberlin DW, Rouse DJ. Genital herpes. N Engl J Med 2004;350:1970–1977.
149. Kleinschmidt-DeMasters BK, Gilden DH. Varicella-zoster virus infections of the nervous system: clinical and pathologic correlates. Arch Pathol Lab Med 2001;125:770–780.

150. Klotz SA, Penn CC, Negvesky GJ, et al. Fungal and parasitic infections of the eye. Clin Microbiol Rev 2000;13:662–685.
151. Kohl S. Herpes simplex virus encephalitis in children. Pediatr Clin North Am 1988;35:465–483.
152. Koransky JR, Stargel MD, Dowell VR Jr, et al. *Clostridium septicum* bacteremia: its clinical significance. Am J Med 1979;66:63–66.
153. Kortekangas P, Aro HT, Lehtonen OP, et al. Synovial fluid culture and blood culture in acute arthritis: a multi-case report of 90 patients. Scand J Rheumatol 1995;24:44–47.
154. Krumholz HM, Cummings S, York M, et al. Blood culture phlebotomy: switching needles does not prevent contamination. Ann Intern Med 1990;113:290–292.
155. Kusumi RK, Grover PJ, Kunin CM, et al. Rapid detection of pyuria by leukocyte esterase activity. JAMA 1981;245:1653–1655.
156. Lamy B, Roy P, Carret G, et al. What is the relevance of obtaining multiple blood samples for culture? A comprehensive model to optimize the strategy for diagnosing bacteremia. Clin Infect Dis 2002;35:842–850.
157. Larsen SA, Steiner BM, Rudolph AH, et al. Laboratory diagnosis and interpretation of tests for syphilis. Clin Microbiol Rev 1995;8:1–21.
158. Lee A, Hazell SL. *Campylobacter pylori* in health and disease: an ecological prospective. Microbial Ecol Health Dis 1988;1:1–16.
159. Lee ME, Lindquist TD. Syphilitic interstitial keratitis. JAMA 1989;262:2921–2921.
160. Lefrock JL, Ellis CA, Turchik JB, et al. Transient bacteremia associated with sigmoidoscopy. N Engl J Med 1973;289:467–469.
161. Leibowitz HM. The red eye. N Engl J Med 2000;343:345–351.
162. Lentino JR, Lucks DA. Nonvalue of sputum culture in the management of lower respiratory tract infections. J Clin Microbiol 1988;25:758–762.
163. Lew DP, Waldvogel FA. Osteomyelitis. N Engl J Med 1997;336:999–1007.
164. Liesegang TJ. Bacterial keratitis. Infect Dis Clin North Am 1992;6:815–829.
165. Little JR, Murray PR, Traynor PS, et al. A randomized trial of povidone-iodine compared with iodine tincture for venipuncture site disinfection: effects on rates of blood culture contamination. Am J Med 1999;107:119–125.
166. Livesley NJ, Chow AW. Infected pressure ulcers in elderly individuals. Clin Infect Dis 2002;35:1390–1396.
167. Lodise TP, McKinnon PS, Swiderski L, et al. Outcomes analysis of delayed antibiotic treatment for hospital-acquired *Staphylococcus aureus* bacteremia. Clin Infect Dis 2003;36:1418–1423.
168. Loeb M. Pneumonia in older persons. Clin Infect Dis 2003;37:1335–1339.
169. Lucey D, Dolan MJ, Moss CW, et al. Relapsing illness due to *Rochalimaea henselae* in immunocompetent hosts: implication for therapy and new epidemiological associations. Clin Infect Dis 1992;14:683–688.
170. Luterman A, Dacso CC, Curreri PW, et al. Infections in burn patients. Am J Med 1986;81:45–52.
171. Lyon R, Woods G. Comparison of the BacT/Alert and Isolator blood culture systems for recovery of fungi. Am J Clin Pathol 1995;103:660–662.
172. Ma P, Visvesvara GS, Martinez AJ, et al. *Naegleria* and *Acanthamoeba* infections: a review. Rev Infect Dis 1990;12:490–513.
173. Mader TH, Stulting RD. Viral keratitis. Infect Dis Clin North Am 1992;6:831–849.
174. Mahony JB, Phernesky MA. Effect of swab type and storage temperature in the isolation of *Chlamydia trachomatis* from clinical specimens. J Clin Microbiol 1985;22:865–867.
175. Maki DG, Weise CE, Sarafin HW, et al. A semiquantitative culture method for identifying intravenous-catheter-related infection. N Engl J Med 1977;296:1305–1309.
176. Malan AK, Martins TB, Hill HR, et al. Evaluations of commercial West Nile virus immunoglobulin G (IgG) and IgM enzyme immunoassays show the value of continuous validation. J Clin Microbiol 2004;42:727–733.
177. Mandell LA, Marrie TJ, Grossman RF, et al. Canadian guidelines for the initial management of community-acquired pneumonia: an evidence-based update by the Canadian Infectious Diseases Society and the Canadian Thoracic Society. Clin Infect Dis 2000;31:383–421.
178. Marchevsky AM, Bottone EJ, Geller SA, et al. The changing spectrum of disease, etiology, and diagnosis of mucormycosis. Hum Pathol 1980;11:457–464.
179. Marquez-Davila G, Martinez-Barreda CE. Predictive value of the "clue cells" investigation and the amine volatilization test in vaginal infections caused by *Gardnerella vaginalis*. J Clin Microbiol 1985;22:686–687.
180. Marshall BJ, Warren JR. Unidentified curved bacilli in the stomach of patients with gastritis and peptic ulceration. Lancet 1984;1:1311–1315.
181. Martens MG, Faro S, Hammill H, et al. Comparison of two endometrial sampling devices. Cotton-tipped swab and double-lumen catheter with a brush. J Reprod Med 1989;34:875–879.
182. Mathisen GE, Johnson JP. Brain abscess. Clin Infect Dis 1997;25:763–779.
183. Maurin M, Raoult D. Q fever. Clin Microbiol Rev 1999;12:518–553.
184. Maury E, Barakett V, Blanchard H, et al. Circulating endotoxin during initial antibiotic treatment of severe gram-negative bacteremic infections. J Infect Dis 1998;178:270–273.
185. Mayhall CG. The epidemiology of burn wound infections: then and now. Clin Infect Dis 2003;37:543–550.
186. MayoSmith MF, Hirsch PJ, Wodzinski SF, et al. Acute epiglottitis in adults: an eight-year experience in the state of Rhode Island. N Engl J Med 1986;314:1133–1139.
187. Mazzulli T, Simor AE, Low DE, et al. Reproducibility of interpretation of Gram-stained vaginal smears for the diagnosis of bacterial vaginosis. J Clin Microbiol 1990;28:1506–1508.
188. McDonald LC, Weinstein MP, Fune J, et al. Controlled comparison of BacT/ALERT FAN aerobic medium and BACTEC fungal blood culture medium for detection of fungemia. J Clin Microbiol 2001;39:622–624.
189. McFarland LV, Coyle MB, Kremer WH, et al. Rectal swab cultures for *Clostridium difficile* surveillance studies. J Clin Microbiol 1987;25:2241–2242.
190. McGee ZA, Baringer JR. Acute meningitis. In Mandell GL, Douglas RG Jr, Bennett JE, eds. Principles and Practice of Infectious Diseases. 3rd Ed. New York, NY: Churchill Livingstone, 1990:741–755.
191. McIntosh K. Community-acquired pneumonia in children. N Engl J Med 2002;346:429–437.
192. Melgar GR, Nasser RM, Gordon SM, et al. Fungal prosthetic valve endocarditis in 16 patients: an 11-year experience in a tertiary care hospital. Medicine (Baltimore) 1997;76:94–103.
193. Mermel LA, Farr BM, Sherertz RJ, et al. Guidelines for the management of intravascular catheter-related infections. Clin Infect Dis 2001;32:1249–1272.
194. Mertz KJ, Trees D, Levine WC, et al. Etiology of genital ulcers and prevalence of human immunodeficiency virus coinfection in 10 US cities. J Infect Dis 1998;178:1795–1798.
195. Mertz KJ, Weiss JB, Webb RM, et al. An investigation of genital ulcers in Jackson, Mississippi, with use of a multiplex polymerase chain reaction assay: high prevalence of chancroid and human immunodeficiency virus infection. J Infect Dis 1998;178:1060–1066.
196. Mirrett S, Weinstein MP, Reimer LG, et al. Relevance of the number of positive bottles in determining clinical significance of coagulase-negative staphylococci in blood cultures. J Clin Microbiol 2001;39:3279–3281.
197. Monte-Verde D, Nosanchuk JS. The sensitivity and specificity of nitrite testing for bacteriuria. Lab Med 1981;12:755–757.
198. Morens DM. Death of a president. N Engl J Med 1999;341:1845–1849.
199. Morris AJ, Wilson ML, Mirrett S, et al. Rationale for selective use of anaerobic blood cultures. J Clin Microbiol 1993;31:2110–2113.
200. Mufson MA. *Streptococcus pneumoniae*. In Mandell GL, Douglas RG Jr, Bennett JE, eds. Principles and Practice of Infect Disease. 4th Ed. New York, NY: Churchill Livingstone, 1990:Chapter 178.
201. Murdoch DR, Laing RT, Mills GD, et al. Evaluation of a rapid immunochromatographic test for detection of *Streptococcus pneumoniae* antigen in urine samples from adults with community-acquired pneumonia. J Clin Microbiol 2001;39:3495–3498.
202. Murray PR. Determination of the optimum incubation period of blood culture broths for the detection of clinically significant septicemia. J Clin Microbiol 1985;85:481–485.
203. Murray PR, Niles AC, Heeren RL, et al. Comparative evaluation of the Oxoid signal and Roche septi-chek blood culture systems. J Clin Microbiol 1988;26:2526–2530.
204. Musher DM, Alexandraki I, Graviss EA, et al. Bacteremic and nonbacteremic pneumococcal pneumonia: a prospective study. Medicine (Baltimore) 2000;79:210–221.
205. Mylonakis E, Calderwood SB. Infective endocarditis in adults. N Engl J Med 2001;345:1318–1330.
206. Mylotte JM. Nursing home-acquired pneumonia. Clin Infect Dis 2002;35:1205–1211.
207. Nash D, Mostashari F, Fine A, et al. The outbreak of West Nile virus infection in the New York City area in 1999. N Engl J Med 2001;344:1807–1814.
208. Nichols RL, Smith JW. Wound and intraabdominal infections: microbiological considerations and approaches to treatment. Clin Infect Dis 1993;16(Suppl 4):S266–S272.
209. Nicolle LE. Asymptomatic bacteriuria: important or not? N Engl J Med 2000;343:1037–1039.
210. Nicolle LE, Harding GK, Kennedy J, et al. Urine specimen collection with external devices for diagnosis of bacteriuria in elderly incontinent men. J Clin Microbiol 1988;26:1115–1119.
211. Noah DL, Drenzek CL, Smith JS, et al. Epidemiology of human rabies in the United States, 1980 to 1996. Ann Intern Med 1998;128:922–930.

212. Nugent RP, Krohn MA, Hillier SL. Reliability of diagnosing bacterial vaginosis is improved by a standardized method of Gram stain interpretation. J Clin Microbiol 1991;29:297–301.
213. Office of Medical Applications of Research, National Institutes of Health; NIH Consensus Development Conference. Travelers' diarrhea. NIH Consensus Development Conference. JAMA 1985;253:2700–2704.
214. O'Hara CM, Weinstein MP, Miller JM. Manual and automated systems for detection and identification of microorganisms. In Murray PR, Baron EJ, Jorgensen JH, et al., eds. Manual of Clinical Microbiology. 8th Ed. Washington, DC: ASM Press, 2003:185–207.
215. Paisley JW, Lauer BA. Pediatric blood cultures. Clin Lab Med 1994;14:17–30.
216. Paramasivan CN, Narayana AS, Prabhakar R, et al. Effect of storage of sputum specimens at room temperature on smear and culture results. Tubercle 1983;64:119–121.
217. Parrillo JE. Pathogenetic mechanisms of septic shock. N Engl J Med 1993;328:1471–1477.
218. Penn RL, Silberman R. Effects of overnight refrigeration on the microscopic evaluation of sputum. J Clin Microbiol 1984;19:161–163.
219. Perl B, Gottehrer NP, Raveh D, et al. Cost-effectiveness of blood cultures for adult patients with cellulitis. Clin Infect Dis 1999;29:1483–1488.
220. Pezzlo MT, Amsterdam D, Anhalt JP, et al. Detection of bacteriuria and pyuria by URISCREEN a rapid enzymatic screening test. J Clin Microbiol 1992;30:680–684.
221. Pfaller MA, Jones RN, Doern GV, et al. Survey of blood stream infections attributable to gram-positive cocci: frequency of occurrence and antimicrobial susceptibility of isolates collected in 1997 in the United States, Canada, and Latin America from the SENTRY Antimicrobial Surveillance Program. SENTRY Participants Group. Diagn Microbiol Infect Dis 1999;33:283–297.
222. Pfaller MA, Koontz FP. Laboratory evaluation of leukocyte esterase and nitrite tests for the detection of bacteriuria. J Clin Microbiol 1985;21:840–842.
223. Piper C, Körfer R, Horstkotte D, et al. Prosthetic valve endocarditis. Heart 2001;85:590–593.
224. Prince HE, Lapé'-Nixon M, Moore RJ, et al. Utility of the Focus Technologies West Nile virus immunoglobulin M capture enzyme-linked immunosorbent assay for testing cerebrospinal fluid. J Clin Microbiol 2004;42:12–15.
225. Prober CG, Arvin AM. Perinatal viral infections. Eur J Clin Microbiol 1987;6:245–261.
226. Quilici N, Audibert G, Conroy MC, et al. Differential quantitative blood cultures in the diagnosis of catheter-related sepsis in intensive care units. Clin Infect Dis 1997;25:1066–1070.
227. Quinn TC, Goodell SE, Mkrtichian E, et al. Chlamydia trachomatis proctitis. N Engl J Med 1981;305:195–200.
228. Raad II, Bodey GP. Infectious complications of indwelling vascular catheters. Clin Infect Dis 1992;15:197–208.
229. Rajam RV, Rangiah PN, Anguli VC, et al. Systemic donovanosis. Br J Vener Dis 1954;30:73–80.
230. Rathore MH, Rathore S, Easley MA, et al. Latex particle agglutination tests on the cerebrospinal fluid: a reappraisal. J Fla Med Assoc 1995;82:21–23.
231. Ratzan KR. Viral meningitis. Med Clin North Am 1985;69:399–413.
232. Rautonen J, Koskiniemi M, Vaheri A, et al. Prognostic factors in childhood acute encephalitis. Pediatr Infect Dis J 1991;10:441–446.
233. Reimer LG, Carroll KC. Role of the microbiology laboratory in the diagnosis of lower respiratory tract infections. Clin Infect Dis 1998;26:742–748.
234. Reimer LG, Wilson ML, Weinstein MP, et al. Update on detection of bacteremia and fungemia. Clin Microbiol Rev 1997;10:444–465.
235. Rein MF, Mandell GL. Bacterial killing by bacteriostatic saline solutions: potential for diagnostic error. N Engl J Med 1973;289:794–795.
236. Reller LB, Murray PR, MacLowry, et al. Cumitech 1A. Blood Cultures II. Washington, DC: American Society for Microbiology, 1982.
237. Ringelmann R, Heym B, Kniehl E, et al. Role of immunological tests in diagnosis of bacterial meningitis. Antibiot Chemother 1992;45:68–78.
238. Robson MC, Stenberg BD, Heggers JP, et al. Wound healing alterations caused by infection. Clin Plast Surg 1990;17:485–492.
239. Ronald AR, Plummer FA. Chancroid and *Haemophilus ducreyi*. Ann Intern Med 1985;102:805–807.
240. Ronald AR, Plummer FA. Chancroid and granuloma inguinale. Clin Lab Med 1989;9:535–543.
241. Rosen T, Tschen JA, Ramsdell W, et al. Granuloma inguinale. J Am Acad Dermatol 1984;11:433–437.
242. Rosenfeld EA, Rowley AH. Infectious intracranial complications of sinusitis, other than meningitis, in children: 12-year review. Clin Infect Dis 1994;18:750–754.
243. Roson B, Carratalà J, Verdaguer R, et al. Prospective study of the usefulness of sputum gram stain in the initial approach to community-acquired pneumonia requiring hospitalization. Clin Infect Dis 2000;31:869–874.
244. Rummens JL, Fossepre JM, De Gruyter M, et al. Isolation of *Capnocytophaga* species with a new selective medium. J Clin Microbiol 1985;22:375–378.
245. Sachs MK, Huang CM, Ost D, et al. Failure of dithiothreitol and pronase to reveal a false-positive cryptococcal antigen determination in cerebrospinal fluid. Am J Clin Pathol 1991;96:381–384.
246. Sandberg T, Kaijser B, Lidin-Janson G, et al. Virulence of *Escherichia coli* in relation to host factors in women with symptomatic urinary tract infection. J Clin Microbiol 1988;26:1471–1476.
247. Sandre RM, Shafran SD. Infective endocarditis: review of 135 cases over 9 years. Clin Infect Dis 1996;22:276–286.
248. Sauerbrei A, Wutzler P. Laboratory diagnosis of central nervous system infections caused by herpesviruses. J Clin Virol 2002;25(Suppl 1)S45–S51.
249. Schaaf VM, Perez-Stable EJ, Borchardt K, et al. The limited value of symptoms and signs in the diagnosis of vaginal infections. Arch Intern Med 1990;150:1929–1933.
250. Schacker T, Ryncarz AJ, Goddard J, et al. Frequent recovery of HIV-1 from genital herpes simplex virus lesions in HIV-1-infected men. JAMA 1998;280:61–66.
251. Schacker T, Zeh J, Hu HL, et al. Frequency of symptomatic and asymptomatic herpes simplex virus type 2 reactivations among human immunodeficiency virus-infected men. J Infect Dis 1998;178:1616–1622.
252. Schifman RB, Strand CL, Braun E, et al. Solitary blood cultures as a quality assurance indicator. Qual Assur Util Rev 1991;6:132–137.
253. Schneider M, Vildozola CW, Brooks S, et al. Quantitative assessment of bacterial invasion of chronic ulcers. Statistical analysis. Am J Surg 1983;145:260–262.
254. Schulte JM, Martich FA, Schmid GP, et al. Chancroid in the United States, 1981–1990: evidence for underreporting of cases. MMWR CDC Surveill Summ 1992;41:57–61.
255. Schwabe LD, Randall EL, Miller-Catchpole R, et al. A comparison of Oxoid Signal with nonradiometric BACTEC NR-660 for detection of bacteremia. Diagn Microbiol Infect Dis 1990;13:3–8.
256. Schwartz R, Rodriguez WJ, Mann R, et al. The nasopharyngeal culture in acute otitis media: a reappraisal of its usefulness. JAMA 1979;241:2170–2173.
257. Scieux C, Barnes R, Bianchi A, et al. Lymphogranuloma venereum: 27 cases in Paris. J Infect Dis 1989;160:662–668.
258. Seaworth JB, Kwon-Chung KJ, Hamilton JD, et al. Brain abscess caused by a variety of *Cladosporium trichoides*. Am J Clin Pathol 1983;79:747–752.
259. Sehgal VN, Sharma HK. Pseudoelephantiasis of the penis following donovanosis. J Dermatol 1990;17:130–131.
260. Senzilet LD, Halperin SA, Spika JS, et al. Pertussis is a frequent cause of prolonged cough illness in adults and adolescents. Clin Infect Dis 2001;32:1691–1697.
261. Sepkowitz KA. Opportunistic infections in patients with and patients without acquired immunodeficiency syndrome. Clin Infect Dis 2002;34:1098–1107.
262. Shandera WX, White AC Jr, Chen JC, et al. Neurocysticercosis in Houston, Texas: a report of 112 cases. Medicine (Baltimore) 1994;73:37–52.
263. Matkoski C, Sharp SS, Kiska DL. Evaluation of the Q Score and Q234 systems for cost-effective and clinically-relevant interpretation of wound cultures. J Clin Microbiol 2006;44:1869–1872.
264. Sheiness D, Dix K, Watanabe S, et al. High levels of *Gardnerella vaginalis* detected with an oligonucleotide probe combined with elevated pH as a diagnostic indicator of bacterial vaginosis. J Clin Microbiol 1992;30:642–648.
265. Sherertz RJ, Heard SO, Raad II, et al. Diagnosis of triple-lumen catheter infection: comparison of roll plate, sonication, and flushing methodologies. J Clin Microbiol 1997;35:641–646.
266. Shirtliff ME, Mader JT. Acute septic arthritis. Clin Microbiol Rev 2002;15:527–544.
267. Shulman ST, Bisno AL, Clegg HW, et al. Clinical Practice Guideline for the Diagnosis and Management of Group A Streptococcal Pharyngitis: 2012 Update by the Infectious Diseases Society of America Clin Infect Dis 2012;55:e86–e102.
268. Siegman-Igra Y, Fourer B, Orni-Wasserlauf R, et al. Reappraisal of community-acquired bacteremia: a proposal of a new classification for the spectrum of acquisition of bacteremia. Clin Infect Dis 2002;34:1431–1439.
269. Singh AE, Romanowski B. Syphilis: review with emphasis on clinical, epidemiologic, and some biologic features. Clin Microbiol Rev 1999;12:187–209.
270. Slater LN, Welch DF, Hensel D, et al. A newly recognized fastidious gram-negative pathogen as a cause of fever and bacteremia. N Engl J Med 1990;323:1587–1593.
271. Smalley DL, Bradley ME. Correlation of leukocyte esterase activity and bacterial isolation from body fluids. J Clin Microbiol 1984;20:1186–1186.
272. Smart D, Baggoley C, Head J, et al. Effect of needle changing and intravenous cannula collection on blood culture contamination rates. Ann Emerg Med 1993;22:1164–1168.

273. Smith JS, Robinson NJ. Age-specific prevalence of infection with herpes simplex virus types 2 and 1: a global review. J Infect Dis 2002;186(Suppl 1) S3–S28.
274. Smith TF, Martin WJ, Washington JA 2nd, et al. Isolation of viruses from single throat swabs processed for diagnosis of group A beta-hemolytic streptococci by fluorescent antibody technic. Am J Clin Pathol 1973; 60:707–710.
275. Snow RW, Omumbo JA, Lowe B, et al. Relation between severe malaria morbidity in children and level of *Plasmodium falciparum* transmission in Africa. Lancet 1997;349:1650–1654.
276. Sobel JD. Vaginitis. N Engl J Med 1997;337:1896–1903.
277. Solomon AR. New diagnostic tests for herpes simplex and varicella zoster infections. J Am Acad Dermatol 1988;18:218–221.
278. Spada EL, Tinivella A, Carli S, et al. Proposal of an easy method to improve routine sputum bacteriology. Respiration 1989;56:137–146.
279. Speich R, Hauser M, Hess T, et al. Low specificity of the bacterial index for the diagnosis of bacterial pneumonia by bronchoalveolar lavage. Eur J Clin Microbiol Infect Dis 1998;17:78–84.
280. Spiegel CA. Bacterial vaginosis. Clin Microbiol Rev 1991;4:485–502.
281. Stamm WE. Catheter-associated urinary tract infections: epidemiology, pathogenesis, and prevention. Am J Med 1991;91:65S–71S.
282. Stamm WE, Colella JJ, Anderson RL, et al. Indwelling arterial catheters as a source of nosocomial bacteremia: an outbreak caused by *Flavobacterium* species. N Engl J Med 1975;292:1099–1102.
283. Stamm WE, Hooton TM. Management of urinary tract infections in adults. N Engl J Med 1993;329:1328–1334.
284. Stamm WE, Running K, McKevitt M, et al. Treatment of the acute urethral syndrome. N Engl J Med 1981;304:956–958.
285. Stamm WE, Wagner KF, Amsel R, et al. Causes of the acute urethral syndrome in women. N Engl J Med 1980;303:409–415.
286. Stanislawski L, Simpson WA, Hasty D, et al. Role of fibronectin in attachment of *Streptococcus pyogenes* and *Escherichia coli* to human cell lines and isolated oral epithelial cells. Infect Immun 1985;48:257–259.
287. Starr CE, Pavan-Langston D. Varicella-zoster virus: mechanisms of pathogenicity and corneal disease. Ophthalmol Clin North Am 2002;15:7–15.
288. Strom BL, Collins M, West SL, et al. Sexual activity, contraceptive use, and other risk factors for symptomatic and asymptomatic bacteriuria. A case-control study. Ann Intern Med 1987;107:816–823.
289. Stull TL, LiPuma JJ. Epidemiology and natural history of urinary tract infections in children. Med Clin North Am 1991;75:287–297.
290. Suerbaum S, Michetti P. *Helicobacter pylori* infection. N Engl J Med 2002;347:1175–1186.
291. Swartz MN. Cellulitis. N Engl J Med 2004;350:904–912.
292. Syed NA, Hyndiuk RA. Infectious conjunctivitis. Infect Dis Clin North Am 1992;6:789–805.
293. Talan DA, Citron DM, Abrahamian FM, et al. Bacteriologic analysis of infected dog and cat bites. N Engl J Med 1999;340:85–92.
294. Taylor DE, Hargreaves JA, Ng LK, et al. Isolation and characterization of *Campylobacter pyloridis* from gastric biopsies. Am J Clin Pathol 1987;87:49–54.
295. Tedder DG, Ashley R, Tyler KL, et al. Herpes simplex virus infection as a cause of benign recurrent lymphocytic meningitis. Ann Intern Med 1994;121:334–338.
296. Terni M, Caccialanza P, Cassai E, et al. Aseptic meningitis in association with herpes progenitalis. N Engl J Med 1971;285:503–504.
297. Thielman NM, Guerrant RL. Acute infectious diarrhea. N Engl J Med 2004;350:38–47.
298. Thwaites GE, Chau TT, Farrar JJ, et al. Improving the bacteriological diagnosis of tuberculous meningitis. J Clin Microbiol 2004;42:378–379.
299. Tierney BM, Henry NK, Washington JA II, et al. Early detection of positive blood cultures by the acridine orange staining technique. J Clin Microbiol 1983;18:830–833.
300. Torres A, Ewig S. Diagnosing ventilator-associated pneumonia. N Engl J Med 2004;350:433–435.
301. Torres A, Jiménez P, Puig de la Bellacasa J, et al. Diagnostic value of nonfluoroscopic percutaneous lung needle aspiration in patients with pneumonia. Chest 1990;98:840–844.
302. Tsai IK, Yen MY, Ho IC, et al. *Clostridium perfringens* septicemia with massive hemolysis. Scand J Infect Dis 1989;21:467–471.
303. Tunkel AR. Evaluation of culture-negative endocarditis. Hosp Pract 1993;28:59–66.
304. Uehling DT, Hasham AI. Significance of catheter tip cultures. Invest Urol 1977;15:57–58.
305. Valenstein PN. Semiquantitation of bacteria in sputum gram stains. J Clin Microbiol 1988;26:1791–1794.
306. van Vliet KE, Glimåker M, Lebon P, et al. Multicenter evaluation of the Amplicor Enterovirus PCR test with cerebrospinal fluid from patients with aseptic meningitis. J Clin Microbiol 1998;36:2652–2657.
307. Versalovic J. *Helicobacter pylori*. Pathology and diagnostic strategies. Am J Clin Pathol 2003;119:403–412.
308. Voetsch AC, Angulo FJ, Rabatsky-Ehr T, et al. Laboratory practices for stool-specimen culture for bacterial pathogens, including *Escherichia coli* O157: H7, in the FoodNet sites, 1995–2000. Clin Infect Dis 2004;38(Suppl 3): S190–S197.
309. von Eiff C, Becker K, Machka K, et al. Nasal carriage as a source of *Staphylococcus aureus* bacteremia. N Engl J Med 2001;344:11–16.
310. Vongpatanasin W, Hillis LD, Lange RA, et al. Prosthetic heart valves. N Engl J Med 1996;335:407–416.
311. Waisman Y, Zerem E, Amir L, et al. The validity of the uriscreen test for early detection of urinary tract infection in children. Pediatrics 1999;104:e41.
312. Wald A, Zeh J, Selke S, et al. Genital shedding of herpes simplex virus among men. J Infect Dis 2002;186(Suppl 1):S34–S39.
313. Wald A, Zeh J, Selke S, et al. Reactivation of genital herpes simplex virus type 2 infection in asymptomatic seropositive persons. N Engl J Med 2000;342:844–850.
314. Wald ER. Sinusitis in children. N Engl J Med 1992;326:319–323.
315. Walter FG, Knopp RK. Urine sampling in ambulatory women: midstream clean-catch versus catheterization. Ann Emerg Med 1989;18:166–172.
316. Waltzman ML, Harper M. Financial and clinical impact of false-positive blood culture results. Clin Infect Dis 2001;33:296–299.
317. Warren JW, Abrutyn E, Hebel JR, et al. Guidelines for antimicrobial treatment of uncomplicated acute bacterial cystitis and acute pyelonephritis in women. Infectious Diseases Society of America (IDSA). Clin Infect Dis 1999;29:745–758.
318. Warren SS, Allen SD. Clinical, pathogenic and laboratory features of *Capnocytophaga* infections. Am J Clin Pathol 1986;86:513–518.
319. Washington JA II, White CM, Langaniere M, et al. Detection of significant bacteriuria by microscopic examination of urine. Lab Med 1981;12:294–296.
320. Watanakunakorn C, Burkert T. Infective endocarditis at a large community teaching hospital, 1980–1990: a review of 210 episodes. Medicine (Baltimore) 1993;72:90–102.
321. Weese WC, Smith IM. A study of 57 cases of actinomycosis over a 36-year period: a diagnostic "failure" with good prognosis after treatment. Arch Intern Med 1975;135:1562–1568.
322. Weinbaum FI, Lavie S, Danek M, et al. Doing it right the first time: quality improvement and the contaminant blood culture. J Clin Microbiol 1997;35:563–565.
323. Weinstein MP. Blood culture contamination: persisting problems and partial progress. J Clin Microbiol 2003;41:2275–2278.
324. Weinstein MP, Mirrett S, Reimer LG, et al. The effect of altered headspace atmosphere on yield and speed of detection of the Oxoid Signal blood culture system versus BACTEC radiometric system. J Clin Microbiol 1990;28:795–797.
325. Weinstein MP, Mirrett S, Van Pelt L, et al. Clinical importance of identifying coagulase-negative staphylococci isolated from blood cultures: evaluation of MicroScan Rapid and Dried Overnight Gram-Positive panels versus a conventional reference method. J Clin Microbiol 1998;36:2089–2092.
326. Weinstein MP, Murphy JR, Reller LB, et al. The clinical significance of positive blood cultures: a comprehensive analysis of 500 episodes of bacteremia and fungemia in adults. II. Clinical observations, with special reference to factors influencing prognosis. Rev Infect Dis 1983;5:54–70.
327. Weinstein MP, Reller LB. Clinical importance of "breakthrough" bacteremia. Am J Med 1984;76:175–180.
328. Weinstein MP, Reller LB, Murphy JR, et al. The clinical significance of positive blood cultures: a comprehensive analysis of 500 episodes of bacteremia and fungemia in adults. I. Laboratory and epidemiologic observations. Rev Infect Dis 1983;5:35–53.
329. Weinstein MP, Towns ML, Quartey SM, et al. The clinical significance of positive blood cultures in the 1990s: a prospective comprehensive evaluation of the microbiology, epidemiology, and outcome of bacteremia and fungemia in adults. Clin Infect Dis 1997;24:584–602.
330. Wendt C, Grunwald WJ. Polyclonal bacteremia due to gram-negative rods. Clin Infect Dis 2001;33:460–465.
331. Whitley RJ, Kimberlin DW. Viral encephalitis. Pediatr Rev 1999;20:192–198.
332. Wieland M, Lederman MM, Kline-King C, et al. Left-sided endocarditis due to *Pseudomonas aeruginosa*: a report of 10 cases and review of the literature. Medicine (Baltimore) 1986;65:180–189.
333. Wilson DA, Sholtis M, Parshall S, et al. False-positive cryptococcal antigen test associated with use of BBL Port-a-Cul transport vials. J Clin Microbiol 2011;49:702–703.

334. Wilson ML, Gaido L. Laboratory diagnosis of urinary tract infections in adult patients. Clin Infect Dis 2004;38:1150–1158.
335. Wilson ML, Weinstein MP, Mirrett S, et al. Comparison of iodophor and alcohol pledgets with the medi-flex blood culture prep kit II for preventing contamination of blood cultures. J Clin Microbiol 2000;38:4665–4667.
336. Wohl ME, Chernick V. State of the art: bronchiolitis. Am Rev Respir Dis 1978;118:759–781.
337. Wølner-Hanssen P, Svensson L, Weström L, et al. Isolation of *Chlamydia trachomatis* from the liver capsule in Fitz-Hugh-Curtis syndrome. N Engl J Med 1982;306:113–113.
338. Woods DE, Straus DC, Johanson WG Jr, et al. Role of fibronectin in the prevention of adherence of *Pseudomonas aeruginosa* to mammalian buccal epithelial cells. J Infect Dis 1981;143:784–790.
339. Wu TC, Koo SY. Comparison of three commercial cryptococcal latex kits for detection of cryptococcal antigen. J Clin Microbiol 1983;18:1120–1127.
340. Xu F, Schillinger JA, Sternberg MR, et al. Seroprevalence and coinfection with herpes simplex virus type 1 and type 2 in the United States, 1988–1994. J Infect Dis 2002;185:1019–1024.
341. Yagupsky P, Nolte FS. Quantitative aspects of septicemia. Clin Microbiol Rev 1990;3:269–279.
342. Yagupsky P, Press J. Use of the isolator 1.5 microbial tube for culture of synovial fluid from patients with septic arthritis. J Clin Microbiol 1997;35:2410–2412.
343. Yuen KY, Seto WH, Ong SG, et al. The significance of *Branhamella catarrhalis* in bronchopulmonary infection—a case-control study. J Infect 1989;19:2511–2516.
344. Ziai M, Haggerty RJ. Neonatal meningitis. N Engl J Med 1958;259:314–320.

CAPÍTULO 3

Diagnóstico Laboratorial por Métodos Imunológicos

Introdução, 117

Antígenos e anticorpos | Definições básicas, 117

Anticorpos monoclonais, 119

Tipos de reações antígeno | Anticorpo utilizados em sorologia diagnóstica, 121
Reações de precipitina, 121
Fixação de complemento e inibição da hemaglutinação, 122
Reações de aglutinação, 124

Métodos de imunoensaio de fase sólida, 125
Imunoensaios enzimáticos para detecção de anticorpos, 125
Métodos de captura de anticorpos por IEE para detecção de IgM, 127
IEE para detecção de antígenos, 128
Imunoensaios de imunoconcentração e imunocromatografia, 132

Técnicas de imunofluorescência, 135
Técnicas de imunofluorescência para detecção de antígenos, 136
Técnicas de imunofluorescência para detecção de anticorpos, 137

Introdução

Nos laboratórios de microbiologia clínica, a cultura de microrganismos a partir dos espécimes obtidos dos pacientes ainda é o método principal para diagnosticar doenças infecciosas. Durante as décadas de 1940 e 1950, as técnicas sorológicas (como a imunodifusão de Oudin e Ouchterlony) desenvolvidas nos laboratórios de pesquisa foram introduzidas nos laboratórios clínicos. Mais tarde, outros métodos baseados em conceitos imunológicos, como a fixação de complemento (FC), também foram introduzidos como técnicas para documentar retrospectivamente a reação imune dos hospedeiros à infecção. O desenvolvimento das tecnologias do imunoensaio enzimático (IEE) e dos hibridomas revolucionou por completo o papel da sorologia no diagnóstico das doenças infecciosas. Métodos desenvolvidos originalmente para detectar anticorpos foram depois reconfigurados para a detecção direta de antígenos microbianos nos espécimes obtidos dos pacientes. As técnicas imunossorológicas mais modernas ampliaram a importância do laboratório na assistência aos pacientes e conquistaram aceitação ampla como recursos diagnósticos úteis. Todas essas técnicas têm seus fundamentos nos conceitos básicos de imunologia. Depois de uma revisão sucinta desses conceitos, este capítulo descreve as aplicações mais recentes da imunossorologia na prática clínica.

Antígenos e anticorpos | Definições básicas

Antígeno é uma substância que estimula a produção de anticorpos por um animal imunizado por esse antígeno específico. Em geral, os antígenos são imunogênicos, ou seja, têm a capacidade de estimular a produção de anticorpos e combinar-se especificamente com os anticorpos formados contra eles. Nem todas as estruturas moleculares que compõem um antígeno são igualmente imunogênicas; as estruturas moleculares imunogênicas e reconhecidas pelos anticorpos são conhecidas como **determinantes antigênicos imunodominantes** ou **epítopos**. As características singulares de cada epítopo antigênico dependem dos tipos e das sequências dos aminoácidos das proteínas; das composições estrutural e química dos polissacarídios, das glicoproteínas e dos ácidos nucleicos; e de suas estruturas secundárias, terciárias e quaternárias. Moléculas diferentes podem compartilhar os mesmos determinantes antigênicos e ser reconhecidas por anticorpos dirigidos contra esses determinantes. Por exemplo, os fragmentos C1 das cadeias leves de várias classes de imunoglobulinas (descritas adiante) contêm determinantes antigênicos comuns, que lhes permitem ser reconhecidos pelos mesmos anticorpos. Essas combinações de antígenos/anticorpos são descritas como **reatividade cruzada**. A reatividade cruzada dos anticorpos aos antígenos comuns ou diretamente relacionados pode ser clinicamente importante em algumas doenças. Por exemplo, estudos realizados com anticorpos monoclonais demonstraram que certos antígenos da proteína estreptocócica M e o antígeno N-acetil-β-glicosamina do carboidrato dos estreptococos do grupo A têm reatividade cruzada com a miosina cardíaca e várias outras proteínas (p. ex., tropomiosina, vimentina) existentes nos tecidos das valvas e dos músculos cardíacos.[46,62,100] Nesse modelo experimental, os anticorpos formados durante a faringite estreptocócica aguda depois se ligavam a esses epítopos com reatividade cruzada dos tecidos cardíacos e, assim, ativavam a cascata do complemento e resultavam nas lesões imunologicamente mediadas do músculo cardíaco e dos tecidos adjacentes, bem como no desenvolvimento da febre reumática aguda (FRA).[104] Um mecanismo semelhante parece atuar na patogenia da glomerulonefrite pós-estreptocócica. Anticorpos produzidos contra vários antígenos (exceto proteína M) dos estreptococos "nefritogênicos" do grupo A (p. ex., endostreptosina citoplasmática, "proteína associada às cepas nefríticas" [PACN] extracelular, exotoxina piogênica estreptocócica [speB]) podem reagir com os tecidos renais e causar lesão nos glomérulos.[44,154]

Os anticorpos fazem parte de um grupo de moléculas glicoproteicas estruturalmente semelhantes encontradas no sangue e nos líquidos extracelulares, conhecidas coletivamente como **imunoglobulinas (Igs)**. Essas moléculas são sintetizadas pelos linfócitos B, que expressam Igs ligadas à superfície com especificidade única. Quando os receptores de antígenos dessas células encontram o ligante apropriado, as células B proliferam e secretam anticorpos solúveis voltados contra o antígeno-alvo. Cada plasmócito produz quantidades expressivas de moléculas de um único anticorpo, com as mesmas especificidades de ligação aos antígenos. Além disso, algumas células B funcionam como células processadoras de antígenos, que depois são apresentados aos linfócitos T para estimular a produção adicional de anticorpos e a estimulação das reações imunes celulares.[27] A descrição da origem das reações imunes humorais e celulares e das interações celulares que resultam na formação dos anticorpos específicos estaria além dos propósitos deste capítulo e pode ser encontrada em outras fontes dedicadas à imunologia e à imunogenética.[27]

As imunoglobulinas podem ser divididas em 5 classes com base em suas estruturas: IgG, IgM, IgA, IgD e IgE (Figura 3.1). As moléculas de IgG têm peso molecular em torno de 150 kDa, são compostas de 2 cadeias leves e 2 pesadas e têm 2 locais de ligação para antígenos específicos (regiões Fab). Os locais que não se ligam aos antígenos e são compostos de partes das 2 cadeias pesadas são conhecidos como regiões Fc. As moléculas de IgG são transportadas ativamente através da placenta e conferem imunidade passiva aos recém-nascidos em uma fase na qual os mecanismos da resposta imune do lactente ainda estão em desenvolvimento. As IgG são divididas em 4 subclasses referidas como IgG_1, IgG_2, IgG_3 e IgG_4. A IgG_1 é a imunoglobulina predominante do soro e pode fixar-se e ativar complemento. A IgG_2 e a IgG_4 são as imunoglobulinas principais produzidas em resposta aos antígenos polissacarídicos e, por extensão, às bactérias encapsuladas, como *Streptococcus pneumoniae* e *Haemophilus influenzae* tipo b. A IgG_3 é produzida em quantidades maiores durante as reações imunes secundárias e é especialmente importante para a neutralização de vírus. As moléculas de IgM têm peso molecular em torno de 950 kDa e são compostas de 5 monômeros, cada qual semelhante a uma molécula de IgG simples. As 5 estruturas monoméricas são interligadas por pontes dissulfídricas na região Fc de cada monômero e por uma molécula com 15 kDa conhecida como "cadeia J", necessária à agregação da estrutura pentamérica da IgM. IgM é a primeira classe de imunoglobulina produzida pelo feto, além de também ser a primeira Ig a aparecer na circulação depois de uma infecção ou imunização. A IgM também é útil à fixação do complemento. A presença da IgM no soro é transitória e, em geral, indica infecção recente. Contudo, as reações por IgM podem ocorrer durante a reativação das infecções virais latentes e na reinfecção pelos mesmos agentes infecciosos ou outros semelhantes. Além disso, os anticorpos da classe IgM podem persistir por semanas a meses, dependendo do agente infeccioso e da competência imune do hospedeiro. Ao contrário da IgG sérica, a IgM não atravessa a placenta; desse modo, a demonstração de IgM voltada contra um agente infeccioso (p. ex., vírus da rubéola) no sangue fetal ou do cordão umbilical indica infecção congênita ou adquirida no período perinatal. A IgG sérica aparece 4 a 6 semanas depois da infecção e geralmente persiste

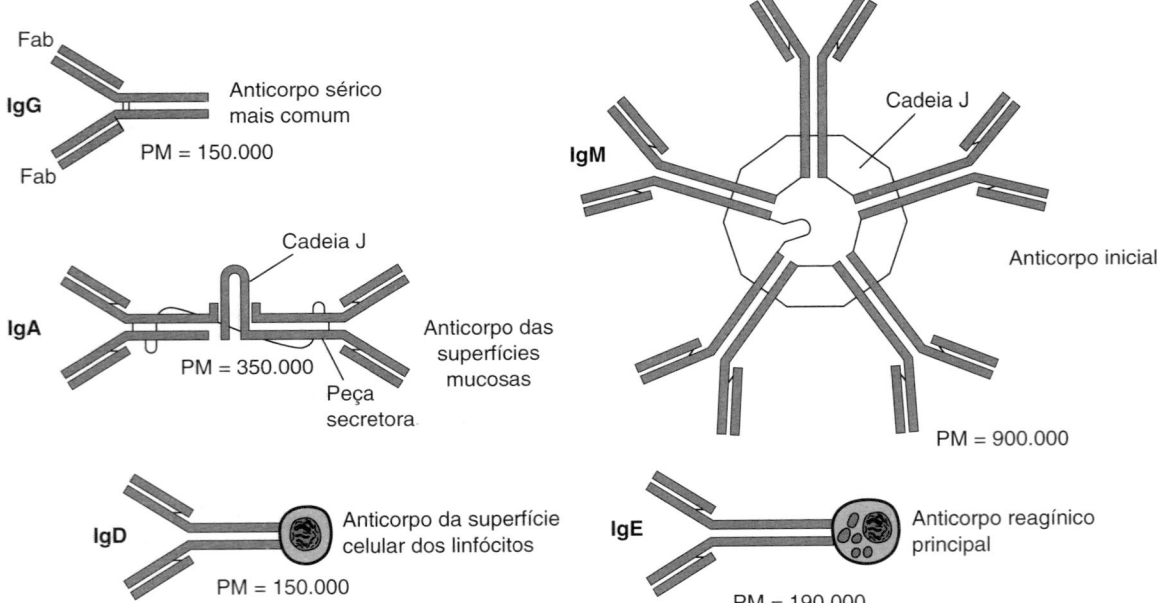

FIGURA 3.1 Classes das imunoglobulinas humanas. Os anticorpos constituem 5 classes estruturais e funcionais designadas como IgG, IgM, IgA, IgD e IgE. A unidade estrutural básica dos componentes de cada classe consiste em 2 pares de polipeptídios (2 cadeias pesadas e 2 cadeias leves) reunidos por pontes dissulfídricas, e cada unidade tem 2 locais de ligação para antígenos. Alguns tipos de Ig têm outros componentes estruturais (cadeia J da IgM, peça secretora da IgA). PM = peso molecular.

por toda a vida. Os anticorpos da classe IgA ocorrem na forma de monômeros (160 kDa) ou dímeros (400 kDa) e representam cerca de 15% das imunoglobulinas séricas totais. A IgA é a classe principal de anticorpos encontrados nas superfícies das mucosas e nas secreções extracelulares (p. ex., colostro, saliva, lágrimas, mucina e secreções intestinais, respiratórias e genitais). A IgD é estruturalmente semelhante à IgG, tem peso molecular de 175 kDa e representa apenas cerca de 0,2% das imunoglobulinas séricas totais. Essa classe de anticorpos é encontrada principalmente nas superfícies dos linfócitos B imaturos e atua como um receptor celular de antígenos. A IgE tem 190 kDa e apenas vestígios dessa classe são encontrados no soro. Essa é a imunoglobulina que se liga não covalentemente aos mastócitos e basófilos pela região Fc.[50] A ligação do antígeno à IgE estimula a desgranulação dessas células, resultando na síntese de mediadores peptídicos da hipersensibilidade. Desse modo, os anticorpos da classe IgE desempenham funções importantes nas reações alérgicas (p. ex., anafilaxia). Os níveis séricos desses anticorpos também podem aumentar transitória ou persistentemente durante as infecções intestinais por helmintos.[63,134]

O diagnóstico sorológico das infecções causadas por bactérias, vírus, fungos ou parasitas no laboratório clínico é realizado pela demonstração de anticorpos específicos nas amostras de soro dos pacientes. Como anteriormente dito, IgM é o primeiro anticorpo a aparecer depois de uma infecção; por isso, o diagnóstico sorológico de uma infecção recente pode ser firmado com base na realização de um teste específico para IgM com uma única amostra de soro obtida na fase inicial da evolução clínica. O diagnóstico das infecções recentes também pode ser baseado na detecção de anticorpos da classe IgG em 2 espécimes pareados. O primeiro é obtido 5 a 7 dias depois do início dos sintomas e o segundo durante a fase de convalescença (2 a 4 semanas depois). Aumentos de 4 vezes ou mais no título de anticorpos entre as amostras da fase aguda e da convalescença sugerem infecção recente ou intercorrente. O título de anticorpo é definido pela recíproca (valor correspondente) da diluição do soro que apresenta reação positiva à presença dos anticorpos. Por exemplo, quando uma amostra de soro da fase aguda é reativa na diluição mais alta de 1:8 (título de 8) e a amostra da fase de convalescença é reativa até a diluição de 1:64 (título de 64), o título do segundo espécime é mais que 4 vezes maior que o título da primeira amostra (8 × 4 = 32 e 64 > 32). Esse aumento do título em 4 vezes sugere infecção em passado recente. O uso de um aumento de 4 vezes para definir infecção recente está baseado na variação normal do teste e é estabelecido pela dosagem de anticorpos das amostras da fase aguda e da convalescença com o mesmo método a cada vez. Amostras isoladas de soro podem ser testadas para determinar o estado imune dos indivíduos a alguns agentes infecciosos (p. ex., vírus da rubéola, vírus varicela-zóster etc.); nesses casos, a realização do teste deve incluir não apenas controles positivos e negativos, mas também outros soros com reatividade conhecida para funcionar como calibradores para a interpretação dos resultados.

O diagnóstico sorológico das doenças infecciosas é retrospectivo, porque é preciso decorrer algum tempo entre a infecção pelo agente infeccioso e a detecção da resposta imune. Entretanto, o escopo das técnicas sorológicas aumentou e hoje inclui não apenas a detecção de anticorpos no soro, como também a demonstração de antígenos em vários tipos de amostras. No restante deste capítulo, descreveremos os métodos para detecção sorológica de anticorpos e antígenos em termos gerais, enquanto as aplicações específicas destas técnicas estão descritas nos capítulos subsequentes.

Anticorpos monoclonais

Em razão de sua conformação como macromoléculas com estruturas secundárias, terciárias e quaternárias, os antígenos constituem um "mosaico" de determinantes antigênicos. Uma consequência natural dos princípios sorológicos básicos e das técnicas sorológicas foi a tentativa de "purificar" antígenos para reduzir a heterogeneidade dos anticorpos que se formam contra eles. As moléculas antigênicas com apenas um epítopo são encontradas raramente; por outro lado, centenas ou até milhares de determinantes antigênicos potenciais podem existir na superfície de uma célula ou dentro da mistura de outras substâncias. Quando esses antígenos misturados são injetados em um animal, o mesmo número de clones de linfócitos é estimulado. Ainda que cada clone produza um anticorpo específico, o resultado final é uma mistura extremamente heterogênea de moléculas de anticorpos, cuja especificidade e afinidade geralmente são desconhecidas e difíceis de controlar de um lote para outro. Quando esses **antissoros policlonais** são usados nos sistemas de testes imunológicos para agentes infecciosos, pode ser observada reatividade cruzada porque os determinantes antigênicos são compartilhados por diferentes espécies, ou porque mutações resultaram na evolução de epítopos suficientemente próximos em especificidade para produzir reações cruzadas detectáveis. As tentativas de produzir anticorpos puros por meio da absorção com antígenos de reatividade cruzada, ou de preparar antissoros "clonais" a partir dos "policlonais" através de técnicas como a cromatografia em coluna de afinidade, têm alcançado apenas sucesso parcial.

À medida que a ciência que estuda o desenvolvimento de testes sorológicos evoluía, foi observado que a disponibilidade de um Ac ter um alto grau de homogeneidade molecular e especificidade única resolveria muitos problemas encontrados com anticorpos policlonais. Daí a busca por epítopos antigênicos sem reação cruzada. Como produtos de um único clone de células linfoides, os **anticorpos monoclonais** altamente específicos surgiram gradativamente como subprodutos das pesquisas sobre fusão celular e tecnologia dos hibridomas, que foram realizadas por Kohler e Milstein.[85,175] Graças a essa descoberta, hoje é possível isolar clones de linhagens de linfócitos específicos, que produzem moléculas únicas de anticorpos monoespecíficos. O termo "anticorpos monoclonais" refere-se às espécies moleculares homogêneas e uniformes de imunoglobulinas, em vez de a um conjunto heterogêneo de anticorpos produzidos durante a reação imune habitual. O aspecto principal dessa tecnologia não era que uma linhagem única de células produtoras de anticorpos monoclonais (AMC) poderia ser isolada, mas que tais linfócitos de camundongos poderiam ser "combinados" com células do mieloma desses animais para produzir células híbridas com duas propriedades intrínsecas: (1) capacidade de sintetizar anticorpos monoespecíficos (adquiridos dos linfócitos originais) e (2) capacidade de proliferar permanentemente em cultura ("imortalidade" típica adquirida das células do mieloma transformadas). Desse modo, anticorpos monoclonais específicos podem ser produzidos continuamente em quantidades praticamente infindáveis (Boxe 3.1).

Boxe 3.1

Técnica de produção dos anticorpos monoclonais[85,175]

1. **Seleção do antígeno**
   Anticorpos monoclonais podem ser produzidos contra qualquer substância reconhecida como antígeno pelo sistema imune do animal no qual ela é injetada. O ideal é utilizar um antígeno puro. Na verdade, alguns antígenos (p. ex., fármacos purificados quimicamente, como a digoxina, para ser usados em ensaios) podem ser homogêneos. Mesmo nesses casos, nunca se pode garantir que um determinante antigênico consistirá em apenas um epítopo. O fato de que os antígenos não purificados podem ser utilizados para produzir AMC é uma das vantagens principais sobre os métodos tradicionais usados para produzir anticorpos policlonais.

2. **Imunização do animal**
   Os objetivos principais do procedimento de imunização são ativar o sistema imune do animal a reconhecer avidamente todos os antígenos injetados, estimular ao máximo os clones de linfócitos B e fazer com que as células do baço dividam-se a uma taxa acelerada. A cepa de camundongos BALB/c é utilizada mais comumente para produzir anticorpos monoclonais. O antígeno é injetado por via subcutânea ou intraperitoneal com dose simultânea do adjuvante de Freund. As doses são repetidas semanalmente e uma última, de "reforço", é aplicada por via intravenosa aproximadamente 3 dias antes de retirar as células do baço. Ao final do esquema de imunização, o animal é sacrificado e seu baço é removido por meio de técnica asséptica.

3. **Fusão dos linfócitos esplênicos com as células do mieloma**
   O baço do animal é colocado em um meio de cultura estéril contendo antibióticos. O tecido esplênico é agitado para liberar células e formar uma suspensão fluida. Esse material é passado por um tamis para separar as células. Em seguida, adiciona-se ficol e a suspensão obtida é centrifugada para remover as hemácias. Polietilenoglicol (PEG) é acrescentado ao produto para reduzir a tensão superficial entre as células; isso as coloca em contato direto umas com as outras, permitindo que ocorra fusão de suas membranas. Também é acrescentado dimetilsulfóxido (DMSO) à mistura em fusão para facilitar ainda mais o contato entre as células. Por fim, a suspensão celular é distribuída em placas de 96 orifícios e centrifugada suavemente por 5 minutos. Desse modo, ao fim dessas etapas, a preparação consiste em uma suspensão de células do mieloma não fundidas, linfócitos não fundidos e alguns híbridos fundidos de células do mieloma com linfócitos. (É importante salientar que os linfócitos do baço e as células do mieloma fundem-se a uma taxa aproximada de apenas 1 por 10^5 ou 10^6 células.)

4. **Seleção dos híbridos de linfócitos–células do mieloma**
   As células do mieloma que não se fundiram proliferam mais rapidamente que os híbridos e precisam ser removidas de algum modo. As células do mieloma usadas para a fusão são cultivadas em presença de 8-azaguanina, um fármaco que leva as células a interromper irreversivelmente a produção de hipoxantina-fosforribosiltransferase (HPRT; do inglês, *hypoxanthine phosphoribosyl transferase*), uma enzima necessária à continuidade do crescimento. Quando essas células HPRT-negativas são suspensas em um meio contendo hipoxantina, aminopterina e timidina (meio HAT), apenas as células do hibridoma conseguem proliferar com sucesso. As células do hibridoma herdam a enzima HPRT dos linfócitos esplênicos, com os quais se fundiram e sobreviverão. As células do mieloma que não se fundiram e são incapazes de sintetizar DNA porque não conseguem produzir HPRT são destruídas pela aminopterina presente no meio HAT seletivo. Também é importante lembrar que os linfócitos esplênicos que não se fundiram não sobrevivem por mais que alguns dias no meio de cultura; por isso, apenas os híbridos formados pela fusão dos linfócitos com as células do mieloma sobrevivem no meio HAT.

5. **Clonagem das células do hibridoma**
   As células híbridas que produzem o anticorpo desejado devem ser isoladas e cultivadas na forma de um clone. Para isso, podem ser utilizadas duas técnicas: (1) diluição limitante e (2) proliferação em meio de gel-ágar. Com a técnica de diluição limitante ou duplicante, a suspensão com híbridos (depois de proliferação máxima) é diluída e distribuída dentro de uma série de cavidades estéreis de uma placa de microtitulação. As diluições são calculadas com tanta precisão que cada cavidade contém em média apenas uma célula, a qual depois pode ser restabelecida para formar um clone produtor de um único anticorpo. Com a técnica alternativa, que utiliza gel de agarose suplementado com soro, aminoácidos e antibióticos, as células híbridas em divisão formam grupos esferoides minúsculos. Essas esferas podem ser selecionadas com uma pipeta de Pasteur e transferidas para as câmaras dos microtubos para cultura adicional e, por fim, para os ensaios objetivando determinar se estão produzindo o anticorpo esperado.

6. **Separação dos anticorpos desejados**
   Na etapa de fusão do procedimento de produção dos anticorpos monoclonais, alguns linfócitos além dos que produziam os anticorpos monoclonais desejados também podem ter fundido. Na verdade, menos de 5% das células híbridas separadas desses linfócitos selecionados realmente produzem os anticorpos específicos desejados. Desse modo, são necessários ensaios com as linhagens celulares selecionadas para determinar se estão produzindo o anticorpo desejado. Nessa fase do procedimento, podem ser utilizadas técnicas de radioimunoensaio, ensaio imunossorvente ligado a enzima (ELISA; do inglês, *enzyme-linked immunosorbent assay*), métodos de precipitação e técnicas de transferência e absorção (*blotting*, em inglês).

7. **Produção em massa dos anticorpos monoclonais**
   Depois de selecionar o clone desejado de células híbridas, a próxima etapa é produzir grandes quantidades de anticorpos monoclonais. A cavidade peritoneal do camundongo, de preferência da mesma cepa que foi usada na etapa inicial de imunização, pode ser usada para proliferar o clone de células híbridas selecionado. Primeiramente, injeta-se um irritante orgânico (p. ex., pristano) para produzir peritonite química. Em seguida, a linhagem de células híbridas selecionada é injetada na cavidade peritoneal. Depois de alguns dias, desenvolve-se um tumor conhecido como hibridoma. Esse tumor produz grandes quantidades dos anticorpos monoclonais, que podem ser recuperados por aspiração do líquido ascítico da cavidade peritoneal do animal. Um animal portador desses tumores pode sobreviver por 4 a 6 semanas e, durante esse período, podem ser obtidas grandes quantidades de anticorpo. Os hibridomas também podem ser cultivados em culturas de células, nas quais os anticorpos altamente purificados são produzidos sem a possibilidade de contaminação pelo soro, da interferência causada pelas proteínas da ascite, ou da reatividade cruzada dos anticorpos de histocompatibilidade derivados dos tecidos do camundongo.

Pesquisadores desenvolveram anticorpos monoclonais contra os antígenos clinicamente relevantes de alguns patógenos bacterianos, virais, fúngicos e parasitários, e os reagentes preparados com esses anticorpos são usados em alguns *kits* de testes de imunofluorescência e ensaio imunoenzimático (IEE) disponíveis no mercado. Além da detecção direta dos antígenos estruturais dos microrganismos (p. ex., polissacarídios capsulares, antígenos da proteína da membrana externa), também foram desenvolvidos anticorpos monoclonais para detectar fatores de virulência microbiana, inclusive toxinas produzidas por *E. coli* êntero-hemorrágica (p. ex., toxinas Shiga e outras semelhantes).[80,102] Essa abordagem introduziu outra forma de avaliar a relação entre os microrganismos e as doenças infecciosas. Em vez do foco tradicional na detecção e identificação dos próprios microrganismos, esses reagentes permitem a detecção específica dos fatores de virulência microbianos, que podem ser compartilhados por várias espécies bacterianas associadas a determinado complexo sintomático. Por exemplo, pode ser mais importante saber que uma toxina entérica é a causa da diarreia hiperosmótica, que receber a informação de que o paciente está infectado por uma espécie de *Shigella* ou uma cepa de *E. coli* enterotoxigênica.

Tipos de reações antígeno | Anticorpo utilizados em sorologia diagnóstica

Reações de precipitina

O tipo básico de reação antígeno:anticorpo é a de precipitina. Essa reação é encontrada nos sistemas de teste, que permitem a difusão livre das frentes de antígeno e anticorpo na direção uma da outra. Em um ponto crítico da interface, no qual as concentrações são ideais, forma-se um precipitado visível composto de antígenos e anticorpos combinados. No sistema de **difusão simples**, o anticorpo é incorporado a um ágar-gel, dentro do qual o antígeno pode difundir. No método de imunodifusão em tubo (Oudin), o antígeno é sobreposto aos antissoros contendo ágar e forma-se uma linha ou mais de precipitina nas zonas de equivalência. Com a **imunodifusão radial**, o anticorpo é incorporado ao ágar, que é espalhado sobre uma lâmina de vidro. Em seguida, o material contendo o antígeno é colocado dentro de uma cavidade circular cortada no ágar. Durante a incubação, o antígeno difunde-se para dentro do ágar e forma-se um anel de precipitação. O quadrado do raio do anel é diretamente proporcional à quantidade de antígeno presente no material. Utilizando uma diluição constante do antissoro, as concentrações semiquantitativas de antígeno podem ser determinadas comparando-se os diâmetros da reação de precipitina produzida pelas soluções de antígenos em concentrações conhecidas com o do anel produzido por uma solução conhecida. **Dupla difusão** é a técnica de imunodifusão convencional utilizada mais comumente. Com essa técnica, o antígeno e o anticorpo são colocados em câmaras próximas umas das outras. Em seguida, quando são alcançadas concentrações equivalentes, forma-se uma linha de precipitação entre as linhas. A dupla difusão pode exigir incubação por até 48 horas, antes que seja obtido um resultado interpretável. A **contraimunoeletroforese** (CIE) utiliza a tecnologia de difusão dupla, mas usa uma corrente elétrica que passa pela matriz de sustentação de agarose para acelerar a migração do antígeno e do anticorpo na direção um do outro. Esses métodos podem ser usados para detectar anticorpo ou antígeno nos líquidos corporais.

Durante a realização dos testes de precipitina, uma precaução é reconhecer a possibilidade de que ocorram reações falso-negativas em consequência dos fenômenos de pró-zona ou pós-zona. Quando o anticorpo está em excesso (*i. e.*, em concentrações muito maiores que o antígeno disponível), ocorre uma reação negativa falsa (pró-zona), porque não se formam tramas moleculares, que tornam o precipitado visível. Por outro lado, as reações de pós-zona ocorrem quando o antígeno está em excesso e os locais de ligação do anticorpo ficam saturados de antígeno, de forma que não há formação das tramas típicas das reações de precipitina. Nos casos em que se esperam concentrações altas de antígeno ou anticorpo, as reações negativas falsas por fenômeno de pró-zona ou pós-zona, respectivamente, podem ser evitadas repetindo-se os testes com utilização de diluições crescentes da amostra. A zona de equivalência é definida pela gama de proporção de reagentes, que resulta na precipitação máxima tanto dos antígenos como dos anticorpos.

As técnicas de difusão dupla ainda são utilizadas como complemento ao diagnóstico das infecções fúngicas sistêmicas (*i. e.*, testes de imunodifusão para fungos), inclusive blastomicose, histoplasmose, coccidioidomicose, paracoccidioidomicose e penicilinose (causada por *Penicillium marneffei*).[64,95,192] Com a técnica de imunodifusão para fungos, antígenos purificados de fungos causadores de doenças sistêmicas são colocados em contato com soros de pacientes e controles para a pesquisa de anticorpos em testes de dupla difusão. A formação de linhas de precipitação idênticas às do soro do controle positivo e do soro do paciente indica a presença de anticorpos contra os fungos. A presença ou ausência de algumas bandas de precipitação (p. ex., bandas H e M observadas com a infecção por *Histoplasma capsulatum* ou faixas de antígeno anti-BAD1 [antes conhecido como WI-1] com a infecção por *Blastomyces dermatitidis*) pode ter significado diagnóstico e prognóstico na assistência do paciente.[83] Embora sejam específicos, esses testes não têm sensibilidade adequada, e seu uso foi suplantado pelos métodos diagnósticos sorológicos (p. ex., detecção de antígenos, IEE) e moleculares (p. ex., amplificação de genes) mais modernos.[192]

A imunodifusão também constitui a base do teste de exoantígeno para identificar fungos patogênicos sistêmicos. Com esse método, um tubo de ensaio com meio de ágar inclinado contendo uma cultura micelial do microrganismo a ser identificado é extraído com água:mertiolate durante a noite. Esse extrato aquoso é concentrado e colocado para reagir em um teste de difusão dupla com antissoros contra *H. capsulatum*, *B. dermatitidis*, *C. immitis* e espécies de *Aspergillus* junto com controles antigênicos apropriados. Depois de 24 horas de incubação, a placa de imunodifusão é examinada quanto à existência de linhas de identidade entre o extrato micelial, os antissoros fúngicos e os antígenos de controle para cada microrganismo.[78] Embora esse método ainda seja utilizado para identificar fungos patogênicos sistêmicos, a disponibilidade das sondas de ácido nucleico quimioluminescentes marcadas com éster de acridina para esses microrganismos oferece algumas vantagens, inclusive o uso de colônias mais jovens e menos maduras, resultados inequívocos, tempo de finalização curto e identificação das espécies.[168,192]

Fixação de complemento e inibição da hemaglutinação

Ao longo das últimas 3 décadas, os métodos sorológicos para diagnosticar doenças infecciosas passaram por mudanças expressivas. Os métodos mais antigos são **fixação de complemento (FC)** e **inibição da hemaglutinação (IHA)**. A FC e a IHA podem ser usadas para detectar antígenos virais (*i. e.*, geralmente para identificar vírus em culturas de tecidos) ou anticorpos no soro do paciente e alguns outros tipos de espécime (p. ex., líquido cefalorraquidiano [LCR]). Esses testes têm sido amplamente utilizados para documentar infecções retrospectivamente, em especial as que são causadas por microrganismos que não podem ser detectados facilmente pelas técnicas de cultura. Nos laboratórios clínicos, esses métodos foram praticamente substituídos por outras técnicas sorológicas (p. ex., IEE) e pelos métodos de detecção de patógenos baseados em ácidos nucleicos (p. ex., reação da cadeia de polimerase [PCR; do inglês, *polymerase chain reaction*]).

De forma a detectar anticorpos no soro do paciente, a amostra é primeiramente aquecida a 56°C por 30 minutos para inativar o complemento endógeno e uma alíquota é colocada na cavidade de uma placa de microtitulação. Quantidades tituladas de complemento e antígeno (específico para o anticorpo a ser detectado) são acrescentadas à microcavidade, misturadas e incubadas durante toda a noite. Quando os anticorpos do paciente formam complexos (*i. e.*, reconhecem) com o antígeno, as duas moléculas combinam-se e o complemento é "fixado" a esse complexo de antígeno:anticorpo. Quando não há anticorpos contra o antígeno, não se formam complexos imunes (imunocomplexos) e o complemento continua livre, ou "não fixado". Na etapa seguinte, hemácias (ou eritrócitos, geralmente de carneiro) "sensibilizadas" com anticorpos antieritrócitos são acrescentadas à câmara de microtitulação. Se o complemento tiver sido ligado aos imunocomplexos durante a primeira etapa, ele não estará disponível para ligar-se aos eritrócitos recobertos por anticorpos; assim, os eritrócitos sensibilizados não são destruídos e não assentam no fundo da cavidade formando um "botão". Por outro lado, se os imunocomplexos não tiverem sido formados durante a primeira etapa, o complemento estará livre para ligar-se às hemácias recobertas com anticorpos, resultando em sua destruição (ou hemólise). A hemólise produz uma coloração avermelhada difusa dos reagentes dentro da cavidade de microtitulação. A técnica de FC está ilustrada na Figura 3.2 e descrita no Quadro 3.1 *online*.

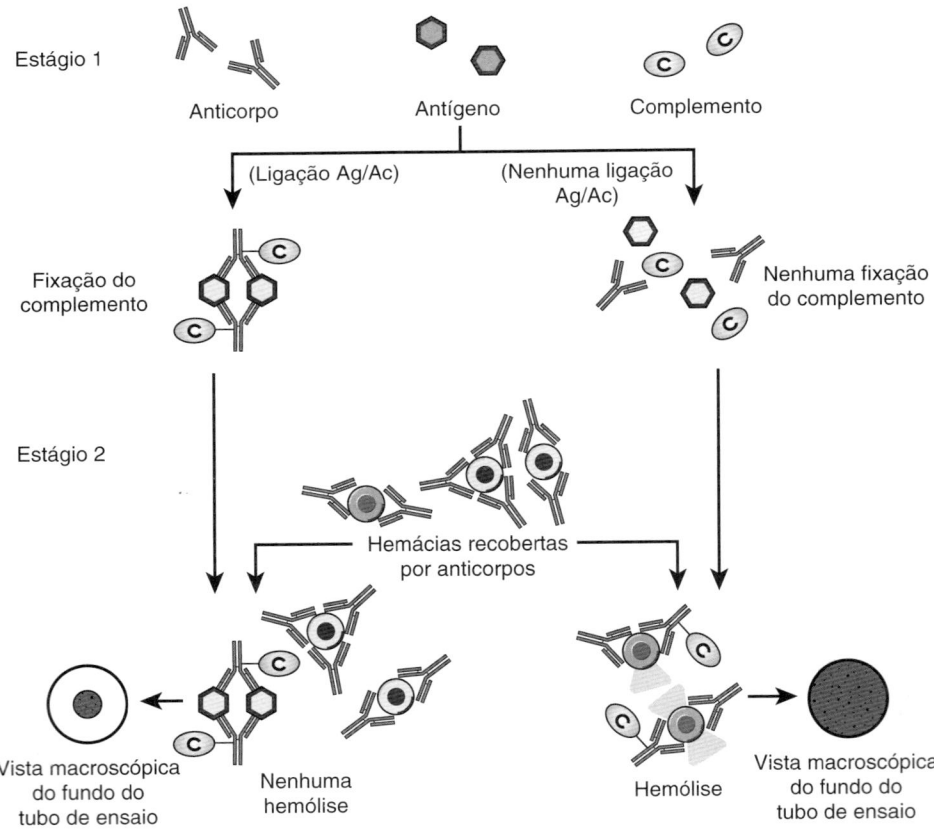

■ **FIGURA 3.2** Teste de FC. No estágio 1, o antígeno e o anticorpo são misturados com complemento. Quando o antígeno e o anticorpo se ligam, o complemento é fixado e não estará disponível para reagir com os eritrócitos recobertos por anticorpo no estágio 2. Essa última reação evidencia-se por inexistência de hemólise. Quando o antígeno não reage com o anticorpo no estágio 1, o complexo não é fixado e continua livre para reagir aos eritrócitos recobertos por anticorpo no estágio 2. Essa última reação evidencia-se por hemólise (ou destruição dos eritrócitos). As células não hemolisadas precipitam e formam um botão no centro do fundo do tubo de ensaio, enquanto as células hemolisadas produzem coloração avermelhada no líquido com pouquíssimas células (ou nenhuma) ao centro do fundo do tubo. Ag/Ac = antígeno-anticorpo. (Redesenhada com base em Leland DS. Clinical Virology, Philadelphia, PA: Saunders, 1996.)

O teste de FC ainda é útil ao diagnóstico de algumas infecções, principalmente histoplasmose e coccidioidomicose. No primeiro caso, os anticorpos fixadores de complemento aparecem 4 a 8 semanas depois da infecção e persistem por anos.[192] Um aumento de 4 vezes nos títulos de FC, ou um único título de 1:32 ou mais, sugere infecção em atividade. A técnica de FC é menos sensível ao diagnóstico da histoplasmose dos pacientes imunossuprimidos, que podem não desenvolver uma reação imune adequada. De acordo com um estudo, a resposta humoral (anticorpo) dos pacientes com AIDS e histoplasmose disseminada variou de 67 a 80%, em comparação com 86% dos pacientes com função imune preservada.[195] Nos pacientes com coccidioidomicose, podem ser detectados níveis altos de anticorpos pela técnica de FC em mais de 90% dos casos; os títulos de FC declinam com o tratamento efetivo e aumentam nos casos de recidiva da doença ou fracasso terapêutico.[6,192] Assim como a histoplasmose, a sensibilidade do teste de FC é menor nos pacientes imunossuprimidos (p. ex., aidéticos e receptores de transplantes).[5,19,166] O teste de FC também é útil para diagnosticar meningite coccidioidal. Os anticorpos fixadores de complemento podem ser detectados no LCR de mais de 80% dos pacientes.[73] Os títulos desses anticorpos no LCR declinam com o tratamento adequado e aumentam quando há progressão da doença no sistema nervoso central.

Alguns vírus (p. ex., vírus da rubéola, influenza/parainfluenza, vírus sincicial respiratório [VSR], vírus do sarampo e da caxumba) têm antígenos de superfície, que atuam como hemaglutininas; ou seja, eles conseguem ligar-se ao ácido N-acetilneuramínico das hemácias e formar ligações cruzadas, que resultam em aglutinação macroscópica. Os anticorpos contra um vírus específico ligam-se a essas hemaglutininas e, assim, inibem a aglutinação macroscópica das hemácias. Essa reação constitui a base dos testes de IHA para detectar anticorpos virais (Figura 3.3).[42,130] Os pacientes com infecções causadas por vírus hemaglutinantes podem

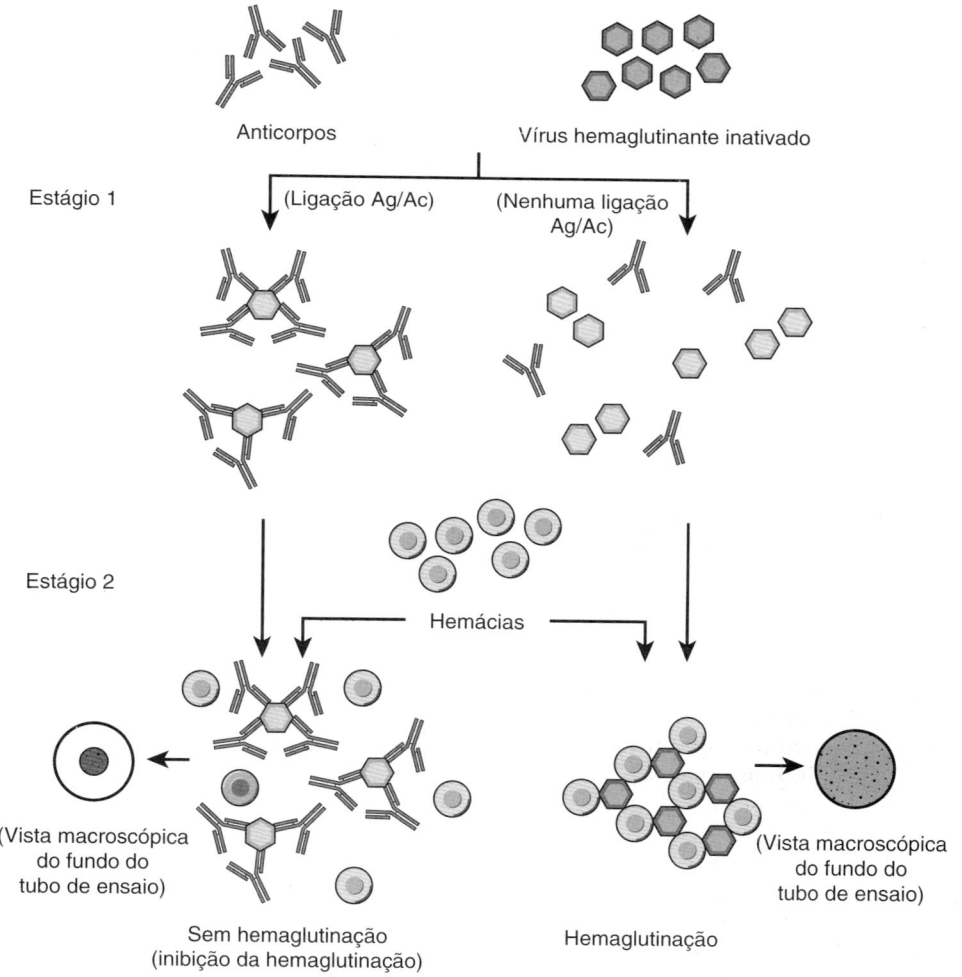

■ **FIGURA 3.3** O teste de IHA tem dois estágios. No estágio 1, vírus hemaglutinantes e anticorpos são misturados. No estágio 2, hemácias são acrescidas. Se os anticorpos se ligaram ao vírus no estágio 1, o vírus é inibido e não ocorre hemaglutinação. Se os anticorpos não se ligaram ao vírus no estágio 1, o vírus permanece ativo e ocorre hemaglutinação no estágio 2. A hemaglutinação é vista como uma camada de agregados minúsculos no fundo do tubo. As células não aglutinadas se depositam na forma de um botão no centro do fundo do tubo. Ag/Ac = antígeno-anticorpo. (Redesenhada com base em Leland DS. Clinical Virology. Philadelphia, PA: Saunders, 1996.)

ser diagnosticados retrospectivamente pela demonstração de elevações de 4 vezes ou mais no título de anticorpos, que inibem a capacidade de hemaglutinação dos vírus. Embora os testes para detectar anticorpos contra o vírus da rubéola e outros patógenos virais hoje sejam realizados pela técnica de IEE ou imunofluorescência indireta na maioria dos laboratórios clínicos, a IHA ainda é realizada para padronizar e validar ensaios novos (p. ex., IEE para sorologia viral) e nos laboratórios de saúde pública e de referência, com finalidades de vigilância epidemiológica e diagnóstico (p. ex., sorologia para flavivírus [Flaviviridae], buniavírus [Bunyaviridae] e togavírus [Togaviridae]).[42,68,72,122,130] O Quadro 3.2 online descreve a técnica do teste de IHA.

Reações de aglutinação

As reações de aglutinação podem ser definidas pela agregação imunoquímica específica de partículas (eritrócitos, partículas de látex, células estafilocócicas) recobertas por antígeno ou anticorpo e podem ser usadas para detectar anticorpos ou antígenos solúveis, respectivamente. Os antígenos ou os anticorpos são fixados a essas partículas por meio de forças elétricas intramoleculares ou por ligações covalentes. A formação de grumos de partículas carreadoras ocorre como indício das interações antígeno–anticorpo, que acontecem na sua superfície. Inicialmente, os eritrócitos eram usados como carreadores. Esses eritrócitos precisavam ser tratados com ácido tânico ou outros compostos para estabilizar a membrana celular e, em seguida, eram formalinizados para aumentar a absorção inespecífica de peptídios, proteínas e polissacarídios. Com algumas proteínas, agentes de acoplamento químico eram usados para formar ligações covalentes entre as proteínas e as hemácias; estes compostos funcionavam com algumas proteínas, mas não com outras. Em 1955, pesquisadores demonstraram que partículas de látex de poliestireno com diâmetro uniforme (i. e., 0,81 nm de diâmetro) eram carreadores ideais para as moléculas de anticorpo, porque as superfícies hidrofóbicas das esferas ligavam-se específica e irreversivelmente à região Fc das moléculas de IgG. Os antígenos como polissacarídios complexos e proteínas também poderiam ser ligados às partículas de látex por meio dos grupos sulfato presentes nas superfícies das esferas, em consequência do processo de sua fabricação. Hoje em dia, as partículas ou esferas de látex são os carreadores mais comumente utilizados nos ensaios de aglutinação. Em geral, os testes de aglutinação do látex são realizados em lâminas ou cartões de papelão revestido por plástico. As esferas de látex recobertas por anticorpos específicos constituem a base das seguintes técnicas diagnósticas: testes de aglutinação do látex para antígeno criptocócico (galactoxilomanano capsular) (p. ex., Cryptococcal Antigen Latex Agglutination System [CALAS®], Meridian Bioscience, Inc., Cincinnati, OH; Crypto LA, International Biological Laboratories, Inc., Cranbury, NJ); ensaios de aglutinação de partículas de látex para detecção direta dos estreptococos do grupo A nos espécimes obtidos por swab da garganta; e produtos comerciais para classificação sorológica dos estreptococos beta-hemolíticos (p. ex., Slidex® Strepto-Kit, bioMérieux, Inc., Marcy l'Étoile, França; Streptex® Streptococcal Grouping kit, Remel, Lenexa, KS).[9,33,93,163,174] Os testes de aglutinação do látex foram os primeiros testes rápidos de primeira geração para detecção direta do antígeno estreptocócico A nos espécimes obtidos por swab da faringe. As sensibilidades desses testes de aglutinação do látex para detecção de antígenos variavam entre 62 e 96% e, na maioria dos casos, as especificidades passavam de 97%.[57,93,164] Esses testes foram substituídos em grande parte pelos imunoensaios de fluxo lateral ou outras técnicas moleculares, que não exigem cultura. A aglutinação do látex ainda é usada para identificar os grupos estreptocócicos a partir de culturas positivas e para detectar antígeno criptocócico. O teste para antígeno criptocócico é realizado em LCR e amostras de soro, mas também tem sido usado para detectar o antígeno no lavado broncoalveolar (LBA) e outros tipos de espécimes.[14,143,199] As sensibilidades dos testes criptocócicos disponíveis no comércio variam de 83 a 97% e têm especificidades na faixa de 93 a 100%, dependendo do fabricante.[174] Em geral, esses testes permitem o diagnóstico rápido da meningite criptocócica em mais de 90% dos casos.[192] As partículas de látex também podem ser conjugadas com antígenos, permitindo assim que a aglutinação do látex seja utilizada em testes qualitativos e semiquantitativo para detectar anticorpos (p. ex., vírus da rubéola). Esses testes eram convenientes, rápidos, fáceis de realizar e muito específicos, além de detectar anticorpos das classes IgG e IgM. Entretanto, os testes de aglutinação do látex eram menos sensíveis para detectar títulos baixos de anticorpo ou soroconversões.[87,92,159] Os testes de aglutinação do látex para avaliar o estado imune aos vírus da rubéola, ao citomegalovírus (CMV) e ao vírus varicela-zóster (VVZ) não estão mais disponíveis no comércio.

Estafilococos também podem ser usados como agentes carreadores. Algumas cepas de Staphylococcus aureus (p. ex., ATCC 12498) têm teores altos de proteína A em suas paredes celulares. Essa proteína pode ligar-se especificamente à região Fc da IgG, deixando as regiões Fab disponíveis para se ligarem ao antígeno.[48] Em vista da natureza da proteína A e sua interação específica com as moléculas de IgG como um carreador funcional, a coaglutinação estafilocócica é usada basicamente para detectar antígenos e é o método utilizado em alguns kits comercializados para classificação sorológica dos estreptococos beta-hemolíticos (p. ex., Phadebact® Streptococcus Test, Bactus AB, Huddinge, Suécia). Depois de extrair o antígeno dos microrganismos por meios químicos ou físicos, os estafilococos recobertos por anticorpo são misturados com o extrato. O teste positivo caracteriza-se por aglutinação visível das células dos estafilococos. Também existem no comércio testes para confirmação das culturas de Neisseria gonorrhoeae e S. aureus (i. e., teste Phadebact® Monoclonal GC; teste Phadebact® Staph Aureus, Bactus AB, Huddinge, Suécia).

Outro tipo de reação de aglutinação constitui a base de uma técnica conhecida como **imunomicroscopia eletrônica (IME)**. Essa técnica é usada para detectar visualmente patógenos virais que não podem ser cultivados (p. ex., vírus da hepatite A), alguns agentes etiológicos mais recentes das hepatites e vírus causadores de gastrenterite (também não cultiváveis, inclusive vírus Norwalk e afins, os norovírus) nos filtrados de fezes.[94,137,148] Anticorpos antivirais específicos são usados para causar agregação das partículas virais; esses agregados são detectados por microscopia eletrônica com mais facilidade que os vírions dispersos separadamente. A agregação imunoespecífica das partículas virais aumenta a sensibilidade da detecção dos vírus por microscopia eletrônica em 100 a 1.000 vezes e, desse modo, permite detectar apenas 10^5 a 10^6 partículas virais/mℓ de filtrado fecal.

Métodos de imunoensaio de fase sólida

Imunoensaios enzimáticos para detecção de anticorpos

O termo *imunoensaio de fase sólida* descreve a ligação de um antígeno ou anticorpo a vários materiais sólidos, inclusive câmaras de microtubos de poliestireno ou contas de plástico/látex. Os imunoensaios de fase sólida desenvolvidos para detectar anticorpos em uma amostra desconhecida trazem antígenos ligados à fase sólida. A reação inicial ocorre quando o espécime a ser testado é incubado por determinado tempo em contato com a fase sólida. O anticorpo específico liga-se ao antígeno imobilizado. Depois de lavar a mistura reagida para remover materiais estranhos, uma antiglobulina é acrescentada com um "marcador" e incubada no tubo de reação. Com os sistemas de IEE disponíveis no comércio para detectar anticorpos humanos, o conjugado comumente é IgG anti-humana produzida em cabras ou fabricada da mesma maneira que os anticorpos monoclonais, marcada com fosfatase alcalina ou ligada à peroxidase. Quando há reação inicial entre antígenos e anticorpos, a antimunoglobulina (ligada à enzima marcadora) liga-se ao anticorpo. A última etapa desses ensaios é o acréscimo do substrato da enzima, que produz um produto final colorido detectável visualmente ou por espectrofotometria. Uma reação positiva indica que o anticorpo estava presente na amostra original e a intensidade da reação é proporcional à concentração do anticorpo no espécime. A Figura 3.4 ilustra um exemplo da técnica de IEE para detectar anticorpos contra rubéola. *Kits* de IEE para detectar diversos anticorpos nos soros estão amplamente disponíveis no mercado e, em muitos casos, suplantaram os métodos demorados e trabalhosos como a FC e a IHA na sorologia viral.

A composição química dos conjugados de anticorpo utilizados nas técnicas de IEE não se limita às interações de antígeno e anticorpo, conforme é exemplificado pela avidina, estreptavidina e biotina. A avidina e a estreptavidina são glicoproteínas purificadas da clara do ovo e de *Streptomyces avidinii*, respectivamente. A biotina é um dos componentes do complexo da vitamina B_2 e é um cofator envolvido na transferência de CO_2 em algumas reações de carboxilase. As moléculas de avidina conseguem ligar-se estequiometricamente às moléculas de biotina, praticamente com a mesma avidez que uma reação entre antígeno e anticorpo.[194] Nos sistemas de IEE, a globulina anti-humana produzida em cabra, fixada às moléculas de biotina pode ser usada como conjugado para detectar anticorpos humanos que se ligaram a um antígeno fixado na fase sólida. Depois da etapa de lavagem, acrescenta-se avidina (ou estreptavidina) marcada enzimaticamente. Depois da incubação e lavagem, o acréscimo do substrato da enzima resulta na formação de um produto final colorido. Como alternativa, a antiglobulina biotinilada pode ser detectada por acréscimo de avidina não marcada e, depois de uma etapa de lavagem, com acréscimo da enzima biotinilada. A enzima biotinilada liga-se à avidina e, depois da lavagem, o acréscimo do seu substrato resulta na formação de um produto final colorido.

Técnicas sorológicas para detectar anticorpos com base na tecnologia de IEE foram desenvolvidos para ampliar sua

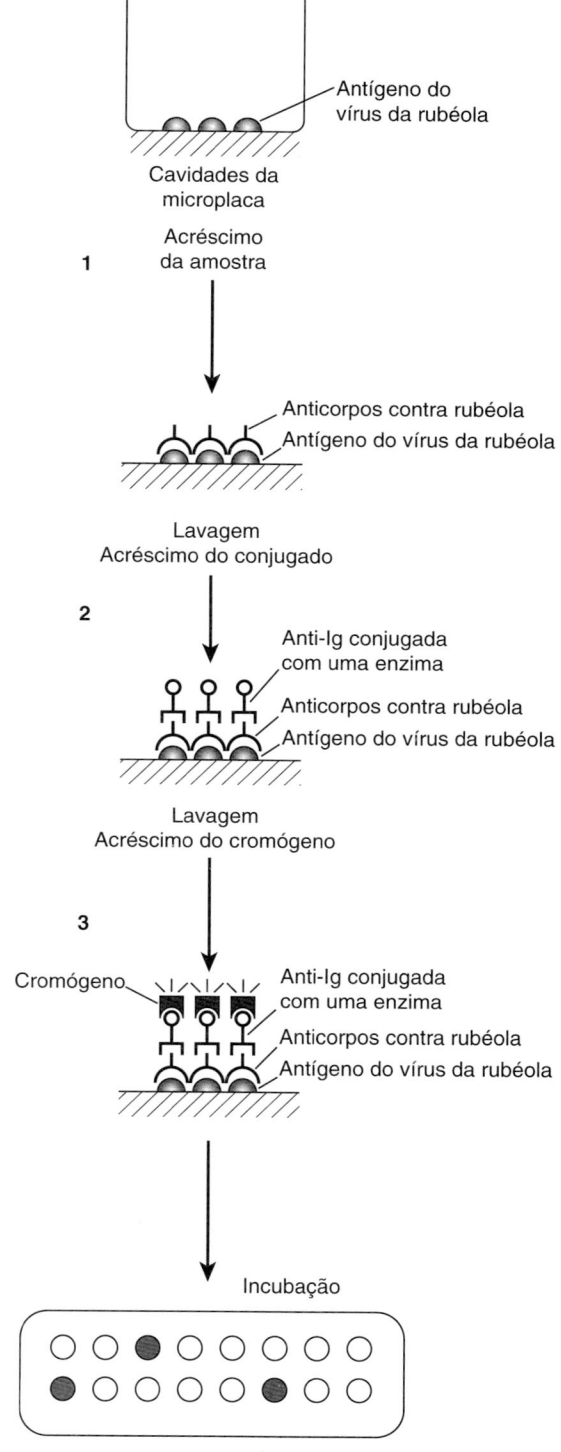

■ **FIGURA 3.4** Princípios do IEE. Esta figura demonstra a técnica de IEE para detectar anticorpos contra o vírus da rubéola. Antígenos purificados desse vírus são absorvidos nas concavidades da microplaca. Na etapa 1, o soro é acrescentado e incubado. Quando estão presentes, os anticorpos contra rubéola ligam-se ao antígeno. Depois da etapa de lavagem, acrescenta-se uma Ig anti-humana conjugada a uma enzima (etapa 2). Depois da lavagem da segunda etapa, acrescenta-se um substrato enzimático cromogênico. As absorvências de cada cavidade da microplaca são determinadas no aparelho de espectrofotometria e os resultados do teste são interpretados por comparação com controles positivos e negativos utilizados no mesmo teste.

utilidade como métodos de teste diagnóstico ou confirmatório específico. O método *Western immunoblot* surgiu da necessidade de determinar as especificidades antigênicas dos antissoros e envolvia a separação eletroforética dos antígenos em géis de poliacrilamida, seguida da transferência eletroforética e replicação do padrão do gel em papel de nitrocelulose.[103] Em seguida, a análise dos antígenos transferidos utilizando antissoros era realizada para detectar e caracterizar as especificidades das preparações de AMC e anticorpos policlonais. A técnica de *Western immunoblot* para anticorpos contra o HIV-1 é a aplicação mais bem-conhecida desse método (Figura 3.5). Na técnica original do *Western immunoblot* para HIV-1, o vírus cultivado em cultura de tecidos era purificado parcialmente da cultura celular e solubilizado pelo tratamento com um detergente (dodecil sulfato de sódio) e um agente redutor (2-mercaptoetanol). Utilizando eletroforese em gel de poliacrilamida, as proteínas do HIV-1 são fracionadas com base em seus pesos moleculares – as proteínas de baixo peso molecular migram mais que as de alto peso molecular e as glicoproteínas. Uma folha de papel de nitrocelulose é colocada sobre o gel e as proteínas são "transferidas" eletroforeticamente para a folha de papel. A folha é cortada em tiras para que sejam utilizadas como "fase sólida" do ensaio. O soro repetidamente reagente no IEE para HIV-1 é diluído e incubado com a tira de nitrocelulose. Quando estão presentes, os anticorpos contra o vírus ligam-se aos antígenos virais específicos presentes na fita. Depois da lavagem, as tiras são incubadas com anticorpos anti-humanos produzidos em cabra marcados por peroxidase ou fosfatase alcalina. Depois de outra etapa de lavagem, acrescenta-se o substrato da enzima à tira. Nas áreas em que houve reação inicial entre antígeno e anticorpo, faixas coloridas aparecem na tira. A posição das bandas e a comparação dos padrões com amostras de controle positivo permitem avaliar e interpretar a reatividade de uma amostra aos antígenos virais específicos.[128] O *Western blot* para HIV-1 ainda é o "padrão de referência" como teste confirmatório da infecção por esse vírus e tem especificidade maior que 99%.

As técnicas de *immunoblot* também podem ser usadas para avaliar as especificidades dos anticorpos dirigidos contra outros patógenos. Por exemplo, alguns IEE utilizados para detectar anticorpos contra os herpes-vírus simples (VHS) não conseguem diferenciar entre os anticorpos específicos para VHS-1 e VHS-2. Recentemente, foram introduzidos IEE de segunda geração baseados em microtitulação, que utilizam gG1 e gG2 purificadas (glicoproteínas específicas do VHS-1 e VHS-2, respectivamente) para detectar anticorpos específicos para o tipo de vírus nas amostras de soro.[38,203] Os métodos modernos de *immunoblot*, que detectam anticorpos contra vários tipos de antígenos específicos de cada tipo viral, têm sensibilidade e especificidade acima de 98% para diferenciar entre os anticorpos contra VHS-1 e VHS-2.[109,276] A tecnologia de *immunoblot* também foi avaliada em um formato de teste para diagnosticar sífilis. Os anticorpos dirigidos contra antígenos imunodeterminantes de *Treponema pallidum* com pesos moleculares de 15,5, 17, 44,5 e 47 kDa confirmam o diagnóstico de sífilis adquirida quando se utilizou um conjugado de anti-IgG.[123] Quando utiliza um conjugado anti-IgM, a técnica de *immunoblot* é um ensaio sensível e específico para diagnosticar sífilis congênita.[67] Em razão da relativa falta de sensibilidade do IEE e das técnicas de imunofluorescência, os métodos de *immunoblot* também

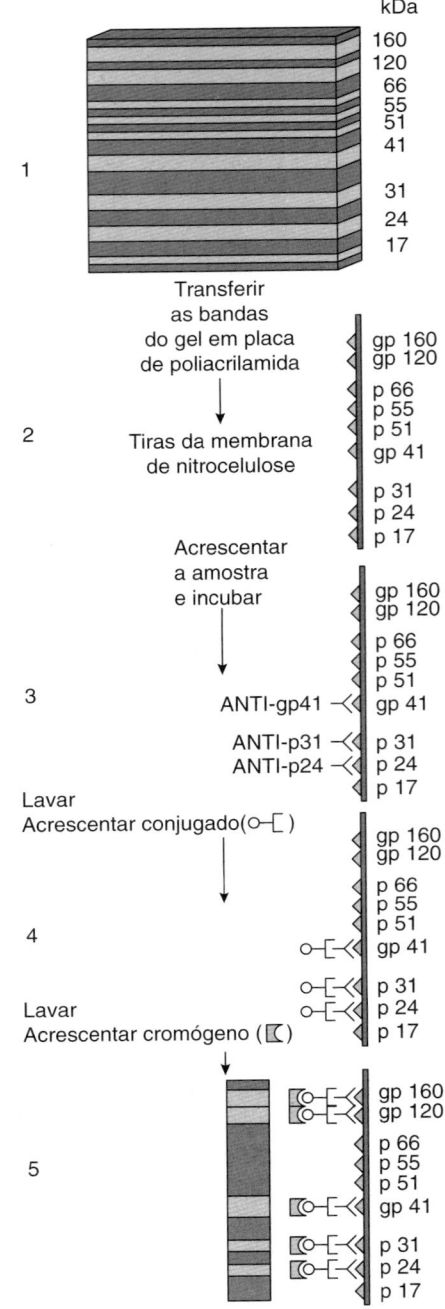

■ **FIGURA 3.5** Técnica do *Western blot* para detectar anticorpos anti-HIV-1. Na etapa 1, o vírus cultivado em culturas de tecidos é solubilizado, parcialmente purificado e submetido à eletroforese em gel com placa de poliacrilamida. Isso separa as proteínas e as glicoproteínas virais de acordo com seus pesos moleculares. Na etapa 2, os antígenos presentes no gel são "transferidos" eletroforeticamente para uma folha de nitrocelulose, que depois é cortada em tiras. Em seguida, as tiras são incubadas (etapa 3) com a amostra a ser testada (soro). Depois da lavagem para remover materiais não fixados, acrescenta-se um conjugado marcado com uma enzima (etapa 4). Esse material liga-se aos anticorpos originados da amostra de soro, que se ligaram à tira. Depois de outra etapa de lavagem, acrescenta-se o substrato cromogênico da enzima (etapa 5) e bandas coloridas aparecem na tira nas áreas de reatividade inicial ao anticorpo. Essa figura ilustrou reatividade a gp41, p24 e p31, confirmando que a amostra de soro continha anticorpos contra o HIV-1. (Reproduzida, com autorização, de Sandler SG. Xxxxx. In: DeVita VI Jr, Hellman S, Rosenberg AS, eds. AIDS Etiology, Diagnosis, Treatment and Prevention, 2 ed. Philadelphia, PA: Lippincott, 1988:128.)

se tornaram técnicas sensíveis e específicas para confirmar o diagnóstico sorológico da doença de Lyme causada por *Borrelia burgdorferi*; desse modo, os CDC (Centers for Disease Control and Prevention) dos EUA definiram critérios diagnósticos baseados nos padrões das bandas em *immunoblot*.[25] Os métodos de *immunoblot* contribuem para o diagnóstico da doença da arranhadura de gato, porque permitem identificar os antígenos imunodominantes de *Bartonella henselae* (agente etiológico dessa doença), que são muito úteis ao diagnóstico. Esses antígenos poderiam ser usados para desenvolver testes de IEE ou de anticorpo fluorescente indireto (AFI), que poderiam estabelecer o diagnóstico sorológico com sensibilidade e especificidade.[97,112,187]

Os sistemas de teste por IEE e *immunoblot* para detectar anticorpos contra o HIV-1 passaram por diversas modificações desde que foram introduzidos, em 1984.[135] Inicialmente, os fabricantes dos *kits* de teste usavam lisados preparados a partir de linhagens de linfócitos T cultivados e infectados pelo vírus como fontes de antígenos, tanto com as técnicas de primeira geração de IEE quanto de *immunoblot*. Nessa época, ocorriam reações falso-positivas em razão da reatividade dos anticorpos dirigidos contra as proteínas do sistema HLA (antígeno leucocitário humano; do inglês, *human leukocyte antigen*), que são expressas pelas linhagens de células linfoides usadas para cultivar o vírus. Mais tarde, antígenos recombinantes foram obtidos por clonagem dos genes virais em sistemas de expressão de bactérias ou fungos utilizando vetores plasmídicos. O uso desses antígenos resultou no desenvolvimento dos IEE de segunda geração, que tinham sensibilidade e especificidade ainda maior que os ensaios de primeira geração.[35] Contudo, com esses ensaios, as reações cruzadas com antígenos bacterianos ou fúngicos contaminantes podiam causar resultados falso-positivos. Em seguida, a purificação e a síntese dos aminoácidos dos antígenos retrovirais possibilitaram o uso de peptídeos sintéticos como antígenos do teste de IEE (ensaios de terceira geração). Esses antígenos podem ser produzidos em grandes quantidades e apresentam pouca variação de um lote para outro. Em razão de sua pureza, as reações indeterminadas ou atípicas atribuídas aos componentes contaminantes dos testes baseados em lisados e antígenos recombinantes foram reduzidas. Enquanto os ensaios de primeira e segunda gerações detectavam basicamente IgG, os ensaios de terceira geração detectam todas as classes de anticorpos (i. e., IgG, IgM e IgA) dirigidos contra o HIV-1 que estejam presentes no soro ou na saliva.[16] Os ensaios de IEE de terceira geração para HIV-1 também diferem dos anteriores por sua metodologia; os antígenos virais sintéticos fixados à fase sólida "capturam" inicialmente os anticorpos anti-HIV-1 e os anticorpos ligados são detectados pelo acréscimo de antígeno do HIV-1 marcado com enzima, em vez de antiglobulina marcada com enzima. Os ensaios de IEE de quarta geração para HIV-1, que foram aprovados recentemente pela FDA (Food and Drug Administration) dos EUA, não detectam apenas anticorpos contra o HIV-1, como também podem detectar o antígeno p24 presente no sangue durante a fase aguda da infecção viral, antes que haja formação de anticorpos.[141,142,181,189,190,191] Esses ensaios ajudarão a detectar pacientes infectados pelo HIV que se encontram no período de janela imunológica – intervalo entre a infecção e a formação dos anticorpos específicos para HIV-1, dentro de 4 a 5 dias. Pesquisadores também desenvolveram ensaios semelhantes ao *Western immunoblot*, que utilizam peptídeos recombinantes ou sintéticos ligados às tiras de nitrocelulose, em vez dos antígenos transferidos do lisado viral.[110,116,140,183,201,202] Esses ensaios – conhecidos como *imunoensaios em linha* – geralmente têm menos reações falso-positivas que o *Western blot* tradicional para HIV-1, em razão da ausência de proteínas celulares associadas comumente aos procedimentos de *immunoblot* baseados em lisados. Esses imunoensaios novos também incluem peptídeos recombinantes/sintéticos para confirmação sorológica das infecções pelo HIV-2 (RIBA HIV-1/HIV-2 SIA®, Chiron Corp., Emeryville, CA; Innolia® HIV-1/HIV-2, Innogenetics, Antuérpia, Bélgica; Lia-Tek® HIV III immunoblot assay, Organon Teknika, Turnhout, Bélgica).

Métodos de captura de anticorpos por IEE para detecção de IgM

Os métodos de IEE para anticorpos detectam principalmente IgG. Contudo, a detecção de IgM específica pode ser usada para ajudar a diferenciar entre infecções recentes e antigas, porque apenas a IgM está presente nos estágios iniciais da maioria das infecções. Os métodos específicos para detectar essa classe de Ig evitam a necessidade de realizar testes com amostras da fase aguda e da convalescença para IgG específica. Nas infecções congênitas, a detecção de IgM específica no sangue fetal/neonatal indica infecção em atividade, em vez de anticorpos transplacentários. Inicialmente, os formatos de IEE para detectar IgM usavam um anticorpo anti-IgM marcado por enzima como conjugado. Entretanto, quando a IgG e a IgM estão presentes simultaneamente na mesma amostra, as moléculas menores e mais abundantes de IgG competem eficientemente pelos locais de ligação do antígeno fixado à fase sólida, impedindo qualquer ligação do conjugado anti-IgM e a obtenção de um teste falso-negativo para IgM. Além disso, o fator reumatoide presente no espécime também podia interferir com o ensaio. Os fatores reumatoides são anticorpos predominantemente da classe IgM, direcionados contra IgG de qualquer especificidade. Quando o soro contém IgG e fator reumatoide, as moléculas de IgG específicas menores ligam-se ao antígeno da fase sólida e, por sua vez, os fatores reumatoides ligam-se à IgG. O acréscimo de um conjugado de anti-IgM marcado resulta em sua ligação ao fator reumatoide, com obtenção subsequente de um resultado falso-positivo depois do acréscimo do substrato enzimático.

Para detectar IgM nos soros dos pacientes, pesquisadores desenvolveram vários métodos para separar IgM da IgG. A cromatografia em coluna de troca iônica e a filtração em gel separam as classes de Ig com base em seu peso molecular e sua carga. Utilizando tampões com força iônica variável, a IgM pode ser eluída das colunas e separada da IgG. A centrifugação por densidade em gradiente de sacarose também separa as moléculas com base no peso molecular – as moléculas de IgM atravessam mais o gradiente de sacarose que as moléculas de IgG mais leves. Amostras de soro também podem ser tratadas com anticorpos anti-IgG, resultando na ligação da IgG em imunocomplexos e impedindo eficazmente que esses anticorpos reajam nos ensaios para IgM. A proteína estafilocócica A, seja misturada diretamente com a amostra de soro, seja incorporada a uma coluna de filtração em gel, também pode ser usada para "captar" moléculas de IgG das amostras do paciente. Entretanto, esses métodos de separação têm outros problemas técnicos. Nenhum desses métodos é totalmente eficaz para separar IgM de IgG; desse modo, a interferência da IgG com a detecção da IgM ainda pode acarretar problemas, mesmo depois do pré-tratamento dos espécimes. Além disso, todas essas técnicas acarretam diluição da amostra de soro. Como a IgM pode estar presente em quantidades muito pequenas, a diluição do espécime pode resultar em testes falso-negativos para IgM, mesmo quando a IgM específica para o patógeno está realmente presente. Os testes laboratoriais precisos e confiáveis para IgM são muito importantes para diagnosticar síndrome da rubéola congênita, porque o risco de lesão grave do feto é considerável. Interrupção da gravidez é a abordagem recomendada quando a síndrome da rubéola congênita é diagnosticada antes do nascimento.

A técnica preferida para detectar IgM é o método de "captura de anticorpo" (Figura 3.6). Com essa modificação, a IgG dirigida contra a IgM é ligada à fase sólida. A incubação do espécime resulta na ligação de toda a IgM da alíquota de amostra à IgG imobilizada. Depois da etapa de lavagem, o antígeno específico é acrescentado à câmara de microtitulação e liga-se às moléculas de anticorpo da classe IgM com esta especificidade antigênica. O acréscimo subsequente de um conjugado de anticorpo marcado por enzima dirigido contra outro epítopo do antígeno resulta na marcação enzimática indireta da IgM específica para o antígeno, levando à formação de um produto final colorido depois do acréscimo do substrato enzimático. O fator reumatoide ou os anticorpos da classe IgM com outras especificidades antigênicas não se ligam ao conjugado para formar um produto final colorido. Nos últimos anos, os IEE de captura para IgM foram disponibilizados no mercado para diagnosticar várias infecções virais.[1,153,198]

IEE para detecção de antígenos

Os formatos de IEE podem ser modificados para detectar antígenos em vez de anticorpos. Nesse caso, um anticorpo de "captura" é fixado à fase sólida (Figura 3.7); com a maioria dos formatos de IEE, a fase sólida é a câmara de uma placa de microtitulação. A incubação com um espécime contendo o antígeno resulta na ligação desse ao anticorpo. Depois de uma etapa de lavagem, a incubação com anticorpos marcados enzimaticamente (ou biotinilados) contra um segundo epítopo do antígeno resulta na ligação desses anticorpos. Depois de outra lavagem, acrescenta-se o substrato enzimático (ou conjugado enzimático de avidina), o que resulta na formação de um produto final colorido. A detecção desse produto final geralmente é realizada por espectrofotometria; os valores de corte para os resultados positivos e negativos são determinados por controles e/ou calibradores positivos e negativos processados simultaneamente. Existem IEE de captura de antígeno para detectar diversos patógenos microbianos ou fatores de virulência em vários tipos de espécimes, inclusive fezes diarreicas (p. ex., IEE para toxinas semelhantes à Shiga de *E. coli* êntero-hemorrágica, antígenos específicos de diversos microrganismos, como *Giardia*, *Cryptosporidium*, *Helicobacter pylori* e rotavírus, e antígenos e toxinas do *Clostridium difficile*), urina (IEE para o antígeno de *L. pneumophila* do sorogrupo 1) e soro (galactomanana [GM] de *Aspergillus* e antígeno p24 do HIV-1). A Figura 3.7 ilustra um diagrama de um ensaio típico de captura antigênica para detectar antígenos.

A gastrenterite pode ser causada por infecções bacterianas, virais e parasitárias e pesquisadores desenvolveram IEE para detectar antígenos dos agentes patogênicos mais comuns de todos esses grupos de microrganismos. A enterocolite transmitida por alimentos e a síndrome hemolítico-urêmica das crianças estão associadas a *E. coli* O157:H7, mas essas síndromes também podem ser causadas por outras cepas de *E. coli*, que produzem toxinas semelhantes à Shiga. Existem IEE sensíveis e específicos, que detectam a cepa O157:H7 de *E. coli* (Premier *E. coli* O157 EIA®, Meridian Bioscience, Inc.) ou toxinas Shiga tipos 1 e 2 (Premier® EHEC EIA, Meridian Bioscience, Inc.; ProSpecT® Shiga Toxin *E. coli* [STEC], Alexon-Trend, Ramsey, MN) diretamente nas amostras de fezes.[56,66,80,102] Esses IEE podem ser realizados diretamente nas fezes diarreicas ou em culturas em caldo MacConkey enriquecido. O Premier® EHEC EIA utiliza AMC dirigidos contra as toxinas Shiga tipos 1 e 2 como anticorpos de captura, além de anticorpos policlonais marcados com peroxidase para detectar toxinas ligadas. O teste ProSpecT® usa anticorpos policlonais contra as toxinas Shiga tipos 1 e 2 como anticorpos de captura, bem como AMC marcados como peroxidase para detectar as toxinas ligadas. Esses ensaios têm sensibilidades entre 79 e 87%, quando as fezes são testadas diretamente, e sensibilidades acima de 98%, quando testadas depois do enriquecimento em caldo de cultura durante a noite. As especificidades desses ensaios com esses dois tipos de amostra ficam acima de 97%. Também existe um IEE de microplaca para detectar antígenos específicos de *Giardia lamblia* e *Cryptosporidium* em amostras de fezes. Os ensaios de microplaca da ProSpecT® para *Giardia* e *Cryptosporidium* (Remel) têm sensibilidades entre 70 e 80% para esse último microrganismo, e sensibilidades acima de 90% para *Giardia*, com especificidades acima de 99% quando comparados com a microscopia.[52,74,167,205] Os IEE para esses patógenos podem ser negativos quando a quantidade de parasitas no espécime é pequena. Os IEE para detectar rotavírus nas fezes diarreicas têm sido utilizados há muitos anos nos laboratórios clínicos. Em comparação com os ensaios de IME e PCR com transcrição reversa (RT-PCR) para rotavírus, o ensaio Premier® Rotaclone (Meridian Bioscience, Inc.) tem sensibilidade de 95 a 100% e especificidade de 99%.[39,96]

H. pylori é um patógeno humano comum e está associado às síndromes gastroduodenais, inclusive dispepsia, gastrite crônica, doença ulcerosa péptica, câncer de estômago, linfoma dos tecidos linfoides associados à mucosa e adenocarcinoma gástrico.[170] O diagnóstico da infecção por *H. pylori* é estabelecido por procedimentos invasivos, que incluem endoscopia e biopsia gástrica, ou por métodos não invasivos como teste para ^{13}C-ureia no ar exalado e testes para antígeno fecal. Esses testes são usados para diagnosticar a infecção e também foram avaliados quanto à sua capacidade de detectar infecções persistentes depois do tratamento de erradicação. Embora a sorologia para detecção de anticorpos seja usada comumente para determinar se um indivíduo foi infectado por *H. pylori*, essa técnica não pode ser utilizada para comprovar a erradicação depois do tratamento, porque os declínios dos títulos dos anticorpos variam caso a caso, dependendo dos intervalos entre as consultas de seguimento.[179] Os IEE detectam antígenos de *H. pylori* nas amostras fecais e usam anticorpos policlonais de coelho

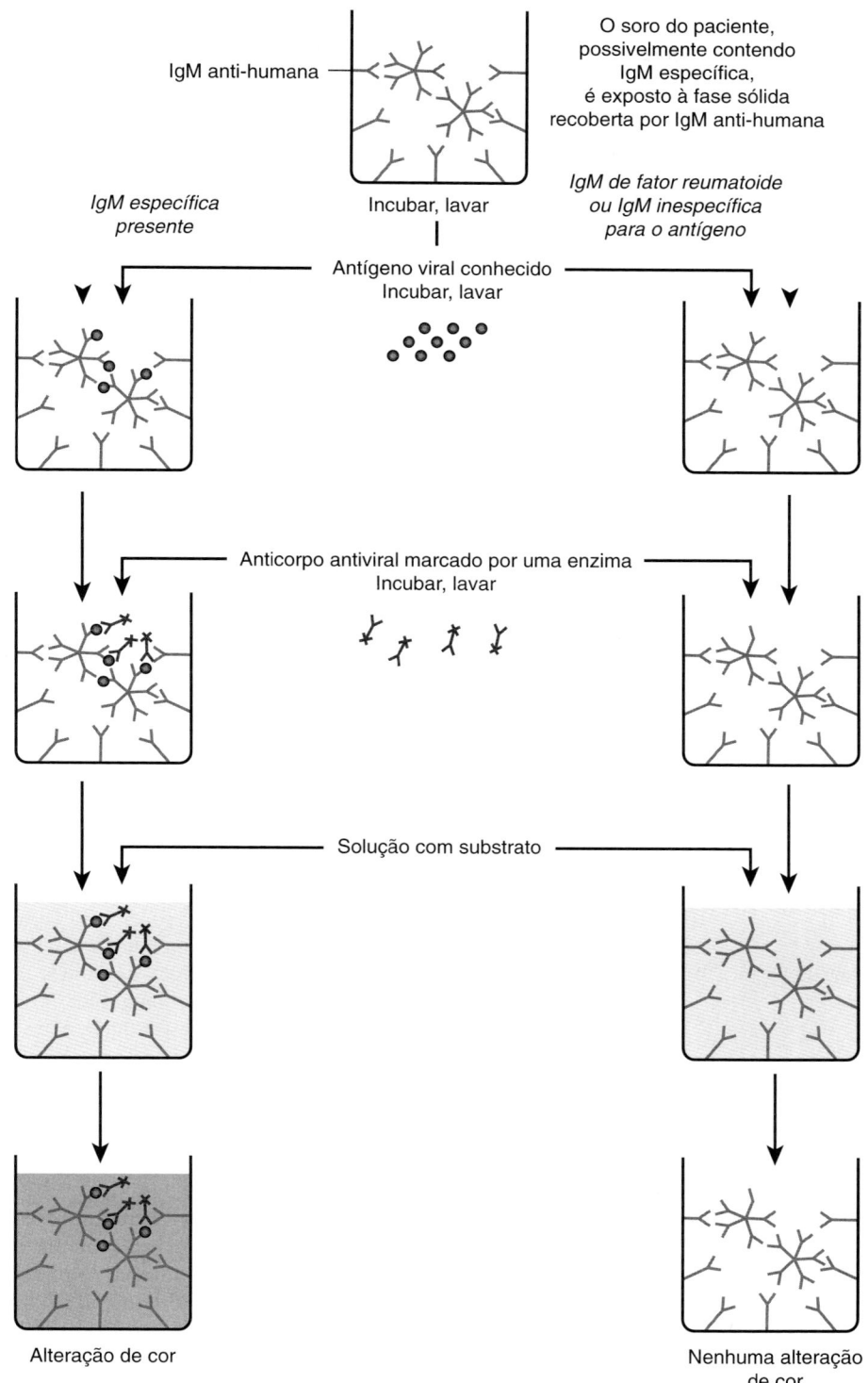

FIGURA 3.6 IEE de captura de IgM. O soro do paciente, que possivelmente contém IgM, é exposto a uma IgM anti-humana ligada a uma fase sólida. Qualquer IgM presente no soro é "capturada" ou ligada pela IgM anti-humana. As etapas subsequentes do ensaio (acréscimo do antígeno viral conhecido, dos anticorpos antivirais marcados por uma enzima e do substrato) são realizadas para determinar a especificidade da IgM capturada. A IgM capturada com especificidade apropriada produz como resultado final uma alteração de cor. A IgM capturada com outras especificidades, inclusive o fator reumatoide, não produz alteração de cor como resultado final. (Redesenhada com base em Leland DS. Clinical Virology. Philadelphia, PA: Saunders, 1996.)

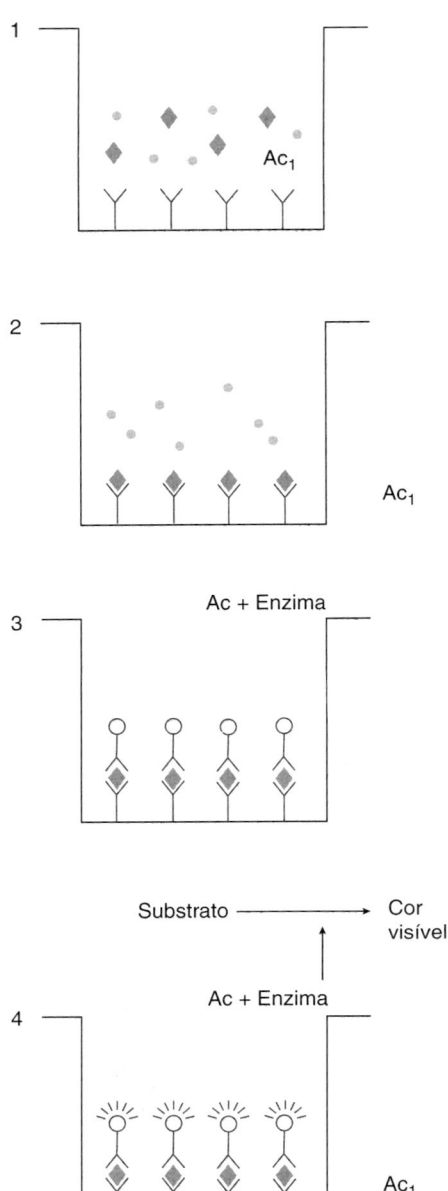

■ **FIGURA 3.7** Técnica de captura de antígeno por IEE para *H. pylori*. Com essa técnica, o anticorpo dirigido contra o antígeno a ser detectado está fixado à fase sólida. Uma amostra de fezes é acrescentada à cavidade da placa (etapa 1). Os antígenos presentes na amostra clínica são "capturados" pelo anticorpo da fase sólida. Depois da etapa de lavagem, acrescenta-se o anticorpo anti-*H. pylori* conjugado a uma enzima (etapa 2), que reage com os complexos antígeno-anticorpo fixados à fase sólida. Depois de outra etapa de lavagem, acrescenta-se o substrato da enzima (etapa 3) e pode-se detectar uma alteração visível de cor.

anti-*H. pylori* purificados por imunoafinidade (Premier® Platinum HpSA, Meridian Bioscience, Inc.), ou AMC (Amplified IDEIA® Hp StAR, DakoCytomation/Oxoide Ltd., Cambridge, Inglaterra; FemtoLab® *H. pylori*, Connex, Martinsried, Alemanha) adsorvidos à fase sólida da câmara de microtitulação. Nas avaliações desses testes, o ensaio Premier® Platinum HpSA apresentou sensibilidades na faixa de 80 a mais de 95%, com especificidades correspondentes entre 79 e 99%, em comparação com o teste para ^{13}C-ureia no ar exalado.[59,91,146,177,178] Os IEE que utilizam AMC para capturar antígenos são comparáveis ou ligeiramente mais sensíveis e específicos que os ensaios com anticorpos policlonais.[23,107] Nos EUA, o ensaio Premier® é utilizado mais amplamente que os outros métodos de IEE por microtitulação e, em alguns laboratórios, mesmo esse teste tem sido substituído pelos imunoensaios de fluxo lateral para detectar antígeno de *H. pylori* (ver adiante).

As infecções por *Legionella* impõem dilemas diagnósticos aos médicos e aos laboratórios. Nos EUA e em outros países, as espécies de *Legionella* têm sido isoladas com frequência crescente como agentes causadores de pneumonias adquiridas na comunidade, associadas às viagens e adquiridas nos hospitais (nosocomiais).[18,24,119] Esses microrganismos são responsáveis por 2 a 5% de todas as pneumonias adquiridas na comunidade e mais de 90% desses casos registrados mundialmente são causados por *L. pneumophila*. Entre essas infecções, 70 a 80% são causadas pelo sorogrupo 1 de *L. pneumophila*.[24,41,47] Pacientes imunossuprimidos (i. e., transplantes de órgãos, corticosteroides, neoplasias hematológicas, transplantes de medula óssea) também são suscetíveis. Muitos laboratórios não oferecem cultura para *Legionella*, porque os métodos de cultura são trabalhosos e exigem processamento pré-analítico dos espécimes, inoculação em meios seletivos/não seletivos e experiência técnica para o reconhecimento e a identificação dessa bactéria. O diagnóstico sorológico é retrospectivo e não é útil clinicamente nos casos agudos. O desenvolvimento e a disponibilidade dos IEE que detectam antígenos solúveis de *L. pneumophila* do sorogrupo 1 na urina alteraram as abordagens clínica e laboratorial ao diagnóstico das infecções causadas por *Legionella*. Os testes de IEE na urina detectam o Pontiac MAB tipo 2 de *L. pneumophila* do sorogrupo 1, mas são menos sensíveis para os outros tipos MAB de *L. pneumophila* desse sorogrupo e são insensíveis à detecção de *Legionella pneumophila* de outros sorogrupos e de outras espécies de *Legionella*. Os IEE para detectar antígeno de *L. pneumophila* na urina usam a técnica de microtitulação (Biotest® *Legionella* urinary antigen EIA [Biotest AG, Dreieich, Alemanha]; Binax® *Legionella* urinary antigen EIA [Binax, Portland, ME]; Bartels® ELISA *Legionella* urinary antigen EIA [Intracel, Frederick, M]) ou de tira imunocromatográfica (Binax NOW® *Legionella* urinary antigen ICT). Em uma comparação "lado a lado", o ensaio da Binax apresentou sensibilidades de 63,7 e 88,9% quando foram testados espécimes não concentrados e concentrados (25 vezes por ultrafiltração), respectivamente.[43] As sensibilidades correspondentes do IEE da Biotest foram de 66,7 e 86,7%, respectivamente. Esses dois ensaios tiveram especificidade de 100%. Uma avaliação do IEE da Bartels relatou sensibilidade e especificidade semelhantes e compatíveis com os outros dois IEE disponíveis no mercado.[61] Uma metanálise de todos os ensaios para antígeno urinário de *Legionella* encontrou sensibilidade acumulada de 74% (variação de 68 a 80%) e especificidade de 99,1% (variação de 98 a 99,7%) para detectar antígeno de *L. pneumophila* do sorogrupo 1, sem quaisquer diferenças estatísticas entre as várias marcas.[162] Esses ensaios são mais apropriados para confirmar, não para refutar infecções causadas por *Legionella*.

A detecção das toxinas A e B de *Clostridium difficile* nas amostras de fezes por IEE de captura antigênica tem sido usada nos laboratórios clínicos há muitos anos. Originalmente, esses testes foram validados com base no ensaio para citotoxina em cultura de células, que tem sensibilidade na faixa de 80 a 100% e especificidade entre 98 e 99%, dependendo do método de referência utilizado.[118,136,152] Os IEE para toxina de *C. difficile* em microplacas incluem o Meridian Premier® Toxin A and B (Meridian Bioscience, Inc., Cincinnati, OH), o TechLab® Tox A/B (TechLab, Blacksburg, VA) e o VIDAS® EIA (bioMérieux, Inc., Marcy l'Étoile, França), mas os dois primeiros são utilizados mais amplamente. As sensibilidades e especificidades do ensaio Premier® variam de 80 a 99% e 94 a 99%, respectivamente, em comparação com o ensaio de citotoxicidade em cultura de células.[118,127] Sensibilidades semelhantes de 75 a 86% e especificidades de 92 a 100% foram referidas para o ensaio TechLab® A/B.[111,115] O desenvolvimento de exames diagnósticos mais rápidos e sensíveis, inclusive o uso de cultura toxigênica, foi estimulado devido aos aumentos recentes nas taxas de morbimortalidade atribuída a *C. difficile*. Além disso, o reconhecimento de cepas emergentes dessa bactéria que demonstram ser capazes de produzir quantidades significativamente maiores de citotoxina (cepa NAP1/BI/027, conhecida pelo seu padrão de restrição por endonuclease [BI], seu padrão de eletroforese em gel em campo pulsado [North American PFGE tipo 1] e por seu ribotipo de PCR [027]).[12,98,113,188] O termo "cultura toxigênica" refere-se ao isolamento e à identificação de *C. difficile* a partir de amostras de fezes diarreicas, seguidos da detecção *in vitro* da produção de toxina pela cepa isolada utilizando IEE ou ensaio de citotoxicidade em cultura de células. As comparações das técnicas de IEE com a cultura toxigênica demonstraram que os IEE para toxina eram mais sensíveis do que se pensava antes.[30,31,139] De modo a facilitar a detecção, pesquisadores introduziram outro IEE, conhecido como ensaio da glutamato-desidrogenase (GDH). A GDH é uma enzima da parede celular encontrada nas cepas toxigênicas e não toxigênicas de *C. difficile*. Esse teste foi introduzido como método de triagem, de modo que apenas os espécimes GDH-positivos fossem testados por IEE para toxina ou por ensaios de citotoxicidade. Infelizmente, os testes para GDH fornecidos pelos diversos fabricantes também variam quanto à sensibilidade. O desenvolvimento, a disponibilização no comércio e a aprovação da FDA dos ensaios moleculares altamente sensíveis para detectar o gene da toxina de *C. difficile* suplantaram a utilidade diagnóstica de muitos IEE para toxinas A/B dessa bactéria.[136] Os laboratórios que não dispõem de recursos para realizar testes moleculares formularam algoritmos progressivos, que utilizam IEE para GDH seguidos de IEE para toxinas A/B com o objetivo de aumentar a sensibilidade, a especificidade, os valores preditivos e a precisão do diagnóstico da doença causada por *C. difficile*.[86,124,147,152,156,160]

Em micologia, hoje existem vários IEE para facilitar o diagnóstico das infecções micóticas endêmicas e oportunistas. Esses testes incluem um IEE para antígeno criptocócico, um IEE para antígeno de *Histoplasma* e um GM IEE para detectar infecção invasiva por *Aspergillus*. O teste Premier® Cryptococcal antigen EIA (Meridian Bioscience, Inc.) utiliza uma Ig policlonal de captura e um anticorpo monoclonal de detecção, e amostras de LCR e soro podem ser utilizadas, sem etapas de pré-tratamento. Estudos demonstraram que esse ensaio teve desempenho comparável ao dos ensaios de aglutinação do látex para antígeno criptocócico.[10,45,49,174] O IEE para antígeno criptocócico não é afetado por fatores reumatoides, líquido de sinérese ou macroglobulinas séricas e os títulos quantitativos tendem a ser mais altos que os obtidos pelo teste de aglutinação do látex. O GM IEE (Platelia® *Aspergillus* EIA, Bio-Rad, Redmond, WA) é um IEE de microtitulação para detectar a GM das espécies de *Aspergillus* em amostras de soro dos pacientes em risco. Esse teste usa um AMC de rato específico para galactofuranose, que reconhece as cadeias laterais de 1→5-β-D-galactofuranose da GM de *Aspergillus*, de modo a capturar e detectar a GM nas amostras de soro. Esse teste foi liberado pela FDA para ser utilizado nos EUA desde 2003. Quando foi liberado, inicialmente, os centros europeus utilizavam o valor de corte sugerido pelo fabricante (positivo: valores de OD ≥ 1,5); nos EUA, a FDA aprovou um valor de corte de OD de 0,5 para interpretação do teste. Com os valores de corte menores, a sensibilidade do teste aumentava, mas a especificidade diminuía.[138] Em um estudo europeu com pacientes adultos provenientes de clínica hematológica, observou-se que a redução no valor de corte aumentou a sensibilidade do teste de 76,3 para 97,4%, mas reduziu a especificidade geral de 97,5% para 90,5%.[105] Testando duas amostras consecutivas de soro utilizando o valor de corte menor, foi possível observar aumento na especificidade (97,5%) e no valor preditivo dos resultados positivos (87,5%). Em geral, a sensibilidade do IEE para GM varia de 57 a 100%, enquanto a especificidade oscila na faixa de 66 a 100%; esses dois parâmetros são influenciados pelo uso dos tratamentos antifúngicos profilático e empírico nos pacientes em risco de desenvolver aspergilose invasiva.[70,108,114] Sensibilidades e especificidades acima de 85 a 90% foram relatadas com o IEE para GM entre pacientes com neoplasias hematológicas e nos receptores de transplantes de células-tronco hematopoéticas alogênicas.[79,106,138,171]

O IEE GM da Platelia também tem sido utilizado com outros espécimes clínicos, inclusive líquido de LBA. Em um estudo com 333 amostras de LBA de 116 pacientes receptores de transplantes de pulmão (inclusive 9 amostras de pacientes com aspergilose invasiva comprovada), a sensibilidade e a especificidade do ensaio para GM foram de 60 e 95%, respectivamente.[70,71] O IEE também foi comparado favoravelmente com os ensaios moleculares para detectar evidências de *Aspergillus* nos líquidos de LBA. Em um estudo com 49 pacientes receptores de transplantes de células-tronco hematopoéticas e com aspergilose pulmonar invasiva comprovada/provável e 50 pacientes sem a doença, a sensibilidade do IEE para GM foi de 76% (utilizando o valor de corte de 0,5) e a especificidade foi de 94%, enquanto a sensibilidade e a especificidade da PCR foram, respectivamente, de 67 e 100%.[117] Nesse mesmo estudo, as sensibilidades do IEE para GM e da PCR em 22 espécimes de LBA com culturas negativas fornecidos por pacientes com aspergilose invasiva foram de 59 e 36%, respectivamente. O IEE para GM tem algumas limitações comprovadas e preocupantes. Estudos demonstraram que vários outros fungos filamentosos produzem antígenos com reatividade cruzada com a GM de *Aspergillus*. Giacchino *et al.* descreveram três casos de infecções invasivas por *Geotrichum capitatum* em pacientes leucêmicos, nos quais o IEE para GM era positivo.[58] Em seguida, Wheat *et al.* encontram resultados falso-positivos no IEE para GM em amostras de soro obtidas dos pacientes com histoplasmose disseminada.[193] Estudos *in vitro* utilizando filtrados de cultura demonstraram reatividade cruzada do teste a outros antígenos derivados de culturas de *B. dermatitidis*, *Nigrospora oryzae, Paecilomyces lilacinus, Penicillium chrysogenum* e *Trichothecium roseum*.[32] Kitasato *et al.* relataram resultado falso-positivo em imunoensaio para GM em um paciente com actinomicose pulmonar, e os antígenos lipoteicoicos de *Bifidobacterium* podem causar resultados falso-positivos no IEE para GM.[82,115] Além disso, foram relatados resultados falso-positivos nesse exame devido à reação cruzada de agentes antimicrobianos derivados do mofo, inclusive amoxicilina, amoxicilina–clavulanato, ampicilina, ampicilina–sulbactam, piperacilina e piperacilina–tazobactam.[2,8,13,172,186] Essas reações cruzadas podem ter implicações clínicas significativas para os pacientes em risco de desenvolver aspergilose invasiva e que estejam utilizando antimicrobianos de espectro amplo, principalmente piperacilina–tazobactam.

As técnicas para detectar o antígeno p24 do HIV-1 estão disponíveis desde meados da década de 1980 e têm alguma utilidade clínica demonstrada. Durante a infecção aguda pelo HIV-1, o antígeno p24 está presente em níveis altos, antes da formação dos anticorpos antip24. Quando esses anticorpos aparecem, grande parte dos antígenos p24 está presente na forma de imunocomplexos e, por isso, seus níveis sanguíneos diminuem.[60] O tratamento por calor ou outros métodos para dissociar e remover os anticorpos antip24 têm sido usados para permitir a detecção de antigenemia depois do período imediatamente subsequente à infecção aguda.[65,157] Os testes comerciais disponíveis para detectar antígeno p24 usam anticorpos policlonais ou monoclonais fixados às câmaras de microtitulação para capturar antígenos em diluições dos soros dos pacientes; essa detecção é conseguida com o acréscimo de um segundo anticorpo antip24 conjugado a uma enzima. Em 2010, Parpia *et al.* descreveram um ensaio para detecção do antígeno p24 por fluxo lateral em fita, que utilizava choque térmico para separar os imunocomplexos atribuíveis aos anticorpos antip24 maternos. Em teste cego, espécimes de soro de banco de amostras da coorte patrocinada pelo NIH Women-Infants Transmission Study (WITS) foram utilizados para o estudo de *performance*. Esse ensaio apresentou sensibilidade e especificidade gerais de 90 e 100%, respectivamente, na detecção do antígeno p24. Em um estudo de campo com 389 espécimes obtidos de lactentes sul-africanos em risco de infecção pelo HIV, 24 (6,8%) de todas as amostras eram positivas para RNA viral no ensaio de RT-PCR. O teste para p24 em fita demonstrou sensibilidade de 95,8% e especificidade de 99,4% para detectar esse antígeno nessas amostras dissociadas por calor.[131]

Imunoensaios de imunoconcentração e imunocromatografia

A tecnologia básica envolvida nos sistemas de teste por imunoconcentração e imunocromatografia foi descrita na década de 1960 e, na verdade, as primeiras aplicações comerciais foram testes domésticos para gravidez, que se tornaram disponíveis em 1988. Desde então, essa tecnologia tem sido aplicada em diversos testes com finalidades clínicas, veterinárias e industriais. Os ensaios de imunoconcentração (ou "*flow-through*") utilizam uma membrana de nitrocelulose fixada a dispositivo de cartucho.[180] Dependendo do ensaio, os antígenos (para detectar anticorpos) ou os anticorpos (para detectar antígenos) são imobilizados na membrana em bandas bem-delimitadas. Após a captura do anticorpo ou do antígeno presente na amostra clínica e de uma etapa de lavagem por escoamento (*flow-through*), a adição sequencial de um conjugado marcado enzimaticamente e de um substrato resulta no aparecimento de um produto reativo colorido diretamente na membrana. Esses ensaios também incluem bandas na membrana como controle interno positivo e negativo, junto com a área de teste; tais controles determinam se o teste foi realizado corretamente, e os resultados dos controles esperados precisam ser observados na membrana para que o teste possa ser considerado válido.

Um exemplo de ensaio de imunoconcentração para detecção de antígenos é o ImmunoCard® *Mycoplasma* (Meridian Biosciences, Cincinnati, OH), que detecta IgM específica para *Mycoplasma pneumoniae* em amostras de soro.[3,17,173] Com esse ensaio, o soro do paciente (duas gotas) é acrescentado em cada uma das entradas para amostras do cartucho de teste. Em seguida, as amostras migram ao longo da membrana para dentro de dois acessos para reação. Um acesso para reação (porta-controle) serve como controle do procedimento e tem IgM humana ligada à membrana. No outro acesso para reação (porta-teste), os antígenos de *M. pneumoniae* extraídos por detergente estão fixados à membrana de nitrocelulose. Em seguida, acrescentam-se 3 gotas de IgM anti-humana conjugada com fosfatase alcalina em cada uma das portas para amostras, e esse conjugado migra então para dentro dos dois acessos para reação. Por fim, acrescenta-se o substrato da enzima fosfatase alcalina nas portas-teste e controle. O conjugado com anti-IgM liga-se à IgM fixada à membrana da porta-controle. O espécime do paciente é acrescentado à porta-teste. Em seguida, acrescenta-se o conjugado de IgM anti-humana e, por fim, o substrato. Uma coloração azulada nas portas-controle e teste indica, respectivamente, reação válida e presença de IgM anti-*M. pneumoniae* na amostra do paciente. Quando os anticorpos anti-*M. pneumoniae* não estão presentes na amostra, não aparece qualquer coloração na porta-teste, mas a porta-controle ainda fica azulada. Entretanto, quando há anticorpos anti-*M. pneumoniae* no espécime, a IgM da amostra reage com o antígeno de *M. pneumoniae* fixado à membrana da porta-teste. Em uma avaliação comparativa de vários métodos sorológicos para detectar anticorpos contra *M. pneumoniae*, inclusive o ImmunoCard® *Mycoplasma*, a sensibilidade e a especificidade consensuais foram de 90 e 93%, respectivamente; esse último teste superou um IEE em microplaca, um teste de AFI e um teste de FC.[3] O ImmunoCard® *Mycoplasma* foi mais útil para diagnosticar infecções pediátricas, porque os adultos infectados por esse microrganismo podem produzir apenas IgG em resposta à infecção primária e à reinfecção.[36,165]

Também existem no mercado ensaios de imunoconcentração para detectar antígenos, que são usados nos laboratórios clínicos. Os testes rápidos de segunda geração para detectar antígenos dos estreptococos do grupo A nos espécimes obtidos por *swab* faríngeo utilizavam a tecnologia de imunoconcentração (*flow-through*), quando foram introduzidos inicialmente. Um exemplo desses testes era o TestPack Plus Strep A (Abbott Laboratories, North Chicago, IL). Depois da extração de um *swab* faríngeo com ácido nitroso, o extrato era colocado em uma membrana e deixado em imersão. Em seguida, acrescentava-se à membrana o anticorpo antiestreptococos do grupo A conjugado com fosfatase alcalina. Depois de uma etapa de lavagem, acrescentava-se o substrato da fosfatase alcalina e o resultado era indicado pelo aparecimento de um sinal azul de "+" ou "−", indicando a presença ou ausência do antígeno estreptocócico na amostra, respectivamente. Os ensaios de imunoconcentração para estreptococos do grupo A têm sensibilidades na faixa de 64 a 89,9%.[22,88,93,158,200] A maioria dos ensaios de imunoconcentração disponíveis no mercado foi substituída pelas técnicas imunocromatográficas.

Em essência, os ensaios imunocromatográficos ou de fluxo lateral são imunoensaios adaptados para o formato de teste em tira (Figura 3.8). Algumas variações dessa tecnologia foram transformadas em produtos comerciais, mas todas funcionam de acordo com os mesmos princípios básicos. O teste em tira típico consiste em uma tira absorvente, sobre a qual se aplica o espécime; uma tira com reagente ou conjugado, que contém anticorpos específicos para o analito-alvo conjugado com partículas coloridas (i. e., partículas de ouro coloidal ou microesferas de látex); uma membrana de reação, sobre a qual os anticorpos antianalito-alvo são imobilizados em uma linha através da membrana na forma de uma zona de captura ou linha de teste; uma zona de controle contendo anticorpos específicos para os anticorpos conjugados; e um reservatório de descarte composto de outra tira absorvente (montagem de fios) destinada a puxar a amostra através da membrana reagente por ação capilar. Os componentes da tira são fixados a um material de suporte inerte e podem ser formatados em uma única fita, ou dentro de um envoltório plástico com um acesso para a amostra e uma janela de reação demonstrando as zonas de captura (teste) e de controle.

Em geral, os imunoensaios de fluxo lateral utilizados nos laboratórios de microbiologia clínica são ensaios "sanduíche", com dois anticorpos. Para detectar antígenos, a zona de captura da membrana contém anticorpos imobilizados. O espécime é colocado na tira para amostra e migra dessa área atravessando a tira com conjugado, onde o antígeno liga-se ao conjugado. Em seguida, o espécime continua a migrar através da membrana, até que alcança a zona de captura, onde o complexo analito/conjugado liga-se aos anticorpos imobilizados, formando uma linha visível na membrana. A seguir, a amostra migra ainda mais ao longo da fita, até que alcança a zona de controle, onde o excesso de conjugado liga-se e forma uma segunda linha visível na membrana. Essa linha de controle indica que a amostra migrou através da membrana, conforme seria esperado. Linhas nítidas na zona de controle e na área de teste da membrana indicam que o resultado é positivo. Uma única linha na zona de controle indica resultado negativo. Alguns exemplos de ensaios de fluxo lateral disponíveis no mercado para detectar antígenos são os seguintes: teste para VSR em amostras de lavado nasofaríngeo (Binax NOW® RSV, Inverness Professional Medical Diagnostics, Princeton, NJ; Remel Xpect® RSV, Remel Laboratories); testes para detectar rotavírus (ImmunoCardSTAT!®

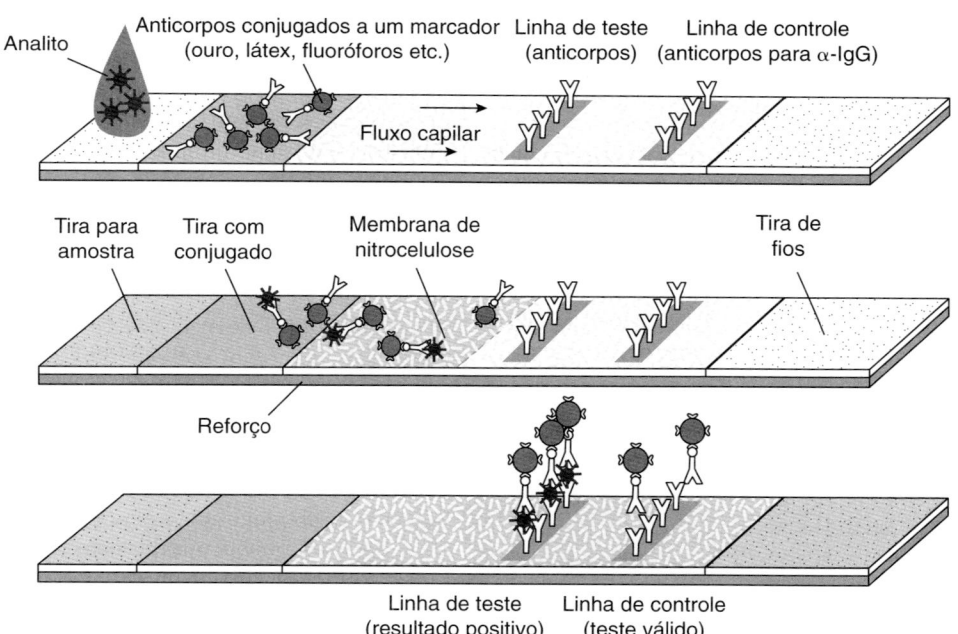

■ **FIGURA 3.8** Imunoensaio de fluxo lateral. Esta figura ilustra um imunoensaio de fluxo lateral para detecção de antígenos. O espécime (p. ex., soro ou urina) contendo o analito a ser detectado é colocado na tira para amostras, que absorve o líquido da amostra. Em seguida, o líquido migra para a tira com conjugado, que contém anticorpos dirigidos contra o analito. Esses anticorpos estão conjugados com ouro, látex colorido ou um cromóforo. O analito é capturado pelos anticorpos existentes na tira do conjugado e, em seguida, migra através de uma membrana de nitrocelulose na direção da linha de "teste". À medida que mais e mais complexos de analito–anticorpo são capturados na linha de "teste", a linha torna-se visível na membrana. Os anticorpos que não são específicos para o analito não são capturados e continuam a migrar na direção da linha de "controle". A linha de controle é composta de anticorpos imobilizados dirigidos contra imunoglobulinas. À medida que mais e mais anticorpos livres passam sobre a linha de "controle", eles são capturados e tornam-se visíveis na linha de "controle". A existência de uma linha de "controle" indica apenas que o teste foi realizado corretamente e que o analito não está presente na amostra. Linhas visíveis na área de teste e de controle indicam resultado positivo. Uma única linha na área de teste, sem uma linha de controle correspondente, significa que o teste é inválido.

Rotavirus, Meridian Bioscience, Inc.); testes para *G. lamblia* e *Cryptosporidium parvum* (ImmunoCardSTAT!® *Cryptosporidium/Giardia*, Meridian Bioscience, Inc.); e testes para antígenos de *H. pylori* (ImmunoCardSTAT!® SpSA, Meridian Bioscience, Inc.) em filtrados de fezes. A Figura 3.8 ilustra a arquitetura e os princípios básicos de um imunoensaio de fluxo lateral.

Em geral, esses imunoensaios de detecção rápida de antígenos por fluxo lateral demonstraram desempenho satisfatório. Os testes Binax NOW® RSV e Xpect® RSV têm sensibilidades na faixa de 33% a mais de 80% e especificidades acima de 97%, resultando em valores preditivos positivos de 57 a 100%, dependendo da população testada e do tipo de espécime analisado (*i. e.*, lavados ou aspirados nasofaríngeos, ou LBA).[21,75] Uma avaliação do teste ImmunoCardSTAT!® Rotavirus realizada em 1999 detectou sensibilidade de 94% e especificidade de 100%.[39] Garcia *et al.* estudaram o imunoensaio ImmunoCardSTAT!® *Cryptosporidium/Giardia* e relataram sensibilidades de 98,8 e 93,5% para detectar *Cryptosporidium* e *Giardia*, respectivamente, com especificidade de 100% para os dois parasitas.[54] Johnston *et al.* detectaram sensibilidades ligeiramente menores para detectar *G. lamblia* (81%) e *Cryptosporidium* (68%) com o teste ImmunoCardSTAT!®.[74] As avaliações do ensaio ImmunoCardSTAT!® HpSA (antígeno de *H. pylori* nas fezes) demonstraram desempenho equivalente ou superior ao do IEE em microplaca para antígeno de *H. pylori*.[76,77,197] Os imunoensaios de fluxo lateral para detectar antígenos também podem ser "multiplexados" configurando-se várias zonas de captura na almofada de detecção, de modo que vários antígenos presentes no mesmo espécime possam ser detectados simultaneamente. Por exemplo, o Triage® Micro Parasite Panel (Biosite Diagnostics, Inc., San Diego, CA) é um imunoensaio de fluxo lateral realizado com amostras de fezes e tem anticorpos imobilizados contra *G. lamblia*, *E. histolytica/E. dispar* e *C. parvum*.[53,161] Em uma avaliação desse produto realizada por Garcia *et al.*, as sensibilidades do ensaio Triage para detectar *G. lamblia*, *E. histolytica/E. dispar* e *C. parvum* foram de 95,9%, 96% e 98,3%, respectivamente, com especificidade maior que 97% para os três parasitas.[53]

Entretanto, nem todos os testes de IEE por fluxo lateral têm precisão demonstrada exigida para uso clínico. Por exemplo, as avaliações iniciais do ensaio Clearview® para *Chlamydia* (Wampole Laboratories, Cranbury, NJ) compararam esse IEE de fluxo lateral com a cultura e detectaram sensibilidade de 72,9% com esse teste.[20,84] As avaliações subsequentes, nas quais o ensaio Clearview® foi comparado com uma sonda não amplificada e, em seguida, com NAAT (testes de amplificação do ácido nucleico; do inglês, *nucleic acid amplification test*) para *Chlamydia trachomatis* relataram sensibilidades na faixa de 50 a 95%, dependendo dos testes com os quais ele foi comparado, os tipos de amostras analisadas e a prevalência da infecção por *C. trachomatis* na população estudada.[29,69,89] Outros autores relataram desempenho insatisfatório semelhante, graças à falta de sensibilidade suficiente para detectar *C. trachomatis* com o Quickview® Chlamydia Test (Quidel Corp., San Diego, CA).[149,182]

A disponibilidade de antígenos recombinantes e sintéticos com sensibilidade e especificidade de reação nos formatos de IEE por microtitulação convencional levou ao desenvolvimento de ensaios rápidos de imunoconcentração e imunocromatografia para detectar anticorpos contra HIV-1 e HIV-2. Os testes rápidos para HIV liberados pela FDA são: teste para anticorpo OraQuick® Advance Rapid HIV-1/2 (Rasures Technologies, Inc., Bethlehem, PA); teste para anticorpo Reveal® G3 Rapid HIV-1 (MedMira, Inc., Halifax, Nova Scotia, Canadá); Uni-Gold® Recombigen HIV (Trinity Biotech, Bray, County Wicklow, Irlanda); Multispot® HIV-1/HIV-2 Rapid Test (Bio-Rad Laboratories, Hercules, CA); Clearview® HIV-1/HIV-2 STAT-PAK; Clearview® complete HIV-1/HIV-2 (Inverness Medical Professional Diagnostics, Princeton, NJ); e INSTI® HIV-1 Antibody Test (bioLytical Laboratories, Inc., Richmond, BC, Canadá). O ensaio OraQuick® Advance pode ser realizado com sangue total, plasma e secreções orais, que são retiradas esfregando-se cuidadosamente uma tira absorvente sobre as gengivas superior e inferior. Os ensaios Reveal® G3 e Multispot® podem ser realizados com soro ou plasma, enquanto o teste Uni-Gold®, os 2 testes Clearview® e o teste INSTI® podem ser realizados com sangue total, soro ou plasma. O sangue total usado para realizar esses últimos testes é retirado por uma picada no dedo utilizando dispositivos específicos contidos no *kit* de teste (p. ex., lancetas, "alças" para coleta de amostras).

O Reveal® G3 Rapid HIV-1 Antibody Test, o Multispot® HIV-1/HIV-2 Rapid e o INSTI® HIV-1 Antibody Test usam a tecnologia de imunoconcentração *"flow-through"* em membrana, enquanto os testes para anticorpo OraQuick® Advance Rapid HIV-2/HIV-2 Antibody Test, Trinity-Biotech® Recombigen HIV, Clearview® HIV-1/2 STAT-PAK e Complete® HIV-1/HIV-2 usam tecnologia de imunocromatografia por fluxo lateral. Os testes Reveal® G3 Rapid HIV-1, Multispot® HIV-1/HIV-2 e INSTI® são configurados em cartuchos com formato de cubo para uso único e contêm uma membrana imunorreativa. Com o teste Reveal® G3, a membrana contém uma banda composta de peptídios sintéticos correspondentes às regiões conservadas das proteínas estruturais do HIV-1 e uma linha de controle da reação/procedimento composta de proteína A. Uma alíquota pequena do espécime (soro ou plasma) é colocada no centro da membrana de reação e é absorvida. Uma tampa contendo um conjugado de ouro coloidal e proteína A é colocada sobre o cartucho de reação e 12 gotas da solução-tampão são aplicadas no centro da tampa. Depois que todo o líquido é absorvido, a tampa é retirada e o teste é interpretado. O teste é positivo (ou reativo) quando a parte com proteína A do conjugado liga-se aos anticorpos capturados do HIV-1, produzindo um "ponto" vermelho na zona de teste e uma linha vertical vermelha na zona de controle da membrana. O teste negativo resultante da inexistência de complexos antígeno/anticorpo para HIV-1 é indicado pela presença apenas da linha vertical vermelha na área de controle da membrana.

No Multispot® HIV-1/HIV-2 Rapid Test, a membrana do cartucho contém uma banda de controle do procedimento, uma banda com peptídio do HIV-1 (glicoproteína gp41 imunodominante do envelope do HIV-1), uma banda com antígeno recombinante do HIV-1 (glicoproteína gp41 recombinante do envelope do HIV-1) e uma banda com peptídio do HIV-2 (epítopo imunodominante da glicoproteína gp36 do envelope do HIV-2). Essas bandas são compostas de micropartículas revestidas por esses antígenos. Uma diluição do espécime (soro ou plasma) é aplicada a um pré-filtro que cobre o cartucho e, depois da absorção do espécime pela membrana, o pré-filtro é retirado. Quando há anticorpos contra HIV-1 ou HIV-2, esses anticorpos ligam-se aos antígenos das micropartículas. Em seguida, pinga-se um conjugado (IgG anti-humana produzida em cabra marcada com fosfatase alcalina) dentro da membrana de reação, que se liga aos complexos antígeno/anticorpo humano imobilizados nas bandas de reação da membrana do cartucho. Depois de uma etapa de lavagem para remover o conjugado livre, acrescenta-se um reagente cromogênico (i. e., um substrato colorimétrico da fosfatase alcalina) ao cartucho. Uma cor arroxeada aparece nas bandas teste para HIV-2 ou HIV-2 quando há anticorpos contra esses vírus na amostra do paciente. A mesma coloração aparece na banda-controle do procedimento na membrana, quando o ensaio é realizado corretamente, independentemente da existência ou inexistência de anticorpos contra os vírus. A membrana do INSTI® HIV-1 Antibody Test contém antígenos do HIV-1 e do HIV-2, mas esse teste foi validado apenas para detectar anticorpos contra esse primeiro vírus.

Os testes OraQuick® Advance Rapid HIV-1/HIV-2 Antibody Test, Uni-Gold® Recombigen HIV, Clearview® HIV-1/HIV-2 STAT-PAK e Complete® HIV-1/HIV-2 usam tecnologia imunocromatográfica de fluxo lateral. Com esses ensaios rápidos (10 a 20 minutos), acrescenta-se uma alíquota pequena do espécime (secreções orais, sangue total, soro ou plasma – dependendo do kit) em uma câmara para amostra/espécime no cartucho de fluxo lateral. Em seguida, acrescenta-se uma solução-tampão de corrida para facilitar a migração lateral da amostra por ação capilar através do cartucho de reação e reconstituir o conjugado fixado à membrana. Quando estão presentes, os anticorpos anti-HIV ligam-se a uma proteína de ligação de anticorpos conjugada com o corante ouro coloidal. O imunocomplexo conjugado com o corante migra ainda mais ao longo da membrana de nitrocelulose e é capturado pelos antígenos de HIV, imobilizados na área de "teste", formando uma linha cor-de-rosa ou roxa, e indicando a existência de anticorpos contra HIV-1 e/ou HIV-2. A amostra continua a migrar ao longo da membrana e forma uma linha cor-de-rosa ou roxa na área central, que contém os antígenos de IgG. Esse controle interno do procedimento verifica se o espécime e o tampão foram aplicados corretamente no cartucho e confirma a validade do teste.

O desenvolvimento desses ensaios rápidos para anticorpos contra o HIV ofereceu à comunidade médica recursos essenciais para a detecção eficaz dessa infecção viral nos países desenvolvidos e em desenvolvimento.[7,28,135] Dependendo das exigências das Clinical Laboratory Improvement Amendments aplicáveis aos vários testes (i. e., baixa ou média e alta complexidades), esses ensaios aplicáveis à "beira do leito" permitem que a testagem para HIV seja oferecida nas clínicas e nos setores de emergência dos hospitais, nos consultórios médicos, nas clínicas comunitárias, nos programas comunitários e estudos e inventários sorológicos de campo. As avaliações desses testes rápidos para HIV geralmente demonstraram sensibilidade e especificidade extremamente altas em diversas populações de todo o mundo.[37,90,101,125,126,129,132] Como o anticorpo detectado é da classe IgG, esses testes não são adequados para diagnosticar infecções neonatais, em razão da presença dos anticorpos maternos até a idade aproximada de 12 meses de vida. Uma avaliação prospectiva recente realizada na Austrália com 5 testes rápidos, liberados na Europa, para anticorpo anti-HIV em uma coorte de 200 indivíduos reconhecidamente HIV-positivos demonstrou sensibilidade reduzida com três testes liberados pela FDA, quando os resultados obtidos com sangue total retirado por picada no dedo foram comparados com amostras de soro pareado.[132] As sensibilidades do sangue obtido por picada do dedo e do soro foram as seguintes: 94,5% versus 97,5% com o teste para anticorpo OraQuick® Advance Rapid HIV-1/HIV-2 e 94,7% versus 100% com o ensaio Uni-Path® HIV-1/HIV-2. Apenas o ensaio INST® HIV-1 Antibody Test mostrou desempenho equivalente com sangue total e soro, com sensibilidade de 99%.[132] Nesse estudo, o uso de amostras das secreções orais produziu a menor sensibilidade (86,5%) em comparação com 94,5% e 97,5% para o sangue total obtido por picada no dedo e soro, respectivamente. Os testes rápidos para detecção de anticorpo contra HIV também variam quanto à sua capacidade de identificar indivíduos recém-infectados.[99] Assim como a quarta geração dos IEE para HIV-1 e HIV-2 detectam anticorpos específicos e antígeno p24 do HIV-1, também há um imunoensaio de fluxo lateral para detecção simultânea de anticorpos e antígeno p24 do HIV-1 (Alere Determine® HIV-1/HIV-2, Alere, San Diego, CA), liberado pela FDA. Uma avaliação desse ensaio detectou sensibilidade e especificidade de 100% para anticorpos contra HIV-1 e HIV-2, e sensibilidade de 86,6% para o antígeno p24, conforme foi demonstrado pela testagem de 10 painéis de soroconversão diferentes.[15]

Técnicas de imunofluorescência

A imunofluorescência oferece uma alternativa à técnica de IEE para detectar e localizar antígenos na investigação diagnóstica de doenças bacterianas, fúngicas, parasitárias e virais. Essa técnica também pode ser usada para detectar anticorpos e estabelecer o diagnóstico retrospectivo das doenças infecciosas. A fluorescência é definida por radiação de energia quando uma luz de comprimento de onda curto (comprimento de onda de "excitação") incita os elétrons de uma molécula a um estado de mais energia por um curto espaço de tempo. À medida que os elétrons retornam ao estado basal, ou de pré-excitação, a energia é liberada na forma de luz com comprimento de onda mais longo. Com os imunoensaios de fluorescência, um anticorpo específico é conjugado com um composto capaz de reagir à fotoexcitação e emitir fluorescência subsequente (em geral, isotiocianato de fluoresceína [FITC; do inglês, fluorescein isothiocyanate] ou derivados da rodamina), resultando em um marcador sensível com reatividade imunológica inalterada. O antissoro conjugado é acrescentado às células ou aos tecidos colocados em uma lâmina e fixa-se aos antígenos, formando imunocomplexos estáveis. Os materiais não reagentes são removidos por lavagem e, em seguida, a preparação é seca e examinada por meio de um microscópio de fluorescência equipado com uma fonte de luz apropriada e filtros de barreira. Os antígenos ligados especificamente a um anticorpo fluorescente (IF) podem ser detectados como formas brilhantes de cor laranja-amarelada ou verde-maçã contra um fundo escuro, dependendo do fluorocromo utilizado. As técnicas de imunofluorescência podem ser diretas ou indiretas. Os testes de imunofluorescência direta geralmente são usados para detectar antígenos, enquanto a técnica indireta pode ser usada para demonstrar antígenos e anticorpos (i. e., sorologia).

Técnicas de imunofluorescência para detecção de antígenos

As técnicas de imunofluorescência direta (também conhecidas como técnicas de **anticorpo fluorescente direto** [AFD]) (Figura 3.9) consistem na aplicação de um conjugado marcado ao material a ser examinado, seguida de um período de incubação por 15 a 30 minutos em ambiente úmido à temperatura de 35 a 37°C para permitir que ocorra a reação antígeno-anticorpo. Depois de uma etapa de lavagem para remover o conjugado livre, a preparação é deixada para secar ao ar e montada para ser examinada em um microscópio equipado com uma fonte de luz fluorescente apropriada e filtros de barreira. Com a técnica de AFI (Figura 3.10), o material a ser examinado é recoberto primeiramente com uma quantidade excessiva de soro imune não marcado e dirigido contra o antígeno e, em seguida, deixado a reagir por 30 a 45 minutos à temperatura de 35° a 37°C. O espécime é lavado com solução salina tamponada com fosfato e, em seguida, colocado para reagir com o antissoro marcado contra as espécies de Ig usadas na reação inicial (p. ex., anticorpo anti-humano de cabra conjugado com fluoresceína). Após a lavagem para a retirada dos resíduos de coloração a fim de eliminar qualquer material estranho, a presença de fluorescência microscópica indica que o antígeno está presente. A realização dos testes de AFD é simples e rápida, e forma menos reações inespecíficas; contudo, esses testes podem ser menos sensíveis que os procedimentos indiretos. Os métodos de AFI são mais sensíveis e produzem fluorescência mais brilhante; contudo, podem ser menos específicos e estão sujeitos a maior reatividade cruzada.

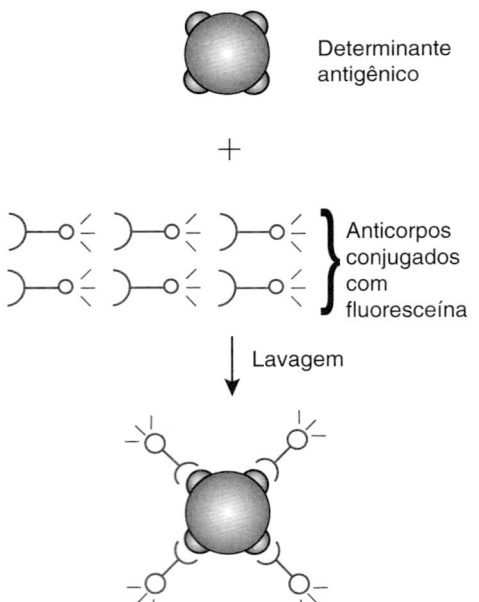

■ **FIGURA 3.9** Ilustração esquemática de um ensaio de AFD. Com a técnica de AFD, o antígeno (p. ex., espécimes respiratórios para detectar a presença do VSR) é colocado na câmara de uma lâmina de FA para reagir diretamente com o anticorpo monoclonal conjugado com fluoresceína dirigido contra o antígeno. Depois da incubação e da lavagem, a lâmina é examinada para demonstrar fluorescência característica.

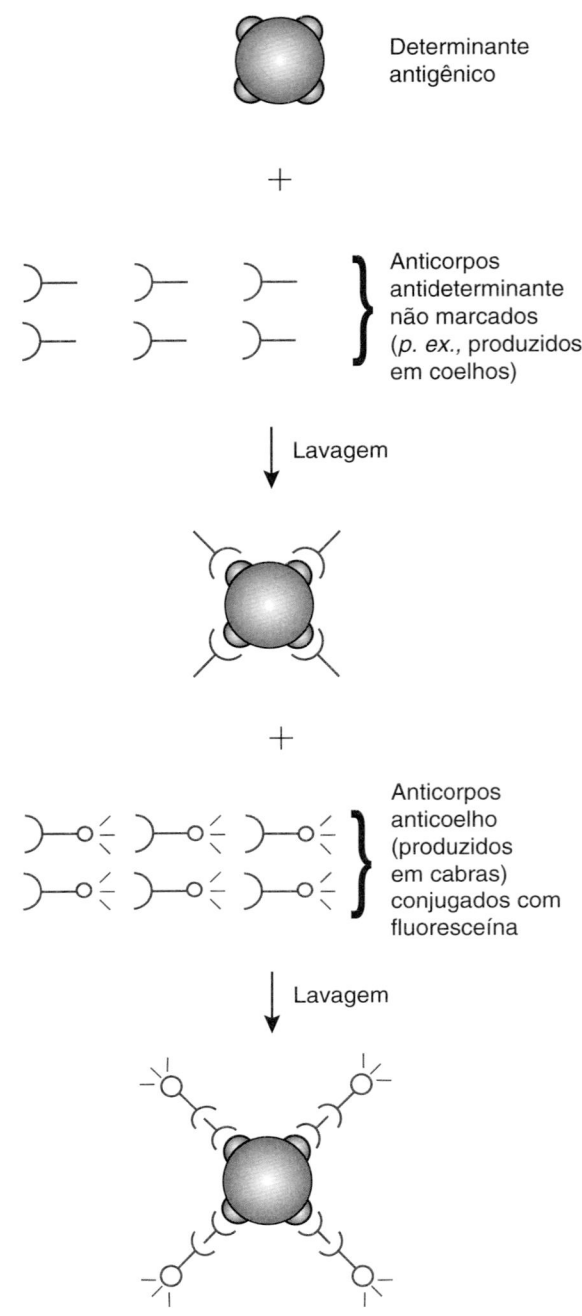

■ **FIGURA 3.10** Ilustração esquemática de um ensaio de AFI para detecção de antígeno. Com essa técnica, o espécime (p. ex., escarro para pesquisar *Legionella*) é colocado para reagir com uma quantidade excessiva de anticorpos não marcados dirigidos contra o antígeno. Depois de uma etapa de lavagem, anticorpos conjugados com fluoresceína e dirigidos contra as espécies dos anticorpos usados na reação inicial (p. ex., IgG anticoelho marcada com fluoresceína e produzida em cabras) são depositados sobre a lâmina de FA. Depois da lavagem, a lâmina é examinada quanto à emissão de fluorescência específica. Por exemplo, no caso de *Legionella*, podem ser usados vários sorotipos de anticorpos de coelho não marcados na primeira etapa do procedimento, mas na segunda etapa é necessário apenas uma Ig anticoelho conjugada com fluoresceína e produzida em cabras. Quando *Legionella* é detectada por uma técnica de AFD, devem ser usados conjugados diferentes marcados com fluoresceína para cada sorotipo da bactéria.

No mercado, existem reagentes para detectar antígenos de vários agentes patogênicos pelas técnicas de AFD ou AFI, inclusive VHS, VVZ, vírus respiratórios (p. ex., influenza, VSR, vírus parainfluenza), *Pneumocystis jirovecii*, *G. lamblia* e *C. parvum*. Chan *et al.* avaliaram o teste SimulFluor® de AFD para VHS-1, VHS-2 e VVZ e demonstraram que esse ensaio foi ligeiramente menos sensível que a coloração por imunoperoxidase das culturas em câmaras para detectar VHS (sensibilidades de 80% *versus* 87%) e coloração por AFD Cytospin® para VVZ (sensibilidade de 87,1%). Entretanto, o ensaio SimulFluor® forneceu resultados no mesmo dia para detecção do VHS e não houve diferença quanto ao tempo de conclusão para detectar VVZ, em comparação com a técnica de AFD Cytospin®.[26] O teste Merifluor® *Pneumocystis* DFA (Meridian Diagnostics) é mais sensível que as outras técnicas de coloração para *P. jirovecii* (*i. e.*, branco de calcofluór, GMS [prata metenamina de Gomori; GMS; do inglês, *Gomori methenamine silver*], Diff-Quik®), mas parece ser menos específico (*i. e.*, ocorrem mais resultados falso-positivos); algumas avaliações sugeriram que os resultados positivos pela imunofluorescência devam ser confirmados por outro método para aumentar a especificidade e o valor preditivo positivo do AFD.[120,121,145,169] O ensaio de AFD Merifluor® *Cryptosporidium/Giardia* detecta esses 2 microrganismos. É sensível e específico; em alguns estudos, esse teste de AFD superou os outros métodos de detecção, inclusive as técnicas parasitológicas de referência e os IEE.[4,55,74,205] Alguns reagentes imunofluorescentes – especialmente para vírus como VHS-1, VHS-2 e VVZ – podem ser usados tanto para a detecção direta dos microrganismos em amostras clínicas (p. ex., células raspadas da base das lesões vesiculares, escarro ou LBA), quanto para a confirmação dos microrganismos isolados em cultura (p. ex., vírus respiratórios, VHS e VVZ).

Técnicas de imunofluorescência para detecção de anticorpos

Os ensaios de AFI podem ser usados para detectar anticorpos, quase da mesma maneira que os testes de FC e IHA. O teste de AFI é usado comumente para firmar o diagnóstico retrospectivo de infecções virais quando se busca demonstrar soroconversão ou um aumento de 4 vezes no título de anticorpos entre as amostras das fases aguda e de convalescença. Com a técnica de AFI para anticorpos virais, as lâminas com células de cultura de tecidos infectados pelo vírus e fixadas em câmaras das lâminas de teste de FA são recobertas com várias diluições do soro do paciente. Depois da incubação e da lavagem, um anticorpo de cabra ou coelho marcado com fluoresceína e dirigido contra Ig humana (conjugado) é acrescentado a cada uma das áreas da lâmina contendo os antígenos virais. Depois da lavagem, as lâminas são examinadas com um microscópio de fluorescência e deve-se determinar um título de corte, ou seja, a maior diluição de soro que produz imunofluorescência positiva. As alterações do título podem ser determinadas por inspeção das lâminas colocadas a reagir com diluições sucessivas dos soros das fases aguda e de convalescença, que são realizadas simultaneamente no mesmo teste. Os ensaios indiretos também podem ser realizados com conjugados marcados com enzimas (p. ex., peroxidase), em vez dos reagentes marcados com fluorocromo. Os testes com conjugado enzimático formam um precipitado colorido, examinado com um microscópio óptico, em vez de um microscópio de fluorescência. A maioria dos laboratórios que utilizam AFI para sorologia realiza uma triagem com soro em diluição de 1:8 ou 1:10. Quando essa diluição resulta em reação positiva, outras diluições duplicadas são preparadas, e cada diluição é testada por AFI até que se alcance uma diluição de corte. A recíproca da diluição mais alta do soro com fluorescência corresponde ao título do anticorpo em questão nessa amostra. A AFI pode ser usada para documentar infecções por bactérias difíceis de cultivar *in vitro*, inclusive *B. henselae* – agente etiológico principal da doença da arranhadura de gato.[34,151,184,185,204] A Figura 3.11 ilustra um procedimento de AFI para detectar antígenos contra CMV.

Os diagnósticos de algumas infecções virais, inclusive as que são causadas pelo vírus Epstein-Barr (VEB), são totalmente dependentes da detecção sorológica de antígenos ou anticorpos, porque esses patógenos não crescem nas linhas de cultura celular utilizadas rotineiramente nos laboratórios de microbiologia clínica. O VEB faz parte da família dos herpes-vírus (Herpesviridae) e causa mononucleose infecciosa. A reação imune específica à infecção por esse vírus caracteriza-se pelo aparecimento sequencial de alguns anticorpos, inclusive IgM e IgG anti-ACV (antígeno do capsídio viral),

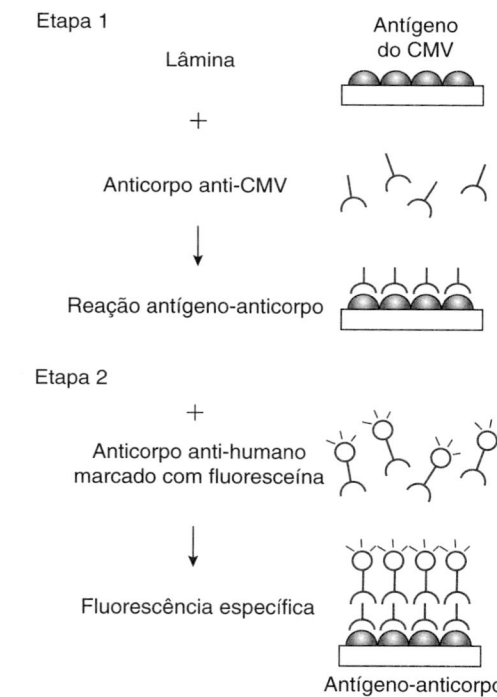

FIGURA 3.11 Técnica de AFI para detecção de anticorpos. Com esse método, o antígeno (p. ex., células de cultura de tecidos infectados por CMV) é fixado dentro de uma lâmina de FA e colocado para reagir com o soro do paciente. Quando há anticorpos anti-CMV, eles se ligam aos antígenos presentes na lâmina. Depois de uma etapa de lavagem, um anticorpo anti-humano de cabra conjugado com fluoresceína é depositado sobre a lâmina. Isso resulta na marcação das células infectadas pelo CMV na lâmina e indica a existência de anticorpos anti-CMV na amostra inicial de soro. Os títulos podem ser determinados realizando-se o ensaio com diluições duplicadas do soro e leituras até chegar à diluição mais alta de soro, que resulta em um grau imperceptível de fluorescência.

além de anticorpos contra o antígeno nuclear do Epstein-Barr (EBNA; do inglês, *Epstein-Barr nuclear antigen*) e o antígeno precoce (AP) (ver Capítulo 23). Embora a IgM anti-ACV e, mais tarde, a IgG correspondente apareçam durante a infecção aguda, os anticorpos anti-EBNA são indetectáveis durante a infecção aguda, aparecem na convalescença e são mantidos por toda a vida. Por isso, a presença de anti-EBNA no soro indica infecção pregressa, em vez de infecção recente. Como o EBNA está presente em níveis baixos nas células infectadas pelo VEB, o teste de **imunofluorescência anticomplemento** (**IFAC**) é o método de referência utilizado para a detecção desse vírus (Figura 3.12).[40,133] Com o teste de IFAC, uma linhagem de células linfoblásticas infectadas pelo VEB é usada como fonte de antígenos. Em geral, as células Raji são usadas com essa finalidade, porque essas células expressam apenas EBNA; o ACV não é expresso e o AP raramente é detectável nessa linhagem celular. Essas células são fixadas a uma lâmina e colocadas para reagir com o soro do paciente. Quando estão presentes, os anticorpos anti-EBNA específicos ligam-se ao antígeno nuclear. Depois de uma etapa de lavagem, o complemento é depositado nas células. Quando os anticorpos anti-EBNA específicos reagem na primeira etapa, o complemento liga-se aos imunocomplexos.

Depois de outra etapa de lavagem, acrescentam-se anticorpos anticomplemento conjugados com fluoresceína sobre as células. Depois da incubação, a lâmina é lavada novamente e depois examinada com um microscópio de fluorescência. A existência de fluorescência nuclear indica a presença do EBNA e infecção pregressa pelo VEB. O teste de IFAC também tem sido usado para determinar o estado imune (p. ex., presença de anticorpos protetores contra o VVZ), detectar anticorpos contra o CMV e demonstrar soroconversão depois da imunização com vacinas virais (p. ex., vacina contra o VVZ).[11,51,81,144,150]

Outro ensaio de imunofluorescência conhecido como teste de **anticorpo fluorescente contra antígeno de membrana** (**AFAM**) é a técnica preferida para determinar o estado imune do paciente a certos vírus (p. ex., VVZ), principalmente em razão de sua extrema sensibilidade.[51,196] Com esse ensaio, o soro do paciente é diluído progressivamente em câmaras de microtitulação, e células cultivadas infectadas pelo VVZ são acrescentadas ao soro diluído. Depois da incubação, a lâmina de microtitulação é centrifugada para levar as células para o fundo das câmaras e, em seguida, lavada duas vezes, com etapas de centrifugação intercaladas. Uma diluição conhecida de IgG anti-humana conjugada

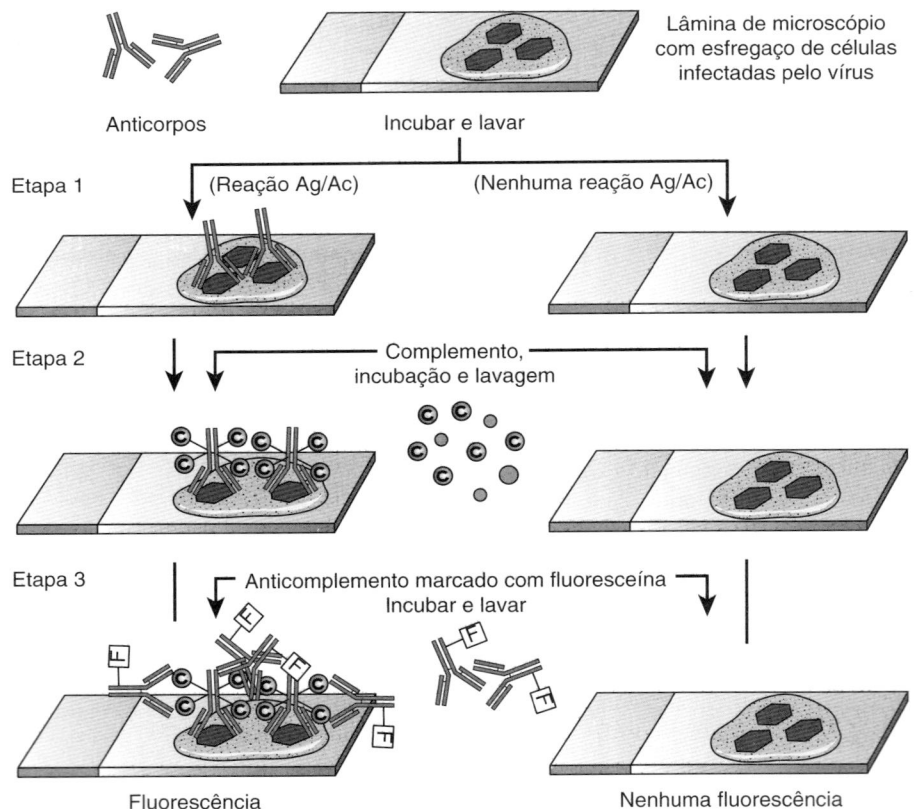

■ **FIGURA 3.12** Imunofluorescência anticomplemento. Na etapa 1, os anticorpos são expostos às células infectadas pelo vírus e fixadas em uma lâmina de microscópio. Na etapa 2, o complemento é acrescentado e liga-se aos complexos antígeno–anticorpo (Ag/Ac) formados na etapa anterior. Na etapa 3, acrescenta-se um anticorpo anticomplemento marcado com fluoresceína, que se liga ao complemento ligado na etapa 2; em seguida, a lâmina emite fluorescência. Quando os anticorpos não se ligam na etapa 1, o complemento não pode ligar-se na etapa 2 e o anticorpo anticomplemento marcado com fluoresceína não consegue ligar-se na etapa 3: desse modo, não há emissão de fluorescência. (Redesenhada com base em Leland DS. Clinical Virology. Philadelphia, PA: Saunders, 1996.)

com fluoresceína é acrescentada às câmaras e incubada. Depois de algumas etapas de lavagem/centrifugação, as células são recuperadas, fixadas nas câmaras de uma lâmina de FA e examinadas com um microscópio de fluorescência. O teste de AFAM é mais sensível que FC ou IEE, mas sua realização requer células vivas infectadas pelo vírus.

As técnicas de imunofluorescência e IEE têm suas vantagens e desvantagens próprias. Os métodos de IEE para detecção de antígenos são vantajosos nos laboratórios de grande porte, nos quais muitas amostras são examinadas diariamente para um único determinante (p. ex., rotavírus, VSR). Embora as técnicas de AFD sejam mais trabalhosas, a capacidade de observar diretamente os elementos celulares de fundo em determinados procedimentos para antígenos diretos de forma a confirmar a adequação do espécime é uma vantagem inequívoca. Por exemplo, como *C. trachomatis* infecta preferencialmente as células epiteliais colunares da cérvice, a presença de células epiteliais escamosas e/ou de neutrófilos segmentados, eritrócitos e muco indica que a amostra não é apropriada para fins diagnósticos. Os espécimes apropriados apresentam predomínio de células epiteliais cuboides e colunares intactas. Essa avaliação pode ser realizada por meio do teste de AFD e incorporada ao resultado do laboratório, permitindo que o médico avalie as evidências clínicas de infecção por *Chlamydia* e considere a possibilidade de que um resultado negativo pode, na verdade, refletir uma amostra endocervical colhida inadequadamente. Essas avaliações não podem ser realizadas com testes não visuais, inclusive IEE e a maioria dos ensaios moleculares.

REFERÊNCIAS BIBLIOGRÁFICAS

1. Abernathy E, Cabezas C, Sun H, et al. Confirmation of rubella within 4 days of rash onset: comparison of rubella virus RNA detection in oral fluid with immunoglobulin M detection in serum or oral fluid. J Clin Microbiol 2009;47:182–188.
2. Adam O, Auperin A, Wilquin J-H, et al. Treatment with piperacillin-tazobactam and false-positive *Aspergillus* galactomannan antigen test results for patients with hematological malignancies. Clin Infect Dis 2004;38:917–920.
3. Alexander TS, Gray LD, Kraft JA, et al. Performance of Meridian ImmunoCard *Mycoplasma* test in a multicenter clinical trial. J Clin Microbiol 1996;34:1180–1183.
4. Alles AJ, Waldron MA, Sierra LS, et al. Prospective comparison of direct immunofluorescence and conventional staining methods for detection of *Giardia* and *Cryptosporidium* spp. in human fecal specimens. J Clin Microbiol 1995;33:1632–1634.
5. Ampel NM. Coccidioidomycosis in persons infected with HIV type 1. Clin Infect Dis 2005;41:1174–1178.
6. Ampel NM. New perspectives on coccidioidomycosis. Proc Am Thorac Soc 2010;7:181–185.
7. Anderson DA, Crowe AM, Garcia M. Point-of-care testing. Curr HIV/AIDS Rep 2011;8:31–37. doi:10.1007/s11904-010-0067-z.
8. Ansorg R, van den Boom R, Rath PM. Detection of *Aspergillus* galactomannan antigen in food and antibiotics. Mycoses 1997;40:353–357.
9. Antinori S, Radice A, Galimberti L, et al. The role of cryptococcal antigen assay in diagnosing and monitoring of cryptococcal meningitis. J Clin Microbiol 2005;43:5828–5829.
10. Babady NE, Bestrom JE, Jespersen DJ, et al. Evaluation of three commercial latex agglutination kits and a commercial enzyme immunoassay for the detection of cryptococcal antigen. Med Mycol 2009;47:336–338.
11. Balfour HH, Edelman CK, Dirksen CL, et al. Laboratory studies of acute varicella and varicella immune status. Diagn Microbiol Infect Dis 1988;10:149–158.
12. Barbut F, Decre V, Lalande V, et al. Clinical features of *Clostridium difficile*-associated diarrhea due to binary toxin (actin-specific ADP-ribosyltransferase)-producing strains. J Med Microbiol 2005;54:181–185.
13. Bart-Delabesse E, Basile M, Al Jijakli A, et al. Detection of *Aspergillus* galactomannan antigenemia to determine biological and clinical implications of β-lactam treatments. J Clin Microbiol 2005;43:5214–5220.
14. Baughman RP, Rhodes JC, Dohn MN, et al. Detection of cryptococcal antigen in bronchoalveolar lavage fluid: a prospective study of diagnostic utility. Am Rev Respir Dis 1992;145:1226–1229.
15. Beelaert G, Fransen K. Evaluation of a rapid and simple fourth-generation HIV screening assay for qualitative detecion of HIV p24 antigen and/or antibodies to HIV-1 and HIV-2. J Virol Methods 2010;168:218–222.
16. Beeleart G, Vercauteren G, Fransen K, et al. Comparative evaluation of eight commercial enzyme linked immunosorbent assays and 14 simple assays for detection of antibodies to HIV. J Virol Methods 2002;105:197–206.
17. Beersma MFC, Dirven K, van Dam AP, et al. Evaluation of 12 commercial tests and the complement fixation test for *Mycoplasma pneumoniae*-specific immunoglobulin G (IgG) and IgM antibodies, with PCR used as the "gold standard." J Clin Microbiol 2005;43:2277–2285.
18. Benin AL, Benseon RF, Besser RE. Trends in Legionnaires' disease, 1980–1998; declining mortality and new patterns of diagnosis. Clin Infect Dis 2002;35:1039–1046.
19. Blair JE, Logan JL. Coccidioidomycosis in solid organ transplantation. Clin Infect Dis 2001;33:1536–1544.
20. Blanding J, Hirsch L, Stranton N, et al. Comparison of the Clearview *Chlamydia*, the PACE 2 assay, and culture for detection of *Chlamydia trachomatis* from cervical specimens in a low-prevalence population. J Clin Microbiol 1993;31:1622–1625.
21. Borek AP, Clemens SH, Gaskins VK, et al. Respiratory syncytial virus detection by Remel Xpect, Binax NOW, direct immunofluorescent staining, and tissue culture. J Clin Microbiol 2006;44:1105–1107.
22. Bourbeau PP. Role of the microbiology laboratory in diagnosis and management of pharyngitis. J Clin Microbiol 2003;41:3467–3472.
23. Calvet X, Lario S, Ramirez-Lazaro M, et al. Comparative accuracy of 3 monoclonal stool tests for diagnosis of *Helicobacter pylori* infection among patients with dyspepsia. Clin Infect Dis 2010;50:323–328.
24. Carratala J, Garcia-Vidal C. An update on *Legionella*. Curr Opin Infect Dis 2010;23:152–157.
25. Centers for Disease Control and Prevention. Recommendations for test performance and interpretation from the Second International Conference on serologic diagnosis of Lyme disease. Morbid Mortal Weekly Rep 1995;44:1.
26. Chan EL, Brandt K, Horsman GB. Comparison of Chemicon SimulFluor direct fluorescent antibody staining with cell culture and shell vial direct immunoperoxidase staining for detection of herpes simplex virus and with cytospin direct immunofluorescence staining for detection of varicella-zoster virus. Clin Diagn Lab Immunol 2001;8:909–912.
27. Chaplin DD. Overview of the immune response. J Allergy Clin Immunol 2010;125:S3–S23.
28. Chappel RJ, Wilson KM, Dax EM. Immunoassays for the diagnosis of HIV: meeting future needs by enhancing the quality of testing. Future Microbiol 2009;4:963–982.
29. Chernesky M, Jang D, Krepel J, et al. Impact of reference standard sensitivity on accuracy of rapid antigen detection assays and a leukocyte esterase dipstick for diagnosis of *Chlamydia trachomatis* infection in first-void urine specimens from men. J Clin Microbiol 1999;37:2777–2780.
30. Cohen SH, Gerding DN, Hohnson S, et al. Clinical practice guidelines for *Clostridium difficile* infection in adults: 2010 update by the Society for Healthcare Epidemiology of America (SHEA) and the Infectious Diseases Society of America (IDSA). Control Hosp Epidemiol 2010;31:431–455.
31. Crobach MJT, Dekkers OM, Wilcox MH, et al. European Society of Clinical Microbiology and Infectious Diseases (ESCMID): data review and recommendations for diagnosing *Clostridium difficile*-infection (CDI). Clin Microbiol Infect 2009;15:1053–1066.
32. Cummings JR, Jamison GR, Boudreaux JW, et al. Cross-reactivity of non-*Aspergillus* fungal species in the *Aspergillus* galactomannan enzyme immunoassay. Diagn Microbiol Infect Dis 2007;59:113–115.
33. Daley JA, Seskin KC. Evaluation of rapid, commercial latex agglutination techniques for serogrouping β-hemolytic streptococci. J Clin Microbiol 1988;26:2429–2431.
34. Dalton MJ, Robinson LE, Cooper J, et al. Use of *Bartonella* antigens for serologic diagnosis of cat-scratch disease at a national referral center. Arch Intern Med 1995;155:1670–1676.
35. Dawson GJ, Heller JS, Wood CA, et al. Reliable detection of individuals seropositive for the human immunodeficiency virus (HIV) by competitive immunoassays using *Escherichia coli*-expressed HIV structural proteins. J Infect Dis 1988;157:149–155.
36. Daxboeck F, Kircher K, Krause R, et al. Effect of age on antibody titer to *Mycoplasma pneumoniae*. Scand J Infect Dis 2002;4:577–579.
37. Delaney KP, Branson BM, Uniyal A, et al. Evaluation of the performance characteristics of 6 rapid HIV antibody tests. Clin Infect Dis 2011;52:257–263.
38. Delany S, Jentsch U, Weiss H, et al. Comparison of Focus HerpesSelect and Kalon HSV-2 gG2 ELISA serological assays to detect herpes simplex virus

type 2 (HSV-1) antibodies in a South African population. Sex Transm Infect 2010;86:46–50.
39. Dennehy PH, Hartin M, Nelson SM, et al. Evaluation of the ImmunoCardSTAT rotavirus assay for detection of group A rotavirus in fecal specimens. J Clin Microbiol 1999;37:1977–1979.
40. De Ory F, Guisasola ME, Sanz JC, et al. Evaluation of four commercial systems for the diagnosis of Epstein-Barr virus primary infections. Clin Vaccine Immunol 2011;18:444–448.
41. Dierderen BM. *Legionella* spp. and Legionnaires' disease. J Infect 2008; 56:1–12.
42. Dimech W, Panagiotopoulos L, Francis B, et al. Evaluation of eight anti-rubella virus immunoglobulin G immunoassays that report results in international units per milliliter. J Clin Microbiol 2008;46:1955–1960.
43. Dominguez JA, Gali N, Pedroso P, et al. Comparison of the Binax *Legionella* urinary antigen enzyme immunoassay (EIA) with the Biotest *Legionella* Urine Antigen EIA for detection of *Legionella* antigen in both concentrated and unconcentrated urine samples. J Clin Microbiol 1998;36:2718–2722.
44. Eison TM, Ault BH, Jones DP, et al. Post-streptococcal acute glomerulonephritis in children: clinical features and pathogenesis. Pediatr Nephrol 2011;26:165–180.
45. Engler HD, Shea YR. Effect of potential interference factors on performance of enzyme immunoassay and latex agglutination assay for cryptococcal antigen. J Clin Microbiol 1994;32:2307–2308.
46. Fenderson PG, Fischetti VA, Cunningham MW. Tropomyosin shares immunologic epitopes with group A streptococcal M proteins. J Immunol 1989;142:2475–2481.
47. Fields BS, Benson RF, Besser RE. *Legionella* and Legionnaires' disease: 25 years of investigation. Clin Microbiol Rev 2002;15:506–526.
48. Forsgren A, Sjoquist J. "Protein A" from *Staphylococcus aureus* I. Pseudo immune reaction with human globulin. J Immunol 1966;97:822.
49. Frank UK, Nishimura AL, Li NC, et al. Evaluation of an enzyme immunoassay for detection of cryptococcal capsular polysaccharide antigen in serum and cerebrospinal fluid. J Clin Microbiol 1993;31:97–101.
50. Galli SJ. Mast cells and basophils. Curr Opin Hematol 2000;7:32–39.
51. Gallo D, Schmidt NJ. Comparison of anti-complement immunofluorescence and fluorescent antibody to membrane antigen test for determination of immunity status to varicella-zoster virus and for serodifferentiation of varicella-zoster and herpes simplex virus infections. J Clin Microbiol 1981; 14:539–543.
52. Garcia LS, Shimizu RY. Evaluation of nine immunoassay kits (enzyme immunoassay and direct fluorescence) for detection of *Giardia lamblia* and *Cryptosporidium parvum* in human fecal specimens. J Clin Microbiol 1997;35:1526–1529.
53. Garcia LS, Shimizu RY, Bernard CN. Detection of *Giardia lamblia, Entamoeba histolytica/Entamoeba dispar*, and *Cryptosporidium parvum* antigens in human fecal specimens using the Triage Parasite Panel Enzyme Immunoassay. J Clin Microbiol 2000;38:3337–3340.
54. Garcia LS, Shimizu RY, Novak S, et al. Commercial assay for detection of *Giardia lamblia* and *Cryptosporidium parvum* antigens in human fecal specimens by rapid solid-phase qualitative immunochromatography. J Clin Microbiol 2003;41:209–212.
55. Garcia LS, Shum AC, Bruckner DA. Evaluation of a new monoclonal antibody combination reagent for direct fluorescence detection of *Giardia* cysts and *Cryptosporidium* oocysts in human fecal specimens. J Clin Microbiol 1992;30:3255–3257.
56. Gavin PJ, Peterson L, Pasquariello AC, et al. Evaluation of performance and potential clinical impact of ProSpecT Shiga toxin *Escherichia coli* microplate assay for detection of Shiga toxin-producing *E. coli* in stool samples. J Clin Microbiol 2004;42:1652–1656.
57. Gerber MA. Diagnosis of group A streptococcal pharyngitis. Pediatr Ann 1998;27:269–273.
58. Giacchino M, Chiapello N, Bezzio S, et al. *Aspergillus* galactomannan enzyme-linked immunosorbent assay cross-reactivity caused by invasive *Geotrichum capitatum*. J Clin Microbiol 2006;44:3432–3434.
59. Gisbert JP, Pajares JM. Diagnosis of *Helicobacter pylori* infection by stool antigen determination: a systematic review. Am J Gastroenterol 2001;96:2829–2838.
60. Goudsmit J, deWolf F, Paul DA, et al. Expression of human immunodeficiency virus antigen (HIV-Ag) in serum and cerebrospinal fluid during acute and chronic infection. Lancet 1986;2:177–180.
61. Guerrero C, Toldos CM, Yague G, et al. Comparison of diagnostic sensitivities of three assays (Bartels enzyme immunoassay [EIA], Biotest EIA, and Binax NOW immunochromatographic test) for detection of *Legionella pneumophila* serogroup 1 antigen in urine. J Clin Microbiol 2004;42:467–468.
62. Guilherme L, Kalil J, Cunningham M. Molecular mimicry in the autoimmune pathogenesis of rheumatic heart disease. Autoimmunity 2006;39:31–39.
63. Hagel I, DiPrisco MC, Goldblatt J, et al. The role of parasites in genetic susceptibility to allergy: IgE, helminthic infection and allergy, and the evolution of the human immune system. Clin Rev Allergy Immunol 2004;26:75–83.
64. Hamilton AJ. Serodiagnosis of histoplasmosis, paracoccidioidomycosis, and penicilliosis marneffei: current status and future trends. Med Mycol 1998;36:351–364.
65. Henrard DR, Wu S, Phillips J, et al. Detection of p24 antigen with and without immune complex dissociation for longitudinal monitoring of human immunodeficiency virus type 1 infection. J Clin Microbiol 1995;33:72–75.
66. Hermos CR, Janineh M, Han LL, et al. Shiga toxin-producing *Escherichia coli*: detection and clinical manifestations of O157:H7 and non-O157:H7 infection. J Clin Microbiol 2011;49(3):955–959.
67. Herremans M, Notermans DW, Mommers M, et al. Comparison of a *Treponema pallidum* IgM immunoblot with a 19S fluorescent treponemal antibody absorption test for the diagnosis of congenital syphilis. Diagn Microbiol Infect Dis 2007;59(1):61–66.
68. Hiscox A, Winter CH, Vongphrachanh P, et al. Serological investigations of flavivirus prevalence in Khammouane Province, Lao Peoples Democratic Republic, 2007–2008. Am J Trop Med Hyg 2010;83:1166–1169.
69. Hislop J, Quayyum Z, Flett G, et al. Systematic review of the clinical effectiveness and cost-effectiveness of rapid point-of-care tests for the detection of genital *Chlamydia* infection in women and men. Health Technol Assess 2010;14:13–23.
70. Husain S, Clancy CJ, Nguyen MH, et al. Performance characteristics of the Platelia *Aspergillus* enzyme immunoassay for detection of *Aspergillus* galactomannan in bronchial lavage fluid. Clin Vaccine Immunol 2008;15: 1760–1763.
71. Husain S, Paterson DL, Studer SM, et al. *Aspergillus* galactomannan antigen in the bronchoalveolar lavage fluid for the diagnosis of invasive aspergillosis in lung transplant recipients. Transplantation 2007;83:1330–1336.
72. Inoue S, Alonzo MT, Kurosawa Y, et al. Evaluation of a dengue IgG indirect enzyme-linked immunosorbent assay and a Japanese encephalitis IgG indirect enzyme-linked immunosorbent assay for diagnosis of secondary dengue virus infection. Vector Borne Zoonotic Dis 2010;10:143–150.
73. Johnson RH, Einstein HE. Coccidioidal meningitis. Clin Infect Dis 2006;42: 103–107.
74. Johnston SP, Ballard MM, Beach MJ, et al. Evaluation of three commercial assays for detection of *Giardia* and *Cryptosporidium* organisms in fecal specimens. J Clin Microbiol 2003;41:623–626.
75. Jonathan N. Diagnostic utility of Binax NOW RSV—an evaluation of the diagnostic performance of Binax NOW RSV in comparison with cell culture and immunofluorescence. Ann Clin Microbiol Antimicrob 2006;5:13–17.
76. Kalach N, Nguyen VB, Bergeret M, et al. Usefulness and influence of age of a novel rapid monoclonal enzyme immunoassay stool antigen for the diagnosis of *Helicobacter pylori* infection in children. Diagn Microbiol Infect Dis 2005;52:157–160.
77. Kato S, Ozawa K, Okuda M, et al. Multicenter comparison of rapid lateral flow stool antigen immunoassay and stool enzyme immunoassay for the diagnosis of *Helicobacter pylori* infection in children. Helicobacter 2004;9:669–673.
78. Kaufman L, Standard PG. Specific and rapid identification of medically important fungi by exoantigen detection. Annu Rev Microbiol 1987;41: 209–225.
79. Kawazu M, Kanda Y, Nannya Y, et al. Prospective comparison of the diagnostic potential of real-time PCR, double-sandwich enzyme-linked immunosorbent assay for galactomannan, and a 1→3-β-D-glucan test in weekly screening for invasive aspergillosis in patients with hematological disorders. J Clin Microbiol 2004;42:2733–2741.
80. Kehl SC. Role of the laboratory in the diagnosis of enterohemorrhagic *Escherichia coli* infections. J Clin Microbiol 2002;40:2711–2715.
81. Kettering JD, Schmidt NJ, Gallo D, et al. Anti-complement immunofluorescence test for antibodies to human cytomegalovirus. J Clin Microbiol 1977;6:627–632.
82. Kitasato Y, Tao Y, Hoshino T, et al. Comparison of *Aspergillus* galactomannan antigen testing with a new cut-off index and *Aspergillus* precipitating antibody testing for the diagnosis of chronic pulmonary aspergillosis. Respirology 2009;14:701–708.
83. Klein BS, Jones JM. Purification and characterization of the major antigen WI-1 from *Blastomyces dermatitidis* yeasts and immunological comparison with A antigen. Infect Immun 1994;62:3890–3900.
84. Kluytmans JAJW, Goessens WHF, Mouton JW, et al. Evaluation of Clearview and Magic Lite tests, polmerase chain reaction, and cell culture for detection of *Chlamydia trachomatis* in urogenital specimens. J Clin Microbiol 1993;31:3204–3210.
85. Kohler G, Milstein C. Continuous culture of fused cells secreting antibodies of predefined specificity. Nature 1975;256:495–497.

86. Kvach EJ, Ferguson D, Riska PF, et al. Comparison of the GeneOhm *Cdiff* real-time PCR assay with a two-step algorithm and a toxin A/B enzyme-linked immunosorbent assay for diagnosis of toxigenic *Clostridium difficile* infection. J Clin Microbiol 2010;48:109–114.
87. Landry ML, Ferguson D. Comparison of latex agglutination test with enzyme-linked immunosorbent assay for detection of antibody to varicella-zoster virus. J Clin Microbiol 1993;31:3031–3033.
88. Laubscher B, van Melle Dreyfuss, deCrousaz H. Evaluation of a new immunologic test for rapid detection of group A streptococci, the Abbott TestPack Strep A Plus. J Clin Microbiol 1995;33:260–261.
89. Lauderdale T-L, Landers L, Thorneycroft I, et al. Comparison of the PACE 2 assay, two amplification assays, and Clearview EIA for detection of *Chlamydia trachomatis* in female endocervical and urine specimens. J Clin Microbiol 1999;37:2223–2229.
90. Lee BE, Plitt S, Fenton J, et al. Rapid HIV tests in acute care settings in an area of HIV prevalence in Canada. J Virol Methods 2011;172:66–71.
91. Leodolter A, Peitz U, Ebert MP, et al. Comparison of two enzyme immunoassays for the assessment of *Helicobacter pylori* status in stool specimens after eradication therapy. Am J Gastroenterol 2002;97:1682–1684.
92. Leon P, deOry F, Domingo C, et al. Evaluation of a latex agglutination test for screening antibodies to rubella virus. Eur J Clin Microbiol Infect Dis 1988;7:196–199.
93. Leung AKC, Newman R, Kumar A, et al. Rapid antigen detection in diagnosing group A β-hemolytic streptococcal pharyngitis. Expert Rev Mol Diagn 2006;6:761–766.
94. Lewis D, Ando T, Humphrey CD, et al. Use of solid-phase immune electron microscopy for classification of Norwalk-like viruses into six antigenic groups from 10 outbreaks of gastroenteritis in the United States. J Clin Microbiol 1995;33:501–504.
95. Lindsley MD, Warnock DW, Morrison CJ. Serological and molecular diagnosis of fungal infections. In: Rose NR, Hamilton RG, Detrick B, eds. Manual of Clinical Laboratory Immunology. 7th ed. Washington, DC: ASM Press, 2006.
96. Lipson SM, Svenssen L, Goodwin L, et al. Evaluation of two current generation enzyme immunoassays and an improved isolation-based assay for the rapid detection of rotavirus from stool. J Clin Virol 2001;21:17–27.
97. Loa CC, Mordechai E, Tilton RC, et al. Production of recombinant *Bartonella henselae* 17-kDa protein for antibody-capture enzyme-linked immunosorbent assay. Diagn Microbiol Infect Dis 2006;55:1–7.
98. Loo VG, Poirier L, Miller MA, et al. A predominantly clonal multi-institutional outbreak of *Clostridium difficile*-associated diarrhea with high morbidity and mortality. N Engl J Med 2005;353:2442–2449.
99. Louie B, Wong E, Klausner JD, et al. Assessment of rapid tests for the detection of human immunodeficiency antibodies in recently infected individuals. J Clin Microbiol 2008;46:1494–1497.
100. Luo YH, Chuang WJ, Wu JJ, et al. Molecular mimicry between streptococcal pyrogenic exotoxin B and endothelial cells. Lab Invest 2010;90:1492–1506.
101. Lyamuya E, Aboud S, Urassa WK, et al. Evaluation of simple rapid HIV assays and development of national rapid HIV testing algorithms in Dar es Salaam, Tanzania. BMC Infect Dis 2009;9:19–25.
102. MacKenzie AMR, Lebel P, Orrbine E, et al. Sensitivities and specificities of Premier *E. coli* 0157 and Premier EHEC enzyme immunoassays for diagnosis of infection with Verotoxin (Shiga-like toxin)-producing *Escherichia coli*. J Clin Microbiol 1998;36:1608–1611.
103. MacPhee DJ. Methodological considerations for improving Western blot analysis. J Pharmacol Toxicol Methods 2010;61:171–177.
104. Madden S, Kelly L. Update on acute rheumatic fever. Can Fam Phys 2009;55:475–478.
105. Maertens JA, Klont R, Masson C, et al. Optimization of the cutoff value for the *Aspergillus* double-sandwich enzyme immunoassay. Clin Infect Dis 2007;44:1329–1326.
106. Maertens J, Van Edere J, Verhaegen J, et al. Use of circulating galactomannan screening for early diagnosis of invasive aspergillosis in allogeneic stem cell transplant recipients. J Infect Dis 2002;186:1297–1306.
107. Manes G, Zanetti MV, Piccirillo MM, et al. Accuracy of a new monoclonal stool antigen test in post-eradication assessment of *Helicobacter pylori* infection: comparison with the polyclonal stool antigen test and the urea breath test. Dig Liver Dis 2005;37:751–755.
108. Marr KA, Laverdiere M, Gugel A, et al. Antifungal therapy decreases sensitivity of the *Aspergillus* galactomannan enzyme immunoassay. Clin Infect Dis 2005;40:1762–1769.
109. Martins TB, Woolstenhulme RD, Jaskowski TD, et al. Comparison of four immunoassays with a Western blot assay for for the determination of type-specific antibodies to herpes simplex virus. Am J Clin Pathol 2001;115:272–277.
110. Mas A, Soriano V, Gutierrez M, et al. Reliability of a new recombinant immunoblot assay (RIBA HIV-1/HIV-2 SIA) as a supplemental (confirmatory) test for HIV-1 and HIV-2 infections. Transfus Sci 1997;18:63–69.
111. Massey V, Gregson DB, Chagla AH, et al. Clinical usefulness of components of the Triage immunoassay, enzyme immunoassay for toxin A and B, and cytotoxin B tissue culture assay for the diagnosis of *Clostridium difficile* diarrhea. Am J Clin Pathol 2003;119:45–49.
112. McCool TL, Hoey JG, Montileone F, et al. Discovery and analysis of *Bartonella henselae* antigens for use in clinical serologic assays. Diagn Microbiol Infect Dis 2008;60:17–23.
113. McDonald LC, Kilgore GE, Thompson A, et al. An epidemic, toxin-gene variant strain of *Clostridium difficile*. N Engl J Med 2005;353:2433–2441.
114. Mennink-Kersten MA, Donnelly JP, Verweij PE. Detection of circulating galactomannan for the diagnosis and management of invasive aspergillosis. Lancet Infect Dis 2004;4:349–359.
115. Mennink-Kersten MA, Klont RR, Warris A, et al. *Bifidobacterium* lipoteichoic acid and false ELISA reactions in *Aspergillus* antigen detection. Lancet 2004;363:325–327.
116. Mingle JA. Differentiation of dual seropositivity to HIV-1 and HIV-2 in Ghanaian sera using line immunoassay (INNOLIA). West Afr J Med 1997;16:71–74.
117. Musher B, Fredricks D, Leisenring W, et al. *Aspergillus* galactomannan enzyme immunoassay and quantitative PCR for diagnosis of invasive aspergillosis with brochoalveolar lavage fluid. J Clin Microbiol 2004; 42:5517–5522.
118. Musher DM, Manhas A, Jain P, et al. Detection of *Clostridium difficile* toxin: comparison of enzyme immunoassay results compared with results obtained by cytotoxicity assay. J Clin Microbiol 2007;45:2737–2739.
119. Neil K, Berkelman R. Increasing incidence of Legionellosis in the United States, 1990–2005: changing epidemiologic trends. Clin Infect Dis 2008;47:591–599.
120. Ng VL, Virani NA, Chaisson RE, et al. Rapid detection of *Pneumocystis carinii* using a direct monoclonal fluorescent antibody stain. J Clin Microbiol 1990;28:2228–2233.
121. Ng VL, Yajko DM, McPhaul LW, et al. Evaluation of an indirect fluorescent-antibody stain for detection of *Pneumocystis carinii* in respiratory specimens. J Clin Microbiol 1990;28:975–979.
122. Nicolle L, Gutkin A, Smart G, et al. Serological studies of West Nile virus in a liver transplant population. Can J Infect Dis Med Microbiol 2004;15: 271–274.
123. Norris SJ, *Treponema pallidum* Polypeptide Research Group. Polypeptides of *Treponema pallidum*: progress toward understanding their structural, functional, and immunologic roles. Microbiol Rev 1993;57:750–779.
124. Novak-Weekley SM, Marlowe EM, Miller JM, et al. *Clostridium difficile* testing in the clinical laboratory by use of multiple testing algorithms. J Clin Microbiol 2010;48:889–893.
125. O'Connell RJ, Agan BK, Anderson SA, et al. Sensitivity of the Multispot HIV-1/HIV-2 rapid test using samples from human immunodeficiency virus type 1-positive individuals with various levels of exposure to highly active antiretroviral therapy. J Clin Microbiol 2006;44:1831–1833.
126. O'Connell RJ, Merritt TM, Malia JA, et al. Performance of the Ora-Quick rapid antibody test for diagnosis of human immunodeficiency virus type 1 infection in patients with various levels of exposure to highly active antiretroviral therapy. J Clin Microbiol 2003;41:2153–2155.
127. O'Connor D, Hynes P, Cormican M, et al. Evaluation of methods for detection of toxins in specimens of feces submitted for diagnosis of *Clostridium difficile*-associated diarrhea. J Clin Microbiol 2001;39:2846–2849.
128. O'Gorman MR, Weber D, Landis SE, et al. Interpretive criteria of the Western blot assay for serodiagnosis of human immunodeficiency virus type 1 infection. Arch Pathol Lab Med 1991;115:26–30.
129. Pandori MW, Branson BM. 2010 HIV Diagnostics Conference. Expert Rev Anti Infect Ther 2010;8:631–633.
130. Papenburg J, Baz M, Hamelin ME, et al. Evaluation of serological diagnostic methods for the 2009 pandemic A/H1N1 influenza virus. Clin Vaccine Immunol 2011;18:520–522.
131. Parpia ZA, Elghanian R, Nabatiyan A, et al. p24 antigen rapid test for diagnosis of acute pediatric HIV infection. J Acquir Immune Defic Syndr 2010;55:413–419.
132. Pavie J, Rachline A, Loze B, et al. Sensitivity of five rapid HIV tests on oral fluid or finger-stick whole blood: a real-time comparison in a healthcare setting. PLoS ONE 2010;5:e11581. doi:10.1371/journal, pone.0011581.
133. Pedneault L, Lapointe N, Alfieri C, et al. Antibody responses to two Epstein-Barr virus (EBV) nuclear antigens (EBNA-1 and EBNA-2) during EBV primary infection in children born to mothers infected with human immunodeficiency virus. Clin Infect Dis 1996;23:806–808.

134. Perona-Wright G, Mohrs K, Taylor J, et al. Cutting edge: helminth infection induces IgE in the absence of mu- or delta-chain expression. J Immunol 2008;181:6697–6701.
135. Perry KR, Ramskill S, Elgin RP, et al. Improvement in the performance of HIV screening tests. Transfus Med 2008;18:228–240.
136. Peterson LR, Manson RU, Paulo SM, et al. Detection of toxigenic *Clostridium difficle* in stool samples by real-time polymerase chain reaction for the diagnosis of *C. difficile*-associated diarrhea. Clin Infect Dis 2007;45:1152–1160.
137. Petric M, Szymanski MT. Electron microscopy and immune electron microscopy. In Specter S, Hodinka R, eds. Clinical Virology Manual. 3rd ed. Washington, DC: ASM Press, 2000:64–65.
138. Pfeiffer CD, Fine JP, Safdar N. Diagnosis of invasive aspergillosis using a galactomannan assay: a meta-analysis. Clin Infect Dis 2006;42:1417–1427.
139. Planche T, Aghaizu A, Holliman R, et al. Diagnosis of *Clostridium difficile* infection by toxin detection kits: a systematic review. Lancet Infect Dis 2008;8:877–884.
140. Pollet DE, Saman EL, Peeters DC, et al. Confirmation and differentiation of antibodies to human immunodeficiency virus 1 and 2 with a strip-based assay using recombinant antigens and synthetic peptides. Clin Chem 1991;37:1700–1707.
141. Polywka S, Feldner J, Duttman H, et al. Diagnostic evaluation of a new combined HIV p24 antigen and anti-HIV1/2/O screening assay. Clin Lab 2001;47:351–356.
142. Portincasa P, Grillo R, Pauri P, et al. Multicenter evaluation of the new HIV DUO assay for simultaneous detection of HIV antibodies and p24 antigen. New Microbiol 2000;23:357–365.
143. Powderly WG, Cloud GA, Dismukes WE, et al. Measurement of cryptococcal antigen in serum and spinal fluid: value in the management of AIDS-associated cryptococcal meningitis. Clin Infect Dis 1994;18:789–792.
144. Preissner C, Steinberg S, Gershon A, et al. Evaluation of the anticomplement immunofluorescence test for detection of antibody to varicella-zoster virus. J Clin Microbiol 1982;16:373–376.
145. Procop GW, Haddad S, Quinn J, et al. Detection of *Pneumocystis jiroveci* in respiratory specimens by four staining methods. J Clin Microbiol 2004;42:3333–3335.
146. Quesada M, Calvert X, Dosal A, et al. Evaluation of four different fecal tests for determination of cure after *Helicobacter pylori* treatment. J Clin Gastroenterol 2006;40:790–794.
147. Quinn CD, Sefers SE, Babiker W, et al. *C. Diff* Quik Chek Complete immunoassay provides a reliable first-line method for detection of *Clostridium difficile* in stool specimens. J Clin Microbiol 2010;48:603–605.
148. Rabenau HF, Sturmer M, Buxbaum S, et al. Laboratory diagnosis of norovirus: which method is the best. Intervirology 2003;46:232–238.
149. Rani R, Corbitt G, Killough R, et al. Is there any role for rapid tests for *Chlamydia trachomatis*? Int J STD AIDS 2002;13:22–24.
150. Rao N, Waruszewski DT, Armstrong JA, et al. Evaluation of anti-complementary immunofluorescence test in cytomegalovirus infection. J Clin Microbiol 1977;6:633–638.
151. Regnery RL, Olson JG, Perkins BA, et al. Serological response to "*Rochalimaea henselae*" antigen in suspected cat-scratch disease. Lancet 1992;339:1443–1445.
152. Reller ME, Lema CA, Perl TM, et al. Yield of stool culture with isolate toxin testing versus a two-step algorithm including stool toxin testing for detection of toxigenic *Clostridium difficile*. J Clin Microbiol 2007;45:3601–3605.
153. Robinson JS, Featherstone D, Vasanthapuram R, et al. Evaluation of three commercially available Japanese encephalitis virus IgG enzyme-linked immunosorbent assays. Am J Trop Med Hyg 2010;83:1146–1155.
154. Rodriguez-Iturbe, Musser JM. The current state of poststreptococcal glomerulonephritis. J Am Soc Nephrol 2008;19:1855–1864.
155. Russman H, Panthel K, Bader RC, et al. Evaluation of three rapid assays for detection of *Clostridium difficile* toxin A and toxin B in stool specimens. Eur J Clin Microbiol Infect Dis 2007;26:115–119.
156. Schmidt ML, Gilligan PH. *Clostridium difficile* testing algorithms: what is practical and feasible. Anaerobe 2009;15:270–273.
157. Schupbach J. Measurement of HIV-1 p24 antigen by signal amplification-boosted ELISA of heat-denatured plasma is a simple and inexpensive alternative to tests for viral RNA. AIDS Rev 2002;4:83–92.
158. Schwalbe LD, Small MT, Randall EL. Comparison of TestPack Strep A test kit with culture technique for detection of group A streptococci. J Clin Microbiol 1987;25:309–311.
159. Sever JL, Tzan NR, Shekarchi IC, et al. Rapid latex agglutination test for rubella antibody. J Clin Microbiol 1983;17:52–54.
160. Sharp SE, Ruden LO, Pohl JC, et al. Evaluation of the *C. Diff* Quik-Chek Complete assay, a new glutamate dehydrogenase and A/B toxin combination lateral flow assay for use in rapid, simple diagnosis of *Clostridium difficile* disease. J Clin Microbiol 2010;48:2082–2086.
161. Sharp SE, Suarez CA, Duran Y, et al. Evaluation of the Triage Micro Parasite Panel for detection of *Giardia lamblia*, *Entamoeba histolytica/Entamoeba dispar*, and *Cryptosporidium parvum* in patient stool specimens. J Clin Microbiol 2001;39:332–334.
162. Shimada T, Jackson JL, Hayashino Y, et al. Systematic review and meta-analysis: urinary antigen tests for legionellosis. Chest 2009;136:1576–1585.
163. Shulman ST. Streptococcal pharyngitis: diagnostic considerations. Pediatr Infect Dis J 1994;13:567–571.
164. Shulman ST, Tanz RR. Group A streptococcal pharyngitis and immune mediated complications: from diagnosis to management. Expert Rev Anti Infect Ther 2010;8:137–150.
165. Sillis M. The limitations of IgM assays in the serological diagnosis of *Mycoplasma pneumoniae* infections. J Med Microbiol 1990;23:517–522.
166. Singh VR, Smith DK, Lawrence J, et al. Coccidioidomycosis in patients infected with human immunodeficiency virus: a review of 91 cases at a single institution. Clin Infect Dis 1996;23:563–568.
167. Srijan A, Wongstitwilairoong B, Pitarangsi C, et al. Re-evaluation of commercially-available enzyme-linked immunosorbent assay for the detection of *Giardia lamblia* and *Cryptosporidium* spp. from stool specimens. Southeast Asian J Trop Med Public Health 2005;36:26–29.
168. Stockman L, Clark KA, Hunt JM, et al. Evaluation of commercially available acridinium ester-labeled chemiluminescent DNA probes for culture identification of *Blastomyces dermatiditis*, *Coccidioides immitis*, *Cryptococcus neoformans*, and *Histoplasma capsulatum*. J Clin Microbiol 31;1993:845–850.
169. Stratton N, Hryniewicki J, Aarnaes SL, et al. Comparison of monoclonal antibody and calcofluor white stains for the detection of *Pneumocystis carinii* from respiratory specimens. J Clin Microbiol 1991;29:645–647.
170. Suerbom S, Michetti P. *Helicobacter pylori* infection. N Engl Med J 2002;347:1175–1186.
171. Sulahian A, Boutboul F, Ridbaud P, et al. Value of antigen detection using an enzyme immunoassay in the diagnosis and prediction of invasive aspergillosis in two adult and pediatric hematology units during a 4-year prospective study. Cancer 2001;91:311–318.
172. Sulahian A, Touratier S, Ribaud P. False-positive test for *Aspergillus* antigenemia related to concommitant administration of piperacillin and tazobactam. N Engl J Med 2003;349:2366–2367.
173. Talkington DF, Shott S, Fallon MT, et al. Analysis of eight commercial enzyme immunoassay tests for detection of antibodies to *Mycoplasma pneumoniae* in human serum. Clin Diagn Lab Immunol 2004;11:862–867.
174. Tanner DC, Weinstein MP, Fedorciw B, et al. Comparison of commercial kits for detection of cryptococcal antigen. J Clin Microbiol 1994;32:1680–1684.
175. Tiller T. Single B cell antibody technologies. New Biotechnol 2011;28:453–457. doi:10.1016/j.nbt.2011.03.014.
176. Turner KR, Wong EH, Kent CK, et al. Serologic herpes testing in the real world: validation of new type specific serologic herpes simplex virus tests in a public health laboratory. Sex Transm Dis 2002;29:422–425.
177. Vaira D, Malfertheiner P, Megraud F, et al. Noninvasive antigen-based assay for assessing *Helicobacter pylori* eradication: a European multicenter study. Am J Gastroenterol 2000;95:925–929.
178. Vaira D, Vakil N. Blood, urine, stool, breath, money, and *Helicobacter pylori*. Gut 2001;48:287–289.
179. Vaira D, Vakil N, Menegatti M, et al. The stool antigen test for detection of *Helicobacter pylori* after eradication therapy. Ann Intern Med 2002;136:280–287.
180. Valkirs GE, Barton R. Immunoconcentration—a new format for solid-phase immunoassays. Clin Chem 1985;31:1427–1431.
181. Van Binsbergen J, Siebelink A, Jacobs, A, et al. Improved performance of seroconversion with a fourth-generation HIV antigen/antibody assay. J Virol Methods 1999;82:77–84.
182. Van Dommelen L, van Tiel FH, Ouburg S, et al. Alarmingly poor performance in *Chlamydia trachomatis* point-of-care testing. Sex Trans Infect 2010;86:355–359.
183. Van Kerckhoven I, Vercauteren G, Piot P, et al. Comparative evaluation of 36 commercial assays for detecting antibodies to HIV. Bull World Health Org 1991;69:753–760.
184. Vermeulen MJ, Herremans M, Verbakel H, et al. Serological testing for *Bartonella henselae* infections in the Netherlands: clinical evaluation of immunofluorescence assay and ELISA. Clin Microbiol Infect 2007;13:627–634.
185. Vermeulen MJ, Verbakel H, Notermans DW, et al. Evaluation of sensitivity, specificity, and cross-reactivity in *Bartonella henselae* serology. J Med Microbiol 2010;59:743–745.

186. Viscoli C, Machetti M, Cappellano P, et al. False-positive galactomannan Platelia *Aspergillus* test results for patients receiving piperacillin-tazobactam. Clin Infect Dis 2004;38:913–916.
187. Wagner CL, Riess T, Linke D, et al. Use of *Bartonella* adhesion A (BadA) immunoblotting in the serodiagnosis of *Bartonella henselae* infections. Int J Med Microbiol 2008;298:579–590.
188. Warny M, Pepin J, Fang A, et al. Toxin production by an emerging strain of *Clostridium difficile* associated with outbreaks of severe disease in North America and Europe. Lancet 2005;366:1079–1084.
189. Weber B, Berger A, Rabenau H, et al. Evaluation of a new combined antigen and antibody human immunodeficiency virus screening assay: VIDAS HIV DUO Ultra. J Clin Microbiol 2002;40:1420–1426.
190. Weber B, Fall EH, Berger A, et al. Reduction of diagnostic window by new fourth-generation human immunodeficiency virus screening assays. J Clin Microbiol 1998;36:2235–2239.
191. Weber B, Gurtler L, Thorstensson R, et al. Multicenter evaluation of a new automated fourth-generation human immunodeficiency virus screening assay with a sensitive antigen detection module and high specificity. J Clin Microbiol 2002;40:1938–1946.
192. Wheat LJ. Antigen detection, serology, and molecular diagnosis of invasive mycoses in the immunocompromised host. Transpl Infect Dis 2006;8:128–129.
193. Wheat LJ, Hackett E, Durkin M, et al. Histoplasmosis-associated cross-reactivity in the Bio-Rad Platelia *Aspergillus* enzyme immunoassay. Clin Vaccine Immunol 2007;14:638–640.
194. Wilchek M, Bayer EA. Introduction to avidin-biotin technology. Methods Enzymol 1990;184:5–13.
195. Williams B, Fojtasek M, Connolly-Stringfield P, et al. Diagnosis of histoplasmosis by antigen detection during an outbreak in Indianapolis, Ind. Arch Pathol Lab Med 1994;118:1205–1208.
196. Williams V, Gershon A, Brunell P. Serologic response to varicella-zoster membrane antigens measured by indirect imunofluorescence. J Infect Dis 1974;130:669–672.
197. Wu D-C, Wu I-C, Wng S-W, et al. Comparison of stool enzyme immunoassay and immunochromatographic method detecting *Helicobacter pylori* antigens before and after eradication. Diagn Microbiol Infect Dis 2006;56:373–378.
198. Xu F, He S, Wu B, et al. Development of an IgM-capture ELISA for Coxsackie A16 infection. J Virol Methods 2011;171:107–110.
199. Young EJ, Hirsh DD, Fainstein V, et al. Pleural effusions due to *Cryptococcus neoformans*: a review of the literature and report of two cases with cryptococcal antigen determinations. Am Rev Respi Dis 1980;121:743–747.
200. Yu PK, Germer JJ, Torgerson CA, et al. Evaluation of TestPack Strep A for the detection of group A streptococci in throat swabs. Mayo Clin Proc 1988;63:33–36.
201. Zaaijer DL, van Rixel GACM, Kromosoeto JNR, et al. Validation of a new immunoblot assay (LiaTek HIV III) for confirmation of human immunodeficiency virus infection. Transfusion 1998;38:776–781.
202. Zaaijer DL, van Rixel T, van Exel-Oehlers P, et al. New anti-human immunodeficiency virus immunoblot assays resolve nonspecific Western blot results. Transfusion 1997;37:193–198.
203. Zahariadis G, Severini A. Evaluation of a novel serology algorithm to detect herpes simplex virus 1 or 1 antibodies. Sex Transm Dis 2010;37:696–699.
204. Zangwill KM, Hamilton DH, Perkins BA, et al. Cat scratch disease in Connecticut: epidemiology, risk factors, and evaluation of a new diagnostic test. N Engl J Med 1993;329:8–13.
205. Zimmerman AK, Needham CA. Comparison of conventional stool concentration and preserved smear methods with Merifluor *Cryptosporidium/Giardia* direct immunofluorescence assay and ProSpecT *Giardia* EZ Microplate assay for detection of *Giardia lamblia*. J Clin Microbiol 1995;33:1942–1943.

CAPÍTULO 4
Microbiologia Molecular

Introdução, 144

Ácidos nucleicos | Características e funções básicas do DNA e RNA, 145
Estrutura do DNA, 145
Estrutura do RNA, 145
Função do DNA | Armazenamento de informações, 146
Função do RNA | Transferência de informações, 146

Métodos de amplificação de sinais, 147
Sondas de ácido nucleico, 147
Hybrid Capture®, 149

Ramificação do DNA, 150
Hibridização *in situ*, 150

Amplificação de ácidos nucleicos, 152
Noções básicas de PCR, 152
Outros métodos de amplificação do ácido nucleico, 155
Modificações da PCR, 156

Análise pós-amplificação, 159
Métodos de detecção tradicionais, 159
Hibridização reversa, 160
Sequenciamento do DNA, 161

Amplificação do ácido nucleico em tempo real, 164
Métodos para detectar produtos da amplificação em tempo real, 164

Tipagem de cepas, 170
Métodos de tipagem não baseados em amplificação, 170
Tipagem baseada em amplificação, 171

Espectrometria de massa, 172

Conclusão, 174

Introdução

Os microbiologistas sempre buscaram e continuam a buscar formas mais rápidas e eficientes para detectar e caracterizar os microrganismos. As técnicas moleculares são alguns dos recursos mais poderosos que podem ser usados com essa finalidade. Mais recentemente, a adoção generalizada da espectrometria de massa alterou a prática da microbiologia clínica. Esses ensaios revolucionaram o laboratório de microbiologia e alteraram a forma como detectamos, caracterizamos e quantificamos microrganismos diretamente nos espécimes clínicos e nas culturas. Ao longo dos últimos 20 anos, essas técnicas foram aperfeiçoadas e deixaram de ser ensaios complicados, altamente técnicos e muito trabalhosos, tornando-se testes fáceis e tão rápidos que, em alguns casos, podem fornecer resultados dentro de uma hora depois do início do ensaio realizado diretamente com amostras clínicas.

Os ensaios moleculares utilizados pelos microbiologistas moleculares do passado eram usados comumente para detectar apenas microrganismos exigentes ou que não podiam ser cultivados, ou para determinar a causa de surtos significativos. Entretanto, à medida que esses ensaios se tornaram mais fáceis de usar e menos dispendiosos, eles começaram a ser explorados na detecção e caracterização de microrganismos mais comuns.

A microbiologia molecular pode ser subdividida em 3 categorias. A primeira é a detecção de microrganismos sem usar amplificação de ácidos nucleicos. Essas aplicações estão baseadas na amplificação de um sinal gerado (geralmente luz ou cor), que é resultante da hibridização bem-sucedida de uma sonda de ácido nucleico com a molécula de ácido nucleico que se pretende testar. A segunda categoria – os métodos de amplificação de ácidos nucleicos – é utilizada para detectar, caracterizar e, em alguns casos, quantificar microrganismos. Por fim, os métodos moleculares também têm sido amplamente utilizados para determinar as relações entre microrganismos (*i. e.*, tipagem de cepas), que são recursos fundamentais aos epidemiologistas que trabalham nos hospitais e nos serviços de saúde pública. De uma forma ou de outra, todas essas tecnologias usam bioquímica dos ácidos nucleicos. Por isso, iniciamos este capítulo com uma revisão das características e funções básicas dos ácidos nucleicos.

Revisar todos os ensaios moleculares que têm sido usados para avaliar microrganismos seria impraticável e estaria além dos objetivos deste livro. Por isso, descrevemos com mais detalhes os testes comprovadamente mais úteis no laboratório clínico, os ensaios disponíveis no mercado e alguns testes mais novos e especialmente promissores. Hoje em dia, existem alguns tipos diferentes de amplificação dos ácidos nucleicos. O termo *reação da cadeia de polimerase* (PCR; do inglês, *polymerase chain reaction*), que é o precursor dos outros tipos de ensaios de amplificação dos ácidos nucleicos e pode ser utilizado ocasionalmente em sentido genérico neste livro, é uma expressão alternativa para amplificação de ácido nucleico. As razões disso são a praticidade e a fluência do texto, mas o leitor deve saber que também é possível utilizar outros tipos de reações bioquímicas para amplificar ácidos nucleicos.

Ácidos nucleicos | Características e funções básicas do DNA e RNA

Estrutura do DNA

O DNA é uma molécula longa composta de duas fitas ou hélices. Cada fita do DNA é um polímero, ou seja, cada fita é formada por subunidades semelhantes repetidas. As subunidades repetidas – ou blocos de construção – do DNA são monofosfatos de nucleotídios. As duas fitas que compõem a molécula do DNA têm sua direção determinada por sua composição química orgânica e estão orientadas em direções opostas uma da outra. As duas fitas de uma molécula de DNA intacta interagem por meio de pontes de hidrogênio e são referidas como *complementares*. A Figura 4.1 ilustra a configuração básica do DNA.

Quatro tipos de monofosfatos de nucleotídio constituem o DNA e estes são descritos de acordo com o tipo de base que contêm. Cada monofosfato de nucleotídio contém um açúcar (i. e., desoxirribose), um fosfato e uma base de nucleotídio (Figura 4.2). A estrutura básica de cada uma das duas fitas da molécula de DNA consiste em moléculas alternadas do açúcar desoxirribose e de fosfato, que estão reunidas umas às outras por ligações covalentes. As bases de nucleotídios estendem-se da molécula de açúcar para dentro da região central da molécula de dupla-hélice de DNA. A posição e a orientação dos ácidos nucleicos são determinadas por convenção, de acordo com a numeração das moléculas de carbono do açúcar. A base de nucleotídio é ligada ao açúcar na posição do carbono 1'. As moléculas de fosfato conectoras estão ligadas aos carbonos 3' e 5', conferindo à fita sua orientação específica, cuja importância ficará mais clara nas seções subsequentes deste capítulo. As quatro bases de nucleotídios presentes no DNA são adenina (A) e guanina (G), ambas moléculas de purina, e timidina (T) e citosina (C), que são moléculas de pirimidina. A purina adenina presente em uma fita do DNA forma duas pontes de hidrogênio com a pirimidina timina da fita oposta da mesma molécula. Esses nucleotídios são referidos como complementares. Do mesmo modo, a guanina de uma fita do DNA forma três pontes de hidrogênio com a citosina complementar da fita oposta da mesma molécula.

Por motivo de simplificação, a estrutura do DNA é descrita frequentemente como uma escada, na qual os degraus são as bases complementares das duas fitas de DNA e as laterais da escada são representadas pelas moléculas alternadas de açúcar e fosfato (Figura 4.3). Nos seres vivos, o DNA não existe como uma molécula linear, exceto talvez temporariamente. Em vez disso, a molécula é uma estrutura superespiralada; o comprimento inteiro da molécula de DNA geralmente é maior que o comprimento da célula que o contém. Por isso, o DNA precisa ser superespiralado, de forma que todo o seu comprimento possa ser compactado em espaços muito pequenos. A estrutura real do DNA é a dupla-hélice clássica descrita por James Watson e Francis Crick em 1953 (http://nobelprize.org/medicine/laureates/1962/). Como dissemos antes, as duas fitas do DNA mantidas reunidas por pontes de hidrogênio existem como uma molécula helicoidal levógira[1] com sulcos principais e secundários. O conhecimento da estrutura básica do DNA e da replicação dessa molécula foi fundamental ao desenvolvimento dos testes baseados na amplificação de ácidos nucleicos utilizados comumente hoje em dia.

Estrutura do RNA

Existem muitos tipos de moléculas de RNA na célula, mas limitaremos nossa descrição às formas descritas mais comumente, que são RNA mensageiro (mRNA), RNA de transferência (tRNA) e RNA ribossômico (rRNA). Os blocos de construção do RNA são semelhantes aos do DNA. O RNA também é um polímero, mas constituído por uma única fita. A espinha dorsal dessa molécula também consiste em moléculas alternadas de fosfato e açúcar, mas o açúcar do RNA é ribose. Como o DNA, as bases de nucleotídios estão ligadas covalentemente à molécula de açúcar. Contudo, no RNA, a base timina é substituída pela base uracila. Embora a maioria das moléculas de RNA seja composta de uma única

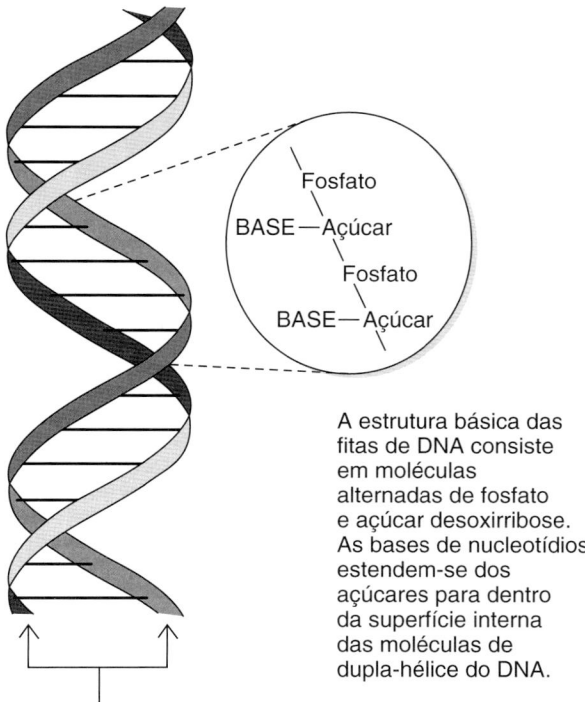

Duas fitas interativas (complementares) de um polímero de ácidos nucleicos e desoxirribose constituem a molécula de dupla-hélice do DNA

A estrutura básica das fitas de DNA consiste em moléculas alternadas de fosfato e açúcar desoxirribose. As bases de nucleotídios estendem-se dos açúcares para dentro da superfície interna das moléculas de dupla-hélice do DNA.

■ **FIGURA 4.1** Estrutura do DNA. A estrutura do DNA foi descrita como uma dupla-hélice. O DNA é um polímero com duas fitas, que consiste em nucleotídios como unidades repetitivas básicas; por sua vez, os nucleotídios consistem em um açúcar (desoxirribose), fosfato e uma das quatro bases.

---

[1]N. T. O termo utilizado em inglês é *left-handed*, cuja tradução corrente é canhoto ou sinistro. No contexto do livro, o termo pode ser traduzido como *levógiro*, ou seja, uma substância que desvia um feixe de luz para a esquerda.

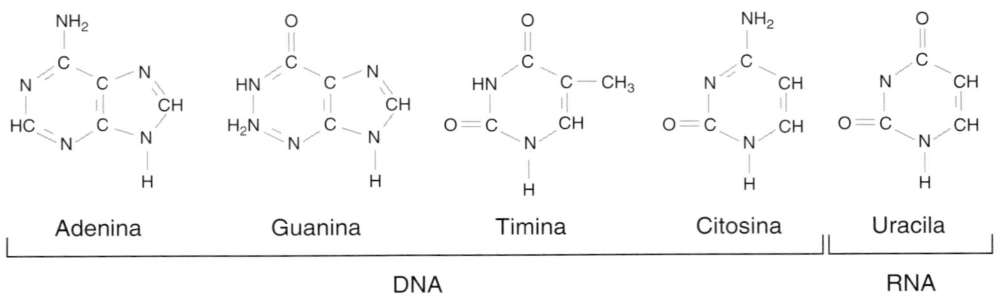

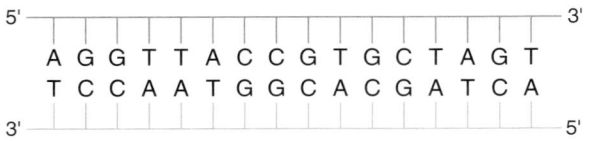

■ **FIGURA 4.2** Bases de nucleotídios do DNA e do RNA. As quatro bases de nucleotídios presentes no DNA são adenina (A) e guanina (G) – duas purinas – e timina (T) e citosina (C) – duas pirimidinas. No RNA, a timina (T) é substituída pela uracila (U).

```
5'                                              3'
    A G G T T A C C G T G C T A G T
    T C C A A T G G C A C G A T C A
3'                                              5'
```

■ **FIGURA 4.3** Ilustração simplificada do DNA. A estrutura complexa do DNA é simplificada e comparada comumente a uma escada, na qual os degraus são representados pelas bases de nucleotídios complementares. Em geral, essa concepção é simplificada ainda mais, porque apenas uma fita do DNA é ilustrada na direção 5' a 3' e a presença da fita complementar fica subentendida.

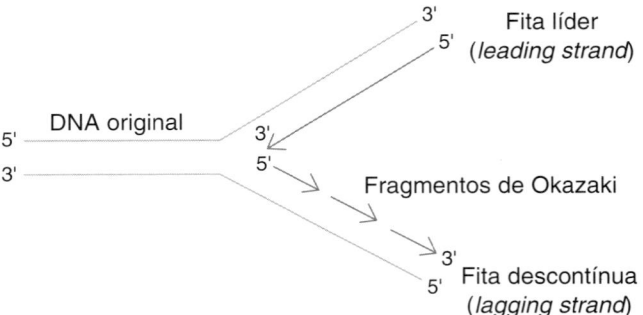

■ **FIGURA 4.4** Replicação do DNA. A replicação do DNA ocorre na direção 5' a 3'. Portanto, uma fita (fita líder) é sintetizada continuamente, enquanto a fita oposta é sintetizada em partes formando os fragmentos de Okazaki.

fita, elas podem dobrar-se e formar pontes de hidrogênio complementares, deste modo constituindo uma estrutura secundária.

Função do DNA | Armazenamento de informações

Os genes que codificam a maioria das proteínas estruturais e funcionais da célula estão contidos no DNA cromossômico celular. Quando a célula necessita de mais proteínas para seu citoesqueleto, ou precisa de mais quantidade de uma enzima para metabolizar um açúcar, ela pode produzir mais abrindo, lendo e utilizando a mensagem contida no DNA (ver seção a seguir). Por isso, o DNA é referido como "desenho do projeto" da célula, uma analogia pertinente. Quando a célula se divide, a nova célula também precisa ter uma cópia do "desenho do projeto" (DNA) de forma a preservar sua estrutura e desempenhar suas funções.

É importante entender os princípios básicos da replicação do DNA, porque muitos destes princípios são usados na técnica de PCR e em alguns outros métodos de amplificação do ácido nucleico. A replicação do DNA começa com o "relaxamento" da estrutura superespiralada do DNA. Em seguida, a parte mais linearizada da dupla-hélice é separada ao menos parcialmente nas duas fitas que a compõem. É como se os degraus da escada esquemática do DNA fossem partidos ao meio e os dois lados da escada fossem afastados (Figura 4.4). A DNA-helicase é uma enzima importante para a separação das duas fitas do DNA. O fato de que a síntese do DNA, que é realizada pela DNA-polimerase, ocorre apenas na direção 5' a 3' é uma limitação importante. Por isso, apenas uma fita do DNA pode ser produzida de forma contínua na direção 5' a 3'. Como essa fita é sintetizada continuamente e com mais rapidez que a fita oposta, é conhecida como *fita líder* (*leading strand*, em inglês). A fita descontínua (*lagging strand*, em inglês) é replicada em partes, porque a extremidade 5' torna-se disponível para síntese apenas depois que a DNA-helicase desempenhou sua função. As partes descontínuas do DNA, que são sintetizadas sobre a fita descontínua, são ligadas ou entrelaçadas pela DNA-ligase, que transforma a fita descontínua final em uma fita contínua de DNA. O resultado final da replicação do DNA é a formação de duas fitas secundárias (filhas) de DNA a partir de uma única molécula original (Figura 4.5). Cada uma das moléculas de DNA recém-sintetizadas consiste em uma fita derivada da molécula original de DNA e uma fita recém-sintetizada, que é complementar à fita original. Cada uma das moléculas de DNA de dupla-hélice recém-sintetizadas é uma cópia perfeita da molécula de DNA original, a menos que ocorra um erro de replicação. A replicação do DNA deve ocorrer antes da divisão celular, de forma que cada célula nova formada tenha um conjunto completo de DNA.

Uma consideração prática é que todas as enzimas descritas antes são utilizadas nas técnicas antigas ou modernas de amplificação dos ácidos nucleicos. A helicase tem sido utilizada na amplificação helicase-dependente (HDA), a DNA-polimerase na PCR e a DNA-ligase na reação da cadeia de ligase (RCL).

Função do RNA | Transferência de informações

Leitura (transcrição) e interpretação (tradução) do código genético. Os ácidos nucleicos e as proteínas da célula interagem na formação de novas proteínas, que constituem a estrutura e desempenham as funções celulares. A primeira

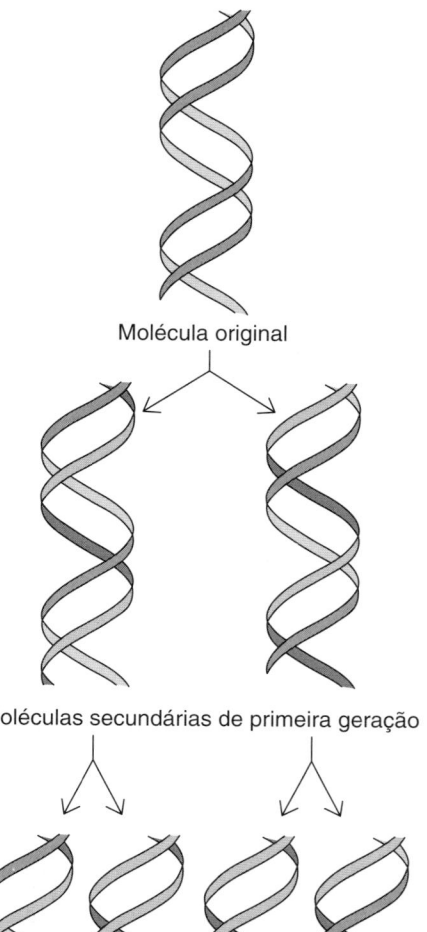

■ **FIGURA 4.5** Produtos da replicação do DNA. Cada uma das moléculas secundárias da primeira geração do DNA contém uma fita derivada da molécula original e uma fita recém-sintetizada. As duas moléculas secundárias da segunda geração de replicação do DNA contêm uma das fitas originais e duas consistem unicamente em DNA recém-sintetizado.

etapa da síntese de proteínas é a transcrição (ou "reescrita") da mensagem genética, de forma que possa ser transferida ao ribossomo. A mensagem codificada pelo DNA é transcrita na forma de uma molécula de RNA, que é conhecida como *RNA mensageiro*. Essa transcrição ocorre por um mecanismo semelhante ao da síntese do DNA, mas utiliza um conjunto diferente de enzimas. Em resumo, a fita de DNA é desenrolada e forma-se uma molécula de RNA com fita simples, complementar ao gene a ser transcrito. Essa molécula pode ou não passar por processamento adicional (processamento pós-transcricional). Em seguida, a mensagem é lida, ou o código genético é traduzido pelos sistemas celulares. Isso envolve outros tipos de moléculas de RNA, inclusive tRNA, rRNA e várias proteínas. A tradução da mensagem em uma proteína ocorre em uma superestrutura complexa composta de proteínas e rRNA, também conhecida como *ribossomo*. O mRNA combina-se com o ribossomo e é processado a uma taxa de três bases por vez. Esses segmentos com três pares de bases são conhecidos como **códons** e codificam aminoácidos específicos. Os códons do mRNA são complementares aos anticódons de uma parte do tRNA. Moléculas específicas de tRNA transportam ou transferem aminoácidos específicos ao ribossomo, onde ocorre a síntese das proteínas. As moléculas de aminoácidos estão localizadas de forma que as ligações peptídicas possam ser formadas enzimaticamente entre elas. Eventualmente, forma-se uma cadeia de aminoácidos (*i. e.*, um peptídio) que, por meio da extensão contínua, da formação de dobras secundárias em sua estrutura e das modificações pós-traducionais, torna-se uma proteína (Figura 4.6). O leitor interessado em aprofundar seus conhecimentos sobre esses processos deve consultar tratados de bioquímica e biologia molecular.[5,345]

Métodos de amplificação de sinais

Os métodos de amplificação de sinais descritos combinam algum tipo de ácido nucleico (geralmente uma sonda) com a emissão de um sinal. Em geral, o sinal é amplificado por uma reação enzimática. Entretanto, o sinal emitido pela hibridização fluorescente *in situ* (FISH; do inglês, *fluorescence in situ hybridization*) pode ser observado diretamente depois da hibridização da sonda marcada por um material fluorescente com seu ácido nucleico complementar almejado. Várias modificações químicas e enzimáticas podem ser acrescentadas ao método de FISH ou à hibridização cromogênica *in situ* (CISH; do inglês, *chromogenic in situ hybridization*), quando é necessário ampliar ainda mais o sinal, mas sua descrição estaria além dos propósitos deste livro. Nesta seção, descrevemos quatro tipos de amplificação de sinais: sondas de ácido nucleico, teste Hybrid Capture® (HC), DNA de cadeia ramificada e hibridização *in situ* (HIS).

Em geral, a amplificação de sinais é considerada menos sensível que os métodos de amplificação do ácido nucleico. Uma exceção pode ser a técnica FISH, na qual uma única cópia de uma molécula-alvo pode ser identificada em uma população numerosa de outras células. Essa aplicação da FISH é mais útil nos espécimes de anatomopatologia ou em pesquisa, nos quais uma subpopulação diminuta de células pode ter importância clínica. As tecnologias de amplificação de sinais têm várias vantagens em relação aos métodos de amplificação do ácido nucleico. Esses métodos têm muito menos tendência a gerar resultados falso-positivos atribuídos à contaminação, quando comparados com os ensaios tradicionais de amplificação do ácido nucleico. Entretanto, existem relatos de contaminação dos sinais ou de extravasamento de um sinal forte originado de uma câmara de reação para outra câmara adjacente.

Sondas de ácido nucleico

As sondas de ácido nucleico foram os primeiros ensaios moleculares utilizados comumente em muitos laboratórios. Existem no mercado sondas conhecidas como *AccuProbes*®, que estão disponíveis para detectar vários microrganismos

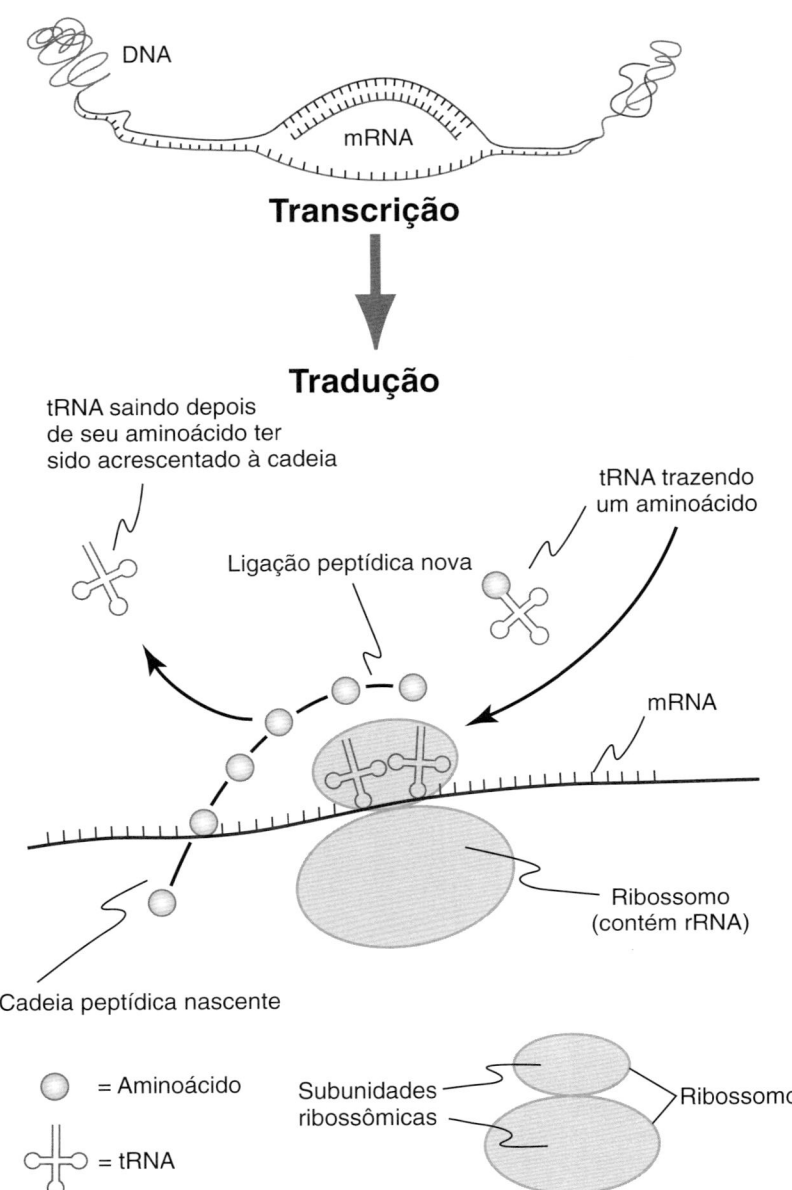

FIGURA 4.6 Ilustração esquemática da transcrição e da tradução. Na representação mais básica, a mensagem genética do DNA é reescrita ou transcrita (transcrição) em um RNA mensageiro (mRNA), que é usado como substrato para a tradução (i. e., produção de proteínas a partir do código genético).

(Hologics, San Diego, CA). Esses *kits* são sondas de DNA que contêm um marcador quimioluminescente e o rRNA do microrganismo que se pretende pesquisar; o rRNA é um alvo interessante, porque está presente em quantidades maiores que os genes de rDNA que o codificam. Esse é um exemplo de amplificação biológica, ou amplificação de um ácido nucleico, que ocorre durante a evolução normal das reações celulares ou em consequência da proliferação dos microrganismos. Esse ensaio químico patenteado permite diferenciar as sondas hibridizadas e não hibridizadas. Quando o híbrido estável de DNA–RNA é tratado com os reagentes fornecidos com o teste, uma reação química gera luz. A emissão de certa intensidade de luz acima de um valor limítrofe predeterminado é considerada uma reação positiva e indica a presença do microrganismo, para o qual a sonda foi projetada para hibridizar.

Aplicações clínicas. As sondas genéticas AccuProbes® estão disponíveis para detecção direta de bactérias em amostras clínicas ou como um método específico e rápido para identificar microrganismos em cultura. Quando são utilizadas diretamente nos espécimes clínicos, essas sondas são menos sensíveis que a cultura aprimorada para estreptococos do Grupo A e muito menos sensíveis que a PCR.[41] Os primeiros produtos que utilizavam essa tecnologia para *Neisseria gonorrhoeae* e *Chlamydia trachomatis* representaram um avanço significativo em sensibilidade, quando comparados com a cultura desses microrganismos exigentes, mas depois foram substituídos pelos métodos de amplificação do ácido nucleico.[14,48,119,202]

Hoje em dia, as sondas genéticas ainda são opções úteis para a identificação rápida de vários microrganismos em cultura, dentre os quais alguns poderiam necessitar de testes complexos e demorados para que fossem identificados. Os mais úteis são ensaios para identificar micobactérias e fungos dimórficos. Existem disponíveis no mercado sondas genéticas para complexo *Mycobacterium tuberculosis*, *M. kansasii*, *M. gordonae* e complexo *M. avium/M. intracellulare*.[75,115,243] Também existem sondas genéticas para *Histoplasma capsulatum*, *Blastomyces dermatitidis* e *Coccidioides* spp.[131,156] O uso dessas sondas para caracterizar culturas contendo micobactérias ou fungos supostamente dimórficos diminui expressivamente o tempo necessário à identificação no laboratório clínico, em comparação com os métodos tradicionais rotineiros. Embora sejam mais dispendiosas, a economia final é real quando se consideram os custos dos materiais e da mão de obra.

Também existem vários ensaios AccuProbes® para identificar determinadas bactérias em cultura. Isso inclui os ensaios para *Campylobacter*, estreptococos dos grupos A e B, *Haemophilus influenzae*, *Streptococcus pneumoniae*, *Staphylococcus aureus*, *Listeria monocytogenes* e *N. gonorrhoeae*.[63] Quando são realizados com materiais de cultura, esses ensaios têm sensibilidades e especificidades na faixa de 90 a 100%. A vantagem de usar esses ensaios é a economia de tempo, mas a desvantagem é seu custo mais elevado.

Hybrid Capture®

O teste Hybrid Capture® (Qiagen, Gaithersburg, MD) é uma tecnologia de amplificação de sinais, que consiste na retenção (captura) de um complexo molecular de DNA-RNA (um híbrido) em uma placa de microtitulação (Figura 4.7). Inicialmente, o espécime é processado para preparar o DNA. As sondas de RNA utilizadas são complementares à molécula de DNA do microrganismo que se pretende identificar. A detecção de um complexo híbrido de DNA-RNA é útil porque esse complexo existe apenas transitoriamente na natureza, especialmente durante a transcrição. Quando o complexo não está presente, o espécime é considerado negativo. Quando o híbrido de DNA-RNA está presente, ele é introduzido em um tubo ou uma câmara de uma placa de microtitulação, cujas paredes foram revestidas por um anticorpo monoclonal que reconhece um híbrido de DNA-RNA. Esse anticorpo captura e imobiliza o complexo e permite que os outros constituintes do espécime clínico processado sejam lavados e descartados. Em seguida, acrescenta-se outro anticorpo que também reconhece o complexo de DNA-RNA, mas esse último é marcado com uma molécula sinalizadora capaz de gerar um sinal luminoso. A reação é positiva quando há emissão de luz acima de determinado limite.

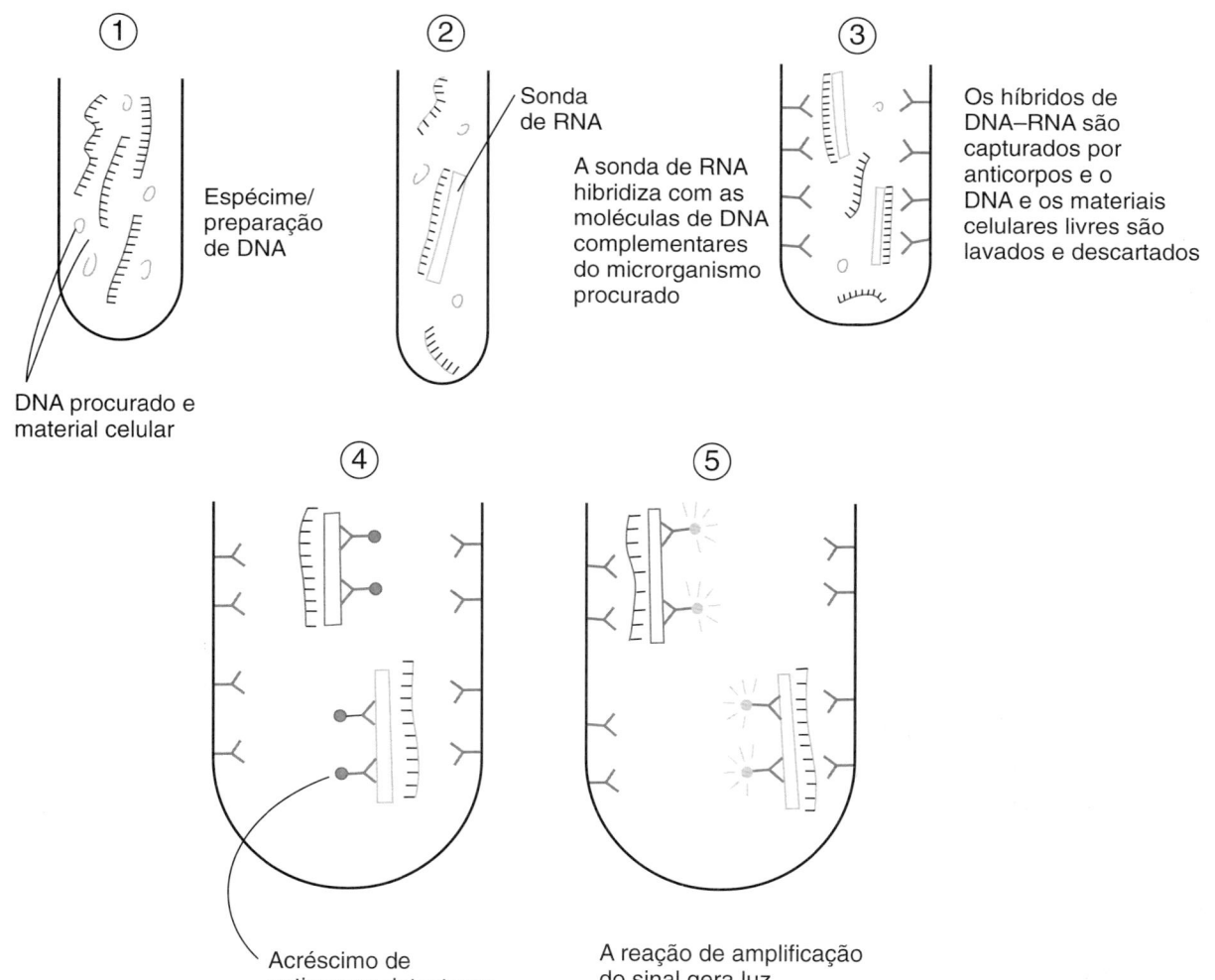

FIGURA 4.7 Tecnologia da Hybrid Capture® (HC). A tecnologia HC é um ensaio de amplificação de sinais e tornou-se um método popular para detectar subtipos de HPV associados a risco elevado.

Aplicações clínicas. Existem no mercado ensaios de HC disponíveis para detectar os subtipos de alto risco dos papilomavírus humanos (HPV) – um produto da subtipagem para determinar se os subtipos 16 e 18 estão presentes –, *N. gonorrhoeae* e *C. trachomatis*. No passado, havia a opção de um ensaio para citomegalovírus (CMV), mas sua comercialização foi interrompida com a migração dos usuários para a PCR quantitativa para detectar esse vírus. O ensaio para HPV de alto risco tornou-se o padrão de referência para monitorar mulheres e detectar displasia e carcinoma cervicais. Uma metanálise demonstrou que o ensaio HCII® teve sensibilidade maior e especificidade equivalente à repetição do esfregaço de Pap para identificar as mulheres com lesões de neoplasia intraepitelial cervical tipo 2 (NIC-2) ou mais avançados, quando o esfregaço de Pap inicial era interpretado como células escamosas atípicas de significado indeterminado (ASCUS; do inglês, *atypical squamous cells of undetermined significance*).[9] Além disso, esse teste foi acrescentado às recomendações do American College of Obstetricians and Gynecologists como complemento à triagem citológica para mulheres de 30 a 65 anos; as diretrizes atualizadas podem ser obtidas na página http://www.uspreventiveservicestaskforce.org.[2,8] A força desse ensaio está em sua sensibilidade alta e em seu valor preditivo negativo elevado.[154] Alguns autores demonstraram que esse teste pode até ser comparado com a PCR. Outros, contudo, evidenciaram que ele é ligeiramente menos sensível que os métodos baseados em amplificação do ácido nucleico.[30,49] Embora seja um ensaio extremamente útil, sua sensibilidade e especificidade foram colocadas em dúvida.[68,283] De Cremoux *et al.* demonstraram que algumas reações falso-positivas desse ensaio eram atribuídas à reatividade cruzada da sonda com os subtipos de baixo risco do HPV, enquanto outros provavelmente eram devidos à "contaminação do sinal" ou ao extravasamento do sinal fluorescente emitido pelas câmaras fortemente positivas sobre as câmaras adjacentes, que continham espécimes negativos.[68] Embora essa tecnologia esteja consagrada pelo tempo, existem ensaios mais recentes baseados na amplificação de ácidos nucleicos, que são mais automatizados e têm sensibilidade e especificidade excelentes.

O teste HC® também tem sido utilizado com sucesso para detectar *N. gonorrhoeae* e *C. trachomatis*.[64,65,236,316,362] De acordo com alguns relatos, esse ensaio foi mais sensível que a cultura, o que não é surpreendente quando se considera o comportamento exigente desses patógenos, além de mais sensível que as análises por sondas genéticas.[65] O teste HC® também tem sido usado para detectar CMV e vírus da hepatite B (VHB).[257,361,379] Quando o HC® para CMV foi comparado com PCR, a tecnologia HC® foi 1,5 a 2,0 log menos sensível que a PCR; nessa comparação, as especificidades da PCR e do HC® foram de 100 e 93,8%, respectivamente.[34] Essas aplicações do HC® foram praticamente substituídas pelos ensaios mais sensíveis de amplificação do ácido nucleico.

Ramificação do DNA

A tecnologia de ramificação do DNA (bDNA; do inglês, *branched-DNA*) foi ou tem sido utilizada para detectar e quantificar patógenos como HIV, VHB e vírus da hepatite C (VHC). Essa tecnologia consiste em várias sondas de bDNA e moléculas detectoras de amplificação de sinais. Em resumo, as sondas de oligonucleotídios de bDNA do microrganismo, que se pretende encontrar, formam híbridos com a molécula de ácido nucleico procurada, e esse complexo é capturado por um substrato sólido. Em seguida, acrescentam-se moléculas detectoras dos oligonucleotídios de bDNA, que são conjugadas com enzimas detectoras. Por sua vez, essas enzimas emitem um sinal quimioluminescente depois do acréscimo do substrato apropriado. Assim como ocorre com o ensaio HC®, a intensidade do sinal é proporcional à quantidade de ácido nucleico detectado, o que significa a possibilidade de gerar resultados quantitativos quando esse ensaio é realizado com padrões quantitativos.[312,360]

Aplicações clínicas. Embora seja uma tecnologia útil e altamente reprodutível, pesquisadores não desenvolveram grande número de ensaios clínicos que a utilizam. Essa tecnologia tem sido utilizada com mais sucesso para detectar e quantificar HIV, VHB e VHC.[45,84,265,387] Também tem sido usada para monitorar as cargas virais dos pacientes infectados pelo HIV. O ensaio VERSANT® HIV-1 RNA 3.0 (Siemens, Malvern, PA) foi considerado um teste altamente reprodutível com ampla faixa linear (75 a 500 cópias de RNA do HIV-1), o que é útil para as determinações quantitativas das cargas virais do HIV-1, mesmo quando comparada com a PCR de transcrição reversa (RT-PCR).[83,113] Do mesmo modo, as avaliações realizadas por vários centros de pesquisa com os ensaios VERSANT® Hepatitis B DNA 3.0 e o VERSANT® HCV RNA 3.0 demonstraram que esses testes e essa tecnologia eram reprodutíveis, tinham faixa dinâmica ampla e apresentaram resultados comparáveis aos dos outros ensaios utilizados comumente.[82,265,387] Embora a sensibilidade dos ensaios de bDNA possa ser ligeiramente menor que a da PCR, geralmente há correlação satisfatória entre as cargas virais determinadas por esses ensaios diferentes.[62,240] Ainda que sejam úteis, as aplicações clínicas dessa tecnologia também têm sido substituídas progressivamente pelos métodos de amplificação do ácido nucleico.

Hibridização in situ

A hibridização *in situ* (HIS) tem sido utilizada em patologia molecular há muitos anos para detectar translocações cromossômicas (*i. e.*, t9;22) e amplificações de genes (*i. e.*, Her2), bem como para identificar agentes infecciosos.[234] Embora fossem métodos complexos no passado, hoje são cada vez mais fáceis de realizar e existem plataformas semiautomatizadas. A HIS pode ser diferenciada da FISH – na qual a sonda de oligonucleotídio é marcada com um fluoróforo detectado por microscopia de fluorescência direta – e da CISH – na qual a sonda de oligonucleotídio é marcada de modo à reação enzimática gerar uma cor, que pode ser detectada por meio de um microscópio óptico comum. Vários estudos demonstraram a exequibilidade e as vantagens potenciais dos ensaios *in situ* utilizados no laboratório de microbiologia clínica.[152,164,177,249,250,296]

Alguns dos primeiros ensaios de HIS eram utilizados para detectar vírus por meio da hibridização direta de uma sonda de oligonucleotídio e os ácidos nucleicos virais. Esses ensaios têm sido usados para identificar determinados vírus associados a certos efeitos citopáticos (p. ex., CMV como causa da formação de uma inclusão intranuclear tipo A de Cowdry), assim como para diferenciar vírus que causam efeitos citopáticos idênticos (*i. e.*, herpes-vírus simples [VHS] e vírus varicela-zóster [Vb].[28] Essa tecnologia também pode ser usada para diferenciar os subtipos de HPV de baixo e alto riscos, o que é importante na avaliação dos carcinomas espinocelulares de cabeça e pescoço.[334]

A HIS também tem sido útil como tecnologia que permite demonstrar determinados vírus associados a alguns tipos de câncer, inclusive HPV e displasia/carcinoma espinocelular da cérvice uterina; vírus Epstein-Barr (VEB), distúrbios linfoproliferativos pós-transplante e linfoma de Burkitt; e herpes-vírus humano tipo 8 (HVH-8) e sarcoma de Kaposi.[39,203,334,367] A detecção visual direta de células infectadas por vírus no foco da patologia ajuda a confirmar o papel etiológico do microrganismo detectado na doença. Embora a detecção de vírus por meio da HIS tenha utilidade comprovada no laboratório de patologia molecular, esses ensaios frequentemente são substituídos pelos métodos imuno-histoquímicos; não é comum observar que essas tecnologias são usadas nos laboratórios de virologia clínica.

A HIS também pode ser usada para detectar bactérias, micobactérias, fungos e parasitas. Quando essa técnica é usada para detectar esses microrganismos, o rRNA microbiano pode ser usado como alvo para a sonda de hibridização. Isso é vantajoso em comparação com a utilização de um alvo de DNA por duas razões. Primeiramente, existem muito mais cópias de rRNA na célula do que cópias dos genes que codificam os ribossomos (rDNA), e isso aumenta a sensibilidade do ensaio. Em segundo lugar, a presença do rRNA ajuda a indicar a existência de um microrganismo viável, no qual a detecção de DNA – mesmo por métodos como a PCR – pode ocorrer mesmo quando o microrganismo é inviável (i. e., foi destruído pelo tratamento antimicrobiano).

Antes da introdução da FISH na prática do laboratório de microbiologia clínica, essas tecnologias tinham sido utilizadas pelos microbiologistas ambientais para identificar e contar *Legionella*, *Escherichia coli* e outras bactérias nas amostras de água e nas películas biológicas.[215,216,274] Os microbiologistas veterinários também têm utilizado essas técnicas para estudar várias doenças.[192,207] O patologista molecular utiliza a HIS para estudar *Helicobacter pylori* em biopsias gástricas, *Chlamydia* em várias doenças e *Legionella pneumophila* em espécimes respiratórios fixados.[16,18,23,109,127,165]

A possibilidade de caracterizar rapidamente as micobactérias como causadoras de tuberculose (*M. tuberculosis*) e outras espécies de micobactérias que não causam essa doença tem sido a meta de alguns ensaios. As micobactérias são candidatas excelentes para a identificação por métodos moleculares, porque algumas delas causam doença grave e crescem lentamente em cultura (i. e., *M. tuberculosis*) e outras são exigentes (i. e., *M. genavense* e *M. haemophilum*) ou não podem ser cultivadas em meios artificiais (i. e., *M. leprae*). O ensaio de FISH empregando peptídio de ácido nucleico (PAN) como sonda tem sido utilizado com sucesso na identificação rápida de *M. tuberculosis* em esfregaços feitos a partir de culturas ou diretamente de amostras clínicas do trato respiratório positivas para bacilos álcool-acidorresistentes (BAAR).[254,342,343] As aplicações tradicionais *in situ* também têm sido utilizadas em cortes histológicos para identificar definitivamente *M. leprae*.[10]

Fungos e parasitas também têm sido identificados por meio da HIS. Pesquisadores descreveram ensaios de HIS para identificar espécies de *Aspergillus*, o que é importante quando se considera a importância crescente dos fungos septados hialinos não *Aspergillus* (inclusive *Fusarium* e *Pseudallescheria*), que são patogênicos aos seres humanos e têm perfis de sensibilidade antifúngica diferentes da maioria das espécies de *Aspergillus*.[138,258,393] Essas técnicas são especialmente importantes quando o material excisado não foi enviado para cultura, ou quando não há crescimento do fungo em cultura. A CISH utilizando uma técnica de amplificação de sinal por tiramida também tem sido utilizada no difícil diagnóstico diferencial histológico de fungos morfologicamente semelhantes e formas semelhantes às leveduras nos tecidos humanos.[145] Esses métodos foram menos sensíveis que a coloração com prata metenamina para detectar alguns fungos, mas apresentaram especificidade de 100% na identificação das espécies.[145] Outro fungo que tem sido estudado por HIS é *Pneumocystis jirovecii*.[144] O uso da HIS para detectar esse fungo pode ter algumas vantagens, porque ela pode detectar as formas de trofozoíto e cisto, em vez de apenas cistos, como ocorre com algumas colorações histoquímicas (p. ex., prata metenamina de Gomori, ou GMS).

Aplicações clínicas. O uso da HIS em microbiologia clínica tem como foco principal a identificação rápida de microrganismos em hemoculturas positivas. Jansen *et al*.[164] e Kempf *et al*.[177] publicaram simultaneamente estudos avaliando o uso da HIS para identificação rápida de microrganismos presentes em frascos de hemocultura positiva. Os autores utilizaram várias sondas e todas estavam dirigidas contra sequências-alvo específicas presentes no rRNA bacteriano. Algumas sondas compreendiam gêneros e famílias (i. e., todos os estafilococos e a família Enterobacteriaceae como um todo, respectivamente), enquanto outras eram específicas para determinadas espécies (i. e., *S. aureus* ou *E. coli*). A maioria dessas sondas era altamente precisa na identificação das bactérias responsáveis pelas hemoculturas positivas. Um aspecto interessante desses ensaios era que a seleção das sondas de HIS a serem utilizadas poderia ser determinada com base nos resultados da coloração por Gram. Outro aspecto atraente era o tempo de detecção, que podia ser de apenas 2 a 3 horas. Kempf *et al*. compararam o tempo para identificação por HIS com as técnicas tradicionais em 115 hemoculturas positivas examinadas. Os autores observaram tempo médio de 26 horas para identificar estafilococos (todas as 62 amostras identificadas por HIS), 46 horas para estreptococos (19 das 20 amostras identificadas por HIS) e 40 horas para bacilos gram-negativos (28 das 30 amostras identificadas por HIS).[177] Em termos gerais, os autores concluíram que, com um pequeno número de sondas de HIS, a etiologia de 96,5% das hemoculturas positivas pôde ser determinada dentro de 2,5 horas.[177]

A HIS também tem sido usada na detecção de bactérias patogênicas diretamente nos espécimes clínicos. Hogardt *et al*. utilizaram HIS para detectar e identificar bactérias provavelmente presentes nos espécimes respiratórios dos pacientes com fibrose cística.[152] Esses autores testaram *Pseudomonas aeruginosa*, *Burkholderia cepacia*, *Stenotrophomonas maltophilia*, *H. influenzae* e *S. aureus* utilizando HIS. Os ensaios de HIS realizados diretamente nas amostras clínicas apresentaram sensibilidade de 90% e especificidade de 100%, em comparação com as culturas, mesmo no contexto completo dos espécimes respiratórios dos pacientes com fibrose cística.[152] É possível que uma bateria de sondas de

HIS seja útil para detectar patógenos comumente associados a determinadas doenças, inclusive meningite bacteriana e pneumonia adquirida na comunidade.

Outro método de HIS, que utiliza uma sonda de PAN em vez de uma sonda de DNA, foi desenvolvido e está disponível no mercado. As sondas de PAN têm propriedades que podem ser vantajosas em relação às sondas de DNA no que se refere à penetração, quando a hibridização é realizada em organismos intactos, assim como quanto à melhor diferenciação, principalmente dos polimorfismos únicos de nucleotídio (SNP; do inglês, *single nucleotide polymorphisms*).[341] A empresa AdvanDx (Woburn, MA) é um fornecedor de *kits* de HIS com PAN para detecção rápida de *S. aureus* ou estafilococos coagulase-negativos, *E. faecium* e outras espécies de *Enterococcus* e alguns bacilos gram-negativos. Vários estudos avaliaram esses ensaios e concluíram que eles são úteis para identificar e diferenciar bactérias morfologicamente semelhantes em hemoculturas positivas.[42,249,250]

Alguns estudos também demonstraram que a HIS é útil para a identificação e diferenciação rápidas de fungos clinicamente importantes presentes em hemoculturas positivas. Kempf *et al.* diferenciaram *Candida albicans*, *C. glabrata*, *C. krusei* e *C. parapsilosis* utilizando quatro sondas de HIS.[177] Do mesmo modo, pesquisadores demonstraram que o ensaio de FISH com PAN para *C. albicans* (AdvanDx) diferenciou *C. albicans* das outras espécies de *Candida* nas hemoculturas positivas[251,296] (Figura 4.8). O único ensaio original para *C. albicans* foi substituído por um ensaio de duas cores, utilizando um fluoróforo verde para *C. albicans* e um vermelho para *C. glabrata*. Curiosamente, mais tarde essa empresa desenvolveu o que poderia ser entendido como um ensaio de farmacogenômica fúngica. Esse ensaio emprega uma sonda de três cores, divulgada no mercado como um "sinal de trânsito". Fluoróforos verdes são usados para *C. albicans* e *C. parapsilosis*, indicando que seja recomendável "seguir adiante" e usar fluconazol. Um fluoróforo amarelo é usado para *C. tropicalis*. Sondas marcadas com um fluoróforo vermelho são usadas para hibridização com *C. glabrata* e *C. krusei*. A cor vermelha é usada como sinal de alerta quanto ao uso do fluconazol, porque a sensibilidade de *C. glabrata* a esse fármaco não é previsível e algumas cepas isoladas são resistentes, enquanto *C. krusei* tem resistência inata a esse antimicótico.[355]

A HIS tradicional e os métodos de HIS com PAN também têm sido usados para a diferenciação rápida das micobactérias. As micobactérias são alvos excelentes para a diferenciação por métodos moleculares, porque os componentes desse grupo causam doença grave (*i. e.*, *M. tuberculosis*), alguns têm crescimento lento e ao menos um (*M. leprae*) não pode ser cultivado em meios artificiais. A HIS tem sido utilizada para diferenciar entre *M. tuberculosis* e outras micobactérias que não causam tuberculose em culturas positivas, bem como diretamente nos esfregaços de cortes histológicos positivos para BAAR.[343,392] A HIS também permite a confirmação de *M. leprae* em cortes histológicos.[10]

A utilidade da HIS no estudo de parasitas e doenças parasitárias é limitada, mas existem algumas aplicações clínicas descritas.[162,261,358,394] Essas técnicas são menos utilizadas no laboratório de parasitologia clínica. A HIS é usada para detectar o microspórídio mais comum (*Enterocytozoon bieneusi*), que causa gastrenterite nos pacientes com AIDS.[368] A FISH com PAN também é utilizada para detectar tripanossomos circulantes nos pacientes com a doença do sono africana.[285]

A HIS é um recurso diagnóstico molecular, que tem sido incorporado à prática de muitos laboratórios de microbiologia clínica. O tempo de detecção rápido e a possibilidade de escolher seletivamente as sondas que devem ser usadas com base nos resultados da coloração por Gram, ou nas características da população de pacientes em estudo, tornam essa tecnologia atraente como recurso diagnóstico. Entretanto, existem tecnologias mais novas (ver Análises de *microarray*), que podem substituir os ensaios de FISH utilizados comumente no laboratório de microbiologia clínica.

Amplificação de ácidos nucleicos

Noções básicas de PCR

Descrita primeiramente por Kary Mullis em 1983, a PCR tira proveito da bioquímica básica da replicação do DNA com o objetivo final de amplificar determinada parte do DNA.[241,242] Em geral, a parte do DNA que é amplificada contém informações úteis ao diagnóstico ou ao tratamento do paciente. A mistura usada na PCR consiste em um DNA que se pretende amplificar e o preparado principal. Por sua vez, esse preparado principal consiste em iniciadores de oligonucleotídios do DNA, os quatro trifosfatos de nucleotídios, DNA-polimerase termoestável, cloreto de magnésio e água ou agentes tamponadores. A PCR tradicional consiste em três fases, que são repetitivas e constituem a base da chamada "reação da cadeia". Essas três fases são: (1) desnaturação do DNA – ou separação das duas fitas; (2) anelamento (hibridização) dos iniciadores com as fitas complementares de DNA-alvo; e (3) extensão da reação com os iniciadores – a parte da reação na qual ocorre síntese de DNA.

A desnaturação da molécula do molde de DNA, ou a separação das duas fitas que compõem a molécula de dupla-hélice do DNA original, é a primeira etapa da PCR. Isso é conseguido elevando-se a temperatura da mistura de reação até cerca de 95°C. Com essa temperatura, a dupla-hélice do

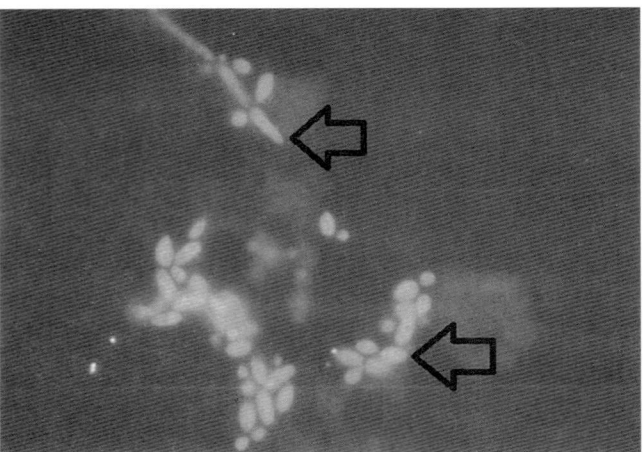

■ **FIGURA 4.8** FISH com PAN para *Candida albicans*. As leveduras e as pseudo-hifas (*setas*) emitem fluorescência cor de maçã verde e são detectadas facilmente contra o fundo avermelhado quando se utiliza o teste FISH com PAN para *C. albicans* (AdvanDx). (Esta figura encontra-se reproduzida em cores no Encarte.)

DNA separa-se fisicamente em duas fitas. Isso ocorre porque a energia térmica elevada rompe as pontes de hidrogênio, que mantêm as duas fitas do DNA unidas em temperaturas mais baixas. A desnaturação térmica do DNA é preferível à desnaturação química, porque ela é prontamente reversível mediante resfriamento.

A etapa seguinte da PCR, anelamento dos iniciadores, começa quando a mistura da reação é resfriada e os iniciadores de oligonucleotídios – que estão localizados nos flancos da região a ser amplificada, hibridizam com as fitas separadas da molécula DNA-alvo. Os iniciadores de oligonucleotídios são fragmentos curtos de DNA, geralmente contendo entre 12 e 20 nucleotídios, que são necessários para iniciar ou parear a reação de síntese do DNA. Um iniciador que tem o mesmo sentido que a fita superior do DNA é conhecido como iniciador anverso (do inglês, *forward primer*) sentido 5' → 3', conforme ilustrado na Figura 4.9; o outro tem o mesmo sentido da fita oposta do DNA e é referido como iniciador reverso (do inglês, *reverse primer*). Os iniciadores formam híbridos com o alvo por meio do pareamento de bases tradicional de Watson e Crick; desse modo, a temperatura para a recombinação dos iniciadores deve ser menor ou igual à T_M, ou temperatura de dissociação dos iniciadores utilizados. Para simplificar, T_M é a temperatura na qual os iniciadores anelam com a fita de DNA.

Quando se escolhe um conjunto de iniciadores, alguns fatores técnicos devem ser considerados e, hoje em dia, muitos deles estão incluídos nos programas de computador do projeto dos iniciadores. Esses fatores são analisados pelos cientistas industriais, os quais produzem os *kits* de PCR que compramos no mercado. A descrição da maioria dos detalhes do projeto dos iniciadores estaria além dos objetivos deste capítulo; contudo, algumas considerações são importantes. Se for planejado um único produto de amplificação do DNA, também conhecido como *amplicon*, os iniciadores devem ser escolhidos de forma que façam hibridização com uma única região da molécula de DNA a ser estudada. É importante que os iniciadores não anelem com outras áreas da molécula-alvo do mesmo microrganismo, ou com o DNA de uma outra espécie que possa estar presente no espécime a ser pesquisado. Por exemplo, quando o microbiologista molecular busca detectar *L. pneumophila* nos espécimes clínicos, deve escolher uma região singular a esse microrganismo que não esteja presente no genoma humano. Isso

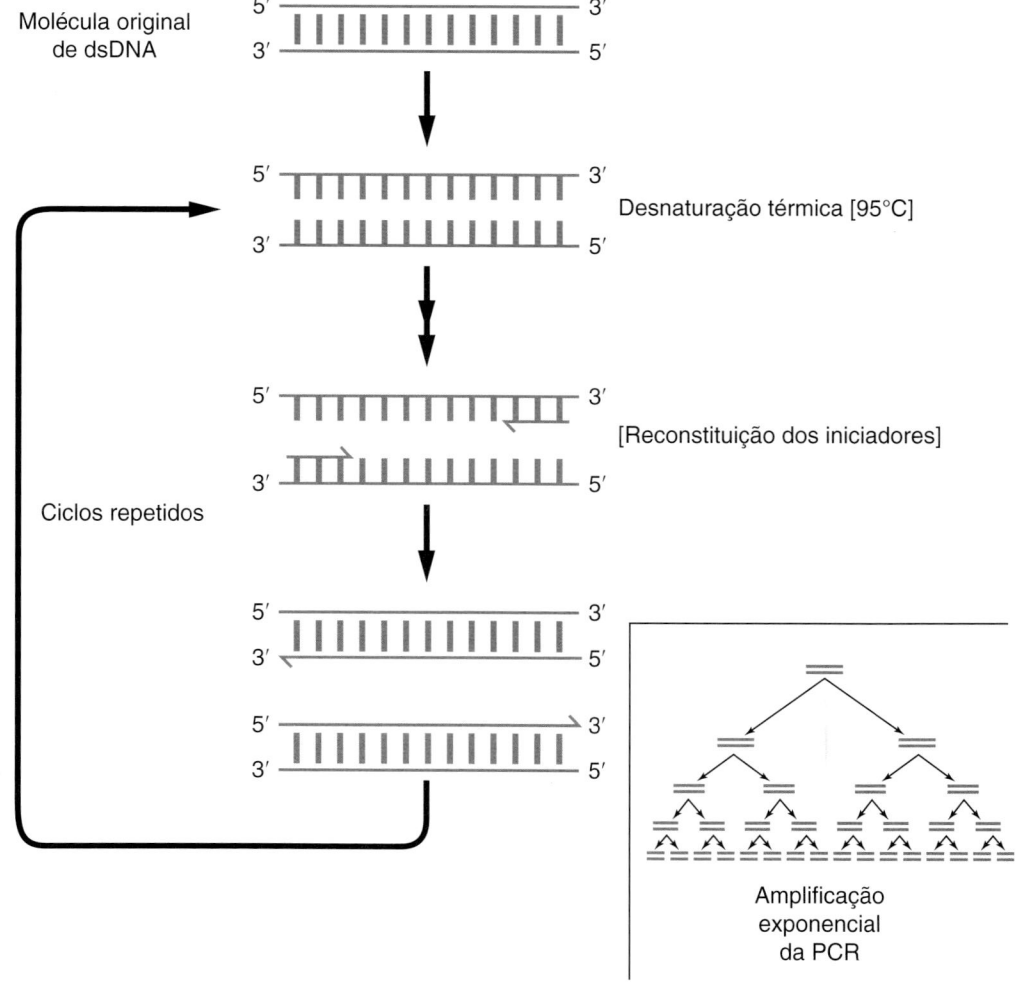

■ **FIGURA 4.9** PCR. A PCR é um ciclo repetitivo de desnaturação térmica, anelamento dos iniciadores e amplificação da fita molde de DNA por ação da DNA-polimerase (não ilustrada nesta figura). A reação resulta na produção exponencial de novas moléculas de DNA; o início e o fim de cada etapa são determinados pelas posições dos iniciadores anverso e reverso.

tem sido realizado com sucesso utilizando como alvo o gene potencializador da infectividade de macrófagos (*mip*; do inglês, *macrophage infectivity potentiator*), que contém regiões suficientemente singulares para diferenciar *L. pneumophia* das outras bactérias e também não faz parte do genoma humano.[295,382] A reatividade cruzada com o genoma humano poderia, na melhor das hipóteses, esgotar inespecificamente os iniciadores e as bases de trifosfato de nucleotídios da mistura de reação e, na pior das hipóteses, poderia resultar em resultados positivos falsos na PCR, dependendo do sistema de detecção utilizado.

Em geral, a presença dos produtos de amplificação da PCR é avaliada primeiramente por uma análise dos produtos por eletroforese em gel seguida de coloração com brometo de etídio. A presença de uma única banda no gel constitui evidência preliminar satisfatória da especificidade da reação. A existência de várias bandas sugere que os iniciadores sejam inespecíficos e/ou que as condições de estringência da reação não sejam as ideais (Figura 4.10). Em alguns casos, a especificidade pode ser aumentada modificando-se as condições da reação, inclusive a concentração de sais ou temperatura de anelamento dos iniciadores. Dessas duas condições, a mais fácil é alterar a temperatura de anelamento. A especificidade da ligação dos iniciadores à molécula de DNA-alvo aumenta à medida que a temperatura de reconstituição se aproxima da T_M dos iniciadores (*i. e.*, uma condição com maior estringência).

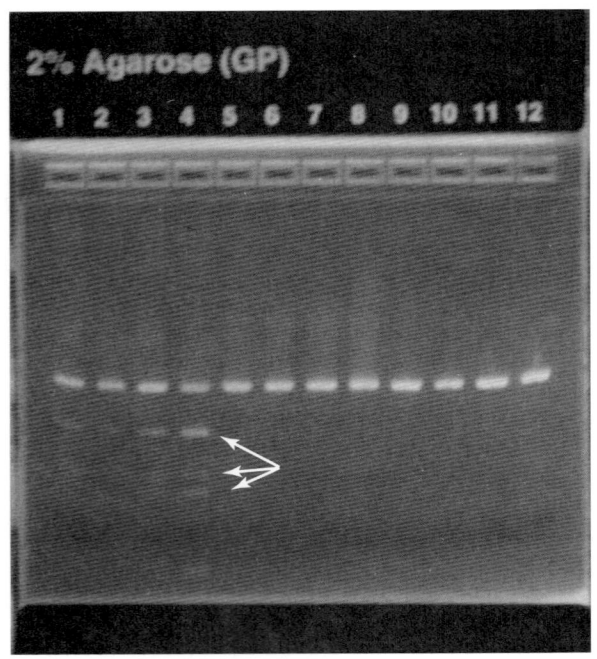

FIGURA 4.10 Amplificação inespecífica de ácidos nucleicos. A amplificação inespecífica de ácidos nucleicos pode ocorrer durante a PCR ou outros ensaios de amplificação de ácido nucleico, quando os iniciadores se anelam com uma outra área ou se ligam uns aos outros formando dímeros. A amplificação inespecífica e os dímeros de iniciadores podem ser reduzidos pelo planejamento cuidadoso do ensaio e pela otimização das condições de reação. As colunas de 1 a 5 contêm bandas de amplificação inespecífica, mas essas são mais proeminentes na coluna 5 (*setas*). Em todas as colunas, as bandas mais fortes representam a amplificação desejada.

A síntese de uma fita nova de DNA complementar à fita original de DNA é iniciada pela DNA-polimerase, depois que o anelamento dos iniciadores esteja concluído. A descoberta de uma enzima DNA-polimerase termoestável possibilitou a repetição dos ciclos dessa reação em um tubo de ensaio, sem necessidade de acrescentar mais enzima depois de cada etapa de desnaturação térmica do ácido nucleico. A DNA-polimerase sintetiza a nova fita complementar a uma taxa de cerca de 25 pb/s. Isso é importante para determinar qual o tempo da fase de extensão da reação, que está baseada no comprimento do *amplicon*. Depois de esperar o tempo necessário para que haja ampliação completa do *amplicon*, a temperatura da reação é elevada novamente a 95°C para iniciar outro ciclo de PCR.

Desse modo, a parte procurada de uma molécula de DNA é amplificada exponencialmente até formar milhões de *amplicons*. Esse aumento exponencial da região-alvo do DNA explica a extrema sensibilidade da PCR e a capacidade demonstrada pelos testes diagnósticos que utilizam esses métodos de detectar quantidades muito pequenas de patógenos. Essa sensibilidade extra também explica o extremo cuidado que se deve tomar quando se trabalha com DNA amplificado, porque todas as moléculas amplificadas, se forem liberadas no ambiente, poderiam contaminar um espécime clínico (*i. e.*, contaminação do *amplicon*) e resultar em uma reação falso-positiva. Embora teoricamente a PCR foi apresentada como capaz de detectar uma única cópia do DNA-alvo, na prática existem diversos inibidores nos espécimes clínicos, que limitam a sensibilidade desses ensaios. Ainda que a extração dos ácidos nucleicos não seja descrita detalhadamente neste livro, a fase de pré-amplificação do DNA-alvo, provavelmente, é tão importante quanto a própria reação de amplificação. Tem como objetivo eliminar os inibidores e preparar o espécime clínico para a amplificação dos ácidos nucleicos.

Aplicações clínicas. A introdução da PCR no laboratório diagnóstico representou um avanço significativo na medicina. Os ensaios baseados na PCR permitiram aos profissionais detectar microrganismos que não podiam ser cultivados, assim como os que eram exigentes e/ou cresciam lentamente. Entretanto, os primeiros métodos usados para detectar os produtos da PCR eram trabalhosos e demorados (ver Análise pós-amplificação). Por isso, os primeiros ensaios baseados na tecnologia da PCR limitavam-se apenas aos patógenos mais significativos. O desenvolvimento de plataformas automatizadas e semiautomatizadas de PCR e os métodos de detecção mais rápidos e fáceis ampliaram o uso dessas tecnologias. Até hoje está se aperfeiçoando e incluindo uma variedade maior de patógenos. Quase todos os microrganismos de interesse clínico têm sido detectados e estudados por PCR.

Além da detecção, a PCR forneceu ao pesquisador um recurso para avaliar presença ou ausência de determinados elementos genéticos em algumas populações e, quando combinada com o sequenciamento do DNA, permite que os pesquisadores examinem a composição e a variabilidade dos genes estudados. A RT-PCR (ver adiante) possibilitou que os pesquisadores detectem vírus de RNA e avaliem a reação genética (*i. e.*, o mRNA) de microrganismos e de células eucariotas a uma variedade de estímulos.

A maioria dos ensaios de PCR requer extração dos ácidos nucleicos antes da amplificação, embora alguns ensaios sejam tão potentes que a reação de amplificação pode ser realizada depois de uma única etapa de desnaturação. Existem muitas opções de extração disponíveis, desde os métodos manuais até as plataformas semiautomatizadas ou totalmente automatizadas. Em vista da possibilidade de ocorrer contaminação da amostra clínica e do *amplicon*, a mistura principal da PCR é preparada em uma cabine de segurança biológica (CSB). Hoje em dia, existem no mercado vários ensaios aprovados pela FDA (Food and Drug Admnistration) dos EUA. Alguns dos primeiros ensaios aprovados tinham como alvo as duas bactérias sexualmente transmissíveis mais comuns, N. gonorrhoeae e C. trachomatis.[183,200] Embora sejam extremamente úteis, em razão de sua sensibilidade altíssima, maior que a das culturas, esses ensaios não são perfeitos.[135] Ainda que seja extremamente alta, a especificidade desses ensaios não chega a 100%, significando que, em uma população com prevalência baixa, o valor preditivo positivo fica aquém do ideal e podem ocorrer resultados falso-positivos, razão pela qual testes confirmatórios são recomendados.[73,349,363] Além disso, um dos primeiros ensaios de PCR para N. gonorrhoeae, assim como o primeiro ensaio que usou amplificação por deslocamento da fita (SDA; do inglês, *strand displacement amplification*), podiam ter reatividade cruzada com algumas outras espécies de Neisseria, resultando na possibilidade de resultados falso-positivos.[4,87,89] Isso demonstra que o simples fato de um ensaio ter sido aprovado pela FDA e ser "molecular" não o torna perfeito. O diretor e a equipe do laboratório ainda precisam validar cuidadosamente esses ensaios e utilizá-los da forma mais apropriada possível em sua população de pacientes.

Os ensaios de PCR aprovados pela FDA estão disponíveis no mercado para a identificação rápida de M. tuberculosis em espécimes do trato respiratório com esfregaço positivo para BAAR.[101,293] Mais recentemente, a FDA aprovou o ensaio Xpert® MTB/RIF (Cepheid, Sunnyvale, CA), que detecta presença/ausência de M. tuberculosis e, quando presente, confirma os elementos genéticos responsáveis pela resistência à rifampicina.[38]

Alguns ensaios aprovados pela FDA utilizam PCR de ciclo rápido ou amplificação mediada por alça (LAMP; do inglês, *loop-mediated amplification*) para detecção rápida de estreptococos do grupo B. Da mesma maneira, alguns ensaios no mercado detectam S. aureus resistentes e/ou sensíveis à meticilina (ver amplificação do ácido nucleico em tempo real).

Também existem ensaios aprovados pela FDA que utilizam RT-PCR (ver adiante) para detectar e quantificar vírus de RNA, inclusive HIV e VHC. Além disso, a RT-PCR está disponível em alguns ensaios oferecidos no mercado para detectar vírus influenza tipos A e B, vírus sincicial respiratório (VSR) e outros vírus respiratórios RNA. Também há ensaios aprovados pela FDA para CMV, VHS e outros patógenos importantes.

Além dos ensaios aprovados pela FDA, existem no mercado inúmeros reagentes para analitos específicos e produtos disponíveis apenas para fins de pesquisa com vários patógenos humanos. Esses ensaios podem ser realizados com vários equipamentos de PCR de ciclos rápidos.

Outros métodos de amplificação do ácido nucleico

Existem vários métodos diferentes de amplificação do ácido nucleico, alguns desenvolvidos originalmente para evitar os custos de registro associados aos métodos de PCR. No mercado, existem disponíveis *kits* diagnósticos que utilizam algumas dessas tecnologias para vários patógenos microbianos. Um dos primeiros a ser comercializados, ainda que não esteja mais disponível, utilizava a RCL. Esse método foi o primeiro ensaio de amplificação do ácido nucleico disponibilizado no mercado e amplamente utilizado para detectar N. gonorrhoeae e C. trachomatis. Entre os métodos que não utilizam PCR disponíveis no mercado estão os seguintes: amplificação baseada na sequência do ácido nucleico (NASBA; do inglês, *nucleic acid sequence-based amplification*; bioMérieux, Durham, NC) e a amplificação mediada por transcrição (TMA; do inglês, *transcription-mediated amplification*; Hologic, San Diego, CA), que basicamente são a mesma tecnologia; além do SAD (BD Diagnostic Systems, Sparks, MD).

Em sua forma mais pura, a RCL na verdade é uma reação de amplificação de sinais, que se baseia na ligação ou conexão de duas sondas, que se reconstituem continuamente sobre a fita do DNA de molde. Quando era combinada com a extensão limitada por DNA-polimerase, essa tecnologia constituía a base dos produtos da Abbott (os ensaios LCx® Neisseria gonhorrhoeae ou LCx® Chlamydia trachomatis, Abbott Park, IL, para detectar N. gonorrhoeae e C. trachomatis). O uso do sistema de duas sondas necessárias para a ligase contribuía para sua sensibilidade excelente. O inconveniente desse ensaio era a falta de um controle interno. Considerando que essa tecnologia foi retirada do mercado, não a citaremos mais.

NASBA e TMA são exemplos de amplificação mediada por transcrição. Esses ensaios isotérmicos utilizam 3 enzimas: RT, RNase H e RNA-polimerase dependente de DNA T7. Em resumo, a enzima RT produz uma cópia do cDNA da molécula-alvo, que geralmente é um RNA. O iniciador utilizado para produzir a fita de DNA complementar à molécula de RNA-alvo contém a sequência de ligação da T7 RNA-polimerase na extremidade 5' da molécula. Em seguida, a parte de RNA do híbrido de DNA–RNA é hidrolisada pela RNase H. A seguir, o segundo iniciador liga-se e produz a fita complementar da molécula de DNA, desse modo completando a molécula de cDNA. Essa molécula de cDNA tem a sequência de ligação da T7 RNA-polimerase incorporada e serve como molde para a T7 RNA-polimerase, que transcreve numerosas cópias de RNA, que então podem ser detectadas por vários métodos.

A SDA é uma reação isotérmica que depende da capacidade que a DNA-polimerase tem de deslocar uma fita do DNA no local de clivagem na fita simples, levando à replicação do DNA ou à amplificação do ensaio. Embora seja eficiente, essa tecnologia requer condições especiais e endonucleases que produzam um local de clivagem apenas em uma das fitas da molécula de dupla-hélice de DNA, em vez de produzir um corte nas duas fitas do DNA, mecanismo de ação da maioria das endonucleases de restrição.

A amplificação em ciclos circulantes (RCA; do inglês, *rolling circle amplification*) é uma técnica de amplificação isotérmica unidirecional do ácido nucleico. Esse método tem uma fase linear e uma fase exponencial de amplificação. Existem várias aplicações demonstradas ou propostas para a RCA.[8] A amplificação isotérmica mediada por alça é outro método de amplificação isotérmica. Esse ensaio bioquímico utiliza vários iniciadores e uma DNA-polimerase com atividade de deslocamento de fitas. Depois das fases iniciais de amplificação linear, forma-se uma estrutura circular com fita dupla por incorporação dos iniciadores às sequências complementares especialmente incorporadas. Em seguida, há amplificação exponencial complexa por meio de várias estruturas intermediárias. Um subproduto da amplificação (pirofosfato) liga-se aos íons magnésio na mistura de reação, que precipita e possibilita a detecção. Essa tecnologia descrita é comercializada em um formato fácil de usar e com relação custo–eficácia favorável, que será discutido posteriormente.

Aplicações clínicas. Existem no comércio ensaios aprovados pela FDA para detectar *N. gonorrhoeae* e *C. trachomatis*, que utilizam os métodos de TMA e SDA.[4] Akduman *et al.* estudaram 3.500 amostras de urina utilizando o ensaio BDProbeTec-DAS® (BD Bioscience) e relataram sensibilidade de 99,2% e especificidade de 99,3%, valor preditivo positivo de 84,9% e valor preditivo negativo de 99,9%. Com relação aos diferentes ensaios de amplificação, esses e outros autores recomendam a confirmação dos resultados positivos, considerando seu valor preditivo positivo. O ensaio BDProbeTec-DAS® tem um controle de amplificação interno, que é útil para identificar reações falso-negativas potencialmente secundárias à inibição da amplificação.

A linha de produtos APTIMA® (Hologic) foi aprovada pela FDA e está disponível no mercado na forma de ensaios de TMA para detectar *N. gonorrhoeae* e/ou *C. trachomatis*. Hoje em dia, esses produtos estão disponíveis para ser utilizados nos equipamentos Panther® menores, mais modernos e de acesso randômico, assim como no equipamento Tigris® tradicional. Gaydos *et al.* estudaram o APTIMA® II combo (GenProbe) e compararam a sensibilidade e a especificidade desse ensaio com *swabs* endocervicais *versus* amostras de urina.[107] Para *C. trachomatis*, os autores detectaram sensibilidade e especificidade com *swabs* cervicais de 94,2% e 97,6%, respectivamente, em comparação com a sensibilidade e a especificidade com a urina do início do jato de 94,7% e 98,9%, respectivamente. Para *N. gonorrhoeae*, os autores encontraram sensibilidade e especificidade com *swabs* endocervicais de 99,2% e 98,7%, respectivamente, em comparação com a sensibilidade e especificidade das amostras de urina do início do jato de 91,3% e 99,3%, respectivamente. Os ensaios da linha APTIMA® não têm controle interno da amplificação, mas em seu lugar utilizam um sistema de captura de alvo que, segundo o protocolo, praticamente elimina a inibição e evita a necessidade de usar um controle interno. Em resumo, esses ensaios são significativamente mais sensíveis que os métodos baseados em cultura para detectar esses patógenos exigentes.

O ensaio Nuclisens® HIV-1 QT era um método aprovado pela FDA que utilizava a tecnologia de NASBA para calcular as cargas virais do HIV-1. Do mesmo modo, o Nuclisens® CMV pp67 foi comparado com a antigenemia do CMV em um estudo com receptores de transplantes de medula óssea; os autores concluíram que esse ensaio era um substituto adequado aos ensaios mais trabalhosos de antigenemia.[111] Essa tecnologia era especialmente útil para detectar vírus de RNA, inclusive enterovírus e vírus do oeste do Nilo, mas, assim como a TMA, a técnica de NASBA também tem sido usada para detectar bactérias utilizando como alvos diretos o rRNA ou outros mRNA específicos.[13,78,193,206] Em um estudo comparativo com RT-PCR para detectar enterovírus em amostras clínicas, Landry *et al.* concluíram que o ensaio de NASBA era ligeiramente mais sensível e o tempo de conclusão, mais curto.[194]

Essa tecnologia está descrita aqui basicamente como curiosidade histórica, de modo a assegurar um texto completo, mas a NASBA não é mais comumente utilizada.

A técnica LAMP foi comercializada pela Meridian Bioscience, Inc., na forma de *Illumigene*®. Esses ensaios são fáceis de usar e requerem apenas um instrumento simples de baixo custo. Eles constituem uma opção custo–eficaz para os laboratórios de hospitais comunitários com pouca experiência em diagnóstico molecular. Essa empresa disponibiliza ensaios para *Clostridium difficile* e para estreptococos dos grupos A e B.

Modificações da PCR

Algumas modificações, que foram introduzidas na reação de PCR tradicional, ampliaram o espectro de microrganismos que podem ser detectados por meio dessas técnicas moleculares.[85,264,373] Várias dessas modificações estão bem-padronizadas e foram introduzidas como técnicas utilizadas rotineiramente no laboratório clínico. Dentre elas, RT-PCR, PCR estendida, PCR multiplex e *nested* PCR. Algumas dessas modificações são realizadas em formato de PCR em tempo real e estão descritas em subseções separadas.

PCR de transcrição reversa (RT-PCR). Os retrovírus são vírus de RNA que, como parte do seu ciclo de vida, produzem uma cópia de DNA do seu genoma de RNA. Essa proeza é realizada pela enzima transcriptase reversa (RT; do inglês, *reverse transcriptase*). O acréscimo de uma etapa de RT antes da PCR torna possível amplificar e detectar alvos de RNA. Isso pode ser realizado por uma reação com uma ou duas etapas. Uma enzima RT diferente era usada antes do acréscimo da DNA-polimerase à reação de RT-PCR em duas etapas, enquanto hoje é muito mais comum usar uma única DNA-polimerase termoestável, que também tem atividade significativa de RT e é usada na reação com uma única etapa.[244] Na maioria dos casos, o cDNA produzido pela RT é produzido utilizando iniciadores de oligonucleotídios específicos, mas hexâmeros de oligonucleotídios aleatórios também são utilizados. Em seguida, a PCR é processada conforme descrito anteriormente.

A RT-PCR é especialmente útil para detectar vírus de RNA, mas também pode ser usada para diagnosticar outros microrganismos quando se utiliza rRNA como alvo.[26,173,388] A detecção do mRNA é útil para estudar a expressão gênica de microrganismos e de células do hospedeiro. Assim como a PCR, a RT-PCR pode fornecer resultados quantitativos, que constituem a base dos testes para determinação das cargas virais do HIV e do VHC com essa metodologia.[310] Outras tecnologias de amplificação do ácido nucleico, que amplificam preferencialmente RNA (como a NASBA e a TMA), competem com a RT-PCR.

Aplicações clínicas. Até hoje, a detecção dos vírus de RNA provavelmente é a aplicação clínica mais importante da RT-PCR. Os ensaios de RT-PCR quantitativos tornaram-se comuns para detectar VHC e HIV, e existem vários ensaios aprovados pela FDA.[110,265] A natureza quantitativa da amplificação dos ácidos nucleicos, quando é combinada com padrões quantitativos externos, é usada comumente para determinar as quantidades desses vírus presentes no sangue de um paciente – um teste conhecido comumente como "carga viral". Os resultados da carga viral são importantes para o monitoramento da resposta individual do paciente ao tratamento. Por exemplo, um paciente infectado pelo HIV deve aumentar a contagem de linfócitos T CD4 e diminuir a carga viral do HIV quando é tratado com agentes antirretrovirais adequados.

A RT-PCR também tem sido usada para detectar os agentes etiológicos virais de meningite e meningoencefalite, inclusive enterovírus e vírus do oeste do Nilo.[130,149,155,161,176,370] Vários estudos demonstraram as vantagens da detecção rápida dos enterovírus no líquido cefalorraquidiano (LCR) dos pacientes com meningite.[286,340] Esses estudos avaliaram as vantagens de realizar rapidamente esses ensaios de modo a evitar internações hospitalares desnecessárias, tratamento com antibiótico indevido e procedimentos complementares inúteis – melhorando assim os cuidados prestados aos pacientes, bem como reduzindo seus gastos.

Os vírus da dengue, os hantavírus, o metapneumovírus humano e os coronavírus causadores da síndrome respiratória aguda grave (SRAG) também são microrganismos detectáveis pelo método da RT-PCR.[80,175,270,313] O uso das técnicas de amplificação do RNA para detectar o rRNA de bactérias, parasitas e fungos pode ser vantajoso quando comparado com a detecção do gene do rDNA por PCR convencional, porque a presença do RNA está associada mais provavelmente à existência de microrganismos viáveis.

PCR de faixa estendida. A especificidade de um conjunto de iniciadores é determinada por vários fatores. Alguns desses fatores são técnicos, inclusive o grau com que os iniciadores hibridizam com seus alvos (i. e., avidez), determinado pela composição da mistura de reação (i. e., concentração de sais) e pela complementariedade dos iniciadores no que se refere a suas sequências-alvo (i. e., complementariedade de 100% = uma correspondência perfeita). A especificidade de uma PCR também pode refletir a singularidade da sequência complementar, com a qual os iniciadores anelam. Em alguns casos, é desejável escolher uma sequência altamente estringente (uma assinatura) quando se pretende detectar um único microrganismo. Por exemplo, estudos demonstraram que o gene que codifica o antígeno específico de *Coccidioides* é um alvo útil para a detecção desses microrganismos e sua diferenciação de outros fungos.[256] A impossibilidade de produzir um ensaio específico para cada espécie pode resultar em reatividade cruzada indesejável com outras espécies muito semelhantes. Esse é o caso de dois ensaios de amplificação de ácidos nucleicos aprovados pela FDA e disponíveis no mercado, que se destinam a detectar *N. gonorrhoeae* e são conhecidos por produzir reações cruzadas com algumas espécies comensais de *Neisseria*.[87,89]

Por outro lado, pode haver interesse de detectar a presença de um grupo mais amplo de microrganismos, em vez de uma única espécie. Os iniciadores desses ensaios são projetados para detectar todos os microrganismos do grupo pesquisado, ao mesmo tempo que tentam excluir, tanto quanto possível, os microrganismos que não fazem parte desse grupo. Isso é o que se poderia chamar de ensaio de PCR de faixa estendida. Por exemplo, um conjunto de iniciadores que detectassem apenas um dos diversos enterovírus capazes de causar meningite poderia ter pouca utilidade para diagnosticar ou excluir meningites causadas por esses vírus. Nesse caso, as regiões que são conservadas por todos os enterovírus clinicamente significativos seriam as regiões potenciais do iniciador e da reconstituição dos iniciadores. Os iniciadores específicos e os iniciadores de faixa estendida são úteis e sua utilidade depende da condição clínica específica, que o ensaio pretende desvendar. Existem algumas vantagens em utilizar iniciadores de faixa ampla, mas também há desvantagens.

A razão principal, vantagem mais importante de utilizar um conjunto de iniciadores de PCR de faixa ampla, é que todos os membros de um grupo numeroso podem ser detectados em uma única reação. Quando o resultado é positivo, o *amplicon* pode ser avaliado por vários métodos para determinar qual membro do grupo está presente. Isso pode ser realizado utilizando várias sondas em um imunoensaio de *Southern blot* ou um imunoensaio enzimático (IEE), por sequenciamento do *amplicon*, ou por análise de *microarray*.[100,134,221]

A análise da curva de dissociação pós-amplificação é uma forma de alcançar diferenciação limitada depois de uma PCR de faixa ampla em tempo real (ver Amplificação do ácido nucleico em tempo real).[325] A desvantagem dessa tecnologia é que, quanto maior é o grupo que o ensaio pretende detectar, maiores são as chances de a reação também detectar microrganismos filogeneticamente relacionados, mas que não fazem parte necessariamente do grupo a ser estudado. Por exemplo, temos utilizado uma PCR de faixa ampla para detectar todas as micobactérias clinicamente relevantes, mas o ensaio também amplifica o mesmo segmento do DNA de algumas outras bactérias ricas em G–C (guanina–citosina), que estão estreitamente relacionadas com este grupo (p. ex., *Corynebacterium* spp.). Essas limitações podem ser contornadas com êxito utilizando-se sondas altamente específicas, mas algumas limitações desse tipo de aplicação persistem. Quando vários microrganismos têm seu RNA amplificado (i. e., alvos desejados e indesejáveis), há exaustão precoce dos iniciadores da PCR. Além disso, geralmente é difícil obter informações úteis a partir do sequenciamento do DNA, porque há formação de uma mescla de sequência sem significado, a menos que se consiga identificar uma sequência que seja conservada no grupo de microrganismos-alvo, mas não esteja presente nos contaminantes.

Aplicações clínicas. Qualquer grupo de microrganismos relacionados, cujos membros sejam de interesse clínico, é candidato à PCR de faixa ampla. Conforme dissemos antes, os iniciadores de faixa ampla têm sido úteis para detectar enterovírus que causam meningite asséptica.[282,286,340] Uma limitação de alguns ensaios de faixa ampla para detectar enterovírus é a reatividade cruzada com os rinovírus.[194] Isso não seria um problema significativo, caso fosse examinado apenas LCR, mas pode resultar em reações falso-positivas quando são examinadas amostras respiratórias. Na verdade, esse foi um dos problemas encontrados durante o surto recente de enterovírus D68 nos EUA; um ensaio disponível no mercado, supostamente sem reatividade cruzada entre os enterovírus, mostrou na prática produzir reações cruzadas.[223]

Provavelmente, os alvos mais comumente utilizados nas PCR de faixa ampla são genes que codificam subunidades ribossômicas (rDNA) de bactérias, micobactérias, fungos e parasitas.[131,141,320] Esses genes são especialmente úteis para PCR de faixa estendida e classificação taxonômica dos microrganismos, porque contêm regiões altamente conservadas e outras variáveis. As regiões altamente conservadas são excelentes para iniciadores de faixa ampla, enquanto as regiões variáveis situadas entre as regiões dos iniciadores podem ser usadas como alvos para sondas específicas para cada espécie, ou podem ser avaliadas pelo sequenciamento do DNA. Essas aplicações têm sido usadas para ajudar a determinar as causas de meningites bacterianas, endocardite infecciosa, bacteriemia dos pacientes com endocardite infecciosa e outras infecções bacterianas.[106,278,290,306,320] Assim como as culturas, a presença de bactérias contaminantes é um problema na interpretação dos resultados de uma PCR de faixa estendida.[19,118]

Como seria esperado, esse tipo de abordagem tem sido utilizado por muitos grupos diversificados para identificar micobactérias.[52,132,137] O tipo mais comum de análise pós-amplificação tem sido o sequenciamento do DNA, mas muitas sondas e análises de *microarray* do DNA também são usadas com sucesso nessa identificação.

Os segmentos-alvo do rDNA formam a base de alguns sistemas de identificação baseados em sequências, que são utilizados hoje em dia. O MicroSeq Microbial Identification System® é um ensaio de identificação microbiológica disponível no mercado que utiliza iniciadores de faixa ampla para buscar o rDNA 16S de bactérias e a região D2 do rDNA dos fungos (Thermo Fisher, Scientific, Inc., Foster City, CA). Depois da amplificação por PCR da bactéria ou do fungo desconhecido, a sequência é obtida, submetida e comparada com um banco de dados, que é mantido e atualizado pelo provedor. Esse banco de dados foi avaliado por alguns grupos quanto à sua utilidade na identificação molecular de vários patógenos, desde bactérias até dermatófitos.[52,132,134,228,246,278,384]

Assim como o gene rDNA 16S, alguns outros alvos genéticos, que contêm regiões altamente conservadas e outras variáveis, têm sido utilizados para identificar microrganismos. Esses alvos alternativos para a identificação por meio da PCR de faixa ampla incluem os genes da RNA-polimerase (*rpoB*), da proteína do choque térmico (*hsp*), do fator de alongamento Tu (*tuf*) e de uma ATPase de translocação (*secA*).[76,180,221,391] A caracterização dos microrganismos, especialmente micobactérias, com base no gene *rpoB* é particularmente interessante, porque a análise desse gene também fornece informações quanto à resistência das micobactérias à rifampicina.[12,69,237,324]

PCR multiplex. A PCR multiplex é um método alternativo à PCR de faixa ampla para detectar vários patógenos.[21,108,299] Com os ensaios de PCR multiplex mais simples, existem vários conjuntos de iniciadores utilizados em uma reação de PCR multiplex e, em geral, cada um tem como alvo determinado patógeno. Por exemplo, os ensaios de PCR multiplex mais complexos poderiam usar combinações de iniciadores de faixa ampla e específicos para cada espécie. A vantagem das reações multiplex é que muitos patógenos podem ser detectados em uma única reação, mesmo que esses patógenos façam parte de grupos taxonomicamente diferentes. Como controles internos da reação de amplificação, em alguns casos, pode-se usar um conjunto de iniciadores incluídos nas reações de amplificação, dirigidos contra um gene humano (p. ex., gene da β-globina) ou um ácido nucleico construído que foi acrescentado ao espécime.[238] A amplificação de um controle interno é importante para assegurar que a reação de amplificação não foi inibida e, desse modo, garantir a exatidão dos resultados negativos. O ensaio de PCR competitiva quantitativa é um dos métodos usados para obter resultados quantitativos e é um tipo de reação multiplex.[268,386] As limitações das reações de PCR multiplex são basicamente dependentes das interações dos diferentes oligonucleotídios, que comprometem a sensibilidade da reação, principalmente quando ela é comparada com as reações de amplificação únicas. A programação de ensaios multiplex altamente eficientes, que apresentem interações mínimas entre os oligonucleotídios, é uma tarefa difícil.

Aplicações clínicas. Em geral, os diversos ensaios multiplex são planejados para detectar diferentes microrganismos, que causam os mesmos tipos de doença (i. e., uma abordagem diagnóstica sindrômica). Por exemplo, os ensaios multiplex foram desenvolvidos para detectar *S. pneumoniae*, *H. influenzae* e *N. meningitidis*, os agentes etiológicos mais comuns da meningite bacteriana.[15,331] Alguns ensaios multiplex foram descritos para detectar vírus associados à meningite e à meningocencefalite.[217,280,292] As reações de PCR multiplex são especialmente úteis quando o número de patógenos possíveis é pequeno. Esses ensaios também têm sido usados para detectar e diferenciar poliomavírus que infectam seres humanos, bactérias que causam otite média, patógenos que causam pneumonias bacterianas típicas e atípicas e agentes etiológicos das infecções respiratórias virais.[56,91,124,147,271,353]

Existem no mercado alguns ensaios de PCR multiplex. O primeiro deles foi disponibilizado pela Prodesse (Waukesha, WI), hoje de propriedade da Hologic (Bedford, MA). Os produtos dessa empresa incluem o ProFlu+® para vírus influenza A e B e VSR; um ensaio para determinar algumas cepas do vírus influenza tipo A (ProFast+®); e um ensaio para detectar numerosos adenovírus clinicamente importantes (ProAdeno+®).[328]

Dois dos produtos mais modernos e inovadores disponíveis utilizam uma combinação de PCR multiplex/RT-PCR com outros métodos. O BioFire FilmArray® (bioMérieux, Durham, NC) usa uma combinação de reações de PCR separadas, multiplex e combinadas para detectar vários patógenos (ver *Nested PCR*). A tecnologia eSensor® da GenMark Dx utiliza PCR multiplex e/ou RT-PCR para amplificar vários alvos de ácido nucleico. Em seguida, eles são acrescentados a um sistema de *microarray* bioelétrico, que é usado para a detecção (ver Análises de *microarray*).

Nested PCR | PCR com iniciadores internos. A *nested PCR* é uma modificação da PCR com objetivo de aumentar a sensibilidade do ensaio. Essa modificação consiste em dois conjuntos de iniciadores dirigidos para o mesmo alvo.[85,139] O primeiro conjunto de iniciadores foi desenvolvido da forma usual, ou seja, contra a molécula-alvo. O segundo conjunto é desenhado de modo a anelar mais internamente ao fragmento gerado pela primeira reação. A abordagem tradicional à *nested PCR* era de realizar alguns ciclos de PCR (em geral, menos que o ensaio completo de PCR) e, em seguida, abrir a câmara de reação e acrescentar o segundo conjunto de iniciadores alojados.[93,139,299] Como poderíamos imaginar, o problema principal dessa abordagem é a contaminação do *amplicon* no laboratório e a perda subsequente de especificidade do ensaio como teste clínico. Mais recentemente, pesquisadores descreveram reações de *nested PCR* com uma única etapa, nas quais os dois conjuntos de iniciadores são acrescentados à câmara de reação inicial e, em seguida, realiza-se uma PCR com tempo de reação prolongado. Esses métodos têm sido realizados no formato homogêneo ou em tempo real (ver adiante) e estudos demonstraram aumento da sensibilidade, sem contaminação do *amplicon*.[389] As vantagens desses tipos de aplicação estão em fase de avaliação desde que foram introduzidos no mercado como ensaios aprovados pela FDA. Esses ensaios são acondicionados em um sistema fechado que praticamente impede o problema da contaminação do *amplicon*.

Aplicações clínicas. Nested PCR tem sido utilizada em muitos ensaios na tentativa de aumentar a sensibilidade do ensaio. Esse tipo de PCR mostrou-se muito útil na detecção de microrganismos presentes em pequena quantidade no sangue e nos tecidos, como *Rickettsia, Bartonella* e patógenos semelhantes.[222,389] Como previsto, ensaios também foram desenvolvidos para detectar herpes-vírus e enterovírus no LCR e têm sido indicados para a pesquisa de patógenos diretamente no sangue como maneira de descobrir a causa da bacteriemia.[72,99,128,181,333] Os iniciadores da *nested PCR* também podem ser usados em uma reação multiplex e têm sido utilizados dessa maneira para detectar diversos herpes-vírus, inclusive VHS e CMV.[252] Essa abordagem também tem sido utilizada para detectar *M. tuberculosis* e pode ser vantajosa quando os bacilos estão presentes em contagens muito pequenas.[253]

O BioFire FilmArray® (bioMérieux) é um sistema disponível no mercado que utiliza reações de PCR tradicional, *nested* e multiplex para detectar vários patógenos. O pacote do FilmArray®, no qual ocorrem amplificação e detecção, inclui todos os reagentes e materiais de forma liofilizada necessários em uma bolsa própria. A única coisa que se precisa acrescentar é uma solução de hidratação para reconstituir os reagentes e o espécime. A solução circula pela bolsa uma vez e é colocada dentro do aparelho. As diversas áreas da bolsa são ativadas e os líquidos são mobilizados a intervalos predeterminados, movendo-os por todo o sistema.

Depois de acrescentar o espécime, a primeira etapa desse sistema é a purificação dos ácidos nucleicos. Essa etapa é seguida da realização de uma *nested* PCR multiplex para os alvos microbiológicos de cada ensaio específico. É importante salientar que a reação é realizada em um sistema fechado, o que reduz o risco de contaminação do *amplicon* em consequência da *nested PCR*. Em seguida, os produtos originados dessa primeira reação são transferidos para dentro de câmaras secundárias, onde ocorrem algumas reações individuais destinadas a detectar determinados agentes patogênicos utilizando como parâmetro uma análise da curva de dissociação (ver PCR em tempo real).

Existem no comércio alguns painéis disponíveis para esse sistema fácil de usar, que oferecem os recursos do diagnóstico molecular a laboratórios de todos os portes. O painel gastrintestinal detecta todas as bactérias mais comuns e vários patógenos bacterianos menos comuns que causam gastrenterite, assim como quatro parasitas e cinco tipos de vírus. Do mesmo modo, o painel respiratório inclui não apenas patógenos respiratórios virais, como também *Bordetella pertussis, Chlamydophila pneumoniae* e *Mycoplasma pneumoniae*. O painel de identificação de hemoculturas detecta as causas mais comuns e clinicamente importantes de infecções hematogênicas, assim como de alguns marcadores genéticos de resistência. Todos esses três produtos foram aprovados pela FDA. Também há em processo de desenvolvimento um painel para meningite, que detecta as causas mais importantes de meningite/meningoencefalite bacteriana, viral e fúngica.

O ensaio FilmArray® é um avanço inequívoco na abordagem sindrômica ao diagnóstico molecular das doenças infecciosas. Esse ensaio mostrou-se confiável em alguns estudos clínicos.[287,335] A limitação dessa abordagem é o custo mais elevado de cada ensaio. Entretanto, quando comparado com o custo individual de cada teste contido dentro desse ensaio, o custo final é muito razoável e possivelmente menor que os custos tradicionais. A limitação mais importante é o rendimento, porque cada equipamento é capaz de processar apenas uma bolsa de cada vez. Isso pode ser ideal para os laboratórios menores, mas representa um problema para laboratórios de grande porte, que podem necessitar de vários equipamentos.

Análise pós-amplificação

Depois de concluir a reação convencional de amplificação do ácido nucleico, o produto amplificado precisa ser analisado. Os métodos de análise do produto amplificado variam, desde simplesmente determinar o tamanho do *amplicon* e a existência de quaisquer outros produtos da amplificação por meio da eletroforese em gel até definir cada nucleotídio que compõe o *amplicon* através do sequenciamento do DNA. Alguns métodos de análise pós-amplificação, como os ensaios de proteção da hibridização e os polimorfismos conformacionais de fita simples, não são analisados aqui, enquanto outros como a análise do polimorfismo de comprimento dos fragmentos de restrição (RFLP; do inglês, *restriction fragmente length polymorphism*) estão descritos adiante na seção sobre tipificação microbiana.

Métodos de detecção tradicionais

Eletroforese em gel/análise de *Southern blot*. Eletroforese em gel é um dos métodos mais simples para obter informações acerca do *amplicon*. Diversos tipos de gel podem ser utilizados nesse tipo de eletroforese, mas comumente se utiliza um gel simples de agarose. O gel de agarose é retangular e tem cavidades próximas de uma extremidade. O gel é colocado dentro de uma cuba de eletroforese e coberto com uma solução-tampão; existem sistemas mais modernos de eletroforese em gel para uso único, que não requerem o acréscimo de um tampão. Para realizar a eletroforese em gel, os produtos da amplificação são misturados com um corante de impregnação, um líquido denso, viscoso e colorido. Isso ajuda o usuário e visualizar a posição da mistura dentro das cavidades durante a pipetagem. Depois da impregnação, uma corrente elétrica é passada através do gel contido na cuba e o DNA com cargas negativas migra na direção do ânodo. Os fragmentos maiores de DNA migram mais lentamente na matriz de gel em comparação com os fragmentos menores. Por isso, a separação do DNA por eletroforese em gel é atribuída em grande parte pelo tamanho desses fragmentos. Um conjunto de moléculas de DNA com tamanhos diferentes conhecidos, chamado comumente de padrão em escada, geralmente é colocado na primeira coluna e processado junto com as amostras. Por comparação visual da migração do(s) *amplicon*(s) nas colunas que contêm os fragmentos da amostra (a área sob a cavidade) e da migração das moléculas de DNA-padrão com tamanhos variados, o usuário pode estimar as dimensões da(s) molécula(s) de DNA amplificada(s).

A formação de uma única banda de tamanho esperado é uma boa evidência preliminar quanto à especificidade da reação de amplificação, mas ainda resta uma questão: como ter certeza de que o produto amplificado é o desejado, não o produto da amplificação inespecífica, coincidentemente com a mesma dimensão ou tamanho semelhante? A resposta a essa pergunta, utilizando os métodos tradicionais, é fornecida com a utilização de sondas de oligonucleotídios específicas e a realização de uma análise de *Southern blot*.

Em resumo, depois da eletroforese em gel, o produto amplificado é transferido para o papel de nitrocelulose e acrescenta-se uma sonda de oligonucleotídios marcados radioativamente. Depois de intervalo de tempo suficiente para a hibridização e das etapas de lavagem subsequentes para remover as ondas que não se ligam, o papel de nitrocelulose era exposto a um filme de raios X. Se o *amplicon* esperado estivesse presente, a sonda marcada radioativamente hibridizaria com sua sequência complementar do *amplicon*, formando uma área de exposição no filme de raios X. Se o *amplicon* fosse resultado da amplificação inespecífica, a sonda não hibridizaria e seria lavada e descartada. Assim, o filme de raios X não apresentaria uma área de exposição em desenvolvimento. Em geral, esse procedimento demora 2 a 3 dias para ser concluído, é tecnicamente complicado e não muito apropriado ao laboratório clínico.

Detecção enzimática dos produtos amplificados. O uso da tecnologia de IEE como método para detectar os produtos da amplificação representou um avanço expressivo na determinação rápida dos produtos amplificados específicos.[350] A reação enzimática para detectar produtos amplificados era realizada comumente em uma placa com 96 câmaras. Diversos métodos de rotulação e detecção da sonda de oligonucleotídios hibridizados podem ser utilizados. Entretanto, o resultado final é que a sonda hibridizada não removida por lavagem emite um sinal de luz ou, mais comumente, de cor[214] (Figura 4.11). O uso de uma sonda de oligonucleotídios aumenta a especificidade da reação, enquanto a combinação com uma reação enzimática aumenta sua sensibilidade.[350] A intensidade do sinal gerado é proporcional à quantidade do *amplicon* presente. O sistema pode fornecer informações quantitativas quando utilizado com padrões calibrados. Essa metodologia foi utilizada por muito tempo, até a introdução da PCR em tempo real. Hoje, ela não é tão amplamente utilizada nos laboratórios clínicos.

Hibridização reversa

Embora seja eficaz, a técnica de *Southern blot* é demorada e muito trabalhosa. Além disso, poderiam ser necessárias várias sondas ou sequenciamento do *amplicon* se o produto da amplificação fosse produzido por uma PCR de faixa estendida. Como alternativa, uma abordagem altamente eficaz

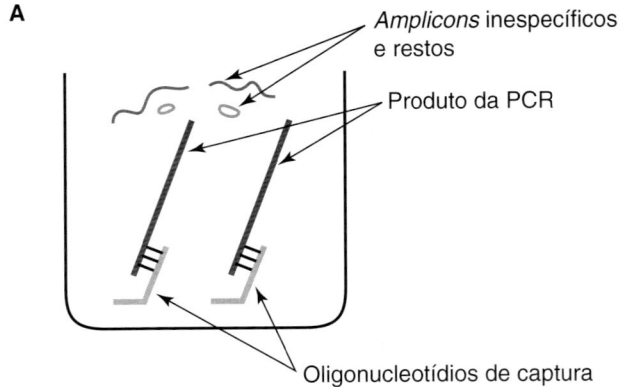

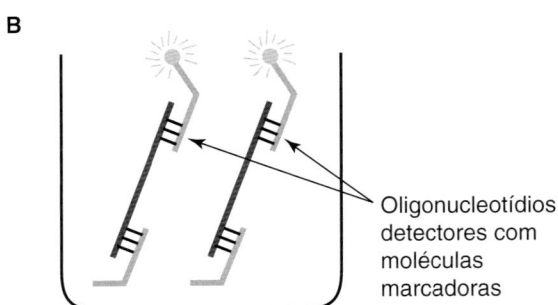

■ **FIGURA 4.11** Existem muitos métodos para detectar um *amplicon* usando enzimas, embora essa abordagem raramente seja utilizada atualmente, quando se dispõe da PCR em tempo real. **A.** Aqui, uma sonda de captura é utilizada para reter o *amplicon* específico, de modo que materiais amplificados inespecíficos e restos celulares possam ser removidos por lavagem. **B.** Em seguida, o *amplicon* retido é detectado por outro oligonucleotídio e um sinal é gerado utilizando um dos muitos sistemas de amplificação de sinais disponíveis.

é imobilizar todas as sondas interessantes em uma tira de nitrocelulose e, em seguida, aplicar o *amplicon* na fita e determinar qual sonda hibridizou com o *amplicon*. Isso é conhecido como *hibridização reversa*, porque o *amplicon* é aplicado na sonda imobilizada na tira de nitrocelulose, representando o oposto da técnica de *Southern blot*. Esse ensaio também tem a vantagem de usar uma reação cromogênica em vez de radioatividade para detectar hibridização (Figura 4.12).

Aplicações clínicas. A tecnologia de hibridização reversa está disponível no mercado na forma de ensaios por sonda em linha (LiPA; do inglês, *line probe assay*) (Fujirebio [antes Innogenetics], Gent, Bélgica). Esse tipo de tecnologia tem sido utilizada para diferenciar os vários subtipos genéticos do VHC (*i. e.*, genotipagem do VHC), um teste capaz de fornecer informações prognósticas e terapêuticas importantes.[54,66,262,277] Em uma comparação direta, os autores demonstraram que o INNO-LiPA® HCV II foi comparável ao sequenciamento do DNA.[247] A hibridização reversa também se mostrou útil à triagem das mutações mais comuns presentes no genoma do HIV, que conferem resistência aos agentes antivirais.[32,70,317,346] O LiPA é tecnicamente muito mais fácil de realizar que o sequenciamento do DNA, e a análise pós-teste é mais simples. Contudo, ao contrário do

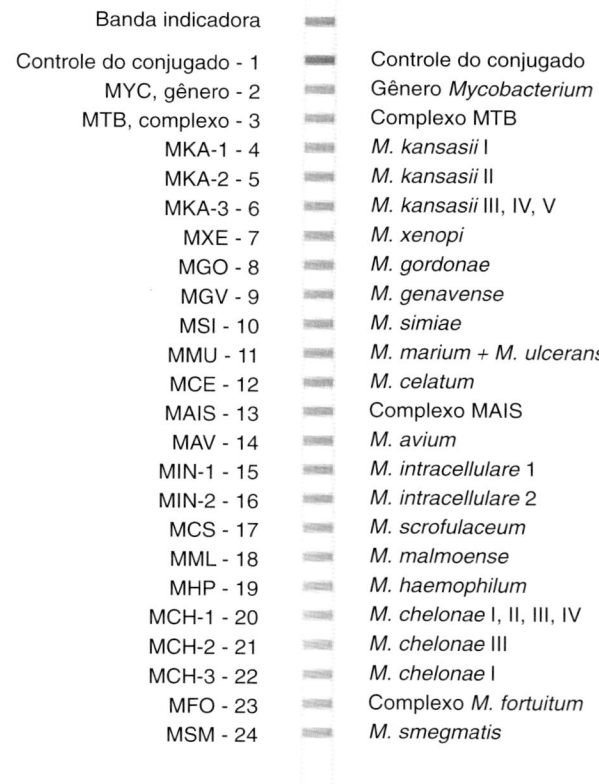

FIGURA 4.12 A tira de hibridização reversa demonstra as micobactérias clinicamente mais importantes, que poderiam ser identificadas utilizando PCR seguida de hibridização reversa do *amplicon*. Ensaios semelhantes são úteis para determinar os genótipos encontrados mais comumente do HIV e do VHC. (Fotografia da bula do ensaio INNO-LiPA® Mycobacteria V2 reverse-hibridization, Innogenetics, Ghent, Bélgica.)

sequenciamento, o uso da hibridização reversa permite avaliar apenas as sequências para as quais existem sondas e não oferece a oportunidade de avaliar mutações novas, que podem ser assintomáticas ou clinicamente relevantes.[291] A hibridização reversa também tem sido usada para detectar HPV e identificar os subtipos associados a um risco alto de displasia e carcinoma subsequente.[182,201,225,263,281,365] Além das aplicações em virologia, a tecnologia de hibridização reversa tem sido usada para identificar micobactérias, fungos clinicamente importantes e mutações associadas à resistência das micobactérias à rifampicina.[1,17,37,69,151,220,226,230,233,305,315,347,354] Embora sejam extremamente precisos, os LiPA para micobactérias, fungos e resistência à rifampicina são dispendiosos e não estão disponíveis nos EUA.

Sequenciamento do DNA

Hoje em dia, o sequenciamento do DNA para analisar um produto amplificado é um método comum de análise pós-amplificação. Embora seja útil, essa tecnologia é mais complicada que a hibridização de sondas simples e frequentemente exige que o usuário tenha experiência com programas de computador para alinhamento e edição de sequências e bancos de dados genéticos. O sequenciamento do DNA é especialmente útil quando se analisa um grupo de microrganismos para determinar as áreas conservadas e variáveis dentro do *amplicon* obtido por PCR de faixa ampla. Em seguida, a análise dessas regiões variáveis torna-se um recurso poderoso para identificar esses microrganismos.[29,106,114,122,195,205,289,320,371,380,385] O sequenciamento também se mostrou útil à análise das mutações genéticas dos genomas virais, que comumente podem ser SNP e conferir resistência aos fármacos antivirais.[53,136,186,209] Por fim, essa técnica pode ser usada para tipificar cepas e comparar as sequências dos gêneros que contêm variações no nível das cepas (p. ex., tipagem do gene *Spa*).

Sequenciamento tradicional do DNA. O sequenciamento tradicional do DNA, um recurso antes utilizado unicamente nos laboratórios de pesquisa, também se tornou comum em muitos laboratórios de patologia e microbiologia moleculares. Essa tecnologia, que utiliza o sequenciamento tradicional de Sanger (ou sequenciamento por terminação), funciona incorporando didesoxinucleotídios a uma fita crescente de DNA. Quando um didesoxinucleotídio é incorporado à fita de DNA, ela não pode ser mais amplificada. A análise dos fragmentos de DNA resultantes, tão numerosos quanto os nucleotídios que compõem a fita, fornece informações quanto à sequência. No passado, esse método era realizado com géis grandes colocados entre duas placas de vidro e usavam moléculas radioativas para a revelação. Hoje em dia, esse método foi modificado e usa moléculas marcadas com fluorescência com um sistema de gel mais fácil de uso ou, mais comumente, com eletroforese capilar (Figura 4.13). A sequência das regiões longas do DNA – comprimento de até centenas de pares de bases – pode ser facilmente determinada por esses métodos.

Aplicações clínicas. A genotipagem do HIV é uma das aplicações principais do sequenciamento do DNA no laboratório de microbiologia molecular.[47,301] Esse ensaio é realizado para determinar a existência de mutações adquiridas no genoma do HIV de determinado paciente, que pode conferir resistência aos agentes antivirais. Esse ensaio é complicado e consiste na extração do RNA do HIV, seguida de 4 a 5 ensaios de RT-PCR, cada um seguido de sequenciamento tradicional de Sanger. Embora a determinação da sequência dos nucleotídios seja praticamente automatizada em alguns desses sistemas, ainda é necessária alguma análise manual das sequências geradas. O sequenciamento do DNA também tem sido usado para demonstrar mutações associadas à resistência do CMV e determinar o genótipo do VHC.[136,143,186,209,247]

O sequenciamento do DNA também tem sido utilizado com sucesso para identificar bactérias, micobactérias, *Nocardia* e fungos. Os genes que codificam as subunidades ribossômicas desses microrganismos são os alvos utilizados mais comumente na identificação baseada no sequenciamento. Uma das aplicações mais comuns dessa abordagem tem sido a identificação dos agentes patogênicos da endocardite bacteriana.[106,114,123,179,231,279] Contudo, a identificação baseada em sequências também é usada para determinar o agente etiológico de várias outras infecções, inclusive sinusite e infecções urinárias.[40,125] Essa tecnologia revolucionou a forma como identificamos microrganismos de crescimento lento, inclusive micobactérias e *Nocardia*.[51,132,178,228,260,266]

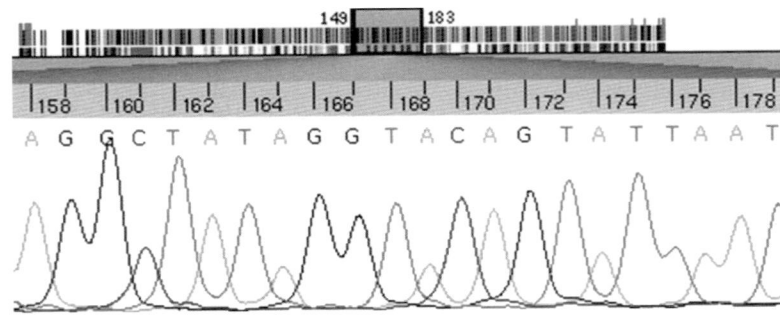

■ **FIGURA 4.13** Sequência do HIV. Uma sequência do DNA do HIV extraído por RT-PCR está demonstrada aqui e foi obtida com sequenciamento por terminação (i. e., sequenciamento tradicional de Sanger). Os métodos de sequenciamento por terminação utilizados mais comumente utilizam eletroforese capilar, em vez de técnicas baseadas em gel. (Esta figura encontra-se reproduzida em cores no Encarte.)

O sequenciamento também é utilizado para identificar fungos patogênicos.[133,134,275] Embora os genes de rDNA sejam utilizados comumente como alvos genéticos da identificação baseada em sequências, outros genes mostraram-se úteis à caracterização dos microrganismos, inclusive os genes *rpoB*, *hsp* e *tuf*, entre outros.[76,77,97,178,191,259,298]

Sequenciamento por síntese (pirossequenciamento). Pirossequenciamento é um método alternativo de sequenciamento do DNA, sequenciado por síntese, em contraste com o sequenciamento por terminação de didesoxinucleotídios ou método de Sanger.[248,302,303] Essa tecnologia tem sido amplamente utilizada na análise dos SNP associados às doenças genéticas e às neoplasias e também é utilizada para identificar e diferenciar microrganismos.[3,6,103,248] Ao contrário do sequenciamento tradicional por terminação, essa tecnologia de sequenciamento está baseada na incorporação de nucleotídios à fita de DNA recém-sintetizada.

Em resumo, a molécula de DNA amplificada por PCR, da qual uma fita contém uma biotina terminal ligada covalentemente ao iniciador, é imobilizada na câmara de uma placa de microtitulação. O processamento com hidróxido de sódio produz uma molécula de fita única. Em seguida, são acrescentados os reagentes e o iniciador de sequenciamento, seguidos da adição automatizada de cada um dos quatro nucleotídios. Quando o nucleotídio acrescentado é o próximo nucleotídio apropriado e é incorporado à fita em crescimento, a reação produz pirofosfato – um subproduto natural da incorporação dos nucleotídios. Em seguida, o pirofosfato é convertido em luz por reações enzimáticas. A luz gerada é registrada pelo equipamento e, assim, a sequência é determinada (Figura 4.14).

As limitações principais do sequenciamento por síntese são a possibilidade de gerar apenas sequências relativamente curtas, problemas na geração de uma sequência quando a estrutura secundária extensiva está presente e incapacidade de caracterizar precisamente as regiões que contêm mais que quatro do mesmo nucleotídio em paralelo (i. e., homopolímeros). As vantagens são a facilidade de uso (i. e., a reação de sequenciamento ocorre em uma placa de 96 orifícios utilizada comumente) e a sequência gerada está presente no contexto, o que significa que as sequências conhecidas circundantes podem ser usadas como controle do sequenciamento. O requisito fundamental para o sucesso do pirossequenciamento na identificação de microrganismos é o conhecimento focal dos alvos genéticos, que fornecem informações suficientes para a diferenciação dos microrganismos pesquisados.

Aplicações clínicas. As aplicações que usam sequenciamento por síntese foram introduzidas em alguns laboratórios de microbiologia clínica. Uma limitação significativa tem sido a inexistência de produtos aprovados pela FDA e a falta aparente de interesse em apoiar essa tecnologia pelas empresas privadas.

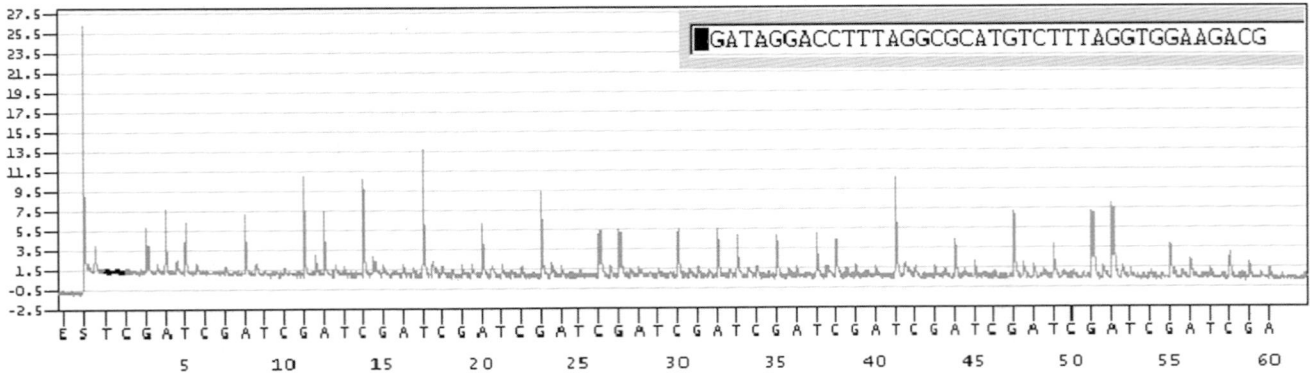

■ **FIGURA 4.14** Sequência do DNA obtida por pirossequenciamento. Esse cromatograma foi gerado a partir de um espécime clínico, que continha BAAR. A PCR em tempo real, seguida do pirossequenciamento, foi realizada porque havia possibilidade de que o paciente tivesse tuberculose. A sequência gerada, que correspondia à região hipervariável A do gene de rDNA 16S, identificou a bactéria isolada como *M. intracellulare*.

As aplicações experimentais incluem identificação e tipagem de bactérias como *H. pylori* e *L. monocytogenes*, bem como a diferenciação de bactérias em grupos clinicamente relevantes.[118,239,359] Essa técnica também tem sido usada para estudar a resistência de enterococos à linezolida.[327] Outras aplicações que provavelmente seriam úteis ao médico podem incluir a identificação rápida das bactérias que causam infecções neonatais e das bactérias causadoras de meningite.[172]

O pirossequenciamento também tem sido utilizado para identificar fungos clinicamente relevantes, *Nocardia* e micobactérias.[112] Nosso grupo tem utilizado uma PCR de faixa estendida, cujo alvo é parte do rDNA 16S contendo a região hipervariável A, e demonstrou excelente capacidade de diferenciação da maioria das micobactérias clinicamente relevantes por pirossequenciamento. Isso foi conseguido por análise de uma região que consistia em apenas 30 pb.[357] Nosso grupo escolheu esse alvo porque vários estudos haviam demonstrado que a região hipervariável A é útil na diferenciação genética das micobactérias.[74,137,337] Do mesmo modo, também utilizamos como alvo partes do gene de rDNA 16S, que conferem informações taxonômicas sobre as espécies de *Nocardia*, e alcançamos resultados excelentes.[90,219]

Essa tecnologia também tem sido utilizada para diferenciar vírus. Pesquisadores desenvolveram um ensaio para determinar o genótipo do VHC por pirossequenciamento.[81] Também utilizamos esse método para diferenciar os poliomavírus humanos, que podem ser recuperados dos tecidos e líquidos corporais dos seres humanos.[20]

Algumas das aplicações do pirossequenciamento descritas para os laboratórios de microbiologia clínica utilizam uma PCR de faixa estendida para os microrganismos pesquisados e, em seguida, a investigação de uma região variável compacta, que confere a informação genética de interesse. Existem muitas outras aplicações possíveis do sequenciamento por síntese no diagnóstico das doenças infecciosas e na caracterização dos microrganismos infectantes e seus hospedeiros. Essas aplicações podem incluir a identificação dos agentes etiológicos infecciosos e a detecção de mutações genéticas associadas à resistência. Além disso, a caracterização das SNP ou de outros polimorfismos genéticos que podem aumentar o risco de infecção no hospedeiro também poderia ser realizada por essa tecnologia. Com essa finalidade, nosso grupo tem utilizado essa tecnologia para realizar genotipagem do receptor *Toll* humano e estudar o efeito dessa mutação na suscetibilidade dos seres humanos às infecções. Infelizmente, ainda não existem *kits* disponíveis no mercado e, por isso, os usuários precisam depender de ensaios desenvolvidos no próprio laboratório, que têm limitado a utilização generalizada dessa tecnologia.

Sequenciamento de última geração. O sequenciamento de última geração (NGS; do inglês, *next-generation sequencing*) pode ser realizado utilizando-se vários métodos desenvolvidos para realizar sequenciamento paralelo maciço. Esses métodos oferecem a oportunidade de realizar simultaneamente o sequenciamento do DNA de grande quantidade de produtos amplificados e ordenar esse extenso volume de dados utilizando recursos da bioinformática. Outra alternativa são as aplicações que possibilitam o sequenciamento de toda a extensão de uma única molécula.

Existem várias aplicações possíveis na área de microbiologia. Há uma subespecialidade completa de nossa disciplina, que tem utilizado essa tecnologia para estudar o microbioma. Nos próximos anos, as interações de seres humanos, microbioma e ambiente serão uma área profícua de pesquisas e descobertas. Outros grupos têm utilizado um método conhecido como *shotgun NGS* para descobrir patógenos, que podem ter aplicações mais imediatas em medicina clínica. Por fim, hoje é possível sequenciar os genomas inteiros de bactérias em apenas 1 dia utilizando essa tecnologia. Essas aplicações têm sido usadas nos ensaios definitivos de tipagem de cepas para estudar epidemias. Uma descrição detalhada dessa tecnologia, que ainda está em seus estágios iniciais, estaria além dos objetivos deste livro, mas o leitor pode encontrar algumas referências selecionadas sobre o assunto.

Análises de *microarray*. Vários *microarrays* têm sido usados há muitos anos em ciências básicas com diversas finalidades, inclusive doenças infecciosas.[14,26,33] Esses dispositivos detectam vários sinais simultaneamente e podem ser usados para detectar alvos genéticos (DNA), alterações dos alvos genéticos ou diferenças de expressão (mRNA).[33] Eles são úteis para determinar quais genes são expressos e quais são silenciados em resposta a diferentes estímulos. Esses recursos experimentais mostraram-se úteis nas mais diferentes áreas do conhecimento, desde infecções até câncer. Em resumo, os produtos da amplificação dos ácidos nucleicos, que podem ser obtidos por PCR de faixa estendida ou RT-PCR, são aplicados ao *microarray*. O *microarray* consiste geralmente em milhares de sondas de hibridização, cada qual fornecendo informações acerca da composição de nucleotídios do *amplicon*. O sinal gerado pelo *microarray* reflete sua capacidade de analisar milhares de reações de hibridização simultaneamente. Esse aspecto também contribui para suas limitações principais, ou seja, a quantidade de dados gerados por um único *microarray* pode ser avassaladora para o usuário e, em geral, requer computadores e programas sofisticados para a análise dos dados.

Houve modificações dessa tecnologia, por meio das quais se utiliza apenas um número muito pequeno de locais de hibridização. Essa abordagem permite detectar vários patógenos diferentes, responsáveis por um determinado tipo de doença (*i. e.*, uma abordagem diagnóstica sindrômica). Alguns grupos de pesquisadores têm utilizado a tecnologia de hibridização em *microarrays* para identificar microrganismos isolados em cultura (*i. e.*, hemocultura). Esses autores demonstraram que o crescimento (*i. e.*, amplificação biológica) é suficiente para detectar os microrganismos procurados e que a etapa de PCR não é necessária antes da amplificação.

Aplicações clínicas. Os formatos de *microarray* têm sido amplamente utilizados desde que foram descobertos. São usados para identificar bactérias, micobactérias, fungos e vírus; detectar os determinantes genéticos da resistência; estudar a reação do hospedeiro à infecção; e descobrir fármacos novos, que possam ser úteis para curar infecções.[36,44,46,60,94,100,235,314] No caso do HIV, essa tecnologia tem sido útil para estudar a expressão dos genes virais e as alterações do perfil de expressão das células hospedeiras depois da infecção.[163,322,348,366,375]

Com a introdução de duas plataformas de *microarray*, houve concretização de algumas previsões acerca da utilidade potencial dessa tecnologia no laboratório de microbiologia clínica.³³ O sistema GenMark eSensor®, que utiliza um *microarray* bioelétrico depois da PCR multiplex/RT-PCR para detectar vírus respiratórios, foi descrito primeiramente. O sistema Verigene® (Nanosphere, Northbrook, IL) é um *microarray* limitado, que pode ser usado com ou sem amplificação dos ácidos nucleicos. Uma das aplicações mais promissora dessa tecnologia é o uso desse sistema em frascos de hemocultura com sinais de positividade. A coloração por Gram é usada para escolher o tipo de ensaio a ser utilizado: um painel para gram-positivos, gram-negativos e, em futuro próximo, um painel para fungos. Esses painéis não requerem PCR antes da hibridização com o *microarray*, porque o crescimento (ou amplificação biológica) das bactérias nos frascos de hemocultura fornece quantidades suficientes do alvo a ser detectado. Esses painéis contêm um grupo amplo de microrganismos identificados, assim como indicadores fundamentais da resistência genética.

O sistema Verigene® também pode ser usado para detectar e diferenciar os produtos de uma reação de PCR multiplex e, deste modo, pode ser empregado para detectar microrganismos patogênicos diretamente nos espécimes clínicos. O Verigene® Enteric Pathogens Test, aprovado pela FDA, detecta os patógenos bacterianos e virais que comumente causam enterocolite. Essa empresa também oferece um ensaio para *C. difficile*, que detecta tanto os genes da toxina quanto o marcador de hipervirulência do ribotipo 027. O teste Respiratory Virus Plus® detecta os vírus influenza dos tipos A e B, identifica alguns subtipos do vírus e detecta o marcador genético H275Y de resistência ao oseltamivir. O teste Respiratory Pathogens Flex® é um painel respiratório ampliado que, além de detectar os vírus influenza A e B e o SRV, também detecta adenovírus, metapneumovírus humano, vírus parainfluenza tipos 1 a 4, rinovírus e *Bordetella*. Esses e outros testes representam um avanço significativo na abordagem sindrômica molecular para o diagnóstico de doenças infecciosas.

Amplificação do ácido nucleico em tempo real

O ensaio de PCR em tempo real, que é também conhecido como **PCR de ciclo rápido**, deixou de ser uma metodologia "nova" e passou a ser utilizada em quase todos os ensaios de PCR realizados nos laboratórios clínicos. A abreviação da PCR em tempo real pela sigla RT-PCR (do inglês, *real time polymerase chain reaction*) não é correta, porque essa última designação tem sido utilizada tradicionalmente para PCR de transcrição reversa. Esta seção revisa os fundamentos e algumas aplicações dessa tecnologia.

Dois avanços tecnológicos resultaram no desenvolvimento da amplificação de ácidos nucleicos em tempo real. O primeiro foi o desenvolvimento de métodos de troca térmica mais rápida (i. e., aquecimento e resfriamento rápidos) na câmara de reação.²¹¹ Por exemplo, a PCR convencional ocorre em um termociclador em bloco, no qual o bloco consiste em metal ou outro material sólido. A taxa com que o bloco sólido pode ser aquecido e resfriado às temperaturas necessárias à PCR limita a taxa com que os ciclos podem ser repetidos. A introdução rápida de ar aquecido e a remoção do ar aquecido (resfriamento), que podem ser realizadas por meio de ventiladores incorporados ao equipamento em tempo real, permite que as reações repetidas ocorram mais rapidamente. O uso de volumes menores de reação também facilita a troca mais rápida de energia térmica. O segundo avanço tecnológico foi o desenvolvimento de uma mistura de reação homogênea.²¹¹ Essa é uma mistura na qual as moléculas fluorogênicas utilizadas para detectar os produtos amplificados estão presentes dentro da mesma câmara de reação, na qual ocorre a amplificação. Além disso, a avaliação da fluorescência emitida por essas moléculas geralmente é realizada pelo aparelho uma vez a cada ciclo de amplificação. A evidência de amplificação aparece durante a reação de PCR em "tempo real" e isso explica por que tais ensaios são conhecidos comumente como PCR em tempo real. Esse tipo de detecção dos *amplicons* representou um avanço significativo na bioquímica dos ácidos nucleicos, porque era mais rápido que os métodos convencionais para detectar *amplicons*. Além disso, esse sistema em tubo fechado diminui significativamente as chances de contaminação pelo *amplicon* no laboratório, porque a câmara de reação não precisava ser aberta para analisar o resultado da reação. Existem várias plataformas disponíveis para a amplificação de ácidos nucleicos em tempo real.⁹⁸ Em adição à PCR em tempo real, a reação de NASBA, utilizada no passado, foi modificada para um formato em tempo real, com detecção por meio de marcadores moleculares (ver adiante). Existe a possibilidade de modificar qualquer tecnologia de amplificação de ácidos nucleicos para o formato em tempo real.

Métodos para detectar produtos da amplificação em tempo real

Existem várias moléculas fluorogênicas, que podem ser usadas para detectar ácidos nucleicos amplificados em uma reação tradicional ou em tempo real. Essas moléculas podem ser inespecíficas, ou seja, detectam qualquer ácido nucleico amplificado, ou específicas (p. ex., sondas de oligonucleotídios), que formam híbridos com uma sequência específica existente no *amplicon*. A seguir, descrevemos a detecção inespecífica de *amplicon* utilizando o corante SYBR® Green e o uso dos corantes de ligação de terceira geração, assim como os três métodos mais utilizados com sondas de oligonucleotídios para detectar *amplicons* específicos. As sondas específicas de oligonucleotídios marcados com fluoróforo descritas adiante são as sondas de hidrólise (i. e., TaqMan), as sondas de transferência de energia por ressonância de fluorescência (FRET; do inglês, *fluorescence resonance energy transfer*) e os marcadores moleculares. Também existem outros tipos de moléculas detectoras, mas sua descrição estaria além dos objetivos deste capítulo.

SYBR® Green. O SYBR® Green I é um corante que se liga à forquilha secundária da dupla-hélice de DNA. Esse corante emite pouquíssima fluorescência quando se encontra em seu estado livre, mas produz significativamente mais fluorescência quando está ligado à dupla-hélice de DNA (Figura 4.15). Essa propriedade torna o SYBR® Green útil para determinar a presença do produto amplificado do DNA. Várias moléculas desse corante podem ligar-se a um único *amplicon*, o que oferece um método sensível de detecção. Além disso, esse corante é muito menos dispendioso que as sondas

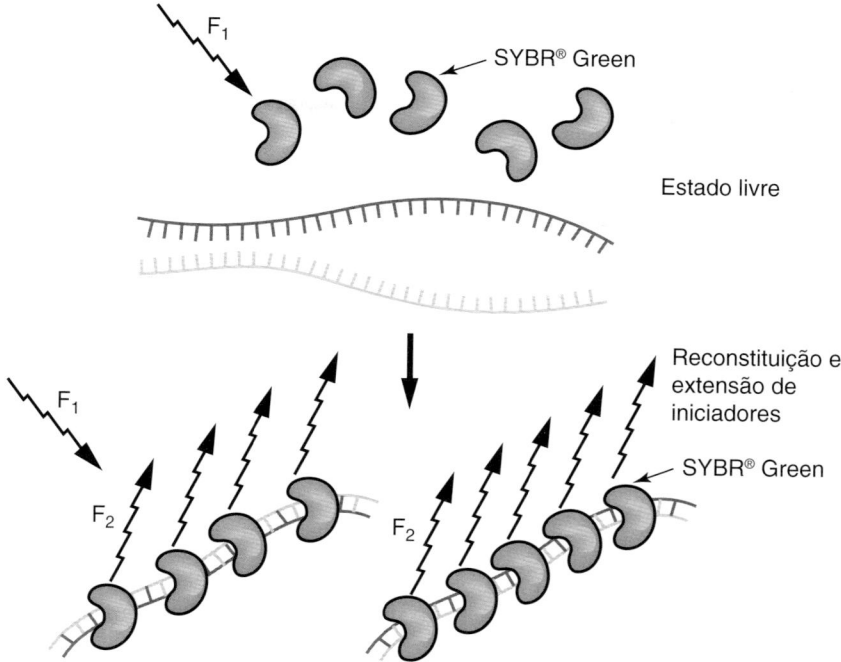

■ **FIGURA 4.15** Bioquímica do SYBR® Green. O corante SYBR® Green I liga-se à forquilha secundária da dupla-hélice de DNA. Quando o DNA é de cadeia única, não há forquilha, motivo pelo qual o SYBR® Green não se liga ao DNA. Entretanto, após a reconstituição e a extensão de iniciadores, o SYBR® Green consegue ligar-se e emitir luz (F_2) em resposta ao comprimento de onda excitatório apropriado (F_1). SYBR® Green é um excelente método de medição da geração de *amplicons* não específicos, uma vez que, quanto maior for a produção de DNA por PCR, maior será a quantidade de locais de ligação disponíveis e mais fluorescência será gerada.

de oligonucleotídio específicas, marcadas com fluoróforos. A detecção dos *amplicons* por meio do SYBR® Green é útil para otimizar a reação de PCR (*i. e.*, determinar as concentrações ideais dos iniciadores e de $MgCl_2$). Esse método também é útil para determinar se amplificação ocorreu antes do uso de um método definitivo de análise pós-amplificação, inclusive sequenciamento do DNA ou análise de *microarray*. A desvantagem principal desse método de detecção é ser inespecífico, uma vez que as moléculas de detecção se ligam a qualquer DNA de dupla-hélice, inclusive os produtos da amplificação inespecífica e os dímeros de iniciadores. Esse método de detecção não tem a especificidade obtida com o uso de uma sonda de oligonucleotídio (descrita adiante). Por isso, a detecção por meio do corante SYBR® Green nunca deve ser utilizada como único método de um ensaio clínico.

Corantes de ligação do DNA de terceira geração. Os avanços realizados na tecnologia dos corantes que se ligam à dupla-hélice de DNA resultaram no que se conhece como *corantes de ligação de terceira geração*. Esses corantes saturam mais plenamente a molécula de DNA amplificado, de modo que, com base na análise da curva de dissociação, é possível diferenciar até mesmo um SNP. Essa técnica é um meio sensível e de baixo custo para analisar um SNP e, quando ele está localizado em uma região importante, para fornecer informações esclarecedoras. Embora ainda não tenham sido desenvolvidos ensaios disponíveis comercialmente, nosso grupo utiliza comumente essa tecnologia para diferenciar *M. abscessus* de *M. chelonae*, além de identificar sensibilidade induzível à claritromicina. Também desenvolvemos ensaios para detectar o SNP responsável por uma mutação do receptor *Toll* (descrita adiante) e diferenciar *Plasmodium falciparum* de outras espécies de *Plasmodium*.

Sondas de hibridização. Existem muitos tipos diferentes de sondas de oligonucleotídio marcadas por fluorescência, que podem ser utilizadas para detectar *amplicons* em um ensaio de PCR em tempo real. Os três descritos a seguir são utilizados mais comumente e abrangem a maioria dos aspectos da química da detecção em tempo real. Esses métodos são: sondas de hidrólise (*i. e.*, sondas Taqman), sondas de FRET e sinalizadores moleculares.

Sondas de hidrólise ou Taqman. A química de detecção por sonda de hidrólise está baseada na atividade de exonuclease 5' a 3' da DNA-polimerase. Essa função da DNA-polimerase hidrolisa qualquer oligonucleotídio, que possa ligar-se à fita simples da molécula de DNA, a partir da qual a fita complementar está em processo de síntese. Na natureza, isso ajuda a assegurar que apenas os nucleotídios apropriados sejam incorporados à fita recém-sintetizada de DNA. A química da sonda de hidrólise explora a propriedade da DNA-polimerase para gerar um sinal detectável. A sonda de oligonucleotídio por hidrólise é marcada com um fluoróforo e com uma molécula (*quencher*) que capta a fluorescência, interrompendo o sinal. Quando o alvo específico está ausente, essa molécula dobra-se até certo ponto, colocando a molécula *quencher* em proximidade suficiente do fluoróforo, de forma que a maior parte de qualquer sinal fluorescente emitido seja absorvida imediatamente. Quando essa sonda se liga à região complementar do DNA produzido pelos ciclos anteriores de PCR, ela é hidrolisada pela DNA-polimerase (Figura 4.16). Essa hidrólise permite a difusão do

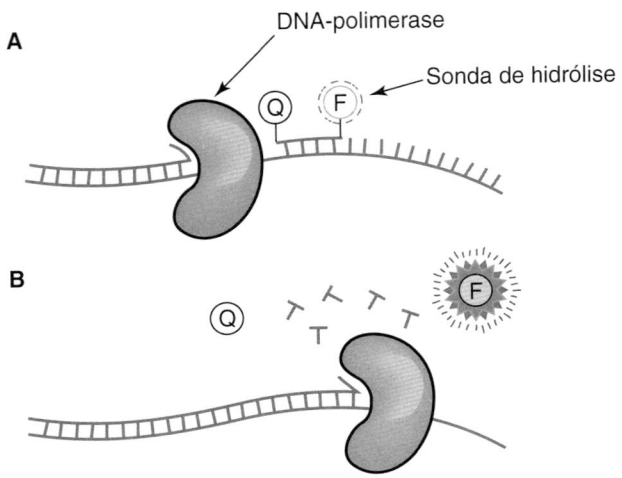

■ **FIGURA 4.16** Bioquímica da sonda de hidrólise. **A.** A proximidade entre a molécula *quencher* (Q) e a molécula fluorescente (F), ambas ligadas à sonda de hidrólise intacta, resulta na emissão de fluorescência de fundo mínima. **B.** A hidrólise dessa sonda pela atividade de exonuclease da DNA-polimerase à medida que ocorre a extensão da molécula resulta na difusão do fluoróforo, que se afasta da molécula extintora e, desse modo, pode liberar fluorescência quando o fluoróforo é excitado adequadamente.

fluoróforo para longe da molécula *quencher* e a geração de luz não é extinta e, portanto, pode ser detectada.

Sondas de FRET. As sondas de FRET funcionam por transferência de energia. Esse sistema utiliza duas sondas detectoras, em vez de uma. Essas sondas hibridizam quando estão em contato direto com o *amplicon*, mantendo um espaço de 2 a 5 nucleotídios entre elas. A sonda do segmento proximal do par tem uma molécula de fluoresceína ligada à sua extremidade 3' e pode ser descrita como *molécula doadora*. A segunda sonda deste sistema está localizada em posição distal em relação com a primeira e tem uma molécula aceptora (em geral, LC640 ou LC705, quando utilizada com o sistema LightCycler®) na extremidade 5' da molécula; essa sonda também é conhecida como *molécula aceptora*. Outras moléculas aceptoras podem ser utilizadas, mas devem ter a mesma propriedade de ser excitadas pelo comprimento de onda da luz emitida pela fluoresceína ou por outra molécula doadora e, por sua vez, devem emitir luz em outro comprimento de onda detectável. Além do marcador da extremidade 5' da molécula aceptora, essa sonda precisa ser fosforilada para evitar extensão da sonda durante a PCR. A detecção por meio das sondas de FRET funciona da seguinte forma: quando a sequência apropriada à hibridização da sonda está presente no *amplicon*, as sondas de FRET hibridizam. Nesse momento, a molécula doadora (fluoresceína) é excitada pela energia luminosa introduzida no sistema pelo aparelho. Quando a molécula doadora excitada retorna ao seu estado basal de energia, ela libera luz com comprimento de onda específico. Essa luz emitida excita a molécula aceptora próxima (LC640 ou LC705), concluindo a transferência de energia por ressonância. Por sua vez, a molécula aceptora é excitada a um estado de energia intensificada. Quando a molécula aceptora retorna ao seu estado de energia basal, ela libera pouca energia, que é detectada pelo sistema (Figura 4.17). Por sua própria natureza, a detecção utilizando

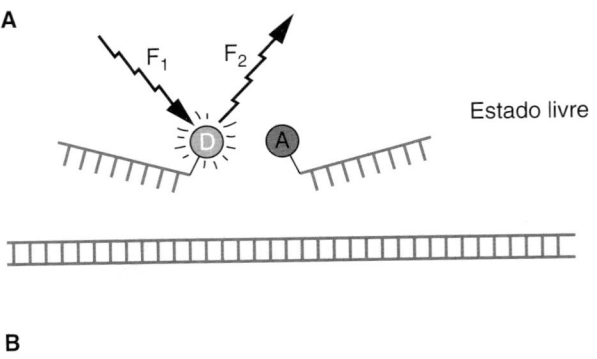

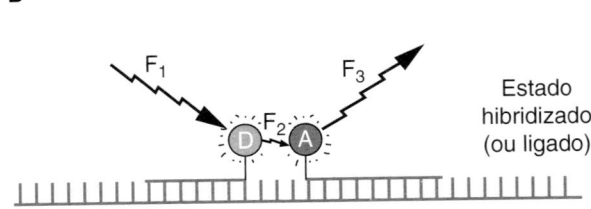

■ **FIGURA 4.17** FRET. Duas sondas marcadas com um fluoróforo são necessárias para que haja FRET. **A.** O comprimento de onda excitatório (F_1) do fluoróforo doador (D) intensifica o estado de energia da molécula e provoca uma emissão (F_2). Isso não afeta o fluoróforo aceptor (A) quando as sondas não estão hibridizadas, porque elas não estão em contato direto uma com a outra. **B.** Quando as duas sondas estão hibridizadas e em contato direto, a luz emitida pelo fluoróforo doador excitado (F_2) atua como energia excitante para o fluoróforo aceptor que, por sua vez, emite luz com um comprimento de onda específico (F_3). A existência de emissão (F_3) originada da molécula aceptora é evidência de que houve hibridização da sonda.

a bioquímica baseada na FRET é extremamente específica, porque a única forma de receber o sinal de energia final é por meio da ocorrência das quatro reações independentes. Essas reações independentes são a hibridização dos dois iniciadores individuais, que permitem a amplificação, além das hibridizações das duas sondas, que possibilitam a detecção (Figura 4.18).

O uso das sondas de FRET também permite ao usuário realizar uma análise da curva de dissociação pós-amplificação. Isso é possível em razão do tipo de interações das ondas de FRET e pelo fato de que, ao contrário das sondas de hidrólise, as primeiras não são hidrolisadas durante a detecção. O leitor deve lembrar que as sondas de hidrólise são responsáveis pela hibridização entre as sondas de oligonucleotídio e a fita complementar do DNA. Quando se acrescenta mais energia térmica ao sistema que a energia dessas ligações, elas se quebram e a sonda "dissolve" e desprende-se do alvo do DNA complementar. O ponto no qual a metade das moléculas de sonda está ligada e a outra metade está livre é conhecido como ponto de dissociação, ou T_M, do oligonucleotídio.

A análise da curva de dissociação é realizada depois de concluir a reação de PCR. Inicialmente, a mistura de reação é resfriada até um ponto bem abaixo da T_M de cada sonda de FRET, de forma que ambas sejam hibridizadas se o DNA amplificado correspondente estiver presente. Nesse ponto, introduz-se no equipamento uma luz com comprimento de onda excitatório e há geração de um sinal originado da reação de FRET, que ocorre entre as sondas justapostas. Em seguida, a mistura de reação é então lentamente aquecida, enquanto são registradas medições contínuas da fluorescência.

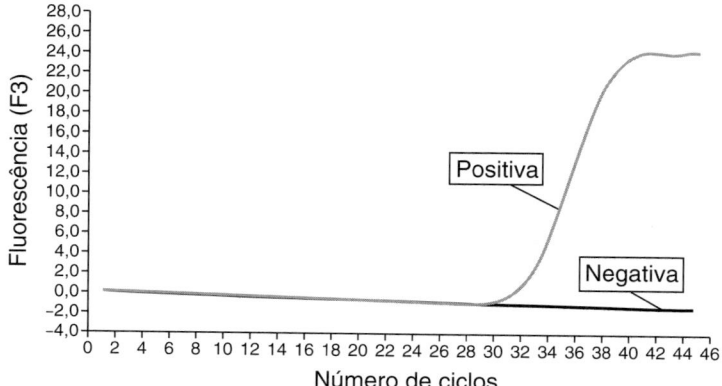

FIGURA 4.18 Reações positiva e negativa de PCR em tempo real. As reações positivas de PCR em tempo real demonstram aumento exponencial da fluorescência, enquanto as reações negativas retêm apenas níveis basais baixos de fluorescência.

Quando a mistura de reação alcança e finalmente ultrapassa o T_M das sondas de FRET, há uma perda repentina do sinal de fluorescência. A primeira inclinação derivada dessa curva resulta em um pico (Figura 4.19). A linha perpendicular que pode ser traçada passando pelo centro desse pico representa o T_M derivado experimentalmente.

Existem no mínimo três aplicações importantes para a análise da curva de dissociação. Primeiramente, deve haver uma temperatura de dissociação relativamente previsível para o *amplicon* esperado, que pode ser confirmada utilizando padrões conhecidos. A demonstração da temperatura de dissociação apropriada ajuda a assegurar ao usuário que a identificação está correta, não é um erro de detecção causado possivelmente por amplificação e detecção de um microrganismo taxonomicamente relacionado. Em segundo lugar, a análise da curva de dissociação pós-amplificação pode ser usada para diferenciar microrganismos muito semelhantes, nos quais a sonda hibridiza com uma área-alvo, na qual há pequeno grau de variabilidade genética separando as espécies. Por fim, a detecção de discrepâncias de nucleotídios entre as sondas de FRET e seu local de hibridização correspondente, juntamente com o que é usado para diferenciar microrganismos, pode ser utilizada para detectar outros SNP clinicamente importantes, inclusive os que conferem resistência aos antimicrobianos, ou os SNP do hospedeiro que podem indicar suscetibilidade relativa à infecção.

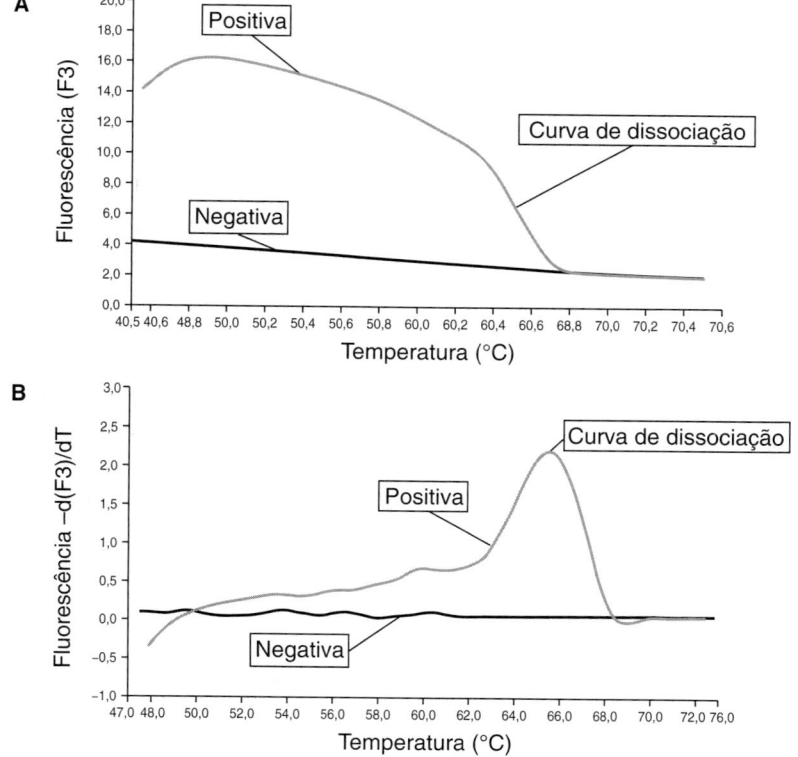

FIGURA 4.19 As curvas de dissociação (**A**) e o primeiro derivativo da curva com os picos de dissociação (**B**) estão ilustrados para espécimes positivo e negativo em uma PCR em tempo real que detecta especificamente *Staphylococcus aureus*.

Marcadores moleculares. O próximo tipo de molécula detectora a ser descrito é o marcador molecular. Assim como a sonda de hidrólise, essa molécula contém um fluoróforo e uma molécula *quencher*. Entretanto, o marcador molecular é maior que as sondas de hidrólise típicas e não é hidrolisado pela DNA-polimerase, de modo a emitir fluorescência quando o *amplicon* apropriado está presente. Essa molécula tem configuração semelhante a uma alça e uma haste (caule) (Figura 4.20). A parte circular da molécula faz parte da molécula complementar a uma região específica do *amplicon*. A haste é construída por ácidos nucleicos complementares de modo a manter a molécula fechada, quando o *amplicon* específico não está presente. As duas extremidades respectivas da molécula do marcador molecular representam os locais de ligação do fluoróforo e do *quencher*. O fluoróforo fica justaposto à molécula extintora quando o sinalizador está fechado (i. e., quando não há um *amplicon* apropriado). Quando o sinalizador fica em presença do *amplicon* correspondente, a termodinâmica favorece a hibridização com o *amplicon* em detrimento do estado fechado de auto-hibridização parcial. Quando o marcador molecular é hibridizado, o fluoróforo separa-se espacialmente da molécula *quencher* e o aparelho detecta a fluorescência emitida. Curvas de dissociação podem ser obtidas com os marcadores moleculares, mas é muito mais difícil alcançar os mesmos resultados de qualidade das curvas de dissociação obtidas pelas sondas de FRET.

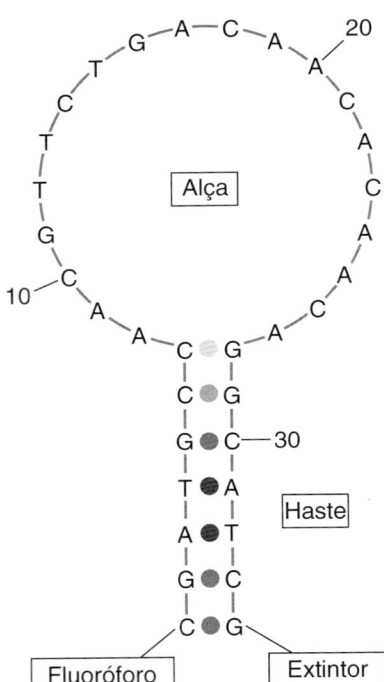

■ **FIGURA 4.20** Esse sinalizador molecular foi desenvolvido para detectar o produto amplificado de uma PCR de faixa ampla para *Salmonella*. Ele consiste em 34 nucleotídios e tem configuração semelhante a uma alça com cabo. Essa estrutura coloca o fluoróforo em contato direto com a molécula *quencher* de fluorescência, quando o marcador molecular não está hibridizado por seu alvo genético (i. e., PCR negativa). Quando o *amplicon* apropriado está presente, a termodinâmica favorece a hibridização sobre a configuração de alça e haste, a molécula abre e hibridiza, e a fluorescência é detectável na medida em que o fluoróforo afasta-se espacialmente da molécula extintora.

Aparentemente, pode ser difícil para o microbiologista molecular definir que tipo de molécula detectora deve ser usado em um ensaio de amplificação de ácidos nucleicos em tempo real. Em parte, essa escolha pode ser determinada pelo tipo de equipamento existente no laboratório. Por exemplo, quando há um SmartCycler® disponível, é preferível usar um marcador molecular ou uma sonda de hidrólise, enquanto a bioquímica da sonda de FRET é preferível quando se dispõe de um LightCycler®. As plataformas da série ABI 7500 (Applied Biosystems, Foster City, CA) e do Taqman da Roche (COBAS®; Roche Diagnostics, Indianapolis, IN) utilizam sondas de hidrólise. Algumas plataformas, inclusive a RotorGene® (Qiagen) são bioquimicamente agnósticas e suportam qualquer tipo de sonda. Na maioria dos casos, os mesmos resultados (i. e., detecção de microrganismos de interesse) podem ser obtidos por vários meios diferentes. Outro fator importante para determinar o tipo de sonda a ser utilizado em determinado segmento de DNA é a composição de nucleotídios desse segmento. Entre os fatores que podem afetar a escolha das sondas está o teor de G–C da região e a existência de uma estrutura secundária, entre outros.

Aplicações clínicas. As aplicações disponíveis são tão numerosas, que não poderiam ser revisadas completamente neste capítulo. Em resumo, tudo o que antes era detectado pela PCR tradicional agora migrou para uma plataforma de PCR em tempo real. A facilidade relativa dessa migração contribuiu significativamente para a adoção dos ensaios em tempo real para grande variedade de microrganismos clinicamente importantes. A disponibilidade no mercado de grande variedade de ensaios, a facilidade de uso, o tempo curto de finalização, a disponibilidade de programas de computador para desenvolver ensaios nos próprios laboratórios e a estrutura em tubo fechado desses sistemas facilitou a adoção desses testes pelos laboratórios clínicos. Esses ensaios não são utilizados apenas para detectar patógenos exigentes, que tradicionalmente eram investigados pelas técnicas de PCR, mas também para microrganismos comuns, que antes eram detectados por cultura (p. ex., *S. aureus*) ou EII (p. ex., *C. difficile*). Os ensaios em tempo real para vírus de DNA incluem os testes para herpes-vírus, adenovírus, vírus da varicela e parvovírus B19, entre outros.[126,140,146,168,184,318,332,344] A análise da curva de dissociação pós-amplificação tem sido usada para diferenciar os tipos 1 e 2 do VHS, e esses ensaios estão disponíveis no mercado, alguns aprovados pela FDA.[381] A natureza quantitativa desses ensaios também tem sido usada para prever doença e monitorar a carga viral em resposta ao tratamento.[11,116,121,168,311,374] Hoje em dia, as PCR quantitativas para detectar e monitorar HIV, VHC, CMV, VEB e vírus BK são consideradas padrões diagnósticos. A RT-PCR em tempo real e as tecnologias semelhantes para vírus de RNA incluem ensaios de faixa estendida para enterovírus que causam encefalite viral e ensaios individuais e multiplex para detectar vírus respiratórios.[27,55,129,176,284,330,369,370,376,378] A RT-PCR para os vírus influenza A e B e para o VSR praticamente substituíram as culturas de células para detectar esses vírus. Os ensaios em tempo real também são usados para detectar rapidamente patógenos virais emergentes reconhecidos mais recentemente, inclusive metapneumovírus humanos e coronavírus da SRAG.[59,120,198,212,213,269,270] Existem vários painéis para vírus respiratórios aprovados pela FDA, os quais incluem praticamente todos os vírus importantes sob o ponto de vista médico.

Pesquisadores descreveram vários ensaios, que detectam bactérias e genes associados à resistência antimicrobiana. Existem vários ensaios para detectar estreptococos do grupo B na triagem pré-natal durante a gestação. Também existem várias plataformas disponíveis para detectar S. aureus sensíveis e resistentes à meticilina. Essas aplicações incluem a detecção de colonização nasal, uso de hemoculturas positivas contendo cocos gram-positivos em grupos e feridas infectadas. Também existem ensaios para detectar estreptococos do grupo A, usados principalmente como substituto mais sensível para as culturas. Uma mudança significativa foi a substituição praticamente completa dos imunoensaios para detectar toxina de C. difficile pela PCR de ciclo rápido. Contudo, existem algumas controvérsias quanto a esse teste, porque ele é tão sensível, que provavelmente detecta pacientes apenas colonizados; por isso, é muito importante diagnosticar apenas os pacientes que apresentam doença clínica compatível.

Além disso, a literatura está repleta de exemplos de ensaios de amplificação em tempo real para detectar e diferenciar vários microrganismos e genes associados à resistência antimicrobiana. Alguns desses ensaios usam como alvos microrganismos comuns, que não crescem nos meios de cultura artificiais ou são extremamente difíceis de cultivar, inclusive Tropheryma whippelii, espécies de Rickettsia e Bartonella.[92,170,389] A análise da curva de dissociação pós-amplificação também tem sido usada para diferenciar as espécies de Bartonella mais comuns (Figura 4.21). Além dessas aplicações, à medida que a PCR nos formatos em tempo real torna-se disseminada e mais fácil de usar, a tecnologia tem sido usada para detectar bactérias encontradas comumente e seus mecanismos de resistência. Por exemplo, estudos demonstraram que a PCR em tempo real e outros métodos moleculares são confiáveis e mais apropriados para diferenciar entre S. aureus e os estafilococos coagulase-negativos nos frascos de hemocultura aparentemente positivos que contenham cocos gram-positivos. Além disso, esse método é confiável para determinar a resistência à oxacilina desses S. aureus isolados.[326]

Os ensaios em tempo real para fungos incluem testes para microrganismos que não podem ser cultivados no laboratório de microbiologia clínica de rotina (inclusive P. jirovecii) e microrganismos de crescimento lento (p. ex., H. capsulatum).[158,174,197,218,227,255] Nosso grupo demonstrou aumento superior a duas vezes na sensibilidade da PCR para Pneumocystis em comparação com a avaliação morfológica dos esfregaços respiratórios corados. Outras aplicações incluem a detecção de infecções invasivas por fungos e leveduras nos pacientes imunossuprimidos e o diagnóstico de outros fungos patogênicos dimórficos, inclusive Coccidioides e Penicillium marneffei.[24,158,267,272,276,288,336]

Outra aplicação importante desses ensaios é a detecção rápida das micobactérias, principalmente M. tuberculosis. As micobactérias são candidatas excelentes a detecção e diferenciação por métodos moleculares, porque esses microrganismos crescem lentamente, alguns causando doença e morte, além de a tuberculose ser uma doença transmissível, que exige a adoção de medidas de controle da transmissão. Existem vários ensaios para a detecção rápida de M. tuberculosis diretamente nos espécimes clínicos. Shrestha et al. descreveram um ensaio em LightCycler® que detecta e diferencia entre M. tuberculosis e outras micobactérias não causadoras de tuberculose utilizando uma análise da curva de dissociação pós-amplificação.[325] Também existem ensaios excelentes para detecção de M. tuberculosis por usuários do SmartCycler® e TaqMan.[50,71,304] Pesquisadores também desenvolveram ensaios para detecção rápida de resistência aos fármacos utilizados comumente, inclusive isoniazida e rifampicina.[297,308,364] O ensaio Cepheid Xpert® MTB/RIF é o único aprovado pela FDA que detecta M. tuberculosis e alvos genéticos de resistência à rifampicina.[38] Esse ensaio é realizado no cartucho convencional da Cepheid, de fácil utilização, o qual fornece resultados em cerca de 1 hora. Esse ensaio representou um avanço significativo na detecção de M. tuberculosis multidrogarresistente.

A detecção e a identificação de parasitas também podem ser realizadas utilizando ensaios de amplificação de ácidos nucleicos em tempo real. Pesquisadores descreveram alguns ensaios para detecção rápida do parasita Toxoplasma gondii, difícil de detectar por outros métodos.[57,167,204] Outras aplicações incluem a detecção de parasitas nas fezes (p. ex., Cryptosporidium e microsporídios), identificação de parasitas

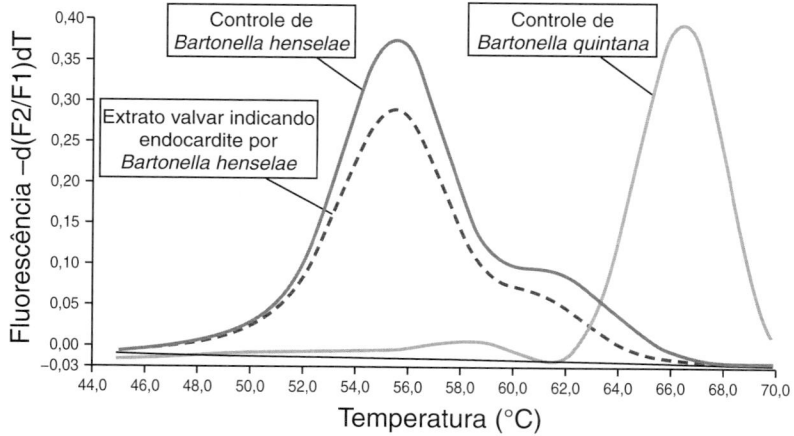

■ **FIGURA 4.21** Análise da curva de dissociação pós-amplificação. Esse método pode ser usado para diferenciar espécies diretamente relacionadas. Nesse exemplo, o agente etiológico da endocardite com cultura negativa (Bartonella henselae) foi diferenciado de Bartonella quintana com base nessa técnica.

nos tecidos (p. ex., *Leishmania* e *Trypanosoma*), além de detecção e diferenciação das espécies de *Plasmodium*, entre muitas outras aplicações.[22,31,43,61,86,96,150,229,319,377,383] Do mesmo modo, o avanço mais significativo dos testes de parasitologia molecular disponíveis no mercado foi a liberação do ensaio APTIMA® *Trichomonas vaginalis* (Hologics, San Diego, CA), aprovado pela FDA. Como muitos outros da mesma empresa, esse ensaio utiliza amplificação por TMA. Esse ensaio é mais sensível que a microscopia e, em alguns estudos, sua sensibilidade foi maior que a do IEE de fluxo lateral, enquanto em outros as sensibilidades foram equivalentes.[157,245] A relação de custo-eficácia da triagem de todas as mulheres assintomáticas foi colocada em dúvida por Hathorn *et al.*, em razão da prevalência baixa da doença nessa população; tais autores ofereceram uma sugestão alternativa, ou seja, triar mulheres assintomáticas dos grupos de alto risco.[142] Ainda é preciso definir exatamente como esse ensaio pode ser utilizado nos programas de saúde da mulher.

Tipagem de cepas

Os microbiologistas e epidemiologistas dos hospitais podem precisar determinar a proximidade entre bactérias ou fungos das mesmas espécies, a fim de definir se a transmissão do microrganismo em questão ocorreu de forma que possa ser evitada pelas medidas de controle das infecções. Por exemplo, quando *P. aeruginosa* é isolada de 4 bebês internados em uma unidade de cuidados intensivos neonatais, o epidemiologista do hospital pode imaginar tanto que ela faça parte da mesma cepa bacteriana transferida de uma área determinada quanto que sejam cepas diferentes e que a infecção tenha ocorrido simplesmente por acaso. A demonstração de que todas as bactérias são da mesma cepa fortalece a evidência de que há um foco de transmissão das bactérias e uma falha nas técnicas ou práticas de higiene pessoal, ambas passíveis de correção.

Os métodos fenotípicos de tipagem das cepas foram disponibilizados antes das técnicas genotípicas, mas muitos deles não alcançam alto grau de discriminação que pode ser conseguido pela tipagem genotípica das cepas. Alguns outros métodos, como a tipagem dos bacteriófagos, requer um grau elevado de experiência especializada e a manutenção de recursos consideráveis (p. ex., bibliotecas de bacteriófagos). A determinação dos perfis de sensibilidade antimicrobiana, embora não seja tão esclarecedora quanto alguns métodos genotípicos de avaliação, também é valiosa e utiliza informações que geralmente já estão disponíveis, porque os testes de sensibilidade são realizados para orientar o tratamento. As bactérias com perfis de sensibilidade antimicrobiana muito diferentes provavelmente não são idênticas e, por isso, não justificam a tipagem genotípica das cepas, mais dispendiosa.

As primeiras tentativas moleculares de demonstrar a proximidade entre grupos diferentes de bactérias foram realizadas com ensaios de hibridização de DNA–DNA simples. Os grupos de bactérias com graus elevados de homologia do DNA – avaliada pelos ensaios de hibridização do DNA–DNA – eram comparados com os grupos que tinham pouca homologia de DNA. Na maioria dos casos, esses estudos confirmaram o que se considerava aplicável aos testes fenotípicos. Por exemplo, os estudos de hibridização de DNA–DNA entre *Staphylococcus* e *Micrococcus*, que pertencem à mesma família, poderiam demonstrar homologia mais ampla que uma comparação entre *Staphylococcus* e *Pseudomonas*.

Os plasmídios são pequenas moléculas de DNA circular presentes em algumas bactérias e existentes em separado do DNA cromossômico. Os plasmídios são significativos, porque podem conter genes importantes de virulência, inclusive genes que conferem resistência aos fármacos antimicrobianos. Além disso, os plasmídios podem ser disseminados entre as bactérias por conjugação, espalhando assim os genes entre elas. Os avanços da técnica de eletroforese, que permitiram a separação dos plasmídios do DNA cromossômico e a diferenciação dos diversos plasmídios, tornaram possível determinar os perfis plasmídicos como método inicial de tipagem das cepas. A determinação dos perfis plasmidiais foi um dos primeiros métodos genéticos utilizados para determinar a proximidade entre as cepas.

Existem muitas técnicas genéticas descritas para analisar as relações entre os microrganismos. Entre os métodos que não estão descritos aqui, mas que se mostraram úteis, estão os seguintes: ribotipagem, análise do DNA polimórfico amplificado randomicamente (RAPD; do inglês, *random amplified polymorphic DNA*), spoligotipagem e, mais recentemente, algumas aplicações do NGS.

Os métodos de tipagem molecular podem ser classificados em dois grupos: os que necessitam (métodos baseados em amplificação) e os que não necessitam (métodos não baseados em amplificação) de amplificação dos ácidos nucleicos para o procedimento de tipagem. Este capítulo descreve um método não baseado em amplificação – eletroforese em gel de campo pulsado (PFGE; do inglês, *pulsed-field gel electrophoresis*) – que, de acordo com alguns autores, é o padrão de tipagem microbiana. Também são descritos dois métodos baseados em amplificação: PCR-RFLP, que combina os recursos da PCR com a RFLP; e Rep-PCR, um método de tipagem que usa como alvo elementos genéticos repetitivos de ocorrência natural nas bactérias.

Métodos de tipagem não baseados em amplificação

Eletroforese em gel de campo pulsado. Existem muitos métodos de tipagem das cepas, os quais variam quanto ao grau de separação que pode ser detectada, ao custo e à facilidade de uso. Alguns dos métodos atuais de tipagem molecular das cepas baseiam-se na utilização de um grupo de enzimas conhecidas como **endonucleases de restrição**. Essas enzimas ocorrem naturalmente e realizam a clivagem da dupla-hélice de DNA de acordo com determinadas sequências descritas como *locais de restrição*. As diferentes enzimas realizam clivagem com base nas diferentes sequências e várias endonucleases de restrição estão disponíveis no mercado. Quando as enzimas fazem a clivagem do DNA, as duas extremidades do DNA produzido podem ser simétricas (paralelas) ou assimétricas (ter um nucleotídio a mais em uma das fitas). Quando o DNA plasmidial ou cromossômico dos microrganismos é extraído e exposto a uma ou mais endonucleases de restrição, ele é clivado de acordo com as endonucleases utilizadas e o número de locais de restrição existentes no DNA. Os fragmentos de DNA resultantes variam de tamanho, podem ser separados uns dos outros por eletroforese em gel e visualizados por coloração com brometo de etídio. Esse é um tipo de análise do RFLP.

Os microrganismos com o mesmo padrão de RFLP tendem a estar diretamente relacionados, enquanto os que apresentam padrões muito diferentes têm menos chances de estar diretamente relacionados. Embora os padrões do RFLP sejam altamente reproduzíveis e muito precisos, os problemas surgem quando é necessário avaliar centenas de fragmentos de DNA, que podem ser formados depois da digestão por enzimas de restrição. A PFGE foi desenvolvida para simplificar a tipagem do RFLP.

De acordo com alguns autores, a PFGE é o formato-padrão para tipagem de cepas, com o qual os métodos mais novos devem ser comparados. Em resumo, essa técnica começa com a extração do DNA cromossômico bacteriano das cepas que se pretende estudar, seguida de sua exposição a diferentes endonucleases de restrição. Em geral, o tipo de endonucleases de restrição utilizadas é determinado pelo tipo de bactérias analisadas, tendo como base estudos anteriores demonstrando a eficácia dessas enzimas. Como vimos antes, as endonucleases de restrição cortam o DNA cromossômico em vários pedaços, dependendo do número de locais de restrição existentes nessa fita em particular. Em seguida, os fragmentos do DNA cromossômico são separados por um tipo especial de eletroforese. O perfil de restrição cromossômica resultante da PFGE geralmente forma 5 a 20 fragmentos, cujas dimensões variam de 10 a 800 kb[350,352] (Figura 4.22). Esses fragmentos são visualizados, fotografados e submetidos a uma análise de imagem. Em seguida, o usuário emprega programas de computador para determinar se as cepas analisadas são indistinguíveis ou diferentes, bem como determinar o grau com que se diferenciam. Esse processo é conhecido como *impressão digital do DNA*, quando o processo de RFLP é combinado com transferência por *Southern blot* e hibridização de sonda.[350]

Tipagem baseada em amplificação

Existem alguns métodos de análise pós-amplificação, que podem ser usados na tipagem dos microrganismos. As técnicas mais novas e potentes em processo de desenvolvimento utilizam NGS. Os métodos padronizados de tipagem baseada em amplificação incluem os seguintes: análise do polimorfismo de conformação de uma fita simples; polimorfismos de comprimento dos fragmentos amplificados; PCR com iniciadores arbitrários; análise do RFLP do produto obtido por PCR (PCR-RFLP); e análise dos produtos da PCR quanto aos elementos repetitivos presentes nos genomas bacterianos (rep-PCR). A descrição de todos esses métodos estaria além dos objetivos deste livro. Em seguida, descreveremos sucintamente os dois últimos métodos analíticos citados, ou seja, PCR-RFLP e rep-PCR, como exemplos de métodos de tipagem microbiana baseados em amplificação.

PCR-RFLP. Assim como podem ser utilizadas endonucleases de restrição para analisar o DNA cromossômico das bactérias, essas enzimas também podem ser usadas para clivar um *amplicon*. A escolha da(s) endonuclease(s) usada(s) na PCR-RFLP deve ser determinada com cuidado, porque o *amplicon* é muito menor (ordens de amplitude) que o cromossomo bacteriano e tem menos chances de conter locais de restrição randômicos. Em geral, as enzimas são selecionadas com base no conhecimento prévio dos locais de restrição, que estão variavelmente presentes nos *amplicons* e, por isso, podem ser úteis para comparação das cepas. O tamanho do *amplicon* e o número de locais de restrição potenciais, que ele contém, impõem limitações à capacidade de diferenciação dessa técnica.

A análise do RFLP do produto obtido por PCR é realizada comumente em ensaios direcionados ao rDNA. Quando o produto da PCR de um ensaio que utiliza rDNA como alvo é analisado quanto ao RFLP, o procedimento pode ser referido como ribotipagem por PCR. Mesmo quando o rDNA é analisado, é importante focalizar áreas bem-delimitadas para obter informações específicas quanto ao tipo bacteriano.[169,185] A PCR-RFLP tem sido usada para tipificar todos os diversos tipos de microrganismos, inclusive bactérias como as espécies de *Campylobacter* e *Borrelia* e os fungos atípicos como *P. jirovecii*.[58,160,199] Além das comparações das cepas, os padrões da PCR-RFLP podem ser usados para identificar os microrganismos. O uso dessa tecnologia com tal finalidade está baseado no uso de iniciadores altamente específicos para PCR. Por exemplo, essa técnica é utilizada para identificar bactérias exigentes, inclusive *Bartonella* spp., assim como parasitas difíceis de detectar, como ancilóstomos e filárias.[104,105,171,294] Essa tecnologia também tem sido muito útil à diferenciação das espécies de *Nocardia*, clinicamente importante em vista das diferenças de sensibilidade aos antimicrobianos nesse grupo.[208,338] Os genes não ribossômicos utilizados na PCR-RFLP incluem genes de "manutenção celular" (p. ex., *rpoB*), ou qualquer gene que contenha informações específicas da cepa de determinado grupo de microrganismos (*i. e.*, genes que codificam as enzimas responsáveis pela hidrólise do hipurato no caso de *Campylobacter jejuni*).[166,294,339]

Rep-PCR. Os elementos repetitivos do DNA dos genomas dos organismos procariotos constituem a base do ensaio rep-PCR. Esses elementos repetitivos são locais de hibridização dos iniciadores usados na rep-PCR. Esses iniciadores, complementares às sequências repetitivas pesquisadas,

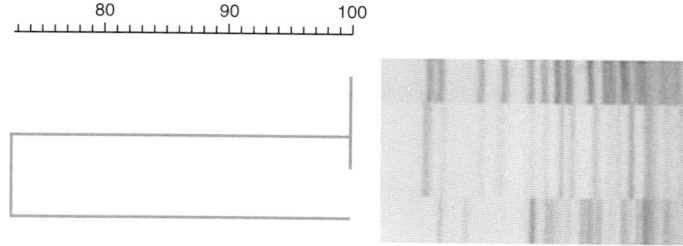

■ **FIGURA 4.22** Isolado patogênico de *Pasteurella multocida*. A análise de um isolado patogênico de *Pasteurella multocida* (espécime clínico) era geneticamente indistinguível de duas cepas fenotipicamente diferentes dessa bactéria obtida do gato do paciente, mas era claramente diferente da cepa-controle laboratorial.

produzem (por meio de amplificação por PCR) fragmentos de DNA com dimensões variadas, que podem ser separados por eletroforese em gel (Figura 4.23). Os padrões eletroforéticos podem ser usados para determinar a proximidade das cepas bacterianas comparadas. Um único conjunto de iniciadores pode ser usado para várias bactérias gram-positivas e gram-negativas, ou pode ser utilizado mais de um conjunto de iniciadores direcionados contra diferentes elementos repetitivos. A rep-PCR tem sido usada para tipificar as cepas de *E. coli* êntero-hemorrágicas e investigar a transmissão entre animais e seres humanos.[95,102,321] Assim como outras técnicas, a rep-PCR é usada para rastrear bactérias gram-positivas e gram-negativas resistentes aos antimicrobianos e as que são importantes para o epidemiologista hospitalar.[25,67,323,356] A informação obtida pela rep-PCR também pode ser usada na identificação dos microrganismos. Por exemplo, essa tecnologia é usada para identificar microrganismos e examinar a diversidade do gênero *Streptomyces* e identificar as espécies de *Bartonella*.[196,300]

Aplicações clínicas da tipagem microbiana. Comparações genéticas dos microrganismos são usadas para investigar surtos que ocorrem em hospitais, cidades e até mesmo países.[35,117,190,210,232,273,390] É comum que surtos nosocomiais potenciais sejam investigados por meio de métodos de tipagem genética. A possibilidade de um surto é comumente considerada quando a frequência de isolamento de um microrganismo patogênico fica acima da taxa de isolamento rotineiro. Isso pode ocorrer em uma área específica, como acontece com algumas cepas de *S. aureus* resistentes à meticilina isoladas do sangue dos pacientes internados no hospital, em geral ou em determinada enfermaria; ou pode ser o número de cepas de *Salmonella* notificado ao departamento de saúde municipal.

Em vista da fragilidade dos bebês prematuros, essas técnicas são utilizadas comumente para investigar surtos nas unidades de cuidados intensivos neonatais.[188,234,309] Os métodos de tipagem molecular também são usados frequentemente para investigar infecções causadas por bactérias resistentes aos antimicrobianos.[88,148,159,309] Em alguns casos, os métodos de tipagem genética são usados para determinar claramente a origem de um surto. Os surtos e a transmissão de *M. tuberculosis* são estudados comumente por meio dos métodos de tipagem molecular.[79,189,307,329,351,372]

Os epidemiologistas de saúde pública de todo o país começaram há alguns anos a colaborar enviando informações de tipagem-padrão obtidas de cepas bacterianas, que causam doenças transmitidas por alimentos, para um banco público de dados nacional conhecido como programa PulseNet. Os perfis de bandas obtidos por PFGE são enviados aos participantes de todos os 50 estados. O programa PulseNet foi planejado como um sistema de alerta imediato para doenças transmitidas por alimentos. O leitor pode encontrar mais informações sobre essa iniciativa nacional para acompanhar e bloquear rapidamente doenças bacterianas transmitidas por alimento na página www.cdc.gov/pulsenet.

Espectrometria de massa

Vários tipos diferentes de espectrometria de massa são utilizados pelos profissionais de laboratórios clínicos e ambientais para detectar e caracterizar moléculas. Estudos demonstraram que esse tipo de tecnologia é útil para identificar microrganismos com base no perfil de suas proteínas à espectrometria de massa, especialmente proteínas de rRNA.

A espectrometria de massa MALDI-TOF é o tipo de técnica utilizada em microbiologia clínica.[153,187] Hoje em dia, existem dois espectrômetros de massa aprovados pela FDA e disponíveis no mercado para uso em laboratórios de microbiologia clínica. Esses são o MALDI Biotyper® (Bruker, Billerica, MA) e o Vitek MS® (bioMérieux, Durham, NC).

Em resumo, bactérias ou fungos originados de uma colônia são misturados com a matriz fornecida pelo fabricante em determinada área da lâmina de teste. A lâmina é colocada no espectrômetro de massa, onde o material colocado é ativado por um *laser*. A matriz absorve grande parte da energia emitida pelo *laser* e a converte em calor. O calor vaporiza a parte externa do espécime. As moléculas avançam

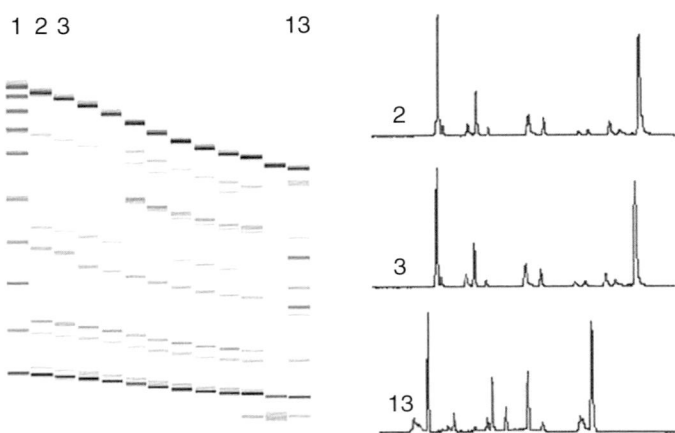

■ **FIGURA 4.23** Rep-PCR para isolados de *Staphylococcus*. A análise dos fragmentos (*à direita*) reflete os padrões das faixas no gel, que foram obtidos depois da rep-PCR. O perfil de bandas (Coluna *1*) é usado como padrão de comparação. Os fragmentos obtidos dos isolados representados nas Colunas *2* e *3* são indistinguíveis, embora sejam claramente diferentes dos que foram produzidos pela cepa representada na Coluna *13*.

por um espaço a vácuo com diferentes taxas de progressão, dependendo da razão massa:carga (m/z); esse "tempo de voo" (*time of flight*) é determinado pela velocidade de chegada das diferentes moléculas ao detector. A somatória dos tempos de voo de todas as moléculas presentes gera um espectro (Figura 4.24). Em seguida, esse espectro é comparado eletronicamente com todos os espectros da biblioteca, de forma a encontrar a melhor correspondência (Figura 4.25) e, a seguir, o micróbio pode ser identificado (Figura 4.26).

A literatura está repleta de artigos demonstrando o excelente desempenho geral desses espectrômetros de massa para identificar grande variedade de microrganismos. A uma avaliação inicial, a aquisição desses aparelhos pode parecer proibitiva, em vista do alto custo financeiro. Contudo, quando se avaliam os materiais utilizados, o trabalho e o tempo necessário para a identificação, então o retorno do investimento por esses equipamentos é excelente. Embora esses fatores sejam importantes para justificar a compra desses equipamentos, as vantagens principais referem-se ao seu impacto clínico. Esses instrumentos identificam grande variedade de microrganismos dentro de alguns minutos com alto grau de precisão. O fornecimento imediato de informações precisas quanto à identidade dos microrganismos aos médicos oferece-lhes a oportunidade de assegurar cobertura terapêutica eficaz. Além da identificação direta dos microrganismos cultivados, alguns pesquisadores têm processado o sedimento dos frascos de hemocultura para pesquisa no material direto, com algum sucesso, como forma de identificar mais rapidamente as causas das infecções sanguíneas.

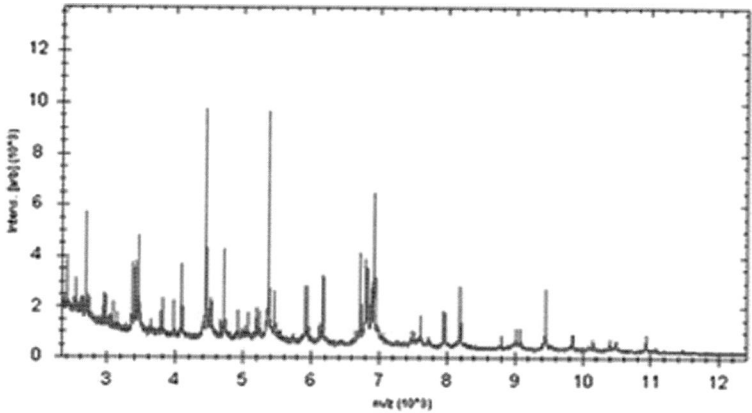

■ **FIGURA 4.24** Espectro da MALDI-TOF produzido por um microrganismo.

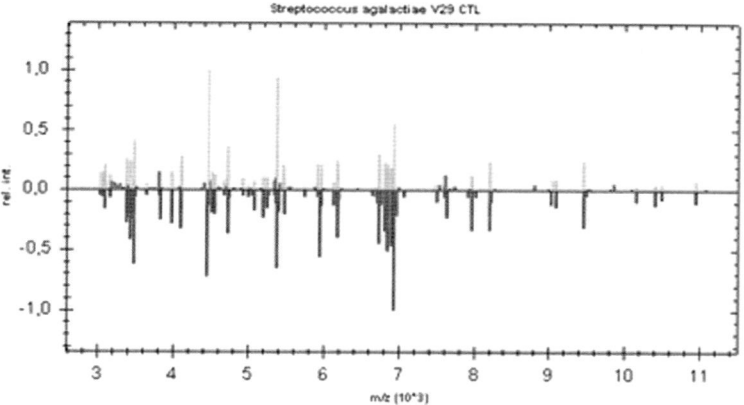

■ **FIGURA 4.25** Comparação do espectro da MALDI-TOF produzido por esse microrganismo com a biblioteca. (Esta figura encontra-se reproduzida em cores no Encarte.)

Mi	Detected Species	Log(Score)
●	Streptococcus agalactiae V29 CTL	2,361
●	Streptococcus agalactiae DSM 6784 DSM	2,352
●	Streptococcus agalactiae 03_198 CTL	2,275
●	Streptococcus agalactiae 04_158 CTL	2,250
●	Streptococcus agalactiae CNR 10 CTL	2,230
●	Streptococcus agalactiae 03_145 CTL	2,230
●	Streptococcus agalactiae 03_102 CTL	2,215
○	Streptococcus agalactiae DSM 16828 DSM	1,984
○	Streptococcus agalactiae DSM 2134T DSM	1,797
○	Streptococcus equi ssp zooepidemicus ATCC ...	1,731

■ **FIGURA 4.26** Correspondência gerada pelo computador, obtida pela comparação eletrônica do espectro do microrganismo desconhecido com todos os espectros da biblioteca.

Evidentemente, existem algumas limitações, mas são poucas. Por exemplo, essa tecnologia não consegue diferenciar entre *Shigella* e *E. coli*. Assim como qualquer ensaio, é importante validar adequadamente todos os testes e encontrar meios de superar quaisquer inconvenientes. Em geral, o método MALDI-TOF tem relação custo–eficácia favorável e representa um avanço significativo na identificação de grande variedade de microrganismos no laboratório de microbiologia clínica.

Conclusão

A revolução molecular continua e está mais forte que nunca. Os microbiologistas e engenheiros têm fornecido soluções inovadoras para facilitar o diagnóstico laboratorial das doenças infecciosas. Algumas aplicações moleculares para detectar e caracterizar todos os tipos de microrganismos, das quais algumas são fáceis de usar, foram aprovadas pela FDA. Alguns desses ensaios adotaram uma abordagem sindrômica, com testes dirigidos para faixas mais amplas de microrganismos que causam determinado tipo de doença (p. ex., gastrenterite), mesmo que esses microrganismos não estejam taxonomicamente relacionados (p. ex., bactérias, vírus e/ou parasitas ou fungos incluídos no mesmo ensaio). Ao mesmo tempo, os microbiologistas clínicos pela primeira vez utilizam espectrometria de massa para identificar mais rapidamente microrganismos e, em muitos casos, também para identificar com mais precisão outros microrganismos encontrados menos comumente. Por fim, o uso da tipagem genética dos micróbios ainda é necessário para demonstrar a proximidade entre os microrganismos e continua a oferecer informações úteis acerca da transmissão das doenças infecciosas. Embora existam vários métodos moleculares, o uso dos métodos de NGS promete ser outro recurso poderoso disponível ao epidemiologista molecular.

REFERÊNCIAS BIBLIOGRÁFICAS

1. Abe C, Ogata H, Kawata K, et al. [Detection of rifampin-resistant Mycobacterium tuberculosis by line probe assay (LiPA)]. Kekkaku 2000;75(10):575–581.
2. ACOG Practice Bulletin. Clinical management guidelines for obstetrician-gynecologists. Number 45, August 2003. Cervical cytology screening (replaces committee opinion 152, March 1995). Obstet Gynecol 2003;102:417–427.
3. Ahmadian A, Gharizadeh B, Gustafsson AC, et al. Single-nucleotide polymorphism analysis by pyrosequencing. Anal Biochem 2000;280:103–110.
4. Akduman D, Ehret JM, Messina K, et al. Evaluation of a strand displacement amplification assay (BD ProbeTec-SDA) for detection of *Neisseria gonorrhoeae* in urine specimens. J Clin Microbiol 2002;40:281–283.
5. Alberts B, Johnson A, Lewis J, et al. Molecular Biology of the Cell. 4th Ed. New York, NY: Garland, 2002.
6. Alderborn A, Kristofferson A, Hammerling U. Determination of single-nucleotide polymorphisms by real-time pyrophosphate DNA sequencing. Genome Res 2000;10(8):1249–1258.
7. Ali MM, Li F, Zhang Z, et al. Rolling circle amplification: a versatile tool for chemical biology, materials science and medicine. Chem Soc Rev 2014;43(10):3324–3341.
8. American College of Obstetricians and Gynecologists. ACOG Practice Bulletin. Clinical Management Guidelines for Obstetrician-Gynecologists. Number 61, April 2005. Human papillomavirus. Obstet Gynecol 2005;105(4):905–18.
9. Arbyn M, Buntinx F, Van Ranst M, et al. Virologic versus cytologic triage of women with equivocal Pap smears: a meta-analysis of the accuracy to detect high-grade intraepithelial neoplasia. J Natl Cancer Inst 2004;96(4):280–293.
10. Arnoldi J, Schluter C, Duchrow, et al. Species-specific assessment of *Mycobacterium leprae* in skin biopsies by *in situ* hybridization and polymerase chain reaction. Lab Invest 1992;66(5):618–623.
11. Asano S, Yoshikawa T, Kimura H, et al. Monitoring herpesvirus DNA in three cases of acute retinal necrosis by real-time PCR. J Clin Virol 2004;29(3):206–209.
12. Asoh N, Watanabe H, Fines-Guyon M, et al. Emergence of rifampin-resistant *Rhodococcus equi* with several types of mutations in the *rpoB* gene among AIDS patients in northern Thailand. J Clin Microbiol 2003;41(6):2337–2340.
13. Baeumner AJ, Cohen RN, Miksic V, et al. RNA biosensor for the rapid detection of viable *Escherichia coli* in drinking water. Biosensors Bioelectron 2003;18(4):405–413.
14. Baghurst PA. Chips with everything. Aust N Z J Public Health 2002;26:106–107.
15. Balganesh M, Lalitha MK, Nathaniel R. Rapid diagnosis of acute pyogenic meningitis by a combined PCR dot-blot assay. Mol Cell Probes 2000;14(2):61–69.
16. Barrett DM, Faigel DO, Metz DC, et al. *In situ* hybridization for *Helicobacter pylori* in gastric mucosal biopsy specimens: quantitative evaluation of test performance in comparison with the CLOtest and thiazine stain. J Clin Lab Anal 1997;11:374–379.
17. Bartfai Z, Somozkovi A, Kodmon C, et al. Molecular characterization of rifampin-resistant isolates of *Mycobacterium tuberculosis* from Hungary by DNA sequencing and the line probe assay. J Clin Microbiol 2001;39:3736–3739.
18. Bashir MS, Lewis FA, Quirke P, et al. *In situ* hybridization for the identification of *Helicobacter pylori* in paraffin was embedded tissue. J Clin Pathol 1994;47:862–864.
19. Bastien P, Chabbert E, Lachaud L. Contamination management of broad-range or specific PCR: is there any difference? J Clin Microbiol 2003;41:2272.
20. Beck RC, Kohn DJ, Tuohy MJ, et al. Detection of polyoma virus in brain tissue of patients with progressive multifocal leukoencephalopathy by real-time PCR and pyrosequencing. Diag Mol Pathol 2004;13:15–21.
21. Bej AK, Mahbubani MH, Miller R, et al. Multiples PCR amplification and immobilized capture probes for detection of bacterial pathogens and indicators in water. Mol Cell Probes 1990;4:353–365.
22. Bell A, Ranford-Cartwright L. Real-time quantitative PCR in parasitology. Trends Parasitol 2002;18:338.
23. Berlau J, Junker U, Groh A, et al. *In situ* hybridization and direct fluorescence antibodies for the detection of *Chlamydia trachomatis* in synovial tissue from patients with reactive arthritis. J Clin Pathol 1998;51:803–806.
24. Bialek R, Kern J, Herrmann T, et al. PCR assays for identification of *Coccidioides posadasii* based on the nucleotide sequence of the antigen 2/proline-rich antigen. J Clin Microbiol 2004;42:778–783.
25. Biddick R, Spilker T, Martin A, et al. Evidence of transmission of *Burkholderia cepacia*, *Burkholderia multivorans* and *Burkholderia dolosa* among persons with cystic fibrosis. FEMS Microbiol Lett 2003;228:57–62.
26. Boddinghaus B, Rogall T, Flohr T, et al. Detection and identification of mycobacteria by amplification of rRNA. J Clin Microbiol 1990;28:1751–1759.
27. Boivin G, Cote S, Dery P, et al. Multiplex real-time PCR assay for detection of influenza and human respiratory syncytial viruses. J Clin Microbiol 2004;42:45–51.
28. Botma HJ, Dekker H, van Amstel, et al. Differential *in situ* hybridization for herpes simplex virus typing in routine skin biopsies. J Virol Meth 1995;53:37–45.
29. Boye K, Hogdall E, Borre M. Identification of bacteria using two degenerate 16S rDNA sequencing primers. Microbiol Res 1999;154:23–26.
30. Bozzetti M, Nonnenmacher B, Mielzinska II, et al. Comparison between hybrid capture II and polymerase chain reaction results among women at low risk for cervical cancer. Ann Epidemiol 2000;10:466.
31. Bretagne S. Molecular diagnostics in clinical parasitology and mycology: limits of the current polymerase chain reaction (PCR) assays and interest of the real-time PCR assays. Clin Microbiol Infect 2003;9:505–511.
32. Brites C, Bahia F, Gilbert M, et al. Evaluation of viral resistance to reverse transcriptase inhibitors (RTI) in HIV-1-infected patients before and after 6 months of single or double antiretroviral therapy. Braz J Infect Dis 2001;5:177–182.
33. Bryant PA, Venter D, Robins-Browne R, et al. Chips with everything: DNA microarrays in infectious diseases. Lancet Infect Dis 2004;4:100–111.
34. Caliendo AM, Yen-Lieberman B, Baptista J, et al. Comparison of molecular tests for detection and quantification of cell-associated cytomegalovirus DNA. J Clin Microbiol 2003;41:3509–3513.
35. Cao V, Lambert T, Nhu DQ, et al. Distribution of extended-spectrum beta-lactamases in clinical isolates of Enterobacteriaceae in Vietnam. Antimicrob Agents Chemother 2002;46:3739–3743.
36. Caveman A. "I'll have a genome with chips, please." J Cell Sci 2000;113(Pt 20):3543–3544.
37. Cavusoglu C, Hilmioglu S, Guneri S, et al. Characterization of *rpoB* mutations in rifampin-resistant clinical isolates of *Mycobacterium tuberculosis*

from Turkey by DNA sequencing and line probe assay. J Clin Microbiol 2002;40:4435-4438.
38. Centers for Disease Control and Prevention Availability of an assay for detecting *Mycobacterium tuberculosis,* including rifampin-resistant strains, and considerations for its use – United States, 2013. MMWR 2013;62:906.
39. Chan JK, Tsang WY, Ng CS, et al. A study of the association of Epstein-Barr virus with Burkitt's lymphoma occurring in a Chinese population. Histopathology 1995;26:239-245.
40. Chang WN, Chen SD, Lui CC, et al. Septic cavernous sinus thrombosis due to *Streptococcus constellatus* infection. J Formos Med Assoc 2003;102:733-736.
41. Chapin KC, Blake P, Wilson CD. Performance characteristics and utilization of rapid antigen test, DNA probe, and culture for detection of group a streptococci in an acute care clinic. J Clin Microbiol 2002;40:4207-4210.
42. Chapin K, Musgnug M. Evaluation of three rapid methods for the direct identification of *Staphylococcus aureus* from positive blood cultures. J Clin Microbiol 2003;41:4324-4327.
43. Cheesman SJ, de Roode JC, Read AF, et al. Real-time quantitative PCR for analysis of genetically mixed infections of malaria parasites: technique validation and applications. Mol Biochem Parasitol 2003;131:83-91.
44. Chemlal K, Portaels F. Molecular diagnosis of nontuberculous mycobacteria. Curr Opin Infect Dis 2003;16:77-83.
45. Chernoff DN. The significance of HIV viral load assay precision: a review of the package insert specifications of two commercial kits. J Int Assoc Physicians AIDS Care (Chicago) 2002;1:134-140.
46. Chopra P, Meena LS, Singh Y. New drug targets for *Mycobacterium tuberculosis.* Indian J Med Res 2003;117:1-9.
47. Clarke JR. Molecular diagnosis of HIV. Expert Rev Mol Diagn 2002;2:233-9.
48. Clarke LM, Sierra MS, Daidone BJ, et al. Comparison of the Syva MicroTrak enzyme immunoassay and Gen-Probe PACE 2 with cell culture for diagnosis of cervical *Chlamydia trachomatis* infection in a high-prevalence female population. J Clin Microbiol 1993;31:968-971.
49. Clavel C, Masure M, Putaud I, et al. Hybrid capture II, a new sensitive test for human papillomavirus detection. Comparison with hybrid capture I and PCR results in cervical lesions. J Clin Pathol 1998;51:737-740.
50. Cleary TJ, Roudel G, Casillas O, et al. Rapid and specific detection of *Mycobacterium tuberculosis* by using the Smart Cycler instrument and a specific fluorogenic probe. J Clin Microbiol 2003;41:4783-4786.
51. Cloud JL, Conville PS, Croft A, et al. Evaluation of partial 16S ribosomal DNA sequencing for identification of *Nocardia* species by using the MicroSeq 500 system with an expanded database. J Clin Microbiol 2004;42:578-584.
52. Cloud JL, Neal H, Rosenberry R, et al. Identification of *Mycobacterium* spp. by using a commercial 16S ribosomal DNA sequencing kit and additional sequencing libraries. J Clin Microbiol 2002;40:400-406.
53. Coen DM. Antiviral drug resistance. Ann N Y Acad Sci 1990;616:224-237.
54. Comanor L, Elkin C, Leung K, et al. Successful HCV genotyping of previously failed and low viral load specimens using an HCV RNA qualitative assay based on transcription-mediated amplification in conjunction with the line probe assay. J Clin Virol 2003;28:14-26.
55. Corless CE, Guiver M, Borrow R, et al. Development and evaluation of a "real-time" RT-PCR for the detection of enterovirus and parechovirus RNA in CSF and throat swab samples. J Med Virol 2002;67:555-562.
56. Corsaro D, Valassina M, Venditti D, et al. Multiplex PCR for rapid and differential diagnosis of *Mycoplasma pneumoniae* and *Chlamydia pneumoniae* in respiratory infections. Diagn Microbiol Infect Dis 1999;35:105-108.
57. Costa JM, Pautas C, Ernault P, et al. Real-time PCR for diagnosis and follow-up of *Toxoplasma* reactivation after allogeneic stem cell transplantation using fluorescence resonance energy transfer hybridization probes. J Clin Microbiol 2000;38:2929-2932.
58. Costa MC, Gaspar J, Ribeiro C, et al. Dihydropteroate synthase (DHPS) genotyping by PCR-RFLP analysis of *Pneumocystis jirovecii* repeated isolates from HIV-infected patients: a preliminary study. J Eukaryot Microbiol 2003;50(Suppl):607-608.
59. Cote S, Abed Y, Boivin G. Comparative evaluation of real-time PCR assays for detection of the human metapneumovirus. J Clin Microbiol 2003;41:3631-635.
60. Cummings CA, Brinig MM, Lepp PW, et al. *Bordetella* species are distinguished by patterns of substantial gene loss and host adaptation. J Bacteriol 2004;186:1484-1492.
61. Cummings KL, Tarleton RL. Rapid quantitation of *Trypanosoma cruzi* in host tissue by real-time PCR. Mol Biochem Parasitol 2003;129:53-59.
62. Dai CY, Yu ML, Chen SC, et al. Clinical evaluation of the COBAS Amplicor HBV monitor test for measuring serum HBV DNA and comparison with the Quantiplex branched DNA signal amplification assay in Taiwan. J Clin Pathol 2004;57:141-145.
63. Daly JA, Clifton NL, Seskin KC, et al. Use of rapid, nonradioactive DNA probes in culture confirmation tests to detect *Streptococcus agalactiae,* *Haemophilus influenzae,* and *Enterococcus* spp. from pediatric patients with significant infections. J Clin Microbiol 1991;29:80-82.
64. Darwin LH, Cullen AP, Arthur PM, et al. Comparison of Digene hybrid capture 2 and conventional culture for detection of *Chlamydia trachomatis* and *Neisseria gonorrhoeae* in cervical specimens. J Clin Microbiol 2002;40:641-644.
65. Darwin LH, Cullen AP, Crowe SR, et al. Evaluation of the Hybrid Capture 2 CT/GC DNA tests and the GenProbe PACE 2 tests from the same male urethral swab specimens. Sex Transm Dis 2002;29:576-580.
66. Davis GL. Hepatitis C virus genotypes and quasispecies. Am J Med 1999;107(6B):21S-26S.
67. Decre D, Verdet C, Raskine L, et al. Characterization of CMY-type beta-lactamases in clinical strains of *Proteus mirabilis* and *Klebsiella pneumoniae* isolated in four hospitals in the Paris area. J Antimicrob Chemother 2002;50:681-688.
68. De Cremoux P, Coste J, Sastre-Garau X, et al. Efficiency of the hybrid capture 2 HPV DNA test in cervical cancer screening: a study by the French Society of Clinical Cytology. Am J Clin Pathol 2003;120:492-499.
69. De Oliveira MM, da Silva Rocha A, Cardoso Oelemann M, et al. Rapid detection of resistance against rifampicin in isolates of *Mycobacterium tuberculosis* from Brazilian patients using a reverse-phase hybridization assay. J Microbiol Methods 2003;53(3):335-342.
70. Derdelinckx I, Van Laethem K, Maes B, et al. Performance of the VERSANT HIV-1 resistance assays (LiPA) for detecting drug resistance in therapy-naive patients infected with different HIV-1 subtypes. FEMS Immunol Med Microbiol 2003;39:119-124.
71. Desjardin LE, Chen Y, Perkins MD, et al. Comparison of the ABI 7700 system (TaqMan) and competitive PCR for quantification of IS6110 DNA in sputum during treatment of tuberculosis. J Clin Microbiol 1998;36:1964-1968.
72. Dharakul T, Songsivilai S, Viriyachitra S, et al. Detection of *Burkholderia pseudomallei* DNA in patients with septicemic melioidosis. J Clin Microbiol 1996;34:609-614.
73. Diemert DJ, Libman MD, Lebel P. Confirmation by 16S rRNA PCR of the COBAS AMPLICOR CT/NG test for diagnosis of *Neisseria gonorrhoeae* infection in a low-prevalence population. J Clin Microbiol 2002;40:4056-4059.
74. Dobner P, Feldmann K, Rifai M, et al. Rapid identification of mycobacterial species by PCR amplification of hypervariable 16S rRNA gene promoter region. J Clin Microbiol 1996;34:866-869.
75. Drake TA, Hindler JA, Berlin OG, et al. Rapid identification of *Mycobacterium avium* complex in culture using DNA probes. J Clin Microbiol 1987;25:1442-1445.
76. Drancourt M, Roux V, Fournier PE, et al. *rpoB* gene sequence-based identification of aerobic Gram-positive cocci of the genera *Streptococcus, Enterococcus, Gemella, Abiotrophia,* and *Granulicatella.* J Clin Microbiol 2004;42:497-504.
77. Drancourt M, Raoult D. *rpoB* gene sequence-based identification of *Staphylococcus* species. J Clin Microbiol 2002;40:1333-1338.
78. D'souza DH, Jaykus LA. Nucleic acid sequence based amplification for the rapid and sensitive detection of *Salmonella enterica* from foods. J Applied Microbiol 2003;95:1343-1350.
79. Durmaz R, Ozerol IH, Durmaz B, et al. Primary drug resistance and molecular epidemiology of *Mycobacterium tuberculosis* isolates from patients in a population with high tuberculosis incidence in Turkey. Microb Drug Resist 2003;9:361-366.
80. Ebihara T, Endo R, Kikuta H, et al. Human metapneumovirus infection in Japanese children. J Clin Microbiol 2004;42:126-132.
81. Elahi E, Pourmand N, Chaung R, et al. Determination of hepatitis C virus genotype by Pyrosequencing. J Virol Methods 2003;109:171-176.
82. Elbeik T, Surtihadi J, Destree M, et al. Multicenter evaluation of the performance characteristics of the Bayer VERSANT HCV RNA 3.0 assay (bDNA). J Clin Microbiol 2004;42:563-569.
83. Elbeik T, Alvord WG, Trichavaroj R, et al. Comparative analysis of HIV-1 viral load assays on subtype quantification: Bayer Versant HIV-1 RNA 3.0 versus Roche Amplicor HIV-1 Monitor -version 1.5. J Acquir Immune Defic Syndr 2002;29:330-339.
84. Elbeik T, Loftus RA, Beringer S. Health care industries' perspective of viral load assays: the VERSANT HIV-1 RNA 3.0 assay. Expert Rev Mol Diagn 2002;2:275-285.
85. Erlich HA, Gelfand D, Sninsky JJ. Recent advances in the polymerase chain reaction [Review]. Science 1991;252:1643-1651.

86. Fabre R, Berry A, Morassin B, et al. Comparative assessment of conventional PCR with multiplex real-time PCR using SYBR Green I detection for the molecular diagnosis of imported malaria. Parasitology 2004;128(Pt 1):15–21.
87. Farrell DJ. Evaluation of AMPLICOR Neisseria gonorrhoeae PCR using cppB nested PCR and 16S rRNA PCR. J Clin Microbiol 1999;37:386–390.
88. Farrell DJ, Morrissey I, Bakker S, et al. Molecular epidemiology of multiresistant *Streptococcus pneumoniae* with both erm(B)- and mef(A)-mediated macrolide resistance. J Clin Microbiol 2004;42(2):764–768.
89. Farrell DJ, Sheedy TJ. Urinary screening for *Neisseria gonorrhoeae* in asymptomatic individuals from Queensland, Australia: an evaluation using three nucleic acid amplification methods. Pathology 2001;33:204–205.
90. Farrell JJ, Tuohy JM, Brown-elliot BA, et al. Rapid Identification of *Nocardia* by Pyrosequencing IDSA. October 9–12, 2003 San Diego, CA.
91. Fedele CG, Ciardi M, Delia S, et al. Multiplex polymerase chain reaction for the simultaneous detection and typing of polyomavirus JC, BK and SV40 DNA in clinical samples. J Virol Methods 1999;82:137–144.
92. Fenollar F, Fournier PE, Raoult D, et al. Quantitative detection of *Tropheryma whipplei* DNA by real-time PCR. J Clin Microbiol 2002;40:1119–1120.
93. Feray C, Samuel D, Thiers V, et al. Reinfection of liver graft by hepatitis C after liver transplantation. J Clin Invest 1992;89:1361–1365.
94. Fisher MA, Plikaytis BB, Shinnick TM. Microarray analysis of the *Mycobacterium tuberculosis* transcriptional response to the acidic conditions found in phagosomes. J Bacteriol 2002;184:4025–4032.
95. Foley SL, Simjee S, Meng J, et al. Evaluation of molecular typing methods for *Escherichia coli* O157:H7 isolates from cattle, food, and humans. J Food Prot 2004;67:651–657.
96. Fontaine M, Guillot E. Study of 18S rRNA and rDNA stability by real-time RT-PCR in heat-inactivated *Cryptosporidium parvum* oocysts. FEMS Microbiol Lett 2003;226:237–243.
97. Fouad AF, Barry J, Caimano M, et al. PCR-based identification of bacteria associated with endodontic infections. J Clin Microbiol 2002;40:3223–3231.
98. Foy CA, Parkes HC. Emerging homogeneous DNA-based technologies in the clinical laboratory. Clin Chem 2001;47:990–1000.
99. Frias C, Matas L, Ferré X, et al. Usefulness of adding multiplex nested-polymerase chain reaction assay of cerebrospinal fluid samples to routine diagnostic testing for herpesvirus encephalitis. Eur J Clin Microbiol Infect Dis 2001;20:670–672.
100. Fukushima M, Kakinuma K, Hayashi H, et al. Detection and identification of *Mycobacterium* species isolates by DNA microarray. J Clin Microbiol 2003;41:2605–2615.
101. Gamboa F, Manterola JM, Lonca J, et al. Comparative evaluation of two commercial assays for direct detection of *Mycobacterium tuberculosis* in respiratory specimens. Eur J Clin Microbiol Infect Dis 1998;17:151–157.
102. Garcia A, Fox JG. The rabbit as a new reservoir host of enterohemorrhagic *Escherichia coli*. Emerg Infect Dis 2003;9:1592–1597.
103. Garcia CA, Ahmadian A, Gharizadeh B, et al. Mutation detection by pyrosequencing: sequencing of exons 5–8 of the *p53* tumor suppressor gene. Gene 2000;253:249–257.
104. Gasser RB, LeGoff L, Petit G, et al. Rapid delineation of closely-related filarial parasites using genetic markers in spacer rDNA. Acta Trop 1996;62:143–150.
105. Gasser RB, Stewart LE, Speare R. Genetic markers in ribosomal DNA for hookworm identification. Acta Trop 1996;62:15–21.
106. Gauduchon V, Chalabreysse L, Etienne J, et al. Molecular diagnosis of infective endocarditis by PCR amplification and direct sequencing of DNA from valve tissue. J Clin Microbiol 2003;41:763–766.
107. Gaydos CA, Quinn TC, Willis D, et al. Performance of the APTIMA Combo 2 assay for detection of *Chlamydia trachomatis* and *Neisseria gonorrhoeae* in female urine and endocervical swab specimens. J Clin Microbiol 2003;41:304–309.
108. Geha DJ, Uhl JR, Gustaferro CA, et al. Multiplex PCR for identification of methicillin-resistant staphylococci in the clinical laboratory. J Clin Microbiol 1994;32:1768–1772.
109. Gencay M, Puolakkainen M, Wahlström T. *Chlamydia trachomatis* detected in human placenta. J Clin Pathol 1997;50:852–855.
110. Germer JJ, Zein NN, Metwally MA, et al. Comparison of the VERSANT HCV RNA qualitative assay (transcription-mediated amplification) and the COBAS AMPLICOR hepatitis C virus test, version 2.0, in patients undergoing interferon-ribavirin therapy. Diagn Microbiol Infect Dis 2003;47:615–618.
111. Gerna G, Lilleri D, Baldanti F, et al. Human cytomegalovirus immediate-early mRNAemia versus pp65 antigenemia for guiding pre-emptive therapy in children and young adults undergoing hematopoietic stem cell transplantation: a prospective, randomized, open-label trial. Blood 2003;101:5053–5060.
112. Gharizadeh B, Norberg E, Loffler J, et al. Identification of medically important fungi by the Pyrosequencing technology. Mycoses 2004;47(1/2):29–33.
113. Gleaves CA, Welle J, Campbell M, et al. Multicenter evaluation of the Bayer VERSANT HIV-1 RNA 3.0 assay: analytical and clinical performance. J Clin Virol 2002;25(2):205–216.
114. Goldenberger D, Kunzli A, Vogt P, et al. Molecular diagnosis of bacterial endocarditis by broad-range PCR amplification and direct sequencing. J Clin Microbiol 1997;35:2733–2739.
115. Gonzalez R, Hanna BA. Evaluation of Gen-Probe DNA hybridization systems for the identification of *Mycobacterium tuberculosis* and *Mycobacterium avium-intracellulare*. Diag Microbiol Infect Dis 1987;8:69–77.
116. Gourlain K, Salmon D, Gault E, et al. Quantitation of cytomegalovirus (CMV) DNA by real-time PCR for occurrence of CMV disease in HIV-infected patients receiving highly active antiretroviral therapy. J Med Virol 2003;69:401–407.
117. Graham PL III, Morel AS, Zhou J, et al. Epidemiology of methicillin-susceptible *Staphylococcus aureus* in the neonatal intensive care unit. Infect Control Hosp Epidemiol 2002;23:677–682.
118. Grahn N, Olofsson M, Ellnebo-Svedlund K, et al. Identification of mixed bacterial DNA contamination in broad-range PCR amplification of 16S rDNA V1 and V3 variable regions by pyrosequencing of cloned amplicons. FEMS Microbiol Lett 2003;219:87–91.
119. Granato PA, Franz MR. Use of the Gen-Probe PACE system for the detection of *Neisseria gonorrhoeae* in urogenital samples. Diag Microbiol Infect Dis 1990;13(3):217–221.
120. Grant PR, Garson JA, Tedder RS, et al. Detection of SARS coronavirus in plasma by real-time RT-PCR. N Engl J Med 2003;349:2468–2469.
121. Greenlee DJ, Fan H, Lawless K, et al. Quantitation of CMV by real-time PCR in transfusable RBC units. Transfusion 2002;42:403–408.
122. Greisen K, Loeffelholz M, Purohit A, et al. PCR primers and probes for the 16S rRNA gene of most species of pathogenic bacteria, including bacteria found in cerebrospinal fluid. J Clin Microbiol 1994;32:335–351.
123. Grijalva M, Horváth R, Dendis M, et al. Molecular diagnosis of culture negative infective endocarditis: clinical validation in a group of surgically treated patients. Heart 2003;89:263–268.
124. Gröndahl B, Puppe W, Hoppe A, et al. Rapid identification of nine microorganisms causing acute respiratory tract infections by single-tube multiplex reverse transcription-PCR: feasibility study. J Clin Microbiol 1999;37:1–7.
125. Grude N, Jenkins A, Tveten Y, et al. Identification of *Aerococcus urinae* in urine samples. Clin Microbiol Infect 2003;9:976–979.
126. Gu Z, Belzer SW, Gibson CS, et al. Multiplexed, real-time PCR for quantitative detection of human adenovirus. J Clin Microbiol 2003;41:4636–4641.
127. Gümüş B, Sengil AZ, Solak M, et al. Evaluation of non-invasive clinical samples in chronic chlamydial prostatitis by using *in situ* hybridization. Scan J Urol Nephrol 1997;431:449–451.
128. Guney C, Ozkaya E, Yapar M, et al. Laboratory diagnosis of enteroviral infections of the central nervous system by using a nested RT-polymerase chain reaction (PCR) assay. Diagn Microbiol Infect Dis 2003;47:557–562.
129. Habib-Bein NF, Beckwith WH 3rd, Mayo D, et al. Comparison of SmartCycler real-time reverse transcription-PCR assay in a public health laboratory with direct immunofluorescence and cell culture assays in a medical center for detection of influenza A virus. J Clin Microbiol 2003;41:3597–3601.
130. Hadziyannis E, Cornish N, Starkey C, et al. Amplicor enterovirus polymerase chain reaction in patients with aseptic meningitis: a sensitive test limited by amplification inhibitors. Arch Pathol Lab Med 1999;123:882–884.
131. Hall GS, Pratt-Rippin K, Washington JA. Evaluation of a chemiluminescent probe assay for identification of *Histoplasma capsulatum* isolates. J Clin Microbiol 1992;30:3003–3004.
132. Hall L, Doerr KA, Wohlfiel SL, et al. Evaluation of the MicroSeq system for identification of mycobacteria by 16S ribosomal DNA sequencing and its integration into a routine clinical mycobacteriology laboratory. J Clin Microbiol 2003;41:1447–1453.
133. Hall L, Wohlfiel S, Roberts GD. Experience with the MicroSeq D2 large-subunit ribosomal DNA sequencing kit for identification of filamentous fungi encountered in the clinical laboratory. J Clin Microbiol 2004;42:622–626.
134. Hall L, Wohlfiel S, Roberts GD. Experience with the MicroSeq D2 large-subunit ribosomal DNA sequencing kit for identification of commonly encountered, clinically important yeast species. J Clin Microbiol 2003;41:5099–5102.

135. Hamilton MS, Otto M, Nickell A, et al. High frequency of competitive inhibition in the Roche Cobas AMPLICOR multiplex PCR for *Chlamydia trachomatis* and *Neisseria gonorrhoeae*. J Clin Microbiol 2002;40:4393.
136. Hamprecht K, Eckle T, Prix L, et al. Ganciclovir-resistant cytomegalovirus disease after allogeneic stem cell transplantation: pitfalls of phenotypic diagnosis by in vitro selection of an UL97 mutant strain. J Infect Dis 2003;187:139–143.
137. Han XY, Pham AS, Tarrand JJ, et al. Rapid and accurate identification of mycobacteria by sequencing hypervariable regions of the 16S ribosomal RNA gene. Am J Clin Pathol 2002;118:796–801.
138. Hanazawa R, Murayama SY, Yamaguchi H. *In-situ* detection of *Aspergillus fumigatus*. J Med Microbiol 2000;49:285–290.
139. Haqqi TM, Sarkar G, David CS, et al. Specific amplification of a refractory segment of genomic DNA. Nucleic Acids Res 1988;16:11844.
140. Harder TC, Hufnagel M, Zahn K, et al. New LightCycler PCR for rapid and sensitive quantification of parvovirus B19 DNA guides therapeutic decision-making in relapsing infections. J Clin Microbiol 2001;39:4413–4419.
141. Harris KA, Hartley JC. Development of broad-range 16S rDNA PCR for use in the routine diagnostic clinical microbiology service. J Med Microbiol 2003;52(Pt 8):685–691.
142. Hathorn E, Ng A, Page M, et al. A service evaluation of the Gen-Probe APTIMA nucleic acid amplification test for *Trichomonas vaginalis*: should it change whom we screen for infection? Sex Transm Infect 2015;91:81–6.
143. Haushofer AC, Berg J, Hauer R, et al. Genotyping of hepatitis C virus-comparison of three assays. J Clin Virol 2003;27:276–285.
144. Hayashi Y, Watanabe J, Nakata K, et al. A novel diagnostic method of *Pneumocystis carinii*: in situ hybridization of ribosomal ribonucleic acid with biotinylated oligonucleotide probes. Lab Invest 1990;63:576–580.
145. Hayden RT, Qian X, Roberts GD, et al. In situ hybridization for the identification of yeast-like organisms in tissue section. Diag Mol Pathol 2001;10:15–23.
146. Heim A, Ebnet C, Harste G, et al. Rapid and quantitative detection of human adenovirus DNA by real-time PCR. J Med Virol 2003;70:228–239.
147. Hendolin PH, Paulin L, Ylikoski J. Clinically applicable multiplex PCR for four middle ear pathogens. J Clin Microbiol 2000;38:125–132.
148. Henriques Normark B, Christensson B, Sandgren A, et al. Clonal analysis of *Streptococcus pneumoniae* nonsusceptible to penicillin at day-care centers with index cases, in a region with low incidence of resistance: emergence of an invasive type 35B clone among carriers. Microb Drug Resist 2003;9:337–344.
149. Hiatt B, DesJardin L, Carter T, et al. A fatal case of West Nile virus infection in a bone marrow transplant recipient. Clin Infect Dis 2003;37:129–131.
150. Higgins JA, Fayer R, Trout JM, et al. Real-time PCR for the detection of *Cryptosporidium parvum*. J Microbiol Methods 2001;47:323–337.
151. Hirano K, Abe C, Takahashi M. Mutations in the *rpoB* gene of rifampin-resistant *Mycobacterium tuberculosis* strains isolated mostly in Asian countries and their rapid detection by line probe assay. J Clin Microbiol 1999;37:2663–2666.
152. Hogardt M, Trebesius K, Geiger AM, et al. Specific and rapid detection by fluorescent *in situ* hybridization of bacteria in clinical samples obtained from cystic fibrosis patients. J Clin Microbiol 2000;38:818–825.
153. Holland RD, Wilkes JG, Rafii F, et al. Rapid identification of intact whole bacteria based on spectral patterns using matrix-assisted laser desorption/ionization with time-of-flight mass spectrometry. Rapid Commun Mass Spectrom 1996;10:1227–1232.
154. Hong IS, Marshalleck J, Williams RH, et al. Comparative analysis of a liquid-based Pap test and concurrent HPV DNA assay of residual samples: a study of 608 cases. Acta Cytol 2002;46:828–834.
155. Huang C, Slater B, Rudd R, et al. First isolation of West Nile virus from a patient with encephalitis in the United States. Emerg Infect Dis 2002;8:1367–1371.
156. Huffnagle KE, Gander RM. Evaluation of Gen-Probe's *Histoplasma capsulatum* and *Cryptococcus neoformans* AccuProbes. J Clin Microbiol 1993;31:419–442.
157. Huppert JS, Mortensen JE, Reed JL, et al. Rapid antigen testing compares favorably with transcription-mediated amplification assay for the detection of *Trichomonas vaginalis* in young women. Clin Infect Dis 2007;45:194–198.
158. Imhof A, Schaer C, Schoedon G, et al. Rapid detection of pathogenic fungi from clinical specimens using LightCycler real-time fluorescence PCR. Eur J Clin Microbiol Infect Dis 2003;22:558–560.
159. Ip M, Lyon DJ, Chio F, et al. A longitudinal analysis of methicillin-resistant *Staphylococcus aureus* in a Hong Kong teaching hospital. Infect Control Hosp Epidemiol 2004;25:126–129.
160. Iriarte P, Owen RJ. PCR-RFLP analysis of the large subunit (23S) ribosomal RNA genes of Campylobacter jejuni. Lett Appl Microbiol 1996;23:163–166.
161. Jacques J, Carquin J, Brodard V, et al. New reverse transcription-PCR assay for rapid and sensitive detection of enterovirus genomes in cerebrospinal fluid specimens of patients with aseptic meningitis. J Clin Microbiol 2003;41:5726–5728.
162. Jambou R, Hatin I, Jaureguiberry G. Evidence by *in situ* hybridization for stage-specific expression of the ATP/ADP translocator mRNA in *Plasmodium falciparum*. Exp Parasitol 1995;80:568–571.
163. Janket ML, Manickam P, Majumder B, et al. Differential regulation of host cellular genes by HIV-1 viral protein R (Vpr): cDNA microarray analysis using isogenic virus. Biochem Biophys Res Commun 2004;314:1126–1132.
164. Jansen GJ, Mooibroek M, Idema J, et al. Rapid identification of bacteria in blood cultures by using fluorescently labeled oligonucleotide probes. J Clin Microbiol 2000;38:814–817.
165. Jantos CA, Nesseler A, Waas W, et al. Low prevalence of *Chlamydia pneumoniae* in atherectomy specimens from patients with coronary heart disease. Clin Infect Dis 1999;28:988–992.
166. Jauk V, Neubauer C, Szölgyényi W, et al. Phenotypic and genotypic differentiation of *Campylobacter* spp. isolated from Austrian broiler farms: a comparison. Avian Pathol 2003;32:33–37.
167. Jauregui LH, Higgins J, Zarlenga D, et al. Development of a real-time PCR assay for detection of *Toxoplasma gondii* in pig and mouse tissues. J Clin Microbiol 2001;39:2065–2071.
168. Jebbink J, Bai X, Rogers BB, et al. Development of real-time PCR assays for the quantitative detection of Epstein-Barr virus and cytomegalovirus, comparison of TaqMan probes, and molecular beacons. J Mol Diagn 2003;5:15–20.
169. Jensen MA, Webster JA, Straus N. Rapid identification of bacteria on the basis of polymerase chain reaction-amplified ribosomal DNA spacer polymorphisms. Appl Environ Microbiol 1993;59:945–952.
170. Jiang J, Temenak JJ, Richards AL. Real-time PCR duplex assay for *Rickettsia prowazekii* and *Borrelia recurrentis*. Ann NY Acad Sci 2003;990:302–310.
171. Joblet C, Roux V, Drancourt M, et al. Identification of *Bartonella* (Rochalimaea) species among fastidious gram-negative bacteria on the basis of the partial sequence of the citrate-synthase gene. J Clin Microbiol 1995;33:1879–1883.
172. Jordon JA, Butchko AR, Durso MB. Use of pyrosequencing of 16S rRNA fragments to differentiate between bacteria responsible for neonatal sepsis. J Mol Diagn 2005;7:105–110.
173. Jou NT, Yoshimori RB, Mason GR, et al. Single-tube, nested, reverse transcriptase PCR for detection of viable *Mycobacterium tuberculosis*. J Clin Microbiol 1997;35:1161–1165.
174. Kaiser K, Rabodonirina M, Picot S. Real time quantitative PCR and RT-PCR for analysis of *Pneumocystis carinii* hominis. J Microbiol Methods 2001;45:113–118.
175. Kantakamalakul W, Siritantikorn S, Thongcharoen P, et al. Prevalence of rabies virus and Hantaan virus infections in commensal rodents and shrews trapped in Bangkok. J Med Assoc Thai 2003;86:1008–1014.
176. Kares S, Lönnrot M, Vuorinen P, et al. Real-time PCR for rapid diagnosis of entero- and rhinovirus infections using LightCycler. J Clin Virol 2004;29:99–104.
177. Kempf VA, Trebesius K, Autenrieth IB. Fluorescent *in situ* hybridization allows rapid identification of microorganisms in blood cultures. J Clin Microbiol 2000;38:830–838.
178. Khamis A, Colson P, Raoult D, et al. Usefulness of *rpoB* gene sequencing for identification of *Afipia* and *Bosea* species, including a strategy for choosing discriminative partial sequences. Appl Environ Microbiol 2003;69:6740–6749.
179. Khulordava I, Miller G, Haas D, et al. Identification of the bacterial etiology of culture-negative endocarditis by amplification and sequencing of a small ribosomal RNA gene. Diagn Microbiol Infect Dis 2003;46:9–11.
180. Kim BJ, Hong SK, Lee KH, et al. Differential identification of *Mycobacterium tuberculosis* complex and nontuberculous mycobacteria by duplex PCR assay using the RNA polymerase gene (*rpoB*). J Clin Microbiol 2004;42:1308–1312.
181. Kitagawa Y, Ueda M, Ando N, et al. Rapid diagnosis of methicillin-resistant *Staphylococcus aureus* bacteremia by nested polymerase chain reaction. Ann Surg 1996;224:665–671.
182. Kleter B, van Doorn LJ, Schrauwen L, et al. Development and clinical evaluation of a highly sensitive PCR-reverse hybridization line probe assay for detection and identification of anogenital human papillomavirus. J Clin Microbiol 1999;37:2508–2517.
183. Knox J, Tabrizi SN, Miller P, et al. Evaluation of self-collected samples in contrast to practitioner-collected samples for detection of *Chlamydia trachomatis*, *Neisseria gonorrhoeae*, and *Trichomonas vaginalis* by polymerase chain reaction among women living in remote areas. Sex Transm Dis 2002;29:647–654.
184. Koppelman MH, Cuypers HT, Emrich T, et al. Quantitative real-time detection of parvovirus B19 DNA in plasma. Transfusion 2004;44:97–103.

185. Kostman JR, Edlind TD, Lipuma JJ, et al. Molecular epidemiology of *Pseudomonas cepacia* determined by polymerase chain reaction ribotyping. J Clin Microbiol 1992;30:2084–2087.
186. Kottaridi C, Ploumidis G, Grapsas E, et al. Elucidation of cytomegalovirus disease recurrence in an HIV-1-positive patient. J Gastroenterol 2003;38:643–646.
187. Krishnamurthy T, Ross PL. Rapid identification of bacteria by direct matrix-assisted laser desorption/ionization mass spectrometric analysis of whole cells. Rapid Commun Mass Spectrom 1996;10:1992–1996.
188. Kuboyama RH, de Oliveira HB, Moretti-Branchini ML. Molecular epidemiology of systemic infection caused by *Enterobacter cloacae* in a high-risk neonatal intensive care unit. Infect Control Hosp Epidemiol 2003;24:490–494.
189. Kulaga S, Behr M, Nguyen D, et al. Diversity of *Mycobacterium tuberculosis* isolates in an immigrant population: evidence against a founder effect. Am J Epidemiol 2004;159:507–513.
190. Kumar R, Aneja KR, Punia AK, et al. Changing pattern of biotypes, phage types and drug resistance of *Salmonella typhi* in Ludhiana during 1980–1999. Ind J Med Res 2001;113:175–180.
191. Kwok AY, Su SC, Reynolds RP, et al. Species identification and phylogenetic relationships based on partial HSP60 gene sequences within the genus *Staphylococcus*. Int J Syst Bacteriol 1999;49(Pt 3):1181–1192.
192. Kwon D, Chae C. Detection and localization of *Mycoplasma hyopneumoniae* DNA in lungs from naturally infected pigs by *in situ* hybridization using a digoxigenin-labeled probe. Vet Pathol 1999;36:308–313.
193. Lanciotti RS. Molecular amplification assays for the detection of flaviviruses. Adv Virus Res 2003;61:67–99.
194. Landry ML, Garner R, Ferguson D. Comparison of the NucliSens Basic kit (Nucleic Acid Sequence-Based Amplification) and the Argene Biosoft Enterovirus Consensus Reverse Transcription-PCR assays for rapid detection of enterovirus RNA in clinical specimens. J Clin Microbiol 2003;41:5006–5010.
195. Lang S, Watkin RW, Lambert PA, et al. Evaluation of PCR in the molecular diagnosis of endocarditis. J Infect 2004;48:269–275.
196. Lanoot B, Vancanneyt M, Dawyndt P, et al. BOX-pCR fingerprinting as a powerful tool to reveal synonymous names in the genus *Streptomyces*: emended descriptions are proposed for the species *Streptomyces cinereorectus*, *S. fradiae*, *S. tricolor*, *S. colombiensis*, *S. filamentosus*, *S. vinaceus* and *S. phaeopurpureus*. Syst Appl Microbiol 2004;27:84–92.
197. Larsen HH, Kovacs JA, Stock F, et al. Development of a rapid real-time PCR assay for quantitation of *Pneumocystis carinii* f. sp. *carinii*. J Clin Microbiol 2002;40:2989–2893.
198. Lau LT, Fung YW, Wong FP, et al. A real-time PCR for SARS-coronavirus incorporating target gene pre-amplification. Biochem Biophys Res Commun 2003;312:1290–1296.
199. Lee SH, Kim BJ, Kim JH, et al. Characterization of *Borrelia burgdorferi* strains isolated from Korea by 16S rDNA sequence analysis and PCR-RFLP analysis of rrf (5S)-rrl (23S) intergenic spacer amplicons. Int J Syst Evol Microbiol 2000;50(Pt 2):857–863.
200. Leslie DE, Azzato F, Ryan N, et al. An assessment of the Roche Amplicor *Chlamydia trachomatis/Neisseria gonorrhoeae* multiplex PCR assay in routine diagnostic use on a variety of specimen types. Commun Dis Intell Q Rep 2003;27:373–379.
201. Levi JE, Kleter B, Quint WG, et al. High prevalence of human papillomavirus (HPV) infections and high frequency of multiple HPV genotypes in human immunodeficiency virus-infected women in Brazil. J Clin Microbiol 2002;40(9):3341–3345.
202. Lewis JS, Fakile O, Foss E, et al. Direct DNA probe assay for *Neisseria gonorrhoeae* in pharyngeal and rectal specimens. J Clin Microbiol 1993;31:2783–2785.
203. Li JJ, Huang YQ, Cockerell CJ, et al. Localization of human herpes-like virus type 8 in vascular endothelial cells and perivascular spindle-shaped cells of Kaposi's sarcoma lesions by *in situ* hybridization. Am J Pathol 1996;148:1741–1748.
204. Lin MH, Chen TC, Kuo TT, et al. Real-time PCR for quantitative detection of *Toxoplasma gondii*. J Clin Microbiol 2000;38:4121–4125.
205. Loeffler J, Hebart H, Magga S, et al. Identification of rare *Candida* species and other yeasts by polymerase chain reaction and slot blot hybridization. Diagn Microbiol Infect Dis 2000;38:207–212.
206. Loens K, Leven M, Ursi D, et al. Detection of *Mycoplasma pneumoniae* by real-time nucleic acid sequence-based amplification. J Clin Microbiol 2003;41:4448–4450.
207. Loy JK, Dewhirst FE, Weber W, et al. Molecular phylogeny and in situ detection of the etiologic agent of necrotizing hepatopancreatitis in shrimp. Appl Environ Microbiol 1996;62:3439–3445.
208. Lungu O, Della Latta P, Weitzman I, et al. Differentiation of *Nocardia* from rapidly growing *Mycobacterium* species by PCR-RFLP analysis. Diagn Microbiol Infect Dis 1994;18:13–18.
209. Lurain NS, Weinberg A, Crumpacker CS, et al. Sequencing of cytomegalovirus UL97 gene for genotypic antiviral resistance testing. Antimicrob Agents Chemother 2001;45:2775–2780.
210. Macdonald DM, Fyfe M, Paccagnella A, et al. *Escherichia coli* O157:H7 outbreak linked to salami, British Columbia, Canada, 1999. Epidemiol Infect 2004;132:283–289.
211. Mackay IM. Real-time PCR in the microbiology laboratory. Clin Microbiol Infect 2004;10:190–212.
212. Mackay IM, Jacob KC, Woolhouse D, et al. Molecular assays for detection of human metapneumovirus. J Clin Microbiol 2003;41:100–105.
213. Maertzdorf J, Wang CK, Brown JB, et al. Real-time reverse transcriptase PCR assay for detection of human metapneumoviruses from all known genetic lineages. J Clin Microbiol 2004;42:981–986.
214. Mantero G, Zonaro A, Albertini A, et al. DNA enzyme immunoassay: general method for detecting products of polymerase chain reaction. Clin Chem 1991;37:422–429.
215. Manz W, Amann R, Szewzyk R, et al. *In situ* identification of Legionellaceae using 16S rRNA-targeted oligonucleotide probes and confocal laser scanning microscopy. Microbiology 1995;141:29–39.
216. Manz W, Szewzyk U, Ericsson P, et al. In situ identification of bacteria in drinking water and adjoining biofilms by hybridization with 16S and 23S rRNA-directed fluorescent oligonucleotide probes. Appl Environ Microbiol 1993;59:2293–2299.
217. Markoulatos P, Georgopoulou A, Siafakas N, et al. Laboratory diagnosis of common herpesvirus infections of the central nervous system by a multiplex PCR assay. J Clin Microbiol 2001;39:4426–4432.
218. Martagon-Villamil J, Shrestha N, Sholtis M, et al. Identification of *Histoplasma capsulatum* from culture extracts by real-time PCR. J Clin Microbiol 2003;41:1295–1298.
219. Martagon-Villamil J, Farrell JJ, Rehm SJ, et al. *Nocardia abscessus*: mediastinal involvement and superior vena cava syndrome. Speciation by pyrosequencing. Poster presentation. Infectious Diseases Society of America. 41st Annual Meeting. October 9–12, 2003. San Diego.
220. Martin C, Roberts D, van Der Weide M, et al. Development of a PCR-based line probe assay for identification of fungal pathogens. J Clin Microbiol 2000;38:3735–3742.
221. Martineau F, Picard FJ, Ke D, et al. Development of a PCR assay for identification of staphylococci at genus and species levels. J Clin Microbiol 2001;39:2541–2547.
222. Massung RF, Slater KG. Comparison of PCR assays for detection of the agent of human granulocytic ehrlichiosis, *Anaplasma phagocytophilum*. J Clin Microbiol 2003;41:717–722.
223. McAllister SC, Schleiss MR, Arbefeville S, et al. Epidemic 2014 enterovirus d68 cross-reacts with human rhinovirus on a respiratory molecular diagnostic platform. PLoS One 2015;10:e0118529.
224. McNicol AM, Farquharson MA. *In situ* hybridization and its diagnostic applications in pathology. J Pathol 1997;182:250–261.
225. Melchers WJ, Bakkers JM, Wang J, et al. Short fragment polymerase chain reaction reverse hybridization line probe assay to detect and genotype a broad spectrum of human papillomavirus types. Clinical evaluation and follow-up. Am J Pathol 1999;155:1473–1478.
226. Meletiadis J, Melchers WJ, Meis JF, et al. Evaluation of a polymerase chain reaction reverse hybridization line probe assay for the detection and identification of medically important fungi in bronchoalveolar lavage fluids. Med Mycol 2003;41:65–74.
227. Meliani L, Develoux M, Marteau-Miltgen M, et al. Real time quantitative PCR assay for *Pneumocystis jirovecii* detection. J Eukaryot Microbiol 2003;50(Suppl):651.
228. Mellmann A, Cloud JL, Andrees S, et al. Evaluation of RIDOM, MicroSeq, and Genbank services in the molecular identification of *Nocardia* species. Int J Med Microbiol 2003;293:359–370.
229. Menotti J, Cassinat B, Sarfati C, et al. Development of a real-time PCR assay for quantitative detection of *Encephalitozoon intestinalis* DNA. J Clin Microbiol 2003;41:1410–1413.
230. Mijs W, De Vreese K, Devos A, et al. Evaluation of a commercial line probe assay for identification of *Mycobacterium* species from liquid and solid culture. Eur J Clin Microbiol Infect Dis 2002;21:794–802.
231. Millar B, Moore J, Mallon P, et al. Molecular diagnosis of infective endocarditis—a new Duke's criterion. Scand J Infect Dis 2001;33:673–680.

232. Miller AC, Butler WR, McInnis B, et al. Clonal relationships in a shelter-associated outbreak of drug-resistant tuberculosis: 1983–1997. Int J Tuberc Lung Dis 2002;6:872–878.
233. Miller N, Infante S, Cleary T. Evaluation of the LiPA MYCOBACTERIA assay for identification of mycobacterial species from BACTEC 12B bottles. J Clin Microbiol 2000;38:1915–1919.
234. Miranda-Novales G, Leaños-Miranda B, Díaz-Ramos R, et al. An outbreak due to *Serratia marcescens* in a neonatal intensive care unit typed by 2-day pulsed field gel electrophoresis protocol. Arch Med Res 2003;34:237–241.
235. Mitterer G, Huber M, Leidinger E, et al. Microarray-based identification of bacteria in clinical samples by solid-phase PCR amplification of 23S ribosomal DNA sequences. J Clin Microbiol 2004;42:1048–1057.
236. Modarress KJ, Cullen AP, Jaffurs WJ Sr, et al. Detection of *Chlamydia trachomatis* and *Neisseria gonorrhoeae* in swab specimens by the Hybrid Capture II and PACE 2 nucleic acid probe tests. Sex Transm Dis 1999;26:303–308.
237. Mokrousov I, Otten T, Vyshnevskiy B, et al. Allele-specific rpoB PCR assays for detection of rifampin-resistant *Mycobacterium tuberculosis* in sputum smears. Antimicrob Agents Chemother 2003;47:2231–2235.
238. Monpoeho S, Coste-Burel M, Costa-Mattioli M, et al. Application of a real-time polymerase chain reaction with internal positive control for detection and quantification of enterovirus in cerebrospinal fluid. Eur J Clin Microbiol Infect Dis 2002;21:532–536.
239. Monstein H, Nikpour-Badr S, Jonasson J. Rapid molecular identification and subtyping of *Helicobacter pylori* by pyrosequencing of the 16S rDNA variable V1 and V3 regions. FEMS Microbiol Lett 2001;199:103–107.
240. Morishima C, Chung M, Ng KW, et al. Strengths and limitations of commercial tests for hepatitis C virus RNA quantification. J Clin Microbiol 2004;42:421–425.
241. Mullis KB. The unusual origin of the polymerase chain reaction. Sci Am 1990;262:56–65.
242. Mullis KB, Faloona FA. Specific synthesis of DNA in vitro via a polymerase-catalyzed reaction. Methods Enzymol 1987;155:335–350.
243. Musial CE, Tice LS, Stockman L, et al. Identification of mycobacteria from culture by using the Gen-Probe rapid diagnostic system for *Mycobacterium avium* complex and Mycobacterium tuberculosis complex. J Clin Microbiol 1988;26:2120–2123.
244. Myers TW, Gelfand DH. Reverse transcription and DNA amplification by a *Thermus thermophilus* DNA polymerase. Biochemistry 1991;30:7661–7666.
245. Nathan B, Appiah J, Saunders P, et al. Microscopy outperformed in a comparison of five methods for detecting *Trichomonas vaginalis* in symptomatic women. Int J STD AIDS 2015;26:251–256.
246. Ninet B, Jan I, Bontems O, et al. Identification of dermatophyte species by 28S ribosomal DNA sequencing with a commercial kit. J Clin Microbiol 2003;41:826–830.
247. Nolte FS, Green AM, Fiebelkorn KR, et al. Clinical evaluation of two methods for genotyping hepatitis C virus based on analysis of the 5' noncoding region. J Clin Microbiol 2003;41:1558–1564.
248. Nordström T, Nourizad K, Ronaghi M, et al. Method enabling pyrosequencing on double-stranded DNA. Anal Biochem 2000;282:186–193.
249. Oliveira K, Brecher SM, Durbin A, et al. Direct identification of *Staphylococcus aureus* from positive blood culture bottles. J Clin Microbiol 2003;41:889–891.
250. Oliveira K, Procop GW, Wilson D, et al. Rapid identification of *Staphylococcus aureus* directly from blood cultures by fluorescence in situ hybridization with peptide nucleic acid probes. J Clin Microbiol 2002;40:247–251.
251. Oliveira K, Haase G, Kurtzman C, et al. Differentiation of *Candida albicans* and *Candida dubliniensis* by fluorescent in situ hybridization with peptide nucleic acid probes. J Clin Microbiol 2001;39:4138–4141.
252. O'neill HJ, Wyatt DE, Coyle PV, et al. Real-time nested multiplex PCR for the detection of herpes simplex virus types 1 and 2 and varicella zoster virus. J Med Virol 2003;71:557–560.
253. Ortega-Larrocea G, Bobadilla-del-Valle M, Ponce-de-León A, et al. Nested polymerase chain reaction for *Mycobacterium tuberculosis* DNA detection in aqueous and vitreous of patients with uveitis. Arch Med Res 2003;34:116–119.
254. Padilla E, Manterola JM, Rasmussen OF, et al. Evaluation of a fluorescence hybridization assay using peptide nucleic acid probes for identification and differentiation of tuberculous and non-tuberculous mycobacteria in liquid cultures. Eur J Clin Microbiol Infect Dis 2000;19:140–145.
255. Palladino S, Kay I, Fonte R, et al. Use of real-time PCR and the LightCycler system for the rapid detection of *Pneumocystis carinii* in respiratory specimens. Diagn Microbiol Infect Dis 2001;39:233–236.
256. Pan S, Cole Gt. Molecular and biochemical characterization of a *Coccidioides immitis*-specific antigen. Infect Immun 1995;63:3994–4002.
257. Pancholi P, Wu F, Della-Latta P. Rapid detection of cytomegalovirus infection in transplant patients. Expert Rev Mol Diagn 2004;4:231–242.
258. Park CS, Kim J, Montone KT. Detection of *Aspergillus* ribosomal RNA using biotinylated oligonucleotide probes. Diagn Mol Pathol 1997;6:255–260.
259. Patel JB, Leonard DG, Pan X, et al. Sequence-based identification of Mycobacterium species using the MicroSeq 500 16S rDNA bacterial identification system. J Clin Microbiol 2000;8:246–251.
260. Pauls RJ, Turenne CY, Wolfe JN, et al. A high proportion of novel mycobacteria species identified by 16S rDNA analysis among slowly growing AccuProbe-negative strains in a clinical setting. Am J Clin Pathol 2003;120:560–566.
261. Pereira MC, Singer RH, de Meirelles, et al. Ultrastructural distribution of poly (A)+ RNA during *Trypanosoma cruzi* cardiomyocyte interaction in vitro: a quantitative analysis of the total mRNA content by in situ hybridization. J Eukaryot Microbiol 2000;47:264–270.
262. Pérez-Cano R, Fernández-Gutiérrez C, López-Suárez A, et al. Factors related to the chronicity and evolution of hepatitis C infection in patients co-infected by the human immunodeficiency virus. Clin Microbiol Infect 2002;8:589–597.
263. Perrons C, Kleter B, Jelley R, et al. Detection and genotyping of human papillomavirus DNA by SPF10 and MY09/11 primers in cervical cells taken from women attending a colposcopy clinic. J Med Virol 2002;67:246–252.
264. Persing D. Polymerase chain reaction: trenches to benches. J Clin Microbiol 1991;29:1281–1285.
265. Peter JB, Sevall JS. Molecular-based methods for quantifying HIV viral load. AIDS Patient Care STDS 2004;18:75–79.
266. Petrini B. 16S rDNA sequencing in the species identification of non-tuberculous mycobacteria. Scand J Infect Dis 2003;35:519–520.
267. Pham AS, Tarrand JJ, May GS, et al. Diagnosis of invasive mold infection by real-time quantitative PCR. Am J Clin Pathol 2003;119:38–44.
268. Piatak M, Luk KC, Williams B, et al. Quantitative competitive polymerase chain reaction for accurate quantitation of HIV DNA and RNA species. BioTechniques 1993;14:70–81.
269. Poon LL, Chan KH, Wong OK, et al. Detection of SARS coronavirus in patients with severe acute respiratory syndrome by conventional and real-time quantitative reverse transcription-PCR assays. Clin Chem 2004;50:67–72.
270. Poon LL, Chan KH, Wong OK, et al. Early diagnosis of SARS coronavirus infection by real time RT-PCR. J Clin Virol 2003;28:233–238.
271. Post JC, White GJ, Aul JJ, et al. Development and validation of a multiplex PCR-based assay for the upper respiratory tract bacterial pathogens *Haemophilus influenzae*, *Streptococcus pneumoniae*, and *Moraxella catarrhalis*. Mol Diagn 1996;1:29–39.
272. Prariyachatigul C, Chaiprasert A, Geenkajorn K, et al. Development and evaluation of a one-tube seminested PCR assay for the detection and identification of *Penicillium marneffei*. Mycoses 2003;46:447–454.
273. Centers for Disease Control and Prevention. Preliminary foodnet data on the incidence of foodborne illnesses-selected sites, United States, 2002. MMWR Morb Mortal Wkly Rep 2003;52:340–343.
274. Prescott AM, Fricker CR. Use of PNA oligonucleotides for the in situ detection of *Escherichia coli* in water. Mol Cell Probes 1999;13:261–268.
275. Pryce TM, Palladino S, Kay ID, et al. Rapid identification of fungi by sequencing the ITS1 and ITS2 regions using an automated capillary electrophoresis system. Med Mycol 2004;42:369–381.
276. Pryce TM, Kay ID, Palladino S, et al. Real-time automated polymerase chain reaction (PCR) to detect *Candida albicans* and *Aspergillus fumigatus* DNA in whole blood from high-risk patients. Diagn Microbiol Infect Dis 2003;47:487–496.
277. Qian KP, Natov SN, Pereira BJ, et al. Hepatitis C virus mixed genotype infection in patients on haemodialysis. J Viral Hepat 2000;7:153–160.
278. Qian Q, Tang YW, Kolbert CP, et al. Direct identification of bacteria from positive blood cultures by amplification and sequencing of the 16S rRNA gene: evaluation of BACTEC 9240 instrument true-positive and false-positive results. J Clin Microbiol 2001;39:3578–3582.
279. Qin X, Urdahl KB. PCR and sequencing of independent genetic targets for the diagnosis of culture negative bacterial endocarditis. Diagn Microbiol Infect Dis 2001;40:145–149.
280. Quereda C, Corral I, Laguna F, et al. Diagnostic utility of a multiplex herpesvirus PCR assay performed with cerebrospinal fluid from human immunodeficiency virus-infected patients with neurological disorders. J Clin Microbiol 2000;38:3061–3067.

281. Quint WG, Scholte G, van Doorn LJ, et al. Comparative analysis of human papillomavirus infections in cervical scrapes and biopsy specimens by general SPF(10) PCR and HPV genotyping. J Pathol 2001;194:51–58.
282. Quiros E, Piedrola G, Maroto MC. Detection of enteroviral RNA by a new single-step PCR. Scand J Clin Lab Invest 1997;57:415–419.
283. Qureshi MN, Rudelli RD, Tubbs RR, et al. Role of HPV DNA testing in predicting cervical intraepithelial lesions: comparison of HC HPV and ISH HPV. Diagn Cytopathol 2003;29:149–155.
284. Rabenau HF, Clarici AM, Mühlbauer G, et al. Rapid detection of enterovirus infection by automated RNA extraction and real-time fluorescence PCR. J Clin Virol 2002;25:155–164.
285. Radwanska M, Magez S, Perry-O'Keefe H, et al. Direct detection and identification of African trypanosomes by fluorescence in situ hybridization with peptide nucleic acid probes. J Clin Microbiol 2002;40:4295–4297.
286. Ramers C, Billman G, Hartin M, et al. Impact of a diagnostic cerebrospinal fluid enterovirus polymerase chain reaction test on patient management. JAMA 2000;283:2680–2685.
287. Rand KH, Tremblay EE, Hoidal M, et al. Multiplex gastrointestinal pathogen panels: implications for infection control. Diagn Microbiol Infect Dis 2015;82:154–157.
288. Rantakokko-Jalava K, Laaksonen S, Issakainen J, et al. Semiquantitative detection by real-time PCR of Aspergillus fumigatus in bronchoalveolar lavage fluids and tissue biopsy specimens from patients with invasive aspergillosis. J Clin Microbiol 2003;41:4304–4311.
289. Rantakokko-Jalava K, Nikkari S, Jalava J, et al. Direct amplification of rRNA genes in diagnosis of bacterial infections. J Clin Microbiol 2000;38:32–39.
290. Rantakokko-Jalava K, Jalava J. Optimal DNA isolation method for detection of bacteria in clinical specimens by broad-range PCR. J Clin Microbiol 2002;40:4211–4217.
291. Re MC, Monari P, Bon I, et al. Analysis of HIV-1 drug resistant mutations by line probe assay and direct sequencing in a cohort of therapy naive HIV-1 infected Italian patients. BMC Microbiol 2001;1:30.
292. Read SJ, Mitchell JL, Fink CG. LightCycler multiplex PCR for the laboratory diagnosis of common viral infections of the central nervous system. J Clin Microbiol 2001;39:3056–3059.
293. Reischl U, Lehn N, Wolf H, et al. Clinical evaluation of the automated COBAS AMPLICOR MTB assay for testing respiratory and nonrespiratory specimens. J Clin Microbiol 1998;36:2853–2860.
294. Renesto P, Gouvernet J, Drancourt M, et al. Use of rpoB gene analysis for detection and identification of Bartonella species. J Clin Microbiol 2001;39: 430–437.
295. Riffard S, Vandenesch F, Reyrolle M, et al. Distribution of mip-related sequences in 39 species (48 serogroups) of Legionellaceae. Epidemiol Infect 1996;117:501–506.
296. Rigby S, Procop GW, Haase G, et al. Fluorescence in situ hybridization with peptide nucleic acid probes for rapid identification of Candida albicans directly from blood culture bottles. J Clin Microbiol 2002;40:2182–2186.
297. Rindi L, Bianchi L, Tortoli E, et al. A real-time PCR assay for detection of isoniazid resistance in Mycobacterium tuberculosis clinical isolates. J Microbiol Methods 2003;55:797–800.
298. Ringuet H, Akoua-Koffi C, Honore S, et al. hsp65 sequencing for identification of rapidly growing mycobacteria. J Clin Microbiol 1999;37:852–857.
299. Roberts TC, Storch GA. Multiple PCR for diagnosis of AIDS-related central nervous system lymphoma and toxoplasmosis. J Clin Microbiol 1997;35: 268–269.
300. Rodriguez-Barradas MC, Hamill RJ, Houston ED, et al. Genomic fingerprinting of Bartonella species by repetitive element PCR for distinguishing species and isolates. J Clin Microbiol 1995;33:1089–1093.
301. Romanelli F, Pomeroy C. Human immunodeficiency virus drug resistance testing: state of the art in genotypic and phenotypic testing of antiretrovirals. Pharmacotherapy 2000;20:151–157.
302. Ronaghi M. Pyrosequencing sheds light on DNA sequencing. Genome Res 2001;11:3–11.
303. Ronaghi M. Improved performance of pyrosequencing using single-stranded DNA-binding protein. Anal Biochem 2000;286:282–288.
304. Rondini S, Mensah-Quainoo E, Troll H, et al. Development and application of real-time PCR assay for quantification of Mycobacterium ulcerans DNA. J Clin Microbiol 2003;41:4231–4237.
305. Rossau R, Traore H, De Beenhouwer H, et al. Evaluation of the INNO-LiPA Rif. TB assay, a reverse hybridization assay for the simultaneous detection of Mycobacterium tuberculosis complex and its resistance to rifampin. Antimicrob Agents Chemother 1997;41:2093–2098.
306. Rothman RE, Majmudar MD, Kelen GD, et al. Detection of bacteremia in emergency department patients at risk for infective endocarditis using universal 16S rRNA primers in a decontaminated polymerase chain reaction assay. J Infect Dis 2002;186:1677–1681.
307. Ruddy MC, Davies AP, Yates MD, et al. Outbreak of isoniazid resistant tuberculosis in north London. Thorax 2004;59:279–285.
308. Ruiz M, Torres MJ, Llanos AC, et al. Direct detection of Rifampin- and Isoniazid-resistant Mycobacterium tuberculosis in Auramine-Rhodamine-positive sputum specimens by real-time PCR. J Clin Microbiol 2004;42:1585–1589.
309. Saiman L, Cronquist A, Wu F, et al. An outbreak of methicillin-resistant Staphylococcus aureus in a neonatal intensive care unit. Infect Control Hosp Epidemiol 2003;24:317–321.
310. Salomon R. Introduction to quantitative reverse transcription polymerase chain reaction. Diagn Mol Pathol 1995;4:82–84.
311. Sanchez JL, Storch GA. Multiplex, quantitative, real-time PCR assay for cytomegalovirus and human DNA. J Clin Microbiol 2002;40:2381–2386.
312. Sanchez-Pescador R, Stempien MS, Urdea MS. Rapid chemiluminescent nucleic acid assays for detection of TEM-1 beta-lactamase-mediated penicillin resistance in Neisseria gonorrhoeae and other bacteria. J Clin Microbiol 1988;26:1934–1938.
313. Sa-ngasang A, Wibulwattanakij S, Chanama S, et al. Evaluation of RT-PCR as a tool for diagnosis of secondary dengue virus infection. Jpn J Infect Dis 2003;56:205–209.
314. Sassetti CM, Boyd DH, Rubin EJ. Comprehensive identification of conditionally essential genes in mycobacteria. Proc Natl Acad Sci USA 2001;98(22): 12712–12717.
315. Scarparo C, Piccoli P, Rigon A, et al. Direct identification of mycobacteria from MB/BacT alert 3D bottles: comparative evaluation of two commercial probe assays. J Clin Microbiol 2001;39(9):3222–3227.
316. Schachter J, Hook EW 3rd, McCormack WM, et al. Ability of the digene hybrid capture II test to identify Chlamydia trachomatis and Neisseria gonorrhoeae in cervical specimens. J Clin Microbiol 1999;37(11):3668–3671.
317. Schinazi RF, Schlueter-Wirtz S, Stuyver L. Early detection of mixed mutations selected by antiretroviral agents in HIV-infected primary human lymphocytes. Antivir Chem Chemother 2001;12:61–65.
318. Schmutzhard J, Merete Riedel H, Zweygberg Wirgart B, et al. Detection of herpes simplex virus type 1, herpes simplex virus type 2 and varicella-zoster virus in skin lesions: comparison of real-time PCR, nested PCR and virus isolation. J Clin Virol 2004;29:120–126.
319. Schulz A, Mellenthin K, Schönian G, et al. Detection, differentiation, and quantitation of pathogenic leishmania organisms by a fluorescence resonance energy transfer-based real-time PCR assay. J Clin Microbiol 2003;41: 1529–1535.
320. Schuurman T, de Boer RF, Kooistra-Smid AM, et al. Prospective study of use of PCR amplification and sequencing of 16S ribosomal DNA from cerebrospinal fluid for diagnosis of bacterial meningitis in a clinical setting. J Clin Microbiol 2004;42:734–740.
321. Seurinck S, Verstraete W, Siciliano SD. Use of 16S-23S rRNA intergenic spacer region PCR and repetitive extragenic palindromic PCR analyses of Escherichia coli isolates to identify nonpoint fecal sources. Appl Environ Microbiol 2003;69:4942–4950.
322. Shaheduzzaman S, Krishnan V, Petrovic A, et al. Effects of HIV-1 Nef on cellular gene expression profiles. J Biomed Sci 2002;9:82–96.
323. Shannon KP, French GL. Increasing resistance to antimicrobial agents of Gram-negative organisms isolated at a London teaching hospital, 1995–2000. J Antimicrob Chemother 2004;53:818–825.
324. Sharma M, Sethi S, Mishra B, et al. Rapid detection of mutations in rpoB gene of rifampicin resistant Mycobacterium tuberculosis strains by line probe assay. Ind J Med Res 2003;17:76–80.
325. Shrestha NK, Tuohy MJ, Hall GS, et al. Detection and differentiation of Mycobacterium tuberculosis and nontuberculous mycobacterial isolates by real-time PCR. J Clin Microbiol 2003;41:5121–5126.
326. Shrestha NK, Tuohy MJ, Hall GS, et al. Rapid identification of Staphylococcus aureus and the mecA gene from BacT/ALERT blood culture bottles by using the LightCycler system. J Clin Microbiol 2002;40:2659–2661.
327. Sinclair A, Arnold C, Woodford N. Rapid detection and estimation by pyrosequencing of 23S rRNA genes with a single nucleotide polymorphism conferring linezolid resistance in Enterococci. Antimicrob Agents Chemother 2003;47:3620–3622.
328. Singh DV. Hexaplex PCR for rapid detection of virulence factors. Exp Rev Mol Diagn 2003;3:781–784.

329. Skotnikova OI, Nosova EY, Markova OV, et al. Typing of *Mycobacterium tuberculosis* strains resistant to rifampicin and isoniazid by molecular biological methods. Bull Exp Biol Med 2003;136:273-275.
330. Smith AB, Mock V, Melear R, et al. Rapid detection of influenza A and B viruses in clinical specimens by Light Cycler real time RT-PCR. J Clin Virol 2003;28:51-58.
331. Smith K, Diggle MA, Clarke SC. Automation of a fluorescence-based multiplex PCR for the laboratory confirmation of common bacterial pathogens. J Med Microbiol 2004;53:115-117.
332. Sofi Ibrahim M, Kulesh DA, Saleh SS, et al. Real-time PCR assay to detect smallpox virus. J Clin Microbiol 2003;41:3835-3839.
333. Song JH, Cho H, Park MY, et al. Detection of *Salmonella typhi* in the blood of patients with typhoid fever by polymerase chain reaction. J Clin Microbiol 1993;31:1439-1443.
334. Southern SA, Graham DA, Herrington CS. Discrimination of human papillomavirus types in low and high grade cervical squamous neoplasia by *in situ* hybridization. Diag Mol Pathol 1998;7:114-121.
335. Southern TR, VanSchooneveld TC, Bannister DL, et al. Implementation and performance of the BioFire FilmArray® Blood Culture Identification panel with antimicrobial treatment recommendations for bloodstream infections at a Midwestern academic tertiary hospital. Diagn Microbiol Infect Dis 2015;81:96-101.
336. Spiess B, Buchheidt D, Baust C, et al. Development of a LightCycler PCR assay for detection and quantification of *Aspergillus fumigatus* DNA in clinical samples from neutropenic patients. J Clin Microbiol 2003;41:1811-1818.
337. Springer B, Stockman L, Teschner K, et al. Two-laboratory collaborative study on identification of mycobacteria: molecular versus phenotypic methods. J Clin Microbiol 1996;34:296-303.
338. Steingrube VA, Wilson RW, Brown BA, et al. Rapid identification of clinically significant species and taxa of aerobic actinomycetes, including *Actinomadura*, *Gordona*, *Nocardia*, *Rhodococcus*, *Streptomyces* and *Tsukamurella* isolates, by DNA amplification and restriction endonuclease analysis. J Clin Microbiol 1997;35:817-822.
339. Steinhauserova I, Ceskova J, Fojtikova K, et al. Identification of thermophilic *Campylobacter* spp. by phenotypic and molecular methods. J Appl Microbiol 2001;90:470-475.
340. Stellrecht KA, Harding I, Woron AM, et al. The impact of an enteroviral RT-PCR assay on the diagnosis of aseptic meningitis and patient management. J Clin Virol 2002;25(Suppl 1):S19-S26.
341. Stender H. PNA FISH: an intelligent stain for rapid diagnosis of infectious diseases. Expert Rev Mol Diagn 2003;3:649-655.
342. Stender H, Mollerup TA, Lund K, et al. Direct detection and identification of *Mycobacterium tuberculosis* in smear-positive sputum samples by fluorescence *in situ* hybridization (FISH) using peptide nucleic acid (PNA) probes. Int J Tubercul Lung Dis 1999;3:830-837.
343. Stender H, Lund K, Petersen KH, et al. Fluorescence *in situ* hybridization assay using peptide nucleic acid probes for differentiation between tuberculous and nontuberculous mycobacterium species in smears of mycobacterium cultures. J Clin Microbiol 1999;37:2760-2765.
344. Stocher M, Hölzl G, Stekel H, et al. Automated detection of five human herpes virus DNAs by a set of LightCycler PCRs complemented with a single multiple internal control. J Clin Virol 2004;29:171-178.
345. Stryer L. Biochemistry. 5th Ed. New York, NY: Freeman, 2003.
346. Stürmer M, Morgenstern B, Staszewski S, et al. Evaluation of the LiPA HIV-1 RT assay version 1: comparison of sequence and hybridization based genotyping systems. J Clin Virol 2002;25:S65-S72.
347. Suffys PN, da Silva Rocha A, de Oliveira M, et al. Rapid identification of Mycobacteria to the species level using INNO-LiPA Mycobacteria, a reverse hybridization assay. J Clin Microbiol 2001;39:4477-4482.
348. Sui Y, Potula R, Pinson D, et al. Microarray analysis of cytokine and chemokine genes in the brains of macaques with SHIV-encephalitis. J Med Primatol 2003;32:229-239.
349. Tabrizi SN, Chen S, Cohenford MA, et al. Evaluation of real time polymerase chain reaction assays for confirmation of *Neisseria gonorrhoeae* in clinical samples tested positive in the Roche Cobas Amplicor assay. Sex Transm Infect 2004;80:68-71.
350. Tang YW, Procop GW, Persing DH. Molecular diagnostics of infectious diseases. Clin Chem 1997;43:2021-2038.
351. Tazi L, El Baghdadi J, Lesjean S, et al. Genetic diversity and population structure of *Mycobacterium tuberculosis* in Casablanca, a Moroccan city with high incidence of tuberculosis. J Clin Microbiol 2004;42:461-466.
352. Tenover FC, Arbeit RD, Goering RV, et al. Interpreting chromosomal DNA restriction patterns produced by pulsed-field gel electrophoresis: criteria for bacterial strain typing. J Clin Microbiol 1995;33:2233-2239.
353. Tong CY, Donnelly C, Harvey G, et al. Multiplex polymerase chain reaction for the simultaneous detection of *Mycoplasma pneumoniae*, *Chlamydia pneumoniae*, and *Chlamydia psittaci* in respiratory samples. J Clin Pathol 1999;52:257-263.
354. Tortoli E, Mariottini A, Mazzarelli G. Evaluation of INNO-LiPA MYCOBACTERIA v2: improved reverse hybridization multiple DNA probe assay for mycobacterial identification. J Clin Microbiol 2003;41:4418-4420.
355. Tortorano AM, Rigoni AL, Biraghi E, et al. The European Confederation of Medical Mycology (ECMM) survey of candidaemia in Italy: antifungal susceptibility patterns of 261 non-albicans *Candida* isolates from blood. J Antimicrob Chemother 2003;52:679-682.
356. Trindade PA, McCulloch JA, Oliveira GA, et al. Molecular techniques for MRSA typing: current issues and perspectives. Braz J Infect Dis 2003;7:32-43.
357. Tuohy MJ, Procop GW. The rapid identification of routine clinical Mycobacteria by Pyrosequencing™, 42nd ICAAC Meeting, San Diego, CA, 2002.
358. Unnasch TR, Bradley J, Beauchamp J, et al. Characterization of a putative nuclear receptor from *Onchocerca volvulus*. Mol Biochem Parasitol 1999;104:259-269.
359. Unnerstad H, Ericsson H, Alderborn A, et al. Pyrosequencing as a method for grouping of *Listeria monocytogenes* strains on the basis of single-nucleotide polymorphisms in the inlB gene. Appl Environ Microbiol 2001;67:5339-5342.
360. Urdea MS, Horn T, Fultz TJ, et al. Branched DNA amplification multimers for the sensitive, direct detection of human hepatitis viruses. Nucleic Acids Symp Ser 1991;24:197-200.
361. van Der Eijk AA, Niesters HG, Götz HM, et al. Paired measurements of quantitative hepatitis B virus DNA in saliva and serum of chronic hepatitis B patients: implications for saliva as infectious agent. J Clin Virol 2004;29:92-94.
362. van Der Pol B, Williams JA, Smith NJ, et al. Evaluation of the digene hybrid capture II assay with the Rapid Capture System for detection of *Chlamydia trachomatis* and *Neisseria gonorrhoeae*. J Clin Microbiol 2002;40:3558-3564.
363. Van Der Pol B, Martin DH, Schachter J, et al. Enhancing the specificity of the COBAS AMPLICOR CT/NG test for *Neisseria gonorrhoeae* by retesting specimens with equivocal results. J Clin Microbiol 2001;39:3092-3098.
364. van Doorn HR, Claas EC, Templeton KE, et al. Detection of a point mutation associated with high-level isoniazid resistance in *Mycobacterium tuberculosis* by using real-time PCR technology with 3'-minor groove binder-DNA probes. J Clin Microbiol 2003;41:4630-4635.
365. van Doorn LJ, Quint W, Kleter B, et al. Genotyping of human papillomavirus in liquid cytology cervical specimens by the PGMY line blot assay and the SPF(10) line probe assay. J Clin Microbiol 2002;40:979-983.
366. van 't Wout AB, Lehrman GK, Mikheeva SA, et al. Cellular gene expression upon human immunodeficiency virus type 1 infection of CD4(+)-T-cell lines. J Virol 2003;77:1392-1402.
367. Vasef MA, Ferlito A, Weiss LM. Nasopharyngeal carcinoma with emphasis on its relationship to Epstein-Barr virus. Ann Oto Rhin Laryn 1997;106:348-356.
368. Velásquez JN, Carnevale S, Labbé JH, et al. *In situ* hybridization: a molecular approach for the diagnosis of the microsporidian parasite *Enterocytozoon bieneusi*. Hum Pathol 1999;30:54-58.
369. Verboon-Maciolek MA, Nijhuis M, van Loon AM, et al. Diagnosis of enterovirus infection in the first 2 months of life by real-time polymerase chain reaction. Clin Infect Dis 2003;37:1-6.
370. Verstrepen WA, Bruynseels P, Mertens AH. Evaluation of a rapid real-time RT-PCR assay for detection of enterovirus RNA in cerebrospinal fluid specimens. J Clin Virol 2002;25(Suppl 1):S39-S43.
371. Voldstedlund M, Pedersen LN, Fuursted K, et al. Different polymerase chain reaction-based analyses for culture-negative endocarditis caused by *Streptococcus pneumoniae*. Scand J Infect Dis 2003;35:757-759.
372. Vuković D, Rüsch-Gerdes S, Savić B, et al. Molecular epidemiology of pulmonary tuberculosis in Belgrade, Central Serbia. J Clin Microbiol 2003;41:4372-4377.
373. Wagar EA. Direct hybridization and amplification applications for the diagnosis of infectious diseases. J Clin Lab Anal 1996;10:312-325.
374. Wagner HJ, Fischer L, Jabs WJ, et al. Longitudinal analysis of Epstein-Barr viral load in plasma and peripheral blood mononuclear cells of transplanted patients by real-time polymerase chain reaction. Transplantation 2002;74:656-664.
375. Wang Z, Trillo-Pazos G, Kim SY, et al. Effects of human immunodeficiency virus type 1 on astrocyte gene expression and function: potential role in neuropathogenesis. J Neurovirol 2004;10(Suppl 1):25-32.

376. Ward CL, Dempsey MH, Ring CJ, et al. Design and performance testing of quantitative real time PCR assays for influenza A and B viral load measurement. J Clin Virol 2004;29:179–188.
377. Wasson K, Barry PA. Molecular characterization of *Encephalitozoon intestinalis* (Microspora) replication kinetics in a murine intestinal cell line. J Eukaryot Microbiol 2003;50:169–174.
378. Watkins-Riedel T, Woegerbauer M, Hollemann D, et al. Rapid diagnosis of enterovirus infections by real-time PCR on the LightCycler using the TaqMan format. Diagn Microbiol Infect Dis 2002;42:99–105.
379. Weinberg A, Schissel D, Giller R. Molecular methods for cytomegalovirus surveillance in bone marrow transplant recipients. J Clin Microbiol 2002;40:4203–4206.
380. Westergren V, Bassiri M, Engstrand L. Bacteria detected by culture and 16s rRNA sequencing in maxillary sinus samples from intensive care unit patients. Laryngoscope 2003;113:270–275.
381. Whiley DM, Mackay IM, Syrmis MW, et al. Detection and differentiation of herpes simplex virus types 1 and 2 by a duplex LightCycler PCR that incorporates an internal control PCR reaction. J Clin Virol 2004;30:32–38.
382. Wilson DA, Yen-Lieberman B, Reischl U, et al. Detection of *Legionella pneumophila* by real-time PCR for the mip gene. J Clin Microbiol 2003;41:3327–3330.
383. Wolk DM, Schneider SK, Wengenack NL, et al. Real-time PCR method for detection of *Encephalitozoon intestinalis* from stool specimens. J Clin Microbiol 2002;40:3922–3928.
384. Woo PC, Ng KH, Lau SK, et al. Usefulness of the MicroSeq 500 16S ribosomal DNA-based bacterial identification system for identification of clinically significant bacterial isolates with ambiguous biochemical profiles. J Clin Microbiol 2003;41:1996–2001.
385. Xu J, Millar BC, Moore JE, et al. Employment of broad-range 16S rRNA PCR to detect aetiological agents of infection from clinical specimens in patients with acute meningitis: rapid separation of 16S rRNA PCR amplicons without the need for cloning. J Appl Microbiol 2003;94:197–206.
386. Yang L, Weis JH, Eichwald E, et al. Heritable susceptibility to Borrelia burgdorferi-induced arthritis is dominant and is associated with persistence of high numbers of spirochetes in tissues. Infect Immun 1994;62:492–500.
387. Yao JD, Beld MG, Oon LL, et al. Multicenter evaluation of the VERSANT hepatitis B virus DNA 3.0 assay. J Clin Microbiol 2004;42(2):800–806.
388. Young KK, Resnick RM, Meyers TW. Detection of hepatitis C virus by a combined reverse transcription-polymerase chain reaction assay. J Clin Microbiol 1993;31:882–886.
389. Zeaiter Z, Fournier PE, Greub G, et al. Diagnosis of *Bartonella* endocarditis by a real-time nested PCR assay using serum. J Clin Microbiol 2003;41(3):919–925.
390. Zeana C, Larson E, Sahni J, et al. The epidemiology of multidrug-resistant *Acinetobacter baumannii*: does the community represent a reservoir? Infect Control Hosp Epidemiol 2003;24:275–279.
391. Zelazny AM, Root JM, Shea YR, et al. Cohort study of molecular identification and typing of *Mycobacterium abscessus, Mycobacterium massiliense,* and *Mycobacterium bolletii.* J Clin Microbiol 2009;47:1985–1995.
392. Zerbi P, Schönau A, Bonetto S, et al. Amplified *in situ* hybridization with peptide nucleic acid probes for differentiation of *Mycobacterium tuberculosis* complex and nontuberculous *Mycobacterium* species on formalin-fixed, paraffin-embedded archival biopsy and autopsy samples. Am J Clin Pathol 2001;116:770–775.
393. Zimmerman RL, Montone KT, Fogt F, et al. Ultra fast identification of *Aspergillus* species in pulmonary cytology specimens by *in situ* hybridization. Int J Mol Med 2000;5:427–429.
394. Zurita M, Bieber D, Mansour TE. Identification, expression and *in situ* hybridization of an eggshell protein gene from *Fasciola hepatica*. Mol Biochem Parasitol 1989;37:11–17.

CAPÍTULO 5
Bacteriologia Clínica | Taxonomia, Morfologia, Fisiologia e Virulência

Taxonomia | Classificação, nomenclatura e identificação das bactérias, 183
  Nomenclatura das bactérias, 184
  Identificação fenotípica das bactérias, 185
  Critérios filogenéticos para a classificação das bactérias, 186
Anatomia e fisiologia básicas das bactérias, 192
  Dimensões e formato das bactérias, 193
  Estrutura nuclear, replicação, transcrição e tradução do DNA, 193
  Citoplasma, 196
  Membrana citoplasmática, 197
  Estrutura da parede celular das bactérias, 197
  Endósporos bacterianos, 204
  Estruturas da superfície das bactérias, 204
  Permuta e recombinação dos genes bacterianos, 207
  Requisitos ao crescimento e metabolismo bacteriano, 209
  Cinética do crescimento bacteriano, 210
  Metabolismo e geração de energia pelas bactérias em geral, 211
Fatores de virulência e patogenicidade bacterianas, 215
  Definições e conceitos, 215
  Requisitos à patogenicidade, 217
  Fatores de virulência bacteriana, 217

Muitos conhecimentos sobre o mundo microbiano foram acumulados desde que Leeuwenhoek observou, pela primeira vez, bactérias e protozoários com seu microscópio primitivo há mais de três séculos. Os microrganismos estão presentes em todos os ambientes, inclusive solo, água e ar. Participam de todas as funções vitais observadas nos seres vivos mais complexos de ordens superiores, estão associados aos hábitats inanimados e também a todas as outras condições de vida. Por meio de suas atividades nesses ambientes, os microrganismos fazem parte do equilíbrio biológico. Processos genéticos e bioquímicos que ocorrem nas mais diferentes formas de vida têm sido elucidados graças aos estudos com microrganismos. Além disso, apenas atualmente as inumeráveis funções desempenhadas por esses seres vivos nos ciclos ambientais começaram a ser compreendidas plenamente. Tendo em vista a enorme variedade de micróbios presentes nos diferentes ambientes, apenas um número relativamente pequeno de microrganismos causadores de doenças nos seres humanos serão tema dos capítulos subsequentes deste livro.

No final do século 19, Louis Pasteur derrubou experimentalmente o mito da geração espontânea, e Robert Koch, entre outros, demonstrou que os microrganismos eram capazes de causar doenças infecciosas, como antraz e tuberculose. Embora as técnicas modernas permitam avaliações mais diretas da virulência e da patogenicidade microbianas, tornando os postulados originais de Koch, até certo ponto, inaplicáveis, tais princípios fundamentais ainda servem como base para a relação inquestionável entre microrganismos e doenças infecciosas. O Boxe 5.1 descreve os **postulados de Koch** em linhas gerais.

Taxonomia | Classificação, nomenclatura e identificação das bactérias

A taxonomia bacteriana refere-se especificamente a três conceitos básicos: classificação, nomenclatura e identificação.

Boxe 5.1

Postulados de Koch
1. Em todos os casos de doença infecciosa, um microrganismo deve estar presente.
2. O microrganismo pode ser isolado (ou demonstrado) nos espécimes obtidos dos pacientes com essa doença.
3. A inoculação do microrganismo isolado em animais suscetíveis provoca uma doença semelhante.
4. O mesmo microrganismo associado à doença inicial pode ser recuperado dos espécimes representativos obtidos do animal infectado experimentalmente.

Classificação é o processo de dividir sistematicamente os microrganismos em grupos, dos quais as espécies representam o nível mais definitivo e menor de divisão. A classificação também se aplica ao agrupamento das espécies descritas em gêneros e, por extensão, famílias, ordens, classes e filos. No passado, novas espécies originavam-se do reconhecimento de cepas isoladas, as quais apresentavam características fenotípicas que as diferenciavam de microrganismos semelhantes (p. ex., outros membros da família Enterobacteriaceae). Em seguida, essas cepas isoladas eram comparadas com outros microrganismos utilizando um conjunto amplo de testes fenotípicos. As aplicações atuais das técnicas moleculares (p. ex., hibridização do DNA, sequenciamento do DNA e amplificação baseada na reação da cadeia de polimerase [PCR]) têm permitido aos taxonomistas identificar "sequências de assinatura" e outros elementos genéticos dos micróbios, que estabelecem a proximidade genética entre e dentre os diversos microrganismos. Com base nas comparações sistemáticas dos traços genéticos, quimiotaxonômicos e fenotípicos, táxons inéditos poderiam ser propostos e nomeados em publicações. O processo de nomeação dos microrganismos é delineado por regras de nomenclatura.

Nomenclatura das bactérias

Os esforços para codificar a taxonomia e a nomenclatura das bactérias começaram com seriedade nos primeiros anos do século 20, com os trabalhos de Chester, Buchanan e outros pesquisadores.[12,13,20,64] Durante as primeiras décadas do século 20, foram criadas comissões de microbiologistas interessados, a fim de organizar a taxonomia bacteriana, estabelecer regras referentes à validação dos nomes de bactérias recém-descobertas e definir procedimentos para alterar a nomenclatura (Boxe 5.2). Essas discussões resultaram na publicação do International Code of Nomenclature of Bacteria (Código Internacional de Nomenclatura de Bactérias), em 1948. As revisões repetidas desse documento foram publicadas pelo International Committee of Systematic Bacteriology em 1958, 1973 e 1992.[83,84] As prioridades e as regras para a nomeação das bactérias foram estabelecidas em 1º de maio de 1953 e, no dia 1º de janeiro de 1980, a primeira "Approved List of Bacterial Names" (Lista Aprovada de Nomes Bacterianos) foi publicada no *International Journal of Systematic Bacteriology* (IJSB).[80] Essa lista foi atualizada e republicada em 1989.[81] Os números trimestrais do IJSB (hoje conhecido como *International Journal of Systematic and Evolutionary Microbiology*, ou IJSEM) listam rotineiramente os nomes das espécies novas (i. e., Validation Lists [Listas de Validação]). As descrições das espécies novas podem ser publicadas no IJSEM ou em vários outros periódicos, dos EUA ou de outros países. Quando a descrição é publicada em outro periódico que não o IJSEM, o nome e a referência de literatura contendo sua descrição devem aparecer subsequentemente em uma Validation List do IJSEM. Desde o início do terceiro milênio, apareceram na "Approved List of Bacterial Names" do IJSE, ou nas Validation Lists desse periódico, exatamente 4.314 nomes de espécies procariotas nomeadas corretamente.[80,81] Mais recentemente, foram também estabelecidas normas para acolher nomes propostos de espécies que não são cultiváveis *in vitro*, mas que foram caracterizadas por métodos moleculares (ver adiante).[59,60] Designações de espécies novas

ou revisadas podem ser propostas por qualquer pesquisador; os critérios de publicação, inclusive a nomeação das espécies novas, estão descritos no Boxe 5.2. O autor deve apresentar uma descrição detalhada das características morfológicas, bioquímicas e genéticas do microrganismo, e uma cepa viva do microrganismo isolado em cultura é designada como "cepa típica" da nova espécie descrita. Essa cepa típica é depositada em coleções de cultura de referência (p. ex., a **American Type Culture Collection [ATCC]** e a **National Type Culture Collection [NTCC]**); desse modo, as espécies novas estarão disponíveis para outros pesquisadores. Os questionamentos quanto à validade dos nomes das espécies novas são apresentados publicando-se um "pedido de parecer" à Judicial Commission of the International Union of Microbiological Societies (Comissão Judicial da União Internacional das Sociedades de Microbiologia). Em geral, essa comissão encaminha o pedido aos comitês menores, que se dedicam aos grupos específicos de microrganismos, por exemplo, Enterobacteriaceae ou Pasteurellaceae.

Boxe 5.2

Regras da nomenclatura de bactérias

1. Existe apenas um nome correto para cada microrganismo. Quando há mais de um nome para a mesma espécie, o nome válido mais antigo desse microrganismo tem precedência. Em alguns casos, os nomes propostos e aceitos podem ser alterados de forma a refletir as terminações latinizadas mais apropriadas (p. ex., o nome *Alloiococcus otitis* foi alterado para *Alloiococcus otitidis*).
2. Os nomes que causam erro ou confusão devem ser rejeitados.
3. Todos os nomes estão em latim ou são "latinizados" (i. e., recebem terminações compatíveis em termos de uso e gênero [masculino, feminino, neutro]), independentemente de sua origem.
4. A primeira palavra do nome (nome do gênero) sempre aparece com letra maiúscula.
5. A segunda palavra (nome ou epíteto da espécie) aparece em letra minúscula.
6. Os nomes do gênero e da espécie – referidos em conjunto como *espécie* – devem ser sublinhados ou escritos em itálico nos textos impressos.
7. O nome correto ou as designações taxonômicas de uma espécie ou de ordens superiores são determinadas por publicações válidas, legitimidade do nome no que se refere às regras da nomenclatura e prioridade de publicação.
8. Os nomes do gênero e da espécie publicados na IJSEM podem ser alterados, de acordo com as seguintes regras:
    a. Com a transferência de uma espécie de um gênero para outro, o epíteto da espécie é conservado (p. ex., *Campylobacter pylori* passou a ser *Helicobacter pylori*)
    b. Quando se demonstra que uma cepa de um tipo pertence realmente a um outro gênero, o gênero da cepa desse tipo é considerado inválido.
    c. Quando um microrganismo está incluído em dois ou mais gêneros, ou tem duas ou mais designações de espécie, o nome do gênero/espécie que contém a cepa do tipo certo é considerado o válido.

Identificação fenotípica das bactérias

Os procedimentos de identificação fenotípica ainda são o método principal para identificar a maioria das bactérias isoladas no laboratório de microbiologia clínica (Boxe 5.3). O foco dos esforços de identificação está nos níveis do gênero e da espécie, sem tentativa de descrever a hierarquia à qual pertence determinado microrganismo. Atualmente, esquemas taxonômicos como os que foram publicados nas edições de quatro volumes do *Bergey's Manual of Systematic Bacteriology* de 1984 a 1989, na edição de 1994 do *Bergey's Manual of Determinative Bacteriology* e em vários manuais e revistas de prática laboratorial refletem os agrupamentos das bactérias em esquemas não hierarquizados baseados unicamente nas características fenotípicas. No prefácio da edição de 1994 do *Bergey's Manual of Determinative Bacteriology*, o editor-chefe J. G. Holt afirmou que "a organização do livro é estritamente fenotípica; não foi realizada tentativa de oferecer uma classificação natural. A organização escolhida é utilitarista e tem como objetivo facilitar a identificação das bactérias.[13,46] Neste contexto, a definição operacional de

Boxe 5.3

Métodos de caracterização dos microrganismos no laboratório de microbiologia clínica

1. **Morfologia celular.** Isso inclui tamanho e forma das células e disposição das células em relação umas às outras.
2. **Características de coloração.** Isso geralmente se refere às colorações por Gram e corantes álcool-ácidos, mas pode incluir a descrição de outras características microscópicas, inclusive existência de esporos, grânulos metacromáticos, vacúolos etc.
3. **Motilidade.** A motilidade pode ser observada ao exame microscópico de uma preparação a fresco, ou por inoculação em meio semissólido para se observar a motilidade.
4. **Existência/inexistência de esporos.** A existência de esporos é particularmente útil para identificar espécies de *Clostridium*, *Bacillus* e outras. Em geral, os esporos podem ser detectados nas colorações por Gram, mas em alguns casos pode ser útil usar corantes específicos para esporos.
5. **Características de crescimento:**
   a. **Velocidade de crescimento.** A maioria dos microrganismos isolados no laboratório clínico cresce dentro de 1 a 2 dias. Contudo, algumas bactérias (p. ex., actinomicetos, micobactérias) podem demorar muito mais.
   b. **Morfologia das colônias nos meios de cultura.** As bactérias variam quanto ao seu aspecto nos meios de cultura sólidos. Com experiência, a morfologia das colônias em vários meios, quando é combinada com alguns testes rápidos (p. ex., oxidase, catalase), geralmente é suficiente para a caracterização do gênero dos microrganismos cultivados a partir de espécimes clínicos.
   c. **Condições atmosféricas ideais para o crescimento.** Os microrganismos podem ser caracterizados por suas necessidades de oxigênio e, dependendo desse requisito, podem ser classificados como **aeróbios** (exigem O_2), **facultativos** (podem crescer com ou sem O_2) ou **anaeróbios** (crescimento ideal ou significativo apenas na ausência de O_2). O crescimento da maioria dos microrganismos também é estimulado pelo CO_2 e, no caso das bactérias **capnofílicas** (p. ex., *Neisseria gonorrhoeae*), o CO_2 é necessário ao crescimento. Outros microrganismos como *Campylobacter jejuni* podem necessitar de condições atmosféricas com pressão de O_2 ligeiramente reduzida; esses microrganismos são conhecidos como *microaerófilos*.
   d. **Temperatura ideal para o crescimento.** A maioria dos microrganismos isolados nos laboratórios clínicos cresce preferencialmente em temperaturas de 35 a 37°C. A capacidade de crescer em várias temperaturas pode ser útil à caracterização de algumas bactérias isoladas (p. ex., espécies de *Campylobacter* e algumas micobactérias que não causam tuberculose).
   e. **Morfologia das colônias em meios não seletivos, seletivos e diferenciais.** Os laboratórios clínicos inoculam rotineiramente os espécimes em meios não seletivos e seletivos, de modo a assegurar condições ideais ao crescimento dos microrganismos de uma amostra clínica. Os meios seletivos usam agentes antimicrobianos (p. ex., colistina e ácido nalidíxico no ágar de colistina-ácido nalixídico [CAN]) ou corantes e sais biliares (p. ex., ágar MacConkey; ágar de eosina–azul de metileno [EMB; do inglês, *eosin–methylene blue*]) para inibir o crescimento de alguns microrganismos e favorecer a proliferação de outros. Além disso, alguns meios seletivos também são diferenciais, ou seja, as colônias que crescem em determinado meio têm aspectos informativos quanto a uma ou mais características fenotípicas. Esses aspectos podem sugerir a identidade provável do microrganismo (p. ex., colônias incolores das espécies de *Shigella* não fermentadoras de lactose *versus* colônias róseas/avermelhadas de *E. coli* fermentadora de lactose no ágar MacConkey).
6. **Características bioquímicas.** Além da morfologia das células e das colônias, bem como do aspecto das colônias nos meios seletivos e diferenciais, os testes bioquímicos e enzimáticos constituem a base da maioria dos procedimentos de identificação realizados nos laboratórios de microbiologia clínica. Em geral, as características bioquímicas (fenotípicas) referem-se à formação de subprodutos bioquímicos bem-definidos a partir de substratos específicos, à produção de ácidos a partir de vários carboidratos e à existência de algumas enzimas bacterianas determinadas por substratos cromogênicos ou outros métodos.
7. **Testes sorológicos.** Em geral, os testes sorológicos para identificação de bactérias consistem na detecção de antígenos por imunoensaios enzimáticos ou de fluorescência, ou ensaios de aglutinação (ver Capítulo 3). Os métodos de identificação sorológica também podem ser usados para confirmar as identificações definidas por outros métodos. Por exemplo, as espécies de *Salmonella* podem ser identificadas por métodos fenotípicos, mas a sorotipagem das cepas de *Salmonella* quanto aos antígenos somáticos e flagelares geralmente é realizada por um teste de aglutinação em lâmina com antissoros específicos para cada tipo ou grupo.

(continua)

> **Boxe 5.3**
>
> ## Métodos de caracterização dos microrganismos no laboratório de microbiologia clínica (*continuação*)
>
> 8. **Análise dos subprodutos metabólicos ou dos componentes estruturais dos microrganismos.** A análise dos subprodutos metabólicos é realizada indiretamente em quase todos os sistemas de identificação microbiana, nos quais um subproduto metabólico produz uma alteração detectável visualmente em algum tipo de indicador. Contudo, essas análises também podem ser realizadas por outros métodos, inclusive análise de cromatografia gasosa de uma amostra da cultura em caldo depois da extração por vários solventes orgânicos. Essa técnica é especialmente útil para a determinação do gênero e da espécie das bactérias anaeróbias. As abordagens quimiotaxonômicas (p. ex., análises da membrana externa e dos peptidoglicanos da parede celular; composição da parede celular; detecção dos componentes do transporte de elétrons, inclusive citocromos e menaquinonas por cromatografia líquida de alta pressão ou líquido-gasosa) também são úteis, mas não são utilizadas na maioria dos laboratórios. A análise da parede celular alcançou sucesso em alguns laboratórios hospitalares como método para diferenciar e identificar micobactérias e microrganismos semelhantes.
> 9. **Análise genética molecular.** Os métodos moleculares incluem o teor percentual de G+C, a hibridização de DNA–DNA, a PCR e o sequenciamento das bases do DNA. Embora esses métodos não sejam utilizados rotineiramente em muitos laboratórios hospitalares, eles possibilitaram o desenvolvimento dos ensaios moleculares que hoje são utilizados em muitos laboratórios para detectar e identificar micobactérias, clamídias, fungos sistêmicos e outras bactérias. As técnicas de amplificação (p. ex., PCR, reação em cadeia de ligase, amplificação por deslocamento da fita, identificação dos ácidos nucleicos com base em sequência e amplificação mediada por transcrição) também são utilizadas em muitos laboratórios clínicos para a detecção direta de *Chlamydia trachomatis* e *Neisseria gonorrhoeae* nos espécimes urogenitais; para a detecção e a diferenciação dos vírus respiratórios; para a detecção de *C. difficile*; e para as determinações das cargas virais dos pacientes com HIV-1, infecções virais associadas aos transplantes (p. ex., CMV, BK e VEB) e infecções pelo vírus da hepatite C.
> 10. **Análise proteômica.** A técnica MALDI-TOF (do inglês, *matrix-assisted laser desorption/ionization time of flight*) é um tipo de espectrometria de massa, que está disponível no mercado e passou a ser utilizado comumente em laboratórios de microbiologia clínica, em muitos casos como substituto da identificação bioquímica tradicional. Os microrganismos, mais comumente bactérias e fungos, são colocados em uma lâmina de teste e misturados com o material da matriz. O espécime é submetido à dessorção/ionização a *laser*, e as moléculas do microrganismo são separadas basicamente por sua massa e seu "tempo de voo". O espectro formado com base principalmente no teor proteico dos microrganismos é comparado com uma biblioteca de espectros de microrganismos conhecidos e, desse modo, a identificação pode ser realizada dentro de alguns minutos a um custo muito baixo por exame.

uma **espécie** é um conjunto de cepas que compartilham características fenotípicas em comum. Uma **cepa** bacteriana é derivada de um único isolado de cultura, enquanto a **cepa espécie-tipo** representa o exemplo permanente da espécie, que leva o nome de referência e faz parte de uma coleção de culturas de referência (p. ex., ATCC). As espécies são classificadas morfológica e bioquimicamente em **gêneros** definidos que, por sua vez, são agrupados em **famílias**, cada uma com determinadas características morfológicas, fisiológicas e bioquímicas. Como as decisões e controvérsias taxonômicas são arbitradas pelo comitê, o conhecimento pessoal e os vieses introduzidos tornam até certo ponto arbitrária a classificação fenotípica acima do nível das espécies.[87] Entretanto, as regras de nomenclatura que implicam classificação hierárquica são aceitas há muitos anos como convenção taxonômica para esses esquemas de classificação não hierarquizados. Por isso, os nomes das famílias têm a terminação latinizada -**aceae** (p. ex., família Enterobacteriaceae, família Neisseriaceae), os nomes das ordens têm a terminação -**ales** (*i. e.*, ordem Eubacteriales) e os nomes das tribos terminam em -**eae** (p. ex., tribo Proteae). A incorporação dos dados fenotípicos aos bancos de dados computadorizados dos sistemas de identificação disponíveis possibilitou a organização sistemática da maioria dos dados fenotípicos acumulados. Evidentemente, esses dados continuarão a servir ao laboratório clínico como método principal de identificação das bactérias. Contudo, o desenvolvimento de técnicas genéticas inteligentes e potentes tornou a classificação hierárquica das bactérias não apenas uma possibilidade, mas também algo inevitável.

Critérios filogenéticos para a classificação das bactérias

Como a sequência de nucleotídios do DNA é singular a cada espécie de microrganismos, a análise da proximidade entre os microrganismos foi reconhecida como um recurso potencial à caracterização da taxonomia e da nomenclatura das bactérias. Inicialmente, o DNA foi analisado quanto ao seu **percentual de guanina mais citosina (G+C%)**. Entretanto, essa análise é limitada pelo fato de que dois microrganismos com sequências diferentes de DNA podem ter teores semelhantes de G+C%. Em seguida, pesquisadores descobriram que a **hibridização de DNA–DNA** fornecia informações mais esclarecedoras. O DNA de dupla-hélice pode ser separado em duas fitas que o compõem por ação do calor ou de concentrações altas de sais. Com o resfriamento ou a redução da concentração dos sais, as duas fitas voltam a recompor-se ou hibridizar nas formas de dupla-hélice por pareamento das bases específicas (ver adiante). O grau com que as duas fitas separadas de DNA se recombinam uma com a outra é um indício indireto de sua proximidade ou semelhança.[86] Com a utilização dessa técnica, pesquisadores descobriram que os microrganismos com cerca de 15% ou mais de discrepância entre as sequências não têm seu DNA recombinado em condições ideais; desse modo, o DNA originado de microrganismos pouco semelhantes não forma híbridos. Por isso, a hibridização de DNA–DNA tem sido mais útil para comparar microrganismos no nível das espécies ou abaixo dele. Nesse contexto, uma **espécie bacteriana** pode ser definida como um grupo de bactérias que apresentam mais de 70 a 75% de homologia do DNA, com 5% ou menos de divergência das sequências de nucleotídios relacionados.[86,96]

Na década de 1970, os geneticistas começaram a estudar as sequências do RNA ribossômico como método para demonstrar a proximidade entre os microrganismos. Esse trabalho enfatizou a **molécula de rRNA 16S**, que é uma parte da subunidade 30S do ribossomo bacteriano (ver adiante). Essa molécula tem comprimento de 1.500 a 1.800 nucleotídios, pode ser isolada facilmente das bactérias e apresenta as mesmas características estruturais e funcionais em todas as células bacterianas. Os RNA ribossômicos das subunidades pequenas têm sido conservados em grande parte ao longo da evolução; em geral, as mutações dessas sequências de bases altamente conservadas são letais e os microrganismos com tais mutações não sobrevivem nem se propagam. Além disso, como essas moléculas fazem parte de uma estrutura proteica complexa (i. e., o ribossomo bacteriano), a transferência horizontal dos rRNA aos outros microrganismos é rara. Com o exame das sequências de nucleotídios do rRNA 16S, é possível definir as relações filogenéticas e a evolução dos microrganismos a partir dos tipos ancestrais comuns. A análise das sequências do RNA ribossômico é mais útil para determinar a proximidade dos microrganismos acima do nível de gênero, embora tal técnica tenha sido usada para validar as diferenças fenotípicas existentes entre gêneros e espécies diretamente relacionados. Em geral, as cepas da mesma espécie apresentam homologia de mais de 97% nas sequências de seu rRNA.[86]

Desde o início, os estudos de sequenciamento do RNA de subunidades pequenas produziu enorme impacto na sistemática bacteriana. No final da década de 1970, a análise dos rRNA 16S de diversos grupos bacterianos (i. e., bactérias metanogênicas [que produzem metano], bactérias halofílicas, bactérias termoacidofílicas etc.) revelou que tais microrganismos eram inteiramente divergentes das outras bactérias e dos organismos eucariotos e prenunciou a divisão do mundo microbiano em dois domínios – Archaea e Bacteria – além de reforçar a separação filogenética dos organismos eucariotos em um terceiro domínio: Eukaryota. O desenvolvimento dos métodos de sequenciamento do DNA no final da década de 1970 e da tecnologia de PCR por transcrição reversa (RT-PCR) no início da década seguinte possibilitou a amplificação e o sequenciamento do rDNA de subunidades pequenas. Os estudos detalhados e a catalogação dessas sequências durante as décadas de 1980 e 1990 constituem a base do esquema proposto de classificação filogenética. A segunda edição do *Bergey's Manual of Systematic Bacteriology* refletia um afastamento completo do esquema de classificação filogenética apresentado na primeira edição. A segunda edição desse livro começou a ser publicada em 2001 com o volume 1, que cobria o domínio Archaea e as bactérias fototróficas. Nos anos seguintes, os autores publicaram o volume 2 (Proteobacteria) em 2005, o volume 3 (Firmicutes) em 2009 e o volume 4 (Bacteroidetes, Spirochaetes, Tenericutes [Mollicutes], Acidobacteria, Fibrobacteres, Fusobacteria, Dictyoglomi, Gemmatimonadetes, Lentisphaerae, Verrucomicrobia, Chlamydiae e Planctomycetes) em 2011.

O mundo dos procariotos é dividido em dois domínios – **Archaea** e **Eubacteria**.[99] Os organismos eucariotos são colocados no domínio **Eukaryota**. Os domínios Archaea e Bacteria provavelmente evoluíram de um microrganismo ancestral, conforme se evidencia pelas semelhanças entre as sequências dos aminoácidos de enzimas e moléculas estruturais e regulatórias grandes (p. ex., trifosfatases de adenosina e fatores de alongamento), que participam da síntese das proteínas. O domínio Archaea inclui dois ramos principais – **Euryarchaeota** e **Crenarchaeota**. O ramo Euryarchaeota inclui as bactérias metanogênicas, as bactérias que reduzem sulfato, as bactérias **halofílicas** (que necessitam de sais) e **termoacidofílicas** (crescimento ideal entre 50° e 60°C e pH menor que 5,0) aeróbias, bem como as bactérias **hipertermofílicas** anaeróbias. Todos os representantes do ramo Crenarchaeota são microrganismos **termofílicos** (crescimento ideal entre 50° e 60°C) representados por heterótrofos redutores de enxofre ou aeróbios capazes de oxidar enxofre ou outros substratos orgânicos e inorgânicos. Embora Archaea sejam semelhantes a Eubacteria em tamanho, estrutura do nucleoide, crescimento e divisão celulares, elas também diferem em vários aspectos. O tamanho do genoma de Eubacteria (0,6 a 12 × 10^6 pares de bases) pode ser até três vezes maior que o de Archaea (1 a 4 × 10^6 pares de bases). Bactérias do domínio Archaea têm paredes celulares compostas basicamente de proteínas e não têm o peptidoglicano mureína encontrado em Eubacteria. Embora os dois grupos tenham ribossomos 70S, os componentes de Archaea são insensíveis à inibição da síntese proteica pela estreptomicina ou pelo cloranfenicol, mas, como Eukaryota, são sensíveis à inibição pela toxina diftérica. Características opostas são encontradas em Eubacteria. Em resumo, o domínio Archaea engloba bactérias conhecidas como "extremófilos" ambientais; tal grupo não contém patógenos humanos.

Os microrganismos do domínio Eubacteria (ou domínio Bacteria, de acordo com o *Bergey's Manual*) são subclassificados em divisões ou filos. A maioria desses filos é composta de espécies ambientais, como as bactérias termofílicas e/ou fotossintéticas. Os patógenos humanos estão distribuídos entre oito filos diferentes. A maioria das bactérias gram-negativas clinicamente significativas faz parte do **filo Proteobacteria**, que é dividido em cinco classes designadas como α-, β-, γ-, δ- e ε-**Proteobacteria**. Todas as bactérias entéricas, a maioria das espécies não fermentativas, os cocos e cocobacilos gram-negativos exigentes e *Campylobacter* pertencem às diversas classes do filo Proteobacteria. O **filo Firmicutes** inclui os clostrídios, as eubactérias, os peptococos, os bacilos gram-positivos aeróbios formadores de esporos (p. ex., *Bacillus* e gêneros relacionados), estafilococos, estreptococos e enterococos. O **filo Actinobacteria** inclui os actinomicetos aeróbios e anaeróbios e microrganismos relacionados, os cocos gram-positivos aeróbios e vários outros gêneros de bacilos gram-positivos facultativos. O **filo Bacteroidetes** contém os microrganismos do grupo *Bacteroides* (*Bacteroides*, *Porphyromonas* e *Prevotella*), as flavobactérias, as esfingobactérias e os bacilos gram-negativos não fermentativos semelhantes. O **filo Fusobacteria** é composto pelas fusobactérias e pelo gênero *Streptobacillus*. O **filo Spirochaetes** e o **filo Chlamydiae** incluem as bactérias espiralares (p. ex., *Borrelia*, *Treponema* e *Leptospira*) e os gêneros *Chlamydia* e *Chlamydophila*, respectivamente. O **filo Tenericutes** inclui os micoplasmas e ureaplasmas. O Boxe 5.4 apresenta uma descrição geral completa do esquema de classificação dos microrganismos associados aos seres humanos e às doenças humanas, conforme a nova edição do *Bergey's Manual of Systematic Bacteriology*.

Boxe 5.4

Classificação hierárquica das bactérias clinicamente significativas, de acordo com o *Bergey's Manual of Systematic Bacteriology, Segunda Edição*

Domínio Bacteria
Filo Proteobacteria

Classe	Subclasse	Ordem	Subordem	Família	Gênero
β-Proteobacteria		Caulobacteriales		Caulobacteraceae	*Brevundimonas, Caulobacter*
		Rhizobiales		Bartonellaceae	*Bartonella*
				Bradyrhizobiaceae	*Afipia, Agromonas, Bosea, Bradyrhizobium*
				Brucellaceae	*Brucella, Ochrobactrum, Pseudochrobactrum*
				Methylobacteriaceae	*Methylobacterium, Protomonas*
				Phyllobacteriaceae	*Mesorhizobium*
				Rhizobiaceae	*Agrobacterium, Rhizobium*
		Rickettsiales		Anaplasmataceae	*Aegyptianella, Anaplasma, Cowdria, Ehrlichia, Neorickettsia, Wolbachia*
		Sphingomonadales		Sphingomonadaceae	*Sphingomonas*
β-Proteobacteria		Burkholderiales		Alcaligenaceae	*Achromobacter, Alcaligenes, Bordetella, Oligella, Sutterella, Taylorella*
				Burkholderiaceae	*Burkholderia, Cupriavidus, Lautropia, Pandoraea, Paucimonas, Ralstonia, Wautersia*
				Comamonadaceae	*Acidovorax, Comamonas, Delftia*
		Neisseriales		Neisseriaceae	*Allysiella, Aquaspirillum, Chromobacterium, Eikenella, Kingella, Simonsiella, Vitreoscilla*
		Nitrosomonadales		Spirillaceae	*Spirillum*
γ-Proteobacteria		Aeromonadales		Aeromonadaceae	*Aeromonas*
				Succinivibrionaceae	*Anaerobiospirillum, Succinomonas, Succinovibrio*
				Shewanellaceae	*Shewanella*
		Cardiobacteriales		Cardiobacteriaceae	*Cardiobacterium, Dichelobacter, Suttonella*
		Enterobacteriales		Enterobacteriaceae	*Arenophonus, Biostraticola, Brenneria, Buchnera, Budvicia, Buttiauxella, Calymmatobacterium, Cedacea, Citrobacter, Chronobacter, Dickeya, Edwardsiella, Enterobacter, Erwinia, Escherichia, Ewingella, Hafnia, Klebsiella, Kluyvera, Leclercia, Leminorella, Levinea, Mangrovibacter, Moellerella, Morganella, Obesumbacterium, Pantoea, Pectobacterium, Photorhabdus, Pleisiomonas, Pragia, Proteus, Providencia, Rahnella, Raoultella, Saccharobacter, Salmonella, Samsonia, Serratia, Shigella, Sodalis, Tatumella, Thorselia, Trabulsiella, Wigglesworthia, Xenorhabdus, Yersinia, Yokenella*
		Legionellales		Coxsiellaceae	*Aquacilla, Coxiella*
				Legionellaceae	*Fluoribacter, Legionella, Sarcobium, Tatlockia*

Classe	Subclasse	Ordem	Subordem	Família	Gêneros
		Legionellales inclassificadas			Rickettsiella
		Oceanospirillales		Oceanospirillaceae	Balneatrix
		Pasteurellales		Pasteurellaceae	Actinobacillus, Aggregatibacter, Avibacterium, Basfia, Bibersteinia, Chelonobacter, Gallibacterium, Haemophilus, Histophilus, Lonepinella, Mannheimia, Nicoletella, Pasteurella, Phocoenobacter, Volucribacter
		Pseudomonadales		Moraxellaceae	Acinetobacter, Moraxella, Psychrobacter
				Pseudomonadaceae	Chryseomonas, Flavimonas, Pseudomonas
		Thiotrichales		Francisellaceae	Francisella
		Vibrionales		Vibrionaceae	Listonella, Photobacterium, Vibrio
		Xanthomonadales		Xanthomonadaceae	Stenotrophomonas
δ-Proteobacteria		Desulfovibrionales		Desulfovibrionaceae	Bilophila, Disulfovibrio, Lawsonia
ε-Proteobacteria		Campylobacteriales		Campylobacteraceae	Arcobacter, Campylobacter
Filo Firmicutes					
Classe	**Subclasse**	**Ordem**	**Subordem**	**Família**	**Gêneros**
Bacilli		Bacillales		Alicyclobacillaceae	Alicyclobacillus, Sulfobacillus
				Bacillaceae	Alkalibacillus, Amphibacillus, Anoxybacillus, Aquisalibacillus, Bacillus, Caldalkalibacillus, Cerasibacillus, Exiguobacterium, Falsibacillus, Filobacillus, Geobacillus, Gracilibacillus, Halalkalibacillus, Halobacillus, Halolactibacillus, Jeotgalibacillus, Lentibacillus, Lysinibacillus, Marinibacillus, Natronobacillus, Oceanobacillus, Ornithinibacillus, Paraliobacillus, Paucisalibacillus, Pelagibacillus, Piscibacillus, Pontibacillus, Saccharococcus, Salibacillus, Salimicrobium, Salinibacillus, Salirhabdus, Salsuginibacillus, Sediminibacillus, Tenuibacillus, Terribacillus, Thalassobacillus, Tumebacillus, Ureibacillus, Virgibacillus, Viridibacillus, Vulcanibacillus
				Listeriaceae	Brochothrix, Listeria
				Paenibacillaceae	Ammoniphilus, Aneurinibacillus, Brevibacillus, Cohnella, Fontibacillus, Oxalophagus, Paenibacillus, Saccharibacillus, Thermicanus, Thermobacillus
				Pasteuriaceae	Pasteuria
				Planococcaceae	Filibacter, Kurthia, Paenisporosarcina, Planococcus, Planomicrobium, Sporosarcina
				Sporolactobacillaceae	Marinococcus, Sporolactobacillus, Tuberibacillus
				Staphylococcaceae	Gemella, Jeotgalicoccus, Macrococcus, Nosocomiicoccus, Salinicoccus, Staphylococcus
		Lactobacillales		Aerococcaceae	Abiotrophia, Aerococcus, Dolosicoccus, Eremococcus, Facklamia, Globicatella, Ignavigranum
				Carnobacteriaceae	Agitococcus, Alkalibacterium, Allofustus, Alloiococcus, Atopococcus, Atopostipes, Carnobacterium, Desemzia, Dolosigranulum, Granulicatella, Isobaculum, Lacticigenium, Lactosphaera, Marinilactibacillus, Trichococcus
				Enterococcaceae	Atopobacter, Bavariicoccus, Catellicoccus, Enterococcus, Melissococcus, Pilibacter, Tetragenococcus, Vagococcus
				Lactobacillaceae	Lactobacillus, Paralactobacillus, Pediococcus
				Leuconostocaceae	Fructobacillus, Leuconostoc, Oenococcus, Weissella
				Streptococcaceae	Lactococcus, Lactovum, Streptococcus

(continua)

Boxe 5.4

Classificação hierárquica das bactérias clinicamente significativas, de acordo com o Bergey's Manual of Systematic Bacteriology, Segunda Edição (continuação)

Filo Firmicutes

Classe	Subclasse	Ordem	Subordem	Família	Gêneros
Clostridia		Clostridiales		Clostridiaceae	Clostridium, Sarcina
				Eubacteriaceae	Acetobacterium, Alkalibacter, Eubacterium, Mogibacterium
				Gracilibacteriaceae	Gracilibacter
				Lachnospiraceae	Lachnospira, Butyrivibrio
				Peptococcaceae	Peptococcus
				Peptostreptococcaceae	Anaerococcus, Anaerosphaera, Filifactor, Finegoldia, Helcococcus, Peptoniphilus, Peptostreptococcus
				Veillonellaceae	Acidaminococcus, Megasphaera, Selenomonas, Veillonella

Filo Actinobacteria

Classe	Subclasse	Ordem	Subordem	Família	Gêneros
Actinobacteria	Actinobacteridae	Actinomycetales	Actinomycineae	Actinomycetaceae	Actinomyces, Actinobaculum, Arcanobacterium, Mobiluncus
			Corynebacterineae	Corynebacteriaceae	Bacterionema, Corynebacterium, Caseobacter, Turicella
				Dietziaceae	Dietzia
				Gordoniaceae	Proposta em 2009 para reunir as famílias Gordoniaceae e Nocardiaceae em uma família Nocardiaceae (ver adiante)
				Mycobacteriaceae	Mycobacterium
				Nocardiaceae	Gordonia, Micropolyspora, Nocardia, Rhodococcus, Skermania, Williamsia
				Tsukamurellaceae	Tsukamurella
			Micrococcineae	Brevibacteriaceae	Brevibacterium
				Cellulomonadaceae	Cellulomonas, Oerskovia, Paraoerskovia, Tropheryma
				Dermabacteriaceae	Brachybacterium, Dermabacter, Devriesea, Helcobacillus
				Dermacoccaceae	Demetria, Dermacoccus, Kytococcus
				Dermatophilaceae	Dermatophilus
				Microbacteriaceae	Agreia, Agrococcus, Agromyces, Aureobacterium, Clavibacter, Leifsonia, Microbacterium
				Micrococcaceae	Arthrobacter, Kocuria, Micrococcus, Nesterenkonia, Renibacterium, Rothia, Stomatococcus
				Promicromonosporaceae	Cellulosimicrobium, Promicromonospora
				Sanguibacteraceae	Sanguibacter
			Micromonosporineae	Micromonosporaceae	Micromonospora
			Propionibacterineae	Nocardioidaceae	Nocardioides
				Propionibacteriaceae	Arachnia, Propionibacterium, Propioniferax
		Bifidobacteriales		Bifidobacteriaceae	Bifidobacterium, Gardnerella

Classe	Subclasse	Ordem	Subordem	Família	Gêneros
Filo Bacteroidetes					
Bacteroidia	Coriobacteridae	Coriobacteriales	Micromonosporineae	Coriobacteriaceae	Atopobium, Collinsella, Cryptobacterium, Eggerthella, Paraeggerthella, Slackia
		Bacteroidales		Bacteroidaceae	Bacteroides, Acetofilamentum, Acetomicrobium, Acetothermus, Anaerorhabdus
				Porphyromonadaceae	Marnesiella, Dysgonomonas, Porphyromonas, Tannerella
				Prevotellaceae	Prevotella, Xylanibacter
Flavobacteria		Flavobacteriales		Flavobacteriaceae	Bergeyella, Capnocytophaga, Chryseobacterium, Elizabethkingia, Empedobacter, Flavobacterium, Myroides, Riemerella, Wautersiella, Weeksella
Sphingobacteria		Sphingobacteriales		Sphingobacteriaceae	Pedobacter, Sphingobacterium
Filo Fusobacteria					
Classe	Subclasse	Ordem	Subordem	Família	Gêneros
Fusobacteria		Fusobacteriales		Fusobacteriaceae	Fusobacterium
				Leptotrichiaceae	Leptotrichia, Sneathia, Streptobacillus
Filo Spirochaetes					
Spirochaetes		Spirochaetales		Leptospiraceae	Leptonema, Leptospira, Turneriella
				Spirochaetaceae	Borrelia, Spirochaeta, Treponema, Cristispira
Filo Chlamydiae					
Classe	Subclasse	Ordem	Subordem	Família	Gêneros
Chlamydiae		Chlamydiales		Chlamydiaceae	Chlamydia, Chlamydophila
				Parachlamydiaceae	Neochlamydia, Parachlamydia
				Simkaniaceae	Simkania, Candidatus Rhabdochlamydia
				Waddliaceae	Waddlia
Filo Tenericutes					
Classe	Subclasse	Ordem	Subordem	Família	Gêneros
Mollicutes		Acholeplasmatales		Acholeplasmataceae	Acholeplasma
		Anaeroplasmatales		Anaeroplasmataceae	Anaeroplasma, Asteroleplasma
		Entomoplasmatales		Entomoplasmataceae	Entomoplasma, Mesoplasma
				Spiroplasmataceae	Spiroplasma
		Mycoplasmatales		Mycoplasmataceae	Eperythrozoon, Haemobartonella, Mycoplasma, Ureaplasma

Apesar da ênfase atual nos métodos moleculares de classificação, os critérios fenotípicos ainda constituem o fundamento da identificação bacteriana nos laboratórios de microbiologia clínica. Com os métodos descritos no Boxe 5.3, combinados a vários esquemas de identificação e bancos de dados informatizados, a maioria das bactérias isoladas no laboratório clínico pode ser colocada em uma estrutura taxonômica, que permite a determinação dos nomes de gênero e espécie. Essa abordagem atende plenamente à função dos laboratórios de microbiologia clínica de fornecer aos médicos identificações precisas e oportunas dos microrganismos e determinar sua sensibilidade aos agentes antimicrobianos. Por sua vez, os médicos usam essa informação para orientar sua escolha de intervenções terapêuticas apropriadas, monitorar a resposta clínica do paciente e avaliar sua evolução clínica.

Com o objetivo de oferecer ao leitor informações básicas suficientes para entender os capítulos subsequentes, no que se refere aos patógenos bacterianos específicos e às doenças que eles causam, a próxima seção deste capítulo analisa a morfologia, a fisiologia e os mecanismos de virulência das bactérias. Essa descrição fornecerá as informações necessárias ao entendimento das sutilezas da morfologia, das propriedades de coloração, do crescimento, dos aspectos metabólicos e das características bioquímicas dos microrganismos discutidos nos capítulos subsequentes. A morfologia e a fisiologia básicas dos fungos, parasitas e vírus estão descritas nos Capítulos 21, 22 e 23, respectivamente.

Anatomia e fisiologia básicas das bactérias

As bactérias são procariotos, enquanto fungos, protozoários e outros microrganismos são eucariotos. As células eucariotas contêm um núcleo com membrana nuclear envolvendo vários cromossomos, enquanto as células procariotas têm um único cromossomo (nucleoide) não envolto por membrana nuclear. As células eucariotas também têm várias organelas subcelulares com funções especializadas, inclusive mitocôndrias (estruturas de respiração aeróbia) e cloroplastos (estruturas de fotossíntese dos vegetais verdes). Na verdade, essas organelas subcelulares provavelmente evoluíram a partir dos microrganismos procariotos, que entraram nas células eucariotas e desenvolveram relações simbióticas com elas ao longo do tempo, perdendo as funções metabólicas associadas à vida livre e desenvolvendo características ou atributos que beneficiaram o organismo "hospedeiro". As células procariotas e eucariotas diferem significativamente quanto a várias outras características, que estão descritas resumidamente na Tabela 5.1.

Tabela 5.1 Propriedades das células procariotas e eucariotas.

Característica	Células procariotas (eubactérias)	Células eucariotas
Grupos principais	Bactérias, algas verdes/azuis	Algas, fungos, protozoários, plantas e animais
Parede celular	Contém peptidoglicano, lipídio e proteína	Variável; quando existe, contém quitina (fungos) ou celulose (vegetais verdes)
Estrutura nuclear		
Membrana nuclear	Inexistente	Presente
Cromossomos	Apenas um: DNA de dupla-hélice circular fechado	Vários: cromossomos lineares
Ploidia	Haploides	A maioria é diploide; haploides (fungos)
Transcrição/tradução	Contínua, com formação de mRNA e polirribossomos (polissomos) de curta duração	Descontínua; o mRNA de longa duração é transcrito no núcleo e traduzido ao citoplasma
Histonas	Inexistentes	Presentes
Citoplasma		
Ribossomos	Presentes: 70S (50S + 30S)	Presentes: 80S (60S + 40S)
Mitocôndrias	Inexistentes	Presentes
Complexo de Golgi	Inexistente	Presente
Retículo endoplasmático	Inexistente	Presente
Membrana citoplasmática	Presente: fosfolipídios, sem esteroides (exceto nas espécies de *Mycoplasma*)	Presente: fosfolipídios e esteróis (colesterol, ergosterol)
Triglicerídios	Ausentes	Presentes
Motilidade	Flagelos (simples)	Flagelos (complexos); pseudópodes; cílios e outras organelas locomotoras complexas
Geração de energia	Associada à membrana citoplasmática	Mitocôndrias
Reprodução sexuada	Inexistente (desnecessária)	Presente na maioria; pode ter sido perdido ao longo da evolução de alguns fungos; inexistente em alguns protozoários
Recombinação/permuta de genes	Permuta de genes cromossômicos ou plasmidiais por transformação, transdução ou conjugação	Zigoto diploide formado a partir das células germinativas haploides; a meiose possibilita recombinação genética

Dimensões e formato das bactérias

As células bacterianas apresentam ampla variação de tamanho e forma. Em geral, a maioria das bactérias mede 0,2 a 2,0 μm de diâmetro e 1 a 6 μm de comprimento, embora alguns microrganismos presentes no ambiente possam medir até 100 μm. Existem quatro morfologias básicas das bactérias: células esféricas, ou **cocos**; células em forma de bastão, ou **bacilos**; células espiraladas, ou **espirilos**; e células em forma de vírgula, ou **vibriões**. As configurações de cocos em pares, cadeias ou cachos definem os grupos de microrganismos conhecidos como **diplococos**, **estreptococos** e **estafilococos**, respectivamente (Figura 5.1). Os microrganismos em forma de bastão podem ter morfologia homogênea, ser um pouco mais curtos (*i. e.*, "**cocobacilos**"), ou ter formato de clave ou haltere ("**corineformes**"). Os microrganismos em forma de vírgula geralmente definem uma característica básica de determinadas espécies (p. ex., espécies de *Vibrio*). O mesmo se aplica a algumas outras bactérias espiraladas (p. ex., espécies de *Campylobacter*, *Helicobacter*, *Borrelia* e *Treponema*), nas quais a formação de espirais pode ser frouxa (cerca de 4 espirais por microrganismo) ou rígida (14 a 20 espirais por microrganismo). Além de tamanho, forma e configuração celular, as bactérias também podem ser diferenciadas com base em suas características de coloração com o **corante de Gram**. Quando se utiliza essa técnica de coloração, a maioria das bactérias pode ser classificada como gram-positivas ou gram-negativas. A coloração por Gram ajuda a diferenciar as bactérias com base na estrutura de sua parede celular, descrita adiante neste capítulo. A Figura 5.2 ilustra a estrutura de uma célula bacteriana genérica (gram-positiva e gram-negativa).

Estrutura nuclear, replicação, transcrição e tradução do DNA

As características herdáveis de todos os organismos vivos são determinadas pela estrutura do material genético. O material genético de cada célula é formado de **DNA** organizado em um ou mais cromossomos. Coletivamente, o material genético é referido como genoma do organismo. Na maioria dos microrganismos procariotos, o **genoma** é formado por um único cromossomo com DNA de dupla-hélice (dsDNA) circular fechada por ligações covalentes; em alguns microrganismos (p. ex., *Borrelia burgdorferi* e estreptomicetos), o DNA apresenta-se na forma linear. Nas Archaea e Bacteria, esse cromossomo circular não está fixado a uma membrana, mas se encontra livre no citoplasma em uma região central bem-definida da célula bacteriana conhecida como **nucleoide**. O DNA da célula bacteriana tem peso molecular de aproximadamente 160 kDa, mede 300 a 1.400 μm de comprimento e está presente na célula em estado **superespiralado** (*i. e.*, a molécula de dupla-hélice está retorcida em torno do próprio eixo como uma faixa de elástico "enrolada"). Cada um dos genes está disposto linearmente ao longo do cromossomo. O nucleoide representa cerca de 10% do volume da célula, enquanto o DNA constitui apenas 2 a 3% do peso seco da célula. Em *Escherichia coli*, o cromossomo contém cerca de 5×10^6 pares de bases e seu comprimento é aproximadamente 1.000 vezes maior que o comprimento da célula bacteriana no qual está contido. Ao contrário dos processos semelhantes das células eucariotas, a replicação e a transcrição do DNA em ácido ribonucleico mensageiro (mRNA) ocorrem continuamente. O cromossomo também

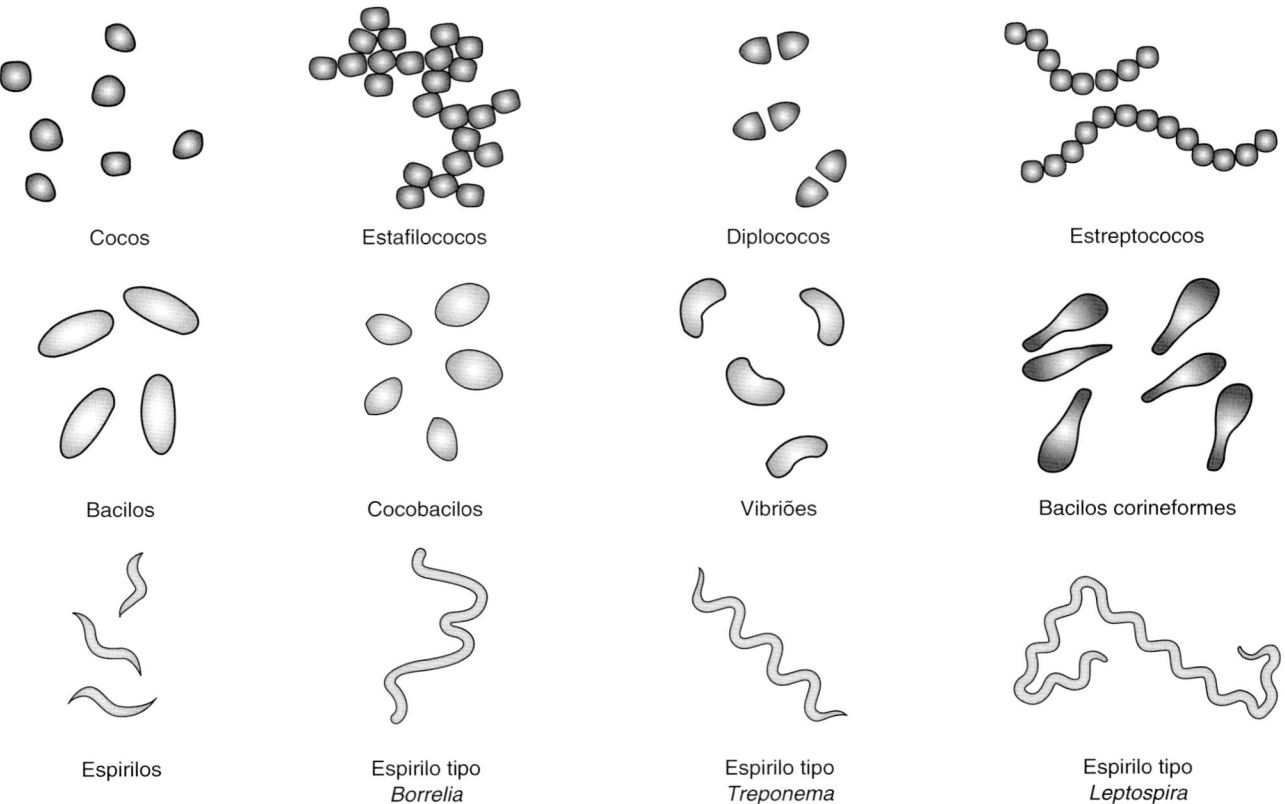

FIGURA 5.1 Morfologias básicas de várias bactérias.

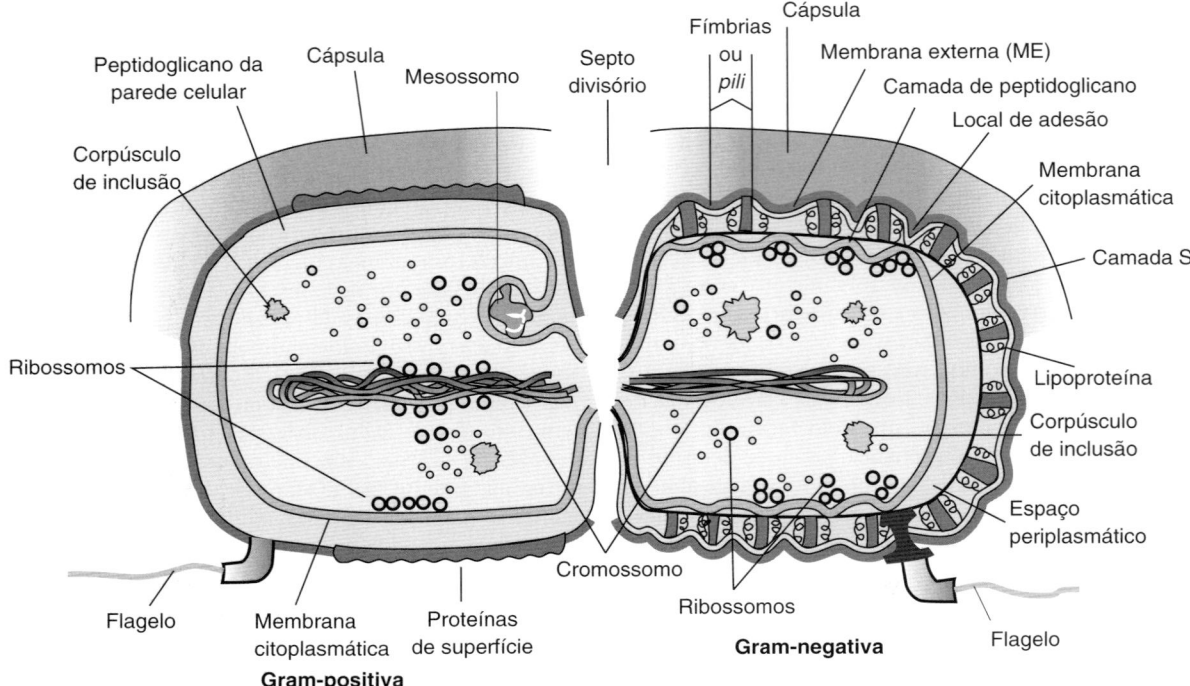

FIGURA 5.2 Corte transversal de uma célula bacteriana genérica. A metade esquerda desta figura representa a estrutura de uma bactéria gram-positiva; a metade direita ilustra a estrutura de uma bactéria gram-negativa.

parece estar ligado à superfície interna da membrana celular em determinadas áreas. Nos organismos **eucariotos**, o material genético está organizado em vários **cromossomos** dentro do núcleo. Por sua vez, os cromossomos estão associados a várias proteínas básicas conhecidas como histonas, que ajudam a estabilizar a estrutura do cromossomo. Os cromossomos dos organismos eucariotos estão separados do restante do material celular por uma **membrana nuclear** formada por uma bicamada lipídica com composição semelhante à da membrana celular. A membrana nuclear também tem poros que permitem a passagem de moléculas pequenas para dentro e para fora do núcleo.

Os ácidos nucleicos de todas as bactérias, assim como de outros organismos, são compostos de **polinucleotídios** (polímeros formados por nucleotídios) constituídos pelos três componentes seguintes (Figura 5.3): (1) um açúcar cíclico de cinco carbonos (ribose no RNA, desoxirribose no DNA); (2) uma base de purina (adenina, guanina) ou pirimidina (citosina, timina, uracila), que é ligada ao átomo de carbono 1' da pentose por uma ligação N-glicosídica; e (3) uma molécula de fosfato (PO_3) ligada ao carbono 5' da pentose por uma ligação de fosfodiéster. As moléculas de desoxirribose estão ligadas umas às outras por grupos alternados de fosfato, constituindo uma cadeia que forma uma espiral helicoidal típica, enquanto as bases estão voltadas para o eixo central da espiral. Essa estrutura compõe uma fita simples de ácido nucleico (ssDNA).

A estrutura de dupla-hélice do DNA resulta especificamente da interação de duas fitas simples de ácidos nucleicos complementares. A complementariedade está associada à sequência das bases de uma única fita e à ponte de hidrogênio que se forma entre as bases específicas da fita complementar (Figura 5.4). As bases de **purina** são **adenina** (**A**) e **guanina** (**G**), enquanto as de **pirimidina** são **citosina** (**C**), **timina** (**T**) e **uracila** (**U**) (Figura 5.3). A purina adenina forma pares de bases especificamente com a pirimidina timina, enquanto a purina guanosina forma pares de bases apenas com a pirimidina citosina. As cadeias antiparalelas de ssDNA são mantidas juntas por três pontes de hidrogênio entre C e G e duas pontes de hidrogênio entre A e T (Figura 5.4). O DNA natural existe em uma forma de dupla-hélice com duas fitas, enquanto o RNA existe basicamente em forma de uma fita única no **RNA mensageiro** (**mRNA**) e nas formas de duplas-hélices parciais nas moléculas do **RNA ribossômico** (**rRNA**) e do **RNA de transferência** (**tRNA**). Em todas as moléculas de RNA, a uracila substitui a timina (ver Figura 5.3). A sequência das bases de purina e pirimidina do DNA constitui o código genético, no qual códons (sequências de três pares de bases) codificam aminoácidos específicos. O mRNA de fita simples é sintetizado a partir da dupla-hélice de DNA durante o processo de **transcrição** por uma **RNA-polimerase dependente do DNA**, na qual uma fita complementar de mRNA é sintetizada utilizando como modelo a fita *sense* do dsDNA. Em seguida, o mRNA liga-se aos **ribossomos**, que são as estruturas nas quais ocorre a síntese de proteínas.

Os organismos procariotos e eucariotos contêm grandes quantidades de ribossomos. Nos organismos procariotos, os ribossomos são 70S; nos eucariotos, os ribossomos são 80S. O "S" refere-se à unidade Svedberg, uma medida indireta do tamanho do ribossomo determinado por sua taxa de sedimentação quando é submetido a uma força ultracentrífuga. O ribossomo bacteriano 70S tem peso molecular em torno de 80 kDa e existe em seu estado dissociado com duas subunidades descritas como *subunidades 30S* e *50S*. A subunidade 30S contém as moléculas de RNA 16S, enquanto a 50S

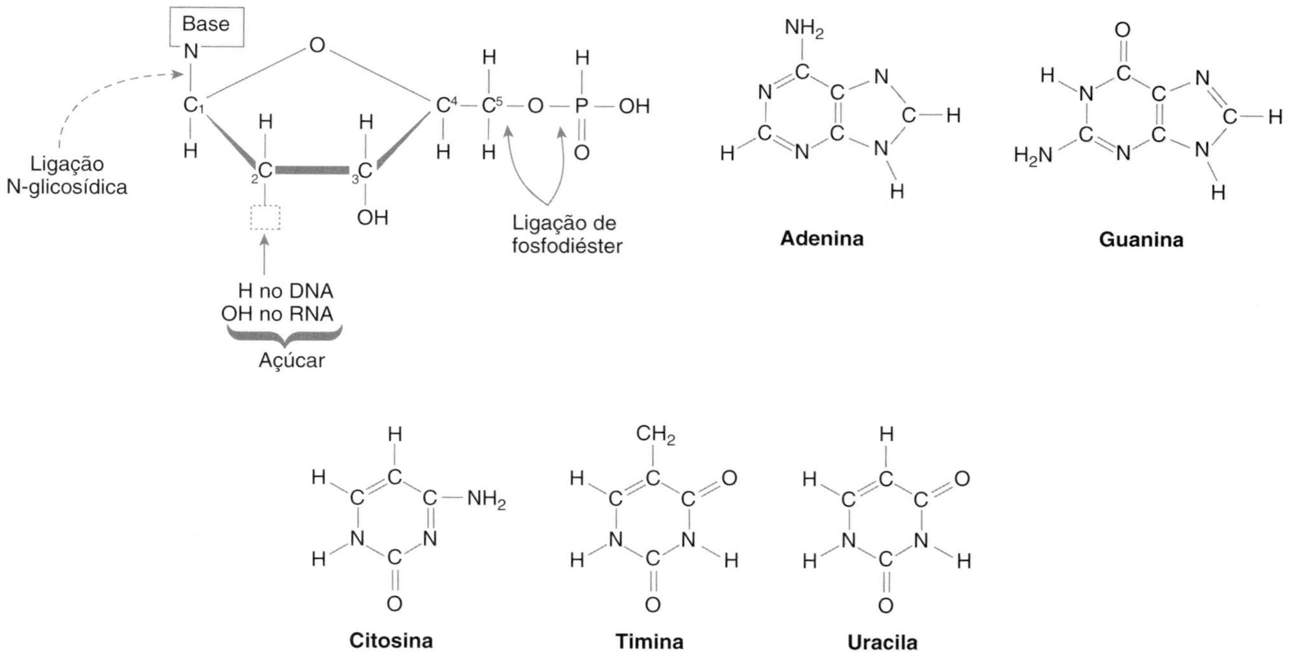

FIGURA 5.3 Estrutura molecular dos polinucleotídios e das bases de ácido nucleico. Os polinucleotídios consistem em um açúcar cíclico de 5 carbonos (ribose ou desoxirribose), uma base de purina ou pirimidina ligada ao átomo de carbono 1' do açúcar por uma ligação N-glicosídica e um grupo fosfato ligado ao carbono 5' por uma ligação de fosfodiéster. A figura também ilustra as estruturas das duas purinas (adenina e guanina) e das três pirimidinas (citosina, timina e uracila).

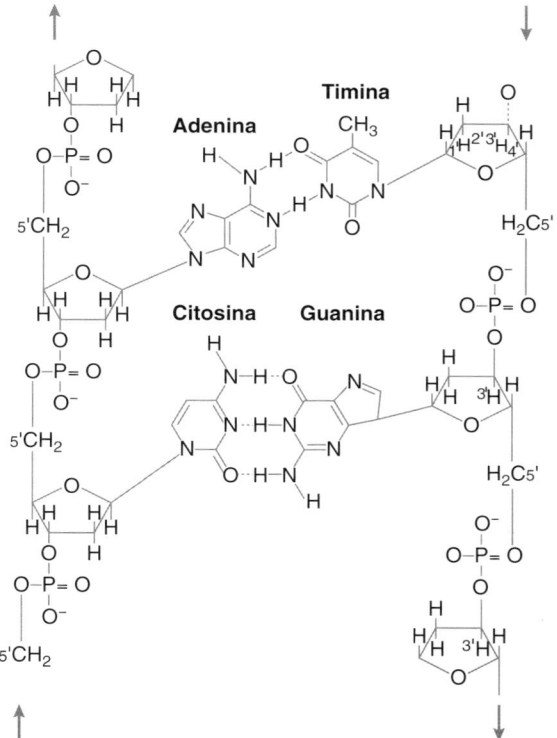

FIGURA 5.4 Na molécula de DNA, as duas fitas de polinucleotídios da dupla-hélice são "antiparalelas"; ou seja, a terminação 3'-OH de uma fita fica próxima da terminação 5'-P da fita complementar. As bases, voltadas para o eixo central da hélice, mantêm as duas fitas de polinucleotídios unidas por pontes de hidrogênio relativamente fracas. A adenina forma pares com timina por meio de duas pontes de hidrogênio, enquanto a citosina pareia com a guanina por meio de três pontes de hidrogênio. Essas forças interativas das fitas de polinucleotídios podem ser anuladas por energia térmica (calor) ou álcalis fortes no processo de desnaturação.

contém RNA 23S e 5S; em conjunto, as subunidades também contêm cerca de 50 proteínas ribossômicas. O rRNA representa 70% do RNA total da célula. O RNA celular restante é encontrado na forma de tRNA (16%) e mRNA (14%).

Quando estão ligadas em complexos com um transcrito do mRNA originado do DNA, as subunidades ribossômicas 50S e 30S formam o ribossomo 70S completo encontrado nas células bacterianas. Os agregados de ribossomo e RNA – conhecidos como *polirribossomos* ou *polissomos* – contêm todos os componentes do sistema de síntese das proteínas; essencialmente, os polissomos são cadeias de ribossomos 70S (monômeros) ligados ao mRNA. A histona e outras proteínas semelhantes, que servem para estabilizar os polipeptídios recém-sintetizados pelos polissomos, apenas recentemente foram encontradas em pequenas quantidades associadas ao DNA de *E. coli*, enquanto a ocorrência das proteínas de poliaminas (p. ex., putrescina e espermidina) associadas ao DNA bacteriano está bem-demonstrada. O mRNA é "descodificado" em associação a vários ribossomos em um complexo de polissomos-mRNA, no qual ocorre **pareamento de bases de códon–anticódon** por meio das moléculas de tRNA durante o processo de **tradução**. As moléculas de tRNA carregam os **anticódons específicos** correspondentes aos códons do mRNA e também levam o aminoácido correspondente unido por ligações covalentes. O complexo tRNA-aminoácido interage com o ribossomo de forma a estabelecer uma ligação peptídica entre o aminoácido do tRNA e o peptidil-tRNA nascente. A interação de tRNA-aminoácido, ribossomos, trifosfato de adenosina (ATP) e vários cofatores resulta na formação de uma cadeia polipeptídica específica. Desse modo, o código genético presente no DNA é traduzido utilizando moléculas proteicas estruturais (i. e., "blocos de construção") ou enzimas que, por sua vez, catalisam a síntese e a decomposição de todos os outros componentes celulares. A síntese das moléculas novas de DNA – conhecida como **replicação** – ocorre por "desenrolamento" e "descompactação" da molécula de dsDNA por uma enzima **DNA-girase**, enquanto a síntese das fixas complementares de DNA é efetuada por uma DNA-polimerase dependente do DNA. Cada fita nova de dsDNA contém uma fita simples do DNA original. A Figura 5.5 resume as relações entre replicação do DNA, transcrição do RNA e tradução do código genético em proteínas.

Além de sua utilidade para determinar a proximidade genética entre as bactérias (ver seções anteriores), o sequenciamento das moléculas de rRNA revelou as sequências de nucleotídios singulares a cada espécie. Como essas sequências singulares de RNA também são extremamente conservadas e existem em cópias numerosas dentro dos ribossomos de uma célula bacteriana, os oligonucleotídios sintéticos capazes de hibridizar com essas sequências singulares podem ser usados para detectar e identificar bactérias. Essa abordagem constitui a base da tecnologia das sondas de ácidos nucleicos para detecção direta dos microrganismos em amostras clínicas, ou para a identificação dos microrganismos isolados em cultura.

Citoplasma

O citoplasma é um gel amorfo contendo enzimas, íons e vários grânulos, alguns dos quais constituem reservas de energia e alimento. As enzimas citoplasmáticas das células procariotas atuam em processos anabólicos e catabólicos, e algumas delas estão associadas à superfície interna da membrana celular (ver adiante). As células procariotas não têm organelas subcelulares separadas e ligadas à membrana, enquanto as células eucariotas contêm várias estruturas subcelulares (p. ex., mitocôndrias, retículos endoplasmáticos etc.)

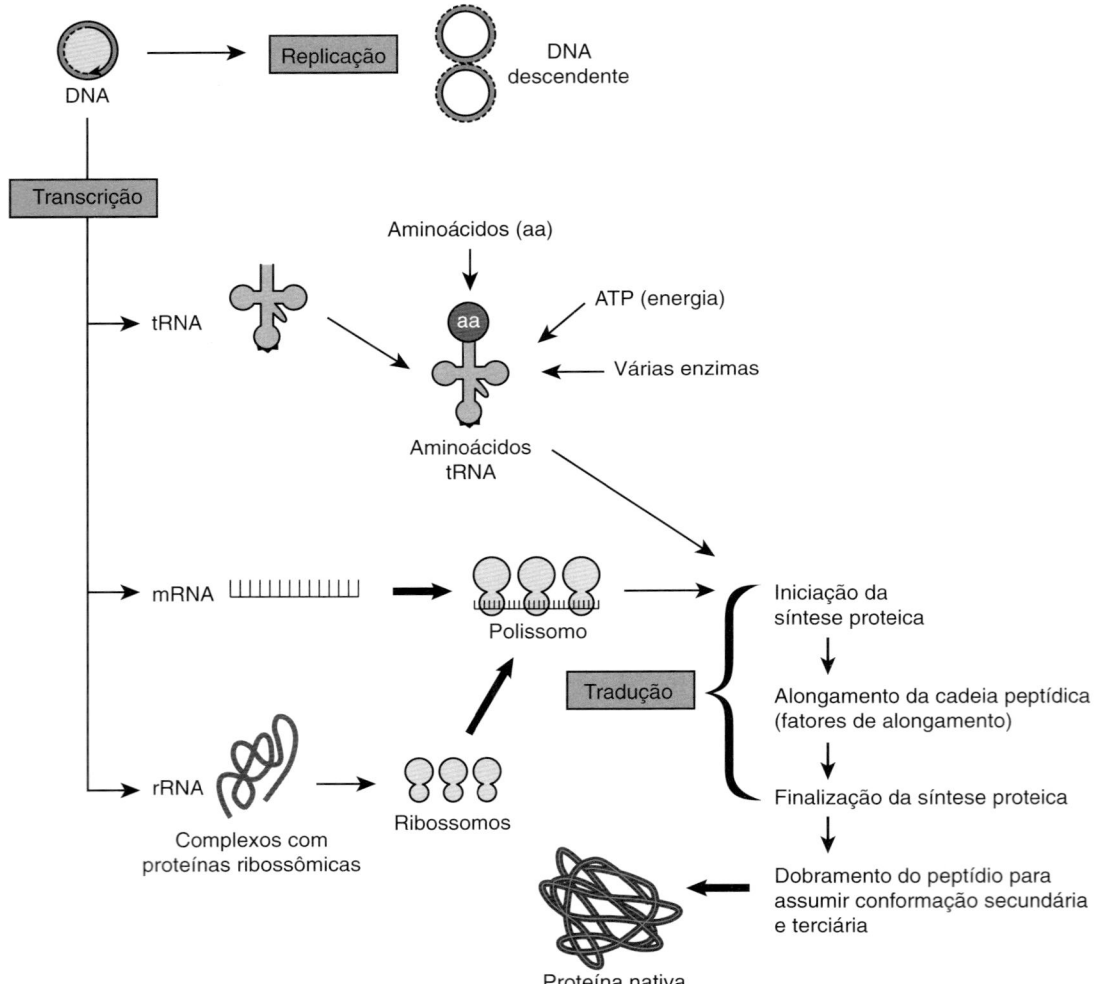

■ **FIGURA 5.5** Replicação, transcrição e tradução do código genético dos organismos procariotos. O DNA é replicado por uma DNA-polimerase dependente do DNA e forma moléculas de dupla-hélice (dsDNA). O código genético do dsDNA é copiado para formar uma fita simples de RNA – conhecida como RNA mensageiro (mRNA) – durante o processo de transcrição. O RNA de transferência (tRNA) e o RNA ribossômico (rRNA) também são transcritos. O rRNA forma complexos com proteínas específicas para constituir parte da estrutura do ribossomo. O mRNA forma complexos com ribossomos e constitui os polissomos, que são as estruturas nas quais ocorre a síntese proteica. Nos polissomos, códons específicos de cada aminoácido são reconhecidos pelos anticódons nas moléculas de tRNA por pareamento de bases específicas. Os códons específicos correspondem aos diferentes aminoácidos ligados às moléculas de aminoacil-tRNA. Durante os estágios da tradução, a síntese proteica é iniciada, as cadeias de polipeptídios são alongadas e, por fim, a síntese é concluída com a liberação de uma molécula de proteína.

compostas de membranas formadas por camadas duplas de fosfolipídios, ou ligadas por essas membranas. As inclusões ou os grânulos citoplasmáticos intracelulares representam acúmulos de reservas alimentares (polissacarídios, lipídios ou polifosfatos). As quantidades e os tipos de grânulos de armazenamento variam com o meio e o estado funcional das células. Amido é o produto principal de armazenamento das espécies de *Neisseria* e *Clostridium*, enquanto glicogênio é o material principal das bactérias entéricas. As espécies de *Bacillus* e *Pseudomonas* acumulam 30% ou mais de seu peso seco na forma de um lipídio de alto peso molecular conhecido como **poli-β-hidroxibutirato**. Nas espécies de *Corynebacterium* e *Mycobacterium*, bem como em *Yersinia pestis*, existem polímeros de polifosfatos de alto peso molecular conhecidos como **grânulos metacromáticos** ou **volutina**. Esses grânulos de volutina adquirem coloração rosa-avermelhado quando corados com azul de metileno. As inclusões intracitoplasmáticas encontradas mais comumente dentro das bactérias ambientais são magnetossomos e vesículas de gás. Os **magnetossomos** são formados por vários tipos de ferro e geram um eixo magnético ao organismo, que lhe permite orientar-se em relação ao campo magnético da Terra. As **vesículas de gás** permitem que o organismo mantenha sua flutuação em determinado nível nos ambientes aquosos. Esses dois tipos de inclusão permitem que os microrganismos se adaptem aos locais em resposta às condições de crescimento e às concentrações de nutrientes.

O DNA extracromossômico é encontrado comumente no citoplasma dos organismos procariotos na forma de **plasmídios**. Os plasmídios existem na forma de círculos de dsDNA unidos por ligações covalentes, cujo tamanho varia de cerca de 1 quilobase (kb) até mais de 400 kb, ou seja, um comprimento equivalente a cerca de 10% do tamanho do cromossomo de *E. coli*. Em geral, os plasmídios não estão presentes nos organismos eucariotos, embora algumas organelas subcelulares dos eucariotos (p. ex., mitocôndrias) contenham moléculas de DNA semelhantes às dos plasmídios bacterianos. Os plasmídios são capazes de replicar-se de maneira autônoma, são transmitidos pelas células bacterianas progenitoras e podem conter informações genéticas para várias estruturas ou funções relacionadas com virulência bacteriana, inclusive genes que determinam resistência aos antimicrobianos, adesinas associadas à virulência, produção de toxinas e resistência aos íons de metais pesados. Alguns plasmídios, conhecidos como *plasmídios conjugativos*, codificam as enzimas, que facilitam sua transmissão às outras células bacterianas. Algumas bactérias também têm **transpósons** e **sequências de inserção**, nos quais as sequências de DNA são capazes de se inserir em segmentos diferentes e não relacionados do cromossomo ou de um plasmídio. A inserção desses elementos no DNA não depende da homologia da sequência de bases do transpóson ao local de sua inserção (ver adiante).

Membrana citoplasmática

O citoplasma de todas as células bacterianas é circundado por uma membrana citoplasmática. A membrana citoplasmática das bactérias está localizada imediatamente abaixo da camada de peptidoglicano da parede celular das bactérias gram-positivas e adjacente ao espaço periplasmático das bactérias gram-negativas (ver adiante). A estrutura básica da membrana citoplasmática é uma bicamada de fosfolipídios, na qual estão inseridas várias proteínas estruturais. O peso seco da membrana é constituído de 30 a 60% de fosfolipídios e 50 a 70% de proteína. A maioria das membranas celulares das bactérias contém fosfatidilglicerol, fosfatidiletanolamina e difosfatidilglicerol, mas não esteróis (p. ex., colesterol ou ergosterol). As únicas exceções procariotas a essa regra são os micoplasmas e ureaplasmas, que incorporam esteróis presentes no meio de cultura às suas membranas celulares. Os ácidos graxos que compõem a parte lipídica da bicamada de fosfolipídios são geralmente estruturas centrais com 15 a 18 carbonos, saturadas ou monoinsaturadas.

A membrana celular dos procariotos desempenha várias funções que são exercidas nos organismos eucariotos por organelas intracitoplasmáticas especializadas. A membrana da célula bacteriana contém enzimas, que participam ativamente da respiração celular e da fosforilação oxidativa, da síntese do peptidoglicano e dos lipídios complexos, da replicação do DNA e da biossíntese da membrana externa das bactérias gram-negativas. Nas bactérias fototróficas, as primeiras reações associadas à captação de luz também ocorrem ao nível da membrana celular. A membrana celular contém a maquinaria necessária para síntese e secreção de enzimas e de toxinas bacterianas, além de constituir uma barreira isolante, através da qual pode haver gradientes iônicos ou potenciais de membrana, usados para a produção de energia; tal energia pode ser usada para o movimento flagelar, a mobilização do cromossomo etc. A estrutura da membrana permite a retenção de metabólitos e a eliminação de alguns compostos originados do meio externo. Algumas proteínas da membrana estão envolvidas no transporte ativo de materiais (p. ex., alguns monossacarídios e dissacarídios) para o interior do citoplasma. Essas proteínas carreadoras específicas associadas à membrana são conhecidas como *permeases*. Os **mesossomos**, invaginações da membrana citoplasmática estendidas para dentro do citoplasma, podem ter a função de ampliar a superfície disponível de membrana para as enzimas celulares catabólicas e anabólicas. Essas estruturas também podem atuar na replicação do DNA e na separação da dupla-hélice do DNA nas células em proliferação ativa. Contudo, também há evidência sugestiva de que os mesossomos possam, na verdade, ser artefatos resultantes das técnicas de fixação utilizadas em microscopia eletrônica.

Estrutura da parede celular das bactérias

A parede celular da bactéria assegura rigidez estrutural, confere forma à célula e cria uma barreira física contra o ambiente externo. O componente rígido da parede celular de todas as bactérias é composto de **peptidoglicano**. O peptidoglicano é encontrado em todas as espécies bacterianas, exceto micoplasmas e ureaplasmas, cujas paredes celulares são pouco desenvolvidas. Essa estrutura é formada por uma "espinha dorsal" de moléculas alternadas dos carboidratos ***N*-acetilglicosamina** e **ácido *N*-acetilmurâmico** em ligação β-1,4 (Figura 5,6). Tetrapeptídios curtos, geralmente compostos de cadeias curtas idênticas de D- e L-aminoácidos, estão ligados às moléculas de ácido *N*-acetilmurâmico por uma ligação peptídica ao grupo lactil do C3. Essas cadeias curtas contêm aminoácidos que não são encontrados comumente nas proteínas, inclusive D-isômeros da alanina e ácido D-glutâmico (bactérias gram-positivas), ácido

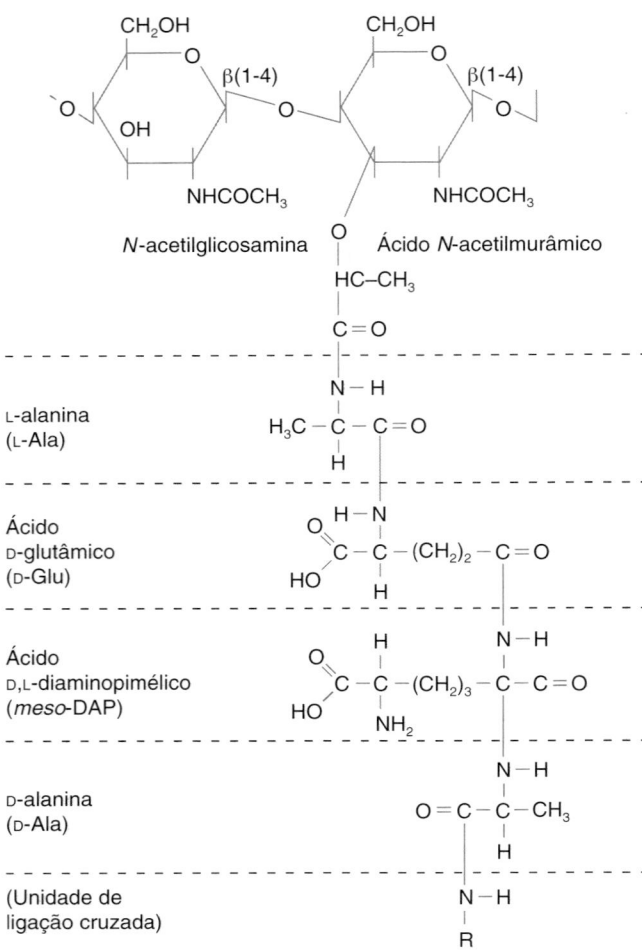

FIGURA 5.6 Estrutura da unidade de peptidoglicano repetitiva de *Escherichia coli*.

*meso*diaminopimélico (*meso*-DAP) ou lisina (bactérias gram-negativas). Por sua vez, alguns desses tetrapeptídios estão ligados uns aos outros por meio de peptídios curtos, que formam ligações cruzadas entre as fitas de peptidoglicano adjacentes (Figura 5.7). Os tipos de aminoácidos presentes e a quantidade de ligações cruzadas são os elementos variáveis da estrutura do peptidoglicano. Por exemplo, em *Staphylococcus aureus*, a maioria das moléculas de ácido N-acetilmurâmico forma ligações cruzadas com as fitas de peptidoglicano por meio de cinco moléculas de glicina, criando assim uma estrutura mais rígida e tensa na parede celular (Figura 5.7 A). Nas bactérias gram-negativas como *E. coli*, a ligação cruzada ocorre diretamente entre o *meso*-DAP de uma "cadeia" de peptidoglicano e a molécula D-alanila terminal de uma fita adjacente (Figura 5.7 B). A quantidade dessas ligações cruzadas determina se a estrutura de uma parede celular é referida como *tensa* (ligações cruzadas abundantes) ou *frouxa*. Entre as bactérias gram-positivas, existem mais de 100 tipos químicos de peptidoglicano, que diferem por conter vários aminoácidos substituintes ligados ao grupo lactil do ácido N-acetilmurâmico, ou que apresentam unidades de ligação formando pontes entre os peptídios. Leves alterações do tipo químico da parede celular podem ocorrer com a exposição às concentrações altas de sais, ou aos agentes antimicrobianos que atuam na parede celular (p. ex., meticilina).

A biossíntese da parede celular bacteriana é um processo contínuo. Polímeros de peptidoglicano novos são exportados pela célula e ligados aos polímeros preexistentes na superfície interna da parede celular por ação das **proteínas que ligam penicilina** (PBP; do inglês, *penicillin-binding protein*). A cada momento, o material do peptidoglicano mais antigo que recobre as estruturas recém-sintetizadas é removido continuamente por autolisinas da parede celular. Antibióticos como as penicilinas e as cefalosporinas inibem o crescimento bacteriano porque se ligam às PBP, inibindo a renovação de polímeros da superfície interna da parede celular. A hidrólise autolítica contínua dos peptidoglicanos mais velhos causa adelgaçamento da parede e, por fim, resulta na destruição da bactéria.

Paredes celulares das bactérias gram-positivas. A parede celular das bactérias gram-positivas (Figura 5.8 A) tem espessura de quase 80 nm e é composta basicamente de várias camadas de peptidoglicano; na verdade, cerca de 40 a 80% do peso seco de algumas paredes celulares das bactérias gram-positivas podem ser constituídos de peptidoglicano. Várias proteínas, polissacarídios e moléculas singulares conhecidas como ácidos teicoicos estão inseridos nessa matriz de peptidoglicano. Os ácidos teicoicos são polímeros de unidades de ribitol (cinco carbonos) ou glicerol (três carbonos) interligadas por ligações de fosfodiéster (Figura 5.9). Os ácidos teicoicos de ribitol estão associados à parede celular, enquanto os ácidos teicoicos de glicerol estão associados à superfície interna da membrana celular da bactéria. Os ácidos teicoicos de ribitol estão ligados covalentemente ao peptidoglicano por meio do grupo hidroxila do C6 do ácido N-acetilmurâmico, enquanto os ácidos teicoicos de glicerol estão ligados aos glicolipídios da membrana citoplasmática. Essas últimas moléculas são conhecidas como *ácidos lipoteicoicos*, que estão ligados à camada lipídica mais externa da membrana celular e estendem-se para dentro da parede celular. Os ácidos teicoicos das diferentes bactérias também são modificados pelo acréscimo de grupos "R", inclusive moléculas de D-alanina ou D-lisina unidas por ligações éster, ou glicose, galactose ou N-acetilglicosamina unidas por ligações O-glicosídicas. Os ácidos teicoicos estabilizam a parede celular, mantêm a ligação entre a parede e a membrana celular, realizam a quelação de pequenos íons, necessários à função celular e à integridade da parede celular, e participam da interação e da aderência das células com mucosas ou outras superfícies. Os ácidos teicoicos também podem participar da síntese do peptidoglicano e da formação do septo durante o crescimento e a reprodução. Além disso, podem desempenhar um papel importante na capacidade que algumas bactérias gram-positivas têm de sofrer transformação. Em alguns microrganismos, os ácidos teicoicos são antigênicos e constituem a base do agrupamento antigênico (p. ex., antígeno do grupo D dos estreptococos desse grupo e dos membros do gênero *Enterococcus*).

Nos vários grupos de bactérias gram-positivas patogênicas, também pode haver outras estruturas na parede celular, determinantes importantes de sua virulência. Por exemplo, a proteína M – fator de virulência bem-conhecido dos estreptococos beta-hemolíticos do grupo A – está associada

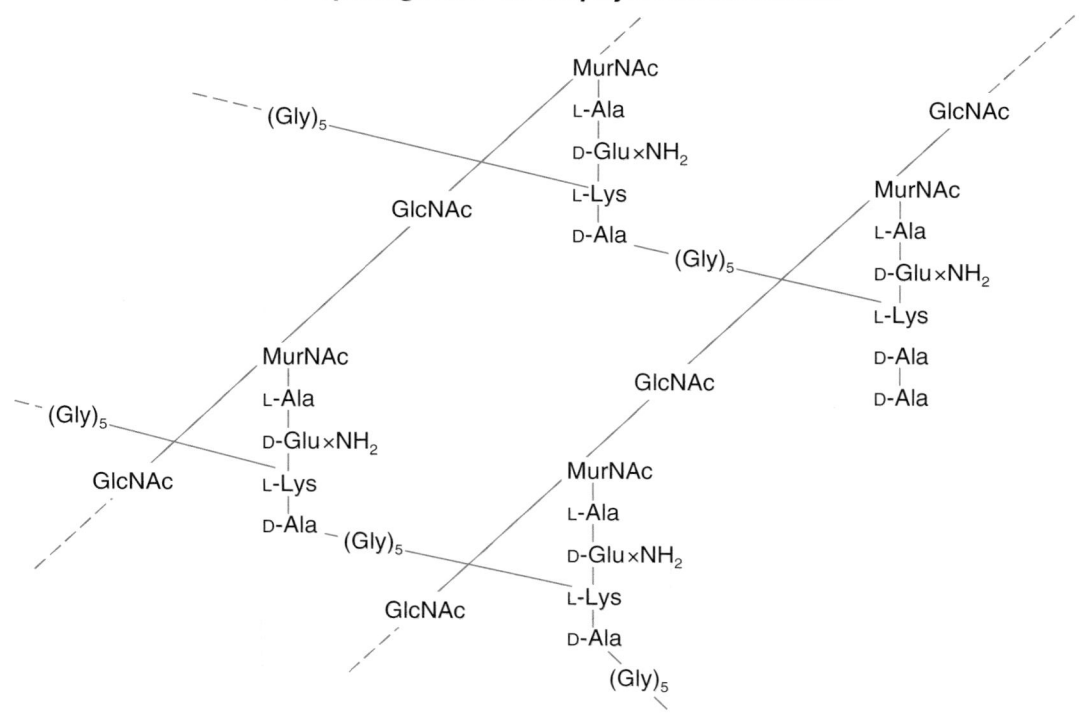

Abreviaturas: GlcNAc = *N*-acetilglicosamina; MurNAc = ácido *N*-acetilmurâmico; Ala = alanina; Glu-NH$_2$ = isoglutamina; Lys = lisina; Gly = glicina.

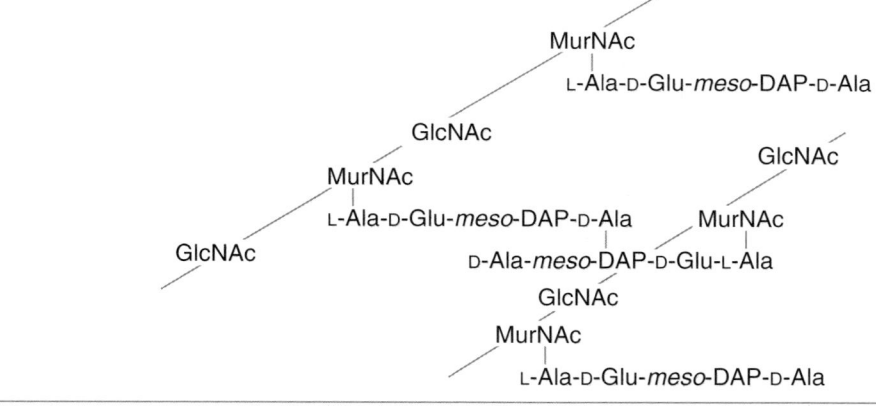

Abreviaturas: ver abreviaturas anteriores; além disso: Glu = glutamato; DAP = diaminopimelato.

■ **FIGURA 5.7** Estruturas dos peptidoglicanos de *Staphylococcus aureus* e *Escherichia coli*.

aos ácidos lipoteicoicos da parede celular estreptocócica e estende-se ao exterior da parede na forma de uma proteína fimbriar (ver Capítulo 23).[45] Os antígenos de grupo dos estreptococos beta-hemolíticos dos grupos A, B, C, F e G também são polissacarídios sem ácidos teicoicos, que estão localizados na parede celular. O polissacarídio C encontrado nas paredes celulares de *Streptococcus pneumoniae* é um ácido lipoteicoico complexo composto de ribitol e fosfato substituídos em vários pontos por *N*-acetil-D-galactosamina, D-glicose, *N*-acetil-2,4-diamino-2,4,6-tridesoxi-hexose na ligação *O*-glicosídica e colina na ligação diéster.[49]

As paredes celulares das bactérias gram-positivas (e de algumas gram-negativas) também contêm um componente conhecido como **camada S**. As camadas S consistem em moléculas de proteína ou glicoproteína com pesos moleculares entre 50 e 120 kDa, que se reúnem na superfície externa do microrganismo formando estruturas oblíquas, retangulares ou hexagonais, firmemente entrelaçadas.[7,82] O material da camada S pode representar até 20% das proteínas totais da célula. À microscopia eletrônica, a camada S aparece como uma "camada" extra ao alto da parede celular. As proteínas da camada S são pouco conservadas e podem

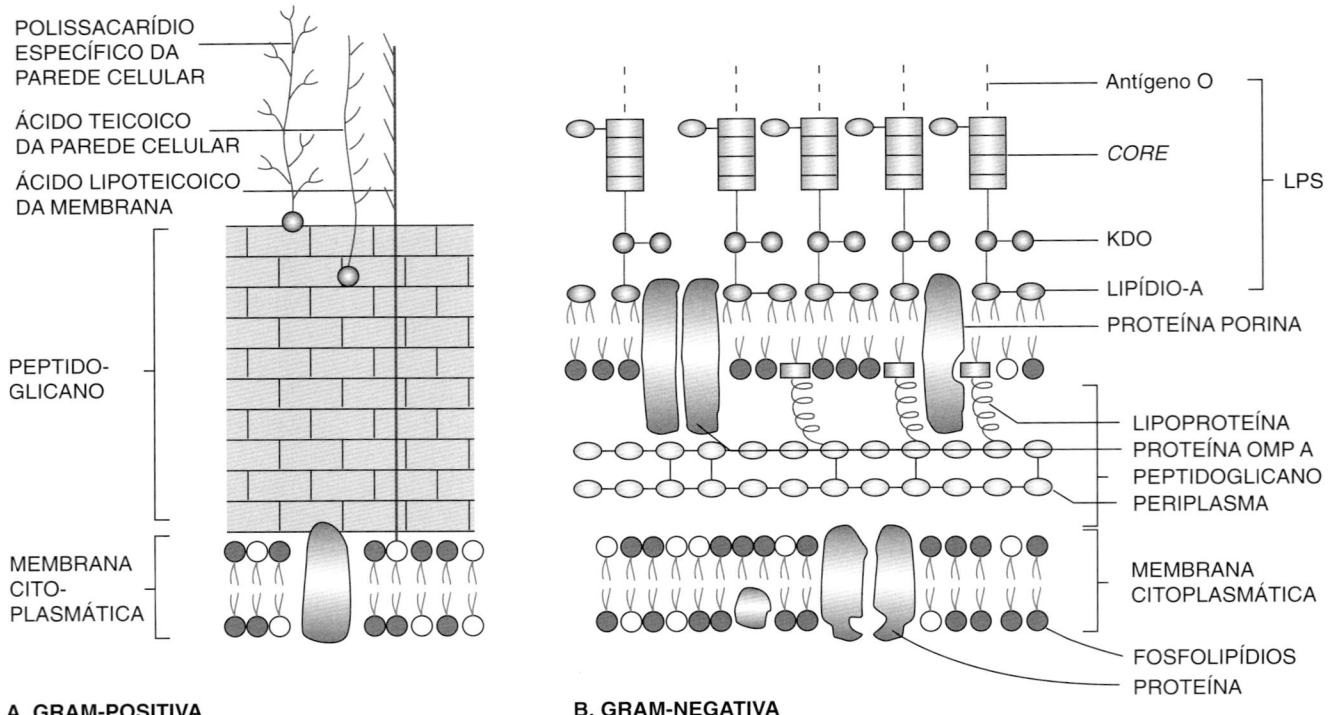

FIGURA 5.8 Estruturas das paredes celulares das bactérias gram-positivas (**A**) e gram-negativas (**B**). KDO = cetodesoxioctulonato; LPS = lipopolissacarídio.

diferir acentuadamente, mesmo entre espécies relacionadas. Dependendo da espécie, as camadas S têm espessura entre 5 e 25 nm e contêm poros homogêneos com diâmetros entre 2 e 8 nm. As camadas S demonstram simetria oblíqua, retangular ou hexagonal entrelaçada. Dependendo da simetria da trama, a camada S é composta por um (P1), dois (P2), três (P3), quatro (P4) ou seis (P6) subunidades proteicas idênticas, respectivamente. Em algumas bactérias, a camada S representa a zona mais externa de interação com o ambiente e suas funções são diversificadas, variando de uma espécie para outra. Em Archaea, a camada S é o único componente da parede celular e, por isso, é importante para sua estabilização mecânica. Outras funções associadas às camadas S incluem proteção contra bacteriófagos e resistência ao pH baixo. A camada S pode funcionar como barreira contra substâncias de alto peso molecular (p. ex., enzimas líticas) e atuar como uma adesina no caso das camadas S glicosiladas. As camadas S também podem ter a função de estabilizar a membrana celular e fornecer pontos de fixação para as proteínas periplasmáticas. Nos microrganismos patogênicos, a camada S pode inibir a fagocitose e/ou impedir a ligação das imunoglobulinas e do complemento. As técnicas de microscopia eletrônica com fratura por congelamento (*freeze-etch electron microscopy*, em inglês) demonstraram camadas S nas espécies de *Bacillus, Lactobacillus, Clostridium, Campylobacter* e *Aeromonas*. Em *Bacillus anthracis*, hoje se sabe que a camada S é o antígeno principal da parede celular dessa bactéria e, junto com a cápsula e duas toxinas, pode contribuir para sua virulência.[57]

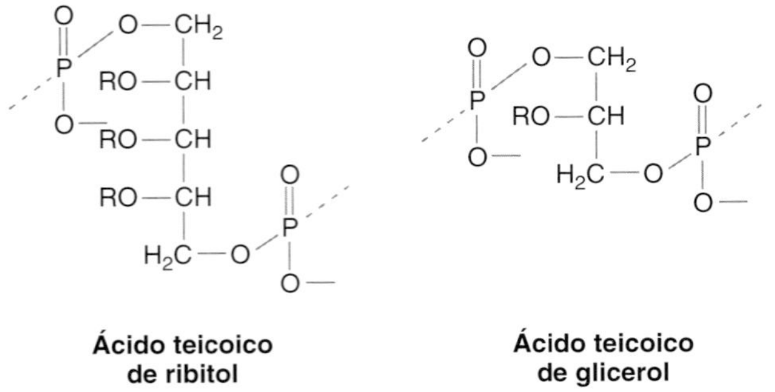

Paredes celulares das bactérias gram-negativas. A parede celular das bactérias gram-negativas (Figura 5.8 B) é mais fina que a das gram-positivas, mas sua estrutura é mais complexa. O **espaço periplasmático** está situado pouco acima da membrana citoplasmática. Esse espaço contém enzimas que degradam (fosfatase alcalina, proteases, nucleosidases, betalactamases e aminoglicosídio-fosforilases) e proteínas específicas de ligação e transporte de vitaminas, aminoácidos e íons. Uma **camada de peptidoglicano com espessura de uma unidade** forma a borda externa do espaço periplasmático. Como a camada de peptidoglicano têm espessura de apenas uma camada, as ligações cruzadas ocorrem apenas com as fitas de peptidoglicano adjacentes, não com as camadas de peptidoglicano mais próximas ou mais distantes da superfície de cada célula. As ligações cruzadas

FIGURA 5.9 Estrutura dos ácidos teicoicos das bactérias gram-positivas. O ácido teicoico de ribitol está ilustrado à esquerda, enquanto o ácido teicoico de glicerol aparece à direita. As substituições de grupos "R" podem incluir D-alanina ou D-lisina unidas por ligações éster, ou glicose, galactose ou N-acetilglicosamina unidas por ligações O-glicosídicas.

são formadas entre o grupo carboxila da molécula de D-alanina terminal de uma cadeia e o grupo amino livre de uma molécula de *meso*-DAP de uma cadeia adjacente (Figura 5.7 B). A camada de peptidoglicano das bactérias gram-negativas é muito "frouxa"; ou seja, apenas cerca de 50% das cadeias peptídicas ligadas às moléculas de ácido *N*-acetilmurâmico realmente participam das ligações cruzadas. Além disso, as ligações cruzadas existentes dentro do peptidoglicano ocorrem diretamente entre o tetrapeptídio de muramila de uma cadeia de peptidoglicano e o tetrapeptídio de muramila de outra cadeia de peptidoglicano adjacente (*i. e.*, não existem ligações interpeptídicas, como se observa na Figura 5.7 A).

A **membrana externa** está localizada na superfície exterior dessa camada fina de peptidoglicano. Essa membrana externa tem estrutura básica semelhante à membrana citoplasmática; ou seja, uma bicamada de fosfolipídios, na qual se encontram inseridas várias outras proteínas grandes. A camada externa está ancorada à camada de peptidoglicano por pequenas **lipoproteínas de mureína** fortemente lipofílicas, que estão ligadas covalentemente ao grupo amino do ácido diaminopimélico do peptidoglicano e estendem-se através do espaço periplasmático formando uma estrutura α-helicoidal. A outra extremidade dessa lipoproteína está inserida sem ligações covalentes na estrutura lipídica da membrana externa.

Lipopolissacarídio (LPS) é um dos componentes estruturais singulares da membrana externa das bactérias gram-negativas (Figura 5.10 A). As moléculas de LPS são os determinantes antigênicos principais da superfície (os chamados **antígenos somáticos** ou **antígenos O**) das bactérias gram-negativas e são responsáveis pela atividade de endotoxinas desses microrganismos. As moléculas de LPS são glicolipídios complexos de alto peso molecular e consistem em três componentes: uma parte lipídica hidrofóbica complexa conhecida como **lipídio A**; uma **região polissacarídica central**, que interliga o lipídio A às estruturas mais externas da molécula e geralmente tem estrutura semelhante em determinado gênero ou espécie de bactérias; e as **cadeias laterais polissacarídicas O-específicas (antígeno somático)**, que são regiões com estruturas bioquímicas variáveis responsáveis por conferir identidade sorológica às espécies gram-negativas. A molécula do lipídio A do LPS está inserida na camada mais externa da membrana externa, enquanto o polissacarídio central e as cadeias laterais O-específicas projetam-se da membrana externa como se fossem "bigodes". Por exemplo, cada sorotipo de *Salmonella* tem cadeias laterais O-específicas características, que permitem a confirmação sorológica das identificações bioquímicas e possibilitam a tipagem das cepas, quando se investiga a possibilidade de surtos por *Salmonella* transmitidos por alimentos. A estrutura do LPS foi estudada com mais detalhes nas espécies de *Salmonella* e em *E. coli*.

O lipídio A é composto de um dissacarídio glicosamina, no qual os grupos hidroxilas estão esterificados a ácidos graxos β-hidroxílicos incomuns, inclusive ácido β-hidroximirístico

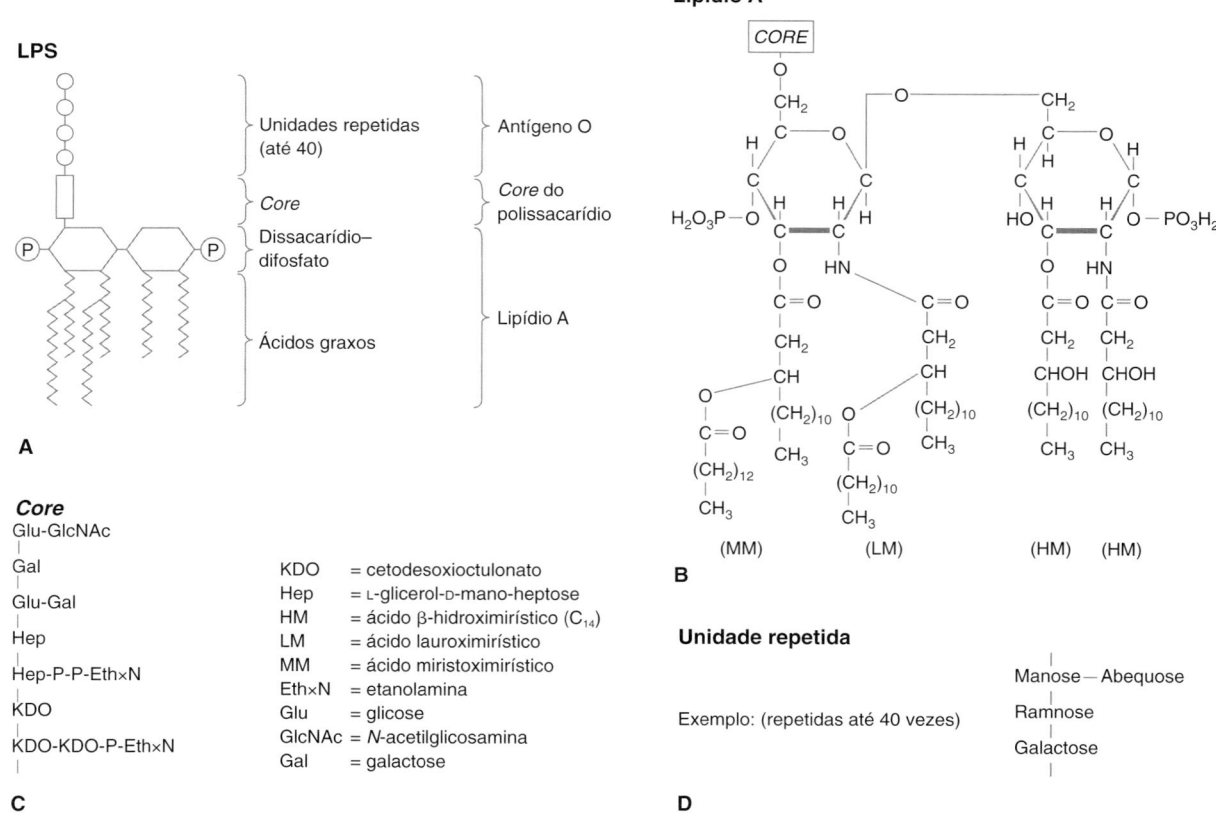

■ **FIGURA 5.10** Lipopolissacarídio (LPS) do envelope celular das bactérias gram-negativas. **A.** Segmento do polímero demonstrando as configurações dos constituintes principais. **B.** Estrutura do lipídio A de *Salmonella* Typhimurium. **C.** *Core* polissacarídico. **D.** Unidade de repetição típica (*Salmonella* Typhimurium). (Redesenhada com base em Brooks GF, Butel JS, Ornston E *et al.* Jawetz, Melnick e Adelberg's Medical Microbiology, 19 ed. Norwalk, CT: Appleton & Lange, 1991.)

(C14), ácido miristomirístico e ácido lauromirístico (Figura 5.10 B). Outros ácidos graxos podem ser ligados por grupos hidroxílicos a outros locais não substituídos da molécula de ácido mirístico; essas substituições adicionais diferem entre os diversos gêneros de bactérias gram-negativas. A parte do LPC que está ligada ao lipídio A é o *core* polissacarídico, que contém dois carboidratos singulares: **3-desoxi-D-manooctulosonato** (um açúcar de 8 carbonos, antes conhecido como **ácido 2-ceto-3-desoxioctônico [KDO]**) e **heptose** (um açúcar de 7 carbonos). O KDO forma ligações covalentes entre as moléculas de lipídio A e heptose no *core* polissacarídico. Outros açúcares (p. ex., N-acetilglicosamina, glicose e galactose) também podem ser encontrados no *core* polissacarídico, cuja estrutura é bastante conservada entre determinado gênero, mas pode variar de uma espécie para outra. As cadeias laterais O-específicas estão ligadas ao *core* polissacarídico e são responsáveis pela especificidade antigênica das cepas isoladas. Essas cadeias laterais contêm quantidades variáveis (até cerca de 40) unidades repetidas de oligossacarídios, cada qual composta por cinco monossacarídios. Em geral, essas cadeias laterais antigenicamente específicas contêm moléculas de carboidratos comuns ou incomuns, inclusive ácido amino-hexurônico, 6-desoxi-hexoses e 2,6-didesoxi-hexoses. A molécula do lipídio A parece ser o componente principal responsável pelas manifestações da atividade endotóxica nos pacientes com sepse causada por bactérias gram-negativas (p. ex., febre, choque, colapso vascular e hemorragia). A endotoxina também pode ativar o complemento e causar coagulação intravascular disseminada. A Figura 5.10 A ilustra a estrutura genérica do LPS das espécies de *Salmonella*, enquanto as estruturas do lipídio A, dos *cores* polissacarídicos e dos antígenos somáticos estão ilustradas nas Figuras 5.10 B, C e D, respectivamente.

A dissociação do LPS da membrana externa pode ser conseguida parcialmente pelo tratamento das suspensões de células com ácido etilenodiaminotetracético (EDTA), que faz a quelação dos cátions bivalentes da membrana externa. O tratamento subsequente com lisozima hidrolisa a camada de peptidoglicano das bactérias gram-negativas e as células podem ser lisadas. A dependência da integridade da membrana externa dos íons cálcio e magnésio é uma das razões principais da inclusão desses íons nos meios usados na realização dos testes de sensibilidade aos antimicrobianos.

Algumas bactérias gram-negativas (p. ex., *Haemophilus influenzae*, *Neisseria gonorrhoeae* e *Bordetella pertussis*) têm **lipo-oligossacarídios (LOS)** em vez de lipopolissacarídios em suas paredes celulares.[11,42,102] Os LOS contêm lipídio A e um *core* de oligossacarídios contendo KDO, mas não apresentam um antígeno polissacarídio O de cadeia longa, que é encontrado no LPS das bactérias entéricas. Assim como a endotoxina, essas moléculas têm diversas atividades biológicas, inclusive toxicidade geral, pirogenicidade e capacidade singular de induzir a mitogenicidade dos linfócitos B e a ativação policlonal das células B. A variação antigênica demonstrada por *N. gonorrhoeae* é atribuída parcialmente à modulação estrutural de alta frequência dos LOS que, segundo alguns estudos, também afeta a aderência dos gonococos às superfícies das mucosas e a suscetibilidade à ação bactericida do soro humano normal.[77,78]

A membrana externa das bactérias gram-negativas também contém fosfolipídios e proteínas. Os fosfolipídios são semelhantes aos que existem na membrana citoplasmática e incluem fosfatidiletanolamina e fosfatidilglicerol. Algumas proteínas também contribuem com uma parte significativa da membrana externa. As proteínas presentes em concentrações mais altas são conhecidas como **proteínas principais ou fundamentais da membrana externa** (OMP; do inglês, *outer-membrane major protein*). Essas proteínas são subclassificadas em três grupos principais. As **proteínas porinas** formam os canais que atravessam a membrana até o exterior e por meio dos quais compostos de baixo peso molecular (p. ex., aminoácidos, açúcares e íons) conseguem entrar no espaço periplasmático. Algumas dessas porinas são compostas por três proteínas idênticas, que formam um poro com formato de "rosca". As porinas também ajudam a limitar a entrada de alguns agentes antimicrobianos na célula bacteriana. As **proteínas transmembrana** não fazem parte das porinas e atravessam a membrana externa de um lado a outro, estendem-se através do periplasma e estão associadas à camada de peptidoglicano da parede celular. Essas proteínas podem participar de síntese e secreção de exoenzimas, transporte de proteínas específicas, fixação às superfícies ou ligação de fármacos antimicrobianos aos seus alvos na superfície celular (p. ex., proteínas de ligação da penicilina). As **proteínas periféricas** são responsáveis pelo transporte transmembrânico de moléculas muito grandes para entrar pelas porinas. A maioria dessas proteínas faz parte dos sistemas de permeases para substratos específicos (p. ex., ligação dos sideróforos e transporte do ferro para dentro da célula). As lipoproteínas (ver parágrafos anteriores) são as menores entre as OMP e ajudam a estabilizar a parede celular por meio de ligações covalentes com o peptidoglicano.

A estrutura da parede celular das bactérias tem importância prática direta para o microbiologista, porque o tipo de estrutura dessa parede é essencialmente responsável pela reação ao **corante de Gram**. Essa coloração diferenciada divide a maioria das bactérias em dois grupos – **gram-positivas** e **gram-negativas**. No procedimento de coloração por Gram, as células são (1) coradas com **violeta cristal**; (2) tratadas com **iodo** para formar um complexo de violeta cristal e iodo dentro da célula; (3) lavadas com um **solvente orgânico (acetona–álcool)**; e (4) coradas novamente com um contracorante vermelho de **safranina**. Nas bactérias gram-positivas, o complexo arroxeado formado por violeta cristal e iodo fica retido na célula depois da lavagem com ácido-álcool, porque a camada espessa de peptidoglicano não permite que tais complexos sejam removidos da célula pela lavagem. Nas bactérias gram-negativas, o complexo de violeta cristal e iodo é removido da célula (i. e., a célula torna-se incolor) em razão do rompimento da membrana externa rica em lipídios pelo solvente orgânico de acetona–álcool. Essas células incolores precisam ser coradas pelo contracorante safranina para que sejam observáveis à microscopia óptica. As bactérias gram-positivas têm coloração azul-arroxeada ao microscópio, enquanto as gram-negativas são coradas em vermelho pelo contracorante safranina.

Algumas bactérias gram-negativas não têm a estrutura complexa da parede celular descrita antes. Os microrganismos do grupo *Cytophaga–Flexibacter–Flavobacterium* têm membranas externas contendo ornitina–aminolipídios e sulfonolipídios como seus componentes principais, além de grandes quantidades de ácidos graxos de cadeias ramificadas com cadeias laterais com números ímpares de carbonos. Os microrganismos do domínio Archaea não têm a estrutura de peptidoglicano e, em seu lugar, apresentam um "pseudopeptidoglicano" constituído de proteínas, ésteres de glicerol e ácido *N*-acetilalosaminurônico (*i. e.*, o *meso*-DAP e o ácido *N*-acetilmurâmico estão ausentes). Algumas Archaea não têm nem sequer esse peptidoglicano rudimentar e, em vez disso, apresentam uma parede celular fina composta de proteínas ou polissacarídios sulfatados.

Paredes celulares das bactérias "álcool-acidorresistentes". Os microrganismos que fazem parte dos gêneros *Mycobacterium*, *Nocardia* e *Corynebacterium* apresentam uma modificação da parede celular existente nas bactérias gram-positivas. Nesses microrganismos, os lipídios representam até 60% do peso seco da parede celular. Esses microrganismos contêm moléculas conhecidas como **ácidos micólicos** em suas paredes celulares. Os ácidos micólicos são ácidos graxos β-hidroxílicos α-substituídos grandes, que se apresentam na forma de ésteres ligados aos polissacarídios da parede celular. A quantidade de átomos de carbono dos ácidos micólicos é variável: ácidos micólicos de 30 carbonos (C30) são encontrados nas corinebactérias (ácidos corinemicolênicos), os de 50 carbonos (C50) estão presentes nas espécies de *Nocardia* (ácidos nocárdicos) e os ácidos micólicos contendo 90 (C90) ou mais estão presentes no gênero *Mycobacterium*. Em *Mycobacterium tuberculosis*, o ácido micólico ímpar **6,6'-dimicoliltrealose** é conhecido como "**fator corda**" (Figura 5.11 A). Essa molécula está associada à virulência do bacilo da tuberculose e desempenha diversas atividades, inclusive citotoxicidade da membrana celular, inibição da migração das células polimorfonucleares, indução da formação de granulomas, ação adjuvante, atividade antitumoral e capacidade de ativar a via alternativa do complemento.

A membrana celular das micobactérias é semelhante a outras membranas bacterianas, com exceção de que contém **manosídios de fosfatidilinositol** e **lipoarabinomanano**. No exterior da membrana, há uma camada de peptidoglicano formada de *N*-acetilglicosamina em ligação β-1,4 com o ácido *N*-glicolilmurâmico. A camada de mureína forma ligações cruzadas por pontes tetrapeptídicas contendo moléculas de L-alanina, D-glutamato e *meso*-DAP. Algumas das moléculas de ácido *N*-glicolilmurâmico estão unidas por ligações de fosfodiéster a uma camada sobrejacente de macromoléculas polissacarídicas de cadeia ramificada, que são conhecidas como **arabinogalactanos** (contêm moléculas de arabinose e galactose). As moléculas de arabinose distais dessa camada estão ligadas aos ácidos micólicos sobrejacentes. As cadeias de hidrocarbonetos dos ácidos micólicos estão intercaladas com as cadeias de muitos outros lipídios e glicolipídios associados à parede celular. Esses lipídios associados à parede celular incluem compostos com grupos graxos acílicos de cadeias média (C24 a C36) ou curta (C12 a C20). Entre esses lipídios associados à parede celular estão os sulfolipídios de trealose (Figura 5.11 B). Os sulfolipídios de trealose, exemplificados pelo sulfolipídio principal de *M. tuberculosis* **2,3,6,6'-tetraciltrealose-2'-sulfato**, estão associados à virulência das micobactérias, porque tais moléculas podem impedir a fusão do fagossomos-lisozima depois da fagocitose das células micobacterianas e, desse modo, permitir que os microrganismos sobrevivam como parasitas intracelulares facultativos. Fosfolipídios substituídos (manosídios de fosfatidilinositol) e lipopolissacarídios (lipoarabinomananos), que estão ligados ao folheto mais externo

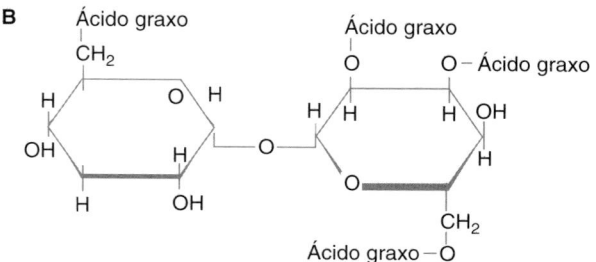

■ **FIGURA 5.11** Estrutura molecular de alguns lipídios especiais presentes na parede celular de *Mycobacterium tuberculosis*. **A.** Estrutura molecular do "fator corda" (6,6'-dimicoliltrealose) produzido por *Mycobacterium tuberculosis*. **B.** Estrutura molecular do sulfolipídio principal (2,3,6,6'-tetraciltrealose-2'-sulfato) de *M. tuberculosis*.

da membrana celular das micobactérias, projetam-se da membrana plasmática e atravessam as camadas de peptidoglicano, arabinoglicano e ácidos micólicos da parede celular. Essas moléculas estabelecem ligações não covalentes entre a membrana e a parede celulares. As proteínas que estão inseridas na parede celular das micobactérias participam da biossíntese e da construção dos polímeros da parede celular e, aparentemente, algumas também atuam como porinas.

Os microrganismos álcool-acidorresistentes coram-se em vermelho com o corante básico carbolfucsina e são resistentes à descoloração por álcool-ácido. Em razão da hidrofobicidade da parede celular das micobactérias, a penetração do corante na célula é facilitada pelo tratamento com calor (*i. e.*, método de Ziehl-Neelsen) ou pela incorporação de um detergente ao corante (*i. e.*, método de Kinyoun). A resistência à descoloração por ácido-álcool (*i. e.*, "álcool-acidorresistência") está associada às moléculas de ácido micólico-arabinogalactano, que constituem a maior parte dos materiais da parede celular externa ligados à camada de peptidoglicano. Os lipídios solúveis contribuem, mas não determinam as propriedades álcool-acidorresistentes das células de micobactérias, porque a extração desses lipídios diminui, mas não anula sua capacidade de reter carbolfucsina (*i. e.*, sua álcool-acidorresistência). A violação mecânica da parede celular e a extração dos lipídios da parede celular com álcalis etanólicos que removem os lipídios esterificados e livres destroem as propriedades álcool-acidorresistentes desses microrganismos, indicando que o teor lipídico total da parede celular seja responsável pela propriedade de coloração álcool-ácida.

Endósporos bacterianos

Endósporos são estruturas esféricas ou ovais formadas dentro de algumas espécies de bactérias, que representam um estágio dormente ou de "repouso" do ciclo de crescimento do microrganismo. Entre as bactérias clinicamente significativas, os endósporos são produzidos pelos bacilos gram-positivos que pertencem ao gênero *Bacillus* e outros gêneros relacionados, assim como pelos bacilos gram-positivos anaeróbios do gênero *Clostridium*. Nesses gêneros, os endósporos são produzidos em resposta à privação de nutrientes dentro da célula bacteriana vegetativa. Esses endósporos são altamente resistentes aos efeitos deletérios de calor, ressecamento, pressão e alguns desinfetantes químicos. As temperaturas de esterilização (i. e., 120°C por 15 a 20 minutos) são necessárias para destruir os esporos. A resistência dos endósporos bacterianos ao calor parece se dever à redução das quantidades de água no *core* do próprio esporo. O tamanho, a forma e a localização dos endósporos nas células em fase dormente das espécies de *Clostridium*, *Bacillus* e outras semelhantes ajudam a caracterizar e identificar algumas espécies desses dois gêneros (ver Capítulos 14 e 16). Os endósporos podem ser esféricos, subesféricos ou ovais, podem diferir quanto à localização na célula (i. e., centrais, terminais ou subterminais) e podem ou não distender a célula. Em geral, os endósporos não se coram com as técnicas de coloração rotineira (p. ex., Gram) e aparecem como corpúsculos incolores refráteis nos esfregaços corados.

Com a estimulação de certas condições ambientais, como o esgotamento dos nutrientes (i. e., glicose, nitrogênio ou fosfato), ou a exposição às temperaturas não ideais ou aos potenciais de oxirredução, o material nuclear divide-se em dois nucleoides, e um torna-se separado do outro por um septo membranoso. Em seguida, o septo cresce junto e o *core* do esporo é engolfado por uma membrana dupla. Entre as duas membranas, uma camada de córtex é depositada pelas membranas. Esse córtex consiste basicamente em peptidoglicano. A camada do córtex espessa-se e acumula íons cálcio em razão da atividade quelante de uma molécula única conhecida como **ácido dipicolínico**. O *core* torna-se protegido pela concentração alta de íons cálcio formando ligações cruzadas firmes com o peptidoglicano e toda a água disponível no esporo é expelida. Várias camadas de cobertura do esporo (uma substância semelhante à queratina, que é rica em pontes dissulfídricas) são depositadas, e o endósporo é liberado com a morte e a desintegração da célula vegetativa original. Os endósporos podem permanecer viáveis por períodos longos. Quando o endósporo é colocado em condições favoráveis em presença de determinados estímulos (p. ex., presença de determinados aminoácidos ou carboidratos e água), os esporos começam a se desenvolver. Com esse tipo de estímulo, as enzimas são ativadas e degradam o córtex do esporo, liberando o material peptidoglicano, íons cálcio e ácido dipicolínico. A seguir, começa a síntese de RNA, depois proteínas e finalmente DNA. O resultado é uma nova célula vegetativa.

Estruturas da superfície das bactérias

Cápsulas. Algumas bactérias têm uma cápsula externa à camada mais exterior da parede celular. A cápsula pode ser espessa ou fina, e pode estar firme ou frouxamente associada à superfície externa da parede celular. O material capsular levemente associado também pode ser descrito como uma **camada viscosa** ou **glicocálix**. Em geral, o material capsular é composto de polissacarídios, que podem formar polímeros de monossacarídios simples (glicanos, dextranos, levanos) ou heteropolissacarídios contendo os açúcares hexose e pentose, mais ribitol, glicerol ou outros alcoóis de açúcares. Fosfatos também são encontrados comumente. Na maioria dos casos, a cápsula é sintetizada na membrana celular; seus componentes são sintetizados e exportados para fora da célula por um sistema "carreador" de lipídios isoprenoides, no qual os componentes precisam estar ligados ao material capsular "preparatório" já presente na superfície da célula. Em alguns casos, assim como a cápsula de glicana de *Streptococcus mutans*, a cápsula é sintetizada por um grupo de enzimas extracelulares e também associadas à parede celular, que são conhecidas como **glicosiltransferases**.[9] A ação dessas enzimas na sacarose dietética forma uma matriz de **glicana insolúvel** ramificada, que interage especificamente com a superfície do dente e com os receptores de *S. mutans*. A formação subsequente dos ácidos originados da sacarose dietética, bem como das reservas intracelulares de glicogênio de *S. mutans* e de outros microrganismos, resulta no desenvolvimento das cáries dentárias.

A cápsula bacteriana desempenha várias funções. Ela protege a célula da desidratação e dos materiais tóxicos presentes no ambiente (p. ex., íons de metais pesados, radicais livres) e facilita a concentração dos nutrientes na superfície da célula bacteriana, em razão de sua composição polianiônica. Além disso, a cápsula também desempenha um papel importante na aderência das bactérias às células e às superfícies das mucosas. Essa aderência é necessária para que muitos microrganismos causem infecções nos hospedeiros apropriados (descritos adiante). Algumas cápsulas bacterianas têm a função de proteger as células contra a fagocitose (quando não há anticorpos anticapsulares) pelos leucócitos polimorfonucleares. Em geral, o material capsular é antigênico e a detecção sorológica da cápsula constitui a base do **teste de Quellung** (ver Capítulo 12), que pode ser usado para identificar e/ou subtipar várias bactérias patogênicas humanas, inclusive *S. pneumoniae*, *H. influenzae* tipo B, *Klebsiella pneumoniae* e sorogrupos de *Neisseria meningitidis*. O material capsular de muitos microrganismos é sintetizado em grandes quantidades e disperso no líquido circundante *in vivo* e *in vitro*.

Nos últimos anos, a estrutura capsular de *Staphylococcus aureus* tem sido um tema pesquisado por cientistas das áreas básicas e microbiologistas clínicos. Mais de 90% das cepas de *S. aureus* isoladas no laboratório clínico são encapsuladas, e essas cápsulas foram divididas sorologicamente em 11 tipos.[63] Os tipos caracterizados até agora (tipos 1, 2, 5 e 8) são carboidratos complexos N- e O-acetilados nas ligações β-1,4 e β-1,3. Os tipos capsulares 5 e 8 predominam nos isolados clínicos, e a maior parte das cepas resistentes à oxacilina expressa o polissacarídio capsular do tipo 5.[2,39] Um fato interessante para o "microbiologista de bancada" é que as cepas de *S. aureus* com cápsula do tipo 5 também podem não ser confiavelmente identificadas pelos testes de aglutinação do látex para a pesquisa de coagulase, utilizados nos laboratórios clínicos.[38] Por isso, as contas de látex revestidas com anticorpos contra os polissacarídios capsulares dos tipos 5 e 8 estão incluídas atualmente em algumas preparações de testes de aglutinação do látex para coagulase.[40]

Em algumas espécies bacterianas, inclusive *Bacillus* e espécies relacionadas, a cápsula é composta de polipeptídios. *B. anthracis*, agente etiológico do antraz, é encapsulado tanto nos tecidos infectados quanto em meios de cultura contendo bicarbonato ou em ambientes com pressão de $CO_2 > 5\%$. A formação da cápsula e a síntese da toxina são "ativadas" especificamente por essas condições de cultura que, curiosamente, refletem as mesmas concentrações de bicarbonato e CO_2 presentes nos tecidos infectados por *B. anthracis*.[91] A cápsula de *B. anthracis* é composta de cadeias β-peptídicas interligadas de ácido D-glutâmico, que variam de 50 a 100 moléculas por cadeia.[91] A presença da cápsula torna *B. anthracis* resistente à fagocitose.[54]

Flagelos. Flagelos bacterianos são apêndices filamentosos longos, que se originam da membrana citoplasmática e estendem-se através da parede celular até o meio circundante. Essas estruturas são responsáveis pela mobilidade das bactérias. Em geral, os flagelos são encontrados nas bactérias gram-negativas em forma de bastão, embora os bastonetes (p. ex., espécies de *Listeria*) e os cocos (algumas espécies de *Enterococcus* e *Vagococcus*) gram-positivos também tenham essas estruturas. Os flagelos diferem em quantidade e distribuição nas células. As bactérias com um único flagelo polar são conhecidas como **monotríquias**; as que têm dois ou mais flagelos originados de um polo ou ponto são **lofotríquias**; as que apresentam um único flagelo localizado em dois pontos ou polos diferentes são chamadas de **anfitríquias**; e as que têm dois ou mais flagelos (um tufo) em dois pontos ou polos da célula são as chamadas **anfilofotríquias**. Os microrganismos que apresentam flagelos distribuídos por toda a superfície da célula são conhecidos como **peritríquios**.

Nas bactérias gram-negativas, estudos demonstraram que os flagelos têm estrutura complexa formada por três partes: **filamento, gancho** e **corpo basal** (Figura 5.12). O filamento flagelar mede 13 a 17 nm de diâmetro e tem comprimento variável. O filamento é composto de subfibrilas paralelas da proteína **flagelina** de 30 a 40 kDa por unidade, que interagem para formar um cilindro oco. O filamento é semirrígido e forma uma hélice voltada para a esquerda à medida que emerge da célula. A flagelina tem a capacidade de automontagem. Os monômeros da proteína são sintetizados e transferidos por dentro do lúmen do cilindro. Na ponta em crescimento da hélice flagelar, o monômero passa por uma alteração de conformação e é acrescentado à extremidade distal do flagelo. O gancho é formado por uma proteína diferente e funciona como uma capa a partir da qual o filamento flagelar emerge. O gancho permite a transmissão de um movimento giratório do corpo basal para o filamento. O **corpo basal** é composto de anéis complexos conectados por uma estrutura com formato de bastão. Os **anéis M, S, P e L** estão ancorados na membrana, no espaço periplasmático, no peptidoglicano e no lipopolissacarídio da membrana externa, respectivamente. Ao menos 10 proteínas compõem a estrutura do anel externo das bactérias gram-negativas. A estrutura anelar fixada à membrana celular gira como parte de uma reação dependente de energia, levando a hélice flagelar rígida a girar como um propulsor. A energia necessária a essa reação é derivada da passagem dos prótons de fora para dentro do citoplasma por meio do corpo basal. Evidentemente, os anéis mais externos (L e P) funcionam como "rolamentos", reduzindo o atrito e o extravasamento dos

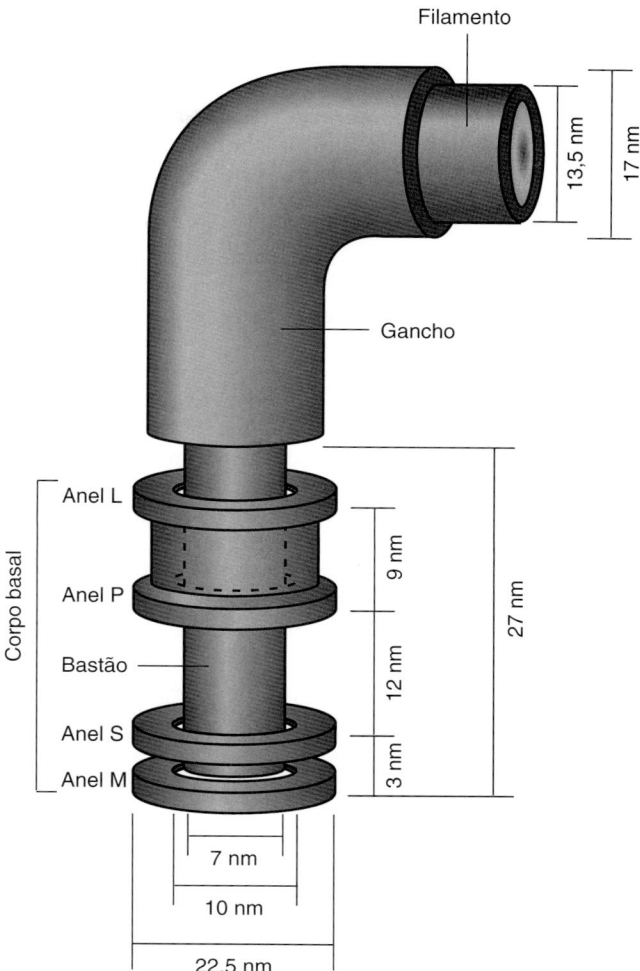

■ **FIGURA 5.12** Ultraestrutura de um flagelo de uma bactéria gram-negativa.

materiais da célula nos pontos de inserção flagelar. Nas bactérias gram-positivas, a estrutura flagelar é menos complexa e é constituída por dois anéis. Uma estrutura anelar ancora o flagelo à membrana plasmática, enquanto a segunda fica inserida na camada espessa de peptidoglicano.

Várias espécies de microrganismos flagelados também conseguem alterar o tipo antigênico expresso nos flagelos que produzem; esse processo é conhecido como **variação de fase**. Essa expressão refere-se à capacidade que os microrganismos têm de expressar alternadamente dois tipos de flagelos. A variação de fase ocorre por expressão diferenciada dos genes cromossômicos que codificam duas proteínas flagelina estruturalmente diversas. Esse fenômeno foi observado primeiramente nas bactérias gram-negativas entéricas, como nos sorotipos de *Salmonella*, mas também ocorre em outras espécies como *N. gonorrhoeae* (ver adiante). Os antígenos flagelares das bactérias gram-negativas são conhecidos como antígenos H, termo originado da palavra alemã "*hauch*", que significa "respiração". As espécies de *Vibrio* têm morfologia flagelar típica, mas o flagelo fica envolvido por uma bainha derivada da membrana externa da parede celular. Nos espiroquetas, o flagelo não se projeta para o ambiente externo, mas permanece dentro de uma bainha exterior ao cilindro protoplasmático do corpo celular do microrganismo. Esse endoflagelo ou **filamento axial** origina-se de um dos polos da célula e se enrola no corpo celular por dentro da bainha.

Outras organelas locomotoras. Algumas bactérias gram-negativas mostram o que se conhece como "motilidade deslizante". Esse tipo de motilidade é mais evidente quando os microrganismos estão em contato com alguma superfície. Em microbiologia clínica, a motilidade deslizante é observada entre as espécies de *Capnocytophaga*, que fazem parte da microbiota normal da orofaringe humana e ocasionalmente são isoladas de processos infecciosos (ver Capítulo 9). Estudos com *Flavobacterium johnsonii* e outros microrganismos do grupo *Cytophaga–Flavobacterium–Bacteroides* sugeriram que as proteínas ou glicoproteínas localizadas dentro da membrana externa fiquem aderidas ao substrato e que outras proteínas existentes dentro da membrana celular gerem as forças motoras protônicas, que fazem as proteínas de superfície correr ao longo de "trilhos" dentro da camada de peptidoglicano.[56] Outros estudos também demonstraram a existência de sulfolipídios singulares na camada externa das bactérias deslizantes, que não estavam presentes nos mutantes móveis da mesma espécie. Com a utilização de mutantes imóveis naturais, induzidos quimicamente e por transpósons, pesquisadores identificaram vários genes e óperons não relacionados, que estão envolvidos na motilidade deslizante.[47]

Fímbrias (*pili*). As fímbrias, ou *pili*, são apêndices menores encontrados na superfície de muitas bactérias gram-negativas e de algumas gram-positivas. Embora os termos *pili* e *fímbrias* tenham sido utilizados como sinônimos, hoje em dia esse último termo é aplicado para descrever quaisquer apêndices piliformes não flagelares, enquanto o primeiro é usado para indicar as fímbrias das bactérias gram-negativas, que funcionam especificamente na transferência do DNA de uma célula para outra durante o processo de conjugação (i. e., *pili* sexuais). As fímbrias são compostas de uma proteína conhecida como **fimbrilina** (ou **pilina**), medem 3 a 25 nm de diâmetro e 10 a 20 nm de comprimento. A fimbrilina produzida pelas bactérias gram-negativas é uma subunidade proteica com peso molecular de 17 a 20 kDa. As proteínas constituem tubos ocos, que se originam da membrana celular, mas não têm as estruturas do corpo basal e do gancho dos flagelos. As proteínas das subunidades fimbriais são acrescentadas na base da estrutura, não na ponta, como se observa durante a síntese do flagelo. Os *pili* sexuais estão envolvidos na formação de pares específicos, para permutar material genético durante a conjugação, e também servem como pontos de fixação aos bacteriófagos.

As fímbrias também atuam como organelas celulares para a fixação nas células e/ou nas superfícies mucosas; as fímbrias que desempenham essa função de fixação são conhecidas comumente como **adesinas**. A maioria das adesinas mostra capacidade de se ligar às moléculas terminais de carboidratos (p. ex., manose) semelhante às lectinas – por exemplo, a adesão de fímbria tipo 1 (tipo-específico) ou de fímbrias comuns presentes em bactérias entéricas às mucosas pode ser inibida pela pré-incubação das bactérias com manose. A manose fixa-se na parte terminal da adesina e impede a adesão; por isso, as fímbrias tipo 1 são conhecidas como *sensíveis à manose*. As adesinas que não são afetadas pela manose são conhecidas como fímbria *tipo 2 resistentes à manose*. As especificidades diferentes tipo lectina são parcialmente responsáveis pelos tropismos teciduais observados em várias espécies bacterianas.

O papel das fímbrias como fatores de virulência das bactérias gram-negativas vem sendo estudado extensivamente em *N. gonorrhoeae* e *N. meningitidis*.[43,62] Essas espécies patogênicas de *Neisseria* produzem fímbrias estruturais e antigenicamente semelhantes, compostas por subunidades proteicas fimbriais de 16,5 a 21,6 kDa. As cepas virulentas de *N. gonorrhoeae* expressam essas fímbrias na superfície e conseguem aderir avidamente às células da mucosa do trato genital.[95] Os microrganismos fimbriados também são responsáveis pelas colônias convexas dos tipos 1 e 2, produzidas por gonococos recém-isolados em meio de ágar. A perda das fímbrias em virtude de subculturas repetidas *in vitro* torna esses microrganismos incapazes de iniciar infecções urogenitais, porque não conseguem aderir à mucosa. As colônias compostas por gonococos sem fímbria são maiores e mais planas. Os gonococos têm muitos genes responsáveis por codificar as proteínas fimbriais estrutural e antigenicamente diferentes, e tais proteínas passam por **variação de fase** e **variação antigênica** (ver Capítulo 11). Na variação de fase entre os estados com e sem fímbria os genes *pil* (genes estruturais das fímbrias) não são expressos ou as proteínas fimbriais não podem ser reunidas para formar fímbrias funcionais. Com a variação antigênica, podem surgir tipos novos de fímbrias em razão dos fenômenos de recombinação entre os cerca de 20 genes fimbriais existentes no genoma bacteriano. Em razão da capacidade demonstrada por uma única cepa de gonococo de produzir vários antígenos fimbriais antigenicamente diferentes, o uso das fímbrias como antígenos potenciais para desenvolver vacinas antigonocócicas tem sido praticamente infrutífero.

Entre as bactérias gram-positivas, apenas algumas espécies expressam fímbrias na superfície celular, inclusive alguns estreptococos, corinebactérias e espécies de *Actinomyces*. *Actinomyces viscosus* e *Actinomyces naeslundii* são bacilos gram-positivos facultativos encontrados na cavidade oral e expressam dois tipos de fímbrias. As fímbrias do tipo 1 são responsáveis pela aderência bacteriana nas superfícies dos dentes por sua interação com proteínas ácidas ricas em prolina da saliva, enquanto as fímbrias do tipo 2 participam da aderência bacteriana aos estreptococos orais e vários tipos de células dos mamíferos, inclusive leucócitos polimorfonucleares e hemácias.[21,74] Essas fímbrias do tipo 2 ligam-se às moléculas de galactose ou *N*-acetilgalactosamina da superfície dos estreptococos orais coagregados, ou aos oligossacarídios das glicoproteínas da membrana das células dos mamíferos.[74] Ao contrário das fímbrias das bactérias gram-negativas, as fímbrias das espécies de *Actinomyces* ligam-se covalentemente à camada de peptidoglicano da parede celular.[100] A capacidade demonstrada pelas espécies de *Actinomyces* de aderir às células da mucosa oral e formar coagregados com estreptococos orais cariogênicos facilita a formação da biopelícula e a instalação da placa dentária. Estudos demonstraram que os coagregados fimbriais de *Actinomyces* e estreptococos orais resistem a fagocitose e destruição pelas células polimorfonucleares (PMN) e que a ligação dessas células resulta na liberação de mediadores inflamatórios. As fímbrias certamente desempenham um papel fundamental na capacidade de os patógenos periodônticos colonizarem e iniciarem a infecção.

Permuta e recombinação dos genes bacterianos

A replicação das bactérias ocorre por fissão binária, um processo assexuado que não envolve recombinação e resulta na formação de duas células descendentes idênticas à célula original. Entretanto, vários grupos de bactérias têm a capacidade de realizar permuta e recombinação de genes com outros microrganismos. A permuta genética entre bactérias ocorre por um dos três mecanismos gerais seguintes: transformação, transdução e conjugação (Figura 5.13).

A **transformação** consiste na captação do DNA livre no ambiente circundante (Figura 5.13 A). As células fisiologicamente aptas para captar e incorporar DNA livre aos seus genomas são conhecidas como *competentes*. Em geral, a competência é um estado transitório, que ocorre perto do final da fase de crescimento exponencial, embora alguns microrganismos possam ser competentes sempre. Nas bactérias gram-positivas competentes (p. ex., *Bacillus subtilis*, *S. pneumoniae*), fragmentos pequenos da dupla-hélice de DNA se ligam à célula por meio de um receptor de superfície celular, expresso durante o período de competência. À medida que o DNA entra na célula, uma fita é hidrolisada por uma nuclease ligada à superfície. Os processos de recombinação entre o DNA de fita simples e as regiões homólogas do cromossomo bacteriano resultam na integração do DNA transformado no genoma bacteriano. Quando não existem regiões homólogas para o DNA transformador, a fita de DNA não é incorporada, os genes de determinada fita do DNA não são expressos, e o DNA de fita simples é decomposto por endonucleases de restrição endógenas. *H. influenzae* – bactéria gram-negativa competente para a transformação – também tem receptores para o DNA na superfície da célula; a ligação do DNA ocorre por meio do reconhecimento de

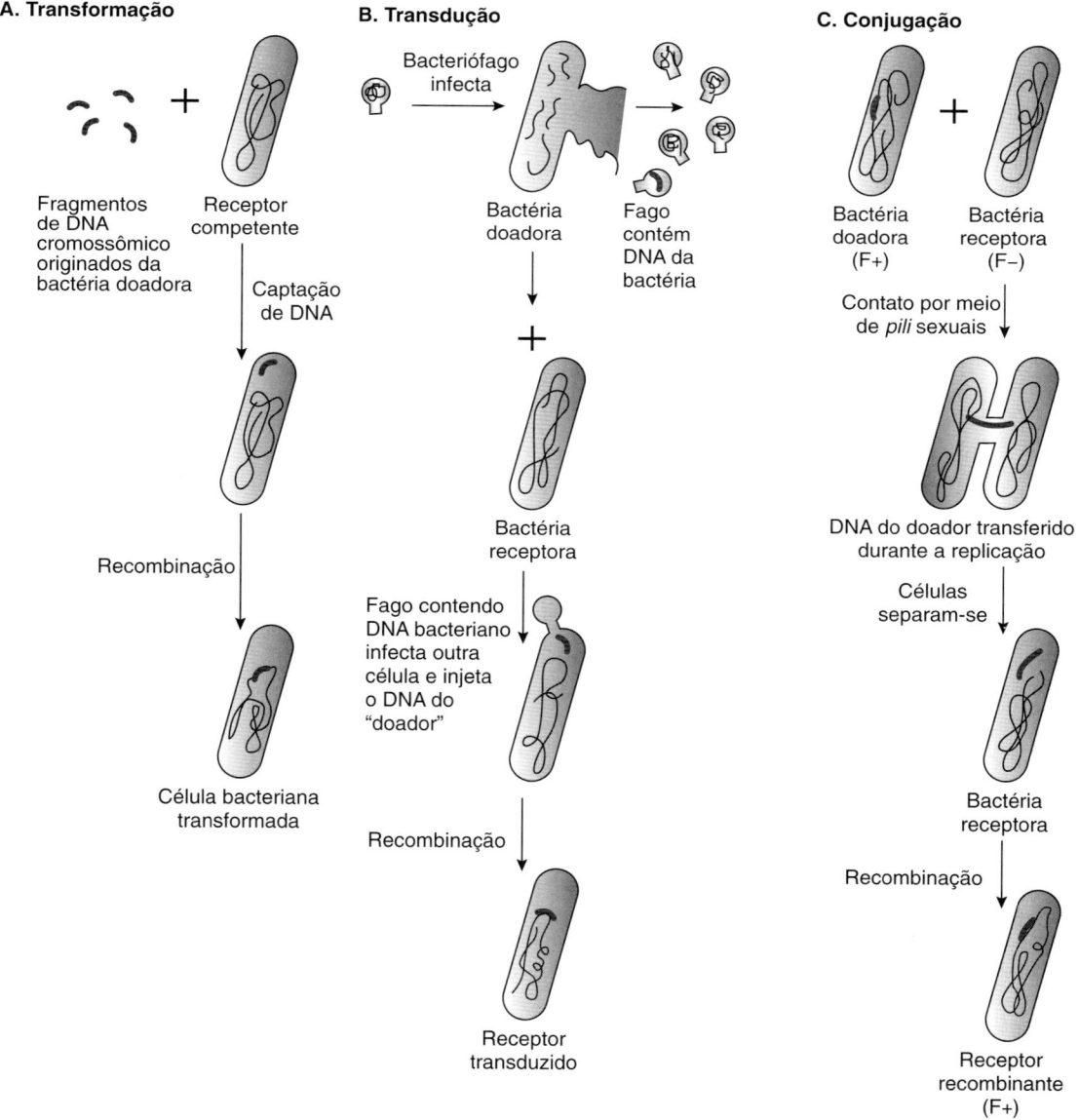

■ **FIGURA 5.13** Mecanismos da transferência de genes entre as bactérias. Os microrganismos podem permutar material genético por um dos três processos seguintes: transformação (**A**), transdução por meio de um bacteriófago (**B**) e conjugação (**C**).

uma sequência de nucleotídios expressa na superfície com 10 a 14 pares de bases, que permite que o DNA apenas das espécies diretamente relacionadas seja ligado e entre na célula competente. Em seguida, a dupla-hélice de DNA entra na célula, mas apenas uma fita participa dos processos de recombinação que levam à incorporação do DNA transformador ao genoma do receptor. As células que normalmente não expressam competência para transformação genética podem tornar-se permeáveis ao DNA extracelular ("competência artificial") por meio do tratamento com $CaCl_2$ ou outras soluções salinas a 0°C, ou por **eletroporação**, na qual as suspensões de células são expostas a uma corrente elétrica que induz a entrada do DNA nas células bacterianas.

O termo **transdução** refere-se à permuta de informação genética por meio dos bacteriófagos (Figura 5.13 B). Os bacteriófagos (ou simplesmente "fagos") são vírus que infectam bactérias. Alguns bacteriófagos são **líticos**, ou seja, depois de infectarem uma célula bacteriana, seus genes reguladores "assumem o controle" dos processos de biossíntese da bactéria, resultando na expressão dos genes estruturais dos fagos e na formação de novas partículas dos bacteriófagos, liberadas depois da desintegração e da morte da bactéria hospedeira. Com os bacteriófagos temperados o material genético do fago torna-se incorporado ao DNA da célula hospedeira na forma de um "prófago" e replica-se junto como o cromossomo da bactéria. Alguns bacteriófagos também são conhecidos como *bacteriófagos lisogênicos*, e a célula bacteriana infectada por eles é descrita como **lisogênica**. Um bacteriófago lisogênico pode ser induzido a iniciar a produção de novos fagos com a indução por exposição a algumas substâncias químicas (p. ex., mitomicina C) ou à irradiação ultravioleta (*i. e.*, o fago torna-se "lítico"). A excisão do DNA do bacteriófago do genoma da célula bacteriana resulta em alguns bacteriófagos contendo não apenas os genes "específicos do fago", como também os genes da célula hospedeira, que estavam localizados perto da área de integração do DNA do fago no cromossomo bacteriano.

A transferência de informação genética durante a transdução pode ser generalizada ou especializada. A expressão **transdução generalizada** refere-se ao "empacotamento" aleatório e acidental do DNA da célula hospedeira no capsídio ou na "cabeça" da partícula do fago. A liberação do fago maduro, depois da desintegração da célula, e a infecção subsequente de outra célula bacteriana resultam na introdução do "DNA do doador" da bactéria hospedeira original para o "receptor". A recombinação do DNA transduzido com uma região homóloga do cromossomo da célula receptora leva à integração e à expressão subsequente dos genes transduzidos. A transdução generalizada ocorre com uma frequência de um fago transdutor para 10^5 a 10^8 fagos produzidos durante a indução do estado lisogênico e de 1 a 2% do comprimento total do genoma da célula hospedeira podem ser transferidos por esse mecanismo. A **transdução especializada** consiste no "empacotamento" de genes específicos da célula hospedeira no prófago transdutor. Esse tipo de transdução ocorre com os fagos temperados que têm locais de integração cromossômica específicos, inclusive o bacteriófago λ. Apenas os genes da célula hospedeira que se localizam ao lado do genoma do fago integrado têm chances de ser incorporados ao genoma do bacteriófago durante a indução do estado lisogênico. Um fago transdutor especializado forma-se a partir de 10^5 a 10^6 partículas novas de fagos formados depois da indução.

A **conjugação** é o único mecanismo de permuta genética entre bactérias que requer contato de uma célula com outra (Figura 5.13 C). As bactérias gram-negativas capazes de participar da conjugação têm um plasmídio conhecido como **plasmídio F** ("plasmídio de fertilidade"). Esse plasmídio contém um óperon de genes descritos com região *tra*, que codifica os *pili* sexuais (ou *pili* conjugativos) e outras moléculas envolvidas na conjugação.[34] Os *pili* especializados funcionam como veículos para o estabelecimento de contato com outra célula bacteriana. Depois que o contato é estabelecido, os *pili* sexuais aparentemente são recolhidos e, desse modo, uma célula é puxada para mais perto da outra. Os *pili* também podem funcionar como "tubos", por meio dos quais o DNA é transferido durante o processo de conjugação. As células que têm plasmídios F são referidas como F^+, enquanto as células que não o possuem são conhecidas como F^-. Quando se estabelece contato entre uma célula F^+ e outra célula F^- por meio dos *pili* sexuais, o plasmídio F circular começa a ser replicado. Durante esse processo, uma das fitas simples do DNA plasmidial é transferida para a célula receptora. Essa fita simples é replicada à medida que entra na célula receptora, e o resultado final são duas células contendo os plasmídios de conjugação completos (*i. e.*, as duas tornam-se células F^+).

Em alguns microrganismos, o plasmídio F torna-se integrado ao genoma da célula hospedeira em locais de integração específicos, nos quais existem sequências homólogas de nucleotídios. O estabelecimento de contato por meio dos *pili* F e a conjugação subsequente resultam na transferência de alguns genes do plasmídio F e também material da célula hospedeira, que se localiza perto do local de integração do plasmídio F. As células que têm um plasmídio F integrado são conhecidas como *células Hfr* (recombinações de alta frequência). A conjugação das células Hfr com as células F^- resulta na transferência de parte do genoma F mais alguns genes da célula hospedeira doadora. Em geral, as células F^- receptoras continuam F^- depois da conjugação, porque apenas parte do plasmídio F originado da célula Hfr doadora é transferida para a célula receptora durante o processo de conjugação. Por isso, essas células receptoras não têm o óperon completo necessário à conjugação subsequente. A recombinação entre o material genético da célula doadora e as regiões homólogas da célula receptora F^- permite que o DNA do doador seja expresso na célula receptora. A célula doadora continua Hfr, porque o cromossomo da célula hospedeira (contendo o plasmídio F integrado) é replicado durante a transferência do ssDNA genômico da célula Hfr para a célula F^-.

Entre as bactérias gram-positivas, *Enterococcus faecalis* também consegue permutar plasmídios por meio de um processo de conjugação. Entretanto, a transferência dos genes não é realizada por meio de *pili*, mas pela **coagregação** dos microrganismos em resposta aos **feromônios** produzidos pela bactéria doadora.[65] Quando são expostas às células que não contêm plasmídios (ou aos filtrados de culturas de células sem plasmídios), as células contendo plasmídio produzem feromônios codificados por plasmídios conhecidos como **substâncias de agregação**. Essas substâncias são peptídios pequenos (sete a oito aminoácidos). Os feromônios ligam-se aos locais existentes nas células doadoras e receptoras, estimulando a agregação das bactérias. A agregação resulta no estabelecimento de conexões intercelulares necessárias à transferência dos plasmídios. Curiosamente, os enterococos que contêm esses plasmídios e substâncias de agregação semelhantes reagem apenas aos feromônio das células que têm plasmídios diferentes e, desse modo, produzem substâncias de agregação diferentes.

Além dos mecanismos de transferência genética descritos antes, outros elementos genéticos também podem participar dos processos de recombinação que afetam as características e a patogenicidade dos microrganismos. Os **elementos genéticos transponíveis** são fragmentos de DNA que podem ser introduzidos em áreas diferentes do cromossomo ou do plasmídio de uma bactéria. Como essas inserções ocorrem aleatoriamente, podem ocorrer mutações em razão da perda de continuidade da sequência dos genes. Esses elementos foram descritos em *E. coli* e muitas outras bactérias. Ao contrário dos mecanismos descritos antes, as regiões de homologia das sequências de ácido nucleico não são necessárias para a recombinação com esses elementos genéticos. Os elementos genéticos transponíveis podem ser classificados em dois grupos: sequências de inserção e transpósons. As **sequências de inserção** (SI) geralmente são fragmentos pequenos de DNA que carregam genes codificadores apenas de sua própria transposição; a expressão desses genes não é reconhecida e, em geral, a inserção é fenotipicamente "imperceptível". As SI têm duas características principais: são pequenas em comparação com os outros elementos transponíveis (em geral, seu comprimento é de cerca de 700 a 2.500 pares de bases) e codificam apenas as proteínas envolvidas na atividade de transposição (desse modo, são diferentes dos outros transpósons, que também carregam genes acessórios, inclusive genes que conferem resistência aos antimicrobianos). Em geral, essas proteínas são transposases catalisadoras da reação enzimática que permite a transferência das SI, além de uma proteína regulatória que estimula ou inibe a atividade de transposição. Os **transpósons** são maiores e codificam ao menos uma função reconhecível como alteração fenotípica, inclusive a aquisição de resistência aos antimicrobianos. Os transpósons descritos nas bactérias gram-negativas contêm genes de resistência aos antimicrobianos (p. ex., aminoglicosídios, tetraciclina, cloranfenicol) e, entre as bactérias gram-negativas clinicamente significativas, os transpósons que carregam genes de resistência aos macrolídios e às tetraciclinas foram descritos também nos estreptococos beta-hemolíticos do grupo A.[14,33]

Requisitos ao crescimento e metabolismo bacteriano

Carbono. As bactérias podem ser divididas em dois grandes grupos com base em sua necessidade de carbono – as bactérias **litotróficas** (ou **autotróficas**) e as **organotróficas** (ou **heterotróficas**). As bactérias litotróficas podem usar dióxido de carbono como fonte única de carbono e sintetizá-lo a partir dos "esqueletos" de carbono de todos os seus metabólitos orgânicos. Essas bactérias necessitam apenas de água, sais inorgânicos e CO_2 para seu crescimento e sua energia é originada da luz (bactérias fotolitotróficas) ou da oxidação de uma ou mais substâncias inorgânicas (bactérias quimiolitotróficas). As bactérias organotróficas não conseguem usar CO_2 como única fonte de carbono, mas necessitam também de moléculas orgânicas como a glicose. Para essas bactérias heterotróficas, uma parte do composto orgânico que serve como fonte de energia também é usada para sintetizar os compostos orgânicos necessários ao microrganismo. Muitas outras substâncias também podem ser usadas como fontes exclusivas ou parciais de carbono pelas diferentes espécies de bactérias. Entre as bactérias mais versáteis estão as espécies de *Pseudomonas*, algumas das quais podem usar mais de 100 compostos orgânicos diferentes como fonte única de carbono e energia. A Tabela 5.2 resume as relações entre fontes de energia, fontes de carbono e doadores de elétrons para a geração de energia.

Dióxido de carbono. Algumas bactérias podem usar dióxido de carbono atmosférico como fonte principal de carbono para as reações de biossíntese. A energia para catalisar essa utilização pode ser energia solar (**bactérias fotolitotróficas**) ou da oxidação de moléculas inorgânicas (**bactérias quimiolitotróficas**). Os microrganismos que necessitam de fonte orgânica de carbono também necessitam de algum CO_2 para sintetizar algumas macromoléculas, inclusive para a biossíntese dos ácidos graxos. O dióxido de carbono para essas reações geralmente é obtido da decomposição de substratos orgânicos, a qual ocorre ao mesmo tempo que as reações de biossíntese.

Oxigênio. A necessidade de oxigênio de uma bactéria específica reflete seu mecanismo usado para obter energia. Com base nas suas necessidades de oxigênio, as bactérias podem ser divididas em cinco grupos. Os **anaeróbios obrigatórios** crescem apenas em condições de intensidade redutora alta e o oxigênio é tóxico para eles. Os **anaeróbios aerotolerantes** são bactérias anaeróbias não são mortas pela exposição ao oxigênio. Os **anaeróbios facultativos** conseguem crescer em condições aeróbias e anaeróbias. Os **aeróbios obrigatórios** têm necessidade absoluta de oxigênio para proliferar. Os **microrganismos microaerófilos** crescem melhor em condições com concentrações baixas de oxigênio; as pressões de oxigênio mais altas podem ser inibitórias. Entre os aeróbios obrigatórios e facultativos, a assimilação de glicose resulta na produção terminal do radial livre superóxido (O_2^-). O superóxido é reduzido pela enzima superóxido-dismutase em gás

Tabela 5.2 Fontes de energia e carbono das bactérias.

Tipo/exemplos	Fonte(s) de energia	Fonte(s) de carbono	Doadores de elétrons
Fotolitotróficas Bactérias sulfurosas verdes Bactérias sulfurosas roxas	Luz	CO_2	Compostos inorgânicos (H_2S, S)
Foto-organotróficas Bactérias não sulfurosas roxas	Luz	Compostos orgânicos (e CO_2)	Compostos orgânicos
Quimiolitotróficas Bactérias que desnitrificam hidrogênio e enxofre	Reações de oxidação–redução	CO_2	Compostos inorgânicos (H_2, S, H_2S, Fe, NH_3)
Quimiorganotróficas	Reações de oxidação–redução	Compostos orgânicos	Compostos orgânicos (glicose e outros carboidratos)

oxigênio (O_2) e peróxido de hidrogênio (H_2O_2). Em seguida, o peróxido de hidrogênio tóxico produzido por essa reação é convertido em água e gás oxigênio pela enzima catalase (presente nas bactérias aeróbias e facultativas) ou por várias peroxidases (encontradas em muitos anaeróbios aerotolerantes).

Nitrogênio. Os átomos de nitrogênio das biomoléculas importantes (*i. e.*, aminoácidos, purinas, pirimidinas) provêm dos íons amônio (NH_4^+). A produção de íons amônio começa com a redução do N_2 atmosférico em NH_4^+ (íon amônio ou amônia, NH_3). Em seguida, o NH_4^+ é incorporado às macromoléculas mais complexas por meio dos compostos essenciais **glutamato** e **glutamina**. Algumas espécies de bactérias (espécies de *Rhizobium* e *Azobacter*) e as algas verde-azuladas conseguem realizar essa conversão ou "fixar" N_2 atmosférico em um composto orgânico mais prontamente utilizável. Em razão da força das ligações triplas do N_2, a fixação de nitrogênio requer energia celular na forma de ATP e um agente redutor potente. O processo é catalisado por um sistema complexo com várias enzimas, conhecido como complexo da nitrogenase. Na maioria dos microrganismos que fixam nitrogênio, a ferredoxina reduzida é a fonte de elétrons:

$$N_2 + 6e^- + 12\ ATP + 12\ H_2O \rightarrow 2\ NH_4^+ + 12\ ADP + 12\ Pi + 4\ H^+$$

A capacidade de fixar nitrogênio é demonstrada principalmente pelas bactérias que vivem no solo e foram mencionadas antes. Entretanto, algumas espécies bacterianas que causam doença humana, inclusive *K. pneumoniae* e alguns clostrídios ambientais (p. ex., *Clostridium pasteurianicum*) também conseguem fixar nitrogênio da atmosfera. Os íons amônia também podem ser produzidos pela redução do nitrato. Isso é conseguido por meio de dois mecanismos fisiológicos diversos. Na **redução do nitrato por assimilação** é um processo no qual o nitrato é reduzido a nitrito e hidroxilamina, que depois são convertidos em amônia para assimilação. **A redução do nitrato por dissimilação** ocorre quando o nitrato serve como aceptor de elétrons alternativo ao oxigênio (respiração anaeróbia), tendo como produtos habituais NO_2 ou N_2. A assimilação do nitrato é muito comum entre os microrganismos e requer redutase de nitrato e nitrito, enquanto a redução do nitrato por dissimilação ocorre apenas nas bactérias anaeróbias e nas anaeróbias facultativas que crescem em pressão baixa de oxigênio (*i. e.*, em um caldo de cultura, por exemplo). A amônia produzida por esses mecanismos é incorporada às moléculas orgânicas por ação das enzimas **glutamato-desidrogenase, glutamina-sintetase** e **ácido glutâmico sintetase** (Figura 5.14). Os produtos finais dessas reações são glutamina e ácido glutâmico, que depois são incorporados como blocos de construção utilizados nas outras reações de biossíntese de vários aminoácidos, purinas, pirimidinas e outros compostos nitrogenados necessários.

Fatores de crescimento. Esses fatores promovem o crescimento do microrganismo e são fornecidos por vários líquidos e tecidos corporais *in vivo* e na forma de extratos de leveduras e sangue e/ou produtos sanguíneos *in vitro*. Entre esses fatores estão as vitaminas do complexo B, os sais minerais, alguns aminoácidos, purinas e pirimidinas. As vitaminas do complexo B podem desempenhar um papel catalítico no interior da célula, atuando como componentes das coenzimas ou como grupos prostéticos das enzimas. Os microrganismos que não necessitam de uma fonte exógena de determinado fator de crescimento, porque conseguem sintetizar seu próprio fator, são conhecidos como **prototróficos**. Os microrganismos **auxotróficos** requerem o acréscimo do fator de crescimento ao meio de cultura, antes que possam crescer. Quantidades diminutas de alguns íons inorgânicos também são necessárias a todas as bactérias. Além do nitrogênio, do enxofre e do fósforo – que estão presentes como constituintes dos compostos biológicos importantes – potássio, magnésio e cálcio comumente estão associados funcionalmente a determinados polímeros aniônicos. Os cátions bivalentes do magnésio estabilizam os ribossomos, as membranas celulares, a parede celular e os ácidos nucleicos, sendo também necessários às atividades de algumas enzimas. O potássio também é necessário à atividade de algumas enzimas e, nas bactérias gram-negativas, a concentração intracelular do potássio é afetada pelo teor de ácidos teicoicos da parede celular. A maioria dos microrganismos também requer zinco, ferro, manganês, cobre e cobalto. Alguns requisitos físicos para o crescimento incluem temperatura, pH e potencial de oxidação/redução ideais.

Cinética do crescimento bacteriano

Durante o crescimento em meios de cultura líquidos, as bactérias demonstram uma curva de crescimento homogênea expressa em números logarítmicos de bactérias ao longo do tempo. A Figura 5.15 ilustra uma curva típica de crescimento bacteriano. A fase de latência é um período de adaptação fisiológica e preparação celular, durante o qual a bactéria sintetiza enzimas, cofatores e intermediários metabólitos novos e constitui as reservas intracelulares de nutrientes. Durante a fase de crescimento ativo, a proliferação da bactéria começa à medida que as taxas das reações enzimáticas começam a aproximar-se de suas taxas de equilíbrio. Durante a fase de crescimento exponencial ou logarítmico, o índice de crescimento e de divisão das bactérias ocorre em taxas máximas. Essas taxas são afetadas por temperatura, tipo de fonte de carbono utilizado, concentrações limitantes de vários nutrientes essenciais, tipos de nutrientes disponíveis e pressão de oxigênio ou potencial redox. Durante a fase de crescimento declinante, a proliferação finalmente cessa, porque todos os nutrientes essenciais do meio foram esgotados ou substâncias inibitórias ou tóxicas se acumularam. Durante a fase estacionária, a quantidade de células viáveis estabiliza, e as contagens de microrganismos novos formados são iguais aos números de células que morrem em razão da escassez de nutrientes. Durante a fase de morte, as bactérias começam a desintegrar e morrem.

Na maioria dos casos, os laboratórios clínicos lidam com bactérias que crescem em meios sólidos, como ágar-sangue ou chocolate. Em geral, os microrganismos conseguem proliferar em grandes quantidades nos meios sólidos, porque os produtos ácidos e outros compostos inibitórios difundem-se para longe das colônias bacterianas em crescimento, e o esgotamento dos nutrientes nas proximidades das colônias é compensado pela difusão de nutrientes adicionais para as áreas de crescimento do meio de ágar. Entretanto, alguns microrganismos são extremamente sensíveis às oscilações do pH ou aos subprodutos do metabolismo (metabólitos), que provocam a destruição das células intrinsecamente ou

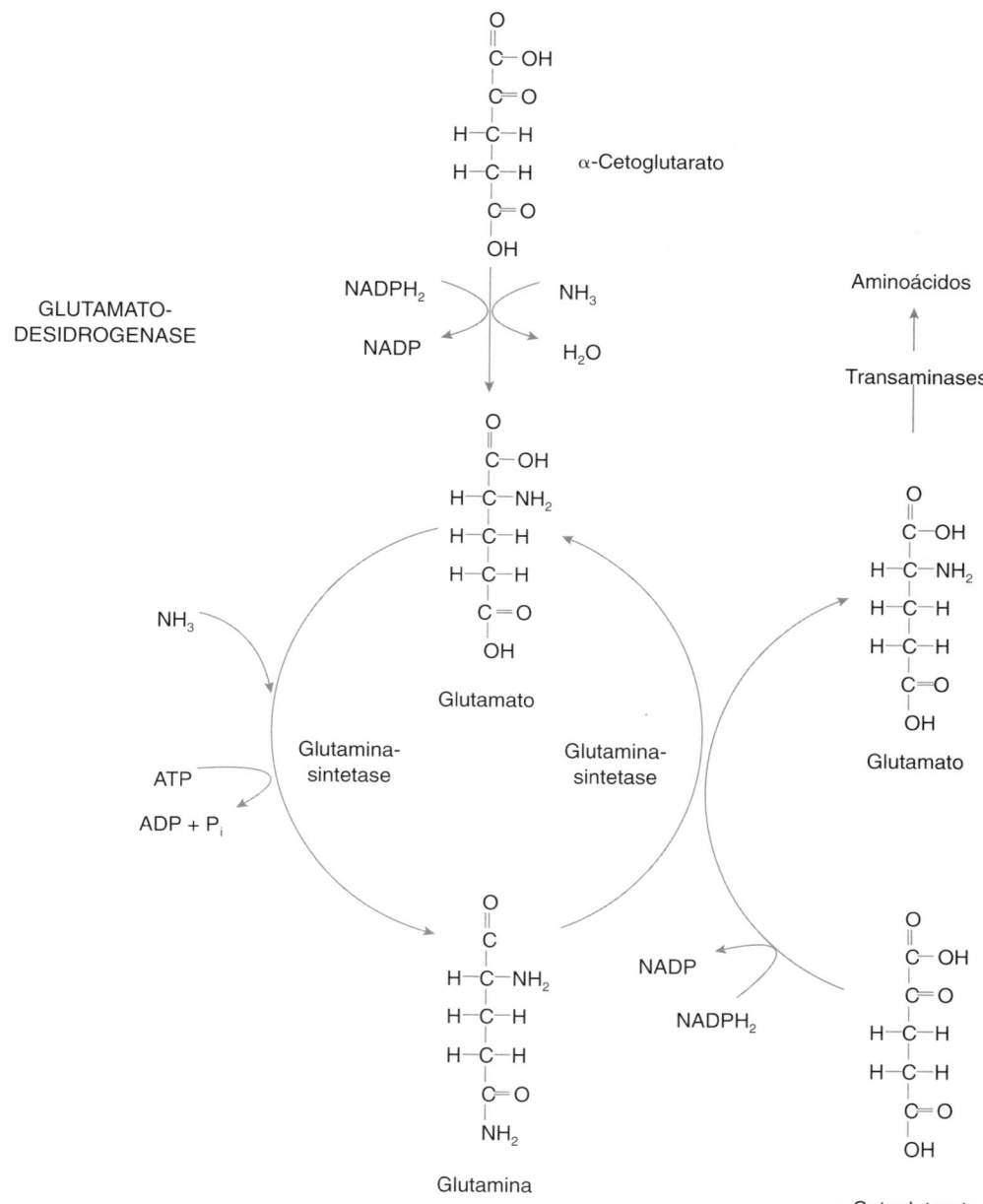

■ **FIGURA 5.14** Assimilação e metabolismo do nitrogênio por meio das enzimas glutamina-sintetase, glutamato-desidrogenas e ácido glutâmico sintetase (glutamato-sintetase). Esse sistema enzimático resulta na síntese de aminoácidos e outros compostos.

ativam autolisinas celulares. Em geral, a semeadura periódica ou frequente de subculturas em meio de ágar fresco é suficiente para a conservação da viabilidade dos microrganismos nos meios de cultura sólidos por períodos curtos.

Metabolismo e geração de energia pelas bactérias em geral

Fermentação. O metabolismo bacteriano é um equilíbrio dinâmico entre biossíntese (reações anabólicas) e decomposição (reações catabólicas). Além de fornecer blocos de construção menores para os processos de biossíntese subsequente, as reações catabólicas proporcionam a energia necessária às reações biossintéticas. Com esses processos, a energia fornecida pela hidrólise das ligações químicas é capturada pelas ligações de fosfato de alta energia do **ATP**. Essas ligações mantêm a ativação e a continuação das outras reações bioquímicas. Com o uso dessa energia, a bactéria sintetiza sua parede celular, suas proteínas, seus ácidos nucleicos e outras macromoléculas estruturais e regulatórias. A utilização dos carboidratos pelas bactérias e as condições nas quais esse uso ocorre são características fundamentais à caracterização das bactérias em grupos gerais. Em geral, alguns testes realizados no laboratório de microbiologia clínica consistem em detectar subprodutos do metabolismo bacteriano na cultura líquida depois de períodos de incubação suficientes, seja através de indicadores de pH no meio ou por cromatografia liquido/gasosa. A capacidade demonstrada por determinado microrganismo de produzir ácidos a partir de vários carboidratos (p. ex., maltose, sacarose,

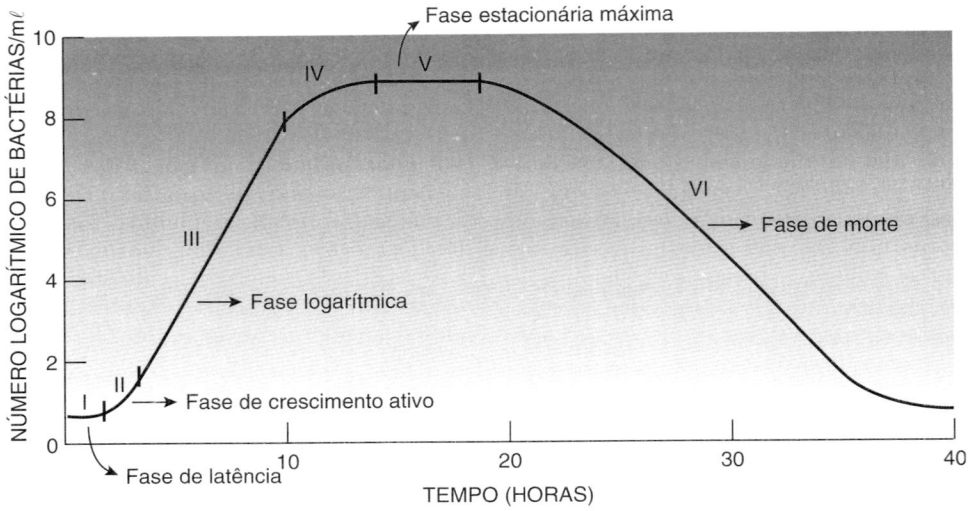

FIGURA 5.15 Cinética de crescimento bacteriano.

manitol, manose etc.) reflete seus recursos enzimáticos para converter inicialmente esses carboidratos em glicose, que é o ponto de partida para o catabolismo aeróbio e anaeróbio desses compostos orgânicos.

A utilização da glicose em condições de anaerobiose é conhecida como *fermentação*. A fermentação ocorre por meio da glicólise (também conhecida como **reação do difosfato de hexose** e **via de Embden-Meyerhof-Parnas**) e o produto final é ácido pirúvico ou piruvato. A Figura 5.16 ilustra a via glicolítica de conversão da glicose em piruvato. Essa via requer duas moléculas de ATP para a fosforilação inicial da glicose em glicose-6-fosfato e a fosforilação subsequente desse último composto em frutose-1,6-difosfato. Durante a glicólise, o ATP é produzido em duas etapas da reação. Em consequência da conversão do ácido 1,3-difosfoglicérico em ácido 3-fosfoglicérico, a energia derivada da oxidação de um grupo aldeído é conservada na forma de uma ligação de fosfato de alta energia no ATP. A conversão do fosfoenolpiruvato em piruvato resulta na formação de outra molécula de ATP. Por isso, quatro moléculas de ATP são formadas a partir de cada molécula de glicose utilizada na glicólise por um processo conhecido com **fosforilação em nível de substrato**, que resulta no ganho final de duas moléculas de ATP. Além do ATP, a reação também gera potencial redutor com a formação de NADH a partir do cofator NAD (dinucleotídio de nicotinamida e adenina).

Na maioria dos microrganismos, a glicólise não é a única reação disponível ao metabolismo dos carboidratos. Algumas bactérias estritamente aeróbias usam a via de Entner-Doudoroff, que começa com a conversão da glicose em ácido 6-fosfoglicurônico. Essa molécula é desidratada e forma 2-ceto-3-desoxi-6-gliconato que, em seguida, é hidrolisada em piruvato e gliceraldeído-3-fosfato (Figura 5.17). Depois, o piruvato entra no **ciclo do ácido tricarboxílico de Krebs** (ver adiante), e o gliceraldeído-3-fosfato é convertido em piruvato pelo ciclo glicolítico. Algumas bactérias usam a via pentose-fosfato, na qual a glicose-6-fosfato é oxidada em ácido 6-fosfoglicurônico, que depois é oxidado novamente em ribulose-5-fosfato (5 carbonos), CO_2 e NADH (Figura 5.18). Monossacarídios de cinco carbonos são usados na biossíntese dos ácidos nucleicos. Algumas bactérias também conseguem metabolizar açúcares de cinco carbonos (pentoses) como a xilose e a arabinose. No metabolismo dos açúcares de cinco carbonos, enzimas conhecidas como transcetolases e transaldolases convertem esses carboidratos simples em vários intermediários com 3, 4 e 5 carbonos que, por sua vez, são utilizados como blocos de construção para a biossíntese dos precursores dos ácidos nucleicos.

Utilização do piruvato. O piruvato pode entrar em várias reações, resultando na formação de diversos produtos finais. Esses produtos finais geralmente são úteis à classificação dos microrganismos isolados no laboratório de microbiologia clínica. As vias metabólicas ilustradas nas Figuras 5.19 e 5.20 são:

Via 1 | Fermentação homoláctica (homofermentativa). Nessa via – o tipo mais simples de fermentação –, o produto principal da fermentação da glicose é ácido láctico. Alguns microrganismos considerados fermentadores homolácticos também produzem quantidades pequenas de acetato, etanol e formato. As quantidades relativas desses últimos produtos dependem do pH inicial e da capacidade de tamponamento do meio. Em geral, não há formação de gás. A fermentação homoláctica da glicose é típica dos estreptococos, enterococos, pediococos (*Pediococcus*) e lactobacilos.[64]

Via 2 | Fermentação heteroláctica. O piruvato é descarboxilado e forma acetaldeído e CO_2. Em seguida, o acetaldeído é reduzido pelo $NADH_2$ e pela álcool-desidrogenase para formar etanol. Esse tipo de reação é observado com as espécies de *Leuconostoc*, alguns lactobacilos e leveduras.

Via 3 | Fermentação ácido-mista. Nessa reação metabólica, o piruvato é metabolizado em diferentes produtos (ácido acético, etanol, ácido succínico, ácido fórmico). Inicialmente, o piruvato é clivado em presença da coenzima A (CoA) para formar ácido fórmico e acetil-CoA. Parte da acetil-CoA é reduzida a acetaldeído e depois etanol. O grupo acetila de algumas moléculas de acetil-CoA é transferido ao fosfato, resultando em acetilfosfato, que depois libera sua ligação de alta energia ao ADP, formando uma molécula de ATP e ácido acético. Algumas bactérias conseguem oxidar diretamente o formato em gás hidrogênio e CO_2.

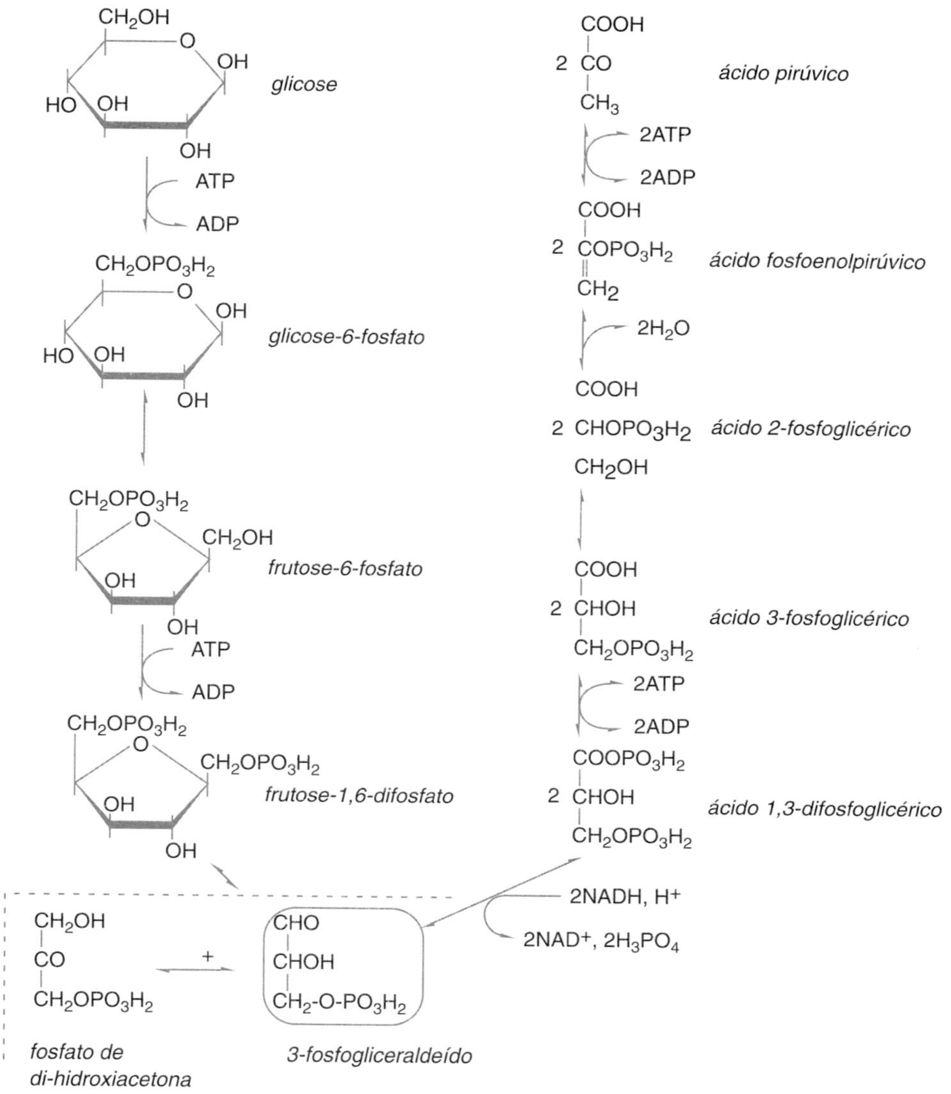

FIGURA 5.16 Via glicolítica.

A composição e as quantidades desses produtos ácidos dependem do microrganismo.

Via 4 | Fermentação do butanodiol. As bactérias que utilizam esta via têm uma enzima que condensa duas moléculas de piruvato (cada uma com três carbonos) a CO_2 e a um intermediário com cinco carbonos conhecido como α-acetolactato. Em seguida, o α-acetolactato é descarboxilado enzimaticamente, resultando na formação de acetoína (acetilmetilcarbinol). Em presença de íons hidrogênio, a acetoína é reduzida novamente a 2,3-butanodiol. Essa reação de redução é lentamente reversível no ar sob condições alcalinas; a acetoína sintetizada pode ser detectada pelo acréscimo de α-naftol. Isso constitui a base do **teste de Voges-Proskauer** (**VP**), que usa α-naftol em presença de álcalis para detectar acetoína. Essa via é encontrada no grupo *Klebsiella–Enterobacter–Serratia–Hafnia* da família Enterobacteriaceae. A conversão de parte do piruvato em 2,3-butanodiol reduz a quantidade de ácido em comparação com a via ácida mista descrita antes e é responsável pela reação **vermelho de metila** (**VM**) usada para diferenciar *E. coli* e bactérias semelhantes (**VM+/VP−**) do grupo *Klebsiella–Enterobacter–Serratia–Hafnia* (**VM−/VP+**).

Via 5 | Fermentação do butanol. Essa reação de fermentação é encontrada entre os membros do gênero *Clostridium*. Essas bactérias têm uma enzima, que condensa duas moléculas de acetil-CoA produzidas a partir do piruvato para formar acetoacetil-CoA. Essa última molécula é reduzida em várias etapas a butiril-CoA, que depois pode ser hidrolisado a ácido butírico e ATP. Como alternativa, o acetoacetato é liberado e descarboxilado para formar CO_2 e acetona, que pode ser reduzida a álcool isopropílico. Nos laboratórios de microbiologia clínica que realizam estudos de referência com clostrídios, os produtos voláteis e não voláteis da fermentação são detectados por análises de cromatografia líquido-gasosa dos derivados preparados a partir dos caldos de cultura. A detecção desses produtos finais (metabólitos) ajuda a identificar o gênero ou a espécie dessas bactérias anaeróbias.

Via 6 | Fermentação do ácido propiônico. Essa via é um tipo de reação cíclica, na qual o oxaloacetato é formado a

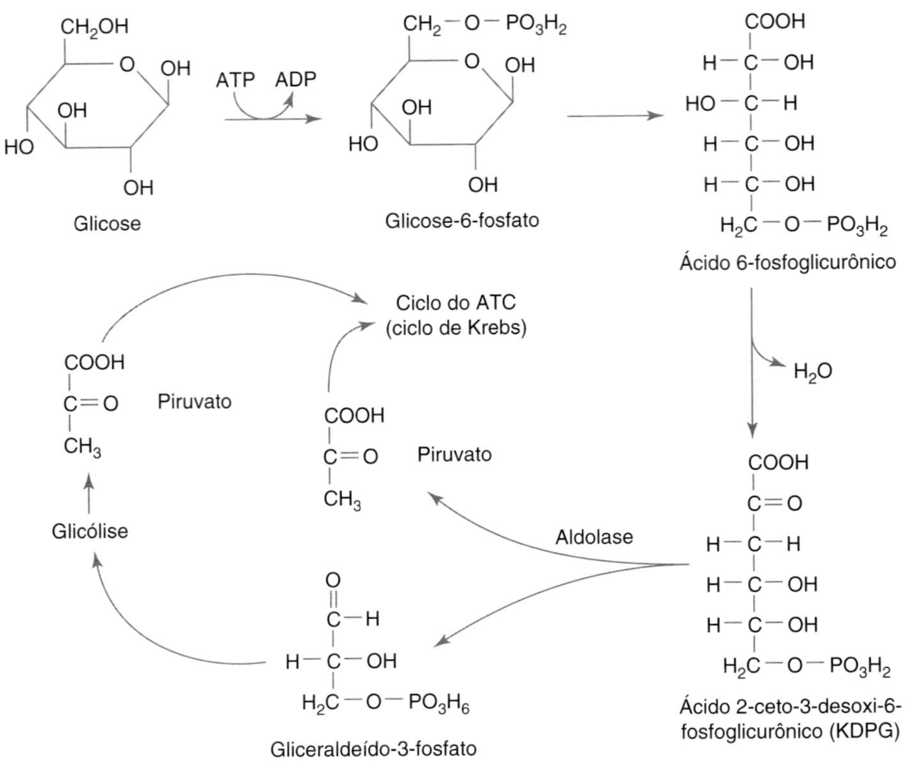

FIGURA 5.17 Via de Entner-Doudoroff.

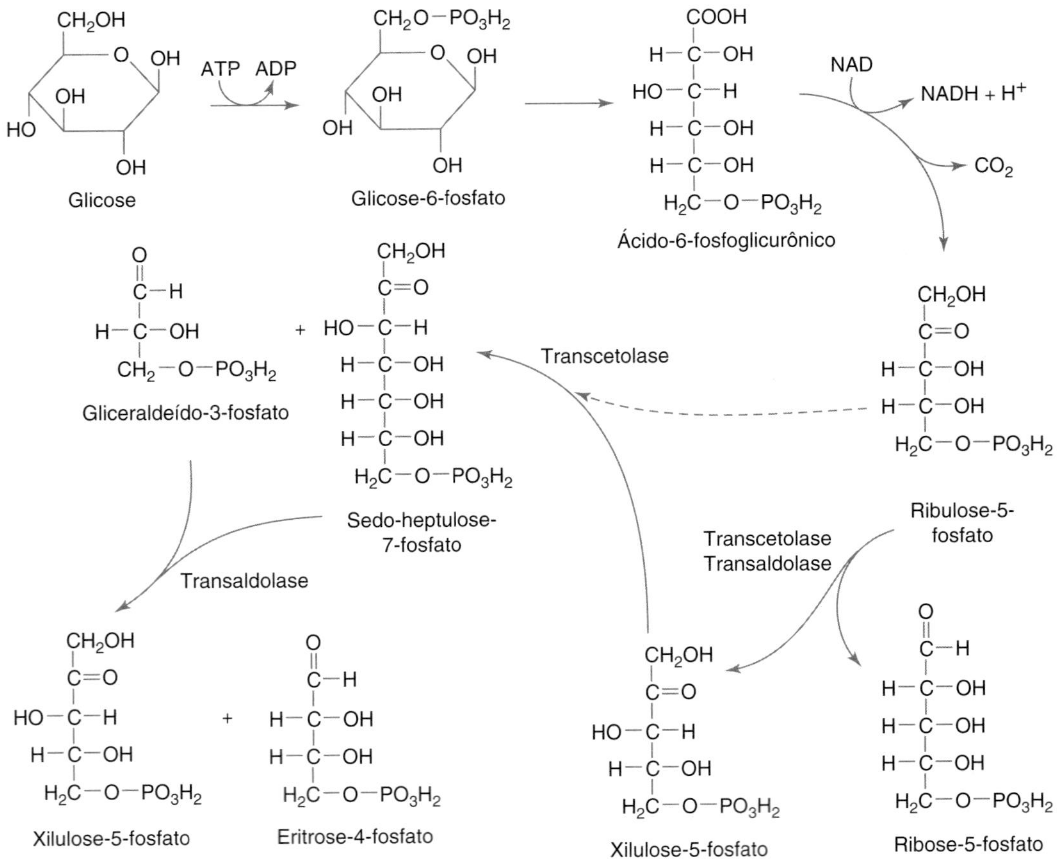

FIGURA 5.18 Via pentose-fosfato.

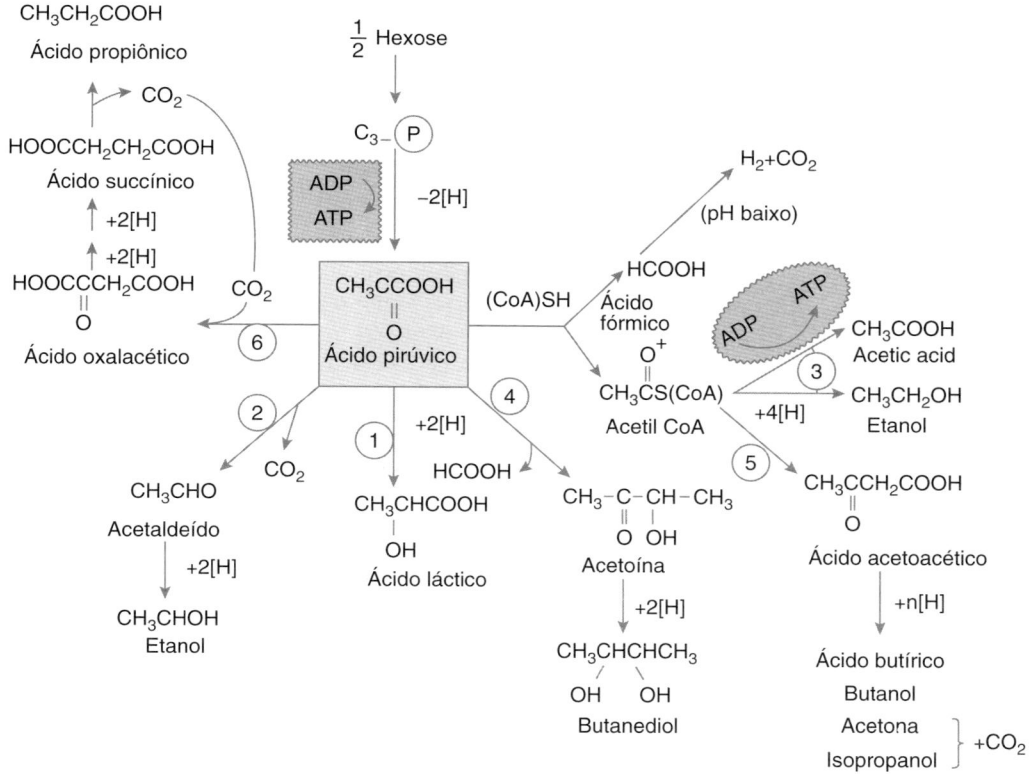

FIGURA 5.19 Utilização do piruvato produzido durante a fermentação anaeróbia.

partir do dióxido de carbono, piruvato e ATP utilizando uma coenzima contendo biotina. O oxaloacetato é reduzido a malato, convertido a fumarato e depois reduzido a ácido succínico (succinato). A descarboxilação do succinato resulta na formação de ácido propiônico (propionato). Essa via ocorre nos bacilos gram-negativos anaeróbios do gênero *Bacteroides* e nas espécies de *Propionibacterium* (bacilo anaeróbio gram-positivo não formador de esporos).

A utilização de glicose em condições de aerobiose é conhecida como respiração (Figura 5.20). O piruvato produzido durante a fermentação entra no ciclo de Krebs, no qual é decomposto a CO_2 e H_2O com produção de ATP. A descarboxilação oxidativa do piruvato forma um intermediário de alta energia conhecido como acetilcoenzima A (acetil-CoA), que se condensa com uma molécula de oxaloacetato para formar citrato e CoA livre. Em seguida, ocorre uma série de reações oxidativas, que resultam na produção de oxaloacetato e potencial redutor na forma de NAD reduzido (NADH) e dinucleotídio de flavina e adenina reduzido (FADH). Em seguida, esses compostos de alta energia entram na **cadeia de transporte de elétrons**, que consiste em carreadores alternantes de hidrogênio e elétrons localizados em sequência através da membrana celular. A transferência de prótons ao longo da cadeia de transporte de elétrons gera um potencial de membrana. A energia desse potencial é fornecida por um sistema multienzimático associada à membrana conhecido como **ATP-sintetase**. A subunidade enzimática catalisa a fosforilação do ADP com fosfato inorgânico. Oxigênio (O_2) é o aceptor final dos elétrons da cadeia de transporte de elétrons e o produto final é H_2O. A oxidação completa da glicose por glicólise anaeróbica e pelo ciclo de Krebs aeróbio resulta no ganho final de 38 moléculas de ATP por mol de glicose, em comparação com a produção final de apenas duas moléculas de ATP por mol de glicose apenas pela via glicolítica (fermentativa). Além da produção de ATP durante o metabolismo aeróbio, o ciclo de Krebs também fornece à célula precursores ou compostos intermediários utilizados na biossíntese de vários outros componentes celulares, inclusive purinas, pirimidinas, aminoácidos e lipídios. O ciclo de Krebs também desempenha uma função catabólica, oferecendo uma via para a decomposição oxidativa dessas mesmas macromoléculas.

Fatores de virulência e patogenicidade bacterianas

Definições e conceitos

O termo **patogenicidade** refere-se à capacidade de um organismo causar doença. Os microrganismos capazes de causar doença em circunstâncias apropriadas são conhecidos como **patógenos**. Em geral, o termo **virulência** refere-se ao grau de patogenicidade dentro de um grupo ou espécie de microrganismos. A virulência de um microrganismo geralmente não é atribuível a um único fator, mas depende de diversas variáveis relacionadas com o micróbio, o hospedeiro e a interação dinâmica deles. Esse equilíbrio entre hospedeiro e "patógeno potencial" é um tema de interesse crescente para os microbiologistas. Em geral, a virulência abrange dois aspectos de um microrganismo patogênico: **infecciosidade** (*i. e.*, capacidade de iniciar uma infecção) e **gravidade** da doença causada. Cepas altamente virulentas,

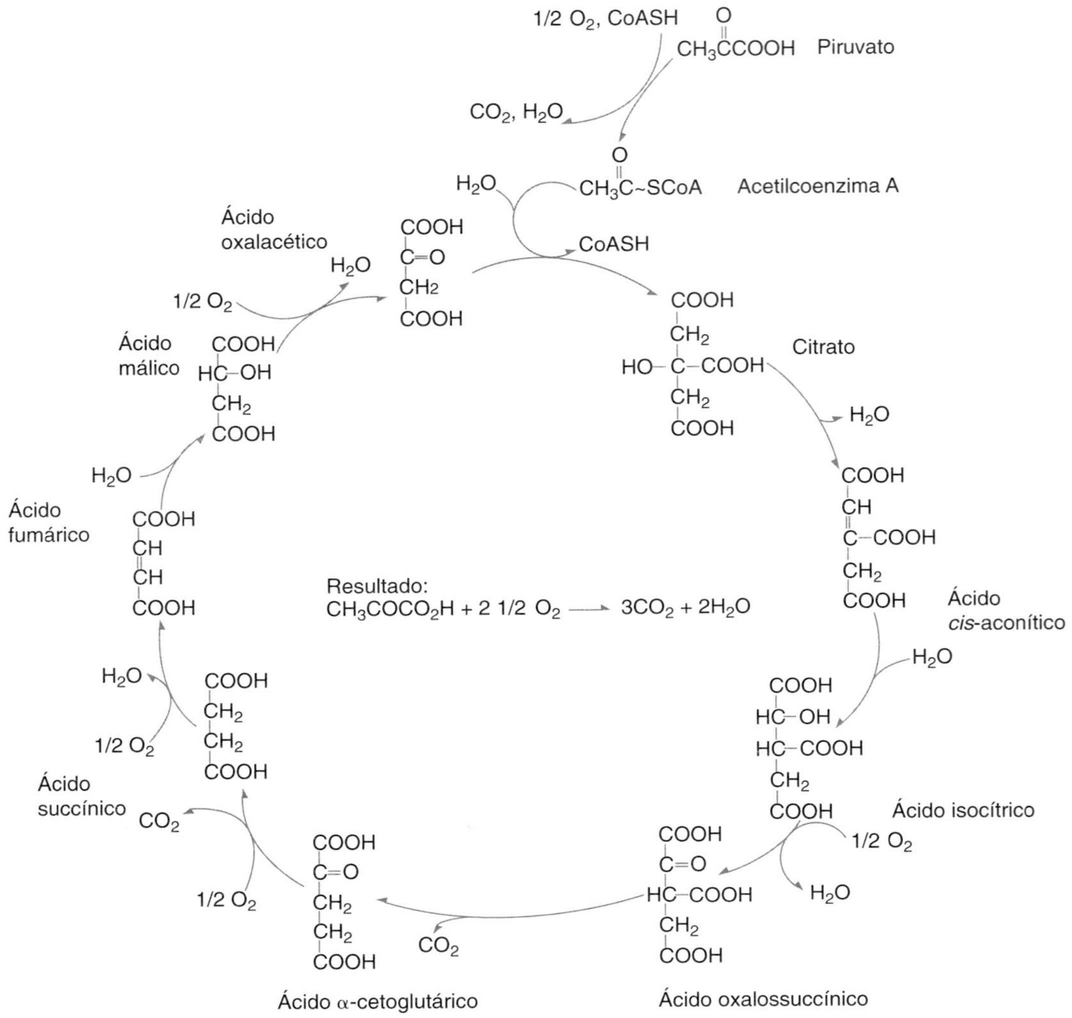

FIGURA 5.20 Ciclo de Krebs do ácido tricarboxílico.

Resultado:
$CH_3COCO_2H + 2\ 1/2\ O_2 \longrightarrow 3CO_2 + 2H_2O$

moderadamente virulentas e/ou avirulentas podem existir na mesma espécie ou no grupo de microrganismos geralmente considerados patogênicos. A infecção do hospedeiro por um microrganismo é uma das etapas necessárias ao desenvolvimento da doença. É importante diferenciar colonização de infecção. A colonização de um hospedeiro pela microbiota normal ocorre mais comumente nas superfícies (p. ex., pele e mucosas) e dentro dos órgãos cavitários (p. ex., trato gastrintestinal). Os fatores favoráveis à colonização, presentes nas superfícies dos micróbios que formam a microbiota (p. ex., fímbrias, ácidos lipoteicoicos, cápsulas e OMP), são praticamente os mesmos utilizados pelos microrganismos patogênicos. Os componentes microbianos na microbiota normal estabelecem-se na superfície e no interior do hospedeiro nos primeiros dias de vida e persistem em estado dinâmico ao longo de toda a sua vida. A infecção por bactérias exógenas pode ser suprimida pela presença da microbiota normal, que já ocupa o nicho ecológico do patógeno potencial. Quando isso ocorre, a infecção pode ser evidenciada apenas por uma reação humoral (anticorpos) com eliminação do microrganismo estranho. Em alguns casos, o resultado pode ser um estado de portador assintomático, ou o hospedeiro pode desenvolver sinais evidentes de doença.

A capacidade que um microrganismo tem de causar doença depende de fatores relacionados com o micróbio e também com o hospedeiro. Hoje em dia, há muito interesse em torno da variedade de **respostas adaptativas** das bactérias, que resultam na expressão das características envolvidas na patogenia. Por exemplo, *Pseudomonas aeruginosa* é um microrganismo onipresente na água e no solo, o qual, em razão de sua versatilidade genética, adaptou-se com sucesso aos ambientes humanos (p. ex., hospitais) de forma a estabelecer seu próprio nicho nosocomial. Ao longo dos anos de sua coexistência com os seres humanos, *P. aeruginosa* tornou-se um patógeno nosocomial oportunista, que expressa uma gama ampla de fatores de virulência determinados geneticamente, inclusive várias exotoxinas, hemolisinas, lipases, elastase e proteases; polissacarídios capsulares de alginato extremamente mucoide; e plasmídios e mecanismos de resistência antimicrobiana mediada por transpósons.[93] Essas reações adaptativas determinadas geneticamente conferiram a *P. aeruginosa* versatilidade para sobreviver e realmente proliferar em ambientes possivelmente hostis, inclusive o corpo humano. Os avanços da medicina também nos permitiram apreciar as respostas adaptativas dos microrganismos que fazem parte da microbiota humana normal. Quando os mecanismos de defesa do hospedeiro são anulados por fatores não infecciosos coexistentes ou por várias condições predisponentes (p. ex., câncer, diabetes melito, tratamento imunossupressor), os microrganismos endógenos também podem causar doença em virtude da expressão fenotípica das características, que refletem uma resposta adaptativa recente do microrganismo ao seu hospedeiro.

Nos últimos anos, as pesquisas na área da microbiologia médica têm enfatizado os **mecanismos de detecção bacteriana**. As bactérias desenvolveram mecanismos sofisticados para detectar seu ambiente e regular a expressão dos genes envolvidos na virulência.[27] A expressão **transdução de sinais com dois componentes** refere-se aos pares de proteínas reguladoras, que funcionam sequencialmente para detectar alterações do ambiente exterior e alterar as reações adaptativas do microrganismo. No nível molecular, isso ocorre pela transferência de grupos fosfato da proteína sensorial para a proteína receptora; o estado de fosforilação das proteínas efetoras regula a potência e a duração da resposta por meio de sua ligação aos promotores do ácido nucleico, que permitem a expressão (*i. e.*, transcrição e tradução subsequente) dos genes bacterianos envolvidos na codificação dos fatores de virulência. Os sistemas de detecção por transdução de sinais com dois componentes foram descritos nas bactérias gram-negativas entéricas, *B. fragilis*, *B. pertussis*, *M. tuberculosis*, espécies de *Vibrio* e *Clostridium perfringens*, entre outros.[27,94] Alguns microrganismos expressam determinados genes de virulência em resposta aos níveis limiares de autoindutores. Esses autoindutores são as lactonas *N*-acil-homosserina ou *N*-butiril-homosserina, produzidas continuamente.[41] Quando a população bacteriana alcança determinado limite, a quantidade de autoindutores presentes é suficiente para ativar fatores de transcrição dentro das células, que coordenam a expressão dos genes de virulência. Esse mecanismo de sinalização complexo, também conhecido como "**percepção de quórum ou grupo**", foi demonstrado nas bactérias ambientais (p. ex., *Vibrio fischeri*, *Rhizobium leguminosarum*) e nos patógenos humanos (*i. e.*, *P. aeruginosa* e espécies de *Salmonella*).[15,16,68,85] Os ativadores de transcrição que reagem à percepção de quórum nesses diversos grupos de micróbios apresentam homologia significativa entre as sequências dos aminoácidos, sugerindo que o mecanismo de detecção tenha evoluído precocemente e disseminado-se amplamente entre os microrganismos que ocupam vários nichos ecológicos.

Requisitos à patogenicidade

A primeira etapa do estabelecimento de um processo infeccioso consiste na capacidade que o microrganismo tem de entrar no hospedeiro e iniciar a infecção. O contato inicial depende da capacidade de o microrganismo fixar-se às superfícies do hospedeiro e aí sobreviver. A fixação ocorre por meio da interação de várias adesinas bacterianas com receptores da superfície celular (ver adiante). Alguns microrganismos fixam-se às células epiteliais sem invadir os tecidos mais profundos. Nesses casos (p. ex., *Corynebacterium diphtheriae*), as toxinas ou enzimas produzidas pelos microrganismos geralmente são responsáveis pela doença, que pode ser localizada ou sistêmica. A infecção mais profunda ocorre quando determinados microrganismos fixam-se às células epiteliais da mucosa e depois violam tal barreira. A multiplicação subsequente dos microrganismos nos tecidos subepiteliais provoca destruição dos tecidos por ação dos fatores bacterianos (p. ex., proteases, colagenases, hialuronidases) e da reação imune (*i. e.*, citólise mediada pelo complemento, reações imunes celulares). Os microrganismos mais invasivos podem fixar-se, penetrar nas superfícies das células epiteliais, multiplicar-se e invadir os tecidos mais profundos; por fim, esses microrganismos têm acesso à corrente sanguínea e causam infecção generalizada. Patógenos como as micobactérias e as brucelas fixam-se, invadem, multiplicam-se e depois se adaptam à existência prolongada dentro do hospedeiro, geralmente inibindo sua própria destruição dentro do fagolisossomo e vivendo dentro das células (em geral, histiócitos do sistema reticuloendotelial).

Alguns microrganismos são extremamente específicos quanto aos tipos de tecidos que podem infectar. Por exemplo, *N. meningitidis* pode ser um habitante normal da garganta, e o estado de portador assintomático está bem-caracterizado. Em condições apropriadas, esses microrganismos podem invadir e causar infecções das meninges e da corrente sanguínea. *S. pneumoniae* também pode viver na faringe e nasofaringe, embora as cepas virulentas invadam preferencialmente as vias respiratórias inferiores e a corrente sanguínea, causando pneumonia, sepse pneumocócica e/ou meningite. As especificidades histológicas podem refletir a existência de receptores celulares para os antígenos de superfície bacterianos, ou a presença de nutrientes que funcionam como fatores quimiotáticos para os microrganismos (p. ex., alguns aminoácidos, íons ou carboidratos). Um exemplo clássico dessa dependência nutricional ocorre com *Brucella abortus*, que é o agente etiológico do aborto contagioso do gado. Esse microrganismo tem seu crescimento dependente especificamente do álcool de açúcar eritritol, que está presente em concentrações altas no útero e nos tecidos placentários bovinos. Por isso, essa bactéria pode realmente "instalar-se" no trato genital bovino em razão dessa predileção nutricional.

Fatores de virulência bacteriana

Os fatores de virulência bacteriana são componentes estruturais ou produtos formados pelas bactérias, que lhes permitem causar danos ao hospedeiro de alguma forma. Alguns fatores de virulência estão associados à célula bacteriana, enquanto outros podem ser extracelulares. Além disso, alguns dos fatores envolvidos na patogenia fazem parte da estrutura anatômica ou fisiológica da célula e suas funções como fatores de virulência são incidentais ao ciclo de vida do microrganismo.

Adesinas. Para que possam infectar um hospedeiro, os microrganismos precisam primeiramente aderir à superfície da mucosa. Em geral, a aderência bacteriana é um processo específico, que envolve estruturas da superfície da célula bacteriana (geralmente conhecidas como adesinas) e seus receptores complementares na superfície das células suscetíveis. As adesinas bacterianas podem ser fímbrias, componentes da cápsula bacteriana, ácidos lipoteicoicos que se projetam para fora do peptidoglicano da parede celular das bactérias gram-positivas, OMP ou outros antígenos da superfície celular. Alguns exemplos específicos de adesinas bem-caracterizadas dos microrganismos patogênicos foram descritos antes e incluem as fímbrias aderentes de *N. gonorrhoeae*, as fímbrias sensíveis à manose (tipo 1) e resistentes à manose (tipo 2) de *E. coli* uropatogênica e enteropatogênica e os ácidos lipoteicoicos dos estreptococos beta-hemolíticos.[29,55,62] A proteína fibronectina da superfície das células humanas é um receptor de alguns patógenos bacterianos.

Agressinas. Para que possam sobreviver e multiplicar-se dentro do hospedeiro, muitos microrganismos produzem várias substâncias, que lhes permitem evitar ou fugir aos mecanismos de defesa do hospedeiro. Essas substâncias – conhecidas como *agressinas* – incluem cápsulas e substâncias do limo extracelular, proteínas e carboidratos de superfície, enzimas, toxinas e outras moléculas pequenas. As estruturas capsulares de algumas bactérias permitem que os microrganismos evitem a fagocitose, impedindo a interação da superfície da célula bacteriana com as células fagocíticas, ou ocultando os componentes da superfície da bactéria que, de outro modo, poderiam interagir com as células fagocíticas ou o complemento e resultar em sua ingestão.[25,58,97] Anticorpos específicos dirigidos contra o material capsular levam à opsonização dos microrganismos. Depois da opsonização, as bactérias encapsuladas são fácil e rapidamente ingeridas e destruídas pelas células fagocíticas. Alguns microrganismos produzem cápsulas estruturalmente semelhantes aos tecidos do hospedeiro e, desse modo, não são reconhecidos como estranhos pelo sistema de vigilância imune. Assim, esses microrganismos podem fugir às defesas do hospedeiro. Por exemplo, as cápsulas de *E. coli* K1 e dos meningococos do grupo B são formadas de ácido N-acetilneuramínico parcialmente O-acetilado nas ligações α-2,8, que é estruturalmente semelhante ao ácido neuramínico encontrado nos tecidos do sistema nervoso central. Entre os microrganismos que contêm cápsulas que se comportam como agressinas estão os seguintes: *S. aureus*, *S. pneumoniae*, *N. meningitidis*, *H. influenzae* tipo b, *K. pneumoniae*, estreptococos beta-hemolíticos dos grupos A e B e *B. anthracis*.[25,36,48,58,90,97]

Algumas bactérias têm proteínas de superfície, que desempenham funções importantes na aderência e outros fatores associados à virulência. Por exemplo, a proteína M dos estreptococos do grupo A desempenha muitas funções na patogenia das infecções causadas por essas bactérias, inclusive aderência, resistência à fagocitose, invasão intracelular, supressão da função do sistema de complemento e efeitos líticos nos leucócitos polimorfonucleares.[5,6,17,28,44,71,72] A proteína A da parede celular de *S. aureus* pode ligar-se às moléculas de imunoglobulina (IgG) por sua região Fc. Como a fagocitose mediada por anticorpo (i. e., opsonização) é dependente do receptor Fc, a proteína A pode interferir nesse processo. Além disso, a presença da proteína A pode inibir a ativação do complemento pela parede celular do estafilococo, camuflando as moléculas de peptidoglicano que comprovadamente ativa o sistema de complemento. Algumas bactérias conseguem produzir proteases, que são capazes de hidrolisar e inativar as imunoglobulinas secretórias (IgA).[69] Essa imunoglobulina atua localmente impedindo a adesão das bactérias; desse modo, a hidrólise da IgA pelas proteases bacterianas favorece a colonização da mucosa (ver Capítulo 3).

Algumas agressinas entram em ação depois que a fagocitose ocorreu e, nesses casos, interferem na fusão dos fagossomos/lisossomos e na atividade do sistema das mieloperoxidases. As micobactérias e as brucelas conseguem adaptar-se à existência intracelular no hospedeiro produzindo substâncias que impedem sua destruição intracelular. No caso das micobactérias, isso pode ser atribuído à presença de micosídios e sulfolipídios associados à parede celular, que são incorporados à superfície interna dos fagossomos e impedem sua fusão com o lisossomo.[3,22,30] *Listeria monocytogenes* expressa uma proteína de superfície conhecida como **internalina**, que se liga aos receptores glicoproteicos das células epiteliais e permite que o microrganismo seja interiorizado em um vacúolo circundado por membrana.[66] Em seguida, *L. monocytogenes* produz uma hemolisina conhecida como **listeriolisina O**, que fica intercalada na membrana do vacúolo e resulta na formação de poros.[53] Por fim, essa bactéria entra no citoplasma da célula, onde continua a proliferar e, desse modo, foge às condições tóxicas do fagolisossomo. *S. aureus* secreta **catalase** e **superóxido-dismutase**, que inibem sua destruição pelo sistema das mieloperoxidases das células fagocíticas. A instalação do microrganismo dentro das células fagocíticas por esses mecanismos também contribui para a virulência, porque protege o agente infeccioso da destruição por anticorpos específicos e complemento. A existência intracelular também tem influência significativa no tratamento. As infecções por microrganismos como as espécies de *Brucella* e *Francisella tularensis* devem ser tratadas com antibióticos capazes de penetrar no fagócito e atuar no meio intracelular (p. ex., tetraciclinas, aminoglicosídios), de modo a alcançar tais microrganismos "protegidos".[35]

Muitas bactérias produzem enzimas ou toxinas, ou contêm componentes celulares que produzem efeitos tóxicos ou necrosantes diretamente nas células inflamatórias e outros componentes do sistema imune do hospedeiro. A leucocidina e a γ-hemolisina produzidas por *S. aureus* causam arredondamento e edemaciamento das células polimorfonucleares e dos macrófagos expostos e, em seguida, desgranulação, ruptura nuclear e destruição dessas células.[70] O lipopolissacarídio das bactérias gram-negativas pode retardar ou atenuar a reação inflamatória aguda, permitindo que os microrganismos se estabeleçam dentro do hospedeiro com relativa facilidade. O lipídio A que compõe a endotoxina, em particular, pode ativar o complemento e estimular a liberação de várias citocinas (i. e., interleucina [IL] IL-2, IL-6, IL-8, fator α de necrose tumoral [TNF-α]), que acarretam as manifestações clínicas do choque endotóxico, inclusive hipotensão, coagulação intravascular disseminada e morte. As bactérias gram-positivas têm polímeros de peptidoglicano na parede celular e ácidos teicoicos na membrana celular, que também podem estimular a liberação de citocinas e causar sinais e sintomas semelhantes aos do choque séptico. Alguns microrganismos (p. ex., *N. gonorrhoeae*) têm outras propriedades de superfície celular, inclusive LOS e algumas proteínas de superfície, que os tornam resistentes aos efeitos bactericidas do soro humano normal.[67] Essa propriedade pode facilitar a disseminação das bactérias pela corrente sanguínea e circulação linfática, resultando em infecção sistêmica ou no estabelecimento de focos infecciosos em áreas distantes da região da infecção inicial.

As propriedades invasivas de algumas bactérias são atribuídas à produção de enzimas, que atuam no meio extracelular. *S. aureus*, *S. pneumoniae*, os estreptococos do grupo B e *Propionibacterium acnes* produzem uma enzima conhecida como **hialuronato liase** (ou hialuronidase) durante a fase de crescimento exponencial. Essa enzima facilita a dispersão dos microrganismos nos tecidos conjuntivos porque provoca a despolimerização do ácido hialurônico, ou substância basal responsável pela aderência intercelular.[32] Os estreptococos do grupo A e os estafilococos também produzem enzimas que hidrolisam os trombos de fibrina (**estreptoquinase** e **estafiloquinase**) e também facilitam a dispersão dos microrganismos nos tecidos.[23,50] *C. perfringens* e outros clostrídios (p. ex., *C. histolyticum, C. septicum, C. sordellii, C. novyi* e *C. fallax*) produzem citotoxinas, citolisinas, colagenases, fosfolipases, hialuronidases e desoxirribonuclease, que permitem que esses microrganismos colonizem tecidos desvitalizados, decomponham a matriz de colágeno dos tecidos musculares e conjuntivos e facilitem a disseminação das bactérias nesses tecidos, causando fasciite necrosante e gangrena gasosa.[61]

Estudos demonstraram que o ferro é um nutriente essencial a muitos microrganismos e um requisito para a virulência de alguns patógenos bacterianos. Nesse sentido, as bactérias patogênicas bem-sucedidas desenvolveram formas de obter ferro do ambiente ou dos tecidos dos hospedeiros com quantidades limitadas desse metal, nos quais o ferro livre é mantido em concentrações baixas por sua ligação às proteínas transferrina e lactoferrina. Os microrganismos captam esse ferro produzindo **sideróforos**, que são moléculas pequenas que funcionam como quelantes de grande afinidade pelo ferro. Desse modo, a produção dos sideróforos é considerada um fator de virulência.[10] Alguns microrganismos desenvolveram proteínas de ligação à lactoferrina ou à transferrina, a partir das quais o ferro é removido e transportado para o interior das bactérias.[4,31] *N. gonorrhoeae* e *N. meningitidis* têm receptores na membrana externa para se ligarem a transferrina, lactoferrina e hemoglobina humanas e proteínas de ligação periplasmática para remover o ferro dos carreadores e transportá-lo ao interior das bactérias.[1,8,51,52,88] Além disso, a formação de alguns produtos microbianos extracelulares, inclusive **toxinas**, é regulada em parte no nível transcricional pelas concentrações de ferro no meio circundante. Por exemplo, a expressão do gene estrutural do fago β, que codifica a toxina diftérica de *C. diphtheriae* lisogenizado, ocorre apenas quando o ferro torna-se o substrato limitante do crescimento (ver adiante).[75]

Embora os plasmídios propriamente ditos não sejam fatores de virulência, os genes que codificam alguns dos produtos bacterianos responsáveis pela virulência comumente se localizam nos plasmídios das bactérias. Os **fatores R** (plasmídios que contêm genes encarregados de codificar a resistência aos antimicrobianos) podem ser considerados fatores de virulência, porque a aquisição de resistência aos antimicrobianos favorece o crescimento continuado e a dispersão das infecções bacterianas, apesar das intervenções terapêuticas. Algumas bactérias também têm plasmídios, que codificam *pili* sexuais e mobilização cromossômica. Esses dois fatores permitem que um microrganismo transfira material genético (seja por meio de plasmídios, cromossomos ou ambos) a outros micróbios. Os plasmídios também podem carregar genes que codificam antígenos de colonização, resistência ao soro, quelação e transporte de íons, produção de toxinas e hemolisinas e funções indefinidas associadas à sobrevivência intracelular. Plasmídios contendo genes que conferem resistência foram descritos em alguns gêneros de bactérias gram-negativas (i. e., todos os gêneros de Enterobacteriaceae, inclusive *Pseudomonas, Vibrio, Pasteurella,* *Campylobacter, Haemophilus, Neisseria* e *Bacteroides*) e gram-positivas (p. ex., *Staphylococcus, Streptococcus, Enterococcus, Bacillus, Clostridium* e *Corynebacterium*).

Exotoxinas e endotoxinas. As toxinas microbianas são classificadas em dois grupos: exotoxinas e endotoxinas. As **exotoxinas bacterianas** são as toxinas biológicas mais potentes conhecidas e são produzidas principalmente pelas bactérias gram-positivas, embora algumas bactérias gram-negativas também as produzam. Em geral, as exotoxinas são proteínas termolábeis. Como são proteínas, algumas podem ser inativadas ou destruídas por enzimas proteolíticas. Por outro lado, algumas exotoxinas são ativadas apenas depois da hidrólise parcial ("entalhe") por enzimas proteolíticas (ver adiante). A atividade tóxica de muitas exotoxinas pode ser destruída pelo tratamento com formaldeído (desenvolvimento dos toxoides) e neutralizada por anticorpos específicos. A exploração dessas propriedades resultou no desenvolvimento dos toxoides antidiftérico e antitetânico, que são usados como imunização ativa contra difteria e tétano, respectivamente.

Em geral, as exotoxinas bacterianas são subdivididas em dois grupos. O primeiro consiste nas **toxinas citolíticas**, que atuam nas membranas celulares e provocam a formação de poros, seguida da desintegração da célula (ou citólise). Exemplos dessas toxinas são as sete enterotoxinas de *S. aureus* e as estreptolisinas O e S produzidas pelos estreptococos do grupo A. O segundo grupo consiste nas **toxinas bipartites** com duas subunidades A-B. Essas toxinas contêm uma subunidade B (ou de ligação), que se fixa a um receptor específico da célula hospedeira, além de uma subunidade A (ou ativa), que entra na célula e interage com seu alvo. Essas toxinas incluem a toxina de *Vibrio cholerae* (cólera), a toxina Shiga de *Shigella dysenteriae*, a toxina *pertussis* produzida por *B. pertussis* e a toxina diftérica sintetizada por *C. diphtheriae* lisogênico. Algumas doenças, como o tétano, o botulismo, a difteria e a cólera são atribuídas quase inteiramente aos efeitos das toxinas nos órgãos e tecidos-alvo.

O **tétano** é causado pelos efeitos sistêmicos da neurotoxina tetânica produzida por *Clostridium tetani*. Em geral, o tétano ocorre como consequência da infecção de uma ferida por *C. tetani* ou, em casos raros, pela inoculação de materiais contaminados por células vegetativas ou esporos desta bactéria. A neurotoxina tetânica é liberada com a destruição da célula depois do crescimento da bactéria em condições anaeróbias (p. ex., nas feridas causadas por perfurações profundas). Inicialmente, a toxina é traduzida como um peptídio simples com aproximadamente 150 kDa. Depois de ser liberada da célula bacteriana, a toxina peptídica é clivada por enzimas proteolíticas e forma uma cadeia leve (L, 50 kDa) e outra pesada (H, 100 kDa) conectadas por uma ponte dissulfídrica; em condições redutoras, os dois peptídios são separados em cadeias L e H independentes. O local receptor de ligação da molécula intacta da toxina está localizado na cadeia H. A cadeia L é interiorizada e circula pelos nervos periféricos até o sistema nervoso central por transporte axonial retrógrado. Quando a toxina tetânica chega aos neurônios da medula espinal, do tronco encefálico e do cerebelo, ela se liga ao seu receptor, que é um gangliosídio contendo ácido esteárico, esfingosina, glicose, galactose, *N*-acetilglicosamina e ácido *N*-acetilneuramínico (ácido siálico). O efeito espasmogênico da toxina é atribuído à sua ação nos reflexos pré-sinápticos, que envolvem os interneurônios da medula espinal. A toxina bloqueia a inibição pós-sináptica normal dos neurônios motores espinais depois dos impulsos aferentes e, desse modo, impede a liberação dos neurotransmissores inibitórios (i. e., ácido γ-aminobutírico, glicina). Esse bloqueio pré-sináptico dos neurônios centrais aumenta o tônus muscular e torna os reflexos hiperativos. A hipersensibilidade resultante aos estímulos excitatórios, que não são controlados pelos mecanismos inibitórios, provoca a paralisia espástica generalizada típica do tétano.

O **botulismo** é causado pela ingestão de toxinas produzidas por *Clostridium botulinum* que cresce nos alimentos, dentre os quais os veículos principais são frutas e vegetais, condimentos e produtos de peixes enlatados (em geral, preparados em casa) malconservados. O botulismo da ferida é uma intoxicação sistêmica resultante do crescimento de *C. botulinum* e da produção de toxina nas feridas e foi descrito nas décadas de 1980 e 1990 como complicação das infecções de feridas dos usuários de drogas injetáveis.[18,101] *C. botulinum* também pode colonizar o trato intestinal dos lactentes e produzir toxinas neste local (botulismo do lactente).[92] A toxina acumula-se nas células de *C. botulinum* durante a germinação dos esporos e o crescimento ativo das células vegetativas, mas é liberada apenas quando há dissolução das células. Os microrganismos classificados no grupo de *C. botulinum* são separados em três grupos, dependendo das sequências dos seus genes de RNA 16S: *C. botulinum* tipos B, E e F; *C. botulinum* tipos C e D; e *C. botulinum* tipos A, F e B. *C. botulinum* tipo G agrupa-se separadamente dos outros e também é conhecido como *Clostridium argentinense*.[24] Esses grupos correspondem aos sete tipos sorológicos das toxinas de *C. botulinum* (tipos A, B, C-1, D, E, F e G [associada a *C. argentinense*]) e cada um produz uma toxina imunologicamente específica para cada tipo.[89] As toxinas dos tipos A, B, E e F são as que reconhecidamente afetam os seres humanos.

As toxinas botulínicas naturais são proteínas lábeis, que formam complexos com proteínas atóxicas para assegurar a estabilidade das moléculas.[73] A toxina botulínica é produzida na forma de uma proteína precursora com peso molecular em torno de 150 kDa. Essas toxinas são produzidas como moléculas inativas, que são ativadas depois da proteólise, mas a clivagem proteolítica é interna às moléculas peptídicas e as toxinas não alteram seus pesos moleculares depois da ativação. Por isso, a toxina ativa consiste em uma cadeia leve (L) de 50 kDa e uma cadeia pesada (H) de 100 kDa conectadas por uma ponte dissulfídrica. Depois da absorção no trato gastrintestinal, a toxina chega aos neurônios suscetíveis (nas junções neuromusculares e nas sinapses do sistema nervoso autônomo periférico) pela corrente sanguínea. Nessas estruturas, a toxina se liga às terminações pré-sinápticas, onde bloqueia a liberação de acetilcolina pelas terminações dos nervos motores colinérgicos. As manifestações típicas do botulismo incluem acometimento dos nervos cranianos, fraqueza descendente bilateral e paralisia dos músculos esqueléticos e a doença caracteriza-se por fadiga, tontura, náuseas, visão turva, fala arrastada, dilatação pupilar, retenção urinária, paralisia flácida generalizada dos músculos esqueléticos e paralisia respiratória.[19]

A **difteria** é outro exemplo de doença causada basicamente pela ação de uma toxina.[26] Curiosamente, apenas as cepas de *C. diphtheriae* que contêm um bacteriófago lisogênico (β-corinefago) conseguem produzir toxina diftérica. Os genes estruturais que codificam a toxina (conhecidos como genes *tox*) fazem parte do genoma do bacteriófago. A expressão do gene *tox* é regulada por um repressor ativado por ferro e a produção da toxina ocorre apenas quando este elemento se torna o substrato limitante do crescimento.[76] Em presença do ferro (Fe^{2+}), o repressor forma dímeros ativos com Fe^{2+}, que se ligam ao promotor do gene *tox* e inibem a expressão deste gene. Quando o Fe^{2+} torna-se o fator limitante, o dímero formado pelo repressor e pelo Fe^{2+} dissocia-se e permite que o gene *tox* seja transcrito e traduzido.[37,98]

A molécula da toxina é produzida por *C. diphtheriae* ligada à membrana celular e é secretada pela célula na forma de um peptídio simples, que consiste em 535 aminoácidos com peso molecular de cerca de 58 kDa. Com a proteólise, o peptídio simples é clivado em duas cadeias principais (designadas como cadeias A e B), que são interligadas por pontes dissulfídricas. O peptídio A tem peso molecular de 21 kDa e contém a atividade enzimática da molécula, que inibe a síntese proteica, enquanto o peptídio B é um fragmento com 37 kDa, que contém o domínio de ligação do receptor C-terminal e um domínio de translocação interna. O peptídio B é responsável pela ligação da molécula da toxina ao seu receptor-alvo. Com a ligação à célula-alvo por meio do peptídio B, a toxina entra na célula por endocitose mediada pelo receptor. O pH baixo dentro do endossomo estimula a translocação do peptídio A (por meio da interação com o domínio de translocação do peptídio B) para dentro do citosol; nesse momento, as pontes dissulfídricas são reduzidas, o peptídio B é liberado e o peptídio A torna-se enzimaticamente ativo. O peptídio A inibe a síntese proteica por adenorribosilação do fator de alongamento 2 – uma enzima necessária à translocação do polipeptidil-tRNA do local aceptor para o local doador do ribossomo eucarioto. O grupo adenorribosil é transferido do NAD para o fator de alongamento 2 pela subunidade do peptídio A da toxina, tornando o EF-2 inativo:

$$NAD^+ + EF\text{-}2 \xrightarrow{\text{peptídio A da toxina}} \text{complexo adenorribosilfosfato:} EF\text{-}2 + \text{nicotinamida} + H^+$$

O tratamento da toxina intacta com formalina a transforma em um toxoide, que não consegue se separar nas subunidades A e B. Por isso, o toxoide não pode catalisar seus efeitos intracelulares tóxicos, embora conserve sua antigenicidade. A imunidade à difteria geralmente é mediada pela existência de anticorpos contra a toxina.

Todos os sinais e sintomas da cólera causada por *V. cholerae* resultam da perda rápida de líquidos pelo trato gastrintestinal. O aumento da secreção de eletrólitos é causado por uma enterotoxina proteica. A enterotoxina de 84 kDa consiste em uma subunidade de ligação (subunidade B) formada por cinco monômeros idênticos com 11,5 kDa e uma subunidade biologicamente ativa (subunidade A) com 27 kDa.

Endotoxinas, por outro lado, são produzidas apenas pelas bactérias gram-negativas e consistem basicamente em lipopolissacarídios (LPS). Como foi descrito antes, os LPS são componentes estruturais da membrana externa das bactérias gram-negativas, que contêm os determinantes antigênicos somáticos (O). As endotoxinas são termoestáveis, não são inativadas pelo tratamento com formaldeído e são neutralizadas apenas parcialmente pelos anticorpos específicos. Em comparação com algumas exotoxinas, as endotoxinas têm toxicidade relativamente baixa. Embora a endotoxina possa escapar e entrar nos líquidos circundantes (na forma de "bolhas" formadas na superfície das bactérias gram-negativas), a célula inteira geralmente conserva a parte principal da atividade tóxica. As atividades biológicas e tóxicas das endotoxinas são amplas. Quantidades diminutas (nanogramas) de endotoxina causam febre nos seres humanos e estimulam a liberação do pirogênio endógeno. Doses maiores causam hipotensão, reduções das contagens de leucócitos polimorfonucleares e plaquetas em consequência da marginação destas células nas paredes dos vasos sanguíneos, hemorragia e (em alguns casos) coagulação intravascular disseminada causada pela ativação dos mecanismos da coagulação. A endotoxina também é mitogênica para os linfócitos B e estimula a liberação de várias citocinas pelos macrófagos.

Superantígenos bacterianos. Outro grupo de toxinas proteicas extracelulares, como as que são produzidas por *S. aureus* ou pelos estreptococos beta-hemolíticos do grupo A, consegue ligar-se aos peptídios estruturais dos receptores dos linfócitos T e aos antígenos de histocompatibilidade classe II dos macrófagos. Essa ligação estimula a secreção de citocinas. Várias proteínas extracelulares de *S. aureus* (p. ex., a toxina 1 da síndrome do choque tóxico, ou TSST-1 em inglês), as enterotoxinas estafilocócicas A e B e as toxinas dos estreptococos do grupo A atuam como "superantígenos" e induzem níveis altos de proliferação das células T, liberação imediata de IL-2 e TNF-α e causam uma síndrome de choque.[79] Os superantígenos produzidos por várias bactérias estão descritos com mais detalhes nos capítulos subsequentes dedicados aos gêneros bacterianos específicos.

REFERÊNCIAS BIBLIOGRÁFICAS

1. Anderson JE, Sparling PF, Cornelissen CN. Gonococcal transferrin-binding protein 2 facilitates but is not essential for transferrin utilization. J Bacteriol 1994;176:3162–3170.
2. Arbeit RD, Karakawa WW, Vann WF, et al. Predominance of two newly described capsular polysaccharide types among clinical isolates of *Staphylococcus aureus*. Diagn Microbiol Infect Dis 1984;2:85–91.
3. Armstrong JA, D'Arcy Hart P. Phagosome–lysosome interactions in cultured macrophages infected with virulent tubercle bacilli: reversal of the usual fusion pattern and observations on bacterial survival. J Exp Med 1975; 142:1–16.
4. Beddek AJ, Schryvers AB. The lactoferrin receptor complex in gram-negative bacteria. Biometals 2010;23:377–386.
5. Beres SB, Sylva GL, Sturdevant DE, et al. Genome-wide molecular dissection of serotype M3 group A *Streptococcus* strains causing two epidemics of invasive infections. Proc Natl Acad Sci U S A 2004;101:11833–11838.
6. Berkower C, Ravins M, Moses AE, et al. Expression of different group A streptococcal M proteins in an isogenic background demonstrates diversity in adherence and invasion of eukaryotic cells. Mol Microbiol 1999; 31:1463–1475.
7. Beveridge TJ. Bacterial S-layers. Curr Opin Struct Biol 1994;4:204–212.
8. Biswas GD, Sparling PF. Characterization of *lbpA*, the structural gene for the LF receptor in *Neisseria gonorrhoeae*. Infect Immun 1995;63:2958–2967.
9. Bowen WH, Koo H. Biology of *Streptococcus mutans*-derived glucosyltransferases: role in extracellular matrix formation of cariogenic biofilms. Caries Res 2011;45:69–86.
10. Brickman TJ, Hanawa T, Anderson MT, et al. Differential expression of *Bordetella pertussis* iron transport genes during infection. Mol Microbiol 2008;70:3–14.
11. Brodeur BR, Martin D, Hamel J, et al. Antigenic analysis of the saccharide moiety of the lipooligosaccharide of *Bordetella pertussis*. Springer Semin Immunopathol 1993;15:205–215.
12. Buchanan RE. Studies in the nomenclature and classification of the bacteria. V. Subgroups and genera of the *Bacteriaceae*. J Bacteriol 1918;3:27.
13. Buchanan RE. General Systematic Bacteriology: History, Nomenclature, Groups of Bacteria. Baltimore, MD: Williams & Wilkins, 1925.
14. Cain AK, Liu X, Djordjevic SP, et al. Transposons related to Tn1696 in IncHI2 plasmids in multiply antibiotic resistant *Salmonella enterica* serovar typhimurium from Australian animals. Microb Drug Resist 2010;16:197–202.
15. Callahan SM, Dunlap PV. LuxR and acyl-homoserine-lactone controlled non-*lux* genes define a quorum-sensing regulon in *Vibrio fischeri*. J Bacteriol 2000;182:2811–2822.
16. Cantero L, Palacios JM, Ruiz-Argueso T, et al. Proteomic analysis of quorum sensing in *Rhizobium leguminosarum* biovar viciae UPM791. Proteomics 2006;6:S97–S106.
17. Carlsson F, Berggard K, Stalhammar-Carlemalm M, et al. Evasion of phagocytosis through cooperation between two ligand-binding regions in *Streptococcus pyogenes* M protein. J Exp Med 2003;198:1057–1068.
18. Centers for Disease Control and Prevention. Wound botulism—California, 1995. MMWR Morb Mortal Wkly Rep 1995;44:890–892.
19. Cherington M. Clinical spectrum of botulism. Muscle Nerve 1998;21:701–710.
20. Chester FD. A Manual of Determinative Bacteriology. New York, NY: Macmillan, 1901.
21. Cisar JO, Takahashi Y, Ruhl RS, et al. Specific inhibitors of a bacterial adhesion: observation from the study of gram-positive bacteria that initiate biofilm formation on the tooth surface. Adv Dent Res 1997;11:168–175.
22. Clemens DL, Horowitz MA. Characterization of the *Mycobacterium tuberculosis* phagosome and evidence that phagosomal maturation is inhibited. J Exp Med 1995;181:257–270.
23. Collen D. Staphylokinase: a potent, uniquely fibrin-selective agent. Nat Med 1998;4:279–284.
24. Collins MD, East AK. Phylogeny and taxonomy of the food-borne pathogen *Clostridium botulinum* and its neurotoxins. J Appl Microbiol 1998;84:5–17.
25. Dale JB, Washburn RG, Marques MB, et al. Hyaluronate capsule and surface M protein in resistance to opsonization of group A streptococci. Infect Immun 1996;64:1495–1501.
26. Deng Q, Barbieri JT. Molecular mechanisms of the cytotoxicity of ADP-ribosylating toxins. Annu Rev Microbiol 2008;62:271–288.
27. Di Cagno R, De Angelis M, Calasso M, et al. Proteomics of the bacterial cross-talk by quorum sensing. J Proteomics 2011;74:20–34.
28. Dombek PE, Sedgewick J, Lam H, et al. High frequency intracellular invasion of epithelial cells by serotype M1 group A streptococci: M1 protein-mediated invasion and cytoskeletal rearrangements. Mol Microbiol 1999;31:859–870.
29. Doran KS, Engelson EJ, Khosravi A, et al. Blood-brain barrier invasion by group B *Streptococcus* depends upon proper self-anchoring of lipoteichoic acid. J Clin Invest 2005;115:2499–2507.
30. Ehrt S, Schnappinger D. Mycobacterial survival strategies in the phagosome: defense against host stresses. Cell Microbiol 2009;11:1170–1178.
31. Ekins A, Khan AG, Shouldice SR, et al. Lactoferrin receptors in gram-negative bacteria. Biometals 2004;17:235–243.
32. Farrell AM, Taylor D, Holland KT. Cloning, nucleotide sequence determination, and expression of the *Staphylococcus aureus* hyaluronate lyase gene. FEMS Microbiol Lett 1995;130:81–85.
33. Feng L, Lin H, Ma Y, et al. Macrolide-resistant *Streptococcus pyogenes* from Chinese pediatric patients in association with Tn916 transposons family over a 16-year period. Diagn Microbiol Infect Dis 2010;67:369–375.
34. Firth N, Ippen-Ihler K, Skurray RA. Structure and function of the F factor and mechanisms of conjugation, *Escherichia coli* and *Salmonella*. In: Neidhardt FC, ed. Cellular and Molecular Biology. Washington, DC: ASM Press, 1996:2377–2401.
35. Fortier AH, Leiby DA, Narayanan RB, et al. Growth of *Francisella tularensis* LVS in macrophages: the acidic intracellular compartment provides essential iron required for growth. Infect Immun 1995;63:1478–1483.
36. Fouet A. The surface of *Bacillus anthracis*. Mol Aspects Med 2009;30:374–385.
37. Fourel G, Phalipon A, Kaczorek M. Evidence for direct regulation of diphtheria toxin gene transcription by an Fe^{2+}-dependent DNA-binding repressor (DtoxR) in *Corynebacterium diphtheriae*. Infect Immun 1989;57:3221–3225.
38. Fournier JM, Boutonnier A, Bouvet A. *Staphylococcus aureus* strains which are not identified by rapid agglutination procedures are of capsular serotype 5. J Clin Microbiol 1989;27:1372–1374.
39. Fournier JM, Bouvet A, Boutonnier A, et al. Predominance of capsular type 5 among oxacillin-resistant *Staphylococcus aureus*. J Clin Microbiol 1987;25:1932–1933.
40. Fournier JM, Bouvet A, Mathieu D, et al. New latex reagent using monoclonal antibodies to capsular polysaccharide for reliable identification of both oxacillin-susceptible and oxacillin-resistant *Staphylococcus aureus*. J Clin Microbiol 1993;31:1342–1344.
41. Fuqua WC, Winans SC, Greenberg EP, et al. Quorum sensing in bacteria: the LuxR-LuxI family of cell density-responsive transcriptional regulators. J Bacteriol 1994;176:269–275.
42. Griffiss JM, Schneider H, Mandrell RE, et al. Lipooligosaccharides: the principal glycolipids of the neisserial outer membrane. Rev Infect Dis 1988;10(Suppl 1):S287–S295.
43. Helm RA, Seifert HS. Frequency and rate of pilin antigenic variation of *Neisseria meningitidis*. J Bacteriol 2010;192:3822–3823.
44. Herwald H, Cramer H, Morgelin M, et al. M protein, a classical bacterial virulence determinant, forms complexes with fibrinogen that induced vascular leakage. Cell 2004;116:367–379.
45. Hollingshead SK, Fischetti VA, Scott JR. Complete nucleotide sequence of type 6 M protein of the group A *Streptococcus*: repetitive structure and membrane anchor. J Biol Chem 1986;261:1677–1686.

46. Holt JG, Krieg NR, Sneath PHA, et al, eds. Bergey's Manual of Determinative Bacteriology. 9th Ed. Baltimore, MD: Williams & Wilkins, 1994.
47. Hunnicutt DW, McBride MJ. Cloning and characterization of the *Flavobacterium johnsonii* (*Cytophaga johnsonii*) gliding motility genes, *gldB* and *gldC*. J Bacteriol 2000;182:911–918.
48. Hyams C, Camberlein E, Cohen JM, et al. The *Streptococcus pneumoniae* capsule inhibits complement activity and neutrophil chemotaxis by multiple mechanisms. Infect Immun 2010;78:704–715.
49. Jennings HJ, Lugowski C, Young NM. Structure of the complex polysaccharide C-substance from *Streptococcus pneumoniae* type 1. Biochemistry 1980;19:3712–4719.
50. Khil J, Im M, Heath A, et al. Plasminogen enhances virulence of group A streptococci by streptokinase-dependent and streptokinase-independent mechanisms. J Infect Dis 2003;188:497–505.
51. Lee BC. Isolation of haemin-binding proteins of *Neisseria gonorrhoeae*. J Med Microbiol 1992;36:121–127.
52. Lee BC. Isolation and characterization of the haemin-binding proteins from *Neisseria meningitidis*. J Gen Microbiol 1994;140:1473–1480.
53. Lee KD, Oh YK, Portnoy DA, et al. Delivery of macromolecules into cytosol using liposomes containing hemolysin from *Listeria monocytogenes*. J Biol Chem 1996;271:7249–7252.
54. Makino SI, Uchida I, Terakado N, et al. Molecular characterization and protein analysis of the *cap* region, which is essential for encapsulation in *Bacillus anthracis*. J Bacteriol 1989;171:722–730.
55. Mandal P, Kapil A, Goswami K, et al. Uropathogenic *Escherichia coli* causing urinary tract infections. Indian J Med Res 2001;114:207–211.
56. McBride MJ. Bacterial gliding motility: mechanisms and mysteries. ASM News 2000;66:203–210.
57. Mesnage S, Tosi-Couture E, Mock M, et al. Molecular characterization of the *Bacillus anthracis* main S-layer component; evidence that it is the major cell-associated antigen. Mol Microbiol 1997;23:1147–1155.
58. Moses AE, Wessels MR, Zalcman K, et al. Relative contributions of hyaluronic acid capsule and M protein to virulence of group A *Streptococcus*. Infect Immun 1997;65:64–71.
59. Murray RG, Schleifer KH. Taxonomic notes: a proposal for recording the properties of putative taxa of procaryotes. Int J Syst Bacteriol 1994;44:174–176.
60. Murray RG, Stackebrandt E. Taxonomic note: implementation of the provisional status, *Candidatus*, for incompletely described prokaryotes. Int J Syst Bacteriol 1995;45:186.
61. Onderdonk AB, Garrett WS. Gas gangrene and other *Clostridium*-associated diseases. In Mandell GL, Bennett JE, Dolin R, eds. Mandell, Douglas, and Bennett's Principles and Practice of Infectious Diseases. Philadelphia, PA: Churchill Livingstone, 2010:3103–3120.
62. Opitz D, Clausen M, Maier B. Dynamics of gonococcal type IV pili during infection. Chemphyschem 2009;10:1614–1618.
63. O'Riordan K, Lee JC. *Staphylococcus aureus* capsular polysaccharides. Clin Microbiol Rev 2004;17:218–234.
64. Orla-Jensen S. The Lactic Acid Bacteria. Copenhagen, Denmark: Host and Sons, 1919.
65. Palmer KL, Kos VN, Gilmore MS. Horizontal gene transfer and the genomics of enterococcal antibiotic resistance. Curr Opin Microbiol 2010;13:632–639.
66. Parida SK, Domann E, Rohde M, et al. Internalin B is essential for adhesion and mediates the invasion of *Listeria monocytogenes* into human endothelial cells. Mol Microbiol 1998;28:81–93.
67. Parsons NJ, Curry A, Fox AJ, et al. The serum resistance of gonococci in the majority of urethral exudates is due to sialylated lipooligosaccharide seen as a surface coat. FEMS Microbiol Lett 1992;90:295–300.
68. Pearson JP, Feldman M, Iglewski BH, et al. *Pseudomonas aeruginosa* cell-to-cell signaling is required for virulence in a model of acute pulmonary infection. Infect Immun 2000;68:4331–4334.
69. Poulsen K, Reinholdt J, Jespersgaard C, et al. A comprehensive genetic study of streptococcal immunoglobulin A1 proteases: evidence for recombination within and between species. Infect Immun 1998;66:181–190.
70. Prevost G, Cribier B, Coupie P, et al. Panton-Valentine leukocidin and γ-hemolysin from *Staphylococcus aureus* ATCC 49775 are encoded by distinct genetic loci and have different biological activities. Infect Immun 1995;63:4121–4129.
71. Purushothaman SS, Wang B, Cleary PP. M1 protein triggers a phosphoinositide cascade for group A *Streptococcus* invasion of epithelial cells. Infect Immun 2003;71:5823–5830.
72. Ringdahl U, Svensson HG, Kotarsky H, et al. A role for the fibrinogen-binding regions of streptococcal M proteins in phagocytosis resistance. Mol Microbiol 2000;37:1318–1326.
73. Sakaguchi G. *Clostridium botulinum* toxins. Pharmacol Ther 1983;19:165–194.
74. Sandberg AL, Ruhl S, Joralmon RA, et al. Putative glycoprotein and glycolipid polymorphonuclear leukocyte receptors for the *Actinomyces naeslundii* WVU fimbrial lectin. Infect Immun 1988;63:267–269.
75. Schmitt MP. Transcription of the *Corynebacterium diphtheriae hmuO* gene is regulated by iron and heme. Infect Immun 1997;65:4634–4641.
76. Schmitt MP, Holmes RK. Characterization of a defective diphtheria toxin repressor (*dtxR*) allele and analysis of *dtxR* transcription in wild-type and mutant strains of *Corynebacterium diphtheriae*. Infect Immun 1991;59:3903–3908.
77. Schneider H, Griffiss JM, Mandrell RE, et al. Elaboration of a 3.6 kilodalton lipooligosaccharide, antibody against which is absent from human sera, is associated with serum resistance in *Neisseria gonorrhoeae*. Infect Immun 1985;50:672–677.
78. Schneider H, Hammack CA, Apicella MA, et al. Instability of expression of lipooligosaccharides and their epitopes in *Neisseria gonorrhoeae*. Infect Immun 1988;56:942–946.
79. Silversides JA, Lappin E, Ferguson AJ. Staphylococcal toxic shock syndrome: mechanisms and management. Curr Infect Dis Rep 2010;12:392–400.
80. Skerman VBD, McGowan V, Sneath PHA. Approved list of bacterial names. Int J Syst Bacteriol 1980;30:225–420.
81. Skerman VBD, McGowan V, Sneath PHA, eds. Approved List of Bacterial Names, Amended Edition. Washington, DC: American Society for Microbiology, 1989.
82. Sleytr UB, Beveridge TJ. Bacterial S-layers. Trends Microbiol 1999;7:253–260.
83. Sneath PHA, ed. International Code of Nomenclature of Bacteria, 1990 Revision. Washington, DC: American Society for Microbiology, 1990.
84. Sneath PHA, ed. International Code of Nomenclature of Bacteria, 1992 Revision. Washington, DC: American Society for Microbiology, 1992.
85. Soni KA, Jesudhasan PR, Cepeda M, et al. Autoinducer AI-2 is involved in regulating a variety of cellular processes in *Salmonella typhimurium*. Foodborne Pathog Dis 2008;5:147–153.
86. Stackebrandt E, Goebel BM. Taxonomic note: a place for DNA-DNA reassociation and 16S rRNA sequence analysis in the present species definition in bacteria. Int J Syst Bacteriol 1994;44:846–849.
87. Staley JT, Krieg MR. Classification of prokaryotic organisms: an overview. In Krieg NR, Holt JG, eds. Bergey's Manual of Systematic Bacteriology. Vol. 1. Baltimore, MD: Williams & Wilkins, 1984:1–4.
88. Stokes RH, Oakhill JS, Joannou CL, et al. Meningococcal transferrin-binding proteins A and B show cooperation in their binding kinetics for human transferrin. Infect Immun 2005;73:944–952.
89. Suen JC, Hatheway CL, Steigerwalt AG, et al. *Clostridium argentinense*, sp. nov., a genetically homogenous group composed of all strains of *Clostridium botulinum* toxin type G and some non-toxigenic strains previously identified as *Clostridium subterminale* or *Clostridium hastiforme*. Int J Syst Bacteriol 1988;38:375–381.
90. Thakker M, Park JS, Carey V, et al. *Staphylococcus aureus* serotype 5 capsular polysaccharide is antiphagocytic and enhances bacterial virulence in a murine bacteremia model. Infect Immun 1998;66:5183–5159.
91. Thorne CB. *Bacillus anthracis*. In Sonenshein AL, Hoch JA, Losick R, eds. *Bacillus subtilis* and Other Gram-Positive Bacteria: Biochemistry, Physiology, and Molecular Genetics. Washington, DC: American Society for Microbiology, 1993:113–124.
92. Tseng-Ong L, Mitchell WG. Infant botulism: 20 years' experience at a single institution. J Child Neurol 2007;22:1333–1337.
93. Veesenmeyer JL, Hauser AR, Lisboa T, et al. *Pseudomonas aeruginosa* virulence and therapy: evolving translational strategies. Crit Care Med 2009;37:1777–1786.
94. Via LE, Curcic R, Mudd MH, et al. Elements of signal transduction in *Mycobacterium tuberculosis*: in vitro phosphorylation and in vivo expression of the response regulator MtrA. J Bacteriol 1996;178:3314–3321.
95. Virji M, Heckels JE. The role of common and type-specific pilus antigenic domains in adhesion and virulence of gonococci for human epithelial cells. J Gen Microbiol 1984;130:1089–1095.
96. Wayne LG, Brenner DJ, Colwell RR, et al. Report of the ad hoc committee on reconciliation of approaches to bacterial systematics. Int J Syst Bacteriol 1987;37:463–464.
97. Wessels MR, Moses AE, Goldberg JB, et al. Hyaluronic acid capsule is a virulence factor for mucoid group A streptococci. Proc Natl Acad Sci U S A 1991;88:8317–8321.
98. White A, Ding X, Murphy JR, et al. Structure of metal ion-activated diphtheria toxin repressor/*tox* operator complex. Nature 1998;394:502–506.
99. Woese CR, Kandler O, Wheelis ML. Towards a natural system of organisms: proposal for the domains *Archaea*, *Bacteria*, and *Eucarya*. Proc Natl Acad Sci U S A 1990;87:4576–4579.
100. Yeung MK, Ragsdale PA. Synthesis and function of *Actinomyces naeslundii* T14V type 1 fimbriae require the expression of additional fimbria-associated genes. Infect Immun 1997;65:2629–2639.
101. Yuan J, Inami G, Mohle-Boetani J, et al. Recurrent wound botulism among injection drug users in California. Clin Infect Dis 2011;52:862–866.
102. Zamze SE, Moxon ER. Composition of the lipopolysaccharide from different capsular serotype strains of *Haemophilus influenzae*. J Gen Microbiol 1987;133:1443–1451.

CAPÍTULO 6
Enterobacteriaceae

Características para a identificação presuntiva, 224
Características de triagem, 224

Meios de cultura utilizados para detectar fermentação dos carboidratos, 228
Uso do ágar-ferro de Kligler e do ágar tríplice açúcar–ferro, 228
Princípios bioquímicos, 229

Escolha do meio de cultura para isolamento primário, 230
Substâncias e compostos químicos utilizados nos meios seletivos, 230
Meios de isolamento seletivos, 230
Meios de isolamento altamente seletivos utilizados principalmente com amostras gastrintestinais, 233
Meios para enriquecimento, 234
Diretrizes para a escolha dos meios de isolamento seletivos, 234

Características da identificação diferencial, 234
Produção de indol, 235
Teste do vermelho de metila, 236
Teste de Voges-Proskauer, 236
Utilização do citrato, 236
Produção de urease, 237
Descarboxilação de lisina, ornitina e arginina, 237
Produção de fenilalanina-desaminase, 238
Produção de sulfeto de hidrogênio, 238
Motilidade, 239

Taxonomia de Enterobacteriaceae, 239
Classificação de Enterobacteriaceae em tribos, 239
Características principais para identificação das espécies mais comuns, 244
Diversos gêneros novos de Enterobacteriaceae, 295

Técnicas de triagem rápida para identificação imediata, 301
Kits de triagem disponíveis no mercado, 302
Meios de ágar cromogênicos, 303

Sistemas de identificação clássicos, 303
Matriz *checkerboard*, 303
Diagramas de fluxo ramificado, 303
Esquemas computadorizados, 304

Sistemas de codificação numérica, 305
Leitura dos códigos octais nos registros de códigos numéricos, 306
Frequência estimada de ocorrência, 306
Cálculo de probabilidade, 307
Como resolver discrepâncias, 307

Sistemas de identificação por *kits* combinados, 307
Visão geral dos sistemas combinados, 307
Alguns sistemas de identificação específicos, 309

Sistemas de identificação semiautomatizados e automatizados, 311
MicroScan® Walkaway, 311
Vitek® System, 312
Sensititre® Gram-negative AutoIdentification System, 312
Phoenix® System, 312
OmniLog® ID System, 313

***Time-of-flight* por dessorção/ionização a *laser* em matriz, 313**

Os bacilos gram-negativos que fazem parte da família Enterobacteriaceae são as bactérias isoladas mais comumente de amostras clínicas. Amplamente dispersos na natureza, esses microrganismos são encontrados no solo e na água, nas plantas e – como o nome dessa família indica – também nos tratos intestinais de seres humanos e animais. Antes do advento dos antibióticos, da quimioterapia e dos tratamentos imunossupressores, as doenças infecciosas causadas por Enterobacteriaceae eram relativamente bem-definidas. As síndromes diarreicas e disentéricas acompanhadas de febre e septicemia nos casos clássicos de febre tifoide eram reconhecidamente causadas por espécies de *Salmonella* e *Shigella*. Os casos clássicos de pneumonia evidenciada pela formação de escarro vermelho-tijolo ou cor de "geleia de groselha" eram sabidamente causados pelo bacilo de Friedlander (*Klebsiella pneumoniae*). *Escherichia coli*, espécies de *Proteus* e vários membros do grupo *Klebsiella–Enterobacter* eram isolados comumente das feridas traumáticas contaminadas por solo ou matéria vegetal, ou das incisões das feridas abdominais depois de operações gastrintestinais.

Os membros da família Enterobacteriaceae podem ser incriminados em quase todos os tipos de doença infecciosa e isolados de qualquer amostra recebida no laboratório. Os pacientes imunossuprimidos ou debilitados são altamente suscetíveis às infecções adquiridas no hospital, seja depois da colonização por cepas do ambiente ou depois de procedimentos invasivos como cateterização, broncoscopia, colposcopia ou biopsias cirúrgicas, nos quais as mucosas são traumatizadas ou cortadas.

O choque endotóxico é uma das manifestações potencialmente letais das infecções causadas por bactérias gram-negativas, inclusive por membros de Enterobacteriaceae. A endotoxina é um lipopolissacarídio farmacologicamente ativo, contido na parede celular das espécies gram-negativas. Esse lipopolissacarídio está estruturado em três camadas: (1) uma camada externa de carboidratos variáveis, que determina a especificidade antigênica O (p. ex., vários sorotipos de *Salmonella*); (2) um cerne intermediário de polissacarídios estruturalmente semelhantes entre as espécies; e (3) uma molécula lipídica central altamente conservada conhecida como lipídio A. Os efeitos biológicos das endotoxinas foram demonstrados experimentalmente: quantidades pequenas injetadas por via intravenosa nos animais causam febre, leucopenia, hemorragia capilar, hipotensão e colapso circulatório – sinais e sintomas que, em grande parte, são praticamente iguais aos observados nos seres humanos com sepse gram-negativa.

O ensaio com lisado de *Limulus*, que utiliza um reagente preparado a partir dos amebócitos do caranguejo-ferradura (*Limulus polyphemus*), tem sido usado com sucesso variável no diagnóstico do choque endotóxico.[206] Esse lisado gelifica quando entra em contato com endotoxinas, mesmo em quantidades diminutas. Os anticorpos monoclonais, que podem ser usados em imunoensaios ligados a enzimas ou outras técnicas usadas para detectar o lipídio A, são mais promissores no diagnóstico da sepse gram-negativa. Os efeitos farmacológicos da endotoxina podem ser atribuídos basicamente ao lipídio A, altamente antigênico, o qual tem determinantes comuns a todas as cepas de bacilos gram-negativos. Desse modo, a detecção do lipídio A na circulação dos pacientes com sepse gram-negativa utilizando um anticorpo monoclonal pode confirmar o diagnóstico, de modo que o tratamento presuntivo possa ser iniciado antes que o agente etiológico seja isolado e identificado.

Os microbiologistas devem ficar atentos ao aparecimento de quaisquer enterobactérias que sejam membros da família Enterobacteriaceae resistentes a vários antibióticos. Quase toda a resistência de Enterobacteriaceae aos antibióticos betalactâmicos é mediada por betalactamases, cromossômicas ou adquiridas. Alguns membros dessa família têm betalactamases AmpC induzíveis, determinadas cromossomicamente. Isso inclui os chamados microrganismos MYSPACE: *Morganella morganii*, *Yersinia enterocolitica*, *Serratia marcescens*, *Providencia* spp., *Aeromonas* spp., complexo *Citrobacter freundii* e *Enterobacter* spp.[315] A resistência aos antibióticos também pode se desenvolver nos isolados clínicos anteriormente sensíveis por meio da transferência de plasmídios conhecidos como fator R ou plasmídios R. Esses plasmídios R grandes possuem genes que codificam enzimas betalactamases capazes de hidrolisar penicilinas, cefalosporinas (primeira, segunda e terceira gerações) e aztreonam e, por isso, são designadas como betalactamases de espectro ampliado (ESBL; do inglês, *extended-spectrum betalactamases*).[507] A detecção dessas cepas resistentes não é importante apenas para o tratamento dos pacientes dos quais elas são isoladas, mas também tem implicações importantes para o sistema de vigilância das infecções nosocomiais. Os mecanismos pelos quais a resistência pode desenvolver-se e os métodos usados para detectar os mecanismos de resistência estão descritos com mais detalhes no Capítulo 17. Nas seções subsequentes deste capítulo, descrevemos as síndromes clínicas específicas causadas por cada gênero e espécie.

Características para a identificação presuntiva

Quais são os primeiros indícios de que uma bactéria desconhecida isolada de uma amostra clínica pode fazer parte da família Enterobacteriaceae? Com exceção dos espécimes de fezes, uma preparação corada pelo Gram pode revelar células bacilares ou cocobacilares gram-negativas curtas em grumos, cujas dimensões variam de 0,5 a 2,0 fm de largura e 2,0 a 4,0 fm de comprimento (ver Prancha 6.1 A). Entretanto, a diferenciação da espécie não pode ser realizada com base apenas na morfologia da coloração pelo Gram.

A morfologia típica das colônias de um microrganismo que cresce em um meio sólido pode ser o segundo indício. Nos casos típicos, os membros da família Enterobacteriaceae formam colônias relativamente grandes, de cor cinza-opaca, secas ou mucoides no ágar-sangue de carneiro; colônias mucoides sugerem cepas encapsuladas de *K. pneumoniae* (ver Prancha 6.1 B e C). A hemólise do ágar-sangue é variável e maldefinida. As colônias que formam uma película fina ou ondas (um fenômeno conhecido como **véu de proteus**) sugerem que o microrganismo seja móvel e provavelmente uma espécie de *Proteus* (ver Prancha 6.1 D). As colônias vermelhas no ágar MacConkey ou que apresentam um brilho esverdeado no ágar de eosina–azul de metileno (EAB; do inglês, *eosine–methylene blue*) (ver Prancha 6.2) indicam que o microrganismo seja capaz de produzir ácido a partir da lactose no meio.

Entretanto, a diferenciação de Enterobacteriaceae está baseada principalmente na presença ou na ausência de diversas enzimas codificadas pelo material genético do cromossomo bacteriano. Essas enzimas direcionam o metabolismo bacteriano através de uma das várias vias que podem ser detectadas pelos meios específicos usados nas técnicas de cultura *in vitro*. Os substratos com os quais essas enzimas podem reagir são acrescentados ao meio de cultura, junto com um indicador capaz de detectar a utilização do substrato ou a presença de produtos metabólicos específicos. Com a seleção de uma série de meios que avaliam diversas características metabólicas dos microrganismos a serem identificados, é possível definir um perfil bioquímico que leve à identificação da espécie.

Características de triagem

A identificação definitiva dos membros da família Enterobacteriaceae pode necessitar de uma bateria de testes bioquímicos. Se forem realizadas algumas observações preliminares de modo a assegurar que o microrganismo a ser testado faça parte desse grupo, é possível evitar perda considerável de tempo e possíveis erros de identificação. Quando o microrganismo é uma bactéria gram-negativa de outro grupo, pode ser necessário usar um conjunto de características diferentes das que são utilizadas comumente para identificar Enterobacteriaceae. Com poucas exceções, todos os membros dessa família apresentam as seguintes características:

- A glicose é fermentada (ver Prancha 6.1 E e F)
- O citocromo-oxidase é negativo (ver Prancha 6.1 G)
- O nitrato é reduzido a nitrito (ver Prancha 6.1 H).

Utilização dos carboidratos. É comum que os microbiologistas do laboratório façam referência a todos os carboidratos como açúcares. Isso é conveniente por motivos práticos, embora saibam que os alcoóis poliédricos (p. ex., dulcitol e manitol) ou os sais catiônicos de acetato ou tartarato não são carboidratos e, por isso, na verdade não são açúcares em sentido bioquímico.

O termo **fermentação** também é utilizado de maneira até certo ponto livre com referência à utilização dos carboidratos pelas bactérias por termos como **fermentadores de lactose** e **não fermentadores de lactose**. Por definição, fermentação é um processo metabólico de oxidação–redução, que ocorre em condições de anaerobiose e, em vez do oxigênio, um substrato orgânico funciona como aceptor final de hidrogênio (elétron). Nos sistemas de testes bacteriológicos, esse processo é detectado pela observação de alterações da cor dos indicadores de pH, à medida em que o produtos ácidos são formados. A acidificação de um meio de teste pode ocorrer por decomposição dos carboidratos por vias diferentes da fermentação, ou podem existir, em alguns meios, outros ingredientes além dos carboidratos, que resultam na formação de produtos finais ácidos. Embora a maioria das bactérias que metabolizam carboidratos seja representada por microrganismos anaeróbios facultativos, a utilização desses compostos nem sempre ocorre em condições estritamente anaeróbias, como se observa com a produção de ácidos pelas colônias bacterianas cultivadas na superfície dos meios de ágar. Ainda que nem todos os testes usados para avaliar a capacidade de um microrganismo decompor enzimaticamente um "açúcar" em produtos ácidos possam ser "fermentativos", tais termos são utilizados aqui por conveniência.

Princípios básicos da fermentação. Os estudos de Pasteur em meados do século XIX sobre a ação das leveduras no vinho constituem a base de nosso conhecimento atual sobre fermentação dos carboidratos. Pasteur observou que algumas espécies de bactérias contaminantes causavam redução do pH do vinho (um substrato dos carboidratos) em razão da produção de vários ácidos. Pouco depois, surgiram descrições detalhadas das reações fermentativas, por meio das quais um monossacarídio (p. ex., glicose) é decomposto. Por meio de uma série de clivagens e transformações glicolíticas enzimáticas, a molécula de glicose é desdobrada em uma série de três compostos de carbono, dentre os quais o mais importante é o ácido pirúvico. A sequência química por meio da qual a glicose é convertida em ácido pirúvico é conhecida como **via de Embden-Meyerhof** (EMP; do inglês, *Embden-Meyerhor pathway*) (Figura 6.1). Muitas bactérias, inclusive Enterobacteriaceae, fermentam glicose através da EMP e produzem ácido pirúvico; entretanto, a maneira como o ácido pirúvico é utilizado em seguida varia de acordo com a espécie bacteriana. Os destinos alternativos do ácido pirúvico são uma consequência de várias reações fermentativas, as quais resultam na formação de produtos muito diferentes (Figura 6.1).

As bactérias são diferenciadas com base nos carboidratos que elas metabolizam e nos tipos e nas quantidades de ácidos produzidos. Essas diferenças de atividade enzimática são utilizadas como uma das características importantes,

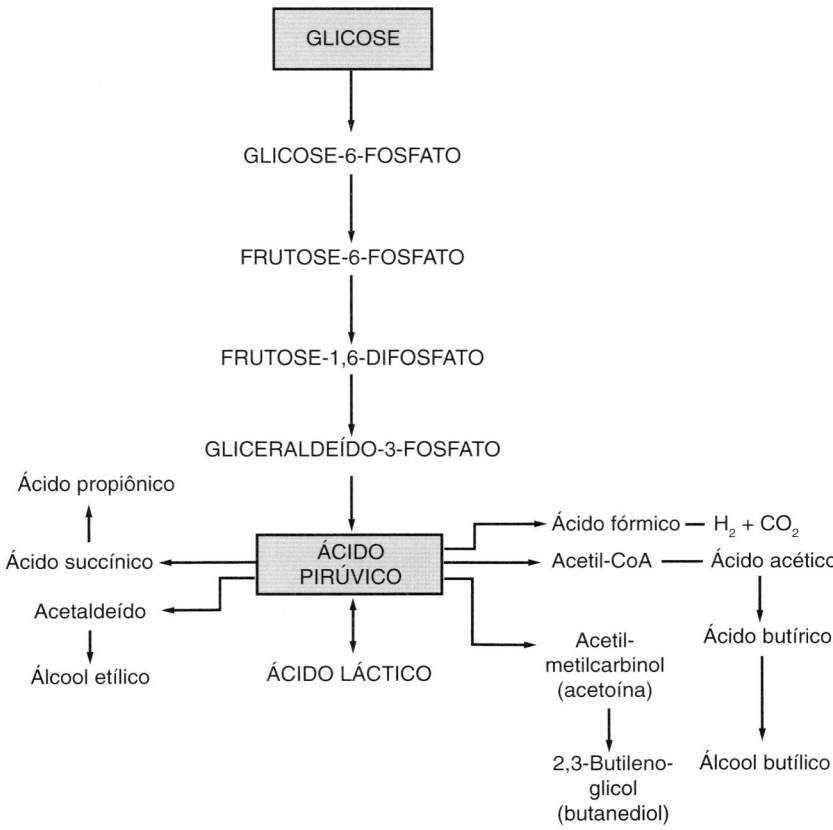

FIGURA 6.1 Fermentação da glicose para formar piruvato (EMP) e destinos alternativos do ácido pirúvico.

que permitem o reconhecimento das diferentes espécies. É importante que os estudantes de microbiologia compreendam que, durante a formação glicolítica do ácido pirúvico, o trifosfato de adenosina (ATP) é produzido à custa da redução do dinucleotídio de nicotinamida e adenina (NAD) em $NADH_2$. Para cada molécula de glicose fermentada para formar ácido pirúvico, quatro íons hidrogênio são consumidos em razão da redução de duas moléculas de NAD em duas moléculas de $NADH_2$. Como a quantidade total de NAD da célula é muito pequena, a fermentação seria interrompida rapidamente se o $NADH_2$ não fosse novamente oxidado durante o metabolismo adicional do ácido pirúvico. A Figura 6.2 ilustra a fermentação de três moléculas de glicose por duas vias alternativas. Por exemplo, a fermentação da glicose por *E. coli* ocorre por meio da via de fermentação ácida mista e resulta na formação de grandes quantidades dos ácidos acético, láctico e fórmico com redução acentuada do pH do meio de teste (Figura 6.2). Por outro lado, o grupo *Klebsiella–Enterobacter–Hafnia–Serratia* metaboliza o ácido pirúvico basicamente por meio da via do butilenoglicol, formando acetilmetilcarbinol (acetoína) e reação positiva no teste de Voges-Proskauer (VP) (Figura 6.2). Observe que os produtos finais principais dessa última via metabólica são alcoóis e que são produzidas quantidades pequenas de ácidos. Assim, o teste do vermelho de metila geralmente é negativo com esse grupo de microrganismos.

O gás resultante da fermentação bacteriana é basicamente uma mistura de hidrogênio e dióxido de carbono formados pela clivagem do ácido fórmico. Existe uma regra de memorização, que diz que qualquer bactéria que forme gás no meio de teste com carboidrato deve primeiramente produzir ácido – o que fica evidente quando se considera a ilustração da EMP da Figura 6.1. O gás é detectado mais facilmente quando se utiliza um meio em caldo para fermentação de carboidratos, no qual foram colocados pequenos tubos de Durham invertidos (ver Prancha 6.1 F). Com isso, é possível detectar até quantidades diminutas de gás, que se acumula na forma de bolhas sob os tubos de Durham. Algumas espécies de Enterobacteriaceae (p. ex., a maioria das espécies de *Shigella*) não têm a enzima desidrogenase fórmica, não conseguem clivar o ácido fórmico e, consequentemente, nem sequer produzem quantidades diminutas de CO_2. Por outro lado, os microrganismos que utilizam a via do butilenoglicol (i. e., são VP-positivas) produzem grandes quantidades de CO_2 (Figura 6.2). Por isso, quando se observa grande quantidade de gás, deve-se considerar a presença dos membros do grupo *Klebsiella–Enterobacter–Hafnia–Serratia* como identificação provável. A formação de álcool etílico pelos microrganismos é extremamente importante sob a perspectiva comercial na fabricação das bebidas alcoólicas e dos reagentes orgânicos; contudo, esse produto final tem pouca importância na identificação laboratorial das bactérias.

A fermentação bacteriana da lactose é mais complexa que a da glicose. A lactose é um dissacarídio composto de glicose e galactose reunidas por uma ligação de oxigênio conhecida como **ligação galactosídica**. Com a hidrólise, essa ligação é desfeita, resultando na liberação de glicose e galactose. Para que uma bactéria possa metabolizar lactose, duas enzimas devem estar presentes: (1) β-galactosídio-permease, que permite o transporte de um β-galactosídio (como a lactose) através da parede celular da bactéria; e (2) β-galactosidase, que é a enzima necessária para hidrolisar a ligação do β-galactosídio depois que o dissacarídio entrar na célula. Como se pode observar na Figura 6.3, a reação ácida final resulta da decomposição da glicose.

Como a fermentação da lactose termina com as reações de decomposição da glicose através da EMP, conclui-se que qualquer microrganismo incapaz de metabolizar glicose também não pode formar ácidos a partir da lactose. Isso explica por que não se adiciona glicose nas fórmulas dos meios

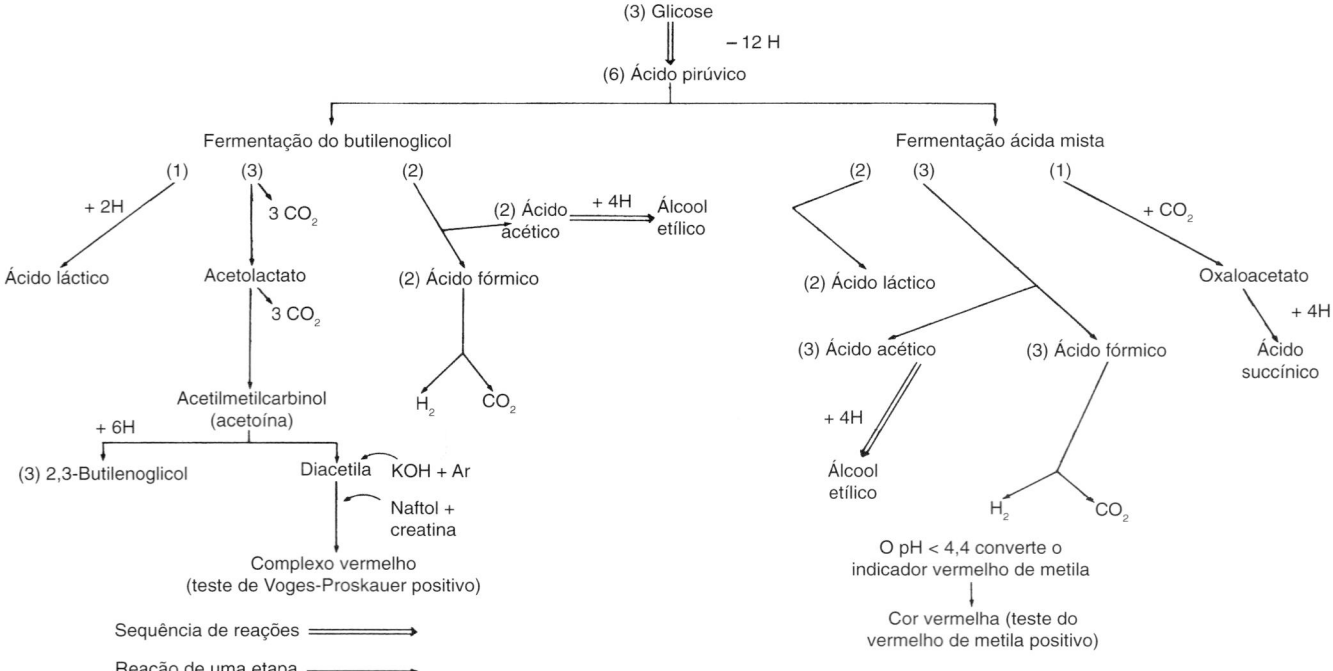

FIGURA 6.2 Vias de fermentação da glicose: fermentação ácida mista e via de fermentação do butilenoglicol.

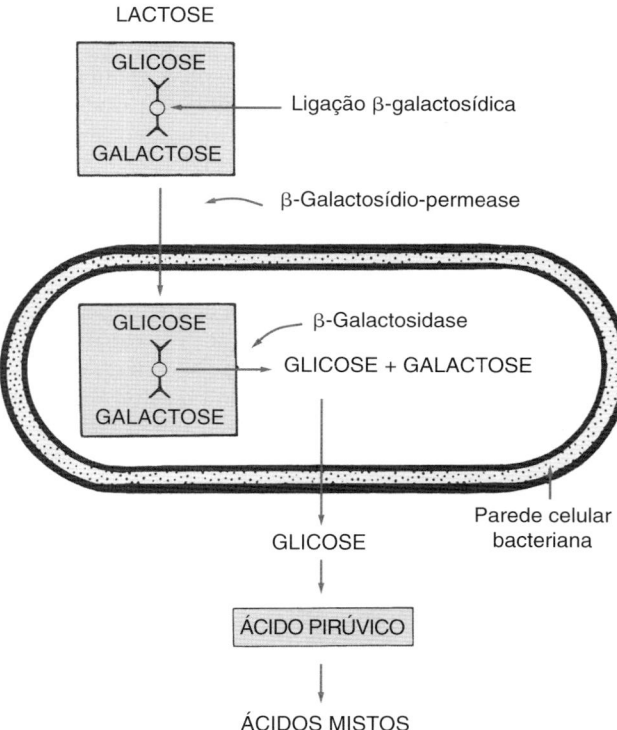

FIGURA 6.3 Fermentação bacteriana da lactose: a lactose é um dissacarídio composto de moléculas de glicose e galactose reunidas por uma ligação β-galactosídica e difunde-se através da parede celular da bactéria por ação da β-galactosídio-permease. Quando a bactéria produz β-galactosidase, a lactose é hidrolisada e forma glicose e galactose. Em seguida, a glicose é metabolizada de acordo com as reações ilustradas na Figura 6.1.

de isolamento primário, inclusive ágar MacConkey e ágar de EMB: se fosse adicionada, a possibilidade de detectar a capacidade de fermentar lactose pela bactéria analisada seria invalidada. No meio em teste, o parâmetro final da fermentação de lactose é a detecção da produção de ácidos. Os microrganismos que não fermentam lactose são os que não têm uma ou as duas enzimas necessárias ao metabolismo desse açúcar, ou que não conseguem decompor a glicose. Os chamados fermentadores tardios de lactose são os microrganismos que apresentam atividade de β-galactosidase, mas demonstram atividade lenta de β-galactosídio-permease.

β-*Galactosidase e o teste do ONPG*. O *o*-nitrofenil-β-D-galactopiranosídio (ONPG) é um composto estruturalmente semelhante à lactose, com exceção de que a glicose é substituída por um grupo *o*-nitrofenilíco. Essa manipulação muito engenhosa da molécula constitui a base do teste do ONPG, que está descrito no Quadro 6.1 *online*. Esse teste detecta a enzima β-galactosidase muito mais rapidamente que o teste de fermentação da lactose descrito antes. Isso ajuda a identificar os fermentadores tardios de lactose, que apresentam deficiência de β-galactosídio-permease. O ONPG permeia a célula bacteriana mais prontamente que a lactose e, sob a ação da β-galactosidase, é hidrolisado em galactose e *o*-nitrofenol (ver Quadro 6.1 *online*). Esse último composto é um cromóforo incolor quando está ligado ao D-galactopiranosídio, mas que adquire cor amarela quando está em sua forma livre (não ligada) (ver Prancha 6.4 A).

Existem no mercado comprimidos para o teste do ONPG que podem ser facilmente reconstituídos pelo acréscimo de pequena quantidade de água e são convenientes para uso em laboratório. Os microrganismos com atividade forte de β-galactosidase podem produzir resultado positivo no teste dentro de alguns minutos depois da inoculação do meio. O teste do ONPG é mais útil para detectar atividade de β-galactosidase dos fermentadores tardios de lactose, inclusive algumas cepas de *E. coli*, porque a diferenciação das espécies de *Shigella* (com exceção de algumas cepas da *Shigella sonnei*) pode ser difícil de outra maneira. Esse teste também ajuda a diferenciar algumas cepas das espécies de *Citrobacter* e *Salmonella* sorotipo Arizonae (ONPG-positivas) da maioria das espécies de *Salmonella* (ONPG-negativas). O teste do ONPG não substitui a avaliação da fermentação da lactose, porque apenas a enzima β-galactosidase é determinada.

Atividade de citocromo-oxidase. Qualquer microrganismo que demonstre atividade de citocromo-oxidase depois do procedimento e das condições do teste descrito no Quadro 1.5 *online* está excluído da família Enterobacteriaceae. O desenvolvimento da reação colorida deve ser interpretado nos primeiros 10 a 20 segundos, porque muitos microrganismos (inclusive alguns membros dessa família) podem produzir reações falso-positivas tardias. Quando há dificuldade de interpretar a reação da citocromo-oxidase, também devem ser testados microrganismos oxidase-positivos e oxidase-negativos. Os conta-gotas de citocromo-oxidase disponíveis no mercado são utilizados mais comumente por sua conveniência. As reações de cor aparecem claramente dentro de 10 segundos. Se forem utilizadas alças ou fios de inoculação no laboratório para transferir bactérias ao reagente da oxidase, os instrumentos de aço inoxidável ou Nichrome podem produzir reações falso-positivas em razão das quantidades diminutas de óxido ferroso na superfície flambada do metal. Esse problema pode ser evitado com a utilização de alças de inoculação de plástico ou platina, de bastões aplicadores de madeira ou *swabs* com ponta de algodão para realizar o teste da oxidase. A tetrametil-*p*-fenilenodiamina é utilizada mais comumente em vez do derivado dimetílico, porque esse reagente é mais estável, mais sensível e menos tóxico (ver Quadro 1.5 *online* e Prancha 6.1 G).

Redução do nitrato. Com exceção de alguns biotipos de *Pantoea agglomerans* e de algumas espécies de *Serratia* e *Yersinia*, todos os membros de Enterobacteriaceae reduzem nitrato a nitrito. Como são necessários períodos variados de incubação (3 a 24 horas, dependendo do sistema utilizado) para realizar o teste de redução do nitrato, ele não é utilizado comumente como teste de pré-triagem das bactérias desconhecidas isoladas. Em vez disso, esse teste é utilizado na maioria dos laboratórios para confirmar a classificação correta de um microrganismo desconhecido, ou ajudar a determinar a identidade das espécies bacterianas. O Quadro 6.2 *online* descreve os detalhes do teste de redução do nitrato.

Qualquer meio basal que promova o crescimento do microrganismo e contenha nitrato de potássio (KNO_3) na concentração de 0,1% é apropriado à realização desse teste. O caldo e o ágar com nitrato em tubo inclinado são os mais utilizados nos laboratórios clínicos. Como a enzima nitrato-redutase tem atividade máxima em condições de anaerobiose, Zobell[688] recomendou a utilização de um ágar semissólido. Os meios semissólidos também favorecem o crescimento de algumas espécies bacterianas e fornecem as condições de anaerobiose necessárias à ativação dessa enzima. O acréscimo de pó de zinco a todas as reações negativas, como se pode observar no Quadro 6.2 *online*, deve ser um procedimento de rotina. A maioria dos microrganismos capazes de reduzir nitratos fazem-no nas primeiras 24 horas; alguns podem produzir quantidades detectáveis dentro de 2 horas. Schreckenberger e Blazevic[586] descreveram um teste rápido com nitrato. A α-naftilamina e o ácido sulfanílico são relativamente instáveis, de maneira que sua reatividade deve ser determinada a intervalos frequentes testando-se os microrganismos de controle positivos e negativos. O composto diazônio que se forma na reação do nitrato reduzido e os reagentes também são relativamente instáveis, e a cor tende a esmaecer; por isso, as leituras devem ser realizadas logo depois de acrescentar os reagentes (ver Prancha 6.1 H).

Meios de cultura utilizados para detectar fermentação dos carboidratos

Vários meios líquidos ou de ágar podem ser usados para avaliar a capacidade de um microrganismo analisado utilizar carboidratos por fermentação. O carboidrato a ser testado (p. ex., glicose) é filtro-esterilizado e acrescentado assepticamente a um meio basal até a concentração final entre 0,5 a 1,0%. A fórmula de um meio de fermentação basal típico contém tripticase (BBL), 10 g; cloreto de sódio, 5 g; vermelho de fenol, 0,018 g; e água destilada até completar 1 ℓ. A tripticase é um hidrolisado de caseína, que serve como fonte de nitrogênio e carbono; o cloreto de sódio é um estabilizador osmótico; e o vermelho de fenol é um indicador de pH, que adquire coloração amarela quando o pH do meio diminui a menos de 6,8. A Prancha 6.1 F ilustra as reações de fermentação ácida no meio de caldo púrpura. Todos os espécimes de Enterobacteriaceae crescem bem nesse tipo de meio, e a fórmula básica utilizada é uma questão de preferência pessoal. Além de produzir uma alteração de pH indicada pela cor do meio de cultura para fermentação, a formação de ácidos mistos (especialmente ácido butírico) comumente produz um odor fétido pungente no meio de cultura. Quando esse odor é percebido, deve-se suspeitar imediatamente da presença de um dos membros da família Enterobacteriaceae (além disso, as bactérias anaeróbias formam produtos metabólicos típicos com odores bem-definidos).

Uso do ágar-ferro de Kligler e do ágar tríplice açúcar–ferro

Na prática, os microrganismos que conseguem fermentar glicose são detectados comumente por observação das reações que eles produzem quando crescem no ágar-ferro de Kligler (KIA; do inglês, *Kligler iron agar*) ou no ágar tríplice açúcar–ferro (TSI; do inglês, *triple sugar iron agar*) (Figura 6.4; ver Prancha 6.1 E). Quando um microrganismo não

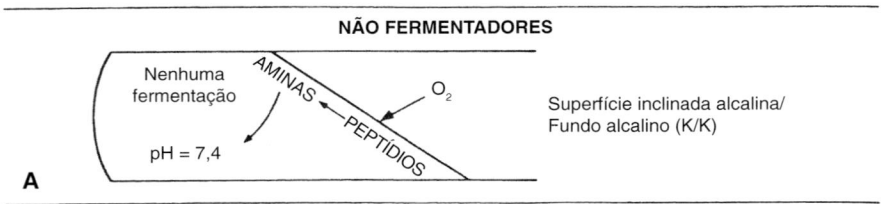

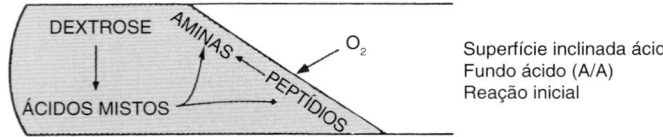

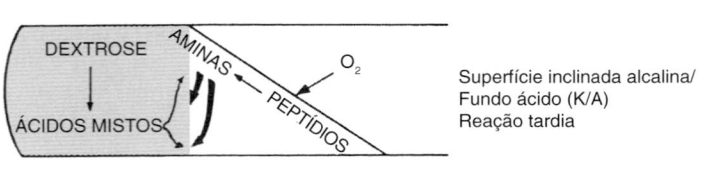

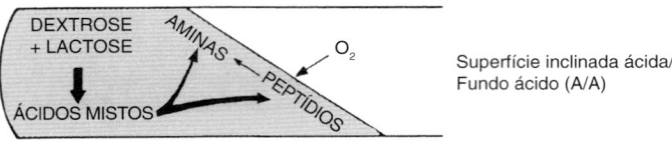

■ **FIGURA 6.4** Três tipos gerais de reações produzidas pelo crescimento das bactérias no KIA. **A.** Bacilos não fermentadores que não conseguem produzir ácidos durante a fermentação da glicose ou da lactose; não há qualquer alteração do meio de cultura (representado em *branco*). **B.** Acidificação inicial do fundo e da superfície inclinada (*área sombreada*) por bactérias que fermentam glicose, mas o meio inclinado volta ao pH alcalino à medida que são produzidas aminas alcalinas a partir de descarboxilação oxidativa dos peptídios (derivados da proteína presente no meio) perto da superfície. **C.** Acidificação completa e permanente do fundo e da superfície inclinada do tubo por bactérias fermentadoras de lactose.

consegue fermentar glicose, observa-se uma reação de superfície inclinada alcalina/fundo alcalino (K/K) (ou seja, nenhuma alteração; ver Figura 6.4 A), indicando que não houve produção de ácido e que o microrganismo testado não é capaz de fermentar quaisquer dos açúcares presentes. Isoladamente, essa reação é suficiente para excluir um microrganismo da família Enterobacteriaceae. O Boxe 6.1 descreve a fórmula do KIA (a fórmula do TSI é idêntica, com exceção do acréscimo de 10 g de sacarose).

Várias observações são importantes ao estudo das fórmulas do KIA e do TSI. A incorporação de quatro derivados proteicos – extrato de carne, extrato de levedura, peptona e peptona de proteose – torna o KIA e o TSI nutricionalmente muito ricos. A inexistência de inibidores permite o crescimento de todas as espécies de bactérias, com exceção das mais exigentes e das espécies anaeróbias obrigatórias. Por isso, esses dois tipos de ágar podem ser usados apenas para testar uma espécie bacteriana selecionada de uma única colônia isolada em placas de ágar primário ou seletivo. A glicose e a lactose (acrescidas de sacarose no meio TSI) estão homogeneamente distribuídas no meio, tanto na parte inclinada quanto no fundo do tubo. Entretanto, a lactose está presente em concentração 10 vezes maior que a glicose (do mesmo modo, a razão sacarose:glicose é de 10:1 no meio TSI). Essa razão de 10:1 é importante para entender os princípios bioquímicos descritos mais adiante. O sulfato ferroso como detector do sulfeto de hidrogênio é um pouco menos sensível que os outros sais ferrosos ou férricos; por isso, podem ocorrer discrepâncias nas leituras do sulfeto de hidrogênio entre KIA/TSI e os outros meios de teste (ver Prancha 6.4 B). O indicador vermelho de fenol tem cor amarela quando o pH está abaixo de 6,8. Como o pH do meio não inoculado é tamponado a 7,4, a produção de quantidades relativamente pequenas de ácido produz uma alteração visível da cor.

Princípios bioquímicos

Os princípios bioquímicos que embasam as reações observadas com o KIA ou o TSI estão ilustrados na Figura 6.4. Observe que o ágar liquefeito é deixado a solidificar inclinado. Essa configuração resulta essencialmente em duas câmaras de reação dentro do mesmo tubo. A parte **inclinada**, exposta ao oxigênio atmosférico em toda a sua superfície, é aeróbia; a parte inferior, também conhecida como **fundo**, fica protegida do ar e é relativamente anaeróbia. Durante a preparação do meio, é importante que a parte inclinada e o fundo sejam mantidos com o mesmo comprimento (cerca de 3 cm), de forma que esse efeito das duas câmaras seja preservado.

Os tubos com KIA e TSI são inoculados com um fio reto e longo. A colônia bem-isolada a ser testada, retirada de uma placa de ágar, é tocada com a extremidade da agulha de inoculação, a qual é depois mergulhada na parte profunda do tubo, estendendo-se até cerca de 3 a 5 mm do fundo. Quando o fio de inoculação é retirado da parte profunda do tubo, a superfície inclinada é riscada com movimentos para frente e para trás. Os tubos inoculados são colocados em uma incubadora a 35°C por 18 a 24 horas. As fotografias coloridas ilustradas nas Pranchas 6.1 E e 7.1 A demonstram as reações descritas no Boxe 6.2. Desse modo, como se pode observar na Figura 6.4 A e na Prancha 7.1 A, sem fermentação dos carboidratos não há formação de ácidos, e a produção de aminas na parte inclinada – somada aos tamponadores alcalinos – produz uma coloração vermelha em todo o meio. As bactérias que produzem esse tipo de reação são conhecidas como **não fermentadoras** (ver Capítulo 7).

Quando o tubo com KIA é inoculado com um microrganismo que fermenta glicose, mas não consegue utilizar lactose, pode-se obter apenas uma quantidade relativamente pequena de ácido a partir da concentração de glicose a 0,1% no meio. Inicialmente, durante as primeiras 8 a 12 horas de incubação, mesmo essa quantidade de ácido pode ser suficiente para converter a cor do fundo e do meio inclinado a amarelo. Contudo, nas próximas horas, o suprimento de glicose é totalmente esgotado e as bactérias começam a decomposição oxidativa dos aminoácidos dentro da parte inclinada do tubo, onde há oxigênio disponível. Isso resulta na liberação de aminas, que logo neutralizam as quantidades pequenas de ácido na parte inclinada; com 18 a 24 horas, toda a parte inclinada volta a um pH alcalino e a cor torna-se vermelha novamente. Contudo, no fundo do tubo (parte anaeróbia), a decomposição dos aminoácidos não é

Boxe 6.1

Ágar-ferro de Kligler

Extrato de carne, 3 g
Extrato de levedura, 3 g
Peptona, 15 g
Peptona de proteose, 5 g
Lactose, 10 g
Glicose, 1 g
Sulfato ferroso, 0,2 g
Cloreto de sódio, 5 g
Tiossulfato de sódio, 0,3 g
Ágar, 12 g
Vermelho de fenol, 0,024 g
Água destilada até completar 1 ℓ
pH final de 7,4

Boxe 6.2

Reações no KIA

Superfície inclinada alcalina/fundo alcalino (K/K)
Nenhuma fermentação dos carboidratos. Isso é típico das bactérias não fermentadoras, inclusive *Pseudomonas aeruginosa*.

Superfície inclinada alcalina/fundo ácido (K/A)
Glicose fermentada; lactose (sacarose no meio de TSI) não fermentada. Isso é típico das bactérias que não fermentam lactose, inclusive espécies de *Shigella*.

Superfície inclinada alcalina/fundo ácido (preto) (K/A/H_2S)
Glicose fermentada; lactose não fermentada com formação de sulfeto de hidrogênio. Isso é típico das bactérias que não fermentam lactose e produzem sulfeto de hidrogênio, como espécies de *Salmonella*, *Citrobacter* e *Proteus*.

Superfície inclinada ácida/fundo ácido (A/A)
Glicose e lactose (ou sacarose como no TSI) fermentadas. Isso é típico dos coliformes que fermentam lactose, inclusive *Escherichia coli* e espécies de *Klebsiella* e *Enterobacter*.

suficiente para neutralizar o ácido formado, e o meio continua amarelo. Desse modo, a reação de Superfície inclinada ácida/fundo ácido no KIA (ou no ágar de TSI) é um indicador inicial importante de que o microrganismo testado não fermenta lactose (ver Figura 6.4 B e Prancha 6.1 E).

Quando o tubo com KIA é inoculado com um microrganismo fermentador de lactose, mesmo que a glicose seja utilizada completamente depois das primeiras 8 a 12 horas, a fermentação continua, porque o microrganismo consegue usar lactose (presente em concentração 10 vezes maior que a glicose). Por isso, quando o tubo é examinado ao final de 18 a 24 horas, a produção de ácidos a partir da fermentação da lactose ainda está ocorrendo, e a parte inclinada e o fundo continuam amarelos, resultando na reação descrita como Superfície inclinada ácida/fundo ácido (ver Figura 6.4 C e Prancha 6.1 E).

Muitos microbiologistas preferem o TSI ao KIA porque o acréscimo de sacarose à fórmula facilita a triagem para as espécies de *Salmonella* e *Shigella*, uma vez que nenhuma delas (com exceção de algumas cepas raras) metaboliza lactose ou sacarose. Por isso, qualquer reação ácido-ácida no ágar de TSI indica que a bactéria fermentou lactose, sacarose ou ambas – excluindo assim a presença de *Salmonella* e *Shigella*. Também é importante lembrar que *Y. enterocolitica* fermenta sacarose, mas não lactose; por isso, no TSI, a reação é ácido-ácida (semelhante aos coliformes, como *E. coli*), mas no KIA a reação é alcalino-ácida (semelhante a uma bactéria não fermentadora de lactose). Desse modo, durante a triagem dos espécimes fecais para *Salmonella*, *Shigella* e *Yersinia*, alguns poderiam argumentar que o KIA seja preferível ao TSI.

Para detectar sulfeto de hidrogênio, que é incolor, o meio precisa incluir um indicador. O tiossulfato de sódio é a fonte dos átomos de enxofre na maioria dos meios usados para produzir sulfeto de hidrogênio. Os sais de ferro (sulfato ferroso e citrato de ferro amoniacal) incorporados aos meios de cultura reagem então com o sulfeto de hidrogênio e formam um precipitado insolúvel preto (sulfeto ferroso). Um ambiente ácido é necessário para que os microrganismos produzam sulfeto de hidrogênio e, por isso, também é necessário prover uma fonte de íons hidrogênio. Como a parte do fundo dos tubos com KIA e de TSI torna-se ácida com a fermentação da glicose (os íons hidrogênio aumentam), o aparecimento de cor preta geralmente fica confinado a essa parte do tubo, principalmente quando há bactérias que não fermentam lactose (ver Prancha 6.1 E). Desse modo, conclui-se que um fundo preto deve ser interpretado como ácido, mesmo que a cor amarela habitual esteja obscurecida pelo precipitado preto. O KIA e o TSI são menos sensíveis à detecção do sulfeto de hidrogênio que outros meios contendo ferro, inclusive o meio com sulfito de indol para avaliação de motilidade (SIM; do inglês, *sulfide indole motility*) (ver Prancha 6.4 B).

Quando é possível excluir um microrganismo da família Enterobacteriaceae antes de realizar uma bateria longa de testes bioquímicos, o laboratório poupa tempo e trabalho consideráveis. É recomendável que o tubo inclinado com KIA ou TSI seja usado com todas as bactérias isoladas e supostamente consideradas Enterobacteriaceae, ao mesmo tempo que são utilizados os sistemas com meios de teste diferenciais. Ainda que um microrganismo seja fermentador e considerado suspeito de fazer parte da família Enterobacteriaceae, o teste da citocromo-oxidase deve ser realizado para excluir a presença das bactérias que pertencem a outros gêneros fermentadores, como as espécies de *Aeromonas*, *Plesiomonas*, *Vibrio* e *Pasteurella*, que são oxidase-positivas.

Escolha do meio de cultura para isolamento primário

Os meios de cultura seletivos devem ser usados para isolar espécies bacterianas significativas de amostras que possam conter uma mistura de microrganismos. De forma a assegurar seleções racionais, os microbiologistas precisam conhecer a composição de cada fórmula, bem como a finalidade e a concentração relativa de cada substância ou composto químico incluído. Por exemplo, não basta saber que sais biliares estão incluídos nas fórmulas de alguns meios seletivos para inibir o crescimento das bactérias gram-positivas e de algumas espécies gram-negativas mais exigentes. O ágar *Salmonella–Shigella* (SS) contém concentração de sais biliares cerca de cinco vezes maior que o ágar MacConkey, é mais inibitório para *E. coli* e mais seletivo para isolar sorotipos de *Salmonella* de coproculturas.

Para isolar Enterobacteriaceae das amostras clínicas que possam conter bactérias mistas, existem três tipos de meios genéricos disponíveis: (1) meios não seletivos para isolamento primário (p. ex., ágar-sangue); (2) ágares seletivos ou diferenciais (p. ex., ágar MacConkey e ágar Hektoen® enteric [HE]); e (3) caldos de enriquecimento. As Tabelas 6.1 e 6.2 comparam os diversos meios utilizados comumente na prática clínica. As fórmulas são complexas e incluem ingredientes que não apenas inibem o crescimento de algumas espécies bacterianas (seletivos), como também detectam várias características bioquímicas importantes para a identificação preliminar dos microrganismos presentes na amostra (meios diferenciais).

Substâncias e compostos químicos utilizados nos meios seletivos

O Boxe 6.3 relaciona os tipos gerais de substâncias e compostos químicos usados nos meios seletivos e inclui comentários sucintos sobre a função de cada um.

Meios de isolamento seletivos

Em 1905, MacConkey[403] descreveu pela primeira vez um meio diferencial seletivo (ágar de sais biliares e vermelho neutro), que ele usou para isolar bacilos entéricos gram-negativos de amostras contendo misturas de espécies bacterianas. Ele acrescentou lactose e o indicador vermelho neutro ao seu meio a fim de conseguir um modo visual de detectar a utilização de lactose pelo microrganismo testado. Naquela época, todos os bacilos gram-negativos não formadores de esporos ainda eram conhecidos como bactérias entéricas; entretanto, os microbiologistas sabiam que algumas espécies eram mais patogênicas aos seres humanos que outras. Os padrões de utilização dos carboidratos pelas diversas espécies de bactérias também já eram conhecidos na virada do século e, em especial, a fermentação da lactose era reconhecida como um marcador importante para diferenciar alguns patógenos entéricos. Em 1916, Holt-Harris e Teague[297] descreveram um meio contendo eosina–azul de metileno como

Tabela 6.1 Meios diferenciais seletivos para isolamento de Enterobacteriaceae.

Meio	Fórmula		Finalidade e ingredientes diferenciais	Reações e interpretação
Ágar MacConkey (ver Prancha 6.2 A e B)	Peptona Polipeptona Lactose Sais biliares Cloreto de sódio Ágar Vermelho neutro Cristal violeta Água destilada q.s.p. pH final de 7,1	17 g 3 g 10 g 1,5 g 5 g 13,5 g 0,03 g 0,001 g 1 ℓ	O ágar MacConkey é um meio de cultura diferencial para selecionar e isolar Enterobacteriaceae e bacilos gram-negativos entéricos relacionados. Os sais biliares e o cristal violeta inibem o crescimento das bactérias gram-positivas e algumas bactérias gram-negativas exigentes Lactose é o único carboidrato. As bactérias que fermentam lactose foram colônias com tonalidades variáveis de vermelho, em razão da conversão do corante indicador de vermelho neutro (vermelho com pH menor que 6,8) depois da formação de ácidos mistos. As colônias das bactérias que não fermentam lactose são incolores ou transparentes	Os fermentadores de lactose fortes e típicos, como as espécies de *Escherichia*, *Klebsiella* e *Enterobacter*, formam colônias vermelhas circundadas por uma zona de bile precipitada Os fermentadores lentos ou fracos, como *Citrobacter*, *Providencia*, *Serratia* e *Hafnia*, podem formar colônias incolores depois de 24 h, ou ligeiramente rosadas dentro de 24 a 48 h As espécies de *Proteus*, *Edwardsiella*, *Salmonella* e *Shigella* – com raras exceções – formam colônias incolores ou transparentes A Prancha 6.2 ilustra colônias representativas dessas diferentes reações
Ágar de EMB (ver Prancha 6.2 C a F)	Peptona Lactose Sacarose[a] Dipotássio, PO$_4$ Ágar Eosina Y Azul de metileno Água destilada q.s.p. pH final de 7,2	10 g 5 g 5 g 2 g 13,5 g 0,4 g 0,065 g 1 ℓ	O ágar de EMB é um meio de cultura diferencial, que pode ser usado em substituição ao ágar MacConkey para isolar e detectar Enterobacteriaceae ou bacilos coliformes relacionados a amostras com bactérias mistas. Os corantes de anilina (eosina–azul de metileno) inibem as bactérias gram-positivas e algumas gram-negativas exigentes. Esses corantes combinam-se e formam um precipitado em pH ácido e, deste modo, também atuam como indicadores da produção de ácidos O ágar de EMB de Levine (contendo apenas lactose) fornece reações mais semelhantes às do meio de MacConkey; a fórmula modificada também detecta fermentadores de lactose	Os fermentadores de lactose típicos e fortes, especialmente *Escherichia coli*, produzem colônias verde-escuras com brilho metálico. Os fermentadores fracos, como *Klebsiella*, *Enterobacter*, *Serratia* e *Hafnia*, formam colônias roxas dentro de 24 a 48 h. As bactérias que não fermentam lactose, como *Proteus*, *Salmonella* e *Shigella*, produzem colônias transparentes *Y. enterocolitica*, uma bactéria que não fermenta lactose, mas fermenta sacarose, forma colônias transparentes no ágar com EMB de Levine e colônias roxas ou pretas na fórmula modificada. Ver Prancha 6.2

[a]Fórmula modificada de Holt-Harris-Teague. A sacarose não está presente no ágar com EMB de Levine.

Tabela 6.2 Meios altamente seletivos para isolar Enterobacteriaceae de amostras gastrintestinais.

Meio	Fórmula		Finalidade e ingredientes diferenciais	Reações e interpretação
Ágar *Salmonella-Shigella* (SS) (ver Prancha 6.3 G e H)	Extrato de carne Peptona Lactose Sais biliares Citrato de sódio Tiossulfato de sódio Citrato férrico Ágar Vermelho neutro Verde brilhante Água destilada q.s.p. pH final de 7,4	5 g 5 g 10 g 8,5 g 8,5 g 8,5 g 1 g 12,5 g 0,025 g 0,033 g 1 ℓ	O ágar SS é um meio altamente seletivo formulado para inibir o crescimento da maioria das bactérias coliformes e permitir a crescimento das espécies de *Salmonella* e *Shigella* de amostras clínicas e recolhidas do ambiente A concentração alta de sais biliares e o citrato de sódio inibem todas as bactérias gram-positivas e algumas gram-negativas, inclusive coliformes Lactose é o único carboidrato e o vermelho neutro é o indicador para detectar ácido O tiossulfato de sódio é a fonte de enxofre. Qualquer bactéria que produza gás de sulfeto de hidrogênio é detectada pelo precipitado preto que se forma com o citrato férrico (pouco sensível). A seletividade alta do ágar SS permite o uso de um inóculo volumoso	Qualquer colônia de bactérias fermentadoras de lactose aparece na cor vermelha devido à presença de vermelho neutro. Algumas cepas (raras) de *Salmonella arizonae* fermentam lactose, e as colônias podem ser semelhantes às de *E. coli* O crescimento das espécies de *Salmonella* não é inibido, e as colônias são incolores com centros pretos em razão da produção do gás sulfeto de hidrogênio As cepas de *Proteus* móveis que crescem no ágar SS não formam véu. Ver Prancha 6.3
Ágar Hektoen® enteric (HE) (ver Prancha 6.3 E e F)	Peptona Extrato de levedura Sais biliares Lactose Sacarose Salicina	12 g 3 g 9 g 12 g 12 g 2 g	O ágar HE é uma formulação recente desenvolvida como meio de semeadura direta para espécies fecais para aumentar o isolamento das espécies de *Salmonella* e *Shigella* dentre as contagens altas de microrganismos da microbiota	Os fermentadores rápidos de lactose (p. ex., *E. coli*) são moderadamente inibidos e formam colônias de laranja-brilhante a rosa-salmão

(*continua*)

Tabela 6.2 Meios altamente seletivos para isolar Enterobacteriaceae de amostras gastrintestinais (*continuação*).

Meio	Fórmula		Finalidade e ingredientes diferenciais	Reações e interpretação
	Cloreto de sódio	5 g	A concentração alta de sais biliares inibe o crescimento das bactérias gram-positivas e retarda o crescimento de algumas cepas de coliformes. Ácidos podem ser formados a partir dos carboidratos e a fucsina ácida que reage com o azul timol produz cor amarelada em pH baixo. O tiossulfato de sódio é a fonte de enxofre, e o gás sulfeto de hidrogênio é detectado pelo citrato de ferro amoniacal (relativamente sensível)	As colônias de *Salmonella* são verde-azuladas, geralmente com centros pretos devido ao gás sulfeto de hidrogênio. *Shigella* parece mais verde que *Salmonella*, mas a cor esvanece na direção da periferia da colônia. As cepas de *Proteus* são até certo ponto inibidas; as colônias que se formam são pequenas, transparentes e mais brilhantes ou aquosas que as das espécies de *Salmonella* ou *Shigella*. Ver Prancha 6.3
	Tiossulfato de sódio	5 g		
	Citrato de ferro amoniacal	1,5 g		
	Fucsina ácida	0,1 g		
	Azul timol	0,04 g		
	Ágar	14 g		
	Água destilada q.s.p. pH final de 7,6	1 ℓ		
Ágar de xilose-lisina-desoxicolato (XLD) (ver Prancha 6.3 A a D)	Xilose	3,5 g	O ágar de XLD inibe menos o crescimento dos bacilos coliformes que o ágar HE e foi desenvolvido para detectar *Shigella* nas fezes, depois do enriquecimento em caldo para gram-negativos. Os sais biliares em concentração relativamente baixa tornam esse meio menos seletivo que os outros dois incluídos nesta tabela. Três carboidratos estão disponíveis para a produção de ácidos, e vermelho de fenol é o indicador de pH. Os microrganismos lisino-positivos, como a maioria das espécies de *Salmonella*, formam colônias amarelas iniciais a partir da utilização da xilose e colônias vermelhas tardias com a descarboxilação da lisina. O sistema de detecção do sulfeto de hidrogênio é semelhante ao do ágar HE	As bactérias como *E. coli* e espécies de *Klebsiella–Enterobacter* podem usar mais de um carboidrato e formam colônias amarelo-brilhante. As colônias de algumas espécies de *Proteus* também são amarelas. A maioria dos sorotipos de *Salmonella* forma colônias vermelhas, a maioria com centros pretos devidos ao gás sulfeto de hidrogênio. *Shigella*, *Providencia* e algumas espécies de *Proteus* não usam carboidrato e formam colônias translúcidas. As colônias de *Citrobacter* são amarelas com centro preto; algumas espécies de *Proteus* formam colônias amarelas ou translúcidas com centros pretos; os sorotipos de *Salmonella* formam colônias vermelhas com centros pretos. Ver Prancha 6.3
	Lisina	5 g		
	Lactose	7,5 g		
	Sacarose	7,5 g		
	Cloreto de sódio	5 g		
	Extrato de levedura	3 g		
	Vermelho de fenol	0,08 g		
	Ágar	13,5 g		
	Desoxicolato de sódio	2,5 g		
	Tiossulfato de sódio	6,8 g		
	Citrato de ferro amoniacal	0,8 g		
	Água destilada q.s.p. pH final de 7,4	1 ℓ		

indicadores para diferenciar as colônias que fermentavam ou não lactose. A sacarose foi acrescentada ao meio para detectar os membros do grupo dos coliformes, que fermentam sacarose mais facilmente que lactose.

Os ágares MacConkey e EMB têm propriedades inibitórias apenas moderadas e são destinados principalmente a evitar o crescimento das bactérias gram-positivas nas culturas mistas. Algumas espécies de bactérias gram-negativas exigentes também são inibidas; contudo, todos os espécimes de Enterobacteriaceae crescem bem. A Tabela 6.1 compara as fórmulas, os ingredientes inibitórios e as características diferenciais fundamentais dos ágares MacConkey e EMB. Pesquisadores da Becton-Dickinson desenvolveram uma fórmula nova para o meio de MacConkey (MacConkey III) para melhorar o isolamento de Enterobacteriaceae sensíveis ao CO_2. Embora a incubação em aerobiose seja recomendada para o ágar MacConkey, tornou-se comum em muitos laboratórios de microbiologia clínica incubar todas as placas primárias (inclusive o ágar MacConkey) em uma incubadora com CO_2 a 5%, de maneira a manter todas as placas juntas. O problema disso é que algumas cepas de Enterobacteriaceae podem não conseguir crescer ou sofrem inibição parcial quando incubadas com CO_2, em consequência da redução do pH do meio. Em um estudo, os autores demonstraram que o ágar MacConkey III possibilitou isolamento mais eficaz e colônias maiores, tanto em condições de aerobiose quanto de incubação com CO_2, em comparação com um ágar MacConkey convencional.[355]

A decisão de usar o ágar MacConkey ou EMB é basicamente uma questão de preferência pessoal, porque as espécies bacterianas que utilizam lactose podem ser diferenciadas nos dois. O ágar MacConkey contém vermelho neutro como indicador de pH e, por isso, as colônias que metabolizam lactose têm coloração rósea em consequência da formação de ácidos mistos (ver Prancha 6.2 A e B). As bactérias fortemente produtoras de ácidos como *E. coli* formam colônias

> **Boxe 6.3**
>
> **Substâncias e compostos químicos utilizados nos meios seletivos**
>
> *Hidrolisados proteicos* (p. ex., peptonas, infusão de carne, triptonas e caseína): as proteínas são clivadas por ácidos ou por enzimas em aminoácidos e peptídios, que podem ser usados para fornecer carbono e nitrogênio necessários ao metabolismo das bactérias.
> *Carboidratos*: vários dissacarídios (p. ex., lactose, sacarose e maltose), hexoses (dextrose) e pentoses (xilose) são incluídos nos meios seletivos com duas finalidades: (1) fornecer uma fonte imediata de carbono para geração de energia e (2) atuar como substratos das reações bioquímicas para identificar microrganismos desconhecidos.
> *Soluções-tampão*: fosfatos monossódico e dissódico, ou fosfato de potássio, são as substâncias usadas mais comumente. Os tampões asseguram (1) pH estável para o crescimento máximo dos microrganismos e (2) um pH de referência padrão para esses meios, nos quais as reações ácidas ou alcalinas são usadas para identificar os microrganismos.
> *Enriquecimentos* (p. ex., sangue, soro, suplementos vitamínicos e extratos de leveduras): os suplementos ao crescimento são acrescentados aos meios para isolar microrganismos exigentes. Os enriquecimentos são utilizados menos comumente para isolar Enterobacteriaceae, porque a maioria dos membros dessa família cresce sem eles.
> *Inibidores*: vários compostos podem inibir o crescimento de algumas espécies bacterianas indesejáveis, tornando assim o meio seletivo: (1) corantes de anilina (p. ex., verde brilhante e eosina), (2) metais pesados (p. ex., bismuto), (3) compostos químicos (p. ex., azida, citrato, desoxicolato, selenito e álcool feniletílico [AFE]) e (4) antimicrobianos (p. ex., neomicina, colistina, vancomicina e cloranfenicol). As concentrações relativas dos inibidores são importantes para determinar a seletividade do meio no qual eles estão presentes.
> *Indicadores de pH*: fucsina, azul de metileno, vermelho neutro, vermelho de fenol e púrpura de bromocresol são os indicadores utilizados comumente nos meios de teste para detectar variações do pH resultantes do metabolismo bacteriano de determinados substratos.
> *Indicadores variados*: outros indicadores podem ser acrescentados para detectar produtos bacterianos específicos (p. ex., íons ferroso e férrico para detectar sulfeto de hidrogênio).
> *Substâncias e compostos químicos variados*: o ágar (um extrato gelatinoso de algas vermelhas) geralmente é acrescentado ao meio em concentrações variadas como agente solidificante. Concentrações de 1 a 2% são usadas nos meios de semeadura; concentrações de 0,05 a 0,3% são acrescentadas aos meios semissólidos a fim de estudar motilidade; e quantidades diminutas são acrescentadas aos caldos para anaeróbios a fim de evitar correntes de convecção e penetração de oxigênio. O tiossulfato de sódio é acrescentado comumente como fonte de enxofre.

vermelho-escuras com um precipitado róseo difuso no ágar ao redor das colônias, atribuído à precipitação dos sais biliares no meio quando o pH é baixo (ver Prancha 6.2 A). As bactérias mais fracas na produção de ácidos formam colônias rosa-claras, ou colônias claras na periferia com centros róseos, enquanto o ágar ao redor das colônias continua claro (ver Prancha 6.1 C). Com o ágar de EMB, as bactérias fortemente produtoras de ácido formam colônias com brilho metálico (ver Prancha 6.2 C e D). O aparecimento desse brilho – causado pela precipitação do corante nas colônias – é altamente sugestivo de *E. coli*, embora outros produtores fortes de ácidos (p. ex., *Y. enterocolitica*) possam ter aspecto semelhante.

Meios de isolamento altamente seletivos utilizados principalmente com amostras gastrintestinais

Os meios tornam-se altamente seletivos com o acréscimo de vários inibidores em suas fórmulas, geralmente em concentrações mais altas que as utilizadas nos ágares MacConkey e EMB. Esses meios são usados principalmente para inibir o crescimento de *E. coli* e outros "coliformes", mas permitem que as espécies de *Salmonella* e *Shigella* cresçam a partir das amostras fecais.

Nesta seção, descrevemos vários meios seletivos formulados para uso nos laboratórios clínicos. Os meios utilizados mais comumente são os ágares SS, xilose-lisina-desoxicolato (XLD) e HE, descritos na Tabela 6.2.

A decisão de qual desses meios seletivos usar para isolar patógenos entéricos das amostras fecais depende tanto da preferência pessoal quanto das espécies a serem selecionadas. Em geral, esses meios são utilizados no laboratório clínico para isolar espécies de *Salmonella* e *Shigella* das amostras de fezes diarreicas, ou nos laboratórios de saúde pública para investigar possível contaminação fecal dos suprimentos de alimento e água. Quase todos os sorotipos de *Salmonella* crescem bem na presença de ácidos biliares, o que explica por que a vesícula biliar funciona comumente como reservatório nos seres humanos portadores. Os sais biliares são acrescentados aos meios seletivos porque outras espécies de bacilos entéricos, incluindo algumas das cepas de *Shigella* mais exigentes, crescem mal ou não crescem. Os ágares SS e HE contêm concentrações relativamente altas de sais biliares e são muito propícios ao isolamento dos sorotipos de *Salmonella* dos espécimes profusamente contaminados por outros bacilos coliformes. Entretanto, em razão do seu efeito inibitório no isolamento de algumas cepas das espécies de *Shigella*, o uso rotineiro do ágar SS como único meio seletivo para isolar patógenos entéricos a partir de amostras fecais não é recomendável.

O ágar de XLD contém lactose, sacarose e xilose.[627] Por isso, os microrganismos que fermentam tais carboidratos formam colônias amarelas (ver Prancha 6.3 A). As bactérias que não conseguem fermentar esses carboidratos não produzem ácidos e formam colônias incolores (ver Prancha 6.3 B). Os microrganismos que produzem sulfeto de hidrogênio formam pigmento preto, que começa no centro das colônias (ver Prancha 6.3 C). O ágar de XLD também contém lisina. Isso é importante porque algumas espécies de *Salmonella* fermentam xilose e, por isso, inicialmente formam colônias amarelas no ágar de XLD. Entretanto, como essas mesmas espécies também descarboxilam lisina, as colônias voltam à cor rósea depois que a pequena quantidade de xilose é consumida. A lactose e a sacarose acrescentadas em excesso impedem que os coliformes lisino-positivos apresentem uma reversão de cor semelhante. Como a descarboxilação da lisina provoca a formação de aminas fortemente alcalinas, um halo rosa-claro também pode formar-se ao redor das colônias no ágar de XLD (ver Prancha 6.3 C). As colônias pretas sem halo róseo são mais sugestivas de uma cepa de *Proteus* que produza sulfeto de hidrogênio (ver Prancha 6.3 D).

Os carboidratos do ágar HE são lactose, sacarose e salicina.[354] Os microrganismos que conseguem fermentar esses carboidratos também formam colônias amarelas (ver Prancha 6.3 E); as cepas assacarolíticas produzem colônias translúcidas ou verde-claras (Prancha 6.3 F). As bactérias lactose-negativas e sacarose-negativas, que acidificam a salicina, podem formar colônias alaranjadas. O ágar HE também contém sais de ferro III e, desse modo, as colônias que produzem sulfeto de hidrogênio são pretas.

Os ágares com sulfito de bismuto e verde brilhante são meios altamente seletivos, mas não são utilizados comumente nos laboratórios clínicos. Esses meios são difíceis de preparar e sua validade na prateleira é muito curta (48 a 72 horas). Os meios desse tipo são elaborados especificamente para isolar *Salmonella* Typhi das amostras fecais e são particularmente úteis durante a triagem de muitos pacientes de áreas endêmicas, ou durante uma epidemia. Os sorotipos de *Salmonella* (especialmente *S.* Typhi) podem ser destacados nesses meios em razão de sua propensão a produzir colônias com brilho negro.

Meios para enriquecimento

Como o nome indica, um meio para enriquecimento é usado para promover o crescimento de algumas espécies de bactérias e inibir a proliferação dos microrganismos indesejáveis. Os meios para enriquecimento são utilizados mais comumente nos laboratórios clínicos para isolar espécies de *Salmonella* ou *Shigella* das amostras de fezes. Os caldos para enriquecimento são especialmente úteis ao isolamento de bactérias das fezes dos portadores de *Salmonella*, ou de pacientes com infecções brandas por *Shigella*, nos quais a quantidade de microrganismos pode ser de apenas 200 por grama de fezes. (*E. coli* e outros bacilos entéricos podem alcançar contagens impressionantes de até 10^9 células por grama de fezes.)

Os meios para enriquecimento estão baseados no princípio de que *E. coli* e outras bactérias gram-negativas, que representam a microbiota das fezes, são mantidas em uma fase de **latência** prolongada por ação dos compostos químicos inibitórios presentes no caldo. As espécies de *Salmonella* e *Shigella* são muito menos inibidas, entram na fase de crescimento logarítmico e são isoladas mais facilmente das amostras fecais. Contudo, depois de várias horas, os meios para enriquecimento deixam de suprimir o crescimento de *E. coli* e das outras bactérias entéricas, que por fim começam a predominar na cultura. Assim, de modo a assegurar o isolamento máximo das espécies de *Salmonella* e *Shigella* das amostras de fezes, recomenda-se que o caldo para enriquecimento seja subcultivado dentro de 8 horas.

Os dois meios para enriquecimento utilizados mais comumente são o caldo de selenito e o caldo para gram-negativos. O caldo de selenito inibe mais o crescimento de *E. coli* e dos outros bacilos gram-negativos entéricos que o caldo para gram-negativos. Desse modo, o caldo de selenito é mais apropriado para isolar espécies de *Salmonella* ou *Shigella* das amostras maciçamente contaminadas, inclusive fezes ou esgoto. Entretanto, o caldo para gram-negativos é usado com mais frequência nos laboratórios clínicos, porque causa menos inibição do crescimento de muitas das cepas mais exigentes da espécie de *Shigella*. O enriquecimento das amostras fecais no caldo para gram-negativo por 4 a 6 horas e, em seguida, a preparação de uma subcultura em ágar HE ou XLD é a técnica ideal para isolar espécies de *Shigella* nos casos suspeitos de disenteria bacilar. A Tabela 6.3 descreve as fórmulas e as características principais desses dois meios com enriquecimento.

Diretrizes para a escolha dos meios de isolamento seletivos

Os meios descritos nas Tabelas 6.1 a 6.3 e as diversas combinações nas quais eles podem ser usados são capazes de gerar alguma confusão. A seguir, apresentamos protocolos para a escolha dos meios que podem ser ideais ao isolamento de Enterobacteriaceae das amostras clínicas.

Com exceção das amostras de fezes ou *swabs* retais, a combinação do meio de MacConkey ou ágar de EMB e um ágar-sangue geralmente é suficiente. Os meios com propriedades inibitórias mais acentuadas não são necessários rotineiramente, porque a concentração da microbiota ou dos microrganismos contaminantes é relativamente baixa na maioria das amostras não entéricas. A preparação de subculturas em um meio mais inibitório pode ser realizada nos casos em que pareça necessário.

Com os espécimes de fezes ou *swabs* retais, é necessário escolher apenas um meio de cada um dos grupos relacionados nas Tabelas 6.1 e 6.2. A abordagem sugerida está descrita no Boxe 6.4.

Características da identificação diferencial

Embora a identificação preliminar de Enterobacteriaceae seja possível com base nas características das colônias e das reações bioquímicas nos meios de isolamento primário, a identificação adicional das espécies exige determinação de outras características fenotípicas, as quais refletem o código genético e a identidade singular do microrganismo testado. O objetivo da descrição que se segue é revisar os aspectos mais importantes dos testes que avaliam essas características fenotípicas e são utilizados comumente nos laboratórios clínicos. Essa orientação é necessária para que a equipe do laboratório tenha conhecimento básico sobre os princípios que embasam esses procedimentos, a fim de que reconheça e corrija quaisquer inconsistências bioquímicas, problemas com culturas misturadas ou problemas técnicos. Seria impossível descrever aqui os vários testes diferenciais e os numerosos esquemas disponíveis para a identificação das espécies de Enterobacteriaceae. Entretanto, o Boxe 6.5 relaciona os vários testes amplamente utilizados nos laboratórios clínicos para avaliar características metabólicas por meio das quais quase todas as espécies (com exceção das raras ou atípicas) podem ser identificadas. A utilização dos carboidratos e a atividade no teste do ONPG já foram descritas nas seções anteriores.

Tabela 6.3 Caldos para enriquecimento e isolamento de Enterobacteriaceae.

Meio	Fórmula		Finalidade e ingredientes diferenciais	Reações e interpretação
Caldo de selenito	Peptona Lactose Selenito de sódio Fosfato de sódio Água destinada q.s.p. pH final de 7,0	5 g 4 g 4 g 10 g 1 ℓ	O caldo de selenito F é recomendado para isolar *Salmonella* das amostras tais como fezes, urina ou esgoto – que possam conter contagens extremamente altas de bactérias mistas O selenito de sódio inibe *E. coli* e outros bacilos coliformes, inclusive algumas cepas de *Shigella* O meio funciona melhor em condições de anaerobiose e recomenda-se uma profundidade mínima de 5 cm no caldo	Dentro de algumas horas depois da inoculação da amostra, o caldo torna-se turvo Como os coliformes ou outros componentes da flora intestinal podem predominar sobre os patógenos depois de algumas horas, a preparação de uma subcultura em ágar de *Salmonella–Shigella* (SS) ou sulfito de bismuto é recomendada dentro de 8 a 12 h O aquecimento excessivo do caldo durante a preparação pode formar um precipitado visível, que o torna insatisfatório para uso
Caldo para gram-negativos (GN)	Polipeptona-peptona Glicose D-manitol Citrato de sódio Desoxicolato de sódio Fosfato dipotássico Fosfato monopotássico Cloreto de sódio Água destilada q.s.p. pH final de 7,0	20 g 1 g 2 g 5 g 0,5 g 4 g 1,5 g 5 g 1 ℓ	Em razão da concentração relativamente baixa do desoxicolato, o caldo para GN causa menos inibição de *E. coli* e outros coliformes. A maioria das cepas de *Shigella* cresce bem. O desoxicolato e o citrato causam inibição das bactérias gram-positivas A concentração alta de manitol em comparação com a de glicose limita o crescimento das espécies de *Proteus* e, ao mesmo tempo, promove o crescimento de *Salmonella* e *Shigella*, ambas capazes de fermentar manitol	O caldo para GN foi desenvolvido para isolar *Salmonella* e *Shigella*, quando estão em contagens baixas nas mostras de fezes Esse caldo pode tornar-se opaco dentro de 4 a 6 h depois da inoculação e recomenda-se a preparação de uma subcultura em ágar HE ou ágar de XLD quando isto ocorrer

Produção de indol

Indol é um dos produtos da decomposição metabólica do aminoácido triptofano. Bactérias com a enzima triptofanase conseguem clivar o triptofano e, desse modo, formam indol, ácido pirúvico e amônia. O indol pode ser detectado no meio de teste com triptofano por observação do aparecimento de cor vermelha depois do acréscimo de uma solução contendo *p*-dimetilaminobenzaldeído (p. ex., reagente de Ehrlich ou Kovac). A Figura 6.5 e o Quadro 1.4 *online* ilustram, respectivamente, a bioquímica e os detalhes do teste do indol. A Prancha 6.4 C é uma ilustração colorida desse teste.

A escolha entre os reagentes de Ehrlich e Kovac é uma questão de preferência pessoal. O reagente de Ehrlich é mais sensível e é preferido quando os testes são realizados com bacilos não fermentadores ou anaeróbios, nos quais há produção mínima de indol. Como o indol é solúvel nos compostos orgânicos, deve-se acrescentar xileno ou clorofórmio ao meio de teste antes de colocar o reagente de Ehrlich. Essa etapa de extração é menos fundamental com o reagente de Kovac, porque o álcool amílico é usado como diluente (o álcool etílico é usado no reagente de Ehrlich).

Boxe 6.4

Escolha de um meio para amostras de fezes ou *swab* retal

1. Inocule a amostra diretamente em uma placa com meio de MacConkey ou ágar de EMB para o isolamento primário de todas as espécies de bacilos gram-negativos.
2. Inocule diretamente em uma placa com ágar HE ou XLD para a triagem seletiva das espécies de *Salmonella* ou *Shigella*.
3. Enriqueça uma pequena parte da amostra inoculando abundantemente em caldo de selenito ou caldo para GN. Se for usado selenito, prepare uma subcultura em ágar HE dentro de 8 a 12 h; se for utilizado ágar para GN, faça uma subcultura dentro de 4 h. *Observação*: No laboratório do autor, esta etapa não é realizada rotineiramente, a menos que seja necessário fazer triagem de pacientes assintomáticos quanto à existência do estado de portador.
4. Incube todas as culturas em placa a 35°C durante 24 a 48 h. Escolha as colônias suspeitas para realizar os testes sorológicos ou bioquímicos definitivos.

Boxe 6.5

Testes usados para avaliar as características metabólicas de Enterobacteriaceae

Utilização dos carboidratos
Atividade do *o*-nitrofenil-β-D-galactopiranosídio (ONPG)
Produção de indol
Vermelho de metila
Teste de Voges-Proskauer (produção de acetilmetilcarbinol [acetoína])
Uso de citrato
Produção de urease
Descarboxilação de lisina, ornitina e arginina
Produção de fenilalanina-desaminase
Produção de sulfeto de hidrogênio
Motilidade

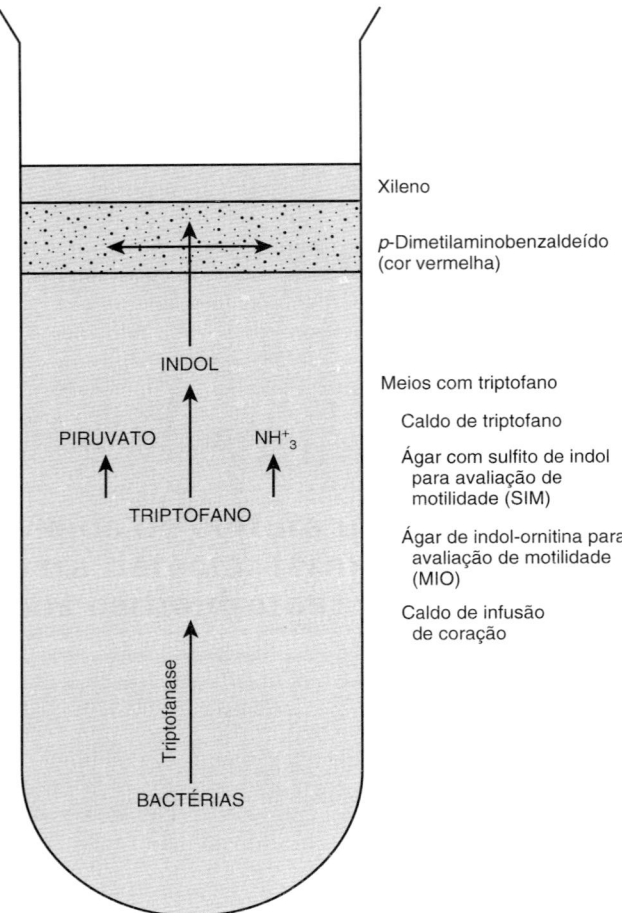

FIGURA 6.5 Formação de indol pelas bactérias que produzem triptofanase e crescem em um meio de cultura contendo triptofano. O indol é um dos produtos intermediários da decomposição (além do ácido pirúvico e da amônia) resultante da desaminação do triptofano. O indol pode ser extraído da fase aquosa do meio pelo clorofórmio e detectado com o acréscimo do reagente de Ehrlich (dimetilaminobenzaldeído).

Teste do vermelho de metila

A Figura 6.2 ilustra um esquema simplificado, que demonstra apenas duas vias alternativas (ácidos mistos e butilenoglicol) para o metabolismo do piruvato formado a partir da fermentação da glicose. As bactérias que utilizam preferencialmente a via de fermentação ácida mista produzem comumente ácidos suficientes para manter o pH abaixo de 4,4 (ou seja, o ponto de mudança de cor do indicador vermelho de metila por ação dos ácidos). O teste do vermelho de metila determina uma característica valiosa à identificação das espécies bacterianas que produzem ácidos fortes a partir da glicose.

O Quadro 6.3 *online* ilustra os detalhes do teste do vermelho de metila. Conforme foi descrito originalmente, esse teste requer 48 a 72 horas de incubação antes que possa ser obtido um resultado válido – uma demora inaceitável na maioria dos laboratórios de microbiologia clínica. Barry *et al.*[38] descreveram uma modificação, que pode ser interpretada dentro de 18 a 24 horas. Uma parcela de 0,5 mℓ do caldo é usada com um inóculo relativamente volumoso do microrganismo a ser testado. Apenas uma ou duas gotas do reagente vermelho de metila são acrescentadas depois de 18 a 24 horas de incubação a 35°C e a formação de cor vermelha indica um teste positivo (ver Prancha 4.6 C). A modificação introduzida por Barry é tão precisa quanto o teste descrito originalmente e poupa tempo significativo.

Teste de Voges-Proskauer

Os detalhes do teste de Voges-Proskauer (VP) – ilustrados no Quadro 6.4 *online* – estão baseados na conversão do acetilmetilcarbinol (acetoína) a diacetilo por ação do hidróxido de potássio e do oxigênio atmosférico. O diacetilo é convertido a um complexo vermelho sob a ação catalítica do α-naftol e da creatina (ver Prancha 6.4 D).

Na Figura 6.2, note que a formação de acetoína e butilenoglicol é uma via alternativa para o metabolismo do ácido pirúvico. As bactérias que utilizam essa via, inclusive algumas cepas do grupo *Klebsiella–Enterobacter–Serratia–Hafnia*, produzem apenas quantidades pequenas de ácidos mistos, que podem ser insuficientes para reduzir o pH do meio com vermelho de metila e produzir uma alteração de cor. Por isso, a maioria das espécies de Enterobacteriaceae com positividade no teste VP, salvo raras exceções, tem reação negativa no teste do vermelho de metila e vice-versa (ver Prancha 4.6 C e D).

Utilização do citrato

O princípio do teste de utilização do citrato (Quadro 6.5 *online*) é determinar a capacidade de um microrganismo usar citrato de sódio como única fonte de carbono para metabolismo e crescimento. A fórmula original descrita por Koser[365] em 1923 era um meio contendo fosfato de amônio sódico, fosfato monopotássico, sulfato de magnésio e citrato de sódio. As proteínas e os carboidratos eram omitidos como fontes de carbono e nitrogênio. O resultado final do teste de Koser era a presença ou ausência de turbidez visível depois da incubação do microrganismo testado: na verdade, esse resultado era uma medida da capacidade de o microrganismo utilizar carbono a partir do citrato de sódio a fim de produzir crescimento suficiente para ser visível. Entretanto, pouco depois, outros pesquisadores reconheceram que poderia ocorrer turbidez inespecífica com o meio de Koser. Simmons[597] resolveu esse problema acrescentando ágar e azul de bromotimol à fórmula de Kozer, resultando em um parâmetro de cor mais sensível. O meio com ágar de citrato de Simmons é derramado em um tubo de ensaio e inclinado. Um pequeno inóculo retirado da colônia do microrganismo a ser testado é raspado na superfície do ágar inclinado. Se o inóculo for muito grande, os compostos orgânicos pré-formados dentro das paredes celulares das bactérias em processo de morte podem liberar carbono e nitrogênio suficientes para produzir um resultado falso-positivo no teste. Durante a inoculação de um microrganismo desconhecido em uma série de tubos com meios de cultura diferenciais, é importante que o meio com citrato seja riscado primeiramente para evitar transferência das proteínas ou dos carboidratos dos outros meios.

A formação de cor azul no meio de teste depois de 24 horas de incubação a 35°C indica a presença de produtos alcalinos, e o resultado do teste de utilização do citrato é positivo (ver Prancha 6.4 D). Quando o carbono utilizado provém do citrato de sódio, o nitrogênio também é extraído do fosfato de amônio presente no meio e há liberação de amônia. Em alguns casos, o crescimento visível pode ser detectado ao longo da linha do risco, antes da conversão do meio a uma cor azul. Esse crescimento visível também indica um resultado positivo. Malonato, acetato e mucato também são radicais aniônicos utilizados comumente para determinar a capacidade das bactérias de utilizar esses compostos simples como única fonte de carbono.

No passado, o acrônimo IMViC (indol, vermelho de metila, VP e citrato; do inglês, *indole, methyl red, VP, and citrate*) era utilizado pelos sanitaristas e epidemiologistas com referência aos testes necessários para detectar contaminação fecal dos alimentos e da água. Há muitos anos, as autoridades de saúde pública têm utilizado *E. coli* para indicar contaminação fecal. *Enterobacter aerogenes* forma colônias no meio de isolamento primário, que comumente não podem ser diferenciadas das colônias de *E. coli*. Contudo, o isolamento de *E. aerogenes* dos alimentos e da água potável não significa necessariamente contaminação fecal, porque esse microrganismo está disseminado no solo, nas gramíneas e na matéria vegetal. Por isso, era necessário usar um conjunto de características bioquímicas para diferenciar esses dois microrganismos. Os testes IMViC foram adotados para atender a essa finalidade. A maioria das cepas de *E. coli* é positiva para indol e vermelho de metila, mas apresenta resultados negativos no teste VP e de utilização do citrato. Nos casos típicos, *E. aerogenes* produz reações exatamente opostas (ver Prancha 6.4 C e D). Embora as características individuais incluídas na bateria de testes IMViC ainda sejam utilizadas nos sistemas de identificação bacteriana, elas raramente são usadas como um conjunto de testes específicos.

Em vista da complexidade da diferenciação de mais de 100 espécies de Enterobacteriaceae, conforme descrito na próxima seção, é interessante saber que houve uma época em que as decisões principais em microbiologia eram relativamente simples e podiam ser tomadas com base em apenas quatro testes bioquímicos fáceis de realizar.

Produção de urease

Os microrganismos que produzem a enzima urease hidrolisam ureia, que libera amônia e produz uma mudança de cor do rosa para o vermelho no meio (ver Prancha 6.4 E). O Quadro 6.6 *online* descreve os detalhes do teste da urease.

É necessário assinalar as diferenças importantes entre o caldo de ureia de Stuart e o ágar de ureia de Christensen. O caldo de Stuart é acentuadamente tamponado com sais de fosfato a um pH de 6,8. Quantidades relativamente grandes de amônia precisam ser produzidas pelo microrganismo testado antes que o sistema tamponador seja suplantado, o pH do meio suplante 8,0 e provoque uma mudança de cor do indicador. Por isso, o caldo de Stuart é praticamente seletivo para as espécies de *Proteus*.

O ágar de ureia de Christensen[142] é menos tamponado que o caldo de ureia de Stuart e contém peptonas e glicose. Esse meio enriquecido favorece o crescimento de muitas espécies de bactéria que não conseguem crescer no caldo de Stuart e sua capacidade reduzida de tamponamento permite detectar quantidades menores de amônia. Os microrganismos que produzem menos urease, inclusive algumas espécies de *Klebsiella, Enterobacter, Brucella* e *Bordetella bronchiseptica*, podem ser testadas com o ágar de ureia de Christensen.

Com algumas dessas espécies, a reação positiva para urease é detectada primeiramente por uma alteração de cor do rosa para vermelho na parte inclinada do ágar (ver Prancha 6.4 E). Inicialmente a parte inclinada torna-se vermelha porque a reação alcalina resultante da decomposição das quantidades pequenas de ureia é ampliada pelas aminas produzidas pela descarboxilação oxidativa dos aminoácidos na parte do meio exposta ao ar.

Descarboxilação de lisina, ornitina e arginina

Algumas espécies de bactérias têm enzimas capazes de descarboxilar aminoácidos específicos no meio em teste. As enzimas descarboxilases removem uma molécula de CO_2 de um aminoácido formando aminas alcalinas. A seguir, estão relacionados os aminoácidos testados mais comumente e seus produtos de decomposição em aminas:

Lisina → cadaverina

Ornitina → putrescina

Arginina → citrulina

Existem alguns sistemas de teste descritos para avaliar essa propriedade com base na detecção de uma alteração do pH do meio em teste para a faixa alcalina, ou na determinação direta dos produtos das reações. Por exemplo, as aminas resultantes da reação de descarboxilação podem ser detectadas pelo reagente Ninhydrin® depois da extração da cultura em caldo com clorofórmio. Essa é a reação de Carlquist[89] relativamente sensível, usada mais comumente para detectar a atividade fraca de descarboxilase de alguns bacilos gram-negativos não fermentadores e algumas espécies de bactérias anaeróbias.

A atividade de descarboxilase de Enterobacteriaceae é avaliada mais comumente nos laboratórios de microbiologia clínica por meio do caldo de descarboxilase de Moller.[443] O Quadro 6.7 *online* descreve os detalhes desse teste. O parâmetro final da reação é a ocorrência de uma mudança do pH do meio para a faixa alcalina e o desenvolvimento de uma coloração azul-arroxeada depois da incubação com o microrganismo testado (ver Prancha 6.4 F). Na fórmula de Møller incluída no Quadro 6.7 *online*, observe que o meio é tamponado em pH de 6,0. Isso é mais ácido que a maioria dos meios de cultura. Esse pH baixo é necessário porque as enzimas descarboxilases não têm atividade ideal até que o pH do meio esteja abaixo de 5,0. A queda de 6,0 para 5,0 favorece o crescimento das bactérias que metabolizam a quantidade pequena de glicose do meio e produzem ácidos mistos. Um tubo de controle sem aminoácidos sempre deve ser incluído durante a realização do teste da descarboxilase, de modo a assegurar que essa redução inicial do pH realmente ocorreu. A alteração de cor do indicador roxo de bromocresol no tubo de controle para a cor amarela mostra acidificação. O fosfato de piridoxal é incluído no meio e atua como coenzima para acentuar ainda mais a atividade das descarboxilases.

Alguns microbiologistas preferem o caldo de lisina de Falkow[217] em vez do meio de Møller, porque o teste de Falkow depende apenas de uma mudança do indicador de pH para a faixa alcalina e não são necessárias condições de anaerobiose ou acidez. Entretanto, esse meio não pode ser usado para detectar a atividade de lisina-descarboxilase de alguns membros do grupo *Klebsiella–Enterobacter–Serratia–Hafnia*. Esses microrganismos produzem acetilmetilcarbinol, que interfere na alteração final do pH para a faixa alcalina, resultando falso-negativos. As modificações desse meio constituem a base do ágar semissólido de indol-ornitina para avaliação de motilidade (MIO; do inglês, *motility-indole-ornithine*),[199] usado nos laboratórios de microbiologia clínica. Também foram descritos métodos rápidos para detectar atividade de ornitina-descarboxilase[226] e lisina-descarboxilase[76] entre os membros da família Enterobacteriaceae.

Edwards e Fife[201] descreveram um meio sólido de lisina-descarboxilase baseado na fórmula de Falkow, que inclui citrato de ferro amoniacal e tiossulfato para detectar sulfeto de hidrogênio. Esse meio é conhecido como ágar lisina–ferro (LIA; do inglês, *lysine iron agar*) e é utilizado em muitos laboratórios como auxiliar para identificar espécies de *Salmonella*, dentre as quais a maioria é positiva para sulfeto de hidrogênio e lisina-descarboxilase. No teste com LIA, um fundo preto e uma parte inclinada roxa praticamente indicam sorotipos de *Salmonella*. Outra vantagem do LIA é que as espécies de *Proteus* e *Providencia*, que desaminam em vez de descarboxilar os aminoácidos, podem ser detectadas pelo aparecimento de cor vermelha na parte inclinada do tubo (ver Prancha 6.4 G).

O teste da lisina-descarboxilase é útil para diferenciar entre as espécies de *Citrobacter* lactose-negativas (positividade de 0%) e as espécies de *Salmonella* (positividade de 98%). Quase todas as cepas de *S. sonnei* (positividade acima de 98%) têm atividade de ornitina-descarboxilase, enquanto apenas algumas cepas de *S. boydii* (2,5%) apresentam essa atividade enzimática; *S. dysenteriae* e *S. flexneri* são ornitina-negativas. O teste da ornitina-descarboxilase talvez seja mais útil para diferenciar as espécies de *Klebsiella* (de maioria negativa) das espécies de *Enterobacter* (de maioria positiva).

Produção de fenilalanina-desaminase

A determinação da produção de fenilalanina-desaminase é útil na diferenciação inicial entre as espécies de *Proteus, Morganella* e *Providencia* e outros bacilos gram-negativos. Apenas os membros desses gêneros e algumas cepas relativamente raras do grupo *Enterobacter* têm a enzima responsável pela desaminação oxidativa da fenilalanina. O teste é fácil de realizar, conforme se pode observar no Quadro 6.8 online. O ácido fenilpirúvico pode ser detectado em apenas 4 horas se for utilizado um inóculo volumoso; contudo, geralmente se recomenda incubação por 18 a 24 horas. O meio de teste da fenilalanina usa extrato de levedura como fontes de carbono e nitrogênio. Extratos de carne ou hidrolisados proteicos contêm quantidades variáveis de fenilalanina presentes naturalmente, que podem produzir resultados inconsistentes. O desenvolvimento de cor verde depois do acréscimo do reagente cloreto férrico é imediato e fácil de detectar (ver Prancha 6.4 E).

Produção de sulfeto de hidrogênio

A capacidade que algumas bactérias têm de liberar enxofre a partir dos aminoácidos com esse elemento ou de outros compostos na forma de H_2S é uma característica importante para sua identificação. A Tabela 6.4 descreve os meios utilizados mais comumente para detectar H_2S, as fontes de enxofre e os indicadores de sulfeto. O Boxe 6.6 explica a sequência

Tabela 6.4 Meios para detectar sulfeto de hidrogênio (H_2S).

Meios	Fonte de enxofre	Indicador de H_2S
Sulfito de bismuto	Peptonas mais sulfito	Sulfato ferroso
Ágar de sulfeto e citrato	Tiossulfatos de sódio	Citrato de ferro amoniacal
Ágar desoxicolato–citrato	Peptonas	Citrato férrico
Ágar lisina–ferro	Tiossulfato de sódio	Citrato de ferro amoniacal
Ágar-ferro de Kligler	Tiossulfato de sódio	Sulfato ferroso
Ágar tríplice açúcar–ferro	Tiossulfato de sódio	Sulfato ferroso
Ágar de chumbo–acetato	Tiossulfato de sódio	Acetato de chumbo
Ágar *Salmonella–Shigella*	Tiossulfato de sódio	Citrato férrico
Meio sulfeto–indol–motilidade (SIM)	Tiossulfato de sódio	Ferro peptonizado
Ágar Hektoen® enteric (HE) ou XLD	Tiossulfato de sódio	Citrato de ferro amoniacal

de reações que resultam na produção e na detecção de H_2S em um sistema de teste.

As diferenças no processo de detecção da formação de H_2S nos diferentes meios resultam da alteração de uma ou mais das seguintes condições. O H_2S detectado em um meio pode não ser detectado em outro e é necessário conhecer o sistema de teste utilizado para interpretar as tabelas de identificação. O meio SIM é mais sensível que o KIA para detectar H_2S, provavelmente em razão da consistência semissólida do KIA, da inexistência de carboidratos para suprimir a formação do H_2S e do uso de ferro peptonizado como indicador (ver Prancha 6.4 B). Por outro lado, o KIA é mais sensível que o ágar de TSI, porque a sacarose parece suprimir os mecanismos enzimáticos responsáveis pela formação do H_2S. O acetato de chumbo é o indicador mais sensível e deve ser utilizado sempre que forem testadas bactérias produtoras de quantidades mínimas de H_2S. Infelizmente, quando acrescentado ao meio de cultura, o acetato de chumbo também inibe o crescimento de algumas bactérias exigentes, especialmente as que podem necessitar de um sistema de detecção sensível. Esses microrganismos podem ser testados quanto à produção de H_2S drapeando-se uma tira de papel de filtro impregnado com acetato de chumbo sob a tampa de um

Boxe 6.6

Como o H_2S é produzido

1. Liberação do sulfeto da cisteína ou do tiossulfato por ação enzimática da bactéria.
2. Acoplamento do sulfeto (S^{2-}) ao íon hidrogênio (H^1) para formar H_2S.
3. H_2S, na presença de metais pesados como ferro, bismuto ou chumbo, forma sulfetos insolúveis, que são evidenciados por um precipitado preto.

tubo de cultura com meio KIA. Desse modo, a sensibilidade extrema do indicador de acetato de chumbo pode ser usada sem que ele seja incorporado diretamente ao meio.

Com todos os sistemas de detecção do H_2S, o parâmetro final é um sulfeto insolúvel com metal pesado, que forma um precipitado preto no meio ou na fita de papel de filtro. Como os íons hidrogênio devem estar disponíveis para a formação do H_2S, o escurecimento é detectado primeiramente no meio de teste no qual a produção de ácido é maior, ou seja, ao longo da linha de inoculação, nos níveis profundos do meio de ágar inclinado, ou nos centros das colônias que crescem na superfície do ágar.

Motilidade

A motilidade das bactérias é outro determinante importante para a identificação final das espécies. As bactérias movimentam-se por meio de flagelos, cujas quantidade e localização variam entre as diversas espécies. Os corantes para flagelos estão disponíveis para pesquisa dessa estrutura (ver Capítulo 7).

A motilidade bacteriana pode ser observada diretamente colocando-se uma gota do caldo de cultura em uma lâmina de microscópio, cobrindo-a com uma lamínula e examinando-a ao microscópio com objetiva seca de grande aumento (40×). Essa técnica é usada principalmente para detectar a motilidade das espécies bacterianas que não crescem bem nos meios de ágar semissólidos. Contudo, Enterobacteriaceae crescem bem, e os tubos contendo ágar semissólido são utilizados mais comumente.

Os meios para estudo da motilidade têm concentração de ágar igual ou menor que 0,4%. Com concentrações mais altas, o gel fica muito firme para permitir que os microrganismos se espalhem livremente. Os meios combinados, inclusive o meio SIM[404] ou o ágar MIO,[199] têm sido amplamente usados nos laboratórios de microbiologia clínica porque permitem avaliar mais de uma característica no mesmo tubo. O teste de motilidade deve ser interpretado primeiramente, porque o acréscimo de um reagente de indol pode obscurecer os resultados. Como o meio SIM e o ágar MIO são ligeiramente turvos, as interpretações podem ser até certo ponto difíceis com as espécies bacterianas que crescem lentamente nesses meios. Nesses casos, o meio para testar motilidade (Boxe 6.7) é recomendado, porque ele favorece o crescimento das bactérias mais exigentes e tem aspecto cristalino límpido.

O teste de motilidade é interpretado pelo exame macroscópico do meio para detectar uma zona difusa de crescimento irradiando-se da linha de inoculação (ver Prancha 6.4 H). O acréscimo dos sais de tetrazólio ao meio para estudar motilidade foi recomendado para facilitar a detecção visual do crescimento bacteriano. Os sais de tetrazólio são incolores, mas são convertidos em complexos insolúveis de vermelho de formazan pelas propriedades redutoras das bactérias em crescimento. Em um meio de teste para motilidade contendo tetrazólio, a formação dessa cor vermelha ajuda a acompanhar a dispersão das bactérias a partir da linha de inoculação. Entretanto, esses sais podem inibir algumas bactérias exigentes e não podem ser utilizados em todos os casos. Entre os membros da família Enterobacteriaceae, todas as espécies de *Shigella* e *Klebsiella* são imóveis. A maioria das espécies móveis da família Enterobacteriaceae pode ser detectada a 35°C; contudo, *Y. enterocolitica*, na qual as proteínas flagelares desenvolvem-se mais rapidamente em temperaturas mais baixas, é um microrganismo móvel a 22°C (temperatura ambiente), mas não a 35°C. *Listeria monocytogenes* é outra bactéria que requer incubação à temperatura ambiente, para que possa apresentar motilidade. *P. aeruginosa*, um microrganismo que cresce bem em presença do oxigênio, forma uma película que se espalha na superfície do ágar e não apresenta a dispersão típica em leque a partir da linha de inoculação, porque não cresce nas partes mais profundas do tubo, onde há escassez de oxigênio.

Taxonomia de Enterobacteriaceae

O uso das tecnologias modernas para estudar a taxonomia dos microrganismos resultou na ampliação rápida dos números de gêneros e espécies de bactérias que estão de acordo com os critérios gerais da família Enterobacteriaceae. Em 1972, Edwards e Ewing[200] descreveram 11 gêneros e 26 espécies pertencentes à família Enterobacteriaceae. Em 1985, Farmer et al.[220] descreveram 22 gêneros, abrangendo 69 espécies e 29 grupos entéricos. Neste capítulo, descrevemos 37 gêneros e 148 espécies, biogrupos e grupos entéricos não nomeados da família Enterobacteriaceae.

Classificação de Enterobacteriaceae em tribos

A divisão de Enterobacteriaceae em tribos não é usada na edição atual do *Bergey's Manual*, tampouco na classificação dos CDC (Centers for Disease Control and Prevention) dos EUA, porque os autores acreditam que a classificação em tribos não tenha mais significado diagnóstico, além de ter significado taxonômico questionável. Esse argumento é válido na perspectiva da classificação pura. Contudo, considerando-se os leitores deste livro neófitos no campo da microbiologia, que precisam se orientar para entender a família confusa e complexa de Enterobacteriaceae, o conceito de tribo proposto por Ewing[212] tem algumas vantagens para o ensino e a aprendizagem. Concordamos com a opnião de Ewing de que esse esquema, embora imperfeito, represente um equilíbrio satisfatório entre a taxonomia ideal e a prática.

O conceito de tribo oferece a estudantes e profissionais um método conveniente de agrupamento dos principais gêneros dentro da família Enterobacteriaceae, os quais compartilham reações bioquímicas semelhantes e têm importância diagnóstica comparável. Em nossa opinião, é importante que os microbiologistas praticantes mantenham uma base de conhecimentos firmemente alicerçados em morfologia,

---

Boxe 6.7

Meio para testar motilidade (Edwards e Ewing)

Extrato de carne, 3 g
Peptona, 10 g
Cloreto de sódio, 5 g
Ágar, 4 g
Água destilada até completar 1 ℓ
pH final de 7,3

fisiologia e bioquímica das bactérias clinicamente significativas. Além disso, alguns padrões fenotípicos que permitem a subclassificação e a reunião das espécies relacionadas devem ser mantidos na memória. Essa orientação é especialmente importante quando os microbiologistas usam sistemas comerciais semiautomatizados e automatizados para identificação computadorizada, porque ela serve como controle de qualidade para validar as informações geradas pelo equipamento. O uso do conceito de tribo como abordagem ao entendimento da família Enterobacteriaceae atende bem a esses propósitos e é a abordagem escolhida neste livro para ensinar as características principais dos gêneros estabelecidos dessa família. A Tabela 6.5 relaciona as espécies atuais dos gêneros reconhecidos subdivididos por tribos.

Tabela 6.5 Alterações recentes importantes dos gêneros reconhecidos da família Enterobacteriaceae.

Designação nova	Designação antiga	Comentários
Tribo 1 | Escherichieae		
Escherichia coli		Sorbitol (+), exceto o sorotipo 0157:H7. Todas as demais espécies são sorbitol (−)
Escherichia coli inativa	Alkalescens-Dispar	Anaerogênica, lactose-negativa (ou tardia) e imóvel
Escherichia albertii	Espécie nova	Associada à doença diarreica das crianças de Bangladesh. Indol-negativa, fermenta D-manitol, mas não D-xilose. Diferenciada de H. alvei pelo teste VP negativo
Escherichia fergusonii	Grupo entérico 10	Encontrada no sangue, na urina e nas fezes. Indol (+), sorbitol (−), LAO (+, −, +), lactose (−), mas ONPG (+)
Escherichia hermannii	Grupo entérico 11	Feridas e fezes são as fontes mais comuns. Pigmentação amarela, indol (+), sorbitol (−), LAO (−, −, +)
Escherichia vulneris	Grupo entérico 1 Grupo 2 da API Grupo 1 da Alma	A maioria das cepas é isolada de feridas humanas. Mais da metade das cepas tem pigmentação amarela
Shigella		As quatro espécies de Shigella e E. coli formam uma única espécie com base na hibridização do DNA. S. dysenteriae (grupo A), S. flexneri (Grupo B) e S. boydii (grupo C) são bioquimicamente semelhantes e precisam ser diferenciadas por métodos sorológicos. S. sonnei é ornitina (+)
Tribo II | Edwardsielleae		
Edwardsiella tarda	Edwardsiella anguillimortifera Grupo Asakusa	Produz indol e quantidades abundantes de H_2S, fermenta glicose e maltose, mas não manitol, lactose, sacarose ou arabinose. Encontrada nos animais de sangue frio. Patógeno humano oportunista. Pode causar infecções de feridas e diarreia
Edwardsiella tarda, biogrupo 1		Indol (+), H_2S (−); fermenta manitol, sacarose e arabinose. Encontrada nas serpentes, mas não isolada de amostras clínicas humanas
Edwardsiella hoshinae		Indol (−), H_2S (−); isolada de aves, répteis e água. Várias cepas isoladas das fezes humanas
Edwardsiella ictaluri		Não foi isolada dos seres humanos. Causa septicemia entérica nos bagres
Tribo III | Salmonelleae		
Salmonella	S. choleraesuis S. typhi S. enteritidis	Todos os subgrupos (subgêneros) de Salmonella e Arizona são considerados pertencentes à mesma espécie. Hoje em dia, esses microrganismos são descritos por gênero e sorotipo, sem referência à espécie
Tribo IV | Citrobactereae		
Citrobacter amalonaticus	Levinea amalonaticus	H_2S (−), indol (+), adonitol (−), malonato (−). Encontrada principalmente nas fezes humanas e, muito raramente, isolada do sangue
Citrobacter braakii	Citrobacter, gênero–espécie 6	H_2S e indol variáveis, adonitol (−), malonato (−). Isolada de fezes, urina e feridas humanas e animais, bem como de alimentos
Citrobacter farmeri	Citrobacter amalonaticus, biogrupo 1	Encontrada principalmente nas fezes humanas. As cepas do biogrupo 1 fermentam sacarose, rafinose, alfametil-D-glicosídio e melibiose e são citrato (−). Em geral, C. amalonaticus apresenta reações opostas
Citrobacter freundii		H_2S (+), indol (−), adonitol (−), malonato (−). Encontrada em urina, esfregaço faríngeo, escarro, sangue e feridas
Citrobacter gillenii	Citrobacter, gênero–espécie 10	H_2S variável, indol (−), adonitol (−), malonato (+). Encontrada nas fezes humanas e nos alimentos
Citrobacter koseri	Levinea malonatica Citrobacter diversus	H_2S (−), indol (+), adonitol (+), malonato (+). Encontrada em urina, esfregaço faríngeo, nariz, escarro e feridas. Causa rara de meningite neonatal

Tabela 6.5 Alterações recentes importantes dos gêneros reconhecidos da família Enterobacteriaceae (*continuação*).

Designação nova	Designação antiga	Comentários
Citrobacter murliniae	Citrobacter, gênero–espécie 11	H_2S variável, indol (+), adonitol (–), malonato (–). Encontrada nas fezes e no sangue humanos
Citrobacter rodentium	Citrobacter, gênero–espécie 9	H_2S (–), indol (–), adonitol (–), malonato (+). Esse microrganismo foi isolado apenas de roedores
Citrobacter sedlakii	Citrobacter, gênero–espécie 8	H_2S (–), indol (+), adonitol (–), malonato (+). Encontrada em fezes, sangue e feridas humanas
Citrobacter werkmanii	Citrobacter, gênero–espécie 7	H_2S (+), indol (–), adonitol (–), malonato (+). Encontrada em fezes, urina e sangue humanos
Citrobacter youngae	Citrobacter, gênero–espécie 5	H_2S e indol variáveis, adonitol (–), malonato (–). Isolada de fezes e sangue humanos e animais, bem como de alimentos
Tribo V | Klebsielleae		
Klebsiella granulomatis	Calymmatobacterium granulomatis	Não pode ser cultivada nos meios de cultura convencionais. Agente etiológico do granuloma inguinal
Klebsiella pneumoniae, subesp. ozaenae	Klebsiella ozaenae	Cepa bioquimicamente inativa de K. pneumoniae. Causa rinite atrófica, também conhecida como ozena
Klebsiella pneumoniae, subesp. rhinoscleromatis	Klebsiella rhinoscleromatis	Cepa bioquimicamente inativa de K. pneumoniae. Causa uma doença granulomatosa conhecida como rinoscleroma
Klebsiella alba	Espécie nova	Isolada do solo e das plantas
Klebsiella singaporensis	Espécie nova	Isolada do solo e das plantas
Klebsiella variicola	Espécie nova	Isolada do solo e das plantas
Raoultella ornithinolytica	Klebsiella, grupo 47, Klebsiella ornithinolytica	MIO (–, +, +). Isolada de sangue, urina, escarro e feridas
Raoultella planticola	Klebsiella, espécie 2; Klebsiella trevisanii, Klebsiella planticola	Isolada da água e das plantas. Raramente isolada de amostras clínicas humanas. Pode ser difícil diferenciá-la das cepas ornitino-negativas de R. ornithinolytica
Raoultella terrigena	Klebsiella terrigena	Isolada do solo e da água
Cronobacter sakazakii	Pigmentada amarela Enterobacter cloacae Enterobacter sakazakii	LAO (–, +, +). Pigmento amarelo brilhante a 35°C. Pode causar meningite, abscessos cerebrais e bacteriemia nos recém-nascidos
"Complexo Enterobacter agglomerans"	Erwinia herbicola Erwinia milletiae	Grupo heterogêneo de microrganismos que representam mais de 13 GH do DNA. O GH XIII foi transferido para o gênero novo Pantoea com o nome Pantoea agglomerans. No passado, os microrganismos LAO-negativos (referidos como "3 descarboxilases negativas") com pigmentação amarelada geralmente eram identificados como E. agglomerans
Enterobacter asburiae	Grupo entérico 17, Citrobacter atípico	Bioquimicamente semelhante a E. cloacae. Imóvel, VP (–) (79% + depois de 2 dias), ureia (+) (tardia). Isolada de várias fontes humanas: sangue, urina, feridas, trato respiratório, fezes
Enterobacter aerogenes		LAO (+, –, +). Isolada comumente na prática clínica
Enterobacter cancerogenus	Erwinia cancerogenus Enterobacter taylorae Grupo entérico 19	Inclui os microrganismos antes classificados como E. taylorae. LAO (–, +, +); reações negativas com adonitol, inositol, sorbitol, rafinose e melibiose. Isolada de várias amostras clínicas, inclusive sangue e líquido cefalorraquidiano. A maioria das cepas é isolada de amostras clínicas
Enterobacter cloacae, subesp. cloacae	Enterobacter cloacae	LAO (–, +, +). Isolada comumente na prática clínica
Enterobacter cloacae, subesp. dissolvens	Enterobacter dissolvens Erwinia dissolvens	A diferenciação dessas subespécies com base nos testes fenotípicos é difícil, e a separação com base na técnica MALDI-TOF ainda não é possível. Os laboratórios devem relatar essas subespécies como "complexo E. cloacae"
Enterobacter hormaechei	Grupo entérico 75	LAO (–, +, +). Bioquimicamente mais próxima de E. cancerogenus, exceto porque é ureia (+), sacarose (+) e esculina (–). Isolada de amostras de sangue, feridas e escarro
Enterobacter kobei	Grupo entérico 69 Grupo 21 dos NIH japoneses	Diretamente relacionada a E. cloacae. A maioria foi isolada de amostras clínicas
Kosakonia cowanii	Grupo japonês NIH 42 Enterobacter cowanii	LAO (–, –, –): fenotipicamente semelhante a P. agglomerans

(*continua*)

Tabela 6.5 Alterações recentes importantes dos gêneros reconhecidos da família Enterobacteriaceae (*continuação*).

Designação nova	Designação antiga	Comentários
Lelliottia nimipressuralis	*Erwinia nimipressuralis* *Enterobacter nimipressuralis*	Diretamente relacionada com *E. cloacae*. Não encontrada em amostras clínicas humanas
Pluralibacter gergoviae	*Enterobacter aerogenes* atípico *Enterobacter gergoriae*	LAO (+, −, +). Reação de urease (+) forte. Encontrada no ambiente e na urina e das vias respiratórias humanas. Raramente isolada do sangue
Pluralibacter pyrinus	*Erwinia pirina* *Enterobacter pyrinus*	Urease (+), mais semelhante a *P. gergoviae*, diferenciada por seu crescimento em caldo KCN, produção de ácido a partir do mioinositol e incapacidade de produzir ácido a partir da rafinose. Causa a doença da mancha marrom das folhas das pereiras
Hafnia alvei	*Enterobacter hafniae*	Lactose (−), LAO (+, −, +), cresce a 35°C, mas bioquimicamente é mais ativa a 25°C. Encontrada em amostras clínicas, especialmente fezes e, algumas vezes sangue, escarro, urina e feridas
Hafnia alvei, biogrupo 1	"*Hafnia protea*" *Obesumbacterium proteus*, biogrupo 1	Não foi isolada de amostras clínicas. Ocorre nas cervejarias, onde cresce no levedo de cerveja
Pantoea agglomerans	*Enterobacter agglomerans*, GH XIII *Erwinia herbicola* *Erwinia milletiae*	LAO (−, −, −), algumas podem ter pigmentação amarela. Isolada das superfícies das plantas, das sementes e da água, assim como dos seres humanos (ferida, sangue, urina, órgãos internos) e animais
Pantoea ananatis	*Pantoea ananas* *Enterobacter agglomerans*, GH VI *Erwinia ananas* *Erwinia uredovora*	Patógeno das plantas, causa a podridão do abacaxi
Pantoea citrea	Espécie nova	Isolada das tangerinas no Japão
Pantoea dispersa	*Enterobacter agglomerans*, GH III	Isolada das superfícies das plantas, sementes, seres humanos e ambiente. Diferenciada de *P. agglomerans* pela reação negativa à salicina
Pantoea punctata	Espécie nova	Isolada das tangerinas no Japão
Pantoea stewartii, subesp. *indologenes*	*Erwinia stewartii*	Causa mancha da folha do painço e do milheto
Pantoea stewartii, subesp. *stewartii*	*Erwinia stewartii*	Agente etiológico do apodrecimento bacteriano de Stewart do milho
Pantoea terrea	Espécie nova	Isolada do solo do Japão
Serratia entomophila		Semelhante a *S. marcescens* (arabinose-negativa). Patógeno dos insetos, não foi isolada dos seres humanos
Serratia ficaria		Hábitat natural em figos e vespas do figo. Raramente descrita em amostras clínicas humanas
"*Serratia*" *fonticola*		Na verdade, não é uma espécie de *Serratia*. É um microrganismo aquático, raramente isolado de amostras humanas, principalmente feridas
Serratia grimesii	Ver Grupo de *Serratia liquefaciens*	Isolada do ambiente e de amostras clínicas humanas. Não pode ser diferenciada dos outros membros do "grupo de *S. liquefaciens*" pelos testes utilizados comumente
"Grupo de *Serratia liquefaciens*"	*Enterobacter liquefaciens* Diversos biogrupos da espécie *S. liquefaciens*	Consiste em vários GH do DNA, inclusive as espécies hoje conhecidas como *Serratia proteamaculans* e *S. grimesii*. Não pode ser diferenciado pelos testes bioquímicos utilizados hoje em dia. Difere de *S. marcescens* porque é L-arabinose (+). Deve ser relatado como "grupo de *S. liquefaciens*"
Serratia marcescens		DNase (+), gelatina (+), L-arabinose (−) (as outras espécies são positivas). Isolada comumente de amostras clínicas. Pigmento vermelho produzido por algumas cepas
Serratia odorifera, biogrupo 1 *Serratia odorifera*, biogrupo 2		Odor repugnante de mofo, semelhante ao das batatas. Dois biogrupos. O biogrupo 1 tem reação positiva com ornitina, sacarose e rafinose e é isolado predominantemente do escarro. O biogrupo 2 é negativo para essas três reações e foi recuperado do sangue e do LCR
Serratia plymuthica	*Bacterium plymuthica*	Pode ter pigmento vermelho. Isolada de solo, água e escarro. Extremamente rara em amostras clínicas
Serratia proteamaculans, subesp. *proteamaculans*	Ver Grupo de *Serratia liquefaciens*	Não pode ser diferenciada dos outros membros do "grupo de *S. liquefaciens*" com base nos testes bioquímicos utilizados hoje em dia. Difere de *S. marcescens* por ser L-arabinose (+)

Tabela 6.5 Alterações recentes importantes dos gêneros reconhecidos da família Enterobacteriaceae (*continuação*).

Designação nova	Designação antiga	Comentários
Serratia quinivorans	*Serratia proteamaculans*, subespécie *quinovora* Ver Grupo de *Serratia liquefaciens*	Isolada de plantas, roedores silvestres, insetos e água, mas ainda não de amostras clínicas humanas
Serratia rubidaea		Produz pigmento vermelho. Raramente foi isolada dos seres humanos
Tribo VI | Proteeae		
Proteus hauseri	*Proteus vulgaris*, biogrupo 3, grupo DNA 3	H_2S (+), indol (+); salicina (–) e esculina (–)
Proteus mirabilis		H_2S (+), indol (–), ornitina (+). Isolada comumente de amostras clínicas
Proteus myxofaciens		Não existem relatos de isolamento das amostras humanas. Isolada apenas de mariposas-ciganas vivas e mortas
Proteus penneri	*Proteus vulgaris*, biogrupo 1	Muito semelhante a *P. vulgaris*, exceto que é indol (–), salicina (–), esculina (–) e resistente ao cloranfenicol
Proteus vulgaris	*Proteus vulgaris*, biogrupo 2	H_2S (+), indol (+), ornitina (–). Isolada comumente de amostras clínicas. As reações ao indol, à salicina e à esculina são positivas
Proteus vulgaris, biogrupo 3		Consiste em quatro espécies genéticas diferentes designadas como grupos DNA 3, 4, 5 e 6. Indol (+), mas salicina (–) e esculina (–). Recentemente, o grupo DNA 3 foi denominado *Proteus hauseri*
Morganella morganii, subesp. *morganii*	*Proteus morganii*	H_2S (–); reações negativas a lisina, ornitina e teste de motilidade; trealose (–). Causa infecções das vias urinárias e pode ser cultivada a partir de muitas outras estruturas do corpo. Contém quatro biogrupos designados de A a D
Morganella morganii, subesp. *sibonii*	*Morganella morganii*, biogrupo 1	H_2S (–); reações variáveis a lisina e ornitina; reação positiva à trealose e ao teste de motilidade. Contém três biogrupos designados de E a G
Morganella morganii, subesp. 3		
Providencia alcalifaciens	*Providencia alcalifaciens*, biogrupo 1,2	Ureia (–), adonitol (+), inositol (–). Em geral, é isolada de fezes diarreicas, principalmente de crianças
Providencia heimbachae		Não foi isolada de amostras clínicas humanas. Encontrada nas fezes dos pinguins e nos fetos bovinos abortados
Providencia rettgeri	*Proteus rettgeri*	Ureia (+), adonitol (+), inositol (+). Isolada principalmente da urina de pacientes hospitalizados e cateterizados
Providencia rustigianii	*Providencia alcalifaciens*, biogrupo 3 *Providencia friedericiana*	Ureia (–), adonitol (–), inositol (–). Raramente é isolada de amostras clínicas, especialmente fezes humanas
Providencia stuartii	*Providencia alcalifaciens*, biogrupo 4	Ureia (v), adonitol (–), inositol (–). Isolada mais comumente da urina, menos frequentemente de feridas, queimaduras e bacteriemias. Pode causar surtos nosocomiais
Tribo VII | Yersinieae		
Yersinia aldovae	Grupo X2 semelhante a *Yersinia enterocolitica*	Bioquimicamente semelhante a *Y. enterocolitica*. Isolada das águas de superfície, da água potável e dos peixes
Yersinia bercovieri	*Yersinia enterocolitica*, biogrupo 3B	Bioquimicamente semelhante a *Y. enterocolitica*. Isolada de fezes humanas, água, solo e vegetais crus
Yersinia enterocolitica		Nos seres humanos, pode causar diarreia, ileíte terminal, linfadenite mesentérica, artrite e septicemia
Yersinia frederiksenii	Biogrupo de *Y. enterocolitica*	Encontrada principalmente em água, esgotos e peixes. Ocasionalmente, também é encontrada nas fezes, no sangue e no escarro humanos. Raramente está associada à doença gastrintestinal
Yersinia intermedia	Biogrupo de *Y. enterocolitica*	Encontrada em água potável, esgotos e animais aquáticos. Isolados humanos obtidos de fezes, sangue, feridas e urina. Provavelmente não causa doença gastrintestinal
Yersinia kristensenii	Biogrupo de *Y. enterocolitica*	Encontrada na água, no solo e nos animais Isolados humanos recuperados de fezes, sangue e urina. Não há evidência de que possa causar doença gastrintestinal
Yersinia mollaretii	*Yersinia enterocolitica*, subgrupo 3A	Bioquimicamente semelhante a *Y. enterocolitica*. Isolada das fezes humanas, da água potável, das carnes e dos vegetais crus

(*continua*)

Tabela 6.5 Alterações recentes importantes dos gêneros reconhecidos da família Enterobacteriaceae (*continuação*).

Designação nova	Designação antiga	Comentários
Yersinia pestis	*Pasteurella pestis* *Yersinia pseudotuberculosis*, subesp. *pestis*	Agente etiológico da peste bubônica
Yersinia pseudotuberculosis		Nos seres humanos, pode causar linfadenite mesentérica, diarreia e septicemia
Yersinia rohdei		Bioquimicamente semelhante a *Y. enterocolitica*. Isolada das fezes de cães, da água e das fezes humanas
"*Yersinia*" *ruckeri*	"Bactéria da boca vermelha"	Provavelmente será transferida para um gênero novo. Patógeno dos peixes. Os isolados de seres humanos são extremamente raros

IMViC = indol, vermelho de metila, Voges-Proskauer, citrato; LAO = lisina, arginina, ornitina; LCR = líquido cefalorraquidiano; MIO = motilidade, indol, ornitina; PAD = fenilalanina-desaminase (do inglês, *phenylalanine desaminase*); GH = grupo de hibridização; + = > 90% das cepas são positivas; − = > 90% das cepas são negativas; v = variável.

Características principais para identificação das espécies mais comuns

A Tabela 6.6 descreve as principais características de identificação utilizadas para subclassificar os gêneros conhecidos da família Enterobacteriaceae em sete tribos. Os estudantes devem estudar essa tabela e aprender a classificar uma espécie desconhecida em uma dessas tribos com base nas reações observadas nesses testes básicos. Os comentários seguintes ajudam os estudantes a identificar as espécies mais comuns.

Os membros da tribo Escherichieae têm as seguintes reações principais: positiva para indol, positiva para vermelho de metila, VP-negativa, citrato-negativa (o exemplo clássico da fermentação ácida mista). Essas bactérias são negativas em todos os outros testes bioquímicos principais: sulfeto de hidrogênio, fenilalanina-desaminase e ureia. Na Tabela 6.6, observe que as espécies de *Shigella* são semelhantes às espécies de *Escherichia*, com exceção de que são negativas para o gás CO_2 e a motilidade.

A tribo Edwardsielleae é semelhante à tribo Escherichieae, com exceção de que tem a propriedade de ter reação de sulfeto de hidrogênio positiva. Os estudantes podem preferir pensar em *Edwardsiella tarda* como *E. coli* sulfeto-positiva. A tribo Salmonelleae é semelhante à tribo Edwardsielleae, com exceção de que é indol-negativa e citrato-positiva. *Citrobacter freundii* é semelhante a *Salmonella*, exceto que é lisino-negativa. *C. koseri* difere de *C. freundii* por ser negativa para sulfeto de hidrogênio e positiva para indol.

A tribo Klebsielleae é composta pelos membros VP-positivos da família Enterobacteriaceae. Como se pode observar na Tabela 6.6 e na Figura 6.2, a maioria dos membros dessa tribo produz grandes quantidades de CO_2, tanto que a parte profunda das áreas inclinadas do KIA e do TSI frequentemente são empurradas para cima até a metade do tubo. Observe que as espécies de *Klebsiella* são imóveis e *Pantoea* é negativa para a tríplice descarboxilase (lisino-negativa, arginino-negativa e ornitino-negativa).

Tabela 6.6 Características principais para identificação de Enterobacteriaceae mais comuns.

	KIA	GAS	H₂S	VM	VP	IND	CIT	PAD	URE	MOT	LYS	ARG	ORN	ONPG
Tribo I | Escherichieae														
Gênero *Escherichia*														
E. coli	A/A	+	−	+	−	+	−	−	−	+	+	−/+	+/−	+
Gênero *Shigella*														
Grupos A, B, C	Alc/A	−	−	+	−	−/+	−	−	−	−	−	−	−	−
S. sonnei	Alc/A	−	−	+	−	−	−	−	−	−	−	−	+	+
Tribo II | Edwardsielleae														
Gênero *Edwardsiella*														
E. tarda	Alc/A	+	+	+	−	+	−	−	−	+	+	−	+	−
Tribo III | Salmonelleae														
Gênero *Salmonella*	Alc/A	+	+	+	−	−	+	−	−	+	+	+/−	+	−
Tribo IV | Citrobactereae														
Gênero *Citrobacter*														
C. freundii	A/A; Alc/A	+	+	+	−	−	+	−	+/−	+	−	+/−	−/+	+
C. koseri	Alc/A	+	−	+	−	+	+	−	+/−	+	−	+/−	+	+
Tribo V | Klebsielleae														
Gênero *Klebsiella*														
K. pneumoniae	A/A	++	−	−	+	−	+	−	+	−	+	−	−	+
K. oxytoca	A/A	++	−	−	+	+	+	−	+	−	+	−	−	+

Tabela 6.6 Características principais para identificação de Enterobacteriaceae mais comuns (*continuação*).

	KIA	GAS	H₂S	VM	VP	IND	CIT	PAD	URE	MOT	LYS	ARG	ORN	ONPG
Gênero *Enterobacter*														
E. aerogenes	A/A	++	–	–	+	–	+	–	–	+	+	–	+	+
E. cloacae	A/A	++	–	–	+	–	+	–	+/–	+	–	+	+	+
Gênero *Hafnia*														
H. alvei	Alc/A	+	–	–/+	+	–	–	–	–	+	+	–	+	+
Gênero *Pantoea*														
P. agglomerans	A/A; Alc/A	–/+	–	–/+	+/–	–/+	+/–	–/+	–/+	+	–	–	–	+
Gênero *Serratia*														
S. marcescens	Alc/A	+	–	–/+	+	–	+	–	–	+	+	–	+	+
Tribo VI | Proteeae														
Gênero *Proteus*														
P. vulgaris	Alc/A	+/–	+	+	–	+	–/+	+	++	+ᵃ	–	–	–	–
P. mirabilis	Alc/A	+	+	+	+/–	–	+/–	+	++	+ᵃ	–	–	+	–
Gênero *Morganella*														
M. morganii	Alc/A	+	–	+	–	+	–	+	++	+	–	–	+	–
Gênero *Providencia*														
P. rettgeri	Alc/A	–	–	+	–	+	+	+	++	+	–	–	–	–
P. stuartii	Alc/A	–	–	+	–	+	+	+	–/+	–/+	–	–	–	–
P. alcalifaciens	Alc/A	+/–	–	+	–	+	+	+	–	+	–	–	–	–
Tribo VII | Yersinieae														
Gênero *Yersinia*														
Y. enterocolitica	Alc/A	–	–	+	–	+/–	–	–	+/–	–ᵇ	–	–	+	+

ᵃMotilidade dispersante demonstrada nos meios sem inibidores.
ᵇImóveis a 36°C e móveis a 22°C.

KIA = ágar-ferro de Kligler; H₂S = sulfeto de hidrogênio; VM = vermelho de metila; VP = Voges-Proskauer; IND = indol; CIT = citrato; PAD = fenilalanina-desaminase; URE = urease; MOT = motilidade; LYS = lisina; ARG = arginina; ORN = ornitina; ONPG = *o*-nitrofenil-β-D-galactopiranosídio; ++ = reação fortemente positiva; + = 90% ou mais das cepas são positivas; – = 90% ou mais das cepas são negativas; +/– = 50 a 90% das cepas são positivas; –/+ = 50 a 90% das cepas são negativas; as áreas sombreadas indicam reações-chave; A/A = superfície inclinada ácida/fundo ácido; Alc/A = superfície inclinada alcalina/fundo ácido.

A tribo Proteeae é diferenciada de todas as outras por ser positiva para fenilalanina-desaminase, uma característica singular dessa tribo. A reação à ureia das espécies dos gêneros *Proteus* e *Morganella*, assim como de uma espécie de *Providencia* (*P. rettgeri*), é fortemente positiva. As espécies de *Proteus* incluídas na Tabela 6.6 são positivas para sulfeto de hidrogênio e apresentam motilidade elevada.

A tribo Yersinieae aqui representada pela espécie *Y. enterocolitica* isolada mais comumente é muito semelhante aos membros da tribo Escherichieae, com exceção de que a primeira geralmente é ureia-positiva. Os estudos podem preferir pensar em *Y. enterocolitica* como *E. coli* ureia-positivo. Observe que a motilidade de *Y. enterocolitica* não ocorre a 36°C, mas é positiva a 22°C.

O Boxe 6.8 descreve as reações principais para que o estudante possa memorizar. Quando é necessário confirmar a identidade de um membro comum da família Enterobacteriaceae com um padrão bioquímico incomum, ou quando se suspeita de espécies raras, é necessário consultar a Tabela 6.7, que descreve as reações de todas as espécies nomeadas da família Enterobacteriaceae aos 48 substratos bioquímicos.

Boxe 6.8

Fatos principais para memorizar na identificação de Enterobacteriaceae

Positivas para sulfeto de hidrogênio
Edwardsiella tarda
Salmonella spp.
Citrobacter freundii
Proteus vulgaris
Proteus mirabilis

Positivas para Voges-Proskauer
Klebsiella spp.
Enterobacter spp.
Hafnia spp.
Pantoea spp.
Serratia spp.

Positivas para fenilalanina-desaminase
Proteus spp.
Providencia spp.
Morganella spp.

Imóveis a 36°C
Shigella spp.
Klebsiella spp.
Yersinia spp. (móveis a 22°C)

Tabela 6.7 Reações bioquímicas das espécies nomeadas e dos grupos não nomeados da família Enterobacteriaceae.[a,b]

Microrganismo	Produção de indol	Vermelho de metila	Voges-Proskauer	Citrato (Simmons)	Sulfeto de hidrogênio (TSI)	Hidrólise da ureia	Fenilalanina-desaminase	Lisina-descarboxilase	Arginina-di-hidrolase	Ornitina-descarboxilase	Motilidade	Hidrólise de gelatina (22°C)	Crescimento em KCN	Utilização de malonato	D-glicose, ácido	D-glicose, gás	Fermentação de lactose	Fermentação de sacarose	Fermentação de D-manitol	Fermentação de dulcitol	Fermentação de salicina	Fermentação de adonitol	Fermentação de mioinositol
Budvicia aquatica	0	93	0	0	80	33	0	0	0	0	27	0	0	0	100	53	87	0	60	0	0	0	0
Buttiauxella agrestis	0	100	0	100	0	0	0	0	0	100	100	0	80	60	100	100	100	0	100	0	100	0	0
Buttiauxella brennerae	0	100	0	0	0	0	0	0	0	33	100	0	100	100	100	100	0	0	100	0	100	67	0
Buttiauxella ferragutiae	0	100	0	0	0	0	0	100	0	80	60	0	40	0	100	100	0	0	100	0	100	0	0
Buttiauxella gaviniae	0	100	0	20	0	0	0	0	20	0	80	0	60	100	100	40	60	0	100	0	100	100	0
Buttiauxella izardii	0	100	0	0	0	0	0	0	0	100	100	0	67	100	100	100	100	0	100	0	100	0	0
Buttiauxella noackiae	33	100	0	33	0	0	100	0	67	0	100	0	100	100	100	100	0	0	100	0	100	0	0
Buttiauxella warmboldiae	0	100	0	33	0	0	100	0	0	0	100	0	33	100	100	100	0	0	100	0	100	0	67
Cedecea davisae	0	100	50	95	0	0	0	0	50	95	95	0	86	91	100	70	19	100	100	0	99	0	0
Cedecea lapagei	0	40	80	99	0	0	0	0	80	0	80	0	100	99	100	100	60	0	100	0	100	0	0
Cedecea neteri	0	100	50	100	0	0	0	0	100	0	100	0	65	100	100	100	35	100	100	0	100	0	0
Cedecea, espécie 3	0	100	50	100	0	0	0	0	100	0	100	0	100	0	100	100	0	50	100	0	100	0	0
Cedecea, espécie 5	0	100	50	100	0	0	0	0	50	50	100	0	100	0	100	100	0	100	100	0	100	0	0
Citrobacter amalonaticus	100	100	0	95	5	85	0	0	85	95	95	0	99	1	100	97	35	9	100	1	30	0	0
Citrobacter braakii	33	100	0	87	60	47	0	0	67	93	87	0	100	0	100	93	80	7	100	33	0	0	0
Citrobacter farmeri	100	100	0	10	0	59	0	0	85	100	97	0	93	0	100	96	15	100	100	2	9	0	0
Citrobacter freundii	33	100	0	78	78	44	0	0	67	0	89	0	89	11	100	89	78	89	100	11	0	0	0
Citrobacter gillenii	0	100	0	33	67	0	0	0	33	0	67	0	100	100	100	100	67	33	100	0	0	0	0
Citrobacter koseri (C. diversus)	99	100	0	99	0	75	0	0	80	99	95	0	0	95	100	98	50	40	99	40	15	99	0

Fermentação de D-sorbitol	Fermentação de L-arabinose	Fermentação de rafinose	Fermentação de L-ramnose	Fermentação de maltose	Fermentação de D-xilose	Fermentação de trealose	Fermentação de celobiose	Fermentação de alfametil-D-glicosídio	Fermentação de eritritol	Hidrólise de esculina	Fermentação de melibiose	Fermentação de D-arabitol	Fermentação de glicerol	Fermentação de mucato	Tartarato, teste de Jordan	Utilização de acetato	Lipase (óleo de milho)	DNase (25°C)	Nitrato–nitrito	Oxidase, teste de Kovac	Teste de ONPG	Pigmento amarelo	Fermentação de D-manose	Hidrólise da tirosina
0	80	0	100	0	93	0	0	0	0	0	0	27	0	20	27	0	0	0	100	0	93	0	0	0
0	100	100	100	100	100	100	100	0	0	100	100	0	60	100	60	0	0	0	100	0	100	0	100	0
0	100	100	33	100	100	100	100	0	0	100	100	67	67	67	0	0	0	0	100	0	100	0	100	0
100	100	0	100	100	100	100	100	40	0	100	0	0	0	60	0	0	0	0	100	0	100	0	100	0
0	100	0	100	60	100	100	100	0	0	100	0	80	0	80	40	0	0	0	100	0	100	0	100	0
0	100	33	100	100	100	100	100	0	0	100	67	0	33	100	67	0	0	0	100	0	100	0	100	0
0	100	0	100	100	100	100	100	33	0	100	0	0	0	100	100	0	0	0	100	0	100	0	100	0
0	100	0	100	100	100	100	100	0	0	100	0	0	0	0	0	0	0	0	100	0	100	0	100	0
0	0	10	0	100	100	100	100	5	0	45	0	100	0	0	0	0	91	0	100	0	90	0	100	0
0	0	0	0	100	0	100	100	0	0	100	0	100	0	0	0	60	100	0	100	0	99	0	100	0
100	0	0	0	100	100	100	100	0	0	100	0	100	0	0	0	0	100	0	100	0	100	0	100	0
0	0	100	0	100	100	100	100	50	0	100	100	100	0	0	0	50	100	0	100	0	100	0	100	0
100	0	100	0	100	100	100	100	0	0	100	100	100	0	0	0	50	50	0	100	0	100	0	100	0
99	99	5	100	99	99	100	100	2	0	5	0	0	60	96	96	86	0	0	99	0	97	0	100	0
100	100	7	100	100	100	100	100	73	33	0	0	80	0	87	100	93	53	0	0	100	0	80	0	100	0
98	100	100	100	100	100	100	100	75	0	0	100	0	65	100	93	80	0	0	100	0	100	0	100	0
100	100	44	100	100	89	100	44	11	0	0	100	0	100	100	100	44	0	0	100	0	89	0	100	0
100	100	0	100	100	100	100	67	0	0	0	67	0	67	67	100	0	0	0	100	0	67	0	100	0
99	99	0	99	100	100	100	99	40	0	1	0	98	99	95	90	75	0	0	100	0	99	0	100	0

(*continua*)

Tabela 6.7 Reações bioquímicas das espécies nomeadas e dos grupos não nomeados da família Enterobacteriaceae (*continuação*).[a,b]

Microrganismo	Produção de indol	Vermelho de metila	Voges-Proskauer	Citrato (Simmons)	Sulfeto de hidrogênio (TSI)	Hidrólise da ureia	Fenilalanina-desaminase	Lisina-descarboxilase	Arginina-di-hidrolase	Ornitina-descarboxilase	Motilidade	Hidrólise de gelatina (22°C)	Crescimento em KCN	Utilização de malonato	D-glicose, ácido	D-glicose, gás	Fermentação de lactose	Fermentação de sacarose	Fermentação de D-manitol	Fermentação de dulcitol	Fermentação de salicina	Fermentação de adonitol	Fermentação de mioinositol
Citrobacter murliniae	100	100	0	100	67	67	0	0	67	0	100	0	100	0	100	100	67	33	100	100	33	0	0
Citrobacter rodentium	0	100	0	0	0	100	0	0	0	100	0	0	0	100	100	100	100	0	100	0	0	0	0
Citrobacter sedlakii	83	100	0	83	0	100	0	0	100	100	100	0	100	100	100	100	0	100	100	17	0	0
Citrobacter werkmanii	0	100	0	100	100	100	0	0	100	0	100	0	100	100	100	100	17	0	100	0	0	0	0
Citrobacter youngae	15	100	0	75	65	80	0	0	50	5	95	0	95	5	100	75	25	20	100	85	10	0	5
Cronobacter sakazakii	11	5	100	99	0	1	50	0	99	91	96	0	99	18	100	98	99	100	100	5	99	0	75
Edwardsiella hoshinae	50	100	0	0	0	0	100	0	95	100	0	0	100	100	35	0	100	100	0	50	0	0
Edwardsiella ictaluri	0	0	0	0	0	0	100	0	65	0	0	0	0	100	50	0	0	0	0	0	0	0
Edwardsiella tarda	99	100	0	1	100	0	100	0	100	98	0	0	100	100	0	0	0	0	0	0	0
Edwardsiella tarda, bio-grupo 1	100	100	0	0	0	0	100	0	100	100	0	0	100	50	0	100	100	0	0	0	0
Enterobacter aerogenes	0	5	98	95	0	2	0	98	0	98	97	0	98	95	100	100	95	100	100	5	100	98	95
Enterobacter asburiae	0	100	2	100	0	60	0	0	21	95	0	0	97	3	100	95	75	100	100	0	100	0	0
Enterobacter cancerogenus (E. taylorae)	0	5	100	100	0	1	0	0	94	99	99	0	98	100	100	100	10	0	100	0	92	0	0
Enterobacter cloacae	0	5	100	100	0	65	0	0	97	96	95	0	98	75	100	100	93	97	100	15	75	25	15
Enterobacter dissolvens	0	0	100	100	0	100	0	0	100	100	0	0	100	100	100	100	0	100	100	0	100	0	0
Enterobacter hormaechei	0	57	100	96	0	87	4	0	78	91	52	0	100	100	100	83	9	100	100	87	44	0	0
Enterobacter kobei (Grupo entérico 69)	0	0	100	100	0	0	0	0	100	100	100	0	100	100	100	100	25	100	100	100	0	0
Escherichia albertii	0	100	0	0	0	0	0	100	0	100	0	0	0	0	100	100	0	0	100	0	0	0	0

Fermentação de D-sorbitol	Fermentação de L-arabinose	Fermentação de rafinose	Fermentação de L-ramnose	Fermentação de maltose	Fermentação de D-xilose	Fermentação de trealose	Fermentação de celobiose	Fermentação de alfametil-D-glicosídio	Fermentação de eritritol	Hidrólise de esculina	Fermentação de melibiose	Fermentação de D-arabitol	Fermentação de glicerol	Fermentação de mucato	Tartarato, teste de Jordan	Utilização de acetato	Lipase (óleo de milho)	DNase (25°C)	Nitrato–nitrito	Oxidase, teste de Kovac	Teste de ONPG	Pigmento amarelo	Fermentação de D-manose	Hidrólise da tirosina
100	100	33	100	100	100	100	100	0	0	0	33	0	100	100	100	33	0	0	100	0	100	0	100	0
100	100	0	100	100	100	100	100	0	0	0	0	0	0	100	100	0	0	0	100	0	100	0	100	0
100	100	0	100	100	100	100	100	0	0	17	100	0	83	100	100	83	0	0	100	0	100	0	100	0
100	100	0	100	100	100	100	0	0	0	0	0	0	100	100	100	100	0	0	100	0	100	0	100	0
100	100	10	100	95	100	100	45	0	0	5	10	5	90	100	100	65	0	0	85	0	90	0	100	0
0	100	99	100	100	100	100	100	96	0	100	100	0	15	1	1	96	0	0	99	0	100	98	100	0
0	13	0	0	100	0	100	0	0	0	0	0	0	65	0	0	0	0	0	100	0	0	0	100	0
0	0	0	0	100	0	0	0	0	0	0	0	0	0	0	0	0	0	0	100	0	0	0	100	0
0	9	0	0	100	0	0	0	0	0	0	0	0	30	0	0	25	0	0	100	0	0	0	100	0
0	100	0	0	100	0	0	0	0	0	0	0	0	0	0	0	0	0	0	100	0	0	0	100	0
100	100	96	99	99	100	100	100	95	0	98	99	100	98	90	95	50	0	0	100	0	100	0	95	0
100	100	70	5	100	97	100	100	95	0	95	0	0	11	21	30	87	0	0	100	0	100	0	100	0
1	100	0	100	99	100	100	100	1	0	90	0	0	1	75	0	35	0	0	100	0	100	0	100	0
95	100	97	92	100	99	100	99	85	0	30	90	15	40	75	30	75	0	0	99	0	99	0	100	0
100	100	100	100	100	100	100	100	100	0	100	100	0	0	100	0	100	0	0	100	0	100	0	100	0
0	100	0	100	100	96	100	100	83	0	0	0	0	4	96	13	74	0	0	100	0	95	0	100	0
100	100	100	100	100	100	100	100	100	0	100	100	0	0	100	0	25	0	0	100	0	100	0	100	0
0	100	0	0	60	0	60	0	0	0	20	0	0	100	0	50	100	0	0	100	0	100	0	100	0

(continua)

Tabela 6.7 Reações bioquímicas das espécies nomeadas e dos grupos não nomeados da família Enterobacteriaceae (*continuação*).[a,b]

Microrganismo	Produção de indol	Vermelho de metila	Voges-Proskauer	Citrato (Simmons)	Sulfeto de hidrogênio (TSI)	Hidrólise da ureia	Fenilalanina-desaminase	Lisina-descarboxilase	Arginina-di-hidrolase	Ornitina-descarboxilase	Motilidade	Hidrólise de gelatina (22°C)	Crescimento em KCN	Utilização de malonato	D-glicose, ácido	D-glicose, gás	Fermentação de lactose	Fermentação de sacarose	Fermentação de D-manitol	Fermentação de dulcitol	Fermentação de salicina	Fermentação de adonitol	Fermentação de mioinositol
Escherichia coli	98	99	0	1	1	1	0	90	17	65	95	0	3	0	100	95	95	50	98	60	40	5	1
Escherichia coli, inativa	80	95	0	1	1	1	0	40	3	20	5	0	1	0	100	5	25	15	93	40	10	3	1
Escherichia fergusonii	98	100	0	17	0	0	0	95	5	100	93	0	0	35	100	95	0	0	98	60	65	98	0
Escherichia hermannii	99	100	0	1	0	0	0	6	0	100	99	0	94	0	100	97	45	45	100	19	40	0	0
Escherichia vulneris	0	100	0	0	0	0	0	85	30	0	100	0	15	85	100	97	15	8	100	0	30	0	0
Ewingella americana	0	84	95	95	0	0	0	0	0	0	60	0	5	0	100	0	70	0	100	0	80	0	0
Hafnia alvei	0	40	85	10	0	4	0	100	6	98	85	0	95	50	100	98	5	10	99	0	13	0	0
Hafnia alvei, biogrupo 1	0	85	70	0	0	0	0	100	0	45	0	0	0	45	100	0	0	0	55	0	55	0	0
Klebsiella oxytoca	99	20	95	95	0	90	1	99	0	0	0	0	97	98	100	97	100	100	99	55	100	99	98
Klebsiella pneumoniae subesp. ozaenae	0	98	0	30	0	10	0	40	6	3	0	0	88	3	100	50	30	20	100	2	97	97	55
Klebsiella pneumoniae subesp. pneumoniae	0	10	98	98	0	95	0	98	0	0	0	0	98	93	100	97	98	100	99	30	99	90	95
Klebsiella pneumoniae subesp. rhinoscleromatis	0	100	0	0	0	0	0	0	0	0	0	0	80	95	100	0	0	75	100	0	98	100	95
Kluyvera ascorbata	92	100	0	96	0	0	0	97	0	100	98	0	92	96	100	93	98	98	100	25	100	0	0
Kluyvera cryocrescens	90	100	0	80	0	0	0	23	0	100	90	0	86	86	100	95	95	81	95	0	100	0	0
Kluyvera georgiana	100	100	0	100	0	0	0	100	0	100	100	0	83	50	100	17	83	100	100	33	100	0	0

Fermentação de D-sorbitol	Fermentação de L-arabinose	Fermentação de rafinose	Fermentação de L-ramnose	Fermentação de maltose	Fermentação de D-xilose	Fermentação de trealose	Fermentação de celobiose	Fermentação de alfametil-D-glicosídio	Fermentação de eritritol	Hidrólise de esculina	Fermentação de melibiose	Fermentação de D-arabitol	Fermentação de glicerol	Fermentação de mucato	Tartarato, teste de Jordan	Utilização de acetato	Lipase (óleo de milho)	DNase (25°C)	Nitrato–nitrito	Oxidase, teste de Kovac	Teste de ONPG	Pigmento amarelo	Fermentação de D-manose	Hidrólise da tirosina
94	99	50	80	95	95	98	2	0	0	35	75	5	75	95	95	90	0	0	100	0	95	0	98	0
75	85	15	65	80	70	90	2	0	0	5	40	5	65	30	85	40	0	0	98	0	45	0	97	0
0	98	0	92	96	96	96	96	0	0	46	0	100	20	0	96	96	0	0	100	0	83	0	100	0
0	100	40	97	100	100	100	97	0	0	40	0	8	3	97	35	78	0	0	100	0	98	98	100	0
1	100	99	93	100	100	100	100	25	0	20	100	0	25	78	2	30	0	0	100	0	100	50	100	0
0	0	0	23	16	13	99	10	0	0	50	0	99	24	0	35	10	0	0	97	0	85	0	99	0
0	95	2	97	100	98	95	15	0	0	7	0	0	95	0	70	15	0	0	100	0	90	0	100	0
0	0	0	0	0	0	70	0	0	0	0	0	0	0	0	30	0	0	0	100	0	30	0	100	0
99	98	100	100	100	100	100	100	98	2	100	99	98	99	93	98	90	0	0	100	0	100	1	100	0
65	98	90	55	95	95	98	92	70	0	80	97	95	65	25	50	2	0	0	80	0	80	0	100	0
99	99	99	99	98	99	99	98	90	0	99	99	98	97	90	95	75	0	0	99	0	99	0	99	0
100	100	90	96	100	100	100	100	0	0	30	100	100	50	0	50	0	0	0	100	0	0	0	100	0
40	100	98	100	100	99	100	100	98	0	99	99	0	40	90	35	50	0	0	100	0	100	0	100	0
45	100	100	100	100	91	100	100	95	0	100	100	0	5	81	19	86	0	0	100	0	100	0	100	0
0	100	100	83	100	100	100	100	0	0	100	100	0	33	83	50	83	0	0	100	0	100	0	100	0

(continua)

Tabela 6.7 Reações bioquímicas das espécies nomeadas e dos grupos não nomeados da família Enterobacteriaceae (*continuação*).[a,b]

Microrganismo	Produção de indol	Vermelho de metila	Voges-Proskauer	Citrato (Simmons)	Sulfeto de hidrogênio (TSI)	Hidrólise da ureia	Fenilalanina-desaminase	Lisina-descarboxilase	Arginina-di-hidrolase	Ornitina-descarboxilase	Motilidade	Hidrólise de gelatina (22°C)	Crescimento em KCN	Utilização de malonato	D-glicose, ácido	D-glicose, gás	Fermentação de lactose	Fermentação de sacarose	Fermentação de D-manitol	Fermentação de dulcitol	Fermentação de salicina	Fermentação de adonitol	Fermentação de mioinositol
Kluyvera (Enterobacter) intermedia	0	100	100	65	0	0	0	0	0	89	89	0	65	100	100	100	100	65	100	100	100	0	0
Kosakonia (Enterobacter) cowanii	0	DI	92	100	0	0	0	0	0	0	92	0	92	0	100	100	100	100	100	100	100	0	0
Leclercia adecarboxylata	100	100	0	0	0	48	0	0	0	0	79	0	97	93	100	97	93	66	100	86	100	93	0
Lelliottia (Enterobacter) amnigena, biogrupo 1	0	7	100	70	0	0	0	0	9	55	92	0	100	91	100	100	70	100	100	0	91	0	0
Lelliottia (Enterobacter) amnigena, biogrupo 2	0	65	100	100	0	0	0	0	35	100	100	0	100	100	100	100	35	0	100	0	100	0	0
Lelliottia (Enterobacter) nimipressuralis	0	100	100	0	0	0	0	0	0	100	0	0	100	100	100	100	0	0	100	0	100	0	0
Leminorella grimontii	0	100	0	100	100	0	0	0	0	0	0	0	0	0	100	33	0	0	0	83	0	0	0
Leminorella richardii	0	0	0	0	100	0	0	0	0	0	0	0	0	0	100	0	0	0	0	0	0	0	0
Moellerella wisconsensis	0	100	0	80	0	0	0	0	0	0	0	0	70	0	100	0	100	100	60	0	0	100	0
Morganella morganii subesp. morganii	95	95	0	0	20	95	95	0	0	95	95	0	98	1	99	90	1	0	0	0	0	0	0
Morganella morganii subesp. sibonii	50	86	0	0	7	100	93	29	0	64	79	0	79	0	100	86	0	7	0	0	0	0	0
Morganella morganii, biogrupo 1	100	95	0	0	15	100	100	100	0	80	0	0	90	5	100	93	0	0	0	0	0	0	0

Fermentação de D-sorbitol	Fermentação de L-arabinose	Fermentação de rafinose	Fermentação de L-ramnose	Fermentação de maltose	Fermentação de D-xilose	Fermentação de trealose	Fermentação de celobiose	Fermentação de alfametil-D-glicosídio	Fermentação de eritritol	Hidrólise de esculina	Fermentação de melibiose	Fermentação de D-arabitol	Fermentação de glicerol	Fermentação de mucato	Tartarato, teste de Jordan	Utilização de acetato	Lipase (óleo de milho)	DNase (25°C)	Nitrato–nitrito	Oxidase, teste de Kovac	Teste de ONPG	Pigmento amarelo	Fermentação de D-manose	Hidrólise da tirosina
100	100	100	100	100	100	100	100	100	0	100	100	0	100	100	100	0	0	0	100	0	100	0	100	0
100	0	100	100	100	100	100	100	0	0	100	100	0	100	91	100	100	0	0	100	0	100	66	100	DI
0	100	66	100	100	100	100	100	0	0	100	100	96	3	93	83	28	0	0	100	0	100	37	100	0
9	100	100	100	100	100	100	100	55	0	91	100	0	0	35	9	0	0	0	100	0	91	0	100	0
100	100	0	100	100	100	100	100	100	0	100	100	0	0	100	0	0	0	0	100	0	100	0	100	0
100	100	0	100	100	100	100	100	100	0	100	100	0	0	100	0	0	0	0	100	0	100	0	100	0
0	100	0	0	0	83	0	0	0	0	0	0	0	17	100	100	0	0	0	100	0	0	0	0	0
0	100	0	0	0	100	0	0	0	0	0	0	0	0	50	100	0	0	0	100	0	0	0	0	0
0	0	100	0	30	0	0	0	0	0	0	100	75	10	0	30	10	0	0	90	0	90	0	100	0
0	0	0	0	0	0	0	0	0	0	0	0	0	5	0	95	0	0	0	90	0	10	0	98	100
0	0	0	0	0	0	100	0	0	0	0	0	0	7	7	100	0	0	0	100	0	0	0	100	100
0	0	0	0	0	0	0	0	0	0	0	0	100	0	100	0	0	0	90	0	20	0	100	100	

(*continua*)

Tabela 6.7 Reações bioquímicas das espécies nomeadas e dos grupos não nomeados da família Enterobacteriaceae (continuação).[a,b]

Microrganismo	Produção de indol	Vermelho de metila	Voges-Proskauer	Citrato (Simmons)	Sulfeto de hidrogênio (TSI)	Hidrólise da ureia	Fenilalanina-desaminase	Lisina-descarboxilase	Arginina-di-hidrolase	Ornitina-descarboxilase	Motilidade	Hidrólise de gelatina (22°C)	Crescimento em KCN	Utilização de malonato	D-glicose, ácido	D-glicose, gás	Fermentação de lactose	Fermentação de sacarose	Fermentação de D-manitol	Fermentação de dulcitol	Fermentação de salicina	Fermentação de adonitol	Fermentação de mioinositol
Complexo Pantoea agglomerans	20	50	70	50	0	20	20	0	0	0	85	2	35	65	100	20	40	75	100	15	65	7	15
Pantoea dispersa	0	82	64	100	0	0	9	0	0	0	100	0	82	9	100	0	0	0	100	0	0	0	0
Photorhabdus luminescens (todos os testes a 25°C)	50	0	0	50	0	25	0	0	0	0	100	50	0	0	75	0	0	0	0	0	0	0	0
Photorhabdus asymbiotica	0	0	0	20	0	60	0	0	0	0	100	80	20	0	100	0	0	0	0	0	0	0	0
Plesiomonas shigelloides	100	90	0	0	0	0	3	100	98	100	95	0	0	0	100	0	80	0	0	0	0	0	95
Pluralibacter (Enterobacter) gergoviae	0	5	100	99	0	93	0	90	0	100	90	0	0	96	100	98	55	98	99	0	99	0	0
Pluralibacter (Enterobacter) pyrinus	0	29	86	0	0	86	0	100	0	100	43	0	0	86	100	100	14	100	100	0	100	0	100
Pragia fontium	0	100	0	89	89	0	22	0	0	0	100	0	0	0	100	0	0	0	0	0	0	78	0	0
Proteus hauseri	100	100	0	0	50	100	100	0	0	0	100	100	100	0	100	0	0	0	0	0	0	0	0
Proteus mirabilis	2	97	50	65	98	98	98	0	0	99	95	90	98	2	100	96	2	15	0	0	0	0	0
Proteus myxofaciens	0	100	100	50	0	100	100	0	0	0	100	100	100	0	100	100	0	100	0	0	0	0	0
Proteus penneri	0	100	0	0	30	100	99	0	0	0	85	50	99	0	100	45	1	100	0	0	0	0	0
Proteus vulgaris	98	95	0	15	95	95	99	0	0	0	95	91	99	0	100	85	2	97	0	0	50	0	0
Providencia alcalifaciens	99	99	0	98	0	0	98	0	0	1	96	0	100	0	100	85	0	15	2	0	1	98	1
Providencia heimbachae	0	85	0	0	0	0	100	0	0	0	46	0	8	0	100	0	0	0	0	0	0	92	46

Fermentação de D-sorbitol	Fermentação de L-arabinose	Fermentação de rafinose	Fermentação de L-ramnose	Fermentação de maltose	Fermentação de D-xilose	Fermentação de trealose	Fermentação de celobiose	Fermentação de alfametil-D-glicosidio	Fermentação de eritritol	Hidrólise de esculina	Fermentação de melibiose	Fermentação de D-arabitol	Fermentação de glicerol	Fermentação de mucato	Tartarato, teste de Jordan	Utilização de acetato	Lipase (óleo de milho)	DNase (25°C)	Nitrato-nitrito	Oxidase, teste de Kovac	Teste de ONPG	Pigmento amarelo	Fermentação de D-manose	Hidrólise da tirosina
30	95	30	85	89	93	97	55	7	0	60	50	50	30	40	25	30	0	0	85	0	90	75	98	0
0	100	0	91	82	100	100	55	0	0	0	0	100	27	0	9	100	0	0	91	0	91	27	100	0
0	0	0	0	25	0	0	0	0	0	0	0	0	0	0	50	0	0	0	0	0	0	50	100	0
0	0	0	0	0	0	0	0	0	0	0	0	0	0	0	60	20	0	0	0	0	0	60	100	0
0	0	0	0	95	0	100	0	0	0	0	70	0	35	0	50	8	0	0	100	100	90	0	10	0
0	99	97	99	100	99	100	99	2	0	97	97	97	100	2	97	93	0	0	99	0	97	0	100	0
0	100	0	100	100	0	100	100	0	0	100	0	0	0	0	0	0	0	0	100	0	100	0	100	0
0	0	0	0	0	0	0	0	0	0	78	0	0	0	0	0	0	0	0	100	0	0	0	0	0
0	0	0	0	100	100	0	0	50	0	0	0	0	0	0	0	0	0	0	100	0	0	0	0	100
0	0	1	1	0	98	98	1	0	0	0	0	0	70	0	87	20	92	50	95	0	0	0	0	100
0	0	0	0	100	0	100	0	100	0	0	0	100	0	100	0	100	50	100	0	0	0	0	0	100
0	0	1	0	100	100	55	0	80	0	0	0	55	0	85	5	45	40	90	0	1	0	0	0	100
0	0	1	5	97	95	30	0	60	1	50	0	0	60	0	80	25	80	80	98	0	1	0	0	100
1	1	1	0	1	1	2	0	0	0	0	0	15	0	90	40	0	0	100	0	1	0	100	100	0
0	0	0	100	54	8	0	0	0	0	0	0	92	0	0	69	0	0	100	0	0	0	100	100	0

(continua)

Tabela 6.7 Reações bioquímicas das espécies nomeadas e dos grupos não nomeados da família Enterobacteriaceae (*continuação*).[a,b]

Microrganismo	Produção de indol	Vermelho de metila	Voges-Proskauer	Citrato (Simmons)	Sulfeto de hidrogênio (TSI)	Hidrólise da ureia	Fenilalanina-desaminase	Lisina-descarboxilase	Arginina-di-hidrolase	Ornitina-descarboxilase	Motilidade	Hidrólise de gelatina (22°C)	Crescimento em KCN	Utilização de malonato	D-glicose, ácido	D-glicose, gás	Fermentação de lactose	Fermentação de sacarose	Fermentação de D-manitol	Fermentação de dulcitol	Fermentação de salicina	Fermentação de adonitol	Fermentação de mioinositol
Providencia rettgeri	99	93	0	95	0	98	98	0	0	0	94	0	97	0	100	10	5	15	100	0	50	100	90
Providencia rustigianii	98	65	0	15	0	0	100	0	0	0	30	0	100	0	100	35	0	35	0	0	0	0	0
Providencia stuartii	98	100	0	93	0	30	95	0	0	0	85	0	100	0	100	0	2	50	10	0	2	5	95
Rahnella aquatilis	0	88	100	94	0	0	95	0	0	0	6	0	0	100	100	98	100	100	100	88	100	0	0
Raoultella ornithinolytica	100	96	70	100	0	100	0	100	0	100	0	0	100	100	100	100	100	100	100	10	100	100	95
Raoultella planticola	20	100	98	100	0	98	0	100	0	0	0	0	100	100	100	100	100	100	100	15	100	100	100
Raoultella terrigena	0	60	100	40	0	0	0	100	0	20	0	0	100	100	100	80	100	100	100	20	100	100	80
Salmonella bongori	0	100	0	94	100	0	0	100	94	100	100	0	100	0	100	94	0	0	100	94	0	0	0
Salmonella enterica subesp. arizonae	1	100	0	99	99	0	0	99	70	99	99	0	1	95	100	99	15	1	100	0	0	0	0
Salmonella enterica subesp. diarizonae	2	100	0	98	99	0	0	99	70	99	99	0	1	95	100	99	85	5	100	1	0	0	0
Salmonella enterica subesp. enterica	1	100	0	95	95	1	0	98	70	97	95	0	0	0	100	96	1	1	100	96	0	0	35
Salmonella enterica subesp. houtenae	0	100	0	98	100	2	0	100	70	100	98	0	95	0	100	100	0	0	98	0	60	5	0
Salmonella enterica subesp. indica	0	100	0	89	100	0	0	100	67	100	100	0	0	0	100	100	22	0	100	67	0	0	0
Salmonella enterica subesp. salamae	2	100	0	100	100	0	0	100	90	100	98	2	0	95	100	100	1	1	100	90	5	0	5

Fermentação de D-sorbitol	Fermentação de L-arabinose	Fermentação de rafinose	Fermentação de L-ramnose	Fermentação de maltose	Fermentação de D-xilose	Fermentação de trealose	Fermentação de celobiose	Fermentação de alfametil-D-glicosídio	Fermentação de eritritol	Hidrólise de esculina	Fermentação de melibiose	Fermentação de D-arabitol	Fermentação de glicerol	Fermentação de mucato	Tartarato, teste de Jordan	Utilização de acetato	Lipase (óleo de milho)	DNase (25°C)	Nitrato–nitrito	Oxidase, teste de Kovac	Teste de ONPG	Pigmento amarelo	Fermentação de D-manose	Hidrólise da tirosina
1	0	5	70	2	10	0	3	2	75	35	5	100	60	0	95	60	0	0	100	0	5	0	100	100
0	0	0	0	0	0	0	0	0	0	0	0	0	5	0	50	25	0	0	100	0	0	0	100	100
1	1	7	0	1	7	98	5	0	0	0	0	0	50	0	90	75	0	10	100	0	10	0	100	100
94	100	94	94	94	94	100	100	0	0	100	100	0	13	30	6	6	0	0	100	0	100	0	100	0
100	100	100	100	100	100	100	100	100	0	100	100	100	100	96	100	95	0	0	100	0	100	0	100	0
92	100	100	100	100	100	100	100	100	0	100	100	100	100	100	100	62	0	0	100	0	100	1	100	0
100	100	100	100	100	100	100	100	100	0	100	100	100	100	100	100	20	0	0	100	0	100	0	100	0
100	94	0	88	100	100	100	0	0	0	0	94	0	0	88	0	100	0	0	100	0	94	0	100	0
99	99	1	99	98	100	99	1	1	0	1	95	1	10	90	0	90	0	2	100	0	100	0	100	0
99	99	1	99	98	100	99	1	1	0	1	95	1	10	30	0	75	0	2	100	0	92	0	100	0
95	99	2	95	97	97	99	5	2	0	5	95	0	5	90	90	90	0	2	100	0	2	0	100	0
100	100	0	98	100	100	100	50	0	0	0	100	5	0	0	0	70	0	0	100	0	0	0	100	0
0	100	0	100	100	100	100	0	0	0	0	89	0	33	89	0	89	0	0	100	0	44	0	100	0
100	100	0	100	100	100	100	0	8	0	15	8	0	25	96	0	95	0	0	100	0	15	0	95	0

(*continua*)

Tabela 6.7 Reações bioquímicas das espécies nomeadas e dos grupos não nomeados da família Enterobacteriaceae (*continuação*).[a,b]

Microrganismo	Produção de indol	Vermelho de metila	Voges-Proskauer	Citrato (Simmons)	Sulfeto de hidrogênio (TSI)	Hidrólise da ureia	Fenilalanina-desaminase	Lisina-descarboxilase	Arginina-di-hidrolase	Ornitina-descarboxilase	Motilidade	Hidrólise de gelatina (22°C)	Crescimento em KCN	Utilização de malonato	D-glicose, ácido	D-glicose, gás	Fermentação de lactose	Fermentação de sacarose	Fermentação de D-manitol	Fermentação de dulcitol	Fermentação de salicina	Fermentação de adonitol	Fermentação de mioinositol
Salmonella sorotipo Choleraesuis	0	100	0	25	50	0	0	95	55	100	95	0	0	0	100	95	0	0	98	5	0	0	0
Salmonella sorotipo Gallinarum	0	100	0	0	100	0	0	90	10	1	0	0	0	0	100	0	0	0	100	90	0	0	0
Salmonella sorotipo Paratyphi A	0	100	0	0	10	0	0	0	15	95	95	0	0	0	100	99	0	0	100	90	0	0	0
Salmonella sorotipo Pullorum	0	90	0	0	90	0	0	100	10	95	0	0	0	0	100	90	0	0	100	0	0	0	0
Salmonella sorotipo Typhi	0	100	0	0	97	0	0	98	3	0	97	0	0	0	100	0	1	0	100	0	0	0	0
Serratia entomophila	0	20	100	100	0	0	0	0	0	100	100	100	0	100	0	0	100	100	0	100	0	0	
Serratia ficaria	0	75	75	100	0	0	0	0	0	0	100	100	55	0	100	0	15	100	100	0	100	0	55
Serratia fonticola	0	100	9	91	0	13	0	100	0	97	91	0	70	88	100	79	97	21	100	91	100	100	30
Complexo Serratia liquefaciens	1	93	93	90	0	3	0	95	0	95	95	90	90	2	100	75	10	98	100	0	97	5	60
Serratia marcescens	1	20	98	98	0	15	0	99	0	99	97	90	95	3	100	55	2	99	99	0	95	40	75
Serratia marcescens, biogrupo 1	0	100	60	30	0	0	0	55	4	65	17	30	70	0	100	0	4	100	96	0	92	30	30
Serratia odorifera, biogrupo 1	60	100	50	100	0	5	0	100	0	100	100	95	60	0	100	0	70	100	100	0	98	50	100
Serratia odorifera, biogrupo 2	50	60	100	97	0	0	0	94	0	0	100	94	19	0	100	13	97	0	97	0	45	55	100
Serratia plymuthica	0	94	80	75	0	0	0	0	0	0	50	60	30	0	100	40	80	100	100	0	94	0	50
Serratia rubidaea	0	20	100	95	0	2	0	55	0	0	85	90	25	94	100	30	100	99	100	0	99	99	20

Fermentação de D-sorbitol	Fermentação de L-arabinose	Fermentação de rafinose	Fermentação de L-ramnose	Fermentação de maltose	Fermentação de D-xilose	Fermentação de trealose	Fermentação de celobiose	Fermentação de alfametil-D-glicosídio	Fermentação de eritritol	Hidrólise de esculina	Fermentação de melibiose	Fermentação de D-arabitol	Fermentação de glicerol	Fermentação de mucato	Tartarato, teste de Jordan	Utilização de acetato	Lipase (óleo de milho)	DNase (25°C)	Nitrato—nitrito	Oxidase, teste de Kovac	Teste de ONPG	Pigmento amarelo	Fermentação de D-manose	Hidrólise da tirosina
90	0	1	100	95	98	0	0	0	1	0	45	1	0	0	85	1	0	0	98	0	0	0	95	0
1	80	10	10	90	70	50	10	0	1	0	0	0	0	50	100	0	0	10	100	0	0	0	100	0
95	100	0	100	95	0	100	5	0	0	0	95	0	10	0	0	0	0	0	100	0	0	0	100	0
10	100	1	100	5	90	90	5	0	0	0	0	0	0	0	0	0	0	0	100	0	0	0	100	0
99	2	0	0	97	82	100	0	0	0	0	100	0	20	0	100	0	0	0	100	0	0	0	100	0
0	0	0	0	100	40	100	0	0	0	100	0	60	0	0	100	80	20	100	100	0	100	0	100	0
100	100	70	35	100	100	100	100	8	0	100	40	100	0	0	17	40	77	100	92	8	100	0	100	0
100	100	100	76	97	85	100	6	91	0	100	98	100	88	0	58	15	0	0	100	0	100	0	100	0
95	98	85	15	98	100	100	5	5	0	97	75	0	95	0	75	40	85	85	100	0	93	0	100	0
99	0	2	0	96	7	99	5	0	1	95	0	0	95	0	75	50	98	98	98	0	95	0	99	0
92	0	0	0	70	0	100	4	0	0	96	0	0	92	0	50	4	75	82	83	0	75	0	100	0
100	100	100	95	100	100	100	100	0	0	95	100	0	40	5	100	60	35	100	100	0	100	0	100	0
100	100	7	94	100	100	100	100	0	7	40	96	0	50	0	100	65	65	100	100	0	100	0	100	0
65	100	94	0	94	94	100	88	70	0	81	93	0	50	0	100	55	70	100	100	0	70	0	100	0
1	100	99	1	99	99	100	94	1	0	94	99	85	20	0	70	80	99	99	100	0	100	0	100	0

(*continua*)

Tabela 6.7 Reações bioquímicas das espécies nomeadas e dos grupos não nomeados da família Enterobacteriaceae (*continuação*).[a,b]

Microrganismo	Produção de indol	Vermelho de metila	Voges-Proskauer	Citrato (Simmons)	Sulfeto de hidrogênio (TSI)	Hidrólise da ureia	Fenilalanina-desaminase	Lisina-descarboxilase	Arginina-di-hidrolase	Ornitina-descarboxilase	Motilidade	Hidrólise de gelatina (22°C)	Crescimento em KCN	Utilização de malonato	D-glicose, ácido	D-glicose, gás	Fermentação de lactose	Fermentação de sacarose	Fermentação de D-manitol	Fermentação de dulcitol	Fermentação de salicina	Fermentação de adonitol	Fermentação de mioinositol
Shigella dysenteriae (Sorogrupo A)	45	99	0	0	0	0	0	0	2	0	0	0	0	0	100	0	0	0	100	0	0	0	0
Shigella flexneri (Sorogrupo B)	50	100	0	0	0	0	0	0	5	0	0	0	100	0	100	3	1	1	95	1	0	0	0
Shigella boydii (Sorogrupo C)	25	100	0	0	0	0	0	0	18	2	0	0	0	0	100	0	1	0	97	5	0	0	0
Shigella sonnei (Sorogrupo D)	0	100	0	0	0	0	0	0	2	98	0	0	0	0	100	0	2	1	99	0	0	0	0
Shimwellia (Escherichia) blattae	0	100	0	50	0	0	0	100	0	100	0	0	0	100	100	100	0	0	0	0	0	0	0
Shimwellia (Obesumbacterium) pseudoproteus	0	15	0	0	0	0	0	100	0	100	0	0	0	0	100	0	0	0	0	0	0	0	0
Tatumella ptyseos	0	0	5	2	0	0	90	0	0	0	0	0	0	0	100	0	0	98	0	0	55	0	0
Trabulsiella guamensis	40	100	0	88	100	0	0	100	50	100	100	0	100	0	100	100	0	0	100	0	13	0	0
Xenorhabdus nematophilus (todos os testes a 25°C)	40	0	0	0	0	0	0	0	0	0	100	80	0	0	80	0	0	0	0	0	0	0	0
Yersinia aldovae	0	80	0	0	0	60	0	0	0	40	0	0	0	0	100	0	0	20	80	0	0	0	0
Yersinia bercovieri	0	100	0	0	0	60	0	0	0	80	0	0	0	0	100	0	20	100	100	0	20	0	0
Yersinia enterocolitica	50	97	2	0	0	75	0	0	0	95	2	0	2	0	100	5	5	95	98	0	20	0	30
Yersinia frederiksenii	100	100	0	15	0	70	0	0	0	95	5	0	0	0	100	40	40	100	100	0	92	0	20
Yersinia intermedia	100	100	5	5	0	80	0	0	0	100	5	0	10	5	100	18	35	100	100	0	100	0	15

Fermentação de D-sorbitol	Fermentação de L-arabinose	Fermentação de rafinose	Fermentação de L-ramnose	Fermentação de maltose	Fermentação de D-xilose	Fermentação de trealose	Fermentação de celobiose	Fermentação de alfametil-D-glicosídio	Fermentação de eritritol	Hidrólise de esculina	Fermentação de melibiose	Fermentação de D-arabitol	Fermentação de glicerol	Fermentação de mucato	Tartarato, teste de Jordan	Utilização de acetato	Lipase (óleo de milho)	DNase (25°C)	Nitrato–nitrito	Oxidase, teste de Kovac	Teste de ONPG	Pigmento amarelo	Fermentação de D-manose	Hidrólise da tirosina
30	45	0	30	15	4	90	0	0	0	0	0	0	10	0	75	0	0	0	99	0	30	0	100	0
29	60	40	5	30	2	65	0	0	0	0	55	1	10	0	30	8	0	0	99	0	1	0	100	0
43	94	0	1	20	11	85	0	0	0	0	15	0	50	0	50	0	0	0	100	0	10	0	100	0
2	95	3	75	90	2	100	5	0	0	0	25	0	15	10	90	0	0	0	100	0	90	0	100	0
0	100	0	100	100	100	75	0	0	0	0	0	0	100	50	50	0	0	0	100	0	0	0	100	0
0	0	0	15	50	15	85	0	0	0	0	0	0	0	0	15	0	0	0	100	0	0	0	85	0
0	0	11	0	0	9	93	0	0	0	0	25	0	7	0	0	0	0	0	98	0	0	0	100	0
100	100	0	100	100	100	100	0	0	40	0	0	0	100	50	88	0	0	0	100	0	100	0	100	0
0	0	0	0	0	0	0	0	0	0	0	0	0	0	60	0	0	20	20	0	0	60	80	0
60	60	0	0	0	40	80	0	0	0	0	0	0	0	0	100	0	0	0	100	0	0	0	100	0
100	100	0	0	100	100	100	100	0	20	0	0	0	0	0	100	0	0	0	100	0	80	0	100	0
99	98	5	1	75	70	98	75	0	0	25	1	40	90	0	85	15	55	5	98	0	95	0	100	0
100	100	30	99	100	100	100	100	0	0	85	0	100	85	5	55	15	55	0	100	0	100	0	100	0
100	100	45	100	100	100	100	96	77	0	100	80	45	60	6	88	18	12	0	94	0	90	0	100	0

(*continua*)

Tabela 6.7 Reações bioquímicas das espécies nomeadas e dos grupos não nomeados da família Enterobacteriaceae (*continuação*).[a,b]

Microrganismo	Produção de indol	Vermelho de metila	Voges-Proskauer	Citrato (Simmons)	Sulfeto de hidrogênio (TSI)	Hidrólise da ureia	Fenilalanina-desaminase	Lisina-descarboxilase	Arginina-di-hidrolase	Ornitina-descarboxilase	Motilidade	Hidrólise de gelatina (22°C)	Crescimento em KCN	Utilização de malonato	D-glicose, ácido	D-glicose, gás	Fermentação de lactose	Fermentação de sacarose	Fermentação de D-manitol	Fermentação de dulcitol	Fermentação de salicina	Fermentação de adonitol	Fermentação de mioinositol
Yersinia kristensenii	30	92	0	0	0	77	0	0	0	92	5	0	0	0	100	23	8	0	100	0	15	0	15
Yersinia mollaretii	0	100	0	0	0	20	0	0	0	80	0	0	0	0	100	0	40	100	100	0	20	0	0
Yersinia pestis	0	80	0	0	0	5	0	0	0	0	0	0	0	0	100	0	0	0	97	0	70	0	0
Yersinia pseudotuberculosis	0	100	0	0	0	95	0	0	0	0	0	0	0	0	100	0	0	0	100	0	25	0	0
Yersinia rohdei	0	62	0	0	0	62	0	0	0	25	0	0	0	0	100	0	0	100	100	0	0	0	0
Yersinia ruckeri	0	97	10	0	0	0	0	50	5	100	0	30	15	0	100	5	0	0	100	0	0	0	0
Yokenella regensburgei (Koserella trabulsii)	0	100	0	92	0	0	0	100	8	100	100	0	92	0	100	100	0	0	100	0	8	0	0
Grupo entérico 58 (proposto como Averyella dalhousiensis)	0	100	0	85	0	70	0	100	0	85	100	0	100	85	100	85	30	0	100	85	100	0	0
Grupo entérico 59	10	100	0	100	0	0	30	0	60	0	100	0	80	90	100	100	80	0	100	0	100	0	0
Grupo entérico 60	0	100	0	0	0	50	0	0	0	100	75	0	0	100	100	100	0	0	50	0	0	0	0
Grupo entérico 68	0	100	50	0	0	0	0	0	0	0	0	0	100	0	100	0	0	100	100	0	50	0	0
Grupo entérico 137	100	100	0	0	0	70	0	0	20	100	100	0	100	0	100	0	100	100	100	0	100	0	0

[a]Dados fornecidos por Brent Barrett com base nas Tabelas de Enterobacteriaceae desenvolvidas originalmente por J. J. Farmer, PhD, aposentado dos CDC, com revisão de Caroline O'Hara. Atualizada com base nos resultados publicados no International Journal of Systemic Bacteriology acrescentados por A. P. Schreckenberger.
[b]Cada número indica a porcentagem de reações positivas depois de 2 dias de incubação a 36°C, exceto se houver indicação contrária (hidrólise de gelatina e DNase, bem como todas as reações das espécies de *Xenorhabdus*, *P. luminescens* e *Y. ruckeri*). As reações que se tornam positivas depois de 2 dias não são consideradas. TSI = ágar tríplice açúcar–ferro; ONPG = *o*-nitrofenil-β-D-galactopiranosídio; DI = dados indisponíveis.

Fermentação de D-sorbitol	Fermentação de L-arabinose	Fermentação de rafinose	Fermentação de L-ramnose	Fermentação de maltose	Fermentação de D-xilose	Fermentação de trealose	Fermentação de celobiose	Fermentação de alfametil-D-glicosídio	Fermentação de eritritol	Hidrólise de esculina	Fermentação de melibiose	Fermentação de D-arabitol	Fermentação de glicerol	Fermentação de mucato	Tartarato, teste de Jordan	Utilização de acetato	Lipase (óleo de milho)	DNase (25°C)	Nitrato–nitrito	Oxidase, teste de Kovac	Teste de ONPG	Pigmento amarelo	Fermentação de D-manose	Hidrólise da tirosina
100	77	0	0	100	85	100	100	0	0	0	0	45	70	0	40	8	0	0	100	0	70	0	100	0
100	100	0	0	60	60	100	100	0	0	0	0	0	20	0	100	0	0	0	100	0	20	0	100	0
50	100	0	1	80	90	100	0	0	0	50	20	0	50	0	0	0	0	0	85	0	50	0	100	0
0	50	15	70	95	100	100	0	0	0	95	70	0	50	0	50	0	0	0	95	0	70	0	100	0
100	100	62	0	0	38	100	25	0	0	0	50	0	38	0	100	0	0	0	88	0	50	0	100	0
50	5	5	0	95	0	95	5	0	0	0	0	0	30	0	30	0	30	0	75	0	50	0	100	0
0	100	25	100	100	100	100	100	0	0	67	92	0	0	0	0	25	0	100	0	100	0	100	0	
100	100	0	100	100	100	100	100	55	0	0	0	0	30	0	60	45	0	0	100	0	100	0	100	0
0	100	0	100	100	100	100	100	10	0	100	0	10	10	60	50	50	0	0	100	0	100	25	100	0
0	25	0	75	0	0	100	0	0	0	0	0	0	75	0	75	0	0	0	100	0	100	0	100	0
0	0	0	0	50	0	100	0	0	0	0	0	0	50	0	0	0	0	100	100	0	0	0	100	0
100	100	100	100	100	100	100	100	80	0	100	100	0	100	100	50	100	0	0	100	0	100	0	100	0

Tribo Escherichieae. Os dois gêneros incluídos nessa tribo são *Escherichia* e *Shigella*. Em uma análise inicial, esses dois grupos de bactérias poderiam parecer não relacionados, dadas as diferentes características de crescimento e aspecto nos meios de isolamento entérico (nos casos típicos, *E. coli* fermenta lactose, enquanto as espécies de *Shigella*, não). Em geral, *E. coli* é bioquimicamente ativa em comparação com as espécies de *Shigella*, que tendem a ser inertes. Contudo, *E. coli* e as espécies de *Shigella* estão diretamente relacionadas em sua constituição genética; na verdade, todas as quatro espécies de *Shigella* e *E. coli* formam uma única espécie com base nos estudos de hibridização do DNA.[64] No entanto, como as espécies de *Shigella* estão associadas a um espectro de doenças específicas (disenteria bacilar) e existem no mercado antissoros específicos para tipagem e diferenciação entre *E. coli* e as espécies *Shigella*, essas últimas continuam a ser classificadas em um gênero separado, ao menos por enquanto. Os estudantes, porém, devem saber que pode ser difícil diferenciar algumas cepas de *E. coli* bioquimicamente inativas, imóveis e fermentadoras tardias de lactose das espécies de *Shigella*; além disso, algumas raras cepas da espécie de *S. flexneri* também podem formar gás a partir da fermentação da glicose. O espectro patogênico de *E. coli* é muito mais amplo que o das espécies de *Shigella*, e as cepas toxigênicas de *E. coli*[I] podem causar síndromes diarreicas semelhantes à disenteria, indistinguíveis da doença associada a *Shigella*. Em alguns casos, podem ser necessários testes sorológicos para diferenciar algumas cepas muito semelhantes. A Tabela 6.6 descreve as características principais da tribo Escherichieae.

Gênero Escherichia. O gênero *Escherichia* abrange cinco espécies: *E. albertii*, *E. coli*, *E. fergusonii*, *E. hermannii* e *E. vulneris*. Um membro antigo desse gênero – *E. adecarboxylata* – foi transferido para outro gênero, recebeu o nome de *Leclercia adecarboxylata* e está descrito em outra parte deste capítulo.[622]

Outro membro antigo desse gênero – *E. blattae* – foi transferido para um gênero novo denominado *Shimwellia* e recebeu o nome de *S. blattae*.[541] Essa bactéria foi isolada do trato intestinal das baratas, é indol-negativa, não fermenta lactose e não foi associada às infecções humanas.[541] A Tabela 6.8 descreve as reações bioquímicas para as espécies de *Escherichia* reconhecidas.

E. coli é a espécie bacteriana isolada mais comumente nos laboratórios clínicos e está envolvida em doenças infecciosas que afetam praticamente todos os tecidos e sistemas do organismo humano. *E. coli* é um dos microrganismos envolvidos comumente na sepse gram-negativa e no choque induzido por endotoxina. Infecções das vias urinárias e de feridas, pneumonia dos pacientes hospitalizados imunossuprimidos e meningite dos recém-nascidos também são infecções comuns causadas por *E. coli*. Essa bactéria é sorotipada com base nos seus antígenos de superfície O (somático), H (flagelar) e K (capsular). Hoje em dia, existem reconhecidos mais de 170 sorogrupos diferentes do antígeno O.[457] A combinação dos antígenos O e H define o "sorotipo" de uma cepa isolada; por exemplo, *E. coli* O157:H7 é o sorotipo de uma cepa virulenta de *E. coli* associada à colite hemorrágica e à síndrome hemolítico-urêmica (SHU).

Cepas de *E. coli* dependentes do dióxido de carbono foram isoladas da urina e das amostras de líquido de empiema.[398,630] Também encontramos essas cepas em nosso laboratório. É possível que a incidência das infecções associadas a *E. coli* capnofílica seja maior que se pensava recentemente, porque as placas de cultura de urina e amostras retiradas de feridas não são rotineiramente incubadas em CO_2.

▶ *E. coli* que causa gastrenterite. Algumas cepas de *E. coli* podem causar enterite ou gastrenterite por seis mecanismos diferentes, resultando em seis síndromes clínicas diversas. Isso inclui *E. coli* enterotoxigênica (ETEC; do inglês, *enterotoxigenic E. coli*), *E. coli* enteropatogênica (EPEC; do inglês, *enteropathogenic E. coli*), *E. coli* enteroinvasora (EICC; do inglês, *enteroinvasive E. coli*), *E. coli* êntero-hemorrágica (EHEC; do inglês, *enterohemorragic E. coli*), *E. coli* enteroagregativa (EAEC; do inglês, *enteroaggregative E. coli*) e *E. coli* difusamente aderente (DAEC; do inglês, *diffusely adherent E. coli*)[457] (Tabela 6.9). As cepas isoladas de EPEC, EAEC e DAEC caracterizam-se por seus padrões de aderência às células epiteliais *in vitro*. As cepas de EPEC

[I]N.R.T. Patotipo denominado *E. coli* enteroinvasora.

Tabela 6.8 Diferenciação das espécies do gênero *Escherichia*.

Teste bioquímico	E. albertii	E. coli	E. fergusonii	E. hermannii	E. vulneris
Indol	–	+	+	+	–
Vermelho de metila	+	+	+	+	–
Voges-Proskauer	–	–	–	–	–
Citrato	–	–	V (17)	–	–
Lisina-descarboxilase	+	+[II]	+	–	V (85)
Arginina-di-hidrolase	–	V (17)	–	–	V (30)
Ornitina-descarboxilase	+	V (65)	+	+	–
ONPG	+	+	V (83)	+	+
Fermentação de:					
Lactose	–	+	–	V (45)	V (15)
Sorbitol	–	+[a]	–	–	+
Manitol	+	+	+	+	+
Adonitol	–	–	+	–	–
Celobiose	–	–	+	+	+
Pigmento amarelo	–	–	–	+	V (50)

+ = 90% das cepas ou mais são positivas; – = 90% das cepas ou mais são negativas; V = entre 11 e 89% das cepas são positivas.
[a]As cepas de *E. coli* do sorotipo O157:H7 são sorbitol-negativas.
[II]N.R.T. *E. coli* enteroinvasora (um patotipo) é lisina–descarboxilase negativa.

Tabela 6.9 Características principais de *E. coli* diarreiogênicas.[191,457]

Termo descritivo	Abreviatura	Fenótipo patogênico	Sinais e sintomas
E. coli enterotoxigênica	ETEC	Produção de enterotoxinas termolábeis (TL) e/ou termoestáveis (TE) secretórias, que não causam danos ao epitélio da mucosa. A produção das toxinas é mediada por plasmídios e, na maioria dos casos, ocorre nos sorogrupos de *E. coli* 06, 08, 015, 020, 025, 027, 063, 078, 080, 085, 092, 0115, 0128ac, 0139, 0148, 0153, 0159 e 0167.[547] Entre 1996 e 2003, houve 16 surtos de infecção por ETEC nos EUA e em navios de cruzeiro. *E. coli* 0169:H41 foi isolada em 10 desses surtos. Esse sorotipo também foi identificado em 1 dos 21 surtos de ETEC confirmados antes de 1996[41]	Associada a duas síndromes clínicas principais: "diarreia dos recém-desmamados" entre crianças dos países em desenvolvimento e "diarreia do viajante". Nos casos típicos, o início é súbito e o período de incubação é curto (14 a 50 h). Diarreia líquida profusa é o sintoma predominante (semelhante à diarreia por *Vibrio cholerae*), geralmente sem sangue, muco ou pus. Em muitos casos, a diarreia é acompanhada de cólicas abdominais brandas. Alguns pacientes podem desenvolver desidratação e vômitos
E. coli enteropatogênica	EPEC	Adere às células do epitélio intestinal na forma de microcolônias localizadas que produzem as lesões histopatológicas típicas conhecidas como "lesões *attaching and effacing*" (lesões A/E). Os sorogrupos envolvidos mais comumente são 055, 086, 0111, 0119, 0126, 0127, 0128ab e 0142[547]	Geralmente acomete lactentes e caracteriza-se por febre baixa, mal-estar, vômitos e diarreia líquida profusa com grandes quantidades de muco, mas sem sangue visível a olho nu. A presença de leucócitos fecais é variável
E. coli enteroinvasora	EIEC	Invade as células epiteliais do intestino grosso. A patogenia é praticamente idêntica à das espécies de *Shigella*. Como também ocorre na shigelose, a maioria das cepas é imóvel, não fermenta lactose (ou apenas tardiamente) e é anaerogênica. Os sorogrupos envolvidos mais comumente são 028ac, 029, 0112ac, 0124, 0136, 0143, 0144, 0152 e 0164[547]	Na maioria dos casos, a infecção se evidencia por diarreia líquida indistinguível da causada por ETEC. Alguns pacientes apresentam uma síndrome de disenteria, cujas marcas características são febre e colite. Os sintomas são urgência para evacuar e tenesmo com sangue, muco e muitos leucócitos nas fezes
E. coli êntero-hemorrágica	EHEC	Produzem Stx, uma êntero-hemolisina e, como EPEC, causam lesões AE. O sorogrupo envolvido mais comumente é O157:H7[III]	Diarreia sanguinolenta sem leucócitos. Em geral, não há febre, mas é comum ocorrer dor abdominal. Alguns casos evoluem para SHU
E. coli enteroagregativa	EAEC	Aderem às células epiteliais com um padrão semelhante a uma pilha de tijolos empilhados e produzem uma toxina semelhante à ET, uma toxina LT e fatores de colonização fimbriais conhecidos como AAF (fímbrias de aderência agregativa; do inglês, *aggregative adherence fimbriae*)	Doença diarreica secretória com fezes líquidas e mucoides, febre baixa e pouco ou nenhum vômito. Em geral, as fezes não têm sangue visível a olho nu, tampouco leucócitos fecais. Essa bactéria é isolada principalmente das crianças com diarreia crônica[458,499]
E. coli difusamente aderente	DAEC	Aderem às células epiteliais por um padrão difuso e têm um gene, que codifica uma fímbria de superfície designada como F1845	A maioria dos pacientes tem diarreia líquida, sem sangue ou leucócitos nas fezes

[III]N.R.T. Sorotipos não O157 são mais comuns na Europa, na Austrália e na América latina, inclusive no Brasil. Entre os sorogrupos mais frequentes de não O157 podem-se destacar O26, O45, O103, O111, O121 e O145. (Guth BEC. *Escherichia coli* produtora de Toxina Shiga [STEC]. In Trabulsi LR, Alterthun F. *Microbiologia*. 6ª ed. São Paulo: Atheneu. 2015.)

ligam-se às células do hospedeiro por um padrão conhecido como aderência localizada, no qual se formam microcolônias nas superfícies das células. As cepas de EAEC ligam-se por um padrão de aderência agregativa que se caracteriza pela disposição semelhante a tijolos empilhados nas superfícies das células. As cepas de DAEC são definidas por um padrão de aderência difusa no qual as bactérias recobrem homogeneamente toda a superfície da célula.[457] Além dos seis tipos de *E. coli* diarreiogênicas citados antes, existem outras classes potenciais, inclusive *E. coli* produtora de toxina citoletal distensora (CDT; do inglês, *cytolethal distending toxin*) e *E. coli* que descola células (CDEC; do inglês, *cell-detaching E. coli*), que ainda não foram completamente caracterizadas.[457]

Embora existam ensaios para identificar todos os tipos de *E. coli* que causam gastrenterite, na maioria dos casos não é necessário definir a cepa patogênica específica dessa bactéria em cada paciente. A maioria dos pacientes com gastrenterite causada por *E. coli* melhora da diarreia antes de buscar atendimento médico, ou a diarreia regride depois do tratamento com antibióticos empíricos administrados para outras diarreias bacterianas. Por isso, com exceção dos ensaios para detectar EHEC (descritos adiante), os ensaios fenotípicos ou a sorotipagem de *E. coli* para diagnosticar as cepas diarreiogênicas não são realizados rotineiramente no laboratório clínico.[IV]

▶ **Fisiopatologia de *E. coli* êntero-hemorrágica.** A importância clínica de EHEC não era reconhecida antes de 1982, quando esses microrganismos foram associados a

---

[IV]N.R.T. No Brasil, os laboratórios clínicos pesquisam rotineiramente os sorogrupos (antígeno somático) de EPEC (em cepas isoladas de crianças com até dois anos de idade) e sorogrupos de EIEC.

duas doenças com etiologias até então desconhecidas: colite hemorrágica[564] e síndrome hemolítico-urêmica.[339] (Ver Quadro de correlações clínicas 6.1.) *E. coli* O157:H7 foi o primeiro dos vários sorotipos produtores de Shigatoxina, que comprovadamente causa doença nos seres humanos. Essa bactéria foi assim denominada porque expressa o 157º antígeno somático (O) identificado e o 7º antígeno flagelar (H). Entre as características de virulência mais importantes de *E. coli* O157:H7 está sua capacidade de produzir uma ou mais toxinas Shiga (Stx, também conhecidas como verocitotoxinas e antes descritas como toxinas semelhantes à toxina de Shiga). A Stx1 é indistinguível da Stx produzida por *S. dysenteriae* tipo 1. A Stx2 é uma molécula mais divergente, que apresenta diversas variantes (Stx2, Stx2c, Stx2d, Stx2e, Stx2f), diretamente relacionadas entre si, embora sejam mais distantes da Stx1. Algumas cepas de *E. coli* O157:H7 produzem apenas Stx1, outras apenas Stx2, e outras sintetizam as duas. As toxinas não apresentam riscos equivalentes de causar SHU. As cepas que produzem apenas Stx2 são as que acarretam maior risco; as que produzem apenas Stx1 são as de menor risco; e as que produzem as duas toxinas apresentam risco intermediário. Essas duas toxinas são formadas de cinco subunidades B e apenas uma subunidade A. A subunidade B liga-se à globotriasilceramida (Gb3), glicolipídio encontrado em quantidades variadas nas membranas das células eucariotas. A subunidade A é uma citotoxina potente responsável pelos danos causados às células. Isoladamente, a produção de Stx não é suficiente para causar doença. Outros fatores de virulência identificados em *E. coli* O157:H7 são um plasmídio de virulência com 60 MDa (pO157) e o *locus* de supressão dos enterócitos (LEE; do inglês, *locus of enterocyte effacement*). O plasmídio de 60 MDa codifica uma entero-hemolisina (conhecida como EHEC-Hly), que pode permitir a *E. coli* O157:H7 usar a hemoglobina desprendida por ação da EHEC-Hly como fonte de ferro e, assim, estimular a proliferação da bactéria no intestino.[509] LEE contém genes que codificam uma molécula de aderência (intimina) e outros fatores importantes para a produção das lesões por supressão da fixação. As manifestações clínicas da infecção causada por *E. coli* O157 variam do estado de portador assintomático aos casos de diarreia não sanguinolenta, colite hemorrágica, SHU e morte. O período de incubação varia de 1 a 8 dias, com intervalo médio de 3 dias entre a exposição e o início da doença. A maioria dos pacientes com colite hemorrágica recupera-se em 7 dias. Nos casos típicos, a doença começa com cólicas abdominais e diarreia não sanguinolenta. As fezes podem tornar-se sanguinolentas depois do primeiro ou segundo dia, mas a quantidade de sangue varia de pequenas estrias até fezes formadas quase unicamente de sangue. Cerca de 30 a 60% dos pacientes têm vômitos e, em geral, a febre é baixa ou ausente.[426] Existem relatos de SHU depois de infecções urinárias causadas por EHEC;[436,608] contudo, em razão da prevalência baixa, a pesquisa rotineira de cepas de *E. coli* sorbitol-negativas isoladas de urina quanto à produção de Stx não parece justificável.[634,671] Hoje em dia, não se recomendam antibióticos para tratar infecções causadas por

Quadro de correlações clínicas 6.1 Colite hemorrágica e síndrome hemolítico-urêmica

A síndrome hemolítico-urêmica (SHU) é uma doença trombótica da microcirculação renal na qual a célula endotelial é a estrutura principal envolvida na lesão. A SHU é definida por uma tríade de manifestações clínicas: (1) aparecimento de hemácias fragmentadas (anemia hemolítica microangiopática), (2) redução da contagem de plaquetas (trombocitopenia) e (3) insuficiência renal aguda, evidenciada por diminuição da taxa de filtração glomerular e volume urinário reduzido. A SHU é a causa principal de insuficiência renal aguda em crianças. Em sua forma mais comum, essa síndrome é precedida de uma doença diarreica, que se evidencia por dor abdominal, vômitos e diarreia líquida. Em seguida, as fezes diarreicas contêm estrias de sangue ou se tornam sanguinolentas a olho nu e, apesar da evidência de colite, as crianças geralmente têm pouca ou nenhuma febre. Esse conjunto de sinais e sintomas é conhecido como **colite hemorrágica**. Nas infecções mais graves, pode haver evolução para colite isquêmica e perfuração. Alguns pacientes podem desenvolver estenoses do intestino grosso depois da colite isquêmica. A EHEC coloniza o intestino grosso, formando lesões típicas *attaching and effacing* (A/E), as quais formam uma junção estreita entre a bactéria e a superfície das células do epitélio intestinal. A formação das lesões *attaching and effacing* (lesões A/E) depende de vários genes localizados em uma ilha de patogenicidade cromossômica de 35 kb, conhecida como *locus* de supressão dos enterócitos (LEE). Depois da colonização, EHEC produz as toxinas Stx que são levadas à circulação, provavelmente facilitado pelo afluxo (transmigração) dos neutrófilos. Quando chegam à circulação, as Stx são levadas para os rins, onde são transferidas e ligam-se aos receptores do glicolipídio globotriasilceramida (Gb3) das células-alvo (*i. e.*, células do endotélio glomerular e do epitélio tubular) por meio da subunidade B da toxina. Em seguida, a toxina é interiorizada e encaminhada ao retículo endoplasmático, onde a única subunidade A inativa enzimaticamente os ribossomos, causando inibição da síntese proteica e lesão celular. Isso resulta no edemaciamento e no desprendimento das células do endotélio glomerular da membrana basal subjacente, com ativação secundária das plaquetas e do sistema de coagulação.

Essa sequência de eventos é responsável pelos sinais clássicos da SHU mediada por Stx. A ativação da cascata da coagulação resulta na deposição de fibrina, que provoca estreitamento dos capilares e cisalhamento das hemácias à medida que são empurradas para dentro dos vasos sanguíneos danificados. O cisalhamento e a laceração das hemácias resultam nos eritrócitos fragmentados típicos da anemia hemolítica microangiopática. O consumo das plaquetas causa trombocitopenia, e a anemia, somada à limitação da irrigação sanguínea dos rins, mais tarde leva à insuficiência renal.[352,594,675] Além das medidas de suporte recomendadas aos pacientes com SHU, não há tratamento comprovadamente útil. O tratamento das crianças com infecção por *E. coli* O157:H7 com antibióticos aumenta o risco de desenvolver SHU e, por isso, deve ser evitado.[509] Hoje em dia, existem estudos em andamento para o desenvolvimento de anticorpos específicos contra as Stx, que impeçam a ligação da toxina às células endoteliais, assim como de análogos do receptor Gb3, que podem ser administrados por via oral para reter as Stx no intestino e, desse modo, evitar sua entrada na circulação.[338,657]

E. coli O157:H7. Os genes de Stx são codificados por bacteriófagos e esses são induzidos por antibióticos (p. ex., fluoroquinolonas, sulfametoxazol-trimetoprima e furazolidona) que podem provocar o aumento da produção das toxinas Stx. Com esses problemas em mente, recomenda-se que os laboratórios clínicos não relatem os resultados dos testes de sensibilidade antimicrobiana para *E. coli* O157 ou outras cepas dessa bactéria que produzem Stx.[352,675]

▸ Epidemiologia de *E. coli* êntero-hemorrágica. No início de 1993, ocorreu o maior de todos os surtos de intoxicação alimentar causados por *E. coli* O157:H7 nos estados de Washington, Idaho, Califórnia e Nevada, EUA. Ao todo, foram notificados 582 casos confirmados por cultura, resultando em 171 internações hospitalares, 41 casos de SHU e 4 mortes. Os hambúrgueres de uma única cadeia de restaurantes *fast-food* foram implicados. Nos EUA, carne bovina moída é a fonte da maioria dos casos de doenças causadas por *E. coli*. Os hambúrgueres, em particular, foram a causa de vários surtos da doença. Isso é atribuído à prevalência alta da colonização do gado por *E. coli* O157:H7. Veja um resumo dos fatores de risco durante todas as etapas do processamento da carne bovina em escala industrial, desde a fazenda até o prato, na revisão realizada por Meyer-Broseta *et al.*[433] De acordo com pesquisas recentes no mercado varejista, *E. coli* O157:H7 estava presente em 1 a 2,5% das amostras de carnes de vaca e aves. Essa bactéria também foi isolada menos frequentemente de amostras de carnes de cordeiro e porco comercializadas nos supermercados, embora tais isolados pudessem ter sido originados da contaminação secundária dos abatedouros. Nos EUA, os casos tendiam a ocorrer nos últimos dois terços do ano e nos estados que fazem divisa com o Canadá. A infecção persiste nos reservatórios animais, em parte porque a bactéria sobrevive no solo por períodos longos. Outros animais, como porcos, carneiros, cervos e coelhos, também podem ser portadores de EHEC; muitos outros alimentos e até a água podem ser contaminados pelas fezes dos animais infectados.[245,473] O resultado disso tem sido surtos envolvendo sistemas de abastecimento de água municipais,[491] carnes de veado,[546] vegetais crus, queijo de coalho,[119] cidra de maçã,[113] brotos de alfafa,[75,442] espinafre[265] e massas de biscoitos pré-empacotadas cruas.[460] Além disso, como quantidades incrivelmente pequenas desses microrganismos podem causar doença, também houve disseminação interpessoal, em famílias e creches, entre crianças durante visitas às fazendas leiteiras[120] e zoológicos de animais domésticos,[285] e entre pessoas expostas à serragem e outras superfícies nas construções de feiras agropecuárias usadas para expor animais.[645] Embora o sorotipo O157:H7 seja o protótipo da EHEC nos EUA, vários outros sorotipos – como O26:H11, O48:H21, O103:H2, O111:NM (cepa imóvel) e O145:NM – foram identificados em outros países.[204,331,399] Embora os outros sorotipos de EHEC diferentes do O157:H7 sejam raros nos EUA, pesquisadores relataram em 1994 um surto de colite hemorrágica causada pelo sorotipo O104:H21 de EHEC em 11 pacientes de Helena, estado de Montana.[112] Outro surto ocorreu entre adolescentes acampados no Texas em junho de 1999 e foi causado pelo sorotipo O111:H8 de EHEC, no qual 55 jovens adoeceram e dois desenvolveram SHU.[77,118] Depois do sorotipo O157:H7, *E. coli* O111 é a segunda bactéria produtora de toxina Shiga (STEC) relatada mais comumente nos EUA[78] e está entre os sorotipos relatados mais frequentemente na Europa.[86] Em maio de 2011, houve um surto numeroso de SHU causada pela STEC O104:H4 na Alemanha. Houve 3.469 casos confirmados de infecção por STEC e 852 casos de SHU. Um aspecto singular desse surto era que 90% dos pacientes afetados eram adultos e mais de dois terços dos casos de SHU eram em mulheres. Esse surto foi atribuído aos brotos de feno-grego contaminados, servidos em vários restaurantes.[82] Se o leitor quiser aprofundar seus conhecimentos sobre infecções causadas por EHEC, pode consultar as revisões de Kaper e O'Brien,[335] Mead e Griffin,[426] Nataro e Kaper,[457] Paton e Paton,[509] e Tarr.[625]

▸ Detecção de *E. coli* êntero-hemorrágica. O isolamento de *E. coli* OH157:H7 é possível apenas durante a fase aguda da doença, e os microrganismos podem ser indetectáveis 5 a 7 dias depois do início dos sintomas. Como a maioria das infecções por EHEC é causada por *E. coli* do sorotipo O157:H7, as abordagens laboratoriais atuais estão baseadas na detecção das cepas que produzem toxina Shiga, ou na detecção do sorotipo O157:H7. Os métodos de detecção aceitos hoje em dia podem ser resumidos da seguinte forma: (1) ensaios para detectar o sorotipo O157[406,503,607] ou as Stx[341,406,468] diretamente nas fezes; (2) semeadura direta em ágar de sorbitol–MacConkey (SMAC),[414] cefixima-SMAC,[135] SMAC suplementado com cefixima e telurito (CT-SMAC),[686] outros meios contendo 5-bromo-5-cloro-3-indoxil-β-D-glicuronídio[490] ou 4-metilumbeliferil-β-D-glicuronídio,[633] e (3) separação imunomagnética (IMS; do inglês, *immunomagnetic separation*) utilizando contas recobertas por anticorpos específicos contra o antígeno O157, seguida de cultura bacteriológica.[136,337] Muitos laboratórios dos EUA e de outros países usam ágar SMAC para identificar o fenótipo de fermentação lenta de sorbitol (*i. e.*, sorbitol-negativo em 24 horas) da O157:H7. O ágar de SMAC contém D-sorbitol a 1% em vez de lactose para diferenciar as cepas de *E. coli* sorbitol-negativas (as colônias são incolores e semelhantes às colônias lactose-negativas no ágar MacConkey comum). Em seguida, os isolados suspeitos são confirmados por antissoros específicos para O157:H7. Entretanto, esse meio não detecta outros sorotipos de EHEC sorbitol-positivos. Outras técnicas de detecção, como o meio cromogênico e os métodos de ensaio imunossorvente ligado a enzima (ELISA), para detectar Stx são mais sensíveis e específicas, mas significativamente mais dispendiosas que o SMAC.[468,503] O acréscimo desses testes ao laboratório de microbiologia de rotina acarreta custo adicional significativo, e os laboratórios podem decidir limitá-los aos pacientes de risco mais alto. Uma das recomendações publicadas pelos CDC quanto ao diagnóstico das infecções por STEC nos laboratórios clínicos é que todas as amostras de fezes enviadas para testes rotineiros de pacientes com diarreia aguda adquirida na comunidade (independentemente da idade, da estação do ano ou da existência ou não de sangue nas fezes) sejam semeadas simultaneamente em cultura para *E. coli* O157:H7 e testadas por um ensaio que também detecte outras STECT diferentes dessa.[127] Kehl publicou uma revisão sucinta sobre a função do laboratório no diagnóstico das infecções causadas por STEC.[342]

▸ Outras espécies de *Escherichia* além de *E. coli*. As cepas designadas na classificação dos CDC como *E. coli* inativas são anaerogênicas (não formam gás), lactose-negativas (ou fermentadoras tardias) e imóveis. No passado, essas cepas eram conhecidas como sorotipo Alkalescens-Dispar.

Escherichia albertii é uma espécie recém-descrita de enterobactérias indol-negativas, D-sorbitol-negativas e lactose-negativas isoladas de fezes diarreicas de crianças.[306] Como essas cepas não estão incluídas nos bancos de dados dos sistemas disponíveis hoje em dia no mercado, são identificadas mais comumente como *Hafnia*, *Salmonella*, *E. coli* ou *Yersinia ruckeri*.[5] *E. albertii* é mais semelhante a *E. coli* inativa, embora não seja comparável ao grupo Alkalescens-Dispar porque consegue produzir gás a partir da D-glicose. Essas duas espécies podem ser diferenciadas de *H. alvei* com base na assimilação de acetato, no teste de VP negativo e na impossibilidade de crescer em meio com cianeto de potássio (KCN). Além disso, *E. albertii* apresenta reações fracas a moderadas de L-prolinaminopeptidase (PYR), enquanto *H. alvei* expressa atividade PYR forte.[5] Os profissionais de laboratório devem ser alertados de que as bactérias isoladas de espécimes fecais, identificadas em primeira opção inaceitável como *H. alvei* para um isolado L-ramnose-negativo, D-xilose-negativo e VP-negativo, devem também ser testadas para excluir a possibilidade de que sejam *E. albertii*.

Recentemente, *E. albertii* foi reconhecida como causa de dois surtos de gastrenterite transmitida por alimentos no Japão.[361,496] O significado clínico de *E. albertii* foi estudado por Ooka *et al.*, que examinaram 278 cepas *eae*-positivas identificadas originalmente pelos protocolos diagnósticos rotineiros como EPEC ou EHEC. Essas bactérias foram isoladas de seres humanos, animais e ambiente no Japão, na Bélgica, no Brasil e na Alemanha durante os anos 1993 e 2009. A partir desse grupo, 26 cepas (14 de seres humanos, 11 de pássaros e 1 de gato) foram identificadas como *E. albertii*.[495] Como a diferenciação entre *E. albertii* e outras Enterobacteriaceae é difícil e como essa primeira bactéria tem o gene *eae*, muitas cepas identificadas como *E. coli* êntero-hemorrágica ou enteropatogênica podem, na verdade, ser cepas de *E. albertii*.[495]

E. fergusonii (antes classificada no grupo entérico 10 dos CDC) tem sido isolada do sangue, vesícula biliar, urina e fezes; contudo, sua importância clínica ainda não está definida.[220,221,239,240,371,372,560] Essa bactéria é diferenciada de *E. coli* por ser sorbitol-negativa e lactose-negativa, além de adonitol-positiva e celobiose-positiva. Pesquisadores relataram um caso de cistite causada por uma cepa de *E. fergusonii* produtora de ESBL.[371]

E. hermannii (antes classificada no grupo entérico 11 dos CDC) tem sido isolada mais comumente de feridas, escarro e fezes humanas.[525] Dentre as oito cepas isoladas no Centro Médico da University of Illinois, cinco provinham de amostras de feridas, inclusive quatro feridas dos membros inferiores de pacientes com celulite e uma ferida do dedo, além de uma cepa recuperada da urina, do seio maxilar e do sangue. As cepas isoladas das feridas estavam misturadas com outras espécies patogênicas; contudo, as cepas recuperadas do sangue, da urina e da secreção sinusal estavam presentes isoladamente. Ginsberg e Daum[254] relataram o isolamento de *E. hermannii* de sangue, líquido cefalorraquidiano (LCR) e líquido peritoneal de um recém-nascido séptico com perfuração intestinal. Contudo, outros microrganismos também foram recuperados do sangue, e o papel patogênico nesse paciente foi duvidoso. *E. hermannii* foi relatada como único patógeno de uma infecção da corrente sanguínea relacionada com cateter[334] e também de um paciente com conjuntivite purulenta aguda depois de uma lesão ocular branda.[538] O único caso comprovado de doença invasiva causada por *E. hermannii* foi de um recém-nascido com infecção bacteriana de um céfalo-hematoma com meningite confirmada por cultura de várias amostras de LCR e do líquido aspirado do céfalo-hematoma expansivo.[161] As cepas de *E. hermannii* têm pigmento amarelo, são indol-positivas e sorbitol-negativas.[66] Como essa bactéria é sorbitol-negativa, parece biologicamente semelhante ao sorotipo O157 de *E. coli*.

E. vulneris (antes classificada no grupo entérico 1 dos CDC) tem grande propensão a causar infecções de feridas humanas, principalmente dos braços e das pernas,[70,525] as quais podem evoluir para osteomielite.[383] Além disso, existem casos descritos de sepse urinária, peritonite dos pacientes em diálise peritoneal ambulatorial contínua (CAPD; do inglês, *continuous ambolatory peritoneal dialysis*), bacteriemia relacionada com cateter intravenoso e meningite causada por *E. vulneris*.[22,27,299,441,589,603] No laboratório de um dos autores deste livro (P. Schreckenberger, comunicação pessoal), houve um caso de bacteriemia por *E. vulneris* em um lactente com 40 dias de vida, além de caso de bacteriemia pelo mesmo microrganismo em um cateter Permcath® infectado na parede torácica direita. Também existe relato de um caso de bacteriemia secundária a um abscesso subcutâneo por *E. vulneris* de um paciente com leucemia linfocítica crônica.[348] Mais de 50% das cepas de *E. vulneris* têm pigmento amarelo e são indol-negativas e sorbitol-negativas.

Gênero *Shigella*. As espécies de *Shigella* podem ser consideradas nas culturas porque não fermentam lactose e tendem a ser bioquimicamente inertes. Nos casos típicos, essas bactérias não formam gás a partir dos carboidratos, com exceção de alguns biogrupos de *S. flexneri*, que são aerogênicos. Cepas raras de *S. sonnei* podem fermentar lactose (2%) e sacarose (1%) lentamente, e a maioria das cepas consegue descarboxilar ornitina – características que não são compartilhadas pelas outras espécies de *Shigella*.

Como se pode observar no Boxe 6.9, existem quatro subgrupos principais e 43 sorotipos conhecidos de *Shigella*.[100] A classificação dos CDC agrupa *S. dysenteriae* (grupo A), *S. flexneri* (grupo B) e *S. boydii* (grupo C) como "sorogrupos *Shigella* A, B e C", tendo em vista suas semelhanças bioquímicas. A presença das atividades de ornitina-descarboxilase e β-galactosidase torna a maioria das cepas de *S. sonnei* bioquimicamente diferente das outras espécies de *Shigella*. A incapacidade de fermentar manitol e uma reação negativa de catalase diferenciam *S. dysenteriae*. Os tipos 1, 3, 4, 6, 9, 11 e 12 de *S. dysenteriae* e o tipo 12 de *S. boydii* são catalase-negativos, enquanto as outras espécies de *Shigella*, EICC e STEC são catalase-positivas.[336] A Tabela 6.10 descreve as características diferenciais das quatro espécies de *Shigella*. As bactérias isoladas das amostras de fezes de pacientes com diarreia com suspeita de *Shigella* devem ser classificadas bioquimicamente, e as espécies devem ser confirmadas por

---

Boxe 6.9

Subgrupos, sorotipos e subtipos de *Shigella*

Subgrupo	Sorotipos e subtipos
Grupo A: *Shigella dysenteriae*	15 sorotipos (o tipo 1 produz Stx)
Grupo B: *Shigella flexneri*	8 sorotipos e 9 subtipos
Grupo C: *Shigella boydii*	19 sorotipos
Grupo D: *Shigella sonnei*	1 sorotipo

Tabela 6.10 Diferenciação das espécies do gênero *Shigella*.

Teste bioquímico	S. dysenteriae	S. flexneri	S. boydii	S. sonnei
Sorogrupo	A	B	C	D
ONPG	–	–	–	+
Ornitina-descarboxilase	–	–	–	+
Fermentação de:				
Lactose	–	–	–	–
Manitol	–	+	+	+
Rafinose	–	d	–	–
Sacarose	–	–	–	–
Xilose	–	–	d	–
Produção de indol	d	d	d	–

+ = 90% das cepas ou mais são positivas; – = 90% das cepas ou mais são negativas; d = cepas diferentes são positivas/negativas.

testes sorológicos. No futuro próximo, poderemos detectar as espécies de *Shigella* e as cepas enteroinvasivas de *E. coli* por meio de sondas de DNA selecionadas para identificar os plasmídios de virulência responsáveis por codificar os produtos genéticos que iniciam a penetração intracelular e a invasão da parede intestinal.[55]

▶ Patogenicidade. Todas as espécies de *Shigella* causam diarreia sanguinolenta aguda porque invadem e provocam destruição variegada do epitélio do intestino grosso. Isso leva à formação de microúlceras e exsudatos inflamatórios, e é responsável pelo aparecimento de células inflamatórias (leucócitos polimorfonucleares [PMN]) e sangue nas fezes. As fezes diarreicas contêm entre 10^6 e 10^8 *Shigellae* por grama. Depois de eliminada, essa bactéria é muito sensível às condições ambientes e morre rapidamente, em especial quando resseca ou fica exposta à luz solar direta.[678] Por isso, as amostras fecais enviadas para cultura devem ser processadas rapidamente (nas primeiras 2 horas) ou colocadas em um conservante para fezes (p. ex., meio de transporte de Cary-Blair).

▶ Incidência e fontes de infecção por *Shigella*. Shigelose é a mais transmissível das diarreias bacterianas e, em todo o mundo, é responsável por mais de 80 milhões de casos de diarreia sanguinolenta e 700.000 mortes a cada ano.[678] Os seres humanos funcionam com hospedeiros naturais, e a doença é transmitida por via orofecal: apenas cerca de 200 microrganismos viáveis podem causar a doença (ver Quadro de correlações clínicas 6.2). Nos EUA, cerca de 20.000 a 30.000 casos são notificados anualmente.[125] *S. sonnei* é o sorotipo associado mais comumente às doenças diarreias nos EUA e representava 77% dos sorogrupos de *Shigella* relatados aos CDC em 2001.[100] Os sinais e sintomas associados à infecção por *S. sonnei* tendem a ser brandos, e alguns pacientes podem ser assintomáticos. *S. dysenteriae* é a espécie isolada menos comumente nesse país, mas é o sorotipo mais virulento e o sorotipo isolado mais frequentemente nos países em desenvolvimento. A crença de que as espécies de *Shigella* permanecem confinadas ao intestino e não invadem os vasos linfáticos intestinais, tampouco se estendem a outros órgãos, pode não ser mais verdadeira. Drow et al.[188] relataram o isolamento de *S. flexneri* do abscesso esplênico de um paciente diabético, indicando que possam existir focos extraintestinais de infecção. Além das fezes, outros espécimes dos quais foram isoladas espécies de *Shigella* são fígado, linfonodos mesentéricos, LCR, líquido sinovial, lesões vaginais, pulmões, sacos conjuntivais, raspados de córnea, sangue, lesões cutâneas do corpo do pênis e urina.[192,502] Nos adultos, as infecções urinárias causadas por espécies de *Shigella* são extremamente raras. Pesquisadores descreveram vaginite causada por *Shigella*, com ou sem ITU (infecção do trato urinário) concomitante, em meninas pré-púberes.[33] Algumas pacientes apresentam secreção vaginal sanguinolenta que pode ser confundida com gonorreia.[600] A maioria dos casos de vulvovaginite por *Shigella* é causada por *S. flexneri*.[451]

Quadro de correlações clínicas 6.2
Colite hemorrágica e síndrome hemolítico-urêmica

O termo "disenteria" foi usado por Hipócrates para descrever uma condição caracterizada por evacuações frequentes contendo sangue e muco, acompanhadas de esforço e dor ao defecar.[193] Os seres humanos são os únicos hospedeiros naturais da *Shigella*, e a infecção ocorre por ingestão. A disenteria bacilar é a mais transmissível das diarreias bacterianas, pois uma dose infectante de apenas 10 a 100 bactérias pode causar doença nos adultos saudáveis.[194] Febre, diarreia líquida com dor abdominal espasmódica e mialgias generalizadas são os sinais e sintomas iniciais mais comuns sugestivos de shigelose.[91] Distúrbios hidreletrolíticos também podem ser observados nos estágios iniciais da doença como consequência da ação das enterotoxinas nas células do epitélio intestinal. Depois de 2 ou 3 dias, as evacuações tornam-se menos frequentes e a quantidade de fezes diminui, mas a presença de sangue vivo e muco nas fezes, além do início de tenesmo (uma vontade perturbadora de evacuar), indicam a fase disentérica da doença e sugerem que provavelmente houve penetração intestinal das bactérias. As infecções causadas por *Shigella* devem ser consideradas nos surtos numerosos de doença diarreica na comunidade que afetam especialmente crianças pequenas. Os surtos podem ocorrer em qualquer época do ano, mas são mais comuns no verão.

▶ **Tratamento.** A Organização Mundial da Saúde (OMS) recomendou ciprofloxacino como primeira opção de antibiótico para tratar shigelose, enquanto as cefalosporinas de terceira geração são consideradas antibióticos alternativos.[678] Infelizmente, a resistência de *Shigella* a ampicilina, sulfametoxazol-trimetoprima e ácido nalidíxico tornou-se generalizada, e tais antibióticos não são mais recomendados. Cepas de *S. flexneri* resistentes ao ciprofloxacino e à cefotaxima foram descritas, levantando assim sérias dúvidas quanto ao tratamento da shigelose no futuro.[545]

Tribo Edwardsielleae. A tribo Edwardsielleae foi denominada inicialmente grupo Asakusa, por Sakazaki e Murata em 1963,[573] e grupo Bartholomew, por King e Adler em 1964.[353] Ewing *et al.* sugeriram o nome Edwardsielleae em 1965,[213] em homenagem ao famoso microbiologista dos EUA P. R. Edwards. Essa tribo consiste em um gênero: *Edwardsiella*.

Gênero *Edwardsiella*. O gênero *Edwardsiella* tem três espécies, mas apenas uma delas (*E. tarda*) tem importância médica. Os reservatórios principais na natureza são répteis (especialmente serpentes, sapos e tartarugas) e peixes de água doce. A Tabela 6.6 descreve as características principais sugestivas de *E. tarda*.

Um elemento fundamental de *E. tarda* é a produção de grandes quantidades de sulfeto de hidrogênio. Com exceção dessa característica, as propriedades bioquímicas dessa bactéria são semelhantes às de *E. coli*. *E. tarda* também é semelhante a algumas espécies de *Citrobacter* e *Salmonella*, porque produzem sulfeto de hidrogênio em ágar TSI e não utilizam lactose. Essa incapacidade de fermentar lactose e alguns outros carboidratos constitui a razão do nome dessa espécie (*E. tarda*). Uma espécie semelhante a *E. tarda*, que é negativa para sulfeto de hidrogênio, mas positiva para manitol, sacarose e arabinose, foi designada como "*E. tarda* biogrupo 1".[224] Esse biotipo é encontrado raramente na prática laboratorial e ainda não parece ter importância clínica.

E. tarda foi citada como causa de várias infecções extraintestinais.[147,598] As mais comuns são infecções de feridas traumáticas, comumente relacionadas com acidentes na água. Também são comuns abscessos, que podem causar bacteriemia ou mionecrose.[598] Em um estudo, 7 pacientes tinham doenças tifoides – uma consideração importante quanto à diferenciação, uma vez que *E. tarda* pode assemelhar-se a *S. Typhi* em cultura.[147] A maioria dos relatos de doença entérica descreve uma gastrenterite branda, que melhora sem tratamento em 2 a 3 dias. Contudo, Vandepitte *et al.*[642] relataram caso de diarreia crônica em um bebê de 2 meses, no qual *E. tarda* (do mesmo biogrupo isolado de um peixe de aquário tropical da residência do paciente) era o único patógeno potencial isolado. Marsh e Gorbach[415] descreveram o isolamento de *E. tarda* das fezes de um paciente com diarreia sanguinolenta em que, pela sigmoidoscopia, várias úlceras e espessamento da mucosa do intestino grosso compatíveis com doença de Crohn puderam ser observadas. O paciente tornou-se assintomático depois de 2 dias de tratamento antibiótico. Aparentemente, a gravidade da infecção por *E. tarda* é determinada pela disponibilidade de ferro.[318,319] A sobrecarga de ferro causada por condições como doença falciforme, leucemia e cirrose está associada à septicemia por *E. tarda*.[318,672,679] Também existe relato de infecção por *E. tarda* relacionada com próteses vasculares.[152,462] Séries de infecções assintomáticas por essa bactéria parecem ocorrer nos seres humanos, e ao menos uma delas foi relatada entre 7 crianças e sua professora em uma creche da Flórida.[179]

Existem descritas duas outras espécies do gênero *Edwardsiella*. Grimont *et al.*[269] descreveram *E. hoshinae*, que foi isolada inicialmente de aves, répteis e água. Essa espécie também foi recuperada das fezes humanas; contudo, não há relatos de que cause diarreia. Hawke *et al.*[281] descreveram *E. ictaluri*, um microrganismo recuperado apenas dos peixes e, hoje em dia, sem qualquer importância clínica. A Tabela 6.11 descreve as características bioquímicas das espécies de *Edwardsiella*.

Tribo Salmonelleae. A tribo Salmonelleae abrange apenas um gênero – *Salmonella* –, cujo nome é uma homenagem ao microbiologista dos EUA D. E. Salmon.

Gênero *Salmonella*. As salmonelas têm antígenos somáticos (O) lipopolissacarídicos e antígenos flagelares (H) proteicos. *S.* Typhi também tem um antígeno capsular ou de virulência (Vi). Bioquimicamente, essas bactérias geralmente são lactose- e sacarose-negativas. As características fundamentais que permitem suspeitar do gênero *Salmonella* estão descritas na Tabela 6.6.

▶ **Classificação de Salmonellae.** Desde o isolamento inicial dos microrganismos que fazem parte do gênero *Salmonella*, relatado por Gaffky em 1884 (*Bacterium typhosum*) e por Salmon e Smith em 1886 (*Salmonella choleraesuis*), o desenvolvimento da nomenclatura das salmonelas tem sido muito complexo e controvertido (Boxe 6.10). As salmonelas são as mais complexas de todos os espécimes de Enterobacteriaceae

Tabela 6.11 Diferenciação das espécies do gênero *Edwardsiella*.

Teste bioquímico	E. tarda	E. tarda, biogrupo 1	E. hoshinae	E. ictaluri
Indol	+	+	V (50)	−
Sulfeto de hidrogênio	+	−	−	−
Motilidade	+	+	+	−
Fermentação de:				
Manitol	−	+	+	−
Sacarose	−	+	+	−
Arabinose	−	+	V (13)	−
Trealose	−	−	+	−

+ = 90% das cepas ou mais são positivas; − = 90% das cepas ou mais são negativas; V = 11 a 89% das cepas são positivas.

Boxe 6.10

Taxonomia e nomenclatura de *Salmonella*

As fórmulas dos antígenos dos sorotipos de *Salmonella* são definidas e mantidas no Instituto Pasteur, em Paris, na França, pelo Collaborating Centre for Reference and Research on *Salmonella*, da Organização Mundial da Saúde (OMS). Os sorotipos novos são acrescentados em atualizações anuais do esquema de Kauffmann-White.[534,535] De acordo com esse esquema, as salmonelas são agrupadas (grupos A, B, C etc.) com base nos antígenos somáticos O e subdivididas em sorotipos (1, 2, 3 etc.) por seus antígenos flagelares H, resultando nos sorogrupos designados como A, B, C_1, C_2, C_3 etc. Cada sorotipo específico recebe um nome. As primeiras salmonelas receberam nomes que indicavam a doença e/ou o animal do qual elas haviam sido isoladas (p. ex., *S.* sorotipo Typhi, *S.* sorotipo Choleraesuis etc.). Hoje em dia, os sorotipos novos recebem um nome da região geográfica onde foram isolados primeiramente (*Salmonella* sorotipo Canadá, *Salmonella* sorotipo Cleveland etc.). Inicialmente, cada sorotipo era considerado uma espécie separada (p. ex., *S. canada*, *S. cleveland*); contudo, hoje isso resultaria em mais de 2.400 espécies de *Salmonella*. Os estudos de semelhança do DNA demonstraram que todas as cepas *Salmonella* e todos os sorotipos "Arizona" constituem um único GH do DNA com sete subgrupos, exceto *S. bongori* (subgrupo V), que, de acordo com alguns estudos de hibridização DNA–DNA, constitui uma espécie separada.[156,381,382,551] Como *S. choleraesuis* já era reconhecida como espécie típica do gênero *Salmonella*, teve prioridade na designação das espécies dos seis subgrupos, que parecem constituir um único GH. Contudo, o termo "choleraesuis" pode gerar confusão, porque esse nome refere-se tanto a uma espécie quanto a um sorotipo. Por isso, em 1986, o Subcommittee on Enterobacteriaceae do International Committee on Systematic Bacteriology, no XIV International Congress on Microbiology, recomendou unanimemente que a espécie típica do gênero *Salmonella* tivesse seu nome alterado para *S. enterica*, um termo que não havia sido usado antes como variante sorológica.[514] Em 1987, Le Minor e Popoff[380] apresentaram uma proposta, na forma de "Pedido de Opinião", à Judicial Commission do International Committee of Systematic Bacteriology de que o gênero *Salmonella* consista apenas em uma espécie "*Salmonella enterica*", a qual inclua sete subespécies. *S.* Typhi, *S.* Typhimurium e *S.* Enteritidis seriam incluídas na espécie *S. enterica*. Essa recomendação foi adotada pelos CDC e muitos outros laboratórios. Contudo, depois de uma longa demora, a Judicial Commission negou o pedido com base no fato de que a condição de *Salmonella* sorotipo Typhi não fora analisada adequadamente na proposta de Le Minor e Popoff.[661,662] A preocupação dos membros da comissão era que, se *S. enterica* fosse adotada, então *Salmonella* sorotipo Typhi poderia ser referida como *S. enterica* subespécie *enterica* sorotipo Typhi e poderia ser desconsiderada ou desprezada pelos médicos.[74] Por isso, a Judicial Commission determinou que *S. choleraesuis* fosse conservada como espécie típica verdadeira, enquanto se aguardaria a correção do pedido de opinião.[661,662] Em 1987, Le Minor e Propoff[380] também sugeriram que os sete subgêneros *Salmonella* fossem referidos como subespécies (subespécies I, II, IIIa, IIIb, IV, V e VI). Mais recentemente, Euzéby[211] propôs que o gênero *Salmonella* consista em três espécies denominadas *S. bongori*, *S. enterica* e *S.* Typhi. Além disso, esse autor sugeriu que *S. enterica* fosse dividida em seis subespécies: *S. enterica* subespécie *enterica*, *S. enterica* subespécie *arizonae*, *S. enterica* subespécie *diarizonae*, *S. enterica* subespécie *houtenae*, *S. enterica* subespécie *indica* e *S. enterica* subespécie *salamae*. Na época em que este livro era escrito, a Judicial Commission ainda não havia se manifestado sobre essa última proposta.

---

e abrangem mais de 2.400 sorotipos descritos no esquema atualizado de Kauffmann-White.[534] Antes de 1º de julho de 1983, três espécies de *Salmonella* eram usadas para relatar resultados positivos: *S.* Choleraesuis, *S.* Typhi e *S.* Enteritidis, embora a maioria dos sorotipos pertencesse a essa última espécie. Atualmente, todas as espécies mais antigas e subgrupos de *Salmonella* e o subgrupo *Arizona* são reconhecidos como uma única espécie, embora possam ser separados em sete táxons representando seis subgrupos diferentes. A única exceção é *Salmonella bongori*, antes conhecida como subgênero V: de acordo com estudos de hibridização DNA–DNA, *S. bongori* representa uma espécie separada.[551] Desse modo, existem duas espécies e seis subespécies de *Salmonella enterica* no sistema utilizado atualmente pelos CDC (Boxe 6.11). A Tabela 6.12 descreve as características diferenciadoras das espécies e subespécies de *Salmonella*.

▶ Nomenclatura de *Salmonellae*. A partir de 1966, a Organização Mundial da Saúde (OMS) começou a nomear os sorotipos apenas da subespécie I e abandonou todos os nomes dos sorotipos existentes nas outras subespécies. Os CDC seguem essa prática, usando nomes para os sorotipos da subespécie I e fórmulas antigênicas para os sorotipos inominados descritos depois de 1966 nas subespécies II, IV e VI e *S. bongori*. Quanto aos sorotipos nomeados, de modo a enfatizar que constituem espécies separadas, o nome do sorotipo não aparece em itálico e a primeira letra é maiúscula.

Na primeira citação de um sorotipo, o nome do gênero é escrito seguido da palavra "sorotipo" ou pela abreviatura "sor.", e, em seguida, aparece o nome do sorotipo (*Salmonella* sorotipo – ou sor. – Typhimurium). Nas citações seguintes, o nome pode ser escrito com o gênero seguido diretamente do nome do sorotipo: *Salmonella* Typhimurium ou *S.* Typhimurium (Boxe 6.12).[74]

Na prática cotidiana, as cepas desconhecidas isoladas de amostras clínicas, se bioquimicamente sugestivas das espécies de *Salmonella*, são confirmadas por meio de antissoros policlonais contendo anticorpos contra todos os subgrupos

Boxe 6.11

Classificação das espécies e subespécies de *Salmonella*

Existem duas espécies de *Salmonella*: *S. enterica* (que abrange seis subespécies) e *S. bongori*
S. enterica subespécie *enterica* (I): inclui a maioria dos sorotipos
S. enterica subespécie *salamae* (II)
S. enterica subespécie *arizonae* (IIIa)
S. enterica subespécie *diarizonae* (IIIb)
S. enterica subespécie *houtenae* (IV)
S. enterica subespécie *indica* (VI)
Salmonella bongori (antes conhecida como subespécie V)

Tabela 6.12 Características diferenciais das espécies e subespécies de *Salmonella*.

Espécies	*S. enterica*						
Subespécies	**I** *enterica*	**II** *salamae*	**IIIa** *arizonae*	**IIIb** *diarizonae*	**IV** *houtenae*	**VI** *indica*	***S. bongori***
Teste bioquímico							
Dulcitol	+	+	–	–	–	d	+
ONPG (2 h)	–	–	+	+	–	d	+
Malonato	–	+	+	+	–	–	–
Gelatinase	–	+	+	+	+	+	–
Sorbitol	+	+	+	+	–/+	+	+
KCN	–	–	–	–	+	–	+
D-tartarato	+	–	–	–	–	–	–
Galacturonato	–	+	+	+	+	+	+
β-glicuronidase (MUG)	d	d	–	+	–	d	–
Mucato	+	+	+	– (70%)	+	+	+
Salicina	–	–	–	–	+	–	–
Lactose	–	–	– (75%)	+ (75%)	–	d	–

+ = 90% das cepas ou mais são positivas; – = 90% das cepas ou mais são negativas; d = reações diferentes produzidas pelos diversos sorotipos. Modificada com base na referência 212.

principais. As subculturas dos isolados confirmados são encaminhadas aos laboratórios de saúde pública, onde as designações dos sorotipos (p. ex., S. sorotipo Typhimurium) são realizadas com base nas reações sorológicas aos determinantes O e H.

▶ Identificação de *Salmonella* Typhi. Embora a maioria dos sorotipos de *Salmonella* não possa ser diferenciada por reações bioquímicas, um deles (S. Typhi) apresenta características bioquímicas singulares que lhe permitem ser diferenciado dos outros sorotipos. Antes de tudo, observa-se que as cepas de S. Typhi produzem apenas quantidades diminutas de sulfeto de hidrogênio, geralmente detectadas como uma cunha de precipitado negro com formato de lua crescente na interface entre a parte inclinada e o fundo do tubo por meio KIA ou TSI (Prancha 6.4 B). Além disso, sabe-se que as cepas de S.Typhi são bioquimicamente menos ativas que os sorotipos mais comuns e especificamente negativas nas seguintes reações: citrato de Simmon; ornitina-descarboxilase; gás a partir da glicose; fermentação de dulcitol, arabinose e ramnose; e utilização de mucato e acetato. Consequentemente, os autores deste capítulo acreditam que a maioria dos laboratórios clínicos tenha recursos para fazer um relato preliminar de S. Typhi ou sorotipos de *Salmonella* (exceto S. Typhi), enquanto o laboratório aguarda a confirmação do sorotipo específico pelo laboratório de saúde pública de sua localidade.

▶ Incidência e focos de salmonelose. Salmonelose é uma das causas principais de doença entérica bacteriana dos seres humanos e dos animais (ver Quadro de correlações clínicas 6.3). Anualmente, estima-se que ocorram 1,2 milhão de casos de salmonelose em seres humanos dos EUA, resultando em 23.000 internações hospitalares e cerca de 450 mortes.[128] Cerca de 35.000 desses casos são sorotipados pelos laboratórios de saúde pública, e os resultados são transmitidos eletronicamente aos CDC. As infecções humanas por *Salmonella* são causadas mais comumente pela ingestão de alimentos, água ou leite contaminado por excretas de animais ou seres humanos. As salmonelas são os patógenos principais de animais como aves, gado, suínos, animais de estimação, pássaros, carneiros, focas, asnos, lagartos e serpentes, que são fontes principais de salmonelose não tifoide entre os seres humanos. Curiosamente, os seres humanos são os únicos reservatórios conhecidos de S. Typhi. Embora a incidência de febre tifoide tenha declinado nos países desenvolvidos, ainda ocorrem surtos esporádicos. Nos EUA, cerca de 400 casos são notificados anualmente.[99] Aproximadamente, 50% das epidemias de salmonelose são resultantes de carnes de

---

Boxe 6.12

Nomenclatura utilizada pelos CDC[74]

Posição taxonômica	Nomenclatura atual
Gênero (*itálico*)	*Salmonella*
Espécie (*itálico*)	*enterica*, inclusive as subespécies I, II, IIIa, IIIb, IV e VI; e *S. bongori* (antes conhecida como subespécie V)
Sorotipo (letra maiúscula sem itálico)	1. A primeira vez que um sorotipo é mencionado no texto, o nome deve ser precedido da palavra "sorotipo" ou "sor." 2. Os sorotipos têm nomes próprios na subespécie I e são designados pelas fórmulas antigênicas nas subespécies II, III, IV, VI e *S. bongori* (p. ex., *Salmonella* sorotipo [sor.] Typhimurium, *Salmonella* II 50:b:z_6, *Salmonella* IIIb 60:k:z) 3. Os membros das subespécies II, IV, VI e *S. bongori* conservam seus nomes se tiverem sido nomeados antes de 1996 (p. ex., *Salmonella* sor. Marina [IV 48:g:z_{51}])

> **Quadro de correlações clínicas 6.3**
> **Infecção por *Salmonella***
>
> É possível diferenciar cinco tipos clínicos de infecção por *Salmonella*:[596] (1) gastrenterite (apresentação mais comum), que varia de diarreia branda a fulminante, acompanhada de febre baixa, náuseas e vômitos de intensidade variada; (2) bacteriemia ou septicemia sem sintomas gastrintestinais significativos (*S.* Choleraesuis é particularmente invasiva), caracterizada por picos de febre alta e hemoculturas positivas; (3) febre entérica possivelmente causada por qualquer sorotipo de *Salmonella* e geralmente evidenciada por febre e diarreia branda, exceto nos casos clássicos de febre tifoide (*S.* Typhi), nos quais a doença tem evolução bimodal caracterizada por um período inicial (com duração de 1 a 2 semanas) de febre e constipação intestinal – durante o qual as hemoculturas são positivas e as coproculturas mantêm-se negativas –, seguido por uma fase diarreica – durante a qual as hemoculturas negativam e as coproculturas positivam; (4) estado de portador, no qual indivíduos infectados no passado, especialmente por *S.* Typhi, podem continuar a excretar a bactéria nas fezes por até 1 ano depois da remissão dos sintomas; e (5) infecções focais (p. ex., osteomielite, meningite, abscesso cerebral, endocardite). Os relatos de cepas lactose-positivas de *S.* sor. Virchow causando bacteriemia e meningite são até certo ponto preocupantes.[569] Embora a detecção das cepas lactose-positivas no sangue ou no líquido cefalorraquidiano possa não ser difícil, o isolamento dessas cepas nas fezes traria problemas para a maioria dos laboratórios, em vista da semelhança de aspecto com outros coliformes lactose-positivos presentes nas amostras de fezes.

aves contaminadas ou seus produtos. As salmonelas das fezes de galináceos contaminam a superfície dos ovos ou o seu interior, penetrando através de rachaduras minúsculas. Nos galináceos com infecção ovariana, as bactérias podem ter acesso à gema. O *Egg Products Inspection Act*, de 1970, exige a pasteurização de todos os produtos de massas com ovos e a inspeção supervisionada pelo governo federal de todas as rachaduras nas cascas dos ovos.

No passado, *S.* Typhimurium era o sorotipo relatado mais frequentemente, representando pouco mais de 20% de todas as cepas isoladas e notificadas aos CDC anualmente. Em 2001, os três sorotipos de *Salmonella* mais comuns foram: Typhimurium (22%), Enteritidis (18%) e Newport (10%), que somavam 50% de todas as cepas isoladas. O maior de todos os surtos de salmonelose proveniente de uma única fonte na história dos EUA (16.000 casos confirmados por cultura, com dados epidemiológicos sugestivos de que, na verdade, foram infectadas 150.000 a 200.000 pessoas) ocorreu em 1985, em Illinois e estados vizinhos; tal surto foi atribuído a uma válvula defeituosa de uma importante empresa comercial fornecedora de leite.[104] A partir de 1990, ocorreram vários surtos de *S.* Enteritidis nos EUA, associados às cascas de ovos.[105,107,109,117] Algumas estimativas calculam que 0,01% de todas as cascas de ovos contenham *S.* Enteritidis. Por isso, os alimentos contendo ovos crus ou malcozidos (p. ex., gemadas ou sorvetes caseiros, molho holandês, molho de salada Caesar, maionese caseira e omeletes moles) acarretam risco mínimo de infecção por *S.* Enteritidis.[107,109] Em 1994, um surto de infecção por *S.* Enteritidis foi relacionado a uma marca de sorvetes distribuídos em todo o território dos EUA. Casos da doença foram confirmados em 41 estados e estimou-se que mais de 200.000 pessoas tenham adoecido.[110] A incidência da doença causada por *S.* Enteritidis e o número desses surtos ocorridos nos EUA diminuíram em quase 50% entre o início da década de 1990 e o ano de 1999.[510] De maneira a enfrentar o desafio de reduzir ainda mais a incidência dessas infecções, o President's Council on Food Safety anunciou, em 10 de dezembro de 1999, um plano de ação para segurança dos ovos, com as metas de reduzir à metade a incidência das doenças causadas por *S.* Enteritidis até 2005 e erradicar por completo até 2010.[540] Esses surtos servem como alerta constante de que a tecnologia moderna nem sempre consegue proteger os seres humanos dos efeitos devastadores das doenças infecciosas, que podem ocorrer em epidemias explosivas generalizadas.

A salmonelose também foi associada ao contato direto ou indireto com répteis (i. e., lagartos, serpentes e tartarugas). Os répteis são comumente colonizados por *Salmonella* e disseminam intermitentemente esses microrganismos nas fezes.[116] No início da década de 1970, as tartarugas domésticas miniatura eram uma fonte importante de infecção por *Salmonella* nos EUA. Em 1975, a FDA (Food and Drug Administration) dos EUA proibiu distribuição e venda das tartaruguinhas, resultando na prevenção de 100.000 casos de salmonelose anualmente.[150] Entretanto, a popularidade de iguanas e outros répteis que podem transmitir infecções aos seres humanos resultou no aumento da incidência das salmoneloses causadas por sorotipos associados aos répteis.[111,116,124] Hoje em dia, existem evidências crescentes de que os anfíbios (p. ex., rãs, sapos, lagartixas e salamandras) também possam acarretar riscos de salmonelose humana.[430] Em geral, estima-se que os contatos com répteis e anfíbios sejam responsáveis por 74.000 casos (6%) de salmonelose anualmente nos EUA.[430] Como as crianças pequenas estão mais sujeitas à salmonelose transmitida por répteis e anfíbios e podem ter complicações potencialmente graves (p. ex., septicemia e meningite), é especialmente importante reduzir a exposição dos lactentes ou das crianças com menos de 5 anos aos répteis. Por isso, répteis e anfíbios devem ser mantidos fora das residências que tenham crianças com idade < 5 anos ou pacientes imunossuprimidos e não devem ser permitidos nas creches.[124] Veja uma revisão recente sobre surtos de *Salmonella* em http://www.cdc.gov/salmonella/outbreaks.html.

▶ **Tratamento antibiótico e desenvolvimento de salmonelas multidrogarresistentes.** Em geral, as infecções gastrintestinais por *Salmonella* regridem em 5 a 7 dias, e a maioria não precisa de tratamento além de líquidos orais. Os pacientes com diarreia podem necessitar de reidratação com líquidos intravenosos. O tratamento antibiótico pode prolongar a duração da excreção de *Salmonella* não tifoide, e é recomendado apenas para pacientes em estado grave (p. ex., diarreia profusa, febre alta, infecção da corrente sanguínea ou necessidade de internação hospitalar), risco de doença grave ou complicações, inclusive lactentes, idosos (mais de 65 anos) e indivíduos imunossuprimidos. Entre as opções de tratamento antibiótico das infecções graves estão fluoroquinolonas, cefalosporinas de terceira geração e ampicilina (para as infecções por cepas sensíveis).[129]

Durante a década de 1990, surgiu em todo o território dos EUA uma cepa de *S.* Typhimurium multidrogarresistente (MDR), tipo definitivo 104 (DT104; do inglês, *definitive type 104*), que se mostra resistente a 5 antibióticos (ampicilina, cloranfenicol, estreptomicina, sulfametoxazol e tetraciclina).[257] Em um estudo nacional realizado pelos CDC em 2000, 50% das cepas de *S.* Typhimurium isoladas eram resistentes a um ou mais antibióticos, e 28% apresentavam o padrão de resistência a 5 antibióticos típico do fago DT104.[99] Do mesmo modo, a partir de 1998, *S.* Newport tornou-se um patógeno MDR importante.[273] Em 2013, os CDC relataram que cerca de 3% das salmonelas não tifoides eram resistentes à ceftriaxona e outros 3% tinham algum grau de resistência ao ciprofloxacino. Cinco por cento das salmonelas não tifoides testadas pelos CDC eram resistentes a cinco ou mais antibióticos.[129]

▸ Infecções causadas por *Salmonella enterica* subespécie *arizonae*. *S. enterica* subesp. *arizonae* assemelha-se antigênica, clínica e epidemiologicamente às salmonelas. Essa bactéria foi isolada inicialmente em 1939 de répteis doentes do Arizona e foi descrita primeiramente como "*Salmonella* sp. tipo Dar-es-Salam, variedade do Arizona".[83] Mais tarde, essa bactéria foi diferenciada das salmonelas e colocada em um gênero novo *Arizona*, com uma única espécie *A. hinshawii*. Contudo, em 1983, ela foi novamente classificada como um sorotipo do gênero *Salmonella* com base nos estudos de homologia do DNA. Embora a maioria dos sorotipos de *Salmonella* não possa ser diferenciada por reações bioquímicas, *S. enterica* subesp. *arizonae* pode ser facilmente diferenciada por ter reação positiva ao malonato e negativa ao dulcitol. Além disso, algumas cepas fermentam lactose e todas são ONPG-positivas. Como consequência dessas reações bioquímicas singulares, é possível definir corretamente a designação de um sorotipo por meio da maioria dos sistemas de identificação disponíveis no mercado. Ver significado clínico no Quadro de correlações clínicas 6.4.

▸ Métodos novos de isolamento e caracterização de *Salmonellae*. Além dos meios clássicos descritos antes (ver Tabelas 6.1 a 6.3), pesquisadores descreveram meios novos para facilitar o isolamento dos sorotipos de *Salmonella* a partir dos espécimes de fezes.

▸ Meios seletivos e diferenciais. Incluem os seguintes: ágar de novobiocina–verde brilhante–glicose (NBG; do inglês, *novobiocin–brilliant green–glucose*),[181] ágar de novobiocina–verde brilhante–glicerol–lactose (NBGL; do inglês, *novobiocin–brilliant green–glycerol–lactose*),[533,568] meio de xilose–lisina–Tergitol 4 (XLT4)[440] e meio de Rappaport Vassiliadis semissólido modificado (MSRV; do inglês, *modified semisolid Rappaport Vassiliadis*).[26,180,259] As fórmulas e as propriedades diferenciais desses meios estão descritas na Tabela 6.13.

▸ Meios cromogênicos. Os substratos enzimáticos cromogênicos são compostos que atuam como substratos para enzimas específicas e mudam de cor em consequência da ação da enzima sobre o substrato cromogênico (Figura 6.6). O primeiro meio desse tipo foi o ágar de Rambach, que utiliza um substrato cromogênico para β-galactosidase (X-Gal, 5-bromo-4-cloro-3-indolil-β-D-galactopiranosídio) em combinação com propilenoglicol, fermentado pelos sorotipos de *Salmonella* para formar ácido.[548] O ágar de Rambach é altamente específico; contudo, não detecta *S.* Typhi e *S.* Paratyphi A.[195,196,526] O ágar SM-ID é semelhante ao de Rambach, com exceção de que inclui dois substratos cromogênicos (X-Gal para β-galactosidase e X-GLU para β-glicosidase). O meio SM-ID detecta os sorotipos Typhi e Paratyphi A.[195,196,444,515,526,568] O meio cromogênico para *Salmonella* (SCM; Oxoid, Basingstoke, Inglaterra) contém dois substratos cromogênicos. O primeiro é o Magenta-cap® (5-bromo-6-cloro-3-indolilcaprilato), hidrolisado pelos sorotipos de *Salmonella* e formador de colônias de cor magenta. O segundo substrato é o X-Gal, que estimula os microrganismos produtores de β-D-galactosidase a formar colônias azuis. Outras bactérias que não utilizam os cromógenos formam colônias incolores.[97] O meio ABC (meio αβ-cromogênico) utiliza dois substratos cromogênicos. O primeiro deles, 3,4-ciclo-hexenoesculetina-β-D-galactosídio (CHE-GAL), é usado para detectar microrganismos que produzem β-galactosidase e formam colônias pretas em presença de ferro.

Quadro de correlações clínicas 6.4 | *Salmonella arizonae*

Os répteis (especialmente serpentes) são os reservatórios naturais principais de *S. arizonae*, mas seres humanos, aves domésticas e outros animais também contraem a doença causada por essa bactéria. A infecção de seres humanos deveria suscitar investigações quanto a uma possível ligação com répteis e também produtos à base de carnes de aves e ovos. Vários pesquisadores descreveram infecções por *S. arizonae* em pacientes com câncer e HIV-positivos depois da ingestão de cápsulas com pó de serpente usadas como remédio caseiro.[28,102,216,658] Também existe o relato de um caso fatal de gastrenterite por *S. arizonae* em uma criança com microcefalia nascida em uma família de encantadores de serpente de Nova Déli, Índia.[409]

O espectro clínico da doença varia de gastrenterite benigna aos casos de febre entérica e septicemia com infecção localizada, sendo semelhante ao causado por outros sorotipos de *Salmonella*. Keren *et al.* relataram que a gastrenterite pode ocorrer em qualquer faixa etária e caracteriza-se por dor abdominal espasmódica, diarreia (comumente líquida), náuseas, vômitos e febre baixa.[344] Em geral, a diarreia é autolimitada e estende-se por 1 a 5 dias. A septicemia pode ocorrer em seguida, mas também foi relatada nos pacientes que não tiveram gastrenterite. As infecções localizadas de diversos órgãos, como cérebro, ossos, fígado, pulmões, articulações e vesícula biliar, também são prováveis, embora nem sempre sejam comprovadas depois da bacteriemia. Existem casos bem-documentados de osteomielite causada por essa bactéria.[344] A prevalência das infecções causadas por *S. arizonae* provavelmente é subestimada porque os sintomas gastrintestinais geralmente são brandos. Contudo, esse patógeno deve ser considerado no diagnóstico diferencial dos pacientes com sepse e gastrenterite grave que apresentem história de contato com répteis, especialmente serpentes. Os indivíduos devem ser desestimulados a ter répteis em casa, especialmente nas residências em que vivem crianças com menos de 5 anos de idade.[409]

Tabela 6.13 Meios novos para isolar sorotipos de *Salmonella* de fezes.

Meio	Fórmula	Princípio e Interpretação
Ágar de novobiocina–verde brilhante–glicose (NBG)	Ágar tríptico de soja, 40 g Citrato de ferro amoniacal, 1,5 g Tiossulfato sódico penta-hidratado, 5 g Vermelho de fenol (sal de sódio), 80 g Glicose, 1 g Verde brilhante, 7 mg Novobiocina, 10 mg Água destilada q.s.p. 1 ℓ pH final de 7,3	As colônias de *Salmonella* parecem lisas e contínuas, com centros nucleados grandes e intensamente pretos em razão da formação de H_2S. Além disso, ao redor de cada colônia, há uma coloração avermelhada e uma zona visível mais clara. Os coliformes são inibidos ou não conseguem formar colônias com centro preto. Algumas cepas de *Citrobacter freundii* formam colônias indistinguíveis das espécies de *Salmonella*
Ágar de novobiocina–verde brilhante–glicerol–lactose (NBGL)	Ágar tríptico de soja, 40 g Citrato de ferro amoniacal, 1,5 g Tiossulfato de sódio, 5 g Lactose, 10 g Glicerol, 10 mℓ Verde brilhante, 7 mg Novobiocina, 10 mg Água destilada q.s.p. 1 ℓ	A detecção das espécies de *Salmonella* está baseada na formação de H_2S, que resulta em colônias pretas. A produção de H_2S em quantidade suficiente é conseguida apenas pelas colônias que não produzem ácido a partir do glicerol ou da lactose, porque o pH baixo interfere na formação de H_2S. Isso resulta na formação de colônias incolores com a maioria das espécies de *Proteus* e *Citrobacter*
Ágar de Rambach	Propilenoglicol, 10 g Peptona, 5 g Extrato de levedura, 2 g Desoxicolato de sódio, 1 g Vermelho neutro, 0,03 g 5-Bromo-4-cloro-3-indolil-β-D-galactopiranosídio, 0,1 g Ágar, 15 g Água destilada q.s.p. 1 ℓ	Detecta a capacidade que as espécies de *Salmonella* têm de metabolizar o propilenoglicol. As colônias suspeitas nesse meio geralmente têm coloração vermelho-vivo. Contém quantidade moderada de sais biliares para inibir os coliformes
Ágar de SM-ID	Extrato de carne, 3 g Bio-Polytone®, 6 g Extrato de levedura, 2 g Sais biliares, 4 g Vermelho neutro, 0,025 g Solução-tampão TRIS, 0,65 g Vermelho brilhante, 0,3 mg Substrato cromogênico 1 (galactopiranosídio), 0,17 g Glicuronato de sódio, 12 g Substrato cromogênico 2 (glicopiranosídio), 0,026 g Sorbitol, 8 g Ágar, 3,5 g Água destilada q.s.p. 1 ℓ pH final de 7,6 ± 0,2	A detecção das espécies de *Salmonella* está baseada na produção de ácido a partir do glicuronato e na ausência de β-galactosidase. Os sorotipos de *Salmonella* produzem colônias róseo-avermelhadas (algumas vezes com borda incolor), enquanto os coliformes têm outras cores (verde, azul ou violeta) quando positivos para β-galactosidase, ou se mantêm incolores. Contém quantidade moderada de sais biliares para inibir os coliformes
Meio de Rappaport-Vassiliadis semissólido modificado (MSRV)	Triptose, 4,59 g Caseína hidrolisada com ácido, 4,59 g Cloreto de sódio, 7,34 g Fosfato di-hidrogenado de potássio, 1,47 g Cloreto de magnésio (anidro), 10,93 g Oxalato de verde malaquita, 0,037 g Ágar, 2,7 g Água destilada q.s.p. 1 ℓ Novobiocina (solução a 2%) acrescentada depois da esterilização, 1 mℓ pH final de 5,2 ± 0,2	Baseado no fenômeno de dispersão das bactérias móveis (*Salmonella* spp. e outras) em concentrações baixas de ágar. Depois da incubação, as placas são examinadas para detectar bactérias móveis, que aparecem como um halo de crescimento espalhando-se a partir do ponto de inoculação original. As subculturas são retiradas da borda da migração para verificar a pureza e realizar outros testes bioquímicos e sorológicos. Os coliformes são inibidos por uma combinação de pressão osmótica elevada, verde malaquita e incubação a 41° a 43°C
Xilose–Lisina–Tergitol 4 (XLT4)	Bacto® proteose peptona n° 3, 1,6 g Bacto® extrato de levedura, 3,0 g L-lisina, 5,0 g Bacto® xilose, 3,75 g Bacto® lactose, 7,5 g Bacto® sacarose, 7,5 g Citrato de ferro amoniacal, 0,8 g Tiossulfato de sódio, 6,8 g Cloreto de sódio, 5 g Bacto® ágar, 18 g Bacto® vermelho fenol, 0,08 g Água destilada q.s.p. 1 ℓ pH final de 7,4 ± 0,2	Esse é um meio altamente seletivo, que substitui o desoxicolato de sódio presente no ágar de XLD pelo surfactante aniônico Tergitol 4. O ágar XLT4 inibe completamente o crescimento de todas as bactérias gram-positivas e fungos e inibe intensa ou totalmente o crescimento de várias bactérias gram-negativas, inclusive *Proteus*, *Providencia* e *Pseudomonas*. Além disso, as espécies de *Citrobacter* são até certo ponto inibidas e rarissimamente formam colônias com centros pretos depois da incubação durante a noite. As colônias de *Salmonella* (H_2S-positivas) parecem pretas ou com centro preto e periferia amarela depois da incubação por 18 a 24 h. Depois da incubação mais longa, as colônias

(*continua*)

Tabela 6.13 Meios novos para isolar sorotipos de *Salmonella* de fezes (*continuação*).

Meio	Fórmula	Princípio e Interpretação
		tornam-se totalmente pretas ou de cor rosa a vermelho com centros pretos. As cepas raras de *Salmonella* que não produzem H_2S formam colônias de cor lilás a lilás-amarelado, que podem ser diferenciadas das colônias amarelo-brilhantes das outras bactérias, exceto *Salmonella*

Meio ABC modificado (meio αβ-cromogênico com alafostalina)	Ágar bacteriológico, 10 g
	L-arginina, 0,1 g
	Ácido L-aspártico, 0,1 g
	L-cisteína, 0,005 g
	Glicina, 0,1 g
	L-histidina, 0,1 g
	L-isoleucina, 0,1 g
	L-leucina, 0,1 g
	L-lisina, 0,1 g
	L-metionina, 0,005 g
	L-fenilalanina, 0,1 g
	L-prolina, 0,1 g
	L-serina, 0,1 g
	L-treonina, 0,1 g
	L-triptofano, 0,1 g
	L-tirosina, 0,1 g
	L-valina, 0,1 g
	Guanina, 0,01 g
	Uracila, 0,01 g
	Citosina, 0,01 g
	Adenina, 0,01 g
	Citrato de sódio, 6,5 g
	Sulfato de magnésio, 0,1 g
	Sulfato de amônio, 1 g
	Extrato de levedura, 0,1 g
	Fosfato de hidrogênio dipotássico, 7 g
	Fosfato de hidrogênio potássico, 2 g
	Mistura cromogênica:
	   Citrato de ferro amoniacal, 0,5 g
	   X-α-Gal, 0,08 g
	   CHE-Gal, 0,3 g
	   IPTG, 0,03 g
	Água destilada q.s.p. 1 ℓ
	Ingredientes acrescentados depois da esterilização:
	   Desoxicolato de sódio, 0,5 g
	   Faixa de concentração final de alafostalina no ágar de 32 a 0,125 mg/ℓ (Perry *et al.*)[518]
		Salmonella formam colônias azuis, enquanto as outras Enterobacteriaceae produzem colônias pretas. A alafosfalina é captada pelas bactérias, de diferentes vias, por meio de uma permease estereoespecífica, e pode ser clivada no meio intracelular por uma aminopeptidase em fosfalina. Esse composto liberado interfere no metabolismo bacteriano por interagir com a enzima alanina-racemase, responsável pela produção de D-alanina (D-ALA). Essa interação pode resultar na inibição do crescimento[518]

BBL CHROMagar® Salmonella (vendido pela BD sob licença da CHROMagar, Paris, França)	Cromopeptona, 22,0 g Mistura cromogênica, 0,34 g Agentes inibitórios, 0,02 g Ágar, 15,0 g Água destilada q.s.p 1 ℓ	Os sorotipos de *Salmonella* formam colônias rosa-claro ou rosa-brilhante. *Citrobacter freundii* e outros coliformes formam colônias verde-azuladas ou azul-esverdeadas. Alguns microrganismos que não hidrolisam nenhum dos compostos cromogênicos podem formar colônias incolores (Prancha 6.5 E a H)

Observação: Rambach, XLT4, MSRV, NBG e NBGL não são apropriados para isolar *Salmonella* sorotipo Typhi.

O segundo substrato, 5-bromo-4-cloro-3-indolil-α-D-galactopiranosídio (X-α-Gal), é hidrolisado pelos sorotipos de *Salmonella*, que formam colônias verdes.[472,515,517] Mais tarde, Perry *et al.* modificaram o meio ABC com o acréscimo de alafostalina (ácido L-alanil-1-aminoetilfosfônico) – um substrato "suicida" –, que facilita o isolamento de *Salmonella* spp. inibindo o crescimento de grande variedade de bactérias gram-negativas.[518] O ágar COMPASS® Salmonella (Biokar Diagnostics, Beauvais, França) utiliza dois substratos cromogênicos: 5-bromo-6-cloro-3-indolil-caprilato, que detecta atividade de esterase nos sorotipos de *Salmonella* e forma colônias de cor magenta; e 5-bromo-4-cloro-3-indolil-glicopiranosídio, que detecta atividade de β-glicosidase de Enterobacteriaceae e forma colônias azuis.[515] O meio CHROMagar® Salmonella (CHROMagar Microbiology, Paris, França; também comercializado pela BD com o nome BBL CHROMagar® Salmonella, BD Diagnostics, Sparks, MD) é um meio cromogênico seletivo mais recente, que utiliza uma mistura cromogênica (substratos patenteados) capaz de detectar atividade de esterase nos sorotipos de

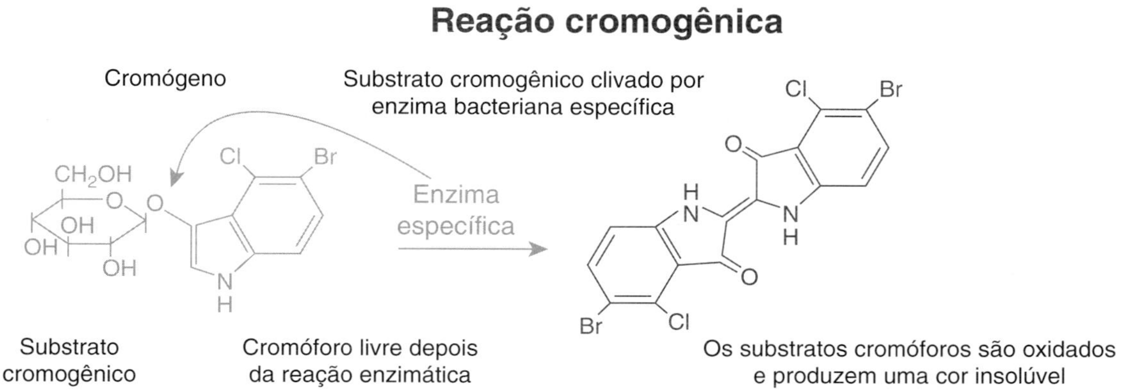

Reação cromogênica

FIGURA 6.6 Reação cromogênica: substratos artificiais (cromógenos) liberam compostos de diversas cores quando são degradados por enzimas bacterianas específicas.

Salmonella e atividade de β-galactosidase das outras Enterobacteriaceae.[203,244,407,515] A Tabela 6.13 descreve as fórmulas, os princípios e as interpretações dos ágares cromogênicos. Fotografias das colônias em crescimento no CHROMagar® podem ser encontradas na Prancha 6.5 E a H.

▶ Avaliações. Em um estudo realizado por Ruiz et al.[568] comparando cinco meios de cultura para isolamento de *Salmonella*, o meio NBGL apresentou sensibilidade (78,4%) e valor preditivo positivo (61%) mais altos no isolamento direto dessa bactéria nas fezes. Esses autores recomendaram o uso do meio de SM-ID para isolar *S.* Typhi, que não é detectada pelo ágar de NGBL. Monnery et al. demonstraram que os ágares de SM-ID e Rambach eram consideravelmente mais específicos que os ágares SS e Hektoen®.[444] Dusch e Altwegg compararam seis meios (ágar HE, ágar de Rambach, meio de SM-ID, ágar XLT4, ágar de NBGL e meio de MSRV) e concluíram que esse último foi o meio testado mais sensível para isolar salmonelas não tifoides das fezes; contudo, tais autores observaram que a natureza semissólida desse meio era uma desvantagem, porque requer manuseio cuidadoso no laboratório. Os autores assinalaram que o ágar XLT4 teve sensibilidade comparável à do ágar HE e especificidade de quase 100%, podendo ser considerado uma alternativa para o isolamento de salmonelas das fezes.[196] Perez et al.[515] compararam quatro meios cromogênicos (meio ABC, ágar COMPASS® Salmonella, ágar CHROMagar® Salmonella e ágar de SM-ID) com o ágar Hektoen® convencional em 916 amostras de fezes de pacientes internados em três hospitais. Depois de 48 horas de incubação, a sensibilidade antes e depois do enriquecimento em caldo de selenito foi respectivamente de 62,5 e 89,1% com o meio ABC; 77,1 e 93,8% com o ágar COMPASS®; 66,7 e 89,1% com o CHROMagar®; 68,8 e 85,9% com o ágar de SM-ID; e 85,4 e 98,4% com o ágar Hektoen®. Sem enriquecimento e depois de 24 horas de incubação, cerca de 45,8 a 62,5% de todos os inóculos de *Salmonella* foram detectados, dependendo do meio utilizado. O ágar Hektoen® foi significativamente mais sensível que os outros quatro meios cromogênicos, enquanto as sensibilidades dos quatro meios cromogênicos não foram expressivamente diferentes entre si. Com enriquecimento e um período de incubação de 48 horas, o ágar Hektoen® também teve sensibilidade mais alta (98,4%), enquanto as sensibilidades de COMPASS®, ABC, CHROMagar® e SM-ID foram, respectivamente, 93,8, 89,1, 89,1 e 85,9%.[515]

▶ Outros métodos de detecção rápida. O teste do 4-metil-umbeliferilcaprilato (ou teste MUCAP®; Biolife, Milão, Itália) é um teste de fluorescência para identificação rápida das cepas de *Salmonella* diretamente a partir das placas de ágar. O teste consiste em um éster com 8 átomos de carbono conjugado à metilumbeliferona (MEU). Esse substrato interage com a esterase C8 de *Salmonella* e resulta na liberação de umbeliferona, que emite fluorescência forte a 365 nm. O teste é realizado aplicando-se uma gota do reagente diretamente nas colônias suspeitas da superfície do ágar e, em seguida, observando-se o aparecimento de fluorescência azul na colônia examinada sob lâmpada de Wood em 5 minutos. Vários estudos demonstraram que esse teste tem sensibilidade e especificidade de quase 100% para detectar cepas de *Salmonella* e oferece um adjuvante útil e rápido à caracterização bioquímica rotineira dessas bactérias.[12,493,570,571] O Oxoid Biochemical Identification System (O.B.I.S.®) Salmonella Test (da empresa Oxoid) é um teste colorimétrico rápido em mancha para determinar se há atividades de piroglutamilaminopeptidase (PYRase) e nitrofenilalanina-desaminase (NPA). Nesse teste, retira-se uma amostra da colônia em crescimento na placa de ágar, que então é aplicada nas áreas de testagem para PYR e NPA de um cartão. Uma gota da solução-tampão é acrescentada nas duas áreas de teste e, depois de 5 minutos, uma gota da solução reveladora de PYR é acrescentada à área respectiva e outra gota da solução reveladora de NPA é colocada na área de teste para NPA. A área de PYRase do cartão de teste é impregnada com ácido L-piroglutâmico-7-amino-4-metilcoumarina (7AMC). A hidrólise enzimática do substrato produz uma coloração roxa depois do acréscimo da solução reveladora de PYR (dimetilaminocinamaldeído). A área de NPA do cartão de teste é impregnada com nitrofenilalanina. A desaminação do reagente é demonstrada por uma coloração castanho-alaranjada quando se acrescenta a solução reveladora de NPA (hidróxido de sódio 0,25 M). A inexistência de atividades de PYRase e NPA nas espécies de *Salmonella* pode ser usada para diferenciá-las das espécies de *Citrobacter*, que demonstra atividade de PYRase,[131,307,448] assim como das espécies de *Proteus, Morganella* e *Providencia*, que apresentam atividade de NPA.[252]

▶ Métodos de detecção molecular. Os métodos moleculares realizados diretamente nas amostras de fezes recolhidas em meios de transporte fecais podem aumentar sensibilidade e especificidade da detecção de salmonelas e outros patógenos entéricos, em comparação com a coproculturas.[271,497,527] Vários ensaios de reação da cadeia de polimerase (PCR) em tempo real foram avaliados e considerados confiáveis para detectar patógenos entéricos em concentrações de 1 a 2 $\log_{10}$ menores que as necessárias para a detecção por cultura.[19,80,159,391,392]

Também foram introduzidas técnicas novas, que futuramente poderão alterar de modo significativo a identificação das espécies de *Salmonella*, tanto no laboratório clínico quanto nos estudos epidemiológicos de campo. Como exemplo de aplicações novas, Olsvik et al.[494] estudaram a transmissão das cepas de *S.* Typhimurium do gado infectado de quatro rebanhos diferentes da Noruega aos trabalhadores das fazendas, demonstrando perfis idênticos de plasmídios crípticos para as diversas cepas isoladas utilizando técnicas de digestão por endonuclease de restrição. Como esses autores enfatizaram, as técnicas convencionais de sorotipagem e biotipagem comumente não têm especificidade suficiente para determinar conclusivamente que dois ou mais isolados de fontes diferentes são realmente idênticos. A espectrometria de massa com células intactas, baseada na técnica MALDI-TOF (*time-of-flight* por dessorção/ionização a *laser* em matriz; do inglês, *matrix-assisted laser desorption/ionization time of flight*), tem sido usada para identificar salmonelas nos níveis de espécies e subespécies,[183] bem como para a diferenciação rápida entre *S.* Typhi e outros sorotipos de *Salmonella*, quando realizada em isolados obtidos de hemoculturas.[369] Futuramente, técnicas como a MALDI-TOF, a análise por endonuclease de restrição ou as sondas genéticas tornarão as atividades diagnósticas e epidemiológicas em microbiologia muito mais exatas. Essas técnicas estão descritas com mais detalhes no Capítulo 4.

Tribo Citrobactereae. Citrobactereae compõem um único gênero – *Citrobacter* – com 11 espécies.

Gênero Citrobacter. O gênero *Citrobacter* e a espécie *C. freundii* foram assim designados em 1932 por Werkman e Gillen. Em 1970, Frederiksen descreveu uma segunda espécie, que ele denominou *C. koseri*. No ano seguinte, Young *et al.* propuseram o nome *Levinea malonatica* para descrever um grupo semelhante de microrganismos e, em 1972, Ewing e Davis descreveram *Citrobacter diversus*. Frederiksen examinou todas as três cepas e descobriu que elas eram fenotipicamente semelhantes, razão pela qual sugeriu que o nome *C. koseri* fosse restaurado como nome válido para esse táxon.[236] Em 1993, Brenner et al., utilizando estudos de semelhança do DNA, demonstraram que os microrganismos identificados como *C. freundii* consistiam em um grupo heterogêneo representativo de várias espécies.[67] Esse estudo resultou no estabelecimento de 11 espécies genômicas (genomoespécies) dentro do gênero *Citrobacter*, como se pode observar na Tabela 6.14.

A Tabela 6.6 descreve as características sugestivas de que uma bactéria isolada possa pertencer ao gênero *Citrobacter*. As características fundamentais que diferenciam *C. freundii* e outros Citrobactereae H_2S-positivos das salmonelas são crescimento em KCN (os sorotipos de *Salmonella* são negativos), inexistência de atividade de lisina-descarboxilase (os sorotipos de *Salmonella* são positivos) e a hidrólise de ONPG (os sorotipos de *Salmonella* são negativos). A Tabela 6.15 descreve a diferenciação bioquímica das espécies de *Citrobacter*. Com exceção de *C. koseri*, todas as genomoespécies

Tabela 6.14 Espécies antigas e atuais do gênero *Citrobacter*.

Designação antiga da espécie	Genomoespécies	Espécies atuais
Complexo *C. freundii*	1	*C. freundii*
	5	*C. youngae*
	6	*C. braakii*
	7	*C. werkmanii*
	8	*C. sedlakii*
	9	*C. rodentium*
	10	*C. gillenii*
	11	*C. murliniae*
C. diversus	2	*C. koseri*
C. amalonaticus	3	*C. amalonaticus*
C. amalonaticus, biogrupo 1	4	*C. farmeri*

isoladas de seres humanos foram recuperadas das fezes.[67] Farmer et al.[220] revisaram as cepas encaminhadas aos CDC e citaram *C. freundii* como causa possível de diarreia (embora a maioria das cepas isoladas das fezes não estivesse aparentemente associada a alguma doença) e de casos isolados de infecções extraintestinais. Além disso, esses autores citaram uma associação potencial de *C. koseri* com surtos de meningite e abscessos cerebrais dos recém-nascidos, e relataram o isolamento de *C. amalonaticus* de algumas hemoculturas. Janda et al., do Microbial Diseases Laboratory, localizado em Berkeley, Califórnia, relataram que *C. freundii* foi a espécie mais comumente identificada em todas as áreas do corpo, com exceção das fezes. Nas amostras gastrintestinais, essa bactéria ocupava o quarto lugar, atrás apenas de *C. youngae*, *C. braakii* e *C. werkmanii*.[324] *C. freundii* (complexo) foi referido como causa de doença gastrintestinal associada ao queijo Brie importado,[103] e outros autores também descreveram uma cepa de *C. freundii* com antígeno de *E. coli* O157.[46] *C. koseri* tem sido isolado mais comumente de urina e amostras das vias respiratórias.[291,400] Essa bactéria também tem sido relatada com frequência crescente como causa de casos esporádicos e epidêmicos de meningite dos recém-nascidos e lactentes pequenos.[261,358,359,506,649] Abscessos cerebrais são detectados em 75% dos lactentes com meningite por *C. koseri* – taxa de prevalência muito acima da relatada com outras bactérias que causam meningite.[262,358] Um terço dos lactentes com meningite por *C. koseri* morre e no mínimo 75% dos sobreviventes têm sequelas neurológicas.[262] Outros estudos confirmam a tendência demonstrada por *C. koseri* de causar meningite e abscessos cerebrais, especialmente quando associado ao bacilo gram-negativo entérico *Prevotella melaninogenica*.[23,160,384] No Medical Center da University of Illinois, *C. sedlakii* foi isolado do sangue e do líquido cefalorraquidiano de um lactente prematuro com 5 dias de vida que apresentava sepse, meningite e um abscesso cerebral.[197] A criança foi tratada com ampicilina, piperacilina e cefotaxima. No 14º dia, o lactente estava clinicamente estável e o tratamento foi alterado para cefotaxima intravenosa e cotrimoxazol oral. A criança recebeu alta depois de 8 semanas e

Tabela 6.15 Diferenciação das espécies do gênero *Citrobacter*.[a]

Teste bioquímico	Citrobacter										
	koseri	*werkmanii*	*sedlakii*	*rodentium*	*gillenii*	*amalo-naticus*	*farmeri*	*braakii*	*freundii*	*murliniae*	*youngae*
Adonitol	+	–	–	–	–	–	–	–	–	–	–
Malonato	+	+	+	+	+	–	–	–	–	–	–
Ornitina	+	–	+	+	–	+	+	+	–	–	–
Melibiose	–	–	+	–	V (67)	–	+	V (78)	+	V (33)	–
Sacarose	V (44)	–	–	–	V (33)	V (13)	+	–	+	V (33)	V (19)
Indol	+	–	+	–	–	+	+	V (33)	V (38)	+	V (14)
Dulcitol	V (38)	–	+	–	–	–	–	V (33)	V (13)	+	V (86)
H$_2$S	–	+	–	–	V (67)	V (13)	–	V (60)	V (75)	V (67)	V (67)

[a]Dados obtidos da referência 67.
+ = 90% das cepas ou mais são positivas; – = 90% das cepas ou mais são negativas; V = 11 a 89% das cepas são positivas; os números entre parênteses são porcentagens das cepas que apresentam reação positiva.

passou por mais 2 semanas de tratamento com cotrimoxazol oral em casa. Com a idade de 5 meses e meio, a tomografia computadorizada do cérebro demonstrou regressão de todas as cavidades dos abscessos. Outras cepas de *C. sedlakii* foram isoladas da urina e de um enxerto arteriovenoso infectado na University of Illinois. Das 13 cepas de *C. braakii* identificadas no Medical Center dessa universidade, cinco foram isoladas da urina, quatro do líquido peritoneal, uma de uma ferida abdominal, duas de amostras endotraqueais e uma de uma amostra brônquica. Na University of Illinois, as cepas de *C. farmeri* foram isoladas de fezes, urina, tecidos da parede abdominal e humor aquoso. Bruckner *et al.* relataram um caso de bacteriemia por *C. farmeri* em uma criança com síndrome do intestino curto que desenvolveu um episódio de sepse pouco depois de iniciar a infusão de nutrição parenteral total (NPT).[79] Apenas três cepas de *C. gillenii* foram isoladas na University of Illinois a partir de três amostras diferentes: urina, líquido peritoneal e ponta de um cateter venoso central. A maioria das cepas de *C. youngae* foi isolada da urina. *C. rodentium* foi isolado apenas dos roedores e, nos camundongos de laboratório, causa uma doença conhecida como hiperplasia colônica murina transmissível.[401,581]

A identificação das espécies de *Citrobacter* é difícil porque as espécies novas ainda não foram incluídas nos bancos de dados da maioria dos sistemas de identificação disponíveis no mercado. Com o objetivo de ajudar os laboratórios a identificar espécies novas de *Citrobacter*, O'Hara *et al.*[481] publicaram uma "chave dicotômica" utilizando testes bioquímicos convencionais. O padrão de sensibilidade das cepas isoladas também ajuda a identificar essas bactérias. *C. koseri* tem padrão de sensibilidade antimicrobiana semelhante a *Klebsiella* (i. e., resistente a ampicilina e ticarcilina), enquanto *C. freundii* apresenta um padrão mais típico das espécies de *Enterobacter* (i. e., resistente à ampicilina e às cefalosporinas de primeira geração).

Tribo Klebsielleae. A tribo Klebsielleae inclui quatro gêneros principais – *Klebsiella*, *Enterobacter*, *Hafnia* e *Serratia* –, cada qual com várias espécies considerados patógenos oportunistas e persistentes. Um quinto gênero novo – *Pantoea* – foi acrescentado para acomodar a reclassificação do microrganismo antes conhecido como *Enterobacter agglomerans* biotipo XIII, conhecido agora por *Pantoea agglomerans*.[248] A Tabela 6.6 descreve as características fundamentais sugestivas de que uma bactéria ainda desconhecida faz parte da tribo Klebsielleae. A Tabela 6.16 relaciona as diferenças bioquímicas entre os gêneros e as espécies principais dessa tribo.

Gênero Klebsiella. O gênero *Klebsiella* foi assim denominado em homenagem a Edwin Klebs, um microbiologista alemão do final do século XIX. O bacilo hoje conhecido como *Klebsiella* também foi descrito por Carl Friedlander e, durante muitos anos, o "bacilo de Friedlander" era conhecido como causa de pneumonia grave e frequentemente fatal. Esse gênero inclui seis espécies: *K. pneumoniae*, *K. oxytoca*, *K. granulomatis*, *K. variicola*, *K. singaporensis* e *K. alba*. *K. pneumoniae* é a espécie típica desse gênero.

▶ Alterações taxonômicas do gênero *Klebsiella*. Em 2001, Drancourt *et al.*[187] realizaram uma análise comparativa das sequências do rRNA 16S e dos genes *rpoB* (que codificam a subunidade β da RNA-polimerase bacteriana) das cepas típicas de nove espécies de *Klebsiella*. Os resultados dessa análise confirmaram que *Klebsiella* é heterogênea e composta de espécies que formam três grupos filéticos. O grupo I abrange *K. pneumoniae* subespécies *pneumoniae*, *rhinoscleromatis* e *ozaenae* e *K. granulomatis*; o grupo II inclui *K. ornithinolytica*, *K. planticola*, *K. trevisanii* e *K. terrigena*; e o grupo III contém apenas *K. oxytoca*.[187] Com base nessa evidência, os autores sugeriram que o gênero *Klebsiella* fosse dividido em dois gêneros: *Klebsiella* e *Raoultella* (assim denominado em homenagem ao bacteriologista francês Didier Raoult) e que *K. oxytoca* deveria ser mantida como um táxon monofilético. As espécies incluídas no grupo I foram mantidas no gênero *Klebsiella*, enquanto as espécies do grupo II foram transferidas para o gênero novo *Raoultella*.[187] Granier *et al.*[263] também demonstraram que o táxon de *K. oxytoca* está dividido em dois clados, correspondentes aos dois grupos genéticos conhecidos como oxi-1 e oxi-2.[264] Em 1999, *Calymmatobacterium granulomatis* (suposto agente etiológico da donovanose) foi reclassificado como *K. granulomatis* com base em dados filogenéticos.[95,346] Por fim, três novas espécies ambientais isoladas das plantas e das amostras de

Tabela 6.16 Diferenciação dos gêneros e das espécies principais da tribo Klebsielleae.

Teste bioquímico	Klebsiella		Enterobacter		Pantoea	Hafnia	Serratia	
	K. pneumoniae	K. oxytoca	E. aerogenes	E. cloacae	P. agglomerans	H. alvei	S. marcescens	S. liquefaciens
Indol	−	+	−	−	V (20)	−	−	−
Motilidade	−	−	+	+	V (85)	V (85)	+	+
Lisina	+	+	+	−	−	+	+	+
Arginina	−	−	−	+	−	−	−	−
Ornitina	−	−	+	+	−	+	+	+
DNase (25°C)	−	−	−	−	−	−	+	V (85)
Gelatinase (22°C)	−	−	−	−	−	−	+	+
Fermentação de:								
Lactose	+	+	+	+	V (40)	−	−	−
Sacarose	+	+	+	+	V (75)	−	+	+
Sorbitol	+	+	+	+	V (30)	−	+	+
Adonitol	+	+	+	V (25)	−	−	V (40)	−
Arabinose	+	+	+	+	+	+	−	+

+ = 90% das cepas ou mais são positivas; − = 90% das cepas ou mais são negativas; V = 11 a 89% das cepas são positivas.

solo foram acrescentadas ao gênero: *K. variicola*,[566] *K. singaporensis*[385] e *K. alba*.[680]

As espécies de *Klebsiella* e *Raoultella* estão amplamente distribuídas na natureza e no trato gastrintestinal de seres humanos e animais. A presença de uma espécie de *Klebsiella* deve ser considerada quando colônias grandes de consistência mucoide são formadas nas placas de isolamento primário. No ágar MacConkey, as colônias geralmente parecem grandes, mucoides e arroxeadas, indicando fermentação de lactose e produção de ácido (ver Prancha 6.1 E). Contudo, nem todas as cepas são mucoides e algumas espécies de *Enterobacter* podem ser muito semelhantes às espécies de *Klebsiella* nos testes de triagem. Todas as espécies de *Klebsiella* e *Raoultella* são imóveis e a maioria não descarboxila ornitina (*R. ornithinolytica* é ornitina-positiva) – características que são positivas na maioria das espécies de *Enterobacter*. Algumas cepas de *Klebsiella* e *Raoultella* hidrolisam ureia lentamente e produzem coloração rosa-claro na parte inclinada do ágar de ureia de Christensen. A produção de indol a partir do triptofano pode ser usada para diferenciar as duas espécies principais. *K. pneumoniae* é indol-negativa, enquanto *K. oxytoca* é indol-positiva. Algumas cepas não produzem essas reações clássicas, o que resultou na nomeação de várias espécies adicionais. Veja uma relação das características pelas quais essas diversas espécies podem ser diferenciadas na Tabela 6.17.

K. pneumoniae é isolada mais comumente de amostras clínicas e pode causar uma forma clássica de pneumonia primária. Essa bactéria é encontrada raramente na orofaringe dos indivíduos normais (estado de portador: 1 a 6%);[557] contudo, a prevalência pode chegar a 20% entre os pacientes hospitalizados. Essa colonização pode ser a fonte das infecções pulmonares que ocorrem comumente nos pacientes com distúrbios debilitantes, inclusive alcoolismo, diabetes melito e doença pulmonar obstrutiva crônica.[557] A pneumonia tende a ser destrutiva e causa necrose extensiva e hemorragia, resultando na formação de escarro possivelmente espesso, mucoide e cor de tijolo, ou fino e com aspecto semelhante a "geleia de groselha". Nos casos graves, podem ocorrer abscessos pulmonares, doença cavitária crônica, hemorragia interna e hemoptise. Pleurite também é comum, o que explica por que cerca de 80% dos pacientes queixam-se de dor pleurítica. *K. pneumoniae* também causa várias infecções extrapulmonares, como enterite e meningite (nos lactentes), infecções das vias urinárias (crianças e adultos) e septicemia.

Nas últimas duas décadas, surgiu uma variante clínica hipervirulenta de *K. pneumoniae* (hvKP). Os relatos iniciais originaram-se dos países da costa asiática do Pacífico (p. ex., Taiwan, Coreia, Vietnã e Japão) e descreviam uma síndrome clínica singular de infecções por *K. pneumoniae* adquiridas na comunidade, evidenciada por abscessos hepáticos piogênicos com tendência à disseminação metastática para áreas distantes.[139,393,655] Em seguida, começaram a aumentar os números de casos relatados em América do Norte,[235,345,377,421,454] América do Sul,[647] Caribe[185] e outros continentes do planeta.[175,208,272,601,637,685] Um conjunto de manifestações clínicas e fenótipos bacterianos define essa nova cepa hvKP: (1) sua capacidade de causar infecções em pacientes ambulatoriais saudáveis; (2) focos incomuns de infecção (p. ex., fígado, olhos, LCR); (3) capacidade de produzir disseminação metastática; e (4) formação de colônias hipermucoviscosas quando a bactéria é cultivada em placas de ágar.[593] As colônias hipermucoviscosas são demonstradas por um "teste de corda" positivo. Esse teste é positivado quando uma alça de inoculação de bacteriologia ou uma agulha consegue formar um filamento viscoso com mais de 5 mm de comprimento se tocada na colônia bacteriana e levantada acima da borda da placa de ágar, formando um "cordão de bactérias" (ver Prancha 6.2 H). Em razão das manifestações clínicas graves e singulares dessas cepas hvKP, os laboratórios devem considerar a notificação das cepas de *K. pneumoniae* que apresentem teste de corda positivo como "*K. pneumoniae*

Tabela 6.17 Diferenciação das espécies dos gêneros *Klebsiella* e *Raoultella*.[a]

Teste bioquímico	*K. pneumoniae*, subesp. *pneumoniae*	*K. pneumoniae*, subesp. *ozaenae*	*K. pneumoniae*, subesp. *rhinoscleromatis*	*K. oxytoca*	*R. ornithinolytica*	*R. planticola*	*R. terrigena*
Indol	−	−	−	+	+	V (20)	−
Vermelho de metila	−	+	+	V (20)	+	+	V (60)
Voges-Proskauer	+	−	−	+	V (70)	+	+
Urease	+	−	−	+	+	+	−
Lisina	+	V (40)	−	+	+	+	+
Ornitina	−	−	−	−	+	−	V (20)
ONPG	+	V (80)	−	+	+	+	+
Malonato	+	−	+	+	+	+	+
Crescimento a:[a]							
5°C	−	−	−	−	+	+	+
10°C	−	−	−	+	+	+	+
41°C	+	DI	DI	+	+	+	+

[a]Dados da referência 220.
+ = 90% das cepas ou mais são positivas; − = 90% das cepas ou mais são negativas; V = 11 a 89% das cepas são positivas; DI = dados indisponíveis.

hipervirulenta". Veja mais detalhes sobre o assunto na revisão de Shon *et al.*[593]

▸ **Carbapenemase produzida por *K. pneumoniae*.** Na última década, *K. pneumoniae* produtora de carbapenemase (KPC) tem se espalhado rapidamente pelos hospitais de todo o mundo.[61,466,677] Nos casos típicos, as cepas de KPC são resistentes aos carbapenêmicos (ertapeném, doripeném, imipeném e meropeném), bem como às penicilinas, cefalosporinas, fluoroquinolonas e comumente também aos aminoglicosídios. Como a resistência conferida pela carbapenemase pode ocorrer em outras espécies de Enterobacteriaceae além de *K. pneumoniae*, a expressão "Enterobacteriaceae resistente aos carbapenêmicos (CRE; do inglês, *carbapenem-resistant Enterobacteriaceae*)" foi cunhada como termo preferido com referência a essas cepas resistentes a vários antibióticos. A detecção das bactérias que produzem KPC pode ser difícil com base nos testes de sensibilidade antimicrobiana rotineiros. Por isso, é fundamental adotar medidas eficientes de controle de infecções para limitar a disseminação desses patógenos.[130] As culturas de vigilância têm sido realizadas eficazmente como parte da estratégia de intervenção nacional multifacetada, que tem como objetivo reduzir a disseminação de CRE. Para tanto, usa caldos ou placas de ágar seletivos que contenham carbapenêmicos ou discos,[9,375,396] ou meios cromogênicos seletivos como o CHROMagar® KPC–Colorex KPC (CHROMagar, Paris, França),[9,255,574,669] Brilliance® CRE (Oxoid, Thermofisher Scientific, Lenexa, KS),[171,255] chrom ID CARBA® (bioMérieux, Marcy l'Etoile, França)[651,669] e SUPRACARBA®.[266,467] Ver mais detalhes sobre CRE no Capítulo 17.

As espécies *K. ozaenae* e *K. rhinoscleromatis* não são isoladas comumente e, hoje em dia, são classificadas como subespécies de *K. pneumoniae*; contudo, ambas estão associadas a um espectro singular de doença. *K. ozaenae* está associada à rinite atrófica (também conhecida como ozena) e às infecções purulentas das mucosas nasais. Janda *et al.*[326] também relataram um caso de abscesso da córnea causado por *K. ozaenae*. Os relatos de isolamento dessa bactéria a partir de sangue, urina e tecidos moles sugerem que o espectro das doenças causadas por esse microrganismo seja mais amplo do que se pensava.[258] *K. rhinoscleromatis* causa a doença granulomatosa conhecida como rinoscleroma – uma infecção da mucosa respiratória, da orofaringe, do nariz e dos seios paranasais. É importante fazer correlações clínicas quando essas espécies são isoladas em culturas, de modo a determinar seu significado clínico em cada caso. Ainda que essas duas não sejam mais consideradas espécies propriamente ditas, mas sim cepas bioquimicamente inativas de *K. pneumoniae*,[64] acreditamos que seja clinicamente relevante relatar os nomes *K. ozaenae* e *K. rhinoscleromatis* em razão das doenças específicas associadas a essas duas cepas.

Quase a metade das cepas de *K. oxytoca* isoladas e enviadas aos CDC foi recuperada das fezes e, em ordem decrescente de frequência, também do sangue.[220] Hoje em dia, está comprovado que *K. oxytoca* é o agente etiológico da colite hemorrágica associada aos antibióticos (AAHC; do inglês, *antibiotic-associated hemorragic colitis*).[294] A AAHC é um tipo bem-definido de diarreia associada ao uso de antibióticos, na qual *C. difficile* não está presente e o paciente apresenta diarreia sanguinolenta de início súbito, geralmente com cólicas abdominais graves. A AAHC está associada mais comumente ao uso de penicilinas, quinolonas e cefalosporinas.[294,522] Em geral, a colonoscopia demonstra hemorragia profusa e inflamação da lâmina própria, sem formação de pseudomembranas. A regressão espontânea geralmente ocorre logo depois da interrupção do tratamento com antibióticos.[522] Por motivos desconhecidos, essa colite, causada por *K. oxytoca*, também está associada ao uso concomitante de anti-inflamatórios não esteroides.[294,522]

Considerando o papel desempenhado por *K. oxytoca* na patogenia da AAHC, os laboratórios devem relatar a presença dessa bactéria nas culturas de fezes quando as contagens forem significativas. Na maioria dos pacientes com AAHC, os testes fecais revelam *K. oxytoca* em contagens expressivas (> 10⁶ unidades formadoras de colônia [UFC]/mℓ).[689] Com base em nossa experiência, os pacientes com essa doença apresentam culturas praticamente puras de *K. oxytoca* a partir das fezes. Ao relatarem a presença de *K. oxytoca* nas culturas de fezes, os laboratórios podem querer acrescentar um comentário ao laudo do exame do seguinte tipo: "Existem relatos de que as cepas toxigênicas de *K. oxytoca* causam AAHC. Em geral, os pacientes melhoram depois da interrupção dos antibióticos." *K. oxytoca* não causa colite não hemorrágica.[689] Por isso, os testes para essa bactéria estão justificados apenas para pacientes com diarreia sanguinolenta durante o tratamento antibiótico e contagens significativas de *K. oxytoca* nas suas coproculturas.

Gênero Raoultella. Em 2001, com base nas análises das sequências dos genes do rRNA 16S e *rpoB*, pesquisadores criaram o gênero novo conhecido como *Raoultella* para acomodar os três membros do grupo II do gênero *Klebsiella*, que foram então renomeados: *Raoultella ornithinolytica*, *Raoultella terrigena* e *Raoultella planticola*.[187]

R. ornithinolytica é encontrada nos ambientes aquáticos, nos peixes e nos carrapatos,[445] e é um patógeno raro dos seres humanos; contudo, existem descritos vários casos de bacteriemia causada por essa bactéria.[275,279,417,445,576] As espécies nomeadas mais recentemente – *R. terrigena*[311] e *R. planticola*[32] – refletem suas origens na natureza. *R. terricola* é muito semelhante a *K. pneumoniae* e tem sido isolada principalmente do solo e da água. Nos seres humanos, as cepas foram isoladas das fezes de indivíduos saudáveis[530] e das vias respiratórias;[528] contudo, sua capacidade de causar infecções nos seres humanos está demonstrada. *R. planticola* (sinônimo: *K. trevisanii*)[227,247] tem sido isolada principalmente dos ambientes aquáticos e botânicos. Os primeiros relatos de isolamento em seres humanos provinham de vias respiratórias, urina, líquido cefalorraquidiano e sangue[237,238] e a maioria representava colonização, não infecção. Relatos mais recentes sugeriram que *R. planticola* possa ser o agente etiológico de pancreatite grave,[17] colangite com choque séptico,[682] bacteriemia,[303] infecção urinária,[492] prostatite aguda[366] e conjuntivite crônica,[690] e que possa ser considerado um patógeno emergente.[210]

Estudos realizados na França e na Alemanha sugeriram que, na verdade, até 19% das espécies de *Klebsiella/Raoultella* sejam *R. planticola*.[446,529,531] A ocorrência dessa bactéria nos EUA, porém, parece ser menos frequente.[668] Um problema poderia ser a separação entre *R. planticola* e *R. ornithinolytica*, espécies estreitamente relacionadas e que podem ser diferenciadas por pouquíssimos testes bioquímicos. *R. planticola* é ornitina-descarboxilase (ODC) negativa e indol-variável, enquanto *R. ornithinolytica* é ODC-positiva e indol-negativa. Existem cepas ODC-negativas de *R. ornithinolytica* descritas que provavelmente seriam identificadas como *R. planticola* ou *K. oxytoca* com base nos métodos fenotípicos.[504,653] Em uma comparação de três sistemas de identificação fenotípica, Park et al.[504] relataram que 27/27 dos isolados clínicos de *R. ornithinolytica* foram identificados como *R. ornithinolytica* pelo sistema Vitek® 2; entretanto, o sistema MicroScan® identificou 25/27 (92,6%) como *K. oxytoca* e o API® 20E identificou 24/27 (88,9%) como *K. oxytoca* utilizando PCR de *primer* específico da sequência como método de identificação de referência. Do mesmo modo, Jong et al.[177] relataram dificuldade em diferenciar as espécies de *Raoultella* com base na espectrometria de massa pela técnica MALDI-TOF (MALDI-TOF-MS), porque os espectros de massas de *R. planticola* e de *R. ornithinolytica* são extremamente semelhantes e parecidos com *K. oxytoca*.

A incidência mais alta de infecções causadas por espécies de *Klebsiella* durante a última década provavelmente reflete um aumento das infecções nosocomiais em pacientes debilitados ou imunossuprimidos, bem como uma tendência no sentido da crescente multidrogarresistência. Nos EUA, *Klebsiella* é responsável por 3 a 7% de todas as infecções bacterianas nosocomiais, o que coloca tal bactéria entre os oito patógenos infecciosos mais importantes nos hospitais.[532] *Klebsielleae* mostram uma tendência a conter plasmídios de resistência aos antibióticos; desse modo, pode-se esperar que ocorram infecções causadas por cepas multidrogarresistentes. Quase todas as cepas isoladas clinicamente são resistentes a ampicilina, carbenicilina e ticarcilina. Uma preocupação especial é o aparecimento recente de cepas de *Klebsiella* portadoras de plasmídios, que conferem resistência a um espectro mais amplo de antibióticos betalactâmicos. Esse tipo de resistência é atribuído à produção de enzimas betalactamases conhecidas como ESBL.[327,394] Essas enzimas têm sido encontradas principalmente nas cepas de *K. pneumoniae* e *E. coli*, tornando essas bactérias resistentes à maioria dos antibióticos betalactâmicos, inclusive cefalosporinas de terceira geração. Um aspecto singular das ESBL é sua capacidade de escapar aos testes de sensibilidade utilizados mais comumente, resultando na preocupação de que os microrganismos que contêm tais enzimas sejam descritos como sensíveis aos antibióticos aos quais, na verdade, são resistentes.[316,432] Além disso, a resistência aos carbapenêmicos entre as cepas de *K. pneumoniae* tornou-se difundida nos EUA e em todo o mundo como consequência da disseminação das cepas portadoras do plasmídio bla_{KPC}.[61,677,466] Essa questão já foi analisada nas seções anteriores deste capítulo e está descrita com mais detalhes no Capítulo 17.

K. granulomatis (antes conhecida como *C. granulomatis*)[95] é um bacilo gram-negativo encapsulado exigente encontrado dentro do citoplasma dos macrófagos. Esse é o agente etiológico do granuloma inguinal (também conhecido como donovanose), uma doença sexualmente transmissível que afeta a genitália e as estruturas adjacentes.[561] *K. granulomatis* é encontrada em focos geográficos específicos, por exemplo, Nova Guiné, noroeste da Austrália, sudeste da Índia, Caribe, algumas regiões da América do Sul, partes da África central e região de Kwazulu/Natal, na África do Sul.[347] *K. granulomatis* não pode ser cultivada nos meios de ágar convencionais, embora tenha sido cultivada com sucesso em ovos embrionados e em um sistema de cocultura em monócitos.[347] Hoje em dia, o diagnóstico laboratorial do granuloma inguinal está baseado na observação dos "corpúsculos de Donovan" nos esfregaços ou nas biopsias de tecidos examinados depois da coloração por Giemsa e Wright. Com o objetivo de aumentar a especificidade do diagnóstico, têm sido utilizados os corantes de Dieterle, Warthin-Starry[266] e Giemsa rápido (Diff Quick®).[475] Pesquisadores descreveram uma PCR para detectar donovanose em amostras genitais.[94,96] A azitromicina tornou-se o fármaco preferido e deve ser usado quando esse diagnóstico for suspeito ou confirmado.[474]

Gênero Enterobacter. Como algumas cepas do gênero *Enterobacter* produzem grandes quantidades de gás, durante muitos anos essas espécies eram conhecidas como *Aerobacter aerogenes*. A designação do gênero foi alterada para *Enterobacter* por Hormaeche e Edwards em 1960.[300]

A taxonomia do gênero *Enterobacter* tem uma história complicada, sendo várias espécies transferidas para outros gêneros. Havia 29 espécies e subespécies incluídas originalmente nesse gênero. Contudo, análises taxonômicas polifásicas recentes determinaram que as sequências de nucleotídios de algumas espécies não estavam alinhadas com o gênero *Enterobacter* e, por isso, várias foram transferidas para oito gêneros novos (Tabela 6.18). Como gênero, as espécies de *Enterobacter* têm as características gerais de Klebsielleae, mas podem ser diferenciadas da maioria das espécies de *Klebsiella* por serem móveis e ornitino-positivas. A Tabela 6.19 relaciona as características bioquímicas, por meio das quais as espécies de importância médica podem ser diferenciadas.

Enterobacter aerogenes e *Enterobacter cloacae* são as espécies encontradas mais comumente nas amostras clínicas. Essas bactérias estão amplamente distribuídas na água, nos esgotos, no solo e nos vegetais. Elas fazem parte da flora entérica comensal e não parecem causar diarreia, embora tenha sido isolada uma cepa que produzia toxina semelhante à de Shiga nas fezes de um bebê com síndrome hemolítico-urêmica.[508] Essas duas espécies também estão associadas a várias infecções oportunistas das vias urinárias, do trato respiratório e das feridas cutâneas e, ocasionalmente, causam septicemia e meningite.[505] *E. cloacae* está diretamente relacionado a outras cinco espécies de *Enterobacter*, sejam elas: *E. asburiae*, *E. hormaechei*, *E. kobei*, *E. ludwigii* e *Lelliottia*

Tabela 6.18 Taxonomia das espécies de *Enterobacter* – 29 espécies, inclusive subespécies.

Designação antiga	Nome atual	Sinônimo	Referência
E. aerogenes	O mesmo	Klebsiella mobilis, Aerobacter aerogenes	
E. agglomerans	Pantoea agglomerans	Erwinia herbícola, Erwinia milletiae	Gavini et al.[248]
E. amnigenus	Lelliottia amnigena		Brady et al.[62]
E. arachidis	Kosakonia arachidis		Brady et al.[62]
E. asburiae	O mesmo		
E. cancerogenus	O mesmo	Erwinia cancerogena, Enterobacter taylorae	
E. cloacae	Essa espécie foi dividida em subespécies (ver adiante)		
	E. cloacae subesp. cloacae	Aerobacter cloacae, Bacillus cloacae	Hoffmann et al.[293]
	E. cloacae subesp. dissolvens	Enterobacter dissolvens, Erwinia dissolvens	Hoffmann et al.[293]
E. cowanii	Kosakonia cowanii		Brady et al.[62]
E. dissolvens	E. cloacae subesp. dissolvens	Enterobacter dissolvens, Erwinia dissolvens	Hoffmann et al.[293]
E. gergoviae	Pluralibacter gergoviae		Brady et al.[62]
E. helveticus	Franconibacter helveticus	Cronobacter helveticus	Brady et al.,[62] Stephan et al.[612]
E. hormaechei	O mesmo	Grupo entérico 75 dos CDC	
E. intermedius	Kluyvera intermedia	Kluyvera cochleae, Enterobacter intermedium	Pavan et al.[511]
E. kobei	O mesmo	Grupo 21 dos NIH	
E. ludwigii	O mesmo		
E. massiliensis	O mesmo		
E. mori	O mesmo		
E. nimipressuralis	Lelliottia nimipressuralis	Erwinia nimipressuralis	Brady et al.,[62]
E. oryzae	Kosakonia oryzae		Brady et al.[62]
E. pulveris	Franconibacter pulveris	Cronobacter pulveris	Brady et al.,[62] Stephan et al.[612]
E. pyrinus	Pluralibacter pyrinus		Brady et al.[62]
E. radicincitans	Kosakonia radicincitans		Brady et al.[62]
E. sacchari	Kosakonia sacchari		Gu et al.[270]
E. siamensis	O mesmo		
E. sakazakii	Cronobacter sakazakii	"Enterobacter cloacae de pigmentação amarela"	Iversen et al.[310]
E. soli	O mesmo		
E. taylorae	Enterobacter cancerogenus	Grupo entérico 19 dos CDC	Schønheyder et al.[585]
E. turicensis	Siccibacter turicensis	Cronobacter zurichensis	Brady et al.,[62] Stephan et al.[612]
E. xiangfangensis	O mesmo		Gu et al.[270]

Tabela 6.19 Diferenciação das espécies clinicamente importantes dos gêneros *Cronobacter*, *Kluyvera*, *Kosakonia*, *Lelliottia* e *Pluralibacter*.[a]

Teste	E. aerogenes	L. amnigenus, biogrupo 1	L. amnigenus, biogrupo 2	E. asburiae	E. cancerogenus	E. cloacae	K. cowanii	P. gergoviae	E. hormaechei	K. intermedius	E. kobei	C. sakazakii
Vermelho de metila	−	−	V (65)	+	−	−	DI	−	V (57)	+	−	−
Voges-Proskauer	+	+	+	−	+	+	+	+	+	+	+	+
Lisina	+	−	−	−	−	−	−	+	−	−	−	−
Arginina	−	−	V (35)	V (21)	+	+	−	−	V (78)	−	+	+
Ornitina	+	V (55)	+	+	+	+	+	+	V (91)	V (89)	+	+
Urease	−	−	−	V (60)	−	V (65)	−	+	V (87)	−	−	−
Motilidade	+	+	+	−	+	+	+	+	V (52)	V (89)	+	+
Fermentação de:												
Lactose	+	V (70)	V (35)	V (75)	−	+	+	V(55)	−	+	+	+
Sacarose	+	+	+	−	+	+	+	+	+	V (65)	V(25)	+
Adonitol	+	−	−	−	−	V (25)	−	−	−	−	−	−
Sorbitol	+	−	+	+	−	+	−	−	−	+	+	+
Rafinose	+	+	−	V (70)	−	+	+	+	−	+	+	+
Ramnose	+	+	+	−	+	+	+	+	+	+	+	+
Melibiose	+	+	+	−	+	+	+	+	−	+	+	+
Pigmento amarelo	−	−	−	−	−	−	V(66)	−	−	−	−	+

[a]Esta tabela inclui apenas as espécies de *Enterobacter* isoladas de amostras clínicas humanas. As cepas negativas para as 3 descarboxilases podem ser *Pantoeae* spp., enquanto as cepas lactose-negativas e sacarose-negativas, mas lisino-positivas, podem ser *Hafnia alvei* (Tabela 6.16).
+ = 90% das cepas ou mais são positivas; − = 90% das cepas ou mais são negativas; V = 11 a 89% são positivas; DI = dados indisponíveis.

[*Enterobacter*] *nimipressuralis*. Essas seis espécies são descritas coletivamente como complexo *E. cloacae*. Além disso, a espécie *E. cloacae* é dividida em duas subespécies: *E. cloacae* subesp. *cloacae* e *E. cloacae* subesp. *dissolvens* (antes conhecida como *E. dissolvens*).[293] A diferenciação dessas espécies e subespécies com base em testes fenotípicos é difícil, e a separação por meio da técnica MALDI-TOF-MS ainda não é possível. Por isso, os laboratórios podem optar por relatar a detecção dessas espécies como "complexo *E. cloacae*". O significado clínico das espécies desse complexo foi revisado por Mezzatesta et al.[434]

E. asburiae (antes conhecida como grupo entérico 17 dos CDC, ou *Citrobacter* atípico) é bioquimicamente semelhante a *E. cloacae*; contudo, ocupa posição singular entre as espécies de *Enterobacter* por ser imóvel e VP-negativo. Essa bactéria foi isolada de vários materiais humanos, como urina, sangue, secreções de feridas ou vias respiratórias e fezes.[69] Pesquisadores descreveram um caso de pneumonia por *E. asburiae* adquirida na comunidade.[614] Temos observado variação considerável quanto à capacidade de identificação correta dessas espécies com base nos sistemas disponíveis no mercado.

E. cancerogenus (antes conhecida como *Erwinia cancerogena*, *Enterobacter taylorae* e grupo entérico 19 dos CDC)[221,585] foi descrita como causa de várias infecções clínicas, inclusive osteomielite depois de uma fratura exposta,[666] infecção de feridas,[552] especialmente depois de traumatismos graves ou lesões com esmagamento,[2] infecções urinárias,[555,567] bacteriemia e pneumonia.[567] As características bioquímicas fundamentais são: reações lisino-negativas, arginino-positivas e ornitino-positivas, e reações negativas com adonitol, inositol, sorbitol, rafinose e melibiose. Essa bactéria é lactose-negativa, mas ONPG-positiva, e tem-se observado que as colônias cultivadas em ágar MacConkey desenvolvem centros arroxeados depois da incubação prolongada.

E. hormaechei era uma espécie nova de *Enterobacter* nomeada em 1989 em homenagem ao microbiologista uruguaio Estenio Hormaeche, que (junto com P. R. Edwards) propôs e definiu o gênero *Enterobacter*.[484] Antes conhecido como grupo entérico 75, essa bactéria está bioquimicamente mais próxima de *E. taylorae* (hoje conhecida como *E. cancerogenus*), com exceção de que é ureia-positiva, sacarose positiva e esculino-negativa. *E. hormaechei* foi isolada de sangue, escarro, secreções de feridas ou orelhas, vesícula biliar e fezes. Em março de 1993, pesquisadores dos CDC identificaram um surto hospitalar de septicemia por *E. hormaechei* em uma unidade de tratamento intensivo neonatal.

Cinco lactentes tinham hemoculturas positivas para *E. hormaechei* e outro desenvolveu traqueíte causada por essa bactéria. Além desses, outros quatro foram identificados com colonização por *E. hormaechei*. Nenhuma dessas crianças morreu. As culturas do ambiente demonstraram que o microrganismo estava presente em três incubadoras e uma maçaneta de porta.[101,664] Um surto de infecções sanguíneas causadas por *E. hormaechei* foi descrito em três unidades de tratamento intensivo neonatal do Rio de Janeiro. A revisão dos prontuários dos procedimentos realizados revelou nutrição parenteral como única intervenção comum.[169] Um caso de bacteriemia recidivante causada por *E. hormaechei* foi descrito no Medical Center da University of Illinois em uma criança de 2 anos com neuroblastoma envolvendo um linfonodo supraclavicular esquerdo, uma das glândulas suprarrenais e um linfonodo periumbilical.

Em 1981, o grupo entérico 69 dos CDC foi definido por um grupo de cepas com pigmentação amarela, que se assemelhavam bioquimicamente a *E. cloacae*. Em 1996, *Enterobacter kobei* foi descrita como uma espécie nova de Enterobacteriaceae semelhante a *Enterobacter cloacae*[364] e ao grupo entérico 69, mas que tinha reações negativas nos testes de VP, fermentação de adonitol e produção de pigmento amarelo. Estudos de hibridização do DNA realizados nos CDC e nos National Institutes of Health (NIH) de Tóquio levaram à conclusão de que as espécies do grupo entérico 69 eram variantes bioquímicas de *E. kobei* com pigmentação amarela.[364,482] A maioria das cepas de *E. kobei* foi isolada de espécimes clínicos, inclusive sangue, escarro, secreção faríngea e urina.[364,602] Pesquisadores também relataram um caso de sepse urinária nosocomial em um paciente com história de operação da bexiga.[292]

Assim como alguns outros membros da família Enterobacteriaceae (i. e., *C. freundii, Serratia* spp., *M. morganii, Providence* spp. e *Y. enterocolitica*), as espécies de *Enterobacter* são portadoras de um gene para betalactamase codificada cromossomicamente, que pode ser induzida por alguns antibióticos, aminoácidos ou líquidos corporais.[315,394] Ao contrário das betalactamases mediadas por plasmídios, essas enzimas normalmente não são expressas. Por isso, existe a preocupação de que os microrganismos portadores de genes para betalactamases induzíveis possam apresentar sensibilidade falsa quando testados em seu estado não induzido. Recentemente, pesquisadores descreveram métodos para detectar resistência atribuída às betalactamases induzíveis.[304] Esse tópico está descrito com mais detalhes no Capítulo 17.

Gênero Cronobacter. *Cronobacter* [*Enterobacter*] *sakazakii* foi definido como uma espécie nova por Farmer *et al.*[218] em 1980; contudo, a existência de biogrupos divergentes sugeria que esse microrganismo representasse várias espécies. Utilizando uma abordagem taxonômica polifásica, Iversen *et al.*[309] demonstraram que esses microrganismos abrangiam no mínimo cinco genomoespécies e sugeriram que tais espécies deveriam ser transferidas para um gênero novo (*Cronobacter*) dentro da família Enterobacteriaceae, incluindo inicialmente quatro espécies nomeadas. A taxonomia foi ampliada a cinco espécies nomeadas em 2008,[310] sete em 2011, nove em 2012[333] e 10 em 2013.[62] Em 2014, *C. helveticus* e *C. pulveris* foram reclassificados no gênero *Franconibacter*, enquanto *C. zurichensis* foi reclassificado no gênero novo *Siccibacter* e renomeado como *S. turicensis*[612] (Boxe 6.13 e Tabela 6.18).

Boxe 6.13

Espécies de *Cronobacter* nomeadas atualmente

C. condimenti
C. dublinensis subesp. *dublinensis*
C. dublinensis subesp. *lactaridi*
C. dublinensis subesp. *lausannensis*
C. helveticus (sinônimo: *Franconibacter helveticus*)
C. malonaticus
C. muytjensii
C. pulveris (sinônimo: *Franconibacter pulveris*)
C. sakazakii
C. turicensis
C. universalis
C. zurichensis (sinônimo: *Siccibacter turicensis*)

Com exceção de *C. condimenti*, todas as espécies de *Cronobacter* foram associadas a casos clínicos de infecção de lactentes ou adultos.

C. sakazakii, também conhecido como *E. cloacae* de pigmentação amarela,[218] foi detectado em vários casos de meningite e sepse neonatais.[47,145,332,357,452,638] Pesquisadores relataram taxas de mortalidade de até 75%,[373,459] indicando que essa bactéria pode ser extremamente virulenta. Estudos recentes relacionaram a infecção por *C. sakazakii* em recém-nascidos com fórmulas lácteas em pó contaminadas.[121,126,641] O pigmento amarelo-brilhante (especialmente intenso quando as culturas são incubadas a 25°C) e a estrutura "dura" das colônias são indícios iniciais de que esse microrganismo está presente (*Pantoea agglomerans* também produz um pigmento amarelo, geralmente menos intenso e apenas depois da incubação prolongada a temperatura ambiente). O padrão de descarboxilase de *C. sakazakii* (lisino-negativo, arginino-positivo e ornitino-positivo) ajuda a diferenciá-lo de *E. aerogenes* (lisino-positivo, arginino-negativo e ornitino-positivo) e de *P. agglomerans* (lisino-negativo, arginino-negativo e ornitino-negativo); além disso, *Enterobacter* [*Cronobacter*] *sakazakii* não fermenta sorbitol, em contraste com *E. cloacae*. *C. sakazakii* é naturalmente resistente a todos os macrolídios, lincomicina, clindamicina, estreptograminas, rifampicina, ácido fusídico e fosfomicina, mas é sensível a tetraciclinas, aminoglicosídios, vários betalactâmicos, cloranfenicol, agentes antifolato e quinolonas.[618]

Gênero Hafnia. Os membros do gênero *Hafnia* são isolados comumente do trato gastrintestinal de seres humanos e animais, além de alimentos como carnes e laticínios.[321] No passado, acreditava-se que *Hafnia alvei*, antes conhecida como *Enterobacter hafnia*, fosse a única espécie do gênero *Hafnia*. Contudo, estudos de hibridização do DNA realizados nos CDC na década de 1970 revelaram que *H. alvei* era geneticamente heterogênea e consistia no mínimo em dois GH do DNA, designados como GH 1 e GH 2. Utilizando técnicas moleculares e dados fenotípicos, Huys *et al.*[305] confirmaram que *H. alvei* abrangia no mínimo dois táxons no nível das espécies, das quais o GH 1 correspondia a *H. alvei* e o GH 2 constituía uma espécie nova, para a qual foi sugerido o nome *Hafnia paralvei*.

As características bioquímicas das espécies de *Hafnia* são semelhantes às das espécies de *Enterobacter*, com exceção de que as primeiras não formam ácidos a partir dos seguintes carboidratos: lactose, sacarose, melibiose, rafinose, adonitol, sorbitol, dulcitol e inositol (ver Tabela 6.16). As espécies de *Hafnia* podem ser diferenciadas das espécies de *Serratia* pelo fato de não produzirem lipase, gelatinase ou desoxirribonuclease. Também observamos que, ao contrário das outras espécies da família Enterobacteriaceae, as espécies de *Hafnia* exalam um odor forte de fezes humanas. Abbott *et al.* relataram que as duas espécies de *Hafnia* podiam ser separadas inequivocamente com base em uma bateria de quatro testes. Nos casos típicos, as cepas de *H. alvei* são positivas para malonato, salicina e β-glicosidase, e negativas para D-arabinose, enquanto *H. paralvei* produz reações contrárias.[4]

A importância clínica das espécies de *Hafnia* não está bem-definida. As duas espécies conhecidas foram recuperadas de amostras clínicas com distribuições praticamente iguais,[323] mas pouco sabemos acerca de sua frequência relativa ou da distribuição das doenças que elas causam. As espécies de *Hafnia* foram isoladas das fezes humanas de indivíduos assintomáticos, embora também tenham sido descritos casos isolados de infecções de feridas, abscessos, escarro, urina, sangue e de outros locais. As espécies de *Hafnia* foram associadas a casos de síndrome hemolítico-urêmica,[154] em casos de infecções de tecidos transplantados[578] e sepse depois de transplantes de células-tronco e tecidos.[42,84] Também há evidências sugestivas de que as espécies de *Hafnia* possam ser uma causa emergente de gastrenterite bacteriana aguda.[15,549,550,554,563,667] Entretanto, mais tarde, Janda *et al.* demonstraram que as cepas diarreiogênicas típicas de *H. alvei* que, segundo alguns relatos, continham o gene *eae* de *E. coli* enteropatogênica, na verdade estavam em um grupo de bactérias diarreiogênicas pertencentes ao gênero *Escherichia*, confundidas com *H. alvei* com base no sistema API® 20E.[306,322] Essas cepas foram designadas como a espécie nova *Escherichia albertii*, anteriormente descrita.[306]

Pesquisadores relataram que as cepas de *Hafnia* são uniformemente sensíveis a amicacina, gentamicina, ciprofloxacino, gatifloxacino, ofloxacino, sulfametoxazol-trimetoprima, imipeném, meropeném e cefepima. Em geral, há resistência a betalactâmicos, combinações de betalactâmicos com inibidores e cefalosporinas, em razão da existência de betalactamases cromossômicas AmpC.[4]

Gênero *Kosakonia*. Cinco espécies antes classificadas como *Enterobacter* estão incluídas no gênero *Kosakonia*: *K. arachidis*, *K. cowanii*, *K. oryzae*, *K. radicincitans* e *K. sacchari*.[270]

Originalmente, *K. [Enterobacter] cowanii* foi sugerida como um grupo de microrganismos conhecidos como Grupo 42 dos NIH.[308] As cepas de *K. cowanii* são negativas para as descarboxilases de lisina e ornitina, bem como di-hidrolase de arginina; por isso, quanto ao fenótipo, elas são mais semelhantes a *Pantoea agglomerans*. Os testes úteis para diferenciar entre *K. cowanii* e *P. agglomerans* são a utilização do malonato e de fermentação de dulcitol e sorbitol (ambos negativos em *P. agglomerans*). Das nove cepas estudadas, oito foram isoladas de amostras clínicas: urina (quatro), escarro (duas), sangue (uma) e pus (uma) – mas sua importância clínica é desconhecida.[308]

Gênero *Lelliottia*. O gênero *Lelliottia* abrange duas espécies: *Lelliottia [Enterobacter] amnigena* e *Lelliottia [Enterobacter] nimipressuralis*.[62]

L. amnigena é basicamente uma bactéria aquática, embora também tenha sido isolada de amostras humanas.[313] Existe um caso relatado na França de septicemia pós-transfusional causada por essa bactéria.[317]

Pesquisadores relataram que *L. amnigena* causou sepse depois de transfusão de sangue[317] e transplante de coração.[56] Outros focos infecciosos (colecistite, cistite, linfadenite, osteomielite) também foram associados a essa bactéria.[85]

L. nimipressuralis foi descrita como agente etiológico de pseudobacteriemias secundárias ao uso de algodão salinizado contaminado utilizado antes de se aplicar a solução de iodo para a coleta de sangue para hemoculturas.[351]

Gênero *Pantoea*. O gênero *Pantoea* foi criado em 1989 e sua espécie típica é *Pantoea agglomerans*.[248] Esse táxon inclui as cepas típicas conhecidas antigamente como *Enterobacter agglomerans*, *Erwinia herbicola* e *Erwinia milletiae*. O termo *Pantoea* deriva de uma palavra grega que significa "de todos os tipos e fontes", descrevendo então tais bactérias que provêm de diversas regiões geográficas e nichos ecológicos. Hoje em dia, existem 22 espécies nomeadas do gênero *Pantoea*, a maioria consistindo em patógenos das plantas e raramente associada a doenças humanas. Apenas sete espécies foram relatadas como causas de infecção humana e, dessas, a mais comum é *P. agglomerans*. No início da década de 1970, essa bactéria (então conhecida como *Enterobacter agglomerans*) foi responsável por um surto de septicemia causada por líquidos intravenosos contaminados nos EUA.[405,410] Mais tarde, foram relatados vários casos de sepse associada a *P. agglomerans*, geralmente em recém-nascidos com prematuridade significativa, comorbidade ou cateteres de longa permanência,[45,158,374] mas também em pacientes adultos com comorbidades associadas à imunossupressão.[138,386] *P. agglomerans* também foi associada a casos de artrite ou sinovite séptica,[368] osteíte,[376] colelitíase,[232] infecções respiratórias ocupacionais e alergia cutânea,[437] peritonite[387] e um surto secundário ao uso de nutrição parenteral contaminada.[274] *P. ananatis* (antes conhecida como *P. ananas*) foi isolada de um infiltrado da córnea depois de um acidente com palha de arroz[412] e do sangue de um homem idoso submetido à colonoscopia para tratar hemorragia anal.[172] *P. dispersa* foi isolada das superfícies de plantas, sementes, seres humanos e ambiente. Existem descritos dois casos de sepse neonatal causada por essa bactéria.[427] Quatro espécies de *Pantoea* recém-nomeadas também foram isoladas de amostras clínicas humanas: *P. septica* do sangue e da pele; *P. eucrina* de traqueia, cisto, urina e LCR; *P. brenneri* da uretra e do escarro; e *P. conspicua* do sangue. Contudo, não há referências quanto ao significado clínico dessas bactérias isoladas.[63] *P. gaviniae* e *P. calida* foram isoladas de fórmulas infantis para lactentes e do ambiente em que eram produzidas, mas não existem relatos de infecções humanas.[536] As espécies de *Pantoea* são negativas para as 3 descarboxilases (lisino-negativas, arginino-negativas e ornitino-negativas) e, em geral, têm pigmentação amarela.[248] Veja outras características fenotípicas nas Tabelas 6.7 e 6.16.

Gênero *Pluralibacter*. O gênero *Pluralibacter* contém duas espécies: *Pluralibacter [Enterobacter] gergoviae* e *Pluralibacter [Enterobacter] pyrinus*.[62]

P. gergoviae causa infecções urinárias, e outras cepas foram isoladas do trato respiratório e do sangue.[72] Bioquimicamente, essas espécies estão mais próximas de *E. aerogenes* (lisino-positivas, arginino-negativas e ornitino-positivas), mas têm reação intensa à urease. Essas bactérias também podem ser diferenciadas por suas reações negativas a adonitol, inositol e sorbitol, enquanto *E. aerogenes* é positivo para as três.

Gênero Serratia. As espécies de *Serratia* são singulares entre Enterobacteriaceae porque produzem três enzimas hidrolíticas: lipase, gelatinase e DNase. Outra característica que as diferencia é a resistência à colistina e à cefalotina. Hoje em dia, existem 10 espécies conhecidas, das quais sete foram isoladas de amostras clínicas humanas. A Tabela 6.20 descreve a diferenciação bioquímica das espécies de *Serratia* clinicamente importantes.

S. marcescens é o representante mais importante do gênero *Serratia* e está associada frequentemente a várias infecções humanas, principalmente pneumonia e septicemia dos pacientes com neoplasias reticuloendoteliais em uso de quimioterápicos. Durante algum tempo, essa bactéria era usada como comensal inofensivo para detectar contaminação ambiental, principalmente porque a pigmentação vermelha típica de algumas cepas era fácil de detectar no meio de cultura (ver Prancha 6.2 G). Entretanto, hoje se sabe que esse microrganismo é um patógeno importante com propriedades invasivas e tendência a apresentar resistência a muitos antibióticos utilizados comumente. *S. marcescens* pode ser uma bactéria oportunista nosocomial importante, como demonstrado em um caso recente de meningite infantil depois do uso de uma solução contaminada do desinfetante cloreto de benzalcônio.[577] Hoje sabemos que a espécie antes conhecida como *S. liquefaciens* não representa uma única espécie, mas um conjunto de vários GH-DNA, inclusive as espécies nomeadas como *S. proteamaculans* e *S. grimesii*. Essas bactérias são encontradas nas superfícies das plantas e fazem parte do complexo "*Serratia liquefaciens-proteamaculans-grimesii*." As cepas dessas espécies produzem compostos químicos que promovem o crescimento das plantas, têm propriedades antifúngicas, estimulam o estabelecimento de simbiontes fixadores de nitrogênio e atuam como patógenos dos insetos.[24] Como essas espécies que constituem esse GH não podem ser diferenciadas pelos testes bioquímicos disponíveis hoje em dia, recomenda-se que os membros dessas espécies sejam relatados como "grupo de *Serratia liquefaciens*". Esse grupo pode ser diferenciado de *S. marcescens* por sua capacidade de fermentar L-arabinose.

Como seu nome indica, *S. rubidaea* forma colônias pigmentadas de vermelho, mas raramente é isolada de amostras clínicas humanas. Ursua *et al.*[640] publicaram um caso de *S. rubidaea* isolada da bile e do sangue de um paciente com carcinoma das vias biliares, que fora submetido a procedimentos invasivos. Também existe relato de bacteriemia por *S. rubidaea* em um paciente com cateter arterial.[588] *S. odorifera* produz odor de mofo estragado, semelhante ao odor de batatas com casca. Existem descritos dois biogrupos. O biogrupo 1 tem reações positivas a ornitina, sacarose e rafinose e é isolado predominantemente do escarro; contudo, há relatos de que essa bactéria causou sepse grave em pacientes idosos imunossuprimidos[141,429] e sepse em um adolescente com talassemia *major* esplenectomizado.[256] O biogrupo 2 tem reações negativas a esses três testes e foi isolada do sangue e do líquido cefalorraquidiano.[220] As cepas de *S. plymuthica* também podem produzir pigmento vermelho e foram isoladas do soro, da água e de amostras de escarro humano. Embora geralmente *S. plymuthica* não seja considerada uma causa de infecções humanas graves, relatos recentes demonstraram que ela pode ser um patógeno

Tabela 6.20 Diferenciação das espécies clinicamente importantes do gênero *Serratia*.[a]

Teste bioquímico	S. marcescens	S. liquefaciens	S. rubidaea	S. plymuthica	S. ficaria	S. fonticola	S. odorifera, biogrupo 1	S. odorifera, biogrupo 2
DNase (25°C)	+	V (85)	+	+	+	−	+	+
Lipase (óleo de milho)	+	V (85)	+	V (70)	V (77)	−	V (35)	V (65)
Gelatinase (22°C)	+	+	+	V (60)	+	−	+	+
Lisina (de Moeller)	+	+	V (55)	−	−	+	+	+
Ornitina (de Moeller)	+	+	−	−	−	+	+	+
Odor de batatas	−	−	V	−	+	−	+	+
Pigmento vermelho, rosa ou laranja	V	−	V	V	−	−	−	−
Fermentação de:								
L-arabinose	−	+	+	+	+	+	+	+
D-arabitol	−	−	V (85)	−	+	+	−	−
D-sorbitol	+	+	−	V (65)	+	+	+	+
Sacarose	+	+	+	+	+	V (21)	+	+
Rafinose	−	V (85)	+	+	V (70)	+	+	−
Utilização de malonato	−	−	+	−	−	+	−	−

+ = 90% das cepas ou mais são positivas; − = 90% das cepas ou mais são negativas; V = 11 a 89% das cepas são positivas. A tabela inclui apenas as espécies de *Serratia* que foram isoladas de amostras clínicas humanas.
[a]Dados da referência 253 e da Tabela 6.7.

significativo e causar osteomielite crônica,[687] infecções de feridas[92,146] e bacteriemias adquiridas na comunidade[553] e nos hospitais.[92,184,301] Essa bactéria também foi isolada do líquido peritoneal de um paciente com colecistite.[92] *S. ficaria* tem como hábitats naturais figos e suas vespas.[253] O isolamento dessa espécie de amostras humanas é extremamente raro e, em geral, está associado a relatos de ingestão de figos.[18,29,168] Existe um único relato de isolamento de *S. ficaria* do sangue e de secreções de uma ferida causada por mordida de cão.[166] *S. entomophila* é um patógeno dos insetos e não existem relatos de seu isolamento nos seres humanos. *S. fonticola* não é propriamente uma espécie de *Serratia* e é provável que seja reclassificada. Essa bactéria é aquática e foi isolada raramente de amostras clínicas humanas, principalmente feridas.[57,220,521] *S. fonticola* também foi isolada do sangue de um paciente com câncer digestivo no Medical Center da University of Illinois. A sensibilidade natural a antimicrobianos de cepas de *Serratia* isoladas raramente (*S. ficaria, S. fonticola, S. odorifera, S. plymuthica* e *S. rubidaea*) foi relatada por Stock et al.[615]

Tribo Proteeae. Proteeae abrangem três gêneros: *Proteus, Morganella* e *Providencia*. A Tabela 6.6 descreve as características sugestivas de que um microrganismo pertença a essa tribo. O'Hara et al.[477] revisaram a classificação, a identificação e o significado clínico de Proteeae.

Gênero Proteus. Estudos de semelhança do DNA esclareceram a classificação dos microrganismos incluídos em Proteeae. Hoje em dia, o gênero *Proteus* inclui cinco espécies nomeadas: *P. vulgaris, P. mirabilis, P. myxofaciens, P. penneri* e *P. hauseri*, além de três genomoespécies inominadas, que antes eram identificadas como membros do biogrupo 3 de *P. vulgaris*.[68] Tradicionalmente, as cepas de *P. vulgaris* são classificadas em três biogrupos:

Proteus do biogrupo 1: indol-negativo, salicino-negativo e esculino-negativo; resistente ao cloranfenicol.
Proteus do biogrupo 2: reações positivas ao indol, à salicina e à esculina.
Proteus do biogrupo 3: indol-positivo, salicino-negativo e esculino-negativo.

Proteus do biogrupo 1 é representado por uma única espécie genética e, hoje em dia, é conhecido como *P. penneri*.[286] *Proteus* do biogrupo 2 também é uma espécie única e conserva o nome *P. vulgaris*. *Proteus* do biogrupo 3 consiste em quatro espécies genéticas diferentes, designadas como grupos DNA (genomoespécies) 3, 4, 5 e 6. O grupo DNA 3 pode ser diferenciado de *Proteus* dos grupos DNA 4, 5 e 6 por suas reações negativas ao tartarato de Jordan, à lipase e à DNase (Tabela 6.21). Como o grupo DNA 3 pode ser diferenciado fenotipicamente das outras genomoespécies de *Proteus*, foi oficialmente denominado *Proteus hauseri* em homenagem a Gustav Hauser, microbiologista alemão que propôs o gênero *Proteus* em 1885.[478] *Proteus* das genomoespécies 4, 5 e 6 continuarão sem nomes, até que seja realizada sua diferenciação fenotípica mais precisa. A Tabela 6.21 descreve a diferenciação bioquímica das espécies de *Proteus* e dos grupos DNA.

O gênero *Proteus* é encontrado no solo, na água e nos materiais contaminados por fezes. As espécies de *Proteus* demonstram motilidade exuberante, observada no ágar sem inibidores (p. ex., placa de ágar-sangue) na forma de disseminação ondulante dos microrganismos por toda a superfície do ágar (ver Prancha 6.1 D). Sempre que for observado esse padrão de motilidade, deve-se suspeitar de espécies de *Proteus*. *P. mirabilis* é a espécie isolada mais comumente dos seres humanos, principalmente como agente etiológico de infecções das vias urinárias e de feridas. *P. vulgaris* é isolada mais comumente de focos infectados dos pacientes imunossuprimidos, especialmente dos que utilizam antibióticos por períodos longos. Como se pode observar na Tabela 6.21, *P. vulgaris* é indol-positivo, enquanto *P. mirabilis* é indol-negativo. Desse modo, com a realização de um teste rápido da mancha de indol em uma colônia com padrão típico de motilidade exuberante, pode-se estabelecer a identificação preliminar de *P. mirabilis* ou *P. vulgaris*. As espécies *P. penneri*[286] e *P. myxofaciens* também são indol-negativas, mas raramente são encontradas nos laboratórios clínicos (essa última é um patógeno das larvas da mariposa-cigana, mas não foi isolada das amostras humanas). Portanto, por motivos práticos, o isolamento de uma espécie de *Proteus* indol-negativa pode ser identificado presuntivamente como *P. mirabilis*. Quase

Tabela 6.21 Diferenciação das espécies que fazem parte do gênero *Proteus*.[a]

Teste	P. mirabilis	P. myxofaciens	P. penneri	P. vulgaris	P. hauseri	Proteus vulgaris, biogrupo 3		
						DNA grupo 4	DNA grupo 5	DNA grupo 6
Ornitina	+	–	–	–	–	–	–	–
Indol	–	–	–	+	+	+	+	+
Esculina	–	–	–	+	–	–	–	V (9)
Salicina	–	–	–	+	–	–	–	V (9)
Lipase	+	+	V (35)	V (14)	–	+	+	V (90)
Tartarato	V (87)	+	V (89)	V (14)	–	+	+	+
Ramnose	–	–	–	–	–	+	V (17)	–
DNase, 25°C	V (50)	V (50)	V (12)	+	–	+	+	V (55)
Acetato	V (20)	–	V (12)	V (14)	–	–	V (12)	V (18)

[a]Dados da referência 478.
+ = 90% das cepas ou mais são positivas; – = 90% das cepas ou mais são negativas; V = 11 a 89% das cepas são positivas; os números entre parênteses são as porcentagens das cepas que reagem positivamente.

todas as cepas de *P. mirabilis* são sensíveis à ampicilina e às cefalosporinas, enquanto *P. vulgaris* é resistente; desse modo, a maioria dos pacientes com infecção clínica e isolamento de *Proteus* indol-negativos pode ser tratada com uma das penicilinas ou cefalosporinas de espectro amplo.

P. penneri é muito semelhante a *P. vulgaris*, mas difere desse último por ter reações negativas ao indol, à salicina e à esculina, e por não produzir sulfeto de hidrogênio no meio de TSI. Quando se suspeita de *P. penneri*, deve-se realizar um teste de sensibilidade ao cloranfenicol para confirmar sua identidade. *P. penneri* é resistente ao cloranfenicol, enquanto as outras espécies de *Proteus* indol-negativas são sensíveis a esse antibiótico (ver Tabela 6.21).[286] As infecções humanas comprovadas por *P. penneri* têm sido limitadas basicamente às vias urinárias e às feridas de abdome, virilha, pescoço e tornozelo.[286,367] Em um relato, os autores descreveram um paciente com leucemia que desenvolveu bacteriemia por *P. penneri* com abscesso subcutâneo coexistente na coxa, demonstrando o potencial invasivo dessa bactéria.[209] Os microbiologistas são instruídos a suspeitar de quaisquer cepas isoladas de *P. vulgaris* que sejam indol-negativas e sulfeto-negativas, pois podem ser isolados de *P. penneri*.

Gênero Morganella. Com base nos estudos genéticos realizados por Brenner *et al.* em 1978, a bactéria antes conhecida como *Proteus morganii* foi reclassificada no novo gênero *Morganella* com o nome de *M. morganii*.[64] Estudos realizados por Jensen *et al.* demonstraram que *M. morganii* pode ainda ser separada em três grupos de semelhança do DNA e sete biogrupos.[328] O grupo 1 por semelhança de DNA abrange os biogrupos A a D. O grupo 2 por semelhança de DNA contém os biogrupos E e F e dois terços do biogrupo G (conhecidos como G-2). O grupo 3 por semelhança de DNA inclui o terço restante do biogrupo G (conhecido como biogrupo G-1). Como G-1 e G-2 são fenotipicamente indistinguíveis, Jensen *et al.*[328] sugeriram dividir *M. morganii* em apenas duas subespécies com base na fermentação de trealose. As cepas de *M. morganii* que não fermentam trealose são designadas como *M. morganii* subesp. *morganii*, enquanto as que conseguem utilizar esse açúcar são referidas como *M. morganii* subesp. *sibonii*.

M. morganii causa infecções das vias urinárias e de feridas, e também foi implicada como causa de diarreia. As infecções graves comprovadamente causadas por *M. morganii* incluem um caso de meningite em um paciente com AIDS[416] e um caso de meningite e abscesso cerebral em um bebê com 8 dias de vida.[646] *M. psychrotolerans* é uma cepa psicrotolerante de *Morganella*, que consegue crescer a temperaturas entre 2º e 35ºC. Essa bactéria foi isolada do atum defumado congelado envolvido em um surto de intoxicação histamínica na Dinamarca; contudo, até hoje não existem relatos de infecções humanas causadas por esse microrganismo.[207] Como se pode observar na Tabela 6.6, esse gênero caracteriza-se por um padrão de reação negativa para citrato de Simmon e sulfeto de hidrogênio e positiva para descarboxilase de ornitina. A Tabela 6.22 descreve a diferenciação bioquímica das subespécies e dos biogrupos.

Gênero Providencia. As espécies de *Providencia* clinicamente significativas são: *Providencia alcalifaciens*, *Providencia stuartii*, *Providencia rettgeri* e as recém-descritas *Providencia rustigianii*[287] e *Providencia heimbachae*.[450] Todas as espécies desse gênero desaminam fenilalanina, mas apenas *P. rettgeri* hidrolisa ureia consistentemente. A Tabela 6.23 descreve as diferenças bioquímicas entre as espécies.

Com exceção das infecções urinárias, das quais Penner citou vários surtos nosocomiais,[513] as infecções causadas por espécies de *Providencia* são raras e limitadas a relatos de casos isolados. Todas as espécies podem ser isoladas das fezes; contudo, apenas *P. alcalifaciens* pode causar doença diarreica, geralmente nas crianças.[325] Hickman-Brenner *et al.*[287] designaram *P. rustigianii* ao que antes era conhecido como biogrupo 3 de *P. alcalifaciens*. Essa bactéria também foi isolada das fezes, mas sua função na patogenia das doenças diarreicas ainda é questionável. Uma espécie nova – *P. heimbachae* – foi descrita nas fezes de pinguins e em um feto de vaca abortado.[450] Existe apenas um relato de infecção humana por *P. heimbachae* isolada das fezes de uma mulher de 23 anos com diarreia idiopática.[483] Chamberland *et al.* relataram um caso de infecção por *Providencia stuartii* em um abscesso renal, identificada erroneamente por meio do cartão da Vitek® 2 GN ID (bioMérieux) como *Pasteurella canis* (probabilidade de 99%). A mesma cepa foi identificada pelo sistema API® 20 E (bioMérieux) no nível de gênero como *Pasteurella multocida* (86,1%) versus *Pasteurella pneumotropica/Manheimia haemolytica* (13,5%). Essa bactéria foi identificada pela técnica MALDI-TOF como *Providencia stuartii* quando se utilizaram o sistema Biotyper® (versão do

Tabela 6.22 Diferenciação das espécies do gênero *Morganella*.[a]

Teste bioquímico	*M. morganii* subesp. *morganii* – Biogrupos				*M. morganii* subesp. *sibonii* – Biogrupos		
	A	B	C	D	E	F	G
Lisina	–	+	–	+	+	d+	–
Ornitina	+	+	–	–	+	–	+
Trealose	–	–	–	–	+	+	+
Tetraciclina (% de sensibilidade)	100[b]	100	14	100	0	0	21
Mobilidade	+	–	d+	–	+	+	+

[a]Dados da referência 328.
[b]As cepas com uma zona ≥ 28 mm ao redor da tetraciclina foram consideradas sensíveis (concentração inibitória mínima [CIM] correspondente: ≤ 2 μg/mℓ), enquanto as que apresentam uma zona com diâmetro ≤ 15 mm foram consideradas resistentes às tetraciclinas (CIM correspondente: ≥ 32 μg/mℓ).
+ = 90% das cepas ou mais são positivas; – = 90% das cepas ou mais são negativas; V = 11 a 89% das cepas são positivas; d+ = reação retardada, 50 a 89% são positivas dentro de 48 horas.

Tabela 6.23 Diferenciação das espécies do gênero *Providencia.*[a]

Teste bioquímico	P. alcalifaciens	P. rustigianii	P. heinbachae	P. stuartii	P. rettgeri
Hidrólise de ureia	–	–	–	V (30)	+
Utilização de citrato	+	–	–	+	+
Fermentação de:					
Inositol	–	–	V (46)	+	+
Adonitol	+	–	+	–	+
Arabitol	–	–	+	–	+
Trealose	–	–	–	+	–
Galactose	–	+	+	+	+

+ = 90% das cepas ou mais são positivas; – = 90% das cepas ou mais são negativas.
[a]Dados da referência 450 e de outras fontes.

software 3.0; Bruker-Daltonics, Billerica, MA, EUA) e o Vitek® MS (versão do banco de dados 2.0; bioMérieux). Depois disso, o sequenciamento do gene do rRNA 16S forneceu o resultado definitivo de *Providencia stuartii*.[132]

Tribo Yersinieae. Três espécies de *Pasteurella*, inclusive o agente etiológico da peste humana (*Pasteurella pestis*), foram designadas formalmente a um gênero novo – *Yersinia* – na 8ª edição do *Bergey's Manual* e classificadas na família Enterobacteriaceae. O nome do gênero, *Yersinia*, originou-se do nome do bacteriologista francês Alexander Yersin que, em 1894, identificou pela primeira vez um microrganismo hoje conhecido como *Yersinia pestis*. A Tabela 6.6 descreve as características principais de Yersinieae.

Embora as espécies qualifiquem-se bioquimicamente para sua inclusão entre Enterobacteriaceae, essas bactérias aparecem como cocobacilos pequenos na coloração pelo Gram e podem ser pequenas e puntiformes no ágar MacConkey, principalmente certas cepas de *Y. pestis* e *Y. pseudotuberculosis*. O crescimento ideal ocorre entre 25° e 32°C. As colônias tendem a ter dimensões puntiformes depois de 24 horas de incubação em ágar-sangue de carneiro. Quando a incubação é mantida à temperatura ambiente, depois de 40 horas podem aparecer colônias convexas branco-acinzentadas, que medem entre 1 e 2 mm de diâmetro.

Gênero Yersinia. *Yersinia* é o único gênero da tribo Yersinieae. Três espécies – *Y. pestis, Y. pseudotuberculosis* e *Y. enterocolitica* – foram incluídas quando o gênero foi transferido para Enterobacteriaceae. Em 1980, três espécies novas foram propostas para as cepas que, no passado, constituíam subgrupos de *Y. enterocolitica*:[44,65,73,639] *Y. frederiksenii* foi o nome atribuído ao biogrupo ramnose-positivo;[639] *Y. intermedia* é a designação das cepas atípicas que fermentam ramnose, rafinose e melibiose;[65] e *Y. kristensenii* é o nome conferido ao biogrupo sacarose-negativo e trealose-positivo, que antes fazia parte de *Y. enterocolitica*.[44] Hoje em dia, 17 espécies estão incluídas no gênero *Yersinia*; contudo, apenas três (*Y. pestis, Y. pseudotuberculosis* e *Y. enterocolitica*) são patógenos humanos inquestionáveis. Uma espécie (*Y. ruckeri*) é um patógeno dos peixes, não causa infecção humana conhecida e provavelmente será transferida para outro gênero.[214] A Tabela 6.24 descreve as características diferenciadoras dessas várias espécies clinicamente importantes.

Tabela 6.24 Diferenciação das espécies do gênero *Yersinia.*[a]

Teste bioquímico	Y. pestis	Y. pseudotuberculosis	Y. enterocolitica	Y. frederiksenii	Y. intermedia	Y. kristensenii	Y. aldovae	Y. bercovieri	Y. mollaretii	Y. rohdei
Indol	–	–	V (50)	+	+	V (30)	–	–	–	–
Ornitina	–	–	+	+	+	+	V (40)	V (80)	V (80)	V (25)
Motilidade a 25 a 28°C	–	+	+	+	+	+	+	+	+	DI
Fermentação de:										
Sacarose	–	–	+	+	+	–	V (20)	+	+	+
Ramnose	–	V (70)	–	+	+	+	–	–	–	–
Celobiose	–	–	V (75)	+	+	+	–	+	+	V (25)
Sorbitol	V (50)	–	+	+	+	+	V (60)	+	+	+
Melibiose	V (50)	V (70)	–	–	V (80)	–	–	–	–	V (50)

[a]Dados das referências 43, 660 e de outras fontes. Todos os testes foram realizados entre 25 e 28°C.
+ = 90% das cepas ou mais são positivas; – = 90% das cepas ou mais são negativas; V = 11 a 89% das cepas são positivas; DI = dados indisponíveis.

▶ Peste | *Y. pestis*. Peste é uma doença infecciosa da Antiguidade que persiste nos tempos atuais. *Y. pestis*, que passa obrigatoriamente por um ciclo de vida em pulgas–roedores–pulgas, causa peste bubônica – doença zoonótica rápida e extremamente fatal responsável por no mínimo três pandemias durante os séculos V, VIII a XIV e XIX a XXI (Boxe 6.14).[519]

▶ Epidemiologia. *Y. pestis* é endêmica em vários roedores, inclusive ratos, esquilos do solo, marmotas, camundongos e coelhos. Existem duas formas epidêmicas da doença: peste urbana, mantida na população de ratos urbanos; e peste silvestre, endêmica em 17 estados do oeste dos EUA (Figura 6.7) e mantida por marmotas, camundongos, coelhos e ratos. A bactéria é transferida entre os roedores, ou deles para os seres humanos por meio das pulgas. Os casos humanos têm sido concentrados em duas regiões principais dos EUA: (1) uma área no sudoeste dos EUA, que inclui Novo México, nordeste do Arizona, sul do Colorado e sul de Utah; e (2) uma região na Costa do Pacífico, que abrange Califórnia, Oregon e oeste de Nevada (Figura 6.7).[108] Durante o intervalo de 1988 a 2002, 112 casos de peste humana foram notificados por 11 estados do Oeste. A maioria (97) dos pacientes foi exposta em quatro estados (Novo México, Colorado, Arizona e Califórnia).[122] Cerca de 80% dessas exposições ocorreram nos ambientes peridomiciliares, principalmente nos que ofereciam alimento abundante e abrigos para roedores suscetíveis à peste e infestados por pulgas. As infecções domésticas ocorrem quando seres humanos, animais domésticos (especialmente gatos) e roedores peridomiciliares trazem pulgas para dentro da residência e expõem mais pessoas. Os gatos domésticos que podem vaguear livremente nas áreas em que a peste afeta roedores estão mais sujeitos à infecção e, por isso, acarretam risco mais alto de transmissão peridomiciliar aos seres humanos. Os gatos infectados desenvolvem abscessos orais, por meio dos quais eles transmitem a peste

Boxe 6.14

História da peste

Houve três grandes pandemias de peste com intervalos de 600 anos, cada uma começando no final de um período histórico importante: Peste Justiniana no final da Antiguidade, Peste Negra no final da Idade Média e Pandemia Moderna no final da era atual.

A primeira pandemia. A Peste Justiniana (541-544), assim denominada em referência ao imperador romano do século VI, espalhou-se pelos países do Mediterrâneo entre 532 e 595 e causou mais de 100 milhões de mortes. Essa pandemia começou no Egito e se espalhou pelos países do Oriente Médio e da Europa mediterrânea. Depois disso, as 2ª a 11ª epidemias (558-654) ocorreram a intervalos de 8 a 12 anos e, por fim, afetaram todo o "mundo conhecido".

A segunda pandemia. A Peste Negra (1347-1351) começou na área do mar Negro, espalhou-se para a Sicília e, por fim, afetou toda a região da Europa até Grã-Bretanha, Escandinávia e oeste da Rússia. Cerca de 17 a 28 milhões de europeus morreram da doença, o que representava 30 a 40% da população da Europa. As epidemias continuaram a intervalos de 2 a 5 anos entre 1361 a 1480 e em ciclos menos frequentes ao longo do século XVII. A segunda pandemia também se espalhou por todo o "mundo conhecido".

A terceira pandemia. A Pandemia da Era Moderna começou em 1855 em Yunnan, uma província do sudoeste da China. Hong Kong foi afetada em maio de 1894; Bombaim em 1896; Madagascar em 1898; Egito, Portugal, Japão, Paraguai e África oriental em 1899; e Manila, Glasgow, Sidnei e San Francisco em 1900. Os surtos que ocorreram na Índia causaram mais de 10 milhões de vítimas entre 1896 e 1918, representando a maioria das mortes que ocorrem durante essa pandemia. Em seguida, epidemias localizadas irromperam em todo o planeta até a década de 1950, quando a pandemia terminou.

Peste nos EUA. Depois que a peste apareceu em Hong Kong em 1894, espalhou-se rapidamente e chegou ao porto de San Francisco em 1900 por meio das embarcações. Quase na mesma época, a doença também apareceu no Brasil, em Nova Orleans e em Nova York. A relutância dos oficiais do departamento de saúde da Califórnia em admitir que a peste ocorria em Chinatown resultou na iniciação da infecção silvestre. Através da infecção silvestre (principalmente do esquilo do prado), a infecção finalmente cobriu grande parte do oeste dos EUA (17 estados); a maioria dos casos ocorreu nos estados de Arizona, Califórnia, Colorado, Novo México e Oregon. Entre 1947 e 1996, ocorreram 390 casos de peste nos EUA, resultando em 60 mortes (15,4%). A forma mais comum da doença foi a peste bubônica – 327 (84%) casos resultando em 44 (14%) mortes –, seguida da peste septicêmica primária – 49 (13%) casos e 11 (22%) mortes – e da peste pneumônica primária – 7 (2%) casos e 4 (57%) mortes. Sete casos e um óbito não foram classificados.[115,V]

[V]N.R.T. No Brasil, a peste chegou pelo porto de Santos em 1899, atingindo, em seguida, várias cidades do litoral. O período de maior intensidade na ocorrência da doença antecede a década de 1970, com declínio posterior. Houve epidemias isoladas nos anos 1970, na Bahia, e 1980, nos estados do Ceará e da Paraíba. Atualmente, parte da região Nordeste, bem como a Serra dos Órgãos, no Rio de Janeiro, são as principais áreas com foco natural da peste no Brasil. Há relatos em vários estados do Nordeste, na região semiárida, em Piauí, Ceará, Rio Grande do Norte, Paraíba, Pernambuco, Alagoas e Bahia, alcançando inclusive a parte nordeste de Minas Gerais, no Vale do Jequitinhonha. Na Serra dos Órgãos, o foco envolve os municípios de Teresópolis, Nova Friburgo e Sumidouro. Temos registros de casos esporádicos, concentrados na Bahia, sendo os últimos registrados no município de Feira de Santana, em 2000. Após um período silente de 4 anos, o Ceará registrou o último caso do país, no município de Pedra Branca, em 2005. (De Almeida AMP *et al*. Estudos bacteriológicos e sorológicos de um surto de peste no estado da Paraíba, Brasil. Fontes: Mem Inst Oswaldo Cruz. 1989; 84:249-256; Aragão AI *et al*. Tendência secular da peste no estado do Ceará, Brasil. Cad Saúde Pública. 2007; 23:715-724; Baltazard M. Viagem de estudo ao Brasil para a organização de um projeto de pesquisas sobre a peste. Rev Bras Malariol Doenças Trop. 1968; 20:335-366; Saavedra RC; Dias JP. Infecção por *Yersinia pestis*, no estado da Bahia: controle efetivo ou silêncio epidemiológico? Rev Soc Bras Med Trop. Uberaba. mar./abr. 2011; 2(44). Epub apr. 2011.)

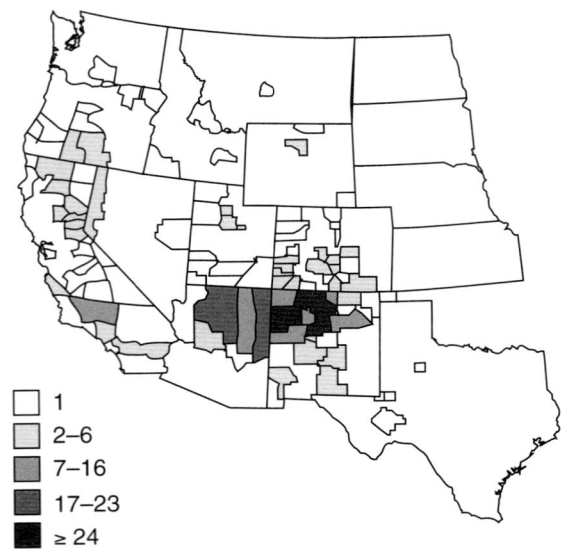

FIGURA 6.7 Números de casos de peste por local – oeste dos EUA, 1970 a 2002. (Centers for Disease Control and Prevention. Imported plague – New York City, 2002, MMWR Morb Mortal Wkly Rep 2003:52:725-728.)

diretamente às pessoas por meio de lambidas, arranhões ou mordidas.[537] Entre 1977 e 1998, foram notificados 23 casos humanos de peste transmitida por gatos nos estados do Oeste e cinco desses pacientes morreram.[243]

Os viajantes podem adquirir peste em uma área e adoecer em outra, na qual a doença não é endêmica (i. e., peste peripatética). Embora seja rara, a peste peripatética tem mais chances de levar ao óbito pela demora em buscar atendimento médico ou pelos erros de diagnóstico nas regiões nas quais os profissionais de saúde podem estar menos familiarizados com a doença.[122] No estado atual de conscientização ampla acerca da possibilidade de terrorismo, os casos peripatéticos também poderiam ser confundidos com os que seriam causados pela dispersão intencional da bactéria causadora da peste (Boxe 6.15).

▶ Síndromes clínicas. Existem três formas clínicas conhecidas de peste: bubônica, septicêmica e pneumônica. Em geral, as formas septicêmica e pneumônica são secundárias à forma bubônica, enquanto essa última é a apresentação mais comum nos EUA (ver Boxe 6.14). A peste bubônica caracteriza-se por edema dos linfonodos cervicais, axilares e inguinais, dependendo da localização da porta de entrada da bactéria. A disseminação hematogênica das bactérias aos outros órgãos

---

Boxe 6.15

Epidemiologia, diagnóstico, tratamento e profilaxia e notificação da peste (*Yersinia pestis*)

Epidemiologia
1. Em geral, a peste é transmitida aos seres humanos por picadas de pulgas de um roedor infectado.
2. Os períodos de incubação são de 1 a 7 dias para a peste bubônica e 1 a 4 dias para a peste pneumônica.
3. A taxa de mortalidade dos casos não tratados de peste bubônica é ≥ 50%.
4. Animais domésticos (i. e., gatos e cães) podem ser portadores de pulgas infectadas pela bactéria causadora da peste.
5. Os riscos incluem caça, uso de armadilhas, gatos domésticos e residência rural em áreas endêmicas para a peste.
6. A transmissão interpessoal pode ocorrer depois do contato com uma lesão supurativa (peste bubônica) ou por meio das gotículas respiratórias (peste pneumônica).
7. Nos casos típicos, a peste adquirida naturalmente começa como peste bubônica; a dispersão intencional (i. e., terrorismo) poderia ser evidenciada principalmente por peste pneumônica.

Manifestações clínicas
1. Os sinais e sintomas incluem febre, calafrios, mal-estar, odinofagia e cefaleia.
2. O paciente comumente tem linfadenite (bubão) e os linfonodos inguinais são afetados em 90% dos casos.
3. A infecção pode progredir para choque (peste septicêmica) e para pneumonia (peste pneumônica).

Exames laboratoriais
1. Coloração bipolar, ovoide com formato de "alfinete de fralda" e bactérias gram-negativas sugerem infecção por *Y. pestis*.
2. O teste de anticorpo fluorescente direto (AFD) ou o ensaio imunossorvente de captura de antígeno ligado à enzima são específicos.
3. Os exames confirmatórios incluem cultura ou aumento de 4 vezes ou mais no título de anticorpo.

Tratamento recomendado
1. Tratamento primário: estreptomicina; alternativas: gentamicina, tetraciclinas ou cloranfenicol.
2. A mortalidade associada à peste bubônica diminui acentuadamente com o tratamento apropriado.
3. Os pacientes com peste pneumônica primária não tendem a sobreviver quando não recebem tratamento apropriado nas primeiras 18 h depois do início dos sintomas respiratórios.

Profilaxia e notificação
1. Instruir o público quanto aos sintomas da peste, ao mecanismo de transmissão e aos métodos de prevenção.
2. Usar repelentes de insetos.
3. Assegurar construções à prova de roedores.
4. Evitar o manuseio de roedores ou acampar perto de covas de roedores.
5. Tratar com inseticidas cães e gatos das áreas rurais em que a peste é endêmica.
6. Notificar os casos de peste e os animais doentes ou mortos às autoridades de saúde.

Ver Prancha 6.5 A a D.
Baseado na referência 122.

e tecidos pode causar coagulação intravascular e choque endotóxico, responsáveis pela coloração escura dos membros (Prancha 6.5 A e Quadro de correlações clínicas 6.5).

▶ Diagnóstico laboratorial. A confirmação laboratorial de todas as formas de peste está baseada em métodos microbiológicos ou na demonstração sorológica do antígeno ou dos títulos de anticorpo. Nossos colegas do Colorado Department of Health observaram que as hemoculturas são positivas em cerca de 80% dos pacientes com peste bubônica e 100% dos casos de peste septicêmica. A coloração pelo Gram (Prancha 6.5 B) do material aspirado dos bubões demonstra bacilos gram-negativos em cerca de dois terços dos casos, enquanto a coloração pelo Giemsa (Prancha 6.5 C) do esfregaço de sangue periférico comumente mostra a coloração bipolar típica de *Yersinia*. As colônias têm crescimento lento nos meios comuns e aspecto de cobre batido quando examinadas sob o estereoscópio (Prancha 6.5 D). A reação observada no ágar de TSI em 24 horas é semelhante à que se observa com as espécies de *Pasteurella* (i. e., produção fraca de ácidos na parte inclinada e pouca ou nenhuma alteração no fundo). Pesquisadores desenvolveram um teste diagnóstico rápido, que utiliza uma fita de teste com anticorpos monoclonais para detectar o antígeno F1 (proteína específica de *Y. pestis*). Esse teste produz resultados confiáveis dentro de 15 minutos, poderia ajudar a controlar a doença nos países em desenvolvimento e, talvez, acelerar a detecção e o tratamento da infecção durante um ataque de bioterrorismo.[134]

▶ Infecções causadas por *Y. pseudotuberculosis*. *Y. pseudotuberculosis* também é endêmica em diversos animais (inclusive galináceos) e causa linfadenite mesentérica, principalmente nas crianças com um quadro clínico semelhante ao da apendicite aguda.[631] Em casos raros, ocorre uma forma septicêmica de infecção por *Y. pseudotuberculosis*, descrita principalmente em pacientes com alguma doença subjacente (p. ex., cirrose hepática, hemocromatose ou diabetes) e acarreta taxa de mortalidade alta (75%), apesar do tratamento com antibióticos.[395] Também existem relatos de casos raros de infecção urinária e prostatite crônica.[155,456] Os veículos de transmissão e as fontes da infecção por *Y. pseudotuberculosis* são desconhecidos. Em razão de sua semelhança com *Y. enterocolitica*, alguns autores presumem que seja um patógeno transmitido por alimentos, mas as evidências nesse sentido limitam-se aos poucos surtos sugestivos e a dois surtos maiores: um no Canadá, relacionado com leite pasteurizado,[469] e outro na Finlândia, atribuído à alface-americana contaminada e originado de uma fazenda que utilizava água não tratada para irrigar os campos por aspersão.[471] Os testes bioquímicos principais utilizados para diferenciar *Y. pseudotuberculosis* de *Y. enterocolitica* são ornitina-descarboxilase, sacarose e sorbitol. A primeira bactéria é negativa para todos esses três testes, enquanto a segunda é positiva (Tabela 6.24).

▶ Infecções causadas por *Y. enterocolitica*. *Y. enterocolitica* está amplamente distribuída nos reservatórios aquáticos e nos animais, mas os suínos atuam como reservatório principal

Quadro de correlações clínicas 6.5 Peste humana

Quando os bacilos da peste (*Y. pestis*) são introduzidos em um hospedeiro humano, os microrganismos replicam na área inicial de infecção, que pode ser o local da picada de pulga, a corrente sanguínea ou o pulmão; por isso, podem ocorrer três formas clínicas da doença:

1. **Bubônica.** O período de incubação da peste bubônica é de 7 dias ou menos a contar da picada de uma pulga infectada. As bactérias patogênicas espalham-se para os linfonodos regionais, geralmente nas virilhas (mais comum), nas axilas ou no pescoço. Um sinal precoce da infecção linfonodal é o aparecimento de inflamações grandes e dolorosas conhecidas como bubões. Em geral, o paciente tem febre de início súbito, calafrios, fraqueza e cefaleia. Depois de algumas horas, os pacientes podem sentir dor intensa nas regiões anatômicas dos bubões. Os pacientes tornam-se prostrados e letárgicos, e podem ficar agitados, especialmente quando os bubões são tocados. A peste bubônica é a forma mais branda da doença, mas a taxa de mortalidade dos casos não tratados é de cerca de 75%.
2. **Pneumônica.** Em geral, essa forma é secundária à peste bubônica, embora também possa resultar da exposição direta às gotículas respiratórias de outro paciente com peste pneumônica ou de um gato infectado.[202,665] O período de incubação da peste pneumônica é mais curto (2 a 3 dias). Inicialmente, os pacientes têm febre e mal-estar e, depois de 1 dia, apresentam sinais pulmonares. Nesses casos, as manifestações clínicas são tosse, dor torácica e hemoptise, geralmente com escarro purulento contendo bacilos da peste (Prancha 6.5 B e C). A peste pneumônica é seguida rapidamente de sepse e morte a menos que o tratamento antibiótico seja iniciado no primeiro dia. A taxa de mortalidade passa de 90% se o paciente não for tratado. Os casos suspeitos de peste pneumônica devem ser colocados em isolamento respiratório e notificados imediatamente às autoridades de saúde pública, de modo que possam ser iniciados procedimentos rápidos de diagnóstico, avaliação ambiental e medidas de controle.
3. **Septicêmica.** A infecção direta da corrente sanguínea depois de uma picada de pulga, ou a disseminação dos bacilos da peste dos linfonodos para a circulação, pode causar peste septicêmica. Todos esses pacientes têm hemoculturas positivas. A doença caracteriza-se por febre alta, *delirium*, convulsões (crianças), choque séptico e coagulação intravascular disseminada (CID). Os pacientes desenvolvem manchas hemorrágicas pretas (Prancha 6.5 A) que originaram o nome da peste: "Peste Negra".

Diagnóstico. A peste deve ser considerada nos pacientes febris expostos a roedores ou outros mamíferos em áreas endêmicas conhecidas (Figura 6.7). O diagnóstico diferencial da peste inclui síndrome de Reye, tularemia, pneumonia bacteriana e abdome agudo cirúrgico. A evolução febril de um paciente prostrado com bubão deve sugerir peste ou tularemia: nesse caso, o diagnóstico bacteriológico pode ser estabelecido facilmente por meio de um esfregaço e da cultura do material aspirado do bubão.

Tratamento. Tratamento primário: estreptomicina; alternativas: gentamicina, tetraciclinas ou cloranfenicol.[122]

Modificado da referência 619.

das cepas patogênicas ao ser humano.[59] Essa é a espécie de *Yersinia* isolada mais comumente das amostras clínicas. Nos seres humanos, a porta de entrada é a via orodigestiva, e a infecção ocorre no íleo terminal que, anatomicamente, está localizado perto do apêndice. Os microrganismos aderem e penetram no íleo, causando ileíte terminal, linfadenite e enterocolite aguda com manifestações secundárias como eritema nodoso, poliartrite[643] e, menos comumente, septicemia[153,233] e endocardite.[251] A septicemia causada por *Y. enterocolitica* está associada quase exclusivamente aos pacientes com sobrecarga de ferro, ou que fazem tratamento com desferrioxamina (um agente quelante do ferro).[59] Os pacientes com β-talassemia e excesso de ferro estão mais sujeitos a ter yersinose grave, mesmo quando sua sobrecarga de ferro (avaliada pelo nível sérico de ferritina) está apenas moderadamente elevada e não estão em tratamento com agentes quelantes do ferro.[8] Existem seis biovariantes (1A, 1B, 2, 3, 4 e 5) e mais de 50 sorogrupos de *Y. enterocolitica*; contudo, geralmente apenas cinco (designados como O:1,2a,3; O:3; O:5,27; O:8; e O:9) são considerados patogênicos aos seres humanos.[48] O biogrupo 1A não tem determinantes de virulência das cepas invasivas e não é considerado patogênico.[59] Os biogrupos restantes são de origem humana e podem ser divididos em biogrupo 1B (encontrado principalmente nos EUA) e biogrupos 2 a 5 (Europa e outros países). Neubauer *et al.*[463] sugeriram a divisão de *Y. enterocolitica* em duas subespécies; *Y. enterocolitica* subesp. *enterocolitica* para o biogrupo 1B e *Y. enterocolitica* subesp. *palaearctica* para as biovariantes europeias.

▶ Associação entre *Y. enterocolitica* e reações transfusionais. *Y. enterocolitica* foi isolada de uma unidade de sangue doado, enviada ao Microbiology Laboratory do University of Illinois Hospital para cultura depois de uma reação transfusional. O paciente que recebeu a bolsa de sangue contaminado desenvolveu calafrios com tremores e uma síndrome semelhante ao choque depois da transfusão de cerca de 50 mℓ. Casos semelhantes também foram descritos em outros países, ilustrando a capacidade que essa bactéria tem de crescer em temperaturas baixas.[50,106,114,314,611,620,635] Entre novembro de 1985 e novembro de 1996, os CDC relataram 21 casos de sepse associada às transfusões de hemácias contaminadas por *Y. enterocolitica*.[114] A investigação desses casos levou à conclusão de que a contaminação do sangue resultou da bacteriemia assintomática por *Y. enterocolitica* entre os doadores de sangue por ocasião da doação. Arduino *et al.*[21] demonstraram que *Y. enterocolitica*, quando foi inoculada em bolsas de concentrado de hemácias e armazenada a 4°C, podia proliferar e produzir endotoxina depois de um período de latência de 2 a 3 semanas. Com base nesses relatos, está claro que *Y. enterocolitica* deve ser considerada sempre que houver suspeita de bacteriemia ou endotoxemia associada às transfusões. Se desejar mais informações, o leitor pode consultar o artigo de revisão de Wagner *et al.*[652]

▶ Associação entre *Y. enterocolitica* e preparação de linguiças caseiras. Nos países nos quais *Y. enterocolitica* tornou-se uma causa importante de diarreia, o sorotipo predominante é O:3, e os suínos parecem ser os reservatórios principais da infecção.[626] Uma revisão das cepas clínicas de *Y. enterocolitica* enviadas ao Yersinia Reference Laboratory dos CDC, entre 1970 e 1980 e de 1986 a 1988, demonstrou mudança do sorotipo predominante de *Y. enterocolitica* O:8 para O:3 nos EUA. Essa mudança coincidiu com um surto de gastrenterite causada pelo sorotipo O:3 de *Y. enterocolitica* em Atlanta entre novembro de 1988 e janeiro de 1989. Esse surto acometeu 15 pacientes (todos afro-americanos), dos quais 14 eram lactentes (com idade média de 3 meses). Todas essas crianças tiveram doença diarreica febril, diretamente associada à preparação doméstica de linguiças (intestino grosso de porcos). Embora nenhum desses lactentes tivesse contato direto com as linguiças cruas, em quase todos os casos as pessoas que cuidavam deles referiam história de limpar linguiças.[378] *Y. enterocolitica* foi cultivada dos recipientes fechados com linguiças, dos contatos domésticos dos casos e também dos recipientes com linguiças compradas nos supermercados da localidade. Em 10 dos 12 contatos domiciliares expostos, as linguiças foram preparadas para uma refeição de Dia de Ação de Graças, Natal ou Ano-Novo. Uma investigação da cadeia de armazenamento dos mercados de Atlanta revelou que a venda das linguiças se limitava em grande parte ao período entre outubro e janeiro, com pico em novembro. Os dados obtidos de outras investigações reforçaram a associação entre a preparação das linguiças durante o período de feriado entre o Dia de Ação de Graças e o Natal e os casos de infecção por *Y. enterocolitica*; isso sugere que a triagem rotineira para *Y. enterocolitica* esteja justificada em alguns hospitais, principalmente nas comunidades negras e especialmente para crianças com menos de 1 ano de vida.[6,123,379,431] Veja informações sobre preparação segura de linguiças no site http://www.ph.dhr.state.ga.us/epi/news/oct02/103102.shtml.[123]

▶ Isolamento de *Y. enterocolitica* de amostras clínicas. A maioria das cepas de *Y. enterocolitica* cresce nos ágares entéricos seletivos e forma pequenas colônias lactose-negativas no ágar MacConkey e no ágar SS em 48 horas. Em alguns laboratórios, as placas com ágar MacConkey inoculadas com amostras de fezes de casos suspeitos de espécies de *Yersinia* são incubadas rotineiramente à temperatura ambiente. *Y. enterocolitica* em particular pode ser isolada mais facilmente das amostras clínicas incubadas a 25°C. O enriquecimento a frio das amostras altamente contaminadas (p. ex., fezes) por incubação das culturas a 4°C por 1 a 3 semanas em solução salina tamponada com fosfato, antes da realização de subculturas em meios entéricos, também facilita o isolamento de *Y. enterocolitica*.[501] Weissfeld e Sonnenwirth[663] relataram que o tratamento das fezes com hidróxido de potássio a 0,5% em uma proporção de 1:2 por 2 minutos, seguido da inoculação no ágar entérico, resultou no isolamento de quantidades maiores de *Yersinia*. Head *et al.*[282] descreveram a superioridade do ágar de cefsulodina–irgasana–novobiocina (CIN) para isolar *Y. enterocolitica* das suspensões de fezes contendo 102 UFC ou menos. O uso dos métodos de enriquecimento a frio e dos meios de cultura especializados (p. ex., ágar de CIN) para isolar *Yersinia* geralmente não é necessário, porque, nos casos de enterocolite, as bactérias são encontradas comumente em concentrações relativamente altas. O uso do ágar de EMB não é recomendado, pois *Y. enterocolitica* é sacarose-positiva e, nesse meio, fica parecida com os coliformes. Um problema semelhante pode ocorrer com o uso do ágar de TSI, que também contém sacarose.

▶ Identificação de *Y. enterocolitica*. *Y. enterocolitica* é bioquimicamente mais reativa à temperatura ambiente que a 37°C. Em nossa experiência, as cepas de *Y. enterocolitica* isoladas geralmente não permitem uma identificação aceitável quando analisadas pelos sistemas Vitek® ou API® 20E a uma temperatura de incubação de 37°C. Entretanto, as tiras de API® 20E incubadas à temperatura ambiente permitem uma identificação aceitável. Essa observação foi confirmada por estudos recentemente publicados.[20,592] Neubauer et al. compararam os sistemas API® 20E, API® Rapid 32 IDE e testes baseados em PCR, e demonstraram que esse primeiro sistema forneceu sensibilidade mais alta, tanto no nível de gênero quanto no de espécies.[464] Um estudo subsequente realizado pelo mesmo grupo observou que o cartão da Vitek® GNI identificou Yersinia com precisão de 96,3% no nível de gênero e precisão de 57,4% no nível de espécies.[388] Embora os antissoros que realmente possam ser usados para sorotipar as cepas de Y. enterocolitica não estejam prontamente disponíveis, Farmer et al. descreveram quatro testes simples, que podem ser utilizados na triagem dos sorotipos patogênicos. Esses testes são os seguintes: teste da pirazinamidase; fermentação de salicina-hidrólise de esculina; fermentação de D-xilose; ágar de oxalato de magnésio e vermelho congo (CR-MOX; do inglês, Congo red–magnesium oxalate) usado para detectar captação desse corante; e crescimento cálcio-dependente a 36°C.[219]

▸ Sensibilidade antimicrobiana de Y. enterocolitica. Y. enterocolitica dos sorogrupos O:3 e O:9 podem produzir duas beta-lactamases mediadas cromossomicamente, resultando em resistência a ampicilina, cefalotina e carbenicilina. As cepas do sorotipo O:8 são sensíveis à ampicilina e têm sensibilidade variável à carbenicilina e às cefalosporinas. Os testes in vitro não são confiáveis e o uso de cefalosporinas de espectro amplo em combinação com um aminoglicosídio parece eficaz para a maioria das infecções extraintestinais, inclusive septicemia.[249] Fluoroquinolonas, isoladamente ou junto a aminoglicosídeos ou cefalosporinas de amplo espectro, também parecem efetivas.[249,580] A sulfametoxazol-trimetoprima mostra eficácia in vitro, mas tem pouco efeito na evolução clínica (duração) da gastrenterite causada por Y. enterocolitica.[6,500]

▸ Outras espécies de Yersinia. Y. frederiksenii é isolada mais comumente de água doce, alimentos e solo não irrigado, e apenas raramente foi isolada de amostras humanas. Essa bactéria pode ser recuperada de amostras do solo utilizando ágar MacConkey ou SS incubado a 25°C por 48 horas; as técnicas de enriquecimento a frio raramente são necessárias. Y. frederiksenii parece fazer parte da flora comensal e não causa diarreia. Farmer et al.[220] descreveram algumas cepas isoladas de seres humanos e encaminhadas aos CDC, obtidas de amostras de feridas e secreções respiratórias.

Y. intermedia também pode ser isolada das amostras fecais humanas por enriquecimento a frio, mas provavelmente não está relacionada com doença intestinal. Bottone[58] revisou a literatura médica até 1976 e encontrou 21 relatos de casos de infecções extraintestinais causadas por essas espécies ramnose-positivas atípicas. Desses casos, oito eram de conjuntivite e três de infecções urinárias. Bottone acrescentou mais três casos representativos de infecções das vias urinárias, de conjuntiva e de abscesso axilar.

Farmer et al.[220] citaram seis amostras recebidas pelos CDC, das quais foi isolada Y. kristensenii: quatro de fezes, uma de sangue e uma de urina. A patogenia dessa bactéria ainda não está definida. Y. aleksiciae é fenotipicamente semelhante a Y. kristensenii, com exceção de que ela é positiva para lisina-descarboxilase. As cepas foram isoladas das fezes de seres humanos, ratos, toupeiras, renas e porcos, assim como de laticínios. O significado clínico dessa bactéria é desconhecido.[604] Pesquisadores descreveram quatro espécies de Yersinia, todas bioquimicamente semelhantes a Y. enterocolitica. Todas elas foram isoladas muito raramente de seres humanos. Y. rohdei foi isolada das fezes de cães, água e fezes humanas.[16] Y. aldovae (antes conhecida como grupo X2 semelhante a Y. enterocolitica) foi encontrada na superfície da água, na água potável e nos peixes.[43] Y. mollaretii (antes descrita como biogrupo 3A de Y. enterocolitica) foi isolada das fezes de seres humanos, da água potável, das carnes e de vegetais crus.[660] Y. bercovieri (antes classificada como biogrupo 3B da Y. enterocolitica) foi descrita em fezes humanas, água, solo e vegetais.[660] Também existem mais cinco espécies de Yersinia (Y. entomophaga, Y. massiliensis, Y. nurmii, Y. pekkanenii e Y. similis), isoladas de reservatórios não humanos e não associadas a infecções humanas.

Tribo Erwinieae. Erwinieae são patógenos principalmente das plantas e são apenas saprófitos nos seres humanos. As espécies do gênero Erwinia podem ser divididas em três grupos filogenéticos. O grupo I abrange as erwínias verdadeiras e inclui E. amylovora, E. mallotivora, E. persicinus, E. psidii, E. rhapontici e R. tracheiphila. As espécies do grupo II foram transferidas para o gênero Pectobacterium e incluem P. carotovorum subesp. atrosepticum, P. carotovorum subesp. betavasculorum, P. carotovorum subesp. carotovorum, P. carotovorum subesp. odoriferum, P. carotovorum subesp. wasabiae, P. cacticidum, P. chrysanthemi e P. cypripedii. Os membros do grupo III foram classificados no gênero novo Brenneria como B. alni, B. nigrifluens, B. paradisiaca, B. quercina, B. rubrifaciens e B. salicis.[280] As espécies de Erwinia, Pectobacterium e Brenneria causam doenças de murcha e apodrecimento das plantas, plantações de alimentos e árvores, ou fazem parte da flora epifítica. Existe um relato de infecção urinária causada por Erwinia persicinus em uma mulher de 88 anos; até então, tal bactéria havia sido isolada apenas de frutas e vegetais.[485] Recentemente, uma espécie patogênica nova isolada de árvores eritrina doentes foi considerada suficientemente diferente das espécies de Erwinia, Brenneria e Pectobacterium para justificar sua classificação em um gênero novo designado Samsonia erythrinae.[621]

Diversos gêneros novos de Enterobacteriaceae

A Tabela 6.25 apresenta uma relação das espécies de Enterobacteriaceae descritas mais recentemente e menos comumente. As designações dos gêneros e das espécies mais recentes originaram-se de estudos de hibridização do DNA e das caracterizações bioquímicas realizadas com cepas atípicas encaminhadas aos CDC e outros laboratórios de referência para identificação e classificação. Alguns dos nomes desses gêneros novos foram aplicados às cepas bacterianas que, no passado, eram conhecidas como grupos entéricos atípicos com base na classificação dos CDC. Vários grupos entéricos ainda não foram nomeados, mas provavelmente alcançarão status de gênero no futuro, depois de reunida quantidade suficiente de cepas.

Características de identificação de espécies novas de Enterobacteriaceae. A Tabela 6.26 descreve as características principais de identificação dos vários gêneros novos. O processo de aprendizagem dos gêneros novos não precisa ser muito difícil, lembrando que a maioria dessas bactérias

Tabela 6.25 Gêneros e espécies novos da família Enterobacteriaceae.

Designação nova	Designação antiga	Comentários
Arsenophonus nasoniae	Espécie nova	Não foi isolada dos seres humanos. Causa o traço destruidor de machos da vespa parasitária Nasonia vitripennis
Averyella dalhousiensis	Grupo entérico 58	Isolada clinicamente de feridas e fezes
Budvicia aquatica	"GH"	H_2S (+). Encontrada comumente na água potável e nas superfícies da água. Foi isolada das fezes humanas, mas não está associada a doenças humanas
Buttiauxella agrestis	"Grupo F"	Bioquimicamente semelhante à Kluyvera. As reações principais são IMViC (–, +, –, +), LAO (–, –, +) e sacarose (–). Isolada da água. Não existem relatos de cepas isoladas de seres humanos
Buttiauxella brennerae	Espécie nova	Isolada de moluscos, água, solo e seres humanos
Buttiauxella ferragutiae	"Grupo F", grupo entérico 63	Isolada da água e do solo
Buttiauxella gaviniae	"Grupo F", grupo entérico 64	Isolada de moluscos
Buttiauxella izardii	Espécie nova	Isolada de moluscos
Buttiauxella noackiae	Grupo entérico 59	Semelhante a Pantoea agglomerans, exceto por ser arginino-positiva. Isolada de moluscos, feridas e escarro humanos, além de alimentos
Buttiauxella warmboldiae	Espécie nova	Isolada dos caracóis
Cedecea davisae	"Subgrupo Davis do grupo entérico 15"	Cedecea é semelhante a Serratia, porque é lipase (+) e resistente à colistina e à cefalotina, mas, ao contrário dessa última, a primeira tem reações (–) para a gelatina e DNase. C. davisae é a espécie mais comum. Escarro é o material no qual é encontrada mais comumente
Cedecea lapagei	"Cedecea espécie 4"	Isolada de amostras das vias respiratórias humanas
Cedecea neteri	"Cedecea sp., cepa 002" "Cedecea sp., cepa 001"	Isolada de hemoculturas de paciente com cardiopatia valvar Isolada do escarro e do sangue represado no coração durante a necropsia
Cedecea sp. 3 Cedecea sp. 5 Cedecea sp. 6	"Cedecea sp., cepa 12"	Ferida do pododáctilo
Ewingella americana	Grupo entérico 40	IMViC (–, +, +, +) e LAO (–, –, –). No passado, as cepas eram classificadas como Enterobacter agglomerans, mas diferem dela porque são arabinose (–). Isolada de escarro, feridas e hemoculturas
Kluyvera ascorbata	Grupo entérico 8	Semelhante a E. coli, exceto por ser positiva para malonato, esculina e citrato. Pigmento roxo-escuro nos meios que não contêm sangue. A amostra mais comum de onde é isolada é o escarro, depois urina, fezes e sangue
Kluyvera cochleae	Espécie nova	Isolada de moluscos
Kluyvera cryocrescens	Grupo entérico 8	Semelhante a K. ascorbata, exceto por crescer e fermentar glicose a 5°C
Kluyvera georgiana	Grupo entérico 8, Kluyvera sp. grupo 3	Isolada de faringe e escarro humanos
Kluyvera intermedia	Enterobacter intermedium	Isolada de ferida do pé, sangue, fezes e bile
Leclercia adecarboxylata	Grupo entérico 41, Escherichia adecarboxylata, Enterobacter agglomerans GH XI	IMViC (+, +, –, –) e LAO (–, –, –). Pigmento amarelo. Semelhante a E. coli nos ágares MacConkey e EMB. Isolada de várias amostras clínicas, alimentos, água e ambiente
Leminorella grimontii	Grupo entérico 57	H_2S (+), TDA (–), LAO (–, –, –) e IMViC (–, +, –, +). Isolada das fezes e urina humanas
Leminorella richardii Leminorella espécie 3	Grupo entérico 57 Grupo entérico 57	Igual a L. grimontii, com exceção de ser IMViC (–, –, –, –)
Moellerella wisconsensis	Grupo entérico 46	Semelhante a E. coli nos meios entéricos. IMViC (–, +, –, +), LAO (–, –, –), lactose e sacarose (+). Isolada originalmente de coproculturas em Wisconsin
Photorhabdus luminescens subesp. luminescens	Xenorhabdus luminescens	Bioluminescente e bioquimicamente inativa. Crescimento ideal a 25°C. Todas as cepas isoladas de seres humanos fazem parte de P. asymbiotica. As colônias têm pigmentação amarela, produzem uma reação hemolítica incomum e são negativas para redução de nitrato. As cepas foram isoladas de feridas e sangue humanos
Photorhabdus luminescens subesp. akhurstii	Espécie nova	

(continua)

Tabela 6.25 Gêneros e espécies novos da família Enterobacteriaceae (*continuação*).

Designação nova	Designação antiga	Comentários
Photorhabdus luminescens subesp. *laumondii*	Espécie nova	
Photorhabdus temperata, subesp. *temperata*	Espécie e subespécie novas	
Photorhabdus asymbiotica	Espécie nova	
Pragia fontium		H_2S (+), bioquimicamente semelhante à *Budvicia*. Isolada mais comumente da água potável da Tchecoslováquia
Rahnella aquatilis	Grupo H2	LAO (−, −, −), imóvel a 36°C, mas móvel a 25°C, PAD (+ fraca), sem pigmento amarelo. Pode ter sido confundida com *E. agglomerans* no passado. Isolada da água, dos alimentos e de várias amostras humanas
Rahnella espécie 2		
Rahnella espécie 3		
Shinwellia pseudoproteus	*Flavobacterium proteus*, *Obesumbacterium proteus*, biogrupo 2	Não há relatos de isolamento dos seres humanos. Contaminante comum em cervejaria. Cresce lentamente quando incubada a 36°C, o que dificulta sua identificação[541,542]
Tatumella ptyseos	Grupo EF-9	Colônias puntiformes de crescimento lento, relativamente inerte. Móvel a 25°C, mas imóvel a 35°C. Os flagelos são polares, laterais ou subpolares, em vez de peritríquios. Zonas amplas de inibição formam-se ao redor dos discos contendo penicilina (10 U). Reação muito lenta (+ fraca) ao PAD. Isolada de amostras clínicas humanas, principalmente escarro
Trabulsiella guamensis	Grupo entérico 90	H_2S (+) e bioquimicamente semelhante a *Salmonella*. IMViC (−, +, −, +), lisina (+), arginina (50% +) e ornitina (+). Isolada do solo e das fezes humanas. Não há indícios de que cause doença
Xenorhabdus beddingii	*Xenorhabdus nematophilus* subesp. *beddingii*	
Xenorhabdus bovienii	*Xenorhabdus nematophilus* subesp. *bovienii*	
Xenorhabdus japonicus		
Xenorhabdus nematophilus	*Achromobacter nematophilus*	Isolada apenas de nematódeos
Xenorhabdus poinarii	*Xenorhabdus nematophilus* subesp. *poinarii*	
Yokenella regensburgei	*Koserella trabulsii*, Grupo entérico 45, biogrupo NIH japonês 9, *Hafnia* atípica, *Hafnia* espécie 3	Bioquimicamente semelhante a *Hafnia alvei*. Difere por ser resistente à colistina e VP (−). Isolada de sangue, feridas, secreções faríngeas, escarro, fezes e água
Grupo entérico 60		Bioquimicamente inativo. Isolado da urina e do escarro
Grupo entérico 68		DNase (+), mas sob outros aspectos é bioquimicamente diferente de *Serratia*. Isolado clinicamente da urina
Grupo entérico 137		Muito semelhante a *Citrobacter farmeri* e *Citrobacter amalonaticus*. Isolado de escarro, urina e feridas[656]

IMViC = indol, vermelho de metila, Voges-Proskauer, citrato; LAO = lisina, arginina, ornitina; MIO = motilidade, indol, ornitina; PAD = fenilalanina-desaminase; GH = grupo de hibridização; + = > 90% das cepas são positivas; − = > 90% das cepas são negativas; v = variável.

representa cepas atípicas diretamente relacionadas com grupos bem-estudados. Por exemplo, os gêneros muito semelhantes *Buttiauxella*[228] e *Kluyvera*[222] evidenciam-se fenotipicamente como "*E. coli* citrato-positiva"; a Tabela 6.26 descreve as características específicas pelas quais elas podem ser diferenciadas. As bactérias pertencentes a *Cedecea*[225,268] são semelhantes a *Serratia*, mas não hidrolisam gelatina ou DNA. Inicialmente, os membros das espécies de *Ewingella*,[267] *Rahnella*[312] e *Tatumella*[295] estavam agrupados como *Pantoea agglomerans* porque apresentam reações negativas para descarboxilases da lisina, ornitina e arginina. Os gêneros *Yokenella*[363] e *Obesumbacterium*[541,542] são semelhantes a *Hafnia alvei*; *Moellerella*[289] pode ser considerada *Providencia* fenilalanino-negativa e lactose-positiva; e *Leminorella*[290] pode ser entendida como uma espécie de *Proteus* fenilalanina-negativo e urease-negativa. Utilizando esse tipo de orientação, a identificação torna-se um pouco mais fácil.

Os padrões reativos desses gêneros e espécies novos foram incorporados aos arquivos de códigos numéricos da maioria dos sistemas de identificação computadorizada. Desse modo, os nomes desses gêneros e dessas espécies podem aparecer nos laudos gerados pelo computador em

Tabela 6.26 Características diferenciadoras de Enterobacteriaceae novas.

Gênero	Características do gênero	Espécies e características diferenciadoras				
			B. agrestis	Kluyvera ascorbata	Kluyvera cryocrescens	
Buttiauxella Ferragut[228] (grupo F, Gavini, 1976)	Indol – VM/VP +/– Citrato + Lisina – Arginina– Ornitina + Sacarose –	Indol Lisina Ascorbato Glicose (5°C) Sacarose	– – – + –	+ + + – +	+ V (23) – + +	
			C. davisae	C. lapagei	C. neteri	SPEC 3	SPEC5
Cedecea, Grimonti[268] (grupo entérico 15)	ONPG + VM/VP + V (50 a 80) Citrato + Esculina + Lipase (óleo de milho) + DNase – Gelatina – Colistina R Cefalotina R	Ornitina Sacarose Sorbitol Rafinose Xilose Melibiose Malonato	+ + – – + – +	– – – – – – +	– + + – + – +	– V (50) – + + + –	+ + + + + + –
			E. americana	P. agglomerans		
Ewingella, Grimonto[267] (grupo entérico 40)	Indol – VM/VP +/+ Citrato + Lisina – Arginina – Ornitina –	Arabinose Xilose Pigmento amarelo	– V (15) –	+ + V (75)		
			K. ascorbata	K. cryocrescens		
Kluyvera, Farmer[222] (grupo entérico 8)	Indol + VM/VP +/– Citrato + Malonato + Esculina +	Ascorbato Glicose (5°C) Lisina	+ – +	– + V (23)		
			L. adecarbo-xylata	E. coli	P. agglomerans	
Leclercia, Tamura et al.[622] (Escherichia adecarboxylata, grupo entérico 41)	Indol + VM/VP +/– Citrato – Lisina – Arginina – Ornitina –	Lisina Adonitol Malonato Pigmento amarelo	– + + +	+ – – –	– – V +	
			L. grimontii	L. richardii	Espécies de Proteus	
Leminorella, Hickman-Brenner[290] (grupo entérico 57)	H₂S + Fenilalanina – Manose – Arabinose + Xilose + L/A/O –/–/–	Vermelho de metila Citrato Dulcitol Fenilalanina Urease Arabinose	+ + V (83) – – +	– – – – – +	+ –/V (15 a 65) – + + –	
			M. wiscon-sensis	Espécies de Providencia		
Moellerella, Hickman-Brenner[290] (grupo entérico 57)	Indol – VM/VP +/– Citrato + Lisina – Arginina – Ornitina – Fenilalanina – Colistina R	Fenilalanina Lactose Sacarose ONPG Tirosina	– + + + –	+ – V (15 a 50) – +		

Tabela 6.26 Características diferenciadoras de Enterobacteriaceae novas (*continuação*).

Gênero	Características do gênero	Espécies e características diferenciadoras			
			R. aquaticus	P. agglomerans	
Rahnella, Izard et al.[312] ("grupo H2")	Indol – VM/VP +/– Citrato + Ureia – Fenilalanina + fraca L/A/O –/–/– Motilidade – (36°C)/+ (25°C)	Motilidade (36°C) Fenilalanina Pigmento amarelo	– + –	+ V (20) V (75)	
			S. pseudo-proteus	Hafnia alvei	H. alvei 1
Shinwellia (*Obesumbacterium*), Priest[541,542]	Indol – VM/VP V (15)/– Citrato – Lisina + Ornitina + Motilidade –	Manitol Salicina Arabinose	– – –	+ V (13) +	V (55) V (55) –
			T. ptyseos	P. agglomerans	
Tatumella, Hollis[295] (biogrupo EF-9)	Indol – VM/VP –/–/(+ Coblenz) L/A/O –/–/– Fenilalanina + fraca Sacarose + Gelatina –	Manitol Fenilalanina Motilidade (36°C) Penicilina	– + – S	+ V (20) + R	
			T. guamensis	Salmonella subgrupo 4	Salmonella subgrupo 5
Trabulsiella, McWhorter et al.[425] (grupo entérico 90)	H_2S + Indol V (40) VM/VP +/– Citrato + Lisina + Arginina V (50) Ornitina + KCN +	Dulcitol Lactose ONPG Malonato Crescimento em KCN Ferm. mucato D-sorbitol	– – + – + + +	– – – – + – +	+ – + – + V (85) +
			Y. regensburgei	H. alvei	
Yokenella, Kosako et al.[362] (*Koserella trabulsii*, grupo entérico 45)	Indol – VM/VP +/– Citrato + Lisina + Ornitina + Celobiose + Melibiose +	VP Citrato Melibiose Colistina R	– + + +	+ – – –	

muitos sistemas disponíveis no mercado. Nesses casos, pode ser necessário checar visualmente cada reação quanto à precisão e avaliar outras características utilizando a Tabela 6.26 ou a Tabela 6.7 ampliada. A correlação cuidadosa da atividade bioquímica com os padrões de crescimento e o aspecto das colônias nos meios de ágar geralmente é suficiente para assegurar uma identificação precisa. Nunca é demais enfatizar que os estudantes e os microbiologistas precisam conservar as orientações fundamentais quanto a morfologia, fisiologia e bioquímica das bactérias, de modo que possam realizar identificações precisas.

Importância clínica das espécies novas de Enterobacteriaceae. A reclassificação e as alterações aparentemente intermináveis da taxonomia bacteriana e o acréscimo frequente de gêneros e espécies novos poderiam ser desencorajadores para estudantes e professores. Entretanto, Farmer et al. conduziram um estudo de pontuações dos biogrupos não classificados submetidos à identificação nos CDC e, em seu trabalho clássico, que resume todos os gêneros antigos e novos de Enterobacteriaceae conhecidos até janeiro de 1985, colocaram em ordem o que não estava.[220] Como foi assinalado por esses pesquisadores, até 95% de todos os espécimes de Enterobacteriaceae isolados nos laboratórios clínicos são *E. coli*, *K. pneumoniae* e *Proteus mirabilis*; mais de 99% das bactérias isoladas fazem parte de apenas 23 espécies, resultando na incidência menor que 1% no isolamento de várias espécies recém-designadas. Desse modo, as bactérias citadas na Tabela 6.25 raramente são encontradas na maioria dos laboratórios clínicos; contudo, como o Dr. Farmer ressaltou, existem ao menos três razões pelas quais essas espécies novas de Enterobacteriaceae são importantes para os microbiologistas clínicos: (1) algumas espécies causam infecções humanas graves; (2) outras aparecem em amostras clínicas, mas sua função etiológica na doença é desconhecida; e (3) algumas são bioquimicamente semelhantes às espécies mais conhecidas e, por isso, podem dificultar a identificação. A importância clínica dessas espécies mais novas isoladas das amostras clínicas humanas pode ser resumida da seguinte forma:

Averyella dalhousiensis é o nome proposto para o grupo entérico 58 dos CDC.[330] *A. dalhousiensis* foi isolada mais comumente de lesões traumáticas, fraturas e feridas e, raramente, fezes.[220] Existe um caso publicado de septicemia associada à infecção de um cateter venoso central.[330] *A. dalhousiensis* não está incluída nos bancos de dados dos sistemas de identificação disponíveis no mercado e é confundida mais comumente com espécies de *Enterobacter*, *Salmonella*, *Serratia*, *Kluyvera* ou *Escherichia*.[330] Existem poucas informações sobre a epidemiologia, a patogenia ou a importância clínica desse microrganismo. As reações fenotípicas estão relacionadas na Tabela 6.7.

Hoje em dia, o gênero *Buttiauxella* inclui sete espécies (ver Tabela 6.25), que ocorrem frequentemente em grandes quantidades nos intestinos de caracóis, lesmas e outros moluscos.[449] Algumas cepas foram isoladas de solos e água potável não poluídos, águas de superfície, esgoto, solo e amostras fecais, mas não foram isoladas de espécies clínicos estéreis primários.[449] Duas cepas de bactérias semelhantes a *B. gaviniae* foram isoladas clinicamente de amostras de urina e ferida da perna na Bélgica. Essas cepas eram bioquimicamente indistinguíveis de *B. gaviniae*, mas o sequenciamento do gene do rRNA16S não foi conclusivo.[174]

Cedecea davisae foi isolada de amostras respiratórias,[31] sangue,[1,13,165,411,516] abscesso escrotal,[30] úlcera cutânea,[277] e úlcera oral.[418] *C. neteri* foi relatada como causa de bacteriemia.[11,225] *C. lapagei* foi referida como causa de infecções pulmonares,[151] peritonite,[170] pneumonia[681] e bacteriemia.[162]

Ewingella americana foi descrita em 1983 e assim denominada em homenagem ao bacteriologista dos EUA William Ewing.[267] As cepas originais foram isoladas de amostras clínicas humanas, inclusive escarro, sangue, secreções faríngeas, feridas de pododáctilo e primeiro quirodáctilo, urina e fezes.[220,267] *E. americana* foi implicada em bacteriemia,[182,524] bacteriemia associada aos cateteres,[408] um surto de bacteriemia nosocomial[523] e um surto de pseudobacteriemia associada aos tubos de coleta de sangue não estéreis.[422,423,424] Essa bactéria também foi associada a colonização de feridas,[40] conjuntivite[283] e peritonite de um paciente em diálise peritoneal.[340]

Hoje em dia, o gênero *Kluyvera* abrange quatro espécies (ver Tabela 6.25).[449,511] Originalmente, as cepas de *Kluyvera* foram isoladas de amostras clínicas humanas e do ambiente. As amostras humanas mais comuns eram de escarro, seguidas de urina, fezes, secreções faríngeas e sangue.[222] As fontes ambientais descritas foram esgoto, solo, ração de galináceos, água, leite e um ralo de hospital.[222] Existem poucos relatos de infecções graves causadas por espécies *Kluyvera*, os quais incluíram vias urinárias,[636] vesícula biliar,[632] sistema digestivo[10,215] e tecidos moles da fronte depois de um corte com lata de repolho.[402] Além disso, existem descritos casos de bacteriemia associada a cateteres,[676] e mediastinite e bacteriemia depois de cirurgias cardíacas abertas.[595] Até 1987, não se conhecia a ocorrência de *K. intermedia* (antes conhecida como *E. intermedius* e grupo H1)[650] nos seres humanos, mas Prats et al.[539] descreveram quatro cepas de *K. intermedia* (*E. intermedius*) isoladas de uma ferida do pé, sangue, fezes e bile. Mais recentemente, O'Hara et al.[486] relataram o isolamento de *K. intermedia* na vesícula de um paciente com colecistite, cuja cultura também cresceu estreptococos do grupo D e *Staphylococcus* coagulase-negativo.

A importância clínica de *L. adecarboxylata* é desconhecida, mas existem relatos de cepas isoladas de amostras humanas como sangue, escarro, urina, fezes e feridas.[164,167,173,178,234,397,420,435,498,560,591,622,629] Existem no mínimo dois relatos de bacteriemia por *L. adecarboxylata* em lactentes prematuros.[453,461] No hospital da University of Illinois, *L. adecarboxylata* foi encontrada como colonizadora do tubo endotraqueal de um recém-nascido e na urina obtida por cistoscopia de um paciente com insuficiência renal. Nos dois casos, a bactéria foi isolada junto com outras espécies patogênicas; por isso, não foi possível definir seu papel etiológico. Em um terceiro caso, *L. adecarboxylata* foi isolada em cultura pura do sangue de um paciente com insuficiência renal crônica em hemodiálise. Stock et al. estudaram os padrões de sensibilidade antimicrobiana natural e os perfis bioquímicos de *L. adecarboxylata*, e relataram que as cepas eram naturalmente sensíveis a tetraciclinas, aminoglicosídios, quase todos os betalactâmicos (exceto dois), quinolonas, inibidores da via do folato, cloranfenicol, nitrofurantoína e azitromicina. Essa bactéria era naturalmente resistente a penicilina G, oxacilina, eritromicina, claritromicina, cetolídios, lincosamídios, estreptograminas, linezolida, glicopeptídios, rifampicina e fosfomicina.[616]

Leminorella foi isolada principalmente das fezes e da urina.[290] Existe um caso relatado de peritonite espontânea causada por *L. grimontii*.[163] Blekher et al.[51] revisaram os prontuários médicos de 14 pacientes dos quais foram isoladas espécies de *Leminorella* e classificaram 43% dos casos como patógenos confirmados, 29% como patógenos prováveis e 21% como patógenos potenciais. As síndromes clínicas incluíam infecções urinárias (6 casos), infecção de ferida cirúrgica (3) e bacteriemia primária, peritonite, infecções respiratórias e infecção dos tecidos moles (1 de cada). Em um caso de bacteriúria assintomática, a cepa isolada não era clinicamente importante.[51] As espécies de *Leminorella* aparecem em colônias lactose-negativas nos meios de semeadura primária e produzem reação alcalina no inclinado e reação ácida fraca com produção de H_2S no fundo do tubo de TSI depois de 48 horas. Semelhante a *Proteus*, as espécies de *Leminorella* são H_2S-positivas, D-manose-negativas e tirosino-positivas, mas, ao contrário dessa última, têm reações negativas para ureia e fenilalanina e reação positiva para L-arabinose.

Moellerella wisconsensis foi encontrada originalmente em amostras de fezes humanas, principalmente no estado de Wisconsin.[289] Também foi isolada de água, animais e outras amostras clínicas além de fezes, como vesícula biliar[476,674] e aspirado brônquico.[654] Entretanto, a maioria das cepas foi isolada de fezes humanas, e existem evidências de que M. wisconsensis esteja associada à diarreia humana.[320] No ágar MacConkey, as colônias tem coloração vermelho-vivo com bile precipitada ao seu redor; desse modo, elas são indistinguíveis das colônias de E. coli.[289] Stock et al. relataram que M. wisconsensis é naturalmente sensível a doxiciclina, minociclina, todos os aminoglicosídios, vários betalactâmicos, todas as fluoroquinolonas, inibidores da via do folato, cloranfenicol e nitrofurantoína.[617]

As espécies de Photorhabdus são as únicas bactérias bioluminescentes terrestres (a bioluminescência bacteriana é encontrada principalmente nas espécies marinhas). A classificação no gênero é complexa e, hoje em dia, existem três espécies conhecidas: P. luminescens (antes conhecida como Xenorhabdus luminescens), P. temperata e P. asymbiotica.[54,231] Há várias subespécies reconhecidas (Tabela 6.25). As espécies de Photorhabdus vivem no intestino de alguns nematódeos patogênicos para os insetos, no qual estabelecem uma relação simbiótica. Os nematódeos dessas espécies conseguem invadir as larvas de insetos suscetíveis e liberam Photorhabdus spp. As bactérias proliferam e matam as larvas do inseto.[250] Os nematódeos patogênicos para insetos que abrigam espécies de Photorhabdus são usados como biopesticidas em alguns países, inclusive EUA e Austrália. Nesses dois países, foi descrito um total 12 infecções humanas por Photorhabdus spp., a maioria consistindo em infecções de pele e tecidos moles, raramente bacteriemia.[223,250,512] As colônias desenvolvem-se nas placas de ágar-sangue depois de 24 a 48 horas de incubação a 35°C e à temperatura ambiente, com uma tendência a "enxamear".[250] A característica que define sua presença é a luminescência fraca, que pode ser detectada a olho nu em ambientes totalmente escuros. Gerrard et al. observaram que é fundamental que os olhos do examinador sejam adaptados à escuridão por 10 minutos.[250] Hoje em dia, as espécies Photorhabdus não constam dos bancos de dados do MicroScan® Rapid ou dos painéis de identificação durante a noite, ou dos cartões Vitek ® GNI+, resultando em erros de identificação quando se utilizam esses sistemas.[250]

O gênero Rahnella consiste em três espécies muito semelhantes: R. aquatilis e duas genomoespécies, que não podem ser diferenciadas fenotipicamente de R. aquatilis, pelo que receberam os nomes comuns Rahnella genomoespécie 2 e genomoespécie 3.[71] Como seu nome indica, o hábitat natural de Rahnella aquatilis é a água, e a maioria das cepas originais da coleção dos CDC foi isolada da água, exceto duas isoladas de seres humanos (uma de ferida por queimadura e outra dos lavados brônquicos de um paciente infectado pelo HIV).[278] Dos poucos casos publicados na literatura sobre R. aquatilis, a maioria descreve infecções em pacientes imunossuprimidos. Além das cepas isoladas pelos CDC, outros autores descreveram o isolamento dessa bactéria de escarro (um paciente com leucemia linfocítica crônica e enfisema),[143] vias urinárias (um paciente com rim transplantado),[14] ferida cirúrgica possivelmente causada por uma fonte nosocomial[413] e sangue de pacientes imunossuprimidos[88,90,242,260,298] e imunocompetentes.[133] R. aquatilis também foi isolada de vegetais (principalmente cenouras) comprados em supermercados[276] e foi identificada como agente etiológico de um odor fenólico/fumarento (devido à produção de guaiacol) no leite achocolatado fervido e refrigerado.[329]

Das cepas originais de Tatumella ptyseos estudadas pelos CDC, 30 originaram-se do escarro, seis de culturas de secreção faríngea, três do sangue e um para cada uma das seguintes amostras: aspirado traqueal, tubo de alimentação, faringe, fezes e urina.[295] Pesquisadores relataram o isolamento de T. ptyseos na hemocultura de um recém-nascido com suposta sepse.[624] Existem três diferenças marcantes entre T. ptyseos e os outros membros da família Enterobacteriaceae: (1) as cepas formam uma zona ampla de inibição ao redor da penicilina; (2) tendem a morrer em determinados meios utilizados no laboratório (p. ex., ágar-sangue) dentro de 7 dias; e (3) geralmente têm apenas um flagelo (polar, subpolar ou lateral) em cada célula.[295]

Trabulsiella guamensis, antes conhecida como grupo entérico 90, é H_2S-positiva e bioquimicamente se assemelha a Salmonella dos subgrupos 4 e 5.[425] Cepas dessa bactéria foram isoladas da poeira de aspirador de pó, solo e fezes humanas; contudo, não há evidência de que ela cause diarreia. O interesse principal do microbiologista clínico por essa bactéria pode ser a possibilidade de que seja confundida com uma cepa de Salmonella (ver Tabela 6.26).

Yokenella regensburgei foi identificada originalmente como biogrupo 9 dos NIH pelo departamento dos NIH no Japão[363] e, mais tarde, ficou evidente que era idêntica a "Koserella trabulsii" (grupo entérico 45) nomeada pelos pesquisadores dos CDC.[288,362] Como o nome Y. regensburgei tem prioridade sobre "K. trabulsii" porque foi publicado antes, o uso desse último termo descritivo foi abandonado. De acordo com os relatos originais, Y. regensburgei foi isolada dos tratos intestinais dos insetos e dos poços de água, assim como de amostras clínicas humanas como feridas dos membros, vias respiratórias superiores, urina, fezes e líquido articular do joelho.[288,363] Mais recentemente, Abbott e Janda descreveram o isolamento de Y. regensburgei do sangue de um paciente com bacteriemia transitória e de uma ferida do joelho de um paciente com diagnóstico de artrite séptica.[3] Esse microrganismo é mais semelhante a H. alvei, da qual precisa ser diferenciado (ver Tabela 6.26).

Técnicas de triagem rápida para identificação imediata

E. coli – bactéria isolada mais comumente nos laboratórios clínicos – geralmente é identificada presuntivamente quando colônias secas oxidase-negativas e fermentativas de lactose no ágar MacConkey produzem reação positiva no teste rápido de indol (quando é testado em uma colônia que cresce nos meios não inibitórios, como é o caso do ágar-sangue), principalmente quando a bactéria é isolada em cultura pura.[34] O teste de indol também é usado em muitos laboratórios para a definição rápida das espécies de Proteus com padrão de motilidade "exuberante" nas placas de isolamento primário.[35] Qadri et al. descreveram um teste rápido (2 minutos) para urease.[544] Esse teste pode ser usado para diferenciar possíveis patógenos fecais que requeiram testes bioquímicos do grupo Proteus–Providencia–Morganella não patogênico. Taylor e Achanzar descreveram o uso do teste de catalase (com H_2O_2 a 3%) como recurso auxiliar à identificação de Enterobacteriaceae.[628] Esses autores observaram reações intensas para catalase entre *Serratia*, *Proteus* e *Providencia*; reações moderadas entre *Salmonella*, *Enterobacter*, *Klebsiella* e raramente *Escherichia*; e reações fracas entre *Shigella* e a maior parte de *Escherichia*. Os mesmos autores relatam o uso do teste rápido para catalase na triagem das colônias suspeitas em meios entéricos, que podem simular patógenos fecais. As colônias de *Serratia*, *Proteus*, *Providencia* ou *Pseudomonas* são descartadas rapidamente por reações de catalase intensas, ao contrário das salmonelas, que são negativas e, por isso, são separadas para avaliação mais detalhada. Chester e Moskowitz[140] descreveram atividade de catalase entre alguns dos membros mais novos da família Enterobacteriaceae e também recomendaram o uso da atividade de catalase como teste complementar rápido. Mulczyk e Szewczuk[448] sugeriram que o teste para PYR seja muito útil à diferenciação entre *Salmonella* e complexo *C. freundii*. Outros autores também observaram a utilidade de usar o teste de PYR para diferenciar *Salmonella* de cepas de *E. coli* (ambas negativas) e *Citrobacter* spp. (PYR +).[131,307] York *et al.*[683] recomendaram um algoritmo para identificação rápida de *E. coli* com base nos testes rápido para oxidase, indol e PYR, observação de fermentação da lactose no ágar MacConkey ou EMB e existência ou não de β-hemólise no meio de BAP (Figura 6.8). Esse algoritmo permitiu a identificação da maioria das cepas suspeitas de *E. coli* com precisão acima de 99% e redução de 75% no custo dos reagentes e no tempo gasto pelos tecnólogos, além de diminuir o tempo necessário até a emissão do resultado. Evidentemente, todas essas abordagens são válidas na era atual de contenção de custos e expectativa de receber resultados imediatamente.

Kits de triagem disponíveis no mercado

Várias empresas comerciais vendem *kits* para detecção e identificação rápidas de *E. coli*: E.COLI SCREEN®, MUG Disk® e BactiCard® *E. coli* (Remel, Lenexa, KS); LyfoKwik OMI (MicroBioLogics, St. Cloud, MN); e ColiScreen® (Hardy Diagnostics, Santa Maria, CA). Esses sistemas de teste estão baseados na observação de que a maioria das cepas de *E. coli* produz reações rápidas ao indol, ao ONPG e ao MUG (4-metilumbeliferil-β-D-glicuronidase).[198,349] A hidrólise do MUG libera 4-MEU, que emite fluorescência intensa quando examinado sob luz ultravioleta (UV) em comprimento de onda longo. Uma aplicação interessante do teste do MUG é na triagem dos isolados de *E. coli* para detectar as cepas do sorotipo O157:H7, que produzem toxina semelhante à toxina de Shiga e estão associadas à colite hemorrágica. Esse sorotipo específico tem reação negativa ao sorbitol e ao MUG.

Também está disponível o RapID® SS/u System (Remel), que consiste em um conjunto de 12 testes cromogênicos com substratos separados e selecionados para identificar rapidamente as bactérias encontradas mais comumente nas infecções urinárias (*E. coli*, *Proteus* spp., *Klebsiella* spp., *Serratia* spp., *Enterobacter* spp., *Pseudomonas* spp., estafilococos coagulase-negativos, enterococos e outras). Os resultados ficam prontos de 30 minutos a 2 horas, dependendo do sistema utilizado e da atividade bioquímica da cepa testada. Outro sistema conhecido como OMP e NGP Wee-Tabs® (KEY Scientific Products, Round Rock, TX) consiste em dois

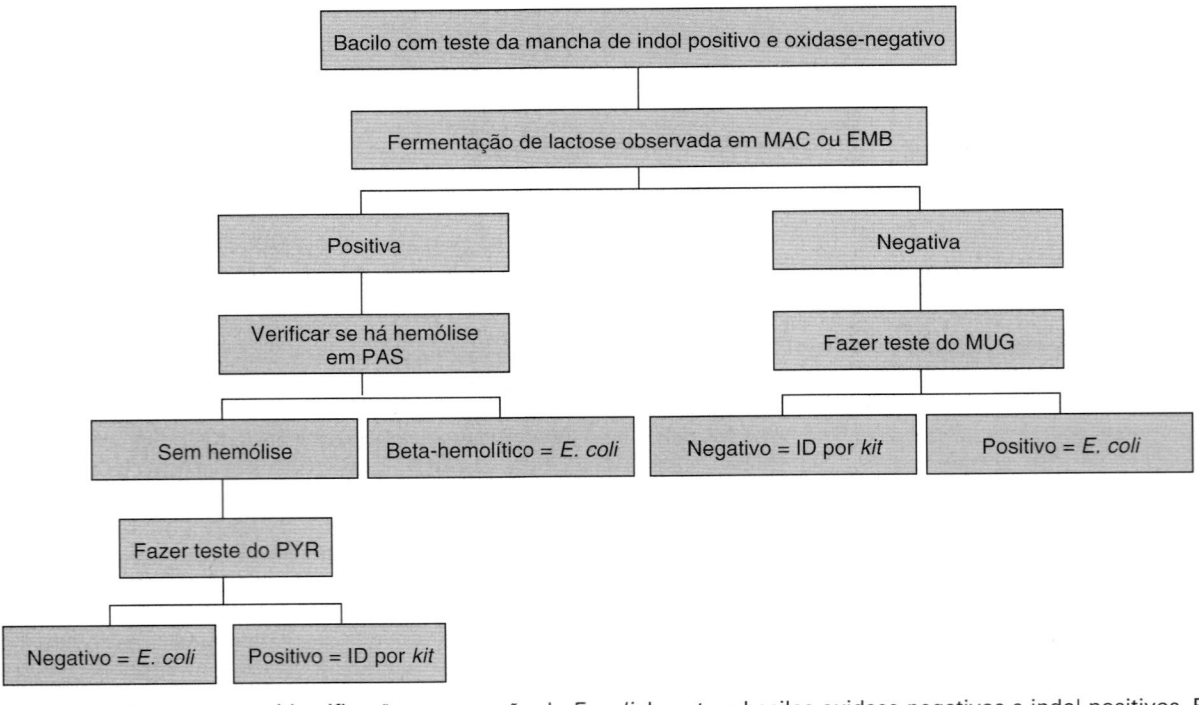

■ **FIGURA 6.8** Esquema para identificação e separação de *E. coli* de outros bacilos oxidase-negativos e indol-positivos. PAS = placa de ágar-sangue; EMB = eosina–azul de metileno; MAC = ágar MacConkey; MUG = 4-metilumbeliferil-β-D-glicuronidase; PYR = L-pirrolidonil-β-naftilamida; ID = identificação. (Modificada de York MK, Baron EJ, Clarridge JE *et al.* Multilaboratory validation of rapid spot tests for identification of *Escherichia coli*. J Clin Microbiol 2000;38:3394-3398.)

comprimidos de substrato que juntos fornecem oito testes enzimáticos e, quando combinados com urease, identificam cerca de 95% de Enterobacteriaceae. Os comprimidos são reidratados em uma suspensão de bactérias, e os resultados ficam prontos de 2 a 4 horas. A Hardy Diagnostics (Santa Maria, CA) oferece o EnteroScreen4®, sistema em tubo único para usar na triagem das fezes para espécies de *Salmonella* e *Shigella*. Esse sistema detecta lisina-desaminase, lisina-descarboxilase, H_2S e ureia na configuração de um único tubo de inoculação.[VI]

Meios de ágar cromogênicos

O ágar cromogênico contém substratos artificiais (cromógenos) que, quando hidrolisados por enzimas microbianas específicas, formam compostos coloridos (Figura 6.6). A Pracha 6.5 E a H ilustra os aspectos de vários tipos de colônias no ágar cromogênico. Kilian e Bülow foram os primeiros a usar meio cromogênico seletivo na identificação de *E. coli* em cultura primária de urina.[350] Hoje em dia, existem no mercado vários meios cromogênicos que permitem a identificação direta de *E. coli*, *P. mirabilis* e espécies de *Enterococcus*: CPS® ID2 (bioMérieux, Hazelwood, MO),[25,93,137,284,419,470, 556,579,670] CHROMagar® Orientation (BD Diagnostics, Sparks, MD; Hardy Diagnostics, Santa Maria, CA),[25,93,189,284,302,428,489, 575,579] Rainbow® UTI (Biolog, Hayward, CA)[53,93,582] e Chromogenic® UTI (Oxoid, Basingstoke, Reino Unido).[25,93,137] De acordo com as avaliações das diversas formulações desses testes, os índices de detecção e identificação foram muito semelhantes.[25,93,137] Em um estudo, o uso do ágar cromogênico permitiu redução de mais de 50% no tempo de inoculação e redução de mais de 20% no tempo de trabalho.[189] De forma a ampliar a identificação a outras espécies, as características das colônias no ágar cromogênico podem ser combinadas com testes de mancha confirmatórios fáceis de realizar, que podem ser efetuados em alguns segundos, seja em tiras de papel ou diretamente no meio de ágar.[489] Entretanto, é importante ressaltar que os inóculos retirados das placas de ágar cromogênico podem não ser apropriados para os testes de sensibilidade realizados em alguns sistemas de testes automatizados. Reisner e Austin demonstraram que os testes de sensibilidade realizados diretamente no meio CPS® ID2 resultaram em índices baixos de erro com todos os microrganismos testados utilizando o sistema Vitek® Legacy (bioMérieux, Hazelwood, MO).[556] Os laboratórios que utilizam meios cromogênicos devem checar com o fabricante do equipamento, de forma a determinar a compatibilidade do uso dos inóculos retirados do ágar cromogênico para realizar antibiograma no sistema utilizado em seu laboratório.

Sistemas de identificação clássicos

Os sistemas disponíveis para identificação e nomeação dos microrganismos são manuais ou computadorizados. Antes de descrever as origens e as aplicações dos sistemas de codificação numérica, revisaremos dois esquemas de identificação bacteriana manuais ainda utilizados: (1) matriz *checkerboard*; e (2) diagramas de fluxo ramificado ou dicotômicos.

Matriz checkerboard

A Tabela 6.7 é um quadro de identificação abrangente, elaborado originalmente por Farmer *et al.* para ser usado nos CDC na identificação de todas as espécies nomeadas, os biogrupos conhecidos e os grupos entéricos anônimos da família Enterobacteriaceae. Essa tabela é um exemplo clássico da matriz *checkerboard* e tem suas vantagens e desvantagens. A matriz é grande: 48 características bioquímicas para 37 gêneros, 148 espécies, biogrupos e grupos entéricos inominados. Os números dos quadros intercruzados representam as porcentagens das cepas, que apresentam reação positiva ou são reativas nos vários testes bioquímicos (listados nas colunas verticais). Em geral, uma reação é considerada positiva quando 90% das cepas ou mais são reativos; negativa quando 10% das cepas ou menos não reagem; e variável quando 11 a 89% das reações são positivos. A capacidade de determinar as reações positivas e negativas para diversas características analisadas por esse tipo de sistema de identificação assegura um grau elevado de precisão diagnóstica. A desvantagem principal da matriz *checkerboard* é o tédio envolvido em equiparar ponto a ponto as diversas reações em comparação com as que são derivadas do meio de teste e construir os padrões que mais se adaptem a um gênero, espécie ou biogrupo específico.

Diagramas de fluxo ramificado

Os fluxogramas foram elaborados para reduzir o tédio de ler as matrizes *checkerboard* e facilitar a identificação das bactérias prováveis seguindo uma série de pontos de ramificação positivos e negativos de um algoritmo dicotômico (Figuras 6.8 e 6.9). Com a disponibilidade dos equipamentos automatizados e dos sistemas de identificação acoplados, que se baseiam em análises computadorizadas de várias reações das características estudadas, os fluxogramas agora são utilizados menos frequentemente nos laboratórios clínicos. Um problema associado ao uso dos fluxogramas é a possibilidade de ocorrer imprecisão se a reação em determinado ponto de ramificação for anormal (*i. e.*, atípica para a espécie), mal-interpretada ou resultado de reações de uma cultura mista. Alguns fluxogramas são construídos de modo a repetir os nomes de algumas espécies em várias bifurcações, acomodando as reações que podem ser menores que 100% ou situadas na categoria variável (Figura 6.9). Contudo, essa proteção incorporada nem sempre se aplica às reações mal-interpretadas, seja por um sistema de detecção automatizada ou pelo olho humano.

Uma modificação dessa abordagem tem sido utilizada em muitos laboratórios de microbiologia na triagem primária das bactérias encontradas comumente que estejam associadas a síndromes de doença infecciosa específicas. York *et al.*[683] descreveram um esquema simples para a identificação rápida de *E. coli* em ágar de EMB ou MacConkey (Figura 6.8). De modo a validar esse esquema, cinco laboratórios reuniram sequencialmente 1.064 cepas clinicamente significativas recém-isoladas, utilizando como critério central os microrganismos indol-positivos, oxidase-negativos e sem motilidade dispersiva na PAS. Das 1.064 cepas testadas,

---

[VI]N.R.T. No Brasil, os testes rápidos para identificação de membros da família Enterobacteriaceae não são utilizados na rotina dos laboratórios clínicos.

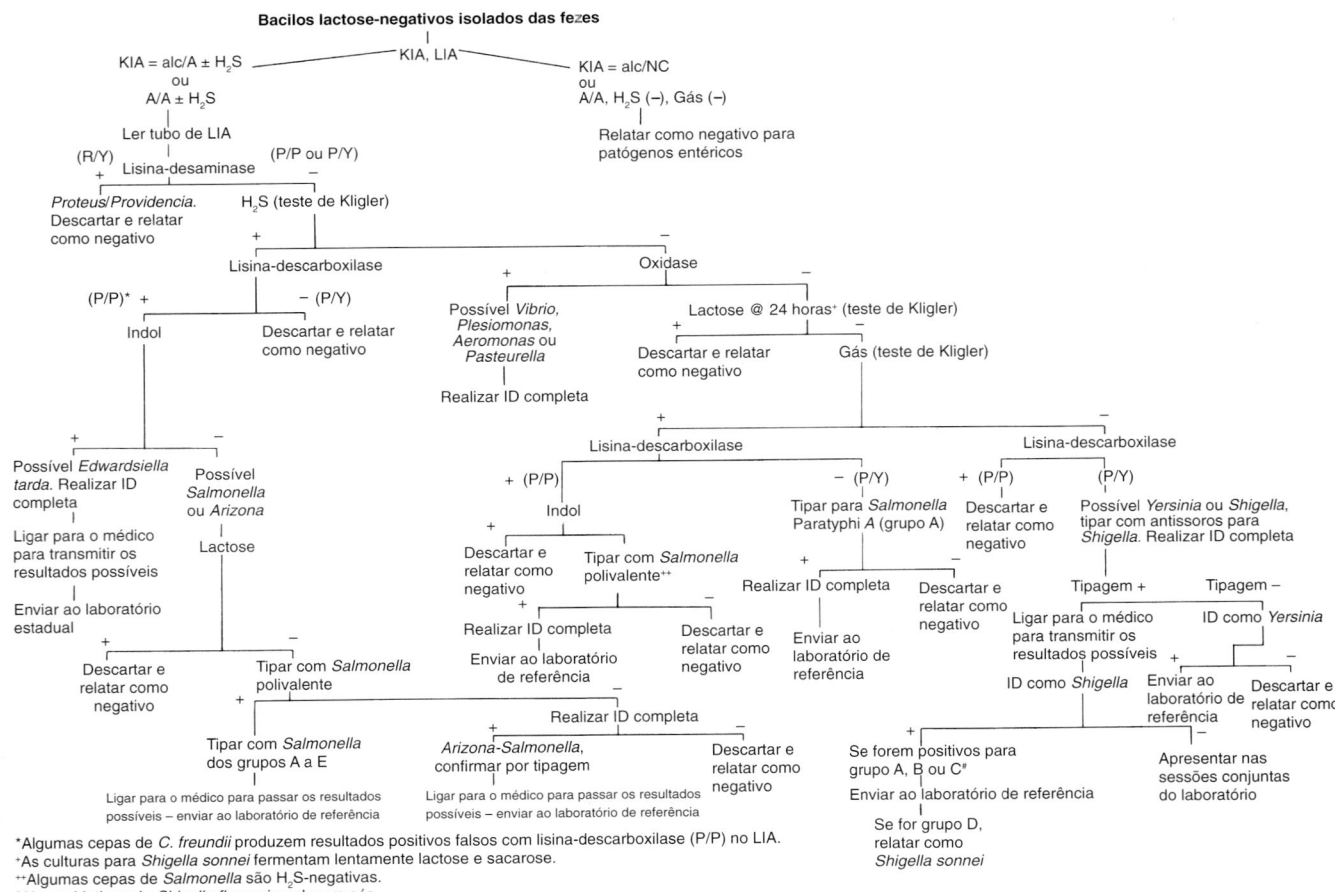

FIGURA 6.9 Esquema para triagem dos patógenos entéricos nas fezes utilizando KIA e LIA modificado.

1.000 eram *E. coli* e 64 eram outras bactérias. Com a utilização desse esquema, três cepas que não eram *E. coli* foram identificadas como *E. coli*, resultando em uma taxa de erro de 0,3%. No total, foram necessários 13 *kits* de identificação, 657 testes de PYR e 113 testes de MUG para identificar 1.000 cepas de *E. coli* com esse algoritmo.[683] Os autores demonstraram que o uso desse sistema rápido poupa recursos do laboratório, assegura identificações oportunas e raramente acarreta erros de identificação. O Clinical and Laboratory Standards Institute (CLSI) publicou uma diretriz (M35-A2, ou *Abbreviated Identification of Bacteria and Yeast: Approved Guideline – Second Editon*) descrevendo os testes que podem ser usados para identificar alguns bacilos gram-negativos e cocos gram-positivos aeróbios, alguns anaeróbios isolados comumente e três espécies de leveduras.[149] Como todos os métodos descritos nessa diretriz forneceram resultados altamente precisos – alcançando um nível de confiabilidade igual ou melhor que o dos testes bioquímicos convencionais atuais, sistemas de multiteste e automatizados –, a identificação resultante não exige o uso do adjetivo "presuntivo" para qualificá-la. O gênero e a espécie (ou apenas o gênero, conforme designado pelo algoritmo) podem ser relatados sem termo qualificador.[36] Os laboratoristas devem ler o documento do CLSI de maneira a estudar os detalhes metodológicos dos testes escolhidos e obter mais informações que as citadas aqui.[149]

Em um dos nossos laboratórios, utilizamos há muitos anos um algoritmo baseado em um tubo de LIA e outro de KIA (suplementados com triptofano para detectar indol) na triagem dos patógenos entéricos nas fezes (Figura 6.9). Os procedimentos bioquímicos e sorológicos definitivos são realizados apenas nas cepas com reações supostamente positivas, economizando recursos necessários à realização de identificações com *kits* mais dispendiosos.

Além de economizar os recursos necessários à instalação dos painéis disponíveis no mercado, esses esquemas dicotômicos combinados com alguns testes bioquímicos e observações pouco dispendiosas oferecem outra vantagem sobre os sistemas automatizados, porque exigem que o estudante ou o microbiologista pense, raciocine e adquira conhecimentos, em vez de limitar-se simplesmente a ser um observador passivo.

Esquemas computadorizados

WIP (Web ID Program) é um programa gratuito disponível *online* (desenvolvido por Adam Schreckenberger © 2014), que pode ser usado para identificar bactérias utilizando um *software* sem que haja necessidade de *downloads*. O aplicativo WIP funciona em qualquer PC, Apple ou sistema de *smartphone* com uma conexão ativa à internet. Como o programa funciona dentro do navegador da internet, ele não requer *downloads* adicionais. É preciso simplesmente colocar as características fenotípicas obtidas no formulário disponível *online* para calcular a probabilidade e o escore modal. Quando o escore de probabilidade é menor que 95%, o programa exibe uma lista com os testes fenotípicos que diferenciam os dois candidatos principais; do mesmo modo, quando o escore modal é baixo, o sistema oferece uma lista de resultados fornecidos que não se adaptam bem aos dois candidatos preferidos. O programa possibilita a seleção estatística de bactérias desconhecidas isoladas por meio de comparações com as matrizes de características fenotípicas das cepas conhecidas. O programa tem três funções principais: (1) identificar uma bactéria isolada desconhecida; (2) selecionar outros testes para diferenciar entre as possíveis cepas quando a identificação não for possível; e (3) armazenar e recuperar resultados. Uma variedade de WIP, cada qual direcionado para um conjunto específico de bactérias gram-negativas, está disponível na página www.pschreck.com, simplesmente clicando na tecla da barra de opções apropriada do WIP. Essa coleção é conhecida como AID (App Identification) Cloud. Cada WIP está referenciado a uma matriz de características específicas, elaborada a partir de uma tabela publicada na literatura ou dos dados do próprio autor. As referências de cada uma das quatro tabelas são as seguintes:

ASHEX WIP – Bacilos Gram-Negativos Não Fermentativos © 2004-2014 A.P. Schreckenberger, utilizando os resultados dos testes realizados pelo autor.

Enterics WIP – Enterobacteriaceae. Cortesia de Brent Barrett, utilizando as tabelas de Enterobacteriaceae dos CDC, desenvolvidas originalmente por J. J. Farmer, PhD (aposentado dos CDC), com revisão de Caroline O'Hara e atualizadas com os resultados publicados no International Journal of Systemic Bacteriology, & A. P. Schreckenberger.

Vibrio WIP – Espécies de *Vibrio*. Cortesia de Brent Barrett utilizando as tabelas desenvolvidas por J. J. Farmer, PhD (aposentado dos CDC) © 2005 & A. P. Schreckenberger.

Salmonella WIP – Espécies de *Salmonella*. Tabelas Bioquímicas dos CDC 4-6-2009 Rev 1 © 2009, cortesia de Brent Barrett & aplicativo WIP, cortesia de A. P. Schreckenberger.

A tabela associada ao ASHEX Non-Fermenter WIP está disponível na forma de uma planilha de Excel® transferível. Esse arquivo inclui a matriz de características, assim como os resultados gerais das reações fenotípicas usadas para computar cada probabilidade. A tabela completa está reproduzida no Capítulo 7 deste livro. Para acessar o WIP, vá à página www.pschreck.com, clique no ícone do WIP de sua preferência na barra de opções e entre com suas reações na planilha.

O BioBASE 8.0 (BioBASE, Boston, 1994 a 2014, por Peter Alachi) é um pacote de programas para identificação numérica computadorizada, disponível para computadores pessoais, que permite ao usuário criar, atualizar e manipular números ilimitados de bancos de dados microbiológicos. A versão atual do BioBASE funciona apenas nos computadores com Windows®, inclusive Windows® 7/Vista e 8.0. O sistema está equipado com vários arquivos de frequência dos bancos de dados, usados para identificar bactérias desconhecidas, inclusive Enterobacteriaceae. As reações bioquímicas convencionais de uma bactéria desconhecida isolada são acrescentadas ao banco de dados apropriado, por meio do qual o programa compara o perfil desconhecido com o de qualquer táxon do banco de dados. Para chegar a um veredito de identificação, o BioBASE calcula os escores de identificação, os escores modais e os índices de semelhança de cada táxon e os compara com os dados inseridos da bactéria desconhecida. Em seguida, os microrganismos com escores mais altos são analisados e ponderados para chegar à identificação, que varia de inaceitável a excelente. Miller e Alachi avaliaram esse programa, concluíram ser fácil de usar, rápido e preciso e disseram que poderia ser útil em qualquer laboratório que utilize reações bioquímicas convencionais.[438]

Sistemas de codificação numérica

A identificação de Enterobacteriaceae e muitas outras famílias e grupos de bactérias tem sido facilitada pelo uso dos sistemas de *kits* automatizados combinados, por meio dos quais os microrganismos são identificados por códigos numéricos computadorizados. Um código numérico é um sistema pelo qual as diversas características identificadoras das bactérias são transformadas em uma sequência de números que representa uma ou mais espécies bacterianas. O fato de que a identificação dos microrganismos está baseada em uma série de reações bioquímicas positivas e negativas facilita a elaboração de um programa de computador, porque sua lógica também é construída sobre uma sequência de dados positivos e negativos utilizando um sistema numérico binário. Na lógica binária, existem apenas dois números: "0" (ou fora) e "1" (ou dentro). Como se pode depreender facilmente, as características identificadoras dos microrganismos podem ser facilmente traduzidas em números binários, atribuindo-se "1" a todas as reações positivas e "0" a todas as reações negativas. Essa abordagem pode ser ilustrada utilizando a sequência de características da fita do API® 20E (bioMérieux) como ponto de referência e convertendo-se as reações positivas e negativas em números binários (Tabela 6.27). Quando os números binários demonstrados na Tabela 6.27 são lidos de cima para baixo e recolocados horizontalmente, obtém-se o seguinte número binário com 21 dígitos:

101010000111111011100

Enquanto os computadores são construídos para receber *bits* de dados 1/0, a partir dos quais calculam resultados significativos, a mente humana não consegue manipular eficientemente a lógica binária; por isso, os códigos binários precisam ser convertidos em sistemas matemáticos mais simples e utilizáveis. A conversão do sistema de dois dígitos (binário) a um sistema de oito dígitos (octal) atende a esse propósito. Para entender a conversão dos números binários em octais, imagine uma série de três lâmpadas. Ligando e desligando diferentes lâmpadas, pode-se conseguir o total de oito combinações, cada qual representada por um dos oito números de 0 a 7. Quando todas as lâmpadas estão desligadas (−), a combinação − − − é equivalente ao octal 0. Se apenas a lâmpada da esquerda está ligada (+), a combinação é + − − e equivale ao octal 1. O octal 2 é representado pelo padrão binário − + −, enquanto o octal 3 pelo padrão + + −. Os equivalentes octais das oito combinações de um número binário com três dígitos estão ilustrados na Tabela 6.28.

Tabela 6.27 Conversão binária das reações de uma bactéria desconhecida na fita do API 20E.

Característica	Reação	Conversão binária
ONPG	+	1
Arginina	–	0
Lisina	+	1
Ornitina	–	0
Citrato	+	1
Sulfeto de hidrogênio	–	0
Urease	–	0
Triptofano-desaminase	–	0
Indol	–	0
Voges-Proskauer	+	1
Gelatina	+	1
Glicose	+	1
Manitol	+	1
Inositol	+	1
Sorbitol	+	1
Ramnose	–	0
Sacarose	+	1
Melibiose	+	1
Amigdalina	+	1
Arabinose	–	0
Oxidase	–	0

Tabela 6.28 Conversão octal do código binário.

Binário	Fórmula de conversão	Octal
– – –	0 + 0 + 0	0
+ – –	1 + 0 + 0	1
– + –	0 + 2 + 0	2
+ + –	1 + 2 + 0	3
– – +	0 + 0 + 4	4
+ – +	1 + 0 + 4	5
– + +	0 + 2 + 4	6
+ + +	1 + 2 + 4	7

Para ilustrar como os números binários mais longos que três dígitos podem ser convertidos em seus equivalentes octais, utilize o número binário derivado das reações na fita do API® 20E:

101010000111111011100

Iniciando à direita, porque os números binários são lidos da direita para a esquerda, divida os números binários em subgrupos de três:

101 010 000 111 111 011 100

Agora, converta cada subgrupo de três dígitos em seu equivalente octal utilizando as fórmulas mostradas na Tabela 6.28.

101 010 000 111 111 011 100

5 2 0 7 7 6 1

O número 5.207.761 é muito mais fácil de lembrar e de inserir no computador que o binário 101010000111111011100.

Uma forma mais simples de lembrar como converter cada trinca binária em seu equivalente octal correspondente é atribuir os seguintes valores (também lidos da direita para a esquerda): o valor 4 para uma reação positiva para o primeiro teste de cada trinca, o valor 2 para uma reação positiva para o segundo teste de cada trinca e o valor 0 para quaisquer reações negativas (ver Tabela 6.28).

Esses derivados octais são conhecidos como **números de biotipos**, ou seja, um número representativo de uma série de características fenotípicas expressas por determinada espécie bacteriana e singulares a tal espécie. É importante que todos que utilizam os números de biotipos, principalmente os que estão lecionando a estudantes, compreendam que cada número do sistema octal representa três características bioquímicas e que o próprio número representa um padrão de reações positivas e negativas. Há um grande risco de que o microbiologista atual considere os números de biotipos números mágicos, que podem ser lidos a partir de quadros ou inseridos nos computadores para derivar identificações automáticas dos microrganismos, desse modo perdendo de vista não apenas as reações bioquímicas que eles representam, mas também os princípios bioquímicos sobre os quais se baseia a disciplina da microbiologia.

Leitura dos códigos octais nos registros de códigos numéricos

Todos os fabricantes que lançaram *kits* de identificação no mercado publicam registros de códigos numéricos, nos quais centenas de números de biotipos são equiparados a uma ou mais espécies bacterianas singulares para tal número. Por exemplo, o número de biotipo 5.207.761 – originado do conjunto de reações do API® 20E utilizado no exemplo anterior – representa as seguintes espécies relacionadas no API® 20E Profile Index: *Serratia marcescens*, identificação aceitável; *S. marcescens*, 1/243; e *S. rubidaea*, 1/2.859.

No API® Profile Index, a mensagem acrescentada ao número de biotipo 5.207.761 para *S. marcescens* ("identificação aceitável") significa que o resultado emitido pode incluir *S. marcescens*. Essa avaliação está baseada em um cálculo informatizado da probabilidade percentual de que *S. marcescens* seja a identidade certa, em comparação com todos os outros microrganismos incluídos no banco de dados.

Frequência estimada de ocorrência

Os dados de frequência listados com nome de espécie (no exemplo anterior, 1/243 para *S. marcescens*) indicam o número de cepas selecionadas aleatoriamente, que teriam um número de biotipo semelhante à cepa estudada. Em outras palavras, se 243 *S. marcescens* fossem testadas aleatoriamente, haveria uma chance de 1 em 243 de encontrarmos esse padrão bioquímico exato, enquanto para 2.859 *S. rubidaea* selecionadas, teríamos uma chance de 1 em 2.859 de encontrarmos uma cepa desse biotipo exato. Esse número não indica diretamente a probabilidade percentual de que uma dessas espécies seja a certa, de modo que o usuário não pode determinar, com base nesse dado estatístico, qual seria a viabilidade de uma das opções.

Cálculo de probabilidade

A identificação de um microrganismo desconhecido com determinado número de biotipo está baseada no cálculo da probabilidade percentual entre o número de biotipo desconhecido e cada um dos táxons armazenados na memória do computador. Os códigos de registro que listam os valores de probabilidade percentual são mais úteis ao processo de decisão no cotidiano do laboratório. Qualquer identificação que tenha probabilidade igual ou maior que 90% pode ser relatada; as identificações situadas perto de 90% podem ser facilmente confirmadas por um ou dois testes adicionais; e as identificações com probabilidades percentuais muito baixas provavelmente podem ser descartadas. O uso de mensagens como "identificação excelente", "identificação aceitável" e "identificação muito boa" no sistema API® significa que a probabilidade percentual seja igual a 90% ou maior. Entretanto, quando a mensagem descreve uma identificação como "questionável" ou "duvidosa" e a probabilidade percentual não é referida, o usuário não pode fazer quaisquer avaliações acerca da probabilidade de que um microrganismo desconhecido represente determinada espécie. Para os estudantes e os microbiologistas que possam estar tentando entender esse conceito pela primeira vez, apresentamos na Tabela 6.29 um exemplo de cálculo da probabilidade percentual e da frequência de ocorrência.

Como resolver discrepâncias

É importante ressaltar que todas as respostas derivadas dos sistemas de identificação computadorizada, independentemente de terem confiabilidade de 90% ou mais, devem ser interpretadas em combinação com outras informações disponíveis sobre o microrganismo conhecido – morfologia das colônias, reações em diversos meios de isolamento, morfologia celular na coloração pelo Gram, resultados de reações bioquímicas presuntivas, padrões de sensibilidade aos antibióticos e contexto clínico.

Quando ocorrem discrepâncias, pode ser necessário examinar visualmente os tubos, as câmaras de reação ou as microcâmaras nas quais as reações ocorreram. Em alguns casos, a interpretação visual de determinadas reações pode diferir da que foi detectada pelos equipamentos. Quando recalculados, os números de biotipos novos podem indicar outra identidade bacteriana, muito mais compatível com as observações preliminares e suplementares.

Além disso, quaisquer espécies determinadas podem ter vários números de biotipos, porque uma ou mais reações específicas podem ser variáveis. Por isso, a designação das espécies bacterianas por números de biotipo pode ter utilidade epidemiológica quando reconhece o surgimento de grupos de isolados semelhantes em determinado contexto de prática. Por exemplo, o isolamento de muitos espécimes de E. coli a partir de um ambiente ou uma série de culturas pode ter pouco significado; contudo, saber que todos os microrganismos têm o mesmo número de biotipo pode ter valor inestimável. Desse modo, pode-se atribuir os microrganismos que causam surtos nosocomiais ou epidemias na comunidade em geral a uma fonte em comum. A análise dos biotipos também pode facilitar o entendimento da relação entre a virulência das variantes bacterianas e a existência ou não de determinadas características bioquímicas.

Sistemas de identificação por *kits* combinados

O conceito de combinar uma série de meios diferenciais ou substratos em um único pacote selecionado para ajudar a identificar os membros de um grupo de bactérias é uma consequência lógica. Na verdade, a disponibilidade dos sistemas de identificação combinada evoluiu naturalmente, quase como uma necessidade prática. Os microrganismos hoje reconhecidos como causadores de doenças infecciosas não são apenas incontáveis, mas também frequentemente exigentes, e requerem um conjunto numeroso de testes bioquímicos para sua identificação. Muitos laboratórios não poderiam manter a diversidade de meios convencionais necessários. A construção compacta (que requer pouco espaço de armazenamento), as reações químicas facilmente visíveis, o prazo de validade longo e o controle de qualidade padronizado fornecido pelos fabricantes desses *kits* os tornam muito convenientes para utilização nos laboratórios de microbiologia. Esses *kits* são especialmente úteis nos laboratórios de pouco volume, nos quais pode não haver tempo ou experiência técnica para realizar algumas dessas identificações e nos quais o controle de qualidade é mais difícil de manter.

Visão geral dos sistemas combinados

Hoje em dia, utilizar um ou mais sistemas combinados disponíveis para identificar determinados grupos de microrganismos tornou-se quase uma prática-padrão em muitos laboratórios clínicos. Testes extensivos realizados em laboratórios de pesquisa e diagnóstico demonstraram concordância superior a 95% entre a maioria dos sistemas de identificação combinados e os métodos convencionais usados para identificar microrganismos. Desse modo, os sistemas combinados conquistaram aceitação ampla nos laboratórios clínicos pelas seguintes razões:

- Estudos demonstraram que sua precisão é comparável à dos sistemas de identificação convencionais. Smith *et al.*, dos CDC, realizaram avaliações de vários sistemas.[599] Em todas elas, dois critérios foram usados para avaliar o desempenho de um produto: (1) uma comparação de cada teste do produto com seu correspondente convencional; e (2) a precisão da identificação obtida por esse produto
- Vários sistemas têm validade longa – 6 meses a 1 ano –, de modo que o vencimento da validade de um meio (problema especialmente importante para os sistemas convencionais) é atenuado
- Os sistemas requerem apenas espaço mínimo para armazenamento e incubação
- Alguns sistemas são tão fáceis de usar quanto os métodos convencionais, ou até mais fáceis. A inoculação é simples, as reações geralmente são nítidas em 24 horas e a disponibilidade dos registros de arquivos computadorizados torna a identificação final fácil e precisa.

A opção de utilizar um dos sistemas de identificação combinados e qual deles escolher são questões basicamente

Tabela 6.29 Cálculo da frequência de ocorrência e da probabilidade percentual.

A identificação de um perfil desconhecido está baseada no cálculo da probabilidade entre o perfil desconhecido e cada espécie de microrganismo armazenada na memória do computador. Para testar seu entendimento sobre frequência de ocorrência e probabilidade percentual, acompanhe e trabalhe com o seguinte exemplo. Para facilitar a explicação dos cálculos, esse exemplo está baseado apenas em quatro testes bioquímicos e três espécies.

Etapa 1. Um microrganismo desconhecido tem o seguinte perfil:

	IND	VM	VP	CIT
Desconhecido	+	−	+	−

Etapa 2. Conheça as reações bioquímicas conhecidas das três espécies de Enterobacteriaceae a esses quatro testes (citadas como porcentagens de reações positivas).

	IND	VM	VP	CIT
Serratia marcescens	1	20	98	98
Enterobacter agglomerans	20	50	70	50
Klebsiella oxytoca	99	20	95	95

Etapa 3. Frequências de ocorrência das reações observadas (+ − + −) para cada espécie.

Observação: Quando o resultado de um teste (IND e VP, neste exemplo) do microrganismo desconhecido é positivo, a probabilidade de reação positiva do teste listado no banco de dados é usada no cálculo. Quando o resultado do teste (VM e CIT) do microrganismo desconhecido é negativo, a probabilidade de reação negativa é 1 menos a probabilidade das reações positivas.

	IND	VM	VP	CIT
Serratia marcescens	0,01	0,80	0,98	0,02
Enterobacter agglomerans	0,20	0,50	0,70	0,50
Klebsiella oxytoca	0,99	0,80	0,95	0,05

Etapa 4. Cálculo das frequências de ocorrência do perfil observado (+ − + −) para cada espécie. A frequência de ocorrência é calculada multiplicando-se simultaneamente todas as frequências de ocorrência das reações.

Serratia marcescens	= 0,01 × 0,80 × 0,98 × 0,02 =	0,0001568
Enterobacter agglomerans	= 0,20 × 0,50 × 0,70 × 0,50 =	0,0350000
Klebsiella oxytoca	= 0,99 × 0,80 × 0,95 × 0,05 =	0,0376200
		0,0727768

Etapa 5. Porcentagens de identificação. Cada frequência é dividida pela soma de todas as frequências e depois multiplicada por 100 para obter a %ID. A soma das porcentagens de identificação é igual a 100.

Serratia marcescens	%ID = (0,001568/0,0727768) × 100 = 0,21%
Enterobacter agglomerans	%ID = (0,0350000/0,0727768) × 100 = 48,1%
Klebsiella oxytoca	%ID = (0,0376200/0,0727768) × 100 = 51,7%

Etapa 6. Ordene as probabilidades.

1. Klebsiella oxytoca	%ID = 51,7
2. Enterobacter agglomerans	%ID = 48,1
3. Serratia marcescens	%ID = 0,21

Qual é a probabilidade de que *Klebsiella oxytoca* seja a resposta certa entre as três espécies do banco de dados?

Resposta: Com base na etapa 5, a resposta é 51,7%; entretanto, existe uma chance de 48,1% de que o microrganismo desconhecido seja *Enterobacter agglomerans*; portanto, testes adicionais precisariam ser realizados para identificar definitivamente esse microrganismo desconhecido.

Com que frequência *Klebsiella oxytoca* produz esse perfil de reação específico?

Resposta: Com base na etapa 4, em 3,8% das vezes; em outras palavras, com frequência muito baixa.

IND = indol; VM = vermelho de metila; VP = Voges-Proskauer; CIT = crescimento em citrato.

de preferência pessoal. A facilidade de inoculação, a possibilidade de escolher apenas as características a serem avaliadas, a manipulação necessária ao acréscimo de reagentes para incubação e a disponibilidade de tabelas interpretativas ou bancos de dados computadorizados são os componentes principais que os potenciais usuários deveriam considerar antes de escolher um sistema. Se for dada atenção estrita às instruções fornecidas pelo fabricante, pode-se conseguir praticamente o mesmo grau de precisão e confiabilidade de desempenho, com diferenças apenas mínimas de sensibilidade dos testes específicos.

Alguns sistemas de identificação específicos

API® 20E. O sistema de identificação API® 20E (bioMérieux) tornou-se o método de referência, com o qual a precisão dos outros sistemas é comparada. As 21 características que podem ser determinadas pelo sistema API® 20E fazem dele um dos conjuntos mais amplos de testes em *kits* combinados. O sistema identifica uma porcentagem alta de espécies bacterianas em 24 horas, sem necessidade de determinar características fisiológicas adicionais (Prancha 6.6 A). Esse sistema está entre os que são utilizados mais comumente nos laboratórios clínicos e contém um amplo banco de dados, que inclui cepas comuns e atípicas. O API® Profile Index, que pode ser utilizado manualmente ou com a ajuda do computador, fornece a probabilidade de frequência de várias cepas que precisam ser consideradas para cada número de biotipo. Desse modo, a precisão da identificação dos membros da família Enterobacteriaceae é aumentada. Castillo e Bruckner demonstraram que o sistema API® 20E identificou corretamente 97,7% das 339 cepas clínicas e do estoque do laboratório.[98] A inoculação nesse sistema é um pouco mais trabalhosa – mas esse problema é rapidamente superado com a prática. Depois da inoculação, as tiras precisam ser manuseadas com cuidado, de modo que as suspensões bacterianas não derramem e contaminem o ambiente. É necessário ter prática para interpretar algumas reações limítrofes ocasionais que possam alterar o número do biotipo e a identificação final. Em alguns casos, os números dos biotipos podem não aparecer no registro de perfis; contudo, o fabricante mantém um número de telefone para consulta. A Tabela 6.30 resume o desenho do sistema, os procedimentos operacionais, os substratos incluídos e os estudos de avaliação (Prancha 6.6 A).

BBL Crystal® Enteric/Nonfermenter ID System. O sistema de identificação BBL Crystal® E/NF (Becton Dickinson Microbiology Systems, Sparks, MD, EUA) é um método de identificação miniaturizado que utiliza substratos cromogênicos e convencionais modificados. Esse sistema foi desenvolvido para identificar bactérias gram-negativas aeróbias clinicamente significativas da família Enterobacteriaceae, bem como alguns bacilos gram-negativos que fermentam ou não glicose e são isolados comumente nas amostras humanas. O *kit* E/NF inclui: (1) tampas do BBL Crystal® E/NF, (2) bases do BBL Crystal® e (3) tubos com líquido para inóculos da BBL Crystal® Enteric/Stool ID (ver Prancha 6.6 B). A tampa contém 30 substratos desidratados nas pontas das hastes de plástico. A base da BBL Crystal® tem 30 câmaras de reação. O inóculo a ser testado é preparado com o líquido para inóculos da BBL Crystal® Enteric/Stool ID e é utilizado para encher todas as 30 câmaras da base do sistema. Quando a tampa é alinhada com a base e encaixada no local, o inóculo a ser testado reidrata os substratos desidratados e inicia as reações de teste. Os testes utilizados no sistema Crystal® incluem reações para fermentação, oxidação, decomposição e hidrólise de vários substratos, inclusive alguns ligados a cromógenos.

Tabela 6.30 Desenho, uso e avaliação do sistema de identificação API® 20E.

Desenho funcional	Procedimento operacional	Substratos incluídos	Estudos de avaliação
O sistema consiste em uma tira plástica com 20 cápsulas miniaturizadas contendo substratos desidratados e uma câmara plástica de incubação com uma tampa acoplada frouxamente (ver Prancha 6.6 A). Cada cápsula tem um pequeno orifício na parte superior, por meio do qual a suspensão bacteriana pode ser inoculada com uma pipeta. A ação das bactérias nos substratos produz alterações de cor, que são interpretadas visualmente	Acrescente 5 mℓ de água da torneira em uma bandeja de incubação para assegurar uma atmosfera úmida durante a incubação. Coloque a tira do API® 20E dentro da bandeja de incubação. Prepare a suspensão bacteriana do microrganismo a ser testado produzindo uma suspensão de células retiradas de uma colônia bem-isolada com 5 mℓ de solução salina estéril a 0,85%. A turbidez da suspensão é comparada com um padrão de McFarland 0,5, exceto para as identificações de Enterobacteriaceae no mesmo dia, quando a suspensão é equiparada a um padrão 1. Utilizando uma pipeta de Pasteur, encha cada cúpula com a suspensão bacteriana através do orifício de inoculação. Cubra as três cápsulas para descarboxilases e urease com óleo mineral estéril. O conjunto é incubado a 35°C por 5 min (identificação no mesmo dia) ou por 24 a 48 h antes de interpretar os resultados	ONPG Arginina-di-hidrolase Lisina-descarboxilase Ornitina-descarboxilase Citrato Sulfeto de hidrogênio Urease Triptofano-desaminase (acrescente FeCl$_3$ a 10%) Indol Voges-Proskauer (acrescente KOH e α-naftol) Gelatina Glicose Manitol Inositol Sorbitol Ramnose Sacarose Melibiose Amigdalina Arabinose	Aldridge e Hodges, International Clinical Laboratories, Nashville, Tn: 90,5% das culturas em estoque e 96,6% dos isolados clínicos foram identificados. Precisão geral: 92%[a] Gooch e Hill, University of Utah, 415 culturas, identificação no mesmo dia: 90,2%[b]

[a]Aldridge KE, Hodges RL. Correlation studies of Entero-Set 20, API 20E, and conventional media systems for Enterobacteriaceae identification. J Clin Microbiol 1981;13:120-125.
[b]Gooch WM III, Hill GA. Comparison of Micro-ID and API 20E in rapid identification of Enterobacteriaceae. J Clin Microbiol 1982;15:885-890.

Depois da inoculação, os painéis são incubados por 18 a 20 horas com a parte superior voltada para baixo dentro de uma incubadora de 35 a 37°C, sem CO_2 e com umidade entre 40 e 60%. Depois da incubação, os painéis são lidos com a parte superior voltada para cima, utilizando a caixa de luz do BBL Crystal®. As câmaras são examinadas quanto às alterações de cor e o sistema gera um perfil numérico de 10 dígitos. O perfil numérico e os resultados dos testes *off-line* para indol e oxidase são inseridos em um PC, no qual foi instalado o BBL Crystal® ID System Electronic Codebook para obter a identificação.

Em um estudo externo envolvendo três laboratórios clínicos, a reprodutibilidade dos 30 substratos separados do sistema E/NF variou de 96,3 a 100%. Esse desempenho do sistema foi avaliado com cepas clínicas recém-isoladas e cepas de teste confirmatório. Das 299 cepas clínicas recém-isoladas testadas pelos métodos de identificação vigentes nos laboratórios, o sistema BBL Crystal® ID identificou corretamente 96,7%, inclusive 16 casos nos quais dois ou três microrganismos foram relatados e exigiram testes complementares para resolver a questão. Das 291 cepas confirmatórias previamente identificadas e confirmadas pelos métodos de identificação vigentes nos laboratórios, o sistema BBL Crystal® ID System identificou corretamente 96,9%, inclusive oito casos nos quais dois ou três microrganismos foram relatados e exigiram exames complementares para resolver a questão (BBL Crystal® Package Insert, maio de 1994). Em duas avaliações independentes do sistema Crystal® com bactérias fermentadoras incluídas predominantemente na família Enterobacteriaceae, os autores relataram identificação correta sem testes complementares em 91,6%[565] e 92,9%,[659] respectivamente. Em um estudo realizado nos CDC utilizando 626 cepas confirmatórias em estoque, o sistema Crystal® identificou corretamente 71,1% do total de bactérias testadas, mas tal índice aumentou para 87,9% (88,8% para bactérias entéricas; 84,3% para outros microrganismos) depois que foram incluídos testes adicionais recomendados pelo programa.[488]

RapID® onE System. O sistema RapID® onE (Thermo Fisher Scientific Inc., Waltham, MA, EUA) é um micrométodo qualitativo que utiliza substratos cromogênicos e convencionais para identificar Enterobacteriaceae e algumas outras bactérias gram-negativas oxidase-negativas clinicamente significativas isoladas de amostras clínicas humanas. O sistema inclui: (1) painéis do RapID® onE e (2) reagente RapID® onE. Cada painel do sistema tem 18 câmaras de reação moldadas na periferia de uma bandeja de plástico descartável. As cavidades de reação contêm reagentes desidratados e a bandeja permite a inoculação simultânea de cada cavidade com um volume predeterminado do inóculo (ver Prancha 6.6 C). Uma suspensão do microrganismo a ser testado no líquido de inoculação RapID® (2 mℓ) é usada para testar o inóculo, que reidrata e inicia as reações dos testes. Os painéis inoculados são colocados dentro das bandejas de incubação acopladas fornecidas com a embalagem e são incubadas de 35 a 37°C por 4 horas em uma incubadora sem CO_2.

Os painéis da RapID® onE contêm 18 câmaras de reação, que fornecem 19 escores de testes. Os testes rotulados como PRO, GGT e PYR (câmaras 15, 16 e 17) requerem o Reagente do RapID® onE e estão assinalados por uma quadrícula desenhada ao redor dos testes. O teste 18 é bifuncional e contém dois testes diferentes na mesma cavidade. Esse teste é graduado **antes** do acréscimo do reagente e fornece o primeiro resultado, referente ao adonitol; em seguida, duas gotas do reagente INOVA Spot Indole são acrescentadas à câmara 18 e a mesma cavidade de teste é graduada novamente **depois** do acréscimo do reagente para obter o resultado do segundo teste, que é o de indol. O sistema gera o formulário dos resultados dos 19 testes e um código de perfil com sete dígitos. A identificação do microrganismo é finalizada encontrando-se o código de perfil no RapID® onE Code Compendium.

Em um estudo realizado por Schreckenberger *et al.*, 302 dos 344 (87,8%) bacilos gram-negativos e oxidase-negativos testados foram identificados corretamente no nível de espécie, com outros 24 (7%) microrganismos identificados corretamente no nível de gênero ou grupo. Seis microrganismos não permitiram ID ou esta era inaceitável, oito forneceram ID questionável e quatro (1,1%) tiveram ID equivocada.[587] Kitch *et al.* relataram resultados semelhantes, com índice de identificação global no nível de espécie ou gênero de 95,8% e índice de identificação incorreta de 1,3%.[356]

Biolog® GN2 MicroPlate. O sistema Biolog® GN2 MicroPlate (Biolog, Hayward, CA, EUA) consiste em uma placa de microtitulação com 96 câmaras que testa a capacidade de um microrganismo utilizar (oxidar) uma ou mais das 95 fontes de carboidratos diferentes em presença de um indicador de redox (azul de tetrazólio). Uma câmara não contém carbono e serve como controle negativo ou cavidade de referência. Todos os nutrientes e compostos bioquímicos necessários são pré-acondicionados e desidratados dentro das 96 câmaras da placa. O violeta de tetrazólio é usado para detectar colorimetricamente aumentos da atividade respiratória, que ocorrem na célula quando ela oxida uma fonte de carbono (ver Prancha 6.6 D). Independentemente de sua estrutura, praticamente qualquer substrato químico oxidado pela célula resulta na formação de NADH, que gera um fluxo de elétrons ao longo de uma via de transporte de elétrons. Os corantes redox (como o tetrazólio) retêm os elétrons gerados por esse fluxo e convertem o tetrazólio em formazan intensamente colorido. Desse modo, quando a célula é colocada em contato com um composto químico que ela é capaz de oxidar, sua atividade respiratória aumenta e o corante incolor é reduzido irreversivelmente a formazan, produzindo uma coloração violeta. Quando a célula é colocada em presença de um composto químico que não consegue oxidar, não há explosão respiratória, e a cor não aparece. O teste fornece um padrão de câmaras violeta que constituem uma "impressão digital metabólica" das funções metabólicas do microrganismo inoculado. Bochner publicou uma descrição e revisão desse sistema.[52] Miller e Rhoden dos CDC publicaram uma avaliação preliminar do Biolog®, na qual relataram que o sistema teve bom desempenho com alguns gêneros, mas que encontraram problemas com algumas cepas de *Klebsiella*, *Enterobacter* e *Serratia*.[439] Holmes *et al.*[296] estudaram 789 cepas, inclusive 55 táxons gram-negativos encontrados no laboratório clínico. Esses autores relataram resultados significativamente melhores quando as placas foram lidas manualmente, não quando foram interpretadas por um leitor automatizado. As placas lidas manualmente tiveram os seguintes desempenhos: fermentadores oxidase-positivos (5 táxons e 64 cepas): 92% certos, 3% não identificados e 5% incorretos; não fermentadores bioquimicamente ativos

(8 táxons e 122 cepas): 88% certos, 6% não identificados e 6% incorretos; Enterobacteriaceae (35 táxons e 511 cepas): 77% certos, 8% não identificados e 15% incorretos; não fermentadores inativos (7 táxons e 92 cepas): 38% certos, 24% não identificados e 38% incorretos. Os dados obtidos mostraram problemas com a identificação das cepas encapsuladas de alguns táxons de *Enterobacter* e *Klebsiella*, assim como com as cepas bioquimicamente menos ativas de *Moraxella* e *Neisseria*.[296] Atualmente, o sistema da Biolog® está disponível em uma plataforma totalmente automatizada, descrita na seção subsequente sobre equipamentos automatizados.

MicroScan® System. O MicroScan® System (Beckman Coulter, West Sacramento, CA, EUA) consiste em bandejas plásticas de microtitulação com 96 câmaras de tamanho-padrão, nas quais até 32 substratos reagentes estão incluídos para permitir a identificação de Enterobacteriaceae e outras espécies bacterianas (existem disponíveis painéis para gram-positivos, gram-negativos e patógenos das vias urinárias). Algumas bandejas (conhecidas como Combo) também incluem microdiluições de caldo de vários antibióticos em certos microtubos para realizar testes de sensibilidade.[176] Os painéis da MicroScan® são fornecidos em estado congelado ou contêm substratos desidratados que tornam o envio mais conveniente e permitem o armazenamento à temperatura ambiente e validade mais longa. Schieven et al.[583] demonstraram que as bandejas de microdiluição congeladas e desidratadas possibilitaram identificações e resultados de sensibilidade antimicrobiana comparáveis dos microrganismos testados (índices de discrepância de apenas 1,3% e 4,2%, respectivamente).

Os microtubos são inoculados com uma suspensão carregada dos microrganismos a serem identificados e são incubados a 35°C por 15 a 18 horas. Os painéis podem ser interpretados visualmente (ver Prancha 6.6 E) e, em seguida, os resultados bioquímicos são convertidos em um número de biotipo com 7 ou 8 dígitos, que pode ser traduzido em uma identificação com base em um livro de códigos fornecido pelo fabricante. Como alternativa, pode-se utilizar um leitor de bandeja automatizado para detectar crescimento bacteriano ou alterações de cor com base nas diferenças de transmissão da luz. As diferenças nos pulsos eletrônicos são analisadas automaticamente por um microcomputador, que compara os padrões de reação com um programa interno para determinar a probabilidade das identificações. Rhoden et al.[559] observaram que o AutoScan-4 (um leitor automatizado do sistema MicroScan®) identificou corretamente 95,4% dos membros da família Enterobacteriaceae (algumas leituras falso-negativas das reações de sulfeto de hidrogênio e arginina-di-hidrolase foram os únicos problemas, que levaram a erros de identificação). Uma desvantagem citada pelos autores foi que, em alguns casos, o aparelho relata "biotipo muito raro", deixando o usuário em dúvida quanto ao que é um biotipo raro.

Sensititre® System. O Sensititre® System (Thermo Fisher Scientific Inc., Waltham, MA, EUA) pode ser adquirido na forma de um sistema de identificação entérica manual, ou de um sistema de autoidentificação. A placa manual contém meios para realizar 23 testes bioquímicos-padrão, mais um controle, que são desidratados em câmaras de uma bandeja de microtitulação com 96 cavidades de tamanho-padrão. Cada bandeja contém quatro conjuntos duplicados de câmaras para testes bioquímicos, permitindo a identificação simultânea de quatro microrganismos por bandeja. O sistema contém testes bioquímicos convencionais e é inoculado e interpretado manualmente. Staneck et al.[606] relataram que a concordância entre o Sensititre® e o API® 20e com 1.415 isolados de Enterobacteriaceae foi de 94,6% no nível de espécie.

Sistemas de identificação semiautomatizados e automatizados

MicroScan® Walkaway

O Walkaway (Beckman Coulter, West Sacramento, CA) é um equipamento totalmente automatizado que incuba simultaneamente qualquer combinação de até 96 painéis convencionais ou da Rapid MicroScan®, acrescenta automaticamente os reagentes aos painéis convencionais (quando necessário), lê e interpreta os resultados dos testes e imprime os resultados – tudo sem intervenção do operador (Prancha 6.6 F).[343,479,487,520,558,684] Além dos painéis convencionais da MicroScan®, também existem painéis de fluorescência rápida disponíveis para uso com o equipamento Walkaway. Os painéis rápidos usam compostos com marcadores fluorescentes e requerem intubação por apenas 2 horas para realizar a identificação das bactérias. Cada substrato fluorescente consiste em um fluoróforo (seja MEU ou 7AMC) ligado a uma molécula de fosfato, açúcar ou aminoácido. Podem ocorrer dois tipos de reação: fluorogênica e fluorométrica. Nas reações fluorogênicas, uma enzima específica (se estiver presente na suspensão bacteriana) decompõe o composto fluorescente, resultando na liberação do fluoróforo que, em seguida, emite fluorescência. Por exemplo:

$$\text{L-alanina-AMC (não fluorescente)} \xrightarrow{\text{Alanina-aminopeptidase}} \text{Alanina + AMC (fluorescente)}$$

As reações fluorométricas detectam alterações do pH, como as que ocorrem quando há fermentação de carboidratos. A produção resultante de ácidos provoca redução do pH e diminui a fluorescência. Além disso, o sistema utiliza oito reações de taxa fluorogênicas. Essas reações medem a taxa de liberação do fluoróforo e são usadas para diferenciar espécies fenotipicamente semelhantes. Os resultados das reações de ID são convertidas em biocódigos de 15 dígitos, que então são interpretados por um computador. O sistema óptico colorimétrico Walkaway tem 97 fotômetros iluminados por uma única lâmpada halogênica de tungstênio, cuja luz é transmitida por 97 fibras ópticas. A luz originada da fonte passa por filtros de interferência situados sobre uma roda colorida, e é focalizada nas fibras ópticas, das quais 96 espelham a configuração de um painel com 96 câmaras. O 97º fotômetro fornece uma leitura basal, com a qual os sinais de todos os fotômetros são comparados. Durante cada ciclo de leitura, a roda colorida giratória fornece leituras em seis comprimentos de onda diferentes do espectro visível. Para as reações bioquímicas, o computador seleciona o comprimento de onda de leitura que melhor discrimina a reação de cada cavidade. Clayland et al.[148] publicaram uma revisão da tecnologia do Walkaway. Vários estudos demonstraram que esse sistema permite a identificação precisa dos microrganismos que fazem parte da família Enterobacteriaceae.[343,479,487,520,558,684]

O Painel de Identificação Fluorogênica Negativa Rápida em 2 horas do MicroScan® foi atualizado de modo a aumentar expressivamente a precisão da identificação e ampliar o número de táxons do banco de dados. O painel atualizado (Rapid Gram-Negative Identification Panel 3, RNID3) consiste em 36 testes recém-formulados e um banco de dados novo, que abrange 119 táxons cobrindo 150 espécies no total. Achoado et al. relataram que o RNID3 teve precisão de 98,4% (92,5% corretos para a espécie, 1,6% correto para o gênero e 4,3% corretos para a espécie com outros testes recomendados pelo fabricante) e precisão de 99,3% com isolados clinicamente significativos.[7]

A precisão e o desempenho do painel RNID3 foram avaliados por um estudo envolvendo vários centros de pesquisa, no qual foram testadas 405 cepas isoladas representando 54 espécies; dessas espécies, 96,8% foram identificadas corretamente. No mesmo estudo, 465 isolados foram examinados quanto à reprodutibilidade intralaboratorial e interlaboratorial, e forneceram concordância de 99,8%.[39]

Vitek® System

O sistema Vitek® (Legacy) (bioMérieux) foi introduzido no início da década de 1980 para realizar testes automatizados de sensibilidade antimicrobiana, com modificações subsequentes para aumentar sua precisão.[37,60,455,488] O Vitek® Legacy System começou a ser amplamente utilizado nos laboratórios de microbiologia clínica e geralmente teve boa aceitação como método confiável de identificação rápida dos bacilos gram-negativos encontrados comumente.[487,520,558] O desenho e os procedimentos operacionais das primeiras versões do sistema Vitek®, desenhado inicialmente para realizar testes de sensibilidade microbiana automatizados, foram descritos com algum detalhe na segunda edição deste livro (Tabela 15.10).

O sistema Vitek® 2 (bioMérieux) é um sistema modular integrado, que consiste em uma unidade de preenchimento–selagem, um leitor-incubador, um módulo de controle computadorizado, um terminal de dados e uma impressora multicópias (ver Prancha 6.6 G). Além disso, o sistema Vitek® 2 incorpora vários avanços técnicos, que automatizam alguns procedimentos que são realizados manualmente no sistema Vitek® Legacy. O Vitek® 2 detecta crescimento bacteriano e alterações metabólicas nas microcâmaras dos cartões plásticos finos utilizando uma tecnologia de fluorescência (um aparelho colorimétrico foi introduzido no final de 2004). O cartão de identificação de bacilos gram-negativos (cartão ID-GNB) do Vitek® 2 é um cartão plástico com 64 câmaras contendo 41 testes bioquímicos fluorescentes, inclusive 18 testes enzimáticos para aminopeptidases e oxidases. Os substratos utilizados para detectar aminotransferases geralmente estão combinados com 7AMC; os substratos para detectar oxidases geralmente estão combinados com 4 MEU. Além disso, existem 18 testes de fermentação, dois testes de descarboxilação e três testes variados. Há duas câmaras de controle negativo e as câmaras restantes ficam vazias. Os resultados são interpretados pelo banco de dados ID-GNB depois de um período de incubação de 3 horas. No estudo realizado por Funke et al., os autores demonstraram que o sistema Vitek® 2 identificou corretamente 84,7% das espécies selecionadas, representando 70 táxons diferentes de Enterobacteriaceae e bactérias não entéricas dentro de 3 horas.[241] Em um estudo muito menor representando 31 táxons diferentes de Enterobacteriaceae e espécies não fermentadoras isoladas mais comumente, Ling et al. conseguiram realizar identificações corretas de 95% no nível de espécie com o sistema Vitek® 2.[390] Esses mesmos autores avaliaram o sistema Vitek® 2 para a identificação direta rápida de bacilos gram-negativos a partir dos frascos de hemocultura positivos e relataram que 97 (82,2%) das cepas foram identificadas corretamente no nível de espécie e 21 (17,8%) cepas não foram identificadas. Contudo, não houve erros de interpretação.[389] Em dois outros estudos, O'Hara e Miller[480] relataram precisão de 93% na identificação de 482 culturas de cepas entéricas em estoque e Gavin et al.[246] relataram precisão de 95,3% (Enterobacteriaceae: 95,9%; outras bactérias: 92,5%) com o sistema Vitek® 2.

Sensititre® Gram-negative AutoIdentification System

O Sensititre® Automated Reading and Incubation System (ARIS) (Thermo Fisher Scientific Inc., Waltham, MA) é um sistema automatizado, que utiliza tecnologia de fluorescência para detectar crescimento e atividade enzimática das bactérias. Esse sistema consiste em 32 testes bioquímicos recém-formulados, inclusive alguns meios bioquímicos clássicos reformulados para emitir sinal de fluorescência, além dos testes de fluorescência recém-desenvolvidos. Cada meio do teste bioquímico, junto com um indicador de fluorescência apropriado, é desidratado em câmaras separadas da placa Sensititre®. Cada placa é desenhada para testar três microrganismos diferentes. Como essas placas são desidratadas, elas podem ser guardadas à temperatura ambiente. Todos os testes de autoidentificação são lidos no Sensititre® AutoReader, que detecta a existência ou não de fluorescência. Os resultados são transmitidos a um computador para análise e identificação. Os resultados podem ser lidos depois de 5 horas de incubação. Se não for possível obter um nível satisfatório de identificação depois desse período, a placa pode ser simplesmente incubada novamente e lida depois da incubação durante a noite. Em razão do uso de tecnologia de fluorescência, essas placas não podem ser lidas manualmente e as leituras são possíveis apenas com um Sensititre® AutoReader corretamente padronizado. Dados da própria empresa relativos a 1.084 isolados de Enterobacteriaceae demonstram concordância geral de 92,4% depois de 5 horas e de 93,4% depois de 18 horas, em comparação com os métodos convencionais (Sensititre Technical Product Information).

Phoenix® System

O Phoenix® Automated Microbiology System (Becton Dickinson Microbiology Systems, Sparks, MD) é um sistema totalmente automatizado recém-desenvolvido para identificação e testes de sensibilidade antimicrobiana. O sistema é composto de painéis descartáveis, que combinam testes de identificação e sensibilidade antimicrobiana, acrescido de um aparelho que realiza leituras automáticas a intervalos de 20 minutos durante a incubação (Prancha 6.6 H). O segmento de identificação gram-negativa utiliza 45 substratos bioquímicos, inclusive 16 substratos fluorogênicos, 14 fermentativos,

8 fontes de carbono, 5 cromogênicos e 2 substratos variados (ureia e ornitina) para identificar bacilos gram-negativos aeróbios dentro de 2 a 12 horas, ainda que a grande maioria dos resultados seja fornecida em 4 horas ou menos. O equipamento monitora as alterações espectrais visíveis e os níveis de intensidade da fluorescência e emite uma resposta quando o sistema está seguro da identificação. Em um estudo realizado por Stefaniuk et al., o Phoenix® demonstrou um índice elevado de concordância com os métodos de identificação convencionais, que variou de 100% para cocos gram-positivos a 96% das bactérias não fermentadoras gram-negativas e 92,5% dos membros da família Enterobacteriaceae.[610]

OmniLog® ID System

O OmniLog® ID System (Biolog, Hayward, CA, EUA) é uma plataforma totalmente automatizada para ser usada com o método de teste de utilização de fontes de carbono da empresa Biolog (ver descrição do Biolog® GN2 MicroPlate na seção anterior). O OmniLog® System incuba, lê e interpreta simultaneamente as Biolog® MicroPlates. O sistema processa continuamente as amostras, mas permite ao usuário acesso completo a qualquer momento durante a análise de uma amostra. Um aspecto singular do OmniLog® System é a temperatura de incubação definida pelo usuário, que permite que os microrganismos sejam incubados à sua temperatura ideal de forma a assegurar crescimento máximo para a identificação exata. O equipamento começa a leitura das MicroPlates 4 horas depois que elas são colocadas no leitor. O padrão é comparado com um banco de dados de identificação e é atribuída uma ID, caso tenha desenvolvido reações positivas suficientes. Se não for obtido resultado depois de 6 horas, o aparelho continua automaticamente a incubar a MicroPlate e inicia a leitura novamente depois de 16 a 24 horas. Os bancos de dados da Biolog contêm mais de 1.400 microrganismos diferentes, inclusive 501 espécies gram-negativas representativas das mais importantes em microbiologia clínica e experimental. Algumas dessas espécies não podem ser identificadas com outros sistemas de identificação.

Time-of-flight por dessorção/ionização a laser em matriz

Os espectros da técnica MALDI-TOF são utilizados para identificar microrganismos como bactérias ou fungos. Uma colônia do microrganismo em questão é esfregada diretamente sobre o alvo da amostra, que é uma placa de plástico ou vidro, e depois recoberta com matriz. A matriz consiste em moléculas cristalizadas, cujas três mais comumente utilizadas são o ácido 3,5-dimetoxi-4-hidroxicinâmico (ácido sinapínico), o ácido α-ciano-4-hidroxicinâmico (alfaciano ou alfamatriz) e o ácido 2,5-di-hidroxibenzoico (DHB). Inicialmente, prepara-se uma solução dessas moléculas, geralmente em uma mistura de água altamente purificada e um solvente orgânico (em geral, acetonitrila [ACN] ou etanol). Também é possível acrescentar ácido trifluoroacético (TFA).

Um laser é incidido sobre os cristais da matriz na mancha da gotícula desidratada. A matriz absorve a energia do laser e, nessa reação, é dessorvida e ionizada (por acréscimo de um próton). Em seguida, a matriz parece transferir o próton às moléculas do analito (p. ex., bactérias ou fungos), aumentando assim sua carga. Os íons observados depois desse processo consistem em uma molécula neutra [M] e um íon acrescentado ou removido. O espectro de massa passa por uma coluna que separa a matriz ionizada com base na carga e na massa e, por fim, chega a um detector que gera um padrão de sinais singular.

O tipo de espectrômetro de massa utilizado mais amplamente com o MALDI é o TOF (espectrômetro de massa *time-of-flight*), basicamente em razão de sua amplitude de massa maior. O procedimento de determinação do TOF também é adaptado perfeitamente ao processo de ionização da MALDI, porque o *laser* pulsado emite "rajadas" separadas, em vez de funcionar em operação contínua.

Os espectros de massa gerados são analisados por um *software* especial e comparados com os perfis armazenados. O diagnóstico das espécies por essa técnica é muito mais rápido, preciso e barato que os outros procedimentos baseados em testes bioquímicos ou imunológicos. A MALDI-TOF-MS provocou uma revolução na identificação dos microrganismos e, dentro de poucos anos, provavelmente será o método-padrão para identificar bactérias nos laboratórios de microbiologia clínica.[87,590,609] De acordo com alguns estudos, o desempenho geral da MALDI-TOF-MS foi significativamente melhor que o dos sistemas bioquímicos convencionais na identificação de Enterobacteriaceae.[49,157,190,465,562,572,644] Um inconveniente é a impossibilidade de diferenciar entre *E. coli* e *Shigella* utilizando a técnica MALDI-TOF, exigindo então testes confirmatórios adicionais quando é necessário excluir a presença de espécies de *Shigella*. Entretanto, apesar desse inconveniente, os laboratórios percebem que a MALDI-TOF-MS pode reduzir expressivamente o trabalho e os custos com reagentes, além de fornecer identificações em 1 a 2 dias antes dos métodos de teste fenotípico convencionais.[205,623]

Mais recentemente, o método MALDI-TOF-MS tem sido aplicado diretamente aos fracos de hemocultura positiva[144,186,229,370,447,543,584,613] e espécies de urina,[230,360] resultando em reduções do tempo necessário à liberação dos resultados e benefícios potenciais aos pacientes.[648] Em um estudo, a aplicação da técnica MALDI-TOF aos fracos de hemocultura positiva possibilitou reduções de 23 a 84 horas no processo de identificação de bactérias gram-positivas e reduções de 34 a 51 horas na identificação das bactérias gram-negativas.[81] Quando a identificação rápida por MALDI-TOF-MS é combinada com testes de sensibilidade antimicrobiana rápidos, realizados diretamente no caldo de hemocultura, os resultados podem ser gerados até 24 horas antes.[673]

Em resumo, as empresas comerciais lançam continuamente sistemas novos e modificações dos sistemas existentes para identificar microrganismos. De modo a atender às normas da FDA, todos esses sistemas devem ter precisão igual ou melhor que os métodos de referência. Por isso, todos os sistemas podem ser usados nos laboratórios clínicos, mas a escolha depende de diversas variáveis, inclusive volume de exames, experiência da equipe técnica, necessidade de identificações definitivas e custo operacional. Como grupo, a família Enterobacteriaceae tem crescido rapidamente e, em sua maioria, são muito propícias ao processamento por sistemas semiautomatizados e automatizados. As limitações de espaço neste livro permitiram apenas uma revisão sucinta desses sistemas. Se quiser aprender mais, o leitor deve estudar a revisão dos sistemas automatizados publicada por Stager e Davis.[605] As referências citadas podem ser consultadas se o leitor quiser descrições mais detalhadas e avaliações de desempenho.

REFERÊNCIAS BIBLIOGRÁFICAS

1. Abate G, Qureshi S, Mazumder SA. *Cedecea davisae* bacteremia in a neutropenic patient with acute myeloid leukemia. J Infect 2011;63(1):83–85.
2. Abbott S, Janda JM. *Enterobacter cancerogenus* ("*Enterobacter taylorae*") infections associated with severe trauma or crush injuries. Am J Clin Pathol 1997;107:359–361.
3. Abbott SL, Janda JM. Isolation of *Yokenella regensburgei* ("*Koserella trabulsii*") from a patient with transient bacteremia and from a patient with a septic knee. J Clin Microbiol 1994;32:2854–2855.
4. Abbott SL, Moler S, Green N, et al. Clinical and laboratory diagnostic characteristics and cytotoxigenic potential of *Hafnia alvei* and *Hafnia paralvei* strains. J Clin Microbiol 2011;49(9):3122–3126.
5. Abbott SL, O'Connor J, Robin T, et al. Biochemical properties of a newly described *Escherichia* species, *Escherichia albertii*. J Clin Microbiol 2003;41:4852–4854.
6. Abdel-Haq NM, Asmar BI, Abuhammour WM, et al. *Yersinia enterocolitica* infection in children. Pediatr Infect Dis J 2000;19:954–958.
7. Achondo K, Bascomb S, Bobolis J, et al. New improved MicroScan rapid negative identification panel. Abstr Annu Meet Am Soc Microbiol 1995;C307:53.
8. Adamkiewicz TV, Berkovitch M, Krishnan C, et al. Infection due to *Yersinia enterocolitica* in a series of patients with β-thalassemia: incidence and predisposing factors. Clin Infect Dis 1998;27:1362–1366.
9. Adler A, Navon-Venezia S, Moran-Gilad J, et al. Laboratory and clinical evaluation of screening agar plates for detection of carbapenem-resistant *Enterobacteriaceae* from surveillance rectal swabs. J Clin Microbiol 2011;49(6):2239–2242.
10. Aevaliotis A, Belle AM, Chanione JP, et al. *Kluyvera ascorbata* isolated from a baby with diarrhea. Clin Microbiol Newslett 1985;7:51.
11. Aguilera A, Pascual J, Loza E, et al. Bacteraemia with *Cedecea neteri* in a patient with systemic lupus erythematosus. Postgrad Med J 1995;71(833):179–180.
12. Aguirre PM, Cacho JB, Folgueira L, et al. Rapid fluorescence method for screening *Salmonella* spp. from enteric differential agars. J Clin Microbiol 1990;28:148–149.
13. Akinosoglou K, Perperis A, Siagris D, et al. Bacteraemia due to *Cedecea davisae* in a patient with sigmoid colon cancer: a case report and brief review of the literature. Diagn Microbiol Infect Dis 2012;74(3):303–306.
14. Alballaa SR, Qadri SM, Al-Furayh O, et al. Urinary tract infection due to *Rahnella aquatilis* in a renal transplant patient. J Clin Microbiol 1992;30:2948–2950.
15. Albert MJ, Alam K, Islam M, et al. *Hafnia alvei*, a probable cause of diarrhea in humans. Infect Immun 1991;59:1507–1513.
16. Aleksic S, Steigerwalt AG, Bockemuhl J, et al. *Yersinia rohdei* sp. nov. isolated from human and dog feces and surface water. Int J Syst Bacteriol 1987;37:327–332.
17. Alves MS, Riley LW, Moreira BM. A case of severe pancreatitis complicated by *Raoultella planticola* infection. J Med Microbiol 2007;56(Pt 5):696–698.
18. Anahory T, Darbas H, Ongaro O, et al. *Serratia ficaria*: a misidentified or unidentified rare cause of human infections in fig tree culture zones. J Clin Microbiol 1998;36:3266–3272.
19. Anderson NW, Buchan BW, Ledeboer NA. Comparison of the BD MAX enteric bacterial panel to routine culture methods for detection of *Campylobacter*, enterohemorrhagic *Escherichia coli* (O157), *Salmonella*, and *Shigella* isolates in preserved stool specimens. J Clin Microbiol 2014;52(4):1222–1224.
20. Archer JR, Schell RF, Pennell DR, et al. Identification of *Yersinia* spp. with the API 20E system. J Clin Microbiol 1987;25:2398–2399.
21. Arduino MJ, Bland LA, Tipple MA, et al. Growth and endotoxin production of *Yersinia enterocolitica* and *Enterobacter agglomerans* in packed erythrocytes. J Clin Microbiol 1989;27:1483–1485.
22. Arslan U, Cosar M, Tuncer I, et al. *Escherichia vulneris* peritonitis in a patient on CAPD. Perit Dial Int 2008;28:681–682.
23. Arthur JD, Pierce JR. *Citrobacter diversus* meningitis and brain abscess associated with *Bacteroides melaninogenicus*. Pediatr Infect Dis 1984;3:592–593.
24. Ashelford KE, Fry JC, Bailey MJ, et al. Characterization of *Serratia* isolates from soil, ecological implications and transfer of *Serratia proteamaculans* subsp. *quinovora* Grimont, et al. 1983 to *Serratia quinivorans* corrig., sp. nov. Int J Syst Evol Microbiol 2002;52:2281–2289.
25. Aspevall O, Osterman B, Dittmer R, et al. Performance of four chromogenic urine culture media after one or two days of incubation with reference media. J Clin Microbiol 2002;40:1500–1503.
26. Aspinall ST, Hindle MA, Hutchinson DN. Improved isolation of salmonellae from faeces using a semisolid Rappaport-Vassiliadis medium. Eur J Clin Microbiol Infect Dis 1992;11:936–939.
27. Awsare SV, Lillo M. A case report of *Escherichia vulneris* urosepsis. Rev Infect Dis 1991;13:1247–1248.
28. Babu K, Sonnenberg M, Kathpalia S, et al. Isolation of salmonellae from dried rattlesnake preparations. J Clin Microbiol 1990;28:361–362.
29. Badenoch PR, Thom AL, Coster DJ. *Serratia ficaria* endophthalmitis. J Clin Microbiol 2002;40:1563–1564.
30. Bae BH, Sureka SB. *Cedecea davisae* isolated from scrotal abscess. J Urol 1983;130:148–149.
31. Bae BH, Sureka SB, Ajamy JA. Enteric group 15 (*Enterobacteriaceae*) associated with pneumonia. J Clin Microbiol 1981;14:596–597.
32. Bagley ST, Seidler RJ, Brenner DJ. *Klebsiella planticola* sp. nov.: a new species of *Enterobacteriaceae* found primarily in nonclinical environments. Curr Microbiol 1981;6:105–109.
33. Baiulescu M, Hannon PR, Marcinak JF, et al. Chronic vulvovaginitis caused by antibiotic-resistant *Shigella flexneri* in a prepubertal child. Pediatr Infect Dis J 2002;21:170–172.
34. Bale MJ, McLaws SM, Fenn JP, et al. Use of and cost savings with morphologic criteria and the spot indole test as a routine means of identification of *Escherichia coli*. Diagn Microbiol Infect Dis 1984;2:187–191.
35. Bale MJ, McLaws SM, Matsen JM. The spot indole test for identification of swarming *Proteus*. Am J Clin Pathol 1985;83:87–90.
36. Baron EJ. Rapid identification of bacteria and yeast: summary of a National Committee for Clinical Laboratory Standards proposed guideline. Clin Infect Dis 2001;33:220–225.
37. Barry AL, Badal RE. Identification of *Enterobacteriaceae* by the AutoMicrobic system: *Enterobacteriaceae* biochemical cards versus *Enterobacteriaceae*-plus biochemical cards. J Clin Microbiol 1982;15:575–581.
38. Barry AL, Bernsohn KL, Adams AP, et al. Improved 18-hour methyl red test. Appl Microbiol 1970;20:866–870.
39. Bascomb S, Abbott SL, Bobolis JD, et al. Multicenter evaluation of the MicroScan Rapid Gram-negative identification type 3 panel. J Clin Microbiol 1997;35:2531–2536.
40. Bear N, Klugman KP, Tobiansky L, et al. Wound colonization by *Ewingella americana*. J Clin Microbiol 1986;23:650–651.
41. Beatty ME, Bopp CA, Wells JG, et al. Enterotoxin-producing *Escherichia coli* O169:H41, United States. Emerg Infect Dis 2004;10:518–521.
42. Benito MH, Hernández RS, Fernàndez-Reyes MJ, et al. Sepsis induced by *Hafnia alvei* in a kidney transplant patient. Nefrologia 2008;28(4):470–471.
43. Bercovier H, Steigerwalt AG, Guiyoule A, et al. *Yersinia aldovae* (formerly *Yersinia enterocolitica*-like group X2): a new species of *Enterobacteriaceae* isolated from aquatic ecosystems. Int J Syst Bacteriol 1984;34:166–172.
44. Bercovier H, Ursing J, Brenner DJ, et al. *Yersinia kristensenii*: a new species of *Enterobacteriaceae* composed of sucrose-negative strains (formerly called atypical *Yersinia enterocolitica* or *Yersinia enterocolitica*-like). Curr Microbiol 1980;4:219–224.
45. Bergman KA, Arends JP, Schölvinck EH. *Pantoea agglomerans* septicemia in three newborn infants. Pediatr Infect Dis J 2007;26(5):453–454.
46. Bettelheim KA, Evangelidis H, Pearce JL, et al. Isolation of a *Citrobacter freundii* strain which carries the *Escherichia coli* O157 antigen. J Clin Microbiol 1993;31:760–761.
47. Biering G, Karlsson S, Clark NC, et al. Three cases of neonatal meningitis caused by *Enterobacter sakazakii* in powdered milk. J Clin Microbiol 1989;27:2054–2056.
48. Bissett ML, Powers C, Abbott SL, et al. Epidemiologic investigations of *Yersinia enterocolitica* and related species: sources, frequency, and serogroup distribution. J Clin Microbiol 1990;28:910–912.
49. Bizzini A, Durussel C, Bille J, et al. Performance of matrix-assisted laser desorption ionization-time of flight mass spectrometry for identification of bacterial strains routinely isolated in a clinical microbiology laboratory. J Clin Microbiol 2010;48:1549–1554.
50. Bjune G, Ruud TE, Eng J. Bacterial shock due to transfusion with *Yersinia enterocolitica* infected blood. Scand J Infect Dis 1984;16:411–412.
51. Blekher L, Siegman-Igra Y, Schwartz D, et al. Clinical significance and antibiotic resistance patterns of *Leminorella* spp., an emerging nosocomial pathogen. J Clin Microbiol 2000;38:3036–3038.
52. Bochner B. "Breathprints" at the microbial level: an automated redox-based technology quickly identifies bacteria according to their metabolic capacities. ASM News 1989;55:536–539.
53. Bochner B. Rainbow UTI System: a rapid and simple multicolor diagnostic system for common urinary tract pathogens. Abstr Annu Meet Am Soc Microbiol 1995;C374:65.
54. Boemare NE, Akhurst RJ, Mourant RG. DNA relatedness between *Xenorhabdus* spp. (*Enterobacteriaceae*), symbiotic bacteria of entomopathogenic nematodes, and a proposal to transfer *Xenorhabdus luminescens* to a new genus, *Photorhabdus* gen. nov. Int J Syst Bacteriol 1993;43:249–255.
55. Boileau CR, D'Hauteville HM, Sansonetti PJ. DNA hybridization technique to detect *Shigella* sp and enteroinvasive *Escherichia coli*. J Clin Microbiol 1984;20:959–961.
56. Bollet C, Elkouby A, Pietri P, et al. Isolation of *Enterobacter amnigenus* from a heart transplant recipient. Eur J Clin Microbiol Infect Dis 1991;10:1071–1073.
57. Bollet C, Gainnier M, Sainty JM, et al. *Serratia fonticola* isolated from a leg abscess. J Clin Microbiol 1991;29:834–835.
58. Bottone EJ. Atypical *Yersinia enterocolitica*: clinical and epidemiological parameters. J Clin Microbiol 1978;7:562–567.
59. Bottone EJ. *Yersinia enterocolitica*: the charisma continues. Clin Microbiol Rev 1997;10:257–276.
60. Bourbeau PP, Heiter BJ. Comparison of Vitek GNI and GNI+ cards for identification of gram-negative bacteria. J Clin Microbiol 1998;36:2775–2777.

61. Bradford PA, Bratu S, Urban C, et al. Emergence of carbapenem-resistant *Klebsiella* species possessing the class A carbapenem-hydrolyzing KPC-2 and inhibitor-resistant TEM-30 β-lactamases in New York City. Clin Infect Dis 2004;39:55–60.
62. Brady C, Cleenwerck I, Venter S, et al. Taxonomic evaluation of the genus *Enterobacter* based on multilocus sequence analysis (MLSA): proposal to reclassify *E. nimipressuralis* and *E. amnigenus* into *Lelliottia* gen. nov. as *Lelliottia nimipressuralis* comb. nov. and *Lelliottia amnigena* comb. nov., respectively, *E. gergoviae* and *E. pyrinus* into *Pluralibacter* gen. nov. as *Pluralibacter gergoviae* comb. nov. and *Pluralibacter pyrinus* comb. nov., respectively, *E. cowanii, E. radicincitans, E. oryzae* and *E. arachidis* into *Kosakonia* gen. nov. as *Kosakonia cowanii* comb. nov., *Kosakonia radicincitans* comb. nov., *Kosakonia oryzae* comb. nov. and *Kosakonia arachidis* comb. nov., respectively, and *E. turicensis, E. helveticus* and *E. pulveris* into *Cronobacter* as *Cronobacter zurichensis* nom. nov., *Cronobacter helveticus* comb. nov. and *Cronobacter pulveris* comb. nov., respectively, and emended description of the genera *Enterobacter* and *Cronobacter*. Syst Appl Microbiol 2013;36:309–19.
63. Brady CL, Cleenwerck I, Venter SN, et al. Emended description of the genus *Pantoea*, description of four species from human clinical samples, *Pantoea septica* sp. nov., *Pantoea eucrina* sp. nov., *Pantoea brenneri* sp. nov. and *Pantoea conspicua* sp. nov., and transfer of *Pectobacterium cypripedii* (Hori 1911) Brenner et al. 1973 emend. Hauben et al. 1998 to the genus as *Pantoea cypripedii* comb. nov. Int J Syst Evol Microbiol 2010;60(Pt 10):2430–2440.
64. Brenner DJ. Enterobacteriaceae. In Krieg NR, Holt JG, eds. Bergey's Manual of Systematic Bacteriology. Vol 1. Baltimore, MD: Williams & Wilkins, 1984:408–420.
65. Brenner DJ, Bercovier H, Ursing J, et al. *Yersinia intermedia*: a new species of *Enterobacteriaceae* composed of rhamnose-positive, melibiose-positive, raffinose-positive strains (formerly called *Yersinia enterocolitica* or *Yersinia enterocolitica*-like). Curr Microbiol 1980;4:207:212.
66. Brenner DJ, Davis BR, Steigerwalt AG, et al. Atypical biogroups of *Escherichia coli* found in clinical specimens and description of *Escherichia hermannii* sp. nov. J Clin Microbiol 1982;15:703–713.
67. Brenner DJ, Grimont PAD, Steigerwalt AG, et al. Classification of citrobacteria by DNA hybridization: designation of *Citrobacter farmeri* sp. nov., *Citrobacter youngae* sp. nov., *Citrobacter braakii* sp. nov., *Citrobacter werkmanii* sp. nov., *Citrobacter sedlakii* sp. nov., and three unnamed *Citrobacter* genomospecies. Int J Syst Bacteriol 1993;43:645–658.
68. Brenner DJ, Hickman-Brenner FW, Holmes B, et al. Replacement of NCTC 4175, the current type strain of *Proteus vulgaris*, with ATCC 29905: request for an opinion. Int J Syst Bacteriol 1995;45:870–871.
69. Brenner DJ, McWhorter AC, Kai A, et al. *Enterobacter asburiae* sp. nov., a new species found in clinical specimens, and reassignment of *Erwinia dissolvens* and *Erwinia nimipressuralis* to the genus Enterobacter as *Enterobacter dissolvens* comb. nov. and *Enterobacter nimipressuralis* comb. nov. J Clin Microbiol 1986;23:1114–1120.
70. Brenner DJ, McWhorter AC, Leete-Knutson JK, et al. *Escherichia vulneris*: a new species of *Enterobacteriaceae* associated with human wounds. J Clin Microbiol 1982;15:1133–1140.
71. Brenner DJ, Muller HE, Steigerwalt AG, et al. Two new *Rahnella* genomospecies that cannot be phenotypically differentiated from *Rahnella aquatilis*. Int J Syst Bacteriol 1998;48:141–149.
72. Brenner DJ, Richard C, Steigerwalt AG, et al. *Enterobacter gergoviae* sp. nov.: a new species of *Enterobacteriaceae* found in clinical specimens and environment. Int J Syst Bacteriol 1980;30:1–6.
73. Brenner DJ, Ursing J, Bercovier H, et al. Deoxyribonucleic acid relatedness in *Yersinia enterocolitica* and *Yersinia enterocolitica*-like organisms. Curr Microbiol 1980;4:195–200.
74. Brenner FW, Villar RG, Angulo FJ, et al. *Salmonella* nomenclature. J Clin Microbiol 2000;38:2465–2467.
75. Breuer T, Benkel DH, Shapiro RL, et al. A multistate outbreak of *Escherichia coli* O157:H7 infections linked to alfalfa sprouts grown from contaminated seeds. Emerg Infect Dis 2001;7:977–982.
76. Brooker DC, Lund ME, Blazevic DJ. Rapid test for lysine decarboxylase activity in Enterobacteriaceae. Appl Microbiol 1973;26:622–623.
77. Brooks JT, Bergmire-Sweat D, Kennedy M, et al. Outbreak of shiga toxin-producing *Escherichia coli* O111:H8 infections among attendees of a high school cheerleading camp. Clin Infect Dis 2004;38:190–198.
78. Brooks JT, Sowers EG, Wells JG, et al. Non-O157 Shiga toxin-producing *Escherichia coli* reported to CDC, 1983-2000 (abstract 856). In Program and abstracts of the 39th Annual Meeting of the Infectious Diseases Society of America (San Francisco). Alexandria, VA: Infectious Diseases Society of America, 2001:185.
79. Bruckner DA, Colonna P, Glenn D, et al. *Citrobacter farmeri* bacteremia in a child with short-bowel syndrome. J Clin Microbiol 1997;35:3353–3354.
80. Buchan BW, Olson WJ, Pezewski M, et al. Clinical evaluation of a real-time PCR assay for identification of *Salmonella, Shigella, Campylobacter* (*Campylobacter jejuni* and *C. coli*), and shiga toxin-producing *Escherichia coli* isolates in stool specimens. J Clin Microbiol 2013;51(12):4001–4007.
81. Buchan BW, Riebe KM, Ledeboer NA. Comparison of the MALDI Biotyper system using Sepsityper specimen processing to routine microbiological methods for identification of bacteria from positive blood culture bottles. J Clin Microbiol 2012;50:346–352.
82. Buchholz U, Bernard H, Werber D, et al. German outbreak of *Escherichia coli* O104:H4 associated with sprouts. N Engl J Med 2011;365:1763–1770.
83. Caldwell ME, Ryerson DL. Salmonellosis in certain reptiles. J Infect Dis 1939;65:242–245.
84. Candoni A, Trevisan R, Filì C, et al. Abdominal abscess and *Hafnia alvei* septicemia occurring during the aplastic phase after autologous stem-cell transplantation in a patient with diffuse large B-cell lymphoma. J Infect Chemother 2004;10(5):303–306.
85. Capdevila JA, Bisbe V, Gasser I, et al. Enterobacter amnigenus. Un patógeno humano inusual [*Enterobacter amnigenus*. An unusual human pathogen]. Enferm Infecc Microbiol Clin 1998;16:364–366.
86. Caprioli A, Tozzi AE. Epidemiology of Shiga toxin-producing *Escherichia coli* infections in continental Europe. In Kaper JB, O'Brien AD, eds. *Escherichia coli* O157:H7 and Other Shiga Toxin-producing *E. coli* Strains. Washington, DC: American Society for Microbiology Press, 1998:38–48.
87. Carbonnelle E, Mesquita C, Bille E, et al. MALDI-TOF mass spectrometry tools for bacterial identification in clinical microbiology laboratory. Clin Biochem 2011;44:104–109.
88. Carinder JE, Chua JD, Corales RB, et al. *Rahnella aquatilis* bacteremia in a patient with relapsed acute lymphoblastic leukemia. Scand J Infect Dis 2001;33:471–473.
89. Carlquist PR. A biochemical test for separating paracolon groups. J Bacteriol 1956;71:339–341.
90. Caroff N, Chamoux C, Le Gallou F, et al. Two epidemiologically related cases of *Rahnella aquatilis* bacteremia. Eur J Clin Microbiol Infect Dis 1998;17:349–352.
91. Carpenter CC. Shigellosis. In Wyngaarden JB, Smith LH, eds. Cecil Textbook of Medicine. 16th Ed. Philadelphia, PA: Saunders, 1982:1517–1519.
92. Carrero P, Garrote JA, Pacheco S, et al. Report of six cases of human infection by *Serratia plymuthica*. J Clin Microbiol 1995;33:275–276.
93. Carricajo A, Boiste S, Thore J, et al. Comparative evaluation of five chromogenic media for detection, enumeration and identification of urinary tract pathogens. Eur J Clin Microbiol Infect Dis 1999;18:796–803.
94. Carter J, Bowden FJ, Sriprakash KS, et al. Diagnostic polymerase chain reaction for donovanosis. Clin Infect Dis 1999;28:1168–1169.
95. Carter JS, Bowden FJ, Bastian I, et al. Phylogenetic evidence for reclassification of *Calymmatobacterium granulomatis* as *Klebsiella granulomatis* comb. nov. Int J Syst Bacteriol 1999;49:1695–1700.
96. Carter JS, Kemp DJ. A colorimetric detection system for *Calymmatobacterium granulomatis*. Sex Transm Infect 2000;76:134–136.
97. Cassar R, Cuschieri P. Comparison of *Salmonella* chromogenic medium with DCLS agar for isolation of *Salmonella* species from stool specimens. J Clin Microbiol 2003;41:3229–3232.
98. Castillo CB, Bruckner DA. Comparative evaluation of the Eiken and API 20E systems and conventional methods for identification of members of the family Enterobacteriaceae. J Clin Microbiol 1984;20:754–757.
99. Centers for Disease Control and Prevention. *Salmonella* surveillance: annual summary, 2001. Atlanta, GA. Department of Health and Human Services, 2002.
100. Centers for Disease Control and Prevention. *Shigella* surveillance: annual summary, 2001. Atlanta, GA. Department of Health and Human Services, 2002.
101. Centers for Disease Control and Prevention. HIP investigates *Enterobacter hormaechei* infections. CDC/NCID Focus Fol 1993;3(5).
102. Centers for Disease Control and Prevention. *Arizona hinshawii* septicemia associated with rattlesnake powder—California. MMWR Morb Mortal Wkly Rep 1983;32:464–465.
103. Centers for Disease Control and Prevention. Gastrointestinal illness associated with imported Brie cheese—District of Columbia. MMWR Morb Mortal Wkly Rep 1983;32:533.
104. Centers for Disease Control and Prevention. Update: milkborne salmonellosis—Illinois. MMWR Morb Mortal Wkly Rep 1985;34:200.
105. Centers for Disease Control and Prevention. Update: *Salmonella enteritidis* infections and shell eggs—United States, 1990. MMWR Morb Mortal Wkly Rep 1990;39:909.
106. Centers for Disease Control and Prevention. Update: *Yersinia enterocolitica* bacteremia and endotoxin shock associated with red blood cell transfusions—United States, 1991. MMWR Morb Mortal Wkly Rep 1991;40:176–178.
107. Centers for Disease Control and Prevention. Outbreak of *Salmonella enteritidis* infection associated with consumption of raw shell eggs, 1991. MMWR Morb Mortal Wkly Rep 1992;41:369–372.
108. Centers for Disease Control and Prevention. Pneumonic plague—Arizona, 1992. MMWR Morb Mortal Wkly Rep 1992;41:737–739.
109. Centers for Disease Control and Prevention. Outbreaks of *Salmonella enteritidis* gastroenteritis—California, 1993. MMWR Morb Mortal Wkly Rep 1993;42:793–797.
110. Centers for Disease Control and Prevention. Outbreak of *Salmonella enteritidis* associated with nationally distributed ice cream products—Minnesota, South Dakota, and Wisconsin, 1994. MMWR Morb Mortal Wkly Rep 1994;43:740–741.

111. Centers for Disease Control and Prevention. Reptile-associated salmonellosis—selected states, 1994–1995. MMWR Morb Mortal Wkly Rep 1995;44:347–350.
112. Centers for Disease Control and Prevention. Outbreak of acute gastroenteritis attributable to *Escherichia coli* serotype O104:H21—Helena, Montana, 1994. MMWR Morb Mortal Wkly Rep 1995;44:501–503.
113. Centers for Disease Control and Prevention. Outbreaks of *Escherichia coli* O157:H7 infection and cryptosporidiosis associated with drinking unpasteurized apple cider—Connecticut and New York, October 1996. MMWR Morb Mortal Wkly Rep 1997;46:4–8.
114. Centers for Disease Control and Prevention. Red blood cell transfusions contaminated with *Yersinia enterocolitica*—United States, 1991–1996, and initiation of a national study to detect bacteria-associated transfusion reactions. MMWR Morb Mortal Wkly Rep 1997;46:553–555.
115. Centers for Disease Control and Prevention. Fatal human plague—Arizona and Colorado, 1996. MMWR Morb Mortal Wkly Rep 1997;46:617–620.
116. Centers for Disease Control and Prevention. Reptile-associated salmonellosis—selected states, 1996–1998. MMWR Morb Mortal Wkly Rep 1999;48:1009–1013.
117. Centers for Disease Control and Prevention. Outbreaks of *Salmonella* serotype Enteritidis infection associated with eating raw or undercooked shell eggs—United States, 1996–1998. MMWR Morb Mortal Wkly Rep 2000;49:73–79.
118. Centers for Disease Control and Prevention. *Escherichia coli* O111:H8 outbreak among teenage campers—Texas, 1999. MMWR Morb Mortal Wkly Rep 2000;49:321–324.
119. Centers for Disease Control and Prevention. Outbreak of *Escherichia coli* O157:H7 infection associated with eating fresh cheese curds—Wisconsin, June 1998. MMWR Morb Mortal Wkly Rep 2000;49:911–913.
120. Centers for Disease Control and Prevention. Outbreaks of Escherichia coli O157:H7 infections among children associated with farm visits—Pennsylvania and Washington, 2000. MMWR Morb Mortal Wkly Rep 2001; 50:293–297.
121. Centers for Disease Control and Prevention. *Enterobacter sakazakii* infections associated with the use of powdered infant formula—Tennessee, 2001. MMWR Morb Mortal Wkly Rep 2002;51:297–300.
122. Centers for Disease Control and Prevention. Imported plague—New York City, 2002, MMWR Morb Mortal Wkly Rep 2003;52:725–728.
123. Centers for Disease Control and Prevention. Yersinia enterocolitica gastroenteritis among infants exposed to chitterlings—Chicago, Illinois, 2002. MMWR Morb Mortal Wkly Rep 2003;52:956–958.
124. Centers for Disease Control and Prevention. Reptile-associated salmonellosis—selected states, 1998–2002. MMWR Morb Mortal Wkly Rep 2003;52:1206–1209.
125. Centers for Disease Control and Prevention. Summary of provisional cases of selected notifiable diseases, United States, cumulative, week ending January 3, 2004 (53rd) week. MMWR Morb Mortal Wkly Rep 2004;52:1297.
126. Centers for Disease Control and Prevention. *Cronobacter* species isolation in two infants – New Mexico, 2008. MMWR Morb Mortal Wkly Rep 2009;58:1179–1183.
127. Centers for Disease Control and Prevention. Recommendations for diagnosis of shiga toxin-producing *Escherichia coli* infections by clinical laboratories. MMWR Morb Mortal Wkly Rep 2009;58(RR-12):1–14.
128. Centers for Disease Control and Prevention. An Atlas of Salmonella in the United States, 1968–2011: Laboratory-based Enteric Disease Surveillance. Atlanta, Georgia: US Department of Health and Human Services, Centers for Disease Control and Prevention, 2013.
129. Centers for Disease Control and Prevention. Antibiotic Resistance Threats: Laboratory in the United States, 2013. Atlanta, Georgia: US Department of Health and Human Services, Centers for Disease Control and Prevention, 2013.
130. Centers for Disease Control and Prevention. Guidance for Control of Carbapenem-resistant Enterobacteriaceae (CRE) - 2012 CRE Toolkit, National Center for Emerging and Zoonotic Infectious Diseases, Division of Healthcare Quality Promotion. http://www.cdc.gov/hai/pdfs/cre/CRE-guidance-508.pdf
131. Chagla AH, Borczyk AA, Aldom JE, et al. Evaluation of the L-pyrrolidonyl-β-naphthylamide hydrolysis test for the differentiation of member of the families Enterobacteriaceae and Vibrionaceae. J Clin Microbiol 1993;31:1946–1948.
132. Chamberland RR, McElvania TeKippe E, Burnham CA, et al. Renal abscess caused by a *Providencia stuartii* isolate biochemically misidentified as *Pasteurella*. J Clin Microbiol 2013;51(8):2775–2777.
133. Chang CL, Jeong J, Shin JH, et al. *Rahnella aquatilis* sepsis in an immunocompetent adult. J Clin Microbiol 1999;37:4161–4162.
134. Chanteau S, Rahalison L, Ralafiarisoa L, et al. Development and testing of a rapid diagnostic test for bubonic and pneumonic plague. Lancet 2003;361:211–216.
135. Chapman PA, Siddons CA, Zadik PM, et al. An improved selective medium for the isolation of *Escherichia coli* O157. J Med Microbiol 1991;35:107–110.
136. Chapman PA, Wright DJ, Siddons CA. A comparison of immunomagnetic separation and direct culture for the isolation of verocytotoxin-producing *Escherichia coli* O157 from bovine faeces. J Med Microbiol 1994;40:424–427.
137. Chaux C, Crepy M, Xueref S, et al. Comparison of three chromogenic agar plates for isolation and identification of urinary tract pathogens. Clin Microbiol Infect 2002;8:641–645.
138. Cheng A, Liu CY, Tsai HY, et al. Bacteremia caused by *Pantoea agglomerans* at a medical center in Taiwan, 2000–2010. J Microbiol Immunol Infect 2013;46(3):187–194.
139. Cheng DL, Liu YC, Yen MY, et al. Septic metastatic lesions of pyogenic liver abscess. Their association with *Klebsiella pneumoniae* bacteremia in diabetic patients. Arch Intern Med 1991;151:1557–1559.
140. Chester B, Moskowitz LB. Rapid catalase supplemental test for identification of members of the family *Enterobacteriaceae*. J Clin Microbiol 1987;25:439–441.
141. Chmel H. *Serratia odorifera* biogroup 1 causing an invasive human infection. J Clin Microbiol 1988;26:1244–1245.
142. Christensen WB. Urea decomposition as a means of differentiating *Proteus* and paracolon cultures from each other and from *Salmonella* and *Shigella* types. J Bacteriol 1946;52:461–466.
143. Christiaens E, Hansen W, Moinet J. Isolament des expectorations d'un patient atteint de leucemie lymphoide chronique et de broncho-emphyseme d'une Enterobacteriaceae nouvellement decrite: *Rahnella aquatilis*. Med Maladies Infect 1987;17:732–734.
144. Christner M, Rohde H, Wolters M, et al. Rapid identification of bacteria from positive blood culture bottles by use of matrix-assisted laser desorption-ionization time of flight mass spectrometry fingerprinting. J Clin Microbiol 2010;48:1584–1591.
145. Clark NC, Hill BC, O'Hara CM, et al. Epidemiologic typing of *Enterobacter sakazakii* in two neonatal nosocomial outbreaks. Diagn Microbiol Infect Dis 1990;13:467–472.
146. Clark RB, Janda JM. Isolation of *Serratia plymuthica* from a human burn site. J Clin Microbiol 1985;21:656–657.
147. Clarridge JE, Musher DM, Fainstein V, et al. Extraintestinal human infection caused by *Edwardsiella tarda*. J Clin Microbiol 1980;11:511–514.
148. Clayland BG, Clayland C, Tomfohrde KM, et al. Full spectrum automation for the clinical microbiology laboratory. Am Clin Lab 1989;:30–34.
149. Clinical & Laboratory Standards Institute. Abbreviated Identification of Bacteria and Yeast; Approved Guideline-2nd Ed. CLSI Document M35-A2. Wayne, PA: Clinical and Laboratory Standards Institute, 2008.
150. Cohen ML, Potter M, Pollard R, et al. Turtle-associated salmonellosis in the United States: effect of public health action, 1970–1976. JAMA 1980;243:1247–1249.
151. Coudron PE, Markowitz SM. *Cedecea lapagei* isolated from lung tissue. Clin Microbiol Newslett 1987;9:171–172.
152. Coutlée F, Saint-Jean LA, Plante R. Infection with *Edwardsiella tarda* related to a vascular prosthesis. Clin Infect Dis 1992;14:621–622.
153. Cover TL, Aber RC. *Yersinia enterocolitica*. N Engl J Med 1989;321:16–24.
154. Crandall C, Abbott SL, Zhao YQ, et al. Isolation of toxigenic *Hafnia alvei* from a probable case of hemolytic uremic syndrome. Infection 2006;34(4):227–229.
155. Crchova V, Grondin C. Urinary infection due to *Yersinia pseudotuberculosis*. Vie Med Can Fr 1973;2:3–5.
156. Crosa JH, Brenner DJ, Ewing WH, et al. Molecular relationships among the salmonellae. J Bacteriol 1973;115:307–315.
157. Croxatto A, Prod'hom G, Greub G. Applications of MALDI-TOF mass spectrometry in clinical diagnostic microbiology. FEMS Microbiol Rev 2012;36:380–407.
158. Cruz AT, Cazacu AC, Allen CH. *Pantoea agglomerans*, a plant pathogen causing human disease. J Clin Microbiol 2007;45(6):1989–1992.
159. Cunningham SA, Sloan LM, Nyre LM, et al. Three-hour molecular detection of *Campylobacter, Salmonella, Yersinia*, and *Shigella* species in feces with accuracy as high as that of culture. J Clin Microbiol 2010;48(8):2929–2933.
160. Curless RG. Neonatal intracranial abscess: two cases caused by *Citrobacter* and a literature review. Ann Neurol 1980;8:269–272.
161. Dahl KM, Barry J, DeBiasi RL. *Escherichia hermannii* infection of a cephalohematoma: case report, review of the literature, and description of a novel invasive pathogen. Clin Infect Dis 2002;35:e96–e98.
162. Dalamaga M, Karmaniolas K, Arsenis G, et al. *Cedecea lapagei* bacteremia following cement-related chemical burn injury. Burns 2008;34(8):1205–1207.
163. Dalamaga M, Karmaniolas K, Pantelaki M, et al. Spontaneous peritonitis caused by *Leminorella grimontii*. Diagn Microbiol Infect Dis 2006;56(1):83–85.
164. Dalamaga M, Pantelaki M, Karmaniolas K, et al. Isolation of *Leclercia adecarboxylata* from blood and burn wound after a hydrofluoric acid chemical injury. Burns 2009;35(3):443–445.
165. Dalamaga M, Pantelaki M, Karmaniolas K, et al. Leg ulcer and bacteremia due to *Cedecea davisae*. Eur J Dermatol 2008;18(2):204–205.
166. Dalamaga M, Pantelaki M, Karmaniolas K, et al. Cutaneous abscess and bacteremia due to *Serratia ficaria*. J Eur Acad Dermatol Venereol 2008;22(11):1388–1389.
167. Dalamaga M, Pantelaki M, Papadavid E, et al. Epididymo-orchitis and bacteremia caused by *Leclercia adecarboxylata*. Med Mal Infect 2008; 38(12):674–675.
168. Darbas H, Jean-Pierre H, Paillisson J. Case report and review of septicemia due to *Serratia ficaria*. J Clin Microbiol 1994;32:2285–2288.

169. da Silva CL, Miranda LE, Moreira BM, et al. *Enterobacter hormaechei* bloodstream infection at three neonatal intensive care units in Brazil. Pediatr Infect Dis J 2002;21:175–177.
170. Davis O, Wall BM. "Broom straw peritonitis" secondary to *Cedecea lapagei* in a liver transplant recipient. Perit Dial Int 2006;26(4):512–513.
171. Day KM, Ali S, Mirza IA, et al. Prevalence and molecular characterization of *Enterobacteriaceae* producing NDM-1 carbapenemase at a military hospital in Pakistan and evaluation of two chromogenic media. Diagn Microbiol Infect Dis 2013;75(2):187–191.
172. De Baere T, Verhelst R, Labit C, et al. Bacteremic infection with *Pantoea ananatis*. J Clin Microbiol 2004;42(9):4393–4395.
173. De Baere T, Wauters G, Huylenbroeck A, et al. Isolation of *Leclercia adecarboxylata* from a patient with a chronically inflamed gallbladder and from a patient with sepsis without focus. J Clin Microbiol 2001;39:1674–1675.
174. De Baere T, Wauters G, Kämpfer P, et al. Isolation of *Buttiauxella gaviniae* from a spinal cord patient with urinary bladder pathology. J Clin Microbiol 2002;40:3867–3870.
175. Decré D, Verdet C, Emirian A, et al. Emerging severe and fatal infections due to *Klebsiella pneumoniae* in two university hospitals in France. J Clin Microbiol 2011;49:3012–3014.
176. Degirolami PC, Eichelberger KA, Salfity LC, et al. Evaluation of the AutoScan-3 devise for reading microdilution trays. J Clin Microbiol 1983;18:1292–1295.
177. de Jong E, de Jong AS, Smidts-van den Berg N, et al. Differentiation of *Raoultella ornithinolytica/planticola* and *Klebsiella oxytoca* clinical isolates by matrix-assisted laser desorption/ionization-time of flight mass spectrometry. Diagn Microbiol Infect Dis 2013;75(4):431–433.
178. De Mauri A, Chiarinotti D, Andreoni S, et al. *Leclercia adecarboxylata* and catheter-related bacteraemia: review of the literature and outcome with regard to catheters and patients. J Med Microbiol 2013;62(Pt 10):1620–1623.
179. Desenclos JC, Junejo S, Klontz KC. A cluster of *Edwardsiella tarda* infection in a day-care center in Florida. J Infect Dis 1990;162:782–783.
180. De Smedt JM, Bolderdijk RF. Dynamics of *Salmonella* isolation with modified semi-solid Rappaport-Vassiliadis medium. J Food Prot 1987;50:658–661.
181. Devenish JA, Ciebin BW, Brodsky MH. Novobiocin–brilliant green–glucose agar: new medium for isolation of salmonellae. Appl Environ Microbiol 1986;52:539–545.
182. Devreese K, Claeys G, Verschraegen G. Septicemia with *Ewingella americana*. J Clin Microbiol 1992;30:2746–2747.
183. Dieckmann R, Helmuth R, Erhard M, et al. Rapid classification and identification of salmonellae at the species and subspecies levels by whole-cell matrix-assisted laser desorption ionization-time of flight mass spectrometry. Appl Environ Microbiol 2008;74(24):7767–7778.
184. Domingo D, Limia A, Alarcon T, et al. Nosocomial septicemia caused by *Serratia plymuthica*. J Clin Microbiol 1994;32:575–577.
185. Doud MS, Grimes-Zeppegno R, Molina E, et al. A k2A-positive *Klebsiella pneumoniae* causes liver and brain abscess in a Saint Kitt's man. Int J Med Sci 2009;6:301–304.
186. Drancourt M. Detection of microorganisms in blood specimens using matrix-assisted laser desorption ionization time-of-flight mass spectrometry: a review. Clin Microbiol Infect 2010;16:1620–1625.
187. Drancourt M, Bollet C, Carta A, et al. Phylogenetic analyses of *Klebsiella* species delineate *Klebsiella* and *Raoultella* gen. nov., with description of *Raoultella ornithinolytica* comb. nov., *Raoultella terrigena* comb. nov. and *Raoultella planticola* comb. nov. Int J Syst Evol Microbiol 2001;51:925–932.
188. Drow DL, Mercer L, Peacock JB. Splenic abscess caused by *Shigella flexneri* and *Bacteroides fragilis*. J Clin Microbiol 1984;19:79–80.
189. D'Souza HA, Campbell M, Baron EJ. Practical bench comparison of BBL CHROMagar Orientation and standard two-plate media for urine cultures. J Clin Microbiol 2004;42:60–64.
190. Dubois D, Grare M, Prere MF, et al. Performances of the Vitek MS matrix-assisted laser desorption ionization-time of flight mass spectrometry system for rapid identification of bacteria in routine clinical microbiology. J Clin Microbiol 2012;50:2568–2576.
191. Dulguer MV, Fabbricotti SH, Bando SY, et al. Atypical enteropathogenic *Escherichia coli* strains: phenotypic and genetic profiling reveals a strong association between enteroaggregative *E. coli* heat stable enterotoxin and diarrhea. J Infect Dis 2003;188:1685–1694.
192. Dupont HL. *Shigella*. Infect Dis Clin N Am 1988;2:599–605.
193. Dupont HL. *Shigella* species (bacillary dysentery). In Mandell GL, Bennett JE, Dolin R, eds. Principles and Practice of Infectious Diseases. 5th Ed. Philadelphia, PA: Churchill Livingstone, 2000:2363–2369.
194. Dupont HL, Levine MM, Hornick RB, et al. Inoculum size in shigellosis and implications for expected mode of transmission. J Infect Dis 1989;159:1126.
195. Dusch H, Altwegg M. Comparison of Rambach agar, SM-ID medium, and Hektoen enteric agar for primary isolation of non-typhi salmonellae from stool samples. J Clin Microbiol 1993;31:410–412.
196. Dusch H, Altwegg M. Evaluation of five new plating media for isolation of *Salmonella* species. J Clin Microbiol 1995;33:802–804.
197. Dyer J, Hayani KC, Janda WM, et al. *Citrobacter sedlakii* meningitis and brain abscess in a premature infant. J Clin Microbiol 1997;35:2686–2688.
198. Edberg SC, Trepeta RW. Rapid and economical identification and antimicrobial susceptibility test methodology for urinary tract pathogens. J Clin Microbiol 1983;18:1287–1291.
199. Ederer GM, Clark M. Motility–indole–ornithine medium. Appl Microbiol 1970;20:849–850.
200. Edwards PR, Ewing WH. Identification of *Enterobacteriaceae*. 3rd Ed. Minneapolis, MN: Burgess, 1972.
201. Edwards PR, Fife MA. Lysine–iron agar in the detection of *Arizona* cultures. Appl Microbiol 1961;9:478–480.
202. Eidson M, Tierney LA, Roollag OJ, et al. Feline plague in New Mexico: risk factors and transmission to humans. Am J Public Health 1988;78:1333–1335.
203. Eigner U, Reissbrodt R, Hammann R, et al. Evaluation of a new chromogenic medium for the isolation and presumptive identification of *Salmonella* species from stool specimens. Eur J Clin Microbiol Infect Dis 2001;20:558–565.
204. Eklund M, Scheutz F, Siitonen A. Clinical isolates of non-O157 shiga toxin—producing Escherichia coli: serotypes, virulence characteristics, and molecular profiles of strains of the same serotype. J Clin Microbiol 2001;39:2829–2834.
205. El-Bouri K, Johnston S, Rees E, et al. Comparison of bacterial identification by MALDI-TOF mass spectrometry and conventional diagnostic microbiology methods: agreement, speed and cost implications. Br J Biomed Sci 2012;69:47–55.
206. Elin RJ, Robinson RA, Levin AS, et al. Lack of clinical usefulness of the limulus test in the diagnosis of endotoxemia. N Engl J Med 1975;293:521–524.
207. Emborg J, Dalgaard P, Ahrens P. *Morganella psychrotolerans* sp. nov., a histamine-producing bacterium isolated from various seafoods. Int J Syst Evol Microbiol 2006;56(Pt 10):2473–2479.
208. Enani MA, El-Khizzi NA. Community acquired *Klebsiella pneumoniae*, K1 serotype. Invasive liver abscess with bacteremia and endophthalmitis. Saudi Med J 2012;33:782–786.
209. Engler HD, Troy K, Bottone EJ. Bacteremia and subcutaneous abscess caused by *Proteus penneri* in a neutropenic host. J Clin Microbiol 1990;28:1645–1646.
210. Ershadi A, Weiss E, Verduzco E, et al. Emerging pathogen: a case and review of *Raoultella planticola*. Infection 2014;42(6):1043–1046.
211. Euzéby JP. Revised *Salmonella* nomenclature: designation of *Salmonella enterica* (ex Kauffmann and Edwards 1952) Le Minor and Popoff 1987 sp. nov., nom. rev. as the neotype species of the genus *Salmonella* Lignieres 1900 (Approved Lists 1980), rejection of the name *Salmonella choleraesuis* (Smith 1894) Weldin 1927 (Approved Lists 1980), and conservation of the name *Salmonella typhi* (Schroeter 1886) Warren and Scott 1930 (Approved Lists 1980). Request for an opinion. Int J Syst Bacteriol 1999;49:927–930.
212. Ewing WH. Identification of *Enterobacteriaceae*. 4th Ed. New York, NY: Elsevier, 1986.
213. Ewing WH, McWhorter AC, Escobar MR, et al. *Edwardsiella*, a new genus of *Enterobacteriaceae*, based on a new species of *E. tarda*. Int Bull Bact Nomencl Taxon 1965;15:33–38.
214. Ewing WH, Ross AJ, Brenner DJ, et al. *Yersinia ruckeri* sp. nov., the redmouth (RM) bacterium. Int J Syst Bacteriol 1978;28:37–44.
215. Fainstein V, Hopper RL, Mills K, et al. Colonization by or diarrhea due to *Kluyvera* species. J Infect Dis 1982;145:127.
216. Fainstein V, Yancey R, Trier P, et al. Overwhelming infection in a cancer patient caused by *Arizona hinshawii*: its relation to snake pill ingestion. Am J Infect Control 1982;10:147–148.
217. Falkow S. Activity of lysine decarboxylase as an aid in the identification of *Salmonella* and *Shigella*. Am J Clin Pathol 1958;29:598–600.
218. Farmer JJ III, Asbury MA, Hickman FW, et al. *Enterobacter sakazakii*: a new species of "*Enterobacteriaceae*" isolated from clinical specimens. Int J Syst Bacteriol 1980;30:569–584.
219. Farmer JJ III, Carter GP, Miller VL, et al. Pyrazinamidase, CR-MOX agar, salicin fermentation-esculin hydrolysis, and D-xylose fermentation for identifying pathogenic serotypes of *Yersinia enterocolitica*. J Clin Microbiol 1992;30:2589–2594.
220. Farmer JJ III, Davis BR, Hickman-Brenner FW, et al. Biochemical identification of new species and biogroups of *Enterobacteriaceae* isolated from clinical specimens. J Clin Microbiol 1985;21:46–76.
221. Farmer JJ III, Fanning GR, Davis BR, et al. *Escherichia fergusonii* and *Enterobacter taylorae*, two new species of *Enterobacteriaceae* isolated from clinical specimens. J Clin Microbiol 1985;21:77–81.
222. Farmer JJ III, Fanning GR, Huntley-Carter GP, et al. *Kluyvera*, a new (redefined) genus in the family *Enterobacteriaceae*: identification of *Kluyvera ascorbata* sp. nov. and *Kluyvera cryocrescens* sp. nov. in clinical specimens. J Clin Microbiol 1981;13:919–933.
223. Farmer JJ III, Jorgensen JH, Grimont PA, et al. *Xenorhabdus luminescens* (DNA hybridization group 5) from human clinical specimens. J Clin Microbiol 1989;27:1594–1600.
224. Farmer JJ III, McWhorter AC. Genus X. *Edwardsiella* Ewing and McWhorter 1965, 37[AL]. In Krieg NR, Holt JG, eds. Bergey's Manual of Systematic Bacteriology. Vol 1. Baltimore, MD: Williams & Wilkins, 1984:486–491.
225. Farmer JJ III, Sheth NK, Hudzinski JA, et al. Bacteremia due to *Cedecea neteri* sp. nov. J Clin Microbiol 1982;16:775–778.
226. Fay GD, Barry AL. Rapid ornithine decarboxylase test for the identification of *Enterobacteriaceae*. Appl Microbiol 1972;23:710–713.

227. Ferragut C, Izard D, Gavini F, et al. *Klebsiella trevisanii*: a new species from water and soil. Int J Syst Bacteriol 1983;33:133–142.
228. Ferragut C, Izard D, Gavini F, et al. *Buttiauxella*, a new genus of the family Enterobacteriaceae. Zentralbl Bakteriol Parasitenkd Infektionskr Hyg Abt 1 Orig Reihe C 1981;2:33–44.
229. Ferreira L, Sánchez-Juanes F, González-Avila M, et al. Direct identification of urinary tract pathogens from urine samples by matrix-assisted laser desorption ionization-time of flight mass spectrometry. J Clin Microbiol 2010;48:2110–2115.
230. Ferreira L, Sánchez-Juanes F, Porras-Guerra I, et al. Microorganisms direct identification from blood culture by matrix-assisted laser desorption/ionization time-of-flight mass spectrometry. Clin Microbiol Infect 2011;17:546–551.
231. Fischer-Le Saux M, Viallard V, Brunel B, et al. Polyphasic classification of the genus *Photorhabdus* and proposal of new taxa: *P. luminescens* subsp. *luminescens* subsp. nov., *P. luminescens* subsp. *akhurstii* subsp. nov., *P. luminescens* subsp. *laumondii* subsp. nov., *P. temperata* sp. nov., *P. temperata* subsp. *temperata* subsp. nov. and *P. asymbiotica* sp. nov. Int J System Bacteriol 1999;49:1645–1656.
232. Flores C, Maguilnik I, Hadlich E, et al. Microbiology of choledochal bile in patients with choledocholithiasis admitted to a tertiary hospital. J Gastroenterol Hepatol 2003;18(3):333–336.
233. Foberg U, Fryden A, Kihlstrom E, et al. *Yersinia enterocolitica* septicemia: clinical and microbiological aspects. Scand J Infect Dis 1986;18:269–279.
234. Forrester JD, Adams J, Sawyer RG. *Leclercia adecarboxylata* bacteremia in a trauma patient: case report and review of the literature. Surg Infect (Larchmt) 2012;13(1):63–66.
235. Frazee BW, Hansen S, Lambert L. Invasive infection with hypermucoviscous *Klebsiella pneumoniae*: multiple cases presenting to a single emergency department in the United States. Ann Emerg Med 2009;53:639–642.
236. Frederiksen W. Correct names of the species *Citrobacter koseri*, *Levinea malonatica*, and *Citrobacter diversus*: request for an opinion. Int J Syst Bacteriol 1990;40:107–108.
237. Freney J, Fleurette J, Gruer LD, et al. *Klebsiella trevisanii* colonization and septicaemia. Lancet 1984;1:909.
238. Freney J, Gavini F, Alexandre H, et al. Nosocomial infection and colonization by *Klebsiella trevisanii*. J Clin Microbiol 1986;23:948–950.
239. Freney J, Gavini F, Ploton C, et al. Isolation of *Escherichia fergusonii* from a patient with septicemia in France. Eur J Clin Microbiol Infect Dis 1987;6:78.
240. Funke G, Hany A, Altwegg M. Isolation of *Escherichia fergusonii* from four different sites in a patient with pancreatic carcinoma and cholangiosepsis. J Clin Microbiol 1993;31:2201–2203.
241. Funke G, Monnet D, deBernardis C, et al. Evaluation of the VITEK 2 system for rapid identification of medically relevant gram-negative rods. J Clin Microbiol 1998;36:1948–1952.
242. Funke G, Rosner H. *Rahnella aquatilis* bacteremia in an HIV-infected intravenous drug abuser. Diag Microbiol Infect Dis 1995;22:293–296.
243. Gage KL, Dennis DT, Orloski KA, et al. Cases of cat-associated human plague in the western US, 1977–1998. Clin Infect Dis 2000;30:893–900.
244. Gaillot O, Di Camillo P, Berche P, et al. Comparison of CHROMagar Salmonella medium and Hektoen enteric agar for isolation of salmonellae from stool samples. J Clin Microbiol 1999;37:762–765.
245. Garcia A, Fox JG. The rabbit as a new reservoir host of enterohemorrhagic Escherichia coli. Emerg Infect Dis 2003;9:1 592–1597.
246. Gavin PJ, Warren JR, Obias AA, et al. Evaluation of the Vitek 2 system for rapid identification of clinical isolates of gram-negative bacilli and members of the family Streptococcaceae. Eur J Clin Microbiol Infect Dis 2002;21:869–874.
247. Gavini F, Izard D, Grimont PA, et al. Priority of *Klebsiella planticola* Bagley, Seidler, and Brenner 1982 over *Klebsiella trevisanii* Ferragut, Izard, Gavini, Kersters, DeLey, and Leclerc 1983. Int J Syst Bacteriol 1986;36:486–488.
248. Gavini F, Mergaert J, Beji A, et al. Transfer of *Enterobacter agglomerans* (Beijerinck 1888) Ewing and Fife 1972 to *Pantoea* gen. nov. as *Pantoea agglomerans* comb. nov. and description of *Pantoea dispersa* sp. nov. Int J Syst Bacteriol 1989;39:337–345.
249. Gayraud M, Scavizzi MR, Mollaret HH, et al. Antibiotic treatment of *Yersinia enterocolitica* septicemia: a retrospective review of 43 cases. Clin Infect Dis 1993;17:405–410.
250. Gerrard JG, McNevin S, Alfredson D, et al. *Photorhabdus* species: bioluminescent bacteria as emerging human pathogens? Emerg Infect Dis 2003;9:251–254.
251. Giamarellou H, Antoniadou A, Kanavos K, et al. *Yersinia enterocolitica* endocarditis: case report and literature review. Eur J Clin Microbiol Infect Dis 1995;14:126–130.
252. Giammanco G, Pignato S, Agodi A. A simple chromogenic test for rapid screening of *Proteus* and *Providencia* bacteria. Microbiologica 1985;8:395–397.
253. Gill VJ, Farmer JJ III, Grimont PAD, et al. *Serratia ficaria* isolated from a human clinical specimen. J Clin Microbiol 1981;14:234–236.
254. Ginsberg HG, Daum RS. *Escherichia hermannii* sepsis with duodenal perforation in a neonate. Pediatr Infect Dis J 1987;6:300–302.
255. Girlich D, Poirel L, Nordmann P. Comparison of the SUPERCARBA, CHROMagar KPC, and Brilliance CRE screening media for detection of Enterobacteriaceae with reduced susceptibility to carbapenems. Diagn Microbiol Infect Dis 2013;75(2):214–217.
256. Glustein JZ, Rudensky B, Abrahamov A. Catheter-associated sepsis caused by *Serratia odorifera* biovar 1 in an adolescent patient. Eur J Clin Microbiol Infect Dis 1994;13:183–184.
257. Glynn MK, Bopp C, Dewitt W, et al. Emergence of multidrug-resistant *Salmonella enterica* serotype Typhimurium DT104 infections in the United States. N Engl J Med 1998;338:1333–1338.
258. Goldstein EJC, Lewis RP, Martin WJ, et al. Infections caused by *Klebsiella ozaenae*: a changing disease spectrum. J Clin Microbiol 1978;8:413–418.
259. Goossens H, Wauters G, De Boeck M, et al. Semisolid selective-motility enrichment medium for isolation of salmonellae from fecal specimens. J Clin Microbiol 1984;19:940–941.
260. Goubau P, Van Aelst F, Verhaegen J, et al. Septicaemia caused by *Rahnella aquatilis* in an immunocompromised patient. Eur J Clin Microbiol Infect Dis 1988;7:697–699.
261. Graham DR, Anderson RL, Ariel FE, et al. Epidemic nosocomial meningitis due to *Citrobacter diversus* in neonates. J Infect Dis 1981;144:203–209.
262. Graham DR, Band JD. *Citrobacter diversus* brain abscess and meningitis in neonates. JAMA 1981;245:1923–1925.
263. Granier SA, Leflon-Guibout V, Goldstein FW, et al. Enterobacterial repetitive intergenic consensus 1R PCR assay for detection of *Raoultella* sp. isolates among strains identified as *Klebsiella oxytoca* in the clinical laboratory. J Clin Microbiol 2003;41:1740–1742.
264. Granier SA, Plaisance L, Leflon-Guibout V, et al. Recognition of two genetic groups in *Klebsiella oxytoca* taxon on the basis of the chromosomal β-lactamase and housekeeping gene sequences as well as ERIC PCR typing. Int J Syst Evol Microbiol 2003;53:661–668.
265. Grant J, Wendelboe AM, Wendel A, et al. Spinach-associated *Escherichia coli* O157:H7 Outbreak, Utah and New Mexico, 2006. Emerg Infect Dis 2008;14:1633–1636.
266. Greenblatt RB, Barfield WE. Newer methods in the diagnosis and treatment of granuloma inguinale. Br J Ven Dis 1952;28:123–128.
267. Grimont PA, Farmer JJ III, Grimont F, et al. *Ewingella americana* gen. nov. sp. nov. A new Enterobacteriaceae isolated from clinical specimens. Ann Microbiol (Paris) 1983;134A:39–52.
268. Grimont PA, Grimont F, Farmer JJ III, et al. *Cedecea davisae* gen. nov., sp. nov. and *Cedecea lapagei* sp. nov., new Enterobacteriaceae from clinical specimens. Int J Syst Bacteriol 1981;31:317–326.
269. Grimont PA, Grimont F, Richard C, et al. *Edwardsiella hoshinae*, a new species of Enterobacteriaceae. Curr Microbiol 1980;4:347–351.
270. Gu CT, Li CY, Yang LJ, et al. *Enterobacter xiangfangensis* sp. nov., isolated from Chinese traditional sourdough, and reclassification of *Enterobacter sacchari* Zhu et al. 2013 as *Kosakonia sacchari* comb. nov. Int J Syst Evol Microbiol 2014;64(Pt 8):2650–2656.
271. Guarino A, Giannattasio A. New molecular approaches in the diagnosis of acute diarrhea: advantages for clinicians and researchers. Curr Opin Gastroenterol 2011;27(1):24–29.
272. Gunnarsson GL, Brandt PB, Gad D, et al. Monomicrobial necrotizing fasciitis in a white male caused by hypermucoviscous *Klebsiella pneumoniae*. J Med Microbiol 2009;58(Pt 11):1519–1521.
273. Gupta A, Fontana J, Crowe C, et al. Emergence of multidrug-resistant *Salmonella enterica* serotype Newport infections resistant to expanded-spectrum cephalosporins in the United States. J Infect Dis 2003;188:1707–1716.
274. Habsah H, Zeehaida M, Van Rostenberghe H, et al. An outbreak of *Pantoea* spp. in a neonatal intensive care unit secondary to contaminated parenteral nutrition. J Hosp Infect 2005;61(3):213–218.
275. Hadano Y, Tsukahara M, Ito K, et al. *Raoultella ornithinolytica* bacteremia in cancer patients: report of three cases. Intern Med 2012;51(22):3193–3195.
276. Hamilton-Miller JM, Shah S. Identity and antibiotic susceptibility of enterobacterial flora of salad vegetables. Int J Antimicrob Agents 2001;18:81–83.
277. Hansen MW, Glupczynski GY. Isolation of an unusual *Cedecea* species from a cutaneous ulcer. Eur J Clin Microbiol 1984;3:152–153.
278. Harrell LJ, Cameron ML, O'Hara CM. *Rahnella aquatilis*, an unusual gram-negative rod isolated from the bronchial washing of a patient with acquired immunodeficiency syndrome. J Clin Microbiol 1989;27:1671–1672.
279. Haruki Y, Hagiya H, Sakuma A, et al. Clinical characteristics of *Raoultella ornithinolytica* bacteremia: a case series and literature review. J Infect Chemother 2014;20(9):589–591.
280. Hauben L, Moore ER, Vauterin L, et al. Phylogenetic position of phytopathogens within the Enterobacteriaceae. System Appl Microbiol 1998;21:384–397.
281. Hawke JP, McWhorter AC, Steigerwalt AG, et al. *Edwardsiella ictaluri* sp. nov., the causative agent of enteric septicemia of catfish. Int J Syst Bacteriol 1981;31:396–400.
282. Head CB, Whitty DA, Ratnam S. Comparative study of selective media for recovery of *Yersinia enterocolitica*. J Clin Microbiol 1982;16:615–621.
283. Heizmann WR, Michel R. Isolation of *Ewingella americana* from a patient with conjunctivitis. Eur J Clin Microbiol Infect Dis 1991;10:957–959.
284. Hengstler KA, Hammann R, Fahr AM. Evaluation of BBL CHROMagar Orientation medium for detection and presumptive identification of urinary tract pathogens. J Clin Microbiol 1997;35:2773–2777.

285. Heuvelink AE, van Heerwaarden C, Zwartkruis-Nahuis JT, et al. *Escherichia coli* O157 infection associated with a petting zoo. Epidemiol Infect 2002;129:295–302.
286. Hickman FW, Steigerwalt AG, Farmer JJ III, et al. Identification of *Proteus penneri* sp. nov., formerly known as *Proteus vulgaris* indole negative or as *Proteus vulgaris* biogroup 1. J Clin Microbiol 1982;15:1097–1102.
287. Hickman-Brenner FW, Farmer JJ III, Steigerwalt AG, et al. *Providencia rustigianii*: a new species in the family *Enterobacteriaceae* formerly known as *Providencia alcalifaciens* biogroup 3. J Clin Microbiol 1983;17:1057–1060.
288. Hickman-Brenner FW, Huntley-Carter GP, Fanning GR, et al. *Koserella trabulsii*, a new genus and species of *Enterobacteriaceae* formerly known as enteric group 45. J Clin Microbiol 1985;21:39–42.
289. Hickman-Brenner FW, Huntley-Carter GP, Saitoh Y, et al. *Moellerella wisconsensis*, a new genus and species of *Enterobacteriaceae* found in human stool specimens. J Clin Microbiol 1984;19:460–463.
290. Hickman-Brenner FW, Vohra MP, Huntley-Carter GP, et al. *Leminorella*, a new genus of *Enterobacteriaceae*: identification of *Leminorella grimontii* sp. nov. and *Leminorella richardii* sp. nov. found in clinical specimens. J Clin Microbiol 1985;21:234–239.
291. Hodges GR, Degener CE, Barnes WG. Clinical significance of *Citrobacter* isolates. Am J Clin Pathol 1978;70:37–40.
292. Hoffmann H, Schmoldt S, Trülzsch K, et al. Nosocomial urosepsis caused by *Enterobacter kobei* with aberrant phenotype. Diagn Microbiol Infect Dis 2005;53:143–147.
293. Hoffmann H, Stindl S, Ludwig W, et al. Reassignment of *Enterobacter dissolvens* to *Enterobacter cloacae* as *E. cloacae* subspecies *dissolvens* comb. nov. and emended description of *Enterobacter asburiae* and *Enterobacter kobei*. Syst Appl Microbiol 2005;28:196–205.
294. Högenauer C, Langner C, Beubler E, et al. *Klebsiella oxytoca* as a causative organism of antibiotic-associated hemorrhagic colitis. N Engl J Med 2006;355:2418–2426.
295. Hollis DG, Hickman FW, Fanning GR, et al. *Tatumella ptyseos* gen. nov., sp. nov., a member of the family *Enterobacteriaceae* found in clinical specimens. J Clin Microbiol 1981;14:79–88.
296. Holmes B, Costas M, Ganner M, et al. Evaluation of Biolog system for identification of some gram-negative bacteria of clinical importance. J Clin Microbiol 1994;32:1970–1975.
297. Holt-Harris JE, Teague O. A new culture medium for the isolation of *Bacillus typhosus* from stools. J Infect Dis 1916;18:596–600.
298. Hoppe JE, Herter M, Aleksic S, et al. Catheter-related *Rahnella aquatilis* bacteremia in a pediatric bone marrow transplant recipient. J Clin Microbiol 1993;31:1911–1912.
299. Horii T, Suzuki Y, Kimura T, et al. Intravenous catheter–related septic shock caused by *Staphylococcus sciuri* and *Escherichia vulneris*. Scand J Infect Dis 2001;33:930–932.
300. Hormaeche E, Edwards PR. Proposal for the rejection of the generic name *Cloaca* Castellani and Chalmers, and proposal of *Enterobacter* as a generic name with designation of type species and of its type culture, with request for an opinion. Int Bull Bacteriol Nomencl Taxon 1960;10:75–76.
301. Horowitz HW, Nadelman RB, Van Horn KG, et al. *Serratia plymuthica* sepsis associated with infection of central venous catheter. J Clin Microbiol 1987;25:1562–1563.
302. Houang ET, Tam PC, Lui SL, et al. The use of CHROMagar Orientation as a primary isolation medium with presumptive identification for the routine screening of urine specimens. Acta Pathol Microbiol Immunol Scand 1999;107:859–862.
303. Hu AY, Leslie KA, Baskette J, et al. *Raoultella planticola* bacteraemia. J Med Microbiol 2012;61(Pt 10):1488–1489.
304. Huber TW, Thomas JS. Detection of resistance due to inducible β-lactamase in *Enterobacter aerogenes* and *Enterobacter cloacae*. J Clin Microbiol 1994;32:2481–2486.
305. Huys G, Cnockaert M, Abbott SL, et al. *Hafnia paralvei* sp. nov., formerly known as *Hafnia alvei* hybridization group 2. Int J Syst Evol Microbiol 2010;60(Pt 8):1725–1728.
306. Huys G, Cnockaert M, Janda JM, et al. *Escherichia albertii* sp. nov., a diarrhoeagenic species isolated from stool specimens of Bangladeshi children. Int J Syst Evol Microbiol 2003;53:807–810.
307. Inoue K, Miki K, Tamura K, et al. Evaluation of L-pyrrolidonyl peptidase paper strip test for differentiation of members of the family *Enterobacteriaceae*, particularly *Salmonella* spp. J Clin Microbiol 1996;34:1811–1812.
308. Inoue K, Sugiyama K, Kosako Y, et al. *Enterobacter cowanii* sp. nov., a new species of the family Enterobacteriaceae. Curr Microbiol 2000;41:417–420.
309. Iversen C, Lehner A, Mullane N, et al. The taxonomy of *Enterobacter sakazakii*: proposal of a new genus *Cronobacter* gen. nov. and descriptions of *Cronobacter sakazakii* comb. nov. *Cronobacter sakazakii* subsp. *sakazakii*, comb. nov., *Cronobacter sakazakii* subsp. *malonaticus* subsp. nov., *Cronobacter turicensis* sp. nov., *Cronobacter muytjensii* sp. nov., *Cronobacter dublinensis* sp. nov. and *Cronobacter* genomospecies 1. BMC Evol Biol 2007;7:64.
310. Iversen C, Mullane N, McCardell B, et al. *Cronobacter* gen. nov., a new genus to accommodate the biogroups of *Enterobacter sakazakii*, and proposal of *Cronobacter sakazakii* gen. nov., comb. nov., *Cronobacter malonaticus* sp. nov., *Cronobacter turicensis* sp. nov., *Cronobacter muytjensii* sp. nov., *Cronobacter dublinensis* sp. nov., *Cronobacter* genomospecies 1, and of three subspecies, *Cronobacter dublinensis* subsp. *dublinensis* subsp. nov., *Cronobacter dublinensis* subsp. *lausannensis* subsp. nov. and *Cronobacter dublinensis* subsp. *lactaridi* subsp. nov. Int J Syst Evol Microbiol 2008;58 (Pt 6):1442–1447.
311. Izard D, Ferragut C, Gavini F, et al. *Klebsiella terrigena*, a new species from soil and water. Int J Syst Bacteriol 1981;31:116–127.
312. Izard D, Gavini F, Trinel PA, et al. *Rahnella aquatilis*, nouveau membre de la famille des Enterobacteriaceae. Ann Microbiol 1979;130A:163–177.
313. Izard D, Gavini F, Trinel PA, et al. Deoxyribonucleic acid relatedness between *Enterobacter cloacae* and *Enterobacter amnigenus* sp. nov. Int J Syst Bacteriol 1981;31:35–42.
314. Jacobs J, Jamaer D, Vandeven J, et al. *Yersinia enterocolitica* in donor blood: a case report and review. J Clin Microbiol 1989;27:1119–1121.
315. Jacoby GA. AmpC β-Lactamases. Clin Micro Rev 2009;22:161–182.
316. Jacoby GA, Han P. Detection of extended-spectrum β-lactamases in clinical isolates of *Klebsiella pneumoniae* and *Escherichia coli*. J Clin Microbiol 1996;34:908–911.
317. Jan D, Berlie C, Babin G. Fatal posttransfusion *Enterobacter amnigenus* septicemia. Presse Med 1999;28:965.
318. Janda JM, Abbott SL. Infections associated with the genus *Edwardsiella*: the role of *Edwardsiella tarda* in human disease. Clin Infect Dis 1993;17:742–748.
319. Janda JM, Abbott SL. Expression of an iron-regulated hemolysin by *Edwardsiella tarda*. FEMS Microbial Lett 1993;111:275–280.
320. Janda JM, Abbott SL. The *Enterobacteriaceae*. Philadelphia, PA: Lippincott-Raven, 1998.
321. Janda JM, Abbott SL. The genus *Hafnia*: from soup to nuts. Clin Microbiol Rev 2006;19(1):12–18. Review.
322. Janda JM, Abbott SL, Albert MJ. Prototypal diarrheagenic strains of *Hafnia alvei* are actually members of the genus *Escherichia*. J Clin Microbiol 1999;37:2399–2401.
323. Janda JM, Abbott SL, Bystrom S, et al. Identification of two distinct hybridization groups in the genus *Hafnia* by 16S rRNA gene sequencing and phenotypic methods. J Clin Microbiol 2005;43:3320–3323.
324. Janda JM, Abbott SL, Cheung WKW, et al. Biochemical identification of citrobacteria in the clinical laboratory. J Clin Microbiol 1994;32:1850–1854.
325. Janda JM, Abbott SL, Woodward D, et al. Invasion of Hep-2 and other eukaryotic cell lines by providenciae: further evidence supporting the role of *Providencia alcalifaciens* in bacterial gastroenteritis. Curr Microbiol 1998;37:159–165.
326. Janda WM, Hellerman DV, Zeiger B, et al. Isolation of *Klebsiella ozaenae* from a corneal abscess. Am J Clin Pathol 1985;83:655–657.
327. Jarlier V, Nicolas MH, Fournier G, et al. Extended broad-spectrum β-lactamases conferring transferable resistance to newer β-lactam agents in Enterobacteriaceae: hospital prevalence and susceptibility patterns. Rev Infect Dis 1988;10:867–878.
328. Jensen KT, Frederiksen W, Hickman-Brenner FW, et al. Recognition of *Morganella* subspecies, with proposal of *Morganella morganii* subsp. *morganii* subsp. nov. and *Morganella morganii* subsp. *sibonii* subsp. nov. Int J Syst Bacteriol 1992;42:613–620.
329. Jensen N, Varelis P, Whitfield FB. Formation of guaiacol in chocolate milk by the psychrotrophic bacterium *Rahnella aquatilis*. Lett Appl Microbiol 2001;33:339–343.
330. Johnson AS, Tarr CL, Brown BH Jr, et al. First case of septicemia due to a strain belonging to enteric group 58 (*Enterobacteriaceae*) and its designation as *Averyella dalhousiensis* gen. nov., sp. nov., based on analysis of strains from 20 additional cases. J Clin Microbiol 2005;43(10):5195–5201.
331. Johnson RP, Clarke RC, Wilson JB, et al. Growing concerns and recent outbreaks involving non-O157:H7 serotypes on verotoxigenic *Escherichia coli*. J Food Prot 1996;59:1112–1122.
332. Joker RN, Norholm T, Siboni KE. A case of neonatal meningitis caused by a yellow *Enterobacter*. Dan Med Bull 1965;12:128–130.
333. Joseph S, Cetinkaya E, Drahovska H, et al. *Cronobacter condimenti* sp. nov., isolated from spiced meat, and *Cronobacter universalis* sp. nov., a species designation for *Cronobacter* sp. genomospecies 1, recovered from a leg infection, water and food ingredients. Int J Syst Evol Microbiol 2012;62(Pt 6): 1277–1283.
334. Kaewpoowat Q, Permpalung N, Sentochnik DE. Emerging *Escherichia* pathogen. J Clin Microbiol 2013;51:2785–2786.
335. Kaper JB, O'Brien AD, eds. *Escherichia coli* O157:H7 and other Shiga toxin-producing *E. coli* strains. Washington, DC: ASM Press, 1998.
336. Karas JA, Pillay DG, Sturm AW. The catalase reaction of *Shigella* species and its use in rapid screening for epidemic *Shigella dysenteriae* type 1. Ann Trop Med Parasitol 2007;101:79–84.
337. Karch H, Janetzki-Mittmann C, Aleksic S, et al. Isolation of enterohemorrhagic *Escherichia coli* O157 strains from patients with hemolytic–uremic syndrome by using immunomagnetic separation, DNA-based methods, and direct culture. J Clin Microbiol 1996;34:516–519.
338. Karmali MA. Prospects for preventing serious systemic toxemic complications of shiga toxin-producing *Escherichia coli* infections using shiga toxin receptor analogues. J Infect Dis 2004;189:355–359.

339. Karmali MA, Steele BT, Petric M, et al. Sporadic cases of hemolytic uremic syndrome associated with fecal cytotoxin and cytotoxin-producing *Escherichia coli*. Lancet 1983;1:619–620.
340. Kati C, Bibashi E, Kokolina E, et al. Case of peritonitis caused by *Ewingella americana* in a patient undergoing continuous ambulatory peritoneal dialysis. J Clin Microbiol 1999;37:3733–3734.
341. Kehl KS, Havens P, Behnke CE, et al. Evaluation of the premier EHEC assay for detection of Shiga toxin-producing *Escherichia coli*. J Clin Microbiol 1997;35:2051–2054.
342. Kehl SC. Role of the laboratory in the diagnosis of enterohemorrhagic *Escherichia coli* infections. J Clin Microbiol 2002;40:2711–2715.
343. Kelly MT, Leicester C. Evaluation of the Autoscan Walkaway system for rapid identification and susceptibility testing of gram-negative bacilli. J Clin Microbiol 1992;30:1568–1571.
344. Keren DF, Rawlings W, Murray HW, et al. *Arizona hinshawii* osteomyelitis with antecedent enteric fever and sepsis. Am J Med 1976;60:577–582.
345. Keynan Y, Karlowsky JA, Walus T, et al. Pyogenic liver abscess caused by hypermucoviscous *Klebsiella pneumoniae*. Scand J Infect Dis 2007;39: 828–830.
346. Kharsany AB, Hoosen AA, Kiepiela P, et al. Phylogenetic analysis of *Calymmatobacterium granulomatis* based on 16S rRNA gene sequences. J Med Microbiol 1999;48:841–847.
347. Kharsany AB, Hoosen AA, Kiepiela P, et al. Growth and cultural characteristics of *Calymmatobacterium granulomatis*: the aetiological agent of granuloma inguinale (Donovanosis). J Med Microbiol 1997;46:579–585.
348. Kilani B, Ammari L, Benaïssa HT, et al. *Escherichia vulneris* as a cause of bacteremia in a patient with chronic lymphocytic leukemia. Int J Infect Dis 2008;12:110–111.
349. Kilian M, Bülow P. Rapid diagnosis of *Enterobacteriaceae*. I. Detection of bacterial glycosidases. Acta Pathol Microbiol Scand B 1976;84:245–251.
350. Kilian M, Bülow P. Rapid identification of *Enterobacteriaceae*. II. Use of a β-glucuronidase detecting agar medium (PGUA agar) for the identification of *E. coli* in primary cultures of urine samples. Acta Pathol Microbiol Scand B 1979;87:271–276.
351. Kim DM, Jang SJ, Neupane GP, et al. *Enterobacter nimipressuralis* as a cause of pseudobacteremia. BMC Infect Dis 2010;10:315.
352. Kimmitt PT, Harwood CR, Barer MR. Toxin gene expression by Shiga toxin-producing *Escherichia coli*: the role of antibiotics and the bacterial SOS response. Emerg Infect Dis 2000;6:458–465.
353. King BM, Adler DL. A previously unclassified group of *Enterobacteriaceae*. Am J Clin Pathol 1964;41:230–232.
354. King S, Metzger WI. A new plating medium for the isolation of enteric pathogens. I. Hektoen enteric agar. Appl Microbiol 1968;16:577–578.
355. Kircher SM, Cote RJ, Dick NK, et al. CO_2 incubation of MacConkey agar (MacConkey III). Abstr Annu Meet Am Soc Microbiol 2000;C274:194.
356. Kitch TT, Jacobs MR, Appelbaum PC. Evaluation of RapID onE system for identification of 379 strains in the family *Enterobacteriaceae* and oxidasenegative, gram-negative nonfermenters. J Clin Microbiol 1994;32:931–934.
357. Kleiman MB, Allen SD, Neal P, et al. Meningoencephalitis and compartmentalization of the cerebral ventricles caused by *Enterobacter sakazakii*. J Clin Microbiol 1981;14:352–354.
358. Kline MW. *Citrobacter* meningitis and brain abscess in infancy: epidemiology, pathogenesis, and treatment. J Pediatr 1988;113:430–434.
359. Kline MW, Mason EO, Kaplan SL. Characterization of *Citrobacter diversus* strains causing neonatal meningitis. J Infect Dis 1988;157:101–105.
360. Köhling HL, Bittner A, Müller KD, et al. Direct identification of bacteria in urine samples by matrix-assisted laser desorption/ionization time-of-flight mass spectrometry and relevance of defensins as interfering factors. J Med Microbiol 2012;61(Pt 3):339–344.
361. Konno T, Yatsuyanagi J, Takahashi S, et al. Isolation and identification of *Escherichia albertii* from a patient in an outbreak of gastroenteritis. Jpn J Infect Dis 2012;65:203–207.
362. Kosako Y, Sakazaki R. Priority of *Yokenella regensburgei* Kosako, Sakazaki, and Yoshizaki 1985 over *Koserella trabulsii* Hickman-Brenner, Huntley-Carter, Brenner, and Farmer 1985. Int J Syst Bacteriol 1991;41:171.
363. Kosako Y, Sakazaki R, Yoshizaki E. *Yokenella regensburgei* gen. nov., sp. nov.: a new genus and species in the family *Enterobacteriaceae*. Jpn J Med Sci Biol 1984;37:117–124.
364. Kosako Y, Tamura K, Sakazaki R, et al. *Enterobacter kobei* sp. nov., a new species of the family *Enterobacteriaceae* resembling *Enterobacter cloacae*. Curr Microbiol 1996;33:261–265.
365. Koser SA. Utilization of the salts of organic acids by the colon-aerogenes group. J Bacteriol 1923;8:493–520.
366. Koukoulaki M, Bakalis A, Kalatzis V, et al. Acute prostatitis caused by *Raoultella planticola* in a renal transplant recipient: a novel case. Transpl Infect Dis 2014;16(3):461–464.
367. Krajden S, Fuksa M, Petrea C, et al. Expanded clinical spectrum of infections caused by *Proteus penneri*. J Clin Microbiol 1987;25:578–579.
368. Kratz A, Greenberg D, Barki Y, et al. *Pantoea agglomerans* as a cause of septic arthritis after palm tree thorn injury; case report and literature review. Arch Dis Child 2003;88(6):542–544.
369. Kuhns M, Zautner AE, Rabsch W, et al. Rapid discrimination of *Salmonella enterica* serovar Typhi from other serovars by MALDI-TOF mass spectrometry. PLoS One 2012;7(6):e40004.
370. Lagacé-Wiens PR, Adam HJ, Karlowsky JA, et al. Identification of blood culture isolates directly from positive blood cultures using MALDI-TOF mass spectrometry and a commercial extraction system – analysis of performance, cost and turnaround time. J Clin Microbiol 2012;50(10):3324–3328.
371. Lagacé-Wiens PR, Baudry PJ, Pang P, et al. First description of an extended-spectrum-β-lactamase-producing multidrug-resistant *Escherichia fergusonii* strain in a patient with cystitis. J Clin Microbiol 2010;48:2301–2302.
372. Lai CC, Cheng A, Huang YT, et al. *Escherichia fergusonii* bacteremia in a diabetic patient with pancreatic cancer. J Clin Microbiol 2011;49:4001–4002.
373. Lai KK. *Enterobacter sakazakii* infection among neonates, infants, children, and adults: case reports and a review of the literature. Medicine (Baltimore) 2001;80:113–122.
374. Lalas KM, Erichsen D. Sporadic *Pantoea agglomerans* bacteremia in a near-term female: case report and review of literature. Jpn J Infect Dis 2010;63(4): 290–291.
375. Landman D, Salvani JK, Bratu S, et al. Evaluation of techniques for detection of carbapenem-resistant *Klebsiella pneumoniae* in stool surveillance cultures. J Clin Microbiol 2005;43(11):5639–5641.
376. Laporte C, Demachy MC, Thevenin-Lemoine C. Tibial osteitis caused by *Pantoea agglomerans* after open grade IIIB tibial shaft fracture. Rev Chir Orthop Reparatrice Appar Mot 2002;88(6):625–627.
377. Lederman ER, Crum NF. Pyogenic liver abscess with a focus on *Klebsiella pneumoniae* as a primary pathogen: an emerging disease with unique clinical characteristics. Am J Gastroenterol 2005;100:322–331. Review.
378. Lee LA, Gerber AR, Lonsway DR, et al. *Yersinia enterocolitica* 0:3 infections in infants and children, associated with the household preparation of chitterlings. N Engl J Med 1990;322:984–987.
379. Lee LA, Taylor J, Carter GP, et al. *Yersinia enterocolitica* 0:3: an emerging cause of pediatric gastroenteritis in the United States. J Infect Dis 1991;163:660–663.
380. Le Minor L, Popoff MY. Request for an opinion: designation of *Salmonella enterica* sp. nov., nom. rev., as the type and only species of the genus *Salmonella*. Int J Syst Bacteriol 1987;37:465–468.
381. Le Minor L, Popoff MY, Laurent B, et al. Individualisation d'une septième sous-espèce de *Salmonella*: *S. choleraesuis* subsp. *indica* subsp. nov. Ann Inst Pasteur/Microbiol 1986;137B:211–217.
382. Le Minor L, Véron M, Popoff M. Taxonomie des *Salmonella*. Ann Microbiol (Inst Pasteur) 1982;133B:223–243.
383. Levine WN, Goldberg MJ. *Escherichia vulneris* osteomyelitis of the tibia caused by a wooden foreign body. Orthop Rev 1994;23:262–265.
384. Levy RL, Saunders RL. *Citrobacter* meningitis and cerebral abscess in early infancy: cure by moxalactam. Neurology 1981;31:1575–1577.
385. Li X, Zhang D, Chen F, et al. *Klebsiella singaporensis* sp. nov., a novel isomaltulose-producing bacterium. Int J Syst Evol Microbiol 2004; 54:2131–2136.
386. Liberto MC, Matera G, Puccio R, et al. Six cases of sepsis caused by *Pantoea agglomerans* in a teaching hospital. New Microbiol 2009;32(1):119–123.
387. Lim PS, Chen SL, Tsai CY, et al. *Pantoea* peritonitis in a patient receiving chronic ambulatory peritoneal dialysis. Nephrology (Carlton) 2006;11(2):97–99.
388. Linde HJ, Neubauer H, Meyer H, et al. Identification of *Yersinia* species by the Vitek GNI card. J Clin Microbiol 1999;37:211–214.
389. Ling TK, Liu ZK, Cheng AF. Evaluation of the VITEK 2 system for rapid direct identification and susceptibility testing of gram-negative bacilli from positive blood cultures. J Clin Microbiol 2003;41:4705–4707.
390. Ling TK, Tam PC, Liu ZK, et al. Evaluation of VITEK 2 rapid identification and susceptibility testing system against gram-negative clinical isolates. J Clin Microbiol 2001;39:2964–2966.
391. Liu J, Gratz J, Maro A, et al. Simultaneous detection of six diarrhea-causing bacterial pathogens with an in-house PCR-luminex assay. J Clin Microbiol 2012;50(1):98–103.
392. Liu J, Kabir F, Manneh J, et al. Development and assessment of molecular diagnostic tests for 15 enteropathogens causing childhood diarrhoea: a multicentre study. Lancet Infect Dis 2014;14(8):716–724.
393. Liu YC, Cheng DL, Lin CL. *Klebsiella pneumoniae* liver abscess associated with septic endophthalmitis. Arch Intern Med 1986;146:1913–1916.
394. Livermore DM. β-Lactamases in laboratory and clinical resistance. Clin Microbiol Rev 1995;8:557–584.
395. Ljungberg P, Valtonen M, Harjola VP, et al. Report of four cases of *Yersinia pseudotuberculosis* septicemia and a literature review. Eur J Clin Microbiol Infect Dis 1995;14:804–810.
396. Lolans K, Calvert K, Won S, et al. Direct ertapenem disk screening method for identification of KPC-producing *Klebsiella pneumoniae* and *Escherichia coli* in surveillance swab specimens. J Clin Microbiol 2010;48(3):836–841.
397. Longhurst CA, West DC. Isolation of *Leclercia adecarboxylata* from an infant with acute lymphoblastic leukemia. Clin Infect Dis 2001;32:1659.
398. Lu W, Chang K, Deng S, et al. Isolation of a capnophilic *Escherichia coli* strain from an empyemic patient. Diagn Microbiol Infect Dis 2012;73:291–292.
399. Ludwig K, Bitzan M, Zimmermann S, et al. Immune response to non-O157 vero toxin-producing *Escherichia coli* in patients with hemolytic uremic syndrome. J Infect Dis 1996;174:1028–1039.

400. Lund ME, Matsen JM, Blazevic DJ. Biochemical and antibiotic susceptibility studies of H$_2$S-negative *Citrobacter*. Appl Microbiol 1974;28:22–25.
401. Luperchio SA, Newman JV, Dangler CA, et al. *Citrobacter rodentium*, the causative agent of transmissible murine colonic hyperplasia, exhibits clonality: synonymy of *C. rodentium* and mouse-pathogenic *Escherichia coli*. J Clin Microbiol 2000;38:4343–4350.
402. Luttrell RE, Rannick GA, Soto-Hernandez JL, et al. *Kluyvera* species soft tissue infection: case report and review. J Clin Microbiol 1988;26:2650–2651.
403. MacConkey A. Lactose-fermenting bacteria in feces. J Hyg 1905;5:333–378.
404. MacFaddin JF. Biochemical Tests for Identification of Medical Bacteria. 3rd Ed. Philadelphia, PA: Lippincott Williams & Wilkins, 2000.
405. Mackel DC, Maki DG, Anderson RL, et al. Nationwide epidemic of septicemia caused by contaminated intravenous products: mechanisms of intrinsic contamination. J Clin Microbiol 1975;2(6):486–497.
406. Mackenzie AM, Lebel P, Orrbine E, et al. Sensitivities and specificities of Premier E. coli O157 and Premier EHEC enzyme immunoassays for diagnosis of infection with verotoxin (Shiga-like toxin)-producing *Escherichia coli*. J Clin Microbiol 1998;36:1608–1611.
407. Maddocks S, Olma T, Chen S. Comparison of CHROMagar Salmonella medium and xylose-lysine-desoxycholate and Salmonella-Shigella agars for isolation of *Salmonella* strains from stool samples. J Clin Microbiol 2002;40:2999–3003.
408. Maertens J, Delforge M, Vandenberghe P, et al. Catheter-related bacteremia due to *Ewingella Americana*. Clin Microbiol Infect 2001;7:103–104.
409. Mahajan RK, Khan SA, Chandel DS, et al. Fatal case of *Salmonella enterica* subsp. *arizonae* gastroenteritis in an infant with microcephaly. J Clin Microbiol 2003;41:5830–5832.
410. Maki DG, Rhame FS, Mackel DC, et al. Nationwide epidemic of septicemia caused by contaminated intravenous products: epidemiologic and clinical features. Am J Med 1976;60:471–485.
411. Mangum ME, Radisch D. *Cedecea* species: unusual clinical isolate. Clin Microbiol Newslett 1982;4:117–119.
412. Manoharan G, Lalitha P, Jeganathan LP, et al. *Pantoea ananatis* as a cause of corneal infiltrate after rice husk injury. J Clin Microbiol 2012; 50(6):2163–2164.
413. Maraki S, Samonis G, Marnelakis E, et al. Surgical wound infection caused by *Rahnella aquatilis*. J Clin Microbiol 1994;32:2706–2708.
414. March SB, Ratnam S. Sorbitol-MacConkey medium for detection of *Escherichia coli* O157:H7 associated with hemorrhagic colitis. J Clin Microbiol 1986;23:869–872.
415. Marsh PK, Gorbach SL. Invasive enterocolitis caused by *Edwardsiella tarda*. Gastroenterology 1982;82:336–338.
416. Mastroianni A, Coronado O, Chiodo F. *Morganella morganii* meningitis in a patient with AIDS. J Infect 1994;29:356–357.
417. Mau N, Ross LA. *Raoultella ornithinolytica* bacteremia in an infant with visceral heterotaxy. Pediatr Infect Dis J. 2010;29(5):477–478.
418. Mawardi H, Pavlakis M, Mandelbrot D, et al. Sirolimus oral ulcer with *Cedecea davisae* superinfection. Transpl Infect Dis 2010;12(5):446–450.
419. Mazoyer MA, Orenga S, Doleans F, et al. Evaluation of CPS ID2 medium for detection of urinary tract bacterial isolates in specimens from a rehabilitation center. J Clin Microbiol 1995;33:1025–1027.
420. Mazzariol A, Zuliani J, Fontana R, et al. Isolation from blood culture of a *Leclercia adecarboxylata* strain producing an SHV-12 extended-spectrum β-lactamase. J Clin Microbiol 2003;41:1738–1739.
421. McCabe R, Lambert L, Frazee B. Invasive *Klebsiella pneumoniae* infections, California, USA. Emerg Infect Dis 2010;16:1490–1491.
422. McNeil MM, Davis BJ, Anderson RL, et al. Plasmids of *Ewingella americana*: supplementary epidemiologic markers in an outbreak of pseudobacteremia. J Clin Microbiol 1987;25:501–503.
423. McNeil MM, Davis BJ, Anderson RL, et al. Mechanism of cross-contamination of blood culture bottles in outbreaks of pseudobacteremia associated with nonsterile blood collection tubes. J Clin Microbiol 1985;22:23–25.
424. McNeil MM, Davis BJ, Solomon SL, et al. *Ewingella americana*: recurrent pseudobacteremia from a persistent environmental reservoir. J Clin Microbiol 1987;25:498–500.
425. McWhorter AC, Haddock RL, Nocon FA, et al. *Trabulsiella guamensis*, a new genus and species of the family *Enterobacteriaceae* that resembles *Salmonella* subgroups 4 and 5. J Clin Microbiol 1991;29:1480–1485.
426. Mead PS, Griffin PM. *Escherichia coli* O157:H7. Lancet 1998;352:1207–1212.
427. Mehar V, Yadav D, Sanghvi J, et al. *Pantoea dispersa*: an unusual cause of neonatal sepsis. Braz J Infect Dis 2013;17(6):726–728.
428. Merlino J, Siarakas S, Robertson GJ, et al. Evaluation of CHROMagar Orientation for differentiation and presumptive identification of gram-negative bacilli and *Enterococcus* species. J Clin Microbiol 1996;34:1788–1793.
429. Mermel LA, Spiegel CA. Nosocomial sepsis due to *Serratia odorifera* biovar 1. Clin Infect Dis 1992;14:208–210.
430. Mermin J, Hutwagner L, Vugia D, et al. Reptiles, amphibians, and human *Salmonella* infection: a population-based, case-control study. Clin Infect Dis 2004;38(Suppl):S253–S261.
431. Metchock B, Lonsway DR, Carter GP, et al. *Yersinia enterocolitica*: a frequent seasonal stool isolate from children at an urban hospital in the southeast United States. J Clin Microbiol 1991;29:2868–2869.
432. Meyer KS, Urban C, Eagan JA, et al. Nosocomial outbreak of *Klebsiella* infection resistant to late-generation cephalosporins. Ann Intern Med 1993;119:353–358.
433. Meyer-Broseta S, Bastian SN, Arne PD, et al. Review of epidemiological surveys on the prevalence of contamination of healthy cattle with *Escherichia coli* serogroup O157:H7. Int J Hyg Environ Health 2001;203:347–361.
434. Mezzatesta ML, Gona F, Stefani S. *Enterobacter cloacae* complex: clinical impact and emerging antibiotic resistance. Future Microbiol 2012;7:887–902.
435. Michael Z, McGann PT, Alao O, et al. Isolation of *Leclercia adecarboxylata* from an infected war wound in an immune competent patient. Mil Med 2013;178(3):e390–e393.
436. Miedouge M, Hacini J, Grimont F, et al. Shiga toxin–producing *Escherichia coli* urinary tract infection associated with hemolytic–uremic syndrome in an adult and possible adverse effect of ofloxacin therapy. Clin Infect Dis 2000;30:395–396.
437. Milanowski J, Dutkiewicz J, Potoczna H, et al. Allergic alveolitis among agricultural workers in eastern Poland: a study of twenty cases. Ann Agric Environ Med 1998;5(1):31–43.
438. Miller JM, Alachi P. Evaluation of new computer-enhanced identification program for microorganisms: adaption of BioBASE for identification of members of the family *Enterobacteriaceae*. J Clin Microbiol 1996;34:179–0181.
439. Miller JM, Rhoden DL. Preliminary evaluation of biolog, a carbon source utilization method for bacterial identification. J Clin Microbiol 1991;29:1143–1147.
440. Miller RG, Tate CR, Mallinson ET. Xylose–lysine–tergitol 4: an improved selective agar medium for the isolation of *Salmonella* [Erratum, Poultry Sci 1992;71:398]. Poultry Sci 1991;70:2429–2432.
441. Mohanty S, Chandra SP, Dhawan B, et al. Meningitis due to *Escherichia vulneris*. Neurol India 2005;53:122–123.
442. Mohle-Boetani JC, Farrar JA, Werner SB, et al. *Escherichia coli* O157 and *Salmonella* infections associated with sprouts in California, 1996–1998. Ann Intern Med 2001;135:239–247.
443. Møller V. Simplified tests for some amino acid decarboxylases and for the arginine dihydrolase system. Acta Pathol Microbiol Scand 1955;36:158–172.
444. Monnery I, Freydiere AM, Baron C, et al. Evaluation of two new chromogenic media for detection of *Salmonella* in stools. Eur J Clin Microbiol Infect Dis 1994;13:257–261.
445. Morais VP, Daporta MT, Bao AF, et al. Enteric fever-like syndrome caused by *Raoultella ornithinolytica* (*Klebsiella ornithinolytica*). J Clin Microbiol 2009;47(3):868–869.
446. Mori M, Ohta M, Agata N, et al. Identification of species and capsular types of *Klebsiella* clinical isolates, with special reference to *Klebsiella planticola*. Microbiol Immunol 1989;33:887–895.
447. Moussaoui W, Jaulhac B, Hoffmann AM, et al. Matrix-assisted laser desorption ionization time-of-flight mass spectrometry identifies 90% of bacteria directly from blood culture vials. Clin Microbiol Infect 2010;16:1631–1638.
448. Mulczyk M, Szewczuk A. Pyrrolidonyl peptidase in bacteria: a new colorimetric test for differentiation of *Enterobacteriaceae*. J Gen Microbiol 1970;61:9–13.
449. Muller HE, Brenner DJ, Fanning GR, et al. Emended description of *Buttiauxella agrestis* with recognition of six new species of *Buttiauxella* and two new species of *Kluyvera*: *Buttiauxella ferragutiae* sp. nov., *Buttiauxella gaviniae* sp. nov., *Buttiauxella brennerae* sp. nov., *Buttiauxella izardii* sp. nov., *Buttiauxella noackiae* sp. nov., *Buttiauxella warmboldiae* sp. nov., *Kluyvera cochleae* sp. nov., and *Kluyvera georgiana* sp. nov. Int J Syst Bacteriol 1996;46:50–63.
450. Muller HE, O'Hara CM, Fanning GR, et al. *Providencia heimbachae*, a new species of *Enterobacteriaceae* isolated from animals. Int J Syst Bacteriol 1986;36:252–256.
451. Murphy TV, Nelson JD. *Shigella* vaginitis: report of 38 patients and review of the literature. Pediatrics 1979;63:511–516.
452. Muytjens HL, Zanen HC, Sonderkamp HJ, et al. Analysis of eight cases of neonatal meningitis and sepsis due to *Enterobacter sakazakii*. J Clin Microbiol 1983;18:115–120.
453. Myers KA, Jeffery RM, Lodha A. Late-onset *Leclercia adecarboxylata* bacteraemia in a premature infant in the NICU. Acta Paediatr 2012;101(1):e37–e39.
454. Nadasy KA, Domiati-Saad R, Tribble MA. Invasive *Klebsiella pneumoniae* syndrome in North America. Clin Infect Dis 2007;45:e25–e28.
455. Nadler HL, Dolan C, Mele L, et al. Accuracy and reproducibility of the AutoMicrobic system gram-negative general susceptibility-plus card for testing selected challenge organisms. J Clin Microbiol 1985;22:355–360.
456. Naiel B, Raul R. Chronic prostatitis due to *Yersinia pseudotuberculosis*. J Clin Microbiol 1998;36:856.
457. Nataro JP, Kaper JB. Diarrheagenic *Escherichia coli*. Clin Microbiol Rev 1998;11:142–201.
458. Nataro JP, Steiner T, Guerrant RL. Enteroaggregative *Escherichia coli*. Emerg Infect Dis 1998;4:251–261.
459. Nazarowec-White M, Farber JM. *Enterobacter sakazakii*: a review. Int J Food Microbiol 1997;34:103–113.
460. Neil KP, Biggerstaff G, MacDonald JK, et al. A novel vehicle for transmission of Escherichia coli O157:H7 to humans: multistate outbreak of E. coli O157:H7 infections associated with consumption of ready-to-bake commercial prepackaged cookie dough – United States, 2009. Clin Infect Dis 2012;54:511–518.

461. Nelson MU, Maksimova Y, Schulz V, et al. Late-onset *Leclercia adecarboxylata* sepsis in a premature neonate. J Perinatol 2013;33(9):740–742.
462. Nettles RE, Sexton DJ. Successful treatment of *Edwardsiella tarda* prosthetic valve endocarditis in a patient with AIDS. Clin Infect Dis 1997;25:918–919.
463. Neubauer H, Aleksic S, Hensel A, et al. *Yersinia enterocolitica* 16S rRNA gene types belong to the same genospecies but form three homology groups. Int J Med Microbiol 2000;290:61–64.
464. Neubauer H, Sauer T, Becker H, et al. Comparison of systems for identification and differentiation of species within the genus *Yersinia*. J Clin Microbiol 1998;36:3366–3368.
465. Neville SA, Lecordier A, Ziochos H, et al. Utility of matrix-assisted laser desorption ionization-time of flight mass spectrometry following introduction for routine laboratory bacterial identification. J Clin Microbiol 2011;49:2980–2984.
466. Nordmann P, Cuzon G, Naas T. The real threat of *Klebsiella pneumoniae* carbapenemase-producing bacteria. Lancet Infect Dis 2009;9(4):228–236.
467. Nordmann P, Girlich D, Poirel L. Detection of carbapenemase producers in *Enterobacteriaceae* by use of a novel screening medium. J Clin Microbiol 2012;50(8):2761–2766.
468. Novicki TJ, Daly JA, Mottice SL, et al. Comparison of sorbitol MacConkey agar and a two-step method which utilizes enzyme-linked immunosorbent assay toxin testing and a chromogenic agar to detect and isolate enterohemorrhagic *Escherichia coli*. J Clin Microbiol 2000;38:547–551.
469. Nowgesic E, Fyfe M, Hockin J, et al. Outbreak of *Yersinia pseudotuberculosis* in British Columbia—November 1998. Can Commun Dis Rep 1999;25:97–100.
470. Nunez ML, Diaz J, Lorente I, et al. Evaluation of CPS ID2 medium for diagnosis of urinary infections. Eur J Clin Microbiol Infect Dis 1995;14:1111–1113.
471. Nuorti JP, Niskanen T, Hallanvuo S, et al. A widespread outbreak of *Yersinia pseudotuberculosis* O:3 infection from iceberg lettuce. J Infect Dis 2004;189:766–774.
472. Nye KJ, Fallon D, Frodsham D, et al. An evaluation of the performance of XLD, DCA, MLCB, and ABC agars as direct plating media for the isolation of *Salmonella* enterica from faeces. J Clin Pathol 2002;55:286–288.
473. Ochoa TJ, Cleary TG. Epidemiology and spectrum of disease of *Escherichia coli* O157. Cur Opin Infect Dis 2003;16:259–263.
474. O'Farrell N. Donovanosis. Sex Transm Infect 2002;78:452–457.
475. O'Farrell N, Hoosen AA, Coetzee K, et al. A rapid stain for the diagnosis of granuloma inguinale. Genitourin Med 1990;66:200–201.
476. Ohanessian JH, Fourcade N, Priolet B, et al. A propos d'une infection vesiculaire par *Moellerella wisconsensis*. Med Maladies Infect 1987;6:414–416.
477. O'Hara CM, Brenner FW, Miller JM. Classification, identification, and clinical significance of *Proteus*, *Providencia*, and *Morganella*. Clin Microbiol Rev 2000;13:534–546.
478. O'Hara CM, Brenner FW, Steigerwalt AG, et al. Classification of *Proteus vulgaris* biogroup 3 with recognition of *Proteus hauseri* sp. nov., nom. rev. and unnamed *Proteus* genomospecies 4, 5, and 6. Int J Syst Evol Microbiol 2000;50:1869–1875.
479. O'Hara CM, Miller JM. Evaluation of the autoSCAN-W/A system for rapid (2-hour) identification of members of the family *Enterobacteriaceae*. J Clin Microbiol 1992;30:1541–1543.
480. O'Hara CM, Miller JM. Evaluation of the Vitek 2 ID-GNB assay for identification of members of the family *Enterobacteriaceae* and other nonenteric gram-negative bacilli and comparison with the Vitek GNI+ card. J Clin Microbiol 2003;41:2096–2101.
481. O'Hara CM, Roman SB, Miller JM. Ability of commercial identification systems to identify newly recognized species of *Citrobacter*. J Clin Microbiol 1995;33:242–245.
482. O'Hara CM, Steigerwalt AG, Farmer JJ, et al. Proposed reclassification of CDC enteric group 69 as *Enterobacter kobei*. Abstr Annu Meet Am Soc Microbiol 2001;C435:252.
483. O'Hara CM, Steigerwalt AG, Green D, et al. Isolation of *Providencia heimbachae* from human feces. J Clin Microbiol 1999;37:3048–3050.
484. O'Hara CM, Steigerwalt AG, Hill BC, et al. *Enterobacter hormaechei*, a new species of the family *Enterobacteriaceae* formerly known as enteric group 75. J Clin Microbiol 1989;27:2046–2049.
485. O'Hara CM, Steigerwalt AG, Hill BC, et al. First report of a human isolate of *Erwinia persicinus*. J Clin Microbiol 1998;36:248–250.
486. O'Hara CM, Steward CD, Wright JL, et al. Isolation of *Enterobacter intermedium* from the gallbladder of a patient with cholecystitis. J Clin Microbiol 1998;36:3055–3056.
487. O'Hara CM, Tenover FC, Miller JM. Parallel comparison of accuracy of API 20E, Vitek GNI, MicroScan Walk/Away Rapid ID, and Becton Dickinson Cobas Micro ID-E/NF for identification of members of the family *Enterobacteriaceae* and common gram-negative, non–glucose-fermenting bacilli. J Clin Microbiol 1993;31:3165–3169.
488. O'Hara CM, Westbrook GL, Miller JM. Evaluation of Vitek GNI+ and Becton Dickinson Microbiology Systems Crystal E/NF identification systems for identification of members of the family *Enterobacteriaceae* and other gram-negative, glucose-fermenting and non-glucose-fermenting bacilli. J Clin Microbiol 1997;35:3269–3273.
489. Ohkusu K. Cost-effective and rapid presumptive identification of gram-negative bacilli in routine urine, pus, and stool cultures: evaluation of the use of CHROMagar orientation medium in conjunction with simple biochemical tests. J Clin Microbiol 2000;38:4586–4592.
490. Okrend AJG, Rose BE, Lattuada CP. Use of 5-bromo-4-chloro-3-indoxyl-β-D-glucuronide in MacConkey sorbitol agar to aid in the isolation of *Escherichia coli* O157:H7 from ground beef. J Food Prot 1990;53:941–943.
491. Olsen SJ, Miller G, Kennedy M, et al. A waterborne outbreak of *Escherichia coli* O157:H7 infections and hemolytic uremic syndrome: implications for rural water systems. Emerg Infect Dis 2002;8:370–375.
492. Olson DS Jr, Asare K, Lyons M, et al. A novel case of *Raoultella planticola* urinary tract infection. Infection. 2013;41(1):259–261.
493. Olsson M, Syk A, Wollin R. Identification of salmonellae with the 4-methylumbelliferyl caprilate fluorescence test. J Clin Microbiol 1991;29:2631–2632.
494. Olsvik O, Sorum H, Birkness K, et al. Plasmid characterization of *Salmonella typhimurium* transmitted from animals to humans. J Clin Microbiol 1985;22:336–338.
495. Ooka T, Seto K, Kawano K, et al. Clinical significance of *Escherichia albertii*. Emerg Infect Dis 2012;18:488–492.
496. Ooka T, Tokuoka E, Furukawa M, et al. Human gastroenteritis outbreak associated with *Escherichia albertii*, Japan. Emerg Infect Dis 2013;19:144–146.
497. Operario DJ, Houpt E. Defining the causes of diarrhea: novel approaches. Curr Opin Infect Dis 2011;24(5):464–471.
498. Otani E, Bruckner DA. *Leclercia adecarboxylata* isolated from a blood culture. Clin Microbiol Newslett 1991;13:157–158.
499. Pabst WL, Altwegg M, Kind C, et al. Prevalence of enteroaggregative *Escherichia coli* among children with and without diarrhea in Switzerland. J Clin Microbiol 2003;41:2289–2293.
500. Pai CH, Gillis F, Tuomanen E, et al. Placebo-controlled double-blind evaluation of trimethoprim-sulfamethoxazole treatment of *Yersinia enterocolitica* gastroenteritis. J Pediatr 1984;104:308–311.
501. Pai CH, Sorger S, Lafleur L, et al. Efficacy of cold enrichment techniques for recovery of *Yersinia enterocolitica* from human stools. J Clin Microbiol 1979;9:712–715.
502. Papasian CJ, Enna-Kifer S, Garrison B. Symptomatic *Shigella sonnei* urinary tract infection. J Clin Microbiol 1995;33:2222–2223.
503. Park CH, Vandel NM, Hixon DL. Rapid immunoassay for detection of *Escherichia coli* O157 directly from stool specimens. J Clin Microbiol 1996;34:988–990.
504. Park JS, Hong KH, Lee HJ, et al. Evaluation of three phenotypic identification systems for clinical isolates of *Raoultella ornithinolytica*. J Med Microbiol 2011;60(Pt 4):492–499.
505. Parodi S, Lechner A, Osih R, et al. Nosocomial *Enterobacter* meningitis: risk factors, management, and treatment outcomes. Clin Infect Dis 2003;37:159–166.
506. Parry MF, Hutchinson JH, Brown NA, et al. Gram-negative sepsis in neonates: a nursery outbreak due to hand carriage of *Citrobacter diversus*. Pediatrics 1980;65:1105–1109.
507. Paterson DL, Bonomo RA. Extended-spectrum β-lactamases: a clinical update. Clin Microbiol Rev 2005;18:657–686.
508. Paton AW, Paton JC. *Enterobacter cloacae* producing a Shiga-like toxin II-related cytotoxin associated with a case of hemolytic–uremic syndrome. J Clin Microbiol 1996;34:463–465.
509. Paton JC, Paton AW. Pathogenesis and diagnosis of Shiga toxin-producing *Escherichia coli* infections. Clin Microbiol Rev 1998;11:450–479.
510. Patrick ME, Adcock PM, Gomez TM, et al. *Salmonella* enteritidis infections, United States, 1985–1999. Emerg Infect Dis 2004;10:1–7.
511. Pavan ME, Franco RJ, Rodriguez JM, et al. Phylogenetic relationships of the genus *Kluyvera*: transfer of *Enterobacter intermedius* Izard et al 1980 to the genus *Kluyvera* as *Kluyvera intermedia* comb. nov. and reclassification of *Kluyvera cochleae* as a later synonym of *K. intermedia*. Int J Syst Evol Microbiol 2005;55:437–442.
512. Peel MM, Alfredson DA, Gerrard JG, et al. Isolation, identification, and molecular characterization of strains of *Photorhabdus luminescens* from infected humans in Australia. J Clin Microbiol 1999;37:3647–3653.
513. Penner JL. Genus XII. *Providencia* Ewing 1962, 96AL. In Krieg NR, Holt JG, eds. Bergey's Manual of Systematic Bacteriology. Vol 1. Baltimore, MD: Williams & Wilkins, 1984:494–496.
514. Penner JL. International Committee on Systematic Bacteriology Taxonomic Subcommittee on *Enterobacteriaceae*. Int J Syst Bacteriol 1988;38:223–224.
515. Perez JM, Cavalli P, Roure C, et al. Comparison of four chromogenic media and Hektoen agar for detection and presumptive identification of *Salmonella* strains in human stools. J Clin Microbiol 2003;41:1130–1134.
516. Perkins SR, Beckett TA, Bump CM. *Cedecea davisae* bacteremia. J Clin Microbiol 1986;24:675–676.
517. Perry JD, Ford M, Taylor J, et al. ABC medium, a new chromogenic agar for selective isolation of *Salmonella* spp. J Clin Microbiol 1999;37:766–768.
518. Perry JD, Riley G, Gould FK, et al. Alafosfalin as a selective agent for the isolation of *Salmonella* from clinical specimens. J Clin Microbiol 2002;40:3913–3916.
519. Perry RD, Fetherston JD. *Yersinia pestis*: etiologic agent of plague. Clin Microbiol Rev 1997;10:35–66.

520. Pfaller MA, Sahm D, O'Hara C, et al. Comparison of the AutoSCAN-W/A rapid bacterial identification system and the Vitek AutoMicrobic System for identification of gram-negative bacilli. J Clin Microbiol 1991; 29:1422–1428.
521. Pfyffer GE. *Serratia fonticola* as an infectious agent. Eur J Clin Microbiol Infect Dis 1992;11:199–200.
522. Philbrick AM, Ernst ME. Amoxicillin-associated hemorrhagic colitis in the presence of *Klebsiella oxytoca*. Pharmacotherapy 2007;27:1603–1607.
523. Pien FD, Bruce AE. *Ewingella americana*: bacteremia in an intensive care unit. Arch Intern Med 1986;146:111–112.
524. Pien FD, Farmer JJ III, Weaver RE. Polymicrobial bacteremia caused by *Ewingella americana* (family Enterobacteriaceae) and an unusual *Pseudomonas* species. J Clin Microbiol 1983;18:727–729.
525. Pien FD, Shrum S, Swenson JM, et al. Colonization of human wounds by *Escherichia vulneris* and *Escherichia hermannii*. J Clin Microbiol 1985;22:283–285.
526. Pignato S, Giammanco G, Giammanco G. Rambach agar and SM-ID medium sensitivity for presumptive identification of *Salmonella* subspecies I–VI. J Med Microbiol 1995;43:68–71.
527. Platts-Mills JA, Operario DJ, Houpt ER. Molecular diagnosis of diarrhea: current status and future potential. Curr Infect Dis Rep 2012;14(1):41–46.
528. Podschun R. Isolation of *Klebsiella terrigena* from human feces: biochemical reactions, capsule types, and antibiotic sensitivity. Zentralbl Bakteriol 1991;275:73–78.
529. Podschun R, Acktun H, Okpara J, et al. Isolation of *Klebsiella planticola* from newborns in a neonatal ward. J Clin Microbiol 1998;36:2331–2332.
530. Podschun R, Ullmann U. Isolation of *Klebsiella terrigena* from clinical specimens. Eur J Clin Microbiol Infect Dis 1992;11:349–352.
531. Podschun R, Ullmann U. Incidence of *Klebsiella planticola* among clinical *Klebsiella* isolates. Med Microbiol Lett 1994;3:90–95.
532. Podschun R, Ullmann U. *Klebsiella* spp. as nosocomial pathogens: epidemiology, taxonomy, typing methods, and pathogenicity factors. Clin Microbiol Rev 1998;11:589–603.
533. Poisson DM. Novobiocin, brilliant green, glycerol, lactose agar: a new medium for the isolation of *Salmonella* strains. Res Microbiol 1992;143:211–216.
534. Popoff MY, Bockemühl J, Brenner FW. Supplement 1998 (no. 42) to the Kauffmann-White scheme. Res Microbiol 2000;151:63–65.
535. Popoff MY, Le Minor L. Antigenic formulas of the *Salmonella* serovars. 7th Rev. Paris, France: World Health Organization Collaborating Centre for Reference and Research on *Salmonella*, Pasteur Institute, 1997.
536. Popp A, Cleenwerck I, Iversen C, et al. *Pantoea gaviniae* sp. nov. and *Pantoea calida* sp. nov., isolated from infant formula and an infant formula production environment. Int J Syst Evol Microbiol 2010;60(Pt 12):2786–2792.
537. Potera C. Prairie dogs plagued by *Yersinia pestis*. ASM Newslett 2000;66:718–719.
538. Poulou A, Dimitroulia E, Markou F, et al. *Escherichia hermannii* as the sole isolate from a patient with purulent conjunctivitis. J Clin Microbiol 2008;46:3848–3849.
539. Prats G, Richard C, Mirelis B, et al. Human isolates of *Enterobacter intermedium*. Zentralbl Bakteriol Mikrobiol Hyg A 1987;266:422–424.
540. President's Council on Food Safety. Egg safety from production to consumption: an action plan to eliminate *Salmonella* Enteritidis illnesses due to eggs. Washington, DC: President's Council on Food Safety, 1999.
541. Priest FG, Barker M. Gram-negative bacteria associated with brewery yeasts: reclassification of *Obesumbacterium proteus* biogroup 2 as *Shimwellia pseudoproteus* gen. nov., sp. nov., and transfer of *Escherichia blattae* to *Shimwellia blattae* comb. nov. Int J Syst Evol Microbiol 2010;60(Pt 4):828–833.
542. Priest FG, Somerville HJ, Cole JA, et al. The taxonomic position of *Obesumbacterium proteus*, a common brewery contaminant. J Gen Microbiol 1973;75:295–307.
543. Prod'hom G, Bizzini A, Durussel C, et al. Matrix-assisted laser desorption ionization-time of flight mass spectrometry for direct bacterial identification from positive blood culture pellets. J Clin Microbiol 2010; 48:1481–1483.
544. Qadri SM, Zubairi S, Hawley HP, et al. Simple spot test for rapid detection of urease activity. J Clin Microbiol 1984;20:1198–1199.
545. Qiu S, Wang Y, Xu X, et al. Multidrug-resistant atypical variants of *Shigella flexneri* in China. Emerg Infect Dis 2013;19(7):1147–1150.
546. Rabatsky-Ehr T, Dingman D, Marcus R, et al. Deer meat as the source for a sporadic case of *Escherichia coli* O157:H7 infection, Connecticut. Emerg Infect Dis 2002;8:525–527.
547. Raj P. Pathogenesis and laboratory diagnosis of *Escherichia coli*-associated enteritis. Clin Microbiol Newslett 1993;15:89–93.
548. Rambach A. New plate medium for facilitated differentiation of *Salmonella* spp. from *Proteus* spp. and other enteric bacteria. Appl Environ Microbiol 1990;56:301–303.
549. Ratnam S. Etiologic role of *Hafnia alvei* in human diarrheal illness. Infect Immun 1991;59:4744–4745.
550. Ratnam S, Butler RW, March S, et al. *Enterobacter hafniae*-associated gastroenteritis—Newfoundland. Can Dis Wkly Rep 1979;5:231–232
551. Reeves MW, Evins GM, Heiba AA, et al. Clonal nature of *Salmonella typhi* and its genetic relatedness to other salmonellae as shown by multilocus enzyme electrophoresis and proposal of *Salmonella bongori* comb. nov. J Clin Microbiol 1989;27:313–320.
552. Reina J, Alomar P. *Enterobacter taylorae* wound infection. Clin Microbiol Newslett 1989;11:134–135.
553. Reina J, Borrell N, Llompart I. Community-acquired bacteremia caused by *Serratia plymuthica*: case report and review of the literature. Diagn Microbiol Infect Dis 1992;15:449–452.
554. Reina J, Hervas J, Borrell N. Acute gastroenteritis caused by *Hafnia alvei* in children. Clin Infect Dis 1993;16:443.
555. Reina J, Salva F, Gil J, et al. Urinary tract infection caused by *Enterobacter taylorae*. J Clin Microbiol 1989;27:2877.
556. Reisner BS, Austin EF. Evaluation of CPS ID 2 chromogenic agar as a single medium for urine culture. Diagn Microbiol Infect Dis 1997;28: 113–117.
557. Reynolds HY. Pneumonia due to *Klebsiella* (Friedlanders pneumonia). In Wyngaarden JB, Smith LH, eds. Cecil Textbook of Medicine. 16th Ed. Philadelphia, PA: Saunders, 1982:1430–1432.
558. Rhoads S, Marinelli L, Imperatrice CA, et al. Comparison of MicroScan WalkAway system and Vitek system for identification of Gram-negative bacteria. J Clin Microbiol 1995;33:3044–3046.
559. Rhoden DL, Smith PB, Baker CN, et al. AutoSCAN-4 system for identification of gram-negative bacilli. J Clin Microbiol 1985;22:915–918.
560. Richard C. Nouvelles Enterobacteriaceae rencontrees en bacteriologie medicale: *Moellerella wisconsensis*, *Koserella trabulsii*, *Leclercia adecarboxylata*, *Escherichia fergusonii*, *Enterobacter asburiae*, *Rahnella aquatilis*. Ann Biol Clin 1989;47:231–236.
561. Richens J. The diagnosis and treatment of donovanosis (granuloma inguinale). Genitourin Med 1991;67:441–452.
562. Richter SS, Sercia L, Branda JA, et al. Identification of Enterobacteriaceae by matrix-assisted laser desorption/ionization time-of-flight mass spectrometry using the VITEK MS system. Eur J Clin Microbiol Infect Dis 2013;32(12):1571–1578.
563. Ridell J, Siitonen A, Paulin L, et al. *Hafnia alvei* in stool specimens from patients with diarrhea and healthy controls. J Clin Microbiol 1994;32:2335–2337.
564. Riley LW, Remis RS, Helgerson SD, et al. Hemorrhagic colitis associated with a rare *Escherichia coli* serotype. N Engl J Med 1983;308:681–685.
565. Robinson A, McCarter YS, Tetreault J. Comparison of crystal enteric/nonfermenter system, API 20E system, and Vitek automicrobic system for identification of Gram-negative bacilli. J Clin Microbiol 1995;33:364–370.
566. Rosenblueth M, Martínez L, Silva J, et al. *Klebsiella variicola*, a novel species with clinical and plant-associated isolates. Syst Appl Microbiol 2004;27:27–35.
567. Rubinstien EM, Klevjer-Anderson P, Smith CA, et al. *Enterobacter taylorae*, a new opportunistic pathogen: report of four cases. J Clin Microbiol 1993;31:249–254.
568. Ruiz J, Nunez ML, Diaz J, et al. Comparison of five plating media for isolation of *Salmonella* species from human stools. J Clin Microbiol 1996;34: 686–688.
569. Ruiz J, Nunez ML, Sempere MA, et al. Systemic infections in three infants due to a lactose-fermenting strain of *Salmonella virchow*. Eur J Clin Microbiol Infect Dis 1995;14:454–456.
570. Ruiz J, Sempere MA, Varela MC, et al. Modification of the methodology of stool culture for *Salmonella* detection. J Clin Microbiol 1992;30:525–526.
571. Ruiz J, Varela MC, Sempere MA, et al. Presumptive identification of *Salmonella enterica* using two rapid tests. Eur J Clin Microbiol Infect Dis 1991;10:649–651.
572. Saffert RT, Cunningham SA, Ihde SM, et al. Comparison of Bruker Biotyper matrix-assisted laser desorption ionization-time of flight mass spectrometer to BD Phoenix automated microbiology system for identification of gram-negative bacilli. J Clin Microbiol 2011;49:887–892.
573. Sakazaki R, Murata Y. The new group of Enterobacteriaceae: the Asakusa group. Jpn J Bacteriol 1963;17:616–617.
574. Samra Z, Bahar J, Madar-Shapiro L, et al. Evaluation of CHROMagar KPC for rapid detection of carbapenem-resistant Enterobacteriaceae. J Clin Microbiol 2008;46(9):3110–3111.
575. Samra Z, Heifetz M, Talmor J, et al. Evaluation of use of a new chromogenic agar in detection of urinary tract pathogens. J Clin Microbiol 1998;36:990–994.
576. Sandal G, Ozen M. Fatal *Raoultella ornithinolytica* sepsis and purpura fulminans in a preterm newborn. Indian J Paediatr Dermatol 2014;15:24–26
577. Sautter RL, Mattman LH, Legaspi RC. *Serratia marcescens* meningitis associated with a contaminated benzalkonium chloride solution. Infect Control 1984;5:223–225.
578. Savini V, Di Bartolomeo E, Catavitello C, et al. Graft versus host disease-related *Hafnia alvei* colonization and probable infection. J Med Microbiol 2008;57(Pt 9):1167–1169.
579. Scarparo C, Piccoli P, Ricordi P, et al. Comparative evaluation of two commercial chromogenic media for detection and presumptive identification of urinary tract pathogens. Eur J Clin Microbiol Infect Dis 2002;21:283–289.
580. Scavizzi MR, Gayraud M, Hornstein MJ, et al. In-vitro and in-vivo activities of antibiotics on *Yersinia enterocolitica*. J Antimicrob Chemother 1996;38:1108–1109.
581. Schauer DB, Zabel BA, Pedraza IF, et al. Genetic and biochemical characterization of *Citrobacter rodentium* sp. nov. J Clin Microbiol 1995;33:2064–2068.

582. Schieven BC. Evaluation of Rainbow UTI system for rapid isolation and identification of urinary pathogens. Abstr Annu Meet Am Soc Microbiol 1995;C375:65.
583. Schieven BC, Hussain Z, Lannigan R. Comparison of American MicroScan dry frozen microdilution trays. J Clin Microbiol 1985;22:495–496.
584. Schmidt V, Jarosch A, März P, et al. Rapid identification of bacteria in positive blood culture by matrix-assisted laser desorption ionization time-of-flight mass spectrometry. Eur J Clin Microbiol Infect Dis 2012;31:311–317.
585. Schønheyder HC, Jensen KT, Frederiksen W. Taxonomic notes: synonymy of *Enterobacter cancerogenus* (Urosevic 1966) Dickey and Zumoff 1988 and *Enterobacter taylorae* Farmer el al 1985 and resolution of an ambiguity in the biochemical profile. Int J Syst Bacteriol 1994;44:586–587.
586. Schreckenberger PC, Blazevic DJ. Rapid methods for biochemical testing of anaerobic bacteria. Appl Microbiol 1974;28:759–762.
587. Schreckenberger P, Montero M, Heldt N. Evaluation of the RapID E Plus Panel for Identification of *Enterobacteriaceae*. Abstr Ann Mtg Am Soc Microbiol 1993;C309:500.
588. Sekhsokh Y, Arsalane L, El Ouenass M, et al. *Serratia rubidaea* bacteremia. Med Mal Infect 2007;37(5):287–289.
589. Senanayake SN, Jadeer A, Talaulikar GS, et al. First reported case of dialysis-related peritonitis due to *Escherichia vulneris*. J Clin Microbiol 2006;44:4283–4284.
590. Seng P, Drancourt M, Gouriet F, et al. Ongoing revolution in bacteriology: routine identification of bacteria by matrix-assisted laser desorption ionization time-of-flight mass spectrometry. Clin Infect Dis 2009;49:543–551.
591. Shah A, Nguyen J, Sullivan LM, et al. *Leclercia adecarboxylata* cellulitis in a child with acute lymphoblastic leukemia. Pediatr Dermatol 2011;28(2):162–164.
592. Sharma NK, Doyle PW, Gerbasi SA, et al. Identification of *Yersinia* species by the API 20E. J Clin Microbiol 1990;28:1443–1444.
593. Shon AS, Bajwa RP, Russo TA. Hypervirulent (hypermucoviscous) *Klebsiella pneumoniae*: a new and dangerous breed. Virulence 2013;4:107–118. Review.
594. Siegler RL. Postdiarrheal Shiga toxin–mediated hemolytic uremic syndrome. JAMA 2003;290:1379–1381.
595. Sierra-Madero J, Pratt K, Hall GS, et al. *Kluyvera* mediastinitis following open-heart surgery: a case report. J Clin Microbiol 1990;28:2848–2849.
596. Silverblatt FJ, Weinstein R. *Enterobacteriaceae*. In Mandell GL, Douglas RG Jr, Bennett JE, eds. Principles and Practice of Infectious Disease. 2nd Ed. New York, NY: Wiley, 1985:226–1236.
597. Simmons JS. A culture medium for differentiating organisms of typhoid-colon aerogenes groups and for isolation of certain fungi. J Infect Dis 1926;39:209–214.
598. Slaven EM, Lopez FA, Hart SM, et al. Myonecrosis caused by *Edwardsiella tarda*: a case report and case series of extraintestinal *E. tarda* infections. Clin Infect Dis 2001;32:1430–1433.
599. Smith PB. Performance of Six Bacterial Identification Systems. Atlanta, GA: Centers for Disease Control, Bacteriology Division, 1975.
600. Smith RD, McNamara JJ, Ladd M. *Shigella* and child abuse. Pediatrics 1986;78:953–954.
601. Sobirk SK, Struve C, Jacobsson SG. Primary *Klebsiella pneumoniae* liver abscess with metastatic spread to lung and eye, a North-European case report of an emerging syndrome. Open Microbiol J 2010;4:5–7.
602. Søgaard P, Kjaeldgaard N. Two isolations of enteric group 69 from human clinical specimens. Acta Pathol Microbiol Immunol Scand B 1986;94:365–367.
603. Spaulding AC, Rothman AL. *Escherichia vulneris* as a cause of intravenous catheter–related bacteremia. Clin Infect Dis 1996;22:728–729.
604. Sprague LD, Neubauer H. *Yersinia aleksiciae* sp. nov. Int J Syst Evol Microbiol 2005;55(Pt 2):831–835.
605. Stager CE, Davis JR. Automated systems for identification of microorganisms. Clin Microbiol Rev 1992;5:302–327.
606. Staneck JL, Vincelette J, Lamothe F, et al. Evaluation of the sensititre system for identification of *Enterobacteriaceae*. J Clin Microbiol 1983;17:647–654.
607. Stapp JR, Jelacic S, Yea YL, et al. Comparison of *Escherichia coli* O157:H7 antigen detection in stool and broth cultures to that in sorbitol-MacConkey agar stool cultures. J Clin Microbiol 2000;38:3404–3406.
608. Starr M, Bennett-Wood V, Bigham AK, et al. Hemolytic–uremic syndrome following urinary tract infection with enterohemorrhagic *Escherichia coli*: case report and review. Clin Infect Dis 1998;27:310–315.
609. Steensels D, Verhaegen J, Lagrou K. Matrix-assisted laser desorption ionization-time of flight mass spectrometry for the identification of bacteria and yeasts in a clinical microbiological laboratory: a review. Acta Clin Belg 2011;66:267–273. Review.
610. Stefaniuk E, Baraniak A, Gniadkowski M, et al. Evaluation of the BD Phoenix automated identification and susceptibility testing system in clinical microbiology laboratory practice. Eur J Clin Microbiol Infect Dis 2003;22:479–485.
611. Stenhouse MAE, Milner LV. *Yersinia enterocolitica*: a hazard in blood transfusion. Transfusion 1982;22:396–398.
612. Stephan R, Grim CJ, Gopinath GR, et al. Re-examination of the taxonomic status of *Enterobacter helveticus*, *Enterobacter pulveris* and *Enterobacter turicensis* as members of the genus *Cronobacter* and their reclassification in the genera *Franconibacter* gen. nov. and *Siccibacter* gen. nov. as *Franconibacter helveticus* comb. nov., *Franconibacter pulveris* comb. nov. and *Siccibacter turicensis* comb. nov., respectively. Int J Syst Evol Microbiol 2014;64(Pt 10):3402–3410.
613. Stevenson LG, Drake SK, Murray PR. Rapid identification of bacteria in positive blood culture broths by matrix-assisted laser desorption ionization-time of flight mass spectrometry. J Clin Microbiol 2010;48:444–447.
614. Stewart JM, Quirk JR. Community-acquired pneumoniae caused by *Enterobacter asburiae*. Am J Med 2001;111:82–83.
615. Stock I, Burak S, Sherwood KJ, et al. Natural antimicrobial susceptibilities of strains of "unusual" *Serratia* species: *S. ficaria*, *S. fonticola*, *S. odorifera*, *S. plymuthica* and *S. rubidaea*. J Antimicrob Chemother 2003;51(4):865–885.
616. Stock I, Burak S, Wiedemann B. Natural antimicrobial susceptibility patterns and biochemical profiles of *Leclercia adecarboxylata* strains. Clin Microbiol Infect 2004;10(8):724–733.
617. Stock I, Falsen E, Wiedemann B. *Moellerella wisconsensis*: identification, natural antibiotic susceptibility and its dependency on the medium applied. Diagn Microbiol Infect Dis 2003;45:1–11.
618. Stock I, Wiedemann B. Natural antibiotic susceptibility of *Enterobacter amnigenus*, *Enterobacter cancerogenus*, *Enterobacter gergoviae* and *Enterobacter sakazakii* strains. Clin Microbiol Infect 2002;8(9):564–578.
619. Stratton CW. An overview of plague: pathogenesis and clinical manifestations. Antimicrob Infect Dis Newslett 1997;16:49–51.
620. Strobel E, Heesemann J, Mayer G. Bacteriological and serological findings in a further case of transfusion-mediated *Yersinia enterocolitica* sepsis. J Clin Microbiol 2000;38:2788–2790.
621. Sutra L, Christen R, Bollet C, et al. *Samsonia erythrinae* gen. nov., sp. nov., isolated from bark necrotic lesions of *Erythrina* sp., and discrimination of plant-pathogenic *Enterobacteriaceae* by phenotypic features. Int J Syst Evol Microbiol 2001;51:1291–1304.
622. Tamura K, Sakazaki R, Kosako Y, et al. *Leclercia adecarboxylata* gen. nov., comb. nov., formerly known as *Escherichia adecarboxylata*. Curr Microbiol 1986;13:179–184.
623. Tan KE, Ellis BC, Lee R, et al. Prospective evaluation of a MALDI-TOF MS system in a hospital clinical microbiology laboratory for the identification of bacteria and yeasts: a bench-by-bench study to assess the impact on time-to-identification (tti) and cost-effectiveness. J Clin Microbiol 2012;50(10):3301–3308.
624. Tan SC, Wong YH, Jegathesan M, et al. The first isolate of *Tatumella ptyseos* in Malaysia. Malays J Pathol 1989;11:25–27.
625. Tarr PI. *Escherichia coli* O157:H7: clinical, diagnostic, and epidemiological aspects of human infection. Clin Infect Dis 1995;20:1–10.
626. Tauxe RV, Vandepitte J, Wauters G, et al. *Yersinia enterocolitica* infections and pork: the missing link. Lancet 1987;1:1129–1132.
627. Taylor WI. Isolation of *Shigellae*: I. Xylose lysine agars: new media for isolation of enteric pathogens. Am J Clin Pathol 1965;44:471–475.
628. Taylor WI, Achanzar D. Catalase test as an aid to the identification of *Enterobacteriaceae*. Appl Microbiol 1972;24:58–61.
629. Temesgen Z, Toal DR, Cockerill FR III. *Leclercia adecarboxylata* infections: case report and review. Clin Infect Dis 1997;25:79–81.
630. Tena D, González-Praetorius A, Sáez-Nieto JA, et al. Urinary tract infection caused by capnophilic *Escherichia coli*. Emerg Infect Dis 2008;14:1163–1164.
631. Tertti R, Vuento R, Mikkola P, et al. Clinical manifestations of *Yersinia pseudotuberculosis* infection in children. Eur J Microbiol Infect Dis 1989;8:587–591.
632. Thaller R, Berlutti F, Thaller MC. A *Kluyvera cryocrescens* strain from a gallbladder infection. Eur J Epidemiol 1988;4:124–126.
633. Thompson JS, Hodge DS, Borczyk AA. Rapid biochemical test to identify verocytotoxin-positive strains of *Escherichia coli* serotype O157. J Clin Microbiol 1990;28:2165–2168.
634. Thorpe CM, Acheson DW. Testing of urinary *Escherichia coli* isolates for Shiga toxin production. Clin Infect Dis 2001;32:1517–1518.
635. Tipple MA, Bland LA, Murphy JJ, et al. Sepsis associated with transfusion of red cells contaminated with *Yersinia enterocolitica*. Transfusion 1990;30:207–213.
636. Tristram DA, Forbes BA. *Kluyvera*: a case report of urinary tract infection and sepsis. Pediatr Infect Dis J 1988;7:297–298.
637. Turton JF, Englender H, Gabriel SN, et al. Genetically similar isolates of *Klebsiella pneumoniae* serotype K1 causing liver abscesses in three continents. J Med Microbiol 2007;56(Pt 5):593–597.
638. Urmenyi AM, White-Franklin A. Neonatal death from pigmented coliform infection. Lancet 1961;1:313–315.
639. Ursing J, Brenner DJ, Bercovier H, et al. *Yersinia frederiksenii*: a new species of *Enterobacteriaceae* composed of rhamnose-positive strains (formerly called atypical *Yersinia enterocolitica* or *Yersinia enterocolitica*-like). Curr Microbiol 1980;4:213–217.
640. Ursua PR, Unzaga MJ, Melero P, et al. *Serratia rubidaea* as an invasive pathogen. J Clin Microbiol 1996;34:216–217.
641. Van Acker J, De Smet F, Muyldermans G, et al. Outbreak of necrotizing enterocolitis associated with *Enterobacter sakazakii* in powdered milk formula. J Clin Microbiol 2001;39:293–297.
642. Vandepitte J, Lemmens P, De Swert L. Human edwardsiellosis traced to ornamental fish. J Clin Microbiol 1983;17:165–167.
643. van der Heijden IM, Res PCM, Wilbrink B, et al. *Yersinia enterocolitica*: a cause of chronic polyarthritis. Clin Infect Dis 1997;25:831–837.

644. van Veen SQ, Claas EC, Kuijper EJ. High-throughput identification of bacteria and yeast by matrix-assisted laser desorption ionization-time of flight mass spectrometry in conventional medical microbiology laboratories. J Clin Microbiol 2010;48:900–907.
645. Varma JK, Greene KD, Reller ME. An outbreak of *Escherichia coli* O157 infection following exposure to a contaminated building. JAMA 2003;290:2709–2712.
646. Verboon-Maciolek M, Vandertop WP, Peters AC, et al. Neonatal brain abscess caused by *Morganella morganii*. Clin Infect Dis 1995;20:471.
647. Vila A, Cassata A, Pagella H, et al. Appearance of *Klebsiella pneumoniae* liver abscess syndrome in Argentina: case report and review of molecular mechanisms of pathogenesis. Open Microbiol J 2011;5:107–113.
648. Vlek AL, Bonten MJ, Boel CH. Direct matrix-assisted laser desorption ionization time-of-flight mass spectrometry improves appropriateness of antibiotic treatment of bacteremia. PLoS One 2012;7(3):e32589.
649. Vogel LC, Ferguson L, Gotoff SP. *Citrobacter* infections of the central nervous system in early infancy. J Pediatr 1978;93:86–88.
650. von Graevenitz A. Revised nomenclature of *Campylobacter laridis*, *Enterobacter intermedium*, and "*Flavobacterium branchiophila*." Int J Syst Bacteriol 1990;40:211.
651. Vrioni G, Daniil I, Voulgari E, et al. Comparative evaluation of a prototype chromogenic medium (ChromID CARBA) for detecting carbapenemase-producing *Enterobacteriaceae* in surveillance rectal swabs. J Clin Microbiol 2012;50(6):1841–1846.
652. Wagner SJ, Friedman LI, Dodd RY. Transfusion-associated bacterial sepsis. Clin Microbiol Rev 1994;7:290–302.
653. Walckenaer E, Leflon-Guibout V, Nicolas-Chanoine MH. How to identify *Raoultella* spp. including *R. ornithinolytica* isolates negative for ornithine decarboxylase? The reliability of the chromosomal bla gene. J Microbiol Methods 2008;75(3):405–410.
654. Wallet F, Fruchart A, Bouvet PJ, et al. Isolation of *Moellerella wisconsensis* from bronchial aspirate. Eur J Clin Microbiol Infect Dis 1994;13:182–183.
655. Wang JH, Liu YC, Lee SS, et al. Primary liver abscess due to *Klebsiella pneumoniae* in Taiwan. Clin Infect Dis 1998;26:1434–1438.
656. Warren JR, Farmer JJ III, Dewhirst FE, et al. Outbreak of nosocomial infections due to extended-spectrum β-lactamase-producing strains of enteric group 137, a new member of the family Enterobacteriaceae closely related to *Citrobacter farmeri* and *Citrobacter amalonaticus*. J Clin Microbiol 2000;38:3946–3952.
657. Watanabe M, Matsuoka K, Kita E, et al. Oral therapeutic agents with highly clustered globotriose for treatment of shiga toxigenic *Escherichia coli* infections. J Infect Dis 2004;189:360–368.
658. Waterman SH, Juarez G, Carr SJ, et al. *Salmonella arizona* infections in Latinos associated with rattlesnake folk medicine. Am J Public Health 1990;80:286–289.
659. Wauters G, Boel A, Voorn GP, et al. Evaluation of a new identification system, Crystal enteric/non-fermenter, for gram-negative bacilli. J Clin Microbiol 1995;33:845–849.
660. Wauters G, Janssens M, Steigerwalt AG, et al. *Yersinia mollaretii* sp. nov. and *Yersinia bercovieri* sp. nov., formerly called *Yersinia enterocolitica* biogroups 3A and 3B. Int J Syst Bacteriol 1988;38:424–429.
661. Wayne LG. Judicial Commission of the International Committee on Systematic Bacteriology. Int J Syst Bacteriol 1991;41:185–187.
662. Wayne LG. Actions of the Judicial Commission of the International Committee on Systematic Bacteriology on Requests for Opinions published between January 1985 and July 1993. Int J Syst Bacteriol 1994;44:177–178.
663. Weissfeld AS, Sonnenwirth AC. Rapid isolation of *Yersinia* spp. from feces. J Clin Microbiol 1982;15:508–510.
664. Wenger PN, Tokars JI, Brennan P, et al. An outbreak of *Enterobacter hormaechei* infection and colonization in an intensive care nursery. Clin Infect Dis 1997;24:1243–1244.
665. Werner SB, Weidmer CE, Nelson BC, et al. Primary plague pneumonia contracted from a domestic cat at South Lake Tahoe, Calif. JAMA 1984;251:929–931.
666. Westblom TU, Coggins ME. Osteomyelitis caused by *Enterobacter taylorae*, formerly enteric group 19. J Clin Microbiol 1987;25:2432–2433.
667. Westblom TU, Milligan TW. Acute bacterial gastroenteritis caused by *Hafnia alvi*. Clin Infect Dis 1992;14:1271–1272.
668. Westbrook GL, O'Hara CM, Roman SB, et al. Incidence and identification of *Klebsiella planticola* in clinical isolates with emphasis on newborns. J Clin Microbiol 2000;38:1495–1497.
669. Wilkinson KM, Winstanley TG, Lanyon C, et al. Comparison of four chromogenic culture media for carbapenemase-producing *Enterobacteriaceae*. J Clin Microbiol 2012;50(9):3102–3104.
670. Willinger B, Manafi M. Evaluation of a new chromogenic agar medium for the identification of urinary tract pathogens. Lett Appl Microbiol 1995;20:300–302.
671. Wilson D, Tuohy M, Procop GW. The low prevalence of Shiga-toxin production among sorbitol non-fermenting *Escherichia coli* urinary tract isolates does not warrant routine screening. Clin Infect Dis 2000;31:1313.
672. Wilson JP, Waterer RR, Wofford JD Jr, et al. Serious infections with *Edwardsiella tarda*, a case report and review of the literature. Arch Intern Med 1989;149:208–210.
673. Wimmer JL, Long SW, Cernoch P, et al. Strategy for rapid identification and antibiotic susceptibility testing of gram-negative bacteria directly recovered from positive blood cultures using the Bruker MALDI Biotyper and the BD Phoenix system. J Clin Microbiol 2012;50:2452–2454.
674. Wittke JW, Aleksic S, Wuthe HH. Isolation of *Moellerella wisconsensis* from an infected human gallbladder. Eur J Clin Microbiol 1985;4:351–352.
675. Wong CS, Jelacic S, Habeeb RL, et al. The risk of the hemolytic–uremic syndrome after antibiotic treatment of *Escherichia coli* O157:H7 infections. N Engl J Med 2000;342:1930–1936.
676. Wong VK. Broviac catheter infection with *Kluyvera cryocrescens*: a case report. J Clin Microbiol 1987;25:1115–1116.
677. Woodford N, Tierno PM Jr, Young K, et al. Outbreak of *Klebsiella pneumoniae* producing a new carbapenem-hydrolyzing class A β-lactamase, KPC-3, in a New York Medical Center. Antimicrob Agents Chemother 2004;48:4793–4799.
678. World Health Organization. Guidelines for the control of shigellosis, including epidemics due to *Shigella dysenteriae* type 1 [cited July 14, 2014]. http://who.int/maternal_child_adolescent/documents/9241592330/en/index.html
679. Wu MS, Shyu RS, Lai MY, et al. A predisposition toward *Edwardsiella tarda* bacteremia in individuals with preexisting liver disease. Clin Infect Dis 1995;21:705–706.
680. Xu J, Li W, Chen X, et al. *Klebsiella alba* sp. nov., a novel pesticide-tolerant bacterium from a heavily polluted environment. J Gen Appl Microbiol 2010;56:241–247.
681. Yetkin G, Ay S, Kayabaş U, et al. A pneumonia case caused by *Cedecea lapagei*. Mikrobiyol Bul 2008;42(4):681–684.
682. Yokota K, Gomi H, Miura Y, et al. Cholangitis with septic shock caused by *Raoultella planticola*. J Med Microbiol 2012;61(Pt 3):446–449.
683. York MK, Baron EJ, Clarridge JE, et al. Multilaboratory validation of rapid spot tests for identification of *Escherichia coli*. J Clin Microbiol 2000;38:3394–3398.
684. York MK, Brooks GF, Fiss EH. Evaluation of the autoSCAN-W/A rapid system for identification and susceptibility testing of gram-negative fermentative bacilli. J Clin Microbiol 1992;30:2903–2910.
685. Yu VL, Hansen DS, Ko WC, et al; International Klebsiella Study Group. Virulence characteristics of *Klebsiella* and clinical manifestations of *K. pneumoniae* bloodstream infections. Emerg Infect Dis 2007;13:986–993.
686. Zadik PM, Chapman PA, Siddons CA. Use of tellurite for the selection of verocytotoxigenic *Escherichia coli* O157. J Med Microbiol 1993;39:155–158.
687. Zbinden R, Blass R. *Serratia plymuthica* osteomyelitis following a motorcycle accident. J Clin Microbiol 1988;26:1409–1410.
688. Zobell CE. Factors influencing the reduction of nitrates and nitrites by bacteria in semisolid media. J Bacteriol 1932;24:273–281.
689. Zollner-Schwetz I, Högenauer C, Joainig M, et al. Role of *Klebsiella oxytoca* in antibiotic-associated diarrhea. Clin Infect Dis 2008;47:e74–e78.
690. Zuberbuhler B, Abedin A, Roudsari A. A novel case of chronic conjunctivitis in a 58-year-old woman caused by *Raoultella*. Infection 2014;42(5):927–929.

CAPÍTULO 7
Bacilos Gram-Negativos Não Fermentadores

Introdução aos bacilos gram-negativos não fermentadores, 327

PARTE I | METABOLISMO DOS BACILOS NÃO FERMENTADORES, 327

Metabolismo fermentador e oxidativo, 332
- Via de Embden-Meyerhof-Parnas, 332
- Via de Entner-Doudoroff, 332
- Via do monofosfato de hexose de Warburg-Dickins, 332

Indícios iniciais de que uma bactéria isolada desconhecida não é fermentadora, 334
- Nenhuma evidência de fermentação da glicose, 334
- Reação positiva de citocromo-oxidase, 334
- Impossibilidade de crescer no ágar MacConkey, 334

Testes usados para identificar bacilos não fermentadores, 334
- Utilização de glicose, 334
- Motilidade, 335
- Produção de pigmento, 335
- Hidrólise de ureia, 336
- Redução de nitrato, 336
- Desnitrificação dos nitratos e dos nitritos, 336
- Produção de indol, 337
- Descarboxilação, 337
- Hidrólise de esculina, 337
- Corantes flagelares, 337

PARTE II | TAXONOMIA, CARACTERÍSTICAS BIOQUÍMICAS E IMPORTÂNCIA CLÍNICA DOS GÊNEROS DE BACILOS NÃO FERMENTADORES CLINICAMENTE IMPORTANTES, 338

Microrganismos móveis com flagelos polares, 338
- Pseudomonas, 338
- Família Pseudomonadaceae | rRNA grupo I, 351
- Família Burkholderiaceae | rRNA grupo II, 356
- Família Rhodospirillaceae, 365
- Família Comamonadaceae | rRNA grupo III, 366
- Família Caulobacteraceae | rRNA grupo IV, 367
- Família Xanthomonadaceae | rRNA grupo V, 367
- Família Acetobacteraceae, 369

Grupo pigmentado amarelo, 370
- Família Pseudomonadaceae, 370
- Família Sphingomonadaceae, 370
- Família Oceanospirillaceae, 372
- Família Oxalobacteraceae, 372
- Espécies inominadas, 373

Grupo dos bacilos curvos, 373
- Família Caulobacteraceae, 373
- Família Oxalobacteraceae, 373
- Família Neisseriaceae, 374
- Grupo O-3 dos CDC, 375

Pseudômonas halofílicas e/ou positivas para sulfeto de hidrogênio, 375
- Família Shewanellaceae, 375
- Família Alteromonadaceae | Grupo halofílico, 376
- Família Halomonadaceae, 376

Grupo pigmentado rosa, 376
- Família Methylobacteriaceae, 376
- Família Acetobacteraceae, 377
- Espécies inominadas, 378

Microrganismos móveis com flagelos peritríquios, 379
- Família Alcaligenaceae, 379
- Família Rhodobacteraceae, 384
- Família Rhizobiaceae, 385
- Família Brucellaceae, 385

Microrganismos oxidase-positivos imóveis, 386
- Família Flavobacteriaceae, 386
- Grupos inominados IIc, IIe, IIg, IIh e IIi dos CDC, 391
- Família Sphingobacteriaceae, 391
- Família Moraxellaceae, 391
- Família Neisseriaceae, 394
- Espécies inominadas, 395
- Família Rhodobacteriaceae, 395

Microrganismos oxidase-negativos imóveis, 396
- Família Moraxellaceae, 396
- Família Alcaligenaceae, 398
- Espécies inominadas, 398

PARTE III | ABORDAGEM PARA ISOLAMENTO E IDENTIFICAÇÃO DOS BACILOS NÃO FERMENTADORES, 398

Níveis do serviço na identificação dos bacilos não fermentadores, 398

Diretrizes para isolamento dos bacilos não fermentadores, 399

Identificação das espécies mais comuns, 400
- *Pseudomonas aeruginosa*, 400
- *Acinetobacter baumannii*, 400
- *Stenotrophomonas maltophilia*, 401

Métodos de identificação por meio de testes bioquímicos convencionais, 401
- Esquema dos CDC | Weyant et al., 401
- Abordagem prática à identificação dos bacilos não fermentadores | Schreckenberger, 401
- Esquemas informatizados, 404

Métodos de identificação baseados em sistemas de *kits* disponíveis no mercado, 414
- Sistema API® 20E, 414
- Sistema API® 20NE, 414

Sistema Crystal® Enteric/ Nonfermenter, 414
RapID® NF Plus System, 416
Biolog® System, 417
Métodos de identificação baseada em sistemas automatizados, 417
Vitek® Legacy System, 417
Vitek® 2 System, 417

Sistemas MicroScan® WalkAway-96, WalkAway-40 e Autoscan-4, 417
Sensititre® AP80 System, 418
Phoenix® System, 418
Métodos de identificação baseados em sistemas moleculares, 418

Espectrometria de massa MALDI-TOF, 418
Sequenciamento do gene do rRNA 16S, 418
Seleção do sistema, 419

Introdução aos bacilos gram-negativos não fermentadores

Os bacilos gram-negativos não fermentadores constituem um grupo de bactérias aeróbias que não formam esporos, não utilizam açúcares como fonte de energia e decompõem os carboidratos por outras vias metabólicas diferentes da fermentação. Dentro desse grupo, estão vários gêneros e espécies de bactérias com necessidades especiais de crescimento, que não estão descritas neste capítulo. A linha divisória entre o que é um microrganismo "não fermentador" e as bactérias que, de outro modo, poderiam ser designadas como bacilos gram-negativos não fermentadores de glicose "exigentes", incomuns" ou "variados" (descritos no Capítulo 9) está baseada mais em convenção do que em características genéticas ou fenotípicas bem definidas. O termo *bacilos gram-negativos não fermentadores* é usado neste capítulo com referência aos bacilos gram-negativos aeróbios, que apresentam crescimento abundante dentro de 24 horas na superfície do ágar-ferro de Kligler (KIA) ou no ágar tríplice açúcar-ferro (TSI; do inglês, *triple sugar iron*), mas nenhum deles cresce nem acidifica o fundo dos tubos contendo estes meios.

Os gêneros dos bacilos não fermentadores descritos neste capítulo são os seguintes: *Acetobacter, Achromobacter, Acidomonas, Acidovorax, Acinetobacter, Advenella, Agrobacterium, Alcaligenes, Alishewanella, Asaia, Azospirillum, Balneatrix, Bergeyella, Bordetella, Brevundimonas, Burkholderia, Caulobacter, Chryseobacterium, Comamonas, Cupriavidus, Delftia, Elizabethkingia, Empedobacter, Flavobacterium, Gluconobacter, Granulibacter, Haematobacter, Herbaspirillum, Inquilinus, Kerstersia, Laribacter, Lautropia, Massilia, Methylobacterium, Moraxella, Myroides, Naxibacter, Neisseria, Ochrobactrum, Oligella, Pandoraea, Pannonibacter, Parococcus, Pseudomonas, Psychrobacter, Ralstonia, Rhizobium, Roseomonas, Shewanella, Sphingobacterium, Sphingomonas, Stenotrophomonas, Weeksella, Wohlfahrtiimonas* e alguns microrganismos que, hoje em dia, levam apenas designações alfanuméricas dos CDC (Centers for Disease Control and Prevention). Também estão incluídas neste capítulo algumas espécies de *Neisseria*, que se apresentam como bacilos gram-negativos e precisam ser diferenciadas dos bacilos não fermentadores aparentemente semelhantes. Os gêneros *Eikenella, Brucella* e *Francisella*, embora apresentem as características gerais dos bacilos não fermentadores, estão agrupados neste livro junto com os bacilos gram-negativos exigentes, que estão descritos no Capítulo 9. A Tabela 7.1 descreve a nomenclatura aceita hoje em dia e contém uma relação das designações antigas. A Tabela 7.2 apresenta os sinônimos de várias espécies bacterianas que, no passado ou hoje em dia, têm designações alfanuméricas.

À medida que se acumulem mais informações, a reclassificação das bactérias entre os gêneros e as espécies e a criação de designações novas precisam ser aceitas como parte do avanço científico. Os estudos de homologia do DNA frequentemente desempenham um papel mais importante na classificação final das bactérias, que um esquema baseado apenas nas características fenotípicas. Por exemplo, dentro do gênero *Pseudomonas*, diversas biovariantes e patovariantes são reconhecidas atualmente e estão dispostas de acordo com as homologias do RNA ribossômico (rRNA) e do DNA.[814] Os métodos de sequenciamento parcial ou completo do rRNA 16S tornaram-se recursos úteis à identificação dos microrganismos fenotipicamente estranhos.[207] Em razão da diversidade crescente dos microrganismos, do surgimento de patógenos comuns com características fenotípicas raras ou singulares e da identificação de patógenos novos com fenótipos totalmente indefinidos, mais laboratórios têm adotado uma combinação dos métodos genotípicos e fenotípicos para realizar a identificação precisa de algumas bactérias.[843] Mais recentemente, a tecnologia de espectrometria de massa MALDI-TOF (do inglês, *matrix-assisted laser desorption/ionization time-of-flight*) foi adaptada aos laboratórios de microbiologia, nos quais atua como um método consistente, rápido e revolucionário para a identificação precisa dos microrganismos.[200,828,1028] Entretanto, o capital inicial necessário à aquisição de uma unidade de espectrometria de massa adiará a adoção dessa tecnologia e, por esta razão, os perfis fenotípicos – inclusive resultados da coloração pelo Gram, morfologia das colônias, necessidades de crescimento e atividades enzimáticas e/ou metabólicas utilizando testes fenotípicos como os que estão descritos neste capítulo – provavelmente continuarão a ser usados na próxima década. Os microbiologistas também precisam estar atualizados com as alterações da nomenclatura das bactérias, de forma que os nomes atuais possam ser usados na prática cotidiana e os dados experimentais reunidos por vários pesquisadores utilizando as designações antigas não sejam mal-interpretados.

PARTE I | METABOLISMO DOS BACILOS NÃO FERMENTADORES

As bactérias que obtêm sua energia de compostos orgânicos são conhecidas como **quimiorganotróficas**. A maioria das bactérias encontradas em medicina laboratorial obtém sua energia da utilização dos carboidratos por uma das várias vias metabólicas. A detecção e a determinação dos diversos

Tabela 7.1 Nomenclatura dos bacilos gram-negativos não fermentadores.

Nome atual	Designações antigas	Comentários
Achromobacter, grupos B, E, F		Espécies de Achromobacter ainda não nomeadas.
Achromobacter denitrificans	Alcaligenes xylosoxidans, subesp. denitrificans Alcaligenes denitrificans, subesp. denitrificans CDC Vc	A designação das subespécies não é mais utilizada hoje em dia.
Achromobacter piechaudii	Alcaligenes piechaudii	Isolado principalmente de espécimes clínicos humanos, mas algumas cepas foram isoladas do ambiente. Sua importância clínica ainda não foi definida. Também foi isolado de pacientes com infecção da corrente sanguínea e secreção crônica da orelha.
Achromobacter xylosoxidans	Alcaligenes xylosoxidans, subesp. xylosoxidans Alcaligenes denitrificans, subesp. xylosoxidans CDC IIIa e IIIb	A designação das subespécies não é mais utilizada hoje em dia.
Acinetobacter baumannii	Acinetobacter calcoaceticus, var. anitratus Achromobacter anitratus Bacterium anitratum Herellea vaginicola Bacilo de Morax-Axenfeld Moraxella glucidolytica, var. nonliquefaciens Pseudomonas calcoacetica	O nome da espécie foi aplicado à genomoespécie 2 do Acinetobacter. Produz ácido a partir da glicose. Pode ser diferenciado de Acinetobacter calcoaceticus (genomoespécie 1) pelo crescimento a 41° a 44°C, pela produção de β-xilodase e pela utilização de malato (o A. baumannii é positivo e o A. calcoaceticus é negativo). Os laboratórios que não realizam esses testes podem optar por relatar esses microrganismos como "complexo do A. baumannii". A maioria das cepas de Acinetobacter isoladas dos espécimes clínicos humanos pertence a essa espécie.
Acinetobacter lwoffii	Acinetobacter calcoaceticus, var. lwoffi Achromobacter lwoffi Mima polymorpha Moraxella lwoffi	O nome da espécie foi atribuído ao genomoespécie 8 do Acinetobacter. A cepa que não oxida glicose foi isolada de espécimes clínicos humanos.
Alcaligenes faecalis	Alcaligenes odorans CDC VI	O nome Alcaligenes odorans foi proposto em uma data subsequente para descrever um microrganismo, que era uma cepa do que antes era conhecido como Alcaligenes faecalis. Odor de frutas.
Bergeyella zoohelcum	Weeksella zoohelcum CDC IIj	Reação positiva rápida à ureia. Associada às mordidas de cães e gatos.
Bordetella bronchiseptica	Alcaligenes bronchicanis Alcaligenes bronchiseptica Bordetella bronchicanis Brucella bronchiseptica Haemophilus bronchiseptica	Reação positiva rápida à ureia.
Bordetella hinzii	Bordetella avium-like Alcaligenes faecalis tipo II Bactéria da CP (coriza do peru) tipo II Alcaligenes spp., cepa C_2T_2	Isolada das vias respiratórias de galináceos e perus. Existem relatos de isolamento das vias respiratórias, das secreções óticas e das fezes de seres humanos.
Bordetella holmesii	Grupo dos não oxidantes CDC 2 (NO-2)	Isolada de hemoculturas. Oxidase-negativa e imóvel; pigmento solúvel marrom produzido no ágar de tirosina e infusão de coração. O pigmento difusível marrom também pode ser observado no ágar MacConkey.
Bordetella trematum		Isolada de feridas e secreção ótica. Oxidase-negativa e móvel.
Brevundimonas diminuta	Pseudomonas diminuta CDC Ia	
Brevundimonas vesicularis	Pseudomonas vesicularis Corynebacterium vesiculare	
Burkholderia cepacia	Pseudomonas cepacia Pseudomonas multivorans Pseudomonas kingae CDC EO-1	Pigmento amarelo. Isolada de várias fontes de água e superfícies úmidas. Patógeno respiratório nos pacientes com fibrose cística (FC). Fenotipicamente semelhante a no mínimo outras 17 espécies referidas coletivamente como "complexo Burkholderia cepacia" (Bcc).
Burkholderia gladioli	Pseudomonas gladioli Pseudomonas marginata	Basicamente, é um patógeno das plantas. Foi descrita no escarro de pacientes com FC.

(continua)

Tabela 7.1 Nomenclatura dos bacilos gram-negativos não fermentadores (*continuação*).

Nome atual	Designações antigas	Comentários
Burkholderia pseudomallei	Pseudomonas pseudomallei	Causa melioidose nos seres humanos.
Chryseobacterium indologenes	Flavobacterium indologenes CDC IIb	Fenotipicamente semelhante ao *Chryseobacterium gleum*; indol-positivo.
Comamonas terrigena	Várias espécies de *Vibrio* E. Falsen grupo 10 Aquasprillum aquaticum	
Comamonas testosteroni	Pseudomonas testosteroni Pseudomonas desmolytica Pseudomonas dacunhae Pseudomonas cruciviae	
Cupriavidus pauculus	Wautersia paucula Ralstonia paucula Grupo IVc-2 dos CDC	Reação positiva rápida à urease.
Delftia acidovorans	Comamonas acidovorans Pseudomonas acidovorans Pseudomonas desmolytica Pseudomonas indoloxidans Achromobacter cystinovorum	Reação alaranjada ao indol com o reagente de Kovac, em razão da produção de ácido antranílico a partir da triptona.
Elizabethkingia meningoseptica	Chryseobacterium meningosepticum Flavobacterium meningosepticum CDC IIa	Extremamente patogênica nos lactentes prematuros; indol-positiva.
Empedobacter brevis	Flavobacterium breve	
Flavobacterium spp.		As espécies isoladas de seres humanos, antes incluídas no gênero *Flavobacterium*, foram reclassificadas como membros de outros gêneros novos ou existentes. As espécies restantes estão amplamente dispersas no solo e nos hábitats de água doce; não foram isoladas de espécimes clínicos humanos. Todas são indol-negativas.
Methylobacterium mesophilicum	Pseudomonas mesophilica Pseudomonas methanica Vibrio extorquens Mycoplana rubra Protaminobacter spp. Chromobacterium spp. Beijerinckia spp.	Bacilos de crescimento lento com pigmento rosado. Não coram bem e parecem amorfos com muitos vacúolos, que não se coram.
Moraxella atlantae	CDC M-3	
Moraxella lacunata	Moraxella liquefaciens	
Moraxella nonliquefaciens	Bacillus duplex nonliquefaciens	
Moraxella osloensis	Mima polymorpha, var. oxidans	
Myroides odoratus Myroides odoratiminus	Flavobacterium odoratum CDC M-4F	Colônias grandes com tendência a espalhar-se. Indol-negativos, odor de frutas.
Neisseria elongata, subesp. nitroreducens	Moraxella sp. M-6 CDC M-6	Catalase-negativa. Algumas cepas isoladas clinicamente estavam associadas à endocardite.
Neisseria weaveri	Moraxella sp. M-5 CDC M-5	Algumas cepas isoladas clinicamente estavam associadas às mordidas de cães.
Neisseria zoodegmatis	CDC EF-4b	Infecções humanas associadas às mordidas de cães e gatos.
Ochrobactrum anthropi	CDC Vd-1, Vd-2 Achromobacter spp., biotipos 1 e 2 Achromobacter grupos A, C, D	Algumas cepas foram isoladas de espécimes clínicos humanos.
Oligella ureolytica	CDC IVe	Reação rápida positiva à ureia e reação positiva à fenilalanina-desaminase.
Oligella urethralis	CDC M-4	Algumas cepas foram isoladas clinicamente de infecções da orelha e das vias urinárias.

(*continua*)

Tabela 7.1 Nomenclatura dos bacilos gram-negativos não fermentadores (*continuação*).

Nome atual	Designações antigas	Comentários
Pandoraea	Gênero novo com 5 espécies	Isoladas de espécimes clínicos humanos (principalmente pacientes com FC) e do ambiente.
Paracoccus yeei	CDC EO-2	Produz células com formato de "O" à coloração pelo Gram
Pseudomonas aeruginosa	*Pseudomonas pyocyanea* *Bacterium aeruginosa*	Faz parte do grupo fluorescente, cresce a 42°C. Bactéria isolada mais comumente de espécimes clínicos. Odor de suco de uva.
Pseudomonas fluorescens		Faz parte do grupo fluorescente, gelatino-positiva. Não cresce a 42°C.
Pseudomonas luteola	CDC Ve-1 *Chryseomonas luteola* *Chryseomonas polytricha*	Pigmento amarelo, oxidase-negativa, esculina-positiva.
Pseudomonas mendocina	CDC Vb-2	
Pseudomonas oryzihabitans	CDC Ve-2 *Flavimonas oryzihabitans* *Pseudomonas lacunogenes*	Pode causar septicemia e endocardite de valvas artificiais. Pigmento amarelo, oxidase-negativa, esculino-negativa.
Pseudomonas putida		Faz parte do grupo fluorescente, gelatino-negativa. Não cresce a 42°C.
Pseudomonas stutzeri	CDC Vb-1	Colônias enrugadas. Ubíguas no solo e na água
Psychrobacter phenylpyruvicus	*Psychrobacter phenylpyruvica* *Moraxella phenylpyruvica* CDC M-2	Fenilalanina-desaminase positiva, cresce a 4°C, tolera concentrações de até 9% de NaCl.
Ralstonia pickettii	*Burkholderia pickettii* *Pseudomonas pickettii* CDC Va-1, Va-2	Crescimento lento, colônias puntiformes depois de 24 h em ágar-sangue (BAP). Raramente está associada a infecções. Ureia-positiva, algumas cepas são catalase-negativas.
Ralstonia mannitolilytica	*Pseudomonas thomasii* (Va-3)	Manitol-positiva
Rhizobium radiobacter	*Agrobacterium radiobacter* *Agrobacterium tumefaciens* *Agrobacterium* biovar. 1 CDC Vd-3	
Roseomonas spp.	"Grupo cocoide rosa" dos CDC	Colônias rosadas, geralmente mucoides, com coloração fraca pelo Gram; bacilos cocoides roliços.
Shewanella putrefaciens *Shewanella algae*	*Pseudomonas putrefaciens* *Alteromonas putrefaciens* *Achromobacter putrefaciens* CDC Ib-1, Ib-2	H_2S-positivas. *S. algae* é a cepa isolada predominante de espécimes clínicos humanos e requer NaCl para crescer.
Sphingobacterium multivorum	*Flavobacterium multivorum* CDC IIk-2	Pigmento amarelo, oxidase-positiva, esculino-positiva, manitol-negativa; raramente associado a infecções graves.
Sphingobacterium spiritivorum	*Flavobacterium spiritivorum* *Flavobacterium yabuuchiae* *Sphingobacterium versatilis* CDC IIk-3	Pigmento amarelo, oxidase-positiva, esculino-positiva, crescimento lento. Encontrado em vários espécimes clínicos.
Sphingomonas paucimobilis	*Pseudomonas paucimobilis* CDC IIk-1	Pigmento amarelo, oxidase-positiva, esculino-positiva, manitol-positiva. Isolada mais comumente do sangue e da urina.
Stenotrophomonas maltophilia	*Xanthomonas maltophilia* *Pseudomonas maltophilia* CDC I	Oxidase-negativa, lisino-positiva e DNase-positiva; pode ser isolada de quase todas as estruturas anatômicas. Pode causar infecções oportunistas.
Weeksella virosa	*Flavobacterium genitale* CDC IIf	Mucoide e pegajosa. Difícil de remover do ágar. As cepas isoladas clinicamente foram associadas às infecções vaginais e urinárias.

produtos metabólicos são necessárias à identificação das espécies bacterianas, que podem causar doenças infecciosas. Algumas bactérias, como os membros do gênero *Moraxella*, não metabolizam carboidratos, mas obtêm sua energia da decomposição de outros compostos orgânicos, inclusive aminoácidos, alcoóis e ácidos orgânicos. Algumas bactérias de vida livre, inclusive os grupos fixadores de nitrogênio ou que conseguem oxidar enxofre ou ferro, podem obter energia de compostos químicos inorgânicos simples. Essas bactérias são conhecidas como **quimiolitotróficas** e raramente estão implicadas na etiologia das doenças humanas.

O espaço disponível neste livro de texto permite apenas um resumo sucinto das vias metabólicas utilizadas pelos bacilos não fermentadores, apenas o suficiente para ter uma

Tabela 7.2 Letras e números dos CDC para grupos bacterianos: sinônimos.

Designações dos CDC	Nome atual	Designações dos CDC	Nome atual
I	*Stenotrophomonas maltophilia*	HB-3,4	*Aggregatibacter actinomycetemcomitans*
Ia	*Brevundimonas diminuta*	HB-5	*Pasteurella bettyae*
Ib-1	*Shewanella putrefaciens*	M-1	*Kingella kingae*
Ib-2	*Shewanella algae*	M-2	*Psychrobacter phenylpyruvicus*
IIa	*Elizabethkingia meningoseptica*	M-3	*Moraxella atlantae*
IIb	*Chryseobacterium indologenes*	M-4	*Oligella urethralis*
IIc	Grupo IIc dos CDC	M-4f	*Myroides odoratus/odoratiminus*
IId	*Cardiobacterium hominis*	M-5	*Neisseria weaveri*
IIe	Grupo IIe dos CDC	M-6	*Neisseria elongata*, subesp. *nitroreducens*
IIf	*Weeksella virosa*	TM-1	*Kingella denitrificans*
IIg	Grupo IIg dos CDC	DF	*Fermentador disgônica*
IIh	Grupo IIh dos CDC	DF-1	*Capnocytophaga ochracea* *Capnocytophaga gingivalis* *Capnocytophaga sputigena*
IIi	Grupo IIi dos CDC		
IIj	*Bergeyella zoohelcum*	DF-2	*Capnocytophaga canimorsus*
IIk-1	*Sphingomonas paucimobilis*	DF-2-*like*	*Capnocytophaga cynodegmi*
IIk-2	*Sphingomonas multivorum*	DF-3	*Dysgonomonas capnocytophagoides*
IIk-3	*Sphingomonas spiritivorum*	EO	Oxidante eugônica
IIIa, IIIb	*Achromobacter xylosoxidans*	EO-1	*Burkholderia cepacia*
IVa	*Bordetella bronchiseptica*	EO-2	*Paracoccus yeei*
IVb	*Bordetella parapertussis*	EO-3	Inominada
IVc	Inominada	EO-4	Inominada
IVc-2	*Cupriavidus pauculus*	EO-5	Inominada
IVd	*Pseudomonas-like*, grupo 2	EF	Fermentadora eugônica
IVe	*Oligella ureolytica*	EF-1	*Pseudomonas-like*, grupo 2
Va-1	*Ralstonia pickettii*	EF-3	*Vibrio vulnificus*
Va-2	*Ralstonia pickettii*	EF-4a	*Neisseria animaloris*
Va-3	*Ralstonia mannitolilytica*	EF-4b	*Neisseria zoodegmatis*
Vb-1	*Pseudomonas stutzeri*	EF-5	*Photobacterium damsela*
Vb-2	*Pseudomonas mendocina*	EF-6	*Vibrio fluvialis*
Vb-3	*Pseudomonas stutzeri-like*	EF-9	*Tatumella ptyseos*
Vc	*Achromobacter denitrificans*	EF-13	*Vibrio hollisae*
Vd-1	*Ochrobactrum anthropi*	EF-19	*Comamonas terrigena*
Vd-2	*Ochrobactrum anthropi*	EF-26	Espécies *Bordetella-like*
Vd-3	*Rhizobium radiobacter*	NO	Não oxidante
Ve-1	*Pseudomonas luteola*	NO-1	Grupo NO-1 dos CDC
Ve-2	*Pseudomonas oryzihabitans*	NO-2	*Bordetella holmesii*
VI	*Alcaligenes faecalis*	WO	Oxidante fraco
HB-1	*Eikenella corrodens*	WO-1	Inominada
HB-2	*Aggregatibacter aphrophilus*	WO-2	*Pandoraea* spp.

compreensão operacional dos termos como *aeróbio, anaeróbio, fermentação* e *oxidação*. Esses processos metabólicos não apenas definem o nicho taxonômico das bactérias, como também determinam os testes e os procedimentos usados para a identificação laboratorial dos microrganismos. Os livros de texto escritos por Doelle[288] e Thimann[1070] devem ser consultados se o leitor desejar uma descrição mais detalhada do metabolismo e da fisiologia das bactérias, enquanto o livro de MacFaddin[674] oferece uma revisão da bioquímica dos vários testes e reações utilizados no processo de identificação.

Metabolismo fermentador e oxidativo

A decomposição dos carboidratos pelas bactérias passa por várias vias metabólicas, nas quais os íons hidrogênio (elétrons) são transferidos sucessivamente aos compostos com potencial redox maior, resultando finalmente na liberação de energia na forma de trifosfato de adenosina (ATP). Inicialmente, todos os carboidratos com 4, 5 e 6 carbonos são decompostos a ácido pirúvico, que é um intermediário inicial. Glicose é a fonte principal de carboidrato para as bactérias e sua decomposição pode ser realizada por três vias metabólicas: Embden-Meyerhof-Parnas, Entner-Doudoroff e Warburg-Dickins (monofosfato de hexose). Como se pode observar na Figura 7.1, a glicose é convertida em ácido pirúvico em todas essas três vias por um conjunto diferente de etapas de degradação. As bactérias usam uma ou mais dessas vias para metabolizar glicose, dependendo de sua composição enzimática e da presença ou ausência de oxigênio.

Via de Embden-Meyerhof-Parnas

Como a glicose é decomposta sem oxigênio, a via de Embden-Meyerhof-Parnas (EMP) também é conhecida como via **glicolítica** ou **anaeróbia**; essa via é utilizada principalmente pelas bactérias anaeróbias e, até certo ponto, também pelas bactérias anaeróbias facultativas. As etapas intermediárias da via de EMP incluem a fosforilação inicial da glicose, a conversão em fosfato de frutose e a clivagem para produzir duas moléculas de fosfato de gliceraldeído que, por uma série de etapas intermediárias (não ilustradas na Figura 7.1) forma ácido pirúvico. A via de EMP está descrita com todos os detalhes no Capítulo 6.

No passado, a via de EMP também era conhecida como *via fermentadora*. Fermentação e metabolismo anaeróbio são considerados sinônimos desde que Pasteur demonstrou que ácidos e alcoóis eram os principais produtos finais da decomposição dos carboidratos, quando o oxigênio era excluído do sistema. De acordo com uma teoria atual, dizemos que o metabolismo fermentador existe em um sistema glicolítico quando os compostos orgânicos servem como aceptores finais de hidrogênio (elétron). Desse modo, como se pode observar na via de EMP ilustrada na coluna esquerda da Figura 7.1, o ácido pirúvico atua como um aceptor intermediário de hidrogênio, mas depois é oxidado e transfere seus íons hidrogênio para o lactato de sódio, formando ácido láctico, ou para outros sais orgânicos de forma a produzir um mistura de vários ácidos ("ácidos mistos") conhecidos. Esses ácidos são os produtos finais do metabolismo da glicose pela via de EMP e são responsáveis pela redução do pH nos testes de fermentação utilizados para identificar bactérias. As bactérias que têm os sistemas enzimáticos apropriados podem ainda decompor esses ácidos mistos em alcoóis, CO_2 ou outros compostos orgânicos.

Embora esses fundamentos bioquímicos pareçam até certo ponto distantes da prática cotidiana no laboratório, os microbiologistas precisam ter uma compreensão básica do metabolismo bacteriano quando planejam ou interpretam os procedimentos de teste usados para comparar fermentação com oxidação. A fermentação deve ser avaliada em sistemas de teste que excluam oxigênio. Os produtos glicolíticos formados pela fermentação têm acidez relativamente forte, que pode ser detectada facilmente pelos indicadores de pH; estas bactérias podem produzir grandes quantidades de gás. O mesmo não se aplica à via de Entner-Doudoroff.

Via de Entner-Doudoroff

A via de Entner-Doudoroff (ED) também é conhecida como *via aeróbia* porque o oxigênio é necessário à glicólise. Na coluna central da Figura 7.1, observe que a glicose não é convertida em duas moléculas de carbono de triose, como ocorre na via de EMP; em vez disso, ela é oxidada a 6-fosfogliconato e 2-ceto-3-desoxi-6-fosfogliconato antes de formar ácido pirúvico. Algumas bactérias usam vias alternativas, pelas quais a glicose é oxidada diretamente em ácidos glicurônico e cetoglicurônico, sem uma etapa inicial de fosforilação. De qualquer forma, o ácido pirúvico intermediário é formado. O termo "oxidação" refere-se mais à forma com que o ácido pirúvico transfere seus íons hidrogênio, que ao processo pelo qual ele é produzido. Na ausência de enzimas desidrogenases, necessárias à oxidação do ácido pirúvico em ácido láctico ou outros "ácidos mistos", as bactérias oxidativas transferem os íons hidrogênio disponíveis do ácido pirúvico para o ciclo de Krebs, no qual estes íons finalmente são ligados ao oxigênio elementar para produzir água. Desse modo, o **metabolismo oxidativo dos carboidratos** é definido hoje em dia como reações que fornecem energia e requerem oxigênio molecular (ou outros elementos inorgânicos) como aceptor final de hidrogênio (elétron).

Essa diferença metabólica requer outras abordagens práticas alternativas à identificação das bactérias fermentadoras e oxidativas. Os ácidos produzidos na via de ED (ácido glicurônico e seus derivados) e os que são formados no ciclo de Krebs (ácido cítrico e seus derivados) são extremamente fracos, em comparação com os ácidos mistos resultantes da fermentação. Como o produto final do metabolismo oxidativo é água, não se forma gás a partir dos carboidratos metabolizados pelos microrganismos oxidativos. Por isso, os sistemas de teste com detectores mais sensíveis à produção de ácidos devem ser usados quando se estudam bactérias oxidativas, que estão descritas detalhadamente mais adiante neste capítulo. Os sistemas de teste desenhados para detectar a produção de ácidos pelas bactérias fermentadoras geralmente não podem ser aplicados aos microrganismos oxidativos, que não produzem ácidos suficientes para converter o indicador de pH.

Via do monofosfato de hexose de Warburg-Dickins

As bactérias anaeróbias facultativas conseguem crescer na superfície de uma placa de ágar quando há oxigênio, ou

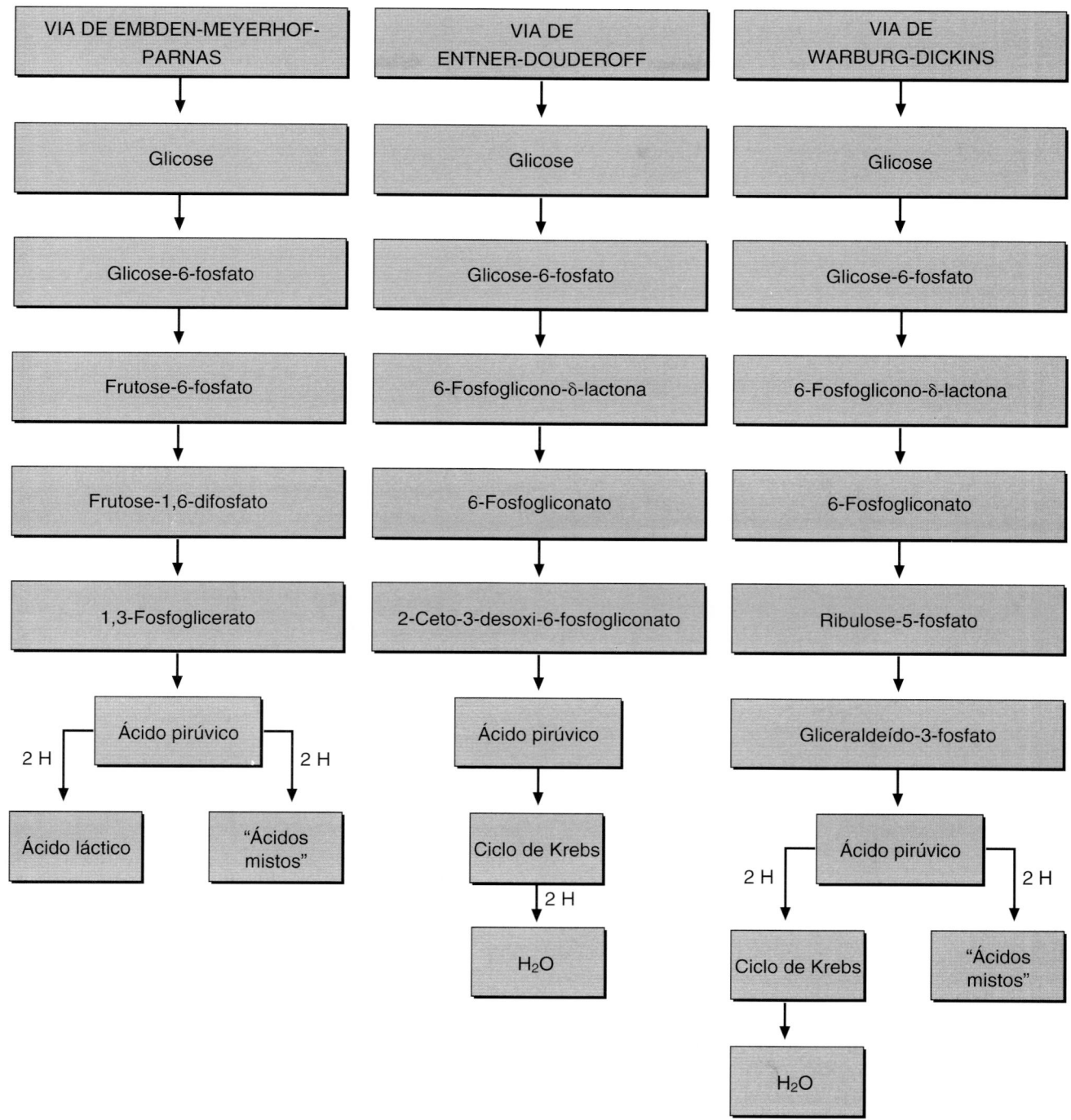

FIGURA 7.1 Vias metabólicas da decomposição de glicose pelas bactérias.

também em condições de anaerobiose. Da mesma forma, porque um microrganismo pode crescer em ambiente aeróbio não significa necessariamente que o oxigênio seja utilizado metabolicamente. Isto é, nem todos os aeróbios são oxidativos. O termo *aerotolerante* é mais apropriado às bactérias oxidativas capazes de crescer em presença do oxigênio, mas que crescem mais abundantemente em condições anaeróbias.

Alguns anaeróbios facultativos podem usar a via de EMP ou de ED, dependendo das condições ambientais nas quais eles crescem. Como se pode observar na coluna direita da Figura 7.1, a via do monofosfato de hexose (HMP; do inglês, *hexose monophosphate pathway*) na verdade é um híbrido das vias de EMP e ED. Observe que as primeiras etapas da decomposição da glicose pela HMP são paralelas às reações da via de ED; contudo, nas etapas subsequentes da HMP, forma-se gliceraldeído-3-fosfato como precursor do ácido pirúvico, como também ocorre na via de EMP. Esses microrganismos parecem ser fermentadores nos sistemas de teste, ainda que a via de EMP não seja rigorosamente utilizada.

Na Figura 7.1, note que ribulose-5-fosfato é o precursor da produção de gliceraldeído-3-fosfato na HMP. Ribulose é uma pentose, e por esta razão, essa via também é conhecida como ciclo da pentose. Essa via oferece as reações principais por meio das quais as pentoses são metabolizadas por algumas espécies bacterianas.

Indícios iniciais de que uma bactéria isolada desconhecida não é fermentadora

O microbiologista pode suspeitar que um bacilo gram-negativo indefinido faz parte do grupo dos não fermentadores quando observa uma ou mais das seguintes características:

- Nenhuma evidência de fermentação da glicose (Prancha 7.1 A)
- Reação de citocromo-oxidase positiva (Prancha 7.1 B)
- Impossibilidade de crescer no ágar MacConkey (Prancha 7.1 C).

A Prancha 7.1 ilustra outras características utilizadas para estabelecer a identidade preliminar dos bacilos não fermentadores.

Nenhuma evidência de fermentação da glicose

Os ácidos produzidos pelos bacilos não fermentadores são significativamente mais fracos que os ácidos mistos formados pelas bactérias fermentadoras; por esta razão, o pH dos meios de teste para fermentação nos quais um bacilo não fermentador está crescendo pode não diminuir suficientemente para converter o indicador de pH. O indício inicial de que um microrganismo indefinido não é fermentador geralmente é a inexistência de formação de ácidos no KIA ou no meio de TSI; isso se evidencia, por exemplo, como parte inclinada alcalina (vermelha) e fundo alcalino (Prancha 7.1 A). Inicialmente, é importante que um microrganismo indefinido seja classificado com base em seu modo de utilização da glicose, de forma a escolher o conjunto certo de características bioquímicas que levem à identificação definitiva. Os microbiologistas, que utilizam *kits* de identificação pré-acondicionados disponíveis no mercado e não inoculam o microrganismo indefinido nos tubos de KIA ou TSI, podem não saber se devem escolher um sistema fermentador ou oxidativo. Por essa razão, antes de recorrer aos sistemas diferenciais, recomenda-se que a característica oxidativo-fermentadora (OF) de todos os bacilos gram-negativos ainda indefinidos seja avaliada por inoculação na parte inclinada de um tubo com KIA ou TSI.

Reação positiva de citocromo-oxidase

Qualquer colônia de bacilos gram-negativos que cresça em ágar-sangue ou outro meio de isolamento primário e tenha reação positiva de citocromo-oxidase pode ser considerada como representante do grupo dos bacilos não fermentadores (Prancha 7.1 B). Contudo, nem todos os bacilos gram-negativos oxidase-positivos fazem parte do grupo dos microrganismos não fermentadores. Por isso, o modo de utilização da glicose ainda precisa ser determinado (demonstrando mais uma vez a importância da utilização de um tubo com KIA ou TSI). As culturas das bactérias fermentadoras oxidase-positivas, inclusive espécies de *Pasteurella*, *Aeromonas*, *Plesiomonas*, *Vibrio* e outras, podem ser confundidas com as culturas de microrganismos não fermentadores, dificultando sua identificação. O Quadro 1.5 *online* ilustra o procedimento usado para realizar o teste da citocromo-oxidase. De forma a testar a atividade de oxidase dos bacilos não fermentadores, os CDC recomendam a utilização de uma solução aquosa a 0,5% de cloridrato de tetrametil-*p*-fenilenodiamina. A validade dessa solução é mantida por 1 semana, se for armazenada em um frasco escuro no refrigerador entre 4° e 10°C. Algumas gotas do reagente podem ser usadas para inundar a superfície do ágar no qual as colônias crescem. O aparecimento de uma coloração azulada dentro de alguns segundos indica teste positivo. As reações negativas podem ser confirmadas pelo método de Kovac, que é mais sensível e no qual um punhado de bactérias é misturado com algumas gotas do reagente em um pedaço de papel filtro (Prancha 7.1 B). O aparecimento da cor azul-escura dentro de 10 segundos indica um resultado positivo.

Impossibilidade de crescer no ágar MacConkey

Embora todos os membros da família Enterobacteriaceae cresçam no ágar MacConkey, alguns bacilos não fermentadores não crescem neste meio. Por essa razão, um bacilo gram-negativo que cresce no ágar-sangue, mas cresce pouco ou nada no ágar MacConkey deve ser suspeito de fazer parte do grupo dos não fermentadores. Entretanto, essa regra certamente não é absoluta, porque alguns bacilos gram-negativos exigentes também não crescem no ágar MacConkey. A capacidade que uma bactéria tem de crescer no ágar MacConkey é determinada examinando-se a luz refletida na superfície das placas inoculadas e depois incubadas por 24 a 48 horas. Os microrganismos que crescem bem formam colônias com 3 mm ou mais de diâmetro, que são fáceis de ver. As cepas que não crescem bem formam colônias puntiformes minúsculas e amplamente dispersas, ou não demonstram qualquer crescimento (Prancha 7.1 C).

Testes usados para identificar bacilos não fermentadores

Utilização de glicose

A maioria dos meios de cultura convencionais destinados a detectar a formação de ácido pelas bactérias fermentadoras, inclusive as Enterobacteriaceae, não é apropriada ao estudo dos bacilos não fermentadores. Esses meios não promovem o crescimento de muitas cepas e os ácidos produzidos geralmente são muito fracos para converter o indicador de pH. Como está descrito no Quadro 7.1 *online*, Hugh e Leifson[494] foram os primeiros a produzir um meio de OF, que contemplasse as propriedades metabólicas dos bacilos não fermentadores.

Observe que o meio OF de Hugh-Leifson contém peptona a 0,2% e carboidrato a 1,0%, de forma que a razão entre peptona-carboidrato é de 1:5, em contraste com a razão de 2:1 presente nos meios usados para fermentação dos carboidratos. A redução da concentração de peptonas diminui a formação dos produtos oxidativos a partir dos aminoácidos, que tende a elevar o pH do meio e pode neutralizar os ácidos fracos produzidos pelos bacilos não fermentadores. Por outro lado, o aumento da concentração dos carboidratos facilita a produção de ácidos pelo microrganismo. A consistência semissólida do ágar, o uso do azul de bromotimol como indicador de pH e o acréscimo de uma quantidade pequena de tampão difosfato têm como objetivo facilitar a detecção desses ácidos.

Para realizar esse teste, são necessários dois tubos contendo um meio com carboidratos. O meio de um tubo é exposto ao ar, enquanto o outro é coberto com óleo mineral estéril ou parafina derretida (Figura 7.2). Os microrganismos oxidativos produzem ácidos apenas no tubo aberto exposto ao oxigênio atmosférico; as bactérias fermentadoras formam ácidos dos dois tubos; e os microrganismos não sacarolíticos (assacarolíticos) são inertes nesse meio, que mantém um pH alcalino depois da incubação. A Prancha 7.1 D demonstra a reação de OF de uma bactéria oxidativa não fermentadora, na qual apenas o tubo aberto apresentou cor amarela indicativa da produção de ácido.

O teste de OF tem limitações. Os bacilos não fermentadores de crescimento lento podem não produzir alterações de cor ao longo de vários dias, enquanto as espécies que produzem amidas a partir dos aminoácidos podem causar reações ácidas fracas, que revertem com o tempo, confundindo então a interpretação final. É importante que a fórmula de Hugh-Leifson seja seguida rigorosamente quando se realiza o teste de OF (Quadro 7.1 *online*).

Motilidade

Um meio de ágar semissólido para detectar motilidade dos microrganismos não fermentadores pode não ser apropriado para as espécies não fermentadoras, que crescem apenas na superfície do ágar. Quando se utiliza um meio de ágar semissólido para bacilos não fermentadores, o técnico deve inocular na profundidade de 4 mm do meio (da parede superior para a inferior) e realizar uma leitura inicial dentro de 4 a 6 horas. Algumas cepas de bacilos não fermentadores móveis produzem apenas opacificação fraca inicial na superfície do ágar, que tende a desaparecer com a incubação prolongada. As leituras devem ser repetidas com 24 e 48 horas para detectar motilidade das cepas que crescem lentamente. A incubação a 25°C acentua a motilidade de algumas cepas. Em nossa experiência, observamos que o Remel® Motility B Medium com tetrazólio (Thermo Scientific, Lenexa, KS) funciona muito bem para demonstrar motilidade dos bacilos não fermentadores (Prancha 7.1 E).

A preparação da gota pendente pode ser mais precisa na detecção de motilidade de algumas espécies de bacilos não fermentadores. Nessa técnica, uma pequena quantidade ("uma alçada") do caldo de cultura de um microrganismo com crescimento ativo em 5 a 24 horas, que foi incubado a 25°C, é colocado no centro de uma lâmina nº 1 invertida e suspensa sobre a concavidade de uma lâmina com depressão. Uma abordagem mais prática (preferida pelo autor) é retirar uma quantidade pequena das colônias em crescimento na superfície de uma placa de ágar-sangue (BAP; do inglês, *blood agar plate*) de 18 a 24 horas e aplicá-la na superfície de uma lâmina de vidro seca. Em seguida, acrescenta-se uma gota de solução salina ao inóculo da lâmina e uma lamínula é colocada sobre a gota. Com qualquer um desses métodos, os microrganismos são examinados com uma objetiva 40× e iluminação reduzida para detectar motilidade. A motilidade verdadeira precisa ser diferenciada dos movimentos brownianos ou do deslizamento do líquido sob a lamínula. As bactérias móveis mostram movimentos direcionados e alteram sua posição umas em relação a outras; quando os movimentos brownianos são a causa da motilidade, as bactérias mantêm as mesmas posições relativas. O uso dos corantes flagelares (Quadro 7.2 *online*) descritos adiante neste capítulo também ajuda a diferenciar algumas espécies móveis (Figura 7.3).[202,623]

Produção de pigmento

Os bacilos não fermentadores produzem muitos pigmentos, dos quais alguns ajudam a identificação de uma espécie (Prancha 7.1 F). Os pigmentos hidrossolúveis são carotenoides (amarelo-alaranjados), violaceína (violeta ou roxo) e fenazinas (vermelhas, marrons ou amarelas), que conferem cores bem-definidas às colônias. Os pigmentos hidrossolúveis difusíveis incluem fluoresceína (pioverdina), piocianina, piorrubina, melanina e diversos outros subprodutos pigmentados, que conferem cor ao meio de cultura. Os meios "Tech" e "Flo"[569] foram desenvolvidos para facilitar a formação dos pigmentos hidrossolúveis piocianina e pioverdina (Prancha 7.1 G). Esses meios contêm peptonas especiais e concentração mais alta de íons magnésio e sulfato para aumentar a produção de pigmentos. King *et al.*[569] observaram que o tipo de peptona utilizada no meio básico afetava expressivamente a produção de pigmentos. A Bacto® peptona (Difco Laboratories, Detroit, MI) mostrou-se superior para a produção de piocianina, mas produziu efeito inibitório na formação de fluoresceína, enquanto a proteose peptona 3 (Difco) aumentou a produção de fluoresceína e inibiu a produção de piocianina. O aumento da concentração de fosfato amplia a produção de fluoresceína, mas diminui a de piocianina. A produção de pigmentos também pode ser facilitada pelo cultivo dos microrganismos em meios contendo gelatina, batata ou leite e pela incubação a 25° a 30°C. A pioverdina pode ser

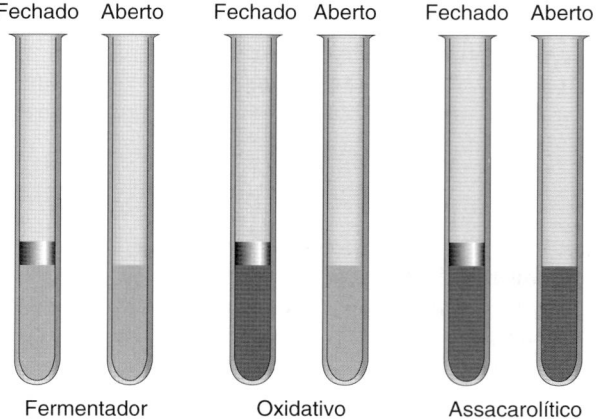

■ **FIGURA 7.2** Teste oxidativo-fermentador (OF). Os microrganismos fermentadores produzem ácido nos tubos aberto e fechado (*cinza-claro*); as bactérias oxidativas formam ácidos apenas no tubo aberto. Os microrganismos assacarolíticos, que não utilizam carboidratos, não causam qualquer alteração nos dois tubos.

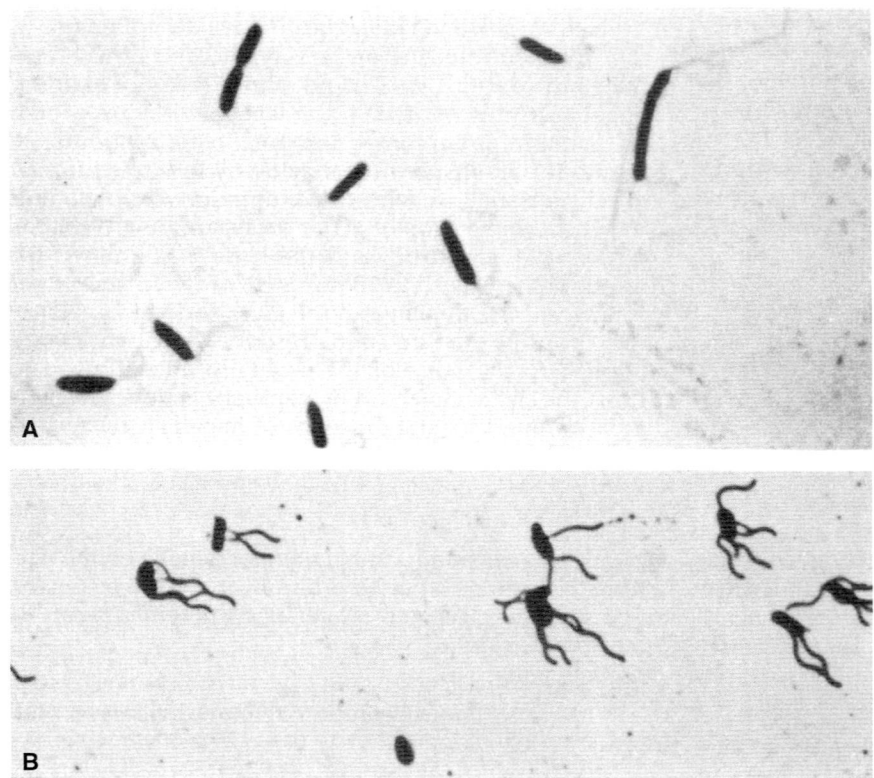

■ **FIGURA 7.3** Bactérias coradas com corantes flagelares. **A.** Coloração flagelar positiva com flagelos polares (ampliação original: 900×). **B.** Coloração flagelar positiva dos bacilos com flagelos peritríquios (ampliação original: 900×).

demonstrada no ágar Flo quando se observa fluorescência sob luz ultravioleta (utilizando uma lâmpada de Wood) ou pelo aparecimento de um pigmento amarelo no meio examinado sob luz visível (Prancha 7.1 G e H).

Hidrólise de ureia

A hidrólise de ureia está descrita detalhadamente no Quadro 6.6 *online*. Como alguns bacilos não fermentadores que hidrolisam ureia requerem meios enriquecidos para crescer, a parte inclinada do meio de ureia de Christensen é utilizada com esta finalidade. Resultados positivos podem ser obtidos mais rapidamente quando se utiliza um inóculo volumoso. As espécies bacterianas (p. ex., *Bordetella bronchiseptica*) que hidrolisam avidamente a ureia podem produzir uma alteração de cor vermelha dentro de quatro horas; os reatores fracos podem necessitar de até 48 horas, antes que possa ser detectada uma reação positiva de hidrólise. O aparecimento tardio de uma tonalidade rosada fraca na parte superior inclinada do meio provavelmente indica decomposição inespecífica dos aminoácidos e deve ser interpretado como resultado negativo (Prancha 7.2 A).

Redução de nitrato

O Quadro 6.2 *online* descreve os princípios básicos e os procedimentos necessários à realização do teste de redução do nitrato. A redução do nitrato em nitrito é apenas a primeira etapa de um processo bioquímico usado por alguns microrganismos para liberar oxigênio – um aceptor final de hidrogênio na parte final do metabolismo oxidativo. O teste de redução do nitrato para bacilos não fermentadores é realizado de forma semelhante ao de outros microrganismos, mas o parâmetro final é o aparecimento de cor vermelha depois do acréscimo de ácido sulfanílico e α-naftilamina a uma cultura incubada por uma noite (*overnight*) em meio contendo nitrato. Se não houver aparecimento de cor vermelha, o nitrato não foi reduzido ou a redução avançou além do estágio de nitrato até a formação de outros compostos ou de gás nitrogênio (desnitrificação). O aparecimento de cor vermelha depois do acréscimo de uma quantidade pequena de pó de zinco indica a presença residual de nitratos e confirma um resultado negativo; a inexistência de cor indica que o nitrato foi reduzido a outros compostos, além dos nitritos (em geral, gás nitrogênio), sugerindo que o teste original era positivo.

Desnitrificação dos nitratos e dos nitritos

Alguns bacilos não fermentadores conseguem reduzir nitrato ou nitrito (ou os dois) em nitrogênio gasoso (Quadro 7.3 *online*). Com essa finalidade, pode-se utilizar caldo de nitrato-nitrito com um tubo de Durham invertido ou a parte inclinada de um tubo com ágar. Como os meios não contêm carboidratos, qualquer gás que se forme é originado do nitrato ou do nitrito, indicando um teste de desnitrificação positivo. O teste com caldo é mais fácil de interpretar, porque a acumulação de gás dentro do tubo de Durham invertido é prontamente detectada. Nos tubos com ágar inclinado, a acumulação de bolhas de gás (geralmente nas partes inferiores do fundo) indica um teste positivo. A maioria dos meios de desnitrificação contém nitratos e nitritos. Em casos raros (p. ex., na identificação da *Alcaligenes faecalis*, que disnitrifica nitritos, mas não nitratos), pode ser necessário realizar testes de desnitrificação separados. Existem meios combinados para fluorescência–desnitrificação ou fluorescência–lactose–desnitrificação; contudo, as reações podem diferir das que são produzidas nos meios recomendados pelos CDC (Prancha 7.2 B).

Produção de indol

O Quadro 1.4 *online* descreve os princípios básicos e os procedimentos para determinar a produção de indol. Podem ser necessárias pequenas modificações para detectar a formação de indol por alguns bacilos não fermentadores reatores fracas. Nesses casos, pode ser necessário usar um meio enriquecido com triptofano, geralmente caldo de infusão de coração. Como alguns bacilos não fermentadores produzem apenas quantidades pequenas de indol, a extração do meio de cultura por deposição de uma pequena quantidade de xileno ou clorofórmio na superfície pode ser útil. É importante ter o cuidado de acrescentar apenas uma quantidade pequena do extrator, porque mesmo a diluição mínima pode reduzir a concentração de indol abaixo da sensibilidade de detecção do reagente de Ehrlich ou Kovac. O aparecimento de coloração fúcsia na interface da superfície do meio (ou do extrator) com o reagente indica formação de indol e define o teste como positivo. Uma bactéria conhecida como *Delftia* (*Comamonas*) *acidovorans* produz uma reação de indol com coloração "alaranjada ou cor de abóbora" em virtude da produção de ácido antranílico, em vez de indol, a partir do triptofano (Prancha 7.2 C).[705]

Descarboxilação

O método de Moller para detectar descarboxilação de um aminoácido (descrito no Capítulo 6) está baseado na alteração do pH. O resultado positivo caracteriza-se pela formação de uma coloração roxa alcalina no meio de teste, depois da inoculação dos microrganismos a serem testados e da incubação a 35°C por 24 a 48 horas (Quadro 6.7 *online*). Alguns bacilos não fermentadores demonstram apenas atividade fraca de descarboxilase e podem produzir aminas em quantidades insuficientes para converter o sistema do indicador de pH. Esse inconveniente potencial do método de Møller pode ser contornado com a utilização de quantidades pequenas dos substratos (1 a 2 mℓ) e de um inóculo grande dos microrganismos pré-cultivados, no qual já se acumulou uma concentração alta de enzimas. A sensibilidade da detecção também aumenta com a deposição de 4 mm de vaselina sobre o meio de cultura. É essencial que sejam utilizados meios-controle não inoculados com substratos sem aminoácidos, de forma a comparar as reações das cores. A conversão inicial do meio a uma cor amarelada à medida que se acumulam ácidos liberados da quantidade pequena de glicose no meio não ocorre com os bacilos não fermentadores; em vez disso, as reações finais são lidas comparando-se a cor roxa das reações alcalinas fortes com a tonalidade verde-azulado mais clara dos controles (Prancha 7.2 D). Os tubos devem ser incubados a 35°C por até 5 dias, antes que a reação possa ser interpretada como negativa. Outros sistemas que usam o reagente Ninhydrin® como indicador podem ser mais sensíveis para detectar atividade de descarboxilase, porque esse composto reage diretamente com as aminas e forma a cor roxa.

Hidrólise de esculina

A hidrólise de esculina é usada principalmente como característica para diferenciar entre as duas espécies de *Brevundimonas* e algumas pseudômonas com pigmento amarelo. Um meio de esculina sem bile é recomendável para testar bacilos não fermentadores, porque algumas espécies desse grupo são inibidas pela bile. As partes inclinadas do tubo com ágar de esculina são inoculadas com a bactéria não identificada e incubadas a 35°C por 24 a 48 horas. A esculina presente no meio emite fluorescência quando é examinada sob uma lâmpada de Wood. Quando a esculina é hidrolisada, o meio adquire coloração vermelho-escuro e a fluorescência desaparece, indicando que o resultado é positivo (Prancha 7.2 E e Quadro 7.4 *online*).

Corantes flagelares

Embora geralmente não sejam necessários, os corantes flagelares são úteis em alguns casos para identificar alguns bacilos não fermentadores móveis, principalmente quando as reações bioquímicas são fracas ou inconclusivas.

Método de Leifson. Resultados confiáveis podem ser obtidos com a utilização da técnica de coloração de Leifson (descrita no Quadro 7.2 *online*), contanto que as considerações descritas no Boxe 7.1 sejam rigorosamente seguidas.[202,263]

Método de Ryu. O uso do corante flagelar de Ryu, que é fácil de preparar e fornece resultados satisfatórios, também é

Boxe 7.1

Considerações quanto à preparação da coloração de Leifson

1. As lâminas devem estar absolutamente limpas. As lâminas devem ser mergulhadas em dicromato ácido ou álcool-ácido (ácido clorídrico a 3% em álcool etílico a 95%) por 3 a 4 dias. A limpeza final pode ser realizada pouco antes do uso por aquecimento das lâminas na chama azul de um bico de Bunsen.

2. As bactérias devem ser cultivadas em um meio sem carboidratos. Um pH ácido pode inibir a formação dos flagelos e qualquer produção de ácido no meio pode ser deletéria. O pH da solução de coloração deve ser mantido em 5,0 ou mais.

3. As bactérias devem ser coradas durante a fase logarítmica de crescimento ativo, geralmente dentro de 24 a 48 horas. A incubação à temperatura ambiente por 24 a 48 horas pode ser necessária para estimular o desenvolvimento pleno dos flagelos de algumas espécies.

4. É importante ter o cuidado de não transferir ágar para a lâmina, porque isto pode interferir com a reação de coloração. A lavagem com água das bactérias a serem coradas por duas a três vezes (centrifugação leve entre as etapas de lavagem), antes de acrescentá-las às lâminas, pode ajudar a remover inibidores da coloração da superfície.

recomendado.[582,936] O Quadro 7.2 *online* descreve o procedimento desse método.

Técnica de preparação a fresco. Heimbrook *et al.*[432] descreveram a utilização da técnica de preparação a fresco de Mayfield e Innis[716] e do corante de Ryu[936] como método simples e rápido para corar flagelos. Com essa abordagem, as bactérias a serem testadas são cultivadas em um meio não inibitório por 16 a 24 horas. Em seguida, deve-se preparar uma suspensão ligeiramente turva tocando-se primeiro um bastão aplicador ou um fio em uma colônia da placa e depois tocando-o em uma gota de água sobre uma lâmina. A lamínula é colocada sobre a gota e a lâmina é examinada para detectar células móveis. Depois de 5 a 10 minutos, ou quando a metade das células está aderida à lâmina de vidro ou à lamínula, o técnico aplica duas gotas do corante de Ryu (Quadro 7.2 *online*) na borda da lamínula e permite que ela escorra sob ela por ação capilar. As células são examinadas quanto à existência de flagelos depois de 5 a 15 minutos à temperatura ambiente.

Morfologia dos flagelos. A quantidade e a configuração dos flagelos da célula bacteriana podem ajudar a identificar as espécies. Os seguintes tipos de configuração flagelar podem ser observados:

- Polar
  - Monotríquio – um único flagelo em um ou nos dois polos
  - Multitríquio – dois ou mais flagelos em um ou nos dois polos
- Subpolar – flagelos situados perto do polo com suas bases em ângulo reto com o eixo longitudinal
- Lateral – flagelos projetando-se do meio da célula bacteriana
- Peritríquio – flagelos dispostos aleatoriamente ao redor de toda a célula bacteriana.

A Figura 7.3 ilustra exemplos de bactérias coradas por corantes flagelares.

PARTE II | TAXONOMIA, CARACTERÍSTICAS BIOQUÍMICAS E IMPORTÂNCIA CLÍNICA DOS GÊNEROS DE BACILOS NÃO FERMENTADORES CLINICAMENTE IMPORTANTES

No espaço disponível aqui, é possível apresentar apenas um resumo sucinto dos bacilos não fermentadores clinicamente importantes. Várias referências podem ser consultadas se o leitor desejar descrições detalhadas das características diferenciadoras e das síndromes clínicas causadas por esse grupo de microrganismos.[439,649,958,1118,1172]

Ao contrário das Enterobacteriaceae, os bacilos gram-negativos não fermentadores (BNF) não se encaixam perfeitamente em uma única família com gêneros bem caracterizados e a posição taxonômica certa de alguns destes microrganismos ainda não está definida. Por isso, o estudo dos bacilos não fermentadores geralmente é confuso para o microbiologista iniciante. Os gêneros principais de bacilos gram-negativos não fermentadores têm sido classificados em 22 famílias no mínimo e incluem: Acetobacteraceae (*Acetobacter, Acidomonas, Asaia, Gluconobacter, Granulibacter, Roseomonas*), Alcaligenaceae (*Achromobacter, Advenella, Alcaligenes, Bordetella, Kerstersia, Oligella*), Alteromonadaceae (*Alishewanella*), Brucellaceae (*Ochrobactrum*), Burkholderiaceae (*Burkholderia, Cupriavidus, Lautropia, Pandoraea, Ralstonia*), Caulobacteraceae (*Brevundimonas, Caulobacter*), Comamonadaceae (*Comamonas, Acidovorax, Delftia*), Flavobacteriaceae (*Bergeyella, Chryseobacterium, Elizabethkingia, Empedobacter, Flavobacterium, Myroides, Weeksella*), Halomonadaceae (*Halomonas*), Methylobacteriaceae (*Methylobacterium*), Moraxellaceae (*Acinetobacter, Moraxella, Psychrobacter*), Neisseriaceae (*Laribacter, Neisseria*), Oceanospirillaceae (*Balneatrix*), Oxalobacteraceae (*Herbaspirillum, Massilia, Naxibacter*), Pseudomonadaceae (*Pseudomonas*), Rhizobiaceae (*Agrobacterium, Rhizobium*), Rhodobacteriaceae (*Haematobacter, Pannonibacter, Paracoccus*), Rhodospirillaceae (*Azospirillum, Inquilinus*), Shewanellaceae (*Shewanella*), Sphingobacteriaceae (*Sphingobacterium*), Sphingomonadaceae (*Sphingomonas*) e Xanthomonadaceae (*Stenotrophomonas, Wohlfahrtiimonas*) (ver http://www.bacterio.net/-classifgenerafamilies.html). Além desses, existem alguns bacilos não fermentadores clinicamente importantes, que ainda não foram classificados em alguma família e cujas posições taxonômicas ainda são incertas.

Uma abordagem usada para estudar os bacilos não fermentadores é agrupá-los com base na existência ou inexistência de motilidade e no tipo de flagelo presente nas cepas móveis. Com essa abordagem, os bacilos não fermentadores clinicamente importantes podem ser agrupados conforme está descrito no Boxe 7.2. A Tabela 7.3 descreve as características bioquímicas dos BNF clinicamente importantes.

Microrganismos móveis com flagelos polares

Pseudomonas

O gênero *Pseudomonas* e alguns outros gêneros diretamente relacionados, dentre os quais alguns estavam antes classificados no gênero *Pseudomonas*, constituem um grupo referido comumente como pseudômonas. Os membros desse grupo compartilham as características de serem bacilos gram-negativos retilíneos ou ligeiramente encurvados estritamente aeróbios; a maioria das cepas tem motilidade produzida por um ou mais flagelos polares; elas utilizam glicose e outros carboidratos por oxidação; e geralmente são citocromo-oxidase positivas. A Tabela 7.4 descreve as características que diferenciam o grupo das pseudômonas.

Palleroni[814] subdividiu as pseudômonas em cinco grupos de homologia do rRNA, tendo como base os estudos de homologia do rRNA–DNA. Contudo, Gilardi separou esses microrganismos em sete grupos principais com base nas características fenotípicas: fluorescente, stutzeri, alcaligenes, pseudomallei, acidovorans, facilis-delafieldii e diminuta.[368] O Boxe 7.3 descreve um esquema atualizado, que combina alguns dos elementos das classificações genotípica e fenotípica.

Boxe 7.2

Bacilos não fermentadores clinicamente importantes

Móveis com flagelos polares
Família Pseudomonadaceae
(rRNA grupo I)
Gênero *Pseudomonas*
Família Burkholderiaceae
(rRNA grupo II)
Gênero *Burkholderia*
Gênero *Cupriavidus*
Gênero *Lautropia*
Gênero *Pandoraea*
Gênero *Ralstonia*
Família Comamonadaceae
(rRNA grupo III)
Gênero *Comamonas*
Gênero *Acidovorax*
Gênero *Delftia*
Família Caulobacteraceae
(rRNA grupo IV)
Gênero *Brevundimonas*
Gênero *Caulobacter*
Família Xanthomonadaceae
(rRNA grupo V)
Gênero *Stenotrophomonas*
Gênero *Wohlfahrtiimonas*
Família Acetobacteraceae
Gênero *Acetobacter*
Gênero *Acidomonas*
Gênero *Asaia*
Gênero *Gluconobacter*
Gênero *Granulibacter*
Gênero *Roseomonas*
Família Alteromonadaceae
Gênero *Alishewanella*
Família Halomonadaceae
Gênero *Halomonas*
Família Methylobacteriaceae
Gênero *Methylobacterium*
Família Neisseriaceae
Gênero *Laribacter*
Gênero *Neisseria*
Família Oceanospirillaceae
Gênero *Balneatrix*
Família Oxalobacteraceae
Gênero *Herbaspirillum*
Gênero *Massilia*
Gênero *Naxibacter*
Família Rhodospirillaceae
Gênero *Azospirillum*
Gênero *Inquilinus*
Família Sphingomonadaceae
Gênero *Sphingomonas*
Família Shewanellaceae
Gênero *Shewanella*

Microrganismos com posição taxonômica incerta
Grupos 1c, O-1, O-2, O-3, Vb-3 dos CDC
WO-1, *Pseudomonas-like* grupo 2, OFBA-1

Móveis com flagelos peritríquios
Família Alcaligenaceae
Gênero *Achromobacter*
Gênero *Advenella*
Gênero *Alcaligenes*
Gênero *Bordetella* (*B. ansorpii*, *B. avium*, *B. bronchiseptica*, *B. hinzii*, *B. petrii* e *B. trematum*)
Gênero *Kerstersia*
Gênero *Oligella* (*O. ureolytica*)
Família Burkholderiaceae
Gênero *Cupriavidus* (*C. pauculus*)
Família Rhodobacteraceae
Gênero *Pannonibacter*
Família Rhizobiaceae
Gênero *Rhizobium*
Família Brucellaceae
Gênero *Ochrobactrum*

Imóveis e oxidase-positivas
Família Flavobacteriaceae
Gênero *Bergeyella*
Gênero *Chryseobacterium*
Gênero *Elizabethkingia*
Gênero *Empedobacter*
Gênero *Flavobacterium*
Gênero *Myroides*
Gênero *Weeksella*
Família Sphingobacteriaceae
Gênero *Sphingobacterium*
Família Moraxellaceae
Gênero *Moraxella*
Gênero *Psychrobacter*
Família Neisseriaceae
Gênero *Neisseria* (*N. zoodegmatis*, *N. elongata* e *N. weaveri*)
Família Alcaligenaceae
Gênero *Oligella* (*O. urethralis*)
Família Rhodobacteraceae
Gênero *Haematobacter*
Gênero *Paracoccus* (EO-2)
Microrganismos com posição taxonômica incerta
Grupos EO-3, EO-4 dos CDC; grupos IIc, IIe, IIg, IIh, IIi, grupo 1 de bacilos de Gilardi dos CDC

Imóveis e oxidase-negativas
Família Moraxellaceae
Gênero *Acinetobacter*
Família Alcaligenaceae
Gênero *Bordetella* (*B. holmesii* e *B. parapertussis*)
Microrganismos com posição taxonômica incerta
Grupo NO-1 dos CDC
Grupo EO-5 dos CDC

Tabela 7.3 Reações bioquímicas das espécies nomeadas e dos grupos inominados de bacilos não fermentadores de glicose.[a]

	Nº isol.	Motili-dade[b]	Oxidase	Catalase	Pigmento amarelo	Pigmento rosa	β-Hemólise	Crescimento em MacConkey	DNase	Amido
Achromobacter denitrificans	11	100	100	100	0	0	10	100	0	0
Achromobacter piechaudii	13	85	100	100	0	0	17	100	0	0
Achromobacter xylosoxidans	62	87	100	100	0	0	2	100	0	0
Acidovorax temperans	1	100	100	100	0	0	0	0	0	0
Acidovorax delafieldii	1	0	100	0	0	0	0	0	0	0
Acinetobacter baumannii, complexo	23	0	0	100	0	0	0	100	0	0
Acinetobacter haemolyticus	3	0	0	100	0	0	100	100	0	0
Acinetobacter johnsonii	1	0	0	100	0	0	0	100	0	0
Acinetobacter lwoffii	22	0	0	100	0	0	0	82	0	0
Acinetobacter ursingii	1	0	0	100	0	0	0	100	0	0
Acinetobacter spp. sacarolíticas	2	50	0	100	0	0	100	100	0	0
Alcaligenes faecalis	9	100	100	100	0	0	0	100	0	0
Bergeyella zoohelcum	3	0	67	67	0	0	0	0	0	0
Bordetella avium	1	100	100	100	0	0	0	100	0	0
Bordetella bronchiseptica	15	80	100	100	0	0	0	100	0	0
Bordetella hinzii	2	100	100	50	0	0	0	100	0	0
Bordetella holmesii	6	0	17	50	0	0	0	0	0	0
Bordetella parapertusis	5	0	0	100	0	0	0	0	0	0
Bordetella trematum	4	100	75	100	0	0	0	100	0	0
Brevundimonas diminuta	13	100	100	92	0	0	0	92	0	0
Brevundimonas vesicularis	14	100	93	57	36	0	9	50	7	64
Burkholderia cenocepacia (III)	6	100	100	100	0	0	0	50	0	17
Burkholderia cepacia (I)	27	100	74	85	63	0	41	96	0	0
Burkholderia gladioli	6	83	33	83	0	0	67	67	0	17
Burkholderia multivorans (II)	19	95	79	95	0	0	5	89	0	0
Burkholderia pseudomallei	1	100	100	100	0	0	0	100	0	100
Burkholderia stabilis (IV)	2	100	100	100	0	0	0	100	0	0
Burkholderia thailandensis	1	100	100	100	0	0	0	100	0	0
Grupo EO-2 dos CDC	4	0	100	100	100	0	0	100	0	0
Grupo EO-3 dos CDC	1	0	100	100	100	0	0	100	0	0
Grupo Ic dos CDC	4	75	100	100	0	0	0	100	0	100
Grupo IIc dos CDC	6	0	100	100	33	0	33	0	0	100
Grupo IIe dos CDC	6	0	100	100	33	0	50	0	0	83
Grupo IIg dos CDC	5	0	100	100	0	0	20	40	0	0
Grupo IIi dos CDC	1	0	100	100	0	0	0	0	0	80
Grupo NO-1 dos CDC	1	0	0	100	100	0	0	0	0	0
Chryseobacterium gleum	3	0	100	100	100	0	0	0	67	67
Chryseobacterium hominis	9	11	100	89	11	0	29	22	22	78
Chryseobacterium indologenes	35	0	94	97	74	0	13	9	51	46
Comamonas terrigena	5	100	100	0	0	0	0	80	0	0
Comamonas testosteroni	5	100	100	100	0	0	80	100	0	0

Lecitinase	Lipase	PYR	LAP	Teste rápido da ESC	Sensibilidade à penicilina (10 U)	Sensibilidade à vancomicina (30 μg)	Sensibilidade à colistina (10 μg)	Sensibilidade à polimixina B (300 U)	H_2S	Piocianina	Pioverdina	Redução de NO_3
0	0	63	100	0	9	0	100	100	0	0	0	100
0	0	60	100	0	0	0	92	100	0	0	0	100
0	0	80	100	0	0	0	87	98	0	0	0	90
0	0	100	100	0	100	0	100	100	0	0	0	100
0	100	100	100	0	0	0	100	100	0	0	0	100
0	30	11	100	0	4	4	100	100	0	0	0	4
0	100	0	100	0	33	0	100	100	0	0	0	0
0	100	0	100	0	0	0	100	100	0	0	0	0
0	0	25	100	0	14	9	100	100	0	0	0	0
0	100	0	100	0	0	100	100	100	0	0	0	0
0	100	50	50	50	0	50	100	100	0	0	0	0
0	0	0	100	0	11	0	100	100	0	0	0	22
0	0	50	50	50	100	100	0	0	0	0	0	0
0	0	100	100	0	0	0	100	100	0	0	0	100
0	0	0	100	0	0	0	93	89	0	0	0	93
0	0	50	50	50	100	0	100	100	0	0	0	0
0	0	0	83	0	0	0	100	100	0	0	0	0
0	0	0	100	0	0	0	100	100	0	0	0	0
0	0	25	100	0	0	0	100	100	0	0	0	75
0	0	0	67	0	8	23	46	0	0	0	0	0
0	0	33	83	50	29	93	14	64	0	0	0	21
0	83	17	100	17	0	0	0	0	0	0	0	0
4	100	5	95	58	0	0	0	0	0	0	0	7
0	100	0	100	0	67	0	0	0	0	0	0	50
0	84	5	100	0	0	0	0	5	0	0	0	95
0	0	0	100	0	0	0	0	0	0	0	0	100
0	50	0	100	0	0	0	0	0	0	0	0	50
0	100	0	100	0	0	0	0	0	0	0	0	100
0	0	0	100	0	100	100	100	100	0	0	0	100
0	0	50	50	50	0	0	100	50	0	0	0	0
0	0	0	100	0	0	0	100	100	0	0	0	100
0	0	17	100	0	100	100	0	33	0	0	0	100
0	0	0	100	0	83	100	0	50	0	0	0	0
0	0	60	100	0	100	0	100	100	0	0	0	0
0	0	0	100	100	0	100	0	0	0	0	0	0
0	0	50	50	50	100	100	100	100	0	0	0	100
0	100	0	100	33	0	33	0	0	0	0	0	33
0	0	14	100	43	78	100	0	0	0	0	0	11
0	96	6	100	38	11	89	0	0	0	0	0	34
0	0	0	100	0	0	0	60	100	0	0	0	100
0	0	60	100	0	0	0	100	100	0	0	0	100

(continua)

Tabela 7.3 Reações bioquímicas das espécies nomeadas e dos grupos inominados de bacilos não fermentadores de glicose[a] (*continuação*).

	Gás a partir do NO$_3$	Redução do NO$_2$	Gás a partir do NO$_2$	OF frutose	OF dextrose	OF lactose	OF maltose	OF manitol	OF xilose	OF sacarose
Achromobacter denitrificans	100	91	78	0	0	0	0	0	0	0
Achromobacter piechaudii	0	0	0	0	0	0	0	0	0	0
Achromobacter xylosoxidans	77	87	84	10	100	0	3	2	100	4
Acidovorax temperans	0	100	100	100	100	0	0	0	0	0
Acidovorax delafieldii	0	0	0	100	100	0	0	100	100	0
Acinetobacter baumannii, complexo	0	0	0	0	100	100	39	9	100	0
Acinetobacter haemolyticus	0	0	0	0	0	0	0	0	0	0
Acinetobacter johnsonii	0	0	0	0	0	0	0	0	0	0
Acinetobacter lwoffii	0	0	0	0	0	0	0	0	0	0
Acinetobacter ursingii	0	0	0	0	0	0	0	0	0	0
Acinetobacter spp. sacarolíticas	0	0	0	0	100	100	0	0	100	0
Alcaligenes faecalis	0	100	80	0	0	0	0	0	0	0
Bergeyella zoohelcum	0	0	0	0	0	0	0	0	0	0
Bordetella avium	0	0	0	0	0	0	0	0	0	0
Bordetella bronchiseptica	11	0	0	0	0	0	0	0	0	0
Bordetella hinzii	0	0	0	0	0	0	0	0	0	0
Bordetella holmesii	0	0	0	0	0	0	0	0	0	0
Bordetella parapertusis	0	0	0	0	0	0	0	0	0	0
Bordetella trematum	25	25	33	0	0	0	0	0	0	0
Brevundimonas diminuta	0	0	0	8	23	0	0	0	8	0
Brevundimonas vesicularis	11	14	0	0	50	7	29	0	14	0
Burkholderia cenocepacia (III)	0	0	0	100	100	83	83	83	100	100
Burkholderia cepacia (I)	0	0	0	78	100	96	93	67	89	100
Burkholderia gladioli	0	17	0	100	100	17	0	100	100	0
Burkholderia multivorans (II)	0	0	0	100	100	100	100	79	100	0
Burkholderia pseudomallei	100	100	100	100	100	100	100	100	100	0
Burkholderia stabilis (IV)	0	0	0	100	100	100	100	100	100	0
Burkholderia thailandensis	100	100	100	100	100	100	100	100	100	100
Grupo EO-2 dos CDC	0	0	0	100	100	75	0	25	75	0
Grupo EO-3 dos CDC	50	0	50	100	100	0	0	0	100	50
Grupo Ic dos CDC	0	0	0	100	100	0	100	0	50	25
Grupo IIc dos CDC	17	83	17	67	83	17	83	0	17	83
Grupo IIe dos CDC	0	0	0	0	67	0	67	0	0	0
Grupo IIg dos CDC	0	100	0	0	0	0	0	0	0	0
Grupo IIi dos CDC	0	100	20	60	100	0	60	0	0	0
Grupo NO-1 dos CDC	0	0	0	0	0	0	0	0	0	50
Chryseobacterium gleum	60	33	0	67	33	0	33	33	0	0
Chryseobacterium hominis	14	0	0	11	78	0	67	0	0	14
Chryseobacterium indologenes	0	37	0	60	60	0	66	0	14	0
Comamonas terrigena	0	0	0	0	0	0	0	0	0	0
Comamonas testosteroni	0	20	0	0	0	0	0	0	0	0

Arginina	Lisina	Ornitina	Acetamida	Escu-lina	Gela-tina	Indol	Malonato	PAD	Ureia 2 h	Ureia 48 h	NaCl a 6,5%	Lactose a 10%	ONPG	Cresci-mento a 42°C
0	0	0	64	0	0	9	91	0	0	0	73	0	0	55
0	0	0	46	0	0	0	88	0	0	8	92	0	0	38
0	0	0	73	2	0	0	26	0	0	5	74	0	0	87
0	0	0	0	0	0	0	0	0	0	100	0	0	0	100
100	0	0	0	0	0	0	100	0	0	100	0	0	0	0
0	0	0	17	0	0	0	48	13	0	22	17	100	0	91
0	0	0	0	0	33	0	33	67	0	33	0	0	0	33
0	0	0	0	0	0	0	0	0	0	0	0	0	0	0
0	0	0	0	0	0	0	53	24	0	9	27	0	8	27
0	0	0	0	0	0	0	100	100	0	0	0	0	0	0
0	0	0	50	0	50	0	0	100	0	0	0	100	0	0
0	0	0	100	0	0	0	100	0	0	11	100	0	0	78
0	0	0	0	0	67	67	0	0	100	100	0	0	0	67
0	0	0	0	0	0	0	100	0	0	0	100	0	0	100
0	0	0	0	0	0	0	47	7	93	100	73	0	0	87
0	0	0	0	0	0	0	50	0	0	0	100	0	0	100
0	0	0	0	0	0	0	17	0	0	0	0	0	0	0
0	0	0	0	0	0	0	0	0	80	100	0	0	0	0
0	0	0	25	0	0	0	100	0	0	0	50	0	0	50
8	0	0	0	0	46	0	57	0	0	31	38	0	0	62
7	0	0	0	86	14	0	7	7	0	7	29	0	54	7
0	50	67	67	50	67	0	67	0	0	67	0	83	33	67
0	96	30	37	89	93	4	93	26	0	96	11	100	96	44
0	0	0	0	17	100	0	25	0	0	67	17	0	25	0
0	32	0	0	0	0	0	84	0	0	68	5	100	74	100
100	0	0	0	100	100	0	100	0	0	0	0	100	0	100
0	100	100	100	0	50	0	100	0	0	100	0	100	0	0
100	0	0	0	100	100	0	100	0	0	0	0	100	0	100
0	0	0	0	0	0	0	25	0	75	100	25	100	0	50
0	0	0	0	0	0	0	0	0	0	100	100	100	0	0
100	0	0	0	0	0	0	0	0	0	50	100	0	0	100
0	0	0	0	100	67	100	0	50	0	0	0	0	17	0
0	0	0	0	0	0	100	0	83	0	0	0	0	0	17
0	0	0	0	0	0	100	0	100	0	0	0	0	0	100
0	0	0	0	100	0	100	0	100	20	20	20	20	100	20
0	0	0	0	0	0	0	0	0	0	0	0	0	0	0
0	0	0	0	100	100	100	33	0	0	33	0	0	67	33
0	0	0	0	100	44	100	0	44	11	22	33	0	0	33
0	0	0	0	83	100	100	9	18	0	23	6	0	27	40
0	0	0	0	0	0	0	0	0	0	0	0	0	0	100
0	0	0	0	0	0	0	20	40	0	0	0	0	0	40

(continua)

Tabela 7.3 Reações bioquímicas das espécies nomeadas e dos grupos inominados de bacilos não fermentadores de glicose[a] (*continuação*).

	Nº isol.	Motili-dade[b]	Oxidase	Catalase	Pigmento amarelo	Pigmento rosa	β-Hemólise	Crescimento em MacConkey	DNase	Amido
Cupriavidus campinensis	1	100	100	100	0	0	0	100	0	0
Cupriavidus gilardii	1	100	100	100	0	0	0	100	0	0
Cupriavidus metallidurans	1	100	100	100	0	0	0	100	0	0
Cupriavidus pauculus	11	100	100	100	0	0	0	100	0	0
Delftia acidovorans	18	94	100	100	6	0	0	100	0	0
Elizabethkingia meningoseptica	26	4	100	100	19	0	40	0	96	31
Empedobacter brevis	1	0	100	0	0	0	50	100	100	100
Inquilinus limosus	1	0	100	100	0	0	0	0	0	0
Kerstersia gyiorum	4	75	0	100	0	0	0	100	0	0
Laribacter hongkongensis	2	100	100	100	0	0	0	0	0	0
Methylobacterium spp.	13	8	100	100	0	100	0	0	0	46
Moraxella atlantae	1	0	100	100	0	0	50	100	0	0
Moraxella lacunata	4	0	100	100	0	0	0	0	0	0
Moraxella lincolnii	1	0	100	100	0	0	0	0	0	0
Moraxella nonliquefaciens	7	0	100	100	0	0	0	29	0	0
Moraxella osloensis	4	0	100	100	0	0	0	0	0	0
Myroides odoratimimus	3	0	100	100	100	0	67	33	100	0
Myroides odoratus	11	0	100	100	91	0	13	45	82	9
Neisseria elongata, ss. *elongata*	3	0	100	0	0	0	0	0	0	0
Neisseria elongata, ss. *glycolitica*	2	0	100	100	0	0	0	0	0	0
Neisseria elongata, ss. *nitroreducens*	7	0	100	0	0	0	0	0	0	0
Neisseria weaveri	4	0	100	100	50	0	0	0	100	0
Ochrobactrum anthropi	10	100	100	100	0	0	0	100	0	0
Ochrobactrum intermedium	10	100	100	90	0	0	17	100	0	0
Oligella ureolytica	3	0	100	67	0	0	0	67	0	0
Oligella urethralis	22	0	100	100	0	0	0	14	0	0
Pandoraea spp.	4	100	25	100	0	0	0	100	0	0
Pandoraea apista	1	100	0	100	0	0	0	100	0	0
Pseudomonas aeruginosa	52	67	100	100	0	2	73	100	10	25
Pseudomonas alcaligenes	9	100	100	100	0	0	0	89	0	0
Pseudomonas fluorescens	22	91	95	100	5	9	72	100	5	50
Pseudomonas fulva/parafulva	1	100	0	100	100	0	100	100	0	100
Pseudomonas luteola	13	100	0	92	85	0	0	92	15	54
Pseudomonas mendocina	12	100	100	75	25	8	0	100	0	17
Pseudomonas oryzihabitans	17	100	0	100	88	0	8	100	0	65
Pseudomonas pseudoalcaligenes	13	69	100	85	0	0	0	100	0	8
Pseudomonas putida	29	100	97	97	17	0	13	100	0	24
Pseudomonas stutzeri	22	95	100	95	64	0	0	100	0	86
Pseudomonas stutzeri (Vb-3)	6	100	100	100	33	17	0	100	0	100
Pseudomonas spp., grupo 1 dos CDC	1	100	100	100	0	0	0	100	0	0
Psychrobacter immobilis (assacarolítico)	5	0	100	100	0	0	20	80	0	0

Lecitinase	Lipase	PYR	LAP	Teste rápido da ESC	Sensibilidade à penicilina (10 U)	Sensibilidade à vancomicina (30 μg)	Sensibilidade à colistina (10 μg)	Sensibilidade à polimixina B (300 U)	H_2S	Piocianina	Pioverdina	Redução de NO_3
0	0	100	100	0	0	0	100	100	0	0	0	100
0	0	0	100	0	0	0	100	100	0	0	0	0
0	0	100	100	0	0	0	0	0	0	0	0	100
0	0	75	100	0	9	0	100	100	0	0	0	0
0	0	43	100	0	0	0	11	14	0	0	0	94
0	0	56	100	84	0	96	0	0	0	0	0	4
0	0	50	50	50	100	100	0	0	0	0	0	0
0	0	100	100	100	0	0	0	0	0	0	0	0
0	0	0	100	0	0	0	100	100	0	0	0	0
0	0	0	100	0	0	0	100	100	0	0	0	100
0	0	0	33	0	31	0	0	67	0	0	0	38
50	50	50	50	50	100	0	100	50	0	0	0	0
0	0	0	100	0	50	100	100	100	0	0	0	50
0	0	0	100	0	0	0	100	100	0	0	0	0
0	0	0	100	0	71	86	100	100	0	0	0	100
0	0	0	100	0	50	75	100	100	0	0	0	0
0	0	100	33	0	0	100	0	0	0	0	0	0
0	13	17	83	0	18	91	0	0	0	0	0	0
0	0	50	50	50	100	67	100	100	0	0	0	0
0	0	0	100	0	100	100	100	100	0	0	0	0
0	0	0	14	0	86	86	100	100	0	0	0	100
0	0	0	100	0	100	100	100	100	0	0	0	0
0	0	100	100	0	0	0	90	100	0	0	0	60
0	0	100	75	0	0	0	0	17	0	0	0	80
0	0	50	100	0	0	0	67	50	0	0	0	67
0	0	0	100	0	55	5	100	100	0	0	0	0
0	0	0	100	0	0	0	0	0	0	0	0	0
0	0	0	100	0	0	0	0	0	0	0	0	0
11	31	35	97	0	0	0	100	100	0	23	40	75
0	0	100	100	11	22	0	89	100	0	0	0	67
70	37	23	100	0	0	0	100	100	0	0	68	9
0	0	0	100	0	0	0	100	100	0	0	0	0
0	0	0	100	100	8	0	100	100	0	0	0	46
0	33	0	100	0	0	0	100	100	0	0	0	100
0	0	36	100	0	0	0	100	100	0	0	0	0
0	0	0	100	0	8	0	100	100	0	0	0	100
0	0	0	100	0	0	0	100	100	0	0	79	17
0	82	7	93	0	5	0	95	100	0	0	0	100
0	100	50	50	50	0	0	100	100	0	0	0	100
0	100	0	100	0	0	0	100	100	0	0	0	100
0	40	0	80	0	80	80	100	100	0	0	0	60

(continua)

Tabela 7.3 Reações bioquímicas das espécies nomeadas e dos grupos inominados de bacilos não fermentadores de glicose[a] (continuação).

	Gás a partir do NO$_3$	Redução do NO$_2$	Gás a partir do NO$_2$	OF frutose	OF dextrose	OF lactose	OF maltose	OF manitol	OF xilose	OF sacarose
Cupriavidus campinensis	0	0	0	0	0	0	0	0	0	0
Cupriavidus gilardii	0	0	0	0	0	0	0	0	0	0
Cupriavidus metallidurans	100	100	100	0	0	0	0	0	0	0
Cupriavidus pauculus	0	0	0	0	0	0	0	0	0	0
Delftia acidovorans	0	0	0	100	6	0	6	100	0	0
Elizabethkingia meningoseptica	0	54	0	85	81	27	92	85	12	5
Empedobacter brevis	0	0	0	0	0	0	0	0	0	50
Inquilinus limosus	0	0	0	100	100	0	0	100	0	0
Kerstersia gyiorum	0	0	0	0	0	0	0	0	0	0
Laribacter hongkongensis	0	0	0	0	0	0	0	0	0	0
Methylobacterium spp.	0	0	0	69	62	0	0	0	69	0
Moraxella atlantae	50	0	50	0	0	0	0	0	0	50
Moraxella lacunata	0	0	0	0	0	0	0	0	0	0
Moraxella lincolnii	0	100	0	0	0	0	0	0	0	0
Moraxella nonliquefaciens	0	0	0	0	0	0	0	0	0	0
Moraxella osloensis	0	0	0	0	0	0	0	0	0	0
Myroides odoratimimus	0	100	64	64	0	0	0	0	0	0
Myroides odoratus	0	73	63	18	9	9	0	0	0	0
Neisseria elongata, ss. elongata	0	0	0	0	0	0	0	0	0	0
Neisseria elongata, ss. glycolitica	0	0	0	0	0	0	0	0	0	0
Neisseria elongata, ss. nitroreducens	0	100	0	0	0	0	0	0	0	0
Neisseria weaveri	0	0	0	0	0	0	0	0	0	0
Ochrobactrum anthropi	50	80	75	70	90	0	50	20	80	0
Ochrobactrum intermedium	50	90	67	50	100	0	20	10	100	50
Oligella ureolytica	0	67	0	0	0	0	0	0	0	0
Oligella urethralis	0	95	54	0	0	0	0	0	0	0
Pandoraea spp.	0	0	0	0	0	0	0	0	50	0
Pandoraea apista	0	0	0	0	0	0	0	0	0	0
Pseudomonas aeruginosa	45	72	62	83	96	13	8	50	81	12
Pseudomonas alcaligenes	0	0	0	0	0	0	0	0	0	0
Pseudomonas fluorescens	0	0	0	100	100	9	9	82	100	23
Pseudomonas fulva/parafulva	0	0	0	100	100	0	0	0	100	0
Pseudomonas luteola	0	8	0	100	100	23	100	100	100	0
Pseudomonas mendocina	100	92	100	92	100	0	0	25	92	0
Pseudomonas oryzihabitans	0	0	0	100	100	18	82	100	100	38
Pseudomonas pseudoalcaligenes	0	0	0	100	31	0	15	8	0	0
Pseudomonas putida	4	7	8	97	100	7	7	28	93	5
Pseudomonas stutzeri	94	86	88	95	100	0	86	82	91	12
Pseudomonas stutzeri (Vb-3)	50	67	50	100	100	0	100	67	50	0
Pseudomonas spp., grupo 1 dos CDC	100	100	100	0	0	0	0	0	0	0
Psychrobacter immobilis (assacarolítico)	0	0	0	0	0	0	0	0	0	0

Arginina	Lisina	Ornitina	Acetamida	Escu-lina	Gela-tina	Indol	Malonato	PAD	Ureia 2 h	Ureia 48 h	NaCl a 6,5%	Lactose a 10%	ONPG	Cresci-mento a 42°C
0	0	0	0	0	0	0	100	0	0	100	0	0	0	0
0	0	0	0	0	0	0	100	0	0	0	0	0	0	100
0	0	0	0	0	0	0	100	0	0	100	0	0	0	0
0	0	0	0	0	0	0	73	0	100	100	55	0	0	73
0	0	0	100	0	0	0	79	0	0	6	11	0	0	17
0	0	0	0	100	96	92	8	0	0	35	15	4	100	12
0	0	0	0	0	0	100	0	0	0	0	0	0	0	0
0	0	0	0	100	0	0	100	0	0	0	0	0	100	100
0	0	0	0	0	0	0	50	0	0	0	100	0	0	100
100	0	0	0	0	0	0	100	0	100	100	0	0	0	100
0	0	0	15	0	0	0	100	0	0	69	15	0	0	8
0	0	0	0	0	0	0	0	0	0	0	100	0	0	100
0	0	0	0	0	50	0	0	0	0	0	0	0	0	0
0	0	0	0	0	0	0	0	0	0	0	0	0	0	100
0	0	0	0	0	0	0	0	0	0	0	0	0	0	14
0	0	0	0	0	0	0	0	0	0	0	0	0	0	0
0	0	0	0	0	100	0	100	0	100	100	100	0	0	64
0	0	0	0	0	100	0	36	45	27	82	55	0	0	18
0	0	0	0	0	0	0	0	33	0	0	0	0	0	100
0	0	0	0	0	0	0	0	0	0	0	0	0	0	0
0	0	0	0	0	0	0	0	0	0	0	0	0	0	0
0	0	0	0	0	0	0	25	0	0	0	0	0	25	100
40	0	0	0	50	0	0	30	90	60	100	80	0	0	40
0	0	0	0	60	0	0	0	100	70	100	60	0	0	70
0	0	0	0	0	0	0	67	67	100	100	33	0	0	0
0	0	0	0	0	0	0	40	100	0	0	68	0	6	86
0	0	0	50	0	0	0	100	0	0	25	0	0	0	0
0	0	0	0	0	0	0	100	0	0	100	0	0	0	100
98	0	0	50	4	50	0	49	0	0	69	62	11	9	92
0	0	0	0	0	0	0	33	22	0	56	44	0	0	56
95	0	0	14	0	100	0	68	0	0	82	59	14	0	0
100	0	0	0	0	0	0	0	0	0	100	100	0	0	100
85	0	0	0	92	23	0	33	0	8	77	77	50	83	54
100	0	9	0	0	0	0	92	0	0	83	100	0	0	100
0	6	6	6	12	12	0	50	71	0	94	47	38	0	24
38	0	0	23	0	0	0	29	8	0	8	92	0	0	100
100	0	0	10	0	0	0	54	0	0	86	69	23	0	0
0	5	0	14	0	0	0	100	41	0	59	100	5	0	95
100	0	0	0	0	0	0	100	0	0	83	100	0	25	83
100	0	0	0	0	0	0	0	0	0	0	100	0	0	100
0	0	0	0	0	0	0	0	80	0	0	80	20	0	20

(continua)

Tabela 7.3 Reações bioquímicas das espécies nomeadas e dos grupos inominados de bacilos não fermentadores de glicose[a] (*continuação*).

	Nº isol.	Motili-dade[b]	Oxidase	Catalase	Pigmento amarelo	Pigmento rosa	β-Hemó-lise	Crescimento em Mac-Conkey	DNase	Amido
Psychrobacter immobilis (sacarolítico)	4	0	100	100	0	0	25	100	0	0
Psychrobacter phenylpyruvicus	5	0	100	100	0	0	0	80	0	0
Ralstonia mannitolilytica (Va-3)	7	100	100	14	0	0	0	71	0	14
Ralstonia pickettii (Va-1)	14	79	100	0	14	0	0	57	0	36
Ralstonia pickettii (Va-2)	4	100	100	0	0	0	0	0	0	0
Rhizobium (Agrobacterium) radiobacter	13	85	92	100	0	0	33	73	0	0
Roseomonas spp.	11	18	55	100	0	100	0	9	0	64
Shewanella algae	6	100	83	100	0	17	25	100	100	0
Shewanella putrefaciens	5	80	100	60	20	20	0	100	100	0
Sphingobacterium multivorum	6	50	100	100	33	0	20	100	17	83
Sphingobacterium spiritivorum	9	0	100	89	11	0	0	0	100	0
Sphingobacterium thalopophilum	2	0	100	100	0	0	50	100	100	100
Sphingomonas paucimobilis	20	50	55	85	100	0	42	5	25	75
Stenotrophomonas maltophilia	46	87	22	93	30	0	14	96	80	0
Weeksella virosa	22	0	100	95	50	0	50	0	50	0

	Gás a partir do NO_3	Redução do NO_2	Gás a partir do NO_2	OF frutose	OF dextrose	OF lactose	OF maltose	OF manitol	OF xilose	OF sacarose
Psychrobacter immobilis (sacarolítico)	0	0	0	0	100	0	0	0	100	0
Psychrobacter phenylpyruvicus	0	20	0	0	0	0	0	0	0	0
Ralstonia mannitolilytica (Va-3)	0	0	0	100	100	100	100	100	100	29
Ralstonia pickettii (Va-1)	67	0	0	86	100	100	100	0	100	0
Ralstonia pickettii (Va-2)	100	25	25	100	100	25	25	0	100	0
Rhizobium (Agrobacterium) radiobacter	17	69	0	100	100	62	100	92	100	100
Roseomonas spp.	0	0	0	100	100	0	0	36	18	0
Shewanella algae	0	83	0	0	17	0	17	0	17	0
Shewanella putrefaciens	0	60	0	20	60	0	40	0	0	0
Sphingobacterium multivorum	60	50	60	100	100	50	100	17	100	40
Sphingobacterium spiritivorum	0	0	0	89	100	100	100	100	100	100
Sphingobacterium thalopophilum	50	0	50	100	100	100	100	0	100	50
Sphingomonas paucimobilis	0	0	0	85	95	85	90	0	90	89
Stenotrophomonas maltophilia	0	4	0	87	85	46	91	0	30	46
Weeksella virosa	0	5	0	0	0	0	0	0	0	0

[a]Dados relativos aos isolados clínicos identificados pelos métodos descritos na referência 958.
[b]Os números indicam porcentagens das cepas que apresentam reação positiva.
PYR = teste da pirrolidonil-arilamidase; LAP = teste de leucina-aminopeptidase; ESC = teste rápido de hidrólise da esculina (teste-"borrão"); H_2S = sulfeto de hidrogênio; PAD = fenilalanina-desaminase; ONPG = *o*-nitrofenil-β-D-galactopiranosídio.

Lecitinase	Lipase	PYR	LAP	Teste rápido da ESC	Sensibilidade à penicilina (10 U)	Sensibilidade à vancomicina (30 μg)	Sensibilidade à colistina (10 μg)	Sensibilidade à polimixina B (300 U)	H_2S	Piocianina	Pioverdina	Redução de NO_3
0	75	0	100	0	100	100	100	100	0	0	0	50
0	33	0	100	0	60	60	60	100	0	0	0	40
0	43	29	100	0	0	0	0	0	0	0	0	14
0	70	56	100	10	21	0	0	0	0	0	0	86
0	50	25	100	0	0	0	0	0	0	0	0	100
0	0	100	83	33	8	23	62	100	0	0	0	92
0	0	20	40	0	0	0	9	14	0	0	0	18
0	75	67	100	0	0	0	83	100	100	0	0	100
0	0	0	100	0	0	0	100	100	80	0	0	100
0	60	80	100	40	0	17	67	80	0	0	0	50
0	0	0	100	100	11	56	0	0	0	0	0	0
50	50	50	50	50	0	100	0	50	0	0	0	100
0	0	0	100	100	45	100	40	55	0	0	0	5
0	78	0	94	97	0	8	76	87	0	0	0	45
0	0	0	100	0	91	100	81	100	0	0	0	5

Arginina	Lisina	Ornitina	Acetamida	Escutina	Gelatina	Indol	Malonato	PAD	Ureia 2 h	Ureia 48 h	NaCl a 6,5%	Lactose a 10%	ONPG	Crescimento a 42°C
0	0	0	0	0	0	0	0	75	0	0	100	75	0	0
0	0	0	0	0	0	0	0	100	40	100	40	0	0	20
0	0	0	0	0	14	0	71	14	0	100	14	86	0	100
0	0	0	14	0	43	0	71	7	0	100	21	79	0	7
0	0	0	0	0	25	0	75	50	0	100	0	0	0	50
0	0	0	0	100	0	0	8	85	31	100	46	23	100	46
0	0	0	0	0	0	0	64	10	0	91	18	0	0	64
0	0	100	0	0	100	0	50	0	0	100	100	0	0	100
0	0	60	0	0	60	0	0	20	0	0	20	0	0	0
0	0	0	17	50	0	0	60	50	17	100	67	40	40	33
0	0	0	0	100	0	0	0	100	78	89	0	67	100	22
0	0	0	0	100	0	0	0	100	100	100	0	100	50	100
0	0	0	0	100	5	0	0	15	0	5	15	35	100	20
0	98	0	0	93	89	0	57	41	0	7	35	2	44	48
0	0	0	0	0	100	100	18	86	0	0	0	0	0	95

Tabela 7.4 Características principais das pseudômonas.

	Oxidase	Motilidade	Pioverdina	Amarelo	Glicose	Maltose	Lactose	Manitol	Arginina	Lisina	NO₃-NO₂	NO₃-N₂	Ureia	ONPG	DNase	Acetamida	Esculina	H₂S em KIA	Polimixina
Gênero *Pseudomonas*																			
Grupo fluorescente																			
P. aeruginosa	+	+	+	–	+	–	–	V	+	–	+	V	V	–	–	+	–	–	S
P. fluorescens	+	+	+	–	+	–	–	+	+	–	V	–	V	–	–	+	–	–	S
P. putida	+	+	+	–	+	–	–	V	+	–	–	–	V	–	–	+	–	–	S
Grupo stutzeri																			
P. stutzeri	+	+	–	–	+	+	–	V	–	–	+	+	V	–	–	–	–	–	S
P. mendocina	+	+	–	–	+	–	–	+	+	–	+	+	V	–	–	–	–	–	S
Grupo Vb-3 dos CDC	+	+	–	–	+	+	–	–	+	–	+	+	V	–	–	–	–	–	S
Grupo alcaligenes																			
P. alcaligenes	+	+	–	–	–	–	–	–	–	–	V	–	V	–	–	–	DI	–	S
P. pseudoalcaligenes	+	+	–	–	–	–	–	–	+	–	+	–	V	–	–	–	–	–	S
Pseudomonas spp., grupo 1	+	+	–	–	–	–	–	–	V	–	+	+	V	–	–	–	DI	–	S
Grupo do pigmento amarelo																			
P. luteola	–	+	–	+	+	+	+	+	V	–	V	–	V	+	–	–	+	–	S
P. oryzihabitans	–	+	–	+	+	+	–	+	–	–	+	–	V	–	–	–	–	–	S
Gênero *Burkholderia*																			
B. pseudomallei	+	+	–	–	+	+	+	+	+	–	+	+	+	–	–	–	V	–	R
B. cepacia, complexo	w	+	–	V	+	+	–	+	–	V	V	–	V	+	–	V	–	–	R
B. gladioli	–	+	–	–	+	+	–	+	–	–	V	–	+	+	–	–	–	–	R
Gênero *Ralstonia*																			
R. pickettii Va-1	+	+	–	–	+	+	+	+	–	–	V	V	+	–	–	–	–	–	R
R. pickettii Va-2	+	+	–	–	+	–	–	+	–	–	+	+	+	–	–	–	–	–	R
R. mannitolilytica	+	+	–	–	+	+	+	+	–	–	V	V	+	–	–	–	–	–	R
Gênero *Delftia*																			
D. acidovorans	+	+	–	–	+	–	–	–	–	–	+	–	–	–	–	+	–	–	S
Gênero *Brevundimonas*																			
B. diminuta	+	+	–	–	w	–	–	–	–	–	–	–	–	–	V	–	–	–	V
B. vesicularis	+	+	–	+	w	V	–	–	–	–	V	–	–	V	–	–	V	–	S
Gênero *Stenotrophomonas*																			
S. maltophilia	–	+	–	–	+	±	+	–	–	+	V	–	–	–	+	+	–	–	S
Gênero *Shewanella*																			
S. algae	+	+	–	–	+	–	–	–	–	–	+	–	–	–	+	–	–	+	S
S. putrefaciens	+	+	–	–	+	+	V	+	–	–	+	–	–	–	+	–	V	+	S
Gênero *Sphingomonas*																			
S. paucimobilis	+	+	–	+	+	+	+	+	–	–	+	–	–	+	–	–	+	–	S

+ = 90% das cepas ou mais são positivas; – = 90% das cepas ou mais são negativas; V = 11 a 89% das cepas são positivas; w = positiva fraca; S = sensível; R = resistente. As reações principais estão sombreadas.

Boxe 7.3

Classificação fenotípica das pseudômonas (BNF flagelados polares)

rRNA grupo I (Tabelas 7.5 a 7.7)
Grupo fluorescente (Tabela 7.5)
Pseudomonas aeruginosa
Pseudomonas fluorescens
Pseudomonas putida
Grupo stutzeri (Tabela 7.6)
Pseudomonas stutzeri
Pseudomonas mendocina
Grupo Vb-3 dos CDC
Grupo alcaligenes (Tabela 7.7)
Pseudomonas alcaligenes
Pseudomonas pseudoalcaligenes
Pseudomonas spp., grupo 1
Outras *Pseudomonas* clinicamente relevantes
Pseudomonas andersoni
Pseudomonas fulva
Pseudomonas otitidis

rRNA grupo II (Tabelas 7.8 a 7.10)
Grupo pseudomallei
(Grupo resistente à colistina)
Burkholderia mallei
Burkholderia pseudomallei
Burkholderia cepacia, complexo
Burkholderia gladioli
Cupriavidus spp.
Inquilinus limosus
Lautropia mirabilis
Pandoraea spp.
Ralstonia spp.

rRNA grupo III (Tabela 7.7)
Grupo dos oxidantes fracos
Acidovorax delafieldii
Acidovorax facilis
Comamonas terrigena (*C. terrigena* DNA 1)
Comamonas aquatica (*C. terrigena* DNA 2)
Comamonas kerstersii (*C. terrigena* DNA 3)
Comamonas testosteroni
Delftia acidovorans
CDC WO-1

rRNA grupo IV (Tabela 7.7)
Grupo diminuta
Brevundimonas diminuta
Brevundimonas vesicularis

rRNA grupo V (Tabela 7.11)
Stenotrophomonas maltophilia
Wohlfahrtiimonas chitiniclastica
Bactérias ácido-acéticas
Acetobacter
Acidomonas
Gluconobacter
Granulibacter bethesdensis

Grupo do pigmento amarelo (Tabela 7.12)
Pseudomonas luteola
Pseudomonas oryzihabitans
Sphingomonas paucimobilis
Sphingomonas parapaucimobilis
Agrobacterium, grupo amarelo
Balneatrix alpica
Massilia oculi
Massilia haematophilus
Massilia timonae
CDC O-1
CDC O-2

Grupo dos bacilos curvos (Tabela 7.13)
Herbaspirillum espécie 3
Laribacter hongkongensis
CDC O-3

Grupo H$_2$S-positivo (Tabela 7.14)
Shewanella putrefaciens
Shewanella algae

Grupo halofílico (Tabela 7.14)
Alishewanella fetalis
Halomonas venusta
Grupo 1 dos CDC de não fermentadores halofílicos

Grupo do pigmento rosa (Tabela 7.15)
Asaia spp.
Azospirillum spp.
Methylobacterium spp.
Roseomonas spp.

Espécies inominadas
Pseudomonas-like grupo 2
Grupo WO-1 dos CDC
Grupo 1c dos CDC
OFBA-1

Família Pseudomonadaceae / rRNA grupo I

Gênero *Pseudomonas*. Embora a maioria das pseudômonas estivesse classificada originalmente no gênero *Pseudomonas*, hoje se sabe que cada um dos cinco grupos de rRNA representa grupos genéticos taxonomicamente diferentes e, por isso, nomes de gêneros diferentes foram atribuídos a cada um destes grupos. Apenas os membros do grupo rRNA I conservam a designação do gênero *Pseudomonas*.

Grupo fluorescente. Todas as espécies desse grupo caracterizam-se pela produção do pigmento hidrossolúvel pioverdina, que emite fluorescência branca a verde-azulada quando é examinado sob luz ultravioleta em comprimento de ondas longas (400 nm). A produção dos pigmentos fluorescentes aumenta principalmente nos meios ricos em fosfato.[569] Embora todos os três membros desse grupo produzam pioverdina, apenas uma espécie (*P. aeruginosa*) forma o pigmento hidrossolúvel piocianina azulado típico (Prancha 7.1 G). A Tabela 7.5 descreve as características bioquímicas principais dos membros do grupo fluorescente.

Pseudomonas aeruginosa. *P. aeruginosa* tem aspecto característico quando é cultivada em BAP. Essa bactéria forma colônias cinzentas grandes com um halo periférico

Tabela 7.5 Características principais do grupo fluorescente.

Teste	P. aeruginosa	P. fluorescens	P. putida
Pioverdina	+	+	+
Piocianina	+	−	−
Acetamida	V	−	−
Crescimento a 42°C	+	−	−
Redução de NO_3	V (74)	V (19)	−
Hidrólise de gelatina	V (46)	+	−

+ = 90% das cepas ou mais são positivas; − = 90% das cepas ou mais são negativas; V = 11 a 89% das cepas são positivas; os números entre parênteses são as porcentagens das cepas que produzem reação positiva.
Dados baseados na referência 367.

dispersivo e demonstra β-hemólise. Em geral, as colônias têm aspecto semelhante à "pele de crocodilo" e produzem um brilho metálico (Prancha 7.2 F). A identificação rápida de *P. aeruginosa* em cultura pode ser realizada sempre que sejam encontradas as seguintes características: morfologia típica das colônias (Prancha 7.2 F); produção de pigmentos difusíveis (Prancha 7.2 G); odor de frutas; e reação oxidase-positiva (Boxe 7.4).[208] Ocasionalmente, encontramos cepas que produziam odor pungente de "batata podre". Existe ao menos um relato de um surto nosocomial causado por cepas de *P. aeruginosa* malcheirosa.[595]

Pseudomonas aeruginosa é a pseudômona isolada mais comumente dos espécimes clínicos. As infecções causadas por essa bactéria são especialmente comuns entre pacientes com feridas de queimadura, fibrose cística (FC), leucemia aguda, transplantes de órgãos e dependência de drogas intravenosas.[106] As infecções comumente ocorrem em qualquer local em que haja tendência de acúmulo de umidade – traqueostomias, cateteres de longa permanência, queimaduras, infecções na orelha (*i. e.*, "orelha de nadador") e feridas cutâneas exsudativas. A exsudação de pus azulado com odor de uvas (atribuído à produção de piocianina) é uma característica da infecção causada por essa bactéria. *P. aeruginosa* também causa infecções das vias urinárias e do trato respiratório inferior; estas últimas podem ser graves e fatais nos pacientes imunossuprimidos. Essa bactéria também causa infecções oculares devastadoras. A ceratite (infecção de úlceras da córnea) causada por *Pseudomonas* e a endoftalmite devem ser tratadas como emergências médicas, que podem ser fulminantes e acarretar risco de perda visual irreversível. Relatos de casos isolados de endocardite, meningite, abscesso cerebral e infecções osteoarticulares secundárias à disseminação hematogênica aparecem com frequência regular na literatura.[106] A maioria dos pacientes com endocardite causada por *P. aeruginosa* requer substituição da valva, porque a erradicação da infecção é difícil.[900] Surtos de dermatite e otite externa causadas por *P. aeruginosa* e associadas às piscinas e banheiras de hidromassagem são bem-conhecidos.[71] Também existem relatos de infecções esporádicas por *P. aeruginosa* depois da colocação de *piercing* na orelha.[548]

P. aeruginosa produz várias substâncias, que supostamente promovem a colonização e a infecção dos tecidos do hospedeiro.[106] Em combinação com vários fatores de virulência, inclusive lipopolissacarídio (LPS), exotoxina A, leucocidina, muco extracelular, proteases, fosfolipase e várias outras enzimas (Boxe 7.5), essas substâncias tornam *P. aeruginosa* a bactéria clinicamente mais importante dentre todos os BNF. Um morfotipo mucoide incomum de *P. aeruginosa* é isolado frequentemente das secreções respiratórias dos pacientes com FC, que desenvolvem infecção crônica causada por esta bactéria (Prancha 7.2 H). O morfotipo mucoide é atribuído à produção de grandes quantidades de um polissacarídio (conhecido como alginato), que circunda a célula bacteriana. Por fim, a produção de alginato é responsável pelo prognóstico desfavorável e pelas taxas de mortalidade altas dos pacientes com essa doença. O leitor pode encontrar revisões abrangentes sobre esse assunto.[373,715,757,1032]

A precisão dos testes de sensibilidade antimicrobiana de *P. aeruginosa* foi avaliada em vários estudos.[509,528,938] Sader *et al.*[938] avaliaram os sistemas MicroScan WalkAway®, Vitek® e Vitek® 2 e concluíram que todos eles apresentavam índices inaceitáveis de erros muito significativos (sensibilidade falsa) para piperacilina-tazobactamo; índices de erro mínimos inaceitáveis para cefepima (Vitek® 2 e Vitek®); e para o aztreonam (todos os três sistemas). Jekarl *et al.* avaliaram os sistemas Vitek® 2 e BD Phoenix® quanto aos testes de sensibilidade de *P. aeruginosa* e relataram que os dois sistemas apresentaram concordância categórica global inaceitável para imipeném e cefepima e apenas para a ceftazidima com o Vitek 2.[509] A precisão dos testes de sensibilidade de *P. aeruginosa* aos betalactâmicos foi avaliada com quatro sistemas automatizados (BD Phoenix®, MicroScan® WalkAway, Vitek® e Vitek® 2) por Juretschko *et al.*[528] Os autores observaram níveis inaceitáveis de erro (mínimos, significativos e muito significativos) para aztreonam, cefepima e ceftazidima, piperacilina-tazobactamo e imipeném com todos os quatro sistemas e recomendaram que os laboratórios busquem métodos alternativos para testar *P. aeruginosa*. Os métodos de difusão em ágar (difusão em disco e Etest®) foram as opções mais precisas, quando foram comparados com os testes de concentração inibitória mínima (CIM) de *P. aeruginosa*.[528]

Boxe 7.4

Requisitos mínimos para identificação definitiva de *P. aeruginosa*

A identificação deve ser baseada em todas as seguintes características:
1. Bacilo gram-negativo
2. Oxidase-positiva
3. Odor típico (odor de frutas semelhante ao de uvas, ou tortilha de milho)
4. Morfologia típica das colônias
   a. No ágar-sangue ou ágar-chocolate, forma colônias grandes com brilho metálico, mucoides, ásperas ou pigmentadas (piocianina) e, em geral, são beta-hemolíticas (Prancha 7.2 F).
   b. No ágar MacConkey, as colônias são lactose-negativas com pigmentação verde ou brilho metálico (Prancha 7.2 G).

Limitações:
1. Cepas raras de *Aeromonas* podem ser semelhantes a *P. aeruginosa* (exceto pelo odor típico), mas o teste rápido de indol é positivo (*P. aeruginosa* é indol-negativo).
2. Algumas cepas de *Burkholderia cepacia* isoladas de pacientes com FC podem ter morfotipos semelhantes aos da *P. aeruginosa*.

Adaptado da referência 208.

Boxe 7.5

Fatores de virulência de *Pseudomonas aeruginosa*

Fator de virulência	Atividade biológica
Alginato	Polissacarídio capsular, que permite às bactérias infectantes aderir às superfícies das células do epitélio pulmonar e formar biopelículas que, por sua vez, protegem as bactérias contra os antibióticos e o sistema imune do corpo.
Pili	Apêndices superficiais que permitem a adesão das bactérias aos receptores gangliosídicos GM-1 presentes nas superfícies das células epiteliais do hospedeiro.
Neuraminidase	Remove as moléculas de ácido siálico dos receptores gangliosídicos GM-1, facilitando a fixação dos *pili*.
Lipopolissacarídio	Produz endotoxina e causa síndrome séptica: febre, choque, oligúria, leucopenia ou leucocitose, coagulação intravascular disseminada e distúrbios metabólicos.
Exotoxina A	Destruição dos tecidos e inibição da síntese proteica; interrompe a atividade celular e a reação dos macrófagos.
Enterotoxina	Interrupção da atividade gastrintestinal normal e diarreia.
Exoenzima S	Inibição da síntese proteica.
Fosfolipase C	Destruição da membrana plasmática; destruição do surfactante pulmonar; inativação das opsoninas.
Elastase	Clivagem das imunoglobulinas e dos componentes do complemento; supressão da atividade dos neutrófilos.
Leucocidina	Inibição das funções dos neutrófilos e linfócitos.
Piocianinas	Suprimem outras bactérias e bloqueiam a atividade dos cílios respiratórios; causam lesão oxidativa dos tecidos, principalmente dos tecidos oxigenados como os pulmões.

O tratamento das infecções causadas por *P. aeruginosa* pode ser difícil. O espectro de antimicrobianos eficazes contra essa bactéria é relativamente exíguo e inclui carboxipenicilinas (carbenicilina, ticarcilina), ureidopenicilinas (mezlocilina, piperacilina), cefalosporinas antipseudômonas (ceftazidima), monobactâmicos (aztreonam), carbapenêmicos (imipeném e meropeném), quinolonas (ciprofloxacino, levofloxacino) e aminoglicosídios (gentamicina, tobramicina e amicacina). Quase todas as cepas são resistentes às outras penicilinas e cefalosporinas, inclusive ampicilina, cefuroxima e cefotaxima.[348,656]

P. aeruginosa tem capacidade de transferir plasmídios multirresistentes e essa singularidade resultou no aparecimento de algumas cepas resistentes a todos os antibióticos confiáveis.[656] Hoje em dia, cepas de *P. aeruginosa* que produzem carbapenemase da *Klebsiella pneumoniae* (KPC) são relatadas em vários países, inclusive EUA.[9,501,863,1139] Mais recentemente, surgiram cepas panresistentes de *P. aeruginosa*, que produzem KPC e carbapenemases da classe metalobetalactamases (MBL).[230,711] É difícil avaliar a extensão com que as cepas de *P. aeruginosa* produtoras de KPC e MBL disseminaram-se por todo o mundo, porque a detecção fenotípica das carbapenemases desta bactéria é difícil. O uso das técnicas moleculares pode ser a única forma de determinar a extensão com que as cepas de *P. aeruginosa* produtoras de carbapenemases disseminaram-se. Se não for detectada pelo laboratório, as cepas de *P. aeruginosa* produtoras de KPC podem tornar-se um reservatório para a transmissão deste mecanismo de resistência.[910]

Pseudomonas fluorescens* e *Pseudomonas putida. *P. fluorescens* e *P. putida* consistem em complexos de espécies diretamente relacionadas, cuja separação é difícil com base no fenótipo e na técnica de espectrometria de massa (MS; do inglês, *mass spectrometry*) MALDI-TOF. Por isso, os laboratórios são instruídos a relatar quaisquer microrganismos incluídos nos complexos de *P. fluorescens* e *P. putida* como "complexo *Pseudomonas fluorescens*" ou "complexo *Pseudomonas putida*". O Boxe 7.6 relaciona uma lista dos microrganismos incluídos nesses dois complexos. Os microrganismos que fazem parte dos complexos de *P. fluorescens* e *P. putida* são encontrados na água e no solo e podem proliferar nos suprimentos de água do ambiente hospitalar. Por motivos práticos, quando se encontra uma cepa que produz fluoresceína (pioverdina) e não forma piocianina ou cresce a 42°C, os laboratórios podem optar por relatar este isolado como complexo "*P. fluorescens/putida*" sem realizar quaisquer testes adicionais, considerando que a maioria das cepas isoladas nos laboratórios não é considerada clinicamente significativa. Esses dois grupos de bactérias podem fazer parte da microbiota faríngea e apenas raramente foram isolados como causa de infecções humanas. *P. putida* foi descrita como agente etiológico de sepse associada aos cateteres de pacientes com câncer[26,712] e artrite séptica.[675,679] Os dois grupos também foram associados à bacteriemia associada às transfusões de sangue.[557,763,870,962,1050,1061] *P. fluorescens* foi referida como causa de infecções da corrente sanguínea associada ao uso de seringas pré-acondicionadas com heparina para irrigação de cateteres IV de 36 pacientes de quatro estados dos EUA entre 2004 e 2005. Outros 28 pacientes desenvolveram infecções sanguíneas de início tardio, ou seja, 84 a 421 dias depois da última exposição potencial à solução de irrigação contaminada.[164] Os relatos de pseudobacteriemias por *P. fluorescente* – ou seja, hemoculturas positivas sem bacteriemia propriamente dita e quaisquer sinais e sintomas relacionados, geralmente atribuídos à contaminação de cateteres e dispositivos relacionados – têm adquirido importância crescente.[770,1003]

Grupo stutzeri. Todos os microrganismos do grupo Stutzeri são desnitrificadores do solo e podem crescer nos meios anaeróbios contendo nitratos e produzem gás nitrogênio. As cepas são móveis porque têm flagelos monotríquios polares. Essas bactérias podem crescer utilizando NH_4 como única fonte de nitrogênio e acetato como única fonte de carbono para produção de energia. A Tabela 7.6 descreve as características que diferenciam os membros desse grupo.

Pseudomonas stutzeri. *P. stutzeri* (antes classificada no grupo Vb-1 dos CDC) é um microrganismo onipresente no solo e na terra e foi isolado do húmus, estrume, palha, esgoto, água estagnada, fórmulas lácteas para bebês, equipamento hospitalar, cosmético ocular e vários espécimes clínicos.[366,368,829] Apenas em casos raros essa bactéria foi associada

> **Boxe 7.6**
>
> **Espécies incluídas nos complexos de *P. fluorescens* e *P. putida*[a]**
>
> **Complexo *Pseudomonas fluorescens***
> P. antarctica
> P. azotoformans
> P. brassicacearum
> P. brenneri
> P. cedrina
> P. congelans
> P. corrugata
> P. costantinii
> P. extremorientalis
> P. fluorescens
> P. gessardii
> P. libanensis
> P. mandelii
> P. marginalis
> P. mediterranea
> P. meridiana
> P. migulae
> P. mucidolens
> P. orientalis
> P. panacis
> P. poae
> P. protegens
> P. proteolytica
> P. rhodesiae
> P. synxantha
> P. thivervalsensis
> P. tolaasii
> P. trivialis
> P. veronii
>
> **Complexo de *Pseudomonas putida***
> P. fulva
> P. monteilii
> P. mosselii
> P. oryzihabitans
> P. plecoglossicida
> P. putida
>
> [a]Dados baseados na referência 31 e em Schreckenberger P., comunicação pessoal.

Tabela 7.6 Características principais do grupo stutzeri.

Teste	P. stutzeri, VB-1	P. mendocina, VB-2	Grupo Vb-3 dos CDC
Oxidase	+	+	+
OF de glicose	A	A	A
OF de maltose	A	–	A
OF de lactose	–	–	–
OF de manitol	V (70)	–	A
Redução de NO_3	+	+	+
NO_3 em gás	+	+	+
Arginina	–	+	+
Lisina	–	–	–
Hidrólise de amido	+	–	V (75)
Polimixina B	S	S	S
Colônias enrugadas	+	–	–

+ = 90% das cepas ou mais são positivas; – = 90% das cepas ou mais são negativas; V = 11 a 89% das cepas são positivas; A = reação ácida; os números entre parênteses são porcentagens das cepas que produzem reação positiva; S = sensível. Dados baseados na referência 367.

a infecções, inclusive otite média,[366] conjuntivite,[684,829] pneumonia,[146,151,806] artrite séptica,[678] endocardite,[407,921] meningite em um paciente HIV-positivo,[915] infecções de enxertos vasculares sintéticos,[357] infecções de feridas traumáticas[366,371] e osteomielite vertebral.[897] A *P. stutzeri* é sensível à maioria dos antibióticos. As colônias recém-isoladas são aderentes e apresentam aspecto enrugado típico (Prancha 7.3 A), que pode ser perdido depois das subculturas repetidas em laboratório. *P. stutzeri* abrange um grupo heterogêneo de cepas, que inclui no mínimo 18 grupos genômicos (genovariantes) sem posição taxonômica conhecida.[199,352,927,930,973,993] Contudo, as genovariantes dessa bactéria caracterizam-se por um grau acentuado de heterogeneidade das características fenotípicas, que não permite a classificação mais detalhada dos táxons em espécies diferentes.[927-929,993] Apenas uma das genovariantes de *P. stutzeri* foi reclassificada e publicada de forma válida como espécie nova (*Pseudomonas balearica*).[88] Até hoje, não existem relatos de isolamento de *P. balearica* de espécimes humanos.

Pseudomonas mendocina. *P. mendocina* (antes classificada como grupo Vb-2 dos CDC) e as espécies inominadas do grupo Vb-3 dos CDC raramente são isoladas de espécimes clínicos. As colônias de *P. mendocina* são lisas e têm aspecto e consistência de manteiga. Existem relatos de infecções raras, embora graves, causadas por essa bactéria, inclusive quatro casos de endocardite infecciosa,[38,517,726,1041] um caso de sepse[792] e um paciente com espondilodiscite.[186] As cepas do grupo Vb-3 dos CDC são semelhantes a *P. stutzeri*, com exceção de que são arginino-positivas. Potvliege *et al.*[866] relataram um caso de septicemia por Vb-3 em um paciente com mieloma múltiplo.

Grupo alcaligenes. Os microrganismos do grupo alcaligenes caracterizam-se por serem assacarolíticos ou apenas fracamente sacarolíticos no meio de OF de glicose. Os membros desse grupo incluem *P. alcaligenes*, *P. pseudoalcaligenes* e a espécie de *Pseudomonas* grupo 1 dos CDC. Essa última espécie inominada é semelhante a *P. alcaligenes*, exceto que as cepas de *Pseudomonas* do grupo 1 dos CDC reduzem nitrato e nitrito em gás.[368] Duas subespécies antes classificadas como *P. pseudoalcaligenes* (*P. pseudoalcaligenes* subesp. *citrulli* e *P. pseudoalcaligenes* subesp. *konjaci*) foram transferidos para o gênero *Acidovorax* com os nomes de *A. citrulli* e *A. konjaci*, respectivamente.[31] A Tabela 7.7 descreve as características que diferenciam esse grupo das outras pseudômonas alcalinas semelhantes. Embora os membros desse grupo sejam isolados de espécimes clínicos, sua capacidade de atuar como patógenos humanos foi demonstrada apenas em casos raros. Existem relatos de que a *P. alcaligenes* causou infecções oculares, empiema e um caso de endocardite fatal.[1095]

Outras espécies de *Pseudomonas* clinicamente importantes

Pseudomonas andersonii. "*P. andersonii*" é o nome proposto para uma espécie nova de *Pseudomonas* associada a lesões pulmonares granulomatosas.[419,996] Todas as cinco cepas descritas até hoje foram isoladas de nódulos pulmonares removidos cirurgicamente. O complexo *Mycobacterium avium*

Tabela 7.7 Características principais das pseudômonas alcalinas.[a]

Teste	Comamonas				Delftia	Pseudomonas		Brevundimonas	
	C. terrigena	C. aquatica	C. kerstersii	C. testosteroni	D. acidovorans	P. alcaligenes	P. pseudoal-caligenes	B. diminuta	B. vesicularis
Oxidase	+	+	+	+	+	+	+	+	+
Crescimento em MacConkey	+(91)	DI	DI	+	+	+	+	+	V(26)
OF de glicose	Alc.	Alc.	Alc.	Alc.	Alc.	Alc.	Fr.(19)	Fr.(29)	Fr.(57)
OF de frutose	Alc.	Alc.	Alc.	Alc.	A	Alc.	A	Alc.	Alc.
OF de manitol	Alc.	Alc.	Alc.	Alc.	A	Alc.	Alc.	Alc.	Alc.
Redução de NO_3	+	+	+	+	+	V(61)	+	–	–
NO_3 em gás	–	–	–	–	–	–	–	–	–
Hidrólise de gelatina	–	–	–	–	–	–	–	V(58)	V(38)
Hidrólise de esculina	–	–	–	–	–	–	–	–	+
Hidrólise de amido	–	–	–	–	–	V(16)	–	–	+
Hidrólise de tirosina	+	–	+	+	DI	DI	DI	DI	DI
DNase	–	DI	DI	–	–	–	–	V(12)	–
Acetamida	–	DI	DI	–	+	–	–	–	–
Indol	–	–	–	–	Laranja[b]	–	–	–	–
PYR[c]	+	–	–	+	+(96)	–	–	V(12)	–
Sensibilidade à desferrioxamina, 250 µg[d]	S	S	S	R	R	V	V	S(92)	S
Fosfatase alcalina	–	–	–	–	–	–	–	+	+
Assimilação no API® ID 32 GN de:									
3-hidroxibenzoato	–	–	–	+	DI	DI	DI	DI	DI
4-hidroxibenzoato	–	V	+	+					
L-alanina	+	–	–	+					
Crescimento a 42°C	–	–	+	–	V(8)	V(48)	V(75)	V(19)	–
Configuração do flagelo	Tufos polares ou bipolares, comprimento de onda longo (3,0 µm)					Polar único, comprimento de onda normal (1,5 µm)		Polar único, comprimento de onda curto (0,5 µm)	

[a]Dados baseados nas referências 367 e 1160.
[b]A coloração laranja ou cor de abóbora aparece depois do acréscimo de reagente de Kovac, em razão da formação de ácido antranílico a partir do triptofano.
[c]Os dados relativos ao teste de PYR estão baseados na referência 598.
[d]Procedimento descrito por Lindsay JA e Riley TV.[647]
+ = 90% das cepas ou mais são positivas; – = 90% das cepas ou mais são negativas; V = 11 a 89% das cepas são positivas; A = reação ácida; Alc. = reação alcalina; DI = dados indisponíveis; os números entre parênteses são as porcentagens das cepas que produzem reação positiva; R = resistente; S = sensível; Fr. = ácida fraca; PYR = pirrolidonil-arilamidase.

foi isolado simultaneamente de dois pacientes e estruturas fúngicas foram encontradas nos exames histopatológicos dos outros dois pacientes.[996] Todos os microrganismos cresceram *overnight* em ágar-sangue de carneiro e formaram colônias pequenas, lisas, opacas e castanho-claro. As bactérias apresentaram reações positivas a oxidase, catalase e urease. Todas eram negativas para hidrólise de bile-esculina e utilização de citrato e não conseguiam assimilar a maioria dos substratos testados. As cepas isoladas não cresceram a 42°C e não produziam o pigmento piocianina ou pioverdina.[996] Todas as cinco cepas isoladas eram sensíveis à maioria dos antibióticos ativos contra bactérias gram-negativas.[419,996] A taxa de crescimento relativamente lenta e a inexistência de perfis nos bancos de dados da maioria dos sistemas de identificação provavelmente explicam a falha na identificação desse microrganismo.

Pseudomonas fulva*. P. fulva* está incluída no complexo de *Pseudomonas putida*. No ágar enriquecido com nutrientes, as colônias são lisas, contínuas, planas a convexas e amarelo-acastanhado claro. No ágar-sangue de carneiro incubado *overnight*, as colônias são lisas e pigmentadas de amarelo.[886] A bactéria não produz os pigmentos fluoresceína (pioverdina) e piocianina e não há crescimento a 42°C.[1089] *P. fulva* é um microrganismo estritamente aeróbio e apresenta as seguintes reações: oxidase-positiva fraca, catalase-positiva, nitrato-negativa, arginina-di-hidrolase positiva, amido-negativa e hidrólise de caseína negativa.[1089] Essa bactéria pode ser identificada confiavelmente pela técnica MALDI-TOF MS utilizando o equipamento MicroFlex® LT e o programa BioTyper® (versão 3.1) (Bruker Daltonics, Billerica, MA).[886] Existem relatos de que *P. fulva* cause infecções sanguíneas[655,972] e meningite em pacientes com drenos ventriculares externos.[19,886] Em todos os casos, as cepas isoladas foram identificadas erroneamente como *P. putida* com base nos sistemas de identificação disponíveis no mercado. Os laboratórios devem ser alertados a realizar testes adicionais, seja MALDI-TOF MS ou sequenciamento do rRNA 16S quando encontrarem cepas com pigmento amarelo identificadas como *P. putida* pelos sistemas de identificação disponíveis no mercado.

Pseudomonas otitidis. *P. otitidis* é uma espécie de *Pseudomonas* nova isolada exclusivamente das infecções óticas humanas.[201] As bactérias são bacilos gram-negativos móveis, que formam colônias não hemolíticas e não pigmentadas circulares e côncavas no ágar de soja tripticase suplementado com sangue.[201] O crescimento ocorre de 7° a 45°C e, nos casos típicos, as colônias não produzem pigmento fluorescente e todas as cepas são positivas para oxidase e catalase, mas negativas para urease. A bactéria hidrolisa Tween 80® e gelatina, mas não caseína e esculina.[201] As cepas isoladas oxidam glicose, mas não manose, manitol ou xilose.[618] Roland e Stroman foram os primeiros a descrever infecções óticas causadas por *Pseudomonas* "*otitidis*" nos EUA em 2002.[917] Mais tarde, Motoshima *et al.* relataram duas cepas de *P. otitidis* isoladas de infecções óticas de pacientes japoneses,[758] enquanto Lee *et al.*[618] descreveram o isolamento desta bactéria de um homem coreano de 53 anos com secreção ótica purulenta. Todas as cepas parecem ser sensíveis aos seguintes antibióticos: aminoglicosídios, fluoroquinolonas, polimixina B, piperacilina, cefotaxima, ceftazidima e aztreonam, mas são resistentes ou têm sensibilidade reduzida aos carbapenêmicos.[201,618,1067] Estudos demonstraram que todas as cepas expressavam atividade de MBL e tinham um novo gene de MBL da subclasse 3 (referido como bla_{POM-1}).[1067] Desse modo, a MBL-1 (POM-1) de *P. otitidis* é o primeiro exemplo de uma MBL residente encontrada em uma espécie de *Pseudomonas* patogênica.[1067] Na maioria dos casos, as cepas isoladas são identificadas erroneamente como *P. aeruginosa* pelos sistemas de identificação existentes no mercado; por esta razão, os laboratórios são instruídos a realizar testes de identificação adicional por sequenciamento dos genes do rRNA 16S quando encontrarem cepas de *Pseudomonas* oxidase-positivas, que crescem a 42°C, mas não produzem pigmento verde-azulado e apresentam um padrão incomum de sensibilidade aos betalactâmicos.

Família Burkholderiaceae | rRNA grupo II

O rRNA grupo II consiste nos microrganismos referidos anteriormente como grupo *Pseudomallei*. A maioria das espécies desse grupo tem a propriedade singular de mostrar resistência aos antibióticos do grupo das polimixinas (polimixina B e colistina). As Tabelas 7.8 a 7.10 descrevem as características bioquímicas usadas para diferenciar os membros desse grupo. O rRNA grupo II abrange muitas espécies, inclusive vários microrganismos associados às plantas. Apenas as espécies que foram associadas às doenças humanas estão descritas neste livro. Duas espécies patogênicas – *B. pseudomallei* e *B. mallei* – estão incluídas na categoria B das ameaças de bioterrorismo com base na classificação do grupo de planejamento estratégico dos CDC, porque estão amplamente disponíveis e podem causar doenças associadas a morbimortalidade alta.[932]

Tabela 7.8 Características principais de *Burkholderia mallei*, *B. pseudomallei* e *P. stutzeri*.[a]

Teste	P. stutzeri	B. pseudomallei	B. mallei
Oxidase	+	+	V
Motilidade	+	+	−
Crescimento em MacConkey	+	+	V
OF de glicose	A	A	A
OF de maltose	A	A	V
OF de lactose	−	A	V
OF de manitol	V	A	V
Redução de NO_3	+	+	+
NO_3 em gás	+	+	−
Arginina	−	+	+
Lisina	−	−	−
Hidrólise de amido	+ (92)	−	DI
Polimixina B	S	R	R
Colônias enrugadas	+	+	−
Pigmento	Cinza ou amarelo-claro	Cor bege ou castanho-claro	Cinza

[a]Dados baseados nas referências 367 e 1172.
+ = 90% das cepas ou mais são positivas; − = 90% das cepas ou mais são negativas; V = 11 a 89% das cepas são positivas; A = reação ácida; os números entre parênteses são porcentagens das cepas que produzem reação positiva; S = sensível; R = resistente; DI = dado indisponível.

Gênero *Burkholderia* – grupo *Pseudomallei*. Na época em que este livro era escrito, havia 87 espécies reconhecidas do gênero *Burkholderia*. As espécies de *Burkholderia* são patógenos das plantas e dos seres humanos e também incluem bactérias ambientais importantes. Elas são bacilos gram-negativos móveis e, em geral, aeróbios obrigatórios.

Burkholderia mallei. *B. mallei* é um parasita obrigatório dos animais (principalmente cavalos, mulas e burros) e causa infecção das vias respiratórias conhecida como mormo. A forma aguda da doença pode matar um cavalo dentro de algumas semanas. Em casos raros, a doença pode ser transmitida aos seres humanos, geralmente por uma abrasão da pele.[1146] No ano 2000, foi publicado o caso de um paciente com mormo adquirido em laboratório.[163] O mormo compartilha com o antraz e a peste a característica de ser utilizado potencialmente como arma de guerra. Há documentação de que *B. mallei* foi usada como arma militar na Primeira Guerra Mundial.[1173] *B. mallei* é um cocobacilo gram-negativo pequeno. No ágar-sangue de carneiro, essa bactéria forma colônias lisas, cinzentas e transparentes em 2 dias, sem pigmento ou odor típico. Essa é a única espécie imóvel do gênero. A Tabela 7.8 descreve outras características diferenciais.

Burkholderia pseudomallei. *B. pseudomallei* causa melioidose, uma doença semelhante ao mormo, tanto em animais quanto nos seres humanos (Boxe 7.7). Com base nos resultados dos estudos de homologia do rRNA e DNA–DNA de Yabuuchi *et al.*,[1197] ficou evidente que a *B. mallei* e a *B. pseudomallei* fazem parte de uma única genomoespécie, mas

Tabela 7.9 Características principais de alguns membros do complexo da *Burkholderia cepacia* e outras espécies relacionadas.

| Teste | Complexo Burkholderia cepacia ||||||||| Pandoraea spp.[a,b] | Inquilinus limosus[f] | Ralstonia pickettii || Ralstonia mannitoli-lytica Va-3 |
	B. cepacia[a] GV I	B. multivorans[a] GV II	B. pseudo-multivorans[f]	B. cenocepacia[a] GV III	B. stabilis[a] GV IV	B. Vietna-miensis[a] GV V	B. dolosa[a,b] GV VI	B. ambifaria[a,c] GV VII	B. anthina[d] GV VIII	B. pyrrocinia[e] GV IX	B. gladioli[a]			Va-1	Va-2	
Oxidase	100[c]	100	100	100	100	100	100	100	100	+	0	67	+	100	100	100
Catalase	+	+	+	+	+	+	+	+	+	+	+	+	+	−/D[g]	−/D[g]	−/D[g]
Lipase	+	+	+	+	+	+	+	+	+	+	+	−	+	+	+	+
OF de glicose	100	100	100	95	100	100	100	100	100	+	100	11	0	100	100	100
OF de maltose	39	98	100	78	93	97	100	100	100	V	0	0	DI	100	0	100
OF de lactose	61	100	100	79	93	97	100	100	100	+	0	0	43	100	0	100
OF de xilose	87	98	100	88	44	75	100	100	100	+	96	0	DI	100	100	100
OF de sacarose	87	0	78	88	0	94	0	95	V	+	0	0	0	0	0	0
OF de adonitol	70	91	67	79	78	0	100	100	V	DI	93	DI	DI	0	DI	DI
Lactose a 10%	100	100	DI	36	100	100	DI	DI	DI	DI	8	DI	DI	81	0	100
ONPG	100	98	100	99	0	100	100	100	V	−	100	0	75	0	0	0
Lisina	100	53	100	99	100	0	0	0	0	+	0	0	0	0	0	0
Ornitina	30	0	0	71	100	0	0	0	0	DI	0	0	0	0	0	0
Redução de nitrato	4	94	V	31	4	47	100	67	V	+	33	11	0	87	100	20
Gelatina	74	2	0	55	93	0	0	94	0	V	70	0	38	77	40	80
Esculina	56	2	67	33	0	0	0	56	V	V	11	0	DI	0	0	0
Urease	91	100	DI	8	60	100	0	0	DI	−	75	63	25	100	100	100
Colistina, 10 µg	R	R	DI	R	R	R	R	R	R	R	R	R	R	R	R	R
Crescimento em MacConkey	83	96	100	84	93	83	100	100	100	+	96	100	DI	77	100	100
Crescimento a 42°C	43	100	100	84	0	100	100	26	V	−	4	89	100	26	60	60
Utilização de malonato	100	90	DI	42	100	0	DI	DI	DI	DI	0	DI	DI	71[j]	75[j]	71[j]
Pigmento amarelo	78	2	0	3	0	0	0	0	0	−	44	0	0	0	0	0

[a]Dados baseados nas referências 438 e 1108.
[b]Dados baseados na referência 213.
[c]Dados baseados na referência 215.
[d]Dados baseados na referência 1104.
[e]Dados baseados na referência 1034.
[f]Dados baseados nas referências 212 e 857.
[g]A reação de catalase para *R. pickettii* geralmente é fraca ou tardia (Schreckenberger P., comunicação pessoal).
[h]Dados baseados na referência 209.
[i]Dados baseados na referência 832.
[j]Dados retirados da Tabela 7.3 (Schreckenberger P., comunicação pessoal).

+ = 90% das cepas ou mais são positivas; − = 90% das cepas ou mais são negativas; V = 11 a 89% das cepas são positivas; os números entre parênteses são porcentagens das cepas que produzem reação positiva; S = sensível; R = resistente; DI = dado indisponível; D = resultados diferentes relatados. Os resultados dos testes de oxidação foram registrados depois de 3 dias em incubação; os numerais em romanos representam as genovariantes (GV) do complexo *B. cepacia*; Va-1, Va-2 e Va-3 indicam as designações dos CDC.

Tabela 7.10 Características principais das espécies de *Ralstonia* e *Cupriavidus* e de outros não fermentadores fenotipicamente semelhantes.[a]

Teste	R. pickettii, biovar. VA-1	R. pickettii, biovar. VA-2	R. mannitolilytica, biovar. 3/thomasii	R. insidiosa	C. gilardii	C. paucula	C. respiraculi	C. taiwanesis	A. faecalis	B. bronchiseptica
Oxidase	D[b]	D[b]	+	+	+	+	+	+	+	+
Catalase	D[c]	D[b]	V(87)[d]	+	+	+	+	+	+	+
Lipase	+	+	+	+	–	+	–	+	–	–
OF de glicose	+	+	+	+	–	–	–	–	–	–
OF de maltose	+	+	+	+	–	–	–	–	–	–
OF de lactose	+	+	+	+	–	–	–	–	–	–
OF de xilose	+	+	+	+	–	–	–	–	–	–
OF de sacarose	–	–	–	–	–	–	–	–	–	–
OF de adonitol	DI	DI	DI	DI	–	–	–	–	–	–
OF de manitol	–	–	+	DI	–	–	–	–	–	–
Lactose a 10%	V(81)[e]	–	–	DI	–	–	–	–	–	–
ONPG	–	–	–	–	–	–	–	–	–	–
Lisina	–	–	–	–	–	–	–	–	–	–
Ornitina	–	–	–	–	–	–	–	–	–	–
Redução de nitrato	+(87)[e]	+(100)[e]	–(20)[e]	+	V[f]	–	V	+	–	+(100)[e]
Redução de nitrito	DI	DI	DI	DI	DI	–	DI	DI	+	–
Gelatina	V(77)[e]	V(40)[e]	–(80)[e]	–	–	–[d]	–	DI	–(4)[e]	–[d]
Esculina	–	–	–	DI	–	–	DI	+	–[d]	–
Urease	+	+	+	V	–	++	–	–	–	++
Colistina, 10 µg	R	R	R	R	S	S	S(97)[e]	S	S(100)[e]	S(96)[e]
Desferrioxamina[g]	S	S	R	DI	R	R	DI	DI	S	R
PYR[h]	+(77)[e]	+	+	+	–/+w	+(90)[e]	+(90)[e]	DI	–	–
Crescimento em MacConkey	+	+	+	DI	DI	S	DI	DI	+	+
Crescimento a 42°C	V(26)[e]	V(60)[e]	+(60)[e]	DI	+	V(68)[e]	V(68)[e]	–	V(67)[e]	V(46)[e]
Crescimento com NaCl a 6,5%	–	–	–	DI	–	–	–	–	+	–
Crescimento em acetamida	–	–	–	DI	–	–	DI	DI	+	+
Utilização de malonato	+	+	+	DI	V	DI	DI	DI	+	+
Pigmento amarelo	V(36)[d]	DI	V(33)[d]	DI	–	–	DI	DI	–	–

[a]Exceto quando assinalado em contrário, todos os dados estão baseados nas referências 108, 210, 211, 221 e 1159.
[b]De Baere T et al.[262] relataram que essas reações foram positivas; Vandamme et al.[1103] relataram que essas reações foram negativas.
[c]A reação de catalase para *R. pickettii* comumente é fraca ou tardia (Schreckenberger P., observação pessoal.)
[d]Dados baseados na referência 1172.
[e]Dados baseados na referência 367.
[f]Dados baseados na referência 1122.
[g]Procedimento descrito na referência 647.
[h]Dados relativos ao teste de PYR baseados na referência 598.
+ = 90% das cepas ou mais são positivas; – = 90% das cepas ou mais são negativas; V = 11 a 89% das cepas são positivas; os números entre parênteses são porcentagens das cepas que produzem reação positiva; S = sensível; R = resistente; DI = dados indisponíveis; +w = reação fraca; D = resultados diferentes relatados; PYR = pirrolidonil-arilamidase; ++ = reação positiva forte (4 h).

Boxe 7.7

Epidemiologia, diagnóstico, tratamento e profilaxia e notificação da melioidose (*Burkholderia pseudomallei*)

Epidemiologia
- Melioidose é uma doença infecciosa causada pela bactéria *Burkholderia pseudomallei*
- Clínica e patologicamente, a melioidose é semelhante ao mormo causado pela *Burkholderia mallei*
- A melioidose é uma doença predominante nos climas tropicais, especialmente no Sudeste Asiático, onde é endêmica com concentração mais alta de casos notificados no Vietnã, Camboja, Laos, Tailândia, Malásia, Myanmar (Burma) e norte da Austrália
- A bactéria que causa melioidose é encontrada na água e no solo contaminados. A infecção é adquirida por inalação de poeira, ingestão de água contaminada e contato com solo contaminado (especialmente por meio de abrasões da pele) e, nas tropas militares, por contaminação de feridas de guerra. Também existe possibilidade de transmissão interpessoal
- O mormo é contraído pelos seres humanos de animais domésticos infectados
- *Burkholderia pseudomallei* e *Burkholderia mallei* são consideradas patógenos potenciais para guerra biológica e bioterrorismo.

Manifestações clínicas
- Existem quatro apresentações clínicas descritas da melioidose:
  - *Infecção localizada aguda*: essa forma da infecção geralmente é localizada na forma de um nódulo e resulta da inoculação através de uma laceração da pele. A forma aguda da doença pode causar febre e dores musculares generalizadas e pode avançar rapidamente para a infecção da corrente sanguínea
  - *Infecção pulmonar*: esta forma da doença pode causar um quadro clínico de bronquite branda até pneumonia grave. Nos casos típicos, o início da melioidose pulmonar caracteriza-se por febre alta, cefaleia, anorexia e dores musculares difusas. Dor torácica é comum, mas a manifestação típica dessa forma de melioidose é tosse seca ou produtiva com escarro normal
  - *Infecção sanguínea aguda*: os pacientes com doenças coexistentes (p. ex., infecção pelo HIV, insuficiência renal e diabetes) são acometidos por essa forma da doença, que geralmente evolui para choque séptico. Em geral, os sinais e sintomas são angústia respiratória, cefaleia grave, febre, diarreia, formação de lesões pustulosas na pele, hipersensibilidade muscular e desorientação. Nos casos típicos, essa infecção tem duração curta e o paciente desenvolve abscessos dispersos por todo o corpo
  - *Infecção supurativa crônica*: a melioidose crônica é uma infecção que afeta as estruturas e os órgãos do corpo. Nos casos típicos, isso inclui articulações, vísceras, linfonodos, pele, cérebro, fígado, pulmões, ossos e baço
- O período de incubação (intervalo entre a exposição e o aparecimento dos sintomas clínicos) não está claramente definido, mas pode variar de 2 dias a muitos anos.

Exames laboratoriais
- As bactérias são bacilos gram-negativos pequenos, que podem ser detectados na coloração direta pelo Gram das secreções respiratórias ou do material aspirado dos abscessos
- *Burkholderia pseudomallei* pode ser isolada do sangue, urina, escarro ou lesões cutâneas com a utilização dos meios laboratoriais tradicionais incubados a 35° a 37°C em atmosfera ambiente
- Outra abordagem diagnóstica é detectar e titular anticorpos contra as bactérias no sangue.

Tratamento recomendado
- Para as infecções agudas ou crônicas, recomenda-se a administração parenteral de imipeném ou ceftazidima por 2 a 4 semanas, seguidas do tratamento oral com amoxicilina-clavulanato ou uma combinação de doxiciclina e sulfametoxazol-trimetoprima por 3 a 6 meses[488]
- O tratamento deve ser iniciado nas fases iniciais de evolução da doença. Embora a infecção sanguínea da melioidose possa ser fatal, as outras formas da doença não são.

Profilaxia e notificação
- Não existe vacina para melioidose
- A profilaxia da infecção nas áreas endêmicas da doença pode ser difícil, porque o contato com solo contaminado é muito comum. Os pacientes com diabetes e lesões cutâneas devem evitar contato com terra e água estagnada nessas áreas. O uso de botas durante as atividades agrícolas pode evitar a infecção adquirida pelas pernas e pés
- Existem casos documentados de infecção adquirida nos laboratórios. Nos serviços de saúde, a adoção das precauções comuns durante o manuseio de sangue e líquidos corporais pode evitar transmissão
- Todos os espécimes dos pacientes e as bactérias isoladas por cultura devem ser manuseadas utilizando luvas e aventais em uma câmara de biossegurança. As placas de cultura devem ser vedadas com fitas adesivas durante a incubação. É perigoso "cheirar" as placas contendo *B. pseudomallei* e isto não deve ser feito
- Os casos potenciais de melioidose devem ser notificados às autoridades de saúde.

Segundo CDC (http://www.cdc.gov/melioidosis/index.html) e American Society for Microbiology (http://asm.org/images/PSAB/Burkholderia101714.pdf).

alguns autores recomendaram que estas duas espécies fossem mantidas separadas por motivos epidemiológicos e zoonóticos.

▸ Epidemiologia. *B. pseudomallei* tem um nicho ecológico específico e pode ser encontrada no solo e na água estagnada de uma região de latitude 20° ao norte e ao sul do equador, principalmente Tailândia, Vietnã e algumas áreas do norte da Austrália.[237,244] Outros estudos confirmaram que essa bactéria também é endêmica na China, em Taiwan e Laos, embora a incidência real na maioria dos países seja desconhecida.[242,488] Pouquíssimos casos de melioidose foram relatados no subcontinente indiano, apesar das semelhanças de condições ambientais dos países do Sudeste Asiático; apesar disso, existe o relato de um caso de melioidose com abscessos pulmonar e cerebral depois de viajar ao Sri Lanka em 1999.[831] A maioria dos casos de melioidose relatados em outras regiões provém das áreas endêmicas para *B. pseudomallei*. Nos EUA, os casos de melioidose adquirida localmente foram notificados nos estados de Oklahoma e Georgia.[718,794] A primeira cepa de Oklahoma foi isolada em 1973 de um fazendeiro de 27 anos, que tinha uma ferida profunda na perna maciçamente contaminada com terra em consequência de um acidente no campo. Cepas semelhantes foram isoladas do solo nas proximidades do local do acidente.[718] A cepa da Geórgia foi isolada em 1977 de um paciente que se envolveu em um acidente automobilístico, no qual ele foi ejetado para dentro de uma barragem de barro. O paciente teve várias fraturas e lacerações da face e desenvolveu úlceras no olho esquerdo, que resultou em enucleação. As culturas obtidas da órbita anoftálmica não infectada 8 semanas depois da enucleação isolaram *B. pseudomallei*.[794] Estudos moleculares da cepa Oklahoma sugeriram que ela poderia ser uma nova espécie. Glass *et al.* reexaminaram as cepas Oklahoma e Geórgia utilizando técnicas microbiológicas convencionais, sequenciamento dos genes do rRNA 16S, tipagem pelo método *multilocus* (MLST; do inglês, *multilocus sequence typing*) e hibridização de DNA–DNA e concluíram que as cepas constituíam uma espécie nova de *Burkholderia*; em 2006, os autores sugeriram o nome *Burkholderia oklahomensis* para estas cepas isoladas.[378]

▸ Síndromes clínicas. A maioria das infecções é assintomática ou se evidencia por uma doença autolimitada e breve semelhante a uma gripe e pode ser diagnosticada apenas por técnicas sorológicas.[49] Estima-se que milhares de militares dos EUA tenham sido infectados por *B. pseudomallei* enquanto serviam no Sudeste Asiático nas décadas de 1960 e 1970. Pesquisas sorológicas demonstraram títulos positivos para essa bactéria em 1 a 9% dos militares americanos que retornaram do Vietnã.[204,574,1024] Desse modo, estima-se que, dentre os 3 milhões de militares que serviram no Vietnã entre 1965 e 1973, cerca de 250.000 tenham sido infectados por *B. pseudomallei*.[752] Um aspecto importante dessa doença é sua capacidade de causar infecções latentes, que podem reativar muitos anos depois da exposição primária. Por isso, a melioidose foi apelidada de a "bomba-relógio vietnamita", porque a doença ainda pode estar incubada entre os veteranos americanos da guerra do Vietnã.[387,752]

As infecções são adquiridas por contato com os microrganismos, seja por inalação de poeira ou contato direto por meio de lacerações da pele. Existem descritas três apresentações clínicas da melioidose: (1) doença aguda, que se evidencia por septicemia com lesões metastáticas; (2) doença subaguda evidenciada por pneumonia semelhante à tuberculose com celulite e linfangite; e (3) doença crônica marcada por celulite crônica localizada (Boxe 7.7). Cinquenta por cento dos pacientes com melioidose confirmada por cultura têm pneumonia e outros 20% dos pacientes com outras formas de melioidose primária desenvolvem pneumonia secundária, especialmente nos casos em que as hemoculturas são positivas.[730] Existe um caso relatado de linfadenite e mediastinite causada por *B. pseudomallei* em um paciente com doença granulomatosa crônica.[295] Estudos demonstraram que diabetes melito é um fator de risco para a aquisição de melioidose bacteriêmica.[1046] É importante tratar os casos suspeitos com antibióticos, antes de qualquer outro tratamento (p. ex., drenagem das lesões), de forma a evitar sepse. A taxa de mortalidade é de 95% nos pacientes com doença aguda não tratada. *B. pseudomallei* é intrinsecamente resistente a muitos antibióticos, inclusive penicilinas, cefalosporinas de primeira e segunda gerações, macrolídios, rifamicinas, colistina e aminoglicosídios.[245,513] Em geral, essa bactéria é sensível a cloranfenicol, tetraciclinas, sulfametoxazol-trimetoprima, ureidopenicilinas, cefalosporinas de terceira geração, carbapenêmicos e (fato incomum entre as pseudômonas) amoxicilina-clavulanato.[1175,1204] As fluoroquinolonas mostram apenas atividade fraca e produziram resultados muito desanimadores em estudos clínicos.[48,170] Esse perfil incomum de sensibilidade aos antibióticos (*i. e.*, resistente à gentamicina e à colistina e sensível a amoxicilina-clavulanato) de um bacilo gram-negativo oxidase-positivo ajuda a confirmar a identidade da *B. pseudomallei* no laboratório de microbiologia.[246] Ceftazidima tem sido o antibiótico preferido para tratar melioidose grave, mas a resposta ao tratamento parenteral com doses altas é lenta.[1175] Alguns estudos demonstraram que os antibióticos carbapenêmicos são extremamente eficazes contra *B. pseudomallei in vitro*[245,1008] e um destes estudos demonstrou que apenas o imipeném foi eficaz para tratar melioidose grave aguda, resultando em menos falências terapêuticas que se fosse utilizada apenas ceftazidima.[999] Em outro estudo, o uso do tratamento combinado com cefoperazona-sulbactamo e sulfametoxazol-trimetoprima, ou ceftazidima com sulfametoxazol-trimetoprima, pareceu ser igualmente eficaz nos casos de melioidose grave.[183]

▸ Diagnóstico laboratorial. O diagnóstico definitivo da melioidose, também conhecida como a "grande simuladora", depende do isolamento e da identificação da *B. pseudomallei* dos espécimes clínicos. Essa bactéria cresce bem nos meios laboratoriais convencionais e, em geral, forma colônias enrugadas que, por isso, podem ser morfologicamente semelhantes às colônias de *P. stutzeri*. *B. pseudomallei* pode ser isolada do sangue por meio das técnicas convencionais de hemocultura.[1193] Os ágares seletivos, inclusive ágar seletivo de Ashdown (ASA) ou ágar seletivo para *Burkholderia pseudomallei* (BPSA),[46] ou os caldos seletivos,[1155] são recomendados para isolar esta bactéria de focos estéreis, principalmente escarro dos pacientes clinicamente suspeitos de ter melioidose, assim como durante o acompanhamento do tratamento da doença.[1194] A Tabela 7.8 descreve as propriedades bioquímicas úteis à identificação dessa bactéria. Dois biotipos de *B. pseudomallei* são classificados com base em sua capacidade de utilizar L-arabinose.[1004] Os biotipos que não utilizam arabinose (Ara–) são virulentos e podem ser isolados de espécimes clínicos e do ambiente, enquanto os que utilizam (Ara+) geralmente não são virulentos e, com exceções raras, são encontrados apenas no ambiente.[627,1004] Em geral, a identificação de *B. pseudomallei* não é difícil nos laboratórios das regiões nas quais este microrganismo é endêmico. Contudo, com a ampliação das viagens internacionais e o risco de bioterrorismo, tornou-se mais provável que os laboratórios das regiões nas quais *B. pseudomallei* não é endêmica encontrem este microrganismo. Como muitos laboratórios dependem dos sistemas de identificação disponíveis no mercado, Lowe et al. compararam a precisão de quatro destes sistemas: API[20] 20NE e20E manuais e sistemas automatizados Vitek® 1 e 2 (bioMérieux Inc., Hazelwood, MO) quanto à sua capacidade de identificar corretamente 103 cepas de *B. pseudomallei*. Os sistemas API® 20NE, API® 20E e Vitek® 1 forneceram identificações corretas em 98, 99 e 99% das cepas, respectivamente. O Vitek® 2 não conseguiu identificar grande número de cepas de *B. pseudomallei*, em grande parte devido às diferenças das reações bioquímicas obtidas, em comparação com os valores esperados nos bancos de dados.[668] Utilizando 47 cepas de *B. pseudomallei*, Koh et al. avaliaram aquilo que, mais tarde, tornou-se um sistema de identificação automatizado relativamente novo – o BD Phoenix® System. Embora a *B. pseudomallei* não esteja no banco de dados do Phoenix®, apenas quatro cepas não foram identificadas como tais. Todas as outras cepas restantes foram identificadas erroneamente com grande certeza como *B. cepacia* (34), *Burkholderia/Ralstonia* spp. (6) ou alguma outra espécie não fermentadora (3).[583]

Pesquisadores desenvolveram testes de aglutinação rápida de látex para detectar antígeno de *B. pseudomallei* na urina,[279,1006,1007] que oferecem um método simples, rápido e altamente específico para diagnosticar melioidose e são particularmente úteis nas áreas que dispõem de poucos recursos laboratoriais.

Os técnicos do laboratório são instruídos a usar cabines de segurança biológica (CSB) ao trabalhar com essa bactéria, porque existem relatos de infecção por *B. pseudomallei* adquirida no laboratório.[47,401,856,954] O leitor pode encontrar informações adicionais sobre as manifestações clínicas e laboratoriais da melioidose em outras revisões publicadas.[242–244,622,1175]

Complexo Burkholderia cepacia. *Burkholderia cepacia* é um fitopatógeno que causa podridão do bulbo de cebola nas plantas e podridão do pé (i. e., pé da floresta) nos seres humanos.[1059] A partir dos primeiros anos da década de 1980, a *B. cepacia* surgiu como causa de infecções oportunistas humanas, principalmente nos pacientes com doença granulomatosa crônica[114,597,802] e FC.[381,499,997,1071] Avanços recentes da taxonomia demonstraram que a *B. cepacia* é, na verdade, um grupo de no mínimo 18 genoespécies (ou genovariantes) diretamente relacionadas, hoje conhecidas como complexo *B. cepacia* (Bcc) e podem ser diferenciadas com base em testes bioquímicos e moleculares.[213,215,219,375,438,1100,1104,1107,1108,1110,1134] Veja uma relação das espécies incluídas no Bcc no Boxe 7.8. Embora todas as genovariantes do Bcc tenham sido cultivadas do escarro dos pacientes com FC, *B. cenocepacia* (genovariante III) e *B. multivorans* (genovariante II) constituem a maioria das cepas isoladas dos pacientes dos EUA[302,652,826,888,1019] e da Europa.[7,281,302,692] Um estudo recente realizado em dois centros especializados em FC na Argentina demonstrou que *B. contaminans* era a espécie mais comumente isolada de pacientes com essa doença (57,6%),

---

Boxe 7.8

Espécies incluídas no complexo *Burkholderia cepacia* (Bcc)[a]

B. ambifaria (VII)[b]
B. anthina (VIII)
B. arboris
B. cenocepacia (III)
B. cepacia (I)
B. contaminans
B. diffusa
B. dolosa (VI)
B. lata
B. latens
B. metallica
B. multivorans (II)
B. pseudomultivorans
B. pyrrocinia (IX)
B. seminalis
B. stabilis (IV)
B. ubonensis
B. vietnamiensis (V)

[a]Dados baseados nas referências 832 e 1100.
[b]Os numerais romanos entre parênteses indicam as designações originais das genovariantes.

---

seguida de *B. cenocepacia* (15%).[710] Os pacientes com FC colonizados por *B. cepacia* têm mortalidade mais alta ao longo do ano subsequente à colonização e têm declínio mais abrupto da função pulmonar depois disto.[635] Essas bactérias também estão entre as que foram associadas mais comumente à disseminação epidêmica e à "síndrome cepácea", que se evidencia por insuficiência respiratória progressiva grave e bacteriemia.[43,219,280,390,648,682,1190] Jones et al.[519] relataram que o tipo de genovariante do Bcc pode influenciar as chances de progressão da infecção inicial para a forma crônica e também a sobrevivência global dos pacientes. Nesse estudo, os pacientes infectados por *B. multivorans* ou *B. cenocepacia* desenvolveram infecções crônicas e morreram em razão da "síndrome cepácea", que ocorreu nos dois grupos.[519] Chaparro et al.[171] detectaram prognóstico mais desfavorável para os pacientes com FC infectados por *B. cepacia* depois de um transplante pulmonar, enquanto De Soyza et al.[280] observaram prognóstico pior depois do transplante com *B. cenocepacia* que outras espécies do Bcc. Aris et al.[43] também demonstraram que a sobrevida reduzida depois do transplante de pulmão estava relacionada com o tipo de genovariante, com prognóstico mais desfavorável para os pacientes com FC e infecção por *B. cenocepacia*. Embora existam evidências sugestivas de que o acesso ao transplante de pulmão não deva ser negado a todos os pacientes com FC infectados por Bcc, os índices de sobrevivência de curto e longo prazos são significativamente menores quando os pacientes infectados por *B. cenocepacia* são comparados com os pacientes infectados por outras genovariantes do Bcc.[800]

Além disso, vários estudos epidemiológicos sugeriram que determinadas cepas do Bcc sejam transmissíveis entre os pacientes e que as infecções cruzadas provavelmente ocorram por contato interpessoal direto.[161,389,650,651,1002] Os marcadores de virulência, inclusive uma fímbria bacteriana denominda *cable pilus* (cbl) codificada pelo gene da subunidade da pilina *cable* (*cblA*), responsável pela adesão às glicoproteínas do muco e o aumento da aderência às células epiteliais,[302,382,943,944,1043] e o marcador da cepa epidêmica da *B. cepacia* (BCESM; do inglês, B. cepacia *epidemic strain marker*)[681] – assim designado por sua associação às cepas de *B. cepacia* que infectam muitos pacientes com FC – ocorrem quase exclusivamente na *B. cenocepacia*.

O complexo *B. cepacia* foi isolado de várias fontes de água e superfícies úmidas, inclusive soluções detergentes e líquidos intravenosos. Em geral, os surtos hospitalares de infecção por *B. cepacia* são atribuídas a uma única fonte contaminada, inclusive anestésicos,[111] desinfetantes,[821,1011] soluções intravenosas,[290,1125] soluções para nebulizadores,[417,495] soluções para enxágue oral[162,708,1222] e dispositivos médicos, incluindo-se equipamentos de suporte respiratório.[667,1162] Entre os desinfetantes nos quais a *B. cepacia* cresce incluem iodopovidona, compostos de amônio quaternário e clorexedina.[91,234,1011] Existem relatos de pseudobacteriemias (hemoculturas falso-positivas) depois do uso de soluções desinfetantes contaminadas por *B. cepacia*.[91,234,813,821] Essa bactéria também pode crescer em água destilada com alguma fonte de nitrogênio, em razão de sua capacidade de fixar CO_2 do ar. As infecções clínicas incluem pneumonia e pneumonite nos pacientes tratados com anestésicos contaminados; infecção urinária dos pacientes tratados com líquidos de irrigação contaminados depois de cateterização ou cistoscopia; septicemia depois de cirurgias cardíacas; endocardite causada por valvas cardíacas contaminadas; conjuntivite; e artrite séptica.[813] A peritonite subsequente à diálise peritoneal foi associada à solução de iodopovidona contaminada por *B. cepacia*.[821] As infecções do sistema nervoso central incluem uma criança com hidrocefalia congênita, que desenvolveu bacteriemia secundária a um *shunt* ventriculoatrial de Holter contaminado[73] e um adulto que desenvolveu abscessos cerebrais secundários à otite média supurativa crônica.[445]

Pesquisadores descreveram meios seletivos com corantes bacteriostáticos, antibióticos ou pH ácido para o isolamento seletivo da *B. cepacia*. Isso inclui o meio para *Pseudomonas cepacia* (PCM; do inglês, Pseudomonas cepacia *medium*) contendo violeta cristal, polimixina B e ticarcilina;[374] meio basal de oxidação-fermentação contendo polimixina B, bacitracina e lactose (OFPBL);[1164] e ágar seletivo para *Burkholderia cepacia* (BCSA; do inglês, Burkholderia cepacia-*selective agar*) contendo lactose, sacarose, polimixina B, gentamicina e vancomicina.[436] As avaliações comparativas desses meios demonstraram que o isolamento da *B. cepacia* dos pacientes com FC é facilitado pelo uso destes meios.[437,1128,1135,1192] Em geral, o BCSA (usado principalmente nos EUA) e o meio Mast *B. cepacia* (utilizado predominantemente na Europa) foram considerados os mais apropriados para o crescimento de todas as cepas do complexo *B. cepacia*.[1135,1192]

A identificação de *B. cepacia* no laboratório clínico é problemática porque esta bactéria não se caracteriza por um único fenótipo, mas um complexo com no mínimo 18 diferentes espécies genéticas (Boxe 7.8).[722,1100] Os sistemas de identificação disponíveis no mercado tiveram desempenho insatisfatório na identificação desses microrganismos. Kiska *et al*.[575] compararam quatro sistemas disponíveis no mercado, inclusive RapID® NF Plus (Remel), API® Rapid NFT (depois conhecido como API® 20NE, da bioMérieux), Vitek® GNI (bioMérieux) e Uni-N/F Tek® (Remel). Os índices de identificação correta da *B. cepacia* foram os seguintes: 86% com o Uni-N/F Tek®, 81% com o RapID® NF Plus, 50% com o Vitek® GNI e 43% com o API® 20NE. Van Pelt *et al*. relataram que 90% das cepas de *B. cepacia* foram identificadas corretamente pelo API® 20NE e Vitek® GNI e que 68% foram identificadas corretamente com o MicroScan WalkAway® com painéis do tipo 1 combinados para urina incubada durante a noite.[1128] Shelly *et al*.[977] avaliaram o desempenho de nove sistemas diferentes comerciais utilizados por 108 laboratórios de microbiologia clínica de 91 cidades americanas, que encaminharam cepas isoladas a um laboratório de referência em FC para testes confirmatórios utilizando uma abordagem polifásica, que incluía ensaios de reação da cadeia de polimerase (PCR) baseadas em rRNA específicos para cada gênero e espécie. Os valores preditivos positivos variaram de 71 a 98%, os valores preditivos negativos oscilaram entre 50 e 82% e todos os sistemas tiveram erros de identificação do complexo *B. cepacia*. A espécie confundida mais comumente com *B. cepacia* foi *Burkholderia gladioli*. Brisse *et al*.[132] compararam os equipamentos automatizados BD Phoenix® e Vitek® 2 para identificar cepas isoladas do complexo *B. cepacia*. Os índices de identificação correta foram de 50% para o primeiro e 53% para o segundo quando foram consideradas todas as cepas do complexo *B. cepacia*, mas diferiram acentuadamente para *B. cenocepacia* (genovariante III – 71% com o Phoenix® e 38% com o Vitek® 2) e *B. multivorans* (genovariante II – 58% com o Phoenix® e 89% com o Vitek® 2). A identificação correta das espécies foi referida em apenas 33,3% para a *B. cepacia* quando se utilizou o sistema Vitek® MS v2.0.[691] Os resultados desses estudos apoiam a recomendação de que, quando se utilizam sistemas disponíveis no mercado para identificar cepas do complexo *B. cepacia*, os resultados devem ser confirmados por testes bioquímicos complementares (Tabela 7.9) ou métodos moleculares.

A espectrometria de massa (*mass espectrometry*, ou MS em inglês) MALDI-TOF também se tornou um método rápido e potente para identificar bacilos não fermentadores, inclusive os membros do Bcc. Entretanto, mesmo que a identificação do gênero tenha sido relatada na faixa do 90º percentil, o índice de identificação das espécies do Bcc comumente é menor que 80%.[100,270,278,328,477,604,701,719,1126] Os laboratórios são instruídos para quando se utiliza a técnica de identificação MALDI-TOF, quaisquer microrganismos listados no Boxe 7.8 devam ser relatados como complexo *B. cepacia*.

Ao contrário de outras pseudômonas comuns, *B. cepacia* é resistente aos aminoglicosídios, mas geralmente é sensível à sulfametoxazol-trimetoprima, que se tornou o antibiótico preferido para tratar infecções causadas por esta bactéria. Daniel *et al*.[253] realizaram testes de sensibilidade *in vitro* com 36 cepas de *B. cepacia* isoladas do sangue e demonstraram que a maioria era sensível à minociclina (94,4%), à ceftazidima (86,1%), ao ciprofloxacino (83,3%) e ao sulfametoxazol-trimetoprima (83,3%). Nos estudos sobre sinergia de dois e três antibióticos realizados por Bonacorsi *et al*.,[109] o acréscimo do ciprofloxacino aumentou significativamente as atividades bactericidas da piperacilina, do imipeném e do meropeném, enquanto a combinação de três fármacos (betalactâmico, ciprofloxacino e tobramicina) produziu o efeito sinérgico mais consistente. Aaron *et al*.[1] também realizaram testes *in vitro* utilizando várias combinações de antibióticos para cepas de *B. cepacia*. Os autores relataram que o uso das combinações de dois antibióticos aumentou as atividades bactericidas das seguintes associações de fármacos: meropeném-minociclina, meropeném-amicacina e meropeném-ceftazidima. As combinações de três antibióticos, inclusive tobramicina, meropeném e outro antibiótico, foram mais eficazes e mostraram mais atividade bactericida contra 81 e 93% das cepas isoladas.[1] Em outro estudo, Nzula et al. demonstraram que as CIM dos antibióticos variavam amplamente com as diferentes cepas do complexo B. cepacia.[795] Embora todas as cepas fossem resistentes à polimixina B, as CIM do cloranfenicol variaram de 4 a 128 mg/ℓ e aquelas da trimetoprima, de 0,25 a 64 mg/ℓ, com a maioria das cepas resistentes. Do mesmo modo, as variações de CIM para tobramicina, ciprofloxacino e ceftazidima oscilaram amplamente, sugerindo a necessidade de os laboratórios realizarem testes de sensibilidade com todas as cepas isoladas. Vermis et al.[1135] observaram que as CIM das cepas isoladas clinicamente de pacientes com FC eram mais altas que as isoladas de outros pacientes que não tinham FC e que, em geral, as cepas do complexo B. cepacia eram mais sensíveis à rifampicina, ao sulfametoxazol-trimetoprima e ao imipeném e mais resistentes à polimixina B.

Se o leitor desejar mais informações sobre biologia, taxonomia, mecanismos de virulência e epidemiologia da B. cepacia, pode consultar várias revisões excelentes sobre o assunto.[219,373,390,520,648,680,1100,1135]

Burkholderia gladioli. B. gladioli (antes conhecida como P. marginata) é basicamente um patógeno das plantas e causa podridão das flores em gladíolos e outras plantas. Essa é uma das poucas "pseudômonas" com reação negativa à citocromo-oxidase e forma colônias amarelas não fluorescentes depois de 48 a 72 horas de incubação. A B. gladioli foi descrita como causa de doença pulmonar humana e, em alguns casos, bacteriemia e infecções dos tecidos moles nos pacientes com FC,[66,195,395,521,538,558,753] doença granulomatosa crônica,[444,924] diabetes[983] e outras deficiências imunes.[395] Além disso, essa bactéria foi relatada como causa de ceratite, endoftalmite e úlceras da córnea,[629,909] além de osteomielite associada à doença granulomatosa crônica.[126]

Em geral, B. gladioli forma colônias amarelas porque produz um pigmento amarelo não fluorescente difusível. Os testes bioquímicos que permitem a diferenciação entre essa bactéria e o complexo B. cepacia incluem reações negativas para lisina, maltose e lactose. A maioria das cepas é oxidase-negativa ou tem reação fraca para oxidase e reação positiva para catalase. A Tabela 7.9 descreve outras características, que permitem essa diferenciação. Os técnicos de laboratório devem estar cientes de que os métodos fenotípicos para diferenciar a B. gladioli dos microrganismos do complexo B. cepacia não são confiáveis e podem levar a erros de identificação.[205] Os sistemas de identificação disponíveis comumente no mercado não conseguem diferenciar entre B. gladioli e outras espécies semelhantes.[977,1128] Por essa razão, os métodos moleculares devem ser usados quando parece ser necessário confirmar uma cepa isolada como B. gladioli.[76,205,1174] O padrão de sensibilidade aos antibióticos também pode ser usado como indício de que uma bactéria poderia ser B. gladioli, pois ela tende a ser sensível aos aminoglicosídios, imipeném, ciprofloxacino e sulfametoxazol-trimetoprima e resistente ao aztreonam e às cefalosporinas.[924]

Gêneros *Ralstonia* e *Cupriavidus*. Palleroni[814] e, mais tarde, Li et al.[638] demonstraram dois grupos de homologia do DNA dentre o grupo II de homologia do RNA de Pseudomonas. Em 1992, Yabuuchi sugeriu o nome genérico Burkholderia para sete espécies, mas assinalou que B. pickettii e B. solanacearum eram semelhantes entre si e diferentes das outras cinco espécies de Burkholderia nomeadas até aquela época.[1197] Em 1995, Yabuuchi et al.[1198] sugeriram a transferência de B. pickettii, B. solanacearum e Alcaligenes eutrophus para o gênero novo Ralstonia, com R. pickettii atuando como espécie típica. Mais tarde, várias espécies ou combinações novas foram acrescentadas ao gênero Ralstonia. Recentemente, a análise comparativa das sequências do rRNA 16S indicaram que existem duas sublinhagens diferentes dentro do gênero Ralstonia. A primeira – conhecida como linhagem de Ralstonia eutropha, inclui os seguintes microrganismos: R. basilensis, R. campinensis, R. eutropha, R. gilardii, R. metallidurans, R. oxalatica, R. paucula, R. respiraculi e R. taiwanensis. A segunda é conhecida como linhagem de Ralstonia pickettii e inclui R. insidiosa, R. mannitolilytica, R. pickettii, R. solanacearum e R. syzygii. Essa separação é apoiada pelas diferenças fenotípicas. Os membros da linhagem de R. eutropha têm flagelos peritríquios, não produzem ácidos a partir da glicose e são sensíveis à colistina, em contraste com os membros da linha de R. pickettii, que têm um ou mais flagelos polares, formam ácidos a partir de vários carboidratos e são resistentes à colistina (Boxe 7.9).[262,1122] Vaneechoutte et al. sugeriram que as espécies da linhagem de R. eutropha sejam reclassificadas no gênero novo Wautersia.[1122] Mais tarde, os estudos de hibridização do DNA–DNA e uma avaliação das características fenotípicas, das frequências das bases de DNA e das sequências dos genes do rRNA 16S demonstraram que Wautersia eutropha – espécie típica do gênero Wautersia – era um sinônimo mais tardio de Cupriavidus necator, a espécie típica do gênero Cupriavidus. Por essa razão, todos os membros do gênero Wautersia foram reclassificados no gênero Cupriavidus.[1099]

Ralstonia pickettii. A espécie Ralstonia pickettii foi criada para um grupo de isolados clinicos[876] e também passou a incluir cepas dos grupos Va-1 e Va-2 dos CDC, consideradas duas biovariantes diferentes de R. pickettii.[851] Pouco antes disso, King et al.[567] relataram que R. ("Pseudomonas") pickettii incluía diversas biovariantes, inclusive as cepas isoladas originalmente do St. Thomas Hospital, em Londres,[845,846] que tinham sido designadas como "Pseudomonas thomasii", embora este nome nunca tenha sido publicado de forma válida. Em 1994, Pickett[848] observou que R. pickettii deveria ser reconhecida como três biovariantes designadas como Va-1, biovariante Va-2 e biovariante 3/thomasii. Mais tarde, De Baere et al.[262] confirmaram, por hibridização de DNA–DNA, que R. pickettii biovariante 3/thomasii era uma espécie

Boxe 7.9

Características para a diferenciação dos gêneros *Ralstonia* e *Cupriavidus*

Característica	Ralstonia	Cupriavidus
Flagelo	Polar, 1 a 4	Peritríquia
Colistina (discos de 10 μg)	Resistente	Sensível
Produção de ácido a partir de carboidratos	Positiva	Negativa

diferente e sugeriram o nome *Ralstonia mannitolytica*, depois corrigido para *Ralstonia mannitolilytica*.[653]

R. pickettii raramente está associada às infecções humanas, mas foi descrita como causa de infecções nosocomiais, inclusive bacteriemia e infecções das vias urinárias. Os surtos nosocomiais foram associados à contaminação de soluções de limpeza respiratória,[596] soluções de heparina,[706] soluções salinas "estéreis",[160,184] água destilada[549,703] e um sistema de irrigação com água contaminada.[1209] Também existem relatos de supostos surtos atribuídos à contaminação de tampas de frascos de hemocultura[116] e água borrifada de uma pia.[431] Pesquisadores relataram vários casos de infecção primária por *R. pickettii*, inclusive osteomielite vertebral e discite de um paciente em hemodiálise crônica,[1169] pneumonia adquirida na comunidade,[816,880] bacteriemia em um paciente que recebeu transplante de sangue de cordão,[1187] bacteriemia em pacientes com câncer,[734,835] sepse em um paciente em hemodiálise,[1035] sepse neonatal em um bebê prematuro[1142] e meningite em um rancheiro pretensamente saudável[430] e uma criança com hidrocefalia.[110]

R. pickettii tem crescimento lento e forma apenas colônias puntiformes nas BAP depois de 24 horas de incubação. Todas as cepas são urease-positivas e algumas podem ser catalase-negativas. A motilidade é fraca ou tardia e pode não ser perceptível. A biovariante Va-1 pode ser diferenciada da Va-2 pela oxidação de lactose e maltose. Veja outras características bioquímicas na Tabela 7.10.

Ralstonia mannitolilytica. *R. mannitolilytica* é o nome atribuído aos microrganismos antes classificados como *R. pickettii* biovariante 3/*thomasii* (ver anteriormente).[262] Essa bactéria foi isolada do escarro de pacientes com FC;[216,220,329] de dois pacientes, um com meningite recidivante e o outro com hemoperitônio,[1117] do líquido peritoneal de pacientes em diálise peritoneal;[297,1221] do sangue de um bebê prematuro, infecção associada a um dispositivo umidificador usado em fisioterapia respiratória;[103] e do sangue de cinco pacientes internados em enfermaria oncológica, que apresentavam bacteriemia associada a cateteres.[409] No período de dezembro de 2004 a agosto de 2005, pesquisadores relataram um surto nacional de colonização ou infecção por *R. mannitolilytica* em crianças, que foi associado ao uso de um dispositivo de oxigenação contaminado (Vapotherm® 2000i, Vapotherm Inc., Stevensville, MD). A eletroforese em gel de campo pulsado demonstrou relação entre as cepas de *R. mannitolilytica* isoladas de 38 pacientes de 18 hospitais em 12 estados dos EUA.[514] Essa bactéria pode ser diferenciada das outras espécies de *Ralstonia* por sua acidificação do D-arabitol e do manitol, pela falta de redução de nitrato e pela alcalinização do tartarato. A Tabela 7.10 descreve outras características.

Ralstonia insidiosa. As cepas de *R. insidiosa* foram isoladas do ambiente e também de amostras clínicas humanas, inclusive secreções respiratórias de pacientes com FC.[211,1122] As cepas de *R. solanacearum* e *R. syzygii* não foram isoladas de espécimes clínicos humanos. A Tabela 7.10 descreve as características úteis à diferenciação das espécies de *Ralstonia* de origem humana.

Ryan e Adley relataram a sensibilidade aos antibióticos de *R. pickettii* e de *R. insidiosa*.[935] A maioria das cepas isoladas era sensível à maioria dos antibióticos. Os mais eficazes eram fluoroquinolonas e sulfametoxazol/trimetoprima.[935]

O gênero *Cupriavidus* é composto pelas espécies antigas de *Ralstonia*, que são assacarolíticas, sensíveis à colistina e móveis com flagelos peritríquios, com exceção de *C. gilardii*, que tem um único flagelo polar (Boxe 7.9). Quando este capítulo estava sendo escrito, o gênero *Cupriavidus* incluía 14 espécies: *C. alkaliphilus, C. basilensis, C. campinensis, C. gilardii, C. laharis, C. metallidurans, C. necator* (espécie típica, antes conhecida como *Ralstonia eutropha*), *C. numazuensis, C. oxalaticus, C. pampae, C. pauculus, C. pinatubonensis, C. respiraculi* e *C. taiwanensis*.[1099] Algumas espécies associadas às infecções humanas estão descritas com mais detalhes a seguir.

Cupriavidus gilardii. A *C. gilardii* (antes conhecida como *Ralstonia gilardii*) foi assim denominada em homenagem a G. L. Gilardi, um microbiologista americano que contribuiu muito para nosso conhecimento sobre BNF. Fenotipicamente, essa bactéria é semelhante a *Alcaligenes faecalis* e foi denominada *A. faecalis*-like por Gilardi. Essa bacilo gram-negativo, não fermentador e assacarolítico é móvel por flagelos peritríquios,[1159] embora na descrição original de Coenye et al.[210] eles tenham sido descritos como bactérias móveis em razão da existência de um único flagelo polar. As reações de catalase e oxidase são positivas e o nitrato e o nitrito não são reduzidos. *C. gilardii* pode ser diferenciada do *A. faecalis* pela incapacidade de reduzir nitrito e crescer em meio com acetamida e NaCl a 6,5%. Nos seres humanos, as cepas foram isoladas das vias respiratórias, de um furúnculo, do líquido cefalorraquidiano (LCR), da medula óssea, de um abscesso dos músculos da coxa[1062] e do sangue.[210,541,1159] Coenye et al.[216] relataram a presença de *C. gilardii* nas secreções respiratórias de 10 pacientes com FC, representando 9% das espécies de *Ralstonia/Cupriavidus* isoladas deste grupo de pacientes.

Cupriavidus metallidurans. *C. metallidurans* (antes referido como *Ralstonia metallidurans*) é conhecido por sua capacidade de sobreviver em concentrações altas de metais pesados tóxicos: o termo *metallidurans* significa, literalmente, "resistente aos metais".[386] Coenye et al.[216] relataram a presença dessa bactéria nas secreções brônquicas de dois pacientes com FC, mas não foi possível determinar seu papel na colonização ou na doença. Existem dois relatos de septicemia nosocomial[607,742] e um caso de bacteriemia associada ao cateter[286] causados pelo *C. metallidurans*. Em um dos nossos hospitais, o *C. metallidurans* foi isolado em contagens > 100.000 UFC/mℓ da urina de um paciente de 80 anos com transplante renal, que foi internado em consequência da angústia respiratória causada por sobrecarga de volume. A identificação dessa bactéria foi realizada pelo equipamento de MALDI-TOF MS da Bruker com escore numérico de 2,537 e foi confirmada pelo sequenciamento do rRNA 16S. Essa cepa era sensível a ampicilina, cefepima, ceftazidima, ceftriaxona, ciprofloxacino, ertapeném, imipeném, meropeném, piperacilina-tazobactamo e sulfametoxazol-trimetoprima, mas era resistente à amicacina, cefazolina, gentamicina, nitrofurantoína e tobramicina com base nos parâmetros interpretativos do CLSI (Clinical and Laboratory Standards Institute) para bactérias excluídas da família Enterobacteriaceae (Schreckenberger P., comunicação pessoal).

Cupriavidus pauculus. *C. pauculus* (antes conhecido como *Ralstonia paucula* e grupo IV c-2 dos CDC) é um bacilo gram-negativo assacarolítico oxidase-positivo móvel em razão dos flagelos peritríquios e produz reação fortemente positiva à urease. Por isso, ele é fenotipicamente semelhante a *Alcaligenes, Bordetella* e *Oligella ureolytica*, dos quais precisa ser diferenciado (Tabela 7.10). A maioria das infecções humanas relatadas estava associada à bacteriemia em pacientes imunossuprimidos.[30,39,41,235,240,713,738,789,881,945,1069,1213] Também existem dois casos relatados de peritonite depois de diálise peritoneal ambulatorial contínua – um com septicemia associada[1213] e outro com infecção mista por IVc-2 e *Alcaligenes faecalis*;[422] e um paciente com tenossinovite da mão depois de uma mordida de cão.[764] Nesse último caso, não estava claro se a origem do agente infeccioso foi a mordida ou a água de torneira usada para lavar a lesão. *C. pauculus* também foi descrito como causa de bacteriemia em uma criança em oxigenação por membrana extracorpórea (OMEC),[1092] de meningite e septicemia coexistentes em um recém-nascido[303] e pneumonia adquirida na comunidade em um recém-nascido.[55]

Cupriavidus respiraculi. *C. respiraculi* (antes conhecido como *Ralstonia respiraculi*) foi isolado das vias respiratórias dos pacientes com FC, embora as cepas isoladas não crescessem no BCSA.[221] A Tabela 7.10 descreve as características que diferenciam *C. respiraculi* de outras espécies deste gênero.

Cupriavidus taiwanensis. *C. taiwanensis* (antes conhecido como *Ralstonia taiwanensis*) também foi isolado do escarro de um paciente com FC.[180] Esse microrganismo é um bacilo gram-negativo assacarolítico e tem reações positivas a oxidase, catalase, nitrato e esculina. A Tabela 7.10 relaciona outras características bioquímicas dessa bactéria.

Gênero *Lautropia*

Lautropia mirabilis. *L. mirabilis* é um coco gram-negativo anaeróbio facultativo, que fermenta glicose, frutose, sacarose e manitol; reduz nitrato e nitrito; e produz reações positivas à oxidase, urease e, algumas vezes, reação fraca à catalase.[361] A caracterização filogenética baseada na análise das sequências dos genes do rRNA 16S coloca essa espécie no subgrupo β de *Proteobacteria*, separado de todos os outros gêneros descritos, mas diretamente relacionado com o gênero *Burkholderia*.[361] Curiosamente, a composição dos ácidos graxos celulares de *L. mirabilis* é muito semelhante à composição dos ácidos graxos de *Acidovorax delafieldii*, *Comamonas terrigena* e grupo 1 de oxidantes fracos dos CDC (WO-1).[247] A morfologia cocoide e a capacidade de fermentar glicose separam *L. mirabilis* de *C. terrigena*, *A. delafieldii*, WO-1 e membros do gênero *Burkholderia*. *L. mirabilis* demonstra morfologia celular extremamente polimórfica. Existem descritas no mínimo três morfologias de colônias: (1) colônias circulares planas e secas de culturas jovens; (2) colônias maiores, enrugadas, quebradiças e em forma de crateras a partir da incubação prolongada; e (3) colônias mucoides arredondadas, elevadas, brilhantes e lisas. O diâmetro das colônias variam de puntiformes a mais de 5 mm e, em geral, as colônias são aderentes ao ágar.[361] *L. mirabilis* foi isolada da cavidade oral e das vias respiratórias superiores,[361] do escarro de um paciente com FC[86] e das cavidades orais de crianças infectadas pelo HIV.[931] O potencial patogênico dessa bactéria é desconhecido.

Gênero *Pandoraea*. Em 2000, Coenye et al.[209] descreveram um gênero novo – *Pandoraea* (com referência à caixa de Pandora da mitologia grega) – de gram-negativos não fermentadores isolados principalmente de escarro de pacientes com FC e do solo. Originalmente, esse gênero abrangia cinco espécies nomeadas (*P. apista*, *P. norimbergensis*, *P. pnomenusa*, *P. pulmonicola* e *P. sputorum*) e uma genoespécie inominada.[209] Daneshvar et al.[250] descreveram mais três genoespécies inominadas, antes classificadas no grupo 2 dos oxidantes fracos dos CDC (WO-2). Mais recentemente, foram acrescentadas mais quatro espécies nomeadas (*P. thiooxydans*, *P. oxalativorans*, *P. faecigallinarum* e *P. vervacti*) isoladas do ambiente ou de fontes animais, resultando no total de nove espécies nomeadas.[27,939] As espécies de *Pandoraea* foram isoladas principalmente das secreções respiratórias dos pacientes com FC, mas também foram encontradas em outras amostras clínicas, inclusive sangue e tecidos pulmonares.[53,231,524,746,1038] Pesquisadores publicaram a disseminação epidêmica de *P. apista* de um paciente-caso que transmitiu para cinco outros pacientes com FC, que participaram de acampamentos de verão e/ou que estiveram hospitalizados.[524] Hoje em dia, a prevalência, a transmissibilidade interpessoal e o impacto clínico das espécies de *Pandoraea* nos pacientes com FC são desconhecidos, porque os métodos de identificação fenotípica manuais e automatizados utilizados comumente na maioria dos laboratórios clínicos não são adequados para identificar *Pandoraea* spp.[214,746] Em geral, as espécies de *Pandoraea* crescem bem no meio seletivo para *B. cepacia* e, por esta razão, podem ser confundidas com membros do complexo *B. cepacia*. As espécies de *Pandoraea* crescem bem nas BAP depois da incubação *overnight* a 35°C. As colônias isoladas são circulares, convexas, semiopaca, contínuas e lisas e medem 0,5 a 1,0 mm de diâmetro. O padrão de hemólise é variável. Todas as espécies são móveis, têm flagelos polares e são positivas quanto ao crescimento em ágar MacConkey, produção de catalase e alcalinização do citrato. Todas as espécies são negativas para redução de nitrito; desnitrificação; produção de indol; hidrólise de gelatina, esculina e Tween®; atividades de lisina e ornitina descarboxilases; e atividades de arginina-di-hidrolase, β-galactosidase e DNase. Essas bactérias não produzem ácido a partir de OF com manitol, lactose, sacarose, maltose ou frutose. As cepas produzem ácido fraco ou são negativas para OF de glicose.[209,250] Veja características usadas para diferenciar entre espécies de *Pandoraea* e bactérias fenotipicamente semelhantes na Tabela 7.9.

Família Rhodospirillaceae

Gênero *Inquilinus*. O gênero *Inquilinus* faz parte da família Rhodospirillaceae e inclui duas espécies: *I. ginsengisoli* e *I. limosus*. Apenas essa última espécie foi associada às infecções humanas. *I. limosus* é um bacilo gram-negativa com forma de bacilo, que mede de 1,5 a 2,0 mm de largura e 3,5 mm de comprimento. Ele cresce em temperaturas entre 35° e 42°C, mas não se desenvolve bem a 25°C. Nos meios não seletivos, essa bactéria forma colônias não pigmentadas muito viscosas. O crescimento em ágar MacConkey é muito discreto depois de 3 dias. Algumas cepas são móveis e têm um ou dois flagelos, mas é difícil demonstrar sua motilidade em razão da composição mucoide das colônias. *I. limosus* é resistente à polimixina B e lipase-positivo, características que o tornam fenotipicamente semelhantes ao complexo *B. cepacia* (Tabela 7.9).[212,857] Todas as cepas têm reações positivas para oxidase, catalase, β-glicosidase, fosfatase, prolinaminopeptidase, pirrolidonil-aminopeptidase, hidrólise de esculina e produção de acetoína, mas têm reações negativas para lisina, arginina, ornitina, desnitrificação, gelatinase, produção de indol e utilização de citrato.[189,212] A bactéria produz ácidos a partir da

OF de glicose, dextrose e manitol (Tabela 7.3). A produção de H$_2$S é positiva no teste do papel de fita com acetato de chumbo, mas não no ágar TSI (Christopher Doern, comunicação pessoal). *I. limosus* foi isolado das secreções respiratórias dos pacientes com FC nos EUA,[212,429,857] Alemanha,[956,1165] França,[98,189,270] Itália,[197] Espanha[948] e Reino Unido.[227] Existe um relato de que isolamento de *Inquilinus* sp. de amostras de sangue de um paciente sem FC, que tinha endocardite de uma valva artificial.[570] A identificação definitiva é difícil porque esta espécie não está incluída nos bancos de dados dos *kits* de identificação disponíveis no comércio e seu aspecto mucoide pode ser confundido com as cepas mucoides de *P. aeruginosa*.[857,1165] Algumas cepas podem ser isoladas nos meios seletivos para *B. cepacia* contendo colistina, mas são inibidas no BCSA, que contém gentamicina.[189] A estrutura mucoide de *I. limosus* pode contribuir para sua colonização e resistência a alguns antibióticos.[98,440] Todas as cepas descritas são resistentes a penicilinas e cefalosporinas, canamicina, tobramicina, colistina, doxiciclina e cotrimoxazol, mas são sensíveis ao imipeném e ciprofloxacino.[189,1165] Nenhum relato indica a ocorrência de transmissão da bactéria entre pacientes.

Família Comamonadaceae | rRNA grupo III

Willems *et al.* sugeriram que os microrganismos que fazem parte do rRNA grupo III sejam separados como uma família nova de bactérias referida como Comamonadaceae.[1176]

Grupo *acidovorans*. Esse grupo consiste de microrganismos que antes eram conhecidos como *Pseudomonas acidovorans*, *Pseudomonas testosteroni* e *Comamonas terrigena*. Em 1987, Tamaoka[1055] propôs que os microrganismos conhecidos como *Pseudomonas acidovorans* e *P. testosteroni* fossem colocados no gênero *Comamonas*, junto com a espécie *C. terrigena*. Mais tarde, *C. acidovorans* foi transferida para o gênero novo *Delftia* como espécie típica *D. acidovorans*.[1166] Todas são bactérias móveis por meio de até seis flagelos dispostos em um tufo polar, que têm como característica um flagelo com movimento ondular longo (3,0 mm entre os topos de ondas adjacentes). Esses microrganismos não produzem ácidos a partir da OF de glicose e, por esta razão, eles são agrupados entre as pseudômonas alcalinas (Tabela 7.7). Como grupo, as comamônadas têm distribuição geográfica ampla e são comuns no solo e como saprófitos aquáticos. Essas bactérias foram isoladas de fontes animais, produtos alimentícios, equipamentos hospitalares e espécimes clínicos humanos, mas raramente causam problemas clinicamente significativos.

Gênero *delftia*

***Delftia acidovorans*.** O gênero *Delftia* abrange quatro espécies: *D. acidovorans*, *D. lacustris*, *D. litopenaei* e *D. tsuruhatensis*. A *D. acidovorans* é o membro mais comum desse grupo isolado dos espécimes clínicos. Ela pode ser diferenciada facilmente das outras pseudômonas alcalinas porque produz reação ácida fraca ou neutra com OF de frutose e OF de manitol. A bactéria é acetamido-positiva e reduz nitrato sem produzir gás. A *D. acidovorans* é indol-positiva, mas a maioria das cepas produz coloração alaranjada no meio em que foi acrescentado reagente de Kovac (o chamado indol laranja), em razão da produção de ácido antranílico a partir da triptona (Prancha 7.2 C).[705] A reação do indol laranja também pode ser demonstrada com o acréscimo de uma gota do reagente de Kovac às colônias cultivadas na superfície das BAP. Quando o teste do indol é realizado com extração do xileno e acréscimo do reagente de Ehrlich, essas mesmas cepas produzem uma reação amarela vívida no meio de teste. *D. acidovorans* foi isolada de vários espécimes clínicos, mas geralmente não é considerada patogênica. As cepas foram isoladas do escarro, da urina e dos cateteres direito e esquerdo de um rim transplantado, do líquido de conservação renal, dos raspados de córnea de um paciente submetido a vários procedimentos cirúrgicos oculares no passado e do sangue de um paciente com tuberculose (Schreckenberger P., comunicação pessoal). Existem relatos publicados indicando que *D. acidovorans* esteja associada a bacteriemia relacionada com cateteres,[155,156,192,313,545,602,606] otite supurativa,[894] infecção das vias urinárias,[274] infecções oculares[131,621,625,884,1033] e peritonite de um paciente em diálise peritoneal ambulatorial contínua.[663] Também existe um caso relatado de endocardite causada por *D. acidovorans* em um usuário de drogas intravenosas de 42 anos.[480] Um paciente com AIDS desenvolveu pneumonia causada por essa bactéria[334] e um homem imunocompetente infectado apresentou empiema crônico na cavidade pleural.[196] Camargo *et al.* descreveram o isolamento de *D. acidovorans* em culturas puras com contagens acima de 1.000.000 UFC/mℓ, obtidas de aspirados traqueais de 21 pacientes hospitalizados em uma unidade de tratamento intensivo, indicando uma fonte comum (ainda que indefinida) responsável pela colonização.[145] A Tabela 7.7 descreve as características úteis à identificação de *D. acidovorans*.

***D. lacustris, D. litopenaei* e *D. tsuruhatensis*.** Essas três espécies novas de *Delftia* foram isoladas das águas de um lago mesotrófico da Dinamarca,[525] de um lago com cultura de camarão de água doce em Taiwan[181] e do lodo recolhido de uma instalação de tratamento de águas residuais no Japão.[982] Mais tarde, duas dessas espécies foram descritas como causa de infecção humana. *D. tsuruhatensis* foi relatada como causa de infecções sanguíneas associadas aos cateteres de pacientes com cateteres venosos centrais de longa permanência.[556,869,1049] *D. lacustris* foi citada como causa de septicemia de um paciente com feocromocitoma[1012] e foi cultivada a partir da bile de um paciente com carcinoma hepatocelular, do líquido de empiema da cavidade torácica depois de um traumatismo torácico e de hemoculturas de dois pacientes com doença renal.[984]

Gênero *Comamonas*.
Todas as espécies de *Comamonas* são móveis e oxidase-positivas e produzem reações alcalinas com OF de carboidratos. Fenotipicamente, essas bactérias são semelhantes às espécies de *Delftia*, a *P. alcaligenes*, a *P. pseudoalcaligenes* e às espécies de *Brevundimonas*, com os quais devem ser diferenciadas. A Tabela 7.7 descreve as características fenotípicas desse grupo de bactérias.

***Comamonas testosteroni*.** *C. testosteroni* não é isolada comumente nos laboratórios clínicos, apesar de sua distribuição ampla no ambiente. Barbaro *et al.*[63] revisaram 18 casos de infecção por *C. testosteroni*. Os autores relataram que esse microrganismo estava associado mais comumente às anormalidades anatômicas do trato gastrintestinal, dentre as quais a mais comum era perfuração do apêndice. Outros estudos publicados anteriormente descreveram *C. testosteroni* como causa de sepse,[52,410,1005,1085] infecção associada aos cateteres venosos centrais,[626,791] endocardite,[229] pseudobacteriemia atribuída a um desinfetante contaminado usado para desinfetar frascos de hemocultura antes do uso,[988] pneumonia de pacientes com AIDS,[334] endoftalmite[887] e meningite de um paciente com colesteatoma recidivante.[40] Coenye relatou o isolamento de *C. testosteroni* das secreções respiratórias de dois pacientes com FC.[212]

Comamonas terrigena. Na verdade, *C. terrigena* abrange três grupos genotipicamente diferentes. O DNA grupo 1 de *C. terrigena* conserva este nome original, enquanto o DNA grupo 2 (que inclui *Aquaspirillum aquaticum* e algumas cepas do grupo 10 de E. Falsen [EF]) foi renomeado para *C. aquatica*; por fim, o DNA grupo 3 de *C. terrigena* (que abrange algumas cepas do grupo 10 de EF) recebeu o nome novo *C. kerstersii*.[1160] *C. terrigena* não é considerada um patógeno humano, embora Sonnenwirth tenha descrito o isolamento desta bactéria de duas hemoculturas de um paciente com endocardite; contudo, a função patogênica desta bactéria neste caso era duvidosa.[1014]

Comamonas kerstersia. *C. kerstersia* pode ser diferenciada das outras espécies de *Comamonas* por sua capacidade de crescer a 42°C. A Tabela 7.7 descreve outras características fenotípicas. *C. kerstersia* foi referida como causa de infecções intra-abdominais[16,97] e bacteriemia em um paciente com diverticulose.[804]

Grupo *Facilis-delafieldii*

Gênero *Acidovorax*. Willems *et al.* sugeriram um gênero novo – *Acidovorax* – que continha três espécies: *Acidovorax facilis* (antes conhecida como *Pseudomonas facilis*), *Acidovorax delafieldii* (antes referida como *Pseudomonas delafieldii*) e *Acidovorax temperans* (várias cepas antes descritas como *Pseudomonas* e *Alcaligenes*).[1177] Essas três espécies constituem um grupo separado do complexo rRNA grupo III. Duas dessas espécies – *A. delafieldii* e *A. temperans* – foram isoladas de espécimes clínicos; contudo, não há informações quanto ao significado clínico destes microrganismos.[368,1177] *A. delafieldii* provavelmente é o mesmo microrganismo do grupo WO-1 dos CDC, enquanto *A. temperans* provavelmente corresponde ao grupo WO-1A dos CDC.[1172] Mais tarde, esse gênero foi ampliado e hoje inclui 18 espécies e subespécies isoladas de plantas e do ambiente. Três espécies novas foram isoladas de espécimes clínicos humanos. *A. avenae* e *A. oryzae* foram descritos em pacientes com infecções sanguíneas associadas aos cateteres,[685,805,980] enquanto *A. wautersii* foi associado a duas infecções humanas, embora o contexto clínico não tenha sido descrito claramente.[1120] As espécies de *Acidovorax* são oxidase-positivas e móveis e utilizam carboidratos por oxidação. Veja outras características diferenciadoras na Tabela 7.3 e o estudo publicado por Willems *et al.*[1177]

Família *Caulobacteraceae* | rRNA grupo IV

Todas as espécies do rRNA grupo IV foram transferidas para o gênero novo *Brevundimonas* (termo que significa flagelos com movimento ondular curto).[967]

Gênero *Brevundimonas*. O gênero *Brevundimonas* inclui 25 espécies, das quais apenas duas – *B. diminuta* e *B. vesicularis* – são encontradas em espécimes clínicos humanos. Essas espécies são agrupadas com pseudômonas alcalinas porque não são reativas ou apresentam reação fraca com a maioria dos carboidratos (Tabela 7.7). Esse grupo caracteriza-se pela presença de um único flagelo polar extremamente retorcido (comprimento de 0,6 a 1,0 mm). *B. vesicularis* tem crescimento lento e geralmente requer 48 horas de incubação para que as colônias sejam observadas no ágar-sangue de carneiro, no qual produzem colônias com pigmentação amarelo-escuro ou alaranjada (Prancha 7.3 C). A maioria das cepas não consegue crescer no ágar MacConkey. *B. vesicularis* pode ser diferenciado de todas as outras espécies de pseudômonas alcalinas por produzir reação forte de hidrólise da esculina. Nossa equipe isolou o *B. vesicularis* do líquido de diálise peritoneal, de uma máquina de diálise renal, de um abscesso oral e de uma ferida do couro cabeludo. Outros autores relataram o isolamento de *B. vesicularis* de espécimes cervicais,[807] sangue[185,365,620,796,858,1123] e de um paciente com botriomicose (uma doença granulomatosa supurativa crônica rara, que acomete a pele).[143] *B. vesicularis* também foi isolado de amostras do ambiente hospitalar, inclusive uma mangueira de chuveiro[584] e uma banheira de hidroterapia.[51] *B. diminuta* foi isolado de pacientes com bacteriemia,[185,620] ceratite[819] e pleurite.[669] Essa bactéria também foi isolada do escarro de um paciente com FC e pneumonia.[725] Uma cepa de *B. diminuta* produtora de VIM-2 MBL amplamente resistente aos antibióticos foi isolada de um espécime de biopsia da coxa.[13] *B. vesicularis* pode ser diferenciado da *B. diminuta* por hidrolisar amido e esculina (ambas reações positivas com o *B. vesicularis*). Moss e Kaltenbach relataram que o ácido glutárico é produzido por *B. diminuta*, mas não por *B. vesicularis*, quando estes microrganismos são cultivados em ágar de soja tripticase.[755]

Família *Xanthomonadaceae* | rRNA grupo V

Gênero *Stenotrophomonas*. O gênero *Stenotrophomonas* foi criado em 1993 para acomodar *Xanthomonas maltophilia* (antes conhecida como *Pseudomonas maltophilia*).[815] Vários estudos recentes demonstraram que há diversidade genética considerável entre as cepas de *S. maltophilia* e que esta espécie consiste ao menos em nove grupos genômicos.[223,426] Além disso, pesquisadores descreveram 12 espécies de *Stenotrophomonas* novas, que foram isoladas de esgotos, lama e solo (http://www.bacterio.net/stenotrophomonas.html). O nome *S. africana* foi proposto para descrever uma única cepa isolada do LCR. Fenotipicamente, essa bactéria era praticamente idêntica *S. maltophilia*, com exceção de não ter capacidade de assimilar *cis*-aconitato.[301] Entretanto, com base em análises moleculares extensivas, Coenye *et al.* determinaram que *S. africana* é uma cepa da espécie *S. maltophilia*; por isso, o nome da espécie *S. africana* foi descartado.[222] Dentre as espécies restantes, apenas *S. maltophilia* está associada à infecção humana.

Stenotrophomonas maltophilia. A *S. maltophilia* é um bacilo móvel, que tem flagelos multitríquios polares e pode ser facilmente diferenciada das outras pseudômonas por ser lisino-positiva e DNase-positiva, embora seja oxidase-negativa (Tabela 7.11). A maioria das cepas de *S. maltophilia* é sensível à colistina e à polimixina B. Essa propriedade pode ser usada para diferenciar *S. maltophilia* de *B. cepacia*, que também é lisino-positiva, mas é resistente à colistina e à polimixina B e é DNase-negativa. *S. maltophilia* utiliza avidamente maltose por OF, mas geralmente é negativa ou tem apenas reação positiva fraca no teste OF de glicose em 24

Tabela 7.11 Características principais de *S. maltophilia* e do complexo *B. cepacia*.[a]

Teste	S. maltophilia	Complexo B. cepacia
Oxidase	−	+ (93)
Motilidade	+	+
Crescimento em MacConkey	+	+
OF de glicose	A ou Fr.	A
OF de maltose	A	A
OF de lactose	V (86)	A
OF de manitol	−	A
Redução de NO_3	V (42)	V (37)
NO_3 em gás	−	−
Arginina	−	−
Lisina	+	V
Hidrólise de esculina	+	V (67)
ONPG	+ (93)	V (79)
DNase	+	−
Polimixina B	S	R
Pigmento	Cinza, amarelo-claro, cor de lavanda	Cinza, cor *chartreuse*, amarelo

[a]Dados baseados na referência 1172.
+ = 90% das cepas ou mais são positivas; − = 90% das cepas ou mais são negativas; V = 11 a 89% das cepas são positivas; A = reação ácida; Fr. = reação ácida fraca; S = sensível; R = resistente. Os números entre parênteses são porcentagens das cepas que produzem reação positiva.

horas. As colônias podem ter coloração amarelo-clara ou cinza-lavanda no meio de ágar-sangue (Prancha 7.3 D). Nosso grupo encontrou cepas raras de *S. maltophilia*, que apresentavam reação positiva à oxidase, mas tinham todas as outras características bioquímicas da *S. maltophilia*. Carmody *et al.* relataram que 20% das cepas isoladas de *S. maltophilia* e isoladas basicamente de culturas de espécimes respiratórios dos pacientes com FC eram oxidase-positivas.[150] Os laboratoristas devem estar cientes de que cepas raras com características aberrantes podem ser isoladas de espécimes clínicos.

S. maltophilia é onipresente e pode ser isolada de quase todos os espécimes clínicos. Ocasionalmente, essa bactéria causa infecções oportunistas e tem surgido como um patógeno importante adquirido nos hospitais.[559,707,760] As vias respiratórias são estruturas das quais *S. maltophilia* é isolada mais comumente, embora na maioria dos casos estas bactérias isoladas não pareçam ser clinicamente significativas. Nos últimos anos, alguns centros especializados em FC relataram incidência crescente de *S. maltophilia*[61,138,377,542,1094] e alguns estudos demonstraram uma relação entre colonização por esta bactéria e lesão pulmonar.[61,542] O uso dos meios seletivos aumenta os índices de isolamento de *S. maltophilia* do escarro dos pacientes com FC.[276,551] Nos pacientes que não têm FC, pesquisadores relataram que essa bactéria causa um espectro diversificado de doenças, inclusive pneumonia,[859] bacteriemia,[34,339,578,594,732,759,859,971] endocardite,[412] infecções associadas aos cateteres,[312] colangite,[822] infecções das vias urinárias,[1130] meningite[823,859] e infecções graves de feridas, principalmente nos pacientes com câncer.[1131] Morrison *et al.*[750] estudaram o espectro das doenças clínicas dos pacientes com infecções por *S. maltophilia* adquiridas nos hospitais e referiram incidência crescente de isolamento nosocomial e taxa de mortalidade global de 43% de todos os pacientes dos quais esta bactéria foi isolada. Os fatores de risco associados às mortes dos pacientes dos quais cepas de *S. maltophilia* foram isoladas eram os seguintes: internação em unidade de tratamento intensivo, idade acima de 40 anos e isolamento da bactéria de uma fonte pulmonar.[750] Denton e Kerr[277] publicaram uma revisão abrangente sobre infecções associadas a *S. maltophilia*.

Outro aspecto importante da incidência crescente de infecções causadas por *S. maltophilia* pode ser o perfil de sensibilidade antimicrobiana singular desta bactéria. *S. maltophilia* é intrinsecamente resistente à maioria dos antibióticos antipseudomonas utilizados comumente, inclusive aminoglicosídios e alguns betalactâmicos, dentre os quais alguns são eficazes contra *P. aeruginosa*.[781,820,1129] Desse modo, a colonização pode ser favorecida pelo uso de antibióticos antipseudômonas de espectro amplo. Curiosamente, *S. maltophilia* é naturalmente sensível ao sulfametoxazol-trimetoprima, um antibiótico sem qualquer atividade contra *P. aeruginosa* ou a maioria das outras espécies de *Pseudomonas*.[193,326] Além do problema da resistência intrínseca, existem outros problemas relacionados com os testes de sensibilidade de *S. maltophilia*. Alguns métodos automatizados (i. e., Vitek® Legacy; bioMérieux, Hazelwood, MO) contêm programas que impedem a emissão dos resultados de sensibilidade quando o microrganismo testado é reconhecidamente *S. maltophilia*. *Trailing end point* (crescimento residual de colônias em todas as diluições) pode ser observado tanto nos testes de diluição em ágar como em microtitulação. Com ensaios de difusão em disco, existem relatos de resultados de falsa sensibilidade aos aminoglicosídios (i. e., aos quais deveria ser uniformemente resistente) e ciprofloxacino.[448,820] Estudos utilizando Etest® (descrito no Capítulo 17) como teste de sensibilidade antimicrobiana de *S. maltophilia* detectaram a existência de microcolônias diminutas ou uma "névoa" de crescimento transparente dentro da área de inibição que, se não tivesse sido detectada, poderia levar a resultados falsos de suscetibilidade.[820,1026] O leitor deve ler a revisão publicada por Robin e Janda se quiser mais informações sobre o assunto.[911]

Gênero *Wohlfahrtiimonas*. O gênero *Wohlfahrtiimonas* inclui duas espécies: *W. chitiniclastica* e *W. larvae*. Essas duas espécies foram isoladas primeiramente das larvas de moscas parasitárias. O termo *Wohlfahrtiimonas* originou-se do fato de que as primeiras cepas foram isoladas de larvas no 3º estágio de moscas parasitárias *Wohlfahrtia magnifica*.[1076] *W. chitiniclastica* foi relatada como causa de sepse fulminante em dois pacientes idosos na França e na Argentina.[18,885] Esses dois pacientes eram desabrigados, tinham história de alcoolismo e estavam em condições sanitárias precárias. Nos dois casos, as infecções foram atribuídas às moscas. Um desses pacientes descritos era mulher e tinha milhares de piolhos de cabeça e corpo com dezenas de larvas de insetos nos cabelos.[885] Um terceiro caso relatado era de um homem de 64 anos da República Tcheca, que tinha história de 4 anos de gangrena dos segmentos distais das pernas e amputações dos pododáctilos dos dois pés, todas associadas à infecção por esse microrganismo.[585] *Wohlfahrtiimonas* são bacilos gram-negativos curtos e retilíneos imóveis, que não fermentam glicose, são estritamente aeróbios e têm reações de catalase e oxidase positivas. Toth et al.[1076] descreveram todas as características fenotípicas de *W. chitiniclastica*. Essa bactéria não está incluída nos bancos de dados dos sistemas de identificação fenotípica disponíveis no mercado, mas pode ser identificada por sequenciamento do rRNA 16S e pela técnica MALDI-TOF MS.[585] De acordo com três estudos independentes, a *W. chitiniclastica* era sensível a todos os antibióticos testados.[18,585,885]

Família Acetobacteraceae

Na época em que este livro era escrito, a família Acetobacteraceae incluía 33 gêneros de bactérias acidoacéticas (BAA) (http://www.bacterio.net/-classifgenerafamilies.html#Acetobacteraceae). Um aspecto típico da maioria das BAA é sua capacidade de oxidar etanol e açúcares em ácido acético. Essas bactérias estão distribuídas por todo o planeta e foram isoladas de diversos vegetais, frutas e flores. BAA podem ter algumas aplicações industriais, inclusive a produção de vinagre e vários fármacos.[940,1203] O primeiro relato da presença de BAA em seres humanos foi publicado em 2004, quando Snyder et al.[1010] descreveram um paciente com peritonite associada à infecção por *Asaia borgorensis*; o paciente usava um cateter de diálise peritoneal. Dois anos depois, houve um segundo caso de infecção por BAA (*Granulibacter bethesdensis*) em dois pacientes de locais diferentes com doença granulomatosa crônica (DGC).[402,403] Desde então, as BAA têm sido relatadas com frequência crescente como causas de doença humana. Neste capítulo, consideramos apenas os gêneros que causam reconhecidamente infecção humana, ou seja, *Acetobacter, Acidomonas, Asaia, Gluconobacter, Granulibacter* e *Roseomonas*. Dois gêneros de BAA formam colônias róseas no ágar sólido – *Asaia* e *Roseomonas* – e estão descritos no grupo pigmentado rosa. As espécies restantes associadas às doenças humanas estão descritas adiante.

Gênero *Acetobacter*. As espécies de *Acetobacter* são bacilos gram-negativos retilíneos, com forma de bacilos ou ligeiramente curvos. A motilidade é variável, mas quando móveis, elas têm flagelos peritríquios. Essas bactérias são obrigatoriamente aeróbias e formam colônias claras (sem pigmento) nos meios sólidos.[990] Uma fração minoritária das cepas produz pigmentos hidrossolúveis castanhos, ou forma colônias rosa porque produzem porfirinas. Em geral, esses microrganismos são catalase-positivos e oxidase-negativos. A temperatura de crescimento ideal é de 30°C. Eles apresentam reações negativas para hidrólise de gelatina, indol e produção de H_2S.[990] As espécies de *Acetobacter* ocorrem naturalmente em várias flores e plantas. Existe um caso relatado de bacteriemia por *Acetobacter* em um homem HIV-positivo de 40 anos, que fazia hemodiálise havia 1 ano para doença renal crônica terminal. Esse paciente foi internado porque apresentou febre e uma extensa lesão cutânea inflamatória, que se desenvolveu depois da formação de uma fístula arteriovenosa. Duas amostras de sangue retiradas de um cateter de subclávia e da fístula arteriovenosa resultaram no crescimento de bacilos gram-negativos, polimórficos e pequenos em ágar-sangue e ágar-chocolate, que depois foram identificados como *Acetobacter cibinogensis* com base no sequenciamento do rRNA 16S.[388] O *A. indonesiensis* foi isolado das culturas sucessivas de escarro de um homem de 31 anos com FC submetido a um transplante de pulmão.[99]

Gênero *Acidomonas*

Acidomonas methanolica. O gênero *Acidomonas* está localizado filogeneticamente na família Acetobacteraceae e inclui uma única espécie – *A. methanolica* – que compartilha das mesmas características das BAA; contudo, a utilização de metanol e seu nicho ecológico singular são aspectos típicos dessa espécie.[1205] As células são gram-negativas, não formam esporos e têm formato de bacilo encontrados isoladamente ou raramente em pares. Essas bactérias são obrigatoriamente aeróbias e crescem mais facilmente a 30°C.[991] As colônias cultivadas em meio nutritivo com peptona-extrato de levedura-malte (PYM; do inglês, *peptone-yeast extract-malt*) são brilhantes, lisas, contínuas e de coloração bege a rósea depois de 5 dias de incubação a 30°C,[1205] embora outros autores tenham descrito colônias brancas a amarelas nesse meio de cultura.[991] Em geral, as células são móveis e têm um único flagelo (ou, ocasionalmente, um tufo polar).[1205] As cepas produzem catalase, mas são negativas para oxidase, redução de nitrato e urease.[991,1205] Outras características fenotípicas podem ser encontradas em Yamashita et al.[1205] O hábitat natural de *A. methanolica* é lodo ativado, que difere das outras acetobactérias, que são isoladas das frutas e dos vegetais. Existe um caso relatado de linfadenite necrosante associada à *A. methanolica* em um paciente de 10 anos com DGC.[173]

Gênero *Gluconobacter*. As espécies de *Gluconobacter* são bactérias gram-negativas elipsoides ou com formato de bacilo, que ocorrem isoladamente e/ou em pares, raramente em cadeias. As células podem ser móveis ou imóveis; no primeiro caso, elas possuem de três a oito flagelos polares. Essas bactérias são obrigatoriamente aeróbias e crescem preferencialmente entre 25° e 30°C.[992] Elas são catalase-positivas, mas oxidase-negativas e apresentam reações negativas para redução de nitrato, hidrólise de gelatina, indol e produção de H_2S.[992] As espécies de *Gluconobacter* são encontradas na natureza e ocorrem em ambientes ricos em açúcares, inclusive frutas e flores. Alauzet et al. relataram o isolamento de espécies de *Gluconobacter* de três pacientes. O primeiro era um homem HIV-negativo e conhecidamente um usuário de drogas intravenosas, que foi hospitalizado com redução da acuidade visual e suspeita de endoftalmite micótica. Esse paciente tinha um cateter venoso central (CVC) colocado para administrar anfotericina B. Depois de 3 dias, ele apresentou febre e duas amostras de sangue periférico isolaram um bacilo gram-negativo, que formou colônias diminutas depois de 48 horas de incubação a 37°C. A cepa isolada era catalase-positiva, oxidase-negativa e foi identificada como *Gluconobacter* spp. por métodos moleculares.[10] Dois outros pacientes – um menino de 2 anos e outro de 3 anos – com FC apresentaram culturas de escarro positivas para *Gluconobacter*, que foi isolada em meio seletivo para *Burkholderia cepacia*.[10] Nos dois casos, *Gluconobacter* foi confundida com espécies de *Acinetobacter* (discriminação fraca) com base no sistema API® 20E, ou espécies de *Shigella* (identificação satisfatória) utilizando o sistema Vitek® 2 GN.[10] Também existe um caso relatado de infecção sanguínea por *Gluconobacter* associada à endocardite em um paciente com história de uso de drogas intravenosas.[74] Os laboratórios são alertados que nenhum dos sistemas disponíveis atualmente no mercado para identificação bacteriana consegue reconhecer as BAAs. Os microrganismos que demonstram características incomuns de crescimento devem ser avaliados com mais detalhes utilizando métodos moleculares.

Gênero *Granulibacter*

Granulibacter bethesdensis. *G. bethesdensis* é um patógeno emergente isolado de pacientes com DGC e caracteriza-se por infecções frequentes, que causam febre e linfadenite necrosante e podem recidivar depois de um período de latência clínica.[404] A DGC é um distúrbio hereditário raro causado por mutações dos genes que codificam qualquer uma das quatro subunidades, que compõem a NADPH-oxidase (oxidase do fosfato de dinucleotídio de nicotinamida e adenina), resultando na produção deficiente de superóxido e peróxido de hidrogênio.[966] Os pacientes com DGC têm infecções potencialmente fatais recidivantes causadas por bactérias produtoras de catalase e também desenvolvem granulomas nos tecidos.[1179] Um novo bacilo gram-negativo foi isolado dos linfonodos cervicais e supraclaviculares de um paciente com DGC em 2003 e do mesmo paciente em três outras ocasionais em 2005. As análises genotípicas e fenotípicas determinaram que esse microrganismo desconhecido era uma BAA não descrita até então, que foi denominado *Granulibacter bethesdensis*.[402,403] Outras cepas de *G. bethesdensis* foram isoladas de pacientes com DGC das Américas do Norte e Central[404] e da Espanha.[662] As células são cocobacilos ou bacilos gram-negativos móveis. Essas bactérias produzem um pigmento amarelo nos meios sólidos e crescem preferencialmente entre 35° e 37°C.[403] Elas são estritamente aeróbias, catalase-positivas, oxidase-negativas e têm reação variável à urease. Há produção de ácidos a partir da glicose, mas não do manitol, sorbitol, dulcitol, lactose, sacarose, maltose ou xilose.[403] A Tabela 7.18 descreve a diferenciação bioquímica entre *G. bethesdensis* e outras espécies não fermentadoras semelhantes, que se apresentam como cocobacilos e são oxidase-negativas e imóveis. Os técnicos de laboratório devem ser alertados de que o isolamento de *G. bethesdensis* é demorado, que o crescimento é consistentemente esparso e que a identificação definitiva exige o sequenciamento do gene do rRNA 16S.[404] As cepas de *G. bethesdensis* são reconhecidamente resistentes a vários antibióticos e o tratamento requer intervenção cirúrgica e esquemas antimicrobianos combinados, inclusive ceftriaxona por período longo.[404] Os dados relativos à sensibilidade aos antibióticos podem ser encontrados no estudo de Greenberg *et al.*[402]

Grupo pigmentado amarelo

Família *Pseudomonadaceae*

Gênero *Pseudomonas*

Pseudomonas luteola. No passado, essa espécie era conhecida como *Chromobacterium typhiflavum*, grupo Ve-1 dos CDC, *Pseudomonas luteola*, *Pseudomonas polytricha* e *Chryseomonas luteola*.[472] Sua posição taxonômica foi estabelecida em 1997, quando a espécie foi colocada no gênero *Pseudomonas*.[32] *P. luteola* é móvel e tem flagelos polares multitríquios, é oxidase-negativa e cresce nos meios de ágar-sangue e MacConkey, formando colônias pigmentadas amarelas, que geralmente são enrugadas e ficam aderidas ao ágar (Prancha 7.3 B). A Tabela 7.12 descreve as características bioquímicas que diferenciam a *P. luteola* das outras pseudômonas pigmentadas amarelas. Essa bactéria raramente é isolada nos laboratórios clínicos e pode ser recuperada de vários espécimes clínicos, inclusive amostras de feridas, cérvice, urina e faringe.[368] *P. luteola* é isolada comumente com outros microrganismos e não parece ser clinicamente significativa. Em um estudo, apenas 14 cepas de *P. luteola* foram isoladas de 565 espécimes clínicos com bacilos não fermentadores ao longo de um período maior que 2 anos.[829] Os relatos de infecções graves causadas por *P. luteola* incluem bacteriemia,[80,89,188,238,314,337,808,809,874,878,883,1167] endocardite,[153,799] meningite,[188,587] úlceras de perna,[1083] osteomielite,[874] abscesso cerebral[356] e peritonite.[226,346,874,1039]

Pseudomonas oryzihabitans. No passado, essa bactéria era conhecida como *Chromobacterium typhiflavum*, *Pseudomonas oryzihabitans*, grupo Ve-2 dos CDC e *Flavimonas oryzihabitans*.[472] Sua posição taxonômica foi resolvida em 1997, quando a espécie foi colocada de volta no gênero *Pseudomonas*.[32] *P. oryzihabitans* tem características semelhantes às de *Chryseomonas luteola*, porque esse último microrganismo também é móvel e oxidase-negativo e forma colônias pigmentadas amarelas no meio de ágar-sangue. Como *P. luteola*, as culturas de *P. oryzihabitans* formam colônias enrugadas ou ásperas. Esse microrganismo pode ser diferenciado de *P. luteola* com base nas reações negativas para hidrólise de esculina e ONPG (ortonitrofenil-β-D-galactopiranosídio) e pela singularidade de ter um único flagelo polar. A Tabela 7.12 descreve outras características diferenciais. *P. oryzihabitans* foi isolada de vários espécimes clínicos, inclusive feridas, escarro, orelha, olho, urina, líquido peritoneal, equipamento de tratamento inalatório e sangue.[95,337,370,572,624,641,642,855,874,1082] Mais recentemente, as infecções causadas por essa bactéria foram relacionadas com o uso de um cateter intravascular em um paciente imunossuprimido.[671,698,918,1133] Em nosso laboratório clínico, esse microrganismo foi isolado de escarro, urina, secreções prostáticas, pele e sangue. *P. oryzihabitans* também parece ser um patógeno emergente de peritonite associada à diálise peritoneal ambulatorial contínua, hoje com vários casos publicados na literatura.[24,87,318,319,633,824,994] Outros fatores predisponentes às infecções por *P. oryzihabitans* são cateteres intravasculares de longa permanência, enxertos artificiais, uso de drogas intravenosas, traumatismo craniano grave com necessidade de intervenção cirúrgica e transplante de medula óssea.[174]

Família *Sphingomonadaceae*[586]

Gênero *Sphingomonas*. O gênero *Sphingomonas* foi descrito por Yabuuchi *et al.* em 1990[1200] e foi corrigido por Takeuchi *et al.* em 1993.[1053] Os microrganismos desse gênero são bacilos gram-positivos, que não formam esporos e, quando móveis, possuem um único flagelo polar. As colônias são amarelas, as células são obrigatoriamente aeróbias e produzem catalase. As bactérias desse gênero são onipresentes no solo, na água e nos sedimentos. As cepas isoladas destes ambientes são conhecidas como decompositores de compostos aromáticos e, por isso, podem ser usados na biorremediação ambiental.[60] Hoje em dia, está claro que os membros do gênero *Sphingomonas* podem ser divididos em quatro grupos filogenéticos, cada qual representando um gênero diferente.

Tabela 7.12 Características-chave das pseudômonas pigmentadas amarelas.

Teste	Pseudomonas P. luteola[a]	Pseudomonas P. oryzihabitans[a]	Sphingomonas S. paucimobilis[b]	Sphingomonas S. parapaucimobilis[b]	"Agrobacterium" Grupo amarelo[c]	Balneatrix B. alpica[d]	Massilia M. timonae[e]	Grupos dos CDC 0-1[c]	Grupos dos CDC 0-2[c]
Oxidase	−	−	+(94)	+	+	+	+	V(77)	+
Motilidade	+	+	+(92)	+	+	+	+	+	V(20)
Crescimento no ágar MacConkey	+	+	−(10)	−	V(50)	−	+	V(40)	−(10)
OF de glicose	A	A	A	A	A	A	Wk	Wk	V(84)
OF de xilose	A	A	A	A	A	DI	A	−	−
OF de maltose	A	A	A	A	A	A	A	−	A
OF de manitol	A	A	A	−	−	A	−	−	−
Indol	−	−	−	−	−	+	−	−	−
Esculina	+	−	+	+	+	−	+	+	V(64)
ONPG	+	−	+	+	V(30)	−	DI	DI	DI
DNase	−	+	+	−	−	+	+	DI	DI
Citrato	+	+	−	+	−	DI	+	DI	−
H₂S em acetato de chumbo	V(12)	+	−	+	−	−	DI	+	+
3-Cetolactonato	DI	DI	−	DI	+	DI	DI	DI	DI
Lipase	DI	DI	+	+	−	DI	DI	DI	DI
Polimixina B	S	S	S(89)	V	DI	S	S	DI	DI
Pigmento	Amarelo desbotado	Amarelo desbotado	Amarelo vivo	Amarelo vivo	Amarelo	Amarelo	Cor de palha	Amarelo	Amarelo
Flagelos	Multitríquio	Polar único	Polar único	Polar único	Polar único	Polar único	Polar único	1 a 2 polares	1 a 2 polares

[a]Dados baseados na referência 367.
[b]Dados baseados nas referências 586 e 1200.
[c]Dados baseados nas referências 1047 e 1172.
[d]Dados baseados na referência 255.
[e]Dados baseados na referência 645.

+ = 90% das cepas ou mais são positivas; − = 90% das cepas ou mais são negativas; V = 11 a 89% das cepas são positivas; S = sensível; A = reação ácida; DI = dados indisponíveis. O números entre parênteses são porcentagens das cepas que produzem reação positiva.

Por essa razão, além do gênero *Sphingomonas*, três gêneros novos (*Sphingobium*, *Novosphingobium* e *Sphingopyxis*) foram criados para acomodar esses quatro grupos filogenéticos.[1052] Após a acomodação desses grupos, ao menos 90 espécies fazem parte do gênero *Sphingomonas*, das quais apenas *S. paucimobilis* (reconhecida como espécie típica) e a *S. parapaucimobilis* parecem ser clinicamente importantes.

Sphingomonas paucimobilis. Este microrganismo, antes conhecido como *Pseudomonas paucimobilis* e grupo IIk-1 dos CDC, é a espécie encontrada mais comumente nos espécimes clínicos humanos. Essa bactéria é um bacilo gram-negativo móvel com flagelo polar. Entretanto, poucas células mostram motilidade ativa no caldo de cultura e, por esta razão, é difícil demonstrar esta característica. A motilidade ocorre em temperaturas entre 18° e 22°C, mas não a 37°C.[814] A reação de oxidase é fracamente positiva ou negativa. As colônias cultivadas no ágar-sangue apresentam pigmentos amarelos, têm crescimento lento e apenas colônias pequenas podem ser detectadas depois de 24 horas em incubação. O crescimento ocorre a 37°C, mas não a 42°C, com temperatura ideal de crescimento de 30°C.[814] As cepas isoladas são fortemente positivas para hidrólise de esculina e formam uma zona de inibição do crescimento ao redor de um disco com vancomicina (30 mg) colocado sobre a BAP (Schreckenberger P., observação pessoal). A Tabela 7.12 relaciona outras características bioquímicas dessa bactéria. *S. paucimobilis* foi isolada de vários espécimes clínicos, inclusive sangue, LCR, urina, feridas, vagina e cérvice, assim como do ambiente hospitalar.[460,890,1051] Também existem casos descritos de bacteriemia e peritonite adquiridas na comunidade por pacientes em diálise peritoneal ambulatorial crônica.[751] Pesquisadores publicaram alguns casos de infecções nosocomiais causadas por *S. paucimobilis* por contaminação das soluções de hemodiálise,[144] contaminação de um sistema hídrico de um hospital,[840] contaminação durante o processamento *in vitro* da medula óssea para transplante[614] e sepse associada ao cateter.[266,489,946,947] Também há relato de um caso de bacteriemia causada por *S. paucimobilis*, que foi associada ao choque séptico de um paciente queimado.[152] Toh *et al.* revisaram os fatores de risco associados à infecção por *S. paucimobilis* e observaram que infecções adquiridas na comunidade, diabetes melito e alcoolismo eram fatores de risco significativos para bacteriemia.[1074] Bayram *et al.*[81] revisaram as manifestações clínicas das infecções por *S. paucimobilis* nas crianças. A maioria das cepas é sensível a tetraciclina, cloranfenicol, sulfametoxazol-trimetoprima e aminoglicosídios; sua sensibilidade aos outros antibióticos, inclusive fluoroquinolonas, é variável.[324,489,890]

As características das células e das colônias de *S. parapaucimobilis* são semelhantes às de *S. paucimobilis*. A primeira pode ser diferenciada da segunda pelo escurecimento do filtro com acetato de chumbo suspenso sobre o ágar de KIA, por sua capacidade de crescer e alcalinizar o meio com citrato de Simmons e pela reação negativa à DNase (desoxirribonuclease) extracelular.[1200] Isolados clínicos foram obtidos do escarro, da urina e de espécimes vaginais.[1200]

Família Oceanospirillaceae

Gênero **Balneatrix**

Balneatrix alpica. *Balneatrix* é um gênero novo, que inclui uma única espécie – *B. alpica*.[255] Essa bactéria foi isolada primeiramente em 1987, durante um surto de pneumonia e meningite entre pessoas que frequentavam um *spa* de fontes hidrotermais (37°C) no sul da França.[154,255,492] Houve trinta e cinco casos de pneumonia e dois de meningite. Oito pacientes tiveram bactérias isoladas do sangue, LCR e escarro; uma cepa também foi isolada da água. Essa bactéria estritamente aeróbia foi descrita como um bacilo gram-negativo retilíneo ou curvo e móvel com um único flagelo polar, que cresce em uma faixa estendida de temperaturas (20° a 46°C). As colônias medem 2 a 3 mm de diâmetro e são convexas e lisas. Os centros das colônias são amarelo-claros no ágar-chocolate e nos ágares de soja tripticase, mas não no ágar MacConkey. *B. alpica* é oxidase-positiva e não fermentadora, mas oxida glicose, manose, frutose, maltose, sorbitol, manitol, glicerol e inositol. Além disso, produz indol e o nitrato é reduzido a nitrito. A reação de hidrólise da gelatina é fraca e produz lecitinase. Os seguintes substratos não são utilizados: arginina, lisina, ornitina, urease, esculina, acetamida, amido e ONPG (Tabela 7.12).[154,255] Há relatos de que *B. alpica* seja sensível à penicilina G e a todos os outros antibióticos betalactâmicos, assim como aos aminoglicosídios, cloranfenicol, tetraciclina, eritromicina, sulfonamidas, trimetoprima, ofloxacina e ácido nalidíxico, contudo seja resistente à clindamicina e à vancomicina.[154]

Família Oxalobacteraceae

Gênero *Massilia*. O gênero *Massilia* consiste em 25 espécies isoladas principalmente do esgoto, da lama e do solo. As espécies dos gêneros *Massilia* e *Naxibacter* geralmente são agrupadas com base nas comparações das sequências dos genes do rRNA 16S. Por isso, Kampfer *et al.* sugeriram a transferência de todas as espécies do gênero *Naxibacter* para o gênero *Massilia*.[534]

Massilia timonae. *M. timonae* é a espécie mais comumente relatada como causa de infecção humana. Essa bactéria é um bacilo gram-negativo ativamente móvel (com flagelos laterais ou um único flagelo polar) e estritamente aeróbio. A descrição original publicada por La Scola *et al.*[608] se refere à cepa típica como oxidase-negativa e arginina-dihidrolase positiva. Lindquist *et al.*,[645] contudo, relataram que a cepa típica e também quatro outras isoladas de seres humanos eram oxidase-positivas e arginino-negativas. As colônias são amarelo-claro e nitidamente viscosas nos meios de ágar e tendem a formar películas na superfície dos meios líquidos.[608] A oxidação de alguns carboidratos produz ácido. Lindquist *et al.* relataram que, quando foram cultivadas em meio de OF sem acréscimo de carboidrato, as cepas produziam reação nitidamente alcalina. Por isso, uma reação neutra no tubo com carboidrato era interpretada como reação positiva fraca para formação de ácidos.[645] A Tabela 7.12 descreve outras reações bioquímicas. As cepas dessa bactéria foram isoladas de uma ferida cirúrgica, de LCR, do fêmur de um paciente de 29 anos com osteomielite, da biopsia de um linfonodo cervical de um paciente com linfadenopatia e do sangue de três outros pacientes.[608,645,1000,1097] *M. timonae* é sensível à maioria dos antibióticos, mas há relatos de resistência a ampicilina, amoxicilina-clavulanato, cefuroxima, cefalotina e aztreonam.[608,1000,1097]

Massilia oculi. Esse microrganismo foi descrito em 2012 como espécie nova isolada do olho de um paciente com endoftalmite.[535] De acordo com algumas descrições, essa bactéria forma colônias beges, transparentes e brilhantes com bordas contínuas depois de 24 horas de incubação em ágar-sangue e ágar nutriente. A *M. oculi* faz metabolismo oxidativo e é positiva para hidrólise de esculina, mas negativa para redução de nitrato, urease e oxidase.[535]

Massilia haematophilus. *M. haematophilus* (antes conhecida como *Naxibacter haematophilus*) foi descrita como um bacilo gram-negativo e oxidase-positivo imóvel capaz de realizar metabolismo oxidativo. As colônias são bege, translúcidas e brilhantes com bordas contínuas e produzem reações negativas com esculina e ONPG.[533] A cepa típica foi isolada do sangue de um homem sueco de 23 anos com vários problemas de saúde. *M. haematophilus* também foi isolada de uma vértebra cervical de um paciente israelense, que tinha osteomielite vertebral. A identificação foi confirmada pelo sequenciamento do rRNA 16S (Orna Schwartz, comunicação pessoal).

Espécies inominadas

Grupos O-1 e O-2 dos CDC. Os grupos O-1 e O-2 dos CDC são bacilos gram-negativos fenotipicamente semelhantes, móveis e geralmente oxidase-negativos. Esses dois grupos produzem pigmento amarelo e são muito semelhantes ao grupo amarelo de *Agrobacterium* e às espécies de *Sphingomonas* (Tabela 7.12). Esses microrganismos crescem pouco ou nada no ágar MacConkey, geralmente hidrolisam esculina, mas são inativos sob outros aspectos. As células são móveis, embora seja difícil demonstrar sua motilidade. Na coloração de Gram, o grupo O-1 aparece como bacilos gram-negativos uniformemente curtos, enquanto o grupo O-2 é representado por bacilos ligeiramente polimórficos, sendo que alguns se mostram finos na parte central com extremidades mais grossas. Essas bactérias foram isoladas de vários espécimes clínicos. Há relato de um paciente com pneumonia associada a uma bactéria do grupo O-1, que foi complicada por fístula broncopulmonar e bacteriemia.[872]

Agrobacterium do grupo amarelo. Os microrganismos desse grupo são representados por bacilos gram-negativos delgados, com comprimento médio ou longo, que produzem um pigmento amarelo insolúvel e são muito semelhantes à *Sphingomonas paucimobilis* e às bactérias dos grupos O-1 e O-2 dos CDC. O crescimento no ágar MacConkey é variável, a motilidade é produzida por um único flagelo polar e as reações de oxidase e catalase são positivas; essas bactérias não oxidam glicose, xilose, lactose, sacarose e maltose, mas sim manitol. As reações aos carboidratos podem ser fracas ou tardias.[1172] A reação positiva ao 3-cetolactonato e as reações negativas a lipase e DNase diferenciam esse microrganismo da *S. paucimobilis* (Tabela 7.12). Os membros desse grupo foram isolados do sangue e do líquido peritoneal.[166,1047,1172]

Grupo dos bacilos curvos

Família Caulobacteraceae

Gênero *Caulobacter*. O gênero *Caulobacter* é composto por bactérias dimórficas portadoras de prostecas (brotamentos, pedúnculos) e, por ocasião em que este livro era escrito, incluía 16 espécies. A reprodução das espécies de *Caulobacter* resulta na separação de duas células, que são morfologicamente diferentes uma da outra. Uma célula é imóvel, séssil em virtude do material adesivo e apresenta prostecas, ou seja, tem ao menos um apêndice cilíndrico alongado (conhecido como prosteca). A outra célula é flagelada e contém um flagelo polar, por meio do qual se movimenta.[4] As espécies de *Caulobacter* são gram-negativas e parecem nitidamente encurvadas, embora possam ser retilíneas em algumas cepas e tenham formato fusiforme. As células geralmente estão dispostas em rosetas típicas, nas quais os pedículos originam-se de um ponto ou uma região comum e as células encontram-se dispostas simetricamente ao seu redor. As rosetas são especialmente numerosas e grandes nas preparações obtidas das colônias cultivadas em ágar.[124] No laboratório, a formação das rosetas comumente é detectável nas preparações a fresco.[529] Na fotografia incluída no artigo publicado por Justesen *et al.*, há uma imagem da formação de rosetas em uma preparação a fresco.[529] Esse microrganismo cresce bem na maioria dos meios de cultura comuns em temperaturas entre 15° e 35°C, embora a faixa ideal seja de 20° a 25°C para a maioria das cepas isoladas.[4] As colônias são circulares, convexas e brilhantes e podem ser incolores ou amarelas à medida que envelhecem.[355] De acordo com alguns estudos, esse microrganismo apresenta testes de oxidase e catalase positivos.[529] Em geral, a identificação fenotípica é realizada por meio dos testes de utilização de fontes de carbono.[355] Em um estudo, a identificação bioquímica por meio dos sistemas API® ID 32 GN e Vitek® 2 (bioMérieux, Marcy l'Etoile, França) resultou em identificações incorretas como *Brevundimonas vesicularis* (probabilidade de 90,6%) e *Sphingomonas paucimobilis* (probabilidade de 97,24%), respectivamente.[529] As espécies de *Caulobacter* são onipresentes na água e foram isoladas da água de torneira e também de garrafas de água potável vendidas no comércio; águas de rios, canais e lagoas; e esgoto (lama ativada durante o tratamento secundário).[4,124,676] Existem três relatos de *Caulobacter* como causa de infecções humanas. Bridger *et al.*[129] descreveram um paciente pediátrico com meningite causada por *Caulobacter* depois de um procedimento neurocirúrgico. Justesen *et al.*[529] descreveram um homem de 64 anos, que desenvolveu peritonite causada por *Caulobacter* enquanto fazia diálise peritoneal intermitente para tratar insuficiência renal crônica. Drancourt *et al.*[300] realizaram o sequenciamento do rRNA 16S das cepas isoladas clinicamente, que não puderam ser identificadas pelos meios fenotípicos convencionais e encontraram uma cepa de *Caulobacter intermedius*, embora não tenham fornecido detalhes quanto ao significado clínico desta bactéria. Os laboratórios são instruídos a suspeitar de *Caulobacter* quando bactérias em forma crescente com formação de rosetas forem encontradas ao exame microscópico. A identificação final poderia ser confirmada pelo sequenciamento do gene do rRNA 16S.

Família Oxalobacteraceae

Gênero *Herbaspirillum*. Esse gênero consiste em bactérias espiraladas diminutas isoladas de plantas herbáceas que produzem sementes. As espécies de *Herbaspirillum* são bacilos gram-negativos, geralmente curvos e algumas vezes helicoidais. Cada célula mede 0,6 a 0,7 mm de largura e 1,5 a 5,0 mm de comprimento e tem um a três ou mais flagelos em um ou nos dois polos.[59] Por meio da hibridização molecular, demonstrou-se que um grupo de isolados clínicos antes descritos como EF-1 faz parte do gênero *Herbaspirillum* e agora é designado como *Herbaspirillum* espécie 3.[59] Esses microrganismos são oxidase-positivos e urease-positivos; a reação à catalase é fraca ou variável. A Tabela 7.13 descreve outras reações. As cepas da descrição original foram isoladas das vias respiratórias, fezes, urina, orelha, olhos e feridas, mas seu significado clínico não foi relatado.[59] Posteriormente, algumas cepas foram isoladas clinicamente do escarro de pacientes com FC.[212,1021] Foram isoladas também do sangue de um paciente com FC e infecção respiratória crônica (há 3 anos),[1021] de dois pacientes com leucemia[177,1218] e de um paciente com celulite e bacteriemia, que tinha mergulhado em um canal de água doce na região central da Flórida.[1056] As espécies de *Herbaspirillum* também foram encontradas nas paredes arteriais dos aneurismas aórticos.[704] Não existem informações quanto à sensibilidade aos antibióticos.

Família Neisseriaceae

Gênero *Laribacter*

Laribacter hongkongensis. Com base na afiliação filogenética, essa bactéria faz parte da família Neisseriaceae e é um bacilo anaeróbio facultativo, que não forma esporos e não é fermentador. Na coloração de Gram, essa bactéria aparece como bacilos gram-negativos espiralados ou em formato de gaivota (Prancha 7.5 D). *L. hongkongensis* cresce bem no ágar-sangue de carneiro e forma colônias cinzentas não hemolíticas com 1 mm de diâmetro depois da incubação por 24 horas a 37°C em atmosfera ambiente. No ágar MacConkey, as colônias são pequenas e lactose-negativas, mas adquirem um aspecto de centáurea azul, semelhante às colônias de *Acinetobacter* (Schreckenberger P., observação pessoal; Prancha 7.5 E). A maioria das cepas é móvel e tem flagelos bipolares. Todas as cepas produzem reações positivas a oxidase, catalase, urease e arginina-di-hidrolase; estes microrganismos reduzem nitrato, mas não fermentam, oxidam ou assimilam quaisquer carboidratos (Tabela 7.13).[1185,1212] *L. hongkongensis* foi descrito inicialmente em Hong Kong e isolado do sangue e do líquido de empiema de um paciente de 54 anos com cirrose[1212] e das fezes de pacientes com diarreia adquirida na comunidade.[611,1185,1186] Pesquisas descreveram dois outros pacientes com bacteriemia por *L. hongkongensis* (inclusive um caso fatal) na Coreia[564] e em Hong Kong.[1084] Essa bactéria foi isolada dos reservatórios de água potável de Hong Kong[610] e de até 60% dos intestinos de peixes de água doce (família das carpas) consumidos comumente.[1063,1186] Woo et al. descreveram uma associação entre *L. hongkongensis* e diarreia adquirida na comunidade, ingestão de peixe e viagem;[1186] contudo, a função etiológica desta bactéria não foi confirmada.[322] Mais tarde, o isolamento da *L. hongkongensis* das fezes foi relatado em países da Ásia (China e Japão), Europa (Suíça), África (Tunísia) e América Central (Cuba), sugerindo que esta bactéria tenha distribuição mundial.[783,1186] Recentemente, Beilfuss et al. relataram o primeiro isolamento da *L. hongkongensis* das fezes de um paciente que não tinha viajado para fora dos EUA.[83] Raja e Ghosh publicaram uma revisão sobre as características microbiológicas e a patogenicidade do *L. hongkongensis*.[875]

O isolamento de *Laribacter* das fezes requer o uso de meios seletivos. *L. hongkongensis* cresce pouco ou nada em todos os meios de ágar-sangue para *Campylobacter* (CAMPY BAP®) e no ágar Hektoen® (Schreckenberger P., observação pessoal). Outros autores relataram o isolamento de *L. hongkongensis* das fezes utilizando ágar CCDA (Carvão, Cefoperazona e Desoxicolato) em condições de microaerofilia[611,1185] ou ágar MacConkey com cefoperazona em atmosfera ambiente.[327,611] Também há crescimento no ágar MacConkey em ambiente de microaerofilia ou anaeróbio e à temperatura entre 25° e 42°C, mas não a 4°, 44° ou 50°C. Também não há promoção do crescimento com CO_2 a 5%.[1212] A impossibilidade de identificar *L. hongkongensis* nas fezes humanas provavelmente se deve a uma combinação de microrganismos que não são pesquisados, ou ao erro de identificação com base nos métodos fenotípicos. Os sistemas de identificação disponíveis no mercado não incluem *L. hongkongensis* em seus bancos de dados e as cepas detectadas por esses sistemas fornecem ID de baixa probabilidade ou são confundidas com *Acinetobacter lwoffii*.[83,564] *L. hongkongensis* pode ser identificado corretamente por meio da técnica de MALDI-TOF MS utilizando Bruker® Biotyper 3.1 e a biblioteca de referência do programa v3.1.2.0 (Bruker Daltonik, Billerica, MA).[83,1057,1084]

L. hongkongensis geralmente é resistente aos antibióticos betalactâmicos, inclusive penicilinas e cefalosporinas de espectro amplo, mas é sensível aos carbapenêmicos, amoxicilina-clavulanato, quinolonas e aminoglicosídios.[609,611,1185,1186,1212] Lau et al. demonstraram que todas as

Tabela 7.13 Grupo das pseudômonas curvas.

Teste	*Laribacter hongkongensis*[a]	Grupo O-3 dos CDC[b]	*Herbaspirillum* espécie 3[c]
Oxidase	+	+	+
Catalase	+	+ ou fraca	DI
Motilidade	+	+	+
Crescimento em MacConkey	+	V (38)	DI
OF de glicose	–	A	A
OF de xilose	–	A	A
OF de manitol	–	–	A
Arginina	+	–	DI
Ureia	+	–	DI
NO_3 em NO_2	+	V (8)	DI
Indol	–	–	DI
Esculina	–	+	–
Citrato	–	–	+
Pigmento	–	–	–
Flagelos	Bipolares	Polar único	1 a 3 polares

[a]Dados baseados na referência 1185.
[b]Dados baseados na referência 248.
[c]Dados baseados na referência 59.
+ = 90% das cepas ou mais positivas; – = 90% das cepas ou mais são negativas; V = 11 a 89% das cepas são positivas; A = reação ácida; DI = dados indisponíveis. Os números entre parênteses são porcentagens das cepas que produzem reação positiva.

cepas isoladas de *L. hongkongensis* tinham uma betalactamase AmpC codificada por cromossomo, que eles denominaram de LHK-5 (gene, *bla*LHK-5).[609] O tratamento antibiótico geralmente não é necessário para os pacientes com gastrenterite causada por *L. hongkongensis*; contudo, nos casos de infecção grave, recomenda-se a realização dos testes de sensibilidade para cada cepa isolada.

Grupo O-3 dos CDC

As bactérias do grupo O-3 dos CDC são bacilos gram-negativos oxidase-positivos móveis. Esses microrganismos crescem pouco ou nada no ágar MacConkey, geralmente hidrolisam esculina, oxidam OF de glicose e OF de xilose, mas são inativas sob outros aspectos (Tabela 7.13). Ao contrário dos grupos O-1 e O-2, essas bactérias não produzem pigmento amarelo. Com a coloração de Gram, as bactérias do grupo O-3 são evidenciadas como bacilos finos, moderada ou ligeiramente curvos com extremidades afiladas (semelhantes a foices), que algumas vezes formam rosetas.[248,1172] A maioria das cepas isoladas desse grupo cresce bem nas placas com CAMP CVA (ágar para *Campylobacter* com cefoperazona, vancomicina e anfotericina B) e, por esta razão, estas bactérias podem ser confundidas com *Campylobacter*.[248] Foram isolados de vários espécimes clínicos. De acordo com alguns estudos, essas bactérias eram sensíveis aos aminoglicosídios, sulfametoxazol-trimetoprima e imipeném, mas eram resistentes à maioria dos betalactâmicos e tinham sensibilidade variável ao cloranfenicol, tetraciclina, ciprofloxacino e amoxicilina-clavulanato.[248]

Pseudômonas halofílicas e/ou positivas para sulfeto de hidrogênio

Família Shewanellaceae

Gênero Shewanella. Em 1985, MacDonell e Colwell propuseram o gênero novo *Shewanella*, que era composto de três espécies: *S. putrefaciens* (anteriormente denominadas *Pseudomonas putrefaciens*, *Alteromonas putrefaciens* e grupo Ib dos CDC), *S. hanedai* e *S. benthica*.[673] Atualmente, existem no mínimo 62 espécies incluídas no gênero *Shewanella*, das quais a maioria está associada aos hábitats marinhos e aquáticos; contudo, a espécie típica – *S. putrefaciens* – foi isolada de espécimes clínicos humanos. Os CDC reconhecem dois biotipos de *S. putrefaciens* com base na necessidade de NaCl para crescer, na oxidação de sacarose e maltose e na capacidade de crescer no ágar de *Salmonella-Shigella* (SS).[1172] Owen *et al.*[810] demonstraram que os microrganismos identificados como *S. putrefaciens* abrangem no mínimo quatro grupos genômicos nitidamente diferentes (I-IV). Com base nas propostas taxonômicas de Nozue *et al.*[790] e de Simidu *et al.*,[955] as cepas que fazem parte do grupo genômico IV de Owen (o mesmo que biotipo 2 dos CDC) devem ser identificadas como *S. alga* (nome corrigido para *S. algae*).[1081] Khashe e Janda[560] relataram que *S. algae* era a cepa clínica mais comumente isolada (77%) dos seres humanos, enquanto *S. putrefaciens* (biotipo 1 dos CDC) representava a maioria (89%) das cepas isoladas de outras fontes não humanas. *S. algae* requer NaCl para crescer, enquanto *S. putrefaciens*, não (Tabela 7.14). As cepas de *S. putrefaciens* e

Tabela 7.14 Pseudômonas halofílicas e/ou positivas para sulfeto de hidrogênio.

Teste	Shewanella[a]		Alishewanella[c]	Halomonas[e]	CDC[d]
	S. putrefaciens	S. algae	A. fetalis	H. venusta	Grupo 1 de não fermentadores halofílicos
Oxidase	+	+	+	+	+
Motilidade	+ p. 1-2	+ p. 1-2	–	+ pe	+ pe
Crescimento em MacConkey	+	+	+	+	+
Crescimento em NaCl a 6,5%	–	+	+	+	+
H$_2$S (fundo do TSI)	+ (93)	+ (100)	–	NA	–
Crescimento a 42°C	–	+	+	NA	V (17)
OF de glicose	Fr.	–	–	+	V (83)
OF de maltose	–	–	–	+	V (67)
OF de lactose	–	–	–	–	–
OF de manitol	–	–	–	V (80)	V (67)
Redução de NO$_3$	V (80)	+	+	+	V (33)
NO$_3$ em gás	–	–	DI	DI	–
Ornitina	+	+	DI	–	–
Hidrólise de esculina	–	–	+	–	–
Hidrólise de gelatina	+	+	+	–	–
DNase	+	+	DI	DI	DI

[a]Dados baseados nas referências 367, 560 e 1172.
[b]Dados baseados na referência 1144.
[c]Dados baseados na referência 1147.
[d]Dados não publicados dos CDC.
+ = 90% das cepas ou mais são positivas; – = 90% das cepas ou mais são negativas; V = 11 a 89% das cepas são positivas; A = reação ácida; Fr. = reação ácida fraca; S = sensível; R = resistência; DI = dados indisponíveis; p = flagelos polares; pe = flagelos peritríquios. Os números entre parênteses são porcentagens das cepas que produzem reação positiva.

S. algae são oxidase-positivas e móveis com flagelos polares. Essas bactérias podem ser diferenciadas facilmente porque são os únicos microrganismos não fermentadores que produzem sulfeto de hidrogênio no KIA e no ágar de TSI. Todas as cepas são positivas para ornitina-descarboxilase, nitrato-redutase e DNase. As colônias produzem pigmento laranja-acastanhado no ágar-sangue. Embora não sejam isoladas comumente das amostras clínicas, *S. putrefaciens* e *S. algae* foram associadas a úlceras cutâneas,[35,182,264,271,292,812,1208] infecções óticas,[366,474,1150] infecções oculares,[140] artrite e osteomielite,[634,864] bacteriemia,[130,292,500,701,812,955,1113] endocardite infecciosa[283] e peritonite dos pacientes em diálise peritoneal ambulatorial contínua.[241] Algumas das infecções alegadamente causadas por *S. putrefaciens* provavelmente eram causadas por *S. algae*.[282,1143] Vignier *et al.*[1136] publicaram uma revisão sobre infecções humanas causadas por *S. putrefaciens* e *S. algae*. Em geral, *Shewanellae* são sensíveis à maioria dos antibióticos eficazes contra bacilos gram-negativos, exceto penicilina e cefalotina.[324,1146] Estudos recentes demonstraram que as médias de CIM de *S. algae* a penicilina, ampicilina e tetraciclina eram mais altas que as correspondentes de *S. putrefaciens*.[560,1143] Veja uma revisão da epidemiologia, do espectro clínico e da identificação das espécies de *Shewanella* no estudo publicado por Janda e Abbott.[504]

Família Alteromonadaceae | Grupo halofílico

Gênero *Alishewanella*

Alishewanella fetalis. *A. fetalis* é um bacilo gram-negativo halofílico, que cresce em temperaturas entre 25° e 42°C, embora com crescimento preferencial a 37°C. O NaCl é necessário ao crescimento dessas bactérias. Elas podem resistir às concentrações de até 8%, mas não crescem com NaCl a 10% e isto ajuda a diferenciar essa espécie de *S. algae*, que pode crescer com NaCl nesta concentração.[1144] Além disso, ao contrário de *S. algae*, *A. fetalis* tem reação positiva para hidrólise de esculina. Essa bactéria é oxidase-positiva, catalase-positiva e assacarolítica. Ela não produz H_2S no fundo do KIA e do ágar de TSI. A Tabela 7.14 descreve outras reações. Essa bactéria foi isolada na necropsia de um feto humano; contudo, sua relação com infecções clínicas não está definida.[1144]

Família Halomonadaceae

Gênero *Halomonas*

As espécies de *Halomonas* são microrganismos halofílicos e alcalifílicos e fazem parte da família Halomonadaceae que, nos casos típicos, são isolados de ambientes hipersalinos. *Halomonas venusta* foi descrita originalmente como *Alcaligenes venustus*,[77] mas depois foi transferida para o gênero novo *Deleya* (*Deleya venusta*) por Baumann *et al.*[78] Em 1996, Dobson e Franzmann propôs a combinação do gênero *Deleya* com um gênero definido mais amplamente como *Halomonas*.[287] von Graevenitz *et al.* foram os primeiros a relatar uma infecção humana causada por *H. venusta* em uma ferida originada de uma mordida de peixe.[1147] Os autores relataram que esse microrganismo cresceu nas BAP e em ágar MacConkey e formava colônias mucoides incolores. As reações eram positivas ao nitrato, à ureia e à esculina. A Tabela 7.14 relaciona outras reações bioquímicas dessas bactérias. De acordo com um estudo, *H. venusta* era sensível à maioria dos antibióticos.[1147]

O grupo 1 de não fermentadores halofílicos dos CDC consiste em seis cepas fenotipicamente semelhantes recebidas por esse órgão entre 1971 e 1988, que eram semelhantes a *H. venusta*, com exceção da hidrólise de esculina e da composição de ácidos graxos celulares. Cinco dessas cepas foram isoladas de hemoculturas e a sexta de cultura da secreção de uma ferida do quadril (CDC, dados não publicados). Stevens *et al.* relataram três espécies novas de *Halomonas*, que causaram bacteriemia em dois pacientes em diálise renal em um centro de nefrologia. Um estudo subsequente das máquinas de hemodiálise resultou no isolamento de três espécies novas de *Halomonas* originadas do bicarbonato contaminado usado para preparar o líquido de diálise.[1030]

Grupo pigmentado rosa

Os bacilos gram-negativos não fermentadores que produzem pigmento rosa e estão associados às infecções humanas incluem *Methylobacterium* spp., *Roseomonas* spp., *Azospirillum brasilense* e *Asaia borgorensis*. Essas bactérias têm crescimento lento e impõem muitos desafios diagnósticos ao laboratório de microbiologia, inclusive cultura, isolamento e identificação das espécies. Hogue *et al.* publicaram uma revisão sobre o espectro patológico, a taxonomia e a identificação laboratorial do grupo pigmentado rosa de BNF.[447]

Família Methylobacteriaceae

Gênero *Methylobacterium*

As espécies de *Methylobacterium* são bactérias gram-negativas com pigmentação rosa, que mostram capacidade de utilizar metano facultativamente.[399] Hoje em dia, existem 51 espécies de *Methylobacterium* reconhecidas e outras biovariantes inominadas foram identificadas com base no tipo de assimilação de carbono, tipo eletroforético e grupamentos de homologia do DNA–DNA.[354,399,400,1090] *M. mesophilicum*, antes classificado como *Pseudomonas mesophilica* e *Vibrio extorquens*, é a espécie mais comumente isolada dos espécimes clínicos humanos. De acordo com alguns estudos, as cepas isoladas são oxidase-positivas e móveis; contudo, a reação de oxidase pode ser fraca e a motilidade pode ser difícil de ser demonstrada. Em nossa experiência, todas as cepas isoladas pareciam imóveis. Outras reações fundamentais incluem testes positivos para catalase, urease e amilase (Tabela 7.15). Outras características diferenciais podem ser encontradas no estudo de Urakami *et al.*[1090] As cepas isoladas tinham crescimento lento nos meios comuns, mas o crescimento mais significativo ocorreu no ágar Sabouraud, no ágar carvão-extrato de levedura tamponado, ou no ágar Middlebrook® 7 H11.[368] O crescimento ocorre preferencialmente entre 25° e 30°C. As colônias são secas e têm coloração rósea ou coral sob luz incandescente (Prancha 7.3 E). Com o exame sob lâmpada ultravioleta, as colônias parecem escuras em razão da absorção da luz UV. Embora sejam classificadas como bacilos gram-negativos, essas espécies geralmente não se coram bem, ou podem apresentar resultados variados na coloração pelo Gram. Cada célula bacteriana contém vacúolos grandes que não são corados e conferem a esse microrganismo um aspecto microscópico singular[1009] (Prancha 7.3 F). Estudos demonstraram que *M. mesophilicum* causou úlceras cutâneas crônicas,[603] infecção de cateteres centrais,[949] bacteriemia em pacientes imunossuprimidos,[134,369,372,547,1009]

Tabela 7.15 Características principais das pseudômonas pigmentadas rosa.

Teste	Methylobacterium spp.[a]	Roseomonas spp.[a]	Azospirillum brasilense[a] (Roseomonas fauriae)	Asaia spp.[b]
Oxidase	+[b]	V	+	−
Motilidade	+	V	+	+
Crescimento em MacConkey	V (15)	+	+	V (13)
OF de frutose	V (50)	+	−	+
OF de glicose	V (40)	−[c]	V (20)	+
OF de xilose	V (89)	V	V (80)	+
OF de manitol	−	V	−	+
OF de metanol	+	−	−	−
Redução de NO$_3$	V (25)	V	+	−
Hidrólise de amido	+	+	DI	DI
Ureia	+	+	+	−
Colônias ficam escuras quando são expostas à luz UV com comprimento de onda longo	+	−	−	−
Morfologia das colônias	Secas, cor coral	Mucoides, rosa	Mucoides, rosa	Branco róseo-amarelado, brilhantes, lisas
Morfologia à coloração pelo Gram	Bacilos vacuolados	Bacilos cocoides	Cocobacilos e bacilos	Bacilos

[a]Dados baseados nas referências, 367, 447, 1172.
[b]Dados baseados nas referências 252 e 1202.
[c]Com exceção de algumas cepas de *R. gilardii*.
+ = 90% das cepas ou mais são positivas; − = 90% das cepas ou mais são negativas; V = 11 a 89% das cepas são positivas; DI = dados indisponíveis. Os números entre parênteses são porcentagens das cepas que produzem reação positiva.

sinovite[654] e peritonite em um paciente em diálise peritoneal ambulatorial contínua.[934] Também foram descritas cepas isoladas de lavados brônquicos[331] e da córnea de um paciente em tratamento com corticosteroides.[310] Pesquisadores descreveram um paciente com meningite causada pelo *M. mesophilicum*.[1219] Também há relatos de infecções sanguíneas causadas por *M. radiotolerans, M. thiocyanatum, M. aminovorans, M. lusitanum* e *M. zatmanii*.[479,599] A água de torneira foi implicada como possível mecanismo de transmissão das metilobactérias no ambiente hospitalar, porque existem indícios de que estas bactérias sejam resistentes à cloração.[442,902] Veja mais informações sobre o assunto nas revisões de Kaye,[547] Sanders,[949] Truant[1080] e Kovaleva.[588]

Família Acetobacteraceae

Gêneros *Roseomonas* e *Azospirillum*. *Roseomonas* são bactérias pigmentadas rosa que, genotípica e fenotipicamente se assemelham às espécies de *Methylobacterium*, embora possam ser diferenciadas dessas últimas por sua incapacidade de oxidar metanol, assimilar acetamida e pela perda de absorção de luz UV em comprimento de onda longo.[906] Os membros desse gênero são bacilos não fermentadores, cocoides roliços, gram-negativos, que se coram fracamente. São encontrados em pares ou cadeias curtas, principalmente como cocos, e algumas vezes se apresentam como bacilos (Prancha 7.3 G). Essas bactérias crescem em ágar-sangue de carneiro a 5%, ágar-chocolate, meio tamponado com ágar, carvão e extrato de levedura (BCYE; do inglês, *buffered charcoal yeast extract*), ágar Sabouraud e, quase sempre (91%), também no ágar MacConkey. O crescimento ocorre a 25, 35 e geralmente a 42°C. O crescimento é evidenciado por colônias puntiformes, rosa-claro, brilhantes, elevadas, contínuas e geralmente mucoides depois de 2 a 3 dias de incubação a 35°C (Prancha 7.3 H). Nossa equipe observou que *Roseomonas* crescem bem no ágar Sabouraud, formando colônias mucoides (algumas vezes "fluidas") rosa-claro. As colônias não parecem negras quando são examinadas sob luz UV e isso ajuda a diferenciar *Roseomonas* de *Methylobacterium*, que são negras quando examinadas dessa forma.[906]

Todas as cepas têm reação de oxidase positiva fraca (em geral, depois de 30 segundos) ou são oxidase-negativas, catalase-positivas e urease-positivas (Tabela 7.15).

O gênero *Roseomonas* foi descrito inicialmente em 1993 para incluir três espécies nomeadas – *R. gilardii* (genomoespécie 1), *R. cervicalis* (genomoespécie 2) e *R. fauriae* (genomoespécie 3) – e outras três genoespécie inominadas (genoespécie 4, 5 e 6).[906] Han et al.[420] sequenciaram o rRNA 16S de todas as seis genoespécie de *Roseomonas* e demonstraram que as genoespécie 1, 2, 4 e 5 eram táxons válidos, mas que as genoespécie 3 e 6 não, sugerindo que essas espécies pertenceriam ao gênero *Azospirillum*. Han et al. também propuseram uma nova espécie – *Rosemonas mucosa* – e uma nova subespécie – *R. gilardii* subespécie *rosea* (de forma a diferenciá-la da *R. gilardii* subespécie *gilardii*).[420] Em seguida, a genoespécie 3 de *Roseomonas* (denominada *R. fauriae*) foi identificada como um sinônimo mais tardio do *Azospirillum brasilense* e, por esta razão, o nome mais antigo para essa espécie tem preferência taxonômica.[433,1060] Na época em que este livro era escrito, o gênero *Roseomonas* tinha 21 espécies nomeadas e 17 espécies do gênero *Azospirillum*.

As espécies de *Roseomonas* foram descritas em vários relatos de casos isolados de infecções associadas a cateteres,[11,64,260,699,731,903,985,1040] osteomielite vertebral,[768] endoftalmite pós-operatória[178] e abscesso epidural vertebral.[694] Também existem relatos de peritonite causada por *R. gilardii*,[950] *R. fauriae* (hoje conhecida como *A. brasilense*)[96] e *R. mucosa*[127] nos pacientes em diálise peritoneal ambulatorial contínua. Nos estudos com vários casos, cerca de 60% das cepas foram isoladas do sangue; cerca de 20% de feridas, exsudatos e abscessos; e cerca de 10% de espécimes geniturinárias.[260,636,1037] Wang *et al.* revisaram as características clínicas das infecções causadas por espécies de *Roseomonas* e a sensibilidade antimicrobiana das cepas isoladas.[1156]

Gênero *Asaia*. *Asaia* são bactérias ambientais gram-negativas estritamente aeróbias, que fazem parte do grupo das BAA e estão incluídas na família Acetobacteraceae. Atualmente, esse gênero abrange oito espécies. De acordo com alguns estudos, os hábitats naturais das espécies de *Asaia* são flores de orquídeas, plumbago e arroz glutinoso fermentado – todos originários dos climas tropicais quentes, principalmente na Indonésia e na Tailândia.[1202] *Asaia borgorensis* foi descrita como causa de peritonite de um paciente em diálise peritoneal automatizada.[1010] Daneshvar *et al.* identificaram 14 cepas isoladas de uma espécie nova de *Asaia*, das quais três foram isoladas de um surto associado à diálise.[252] Em um hospital francês, pesquisadores isolaram uma espécie de *Asaia* do escarro de um menino de 2 anos com FC utilizando o meio seletivo para *Burkholderia cepacia*.[10] *A. borgorensis* foi isolada de dois episódios independentes de bacteriemia em pacientes com história de uso abusivo de drogas intravenosas.[1087,1088] Outra espécie – *A. lannensis* – foi identificada como causa de bacteriemia de duas crianças com miocardiopatia dilatada idiopática aguardando transplante cardíaco[527] e em uma criança com câncer e transplante de medula óssea.[2] Espécies de *Asaia* também foram isoladas de dois episódios independentes envolvendo água engarrafada aromatizada com frutas, que foram deterioradas em consequência da proliferação bacteriana excessiva.[590,745] As cepas isoladas e caracterizadas nos CDC são bacilos móveis, oxidase-negativos, que produzem pigmento rosa e conseguem metabolizar OF de glicose, xilose e manitol (Daneshvar MI, comunicação pessoal). A Tabela 7.15 descreve outras características dessas bactérias. Com a técnica de difusão em disco, Moore demonstrou que *Asaia* spp. eram resistentes a ceftazidima, meropeném, imipeném, trimetoprima, amicacina, vancomicina, aztreonam, penicilina e ampicilina.[745] A cepa de *A. borgorensis* descrita por Snyder *et al.*[1010] era sensível aos aminoglicosídios (amicacina, tobramicina e gentamicina) e resistente à ceftazidima e ao meropeném com base na técnica de difusão em disco.

Espécies inominadas

Alguns microrganismos que apresentam características de pseudômonas ainda não receberam nomes oficiais. Essas bactérias estão descritas a seguir.

Pseudomonas-like grupo 2. Esses microrganismos constituem um grupo de bactérias *Pseudomonas-like* ainda não classificadas, que no passado estavam incluídas no grupo IVd dos CDC. As cepas são oxidase-positivas e móveis. As colônias que se formam em ágar-sangue têm consistência pegajosa e são difíceis de remover.[368] Outras características que permitem identificar esse grupo são: crescimento em ágar MacConkey; oxidação de glicose, xilose, manitol e lactose; hidrólise de ureia; e reações negativas ao indol, nitrato, hidrólise de esculina e oxidação de sacarose e maltose.[268] As cepas isoladas são semelhantes a *B. gladioli*, mas não oxidam dulcitol ou inositol.[1172] A maioria das cepas (66%) é resistente à colistina.[367] As cepas clínicas isoladas de seres humanos foram recuperadas das vias respiratórias, sangue, líquido cefalorraquidiano, fezes, urina e líquido de diálise.[368,391,567,579]

Grupo 1c dos CDC. O grupo 1c dos CDC é um microrganismo gram-negativo *Pseudomonas-like* na coloração pelo Gram, que se evidencia por um bacilo delgado de comprimento variado. É móvel e tem um ou dois flagelos polares, cresce no ágar MacConkey e oxida glicose e maltose, mas não xilose, manitol, lactose ou sacarose. Essa bactéria reduz nitrato a nitrito sem produção de gás e é arginina-di-hidrolase positiva, mas é negativa para lisina e ornitina-descarboxilase, hidrólise de esculina e hidrólise de gelatina. As reações de urease e citrato são variáveis. O microrganismo cresce bem a 25°, 35°C e, em geral, a 42°C.[1172] A Tabela 7.3 descreve outras reações. A maioria das cepas foi isolada de espécimes humanos, inclusive urina, escarro, sangue, lavados brônquicos, feridas, bile e outros locais.[1172] Não existem relatos de que possa causar infecções humanas e também não há informações quanto à sensibilidade aos antimicrobianos.

Grupo WO-1 dos CDC. Essa é a designação atribuída a um grupo de bacilos gram-negativos oxidativos fracos (WO; do inglês, *weakly oxidative*) isolados principalmente de espécimes clínicos. Essas bactérias oxidam manitol e glicose, geralmente com reações fracas e algumas vezes tardias (3 a 7 dias) e reduzem nitrato. A maioria das cepas é móvel e tem um ou dois flagelos polares; contudo, a motilidade geralmente é detectada tardiamente no meio de motilidade, ou é demonstrada apenas na preparação a fresco. Em geral, as cepas são oxidase e catalase-positivas. Algumas cepas produzem pigmento solúvel (amarelo, castanho, âmbar, verde-oliva ou marrom). Outras características diferenciadoras podem ser encontradas no artigo publicado por Hollis *et al.*[452] As cepas do grupo WO-1 que oxidam xilose e são citrato-positivas provavelmente são *Acidovorax delafieldii*, enquanto as cepas xilose-negativas e citrato-negativas quase certamente são *Acidovorax temperans*.[1172] As cepas caracterizadas nos CDC foram isoladas de sangue (33%), LCR (10%), urina, pulmão, feridas e algumas fontes ambientais.[452]

OFBA-1. OFBA-1 é um bacilo gram-negativo móvel, de comprimento médio a longo, que apresenta um ou dois flagelos polares e tem a propriedade incomum de produzir ácido no meio básico de OF sem carboidrato; daí provém o acrônimo "OFBA", que significa "OF Acidobásica". Bioquimicamente, esse microrganismo é muito semelhante a *P. aeruginosa* porque apresenta β-hemólise, crescimento a 42°C, presença de arginina-di-hidrolase, redução de nitrato em gás e utilização da maioria dos carboidratos.[1149,1172] Ao contrário de *P. aeruginosa*, ele não produz piocianina e pioverdina e não hidrolisa acetamida. As cepas foram isoladas do sangue, úlcera de perna, ferida abdominal, lavado brônquico e infecção do túnel (infecção relacionada a cateter) em um paciente em diálise peritoneal ambulatorial contínua.[1149,1172]

Microrganismos móveis com flagelos peritríquios

Família Alcaligenaceae

Essa família inclui gêneros clinicamente relevantes, como *Achromobacter, Advenella, Alcaligenes, Bordetella, Kerstersia* e *Oligella*.[273,354] Os membros da família Alcaligenaceae são bacilos gram-negativos, que geralmente são oxidase-positivos, crescem no ágar MacConkey e são móveis com flagelos peritríquios. As Tabelas 7.16 e 7.17 descrevem as características bioquímicas que diferenciam os membros dessa família, assim como outros bacilos não fermentadores que apresentam características bioquímicas semelhantes.

Gênero *Alcaligenes*. A taxonomia do gênero *Alcaligenes* está intimamente entrelaçada à taxonomia do gênero *Achromobacter* e, hoje em dia, várias espécies de *Alcaligenes* estão reclassificadas como espécies de *Achromobacter*.

Alcaligenes faecalis*. A. faecalis* é a espécie do gênero *Alcaligenes* mais comumente isolada em laboratório clínico. Os membros dessa espécie produzem reações alcalinas fortes em todos os meios com carboidratos. A maioria das cepas produz colônias características com borda irregular, fina e dispersiva (Prancha 7.4 A). Algumas cepas (antes conhecida como "*A. odorans*") produzem um odor típico de frutas (algumas vezes descrito como odor de maçãs verdes) e causam coloração esverdeada no meio de ágar-sangue. Uma característica bioquímica fundamental dessa espécie é sua capacidade de reduzir nitrito, mas não nitrato. *A. faecalis* é encontrado no solo e na água e foi isolado de diversos espécimes clínicos. Essa bactéria raramente causa otite aguda, infecções urinárias e bacteriemia.[8,102] A maioria das infecções é oportunista e adquirida de objetos úmidos, inclusive nebulizadores, respiradores e líquidos de lavagem. *A. faecalis* é encontrado comumente em culturas mistas, principalmente nos espécimes de úlceras diabéticas em extremidades inferiores e nos pés e é difícil definir seu significado clínico.

Gênero *Achromobacter*. O gênero *Achromobacter* foi descrito em 1981 por Yabuuchi e Yano[1199] e, originalmente, incluía uma única espécie – *Achromobacter xylosoxidans*. Com base em estudos taxonômicos, Yabuuchi et al.[1196] transferiram as espécies *Alcaligenes ruhlandii* e *Alcaligenes piechaudii* para o gênero *Achromobacter* e propuseram a transferência do *Alcaligenes denitrificans* para o gênero *Achromobacter* como *Achromobacter xylosoxidans* subesp. *denitrificans*, desse modo, automaticamente uma segunda subespécie (*Achromobacter xylosoxidans* subesp. *xylosoxidans*) foi criada. Contudo, a reclassificação de *Alcaligenes denitrificans* como subespécie de *Achromobacter xylosoxidans* contradisse um estudo anterior, que demonstrou que os dois táxons eram espécies diferentes.[1105] Por isso, Coenye et al. sugeriram que *Alcaligenes denitrificans* deva ser reclassificado como *Achromobacter denitrificans*.[217] Neste livro, esses microrganismos são tratados como espécies diferentes e as denominamos de *Achromobacter xylosoxidans* e *Achromobacter denitrificans*, respectivamente. No tocante à identificação, as espécies de *Achromobacter* podem ser divididas em espécies assacarolíticas e sacarolíticas com base em sua capacidade de metabolizar OF de glicose (Tabelas 7.16 e 7.17). A sensibilidade *in vitro* das espécies de *Achromobacter* e a comparação dos métodos de difusão em disco, Etest® e diluição de ágar foram descritas por Almuzara et al.[17]

Espécies de Achromobacter assacarolíticas*. A. piechaudii* foi descrito primeiramente em 1986.[571] Esse microrganismo pode ser diferenciado de *Alcaligenes* e de outras espécies de *Achromobacter* assacarolíticas por sua capacidade de reduzir nitrato, mas não nitrito, bem como de crescer em cloreto de sódio a 6,5% (Tabela 7.16). Embora existam relatos de que essa espécie foi isolada principalmente de espécimes clínicos humanos, existem raros relatos sugestivos de um possível papel patogênico para essa espécie. Um paciente diabético desenvolveu otite purulenta crônica associada a esse microrganismo,[830] um homem idoso imunossuprimido apresentou bacteriemias recidivantes associadas ao uso de um cateter intravenoso[546] e um paciente com história de câncer, mas sem imunossupressão confirmada, desenvolveu bacteriemia causada por essa bactéria.[589]

As cepas de *A. denitrificans* são encontradas predominantemente no solo, mas podem algumas vezes ser isoladas de espécies clínicos humanos. Existem relatos de isolamento de tubos de coleta de sangue, sangue, orelha, LCR e urina.[1146] Entre as infecções graves atribuídas a *A. denitrificans* estão pneumonia adquirida na comunidade,[54] peritonite relacionada com diálise peritoneal[147] e um paciente com abscesso renal e fístula nefrocutânea.[974] Um microrganismo bioquimicamente semelhante a *A. denitrificans* – conhecido como *Alcaligenes-like* grupo 1 – foi isolado de sangue, abscesso cerebral, urina, lavado brônquico, articulação do joelho e água, sugerindo que possa ter mais chances de causar infecções humanas. Esse microrganismo pode ser diferenciado do *A. denitrificans* por sua composição de ácidos graxos, impossibilidade de crescer em ágar SS, incapacidade de alcalinizar tartarato e acetamida e reação de urease positiva (Tabela 7.16).[1172]

Recentemente, Coenye et al.[218] descreveram duas espécies novas de *Achromobacter* assacarolíticas – *A. insolitus* e *A. spanius*. Essas duas espécies são encontradas raramente nos espécimes clínicos humanos. Ambas são oxidase-positivas e catalase-positivas e reduzem nitrato sem produzir gás. Essas duas bactérias são assacarolíticas e, bioquimicamente, é difícil diferenciá-las uma da outra e das outras espécies de *Achromobacter* assacarolíticas e também de *Alcaligenes faecalis*.[218]

Recentemente, Vandamme et al. nomearam quatro novas espécies assacarolíticas de *Achromobacter*, que representam diferentes genogrupos de MLST. As espécies novas são *A. mucicolens* (genogrupo 4), *A. animicus* (genogrupo 6), *A. spiritinus* (genogrupo 10) e *A. pulmonis* (genogrupo 11). Todas foram isoladas do escarro humano, algumas de pacientes com FC.[1111]

Espécies de Achromobacter sacarolíticas*. A. xylosoxidans* é facilmente diferenciado dos membros do gênero *Alcaligenes* e das espécies de *Achromobacter* assacarolíticas por sua capacidade de acidificar glicose e xilose por OF (daí o nome de sua espécie). Esse microrganismo foi isolado de diversos tipos de espécimes, mais comumente sangue,[8,304,384,1163] mas também LCR, lavados brônquicos, urina, pus e feridas.[497,1145,1146] *A. xylosoxidans* pode ser um patógeno oportunista que, segundo alguns relatos, causa infecções

Tabela 7.16 Características-chave das espécies de *Alcaligenes*, *Achromobacter* assacarolíticas, *Advenella*, *Kerstersia*, *Bordetella* e outras semelhantes.[a]

Teste	*Alcaligenes* A. faecalis	*Achromobacter* A. denitrificans	*Achromobacter* A. piechaudii	CDC Alcaligenes-like grupo 1[b,c]	*Advenella* A. incenata[d]	*Kerstersia* K. gyiorum[e]	*Bordetella* B. trematum[f]	*Bordetella* B. hinzii	*Bordetella* B. avium	*Bordetella* B. bronchiseptica	*Oligella* O. ureolytica	*Cupriavidus* C. pauculus	*Cupriavidus* C. gilardii[a]
Oxidase	+	+	+	+	+	–	+	+	+	+	+	+	+
Motilidade	+	+	+	+	V	V	+	+	+	+	V (84)	+	+
Crescimento em MacConkey	+	+	+	+	DI	+[j]	+	+	+	+	V (79)	+	DI
OF de glicose	–	–	–	–	V	–	–	–	–	–	–	–	–
OF de xilose	–	–	–	–	V	–	–	–	–	–	–	–	–
NO_3 em NO_2	+	+	+	+	–	–	V (66)	–	–	+ (92)[b]	+	V (11)[b]	–
NO_3 em N_2	–	+	–	+	–	–	V (11)	–	–	–	V (58)	–	–
NO_2 em N_2	+	+	–	+	DI	–	DI	–	–	–	V (63)	–	–
Ureia	–	V (31)	–	V (75)	V	–	–	V (15)	–	++	++	++	–
PAD	–	–	–	DI	DI	–[j]	DI	–	–	V (25)	+	V (7)	DI
Acetamida	+	V (45)	V (42)	–	–	+[j]	V (89)	+	+	–	V (11)	–	–
NaCl a 6,5%	+	–	+	V (13)	V	V[j]	DI	–	–	–	–	–	DI
Malonato	+	+[h]	V (29)[h]	DI	DI	V[j]	+	+	–	+	DI	DI	DI
Flagelos	pe	pe	pe	pe	pe	pe	pe	pe	pe	pe	pe	pe	1–2 p

[a] A menos que seja referido de outra forma, os dados estão baseados na referência 367.
[b] Porcentagem de positividade baseada na referência 1172.
[c] Como também ocorre com o *A. denitrificans*, pode ser diferenciada por sua incapacidade de crescer no ágar SS.
[d] Dados baseados na referência 224.
[e] Dados baseados na referência 217.
[f] Dados baseados na referência 1105.
[g] Dados baseados na referência 210.
[h] Dados baseados na referência 571.
[j] Schreckenberger P., comunicação pessoal.
+ = 90% das cepas ou mais são positivas; – = 90% das cepas ou mais são negativas; V = 11 a 89% das cepas são positivas; ++ = reação positiva forte (4 h); pe = flagelos peritríquios; p = flagelos polares; DI = dados indisponíveis. Os números entre parênteses são porcentagens das cepas que produzem reação positiva.

Tabela 7.17 Características-chave das espécies de Ochrobactrum, Rhizobium, Agrobacterium, Pannonibacter e Achromobacter sacarolíticas.[a]

Teste	Ochrobactrum O. anthropi O. intermedium[b]	Rhizobium R. radiobacter	Agrobacterium "Agrobacterium grupo amarelo"[c]	Pannonibacter P. phragmitetus Biovar. B	Pannonibacter P. phragmitetus Biovar. E	Achromobacter Grupo F	Achromobacter A. xylosoxidans	OFBA-1[d]
Oxidase	+	+	+	+	+	+	+	+
Motilidade	+; pe	+; pe	+; p, 1–2[e]	+; p, L	+; p, L	+	+; pe	+; p, 1–2
Crescimento em MacConkey	+	+	+	+	+	–	+	+
OF de glicose	+	+	+	+	+	+	+	+
OF de xilose	+	+	+	+	+	+	+	+
OF de lactose	–	+	+	+	+	+	–	+
OF de manitol	V (50)	+	–	–	–	+	–	+
OF de adonitol	+	+	–	–	–	–	–	DI
OF de dulcitol	+	+	–	–	+	+	–	DI
ONPG	–	+	V (40)[f]	+	+	–	–	–
NO$_3$ em NO$_2$	+ (98)	V (84)	V (40)[f]	+ (100)[g]	+ (100)[g]	+[f]	+ (99)	+ (100)[g]
NO$_3$ em N$_2$	+ (91)	– (8)	DI	+ (100)[g]	+ (100)[g]	DI	V (69)	+ (100)[g]
NO$_2$ em N$_2$	+ (99)[f]	V (38)[g]	–[f]	+ (100)[g,h]	+ (100)[g,h,i]	–[f]	V (51)[f]	DI
Ureia	+	+	–	+	+	+	–	V (50)
PAD	–	+	–	DI	DI	DI	–	+
Acetamida	–	–	DI	–	–	DI	V (66)	–
Esculina	V (40)	+	+	+	+	+	–	–
Pigmento	–	–	Amarelo	–	–	–	–	–

[a]A menos que seja referido em contrário, os dados estão baseados na referência 367.
[b]Alguns autores sugeriram que a resistência à colistina seja usada para diferenciar entre o O. intermedium (resistente) e o O. anthropi (sensível).[1132]
[c]Dados baseados na referência 1047.
[d]Dados baseados na referência 1149.
[e]Móvel à temperatura ambiente, imóvel a 37°C.[1047]
[f]Dados baseados na referência 464.
[g]Dados baseados na referência 1172.
[h]Quando é testada com 48 de incubação, a redução do nitrito pode ser observada apenas nos meios que contêm nitrito em concentração ≤ 0,01%.
[i]Holmes relatou que a redução do nitrito é negativa no Achromobacter grupo E.[464]
+ = 90% das cepas ou mais são positivas; – = 90% das cepas ou mais são negativas; V = 11 a 89% das cepas são positivas; p = flagelos peritríquios; pe = flagelos laterais; DI = dados indisponíveis; PAD = fenilalanina-desaminase. Os números entre parênteses são porcentagens das cepas que produzem reação positiva.

nosocomiais como pneumonia, bacteriemia e meningite nos pacientes com outras doenças coexistentes.[749,898,1018] Alguns pesquisadores relataram que *A. xylosoxidans* coloniza as vias respiratórias de crianças intubadas e pacientes com FC e que a colonização destes últimos pacientes está associada à exacerbação dos sintomas pulmonares.[305,942] Outros estudos também demonstraram que o *A. xylosoxidans* é a espécie de *Achromobacter* isolada predominantemente de pacientes com FC em todo o mundo.[25,68,263,882,1023]

A. ruhlandii foi descrito originalmente como um comensal do solo e não parecia ser patogênico para os seres humanos.[553] Entretanto, em um estudo realizado por Spilker et al. sobre a distribuição das espécies de *Achromobacter* entre os pacientes com FC, os autores demonstraram que essa espécie era a segunda mais comumente isolada depois de *A. xylosoxidans*, representando 23,5% dos isolados.[1023] Um clone excepcionalmente resistente de *A. ruhlandii*, conhecido como cepa epidêmica dinamarquesa (DES; do inglês, *Danish epidemic strain*), espalhou-se entre pacientes dinamarqueses com FC em 2006 e não pode ser bloqueado, apesar das medidas rigorosas de controle de infecções.[904,905] Em muitos casos, as espécies de *Achromobacter* isoladas dos pacientes com FC são identificadas erroneamente com base nas reações bioquímicas.[904,905] O sequenciamento do rRNA 16S também não consegue diferenciar as espécies de *Achromobacter*.[852,1022] Papalia relatou que a identificação de *A. ruhlandii* pode ser realizada pelo sequenciamento de um único gene OXA (gene $bla_{oxa-258}$).[825]

Recentemente, pesquisadores nomearam quatro espécies sacarolíticas novas de *Achromobacter*, representando diferentes genogrupos de MLST. As espécies novas são *A. insuavis* (genogrupo 2), *A. aegrifaciens* (genogrupo 5), *A. anxifer* (genogrupo 7) e *A. dolens* (genogrupo 14). Todas foram isoladas do escarro humano de pacientes com ou sem FC.[1112]

Gênero *Advenella*. O gênero *Advenella* está na família Alcaligenaceae e inclui quatro espécies: *A. faeciporci*, *A. incenata*, *A. kashmirensis* e *A. mimigardefordensis*, que são encontradas principalmente no solo, na lama e no composto orgânico. Apenas *A. incenata* foi isolada de vários espécimes clínicos veterinários e humanos.[224] *Advenella incenata* é uma bactéria pequena (1 a 2 μm), gram-negativa cocoide ou bacilar, que ocorre isoladamente, em pares ou em cadeias curtas.[224] No ágar nutriente, as colônias são planas ou ligeiramente convexas com bordas lisas e de coloração castanho-clara.[224] Essas bactérias são oxidase-positivas e catalase-positivas. A motilidade e a oxidação de OF de glicose variam com a cepa. Elas sempre são negativas para amilase, lisina e ornitina-descarboxilase, arginina-di-hidrolase, gelatinase, DNase, ONPG, hidrólise de esculina e produção de indol (Tabela 7.16). As cepas foram isoladas de sangue, escarro e espécimes de feridas humanas.[224]

Gênero *Bordetella*. Hoje em dia, o gênero *Bordetella* inclui oito espécies – quatro móveis com flagelos peritríquios (*B. avium*, *B. bronchiseptica*, *B. hinzii* e *B. trematum* [Tabela 7.16]) e quatro imóveis (*B. holmesii*, *B. pertussis*, *B. parapertussis* e *B. petrii* [Tabela 7.18]). As três espécies encontradas mais comumente nos seres humanos – *B. pertussis*, *B. parapertussis* e *B. bronchiseptica* – não podem ser diferenciadas genotipicamente por meio de análises da homologia do DNA e provavelmente são subespécies ou cepas de uma única espécie com diversas adaptações ao hospedeiro.[827] Entretanto, fenotipicamente, essas bactérias comportam-se de forma muito diferente. *B. bronchiseptica* é móvel porque tem flagelos peritríquios e cresce rapidamente nos meios comuns, enquanto *B. pertussis* e *B. parapertussis* são imóveis. *B. pertussis* requer meios especiais para crescer, enquanto *B. parapertussis* cresce nos ágares-sangue, chocolate e MacConkey. *B. pertussis* e *B. parapertussis* são os agentes etiológicos da coqueluche e estão descritas detalhadamente no Capítulo 9 sobre bacilos gram-negativos exigentes.

Bordetella bronchiseptica. As colônias de *B. bronchiseptica* crescem bem no ágar-sangue e no ágar MacConkey, são incolores e medem cerca de 1,5 mm de diâmetro. Com a coloração pelo Gram, esses microrganismos aparecem como cocobacilos pequenos. *B. bronchiseptica* tem a característica bioquímica diferencial de converter rapidamente o ágar de ureia de Christensen (Prancha 7.2 A). A Tabela 7.16 descreve outras características diferenciadoras. Essa bactéria é encontrada nas vias respiratórias dos mamíferos silvestres e domésticos, inclusive cães, gatos, coelhos, roedores, cavalos e porcos ("bronchiseptica" é um termo derivado da palavra grega *bronchus*, que significa "traqueia"). Ela não é isolada comumente nos laboratórios clínicos e existem apenas alguns relatos de infecção humana publicados na literatura.[364] Pedersen et al.[829] relataram o isolamento de apenas 12 cepas de *B. bronchiseptica* dentre o total de 565 bacilos não fermentadores e, destas, todas provinham de espécimes respiratórios obtidos de pacientes sem infecção na ocasião. A maioria das infecções sintomáticas tem ocorrido em cuidadores de animais, que se apresentaram com sintomas brandos semelhantes aos da coqueluche. Ghosh[364] descreveu um caso de septicemia fatal causada por *B. bronchiseptica* e broncopneumonia em um paciente alcoólico desnutrido; isto indica que a bactéria possa ser virulenta nas circunstâncias adequadas. Woolfrey e Moody revisaram 25 casos de infecções humanas causadas por *B. bronchiseptica*, inclusive sinusite, traqueobronquite, pneumonia aguda, pneumonia com septicemia, septicemia e coqueluche.[1191] Entre os pacientes com coqueluche, é provável que *B. bronchiseptica* tenha atuado como colonizador e não como agente etiológico. Também existem relatos de que *B. bronchiseptica* causou pneumonia em pacientes com AIDS,[23,267,272,307,351,664,727,782,1189] leucemia aguda,[383] FC[1154] e traumatismo torácico,[889] bem como depois de transplantes de medula óssea[79,194] ou coração.[175] Existem dois relatos de bronquite causada por *B. bronchiseptica* – uma mulher idosa[841] e um paciente imunossuprimido.[723] Dois pacientes com meningite,[84,169] um paciente com endocardite[359] e um paciente com abscesso pancreático e bacteriemia associada[714] causadas por *B. bronchiseptica* também foram relatados. Isso realça o fato de que essa bactéria pode estar associada a doença grave. Garcia-de-la-Fuente et al.[349] publicaram uma revisão dos aspectos microbiológicos e clínicos das infecções respiratórias associadas a *B. bronchiseptica*. A maioria das cepas dessa bactéria é sensível à maioria dos antibióticos, com exceção de ampicilina, cefamandol e cefoxitina.[385,593]

Bordetella ansorpii. *B. ansorpii* foi descrita primeiramente em 2005 e foi isolada de um cisto epidérmico purulento, mas seu significado patogênico não estava definido.[580] Um segundo relato foi publicado em 2007, quando um homem de 88 anos com leucemia apresentou hemoculturas positivas.[340] Esse microrganismo foi descrito como um bacilo gram-negativo móvel, que cresce em ágar-sangue e em ágar MacConkey e é oxidase-negativo. Além disso, *B. ansorpii* é assacarolítica e tem reações negativas para produção de indol, urease, arginina-di-hidrolase, hidrólise de esculina e gelatina, ONPG, redução de nitrato.[580]

Bordetella avium. *B. avium* é um patógeno das aves e causa coriza ou rinotraqueíte nas aves domésticas, especialmente nos perus.[554] Como também ocorre com as espécies do complexo *B. bronchiseptica*, *B. avium* demonstra tropismo forte pelo epitélio ciliado das vias respiratórias superiores.

Bordetella hinzii. Antes conhecida como *Alcaligenes faecalis* tipo II, ou *B. avium-like*, *Bordetella hinzii* foi isolada das vias respiratórias dos galináceos e dos perus em várias partes do mundo. As cepas isoladas de seres humanos foram obtidas do sangue[228,544] e do escarro,[347,1109] inclusive isolamentos repetidos de escarro de um paciente com FC.[345] *B. hinzii* também foi isolada de vários espécimes biliares obtidos por mais de 6 meses de um receptor de transplante de fígado com colangite.[45] Essa bactéria é móvel e oxidase-positiva e deve ser diferenciada de outros microrganismos fenotipicamente semelhantes, conforme está demonstrado na Tabela 7.16.

Bordetella holmesii. As cepas de *B. holmesii* foram isoladas principalmente do sangue humano.[405,646,717,747,786,978,1058,1171] Shepard *et al.* nos CDC analisaram as histórias clínicas de 30 pacientes com bacteriemia causada por essa bactéria, que foram enviadas a este órgão para identificação. Dentre os 26 pacientes, sobre os quais havia informações disponíveis, 22 (85%) tinham asplenia anatômica ou funcional. *B. holmesii* foi o único microrganismo isolado de amostras de sangue de 25 dos 26 pacientes (96%).[978] Apesar dos relatos anteriores indicando que *B. holmesii* não causava doença respiratória, os pacientes podem ser infectados ou colonizados por esta bactéria em sua nasofaringe. Cientistas do Massachusetts State Laboratory Institute relataram o isolamento de *B. holmesii*, mas não de *B. pertussis*, em 32 espécimes nasofaríngeos obtidos ao longo de um período maior que 3 anos de pacientes com sintomas semelhantes aos de coqueluche.[717,1207] Vários estudos demonstraram que *B. holmesii* pode produzir resultados fortemente positivos nos ensaios de PCR dirigidos contra o antígeno IS*481* de *B. pertussis*, deste modo reduzindo a confiabilidade diagnóstica destes ensaios.[659,660,896] Russell *et al.* descreveram um paciente com pneumonia intersticial lobar causada por *B. holmesii*, que evoluiu para fibrose pulmonar.[933] Estudos demonstraram que essa bactéria é sensível a amicacina, ampicilina, cefazolina, cefotaxima, ceftazidima, cloranfenicol, gentamicina, mezlocilina, sulfametoxazol-trimetoprima, imipeném, ciprofloxacino e piperacilina-tazobactamo.[1058] No passado, *B. holmesii* era classificada como grupo NO-2 dos CDC, imóvel e oxidase-negativa, tornando-a fenotipicamente semelhante às espécies de *Acinetobacter* e ao grupo NO-1 dos CDC (Tabela 7.18). Na seção "Microrganismos oxidase-negativos imóveis", o leitor pode encontrar outras características morfológicas e fenotípicas da *B. holmesii*.

Bordetella petrii. *B. petrii* é um microrganismo imóvel oxidase-positivo. É isolada principalmente do ambiente e é o único membro do gênero capaz de crescer em condições de anaerobiose.[1152] Mais recentemente, essa bactéria foi isolada de amostras clínicas relacionadas com sinusite,[767] artrite séptica e osteomielite,[788] osteomielite mandibular,[341] mastoidite[1027] e doença pulmonar crônica,[616] assim como de espécimes respiratórios e um fragmento do baço retirado à necropsia de um paciente com bronquiectasia e doença pulmonar cavitária associada a uma infecção causada por micobactéria não tuberculosa.[1215] *B. petrii* também foi descrita nos espécimes respiratórios de pacientes com FC.[737,1020]

Tabela 7.18 Características-chave das espécies de *Acinetobacter*, *Bordetella*, grupos NO-1 e EO-5 dos CDC e *Granulibacter bethesdensis*.[a]

Teste	Acinetobacter		Bordetella		Grupos dos CDC		Granulibacter
	A. baumannii	A. lwoffii	B. holmesii (NO-2)	B. parapertussis[b]	NO-1	EO-5[c]	G. bethesdensis[d]
Oxidase	−	−	−	−	−	−	−
Motilidade	−	−	−	−	−	−	−
Crescimento em MacConkey	+	+	+	+	V (20)	−	DI
Crescimento a 42°C	+	−	−	V (18)	V (15)	−	−
OF de glicose	+	−	−	−	−	+	+
Redução de NO$_3$	−	−	−	−	+	−	DI
Gelatina	V	V	−	−	−	−	DI
Ureia	V	V	−	+	−	+	V
Pigmentação	−	−	Castanha, solúvel	Castanha, solúvel	−	Algumas cepas produzem pigmento amarelo	Amarelo

[a] A menos que seja referido em contrário, os dados estão baseados na referência 1172.
[b] Cresce lentamente no ágar-sangue e forma colônias minúsculas, apresenta β-hemólise e produz um pigmento castanho hidrossolúvel.[1172]
[c] Dados baseados na referência 249.
[d] Dados baseados na referência 403.
+ = 90% das cepas ou mais são positivas; − = 90% das cepas ou mais são negativas; V = 11 a 89% das cepas são positivas; DI = dados indisponíveis. Os números entre parênteses são porcentagens das cepas que produzem reação positiva.

Bordetella trematum. *B. trematum* é oxidase-negativa e móvel com flagelos peritríquios. O crescimento ocorre em ágar MacConkey e a bactéria utiliza malonato. A Tabela 7.16 descreve outras reações bioquímicas de *B. trematum*. Cepas foram isoladas de infecções óticas e feridas dos seres humanos, mas não de amostras respiratórias.[1105] Dorittke et al.[294] descreveram o isolamento de um "microrganismo *B. avium-like*" de um paciente com otite média crônica, razão pela qual esta cepa isolada (LMG 13506) foi depois reclassificada como *B. trematum*.[1105] Daxboeck et al.[259] descreveram o isolamento da *B. trematum* de uma úlcera do pé diabético; contudo, não havia evidência de seu papel patogênico na infecção do pé. Almagro-Molto et al.[12] publicaram um resumo dos casos de infecção humana causada por *B. trematum*.

Gênero *Kerstersia*

Kerstersia gyiorum. Coenye et al. descreveram um gênero novo – *Kerstersia* gen. nov. – com uma única espécie denominada *K. gyiorum* (do grego *gyion*, que significa membro, como referência ao fato de que a maioria das cepas foi isolada de feridas dos membros inferiores de seres humanos).[217] Essas bactérias são células cocoides gram-negativas pequenas (1 a 2 μm de comprimento), que ocorrem isoladamente, em pares ou em cadeias curtas. No ágar nutriente, as colônias são planas ou ligeiramente convexas com bordas livres e cor variando de branco a castanho-claro. O crescimento ocorre a 28° e 42°C, a motilidade varia com a cepa e todas são assacarolíticas e catalase-positivas, mas têm reação negativa ou positiva lenta à oxidase. As reações para as descarboxilases da ornitina, da lisina e da arginina, β-galactosidase, gelatinase, urease, DNase, redução de nitrato em nitrito, esculina e hidrólise do amido são negativas (Tabela 7.16). Com base em nossa experiência, *K. gyiorum* cresce bem na BAP e também no meio MacConkey, formando colônias opacas, planas e dispersas típicas, dando uma aparência de "véu de Proteus" (Prancha 7.5 F e G). Na descrição original, *K. gyiorum* foi isolada de vários espécimes humanos, inclusive fezes, escarro e feridas da perna e do tornozelo; contudo, o significado clínico não foi definido.[217] Mais tarde, pesquisadores descreveram infecções graves causadas por essa bactéria, inclusive otites crônicas,[15,765,836] ferida crônica na perna[836] e líquido de lavagem broncoalveolar de um paciente com traqueostomia crônica.[282] Nosso laboratório isolou três cepas no Loyola University Medical Center de urina, ferida da perna e aspirado traqueal. Nossas cepas e as de outros três estudos publicados foram identificadas inequivocamente por meio da técnica MALDI-TOF MS utilizando o Bruker® BioTyper (*software* versão 3.1).[282,765,836]

Kerstersia similis. Outra espécie – *K. similis* – foi descrita como uma genomoespécie bioquimicamente semelhante às cepas da *K. gyiorum*. A identificação dessa bactéria é possível apenas com a tipagem genética ou a assimilação de carbono utilizando o sistema Biolog® GEN III.[1101]

Gênero *Oligella*

O gênero *Oligella* inclui duas espécies: *O. urethralis* (antes conhecida como *Moraxella urethralis* e grupo M-4 CDC) e *O. ureolytica* (antes referida como grupo IVe dos CDC).[925] Uma é oxidase-positiva e móvel com flagelos peritríquios (*O. ureolytica*), enquanto a outra é oxidase-positiva e imóvel, mas será discutida aqui com o propósito de dar continuidade.

Oligella ureolytica. As colônias de *O. ureolytica* são detectadas inicialmente por seu crescimento lento no meio de ágar-sangue, no qual formam colônias puntiformes depois de 24 horas e colônias grandes depois de 3 dias de incubação. As colônias são brancas, opacas, contínuas e não hemolíticas. Fenotipicamente, as cepas de *O. ureolytica* são semelhantes às das espécies de *Achromobacter* assacarolíticas, a *Bordetella bronchiseptica* e a *Cupriavidus pauculus*, porque todos são assacarolíticos, oxidase-positivos e móveis por meio de flagelos peritríquios. Essas bactérias diferem das espécies de *Achromobacter* por sua capacidade de hidrolisar rapidamente ureia no ágar de ureia de Christensen. A Tabela 7.16 descreve outras características diferenciadoras. A maioria das cepas foi isolada da urina humana, geralmente de pacientes com cateteres de longa permanência. A bacteriemia causada pela *O. ureolytica* foi descrita em vários pacientes com diversas doenças predisponentes, inclusive um paciente com uropatia obstrutiva,[913] um paciente com AIDS,[689] uma criança de 18 meses com pneumonia,[615] um recém-nascido[275] e um paciente com câncer.[70] Essa bactéria tende a ser sensível à maioria dos antibióticos, embora exista relato de uma cepa altamente resistente, que apresentava resistência *in vitro* a penicilinas, cefalosporinas, imipeném, meropeném, ciprofloxacino e sulfametoxazol-trimetoprima, mas era sensível a aminoglicosídios, tetraciclina e levofloxacino.[615]

Oligella urethralis. *O. urethralis* é semelhante às espécies de *Moraxella*, porque as cepas isoladas são de bactérias gram-negativas cocobacilares oxidase-positivas imóveis. As colônias são menores que as da *M. osloensis* e são opacas a esbranquiçadas. *O. urethralis* e *M. osloensis* têm outras semelhanças bioquímicas (p. ex., acumulação de ácido poli-β-hidroxibutírico e incapacidade de hidrolisar ureia), mas podem ser diferenciadas com base na redução do nitrito, no crescimento a 42°C e na alcalinização de formato, itaconato, prolina e treonina (todas reações positivas com *O. urethralis* e negativas com *M. osloensis*).[853] A análise dos ácidos graxos da parede celular também pode ser usada para diferenciar essas duas espécies.[1172] A Tabela 7.21 descreve algumas características bioquímicas, que ajudam a diferenciar essas duas bactérias. Como o nome indica, *O. urethralis* é isolada mais comumente de espécimes uretrais e é considerada uma bactéria comensal do trato geniturinário; contudo, em casos raros, ela pode causar sepse urinária.[871] Existe um relato de artrite infecciosa causada por *O. urethralis* em um paciente, cuja apresentação clínica inicial era semelhante à artrite gonocócica.[728]

Família *Rhodobacteraceae*

Gênero *Pannonibacter* e grupos *Achromobacter* A a F

Holmes et al. separaram as acromobactérias em seis grupos (A a F) com base nos seus padrões genéticos.[457] Os grupos *Achromobacter* A, C e D constituem uma única espécie e foram considerados idênticos a *Ochrobactrum anthropi* (descrito mais adiante neste capítulo).[465] Os grupos *Achromobacter* B e E constituem os biotipos de um único gênero e espécie[455,456,459] que, de acordo com Holmes et al., era comprovadamente idêntico a um táxon descrito antes (*Pannonibacter phragmitetus*).[112] Entretanto, o *Achromobacter* grupo F é geneticamente diferente dos grupos B e E e, hoje em dia, ainda é inominado.[455,456] Os testes bioquímicos úteis à separação dos grupos *Achromobacter* A a F de outras bactérias fenotipicamente semelhantes foram descritos por Holmes *et al.*[464] *P. phragmitetus* pode ser diferenciado de *O. anthropi* por suas propriedades de ter reações positivas de ONPG e esculina e não conseguir produzir ácido a partir do adonitol e dulcitol.[459] *Achromobacter* grupo F é semelhante a *O. anthropi*, com exceção de que não produz gás a partir do nitrito e não pode crescer em ágar MacConkey (Tabela 7.17). *P. phragmitetus* biovar B foi isolado do sangue de pacientes com septicemia[455,458,512] e de um paciente com endocardite a partir de próteses valvares.[721] As cepas de *P. phragmitetus* biovariantes E e F também foram isoladas do sangue.[455,456]

Família Rhizobiaceae

O único membro clinicamente importante da família Rhizobiaceae faz parte do gênero *Rhizobium*. Entretanto, os membros desse gênero são fenotipicamente semelhantes às espécies de *Achromobacter* sacarolíticas e a *Ochrobactrum anthropi*, dos quais devem ser diferenciados. A Tabela 7.17 descreve as características que ajudam a diferenciar essas bactérias.

Gênero *Rhizobium* (antes conhecido como *Agrobacterium*).

O gênero antigo *Agrobacterium* incluía várias espécies de patógenos das plantas, que se distribuem amplamente nos solos do planeta.[552] Em razão de muitos estudos comparativos, foram reconhecidas quatro espécies de *Agrobacterium* diferentes: *Agrobacterium radiobacter* (antes conhecido como *A. tumefaciens* e grupo Vd-3 dos CDC), *Agrobacterium rhizogenes* (depois transferida para o gênero *Sphingomonas* com o nome *S. rosa*),[1054] *Agrobacterium vitis*[803] e *Agrobacterium rubi*.[952] A diferenciação das espécies fenotipicamente indistinguíveis *A. tumefaciens* e *A. radiobacter* estava baseada na existência de um plasmídio indutor de tumores nas plantas – presente na primeira e ausente na segunda. Estudos genéticos demonstraram que as duas espécies eram a mesma e sugeriram a rejeição do nome *A. tumefaciens* e a adoção do nome *A. radiobacter* como espécie típica do gênero *Agrobacterium*.[952] Young *et al.*[1210,1211] propuseram uma ementa descritiva do gênero *Rhizobium* de forma a incluir todas as espécies de *Agrobacterium*. Depois dessa proposta, as combinações novas são *Rhizobium radiobacter*, *R. rhizogenes*, *R. rubi* e *R. vitis*.[1210] Farrand *et al.* publicaram evidências baseadas em comparações clássicas e moleculares, reforçando a conclusão de que as *Agrobacteria* biovariantes 1 e 3 sejam suficientemente diferentes dos membros do gênero *Rhizobium*, de forma a justificar sua conservação no gênero *Agrobacterium*.[323] Sem dúvida, o capítulo final sobre a classificação do *Agrobacterium radiobacter* ainda não foi escrito e esta controvérsia provavelmente persistirá por alguns anos; entretanto, dentro das finalidades deste livro de texto, decidimos aceitar os argumentos propostos por Young *et al.*[1211] e chamamos esta bactéria de *Rhizobium radiobacter*.

Rhizobium radiobacter.

Os testes bioquímicos principais usados para diferenciar o *R. radiobacter* da outra espécie diretamente relacionada (*Ochrobactrum anthropi*) estão relacionados na Tabela 7.17. Entre as características essenciais desse grupo de microrganismos está a reação rápida de urease e um teste positivo para fenilalanina-desaminase. As colônias do *R. radiobacter* crescem preferencialmente entre 25° e 28°C, mas não crescem bem a 35°C. No ágar-sangue, as colônias são circulares, convexas, lisas e não pigmentadas ou bege-claro. As colônias podem parecer úmidas e tornar-se extremamente mucoides e rosa no ágar MacConkey depois da incubação prolongada (Prancha 7.4 B). Em alguns casos, o *R. radiobacter* foi isolado de espécimes clínicos, mas apenas raramente estava relacionado com infecções humanas. Em estudos sobre infecção humana, o *Rhizobium* foi isolado mais comumente do sangue[105,142,306,309,311,336,418,687,860,916,1178] e, em seguida, dialisado peritoneal,[425,914,916] urina[21,916] e líquido ascítico.[879] A maioria das infecções ocorreu em pacientes com cateteres transcutâneos ou próteses biomédicas implantadas e o tratamento eficaz geralmente requer a remoção do dispositivo.[105,206,309,311,336,418,860,867,916,1178] Lai *et al.* examinaram os prontuários médicos de 13 pacientes com infecções por *R. radiobacter* ao longo de um período de 7 anos. Dez (76%) tinham alguma neoplasia hematológica ou câncer de órgãos sólidos coexistente. Seis (46%) tiveram neutropenia febril durante a evolução de sua infecção. Cinquenta e quatro por cento das infecções foram bacteriemias associadas ao cateter e 92%, adquiridas nos hospitais.[601] Também existe o relato de dois casos de endoftalmite causada por *R. radiobacter* depois da cirurgia de extração de cataratas.[736,769] A sensibilidade aos antibióticos é variável e cada cepa deve ser avaliada separadamente. Lai *et al.*[601] relataram que todas as cepas testadas por eles foram sensíveis a cefepima, piperacilina-tazobactamo, carbapenêmicos e ciprofloxacino.

Família Brucellaceae

Gênero *Ochrobactrum*

Ochrobactrum anthropi. *O. anthropi* é o nome atribuído às espécies de "*Achromobacter*" urease-positivas, antes designadas como grupos Vd-1 e Vd-2 dos CDC e grupos *Achromobacter* A, C e D de Holmes *et al.*[464,465] Entretanto, estudos subsequentes demonstraram que o biogrupo C e algumas cepas que fazem parte do biogrupo A constituem um grupo homogêneo de hibridização DNA–DNA separado de *O. anthropi*, cujo nome de espécie atribuído foi *Ochrobactrum intermedium*.[1132] Essas duas espécies estão intimamente relacionadas com *Brucella* spp., mas *Ochrobactrum intermedium* ocupa uma posição filogenética intermediária entre *O. anthropi* e *Brucella*.[1132] As duas espécies têm propriedades fenotípicas em comum. Ambas são oxidase-positivas, sacarolíticas e móveis por meio de flagelos peritríquios. As bactérias crescem adequadamente nos meios rotineiros quando são incubadas por 24 horas. As colônias medem cerca de 1 mm de diâmetro e parecem circulares, ligeiramente convexas, lisas, brilhantes e contínuas. As cepas que nós examinamos cresceram facilmente no ágar MacConkey e as colônias pareciam mucoides. Os testes essenciais que ajudam a diferenciar *O. anthropi* de outras bactérias semelhantes incluem sua capacidade de hidrolisar ureia, sua incapacidade de hidrolisar esculina e a reação negativa do teste de ONPG. A Tabela 7.17 descreve outros testes úteis para diferenciar o *O. anthropi* das espécies de *Rhizobium* e das espécies de *Achromobacter* sacarolíticas.

Até hoje, todas as cepas de *O. anthropi* foram isoladas de espécimes clínicos humanos (o termo *anthropi* é derivado do grego e significa "de um ser humano"). As cepas foram isoladas principalmente de sangue, feridas, trato urogenital ou urina, vias respiratórias, orelhas, fezes, olho e LCR.[36,69,133,167,465,511,686,1124] Um fato especialmente preocupante são os relatos recentes de sepse relacionada a CVC causada por

O. anthropi.[20,198,393,415,550,573,937,1031] O isolamento dessa bactéria do sangue deve sugerir a possibilidade de infecção relacionada a um CVC. Infecções oportunistas e surtos hospitalares de infecção por *O. anthropi* têm sido relatados com frequência crescente. Há um relato de um paciente que desenvolveu choque séptico depois da infusão venosa periférica de uma solução contaminada por essa bactéria[555] e outros casos de bacteriemia nosocomial em cinco receptores de transplantes de órgãos sólidos depois da infusão de globulina antitimócitos contaminada.[321] Também há relatos de pacientes com endocardite infecciosa causada por essa bactéria.[683,919] As características clínicas da bacteriemia causada por *O. anthropi* foram revisadas por Hagiya *et al.*[416] Vaidya *et al.* publicaram uma revisão sobre infecção por *O. anthropi* em pacientes imunocompetentes.[1093] De acordo com alguns estudos, essa bactéria é sensível a aminoglicosídios, carbenicilina, fluoroquinolonas, imipeném, tetraciclina e sulfametoxazol-trimetoprima, mas é resistente aos outros antibióticos.[101,367,550,1146]

Ochrobactrum intermedium. Atualmente, não existem testes bioquímicos para diferenciar *O. intermedium* de *O. anthropi*; contudo, alguns autores sugeriram que a resistência à colistina (polimixina E) e à polimixina B possa ser usada para diferenciar *O. intermedium* (resistente) de *O. anthropi* (sensível).[1132] Pesquisadores publicaram o caso de um paciente com infecção hepática piogênica causada por *O. intermedium*;[741] contudo, em razão da semelhança fenotípica marcante entre *O. anthropi* e *O. intermedium*, é possível que algumas infecções supostamente causadas pelo primeiro tenham sido, na verdade, causadas por *O. intermedium*.

Microrganismos oxidase-positivos imóveis

Família Flavobacteriaceae

Vandamme *et al.* relataram que nenhuma das espécies conhecidas de flavobactéria estavam diretamente relacionadas com a espécie típica *F. aquatile*; por esta razão, estes autores sugeriram que as bactérias genericamente classificadas de forma inapropriada como *F. balustinum, F. gleum, F. indologenes, F. indoltheticum, F. meningosepticum* e *F. scophthalmum* fossem incluídas em um novo gênero (*Chryseobacterium*) tendo como espécie típica o *C. gleum*.[1098] Esses mesmos autores relataram que *Flavobacterium breve* representava um táxon genético diferente e sugeriram o nome *Empedobacter brevis* para esta espécie.[1098] Além disso, estudos demonstraram que *Flavobacterium odoratum* representava duas espécies diferentes, que foram denominadas *Myroides odoratus* e *Myroides odoratiminus*.[1096] Em 2005, Kim *et al.*[566] propuseram a transferência de *C. meningosepticum* e *C. miricola* para um gênero novo – *Elizabethkingia* gen. nov. – com os nomes *Elizabethkingia meningoseptica* e *Elizabethkingia miricola*. No Boxe 7.10, há um esboço da classificação e nomenclatura atuais dos membros clinicamente importantes da família Flavobacteriaceae.

Curiosamente, nenhuma das espécies de *Flavobacterium* restantes é encontrada nos espécimes clínicos humanos e nenhuma é indol-positiva – um aspecto que, no passado, era considerado sinônimo do gênero *Flavobacterium*. As Tabelas 7.19 e 7.20 descrevem as características-chave diferenciais dos membros clinicamente significativos da família Flavobacteriaceae. A maioria das espécies produz colônias com pigmento amarelo no ágar-sangue e todas são oxidase-positivas. Todas as espécies são imóveis e negativas para redução de nitrato e a maioria não consegue crescer no ágar MacConkey. A maioria das espécies (com exceção da *Weeksella virosa*) é resistente às polimixinas – uma propriedade também compartilhada com o grupo pseudomallei descrito anteriormente neste capítulo. Aqui, apenas os membros clinicamente significativos da família Flavobacteriaceae serão descritos com mais detalhes. O dilema taxonômico entre *Flavobacterium* e *Sphingobacterium* foi revisado detalhadamente em outros artigos.[92,981,1098,1195]

Gênero *Chryseobacterium*. Essas espécies faziam parte do gênero *Flavobacterium* e ocorrem naturalmente no solo, na água, nas plantas e nos alimentos. No ambiente hospitalar, essas bactérias são encontradas nos sistemas de abastecimento de água e nas superfícies úmidas. Elas são prontamente diferenciadas dos outros bacilos não fermentadores por sua capacidade de produzir indol no caldo

---

Boxe 7.10

Descrição dos membros clinicamente importantes da família Flavobacteriaceae

Gênero: *Flavobacterium*
Gênero típico abrangendo 121 espécies isoladas dos ambientes aquáticos; não está associado às infecções humanas.

Gênero: *Bergeyella*
B. zoohelcum
B. cardium

Gênero: *Capnocytophaga*
C. canimorsus
C. cynodegmi
C. gingivalis
C. granulosa
C. haemolytica
C. leadbetteri
C. ochracea
C. sputigena

Gênero: *Chryseobacterium*
87 espécies, mas apenas duas estão associadas a infecções humanas:
C. gleum
C. indologenes

Gênero: *Elizabethkingia*
E. anophelis
E. meningoseptica
E. miricola

Gênero: *Empedobacter*
E. brevis
E. falsenii

Gênero: *Myroides*
Oito espécies descritas, mas apenas duas estão associadas a infecções humanas:
M. odoratus
M. odoratiminus

Gênero: *Weeksella*
W. virosa

Tabela 7.19 Características dos bacilos não fermentadores indol-positivos.[a]

Teste	Elizabethkingia			Chryseobacterium		Grupos dos CDC						Weeksella	Bergeyella	Empedobacter		
	E. meningoseptica[b]	E. miricola[c]	E. anophelis[d]	C. gleum[b]	C. indologenes[b]	IIb[b]	IIc[f]	IIe[e]	IIg[e]	IIh[b]	IIi[b]	W. virosa[b] (IIf)	B. zoohelcum[b] (IIj)	E. falsenii[a] GV 1	GV 2	E. brevis[b]
Oxidase	+	+	+	+	+	+	+	+	+	+	+	+	+	+	+	+
Motilidade	–	–	–	–	–	–	–	–	–	–	–	–	–	–	–	–
Crescimento no ágar MacConkey	V(26)	+	–	V(50)	–	+	–	–	–	–	–	V(79)	+	+	+	+
OF de glicose	+	+	+	+	+	+	+	D[h]	–	+	+	–	–	+	+	V(80)
OF de manitol	+	+	+	–	V(10)	V(10)	–	–	+	–	–	–	–	–	–	–
Indol	+	+	+	+	+	+	+	+	+	+	+	+	+	+	+	+
NO₃ em NO₂	–	–	DI	V(67)	V(14)	V(22)	+(90)	–	–	–	–	–	–	–	–	–
NO₂ em N₂	DI	–	DI	+	–	V(20)	+(90)	–	+	–	–	–	–	–	–	–
Gelatina	+	+	–	+	+	V(78)	V(20)	–	–	D[i]	V(14)	–	–	+	Fraca+	+
Amido	V(8)	–	–	+	+	+	+	+	DI	+	+	–	–	+	+	V(40)
Esculina	+	+	+	+	+	V(70)	+	–	DI	+	+	DI	DI	+	V(8)	–
ONPG	+	+	+	+	V(41)	V(57)	DI	DI	DI	–	+	DI	DI	–	V(75)	–
DNase	+	+	–	V(17)	V(7)	DI	DI	DI	DI	V(78)	–	V(13)	–	DI	DI	+
Ureia	–	+	–	+	V(10)	V(14)	DI	DI	DI	–	–	–	–	+	+	–
Penicilina	R	DI	R	R	12% S	DI	DI	S	DI	67% S	57% S	S	S	DI	DI	R
Polimixina	R	DI	DI	R	3% S	DI	DI	S	DI	22% S	R	S	R	R	R	R
Pigmento	Amarelo-claro	Branco a amarelo-claro	Amarelo-claro	Amarelo-laranja	Amarelo-laranja	Amarelo-laranja	Castanho a cor de camurça	–	–	–	–, ou Amarelo	Caramelo	–	Amarelo	Amarelo	Amarelo-claro

[a] A menos que seja referido em contrário, os dados estão baseados nas referências 367 e 1172.
[b] Porcentagem positiva baseada na referência 367.
[c] Dados baseados nas referências 566 e 639.
[d] Dados baseados na referência 536.
[e] Porcentagem positiva baseada na referência 1172.
[f] Dados baseados na referência 451.
[g] Dados baseados nas referências 532 e 1216.
[h] Gilardi[367] relatou que é glicose-negativa, enquanto Weyant[1172] referiu que é glicose-positiva ou positiva tardia.
[i] Gilardi[367] relatou que é gelatino-positiva, enquanto Weyant[1172] referiu que é gelatino-negativa.
+ = 90% das cepas ou mais são positivas; – = 90% das cepas ou mais são negativas; V = 11 a 89% das cepas são positivas; GV = genovariantes; S = sensível; R = resistente, DI = dados indisponíveis; D = resultados diferentes relatados. Os números entre parênteses são porcentagens das cepas que produzem reação positiva.

Tabela 7.20 Características principais dos gêneros *Myroides* e *Sphingobacterium.*[a]

Teste	*Myroides* M. odoratus, M. odoratiminus	*Sphingobacterium* S. multivorum	S. spiritivorum	S. talpophilum	S. mizutaii
Oxidase	+	+	+	+	+
Motilidade	–	–	–	–	–
Crescimento em MacConkey[b]	V (91)	+	V (46)	+	–
OF de glicose	–	+	+	+	+
OF de manitol	–	–	+	–	–
Indol	–	–	–	–	–[c]
NO_3 em NO_2	–	–	–	+	–
NO_2 em N_2	V (46)	DI	DI	DI	+
Gelatina	+	–	–	V (86)	–
Amido	–	V (79)	–	+	–
Esculina	–	+	+	+	+
ONPG	DI	+	+	+	+
DNase	+	–	+	+	–
Ureia	+	+	+	+	–
Penicilina	19% S	R	R	R	R
Polimixina	R	R	R	R	R
Pigmento	Amarelo-claro	Amarelo-claro	Amarelo-claro	Amarelo-claro	Amarelo

[a]Dados baseados nas referências 367 e 1172.
[b]Crescimento em ágar MacConkey baseado na referência 1172.
[c]Na camada de xileno, pode-se observar cor rosa muito fraca.[1172]
+ = 90% das cepas ou mais são positivas; – = 90% das cepas ou mais são negativas; V = 11 a 89% das cepas são positivas; S = sensível; R = resistente; DI = dados indisponíveis. Os números entre parênteses são porcentagens das cepas que produzem reação positiva.

com triptofano (Prancha 7.2 C). Em geral, a reação do indol é fraca e difícil de demonstrar; por isso, o método mais sensível de Ehrlich (descrito anteriormente neste capítulo) deve ser usado. *C. indologenes* é facilmente reconhecido pela formação de colônias amarelo-escuro (Prancha 7.4 C). Por outro lado, *E. meningoseptica* forma colônias com pigmento amarelo muito claro, que pode não ser evidenciado ao exame inicial das colônias com 24 horas. As colônias de *Empedobacter brevis* também são amarelo-claras. A produção de pigmento pode ser ampliada com a incubação da cultura por mais 24 horas à temperatura ambiente. Em geral, as espécies de *Chryseobacterium* crescem pouco ou nada no ágar MacConkey e são consideradas oxidantes de glicose, embora a maioria das cepas fermente glicose lentamente depois de incubação prolongada. Ao exame microscópico, as células de *E. meningoseptica*, *C. indologenes* e dos grupos IIe, IIh e IIi são mais finas na região central do que nas partes periféricas e incluem formas filamentosas; as células do grupo IIg são significativamente menores que as das outras espécies. É importante enfatizar que os resultados dos testes (p. ex., DNase, indol, ureia e hidrólise de amido) com esse grupo dependem das escolhas do meio, dos reagentes e do tempo de incubação.[847] *Chryseobacterium indologenes*, *C. gleum* e membros do grupo IIb dos CDC estão dispostos individualmente na Tabela 7.19. O grupo IIb é geneticamente heterogêneo e inclui cepas de *C. indologenes*, de *C. gleum* e, provavelmente, mais duas genoespécies. Estudos adicionais de hibridização DNA–DNA são necessários para resolver essa questão. A separação fenotípica entre *C. indologenes* e *C. gleum* tem sido difícil; contudo, a produção de ácido a partir da xilose e o crescimento a 41°C são consistentemente positivos nos grupos de DNA classificados em torno da cepa típica *C. gleum*.[1091] A Tabela 7.19 descreve outras características, que permitem diferenciar os membros desse grupo de microrganismos.

Chryseobacterium indologenes. *C. indologenes* (antes conhecido como *F. indologenes* e grupo IIb dos CDC) é a espécie mais comumente isolada dos seres humanos, embora raramente tenha significado clínico.[1146] Estudos identificaram essa bactéria como causa de bacteriemia em pacientes hospitalizados com doenças coexistentes graves, embora a mortalidade seja relativamente baixa, mesmo entre os pacientes que receberam antibióticos sem testes de sensibilidade do *C. indologenes*.[484] As infecções nosocomiais causadas por esse microrganismo foram relacionadas com o uso de dispositivos de longa permanência durante a internação hospitalar.[487,490,779,793] Existem relatos de casos raros de pneumonia,[487,490,779] meningite e infecção do sistema nervoso central,[315,435,798] infecção de feridas,[487,490] ceratite,[670] infecção urinária,[5,487] peritonite[6] e bacteriemia.[56,317,397,484,487,490,720,793]

Chryseobacterium hominis. *C. hominis* é uma espécie nova de *Chryseobacterium* proposta em 2007 para representar um conjunto de cepas isoladas clinicamente, que foram caracterizadas bioquimicamente como bactérias semelhantes aos grupos IIh e IIc dos CDC.[1121] Todas as cepas são imóveis, oxidase-positivas e catalase-positivas. O crescimento ocorre a 30° e 37°C, mas a temperatura ideal é de 30°C. As bactérias não crescem no ágar MacConkey, no ágar cetrimida ou no ágar acrescido de NaCl a 3%. As colônias são circulares e mucoides, algumas também são pegajosas. Algumas cepas produzem pigmento amarelo-claro ou castanho. Em meios de OF de glicose e OF de maltose formam ácidos, mas não em OF de manitol. Todas as cepas são positivas para produção de indol e hidrólise de esculina, amido e gelatina. A produção de ácidos a partir da sacarose e a redução de nitrato em nitrito são variáveis. Todas as cepas não crescem a 42°C e têm reações negativas para urease, H_2S no ágar Kligler, descarboxilases de ornitina e lisina, arginina-di-hidrolase, alcalinização do citrato de Simmons, L-fenilalanina-desaminase e ONPG.[1121] Na descrição inicial, as cepas foram isoladas clinicamente de sangue, líquido de diálise, pus, dreno infraorbitário, olho e valva aórtica. Não houve referências quanto ao significado clínico dessas cepas isoladas.[1121] Um homem de 58 anos com doença de Parkinson, que foi atendido no setor de emergência do Loyola University Chicago Medical Center com história de náuseas e vômitos há 2 dias, tinha bacteriemia causada por *C. hominis*. O paciente referia dor abdominal intermitente localizada na região epigástrica, sentia-se tonto ao ficar em pé ou sentado e seu nível sérico de lactato estava elevado. A revisão dos sistemas era normal sob outros aspectos. As hemoculturas obtidas no dia da internação isolaram *Staphylococci* coagulase-negativos (provavelmente contaminantes) e um bacilo gram-negativo não fermentador de glicose indol-positivo. Com a técnica MALDI-TOF MS, a bactéria isolada foi identificada como *C. hominis* (primeira opção) com escore de 1,695 utilizando o equipamento Bruker Daltonics MicroFlex® LT e o *software* versão 3.1. A identificação do *C. hominis* foi confirmada pelo sequenciamento do rRNA 16S (Schreckenberger P., comunicação pessoal).

Gênero *Elizabethkingia*

Elizabethkingia meningoseptica. *E. meningoseptica* (antes conhecida como *Flavobacterium meningosepticum* e grupo IIa dos CDC)[566] é a espécie mais comumente associada a doenças humanas significativas. Em adultos, pesquisadores demonstraram que ela causa pneumonia, endocardite, infecções de feridas, bacteriemia pós-operatória e meningite, especialmente nos pacientes com doenças coexistentes graves.[50,104,190,233,342,424,443,526,617,688,801,811,908,979,1066,1168] Essa bactéria é extremamente patogênica nos bebês prematuros e foi associada à meningite neonatal.[190,233,358,427,462,568,677,861,908,1072] Embora a meningite neonatal ocorra raramente, é importante diagnosticar esta doença com precisão, porque podem ocorrer epidemias em berçários e a taxa de mortalidade relatada chegou a 55%.[1146] *E. meningoseptica* tem sido relatada com frequência crescente como agente etiológico de infecções associadas aos serviços de saúde. Em uma unidade de tratamento intensivo, pesquisadores descreveram um grupo de quatro pacientes com pneumonia associada ao respirador, que foi atribuída à contaminação da água do umidificador.[176] *E. meningoseptica* também foi relatada como causa de infecções dos pacientes em hemodiálise[837] e bacteriúria associada aos serviços de saúde, principalmente pacientes idosos diabéticos.[1220] Jean *et al.*[508] fizeram uma revisão quanto a incidência, fatores predisponentes, manifestações clínicas e medidas de prevenção e controle das infecções causadas por *E. meningoseptica*.

Elizabethkingia miricola. *E. miricola* é um bacilo não fermentador imóvel, que foi descrito inicialmente em 2003 depois de ser isolada do sistema de condensação de água da nave espacial russa Mir.[639] Inicialmente, essa bactéria recebeu o nome de *Chryseobacterium miricola*, mas foi reclassificada como uma espécie de *Elizabethkingia* em 2005.[566] A única cepa clínica confirmada de *E. miricola* foi isolada do escarro e do sangue de um homem com linfoma de células do manto, que foi submetido a um transplante de células-tronco e quimioterapia e precisou de suporte respiratório.[398] Houve crescimento satisfatório no ágar MacConkey. As colônias são bastante mucoides no meio sólido e há produção de indol e hidrólise de ureia. A bactéria produz ácidos a partir da frutose, glicose, lactose, maltose, manitol e trealose, mas não a partir da arabinose, celobiose, rafinose, sacarose, salicina ou xilose.[566] *E. miricola* tem perfil bioquímico semelhante a *E. meningoseptica*, mas pode ser diferenciada pela reação de urease positiva (Tabela 7.19). Vários autores relataram erros de identificação de *E. meningoseptica* como *E. miricola* quando utilizaram a técnica MALDI-TOF MS utilizando o equipamento Bruker Daltonics MicroFlex® LT com as versões 3.0 e 3.1 do *software* do aparelho.[14,724,960]

Elizabethkingia anophelis. *E. anophelis* é uma bactéria recém-descoberta depois de ser isolada do intestino intermediário do mosquito *Anopheles gambiae*.[536] Esse microrganismo é um bacilo gram-negativo imóvel, que não forma esporos. As reações de oxidase e catalase são positivas. Em ágar nutriente, as colônias são lisas, amareladas, transparentes e brilhantes. *E. anophelis* não cresce em ágar MacConkey e produzem ácidos a partir da glicose, lactose (reação fraca), manitol, maltose, ramnose, sacarose, trealose e celobiose (reação fraca). As reações de esculina, indol e ONPG são positivas, enquanto os testes de urease, hidrólise de gelatina, hidrólise de amido, DNA e tirosina são negativos. As reações de arginina-di-hidrolase, lisina-descarboxilase, ornitina-descarboxilase e utilização de malonato são negativas (Tabela 7.19).[536] *E. anophelis* foi isolada de três pacientes com sepse, inclusive dois recém-nascidos com meningite e a mãe de um bebê com corioamnionite.[612] Essa bactéria também foi relatada como causa da meningite de uma menina com 8 dias de vida, que nasceu de parto cesáreo na República Centro-Africana.[333] Em uma unidade de tratamento intensivo de Cingapura, pesquisadores relataram um surto nosocomial.[1065] Esse surto envolveu cinco pacientes ventilados por traqueostomia, que também tinham CVC. As cepas isoladas do escarro e das amostras de sangue dos pacientes infectados estavam relacionadas com as cepas isoladas dos aeradores de pia para limpeza das mãos das UTI cirúrgica e cardiotorácica, nas quais os pacientes estavam internados.[1065]

É difícil escolher os antibióticos eficazes apropriados para tratar infecções causadas por *Elizabethkingia* e *Chryseobacterium*. As espécies desses grupos são intrinsecamente resistentes a muitos antimicrobianos utilizados comumente para tratar infecções causadas por bactérias gram-negativas (aminoglicosídios, antibióticos betalactâmicos, tetraciclinas, cloranfenicol), mas geralmente são sensíveis aos fármacos usados para tratar infecções causadas por bactérias gram-positivas (rifampicina, clindamicina, eritromicina, esparfloxacino, sulfametoxazol-trimetoprima e vancomicina).[324,1017,1146] Embora os primeiros pesquisadores tenham recomendado vancomicina para tratar infecções graves atribuídas a *E. meningoseptica*,[427,861] estudos recentes demonstraram atividade *in vitro* mais ampla com minociclina, rifampicina, sulfametoxazol-trimetoprima e quinolonas.[104,335,1017] Um fator complicador na escolha do tratamento antibiótico eficaz é o fato de que parâmetros de CIM quanto à resistência e sensibilidade desse grupo ainda não foram estabelecidos pelo CLSI e os resultados dos testes de difusão em disco não são confiáveis para prever a sensibilidade antimicrobiana das espécies de *Chryseobacterium* e *Elizabethkingia*.[3,168,335,1148] Estudos demonstraram que o Etest® é uma alternativa possível ao método padronizado de diluição em ágar para testar cefotaxima, ceftazidima, amicacina, minociclina, ofloxacino e ciprofloxacino, mas não piperacilina.[483] O tratamento definitivo das bactérias clinicamente significativas deve ser orientado pelos padrões de sensibilidade de cada bactéria, que deve ser avaliada por um método de incubação *overnight* com determinação da CIM.

Gênero *Empedobacter*. O gênero *Empedobacter* inclui duas espécies: *Empedobacter brevis* (antes conhecido como *Flavobacterium breve*) e *Empedobacter falsenii* (antes referido como *Wautersiella falsenii*), que contém duas genovariantes diferentes.[532,1098,1216,1217] Essas duas espécies raramente são isoladas de espécimes clínicos humanos e pouco sabemos quanto à sua capacidade de causar doença.

Empedobacter brevis. Janknecht et al.[505] relataram um surto de endoftalmite causada por *E. brevis* em uma série de pacientes submetidos à cirurgia de extração de cataratas no mesmo dia pelo mesmo cirurgião, sugerindo que a fonte da infecção possa ter sido qualquer coisa entre as lentes e o processo de esterilização. Essa bactéria também foi isolada de uma lesão do pé de um paciente com púrpura anafilactoide[785] e do sangue de um paciente com celulite no joelho direito.[877] Todas as cepas formam colônias amarelas no ágar nutriente, algumas produzem colônias amarelo-claro ou cinza-opaco e não são hemolíticas no ágar-sangue.[467] Todas as cepas são imóveis e têm reações positivas de oxidase, catalase, DNase e gelatina. Produzem indol, mas é necessário usar um método sensível (utilizando reagente de Ehrlich) para demonstrar a presença do indol.[467] A maioria das cepas oxida glicose e maltose, mas não manitol. A Tabela 7.19 descreve outras reações bioquímicas dessa bactéria.

Empedobacter (Wautersiella) falsenii. As fontes de isolamento clínico das cepas de *E. falsenii* utilizadas na descrição original da espécie foram sangue, secreção ótica, cavidade oral, líquido pleural, pus, secreções respiratórias, feridas cirúrgicas e esfregaço vaginal, mas os autores não especificaram seu significado clínico.[532] Existe um relato de isolamento de *E. falsenii* da urina de um lactente com infecção urinária complicada.[1114] Essa bactéria também foi isolada de uma amostra respiratória de um paciente com FC, mas seu significado clínico não foi definido.[696] *E. falsenii* pode ser separado em dois grupos ou genovariantes diferentes, com base na caracterização molecular e nas reações bioquímicas. Todas as cepas são bacilos gram-negativos não fermentador imóveis e crescem em ágar-sangue, condições aeróbias a temperaturas de 20°, 30° e 37°C. Algumas cepas formam colônias com pigmento amarelo depois de incubação prolongada. Todas elas são oxidase e catalase-positivas e formam ácidos a partir da glicose e da maltose.[532] Todas as cepas formam indol e urease. A reação de redução do nitrato é negativa e a de redução do nitrito é variável. Todas as cepas da genovariante 1 hidrolisam rapidamente gelatina e esculina, mas a reação do ONPG é negativa. Com exceção de uma, todas as outras cepas da genovariante 2 são esculino-negativas, ONPG-positivas e têm reação fraca de hidrólise de gelatina.[532] A Tabela 7.19 descreve os resultados de outras reações.

Gêneros *Weeksella* e *Bergeyella*. O gênero *Weeksella* proposto originalmente tinha duas espécies – *W. virosa* (antes conhecida como grupo IIf dos CDC) e *W. zoohelcum* (antes referida como grupo IIj dos CDC).[470,471] Vandamme et al. demonstraram que essas duas espécies representam táxons genéticos separados e, por isso, propôs a reclassificação de uma delas (*W. zoohelcum*) como *Bergeyella zoohelcum*.[1098] As duas espécies são oxidase-positivas, geralmente crescem em ágar MacConkey, não produzem pigmento, são assacarolíticas e indol-positivas. Ambas apresentam a característica singular de serem sensíveis à penicilina, o que permite sua diferenciação fácil de gêneros relacionados (Tabela 7.19).

Weeksella virosa. *W. virosa* (nome derivado do termo latino para viscoso) forma colônias mucoides pegajosas, que são difíceis de remover do ágar. Inicialmente, observa-se que as colônias não são pigmentadas, mas a incubação mais prolongada pode resultar na formação de uma pigmentação caramelo. *W. virosa* é urease-negativa e sensível à polimixina B. Essa bactéria tem sido isolada principalmente do trato urogenital feminino, mas existe pouca evidência de que ela possa desempenhar algum papel patogênico.[470,697,892,893] Existem relatos publicados de peritonite espontânea[108] e septicemia causadas por *W. virosa*.[1001] Slenker et al.[1001] publicaram uma revisão sobre infecções causadas por essa bactéria, além de incluir dados sobre sensibilidade antimicrobiana.

Bergeyella zoohelcum. Uma característica diferenciadora fundamental de *B. zoohelcum* é a produção de reação intensa de urease em ágar ureia de Christensen. Essa bactéria forma colônias pegajosas, que inicialmente não são pigmentadas, mas podem formar colônias amarelas a castanhas com a incubação prolongada. *B. zoohelcum* é sensível à penicilina, mas resistente à polimixina B. Faz parte da microbiota nasal e oral de cães e gatos.[951] Por isso, não é surpreendente que a maioria das cepas isoladas de seres humanos tenha sido originada de mordidas desses animais,[128,471,744,891,951,986,1172] ou de pacientes que tiveram exposição significativa a cães ou gatos.[408,643,787] Essa bactéria foi descrita como causa de septicemia em pacientes idosos com infecções cutâneas graves[577,643,787] e, em dois casos, os pacientes reportaram que permitiam que seu gato dormisse entre os segmentos superiores de suas pernas.[57,787] *B. zoohelcum* também foi descrita como causa de pneumonia de um paciente exposto a um cão portador deste microrganismo[408] e de bacteriemia de outro paciente que ingeriu um alimento preparado com sangue de bode.[85] Existe um relato de meningite atribuída a *B. zoohelcum* após várias mordidas de cão.[128]

Bergeyella cardium. Recentemente, pesquisadores descreveram uma espécie nova de *Bergeyella* (*B. cardium*), que foi identificada como agente etiológico de endocardite infecciosa de dois pacientes internados em dois hospitais diferentes na Coreia.[1013] Os autores relataram que essa bactéria cresceu lentamente em ágar-sangue e ágar-chocolate a 37° e 41°C, mas não cresceu a temperaturas de 24° e 30°C. O sequenciamento do gene do rRNA 16S das duas cepas demonstrou homologia de 94,9% com as sequências da *B. zoohelcum*, sugerindo claramente que as cepas isoladas fizessem parte de uma espécie bacteriana nova do gênero

Bergeyella.[1013] Outras propriedades bioquímicas das cepas isoladas não foram reportadas. De acordo com os mesmos autores, essas cepas eram sensíveis a muitos antibióticos utilizados comumente, inclusive penicilina.[1013]

Gênero *Myroides*. Vancanneyt et al.[1096] demonstraram que o microrganismo antes classificado como *Flavobacterium odoratum* incluía um grupo heterogêneo, que abrangia duas espécies diferentes, às quais atribuíram os nomes *Myroides odoratus* e *Myroides odoratimimus*. As células bacterianas dessas duas espécies são bacilos gram-negativos com 0,5 μm de diâmetro e 1 a 2 μm de comprimento. As colônias podem ser de vários tipos, mas a maioria tem pigmentação amarela e forma colônias dispersivas mal definidas, que podem ser confundidas com a morfologia das colônias de alguma espécie de *Bacillus* (Prancha 7.4 D). A maioria das cepas produz um odor típico de frutas (semelhante a *A. faecalis*). As espécies de *Myroides* crescem em temperaturas de 18° a 37°C, mas não a 42°C. Elas são assacarolíticas, mas têm reações positivas de oxidase, catalase, urease e gelatinase. Não há produção de indol e o nitrito (mas não o nitrato) é reduzido (Tabela 7.20). Existem dois testes fenotípicos utilizados rotineiramente para diferenciar as duas espécies de *Myroides* e suas diferenças limitam-se aos testes de assimilação e à composição dos ácidos graxos celulares.[1096] Os microrganismos identificados como *M. odoratus* têm sido isolados principalmente da urina, mas também foram encontrados em espécimes de feridas, sangue, escarro e secreção ótica.[468,1201] As infecções clínicas causadas pelas espécies de *Myroides* são extremamente raras; contudo, existem relatos de pacientes com fasciite necrosante rapidamente progressiva e bacteriemia,[236,491] assim como alguns casos de celulite recidivante com bacteriemia.[57,396] Crum-Cianflone et al. publicaram uma revisão sobre infecções de pele e tecidos moles causadas por *M. odoratus*.[236] A maioria das cepas é resistente a penicilinas, cefalosporinas, aminoglicosídios, aztreonam e carbapenêmicos.[468]

Grupos inominados IIc, IIe, IIg, IIh e IIi dos CDC

Os grupos inominados IIc, IIe, IIg, IIh e IIi dos CDC estão relacionados fenotipicamente com os bacilos que não fermentam glicose, mas produzem indol.[1172] Holmes et al. realizaram estudos de hibridização de DNA–DNA e sequenciamento do gene do rRNA 16S de 182 cepas fenotipicamente semelhantes, cujas propriedades fenotípicas eram semelhantes às de espécies de *Chryseobacterium*, *Elizabethkingia* e *Empedobacter*, ou que faziam parte dos grupos IIc, IIe, IIh e IIi dos CDC. Esses autores relataram que havia pouca correlação entre os dados genômicos e os membros desses grupos dos CDC, porque os membros de cada grupo pertenciam no mínimo a dois grupos diferentes de hibridização DNA–DNA (três grupos, no caso do grupo IIi dos CDC), enquanto um grupo era constituído quase unicamente de cepas do grupo IIe dos CDC.[469] Em outro estudo, Wauters et al.[1161] relataram que as cepas do grupo IIi dos CDC pertenciam predominantemente à espécie *Sphingobacterium mizutaii*, enquanto outro estudo de Vaneechoutte et al.[1121] demonstrou que os grupos IIh e IIc dos CDC pertenciam principalmente à espécie *Chryseobacterium hominis*. A classificação dos diversos grupos identificados por esses pesquisadores e sua correlação com os grupos fenotípicos dos CDC ainda não está definida. Dentro das finalidades de identificação laboratorial, os autores deste capítulo preferiram manter a designação dos grupos dos CDC na edição atual deste livro (Tabela 7.19). Os grupos dos CDC raramente são isolados de amostras clínicas e pouco sabemos quanto ao seu papel patogênico. Existe o relato de um paciente com meningite causada por um microrganismo do grupo IIe dos CDC[1157] e pesquisadores também descreveram as características fenotípicas de várias cepas isoladas clinicamente dos grupos IIc e IIg.[449,451] As cepas do grupo IIg são facilmente diferenciadas dos outros grupos dos CDC por sua capacidade de crescer em ágar MacConkey e por sua incapacidade de produzir ácido a partir de OF de glicose.[449] A Tabela 7.19 descreve as características fenotípicas úteis à diferenciação dos grupos dos CDC.

Família Sphingobacteriaceae

Gênero *Sphingobacterium*. As esfingobactérias são bacilos imóveis oxidase-positivos com pigmentação amarela. Elas podem ser diferenciadas dos gêneros *Chryseobacterium* e *Weeksella* por sua incapacidade de produzir indol a partir do triptofano e são diferenciadas das espécies de *Myroides* por sua capacidade de produzir ácido em OF de glicose. Na época em que este capítulo era redigido, havia 34 espécies do gênero *Sphingobacterium*. *S. multivorum* (antes conhecido como *Flavobacterium multivorum* ou grupo IIk-2 dos CDC) e *S. spiritivorum* (que inclui as espécies antes designadas como *Flavobacterium spiritivorum*, *F. yabuuchiae* e grupo IIk-3 dos CDC) são as duas espécies mais comumente isoladas de espécimes clínicos humanos. Esses dois microrganismos podem ser diferenciados de outro microrganismo semelhante – *Sphingomonas paucimobilis* (antes referido como grupo IIk-1 dos CDC) – por sua imobilidade e resistência à polimixina B. A Tabela 7.20 descreve outras características diferenciais dessas bactérias. *S. multivorum* foi isolado de vários espécimes clínicos, mas raramente foi associado a infecções graves, inclusive peritonite e septicemia.[42,284,338,463,865] Sangue e urina foram as fontes mais comuns de isolamento do *S. spiritivorum*.[461,700,1079] *S. thalpophilum* foi isolado de feridas, sangue, secreção ocular, abscesso e uma incisão abdominal.[1172] O teste de nitrato positivo e o crescimento a 42°C diferenciam *S. thalpophilum* das outras espécies de *Sphingobacterium*. *Sphingobacterium mizutaii* (antes conhecido como *S. mizutae* e *Flavobacterium mizutaii*)[191,473,1161,1195] foi isolado de espécimes de sangue, secreções de feridas e LCR e pode ser diferenciado das outras espécies de *Sphingobacterium* por sua incapacidade de crescer em ágar MacConkey e a reação de urease geralmente negativa.[1172] Em geral, as espécies de *Sphingobacterium* são resistentes aos aminoglicosídios e à polimixina B, mas são sensíveis *in vitro* às quinolonas e ao sulfametoxazol-trimetoprima. A sensibilidade desses microrganismos aos antibióticos betalactâmicos é variável e isso exige a realização de testes de sensibilidade para cada cepa isolada.[1017]

Família Moraxellaceae

A família Moraxellaceae inclui três gêneros clinicamente importantes: *Moraxella*, *Acinetobacter* e *Psychrobacter*.[842]

Gênero *Moraxella*. Vários elementos importantes levam o microbiologista a suspeitar que um bacilo não fermentador desconhecido faça parte do gênero *Moraxella*. Depois de 24 horas no ágar-sangue, as colônias tendem a ser pequenas e puntiformes (em geral, menos de 0,5 mm de diâmetro) e apresentam pouco ou nenhum crescimento em ágar Mac-Conkey. As células bacterianas são diplococos ou diplobacilos gram-negativos nas preparações coradas pelo Gram e tendem a resistir à descoloração.[254] As reações de citocromo-oxidase e catalase são positivas (a primeira exclui as espécies de *Acinetobacter*; a segunda excluir as espécies de *Kingella*). A incapacidade de produzir ácidos pelas espécies de *Moraxella* a partir dos carboidratos também elimina a maioria das espécies de *Neisseria*. A maioria das espécies de *Moraxella* é extremamente sensível às concentrações baixas de penicilina. O exame dos esfregaços corados pelo Gram e preparados com amostras retiradas da zona externa de inibição ao redor do disco de sensibilidade à penicilina pode ser usado para diferenciar entre as espécies de *Neisseria* (que conservam sua morfologia de cocos) e *Moraxella* (que produzem formas pleomórficas alongadas) (Prancha 7.4 E e F).[159] Todas as espécies de *Moraxella* são imóveis.

As espécies clinicamente importantes são *M. lacunata*, *M. nonliquefaciens*, *M. osloensis*, *M. atlantae* (grupo M-3 dos CDC) e *M. catarrhalis*. Essa última espécie está descrita junto com as espécies de *Neisseria* patogênicas no Capítulo 11. Os grupos M-2 e M-4 dos CDC foram designados como *Psychrobacter phenylpyruvicus* e *Oligella urethralis*, respectivamente, esses microrganismos estão descritos adiante nesta seção. Os grupos M-5 e M-6 dos CDC foram colocados no gênero *Neisseria*, ainda que seu aspecto microscópico seja de bacilos gram-negativos. O grupo M-5 foi designado como *Neisseria weaveri*,[454] enquanto o grupo M-6 recebeu o nome de *Neisseria elongata* subesp. *nitroreducens*.[394] Essas espécies, junto com outras *Moraxellae* descritas recentemente (p. ex., *M. canis*[506] e *M. lincolnii*)[1102] são difíceis de diferenciar das espécies de *Moraxella* estabelecidas. As espécies que colonizam animais incluem *M. bovis* isolada do gado e de outros animais (inclusive cavalos) saudáveis, *M. boevrei* e *M. caprae* (caprinos), *M. caviae* (cobaias), *M. cuniculi* (coelhos) e *M. ovis* (ovinos).

A Tabela 7.21 descreve alguns testes diferenciais úteis à identificação das espécies de *Moraxella* clinicamente importantes. *M. atlantae*, *M. lacunata* e *M. nonliquefaciens* são semelhantes em vários aspectos. O crescimento de *M. atlantae* é estimulado pelos sais biliares e pelo desoxicolato de sódio, enquanto o crescimento de *M. lacunata* e *M. nonliquefaciens* não é. Apenas *M. lacunata* liquefaz gelatina, enquanto *M. lacunata* e *M. nonliquefaciens* reduzem nitrato em nitrito.[122,850] A diferenciação entre *M. lacunata* e *M. nonliquefaciens* não dispersiva pode ser difícil, porque a hidrólise de gelatina (por qualquer método) e a liquefação das partes inclinadas do meio de Loeffler podem demorar mais de uma semana. Em alguns casos, a análise dos ácidos graxos pode ajudar a definir a espécie.[1172] Como algumas cepas de *Moraxella* são até certo ponto exigentes e as reações bioquímicas comumente são negativas ou duvidosas, muitos laboratórios preferem simplesmente relatar os membros desse grupo como "espécies de *Moraxella*".

As espécies de *Moraxella* fazem parte da microbiota das mucosas e são consideradas bactérias de baixo potencial patogênico. Esses microrganismos ocorrem mais comumente nas vias respiratórias e com menos frequência no trato genital e ocasionalmente podem causar infecções sistêmicas. *M. lacunata*, que é reconhecida há mais de um século como causa de conjuntivite, é exigente e requer meios enriquecidos sem peptona ou o acréscimo de ácido oleico ou soro de coelho para contrabalançar um efeito proteolítico tóxico. Além de conjuntivite, essa espécie também foi associada a ceratite, sinusite crônica e endocardite.[766,907,1075] *M. nonliquefaciens* também pode requerer soro como suplemento para ter crescimento máximo. Essa bactéria faz parte da microbiota das vias respiratórias superiores dos seres humanos e é isolada comumente da cavidade nasal. Ela foi isolada do sangue, olho, LCR, vias respiratórias inferiores e outros locais[121,392,1075] e foi associada à endoftalmite[308,613,658] e à artrite séptica.[518] As cepas mucoides atípicas de *M. nonliquefaciens* foram isoladas de amostras de escarro de três pacientes com doença pulmonar crônica.[257] *M. osloensis* é isolada comumente dos espécimes clínicos e não requer suplementos para crescer. Em geral, essa bactéria não é patogênica quando é isolada dos seres humanos; contudo, existem descritos casos isolados de sinusite, conjuntivite, bronquite, artrite séptica, osteomielite, peritonite, meningite, endocardite, infecção de CVC e septicemia.[136,325,421,922,975,1042] *M. atlantae* cresce lentamente no meio de cultura e forma colônias com tendência a estabelecer uma zona de dispersão depois de 48 horas de incubação.[122] Essa bactéria é uma causa rara de bacteriemia dos pacientes imunossuprimidos.[135,261]

M. canis é uma espécie nova, que habita as vias respiratórias superiores de cães e gatos. As cepas isoladas de seres humanos foram originadas do sangue,[506] linfonodo[1116] e uma ferida causada por mordida de cão.[506] *M. canis*, *M. catarrhalis*, *M. cuniculi*, *M. caviae* e *M. ovis* fazem parte do grupo das moraxelas cocoides que, ao contrário das moraxelas bacilares, apresentam atividade de DNase. As cepas isoladas de *M. canis* são semelhantes a *M. catarrhalis* na coloração pelo Gram; contudo, a morfologia de suas colônias no ágar-sangue de carneiro é mais semelhante à dos membros da família Enterobacteriaceae (colônias grandes e lisas).[506] Algumas cepas isoladas também podem produzir colônias muito viscosas, semelhantes às colônias de *Klebsiella pneumoniae*.[506] A produção de um pigmento marrom quando é cultivada em ágar Mueller-Hinton contendo amido também é típica da maioria das cepas de *M. canis*.[506] *M. lincolnii* tem sido isolada principalmente das vias respiratórias humanas.[1102]

A maioria das cepas de *Moraxella* é sensível a penicilina e seus derivados, cefalosporinas, tetraciclinas, quinolonas e aminoglicosídios.[324,923,1017] A produção de betalactamase foi descrita apenas raramente entre as espécies de *Moraxella*, exceto para *M. catarrhalis*.[518,766,923] Em razão da natureza exigente de algumas espécies de *Moraxella* e da previsibilidade do perfil antimicrobiano, os testes de sensibilidade aos antibióticos (exceto para betalactamase) geralmente não são realizados com as cepas isoladas de espécime clínico.

Gênero *Psychrobacter*. As espécies de *Psychrobacter* clinicamente importantes são *P. immobilis* e *P. phenylpyruvicus* (antes conhecido como *Moraxella phenylpyruvicus*).[125]

***Psychrobacter phenylpyruvicus*.** *P. phenylpyruvicus* tem reação positiva a ureia e fenilalanina e isto ajuda a diferenciá-lo das espécies de *Moraxella* e *Oligella urethralis* (Tabela 7.21). Os estudantes e os laboratoristas devem lembrar que *P. phenylpyruvicus* pode ser fenotipicamente semelhante às espécies de *Brucella* e existem vários relatos de espécies de

Tabela 7.21 Características-chave dos gêneros *Haematobacter*, *Moraxella* e *Neisseria*, da *Oligella urethralis*, do *Psychrobacter phenylpyruvicus* e bacilos do grupo 1 de Gilardi.

Teste	*M. atlantae*[a]	*M. canis*[a,b,c]	*M. catarrhalis*[a]	*M. lacunata*[a]	*M. lincolnii*[a,d]	*M. nonliquefaciens*[a]	*M. osloensis*[a]	*O. urethralis*[a,b,c]	*P. phenylpyruvicus*[a]	*Haematobacter sp.*[e]	*N. weaveri*[a,f]	*N. elongata subsp. nitroreducens*[a,g,h]	Bacilos do grupo 1 de Gilardi[a,i]
Oxidase	+	+	+	+	+	+	+	+	+	+	+	+	+
Catalase	+	+	+	+	+	+	+	+	+	+	+	–	+
Crescimento no ágar MacConkey	+	+	–	–	–	V(10)	V(70)	+	V(86)	V(54)	V(45)	V(54)	+
Motilidade	–	–	–	–	–	–	–	–	–	–	–	–	–
OF de glicose	–	–	–	–	–	–	–	–	–	–	–	–	–
Ureia	–	–	–	–	–	–	–	–	+	–	–	V(23)	–
PAD	–	–	V(68)	V(17)	DI	–	V(14)	+	+	+	V(71)	–	+
Gelatina	–	–	–	V(42)	–	–	–	–	–	–	–	–	–
Redução de NO₃	–	+	+(92)	+	–	+	V(24)	–	V(68)	+	–	+	–
Redução de NO₂	–	V	V(86)	–	V	–	–	+	–	–	+	+	–
DNase	–	+	–	–	–	–	–	–	–	DI	–	–	–
Penicilina	S	S	R	S	S	S	92% S	S	73% S	DI	S	S	S
Formato da célula	CB	C	C	CB	CB	CB	CB	CB	CB	B, serpentino, filamentoso	B	B	B

[a]Dados baseados na referência 1172.
[b]Dados baseados na referência 506.
[c]A *M. canis* produz um pigmento marrom quando é cultivado no ágar Mueller-Hinton contendo amido.506
[d]Dados baseados na referência 1102.
[e]Dados baseados na referência 434.
[f]Dados baseados nas referências 28 e 454.
[g]Dados baseados na referência 394.
[h]A *N. elongata* subsp. *elongata* tem reações negativas de catalase, glicose e nitrato e reação positiva de nitrito. A *N. elongata* subsp. *glicolytica* é catalase-positiva e tem reação positiva fraca à glicose ou é glicose-negativa, nitrato-negativa e nitrito-positiva. A *N. elongata* subsp. *nitroreducens* é catalase-negativa e tem reação fraca à glicose ou é glicose-negativa e reduz nitrato em nitrito.28,454
[i]Dados baseados na referência 754.

+ = 90% das cepas ou mais são positivas; – = 90% das cepas ou mais são negativas; V = 11 a 89% das cepas são positivas; S = sensível; R = resistente; DI = dados indisponíveis; C = cocos; CB = cocobacilos; B = bacilos; PAD = fenilalanina-desaminase. Os números entre parênteses são porcentagens das cepas que produzem reação positiva.

Brucella identificadas erroneamente como *P. phenylpyruvicus* com base nos sistemas de identificação disponíveis no mercado.[65,75,833] A diferenciação entre *P. phenylpyruvicus* e as espécies de *Brucella* requer microscopia (*Brucella* são cocobacilos minúsculos) e testes de acidificação de xilose e glicose.[849,852] *P. phenylpyruvicus* é assacarolítico, enquanto as espécies de *Brucella* utilizam xilose e geralmente glicose quando se emprega um método suficientemente sensível para detectar acidificação deste último açúcar.[849] *P. phenylpyruvicus* é uma causa rara de infecções humanas, mas existem relatos de que causou bacteriemia,[630] endocardite,[413,1078] peritonite[165] e uma lesão micótica no pé.[563]

Psychrobacter immobilis. A maioria das cepas de *P. immobilis* cresce lentamente ou não apresenta crescimento a 35°C, mas cresce mais a 20°C.[493] Essa bactéria pode ser subdividida em cepas sacarolíticas e assacarolíticas. As cepas sacarolíticas de *P. immobilis* compartilham de todas as características das cepas assacarolíticas (Tabela 7.22), com exceção de que não oxidam glicose, xilose e lactose, mas oxidam sacarose e maltose. As cepas assacarolíticas são fenotipicamente semelhantes a *P. phenylpyruvicus*. O diagnóstico de *P. immobilis* pode ser confirmado por estudos de transformação, perfil dos ácidos graxos celulares e temperaturas de crescimento ideal < 35°C.[756,1172] Algumas cepas de *P. immobilis* têm odor semelhante ao do ágar de álcool feniletílico (AFE) (i. e., odor de rosas)[493] e são resistentes à penicilina, mas sensíveis à maioria dos outros antibióticos.[376,657] Pesquisadores publicaram um caso de septicemia causada por *P. immobilis* em um rapaz de 16 anos com DGC e insuficiência hepática fulminante.[1025] Também existem relatos de um paciente com infecção ocular e um lactente com meningite causadas por *P. immobilis*.[376,657]

Família Neisseriaceae

Gênero *Neisseria*. Algumas espécies de *Neisseria* parecem ter formato de bacilos na coloração pelo Gram e, desta forma, podem não ser reconhecidas inicialmente como tal. Duas dessas espécies são *N. weaveri* e *N. elongata*, dentre as quais ambas precisam ser diferenciadas das outros BNF fenotipicamente semelhantes (Tabela 7.21). Os membros cocoides do gênero *Neisseria* estão descritos no Capítulo 11.

Neisseria elongata. *N. elongata* subesp. *elongata* e *N. elongata* subesp. *glycolytica* são consideradas colonizadores transitórios das vias respiratórias superiores e do trato genital dos seres humanos; contudo, a primeira delas foi descrita como causa de endocardite humana[33,771] enquanto a segunda foi isolada de feridas e hemoculturas humanas.[29,476] A maioria das infecções humanas é causada por *N. elongata* subesp. *nitroreducens*, que tem sido associada a várias infecções humanas, embora as doenças causadas mais comumente sejam bacteriemia e endocardite[291,394,414,446,498,539,581,729,839,854,920,998,1036,1184] e, raramente, osteomielite.[353,1184] Inicialmente, esse microrganismo era conhecido como grupo M-6 dos CDC, mas foi reconhecido como uma subespécie singular da *N. elongata* referida como "*nitroreducens*" porque ela reduz nitratos e nitritos em aminas, sem produzir gás.[394] Outras características dessa bactéria são as reações negativas de catalase, urease e indol; reação positiva de oxidase; e incapacidade de produzir ácidos a partir de carboidratos (Tabela 7.21). Nos casos típicos, *N. elongata* subesp. *nitroreducens* é sensível a aminopenicilinas, carbenicilina, cefalosporinas, aminoglicosídios, sulfametoxazol-trimetoprima e polimixina, mas tem sensibilidade variável à penicilina.[291]

Tabela 7.22 Características principais de *Psychrobacter immobilis*, *Paracoccus yeei*, EO-3, EO-4 e *Neisseria zoodegmatis*.[a]

Teste	Psychrobacter *P. immobilis*	Paracoccus *P. yeei (EO-2)*	Grupos dos CDC EO-3	Grupos dos CDC EO-4	Neisseria *N. zoodegmatis (EF-4b)*
Oxidase	+	+	+	+	+
Motilidade	−	−	−	−	−
Crescimento no ágar MacConkey	V (40)	V (64)	+	V (67)	V (65)
OF de glicose	−[b]	+	+	+	+
OF de xilose	−[b]	+	+	+	−
NO$_3$ em NO$_2$	V (40)	+	−	−	+
Crescimento a:					
25°C	+	V (73)	+	+	V (88)
35°C	V (40)	+	+	+	+
42°C	V (20)	V (36)	V (14)	−	V (69)
Células com formato de 'O'	−	+	−	−	−
Pigmento amarelo	−	−	+	V (83)	−
Odor	Rosas	−	−	−	Pipoca

[a]Dados baseados na referência 1172.
[b]As cepas sacarolíticas de *P. immobilis* compartilham de todas as características das cepas assacarolíticas citadas aqui, exceto que oxidam glicose, xilose e lactose, mas não oxidam sacarose e maltose.[1172]
+ = 90% das cepas ou mais são positivas; − = 90% das cepas ou mais são negativas; V = 11 a 89% das cepas são positivas; DI = dados indisponíveis. Os números entre parênteses são porcentagens das cepas que produzem reação positiva.

Neisseria weaveri. *N. weaveri* faz parte da microbiota de cães e está associada a infecções de feridas humanas resultantes de mordidas destes animais.[28,67,392,454] Essa bactéria também foi isolada de sangue,[28,149] escarro e lavados brônquicos,[28,817] olho e líquidos peritoneal e torácico.[28] Existe um relato de infecção de uma ferida de uma criança mordida por um tigre siberiano branco.[148] *N. weaveri* apresenta-se como bacilos aeróbios gram-negativos, largos, roliços e retilíneos, com comprimento variável de médio a grande e tendência a crescer em cadeias ou formar bacilos maiores nos caldos de cultura.[28] O crescimento ocorre às temperaturas de 25° e 35°C e a maioria das cepas também cresce a 42°C. As colônias são branco-acinzentadas com borda contínua, planas, um pouco brilhantes e lisas. *N. weaveri* é imóvel, produz reações fortemente positivas de oxidase e catalase e tem reação negativa de utilização dos carboidratos. O nitrito é reduzido, mas não o nitrato e, além disso, a reação de fenilalanina-desaminase é fracamente positiva (Tabela 7.21).[28] Essa bactéria é sensível a penicilina, colistina e vancomicina.

Neisseria zoodegmatis (EF-4b). *Neisseria animaloris* e *Neisseria zoodegmatis* são os nomes novos dos grupos de fermentadores eugônicos (EF, ou *Eugonic Fermenters*, em inglês) dos CDC, respectivamente, EF-4a e EF-4b.[1106] *N. zoodegmatis* não fermenta glicose, não hidrolisa arginina e não produz gás a pattir do nitrato e isto a diferencia das cepas fermentadoras de glicose, hoje designadas como *N. animaloris* (EF-4a) e descritas no Capítulo 9 deste livro. As cepas de *N. zoodegmatis* são bacilos curtos ou cocoides imóveis, que apresentam reações positivas de oxidase e catalase. Nas placas de cultura, as colônias não são pigmentadas e são descritas por seu odor semelhante ao de pipoca. A Tabela 7.22 descreve outras características dessas bactérias. A maioria das cepas foi isolada de infecções humanas depois de mordidas de cães e gatos.[1172]

Espécies inominadas

Bacilos do grupo 1 de Gilardi. Esse grupo consiste em bacilos gram-negativos ovais, não oxidativos e não exigentes, com comprimento de oval a médio, algumas vezes pleomórficos. As características bioquímicas e de cultura desses microrganismos são muito semelhantes às dos grupo M-5 dos CDC, que hoje é conhecido como *Neisseria weaveri*. Todos os bacilos do grupo 1 de Gilardi são fortemente positivos na reação de fenilalanina-desaminase, produzindo cor vermelho-escuro na parte inclinada do ágar, enquanto as cepas da *N. weaveri* – quando são positivas – produzem reação fraca a moderada. Todas as cepas da *N. weaveri* reduzem nitrito a 0,01%, enquanto todos os bacilos do grupo 1 de Gilardi são negativos.[367,754] A Tabela 7.21 descreve outras características diferenciadoras. Os bacilos do grupo 1 de Gilardi foram isolados de vários espécimes humanos, inclusive feridas da perna, do braço e dos pés; lesões orais; urina e sangue; contudo, seu potencial patogênico ainda não foi definido.[754]

Família Rhodobacteriaceae

Gênero *Paracoccus* e grupos de oxidantes eugônicos (EO) dos CDC

Paracoccus yeei (EO-2) e grupos EO-3 e EO-4 dos CDC. Os membros desse grupo são bacilos aeróbios gram-negativos (algumas vezes com aspecto variável na coloração pelo Gram), cocoides ou curtos, grossos ou ligeiramente grossos, que crescem (pouco, em alguns casos) em ágar MacConkey. Todos são oxidase-positivos, imóveis e indol-negativos e utilizam glicose, xilose e lactose[756] (Tabela 7.22). Daneshvar *et al.*[251] propuseram o nome *Paracoccus yeeii* (depois alterado para *yeei*, de acordo com o código internacional para a nomenclatura bacteriana)[320] para o antigo grupo EO-2 dos CDC. Os grupos EO-3 e EO-4 dos CDC ainda são inominados. *P. yeei* cresce em BAP e ágar MacConkey e forma colônias não pigmentadas mucoides ou muito mucoides depois de 48 horas de incubação (Prancha 7.4 G). *P. yeei* também tem morfologia celular em forma de "O" na coloração pelo Gram, em razão da existência de células vacuoladas ou coradas perifericamente (Prancha 7.4 H).[756] Essa morfologia em forma de "O" não é observada em *P. immobilis* ou nas cepas do grupo EO-3 ou EO-4. As cepas desses dois últimos grupos produzem pigmento amarelo não difusível típico, que não é encontrado em *P. immobilis* ou *P. yeei*.[756] *P. yeei* foi isolado de várias infecções de feridas e do sangue de seres humanos.[251,343] Além disso, ele foi descrito como causa de ceratite de um usuário de lentes de contato,[232] rejeição do enxerto de córnea de um paciente submetido a um transplante de córnea,[537] miocardite em um coração transplantado[961] e peritonite em um paciente em diálise peritoneal ambulatorial.[1153] Existem relatos de que o grupo EO-3 causou peritonite em um paciente em diálise peritoneal contínua.[239] Os membros do grupo EO-4 foram isolados do sangue, da urina e de uma fístula nasal, mas o significado clínico destas cepas ainda é desconhecido.[1170]

Gênero *Haematobacter*. *Haematobacter* é um gênero novo de bacilos gram-negativos aeróbios que, fenotipicamente, são muito semelhantes ao *Psychrobacter phenylpyruvicus*. Esse gênero inclui duas espécies nomeadas: *H. massiliensis* (antes conhecido como *Rhodobacter massiliensis*) e *H. missouriensis*, além de uma espécie inominada (*Haematobacter* genomoespécie 1).[434] Esses microrganismos são bacilos estritamente aeróbios e imóveis, que crescem a 25° e 35°C, mas não a 42°C. Ao exame microscópico, as células bacterianas aparecem como bacilos pleomórficos serpentinos com filamentos. O aspecto da coloração pelo Gram pode ser encontrado no artigo publicado por Helsel *et al.*[434] As espécies de *Haematobacter* não são hemolíticas e pigmentadas nos meios contendo sangue. Algumas cepas produzem coloração verde sob as áreas com crescimento moderado a maciço em BAP.[434] Algumas cepas crescem em ágar MacConkey. Todas elas são assacarolíticas e produzem catalase, oxidase, urease, fenilalanina-desaminase e H_2S (detectado por papel de acetato de chumbo), mas não produzem indol, não reduzem nitrato ou nitrito e não hidrolisam gelatina ou esculina. O teste do ONPG tem reação positiva fraca.[434] A Tabela 7.21 descreve outras propriedades fenotípicas dessa bactéria. As cepas recebidas pelos CDC foram recuperadas principalmente de hemoculturas, mas seu significado clínico é desconhecido.[434] Outra cepa de *H. massiliensis* foi isolada do sangue de um paciente na França.[299] Também há um relato de isolamento de uma espécie semelhante a *Haematobacter* do sangue de um homem de 65 anos com provável endocardite da valva aórtica.[138] As cepas de *Haematobacter* têm CIM baixas para amoxicilina, fluoroquinolonas, aminoglicosídios e carbapenêmicos, mas as CIM são variáveis para cefalosporinas, monobactâmicos e piperacilina.[434]

Microrganismos oxidase-negativos imóveis

Família Moraxellaceae

Gênero *Acinetobacter*

Taxonomia. Hoje em dia, o gênero *Acinetobacter* é classificado na família Moraxellaceae e inclui bactérias que se apresentam como cocobacilos gram-negativos oxidase-negativos imóveis.[354,926] Em 1986, Bouvet e Grimont apresentaram uma classificação inédita, que diferenciava 12 grupos diferentes (genoespécie) dentro do gênero *Acinetobacter* com base na hibridização DNA–DNA e nas características nutricionais.[117] Em 1989, Tjernberg e Ursing[1073] descreveram três grupos DNA adicionais codificados de 13 a 15; simultaneamente, Bouvet e Jeanjean[119] descreveram cinco grupos DNA de espécies de *Acinetobacter* proteolíticas, que foram numerados de 13 a 17. Entretanto, dois dos grupos DNA descritos por Tjernberg e Ursing diferem fenotipicamente dos grupos DNA descritos por Bouvet e Jeanjean. Desse modo, grupos DNA diferentes têm o mesmo número, acentuando a confusão em torno da subdivisão atual do gênero. Também existem duas genoespécie provisórias designadas como "Entre 1 e 3" e "Perto de 13TU".[362] Recentemente, o nome *Acinetobacter seifertii* foi proposto para as cepas referidas como "Perto de 13TU". Quando este livro era redigido, havia 41 espécies nomeadas descritas no gênero *Acinetobacter* (http://www.bacterio.net/acinetobacter.html).[496,772,773,1016] Algumas das genoespécies de *Acinetobacter* originais foram nomeadas e estão descritas no Boxe 7.11.[117,362,592,776,784,1073] As genoespécies restantes não têm nomes. Alguns pesquisadores descreveram um esquema com testes fenotípicos úteis à identificação das genoespécies de *Acinetobacter* 1 a 12.[117]

Uma indicação inicial de que um bacilo não fermentador possa pertencer ao gênero *Acinetobacter* é a morfologia na coloração pelo Gram: as células cocobacilares gram-negativas comumente se apresentam como diplococos (Prancha 7.5 A). Esse aspecto semelhante ao da *Neisseria gonorrhoeae* resultou na designação do gênero taxonômico arcaico "*Mima*" (mimetizar). Os estudantes e os laboratoristas também devem estar cientes do fato de que as espécies de *Acinetobacter* podem parecer inicialmente cocos gram-positivos nos esfregaços diretos de espécimes clínicos e nos esfregaços preparados a partir de frascos de hemocultura positiva.[254,423] Depois de 24 horas de crescimento no ágar-sangue, as colônias medem entre 0,5 e 2,0 mm de diâmetro, translúcidas a opacas (nunca pigmentadas), convexas e contínuas. A maioria das cepas cresce bem em ágar MacConkey e produz uma tonalidade rosa-claro (Prancha 7.5 B). Algumas acinetobactérias que oxidam glicose também podem produzir coloração marrom singular em ágar de infusão de coração com tirosina, ou em ágar-sangue ao qual se acrescentou glicose.[987,1172] Também observamos esse fenômeno em ágar MacConkey e Mueller-Hinton com uma cepa de *A. baumannii* isolada de um espécime clínico (Prancha 7.5 C). Pesquisadores descreveram meios diferenciais e seletivos para isolar espécies de *Acinetobacter* de espécimes contaminados.[475,507] A identificação presuntiva das espécies de *Acinetobacter* pode ser realizada com base na ausência de atividade de citocromo-oxidase, na imobilidade e na resistência à penicilina.

As espécies de *Acinetobacter* causam várias infecções humanas, inclusive pneumonia (relacionada mais comumente com tubos endotraqueais ou traqueostomias),[141] endocardites, meningites, infecções de pele e feridas, peritonites (pacientes em diálise peritoneal) e infecções urinárias. Também existem relatos de casos esporádicos de conjuntivites, osteomielites e sinovites.[379] Hoje em dia, está claro que as espécies de *Acinetobacter* desempenham um papel importante na colonização e na infecção dos pacientes hospitalizados. Essas bactérias foram implicadas em várias infecções nosocomiais, inclusive bacteriemia, infecções urinárias e meningites secundárias, mas seu papel mais importante é como agente etiológico de pneumonias nosocomiais, principalmente pneumonias associadas ao respirador em pacientes internados em unidades de tratamento intensivo.[90,834,1137,1180] Bergogne-Berezin e Towner[90] e Munoz-Price e Weinstein[761] publicaram revisões abrangentes sobre infecções causadas por *Acinetobacter*.

Complexo *Acinetobacter calcoaceticus*-*Acinetobacter baumannii* (ACB). O complexo ACB consiste em cinco espécies genotípica e fenotipicamente relacionadas com nomes válidos: *A. baumannii*, *A. nosocomialis*, *A. pittii*, *A. calcoaceticus*, *A. seifertii* e uma genoespécie descrita provisoriamente como "Entre 1 e 3".[767,777] Em razão das dificuldades de diferenciar as cepas sacarolíticas que fazem parte do complexo ACB utilizando testes fenotípicos,[94,360,363,619] a maioria dos laboratórios prefere relatar os membros deste grupo como "complexo *Acinetobacter calcoaceticus*-*Acinetobacter*

Boxe 7.11
Nomes atribuídos às genoespécies de *Acinetobacter*

Genoespécie[a]	Designação atual
1	*A. calcoaceticus*
2	*A. baumannii*
3	*A. pittii*
4	*A. haemolyticus*
5	*A. junii*
6	Inominada
7	*A. johnsonii*
8/9	*A. lwoffii*
10	*A. bereziniae*
11	*A. guillouiae*
12	*A. radioresistens*
13TU	*A. nosocomialis*
13BJ, 14TU	Inominada
14BJ	Inominada
15BJ	Inominada
15TU	*A. variabilis*
16	Inominada
17	Inominada
Perto de 13TU	*A. seifertii*
Entre 1 e 3	Inominada

[a]Descrição das espécies genômicas de acordo com Bouvet e Grimont,[117] Bouvet e Jeanjean[119] e Tjernberg e Ursing.[1073] BJ, Bouvet e Jeanjean; TU, Tjernberg e Ursing.

baumannii".[363,834] Embora *A. baumannii* seja a espécie clinicamente mais importante e esteja envolvido comumente nas infecções hospitalares,[332,350,834,1140,1181] inclusive surtos associados a cepas multirresistentes e panresistentes aos antibióticos,[107,285,486,522,591,628,762,775,1044] há um número crescente de relatos de espécies não *A. baumannii* do complexo ACB como causa de infecções nosocomiais.[93,265,481,540,1077,1115,1181] Essas espécies diferem de *A. baumannii* por características como seu potencial infeccioso, sensibilidade antimicrobiana e taxa de mortalidade, impondo a necessidade da identificação precisa para orientar o tratamento e melhorar o prognóstico clínico.[600,1016] No futuro, portanto, poderá ser importante que os laboratórios adotem testes não baseados em fenótipos para identificar os membros do complexo ACB. Nesse sentido, pesquisadores propuseram alguns métodos genotípicos para identificar *Acinetobacter*.[285] As técnicas utilizadas mais amplamente são PCR, análise de restrição do gene do rRNA amplificado (ANDRA; do inglês, *amplified rRNA gene restriction analysis*),[1119] amplificação e sequenciamento das regiões do DNA espécie-específicas (inclusive as oxacilinases intrínsecas das espécies de *Acinetobacter*),[1086] análise parcial da sequência do gene *rpoB*,[411] espectroscopia infravermelha transformada de Fourier (FTIR; do inglês, *Fourier transform infrared spectroscopy*)[1016] e MALDI-TOF MS. Dentre essas técnicas, a MALDI-TOF MS parece ser a mais prática para ser incorporada ao uso rotineiro no laboratório de microbiologia clínica. Vários estudos demonstraram que essa última técnica pode realizar a identificação rápida e precisa das espécies de *Acinetobacter*, inclusive as que fazem parte do complexo ACB.[22,316,485,965,1015]

Acinetobacter baumannii. *A. baumannii* é sacarolítico e acidifica a maioria dos carboidratos por OF; em particular, a identificação definitiva é realizada pela demonstração da produção rápida de ácido a partir da lactose (concentrações de 1 a 10%). A Tabela 7.18 descreve outras características diferenciais. *A. baumannii* é a espécie mais comumente isolada dos espécimes clínicos humanos, seguido de *A. lwoffii*, *A. haemolyticus*, *A. johnsonii*, genoespécie 3 e genoespécie 6.[120,531,969,1073] *A. baumannii* é a espécie mais comumente responsável por infecções adquiridas nos hospitais[82,332,350,665,834,1137,1140] e tem sido relatado com frequência crescente como patógeno significativo causando sepse, infecções de feridas e pneumonia, tanto em pacientes hospitalizados como no contexto da comunidade.[172,179,187,693,735,762,970] Essa bactéria também foi associada às lesões sofridas em combates no Iraque e Afeganistão.[44,258,963,964] Pesquisadores descreveram um surto fatal de *A. baumannii* amplamente resistente aos antibióticos com virulência ampliada (as chamadas cepas do Clone B) em uma coorte de pacientes relativamente imunocompetentes, suscitando preocupações de que possa ser necessário reavaliar o *A. baumannii* quanto ao seu potencial baixo de virulência.[522] Um sistema de biotipagem para diferenciar os 17 biotipos do *A. baumannii* baseado na utilização de seis substratos foi desenvolvido e pode ser útil nos estudos epidemiológicos.[118]

Outras espécies de Acinetobacter. *A. johnsonii*, *A. lwoffii* e *A. radioresistens* são espécies assacarolíticas, que ocorrem como habitantes naturais da pele humana[120,969] e podem ser comensais na orofaringe e vagina.[120] *A. junii* é uma causa rara de infecção ocular[868] e bacteriemia, principalmente nos pacientes pediátricos.[93,540,644,1077] *A. lwoffii* tem sido associado mais comumente à meningite que as outras espécies desse gênero.[989] Cepas de *A. nosocomialis* foram isoladas de espécimes clínicos como secreções traqueais[265] e sangue.[265,1181] Pesquisadores relataram um surto de infecção por essa bactéria em uma unidade de tratamento intensivo neurocirúrgica, na qual cinco dos 23 pacientes que estavam colonizados pela cepa associada ao surto desenvolveram infecções.[1115] Existem relatos de que *A. pittii* causou infecções em uma unidade de tratamento intensivo neonatal[481] e infecções sanguíneas nosocomiais.[743,1181] Em um estudo, o perfil clínico dos pacientes colonizados ou infectados por *A. pittii* era notavelmente diferente do que foi observado nos pacientes com infecções por *A. baumannii*. *A. pittii* foi isolado mais comumente das infecções de pele e tecidos moles, inclusive infecções de feridas cirúrgicas, enquanto a colonização e a infecção das vias respiratórias eram menos frequentes que as observadas com *A. baumannii*.[740] *A. radioresistens* foi isolado de um paciente HIV-positivo com bacteriemia adquirida na comunidade.[1141] *A. schindleri* foi isolado de vários espécimes humanos (secreções vaginais, cervicais, faríngeas, nasais, óticas, conjuntivais e urina), mas na maioria dos casos não foi considerado clinicamente significativo.[296,772,774] Um estudo demonstrou que *A. ursingii* causou infecções sanguíneas em pacientes hospitalizados.[296,666,772,774]

A. lwoffii e *A. radioresistens* são assacarolíticos, assim como *A. johnsonii*, que pode ser diferenciado de todas as outras espécies de *Acinetobacter* por sua incapacidade de crescer a 37°C. A Tabela 7.18 descreve outras características bioquímicas de *A. lwoffii*. No estudo publicado por Bouvet e Grimont,[117] o leitor pode encontrar descrições de mais algumas características diferenciais das outras genoespécies.[117]

As espécies de *Acinetobacter* tendem a ser resistentes a vários antibióticos, embora *A. lwoffii* tenda a ser mais sensível que as demais. Quase todas são resistentes a penicilina, ampicilina e cefalotina e a maioria das cepas é resistente ao cloranfenicol.[672,968] Estudos demonstraram sensibilidade variável às cefalosporinas de segunda e terceira gerações e ao sulfametoxazol-trimetoprima. Nos últimos anos, temos observado uma tendência crescente no sentido de aumento de resistência aos aminoglicosídios entre as espécies de *Acinetobacter* e cepas de *Acinetobacter* multirresistentes, inclusive aos carbapenêmicos, durante surtos nosocomiais.[107,115,289,486,591,661,690,743,775,1138,1188] Os testes de sensibilidade antimicrobiana para as espécies de *Acinetobacter* tendem a apresentar problemas. Pesquisadores dos CDC, Swenson *et al.*, demonstraram que os resultados obtidos pelo método padronizado de microdiluição em caldo não concordavam com os resultados fornecidos pelo método padronizado de difusão em disco para alguns antibióticos. Erros muito significativos foram frequentes com os antibióticos combinados, betalactâmico e inibidor de betalactamases. Quando se utilizou o método de microdiluição em caldo, geralmente resistência mais acentuada foi demonstrada.[1048] Além disso, de acordo com alguns autores, os testes de sensibilidade das espécies de *Acinetobacter* por meio do Etest® forneceram valores de CIM erroneamente altos para tigeciclina.[695] Hope *et al.*[478] relataram que as CIM de minociclina, tetraciclina e tigeciclina eram uma a duas diluições mais altas no caldo Mueller-Hinton que no ágar Mueller-Hinton. Thamlikitkul *et al.*[1068] demonstraram que as CIM das espécies de *Acinetobacter* determinadas pelo método do Etest® geralmente eram quatro vezes maiores que as determinadas pelo método de microdiluição em caldo e que o Etest® poderia não ser um método preciso para os testes de sensibilidade *in vitro* das espécies de *Acinetobacter* à tigeciclina. Os níveis de corte de sensibilidade dessas espécies à tigeciclina não foram publicados pela FDA ou pelo CLSI, porque as prescrições deste antibiótico para tratar infecções causadas por *Acinetobacter* ainda não são aceitas como indicação recomendada. Contudo, considerando que a tigeciclina tem sido usada para tratar infecções por *Acinetobacter* quando existem poucas opções terapêuticas, Jones et al. tentaram aplicar os níveis de corte da FDA para difusão em disco ≥ 19 mm (sensível) e ≤ 14 mm (resistente) recomendados para a família Enterobacteriaceae às espécies de *Acinetobacter*, mas demonstraram que isto resultou em um índice inaceitavelmente alto de erros (23,3%); contudo, um ajuste dos níveis de corte da tigeciclina pelo método de difusão em disco para testar *Acinetobacter* a ≥ 16/≤ 12 mm (sensível/resistente) reduziu os erros a um nível aceitável.[523] Hoje em dia, não existem dados indicando quais métodos de testagem da sensibilidade das espécies de *Acinetobacter* fornecem mais informações clinicamente relevantes. Os estudantes e os laboratoristas são instruídos a ter cautela ao realizar e interpretar os resultados dos testes de sensibilidade dessas espécies bacterianas. Van Looveren et al.[1127] e Perez et al.[838] publicaram duas revisões independentes sobre sensibilidade antimicrobiana das espécies de *Acinetobacter* e os mecanismos principais da resistência aos antibióticos.

O tratamento combinado com aminoglicosídio e ticarcilina ou piperacilina tem ação sinérgica e pode ser eficaz para tratar infecções graves. Nos casos de infecções causadas por espécies de *Acinetobacter* multirresistentes, vários estudos demonstraram a eficácia clínica do sulbactam em combinação com ampicilina ou cefoperazona.[441,510,515,631,818] Moland et al.[739] demonstraram sinergismo *in vitro* entre tigeciclina e amicacina em cepas de *A. baumannii* multirresistente. Os antibióticos mais antigos como minociclina também começam a ser resgatados e reintroduzidos para tratar infecções causadas por *A. baumannii* multirresistente.[157,380] Além desses antibióticos, os únicos antimicrobianos comprovadamente eficazes contra *Acinetobacter* multirresistente são colistina e polimixina B.[158,516,543,561,562,632] Castanheira et al.[157] relataram que, entre 17 antibióticos testados e considerados candidatos ao tratamento de *A. baumannii*, minociclina e colistina foram os dois únicos antibacterianos que tiveram índices de sensibilidade (com base nos critérios do CLSI) acima de 50% (79,1% e 98,8%, respectivamente). Bowers et al.[123] demonstraram que a concentração intracelular e o efeito bactericida *in vitro* da minociclina eram ampliados pela polimixina B, sugerindo que a combinação destes dois antibióticos possa ser clinicamente eficaz. Scheetz et al.[953] demonstraram que polimixina B, minociclina e tigeciclina são os antibióticos mais ativos *in vitro* contra *A. baumannii* com resistência intermediária ou alta aos carbapenêmicos. Os relatos do surgimento de cepas de *A. baumannii* resistentes à colistina e heterorresistentes associadas ao tratamento prévio com colistina são cada vez mais preocupantes.[428,628,637,862,873,895] Fishbain e Peleg[330] e Neonakis et al.[780] publicaram revisões sobre os antibióticos disponíveis hoje em dia e os dados que embasam a utilização dos diversos fármacos no tratamento das infecções causadas por *Acinetobacter*.

Família Alcaligenaceae
Gênero *Bordetella*
***Bordetella holmesii* (grupo NO-2 dos CDC).** No passado, *B. holmesii* era classificada como grupo NO-2 dos CDC e hoje é descrita como um pequeno bacilo gram-negativo cocoide curto, embora ocasionalmente sejam encontrados bacilos mais longos de comprimento intermediário. Essa bactéria é assacarolítica, oxidase-negativa, imóvel, exigente e produz um pigmento solúvel marrom (Tabela 7.18).[1171] A reação negativa de oxidase e a produção de um pigmento solúvel marrom diferenciam *B. holmesii* de *B. pertussis*, *B. bronchiseptica* e *B. avium*; a reação negativa de urease diferencia estas espécies de *B. parapertussis*. A reação negativa de redução do nitrato diferencia *B. holmesii* das cepas do grupo NO-1, enquanto a produção do pigmento solúvel marrom a diferencia das espécies de *Acinetobacter*. As informações sobre o significado clínico de *B. holmesii* e sua relação com doença humana foram incluídas em outra parte deste capítulo com o subtítulo "Microrganismos móveis com flagelos peritríquios | Gênero *Bordetella*".

Espécies inominadas

Grupo NO-1 dos CDC. Pesquisadores isolaram de feridas resultantes principalmente de mordidas de cães ou gatos uma espécie inominada de um bacilo gram-negativo não oxidante exigente, que foi designada como grupo NO-1 dos CDC (não oxidante 1).[58,450,530] Esse microrganismo é imóvel, oxidase-negativo e assacarolítico. Eles têm forma de bacilos gram-negativos cocoides com dimensões intermediárias, que produzem colônias pequenas em ágar-sangue de carneiro. Fenotipicamente, eles são semelhantes às espécies de *Acinetobacter*, mas podem ser facilmente diferenciados destas últimas pelo teste positivo de redução do nitrato. As análises dos ácidos graxos da parede celular e da ubiquinona também ajudam a diferenciar as cepas NO-1 das espécies de *Acinetobacter*.[450] A Tabela 7.18 descreve outras características fenotípicas. As cepas do grupo NO-1 são sensíveis a vários antibióticos, inclusive aminoglicosídios, betalactâmicos, tetraciclinas, quinolonas e sulfonamidas. De acordo com um estudo, 50% das cepas isoladas eram resistentes a trimetoprima.[450]

Grupo EO-5 dos CDC. As cepas do grupo EO-5 dos CDC são bacilos gram-negativos que oxidam glicose e têm perfil bioquímico semelhante a *A. baumannii*.[249] Elas são oxidase-negativas e imóveis, mas ao contrário das espécies de *Acinetobacter*, não conseguem crescer em ágar MacConkey. Algumas cepas produzem um pigmento solúvel amarelo. A análise dos ácidos graxos da parede celular também ajuda a diferenciar entre as cepas do grupo EO-5 e as espécies de *Acinetobacter*. A Tabela 7.18 descreve outras características. Essas bactérias foram isoladas de sangue, líquido peritoneal, aspirado transtraqueal, vesícula biliar e uma ferida do braço.[249] Não existem dados disponíveis quanto à sensibilidade antimicrobiana.

PARTE III | ABORDAGEM PARA ISOLAMENTO E IDENTIFICAÇÃO DOS BACILOS NÃO FERMENTADORES

Níveis do serviço na identificação dos bacilos não fermentadores

O nível no qual a identificação das espécies de bacilos não fermentadores é realizada depende do porte e da finalidade de cada laboratório. Os laboratórios de referência, ou as universidades e as clínicas nas quais existem estudantes e residentes em treinamento, podem ter a exigência de identificar todos os bacilos não fermentadores clinicamente relevantes até o nível das espécies. Os laboratórios que prestam serviços principalmente para a comunidade médica podem estar preparados para identificar apenas as espécies encontradas mais comumente, enviando a um laboratório de referência as espécies isoladas raramente. Em uma análise das amostras bacteriológicas enviadas pelos CDC em seus programas de avaliação de desempenho dos laboratórios de microbiologia, Griffin et al.[406] demonstraram que os laboratórios nos quais o volume das identificações das espécies era pequeno (menos de 80 amostras por semana) tinham, em média, índices de erro quase duas vezes maiores que os laboratórios que manuseavam mais de 1.200 espécimes por semana. Os autores concluíram que essa diferença de desempenho é constante e que um laboratório não pode necessariamente melhorar seu desempenho, tendo em vista as diversas razões enumeradas no Boxe 7.12. Eles recomendaram que os laboratórios limitem as atividades de identificação aos procedimentos que possam ser bem-realizados e tomem providências para se ter um laboratório de referência, que lhes possa prestar serviços de identificação dos espécimes recebidos com pouca frequência. Os fatores que contribuem para as dificuldades na identificação dos bacilos não fermentadores estão relacionados no Boxe 7.12.

Hoje em dia, existem vários sistemas pré-acondicionados disponíveis no mercado para identificação de bacilos não fermentadores (descritos mais adiantes neste capítulo);[453,576,797,912,1158] entretanto, como estes sistemas dependem do crescimento bacteriano e da formação de produtos bioquímicos nos meios convencionais ou em substratos com composição nutricional limítrofe, apenas as espécies bioquimicamente mais ativas podem ser identificadas com um grau aceitável de precisão. A precisão do desempenho também aumenta com o uso de vários sistemas de identificação bacteriana semiautomizados ou automatizados, principalmente porque eles dependem de leituras e registro dos resultados por equipamentos automatizados, eliminando os vieses subjetivos inerentes à interpretação visual dos níveis de corte equivocados. Esses equipamentos têm a vantagem de realizar identificações mais rápidas (várias horas antes) que as técnicas convencionais.

Diretrizes para isolamento dos bacilos não fermentadores

Com as instruções precedentes em mente, cada diretor de laboratório precisa desenvolver uma abordagem lógica à identificação dos bacilos não fermentadores em seu laboratório. As diretrizes apresentadas a seguir são úteis à abordagem laboratorial de isolamento e identificação dos bacilos gram-negativos não fermentadores:

- Com exceção de *P. aeruginosa* (e de *B. mallei* e *B. pseudomallei* encontradas raramente), os bacilos não fermentadores são pouco virulentas e, na maioria dos casos, causam infecções nosocomiais em pacientes debilitados ou imunossuprimidos. Esse nicho restrito de infecciosidade indica que as infecções não sejam comuns (com exceção das incidências relativamente altas da *P. aeruginosa* e do *Acinetobacter baumannii*, conforme foi descrito anteriormente). Contudo, como uma porcentagem progressivamente maior de pacientes hospitalizados têm doenças graves coexistentes, os bacilos não fermentadores têm sido isolados com frequência crescente dos espécimes clínicos e precisam ser considerados agentes patogênicos importantes de algumas doenças infecciosas. As condições ou doenças específicas que predispõem os pacientes às infecções por bacilos não fermentadores são as seguintes:
  - Neoplasias malignas (principalmente do sistema reticuloendotelial), instrumentação e intervenção cirúrgica – cateterizações (especialmente das vias urinárias e cateteres intravasculares de longa permanência), traqueostomia, punção lombar, diálises, lavagens e colocação de *shunts* e próteses
  - Tratamento prolongado com corticosteroides, antibióticos, antimetabólitos e antineoplásicos
  - Doença metabólica ou infecciosa crônica coexistente (p. ex., existe uma relação aparente entre FC e infecções causadas por *B. cepacia*, *P. aeruginosa* mucoide e *A. xylosoxidans*)
  - Queimaduras, feridas expostas e várias lesões exsudativas
- A maioria dos bacilos não fermentadores tem seu hábitat natural em vários ambientes, que funcionam como reservatórios potenciais das infecções humanas:
  - Diversos tipos de reservatórios de água comuns nos hospitais – umidificadores, tendas de vaporização e nebulizadores, banheiras de hidroterapia, soluções de irrigação e desinfetantes, tubulação de água destilada, cremes para limpeza das mãos, loções corporais etc. Em geral, essas soluções entram em contato direto com as mucosas e outras superfícies do corpo, durante o período de tratamento do paciente
  - Equipamentos (p. ex., equipamentos de anestesia), pinças e termômetros, que podem ser guardados em soluções desinfetantes; e esfregões, esponjas e toalhas

Boxe 7.12

Fatores que contribuem para as dificuldades na identificação dos bacilos não fermentadores

1. A maioria das espécies é encontrada apenas raramente.
2. Em razão dessa frequência baixa, a equipe do laboratório pode não estar familiarizada com alguns bacilos não fermentadores.
3. Alguns dos meios de cultura convencionais não são adequados à identificação dos bacilos não fermentadores.
4. Algumas espécies crescem lentamente e a reatividade bioquímica é fraca, exigindo experiência considerável na interpretação das reações duvidosas.
5. O controle de qualidade dos meios de cultura pode ser difícil e, em razão de seu uso infrequente, o vencimento da validade torna-se um problema.
6. Os sistemas com *kits* pré-acondicionados disponíveis no mercado geralmente são pouco precisos na identificação das cepas mais exigentes dos bacilos não fermentadores, e isso exige o uso de meios adicionais.

- Áreas intertriginosas da pele, inclusive membranas interdigitais dos pés, virilha, axila e dobra do antebraço. As infecções originadas dessas áreas tendem a ser mais comuns no verão
- Vários animais domésticos, que predispõem seus cuidadores à infecção
• Alguns bacilos não fermentadores têm propensão a causar infecções específicas, descritas nas seções subsequentes deste capítulo. A septicemia pode ser diagnosticada com quase todas as espécies; a maioria dos bacilos não fermentadores também podem causar pneumonite ou bronquite, artrite séptica, infecções urinárias, infecções de feridas pós-operatórias e pós-traumáticas e conjuntivite. Algumas espécies, principalmente *Pseudomonas*, podem produzir toxinas citotóxicas e líticas, que tornam essas infecções localmente graves e potencialmente fatais
• Os bacilos gram-negativos isolados de amostras clínicas e corados pelo Gram podem ser interpretados supostamente como bacilos não fermentadores quando formam colônias pequenas no ágar-sangue, crescem pouco ou nada em ágar MacConkey, não produzem ácido na parte inclinada ou no fundo dos tubos com KIA ou ágar TSI e têm reação positiva de citocromo-oxidase
• Algumas espécies de bacilos não fermentadores também tendem a apresentar determinados padrões de multidrogarresistência. Esses padrões são memorizados com a experiência e podem ser indícios iniciais de que estamos lidando com um bacilo não fermentador, ou podem indicar um gênero específico.

Identificação das espécies mais comuns

A identificação das três espécies isoladas mais comumente – *Pseudomonas aeruginosa*, *Acinetobacter baumannii* e *Stenotrophomonas maltophilia* – está descrita em primeiro lugar. A maioria das cepas pode ser identificada facilmente com base em apenas algumas observações e alguns testes bioquímicos. Não só a identificação rápida dessas espécies comumente isoladas fornece ao médico informações imediatas, como também evita que o laboratório realize uma bateria de testes secundários demorados e dispendiosos.

Pseudomonas aeruginosa

Mais de 95% das cepas de *P. aeruginosa* isoladas dos espécimes clínicos podem ser identificadas observando-se a existência das seguintes características principais:

• Bacilo gram-negativo
• Oxidase-positiva (dentro de 10 segundos)
• Odor típico de frutas (semelhante ao odor de uvas), ou de tortilha de milho
• Morfologia típica das colônias
  - Em ágar-sangue ou ágar-chocolate, forma colônias com brilho metálico; podem ser mucoides, ásperas ou pigmentadas (quando produzem piocianina) e comumente são beta-hemolíticas (Prancha 7.2 F)
  - Em ágar MacConkey, aparecem como bactérias lactose-negativas com pigmentação verde ou brilho metálico; podem ser mucoides (Prancha 7.2 G e H).

Quando essas características estão presentes, a identificação definitiva de *P. aeruginosa* pode ser estabelecida sem testes adicionais.[208]

A maioria das cepas de *P. aeruginosa* produz piocianina – um pigmento de fenazina verde hidrossolúvel, que confere coloração esverdeada ao meio de cultura. Na verdade, a observação da presença desse pigmento pode ser a única característica necessária à identificação de *P. aeruginosa*, porque nenhum outro bacilo não fermentador sintetiza piocianina. Reyes et al.[899] demonstraram que 98% das cepas de *P. aeruginosa* isoladas em seu laboratório produziam piocianina no ágar Tech®[569] dentro de 48 horas e sugeriram que o uso deste meio de cultura seja uma alternativa satisfatória à utilização dos esquemas de identificação mais extensivos, quando se suspeita da presença de *P. aeruginosa* (Prancha 7.1 G). Esses autores observaram que algumas cepas mucoides de *P. aeruginosa* isoladas de pacientes com FC podem não produzir pigmento e, por isso, podem ser identificadas erroneamente quando se utiliza a produção de piocianina como único critério para a identificação destas cepas incomuns. Algumas cepas de *P. aeruginosa* produzem pigmentos com outras cores – piorrubina (vermelho), piomelanina (marrom ou preto) e pioverdina (amarelo).

O pigmento fluoresceína pode ser detectado com base na observação de crescimento em alguns meios de cultura utilizando uma fonte de luz ultravioleta com comprimento de onda longo (p. ex., lâmpada de Wood; Prancha 7.1 H). Os meios que contêm proteose peptona 3 (Difco Laboratories, Detroit, MI) e cátions, inclusive magnésio ou manganês, aumentam a síntese de fluoresceína. O meio B de King, o meio de Sellers e o ágar Mueller-Hinton também são apropriados para demonstrar fluorescência. A fluorescência pode ser intensificada quando as culturas são incubadas entre 20° e 30°C, em vez de temperaturas de 35° a 37°C. As características adicionais relacionadas a seguir ajudam a identificar as cepas de *P. aeruginosa* que não produzem pigmentos:

• Crescimento a 42°C
• Alcalinização da acetamida
• Desnitrificação dos nitratos e nitritos
• Células móveis com flagelo monotríquio polar.

Também podem ser encontradas variantes que formam colônias mucoides ou anãs com reações bioquímicas atípicas, algumas vezes dificultando a identificação exata.

Em resumo, a maioria das cepas de *P. aeruginosa* pode ser identificada facilmente quando se observam colônias grandes típicas com coloração verde-azulada nos meios de isolamento primário e confirmada pela detecção de um odor típico de uvas. A demonstração do pigmento fluoresceína e da atividade de citocromo-oxidase ajuda a confirmar a identificação definitiva e, em geral, não é necessário realizar outros testes. A Tabela 7.5 demonstra as características principais, que permitem a identificação de *P. aeruginosa*.

Acinetobacter baumannii

A. baumannii é o segundo bacilo não fermentador mais comumente encontrado nos laboratórios clínicos, embora com frequência de apenas cerca de 1/10 da incidência de *P. aeruginosa*. As características que permitem a identificação presuntiva desse microrganismo são as seguintes:

• Cocos ou cocobacilos na coloração pelo Gram

- Cresce bem em ágar MacConkey (as colônias podem ter tonalidade ligeiramente rosada, que facilita a identificação quando está presente)
- Reação de citocromo-oxidase negativa
- Demonstra utilização rápida de glicose e produz ácido
- Apresenta utilização rápida de lactose a 10% e produz ácido
- Células imóveis
- Resistente à penicilina.

O primeiro indício é a observação de bacilos minúsculos (1,0 × 0,7 μm) nas colorações de Gram preparadas diretamente com os espécies clínicos. Quando as colorações de Gram são preparadas a partir das culturas em ágar ou caldo, as células podem parecer maiores e mais semelhantes a cocobacilos (Prancha 7.5 A). As espécies de *Acinetobacter* não são pigmentadas quando são cultivadas em ágar-sangue e esta é uma característica útil para sua diferenciação de certos bacilos não fermentadores, inclusive algumas cepas de *Burkholderia cepacia* oxidase-negativas imóveis. Contudo, as colônias que crescem em ágar MacConkey podem produzir uma tonalidade rosa-claro ou azul-centáurea mais escura quando são observadas no ágar de eosina–azul de metileno (Prancha 7.5 B). A resistência à penicilina ajuda a diferenciar o *A. baumannii* das espécies de *Moraxella* extremamente sensíveis a este antibiótico que, em geral, também se apresentam como cocobacilos na coloração pelo Gram. A maioria das espécies de *Moraxella* também tem reação positiva para citocromo-oxidase. *A. lwoffii* é assacarolítico e pode ser diferenciado do *A. baumannii* porque não produz ácido quando é cultivado nos meios que contêm carboidratos.

Stenotrophomonas maltophilia

S. maltophilia é o terceiro bacilo não fermentador mais comumente encontrado nos laboratórios clínicos. As características que permitem sua identificação presuntiva são as seguintes:

- Crescimento adequado em ágar-sangue e ágar MacConkey
- Reação negativa (ou muito tardia) de citocromo-oxidase
- Produz ácido em meio OF de maltose, mas pode ter reação negativa em OF de glicose
- Reação positiva para lisina-descarboxilase
- Reação positiva para DNase
- Algumas cepas produzem pigmento amarelo.

O padrão de sensibilidade antimicrobiana também pode ser um indício favorável à identificação de *S. maltophilia*, que geralmente é resistente à maioria dos antibióticos, inclusive aminoglicosídios, mas é sensível ao sulfametoxazol-trimetoprima e comumente à colistina.

Métodos de identificação por meio de testes bioquímicos convencionais

Quando um bacilo gram-negativo não fermentador desconhecido não é *Pseudomonas aeruginosa*, *Acinetobacter baumannii* ou *Stenotrophomonas maltophilia*, outras características precisam ser avaliadas para estabelecer a identidade da espécie. Os dois esquemas de identificação utilizados mais comumente, ambos baseados nas reações bioquímicas fenotípicas, são os de Weyant *et al.* (CDC)[1172] e de Schreckenberger.[958] A escolha de determinado esquema é uma questão basicamente de preferência pessoal, experiência pregressa e disponibilidade local dos meios de cultura necessários à realização dos vários testes, contanto que os critérios relacionados no Boxe 7.13 sejam atendidos.

Esquema dos CDC | Weyant et al.

Em resposta ao problema de como identificar bacilos não fermentadores no laboratório clínico sem realizar todos os testes efetuados em um laboratório de referência, Weyant *et al.*[1172] publicaram um guia em três partes, que inclui: (1) uma chave de identificação de aeróbios gram-negativos; (2) um conjunto de 12 tabelas de identificação; e (3) um livro de códigos numéricos, com base no qual os números dos biotipos derivados podem ser relacionados com os nomes das espécies. Além disso, esses autores incluíram procedimentos e fórmulas dos meios de todos os testes bioquímicos citados no manual de identificação. De forma a assegurar a interpretação correta dos resultados obtidos de determinada tabela de identificação, é preciso realizar os mesmos procedimentos nos quais as reações estão baseadas. O manual é intitulado: "Identificação de Bactérias Aeróbias e Anaeróbias Facultativas Gram-Negativas Patogênicas Incomuns" e foi publicado pela Lippincott Williams & Wilkins.[1172]

Abordagem prática à identificação dos bacilos não fermentadores | Schreckenberger

A abordagem utilizada nesse livro foi elaborada por Schreckenberger[958] e exige que os diversos bacilos não fermentadores clinicamente importantes sejam divididos em quatro grupos funcionais baseados em uma avaliação imediata de sua motilidade e sua capacidade de produzir citocromo-oxidase (Tabela 7.23). Depois de efetuar esse subagrupamento, as identificações definitivas podem ser realizadas com base na consulta às Tabelas 7.23 a 7.37, de identificação, e nas instruções apresentadas nessas tabelas. Todos os testes

---

Boxe 7.13

Abordagem à escolha de um teste convencional

1. Os resultados positivos e negativos das reações descritas na tabela de identificação devem estar baseados em fórmulas e procedimentos listados no manual de procedimentos do laboratório. Ou seja, os meios e os procedimentos devem ser os mesmos utilizados para gerar os resultados de uma tabela de reações utilizadas na identificação.
2. Todas as reações listadas na tabela de identificação precisam ter um nível de confiança de 90% ou mais e devem ser derivadas de um banco de dados suficientemente numeroso de microrganismos, de forma que seja estatisticamente significativo.
3. Todos os testes devem ser realizados sob supervisão padronizada de controle de qualidade, de forma a garantir que os reagentes, as reações e os níveis de corte estejam o mais próximo possível daqueles nos quais a tabela estava baseada originalmente.

Tabela 7.23 Abordagem prática para a identificação dos bacilos não fermentadores.

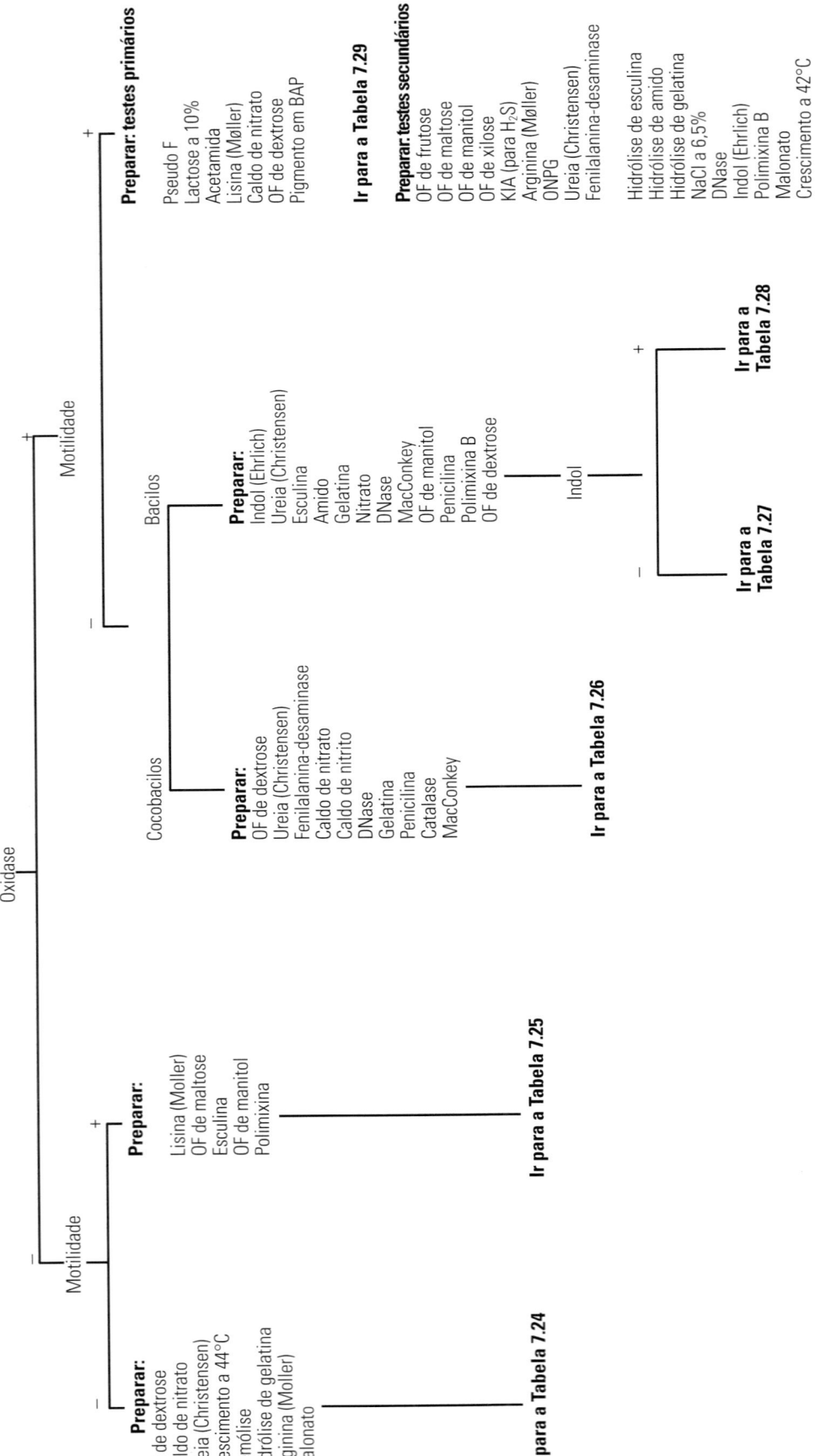

Instruções para a utilização das Tabelas 7.23 a 7.37

Essa abordagem à identificação dos bacilos não fermentadores tem como finalidade reduzir o número de testes bioquímicos necessários à identificação com base em uma avaliação preliminar das reações de oxidase e motilidade dos microrganismos que se pretende identificar. Quando essas informações estão disponíveis, realiza-se uma bateria específica de testes para concluir a identificação da bactéria. Para os microrganismos oxidase-positivos e móveis, utiliza-se uma abordagem em duas etapas com base nas reações obtidas na bateria de testes primários, seguida de outros testes complementares especificados nas tabelas indicadas. Dependendo das necessidades e dos recursos disponíveis, o usuário deste guia pode querer preparar todos os testes incluídos nas baterias primária e secundária, sempre que for encontrado um bacilo não fermentador oxidase-positiva imóvel, de forma a assegurar a identificação definitiva no menor tempo possível. Como regra geral, quando se trabalha com um BNF, deve-se utilizar um inóculo volumoso e as reações devem ser mantidas por 48 horas, antes que seja realizada a leitura final.

Etapas a serem seguidas:
1. Determine os resultados das reações de motilidade e oxidase e avance para o diagrama da Tabela 7.23.
2. Prepare os testes bioquímicos especificados e avance para a Tabela indicada para concluir a identificação.
3. Para utilizar as Tabelas 7.24 a 7.37, comece com o primeiro teste bioquímico relacionado no lado esquerdo da Tabela e localize a(s) célula(s) sombreada(s) no canto superior esquerdo.
4. Se houver uma única célula sombreada e se a reação for compatível com a obtida com seu espécime, você conseguiu. A identificação do microrganismo está relacionada na mesma fileira à esquerda da célula.
5. Se houver várias células sombreadas e a reação for compatível com a do seu espécime, use as reações à direita das células sombreadas para determinar a identificação definitiva.
6. Se a reação obtida com seu espécime não for compatível com a da(s) célula(s) (s) sombreada(s), avance para a próxima coluna à direita e encontre a(s) célula(s) sombreada(s) desta coluna. Repita os passos 4 e 5, até encontrar uma identificação definitiva.
7. Considerações especiais devem ser aplicadas às células sombreadas que contém um sinal de reação variável (V). Nesses casos raros, você precisará tratar a reação variável na célula sombreada como compatível e incompatível.

Tabela 7.24 Bacilos não fermentadores imóveis oxidase-negativos.[a]

Microrganismo[b]	Genomoespécie	Pigmento amarelo	Urease	Nitrato reduzido	Pigmento solúvel marrom	Crescimento a 37°C	Crescimento a 44°C	Hemólise do sangue de carneiro	Hidrólise de gelatina	OF de dextrose	Arginina	Malonato
CDC EO-5		+[c]	+	–	–	+	–	DI	–	+	–	DI
Bordetella parapertussis		–	+	–	–	+	DI	+	DI	–	–	DI
CDC NO-1		–	–	+	–	+	DI	–	–	–	DI	DI
Bordetella holmesii (NO-2)		–	–	–	+[d]	+	–	–	–	–	–	DI
Acinetobacter johnsonii	7	–	–	–	–	–	–	–	–	–	V(35)	V(13)
Acinetobacter baumannii	2	–	–	–	–	+	+[e]	–	–	+	+	+
Acinetobacter haemolyticus	4	–	–	–	–	+	–	+	+	V(52)	+	–
Acinetobacter sp.	6	–	–	–	–	+	–	+	+	V(66)	+	–
Acinetobacter bereziniae	10	–	–	–	–	+	–	–	–	+	–	+
Acinetobacter calcoaceticus	1	–	–	–	–	+	–	–	–	+	+	–
Acinetobacter pittii	3	–	–	–	–	+	–	–	–	+	+	V(87)
Acinetobacter radioresistens	12	–	–	–	–	+	–	–	–	V(33)	+	+
Acinetobacter junii	5	–	–	–	–	+	–	–	–	–	+	–
Acinetobacter lwoffii	8/9	–	–	–	–	+	–	–	–	–	–	–
Acinetobacter guillouiae	11	–	–	–	–	+	–	–	–	–	–	–

[a]Dados baseados nas referências 117, 249, 450 e 1171.
[b]Todos os microrganismos incluídos nesta tabela apresentam-se como cocobacilos gram-negativos na coloração pelo Gram.
[c]Considerar também *Granulibacter bethesdensis* (ver Tabela 7.18).
[d]Pigmento solúvel marrom produzido quando é cultivado a 35°C em ágar de infusão de coração e tirosina.
[e]Também deve ter reação positiva de OF de dextrose.

+ = 90% das cepas ou mais são positivas; – = 90% das cepas ou mais são negativas; V = 11 a 89% das cepas são positivas; DI = dados indisponíveis. Os números entre parênteses são porcentagens das cepas que produzem reação positiva. As instruções para interpretar a tabela com base nas células sombreadas estão descritas sob o título "Etapas a serem seguidas", anteriormente.

Tabela 7.25 Bacilos não fermentadores móveis oxidase-negativos.[a]

Microrganismo	Lisina-descar-boxilase	Escu-lina	OF de maltose	OF de manitol	Polimixina B	Pigmento	Outras características
Stenotrophomonas maltophilia	+	+	+	–	S	Amarelo-lavanda	DNase-positiva
Complexo *Burkholderia cepacia*	+	V (67)	+	+	R	Branco ou amarelo	DNase-positiva, lipase-positiva
Sphingomonas paucimobilis	–	+	+	–	V (89)	Amarelo-escuro	Sensível à vancomicina
Pseudomonas luteola	–	+	+	+	S	Amarelo-opaco	
Pseudomonas oryzihabitans	–	–	+	+	S	Amarelo-opaco	
Burkholderia multivorans	V (53)	–	+	+	R	Branco-acinzentado	Lipase-positiva
Burkholderia gladioli	–	–	–	+	R	Amarelo	Lipase-positiva
Bordetella trematum	–	–	–	–	DI	Branco-acinzentado	Acetamida-positiva, malonato-positiva
Kerstersia gyiorum	–	–	–	–	DI	Branco a castanho-claro	Acetamida-negativa, malonato-negativa
Pandoraea spp.	–	–	–	–	R	Branco-acinzentado	Lipase-negativa

[a]Dados baseados nas referências 209, 217, 250, 367, 438 e 1105.
+ = 90% das cepas ou mais são positivas; – = 90% das cepas ou mais são negativas; V = 11 a 89% das cepas são positivas; DI = dados indisponíveis. Os números entre parênteses são porcentagens das cepas que produzem reação positiva; R = resistente; S = sensível. As instruções para interpretar a tabela com base nas células sombreadas estão descritas sob o título "Etapas a serem seguidas", anteriormente.

bioquímicos utilizados nesse esquema de identificação são formulações bioquímicas convencionais e estão disponíveis comercialmente na maioria dos fornecedores de meios de cultura. Observe que, ao trabalhar com essas tabelas, determinada espécie de um bacilo não fermentador pode aparecer em mais de uma delas, porque um microrganismo específico pode não ser 100% positivo ou negativo para determinada característica; por esta razão, há alguma redundância intrínseca nesse esquema, de forma que um bacilo desconhecido será identificado, independentemente do resultado obtido com o teste de triagem variável. Com a utilização dessas tabelas, o microbiologista deve ser capaz de identificar definitivamente mais de 95% dos bacilos não fermentadores isolados dos espécimes clínicos.

Esquemas informatizados

ASHEX® Web ID Program. Quando se realiza uma ampla bateria de testes, geralmente é difícil determinar a identidade mais provável do microrganismo usando tabelas ou diagramas baseados em algoritmos. Por isso, Schreckenberger desenvolveu um aplicativo para identificação de microrganismos conhecido como WIP (Web ID Program).[957] Esse programa é gratuito e está disponível *on-line* (desenvolvido por Adam Schreckenberger, 2014) e pode ser usado para identificar bactérias sem depender de um *software* que precise ser instalado no computador. O aplicativo WIP funciona em qualquer sistema de PC, Apple ou *smartphone* com conexão ativa à internet. Como o programa roda com qualquer navegador de internet, não é necessário realizar qualquer *download* adicional. O usuário simplesmente precisa incluir as características fenotípicas disponíveis em um formulário fornecido *on-line* para calcular a razão de probabilidade e um escore modal. Quando o escore de probabilidade é menor que 95%, o programa exibe uma lista de testes fenotípicos que distinguem os dois candidatos principais; do mesmo modo, quando o escore modal não é satisfatório, o sistema fornece uma lista de resultados incluídos, que não se conformam adequadamente à previsão do candidato principal. O programa efetua a seleção estatística das bactérias isoladas desconhecidas por meio de comparações com matrizes de características fenotípicas das cepas conhecidas. O programa tem três funções principais: (1) identificar uma bactéria isolada desconhecida; (2) selecionar testes adicionais para diferenciar entre as cepas possíveis, caso não se alcance uma identificação definitiva; e (3) armazenar e recuperar resultados. Um conjunto de WIP, cada qual voltado para um subgrupo específico de bactérias gram-negativas, está disponível na página www.pschreck.com, bastando clicar no ícone do WIP apropriado na barra de tarefas do *site*. Essa coleção é conhecida como AID (App Identification) Cloud. Cada WIP está referenciado a uma matriz de características específicas, que foi criada a partir de uma tabela publicada na literatura ou dos dados do próprio autor.

A tabela associada ao WIP para bacilos não fermentadores é conhecido como ASHEX e consiste em 887 cepas isoladas, representando 93 espécies diferentes de BNF com reações para 42 testes fenotípicos. A tabela pode ser baixada do *site* na forma de uma planilha de Excel. Esse arquivo inclui a matriz de características, assim como os resultados gerais das reações fenotípicas, que foram usados para computar cada probabilidade.

Tabela 7.26 Identificação de cocobacilos imóveis oxidase-positivos.[a]

Microrganismo	Odor ou aspecto característico	OF de dextrose	DNase	Urease	Fenilalanina-desaminase	Hidrólise de gelatina	Nitrato reduzido	Crescimento em MacConkey	Nitrito reduzido	Catalase	Crescimento a 35°C
Psychrobacter immobilis (sacarolítico)	Odor de ágar de AFE (álcool feniletílico) (rosas)	+	–	+	+	–	V(86)	V	DI	+	–
Paracoccus yeei (CDC EO-2)	Células em formato de 'O'[b]	+	–	+	DI	–	+	V(82)	DI	V(82)	+
CDC EO-3	Colônias amarelas (100)	+	–	+	DI	–	–	+	DI	+	+
CDC EO-4	Colônias amarelas (83)	+	DI	+	DI	–	+	+	DI	+	+
CDC EF-4b		+	DI	–	DI	–	+	V(65)	V	+	+
M. canis		–	+	–	–	–	+	+	V	+	+
M. catarrhalis		–	+	–	V	–	+	–	+	+	+
Psychrobacter phenylpyruvicus[c]	Células cocoides pequenas	–	–	+	+	–	V(89)	+	–	Fraca	+
O. urethralis		–	–	–	+	–	–	V(83)	+	+	+
M. lacunata		–	–	–	–	+	+	–	–	Fraca	+
M. nonliquefaciens		–	–	–	–	–	+	V(17)	–	+	+
M. osloensis		–	–	–	–	–	V(26)	V(49)	–	Fraca	+
M. atlantae	Colônias espalhadas ou puntiformes	–	–	–	–	–	–	+	V(20)	Fraca ou –	+
M. lincolnii	Cocoide ou bacilos roliços	–	–	–	DI	–	–	–	V	+	+

[a] Dados baseados nas referências 251, 367, 493, 754, 1102, 1170 e 1172.
[b] Os esfregaços corados pelo Gram mostram bacilos cocoides a curtos e grossos, que comumente são vacuolados. As células bacterianas têm centros que não se coram, mas são coradas perifericamente e parecem ter formato de 'O'.
[c] As espécies de *Brucella* podem ser confundidas com *Psychrobacter phenylpyruvicus* em alguns sistemas de identificação disponíveis no comércio.
+ = 90% das cepas ou mais são positivas; – = 90% das cepas ou mais são negativas; V = 11 a 89% das cepas são positivas; DI = dados indisponíveis. Os números entre parênteses são porcentagens das cepas que produzem reação positiva. As instruções para interpretar a tabela com base nas células sombreadas estão descritas sob o título "Etapas a serem seguidas", anteriormente.

Tabela 7.27 Identificação de bacilos com formato de bacilo indol-negativos, imóveis e oxidase-positivos.[a]

Microrganismo	Odor ou aspecto característico	OF de manitol	OF de dextrose	Hidrólise de esculina	Hidrólise de gelatina	Urease	Redução de nitrato	DNase	Crescimento em MacConkey	Penicilina	Polimixina
Sphingobacterium spiritivorum (IIk-3)	Amarelo-claro	+	+	+	–	+	–	+	–	R	R
Sphingobacterium multivorum (IIk-2)	Amarelo-claro	–	+	+	–	+	–	–	V (17)	R	R
Sphingobacterium thalpophilum	Amarelo-claro	–	+	+	V (86)	+	+	+	V (14)	R	R
Sphingobacterium mizutaii	Amarelo	–	+	+	–	–	–	–	–	R	R
Sphingomonas paucimobilis (IIk-1)	Amarelo-brilhante, sensível à vancomicina	–	+	+	–	–	–	–	V (10)	S (33)	S (89)
Ralstonia pickettii (VA-1)	Móvel (94), lactose a 10% (81), ONPG (0)	–	+	–	V (77)	+ (100)	+ (87)	–	V (77)	R	R
Inquilinus limosus	Não pigmentado	–	– (Tardia)	+	–	V (33)	V (33)	DI	Crescimento discreto em 3 dias	DI	R
Alishewanella fetalis	Halofílica Cresce em NaCl a 6,5%	–	–	+	+	–	+	DI	+	DI	DI
Myroides odoratus	Verde-amarelado, odor de frutas	–	–	–	+	+	–	+	V (78)	S (19)	R
Haematobacter spp.	PAD +	–	–	–	–	+	–	DI	V	DI	DI
Neisseria elongata subsp. nitroreducens	Catalase-negativa	–	–	–	–	–	+	–	V (20)	S	S
Grupo 1 de bacilos de Gilardi	PAD + forte	–	–	–	–	–	–	–	+	S	S
Neisseria weaveri	Colônias branco-acinzentado	–	–	–	–	–	–	–	V (42)	S	S

[a]Dados baseados nas referências 212, 269, 367, 434, 754 e 1144.
+ = 90% das cepas ou mais são positivas; – = 90% das cepas ou mais são negativas; V = 11 a 89% das cepas são positivas; DI = dados indisponíveis. Os números entre parênteses são porcentagens das cepas que produzem reação positiva; R = resistente; S = sensível; PAD = fenilalanina-desaminase. As instruções para interpretar a tabela com base nas células sombreadas estão descritas sob o título "Etapas a serem seguidas", anteriormente.

Tabela 7.28 Identificação de bacilos com formato de bacilos indol-positivos, imóveis e oxidase-positivos.[a]

Microrganismo	Característica, cor ou aspecto	Urease	Redução de nitrato	Hidrólise de esculina	Hidrólise de gelatina	Hidrólise de amido	DNase	Crescimento em MacConkey	OF de manitol	OF de dextrose	Penicilina	Polimixina
Bergeyella zoohelcum	Nenhum pigmento	++	–	–	+	–	–	–	–	–	S	R
Grupo IIc dos CDC	Nenhum pigmento	–	+	+	V	DI	DI	–	–	+	S	S (40)
Weeksella virosa	Colônias aderidas ao ágar	–	–	–	+	–	V (13)	–	–	–	S	S
Empedobacter brevis	Amarelo-claro	–	–	–	+	V (40)	+	+[b]	–	Tardia	R	R
Grupo IIe dos CDC	Nenhum pigmento	–	–	–	–	+	–	–	–	Tardia	S (80)	S (40)
Grupo IIg dos CDC	Nenhum pigmento	–	–	–	–	DI	–	+	–	–	S	S
Grupo IIh dos CDC	Nenhum pigmento	–[b]	–	+	–[b]	+	V (78)	–[b]	–	Tardia	S	R
Grupo IIi dos CDC	DI	–	–	+	–	V (14)	–	–	–	Tardia	S (57)	R
Elizabethkingia meningoseptica	Amarelo-claro	–	–	+	+	–(8)[c]	+(100)	V (26)	Tardia	Tardia	R	R
Chryseobacterium indologenes	Amarelo-claro	–	–	+	+	+(100)	–(7)[c]	–	–	Tardia	R	R

[a]Dados obtidos das referências 269, 367, 449 e 1172.
[b]Resultados diferentes relatados; a reação usada aqui foi a descrita por Dees et al.[269]
[c]Os números entre parênteses são porcentagens de reações positivas, conforme relatadas por Gilardi GL.[367]

+ = 90% das cepas ou mais são positivas; – = 90% das cepas ou mais são negativas; V = 11 a 89% das cepas são positivas; ++ = reação positiva forte (4 horas); DI = dados indisponíveis. Os números entre parênteses são porcentagens das cepas que produzem reação positiva; R = resistente; S = sensível; PAD = fenilalanina-desaminase. As instruções para interpretar a tabela com base nas células sombreadas estão descritas sob o título "Etapas a serem seguidas", anteriormente. *Balneatrix alpaca* é amarelo-claro e indol-positiva, mas foi excluída desta tabela porque é móvel (ver Tabelas 7.34 e 7.36).

Tabela 7.29 Testes de triagem para identificação de espécies de bacilos não fermentadores móveis oxidase-positivos.

							−	+ Fluorescência (ágar Pseudo F e exame sob luz UV)
						−	+	Lactose a 10%
					−	+		Acetamida
				−	+			Lisina (Moeller)
			−	+				Pigmento no ágar-sangue
		−	+					Gás a partir do nitrato ou nitrito
	−	+						OF de dextrose
Ver Tabela 7.37	Ver Tabela 7.36	Ver Tabela 7.35	Ver Tabela 7.34	Ver Tabela 7.33	Ver Tabela 7.32	Ver Tabela 7.31	Ver Tabela 7.30	

Tabela 7.30 Identificação dos bacilos não fermentadores fluorescentes.

	Acetamida	Crescimento a 42°C	Gelatina
Pseudomonas aeruginosa	+	+	+
P. fluorescens, complexo	−	−	+
P. putida, complexo	−	−	−

+ = 90% das cepas ou mais são positivas; − = 90% das cepas ou mais são negativas.

Tabela 7.31 Identificação de bacilos não fermentadores com reação de lactose positiva forte[a] (oxidase +, motilidade +, fluoresceína −).

Microrganismo	Arginina	Lisina	OF de manitol	Urease	ONPG	Polimixina B
Burkholderia pseudomallei[b]	+	−	+	V (43)	−	R
Burkholderia cepacia, complexo	−	+	+	V (45)	V (79)	R
Rhizobium radiobacter	−	−	+	+	+	S
Burkholderia multivorans	−	V (53)	+	+ (100)	+ (98)	R
Ralstonia mannitolilytica (Va-3)	−	−	+	+	−	R
Ralstonia pickettii (Va-1)	−	−	−	+	−	R
Sphingomonas paucimobilis	−	−	−	−	+	S (98)

[a]Dados baseados nas referências 367, 438 e 1172.
[b]Considerar também *P. aeruginosa*, *P. fluorescens* e *P. putida*, que são piocianina-negativas e pioverdina-negativas.

+ = 90% das cepas ou mais são positivas; − = 90% das cepas ou mais são negativas; V = 11 a 89% das cepas são positivas; os números entre parênteses são porcentagens das cepas que produzem reação positiva; R = resistente; S = sensível. As instruções para interpretar a tabela com base nas células sombreadas estão descritas sob o título "Etapas a serem seguidas", anteriormente. O *Acinetobacter baumannii* e as espécies de *Sphingobacterium* têm reação positiva forte de lactose, mas estão excluídos desta tabela porque são imóveis (ver Tabelas 7.24 e 7.27).

Tabela 7.32 Identificação de bacilos não fermentadores acetamida-positivos[a] (oxidase +, motilidade +, fluoresceína −, lactose a 10% −).

Microrganismo	Arginina	OF de dextrose	OF de frutose	OF manitol	Urease	Nitrato em gás	Nitrato reduzido	Nitrito em gás	Malonato[b]	Indol laranja
Pseudomonas aeruginosa	+	+	V(89)	V(68)	V(66)	V(60)	V(74)	DI	DI	−
Burkholderia cepacia, complexo	−	+	+	+	V	−	V(37)	DI	DI	−
Achromobacter xylosoxidans	−	+	V(9)	−	−	V(69)	+	DI	DI	−
Delftia acidovorans	−	−	+	+(92)	−	−	+	DI	DI	+
Oligella ureolytica	−	−	−	−	++	V(58)	+	V(63)	−	−
Achromobacter denitrificans	−	−	−	−	V(31)	+	+	+	+	−
Achromobacter piechaudii	−	−	−	−	−	−	+	−	+	−
Alcaligenes faecalis	−	−	−	−	−	−	−	+	+	−
Bordetella hinzii	−	−	−	−	−	−	−	−	+	−
Bordetella avium	−	−	−	−	−	−	−	−	−	−

[a]Dados baseados nas referências 367, 438 e 1109.
[b]Os dados relativos à alcalinização de malonato estão baseados na referência 62.

+ = 90% das cepas ou mais são positivas; − = 90% das cepas ou mais são negativas; V = 11 a 89% das cepas são positivas; DI = dados indisponíveis. Os números entre parênteses são porcentagens das cepas que produzem reação positiva; R = resistente; S = sensível; PAD = fenilalanina-desaminase. As instruções para interpretar a tabela com base nas células sombreadas estão descritas sob o título "Etapas a serem seguidas", anteriormente.

Tabela 7.33 Identificação de bacilos não fermentadores lisina-positivos.

	Polimixina B	DNase	OF de manitol
Burkholderia cepacia, complexo[a]	R		+
Stenotrophomonas maltophilia[b]	S	+	−

[a]Ver diferenciação adicional dos membros do complexo B. cepacia na Tabela 7.9.
[b]Algumas cepas de S. maltophilia podem ser oxidase-positivas.

+ = 90% das cepas ou mais são positivas; − = 90% das cepas ou mais são negativas; V = 11 a 89% das cepas são positivas.

Tabela 7.34 Identificação de bacilos não fermentadores pigmentados[a] (oxidase +, motilidade +, fluoresceína –, lactose a 10% –, acetamida –, lisina –).

Microrganismo	Característica, cor ou aspecto	KIA/H$_2$S	OF de frutose	Arginina	Gás a partir do nitrato	Indol	OF de manitol	OF de xilose	Hidrólise de esculina	Crescimento em NaCl a 6,5%
Roseomonas spp.[b]	Rosa, mucoide	–	+	–	–	–	V	V	–	–
Methylobacterium spp.[b]	Cor de coral, seca	–	V (50)	–	–	–	–	V	–	–
Shewanella alga	Castanho	+	–	–	DI	–	–	–	–	+
Shewanella putrefaciens	Castanho	+	V	–	–	–	–	–	–	–
Massilia timonae	DNase-positiva, amarelo-claro	–	–	–	–	–	–	+	+	–
Brevundimonas vesicularis	Castanho/laranja, sensível à vancomicina	–	–	–	–	–	–	V (11)	+	–
Pseudomonas mendocina (Vb-2)[c]	Amarelo-claro	–	+	+	+	–	–	+	–	+
CDC Vb-3[c]	Amarelo-claro	–	+	+	+	–	V (88)	+ (94)	–	+
Pseudomonas stutzeri (Vb-1)	Amarelo, enrugada	–	+	–	+	–	V (70)	+ (94)	–	DI
Balneatrix alpica	Amarelo-claro	–	+	–	–	+	+	DI	–	–
Burkholderia cepacia, complexo	Amarelo	–	+	–	–	–	+	V	V (67)	–
Sphingomonas paucimobilis	Amarelo	–	+	–	–	–	–	+	+	–
Grupo O-1[d] dos CDC	Amarelo, ureia	–	+	– (4)	–	–	–	–	+ (95)	–
Grupo O-2[d] dos CDC	Amarelo, ureia V (12)	–	+	V (22)	–	–	–	–	V (64)	–

[a]Dados baseados nas referências 255, 367, 400, 560, 645, 906 e 1172.
[b]As colônias das espécies de *Methylobacterium* parecem escuras sob luz UV de ondas longas, em razão da absorção da luz UV. As espécies de *Roseomonas* não absorvem luz UV e não parecem escuras.
[c]A *P. mendocina* não faz hidrólise de amido, enquanto o grupo Vb-3 dos CDC é positivo para hidrólise de amido.
[d]O grupo O-1 dos CDC tem reação fraca ou tardia de OF de glicose e reação negativa para OF de maltose; o grupo O-2 é de OF de maltose-negativa, sacarose-negativa e, em geral, glicose-positiva.
+ = 90% das cepas ou mais são positivas; – = 90% das cepas ou mais são negativas; V = 11 a 89% das cepas são positivas; DI = dados indisponíveis. Os números entre parênteses são porcentagens das cepas que produzem reação positiva; R = resistente; S = sensível; KIA = ágar ferro de Kligler. As instruções para interpretar a tabela com base nas células sombreadas estão descritas sob o título "Etapas a serem seguidas", anteriormente. Todos esses pigmentos formam-se apenas à medida que as culturas "envelhecem". A maioria das espécies de *Chryseobacterium* e *Sphingobacterium* também é pigmentada (amarelo); esses microrganismos estão excluídos desta tabela porque são imóveis (ver Tabelas 7.27 e 7.28).

Tabela 7.35 Identificação de bacilos não fermentadores desnitrificantes[a] (oxidase +, motilidade +, fluoresceína –, lactose a 10% –, acetamida –, lisina –, pigmento –).

Microrganismo	OF dextrose	Polimixina B	ONPG	NaCl a 6,5%	Fenilalanina-desaminase	Arginina	OF de xilose	OF de maltose	Urease
Oligella ureolytica	–	S	–	–	+	–	–	–	++
Pseudomonas spp., grupo 1 dos CDC[b]	–	S	–	–	–	V (50)	–	–	–
A. denitrificans	–	S (83)	–	–	–	–	–	–	V (31)
Ochrobactrum intermedium	+	R	–	–	+	V (36)	+	V (50)	+
R. pickettii (Va-1)	+	R	–	–	–	–	+	+	+
R. pickettii (Va-2)	+	R	–	–	V (40)	–	+	–	+
Rhizobium radiobacter	+	S	+	–	–	–	+	+	V (17)
P. stutzeri (Vb-1)	+	S	–	+	V (55)	–	+	+	V (50)
P. mendocina (Vb-2)	+	S	–	+	V (50)	+	+	–	V (31)
CDC Vb-3	+	S	–	+	V (56)	+	+	V (88)	–
A. xylosoxidans	+	S	–	V[c]	–	–	+ (100)	–	–
Ochrobactrum anthropi	+	S	–	–	+	V (36)	+	V (50)	+ (100)
P. aeruginosa	+	S	–	–	–	+ (100)	V (85)	V (12)	V (66)
Acidovorax temperans	+	S	–	–	–	–	–	–	– (Fraca)

[a]Dados baseados nas referências 367, 1132 e 1172.
[b]*O. A. denitrificans* pode ser diferenciado de *Pseudomonas* sp. do grupo 1 dos CDC com base na morfologia dos flagelos. *Achromobacter* tem flagelos peritríquios, enquanto *Pseudomonas* do grupo 1 tem um único flagelo polar.
[c]O crescimento em NaCl a 6,5 pode ser fraco ou tardio.

+, 90% das cepas ou mais são positivas; –, 90% das cepas ou mais são negativas; V, 11 a 89% das cepas são positivas; ++, reação positiva forte (4 horas); os números entre parênteses são porcentagens das cepas que produzem reação positiva; R, resistente; S, sensível. As instruções para interpretar a tabela com base nas células sombreadas estão descritas sob o título "Etapas a serem seguidas", anteriormente.

Tabela 7.36 Identificação de bacilos não fermentadores dextrose-positivos[a] (oxidase +, motilidade +, fluoresceína −, lactose a 10% −, acetamida −, lisina −, pigmento −, desnitrificação −).

Microrganismo	Características, cor	KIA/H$_2$S	Indol	ONPG	OF de frutose	OF de xilose	Crescimento em NaCl a 6,5%	Fenilalanina-desaminase	Hidrólise de esculina	Arginina	Crescimento a 42°C	Hidrólise de gelatina
Methylobacterium spp.	Cor de coral, seca	−	−	−	V	V	−	−	−	−	−	−
Shewanella putrefaciens		+	−	−	V	−	−	−	−	−	V	V
Balneatrix alpica	Amarelo-claro	−	+	−	+	DI	−	DI	−	+	V (13)	Fraca +
Rhizobium radiobacter		−	−	+	+	+	−	+	+	+	V (19)	−
Pseudomonas-like grupo 2		−	−	+	+	+	−	+	−	−	V (86)	−
A. xylosoxidans		−	−	−	−	+	−	−	−	−	V (19)	V (58)
Brevundimonas diminuta		−	−	−	−	−	−	V (16)	−	−	V (77)	−
Pandoraea sp.	Poli B resistente	−	−	−	+	+	−	DI	−	−	V	−
Acidovorax temperans		−	−	−	−	−	−	−	−	V (36)	V (75)	−
P. pseudoalcaligenes		−	−	−	+	+	−	V (21)	−	+	V (75)	−
CDC Vb-3		−	−	−	+	+	+	V (56)	−	V (36)	V (10)	−
O. anthropi/intermedium[b]		−	−	DI	+	+	−	+	V (40)	−	V (40)	−
Grupo O-3 dos CDC		−	−	−	+	+	−	DI	+	−	V (26)	V (77)
R. pickettii (VA-1)		−	−	−	+	V (85)	−	−	−	−	+	V (46)
P. aeruginosa		−	−	−	+	+	−	−	−	+	+	−
P. fluorescens, complexo	PYR V (23)[c]	−	−	−	+	+	−	−	−	+	−	+
P. putida, complexo	PYR −[c]	−	−	−	+	+	−	−	−	+	−	−
Acidovorax delafieldii	PYR +[c]	−	−	−	+	+	−	−	−	+	−	V (50)

[a] Dados baseados nas referências 209, 248, 255, 367, 400, 560, 1132, 1172 e 1177.
[b] A resistência à colistina e à polimixina B pode ser usada para diferenciar o *O. anthropi* (sensível) do *O. intermedium* (resistente).[1132]
[c] Os dados relativos à reação de PYR foram fornecidos por Schreckenberger (ver Tabela 7.3).

+ = 90% ou mais das cepas são positivas; − = 90% das cepas ou mais são negativas; V = 11 a 89% das cepas são positivas; PYR = pirrolidonil-arilamidase. Os números entre parênteses são porcentagens das cepas que produzem reação positiva. As instruções para interpretar a tabela com base nas células sombreadas estão descritas sob o título "Etapas a serem seguidas", anteriormente.

Tabela 7.37 Identificação de bacilos não fermentadores dextrose-negativos[a] (oxidase +, motilidade +, fluoresceína –, lactose a 10% –, acetamida –, lisina –, pigmento –, desnitrificação –, dextrose –).

Microrganismo	Características, cor, aspecto	KIA/H$_2$S	OF de frutose	Urease	Arginina	Poli B	NO$_3$ em NO$_2$	NO$_2$ em gás	Fenilalanina-desaminase	DNase	Configuração flagelar
Methylobacterium[b]	Cor de coral, seca	–	V	+	–	S (35)	V	DI	–	–	Polar, monotríquio
Roseomonas[b]	Rosa, mucoide	–	+	+	–	S (50)	–	DI	V (17)	–	Variável
Shewanella putrefaciens	Nenhum crescimento em NaCl a 6,5%	+	V	V	–	S	+	–	–	+	Polar, 1 a 2
Shewanella alga	Crescimento em NaCl a 6,5%	+	–	V	–	S	+	–	–	+	Polar, 1 a 2
P. pseudoalcaligenes	–	–	+	–	V (36)	S	+	DI	V (21)	–	Polar, 1 a 2
O. ureolytica	–	–	–	++	–	S	+ (100)	V (63)	+ (100)	–	Peritríquio
B. bronchiseptica	–	–	–	++	–	S	+ (100)	–	V (25)	–	Peritríquio
Cupriavidus pauculus	–	–	–	++	–	S	–	–	–	–	Peritríquio
Laribacter hongkongensis	Bacilos curvos	–	–	–	+	S	+	–	DI	DI	Bipolar
Inquilinus limosus	Lipase +	–	DI	V (25)	–	R	–	–	DI	DI	Imóvel ou polar, 1 a 2
Pandoraea spp.	Lipase –	–	–	V (63)	–	R	V (11)	–	DI	–	Polar, 1 a 8
Brevundimonas diminuta	–	–	–	–	–	S (46)	–	DI	V (16)	V (12)	Polar, monotríquio
B. hinzii	–	–	–	–	–	S	–	–	V (15)	–	Peritríquio
P. alcaligenes	–	–	–	V (21)	V (7)	S	V (61)	V (10)	V (20)	–	Polar, monotríquio
C. testosteroni	–	–	–	–	–	S	+	V (11)	V (30)	–	Polar, multitríquio
A. piechaudii	Acetamida V (42)	–	–	–	–	S	+	–	–	–	Peritríquio

[a]Dados baseados nas referências 209, 212, 367, 400, 560, 906, 1109, 1172 e 1172.
[b]As espécies de *Methylobacterium* formam colônias escuras sob luz UV de ondas longas, em razão da absorção de luz UV. As espécies de *Roseomonas* não absorvem luz UV e não parecem escuras.
+ = 90% das cepas ou mais são positivas; – = 90% das cepas ou mais são negativas; V = 11 a 89% das cepas são positivas; ++ = reação positiva forte (4 horas); DI = dados indisponíveis. Os números entre parênteses são porcentagens das cepas que produzem reação positiva. As instruções para interpretar a tabela com base nas células sombreadas estão descritas sob o título "Etapas a serem seguidas", anteriormente.

A tabela completa está reproduzida neste capítulo, na Tabela 7.3. Para acessar o WIP, entre na página www.pschreck.com e clique no ícone do WIP de sua escolha na barra de tarefas e insira suas reações na planilha.

Métodos de identificação baseados em sistemas de *kits* disponíveis no mercado

Os sistemas de *kits* pré-acondicionados foram desenvolvidos ou adaptados para a identificação dos bacilos não fermentadores. Esses *kits* têm em comum alguns dos atributos dos sistemas comerciais em geral; ou seja, eles são fáceis de usar, têm validade longa na prateleira e evitam a necessidade de suprimentos de meios e reagentes novos. Além disso, os sistemas pré-acondicionados também fornecem técnicas padronizadas, que são precisas e produzem resultados reprodutíveis iguais ou melhores que os procedimentos convencionais, com as exceções descritas mais adiante neste capítulo.

Entre os problemas intrínsecos associados ao uso de alguns desses *kits* pré-acondicionados disponíveis no mercado para identificar bacilos não fermentadores estão os seguintes: (1) tendência de que os microrganismos que apresentam atividade bioquímica fraca ou tardia de produzirem reações falso-negativas; (2) desenho aquém do ideal com alguns sistemas para cultivo de determinados bacilos não fermentadores; e (3) inclusão de alguns testes diferenciais, que podem não ser aplicáveis à identificação dos bacilos não fermentadores. Embora os membros da família Enterobacteriaceae geralmente cresçam e apresentem atividade enzimática exuberante em vários substratos, que pode ser detectada nos sistemas de *kits*, a maioria das espécies de bacilos não fermentadores tem crescimento lento e mostra um perfil enzimático relativamente inativo. O microbiologista deve ter experiência considerável para interpretar algumas reações parciais ou fracas, que podem ocorrer durante a utilização desses sistemas.

Com essas considerações em mente, analisaremos a seguir cinco sistemas de *kits* disponíveis no mercado:

- API® 20E (BioMérieux, Hazelwood, MO)
- API® 20NE (BioMérieux)
- Crystal® Enteric/Nonfermenter System (Becton Dickinson Microbiology Systems)
- RapID® NF Plus (Remel)
- Biolog® System (Biolog, Hayward, CA).

Sistema API® 20E

O sistema API® 20E, desenvolvido originalmente para identificar membros da família Enterobacteriaceae, foi ampliado para incluir também a identificação de bacilos não fermentatdores. De forma a maximizar o uso do sistema API® 20E para os bacilos não fermentadores, seis testes foram acrescentados para gerar um número de perfil com 9 dígitos (Boxe 7.14). Estudos realizados com essas bactérias demonstraram que, embora o sistema API® 20E identifique *P. aeruginosa*, *S. maltophilia* e espécies de *Acinetobacter* com precisão de até 99%, principalmente depois de 48 horas de incubação, o desempenho com outros bacilos não fermentadores menos comuns geralmente fica aquém do aceitável.[137,298,748,976] As identificações incorretas foram mais frequentes em razão das reações falso-negativas nos testes de citrato, liquefação de gelatina, motilidade, arginina-dihidrolase, ONPG, redução de nitrato e urease.[298] Em outros casos, as identificações não foram possíveis porque o número de biotipo derivado na fita 20E não estava relacionado no API Profile Index.[298,976]

Sistema API® 20NE

O API® 20NE é uma modificação da fita do sistema API® 20E. A conformação da tira plástica é a mesma do sistema 20E; contudo, os substratos foram alterados para incluir 8 testes convencionais e 12 testes de assimilação, que estão baseados na observação de crescimento microbiano em presença de uma única fonte de carbono (Prancha 7.5 H). O Boxe 7.14 descreve os procedimentos operacionais e os substratos incluídos. As reações positivas e negativas são convertidas em um número de biotipo com 7 dígitos e as identificações dos microrganismos são realizadas com base em um banco de dados computadorizado, ou de uma lista de perfis fornecida pelo fabricante. Os usuários desse sistema devem lembrar que o banco de dados foi elaborado com base nas reações obtidas com temperatura de incubação de 30°C (em vez da faixa convencional de 35° a 37°C), com leitura final realizada depois de 48 horas de incubação. Kiska et al.[575] testaram 150 bacilos não fermentadores isolados de pacientes com FC e relataram um índice global de identificação correta de 57%, inclusive 43% das cepas de *B. cepacia*. Alguns estudos demonstraram que o desempenho global do API® 20NE é um dos melhores dentre os sistemas de alto desempenho disponíveis no mercado para identificar bacilos não fermentadores.[37,605,709,1151,1158]

Sistema Crystal® Enteric/Nonfermenter

O *kit* do Crystal® Enteric/NonFermenter ID está descrito no Capítulo 6. O banco de dados dos bacilos não fermentadores inclui 24 táxons destes microrganismos, que representam 10 gêneros diferentes. Outros 20 táxons estão incluídos em um grupo referido como "Bacilos Gram-Negativos Variados", que consiste em um grupo de espécies oxidase-positivas relativamente inativas e indistinguíveis umas das outras no Crystal® N/E System. Nesse grupo, estão incluídas algumas espécies clinicamente importantes dos gêneros *Alcaligenes*, *Burkholderia*, *Comamonas*, *Moraxella*, *Ochrobactrum*, *Oligella* e *Pseudomonas*. Em um estudo realizado por Wauters et al.,[1158] o índice global de identificação correta de 201 bacilos não fermentadores (inclusive 31 espécies diferentes) foi de 75,9% com o Crystal® E/NF, em comparação com 75,3% com o API® 20NE. Vale ressaltar que apenas 36 das 45 cepas de *Pseudomonas* foram identificadas corretamente pelo Crystal® E/NF, em comparação com 41 das 45 espécies com base no sistema API® 20E. A porcentagem global de identificações incorretas dos bacilos não fermentadores foi consideravelmente maior com o API® (13,8%) que com o Crystal® (6,3%). Os autores ressaltaram que uma vantagem do sistema Crystal® sobre o API® é que as bactérias fermentadoras e também as não fermentadoras podem ser testadas no mesmo painel. Além disso, o API® 20NE pode exigir 48 horas de incubação, enquanto o Crystal® E/NF requer apenas

Boxe 7.14

Sistemas API® 20E e API® 20NE para identificar bacilos não fermentadores

Configuração funcional

Cada sistema consiste em uma tira de plástico com 20 cúpulas miniaturizadas contendo substratos desidratados e uma câmara de incubação de plástico com uma tampa encaixada suavemente (Pranchas 6.6 A e 7.5 D). Cada cúpula tem um pequeno orifício na parte superior, por meio do qual a suspensão bacteriana pode ser inoculada com uma pipeta. A ação da bactéria nos substratos produz turvação ou alterações de cor, que são interpretadas visualmente.

Procedimento operacional

Para os dois sistemas: acrescente 5 mℓ de água da torneira a uma bandeja de incubação de forma a assegurar uma atmosfera úmida durante a incubação. Coloque a tira dentro da bandeja de incubação. Prepare uma suspensão bacteriana do microrganismo a ser testado suspendendo as células de uma colônia bem isolada com 5 mℓ de solução salina estéril a 0,85%. A turbidez deve ser equivalente a um padrão de 0,5 unidade McFarland.

API® 20E: com uma pipeta de Pasteur, encha cada cúpula com a suspensão bacteriana por meio do orifício de inoculação. Cubra as três cúpulas de descarboxilases e a de urease com óleo mineral estéril. O conjunto deve ser incubado a 35°C por 24 a 48 h, antes da leitura dos resultados de acordo com as seguintes regras: depois de 24 h, se a reação de glicose for positiva, acrescente os reagentes, faça um teste de oxidase e gere um número de perfil com 7 dígitos, que deve ser procurado na parte branca do Índice de Perfis; se a reação de glicose for negativa, mas três ou mais outras reações forem positivas antes de acrescentar os reagentes, faça como foi explicado antes; se a reação de glicose for negativa e menos que três dos outros testes forem positivos, não acrescente os reagentes, incube novamente a tira por mais 24 h e inocule para OF de glicose, meio de motilidade e ágar MacConkey. Depois de 48 h, acrescente os reagentes, faça o teste de oxidase e gere um número de perfil com 9 dígitos, que deve ser procurado na parte azul do Índice de Perfis.

API® 20NE: Com uma pipeta de Pasteur, encha a parte do tubo das primeiras oito cúpulas (NO$_3$ até ONPG) com a suspensão bacteriana. Inocule uma ampola com meio AUX com 4 gotas da mesma suspensão salina. Misture bem. Com outra pipeta estéril, inocule os testes de assimilação – GLU até PAC (cúpulas com linhas coloridas) – enchendo o tubo e a cúpula até que se forme uma superfície plana de líquido sem menisco. Acrescente óleo mineral às cúpulas de GLU, ADH e URE. Incube a tira por 24 h a 29° a 31°C. Depois de 24 h, acrescente os reagentes de nitrato à cúpula de NO$_3$ e o reagente de TRP à cúpula correspondente. Faça a leitura e anote as reações. Os testes de assimilação são considerados positivos quando há crescimento visível na parte cupuliforme do tubo. Desse modo, obtém-se um número de perfil com 7 dígitos. Se não for possível obter uma identificação segura ou o número de perfil não for encontrado no livro de códigos, a tira de teste pode ser incubada por mais 24 h. Para isso, cubra imediatamente as cúpulas de NO$_3$ e TRP com óleo mineral. Anote os resultados dos testes de NO$_3$, TRP e GLU depois de 24 h; não faça a leitura destes testes depois de 48 h.

Substratos incluídos

API® 20E:
- ONPG
- Arginina-di-hidrolase
- Lisina-descarboxilase
- Ornitina-descarboxilase
- Citrato
- Sulfeto de hidrogênio
- Urease
- Triptofano-desaminase (acrescentar FeCl$_3$ a 10%)
- Indol
- Voges-Proskauer (acrescentar KOH e α-naftol)
- Gelatina
- Glicose
- Manitol
- Inositol
- Sorbitol
- Ramnose
- Sacarose
- Melibiose
- Amigdalina
- Arabinose

Testes complementares:
- Oxidase
- NO$_2$
- Gás N$_2$
- Motilidade
- MacConkey
- OF de glicose oxidativa
- OF de glicose fermentadora

API® 20NE:
Testes bioquímicos:
- Redução de nitrato
- Triptofanase
- Fermentação de glicose
- Arginina-di-hidrolase
- Urease
- Hidrólise de esculina
- Gelatinase
- β-Galactosidase

Testes de assimilação:
- D-glicose
- L-arabinose
- D-manose
- N-acetil-D-glicosamina
- Maltose
- D-gliconato
- Caprato
- Adipato
- L-malato
- Citrato
- Fenilacetato

18 horas de incubação. Robinson et al.[912] estudaram 131 bacilos entéricos com o Crystal® E/NF, inclusive 11 espécies de bacilos não fermentadores; contudo, três espécies (*P. aeruginosa, A. baumannii* e *S. maltophilia*) representavam 90% dos bacilos não fermentadores testados. O sistema Crystal® identificou corretamente todas as espécies *P. aeruginosa, A. baumannii* e *S. maltophilia* testadas, mas identificou corretamente apenas 8 das 13 (61,5%) espécies não fermentadoras restantes testadas.

RapID® NF Plus System

O sistema RapID® NF Plus (Remel) é um micrométodo que utiliza substratos cromogênicos e convencionais para identificar bactérias gram-negativas não fermentadoras de glicose clinicamente importantes e algumas outras bactérias gram-negativas que fermentam glicose, mas não fazem parte da família Enterobacteriaceae. Os testes incluídos no RapID® NF Plus System estão baseados na decomposição microbiana de substratos específicos detectados por vários sistemas indicadores. As reações usadas constituem uma combinação de testes convencionais e testes cromogênicos com um único substrato. O sistema está descrito no Boxe 7.15. No estudo publicado por Kitch et al.,[576] 90,1% de todas as cepas foram identificadas corretamente no nível da espécie, sem realizar testes adicionais. Kiska et al.[575] demonstraram que o sistema NF Plus identificou corretamente 80% dos BNF isolados dos pacientes com FC, inclusive 81% das cepas de *B. cepacia* isoladas. Esse foi o índice global de identificação mais alto dentre os quatro sistemas comerciais incluídos no estudo.[575] Hoje em dia, o RapID® NF Plus é o único sistema de testes não automatizados de 4 horas disponível para identificar bacilos não fermentadores.

Boxe 7.15

RapID® NF Plus System para identificar bacilos não fermentadores

Desenho funcional

O sistema consiste em 10 cavidades moldadas na borda de uma bandeja plástica descartável (Prancha 7.5 F), onde as reações ocorrerão. Essas cavidades contêm reagentes desidratados e a bandeja permite a inoculação simultânea de cada cavidade com um volume predeterminado do inóculo. Quando o inóculo a ser testado é acrescentado à cavidade, o substrato do teste é reidratado e a reação tem início. Depois da incubação por 4 h, cada cavidade é examinada quanto à reatividade observando-se o aparecimento de alguma cor. Em alguns casos, reagentes precisam ser acrescentados às cavidades do teste para produzir alterações de cor. O padrão resultante das reações positivas e negativas é usado como base para a identificação da bactéria isolada por comparação dos resultados com a reatividade dos microrganismos conhecidos e incluídos em um banco de dados informatizado.

Procedimento operacional

Preparação dos inóculos: os microrganismos a serem testados devem ser cultivados em cultura simples e examinados pela coloração com Gram e oxidase, antes que o RapID NF System seja usado. Os microrganismos testados podem ser retirados de vários meios de cultura em ágar seletivos e não seletivos. As placas usadas para preparar os inóculos devem ter preferencialmente 24 a 48 h a contar da inoculação. Utilizando um *swab* com ponta de algodão ou uma alça de inoculação, retire os microrganismos da placa de ágar e suspenda-os no Líquido de Inoculação RapID para produzir turbidez detectável visualmente no mínimo a 1 unidade e no máximo 3 unidades do Padrão de Turbidez de McFarland. As suspensões devem ser misturadas cuidadosamente e utilizadas nos primeiros 15 min depois da preparação.

Inoculação dos painéis: retire a tampa do painel, que recobre o acesso para inoculação. Com uma pipeta de Pasteur, transfira cuidadosamente todo o conteúdo do líquido de inoculação para o ângulo superior direito do painel. Tampe novamente o acesso de inoculação pressionando a tampa novamente no lugar. Depois de acrescentar a suspensão de teste, incline o painel com as cavidades de teste voltadas para cima a um ângulo aproximado de 45°. Enquanto o painel está inclinado desta forma, gire-o suavemente de um lado para outro de forma a distribuir uniformemente o inóculo ao longo das colunas posteriores. Enquanto mantém a posição horizontal nivelada, incline suavemente o painel para frente na direção das cavidades de reação, até que o inóculo circule pelas colunas posteriores para dentro das cavidades de reação. Incube os painéis a 35° a 37°C em uma incubadora sem CO_2 por 4 h.

Leitura dos painéis: coloque o painel na bancada e tire a tampa que recobre as cavidades de reação. Sem acrescentar quaisquer reagentes, faça a leitura e gradue as reações de 1 a 10, começando a leitura da esquerda para a direita; registre os resultados no formulário do relatório. Anote a cor da cavidade 10 (GLU) no espaço fornecido no bloco do relatório. Em seguida, acrescente duas gotas do reagente NF Plus nas cavidades 4 a 8, duas gotas do reagente Innova Spot Indol na cavidade 9 e duas gotas do reagente Innova Nitrate A na cavidade 10. Espere 30 s, mas não mais que 3 min para que apareça alguma cor. Registre os resultados nas células apropriadas do formulário do relatório. Procure a espécie no Compêndio de Códigos ou no banco de dados informatizados.

Substratos incluídos

Arginina-di-hidrolase
Utilização de tiol alifático
Hidrólise de triglicerídios
A hidrólise enzimática de glicosídio ou substratos de nitrofenil ligados a fosfodiéster libera *o*-nitrofenol ou *p*-nitrofenol amarelo:

  p-Nitrofenil-fosfoéster
  p-Nitrofenil-*N*-acetil-β,D-glicosamina
  p-Nitrofenil-α,D-glicosídio
  p-Nitrofenil-β,D-glicosídio
  o-Nitrofenil-β,D-galactosídio

Hidrólise de ureia
Utilização de glicose
A hidrólise enzimática dos substratos de β-naftilamidas ligados aos substratos libera β-naftilamina livre, que é detectada pelo reagente RapID NF Plus:

  Prolina-β-naftilamida
  Pirrolidina-β-naftilamida
  γ-Glutamil-β-naftilamida
  Triptofano-β-naftilamida
  N-Benzila-arginina-β-naftilamida

Utilização de triptofano com produção de indol
Redução do nitrato de sódio
Em conjunto com o teste de oxidase, os testes descritos acima totalizam os 18 parâmetros do teste.

Biolog® System

O Biolog® System (Biolog, Hayward, CA) está descrito no Capítulo 6. A versão mais nova do sistema Biolog® disponível para testes manuais é o GEN III MicroLog® M System sem computador (MLM). A bioquímica redox de última geração do sistema Biolog® permite testar e identificar bactérias gram-positivas e gram-negativas aeróbias no mesmo painel de teste. A coloração pelo Gram e outros pré-testes não são mais necessários. O protocolo de instalação é simples e pode ser realizado em cerca de um minuto. O Biolog® Microbial ID System pode identificar rapidamente mais de 2.500 espécies de bactérias aeróbias e anaeróbias, leveduras e fungos. Infelizmente, esse produto não foi aprovado pela FDA para uso em diagnóstico humano *in vitro*, mas pode ser um recurso valioso em microbiologia veterinária, pesquisa ou testes em laboratórios de referência.[256,453,1214]

Métodos de identificação baseada em sistemas automatizados

Vitek® Legacy System

O Vitek® Legacy System (bioMérieux) descrito no Capítulo 6 também tem sido usado com sucesso para identificar bacilos não fermentadores mais comumente encontrados no laboratório clínico. Pfaller *et al.*[844] testaram 91 BNF e 90,1% foram identificados corretamente. Quinze por cento foram identificadas em 4 horas, outros 45% foram identificados em 5 a 8 horas e outros 40% foram identificados em 9 a 18 horas. Colonna *et al.*[225] testaram 142 BNF e encontraram concordância de 79,6% com o sistema API® NFT. Kiska *et al.*[575] avaliaram quatro sistemas de identificação, inclusive o cartão da Vitek® GNI, para identificar BNF dos pacientes com FC. No total, os autores testaram 150 cepas isoladas, inclusive 58 de *B. cepacia*, 30 de *S. maltophilia*, 24 de *A. xylosoxidans*, 14 de *P. aeruginosa* e 24 de outros BNF. O sistema Vitek® identificou corretamente apenas 50% das cepas de *B. cepacia* e 60% de todas as bactérias. O'Hara *et al.*[797] testaram 23 bacilos não fermentadores (8 de *Acinetobacter*, 10 de *P. aeruginosa* e 5 de *S. maltophilia*) e relataram identificação correta de 100% com o cartão da Vitek® GNI e versão do *software* R07.1. Rhoads *et al.*[901] testaram 80 cepas de *A. baumannii* e 39 de *P. aeruginosa* e relataram identificações corretas de 100% e 84,6%, respectivamente, com o cartão da Vitek GNI e versão do *software* AMS-R08.2. Sung *et al.* avaliaram o sistema GNI+ para identificar 301 cepas de BNF representando 25 espécies diferentes. O índice de identificação correta no nível das espécies nos testes iniciais foi de 71,8%, mas aumentou para 92,3% depois da realização de alguns testes adicionais recomendados pelo protocolo do fabricante.[1045]

Vitek® 2 System

O Vitek® 2 System está descrito detalhadamente no Capítulo 6. O cartão original do Vitek 2 para identificar bactérias gram-negativas foi redesenhado para melhorar a identificação das bactérias fermentadoras e não fermentadoras. O cartão novo contém 47 testes (26 dos quais estavam incluídos no cartão anterior e 21 testes são novos), em comparação com 41 do cartão clássico da Vitek® 2 ID-GNB. O banco de dados do cartão novo foi ampliado para 159 táxons, em comparação com apenas 101 do cartão original do Vitek® 2. Em um estudo realizado por Funke *et al.*,[344] 133 dos 144 (92,4%) BNF foram identificados corretamente por meio dos cartões novos do Vitek® 2.

Sistemas MicroScan® WalkAway-96, WalkAway-40 e Autoscan-4

Esses três sistemas (fabricados por Beckman Coulter, West Sacramento, CA) estão descritos no Capítulo 6 e todos dispõem de bancos de dados extensivo, que inclui algumas espécies de BNF. Pfaller *et al.*[844] utilizaram o WalkAway-96 Rapid Gram-Negative Panel e relataram que 92,3% dos bacilos não entéricos foram identificados corretamente com probabilidades acima de 85%. Tenover *et al.*[1064] avaliaram o WalkAway-96 (antes conhecido como autoSCAN-W/A®) quanto à sua capacidade de identificar 310 bactérias gram-negativas não fermentadoras de glicose bem caracterizadas. Em seu estudo, os autores testaram dois painéis de identificação: o painel colorimétrico seco Neg ID tipo 2 (DCP) e o painel fluorométrico rápido Neg ID (RFP). Os resultados obtidos com o DCP demonstraram que 41,3% dos 286 microrganismos foram identificados corretamente com confiança de mais de 85%, enquanto 22,4% não foram identificados incorretamente com o mesmo grau de confiança (erros significativos). Quinze por cento dos microrganismos não foram identificados. Problemas de identificação dos bacilos não fermentadores relativamente comuns – inclusive *P. fluorescens*, *P. putida* e *S. maltophilia* – foram relatados com o painel DCP. Os autores relataram resultados melhores com os painéis RFP, com os quais 77,1% das 239 cepas isoladas foram identificadas corretamente, enquanto 25% foram identificados incorretamente. Esses pesquisadores também assinalaram que os resultados obtidos com os painéis RFP ficavam disponíveis em duas horas; deste modo, se não for possível identificar um microrganismo, outros testes bioquímicos podem ser inoculados no mesmo dia e pouco tempo será perdido na identificação dos microrganismos. Colonna *et al.* da UCLA testaram 142 BNF utilizando o painel rápido de 2 horas Neg ID e relataram concordância de 74,6% com o sistema API® NFT.[225] O'Hara *et al.*[797] dos CDC testaram 23 cepas de BNF, inclusive 8 de *Acinetobacter*, 10 de *P. aeruginosa* e 5 de *S. maltophilia*, e relataram precisão de 100% com o painel Walkaway Neg combo 3 e com a versão do *software* 17.02. Rhoads *et al.*[901] relataram índices de identificação correta de 97,5% e 82,1% com cepas de *A. baumannii* e *P. aeruginosa*, respectivamente, utilizando o sistema Walkaway-96 com combo 6 para urina e combo 16 negative com versão de *software* 20.20. Sung *et al.* compararam o MicroScan® Walkaway (W/A) utilizando painéis convencionais Negative Combo tipo 12 (incubação durante a noite) com o Vitek® GNI+ para identificar 301 cepas de BNF, representando 25 espécies diferentes. O W/A identificou corretamente 71,4% das cepas no nível das espécies por meio da testagem inicial, mas este índice aumento para 96% depois da realização de outros testes recomendados pelo protocolo do fabricante.[1045] Saiman *et al.*[941] avaliaram a capacidade de identificar cepas de *P. aeruginosa* isoladas de pacientes com FC por meio do MicroScan® Autoscan. Utilizando painéis Negative Combo tipo 15, que foram lidos depois de 20 a 24 horas e novamente com 48 horas, os autores conseguiram identificar corretamente 57% (108 das 189) de cepas não mucoides e 40%

(24 das 60) de cepas mucoides. O erro de identificação mais comum foi com a *Pseudomonas fluorescens/putida*.[941]

Em 1997, a MicroScan® atualizou os painéis do Rapid Gram-Negative Identification do Tipo 2 para o Tipo 3, de forma a aumentar a precisão da identificação e eliminar a necessidade de cobrir os testes de descarboxilase com óleo mineral, assim como aumentar a validade do produto de 1 para 2 anos. O banco de dados do painel revisado também foi atualizado para incluir 119 táxons. Em um estudo dos painéis tipo 3 novos envolvendo vários centros de pesquisa, 91,3% (63 das 69) foram identificadas corretamente no nível das espécies.[72] Em um estudo realizado por Schreckenberger et al.,[959] 92,2% (71 das 77) dos BNF (representando 10 espécies) foram identificados corretamente no nível das espécies por meio dos painéis Rapid Gram-negative tipo 3.

Sensititre® AP80 System

Os painéis de identificação Sensititre® AP80 (TREK Diagnostic Systems, Cleveland, OH) podem ser inoculados e incubados *off-line* e, em seguida, lidos no Sensititre Autoreader®, ou podem ser inoculados e colocados no instrumento ARIS (Automated Reading and Incubation System) descrito no Capítulo 6. O painel do AP80 permite identificar bacilos gram-negativos em apenas cinco horas, com a opção de realizar incubação adicional durante a noite, se for necessário ou desejável. Colonna et al.[225] testaram 142 BNF utilizando os painéis do Sensititre® AP80 e relataram concordância de 71,1% com o API® NFT. Staneck et al.[1026] testaram 144 bactérias não entéricas, inclusive 135 cepas não fermentadoras representando oito espécies. Noventa e três por cento das cepas testadas consistiam em apenas três espécies (68 de *P. aeruginosa*, 33 de *Acinetobacter* e 25 de *S. maltophilia*). Os autores conseguiram identificar corretamente 99,2% dessas três espécies e 95,1% de todas as bactérias não entéricas testadas. O número reduzido de espécies não fermentadoras desse estudo dificulta a avaliação do desempenho desse sistema nos testes rotineiros dos bacilos não fermentadores no laboratório clínico.

Phoenix® System

O Phoenix® Automated Microbiology System (Becton Dickinson Microbiology Systems) é um sistema totalmente automatizado para identificação e testes de sensibilidade antimicrobiana. O Capítulo 6 descreve esse sistema em detalhes. Até hoje, apenas alguns estudos publicados avaliaram esse sistema para identificar BNF. Stefaniuk et al.[1029] testaram 54 BNF (22 de *P. aeruginosa*, 17 de *Acinetobacter* e 15 de *S. maltophilia*) e relataram concordância de 96,3% (52 das 54) com os métodos padronizados. Donay et al.[293] testaram 56 BNF representando sete espécies e relataram identificação correta de 89,3% com o sistema Phoenix, em comparação com um sistema de identificação de referência.

Métodos de identificação baseados em sistemas moleculares

Espectrometria de massa MALDI-TOF

A técnica MALDI-TOF MS está descrita detalhadamente no Capítulo 6. Em uma revisão publicada recentemente, os autores revisaram essa tecnologia e suas aplicações atuais no laboratório de microbiologia clínica.[828] O desempenho geral da MALDI-TOF MS foi considerado significativamente melhor que os sistemas disponíveis no mercado para identificar BNF, embora seu desempenho global ainda esteja abaixo dos níveis satisfatórios.[14,270,502,960] Degand et al. avaliaram o desempenho do espectrômetro Bruker® Autoflex com *software* de controle flexível (Bruker Daltonics, Bremen, Alemanha) utilizando 512 cepas de BNF (predominantemente *P. aeruginosa*) isoladas dos escarros das crianças com FC, mais 47 cepas obtidas do Observatoire National des Cepacia (Toulouse, França) e identificaram corretamente 98,2% delas por meio da MALDI-TOF MS, em comparação com o índice de identificação correta de 91,8% com o sistema API® 20E. Todos os erros de identificação com a MALDI-TOF MS ocorreram com o complexo *B. cepacia*.[270] Alumzara et al.[14] avaliaram o Bruker® MicroFlex LT com versão de *software* RUO 3.1 e conseguiram identificar corretamente 64,65% das cepas no nível das espécies e 28,28% no nível dos gêneros (no total: 92,95%) das cepas de BNF isoladas da prática clínica. Jacquier et al.[502] testaram 101 cepas de BNF isoladas clinicamente (exceto *P. aeruginosa*, *A. baumannii* e *S. maltophilia*) utilizando o Bruker® Autoflex com *software* de controle flex, o Vitek® 2 e o API® 20NE e conseguiram identificar corretamente 80,8%, 70,7% e 57,4% dos microrganismos no nível das espécies, respectivamente. Schreckenberger et al. realizaram uma comparação lado a lado da Bruker® MALDI-TOF MicroFlex LT MS utilizando o *software* Biotyper® 3.0, do Vitek® MALDI-TOF MS System usando o *software* versão 2.0 e do Vitek® MS IVD utilizando *software* versão 2.0. As amostras estudadas incluíam 392 cepas de BNF isoladas menos comumente na prática clínica, incluindo 30 gêneros, 71 espécies e 5 grupos inominados de BNF dos CDC. As cepas de *P. aeruginosa* produtoras de piocianina foram excluídas. Os resultados obtidos com os sistemas de MALTI-TOF MS foram comparados com os resultados fornecidos por um protocolo de identificação convencional com 42 testes, conforme foi descrito por Schreckenberger.[958] As discrepâncias foram referendadas com o sequenciamento do rRNA 16S ou com o sequenciamento do genoma completo (*whole genome sequencing*, ou WGS em inglês) utilizando a tecnologia MiSeq® da Illumina. Os índices de identificação correta no nível das espécies foram de 62,1%, 48% e 54,3% com o Bruker RUO, Vitek® Ruo e Vitek® IVD, respectivamente. Os índices de identificação correta obtidos na identificação apenas do gênero e da combinação de gêneros e espécies para as três bibliotecas avaliadas foram de 89,7% com o Bruker® RUO, 87,1% com o Vitek® MS RUO e 83,3% com o Vitek® MS IVD. Os dois sistemas forneceram níveis baixos (< 5%) de identificações incorretas; contudo, a capacidade de identificar corretamente os BNF no nível das espécies foi reduzida nos dois sistemas. É necessário aperfeiçoar os bancos de dados usados para identificar BNF por meio desses dois sistemas, de forma a assegurar a identificação precisa destas bactérias no nível das espécies.[960]

Sequenciamento do gene do rRNA 16S

Em razão do baixo desempenho dos sistemas disponíveis no mercado para identificar BNF e, em algumas condições, do desempenho insatisfatório da técnica MALDI-TOF MS para identificar estas bactérias no nível das espécies, os laboratórios têm utilizado cada vez mais os métodos de sequenciamento (p. ex., sequenciamento do gene do rRNA 16S) para definir a identidade das cepas clinicamente relevantes. O rRNA 16S é um dos componentes da subunidade pequena 30S dos ribossomos das células procariotas. O uso do gene do rRNA 16S nos estudos filogenéticos foi introduzido por Carl Woese, porque este gene é amplamente conservado entre as diversas espécies de bactérias e arqueias e em razão da taxa de evolução lenta desta região do gene bacteriano.[1182,1183] Além dos locais de ligação altamente conservados dos iniciadores, as sequências do gene do rRNA 16S contêm regiões hipervariáveis, que podem fornecer sequências de assinatura espécie-específicas úteis à identificação das bactérias. Por isso, o sequenciamento do gene do rRNA 16S tornou-se comum em microbiologia clínica, na medida em que é uma alternativa rápida de baixo custo para os métodos fenotípicos de identificação bacteriana.[203]

Jacquier et al.[502] testaram 188 BNF recolhidos de 9 hospitais franceses e conseguiram identificar 92% no nível das espécies e 100% no nível dos gêneros utilizando o sequenciamento dos genes do rRNA 16S. Cloud et al. compararam as identificações fenotípicas de 96 BNF isolados da prática clínica com as identificações realizadas por meio do sequenciamento parcial do gene do rRNA 16S 5' utilizando o sistema MicroSeq® 500 (Life Technologies, Grand Island, NY). O sequenciamento identificou 88 cepas (91,7%) com semelhança > 99%, enquanto 8 cepas (8,3%) puderam ser identificadas confiavelmente apenas no nível dos gêneros com base no sequenciamento. Os testes fenotípicos foram realizados pelos métodos fenotípicos convencionais disponíveis no mercado, que eram utilizados em cada um dos laboratórios participantes, incluindo-se os sistemas Vitek® ou API® 20NE (bioMérieux, Durham, NC) ou o sistema MicroScan® (Beckman Coulter, Sacramento, CA). Com base nos testes fenotípicos, 50/96 (52,1%) das cepas de BNF foram identificadas corretamente no nível das espécies e 11/96 (11,4%) foram identificadas corretamente no nível dos gêneros (no total: 63,5%).[206] O maior número de discrepâncias com os testes fenotípicos ocorreu com a *P. fluorescens* (7/9) e a *S. maltophilia* (11/19).[206] Em outro estudo realizado por Mignard e Flandrois, 683 BNF isolados da prática clínica foram analisados por sequenciamento do rRNA 16S. Os autores conseguiram identificações no nível das espécies de 568 (83,1%) das bactérias e no nível dos gêneros de apenas 108 (15,8%) delas, mas 7 (1%) não puderam ser identificadas com base no sequenciamento.[733] Em um estudo prospectivo, Bosshard et al. compararam o sequenciamento do rRNA 16S com dois sistemas de identificação disponíveis no mercado (API® 20NE, cartão do Vitek-2® Fluorescent; bioMérieux, Marcy l'Etoile, França) utilizando 107 cepas de BNF (exceto *Pseudomonas aeruginosa*) isoladas de hemoculturas e de espécimes clínicos relevantes, quando a identificação era necessária. Com base no sequenciamento do rRNA 16S, os autores conseguiram identificar 92% das cepas no nível das espécies e 8% no nível dos gêneros (total: 100%). Utilizando o sistema API® 20NE, 54% das cepas foram identificadas no nível das espécies e 7% no nível do gênero (total: 61%), enquanto 39% das cepas não puderam ser identificadas. No caso do sistema Vitek-2®, os autores conseguiram identificar 53% no nível das espécies, 1% no nível dos gêneros (total: 54%) e 46% não puderam ser identificadas.[113]

Resolutividade do sequenciamento do gene do rRNA 16S. O sequenciamento do gene do rRNA 16S é muito útil na classificação das bactérias, tem resolutividade baixa na definição filogenética no nível das espécies e pouca capacidade de discriminação de alguns gêneros.[113,503,733] Com referência aos BNF, isso é especialmente aplicável aos membros do complexo *Burkholderia cepacia*, ao *Acinetobacter calcoaceticus-Acinetobacter baumannii*, alguns membros do gênero *Pseudomonas* e aos gêneros *Achromobacter*, *Bordetella* e *Ralstonia*.[113,503]

Como ocorre com qualquer método de identificação, o sequenciamento do gene do rRNA 16S tem suas limitações e os laboratoristas devem estar cientes destas armadilhas quando utilizam esta técnica para identificar bactérias no laboratório clínico.[503,733]

Seleção do sistema

Antes de decidir quanto à utilização de um sistema comercial para identificar bacilos não fermentadores, os microbiologistas clínicos precisam avaliar parâmetros como precisão, relação custo–eficácia e efeitos no fluxo de trabalho. Os sistemas disponíveis no mercado alcançam níveis de precisão iguais ou superiores aos dos métodos convencionais usados para identificar *P. aeruginosa*, *Acinetobacter* spp. e *S. maltophilia*; contudo, estes microrganismos metabolicamente ativos também podem ser identificados com facilidade por meio de alguns testes bioquímicos simples descritos antes neste capítulo. Muitos têm adotado um dos sistemas disponíveis no mercado por motivos práticos. Entretanto, em razão da sensibilidade e especificidade baixas relatadas na identificação de alguns dos bacilos não fermentadores mais exigentes e bioquimicamente inativos, outros meios diferenciais complementares ainda devem ser conservados. Por isso, a identificação definitiva de muitos bacilos não fermentadores ainda requer experiência, técnica considerável e acesso a diversos meios de cultura frescos conservados sob controle de qualidade rigoroso. Como um número relativamente pequeno de bacilos não fermentadores, principalmente das três espécies mencionadas antes, é encontrado na maioria dos laboratórios de pequeno e meio portes, deve-se considerar cuidadosamente a conveniência de contar com um laboratório de referência. A identificação dos bacilos não fermentadores não é difícil quando o microbiologista decide devotar tempo e dedicação necessários à obtenção de um nível de precisão aceitável. Os sistemas pré-acondicionados podem ser recomendados, contanto que os microbiologistas conheçam seus inconvenientes e estejam prontos para realizar testes adicionais para identificar bactérias exigentes ou fracamente reativas.

REFERÊNCIAS BIBLIOGRÁFICAS

1. Aaron SD, Ferris W, Henry DA, et al. Multiple combination bactericidal antibiotic testing for patients with cystic fibrosis infected with *Burkholderia cepacia*. Am J Respir Crit Care Med 2000;161:1206–1212.
2. Abdel-Haq N, Savaşan S, Davis M, et al. *Asaia lannaensis* bloodstream infection in a child with cancer and bone marrow transplantation. J Med Microbiol 2009;58(Pt 7):974–976.
3. Aber RC, Wennersten C, Moellering RC Jr. Antimicrobial susceptibility of flavobacteria. Antimicrob Agents Chemother 1978;14:483–487.
4. Abraham WR, Strömpl C, Meyer H, et al. Phylogeny and polyphasic taxonomy of *Caulobacter* species. Proposal of *Maricaulis* gen. nov. with *Maricaulis maris* (Poindexter) comb. nov. as the type species, and emended description

of the genera *Brevundimonas* and *Caulobacter*. Int J Syst Bacteriol 1999;49(Pt 3):1053–1073.
5. Acosta-Ochoa MI, Rodrigo-Parra A, Rodríguez-Martín F, et al. Urinary infection due to *Chryseobacterium indologenes*. Nefrologia 2013;33:620.
6. Afshar M, Nobakht E, Lew SQ. *Chryseobacterium indologenes* peritonitis in peritoneal dialysis. BMJ Case Rep 2013 May 24;2013. pii: bcr2013009410.
7. Agodi A, Mahenthiralingam E, Barchitta M, et al. *Burkholderia cepacia* complex infection in Italian patients with cystic fibrosis: prevalence, epidemiology, and genomovar status. J Clin Microbiol 2001;39:2891–2896.
8. Aisenberg G, Rolston KV, Safdar A. Bacteremia caused by *Achromobacter* and *Alcaligenes* species in 46 patients with cancer (1989–2003). Cancer 2004;101:2134–2140.
9. Akpaka PE, Swanston WH, Ihemere HN, et al. Emergence of KPC-producing *Pseudomonas aeruginosa* in Trinidad and Tobago. J Clin Microbiol 2009;47:2670–2671.
10. Alauzet C, Teyssier C, Jumas-Bilak E, et al. *Gluconobacter* as well as *Asaia* species, newly emerging opportunistic human pathogens among acetic acid bacteria. J Clin Microbiol 2010;48:3935–3942.
11. Alcalá L, Vasallo FJ, Cercenado E, et al. Catheter-related bacteremia due to *Roseomonas gilardii* sp. nov. J Clin Microbiol 1997;35:2712.
12. Almagro-Molto M, Eder W, Schubert S. *Bordetella trematum* in chronic ulcers: report on two cases and review of the literature. Infection 2015;43:489–494
13. Almuzara MN, Barberis CM, Rodríguez CH, et al. First report of an extensively drug-resistant VIM-2 metallo-β-lactamase-producing *Brevundimonas diminuta* clinical isolate. J Clin Microbiol 2012;50:2830–2832.
14. Almuzara MN, Barberis CM, Traglia GM, et al. Evaluation of matrix-assisted laser desorption ionization-time-of-flight mass spectrometry for species identification of Nonfermenting Gram-Negative Bacilli. J Microbiol Methods 2015;112:24–27.
15. Almuzara MN, Barberis CM, Traglia GM, et al. Isolation of *Kerstersia gyiorum* from a patient with cholesteatomatous chronic otitis media. J Clin Microbiol 2012;50:3809–3811.
16. Almuzara MN, Cittadini R, Vera Ocampo C, et al. Intra-abdominal infections due to *Comamonas kerstersii*. J Clin Microbiol 2013;51:1998–2000.
17. Almuzara M, Limansky A, Ballerini V, et al. In vitro susceptibility of *Achromobacter* spp. isolates: comparison of disk diffusion, Etest and agar dilution methods. Int J Antimicrob Agents 2010;35:68–71.
18. Almuzara MN, Palombarani S, Tuduri A, et al. First case of fulminant sepsis due to *Wohlfahrtiimonas chitiniclastica*. J Clin Microbiol 2011;49:2333–2335.
19. Almuzara MN, Vazquez M, Tanaka N, et al. First case of human infection due to *Pseudomonas fulva*, an environmental bacterium isolated from cerebrospinal fluid. J Clin Microbiol 2010;48:660–664.
20. Alnor D, Frimodt-Møller, Espersen F, et al. Infections with the unusual human pathogens *Agrobacterium* species and *Ochrobactrum anthropi*. Clin Infect Dis 1994;18:914–920.
21. Alós JI, de Rafael L, González-Palacios R, et al. Urinary tract infection probably caused by *Agrobacterium radiobacter*. Eur J Clin Microbiol 1985;4:596–597.
22. Alvarez-Buylla A, Culebras E, Picazo JJ. Identification of *Acinetobacter* species: is Bruker biotyper MALDI-TOF mass spectrometry a good alternative to molecular techniques? Infect Genet Evol 2012;12:345–349.
23. Amador C, Chiner E, Calpe JL, et al. Pneumonia due to *Bordetella bronchiseptica* in a patient with AIDS. Rev Infect Dis 1991;13:771–772.
24. Amber IJ, Reimer LG. *Pseudomonas* sp. group Ve-2 bacterial peritonitis in a patient on continuous ambulatory peritoneal dialysis. J Clin Microbiol 1987;25:744–745.
25. Amoureux L, Bador J, Siebor E, et al. Epidemiology and resistance of *Achromobacter xylosoxidans* from cystic fibrosis patients in Dijon, Burgundy: first French data. J Cyst Fibros 2013;12:170–176.
26. Anaissie E, Fainstein V, Miller P, et al. *Pseudomonas putida*: newly recognized pathogen in patients with cancer. Am J Med 1987;82:1191–1194.
27. Anandham R, Indiragandhi P, Kwon SW, et al. *Pandoraea thiooxydans* sp. nov., a facultatively chemolithotrophic, thiosulfate-oxidizing bacterium isolated from rhizosphere soils of sesame (Sesamum indicum L.). Int J Syst Evol Microbiol 2010;60(Pt 1):21–26.
28. Andersen BM, Steigerwalt AG, O'Connor SP, et al. *Neisseria weaveri* sp. nov., formerly CDC group M-5, a gram-negative bacterium associated with dog bite wounds. J Clin Microbiol 1993;31:2456–2466.
29. Andersen BM, Weyant RS, Steigerwalt AG, et al. Characterization of *Neisseria elongata* subsp. *glycolytica* isolates obtained from human wound specimens and blood cultures. J Clin Microbiol 1995;33:76–78.
30. Anderson RR, Warnick P, Schreckenberger PC. Recurrent CDC Group IVc-2 bacteremia in a human with AIDS. J Clin Microbiol 1997;35:780–782.
31. Anzai Y, Kim H, Park J-Y, et al. Phylogenetic affiliation of the pseudomonads based on 16S rRNA sequence. Int J Syst Evol Microbiol 2000;50 Pt 4:1563–1589.
32. Anzai Y, Kudo Y, Oyaizu H. The phylogeny of the genera *Chryseomonas, Flavimonas,* and *Pseudomonas* supports synonymy of these three genera. Int J Syst Bacteriol 1997;47:249–251.
33. Apisarnthanarak A, Dunagan WC, Dunne WM. *Neisseria elongata* subsp. *elongata*, as a cause of human endocarditis. Diagn Microbiol Infect Dis 2001;39:265–266.
34. Apisarnthanarak A, Mayfield JL, Garison T, et al. Risk factors for *Stenotrophomonas maltophilia* bacteremia in oncology patients: a case-control study. Infect Control Hosp Epidemiol 2003;24:269–274.
35. Appelbaum PC, Bowen AJ. Opportunistic infection of chronic skin ulcers with *Pseudomonas putrefaciens*. Br J Dermatol 1978;98:229–231.
36. Appelbaum PC, Campbell DB. Pancreatic abscess associated with *Achromobacter* group Vd biovar 1. J Clin Microbiol 1980;12:282–283.
37. Appelbaum PC, Leathers DJ. Evaluation of the rapid NFT system for identification of gram-negative, nonfermenting rods. J Clin Microbiol 1984;20:730–734.
38. Aragone MDR, Maurizi DM, Clara LO, et al. *Pseudomonas mendocina*, an environmental bacterium isolated from a patient with human infective endocarditis. J Clin Microbiol 1992;30:1583–1584.
39. Arance A, Montes A, Cisnal M, et al. CDC group IV c-2 infection in a stem cell transplant recipient. Bone Marrow Transplant 1997;20:1005–1006.
40. Arda B, Aydemir S, Yamazhan T, et al. *Comamonas testosteroni* meningitis in a patient with recurrent cholesteatoma. APMIS 2003;111:474–476.
41. Arduino S, Villar H, Veron MT, et al. CDC group IV c-2 as a cause of catheter-related sepsis in an immunocompromised patient. Clin Infect Dis 1993;17:512–513.
42. Areekul S, Vongsthongsri U, Mookto T, et al. *Sphingobacterium multivorum* septicemia: a case report. J Med Assoc Thai 1996;79:395–398.
43. Aris RM, Routh JC, LiPuma JJ, et al. Lung transplantation for cystic fibrosis patients with *Burkholderia cepacia* complex. Survival linked to genomovar type. Am J Respir Crit Care Med 2001;164:2102–2106.
44. Aronson NE, Sanders JW, Moran KA. In harm's way: infections in deployed American military forces. Clin Infect Dis 2006;43:1045–1051.
45. Arvand M, Feldhues R, Mieth M, et al. Chronic cholangitis caused by *Bordetella hinzii* in a liver transplant recipient. J Clin Microbiol 2004;42:2335–2337.
46. Ashdown LR. An improved screening technique for isolation of *Pseudomonas pseudomallei* from clinical specimens. Pathology 1979;11:293–297.
47. Ashdown LR. Melioidosis and safety in the clinical laboratory. J Hosp Infect 1992;21:301–306.
48. Ashdown LR, Currie BJ. Melioidosis: when in doubt leave the quinolone alone! Med J Aust 1992;157:427–428.
49. Ashdown LR, Johnson RW, Koehler JM, et al. Enzyme-linked immunosorbent assay for the diagnosis of clinical and subclinical melioidosis. J Infect Dis 1989;160:253–260.
50. Ashdown LR, Previtera S. Community acquired *Flavobacterium meningosepticum* and septicaemia. Med J Aust 1992;156:69–70.
51. Aspinall ST, Graham R. Two sources of contamination of a hydrotherapy pool by environmental organisms. J Hosp Infect 1989;14:285–292.
52. Atkinson BE, Smith DL, Lockwood WR. *Pseudomonas testosteroni* septicemia. Ann Intern Med 1975;83:369–370.
53. Atkinson RM, Lipuma JJ, Rosenbluth DB, et al. Chronic colonization with *Pandoraea apista* in cystic fibrosis patients determined by repetitive-element-sequence PCR. J Clin Microbiol 2006;44:833–836.
54. Aundhakar S, Mane M, Bharadiya A, et al. "Watch out! Pneumonia secondary to *Achromobacter denitrificans*". Ann Med Health Sci Res 2014;4(Suppl 1):S22–S24.
55. Aydın B, Dilli D, Zenciroğlu A, et al. A case of newborn with community acquired pneumonia caused by *Cupriavidus pauculus*. Tuberk Toraks 2012;60:160–162.
56. Aydin Teke T, Oz FN, Metin O, et al. *Chryseobacterium indologenes* septicemia in an infant. Case Rep Infect Dis 2014;2014:270521.
57. Bachman KH, Sewell DL, Strausbaugh LJ. Recurrent cellulitis and bacteremia caused by *Flavobacterium odoratum*. Clin Infect Dis 1996;22:1112–1113.
58. Bailie WE, Stowe EC, Schmitt AM. Aerobic bacterial flora of oral and nasal fluids of canines with reference to bacteria associated with bites. J Clin Microbiol 1978;7:223–231.
59. Baldani JI, Pot B, Kirchhof G, et al. Emended description of *Herbaspirillum*; inclusion of [*Pseudomonas*] *rubrisubalbicans*, a milk plant pathogen, as *Herbaspirillum rubrisubalbicans* comb. nov.; and classification of a group of clinical isolates (EF group 1) as *Herbaspirillum* species 3. Int J Syst Bacteriol 1996;46:802–810.
60. Balkwill DL, Drake GR, Reeves RH, et al. Taxonomic study of aromatic-degrading bacteria from deep-terrestrial-subsurface sediments and description of *Sphingomonas aromaticivorans* sp. nov., *Sphingomonas subterranea* sp. nov., and *Sphingomonas stygia* sp. nov. Int J Syst Bacteriol 1997;47:191–201.

61. Ballestero S. Virseda I, Escobar H, et al. *Stenotrophomonas maltophilia* in patients with cystic fibrosis. Eur J Clin Microbiol Infect Dis 1995;14:728-729.
62. Balows A, Hausler WJ Jr, Herrmann KL, eds. Manual of Clinical Microbiology. 5th Ed. Washington, DC: American Society for Microbiology, 1991.
63. Barbaro DJ, Mackowiak PA, Barth SS, et al. *Pseudomonas testosteroni* infections: eighteen recent cases and a review of the literature. Rev Infect Dis 1987;9:124-129.
64. Bard JD, Deville JG, Summanen PH, et al. *Roseomonas mucosa* isolated from bloodstream of pediatric patient. J Clin Microbiol 2010;48:3027-3029.
65. Barham WB, Church P, Brown JE, et al. Misidentification of *Brucella* species with use of rapid bacterial identification systems. Clin Infect Dis 1993;17(6):1068-1069.
66. Barker PM, Wood RE, Gilligan PH. Lung infection with *Burkholderia gladioli* in a child with cystic fibrosis: acute clinical and spirometric deterioration. Pediatr Pulmonol 1997;23:123-125.
67. Barnham M, Holmes B. Isolation of CDC group M-5 and *Staphylococcus intermedius* from infected dog bites. J Infect 1992;25:332-334.
68. Barrado L, Brañas P, Orellana MÁ, et al. Molecular characterization of *Achromobacter* isolates from cystic fibrosis and non-cystic fibrosis patients in Madrid, Spain. J Clin Microbiol 2013;51:1927-1930.
69. Barson WJ, Cromer BA, Marcon MJ. Puncture wound osteochondritis of the foot caused by CDC group Vd. J Clin Microbiol 1987;25:2014-2016.
70. Baruah FK, Jain M, Lodha M, et al. Blood stream infection by an emerging pathogen *Oligella ureolytica* in a cancer patient: case report and review of literature. Indian J Pathol Microbiol 2014;57:141-143.
71. Barwick RS, Levy DA, Craun GF, et al. Surveillance for waterborne-disease outbreaks—United States, 1997-1998. MMWR CDC Surveill Summ 2000;49:1-21.
72. Bascomb S, Abbott SL, Bobolis JD, et al. Multicenter evaluation of the MicroScan rapid gram-negative identification type 3 panel. J Clin Microbiol 1997;35:2531-2536.
73. Basset DCJ, Dickson JAS, Hunt GH. Infection of Holter valve by *Pseudomonas*-contaminated chlorhexidine. Lancet 1973;1:1263-1264.
74. Bassetti M, Pecori D, Sartor A, et al. First report of endocarditis by *Gluconobacter* spp. in a patient with a history of intravenous-drug abuse. J Infect 2013;66:285-287.
75. Batchelor BI, Brindle RJ, Gilks GF. Biochemical mis-identification of *Brucella melitensis* and subsequent laboratory-acquired infections. J Hosp Infect 1992;22:159-162.
76. Bauernfeind A, Schneider I, Jungwirth R, et al. Discrimination of *Burkholderia gladioli* from other *Burkholderia* species detectable in patients with cystic fibrosis by PCR. J Clin Microbiol 1998;36:2748-2751.
77. Baumann L, Baumann P, Mandel M, et al. Taxonomy of aerobic marine eubacteria. J Bacteriol 1972;110:402-429.
78. Baumann L, Bowditch RD, Baumann P. Description of *Deleya* gen. nov. created to accommodate the marine species *Alcaligenes aestus*, *A. pacificus*, *A. cupidus*, *A. venustus*, and *Pseudomonas marina*. Int J Syst Bacteriol 1983;33:793-802.
79. Bauwens JE, Spach DH, Schacker TW, et al. *Bordetella bronchiseptica* pneumonia and bacteremia following bone marrow transplantation. J Clin Microbiol 1992;30:2474-2475.
80. Bayhan GI, Senel S, Tanir G, et al. Bacteremia caused by *Pseudomonas luteola* in pediatric patients. Jpn J Infect Dis 2015;68:50-54.
81. Bayram N, Devrim I, Apa H, et al. *Sphingomonas paucimobilis* infections in children: 24 case reports. Mediterr J Hematol Infect Dis 2013;5(1):e2013040.
82. Beck-Sague CM, Jarvis WR, Brook JH, et al. Epidemic bacteremia due to *Acinetobacter baumannii* in five intensive care units. Am J Epidemiol 1990;132:723-733.
83. Beilfuss HA, Quig D, Block MA, et al. Definitive identification of *Laribacter hongkongensis* acquired in the United States. J Clin Microbiol 2015;53:2385-2388.
84. Belen O, Campos JM, Cogen PH, et al. Postsurgical meningitis caused by *Bordetella bronchiseptica*. Pediatr Infect Dis J 2003;22:380-381.
85. Beltran A, Bdiiwi S, Jani J, et al. A case of *Bergeyella zoohelcum* bacteremia after ingestion of a dish prepared with goat blood. Clin Infect Dis 2006;42:891-892.
86. Ben Dekhil SM, Peel MM, Lennox VA, et al. Isolation of *Lautropia mirabilis* from sputa of a cystic fibrosis patient. J Clin Microbiol 1997;35:1024-1026.
87. Bendig JWA, Mayes PJ, Eyers DE, et al. *Flavimonas oryzihabitans* (*Pseudomonas oryzihabitans*; CDC Group Ve-2): an emerging pathogen in peritonitis related to continuous ambulatory peritoneal dialysis? J Clin Microbiol 1989;27:217-218.
88. Bennasar A, Rossello-Mora R, Lalucat J, et al. 16S rRNA gene sequence analysis relative to genomovars of *Pseudomonas stutzeri* and proposal of *Pseudomonas balearica* sp. nov. Int J Syst Bacteriol 1996;46:200-205.
89. Berger SA, Siegman–Igra Y, Stadler J, et al. Group VE-1 septicemia. J Clin Microbiol 1983;17:926-927.
90. Bergogne-Berezin E, Towner KJ. *Acinetobacter* spp. as nosocomial pathogens: microbiological, clinical, and epidemiological features. Clin Microbiol Rev 1996;9:148-165.
91. Berkelman RL, Lewin S, Allen JR, et al. Pseudobacteremia attributed to contamination of povidone-iodine with *Pseudomonas cepacia*. Ann Intern Med 1981;95:32-36.
92. Bernardet J-F, Segers P, Vancanneyt M, et al. Cutting a Gordian knot: emended classification and description of the genus *Flavobacterium*, emended description of the family *Flavobacteriaceae*, and proposal of *Flavobacterium hydatis*, nom. nov. (basonym, *Cytophaga aquatilis* Strohl and Tait 1978). Int J Syst Bacteriol 1996;46:128-148.
93. Bernards AT, de Beaufort AJ, Dijkshoorn L, et al. Outbreak of septicaemia in neonates caused by *Acinetobacter junii* investigated by amplified ribosomal DNA restriction analysis (ARDRA) and four typing methods. J Hosp Infect 1997;35:129-140.
94. Bernards AT, van der Toorn J, van Boven CP, et al. Evaluation of the ability of a commercial system to identify *Acinetobacter* genomic species. Eur J Clin Microbiol Infect Dis 1996;15:303-308.
95. Bhatawadekar SM. Community-Acquired urinary tract infection by *Pseudomonas oryzihabitans*. J Glob Infect Dis 2013;5:82-84.
96. Bibashi E, Sofianou D, Kontopoulou K, et al. Peritonitis due to *Roseomonas fauriae* in a patient undergoing continuous ambulatory peritoneal dialysis. J Clin Microbiol 2000;38:456-457.
97. Biswas JS, Fitchett J, O'Hara G. *Comamonas kerstersii* and the perforated appendix. J Clin Microbiol 2014;52:3134.
98. Bittar F, Leydier A, Bosdure E, et al. *Inquilinus limosus* and cystic fibrosis. Emerg Infect Dis 2008;14:993-995.
99. Bittar F, Reynaud-Gaubert M, Thomas P, et al. *Acetobacter indonesiensis* pneumonia after lung transplant. Emerg Infect Dis 2008;14:997-999.
100. Bittar F, Rolain JM. Detection and accurate identification of new or emerging bacteria in cystic fibrosis patients. Clin Microbiol Infect 2010;16:809-820.
101. Bizet C, Bizet J. Comparative susceptibility of *Ochrobactrum anthropi*, *Agrobacterium tumefaciens*, *Alcaligenes faecalis*, *Alcaligenes denitrificans* subsp. *denitrificans*, *Alcaligenes denitrificans* subsp. *xylosidans* and *Bordetella bronchiseptica* against 35 antibiotics including 17 beta-lactams [in French]. Pathol Biol (Paris) 1995;43:258-263.
102. Bizet J, Bizet C. Strains of *Alcaligenes faecalis* from clinical material. J Infect 1997;35:167-169.
103. Block C, Ergaz-Shaltiel Z, Valinsky L, et al. Déjà vu: *Ralstonia mannitolilytica* infection associated with a humidifying respiratory therapy device, Israel, June to July 2011. Euro Surveill 2013;18:20471.
104. Block KC, Nadarajah R, Jacobs R. *Chryseobacterium meningosepticum*: an emerging pathogen among immunocompromised adults. Medicine (Baltimore) 1997;76:30-41.
105. Blumberg DA, Cherry JD. *Agrobacterium radiobacter* and CDC group Ve-2 bacteremia. Diagn Microbiol Infect Dis 1989;12:351-355.
106. Bodey GP, Bolivar R, Fainstein V, et al. Infections caused by *Pseudomonas aeruginosa*. Rev Infect Dis 1983;5:279-313.
107. Bogaerts P, Rezende de Castro R, Roisin S, et al. Emergence of NDM-1-producing *Acinetobacter baumannii* in Belgium. J Antimicrob Chemother 2012;67:1552-1553.
108. Boixeda D, de Luis DA, Meseguer MA, et al. A case of spontaneous peritonitis caused by *Weeksella virosa*. Eur J Gastroenterol Hepatol 1998;10:897-898.
109. Bonacorsi S, Fitoussi F, Lhopital S, et al. Comparative in vitro activities of meropenem, imipenem, temocillin, piperacillin, and ceftazidime in combination with tobramycin, rifampin, or ciprofloxacin against *Burkholderia cepacia* isolates from patients with cystic fibrosis. Antimicrob Agents Chemother 1999;43:213-217.
110. Bonatti H, Stelzmueller I, Laimer I, et al. *Ralstonia pickettii* meningitis in a child with hydrocephalus. Eur J Pediatr Surg 2009;19:341-342.
111. Borghans JGA, Hosli MTC, Olsen H, et al. *Pseudomonas cepacia* bacteraemia due to intrinsic contamination of an anaesthetic. Acta Path Microbiol Scand B 1979;87:15-20.
112. Borsodi AK, Micsinai A, Kovács G, et al. *Pannonibacter phragmitetus* gen. nov., sp. nov., a novel alkalitolerant bacterium isolated from decomposing reed rhizomes in a Hungarian soda lake. Int J Syst Evol Microbiol 2003;53(Pt 2):555-561.
113. Bosshard PP, Zbinden R, Abels S, et al. 16S rRNA gene sequencing versus the API 20 NE system and the VITEK 2 ID-GNB card for identification of nonfermenting Gram-negative bacteria in the clinical laboratory. J Clin Microbiol 2006;44:1359-1366.
114. Bottone EJ, Douglas SD, Rausen AR, et al. Association of *Pseudomonas cepacia* with chronic granulomatous disease. J Clin Microbiol 1975;1:425-428.

115. Bou G, Cervero G, Dominguez MA, et al. PCR-based DNA fingerprinting (REP-PCR, AP-PCR) and pulsed-field gel electrophoresis characterization of a nosocomial outbreak caused by imipenem- and meropenem-resistant *Acinetobacter baumannii*. Clin Microbiol Infect 2000;6:635–643.
116. Boutros N, Gonullu N, Casetta A, et al. *Ralstonia pickettii* traced in blood culture bottles. J Clin Microbiol 2002;40:2666–2667.
117. Bouvet PJM, Grimont PAD. Taxonomy of the genus *Acinetobacter* with the recognition of *Acinetobacter baumannii* sp. nov., *Acinetobacter haemolyticus* sp. nov., *Acinetobacter johnsonii* sp. nov., and *Acinetobacter junii* sp. nov. and emended descriptions of *Acinetobacter calcoaceticus* and *Acinetobacter lwoffi*. Int J Syst Bacteriol 1986;36:228–240.
118. Bouvet PJM, Grimont PAD. Identification and biotyping of clinical isolates of *Acinetobacter*. Ann Inst Pasteur Microbiol 1987;138:569–578.
119. Bouvet PJM, Jeanjean S. Delineation of new proteolytic genomic species of the genus *Acinetobacter*. Res Microbiol 1989;140:291–299.
120. Bouvet PJM, Jeanjean S, Vieu J-F, et al. Species, biotype, and bacteriophage type determinations compared with cell envelope protein profiles for typing *Acinetobacter* strains. J Clin Microbiol 1990;28:170–176.
121. Bovre K. Genus II. *Moraxella* Lwoff 1939, 173 emend. Henriksen and Bovre 1968, 391[AL]. In Krieg NR, Holt JG, eds. Bergey's Manual of Systematic Bacteriology. Vol. 1. Baltimore, MD: Williams & Wilkins, 1984:296–303.
122. Bovre K, Fuglesang JE, Hagen N, et al. *Moraxella atlantae* sp. nov. and its distinction from *Moraxella phenylpyrouvica*. Int J Syst Bacteriol 1976;26:511–521.
123. Bowers DR, Cao H, Zhou J, et al. Assessment of minocycline and polymyxin B combination against *Acinetobacter baumannii*. Antimicrob Agents Chemother 2015;59:2720–2725.
124. Bowers LE, Weaver RH, Grula EA, et al. Studies on a strain of *Caulobacter* from water. I. Isolation and identification as *Caulobacter vibrioides* Henrici and Johnson with emended description. J Bacteriol 1954;68:194–200.
125. Bowman JP, Cavanagh J, Austin JJ, et al. Novel *Psychrobacter* species from Antarctic ornithogenic soils. Int J Syst Bacteriol 1996;46:841–848.
126. Boyanton BL Jr, Noroski LM, Reddy H, et al. *Burkholderia gladioli* osteomyelitis in association with chronic granulomatous disease: case report and review. Pediatr Infect Dis J 2005;24:837–839. Review.
127. Boyd MA, Laurens MB, Fiorella PD, et al. Peritonitis and technique failure caused by *Roseomonas mucosa* in an adolescent infected with HIV on continuous cycling peritoneal dialysis. J Clin Microbiol 2012;50:3801–3804.
128. Bracis R, Seibers K, Julien RM. Meningitis caused by Group II J following a dog bite. West J Med 1979;131:438–440.
129. Bridger N, Walkty A, Crockett M, et al. *Caulobacter* species as a cause of postneurosurgical bacterial meningitis in a pediatric patient. Can J Infect Dis Med Microbiol 2012;23:e10–e12.
130. Brink AJ, Van Straten A, Van Rensburg AJ. *Shewanella (Pseudomonas) putrefaciens* bacteremia. Clin Infect Dis 1995;20:1327–1332.
131. Brinser JH, Torczynski E. Unusual Pseudomonas corneal ulcers. Am J Ophthalmol 1977;84:462–466.
132. Brisse S, Stefani S, Verhoef J, et al. Comparative evaluation of the BD Phoenix and VITEK 2 automated instruments for identification of isolates of the *Burkholderia cepacia* complex. J Clin Microbiol 2002;40:1743–1748.
133. Brivet F, Guibert M, Kiredjian M, et al. Necrotizing fasciitis, bacteremia, and multiorgan failure caused by *Ochrobactrum anthropi*. Clin Infect Dis 1993;17:516–518.
134. Brown MA, Greene JN, Sandin RL, et al. *Methylobacterium* bacteremia after infusion of contaminated autologous bone marrow. Clin Infect Dis 1996;23:1191–1192.
135. Buchman AL, Pickett MJ. *Moraxella atlantae* bacteraemia in a patient with systemic lupus erythematosus. J Infect 1991;23:197–199.
136. Buchman AL, Pickett MJ, Mann L, et al. Central venous catheter infection caused by *Moraxella osloensis* in a patient receiving home parenteral nutrition. Diagn Microbiol Infect Dis 1993;17:163–166.
137. Burdash NM, Bannister ER, Manos JP, et al. A comparison of four commercial systems for the identification of nonfermentative gram-negative bacilli. Am J Clin Pathol 1980;73:564–569.
138. Burns JL, Emerson J, Stapp JR, et al. Microbiology of sputum from patients at cystic fibrosis centers in the United States. Clin Infect Dis 1998;27:158–163.
139. Buscher A, Li L, Han XY, et al. Aortic valve endocarditis possibly caused by a *Haematobacter*-like species. J Clin Microbiol 2010;48:3791–3793.
140. Butt AA, Figueroa J, Martin DA. Ocular infection caused by three unusual marine organisms. Clin Infect Dis 1997;24:740.
141. Buxton AE, Anderson RL, Werdegar D, et al. Nosocomial respiratory tract infection and colonization with *Acinetobacter calcoaceticus*. Am J Med 1978;65:507–513.
142. Cain JR. A case of septicaemia caused by *Agrobacterium radiobacter*. J Infect 1988;16:205–206.
143. Calegari L, Gezuele E, Torres E, et al. Botryomycosis caused by *Pseudomonas vesicularis*. Int J Dermatol 1996;35:817–818.
144. Calubiran OV, Schoch PE, Cunha BA. *Pseudomonas paucimobilis* bacteraemia associated with haemodialysis. J Hosp Infect 1990;15:383–388.
145. Camargo CH, Ferreira AM, Javaroni E, et al. Microbiological characterization of *Delftia acidovorans* clinical isolates from patients in an intensive care unit in Brazil. Diagn Microbiol Infect Dis 2014;80:330–333.
146. Campos-Herrero MI, Bordes A, Rodriguez H, et al. *Pseudomonas stutzeri* community-acquired pneumonia associated with empyema: case report and review. Clin Infect Dis 1997;25:325–326.
147. Cankaya E, Keles M, Gulcan E, et al. A rare cause of peritoneal dialysis-related peritonitis: *Achromobacter denitrificans*. Perit Dial Int 2014;34:135–137.
148. Capitini CM, Herrero IA, Patel R, et al. Wound infection with *Neisseria weaveri* and a novel subspecies of *Pasteurella multocida* in a child who sustained a tiger bite. Clin Infect Dis 2002;34:E74–E76.
149. Carlson P, Kontiainen S, Anttila P, et al. Septicemia caused by *Neisseria weaveri*. Clin Infect Dis 1997;24:739.
150. Carmody LA, Spilker T, LiPuma JJ. Reassessment of *Stenotrophomonas maltophilia* phenotype. J Clin Microbiol 2011;49:1101–1103.
151. Carratala J, Salazar A, Mascaro J, et al. Community-acquired pneumonia due to *Pseudomonas stutzeri*. Clin Infect Dis 1992;14:792.
152. Casadevall A, Freundlich LF, Pirofski L. Septic shock caused by *Pseudomonas paucimobilis*. Clin Infect Dis 1992;14:784.
153. Casalta JP, Fournier PE, Habib G, et al. Prosthetic valve endocarditis caused by *Pseudomonas luteola*. BMC Infect Dis 2005;5:82.
154. Casalta JP, Peloux Y, Raoult D, et al. Pneumonia and meningitis caused by a new nonfermentative unknown gram-negative bacterium. J Clin Microbiol 1989;27:1446–1448.
155. Castagnola E, Conte M. Venzano P, et al. Broviac catheter-related bacteraemias due to unusual pathogens in children with cancer: case reports with literature review. J Infect 1997;34:215–218.
156. Castagnola E, Tasso L, Conte M, et al. Central venous catheter-related infection due to *Comamonas acidovorans* in a child with non-Hodgkin's lymphoma. Clin Infect Dis 1994;19:559–560.
157. Castanheira M, Mendes RE, Jones RN. Update on *Acinetobacter* species: mechanisms of antimicrobial resistance and contemporary in vitro activity of minocycline and other treatment options. Clin Infect Dis. 2014;59 (Suppl 6):S367–S373.
158. Catchpole CR, Andrews JM, Brenwald N, et al. A reassessment of the in-vitro activity of colistin sulphomethate sodium. J Antimicrob Chemother 1997;39:255–260.
159. Catlin BW. Cellular elongation under the influence of antibacterial agents: way to differentiate coccobacilli from cocci. J Clin Microbiol 1975;1:102–105.
160. Centers for Disease Control and Prevention. *Pseudomonas pickettii* colonization associated with a contaminated respiratory therapy solution—Illinois. Morb Mortal Wkly Rep 1983;38:495.
161. Centers for Disease Control and Prevention. *Pseudomonas cepacia* at summer camps for persons with cystic fibrosis. Morb Mortal Wkly Rep 1993;42:456–459.
162. Centers for Disease Control and Prevention. Nosocomial *Burkholderia cepacia* infection and colonization associated with intrinsically contaminated mouthwash—Arizona, 1998. Morb Mortal Wkly Rep 1998;47:926–928.
163. Centers for Disease Control and Prevention. Laboratory-acquired human glanders—Maryland, May 2000. Morb Mortal Wkly Rep 2000;49:532–535.
164. Centers for Disease Control and Prevention. Update: Delayed onset *Pseudomonas fluorescens* bloodstream infections after exposure to contaminated heparin flush — Michigan and South Dakota, 2005–2006. Morb Mortal Wkly Rep 2006;55:961–963.
165. Chagla AH, Haque KN. Peritonitis due to *Moraxella phenylpyruvica*. Clin Microbiol Newslett 1988;10:103.
166. Chalandon Y, Roscoe DL, Nantel SH. *Agrobacterium* yellow group: bacteremia and possible septic arthritis following peripheral blood stem cell transplantation. Bone Marrow Transplant 2000;26:101–104.
167. Chang HJ, Christenson JC, Pavia AT, et al. *Ochrobactrum anthropi* meningitis in pediatric pericardial allograft transplant recipients. Clin Infect Dis 1996;173:656–660.
168. Chang J-C, Hsueh P-R, Wu J-J, et al. Antimicrobial susceptibility of flavobacteria as determined by agar dilution and disk diffusion methods. Antimicrob Agents Chemother 1997;41:1301–1306.
169. Chang KC, Zakhein RM, Cho CT, et al. Letter: Posttraumatic purulent meningitis due to *Bordetella bronchiseptica*. J Pediatr 1975;86:639–640.
170. Chaowagul W, Suputtamongkul Y, Smith MD, et al. Oral fluoroquinolones for maintenance treatment of melioidosis. Trans R Soc Trop Med Hyg 1997;91:599–601.
171. Chaparro C, Maurer J, Gutierrez C, et al. Infection with *Burkholderia cepacia* in cystic fibrosis: outcome following lung transplantation. Am J Respir Crit Care Med 2001;163:43–48.

172. Charnot-Katsikas A, Dorafshar AH, Aycock JK, et al. Two cases of necrotizing fasciitis due to *Acinetobacter baumannii*. J Clin Microbiol 2009;47:258–263.
173. Chase JM, Holland SM, Greenberg DE, et al. *Acidomonas methanolica*-associated necrotizing lymphadenitis in a patient with chronic granulomatous disease. J Clin Immunol 2012;32:1193–196.
174. Chaudhry HJ, Schoch PE, Cunha BA. *Flavimonas oryzihabitans* (CDC Group Ve-2). Infect Control Hosp Epidemiol 1992;13:485–488.
175. Chauncey JB, Schaberg DR. Interstitial pneumonia caused by *Bordetella bronchiseptica* in a heart transplant patient. Transplantation 1990;49:817–819.
176. Chawla K, Gopinathan A, Varma M, et al. *Elizabethkingia meningoseptica* outbreak in intensive care unit. J Glob Infect Dis 2015;7:43–44.
177. Chen J, Su Z, Liu Y, et al. *Herbaspirillum* species: a potential pathogenic bacteria isolated from acute lymphoblastic leukemia patient. Curr Microbiol 2011;62:331–333.
178. Chen KJ, Lai CC, Kuo YH, et al. Chronic postoperative *Roseomonas* endophthalmitis. J Clin Microbiol 2009;47:266–267.
179. Chen MZ, Hsueh PR, Lee LN, et al. Severe community-acquired pneumonia due to *Acinetobacter baumannii*. Chest 2001;120:1072–1077.
180. Chen W-M, Laevens S, Lee T-M, et al. *Ralstonia taiwanensis* sp. nov., isolated from root nodules of *Mimosa* species and sputum of a cystic fibrosis patient. Int J Syst Evol Microbiol 2001;51:1729–1735.
181. Chen W-M, Lin Y-S, Sheu D-S, et al. *Delftia litopenaei* sp. nov., a poly-β-hydroxybutyrate-accumulating bacterium isolated from a freshwater shrimp culture pond. Int J Syst Evol Microbiol 2012;62(Pt 10):2315–2321.
182. Chen Y-S, Liu Y-C, Yen M-Y, et al. Skin and soft-tissue manifestations of *Shewanella putrefaciens* infection. Clin Infect Dis 1997;25:225–229.
183. Chetchotisakd P, Porramatikul S, Mootsikapun P, et al. Randomized, double-blind, controlled study of cefoperazone-sulbactam plus cotrimoxazole versus ceftazidime plus cotrimoxazole for the treatment of severe melioidosis. Clin Infect Dis 2001;33:29–34.
184. Chetoui H, Melin P, Struelens MJ, et al. Comparison of biotyping, ribotyping, and pulsed-field gel electrophoresis for investigation of common-source outbreak of *Burkholderia pickettii* bacteremia. J Clin Microbiol 1997;35:1398–1403.
185. Chi C-Y, Fung C-P, Wong W-W, et al. *Brevundimonas* bacteremia: two case reports and literature review. Scand J Infect Dis 2004;36:59–77.
186. Chi C-Y, Lai C-H, Fung C-P, et al. *Pseudomonas mendocina* spondylodiscitis: a case report and literature review. Scand J Infect Dis 2005;37(11/12):950–953. Review.
187. Chiang WC, Su CP, Hsu CY, et al. Community-acquired bacteremic cellulitis caused by *Acinetobacter baumannii*. J Formos Med Assoc 2003;102:650–652.
188. Chihab W, Alaoui AS, Amar M. *Chryseomonas luteola* identified as the source of serious infections in a Moroccan University Hospital. J Clin Microbiol 2004;42:1837–1839.
189. Chiron R, Marchandin H, Counil F, et al. Clinical and microbiological features of *Inquilinus* sp. isolates from five patients with cystic fibrosis. J Clin Microbiol 2005;43:3938–3943.
190. Chiu C-H, Waddingdon M, Hsieh W-S, et al. Atypical *Chryseobacterium meningosepticum* and meningitis and sepsis in newborns and the immunocompromised, Taiwan. Emerg Infect Dis 2000;6:481–486.
191. Choi HA, Lee SS. *Sphingobacterium kyonggiense* sp. nov., isolated from chloroethene-contaminated soil, and emended descriptions of *Sphingobacterium daejeonense* and *Sphingobacterium mizutaii*. Int J Syst Evol Microbiol 2012;62(Pt 11):2559–2564.
192. Chotikanatis K, Bäcker M, Rosas-Garcia G, et al. Recurrent intravascular-catheter-related bacteremia caused by *Delftia acidovorans* in a hemodialysis patient. J Clin Microbiol 2011;49:3418–3421.
193. Chow AW, Wong J, Bartlett KH. Synergistic interactions of ciprofloxacin and extended-spectrum beta-lactams or aminoglycosides against multiply drug-resistant *Pseudomonas maltophilia*. Antimicrob Agents Chemother 1988;32:782–784.
194. Chow KW, Wulffraat NM, Wolfs TFW, et al. *Bordetella bronchiseptica* respiratory infection in a child after bone marrow transplantation. Pediatr Infect Dis J 1999;18:481–482.
195. Christenson JC, Welch DF, Mukwaya G, et al. Recovery of *Pseudomonas gladioli* from respiratory tract specimens of patients with cystic fibrosis. J Clin Microbiol 1989;27:270–273.
196. Chun J, Lee J, Bae J, et al. *Delftia acidovorans* isolated from the drainage in an immunocompetent patient with empyema. Tuberc Respir Dis 2009;67:239–243.
197. Cicatiello AG, Iula DV, Pagliuca C, et al. Identification of *Inquilinus limosus* in cystic fibrosis: a first report in Italy. New Microbiol 2014;37:567–5671.
198. Cieslak TJ, Robb ML, Drabick CJ, et al. Catheter-associated sepsis caused by *Ochrobactrum anthropi*: report of a case and review of related nonfermentative bacteria. Clin Infect Dis 1992;14:902–907.
199. Cladera AM, Bennasar A, Barcelo M, et al. Comparative genetic diversity of *Pseudomonas stutzeri* genomovars, clonal structure, and phylogeny of the species. J Bacteriol 2004;186:5239–5248.
200. Clark AE, Kaleta EJ, Arora A, et al. Matrix-assisted laser desorption ionization-time of flight mass spectrometry: a fundamental shift in the routine practice of clinical microbiology. Clin Microbiol Rev 2013;26:547–603. Review.
201. Clark LL, Dajcs JJ, McLean CH, et al. *Pseudomonas otitidis* sp. nov., isolated from patients with otic infections. Int J Syst Evol Microbiol 2006;56(Pt 4):709–714.
202. Clark WA. A simplified Leifson flagella stain. J Clin Microbiol 1976;3:632–634.
203. Clarridge JE 3rd. Impact of 16S rRNA gene sequence analysis for identification of bacteria on clinical microbiology and infectious diseases. Clin Microbiol Rev 2004;17:840–862, Review.
204. Clayton AJ, Lisella RS, Martin DG. Melioidosis: a serologic survey in military personnel. Milit Med 1973;138:24–26.
205. Clode FE, Metherell LA, Pitt TL. Nosocomial acquisition of *Burkholderia gladioli* in patients with cystic fibrosis. Am J Respir Crit Care Med 1999;160:374–375.
206. Cloud JL, Harmsen D, Iwen PC, et al. Comparison of traditional phenotypic identification methods with partial 5′ 16S rRNA gene sequencing for species-level identification of nonfermenting Gram-negative bacilli. J Clin Microbiol 2010;48:1442–1444.
207. Clinical and Laboratory Standards Institute. Interpretive Criteria for Identification of Bacteria and Fungi by DNA Target Sequencing. CLSI Approved standard MM18-A. Wayne, PA: Clinical and Laboratory Standards Institute, 2007.
208. Clinical and Laboratory Standards Institute. Abbreviated Identification of Bacteria and Yeast. 2nd Ed. CLSI Approved standard M35-A2. Wayne, PA: Clinical and Laboratory Standards Institute, 2008.
209. Coenye T, Falsen E, Hoste B, et al. Description of *Pandoraea* gen. nov. with *Pandoraea apista* sp. nov., *Pandoraea pulmonicola* sp. nov., *Pandoraea pnomenusa* sp. nov., *Pandoraea sputorum* sp. nov. and *Pandoraea norimbergensis* comb. nov. Int J Syst Evol Microbiol 2000;50:887–899.
210. Coenye T, Falsen E, Vancanneyt M, et al. Classification of *Alcaligenes faecalis*-like isolates from the environment and human clinical samples as *Ralstonia gilardii* sp. nov. Int J Syst Bacteriol 1999;49:405–413.
211. Coenye T, Goris J, De Vos P, et al. Classification of *Ralstonia pickettii*-like isolates from the environment and clinical samples as *Ralstonia insidiosa* sp. nov. Int J Syst Evol Microbiol 2003;53:1075–1080.
212. Coenye T, Goris J, Spilker T, et al. Characterization of unusual bacteria isolated from respiratory secretions of patients with cystic fibrosis and description of *Inquilinus limosus* gen. nov., sp. nov. J Clin Microbiol 2002;40:2062–2069.
213. Coenye T, LiPuma JJ, Henry D, et al. *Burkholderia cepacia* genomovar VI, a new member of the Burkholderia cepacia complex isolated from patients with cystic fibrosis. Int J Syst Evol Microbiol 2001;51:271–279.
214. Coenye T, Liu L, Vandamme P, et al. Identification of *Pandoraea* species by 16S ribosomal DNA-based PCR assays. J Clin Microbiol 2001;39:4452–4455.
215. Coenye T, Mahenthiralingam E, Henry D, et al. *Burkholderia ambifaria* sp. nov., a novel member of the *Burkholderia cepacia* complex including biocontrol and cystic fibrosis-related isolates. Int J Syst Evol Microbiol 2001;51:1481–1490.
216. Coenye T, Spilker T, Reik R, et al. Use of PCR analyses to define the distribution of *Ralstonia* species recovered from patients with cystic fibrosis. J Clin Microbiol 2005;43:3463–3466.
217. Coenye T, Vancanneyt M, Cnockaert MC, et al. *Kerstersia gyiorum* gen. nov., sp. nov., a novel *Alcaligenes faecalis*-like organism isolated from human clinical samples, and reclassification of *Alcaligenes denitrificans* Rüger and Tan 1983 as *Achromobacter denitrificans* comb. nov. Int J Syst Evol Microbiol 2003;53:1825–1831.
218. Coenye T, Vancanneyt M, Falsen E, et al. *Achromobacter insolitus* sp. nov. and *Achromobacter spanius* sp. nov., from human clinical samples. Int J Syst Evol Microbiol 2003;53:1819–1824.
219. Coenye T, Vandamme P, Govan JRW, et al. Taxonomy and identification of the *Burkholderia cepacia* complex. J Clin Microbiol 2001;39:3427–3436.
220. Coenye T, Vandamme P, LiPuma JJ. Infection by *Ralstonia* species in patients with cystic fibrosis: identification of *R. pickettii*, and *R. mannitolilytica* by polymerase chain reaction. Emerg Infect Dis 2002;8:692–696.
221. Coenye T, Vandamme P, LiPuma JJ. *Raltonia respiraculi* sp. nov., isolated from the respiratory tract of patients with cystic fibrosis. Int J Syst Evol Microbiol 2003;53:1339–1342.
222. Coenye T, Vanlaere E, Falsen E, et al. *Stenotrophomonas africana* (Drancourt et al. 1997) is a later synonym of *Stenotrophomonas maltophilia* (Hugh 1981) Palleroni and Bradbury 1993. Int J Syst Evol Microbiol 2004;54:1235–1237.

223. Coenye T, Vanlaere E, LiPuma JJ, et al. Identification of genomic groups in the genus *Stenotrophomonas* using *gyrB* RFLP analysis. FEMS Immunol Med Microbiol 2004;40:181–18.
224. Coenye T, Vanlaere E, Samyn E, et al. *Advenella incenata* gen. nov., sp. nov., a novel member of the Alcaligenaceae, isolated from various clinical samples. Int J Syst Evol Microbiol 2005;55(Pt 1):251–256.
225. Colonna P, Nikolai D, Bruckner D. Comparison of MicroScan autoSCAN--W/A, Radiometer Sensititre and Vitek systems for rapid identification of gram-negative bacilli. Abstracts of the 90th Annual Meeting of the American Society for Microbiology. Washington, DC: American Society for Microbiology, 1990:370.
226. Connor BJ, Kopecky RT, Frymoyer PA, et al. Recurrent *Pseudomonas luteola* (CDC Group Ve-1) peritonitis in a patient undergoing continuous ambulatory peritoneal dialysis. J Clin Microbiol 1987;25:1113–1114.
227. Cooke RP, O'Neill WA, Xu J, et al. *Inquilinus limosus* isolated from a cystic fibrosis patient: first UK report. Br J Biomed Sci 2007;64:127–129.
228. Cookson BT, Vandamme P, Carlson LC, et al. Bacteremia caused by a novel *Bordetella* species, "*B. hinzii*." J Clin Microbiol 1994;32:2569–2571.
229. Cooper GR, Staples ED, Iczkowski KA, et al. *Comamonas (Pseudomonas) testosteroni* endocarditis. Cardiovasc Pathol 2005;14:145–149.
230. Correa A, Montealegre MC, Mojica MF, et al. First report of a *Pseudomonas aeruginosa* isolate coharboring KPC and VIM carbapenemases. Antimicrob Agents Chemother 2012;56:5422–5423.
231. Costello A, Herbert G, Fabunmi L, et al. Virulence of an emerging respiratory pathogen, genus *Pandoraea*, in vivo and its interactions with lung epithelial cells. J Med Microbiol 2011;60(Pt 3):289–299.
232. Courjaret JC, Drancourt M, Hoffart L. *Paracoccus yeei* keratitis in a contact lens wearer. Eye Contact Lens 2014;40:e21–e22.
233. Coyle-Gilchrist MM, Crewe P, Roberts G. *Flavobacterium meningosepticum* in the hospital environment. J Clin Pathol 1976;29:824–826.
234. Craven DE, Moody B, Connolly MG, et al. Pseudobacteremia caused by povidone-iodine solution contaminated with *Pseudomonas cepacia*. N Engl J Med 1981;305:621–623.
235. Crowe HM, Brecher SM. Nosocomial septicemia with CDC group IVc-2, an unusual gram-negative bacillus. J Clin Microbiol 1987;25:2225–2226.
236. Crum-Cianflone NF, Matson RW, Ballon-Landa G. Fatal case of necrotizing fasciitis due to *Myroides odoratus*. Infection 2014;42:931–935.
237. Currie BJ, Fisher DA, Howard DM, et al. Endemic melioidosis in tropical northern Australia: a 10-year prospective study and review of the literature. Clin Infect Dis 2000;31:981–986.
238. Dalamaga M, Karmaniolas K, Chavelas C, et al. *Pseudomonas luteola* cutaneous abscess and bacteraemia in a previously healthy man. Scand J Infect Dis 2004;36:495–497.
239. Daley D, Neville S, Kociuba K. Peritonitis associated with a CDC group EO-3 organism. J Clin Microbiol 1997;35:3338–3339.
240. Dan M, Berger SA, Aderka D, et al. Septicemia caused by the gram-negative bacterium CDC IVc-2 in an immunocompromised human. J Clin Microbiol 1986;23:803.
241. Dan M, Gutman R, Biro A. Peritonitis caused by *Pseudomonas putrefaciens* in patients undergoing continuous ambulatory peritoneal dialysis. Clin Infect Dis 1992;14:359–360.
242. Dance DA. Melioidosis. Curr Opin Infect Dis 2002;15:127–132.
243. Dance DAB. Melioidosis. Rev Med Microbiol 1990;1:143–150.
244. Dance DAB. Melioidosis: The tip of the iceberg. Clin Microbiol Rev 1991;4:52–60.
245. Dance DA, Wuthiekanun V, Chaowagul W, et al. The antimicrobial susceptibility of *Pseudomonas pseudomallei*: emergence of resistance in vitro and during treatment. J Antimicrob Chemother 1989;24:295–309.
246. Dance DA, Wuthiekanun V, Naigowit P, et al. Identification of *Pseudomonas pseudomallei* in clinical practice: use of simple screening tests and API 20NE. J Clin Pathol 1989;42:645–648.
247. Daneshvar MI, Douglas MP, Weyant RS. Cellular fatty acid composition of *Lautropia mirabilis*. J Clin Microbiol 2001;39:4160–4162.
248. Daneshvar MI, Hill B, Hollis DG, et al. CDC group O-3: phenotypic characteristics, fatty acid composition, isoprenoid quinone content, and in vitro antimicrobial susceptibilities of an unusual gram-negative bacterium isolated from clinical specimens. J Clin Microbiol 1998;36:1674–1678.
249. Daneshvar MI, Hollis DG, Moss CW, et al. Eugonic oxidizer group 5: an unusual gram-negative nonfermenter isolated from clinical specimens. Abstracts of the 98th General Meeting of the American Society for Microbiology. Washington, DC: American Society for Microbiology, 1998:165.
250. Daneshvar MI, Hollis DG, Steigerwalt AG, et al. Assignment of CDC weak oxidizer group 2 (WO-2) to the genus *Pandoraea* and characterization of three new *Pandoraea* genomospecies. J Clin Microbiol 2001;39:1819–1826.
251. Daneshvar MI, Hollis DG, Weyant RS, et al. *Paracoccus yeeii* sp. nov. (formerly CDC group EO-2), a novel bacterial species associated with human infection. J Clin Microbiol 2003;41:1289–1294.
252. Daneshvar MI, Mayer LW, Steigerwalt AG, et al. Identification of fastidious and unusual pathogenic bacteria using 16S ribosomal RNA gene sequencing. International Conference on Emerging Infectious Diseases, Atlanta, GA, 2004.
253. Daniel C-T, Chang S-C, Chen Y-C, et al. In vitro activities of antimicrobial agents, alone and in combinations, against *Burkholderia cepacia* isolated from blood. Diagn Microbiol Infect Dis 1997;28:187–191.
254. Das K, Shah S, Levi MH. Misleading Gram stain from a patient with *Moraxella (Branhamella) catarrhalis* bacteremia. Clin Microbiol Newslett 1997;19: 85–88.
255. Dauga C, Gillis M, Vandamme P, et al. *Balneatrix alpica* gen. nov., sp. nov., a bacterium associated with pneumonia and meningitis in a spa therapy centre. Res Microbiol 1993;144:35–46.
256. David JC, Thomas, WL, Burgess RJ, et al. Comparison of Vitek 32 and Micro-Log ML3 Systems for Identification of Select Biological Warfare Agents, Abstracts 101st General Meeting American Society for Microbiology, Orlando, FL: American Society for Microbiology, May 20–24, 2001:229.
257. Davis JM, Whipp MJ, Ashhurst-Smith C, et al. Mucoid nitrate-negative *Moraxella nonliquefaciens* from three patients with chronic lung disease. J Clin Microbiol 2004;42:3888–3890.
258. Davis KA, Moran KA, McAllister CK, et al. Multidrug-resistant *Acinetobacter* extremity infections in soldiers. Emerg Infect Dis 2005;11:1218–1224.
259. Daxboeck F, Goerzer E, Apfalter P, et al. Isolation of *Bordetella trematum* from a diabetic leg ulcer. Diabet Med 2004;21:1247–1248.
260. De I, Rolston KVI, Han XY. Clinical significance of *Roseomonas* species isolated from catheter and blood samples: analysis of 36 cases in patients with cancer. Clin Infect Dis 2004;38:1579–1584.
261. De Baere T, Muylaert A, Everaert E, et al. Bacteremia due to *Moraxella atlantae* in a cancer patient. J Clin Microbiol 2002;40:2693–2695.
262. De Baere T, Steyaert S, Wauters G, et al. Classification of *Ralstonia pickettii* biovar 3/"*thomasii*" strains (Pickett 1994) and of new isolates related to nosocomial recurrent meningitis as *Ralstonia mannitolytica* sp. nov. Int J Syst Evol Microbiol 2001;51:547–558.
263. De Baets F, Schelstraete P, Van Daele S, et al. *Achromobacter xylosoxidans* in cystic fibrosis: prevalence and clinical relevance. J Cyst Fibros 2007;6:75–78.
264. Debois J, Degreef H, Vandepitte J, et al. *Pseudomonas putrefaciens* as a cause of infection in humans. J Clin Pathol 1975;28:993–996.
265. de Carvalho Girão VB, Martins N, Cacci LC, et al. Dissemination of *Acinetobacter nosocomialis* clone among critically ill patients and the environment. J Clin Microbiol 2013;51:2707–2709.
266. Decker CF, Hawkins RE, Simon GL. Infections with *Pseudomonas paucimobilis*. Clin Infect Dis 1992;14:783–784.
267. Decker GR, Lavelle JP, Kumar PN, et al. Pneumonia due to *Bordetella bronchiseptica* in a patient with AIDS. Rev Infect Dis 1991;13:1250–1251.
268. Dees SB, Hollis DG, Weaver RE, et al. Cellular fatty acid composition of *Pseudomonas marginata* and closely associated bacteria. J Clin Microbiol 1983;18:1073–1078.
269. Dees SB, Moss CW, Hollis DG, et al. Chemical characterization of Flavobacterium odoratum, Flavobacterium breve, and Flavobacterium-like groups IIe, IIh, and IIf. J Clin Microbiol 1986;23:267–273.
270. Degand N, Carbonnelle E, Dauphin B, et al. Matrix-assisted laser desorption ionization-time of flight mass spectrometry for identification of nonfermenting gram-negative bacilli isolated from cystic fibrosis patients. J Clin Microbiol 2008;46:3361–3367.
271. Degreef H, Debois J, Vandepitte J. *Pseudomonas putrefaciens* as a cause of infection of venous ulcers. Dermatologica 1975;151:296–301.
272. de la Fuente J, Albo C, Rodriguez A, et al. *Bordetella bronchiseptica* pneumonia in a patient with AIDS. Thorax 1994;49:719–720.
273. De Ley J, Segers P, Kersters K, et al. Intra- and intergeneric similarities of the *Bordetella* ribosomal ribonucleic acid cistrons: proposal for a new family, *Alcaligenaceae*. Int J Syst Bacteriol 1986;36:405–414.
274. Del Mar Ojeda-Vargas M, Suarez-Alonso A, de Los Angeles Perez-Cervantes M, et al. Urinary tract infection associated with *Comamonas acidovorans*. Clin Microbiol Infect 1999;5:443–444.
275. Demir T, Celenk N. Bloodstream infection with *Oligella ureolytica* in a newborn infant: a case report and review of the literature. J Infect Dev Ctries 2014;8:793–795.
276. Denton M, Hall MJ, Todd NJ, et al. Improved isolation of *Stenotrophomonas maltophilia* from the sputa of patients with cystic fibrosis using a selective medium. Clin Microbiol Infect 2000;6:397–398.
277. Denton M, Kerr KG. Microbiological and clinical aspects of infection associated with *Stenotrophomonas maltophilia*. Clin Microbiol Rev 1998;11:57–80.

278. Desai AP, Stanley T, Atuan M, et al. Use of matrix assisted laser desorption ionisation-time of flight mass spectrometry in a paediatric clinical laboratory for identification of bacteria commonly isolated from cystic fibrosis patients. J Clin Pathol 2012;65:835–838.
279. Desakorn V, Smith MD, Wuthiekanun V, et al. Detection of *Pseudomonas pseudomallei* antigen in urine for the diagnosis of melioidosis. Am J Trop Med Hyg 1994;51:627–633.
280. De Soyza A, McDowell A, Archer L, et al. *Burkholderia cepacia* complex genomovars and pulmonary transplantation outcomes in patients with cystic fibrosis. Lancet 2001;358:1780–1781.
281. De Soyza A, Morris K, McDowell A, et al. Prevalence and clonality of *Burkholderia cepacia* complex genomovars in UK patients with cystic fibrosis referred for lung transplantation. Thorax 2004;59:526–528.
282. Deutscher M, Severing J, Balada-Llasat JM. *Kerstersia gyiorum* isolated from a bronchoalveolar lavage in a patient with a chronic tracheostomy. Case Rep Infect Dis 2014;2014:479581.
283. Dhawan B, Chaudhry R, Mishra BM, et al. Isolation of *Shewanella putrefaciens* from a rheumatic heart disease patient with infective endocarditis. J Clin Microbiol 1998;36:2394.
284. Dhawan VK, Rajashekaraiah KR, Metzger WI, et al. Spontaneous bacterial peritonitis due to a group IIk-2 strain. J Clin Microbiol 1980;11:492–495.
285. Dijkshoorn L, Nemec A, Seifert H. An increasing threat in hospitals: multidrug-resistant *Acinetobacter baumannii*. Nat Rev Microbiol 2007;5:939–951. Review.
286. D'Inzeo T, Santangelo R, Fiori B, et al. Catheter-related bacteremia by *Cupriavidus metallidurans*. Diagn Microbiol Infect Dis 2015;81:9–12.
287. Dobson SJ, Franzmann PD. Unification of the genera *Deleya* (Baumann et al. 1983), *Halomonas* (Vreeland et al. 1980), and *Halovibrio* (Fendrich 1988) and the species *Paracoccus halodenitrificans* (Robinson and Gibbons 1952) into a single genus, *Halomonas*, and placement of the genus *Zymobacter* in the family Halomonadaceae. Int J Syst Bacteriol 1996;46:550–558.
288. Doelle H. Bacterial Metabolism. 2nd Ed. New York, NY: Academic Press, 1975.
289. Doi Y, Husain S, Potoski BA, et al. Extensively drug-resistant *Acinetobacter baumannii*. Emerg Infect Dis 2009;15:980–982.
290. Doit C, Loukil C, Simon A-M, et al. Outbreak of *Burkholderia cepacia* bacteremia in a pediatric hospital due to contamination of lipid emulsion stoppers. J Clin Microbiol 2004;42:2227–2230.
291. Dominguez EA, Smith TL. Endocarditis due to *Neisseria elongata* subspecies *nitroreducens*: case report and review. Clin Infect Dis 1998;26:1471–1473.
292. Dominguez H, Vogel BF, Gram L, et al. *Shewanella alga* bacteremia in two patients with lower leg ulcers. Clin Infect Dis 1996;22:1036–1039.
293. Donay J-L, Mathieu D, Fernandes P, et al. Evaluation of the automated Phoenix system for potential routine use in the clinical microbiology laboratory. J Clin Microbiol 2004;42:1542–1546.
294. Dorittke C, Vandamme P, Hinz KH, et al. Isolation of a *Bordetella avium*-like organism from a human specimen. Eur J Clin Microbiol Infect Dis 1995;14:451–454.
295. Dorman SE, Gill VJ, Gallin JI, et al. *Burkholderia pseudomallei* infection in a Puerto Rican patient with chronic granulomatous disease: case report and review of occurrences in the Americas. Clin Infect Dis 1998;26:889–894.
296. Dortet L, Legrand P, Soussy CJ, et al. Bacterial identification, clinical significance, and antimicrobial susceptibilities of *Acinetobacter ursingii* and *Acinetobacter schindleri*, two frequently misidentified opportunistic pathogens. J Clin Microbiol 2006;44:4471–4478.
297. Dotis J, Printza N, Orfanou A, et al. Peritonitis due to *Ralstonia mannitolilytica* in a pediatric peritoneal dialysis patient. New Microbiol 2012;35:503–506.
298. Dowda H. Evaluation of two rapid methods for identification of commonly encountered nonfermenting or oxidase-positive, gram-negative rods. J Clin Microbiol 1977;6:605–609.
299. Drancourt M, Berger P, Raoult D. Systematic 16S rRNA gene sequencing of atypical clinical isolates identified 27 new bacterial species associated with humans. J Clin Microbiol 2004;42:2197–2202.
300. Drancourt M, Bollet C, Carlioz A, et al. 16S ribosomal DNA sequence analysis of a large collection of environmental and clinical unidentifiable bacterial isolates. J Clin Microbiol 2000;38:3623–3630.
301. Drancourt M, Bollet C, Raoult D. *Stenotrophomonas africana* sp. nov., an opportunistic human pathogen in Africa. Int J Syst Bacteriol 1997;47:160–163.
302. Drevinek P, Mahenthiralingam E. *Burkholderia cenocepacia* in cystic fibrosis: epidemiology and molecular mechanisms of virulence. Clin Microbiol Infect 2010;16:821–830.
303. Duggal S, Gur R, Nayar R, et al. *Cupriavidus pauculus* (*Ralstonia paucula*) concomitant meningitis and septicemia in a neonate: first case report from India. Indian J Med Microbiol 2013;31:405–409.
304. Duggan JM, Goldstein SJ, Chenoweth CE, et al. *Achromobacter xylosoxidans* bacteremia: report of four cases and review of the literature. Clin Infect Dis 1996;23:569–576.
305. Dunne WM Jr, Maisch S. Epidemiological investigation of infections due to *Alcaligenes* species in children and patients with cystic fibrosis: use of repetitive-element-sequence polymerase chain reaction. Clin Infect Dis 1995;20:836–841.
306. Dunne WM Jr, Tillman J, Murray JC. Recovery of a strain of *Agrobacterium radiobacter* with a mucoid phenotype from an immunocompromised child with bacteremia. J Clin Microbiol 1993;31:2541–2543.
307. Dworkin MS, Sullivan PS, Buskin SE, et al. *Bordetella bronchiseptica* infection in human immunodeficiency virus-infected patients. Clin Infect Dis 1999;28:1095–1099.
308. Ebright JR, Lentino JR, Juni E. Endophthalmitis caused by *Moraxella nonliquefaciens*. Am J Clin Pathol 1982;77:362–363.
309. Edmond MB, Riddler SA, Baxter CM, et al. *Agrobacterium radiobacter*: a recently recognized opportunistic pathogen. Clin Infect Dis 1993;16:388–391.
310. Egbert JE, Feder JM, Rapoza PA, et al. Keratitis associated with *Pseudomonas mesophilica* in a patient taking topical corticosteroids. Am J Ophthamol 1990;116:445–446.
311. Ekelund B, Johnsen CR, Nielsen PB. Septicemia with *Agrobacterium* species from a permanent vena cephalica catheter: a case report. Acta Pathol Microbiol Immunol Scand Sect B 1987;95:323–324.
312. Elting LS, Bodey GP. Septicemia due to *Xanthomonas* species and non-*aeruginosa Pseudomonas* species: increasing incidence of catheter-related infections. Medicine (Baltimore) 1990;69:296–306.
313. Ender PT, Dooley DP, Moore RH. Vascular catheter-related *Comamonas acidovorans* bacteremia managed with preservation of the catheter. Pediatr Infect Dis J 1996;15:918–920.
314. Engel JM, Alexander FS, Pachucki CT. Bacteremia caused by CDC Group Ve-1 in previously healthy patient with granulomatous hepatitis. J Clin Microbiol 1987;25:2023–2024.
315. Eshwara VK, Sasi A, Munim F, et al. Neonatal meningitis and sepsis by *Chryseobacterium indologenes*: a rare and resistant bacterium. Indian J Pediatr 2014;81:611–613.
316. Espinal P, Seifert H, Dijkshoorn L, et al. Rapid and accurate identification of genomic species from the *Acinetobacter baumannii* (Ab) group by MALDI-TOF MS. Clin Microbiol Infect 2012;18:1097–1103.
317. Esposito S, Russo E, De Simone G, et al. Transient bacteraemia due to *Chryseobacterium indologenes* in an immunocompetent patient: a case report and literature review [published online ahead of print August 5, 2014]. J Chemother. doi:http://dx.doi.org/10.1179/1973947814Y.0000000206
318. Esteban J, Martin J, Ortiz A, et al. *Pseudomonas oryzihabitans* peritonitis in a patient on continuous ambulatory peritoneal dialysis. Clin Microbiol Infect 2002;8:607–608.
319. Esteban J, Valero-Moratalla ML, Alcazar R, et al. Infections due to *Flavimonas oryzihabitans*: case report and literature review. Eur J Clin Microbiol Infect Dis 1993;12:797–800.
320. Euzeby J. Validation of publication of new names and new combinations previously effectively published outside the IJSEM. Int J Syst Evol Microbiol 2003;53:935–937.
321. Ezzedine H, Mourad M, Van Ossel C, et al. An outbreak of *Ochrobactrum anthropi* bacteraemia in five organ transplant patients. J Hosp Infect 1994;27:35–42.
322. Farmer JJ III, Gangarosa RE, Gangarosa EJ. Does *Laribacter hongkongensis* cause diarrhoea, or does diarrhoea "cause" *L hongkongensis*? Lancet 2004;363:1923–1924.
323. Farrand SK, van Berkum PB, Oger P. *Agrobacterium* is a definable genus of the family Rhizobiaceae. Int J Syst Evol Microbiol 2003;53:1681–1687.
324. Fass RJ, Barnishan J. In vitro susceptibility of nonfermentative gram-negative bacilli other than *Pseudomonas aeruginosa* to 32 antimicrobial agents. Rev Infect Dis 1980;2:841–853.
325. Feigin RD, San Joaquin V, Middelkamp JN. Septic arthritis due to *Moraxella osloensis*. J Pediatr 1969;75:116–117.
326. Felegie TP, Yu VL, Rumans LW, et al. Susceptibility of *Pseudomonas maltophilia* to antimicrobial agents, singly and in combination. Antimicrob Agents Chemother 1979;16:833–837.
327. Feng JL, Hu J, Lin JY, et al. The prevalence, antimicrobial resistance and PFGE profiles of *Laribacter hongkongensis* in retail freshwater fish and edible frogs of southern China. Food Microbiol 2012;32:118–123.
328. Fernández-Olmos A, García-Castillo M, Morosini MI, et al. MALDI-TOF MS improves routine identification of non-fermenting Gram negative isolates from cystic fibrosis patients. J Cyst Fibros 2012;11:59–62.
329. Ferroni A, Sermet-Gaudelus I, Abachin E, et al. Use of 16S rRNA gene sequencing for identification of nonfermenting gram-negative bacilli

329. recovered from patients attending a single cystic fibrosis center. J Clin Microbiol 2002;40:3793-3797.
330. Fishbain J, Peleg AY. Treatment of *Acinetobacter* infections. Clin Infect Dis 2010;51:79-84.
331. Flournoy DJ, Petrone RL, Voth DW. A pseudo-outbreak of *Methylobacterium mesophilica* isolated from patients undergoing bronchoscopy. Eur J Clin Microbiol Infect Dis 1992;11:240-243.
332. Fournier PE, Richet H. The epidemiology and control of *Acinetobacter baumannii* in health care facilities. Clin Infect Dis 2006;42:692-699. Review.
333. Frank T, Gody JC, Nguyen LB, et al. First case of *Elizabethkingia anophelis* meningitis in the Central African Republic. Lancet 2013;381:1876.
334. Franzetti F, Cernuschi M, Esposito R, et al. *Pseudomonas* infections in patients with AIDS and AIDS-related complex. J Intern Med 1992;231:437-443.
335. Fraser SL, Jorgensen JH. Reappraisal of the antimicrobial susceptibilities of *Chryseobacterium* and *Flavobacterium* species and methods for reliable susceptibility testing. Antimicrob Agents Chemother 1997;41:2738-2741.
336. Freney J, Gruer LD, Bornstein N, et al. Septicemia caused by *Agrobacterium* sp. J Clin Microbiol 1985;22:683-685.
337. Freney J, Hansen W, Etienne J, et al. Postoperative infant septicemia caused by *Pseudomonas luteola* (CDC group Ve-1) and *Pseudomonas oryzihabitans* (CDC group Ve-2). J Clin Microbiol 1988;26:1241-1243.
338. Freney J, Hansen W, Ploton C, et al. Septicemia caused by *Sphingobacterium multivorum*. J Clin Microbiol 1987;25:1126-1128.
339. Friedman ND, Korman TM, Fairley CK, et al. Bacteraemia due to *Stenotrophomonas maltophilia*: an analysis of 45 episodes. J Infect 2002;45:47-53.
340. Fry NK, Duncan J, Malnick H, et al. The first UK isolate of '*Bordetella ansorpii*' from an immunocompromised patient. J Med Microbiol 2007;56(Pt 7):993-995.
341. Fry NK, Duncan J, Malnick H, et al. *Bordetella petrii* clinical isolate. Emerg Infect Dis 2005;11:1131-1133.
342. Fujita J, Hata Y, Irino S. Respiratory infection caused by *Flavobacterium meningsepticum*. Lancet 1990;335:544.
343. Funke G, Frodl R, Sommer H. First comprehensively documented case of *Paracoccus yeei* infection in a human. J Clin Microbiol 2004;42:3366-3368.
344. Funke G, Funke-Kissling P. Evaluation of the new Vitek 2 card for identification of clinically relevant gram-negative rods. J Clin Microbiol 2004;42:4067-4071.
345. Funke G, Hess T, von Graevenitz A, et al. Characteristics of *Bordetella hinzii* strains isolated from a cystic fibrosis patient over a 3-year period. J Clin Microbiol 1996;34:966-969.
346. Gabaldon D, Wiggins B, Tzamaloukas AH. *Pseudomonas luteola* peritonitis with favorable outcome in continuous peritoneal dialysis. Int Urol Nephrol 2013;45:1827-1828.
347. Gadea I, Cuenca-Estrella M, Benito N, et al. *Bordetella hinzii*, a "new" opportunistic pathogen to think about. J Infect 2000;40:298-299.
348. Gales AC, Jones RN, Turnidge J, et al. Characterization of *Pseudomonas aeruginosa* isolates: occurrence rates, antimicrobial susceptibility patterns, and molecular typing in the global SENTRY antimicrobial surveillance program, 1997-1999. Clin Infect Dis 2001;32(Suppl 2):S146-S155.
349. García-de-la-Fuente C, Guzmán L, Cano ME, et al. Microbiological and clinical aspects of respiratory infections associated with *Bordetella bronchiseptica*. Diagn Microbiol Infect Dis 2015 Feb 2. pii: S0732-8893(15)00027-9.
350. García-Garmendia JL, Ortiz-Leyba C, Garnacho-Montero J, et al. Risk factors for *Acinetobacter baumannii* nosocomial bacteremia in critically ill patients: a cohort study. Clin Infect Dis 2001;33:939-946.
351. Garcia San Miguel L, Quereda C, Martinez M, et al. *Bordetella bronchiseptica* cavitary pneumonia in a patient with AIDS. Eur J Clin Microbiol Infect Dis 1998;17:675-676.
352. Garcia-Valdes E, Castillo MM, Bennasar A, et al. Polyphasic characterization of *Pseudomonas stutzeri* CLN100 which simultaneously degrades chloro- and methylaromatics: a new genomovar within the species. Syst Appl Microbiol 2003;26:390-403.
353. Garner J, Briant RH. Osteomyelitis caused by a bacterium known as M-6. J Infect 1986;13:298-300.
354. Garrity GM, Bell JA, Lilburn TG. Taxonomic outline of the Procaryotes. Bergey's Manual of Systematic Bacteriology. 2nd Ed. Release 5.0., May 2004, New York, NY: Springer-Verlag, 2004.
355. Garrity GM, Bell JA, Lilburn T. In Garrity GM, Brenner DJ, Krieg NR, Staley JT, eds. Bergey's Manual of Systematic Bacteriology. 2nd Ed. Vol. 2, Part C. The Proteobacteria, Order V. Caulobacterales Henrici and Johnson 1935b, 4^{AL}. New York, NY: Springer-Verlag, 2005:287-303.
356. Gaschet A, Engrand C, Piau C, et al. Multiple brain abscesses caused by *Pseudomonas luteola*. Pediatr Infect Dis J 2009;28:1144-1146.
357. George LJ, Cunha BA. *Pseudomonas stutzeri* synthetic vascular graft infection. Heart Lung 1990;19:203-205.
358. George RM, Cochran CP, Wheeler WE. Epidemic meningitis of the newborn caused by flavobacteria. Am J Dis Child 1961;101:296-304.
359. Geraci JE, Wilson WR. Symposium on infective endocarditis. III. Endocarditis due to gram-negative bacteria. Report of 56 cases. Mayo Clin Proc 1982;57:145-148.
360. Gerner-Smidt P. Ribotyping of the *Acinetobacter calcoaceticus-Acinetobacter baumannii* complex. J Clin Microbiol 1992;30:2680-2685.
361. Gerner-Smidt P, Keiser-Nielsen H, Dorsch M, et al. *Lautropia mirabilis* gen. nov., sp. nov., a gram-negative motile coccus with unusual morphology isolated from the human mouth. Microbiology 1994;140:1787-1797.
362. Gerner-Smidt P, Tjernberg I. Acinetobacter in Denmark. II. Molecular studies of the *Acinetobacter calcoaceticus-Acinetobacter baumannii* complex. APMIS 1993;101:826-832.
363. Gerner-Smidt P, Tjernberg I, Ursing J. Reliability of phenotypic tests for identification of *Acinetobacter* species. J Clin Microbiol 1991;29:277-282.
364. Ghosh JK, Tranter J. *Bordetella bronchiseptica* infections in man: review and case report. J Clin Pathol 1979;32:546-548.
365. Gilad J, Borer A, Peled N, et al. Hospital-acquired *Brevundimonas vesicularis* septicaemia following open-heart surgery: case report and literature review. Scand J Infect Dis 2000;32:90-91.
366. Gilardi GL. Infrequently encountered *Pseudomonas* species causing infection in humans. Ann Intern Med 1972;77:211-215.
367. Gilardi GL. Identification of Glucose-Nonfermenting Gram-Negative Rods. New York, NY: North General Hospital, 1990.
368. Gilardi GL. *Pseudomonas* and related genera. In Balows A, ed. Manual of Clinical Microbiology. 5th Ed. Washington, DC: American Society for Microbiology, 1991:429-441.
369. Gilardi GL, Faur YC. *Pseudomonas mesophilica* and an unnamed taxon, clinical isolates of pink-pigmented oxidative bacteria. J Clin Microbiol 1984;20:626-629.
370. Gilardi GL, Hirschl S, Mandel M. Characteristics of yellow-pigmented non-fermentative bacilli (groups Ve-1 and Ve-2) encountered in clinical bacteriology. J Clin Microbiol 1975;1:384-389.
371. Gilardi GL, Mankin HJ. Infection due to *Pseudomonas stutzeri*. NY State J Med 1973;73:2789-2791.
372. Gilchrist MJR, Kraft JA, Hammond JG, et al. Detection of *Pseudomonas mesophilica* as a source of nosocomial infections in a bone marrow transplant unit. J Clin Microbiol 1986;23:1052-1055.
373. Gilligan PH. Microbiology of airway disease in patients with cystic fibrosis. Clin Microbiol Rev 1991;4:35-51.
374. Gilligan PH, Gage PA, Bradshaw LM, et al. Isolation medium for the recovery of *Pseudomonas cepacia* from respiratory secretions of patients with cystic fibrosis. J Clin Microbiol 1985;22:5-8.
375. Gillis M, Van TV, Bardin R, et al. Polyphasic taxonomy in the genus *Burkholderia* leading to an emended description of the genus and proposition of *Burkholderia vietnamiensis* sp. nov. for N_2-fixing isolates from rice in Vietnam. Int J Syst Bacteriol 1995;45:274-289.
376. Gini GA. Ocular infection caused by *Psychrobacter immobilis* acquired in the hospital. J Clin Microbiol 1990;28:400-401.
377. Gladman G, Connor PJ, Williams RF, et al. Controlled study of *Pseudomonas maltophilia* in cystic fibrosis. Arch Dis Child 1993;67:192-195.
378. Glass MB, Steigerwalt AG, Jordan JG, et al. *Burkholderia oklahomensis* sp. nov., a *Burkholderia pseudomallei*-like species formerly known as the Oklahoma strain of *Pseudomonas pseudomallei*. Int J Syst Evol Microbiol 2006;56(Pt 9):2171-2176.
379. Glew RH, Moellering RC, Kunz LJ. Infections with *Acinetobacter calcoaceticus* (*Herellea vaginicola*): Clinical and laboratory studies. Medicine 1977;56:79-97.
380. Goff DA, Kaye KS. Minocycline: an old drug for a new bug: multidrug-resistant *Acinetobacter baumannii*. Clin Infect Dis 2014;59(Suppl 6):S365-S366.
381. Goldmann DA, Klinger JD. *Pseudomonas cepacia*: biology, mechanisms of virulence, epidemiology. J Pediatr 1986;108:806-812.
382. Goldstein R, Sun L, Jiang RZ, et al. Structurally variant classes of pilus appendage fibers coexpressed from *Burkholderia (Pseudomonas) cepacia*. J Bacteriol 1995;177:1039-1052.
383. Gomez L, Grazziutti M, Sumoza D, et al. Bacterial pneumonia due to *Bordetella bronchiseptica* in a patient with acute leukemia. Clin Infect Dis 1998;26:1002-1003.
384. Gomez-Cerezo J, Suarez I, Rios JJ, et al. *Achromobacter xylosoxidans* bacteremia: a 10-year analysis of 54 cases. Eur J Clin Microbiol Infect Dis 2003;22:360-363.
385. Goodnow RA. Biology of *Bordetella bronchiseptica*. Microbiol Rev 1980;44:722-738.
386. Goris J, De Vos P, Coenye T, et al. Classification of metal-resistant bacteria from industrial biotopes as *Ralstonia campinensis* sp. nov., *Ralstonia metallidurans* sp. nov. and *Ralstonia basilensis* Steinle et al. 1998 emend. Int J Syst Evol Microbiol 2001;51(Pt 5):1773-1782.

387. Goshorn RK. Recrudescent pulmonary melioidosis: a case report involving the so-called "Vietnamese time bomb." Indiana Med 1987;80:247-249.
388. Gouby A, Teyssier C, Vecina F, et al. *Acetobacter cibinongensis* bacteremia in human. Emerg Infect Dis 2007;13:784-785.
389. Govan JRW, Brown PH, Maddison J, et al. Evidence for transmission of *Pseudomonas cepacia* by social contact in cystic fibrosis. Lancet 1993;342:15-19.
390. Govan JRW, Hughes JE, Vandamme P. *Burkholderia cepacia*: medical, taxonomic and ecological issues. J Med Microbiol 1996;45:395-407.
391. Graber CD, Jervey LP, Ostrander WE, et al. Endocarditis due to a lanthanic, unclassified gram-negative bacterium (group IVd). Am J Clin Pathol 1968;49:220-223.
392. Graham DR, Band JD, Thornsberry C, et al. Infections caused by *Moraxella, Moraxella urethralis, Moraxella*-like groups M-5 and M-6, and *Kingella kingae* in the United States, 1953-1980. Rev Infect Dis 1990;12:423-431.
393. Gransden WR, Eykyn SJ. Seven cases of bacteremia due to *Ochrobactrum anthropi*. Clin Infect Dis 1992;15:1068-1069.
394. Grant PE, Brenner DJ, Steigerwalt AG, et al. *Neisseria elongata* subsp. *nitroreducens* subsp. nov., formerly CDC group M-6, a gram-negative bacterium associated with endocarditis. J Clin Microbiol 1990;28:2591-2596.
395. Graves M, Robin T, Chipman AM, et al. Four additional cases of *Burkholderia gladioli* infection with microbiological correlates and review. Clin Infect Dis 1997;25:838-842.
396. Green BT, Green K, Nolan PE. *Myroides odoratus* cellulitis and bacteremia: case report and review. Scand J Infect Dis 2001;33:932-934.
397. Green BT, Nolan PE. Cellulitis and bacteraemia due to *Chryseobacterium indologenes*. J Infect 2001;42:219-220.
398. Green O, Murray P, Gea-Banacloche JC. Sepsis caused by *Elizabethkingia miricola* successfully treated with tigecycline and levofloxacin. Diagn Microbiol Infect Dis 2008;62:430-432.
399. Green PN, Bousfield IJ. Emendation of *Methylobacterium* Patt, Cole, and Hanson 1976; *Methylobacterium rhodinum* (Heumann 1962) comb. nov. corrig.; *Methylobacterium radiotolerans* (Ito and Iizuka 1971) comb. nov. corrig.; and *Methylobacterium mesophilicum* (Austin and Goodfellow 1979) comb. nov. Int J Syst Bacteriol 1983;33:875-877.
400. Green PN, Bousfield IJ, Hood D. Three new *Methylobacterium* species: *M. rhodesianum* sp. nov., *M. zatmanii* sp. nov., and *M. fujisawaense* sp. nov. Int J Syst Bacteriol 1988;38:124-127.
401. Green RN, Tuffnell PG. Laboratory acquired melioidosis. Am J Med 1968;44:599-605.
402. Greenberg DE, Ding L, Zelazny AM, et al. A novel bacterium associated with lymphadenitis in a patient with chronic granulomatous disease. PLoS Pathog 2006;2:e28.
403. Greenberg DE, Porcella SF, Stock F, et al. *Granulibacter bethesdensis* gen. nov., sp. nov., a distinctive pathogenic acetic acid bacterium in the family Acetobacteraceae. Int J Syst Evol Microbiol 2006;56(Pt 11):2609-2616.
404. Greenberg DE, Shoffner AR, Zelazny AM, et al. Recurrent *Granulibacter bethesdensis* infections and chronic granulomatous disease. Emerg Infect Dis 2010;16:1341-1348.
405. Grieg JR, Gunda SS, Kwan JTC. *Bordetella holmesii* bacteraemia in an individual on haemodialysis. Scand J Infect Dis 2001;33:716-717.
406. Griffin CW III, Mehaffey MA, Cook EC, et al. Relationship between performance in three of the Centers for Disease Control microbiology proficiency testing programs and the number of actual patient specimens tested by participating laboratories. J Clin Microbiol 1986;23:246-250.
407. Grimaldi D, Podglajen I, Aubert A, et al. Case of indolent endocarditis due to *Pseudomonas stutzeri* with genetic evidence of relapse after 4 years. J Clin Microbiol 2009;47:503-504.
408. Grimault E, Gerant JC, Aubry P, et al. Uncommon site of *Bergeyella zoohelcum*: apropos of a case [in French]. Rev Pneumol Clin 1996;52:387-389.
409. Gröbner S, Heeg P, Autenrieth IB, et al. Monoclonal outbreak of catheter-related bacteraemia by *Ralstonia mannitolilytica* on two haemato-oncology wards. J Infect 2007;55:539-544.
410. Gul M, Ciragil P, Bulbuloglu E, et al. *Comamonas testosteroni* bacteremia in a patient with perforated acute appendicitis. Short communication. Acta Microbiol Immunol Hung 2007;54:317-321.
411. Gundi VA, Dijkshoorn L, Burignat S, et al. Validation of partial rpoB gene sequence analysis for the identification of clinically important and emerging *Acinetobacter* species. Microbiology 2009;155(Pt 7):2333-2341
412. Gutierrez Rodero F, Masia MM, Cortes J, et al. Endocarditis caused by *Stenotrophomonas maltophilia*: case report and review. Clin Infect Dis 1996;23:1261-1265.
413. Guttigoli A, Zaman MM. Bacteremia and possible endocarditis caused by *Moraxella phenylpyruvica*. South Med J 2000;9:708-709.
414. Haddow LJ, Mulgrew C, Ansari A, et al. *Neisseria elongata* endocarditis: case report and literature review. Clin Microbiol Infect 2003;9:426-430.
415. Haditsch M, Binder L, Tschurtschenthaler G, et al. Bacteremia caused by *Ochrobactrum anthropi* in an immunocompromised child. Infection 1994;22:291-292.
416. Hagiya H, Ohnishi K, Maki M, et al. Clinical characteristics of *Ochrobactrum anthropi* bacteremia. J Clin Microbiol 2013;51:1330-1333.
417. Hamill RJ, Houston ED, Georghiou PR, et al. An outbreak of *Burkholderia* (formerly *Pseudomonas*) *cepacia* respiratory tract colonization and infection associated with nebulized albuterol therapy. Ann Intern Med 1995;122:762-766.
418. Hammerberg O, Bialkowska-Hobrzanska H, Gopaul D. Isolation of *Agrobacterium radiobacter* from a central venous catheter. Eur J Clin Microbiol Infect Dis 1991;10:450-452.
419. Han XY, Pham AS, Nguyen KU, et al. Pulmonary granuloma caused by *Pseudomonas andersonii* sp. nov. Am J Clin Pathol 2001;116:347-353.
420. Han XY, Pham AS, Tarrand JJ, et al. Bacteriologic characterization of 36 strains of *Roseomonas* species and proposal of *Roseomonas mucosa* sp. nov. and *Roseomonas gilardii* subsp *rosea* subsp. nov. Am J Clin Pathol 2003;120:256-264.
421. Han XY, Tarrand JJ. *Moraxella osloensis* blood and catheter infections during anticancer chemotherapy: clinical and microbiologic studies of 10 cases. Am J Clin Pathol 2004;121:581-587.
422. Hansen W, Glupczynski Y. Group IV c-2 associated peritonitis. Clin Microbiol Newslett 1985;7:43.
423. Harrington BJ. Letter to the Editors. Clin Microbiol Newlsett 1997;19:191.
424. Harrington SP, Perlino CA. *Flavobacterium meningosepticum* sepsis: disease due to bacteria with unusual antibiotic susceptibility. Southern Med J 1981;74:764-766.
425. Harrison GAJ, Morris R, Holmes B, et al. Human infections with strains of *Agrobacterium*. J Hosp Infect 1990;16:383-388.
426. Hauben L, Vauterin L, Moore ERB, et al. Genomic diversity of the genus *Stenotrophomonas*. Int J Syst Bacteriol 1999;49:1749-1760.
427. Hawley HB, Gump DW. Vancomycin therapy of bacterial meningitis. Am J Dis Child 1973;126:261-264.
428. Hawley JS, Murray CK, Jorgensen JH. Colistin heteroresistance in *Acinetobacter* and its association with previous colistin therapy. Antimicrob Agents Chemother 2008;52:351-352.
429. Hayes D Jr, Murphy BS, Kuhn RJ, et al. Mucoid *Inquilinus limosus* in a young adult with cystic fibrosis. Pediatr Pulmonol 2009;44:619-621.
430. Heagney MA. An unusual case of bacterial meningitis caused by *Burkholderia pickettii*. Clin Microbiol Newslett 1998;20:102-103.
431. Heard S, Lawrence S, Holmes B, et al. A pseudo-outbreak of *Pseudomonas* on a special care baby unit. J Hosp Infect 1990;16:59-65.
432. Heimbrook ME, Wang WLL, Campbell G. Staining bacterial flagella easily. J Clin Microbiol 1989;27:2612-2615.
433. Helsel LO, Hollis DG, Steigerwalt AG, et al. Reclassification of *Roseomonas fauriae* Rihs et al. 1998 as a later heterotypic synonym of *Azospirillum brasilense* Tarrand et al. 1979. Int J Syst Evol Microbiol 2006;56(Pt 12):2753-2755.
434. Helsel LO, Hollis D, Steigerwalt AG, et al. Identification of "*Haematobacter*," a new genus of aerobic Gram-negative rods isolated from clinical specimens, and reclassification of *Rhodobacter massiliensis* as "*Haematobacter massiliensis* comb. nov.". J Clin Microbiol 2007;45:1238-1243.
435. Hendaus MA, Zahraldin K. *Chryseobacterium indologenes* meningitis in a healthy newborn: a case report. Oman Med J 2013;28:133-134.
436. Henry DA, Campbell ME, LiPuma JJ, et al. Identification of *Burkholderia cepacia* isolates from patients with cystic fibrosis and use of a simple new selective medium. J Clin Microbiol 1997;35:614-619.
437. Henry D, Campbell M, McGimpsey C, et al. Comparison of isolation media for recovery of *Burkholderia cepacia* complex from respiratory secretions of patients with cystic fibrosis. J Clin Microbiol 1999;37:1004-1007.
438. Henry DA, Mahenthiralingam E, Vandamme P, et al. Phenotypic methods for determining genomovar status of *Burkholderia cepacia* complex. J Clin Microbiol 2001;39:1073-1078.
439. Henry DA, Speert DP. *Pseudomonas*. In: Versalovic J, Jorgensen JH, Landry ML, Warnock DW, eds. Manual of Clinical Microbiology. 10th Ed. Washington, DC: ASM Press, 2011:677-691.
440. Herasimenka Y, Cescutti P, Impallomeni G, et al. Exopolysaccharides produced by *Inquilinus limosus*, a new pathogen of cystic fibrosis patients: novel structures with usual components. Carbohydr Res 2007;342:2404-2415.
441. Higgins PG, Wisplinghoff H, Stefanik D, et al. In vitro activities of the b-lactamase inhibitors clavulanic acid, sulbactam, and tazobactam alone or in combination with β-lactams against epidemiologically characterized multidrugresistant *Acinetobacter baumannii* strains. Antimicrob Agents and Chemother 2004;48:1586-1592.
442. Hiraishi A, Furuhata K, Matsumoto A, et al. Phenotypic and genetic diversity of chlorine-resistant *Methylobacterium* strains isolated from various environments. Appl Environ Microbiol 1995;61:2099-107.

443. Hirsh BE, Wong B, Kiehn TE, et al. *Flavobacterium meningosepticum* bacteremia in an adult with acute leukemia: use of rifampin to clear persistent infection. Diagn Microbiol Infect Dis 1986;4:65–69.
444. Hoare S, Cant AJ. Chronic granulomatous disease presenting as severe sepsis due to *Burkholderia gladioli*. Clin Infect Dis 1996;23:411.
445. Hobson R, Gould I, Govan J. *Burkholderia (Pseudomonas) cepacia* as a cause of brain abscesses secondary to chronic suppurative otitis media. Eur J Clin Microbiol Infect Dis 1995;14:908–911.
446. Hofstad T, Hope O, Falsen E. Septicaemia with *Neisseria elongata* spp. *nitroreducens* in a patient with hypertrophic obstructive cardiomyopathia. Scand J Infect Dis 1998;30:200–201.
447. Hogue R, Graves M, Moler S, et al. Pink-pigmented non-fermentative gram-negative rods associated with human infections: a clinical and diagnostic challenge. Infection 2007;35:126–133. Review.
448. Hohl P, Frei R, Aubry P. *In vitro* susceptibility of 33 clinical case isolates of *Xanthomonas maltophilia*. Inconsistent correlation of agar dilution and of disk diffusion test results. Diagn Microbiol Infect Dis 1991;14:447–450.
449. Hollis DG, Daneshvar MI, Moss CW, et al. Phenotypic characteristics, fatty acid composition, and isoprenoid quinone content of CDC group IIg bacteria. J Clin Microbiol 1995;33:762–764.
450. Hollis DG, Moss CW, Daneshvar MI, et al. Characterization of Centers for Disease Control group NO-1, a fastidious, nonoxidative, gramnegative organism associated with dog and cat bites. J Clin Microbiol 1993;31:746–748.
451. Hollis DG, Moss CW, Daneshvar MI, et al. CDC group IIc: phenotypic characteristics, fatty acid composition, and isoprenoid quinone content. J Clin Microbiol 1996;34:2322–2324.
452. Hollis DG, Weaver RE, Moss CW, et al. Chemical and cultural characterization of CDC group WO-1, a weakly oxidative gram-negative group of organisms isolated from clinical sources. J Clin Microbiol 1992;30:291–295.
453. Holmes B, Costas M, Ganner M, et al. Evaluation of Biolog System for identification of some gram-negative bacteria of clinical importance. J Clin Microbiol 1994;32:1970–1975.
454. Holmes B, Costas M, On SLW, et al. *Neisseria weaveri* sp. nov. (formerly CDC group M-5), from dog bite wounds of humans. Int J Syst Bacteriol 1993;43:687–693.
455. Holmes B, Costas M, Wood AC, et al. Numerical analysis of electrophoretic protein patterns of "*Achromobacter*" group B, E and F strains from human blood. J Appl Bacteriol 1990;68:495–504.
456. Holmes B, Costas M, Wood AC, et al. Differentiation of *Achromobacter*-like strains from human blood by DNA restriction endonuclease digest and ribosomal RNA gene probe patterns. Epidemiol Infect 1990;105:541–551.
457. Holmes B, Dawson CA. Numerical taxonomic studies on *Achromobacter* isolates from clinical material. In Leclerc H, ed. Gram Negative Bacteria of Medical and Public Health Importance: Taxonomy–Identification–Applications. Paris, France: Les Editions INSERM, 1983:331–341.
458. Holmes B, Lewis R, Trevett A. Septicaemia due to *Achromobacter* group B: a report of two cases. Med Microbiol Lett 1992;1:177–184.
459. Holmes B, Moss CW, Daneshvar MI. Cellular fatty acid compositions of "*Achromobacter* groups B and E." J Clin Microbiol 1993;31:1007–1008.
460. Holmes B, Owen RJ, Evans A, et al. *Pseudomonas paucimobilis*, a new species isolated from human clinical specimens, the hospital environment, and other sources. Int J Syst Bacteriol 1977;27:133–146.
461. Holmes B, Owen RJ, Hollis DG. *Flavobacterium spiritivorum*, a new species isolated from human clinical specimens. Int J Syst Bacteriol 1982;32:157–165.
462. Holmes B, Owen RJ, McMeekin TA. Genus *Flavobacterium*. In Krieg NR, Holt JG, eds. Bergey's Manual of Systematic Bacteriology. Vol. 1. Baltimore, MD: Williams & Wilkins, 1984:353–361.
463. Holmes B, Owen RJ, Weaver RE. *Flavobacterium multivorum*, a new species isolated from human clinical specimens and previously known as group IIk, biotype 2. Int J Syst Bacteriol 1981;31:21–34.
464. Holmes B, Pinning CA, Dawson CA. A probability matrix for the identification of gram-negative, aerobic, non-fermentative bacteria that grow on nutrient agar. J Gen Microbiol 1986;132:1827–1842.
465. Holmes B, Popoff M, Kiredjian M, et al. *Ochrobactrum anthropi* gen. nov., sp. nov. from human clinical specimens and previously known as group Vd. Int J Syst Bacteriol 1988;38:406–416.
466. Holmes B, Segers P, Coenye T, et al. *Pannonibacter phragmitetus*, described from a Hungarian soda lake in 2003, had been recognized several decades earlier from human blood cultures as Achromobacter groups B and E. Int J Syst Evol Microbiol 2006;56(Pt 12):2945–2948.
467. Holmes B, Snell JJ, Lapage SP. Revised description, from clinical strains, of *Flavobacterium breve* (Lustig) Bergey et al. 1923 and proposal of the neotype strain. Int J Syst Bacteriol 1978;28:201–208.
468. Holmes B, Snell JJS, Lapage SP. *Flavobacterium odoratum*: a species resistant to a wide range of antimicrobial agents. J Clin Pathol 1979;32:73–77.
469. Holmes B, Steigerwalt AG, Nicholson AC. DNA-DNA hybridization study of strains of *Chryseobacterium, Elizabethkingia* and *Empedobacter* and of other usually indole-producing non-fermenters of CDC groups IIc, IIe, IIh and IIi, mostly from human clinical sources, and proposals of *Chryseobacterium bernardetii* sp. nov., *Chryseobacterium carnis* sp. nov., *Chryseobacterium lactis* sp. nov., *Chryseobacterium nakagawai* sp. nov. and *Chryseobacterium taklimakanense* comb. nov. Int J Syst Evol Microbiol 2013;63(Pt 12):4639–4662.
470. Holmes B, Steigerwalt AG, Weaver RE, et al. *Weeksella virosa* gen. nov., sp. nov. (formerly group IIf), found in human clinical specimens. Syst Appl Microbiol 1986;8:185–190.
471. Holmes B, Steigerwalt AG, Weaver RE,et al. *Weeksella zoohelcum* sp. nov. (formerly group IIj), from human clinical specimens. Syst Appl Microbiol 1986;8:191–196.
472. Holmes B, Steigerwalt AG, Weaver RE, et al. *Chryseomonas luteola* comb. nov. and *Flavimonas oryzihabitans* gen. nov., comb. nov., *Pseudomonas*-like species from human clinical specimens and formerly known, respectively, as groups Ve-1 and Ve-2. Int J Syst Bacteriol 1987;37:245–250.
473. Holmes B, Weaver RE, Steigerwalt AG, et al. A taxonomic study of *Flavobacterium spiritivorum* and *Sphingobacterium mizutae*: proposal of *Flavobacterium yabuuchiae* sp. nov. and *Flavobacterium mizutaii* comb. nov. Int J Syst Bacteriol 1988;38:348–353.
474. Holt HM, Sogaard P, Gahrn-Hansen B. Ear infections with *Shewanella alga*: a bacteriologic, clinical and epidemiologic study of 67 cases. Clin Microbiol Infect 1997;3:329–334.
475. Holton J. A note on the preparation and use of a selective and differential medium for the isolation of the *Acinetobacter* spp. from clinical sources. J Appl Bacteriol 1983;66:24–26.
476. Hombrouck-Alet C, Poilane I, Janoir-Jouveshomme C, et al. Utilization of 16S ribosomal DNA sequencing for diagnosis of septicemia due to *Neisseria elongata* subsp. *glycolytica* in a neutropenic patient. J Clin Microbiol 2003;41:3436–3437.
477. Homem de Mello de Souza HA, Dalla-Costa LM, Vicenzi FJ, et al. MALDI-TOF: a useful tool for laboratory identification of uncommon glucose non-fermenting Gram-negative bacteria associated with cystic fibrosis. J Med Microbiol 2014;63(Pt 9):1148–1153.
478. Hope R, Warner M, Mushtaq S, et al. Effect of medium type, age and aeration on the MICs of tigecycline and classical tetracyclines. J Antimicrob Chemother 2005;56:1042–1046.
479. Hornei B, Luneberg E, Schmidt-Rotte H, et al. Systemic infection of an immunocompromised patient with *Methylobacterium zatmanii*. J Clin Microbiol 1999;37:248–250.
480. Horowitz H, Gilroy S, Feinstein S, et al. Endocarditis associated with *Comamonas acidovorans*. J Clin Microbiol 1990;28:143–145.
481. Horrevorts A, Bergman K, Kollée L, et al. Clinical and epidemiological investigations of *Acinetobacter* genomospecies 3 in a neonatal intensive care unit. J Clin Microbiol 1995;33:1567–1572.
482. Howard K, Inglis TJJ. Novel selective medium for isolation of *Burkholderia pseudomallei*. J Clin Microbiol 2003;41:3312–3316.
483. Hsueh P-R, Chang J-C, Teng L-J, et al. Comparison of Etest and agar dilution method for antimicrobial susceptibility testing of *Flavobacterium* isolates. J Clin Microbiol 1997;35:1021–1023.
484. Hsueh P-R, Hsiue T-R, Wu J-J, et al. *Flavobacterium indologenes* bacteremia: clinical and microbiological characteristics. Clin Infect Dis 1996;23:550–555.
485. Hsueh P-R, Kuo L-C, Chang T-C, et al. Evaluation of the Bruker Biotyper matrix-assisted laser desorption ionization-time of flight mass spectrometry system for identification of blood isolates of *Acinetobacter* species. J Clin Microbiol 2014;52:3095–3100.
486. Hsueh P-R, Teng L-J, Chen C-Y, et al. Pandrug-resistant *Acinetobacter baumannii* causing nosocomial infections in a university hospital, Taiwan. Emerg Infect Dis 2002;8:827–832.
487. Hsueh P-R, Teng L-J, Ho S-W, et al. Clinical and microbiological characteristics of *Flavobacterium indologenes* infections associated with indwelling devices. J Clin Microbiol 1996;34:1908–1913.
488. Hsueh P-R, Teng L-J, Lee L-N, et al. Melioidosis: an emerging infection in Taiwan? Emerg Infect Dis 2001;7:428–433.
489. Hsueh P-R, Teng L-J, Yang P-C, et al. Nosocomial infections caused by *Sphingomonas paucimobilis*: clinical features and microbiological characteristics. Clin Infect Dis 1998;26:676–681.
490. Hsueh P-R, Teng L-J, Yang P-C, et al. Increasing incidence of nosocomial *Chryseobacterium indologenes* infections in Taiwan. Eur J Clin Microbiol Infect Dis 1997;16:568–574.
491. Hsueh P-R, Wu J-J, Hsiue T-R, et al. Bacteremic necrotizing fasciitis due to *Flavobacterium odoratum*. Clin Infect Dis 1995;21:1337–1338.
492. Hubert B, De Mahenge A, Grimont F, et al. An outbreak of pneumonia and meningitis caused by a previously undescribed gram-negative bacterium in a hot spring spa. Epidemiol Infect 1991;107:373–381.

493. Hudson MJ, Hollis DG, Weaver RE, et al. Relationship of CDC group EO-2 and *Psychrobacter immobilis*. J Clin Microbiol 1987;25:1907–1910.
494. Hugh R, Leifson E. The taxonomic significance of fermentative versus oxidative metabolism of carbohydrates by various gram-negative bacteria. J Bacteriol 1953;66:24–26.
495. Hutchinson GR, Parker S, Pryor JA, et al. Home-use nebulizers: a potential primary source of *Burkholderia cepacia* and other colistin-resistant, gramnegative bacteria in patients with cystic fibrosis. J Clin Microbiol 1996;34:584–587.
496. Ibrahim A, Gerner-Smidt P, Liesack W. Phylogenetic relationship of the twenty-one DNA groups of the genus *Acinetobacter* as revealed by 16S ribosomal DNA sequence analysis. Int J Syst Bacteriol 1997;47:837–841.
497. Igra-Siegman Y, Chmel H, Cobbs C. Clinical and laboratory characteristics of *Achromobacter xylosoxidans* infection. J Clin Microbiol 1980;11:141–145.
498. Imperial HL, Joho KL, Alcid DV. Endocarditis due to *Neisseria elongata* subspecies *nitroreducens*. Clin Infect Dis 1995;20:1431–1432.
499. Isles A, Macluskey I, Corey M, et al. *Pseudomonas cepacia* infection in cystic fibrosis: an emerging problem. J Pediatr 1984;104:206–210.
500. Iwata M, Tateda K, Matsumoto T, et al. Primary *Shewanella alga* septicemia in a patient on hemodialysis. J Clin Microbiol 1999;37:2104–2105.
501. Jácome PR, Alves LR, Cabral AB, et al. First report of KPC-producing *Pseudomonas aeruginosa* in Brazil. Antimicrob Agents Chemother 2012;56:4990.
502. Jacquier H, Carbonnelle E, Corvec S, et al. Revisited distribution of nonfermenting Gram-negative bacilli clinical isolates. Eur J Clin Microbiol Infect Dis 2011;30:1579–1586.
503. Janda JM, Abbott SL. 16S rRNA gene sequencing for bacterial identification in the diagnostic laboratory: pluses, perils, and pitfalls. J Clin Microbiol 2007;45:2761–2764.
504. Janda JM, Abbott SL. The genus *Shewanella*: from the briny depths below to human pathogen. Crit Rev Microbiol 2014;40(4):293–312.
505. Janknecht P, Schneider CM, Ness T. Outbreak of *Empedobacter brevis* endophthalmitis after cataract extraction. Graefes Arch Clin Exp Ophthalmol 2002;240:291–295.
506. Jannes G, Vaneechoutte M, Lannoo M, et al. Polyphasic taxonomy leading to the proposal of *Moraxella canis* sp. nov. for *Moraxella catarrhalis*-like strains. Int J Syst Bacteriol 1993;43:438–449.
507. Jawad A, Hawkey PM, Heritage J, et al. Description of Leeds *Acinetobacter* Medium, a new selective and differential medium for isolation of clinically important *Acinetobacter* spp., and comparison with Herellea agar and Holton's agar. J Clin Microbiol 1994;32:2353–2358.
508. Jean SS, Lee WS, Chen FL, et al. *Elizabethkingia meningoseptica*: an important emerging pathogen causing healthcare-associated infections. J Hosp Infect 2014;86:244–249.
509. Jekarl DW, Han SB, Kim YJ, et al. Evaluation of Vitek2 and BD Phoenix in antimicrobial susceptibility testing of *Acinetobacter baumannii* and *Pseudomonas aeruginosa*. Diagn Microbiol Infect Dis 2010;67:384–386.
510. Jellison TK, McKinnon PS, Rybak MJ. Epidemiology, resistance, and outcomes of *Acinetobacter baumannii* bacteremia treated with imipenem-cilastatin or ampicillin-sulbactam. Pharmacotherapy 2001;21:142–148.
511. Jelveh N, Cunha BA. *Ochrobactrum anthropi* bacteremia. Heart Lung 1999;28:145–146.
512. Jenks PJ, Shaw EJ. Recurrent septicaemia due to "*Achromobacter* Group B." J Infect 1997;34:143–145.
513. Jenney AW, Lum G, Fisher DA, et al. Antibiotic susceptibility of *Burkholderia pseudomallei* from tropical northern Australia and implications for therapy of melioidosis. Int J Antimicrob Agents 2001;17:109–113.
514. Jhung MA, Sunenshine RH, Noble-Wang J, et al. A national outbreak of *Ralstonia mannitolilytica* associated with use of a contaminated oxygen-delivery device among pediatric patients. Pediatrics 2007;119:1061–1068.
515. Jiménez-Mejías ME, Pachón J, Becerril B, et al. Treatment of multidrug-resistant *Acinetobacter baumannii* meningitis with ampicillin/sulbactam. Clin Infect Dis 1997;24:932–935.
516. Jiménez-Mejías ME, Pichardo-Guerrero C, Márquez-Rivas FJ, et al. Cerebrospinal fluid penetration and pharmacokinetic/pharmacodynamic parameters of intravenously administered colistin in a case of multidrug-resistant *Acinetobacter baumannii* meningitis. Eur J Clin Microbiol Infect Dis 2002;21: 212–214.
517. Johansen HK, Kjeldsen K, Høiby N. *Pseudomonas mendocina* as a cause of chronic infective endocarditis in a patient with situs inversus. Clin Microbiol Infect 2001;7:650–652.
518. Johnson DW, Lum G, Nimmo G, et al. *Moraxella nonliquefaciens* septic arthritis in a patient undergoing hemodialysis. Clin Infect Dis 1995;21:1039–1040.
519. Jones AM, Dodd ME, Govan JR, et al. *Burkholderia cenocepacia* and *Burkholderia multivorans*: influence on survival in cystic fibrosis. Thorax 2004;59:948–951.
520. Jones AM, Dodd ME, Webb AK. *Burkholderia cepacia*: current clinical issues, environmental controversies and ethical dilemmas. Eur Respir J 2001;17:295–301.
521. Jones AM, Stanbridge TN, Islaska BJ, et al. *Burkholderia gladioli*: recurrent abscesses in a patient with cystic fibrosis. J Infect 2001;42:69–71.
522. Jones CL, Clancy M, Honnold C, et al. A Fatal Outbreak of an Emerging Clone of Extensively Drug-Resistant *Acinetobacter baumannii* with Enhanced Virulence. Clin Infect Dis. 2015 Mar 29. pii: civ225. [Epub ahead of print]
523. Jones RN, Ferraro MJ, Reller LB, et al. Multicenter studies of tigecycline disk diffusion susceptibility results for *Acinetobacter* spp. J Clin Microbiol 2007;45:227–230.
524. Jorgensen IM, Johansen HK, Frederiksen B, et al. Epidemic spread of *Pandoraea apista*, a new pathogen causing severe lung disease in patients with cystic fibrosis. Pediatr Pulmonol 2003;36:439–446.
525. Jørgensen NO, Brandt KK, Nybroe O, et al. *Delftia lacustris* sp. nov., a peptidoglycan-degrading bacterium from fresh water, and emended description of *Delftia tsuruhatensis* as a peptidoglycan-degrading bacterium. Int J Syst Evol Microbiol 2009;59(Pt 9):2195–2199.
526. Jung SH, Lee B, Mirrakhimov AE, et al. Septic shock caused by *Elizabethkingia meningoseptica*: a case report and review of literature. BMJ Case Rep. 2013 Apr 3;2013. pii: bcr2013009066.
527. Juretschko S, Beavers-May TK, Stovall SH. Nosocomial infection with *Asaia lannensis* in two paediatric patients with idiopathic dilated cardiomyopathy. J Med Microbiol 2010;59(Pt 7):848–852.
528. Juretschko S, Labombardi VJ, Lerner SA, et al; Pseudomonas AST Study Group. Accuracies of beta-lactam susceptibility test results for *Pseudomonas aeruginosa* with four automated systems (BD Phoenix, MicroScan WalkAway, Vitek, and Vitek 2). J Clin Microbiol 2007;45:1339–1342.
529. Justesen US, Holt HM, Thiesson HC, et al. Report of the first human case of *Caulobacter* sp. infection. J Clin Microbiol 2007;45:1366–1369.
530. Kaiser RM, Garman RL, Bruce MG, et al. Clinical significance and epidemiology of NO-1, an unusual bacterium associated with dog and cat bites. Emerg Infect Dis 2002;8:171–174.
531. Kämpfer P. Grouping of *Acinetobacter* genomic species by cellular fatty acid composition. Med Microbiol Lett 1993;2:394–400.
532. Kämpfer P, Avesani V, Janssens M, et al. Description of *Wautersiella falsenii* gen. nov., sp. nov., to accommodate clinical isolates phenotypically resembling members of the genera *Chryseobacterium* and *Empedobacter*. Int J Syst Evol Microbiol 2006;56(Pt 10):2323–2329.
533. Kämpfer P, Falsen E, Busse HJ. *Naxibacter varians* sp. nov. and *Naxibacter haematophilus* sp. nov., and emended description of the genus *Naxibacter*. Int J Syst Evol Microbiol 2008;58(Pt 7):1680–1684.
534. Kämpfer P, Lodders N, Martin K, et al. Revision of the genus *Massilia* La Scola et al. 2000, with an emended description of the genus and inclusion of all species of the genus *Naxibacter* as new combinations, and proposal of *Massilia consociata* sp. nov. Int J Syst Evol Microbiol 2011;61(Pt 7):1528–1533.
535. Kämpfer P, Lodders N, Martin K, et al. *Massilia oculi* sp. nov., isolated from a human clinical specimen. Int J Syst Evol Microbiol 2012;62(Pt 2):364–369.
536. Kämpfer P, Matthews H, Glaeser SP, et al. *Elizabethkingia anophelis* sp. nov., isolated from the midgut of the mosquito *Anopheles gambiae*. Int J Syst Evol Microbiol 2011;61(Pt 11):2670–2675.
537. Kanis MJ, Oosterheert JJ, Lin S, et al. Corneal graft rejection complicated by *Paracoccus yeei* infection in a patient who had undergone a penetrating keratoplasty. J Clin Microbiol 2010;48:323–325.
538. Kanj SS, Tapson V, Davis RD, et al. Infections in patients with cystic fibrosis following lung transplantation. Chest 1997;112:924–930.
539. Kaplan LJ, Flaherty J. Centers for Disease Control Group M-6: a cause of destructive endocarditis. J Infect Dis 1991;164:822–823.
540. Kappstein I, Grundmann H, Hauer T, et al. Aerators as a reservoir of *Acinetobacter junii*: an outbreak of bacteraemia in paediatric oncology patients. J Hosp Infect 2000;44:27–30.
541. Karafin M, Romagnoli M, Fink DL, et al. Fatal infection caused by *Cupriavidus gilardii* in a child with aplastic anemia. J Clin Microbiol 2010;48:1005–1007.
542. Karpati F, Malmborg AS, Alfredsson H, et al. Bacterial colonization with *Xanthomonas maltophilia*: a retrospective study in a cystic fibrosis patient population. Infection 1994;22:258–263.
543. Kassamali Z, Jain R, Danziger LH. An update on the arsenal for multidrug-resistant *Acinetobacter* infections: polymyxin antibiotics. Int J Infect Dis 2015;30:125–132.
544. Kattar MM, Chavez JF, Limaye AP, et al. Application of 16S rRNA gene sequencing to identify *Bordetella hinzii* as the causative agent of fatal septicemia. J Clin Microbiol 2000;38:789–794.
545. Kawamura I, Yagi T, Hatakeyama K, et al. Recurrent vascular catheter-related bacteremia caused by *Delftia acidovorans* with different antimicrobial susceptibility profiles. J Infect Chemother 2011;17:111–113.

546. Kay SE, Clark RA, White KL, et al. Recurrent *Achromobacter piechaudii* bacteremia in a patient with hematological malignancy. J Clin Microbiol 2001;39:808–810.
547. Kaye KM, Macone A, Kazanjian PH. Catheter infection caused by *Methylobacterium* in immunocompromised hosts: report of three cases and review of the literature. Clin Infect Dis1992;14:1010–1014.
548. Keene WE, Markum AC, Samadpour M. Outbreak of *Pseudomonas aeruginosa* infections caused by commercial piercing of upper ear cartilage. JAMA 2004;91:981–985.
549. Kendirli T, Ciftci E, Ince E, et al. *Ralstonia pickettii* outbreak associated with contaminated distilled water used for respiratory care in a paediatric intensive care unit. J Hosp Infect 2004;56:77–78.
550. Kern WV, Oethinger M, Kaufhold A, et al. *Ochrobactrum anthropi* bacteremia: report of four cases and short review. Infection 1993;21:306–310.
551. Kerr KG, Denton M, Todd NJ, et al. A novel selective culture medium for the isolation of *Stenotrophomonas maltophilia*. Eur J Clin Microbiol Infect Dis 1996;15:607–608.
552. Kersters K, De Ley J. Genus III. *Agrobacterium* Conn 1942, 359[AL]. In: Krieg NR, Holt JG, eds. Bergey's Manual of Systematic Bacteriology. Vol. 1. Baltimore, MD: Williams & Wilkins, 1984:244–254.
553. Kersters K, De Ley J. Genus *Alcaligenes* Castellani and Chalmers 1919, 936[AL]. In: Krieg NR, Holt JG, eds. Bergey's Manual of Systematic Bacteriology. Vol. 1. Baltimore, MD: Williams & Wilkins, 1984: 361–373.
554. Kersters K, Hinz K-H, Hertle A, et al. *Bordetella avium* sp. nov., isolated from the respiratory tracts of turkeys and other birds. Int J Syst Bacteriol 1984;34:56–70.
555. Kettaneh A, Weill F-X, Poilane I, et al. Septic shock caused by *Ochrobactrum anthropi* in an otherwise healthy host. J Clin Microbiol 2003;41:1339–1341.
556. Keusch S, Speich R, Treder U, et al. Central venous catheter infections in outpatients with pulmonary hypertension treated with continuous iloprost. Respiration 2013;86:402–406.
557. Khabbaz RF, Arnow PM, Highsmith AK, et al. *Pseudomonas fluorescens* bacteremia from blood transfusion. Am J Med 1984;76:62–68.
558. Khan SU, Gordon SM, Stillwell PC, et al. Empyema and bloodstream infection caused by *Burkholderia gladioli* in a patient with cystic fibrosis after lung transplantation. Pediatr Infect Dis J 1996;15:637–639.
559. Khardori N, Elting L, Wong E, et al. Nosocomial infections due to *Xanthomonas maltophilia (Pseudomonas maltophilia)* in patients with cancer. Rev Infect Dis 1990;12:997–1003.
560. Khashe S, Janda JM. Biochemical and pathogenic properties of *Shewanella alga* and *Shewanella putrefaciens*. J Clin Microbiol 1998;36:783–787.
561. Khawcharoenporn T, Apisarnthanarak A, Mundy LM. Intrathecal colistin for drug-resistant *Acinetobacter baumannii* central nervous system infection: a case series and systematic review. Clin Microbiol Infect 2010;16:888–894.
562. Khawcharoenporn T, Pruetpongpun N, Tiamsak P, et al. Colistin-based treatment for extensively drug-resistant *Acinetobacter baumannii* pneumonia. Int J Antimicrob Agents 2014;43:378–382.
563. Kikuchi I, Arao T, Oiwa T. Surgical treatment of fungating lesion of foot due to *Moraxella phenylpyruvica*. Case report. Plast Reconstr Surg 1978;61:911–916.
564. Kim DS, Wi YM, Choi JY, et al. Bacteremia caused by *Laribacter hongkongensis* misidentified as *Acinetobacter lwoffii*: report of the first case in Korea. J Korean Med Sci 2011;26:679–681.
565. Kim JH, Cooper RA, Welty-Wolf KE, et al. *Pseudomonas putrefaciens* bacteremia. Rev Infect Dis 1989;11:97–104.
566. Kim KK, Kim MK, Lim JH, et al. Transfer of *Chryseobacterium meningosepticum* and *Chryseobacterium miricola* to *Elizabethkingia* gen. nov. as *Elizabethkingia meningoseptica* comb. nov. and *Elizabethkingia miricola* comb. nov. Int J Syst Evol Microbiol 2005;55:1287–1293.
567. King A, Holmes B, Phillips I, et al. A taxonomic study of clinical isolates of *Pseudomonas pickettii*, `P. thomasii' and `group IVd' bacteria. J Gen Microbiol 1979;114:137–147.
568. King EO. Studies of a group of previously unclassified bacteria associated with meningitis in infants. Am J Clin Pathol 1959;31:241–247.
569. King EO, Ward MK, Raney DE. Two simple media for the demonstration of pyocyanin and fluorescein. J Lab Clin Med 1954;44:301–307.
570. Kiratisin P, Koomanachai P, Kowwigkai P, et al. Early-onset prosthetic valve endocarditis caused by *Inquilinus* sp. Diagn Microbiol Infect Dis 2006;56:317–320.
571. Kiredjian M, Holmes B, Kersters K, et al. *Alcaligenes piechaudii*, a new species from human clinical specimens and the environment. Int J Syst Bacteriol 1986;36:282–287.
572. Kiris S, Over U, Babacan F, et al. Disseminated *Flavimonas oryzihabitans* infection in a diabetic patient who presented with suspected multiple splenic abscesses. Clin Infect Dis 1997;25:324–325.
573. Kish MA, Buggy BP, Forbes BA. Bacteremia caused by *Achromobacter* species in an immunocompromised host. J Clin Microbiol 1984;19:947–948.
574. Kishimoto RA, Brown GL, Blair EB, et al. Melioidosis: serologic studies on U.S. army personnel returning from Southeast Asia. Milit Med 1971;136:694–698.
575. Kiska DL, Kerr A, Jones MC, et al. Accuracy of four commercial systems for identification of *Burkholderia cepacia* and other gram-negative nonfermenting bacilli recovered from patients with cystic fibrosis. J Clin Microbiol 1996;34:886–891.
576. Kitch T, Jacobs MR, Appelbaum PC. Evaluation of the 4-hour RapID NF Plus method for identification of 345 gram-negative non-fermentative rods. J Clin Microbiol 1992;30:1267–1270.
577. Kivinen PK, Lahtinen M-R, Ruotsalainen E, et al. *Bergeyella zoohelcum* septicaemia of a patient suffering from severe skin infection. Acta Derm Venereol 2003;83:74–75.
578. Klausner JD, Zukerman, C, Limaye AP, et al. Outbreak of *Stenotrophomonas maltophilia* bacteremia among patients undergoing bone marrow transplantation: association with faulty replacement handwashing soap. Infect Control Hosp Epidemiol 1999;20:756–758.
579. Knuth BD, Owen MR, Latorraca R. Occurrence of an unclassified organism group IVd. Am J Med Technol 1969;35:227–232.
580. Ko KS, Peck KR, Oh WS, et al. New species of *Bordetella*, *Bordetella ansorpii* sp. nov., isolated from the purulent exudate of an epidermal cyst. J Clin Microbiol 2005;43:2516–2519.
581. Kociuba K, Munro R, Daley D. M-6 endocarditis: report of an Australian case. Pathology 1993;25:310–312.
582. Kodaka H, Armfield AY, Lombard GL, et al. Practical procedure for demonstrating bacterial flagella. J Clin Microbiol 1982;16:948–952.
583. Koh TH, Ng LSY, Ho JLF, et al. Automated identification systems and *Burkholderia pseudomallei*. J Clin Microbiol 2003;41:1809.
584. Koide M, Miyata T, Nukina M, et al. A strain of *Pseudomonas vesicularis* isolated from shower hose which supports the multiplication of Legionella. Kansenshogaku Zasshi 1989;63:1160–1164.
585. Kõljalg S, Telling K, Huik K, et al. First report of *Wohlfahrtiimonas chitiniclastica* from soft tissue and bone infection at an unusually high northern latitude. Folia Microbiol (Praha) 2015;60:155–158.
586. Kosako Y, Yabuuchi E, Naka T, et al. Proposal of *Sphingomonadaceae* fam. nov., consisting of *Sphingomonas* Yabuuchi et al. 1990, *Erythrobacter* Shiba and Shimidu 1982, *Erythromicrobium* Yurkov et al. 1994, *Porphyrobacter* Fuerst et al. 1993, *Zymomonas* Kluyver and van Niel 1936, and *Sandaracinobacter* Yurkov et al. 1997, with the type genus *Sphingomonas* Yabuuchi et al. 1990. Microbiol Immunol 2000;44:563–575.
587. Kostman JR, Soloman F, Fekete T. Infections with *Chryseomonas luteola* (CDC Group Ve-1) and *Flavimonas oryzihabitans* (CDC Group Ve-2) in neurosurgical patients Rev. Infect Dis 1991;13:233–236.
588. Kovaleva J, Degener JE, van der Mei HC. *Methylobacterium* and its role in health care-associated infection. J Clin Microbiol 2014;52:1317–1321.
589. Krause ML, Sohail MR, Patel R, et al. *Achromobacter piechaudii* bloodstream infection in an immunocompetent host. Am J Case Rep 2012;13:265–267.
590. Kregiel D, Otlewska A, Antolak H. Attachment of *Asaia bogorensis* originating in fruit-flavored water to packaging materials. Biomed Res Int 2014;2014:514190. Epub 2014 Sep 11.
591. Krizova L, Bonnin RA, Nordmann P, et al. Characterization of a multidrug-resistant *Acinetobacter baumannii* strain carrying the blaNDM-1 and blaOXA-23 carbapenemase genes from the Czech Republic. J Antimicrob Chemother 2012;67:1550–1552.
592. Krizova L, McGinnis J, Maixnerova M, et al. *Acinetobacter variabilis* sp. nov. (formerly DNA group 15 sensu Tjernberg & Ursing), isolated from humans and animals. Int J Syst Evol Microbiol 2015;65(Pt 3):857–863.
593. Kurzynski TA, Boehm DM, Rott-Petri JA, et al. Antimicrobial susceptibilities of *Bordetella* species isolated in a Multicenter Pertussis Surveillance Project. Antimicrob Agents Chemother 1988;32:137–140.
594. Labarca JA, Leber AL, Kern VL, et al. Outbreak of *Stenotrophomonas maltophilia* bacteremia in allogenic bone marrow transplant patients: role of severe neutropenia and mucositis. Clin Infect Dis 2000;30:195–197.
595. Labarca JA, Pegues DA, Wagar EA, et al. Something's rotten: a nosocomial outbreak of malodorous *Pseudomonas aeruginosa*. Clin Infect Dis 1998;26:1440–1446.
596. Labarca JA, Trick WE, Peterson CL, et al. A multistate nosocomial outbreak of *Ralstonia pickettii* colonization associated with an intrinsically contaminated respiratory care solution. Clin Infect Dis 1999;29:1281–1286.
597. Lacy DE, Spencer DA, Goldstein A, et al. Chronic granulomatous disease presenting in childhood with *Pseudomonas cepacia* septicaemia. J Infect 1993;27:301–304.
598. Laffineur K, Janssens M, Charlier J, et al. Biochemical and susceptibility tests useful for identification of nonfermenting gram-negative rods. J Clin Microbiol 2002;40:1085–1087.

599. Lai CC, Cheng A, Liu WL, et al. Infections caused by unusual *Methylobacterium* species. J Clin Microbiol 2011;49:3329-3331.
600. Lai CC, Hsu HL, Tan CK, et al. Recurrent bacteremia caused by the *Acinetobacter calcoaceticus-Acinetobacter baumannii* complex. J Clin Microbiol 2012;50:2982-2986.
601. Lai CC, Teng LJ, Hsueh PR, et al. Clinical and microbiological characteristics of *Rhizobium radiobacter* infections. Clin Infect Dis 2004;38:149-153.
602. Lair MI, Bentolila S, Grenet D, et al. *Oerskovia turbata* and *Comamonas acidovorans* bacteremia in a patient with AIDS. Eur J Clin Microbiol Infect Dis1996;15:424-426.
603. Lambert WC, Pathan AK, Imaeda T, et al. Culture of *Vibrio extorquens* from severe, chronic skin ulcers in a Puerto Rican woman. J Am Acad Dermatol 1983;9:262-268.
604. Lambiase A, Del Pezzo M, Cerbone D, et al. Rapid identification of *Burkholderia cepacia* complex species recovered from cystic fibrosis patients using matrix-assisted laser desorption ionization time-of-flight mass spectrometry. J Microbiol Methods 2013;92:145-149.
605. Lampe AS, van der Reijden TJK. Evaluation of commercial test systems for the identification of nonfermenters. Eur J Clin Microbiol 1984;3:301-305.
606. Lang KJ, Chinzowu T, Cann KJ. *Delftia acidovorans* as an Unusual Causative Organism in Line-Related Sepsis. Indian J Microbiol 2012;52:102-103.
607. Langevin S, Vincelette J, Bekal S, et al. First case of invasive human infection caused by *Cupriavidus metallidurans*. J Clin Microbiol 2011;49:744-745.
608. La Scola B, Birtles RJ, Mallet M-N, et al. *Massilia timonae* gen. nov., sp. nov., isolated from blood of an immunocompromised patient with cerebellar lesions. J Clin Microbiol 1998;36:2847-2852.
609. Lau SK, Ho PL, Li MW, et al. Cloning and characterization of a chromosomal class C beta-lactamase gene and its regulatory gene in *Laribacter hongkongensis*. Antimicrob Agents Chemother 2005;49:1957-1964.
610. Lau SK, Woo PC, Fan RY, et al. Isolation of *Laribacter hongkongensis*, a novel bacterium associated with gastroenteritis, from drinking water reservoirs in Hong Kong. J Appl Microbiol 2007;103:507-515.
611. Lau SKP, Woo PCY, Hui W-T, et al. Use of cefoperazone MacConkey agar for selective isolation of *Laribacter hongkongensis*. J Clin Microbiol 2003;41:4839-4841.
612. Lau SKP, Wu AK, Teng JL, et al. Evidence for *Elizabethkingia anophelis* transmission from mother to infant, Hong Kong. Emerg Infect Dis 2015;21:232-241.
613. Laukeland H, Bergh K, Bevanger L. Posttrabeculectomy endophthalmitis caused by *Moraxella nonliquefaciens*. J Clin Microbiol 2002;40:2668-2670.
614. Lazarus HM, Magalhaes-Silverman M, Fox RM, et al. Contamination during in vitro processing of bone marrow for transplantation: clinical significance. Bone Marrow Transplant 1991;7:241-246.
615. Lechner A, Bruckner DA. *Oligella ureolytica* in blood culture: contaminant or infection? Eur J Clin Microbiol Infect Dis 2001;20:142-143.
616. Le Coustumier A, Njamkepo E, Cattoir V, et al. *Bordetella petrii* infection with long-lasting persistence in human. Emerg Infect Dis 2011;17:612-618.
617. Lee CC, Chen PL, Wang LR, et al. Fatal case of community-acquired bacteremia and necrotizing fasciitis caused by *Chryseobacterium meningosepticum*: case report and review of the literature. J Clin Microbiol 2006;44:1181-1183. Review.
618. Lee K, Kim C-K, Yong D, et al. POM-1 metallo-β-lactamase-producing *Pseudomonas otitidis* isolate from a patient with chronic otitis media. Diagn Microbiol Infect Dis 2012;72:295-296.
619. Lee MJ, Jang SJ, Li XM, et al. Comparison of rpoB gene sequencing, 16S rRNA gene sequencing, gyrB multiplex PCR, and the VITEK2 system for identification of *Acinetobacter* clinical isolates. Diagn Microbiol Infect Dis 2014;78:29-34.
620. Lee MR, Huang YT, Liao CH, et al. Bacteremia caused by *Brevundimonas* species at a tertiary care hospital in Taiwan, 2000-2010. Eur J Clin Microbiol Infect Dis 2011;30:1185-1191.
621. Lee SM, Kim MK, Lee JL, et al. Experience of *Comamonas acidovorans* keratitis with delayed onset and treatment response in immunocompromised cornea. Korean J Ophthalmol 2008;22:49-52.
622. Leelarasamee A, Bovornkitti S. Melioidosis: review and update. Rev Infect Dis 1989;11:413-425.
623. Leifson E. Atlas of Bacterial Flagellation. New York, NY: Academic Press, 1960.
624. Lejbkowicz F, Belavsky L, Kudinsky R, et al. Bacteraemia and sinusitis due to *Flavimonas oryzihabitans* infection. Scand J Infect Dis 2003;35:411-414.
625. Lema I, Gomez-Torreiro M, Rodriguez-Ares MT. *Comamonas acidovorans* keratitis in a hydrogel contact lens wearer. CLAO J 2001;27:55-56.
626. Le Moal G, Paccalin M, Breux JP, et al. Central venous catheter-related infection due to *Comamonas testosteroni* in a woman with breast cancer. Scand J Infect Dis 2001;33:627-628.
627. Lertpatanasuwan N, Sermsri K, Petkaseam A, et al. Arabinose-positive *Burkholderia pseudomallei* infection in humans: case report. Clin Infect Dis 1999;28:927-928.
628. Lesho E, Yoon EJ, McGann P, et al. Emergence of colistin-resistance in extremely drug-resistant *Acinetobacter baumannii* containing a novel pmrCAB operon during colistin therapy of wound infections. J Infect Dis 2013;208:1142-1151.
629. Lestin F, Kraak R, Podbielski A. Two cases of keratitis and corneal ulcers caused by *Burkholderia gladioli*. J Clin Microbiol 2008;46:2445-2449.
630. Leung WK, Chow VC, Chan MC, et al. *Psychrobacter* bacteraemia in a cirrhotic patient after the consumption of raw geoduck clam. J Infect 2006;52:e169-e171.
631. Levin AS. Multiresistant *Acinetobacter* infections: a role for sulbactam combinations in overcoming an emerging worldwide problem. Clin Microbiol Infect 2002;8:144-153.
632. Levin AS, Barone A, Penco J, et al. Intravenous colistin as therapy for nosocomial infections caused by multidrug-resistant *Pseudomonas aeruginosa* and *Acinetobacter baumannii*. Clin Infect Dis 1999;28:1008-1011.
633. Levitski-Heikkila TV, Ullian ME. Peritonitis with multiple rare environmental bacteria in a patient receiving long-term peritoneal dialysis. Am J Kidney Dis 2005;46:e119-e124.
634. Levy P-Y, Tessier JL. Arthritis due to *Shewanella putrefaciens*. Clin Infect Dis 1998;26:536.
635. Lewin LO, Byard PJ, Davis PB. Effect of *Pseudomonas cepacia* colonization on survival and pulmonary function of patients with cystic fibrosis. J Clin Epidemiol 1990;43:125-131.
636. Lewis L, Stock F, Williams D, et al. Infections with *Roseomonas gilardii* and review of characteristics used for biochemical identification and molecular typing. Am J Clin Pathol 1997;108:210-216.
637. Li J, Rayner CR, Nation RL, et al. Heteroresistance to colistin in multidrug-resistant *Acinetobacter baumannii*. Antimicrob Agents Chemother 2006;50:2946-2950.
638. Li X, Dorsch M, Del Dot T, et al. Phylogenetic studies of the rRNA group II pseudomonads based on 16S rRNA gene sequences. J Appl Bacteriol 1993;74:324-329.
639. Li Y, Kawamura Y, Fujiwara N, et al. *Chryseobacterium miricola* sp. nov., a novel species isolated from condensation water of space station Mir. Syst Appl Microbiol 2003;26:523-528.
640. Lin P-Y, Chu C, Su L-H, et al. Clinical and microbiological analysis of bloodstream infections caused by *Chryseobacterium meningosepticum* in nonneonatal patients. J Clin Microbiol 2004;42:3353-3355.
641. Lin R-D, Hsueh P-R, Chang J-C, et al. *Flavimonas oryzihabitans* bacteremia: clinical features and microbiological characteristics of isolates. Clin Infect Dis 1997;24:867-873.
642. Lin T-Y, Wu S-W, Lin G-M, et al. Hidden diagnosis of tuberculous pleurisy masked by concomitant *Pseudomonas oryzihabitans* bacteremia. Respir Care 2012;57:298-301.
643. Lin WR, Chen YS, Liu YC. Cellulitis and bacteremia caused by *Bergeyella zoohelcum*. J Formos Med Assoc 2007;106:573-576.Review.
644. Linde H-J, Hahn J, Holler E, et al. Septicemia due to *Acinetobacter junii*. J Clin Microbiol 2002;40:2696-2697.
645. Lindquist D, Murrill D, Burran WP, et al. Characteristics of *Massilia timonae* and *Massilia timonae*-like isolates from human patients, with an emended description of the species. J Clin Microbiol 2003;41:192-196.
646. Lindquist SW, Weber DJ, Mangum ME, et al. *Bordetella holmesii* sepsis in an asplenic adolescent. Pediatr Infect Dis J 1995;14:813-815.
647. Lindsay JA, Riley TV. Susceptibility of desferrioxamine: a new test for the identification of *Staphylococcus epidermidis*. J Med Microbiol 1991;35:45-48.
648. LiPuma JJ. *Burkholderia cepacia*. Management issues and new insights. Clin Chest Med 1998;19:473-486.
649. LiPuma JJ, Currie BJ, Peacock SJ, et al. *Burkholderia, Stenotrophomonas, Ralstonia, Cupriavidus, Pandoraea, Brevundimonas, Comamonas, Delftia*, and *Acidovorax*. In Versalprice J, Jorgensen JH, Landry ML, Warnock DW, eds. Manual of Clinical Microbiology. 10th Ed. Washington, DC: ASM Press, 2011:692-713.
650. LiPuma JJ, Dasen SE, Nielson DW, et al. Person-to-person transmission of *Pseudomonas cepacia* between patients with cystic fibrosis. Lancet 1990;336:1094-1096.
651. LiPuma JJ, Marks-Austin KA, Holsclaw DS Jr, et al. Inapparent transmission of *Pseudomonas (Burkholderia) cepacia* among patients with cystic fibrosis. Pediatr Infect Dis J 1994;13:716-719.
652. LiPuma JJ, Spilker T, Gill LH, et al. Disproportionate distribution of *Burkholderia cepacia* complex species and transmissibility markers in cystic fibrosis. Am J Respir Crit Care Med 2001;164:92-96.

653. List Editor, IJSEM. Notification that new names and new combinations have appeared in volume 51, part 2, of the IJSEM. Int J Syst Evol Microbiol 2001;51:795-796.
654. Liu J-W, Wu J-J, Chen H-M, et al. *Methylobacterium mesophilicum* synovitis in an alcoholic. Clin Infect Dis 1997;24:1008-1009.
655. Liu Y, Liu K, Yu X, et al. Identification and control of a *Pseudomonas* spp (*P. fulva* and *P. putida*) bloodstream infection outbreak in a teaching hospital in Beijing, China. Int J Infect Dis 2014;23:105-108.
656. Livermore DM. Multiple mechanisms of antimicrobial resistance in *Pseudomonas aeruginosa*: our worst nightmare? Clin Infect Dis 2002;34:634-640.
657. Lloyd-Puryear M, Wallace D, Baldwin T, et al. Meningitis caused by *Psychrobacter immobilis* in an infant. J Clin Microbiol 1991;29:2041-2042.
658. Lobue TD, Deutsch TA, Stein RM. *Moraxella nonliquefaciens* endophthalmitis after trabeculectomy. Am J Ophthalmol 1985;99:343-345.
659. Loeffelholz M. Towards improved accuracy of *Bordetella pertussis* nucleic acid amplification tests. J Clin Microbiol 2012;50:2186-2190.
660. Loeffelholz MJ, Thompson CJ, Long KS, et al. Detection of *Bordetella holmesii* using *Bordetella pertussis* IS481 PCR assay. J Clin Microbiol 2000;38:467.
661. Lolans K, Rice TW, Munoz-Price LS, et al. Multicity outbreak of carbapenem-resistant *Acinetobacter baumannii* isolates producing the carbapenemase OXA-40. Antimicrob Agents Chemother 2006;50:2941-2945.
662. López FC, de Luna FF, Delgado MC, et al. *Granulibacter bethesdensis* isolated in a child patient with chronic granulomatous disease. J Infect 2008;57:275-277.
663. Lopez-Menchero R, Siguenza F, Caridad A, et al. Peritonitis due to *Comamonas acidovorans* in a CAPD patient. Perit Dial Int 1998;18:445-446.
664. Lorenzo-Pajuelo B, Villanueva JL, Rodriguez-Cuesta J, et al. Cavitary pneumonia in an AIDS patient caused by an unusual *Bordetella bronchiseptica* variant producing reduced amounts of pertactin and other major antigens. J Clin Microbiol 2002;40:3146-3154.
665. Lortholary O, Fagon J-Y, Hoi AB, et al. Nosocomial acquisition of multiresistant *Acinetobacter baumannii*: risk factors and prognosis. Clin Infect Dis 1995;20:790-796.
666. Loubinoux J, Mihaila-Amrouche L, Le Fleche A, et al. Bacteremia caused by *Acinetobacter ursingii*. J Clin Microbiol 2003;41:1337-1338.
667. Loukil C, Saizou C, Doit C, et al. Epidemiologic investigation of *Burkholderia cepacia* acquisition in two pediatric intensive care units. Infect Control Hosp Epidemiol 2003;24:707-710.
668. Lowe P, Engler C, Norton R. Comparison of automated and nonautomated systems for identification of *Burkholderia pseudomallei*. J Clin Microbiol 2002;40:4625-4627.
669. Lu B, Shi Y, Zhu F, et al. Pleuritis due to *Brevundimonas diminuta* in a previously healthy man. J Med Microbiol 2013;62(Pt 3):479-482.
670. Lu PC, Chan JC. *Flavobacterium indologenes* keratitis. Ophthalmologica 1997;211:98-100.
671. Lucas KG, Kiehn TE, Sobeck KA, et al. Sepsis caused by *Flavimonas oryzihabitans*. Medicine (Baltimore) 1994;73:209-214.
672. Lyons RW. Ecology, clinical significance and antimicrobial susceptibility of *Acinetobacter* and *Moraxella*. In Gilardi GL. ed. Nonfermentative GramNegative Rods: Laboratory Identification and Clinical Aspects. New York, NY: Marcel Dekker, 1985:159-179.
673. Macdonell MT, Colwell RR. Phylogeny of the *Vibrionaceae*, and recommendation for two new genera, *Listonella* and *Shewanella*. Syst Appl Microbiol 1985;6:171-182.
674. MacFaddin JF. Biochemical Tests for Identification of Medical Bacteria. 3rd Ed. Philadelphia,PA: Lippincott Williams & Wilkins, 2000.
675. MacFarlane L, Oppenheim BA, Lorrigan P. Septicaemia and septic arthritis due to *Pseudomonas putida* in a neutropenic patient. J Infect 1991;23:346-347.
676. MacRae JD, Smit J. Characterization of caulobacters isolated from wastewater treatment systems. Appl Environ Microbiol 1991;57:751-758.
677. Maderazo EG, Bassaris HP, Quintiliani R. *Flavobacterium meningosepticum* meningitis in a newborn infant. Treatment with intraventricular erythromycin. J Pediatr 1974;85:675-676.
678. Madhavan T. Septic arthritis with *Pseudomonas stutzeri*. Ann Intern Med 1974;80:670-671.
679. Madhavan T, Fisher EJ, Cox F, et al. *Pseudomonas putida* and septic arthritis. Ann Intern Med 1973;78:971-972.
680. Mahenthiralingam E, Baldwin A, Vandamme P. *Burkholderia cepacia* complex infection in patients with cystic fibrosis. J Med Microbiol 2002;51:533-538.
681. Mahenthiralingam E, Simpson DA, Speert DP. Identification and characterization of a novel DNA marker associated with epidemic *Burkholderia cepacia* strains recovered from patients with cystic fibrosis. J Clin Microbiol 1997;35:808-816.
682. Mahenthiralingam E, Vandamme P, Campbell ME, et al. Infection with *Burkholderia cepacia* complex genomovars in patients with cystic fibrosis: virulent transmissible strains of genomovar III can replace *Burkholderia multivorans*. Clin Infect Dis 2001;33:1469-1475.
683. Mahmood MS, Sarwari AR, Khan MA, et al. Infective endocarditis and septic embolization with *Ochrobactrum anthropi*: case report and review of literature. J Infect 2000;40:287-290.
684. Malhotra S, Singh K. *Pseudomonas stutzeri* associated conjunctivitis. Indian J Pathol Microbiol 2008;51:572.
685. Malkan AD, Strollo W, Scholand SJ, et al. Implanted-port-catheter-related sepsis caused by *Acidovorax avenae* and methicillin-sensitive *Staphylococcus aureus*. J Clin Microbiol 2009;47:3358-3361.
686. Manfredi R, Nanetti A, Ferri M, et al. *Ochrobactrum anthropi* as an agent of nosocomial septicemia in the setting of AIDS. Clin Infect Dis 1999;28:692-694.
687. Manfredi R, Nanetti A, Ferri M, et al. Emerging gram-negative pathogens in the immunocompromised host: *Agrobacterium radiobacter* septicemia during HIV disease. Microbiologica 1999;22:375-382.
688. Mani RM, Kuruvila KC, Batliwala PM, et al. *Flavobacterium meningosepticum* as an opportunist. J Clin Pathol 1978;31:220-222.
689. Manian FA. Bloodstream infection with *Oligella ureolytica*, Candida krusei, Bacteroides species in a patient with AIDS. Clin Infect Dis 1993;17:290-291.
690. Manikal VM, Landman D, Saurina G, et al. Endemic carbapenem-resistant *Acinetobacter* species in Brooklyn, New York: citywide prevalence, interinstitutional spread, and relation to antibiotic usage. Clin Infect Dis 2000;31:101-106.
691. Manji R, Bythrow M, Branda JA, et al. Multi-center evaluation of the VITEK® MS system for mass spectrometric identification of non-Enterobacteriaceae Gram-negative bacilli. Eur J Clin Microbiol Infect Dis 2014;33:337-346.
692. Manno G, Dalmastri C, Tabacchioni S, et al. Epidemiology and clinical course of *Burkholderia cepacia* complex infections, particularly those caused by different *Burkholderia cenocepacia* strains, among patients attending an Italian cystic fibrosis center. J Clin Microbiol 2004;42:1491-1497.
693. Maragakis LL, Cosgrove SE, Song X, et al. An outbreak of multidrug-resistant *Acinetobacter baumannii* associated with pulsatile lavage wound treatment. JAMA 2004;292:3006-3011.
694. Maraki S, Bantouna V, Lianoudakis E, et al. *Roseomonas* spinal epidural abscess complicating instrumented posterior lumbar interbody fusion. J Clin Microbiol 2013;51:2458-2460.
695. Marchaim D, Pogue JM, Tzuman O, et al. Major variation in MICs of tigecycline in Gram-negative bacilli as a function of testing method. J Clin Microbiol 2014;52:1617-1621.
696. Marchandin H, Michon A-L, Jumas-Bilak E. Atypical bacteria in the CF airways: diversity, clinical consequences, emergence, and adaptation. In Sriramulu D, editor. Cystic fibrosis – renewed hopes through research. InTech; 2012
697. Mardy C, Holmes B. Incidence of vaginal *Weeksella virosa* (formerly group IIf). J Clin Pathol 1988;41:211-214.
698. Marin M, Garcia de Viedma D, Martin-Rabadan P, et al. Infection of Hickman catheter by *Pseudomonas* (formerly *Flavimonas*) *oryzihabitans* traced to a synthetic bath sponge. J Clin Microbiol 2000;38:4577-4579.
699. Marin ME, Marco Del Pont J, Dibar E, et al. Catheter-related bacteremia caused by *Roseomonas gilardii* in an immunocompromised patient. Int J Infect Dis 2001;5:170-171.
700. Marinella MA. Cellulitis and sepsis due to *Sphingobacterium*. JAMA 2002;288:23.
701. Marko DC, Saffert RT, Cunningham SA, et al. Evaluation of the Bruker Biotyper and Vitek MS matrix-assisted laser desorption ionization-time of flight mass spectrometry systems for identification of nonfermenting gram-negative bacilli isolated from cultures from cystic fibrosis patients. J Clin Microbiol 2012;50:2034-2039.
702. Marne C, Pallares R, Sitges-Serra A. Isolation of *Pseudomonas putrefaciens* in intra-abdominal sepsis. J Clin Microbiol 1983;17:1173-1174.
703. Maroye P, Doermann HP, Rogues AM, et al. Investigation of an outbreak of *Ralstonia pickettii* in a paediatric hospital by RAPD. J Hosp Infect 2000;44:267-272.
704. Marques da Silva R, Caugant DA, Eribe ER, et al. Bacterial diversity in aortic aneurysms determined by 16S ribosomal RNA gene analysis. J Vasc Surg 2006;44:1055-1060.
705. Marraro RV, Mitchell JL, Payet CR. A chromogenic characteristic of an aerobic pseudomonad species in 2% tryptone (indole) broth. J Am Med Technol 1977;39:13-19.
706. Marroni M, Pasticci MB, Pantosti A, et al. Outbreak of infusion-related septicemia by *Ralstonia pickettii* in the oncology department. Tumori 2003;89:575-576.
707. Marshall WF, Keating MR, Anhalt JP, et al. *Xanthomonas maltophilia*: an emerging nosocomial pathogen. Mayo Clin Proc 1989;64:1097-1104.

708. Martin M, Winterfeld I, Kramme E, et al. Outbreak of *Burkholderia cepacia* complex caused by contaminated alcohol-free mouthwash. Anaesthesist 2012;61:25–29.
709. Martin R, Siavoshi F, McDougal DL. Comparison of rapid NFT system and conventional methods for identification of nonsaccharolytic gram-negative bacteria. J Clin Microbiol 1986;24:1089–1092.
710. Martina P, Bettiol M, Vescina C, et al. Genetic diversity of *Burkholderia contaminans* isolates from cystic fibrosis patients in Argentina. J Clin Microbiol 2013;51:339–344.
711. Martínez T, Vázquez GJ, Aquino EE, et al. First report of a *Pseudomonas aeruginosa* clinical isolate co-harbouring KPC-2 and IMP-18 carbapenemases. Int J Antimicrob Agents 2012;39:542–543.
712. Martino R, Martinez C, Pericas R, et al. Bacteremia due to glucose non-fermenting gram-negative bacilli in patients with hematological neoplasias and solid tumors. Eur J Clin Microbiol Infect Dis 1996;15:610–615.
713. Martino R, Pericas R, Romero P, et al. CDC group IV c-2 bacteremia in stem cell transplant recipients. Bone Marrow Transplant 1998;22:401–402.
714. Matic NA, Bunce PE. Isolation of *Bordetella bronchiseptica* from blood and a pancreatic abscess. J Clin Microbiol 2015;53:1778–1780. Mar 4. pii: JCM.00175-15.
715. May TB, Shinabarger D, Maharaj R, et al. Alginate synthesis by *Pseudomonas aeruginosa*: a key pathogenic factor in chronic pulmonary infections of patients with cystic fibrosis. Clin Microbiol Rev 1991;4:191–206.
716. Mayfield CI, Innis WE. A rapid, simple method for staining bacterial flagella. Can J Microbiol 1977;23:1311–1313.
717. Mazengia E, Silva EA, Peppe JA, et al. Recovery of *Bordetella holmesii* from patients with pertussis-like symptoms: use of pulsed-field gel electrophoresis to characterize circulating strains. J Clin Microbiol 2000;38:2330–2333.
718. McCormick JB, Weaver RE, Hayes PS, et al. Wound infection by an indigenous *Pseudomonas pseudomallei*-like organism isolated from the soil: case report and epidemiologic study. J Infect Dis 1977;135:103–107.
719. McElvania TeKippe E, Burnham CA. Evaluation of the Bruker Biotyper and VITEK MS MALDI-TOF MS systems for the identification of unusual and/or difficult-to-identify microorganisms isolated from clinical specimens. Eur J Clin Microbiol Infect Dis 2014;33:2163–2171.
720. McKew G. Severe sepsis due to *Chryseobacterium indologenes* in an immunocompetent adventure traveler. J Clin Microbiol 2014;52:4100–4101.
721. McKinley KP, Laundy TJ, Masterton RG. *Achromobacter* group B replacement valve endocarditis. J Infect 1990;20:262–263.
722. McMenamin JD, Zaccone TM, Coenye T, et al. Misidentification of *Burkholderia cepacia* in US cystic fibrosis treatment centers: an analysis of 1,051 recent sputum isolates. Chest 2000;117:1661–1665.
723. Meis JFGM, van Griethuijsen AJA, Muytjens HL. *Bordetella bronchiseptica* bronchitis in an immunosuppressed patient. Eur J Clin Microbiol Infect Dis 1990;9:366–367.
724. Mellmann A, Cloud J, Maier T, et al. Evaluation of matrix-assisted laser desorption ionization-time-of-flight mass spectrometry in comparison to 16S rRNA gene sequencing for species identification of nonfermenting bacteria. J Clin Microbiol 2008;46:1946–1954.
725. Menuet M, Bittar F, Stremler N, et al. First isolation of two colistin-resistant emerging pathogens, *Brevundimonas diminuta* and *Ochrobactrum anthropi*, in a woman with cystic fibrosis: a case report. J Med Case Rep 2008;2:373.
726. Mert A, Yilmaz M, Ozaras R, et al. Native valve endocarditis due to *Pseudomonas mendocina* in a patient with mental retardation and a review of literature. Scand J Infect Dis 2007;39(6/7):615–616.
727. Mesnard R, Guiso N, Michelet C, et al. Isolation of *Bordetella bronchiseptica* from a patient with AIDS. Eur J Clin Microbiol Infect Dis 1993;12:304–306.
728. Mesnard R, Sire JM, Donnio PY, et al. Septic arthritis due to *Oligella urethralis*. Eur J Clin Microbiol Infect Dis 1992;11:195–196.
729. Meuleman P, Erard K, Herregods MC, et al. Bioprosthetic valve endocarditis caused by *Neisseria elongata* subspecies *nitroreducens*. Infection 1996;24:258–260.
730. Meumann EM, Cheng AC, Ward L, et al. Clinical features and epidemiology of melioidosis pneumonia: results from a 21-year study and review of the literature. Clin Infect Dis 2012;54:362–369. Review.
731. Michon AL, Saumet L, Bourdier A, et al. Bacteremia due to imipenem-resistant *Roseomonas mucosa* in a child with acute lymphoblastic leukemia. J Pediatr Hematol Oncol 2014;36:e165–e168.
732. Micozzi A, Venditti M, Monaco M, et al. Bacteremia due to *Stenotrophomonas maltophilia* in patients with hematologic malignancies. Clin Infect Dis 2000;31:705–711.
733. Mignard S, Flandrois JP. 16S rRNA sequencing in routine bacterial identification: a 30-month experiment. J Microbiol Methods 2006;67:574–581.
734. Mikulska M, Durando P, Pia Molinari M, et al. Outbreak of *Ralstonia pickettii* bacteraemia in patients with haematological malignancies and haematopoietic stem cell transplant recipients. J Hosp Infect 2009;72:187–188.
735. Miller J. *Acinetobacter* as a causative agent in preseptal cellulitis. Optometry 2005;76:176–180.
736. Miller JM, Novy C, Hiott M. Case of bacterial endophthalmitis caused by an *Agrobacterium radiobacter*-like organism. J Clin Microbiol 1996;34:3212–3213.
737. Moissenet D, Bingen E, Arlet G, et al. Use of 16S rRNA gene sequencing for identification of "*Pseudomonas*-like" isolates from sputum of patients with cystic fibrosis [in French]. Pathol Biol (Paris) 2005;53:500–502.
738. Moissenet D, Tabone M-D, Girardet J-P, et al. Nosocomial CDC group IV c-2 bacteremia: epidemiological investigation by randomly amplified polymorphic DNA analysis. J Clin Microbiol 1996;34:1264–1266.
739. Moland ES, Craft DW, Hong SG, et al. In vitro activity of tigecycline against multidrug-resistant *Acinetobacter baumannii* and selection of tigecycline-amikacin synergy. Antimicrob Agents Chemother 2008;52:2940–2942.
740. Molina J, Cisneros JM, Fernández-Cuenca F, et al. Clinical features of infections and colonization by *Acinetobacter* genospecies 3. J Clin Microbiol 2010;48:4623–4626.
741. Möller LVM, Arends JP, Harmsen HJM, et al. *Ochrobactrum intermedium* infection after liver transplantation. J Clin Microbiol 1999;37:241–244.
742. Monsieurs P, Provoost A, Mijnendonckx K, et al. Genome sequence of *Cupriavidus metallidurans* strain H1130, isolated from an invasive human infection. Genome Announc 2013;1(6). pii: e01051-13.
743. Montealegre MC, Maya JJ, Correa A, et al. First identification of OXA-72 carbapenemase from *Acinetobacter pittii* in Colombia. Antimicrob Agents Chemother 2012;56:3996–3998.
744. Montejo M, Aguirrebengoa K, Ugalde J, et al. *Bergeyella zoohelcum* bacteremia after a dog bite. Clin Infect Dis 2001;33:1608–1609.
745. Moore JE, McCalmont M, Xu J, et al. *Asaia* sp., an unusual spoilage organism of fruit-flavored bottled water. Appl Environ Microbiol 2002;68:4130–4131.
746. Moore JE, Reid A, Millar BC, et al. *Pandoraea apista* isolated from a patient with cystic fibrosis: problems associated with laboratory identification. Br J Biomed Sci 2002;59:164–166.
747. Morris JT, Myers M. Bacteremia due to *Bordetella holmesii*. Clin Infect Dis 1998;27:912–913.
748. Morris MJ, Young VM, Moody MR. Evaluation of a multitest system for identification of saccharolytic pseudomonads. Am J Clin Pathol 1978;69:41–47.
749. Morrison AJ, Boyce K. Peritonitis caused by *Alcaligenes denitrificans* subsp. *xylosoxidans*: case report and review of the literature. J Clin Microbiol 1986;24:879–881.
750. Morrison AJ, Hoffmann KK, Wenzel RP. Associated mortality and clinical characteristics of nosocomial *Pseudomonas maltophilia* in a university hospital. J Clin Microbiol 1986;24:52–55.
751. Morrison AJ, Shulman JA. Community-acquired bloodstream infection caused by *Pseudomonas paucimobilis*: case report and review of literature. J Clin Microbiol 1986;24:853–855.
752. Morrison RE, Lamb AS, Craig DB, et al. Melioidosis: a reminder. Am J Med 1988;84:965–967.
753. Mortensen JE, Schidlow DV, Stahl EM. *Pseudomonas gladioli* (*marginata*) isolated from a patient with cystic fibrosis. Clin Microbiol Newslett 1988;10:29–30.
754. Moss CW, Daneshvar MI, Hollis DG. Biochemical characteristics and fatty acid composition of Gilardi Rod Group 1 bacteria. J Clin Microbiol 1993;31:689–691.
755. Moss CW, Kaltenbach CM. Production of glutaric acid: a useful criterion for differentiating *Pseudomonas diminuta* from *Pseudomonas vesiculare*. Appl Microbiol 1974;27:437–439.
756. Moss CW, Wallace PL, Hollis DG, et al. Cultural and chemical characterization of CDC groups EO-2, M-5, and M-6, *Moraxella* (*Moraxella*) species, *Oligella urethralis*, *Acinetobacter* species, and *Psychrobacter immobilis*. J Clin Microbiol 1988;26:484–492.
757. Moss RB. Cystic fibrosis: pathogenesis, pulmonary infection, and treatment. Clin Infect Dis 1995;21:839–851.
758. Motoshima M, Yanagihara K, Fukushima K, et al. Rapid and accurate detection of *Pseudomonas aeruginosa* by real-time polymerase chain reaction with melting curve analysis targeting gyrB gene. Diagn Microbiol Infect Dis 2007;58:53–58.
759. Muder RR, Harris AP, Muller S, et al. Bacteremia due to *Stenotrophomonas* (*Xanthomonas*) *maltophilia*: a prospective, multicenter study of 91 episodes. Clin Infect Dis 1996;22:508–512.
760. Muder RR, Yu VL, Dummer JS, et al. Infections caused by *Pseudomonas maltophilia*. Arch Intern Med 1987;147:1672–1674.
761. Munoz-Price LS, Weinstein RA. *Acinetobacter* infection. N Engl J Med 2008;358:1271–1281.

762. Munoz-Price LS, Zembower T, Penugonda S, et al. Clinical outcomes of carbapenem-resistant *Acinetobacter baumannii* bloodstream infections: study of a 2-state monoclonal outbreak. Infect Control Hosp Epidemiol 2010;31:1057–1062.
763. Murray AE, Bartzokas CA, Shepherd AJ, et al. Blood transfusion-associated *Pseudomonas fluorescens* septicaemia: is this an increasing problem? J Hosp Infect 1987;9:243–248.
764. Musso D, Drancourt M, Bardot J, et al. Human infection due to the CDC group IVc-2 bacterium: case report and review. Clin Infect Dis 1994;18:482–484.
765. Mwalutende A, Mshana SE, Mirambo MM, et al. Two cases of chronic suppurative otitis media caused by *Kerstersia gyiorum* in Tanzania: is it an underappreciated pathogen in chronic otitis media? Int J Infect Dis 2014;29:251–253.
766. Nagano N, Sato J, Cordevant C, et al. Presumed endocarditis caused by BRO β-lactamase-producing *Moraxella lacunata* in an infant with Fallot's tetrad. J Clin Microbiol 2003;41:5310–5312.
767. Nagata JM, Charville GW, Klotz JM, et al. *Bordetella petrii* Sinusitis in an Immunocompromised Adolescent. Pediatr Infect Dis J 2015;34:458.
768. Nahass RG, Wisneski R, Herman DJ, et al. Vertebral osteomyelitis due to *Roseomonas* species: case report and review of the evaluation of vertebral osteomyelitis. Clin Infect Dis 1995;21:1474–1476.
769. Namdari H, Hamzavi S, Peairs RR. *Rhizobium (Agrobacterium) radiobacter* identified as a cause of chronic endophthalmitis subsequent to cataract extraction. J Clin Microbiol 2003;41:3998–4000.
770. Namnyak S, Hussain S, Davalle J, et al. Contaminated lithium heparin bottles as a source of pseudobacteraemia due to *Pseudomonas fluorescens*. J Hosp Infect 1999;41:23–28.
771. Nawaz T, Hardy DJ, Bonnez W. *Neisseria elongata* subsp. *elongata*, a cause of human endocarditis complicated by pseudoaneurysm. J Clin Microbiol 1996;34:756–758.
772. Nemec A, De Baere T, Tjernberg I, et al. *Acinetobacter ursingii* sp. nov. and *Acinetobacter schindleri* sp. nov., isolated from human clinical specimens. Int J Syst Evol Microbiol 2001;51:1891–1899.
773. Nemec A, Dijkshoorn L, Cleenwerck I, et al. *Acinetobacter parvus* sp. nov., a small-colony-forming species isolated from human clinical specimens. Int J Syst Evol Microbiol 2003;53:1563–1567.
774. Nemec A, Dijkshoorn L, Jezek P. Recognition of two novel phenons of the genus *Acinetobacter* among non-glucose-acidifying isolates from human specimens. J Clin Microbiol 2000;38:3937–3941.
775. Nemec A, Krízová L, Maixnerová M, et al. Emergence of carbapenem resistance in *Acinetobacter baumannii* in the Czech Republic is associated with the spread of multidrug-resistant strains of European clone II. J Antimicrob Chemother 2008;62:484–489.
776. Nemec A, Krizova L, Maixnerova M, et al. *Acinetobacter seifertii* sp. nov., a member of the *Acinetobacter calcoaceticus-Acinetobacter baumannii* complex isolated from human clinical specimens. Int J Syst Evol Microbiol 2015;65(Pt 3):934–942.
777. Nemec A, Krizova L, Maixnerova M, et al. Genotypic and phenotypic characterization of the *Acinetobacter calcoaceticus-Acinetobacter baumannii* complex with the proposal of *Acinetobacter pittii* sp. nov. (formerly *Acinetobacter* genomic species 3) and *Acinetobacter nosocomialis* sp. nov. (formerly *Acinetobacter* genomic species 13TU). Res Microbiol 2011;162:393–404.
778. Nemec A, Musílek M, Sedo O, et al. *Acinetobacter bereziniae* sp. nov. and *Acinetobacter guillouiae* sp. nov., to accommodate *Acinetobacter* genomic species 10 and 11, respectively. Int J Syst Evol Microbiol 2010;60(Pt 4):896–903.
779. Nemli SA, Demirdal T, Ural S. A case of healthcare associated pneumonia caused by *Chryseobacterium indologenes* in an immunocompetent patient. Case Rep Infect Dis 2015;2015:483923.
780. Neonakis IK, Spandidos DA, Petinaki E. Confronting multidrug-resistant *Acinetobacter baumannii*: a review. Int J Antimicrob Agents 2011;37:102–109.
781. Neu HC, Saha G, Chin N-X. Resistance of *Xanthomonas maltophilia* to antibiotics and the effect of beta-lactamase inhibitors. Diagn Microbiol Infect Dis 1989;12:283–285.
782. Ng VL, Boggs JM, York MK, et al. Recovery of *Bordetella bronchiseptica* from patients with AIDS. Clin Infect Dis 1992;15:376–377.
783. Ni XP, Ren SH, Sun JR, et al. *Laribacter hongkongensis* isolated from a patient with community-acquired gastroenteritis in Hangzhou City. J Clin Microbiol 2007;45:255–256.
784. Nishimura Y, Ino T, Iizuka H. *Acinetobacter radioresistens* sp. nov. isolated from cotton and soil. Int J Syst Bacteriol 1988;38:209–211.
785. Nishio E. A case of Anaphylactoid purpura suggested to *Empedobacter (flavobacterium) brevis* infection concerned [in Japanese] Arerugi 2010;59:558–561.
786. Njamkepo E, Delisle F, Hagege I, et al. *Bordetella holmesii* isolated from a patient with sickle cell anemia: analysis and comparison with other *Bordetella holmesii* isolates. Clin Microbiol Infect 2000;6:131–136.
787. Noell F, Gorce MF, Garde C, et al. Isolation of *Weeksella zoohelcum* in septicaemia. Lancet 1989;2:332.
788. Nogi M, Bankowski MJ, Pien FD. Septic arthritis and osteomyelitis due to *Bordetella petrii*. J Clin Microbiol 2015;53:1024–1027.
789. Noyola DE, Edwards MS. Bacteremia with CDC group IV c-2 in an immunocompetent infant. Clin Infect Dis 1999;29:1572.
790. Nozue H, Hayashi T, Hashimoto Y, et al. Isolation and characterization of *Shewanella alga* from human clinical specimens and emendation of the description of *S. alga* Simidu et al., 1990, 335. Int J Syst Bacteriol 1992;42:628–634.
791. Nseir W, Khateeb J, Awawdeh M, et al. Catheter-related bacteremia caused by *Comamonas testosteroni* in a hemodialysis patient. Hemodial Int 2011;15:293–296.
792. Nseir W, Taha H, Abid A, et al. *Pseudomonas mendocina* sepsis in a healthy man. Isr Med Assoc J 2011;13:375–376.
793. Nulens E, Bussels B, Bols A, et al. Recurrent bacteremia by *Chryseobacterium indologenes* in an oncology patient with a totally implanted intravascular device. Clin Microbiol Infect 2001;7:391–393.
794. Nussbaum JJ, Hull DS, Carter MJ. *Pseudomonas pseudomallei* in an anopthalmic orbit. Arch Ophthalmol 1980;98:1224–1225.
795. Nzula S, Vandamme P, Govan JRW. Influence of taxonomic status on the in vitro antimicrobial susceptibility of the *Burkholderia cepacia* complex. J Antimicrob Chemother 2002;50:265–269.
796. Oberhelman RA, Humbert JR, Santorelli FW. *Pseudomonas vesicularis* causing bacteremia in a child with sickle cell anemia. South Med J 1994;87:821–822.
797. O'Hara CM, Tenover FC, Miller JM. Parallel comparison of accuracy of API 20E, Vitek GNI, MicroScan Walk/Away Rapid ID, and Becton Dickinson Cobas Micro ID-E/NF for identification of members of the family *Enterobacteriaceae* and common gram-negative, non-glucose-fermenting bacilli. J Clin Microbiol 1993;31:3165–3169.
798. Olbrich P, Rivero-Garvía M, Falcón-Neyra MD, et al. *Chryseobacterium indologenes* central nervous system infection in infancy: an emergent pathogen? Infection 2014;42:179–183.
799. O'Leary T, Fong IW. Prosthetic valve endocarditis caused by group Ve-1 bacteria. J Clin Microbiol 1984;20:995.
800. Olland A, Falcoz PE, Kessler R, et al. Should cystic fibrosis patients infected with *Burkholderia cepacia* complex be listed for lung transplantation? Interact Cardiovasc Thorac Surg 2011;13:631–634. Review.
801. Olsen H, Frederiksen WC, Siboni KE. *Flavobacterium meningosepticum* in 8 non-fatal cases of postoperative bacteraemia. Lancet 1965;1:1294–1296.
802. O'Neil KM, Herman JH, Modlin JF, et al. *Pseudomonas cepacia*: an emerging pathogen in chronic granulomatous disease. J Pediatr 1986;108:940–942.
803. Ophel K, Kerr A. *Agrobacterium vitis* sp. nov. for strains of *Agrobacterium* biovar 3 from grapevines. Int J Syst Bacteriol 1990;40:236–241.
804. Opota O, Ney B, Zanetti G, et al. Bacteremia caused by *Comamonas kerstersii* in a patient with diverticulosis. J Clin Microbiol 2014;52:1009–1012.
805. Orsborne C, Hardy A, Isalska B, et al. *Acidovorax oryzae* catheter-associated bloodstream infection. J Clin Microbiol 2014;52(12):4421–4424.
806. Ostergaard L, Andersen PL. Etiology of community-acquired pneumonia: evaluation by transtracheal aspiration, blood culture, or serology. Chest 1993;104:1400–1407.
807. Otto LA, Deboo BS, Capers EL, et al. *Pseudomonas vesicularis* from cervical specimens. J Clin Microbiol 1978;7:341–345.
808. Otto MP, Foucher B, Dardare E, et al. Severe catheter related bacteremia due to *Pseudomonas luteola*. Med Mal Infect 2013;43:170–171.
809. Ottonello G, Dessì A, Pinna AP, et al. *C. luteola* infection in paediatrics: description of a rare neonatal case and review of the literature. J Chemother 2013;25:319–323.
810. Owen RJ, Legros RM, Lapage SP. Base composition, size and sequence similarities of genome deoxyribonucleic acids from clinical isolates of *Pseudomonas putrefaciens*. J Gen Microbiol 1978;104:127–138.
811. Ozkalay N, Anil M, Agus N, et al. Community-acquired meningitis and sepsis caused by *Chryseobacterium meningosepticum* in a patient diagnosed with thalassemia major. J Clin Microbiol 2006;44:3037–3039.
812. Pagani L, Lang A, Vedovelli C, et al. Soft tissue infection and bacteremia caused by *Shewanella putrefaciens*. J Clin Microbiol 2003;41:2240–2241.
813. Pallent LJ, Hugo WB, Grant DJW, et al. *Pseudomonas cepacia* as contaminant and infective agent. J Hosp Infect 1983;4:9–13.
814. Palleroni NJ. Family I. Pseudomonadaceae. In Krieg NR, Holt JG, eds. Bergey's Manual of Systematic Bacteriology. Vol. 1. Baltimore, MD: Williams & Wilkins, 1984:141–219.
815. Palleroni NJ, Bradbury JF. *Stenotrophomonas*, a new bacterial genus for *Xanthomonas maltophilia* (Hugh 1980) Swings et al. 1983. Int J Syst Bacteriol 1993;43:606–609.
816. Pan W, Zhao Z, Dong M. Lobar pneumonia caused by *Ralstonia pickettii* in a sixty-five-year-old Han Chinese man: a case report. J Med Case Rep 2011;5:377.

817. Panagea S, Bijoux R, Corkill JE, et al. A case of lower respiratory tract infection caused by *Neisseria weaveri* and review of the literature. J Infect 2002;44:96–98.
818. Pandey A, Kapil A, Sood S, et al. In vitro activities of ampicillin-sulbactam and amoxicillin-clavulanic acid against *Acinetobacter baumannii*. J Clin Microbiol 1998;36:3415–3416.
819. Pandit RT. *Brevundimonas diminuta* keratitis. Eye Contact Lens 2012;38:63–65.
820. Pankuch GA, Jacobs MR, Rittenhouse SF, et al. Susceptibilities of 123 strains of *Xanthomonas maltophilia* to eight β-lactams (including β-lactam-β-lactamase inhibitor combinations) and ciprofloxacin tested by five methods. Antimicrob Agents Chemother 1994;38:2317–2322.
821. Panlilio AL, Beck-Sague CM, Siegel JD, et al. Infections and pseudoinfections due to povidone-iodine solution contaminated with *Pseudomonas cepacia*. Clin Infect Dis 1992;14:1078–1083.
822. Papadakis KA, Vartivarian SE, Vassilaki ME, et al. *Stenotrophomonas maltophilia*: an unusual cause of biliary sepsis. Clin Infect Dis 1995;21:1032–1034.
823. Papadakis KA, Vartivarian SE, Vassilaki ME, et al. *Stenotrophomonas maltophilia* meningitis. Report of two cases and review of the literature. J Neurosurg 1997;87:106–108.
824. Papakonstantinou S, Dounousi E, Ioannou K, et al. A rare cause of peritonitis caused by *Flavimonas oryzihabitans* in continuous ambulatory peritoneal dialysis (CAPD). Int Urol Nephrol 2005;37:433–436.
825. Papalia M, Almuzara M, Cejas D, et al. OXA-258 from *Achromobacter ruhlandii*: a species-specific marker. J Clin Microbiol 2013;51:1602–1605.
826. Parke JL, Gurian-Sherman D. Diversity of the *Burkholderia cepacia* complex and implications for risk assessment of biological control strains. Annu Rev Phytopathol 2001;39:225–258.
827. Parkhill J, Sebaihia M, Preston A, et al. Comparative analysis of the genome sequences of *Bordetella pertussis*, *Bordetella parapertussis* and *Bordetella bronchiseptica*. Nat Genet 2003;35:32–40.
828. Patel R. MALDI-TOF MS for the diagnosis of infectious diseases. Clin Chem 2015;61:100–111. Review.
829. Pedersen MM, Marso E, Pickett MJ. Nonfermentative bacilli associated with man: III. Pathogenicity and antibiotic susceptibility. Am J Clin Pathol 1970;54:178–192.
830. Peel MM, Hibberd AJ, King BM, et al. *Alcaligenes piechaudii* from chronic ear discharge. J Clin Microbiol 1988;26:1580–1581.
831. Peetermans WE, van Wijngaerden E, van Eldere J, et al. Melioidosis brain and lung abscess after travel to Sri Lanka. Clin Infect Dis 1999;28:921–922.
832. Peeters C, Zlosnik JE, Spilker T, et al. *Burkholderia pseudomultivorans* sp. nov., a novel *Burkholderia cepacia* complex species from human respiratory samples and the rhizosphere. Syst Appl Microbiol 2013;36:483–489.
833. Peiris V, Fraser S, Fairhurst M, et al. Laboratory diagnosis of *Brucella* infection: some pitfalls. Lancet 1992;339:1415–1416.
834. Peleg AY, Seifert H, Paterson DL. *Acinetobacter baumannii*: emergence of a successful pathogen. Clin Microbiol Rev 2008;21:538–582.
835. Pellegrino FL, Schirmer M, Velasco E, et al. *Ralstonia pickettii* bloodstream infections at a Brazilian cancer institution. Curr Microbiol 2008;56:219–223.
836. Pence MA, Sharon J, McElvania Tekippe E, et al. Two cases of *Kerstersia gyiorum* isolated from sites of chronic infection. J Clin Microbiol 2013;51:2001–2004.
837. Pereira GH, Garcia Dde O, Abboud CS, et al. Nosocomial infections caused by *Elizabethkingia meningoseptica*: an emergent pathogen. Braz J Infect Dis 2013;17:606–609.
838. Perez F, Hujer AM, Hujer KM, et al. Global challenge of multidrug-resistant *Acinetobacter baumannii*. Antimicrob Agents Chemother 2007;51:3471–3484.
839. Perez RE. Endocarditis with *Moraxella*-like M-6 after cardiac catheterization. J Clin Microbiol 1986;24:501–502.
840. Perola O, Nousiainen T, Suomalainen S, et al. Recurrent *Sphingomonas paucimobilis*-bacteraemia associated with a multi-bacterial water-borne epidemic among neutropenic patients. J Hosp Infect 2002;50:196–201.
841. Petrocheilou-Paschou V, Georgilis K, Kostis E, et al. Bronchitis caused by *Bordetella bronchiseptica* in an elderly woman. Clin Microbiol Infect 2000;6:147–148.
842. Pettersson B, Kodjo A, Ronaghi M, et al. Phylogeny of the family Moraxellaceae by 16S rDNA sequence analysis, with special emphasis on differentiation of *Moraxella* species. Int J Syst Bacteriol 1998;48:75–89.
843. Petti CA, Polage CR, Schreckenberger P. The role of 16S rRNA gene sequencing in identification of microorganisms misidentified by conventional methods. J Clin Microbiol 2005;43(12):6123–6125.
844. Pfaller MA, Sahm D, O'Hara C, et al. Comparison of the AutoSCAN-W/A rapid bacterial identification system and the Vitek AutoMicrobic system for identification of gram-negative bacilli. J Clin Microbiol 1991;9:1422–1428.
845. Phillips I, Eykyn S. Contaminated drip fluids. BMJ 1972;1:746.
846. Phillips I, Eykyn S, Laker M. Outbreak of hospital infection caused by contaminated autoclave fluids. Lancet 1972;1:1258–1260.
847. Pickett MJ. Methods for identification of flavobacteria. J Clin Microbiol 1989;27:2309–2315.
848. Pickett MJ. Typing of strains from a single-source outbreak of *Pseudomonas pickettii*. J Clin Microbiol 1994;32:1132–1133.
849. Pickett MJ. Identification of *Brucella* species with a procedure for detecting acidification of glucose. Clin Infect Dis 1994;19:976.
850. Pickett MJ. Moraxellae: differential features for identification of *Moraxella atlantae*, *M. lacunata*, and *M. nonliquefaciens*. Med Microbiol Lett 1994;3:397–400.
851. Pickett MJ, Greenwood JR. A study of the Va-1 group of pseudomonads and its relationship to *Pseudomonas pickettii*. J Gen Microbiol 1980;120:439–446.
852. Pickett MJ, Nelson EL. Speciation within the genus *Brucella* IV. Fermentation of carbohydrates. J Bacteriol 1995;69:333–336.
853. Pickett MJ, von Graevenitz A, Pfyffer GE, et al. Phenotypic features distinguishing *Oligella urethralis* from *Moraxella osloensis*. Med Microbiol Lett 1996;5:265–270.
854. Picu C, Mille C, Popescu GA, et al. Aortic prosthetic endocarditis with *Neisseria elongata* subspecies *nitroreducens*. Scand J Infect Dis 2003;35:280–282.
855. Pien FD, Chung EYS. Group Ve infection: case report of group Ve-2 septicemia and literature review. Diagn Microbiol Infect Dis 1986;5:177–180.
856. Pike RM. Laboratory-associated infections: summary and analysis of 3921 cases. Health Lab Sci 1976;13:105–114.
857. Pitulle C, Citron DM, Bochner B, et al. Novel bacterium isolated from a lung transplant patient with cystic fibrosis. J Clin Microbiol 1999;37:3851–3855.
858. Planes AM, Ramirez A, Fernandez F, et al. *Pseudomonas vesicularis* bacteraemia. Infection 1992;20:367–368.
859. Platsouka E, Routsi C, Chalkis A, et al. *Stenotrophomonas maltophilia* meningitis, bacteremia and respiratory infection. Scand J Infect Dis 2002;4:391–392.
860. Plotkin GR. *Agrobacterium radiobacter* prosthetic valve endocarditis. Ann Intern Med 1980;3:839–840.
861. Plotkin SA, McKitrick JC. Nosocomial meningitis of the newborn caused by a *Flavobacterium*. JAMA 1966;98:194–196.
862. Pogue JM, Cohen DA, Marchaim D. Polymyxin-resistant *Acinetobacter baumannii*: urgent action needed. Clin Infect Dis 2015;60:1304–1307
863. Poirel L, Nordmann P, Lagrutta E, et al. Emergence of KPC-producing *Pseudomonas aeruginosa* in the United States. Antimicrob Agents Chemother 2010;54:3072.
864. Pope TL Jr, Teague WG Jr, Kossack R, et al. *Pseudomonas* sacroiliac osteomyelitis: diagnosis by gallium citrate Ga 67 scan. Am J Dis Child 1982;36:649–650.
865. Potvliege C, Dejaegher-Bauduin C, Hansen W, et al. *Flavobacterium multivorum* septicemia in a hemodialyzed patient. J Clin Microbiol 1984;9:568–569.
866. Potvliege C, Jonckheer J, Lenclud C, et al. *Pseudomonas stutzeri* pneumonia and septicemia in a patient with multiple myeloma. J Clin Microbiol 1987;5:458–459.
867. Potvliege C, Vanhuynegem L, Hansen W. Catheter infection caused by an unusual pathogen *Agrobacterium radiobacter*. J Clin Microbiol 1989;7:2120–2122.
868. Prashanth K, Ranga MPM, Rao VA, et al. Corneal perforation due to *Acinetobacter junii*: a case report. Diagn Microbiol Infect Dis 2000;7:215–217.
869. Preiswerk B, Ullrich S, Speich R, et al. Human infection with *Delftia tsuruhatensis* isolated from a central venous catheter. J Med Microbiol 2011;60(Pt 2):246–248.
870. Puckett A, Davison G, Entwistle CC, et al. Post-transfusion septicaemia 1980–1989: importance of donor arm cleansing. J Clin Pathol 1992;5:155–157.
871. Pugliese A, Pacris B, Schoch PE, et al. *Oligella urethralis* urosepsis. Clin Infect Dis 1993;7:1069–1070.
872. Purcell BK, Dooley DP. Centers for Disease Control and Prevention group O1 bacterium-associated pneumonia complicated by bronchopulmonary fistula and bacteremia. Clin Infect Dis 1999;9:945–946.
873. Qureshi ZA, Hittle LE, O'Hara JA, et al. Colistin-resistant *Acinetobacter baumannii*: beyond carbapenem resistance. Clin Infect Dis 2015;60:1295–1303
874. Rahav G, Simhon A, Mattan Y, et al. Infections with *Chryseomonas luteola* (CDC group Ve-1) and *Flavimonas oryzihabitans* (CDC group Ve-2). Medicine (Baltimore) 1995;74:83–88.
875. Raja MK, Ghosh AR. *Laribacter hongkongensis*: an emerging pathogen of infectious diarrhea. Folia Microbiol (Praha) 2014;59:341–347.
876. Ralston E, Palleroni NJ, Doudoroff M. *Pseudomonas pickettii*, a new species of clinical origin related to *Pseudomonas solanacearum*. Int J Syst Bacteriol 1973;23:15–19.
877. Raman S, Shaaban H, Sensakovic JW, et al. An interesting case of *Empedobacter brevis* bacteremia after right knee cellulitis. J Glob Infect Dis 2012;4:136–137.

878. Ramana KV, Kareem MA, Sarada CH, et al. *Chryseomonas luteola* bacteremia in a patient with left pyocele testis with Fournier's scrotal gangrene. Indian J Pathol Microbiol 2010;53:568–569.
879. Ramirez FC, Saeed ZA, Darouiche RO, et al. *Agrobacterium tumefaciens* peritonitis mimicking tuberculosis. Clin Infect Dis 1992;15:938–940.
880. Rammaert B, Borand L, Goyet S, et al. *Ralstonia pickettii* community-acquired pneumonia in Cambodia. Int J Tuberc Lung Dis 2010;14:1653–1654.
881. Ramos JM, Soriano F, Bernacer M, et al. Infection caused by the nonfermentative gram-negative bacillus CDC group IV c-2: case report and literature review. Eur J Clin Microbiol Infect Dis 1993;12:456–458.
882. Raso T, Bianco O, Grosso B, et al. *Achromobacter xylosoxidans* respiratory tract infections in cystic fibrosis patients. APMIS 2008;116:837–841.
883. Rastogi S, Sperber SJ. Facial cellulitis and *Pseudomonas luteola* bacteremia in an otherwise healthy patient. Diagn Microbiol Infect Dis 1998;32:303–305.
884. Ray M, Lim DK. A rare polymicrobial keratitis involving *Chryseobacterium meningosepticum* and *Delftia acidovorans* in a cosmetic contact lens wearer. Eye Contact Lens 2013;39:192–193.
885. Rebaudet S, Genot S, Renvoise A, et al. *Wohlfahrtiimonas chitiniclastica* bacteremia in homeless woman. Emerg Infect Dis 2009;15:985–987.
886. Rebolledo PA, Vu CC, Carlson RD, et al. Polymicrobial ventriculitis involving *Pseudomonas fulva*. J Clin Microbiol 2014;52:2239–2241.
887. Reddy AK, Murthy SI, Jalali S, et al. Post-operative endophthalmitis due to an unusual pathogen, *Comamonas testosteroni*. J Med Microbiol 2009;58(Pt 3):374–375.
888. Reik R, Spilker T, Lipuma JJ. Distribution of *Burkholderia cepacia* complex species among isolates recovered from persons with or without cystic fibrosis. J Clin Microbiol 2005;43:2926–2928.
889. Reina J, Bassa A, Llompart I, et al. Pneumonia caused by *Bordetella bronchiseptica* in a patient with a thoracic trauma. Infection 1991;19:46–48.
890. Reina J, Bassa A, Llompart I, et al. Infections with *Pseudomonas paucimobilis*: report of four cases and review. Rev Infect Dis 1991;13:1072–1076.
891. Reina J, Borrell N. Leg abscess caused by *Weeksella zoohelcum* following a dog bite. Clin Infect Dis 1992;14:1162–1163.
892. Reina J, Gil J, Alomar P. Isolation of *Weeksella virosa* (formerly CDC group IIf) from a vaginal sample. Eur J Clin Microbiol Infect Dis 1989;8:569–570.
893. Reina J, Gil J, Salva F, et al. Microbiological characteristics of *Weeksella virosa* (formerly CDC Group IIf) isolated from the human genitourinary tract. J Clin Microbiol 1990;28:2357–2359.
894. Reina J, Llompart I, Alomar P. Acute suppurative otitis caused by *Comamonas acidovorans*. Clin Microbiol Newslett 1991;13:38–39.
895. Reis AO, Luz DA, Tognim MC, et al. Polymyxin-resistant *Acinetobacter* spp. isolates: what is next? Emerg Infect Dis 2003;9:1025–1027.
896. Reischl U, Lehn N, Sanden GN, et al. Real-time PCR assay targeting IS481 of *Bordetella pertussis* and molecular basis for detecting *Bordetella holmesii*. J Clin Microbiol 2001;39:1963–1966.
897. Reisler RB, Blumberg H. Community-acquired *Pseudomonas stutzeri* vertebral osteomyelitis in a previously healthy patient: case report and review. Clin Infect Dis 1999;29:667–669.
898. Reverdy ME, Freney J, Fleurette J. Nosocomial colonization and infection by *Achromobacter xylosoxidans*. J Clin Microbiol 1984;19:140–143.
899. Reyes EAP, Bale MJ, Cannon WH, et al. Identification of *Pseudomonas aeruginosa* by pyocyanin production in Tech agar. J Clin Microbiol 1981;13:456–458.
900. Reyes MP, Lerner AM. Current problems in the treatment of infective endocarditis due to *Pseudomonas aeruginosa*. Rev Infect Dis 1983;5:314.
901. Rhoads S, Marinelli L, Imperatrice CA, et al. Comparison of MicroScan WalkAway System with Vitek System for identification of gram-negative bacteria. J Clin Microbiol 1995;33:3044–3046.
902. Rice EW, Reasoner DJ, Johnson CH, et al. Monitoring for methylobacteria in water systems. J Clin Microbiol 2000;38:4296–4297.
903. Richardson JD. Failure to clear a *Roseomonas* line infection with antibiotic therapy. Clin Infect Dis 1997;25:155.
904. Ridderberg W, Bendstrup KE, Olesen HV, et al. Marked increase in incidence of *Achromobacter xylosoxidans* infections caused by sporadic acquisition from the environment. J Cyst Fibros 2011;10:466–469.
905. Ridderberg W, Wang M, Nørskov-Lauritsen N. Multilocus sequence analysis of isolates of *Achromobacter* from patients with cystic fibrosis reveals infecting species other than *Achromobacter xylosoxidans*. J Clin Microbiol 2012;50:2688–2694.
906. Rihs JD, Brenner DJ, Weaver RE, et al. *Roseomonas*, a new genus associated with bacteremia and other human infections. J Clin Microbiol 1993;31:3275–3283.
907. Ringvold A, Vik E, Bevanger LS. *Moraxella lacunata* isolated from epidemic conjunctivitis among teen-aged females. Acta Ophthalmol 1985;63:427–431.
908. Rios I, Klimek JJ, Maderazo E, et al. *Flavobacterium meningosepticum* meningitis: report of selected aspects. Antimicrob Agents Chemother 1978;14:444–447.
909. Ritterband D, Shah M, Cohen K, et al. *Burkholderia gladioli* keratitis associated with consecutive recurrent endophthalmitis. Cornea 2002;21:602–603.
910. Rizek C, Fu L, Dos Santos LC, et al. Characterization of carbapenem-resistant *Pseudomonas aeruginosa* clinical isolates, carrying multiple genes coding for this antibiotic resistance. Ann Clin Microbiol Antimicrob 2014;13:43.
911. Robin T, Janda MJ. *Pseudo-, Xantho-, Stenotrophomonas maltophilia*: an emerging pathogen in search of a genus. Clin Microbiol Newslett 1996;18:9–13.
912. Robinson A, McCarter YS, Tetreault J. Comparison of Crystal Enteric/Nonfermenter System, API 20E System, and Vitek Automicrobic System for identification of gram-negative bacilli. J Clin Microbiol 1995;33:364–370.
913. Rockhill RC, Lutwick LI. Group IVe-like gram-negative bacillemia in a patient with obstructive uropathy. J Clin Microbiol 1978;8:108–109.
914. Rodby RA, Glick E. *Agrobacterium radiobacter* peritonitis in two patients maintained on chronic peritoneal dialysis. Am J Kidney Dis 1991;18:402–405.
915. Roig P, Orti A, Navarro V. Meningitis due to *Pseudomonas stutzeri* in a patient infected with human immunodeficiency virus. Clin Infect Dis 1996;22:587–588.
916. Roilides E, Mueller BU, Letterio JJ, et al. *Agrobacterium radiobacter* bacteremia in a child with human immunodeficiency virus infection. Pediatr Infect Dis J 1991;10:337–338.
917. Roland PS, Stroman DW. Microbiology of acute otitis externa. Laryngoscope 2002;112(7 Pt 1):1166–1177.
918. Romanyk J, Gonzalez-Palacios R, Nieto A. A new case of bacteraemia due to *Flavimonas oryzihabitans*. J Hosp Infect 1995;29:236–237.
919. Romero Gomez MP, Peinado Esteban AM, Sobrino Daza JA, et al. Prosthetic mitral valve endocarditis due to *Ochrobactrum anthropi*: case report. J Clin Microbiol 2004;42:3371–3373.
920. Rose RC, Grossman AM, Giles JW. Infective endocarditis due to the CDC group M6 bacillus. J Tenn Med Assoc 1990;83:603–604.
921. Rosenberg I, Leibovici L, Mor F, et al. *Pseudomonas stutzeri* causing late prosthetic valve endocarditis. J R Soc Med 1987;80:457–459.
922. Rosenthal SL. Clinical role of *Acinetobacter* and *Moraxella*. In Gilardi GL, ed. Glucose Nonfermenting Gram-Negative Bacteria in Clinical Microbiology. West Palm Beach, FL: CRC Press, 1978:105–117.
923. Rosenthal SL, Freundlich LF, Gilardi GL, et al. *In vitro* antibiotic sensitivity of *Moraxella* species. Chemotherapy 1978;24:360–363.
924. Ross JP, Holland SM, Gill VJ, et al. Severe *Burkholderia (Pseudomonas) gladioli* infection in chronic granulomatous disease: report of two successfully treated cases. Clin Infect Dis 1995;21:1291–1293.
925. Rossau R, Kersters K, Falsen E, et al. *Oligella*, a new genus including *Oligella urethralis* comb. nov. (formerly *Moraxella urethralis*) and *Oligella ureolytica* sp. nov. (formerly CDC group IVe): relationship to *Taylorella equigenitalis* and related taxa. Int J Syst Bacteriol 1987;37:198–210.
926. Rossau R, van Landschoot A, Gillis M, et al. Taxonomy of *Moraxellaceae* fam. nov., a new bacterial family to accommodate the genera *Moraxella*, *Acinetobacter*, and *Psychrobacter* and related organisms. Int J Syst Bacteriol 1991;41:310–319.
927. Rosselló R, Garcia-Valdés E, Lalucat J, et al. Genotypic and phenotypic diversity of *Pseudomonas stutzeri*. Syst Appl Microbiol 1991;14:150–157.
928. Rosselló R, Garcia-Valdés E, Macario AJL, et al. Antigenic diversity of *Pseudomonas stutzeri*. Syst Appl Microbiol 1992;15:617–623.
929. Rosselló-Mora RA, Lalucat J, Dott W, et al. Biochemical and chemotaxonomic characterization of *Pseudomonas stutzeri* genomovars. J Appl Bacteriol 1994;76:226–233.
930. Rosselló-Mora RA, Lalucat J, Moore ERB. Strain JM300 represents a new genomovar within *Pseudomonas stutzeri*. Syst Appl Microbiol 1996;19:596–599.
931. Rossmann SN, Wilson PH, Hicks J, et al. Isolation of *Lautropia mirabilis* from oral cavities of human immunodeficiency virus-infected children. J Clin Microbiol 1998;36:1756–1760.
932. Rotz LD, Khan AS, Lillibridge SR, et al. Public health assessment of potential biological terrorism agents. Emerg Infect Dis 2002;8:225–230.
933. Russell FM, Davis JM, Whipp MJ, et al. Severe *Bordetella holmesii* infection in a previously healthy adolescent confirmed by gene sequence analysis. Clin Infect Dis 2001;33:129–130.
934. Rutherford PC, Narkowicz JE, Wood CJ, et al. Peritonitis caused by *Pseudomonas mesophilica* in a patient undergoing continuous ambulatory peritoneal dialysis. J Clin Microbiol 1988;26:2441–2443.
935. Ryan MP, Adley CC. The antibiotic susceptibility of water-based bacteria *Ralstonia pickettii* and *Ralstonia insidiosa*. J Med Microbiol 2013;62(Pt 7):1025–1031.
936. Ryu E. A simple method of staining bacterial flagella. Kitasato Arch Exp Med 1937;14:218–219.
937. Saavedra J, Garrido C, Folgueira D, et al. *Ochrobactrum anthropi* bacteremia associated with a catheter in an immunocompromised child and review of the pediatric literature. Pediatr Infect Dis J 1999;18:658–660.

938. Sader HS, Fritsche TR, Jones RN. Accuracy of three automated systems (MicroScan WalkAway, VITEK, and VITEK 2) for susceptibility testing of *Pseudomonas aeruginosa* against five broad-spectrum beta-lactam agents. J Clin Microbiol 2006;44:1101–1104.

939. Sahin N, Tani A, Kotan R, et al. *Pandoraea oxalativorans* sp. nov., *Pandoraea faecigallinarum* sp. nov. and *Pandoraea vervacti* sp. nov., isolated from oxalate-enriched culture. Int J Syst Evol Microbiol 2011;61(Pt 9):2247–2253.

940. Saichana N, Matsushita K, Adachi O, et al. Acetic acid bacteria: a group of bacteria with versatile biotechnological applications. Biotechnol Adv 2015 Nov 1;33(6 Pt 2):1260-1271.

941. Saiman L, Burns JL, Larone D, et al. Evaluation of MicroScan Autoscan for identification of *Pseudomonas aeruginosa* isolates from patients with cystic fibrosis. J Clin Microbiol 2003;41:492–494.

942. Saiman L, Chen Y, Tabibi S, et al. Identification and antimicrobial susceptibility of *Alcaligenes xylosoxidans* isolated from patients with cystic fibrosis. J Clin Microbiol 2001;39:3942–3945.

943. Sajjan US, Sun L, Goldstein R, et al. Cable (cbl) type II pili of cystic fibrosis-associated *Burkholderia (Pseudomonas) cepacia*: nucleotide sequence of the cblA major subunit pilin gene and novel morphology of the assembled appendage fibers. J Bacteriol 1995;177:1030–1038.

944. Sajjan US, Xie H, Lefebre MD, et al. Identification and molecular analysis of cable pilus biosynthesis genes in *Burkholderia cepacia*. Microbiology 2003;149:961–971.

945. Salar A, Carratala J, Zurita A, et al. Bacteremia caused by CDC group IV c-2 in a patient with acute leukemia. Haematologica 1998;83:670–672.

946. Salazar R, Martino R, Sureda A, et al. Catheter-related bacteremia due to *Pseudomonas paucimobilis* in neutropenic cancer patients: report of two cases. Clin Infect Dis 1995;20:1573–1574.

947. Saltissi D, MacFarlane DJ. Successful treatment of *Pseudomonas paucimobilis* haemodialysis catheter-related sepsis without catheter removal. Postgrad Med J 1994;70:47–48.

948. Salvador-García C, Yagüe-Guirao G, Pastor-Vivero MD, et al. Chronic colonization of *Inquilinus limosus* in a patient with cystic fibrosis: first report in Spain. Enferm Infecc Microbiol Clin 2013;31:414–415.

949. Sanders JW, Martin JW, Hooke M, et al. *Methylobacterium mesophilicum* infection: case report and literature review of an unusual opportunistic pathogen. Clin Infect Dis 2000;30:936–938.

950. Sandoe JAT, Malnicki H, Loudon KW. A case of peritonitis caused by *Roseomonas gilardii* in a patient undergoing continuous ambulatory peritoneal dialysis. J Clin Microbiol 1997;35:2150–2152.

951. Saphir DA, Carter GR. Gingival flora of the dog with special reference to bacteria associated with bites. J Clin Microbiol 1976;3:344–349.

952. Sawada H, Ieki J, Oyaizu H, et al. Proposal for rejection of *Agrobacterium tumefaciens* and revised descriptions for the genus *Agrobacterium* and for *Agrobacterium radiobacter* and *Agrobacterium rhizogenes*. Int J Syst Bacteriol 1993;43:694–702.

953. Scheetz MH, Qi C, Warren JR, et al. In vitro activities of various antimicrobials alone and in combination with tigecycline against carbapenem-intermediate or -resistant *Acinetobacter baumannii*. Antimicrob Agents Chemother 2007;51:1621–1626.

954. Schlech WF, Turchik JB, Westlake RE, et al. Laboratory-acquired infection with *Pseudomonas pseudomallei* (melioidosis). N Engl J Med 1981;305:1133–1135.

955. Schmidt U, Kapila R, Kaminski Z, et al. *Pseudomonas putrefaciens* as a cause of septicemia in humans. J Clin Microbiol 1979;10:385–387.

956. Schmoldt S, Latzin P, Heesemann J, et al. Clonal analysis of *Inquilinus limosus* isolates from six cystic fibrosis patients and specific serum antibody response. J Med Microbiol 2006;55(Pt 10):1425–1433.

957. Schreckenberger AP, Schreckenberger PC. WIP (Web ID Program). http://pschreck.com, 2014.

958. Schreckenberger PC. Practical Approach to the Identification of Glucose-Nonfermenting Gram-Negative Bacilli: A Guide to Identification. 6th Ed. River Forest, IL: www.pschreck.com, 2015.

959. Schreckenberger PC, Connell S, Skinner J, et al. Comparison of MicroScan Rapid Gram-Negative Identification Type 3 (RNID3) Panel with Vitek GNI and API 20E for Identification of Gram-Negative Bacilli. Abstracts of the 98th General Meeting of the American Society for Microbiology. Washington, DC: American Society for Microbiology, 1998:156.

960. Schreckenberger PC, Mckinley K, Tjhio J, et al. Comparison of the Bruker Biotyper and the Vitek MS MALDI-TOF Systems for the identification of nonfermenting gram-negative bacilli. Abstracts of the 24th European Congress of Clinical Microbiology and Infectious Diseases, Barcelona Spain, May, 2014.

961. Schweiger M, Stiegler P, Scarpatetti M, et al. Case of *Paracoccus yeei* infection documented in a transplanted heart. Transpl Infect Dis 2011;13:200–203.

962. Scott J, Boulton FE, Govan JRW, et al. A fatal transfusion reaction associated with blood contaminated with *Pseudomonas fluorescens*. Vox Sang 1988;54:201–204.

963. Scott P, Deye G, Srinivasan A, et al. An outbreak of multidrug-resistant *Acinetobacter baumannii-calcoaceticus* complex infection in the US military health care system associated with military operations in Iraq. Clin Infect Dis 2007;44:1577–1584.

964. Sebeny PJ, Riddle MS, Petersen K. *Acinetobacter baumannii* skin and soft-tissue infection associated with war trauma. Clin Infect Dis 2008;47:444–449.

965. Šedo O, Nemec A, Křížová L, et al. Improvement of MALDI-TOF MS profiling for the differentiation of species within the *Acinetobacter calcoaceticus-Acinetobacter baumannii* complex. Syst Appl Microbiol 2013;36:572–578.

966. Segal BH, Leto TL, Gallin JI, et al. Genetic, biochemical, and clinical features of chronic granulomatous disease. Medicine (Baltimore) 2000;79:170–200.

967. Segers P, Vancanneyt M, Pot B, et al. Classification of *Pseudomonas diminuta* Leifson and Hugh 1954 and *Pseudomonas vesicularis* Busing, Doll, and Freytag 1953 in *Brevundimonas* gen. nov. as *Brevundimonas diminuta* comb. nov. and *Brevundimonas vesicularis* comb. nov., respectively. Int J Syst Bacteriol 1994;44:499–510.

968. Seifert H, Baginski R, Schulze A, et al. Antimicrobial susceptibility of *Acinetobacter* species. Antimicrob Agents Chemother 1993;37:750–753.

969. Seifert H, Dijkshoorn L, Gerner-Smidt P, et al. Distribution of *Acinetobacter* species on human skin: comparison of phenotypic and genotypic identification methods. J Clin Microbiol 1997;35:2819–2825.

970. Sengstock DM, Thyagarajan R, Apalara J, et al. Multidrug-resistant *Acinetobacter baumannii*: an emerging pathogen among older adults in community hospitals and nursing homes. Clin Infect Dis 2010;50:1611–1616.

971. Senol E, Des-Jardin J, Stark PC, et al. Attributable mortality of *Stenotrophomonas maltophilia* bacteremia. Clin Infect Dis 2002;34:1653–1656.

972. Seok Y, Shin H, Lee Y, et al. First report of bloodstream infection caused by *Pseudomonas fulva*. J Clin Microbiol 2010;48:2656–2657.

973. Sepulveda-Torres LC, Zhou J, Guasp C, et al. Pseudomonas sp. strain KC represents a new genomovar within *Pseudomonas stutzeri*. Int J Syst Evol Microbiol 2001;51:2013–2019.

974. Sgrelli A, Mencacci A, Fiorio M, et al. *Achromobacter denitrificans* renal abscess. New Microbiol 2012;35:245–247.

975. Shah SS, Ruth A, Coffin SE. Infection due to *Moraxella osloensis*: case report and review of the literature. Clin Infect Dis 2000;30:179–181.

976. Shayegani M, Maupin PS, McGlynn DM. Evaluation of the API 20E system for identification of nonfermentative gram-negative bacteria. J Clin Microbiol 1978;7:539–545.

977. Shelly DB, Spilker T, Gracely EJ, et al. Utility of commercial systems for identification of *Burkholderia cepacia* complex from cystic fibrosis sputum culture. J Clin Microbiol 2000;38:3112–3115.

978. Shepard CW, Daneshvar MI, Kaiser RM, et al. *Bordetella holmesii* bacteremia: a newly recognized clinical entity among asplenic patients. Clin Infect Dis 2004;38:799–804.

979. Sheridan RL, Ryan CM, Pasternack MS, et al. Flavobacterial sepsis in massively burned pediatric patients. Clin Infect Dis 1993;17:185–187.

980. Shetty A, Barnes RA, Healy B, et al. A case of sepsis caused by *Acidovorax*. J Infect 2005;51:e171–e172.

981. Shewan JM. Taxonomy and ecology of *Flavobacterium* and related genera. Annu Rev Microbiol 1983;37:233–252.

982. Shigematsu T, Yumihara K, Ueda Y, et al. *Delftia tsuruhatensis* sp. nov., a terephthalate-assimilating bacterium isolated from activated sludge. Int J Syst Evol Microbiol 2003;53(Pt 5):1479–1483.

983. Shin JH, Kim SH, Shin MG, et al. Bacteremia due to *Burkholderia gladioli*: case report. Clin Infect Dis 1997;25:1264–1265.

984. Shin SY, Choi JY, Ko KS. Four cases of possible human infections with *Delftia lacustris*. Infection 2012;40(6):709–712.

985. Shokar NK, Shokar GS, Islam J, et al. *Roseomonas gilardii* infection: case report and review. J Clin Microbiol 2002;40:4789–4791.

986. Shukla SK, Paustian DL, Stockwell PJ, et al. Isolation of a fastidious *Bergeyella* species associated with cellulitis after a cat bite and a phylogenetic comparison with *Bergeyella zoohelcum* strains. J Clin Microbiol 2004;42:290–293.

987. Siau H, Yuen K-Y, Ho P-L. Identification of acinetobacters on blood agar in presence of D-glucose by unique browning effect. J Clin Microbiol 1998;36:1404–1407.

988. Siebor E, Llanes C, Lafon I, et al. Presumed pseudobacteremia outbreak resulting from contamination of proportional disinfectant dispenser. Eur J Clin Microbiol Infect Dis 2007;26:195–198.

989. Siegman-Igra Y, Bar-Yosef S, Gorea A, et al. Nosocomial *Acinetobacter* meningitis secondary to invasive procedures: report of 25 cases and review. Clin Infect Dis 1993;17:843–849.

990. Sievers M, Swings J. In Garrity GM, Brenner DJ, Krieg NR, Staley JT, eds. Bergey's Manual of Systematic Bacteriology. 2nd Ed. Vol. 2, Part C. The Proteobacteria, Genus I. Acetobacter Beijerinck 1898, 215[AL]. New York, NY: Springer-Verlag, 2005:51–54.

991. Sievers M, Swings J. In Garrity GM, Brenner DJ, Krieg NR, Staley JT, eds. Bergey's Manual of Systematic Bacteriology. 2nd Ed. Vol. 2, Part C. The Proteobacteria, Genus V. Acidomonas Urakami, Tamaoka, Suzuki and Komagata 1989a, 54[VP]. New York, NY: Springer-Verlag, 2005:68–69.

992. Sievers M, Swings J. In Garrity GM, Brenner DJ, Krieg NR, Staley JT, eds. Bergey's Manual of Systematic Bacteriology. 2nd Ed. Vol. 2, Part C. The Proteobacteria, Genus IX. Gluconobacter Asai 1935, 689[AL]. New York, NY: Springer-Verlag, 2005:77–81.

993. Sikorski J, Lalucat J, Wackernagel W. Genomovars 11 to 18 of *Pseudomonas stutzeri*, identified among isolates from soil and marine sediment. Int J Syst Evol Microbiol 2005;55(Pt 5):1767–1770.

994. Silver MR, Felegie TP, Sorkin MI. Unusual bacterium, group Ve-2, causing peritonitis in a patient on continuous ambulatory peritoneal dialysis. J Clin Microbiol 1985;21:838–839.

995. Simidu U, Kita-Tsukamoto K, Yasumoto T, et al. Taxonomy of four marine bacterial strains that produce tetrodotoxin. Int J Syst Bacteriol 1990;40:331–336.

996. Simmon KE, Fang DC, Tesic V, et al. Isolation and characterization of "*Pseudomonas andersonii*" from four cases of pulmonary granulomas and emended species description. J Clin Microbiol 2011;49:1518–1523.

997. Simmonds EJ, Conway SP, Ghoneim ATM, et al. *Pseudomonas cepacia*: a new pathogen in patients with cystic fibrosis referred to a large centre in the United Kingdom. Arch Dis Child 1990;65:874–877.

998. Simor AE, Salit IE. Endocarditis caused by M6. J Clin Microbiol 1983;17:931–933.

999. Simpson AJH, Suputtamongkol Y, Smith MD. Comparison of imipenem and ceftazidime as therapy for severe melioidosis. Clin Infect Dis 1999;29:381–387.

1000. Sintchenko V, Jelfs P, Sharma A, et al. *Massilia timonae*: an unusual bacterium causing would infection following surgery. Clin Microbiol Newslett 2000;22:149–151.

1001. Slenker AK, Hess BD, Jungkind DL, et al. Fatal case of *Weeksella virosa* sepsis. J Clin Microbiol 2012;50:4166–4167.

1002. Smith DL, Gumery LB, Smith EG, et al. Epidemic of *Pseudomonas cepacia* in an adult cystic fibrosis unit: evidence of person-to-person transmission. J Clin Microbiol 1993;31:3017–3022.

1003. Smith J, Ashhurst-Smith C, Norton R. *Pseudomonas fluorescens* pseudobacteraemia: a cautionary lesson. J Paediatr Child Health 2002;38:63–65.

1004. Smith MD, Angus BJ, Wuthiekanun V, et al. Arabinose assimilation defines a nonvirulent biotype of *Burkholderia pseudomallei*. Infect Immun 1997;65:4319–4321.

1005. Smith MD, Gradon JD. Bacteremia due to *Comamonas* species possibly associated with exposure to tropical fish. South Med J 2003;96:815–817.

1006. Smith MD, Wuthiekanun V, Walsh AL, et al. Latex agglutination test for identification of *Pseudomonas pseudomallei*. J Clin Pathol 1993;46:374–375.

1007. Smith MD, Wuthiekanun V, Walsh AL, et al. Latex agglutination for rapid detection of *Pseudomonas pseudomallei* antigen in urine of patients with melioidosis. J Clin Pathol 1995;48:174–176.

1008. Smith MD, Wuthiekanun V, Walsh AL, et al. In-vitro activity of carbapenem antibiotics against beta-lactam susceptible and resistant strains of *Burkholderia pseudomallei*. J Antimicrob Chemother 1996;37:611–615.

1009. Smith SM, Eng RHK, Forrester C. *Pseudomonas mesophilica* infections in humans. J Clin Microbiol 1985;21:314–317.

1010. Snyder RW, Ruhe J, Kobrin S, et al. *Asaia bogorensis* peritonitis identified by 16S ribosomal RNA sequence analysis in a patient receiving peritoneal dialysis. Am J Kidney Dis 2004;44:e15–e17.

1011. Sobel JD, Hashman N, Reinherz G, et al. Nosocomial *Pseudomonas cepacia* infection associated with chlorhexidine contamination. Am J Med 1982;73:183–186.

1012. Sohn KM, Baek JY. *Delftia lacustris* septicemia in a pheochromocytoma patient: case report and literature review. Infect Dis (Lond). 2015 Feb 24:1–5. [Epub ahead of print]

1013. Sohn KM, Huh K, Baek JY, et al. A new causative bacteria of infective endocarditis, *Bergeyella cardium* sp. nov. Diagn Microbiol Infect Dis 2015;81:213–216.

1014. Sonnenwirth AC. Bacteremia with and without meningitis due to *Yersinia enterocolitica*, *Edwardsiella tarda*, *Comamonas terrigena*, and *Pseudomonas maltophilia*. Ann NY Acad Sci 1970;174:488–502.

1015. Sousa C, Botelho J, Silva L, et al. MALDI-TOF MS and chemometric based identification of the *Acinetobacter calcoaceticus-Acinetobacter baumannii* complex species. Int J Med Microbiol 2014;304:669–677.

1016. Sousa C, Silva L, Grosso F, et al. Discrimination of the *Acinetobacter calcoaceticus-Acinetobacter baumannii* complex species by Fourier transform infrared spectroscopy. Eur J Clin Microbiol Infect Dis 2014;33:1345–1353.

1017. Spangler SK, Visalli MA, Jacobs MR, et al. Susceptibilities of non-*Pseudomonas aeruginosa* gram-negative nonfermentative rods to ciprofloxacin, ofloxacin, levofloxacin, D-ofloxacin, sparfloxacin, ceftazidime, piperacillin, piperacillin-tazobactam, trimethoprim-sulfamethoxazole, and imipenem. Antimicrob Agents Chemother 1996;40:772–775.

1018. Spear JB, Fuhrer J, Kirby BD. *Achromobacter xylosoxidans* (*Alcaligenes xylosoxidans* subsp. *xylosoxidans*) bacteremia associated with a well-water source: case report and review of the literature. J Clin Microbiol 1988;26:598–599.

1019. Speert DP, Henry D, Vandamme P, et al. Epidemiology of *Burkholderia cepacia* complex in patients with cystic fibrosis, Canada. Emerg Infect Dis 2002;8:181–187.

1020. Spilker T, Liwienski AA, LiPuma JJ. Identification of *Bordetella* spp. in respiratory specimens from individuals with cystic fibrosis. Clin Microbiol Infect 2008;14:504–506.

1021. Spilker T, Uluer AZ, Marty FM, et al. Recovery of *Herbaspirillum* species from persons with cystic fibrosis. J Clin Microbiol 2008;46:2774–2777.

1022. Spilker T, Vandamme P, Lipuma JJ. A multilocus sequence typing scheme implies population structure and reveals several putative novel *Achromobacter* species. J Clin Microbiol 2012;50:3010–3015.

1023. Spilker T, Vandamme P, Lipuma JJ. Identification and distribution of *Achromobacter* species in cystic fibrosis. J Cyst Fibros 2013;12:298–301.

1024. Spotnitz M, Rudnitzky J, Rambaud JJ. Melioidosis pneumonitis. JAMA 1967;202:950–954.

1025. Sriaroon P, Elizalde A, Perez EE, et al. *Psychrobacter immobilis* septicemia in a boy with X-linked chronic granulomatous disease and fulminant hepatic failure. J Clin Immunol 2014;34:39–41.

1026. Staneck JL, Weckbach LS, Tilton RC, et al. Collaborative evaluation of the Radiometer Sensititre AP80 for identification of gram-negative bacilli. J Clin Microbiol 1993;31:1179–1184.

1027. Stark D, Riley LA, Harkness J, et al. *Bordetella petrii* from a clinical sample in Australia: isolation and molecular identification. J Med Microbiol 2007;56(Pt 3):435–437.

1028. Steensels D, Verhaegen J, Lagrou K. Matrix-assisted laser desorption ionization-time of flight mass spectrometry for the identification of bacteria and yeasts in a clinical microbiological laboratory: a review. Acta Clin Belg 2011;66:267–273. Review.

1029. Stefaniuk E, Baraniak A, Gniadkowski M, et al. Evaluation of the BD Phoenix automated identification and susceptibility testing system in clinical microbiology laboratory practice. Eur J Clin Microbiol Infect Dis 2003;22:479–485.

1030. Stevens DA, Hamilton JR, Johnson N, et al. *Halomonas*, a newly recognized human pathogen causing infections and contamination in a dialysis center: three new species. Medicine (Baltimore) 2009;88:244–249.

1031. Stiakaki E, Galanakis E, Samonis G, et al. *Ochrobactrum anthropi* bacteremia in pediatric oncology patients. Pediatr Infect Dis J 2002;21:72–74.

1032. Stoltz DA, Meyerholz DK, Welsh MJ. Origins of cystic fibrosis lung disease. N Engl J Med 2015;372(4):351–362.

1033. Stonecipher KG, Jensen HG, Kasti PR, et al. Ocular infections associated with *Comamonas acidovorans*. Am J Ophthalmol 1991;112:46–49.

1034. Storms V, Van Den Vreken N, Coenye T, et al. Polyphasic characterisation of *Burkholderia cepacia*-like isolate leading to the emended description of *Burkholderia pyrrocinia*. Syst Appl Microbiol 2004;27:517–526.

1035. Strateva T, Kostyanev T, Setchanova L. *Ralstonia pickettii* sepsis in a hemodialysis patient from Bulgaria. Braz J Infect Dis 2012;16:400-401.

1036. Struillou L, Raffi F, Barrier JH. Endocarditis caused by *Neisseria elongata* subspecies *nitroreducens*: case report and literature review. Eur J Clin Microbiol Infect Dis 1993;12:625–627.

1037. Struthers M, Wong J, Janda JM. An initial appraisal of the clinical significance of *Roseomonas* species associated with human infections. Clin Infect Dis 1996;23:729–733.

1038. Stryjewski ME, LiPuma JJ, Messier RH, et al. Sepsis, multiple organ failure, and death due to *Pandoraea pnomenusa* infection after lung transplantation. J Clin Microbiol 2003;41:2255–2257.

1039. Su SY, Chao CM, Lai CC. Peritoneal dialysis peritonitis caused by *Pseudomonas luteola*. Perit Dial Int 2014;34:138–139.

1040. Subudhi CP, Adedeji A, Kaufmann ME, et al. Fatal *Roseomonas gilardii* bacteremia in a patient with refractory blast crisis of chronic myeloid leukemia. Clin Microbiol Infect 2001;7:573–575.

1041. Suel P, Martin P, Berthelot G, et al. A case of *Pseudomonas mendocina* endocarditis [in French] Med Mal Infect 2011;41:109–110.

1042. Sugarman B, Clarridge J. Osteomyelitis caused by *Moraxella osloensis*. J Clin Microbiol 1982;15:1148–1149.

1043. Sun L, Jiang RZ, Steinbach S, et al. The emergence of a highly transmissible lineage of cbl+ *Pseudomonas (Burkholderia) cepacia* causing CF centre epidemics in North America and Britain. Nat Med 1995;1:661-666.

1044. Sunenshine RH, Wright MO, Maragakis LL, et al. Multidrug-resistant *Acinetobacter* infection mortality rate and length of hospitalization. Emerg Infect Dis 2007;13:97-103.

1045. Sung LL, Yang DI, Hung CC, et al. Evaluation of autoSCAN-W/A and the Vitek GNI+ AutoMicrobic System for identification of non-glucose-fermenting gram-negative bacilli. J Clin Microbiol 2000;38:1127-1130.

1046. Suputtamongkol Y, Chaowagul W, Chetchotisakd P, et al. Risk factors for melioidosis and bacteremic melioidosis. Clin Infect Dis 1999;29:408-413.

1047. Swann RA, Foulkes SJ, Holmes B, et al. "*Agrobacterium* yellow group" and *Pseudomonas paucimobilis* causing peritonitis in patients receiving continuous ambulatory peritoneal dialysis. J Clin Pathol 1985;38:1293-1299.

1048. Swenson JM, Killgore GE, Tenover FC. Antimicrobial susceptibility testing of *Acinetobacter* spp. by NCCLS broth microdilution and disk diffusion methods. J Clin Microbiol 2004;42:5102-5108.

1049. Tabak O, Mete B, Aydin S, et al. *Port-related Delftia tsuruhatensis* bacteremia in a patient with breast cancer. New Microbiol 2013;36:199-201.

1050. Tabor E, Gerety RJ. Five cases of pseudomonas sepsis transmitted by blood transfusions. Lancet 1984;1:1403.

1051. Tai ML, Velayuthan RD. *Sphingomonas paucimobilis*: an unusual cause of meningitis-case report. Neurol Med Chir (Tokyo) 2014;54:337-340.

1052. Takeuchi M, Hamana K, Hiraishi A. Proposal of the genus *Sphingomonas sensu stricto* and three new genera, *Sphingobium*, *Novosphingobium* and *Sphingopyxis*, on the basis of phylogenetic and chemotaxonomic analyses. Int J Syst Evol Microbiol 2001;51:1405-1417.

1053. Takeuchi M, Kawai F, Shimada Y, et al. Taxonomic study of polyethylene glycol-utilizing bacteria: emended description of the genus *Sphingomonas* and new descriptions of *Sphingomonas macrogoltabidus* sp. nov., *Sphingomonas sanguis* sp. nov. and *Sphingomonas terrae* sp. nov. Syst Appl Microbiol 1993;16:227-238.

1054. Takeuchi M, Sakane T, Yanagi M, et al. Taxonomic study of bacteria isolated from plants: proposal of *Sphingomonas rosa* sp. nov., *Sphingomonas pruni* sp. nov., *Sphingomonas asaccharolytica* sp. nov., and *Sphingomonas mali* sp. nov. Int J Syst Bacteriol 1995;45:334-341.

1055. Tamaoka J, Ha D-M, Komagata K. Reclassification of *Pseudomonas acidovorans* den Dooren de Jong 1926 and *Pseudomonas testosteroni* Marcus and Talalay 1956 as *Comamonas acidovorans* comb. nov. and *Comamonas testosteroni* comb. nov., with an emended description of the genus *Comamonas*. Int J Syst Bacteriol 1987;37:52-59.

1056. Tan MJ, Oehler RL. Lower extremity cellulitis and bacteremia with *Herbaspirillum seropedicae* associated with aquatic exposure in a patient with cirrhosis. Infect Dis Clin Pract 2005;13:277-279.

1057. Tang BS, Lau SK, Teng JL, et al. Matrix-assisted laser desorption ionisation-time of flight mass spectrometry for rapid identification of *Laribacter hongkongensis*. J Clin Pathol 2013;66:1081-1083.

1058. Tang Y-W, Hopkins MK, Kolbert CP, et al. *Bordetella holmesii*-like organisms associated with septicemia, endocarditis, and respiratory failure. Clin Infect Dis 1998;26:389-392.

1059. Taplan D, Bassett DCJ, Mertz PM. Foot lesions associated with *Pseudomonas cepacia*. Lancet 1971;2:568-571.

1060. Tarrand JJ, Krieg NR, Döbereiner J. A taxonomic study of the *Spirillum lipoferum* group, with descriptions of a new genus, *Azospirillum* gen. nov. and two species, *Azospirillum lipoferum* (Beijerinck) comb. nov. and *Azospirillum brasilense* sp. nov. Can J Microbiol 1978;24:967-980.

1061. Taylor M, Keane CT, Falkiner FR. *Pseudomonas putida* in transfused blood. Lancet 1984;2:107.

1062. Tena D, Losa C, Medina MJ, et al. Muscular abscess caused by *Cupriavidus gilardii* in a renal transplant recipient. Diagn Microbiol Infect Dis 2014;79:108-110.

1063. Teng JL, Woo PC, Ma SS, et al. Ecoepidemiology of *Laribacter hongkongensis*, a novel bacterium associated with gastroenteritis. J Clin Microbiol 2005;43:919-922.

1064. Tenover FC, Mizuki TS, Carlson LG. Evaluation of autoSCAN-W/A automated microbiology system for the identification of non-glucose-fermenting gram-negative bacilli. J Clin Microbiol 1990;28:1628-1634.

1065. Teo J, Tan SY, Tay M, et al. First case of *E anophelis* outbreak in an intensive-care unit. Lancet 2013;382:855-856.

1066. Teres D. ICU-acquired pneumonia due to *Flavobacterium meningosepticum*. JAMA 1974;228:732.

1067. Thaller MC, Borgianni L, Di Lallo G, et al. Metallo-beta-lactamase production by *Pseudomonas otitidis*: a species-related trait. Antimicrob Agents Chemother 2011;55:118-123.

1068. Thamlikitkul V, Tiengrim S, Tribuddharat C. Comment on: High tigecycline resistance in multidrug-resistant *Acinetobacter baumannii*. J Antimicrob Chemother 2007;60:177-178; author reply 178-179.

1069. Thayu M, Baltimore RS, Sleight BJ, et al. CDC group IV c-2 bacteremia in a child with recurrent acute monoblastic leukemia. Pediatr Infect Dis J 1999;18:397-398.

1070. Thimann KV. The Life of Bacteria: Their Growth, Metabolism and Relationships. 2nd Ed. New York, NY: Macmillan, 1963.

1071. Thomassen MJ, Demko CA, Klinger JD, et al. *Pseudomonas cepacia* colonization among patients with cystic fibrosis: a new opportunist. Am Rev Respir Dis 1985;131:791-796.

1072. Thong ML, Puthucheary SD, Lee EL. *Flavobacterium meningosepticum* infection: an epidemiological study in a newborn nursery. J Clin Pathol 1981;34:429-433.

1073. Tjernberg I, Ursing J. Clinical strains of *Acinetobacter* classified by DNA-DNA hybridization. APMIS 1989;97:595-605.

1074. Toh HS, Tay HT, Kuar WK, et al. Risk factors associated with *Sphingomonas paucimobilis* infection. J Microbiol Immunol Infect 2011;44:289-295.

1075. Tonjum T, Caugant DA, Bovre K. Differentiation of *Moraxella nonliquefaciens*, *M. lacunata*, and *M. bovis* by using multilocus enzyme electrophoresis and hybridization with pilin-specific DNA probes. J Clin Microbiol 1992;30:3099-3107.

1076. Tóth EM, Schumann P, Borsodi AK, et al. *Wohlfahrtiimonas chitiniclastica* gen. nov., sp. nov., a new gammaproteobacterium isolated from *Wohlfahrtia magnifica* (Diptera: Sarcophagidae). Int J Syst Evol Microbiol 2008;58(Pt 4):976-981.

1077. Traglia GM, Almuzara M, Vilacoba E, et al. Bacteremia caused by an *Acinetobacter junii* strain harboring class 1 integron and diverse DNA mobile elements. J Infect Dev Ctries 2014;8:666-669.

1078. Tripodi MF, Adinolfi LE, Rosario P, et al. First definite case of aortic valve endocarditis due to *Moraxella phenylpyruvica*. Eur J Clin Microbiol Infect Dis 2002;21:480-482.

1079. Tronel H, Plesiat P, Ageron E, et al. Bacteremia caused by a novel species of *Sphingobacterium*. Clin Microbiol Infect 2003;9:1242-1244.

1080. Truant AL, Gulati R, Giger O, et al. *Methylobacterium* species: an increasingly important opportunistic pathogen. Lab Med 1998;29:704-710.

1081. Truper HG, De Clari L. Taxonomic note: necessary correction of specific epithets formed as substantives (Nouns) "in apposition." Int J Syst Bacteriol 1997;47:908-909.

1082. Tsai CK, Liu CC, Kuo HK. Postoperative endophthalmitis by *Flavimonas oryzihabitans*. Chang Gung Med J 2004;27:830-833.

1083. Tsakris A, Hassapopoulou H, Skoura L, et al. Leg ulcer due to *Pseudomonas luteola* in a patient with sickle cell disease. Diagn Microbiol Infect Dis 2002;42:141-143.

1084. Tse C, Curreem S, Cheung I, et al. A novel MLST sequence type discovered in the first fatal case of *Laribacter hongkongensis* bacteremia clusters with the sequence types of other human isolates. Emerg Microbes Infect 2014;3(6):e41.

1085. Tsui TL, Tsao SM, Liu KS. *Comamonas testosteroni* infection in Taiwan: Reported two cases and literature review. J Microbiol Immunol Infect 2011;44:67-71.

1086. Turton JF, Woodford N, Glover J, et al. Identification of *Acinetobacter baumannii* by detection of the blaOXA-51-like carbapenemase gene intrinsic to this species. J Clin Microbiol 2006;44:2974-2976.

1087. Tuuminen T, Heinäsmäki T, Kerttula T. First report of bacteremia by *Asaia bogorensis*, in a patient with a history of intravenous-drug abuse. J Clin Microbiol 2006;44:3048-3050.

1088. Tuuminen T, Roggenkamp A, Vuopio-Varkila J. Comparison of two bacteremic *Asaia bogorensis* isolates from Europe. Eur J Clin Microbiol Infect Dis 2007;26:523-524.

1089. Uchino M, Shida O, Uchimura T, et al. Recharacterization of *Pseudomonas fulva* Iizuka and Komagata 1963, and proposals of *Pseudomonas parafulva* sp. nov. and *Pseudomonas cremoricolorata* sp. nov. J Gen Appl Microbiol 2001;47:247-261.

1090. Urakami T, Araki H, Suzuki K-I, et al. Further studies of the genus *Methylobacterium* and description of *Methylobacterium aminovorans* sp. nov. Int J Syst Bacteriol 1993;43:504-513.

1091. Ursing J, Bruun B. Genotypic heterogeneity of *Flavobacterium* group IIb and *Flavobacterium breve*, demonstrated by DNA-DNA hybridization. APMIS 1991;99:780-786.

1092. Uzodi AS, Schears GJ, Neal JR, et al. *Cupriavidus pauculus* bacteremia in a child on extracorporeal membrane oxygenation. ASAIO J 2014;60:740-741.

1093. Vaidya SA, Citron DM, Fine MB, et al. Pelvic abscess due to *Ochrobactrum intermedium* [corrected] in an immunocompetent host: case report and review of the literature. J Clin Microbiol 2006;44:1184-1186.

1094. Valdezate S, Vindel A, Maiz L, et al. Persistence and variability of *Stenotrophomonas maltophilia* in patients with cystic fibrosis, Madrid, 1991-1998. Emerg Infect Dis 2001;7:113-122.

1095. Valenstein P, Bardy GH, Cox CC, et al. *Pseudomonas alcaligenes* endocarditis. Am J Clin Pathol 1983;79:245–247.
1096. Vancanneyt M, Segers P, Torck U, et al. Reclassification of *Flavobacterium odoratum* (Stutzer 1929) strains to a new genus, *Myroides*, as *Myroides odoratus* comb. nov. and *Myroides odoratimimus* sp. nov. Int J Syst Bacteriol 1996;46:926–932.
1097. Van Craenenbroeck AH, Camps K, Zachée P, et al. *Massilia timonae* infection presenting as generalized lymphadenopathy in a man returning to Belgium from Nigeria. J Clin Microbiol 2011;49:2763–2765.
1098. Vandamme P, Bernardet J-F, Segers P, et al. New perspectives in the classification of the flavobacteria: description of *Chryseobacterium* gen. nov., *Bergeyella* gen. nov., and *Empedobacter* nom. rev. Int J Syst Bacteriol 1994;44:827–831.
1099. Vandamme P, Coenye T. Taxonomy of the genus *Cupriavidus*: a tale of lost and found. Int J Syst Evol Microbiol 2004;54:2285–2289.
1100. Vandamme P, Dawyndt P. Classification and identification of the *Burkholderia cepacia* complex: Past, present and future. Syst Appl Microbiol 2011;34:87–95.
1101. Vandamme P, De Brandt E, Houf K, et al. *Kerstersia similis* sp. nov., isolated from human clinical samples. Int J Syst Evol Microbiol 2012;62(Pt 9):2156–2159.
1102. Vandamme P, Gillis M, Vancanneyt M, et al. *Moraxella lincolnii* sp. nov., isolated from the human respiratory tract, and reevaluation of the taxonomic position of *Moraxella osloensis*. Int J Syst Bacteriol 1993;43:474–481.
1103. Vandamme P, Goris J, Coenye T, et al. Assignment of Centers for Disease Control group IVc-2 to the genus *Ralstonia* as *Ralstonia paucula* sp. nov. Int J Syst Bacteriol 1999;49:663–669.
1104. Vandamme P, Henry D, Coenye T, et al. *Burkholderia anthina* sp. nov. and *Burkholderia pyrrocinia*, two additional *Burkholderia cepacia* complex bacteria, may confound results of new molecular diagnostic tools. FEMS Immunol Med Microbiol 2002;33:143–149.
1105. Vandamme P, Heyndrickx M, Vancanneyt M, et al. *Bordetella trematum* sp. nov., isolated from wounds and ear infections in humans, and reassessment of *Alcaligenes denitrificans* Rüger and Tan 1983. Int J Syst Bacteriol 1996;46:849–858.
1106. Vandamme P, Holmes B, Bercovier H, et al. Classification of Centers for Disease Control Group Eugonic Fermenter (EF)-4a and EF-4b as *Neisseria animaloris* sp. nov. and *Neisseria zoodegmatis* sp. nov., respectively. Int J Syst Evol Microbiol 2006;56(Pt 8):1801–1805.
1107. Vandamme P, Holmes B, Coenye T, et al. *Burkholderia cenocepacia* sp. nov.—a new twist to an old story. Res Microbiol 2003;154:91–96.
1108. Vandamme P, Holmes B, Vancanneyt M, et al. Occurrence of multiple genomovars of *Burkholderia cepacia* in patients with cystic fibrosis and proposal of *Burkholderia multivorans* sp. nov. Int J Syst Bacteriol 1997;47:1188–1200.
1109. Vandamme P, Hommez J, Vancanneyt M, et al. *Bordetella hinzii* sp. nov., isolated from poultry and humans. Int J Syst Bacteriol 1995;45:37–45.
1110. Vandamme P, Mahenthiralingam E, Holmes B, et al. Identification and population structure of *Burkholderia stabilis* sp. nov. (formerly *Burkholderia cepacia* genomovar IV). J Clin Microbiol 2000;38:1042–1047.
1111. Vandamme P, Moore ER, Cnockaert M, et al. *Achromobacter animicus* sp. nov., *Achromobacter mucicolens* sp. nov., *Achromobacter pulmonis* sp. nov. and *Achromobacter spiritinus* sp. nov., from human clinical samples. Syst Appl Microbiol 2013;36:1–10.
1112. Vandamme P, Moore ER, Cnockaert M, et al. Classification of *Achromobacter* genogroups 2, 5, 7 and 14 as *Achromobacter insuavis* sp. nov., *Achromobacter aegrifaciens* sp. nov., *Achromobacter anxifer* sp. nov. and *Achromobacter dolens* sp. nov., respectively. Syst Appl Microbiol 2013;36:474–482.
1113. Vandepitte J, Debois J. *Pseudomonas putrefaciens* as a cause of bacteremia in humans. J Clin Microbiol 1978;7:70–72.
1114. van der Velden LB, de Jong AS, de Jong H, et al. First report of a *Wautersiella falsenii* isolated from the urine of an infant with pyelonephritis. Diagn Microbiol Infect Dis 2012;74:404–405.
1115. van Dessel H, Kamp-Hopmans TE, Fluit AC, et al. Outbreak of a susceptible strain of *Acinetobacter* species 13 (sensu Tjernberg and Ursing) in an adult neurosurgical intensive care unit. J Hosp Infect 2002;51:89–95.
1116. Vaneechoutte M, Claeys G, Steyaert S, et al. Isolation of *Moraxella canis* from an ulcerated metastatic lymph node. J Clin Microbiol 2000;38:3870–3871.
1117. Vaneechoutte M, De Baere T, Wauters G, et al. One case each of recurrent meningitis and hemoperitoneum infection with *Ralstonia mannitolilytica*. J Clin Microbiol 2001;39:4588–4590.
1118. Vaneechoutte M, Dijkshoorn L, Nemec A, et al. *Acinetobacter, Chryseobacterium, Moraxella*, and other nonfermentative gram-negative rods. In Versalovic J, Jorgensen JH, Landry ML, Warnock DW, eds. Manual of Clinical Microbiology. 10th Ed. Washington, DC: ASM Press, 2011:714–738.
1119. Vaneechoutte M, Dijkshoorn L, Tjernberg I, et al. Identification of *Acinetobacter* genomic species by amplified ribosomal DNA restriction analysis. J Clin Microbiol 1995;33:11–15.
1120. Vaneechoutte M, Janssens M, Avesani V, et al. Description of *Acidovorax wautersii* sp. nov. to accommodate clinical isolates and an environmental isolate, most closely related to *Acidovorax avenae*. Int J Syst Evol Microbiol 2013;63(Pt 6):2203–2206.
1121. Vaneechoutte M, Kämpfer P, De Baere T, et al. *Chryseobacterium hominis* sp. nov., to accommodate clinical isolates biochemically similar to CDC groups II-h and II-c. Int J Syst Evol Microbiol 2007;57(Pt 11):2623–2628.
1122. Vaneechoutte M, Kämpfer P, De Baere T, et al. *Wautersia* gen. nov., a novel genus accommodating the phylogenetic lineage including *Ralstonia eutropha* and related species, and proposal of *Ralstonia [Pseudomonas] syzgii* (Roberts et al. 1990) comb. nov. Int J Syst Evol Microbiol 2004;54:317–327.
1123. Vanholder R, Vanhaecke E, Ringoir S. *Pseudomonas* septicemia due to deficient disinfectant mixing during reuse. Int J Artif Organs 1992;15:19–24.
1124. van Horn KG, Gedris CA, Ahmed T, et al. Bacteremia and urinary tract infection associated with CDC group Vd biovar 2. J Clin Microbiol 1989;27:201–202.
1125. van Laer F, Raes D, Vandamme P, et al. An outbreak of *Burkholderia cepacia* with septicemia on a cardiology ward. Infect Control Hosp Epidemiol 1998;19:112–113.
1126. Vanlaere E, Sergeant K, Dawyndt P, et al. Matrix-assisted laser desorption ionisation-time-of of-flight mass spectrometry of intact cells allows rapid identification of *Burkholderia cepacia* complex. J Microbiol Methods 2008;75:279–286.
1127. Van Looveren M, Goossens H; ARPAC Steering Group. Antimicrobial resistance of *Acinetobacter* spp. in Europe. Clin Microbiol Infect 2004;10:684–704. Review.
1128. van Pelt C, Verduin CM, Goessens WHF, et al. Identification of *Burkholderia* spp. in the clinical microbiology laboratory: comparison of conventional and molecular methods. J Clin Microbiol 1999;37:2158–2164.
1129. Vartivarian S, Anaissie E, Bodey G, et al. A changing pattern of susceptibility of *Xanthomonas maltophilia* to antimicrobial agents: implications for therapy. Antimicrob Agents Chemother 1994;38:624–627.
1130. Vartivarian SE, Papadakis KA, Anaissie EJ. *Stenotrophomonas (Xanthomonas) maltophilia* urinary tract infection: a disease that is usually severe and complicated. Arch Intern Med 1996;156:433–435.
1131. Vartivarian SE, Papadakis KA, Palacios JA, et al. Mucocutaneous and soft tissue infections caused by *Xanthomonas maltophilia*: a new spectrum. Ann Intern Med 1994;121:969–973.
1132. Velasco J, Romero C, Lopez-Goni I, et al. Evaluation of the relatedness of *Brucella* spp. and *Ochrobactrum anthropi* and description of *Ochrobactrum intermedium* sp. nov., a new species with a closer relationship to *Brucella* spp. Int J Syst Bacteriol 1998;48:759–768.
1133. Verhasselt B, Claeys G, Elaichouni A, et al. Case of recurrent *Flavimonas oryzihabitans* bacteremia associated with an implanted central venous catheter (Port-A-Cath): assessment of clonality by arbitrarily primed PCR. J Clin Microbiol 1995;33:3047–3048.
1134. Vermis K, Coenye T, LiPuma JJ, et al. Proposal to accommodate *Burkholderia cepacia* genomovar VI as *Burkholderia dolosa* sp. nov. Int J Syst Evol Microbiol 2004;54:689–691.
1135. Vermis K, Vandamme PAR, Nelis HJ. *Burkholderia cepacia* complex genomovars: utilization of carbon sources, susceptibility to antimicrobial agents and growth on selective media. J Appl Microbiol 2003;95:1191–1199.
1136. Vignier N, Barreau M, Olive C, et al. Human infection with *Shewanella putrefaciens* and *S. algae*: report of 16 cases in Martinique and review of the literature. Am J Trop Med Hyg 2013;89:151–156.
1137. Villegas MV, Hartstein AI. *Acinetobacter* outbreaks, 1977–2000. Infect Control Hosp Epidemiol 2003;24:284–295.
1138. Villegas MV, Kattan JN, Correa A, et al. Dissemination of *Acinetobacter baumannii* clones with OXA-23 Carbapenemase in Colombian hospitals. Antimicrob Agents Chemother 2007;51:2001–2004.
1139. Villegas MV, Lolans K, Correa A, et al; Colombian Nosocomial Resistance Study Group. First identification of *Pseudomonas aeruginosa* isolates producing a KPC-type carbapenem-hydrolyzing beta-lactamase. Antimicrob Agents Chemother 2007;51:1553–1555.
1140. Villers D, Espaze E, Coste-Burel M, et al. Nosocomial *Acinetobacter baumannii* infections: microbiological and clinical epidemiology. Ann Intern Med 1998;129:182–189.
1141. Visca P, Petrucca A, De Mori P, et al. Community-acquired *Acinetobacter radioresistens* bacteremia in an HIV-positive patient. Emerg Infect Dis 2001;7:1032–1035.
1142. Vitaliti SM, Maggio MC, Cipolla D, et al. Neonatal sepsis caused by *Ralstonia pickettii*. Pediatr Infect Dis J 2008;27:283.

1143. Vogel BF, Jørgensen K, Christensen H, et al. Differentiation of *Shewanella putrefaciens* and *Shewanella alga* on the basis of whole-cell protein profiles, ribotyping, phenotypic characterization, and 16S rRNA gene sequence analysis. Appl Environ Microbiol 1997;63:2189–2199.
1144. Vogel BF, Venkateswaran K, Christensen H, et al. Polyphasic taxonomic approach in the description of *Alishewanella fetalis* gen. nov., sp. nov., isolated from a human foetus. Int J Syst Evol Microbiol 2000;50:1133–1142.
1145. von Graevenitz A. Clinical role of infrequently encountered nonfermenters. In Gilardi GL, ed. Glucose Nonfermenting Gram-Negative Bacteria in Clinical Microbiology. West Palm Beach, FL: CRC Press, 1978:119–153.
1146. von Graevenitz A. Ecology, clinical significance, and antimicrobial susceptibility of infrequently encountered glucose-nonfermenting gram-negative rods. In Gilardi GL, ed. Glucose Nonfermenting Gram-Negative Bacteria in Clinical Microbiology. West Palm Beach, FL: CRC Press, 1978:181–232
1147. von Graevenitz A, Boewman J, Del Notaro C, et al. Human infection with *Halomonas venusta* following fish bite. J Clin Microbiol 2000;38:3123–3124.
1148. von Graevenitz A, Grehn M. Susceptibility studies on *Flavobacterium* II-b. FEMS Microbiol Lett 1977;2:289–292.
1149. von Graevenitz A, Pfyffer GE, Pickett MJ, et al. Isolation of an unclassified non-fermentative gram-negative rod from a patient on continuous ambulatory peritoneal dialysis. Eur J Clin Microbiol Infect Dis 1993;12:568–570.
1150. von Graevenitz A, Simon G. Potentially pathogenic, nonfermentative, H_2S-producing gram-negative rod (1b). Appl Microbiol 1970;19:176.
1151. von Graevenitz A, Zollinger-Iten J. Evaluation of pertinent parameters of a new identification system for non-enteric gram-negative rods. Eur J Clin Microbiol 1985;4:108–112.
1152. von Wintzingerode F, Schattke A, Siddiqui RA, et al. *Bordetella petrii* sp. nov., isolated from an anaerobic bioreactor, and emended description of the genus *Bordetella*. Int J Syst Evol Microbiol 2001;51:1257–65.
1153. Wallet F, Blondiaux N, Foy CL, et al. *Paracoccus yeei*: a new unusual opportunistic bacterium in ambulatory peritoneal dialysis. Int J Infect Dis 2010;14:e173–e174.
1154. Wallet F, Perez T, Armand S, et al. Pneumonia due to *Bordetella bronchiseptica* in a cystic fibrosis patient: 16S rRNA sequencing for diagnosis confirmation. J Clin Microbiol 2002;40:2300–2301.
1155. Walsh AL, Wuthiekanun V, Smith MD, et al. Selective broths for the isolation of *Pseudomonas pseudomallei* from clinical samples. Trans R Soc Trop Med Hyg 1995;89:124.
1156. Wang CM, Lai CC, Tan CK, et al. Clinical characteristics of infections caused by *Roseomonas* species and antimicrobial susceptibilities of the isolates. Diagn Microbiol Infect Dis 2012;72:199–203.
1157. Watson KC, Muscat I. Meningitis caused by a *Flavobacterium*-like organism (CDC IIe strain). J Infect 1983;7:278–279.
1158. Wauters G, Boel A, Voorn GP, et al. Evaluation of a new identification system, Crystal Enteric/Non-Fermenter, for gram-negative bacilli. J Clin Microbiol 1995;33:845–849.
1159. Wauters G, Claeys G, Verschraegen G, et al. Case of catheter sepsis with *Ralstonia gilardii* in a child with acute lymphoblastic leukemia. J Clin Microbiol 2001;39:4583–4584.
1160. Wauters G, de Baere T, Willems A, et al. Description of *Comamonas aquatica* comb. nov. and *Comamonas kerstersii* sp. nov. for two subgroups of *Comamonas terrigena* and emended description of *Comamonas terrigena*. Int J Syst Evol Microbiol 2003;53:859–862.
1161. Wauters G, Janssens M, De Baere T, et al. Isolates belonging to CDC group II-i belong predominantly to *Sphingobacterium mizutaii* Yabuuchi et al. 1983: emended descriptions of *S. mizutaii* and of the genus *Sphingobacterium*. Int J Syst Evol Microbiol 2012;62(Pt 11):2598–2601.
1162. Weems JJ Jr. Nosocomial outbreak of *Pseudomonas cepacia* associated with contamination of reusable electronic ventilator temperature probes. Infect Control Hosp Epidemiol 1993;14:583–586.
1163. Weitkamp J-H, Tang Y-W, Haas DW, et al. Recurrent *Achromobacter xylosoxidans* bacteremia associated with persistent lymph node infection in a patient with hyper-immunoglobulin M syndrome. Clin Infect Dis 2000;31:1183–1187.
1164. Welch DF, Muszynski MJ, Pai CH, et al. Selective and differential medium for recovery of *Pseudomonas cepacia* from the respiratory tracts of patients with cystic fibrosis. J Clin Microbiol 1987;25:1730–1734.
1165. Wellinghausen N, Essig A, Sommerburg O. *Inquilinus limosus* in patients with cystic fibrosis, Germany. Emerg Infect Dis 2005;11:457–459.
1166. Wen A, Fegan M, Hayward C, et al. Phylogenetic relationships among members of the *Comamonadaceae*, and description of *Delftia acidovorans* (den Dooren de Jong 1926 and Tamaoka et al. 1987) gen. nov., comb nov. Int J Syst Bacteriol 1999;49:567–576.
1167. Wen AY, Weiss IK, Kelly RB. *Chryseomonas luteola* bloodstream infection in a pediatric patient with pulmonary arterial hypertension receiving intravenous treprostinil therapy. Infection 2013;41:719–722.
1168. Werthamer S, Weiner M. Subacute bacterial endocarditis due to *Flavobacterium meningosepticum*. Am J Clin Pathol 1972;57:410–412.
1169. Wertheim WA, Markovitz DM. Osteomyelitis and intervertebral discitis caused by *Pseudomonas pickettii*. J Clin Microbiol 1992;30:2506–2508.
1170. Weyant RS, Daneshvar MI, Jordan JG, et al. Eugonic oxidizer group 4: an unusual gram-negative bacterium isolated from clinical specimens. Abstracts of the 99th General Meeting of the American Society for Microbiology. Washington, DC: American Society for Microbiology, 1999:144.
1171. Weyant RS, Hollis DG, Weaver RE, et al. *Bordetella holmesii* sp. nov., a new gram-negative species associated with septicemia. J Clin Microbiol 1995;33:1–7.
1172. Weyant RS, Moss CW, Weaver RE, et al. Identification of Unusual Pathogenic Gram-Negative Aerobic and Facultatively Anaerobic Bacteria. 2nd Ed. Baltimore, MD: Williams & Wilkins, 1996.
1173. Wheelis M. First shots fired in biological warfare. Nature 1998;395:213.
1174. Whitby PW, Pope LC, Carter KB, et al. Species-specific PCR as a tool for the identification of *Burkholderia gladioli*. J Clin Microbiol 2000;38:282–285.
1175. White NJ. Melioidosis. Lancet 2003;361:1715–1722.
1176. Willems A, De Ley J, Gillis M, et al. *Comamonadaceae*, a new family encompassing the acidovorans rRNA complex, including *Variovorax paradoxus* gen. nov., comb. nov., for *Alcaligenes paradoxus* (Davis 1969). Int J Syst Bacteriol 1991;41:445–450.
1177. Willems A, Falsen E, Pot B, et al. *Acidovorax*, a new genus for *Pseudomonas facilis*, *Pseudomonas delafieldii*, E. Falsen (EF) Group 13, EF Group 16, and several clinical isolates, with the species *Acidovorax facilis* comb. nov., *Acidovorax delafieldii* comb. nov., and *Acidovorax temperans* sp. nov. Int J Syst Bacteriol 1990;40:384–398.
1178. Wilson APR, Ridgway GL, Ryan KE, et al. Unusual pathogens in neutropenic patients. J Hosp Infect 1988;11:398–400.
1179. Winkelstein JA, Marino MC, Johnston RB Jr, et al. Chronic granulomatous disease. Report on a national registry of 368 patients. Medicine 2000;79:155–169.
1180. Wisplinghoff H, Edmond MB, Pfaller MA, et al. Nosocomial bloodstream infections caused by *Acinetobacter* species in United States hospitals: clinical features, molecular epidemiology, and antimicrobial susceptibility. Clin Infect Dis 2000;31:690–697.
1181. Wisplinghoff H, Paulus T, Lugenheim M, et al. Nosocomial bloodstream infections due to *Acinetobacter baumannii*, *Acinetobacter pittii* and *Acinetobacter nosocomialis* in the United States. J Infect 2012;64:282–290.
1182. Woese CR. Bacterial evolution. Microbiol Rev 1987;51:221–271. Review.
1183. Woese CR, Fox GE. Phylogenetic structure of the prokaryotic domain: the primary kingdoms. Proc Natl Acad Sci U S A 1977;74:5088–5090.
1184. Wong JD, Janda JM. Association of an important *Neisseria* species, *Neisseria elongata* subsp. *nitroreducens*, with bacteremia, endocarditis, and osteomyelitis. J Clin Microbiol 1992;30:719–720.
1185. Woo PC, Kuhnert P, Burnens AP, et al. *Laribacter hongkongensis*: a potential cause of infectious diarrhea. Diagn Microbiol Infect Dis 2003;47:551–556.
1186. Woo PC, Lau SKP, Teng JLL, et al. Association of *Laribacter hongkongensis* in community-acquired gastroenteritis with travel and eating fish: a multicentre case-control study. Lancet 2004;363:1941–1947.
1187. Woo PC, Wong SS, Yuen KY. *Ralstonia pickettii* bacteraemia in a cord blood transplant recipient. New Microbiol 2002;25:97–102.
1188. Wood CA, Reboli AC. Infections caused by imipenem-resistant *Acinetobacter calcoaceticus* biotype *anitratus*. J Infect Dis 1993;168:1602–1603.
1189. Woodard DR, Cone LA, Fostvedt K. *Bordetella bronchiseptica* infection in patients with AIDS. Clin Infect Dis 1995;20:193–194.
1190. Woods CW, Bressler AM, LiPuma JJ, et al. Virulence associated with outbreak-related strains of *Burkholderia cepacia* complex among a cohort of patients with bacteremia. Clin Infect Dis 2004;38:1243–1250.
1191. Woolfrey BF, Moody JA. Human infection associated with *Bordetella bronchiseptica*. Clin Microbiol Rev 1991;4:243–255.
1192. Wright RM, Moore JE, Shaw A, et al. Improved cultural detection of *Burkholderia cepacia* from sputum in patients with cystic fibrosis. J Clin Pathol 2001;54:803–805.
1193. Wuthiekanun V, Dance D, Chaowagul W, et al. Blood culture techniques for the diagnosis of melioidosis. Eur J Clin Microbiol 1990;9:654–658.
1194. Wuthiekanun V, Dance DA, Wattanagoon Y, et al. The use of selective media for the isolation of *Pseudomonas pseudomallei* in clinical practice. J Med Microbiol 1990;33:121–126.
1195. Yabuuchi E, Kaneko T, Yano I, et al. *Sphingobacterium* gen. nov., *Sphingobacterium spiritivorum* comb. nov., *Sphingobacterium multivorum* comb. nov., *Sphingobacterium mizutae* sp. nov., and *Flavobacterium indologenes* sp. nov.: glucose-nonfermenting gram-negative rods in CDC groups IIk-2 and IIb. Int J Syst Bacteriol 1983;33:580–598.
1196. Yabuuchi E, Kawamura Y, Kosako Y, et al. Emendation of genus *Achromobacter* and *Achromobacter xylosoxidans* (Yabuuchi and Yano) and proposal of *Achromobacter ruhlandii* (Packer and Vishniac) comb. nov.,

Achromobacter piechaudii (Kiredjian et al.) comb. nov., and Achromobacter xylosoxidans subsp. denitrificans (Rüger and Tan) comb. nov. Microbiol Immunol 1998;42:429–438.

1197. Yabuuchi E, Kosako Y, Oyaizu H, et al. Proposal of *Burkholderia* gen. nov. and transfer of seven species of the genus *Pseudomonas* homology group II to the new genus, with the type species *Burkholderia cepacia* (Palleroni and Holmes 1981) comb. nov. Microbiol Immunol 1992;36:1251–1275.

1198. Yabuuchi E, Kosako Y, Yano I, et al. Transfer of two *Burkholderia* and an *Alcaligenes* species to *Ralstonia* gen. nov.: proposal of *Ralstonia pickettii* (Ralston, Palleroni and Doudoroff 1973) comb. nov., *Ralstonia solanacearum* (Smith 1896) comb. nov. and *Ralstonia eutropha* (Davis 1969) comb. nov. Microbiol Immunol 1995;39:897–904.

1199. Yabuuchi E, Yano I. *Achromobacter* gen. nov. and *Achromobacter xylosoxidans* (ex Yabuuchi and Ohyama 1971) nom. rev. Int J Syst Bacteriol 1981;31:477–478.

1200. Yabuuchi E, Yano I, Oyaizu H, et al. Proposals of *Sphingomonas paucimobilis* gen. nov. and comb. nov., *Sphingomonas parapaucimobilis* sp. nov., *Sphingomonas yanoikuyae* sp. nov., *Sphingomonas adhaesiva* sp. nov., *Sphingomonas capsulata* comb. nov., and two genospecies of the genus *Sphingomonas*. Microbiol Immunol 1990;34:99–119.

1201. Yagci A, Cerikcioglu N, Kaufmann ME, et al. Molecular typing of *Myroides odoratimimus* (*Flavobacterium odoratum*) urinary tract infections in a Turkish hospital. Eur J Clin Microbiol Infect Dis 2000;19:731–732.

1202. Yamada Y, Katsura K, Kawasaki H, et al. *Asaia bogorensis* gen. nov., sp. nov., an unusual acetic acid bacterium in the alpha-Proteobacteria. Int J Syst Evol Microbiol 2000;50(Pt 2):823–829.

1203. Yamada Y, Yukphan P. Genera and species in acetic acid bacteria. Int J Food Microbiol 2008;125:15–24.

1204. Yamamoto T, Naigowit P, Dejsirilert S, et al. In vitro susceptibilities of *Pseudomonas pseudomallei* to 27 antimicrobial agents. Antimicrob Agents Chemother 1990;34:2027–2029.

1205. Yamashita S, Uchimura T, Komagata K. Emendation of the genus *Acidomonas* Urakami, Tamaoka, Suzuki and Komagata 1989. Int J Syst Evol Microbiol 2004;54(Pt 3):865–870.

1206. Yao JDC, Louie M, Louie L, et al. Comparison of E test and agar dilution for antimicrobial susceptibility testing of *Stenotrophomonas* (*Xanthomonas*) *maltophilia*. J Clin Microbiol 1995;33:1428–1430.

1207. Yih WK, Silva EA, Ida J, et al. *Bordetella holmesii*-like organisms isolated from Massachusetts patients with pertussis-like symptoms. Emerg Inf Dis 1999;5:441–443.

1208. Yohe S, Fishbain JT, Andrews M. *Shewanella putrefaciens* abscess of the lower extremity. J Clin Microbiol 1997;35:3363.

1209. Yoneyama A, Yano H, Hitomi S, et al. *Ralstonia pickettii* colonization of patients in an obstetric ward caused by a contaminated irrigation system. J Hosp Infect 2000;46:79–80.

1210. Young JM, Kuykendall LD, Martinez-Romero E, et al. A revision of *Rhizobium* Frank 1889, with an emended description of the genus, and the inclusion of all species of *Agrobacterium* Conn 1942 and *Allorhizobium undicola* de Lajudie et al. 1998 as new combinations: *Rhizobium radiobacter*, *R. rhizogenes*, *R. rubi*, *R. undicola* and *R. vitis*. Int J Syst Evol Microbiol 2001;51:89–103.

1211. Young JM, Kuykendall LD, Martinez-Romero E, et al. Classification and nomenclature of *Agrobacterium* and *Rhizobium*—a reply to Farrand et al. (2003). Int J Syst Evol Microbiol 2003;53:1689–1695.

1212. Yuen K-Y, Woo PCY, Teng JLL, et al. *Laribacter hongkongensis* gen. nov., sp. nov., a novel gram-negative bacterium isolated from a cirrhotic patient with bacteremia and empyema. J Clin Microbiol 2001;39:4227–4232.

1213. Zapardiel J, Blum G, Caramelo C, et al. Peritonitis with CDC group IV c-2 bacteria in a patient on continuous ambulatory peritoneal dialysis. Eur J Clin Microbiol Infect Dis 1991;10:509–511.

1214. Zehnder AM, Hawkins MG, Koski MA, et al. *Burkholderia pseudomallei* isolates in 2 pet iguanas, California, USA. Emerg Infect Dis 2014;20:304–306.

1215. Zelazny AM, Ding L, Goldberg JB, et al. Adaptability and persistence of the emerging pathogen *Bordetella petrii*. PLoS One 2013;8:e65102.

1216. Zhang RG, Tan X, Liang Y, et al. Description of *Chishuiella changwenlii* gen. nov., sp. nov., isolated from freshwater, and transfer of *Wautersiella falsenii* to the genus *Empedobacter* as *Empedobacter falsenii* comb. nov. Int J Syst Evol Microbiol 2014;64(Pt 8):2723–2728.

1217. Zhang RG, Tan X, Zhao XM, et al. *Moheibacter sediminis* gen. nov., sp. nov., a member of the family Flavobacteriaceae isolated from sediment, and emended descriptions of *Empedobacter brevis*, *Wautersiella falsenii* and *Weeksella virosa*. Int J Syst Evol Microbiol 2014;64(Pt 5):1481–1487.

1218. Ziga ED, Druley T, Burnham CA. *Herbaspirillum* species bacteremia in a pediatric oncology patient. J Clin Microbiol 2010;48:4320–4321

1219. Zinchuk A, Zubach O, Zadorozhnyj A, et al. Peculiarities of meningitis due to *Methylobacterium mesophilicum*: a rare case. Jpn J Infect Dis 2015;68(4):343–346.

1220. Zong Z. *Elizabethkingia meningoseptica* as an unusual pathogen causing healthcare-associated bacteriuria. Intern Med 2014;53:1877–1879.

1221. Zong ZY, Peng CH. *Ralstonia mannitolilytica* and COPD: a case report. Eur Respir J 2011;38:1482–1483.

1222. Zurita J, Mejia L, Zapata S, et al. Healthcare-associated respiratory tract infection and colonization in an intensive care unit caused by *Burkholderia cepacia* isolated in mouthwash. Int J Infect Dis 2014;29:96–99.

CAPÍTULO 8

Bacilos Gram-Negativos Curvos e Fermentadores Oxidase-Positivos

PARTE I | BACILOS CURVOS – *CAMPYLOBACTER*, *WOLINELLA*, *ARCOBACTER*, *HELICOBACTER* E BACTÉRIAS RELACIONADAS, 443

Antecedentes históricos, 443

Classificação de *Campylobacter* e táxons relacionados, 443
Gênero *Campylobacter*, 444
Gênero *Arcobacter*, 452
Gênero *Helicobacter*, 453
Outros bacilos gram-negativos microaerófilos, 458

Identificação definitiva de espécies de *Campylobacter* e bactérias relacionadas, 458
Identificação rápida de *Campylobacter* a partir de colônias que se desenvolvem em culturas, 459
Métodos para a detecção direta de espécies de *Campylobacter* a partir de amostras de fezes, 459

PARTE II | AS FAMÍLIAS VIBRIONACEAE E AEROMONADACEAE E OS GÊNEROS *PLESIOMONAS* E *CHROMOBACTERIUM*, 460

Filogenia da família Vibrionaceae, 460
Gênero *Vibrio*, 460

Listonella*, *Photobacterium* e *Shewanella, 469

Aeromonas* e *Plesiomonas, 469
Gênero *Aeromonas*, 469
Gênero *Plesiomonas*, 473

Gênero *Chromobacterium*, 473

PARTE I | BACILOS CURVOS – *CAMPYLOBACTER*, *WOLINELLA*, *ARCOBACTER*, *HELICOBACTER* E BACTÉRIAS RELACIONADAS

Antecedentes históricos

O microrganismo atualmente classificado como *Campylobacter jejuni* foi descoberto em 1931 por Jones et al.[202] como agente etiológico da disenteria de inverno em bovinos. Passaram-se 26 anos para que King descrevesse um grupo de bacilos curvos microaerófilos e móveis, isolados do sangue de crianças com disenteria aguda, que foram designados por essa pesquisadora como "vibriões relacionados", pelo fato de serem semelhantes, em muitos aspectos, a *Vibrio fetus*.[225] King sugeriu, de maneira perspicaz, que os vibriões isolados do sangue das crianças poderiam estar estreitamente relacionados com o microrganismo *V. jejuni* descrito por Jones, em 1931, e que o microrganismo poderia ser mais importante como causa de síndromes diarreicas infantis de etiologia desconhecida do que se acreditava a princípio.

Esta foi uma declaração profética; entretanto, outros 15 anos transcorreram para que essa associação fosse comprovada em laboratório. Em 1972, Dekeyser et al.[96] isolaram os "vibriões relacionados" das fezes de pacientes com enterite aguda, utilizando uma técnica de filtração que possibilita a passagem dos pequenos bacilos curvos através da membrana, retendo, entretanto, os microrganismos fecais maiores. Seguiram-se vários outros relatos, que associaram vibriões relacionados (*V. fetus*, subesp. *jejuni*; *C. jejuni*) com a gastrenterite humana, de distribuição mundial.[40,41,211] Desde então, essa incidência relativa tem sido a experiência na maioria dos laboratórios clínicos, embora, durante esses últimos anos, se tenha observado um declínio, em certo grau, das taxas de isolamento.

A história da descoberta de *Helicobacter pylori* (anteriormente denominado *Campylobacter pyloridis* e, em seguida *C. pylori*) é ainda mais repleta de peripécias. A "descoberta" do microrganismo é atribuída a Warren e Marshall em Perth, na Austrália, em 1982;[44] entretanto, na literatura que data do início do século XX, aparecem muitas descrições prévias de microrganismos espiralados em amostras de biopsia de mucosa gástrica humana.[132,232] Somente após ter obtido uma cultura bem-sucedida dessa bactéria, utilizando a "atmosfera para *Campylobacter*" peculiar, é que foi dispensada uma séria atenção a esse microrganismo, que pode constituir a causa mais comum de infecção gastrintestinal (GI) humana, bem como a causa mais frequente de gastrite.[337]

Classificação de *Campylobacter* e táxons relacionados

A classificação dos bacilos gram-negativos microaerófilos sofreu mudanças consideráveis no decorrer dessas últimas décadas. Vandamme et al.,[430,433] utilizando uma variedade de técnicas moleculares, incluindo hibridização DNA–rRNA, análise da sequência do RNA ribossômico (rRNA) 16S e análise de imunotipagem, determinaram que as espécies de *Campylobacter* e táxons relacionados pertencem ao mesmo grupo filogenético, ao qual deram o nome de superfamília VI de rRNA. Nessa superfamília VI de rRNA foram incluídos cinco gêneros, *Campylobacter, Arcobacter, Helicobacter, Wolinella* e *"Flexispira"* (que subsequentemente foi colocado no gênero *Helicobacter*). As características que diferenciam esses gêneros relacionados estão listadas na Tabela 8.1. Solnick *et al.* descreveram dois microrganismos espiralados gástricos humanos não cultiváveis, *"Gastrospirillum hominis"* 1 e 2, que eles identificaram como helicobactérias por meio de análise do rRNA 16S, dando-lhes o nome provisório de *"Helicobacter heilmannii"*.[390] Após o sucesso do isolamento de "Candidatus *H. heilmannii*" in vitro, em 2012, esse microrganismo teve o seu reconhecimento taxonômico completo como *H. heilmannii*.[384]

Os estudos realizados por Thompson *et al.*[421] mostraram que as espécies de bactérias incluídas na superfamília VI de rRNA podiam ser separadas em três grupos distintos de rRNA. Esses pesquisadores relataram que apenas os microrganismos incluídos no grupo I de rRNA (*C. fetus, C. coli, C. jejuni, C. lari, C. hyointestinalis, C. concisus, C. mucosalis, C. sputorum* e *C. upsaliensis*) representavam os verdadeiros campilobacteres. Paster e Dewhirst[329] verificaram a existência de uma estreita relação entre *Wolinella curva, W. recta, Bacteroides gracilis, B. ureolyticus*, e os verdadeiros campilobacteres que compõem o grupo I de homologia de rRNA e sugeriram que todos os membros do grupo campilobacter fossem colocados no gênero *Campylobacter*. Vandamme *et al.*[433] confirmaram os achados de Thompson *et al.*[421] e de Paster e Dewhirst[329] e propuseram uma descrição modificada do gênero *Campylobacter* para incluir todos os microrganismos colocados no grupo I de homologia, bem como a transferência de *W. curva* e *W. recta* para o gênero *Campylobacter*, como *C. curvus* e *C. rectus*, respectivamente. Vandamme *et al.*[428] propuseram a reclassificação de *B. gracilis* como *Campylobacter*. Entretanto, embora *B. ureolyticus* fosse considerado um membro da família Campylobacteraceae, permaneceu como uma espécie *incertae sedis* até ser finalmente reclassificado como *Campylobacter ureolyticus*, em 2010.[429]

O grupo II de rRNA contém um grupo homogêneo de microrganismos para os quais Vandamme *et al.*[433] propuseram a designação do gênero *Arcobacter*. No momento em que este capítulo estava sendo redigido, o gênero *Arcobacter* incluía 18 espécies isoladas de uma ampla variedade de animais de criação, moluscos, mexilhões, fontes de água e esgoto.

O grupo III de rRNA contina membros de três gêneros diferentes, *Helicobacter, Wolinella* e *"Flexispira"*, e uma espécie inominada, CLO-3. Vandamme *et al.*[433] modificaram a descrição do gênero *Helicobacter* e propuseram a transferência de *Campylobacter cinaedi* e *C. fennelliae* para o gênero *Helicobacter*, como *H. cinaedi* e *H. fennelliae*, respectivamente. *"Flexispira"* está atualmente incluída no gênero *Helicobacter*. *W. succinogenes* continua sendo a única espécie do gênero *Wolinella* e não tem sido associada a infecções humanas.

Gênero *Campylobacter*

As espécies de *Campylobacter* são bactérias espiraladas e curvas, microaerófilas (i. e., que necessitam de um teor baixo de O_2) e capnofílicas (i. e., que necessitam de um teor aumentado de CO_2), que são móveis em virtude da presença de um único flagelo polar sem bainha. Esses microrganismos são não fermentadores e não oxidativos no seu metabolismo e obtêm a energia a partir da utilização de aminoácidos e intermediários de 4 a 6 carbonos do ciclo de Krebs. Esses microrganismos eram antigamente classificados com as espécies de *Vibrio*, até que estudos de homologia de DNA demonstraram que eles não tinham nenhuma relação com os vibriões. Até mesmo entre as espécies atualmente reconhecidas de *Campylobacter*, existe muita diversidade genotípica e fenotípica. Os microrganismos vivem em uma ampla variedade de nichos ecológicos e ambientes. A maioria das espécies é encontrada em animais (gado bovino, suínos) e provoca infertilidade e aborto.

Campylobacter jejuni subesp. *jejuni*

Importância clínica. *C. jejuni* subesp. *jejuni* é o patógeno humano mais importante entre os campilobacteres. Possui distribuição mundial, e, nos países industrializados, é isolado de amostras de fezes diarreicas com frequência duas a sete vezes maior quando comparado a *Salmonella* ou *Shigella*.[14] É também onipresente em animais domésticos – os animais de estimação podem ser portadores do microrganismo, e a grande maioria dos galináceos, perus e aves aquáticas é colonizada.[150] O consumo de leite não fervido[74,439] e de aves parcialmente cozidas[150] e a ingestão de água contaminada[67,210] constituem as fontes comuns de infecções humanas.[134] A enterite causada por esse microrganismo caracteriza-se pela ocorrência de dor abdominal, diarreia sanguinolenta, calafrios e febre. Na maioria dos indivíduos, a infecção é autolimitada e desaparece em 3 a 7 dias. Os pacientes convalescentes podem continuar excretando o microrganismo

Tabela 8.1 Características para a diferenciação de *Arcobacter, Campylobacter, Wolinella, Helicobacter* e *"Flexispira"*.

Gênero	Redução do nitrato	Crescimento em glicina a 0,5%	Hidrólise da ureia	Crescimento a 15°C	Crescimento a 30°C	Crescimento a 42°C	Morfologia celular	Bainha flagelar
Arcobacter	+	DI	V	+	+	−	Bacilos curvos e espiralados	Ausente
Campylobacter	+	V	−	−	+	V	Bacilos curvos e espiralados	Ausente
Wolinella	+	−	−	−	−	F	Espiralado	Ausente
Helicobacter	V	+	V	−	V	V	Bacilos curvos e espiralados	Presente
"Flexispira"	−	+	+	−	−	+	Bacilos fusiformes retos	Presente

+ = 90% ou mais das cepas positivas; − = 90% ou mais das cepas negativas; V = 11 a 89% das cepas positivas; F = reação fraca; DI = dados indisponíveis.
Dados modificados da referência 433.

durante 2 semanas a 1 mês. Se a doença for grave, o paciente pode ser tratado com eritromicina oral.

Embora a enterite e as síndromes diarreicas continuem sendo as manifestações mais comuns das infecções por *Campylobacter*, surgiram outras doenças nesses últimos anos. Foram relatados casos de artrite séptica, meningite e proctocolite secundária a *C. jejuni*.[347] O *C. jejuni* tem sido descrito como causa de bacteriemia principalmente em pacientes idosos e imunocomprometidos,[323] e foi relatado um paciente com infecção de prótese articular após uma doença diarreica.[438] Atualmente, existem vários relatos que associam a infecção por *C. jejuni* à síndrome de Guillain-Barré (SGB), uma doença desmielinizante aguda dos nervos periféricos.[154,233,362,393] Os dados provenientes de estudos de testes sorológicos e culturas mostram que 20 a 40% dos pacientes com SGB são infectados por *C. jejuni* dentro de 1 a 3 semanas antes do aparecimento dos sintomas neurológicos.[15] Entretanto, o risco de desenvolver a síndrome após infecção por *C. jejuni* é muito pequeno (< 1 caso de SGB/1.000 infecções por *C. jejuni*).[14] Não existe nenhuma relação entre a gravidade dos sintomas GI e a probabilidade de desenvolver SGB após a infecção por *C. jejuni*; e, de fato, até mesmo infecções assintomáticas podem desencadear o desenvolvimento de SGB.[15] Nos EUA e no Japão, 30 a 80% dos isolados de *C. jejuni* de pacientes com SGB pertencem ao sorotipo 0:19 de Penner.[15,135] A infecção causada por *C. jejuni* também foi associada a uma doença imunoproliferativa do intestino delgado (também denominada doença da cadeia alfa).[249] Allos procedeu a uma revisão da epidemiologia, da patogenia e das manifestações clínicas da infecção por *C. jejuni*.[14]

Identificação presuntiva a partir de amostras de fezes. É possível estabelecer um diagnóstico presuntivo de enterite por *Campylobacter* quando se observa, em preparações de amostras de fezes diarreicas coradas pelo método de Gram, a presença de formas características gram-negativas curvas, em formato de S ou em asa de gaivota, ou ainda em espirais longas (Prancha 8.1 A). Pode-se considerar o exame de preparações a fresco ou de esfregaços corados de todas as amostras de fezes diarreicas à procura de leucócitos polimorfonucleares e presença de formas bacterianas sugestivas de espécies de *Campylobacter*. Em alguns laboratórios, as amostras de fezes para pesquisa de espécies de *Campylobacter* não são ainda mais processadas, a não ser que seja constatada a presença de leucócitos polimorfonucleares. A justificativa para essa prática reside na pouca probabilidade de isolamento de espécies de *Campylobacter* em números clinicamente significativos a partir de amostras de fezes com ausência de leucócitos. O tempo gasto e o uso de meios especiais de cultura para amostras nas quais existe pouca probabilidade de isolamento de microrganismos importantes não são considerados economicamente viáveis.

Métodos de isolamento laboratorial. O isolamento bem-sucedido de *C. jejuni* a partir de amostras de fezes depende do uso de meios seletivos de cultura (p. ex., Campy-Thio, Campy-BAP) da incubação em temperatura elevada (42°C) e da atmosfera apropriada de incubação (5% de oxigênio, 10% de CO_2, 85% de nitrogênio). Foi relatado que a técnica de filtração através de membrana, que é usada em meio ágar-sangue não seletivo, é tão efetiva quanto o uso de meios seletivos de cultura para o isolamento de *C. jejuni*.[398] Esse método tem a vantagem de possibilitar o isolamento de campilobacteres sensíveis a antibióticos. Nessas últimas décadas, os laboratórios de microbiologia clínica têm utilizado, em sua maioria, meios de cultura seletivos e condições especiais de incubação necessários para o isolamento de espécies de *Campylobacter*.

Vários procedimentos podem ser utilizados para a obtenção de uma atmosfera gasosa apropriada para a cultura de espécies microaerófilas de *Campylobacter*. Incluem procedimentos de extração-substituição, geradores de gases descartáveis e uso do princípio de Fortner. Dois desses procedimentos, que têm sido utilizados com sucesso por vários pesquisadores, estão delineados na Tabela 8.2. Não se recomenda o uso de incubadora de CO_2 para a cultura de *Campylobacter*, visto que apenas as cepas que são muito aerotolerantes crescem na atmosfera produzida. De modo semelhante, não se recomenda o uso de jarra de vela com extinção da chama, visto que o nível de oxigênio alcançado (12 a 17%) é demasiadamente alto para o crescimento ideal de espécies de *Campylobacter*.[259,442]

Foram desenvolvidos vários meios seletivos para possibilitar o isolamento de *C. jejuni* a partir de amostras de fezes. Merino et al.[281] avaliaram a eficácia de sete meios seletivos para o isolamento de *Campylobacter*. Os nomes desses meios, a sua composição e um resumo da avaliação de cada um deles são apresentados na Tabela 8.3. Na maioria dos laboratórios clínicos, foram utilizados o meio seletivo de Butzler, o meio de Blaser (Campy-BAP) e o ágar-sangue de Skirrow. Entretanto, Merino et al.[281] constataram que o meio de Preston isento de sangue para *Campylobacter*, com cefoperazona, proporcionou o maior número de isolamentos de *C. jejuni*. Karmali et al.[212] constataram que um meio seletivo à base de carvão (CSM), constituído de ágar base Columbia, carvão ativado, hematina, piruvato de sódio, cefoperazona, vancomicina e ciclo-heximida e isento de sangue, é mais seletivo do que o meio de Skirrow e proporciona uma maior taxa de isolamento de *C. jejuni* a partir de culturas mistas. O carvão ativado, a hematina, o sulfato ferroso e o piruvato de sódio atuam como substitutos do sangue nos meios de crescimento para *Campylobacter*. Adiciona-se caseína para ajudar o crescimento de determinadas cepas de *Campylobacter* termofílicas e resistentes ao ácido nalidíxico, que são microrganismos ambientais.

Tabela 8.2 Procedimentos utilizados por vários pesquisadores para criar um ambiente microaerófilo apropriado para a cultura de espécies de *Campylobacter*.

Pesquisadores	Procedimento
Luechtefeld et al.[259] Extração-substituição	Extrair 75% do ar de uma jarra anaeróbia e substituir, na pressão atmosférica, por uma mistura de 10% de CO_2 e 90% de N_2. Incubar seis placas de meio por jarra.
Hébert et al.[164] Extração-substituição	Extrair 75% de ar de uma panela de pressão modificada esvaziando duas vezes o conteúdo até −38 cm de Hg e substituir por uma mistura de 10% de CO_2 e 90% de N_2 até a pressão atmosférica. As placas não devem ocupar mais do que a metade do volume do recipiente.

Tabela 8.3 Fórmulas de meios seletivos para o isolamento de *Campylobacter jejuni*.

Meio	Base	Aditivos
Meio seletivo de Butzler	Meio líquido de tioglicolato (Difco Laboratories, Detroit, MI)	Ágar (3%) Sangue de carneiro (10%) Bacitracina (25.000 UI/ℓ) Novobiocina (5 mg/ℓ) Colistina (10.000 UI/ℓ) Cefalotina (15 mg/ℓ) Actidiona (50 mg/ℓ)
Ágar-sangue de Skirrow	Ágar-sangue base nº 2 (Oxoid)	Sangue lisado de cavalo (7%) Vancomicina (10 mg/ℓ) Polimixina B (2.500 UI/ℓ) Trimetoprima (5 mg/ℓ)
Meio de Blaser (Campy-BAP)	Ágar base para *Brucella* (Becton Dickinson, Microbiology Systems, Cockeysville, MD)	Sangue de carneiro (10%) Vancomicina (10 mg/ℓ) Trimetoprima (5 mg/ℓ) Polimixina B (2.500 UI/ℓ) Cefalotina (15 mg/ℓ) Anfotericina B (2 mg/ℓ)
Meio seletivo de Preston para *Campylobacter*	Caldo nutritivo nº 2 (Oxoid CM67) Ágar New Zealand a 1,2%	Sangue lisado de cavalo em saponina 5% Trimetoprima (10 μg/mℓ) Polimixina B (5 UI/mℓ) Rifampicina (10 μg/mℓ) Ciclo-heximida (100 μg/mℓ)
Meio de Preston isento de sangue para *Campylobacter*	Caldo nutritivo nº 2 (Oxoid CM67) Ágar New Zealand a 1,2%	Carvão bacteriológico Desoxicolato de sódio Sulfato ferroso Piruvato de sódio Hidrolisado de caseína Cefoperazona (32 mg/ℓ)
Meio de Butzler para vibriões	Ágar base Columbia (Oxoid CM331)	Sangue de carneiro desfibrinado Cefoperazona (15 mg/ℓ) Rifampicina (10 mg/ℓ) Colistina (10.000 UI/ℓ) Anfotericina B (2 mg/ℓ)
Meio de Preston modificado	Caldo nutritivo nº 2 (Oxoid)	Sangue de cavalo desfibrinado 7% Cefoperazona (32 mg/ℓ) Anfotericina B (2 mg/ℓ) Suplemento para crescimento de *Campylobacter* (Oxoid)
Meio seletivo à base de carvão isento de sangue	Ágar base Columbia (GIBCO)	Carvão ativado (Oxoid) Hematina (0,032 g/ℓ) Piruvato de sódio (0,1 g/ℓ) Vancomicina (20 mg/ℓ) Cefoperazona (32 mg/ℓ) Ciclo-heximida (100 mg/ℓ)

Dados obtidos das referências 212 e 281.

Endtz et al.[108] compararam um meio seletivo semissólido e isento de sangue para motilidade[146] com dois CSM isentos de sangue, dois meios à base de sangue (meio de Skirrow e Campy-BAP de Blaser) e a técnica de filtração através de membrana. Constataram que o CSM foi o único meio mais apropriado; entretanto, as taxas de isolamento mais elevadas foram observadas quando o CSM foi usado em associação com qualquer outro meio ou com a técnica de filtração. Endtz et al. também relataram que o prolongamento do tempo de incubação de 48 para 72 horas levou a um aumento na taxa de isolamento, independentemente do meio utilizado.[108]

Os *swabs* retais ou amostras de fezes obtidas com *swab* podem ser inoculados diretamente em uma pequena área da superfície de um dos meios de ágar seletivos recomendados. As amostras de fezes formadas também podem ser processadas por meio de emulsificação de uma pequena porção (do tamanho de um amendoim) em soro fisiológico tamponado com fosfato ou caldo antes de semear uma ou duas gotas sobre a superfície do ágar com uma pipeta Pasteur; de modo semelhante, uma ou duas gotas de amostras de fezes líquidas podem ser semeadas diretamente.

O Boxe 8.1 fornece um resumo de um procedimento que possibilita o isolamento de campilobacteres entéricos a partir de amostras de fezes. Essa técnica é compatível com as informações atuais obtidas da literatura sobre as necessidades de cultura dessas bactérias e mostra-se adequada para uso na maioria dos laboratórios clínicos.

Steele e McDermott[398] descreveram uma técnica alternativa de filtração com membrana, que pode ser usada em associação com um meio Campy-seletivo, com resultados equivalentes (Prancha 8.1 B e Boxe 8.2).

Boxe 8.1

Procedimento para o isolamento de *C. jejuni* e de outras espécies entéricas de *Campylobacter* de amostras de fezes

1. Utilizando uma amostra de fezes ou uma amostra de *swab* em meio de Cary-Blair, preparar uma suspensão turva de fezes em 10 mℓ de caldo de infusão cérebro-coração (BHI; do inglês, *brain-heart infusion*). Semear imediatamente uma ou duas placas (de preferência duas) de um meio seletivo para *Campylobacter* (os melhores resultados são obtidos com CSM, conforme assinalado no texto); semear em estrias para obter colônias isoladas e manter em uma jarra com nitrogênio (ver Capítulo 16) até semear os meios remanescentes.
2. Centrifugar levemente a amostra (em aproximadamente 1.000 g) durante 5 min.
3. Com uma seringa, retirar cerca de 5 mℓ do sobrenadante e filtrar através de um filtro Millipore de 0,65 μℓ esterilizado, conforme descrito por Butzler.[53] Descartar os primeiros 3 mℓ de líquido e utilizar 1 ou 2 gotas do líquido remanescente para semear duas placas de ágar chocolate sem agentes seletivos ou um meio de ágar-sangue, como o ágar-sangue anaeróbio dos Centers for Disease Control and Prevention (CDC), que irá sustentar o crescimento de *Campylobacter*. Semear em estrias para isolamento.
4. Incubar um conjunto de placas de ágar Campy-seletivo e ágar chocolate a 42°C em uma atmosfera de 5% de O_2, 10% de CO_2 e 85% de N_2, e as placas restantes, a 35 a 37°C na mesma atmosfera gasosa.
5. Observar as placas depois de 24, 48 e 72 h de incubação à procura de colônias características das espécies de *Campylobacter* e identificar os isolados com as técnicas descritas no texto. As placas que não apresentarem crescimento depois de 24 ou 48 h de incubação devem ser incubadas por mais 24 a 48 h na mesma incubadora e nas mesmas condições atmosféricas gasosas já descritas.

Boxe 8.2

Técnica de filtração por membrana de Steele e McDermott

1. Misturar 1 g de fezes em 10 mℓ de soro fisiológico estéril contendo esferas de vidro. Agitar durante 30 s.
2. Colocar um filtro com membrana de triacetato de celulose Gelman 0,45 de 47 mm (Gelman n° 63069) na parte central, sobre a superfície de uma placa de ágar não seletivo para *Brucella* contendo 5% de sangue de carneiro.
3. Com uma pipeta Pasteur, colocar 8 a 10 gotas de suspensão fecal sobre a superfície do filtro. Ter cuidado para assegurar que as gotas não se estendam até a borda do filtro.
4. Retirar o filtro e descartar a suspensão 30 min após a aplicação.
5. Incubar a placa em ambiente apropriado para cultura de espécies de *Campylobacter*, conforme descrito anteriormente.

Em geral, não se recomenda o uso rotineiro do "caldo Campy" seletivo de enriquecimento. Os caldos de enriquecimento podem ser apropriados se houver atraso no envio das amostras de fezes, ou se forem deixadas por muito tempo em temperatura ambiente. Cada diretor de laboratório deve decidir se o uso de um caldo de enriquecimento será benéfico, com base nos padrões de doenças locais e o grau de eficácia com que a coleta e o transporte de amostras de qualidade podem ser monitorados. Por serem microaerófilas, os campilobacteres tendem a crescer melhor próximo à parte superior do tubo. Se for utilizado um caldo para *Campylobacter*, deve-se utilizar o seguinte procedimento para repique:

Utilizar uma pipeta de plástico polietileno da marca Falcon, que pode ser invertida. Colocar a ponta da pipeta 2,5 cm abaixo da superfície do meio e obter uma amostra de modo contínuo à medida que a pipeta é retirada. Inverter a pipeta para facilitar a mistura da amostra, colocar três gotas em uma placa Campy-BAP e semear em estrias para isolamento. Incubar como se fosse uma placa de cultura primária.

Identificação a partir da cultura. O aparecimento de colônias em um dos ágares seletivos para *Campylobacter*, que foram incubados a 42°C no ambiente microaerófilo descrito anteriormente, fornece uma evidência presuntiva de que o microrganismo é uma das espécies termofílicas de *Campylobacter* (mais comumente *C. jejuni*). A morfologia das espécies de *Campylobacter* em ágar seletivo varia desde colônias planas, cinzentas e irregulares, que podem ser secas ou úmidas, até colônias arredondadas, convexas e brilhantes, com bordas inteiras (Prancha 8.1 C, D). As colônias tendem a formar um crescimento confluente ao longo das estrias sobre a superfície do ágar. Não se observa a ocorrência de reações hemolíticas em ágar-sangue. A identificação pode ser ainda mais confirmada pela realização de testes rápidos de catalase e citocromo oxidase (*C. jejuni*, *C. coli* e *C. lari* são positivos para ambos os testes). Em certas ocasiões, espécies de bactérias termofílicas, além de espécies de *Campylobacter*, notavelmente *Pseudomonas aeruginosa*, podem aparecer e crescer nos meios seletivos. Entretanto, é pouco provável que *P. aeruginosa* seja confundido com *C. jejuni*. A morfologia das colônias dos dois microrganismos é diferente, e, se houvesse qualquer dúvida, a coloração de Gram pode rapidamente diferenciar as espécies de *Campylobacter* de *P. aeruginosa*.

As preparações de colônias de *C. jejuni* depois de 24 a 48 horas de incubação em ágar-sangue, coradas pelo método de Gram, revelam formas características gram-negativas curvas, em formato de "S", em asa de gaivota ou em espirais longas (Prancha 8.1 A). As formas cocoides são observadas mais comumente em culturas mais velhas de *C. jejuni*, particularmente após exposição das colônias ao ar ambiente. É importante seguir estritamente o tempo correto de coloração de Gram, visto que as espécies de *Campylobacter* tipicamente exibem coloração fraca. Por esse motivo, pode-se estender o tempo de coloração do contracorante safranina em pelo menos 10 minutos para possibilitar maior intensidade de coloração.

Uma vez isoladas, ambas as subespécies de *C. jejuni* podem ser facilmente identificadas, visto que são as únicas do gênero que hidrolisam o hipurato (Prancha 8.1 E e Tabela 8.4). Além disso, essa espécie mostra-se resistente à cefalotina e é habitualmente sensível ao ácido nalidíxico, embora se tenha relatos de ocorrência ocasional de isolados resistentes (Prancha 8.1 F).

Outras espécies de *Campylobacter*. Na ocasião da elaboração deste capítulo, havia 33 espécies e subespécies de *Campylobacter* descritas (http//www.bacterio.net/campylobacter.html). Somente as espécies associadas a infecções humanas serão discutidas de modo mais detalhado neste capítulo.

***Campylobacter coli*.** *C. coli*, que está estreitamente relacionado com *C. jejuni*, também é um importante patógeno humano transmitido por alimentos.[409] Compartilha várias características de cultura com *C. jejuni*, incluindo sensibilidade ao ácido nalidíxico e resistência à cefalotina. *C. coli* pode ser diferenciado de *C. jejuni*, pelo teste de hidrólise do hipurato (*C. jejuni* hidrolisa o hipurato, o que não ocorre com *C. coli*). Quando esse microrganismo é isolado em laboratórios que não realizam o teste do hipurato, a leitura do laudo deve ser de "*C. jejuni/C. coli*". Estima-se que *C. coli* seja responsável por 5 a 10% dos casos de enterite por *Campylobacter* nos seres humanos.[299] Foi também relatado um paciente com infecção das vias urinárias causada por *C. coli* resistente às quinolonas.[328]

***Campylobacter concisus*.** *C. concisus* tem a capacidade de crescer em condições anaeróbias e exige a presença de hidrogênio ou de formiato para o seu crescimento. O microrganismo é isolado mais comumente de fissuras gengivais em seres humanos. Entretanto, pode também provocar doença GI, particularmente em pacientes imunocomprometidos.[1,2,48,431] *C. concisus* foi sugerido como possível agente etiológico da doença de Crohn.[152,188,243,265,461,462,463] Em um estudo conduzido por Zhang et al.,[463] foi constatada a presença mais frequente de *C. concisus* e foram detectados níveis mais elevados de anticorpos dirigidos contra essa bactéria em crianças com doença de Crohn, em comparação com controles. O isolamento de *C. concisus* de amostras de fezes exige o uso do método de filtração (discutido em outra parte deste capítulo).

***Campylobacter curvus*.** *C. curvus* era originalmente denominado *Wolinella curva*.[413,433] As células são gram-negativas, curtas e ligeiramente curvas. Além disso, podem ocorrer células helicoidais ou retas. As cepas exibem motilidade rápida e semelhante a uma flecha e são não sacarolíticas. O microrganismo cresce em condições anaeróbias e em atmosfera com 5% de O_2 contendo H_2. Não ocorre nenhum crescimento em ar enriquecido com 10% de CO_2. Todas as culturas necessitam de formiato e de fumarato para o seu crescimento em caldo. As colônias de algumas cepas exibem morfologia em corrosão em meios de ágar. Foram isoladas cepas exclusivamente de fontes humanas, incluindo canal dentário, abscesso alveolar, abscesso hepático, abscesso brônquico e sangue.[156,413] *C. curvus* e cepas semelhantes a *C. curvus* foram associadas a episódios esporádicos de gastrenterite sanguinolenta.[7] A Tabela 8.5 fornece características úteis para distinguir *C. curvus* de espécies semelhantes.

***Campylobacter fetus* subesp. *fetus*.** *C. fetus* subesp. *fetus* está principalmente associado a aborto infeccioso do gado bovino e ovinos e constitui uma causa infrequente de infecções humanas. Em geral, as infecções resultam em doença sistêmica e acometem habitualmente indivíduos debilitados com doenças hepáticas crônicas, renais ou neoplásicas ou indivíduos com comprometimento da função imune.[68,336] Foi relatado que *C. fetus* subesp. *fetus* causa proctite e proctocolite em homens homossexuais;[99] trabalho de parto prematuro e sepse neonatal em seres humanos;[69] aborto séptico,[412] meningite neonatal;[241] infecção de prótese de articulação do quadril;[28,459] e endocardite tanto valvas nativas quanto de próteses valvares.[113] *C. fetus* é a espécie mais comumente identificada de *Campylobacter* como causa de bacteriemia.[323] Em um estudo, foi constatado que pacientes com bacteriemia por *C. fetus* tinham idade mais avançada, eram mais provavelmente do sexo masculino e tinham mais tendência a apresentar dispositivos médicos implantados e nenhuma causa identificada de imunossupressão, em comparação com pacientes com bacteriemia causada por outras espécies de *Campylobacter*.[323] Não se acredita que *C. fetus* possa causar gastrenterite; todavia, em virtude de sua sensibilidade à cefalotina e ausência de crescimento a 42°C, esse microrganismo pode não ser isolado em laboratórios clínicos nos quais são utilizados meios seletivos e temperaturas elevadas de incubação como triagem para *C. jejuni*; por conseguinte, seu papel etiológico nessa infecção não é conhecido.[163]

***Campylobacter fetus* subesp. *venerealis*.** *C. fetus* subesp. *venerealis* constitui parte da microbiota do trato genital de touros, porém não tem sido associado a infecção em seres humanos.[385]

***Campylobacter gracilis*.** O nome *Bacteroides gracilis* foi proposto por Tanner et al.[412] para referir-se a um grupo de bactérias que causam corrosão do ágar, originalmente consideradas anaeróbias. Em 1995, Vandamme et al. propuseram a transferência desse microrganismo para o gênero *Campylobacter* como *C. gracilis*.[428] Essas bactérias são encontradas em fissuras gengivais de seres humanos e foram isoladas principalmente de locais de infecção tecidual profunda.[200,251,381,414] Johnson et al. relataram que 83% das amostras em que *C. gracilis* foi isolado foram obtidos de pacientes com infecções graves viscerais ou de cabeça e pescoço.[200] Em um homem de 80 anos de idade com histórico de hipertensão, nefropatia hipertensiva e doença pulmonar obstrutiva crônica (DPOC), foi relatado o desenvolvimento de bacteriemia fatal causada por *C. gracilis*.[380] *C gracilis* é microaerófilo e não sacarolítico e assemelha-se aos campilobacteres em quase todas as suas características fenotípicas. As células individuais são gram-negativas, pequenas e não ramificadas; com frequência, exibem extremidades afiladas e arredondadas. O crescimento é estimulado em culturas de caldo pelo formiato e fumarato. Esses microrganismo podem ser diferenciados de outros campilobacteres pela ausência de flagelo e atividade de oxidase.[412] Os isolados de *C. gracilis* parecem ser menos sensíveis aos agentes antimicrobianos do que as espécies estreitamente relacionadas (p. ex., *C. ureolyticus*), e foi relatado que apenas 67% dos isolados são sensíveis à penicilina.[200] Foi descrito um meio seletivo para o isolamento de *C. gracilis* que contém base de ágar de soja tripticase, formiato, fumarato, nitrato e dois agentes seletivos, o ácido nalidíxico e a teicoplanina.[252]

***Campylobacter helveticus*.** *C. helveticus* é um *Campylobacter* termófilo e catalase-negativo, que tem sido isolado das fezes de cães e gatos domésticos.[395] Deve-se assinalar o fato de que quase metade dos isolados de *Campylobacter* provenientes de gatos pertence à espécie *C. helveticus*.[55] As colônias de *C. helveticus* são aderentes ao ágar-sangue e podem ser diferenciadas de outras espécies termófilas (*C. jejuni*, *C. coli* e *C. lari*), em virtude de uma reação da catalase-negativa. O microrganismo é acetato de hidroxila-positivo e sensível ao ácido nalidíxico e à cefalotina.

***Campylobacter hyointestinalis*.** *Campylobacter hyointestinalis*, que está estreitamente relacionado com *C. fetus*

Tabela 8.4 Características diferenciais das espécies de *Campylobacter* e táxons relacionados de importância médica.

Microrganismo	Catalase	Nitrato	Sulfeto de hidrogênio tríplice açúcar-ferro[b]	Urease	Acetato de indoxila	Hipurato	Crescimento 25°C	37°C	42°C	MacConkey	TMAO 0,1%	NaCl a 1,5%	Glicina a 1%	Sensibilidade[a] Ácido nalidíxico	Cefalotina
Grupo I de RNA															
Campylobacter coli	+	+	–	–	+	–	–	+	+	+	–	–	+	V	R
C. concisus	–	+	+	–	–	–	–	+	C	+	–	+	C	R	R
C. cervus	–	+	+	–	V	V	–	+	V	V	DI	DI	+	C	S
C. fetus subesp. *fetus*	+	+	–	–	–	–	+	+	–	+	–	V	+	V	S
C. fetus subesp. *veneralis*	V	+	–	–	–	–	+	–	–	+	–	V	–	V	S
C. gracilis	–	+	–	–	V	–	–	+	V	V	DI	DI	+	V	S
C. helveticus	–	+	–	–	+	–	V	+	+	–	–	DI	V	S	S
C. hyointestinalis subesp. *hyointestinalis*	+	+	+	–	–	–	–	+	+	+	+	–	+	R	S
C. hyointestinalis subesp. *lawsonii*	+	+	+	–	–	–	–	+	+	V	DI	DI	V	R	S
C. jejuni subesp. *jejuni*	+	+	–	–	+	+	–	+	+	–	–	–	+	V	R
C. jejuni subesp. *doylei*	V	–	–	–	+	+	–	+	F	–	–	–	+	S	S
C. lari	+	+	–	–	–	–	–	+	+	+	+	+	+	R	R
C. mucosalis	–	+	+	–	–	–	C	+	+	+	C	C	C	C	S
C. rectus	–	+	+	–	+	–	–	+	F	–	DI	DI	+	V	S
C. showae	+	+	+	–	V	–	–	+	V	+	DI	DI	V	S	S
C. sputorum biovar. *bubulus*	–	+	+	–	–	–	–	+	C	–	+	+	+	R	S
C. sputorum biovar. *fecalis*	+	+	+	–	–	–	–	+	+	+	+	+	+	R	S
C. sputorum biovar. *sputorum*	–	+	+	–	–	–	–	+	+	+	C	+	+	V	S
C. upsaliensis	–(f)	+	–	–	+	–	–	+	+	–	–	–	C	S	S

(*continua*)

Tabela 8.4 Características diferenciais das espécies de *Campylobacter* e táxons relacionados de importância médica (*continuação*).

Microrganismo	Cata-lase	Nitrato	Sulfeto de hidrogênio tríplice açúcar-ferro[b]	Urease	Acetato de indoxila	Hipurato	Crescimento 25°C	37°C	42°C	MacConkey	TMAO 0,1%	NaCl a 1,5%	Glicina a 1%	Sensibilidade[a] Ácido nalidíxico	Cefalotina
Grupo II de RNA															
Arcobacter butzleri	−(f)	+	−	−	+	−	+	+	V	+	DI	V	+	V	R
A. cryaerophilus	+	+	−	−	+	−	+	+	−	−	−	+	−	V	R
A. nitrofigilis	+	+	+	V	−	−	+	+	−	−	DI	+	−	S	S
A. skirrowii	+	+	−	−	+	−	+	+	V	−	DI	−	V	S	V
Grupo III de RNA															
Helicobacter cinaedi (CLO-1)	+	+	−	−	C	−	−	+	−	−	−	−	+	S	S
H. fenneliae (CLO-2)	+	−	−	−	+	−	−	+	−	−	−	−	+	S	S
CLO-3	+	+	−	−	+	−	−	+	+	DI	DI	DI	+	S	R
H. pullorum	+	+	−	−	−	−	−	+	+	DI	−	DI	DI	S	R
H. pylori	+	−	−	++	−	−	−	+	C	−	−	DI	V	R	S
Helicobacter sp. cepa *flexispira*	C	−	−	++	−	−	−	+	+	DI	DI	DI	−(f)	R	R

[a]Sensibilidade a antibióticos determinada com discos de 30 μg.
[b]Ver Prancha 8.1 G.

+ = 90% ou mais das cepas positivas; − = 90% ou mais das cepas negativas; V = 11 a 89% das cepas positivas; ++ = reação positiva forte; F = reação fraca; DI = dados indisponíveis; C = relatos contraditórios na literatura; R = resistente; S = sensível; TMAO = óxido de trimetilamina; as áreas sombreadas indicam reações fundamentais; CLO = organismo semelhante a *Campylobacter* (do inglês; Campylobacter-*like organism*).

Dados obtidos das referências 11, 22, 26, 51, 110, 116, 144, 174, 221, 319, 336, 343, 370, 395, 396, 399, 422, 430, 433 e 435.

Tabela 8.5 Características úteis para a diferenciação de *Campylobacter curvus*, *C. rectus* *C. gracilis* e *C. ureolyticus*.

Características	C. curvus	C. rectus	C. gracilis	C. ureolyticus
Fonte	Clínica humana	Clínica humana	Clínica humana	Clínica humana
Morfologia				
Predomínio de células helicoidais ou curvas	+	–	–	–
Predomínio de células retas	–	+	+	+
Células com extremidades afiladas	+	–	–	–
Motilidade	+	+	–	–
Urease	–	–	–	+
Crescimento em glicina a 1%	+	+	DI	DI
Hidrólise do acetato de indoxila	+	+	V	DI

+ = 90% ou mais de cepas positivas; – = 90% ou mais de cepas negativas; V = 11 a 89% de cepas positivas; DI = dados indisponíveis.
Modificada da referência 413.

subesp. *fetus*, foi inicialmente encontrado apenas em animais, principalmente como causa de ileíte em suínos;[137] entretanto, mais recentemente, a sua presença foi relatada em amostras clínicas humanas. Em um relato, *C. hyointestinalis* foi isolado de amostras de fezes de quatro indivíduos, todos eles com diarreia aquosa não sanguinolenta. O indivíduo mais novo (8 meses) e o mais idoso (79 anos) eram do sexo feminino, enquanto os outros dois eram homens homossexuais.[107] Na França, foi relatado o caso de uma mulher de 52 anos de idade com leucemia mieloide crônica e diarreia aquosa não sanguinolenta associada a esse microrganismo,[287] e, nos EUA, foi relatado o seu isolamento da cultura retal de um homem homossexual com proctite.[115] *C. hyointestinalis* não é isolado em muitas formulações de meios para *Campylobacter*, visto que ele é sensível às cefalosporinas, como a cefalotina e a cefoperazona. Embora cresça a 42°C, seu crescimento é mais exuberante a 35°C.[115] O microrganismo também é resistente ao ácido nalidíxico, negativo para hipurato e produz sulfeto de hidrogênio em ágar tríplice açúcar–ferro (TSI; do inglês, *triple sugar iron*). A produção de sulfeto de hidrogênio em ágar TSI depende da incubação do teste em um ambiente microaerófilo contendo hidrogênio.[137]

Foi descrito um grupo de microrganismos "semelhantes a *C. hyointestinalis*" obtidos do estômago de suínos. Esses microrganismos isolados diferem o suficiente de *C. hyointestinalis* para justificar a criação de uma classificação separada de subespécie, *C. hyointestinalis* subesp. *lawsonii*.[319] A criação dessa nova subespécie exige a mudança da descrição de *C. hyointestinalis* para *C. hyointestinalis* subesp. *hyointestinalis*. *C. hyointestinalis* subesp. *lawsonii* pode ser diferenciada de subesp. *hyointestinalis* pela sua incapacidade de crescimento em bile a 1,5%. *C. hyointestinalis* subesp. *lawsonii* foi isolado do intestino e do estômago de suínos, do intestino de hamster e das fezes do gado bovino, de cervos e seres humanos; entretanto, a sua patogenicidade permanece desconhecida.[319]

***Campylobacter jejuni* subesp. *doylei*.** Foi isolado uma subespécie *C. jejuni* de amostras clínicas humanas, incluindo biopsias do epitélio gástrico[213] e fezes de crianças com diarreia.[399] A patogenicidade do microrganismo permanece desconhecida. *C. jejuni* subesp. *doylei* pode ser prontamente diferenciada de outras espécies de *Campylobacter*, visto que não reduz os nitratos e hidrolisa o hipurato.[399] Mostra-se sensível à cefalotina e, portanto, não é isolado em meios que contêm antibióticos do tipo cefalosporina.

***Campylobacter lari*.** Esse microrganismo, anteriormente denominado *C. laridis* e hoje em dia conhecido como *C. lari*, é termofílico, haloterante e resistente ao ácido nalidíxico; nos demais aspectos, compartilha várias características com *C. jejuni* e *C. coli*.[383] O crescimento em condições anaeróbias na presença de óxido de trimetilamina (TMAO; do inglês, *trimethylamine oxide*) a 0,1% e a incapacidade de hidrolisar o acetato de indoxila ajudam a identificar essa espécie (reagentes disponíveis no Sigma Chemical Co., St. Louis, MO). Atualmente, *C. lari* é considerado parte de um grupo de espécies de *Campylobacter* estreitamente relacionadas, designado como grupo de *C. lari* e composto de cinco espécies (*C. lari*, *C. insulaenigrae*, *C. volucris*, *C. subantarcticus* e *C. peloridis*), bem como um grupo de cepas denominadas *Campylobacter* termofílico urease-positivo (UPTC; do inglês, *urease-positive thermophilic* Campylobacter) e outras cepas semelhantes a *C. lari*.[283] Muitos laboratórios baseiam-se na resistência ao ácido nalidíxico para distinguir *C. lari* de *C. jejuni* e *C. coli*; entretanto, a resistência de *C. jejuni* ao ácido nalidíxico está sendo observada com frequência aumentada. *C. lari* é endêmico em gaivotas marinhas, porém é um patógeno humano excepcional. Todavia, em certas ocasiões, provoca enterite simulando as infecções por *C. jejuni* e, em raros casos, bacteriemia, particularmente em indivíduos imunocomprometidos.[32,79,269,300,415]

***Campylobacter mucosalis*.** *C. mucosalis*, anteriormente classificado como *C. sputorum* subesp. *mucosalis*, produz um pigmento amarelo e é catalase-negativo. Do ponto de vista fenotípico, essa espécie é muito semelhante a *C. sputorum* biovariante *sputorum* e *bubulus*, porém é capaz de crescer a 25°C. Diferentemente da maioria das espécies de *Campylobacter*, essa espécie necessita de hidrogênio e de formiato como doador de elétrons para o seu crescimento, uma exigência essencial de *C. concisus*, *C. mucosalis*, *C. curvus* e *C. rectus*.[430] Figura *et al.*[118] relataram o que se acreditou ser o primeiro isolamento de *C. mucosalis* em crianças com enterite. Todavia, esse achado foi contestado, e os estudos com sondas moleculares demonstraram que os isolados consistiam em *C. concisus*.[244,246,316] É difícil diferenciar essas duas espécies com base apenas em testes bioquímicos, e foi sugerida a necessidade de utilizar métodos moleculares para a identificação precisa dessas duas espécies.[246] On[316] sugeriu o uso de diversos meios de cultura contendo vários agentes inibidores para diferenciar *C. concisus* e *C. mucosalis*. Até o momento, não há nenhum relatório confirmado associando *C. mucosalis* a infecções humanas.

Campylobacter rectus. *C. rectus* foi originalmente denominado *Wolinella recta*.[412,433] Ao exame microscópico, as células aparecem pequenas e retas, com extremidades arredondadas e gram-negativas. As cepas exibem motilidade rápida e semelhante a uma flecha e são não sacarolíticas. O crescimento é anaeróbio; todavia, algumas cepas podem crescer em atmosfera com 5% de O_2, mas não no ar enriquecido com 10% de CO_2. O crescimento em caldo é estimulado pelo formiato e pelo fumarato. Ocorre redução de nitratos e nitritos, e as reações de oxidase e catalase são negativas. Outras características de identificação são fornecidas na Tabela 8.5. *C. rectus* é encontrado em fissuras gengivais de seres humanos,[412] e foi relatado que provoca infecções endodônticas primárias.[381] Spiegel e Telford[394] descreveram o isolamento desse microrganismo, juntamente com *Actinomyces viscosus*, de massa actinomicótica da parede torácica. *C. rectus* foi também relatado como causa de abscesso de mama,[156] abscesso do palato em um paciente com adenocarcinoma gastresofágico[263] e abscessos extraorointestinais.[100]

Campylobacter showae. *C. showae* é uma espécie recentemente descrita, isolada de fissuras gengivais humanas.[110] O microrganismo aparece como bacilo reto com extremidades arredondadas e possui dois a cinco flagelos unipolares sem bainha – uma característica singular entre as espécies de *Campylobacter*. O microrganismo cresce em atmosfera microaerófila, na presença de fumarato, com formiato ou H_2, porém prefere crescer em condições anaeróbias. Em virtude do número limitado de características bioquímicas confiáveis passíveis de serem usadas para diferenciar as espécies de *Campylobacter* estreitamente relacionadas, pode ser necessária a obtenção de testes sorológicos ou moleculares ou perfis proteicos para a identificação de isolados dessa espécie.[110] Não foi constatada nenhuma associação com doença humana.

Campylobacter sputorum. *C. sputorum* tem a capacidade de crescer em condições aeróbias e pode ser isolado da cavidade oral e de fissuras gengivais em seres humanos. Esse microrganismo não é reconhecido como agente de doença humana, embora se tenha relatado a ocorrência de alguns isolados clínicos. São descritas três biovariantes (biovar.): *C. sputorum* biovar. *bubulus*, *C. sputorum* biovar. *sputorum* e *C. sputorum* biovar. *fecalis*.[361]

Campylobacter upsaliensis. *C. upsaliensis* é catalase-negativa ou apenas fracamente positiva e, portanto, foi designada como cepa CNW (do inglês, *catalase-negative or weakly-positive*) de *Campylobacter*. Entretanto, como também podem ocorrer reações de catalase fracas com *C. jejuni* subesp. *doylei*, a designação CNW não é mais válida. Com exceção da ausência ou baixa produção de catalase, esse microrganismo compartilha várias características com espécies patogênicas de *Campylobacter*. Essa espécie é termofílica (i. e., cresce a 42°C) e mostra-se altamente sensível a fármacos presentes nos meios seletivos de isolamento, tornando-os inapropriados para o isolamento de *C. upsaliensis*.[400] Goossens *et al.*[145] relataram o isolamento de 99 cepas de *C. upsaliens* pelo método de filtração, com apenas quatro cepas isoladas simultaneamente de meios seletivos.

Os animais domésticos de estimação podem atuar como reservatórios dessa espécie, que foi isolada pela primeira vez de cães saudáveis, cães com diarreia e, posteriormente, de gatos assintomáticos.[129,371] Os dados de alguns relatos sugerem que esse microrganismo pode ser um agente oportunista de infecções em crianças. Lastovica *et al.*[245] relataram o isolamento de *C. upsaliensis* de hemoculturas de 16 pacientes, 10 dos quais tinham 10 meses de idade ou menos. Walmsley e Karmali[441] relataram o isolamento desse microrganismo a partir de amostras de fezes de seis crianças. Outros relatos associaram o isolamento de *C. upsaliensis* do sangue de pacientes com doença basal grave.[59,81] Houve um relato de isolamento de *C. upsaliensis* a partir do sangue e de amostra fetoplacentária de uma mulher grávida de 18 semanas que sofreu aborto espontâneo.[151] A paciente não tinha nenhuma doença basal, e a sua única gravidez anterior tinha sido normal. A análise numérica dos perfis proteicos revelou que as cepas isoladas dessa paciente e de um gato saudável na sua residência eram quase idênticas, implicando o gato como possível fonte da infecção.[151] O único relato de isolamento de *C. upsaliensis* de uma amostra diferente de sangue ou fezes foi de uma paciente com abscesso de mama, em que *C. upsaliensis* foi isolado, juntamente com uma espécie de *Peptostreptococcus*, do exsudato purulento obtido por aspiração do local infectado com agulha fina.[136] Sandstedt e Ursing[370] descreveram *C. upsaliensis*, incluindo suas características fenotípicas e a sua importância clínica.

Campylobacter ureolyticus. *C. ureolyticus* era anteriormente conhecido como *Bacteroides ureolyticus*, porém foi reclassificado como espécie de *Campylobacter*, em 2010.[428,429] *C. ureolyticus* difere de outras espécies de *Campylobacter* na sua composição de ácidos graxos e metabolismo proteolítico. Difere também da maioria dos campilobacteres pela sua capacidade de hidrolisar a ureia (apenas algumas cepas de *C. lari* e *C. sputorum* também são urease-positivas).[428,429] Foram isoladas cepas de *C. ureolyticus* de pacientes com úlceras superficiais, infecções de tecidos moles, uretrite não gonocócica não causada por clamídias e doença periodontal.[104,105,123,124] *C. ureolyticus* também foi relatado como causa de gastrenterite.[52] Em um estudo conduzido por Johnson *et al.*, foi constatado que as cepas de *C. ureolyticus* são uniformemente sensíveis a penicilinas, cefalosporinas, eritromicina, clindamicina, cloranfenicol, metronidazol e aminoglicosídios.[200]

Campylobacter volucris. *C. volucris* é uma nova espécie de *Campylobacter*, que foi isolado pela primeira vez de uma amostra de *swab* retal de gaivotas de cabeça preta na Suécia, em 2010.[93] Foi relatado um caso humano com bacteriemia por *C. volucris* em um paciente imunocomprometido com policitemia vera e cirrose hepática alcoólica.[234] *C. volucris* é gram-negativo, com morfologia de bacilo curvo. É positivo para oxidase e catalase e reduz o nitrato. O acetato de indoxila e o hipurato não são hidrolisados. Não há produção de H_2S em ágar TSI. As cepas crescem em placa de ágar-sangue a 37°C e a 42°C em condições microaerófilas, porém não crescem em condições aeróbias.[93]

Gênero *Arcobacter*

O gênero *Arcobacter* pertence à família Campylobacteraceae e inclui as antigas espécies de *Campylobacter* aerotolerantes;[433,435] caracteriza-se pela sua capacidade de crescer na presença de níveis atmosféricos de oxigênio.[318] Outras características úteis para diferenciar as espécies de "*Campylobacter*" aerotolerantes de outras espécies de *Campylobacter* incluem hidrólise do acetato de indoxila; crescimento a 15°C, 25°C e 36°C, mas não a 42°C; e incapacidade de hidrolisar o hipurato (Tabela 8.4). Três espécies foram imediatamente associadas a doenças tanto em seres humanos quanto em animais: *Arcobacter butzleri*, *A. cryaerophilus* e *A. skirrowii*.

Arcobacter butzleri. Kiehlbauch *et al.* nos Centers for Disease Control and Prevention (CDC)[221] relataram que as cepas de campilobacteres aerotolerantes não formam um grupo homogêneo. A maioria dos isolados dos seres humanos, tanto nos EUA quanto em outros países, forma um grupo de homologia de DNA distinto, que eles denominaram *Campylobacter butzleri*, que foi modificado para *Arcobacter butzleri* após o aceite da nova designação de gênero para esse grupo de microrganismos.[435] As cepas de *A. butzleri* podem ser diferenciadas de *A. cryaerophilus* pela demonstração de aerotolerância tanto a 30°C quanto a 36°C (*A. cryaerophilus* é aerotolerante a 30°C, mas não a 36°C). Além disso, *A. butzleri* cresce em ágar MacConkey e em meios contendo glicina e nitrato (com redução do nitrato a nitrito) e em NaCl a 1,5 e 3,5%. *A. cryaerophilus* produz as reações opostas.[221] A maioria dos isolados de *A. butzleri* em seres humanos foi obtida de amostras de fezes de pacientes com doença diarreica;[221,254,434] entretanto, o microrganismo foi isolado raramente do conteúdo abdominal, do líquido peritoneal e do sangue.[221,456]

Arcobacter cryaerophilus. *A. cryaerophilus* (anteriormente *A. cryaerophila*) cresce bem em condições aeróbias, embora possa exigir condições microaerófilas para o seu isolamento inicial. Ocorre crescimento ideal a 30°C, e o microrganismo não cresce a 42°C. Bioquimicamente, essa espécie assemelha-se *C. fetus* subesp. *fetus*; entretanto, *A. cryaerophilus* é positivo para o acetato de indoxila, o que não ocorre com *C. fetus* subesp. *fetus* (Tabela 8.4). As cepas são, em sua maioria, sensíveis ao ácido nalidíxico e resistentes à cefalotina. Em um relato de Borczyk *et al.*,[45] comparando o crescimento de *A. cryaerophilus* em CSM, ágar-sangue de Skirrow e ágar cefsulodina–irgasana–novobiocina (CIN), foi constatado que o crescimento mais exuberante foi obtido em ágar CIN incubado durante 24 a 48 horas a 25°C e a 36°C. *A. cryaerophilus* foi isolado de fezes humanas de indivíduos sadios e assintomáticos.[181,369] *A. cryaerophilus* foi isolado das fezes de um homem infectado pelo HIV com diarreia intermitente; entretanto, foi constatado que essa cepa é *A. butzleri*.[416,417]

Arcobacter skirrowii. *A. skirrowii* é a espécie mais recentemente descrita de *Arcobacter*. As cepas foram isoladas principalmente do líquido prepucial de touros, outras cepas foram isoladas de fetos abortados e de fezes diarreicas de vacas, suínos e ovinos. *A. skirrowii* foi isolado de amostras de fezes de um homem de 74 anos de idade com diarreia crônica; entretanto, não houve nenhuma associação com animais de criação ou animais de estimação, e não foi estabelecido se a cepa estava etiologicamente associada à diarreia do paciente.[454] Samie *et al.*[369] verificaram a presença de *A. skirrowii* em 1,9% dos pacientes internados e em crianças de ensino fundamental em uma região da África do Sul, porém não foi constatada nenhuma associação com diarreia.

Gênero *Helicobacter*

O gênero *Helicobacter* compreende 35 espécies formalmente validadas por ocasião da elaboração deste capítulo. Os nomes propostos que ainda não foram validados pelo International Committee on Systematic Bacteriology estão indicados entre aspas. As espécies de *Helicobacter* são microaerófilos estritos, com morfologia espiralada ou helicoidal. Muitas espécies exibem uma forte atividade de urease. A cepa da espécie *Helicobacter* "flexispira" (anteriormente "*Flexispira rappini*") é o nome proposto para um microrganismo estreitamente relacionado com *Helicobacter*; todavia, esse microrganismo tem o formato de um charuto, em lugar de ser curvo e fusiforme. As espécies incluídas no gênero *Helicobacter* possuem flagelos com bainha. Nenhuma espécie de *Campylobacter* ou *Wolinella* tem flagelos com bainha (Tabela 8.1).

Helicobacter pylori. Essa espécie foi inicialmente denominada *Campylobacter pyloridis* e, em seguida, *Campylobacter pylori*. A análise molecular forneceu evidências mostrando que esse microrganismo não pertence ao gênero *Campylobacter*.[144] As características que distinguem esse microrganismo das espécies de *Campylobacter* incluem a presença de múltiplos flagelos com bainha, hidrólise intensa da ureia e perfil singular de ácidos graxos (*i. e.*, alta porcentagem de ácido 14:0, baixa porcentagem de ácido 16:0 e presença de ácido 3-OH-18:0). O sequenciamento do rRNA 16S mostrou que esse microrganismo está estreitamente relacionado com *W. succinogenes*. Entretanto, existem muitas diferenças nas características bioquímicas e de crescimento entre *H. pylori* e *W. succinogenes*, indicando que essas espécies não devem pertencer ao mesmo gênero. *W. succinogenes* é catalase-negativa, urease-negativa, carece de atividade γ-glutamiltranspeptidase ou fosfatase alcalina e não cresce a 30°C ou em glicina a 0,5%; *H. pylori* possui as características opostas.

H. pylori é encontrada apenas nas células epiteliais secretoras de muco do estômago. *H. pylori* constitui uma importante causa de gastrite antral crônica[268] e é um importante fator na patogenia da doença ulcerosa péptica.[337] Além disso, há fortes evidências de que *H. pylori* esteja associado ao adenocarcinoma gástrico e ao desenvolvimento de linfoma não Hodgkin gástrico (*i. e.*, linfomas de tecido linfoide associado à mucosa [MALT; do inglês, *mucosa-associated lymphoid tissue*]).[327,391] A gastrite por *H. pylori* é disseminada em muitos países do mundo e pode constituir uma das infecções humanas crônicas mais comuns. A possibilidade de *H. pylori* de constituir um agente etiológico da úlcera duodenal permanece controversa. Foi relatada a ocorrência de bacteriemia por *H. pylori* como complicação rara em pacientes com infecção gástrica não diagnosticada.[155,307] Para uma excelente revisão, consultar os trabalhos de Blaser,[39] Buck[51] e Dunn *et al.*[106]

As cepas de *H. pylori* são microaerófilas (10% de CO_2, 5% de O_2, 85% de N_2) e também crescem na presença de ar com teor aumentado de CO_2 (10%). A temperatura ideal para o seu isolamento é de 35° a 37°C; todavia, algumas cepas crescerão a 42°C. Foi também constatado que a presença de alto grau de unidade favorece o crescimento. A maioria das cepas leva 3 a 5 dias para crescer, e alguns isolados necessitam de 7 dias de incubação para que o seu crescimento se torne evidente. Esses microrganismos podem ser cultivados em meios não seletivos contendo sangue, produzindo pequenas colônias cinzentas e translúcidas. A coloração característica pelo método de Gram (pequenos bacilos curvos e ligeiramente arredondados) e as reações positivas para catalase, oxidase e urease possibilitam a sua identificação.

Cultura e isolamento do H. pylori

Amostras para o isolamento do H. pylori. Para o diagnóstico de gastrite associada a *H. pylori*, a coloração histológica e a cultura de amostras de biopsia têm sido consideradas como "padrão-ouro"[27] (Prancha 8.1 H). As amostras adequadas incluem biopsias gástrica e duodenal. As amostras para cultura devem ser frescas, e o seu transporte não deve se estender por mais de 3 horas. As amostras podem ser mantidas por um período de até 5 horas se forem conservadas a 4°C. A amostra de tecido deve ser mantida úmida pela adição de 2 mℓ ou menos de soro fisiológico isotônico esterilizado.

Procedimento para isolamento. A trituração das amostras em um triturador de vidro esmerilado produz um crescimento mais denso do que picar ou esfregar a amostra sobre a superfície do ágar. O material deve ser semeado em meio de ágar-sangue não seletivo, como placas de ágar para *Brucella*, de infusão de cérebro–coração (BHI; do inglês, *brain-heart infusion*) ou ágar de soja tripticase, com adição de 5% de sangue de carneiro ou de cavalo. Observa-se um crescimento escasso em placas de ágar chocolate preparadas comercialmente; por conseguinte, não se recomenda o uso desse meio. Como essas bactérias são sensíveis à cefalotina, *H. pylori* não irá crescer em qualquer meio seletivo contendo cefalosporinas. Muitos laboratórios obtiveram bons resultados utilizando ágar Thayer-Martin modificado como meio seletivo para o isolamento de *H. pylori* em culturas mistas. As placas são incubadas a 37°C em ambiente úmido e microaerófilo. Em geral, observa-se a ocorrência de crescimento em 3 a 5 dias. A Tabela 8.6 fornece dados não publicados de experimentos conduzidos no Hospital Microbiology Laboratory da University of Illinois. Devido ao risco potencial de utilizar uma jarra anaeróbia sem catalisador, recomendamos o emprego da jarra Campy GasPak (coluna 2 da Tabela 8.6). Ocorreu crescimento na jarra Campy GasPak, mas não na Poly Bag com mistura de gás Campy (coluna 4 da Tabela 8.6), presumivelmente pelo fato de que a água adicionada no primeiro sistema proporciona a umidade necessária para o crescimento do microrganismo.

Identificação do H. pylori. As colônias de *H. pylori* são pequenas, cinzentas, translúcidas e fracamente beta-hemolíticas. A coloração pelo método de Gram revela bactérias gram-negativas de coloração pálida e curvas, com morfologia característica em asa de gaivota ou em "U". Pode-se efetuar uma identificação presuntiva com reações positivas para oxidase e catalase e reação extremamente rápida (em questão de minutos) da urease. As outras características para identificação estão listadas na Tabela 8.4.

Teste de urease em amostra de biopsia (teste para microrganismos semelhantes a Campylobacter). Uma técnica mais rápida, porém ligeiramente menos sensível e específica do que os testes anteriormente mencionados consiste no teste de urease em amostra de biopsia (teste para microrganismos semelhantes a *Campylobacter* [CLO; do inglês, *Campylobacter-like organism*]). Nesse teste, uma amostra de biopsia da mucosa é semeada em um meio contendo ureia e um corante sensível ao pH. Se houver urease na amostra, a ureia é degradada, e a amônia provoca uma elevação do pH, com mudança subsequente na cor do indicador. Esse teste pode produzir resultados falso-negativos se houver apenas um pequeno número de microrganismos, ou resultados falso-positivos, se houver outros microrganismos que hidrolisam a ureia na amostra.[275]

Testes não invasivos para o diagnóstico de infecção por H. pylori. A infecção por *H. pylori* pode ser diagnosticada por ensaios invasivos que exigem endoscopia (cultura,

Tabela 8.6 Comparação dos meios de cultura e condições atmosféricas para o crescimento de *Helicobacter pylori*.

Meio de ágar	Condições de incubação[a]				
	Jarra em condições anaeróbias (sem catalisador)	Jarra Campy GasPak	Jarra em condições anaeróbias (com catalisador)	Poly Bag (mistura de gás Campy)[b]	Ar atmosférico com 5% de O_2
Brucella com 5% de sangue de carneiro	O melhor crescimento beta-hemolítico	Crescimento muito bom beta-hemolítico	Ausência de crescimento	Ausência de crescimento	Ausência de crescimento
Ágar de soja tripticase com 5% de carneiro	Crescimento muito bom	Crescimento bom	Ausência de crescimento	Ausência de crescimento	Ausência de crescimento
BHI com 5% de sangue de cavalo	Crescimento muito bom	Crescimento bom	Ausência de crescimento	Ausência de crescimento	Ausência de crescimento
Chocolate (Becton Dickison Microbiology Systems, Cockeysville, MD)	Ausência de crescimento	Ausência de crescimento	Ausência de crescimento	Ausência de crescimento	Ausência de crescimento
Chocolate (GIBCO)	Colônias pequenas	Colônias pequenas	Ausência de crescimento	Ausência de crescimento	Ausência de crescimento
Chocolate (recém-preparado)	Colônias muito pequenas	Colônias muito pequenas	Ausência de crescimento	Ausência de crescimento	Ausência de crescimento
Campy-Bar (Blaser)	Ausência de crescimento	Ausência de crescimento	Ausência de crescimento	Ausência de crescimento	Ausência de crescimento

[a]Todas as culturas foram incubadas a 37°C, e a leitura foi feita depois de 5 dias.
[b]5% de O_2, 10% de O_2, 85% de N_2.
Dados de K. Ristow, University of Illinois Hospital, Chicago, IL.

coloração, reação da cadeia de polimerase [PCR; do inglês, *polymerase chain reaction*], teste CLO) ou por ensaios não invasivos, nos quais não há necessidade de endoscopia. Nessa última categoria estão incluídos o método da urease, a detecção de antígeno e a sorologia.

▶ Método da urease. Foram descritos dois métodos da urease. O primeiro método, denominado teste de depuração respiratória da ureia (UBT; do inglês, *urea breath test*), requer a ingestão, pelo paciente, de ureia marcada com [^{13}C] dissolvida em água, seguida de coleta de amostras da respiração, as quais são analisadas quanto à presença de $^{13}CO_2$ dentro de 60 minutos. O segundo método utiliza ureia marcada radioativamente contendo ^{15}N.[452] Após ingestão, a ureia marcada é degradada em amônia e dióxido de carbono pela urease de *H. pylori* no estômago. A amônia é absorvida no sangue e excretada na urina. A quantidade de [^{15}N] ureia, que reflete a magnitude da infecção por *H. pylori*, é avaliada pela determinação da abundância e taxa de excreção de ^{15}N da amônia na urina. Foi relatado que a sensibilidade do teste de excreção de $^{15}NH_4$ é de 96%, com especificidade de 100%, em comparação com pacientes positivos para *H. pylori* com base na cultura e na coloração de Gram.[452] O [^{13}C] UBT é muito confiável para o diagnóstico de infecção por *H. pylori*, em adultos e em crianças com mais de 6 anos de idade, porém a sua especificidade varia de 82 a 100% para crianças com menos idade.[30,187,277,346,363]

▶ Detecção de antígeno. Dispõe-se, no comércio, de um imunoensaio enzimático (IEE) à base de anticorpo monoclonal para a detecção direta do antígeno de *H. pylori* em amostras de fezes (Premier Platinum HpSA, Meridian Bioscience, Cincinnati, OH), e esse ensaio demonstrou ser altamente acurado em todas as faixas etárias, incluindo crianças.[20,231,264,288,309]

▶ Métodos sorológicos. Os testes sorológicos para a detecção de anticorpos contra *H. pylori* têm sido usados principalmente para estudos epidemiológicos, mas também podem ser realizados para monitorar a eficácia do tratamento. O principal procedimento é o enzimaimunoensaio para a detecção de IgG, embora se disponha de testes de aglutinação com látex. Anticorpos IgA e IgM também podem ser detectados, porém têm menos utilidade para o diagnóstico. Um problema inerente é a tentativa de estabelecer um valor basal de positividade, visto que a prevalência de indivíduos com títulos elevados de anticorpos é relativamente alta em determinadas populações. Em um estudo extenso de recrutas do exército, Smoak et al.[387] constataram uma taxa global de positividade de 26,3%. Essa taxa aumentou de 24,0% no grupo etário de 17 a 18 anos para 43% no grupo de 24 a 26 anos de idade. A soropositividade para indivíduos negros foi de 44%, para hispânicos, de 38%, e para brancos, de 14%.

Acurácia dos testes invasivos e não invasivos para o diagnóstico de infecção por H. pylori. Cutler et al.[91] avaliaram a acurácia de vários testes para estabelecer a presença de infecção por *H. pylori*, incluindo o UBT, a determinação dos níveis séricos de anticorpos IgG e IgA e amostras de biopsia antral para o teste CLO, histologia e coloração de Warthin-Starry. Constataram que a coloração de Warthin-Starry apresentou a melhor sensibilidade e especificidade, embora o teste CLO, o UBT e os níveis de IgG não tenham sido estatisticamente diferentes no estabelecimento do diagnóstico correto. Concluíram que o UBT não invasivo e a sorologia para IgG são tão acurados quanto os testes invasivos de CLO e a coloração de Warthin-Starry para estabelecer a presença ou ausência de *H. pylori*, em pacientes não tratados. A ausência de inflamação antral crônica exclui de modo acurado a possibilidade de infecção por *H. pylori*.[91]

Outras espécies de *Helicobacter* de importância médica. Várias espécies de *Helicobacter* diferentes de *H. pylori* foram isoladas de seres humanos e estão associadas a doença humana.[122,278,389,390,391] Incluem *H. bilis*, *H. canadensis*, *H. canis*, *H. cinaedi*, *H. felis*, *H. fennelliae*, *H. heilmannii* ("*G. hominis*"), *H. hepaticus*, *H. pullorum*, *H. suis*, espécies de *Helicobacter* da cepa flexispira ("*Flexispira rappini*") e a espécie de *Helicobacter* inominada CLO-3 (Tabela 8.7).

Helicobacter bilis. *H. bilis* é uma bactéria fusiforme com 3 a 14 flagelos bipolares com bainha e fibras periplasmáticas envolvendo a célula. Essa espécie cresce em condições microaerófilas, a 37 e a 42°C, mas não a 25°C. Outras características são fornecidas por Fox et al.[130] *H. bilis* inclui algumas das cepas de "*Flexispira rappini*" anteriormente designadas como *Helicobacter* spp. flexispira rDNA 16S táxons 2, 3, 8 e 9.[157] *H. bilis* é uma causa incomum de infecções crônicas em pacientes com agamaglobulinemia ligada ao cromossomo X (XLA), e o seu diagnóstico e erradicação são notoriamente difíceis.[298,425] Foi relatado que esse microrganismo provoca celulite acompanhada de infecção da corrente sanguínea nesses pacientes.[141,425] *H. bilis* também foi isolado da bile e do tecido da vesícula biliar de pacientes com colecistite e câncer de bexiga;[126,340] entretanto, não foi demonstrado nenhum papel etiológico para esse microrganismo.[325]

Helicobacter canadensis. *H. canadensis* tem o seu nome em homenagem ao país de seu isolamento original. As células consistem em bacilos delgados, curvos a espiralados, com uma a três espirais. É gram-negativo e móvel, devido à presença de um único flagelo unipolar ou flagelos bipolares sem bainha. O crescimento em cultura em meios sólidos com ágar aparece em camadas difusas. O crescimento é observado a 37 e 42°C. Outras características são encontradas na descrição feita por Fox et al.[125] *H. canadensis* foi isolado de seres humanos com diarreia[125] e do sangue de um homem de 35 anos de idade com febre de origem indeterminada.[419]

Helicobacter canis. *H. canis* é uma bactéria gram-negativa com morfologia helicoidal curva, espiralada, delgada e em bacilo, com flagelos bipolares, que é mais frequentemente detectada no trato GI de cães e gatos.[397] Foi relatada a presença de *H. canis* em casos de bacteriemia humana[8,16,141,253,344,436] e em ulcerações duodenais crônicas de um paciente com doença de Crohn.[411] A infecção humana por *H. canis* é mais provavelmente zoonótica, devido ao contato regular com animais domésticos de estimação.

Helicobacter cinaedi. *H. cinaedi*, originalmente designado como CLO-1 e anteriormente conhecido como "*Campylobacter cinaedi*", foi isolado de *swabs* retais obtidos de homens homossexuais tanto sintomáticos quanto assintomáticos.[116,422] Esse microrganismo também foi descrito como causa de bacteriemia em dois homens homossexuais com tuberculose concomitante,[331] em pacientes com AIDS[82,94,367] e em outro paciente soropositivo para HIV, porém sem AIDS.[308] Entretanto, vários relatos sugerem que as infecções por *C. cinaedi* não se restringem a homens homossexuais ou bissexuais. Por exemplo, Vandamme et al.[432] relataram o isolamento de *H. cinaedi* do sangue de duas mulheres sem nenhuma história de contato sexual com homossexuais, bem

Tabela 8.7 Espécies de *Helicobacter* e microrganismos relacionados de origem humana.

Espécie	Origem	Tipos de infecção humana
H. bilis	Camundongo, ser humano	Celulite acompanhada de infecção da corrente sanguínea em pacientes com XLA, bile e tecido da vesícula biliar em pacientes com colecistite e câncer de vesícula biliar
H. canadensis	Fezes diarreicas de seres humanos	Diarreia e bacteriemia
H. canis	Mucosa gástrica de cães e gatos	Bacteriemia e ulcerações duodenais crônicas em pacientes com doença de Crohn
H. cinaedi	*Swabs* retais de homens homossexuais e trato intestinal de *hamsters*	Diarreia, bacteremia, celulite e meningite em pacientes tanto imunocompetentes quanto imunocomprometidos
H. felis	Mucosa gástrica de cães e gatos	Biopsia gástrica
H. fenneliae	*Swabs* retais de homens homossexuais	Bacteriemia em pacientes infectados pelo HIV e culturas de fezes e hemoculturas de pacientes pediátricos. Foi constatada a transmissão entre seres humanos
H. heilmannii	Guepardo; mucosa gástrica de seres humanos e animais domésticos	Gastrite crônica semelhante à infecção por *H. pylori*, linfoma MALT, úlcera gástrica e duodenal e câncer gástrico
H. hepaticus	Cólon e ceco de camundongos	Associada a CHC
H. pylori	Mucosa gástrica de ser humano	Gastrite e doença ulcerosa péptica. Também desempenha um papel etiológico na metaplasia e displasia da mucosa gástrica, adenocarcinoma gástrico e linfoma não Hodgkin do estômago. Causa rara de bacteriemia em pacientes com infecção gástrica não diagnosticada
H. pullorum	Trato intestinal e fígado de galináceo, camundongo e ser humano	Gastrenterite, doença hepatobiliar crônica e doença de Crohn
H. suis	Estômago de suínos	Dispepsia e esofagite de refluxo em veterinário especialista em suínos
Helicobacter spp. flexispira[a]	Fezes de seres humanos, cães e fetos ovinos abortados	Gastrenterite e bacteriemia
CLO-3	*Swabs* retais de homens homossexuais	Diarreia

[a]Os táxons 1 e 4 a 6 de *Flexispira* representam a mesma espécie e são designados como *H. trogontum*,[158] ao passo que os táxons 2, 3, 8 e 9 de *Flexispira* representam a mesma espécie e são designados como *H. bilis*.[157] Os táxons 7 e 10 de *Flexispira* ainda não haviam recebido um nome por ocasião da elaboração deste capítulo.
XLA = agamaglobulinemia ligada ao cromossomo X; MALT = tecido linfoide associado à mucosa; CHC = carcinoma hepatocelular.

como de amostras de fezes de três crianças, duas das quais eram meninas.

H. cinaedi causa diarreia, bem como bacteriemia, celulite e outros sintomas após entrar no organismo por meio da mucosa intestinal. Embora essas condições sejam observadas principalmente em pacientes infectados pelo HIV, a sua ocorrência foi também relatada entre pacientes imunocompetentes[228,242] e outros pacientes imunocomprometidos.[223,224,286,297] Orlicek *et al.* descreveram um paciente neonatal com septicemia e meningite causadas por *H. cinaedi*.[320] Como *H. cinaedi* foi identificado como habitante normal do intestino de *hamsters*[138,403] e a mãe do recém-nascido criava *hamsters* como animais de estimação durante os primeiros dois trimestres de sua gravidez, é provável que esses animais tenham atuado como reservatório para a transmissão do microrganismo para a mãe, e que o recém-nascido mais provavelmente tenha sido colonizado com *H. cinaedi* durante o parto.[320] Foi constatado o desenvolvimento de meningite por *H. cinaedi* em um adulto imunocompetente que, durante 1 mês, teve contato direto com um gatinho.[405] Foi também relatado que *H. cinaedi* provocou infecção de um enxerto de derivação axilobifemoral em um homem de 85 anos de idade imunocompetente;[404] o microrganismo também foi identificado em tecidos aneurismáticos de três pacientes com aneurisma de aorta abdominal.[207] Burman *et al.*[54] relataram a associação de infecções cutâneas e artrite com bacteriemia por *H. cinaedi*. A manifestação cutânea mais comum da bacteriemia por *H. cinaedi* consiste em celulite superficial, que habitualmente assume a forma de eritema doloroso ou placas eritematosas infiltradas nos membros.[379] Com frequência, os microrganismos em hemoculturas são isolados em instrumentos de hemocultura automáticos somente depois de 5 dias ou mais de incubação. Em um relato por Araoka *et al.*,[21] o tempo necessário para que as hemoculturas se tornem positivas para *H. cinaedi* foi ≤ 5 dias em 69 conjuntos (55%) e > 5 dias em 57 conjuntos (45%) utilizando os sistemas de hemocultura Bactec® 9240 e Bactec® FX (Becton, Dickinson, Sparks, MD). Todas as cepas de *H. cinaedi* foram detectadas apenas em garrafas aeróbias.[21] Como a prática laboratorial padrão consiste em incubar as garrafas de hemocultura durante 5 dias, é provável que a verdadeira incidência de bacteriemia por *H. cinaedi* seja subnotificada. Em geral, os microrganismos não são observados na coloração inicial do material de hemocultura pelo método de Gram, porém podem ser visualizados em campo escuro ou com coloração pelo laranja de acridina. *H. cinaedi* cresce apenas a 37°C, exibe resistência intermediária à cefalotina (disco de 30 mg) e reduz o nitrato a nitrito. Outras características genotípicas e fenotípicas podem ser encontradas na descrição realizada por Kiehlbauch *et al.*[220] O espectro clínico da doença associada à infecção por *H. cinaedi* inclui febre, bacteriemia e celulite recorrente, e a maioria dos pacientes apresenta sinais de infecção sistêmica, incluindo leucocitose e, com frequência, trombocitopenia.[222] Kielbauch *et al.* relataram que o tratamento com uma penicilina, tetraciclina ou aminoglicosídio pode ser mais efetivo do que o tratamento com cefalosporinas, eritromicina ou ciprofloxacino.[222] O único reservatório natural conhecido de *H. cinaedi* identificado até o momento é o trato intestinal de *hamsters*, que pode servir de reservatório para infecções humanas.[138,403] Foi relatada a ocorrência de infecção hospitalar causada por *H. cinaedi* entre pacientes imunocomprometidos na mesma enfermaria, indicando que também pode ocorrer transmissão interpessoal.[286,356]

Helicobacter felis. *H. felis* é um bacilo gram-negativo espiralado, que contém cinco a sete espirais por células. São observadas formas esféricas em culturas mais velhas. As células são móveis, com rápido movimento semelhante a saca-rolhas. O crescimento ocorre em atmosfera microaerófila, porém o microrganismo pode crescer em condições anaeróbias. O crescimento é observado a 37 e 42°C, mas não a 25°C. Esses microrganismos são nutricionalmente exigentes, crescem apenas em meios enriquecidos com sangue ou soro e são não sacarolíticos.[330] Essas bactérias foram isoladas da mucosa gástrica de gatos e cães, bem como uma amostra de biopsia gástrica de uma menina de 14 anos de idade que apresentou dor epigástrica persistente de vários meses de duração.[453]

Helicobacter fennelliae. Originalmente designado como CLO-2 e anteriormente conhecido como "*Campylobacter fennelliae*",[442] esse microrganismo possui o odor característico de produtos de limpeza em pó à base de hipoclorito.[116] Mostra-se sensível à cefalotina e não reduz os nitratos a nitritos. À semelhança de *H. cinaedi*, *H. fennelliae* tem sido isolado de *swabs* retais obtidos de homens homossexuais sintomáticos e assintomáticos,[116,422] e foi relatado que esse microrganismo provoca bacteriemia em pacientes infectados pelo HIV.[218,220,308] Relatos subsequentes identificaram *H. fennelliae* no sangue de um homem heterossexual não infectado pelo HIV com cirrose e diabetes melito,[182] bem como nas fezes e em hemoculturas de pacientes pediátricos na África do Sul.[388] Rimbara *et al.*[355] relataram o isolamento de *H. fennelliae* do sangue de três pacientes da mesma enfermaria hospitalar, e a eletroforese em gel em campo pulsado revelou o mesmo padrão entre os isolados, sugerindo uma transmissão entre seres humanos.[356] Sharp descreveu a presença de *H. fennelliae* em úlceras cutâneas crônicas de um homem homossexual de 25 anos de idade com XLA de Bruton.[378]

Helicobacter heilmannii. *H. heilmannii* é uma bactéria espiralada encontrada na mucosa gástrica humana, de dimensão maior e mais estreitamente espiralada do que o *H. pylori*. O microrganismo é helicoidal, mede 3,5 a 7,5 μm de comprimento e 0,9 μm de diâmetro, com extremidades truncadas achatadas nas pontas, seis a oito espirais apertadas e até 12 flagelos com bainha de 28 nm de diâmetro em cada polo.[274] McNulty *et al.* propuseram o nome "*Gastrospirillum hominis*". Entretanto, Solnick *et al.*[390] mostraram que o "*Gastrospirillum*" é um membro do gênero *Helicobacter* e propuseram a designação de "*H. heilmannii*", em homenagem a Konrad Heilmann, um histopatologista alemão que descreveu a primeira grande série de pacientes infectados por esse microrganismo.[165] *H. heilmannii* recebeu uma classificação taxonômica completa após a sua cultura *in vitro* bem-sucedida, em 2012.[384] Heilmann e Borchard relataram que a prevalência da infecção por "*Gastrospirillum*" em pacientes submetidos a endoscopia é inferior a 1%.[165] *H. heilmannii* parece ser onipresente em animais domésticos, sugerindo que a infecção nos seres humanos pode ser adquirida como zoonose.[103,128,167] A infecção humana por essa bactéria pode ser acompanhada de gastrite crônica semelhante àquela observada na infecção por *H. pylori*.[97,120,165,250,274,291,389] Iwanczak *et al.*[189] isolaram *H. heilmannii* de amostras de biopsia obtidas da mucosa gástrica de 22 crianças com sintomas dispépticos. Em três crianças, foi diagnosticada a presença de infecção mista por *H. pylori* e *H. heilmannii*.[189] Foi também relatado que *H. heilmannii* provoca gastrite em pacientes com teste negativo para *H. pylori*.[272,358] Além da gastrite, *H. heilmannii* foi associado ao linfoma MALT gástrico de baixo grau,[290,349] a úlceras gástricas e duodenais[102,142,199,390,460] e ao câncer gástrico.[147,289,457]

Helicobacter hepaticus. As células de *H. hepaticus* são bacilos gram-negativos curvos a espiralados e delgados, que formam uma a três espirais. Movem-se por meio de flagelos bipolares com bainha. As colônias são puntiformes, porém as culturas frequentemente aparecem como uma delgada camada que se espalha pelo meio de ágar.[127] As células exibem crescimento em condições microaerófilas ou anaeróbias, porém não há crescimento aeróbio. O crescimento é observado a 37°C, mas não a 25 nem a 42°C.[127] *H. hepaticus* foi originalmente isolado do cólon e do ceco de camundongos, e, nesses animais, foi constatado que ele provoca hepatite ativa crônica e induz o desenvolvimento de carcinoma hepatocelular (CHC).[127,443] Yang *et al.* identificaram a presença de infecção por *H. hepaticus* em pacientes com CHC primário, utilizando métodos de detecção sorológicos e de biologia molecular, sugerindo que a infecção por *H. hepaticus* pode estar envolvida na progressão do CHC em seres humanos.[458]

Helicobacter pullorum. *H. pullorum* é uma bactéria gram-negativa curva, delgada e com morfologia de bacilo, com um único flagelo polar sem bainha.[396] Exibe motilidade em dardo característica e cresce em condições microaeróficas, a 37 e a 42°C. Não há crescimento em condições aeróbias ou anaeróbias.[396] *H. pullorum* é considerado um patógeno êntero-hepático, que tem a capacidade de colonizar a parte distal do trato intestinal e o fígado de galináceos, camundongos e seres humanos.[66,396,424] Foi detectado em seres humanos com gastrenterite,[56,396,401] doenças hepatobiliares cronicas[65,126,335,357] e doença de Crohn.[43,236] Sirianni *et al.*[382] demonstraram que o *H. pullorum* tem a capacidade de aderir às células humanas, invadi-las e secretar substâncias que podem contribuir para o potencial patogênico desse microrganismo.

Helicobacter suis. As células de *H. suis* são bacilos gram-negativos estreitamente espiralados, com até seis espirais. Em culturas mais velhas, observa-se o predomínio de células cocoides. Esses microrganismos movem-se por meio de tufos de quatro a dez flagelos bipolares com bainha. Crescem em condições microaerófilas, mas não em 5% de CO_2, e observa-se apenas um crescimento fraco em condições anaeróbias. Ocorre crescimento a 37°C, mas não a 25 ou 42°C.[24] *H. suis* está associado a ulceração do estômago e gastrite em suínos[24] e foi relatado que ele infecta até 80% dos suínos em idade de abate.[166,326] Houve um relato de infecção humana que ocorreu em um veterinário especialista em suínos, que apresentou dispepsia geral e esofagite de refluxo. As amostras de biopsia tanto do corpo gástrico quanto do antro pilórico revelaram a presença de *H. suis*.[203]

Helicobacter sp. cepa flexispira ("Flexispira rappini"). A espécie de *Helicobacter* cepa "*flexispira*" (anteriormente "*Flexispira rappini*") foi o nome proposto[49] para referir-se ao microrganismo urease-positivo e, possivelmente, com genoma estreitamente relacionado com *H. pylori*.[433] Entretanto, trata-se de um microrganismo reto e fusiforme, em lugar de espiralado, com ultraestrutura altamente distinta: o corpo celular tem o formato de um charuto, envolvido por um complexo arranjo de fibrilas periplasmáticas; além disso, apresenta múltiplos tufos bipolares de flagelos com bainha. Não produz fosfatase alcalina e não cresce a 30°C; entretanto, o seu crescimento ocorre a 42°C, e o microrganismo é resistente ao metronidazol (5 mg). *H. pylori* possui características opostas.[144] Diferencia-se das espécies de *Campylobacter* pelas reações negativas para catalase e nitrato e incapacidade de crescer em glicina a 1%.[22] A espécie de *Helicobacter* cepa "*flexispira*" foi isolada de amostras de fezes de seres humanos com sintomas de gastrenterite e de hemoculturas, fezes de cães[22,360] e fetos ovinos abortados.[226,227,360,392,418] Dewhirst *et al.*[101] examinaram um grupo de cepas de "*F. rappini*" por meio de análise de sequência do rRNA 16S e verificaram que as cepas eram classificadas em 10 táxons, denominados táxons de *flexispira* 1 a 10, representando, cada um deles, possivelmente uma nova espécie de *Helicobacter*. Dois dos táxons corresponderam a espécies de *Helicobacter* previamente designadas, o táxon 6 de *flexispira* correspondeu a *H. trogontun*,[279] e o táxon 9 de *flexispira* correspondeu a *H. bilis*.[130] A caracterização fenotípica subsequente, a análise dos polimorfismos de comprimento dos fragmentos de restrição (RFLP; do inglês, *restriction fragment length polymorphism*) dos rDNA 16S e 23S e os perfis SDS-PAGE revelaram que os táxons 1, 4 e 5 de *flexispira* e a cepa tipo *H. trogontum* (táxon 6 de *flexispira*) representavam a mesma espécie e, por conseguinte, foram designados como *H. trogontum*,[158] enquanto os táxons 2, 3 e 8 de *flexispira* e a cepa tipo *H. bilis* (táxon 9 de *flexispira*) representam a mesma espécie e, em consequência, foram designados como *H. bilis*.[157] Os táxons 7 e 10 de *flexispira* permanecem sem nome no momento da elaboração deste capítulo.

CLO-3. Uma espécie inominada originalmente descrita por Fennell *et al.*,[116] que pode ser diferenciada de outras CLO pela sua capacidade de crescer a 42°C, pela sua resistência à cefalotina e incapacidade de reduzir nitratos (Tabela 8.4). Foi relatado o isolamento desse microrganismo de um *swab* retal obtido de um homem homossexual sintomático.[116]

Outros bacilos gram-negativos microaerófilos

Sutterella wadsworthensis. Wexler *et al.* propuseram a designação de *S. wadsworthensis* para um grupo de bactérias originalmente identificadas como *C. gracilis*, mas que diferiam, nas suas características genéticas e bioquímicas, das cepas típicas de *C. gracilis*.[447] Esses microrganismos são bacilos gram-negativos retos, que crescem em atmosfera microaerófila ou em condições anaeróbias. São diferenciados de *C. gracilis* e das espécies de *Campylobacter* por serem negativos para oxidase, urease e acetato de indoxila; resistentes à bile a 20%; e pela ausência de redução do tetracloreto de tetrazólio em condições aeróbias. Esses bacilos foram isolados principalmente de infecções do trato GI de seres humanos.[447]

Identificação definitiva de espécies de *Campylobacter* e bactérias relacionadas

A morfologia das colônias e as características de coloração de Gram de *C. jejuni*, conforme descrito anteriormente, também são observadas com a maioria das outras espécies de *Campylobacter*. Entretanto, a identificação definitiva até o nível de espécie depende da determinação das características fenotípicas apresentadas na Tabela 8.4; quando esses testes não possibilitam a identificação da espécie, pode-se recorrer a técnicas moleculares.

De acordo com o esquema apresentado no Boxe 8.3, a sensibilidade diferencial ao ácido nalidíxico e à cefalotina pode ser útil para diferenciar as espécies de *Campylobacter* encontradas com mais frequência. Como as cepas isoladas de *C. jejuni* e *C. coli* resistentes ao ácido nalidíxico são encontradas com frequência cada vez maior, esses testes tornaram-se menos úteis.

Luechtefeld e Wang[260] também constataram que a resistência de *C. jejuni* ao cloreto de trifeniltetrazólio (TTC; do inglês, *triphenyltetrazolium chloride*) mostra-se útil para distinguir *C. fetus*. O teste para hidrólise do hipurato demonstrou ser útil para diferenciar *C. jejuni* da espécie estreitamente relacionada, *C. coli*. A maioria das cepas de *C. jejuni* hidrolisa o hipurato a ácido benzoico e glicina.[162] O procedimento rápido de Hwang e Ederer para hidrólise do hipurato mostra-se apropriado para testar isolados clínicos de espécies de *Campylobacter*. Morris *et al.*[292] descreveram um método mais sensível para a detecção do ácido benzoico,

Boxe 8.3

Identificação definitiva das espécies de *Campylobacter* mais comumente encontradas.

	Ácido nalidíxico	Cefalotina	TTC	Hidrólise do hipurato	Hidrólise do acetato de indoxila
C. jejuni subesp. *jejuni*	V	R	R	+	+
C. coli	S	R	R	−	+
C. fetus subesp. *fetus*	R	S	S	−	−
C. lari	R	R	S	−	−

TTC = cloreto de trifeniltetrazólio.

utilizando a cromatografia líquido-gasosa (GLC; do inglês, *gas-liquid chromatography*). Essa aplicação é uma extensão do procedimento anteriormente descrito por Kodaka *et al.*,[230] que utilizaram um meio de hipurato, formiato e fumarato para detectar não apenas a hidrólise do hipurato por GLC, mas também a utilização de formiato e fumarato.

Mills e Gherna[284] descreveram o uso de um teste rápido para detectar a hidrólise do acetato de indoxila por espécies de *Campylobacter*. Os estudos realizados mostraram que todas as cepas de *C. jejuni, C. coli, C. curvus, C. helveticus, C. rectus, C. showae, C. upsaliensis. A. butzleri, A. cryaerophilus* e *H. fennelliae* hidrolisam o acetato de indoxila, enquanto a maioria das outras espécies de *Campylobacter* é negativa.[174,284,317,343] Várias outras características bioquímicas e físicas podem ser úteis para distinguir as várias espécies de *Campylobacter* e espécies semelhantes a *Campylobacter* (Tabela 8.4). On publicou uma extensa revisão de métodos de identificação de espécies de *Campylobacter, Helicobacter* e microrganismos relacionados.[317]

Identificação rápida de Campylobacter a partir de colônias que se desenvolvem em culturas

Identificação morfológica. Algumas características, como o crescimento de pequenas colônias castanho-acinzentadas e aquosas, que tendem a se achatar ao nível da superfície do ágar seletivo para *Campylobacter*, que exibem uma morfologia característica em forma de "S" ou em asa de gaivota pela coloração de Gram e que são positivas para oxidase e catalase serão suficientes para estabelecer o diagnóstico de campilobacteriose na maioria dos casos de pacientes com síndromes diarreicas.

Espectrometria de massa pela técnica MALDI-TOF (MALDI-TOF-MS). Foi constatado que a identificação de espécies de *Campylobacter* e microrganismos relacionados utilizando MALDI-TOF-MS é acurada para diversas espécies de *Arcobacter, Campylobacter* e *Helicobacter*.[12,34,267,270,410,448] Em estudo conduzido por Bessède *et al.*,[34] houve uma correlação de 100% da identificação com MALDI-TOF (*time-of-flight* por dessorção/ionização a *laser* em matriz; do inglês, *matrix-assisted laser desorption/ionization time of flight*) e identificação molecular para seis espécies (*A. butzleri, C. coli, C. fetus, C. lari, C. sputorum* e *C. upsaliensis*) e correlação de 99,4% para *C. jejuni*. Em estudo descrito por Martiny *et al.*, 230/234 (98,3%) de isolados de *Campylobacter, Arcobacter* e *Helicobacter*, representando 12 espécies, foram identificados corretamente por MALDI-TOF.[270]

Sistemas de kits comerciais. O API® Campy (bio Mérieux, Marcy l'Étoile, França) é o sistema de identificação miniaturizado, que inclui 11 testes enzimáticos e convencionais e nove testes de assimilação e inibição.[186,270,352] Martiny *et al.*[270] relataram que o API® Campy possibilitou a identificação correta de *C. jejuni* subesp. *jejuni* em 116/125 (92,8%) isolados testados, porém a identificação global correta foi de apenas 167/234 de 12 espécies isoladas de *Campylobacter, Arcobacter* e *Helicobacter* testadas.

O cartão de identificação para *Neisseria-Haemophilus* (NH) foi desenvolvido para uso no sistema Vitek® 2 (bio-Mérieux, Marcy l'Étoile, França). O cartão NH baseia-se na tecnologia colorimétrica, que utiliza meios desidratados contendo substratos cromogênicos que são usados para identificar 27 táxons de bactérias gram-negativas exigentes, incluindo *C. jejuni, C. coli* e *C. fetus*.[270,354,427] Em um estudo relatado por Martiny *et al.*,[270] 101/125 (80,8%), *C. jejuni* subsp. *jejuni*, 47/65 (72,3%), de *C. coli* e 0/7 de isolados *C. fetus* foram corretamente identificados em nível de gênero e de espécie com o cartão NH do sistema Vitek® 2.

Métodos para a detecção direta de espécies de Campylobacter a partir de amostras de fezes

Foram desenvolvidos métodos que não utilizam culturas e que possibilitam a detecção direta dos antígenos ou do DNA de *Campylobacter* em amostras de fezes. Esses métodos incluem imunofluorescência direta, IEE e ensaios de PCR.

Imunofluorescência direta. Hodge *et al.*[175] recomendam o uso de técnicas de imunofluorescência direta para a rápida triagem de amostras de fezes de pacientes com síndrome diarreica aguda. Essa abordagem tem o potencial de eliminar o problema das suposições envolvidas na interpretação dos esfregaços corados pelo método de Gram. Entretanto, esses reagentes não estão comercialmente disponíveis.

Imunoensaio enzimático. Na atualidade, dispõe-se, no comércio, de três métodos de IEE para *Campylobacter*: o IEE Premier® CAMPY EIA (Meridian Bioscience, Cincinnati, OH), IEE ProSpecTCampylobacter® (Remel, Lenexa, KS) e o teste ImmunoCard® STAT! CAMPY (Meridian Bioscience, Cincinnati, OH). Em um estudo conduzido por Granato *et al.*[149] com 485 amostras de fezes (127 com cultura positiva e 358 com cultura negativa) testadas pelos IEE com placas de microcavidades Premier® CAMPY e ProSpecT® Campylobacter, ambos os ensaios apresentaram sensibilidade idêntica de 99,3% e especificidade comparável (99,3% *vs.* 98%), com valores preditivos positivo e negativo de 95% e 99,7%, respectivamente, para cada IEE após arbitragem de discrepâncias com os resultados de cultura por PCR. Em um subgrupo de 300 amostras de fezes (127 com cultura positiva e 173 com cultura negativa) testadas com o ensaio ImmunoCard® STAT! CAMPY, a sensibilidade, a especificidade e os valores preditivos positivos e negativos foram, respectivamente, de 98,5%, 98,2%, 97,8% e 98,8% após arbitragem dos resultados discordantes com PCR.[149] Vários estudos realizados mostraram que o IEE ProSpecT® Campylobacter e o ensaio ImmunoCard® STAT! CAMPY podem detectar *C. upsaliensis* em amostras de culturas negativas, devido à reatividade cruzada entre o antígeno de *C. upsaliensis* com os antígenos de *C. jejuni/C. coli*.[89,95,172] Bassède *et al.*, avaliaram dois métodos à base de cultura (cultura após filtração e cultura em meio seletivo sem filtração) com dois métodos diferentes de PCR e três métodos imunoenzimáticos diferentes. O principal resultado do estudo desses autores foi a falta de sensibilidade dos métodos de cultura para a detecção de espécies de *Campylobacter*; os métodos de filtração detectaram apenas 15 casos (65%), e os meios seletivos, 13 casos (54,4%).[33] Diferentemente desses achados, pesquisadores dos CDC conduziram um estudo de métodos diagnósticos empregados por laboratórios em oito estados para a detecção e o isolamento de *Campylobacter* a partir de amostras de fezes, incluindo meios seletivos para *Campylobacter* e quatro ensaios de IEE. Relataram que 3,1% (87/2.772) das amostras testadas foram positivos em culturas, dos quais 13,8% (12/87) foram negativos em todos os quatro testes de IEE utilizados pelos participantes. Em comparação com a cultura, a sensibilidade/especificidade, valor preditivo positivo dos quatro testes de IEE foram os seguintes: Premier® CAMPY, 81,6/97,6/52,9%, ProSpecT® Campylobacter 82,7/97,9/56,7%, ImmunoCard® STAT! CAMPY, 72,4/96,3/38,6%, XpecT®, 73,6/99,3/76,2%.[121] Tendo em vista a baixa incidência de doença causada por Campylobacter e os dados de desempenho gerados em seu estudo, esses autores concluíram que os testes de IEE rápidos não parecem ser confiáveis como testes independentes para a detecção direta de Campylobacter em amostras de fezes.[121]

PCR. Na atualidade, dispõe-se, no comércio, de cinco sistemas diagnósticos para a detecção de patógenos entéricos utilizando a PCR multiplex, que incluem alvos para uma ou mais espécies de Campylobacter. Esses sistemas incluem o ensaio Prodesse® ProGastro SSCS (Hologic Inc., San Diego, CA),[50] o ensaio de painel de patógenos GI (GPP; do inglês, GI pathogen panel) Luminex® xTag (Luminex Corp., Austin, TX),[83,219,306,332] o painel GI FilmArray® (BioFire Diagnostics LLC, Salt Lake City, UT),[57,219] o teste para patógenos entéricos (EP; do inglês, enteric pathogen) Verigene® (Nanosphere, Northbrook, IL)[312] e o painel de bactérias entéricas (EBP; do inglês, enteric bacterial panel) BD Max® (BD Diagnostics, Baltimore, MD).[19,36,161] O ensaio Prodesse® ProGastro SSCS e o ensaio EBP BD Max® detectam os mesmos patógenos: Salmonella spp., Shigella spp., Campylobacter spp. (C. jejuni e C. coli) e genes de toxina semelhante a Shiga. Em um estudo do EBP BD Max® realizado em 3.401 amostras por Harrington et al.[161] a concordância percentual positiva e a concordância percentual negativa para Campylobacter foram, respectivamente, de 97,5% e 99,0%. Biswas et al.[36] relataram uma sensibilidade de 100% e especificidade de 100% para Campylobacter com o BD Max®. O painel Prodesse® ProGastro SSCS foi avaliado por Buchan et al.,[50] que relataram uma sensibilidade de 96,4% e especificidade de 93,5% para C. coli/C. jejuni. O teste Verigene® EP inclui sete alvos bacterianos e dois virais, incluindo o grupo Campylobacter. Em uma avaliação de 611 amostras prospectivas e 839 amostras planejadas, realizada com o Verigene® E, Novak et al.[312] relataram uma sensibilidade de 97,1% para espécies de Campylobacter. O painel FilmArray® contém 23 alvos de bactérias, vírus e parasitas, incluindo C. jejuni, C. coli e C. upsaliensis. Em um estudo multicêntrico de 1.556 amostras, a sensibilidade e a especificidade do painel FilmArray® GI para espécies de Campylobacter foram, respectivamente, de 97,1 e 98,4%.[57] Khare et al.[219] relataram uma sensibilidade e especificidade de 100% para espécies de Campylobacter e o painel FilmArray® GI, embora apenas três amostras de Campylobacter positivas tenham sido incluídas no estudo. O ensaio Luminex® xTag GPP pode detectar 15 alvos (9 bactérias, 3 vírus, 3 parasitas) e inclui C. jejuni, C. coli e C. lari. Vários estudos sobre o ensaio xTag GPP foram publicados, com uma sensibilidade relatada que variou de 90 a 100%.[83,219,306,332] Todos os painéis moleculares apresentam sensibilidades e especificidades maiores que as da cultura convencional e podem ser realizados diretamente em amostras de fezes, com disponibilidade dos resultados de 1 a 5 horas, dependendo do método. A escolha de determinado sistema irá depender da produtividade necessária para o volume de exames do laboratório, do tempo total para a realização do ensaio, do tempo técnico e da habilidade necessária para a realização do ensaio e da escolha do menu desejado, dependendo de uma abordagem focada ou ampla para a detecção do patógeno.

PARTE II | AS FAMÍLIAS VIBRIONACEAE E AEROMONADACEAE E OS GÊNEROS *PLESIOMONAS* E *CHROMOBACTERIUM*

Filogenia da família Vibrionaceae

O nome Vibrionaceae foi originalmente proposto por Veron, em 1965, com a intenção de reunir diversos bacilos gram-negativos não entéricos e fermentadores, que eram oxidase-positivos e móveis por meio de flagelos polares. Esse agrupamento foi considerado como uma maneira conveniente para diferenciar esses microrganismos das Enterobacteriaceae, sem com isso implicar necessariamente alguma relação taxonômica entre as espécies incluídas. Antigamente, Vibrionaceae era constituída de quatro gêneros: *Vibrio, Aeromonas, Photobacterium* e *Plesiomonas*. Nessas últimas décadas, entretanto, diversos métodos para análise dos ácidos nucleicos revolucionaram a taxonomia microbiana e levaram a uma reestruturação dessa família ao longo de linhas filogenéticas e ao estabelecimento de dois novos gêneros, *Listonella* e *Shewanella*, e de uma nova família, Aeromonadaceae.[88,261,364] O gênero *Plesiomonas* está atualmente colocado na família Enterobacteriaceae.

Gênero Vibrio

As espécies de *Vibrio* são de interesse tanto histórico quanto contemporâneo. *Vibrio cholerae* é o agente etiológico da cólera asiática nos seres humanos, uma doença diarreica potencialmente grave que, durante séculos, foi um flagelo para a humanidade. O microrganismo foi descrito pela primeira vez e designado por Pacini, em 1854; 32 anos depois, Koch isolou o microrganismo, ao qual deu o nome de "Kommabacillus", em virtude do aspecto, curvo ou em vírgula, característico das células bacterianas individuais.

Houve sete pandemias de cólera na história; as últimas três pandemias foram causadas por *V. cholerae* sorogrupo O1. A pandemia mais recente, causada por *V. cholerae*, biotipo El Tor, começou em 1961 na Indonésia, alastrou-se rapidamente pela Ásia, Europa, África e Sul do Pacífico e, em 1991, alcançou a América do Sul e, em seguida, a América Central. Além disso, nos EUA, em vários estados da Costa do Golfo, no início da década de 1970, foram relatadas diversas epidemias de menor magnitude de síndromes diarreicas e infecções extraintestinais, causadas por sorogrupos não O1 de *V. cholerae* e por várias espécies halofílicas recém-descritas.[183,209] As infecções foram observadas, em sua maioria, após o consumo de frutos do mar contaminados e inadequadamente cozidos. Foram também descritas infecções de feridas após traumatismo durante a natação ou a realização de trabalho em águas infectadas ou em consequência de exposição a animais marinhos.[183]

O ponto principal dessa discussão é que os microbiologistas clínicos não podem desconsiderar as espécies de *Vibrio* como possíveis isolados de amostras de fezes diarreicas e precisam permanecer informados quanto à maneira de se isolar e de identificar as diversas espécies. Aqueles que trabalham em laboratórios do interior terão menos possibilidade de encontrar o microrganismo do que os que trabalham em hospitais da Costa do Golfo; entretanto, com as viagens internacionais e a distribuição de frutos do mar no mercado do interior, todos precisam permanecer alerta.

Taxonomia. As cepas de *V. cholerae* que foram isolados de casos clássicos de cólera pandêmica sofrem aglutinação no denominado antissoro O1. As cepas que não sofrem aglutinação nesse antissoro são denominadas *V. cholerae* não O1 (se essa espécie for determinada bioquimicamente) ou designadas por uma variedade de nomes de outras espécies de *Vibrio*, como *V. parahemolyticus*, *V. mimicus* etc. Tendo em vista que as espécies não O1 habitualmente não provocam síndromes diarreicas tão graves ou potencialmente fatais quanto as espécies O1 ou, mais comumente, podem estar associadas a infecções extraintestinais, a diferenciação precoce entre os dois grupos pode ter considerável importância clínica. Embora tenham sido identificadas 35 ou mais espécies distintas de *Vibrio*, todas elas, com exceção de 11, são microrganismos ambientais, designados como "espécies de vibriões marinhos", que não foram associadas a infecções humanas.[197]

Descrição das espécies de *Vibrio* de importância humana e síndromes clínicas associadas. As espécies que são isoladas de seres humanos e que potencialmente causam doença podem ser divididas em dois grupos, *V. cholerae* e vibriões não cólera.

Vibrio cholerae. *V. cholerae* é o agente etiológico da cólera epidêmica e pandêmica nos seres humanos. Dentro da espécie *V. cholerae*, existem muitas diferenças entre as cepas quanto a seu potencial tanto patogênico quanto epidêmico (Tabela 8.8). As cepas podem ser divididas de acordo com as diferenças observadas na composição de sua parede celular (antígeno O somático), que constitui a base do esquema de sorotipagem que classifica os microrganismos em 139 sorogrupos diferentes. Todos compartilham um antígeno flagelar (H) comum. Em meados da década de 1930, foi determinado que todas as cepas pandêmicas eram aglutinadas por um único antissoro, que foi denominado O1. As cepas de *V. cholerae* do tipo O1 podem ser ainda divididas em três sorogrupos: Inaba, Ogawa e Hikojima. Esses sorogrupos são importantes para estudos epidemiológicos. Por exemplo, a pandemia atual de cólera que começou em 1961 é causada pelo sorogrupo Ogawa, enquanto um foco de cólera endêmica na região da Costa do Golfo, nos EUA, está associado a *V. cholerae* O1 do sorotipo Inaba.[215] Em janeiro de 1991, surgiu simultaneamente uma epidemia de cólera em várias cidades costeiras do Peru, e, desde então, foi relatada no Equador, no Chile, na Colômbia, no Brasil e nos EUA. Esse surto também é aparentemente causado por uma cepa diferente da cepa pandêmica, identificada como O1 sorotipo Inaba, biotipo El Tor.[70]

As cepas epidêmicas da sorovariante O1 podem ser ainda subdivididas nas biovariantes clássica e El Tor. El Tor é um biotipo ativamente hemolítico de *V. cholerae*, que foi isolado na Estação de Quarentena El Tor, no Egito. Foi constatado que a cepa El Tor é mais resistente e tem maior capacidade de sobreviver no meio ambiente; além disso, encontramos na literatura relatos de portadores crônicos da cepa El Tor.[214] O vibrião El Tor é atualmente reconhecido como um biotipo de *V. cholerae*, responsável pela maioria dos surtos epidêmicos atuais de cólera clássica. A pandemia atual de cólera, que começou em 1961, é causada pela biovariante El Tor, assim como surtos na Costa do Golfo e na América do Sul. A biovariante clássica quase desapareceu, exceto por raros casos de isolamento na Índia. Os estudos realizados em Bangladesh indicam que houve reemergência do biotipo clássico.

▶ Cólera I História mundial. Foram registradas sete pandemias de cólera na história, e sabe-se que as últimas três foram causadas pelo *V. cholerae* sorogrupo O1. A sétima pandemia de cólera, causada pelo vibrião El Tor, teve origem em Celebes, na Indonésia, em 1961, e disseminou-se subsequentemente pelo mundo inteiro, alcançando o continente Sul Americano, em 1991. A emergência e a rápida disseminação da cólera por um novo sorotipo, denominado O139 Bengal, em outubro de 1992, em nove países (Índia, Bangladesh, Paquistão, Tailândia, Nepal, Malásia, Burma, Arábia Saudita e China) sugerem a possibilidade do início da oitava pandemia.[10,114,266,406] Para uma sinopse das pandemias de cólera nos séculos 19 e 20, o leitor deve consultar a revisão publicada por Lacey.[235]

▶ *V. cholerae* O139 Bengal toxigênico. Em outubro de 1992, surgiu uma epidemia de uma doença semelhante à cólera em Madras, na Índia, que se disseminou para Calcutá e Bangladesh e muitos outros lugares da Índia e Sudeste Asiático.[293] Não foi possível identificar a cepa e classificá-la em qualquer um dos 138 tipos conhecidos de *V. cholerae*, representando, assim, um novo sorogrupo, O139 (com o sinônimo de Bengal para indicar o seu isolamento original nas regiões costeiras da Baía de Bengala).[10] A cepa causou uma grande epidemia de cólera em Bangladesh, na Índia, bem como em países vizinhos e, durante algum tempo, substituiu, em grande parte, as cepas de *V. cholerae* O1 nas áreas afetadas. De 1996 a 2002, os casos de cólera em Bangladesh foram causados, em sua maioria, por *V. cholerae* O1 biotipo El Tor; todavia, em março de 2002, *V. cholerae* O139 reapareceu como patógeno predominante.[114] Existem três aspectos importantes a considerar no que diz respeito a esse novo sorotipo: (1) os

Tabela 8.8 Características de *Vibrio cholerae*.

Método de classificação	Associado a epidemias	Não associado a epidemias
Sorogrupos	O1	Não O1 (sorogrupos O2-O138)[a]
Biotipos	Clássico, El Tor	Biotipos não aplicáveis a cepas não O1
Sorotipos	Inaba, Ogawa, Hikojima	Esses três sorotipos não são aplicáveis a cepas não O1
Toxina	Produção de toxina da cólera	Habitualmente não produzem toxina da cólera; algumas vezes, produzem outras toxinas[a]

[a]Em 1992, surgiu um sorogrupo designado como O139 Bengal em Calcutá, Bangladesh, e partes da Índia, que produz toxina da cólera em quantidades semelhantes àquelas produzidas por *V. cholerae* e que se disseminou em proporções epidêmicas pelo subcontinente indiano.

sintomas associados à infecção por *V. cholerae* O139 sugerem que ela é indistinguível da cólera causada por *V. cholerae* O1, devendo ser tratada com reidratação igualmente rápida, (2) a rápida disseminação do *V. cholerae* O139 sugere que a imunidade preexistente ao *V. cholerae* O1 oferece pouco ou nenhum benefício protetor, e as pessoas que viajam para áreas afetadas não devem pressupor que a vacinação contra cólera irá protegê-las contra a cepa *V. cholerae* O139, e (3) os métodos de identificação laboratoriais para *V. cholerae* O1 dependem da detecção do antígeno O1 na superfície da bactéria e, portanto, não identificam essa nova cepa.[72] As características fenotípicas, sorológicas e toxigênicas do *V. cholerae* O139 Bengal foram descritas por Nair et al.[301]

▶ Cólera | Hemisfério ocidental. Em janeiro de 1991, surgiu simultaneamente uma epidemia de cólera, que não havia sido relatada na América do Sul no século XX, em várias cidades costeiras do Peru, com rápida disseminação para toda a América do Sul e a América Central.[153,324]

▶ Cólera | EUA. Nos EUA, existe um pequeno foco ambiental de *V. cholerae* potencialmente epidêmico ao longo da Costa do Golfo.[216] A cólera provocada por essa cepa tem sido, na maioria dos casos, associada ao consumo de caranguejos inadequadamente cozidos ou ostras cruas pescados na Costa do Golfo. Em 1973, o primeiro caso de cólera nos EUA, desde 1911, foi notificado no Texas.[446] Esse caso foi seguido, em 1978, pelo relato de 11 pacientes em Louisiana e, em 1981, por dois surtos adicionais no Texas envolvendo 18 pacientes.[37] Foi constatado que os caranguejos pescados em estuários próximos eram o veículo da infecção nos casos de Louisiana, enquanto o maior dos dois surtos no Texas foi atribuído à contaminação de arroz cozido após lavagem acidental com água proveniente de uma fonte contendo a cepa causadora do surto.[214] Atualmente, sabe-se que, nos EUA, foram descritas 44 infecções por *V. cholerae* O1 toxigênica entre 1973 e 1987.[187] Todas resultaram de exposições em Louisiana e no Texas, próximo à Costa do Golfo. Em 1991, foram notificados 26 pacientes com cólera nos EUA, dos quais 18 foram associados ao surto Sul-Americano.[71] Em 1992, foram relatados 103 casos de cólera nos EUA, dos quais 75 foram associados a um surto ocorrido a bordo de um voo da Aerolineas Argentinas, entre Argentina e Los Angeles, em fevereiro de 1992. Em 1993 e 1994, foram relatados 22 e 47 casos de cólera nos EUA, respectivamente. Desses, 65 (94%) foram associados a viagens ao exterior. Três desses casos foram causados por *V. cholerae* 0139, confirmados por cultura, em pessoas que viajaram para a Ásia.[73] Entre 1995 e 2000, foram notificados 14 pacientes com cólera, dos quais 6 foram associados ao foco ambiental endêmico, e 8 ao consumo de frutos do mar importados.[294] Em 2015, a cólera continua rara nos EUA e, com mais frequência, é adquirida durante uma viagem para países onde *V. cholerae* circula.

▶ Cólera | Não O1. Os sorotipos de *V. cholerae* não O1 têm sido associados a casos isolados de doença diarreica, embora a maioria das cepas não O1 não produza toxina da cólera; na verdade, essas cepas parecem produzir uma enterotoxina diferente da toxina da cólera. Foram também isoladas cepas de feridas e de infecções sistêmicas. Em uma revisão de casos de pacientes com bacteriemia por *V. cholerae* não O1, Safrin et al.[368] relataram que a taxa de mortalidade foi de 61,5% em 13 casos cujos resultados foram conhecidos. A maioria das infecções conhecidas ocorreu em pacientes imunocomprometidos, particularmente aqueles com neoplasia maligna hematológica ou cirrose. Pitrack e Gindorf[342] relataram o caso de um paciente com celulite bacteriêmica causada por *V. cholerae* não O1, que foi adquirido em um lago de água doce do interior no norte de Illinois.

▶ Fisiopatologia da gastrenterite induzida por *Vibrio cholerae*. *V. cholerae* é o protótipo das síndromes diarreicas, em que a doença não é provocada por invasão tecidual dos microrganismos, mas sim causada pela produção de toxinas que interrompem as trocas intraintestinais normais de água e de eletrólitos. As cepas toxigênicas produzem uma toxina que se liga a um receptor existente na membrana das células epiteliais e que ativa a adenilato ciclase, causando aumento dos níveis de monofosfato de adenosina cíclica (cAMP) e hipersecreção de sal e de água, resultando na diarreia de "água de arroz" característica da cólera. O Boxe 8.4 fornece uma descrição sucinta da sequência passo a passo da gastrenterite induzida por *V. cholerae*. A Figura 8.1 fornece uma ilustração esquemática do modo de ação da toxina da cólera. Para uma revisão abrangente da cólera, incluindo a sua patogenia e os fatores de virulência, o leitor deve consultar publicações de Kaper et al. e de Sack et al.[208,366]

▶ Tratamento e prevenção das infecções por *V. cholerae*. Em sua maioria, *V. cholerae* é rapidamente destruído pela tetraciclina; entretanto, a secreção de líquido pode persistir por várias horas após o tratamento, devido ao efeito da toxina que já está ligada às células da mucosa. A correção das perdas hidreletrolíticas é fundamental, e é necessária a administração de 1 ℓ ou mais de líquido/hora. A antibioticoterapia (p. ex., sulfametoxazol-trimetoprima ou tetraciclina) irá ajudar a diminuir a duração da diarreia e a reduzir o período do estado de portador. Todavia, os antibióticos devem ser considerados auxiliares da reidratação vigorosa. Além disso, nessas últimas décadas, surgiram cepas de *V. cholerae* resistentes a agentes antimicrobianos.[294,366] O risco de contrair cólera e diarreia do viajante pode ser reduzido seguindo-se a regra geral de "ferva, cozinhe, descasque ou esqueça". Em particular, os viajantes não devem consumir (1) água não fervida ou não tratada nem gelo produzido com essa água; (2) alimentos e bebidas adquiridos de vendedores de rua; (3) peixe e marisco crus ou parcialmente cozidos, incluindo ceviche; e (4) vegetais crus. As saladas frias de frutos do mar são particularmente perigosas. Foram realizadas pesquisas consideráveis para o desenvolvimento de vacinas orais contra cólera.[366] Duas vacinas orais estão licenciadas em vários países, fora dos EUA. Uma delas consiste em *V. cholerae* morto mais a subunidade B da toxina de cólera, enquanto a outra é uma cepa avirulenta de *V. cholerae*. Atualmente, nos EUA, não se dispõe no comércio de nenhuma vacina contra cólera.

Vibriões não coléricos. Nos EUA, a maioria das infecções por *Vibrio* tem sido causada por espécies não epidêmicas diferentes de *V. cholerae*. A Tabela 8.9 fornece o hábitat natural e a distribuição geográfica, os meios de cultura necessários para o isolamento ótimo, as principais reações bioquímicas e as síndromes clínicas associadas às espécies não coléricas de importância humana. Embora essas espécies de *Vibrio* sejam "não coléricas", elas não devem ser desprezadas, visto que muitas cepas podem causar doença diarreica grave, além de infecções extraintestinais, que podem resultar em septicemia fatal. Entretanto, na maioria das infecções intestinais, os sintomas são menos graves e de menor duração do que os que ocorrem na cólera epidêmica clássica.

Boxe 8.4

Eventos que levam à gastrenterite induzida por *V. cholerae*

1. Os microrganismos ingeridos com água contaminada devem passar, em primeiro lugar, pelas secreções altamente ácidas do estômago. Estima-se que sejam necessários 10^{10} microrganismos/mℓ para que possam sobreviver em sua passagem gástrica nos indivíduos sadios. São necessários apenas cerca de 100 microrganismos/mℓ em indivíduos com hipocloridria, devido a gastrectomia prévia ou à ingestão de antiácidos para o tratamento de doença ulcerosa gástrica.
2. Para causar doença, as células de *V. cholerae* precisam aderir às células epiteliais das mucosas gástrica e intestinal. Essas bactérias são móveis e secretam mucina, duas propriedades que as ajudam na penetração da camada protetora de mucina que recobre a superfície da mucosa gastroentérica. A fixação das bactérias é um complexo mecanismo, que exige o reconhecimento, pelas células bacterianas, de um marcador de superfície nas células epiteliais ao qual possam se ligar.
3. *V. cholerae* produz uma molécula de enterotoxina composta de duas subunidades: subunidade A (ativa) e subunidade B (de ligação). A subunidade A é constituída de dois peptídios: A_1, com atividade de toxina, e A_2, que facilita a penetração da subunidade A dentro da célula. A subunidade B é responsável pela ligação da molécula de toxina a receptores específicos para toxina, gangliosídio G_{M1}, existentes na membrana das células epiteliais intestinais. Existem cinco subunidades B por molécula de toxina, dispostas em um anel ao redor de um núcleo central que contém a enzima A1. A ligação inicial ocorre rapidamente, seguida de uma modificação lenta na conformação da molécula da toxina, resultando na internalização da enzima A1 dentro da célula hospedeira; por conseguinte, existe uma curta fase de latência (15 a 60 min) entre o momento da ingestão de água infectada por cólera e o aparecimento dos sintomas. Por meio de uma série de etapas, a enzima A1 catalisa a ADP-ribosilação da proteína reguladora G_s (estimuladora), fixando-a no estado ativo. A proteína G_s atua para que a adenilato ciclase em sua forma inativa retorne à sua forma ativa, o que, por sua vez, produz uma elevação intracelular do cAMP (Figura 8.1).[282]
4. O cAMP impede a reabsorção de íons sódio através da membrana das microvilosidades da célula epitelial intestinal e a excreção de bicarbonato de sódio e de potássio no lúmen intestinal. O conteúdo intestinal apresenta altas concentrações de sódio e de cloreto (isotônico), de bicarbonato (duas vezes a do plasma) e de potássio (três a cinco vezes a do plasma). Por conseguinte, a água desloca-se passivamente das células epiteliais para o lúmen intestinal, em resposta ao elevado gradiente de pressão osmótica, seguindo o antigo adágio, "onde vai o sódio, vai a água".
5. Por conseguinte, ocorre secreção difusa de líquido das células epiteliais intestinais, com acúmulo de grandes quantidades de água no lúmen intestinal. A velocidade de produção de líquido aumenta dentro de 3 a 10 h após a exposição. A perda de líquido persiste por até 5 dias em pacientes que não recebem antibióticos, quando as células bacterianas são eliminadas do intestino por um mecanismo do hospedeiro desconhecido. O resultado consiste em graus variáveis de desidratação e desequilíbrio eletrolítico, podendo levar a acidose metabólica, hipopotassemia, choque e morte nos casos extremos.

Certas espécies de vibriões não coléricos podem produzir enterotoxinas semelhantes àquelas descritas para *V. cholerae*. Além disso, algumas espécies provocam doença invasiva e simulam mais estreitamente a disenteria causada por *Shigella*; outras espécies, em particular *V. vulnificus*, podem invadir os gânglios linfáticos intestinais e resultar em septicemia. As infecções extraintestinais causadas por *Vibrio* consistem, mais comumente, em feridas cutâneas ou otite externa, em que as soluções de continuidade na pele foram contaminadas durante a natação ou passeio de barco em ambientes marinhos ou após manipulação de frutos do mar crus contaminados.[276,377]

Vibrio alginolyticus. *V. alginolyticus* foi originalmente classificado como biotipo 2 de *V. parahaemolyticus*. Os isolados clínicos são obtidos, em sua maioria, de feridas superficiais[109,271,338,374] ou da orelha externa.[159,197] Foi também relatada a ocorrência de conjuntivite,[256] gastrenterite aguda,[350] bacteriemia[44,109,194] e fasciíte necrosante[143] causadas por *V. alginolyticus*.

Vibrio cincinnatiensis. A infecção humana causada por essa espécie de *Vibrio* é rara. Esse microrganismo foi isolado do sangue e do líquido cerebrospinal de um paciente com 70 anos de idade que apresentava bacteriemia e meningite.[46] O paciente foi tratado com ampicilina (dia 1) e moxalactam por 9 dias, seguido de recuperação sem complicações.

Vibrio damsela (Photobacterium damsela). *P. damsela* era anteriormente denominado grupo EF-5 dos CDC, *V. damsela* e *Listonella damsela*. Foi descrito como causa de infecções de feridas em seres humanos, principalmente após exposição a água salgada.[86,177,295] As cepas são, em sua maioria, resistentes à penicilina, porém sensíveis à gentamicina, ao cloranfenicol e à tetraciclina. MacDonell e Colwell[261] propuseram a transferência de *V. damsela* para o gênero *Listonella*. Subsequentemente, Smith *et al.* sugeriram que *L. damsela* fosse recolocada no gênero *Photobacterium*.[386]

Vibrio fluvialis. Anteriormente designado como grupo EF-6 dos CDC, *V. fluvialis* foi isolado de seres humanos com diarreia. Essa espécie foi isolada de coproculturas de mais de 500 pacientes com diarreia pelo Cholera Research Laboratory, em Bangladesh, durante um período de 9 meses, de 1976 a 1977.[184] Nos EUA, o microrganismo foi isolado de uma ferida de um paciente no Havaí, da água e do sedimento na Baía de Nova York, de mariscos em Louisiana, da água e de mariscos em estuários do Noroeste do Pacífico, de um homem de 81 anos de idade de Laredo, Texas, com doença diarreica,[408] das fezes de um lactente de 1 mês de idade[169] e das fezes de um homem de 43 anos de idade com história de AIDS.[176]

Vibrio furnissii. Anteriormente designado como *V. fluvialis* biogrupo 2, *V. furnissii* foi isolado de pacientes com gastrenterite aguda em pelo menos dois surtos de intoxicação alimentar[48] e das fezes de um lactente de 1 mês de idade.[169]

Vibrio harveyi. *V. harveyi* (anteriormente *V. carchariae*)[334] é um patógeno de tubarões; entretanto, foi relatado

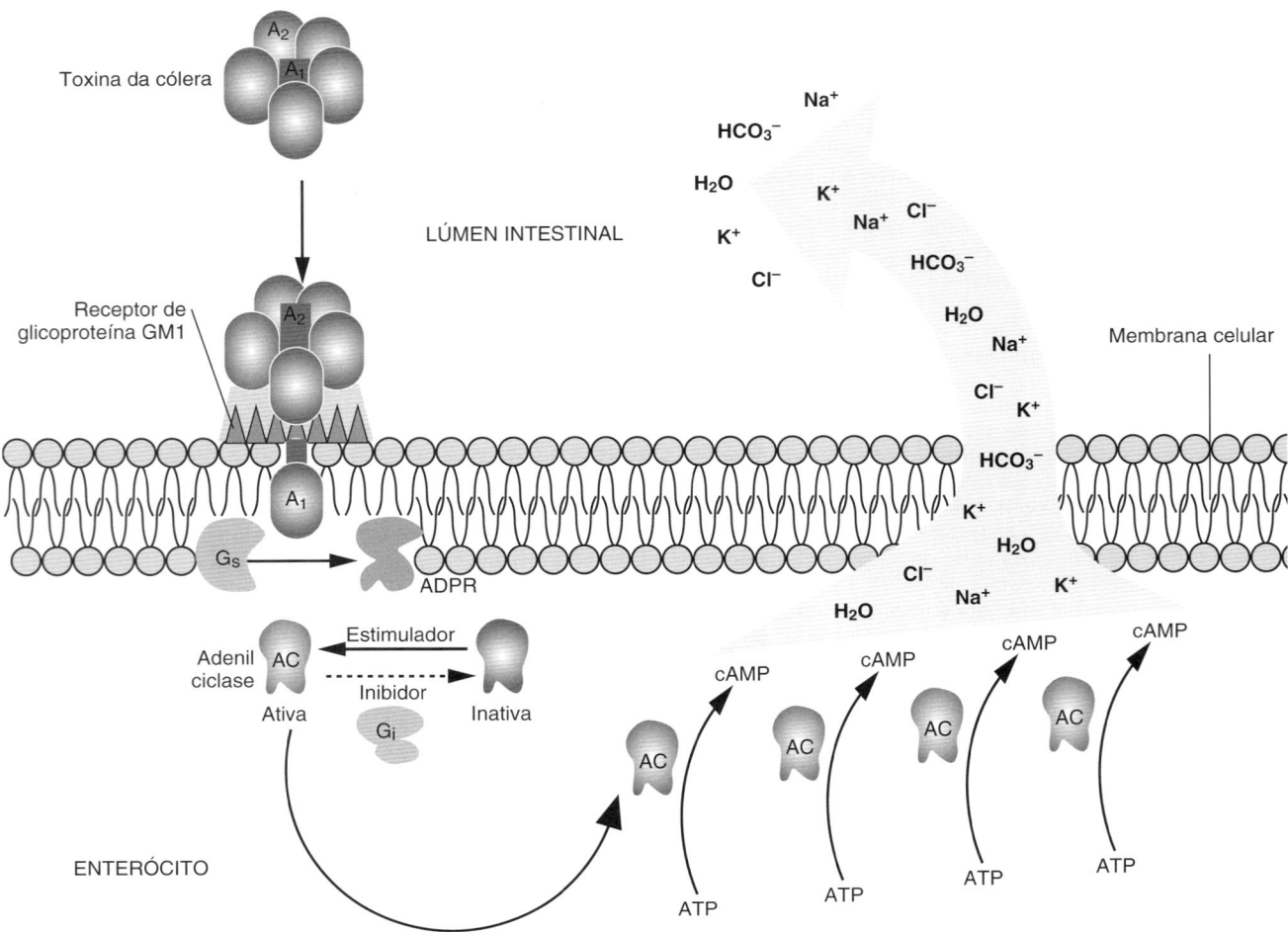

FIGURA 8.1 Ação da toxina da cólera (para maiores detalhes, ver Boxe 8.4).

Tabela 8.9 Características das espécies de *Vibrio* diferentes de *V. cholerae* de importância clínica.

Espécie	Hábitat natural, distribuição geográfica; modos de infecção humana	Meios de cultura para o crescimento ótimo em laboratório	Reações bioquímicas-chave		Síndromes clínicas
V. alginolyticus	Hábitat: ambiente marinho Infecção: exposição da pele traumatizada à água do mar ou a animais infectados	Necessidade de suplemento de NaCl para o crescimento em meios não seletivos. Cresce em ágar-sangue e meios entéricos. Colônias amarelas em ágar TCBS.	Lisina Arginina Voges-Proskauer NaCl a 8% NaCl a 10%	+ – + + V	Associado a infecções de tecidos moles; parece desempenhar também um papel etiológico em infecções de feridas e infecções óticas

V. damsela
Grupo EF5 dos CDC (transferido para o gênero *Photobacterium*)
	Hábitat: ambiente marinho
	Infecção: exposição da pele lesionada ou de feridas traumáticas a animais marinhos infectados ou à água do mar contaminada
		Exige NaCl a 1% em meios de cultura não seletivos. Crescimento satisfatório em ágar-sangue. Colônias verdes em ágar TCBS. Crescimento ótimo a 25°C.	Arginina
			Voges-Proskauer
			Fermentação:
			  Glicose
			  Manitol
			  Galactose
			  Trealose
				+
				+
				
				+
				–
				+
				+
					Associado a infecções de feridas humanas

V. fluvialis	Hábitat: distribuição mundial – endêmico em Bangladesh. Nos EUA–Costa do Golfo, Nova York e estuários do noroeste do Pacífico Infecção: ingestão ou contato com água contaminada	O suplemento de Na+ dos meios de cultura é menos crítico do que para outras espécies de *Vibrio* halofílicas. Colônias amarelas em ágar TCBS.	Arginina NaCl a 6% Glicose (gás) Hidrólise da esculina Aminovalerato Glutarato	+ + – – + –	Gastrenterite semelhante à cólera e síndrome diarreica – diarreia aquosa, vômitos, desidratação; provavelmente induzida por enterotoxina

(*continua*)

Tabela 8.9 Características das espécies de *Vibrio* diferentes de *V. cholerae* de importância clínica (*continuação*).

Espécie	Hábitat natural, distribuição geográfica; modos de infecção humana	Meios de cultura para o crescimento ótimo em laboratório	Reações bioquímicas-chave		Síndromes clínicas
V. furnissii	Hábitat: endêmico em água marinha e estuários da Ásia Infecção: ingestão ou contato com água contaminada	Suplemento de Na⁺ para crescimento ótimo em meios de cultura não seletivos. Colônias amarelas em ágar TCBS.	Glicose (gás) Hidrólise da esculina Aminovalerato Glutarato	+ – – +	Isolado de pacientes com diarreia e gastrenterite, particularmente turistas que regressam da Ásia
V. hollisae (transferido para o gênero *Grimontia*)	Hábitat: ambiente marinho na Costa do Golfo e estados da Baía de Chesapeake Infecção: consumo de frutos do mar crus	Necessidade de suplemento de NaCl a 1 a 2% para o crescimento. Crescimento precário em ágar TCBS ou ágar MacConkey. Triagem para colônias oxidase-positivas em ágar-sangue.	Indol Lisina Arginina Ornitina Motilidade (depois de 7 dias) Ureia	+ – – – – –	Isolado de pacientes com diarreia e gastrenterite. Foi relatada a invasão da corrente sanguínea em indivíduos com anormalidades hepáticas
V. metschnikovii	Hábitat: distribuição mundial na água doce e água marinha salobra, rios, esgotos; também em camarões, siris e lagostas Infecção: causa da cólera de aves domésticas; exposição ou ingestão de água ou animais contaminados	Crescimento satisfatório na maioria dos meios de isolamento laboratoriais. O suplemento de sódio não é tão crítico quanto para outros vibriões halofílicos. Colônias amarelas em ágar TCBS.	Oxidase Nitrato Voges-Proskauer	– – +	Associado a infecções humanas raras e isoladas: septicemia, infecções das vias urinárias, feridas, peritonite
V. mimicus	Hábitat: águas costeiras e ostras e camarões Infecção: ingestão de frutos do mar inadequadamente cozidos, particularmente ostras	Cresce em meios de isolamentos entéricos. Colônias verdes em ágar TCBS.	Sacarose Manitol Ornitina Lipase Voges-Proskauer Polimixina	– + + V – S	Síndrome diarreica relacionada com a produção de toxinas termolábeis e termoestáveis; também infecções de ouvido do nadador
V. parahaemolyticus	Hábitat: distribuição mundial em água doce e água do mar. Endêmico no Japão Infecção: ingestão de frutos do mar contaminados – peixe e mariscos crus	Crescimento lento em meios não seletivos. Triagem para colônias oxidase-positivas em ágar-sangue. Colônias verdes em ágar TCBS.	Lisina Arginina Voges-Proskauer Lactose Salicina Urease Indol	+ – – – – V +	Gastrenterite aguda – náuseas, vômitos, cólicas abdominais, febre, calafrios Teste de Kanagawa positivo (*i. e.*, hemólise clara em meios especialmente preparados) Extraintestinal: feridas e septicemia
V. vulnificus (*Vibrio* lactose-positivo)	Hábitat: águas costeiras e estuários Infecção: ingestão de ostras cruas; exposição de feridas traumáticas a animais marinhos infectados ou água contaminada	Necessidade de NaCl a 1% para crescimento. Crescimento satisfatório em ágar-sangue. Colônias verdes (85%) ou amarelas (15%) em ágar TCBS.	Lactose Lisina Arginina Salicina	+ + – +	Septicemia potencialmente fatal; taxa de mortalidade de 50%. Alta associação com doença hepática pré-existente. As feridas são dolorosas, com necrose cutânea e muscular.

S = sensível, 90% ou mais; + = 90% ou mais de cepas positivas; – = 90% ou mais de cepas negativas; V = 11 a 89% de cepas positivas; TCBS = tiossulfato de sódio, citrato de sódio, sais biliares.

um caso de infecção de ferida em uma menina de 11 anos de idade atacada por um tubarão enquanto caminhava em água até o joelho na Costa da Carolina do Sul.[333] *V. harveyi* pode ser diferenciado de espécies bioquimicamente semelhantes (*V. alginolyticus*, *V. parahaemolyticus* e *V. vulnificus*) pela ausência de hidrólise da gelatina a 22°C, motilidade negativa a 36°C e reação negativa da ornitina descarboxilase. As outras espécies apresentam as reações opostas.

***Vibrio hollisae* (*Grimontia hollisae*).** Anteriormente designada como grupo EF-13 dos CDC e reclassificada como *Grimontia hollisae*, em 2003,[420] essa espécie tem sido mais comumente isolada de amostras de fezes de indivíduos com diarreia e dor abdominal e uma história de consumo de frutos do mar crus.[4,168,295] Foram descritos raros casos de infecção sistêmica causada por *G. hollisae*, envolvendo, com mais frequência, sepse bacteriana em indivíduos com imunodeficiências como doença de base.[173,258,348] As evidências sugerem que *G. hollisae* pode compartilhar com *V. vulnificus* uma predileção pela invasão da corrente sanguínea em indivíduos com anormalidades hepáticas.[348]

Vibrio metschnikovii. Anteriormente conhecido como grupo entérico 16 dos CDC, é isolado com frequência do meio ambiente, porém raramente de amostras clínicas humanas. O primeiro caso documentado de infecção humana ocorreu no sangue de um paciente com colecistite no Cook County Hospital em Chicago.[198] Mais recentemente, Hansen *et al.* descreveram pacientes com septicemia causada por *V. metschnikovii*: um caso fatal, envolvendo um paciente com cirrose hepática, insuficiência renal e diabetes melito; e outro caso em uma mulher de 82 anos de idade, com problemas respiratórios e lesão infectada da perna, que foi tratada com sucesso.[160] Os isolados humanos encaminhados aos CDC para identificação incluem duas cepas da urina e quatro de fontes desconhecidas.[112]

Vibrio mimicus. Anteriormente classificado como *V. cholerae* sacarose-negativo, *V. mimicus* tem sido isolado de mariscos e da água, bem como de fezes diarreicas humanas e infecções óticas.[92,377]

Vibrio parahaemolyticus. Provoca gastrenterite em seres humanos após a ingestão de frutos do mar contaminados,[294] embora o seu mecanismo ainda não tenha sido elucidado. Desde 1996, foi relatada a disseminação pandêmica de infecções por *V. parahaemolyticus*, devido a um único clone, em vários países da Ásia.[426] Os sintomas consistem em diarreia aquosa e, algumas vezes, sanguinolenta, cólicas abdominais, náuseas, vômitos, cefaleia, febre baixa e calafrios. Em geral, a doença é leve a moderada e autolimitada, com duração de 2 a 3 dias. Foram também descritas infecções extraintestinais causadas por *V. parahaemolyticus*, principalmente de feridas em contato com água do mar, embora a ocorrência de septicemia primária raramente tenha sido relatada.[294] Surgiu um biotipo ureia-positivo, que tem sido a causa de vários surtos recentes, frequentemente associados à ingestão de ostras cruas contaminadas.[5,238,310,313] Janda *et al.*[197] revelaram que 70% das culturas de *V. parahaemolyticus* enviadas para identificação ao Microbial Diseases Laboratory, no Department of Health Laboratory, Berkeley, na Califórnia, foram urease-positivos. Foram relatados achados semelhantes no Noroeste do Pacífico.[217]

Mais de 95% das cepas de *V. parahaemolyticus* que foram isoladas de pacientes com diarreia são Kanagawa-positivas, ou seja, hemolisam os eritrócitos humanos em ágar Wagatsuma.[206] A hemolisina é tanto citotóxica quanto cardiotóxica. Apenas cerca de 1% das cepas isoladas de ambientes marinhos é Kanagawa-positivo.[197] Isso implica que a atividade de hemolisina de *V. parahaemolyticus* está associada à patogenia da gastrenterite por Kanagawa. Entretanto, a associação da hemolisina de Kanagawa com a patogenia nunca foi comprovada, e, de fato, Honda *et al.*[180] relataram que 11 de 12 cepas isoladas de *V. parahaemolyticus* de pacientes durante um surto de gastrenterite nas Maldivas, em 1985, foram Kanagawa-negativas. Em geral, a reidratação constitui o único tratamento necessário.

Vibrio vulnificus. Anteriormente do grupo EF-3 dos CDC, *V. vulnificus* foi inicialmente denominado *Vibrio lactose-positivo* por Hollis *et al.*, em 1976.[177] *V. vulnificus* é uma espécie particularmente virulenta, associada a infecções de ferida após exposição à água do mar contaminada, bem como a septicemias primárias e morte após o consumo de frutos do mar contaminados, mais comumente ostras cruas.[74,78,294] As infecções sépticas estão associadas a uma elevada taxa de mortalidade (40 a 60%).[197] Os microrganismos alcançam a corrente sanguínea ao invadir a mucosa intestinal. Os pacientes com doença hepática são particularmente suscetíveis à septicemia.[38,111,407]

As condições clínicas que predispõem à bacteriemia por *V. vulnificus* incluem disfunção hepática e síndromes que levam a um aumento do depósito de ferro: cirrose crônica, hepatite, talassemia major, hemocromatose e história de consumo maciço de álcool.[197] Os principais sintomas associados à sepse consistem em febre, calafrios e vômitos, que começam cerca de 38 horas após o consumo de ostras cruas. A diarreia frequentemente não é um componente da síndrome.

Métodos para o isolamento laboratorial de espécies de *Vibrio*. Existem quatro abordagens laboratoriais possíveis para o isolamento de espécies de *Vibrio* de amostras clínicas:

- Utilizar procedimentos normais, sem nenhum esforço específico para a pesquisa de espécies de *Vibrio*
- Utilizar procedimentos normais e meios para plaqueamento e pesquisar o crescimento de colônias oxidase-positivas
- Incorporar ágar tiossulfato de sódio, citrato de sódio, sais biliares (TCBS) como placa adicional para coproculturas, bem como para outras amostras prováveis, como amostras de feridas, sangue, olhos e orelhas
- Utilizar outros procedimentos especiais para melhorar o isolamento de *V. cholerae*, *V. parahaemolyticus* e de outras espécies de *Vibrio*.

Para os laboratórios localizados no meio-oeste norte-americano, onde as culturas positivas para espécies de *Vibrio* podem ser escassas, a primeira ou a segunda abordagens podem ser mais apropriadas. Nos laboratórios localizados próximo a oceanos, particularmente aqueles situados em áreas endêmicas, podem-se indicar a terceira ou a quarta abordagens. Entretanto, as desvantagens no uso rotineiro de ágar TCBS incluem custo aumentado com retorno relativamente baixo, e algumas espécies ou cepas de *Vibrio* podem não crescer adequadamente em ágar TCBS. Para os técnicos de laboratório, pode ser útil obter informações sobre a suspeita de casos clínicos de cólera ou infecções extraintestinais por *Vibrio*. Nesses casos, pode ser ainda adequado utilizar um meio de cultura seletivo ou enriquecimento de caldo alcalino, que são discutidos em uma seção posterior. Nesses casos, pode-se realizar uma cultura para *Vibrio*. Entretanto, quando se considera a cultura, é importante orientar a equipe médica sobre quando esse teste deve ser solicitado, de modo a garantir o seu uso adequado.

Coleta das amostras, processamento e seleção de meios. O pessoal do laboratório deve ser notificado se o médico suspeitar de uma síndrome de cólera ou de infecções extraintestinais por espécies de *Vibrio*. As amostras devem ser coletadas o mais cedo possível no início da doença. Nos estágios diarreicos agudos da doença, podem-se obter amostras do reto com um cateter de borracha macia ou um *swab* retal, ou a partir de uma pequena quantidade de fezes líquidas eliminadas. A cultura do vômito também pode levar ao crescimento de microrganismos, particularmente nos estágios iniciais da doença.

As amostras devem ser transportadas em recipientes fechados para conservar a unidade e semeadas em meios de cultura o mais rápido possível. Em geral, as espécies de *Vibrio* são muito sensíveis ao ressecamento, à exposição à luz solar e ao desenvolvimento de um pH ácido. Além disso, são facilmente inibidas pela microbiota intestinal ou por microrganismos contaminantes. Se não for possível semear imediatamente as amostras, as espécies de *Vibrio* permanecem viáveis por um longo período de tempo em meio de transporte semissólido de Cary-Blair. Deve-se evitar o uso do meio de transporte em solução-tampão salina com glicerol. Se não houver meio de transporte disponível, pode-se mergulhar uma tira de papel mata-borrão espessa de 5 × 1,5 cm na amostra de fezes, colocá-la em bolsa de plástico fechada e enviá-la por correio ao laboratório de referência mais próximo.[215] As amostras com suspeita de conter espécies de *Vibrio* devem ser semeadas em ágar-sangue de carneiro a 5% e ágar MacConkey. Cada supervisor de laboratório irá determinar se é também necessário semear uma placa de ágar TCBS e/ou um tubo de enriquecimento de água peptonada alcalina (APW; do inglês, *alkaline peptone water*), dependendo da prevalência das doenças associadas a *Vibrio* em cada localidade. Se o ágar TCBS não for usado, as colônias hemolíticas que aparecem em ágar-sangue de carneiro após incubação durante a noite devem ser testadas quanto à sua atividade de citocromo oxidase. Cada colônia representativa pode ser individualmente avaliada e submetida a teste de *spot* para reação da oxidase, utilizando o reativo de Kovac, ou podem-se adicionar uma ou duas gotas do reativo de Kovac a uma área da superfície da placa onde se encontram as colônias suspeitas. O rápido aparecimento de uma cor azul indica um resultado positivo. As colônias oxidase-positivas podem ser transferidas para ágar TCBS para identificação até o nível de espécie com base nas suas características bioquímicas e em outras características.

Os caldos de enriquecimento de APW devem ser semeados em ágar TCBS para avaliação mais detalhada das colônias que crescem depois de um período de incubação adicional de 24 a 48 horas. A APW, que contém 1% de peptona e 1% de NaCl em pH 8,6, é um caldo de enriquecimento fácil de utilizar, que pode ser recomendado para situações nas quais há suspeita de baixas concentrações de microrganismos na amostra (p. ex., nos estágios de convalescença da doença). O pH elevado do meio serve para suprimir o crescimento de muitas bactérias intestinais comensais, enquanto permite a multiplicação livre de *V. cholerae*. Os repiques em ágar TCBS ou em ágar gelatina devem ser efetuados dentro de 12 a 18 horas, visto que outros microrganismos podem começar a proliferar no caldo após incubação prolongada. A APW também constitui um excelente meio de transporte quando as amostras não podem ser enviadas imediatamente ao laboratório para processamento. Recomenda-se colocar cerca de 1 mℓ de fezes líquidas ou 1 g de fezes formadas em 10 mℓ de APW em tubo com tampa de rosca. Como alternativa, podem-se colocar *swabs* retais em um tubo contendo 1 a 2 mℓ de APW.[215]

Identificação presuntiva de espécies de Vibrio com base na morfologia das colônias e morfologia microscópica. Os vibriões crescem facilmente na maioria dos meios de isolamento; o crescimento de todas as espécies é intensificado pela adição de NaCl a 1% ao meio de cultura. Tipicamente, as colônias são lisas, convexas, de consistência cremosa, branco-acinzentadas e com margens contínuas. Em certas ocasiões, são observadas colônias rugosas que aderem ao ágar. Certos vibriões marinhos são capazes de se deslocar sobre a superfície do meio de ágar, devido à formação de células longas com flagelos laterais. Esse fenômeno não é observado na maioria dos isolados de seres humanos.

Ao exame microscópico, são observados bacilos gram-negativos retos ou curvos (Prancha 8.2 D). O caráter curvo das células pode ser mais bem-observado na fase estacionária inicial em culturas de caldo; na fase log, verifica-se uma mistura de formas retas e cocoides arredondadas. Embora se possa estabelecer um diagnóstico presuntivo de cólera, com base na observação de um grande número de bacilos curvos em amostras de fezes coradas diretamente pelo método de Gram, é necessário o isolamento do microrganismo em cultura para uma identificação definitiva.

As reações diferenciais em ágar TCBS são úteis para a identificação presuntiva de *V. cholerae*, *V. alginolyticus*, *V. parahaemolyticus* e *V. vulnificus*. Depois de 18 a 24 horas de incubação em ágar TCBS, *V. cholerae* forma colônias lisas e amarelas, de 2 a 4 mm de diâmetro, com centro opaco e periferia transparente (Prancha 8.2 A). As colônias de *V. alginolyticus* também fermentam a sacarose, também irão produzir colônias amarelas em ágar TCBS; *V. parahaemolyticus* e *V. vulnificus*, que não utilizam a sacarose, produzem colônias verde-azuladas (Prancha 8.2 B). Em ágar gelatina, *V. cholerae* cresce na forma de colônias transparentes circundadas por um halo opaco, indicando liquefação da gelatina (Prancha 8.2 C). O'Brien e Colwell descreveram um ágar modificado de taurocolato-telurito e gelatina para diferenciar *V. cholerae* (β-galactose positivo) de *V. parahaemolyticus* (β-galactose negativa), com base na hidrólise da 4-metilumbeliferil-β-D-galactose, além da determinação da hidrólise da gelatina e redução do telurito.[314]

Caracterização bioquímica e identificação laboratorial das espécies de Vibrio. Os membros do gênero *Vibrio* são anaeróbios facultativos, capazes de apresentar metabolismo tanto respiratório quanto fermentador. Entretanto, como crescem e reagem em meios de testes para carboidratos elaborados para metabolismo fermentador, são classificados com os fermentadores. O hábitat natural das espécies de *Vibrio* é aquático, tanto na água doce quanto na água salgada. O crescimento e a reatividade bioquímica da maioria das espécies são intensificados em meios de testes diferenciais, suplementados com cloreto de sódio a 1 a 2%.

As espécies de *Vibrio* produzem, em sua maioria, a citocromo oxidase, uma característica que as diferencia de Enterobacteriaceae. Por conseguinte, as espécies de *Vibrio* estão incluídas no grupo de fermentadores oxidase-positivos – espécies de *Aeromonas*, *Plesiomonas* e *Chromobacterium* –, dos quais devem ser diferenciadas (Tabela 8.10). Como *V. cholerae* fermenta a glicose, observa-se uma reação de base ácida/superfície inclinada alcalina em ágar ferro de Kligler). Como a sacarose também é fermentada, observa-se uma reação de base ácida/superfície inclinada ácida em ágar TSI. *V. cholerae* produz tanto lisina quanto ornitina descarboxilases.

Os técnicos de laboratório que utilizam ágar lisina ferro para a triagem de isolados de amostras de fezes irão observar que *V. cholerae*, *A. hydrophila* e *Plesiomonas shigelloides* produzem uma reação de superfície inclinada púrpura/área profunda púrpura, devido à descarboxilação da lisina.

Tabela 8.10 Bacilos gram-negativos fermentadores oxidase-positivos: características diferenciais de *Aeromonas hydrophila*, *Plesiomonas shigelloides*, *Chromobacterium violaceum* e *Vibrio cholerae*.

Características	A. hydrophila	P. shigelloides	C. violaceum	V. cholerae
Ágar ferro de Kligler (superfície inclinada/base/sulfeto de hidrogênio)	K/A/–	K – A/A/–	K/A/–	K/A/–
Catalase	+	+	+	+
Esculina	+	–	–	–
Motilidade	+	+	+	+
ONPG	+	+	–	+
Indol	+	+	–	+
Voges-Proskauer	(+)	–	–	(–)
Lisina descarboxilase	+	+	–	+
Ornitina descarboxilase	–	+	–	+
Carboidratos:				
Lactose	(–)	(+)	–	–
Sacarose	+	–	(–)	+
Manitol	+	–	–	+
Inositol	–	+	–	–
Crescimento em peptona a 1% com:				
NaCl a 0%	+	+	+	+
NaCl a 7%	–	–	–	–
NaCl a 11%	–	–	–	–

+ = 90% ou mais de cepas positivas; (+) = 51 a 89% de cepas positivas; (–) = 51 a 89% de cepas negativas; – = 90% ou mais de cepas negativas; V = variável; K/A = superfície inclinada alcalina/base ácida; K – A/A = superfície inclinada alcalina a ácida/base ácida; ONPG = o-nitrofenil-β-D-galactopiranosídio.

A arginina pode ser utilizada para diferenciar *V. cholerae* (negativo) de *Aeromonas* e *Plesiomonas* (positivos). A maioria das cepas de *A. hydrophila* hidrolisa a esculina, diferenciando-a dos outros microrganismos incluídos na Tabela 8.10. As diferenças na utilização da lactose, sacarose, manitol e inositol também servem para diferenciar esses gêneros.

V. cholerae, incluindo o biotipo El Tor, pode ser diferenciado de outras espécies de *Vibrio* pela sua capacidade de produzir um teste da corda positivo (Prancha 8.2 E). Para realizar esse teste, colônias bacterianas são misturadas com algumas gotas de desoxicolato de sódio a 0,5% em uma lâmina de vidro. Uma alça de inoculação é mergulhada na mistura e retirada levemente. *V. cholerae* produz uma longa corda, que se torna mais resistente depois de 60 segundos ou mais (outros vibriões podem produzir uma reação do cordão inicial, que diminui ou desaparece dentro de 45 a 60 segundos). Uma aglutinação em lâmina positiva com antissoro O polivalente também é útil para diferenciar *V. cholerae* de outras cepas estreitamente relacionadas (Prancha 8.2 F). O biotipo El Tor pode ser distinguido das cepas clássicas de *V. cholerae* por várias características (Tabela 8.11). As cepas El Tor são ativamente beta-hemolíticas em ágar-sangue (Prancha 8.2 G) e são capazes de aglutinar eritrócitos de galináceos (Prancha 8.2 H). O teste de eritrócitos de galináceos consiste em misturar eritrócitos lavados de galináceos (suspensão a 2,5% em soro fisiológico) com células bacterianas de uma cultura pura a serem testadas. A ocorrência de aglutinação visível dos eritrócitos indica o biotipo El Tor, diferentemente das cepas O1 clássicas de *V. cholerae*, que não possuem essa propriedade. As cepas clássicas de *V. cholerae* são sensíveis a 50 UI de polimixina B no teste de difusão em disco, enquanto as cepas El Tor mostram-se resistentes. As cepas El Tor também são Voges-Proskauer positivas, enquanto as cepas clássicas de *V. cholerae* são Voges-Proskauer negativas. Lesman et al.[255] descreveram o uso do teste CAMP modificado para diferenciar o biotipo clássico (CAMP negativo) do biotipo El Tor (CAMP fortemente positivo). As cepas de *V. cholerae* O139 também demonstram uma forte reação CAMP positiva, enquanto os isolados não O1 e não O139 exibem uma reação CAMP positiva fraca. O teste consiste na inoculação de uma cepa de *Staphylococcus aureus* produtora de β-lisina (ATCC 25178) em uma placa de ágar-sangue de carneiro de 5%, efetuando uma única estria reta e, em seguida, semear a espécie de *Vibrio* a ser testada em uma linha perpendicular à estria de *S. aureus* e a alguns milímetros dela. As placas são incubadas em uma jarra de extinção de vela a 37°C, durante 18 a 20 horas, e observadas à procura de zonas de hemólise sinérgica (Quadro 8.1 *online*). Para os laboratórios capazes de realizar testes de sensibilidade ao fago IV, as cepas El Tor mostram-se resistentes a esse fago.

Como etapa inicial para a identificação de espécies de *Vibrio*, Kelly et al.[215] desenvolveram um esquema dicotômico para dividir as espécies de *Vibrio* em seis grupos, com base em suas reações com sete testes: necessidade de NaCl a 1% para crescimento em caldo nutritivo, produção de oxidase,

Tabela 8.11 Diferenciação entre biotipos de *Vibrio cholerae*.

Teste	Clássico	El Tor
Teste da corda	+	+
Beta-hemolítico em ágar-sangue de carneiro	–	+
Teste CAMP	–	+
Teste Voges-Proskauer	–	+
Aglutinação de eritrócitos de galináceos	–	+
Sensibilidade a 50 U de polimixina B	S	R
Sensibilidade ao fago IV	S	R

+ = teste positivo; – = teste negativo; S = sensível; R = resistente.

redução do nitrato a nitrito, fermentação do mio-inositol e produção de arginina di-hidrolase, lisina e ornitina descarboxilases. O esquema desses autores está reproduzido na Tabela 8.12. Essa maneira de agrupar as espécies proporciona uma identificação presuntiva simples da maioria dos isolados clínicos. Podem-se obter outras reações fundamentais e correlações clínicas ao consultar a Tabela 8.9. Overman et al.[322] recomendaram o uso da tira API® 20E para efetuar os testes bioquímicos necessários para a identificação dos membros mais comumente encontrados das Vibrionaceae. Entretanto, uma avaliação mais recente dos sistemas de identificação comercialmente disponíveis mostrou que os seis métodos avaliados identificaram de modo correto apenas 63 a 81% dos microrganismos do gênero *Vibrio* testados até o nível de espécie.[315] Para *V. cholerae*, em particular, a acurácia variou de 50 a 97%. Por conseguinte, os autores concluíram que é preciso ter extrema cautela na interpretação dos resultados dos sistemas comerciais para a identificação das espécies de *Vibrio*.

Métodos sem cultura. Foi desenvolvido um teste com tira reagente imunocromatográfico para a detecção rápida de *V. cholerae* O1 e O139 de amostras de fezes. Em uma avaliação do teste em Madagascar e Bangladesh, onde a cólera é endêmica, a sensibilidade variou de 94 a 100%, e a especificidade, de 84 a 100%.[305] Bhuiyan et al. modificaram o procedimento ao efetuar um enriquecimento em APW de 4 horas antes do ensaio com tira reagente.[35] Com a adição dessa etapa, a sensibilidade e a especificidade foram, respectivamente, de 96 e 92% para *V. cholerae* O1 e de 93 e 98% para *V. cholerae* O139.

MALDI-TOF-MS. Rychert et al.[365] avaliaram a plataforma Vitek® MS v2 MALDI-TOF-MS com Knowledgebase 2.0 (bioMerileux, Marcy l'Étoile, França). O Vitek® MS identificou todos os 42 isolados de *V. cholerae* O1 e O139 e 7 de 9 isolados não O1/O139. Cheng et al.[77] avaliaram o Bruker Biotyper® MALDI-TOF-MS (Bruker Daltonics Inc. Billerica, MA) pela sua capacidade de identificar espécies de *Vibrio* geneticamente confirmadas, que foram isoladas de pacientes com infecções da corrente sanguínea. O Bruker MS identificou todos os isolados de *V. vulnificus* ($n = 20$), *V. parahaemolyticus* ($n = 2$) e *V. fluvialis* ($n = 1$), porém nenhum dos isolados de *V. cholerae* não sorogrupo O1 não O139 ($n = 35$) até o nível de espécie, devido ao fato de que *V. cholerae* não foi incluído entre as 53 espécies de *Vibrio* listadas na biblioteca Bruker Biotyper® MALDI-TOF-MS (DB 5627).

Listonella, *Photobacterium* e *Shewanella*

MacDonell e Colwell[261] propuseram uma reestruturação da família Vibrionaceae para incluir dois novos gêneros, *Listonella* e *Shewanella*, dentro da família. Com base em estudos de sequenciamento de ribonucleotídios de rRNA 5S bastante complexos e na análise de grupos, esses autores concluíram que várias espécies de *Vibrio*, particularmente *V. anguillarum*, *V. pelagius* e *V. damsela*, deveriam ser transferidas para um novo gênero proposto, *Listonella*, como *L. anguillara*, *L. pelagia* e *L. damsela*. Com base nesses estudos, também concluíram que *Alteromonas* (*Pseudomonas*) *putrefaciens* e *Alteromonas hanedai* deveriam integrar o novo gênero *Shewanella*, juntamente com uma nova espécie proposta, *Shewanella benthica*. Posteriormente ao trabalho realizado por MacDonnell e Colwell, Smith et al. propuseram que *L. damsela* fosse incluída no gênero *Photobacterium*, como *P. damsela*, com base em dados fenotípicos.[386] Os membros dos gêneros *Listonella*, *Photobacterium* e *Shewanella* estão associados a ambientes marinhos e são patogênicos para peixes.

Os membros do gênero *Shewanella* (particularmente *S. putrefaciens*) consistem em bacilos gram-negativos retos ou curvos, com motilidade por meio de um único flagelo polar. As colônias características têm o formato de cúpula, são circulares, ligeiramente viscosas ou mucoides e habitualmente exibem uma coloração marrom-avermelhada ou rosa-salmão. Possuem atividade de citocromo oxidase e produzem quantidades abundantes de sulfeto de hidrogênio em ágar ferro de Kligler. Os nitratos são reduzidos a nitritos, e os testes de gelatinase, ornitina descarboxilase e DNase são positivos. *S. putrefaciens* foi isolada de amostras clínicas humanas e é discutida de modo detalhado no Capítulo 7.

Aeromonas e *Plesiomonas*

Há vários anos, as espécies de *Aeromonas* foram incluídas juntamente com as espécies de *Vibrio* e *P. shigelloides* na família Vibrionaceae.[29] Entretanto, com base em evidências genéticas moleculares, as espécies de *Aeromonas* foram colocadas em uma família distinta, Aeromonadaceae.[88,261] Foi também proposta a colocação de *Plesiomonas* em Enterobacteriaceae como membro do gênero *Proteus*. As diferenças fenotípicas entre as espécies de *Vibrio*, *Aeromonas* e *Plesiomonas* estão listadas na Tabela 8.10.[139]

Gênero *Aeromonas*

Como indica o próprio nome da espécie *hydrophila* ("amante da água"), o hábitat natural das espécies de *Aeromonas* é água doce ou do mar, onde comumente causam doenças infecciosas em animais aquáticos de sangue frio. Essas bactérias também residem em escoadouros e canos de esgoto e podem ser isoladas de torneiras de água corrente e suprimentos de água destilada, que constituem fontes potenciais de microrganismos envolvidos em infecções hospitalares.

Taxonomia. O gênero *Aeromonas* sofreu consideráveis revisões taxonômicas e de nomenclatura nesses últimos anos. Apenas cinco espécies eram reconhecidas em 1988.[196] No ano 2000, o número de genoespécies publicadas válidas

Tabela 8.12 Testes diferenciais essenciais para dividir as 12 espécies de *Grimontia*, *Photobacterium* e *Vibrio* de importância clínica em 6 grupos.

	Grupo 1		Grupo 2	Grupo 3	Grupo 4		Grupo 5			Grupo 6			
Teste	*V. cholerae*	*V. mimicus*	*V. metschnikovii*	*V. cincinnatiensis*	*G. holliase*	*P. damsela*	*V. fluvialis*	*V. furnissii*	*V. alginolyticus*	*V. parahaemolyticus*	*V. vulnificus*	*V. carchariae*
Crescimento em caldo nutritivo												
Sem NaCl	+	+	–	–		–	–	–	–	–	–	–
NaCl a 1%	+	+	+	+	+	+	+	+	+	+	+	+
Oxidase	+	+	–	+	+	+	+	+	+	+	+	+
Nitrato → nitrito	+	+	–	+	+	+	+	+	+	+	+	+
Fermentação do mioinositol	–	–	V	+	–	–	–	–	–	–	–	–
Arginina di-hidrolase	–	–	V	–	–	+	+	+	–	–	–	–
Lisina descarboxilase	+	+	V	V	–	V	–	–	+	+	+	+
Ornitina descarboxilase	+	+	–	–	–	–	–	–	V	+	V	–

Todos os dados são para reações dentro de 2 dias a 35°C-37°C; + = a maioria das cepas (geralmente 90 a 100%) é positiva; – = a maioria das cepas é negativa (geralmente 0 a 10% positivos); V = entre 11 e 89% são positivos. Os resultados dos testes essenciais estão sombreados.
Dados da referência 215.

alcançou 14.[204] No momento da elaboração deste capítulo, o gênero *Aeromonas* incluía 32 espécies reconhecidas e 12 subespécies (http://www.bacterio.net/aeromonas.html). O gênero *Aeromonas* foi dividido em dois grupos: psicrofílico e mesofílico. *A. salmonicida*, um patógeno de peixes, é a única espécie do grupo psicrofílico. É imóvel e não cresce a 37°C. O grupo mesofílico de espécies móveis é constituído por patógenos humanos potenciais. Em 1988, foi constatado que um grupo de bactérias semelhantes a *Aeromonas*, que eram negativas para manitol, sacarose e indol e conhecidas pelo nome vernacular de grupo entérico 501 dos CDC constituíam uma nova espécie de *Aeromonas* e foram denominadas *A. schubertii*.[170] Uma das oito cepas originais do grupo entérico 501 dos CDC demonstrou ter uma relação de apenas 61% com a cepa tipo de *A. schubertii* e foi mantida com o nome vernacular de *Aeromonas* grupo 501, também denominada *Aeromonas* spp. HG13. Essa cepa afastou-se do fenótipo de *A. schubertii* por ser indol-positiva e lisina descarboxilase-negativa[170] e, subsequentemente, foi colocada em uma nova espécie, *A. diversa*.[285]

Importância clínica. Foram descritas quatro categorias de infecções humanas: gastrenterite, celulite e infecções de feridas, septicemia e infecções diversas. Entretanto, com a aquisição de maiores conhecimentos sobre *Aeromonas*, a categoria de doenças diversas causadas por esse microrganismo aumentou.[191]

Gastrenterite. Janda et al.[190,191,193] procederam a uma revisão do espectro de doenças infecciosas das espécies de *Aeromonas* e concluíram que há fortes evidências que apoiam que as espécies de *Aeromonas* são agente etiológico de diarreia, embora os dados disponíveis não sejam absolutos. Por um lado, esses autores citam vários relatos indicando a existência de poucas diferenças significativas entre indivíduos sintomáticos e assintomáticos que apresentam espécies de *Aeromonas* nas fezes.[119,178,423] Por outro lado, outros relatos associam as espécies de *Aeromonas* à gastrenterite.[53,148] Watson et al.[445] propuseram que os fatores de virulência das espécies de *Aeromonas* que provocam infecções intestinais assemelham-se aos de outros patógenos entéricos, isto é, aderência das células bacterianas à mucosa intestinal, produção de toxinas e invasão da mucosa. Aproximadamente 20% de seus pacientes com infecções intestinais por espécies de *Aeromonas* apresentaram sintomas de disenteria semelhantes aos produzidos por espécie de *Shigella* e por cepas invasivas de *C. jejuni*. As cepas invasivas incluídas no estudo, conforme determinado pela sua capacidade de invasão em cultura de células, foram, em sua maioria, *A. sobria*, enquanto uma minoria consistiu em *A. hydrophila*. A maioria das cepas de *A. sobria* e *A. hydrophila* produz uma toxina extraível semelhante à toxina da cólera (toxina Asao), que provoca diarreia aquosa.[80,311] O conceito anterior de que *A. caviae* não produz enterotoxina, não é invasiva e não é considerada como patógeno humano[140] pode ser questionado à luz de alguns relatos em que essa espécie foi implicada como causa de gastrenterite.[17,133,303,304]

Celulite e infecções de ferida. As feridas, cuja gravidade varia desde infecções leves e primariamente cutâneas (p. ex., celulite) até infecções graves, acometendo músculos, articulações e/ou ossos, constituem o segundo tipo de infecção mais comum causado por espécies de *Aeromonas*, depois da gastrenterite. Os contextos clínicos associados a infecções de feridas por *Aeromonas* incluem lacerações/escoriações associadas a esportes aquáticos, feridas puntiformes ou outras lesões penetrantes, lesões por esmagamento (p. ex., acidente com veículo motorizado) e procedimentos clínicos invasivos (p. ex., cirurgia intra-abdominal, cateterismo).[191] Em um certo número de casos, não se identifica nenhum traumatismo precedente ou evento precipitante.

Septicemia. Foram propostas quatro categorias de indivíduos que desenvolvem septicemia por *Aeromonas*, com base na porta de entrada, na doença de base, no estado imunológico e na exposição à água doce. Os dois grupos mais comuns consistem em adultos imunocomprometidos e em lactentes com menos de 2 anos de idade, que apresentam condições clínicas de base complicadas (p. ex., neoplasia maligna, doença hepatobiliar, diabetes melito) e *Aeromonas* no trato GI. A septicemia causada por *Aeromonas* nesses grupos de pacientes pode ser rapidamente fatal, em particular naqueles com cirrose hepática ou com neoplasia maligna como doença de base.[247] Um terceiro grupo é formado por indivíduos que desenvolvem sepse secundária por *Aeromonas* em consequência de mionecrose relacionada a traumatismo. O quarto grupo, que é o menor deles, consiste em adultos sem nenhum problema de base, que são expostos a fontes de água doce. Foi também descrita a ocorrência de bacteriemia por *Aeromonas* em pacientes queimados.[25] Na maioria dos casos, a septicemia por *Aeromonas* é causada por uma das três espécies: *A. hydrophila*, *A. veronii* ou *A. caviae*.[191,192,229] *A. schubertii* também tem sido responsável por infecções em alguns pacientes com bacteriemia.

Infecções diversas por Aeromonas. As apresentações incomuns de infecções por *Aeromonas* incluem infecções das vias urinárias, doença hepatobiliar, meningite, infecções óticas, endocardite, síndrome hemolítico-urêmica, peritonite, doença do sistema respiratório e infecções oculares.[23,42,64,85,296] Foi relatada a ocorrência de abscesso cerebral pós-traumático causado por *A. hydrophila* em um paciente após ter sofrido um assalto durante o qual teve uma laceração da parte frontal direita do couro cabeludo.[262] Foram documentados apenas alguns casos de meningite por *Aeromonas* em adultos. Em um caso, ocorreu meningite após craniotomia realizada após traumatismo cranioencefálico.[345] Em outros pacientes com meningite por *Aeromonas*, a infecção ocorreu em associação à terapia com sanguessugas medicinais[321] e após exposição a adubo, em que a inalação do microrganismo foi o mecanismo proposto de entrada.[131] Foram também descritos dois pacientes pediátricos com meningite por *Aeromonas*.[376,455]

Infecções causadas por espécies de Aeromonas menos comumente isoladas. Foram descritas várias espécies de *Aeromonas* menos comumente isoladas como causa de infecções humanas.

- Foi relatado que ***A. caviae*** causou ceratite em caso associado à contaminação de lente de contato[339]
- ***A. dhakensis*** (anteriormente *A. hydrophila* subesp. *dhakensis* e *A. aquariorum*)[31] foi identificada em infecções graves de tecidos moles e da corrente sanguínea[117,229,449,450,451]
- ***A. enteropelogenes*** (anteriormente *A. trota*)[185] foi isolada de fezes e do apêndice humanos[61] e foi relatada como causa de gastrenterite em uma criança[351] e infecção de ferida acompanhada de choque séptico em um paciente com cirrose hepática.[237] Essa espécie exibe um perfil bioquímico singular, que inclui reações negativas para

hidrólise da esculina, fermentação da arabinose e teste de Voges-Proskauer, reações positivas para fermentação da celobiose, descarboxilação da lisina e utilização de citrato, e sensibilidade à ampicilina.[61,87] Esse achado pode invalidar o uso de meios seletivos contendo ampicilina (discutidos na próxima seção) para triagem de espécies de *Aeromonas* em amostras de fezes

- *A. jandaei* (anteriormente genoespécie do grupo 9 de DNA, *A. sobria*). Esse microrganismo é negativo para sacarose, esculina e celobiose. *A. jandaei* foi isolada de amostras de sangue, feridas e fezes[62]
- *A. schubertii* (anteriormente grupo entérico 501 dos CDC)[170] foi incriminada como causa de infecções de ferida[63]
- *A. veronii* (anteriormente grupo entérico 77 dos CDC).[171] Esse microrganismo é ornitina descarboxilase-positivo e foi relatado como causa de bacteriemia, infecções de feridas e diarreia.[6,171,205]

Espécies de *Aeromonas* em sanguessugas medicinais. A sanguessuga medicinal, *Hirudo medicinalis*, teve um ressurgimento como tratamento da congestão venosa após cirurgia microvascular ou plástica. Infelizmente, existem espécies de *Aeromonas* no intestino da sanguessuga, onde auxiliam na degradação dos eritrócitos ingeridos. Em consequência, o número crescente de infecções por *Aeromonas* tem sido associado à aplicação de sanguessugas.[201,321,373] Embora alguns dos pacientes estudados tenham apresentado episódios relativamente triviais de drenagem de feridas, outros sofreram episódios significativos de celulite, abscesso, perda de tecido, sepse e meningite.[9,257,280,321] Foi recomendado que a aplicação de sanguessugas fosse restrita a tecidos com perfusão arterial, de modo a minimizar a contaminação do tecido necrótico por *Aeromonas*. Além disso, foi proposta a administração profilática de antibióticos quando se aplicam sanguessugas.[257]

Isolamento laboratorial de espécies de *Aeromonas* a partir de amostras clínicas. Devem-se utilizar meios com ágar diferenciais ou seletivos quando houver suspeita de *Aeromonas* como agente etiológico de gastrenterite, ou quando amostras de fezes são enviadas para avaliação de pacientes cujo pico de sintomas diarreicos diminuiu (Boxe 8.5). As cepas crescem, em sua maioria, em meios entéricos seletivos, como fermentadores de lactose, de modo que elas podem passar despercebidas e podem ser consideradas como microrganismos entéricos sem importância ou comensais.

Identificação laboratorial de espécies de *Aeromonas*. As espécies de *Aeromonas* são citocromo oxidase-positivas e podem ser rapidamente excluídas de Enterobacteriaceae pela realização de um teste de oxidase. Podem ser colocadas uma ou duas gotas de di-hidrocloridrato de tetrametil-*p*-fenilenodiamina (reativo de oxidase) sobre a superfície das colônias; em seguida, observa-se o aparecimento de uma coloração preta característica das colônias de *Aeromonas*. As espécies de *Aeromonas* mesofílicas exibem motilidade por meio de flagelos polares, em lugar de peritríquios, à semelhança das espécies de *Pseudomonas*; entretanto, as espécies de *Aeromonas* podem ser diferenciadas dessas últimas, visto que elas utilizam a glicose de modo fermentador e não oxidativo. Além disso, as espécies de *Aeromonas* são, em sua maioria, indol-positivas (as espécies de *Pseudomonas* são negativas). As características fenotípicas das espécies de *Aeromonas*,[60] revistas por Altwegg *et al.*[18] e, mais recentemente, por Abbott *et al.*,[2] estão resumidas na Tabela 8.13. Janda e Duffey[196] assinalaram que uma das dificuldades na identificação de espécies de *Aeromonas* consiste no fato de que alguns dos sistemas de *kits* miniaturizados e semiautomáticos são incapazes de diferenciar de modo eficiente as espécies de *Aeromonas* de *V. fluvialis*. Entretanto, essa última espécie é apenas raramente encontrada em laboratórios clínicos e pode ser diferenciada das espécies de *Aeromonas* pela demonstração da capacidade de *V. fluvialis* crescer em soluções salinas a 6,5%, de produzir colônias amarelas em ágar TCBS (sacarose positiva) e ser sensível ao agente vibriostático 0/129.[196]

Lamy *et al.* compararam a acurácia de seis sistemas comerciais para a identificação de *Aeromonas*, incluindo API-20E®, API-32® GN, cartão ID-GN com o sistema Vitek®2 (bioMérieux, Marcy l'Étoile, França), a porção de identificação do painel NFC47 (sistema MicroScan® Walk/Away Beckman Coulter, Sacramento, CA), ID69 (sistema Phoenix®; BD Diagnostic Systems, Sparks, MD) e microplacas GN2 (sistema Omnilog®; Biolog, Hayward, CA). A identificação correta em nível de gênero e de espécie para os seis sistemas foi, respectivamente, de 77,1%, 91,9%, 82,7%, 80,5%, 73,5% e 67,8%.[240] A confusão com *Vibrio* afetou 6,9% dos resultados obtidos com NFC47 e 16,1% dos resultados obtidos com API-20E®. A acurácia global de identificação foi reduzida por banco de dados e taxonomia ultrapassados, algoritmos fracos e testes adicionais não práticos. Para a identificação de *Aeromonas*, não houve necessidade de testes adicionais com os sistemas Phoenix® e de microplacas GN2, porém esses testes foram sempre necessários com os sistemas API-20E® e NFC47 MicroScan® W/A. Outros testes também foram necessários com os sistemas de cartão API-32® GN e ID-GN Vitek®2, porém apenas quando a probabilidade de identificação foi inferior ao mínimo aceitável definido pelo sistema correspondente.[240]

Boxe 8.5

Meios com ágar seletivos utilizados para a cultura de *Aeromonas*

1. *Ágar-sangue com ou sem ampicilina:* o ágar-sangue pode tornar-se seletivo pela incorporação de 10 μg/mℓ de ampicilina. Janda *et al.*[195] recomendam o uso de ágar-sangue de carneiro seletivo contendo ampicilina (ágar SB-A) para melhorar o isolamento de espécies de *Aeromonas* a partir de amostras de fezes.
2. *APW, pH de 8,6:* inicialmente desenvolvida para o isolamento de espécies de *Vibrio*, a APW pode ser usada para o isolamento de espécies de *Aeromonas* presentes em baixos números (10 UFC/mℓ) nas fezes. Após enriquecimento durante a noite, efetua-se o repique da APW no meio de ágar de escolha.
3. *Ágar CIN:* originalmente desenvolvido para o isolamento de *Yersinia enterocolitica*, o ágar CIN também é apropriado para o isolamento de espécies de *Aeromonas* em amostras de fezes.
4. *Meios entéricos com ágar:* o desoxicolato, o MacConkey e o xilose lisina desoxicolato (XLD) apresentaram a maior eficiência global entre oito meios entéricos de rotina testados para o isolamento de espécies de *Aeromonas* a partir de amostras de fezes.[98]

Namdari e Bottone[302] também descreveram o fenômeno suicida para rápida diferenciação de espécies de *Aeromonas*. Esse fenômeno se manifesta quando cepas desconhecidas crescem em meios de caldo contendo glicose a 0,5%. A glicose fornecida suprime o ciclo do ácido tricarboxílico, resultando em acúmulo de ácido acético e morte celular. *A. hydrophila* é não suicida, aerogênica e esculino-positiva; *A. sobria* é suicida variável, aerogênica e esculino-negativa; e *A. caviae* é suicida, não aerogênica e esculino-positiva. Foram publicados estudos adicionais sobre as características bioquímicas e as propriedades serológicas do gênero *Aeromonas* por Janda et al. e Abbott et al.[2,193]

MALDI-TOF-MS. Espectrometria de massa pela técnica MALDI-TOF (MALDI-TOF-MS) demonstrou ser efetiva na identificação de espécies do gênero Aeromonas. Lamy *et al.* avaliaram a acurácia da MALDI-TOF-MS para a identificação de espécies de *Aeromonas* com procedimento de extração. A acurácia em nível de gênero alcançou 100%. Em comparação com o sequenciamento do gene *rpoB*, a acurácia em nível de espécie foi de 90,6% (29/32) para as cepas tipo e de referência e de 91,4% para um conjunto de 139 isolados clínicos e do meio ambiente.[239] Chen et al.[76] relataram que MALDI-TOF-MS é capaz de identificar de modo acurado *A. dhakensis*, *A. hydrophila*, *A. veronii* e *A. caviae* com taxas de acurácia de 96,7%, 90,0%, 96,7% e 100%, respectivamente.

Gênero Plesiomonas

O termo *Plesiomonas* derivada da palavra grega, que significa "vizinho", indicando uma estreita associação com *Aeromonas*. Entretanto, conforme assinalado anteriormente, as espécies de *Aeromonas* foram reclassificadas dentro de sua própria família, enquanto se acredita que *Plesiomonas* esteja mais estreitamente relacionado com *Proteus* do que com *Aeromonas*,[261,364] e, atualmente, está incluído na família Enterobacteriaceae. *P. shigelloides* é a única espécie do gênero.

Importância clínica. *P. shigelloides* é onipresente em águas superficiais e no solo e infecta comumente vários animais de sangue frio (rãs, serpentes, tartarugas, lagartos). O ser humano torna-se infectado principalmente pela ingestão de alimentos contaminados ou não lavados. Embora seja isolada menos frequentemente das fezes humanas do que as espécies de *Aeromonas*, foi relatada a ocorrência de gastrenterite induzida por *Plesiomonas* em crianças[273] e em adultos.[178] Nesse último estudo, 28 de 31 pacientes com gastrenterite não apresentaram outros microrganismos responsáveis pelos sintomas agudos. Na Tailândia, foi relatada uma taxa de portadores de até 5,5%.[341]

Nos seres humanos, a gastrenterite causada por *Plesiomonas* manifesta-se habitualmente na forma de diarreia aquosa leve, com fezes sem sangue e mucina. Pode-se observar a ocorrência de colite grave ou de doença semelhante à cólera em pacientes imunossuprimidos ou com neoplasias GI malignas.[359] A infecção é mais prevalente nas regiões subtropicais e tropicais do mundo e durante os meses quentes do verão. A patogenicidade provavelmente está relacionada com a produção de uma enterotoxina enteropatogênica; Sanyal et al. demonstraram que 13 cepas clínicas que eles estudaram produziram um acúmulo significativo de líquido no teste da alça ileal.[372] Ocorreu diarreia associada a *P. shigelloides* na forma epidêmica, mas também em casos isolados.

Foi descrita após o consumo de mariscos crus e como causa de diarreia do viajante.[179] Foram também relatados alguns casos isolados de infecções extraintestinais, incluindo septicemia, meningite neonatal, celulite, artrite séptica e colecistite aguda.[47,84,353] Há também relatos de infecção pós-esplenectomia maciça causada por *P. shigelloides* em um paciente curado de doença de Hodgkin[90] e disenteria e colite pseudomembranosa persistentes associadas a *P. shigelloides* em uma mulher de 42 anos de idade em Bangladesh.[437] Brenden et al. procederam a uma revisão do espectro de doenças clínicas e dos fatores patogênicos associados às infecções por *Plesiomonas*.[47]

Isolamento e identificação laboratoriais. *P. shigelloides* é um bacilo gram-negativo reto a arredondado, curto e móvel, com flagelos polares, geralmente lofotríquios (as espécies de *Vibrio* e *Aeromonas* possuem flagelos monotríquios). O microrganismo cresce bem em ágar-sangue de carneiro e na maioria dos meios entéricos. Os isolados não são hemolíticos em ágar-sangue de carneiro e em 24 horas a 30° a 35°C (o crescimento é ótimo a 30°C) as colônias alcançam, em média, 1,5 mm de diâmetro; são cinzentas, lisas brilhantes ou opacas, podendo ser ligeiramente elevadas no centro. *P. shigelloides* é facilmente isolado em meios entéricos, como MacConkey, desoxicolato, Hektoen (HE) e xilose lisina desoxicolato (XLD). Entretanto, os meios seletivos contendo ampicilina, que são frequentemente usados para o isolamento de espécies *Aeromonas*, não são apropriados para o isolamento de *P. shigelloides*.[440]

A glicose é fermentada, de modo que a base dos tubos de ágar ferro de Kligler ou de ágar TSI irá exibir uma cor amarela. *P. shigelloides* aparece como não fermentador de lactose em ágar MacConkey e pode ser confundido com espécies de *Shigella*. A reação da citocromo oxidase é positiva, e ocorre produção de indol. *P. shigelloides* descarboxila arginina, lisina e ornitina. Não produz DNase nem proteases extracelulares e fermenta o inositol, mas não o manitol. Essas são características fundamentais pelas quais esse microrganismo é diferenciado das espécies de *Aeromonas*. Outras características essenciais para identificação estão listadas na Tabela 8.13.

P. shigelloides pode ser resistente a penicilina, ampicilina, carbenicilina e outras penicilinas sensíveis à betalactamase. A maioria das cepas exibe sensibilidade aos aminoglicosídios, ao cloranfenicol, à tetraciclina, ao sulfametoxazol-trimetoprima e às quinolonas, ciprofloxacino e norfloxacino.[47,353]

Gênero Chromobacterium

Será feita aqui uma breve menção ao gênero *Chromobacterium*, visto que algumas cepas são fermentadoras, oxidase-positivas e podem ser confundidas com espécies de *Aeromonas* e de *Vibrio*. *Chromobacterium violaceum* é a espécie mais comumente encontrada em laboratórios clínicos, embora raramente esteja associada a doença humana. *C. violaceum* cresce em ágar-sangue, e a maioria das cepas produz quantidades abundantes de pigmento violeta, o que facilita a sua identificação. Na Tabela 8.10 encontram-se características bioquímicas selecionadas desse microrganismo. Além disso, a capacidade do microrganismo de utilizar citrato, de reduzir nitratos e de hidrolisar fortemente a caseína também é útil para a sua identificação definitiva.

Tabela 8.13 Diferenciação de *Plesiomonas shigelloides* e de espécies de *Aeromonas* de importância clínica.

Microrganismo	Hemólise em sangue de carneiro	Oxidase	Motilidade	DNase	Indol	Voges-Proskauer	Descarboxilase Lisina	Ornitina	Arginina	Esculina	Gás a partir da glicose	L-arabinose	Fermentação Sacarose	Manitol	Inositol
Complexo *A. hydrophila*	+	+	+	+	+	+	+	–	+	+	+	+	+	+	–
Complexo *A. caviae*																
A. caviae	–	+	+	+	+	–	+	–	+	+	–	+	+	+	–
A. media	DI	+	–	+	V	–	+	–	+	+	–	+	–	DI	DI
A. eucrenophila	DI	+	+	+	DI	–	+	–	+	+	+	V	V	+	–
Complexo *A. sobria*																
A. sobria	+	+	+	+	+	+	+	–	+	–	+	V	+	+	–
A. veronii biotipo *sobria*	+	+	+	+	+	+	+	–	+	+	V	–	+	+	–
A. veronii biotipo *veronii*	+	+	+	+	+	+	+	+	–	+	+	–	+	+	–
A. jandaei	+	+	+	DI	+	+	+	–	+	+	+	–	–	+	–
A. schubertii	V	+	+	+	–	V	+	–	+	–	–	–	–	–	–
A. enteropelogenes	+	+	+	+	+	–	+	–	+	+	+	–	–	+	–
P. shigelloides	–	+	+	–	+	–	+	+	+	–	–	–	–	–	+

+ = 90% ou mais de cepas positivas; – = 90% ou mais de cepas negativas; V = 11 a 89% de cepas positivas; DI = dados indisponíveis. As áreas sombreadas indicam reações fundamentais.
Dados obtidos das referências 3, 13, 18, 47, 61, 170, 171, 196 e 375.

REFERÊNCIAS BIBLIOGRÁFICAS

1. Aabenhus R, Permin H, On SL, et al. Prevalence of *Campylobacter concisus* in diarrhea of immunocompromised patients. Scand J Infect Dis 2002;34:248-252.
2. Abbott SL, Cheung WKW, Janda JM. The genus *Aeromonas*: biochemical characteristics, atypical reaction, and phenotypic identification schemes. J Clin Microbiol 2003;41:2348-2357.
3. Abbott SL, Cheung WKW, Kroske-Bystrom S, et al. Identification of *Aeromonas* strains to the genospecies level in the clinical laboratory. J Clin Microbiol 1992;30:1262-1266.
4. Abbott SL, Janda JM. Severe gastroenteritis associated with *Vibrio hollisae* infection: report of two cases and review. Clin Infect Dis 1994;18:310-312.
5. Abbott SL, Powers C, Kaysner CA, et al. Emergence of a restricted bioserovar of *Vibrio parahaemolyticus* as the predominant cause of *Vibrio*-associated gastroenteritis on the west coast of the United States and Mexico. J Clin Microbiol 1989;27:2891-2893.
6. Abbott SL, Serve H, Janda JM. Case of *Aeromonas veronii* (DNA Group 10) bacteremia. J Clin Microbiol 1994;32:3091-3092.
7. Abbott SL, Waddington M, Lindquist D, et al. Description of *Campylobacter curvus* and *C. curvus*-like strains associated with sporadic episodes of bloody gastroenteritis and Brainerd's diarrhea. J Clin Microbiol 2005;43:585-588.
8. Abidi MZ, Wilhelm MP, Neff JL, et al. *Helicobacter canis* bacteremia in a patient with fever of unknown origin. J Clin Microbiol 2013;51:1046-1048.
9. Abrutyn E. Hospital-associated infection from leeches. Ann Intern Med 1988;109:356-358.
10. Albert MJ. *Vibrio cholerae* O139 Bengal. J Clin Microbiol 1994;32:2345-2349.
11. Alderton MR, Korolik V, Coloe PJ, et al. *Campylobacter hyoilei* sp. nov., associated with porcine proliferative enteritis. Int J Syst Bacteriol 1995;45:61-66.
12. Alispahic M, Hummel K, Jandreski-Cvetkovic D, et al. Species-specific identification and differentiation of *Arcobacter*, *Helicobacter* and *Campylobacter* by full-spectral matrix-associated laser desorption/ionization time of flight mass spectrometry analysis. J Med Microbiol 2010;59(Pt 3):295-301
13. Allen DA, Austin B, Colwell RR. *Aeromonas media*, a new species isolated from river water. Int J Syst Bacteriol 1983;33:599-604.
14. Allos BM. *Campylobacter jejuni* infections: update on emerging issues and trends. Clin Infect Dis 2001;32:1201-1206.
15. Allos BM, Blaser MJ. *Campylobacter jejuni* and the expanding spectrum of related infections. Clin Infect Dis 1995;20:1092-1101.
16. Alon D, Paitan Y, Ben-Nissan Y, et al. Persistent *Helicobacter canis* bacteremia in a patient with gastric lymphoma. Infection 2010;38:62-64.
17. Altwegg M. *Aeromonas caviae*: an enteric pathogen? Infection 1985;13:228-230.
18. Altwegg M, Steigerwalt AG, Altwegg-Bissig R, et al. Biochemical identification of *Aeromonas* genospecies isolated from humans. J Clin Microbiol 1990;28:258-264.
19. Anderson NW, Buchan BW, Ledeboer NA. Comparison of the BD MAX enteric bacterial panel to routine culture methods for detection of *Campylobacter*, enterohemorrhagic *Escherichia coli* (O157), *Salmonella*, and *Shigella* isolates in preserved stool specimens. J Clin Microbiol 2014;52:1222-1224.
20. Antos D, Crone J, Konstantopoulos N, et al. Evaluation of a novel rapid one-step immunochromatographic assay for detection of monoclonal *Helicobacter pylori* antigen in stool samples from children. J Clin Microbiol 2005;43:2598-2601.
21. Araoka H, Baba M, Kimura M, et al. Clinical characteristics of bacteremia caused by *Helicobacter cinaedi* and time required for blood cultures to become positive. J Clin Microbiol 2014;52:1519-1522.
22. Archer JR, Romero S, Ritchie AE, et al. Characterization of an unclassified microaerophilic bacterium associated with gastroenteritis. J Clin Microbiol 1988;26:101-105.
23. Baddour LM, Baselski VS. Pneumonia due to *Aeromonas hydrophila* complex: epidemiologic, clinical, and microbiologic features. South Med J 1988;81:461-463.
24. Baele M, Decostere A, Vandamme P, et al. Isolation and characterization of *Helicobacter suis* sp. nov. from pig stomachs. Int J Syst Evol Microbiol 2008;58(Pt 6):1350-1358.
25. Barillo DJ, McManus AT, Cioffi WG, et al. *Aeromonas* bacteraemia in burn patients. Burns 1996;22:48-52.
26. Barrett TJ, Patton CM, Morris GK. Differentiation of *Campylobacter* species using phenotypic characterization. Lab Med 1988;19:96-102.
27. Barthel JS, Everett ED. Diagnosis of *Campylobacter pylori* infections: the "gold standard" and the alternatives. Rev Infect Dis 1990;12:S107-S114.
28. Bates CJ, Clarke TC, Spencer RC. Prosthetic hip joint infection due to *Campylobacter fetus* [Letter]. J Clin Microbiol 1994;32:2037.
29. Baumann P, Schubert RHW. Family II. *Vibrionaceae* Vernon 1965, 5245[AL]. In Krieg NR, Holt JG, eds. Bergey's Manual of Systematic Bacteriology. Vol 1. Baltimore, MD: Williams & Wilkins, 1984:516-550.
30. Bazzoli F, Cecchini L, Corvaglia L, et al. Validation of the 13C-urea breath test for the diagnosis of *Helicobacter pylori* infection in children: a multicenter study. Am J Gastroenterol 2000;95:646-650.
31. Beaz-Hidalgo R, Martínez-Murcia A, Figueras MJ. Reclassification of *Aeromonas hydrophila* subsp. *dhakensis* Huys et al. 2002 and *Aeromonas aquariorum* Martínez-Murcia et al. 2008 as *Aeromonas dhakensis* sp. nov. comb nov. and emendation of the species *Aeromonas hydrophila*. Syst Appl Microbiol 2013;36:171-176.
32. Benjamin J, Leaper S, Owen RJ, et al. Description of *Campylobacter laridis*, a new species comprising the nalidixic acid resistant thermophilic *Campylobacter* (NARTC) group. Curr Microbiol 1983;8:231-238.
33. Bessède E, Delcamp A, Sifré E, et al. New methods for detection of campylobacters in stool samples in comparison to culture. J Clin Microbiol 2011;49:941-944.
34. Bessède E, Solecki O, Sifré E, et al. Identification of *Campylobacter* species and related organisms by matrix assisted laser desorption ionization-time of flight (MALDI-TOF) mass spectrometry. Clin Microbiol Infect 2011;17:1735-1739.
35. Bhuiyan NA, Qadri F, Faruque ASG, et al. Use of dipsticks for rapid diagnosis of cholera caused by *Vibrio cholerae* O1 and O139 from rectal swabs. J Clin Microbiol 2003;41:3939-3941.
36. Biswas JS, Al-Ali A, Rajput P, et al. A parallel diagnostic accuracy study of three molecular panels for the detection of bacterial gastroenteritis. Eur J Clin Microbiol Infect Dis 2014;33:2075-2081.
37. Blake PA, Allegra DT, Synder JD, et al. Cholera—a possible endemic focus in the United States. N Engl J Med 1980;302:305-309.
38. Blake PA, Merson MH, Weaver RE, et al. Disease caused by a marine vibrio: clinical characteristics and epidemiology. N Engl J Med 1979;300:1-4.
39. Blaser MJ. *Heliobacter pylori*: its role in disease. Clin Infect Dis 1992;15:386-393.
40. Blaser MJ, Berkowitz ID, Laforce FM, et al. *Campylobacter* enteritis: clinical and epidemiological features. Ann Intern Med 1979;91:179-185.
41. Blaser MJ, Wells JG, Feldman RA, et al. *Campylobacter* enteritis in the United States. Ann Intern Med 1983;98:360-365.
42. Bogdanovic R, Cobeljic M, Markovic V, et al. Haemolytic-uraemic syndrome associated with *Aeromonas hydrophila* enterocolitis. Pediatr Nephrol 1991;5:293-295.
43. Bohr UR, Glasbrenner B, Primus A, et al. Identification of enterohepatic *Helicobacter* species in patients suffering from inflammatory bowel disease. J Clin Microbiol 2004;42:2766-2768.
44. Bonner JR, Coker AS, Berryman CR, et al. Spectrum of *Vibrio* infections in a Gulf coast community. Ann Intern Med 1983;99:464-469.
45. Borczyk A, Rosa SD, Lior H. Enhanced recognition of *Campylobacter cryaerophila* in clinical and environmental specimens. Presented before the Annual Meeting of the American Society for Microbiology, abstract C-267, 1991:386.
46. Brayton PR, Bode RB, Colwell RR, et al. *Vibrio cincinnatiensis* sp. nov., a new human pathogen. J Clin Microbiol 1986;23:104-108.
47. Brenden RA, Miller MA, Janda JM. Clinical disease spectrum and pathogenic factors associated with *Plesiomonas shigelloides* infections in humans. Rev Infect Dis 1988;10:303-316.
48. Brenner DJ, Hickman-Brenner FW, Lee JV, et al. *Vibrio furnissii* (formerly aerogenic biogroup of *Vibrio fluvialis*), a new species isolated from human feces and the environment. J Clin Microbiol 1983;18:816-824.
49. Bryner JH, Littleton J, Gates C, et al. *Flexispira rappini* gen. nov., sp. nov., a gram-negative rod from mammalian fetus and feces, abstract G11. Paper presented before the XIV International Congress of Microbiology, Manchester, 1986.
50. Buchan BW, Olson WJ, Pezewski M, et al. Clinical evaluation of a real-time PCR assay for identification of *Salmonella*, *Shigella*, *Campylobacter* (*Campylobacter jejuni* and *C. coli*), and shiga toxin-producing *Escherichia coli* isolates in stool specimens. J Clin Microbiol 2013;51:4001-4007.
51. Buck GE. *Campylobacter pylori* and gastroduodenal disease. Clin Microbiol Rev 1990;3:1-12.
52. Bullman S, Corcoran D, O'Leary J, et al. *Campylobacter ureolyticus*: an emerging gastrointestinal pathogen? FEMS Immunol Med Microbiol 2011;61:228-230.
53. Burke V, Gracey M, Robinson J, et al. The microbiology of childhood gastroenteritis: *Aeromonas* species and other infective agents. J Infect Dis 1983;148:68-74.
54. Burman WJ, Cohn DL, Reves RR, et al. Multifocal cellulitis and monoarticular arthritis as manifestations of *Helicobacter cinaedi* bacteremia. Clin Infect Dis 1995;20:564-570.
55. Burnens AP, Angeloz-Wick B, Nicolet J. Comparison of *Campylobacter* carriage rates in diarrhoeic and healthy pet animals. Zentralblatt fur Veterinarmedizin 1992;39:175-180.

56. Burnens AP, Stanley J, Morgentsern R, et al. Gastroenteritis associated with *Helicobacter pullorum* [Letter]. Lancet 1994;344:1569-1570.
57. Buss SN, Leber A, Chapin K, et al. Multicenter evaluation of the BioFire FilmArray gastrointestinal panel for etiologic diagnosis of infectious gastroenteritis. J Clin Microbiol 2015;53:915-925.
58. Butzler JP. Infections with *Campylobacter*. In Williams JD, Heremann W, eds. Modern Topics in Infectious Diseases. London: Medical Books Ltd, 1978:214-239.
59. Carnahan AM, Beadling J, Watsky D, et al. Detection of *Campylobacter upsaliensis* from a blood culture by using the BacT/Alert system. J Clin Microbiol 1994;32:2598-2599.
60. Carnahan AM, Behram S, Joseph SW. Aerokey II: a flexible key for identifying clinical *Aeromonas* species. J Clin Microbiol 1991;29:2843-2849.
61. Carnahan AM, Chakraborty T, Fanning GR, et al. *Aeromonas trota* sp. nov., an ampicillin-susceptible species isolated from clinical specimens. J Clin Microbiol 1991;29:1206-1210.
62. Carnahan AM, Fanning GR, Joseph SW. *Aeromonas jandaei* (formerly genospecies DNA group 9 *A. sobria*), a new sucrose-negative species isolated from clinical specimens. J Clin Microbiol 1991;29:560-564.
63. Carnahan AM, Marii MA, Fanning GR, et al. Characterization of *Aeromonas shubertii* strains recently isolated from traumatic wound infections. J Clin Microbiol 1989;27:1826-1830.
64. Carta F, PinnaA, Zanetti S, et al. Corneal ulcer caused by *Aeromonas* species. Am J Ophthalmol 1994;118:530-531.
65. Castéra L, Pedeboscq A, Rocha M, et al. Relationship between the severity of hepatitis C virus-related liver disease and the presence of *Helicobacter* species in the liver: a prospective study. World J Gastroenterol 2006;12:7278-7284.
66. Ceelen LM, Haesebrouck F, Favoreel H, et al. The cytolethal distending toxin among *Helicobacter pullorum* strains from human and poultry origin. Vet Microbiol 2006;113:45-53.
67. Centers for Disease Control. Waterborne *Campylobacter* gastroenteritis, Vermont. Morb Mortal Wkly Rep 1978;27:207.
68. Centers for Disease Control. *Campylobacter* sepsis associated with "nutritional therapy"—California. Morb Mortal Wkly Rep 1981;30:294-295.
69. Centers for Disease Control. Premature labor and neonatal sepsis caused by *Campylobacter fetus* subspecies *fetus*—Ontario. Morb Mortal Wkly Rep 1984;33:483-489.
70. Centers for Disease Control. Cholera—Peru, 1991. Morb Mortal Wkly Rep 1991;40:108-110.
71. Centers for Disease Control. Cholera—New Jersey and Florida. Morb Mortal Wkly Rep 1991;40:287-289.
72. Centers for Disease Control. Imported cholera associated with a newly described toxigenic *Vibrio cholerae* O139 strain—California, 1993. Morb Mortal Wkly Rep 1993;42:501-503.
73. Centers for Disease Control. Update: *Vibrio cholerae* O1—western hemisphere, 1991-1994, and *V. cholerae* O139—Asia, 1994. Morb Mortal Wkly Rep 1995;44:215-219.
74. Centers for Disease Control. *Vibrio vulnificus* infections associated with eating raw oysters—Los Angeles, 1996. Morb Mortal Wkly Rep 1996;45:621-624.
75. Centers for Disease Control. Outbreak of *Campylobacter jejuni* infections associated with drinking unpasteurized milk procured through a cow-leasing program—Wisconsin, 2001. Morb Mortal Wkly Rep 2002;51:548-549.
76. Chen PL, Lee TF, Wu CJ, et al. Matrix-assisted laser desorption ionization-time of flight mass spectrometry can accurately differentiate *Aeromonas dhakensis* from *A. hydrophila*, *A. caviae*, and *A. veronii*. J Clin Microbiol 2014;52:2625-2628.
77. Cheng WC, Jan IS, Chen JM, et al. Evaluation of the bruker biotyper matrix-assisted laser desorption ionization-time of flight mass spectrometry system for identification of blood isolates of *Vibrio* species. J Clin Microbiol 2015;53:1741-1744.
78. Chiang SR, Chuang YC. *Vibrio vulnificus* infection: clinical manifestations, pathogenesis and antimicrobial therapy. J Microbiol Immunol Infect 2003;36:81-88.
79. Chiu C-H, Kuo C-Y, Ou JT. Chronic diarrhea and bacteremia caused by *Campylobacter lari* in a neonate [Letter]. Clin Infect Dis 1995;21:700-701.
80. Chopra AK, Houston CW, Genaux CT, et al. Evidence for production of an enterotoxin and cholera toxin cross-reactive factor by *Aeromonas hydrophila*. J Clin Microbiol 1986;24:661-664.
81. Chusid MJ, Wortmann DW, Dunne WM. "*Campylobacter upsaliensis*" sepsis in a boy with acquired hypogammaglobulinemia. Diagn Microbiol Infect Dis 1990;13:367-369.
82. Cimolai N, Gill MJ, Jones A, et al. "*Campylobacter cinaedi*" bacteremia: case report and laboratory findings. J Clin Microbiol 1987;25:942-943.
83. Claas EC, Burnham CA, Mazzulli T, et al. Performance of the xTAG® gastrointestinal pathogen panel, a multiplex molecular assay for simultaneous detection of bacterial, viral, and parasitic causes of infectious gastroenteritis. J Microbiol Biotechnol 2013;23:1041-1045.
84. Claesson Beb, Holmlund Dew, Lindhagen CA, et al. *Plesiomonas shigelloides* in acute cholecystitis: a case report. J Clin Microbiol 1984;20:985-987.
85. Clark NM, Chenoweth CE. *Aeromonas* infection of the hepatobiliary system: report of 15 cases and review of the literature. Clin Infect Dis 2003;37:506-513.
86. Clarridge JE, Zighelboim-Daum S. Isolation and characterization of two hemolytic phenotypes of *Vibrio damsela* associated with a fatal wound infection. J Clin Microbiol 1985;21:302-306.
87. Collins MD, Martinez-Murcia AJ, Cai J. *Aeromonas enteropelogenes* and *Aeromonas ichthiosmia* are identical to *Aeromonas trota* and *Aeromonas veronii*, respectively, as revealed by small-subunit rRNA sequence analysis. Int J Syst Bacteriol 1993;43:855-856.
88. Colwell RR, MacDonell MT, De Ley J. Proposal to recognize the family Aeromonadaceae fam. nov. Int J Syst Bacteriol 1986;36:473-477.
89. Couturier BA, Couturier MR, Kalp KJ, et al. Detection of non-*jejuni* and -*coli Campylobacter* species from stool specimens with an immunochromatographic antigen detection assay. J Clin Microbiol 2013;51:1935-1937.
90. Curti AJ, Lin JH, Szabo K. Overwhelming postsplenectomy infection with *Plesiomonas shigelloides* in a patient cured of Hodgkin's disease: a case report. Am J Clin Pathol 1985;83:522-524.
91. Cutler AF, Havstad S, Ma CK, et al. Accuracy of invasive and noninvasive tests to diagnose *Helicobacter pylori* infection. Gastroenterol 1995;109:136-141.
92. Davis BR, Fanning GR, Madden JM, et al. Characterization of biochemically atypical *Vibrio cholerae* strains and designation of a new pathogenic species, *Vibrio mimicus*. J Clin Microbiol 1981;14:631-639.
93. Debruyne L, Broman T, Bergström S, et al. *Campylobacter volucris* sp. nov., isolated from black-headed gulls (*Larus ridibundus*). Int J Syst Evol Microbiol 2010;60(Pt 8):1870-1875.
94. Decker CF, Martin GI, Barham WB, et al. Bacteremia due to *Campylobacter cinaedi* in a patient infected with the human immunodeficiency virus [Letter]. Clin Infect Dis 1992;15:178-179.
95. Dediste A, Vandenberg O, Vlaes L, et al. Evaluation of the ProSpecT Microplate Assay for detection of *Campylobacter*: a routine laboratory perspective. Clin Microbiol Infect 2003;9:1085-1090.
96. Dekeyser P, Gossuin-Detrain M, Butzler JP, et al. Acute enteritis due to related vibrio: first positive stool cultures. J Infect Dis 1972;125:390-392.
97. Dent JC, McNulty CAM, Uff JC, et al. Spiral organisms in the gastric antrum. Lancet 1997;2:96.
98. Desmond E, Janda JM. Growth of *Aeromonas* species on enteric agars. J Clin Microbiol 1986;23:1065-1067.
99. Devlin HR, McIntyre L. *Campylobacter fetus* subsp. *fetus* in homosexual males. J Clin Microbiol 1983;18:999-1000.
100. de Vries JJ, Arents NL, Manson WL. *Campylobacter* species isolated from extra-oro-intestinal abscesses: a report of four cases and literature review. Eur J Clin Microbiol Infect Dis 2008;27:1119-1123.
101. Dewhirst FE, Fox JG, Mendes EN, et al. '*Flexispira rappini*' strains represent at least 10 *Helicobacter* taxa. Int J Syst Evol Microbiol 2000;50(Pt 5):1781-1787.
102. Dieterich C, Wiesel P, Neiger R, et al. Presence of multiple "*Helicobacter heilmannii*" strains in an individual suffering from ulcers and in his two cats. J Clin Microbiol 1998;36:1366-1370.
103. Dubois A, Tarnawski A, Newell DG, et al. Gastric injury and invasion of parietal cells by spiral bacteria in rhesus monkeys. Gastroenterol 1991;100:884-889.
104. Duerden BI, Eley A, Goodwin L, et al. A comparison of *Bacteroides ureolyticus* isolates from different clinical sources. J Med Microbiol 1989;29:63-73.
105. Duerden BI, Goodwin L, O'Neil TCA. Identification of *Bacteroides* species from adult periodontal disease. J Med Microbiol 1987;24:133-137.
106. Dunn BE, Cohen H, Blaser MJ. *Helicobacter pylori*. Clin Microbiol Rev 1997;10:720-741.
107. Edmonds P, Patton CM, Griffin PM, et al. *Campylobacter hyointestinalis* associated with human gastrointestinal disease in the United States. J Clin Microbiol 1987;25:685-691.
108. Endtz HP, Ruijs GJHM, Zwinderman AH, et al. Comparison of six media, including a semisolid agar, for the isolation of various *Campylobacter* species from stool specimens. J Clin Microbiol 1991;29:1007-1010.
109. English VL, Lindberg RB. Isolation of *Vibrio alginolyticus* from wounds and blood of a burn patient. Am J Med Technol 1977;43:989-993.
110. Etoh Y, Dewhirst FE, Paster BJ, et al. *Campylobacter showae* sp. nov., isolated from the human oral cavity. Int J Syst Bacteriol 1993;43:631-639.
111. Farmer JJ III. *Vibrio* ("*Beneckea*") *vulnificus*, the bacterium associated with sepsis, septicemia and the sea. Lancet 1979;2:903.
112. Farmer JJ III, Hickman-Brenner FW, Fanning GR, et al. Characterization of *Vibrio metschnikovii* and *Vibrio gazogenes* by DNA-DNA hybridization and phenotype. J Clin Microbiol 1988;26:1993-2000.

113. Farrugia DC, Eykyn SJ, Smyth EG. *Campylobacter fetus* endocarditis: two case reports and review. Clin Infect Dis 1994;18:443–446.
114. Farugque SM, Chowdhury N, Kamruzzaman M, et al. Reemergence of epidemic *Vibrio cholerae* O139, Bangladesh. Emerg Infect Dis 2003;9:1116–1122.
115. Fennell CL, Rompalo AM, Totten PA, et al. Isolation of "*Campylobacter hyointestinalis*" from a human. J Clin Microbiol 1986;24:146–148.
116. Fennell CL, Totten PA, Quinn TC, et al. Characterization of *Campylobacter*-like organisms isolated from homosexual men. J Infect Dis 1984;149: 58–66.
117. Figueras MJ, Alperi A, Saavedra MJ, et al. Clinical relevance of the recently described species *Aeromonas aquariorum*. J Clin Microbiol 2009;47:3742–3746.
118. Figura N, Guglielmetti P, Zanchi A, et al. Two cases of *Campylobacter mucosalis* enteritis in children. J Clin Microbiol 1993;31:727–728.
119. Figura N, Marri L, Verdiani S, et al. Prevalence, species differentiation, and toxigenicity of *Aeromonas* strains in cases of childhood gastroenteritis and in controls. J Clin Microbiol 1986;23:595–599.
120. Fisher R, Sämisch W, Schwenke E. "*Gastrospirillum hominis*": another four cases. Lancet 1990;335:59.
121. Fitzgerald C, Gonzalez A, Gillim-Ross L, et al. Multicenter study to evaluate diagnostic methods for detection and isolation of *Campylobacter* from stool. Abstracts of the General Meeting of the American Society for Microbiology. Washington, DC: American Society for Microbiology, C-2553, 2011.
122. Flahou B, Haesebrouck F, Smet A, et al. Gastric and enterohepatic non-*Helicobacter pylori* helicobacters. Helicobacter 2013;18(Suppl 1):66–72.
123. Fontaine EAR, Borriello SP, Taylor-Robinson D, et al. Characteristics of a gram-negative anaerobe isolated from men with nongonococcal urethritis. J Med Microbiol 1984;17:129–140.
124. Fontaine EAR, Bryant TN, Taylor-Robinson D, et al. A numerical taxonomic study of anaerobic gram-negative bacilli classified as *Bacteroides ureolyticus* isolated from patients with nongonococcal urethritis. J Gen Microbiol 1986;132:3137–3146.
125. Fox JG, Chien CC, Dewhirst FE, et al. *Helicobacter canadensis* sp. nov. isolated from humans with diarrhea as an example of an emerging pathogen. J Clin Microbiol 2000;38:2546–2549.
126. Fox JG, Dewhirst FE, Shen Z, et al. Hepatic *Helicobacter* species identified in bile and gallbladder tissue from Chileans with chronic cholecystitis. Gastroenterology 1998;114:755–763.
127. Fox JG, Dewhirst FE, Tully JG, et al. *Helicobacter hepaticus* sp. nov., a microaerophilic bacterium isolated from livers and intestinal mucosal scrapings from mice. J Clin Microbiol 1994;32:1238–1245.
128. Fox JG, Lee A. Gastric *Campylobacter*-like organisms: their role in gastric disease of laboratory animals. Lab Animal Sci 1989;39:543–553.
129. Fox JG, Maxwell KO, Taylor NS, et al. "*Campylobacter upsaliensis*" isolated from cats as identified by DNA relatedness and biochemical features. J Clin Microbiol 1989;27:2376–2378.
130. Fox JG, Yan LL, Dewhirst FE, et al. *Helicobacter bilis* sp. nov., a novel *Helicobacter* species isolated from bile, livers, and intestines of aged, inbred mice. J Clin Microbiol 1995;33:445–454.
131. Fratzia JD. Community-acquired *Aeromonas hydrophila* meningitis. Emerg Med Australas 1993;5:251–253.
132. Freedberg AS, Barron LE. The presence of spirochetes in human gastric mucosa. Am J Dig Dis 1940;7:443–445.
133. Fritsche D, Dahn R, Hoffmann G. *Aeromonas punctata* subsp. *caviae* as the causative agent of acute gastroenteritis. Zentralbl Bakteriol Mikrobiol Hyg [A] 1975;233:232–235.
134. Frost JA. Current epidemiological issues in human campylobacteriosis. Symp Ser Soc Appl Microbiol 2001;90:85S–95S.
135. Fujimoto S, Yuki N, Itoh T, et al. Specific serotype of *Campylobacter jejuni* associated with Guillain-Barre syndrome [Letter]. J Infect Dis 1992;165:183.
136. Gaudreau C, Lamothe F. *Campylobacter upsaliensis* isolated from a breast abscess. J Clin Microbiol 1992;30:1354–1356.
137. Gebhart CJ, Edmonds P, Ward GE, et al. "*Campylobacter hyointestinalis*" sp. nov: a new species of *Campylobacter* found in the intestines of pigs and other animals. J Clin Microbiol 1985;21:715–720.
138. Gebhart CJ, Fennell CL, Murtaugh MP, et al. *Campylobacter cinaedi* is normal intestinal flora in hamsters. J Clin Microbiol 1989;27:1692–1694.
139. George WL, Jones MJ, Nakata MM. Phenotypic characteristics of *Aeromonas* species isolated from adult humans. J Clin Microbiol 1986;23:1026–1029.
140. George WL, Nakata MM, Thompson J, et al. *Aeromonas*-related diarrhea in adults. Arch Intern Med 1985;145:2207–2211.
141. Gerrard J, Alfredson D, Smith I. Recurrent bacteremia and multifocal lower limb cellulitis due to *Helicobacter*-like organisms in a patient with X-linked hypogammaglobulinemia. Clin Infect Dis 2001;33:e116–e118.
142. Goddard AF, Logan RP, Atherton JC, et al. Healing of duodenal ulcer after eradication of *Helicobacter heilmannii*. Lancet 1997;349:1815–1816.
143. Gomez JM, Fajardo R, Patino JF, et al. Necrotizing fasciitis due to *Vibrio alginolyticus* in an immunocompetent patient. J Clin Microbiol 2003;41:3427–3429.
144. Goodwin CS, Armstrong JA, Chilvers T, et al. Transfer of *Campylobacter pylori* and *Campylobacter mustelae* to *Helicobacter* gen. nov. as *Helicobacter pylori* comb. nov. and *Helicobacter mustelae* comb. nov., respectively. Int J Syst Bacteriol 1989;39:397–405.
145. Goossens H, Pot B, Vlaes L, et al. Characterization and description of "*Campylobacter upsaliensis*" isolated from human feces. J Clin Microbiol 1990;28:1039–1046.
146. Goossens H, Vlaes L, Galand I, et al. Semisolid blood-free selective-motility medium for the isolation of campylobacters from stool specimens. J Clin Microbiol 1989;27:1077–1080.
147. Goteri G, Ranaldi R, Rezai B, et al. Synchronous mucosa-associated lymphoid tissue lymphoma and adenocarcinoma of the stomach. Am J Surg Pathol 1997;21:505–509.
148. Gracey M, Burke V, Robinson J. *Aeromonas*-associated gastroenteritis. Lancet 1982;2:1304–1306.
149. Granato PA, Chen L, Holiday I, et al. Comparison of premier CAMPY enzyme immunoassay (EIA), ProSpecT Campylobacter EIA, and ImmunoCard STAT! CAMPY tests with culture for laboratory diagnosis of *Campylobacter* enteric infections. J Clin Microbiol 2010;48:4022–4027.
150. Grant IH, Richardson NJ, Bokkenheuser VD. Broiler chickens as potential source of *Campylobacter* infections in humans. J Clin Microbiol 1980;11:508–510.
151. Gurgan R, Diker KS. Abortion associated with *Campylobacter upsaliensis*. J Clin Microbiol 1994;32:3093–3094.
152. Guslandi M, Zhang L, Man SM, et al. *Campylobacter concisus*: a new character in the Crohn's disease story? J Clin Microbiol 2009;47:1614–1615.
153. Guthmann JP. Epidemic cholera in Latin America: spread and routes of transmission. J Trop Med Hyg 1995;98:419–427.
154. Hadden RDM, Gregson NA. Guillain-Barre syndrome and *Campylobacter jejuni* infection. Symp Ser Appl Microbiol 2001;90:145S–154S.
155. Han XY, Tarrand JJ, Dickey BF, et al. *Helicobacter pylori* bacteremia with sepsis syndrome. J Clin Microbiol 2010;48:4661–4663.
156. Han XY, Tarrand JJ, Rice DC. Oral *Campylobacter* species involved in extraoral abscess: a report of three cases. J Clin Microbiol 2005;43:2513–2515.
157. Hänninen ML, Kärenlampi RI, Koort JM, et al. Extension of the species *Helicobacter bilis* to include the reference strains of *Helicobacter* sp. flexispira taxa 2, 3 and 8 and Finnish canine and feline flexispira strains. Int J Syst Evol Microbiol 2005;55(Pt 2):891–898.
158. Hänninen ML, Utriainen M, Happonen I, et al. *Helicobacter* sp. flexispira 16S rDNA taxa 1, 4 and 5 and Finnish porcine *Helicobacter* isolates are members of the species *Helicobacter trogontum* (taxon 6). Int J Syst Evol Microbiol 2003;53(Pt 2):425–433.
159. Hansen W, Crokaert F, Yourassowsky E. Two strains of *Vibrio* species with unusual biochemical features isolated from ear tracts. J Clin Microbiol 1979;9:152–153.
160. Hansen W, Freney J, Benyagoub H, et al. Severe human infections caused by *Vibrio metschnikovii*. J Clin Microbiol 1993;31:2529–2530.
161. Harrington SM, Buchan BW, Doern C, et al. Multicenter evaluation of the BD max enteric bacterial panel PCR assay for rapid detection of *Salmonella* spp., *Shigella* spp., *Campylobacter* spp. (*C. jejuni* and *C. coli*), and shiga toxin 1 and 2 genes. J Clin Microbiol 2015;53:1639–1647.
162. Harvey SM. Hippurate hydrolysis by *Campylobacter fetus*. J Clin Microbiol 1980;11:435–437.
163. Harvey SM, Greenwood JR. Probable *Campylobacter fetus* subsp. *fetus* gastroenteritis. J Clin Microbiol 1983;18:1278–1279.
164. Hébert GA, Hollis DG, Weaver RE, et al. 30 years of campylobacters: biochemical characteristics and a biotyping proposal for *Campylobacter jejuni*. J Clin Microbiol 1982;15:1065–1073.
165. Heilmann KL, Borchard F. Gastritis due to spiral shaped bacteria other than *Helicobacter pylori*: clinical, histological, and ultrastructural findings. Gut 1991;32:137–140.
166. Hellemans A, Chiers K, De Bock M, et al. Prevalence of '*Candidatus* Helicobacter suis' in pigs of different ages. Vet Rec 2007;161:189–192.
167. Henry GA, Long PH, Burns JL, et al. Gastric spirillosis in beagles. Am J Vet Res 1987;48:831–836.
168. Hickman FW, Farmer JJ III, Hollis DG, et al. Identification of *Vibrio hollisae* sp. nov. from patients with diarrhea. J Clin Microbiol 1982;15:395–401.
169. Hickman-Brenner FW, Brenner DJ, Steigerwalt AG, et al. *Vibrio fluvialis* and *Vibrio furnissii* isolated from a stool sample of one patient. J Clin Microbiol 1984;20:125–127.
170. Hickman-Brenner FW, Fanning GR, Arduino MJ, et al. *Aeromonas schubertii*, a new mannitol-negative species found in human clinical specimens. J Clin Microbiol 1988;26:1561–1564.
171. Hickman-Brenner FW, MacDonald KL, Steigerwalt AG, et al. *Aeromonas veronii*, a new ornithine decarboxylase-positive species that may cause diarrhea. J Clin Microbiol 1987;25:900–906.

172. Hindiyeh M, Jense S, Hohmann S, et al. Rapid detection of *Campylobacter jejuni* in stool specimens by an enzyme immunoassay and surveillance for *Campylobacter upsaliensis* in the greater Salt Lake City area. J Clin Microbiol 2000;38:3076–3079.
173. Hinestrosa F, Madeira RG, Bourbeau PP. Severe gastroenteritis and hypovolemic shock caused by *Grimontia (Vibrio) hollisae* infection. J Clin Microbiol 2007;45:3462–3463.
174. Hodge DS, Borczyk A, Wat L-L. Evaluation of the indoxyl acetate hydrolysis test for the differentiation of campylobacters. J Clin Microbiol 1990;28:1482–1483.
175. Hodge DS, Prescott JF, Shewen PE. Direct immunofluorescence microscopy for rapid screening of *Campylobacter* enteritis. J Clin Microbiol 1986;24:863–865.
176. Hodge TW Jr, Levy CS, Smith MA. Diarrhea associated with *Vibrio fluvialis* infection in a patient with AIDS. Clin Infect Dis 1995;21:237–238.
177. Hollis DG, Weaver RE, Baker CN, et al. Halophilic *Vibrio* species isolated from blood cultures. J Clin Microbiol 1976;3:425–431.
178. Holmberg SD, Farmer JJ III. *Aeromonas hydrophila* and *Plesiomonas shigelloides* as causes of intestinal infections. Rev Infect Dis 1984;6:633–639.
179. Holmberg SD, Wachsmuth IK, Hickman-Brenner FW, et al. *Plesiomonas* enteric infections in the United States. Ann Intern Med 1986;105:690–694.
180. Honda S-I, Goto I, Minematsu I, et al. Gastroenteritis due to Kanagawa-negative *Vibrio parahaemolyticus*. Lancet 1987;1:331–332.
181. Houf K, Stephan R. Isolation and characterization of the emerging foodborn pathogen *Arcobacter* from human stool. J Microbiol Methods 2007;68:408–413.
182. Hsueh PR, Teng LJ, Hung CC, et al. Septic shock due to *Helicobacter fennelliae* in a non-human immunodeficiency virus-infected heterosexual patient. J Clin Microbiol 1999;37:2084–2086.
183. Hughes JM, Hollis DG, Gangarosa EJ, et al. Noncholera *Vibrio* infections in the United States: clinical, epidemiological, and laboratory features. Ann Intern Med 1978;88:602–606.
184. Huq MI, Alam AKMJ, Brenner DF, et al. Isolation of *Vibrio*-like group EF-6 from patients with diarrhea. J Clin Microbiol 1980;11:621–624.
185. Huys G, Denys R, Swings J. DNA-DNA reassociation and phenotypic data indicate synonymy between *Aeromonas enteropelogenes* Schubert et al. 1990 and *Aeromonas trota* Carnahan et al. 1991. Int J Syst Evol Microbiol 2002;52(Pt 6):1969–1972.
186. Huysmans MB, Turnidge JD, Williams JH. Evaluation of API Campy in comparison with conventional methods for identification of thermophilic campylobacters. J Clin Microbiol 1995;33:3345–3346.
187. Imrie C, Rowland M, Bourke B, et al. Limitations to carbon 13-labeled urea breath testing for *Helicobacter pylori* in infants. J Pediatr 2001;139:734–737.
188. Ismail Y, Mahendran V, Octavia S, et al. Investigation of the enteric pathogenic potential of oral *Campylobacter concisus* strains isolated from patients with inflammatory bowel disease. PLoS One. 2012;7:e38217.
189. Iwanczak B, Biernat M, Iwanczak F, et al. The clinical aspects of *Helicobacter heilmannii* infection in children with dyspeptic symptoms. J Physiol Pharmacol 2012;63:133–136.
190. Janda JM. Recent advances in the study of the taxonomy, pathogenicity and infectious syndromes associated with the genus *Aeromonas*. Clin Microbiol Rev 1991;4:397–410.
191. Janda JM, Abbott SL. Evolving concepts regarding the genus *Aeromonas*: an expanding panorama of species, disease presentations, and unanswered questions. Clin Infect Dis 1998;27:332–344.
192. Janda JM, Abbott SL. The genus *Aeromonas*: taxonomy, pathogenicity, and infection. Clin Microbiol Rev 2010;23:35–73.
193. Janda JM, Abbott SL, Khashe S, et al. Further studies on biochemical characteristics and serologic properties of the genus *Aeromonas*. J Clin Microbiol 1996;34:1930–1933.
194. Janda JM, Brenden R, DeBenedetti JA, et al. *Vibrio alginolyticus* bacteremia in an immunocompromised patient. Diagn Microbiol Infect Dis 1986;5:337–340.
195. Janda JM, Dixon A, Raucher B, et al. Value of blood agar for primary plating and clinical implications of simultaneous isolation of *Aeromonas hydrophila* and *Aeromonas caviae* from a patient with gastroenteritis. J Clin Microbiol 1984;20:1221–1222.
196. Janda JM, Duffey PS. Mesophilic aeromonads in human disease: current taxonomy, laboratory identification, and infectious disease spectrum. Rev Infect Dis 1988;5:980–997.
197. Janda JM, Powers C, Bryant RG, et al. Current perspectives on the epidemiology and pathogenesis of clinically significant *Vibrio* spp. Clin Microbiol Rev 1988;1:245–267.
198. Jean-Jacques W, Rajashekaraiah KR, Farmer JJ III, et al. *Vibrio metschnikovii* bacteremia in a patient with cholecystitis. J Clin Microbiol 1981;14:711–712.
199. Jhala D, Jhala N, Lechago J, et al. *Helicobacter heilmannii* gastritis: association with acid peptic diseases and comparison with *Helicobacter pylori* gastritis. Mod Pathol 1999;12:534–538.
200. Johnson CC, Reinhardt JF, Edelstein MAC, et al. *Bacteroides gracilis*, an important anaerobic bacterial pathogen. J Clin Microbiol 1985;22:799–802.
201. Jones BL, Wilcox MH. *Aeromonas* infections and their treatment. J Antimicrob Chemother 1995;35:453–461.
202. Jones FS, Orcutt M, Little RB. Vibrios (*Vibrio jejuni* n. sp.) associated with intestinal disorders of cows and calves. J Exp Med 1931;53:853–864.
203. Joosten M, Flahou B, Meyns T, et al. Case report: *Helicobacter suis* infection in a pig veterinarian. Helicobacter 2013;18:392–396.
204. Joseph SW, Carnahan AM. Update on the genus *Aeromonas*. ASM News 2000;66:218–223.
205. Joseph SW, Carnahan AM, Brayton PR, et al. *Aeromonas jandaei* and *Aeromonas veronii* dual infection of a human wound following aquatic exposure. J Clin Microbiol 1991;29:565–569.
206. Joseph SW, Colwell RR, Kaper JB. *Vibrio parahaemolyticus* and related halophilic vibrios. Crit Rev Microbiol 1982;10:77–124.
207. Kakuta R, Yano H, Kanamori H, et al. *Helicobacter cinaedi* infection of abdominal aortic aneurysm, Japan. Emerg Infect Dis 2014;20:1942–1945.
208. Kaper JB, Morris JG Jr, Levine MM. Cholera. Clin Microbiol Rev 1995;8:48–86.
209. Kaper JB, Nataro JP, Roberts NC, et al. Molecular epidemiology of non-01 *Vibrio cholerae* and *Vibrio mimicus* in the U.S. Gulf Coast region. J Clin Microbiol 1986;23:652–654.
210. Kapperud G, Espeland G, Wahl E, et al. Factors associated with increased and decreased risk of *Campylobacter* infection: a prospective case-control study in Norway Am J Epidemiol 2003;158:234–242.
211. Karmali MA, Fleming PC. *Campylobacter* enteritis. Can Med Assoc J 1979;120:1525–1532.
212. Karmali MA, Simor AE, Roscoe M, et al. Evaluation of a blood-free, charcoal-based, selective medium for the isolation of *Campylobacter* organisms from feces. J Clin Microbiol 1986;23:456–459.
213. Kasper G, Dickgiesser N. Isolation from gastric epithelium of *Campylobacter*-like bacteria that are distinct from "*Campylobacter pyloridis*." Lancet 1985;1:111–112.
214. Kelly MT. Cholera: a worldwide perspective. Pediatr Infect Dis 1986;5(Suppl 1):S101–S105.
215. Kelly MT, Hickman-Brenner FW, Farmer JJ III. *Vibrio*. In Balows A (ed). Manual of Clinical Microbiology, 5th Ed. Washington, DC, American Society for Microbiology, 1991: chapter 37, 384–395.
216. Kelly MT, Peterson JW, Sarles HE Jr, et al. Cholera on the Texas Gulf Coast. JAMA 1982;247:1598–1599.
217. Kelly MT, Stroh EMD. Urease-positive, Kanagawa-negative *Vibrio parahaemolyticus* from patients and the environment in the Pacific northwest. J Clin Microbiol 1989;27:2820–2822.
218. Kemper CA, Mickelsen P, Morton A, et al. *Helicobacter (Campylobacter) fennelliae*-like organisms as an important but occult cause of bacteraemia in a patient with AIDS. J Infect 1993;26:97–101.
219. Khare R, Espy MJ, Cebelinski E, et al. Comparative evaluation of two commercial multiplex panels for detection of gastrointestinal pathogens by use of clinical stool specimens. J Clin Microbiol 2014;52:3667–3673.
220. Kiehlbauch JA, Brenner DJ, Cameron DN, et al. Genotypic and phenotypic characterization of *Helicobacter cinaedi* and *Helicobacter fennelliae* strains isolated from humans and animals. J Clin Microbiol 1995;33:2940–2947.
221. Kiehlbauch JA, Brenner DJ, Nicholson MA, et al. *Campylobacter butzleri* sp. nov. isolated from humans and animals with diarrheal illness. J Clin Microbiol 1991;29:376–385.
222. Kiehlbauch JA, Tauxe RV, Baker CN, et al. *Helicobacter cinaedi*-associated bacteremia and cellulitis in immunocompromised patients. Ann Inter Med 1994;121:90–93.
223. Kikuchi H, Asako K, Tansho S, et al. Recurrent *Helicobacter cinaedi* cellulitis and bacteremia in a patient with systemic lupus erythematosus. Intern Med 2012;51:3185–3188.
224. Kim SK, Cho EJ, Sung H, et al. A case of *Helicobacter cinaedi* bacteremia in an asplenic patient. Ann Lab Med 2012;32:433–437.
225. King EO. Human infections with *Vibrio fetus* and a closely related vibrio. J Infect Dis 1957;101:119–128.
226. Kirkbride CA, Gates CE, Collins JE. Abortion in sheep caused by a non-classified, anaerobic, flagellated bacterium. Am J Vet Res 1986;47:259–262.
227. Kirkbride CA, Gates CE, Collins JE, et al. Ovine abortion associated with an anaerobic bacterium. J Am Vet Med Assoc 1985;186:789–791.
228. Kitamura T, Kawamura Y, Ohkusu K, et al. *Helicobacter cinaedi* cellulitis and bacteremia in immunocompetent hosts after orthopedic surgery. J Clin Microbiol 2007;45:31–38.
229. Ko W-C, Chuang Y-C. *Aeromonas* bacteremia: review of 59 episodes. Clin Infect Dis 1995;20:1298–1304.
230. Kodaka H, Lombard GL, Dowell VR Jr. Gas-liquid chromatography technique for detection of hippurate hydrolysis and conversion of fumarate to succinate by microorganisms. J Clin Microbiol 1982;16:962–964.

231. Kolho KL, Klemola T, Koivusalo A, et al. Stool antigen tests for the detection of *Helicobacter pylori* in children. Diagn Microbiol Infect Dis 2006;55:269-273.
232. Krienitz W. Ueber das Auftreten von Spirochaeten verschiedener Form im Mageninhalt bei Carcinoma Ventriculi. Dtsch Med Wochenschr 1906;22:872.
233. Kuroki S, Haruta T, Yoshioka M, et al. Guillain-Barre syndrome associated with *Campylobacter* infection. Pediatr Infect Dis J 1991;10:149-151.
234. Kweon OJ, Lim YK, Yoo B, et al. First case report of *Campylobacter volucris* bacteremia in an immunocompromised patient. J Clin Microbiol 2015;53:1976-1978.
235. Lacey SW. Cholera: calamitous past, ominous future. Clin Infect Dis 1995;20:1409-1419.
236. Laharie D, Asencio C, Asselineau J, et al. Association between entero-hepatic *Helicobacter* species and Crohn's disease: a prospective cross-sectional study. Aliment Pharmacol Ther 2009;30:283-293.
237. Lai CC, Ding LW, Hsueh PR. Wound infection and septic shock due to *Aeromonas trota* in a patient with liver cirrhosis. Clin Infect Dis 2007;44:1523-1524.
238. Lam S, Yeo M. Urease-positive *Vibrio parahaemolyticus* strain. J Clin Microbiol 1980;12:57-59.
239. Lamy B, Kodjo A, Laurent F; ColBVH Study Group. Identification of *Aeromonas* isolates by matrix-assisted laser desorption ionization time-of-flight mass spectrometry. Diagn Microbiol Infect Dis 2011;71:1-5.
240. Lamy B, Laurent F, Verdier I, et al. Accuracy of 6 commercial systems for identifying clinical *Aeromonas* isolates. Diagn Microbiol Infect Dis 2010;67:9-14.
241. La Scolea LJ. *Campylobacter fetus* subsp. *fetus* meningitis in a neonate. Clin Microbiol Newsl 1985;7:125-126.
242. Lasry S, Simon J, Marais A, et al. *Helicobacter cinaedi* septic arthritis and bacteremia in an immunocompetent patient. Clin Infect Dis 2000;31:201-202.
243. Lastovica AJ. Clinical relevance of *Campylobacter concisus* isolated from pediatric patients. J Clin Microbiol 2009;47:2360.
244. Lastovica A, Le Roux E, Warren R, et al. Clinical isolates of *Campylobacter mucosalis* [letter]. J Clin Microbiol 1993;31:2835-2836.
245. Lastovica AJ, Le Roux E, Penner JL. "*Campylobacter upsaliensis*" isolated from blood cultures of pediatric patients. J Clin Microbiol 1989;27:657-659.
246. Lastovica AJ, Le Roux E, Warren R, et al. Additional data on clinical isolates on *Campylobacter mucosalis* [Letter]. J Clin Microbiol 1994;32:2338-2339.
247. Lau SM, Peng MY, Chang FY. Outcomes of *Aeromonas* bacteremia in patients with different types of underlying disease. J Microbiol Infect 2000;33:241-247.
248. Lauwers S, Van Etterijck R, Breynaert J, et al. Isolation of *C. upsaliensis* and *C. concisus* from human faeces. Presented before the annual meeting of the American Society for Microbiology. Abstract C-266, 1991:386.
249. Lecuit M, Abachin E, Martin A, et al. Immunoproliferative small intestinal disease associated with *Campylobacter jejuni*. N Engl J Med 2004;350:239-248.
250. Lee A. Human gastric spirilla other than *C. pylori*. In Blaser MJ, ed. *Campylobacter pylori* in Gastritis and Peptic Ulcer Disease. New York, NY: Igaku-Shoin Medical Publishers, 1989:225-240.
251. Lee D, Goldstein EJ, Citron DM, et al. Empyema due to *Bacteroides gracilis*: case report and in vitro susceptibilities to eight antimicrobial agents. Clin Infect Dis 1993;16(Suppl 4):S263-S265.
252. Lee K, Baron EJ, Summanen P, et al. Selective medium for isolation of *Bacteroides gracilis*. J Clin Microbiol 1990;28:1747-1750.
253. Leemann C, Gambillara E, Prod'hom G, et al. First case of bacteremia and multifocal cellulitis due to *Helicobacter canis* in an immunocompetent patient. J Clin Microbiol 2006;44:4598-4600.
254. Lerner J, Brumberger V, Preac-Mursic V. Severe diarrhea associated with *Arcobacter butzleri*. Eur J Clin Microbiol Infect Dis 1994;13:660-662.
255. Lesmana M, Albert MJ, Subekti D, et al. Simple differentiation of *Vibrio cholerae* O139 from *V. cholerae* O1 and non-O1, non-O139 by modified CAMP test. J Clin Microbiol 1996;34:1038-1400.
256. Lessner AM, Webb RM, Rabin B. *Vibrio alginolyticus* conjunctivitis. Arch Ophthalmol 1985;103:229-230.
257. Lineaweaver WC, Hill MK, Buncke GM, et al. *Aeromonas hydrophila* infections following use of medical leeches in replantation and flap surgery. Ann Plast Surg 1992;29:238-244.
258. Lowry PW, McFarland LM, Threefoot HK. *Vibrio hollisae* septicemia after consumption of catfish [Letter]. J Infect Dis 1986;154:730-731.
259. Luechtefeld NW, Reller LB, Blaser MJ, et al. Comparison of atmospheres of incubation for primary isolation of *Campylobacter fetus* subsp. *jejuni* from animal specimens: 5% oxygen versus candle jar. J Clin Microbiol 1982;15:53-57.
260. Luechtefeld NW, Wang W-LL. Hippurate hydrolysis by and triphenyltetrazolium tolerance of *Campylobacter fetus*. J Clin Microbiol 1982;15:137-140.
261. MacDonell MT, Colwell RR. Phylogeny of the *Vibrionaceae*, and recommendation for two new genera, *Listonella* and *Shewanella*. Syst Appl Microbiol 1985;6:171-182.
262. Mahabeer Y, Khumalo A, Kiratu E, et al. Posttraumatic brain abscess caused by *Aeromonas hydrophila*. J Clin Microbiol 2014;52:1796-1797.
263. Mahlen SD, Clarridge JE III. Oral abscess caused by *Campylobacter rectus*: case report and literature review. J Clin Microbiol 2009;47:848-851.
264. Makristathis A, Pasching E, Schutze K, et al. Detection of *Helicobacter pylori* in stool specimens by PCR and antigen enzyme immunoassay. J Clin Microbiol 1998;36:2772-2774.
265. Man SM, Zhang L, Day AS, et al. *Campylobacter concisus* and other *Campylobacter* species in children with newly diagnosed Crohn's disease. Inflamm Bowel Dis 2010;16:1008-1016.
266. Mandal BK. Epidemic cholera due to a novel strain of *V. cholerae* non O1—the beginning of a new pandemic? J Infect 1993;27:115-117.
267. Mandrell RE, Harden LA, Bates A, et al. Speciation of *Campylobacter coli, C. jejuni, C. helveticus, C. lari, C. sputorum,* and *C. upsaliensis* by matrix-assisted laser desorption ionization-time of flight mass spectrometry. Appl Environ Microbiol 2005;71:6292-6307.
268. Marshall BJ. *Campylobacter pyloridis* and gastritis. J Infect Dis 1986;153:650-657.
269. Martinot M, Jaulhac B, Moog R, et al. *Campylobacter lari* bacteremia. Clin Microbiol Infect 2001;4:96-97.
270. Martiny D, Dediste A, Debruyne L, et al. Accuracy of the API Campy system, the Vitek 2 Neisseria-Haemophilus card and matrix-assisted laser desorption ionization time-of-flight mass spectrometry for the identification of *Campylobacter* and related organisms. Clin Microbiol Infect 2011;17:1001-1006.
271. Matsiota-Bernard P, Nauciel C. *Vibrio alginolyticus* wound infection after exposure to sea water in an air crash. Eur J Clin Microbiol Infect Dis 1993;12:474-475.
272. Matsumoto T, Kawakubo M, Akamatsu T, et al. *Helicobacter heilmannii* sensu stricto-related gastric ulcers: a case report. World J Gastroenterol 2014;20:3376-3382.
273. McNeeley D, Ivy P, Craft JC, et al. *Plesiomonas*: biology of the organism and diseases in children. Pediatr Infect Dis 1984;3:176-181.
274. McNulty CAM, Dent JC, Curry A, et al. New spiral bacterium in gastric mucosa. J Clin Pathol 1989;42:585-591.
275. McNulty CAM, Dent JC, Uff JS, et al. Detection of *Campylobacter pylori* by the biopsy urease test: an assessment in 1445 patients. Gut 1989;30:1058-1062.
276. McTighe AH. Pathogenic *Vibrio* species: isolation and identification. Lab Manag 1982:43-46.
277. Mégraud F, European Paediatric Task Force on *Helicobacter pylori*. Comparison of non-invasive tests to detect *Helicobacter pylori* infection in children and adolescents: results of a multicenter European study. J Pediatr 2005;146:198-203.
278. Ménard A, Péré-Védrenne C, Haesebrouck F, et al. Gastric and enterohepatic helicobacters other than *Helicobacter pylori*. Helicobacter 2014;19(Suppl 1):59-67.
279. Mendes EN, Queiroz DM, Dewhirst FE, et al. *Helicobacter trogontum* sp. nov., isolated from the rat intestine. Int J Syst Bacteriol 1996;46:916-921.
280. Mercer NSG, Beere DM, Bornemisza AJ, et al. Medical leeches as sources of wound infection. Br Med J 1987;294:937.
281. Merino FJ, Agulla A, Villasante PA, et al. Comparative efficacy of seven selective media for isolating *Campylobacter jejuni*. J Clin Microbiol 1986;24:451-452.
282. Middlebrook JL, Dorland RB. Bacterial toxins: cellular mechanisms of action. Microbiol Rev 1984;48:199-221.
283. Miller WG, Yee E, Chapman MH, et al. Comparative genomics of the *Campylobacter lari* group. Genome Biol Evol 2014;6:3252-3266.
284. Mills CK, Gherna RL. Hydrolysis of indoxyl acetate by *Campylobacter* species. J Clin Microbiol 1987;25:1560-1561.
285. Miñana-Galbis D, Farfán M, Gaspar Lorén J, et al. Proposal to assign *Aeromonas diversa* sp. nov. as a novel species designation for *Aeromonas* group 501. Syst Appl Microbiol 2010;33:15-19.
286. Minauchi K, Takahashi S, Sakai T, et al. The nosocomial transmission of *Helicobacter cinaedi* infections in immunocompromised patients. Intern Med 2010;49:1733-1739.
287. Minet J, Grosbois B, Megraud F. *Campylobacter hyointestinalis*: an opportunistic enteropathogen? J Clin Microbiol 1988;26:2659-2660.
288. Monteiro L, de Mascarel A, Sarrasqueta AM, et al. Diagnosis of *Helicobacter pylori* infection: noninvasive methods compared to invasive methods and evaluation of two new tests. Am J Gastroenterol 2001;96:353-358.
289. Morgner A, Bayerdörffer E, Meining A, et al. *Helicobacter heilmannii* and gastric cancer. Lancet 1995;346:511-512.
290. Morgner A, Lehn N, Andersen LP, et al. *Helicobacter heilmannii*-associated primary gastric low-grade MALT lymphoma: complete remission after curing the infection. Gastroenterology 2000;118:821-828.
291. Morris A, Ali MR, Thomsen L, et al. Tightly spiral shaped bacteria in the human stomach: another cause of active chronic gastritis? Gut 1990;31:139-143.
292. Morris GK, El Sherbeeny MR, Patton CM, et al. Comparison of four hippurate hydrolysis methods for identification of thermophilic *Campylobacter* sp. J Clin Microbiol 1985;22:714-718.

293. Morris JG Jr. *Vibrio cholerae* O139 Bengal: emergence of a new epidemic strain of cholera. Infect Agents Dis 1995;4:41–46.
294. Morris JG Jr. Cholera and other types of vibriosis: a story of human pandemics and oysters on the half shell. Clin Infect Dis 2003;37:272–280.
295. Morris JG Jr, Wilson R, Hollis DG, et al. Illness caused by *Vibrio damsela* and *Vibrio hollisae*. Lancet 1982;1:1294–1297.
296. Muñoz P, Fernández-Baca V, Peláez T, et al. *Aeromonas* peritonitits. Clin Infect Dis 1994;18:32–37.
297. Murakami H, Goto M, Ono E, et al. Isolation of *Helicobacter cinaedi* from blood of an immunocompromised patient in Japan. J Infect Chemother 2003;9:344–347.
298. Murray PR, Jain A, Uzel G, et al. Pyoderma gangrenosum-like ulcer in a patient with X-linked agammaglobulinemia: identification of *Helicobacter bilis* by mass spectrometry analysis. Arch Dermatol 2010;146:523–526.
299. Nachamkin I. *Campylobacter* infections. Curr Opin Infect Dis 1993;6:72–76.
300. Nachamkin I, Stowell C, Skalina D, et al. *Campylobacter laridis* causing bacteremia in an immunocompromised host. Ann Intern Med 1984;101:55–57.
301. Nair GB, Shimada T, Kurazono H, et al. Characterization of phenotypic, serological, and toxigenic traits of *Vibrio cholerae* O139 Bengal. J Clin Microbiol 1994;32:2775–2779.
302. Namdari H, Bottone EJ. Suicide phenomenon in mesophilic aeromonads as a basis for species identification. J Clin Microbiol 1989;27:788–789.
303. Namdari H, Bottone EJ. Microbiological and clinical evidence supporting the role of *Aeromonas caviae* as a pediatric enteric pathogen. J Clin Microbiol 1990;28:837–840.
304. Namdari H, Bottone EJ. Cytotoxin and enterotoxin production as factors delineating enteropathogenicity of *Aeromonas caviae*. J Clin Microbiol 1990;28:1796–1798.
305. Nato F, Boutonnier A, Rajerison M, et al. One-step immunochromatographic dipstick tests for rapid detection of *Vibrio cholerae* O1 and O139 in stool samples. Clin Diagn Lab Immunol 2003;10:476–478.
306. Navidad JF, Griswold DJ, Gradus MS, et al. Evaluation of Luminex xTAG gastrointestinal pathogen analyte-specific reagents for high-throughput, simultaneous detection of bacteria, viruses, and parasites of clinical and public health importance. J Clin Microbiol 2013;51:3018–3024.
307. Ndawula EM, Owen RJ, Mihr G, et al. *Helicobacter pylori* bacteraemia. Eur J Clin Microbiol Infect Dis 1994;13:621.
308. Ng VL, Hadley WK, Fennell CL, et al. Successive bacteremias with "*Campylobacter cinaedi*" and "*Campylobacter fennelliae*" in a bisexual male. J Clin Microbiol 1987;25:2008–2009.
309. Nguyen TV, Bengtsson C, Nguyen GK, et al. Evaluation of a novel monoclonal-based antigen-in-stool enzyme immunoassay (Premier Platinum HpSA PLUS) for diagnosis of *Helicobacter pylori* infection in Vietnamese children. Helicobacter 2008;13:269–273.
310. Nolan CM, Ballard J, Kaysner CA, et al. *Vibrio parahaemolyticus* gastroenteritis: an outbreak associated with raw oysters in the Pacific northwest. Diagn Microbiol Infect Dis 1984;2:119–128.
311. Notermans S, Havelaar A, Jansen W, et al. Production of "Asao toxin" by *Aeromonas* strains isolated from feces and drinking water. J Clin Microbiol 1986;23:1140–1142.
312. Novak SM, Bobenchik A, Cumpio J, et al. Evaluation of the Verigene EP IUO test for the rapid detection of bacterial and viral causes of gastrointestinal infection. Abstract 30th Clinical Virology Symposium Meeting Pan Am Soc Clin Virol 2014,1317.
313. Oberhofer TR, Podgore JK. Urea-hydrolyzing *Vibrio parahaemolyticus* associated with acute gastroenteritis. J Clin Microbiol 1982;16:581–583.
314. O'Brien M, Colwell R. Modified taurocholate-tellurite-gelatin agar for improved differentiation of *Vibrio* species. J Clin Microbiol 1985;22:1011–1013.
315. O'Hara CM, Sowers EG, Bopp CA, et al. Accuracy of six commercially available systems for identification of members of the family Vibrionaceae. J Clin Microbiol 2003;41:5654–5659.
316. On SLW. Confirmation of human *Campylobacter concisus* isolates misidentified as *Campylobacter mucosalis* and suggestions for improved differentiation between the two species. J Clin Microbiol 1994;32:2305–2306.
317. On SLW. Identification methods for campylobacters, helicobacters, and related organisms. Clin Microbiol Rev 1996;9:405–422.
318. On SLW. Taxonomy of *Campylobacter, Arcobacter, Helicobacter* and related bacteria: current status, future prospects and immediate concerns. Symp Ser Soc Appl Microbiol 2001;90:1S–15S.
319. On SLW, Bloch B, Holmes B, et al. *Campylobacter hyointestinalis* subsp. *lawsonii* subsp. nov., isolated from the porcine stomach, and an emended description of *Campylobacter hyointestinalis*. Int J Syst Bacteriol 1995;45:767–774.
320. Orlicek SL, Welch DF, Kuhls T. Septicemia and meningitis caused by *Helicobacter cinaedi* in a neonate. J Clin Microbiol 1993;31:569–571.
321. Ouderkirk JP, Bekhor D, Turett GS, et al. *Aeromonas* meningitis complicating medicinal leech therapy. Clin Infect Dis 2004;38:e36–e37.
322. Overman TL, Kessler JF, Seabolt JP. Comparison of API 20E, API Rapid E, and API Rapid NFT for identification of members of the family Vibrionaceae. J Clin Microbiol 1985;22:778–781.
323. Pacanowski J, Lalande V, Lacombe K, et al. *Campylobacter* bacteremia: clinical features and factors associated with fatal outcome. Clin Infect Dis 2008;47:790–796.
324. Pan-American Health Organization. Cholera in the Americas. Epidemiol Bull 1995;16:11–12.
325. Pandey M, Mishra RR, Dixit R, et al. *Helicobacter bilis* in human gallbladder cancer: results of a case-control study and a meta-analysis. Asian Pac J Cancer Prev 2010;11:343–347.
326. Park JH, Seok SH, Cho SA, et al. The high prevalence of *Helicobacter* sp. in porcine pyloric mucosa and its histopathological and molecular characteristics. Vet Microbiol 2004;104:219–225.
327. Parsonnet J, Isaacson PG. Bacterial infection and MALT lymphoma. N Engl J Med 2004;350:213–215.
328. Pascual A, Martinez-Martinez L, Garcia-Gestoso ML, et al. Urinary tract infection caused by quinolone-resistant *Campylobacter coli*. Eur J Clin Microbiol Infect Dis 1994;13:690–691.
329. Paster BJ, Dewhirst FE. Phylogeny of campylobacters, wolinellas, *Bacteroides gracilis*, and *Bacteroides ureolyticus* by 16S ribosomal ribonucleic acid sequencing. Int J Syst Bacteriol 1988;38:56–62.
330. Paster BJ, Lee A, Fox JG, et al. Phylogeny of *Helicobacter felis* sp. nov., *Helicobacter mustelae*, and related bacteria. Int J Syst Bacteriol 1991;41:31–38.
331. Pasternak J, Bolivar R, Hopfer RL, et al. Bacteremia caused by *Campylobacter*-like organism in two male homosexuals. Ann Intern Med 1984;101:339–341.
332. Patel A, Navidad J, Bhattacharyya S. Site-specific clinical evaluation of the Luminex xTAG gastrointestinal pathogen panel for detection of infectious gastroenteritis in fecal specimens. J Clin Microbiol 2014;52:3068–3071.
333. Pavia AT, Bryan JA, Maher KL, et al. *Vibrio carchariae* infection after a shark bite. Ann Intern Med 1989;111:85–86.
334. Pedersen K, Verdonck L, Austin B, et al. Taxonomic evidence that *Vibrio carchariae* Grimes et al. 1985 is a junior synonym of *Vibrio harveyi* (Johnson and Shunk 1936) Baumann et al. 1981. Int J Syst Bacteriol 1998;48:749–758.
335. Pellicano R, Mazzaferro V, Grigioni WF, et al. *Helicobacter* species sequences in liver samples from patients with and without hepatocellular carcinoma. World J Gastroenterol 2004;10:598–601.
336. Penner JL. The genus *Campylobacter*: a decade of progress. Clin Microbiol Rev 1988;1:157–172.
337. Peterson WL. *Helicobacter pylori* and peptic ulcer disease. N Engl J Med 1991;324:1043–1048.
338. Pezzlo M, Valter PJ, Burns MJ. Wound infection associated with *Vibrio alginolyticus*. Am J Clin Pathol 1979;71:476–478.
339. Pinna A, Sechi LA, Zanetti S, et al. *Aeromonas caviae* keratitis associated with contact lens wear. Ophthalmology 2004;111:348–351.
340. Pisani P, Whary MT, Nilsson I, et al. Cross-reactivity between immune responses to *Helicobacter bilis* and *Helicobacter pylori* in a population in Thailand at high risk of developing cholangiocarcinoma. Clin Vaccine Immunol 2008;15:1363–1368.
341. Pitarangsi E, Echeverria P, Whitmire R, et al. Enteropathogenicity of *Aeromonas hydrophila* and *Plesiomonas shigelloides*: prevalence among individuals with and without diarrhea in Thailand. Infect Immun 1982;35:666–673.
342. Pitrak DL, Gindorf JD. Bacteremic cellulitis caused by non-serogroup O1 *Vibrio cholerae* acquired in a freshwater inland lake. J Clin Microbiol 1989;27:2874–2876.
343. Popovic-Uroic T, Patton CM, Nicholson MA, et al. Evaluation of the indoxyl acetate hydrolysis test for rapid differentiation of *Campylobacter, Helicobacter*, and *Wolinella* species. J Clin Microbiol 1990;28:2335–2339.
344. Prag J, Blom J, Krogfelt KA. *Helicobacter canis* bacteraemia in a 7-month-old child. FEMS Immunol Med Microbiol 2007;50:264–267.
345. Qadri SM, Gordon LP, Wende RD, et al. Meningitis due to *Aeromonas hydrophila*. J Clin Microbiol 1976;3:102–104.
346. Queiroz DM, Saito M, Rocha GA, et al. *Helicobacter pylori* infection in infants and toddlers in South America: concordance between [13C]urea breath test and monoclonal *H. pylori* stool antigen test. J Clin Microbiol 2013;51:3735–3740.
347. Quinn TC, Goodell SE, Fennell C, et al. Infections with *Campylobacter jejuni* and *Campylobacter*-like organisms in homosexual men. Ann Intern Med 1984;101:187–192.
348. Rank EL, Smith IB, Langer M. Bacteremia caused by *Vibrio hollisae*. J Clin Microbiol 1988;26:375–376.
349. Regimbeau C, Karsenti D, Durand V, et al. Low-grade gastric MALT lymphoma and *Helicobacter heilmannii* (*Gastrospirillum hominis*)[in French]. Gastroenterol Clin Biol 1998;22:720–723.

350. Reina J, Fernandez-Baca V, Lopez A. Acute gastroenteritis caused by *Vibrio alginolyticus* in an immunocompetent patient. Clin Infect Dis 1995;21:1044–1045.
351. Reina J, Lopez A. Gastroenteritis caused by *Aeromonas trota* in a child. J Clin Pathol 1996;49:173–175.
352. Reina J, Ros MJ, Serra A. Evaluation of the API-campy system in the biochemical identification of hippurate negative campylobacter strains isolated from faeces. J Clin Pathol 1995;48:683–685.
353. Reinhardt JF, George WL. *Plesiomonas shigelloides*-associated diarrhea. JAMA 1985;253:3294–3295.
354. Rennie RP, Brosnikoff C, Shokoples S, et al. Multicenter evaluation of the new Vitek 2 *Neisseria-Haemophilus* identification card. J Clin Microbiol 2008;46:2681–2685.
355. Rimbara E, Matsui M, Mori S, et al. Draft genome sequence of *Helicobacter fennelliae* strain MRY12-0050, isolated from a bacteremia patient. Genome Announc 2013;1:e00512–e00513.
356. Rimbara E, Mori S, Kim H, et al. *Helicobacter cinaedi* and *Helicobacter fennelliae* transmission in a hospital from 2008 to 2012. J Clin Microbiol 2013;51:2439–2442.
357. Rocha M, Avenaud P, Ménard A, et al. Association of *Helicobacter* species with hepatitis C cirrhosis with or without hepatocellular carcinoma. Gut 2005;54:396–401.
358. Roehrl MH, Hernandez M, Yang S, et al. *Helicobacter heilmannii* gastritis in a young patient with a pet. Gastrointest Endosc 2012;76:421–422.
359. Rolston KVI, Hopfer RL. Diarrhea due to *Plesiomonas shigelloides* in cancer patients. J Clin Microbiol 1984;20:597–598.
360. Romero S, Archer JR, Hamacher ME, et al. Case report of an unclassified microaerophilic bacterium associated with gastroenteritis. J Clin Microbiol 1988;26:142–143.
361. Roop RM II, Smibert RM, Johnson JL, et al. DNA homology studies of the catalase-negative campylobacters and "*Campylobacter fecalis*," an emended description of *Campylobacter sputorum*, and proposal of the neotype strain of *Campylobacter sputorum*. Can J Microbiol 1985;31:823–831.
362. Ropper AH. *Campylobacter* diarrhea and Guillain-Barre syndrome. Arch Neurol 1988;45:655–656.
363. Rowland M, Lambert I, Gormally S, et al. Carbon 13-labeled urea breath test for the diagnosis of *Helicobacter pylori* infection in children. J Pediatr 1997;131:815–820.
364. Ruimy R, Breittmayer V, Elbaze P, et al. Phylogenetic analysis and assessment of the genera *Vibrio*, *Photobacterium*, *Aeromonas*, and *Plesiomonas* deduced from small-subunit rRNA sequences. J Syst Bacteriol 1994;44:416–426.
365. Rychert J, Creely D, Mayo-Smith LM, et al. Evaluation of matrix-assisted laser desorption ionization-time of flight mass spectrometry for identification of *Vibrio cholerae*. J Clin Microbiol 2015;53:329–331.
366. Sack DA, Sack RB, Nair GB, et al. Cholera. Lancet 2004;363:223–233.
367. Sacks SL, Labriola AM, Gill VJ, et al. Use of ciprofloxacin for successful eradication of bacteremia due to *Campylobacter cinaedi* in a human immunodeficiency virus-infected person. Rev Infect Dis 1991;13:1066–1068.
368. Safrin S, Morris JG, Adams M, et al. Non-01 *Vibrio cholerae* bacteremia: case report and review. Rev Infect Dis 1988;10:1012–1017.
369. Samie A, Obi CL, Barrett LJ, et al. Prevalence of *Campylobacter* species, *Helicobacter pylori* and *Arcobacter* species in stool samples from the Venda region, Limpopo, South Africa: studies using molecular diagnostic methods. J Infect 2007;54:558–566.
370. Sandstedt K, Ursing J. Description of *Campylobacter upsaliensis* sp. nov. previously known as the CNW group. Syst Appl Microbiol 1991;14:39–45.
371. Sandstedt K, Ursing J, Walder M. Thermotolerant *Campylobacter* with no or weak catalase activity isolated from dogs. Curr Microbiol 1983;8:209–213.
372. Sanyal SC, Saraswathi B, Sharma P. Enteropathogenicity of *Plesiomonas shigelloides*. J Med Microbiol 1980;13:401–409.
373. Sartor C, Limouzin-Perotti F, Legre R, et al. Nosocomial infections with *Aeromonas hydrophila* from leeches. Clin Infect Dis 2002;35:e1–e5.
374. Schmidt U, Chmel H, Cobbs C. *Vibrio alginolyticus* infections in humans. J Clin Microbiol 1979;10:666–668.
375. Schubert RHW, Hegazi M. *Aeromonas eucrenophila* species nova *Aeromonas caviae*, a later and illegitimate synonym of *Aeromonas punctata*. Zentralbl Bakteriol Mikrobiol Hyg A 1988;268:34–39.
376. Seetha KS, Jose BT, Jasthi A. Meningitis due to *Aeromonas hydrophila*. Indian J Med Microbiol 2004;22:191–192.
377. Shandera WX, Johnston JM, Davis BR, et al. Disease from infection with *Vibrio mimicus*, a newly recognized *Vibrio* species. Clinical characteristics and epidemiology. Ann Intern Med 1983;99:169–171.
378. Sharp SE. Chronic skin lesions from a patient with Bruton's X-linked agammaglobulinemia. J Clin Microbiol 2011;49:483,770.
379. Shimizu S, Inokuma D, Watanabe M, et al. Cutaneous manifestations of *Helicobacter cinaedi* infection. Acta Derm Venereol 2013;93:165–167.
380. Shinha T. Fatal bacteremia caused by *Campylobacter gracilis*, United States. Emerg Infect Dis 2015;21:1084–1085.
381. Siqueira JF Jr, Rôças IN. *Campylobacter gracilis* and *Campylobacter rectus* in primary endodontic infections. Int Endod J 2003;36:174–180.
382. Sirianni A, Kaakoush NO, Raftery MJ, et al. The pathogenic potential of *Helicobacter pullorum*: possible role for the type VI secretion system. Helicobacter 2013;18:102–111.
383. Skirrow MB, Benjamin J. "1001" Campylobacters: cultural characteristics of intestinal campylobacters from man and animals. J Hyg (Lond) 1980;85:427–442.
384. Smet A, Flahou B, D'Herde K, et al. *Helicobacter heilmannii* sp. nov., isolated from feline gastric mucosa. Int J Syst Evol Microbiol 2012;62(Pt 2):299–306.
385. Smibert RM. Genus *Campylobacter* Sebald and Veron 1963, 907[AL]. In Krieg NR, Holt HG eds. Bergey's Manual of Systematic Bacteriology, Vol 1. Baltimore, MD: Williams & Wilkins, 1984: 111–118.
386. Smith SK, Sutton DC, Fuerst JA, et al. Evaluation of the genus *Listonella* and reassignment of *Listonella damsela* (Love et al.) MacDonell and Colwell to the genus *Photobacterium* as *Photobacterium damsela*. Int J Syst Bacteriol 1994;41:529–534.
387. Smoak BL, Kelley PW, Taylor DN. Seroprevalence of *Helicobacter pylori* infections in a cohort of US Army recruits. Am J Epidemiol 1994;139:513–519.
388. Smuts HE, Lastovica AJ. Molecular characterization of the 16S rRNA gene of *Helicobacter fennelliae* isolated from stools and blood cultures from paediatric patients in South Africa. J Pathog 2011;2011:217376.
389. Solnick JV. Clinical significance of *Helicobacter* species other than *Helicobacter pylori*. Clin Infect Dis 2003;36:349–354.
390. Solnick JV, O'Rourke J, Lee A, et al. An uncultured gastric spiral organism is a newly identified *Helicobacter* in humans. J Infect Dis 1993;168:379–385.
391. Solnick JV, Schauer DB. Emergence of diverse *Helicobacter* species in the pathogenesis of gastric and enterohepatic diseases. Clin Microbiol Rev 2001;14:59–97.
392. Sorlin P, Vandamme P, Nortier J, et al. Recurrent "Flexispira rappini" bacteremia in an adult patient undergoing hemodialysis: case report. J Clin Microbiol 1999;37:1319–1323.
393. Sovilla J-Y, Regli F, Francioli PB. Guillain-Barre syndrome following *Campylobacter jejuni* enteritis: report of three cases and review of the literature. Arch Intern Med 1988;148:739–741.
394. Spiegel CA, Telford G. Isolation of *Wolinella recta* and *Actinomyces viscosus* from an actinomycotic chest wall mass. J Clin Microbiol 1984;20:1187–1189.
395. Stanley J, Burnens AP, Linton D, et al. *Campylobacter helveticus* sp. nov., a new thermophilic species from domestic animals: characterization and cloning of a species-specific DNA probe. J Gen Microbiol 1992;138:2293–2303.
396. Stanley J, Linton D, Burnens AP, et al. *Helicobacter pullorum* sp. nov.—genotype and phenotype of a new species isolated from poultry and from human patients with gastroenteritis. Microbiology 1994;140:3441–3449.
397. Stanley J, Linton D, Burnens AP, et al. *Helicobacter canis* sp. nov., a new species from dogs: an integrated study of phenotype and genotype. J Gen Microbiol 1993;139:2495–2504.
398. Steele TW, McDermott SN. Technical note: the use of membrane filters applied directly to the surface of agar plates for the isolation of *Campylobacter jejuni* from feces. Pathology 1984;16:263–265.
399. Steele TW, Owen RJ. *Campylobacter jejuni* subsp. *doylei* subsp. nov., a subspecies of nitrate-negative campylobacters isolated from human clinical specimens. Int J Syst Bacteriol 1988;38:316–318.
400. Steele TW, Sangster N, Lanser JA. DNA relatedness and biochemical features of *Campylobacter* spp. isolated in central and south Australia. J Clin Microbiol 1985;22:71–74.
401. Steinbrueckner B, Haerter G, Pelz K, et al. Isolation of *Helicobacter pullorum* from patients with enteritis. Scand J Infect Dis 1997;29:315–318.
402. Steinkraus GE, Wright BD. Septic abortion with intact fetal membranes caused by *Campylobacter fetus* subsp. *fetus*. J Clin Microbiol 1994;32:1608–1609.
403. Stills HF Jr, Hook RR, Kinden DA. Isolation of *Campylobacter*-like organism from healthy Syrian hamsters (Mesocricetus auratus). J Clin Microbiol 1989;27:2497–2501.
404. Suematsu Y, Morizumi S, Okamura K, et al. A rare case of axillobifemoral bypass graft infection caused by *Helicobacter cinaedi*. J Vasc Surg 2015;61:231–233.
405. Sugiyama A, Mori M, Ishiwada N, et al. First adult case of *Helicobacter cinaedi* meningitis. J Neurol Sci 2014;336:263–264.
406. Swerdlow DL, Ries AA. *Vibrio cholerae* non-01—the eighth pandemic? Lancet 1993;342:382–383.
407. Tacket CO, Brenner F, Blake PA. Clinical features and an epidemiological study of *Vibrio vulnificus* infections. J Infect Dis 1984;149:558–561.
408. Tacket CO, Hickman F, Pierce GV, et al. Diarrhea associated with *Vibrio fluvialis* in the United States. J Clin Microbiol 1982;16:991–992.

409. Tam CC, O'Brien SJ, Adak GK, et al. *Campylobacter coli*—an important foodborne pathogen. J Infect 2003;47:28-32.
410. Taniguchi T, Sekiya A, Higa M, et al. Rapid identification and subtyping of *Helicobacter cinaedi* strains by intact-cell mass spectrometry profiling with the use of matrix-assisted laser desorption ionization-time of flight mass spectrometry. J Clin Microbiol 2014;52:95-102.
411. Tankovic J, Smati M, Lamarque D, et al. First detection of *Helicobacter canis* in chronic duodenal ulcerations from a patient with Crohn's disease. Inflamm Bowel Dis 2011;17:1830-1831.
412. Tanner ACR, Badger S, Lai C-H, et al. *Wolinella* gen. nov., *Wolinella succinogenes* (*Vibrio succinogenes* Wolin et al.) comb. nov., and description of *Bacteroides gracilis* sp. nov., *Wolinella recta* sp. nov., *Campylobacter concisus* sp. nov., and *Eikenella corrodens* from humans with periodontal disease. Int J Syst Bacteriol 1981;31:432-445.
413. Tanner ACR, Listgarten MA, Ebersole JL. *Wolinella curva* sp. nov.: "*Vibrio succinogenes*" of human origin. Int J Syst Bacteriol 1984;34:275-282.
414. Tanner A, Maiden MF, Macuch PJ, et al. Microbiota of health, gingivitis, and initial periodontitis. J Clin Periodontol 1998;25:85-98.
415. Tauxe RV, Patton CM, Edmonds P, et al. Illness associated with *Campylobacter laridis*, a newly recognized *Campylobacter* species. J Clin Microbiol 1985;21:222-225.
416. Taylor DN, Kiehlbauch JA, Tee W, et al. Isolation of group 2 aerotolerant *Campylobacter* species from Thai children with diarrhea. J Infect Dis 1991;163:1062-1067.
417. Tee W, Baird R, Dyall-Smith M, et al. *Campylobacter cryaerophila* isolated from a human. J Clin Microbiol 1988;26:2469-2473.
418. Tee W, Leder K, Karroum E, et al. "Flexispira rappini" bacteremia in a child with pneumonia. J Clin Microbiol 1998;36:1679-1682.
419. Tee W, Montgomery J, Dyall-Smith M. Bacteremia caused by a *Helicobacter pullorum*-like organism. Clin Infect Dis 2001;33:1789-1791.
420. Thompson FL, Hoste B, Vandemeulebroecke K, et al. Reclassification of *Vibrio hollisae* as *Grimontia hollisae* gen. nov., comb. nov. Int J Syst Evol Microbiol 2003;53(Pt 5):1615-1617.
421. Thompson LM III, Smibert RM, Johnson JL, et al. Phylogenetic study of the genus *Campylobacter*. Int J Syst Bacteriol 1988;38:190-200.
422. Totten PA, Fennell CL, Tenover FC, et al. *Campylobacter cinaedi* (sp. nov.) and *Campylobacter fennelliae* (sp. nov): two new *Campylobacter* species associated with enteric disease in homosexual men. J Infect Dis 1985;151:131-139.
423. Travis LB, Washington JA II. The clinical significance of stool isolates of *Aeromonas*. Am J Clin Pathol 1986;85:330-336.
424. Turk ML, Cacioppo LD, Ge Z, et al. Persistent *Helicobacter pullorum* colonization in C57BL/6NTac mice: a new mouse model for an emerging zoonosis. J Med Microbiol 2012;61(Pt 5):720-728.
425. Turvey SE, Leo SH, Boos A, et al. Successful approach to treatment of *Helicobacter bilis* infection in X-linked agammaglobulinemia. J Clin Immunol 2012;32:1404-1408.
426. Tuyet DT, Thiem VD, von Seidlein L, et al. Clinical, epidemiological, and socioeconomic analysis of an outbreak of *Vibrio parahaemolyticus* in Khanh Hoa Province, Vietnam. J Infect Dis 2002;186:1615-1620.
427. Valenza G, Ruoff C, Vogel U, et al. Microbiological evaluation of the new VITEK 2 *Neisseria-Haemophilus* identification card. J Clin Microbiol 2007;45:3493-3497.
428. Vandamme P, Daneshvar MI, Dewhirst FE, et al. Chemotaxonomic analyses of *Bacteroides gracilis* and *Bacteroides ureolyticus* and reclassification of *B. gracilis* as *Campylobacter gracilis* comb. nov. Int J Syst Bacteriol 1995;45:145-152.
429. Vandamme P, Debruyne L, De Brandt E, et al. Reclassification of *Bacteroides ureolyticus* as *Campylobacter ureolyticus* comb. nov., and emended description of the genus *Campylobacter*. Int J Syst Evol Microbiol 2010;60(Pt 9):2016-2022.
430. Vandamme P, De Ley J. Proposal for a new family, *Campylobacteraceae*. Int J Syst Bacteriol 1991;41:451-455.
431. Vandamme P, Falsen E, Pot B, et al. Identification of EF group 22 campylobacters from gastroenteritis cases as *Campylobacter concisus*. J Clin Microbiol 1989;27:1775-1781.
432. Vandamme P, Falsen E, Pot B, et al. Identification of *Campylobacter cinaedi* isolated from blood and feces of children and adult females. J Clin Microbiol 1990;28:1016-1020.
433. Vandamme P, Falsen E, Rossau R, et al. Revision of *Campylobacter, Helicobacter,* and *Wolinella* taxonomy: emendation of generic descriptions and proposal of *Arcobacter* gen. nov. Int J Syst Bacteriol 1991;41:88-103.
434. Vandamme P, Pugina P, Benzi G, et al. Outbreak of recurrent abdominal cramps associated with *Arcobacter butzleri* in an Italian school. J Clin Microbiol 1992;30:2335-2337.
435. Vandamme P, Vancanneyt M, Pot B, et al. Polyphasic taxonomic study of the emended genus *Arcobacter* with *Arcobacter butzleri* comb. nov. and *Arcobacter skirrowii* sp. nov., an aerotolerant bacterium isolated from veterinary specimens. Int J Syst Bacteriol 1992;42:344-356.
436. van der Vusse ML, van Son WJ, Ott A, et al. *Helicobacter canis* bacteremia in a renal transplant patient. Transpl Infect Dis 2014;16:125-129.
437. Vanloon FPL, Rahim Z, Chowdhury KA, et al. Case report of *Plesiomonas shigelloides*-associated persistent dysentery and pseudomembranous colitis. J Clin Microbiol 1989;27:1913-1915.
438. Vasoo S, Schwab JJ, Cunningham SA, et al. *Campylobacter* prosthetic joint infection. J Clin Microbiol 2014;52:1771-1774.
439. Vogt RL, Little AA, Patton CM, et al. Serotyping and serology studies of campylobacteriosis associated with consumption of raw milk. J Clin Microbiol 1984;20:998-1000.
440. Von Graevenitz A, Bucher C. Evaluation of differential and selective media for isolation of *Aeromonas* and *Plesiomonas* spp. from human feces. J Clin Microbiol 1983;17:16-21.
441. Walmsley SL, Karmali MA. Direct isolation of atypical thermophilic *Campylobacter* species from human feces on selective agar medium. J Clin Microbiol 1989;27:668-670.
442. Wang W-LL, Luechtefeld NW. Effect of incubation atmosphere and temperature on isolation of *Campylobacter jejuni* from human stools. Can J Microbiol 1983;29:468-470.
443. Ward JM, Fox JG, Anver MR, et al. Chronic active hepatitis and associated liver tumors in mice caused by a persistent bacterial infection with a novel *Helicobacter* species. J Natl Cancer Inst 1994;86:1222-1227.
444. Warren JR, Marshall BJ. Unidentified curved bacilli on gastric epithelium in active gastritis. Lancet 1983;1:1273-1275.
445. Watson IM, Robinson JO, Burke V, et al. Invasiveness of *Aeromonas* spp. in relation to biotype, virulence factors, and clinical features. J Clin Microbiol 1985;22:48-51.
446. Weissman JB, DeWitt WE, Thompson J, et al. A case of cholera in Texas, 1973. Am J Epidemiol 1974;100:487-498.
447. Wexler HM, Reeves D, Summanen PH, et al. *Sutterella wadsworthensis* gen. nov., sp. nov., bile-resistant microaerophilic *Campylobacter gracilis*-like clinical isolates. Int J Syst Bacteriol 1996;46:252-258.
448. Winkler MA, Uher J, Cepa S. Direct analysis and identification of *Helicobacter* and *Campylobacter* species by MALDI-TOF mass spectrometry. Anal Chem 1999;71:3416-3419.
449. Wu CJ, Chen PL, Hsueh PR, et al. Clinical implications of species identification in monomicrobial *Aeromonas* bacteremia. PLoS One 2015;10(2):e0117821.
450. Wu CJ, Tsai PJ, Chen PL, et al. *Aeromonas aquariorum* septicemia and enterocolitis in a cirrhotic patient. Diagn Microbiol Infect Dis 2012;74:406-408.
451. Wu CJ, Wu JJ, Yan JJ, et al. Clinical significance and distribution of putative virulence markers of 116 consecutive clinical *Aeromonas* isolates in southern Taiwan. J Infect 2007;54:151-158.
452. Wu JC, Liu GL, Zhang ZH, et al. 15NH4+ excretion test: a new method for detection of *Helicobacter pylori* infection. J Clin Microbiol 1992;30:181-184.
453. Wüppenhorst N, von Loewenich F, Hobmaier B, et al. Culture of a gastric non-*Helicobacter pylori* Helicobacter from the stomach of a 14-year-old girl. Helicobacter 2013;18:1-5.
454. Wybo I, Breynaert J, Lauwers S, et al. Isolation of *Arcobacter skirrowii* from a patient with chronic diarrhea. J Clin Microbiol 2004;42:1851-1852.
455. Yadava R, Seeler RA, Kalelkar M, et al. Fatal *Aeromonas hydrophila* sepsis and meningitis in a child with sickle cell anemia. Am J Dis Child 1979;133:753-754.
456. Yan JJ, Ko WC, Huang AH, et al. *Arcobacter butzleri* bacteremia in a patient with liver cirrhosis. J Formos Med Assoc 2000;99:166-169.
457. Yang H, Li X, Xu Z, et al. "Helicobacter heilmannii" infection in a patient with gastric cancer. Dig Dis Sci 1995;40:1013-1014.
458. Yang J, Ji S, Zhang Y, et al. *Helicobacter hepaticus* infection in primary hepatocellular carcinoma tissue. Singapore Med J 2013;54:451-457.
459. Yao JDC, Ng HMC, Campbell I. Prosthetic hip joint infection due to *Campylobacter fetus*. J Clin Microbiol 1993;31:3323-3324.
460. Yeomans ND, Kolt SD. *Helicobacter heilmannii* (formerly *Gastrospirillum*): association with pig and human gastric pathology. Gastroenterology 1996;111:244-247.
461. Zhang L, Budiman V, Day AS, et al. Isolation and detection of *Campylobacter concisus* from saliva of healthy individuals and patients with inflammatory bowel disease. J Clin Microbiol 2010;48:2965-2967.
462. Zhang L, Lee H, Grimm MC, et al. *Campylobacter concisus* and inflammatory bowel disease. World J Gastroenterol 2014;20:1259-1267.
463. Zhang L, Man SM, Day AS, et al. Detection and isolation of *Campylobacter* species other than *C. jejuni* from children with Crohn's disease. J Clin Microbiol 2009;47:453-455.

CAPÍTULO 9
Bacilos Gram-Negativos Fastidiosos Diversos

Introdução à família Pasteurellaceae, 484

Espécies de *Haemophilus*, 485
Taxonomia, 485
Haemophilus influenzae, 487
Outras espécies de *Haemophilus*, 492
Haemophilus ducreyi, 493
Diagnóstico laboratorial das infecções por *Haemophilus*, 493
Haemophilus ducreyi | Diagnóstico laboratorial do cancroide, 497
Sensibilidade de espécies de *Haemophilus* a agentes antimicrobianos, 498

Gênero *Aggregatibacter*, 500
Taxonomia, 500
Importância clínica, 500
Características das culturas e identificação de espécies de *Aggregatibacter*, 501
Sensibilidade das espécies de *Aggregatibacter* a agentes antimicrobianos, 502

Espécies de *Cardiobacterium*, 503
Taxonomia, 503
Importância clínica, 503
Características de cultura e identificação, 504
Sensibilidade a agentes antimicrobianos, 504

***Eikenella corrodens*, 505**
Taxonomia, 505
Importância clínica, 506
Características de cultura e identificação, 506
Sensibilidade a agentes antimicrobianos, 507

Espécies de *Kingella*, 507
Taxonomia, 507
Importância clínica, 507
Características de cultura e identificação, 508
Sensibilidade a agentes antimicrobianos, 509

Espécies de *Capnocytophaga*, 509
Taxonomia, 509
Importância clínica, 509
Características de cultura e identificação, 511
Sensibilidade a agentes antimicrobianos, 512

Espécies de *Dysgonomonas*, 513
Taxonomia, 513
Importância clínica, 513
Características de cultura e identificação, 513
Sensibilidade a agentes antimicrobianos, 514

***Streptobacillus moniliformis*, 514**
Taxonomia, 514
Epidemiologia, 514
Importância clínica, 514
Características de cultura e identificação, 515
Sensibilidade a agentes antimicrobianos, 516

Espécies de *Simonsiella*, 516

Espécies de *Pasteurella* e *Mannheimia*, 516
Taxonomia e características do gênero *Pasteurella*, 516
Reclassificação de outras espécies de [*Pasteurella*], 518
Espécies de *Pasteurella* | Importância clínica, identificação e sensibilidade a agentes antimicrobianos, 518
[*Pasteurella*] espécies *incertae sedis* | Importância clínica, identificação e sensibilidade a agentes antimicrobianos, 521
Espécies de *Mannheimia* (anteriormente complexo "*Pasteurella haemolytica*/*Pasteurella granulomatis*"), 524

Gênero *Actinobacillus*, 524
Taxonomia, 524
Importância clínica das espécies de *Actinobacillus*, 525
Características de cultura das espécies de *Actinobacillus*, 525

Espécies de *Brucella*, 525
Introdução, 525
Taxonomia e epidemiologia, 528
Virulência das espécies de *Brucella*, 532
Espectro clínico da brucelose, 535
Diagnóstico sorológico das infecções por *Brucella*, 537
Isolamento e características de cultura, 539
Identificação de espécies de *Brucella*, 540
Tratamento da brucelose, 544

Espécies de *Francisella*, 544
Epidemiologia da tularemia, 544
Histórico e taxonomia, 545
Espectro clínico da tularemia, 547
Detecção, isolamento e características de cultura, 548
Tratamento da tularemia, 550
Virulência de *F. tularensis*, 551

Espécies de *Afipia*, *Bosea* e outras α-*Proteobacteria*, 552

Espécies de *Bartonella*, 553
Taxonomia, 553
Epidemiologia das espécies de *Bartonella*, 553
Infecções humanas associadas a espécies de *Bartonella*, 557
Patógenos emergentes do gênero *Bartonella*, 563
Detecção, isolamento e identificação das espécies de *Bartonella*, 563
Diagnóstico sorológico, 568
Sensibilidade a agentes antimicrobianos *in vitro*, 571

Espécies de *Bordetella*, 571
  Antecedente histórico e taxonomia das espécies de *Bordetella*, 571
  Epidemiologia da coqueluche, 572
  Importância clínica de *Bordetella pertussis*, 573
  Vacinas pertussis, 576
  Importância clínica de outras espécies de *Bordetella*, 576

Cultura e isolamento de *Bordetella pertussis*, 578
Teste direto com AF, 579
Características de cultura e identificação das espécies de *Bordetella*, 580
Métodos moleculares para a detecção e a identificação de espécies de *Bordetella*, 580

Testes sorológicos para o diagnóstico de coqueluche, 582
Tratamento da coqueluche, 582
Teste de sensibilidade de espécies de *Bordetella* a agentes antimicrobianos, 583

Introdução à família Pasteurellaceae

A família Pasteurellaceae foi estabelecida como família taxonômica distinta em 1981 e inclui um grupo diverso de cocobacilos gram-negativos, que são principalmente isolados de animais.[1038] Inicialmente, os vários gêneros classificados na família foram delineados por características fenotípicas e metabólicas, e, subsequentemente, várias "espécies" adicionais foram incluídas nessa família, com base em estudos de hibridização de DNA–DNA.[926] Com a aplicação de métodos taxonômicos moleculares mais avançados, a estrutura filogenética da família começou a sofrer uma mudança significativa, que começou no início da década de 1990.[339,354] Naquela época, a família Pasteurellaceae era constituída de três gêneros – *Haemophilus*, *Pasteurella* e *Actinobacillus* – que incluíam isolados tanto de humanos quanto de animais. Os primeiros estudos de sequenciamento do rRNA 16S desses três gêneros demonstraram que os microrganismos na família Pasteurellaceae eram filogeneticamente diversos e intermisturados.[339,354] No decorrer dessa última década, os gêneros e as espécies da família passaram por um novo exame com o uso de métodos moleculares, levando à reclassificação de algumas espécies e rejeição de outras como membros inválidos dos gêneros atuais. Foram criados vários gêneros novos para acomodar espécies incorretamente classificadas, bem como isolados bacterianos recentemente descritos. Como resultado, a família Pasteurellaceae inclui atualmente 15 gêneros, cuja maioria é constituída por bactérias encontradas em diversos animais (Boxe 9.1). Esses gêneros são classificados na ordem proposta "Pasteurellales", na divisão γ das Proteobacteria.

Atualmente, a família Pasteurellaceae inclui os seguintes gêneros: *Haemophilus*, *Pasteurella*, *Actinobacillus*, *Aggregatibacter*, *Mannheimia*, *Bibersteinia*, *Lonepinella*, *Phocoenobacter*, *Histophilus*, *Avibacterium*, *Gallibacterium*, *Nicoletella*, *Volucribacte*, *Chelonobacter* e *Basfia*. As espécies de *Haemophilus* fazem parte da microbiota das vias respiratórias superiores de seres humanos, com exceção de *H. ducreyi*, agente etiológico da infecção sexualmente transmitida denominada cancroide. As espécies de *Pasteurella* são principalmente isoladas de animais que, em certas ocasiões, podem ser isoladas de infecções humanas. Com exceção de *Actinobacillus ureae* e *Actinobacillus hominis*, os membros do gênero *Actinobacillus* também são isolados principalmente de animais. O gênero *Aggregatibacter* inclui as antigas espécies de *Haemophilus H. aphrophilus* (*Aggregatibacter aphrophilus*), *H. paraphrophilus* (*Aggregatibacter aphrophilus*), *H. segnis* (*Aggregatibacter segnis*) e *Actinobacillus actinomycetemcomitans* (*Aggregatibacter actinomycetemcomitans*).[956] O gênero *Mannheimia* foi criado em 1999 para acomodar o complexo "[*Pasteurella*] haemolytica" trealose-negativo e *Pasteurella granulomatis*.[46] O complexo "[*Pasteurella*] haemolytica" incluía as biovariantes A e T. Os microrganismos pertencentes à biovar. A foram subsequentemente reclassificados no gênero *Mannheimia* e distribuídos entre seis espécies de *Mannheimia*: *M. haemolytica*, *M. granulomatis*, *M. glucosida*, *M. ruminalis*, *M. varigena* e *M. succiniciproducens*.[46,206,772] Os microrganismos incluídos na biovar. T foram reclassificados como [*Pasteurella*] *trehalosi*, apesar de evidências de que essa espécie não esteja estreitamente relacionada com outros microrganismos do gênero *Pasteurella*. Em 2009, [*Pasteurella*] *trehalosi* foi colocada no novo gênero *Bibersteinia*, com o nome de *Bibersteinia trehalosi*.[137]

Os novos gêneros na família Pasteurellaceae incluem *Lonepinella*, *Phocoenobacter*, *Histophilus*, *Avibacterium*, *Gallibacterium*, *Nicoletella*, *Volucribacter*, *Chelonobacter* e *Basfia*. Os gêneros *Lonepinella* e *Phocoenobacter* incluem, cada um deles, uma única espécie, *Lonepinella koalarum* e *Phocoenobacter uteri*, respectivamente.[437,983] *L. koalarum* é um isolado ambiental, que também foi obtido de coalas. *P. uteri* foi isolado do útero de um boto morto, que foi encontrado encalhado no litoral da Escócia. O gênero *Histophilus* também compreende isolados de animais e atualmente inclui a única espécie *Histophilus somni*.[45] Essa espécie recentemente descrita consiste em três isolados que anteriormente eram *incertae sedis* (i. e., de localização incerta): "*Haemophilus somnus*", "*Haemophilus agni*" e "*Histophilus ovis*". *Histophilus somnus* provoca meningoencefalite tromboembólica infecciosa no gado bovino, enquanto *Histophilus ovis* e *Histophilus agni* causam mastite, septicemia, sinovite, epididimite e vaginite em ovinos. O novo gênero *Avibacterium* acomoda espécies aviárias dependentes e independentes de fator V, anteriormente classificadas nos gêneros *Haemophilus* e *Pasteurella*. As quatro espécies no gênero *Avibacterium* formam um grupo monofilético, exibindo uma homologia de sequência do DNA de mais de 96,8% entre elas; essas espécies incluem *A. gallinarum* (anteriormente *Pasteurella gallinarum*), *A. paragallinarum* (anteriormente *Haemophilus paragallinarum*), *A. avium* (anteriormente *Pasteurella avium*), *A. volantium* (anteriormente *Pasteurella volantium*) e a nova espécie *A. endocarditidis*.[132,138]

O gênero *Gallibacterium* é constituído por antigos membros do complexo "[*Pasteurella haemolytica*]" –

Boxe 9.1
Membros da família Pasteurellaceae

Gênero	Espécies
Haemophilus	H. influenzae, H. parainfluenzae, H. haemolyticus, H. parahaemolyticus, H. paraphrophaemolyticus, H. pittmaniae, H. ducreyi
Pasteurella	P. multocida subesp. multocida, P. multocida subesp. gallicida, P. multocida subesp. septica, P. dagmatis, P. canis, P. stomatis Espécies incertae sedis: [P.] aerogenes, [P.] pneumotropica, [P.] bettyae, [P.] caballi, [P.] mairii, [P.] testudinis, [P.] skyensis, [P.] langaaensis, [P.] lymphangitidis
Actinobacillus	A. ureae (anteriormente Pasteurella ureae), A. hominis, A. lignieresii, A. pleuropneumoniae, A. equuli subesp. equuli subesp. haemolyticus, A. suis, A. arthriditis (táxon Bisgaard 11), Actinobacillus genomoespécie 1, Actinobacillus genomoespécie 2 (A. arthriditis sorbitol-negativo), táxon Bisgaard 8 e 26 Espécies incertae sedis: [A.] muris, [A.] seminis, [A.] succinogenes, [A.] rossii, [A.] porcinus, [A.] capsulatus, [A.] indolicus, [A.] delphinicola, [A.] scotiae, [A.] minor, [A.] porcitonsillarum
Aggregatibacter	A. aphrophilus (anteriormente Haemophilus aphrophilus e Haemophilus paraphrophilus), A. segnis (anteriormente Haemophilus segnis), A. actinomycetemcomitans (anteriormente Actinobacillus actinomycetemcomitans)
Mannheimia	M. haemolytica (anteriormente Pasteurella haemolytica), M. granulomatis (anteriormente Pasteurella granulomatis), M. glucosida, M. ruminalis, M. varigena e "M. succiniciproducens"
Bibersteinia	B. trehalosi (anteriormente [Pasteurella] trehalosi)
Lonepinella	L. koalarum
Phocoenobacter	P. uteri
Histophilus	H. somnus (anteriormente "Haemophilus somnus", "Histophilus ovis" e "Haemophiilus agni")
Avibacterium	A. gallinarum (anteriormente [Pasteurella] gallinarum), A. paragallinarum (anteriormente "Haemophilus paragallinarum"), (anteriormente [Pasteurella] avium), A. volantium (anteriormente [Pasteurella] volantium), A. endocarditidis
Gallibacterium	G. anatis biovar. haemolytica, G. anatis biovar. anatis (anteriormente [Pasteurella] anatis), G. melopsittaci, G. trehalosifermentans, G. salpingitidis, Gallibacterium genomoespécies 1, 2 e 3, táxon sem nome (grupo 5)
Nicoletella	N. semolina
Volucribacter	V. psittacicida, V. amazonae
Chelonobacter	C. oris
Basfia	B. succiniciproducens

"Actinobacillus salpingitidis" – Pasteurella anatis. O gênero inclui G. anatis biovar. haemolytica, G. anatis biovar. anatis, G. melopsittaci, G. trehalosifermentans, G. salpingitidis, Gallibacterium genoespécies 1, 2 e 3 e um táxon sem nome (grupo 5).[134,269] Esses microrganismos foram isolados de espécies aviárias, incluindo frangos, perus, pombos, papagaios e periquitos. O gênero Nicoletella foi descrito em 2004 e inclui uma única espécie, Nicoletella semolina, que foi isolada das vias respiratórias de equinos com doença respiratória.[739] O novo gênero Volucribacter é constituído por membros do táxon 33 Bisgaard anteriormente sem nome e inclui duas espécies, V. psittacicida e V. amazonae.[267] Essas espécies foram isoladas de papagaios, periquitos-australianos, periquitos e frangos com doença respiratória e septicemia. Em 2009, a análise genotípica de [P.] testudinis e de outros isolados de botos doentes resultou na descrição do novo gênero Chelonobacter, que demonstrou ser um membro da família Pasteurellaceae.[515] O gênero Chelonobacter contém uma única espécie, C. oris, que é distinta de [P.] testudinis, nas características genotípicas e fenotípicas, mas que permanece sem classificação até o momento. O gênero Basfia é representado por uma única espécie, B. succiniciproducens, que foi isolado do rúmen bovino.[740] A Tabela 9.1 apresenta características para a diferenciação dos vários gêneros da família Pasteurellaceae.

Espécies de *Haemophilus*

Taxonomia

Na edição de 2005 do Bergey's Manual of Systematic Bacteriology, que reflete a filogenia das bactérias com base, em grande parte, em comparações das sequências do gene rRNA 16S, são incluídas 15 espécies de Haemophilus na família Pasteurellaceae.[702] Essas espécies são distribuídas entre 10 dos 21 "grupos de rRNA".[975] Haemophilus sensu stricto é colocada no grupo rRNA 16 e inclui H. influenzae, H. aegyptius e H. haemolyticus. Essas espécies dependentes do fator X (hemina) formam um grupo estreitamente relacionado. O grupo "aphrophilus" (grupo rRNA 13) inclui H. aphrophilus, H. paraphrophilus, H. segnis e Actinobacillus actinomycetemcomitans. H. parainfluenzae e H. ducreyi compreendem os grupos rRNA 2 e 19, respectivamente. O "grupo parahaemolyticus" inclui H. parahaemolyticus e H. paraphrohaemolyticus. Por meio de sequenciamento do rRNA 16S, H. parainfluenzae e membros do "grupo parahaemolyticus" parecem ocupar uma posição taxonômica intermediária entre Haemophilus sensu stricto e outros gêneros incluídos na família Pasteurellaceae. Entretanto, estudos de hibridização de DNA–DNA indicam claramente a colocação correta de H. parainfluenzae e do "grupo parahaemolyticus" dentro do

Tabela 9.1 Características fenotípicas para a diferenciação do gênero na família Pasteurellaceae.

Característica	Haemophilus	Actinobacillus	Aggregatibacter	Pasteurella	Mannheimia	Lonipenella	Phocoenobacter	Avibacterium	Gallibacterium	Nicoletella	Volucribacter	Histophilus	Bibersteinia	Chelonobacter	Basfia
HEM em SBA	V	V	–	–	V	–	–	–	β	–	–	V	β[f]	β	–
CAT	V	V	V	V+	+	–	–	V	+	+	V	–	V	+	–
OX	V	V	V	V+	+	–	+	V	+	+	V	+	+	+	+
ALA	V	+	+	+	+	–	+	+	+	+	+	+	+	+	+
Necessidade de fator X	V	–	–	–	–	–	–	–	–	–	–	–	–	–	–
Necessidade de fator V	+	V	V	V	–	–	–	V	DI	–	–	+	+	–	–
IND	V	–	–	V	V	+	–	–	–	–	–	+	+	V	–
URE	V	+	–	–	–	–	+	–	–	+	–	–	–	–	–
ACET	–	–	–	–	–	+	+	–	–	–	–	–	–	–	–
MOT	V	–	–	–	V	–	–	–	–	–	–	–	–	–	–
ODC	V	–	–	–	–	–	–	V	–	–	–	–	–	–	–
NO₃ RED	+[a]	+	+	+	+	+	+	+	+	+	+	+	+	+	+
ONPG	–	V	V	V	V	DI	+	V	+	V	V	DI	–	+	+
Produção de ácido a partir de:															
GLI	+	+	+	+	+	+	+	+	+	+	+	+	+	+	+
MAL	V	V	V	V	V	DI	–	V	V	V	V	–	+	–	–
FRU	V	V	+	V	+	DI	DI	+	+	+	+	–	+	+	+
SAC	V	V	V	V	DI	DI	–	V	+	+	+	–	+	+	+
LAC	–	–	V	V	DI	DI	–	V	+	–	V	–	+	–	+
XIL	V	V	V	V	V	DI	–	V	+	–	V	–	V	–	–
ARAB	–	V	–	–	–	V	–	V	V	–	V	–	+	–	–
M-INO	–	V	DI	–	–	–	–	V	V	–	V	–	DI	DI	–
MNTL	–	V	V	V	+	DI	–	V	+	–	V	–	+	–	+
MAN	V	V	V	+	–	V	–	+	–	–	DI	V	+	–	+
MEL	–	V	V	V	V	V	–	V	V	–	V	–	+	–	V
SBTL	–	V	–	V	V	DI	–	V	V	–	–	–	–	–	+
TRE	–	V	V	V	V	DI	–	V	V	–	–	–	+	+	+

+ = reação positiva; – = reação negativa; V = reação variável; V⁺ = reação variável, com a maioria das cepas positiva; DI = dados indisponíveis; HEM em SBA = hemólise em ágar-sangue de carneiro (do inglês, *sheep blood agar*); CAT = catalase; ALA = teste de ácido aminolevulínico porfirina; OX = oxidase; IND = indol; URE = ureia; ACET = acetoína (VP); MOT = motilidade; ODC = ornitina descarboxilase; NO₃ RED = redução do nitrato a nitrito; ONPG = o-nitrofenil-β-D-galactopiranosídio; GLI = glicose; MAL = maltose; FRU = frutose; SAC = sacarose; LAC = lactose; XIL = xilose; ARAB = arabinose; M-INO = mioinositol; MNTL = manitol; MAN = manose; MEL = melibiose; SBTL = sorbitol; TRE = trealose; β[f] = beta-hemólise fraca.

[a]Ver Prancha 9.1 H.

gênero *Haemophilus*. Com o objetivo de definir a colocação taxonômica correta de *H. influenzae* e de outras "espécies" de *Haemophilus*, os taxonomistas começaram a examinar a filogenia das espécies de *Haemophilus sensu stricto* utilizando sequências gênicas alternadas, juntamente com sequenciamento do rRNA 16S. Essas análises incluíram sequenciamento parcial de vários genes "de manutenção", incluindo *sodA* e *sodC* (genes de superóxido dismutase), *infB* (gene do fator de iniciação da tradução 2), *fucK* (gene da fuculo quinase), *hap* (gene da proteína de penetração), *pgi* (gene da isomerase da glicose-6-fosfato), *adk* (gene da adenilato quinase) e *recA* (gene da proteína de recombinação).[207,952,957]

Com base nesses dados, o gênero *Haemophilus* pode ser dividido em quatro grupos, que são mostrados no Boxe 9.2. Desde então, os membros do grupo 2 foram reclassificados no novo gênero *Aggregatibacter*.[956] *H. ducreyi* difere em vários aspectos de outros membros do gênero e foi originalmente incluído no gênero *Haemophilus*, em virtude de sua necessidade de fator X (hemina). Entretanto, *H. ducreyi*, não está relacionado com *H. influenzae* nos estudos de hibridização de DNA–DNA e está apenas remotamente relacionado com *H. influenzae* e os outros membros do gênero *Haemophilus*; entretanto, o sequenciamento do rRNA 16S confirmou a sua inclusão na família Pasteurellaceae.[975] *H. ducreyi* provavelmente será reclassificado em um futuro próximo. Embora tradicionalmente definidas pelas suas necessidades de fatores encontrados no sangue (i. e., fator X [hemina] e fator V [nicotinamida adenina dinucleotídio – NAD; fosfato de NAD – NADP]), essas exigências não constituem características exclusivas das espécies de *Haemophilus*. Os isolados de aves dependentes de fator V (p. ex., *Avibacterium* [*Pasteurella*] *avium*, *Avibacterium* [*Pasteurella*] *volantium*) estão mais estreitamente relacionados com a espécie tipo do gênero *Pasteurella* (*P. multocida*) do que com a do gênero *Haemophilus* (*H. influenzae*).[138] Alguns isolados de *Haemophilus* de animais (p. ex., "*Haemophilus agni*", "*Haemophilus somnus*") nunca foram validados como espécies de *Haemophilus*; atualmente, esses microrganismos estão incluídos no gênero *Histophilus*.[45] O sequenciamento do gene *infB* (fator de alongamento 2) de espécies de *Haemophilus* indicou que todas as espécies que necessitam dos fatores X e V estão estreitamente relacionadas, e que *H. parainfluenzae* constitui um grupo heterogêneo dentro do gênero. Utilizando o sequenciamento do rRNA 16S, bem como vários genes de "manutenção", os taxonomistas estão procurando determinar a relação do *H. influenzae* tipável (i. e., encapsulado) com cepas não tipáveis, a relação filogenética de genoespécies de *Haemophilus* com espécies de *Haemophilus sensu stricto*, a relação de genoespécies crípticas de *H. influenzae* biotipo IV e *Haemophilus sensu stricto*, a situação de isolados de *Haemophilus* nos grupos "parahaemolyticus" e "parainfluenzae" e a relação de *H. influenzae* e *H. haemolyticus* com isolados que são não hemolíticos, mas que se assemelham, em suas características fenotípicas, a *H. haemolyticus*.[569,877,920,953,957] Durante o curso dessas pesquisas taxonômicas, foi descrita uma nova espécie de *Haemophilus*, *H. pittmaniae*.[954] Esse microrganismo, juntamente com outras espécies de *Haemophilus*, constitui parte da microbiota das vias respiratórias superiores de seres humanos.

Haemophilus influenzae

As espécies de *Haemophilus* fazem parte da microbiota bacteriana da orofaringe e da nasofaringe em mais de 85% dos adultos. Os isolados da orofaringe consistem, em sua maioria em *H. influenzae* e *H. parainfluenzae* não encapsulados, embora *H. influenzae* encapsulado (sorotipos capsulares a, b, c, d, e e f) possa ser encontrado como parte da microbiota das vias respiratórias superiores de crianças e adultos. Antes da disponibilidade de vacinas de conjugado de *H. influenzae* tipo b, 2 a 6% das crianças eram portadoras de cepas capsulares do sorotipo b e até 60% das crianças em creches apresentavam colonização da orofaringe. O isolamento de *H. influenzae* de amostras de escarro pode refletir a presença desses microrganismos como parte da microbiota. Entretanto, na presença de doenças respiratórias crônicas (p. ex., bronquite, doença pulmonar obstrutiva crônica [DPOC]), *H. influenzae* tanto encapsulada (tipável) quanto não encapsulada (não tipável) pode causar infecções graves.[919,1171] As infecções causadas por *H. influenzae* e membros do gênero diferentes de *H. ducreyi* são descritas no Boxe 9.3.

Entre os hemófilos, *H. influenzae* sorotipo b é considerado o mais patogênico dos seis sorotipos capsulares (i. e., tipos a, b, c, d, e e f). O polissacarídio tipo b é o único tipo capsular que contém dois monossacarídios de pentose, em lugar de hexoses como subunidades de carboidratos. A cápsula nativa tipo b é composta de um ácido teicoico linear que contém ribose, ribitol (álcool açúcar com 5 carbonos) e fosfato ligado por fontes fosfodiéster denominado PRP (polirribosil-ribitol fosfato) (Figura 9.1). Embora a virulência *H. influenzae* tipo b seja multifatorial, a cápsula de PRP é de importância singular. Estudos em animais com cepas isogênicas transformadas com codificação do DNA para a produção de cápsula confirmaram que as cepas tipo b são mais virulentas do que os outros tipos capsulares. A cápsula de PRP permite ao microrganismo resistir a fagocitose e destruição intracelular pelos neutrófilos. Os anticorpos antitipo b promovem a fagocitose dependente de complemento e a destruição (opsonização) desses microrganismos tanto in vitro quanto in vivo. Além da cápsula tipo b, *H. influenzae* possui

Boxe 9.2

Filogenia do gênero *Haemophilus sensu stricto* isolado de seres humanos

Grupo 1	Grupo 2	Grupo 3	Grupo 4
Haemophilus influenzae	Aggregatibacter (Haemophilus) aphrophilus	Haemophilus parainfluenzae	Haemophilus parahaemolyticus
Haemophilus aegyptius	Haemophilus paraphrophilus	Haemophilus pittmaniae	Haemophilus paraphrohaemolyticus
Haemophilus haemolyticus	Haemophilus segnis		
	Actinobacillus actinomycetemcomitans		

Boxe 9.3

Infecções causadas por espécies de *Haemophilus*

Infecção	Comentários
Meningite	Na era que antecedeu a disponibilidade de vacinas, *H. influenzae* era a causa mais comum de meningite bacteriana em crianças de 1 mês a 2 anos de idade, com pico de incidência entre 6 e 12 meses. Entre 2 e 6 anos de idade, *H. influenzae* e *Neisseria meningitidis* ocorriam com igual frequência, e a meningite causada por *H. influenzae* era incomum em crianças com mais de 6 anos. Mais de 90% dos isolados obtidos desses pacientes pertenciam ao sorotipo b capsular. A meningite causada por esse agente agora ocorre com mais frequência em lactentes que não são imunizados ou que são muito pequenos para ter completado a série de imunizações primária.[215] A colonização prévia da nasofaringe em um hospedeiro suscetível leva à invasão da corrente sanguínea e à semeadura subsequente das meninges.[706] Com frequência, o desenvolvimento da meningite é precedido de sintomas de infecção das vias respiratórias superiores de etiologia viral e de otite média.[1014] O aparecimento dos sinais e dos sintomas pode ser abrupto ou insidioso, sendo este último o padrão mais comum. As crianças apresentam febre, mal-estar, e, em certas ocasiões, vômitos; com frequência, não há rigidez de nuca. Em algumas crianças, pode-se observar o desenvolvimento de paralisia de nervos periféricos e/ou cranianos e convulsões. O diagnóstico correto exige um elevado índice de suspeita, com abordagens diagnósticas agressivas (*i. e.*, punção lombar para a coleta de LCR, coleta de sangue para hemoculturas, administração precoce de terapia antimicrobiana apropriada) e estreita comunicação com o laboratório. Apesar de serem relativamente incomuns, as complicações da meningite por *H. influenzae* tipo b incluem abscessos cerebrais e do tronco encefálico, derrame subdural, pericardite, artrite séptica e infecções localizadas em outras partes do corpo, em consequência da disseminação hematogênica.[231,417,1222] Nos adultos, a meningite por *H. influenzae* é incomum e, em geral, complica várias condições subjacentes, como extravasamento de LCR após traumatismo cranioencefálico ou procedimentos neurocirúrgicos. A meningite também pode resultar de extensão direta de um foco contíguo de infecção nos seios paranasais ou na orelha média.[188,1143] Doenças de base debilitantes, como diabetes melito, alcoolismo crônico, pneumonia, infecção pelo HIV e outros estados de imunodeficiência, também predispõem os adultos à meningite por *H. influenzae*. Aproximadamente metade dos pacientes adultos com meningite por *H. influenzae* apresenta doença causada por cepas de *H. influenzae* não tipáveis, enquanto a outra metade é causada por cepas do tipo b e outras cepas encapsuladas.[196,381] Foram relatados casos raros de meningite por *H. influenzae* tipo b em crianças que completaram a série de imunização primária, e foram descritos pacientes com meningite causada por *H. influenzae* não tipável.[607,629] *H. influenzae* dissemina-se por meio das secreções respiratórias, e existe um risco aumentado de doença invasiva secundária para contatos domiciliares não vacinados ou incompletamente vacinados de 4 anos ou menos de idade. A rifampicina, que constitui o fármaco de escolha para quimioprofilaxia, erradica o estado de portador orofaríngeo e interrompe a transmissão. De acordo com a American Academy of Pediatrics (AAP), deve-se administrar profilaxia a todos os membros da casa (incluindo adultos) quando o lar contém um contato ou contatos com menos de 48 meses de idade, cuja imunização não está completa.[32] A AAP define um contato como uma criança membro dos familiares imediatos ou que tenha passado 4 h ou mais diariamente com o caso índice durante pelo menos 5 dos 7 dias que precederam o início da doença. A dose de rifampicina para crianças é de 20 mg/kg 1 vez/dia, durante 4 dias, e, para adultos, é de 600 mg, 2 vezes/dia, durante 2 dias. Para ser efetiva, a rifampicina precisa ser administrada a contatos próximos dentro de 7 dias após o início da doença do caso primário. Todos os membros de uma casa com uma criança imunizada de menos de 12 meses de idade (*i. e.*, crianças que ainda não receberam o "reforço" dos 12 a 15 meses) devem receber rifampicina. Não há necessidade de quimioprofilaxia quando todos os contatos domiciliares de menos de 48 meses de idade têm a sua série de imunizações completa. As crianças frequentadoras de creche que tiveram contato com casos primários devem receber profilaxia com rifampicina se não tiverem sido vacinadas ou estiverem incompletamente vacinadas, bem como se tiverem sido expostas ao caso primário por 25 ou mais horas na semana que antecedeu o início da doença do caso primário. A meningite por *H. influenzae* foi descrita como complicação de infecções de derivação liquórica.[1364] Essas infecções têm ocorrido principalmente em lactentes e crianças, envolvendo derivações do tipo ventriculoperitoneal, ventriculoatrial e lomboperitoneal. Embora as infecções de derivações causadas por *Staphylococcus epidermidis* ou *S. aureus* decorram habitualmente de contaminação intraoperatória/peroperatória da derivação e do LCR ventricular, as infecções de derivações por *H. influenzae* resultam da semeadura da derivação e do LCR durante a bacteriemia. Os pacientes que apresentam sintomas meníngeos frequentemente têm outras infecções associadas a *H. influenzae* (p. ex., otite média). Os isolados bacterianos têm sido do tipo b capsular ou não tipáveis. Embora as infecções de derivações causadas por bactérias gram-positivas exijam a retirada/substituição do corpo estranho para obter uma cura, a terapia antimicrobiana sistêmica sem a retirada da derivação frequentemente é bem-sucedida na eliminação das cepas tipo b, embora a monoterapia antimicrobiana tenha tido menos sucesso no tratamento de derivações causadas por cepas não tipáveis.[1364]
Epiglotite	Historicamente, *H. influenzae* tipo b tem sido associado a epiglotite (supraglotite) que é uma celulite dos tecidos supraglóticos em consequência de edema obstrutivo da laringe.[919] A epiglotite raramente ocorre em lactentes e normalmente é observada em crianças de 2 a 7 anos de idade e em homens adultos de 20 a 30 anos. A apresentação é aguda, com faringite, disfagia, febre e edema da epiglote acima da laringe, na base da língua.[521,1246] Nas crianças, esse início abrupto ajuda a diferenciar clinicamente a epiglotite do crupe causado por agentes virais (p. ex., vírus sincicial respiratório [VSR], vírus parainfluenza) e da coqueluche. Com a evolução da doença, a deglutição torna-se cada vez mais difícil, resultando em sialorreia, estridor inspiratório e desconforto respiratório incipiente.[521] A intubação nasotraqueal e a administração vigorosa de agente antimicrobianos e terapia de suporte podem salvar a vida nos casos com obstrução das vias respiratórias. Embora as culturas de amostras da faringe posterior não sejam úteis, devido à presença de outra microbiota nasofaríngea, *H. influenzae* tipo b pode ser isolado de hemoculturas. A epiglotite

também ocorre em adultos; os sinais e sintomas de apresentação consistem em febre, faringite, disfagia e desconforto respiratório.[1363] A introdução de estratégias de vacinação efetiva também modificou a incidência da epiglotite. A incidência da epiglotite pediátrica antes da imunização disseminada era de 3,47 a 6,0 por 100.000 pacientes por ano e, atualmente, é estimada em 0,3 a 0,7 por 100.000 por ano na era após a disponibilidade de vacinas.[1173] A incidência da doença nos adultos permaneceu em 1 a 4 casos por 100.000 pacientes por ano. Apesar das vacinas efetivas, foi relatada a ocorrência de epiglotite por *H. influenzae* tipo b em crianças que receberam a série completa de vacinas.[1311]

Otite média

A otite média refere-se à inflamação da orelha média e, clinicamente, é classificada em não complicada, persistente, recorrente ou crônica.[776] A otite média ocorre mais frequentemente em crianças de 6 meses a 5 anos de idade, sendo a maior incidência observada entre crianças com menos de 3 anos. A elevada incidência observada em crianças pequenas reflete os mecanismos protetores subdesenvolvidos da tuba auditiva. Com frequência, a otite média aguda ocorre como complicação de infecções virais (p. ex., RSV, vírus parainfluenza). Os sintomas consistem em dor de ouvido, perda da audição e, algumas vezes, secreção do meato acústico externo, enquanto os sinais incluem febre, irritabilidade, cefaleia e, em certas ocasiões, náuseas e vômitos. A otoscopia revela uma membrana timpânica vermelha, opacificada e abaulada, que é relativamente imóvel. O diagnóstico definitivo exige aspiração do líquido da orelha média com agulha (timpanocentese), que não é realizada de modo rotineiro. Entretanto, na presença de drenagem, deve-se coletar uma amostra para cultura. As culturas de amostras de LCR e hemoculturas podem ser necessárias e úteis na presença de sinais e sintomas sistêmicos.

As causas bacterianas comuns de otite média aguda consistem em *Streptococcus pneumoniae*, *H. influenzae* e *M. catarrhalis*, e um quarto a um terço dos casos devem-se a infecções por *H. influenzae*. O agente etiológico não pode ser diferenciado em bases clínicas, embora a febre, a otorreia e a inflamação da membrana timpânica sejam menos comumente observadas com *H. influenzae*, em comparação com *S. pneumoniae*.[777,921,1096] Mais de 90% das cepas de *H. influenzae* isoladas de amostras apropriadas são não tipáveis, enquanto os 10% restantes são do tipo b. Em até um quarto das crianças com infecção da orelha por *H. influenzae* tipo b, observa-se a presença de bacteriemia e/ou meningite.[141] As complicações consistem em otite média recorrente, persistência de derrame da orelha média, exigindo a inserção de drenos, comprometimento auditivo, mastoidite, meningite, otite média crônica, abscesso cerebral e sepse.[786] A amoxicilina-clavulanato associada com amoxicilina (VO), axetilcefuroxima (VO) ou ceftriaxona (IM) têm sido recomendadas como agentes antimicrobianos de escolha no tratamento da otite média recorrente e persistente.

Sinusite

A sinusite aguda caracteriza-se por sintomas persistentes de resfriado, secreção nasal/pós-nasal purulenta, tosse, febre, cefaleia e, com frequência dor facial.[183,878] A apresentação aguda funde-se com sinusite crônica, que se caracteriza pela persistência dos sintomas por mais de 3 meses, em que os principais sintomas consistem em tosse e drenagem nasal purulenta.[1149] Uma sensação de plenitude facial ou a presença de edema ou coloração periorbital podem indicar extensão da infecção dos seios para os tecidos moles da órbita. O diagnóstico de sinusite é estabelecido mais frequentemente por uma avaliação clínica, com uso de técnicas de imagem (*i. e.*, radiografias, tomografia computadorizada, ressonância magnética) para a visualização das células etmoidais e seios esfenoidais, bem como para determinação do comprometimento orbitário. Em estudos nos quais foram obtidas amostras cirurgicamente ou por aspiração dos espaços dos seios maxilares com agulha, *H. influenzae* e *S. pneumoniae* foram os microrganismos isolados com mais frequência.[1149] Os estudos clínicos e bacteriológicos cuidadosos demonstraram ser *H. influenzae* o agente etiológico em 20 a 25% dos adultos e em 36 a 40% das crianças.[183,1205] Os isolados de *H. influenzae* dessas infecções são, em sua maioria, não tipáveis. A infecção intracraniana grave (p. ex., abscesso epidural) pode resultar da extensão direta da infecção de seios esfenoidais e células etmoidais.

Bronquite e DPOC

A bronquite crônica é uma entidade clínica mal definida, que consiste em inflamação brônquica sem comprometimento significativo do parênquima pulmonar, caracterizada por tosse persistente e não produtiva, sibilos e dispneia.[1354] Essa afecção é comum, particularmente em homens tabagistas com mais de 40 anos de idade. Os fatores ambientais (p. ex., poluição do ar) e as infecções virais irritam e inflamam ainda mais a mucosa respiratória, tornando-a cada vez mais suscetível à colonização bacteriana, levando finalmente à produção de escarro purulento. Em pacientes com bronquite crônica estável, as vias respiratórias inferiores frequentemente estão colonizadas por múltiplas cepas de *H. influenzae* não tipável; durante as exacerbações agudas, observa-se um aumento no número desses microrganismos.[86] A tosse crônica com produção de escarro durante pelo menos 3 meses consecutivos, por mais de 2 anos sucessivamente, é denominada *doença pulmonar obstrutiva crônica* (DPOC). Atualmente, a classificação da DPOC está sendo caracterizada com uso de espirometria, que envolve das limitações ao fluxo de ar, que são progressivas e estão associadas a respostas anormais dos pulmões a gases ou partículas nocivos. Os pacientes com exacerbações graves de bronquite crônica e DPOC apresentam dispneia, hipoxia e, em geral, febre baixa. Durante as exacerbações, a produção de escarro aumenta, e a sua consistência passa de mucoide para mucopurulenta a purulenta. Em geral, a coloração pelo método de Gram de amostras de escarro adequadamente coletadas revela numerosos PMN associados a um tipo morfológico bacteriano particular (p. ex., cocobacilos de coloração pálida de *H. influenzae*).[918] Os agentes mais comuns isolados do escarro purulento consistem em cepas não tipáveis de *H. influenzae*, seguidas de *S. pneumoniae* e *M. catarrhalis*.[1007,1170] Em pacientes com doença associada a *H. influenzae*, podem-se isolar cepas não tipáveis das vias respiratórias inferiores entre as exacerbações dos sintomas.[782] Durante as exacerbações, prescreve-se uma terapia empírica com agentes antimicrobianos orais, juntamente com broncodilatadores e outras medidas de suporte. Em pacientes com obstrução das vias respiratórias e produção de escarro purulento, a terapia antimicrobiana diminui a duração dos sintomas. Os fármacos que demonstraram ter eficácia nesse contexto incluem as cefalosporinas de espectro ampliado, as tetraciclinas, as quinolonas e os macrolídios mais recentes. A bronquite crônica, as exacerbações agudas da bronquite purulenta, a DPOC e a pneumonia formam um *continuum* de processos pulmonares patológicos, em que as cepas não tipáveis de *H. influenzae* desempenham um importante papel. Vários fatores do hospedeiro (p. ex., estado imunológico, predisposição genética, outros comprometimentos pulmonares) contribuem para a patogenia dessas condições mal definidas. As opções de tratamento incluem cefalosporinas de segunda e de terceira gerações, amoxicilina-clavulanato, azitromicina e fluoroquinolonas.[632]

Pneumonia	A pneumonia por *H. influenzae* pode constituir manifestação da infecção sistêmica por *H. influenzae*, ou pode desenvolver-se como complicação da DPOC. A pneumonia por *H. influenzae* em pacientes com doença sistêmica (*i. e.*, meningite, epiglotite, bacteriemia, otite média) é lobar, segmentar e purulenta; essas características assemelham-se àquelas da pneumonia pneumocócica. Nessas infecções, os microrganismos tipo b encapsulados constituem os agentes etiológicos habituais. As cepas de *H. influenzae* não tipáveis constituem a causa importante de pneumonia, com e sem bacteriemia, em pacientes idosos que apresentam afecções respiratórias subjacentes (p. ex., bronquite crônica, DPOC, bronquiectasia) ou outras doenças subjacentes (p. ex., imunodeficiência, diabetes melito, alcoolismo, neoplasias malignas).[655,1143] Além disso, foi relatada a ocorrência de pneumonia bacteriêmica causada por tipos capsulares de *H. influenzae* diferentes do tipo b em pacientes com afecções de base que comprometem os mecanismos de defesa locais ou sistêmicos do hospedeiro. O diagnóstico definitivo de pneumonia por *H. influenzae* por meio de avaliação de amostras respiratórias representa um desafio, devido à presença do microrganismo nas vias respiratórias superiores de indivíduos saudáveis, bem como daqueles com pneumonia. As amostras de escarro expectorado podem fornecer resultados inadequados ou incorretos; para o diagnóstico definitivo por cultura, pode ser necessário obter amostras de lavado brônquico, broncoscopia ou LBA.
Bacteriemia e complicações infecciosas da bacteriemia	A bacteriemia constitui manifestação precoce e frequente da meningite aguda por *H. influenzae* tipo b; todavia, alguns lactentes podem apresentar bacteriemia na ausência de meningite. O quadro agudo é observado principalmente em crianças com doença de base (p. ex., doença falciforme) e caracteriza-se por febre, letargia e contagem elevada de neutrófilos periféricos. A bacteriemia pode disseminar-se para os tecidos moles, as articulações e os ossos, resultando em celulite, artrite séptica e osteomielite, respectivamente.[919] Com frequência, a celulite em criança aparece como edema violáceo ou azul-avermelhado nas bochechas e nas áreas periorbitárias. Essa manifestação da sepse por *H. influenzae* tipo b praticamente desapareceu desde a introdução das vacinas conjugadas de tipo b.[30,1089] A artrite séptica caracteriza-se por dor, edema e diminuição da mobilidade da articulação infectada. Osteomielite hematogênica apresenta inchaço, dor óssea e sintomas constitucionais.[1407] Howard *et al.* revisaram 851 casos de artrite séptica e osteomielite, de 1977 a 1997, em Ontário, e constataram que a artrite séptica e a osteomielite causadas por *H. influenzae* tipo b hematogênico foram responsáveis por 30% e 3%, respectivamente, dessas infecções antes de 1992, porém foi observado apenas um paciente com artrite séptica por tipo b e nenhum caso de osteomielite de 1992 a 1997.[610] A vacinação disseminada levou ao desaparecimento virtual dos microrganismos tipo b como agentes etiológicos dessas complicações. A bacteriemia por *H. influenzae* também pode ocorrer em recém-nascidos e em indivíduos idosos. Nesses casos, pode ou não haver meningite. A maioria dos casos de infecção neonatal resulta de transmissão materno-fetal ou materno-perinatal (ver adiante), e os isolados de bacteriemia em recém-nascidos e crianças de mais idade são, em sua maioria, não tipáveis.[978] Embora se tenha relatado a ocorrência de sepse por *H. influenzae* tipo b em adultos idosos, a maioria dos isolados nesses indivíduos também consiste em cepas não tipáveis, cuja fonte habitual é o trato respiratório. A bacteriemia por *H. influenzae* não tipável ocorre em pacientes idosos com doenças de base (p. ex., alcoolismo, lúpus eritematoso, artrite reumatoide, diabetes melito, neoplasias malignas) e está associada a diversas complicações, incluindo celulite, artrite séptica, osteomielite, empiema, infecções intra-abdominais, pielonefrite e endocardite.[1143]
Endocardite	*H. parainfluenzae* e *A. aphrophilus* (anteriormente *H. aphrophilus/paraphrophilus*) constituem as espécies frequentemente isoladas em pacientes com endocardite e infecções intravasculares, enquanto as cepas de *H. influenzae* tipáveis e não tipáveis são relativamente incomuns.[327,482,613,666] A incidência de endocardite é maior em adultos jovens e de meia-idade. Os pacientes habitualmente apresentam uma evolução clínica subaguda, com febre baixa, mal-estar, calafrios e sintomas respiratórios. A doença valvar preexistente ou subjacente é observada em apenas cerca da metade dos pacientes, sendo a ocorrência de sopro cardíaco o único achado sugestivo. A ecocardiografia demonstrou que a endocardite por *A. aphrophilus* está associada a uma elevada incidência de vegetações valvares e consequentes complicações sépticas, resultando em embolização. Os fatores de risco para endocardite causada por espécies de *Haemophilus/Aggregatibacter* incluem a presença de lesões dentárias ou orais, manipulações dentárias antecedentes, cirurgia oral, doença ou lesão de valvas cardíacas e próteses valvares. *H. parainfluenzae* também foi implicado em casos de endocardite em indivíduos sem fatores predisponentes subjacentes. Os usuários de drogas intravenosas podem apresentar endocardite do lado direito, vegetações da valva tricúspide e evidências clínicas e radiológicas de embolização séptica.[256,275,590,960] *H. parainfluenzae* também foi associado a bacteriemia persistente em consequência de infecção de implantes vasculares, como fios de marca-passos.[996]
Infecções urogenitais, maternas, perinatais e neonatais	As espécies de *Haemophilus*, particularmente *H. influenzae* não tipável e *H. parainfluenzae*, constituem causas incomuns de uretrite, infecções do trato genital feminino, vulvovaginite, infecções obstétricas e ginecológicas, bacteriemia pós-parto, aborto séptico, abscesso tubo-ovariano, morte fetal intrauterina e sepse neonatal, com/sem meningite.[78,110,202,313,566,609,675,734,1188,1292] Em um estudo conduzido por Houston, entre 1976 e 1981, *H. influenzae* foi isolado de hemoculturas de 16 mulheres com bacteriemia pós-parto e de 36 recém-nascidos com bacteriemia ou meningite.[1316] Foram obtidas culturas de outro 50 isolados de *H. influenzae* de amostras genitais (vagina, endométrio, colo do útero, glândulas de Bartholin, tubas uterinas, uretra masculina e líquido prostático) e de tecidos fetais (líquido amniótico, tecido placentário). Desses isolados, 94% foram sorologicamente não tipáveis. Quentin *et al.* isolaram espécies de *Haemophilus* a partir de culturas genitais de 83 mulheres durante um período de 90 meses.[1051] Quarenta e duas dessas mulheres apresentaram infecções bacterianas significativas do trato genital, incluindo endometrite, salpingite e abscessos da glândula de Bartholin. A infecção do trato genital foi associada à presença de dispositivos intrauterinos em 62% dos pacientes com endometrite e em 4 de 6 pacientes, salpingite, sugerindo que os hemófilos genitais podem comportar-se como agentes oportunistas em regiões genitais. A aquisição pré-natal e perinatal de espécies como *Haemophilus* a partir do trato genital materno também foi associada a ruptura prematura das membranas, amnionite, aborto séptico e sepse neonatal.[246,849,1331]

A biotipagem de isolados genitais demonstrou que as cepas de *H. influenzae* não tipáveis do biotipo IV e de *H. parainfluenzae* dos biotipos I e II são habitantes do trato genital e podem estar associadas a infecções do trato genital e infecções sistêmicas maternas pós-parto e neonatais.[1051] Estudos de cepas de *H. influenzae* sorologicamente não tipáveis isoladas dessas infecções estabeleceram a existência de uma nova genoespécie críptica de *H. influenzae*.[1049,1050] A tipagem dessa nova genoespécie é de biotipo IV (*i. e.*, indol-negativa; urease e ornitina descarboxilase-positiva), porém é distinta com base em outros critérios morfológicos, fenotípicos e genéticos (*i. e.*, fímbrias peritriquiais, perfil distinto da proteína da membrana externa, proteínas da membrana externa variantes, padrões de eletroforese enzimática *multilocus* singulares).[922,1050] Os estudos moleculares indicam que esses isolados são clonais e geneticamente homogêneos, compartilham menos de 70% de semelhança genômica global com *H. influenzae sensu stricto* e estão mais estreitamente relacionados com cepas de *H. haemolyticus*.[1050] Essa genoespécie críptica não pode ser fenotipicamente diferenciada de outras cepas de *H. influenzae* do biotipo IV.

Infecções oculares

As infecções oculares por *H. influenzae* variam amplamente na sua gravidade e incluem conjuntivite, esclerite, abscesso subconjuntival e endoftalmite. *H. influenzae* provoca conjuntivite aguda contagiosa, coloquialmente conhecida como "olho vermelho". Ocorrem surtos localizados de conjuntivite aguda entre indivíduos que compartilham toalhas, lenços e outros objetos que entram em contato direto com a pele do rosto ou com os olhos. A cor rosada difusa da esclera e a presença de secreção serosa ou purulenta são praticamente diagnósticas de conjuntivite por *Haemophilus*. Pode ocorrer também conjuntivite hemorrágica como parte da doença invasiva por *H. influenzae* tipo b.[1012] A endoftalmite causada por *H. influenzae* é incomum, mas pode ocorrer como complicação iatrogênica de cirurgia ocular.[22,27,1264,1402] Sykes *et al.* relataram três casos de esclerite por *H. influenzae*.[1233] Esses pacientes idosos apresentaram uma grave redução da acuidade visual, dor e abscessos nodulares da esclera a partir dos quais foi isolado *H. influenzae* em cultura. Brooks *et al.* relataram a ocorrência de abscesso subconjuntival espontâneo causado por *H. influenzae* em uma mulher imunocompetente de 27 anos de idade sem patologia ocular de base ou preexistente.[184] *H. influenzae* também pode ser isolado de úlceras de córnea herpéticas superinfectadas e de amostras de córnea de pacientes com ceratoconjuntivite atópica.[1191]

Historicamente, os isolados de infecções da conjuntiva foram designados como espécie separada, denominada "*H. aegyptius*". Do ponto de vista fenotípico, esses isolados assemelham-se ao *H. influenzae* biotipo III. A apresentação clínica distinta, as características bioquímicas e os estudos sorológicos foram utilizados para corroborar o estado de "*H. aegyptius*" como espécie separada dentro do gênero. Entretanto, estudos de nucleotídios genômicos demonstraram uma homologia de sequência significativa entre "*H. aegyptius*" e *H. influenzae*, de modo que esse microrganismo é atualmente denominado *H. influenzae* biogrupo *aegyptius*. Um clone singular e altamente virulento de *H. influenzae* biogrupo *aegyptius* emergiu no início da década de 1980 como agente etiológico de uma síndrome clínica denominada febre purpúrica brasileira (FPB; ver adiante).

Febre purpúrica brasileira (FPB)

Durante a década de 1980, foi reconhecido um subgrupo de cepas fenotipicamente indistinguíveis de *H. influenzae* biotipo III ("*H. aegyptius*") em associação a surtos de uma doença grave, denominada FPB.[160–162] A FPB foi descrita pela primeira vez em 1984 em Promissão, no estado de São Paulo, Brasil, quando 10 crianças morreram de uma enfermidade aguda caracterizada por febre alta, dor abdominal com vômitos, exantema petequial/purpúrico, choque hipotensivo e colapso vascular. Um surto subsequente em 10 crianças na cidade próxima de Serrana resultou em quatro mortes adicionais.[162] Houve crescimento de "*H. aegyptius*" nas hemoculturas dessas crianças. Durante investigações epidemiológicas, foram encontrados casos que tiveram conjuntivite purulenta recente ou concomitante. Desde os surtos iniciais, foram relatados casos esporádicos em outras áreas do Brasil e no centro e oeste da Austrália.[874,1351] As cepas de "*H. aegyptius*" associadas a surtos possuem várias características não encontradas em "*H. aegyptius*" isolado de casos de conjuntivite purulenta sem FPB.[562] Essas cepas são não tipáveis, possuem um plasmídio singular de 24 kDa, uma proteína fimbrial característica de membrana externa de 25 kDa e são resistentes aos efeitos bactericidas do soro humano normal. As cepas associadas à FPB possuem um epítopo de superfície celular conservado da proteína de membrana externa P1 de 48 kDa, que não está presente em cepas não associadas à FPB. Os surtos de FPB foram causados por um clone singular de "*H. aegyptius*", que foi designado como "*H. influenzae* biogrupo *aegyptius*". Estudos *in vivo* usando um modelo murino e estudos realizados com uma linhagem de células endoteliais microvasculares humanas também mostraram que as cepas de *H. influenzae* biogrupo *aegyptius* associadas à FPB são mais citotóxicas do que as cepas de *H. influenzae* não associadas à FPB.[1118,1344] Com base em métodos de eletroforese enzimática *multilocus*, os isolados do biogrupo *aegyptius* formam três linhagens distintas dentro da espécie *H. influenzae*. Os isolados da FPB não estão estreitamente relacionados, do ponto de vista genético, com cepas do biogrupo *aegyptius* não FPB, porém exibem uma estreita relação genética com *H. influenzae* encapsulado do sorotipo capsular c.[925]

Outras infecções por *H. influenzae*

H. influenzae tipo b pode causar outras infecções comuns; em muitos casos, o isolamento de espécies de *Haemophilus* foi inesperado. *H. influenzae* foi isolado de infecções abdominais (*i. e.*, peritonite, abscessos pancreáticos e pélvicos, apendicite) e de infecções do trato hepatobiliar (*i. e.*, colecistite, abscesso hepático piogênico).[31,522,852,964,971,1047,1349]

Embora tenham ocorrido infecções esporádicas por *H. influenzae* encapsulado não tipo b nos EUA antes da disponibilidade de vacinação disseminada com vacinas tipo b, as infecções graves causadas por sorotipos capsulares não tipo b e por cepas de *H. influenzae* não tipáveis estão sendo cada vez mais reconhecidas na era da vacina. Em 2001, foram notificados cinco casos de doença invasiva causada por *H. influenzae* do sorotipo a em Utah, no decorrer de um período de 10 meses.[4] Essas crianças (com idade mediana de 12 anos) apresentaram meningite, bacteriemia e, em um caso, púrpura fulminante. O exame de 48 isolados de *H. influenzae* não tipo b invasivo por meio de tipagem de endonuclease de restrição mostrou que as cepas do tipo a segregaram-se em dois grupos clonais principais, enquanto as cepas do tipo e e do tipo f representaram clones isolados, respectivamente. Em outro estudo conduzido em Utah, Bender *et al.* analisaram todos os casos de doença invasiva por *H. influenzae* em crianças com menos de 5 anos de idade no período de 1998 a 2008 e constataram que *H. influenzae* do sorotipo a era o microrganismo mais comum, representando o agente etiológico em 28% de todas as infecções.[109] A incidência aumentada de *H. influenzae* encapsulado não tipo b pode refletir a emergência de clones hipervirulentos ou uma diversidade genética limitada entre as cepas não tipo b.[976] Foram relatadas infecções graves (*i. e.*, meningite, pneumonia) causadas por sorotipos de *H. influenzae* diferentes do tipo b.[421,678,703,869]

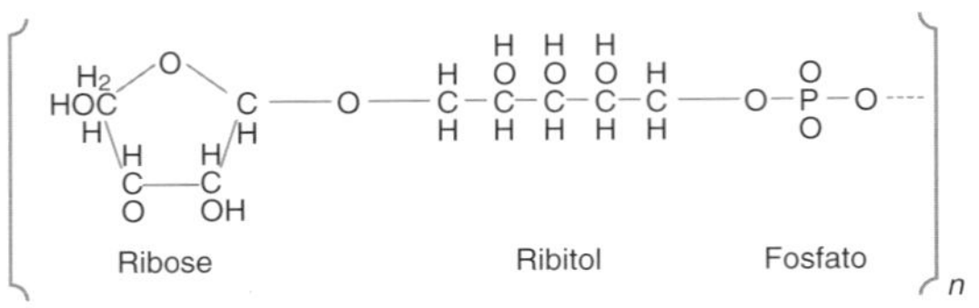

FIGURA 9.1 Estrutura da unidade repetida do polissacarídio capsular de *Haemophilus influenzae* tipo b PRP. Essa molécula consiste no monossacarídio ribose de 5 carbonos, ligado por uma ligação éster ribitol, um açúcar-álcool de 5 carbonos que, por sua vez, está ligado a um grupo fosfato.

vários outros fatores de virulência, cuja maioria está relacionada com aderência, colonização e invasão. Alguns desses fatores são encontrados em cepas tanto tipáveis quanto não tipáveis, enquanto outros ocorrem apenas em isolados de *H. influenzae* não tipáveis.

***Haemophilus influenzae* tipo b, vacinas e imunidade.** Antes da introdução das vacinas efetivas contra *H. influenzae* tipo b, esse microrganismo constituía a causa mais comum de meningite bacteriana em crianças com menos de 5 anos de idade, causando cerca de 16.000 casos de doença invasiva anualmente. As infecções sistêmicas pelo tipo b ocorriam, em sua maioria, em crianças com 2 anos de idade ou menos. A presença de níveis inadequados de anticorpos bactericidas anti-PRP protetores nessa faixa etária desempenha um importante papel no desenvolvimento da doença. Durante o período neonatal imediato, a imunidade contra *H. influenzae* tipo b é adquirida por meio de anticorpos transplacentários, os quais são perdidos nos primeiros meses de vida. Esses anticorpos reaparecem após exposição a microrganismos tipo b ou a outros antígenos microbianos que desencadeiam a formação de anticorpos de reação cruzada. A maioria dos indivíduos que desenvolvem doença sistêmica por *H. influenzae* tipo b apresenta níveis baixos ou indetectáveis de anticorpos anti-PRP capsular. A capacidade antigênica do PRP nativo purificado foi explorada nas primeiras preparações de vacinas contra *H. influenzae* tipo b. O PRP purificado desencadeou a produção de anticorpos em crianças de mais idade, porém não conseguiu produzir uma resposta em crianças com menos de 2 anos de idade, isto é, o grupo de maior risco para essa doença grave. Além disso, o PRP não desencadeou uma resposta de "reforço" previsível com exposição antigênica subsequente. Essa falha foi devido à natureza independente de células T da resposta imune primária aos antígenos polissacarídicos. Subsequentemente, foram realizados estudos clínicos com quatro vacinas conjugadas de PRP/proteína. As vacinas consistiram em PRP conjugado de modo covalente ao toxoide tetânico (PRP-T), ao toxoide diftérico (PTP-D), a um complexo proteico da membrana externa de *Neisseria meningitidis* (PRP-OMPC) e à CRM197, uma toxina diftérica "não tóxica" isolada de uma cepa mutante de *Corynebacterium diphtheriae* (PRP-HbOC). Usando essa abordagem, a imunogenicidade do material de PRP provavelmente seria aumentada, visto que a conjugação de carboidratos a proteínas como haptenos desencadeia uma resposta imune dependente de células T, com geração de células de memória.

No momento atual, dispõe-se, nos EUA, de duas vacinas conjugadas licenciadas: PRP-T (ActHIB *Haemophilus* b Tetanus Conjugate Vaccine, Sanofi Pasteur, Swiftwater, PA) e PRP-OMPC (PedvaxHIB *Haemophilus* b Conjugate Vaccine [Meningococcal Outer Membrane Protein Conjugate], Merck and Company, Inc., West Point, PA). A PRP-T também está disponível como vacina contendo vacina diftérica, tetânica e *pertussis* acelular combinada com ActHIB (TriHIBit DTaP/Hib, Connaught Laboratories, Swiftwater, PA), enquanto a PRP-OMPC também está disponível em combinação com a vacina hepatite B (Recombivax).[1] Os lactentes devem receber uma dose da vacina conjugada PRP-T aos 2, 4 e 6 meses de idade ou duas doses de PRP-OMPC aos 2 e 4 meses de idade. Recomenda-se uma dose de reforço aos 12 e 15 meses de idade. A Food and Drug Administration (FDA) também assinala que TriHIBit (DTaP/Hib) não deve ser usada aos 2, 4 ou 6 meses, mas pode ser administrada como dose final em crianças com 12 meses de idade ou mais. A vacina de combinação PRP-OMPC/hepatite B pode ser utilizada para imunização aos 2, 4, 12 e 15 meses de idade.

Nos EUA, o uso disseminado dessas vacinas conjugadas erradicou quase totalmente a doença invasiva causada por *H. influenzae* tipo b em crianças de até 5 anos de idade. Em 1987, a incidência de doença pediátrica invasiva por *H. influenzae* tipo b foi de 41 casos por 100.000 por ano, e essa incidência diminuiu para cerca de 0,11 caso por 100.000 por ano em 2007 na mesma população pediátrica.[1225] Foi observada uma acentuada redução da incidência da doença entre crianças com menos de 18 meses de idade antes que as vacinas conjugadas fossem amplamente usadas, e, hoje em dia, sabe-se que as vacinas conjugadas não apenas impedem a ocorrência de doença ao induzir imunidade ativa, mas também diminuem o estado de portador orofaríngeo e, consequentemente, a exposição a *H. influenzae* tipo b. Em lactentes prematuros ou naqueles com doença subjacente (p. ex., infecção pelo HIV), as vacinas podem não ser tão efetivas quanto em lactentes a termo com sistema imunológico normal, visto que as respostas humorais são menos acentuadas, resultando em níveis mais baixos de anticorpos anti-PRP.[833] A resposta reduzida dos anticorpos às vacinas em lactentes infectados pelo HIV provavelmente se deve ao estado de depleção das células T dos pacientes e à natureza dependente de células T da resposta imune às vacinas conjugadas. As vacinas conjugadas de *H. influenzae* tipo b são imunogênicas em adultos HIV-soropositivos, porém a capacidade de desenvolver níveis protetores de anticorpos está relacionada com as contagens basais de células T CD4 e com os níveis de IgG. Em certas ocasiões, podem ocorrer infecções graves por *H. influenzae* não tipável, conforme evidenciado em um menino de 7 anos de idade previamente sadio que desenvolveu um abscesso intracraniano.[1134]

Outras espécies de Haemophilus

H. parainfluenzae, *H. haemolyticus*, *H. parahaemolyticus* e *H. paraphrophaemolyticus* e *H. pittmaniae* fazem parte da microbiota do trato respiratório e raramente estão associados a

---

[1] N. R. T. No Brasil, há várias vacinas disponíveis no mercado, com o PRP sendo conjugado a diferentes proteínas, tais como o toxoide tetânico (PRP-T), o mutante não tóxico da toxina diftérica (CRM-197) e as proteínas da membrana externa do meningococo do grupo B (HbOC). BioManguinhos produz e distribui a vacina desde 1999. (Fonte: http://www.saude.pr.gov.br/arquivos/File/-01VACINA/manual_crie_.pdf.)

infecções. Entretanto, nesses últimos anos, apareceram na literatura vários relatos que documentaram *H. parainfluenzae* como importante agente de endocardite de valva nativa e de próteses valvares.[256,275,590,960] Foram também descritas infecções de fios de chumbo de marca-passo e de um cardioversor desfibrilador implantável por *H. parainfluenzae*.[314,996] *H. parainfluenzae* foi isolado de pacientes com bronquite, sinusite, otite média, abscesso cerebral, DPOC/pneumonia, celulite, abscessos, sepse neonatal e infecções de articulações nativas/próteses articulares.[159,200,201,243,481,1032,1170,1278] *H. parainfluenzae* também foi isolado como causa incomum de infecção das vias urinárias.[556] Em certas ocasiões, *H. parainfluenzae* pode ser isolado do trato genital e pode causar uretrite em homens, corioamnionite em mulheres e sepse de início precoce no recém-nascido.[408,1008,1079] Foram também relatados raros casos de infecções do trato hepatobiliar por *H. parainfluenzae*, incluindo abscesso hepático, abscesso retroperitoneal e peritonite.[29,449,454,863,1008] Nessas últimas infecções, foi postulado que *H. parainfluenzae* teve acesso à árvore hepatobiliar a partir do trato intestinal, e não por via hematogênica.

Haemophilus ducreyi

H. ducreyi é o agente etiológico do cancroide, uma infecção sexualmente transmitida e altamente contagiosa, que se caracteriza por úlceras genitais e perianais dolorosas e por linfadenopatia inguinal hipersensível (Prancha 9.2 B). O cancroide constitui uma importante causa de doença ulcerosa genital em América Latina, África, Leste e Sudeste Asiático e Índia. Nesses países, o cancroide é responsável por 20 a 60% dos casos de doença ulcerosa genital.[900] Foi relatada a ocorrência de surtos de cancroide em várias cidades do litoral nos EUA e no Canadá. Nesses surtos, o reservatório habitual tem consistido em profissionais do sexo feminino, com troca de sexo por dinheiro ou drogas como importante fator de risco comportamental.[148] Nesses surtos, foi observada uma razão entre homens e mulheres de 3:1 a 25:1. Nos países subdesenvolvidos, a infecção por *H. ducreyi* está associada à transmissão dos vírus da imunodeficiência humana (HIV-1 e HIV-2). Estudos conduzidos na África forneceram evidências de que o cancroide representa um fator de risco para a transmissão sexual do HIV-1. O cancroide facilita a transmissão do HIV devido à liberação aumentada do vírus no trato genital a partir de exsudatos de úlcera e sangramento de úlceras durante e após a relação sexual.[426] As lesões do cancroide também rompem a integridade da mucosa, proporcionando, assim, uma porta de entrada para o HIV. Além disso, a resposta imune celular a *H. ducreyi* envolve a infiltração dos tecidos lesionados por grande número de células T auxiliares CD4-positivas nas próprias lesões, aumentando, assim, o risco de transmissão para contatos sexuais. Os antígenos de *H. ducreyi* também estimulam localmente os linfócitos T CD4, resultando em suprarregulação da replicação do HIV e títulos aumentados do vírus infeccioso e de células infectadas pelo vírus no trato genital.[1295]

Embora diversos fatores de virulência potenciais tenham sido identificados em *H. ducreyi*, seu papel na patogenia está pouco elucidado no momento atual. Todas as cepas parecem ter fímbrias superficiais finas e emaranhadas, proteínas de membrana externa singulares, lipo-oligossacarídio e uma citotoxina/hemolisina, que contribui para a invasão das células epiteliais e a formação de lesões ulcerativas.[1324] O papel dessas moléculas na patogenia da doença ainda não está esclarecido. *H. ducreyi* também possui uma necessidade específica de ferro para o seu crescimento, e, embora faltem sideróforos, o microrganismo possui um receptor de superfície que se liga à hemoglobina e é essencial para a captação de ferro. *H. ducreyi in vitro* é capaz de se fixar, invadir e causar efeitos citopáticos em células de prepúcio humanas em cultura, e foram desenvolvidos vários modelos animais de cancroide para estudar a sua virulência e patogenicidade, incluindo coelho, leitão, primatas e voluntários humanos. Esses últimos estudos ajudaram a identificar genes e grupos de genes que são essenciais para a virulência do microrganismo.[99]

As lesões genitais causadas por esse microrganismo são denominadas "cancro mole", visto que, diferentemente do cancro primário da sífilis, as bordas da lesão são irregulares e maleáveis, em lugar de nitidamente demarcadas e endurecidas. É necessária a ocorrência de traumatismo ou abrasão localizada da pele ou da mucosa para a entrada dos microrganismos, e estima-se que uma dose infecciosa seja constituída por cerca de 10.000 microrganismos. Depois de um período de incubação de 4 a 7 dias, as lesões surgem na forma de pápulas eritematosas hipersensíveis, que se tornam pustulosas, erodidas e ulceradas nas próximas 48 a 72 horas. Nos homens, as lesões cancroides são habitualmente hipersensíveis, dolorosas e recobertas por um exsudato cinza-amarelado, com base hemorrágica vermelho vivo. Nos homens, as lesões são habitualmente encontradas na genitália externa (prepúcio, frênulo do prepúcio, sulco coronal, glande do pênis e corpo do pênis); nos homens não circuncisados, essas lesões frequentemente ocorrem abaixo do prepúcio. Os homens infectados pelo HIV podem ter um número aumentado de úlceras genitais, que cicatrizam mais lentamente e que sofrem superinfecção mais facilmente.[708] Nas mulheres, podem ocorrer múltiplas lesões no frênulo, nos lábios do pudendo, na vulva, na parede da vagina, no clitóris e na área perianal. As lesões podem coalescer para formar grandes áreas ulcerativas, que podem se tornar superinfectadas. O cancroide extragenital é incomum; entretanto, foram descritas lesões na pele glabra das coxas, nas mamas, na mucosa oral e nas conjuntivas. Em cerca da metade dos pacientes infectados, observa-se o desenvolvimento de linfadenopatia inguinal unilateral dolorosa. Esses linfonodos aumentados podem, com efeito, supurar através da pele que os recobre, formando grandes abscessos inguinais, fístulas de drenagem e trajetos fistulosos. As úlceras genitais não tratadas podem persistir por vários meses, porém os microrganismos não se disseminam pelo sangue nem pelos linfáticos.

Diagnóstico laboratorial das infecções por Haemophilus

Exame direto de amostras clínicas

Coloração pelo método de Gram. Pode-se estabelecer um diagnóstico presuntivo rápido de meningite por *H. influenzae* pelo exame direto de amostra do líquido cefalorraquidiano (LCR) utilizando a coloração de Gram. Se for enviada uma quantidade suficiente de LCR (*i. e.*, mais de 1 a 2 mℓ), a amostra é centrifugada para obter um sedimento de material para exame e cultura. A citocentrifugação de amostras de LCR melhora a detecção de pequenos números de microrganismos e aumenta consideravelmente a sensibilidade da coloração pelo método de Gram, em comparação com amostras submetidas a centrifugação convencional ou não centrifugadas.[236] Nas preparações coradas pelo método de Gram, as espécies de *Haemophilus* aparecem como pequenos cocobacilos gram-negativos de coloração pálida (Prancha 9.1 A). Em certas ocasiões, podem-se observar células filamentosas delgadas. Embora *H. influenzae* possa ser o patógeno provável com base no seu aspecto pela coloração de Gram e pelo quadro clínico do paciente, os microrganismos não podem ser identificados com base no esfregaço corado pelo método de Gram. Além disso, uma coloração de Gram-negativa (*i. e.*, uma coloração de Gram sem a observação de microrganismos) não descarta a possibilidade de infecção por *Haemophilus* visto que a amostra pode ter um número muito pequeno de microrganismos. Os esfregaços de outros tipos de amostras corados pelo método Gram também podem ser úteis para um diagnóstico presuntivo.

Detecção do antígeno capsular tipo b. Para um diagnóstico rápido de infecções por *H. influenzae* tipo b, dispõe-se de técnicas para a detecção do antígeno capsular PRP tipo b no LCR, no soro e na urina. Os métodos comercialmente disponíveis incluem técnicas de aglutinação de látex (p. ex., Directigen® Meningitis Combo Test, Becton-Dickinson and Company, Sparks, MD) e de coaglutinação de proteína A estafilocócica (COA) (p. ex., Phadebact® CSF test, Bactus AB, Huddinge, Suécia). Esses *kits* contêm reagentes para a detecção do antígeno PRP de *H. influenzae* grupo b, juntamente com reagentes para a detecção de antígenos de *S. pneumoniae*, *N. meningitidis* e estreptococos do grupo B nos líquidos corporais. Apesar do desempenho desses testes em ensaios clínicos, que levou à sua aprovação para uso, muitos laboratórios deixaram de oferecer rotineiramente esses testes. Além do elevado custo dos próprios reagentes de látex/COA, sua utilidade em termos de diagnóstico e prognóstico não foi confirmada depois de anos de experiência. Perkins *et al.* procederam a uma revisão de todos os testes com látex realizados no decorrer de um período de 10 meses em dois hospitais e constataram a obtenção de 57 resultados positivos.[1021] A revisão desses casos revelou que 31 resultados foram falso-positivos, 22 foram positivos verdadeiros e 4 foram indeterminados. Foram observados testes falso-positivos mais frequentemente em amostras de urina. Os pacientes com resultados falso-positivos receberam tratamento desnecessário, com consequente internação prolongada e complicações adicionais. Além disso, entre os 22 pacientes com resultados positivos verdadeiros no teste de aglutinação de látex, não houve nenhum caso em que a terapia antimicrobiana ou o tratamento clínico do paciente tivessem sido modificados com base no resultado do teste de aglutinação de látex. Esses testes podem ser mais úteis para casos de suspeita de meningite, em que a coloração pelo Gram inicial é negativa e/ou as culturas de amostras de LCR são negativas depois de 48 horas. O método recomendado para a detecção direta ideal de *H. influenzae* em amostras de LCR depende de um cuidadoso exame de um esfregaço corado pelo método de Gram, preparado a partir de uma amostra citocentrifugada.

Isolamento de espécies de *Haemophilus* em cultura. O isolamento ótimo de espécies de *Haemophilus* a partir de amostras clínicas depende de uma coleta e transporte adequado dessas amostras, bem como do uso de meios de cultura e condições de incubação apropriados. Em virtude de sua natureza fastidiosa, as amostras que contêm esses microrganismos não devem ser expostas ao ressecamento ou a temperaturas extremas. As amostras de maior importância, como as do LCR, devem ser entregues pessoalmente ao laboratório clínico o mais rápido possível após a sua coleta. O ágar-sangue de carneiro convencional não é apropriado para o isolamento de espécies de *Haemophilus*, que necessitam do fator V para o seu crescimento, devido à presença de enzimas que inativam esse fator no sangue de carneiro nativo. O sangue de coelho ou o sangue de cavalo não contêm essas enzimas, e os meios de ágar contendo qualquer um desses produtos sanguíneos irão possibilitar o crescimento da maioria das espécies de *Haemophilus*. O isolamento de *Haemophilus* exige uma incubação a 35° a 37°C em ambiente úmido, com concentração aumentada de CO_2 (3 a 5%). Essa atmosfera é proporcionada pela incubação em uma incubadora de CO_2 ou jarras de extinção de vela. O isolamento primário de espécies de *Haemophilus* a partir de amostras clínicas é obtido com o uso de ágar-chocolate, ágar para isolamento de *Haemophilus* ou técnica de semeadura em estrias de *Staphylococcus* (Prancha 9.1 B).

Ágar-chocolate. O ágar-chocolate é preparado pela adição de sangue de carneiro a uma base de ágar enriquecida, quando a temperatura do meio é alta o suficiente para provocar lise dos eritrócitos, sem inativar o NAD no lisado de sangue (*i. e.*, cerca de 80°C). A maioria dos laboratórios clínicos adquire o ágar-chocolate e outros meios de fornecedores comerciais. O "ágar-chocolate" comercialmente preparado contém uma mistura de hemina e fatores de crescimento quimicamente definidos, que são acrescentados ao meio base de ágar GC (para gonococos). A base de ágar GC contém proteose peptona, amido de milho, tampões de fosfato, cloreto de sódio e ágar. O suplemento quimicamente definido contém NAD, vitaminas (B_{12}, cloridrato de tiamina), minerais (ferro, magnésio), aminoácidos necessários para o crescimento de bactérias fastidiosas (cisteína, glutamina) e glicose. Esses suplementos encontram-se disponíveis no comércio sob as marcas registradas de IsoVitalex® (BD Biosciences) e GCHI® Enrichment (Remel Laboratories, Lenexa, KS). A desvantagem em utilizar o ágar-chocolate para o isolamento primário de espécies de *Haemophilus* reside no fato de que não é possível determinar as propriedades hemolíticas de várias espécies (*H. haemolyticus*, *H. parahaemolyticus*, *H. pittmanniae*). Como as espécies de *Haemophilus* são habitantes comuns das vias respiratórias superiores (incluindo espécies tanto hemolíticas quanto não hemolíticas), muitos laboratórios adotaram o ágar de isolamento de *Hemophilus* para isolar esses microrganismos a partir de amostras das vias respiratórias.

Ágar para isolamento de Haemophilus. Esses meios comercialmente disponíveis contêm infusão de coração de boi, peptonas, extrato de levedura e sangue de cavalo desfibrinado (5%), que possui ambos os fatores X e V. Adiciona-se bacitracina (300 µg/mℓ) para inibir a microbiota do trato respiratório (*i. e.*, estafilococos, micrococos, neissérias e estreptococos). Além do isolamento seletivo de espécies de *Haemophilus*, é possível determinar diretamente as propriedades hemolíticas a partir do isolamento primário.

Técnica de semeadura em estrias para Staphylococcus. Muitas bactérias e leveduras sintetizam e secretam NAD durante o seu crescimento em meios bacteriológicos. Em culturas mistas, as espécies de *Haemophilus* que necessitam de fator V podem crescer como colônias puntiformes ao redor das colônias de outros microrganismos. Esse fenômeno é denominado satelitismo (Prancha 9.1 C). O satelitismo proporciona uma técnica para a detecção desses microrganismos em culturas mistas, bem como em um teste presuntivo para identificação até o nível de gênero. Uma colônia de uma possível espécie de *Haemophilus* é repicada em uma placa de ágar-sangue de carneiro, efetuando-se estrias próximas em uma área da placa. Efetua-se uma única estria de um microrganismo produtor de NAD (p. ex., *S. aureus*) através do inóculo na placa. Depois de uma noite de incubação em ambiente enriquecido com CO_2, a 35° a 37°C, podem-se observar minúsculas colônias úmidas e cinzentas dos hemófilos dentro da área de hemólise adjacente ao crescimento dos estafilococos. Os hemófilos que dependem do fator X irão crescer como colônias satélites, devido à liberação de hemina e de hematina a partir dos eritrócitos lisados. Esse método pode ser utilizado para a identificação presuntiva de espécies de *Haemophilus*, quando a identificação até o nível de espécie não for necessária ou essencial (p. ex., amostras das vias respiratórias superiores).

Identificação de espécies de *Haemophilus*

Morfologia das colônias e características das culturas. Em ágar-chocolate, as colônias de *H. influenzae* lisas e de cor azul-acinzentada, as cepas excessivamente encapsuladas podem ter aparência mucoide. As cepas produzem, em sua maioria, colônias convexas, lisas e contínuas de 1 a 2 mm após crescimento de um dia para o outro. Algumas cepas irão exalar um odor de "*E. coli*", devido à produção de indol por alguns biotipos. Em geral, as colônias de *H. parainfluenzae* são menores, de cor cinza-claro e apresentam uma aparência fosca em meios de crescimento. As reações de oxidase e de catalase para esses microrganismos são habitualmente positivas, embora a reação da oxidase possa ser tardia.

Procedimento de identificação. As espécies de *Haemophilus* comumente encontradas são identificadas pelas suas reações hemolíticas em ágar-sangue de cavalo e pelas necessidades dos fatores X e V para o seu crescimento. Para determinar a necessidade desses fatores, são utilizados rotineiramente discos de papel de filtro ou tiras impregnadas com fator X, fator V ou ambos os fatores (Prancha 9.1 D). O microrganismo a ser identificado é semeado em estrias em meio deficiente em fatores de crescimento, como ágar soja tripticase. Quando as colônias são selecionadas das placas de culturas primária para realização desse teste, é importante que não haja transferência do ágar-chocolate ou de outro meio contendo sangue para a placa de determinação dos fatores. Uma maneira de reduzir a transferência de fatores de crescimento, com a consequente obtenção de resultados falso-positivos, consiste em suspender o microrganismo em caldo deficiente em fatores. As tiras ou os discos com fatores X e V são colocados sobre a superfície do ágar, separados por uma distância de cerca de 1 a 2 cm (Tabela 9.1). Se for também utilizado um disco/tira contendo ambos os fatores, os discos podem ser mais amplamente espaçados na superfície do ágar. As placas são incubadas em 5 a 7% de CO_2, a uma temperatura de 35°C, durante 18 a 24 horas, e são observados os padrões de crescimento ao redor dos discos/tiras. O ágar soja tripticase constitui o meio de escolha para a realização do procedimento de determinação dos fatores de crescimento.[361] Embora a interpretação dos testes de necessidade de fatores geralmente seja precisa, foram relatadas identificações incorretas de *H. influenzae* por *H. parainfluenzae*, devido a resultados inconsistentes nas determinações do fator X. As razões para essas imprecisões incluem a presença de quantidades mínimas de hemina no meio basal utilizado no teste de determinação dos fatores, a transferência de fator X nos inóculos obtidos de colônias que cresceram em meio contendo sangue, e a natureza exigente de algumas cepas de *H. parainfluenzae*, com consequente dificuldade na leitura dos testes para a necessidade de fatores. O teste do ácido δ-aminolevulínico (ALA)-porfirina evita muitos desses problemas, visto que esse teste consiste em uma avaliação direta da capacidade das cepas de *Haemophilus* de sintetizar intermediários da protoporfirina na via de biossíntese da hemina a partir do ALA. As cepas que necessitam de fator X exógeno para o seu crescimento (*i. e.*, *H. influenzae* e *H. haemolyticus*) são incapazes de sintetizar protoporfirinas a partir do ALA e, consequentemente, são negativas nesse teste. As cepas que não necessitam de fator X exógeno para o seu crescimento (*i. e.*, *H. parainfluenzae* e *H. parahaemolyticus*) possuem as enzimas que sintetizam compostos de protoporfirina a partir do ALA e, consequentemente, são positivas para o teste de ALA-porfirina. Além disso, podem ser utilizados discos impregnados com ALA (BD Biosciences; Remel Laboratories; Hardy Diagnostics, Santa Maria, CA) ou meios de cultura contendo o reagente ALA (Remel Laboratories) para a realização do teste de ALA-porfirina (Prancha 9.1 F e G). Com o método do disco, o disco impregnado é umedecido com água e semeado com o meio de crescimento de colônias. Depois de 4 horas de incubação, o disco é examinado sob luz ultravioleta (lâmpada de Wood). A observação de fluorescência vermelho-tijolo sobre o disco indica um resultado positivo; uma fluorescência azulada constitui um resultado negativo. Com o meio de ágar ALA, os microrganismos são semeados sobre o meio e incubados de um dia para o outro. No dia seguinte, o crescimento é examinado sob a lâmpada de Wood à procura de uma fluorescência vermelho-tijolo. As características fenotípicas para a identificação das espécies de *Haemophilus* são apresentadas na Tabela 9.2.

Os testes para hemólise em ágar-sangue de cavalo, o teste de necessidade de fatores e o teste da ALA-porfirina foram incorporados em sistemas de placas divididas disponíveis no comércio para a identificação de espécies de *Haemophilus*. Esses sistemas incluem o Haemophilus ID II Triplate® e o Haemophilus ID Quad plate® (Remel). A triplaca é uma placa dividida em três setores, contendo ágar-sangue de cavalo, ágar com fator V e ágar contendo ágar ALA. Após semeadura e incubação de um dia para o outro, procede-se à leitura da placa com o exame do setor de ágar-sangue à procura de hemólise, o setor contendo o fator V à procura de crescimento e o setor de ALA à procura de crescimento com fluorescência vermelho-tijolo sob iluminação com lâmpada de Wood. A tetraplaca é dividida em quatro setores contendo meio de Müeller-Hinton suplementado com fatores com sangue de cavalo, meio enriquecido com fator X, meio enriquecido com fator V e meio contendo ambos os fatores X e V, respectivamente. É possível obter uma identificação do microrganismo com base na hemólise e no padrão de crescimento nos quadrantes restantes.

Sorotipagem de Haemophilus influenzae. A técnica mais fácil para a sorotipagem de isolados é a aglutinação em lâmina. Prepara-se uma suspensão densa dos microrganismos

Tabela 9.2 Características fenotípicas para a identificação das espécies de *Haemophilus* isoladas de seres humanos.

Espécie biotipo	HEM em HBA	Necessidade de		Produção de ácido a partir de										
		Fator X	Fator V	ALA	IND	URE	ODC	ONPG	GLI	SAC	LAC	FRU	RIB	XIL	MAN
Haemophilus influenzae															
Biotipo I	−	+	+	−	+	+	+		+	−	−	−	+	+	−
Biotipo II	−	+	+	−	+	+	−		+	−	−	−	+	+	−
Biotipo III[a]	−	+	+	−	−	−	−		+	−	−	−	+	+	−
Biotipo IV	−	+	+	−	−	+	+		+	−	−	−	+	+	−
Biotipo V	−	+	+	−	+	+	+		+	−	−	−	+	+	−
Biotipo VI	−	+	+	−	+	−	+		+	−	−	−	+	+	−
Biotipo VII	−	+	+	−	−	+	−		+	−	−	−	+	+	−
Biotipo VIII	−	+	+	−	−	−	−		+	−	−	−	+	+	−
Biogrupo *aegyptius*	−	+	+	−	−	+	−		+	−	−	−	+[f]	−	−
Haemophilus parainfluenzae[b]															
Biotipo I	−	−	+	+	−	−	+	V	+	+	−	+	−	−	+
Biotipo II	−	−	+	+	+	+	+	V	+	+	−	+	−	−	+
Biotipo III	−	−	+	+	+	+	−	V	+	+	−	+	−	−	+
Biotipo IV	−	−	+	+	+	+	+	V	+	+	−	+	DI	−	+
Biotipo VI	−	−	+	+	+	+	+	V	+	+	−	+	DI	DI	V
Biotipo VII	−	−	+	+	+	−	−	V	+	+	−	DI	DI	−	DI
Biotipo VIII	−	−	+	+	−	+	−	V	+	+	−	DI	−	−	DI
Haemophilus haemolyticus	+	+	+	−	V	+	−	−	+	−	−	+[f]	+	V	−
Haemophilus parahaemolyticus	+	−	+	+	−	+	V	−	+	+	−	+	−	−	−
H. paraphrohaemolyticus	+	−	+	+	−	+	−	−	+	+	−	+	−	−	−
Haemophilus pittmaniae	+	−	+	+	−	−	−	−	+	+	−	+	DI	−	+
Haemophilus ducreyi	+[f]	+	−	−	−	−	−	+	−	−	−	−	−	−	−

[a]As reações de biotipagem são idênticas àquelas de *H. influenzae* biogrupo *aegyptius*, porém as cepas do biogrupo *aegyptius* são xilose-negativas.
[b]As cepas do biotipo V são idênticas a *Aggregatibacter segnis*.
+ = positivo; − = negativo; +[f] = fracamente positivo; V = variável; DI = dados indisponíveis; HEM = hemólise em ágar-sangue de cavalo; ALA = teste de ácido aminolevulínico-porfirina; IND = indol; URE = urease; ODC = ornitina descarboxilase; ONPG = *o*-nitrofenil-β-D-galactopiranosídio; GLI = glicose; SAC = sacarose; LAC = lactose; FRU = frutose; RIB = ribose; XIL = xilose; MAN = manose.

em solução salina, e coloca-se uma única gota da suspensão em cada um de uma série de círculos em uma lâmina de vidro, que correspondem ao número de soro a serem testados, além de um controle com solução salina. São adicionados antissoros tipo-específicos a cada um dos círculos do teste, e a lâmina é agitada com movimento de rotação. A aglutinação rápida (*i. e.*, em menos de 1 minuto) dos microrganismos por um antissoro específico e a ausência de aglutinação no controle de solução salina identificam o isolado como sorotipo específico. Dispõe-se no comércio de antissoros polivalentes e tipo-específicos para todos os seis sorotipos de *H. influenzae*. A sorotipagem de isolados clínicos por aglutinação em lâmina deve ser cuidadosamente realizada com reagentes confiáveis, de qualidade controlada com microrganismos de sorotipo conhecido.

Um teste de confirmação em cultura, COA (do inglês, *certificate of analysis*) (Phadebact® Haemophilus Test, Bactus AB) é empregado para a identificação e a sorotipagem simultâneas de *H. influenzae* tipo b a partir de cultura primária. Esse *kit* contém um frasco de células estafilocócicas sensibilizadas com antissoro tipo b (reagente de prova) e um segundo frasco de estafilococos sensibilizados com antissoros contra os tipos a, c, d, e e f (reagente de controle). As colônias provenientes dos meios de crescimento são misturadas com cada um dos dois reagentes em uma lâmina de papelão. Após realizar a mistura, a lâmina é agitada com movimento rotatório durante 30 a 60 segundos. A ocorrência de aglutinação visível da mistura com o reagente de prova tipo b, mas não com o reagente de controle, identifica o isolado como *H. influenzae* tipo b. Uma reação positiva no reagente de controle indica que o microrganismo pertence aos tipos capsulares a, c, d, e ou f.[511]

Biotipagem de Haemophilus influenzae e Haemophilus parainfluenzae. Em seu estudo taxonômico do gênero, Kilian introduziu testes bioquímicos para identificar e caracterizar os hemófilos.[701] Os biotipos são determinados com três testes: produção de indol, urease e ornitina descarboxilase. As cepas de *H. influenzae* podem ser divididas em sete biotipos, que são independentes do sorotipo (*i. e.*, tipo b, não tipo b ou não tipável). Foram também descritos sete biotipos de *H. parainfluenzae* utilizando esses métodos. As reações de biotipagem para espécies de *Haemophilus* estão incluídas na Tabela 9.2.

A biotipagem de espécies de *Haemophilus* demonstrou que os biotipos específicos estão associados a diferentes infecções, fontes, propriedades antigênicas e padrões de resistência a agentes antimicrobianos. As cepas de *H. influenzae* do biotipo I são isoladas principalmente de amostras de LCR, sangue e secreções das vias respiratórias de lactentes com menos de 1 ano de idade.[913,962] Foram isolados *H. influenzae* dos biotipos II e III a partir de culturas de material de conjuntiva e amostras de escarro de crianças de 1 a 5 anos de idade de adultos com mais de 20 anos. Os biotipos II e III também estão associados a infecções oculares.[22] *H. influenzae* do biotipo IV consiste em patógenos emergentes encontrados em infecções obstétricas, ginecológicas, perinatais e neonatais. A genoespécie críptica associada a infecções maternas/neonatais apresenta reações de biotipagem que são idênticas àquelas de *H. influenzae* do biotipo IV, ressaltando as limitações dos métodos fenotípicos para a tipagem de cepas. A genoespécie críptica só pode ser diferenciada das cepas de biotipo IV por abordagens genéticas moleculares, que são facilmente disponíveis em laboratórios de microbiologia clínica.

Métodos bioquímicos e kits para a identificação de Haemophilus. Podem-se utilizar também testes de fermentação de carboidratos para a identificação de espécies de *Haemophilus*. Esses métodos evitam os problemas técnicos associados aos testes para determinação da necessidade de fatores. Pode-se utilizar a produção de ácido a partir de vários carboidratos (*i. e.*, sacarose, frutose, ribose, xilose e manose) para diferenciar *H. influenzae* de *H. parainfluenzae*. É também necessária uma bateria limitada de testes para a diferenciação e a identificação de espécies antes classificadas como *Haemophilus*, *Aggregatibacter aphrophilus*, *Aggregatibacter actinomycetemcomitans* e *Aggregatibacter segnis*. A fermentação da lactose ou a hidrólise de *o*-nitrofenil-β-D-galactopiranosídio (ONPG) são úteis para a identificação de *A. aphrophilus*; outras espécies de *Haemophilus* e *Aggregatibacter actinomycetemcomitans* são negativos para a fermentação da lactose e a reação do ONPG. *A. segnis* produz uma acidificação fraca ou tardia da sacarose e frutose e é negativo em todas as reações de biotipagem. A utilização de carboidratos é determinada em ágar semissólido de cistina-tripticase digerido, densamente semeado, contendo 1% de carboidratos esterilizados por filtração. A produção de ácido torna-se aparente em 4 a 18 horas. Para uma biotipagem rápida de isolados individuais, podem-se utilizar discos impregnados de reagentes para urease e ornitina descarboxilase e o teste de mancha de indol.

Os sistemas de identificação em *kits*, que utilizam testes convencionais modificados e substratos enzimáticos cromogênicos, também podem ser empregados para a identificação e a biotipagem simultânea de espécies de *Haemophilus*. O painel RapID® NH (Remel Laboratories), o painel de identificação de *Haemophilus-Neisseria* (HNID®) (Siemens-MicroScan, West Sacramento, CA), a tira API® NH (bioMérieux, La Balme-les-Grottes, França) e o cartão Vitek® 2 Neisseria-Haemophilus identificam esses microrganismos dentro de 2 a 4 horas após a semeadura (ver Prancha 9.2 A e C).[641,916]

Haemophilus ducreyi | Diagnóstico laboratorial do cancroide

Coleta de amostras e exame direto. Podem-se utilizar *swabs* de algodão, raiom, Dácron ou alginato de cálcio para a coleta de amostras de úlceras cancroides. As amostras devem ser coletadas da base e bordas solapadas da úlcera. Para os bubões, uma agulha e seringa podem ser utilizadas para a aspiração do pus do bubão através do tecido intacto normal. Caso o bubão tenha supurado através da pele, pode-se utilizar um *swab* para a coleta da amostra. Entretanto, o microrganismo frequentemente não pode ser isolado do pus dos bubões. Os meios de transporte não foram avaliados para o isolamento de *H. ducreyi*, de modo que os meios de crescimento devem ser semeados diretamente. Se for utilizado um meio de transporte, deve-se empregar o meio de transporte Amies ou Amies com carvão, e a amostra deve ser entregue ao laboratório dentro de 4 horas após a coleta da amostra. Os esfregaços de exsudato supurativo de lesões genitais do cancroide corados pelo método de Gram habitualmente não contribuem para a identificação, em virtude de sua baixa sensibilidade (5 a 63%) e especificidade (51 a 99%). Quando examinado em esfregaços diretos, *H. ducreyi* aparece como cocobacilos gram-negativos de coloração pálida, frequentemente dispostos em grupos ("cardumes") ou em cadeias paralelas levemente curvas (em "ferrovia") (Figura 9.2). Pode-se observar a presença de microrganismos dentro e fora dos leucócitos polimorfonucleares (PMN). Como as lesões genitais e os linfonodos supurativos ou abscessos podem tornar-se superinfectados por outras bactérias, deve-se tentar realizar uma cultura. Com frequência, o diagnóstico de cancroide é estabelecido em bases clínicas e epidemiológicas; todavia, é preciso incluir a sífilis, a infecção genital por herpes-vírus simples e o linfogranuloma venéreo no diagnóstico diferencial.

Cultura. Pode ser difícil isolar *H. ducreyi* em cultura, e foram avaliados diversos meios para essa finalidade. Para o máximo de rendimento, deve-se semear mais de um tipo de meio de cultura. A base de ágar GC suplementada com 2% de hemoglobina bovina, 5% de soro fetal de bezerro e 1% de IsoVitalex e ágar Müeller-Hinton suplementado com 5% de sangue de cavalo chocolatizado mais 1% de enriquecimento IsoVitalex têm usados para a cultura de *H. ducreyi*. Em algumas formulações de meios, o carvão ativado (0,2%) em lugar de soro fetal de bezerro tem sido empregado como aditivo para absorver materiais tóxicos da amostra e do ágar. Pode-se acrescentar vancomicina (em uma concentração final de 3 $\mu\ell/m\ell$) para inibir a contaminação por bactérias gram-positivas. Os meios de ágar-chocolate comerciais geralmente irão sustentar o crescimento de *H. ducreyi*; podem-se colocar discos de vancomicina em vários quadrantes de uma placa de ágar-chocolate para ajudar a detectar os microrganismos em culturas mistas. A maioria das cepas de *H. ducreyi* apresenta concentrações inibitórias mínimas (CIM) para vancomicina de 32 a 128 $\mu g/m\ell$; entretanto, algumas cepas exibem uma CIM baixa, de apenas 4 $\mu g/m\ell$. Por conseguinte, pode ser vantajoso semear os meios com e sem vancomicina e coletar diversas amostras apropriadas. Os meios são incubados de 33° a 35°C em 5 a 7% de CO_2 ou em jarra com vela com alto teor de umidade; o crescimento pode ser efetivamente inibido em temperaturas de incubação acima de 35°C. Pode-se obter um crescimento mais satisfatório com o uso de um ambiente microaerófilo, em que as culturas são colocadas em uma jarra GasPak com dois envelopes geradores de dióxido de carbono/gás hidrogênio, sem catalisador. As culturas são examinadas diariamente durante 10 dias. Os isolados de amostras clínicas produzem, em sua maioria, um crescimento visível em 2 a 4 dias.

As colônias de *H. ducreyi* são pequenas, não mucoides e de cor cinza, amarela ou castanho. As colônias podem ser caracteristicamente "empurradas" ao longo da superfície do ágar com uma alça bacteriológica, são difíceis de coletar e produzem uma suspensão heterogênea "grumosa" em solução salina. Os microrganismos aparecem como cocobacilos gram-negativos, habitualmente em estreita associação uns com os outros. *H. ducreyi* é catalase-negativa e oxidase-positiva; a reação da oxidase é habitualmente tardia e só se desenvolve depois de 15 a 20 segundos com o reagente cloridrato de tetrametil-*p*-fenilenodiamina. Em virtude da natureza fastidiosa de *H. ducreyi*, não é possível demonstrar as necessidades de fatores de crescimento com as técnicas de discos ou tiras impregnados com fatores. O teste ALA-porfirina é negativo, indicando a necessidade de hemina exógena para o crescimento desse microrganismo. *H. ducreyi* é bioquimicamente inerte, exceto pela redução do nitrato e a reação de fosfatase alcalina positivas. Em uma avaliação de 25 isolados de *H. ducreyi*, Shawar et al. observaram que todas as cepas produziram reações enzimáticas singulares e compatíveis no RapID® ANA (Remel), um sistema de identificação de 4 horas empregados para a identificação de bactérias anaeróbias de importância clínica.[1178] As cepas de *H. ducreyi* também são sensíveis ao polianetol sulfonato de sódio (SPS), conforme determinado por um método de sensibilidade com discos. As características de crescimento, a sensibilidade ao SPS e os perfis de aminopeptidase obtidos com o sistema enzimático RapID® ANA podem ser úteis para a identificação laboratorial de *H. ducreyi*. Foi também descrito um método rápido de tira imunocromatográfico para a identificação dos microrganismos em cultura.[1009] Esse ensaio utilizou anticorpos monoclonais dirigidos contra o receptor de hemoglobina da membrana externa altamente conservado, HgbA, como anticorpo de captura. Com o uso desse ensaio, todos os 26 isolados de *H. ducreyi* testados foram corretamente identificados, enquanto todas as outras bactérias testadas foram negativas. Foram também desenvolvidos métodos moleculares e técnicas que não dependem de crescimento, incluindo sondas de ácido nucleico direta e amplificadas, para a identificação ou detecção direta de *H. ducreyi*. Suntoke et al., dos NIH (National Institutes of Health), desenvolveram um ensaio de reação da cadeia da polimerase (PCR; do inglês, *polymerase chain reaction*) multiplex em tempo real, sensível, rápido e reprodutível para a detecção direta de *H. ducreyi*, *Treponema pallidum* e herpes-vírus simples tipos 1 e 2 diretamente em úlceras genitais.[1231]

Sensibilidade de espécies de Haemophilus a agentes antimicrobianos

Até cerca de 1973, não havia necessidade de testes de sensibilidade de *H. influenzae* a agentes antimicrobianos, visto que os isolados de importância clínica eram sensíveis à ampicilina, o fármaco de escolha para o tratamento da meningite tipo b e da bacteriemia. Em 1974, algumas cepas de *H. influenzae* tornaram-se resistentes à ampicilina, em decorrência da aquisição de plasmídios carreadores de genes que codificam enzimas betalactamases. Foram encontradas betalactamases mediadas por plasmídios em cepas de

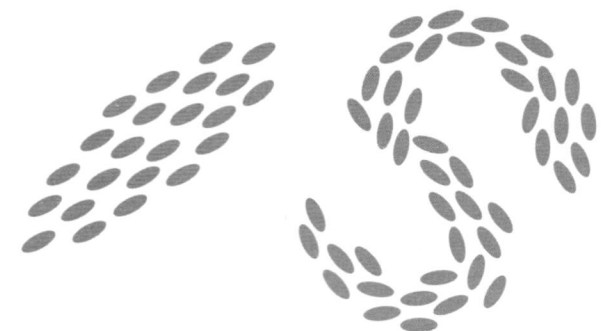

■ **FIGURA 9.2** Morfologia de *Haemophilus ducreyi* na coloração pelo método de Gram. Em esfregaços corados pelo método de Gram, preparados a partir de amostras de lesões de cancroide ou de colônias, os microrganismos podem aparecer em grupos frouxos (*i. e.*, em "cardumes", *à esquerda*) ou em grupos levemente curvos de bacilos gram-negativos alinhados em paralelo (*i. e.*, em "ferrovia", *à direita*).

H. influenzae tipo b, encapsuladas não tipo b e não tipáveis e em cepas de *H. parainfluenzae*. Esses microrganismos contêm um transpóson de 3,0 megadáltons, que transporta o gene para uma enzima betalactamase tipo TEM-1. Raras cepas de *H. influenzae* produzem um segundo tipo de betalactamase, denominada ROB-1.[329] Nos últimos 25 anos, a prevalência de cepas betalactamase-positivas aumentou no mundo inteiro. No projeto de vigilância LIBRA de 2002, as cepas de *H. influenzae* betalactamase-positivas foram responsáveis por 32,2% de 2.791 isolados.[658] Nessa mesma época, mais de 99% das cepas mostraram-se sensíveis a amoxicilina-clavulanato, independentemente da produção de betalactamase. O clavulanato inativa a betalactamase, tornando os microrganismos sensíveis à amoxicilina incluída nessa combinação antibiótica. Foram isoladas cepas de *H. influenzae* que são resistentes à ampicilina, mas que não produzem betalactamases. Nessas cepas, a resistência deve-se a alterações nas proteínas de ligação da penicilina da parede celular ou na permeabilidade da membrana celular ao fármaco. Essas cepas também exibem uma sensibilidade diminuída às cefalosporinas de terceira geração e a combinações de betalactâmicos/inibidores da betalactamase. Um estudo de vigilância de *H. influenzae*, conduzido em 2000 a 2001 nos EUA, detectou apenas 9 (0,6%) cepas betalactamase-negativas e resistentes a ampicilina entre 1.434 isolados, sugerindo que essas cepas são relativamente incomuns.[683] Entretanto, em um relato de 2009 no Japão, foi constatado que a proporção de cepas de *H. influenzae* resistentes à ampicilina e betalactamase-positivas diminuiu de 9,6% em 1999 para 4,8 em 2003, enquanto houve um aumento na proporção de cepas resistentes à ampicilina e betalactamase-negativas de 15,4% para mais de 30% durante o mesmo período de tempo.[505]

Os métodos do Clinical and Laboratory Standards Institute (CLSI) para testes de sensibilidade de *H. influenzae* e *H. parainfluenzae* a agentes antimicrobianos recomendam o uso do meio de teste *Haemophilus* ou caldo de meio de teste *Haemophilus* para a difusão em disco e diluição de caldo, respectivamente.[285] O meio de teste de *Haemophilus* contém hematina, extrato de levedura e NAD; o ágar Müeller-Hinton é incluído para o método de difusão em disco.[660,661] Dispõe-se de pontos de corte para as categorias sensível, intermediária e resistentes para a ampicilina, combinações de betalactâmicos/inibidores da betalactamase, cefalosporinas de terceira e quarta gerações (incluindo formulações orais e parenterais), macrolídios e sulfametoxazol-trimetoprima (SXT).[285] Dispõe-se apenas de pontos de corte para categoria sensível para o aztreonam, os carbapenêmicos e as fluoroquinolonas, visto que a ausência de cepas resistentes impede a definição das categorias intermediária e resistentes para esses agentes no momento atual. Um teste rápido para detecção de betalactamase proporciona um método simples para testar a sensibilidade a ampicilina e amoxicilina. As cepas resistentes à ampicilina/amoxicilina e betalactamase-negativas também são consideradas resistentes a combinações de betalactâmicos/inibidores da betalactamase (*i. e.*, amoxicilina-clavulanato, ampicilina-sulbactam, piperacilina-tazobactam) e às cefalosporinas orais (*i. e.*, cefaclor, cefetamete, cefonicida, cefprozila, cefuroxima, loracarbefe), embora os isolados possam ser sensíveis a esses fármacos *in vitro*. Como as recomendações padrão para a terapia antimicrobiana das infecções causadas por *Haemophilus* estão bem definidas, muitos laboratórios não realizam testes de sensibilidade a agentes antimicrobianos para espécies de *Haemophilus*. Além disso, algumas cepas de *H. influenzae* e de *H. parainfluenzae* não crescem adequadamente em meio de teste de *Haemophilus*.

No momento atual, as cefalosporinas de terceira geração (*i. e.*, cefotaxima, ceftriaxona) constituem os fármacos recomendados para o tratamento das infecções sistêmicas causadas por *H. influenzae* tipo b, em virtude da excelente atividade desses agentes tanto *in vitro* quanto *in vivo*.[919] O tratamento para as infecções sistêmicas é habitualmente continuado por 7 a 10 dias; os pacientes com infecções complicadas (p. ex., endocardite, osteomielite) podem necessitar de 3 a 6 semanas de terapia parenteral. As infecções associadas a *H. influenzae* não tipável (p. ex., bronquite crônica, DPOC, otite média) são frequentemente tratadas com ampicilina ou amoxicilina quando se documenta uma sensibilidade a esses fármacos. Os macrolídios orais (*i. e.*, azitromicina, claritromicina) ou as fluoroquinolonas também são prescritos para essas infecções. As fluoroquinolonas possuem excelente atividade contra *H. influenzae*; em um estudo recente de sensibilidade de 25 anos conduzido no Japão, mais de 95% dos isolados de *H. influenzae* apresentaram CIM de ≤ 0,06 μg/mℓ para as fluoroquinolonas.[505] As cepas de *H. influenzae* não tipáveis, que são betalactamase-negativas, também são sensíveis às fluoroquinolonas, aos macrolídios e às cefalosporinas de espectro estendido orais e parenterais. *H. parainfluenzae* e outras espécies de *Haemophilus* do trato respiratório mostram-se sensíveis às cefalosporinas de terceira geração, quinolonas, tetraciclinas e aminoglicosídios. Embora a maioria das cepas seja sensível a penicilina e ampicilina, foram relatadas cepas resistentes, incluindo cepas produtoras de betalactamase.

Em partes do mundo onde o cancroide é endêmico, não se dispõe de métodos rápidos e acurados para diagnósticos específicos; por conseguinte, utiliza-se uma abordagem sindrômica, de acordo com a recomendação da Organização Mundial da Saúde (OMS), para o manejo das infecções sexualmente transmitidas. O cancroide pode ser tratado com uma variedade de fármacos, incluindo fluoroquinolonas, macrolídios (p. ex., eritromicina, azitromicina) e cefalosporinas (p. ex., ceftriaxona).[919] Esses agentes demonstram uma excelente atividade contra *H. ducreyi in vitro*, enquanto muitas cepas são resistentes às tetraciclinas e ao SXT. Os esquemas de tratamento recomendados para o cancroide pela OMS, pelos Centers for Disease Control and Prevention (CDC) e pelo United Kingdom Clinical Effectiveness Group (CEG) incluem eritromicina (500 mg VO, durante 7 dias, 3 ou 4 vezes/dia), azitromicina (1 g VO, em dose única), ceftriaxona (250 mg, IM, em dose única) e ciprofloxacino (500 mg VO, 2 vezes/dia, durante 3 dias).[900] Devido a falhas do tratamento em pacientes infectados pelo HIV, há alguma preocupação quanto à eficácia clínica de tratamentos em dose única ou em ciclos de curta duração (p. ex., com ceftriaxona IM ou azitromicina VO) em indivíduos com cancroide que também apresentam imunodeficiência.[1274] Os contatos sexuais sintomáticos ou assintomáticos de indivíduos com diagnóstico de cancroide devem ser tratados caso tenha ocorrido um contato sexual 10 dias ou menos após a detecção clínica do caso primário.

Gênero *Aggregatibacter*

Taxonomia

Em 2006, *H. aphrophilus*, *H. paraphrophilus* e *H. segnis* foram reclassificados, juntamente com *Actinobacillus actinomycetemcomitans*, no gênero *Aggregatibacter*.[956] Atualmente, *H. aphrophilus* e *H. paraphrophilus* são reconhecidos como sendo a mesma espécie, *A. aphrophilus*; a dependência de fator V do *H. paraphrophilus* é considerado uma variável característica da espécie isolada (Prancha 9.2 F). As espécies do gênero *Aggregatibacter* são classificadas na família Pasteurellaceae.

Importância clínica

Aggregatibacter aphrophilus. *A. aphrophilus* é residente da cavidade oral, onde constitui um componente de menor importância da microbiota periodontal. *A. aphrophilus*, juntamente com *H. parainfluenzae*, é a espécie desse grupo que está mais comumente associada à endocardite.[10,327,613,666,1018] Os indivíduos que desenvolvem endocardite de valva nativa causada por esses microrganismos apresentam, em sua maioria, alguma anormalidade preexistente das valvas cardíacas, como estenose da valva da aorta; entretanto, foram descritos dados de endocardite em pacientes sem anormalidades cardíacas preexistentes.[10,613,1018] *A. aphrophilus* também pode estar associada à endocardite de próteses valvares.[1329] *A. aphrophilus* foi isolado de várias infecções da cabeça e pescoço (p. ex., sinusite, otite média, epiglotite, ventriculite, abscessos epidurais e cerebrais e meningite) e de infecções pleuropulmonares (p. ex., pneumonia, empiema e abscesso pulmonar).[6,60,253,592,666,680,967,1273] A disseminação hematogênica de *A. aphrophilus* também pode resultar em artrite séptica, osteomielite vertebral, espondilodiscite, celulite, endoftalmite e infecções intra-abdominais.[296,613,700,1005,1371] A neutropenia, a neoplasia maligna e a quimioterapia do câncer constituem fatores predisponentes para infecções por esses microrganismos. Em cultura, *A. aphrophilus* assemelha-se a outras bactérias gram-negativas fastidiosas e constitui parte do grupo "HACEK", que inclui espécies de *Haemophilus* (H), *Aggregatibacter* (A), *Cardiobacterium* (C), *Eikenella* (E) e *Kingella* (K) (Prancha 9.2 D).

Aggregatibacter segnis. *A. segnis* é encontrado ocasionalmente em placas dentárias e nas vias respiratórias superiores. As infecções causadas por *A. segnis* são raras e incluem infecções periodontais, bacteriemia, endocardite, colecistite, apendicite aguda e abscesso pancreático.[89,192,203,762,934,1210] São necessárias investigações adicionais desses microrganismos fastidiosos para uma compreensão mais completa de seu potencial patogênico.

Aggregatibacter actinomycetemcomitans. *A. actinomycetemcomitans* faz parte da microbiota da cavidade oral, particularmente nas fissuras gengivais e supragengivais. Com base nas reações de anticorpos monoclonais específicos com componentes de superfície celular de carboidratos expostos do lipopolissacarídio (LPS) da parede celular, essa espécie pode ser dividida em sete sorotipos, designados de a até g.[1236] Os sorotipos a, b e c são os mais prevalentes, constituindo mais de 80% das cepas orais. Um estudo recente de *A. actinomycetemcomitans* isolado de amostras de placas subgengivais de 161 pacientes com e sem doença periodontal em Los Angeles verificou que o sorotipo c era o sorotipo dominante, compreendendo 50% de todas as cepas, seguido dos sorotipos a e b.[240] Os sorotipos d, e e f foram encontrados com menos frequência ou não foram detectados. Um estudo recente de pacientes brasileiros também relatou que os sorotipos c e a eram os sorotipos predominantes.[1105] Alguns pacientes podem ser colonizados com múltiplos sorotipos. Embora se tenha sugerido que determinados sorotipos (p. ex., sorotipo b) possam estar associados a formas específicas de doença periodontal, a biotipagem e os estudos com sondas genéticas de rRNA demonstraram a existência de uma heterogeneidade genotípica e genômica entre cepas pertencentes ao mesmo sorotipo.[73] Em um estudo de 311 cepas de 189 pacientes periodontológicos, 216 cepas foram sorologicamente tipáveis, enquanto 95% foram não tipáveis. A amplificação dos genes específicos de antígeno dos sorotipos indicou que as cepas não tipáveis apresentavam sequências gênicas específicas do sorotipo, porém os genes não eram expressos entre as cepas não sorotipáveis.[677] Todos esses sorotipos e linhagens foram isolados de pacientes com doença periodontal, indicando que todos possuem potencial patogênico.

A. actinomycetemcomitans é um patógeno bem reconhecido como importante causa de doença periodontal agressiva.[422,578] Esse microrganismo é o agente causal de uma periodontite de início precoce e doença periodontal agressiva observada em crianças maiores e adultos jovens, geralmente na faixa etária de 12 a 26 anos. Essa doença caracteriza-se pela rápida degeneração e destruição do osso alveolar que sustenta os primeiros molares e incisivos permanentes. A perda do osso subgengival nessas áreas leva ao desenvolvimento de bolsas gengivais profundas, que sangram facilmente com o uso de estilete. A progressão da doença pode resultar em destruição óssea ao longo das superfícies das raízes afetadas, com comprometimento dos dentes adjacentes. Essa periodontite grave pode levar a abscessos periodontais agudos e perda subsequente de dentes. A doença periodontal associada a *A. actinomycetemcomitans* desencadeia uma resposta imune tanto sistêmica quanto localizada, e são produzidos altos títulos de IgG sérica contra antígenos de sorotipos de *A. actinomycetemcomitans*, que consistem em oligossacarídios de cadeia lateral O no LPS da parede celular. O LPS do microrganismo também induz inflamação gengival localizada e permite que o microrganismo se estabeleça na placa subgengival. Além do LPS, *A. actinomycetemcomitans* produz uma potente leucotoxina e vários outros fatores de virulência que contribuem para o seu papel como patógeno periodontal. Algumas cepas de *A. actinomycetemcomitans* são mais patogênicas, em virtude da produção de mais fatores de virulência. Por exemplo, o clone JP2 de *A. actinomycetemcomitans* apresenta uma deleção de 530 pares de bases na região promotora do óperon da leucotoxina, que resulta em aumento da produção dessa toxina e maior virulência.[182,280,564,669] Esses fatores atuam em conjunto para causar inflamação, imunossupressão localizada, inibição da atividade fagocítica e reabsorção óssea. Alguns desses fatores estimulam a produção de anticorpos no soro e no líquido gengival, os quais podem ajudar a limitar o processo periodontal. Além dos fatores de virulência descritos, a incapacidade de estimular respostas humorais ou mediadas por células contra o microrganismo e/ou seus produtos pode ser responsável, em parte, pela progressão para uma doença periodontal generalizada grave. *A. actinomycetemcomitans* é também implicado na patogenia da síndrome de Papillon-Lefèvre, uma doença hereditária caracterizada por hiperqueratose das palmas das mãos e plantas dos pés e por extensa destruição periodontal, resultando em perda dos dentes tanto decíduos quanto permanentes.

Estudos epidemiológicos indicam que a doença periodontal associada ao *A. actinomycetemcomitans* possui componentes raciais e genéticos, que predispõem os indivíduos a essas infecções orais graves causadas por microrganismos endógenos. Por exemplo, estudos sobre a ocorrência geográfica do clone JP2 altamente leucotóxico demonstraram que a colonização por esse patógeno está, em grande parte, restrita a ascendentes afro-americanos e está ausente, em sua maior parte, em populações não africanas da Europa setentrional.[564,565] Investigações epidemiológicas distinguiram dois padrões de doença periodontal associada a *A. actinomycetemcomitans*. A periodontite agressiva localizada em populações brancas da Europa setentrional está associada a populações clonais não JP2 de *A. actinomycetemcomitans* que circulam como patógenos oportunistas, enquanto o clone JP2 constitui a principal causa de doença periodontal agressiva de início juvenil em adultos jovens de ascendência da África do Norte ou África Ocidental.[566] Além disso, os indivíduos infectados pelo JP2 podem apresentar uma resposta diminuída às intervenções terapêuticas, que podem incluir raspagem profunda e alisamento radicular, terapia antimicrobiana e cirurgia, se necessário.[307] Relatos esporádicos documentaram a colonização de indivíduos brancos pelo JP2.[280]

A resposta imune à infecção periodontal por *A. actinomycetemcomitans* também pode desempenhar um papel na patogenia da doença. Os pacientes com periodontite agressiva produzem níveis anormalmente elevados de prostaglandina E2 e da citocina inflamatória, o fator de necrose tumoral alfa (TNF-α) nos líquidos gengivais que circundam os dentes.[537] Esses fatores são produzidos por monócitos e macrófagos locais em resposta a produtos bacterianos. As culturas de monócitos e macrófagos de pacientes com periodontite produzem três a seis vezes mais a quantidade dessas citocinas do que células semelhantes de pacientes não infectados em exposição ao LPS de *A. actinomycetemcomitans*.[1176] Essas citocinas inflamatórias induzem uma reabsorção óssea pelos osteoclastos, resultando em perda do osso alveolar e infrarregulação da quimiotaxia dos neutrófilos. A resposta imune a antígenos microbianos pode ajudar a limitar o processo periodontal, e a incapacidade de estimular respostas humorais ou mediadas por células contra o microrganismo e/ou seus produtos pode ser responsável, em parte, pela doença periodontal generalizada mais grave.[1130]

A. actinomycetemcomitans também está associado a infecções actinomicóticas, endocardite, bacteriemia, infecções de feridas e infecções dentárias. O nome do microrganismo provém de seu isolamento "concomitante" reconhecido com espécies de *Actinomyces* de abscessos e outras infecções. *A. actinomycetemcomitans* constitui uma causa de endocardite bacteriana subaguda.[1010,1043,1321,1342] Em geral, ocorre endocardite de valvas nativas em indivíduos com lesão valvar prévia em decorrência de cardiopatia congênita (p. ex., estenose aórtica congênita, doença da valva aórtica bicúspide, comunicação atrioventricular e insuficiência da valva mitral, devido à cardiopatia reumática). Foi também relatada a ocorrência de endocardite de próteses de valva mitral e valva da aorta com valvas porcinas e mecânicas e marca-passos. As complicações localizadas nesses pacientes incluíram pericardite e abscessos paravalvares.[1353] Os fatores predisponentes no desenvolvimento da endocardite causada por *A. actinomycetemcomitans* incluem dentição precária ou manipulações dentárias recentes. A endocardite por *A. actinomycetemcomitans* segue habitualmente uma evolução indolente. É comum a ocorrência de febre, perda de peso, calafrios, tosse e sudorese noturna, juntamente com sopro cardíaco. Verifica-se a presença variável de hepatoesplenomegalia e hemorragias conjuntivais ou subungueais. As complicações consistem em embolia séptica, hemorragia cerebral, arterite coronariana, vasculite, insuficiência cardíaca congestiva, lesão valvar exigindo colocação ou substituição de próteses valvares, ventriculite piogênica e morte.[666,789,1010,1182,1353] Outras infecções causadas por *A. actinomycetemcomitans* resultam da disseminação contígua do microrganismo a partir de seu hábitat na cavidade oral ou por meio de disseminação hematogênica durante a bacteriemia e a endocardite. As infecções de cabeça, pescoço e pleuropulmonares têm consistido em abscessos epidurais e cerebrais, osteomielite, linfadenite cervical, celulite, pneumonia, abscesso da parede torácica/subfrênico e abscesso pulmonar.[102,238,545,549,1006,1223,1321] A disseminação hematogênica de *A. actinomycetemcomitans* tem resultado em osteomielite, abscesso espinal, discite vertebral, endoftalmite, artrite séptica e abscessos hepáticos e intra-abdominais.[125,936,1182,1184,1228] As portas de entrada de vários tipos de infecções incluem lesões orais, infecções pulmonares prévias, abrasões da pele, locais de toracotomia e instrumentação do trato urinário.

Características das culturas e identificação de espécies de *Aggregatibacter*

As colônias de *A. aphrophilus* são pequenas depois de uma incubação de 24 horas; com frequência, é necessário um período de incubação de 48 a 72 horas para que a morfologia das colônias possa ser definida e haja crescimento suficiente para a realização de testes de identificação preliminares. Em ágar-chocolate, as colônias medem 0,5 a 1 mm de diâmetro, são convexas, granulares e exibem um pigmento amarelado pálido. Pode-se detectar um odor distinto de "cola branca escolar". Algumas cepas de *A. aphrophilus* necessitam de fator V; as cepas que exigem este fator irão crescer em ágar-chocolate, mas não em ágar-sangue de carneiro. *A. aphrophilus* é catalase e oxidase-negativa, embora se possa observar uma reação de oxidase positiva fraca ou tardia com alguns isolados. A reação da catalase negativa é útil para diferenciar *A. aphrophilus* de *A. actinomycetemcomitans*, que é catalase-positiva. Observa-se a produção de ácido a partir da glicose, maltose, sacarose, lactose e trealose. O microrganismo hidrolisa ONPG e não produz arginina di-hidrolase, lisina ou ornitina descarboxilase, indol ou urease. Os testes fenotípicos para a identificação de espécies de *Aggregatibacter* estão listados na Tabela 9.3 (Prancha 9.2 H e 9.3 C).

A. actinomycetemcomitans cresce lentamente em ágar-chocolate e ágar-sangue, e aparecem colônias visíveis depois de 48 a 72 horas (Prancha 9.3 B). As colônias são pequenas, lisas, translúcidas e não hemolíticas, com bordas ligeiramente irregulares. Os isolados clínicos recentes aderem ao ágar, e a sua emulsificação é difícil. Com incubação prolongada

Tabela 9.3 Características fenotípicas para a identificação de *Aggregatibacter aphrophilus*, *Aggregatibacter actinomycetemcomitans* e *Aggregatibacter segnis*.

Característica	A. aphrophilus	A. actinomycetemcomitans	A. segnis[a]
HEM em SBA	−	−	−
OX	−[b]	−[b]	−[b]
CAT	−	+	V
NO_3 RED	+	+	+
Necessidade de fator X	−	−	−
Necessidade de fator V	V	−	+
IND	−	−	−
URE	−	−	−
ODC	−	−	−
ONPG	+	−	V
Produção de ácido a partir de:			
GLI	+	+	+[f]
MAL	+	+[c]	+[f]
FRU	+	+	+[f]
SAC	+	−	+
LAC	+	−	−
XIL	−	V	−
MNTL	−	V[d]	−
MAN	+	+	−
GAL	+	V	+[f]
TRE	+	−	−
RAF	+	−	−

[a]Apenas diferenças quantitativas na quantidade de ácido produzido a partir de carboidratos pode distinguir *A. segnis* fenotipicamente de cepas de *H. parainfluenzae* biotipo V (negativas para indol, urease e ODC).
[b]Algumas cepas podem produzir reações fracas ou tardias.
[c]Raras cepas podem ser maltose-negativas.
[d]A maioria das cepas é manitol-positiva.
+ = reação positiva; − = reação negativa; V = reação variável; +[f] = positiva fraca; HEM em SBA = hemólise em ágar-sangue de carneiro; OX = oxidase; CAT = catalase; NO_3 RED = redução do nitrato a nitrito; IND = indol; URE = urease; ODC = ornitina descarboxilase; ONPG = o-nitrofenil-β-D-galactopiranosídio; GLI = glicose; MAL = maltose; FRU = frutose; SAC = sacarose; LAC = lactose; XIL = xilose; MNTL = manitol; MAN = manose; GAL = galactose; TRE = trealose; RAF = rafinose.

(i. e., 5 a 7 dias), as colônias podem desenvolver uma densidade central, que tem a aparência de uma estrela de quatro ou de seis pontas. Essa característica é perdida com repiques repetidos, e as colônias tornam-se menos aderentes. À semelhança de *A. aphrophilus*, o crescimento em caldo é escasso, e as colônias aderem às paredes do tubo. Na coloração pelo método de Gram, os microrganismos aparecem como cocobacilos gram-negativos de coloração pálida (Prancha 9.3 A). Podem-se observar células mais longas com repiques repetidos. As características usadas para a identificação de *A. actinomycetemcomitans* incluem ausência de crescimento em ágar MacConkey e em outros ágares entéricos e reações positivas para a produção de catalase e a redução do nitrato. O microrganismo é habitualmente oxidase-negativo, embora algumas cepas possam ser fracamente positivas; é urease-negativo, não produz indol e não necessita dos fatores X ou V. As reações para lisina e ornitina descarboxilase e arginina di-hidrolase são negativas (Prancha 9.2 G). A maioria das cepas fermenta intensamente a glicose, a frutose e a manose; a produção de ácido a partir da maltose, do manitol e da xilose varia. *A. actinomycetemcomitans* pode ser diferenciado de *A. aphrophilus*, visto que o primeiro é catalase-positivo, ONPG-negativo e não há produção de ácido a partir da lactose, sacarose ou trealose.

A. segnis cresce em ágar-chocolate, mas não em ágar-sangue de carneiro, devido à necessidade de fator V. Esse microrganismo é positivo para o teste de ALA-porfirina e negativo para a produção de indol, urease e ornitina descarboxilase. No teste de carboidratos, a produção de ácido a partir de glicose, sacarose e frutose é fraca ou tardia, e não há produção de ácido a partir de lactose, ribose, xilose ou manose.

Sensibilidade das espécies de *Aggregatibacter* a agentes antimicrobianos

Em 2010, o CLSI publicou diretrizes aprovadas para teste de sensibilidade dos membros fastidiosos do grupo HACEK a agentes antimicrobianos.[285] Esse método utiliza caldo Müeller-Hinton ajustado para cátions, suplementado com 2,5 a 5% de sangue de cavalo lisado. O inóculo é uma diluição de uma suspensão direta das colônias do microrganismo, equivalente a um padrão de turvação de McFarland de 0,5. Procede-se à leitura dos pontos de avaliação depois de 24 a 48 horas de incubação a 35°C, em uma atmosfera com 5% de CO_2. Os fármacos sugeridos pelo CLSI para o teste primário desses microrganismos incluem ampicilina, amoxicilina-clavulanato, ceftriaxona ou cefotaxima, imipeném, ciprofloxacino ou levofloxacino e SXT. Dispõe-se de pontos de parada para esses agentes e vários outros fármacos (p. ex., meropeném, azitromicina, claritromicina, tetraciclina e rifampicina). Não foram definidas categorias intermediária ou resistente para a ceftriaxona e a cefotaxima, devido à ausência ou ocorrência rara de cepas que pertençam a essas categorias "não sensíveis".

As cepas de *A. aphrophilus* e *A. actinomycetemcomitans* mostram-se sensíveis a cefalosporinas de terceira geração, fluoroquinolonas, tetraciclinas e aminoglicosídios.[738] Fármacos como ceftriaxona, cefotaxima e ciprofloxacino têm sido efetivos em pacientes com infecções graves do sistema nervoso central (SNC), abscessos cerebrais e endocardite. Embora a maioria das cepas seja sensível a penicilina e ampicilina, foram relatadas cepas resistentes, incluindo cepas raras produtoras de betalactamase.[659] As cefalosporinas de terceira e quarta gerações são consideradas os fármacos de escolha para a terapia empírica de infecções graves, como a endocardite. Estudos *in vitro* indicam que as combinações de agentes antimicrobianos para o tratamento da endocardite causada por *A. actinomycetemcomitans* podem ser sinérgicas, aditivas ou antagonistas; por conseguinte, não é possível prever a eficácia da terapia de combinação, que precisa ser determinada para cada cepa individual por meio de técnica de diluição em ágar ou Etest.

O tratamento da doença periodontal associada a *A. actinomycetemcomitans* envolve desbridamento subgengival, raspagem, desbastamento de raízes e terapia antimicrobiana dirigida contra as bactérias associadas à periodontite. O tratamento bem-sucedido depende, em parte, da erradicação e supressão de *A. actinomycetemcomitans* de outras bactérias presentes em bolsas periodontais profundas. Para a doença periodontal avançada, o esquema habitualmente prescrito consiste em metronidazol ou doxiciclina sistêmicos, juntamente com desbridamento mecânico.[798] Naturalmente, a administração de tetraciclinas sistêmicas está contraindicada para crianças, de modo que são utilizados esquemas sem tetraciclinas nesses casos. Dispõe-se também de uma formulação de doxiciclina de liberação prolongada para uso como agente tópico, e um pó composto de microesferas contendo minociclina também foi aprovado pela FDA para o tratamento da periodontite estabelecida.[958,1080] Esse composto libera quantidades controladas de antibiótico abaixo das gengivas e é utilizado juntamente com desbastamento de raízes e raspagem para o tratamento da doença periodontal refratária. Embora a maioria das cepas de *A. actinomycetemcomitans* tenha permanecido sensível às tetraciclinas, foi relatado o desenvolvimento de resistência às tetraciclinas mediada por *tetB* e associada a plasmídio em *A. actinomycetemcomitans*. Como a maioria das cepas de *A. actinomycetemcomitans* mostra-se resistente ao metronidazol *in vitro*, o sucesso desse fármaco pode ser devido, em parte, à sua ampla atividade contra a coinfecção por patógenos periodontais anaeróbios (p. ex., espécies de *Prevotella*, *Porphyromonas*, *Tannerella forsythensis*).

Espécies de *Cardiobacterium*

Taxonomia

Cardiobacterium hominis (anteriormente do grupo IID dos CDC), o primeiro membro do gênero *Cardiobacterium*, foi descrito pela primeira vez em 1964. Esse microrganismo está classificado na família Cardiobacteriaceae, que também inclui os gêneros *Suttonella* e *Dichelobacter*.[353] Em 2004, foi descrito uma segunda espécie de *Cardiobacterium*, *C. valvarum*.[551] O gênero *Suttonella* foi criado para acomodar *Kingella indologenes*, um microrganismo que demonstrou estar mais estreitamente relacionado com *C. hominis* do que com outras espécies de *Kingella* ou outros membros da família Neisseriaceae, na qual as espécies de *Kingella* estão classificadas.[353] Atualmente, *S. indologenes* é classificada com *Cardiobacterium* na família Cardiobacteriaceae. Em 2005, foi descrita uma segunda espécie a *Suttonella*, *S. ornithocola*.[434] Esse microrganismo foi isolado de amostras de necropsia de tecidos pulmonares congestionados de aves pertencentes a famílias de serezinos durante a pesquisa de uma morte inexplicada de espécies aviárias específicas no Reino Unido. A família Cardiobacteriaceae pertence à ordem Cardiobacteriales na subdivisão γ das Proteobacteria.

Importância clínica

C. hominis é um microrganismo de baixa virulência, que tem a característica singular de causar quase exclusivamente endocardite.[829,1315] O microrganismo faz parte da microbiota do trato respiratório; entretanto, devido a seu crescimento lento, é raramente observado em amostras das vias respiratórias. *C. hominis* penetra na corrente sanguínea e, em geral, infecta valvas cardíacas previamente doentes ou lesionadas (p. ex., cardiopatia reumática, comunicação interventricular, aortite).[781,829] Além disso, pode ocorrer desenvolvimento de endocardite por *C. hominis* em indivíduos sem nenhuma evidência de doença cardíaca prévia.[244,477] Cerca de 20% das infecções relatadas por *C. hominis* envolveram vários tipos de próteses valvares, incluindo valvas de tecido de homoenxerto aórtico, valvas aórtica/mitral de xenoenxerto porcino, valvas aórtica/mitral mecânicas e derivações de marca-passo.[50,319,829,1185] Em geral, os pacientes são de meia-idade ou idosos e apresentam dentição precária e/ou história de procedimentos dentários recentes. A infecção segue uma evolução subaguda, com início insidioso, febre baixa e sintomas vagos, que podem se estender por vários meses antes do estabelecimento do diagnóstico. *C. hominis* tende a formar grandes vegetações friáveis nas valvas cardíacas; por conseguinte, as complicações mais graves consistem em embolização séptica, aneurismas micóticos e insuficiência cardíaca congestiva.[312,914] Em alguns pacientes, pode-se observar a ocorrência de trombocitopenia grave associada a sepse.[66] O isolamento de *C. hominis* de outras amostras diferentes de sangue é raro. Francioli *et al.* estabeleceram o diagnóstico de meningite cardiobacteriana em um paciente como complicação de endocardite, e Rechtman Nadler relataram o isolamento de *C. hominis*, juntamente com *Clostridium bifermentans*, de um abscesso abdominal de um homem diabético com adenocarcinoma do rim e do ceco.[445,1065] Em 1998, Nurnberger *et al.* descreveram um caso de infecção de derivação de marca-passo e osteomielite vertebral por *C. hominis*.[959] *C. hominis* também foi isolado do líquido peritoneal de um paciente em diálise peritoneal ambulatorial contínua e sem evidência de endocardite, bem como do líquido pericárdico de uma menina de 10 anos de idade.[124,742]

C. valvarum foi descrito pela primeira vez como causa de bacteriemia e endocardite em um homem de 37 anos de idade com doença congênita da valva aórtica bicúspide, que foi complicada por ruptura de aneurisma micótico.[551] A descrição desse único isolado levou a uma pesquisa de outros microrganismos isolados, e foram identificadas quatro cepas adicionais da coleção de cultura da University of Goteborg, na Suécia.[550] Essas cepas eram isoladas da cavidade oral, de bolsas subgengivais e de uma amostra de placa. As sequências do gene rRNA 16S desses isolados exibiram uma homologia de sequência de 99,3 e 99,6% com o isolado original de *C. valvarum*. Os perfis de eletroforese de proteínas totais da células bacterianas, as necessidades nutricionais e de crescimento e a morfologia das células e das colônias também foram semelhantes. Desde a primeira descrição desse microrganismo feita em 2005, foram relatados na literatura quatro casos adicionais de endocardite de valva nativa[154,241,603,1294] e dois casos de endocardite de prótese valvar por *C. valvarum*.[480,594] Um quarto relato apresentou a identificação do microrganismo, porém sem informações sobre o paciente.[1029] Entre os quatro pacientes com endocardite de valva cardíaca, três apresentavam comprometimento da valva aórtica tricúspide ou bicúspide, enquanto o quarto apresentou comprometimento da valva mitral. Em todos os casos, foram observadas grandes vegetações e destruição do tecido cardíaco, e foi necessária a colocação de próteses valvares em três desses quatro pacientes. Foi relatada a ocorrência de endocardite de prótese valvar em um homem de 71 anos de idade com bioprótese valvar colocada há 2 anos devido a estenose de valva aórtica nativa, bem como em uma mulher de 28 de idade com conduto do ventrículo direito para a artéria pulmonar e valva pulmonar porcina.[480,594] Embora se tenha planejado a substituição do conduto e da prótese valvar depois de 6 semanas de quimioterapia nesta última paciente, o homem de 71 anos de idade desenvolveu êmbolos sépticos que foram detectados no cerebelo por TC e RM e faleceu por choque séptico em consequência de grave deterioração cardíaca. Em outros casos, C. valvarum também foi isolado de bolsas subgengivais e amostras de placas dentárias.[551]

S. indologenes foi isolado de infecção de córnea humana e foi descrito pela primeira vez, em 1987, como causa de endocardite de prótese valvar.[646] Em 2010, Yang et al. relataram a ocorrência de endocardite de prótese valvar causada por S. indologenes em um homem cambojano com cardiopatia congênita complexa que foi complicada por embolia pulmonar séptica.[1396] Em 2011, Ozcan et al. descreveram um caso fatal de endocardite de prótese valvar por S. indologenes em um homem de 25 anos de idade, que foi complicada por infarto esplênico e hemorragia intracraniana fatal.[992]

Características de cultura e identificação

C. hominis e C. valvarum são isolados principalmente de hemoculturas, crescem lentamente e não produzem nenhuma alteração visível no meio de hemocultura (i. e., turvação, hemólise). A coloração pelo Gram de garrafas de hemoculturas positivas pode não revelar microrganismo; a centrifugação em baixa velocidade de uma alíquota do meio, de modo a remover os eritrócitos, com centrifugação subsequente em alta velocidade para sedimentar um pequeno número de microrganismos, pode ajudar a sua visualização. Na coloração pelo método de Gram, ambos os microrganismos podem aparecer gram-variáveis, com tendência das células a reter o corante violeta cristal nos polos. As células individuais podem aparecer intumescidas em uma ou em ambas as extremidades, resultando no aparecimento de microrganismos em forma de lágrima, halteres ou pirulito. Na coloração de Gram das hemoculturas, as células podem agregar-se em grupos semelhantes a uma roseta ou podem alinhar-se em uma disposição em paliçada, de orientação paralela (Prancha 9.3 D). A morfologia das células é influenciada pelo tipo de meio de cultura utilizado; em meios que contêm extrato de levedura, as células aparecem como bacilos gram-negativos uniformes, com extremidades arredondadas.

C. hominis e C. valvarum forma colônias muito pequenas, brilhantes e opacas em ágar-sangue enriquecido ou ágar-chocolate, geralmente depois de 48 a 72 horas a 35°C em 5 a 7% de CO_2 (Prancha 9.3 E). C. valvarum cresce mais lentamente do que C. hominis, e algumas cepas de ambas as espécies podem escavar o ágar, o que é mais evidente em ágar-chocolate do que em ágar-sangue de carneiro. Nenhuma dessas duas espécies consegue crescer em ágar MacConkey ou em outros ágares entéricos seletivos ou diferenciais. Tanto C. hominis quanto C. valvarum são oxidase-positivos, catalase-, nitrato- e urease-negativos, e também negativos para a hidrólise da esculina. C. hominis é indol-positivo, mas isso pode não ser observado com o reagente para o método rápido de indol (cinamaldeído), visto que a maioria das cepas produz quantidades muito pequenas de indol. Os isolados de C. valvarum de pacientes com endocardite demonstraram ser fortemente indol-positivos (até mesmo com o reagente para o método rápido de indol), enquanto as cepas da cavidade são indol-negativas.[550] A produção de indol pode ser mais bem-detectada em infusão de coração ou caldo de triptona. Esses meios são densamente semeados (com um *swab*) e incubados durante 48 horas. A extração com xileno ou o uso do reagente de Ehrlich em lugar do reagente de Kovac permitem a detecção de pequenas quantidades de indol. Tanto C. hominis quanto C. valvarum produzem H_2S pelo método de tiras de acetato de chumbo. As características fenotípicas para a identificação de espécies de Cardiobacterium são apresentadas na Tabela 9.4.

C. hominis produz ácido por fermentação a partir de glicose, frutose, sacarose, manose e sorbitol; a produção de ácido a partir da maltose e do manitol é variável, e a maioria das cepas produz reações positivas. À semelhança de C. hominis, C. valvarum produz ácido de modo fermentador a partir da glicose, frutose, sorbitol e manose; entretanto, diferentemente de C. hominis, não produz ácido a partir da maltose, sacarose ou manitol. Nenhuma dessas duas espécies é capaz de fermentar lactose, galactose, rafinose ou xilose. S. indologenes produz ácido a partir de glicose, maltose e sacarose, mas não a partir de lactose, e distingue-se pela sua capacidade de produzir indol. Essa característica deve ser determinada em caldo de triptona com extração com xileno e adição do reagente indol de Ehrlich. S. indologenes pode ser diferenciado de C. hominis, com o qual se assemelha estreitamente, pela sua aparência na coloração pelo método de Gram, atividade de fosfatase alcalina positiva e incapacidade de produzir ácido a partir do manitol e do sorbitol. Do ponto de vista fenotípico, C. hominis é muito semelhante a S. indologenes. C. hominis e C. valvarum também podem ser diferenciados de S. indologenes, E. corrodens e de espécies de Kingella por análise dos ácidos graxos celulares. A exemplo de outros agentes causadores de endocardite bacteriana, métodos moleculares, como PCR de ampla faixa e sequenciamento do DNA, foram utilizados com sucesso para a detecção e a identificação de C. hominis e C. valvarum diretamente em amostras clínicas.[477,914,946,1029]

Sensibilidade a agentes antimicrobianos

Pode-se determinar a sensibilidade de C. hominis a antimicrobianos utilizando os métodos no padrão aprovado pelo CLSI (ver Capítulo 17).[286] Apesar da disponibilidade desses métodos, o teste de sensibilidade de C. hominis e C. valvarum a agentes antimicrobianos é difícil, em virtude de suas necessidades exigentes e crescimento lento. Com base na literatura, as cepas de C. hominis mostram-se sensíveis à maioria dos agentes antimicrobianos, incluindo penicilina, ampicilina, cefazolina, cefalosporinas de terceira geração, carbapenéns, fluoroquinolonas, aminoglicosídios e tetraciclina; a sensibilidade aos macrolídios e aos aminoglicosídios é variável.[738] A terapia atualmente recomendada para endocardite de valva nativa causada por C. hominis consiste em ceftriaxona, ampicilina-sulbactam ou ciprofloxacino, pelo menos durante 4 semanas.[81] Os pacientes com endocardite de valva cardíaca por C. hominis podem ser tratados com sucesso apenas com antibióticos em alguns casos; entretanto, alguns necessitam de ressecção valvar parcial ou substituição de valva, devido ao comprometimento hemodinâmico,

Tabela 9.4 Características fenotípicas para a identificação de espécies de *Cardiobacterium*, *Eikenella corrodens*, *Kingella* e *Suttonella*.

Teste	C. hominis	C. valvarum	E. corrodens	K. kingae	K. denitrificans	K. oralis	K. potus	S. indologenes	S. ornithocola
HEM em SAB	-	-	-	β	-	-	-	-	β
OX	+	+	+	+	+	+	+	+	+
CAT	-	-	-	-	-	-	-	-	+
NO_3 RED	-	-	+	-	+	-	-	-	DI
NO_2 RED	-	-	-	+	+	-	-	V	-
IND	+	V	-	-	-	-	-	+	-
URE	-	-	-	-	-	-	-	-	-
ODC	-	-	+	-	-	-	-	-	-
ESC	-	-	-	-	-	-	-	-	DI
ONPG	-	-	-	-	-	-	-	-	-
DNase	-	-	-	-	-	-	+	-	-
Gás a partir da GLI	-	-	-	-	-	-	-	-	-
Produção de ácido a partir de:									
GLI	+	V	-	+	+	+	-	+	+
MAL	V+	V-	-	+	-	-	-	+	-
FRU	+	+	-	-	-	-	-	+	+
SAC	+	V-	-	-	-	-	-	+	+
LAC	-	-	-	-	-	-	-	-	-
XIL	-	-	-	-	-	-	-	-	-
MNTL	V+	V-	-	-	-	-	-	-	-
MAN	+	+	-	-	-	-	-	+	+
GAL	-	-	-	-	-	-	DI	-	-
TRE	-	-	-	-	-	-	DI	-	+
RAF	-	-	-	-	-	-	DI	-	-
SBTL	+	V	-	-	-	-	DI	-	-

+ = reação positiva; – = reação negativa; V = reação variável; V+ = reação variável, com a maioria das cepas positiva; V- = reação variável, com a maioria das cepas negativa; Di = dados indisponíveis; HEM em SBA = hemólise em ágar-sangue de carneiro; OX = oxidase; CAT = catalase; NO_3 RED = redução do nitrato a nitrito; NO_2 RED = redução do nitrito a gás nitrogênio; IND = indol; URE = urease; ODC = ornitina descarboxilase; ESC = esculina; ONPG = o-nitrofenil-β-D-galactopiranosídio; DNase = desoxiribonuclease; GLI = glicose; MAL = maltose; FRU = frutose; SAC = sacarose; LAC = lactose; XIL = xilose; MNTL = manitol; MAN = manose; GAL = galactose; TRE = trealose; RAF = rafinose; SBTL = sorbitol.

fenômenos embólicos ou insuficiência cardíaca progressiva. Os mesmos agentes podem ser usados para a endocardite de próteses valvares, porém pode ser necessário estender a terapia por mais de 6 semanas de duração. Apesar de serem relatadas, as cepas de *C. hominis* produtoras de betalactamase e resistentes à penicilina são raramente encontradas.[808] As cepas de *C. valvarum* foram testadas quanto à sua sensibilidade a antimicrobianos por métodos Etest. Tanto os isolados de *C. valvarum* do sangue quanto os da cavidade oral são sensíveis a penicilina, ampicilina, ticarcilina/clavulanato, cefalosporinas de todas as gerações, fluoroquinolonas, carbapenêmicos, tetraciclinas e SXT.[550,551] Os pacientes que desenvolveram endocardite por *C. valvarum* também apresentaram complicações semelhantes, e houve necessidade de intervenção cirúrgica e substituição valvar nos sobreviventes.

Eikenella corrodens

Taxonomia

Originalmente, o gênero *Eikenella* (grupo HB-1 dos CDC) incluía isolados considerados como cepas facultativas de *Bacteroides corrodens*, um bacilo gram-negativo anaeróbio. Com base em estudos genotípicos e filogenéticos, o epíteto da espécie *B. corrodens* foi modificado para *Bacteroides ureolyticus* (urease-positivo), e os isolados facultativos foram incluídos no gênero *Eikenella* como única espécie, *E. corrodens*. Com base no sequenciamento do rRNA 16S e da hibridização rRNA-DNA, *E. corrodens* está relacionado a espécies de *Neisseria* e está incluída na família Neisseriaceae, no subgrupo β das Proteobacteria.

Importância clínica

E. corrodens faz parte da microbiota da boca e das vias respiratórias superiores. Na cavidade oral esse microrganismo desempenha um papel em alguns tipos de doença periodontal. Verifica-se uma alta prevalência de *E. corrodens* em amostras de placa subgengival de pacientes com doença periodontal, enquanto a prevalência é baixa nos indivíduos sem doença periodontal.[1227] Entre os indivíduos com doença periodontal, a prevalência de *E. corrodens* é observada em indivíduos com menos de 20 anos de idade que apresentam periodontite juvenil, seguidos de pacientes com periodontite pós-juvenil, periodontite pré-puberal, periodontite rapidamente progressiva e periodontite do adulto. Se não for tratada, a periodontite grave pode tornar-se refratária ao tratamento.[1227] Nos indivíduos sadios, a prevalência do microrganismo em amostras profundas de gengiva diminui com a idade. *E. corrodens* faz parte da microbiota bacteriana mista isolada de amostras periodontais e gengivais, abscessos periapicais e infecções do canal da raiz.

E. corrodens tem sido isolada de uma ampla variedade de infecções e amostras clínicas.[1011,1181] Esse microrganismo foi isolado de vários tipos de infecções de cabeça e pescoço, incluindo infecções oculares (*i. e.*, celulite periorbitária, úlceras de córnea, endoftalmite e abscessos lacrimais), abscessos mastoide e submandibular e abscessos de tireoide.[74,251,577,585,662,663,784,1139,1275,1403] As infecções pleuropulmonares que envolvem *E. corrodens* incluem abscessos pulmonares e empiemas. Ocorrem em condições de imunossupressão, propensão à aspiração pulmonar e doença pulmonar subjacente.[611,704,1366] Por meio de extensão a partir de infecções periodontais, de orelha média ou seios, *E. corrodens* pode ter acesso ao SNC, resultando em meningite, abscessos cerebrais ou paraespinais, empiemas subdurais e osteomielite.[53,70,685] Em geral, ocorrem bacteriemia e endocardite em hospedeiros imunocomprometidos, usuários de drogas ilícitas intravenosas e indivíduos com lesão valvar prévia e história de intervenção dentária recente ou cirurgia oral.[572,826,974] A endocardite também foi diagnosticada em indivíduos sadios, sem fatores de risco reconhecidos.[1328] Foi relatada a ocorrência de endocardite de próteses valvares e infecções de próteses vasculares de demora por *E. corrodens*. A bacteriemia por *E. corrodens*, com ou sem endocardite, também pode ser diagnosticada em pacientes com artrite reumatoide e neoplasias malignas hematológicas.[409] *E. corrodens* constitui uma causa reconhecida de abscessos subcutâneos, celulite de tecidos moles e bacteriemia em usuários de drogas intravenosas.[47,501,974] Essas infecções resultam do uso de saliva para limpeza da pele ou dissolução dos narcóticos em solução salina antes da injeção da droga. *E. corrodens* pode causar celulite e osteomielite da mão, em consequência de "lesões com punhos cerrados" (*i. e.*, brigas com socos), hábito crônico de roer as unhas e mordeduras humanas.[150,559,1237] A implantação traumática do microrganismo no tecido subcutâneo pode resultar em extensão da infecção nos ossos e nas articulações, resultando em osteomielite e/ou artrite séptica.[150,233] As culturas obtidas dessas infecções frequentemente revelam o crescimento de *E. corrodens*, juntamente com outros microrganismos facultativos (estreptococos α- e beta-hemolíticos [incluindo o grupo *Streptococcus anginosus/constellatus/intermedius*], *Staphylococcus aureus*, estafilococos coagulase-negativos, bacilos gram-negativos entéricos) e anaeróbios obrigatórios orais. Foi relatada a ocorrência de osteomielite da coluna causada por *E. corrodens* em consequência de disseminação hematogênica a partir de um local infectado (p. ex., doença periodontal grave) ou como complicação de cirurgia de coluna.[41,775,1055,1267] Em 2007, um caso incomum de abscesso epidural da coluna cervical e retrofaríngeo por *E. corrodens* foi diagnosticado em um homem de 72 anos de idade que havia deglutido uma espinha de peixe.[649] A espinha tinha atravessado o esôfago e estava alojada no espaço do disco intervertebral de C3 para C4. Além disso, foi relatada a osteomielite de mandíbula por *E. corrodens* como complicação de radioterapia para carcinoma de células escamosas das tonsilas.[941] *E. corrodens* também pode ser isolado em cultura pura ou mista de vários tipos de infecções de feridas e abscessos, incluindo fasciite necrosante.[889,990,1110,1418] A bacteriemia de infecções de feridas localizadas pode resultar em infecções hematogênicas e abscessos em muitos locais, incluindo espaços articulares (*i. e.*, artrite séptica), vértebras (*i. e.*, discite, abscesso paraespinal) e trato genital feminino (*i. e.*, corioamnionite).[397,1055] *E. corrodens* pode sobreviver no trato gastrintestinal e pode ser isolada de abscessos abdominais, esplênicos, hepáticos e pancreáticos, bem como de infecções peritoneais, juntamente com microbiota intestinal facultativa e anaeróbia.[67,662,1061,1221] *E. corrodens* também foi isolada de infecções ginecológicas, incluindo corioamnionite, infecção do líquido amniótico, endometrite, abscesso vulvar e cervicite associada à colonização *in situ* de dispositivos intrauterinos.[39,476,637,730,994] Em 2007, foi relatada a ocorrência de infecção das vias urinárias por *E. corrodens* em uma mulher de 83 anos de idade com prolapso anal recorrente e leucemia linfocítica crônica.[602]

Características de cultura e identificação

E. corrodens crescem tanto em ágar-sangue quanto em ágar-chocolate, porém não se desenvolve em ágar MacConkey (Prancha 9.3 G). As colônias são pequenas (0,5 a 1,0 mm) depois de 48 horas. Cerca de 50% dos isolados podem "escavar" o ágar durante o seu crescimento; podem-se observar tanto variantes perfurantes como não perfurantes na mesma cultura. Em geral, observa-se a presença de um pigmento amarelo pálido (visualizado melhor em um *swab* branco após passagem pelo crescimento da colônia em uma placa de ágar-chocolate), e a maioria das cepas desprende um odor de hipoclorito de sódio (*i. e.*, água sanitária ou piscina intensamente clorada). Na coloração pelo método de Gram os microrganismos aparecem como bacilos gram-negativos delgados e regulares ou como cocobacilos com extremidades arredondadas (Prancha 9.3 F).

As características bioquímicas das cepas de *E. corrodens* tanto perfuradoras quanto não perfuradoras são bastante uniformes. *E. corrodens* é oxidase-positiva e catalase-negativa, embora raras cepas possam ser fracamente catalase-positivas. O microrganismo reduz o nitrato a nitrito e não necessita dos fatores de X ou V, embora a hemina seja necessária para o seu crescimento aeróbio. Os isolados não formadores de perfurações podem ser confundidos com espécies de *Haemophilus* e, quando testados com discos contendo fatores X e V, crescem ao redor do disco de fator X, mas não do disco com fator V. Não há produção de indol nem de urease, porém a maioria das cepas é positiva para lisina e ornitina descarboxilases (Prancha 9.3 H). Diferentemente dos outros microrganismos do grupo HACEK, *E. corrodens* é não sacarolítica. Os sistemas de *kit* que incluem os microrganismos gram-negativos fastidiosos são capazes de identificar corretamente *E. corrodens*. Foram planejadas sondas de DNA específicas para *E. corrodens*, bem como sondas para outros patógenos periodontais, por meio de análise do rRNA 16S, identificação de sequências singulares de nucleotídios e síntese química de moléculas de sonda complementares com essas sequências espécie-específicas.[1094,1280] A Tabela 9.4 apresenta as características fenotípicas para a identificação de *E. corrodens*.

Sensibilidade a agentes antimicrobianos

O teste de sensibilidade a antimicrobianos para *E. corrodens* pode ser realizado utilizando o padrão aprovado pelo CLSI para testar a sensibilidade das bactérias fastidiosas (ver Capítulo 17).[286] As cepas de *E. corrodens* mostram-se sensíveis a ampicilina, amoxicilina, cefalosporinas de segunda e terceira gerações, tetraciclinas, fluoroquinolonas e azitromicina porém são resistentes às penicilinas resistentes à penicilinase, clindamicina, vancomicina, eritromicina, metronidazol e aminoglicosídios.[814,883] A sensibilidade à penicilina varia de uma cepa para outra. Os isolados exibem, em sua maioria, uma sensibilidade variável às cefalosporinas de primeira geração, sendo a cefazolina a mais ativa. *E. corrodens* é sensível a cefoxitina, ceftriaxona, cefepima, ciprofloxacino e carbapenêmicos.[738,1181] Foram relatadas raras cepas betalactamase-positivas.[744]

Espécies de *Kingella*

Taxonomia

Os membros do gênero *Kingella* são classificados na família Neisseriaceae, no subgrupo γ das Proteobacteria e incluem, atualmente, quatro espécies: *K. kingae*, *K. denitrificans*, *K. oralis* e *K. potus*. Foi demonstrado que a espécie anterior, *K. indologenes*, está mais estreitamente relacionada com as espécies de *Cardiobacterium* do que com as outras espécies de *Kingella*, de modo que esse microrganismo recebeu a nova denominação de *Suttonella indologenes* e foi transferido para a família Cardiobacteriaceae, em 1990.[353] *K. kingae*, a espécie tipo do gênero, era anteriormente um membro do gênero *Moraxella*, e *K. denitrificans* era anteriormente designada como grupo "TM-1" pelos CDC. Em 1993, Dewhirst *et al.* descreveram uma nova espécie de *Kingella*, que foi isolada de placa dentária de um paciente com periodontite do adulto.[352] Essa nova espécie foi denominada *Kingella oralis*. Esse microrganismo constitui 0,4% da microbiota total na placa dentária de indivíduos periodontalmente sadios e cerca de 4,6% da microbiota na placa dentária de pacientes com periodontite do adulto e juvenil.[239] A quarta espécie, *Kingella potus*, foi isolada em 2005 de uma ferida infectada de um guarda de jardim zoológico que, 3 dias antes, tinha sido mordido por um jupará (*Potus potus*).[766]

Importância clínica

Embora constitua parte da microbiota das vias respiratórias superiores e do trato geniturinário de seres humanos, *K. kingae* está sendo cada vez mais reconhecida como um importante patógeno humano.[373,1390] Desde a sua descrição inicial, *K. kingae* foi considerada como causa rara de infecção em pacientes com endocardite. Todavia, nesses últimos 10 a 20 anos, *K. kingae* emergiu como patógeno significativo em pacientes pediátricos, causando principalmente bacteriemia e infecções ósseas.[1378] Esse microrganismo coloniza as vias respiratórias superiores de lactentes depois de cerca de 6 meses de idade, e a taxa de colonização aumenta para aproximadamente 10 a 12% entre 6 meses e 2 anos de idade. Depois desse período, as taxas de colonização começam a declinar. A prevalência do microrganismo no trato respiratório é maior entre crianças de 6 meses a 4 anos de idade, o que acompanha a faixa etária que apresentam as maiores taxas de desenvolvimento de doenças invasivas.[1385] Um estudo de grande porte conduzido em Israel constatou que a doença invasiva por *K. kingae* ocorre com mais frequência em crianças previamente sadias durante os primeiros 2 anos de vida.[374] Estudos realizados em populações de creches demonstraram que *K. kingae* pode ser transmitida de uma criança para outra por via respiratória.[699,1199,1383] Um estudo conduzido em uma creche no decorrer de um período de 11 meses constatou que, entre 48 participantes, cerca de 28% apresentaram *K. kingae* nas vias respiratórias superiores a qualquer momento, e 73% dessas crianças apresentaram pelo menos uma cultura de amostra de faringe positiva durante o período do estudo.[1382] A análise molecular dos isolados de *K. kingae* do trato respiratório obtidos de uma grande coorte de portadores revelou um agrupamento geográfico de isolados com genótipos idênticos, indicando a disseminação do microrganismo entre irmãos, colegas de brincadeiras e colegas de escola. A porta de entrada para o microrganismo na corrente sanguínea ocorre provavelmente por meio de soluções de continuidade na mucosa orofaríngea.

As infecções ósseas e articulares constituem as manifestações clínicas mais comuns da infecção causada por *K. kingae* em crianças.[224,245,264,769] Essas infecções manifestam-se na forma de bacteriemia, artrite séptica, osteomielite, discite, tenossinovite e dactilite.[126,811,1168] Com a disponibilidade de vacinas efetivas contra *H. influenzae* tipo b, *K. kingae* substituiu *H. influenzae* como bactéria gram-negativa mais comum causadora de infecções osteoarticulares em crianças com menos de 3 anos de idade.[912] A maioria dos lactentes com infecções sistêmicas por *K. kingae* apresenta febre baixa; com frequência, verifica-se também a presença de infecções virais das vias respiratórias superiores e estomatite.[33] Na maioria dos casos, a artrite séptica causada por *K. kingae* é uma infecção aguda, e os pacientes habitualmente procuram assistência médica dentro de 3 dias após o aparecimento de sinais e sintomas. Essas crianças são habitualmente febris, e as articulações acometidas estão intumescidas, hipersensíveis e apresentam uma redução da amplitude de movimento. As hemoculturas desses pacientes são frequentemente negativas. A artrite séptica causada por *K. kingae* é habitualmente monoartrítica, e as articulações acometidas com mais frequência incluem o joelho, o quadril e os tornozelos.[373] A osteomielite por *K. kingae* é habitualmente uma infecção indolente, que segue uma evolução subaguda, e os pacientes procuram habitualmente assistência médica dentro de 7 a 10 dias após o aparecimento dos sintomas. Em geral, a osteomielite por *K. kingae* afeta o fêmur, outros ossos longos, a tíbia, a ulna, o rádio e os ossos do calcanhar.[373] Os pacientes com osteomielite dos ossos longos são habitualmente incapazes de sustentar o peso sobre o membro afetado, e ocorre hipersensibilidade localizada sobre o osso acometido. A disseminação hematogênica para os espaços dos discos intervertebrais leva a espondilite e discite intervertebral.[126] As infecções dos espaços discais podem acometer os espaços lombar, torácico, lombossacral ou toracolombar. Foram descritas infecções osteoarticulares pediátricas da parte inferior do esterno e da junção entre o manúbrio e o processo xifoide.[811] As crianças com infecções invasivas causadas por *K. kingae* frequentemente apresentam condições subjacentes significativas, como leucemia linfocítica aguda ou cardiopatia congênita. Embora sejam raras, as infecções ósseas e articulares causadas por *K. kingae*, incluindo discite intervertebral e artrite séptica, também foram diagnosticadas em adultos.[395]

K. kingae também representa uma causa rara de bacteriemia e endocardite.[373,374] A endocardite causada por *K. kingae* acomete principalmente indivíduos com doença cardíaca subjacente (p. ex., cardiopatia reumática, malformações cardíacas) ou indivíduos com próteses cardíacas. Entretanto, foi relatada a ocorrência de endocardite em indivíduos sem doença cardíaca prévia.[158,373,1114,1168,1409] Diferentemente das infecções ósseas e articulares, a endocardite por *K. kingae* é observada com mais frequência em adultos e em crianças de idade escolar.[1378] É comum a ocorrência de complicações da endocardite por *K. kingae*, que consistem em pericardite, abscesso paravalvar, abscesso pericárdico, fenômenos embólicos, aneurismas micóticos, infartos cerebrais e pulmonares, choque séptico e insuficiência cardíaca congestiva.[719,855] Foi relatada a ocorrência de endocardite por *K. kingae* com meningite em uma mulher com lúpus eritematoso sistêmico (LES).[1360] Os pacientes podem apresentar higiene oral precária, faringite ou ulcerações da mucosa devido ao tratamento para outras condições (p. ex., radioterapia e quimioterapia). A bacteriemia por *K. kingae* na ausência de endocardite foi relatada em adultos imunocompetentes após manipulações dentárias. Outras complicações da bacteriemia e das infecções ósseas incluem meningite, celulite orbitária e endoftalmite hematogênicas, infecção dos tecidos moles e abscesso de córnea.[199,300,1068,1104] A apresentação clínica da bacteriemia por *K. kingae* pode simular infecções sistêmicas por neissérias (i. e., meningococcemia ou infecção gonocócica disseminada).[1262] *K. kingae* também foi descrita como causa de úlcera de córnea em uma criança de 11 meses de idade, infecção do trato urinário em uma mulher de 45 anos de idade com disúria e sangramento pós-menopausa, e peritonite em um homem de 55 anos de idade com cirrose hepática avançada, que realizou um procedimento de paracentese, resultando em infecção peritoneal.[144,903,1059] As outras espécies de *Kingella* são raramente isoladas de processos infecciosos. Embora *K. denitrificans* tenha sido cultivada de amostras das vias respiratórias superiores e do trato geniturinário como parte da microbiota, essa espécie também foi documentada como causa de septicemia e endocardite de valvas nativas/próteses valvares.[563] *K. denitrificans* também foi isolada de líquido de empiema de um paciente com carcinoma broncogênico, da medula óssea de um paciente com AIDS, do líquido amniótico de uma mulher jovem com corioamnionite e de uma úlcera de córnea.[707,818,893,901] Até o momento, *K. oralis* não foi associada a infecções. *K. potus* foi apenas isolada da mordedura de um ser humano previamente mencionado por jupará.[766]

Características de cultura e identificação

As espécies de *Kingella* são bacilos ou cocobacilos gram-negativos arredondados, que algumas vezes ocorrem em pares ou em cadeias curtas. Essas espécies são oxidase-positivas e, diferentemente das espécies de *Neisseria* e de *Moraxella*, são catalase-negativas. Todas as espécies crescem em ágar-chocolate e ágar-sangue, porém não ocorre crescimento em ágar MacConkey nem em outros meios entéricos (Prancha 9.4 A e B). Todas as espécies de *Kingella* e *S. indologenes* são oxidase-positivas e catalase-negativas; *S. ornithocola* é positiva tanto para a oxidase quanto para a catalase. Todas as espécies de *Kingella* e de *Suttonella* são negativas para arginina dihidrolase, lisina e ornitina descarboxilases, urease, hidrólise da esculina e hidrólise de ONPG. A Tabela 9.4 apresenta as características fenotípicas que são úteis para a identificação das espécies de *Kingella* e de *Suttonella* (Prancha 9.4 C).

K. kingae é beta-hemolítica em ágar-sangue de carneiro; a reação hemolítica "leve", semelhante àquela dos estreptococos do grupo B e pode ser apenas observada em áreas de crescimento confluente ou após a remoção da colônia da superfície do ágar. Com incubação prolongada, algumas cepas de *K. kingae* e *K. denitrificans* podem "perfurar" o ágar, à semelhança *E. corrodens*. *K. kingae* produz ácido apenas a partir da glicose e da maltose. *K. denitrificans* só produz ácido a partir da glicose em meios suplementados, testes rápidos de degradação de carboidratos e vários sistemas de *kits*. *K. denitrificans* também é positiva para prolil-aminopeptidase e tem a capacidade de crescer em ágar Thayer-Martin. Em virtude dessas características, *K. denitrificans* pode ser identificada incorretamente como *N. gonorrhoeae*, em particular em amostras da orofaringe e do trato geniturinário. Diferentemente das outras espécies do gênero, esse microrganismo reduz o nitrato a nitrito, e a maioria das cepas também reduz o nitrito a gás nitrogênio durante a incubação prolongada. *K. oralis* produz ácido apenas a partir da glicose, mas pode ser diferenciada de *K. denitrificans* pela sua incapacidade de reduzir o nitrato a nitrito e pela ausência de atividade de prolil-aminopeptidase. Diferentemente de outras espécies de *Kingella*, *K. potus* é não sacarolítica e DNase-positiva. Além disso, as colônias de *K. potus* exibem pigmentação amarela em ágar-sangue. *E. corrodens* pode ser diferenciada das espécies de *Cardiobacterium* e de *Kingella* pela sua morfologia na coloração pelo método de Gram, incapacidade de fermentar carboidratos e reações positivas para ornitina e lisina descarboxilases.

Embora não seja difícil a identificação desses microrganismos uma vez isolados, pode haver certa dificuldade no isolamento inicial de *K. kingae* a partir de amostras clínicas, particularmente de amostras de líquido articular. A semeadura direta das placas com líquido do aspirado articular é muito menos sensível para o isolamento de *K. kingae* do que a inoculação de meios de hemocultura. Entre 100 amostras cultivadas por ambos os métodos, foi constatado um crescimento dos microrganismos em 34; 10 dos 11 isolados de *K. kingae* que foram obtidos cresceram apenas no meio BACTEC® de hemocultura e não foram isolados nas culturas diretas em placas.[1381] Essa discrepância na taxa de isolamento de *K. kingae* não foi observada com outros microrganismos que causam infecções ósseas e articulares. *K. kingae* também foi detectada no sangue e em líquidos sinoviais utilizando o BacT/Alert system (bioMérieux, Inc.), BACTEC® 660NR,

BACTEC® 9240 e o tubo microbiano Isolator® 1.5 pediátrico (Wampole Laboratories, Cranbury, NJ).[127,778,1391] Outros estudos recentes confirmaram que o uso rotineiro de garrafas de hemoculturas aumenta significativamente o isolamento de *K. kingae* de amostras de líquido articular.[912,1380] O melhor isolamento de *K. kingae* a partir de amostras de líquido articular semeadas em meios de hemocultura pode ser devido à diluição dos fatores inibitórios existentes no líquido sinovial pelo meio de cultura (p. ex., sistemas de hemocultura baseados em caldo) ou remoção dos microrganismos do líquido sinovial (p. ex., culturas Isolator®). De qualquer modo, a semeadura de líquido osteoarticular em garrafas de hemocultura constitui atualmente o método padrão para o processamento dessas amostras no laboratório clínico. Foram também desenvolvidos métodos moleculares (p. ex., PCR em tempo real), que são utilizados para a detecção direta de *K. kingae* no líquido articular e pericárdico.[224,245,264,622,855,1298]

Sensibilidade a agentes antimicrobianos

As cepas de *K. kingae* mostram-se sensíveis a penicilina, ampicilina, cefalosporinas de todas as gerações, aminoglicosídios, SXT e fluoroquinolonas. Algumas cepas podem exibir resistência relativa à eritromicina, e maioria mostra-se resistente à clindamicina e à vancomicina.[127,738] Os isolados de *K. denitrificans* apresentam uma sensibilidade a agentes antimicrobianos semelhante àquela de *K. kingae*; o crescimento de *K. denitrificans* em ágar Thayer-Martin indica que esse microrganismo é resistente à vancomicina e à colistina. Foram descritos isolados de *K. kingae* que produzem betalactamase e que são resistentes a ampicilina, cefazolina e ticarcilina, porém sensíveis a combinações de fármacos contendo inibidores da betalactamase (clavulanato e sulbactam).[1212] Entre cinco pacientes com infecção por *K. kingae* descritos na Islândia, em 1997, três dos cinco isolados produziram enzimas betalactamases e demonstraram resistência à penicilina e à ampicilina.[127] A sensibilidade das espécies de *Kingella* pode ser determinada utilizando o método de diluição em caldo descrito no documento do CLSI sobre testes de sensibilidade para bactérias fastidiosas.[286]

No teste de sensibilidade a antimicrobianos, o único isolado de *K. potus* da ferida por mordedura de jupará demonstrou sensibilidade a penicilina, ampicilina, ceftriaxona, cefotaxima, ciprofloxacino, imipeném e meropeném, porém foi resistente a eritromicina, clindamicina, tetraciclina, gentamicina e trimetoprima. O paciente respondeu ao tratamento com ciprofloxacino e metronidazol.

Espécies de *Capnocytophaga*

Taxonomia

Em 1956, Prevot, no Instituto Pasteur, descreveu originalmente espécies de *Capnocytophaga*, as quais foram estudadas subsequentemente nos CDC no início da década de 1960. Esses bacilos gram-negativos facultativos, capnofílicos e fusiformes foram isolados de amostras de orofaringe e amostras clínicas de seres humanos e receberam a designação de grupo DF-1 pelos CDC. DF foi uma abreviatura para "fermentador disgônico", para referir-se à pouca capacidade de fermentação desses microrganismos em meio não suplementado com soro. Pesquisadores da University of Massachusetts e do Forsyth Dental Center, em Boston, publicaram uma série de artigos sobre esses microrganismos e consideraram o seu possível papel na doença periodontal humana. Esses microrganismos foram denominados espécies de *Capnocytophaga*, refletindo o "consumo" ou a necessidade de CO_2 para o seu crescimento.[768] A espécie tipo foi denominada *Capnocytophaga ochracea*, e isolados relacionados obtidos da orofaringe humana foram denominados *Capnocytophaga sputigena* e *Capnocytophaga gingivalis*. Em 1994, foram identificadas duas novas espécies de *Capnocytophaga* em seres humanos – *Capnocytophaga granulosa* e *Capnocytophaga haemolytica* – em amostras de placas dentárias humanas, e, em 2008, foram descritas duas espécies adicionais – *Capnocytophaga leadbetteri* e *Capnocytophaga* genoespécie AHN8471 – entre 62 isolados de espécimes orais de crianças.[448,1394]

O grupo DF-2 dos CDC foi originalmente isolado em 1976 de hemoculturas e culturas de líquido espinal de um paciente que se tornou sintomático após sofrer mordedura de cão.[142] Em 1989, o DF-2 e alguns microrganismos "semelhantes a DF-2" foram colocados no gênero *Capnocytophaga*, com base nas características fenotípicas e nos estudos de relação do DNA. Subsequentemente, o grupo DF-2 dos CDC foi denominado *Capnocytophaga canimorsus* (do latim "mordedura de cão"), e as cepas "semelhantes a DF-2" foram denominadas *Capnocytophaga cynodegmi* (do grego "mordedura de cão").[170] Embora esses microrganismos sejam diferentes das espécies de *Capnocytophaga* isoladas de seres humanos nas suas características fenotípicas, eles são semelhantes com relação a morfologia na coloração pelo método de Gram, composição de ácidos graxos celulares, motilidade do tipo em deslizamento e condições de cultura para o seu crescimento. Foi utilizada a quimiotaxonomia para diferenciar espécies de *Capnocytophaga* do grupo DF-3 dos CDC (i. e., *Dysgonomonas*) de cepas aerotolerantes de *Leptotrichia*.[118] Com base na análise do rRNA 16S, as espécies de *Capnocytophaga* humanas e de animais são classificadas no filo Bacteroidetes, classe Flavobacteria e família Flavobacteriaceae, juntamente com os gêneros *Flavobacterium*, *Chryseobacterium*, *Elizabethkingia*, *Myroides* e *Weeksella*.

Importância clínica

As espécies de *Capnocytophaga* fazem parte da microbiota da orofaringe e podem se comportar como patógeno oportunistas em circunstâncias apropriadas. Na orofaringe, *C. ochracea*, *C. sputigena*, *C. gingivalis*, *C. granulosa*, *C. haemolytica* e *C. leadbetteri* podem ser isoladas de fissuras gengivais, bolsas periodontais e amostras de placas tanto supragengival quanto subgengival, porém o seu papel no desenvolvimento da doença periodontal é controverso.[278,279,1394] Estudos de pesquisa sugerem que as espécies de *Capnocytophaga* são mais prevalentes em pacientes sem periodontite ou cáries dentárias do que naqueles que apresentam grandes cáries ou doença periodontal passível de tratamento ou refratária.[293,676,1085] À semelhança das bactérias HACEK, as infecções de cabeça e pescoço causadas por espécies de *Capnocytophaga* podem ocorrer por extensão a partir de um foco oral, acometendo os seios e o SNC. Wang et al. descreveram um abscesso cerebral causado por *C. ochracea* em um menino de 7 anos de idade com história recente de múltiplas extrações dentárias.[1322] A sepse causada por espécies orais de *Capnocytophaga* constitui uma causa reconhecida de infecção em pacientes imunocomprometidos, particularmente aqueles com neoplasias malignas hematológicas (p. ex., leucemia mielógena aguda/crônica, anemia aplásica, doença de Hodgkin, leucemia mieloblástica, leucemia linfocítica aguda, adenocarcinoma, mieloma múltiplo, doença de Hodgkin) e neoplasias malignas de órgãos sólidos (p. ex., carcinoma endometrial).[147,834,854,891] Os episódios de bacteriemia nesses pacientes coincidem com períodos de neutropenia profunda (particularmente leucemia mieloide aguda) ou leucemia linfocítica aguda) e com a administração de quimioterapia citotóxica.[473,479] A mucosite e as ulcerações orais são observadas, de modo característico, em pacientes com imunossupressão profunda, estabelecendo, assim, uma porta de entrada eficiente para o microrganismo na corrente sanguínea.[499] Em certas ocasiões, espécies de *Capnocytophaga* também podem ser isoladas do sangue de hospedeiros imunocompetentes. Em 2007, Desai relatou a ocorrência de sepse grave e púrpura fulminante em um homem de 49 anos de idade previamente sadio.[348] Raros casos de pneumonia por *Capnocytophaga* foram relatados em pacientes imunocomprometidos em consequência de aspiração.[479] Raramente, espécies de *Capnocytophaga* podem ser isoladas das vias respiratórias inferiores, de abscessos pulmonares, de infecções de feridas, do líquido articular e de amostras de osso, conjuntiva, córnea e humor vítreo. Espécies de *Capnocytophaga* foram isoladas de infecções do trato genital feminino como causa de infecções intrauterinas, intra-amnióticas e perinatais (p. ex., endometrite, amnionite, corioamnionite), aborto, parto prematuro, bacteriemia congênita e sepse neonatal.[13,367,802] Em pacientes tanto imunocomprometidos quanto não imunocomprometidos, foi relatada a ocorrência de endocardite, linfadenite cervical, empiema, abscesso pulmonar, sinusite, osteomielite vertebral, abscesso do iliopsoas, pionefrose, abscesso hepático e osteomielite envolvendo espécies de *Capnocytophaga*.[230,379,539,705,1330] Em 1995, foi documentado o primeiro caso de uma espécie *Capnocytophaga* (*C. sputigena*) como causa de peritonite relacionada à diálise peritoneal ambulatorial contínua em um homem de 73 anos de idade com doença renal terminal.[405] Em 2000, foi isolada a espécie *C. granulosa* de um abscesso em um paciente imunocompetente.[383]

C. canimorsus é o principal patógeno humano associado a mordeduras de cães e ao contato próximo com esses animais.[464,1285] Estudos de culturas e estudos moleculares realizados em cães mostraram que 21 a 86% desses animais apresentam *C. canimorsus* e/ou *C. cynodegmi* em sua boca, porém esses valores constituem, provavelmente, uma subestimativa.[358,830,1232,1286] Embora as infecções mais graves tenham ocorrido em consequência de mordeduras de cães, vários relatos de casos descreveram infecções em consequência de lambedura por cães de escoriações, feridas da pele ou queimaduras menores.[807,1112] As manifestações clínicas mais graves são observadas em indivíduos com doenças de base ou condições que predispõem à ocorrência de infecção grave por esse microrganismo. Essas condições incluem doença hepática secundária ao alcoolismo (p. ex., cirrose), esplenectomia prévia relacionada com outras circunstâncias clínicas, linfoma de Hodgkin, leucemia de células pilosas, fibrose pulmonar, síndrome de má absorção, doença renal, diabetes melito, DPOC, doença ulcerosa péptica, macroglobulinemia de Waldenström, outras neoplasias malignas e uso de corticosteroides sistêmicos ou tópicos. A associação frequentemente observada entre infecção sistêmica por *C. canimorsus* e asplenia sugere que o sistema reticuloendotelial (SRE) desempenha um importante papel para conter a disseminação do microrganismo.[376,1127,1226] Embora essa infecção seja habitualmente observada em indivíduos com doenças de base, conforme assinalado anteriormente, até 40% dos pacientes não apresentam nenhuma condição predisponente associada a maior risco de infecção. A taxa de mortalidade associada à infecção grave causada por *C. canimorsus* pode ser elevada, de até 20 a 30%.

As principais manifestações clínicas da infecção por *C. canimorsus* incluem infecção de feridas com celulite, meningite, bacteriemia com choque séptico, insuficiência renal, lesões cutâneas hemorrágicas sugestivas de doença meningocócica, pneumonia com empiema e endocardite de valvas nativas e próteses valvares.[226,334,455,567,640,780,981,1112,1137] A sepse fulminante por *C. canimorsus* pode assemelhar-se, clinicamente, à doença meningocócica fulminante, com desenvolvimento de coagulação intravascular disseminada (CID), púrpura fulminante, lesões cutâneas hemorrágicas de rápida evolução, gangrena periférica simétrica e síndrome de Waterhouse-Friderichsen.[190,350,640,897,1313] A apresentação clínica da infecção causada por *C. canimorsus* pode simular outras síndromes graves, incluindo tularemia, peste e infecção por hantavírus. A doença pode ter uma evolução extremamente rápida; em um relato, o paciente desenvolveu CID que levou à morte no decorrer de um período de 4 horas. As apresentações e complicações incomuns da sepse por *C. canimorsus* incluem síndrome de angústia respiratória do adulto, infarto do miocárdio, sintomas abdominais, síndrome hemolítico-urêmica, mononeuropatia musculocutânea, púrpura trombocitopênica trombótica sem CID, aneurisma abdominal micótico, osteomielite vertebral/discite e peritonite relacionada à diálise.[424,717,898,942,1255] Existe um relato de meningite causada por *C. canimorsus*, que foi retrospectivamente diagnosticada em um paciente submetido a mielografia guiada por TC. A investigação revelou que o paciente, o radiologista e o técnico de radiologia tinham contato prolongado com cães em casa, e o não cumprimento do controle de infecção durante o procedimento pode ter resultado em infecção iatrogênica do paciente.[1090] *C. canimorsus* foi isolado de infecção de prótese da articulação do joelho em um homem com macroglobulinemia de Waldemström e como causa de tenosinovite aguda em um paciente com LES, que pode constituir outro fator de risco associado a esse microrganismo.[751,779] Em 2008, foi relatado o isolamento de *C. canimorsus* de um abscesso cerebral de um paciente que recentemente tinha sofrido mordedura de cão.[1277] Foi também relatada a ocorrência de infecções oculares, incluindo blefarite angular, úlceras crônicas de córnea, úlcera de córnea com perfuração e endoftalmite causadas por *C. canimorsus*.[915,999,1030] Em um caso, o paciente teve a córnea arranhada pelo seu cão, que foi tratada, entre outras medidas, com prednisona tópica. É interessante assinalar que infecções causadas por *C. canimorsus*, incluindo ceratite e sepse com bacteriemia, ocorreram em indivíduos que tiveram mordeduras e arranhaduras de gatos domésticos.[255,875] Em um estudo de prevalência realizado em 2010, *C. canimorsus* e *C. cynodegmi* foram encontradas em 57 e 84% das cavidades orais de gatos, respectivamente.[1232] Em 2006, a primeira infecção documentada por *C. canimorsus* em uma espécie não humana ocorreu em um coelho de estimação macho saudável de 2 anos de idade que tinha sido mordido na cabeça por um cão.[1293]

C. cynodegmi não é isolado tão frequentemente quanto *C. canimorsus*, e estudos *in vitro* sugerem que esse microrganismo pode não ser tão virulento quanto *C. canimorsus*. Entretanto, nesses últimos anos, vários relatos de casos indicam que esse microrganismo pode ser tão patogênico quanto *C. canimorsus*. Em 2005, Khawari *et al.* descreveram o primeiro caso de sepse e meningite fatais por *C. cynodegmi* em uma mulher submetida a esplenectomia que teve a mão mordida pelo seu cão de estimação 24 horas antes de sua chegada ao serviço de emergência.[698] Esse microrganismo foi isolado da celulite do tornozelo de um paciente com artrite reumatoide que sofreu uma mordida de gato; esse paciente estava recebendo corticosteroides a longo prazo e terapia com anti-TNF-α.[484] *C. cynodegmi* foi isolado de celulite, pneumonite e bacteriemia em um homem com diabetes melito insulinodependente, que foi mordido por um cão abandonado.[1144] *C. cynodegmi* foi descrita mais recentemente como causa de peritonite em um homem de 67 anos de idade com doença renal terminal, que estava submetido a diálise peritoneal ambulatorial contínua.[1023] A única exposição a animais desse paciente foi o gato do vizinho. *C. cynodegmi* também pode ser um patógeno de animais. *C. cynodegmi* foi isolado dos tecidos pulmonares de um cão Rottweiler com bronquite e pneumonia, devido a um corpo estranho retido, e de uma amostra de lavado broncoalveolar (LBA) de um gato de 10 anos de idade com carcinoma pulmonar.[429,1369]

Características de cultura e identificação

As espécies de *Capnocytophaga* orais de seres humanos são de crescimento lento, e as colônias tornam-se visíveis depois de 48 horas de incubação quando adquirem morfologia característica. Todas as espécies necessitam de um ambiente enriquecido com CO_2 para o seu crescimento. As colônias do microrganismo são amarelas, castanhas ou ligeiramente rosadas e exibem projeções digitiformes nas bordas (motilidade deslizante), que aparecem como uma película que circunda a área central da colônia (Prancha 9.4 D). A parte central das colônias também tem uma aparência mosqueada e úmida. As espécies de *Capnocytophaga* crescem em ágar-sangue e ágar-chocolate, mas não em ágar MacConkey (Prancha 9.4 F). Pode-se observar também um crescimento satisfatório em ágar Thayer-Martin modificado, devido à resistência desse microrganismo a vancomicina, colistina e trimetoprima. Os microrganismos são gram-negativos, fusiformes e aparecem como células retas ou ligeiramente curvas (Prancha 9.4 E e G). Nas culturas mais velhas, observa-se o aparecimento de pleomorfismo, com células cocoides intumescidas ou grandes. Todas as espécies são catalase-negativas e oxidase-negativas e produzem ácido a partir de glicose, maltose, sacarose e manose, mas não a partir de ribose, xilose, manitol ou sorbitol. Não há produção de indol nem de urease. O microrganismo é negativo para a lisina e a ornitina descarboxilases, bem como para a arginina di-hidrolase. As espécies de *Capnocytophaga* produzem perfis uniformes e característicos na análise dos ácidos graxos celulares, possibilitando a sua identificação até o nível de gênero, mas não de espécie. As espécies são identificadas por uma extensa bateria de testes (p. ex., redução do nitrato a nitrito, hidrólise do amido e da dextrana etc.). *C. haemolytica* é beta-hemolítica em sangue de carneiro e constitui a única espécie hemolítica humana. As cepas de *C. granulosa* formam inclusões granulares intracelulares, que se coram com carbol fucsina quando os microrganismos crescem em condições anaeróbias em caldo de peptona-levedura glicose, em condições anaeróbias. Essas últimas duas espécies também podem ser diferenciadas das espécies humanas de *Capnocytophaga* previamente descritas pela determinação das atividades de várias aminopeptidases. A Tabela 9.5 apresenta as características fenotípicas para a identificação das espécies de *Capnocytophaga*.

C. canimorsus é habitualmente isolada de hemoculturas, culturas de feridas, aspirados de celulite e de amostras de LCR. *C. cynodegmi* foi isolada da boca de cães e de vários tipos de amostras clínicas humanas, incluindo feridas localizadas por mordedura de cão, celulite, amostras de sangue e de LBA e líquido peritoneal. Nos casos de bacteriemia de alto grau, as bactérias podem ser efetivamente observadas em esfregaços de sangue periféricos corados pelo método de Wright-Giemsa.[1313] O microrganismo tem sido isolado de vários tipos de meios de hemocultura, e o seu crescimento é geralmente lento. Na maioria dos casos, as hemoculturas tornam-se positivas dentro de 3 a 7 dias após a coleta. O microrganismo cresce lentamente em ágar-sangue e em ágar-chocolate, com incubação a 35°C em incubadora de CO_2 com umidade elevada. O crescimento precário em ágar-sangue de carneiro comum tem sido atribuído ao uso de uma base de soja tripticase; observa-se melhor crescimento quando se utiliza uma base de infusão de coração. Os microrganismos também crescem melhor em meio suplementado com cisteína, e a adição de soro de coelho ao meio também intensifica o crescimento. O ágar-chocolate suplementado comercial contendo IsoVitalex (que inclui cisteína) ou outros meios de enriquecimento semelhantes são satisfatórios. Aparecem colônias puntiformes depois de 2 a 4 dias de incubação. Depois de um período adicional de incubação, as colônias aparecem maiores, circulares, lisas e convexas. As colônias são não hemolíticas e apresentam uma borda expansiva brilhante, compatível com a motilidade por deslizamento do microrganismo. As colônias podem apresentar uma tonalidade amarelada ou rosada. Na coloração pelo método de Gram, as bactérias aparecem como bacilos de tamanho médio a longo, ligeiramente curvos, com células pontiagudas ou fusiformes. À semelhança de outras bactérias fastidiosas discutidas até agora, não se observa nenhum crescimento em ágar MacConkey. Tanto *C. canimorsus* quanto *C. cynodegmi* são catalase- e oxidase-positivas; essas duas reações diferenciam esses microrganismos das espécies orais de *Capnocytophaga* humanas, que são negativas para oxidase e catalase. Ambas as espécies caninas são positivas para arginina di-hidrolase, ONPG-positivas e negativas para lisina e ornitina descarboxilase, urease, indol e redução do nitrato. *C. canimorsus* fermenta a glicose, a maltose e a lactose, mas não a rafinose e a inulina. *C. canimorsus* e *C. cynodegmi* são diferenciadas por testes de utilização de carboidratos, em que o último microrganismo produz ácido a partir de maior variedade de açúcares. A Tabela 9.5 apresenta as reações bioquímicas de *C. canimorsus* e de *C. cynodegmi,* juntamente com as características bioquímicas gerais das outras espécies de *Capnocytophaga* discutidas anteriormente. A PCR de ampla faixa tem sido usada para o diagnóstico de infecções osteoarticulares e meníngeas causadas por *C. canimorsus*.[284,506,886,1326]

Tabela 9.5 Características fenotípicas para a identificação de espécies de *Capnocytophaga*.

Característica	C. ochraceus	C. gingivalis	C. sputigena	C. haemolytica	C. granulosa	C. leadbetteri	Capnocytophaga genoespécie AHN8471	C. canimorsus	C. cynodegmi
HEM em SBA	–	–	–	β (perdido no repique)	–	–	–	–	–
OX	–	–	–	–	–	–	–	+	+
CAT	–	–	–	–	–	–	–	+	+
Crescimento, em ágar MacConkey	–	–	–	–	–	–	–	–	–
NO$_3$ RED	–	V	–	+	–	–	–	–	V
IND	–	–	–	–	–	+	–	–	–
URE	–	–	–	–	–	–	–	–	–
ADH	–	–	–	–	–	DI	DI	+	+
ESC	V	–	V	+	–	–	V	V	+
STA	+	V⁺	V	+	+	V	+	DI	DI
Produção de ácido a partir de:									
GLI	+	+	V	+	V⁺	Vᶠ	+	+	+
MAL	+	+	+	+	DI	DI	DI	+	+
SAC	+	+	V	+	+	–	+	+	+
LAC	+	V	V	+	+	V	V	+	+
RAF	+	V⁺	V	+	–	–	V⁺	–	+
XIL	–	–	–	–	–	–	–	–	–
CEL	V⁺	V	V	–	–	–	V	V	V
GAL	+	V	V	+	V	–	+	+	V
GLIG	+	+	–	+	–	–	+	+	V

+ = reação positiva; – = reação negativa; V = reação variável; V⁺ = reação variável, com a maioria das cepas positivas; Vᶠ = reação variável, porém com reações positivas fracas; DI = dados indisponíveis; HEM em SBA = hemólise em ágar-sangue de carneiro; OX = oxidase; CAT = catalase; NO$_3$ RED = redução do nitrato a nitrito; IND = indol; URE = urease; ADH = arginina di-hidrolase; ESC = esculina; STA = hidrólise do amido; GLI = glicose; MAL = maltose; SAC = sacarose; LAC = lactose; RAF = rafinose; XIL = xilose; CEL = celobiose; GAL = galactose; GLIG = glicogênio.

Sensibilidade a agentes antimicrobianos

Em geral, as espécies orais humanas de *Capnocytophaga* mostram-se sensíveis a ampicilina-sulbactam, tetraciclina, linezolida, imipeném e outras combinações de betalactâmico/inibidor da betalactamase, porém demonstram resistência a polimixina, colistina e trimetoprima. A sensibilidade a penicilinas, cefalosporinas, aztreonam, eritromicina, fluoroquinolonas, aminoglicosídios e metronidazol varia de uma cepa para outra.[479,656,657] As cepas de *Capnocytophaga* que são resistentes aos betalactâmicos produzem novas enzimas betalactamases que conferem resistência às cefalosporinas e penicilinas de espectro ampliado.[553,854] Essas cepas produtoras de betalactamases são altamente resistentes a penicilina, amoxicilina e cefazolina; a adição de clavulanato resulta em uma redução de 64 vezes na CIM da amoxicilina em mais de 90% das cepas produtoras de betalactamase. Essas cepas também são menos sensíveis a cefuroxima, cefotaxima e ceftazidima do que as cepas betalactamase-negativas. O imipeném parece ser ativo contra isolados de *Capnocytophaga* tanto betalactamase-positivos quanto betalactamases-negativos.[656] As espécies de *Capnocytophaga* são habitualmente resistentes aos aminoglicosídios (*i. e.*, gentamicina, tobramicina, amicacina, netilmicina), a trimetoprima, colistina e vancomicina, embora algumas cepas possam ser sensíveis. Gomez-Garces *et al.*[499] relataram um caso de bacteriemia fatal causada por uma cepa de *C. sputigena* produtora de betalactamase e resistente ao ciprofloxacino, que apresentou resistência a todos os betalactâmicos (com exceção da cefoxitina) e aminoglicosídios, mas que foi sensível a tetraciclina, eritromicina, clindamicina, aztreonam e imipeném. Em geral, os pacientes imunocomprometidos e com granulocitopenia recebem tratamento empírico com uma combinação de antibiótico betalactâmico e aminoglicosídio, e são habitualmente necessários níveis bactericidas de agentes antimicrobianos para obter uma resposta terapêutica ótima. Por conseguinte, é importante que o microbiologista proceda ao rápido reconhecimento das principais características desse microrganismo. A resistência intrínseca das espécies de *Capnocytophaga* aos aminoglicosídios e a produção de enzimas betalactamases por alguns isolados clínicos, que podem ser detectados pelo teste de nitrocefina, devem ser comunicadas ao médico o mais rápido possível.

O crescimento lento de *C. canimorsus* em meio de ágar e a incapacidade de algumas cepas de crescer em certos tipos de meios em caldo impediram a realização de estudos de sensibilidade desse microrganismo a antimicrobianos. Estudos não padronizados utilizando procedimentos de difusão com discos, planejados para bactérias de crescimento mais rápido, constataram que as cepas de *C. canimorsus* são sensíveis à maioria dos agentes antimicrobianos, porém resistentes às penicilinas, às cefalosporinas de terceira geração, às fluoroquinolonas, à tetraciclina, à eritromicina e ao imipeném. O microrganismo demonstra resistência aos aminoglicosídios, ao aztreonam e ao SXT, porém os resultados para esses agentes podem depender do método.[1301] Os antibióticos que são geralmente mais ativos contra microrganismos gram-positivos, como vancomicina, clindamicina, eritromicina e rifampicina, também foram mais ativos contra *C. canimorsus*. Esses dados sustentam a eficácia clínica observada com a penicilina (CIM média da penicilina = 0,04 μg/mℓ +/− 0,01 μg/mℓ) para todas as cepas testadas.

Espécies de *Dysgonomonas*

Taxonomia

O gênero *Dysgonomonas* foi criado em 2000 para acomodar o antigo grupo DF-3 dos CDC com a denominação de *Dysgonomonas capnocytophagoides* e uma segunda espécie, *D. gadei*, que foi isolada de bexiga humana infectada.[596] Os membros desse gênero consistem em cocobacilos gram-negativos anaeróbios facultativos, que formam um grupo filogenético dentro da família Porphyromonadaceae da ordem Bacteroidales. Do ponto de vista bioquímico, esses microrganismos assemelham-se a certas espécies de *Capnocytophaga*, porém o sequenciamento do rRNA 16S e as análises quimiotaxonômicas indicam uma relação genética com espécies de *Bacteroides*, *Prevotella* e *Porphyromonas*, particularmente *Bacteroides distasonis* e *Bacteroides forsythus*.[1289]

Importância clínica

Os dois primeiros relatos de *D. capnocytophagoides* em associação a doença humana foram publicados em 1988. Em um dos casos, *D. capnocytophagoides* foi isolado em cultura pura de amostras de fezes de uma mulher idosa com hipogamaglobulinemia variável comum e, no segundo caso, de hemoculturas de um homem com leucemia linfocítica aguda e granulocitopenia profunda.[68,1312] Em 1991, Gill et al., do National Cancer Institute, analisaram amostras de fezes de 690 pacientes e verificaram a ocorrência de crescimento moderado a intenso de *D. capnocytophagoides* em 11 dessas amostras.[488] Desses 11 pacientes, 4 deles tinham história de diarreia prolongada e foram tratados; foi documentada a ocorrência de diarreia nos outros sete pacientes, porém os microrganismos foram eliminados espontaneamente. Blum et al. também isolaram *D. capnocytophagoides* das fezes de oito pacientes durante um período de 1 ano.[140] Todos os pacientes estavam imunocomprometidos ou apresentavam doença de base grave. Entre esses pacientes, o espectro clínico de *D. capnocytophagoides* variou desde diarreia crônica com resposta terapêutica clínica a um estado de portador assintomático. Outros pesquisadores também observaram a associação da infecção entérica por *D. capnocytophagoides* com infecção pelo HIV e hipogamaglobulinemia variável comum.[570,588] Esse microrganismo também foi isolado de tecidos moles, hemoculturas, abscessos, úlceras de decúbito e trato urinário de pacientes imunocomprometidos.[88,555,880,1157] Em 2002, foi isolada uma terceira espécie de *Dysgonomonas*, *D. mossii*, de líquido de drenagem abdominal, e foram obtidas duas outras isoladas de outras amostras clínicas humanas.[765] Em 2006, *D. mossii* também foi isolada de múltiplas amostras obtidas de um dreno intestinal cirurgicamente colocado em um paciente em recuperação de ressecção de câncer pancreático.[853] Uma quarta espécie, *Dysgonomonas hofstadii*, foi isolada de uma ferida após cirurgia abdominal em um homem de 72 anos de idade em Helsinki, Finlândia.[763]

Características de cultura e identificação

As espécies de *Dysgonomonas* são cocobacilos gram-negativos imóveis e anaeróbios facultativos. Todas as espécies crescem em ágar-sangue e em ágar-chocolate, porém não ocorre crescimento em ágar MacConkey (Prancha 9.4 H). As espécies de *Dysgonomonas* são oxidase-negativas e variáveis quanto à catalase. Todas as espécies fermentam a glicose, sem formação de gás, e nenhuma das espécies reduz o nitrato ou produz urease, gelatinase ou H_2S. Todas as espécies são negativas para arginina di-hidrolase e não produzem lisina ou ornitina descarboxilases. A Tabela 9.6 apresenta as características fenotípicas das espécies de *Dysgonomonas*.

D. capnocytophagoides cresce lentamente, e as colônias puntiformes aparecem depois de 24 horas de incubação. *D. capnocytophagoides* foi isolada de amostras de fezes utilizando ágar-sangue com cefoperazona–vancomicina–anfotericina (CVA) incubado a 35°C em 5 a 7% de CO_2. Nesses casos, deve-se semear também ágar-sangue não seletivo, visto que algumas cepas são incapazes de crescer nesse meio seletivo de *Campylobacter*. O microrganismo também tem sido isolado em ágar-sangue contendo canamicina e vancomicina após incubação em condições anaeróbias. Depois de 48 a 72 horas, as colônias são branco-acinzentadas, lisas e não hemolíticas, e algumas cepas desprendem um odor adocicado durante o crescimento. As reações de oxidase e catalase são negativas, porém há produção de indol em caldo de triptona, e ocorre hidrólise da esculina. Essa bactéria produz ácido de modo fermentador a partir de glicose, xilose e maltose; a maioria das cepas também produz ácido a partir de sacarose e lactose, mas não a partir de manitol. Foram também descritas algumas cepas "semelhantes a DF-3", que são consistentemente sacarose-negativas e ligeiramente hemolíticas.[325] *D. gadei* e *D. mossii* podem ser diferenciados fenotipicamente de *D. capnocytophagoides* pela produção de ácido a partir de manitol, inositol, sorbitol, rafinose e trealose (Tabela 9.6). A cromatografia líquido-gasosa (GLC; do inglês, *gas-liquid chromatography*) também é útil para identificação, visto que todas as cepas demonstram consistentemente a presença de 12 e 13-metiltetradecanoato, com quantidades menores de tetradecanoato e hexadecanoato na parede celular.[325,1312]

Tabela 9.6 Características fenotípicas para a identificação de espécies de *Dysgonomonas*.

Característica	D. capnocytophagoides	D. gadei	D. mossii
HEM em SBA	−	−/α	−
OX	−	−	−
CAT	−	+	V
MOT	−	−	−
Crescimento, em ágar MacConkey	−	−	−
NO₃ RED	−	−	−
IND	V	V	+
ESC	+	+	+
ADH	−	−	−
ACET	−	−	−
URE	−	−	−
GEL	DI	−	−
PAL	+	+	+
Gás a partir da glicose	−	−	−
Produção de ácido a partir de:			
GLI	+	+	+
MAL	+	DI	+
FRU	DI	+	+
SAC	+	+	+
LAC	+	+	+
MNTL	−	−	+ᶠ
MAN	+	+	+
SBTL	−	−	DI
INOS	−	−	+ᶠ
ADON	−	−	DI
ARAB	+	+	DI
MEL	+	+	DI
RAF	+	+	V
RAM	DI	+	+ᶠ
SAL	DI	+	+
TRE	−	+	+
XIL	+	+	+
β-GLI	−	+	+
NAGA	−	+	+
α-FUC	−	+	+

+ = reação positiva; − = reação negativa; +ᶠ = reação positiva fraca; V = reação variável; DI = dados indisponíveis; HEM em SBA = hemólise em ágar-sangue de carneiro; OX = oxidase; CAT = catalase; MOT = motilidade; NO₃ RED = redução do nitrato a nitrito; IND = indol; ESC = esculina; ADH = arginina di-hidrolase; ACET = acetoína (VP); URE = urease; GEL = hidrólise da gelatina; PAL = fosfatase alcalina; GLI = glicose; MAL = maltose; FRU = frutose; SAC = sacarose; LAC = lactose; MNTL = manitol; MAN = manose; SBTL = sorbitol; INOS = inositol; ADON = adonitol; ARAB = arabinose; MEL = melibiose; RAF = rafinose; RAM = ramnose; SAL = salicina; TRE = trealose; XIL = xilose; β-GLI = β-glicuronidase; NAGA = N-acetil-glicosaminidase; α-FUC = α-fucosidase.

Sensibilidade a agentes antimicrobianos

A sensibilidade de isolados de *D. capnocytophagoides* a agentes antimicrobianos foi determinada por difusão com discos, diluição em caldo e métodos Etest. Os isolados de *D. capnocytophagoides* mostram-se resistentes a penicilina, ampicilina, ampicilina-sulbactam, aztreonam, aminoglicosídios, cefalosporinas de todas as gerações, eritromicina, fluoroquinolonas e vancomicina. Os isolados são, em sua maioria, sensíveis ao SXT e exibem sensibilidade variável a piperacilina, clindamicina, tetraciclina e imipeném. Os pacientes respondem clinicamente à terapia com SXT, clindamicina ou tetraciclina.

Streptobacillus moniliformis

Taxonomia

Streptobacillus moniliformis é o único membro do gênero *Streptobacillus*, e a sua atual posição taxonômica permanece incerta. Com base em estudos de sequenciamento do rRNA 16S, *S. moniliformis* é atualmente classificado na família proposta "Fusobacteriaceae", na classe proposta de "Fusobacteria" do filo Fusobacteria.

Epidemiologia

Os indivíduos que correm risco de infecção por *S. moniliformis* incluem funcionários de laboratórios de animais e indivíduos que residem em áreas urbanas onde os ratos podem ser prevalentes. Além disso, outros animais domesticados que reside em áreas urbanas ou rurais e que são predadores de roedores também podem ser infectados e são capazes de transmitir a infecção a seres humanos por meio de mordeduras, arranhaduras ou contato com urina e excrementos de animais. *S. moniliformis* também pode causar infecções em coalas, perus e macacos.[1284]

Importância clínica

Streptobacillus moniliformis é um bacilo gram-negativo fastidioso, que normalmente é encontrado nas vias respiratórias superiores de ratos silvestres, ratos e camundongos de laboratório e roedores domesticados (p. ex., cobaias, gerbos, furões) e pode causar doença nesses animais.[463] O microrganismo também pode ser encontrado em animais que caçam ou se alimentam de roedores, como cães e gatos. Por serem o reservatório natural de *S. moniliformis*, as mordeduras desses hospedeiros reservatórios ou a exposição à urina ou fezes desses animais podem transmitir o microrganismo aos seres humanos. Em consequência, a infecção por *S. moniliformis* em seres humanos é denominada *febre por mordedura de rato*. A infecção também pode ser transmitida por meio de ingestão e é denominada febre de Haverhill quando a bactéria é adquirida por essa via. Esta última designação provém de Haverhill, Massachusetts, onde esse microrganismo foi isolado de hemoculturas de vários pacientes durante um surto local da doença envolvendo a ingestão de leite contaminado com excrementos de ratos.[745,1175] Desde então, foram relatados surtos de febre de Haverhill em consequência da ingestão de água ou de carne de peru contaminadas. Na atualidade, a maioria dos casos envolve mordeduras de ratos ou exposição a roedores, e muitas dessas infecções são observadas em crianças.[87,664] A infecção também tem sido documentada após sofrer várias arranhaduras de galo.[375] Depois de um período de incubação de 7 a 10 dias após a infecção, observa-se um início abrupto de febre alta, calafrios, cefaleia, mialgias, vômitos e outros sintomas constitucionais.[391,463] A incidência e a gravidade da faringite e dos vômitos são maiores quando a infecção é adquirida VO.[745] Alguns dias após a instalação da doença, aparece habitualmente um exantema maculopapular na parte distal dos membros, com formação de petéquias nas plantas dos pés e palmas das mãos. Em alguns casos, o exantema maculopapular pode ser hemorrágico ou pustular.[87] Cerca de 50% dos pacientes podem desenvolver dor articular intensa, poliartrite não simétrica migratória ou artrite séptica.[345] Foram também descritos abscessos cutâneos e subcutâneos com edema depressível em associação a essa infecção.[1261] A doença pode regredir de modo espontâneo, sem sintomas residuais, ou pode evoluir em uma condição crônica, com febre periódica. As complicações relacionadas com a disseminação sistêmica por via hematogênica incluem endocardite de valva nativa e de prótese valvar, miocardite, pericardite, pneumonia com derrame pleural, septicemia, abscesso cerebral, amnionite, prostatite, pancreatite, abscessos cutâneos e do trato genital e morte.[87,242,357,413,718,1033,1108,1121] Os sintomas artríticos podem persistir por vários anos após a resolução e/ou o tratamento da infecção. Na ausência de qualquer indício sobre a origem da infecção, a febre por mordedura de rato ou febre Haverhill pode assemelhar-se a artrite reumatoide, sepse estafilocócica ou estreptocócica, febre reumática aguda, infecção gonocócica disseminada, meningococcemia, sífilis secundária, febre tifoide, brucelose, leptospirose, infecção enteroviral aguda, doença de Lyme, erliquiose, anaplasmose, febre maculosa das Montanhas Rochosas e outras riquetsioses.[391,463] O diagnóstico também pode ser problemático, visto que foram relatados casos de pacientes sem história de mordeduras de roedores ou exposição direta a esses animais.[428] Por outro lado, uma revisão de 45 casos ocorridos na Califórnia nesses últimos 30 anos revelou a suspeita de febre por mordedura de rato em 75% dos casos em que foi estabelecido um diagnóstico presuntivo.[513] Em virtude da natureza fastidiosa do microrganismo e das dificuldades envolvidas em sua cultura, o diagnóstico retrospectivo de infecção por *S. moniliformis* tem sido estabelecido, em certas ocasiões, por técnicas sorológicas, incluindo a detecção de aglutininas séricas e anticorpos de fixação do complemento contra a forma bacilar do microrganismo. Entretanto, os testes sorológicos para essa infecção não estão prontamente disponíveis, e a maioria das abordagens sorológicas tem sido utilizada para avaliar a presença do microrganismo em colônias de roedores de laboratório.

Características de cultura e identificação

S. moniliformis é um bacilo gram-negativo pleomórfico e fastidioso, que tende a formar células isoladas longas, delgadas e filamentosas. Essas células delgadas medem cerca 1 μm de diâmetro, mas podem ter mais de 100 μm de comprimento e podem dobrar-se, formando alças e espirais.[463] Em certas ocasiões, esses microrganismos podem ter uma coloração gram-variável. Com incubação prolongada, podem aparecer um intumescimento bulboso ou em forma de salsicha ao longo do filamento, conferindo ao microrganismo um aspecto semelhante a um colar de contas. Em meios enriquecidos contendo soro, o microrganismo aparece como uma bactéria fusiforme gram-variável, regular e delgada, com extremidades arredondadas ou pontiagudas. O organismo também pode perder a parede celular e existir como "forma L", que pode estar relacionada com o menor conteúdo de glicosamina e de ácido murâmico da parede celular do microrganismo. Com efeito, há evidências genéticas, fenotípicas, sorológicas e estruturais sugerindo que esse microrganismo possui uma relação taxonômica com os micoplasmas e os ureaplasmas, que também carecem de parede celular bacteriana típica.[1373] *S. moniliformis* é microaerófilo, e o seu crescimento em meio líquido exige habitualmente uma suplementação com soro (10 a 20%), sangue ou líquido ascítico.

O diagnóstico de febre por mordedura de rato ou febre de Haverhill é estabelecido com base no isolamento de *S. moniliformis* em hemoculturas, amostras de líquido sinovial, LCR, lesões cutâneas e material de abscesso.[87,391,463] Como o microrganismo é inibido pelo anticoagulante SPS, o sangue (10 mℓ) precisa ser anticoagulado com citrato (10 mℓ de citrato de sódio a 2,5%) antes do processamento.[745,1174] O microrganismo também foi isolado com sucesso em meios de hemocultura contendo SPS com resinas (p. ex., BACTEC® Peds Plus, BD Biosciences) e em BACTEC® Plus Aerobic Anaerobic/F bottles (BD Biosciences), que não contêm SPS. As células do sangue citratadas são sedimentadas por centrifugação, e o concentrado é semeado em meio ágar (ágar infusão de coração) contendo 10 a 20% de soro de cavalo estéril sem complemento e 0,5% de extrato de levedura. O inóculo é suavemente espalhado sobre a superfície do ágar. Um meio de caldo com ingredientes semelhantes (caldo de infusão de coração com 10 a 20% de soro de cavalo ou coelho, sangue desfibrinado ou ascite e extrato de levedura) também é semeado com as células sedimentadas. O isolamento de *S. moniliformis* também foi obtido utilizando um meio difásico de caldo soja triptase contendo ágar soja tripticase inclinado. O meio é incubado a 35°C em jarra com vela ou em incubadora de CO_2. Outras amostras (líquido articular citratado, material de aspirado e de abscesso etc.) podem ser cultivadas da mesma maneira. Loridant et al. relataram o isolamento bem-sucedido de *S. moniliformis* a partir de meios de hemocultura por meio de semeadura em frascos contendo monocamadas de células endoteliais humanas ECV 304. Os microrganismos demonstraram efeitos citopáticos sobre as células cultivadas depois de 24 horas, com repique subsequente bem-sucedido em meios de ágar.[806]

Em meio líquido, o microrganismo cresce na forma de pequenos "licoperdos" (cogumelos) próximo ao fundo do tubo ou do frasco e envolvendo os eritrócitos e o estroma. O acúmulo de ácido nos meios líquidos pode matar os microrganismos; por esse motivo, é necessário efetuar repiques frequentes para manter a viabilidade. Em meio de ágar enriquecido com soro, o crescimento pode começar dentro de 2 a 3 dias ou pode necessitar de 1 semana ou mais. As colônias são pequenas (1 a 2 mm de diâmetro), convexas, branco-acinzentadas, lisas e com consistência de manteiga. As variantes de fase L microscópicas formam-se de modo espontâneo abaixo ou ao redor das colônias existentes; com um microscópio de dissecção, pode-se observar a morfologia típica de "ovo frito" com um centro denso, semelhante à morfologia das espécies de *Mycoplasma*. A identificação de *S. moniliformis* é efetuada pela observação da morfologia gram-negativa filamentosa típica na coloração pelo método de Gram e por testes bioquímicos de identificação em meio suplementado com soro. Os testes de utilização de carboidratos podem ser realizados em caldo nutritivo contendo 1% de carboidratos esterilizados por filtração e 0,5% de soro de cavalo esterilizado. Esses testes devem ser incubados durante 3 semanas antes de sua interpretação final, embora sejam obtidos resultados confiáveis e reprodutíveis quando as culturas são incubadas por apenas 1 semana antes da interpretação desses testes. Pode-se efetuar também uma rápida identificação do microrganismo por meio de análise do perfil de ácidos graxos utilizando a GLC, pela detecção das atividades enzimáticas de várias aminopeptidases e glicosidases utilizando a tira API-ZYM e por padrões proteicos obtidos por eletroforese em gel de poliacrilamida (PAGE; do inglês, *polyacrylamide gel electrophoresis*).[310,384,1117] Os ésteres de metil de ácidos graxos detectados por GLC incluem o ácido hexadecanoico (C16:0), o ácido linoleico (C18:2) e os ácidos octadecanoicos (C18:1, C18:0).[384,1117] As técnicas de PAGE também podem ser úteis para a tipagem de isolados clínicos.[310] As reações de *S. moniliformis* em vários testes bioquímicos de identificação são apresentadas na Tabela 9.7.

Foi desenvolvida uma amplificação com base de PCR de ampla faixa de parte do gene do rRNA 16S, seguida de sequenciamento de amplicon para a detecção direta de *S. moniliformis* em colônias de roedores, bandos de perus e amostras clínicas humanas.[112,151] Esse método foi utilizado para o diagnóstico da febre por mordedura de rato em um menino sintomático de 11 anos de idade, que desenvolveu febre, vômitos, exantema e artrite após ter sido mordido por seu rato de estimação. As hemoculturas e as culturas de LCR e de urina foram negativas, porém o líquido de uma vesícula cutânea foi positivo por ensaio de amplificação/sequenciamento.[112] O sequenciamento do RNA 16S também tem sido utilizado para a detecção de *S. moniliformis* em amostras de líquido articular e para confirmar a identidade de isolados obtidos de culturas de líquido articular.[237,930,1319]

Sensibilidade a agentes antimicrobianos

Os dados de sensibilidade a antimicrobianos *in vitro* indicam que *S. moniliformis* é sensível a penicilina, ampicilina, penicilinas de espectro ampliado e resistentes à penicilinase, cefalosporinas, eritromicina, clindamicina, tetraciclina, rifampicina, imipeném e vancomicina.[384,1373] O microrganismo exibe sensibilidade intermediária aos aminoglicosídios e ao ciprofloxacino e, em geral, mostra-se resistente à colistina e ao SXT. A penicilina G intravenosa constitui o fármaco de escolha para o tratamento da doença leve a moderada, enquanto as tetraciclinas VO representam uma alternativa para pacientes que apresentam alergia à penicilina. Outros agentes antimicrobianos (p. ex., ceftriaxona, clindamicina, eritromicina) também demonstraram alguma eficácia clínica. A terapia parenteral pode ser seguida de um ciclo de terapia oral na doença grave. A terapia de combinação com penicilina intravenosa mais um aminoglicosídio pode ser necessária para o tratamento da endocardite de valvas nativas.

Espécies de *Simonsiella*

As espécies de *Simonsiella* são bacilos gram-negativos aeróbios e fastidiosos, que possuem a característica morfológica singular de ocorrer em arranjos multicelulares que medem 20 a 50 μm por 4 a 8 μm. Esses arranjos consistem em 6 a 8 células, com o eixo longitudinal de cada bacilo formando um ângulo reto com o eixo do grupo celular. O grupo celular exibe motilidade por deslizamento e formam colônias de cor amarelo pálido em ágar-sangue depois de 18 a 24 horas de incubação a 37°C. O gênero *Simonsiella* possui uma única espécie, *S. muelleri*, que é encontrada na cavidade oral humana. Duas espécies anteriores de *Simonsiella* – *S. crassa* e *S. steedae* – foram reclassificadas no gênero *Alysiella*, com o nome de *A. crassa*, e novo gênero *Conchiformibium* com a designação de *C. steedae*, respectivamente.[1376] Esses microrganismos são encontrados nas cavidades orais de ovinos (*A. crassa*) e de cães/gatos (*C. steedae*). *S. muelleri* foi isolada de aspirado gástrico de um recém-nascido, porém não foi implicada como patógeno humano.[1348] Os generos *Alysiella*, *Simonsiella* e *Conchiformibium* fazem parte da família Neisseriaceae.[1113]

Espécies de *Pasteurella* e *Mannheimia*

Taxonomia e características do gênero Pasteurella

A estrutura taxonômica do gênero *Pasteurella* é complicada, e, atualmente, os taxonomistas estão procurando desvendar as relações entre os membros dos gêneros descritos e a inclusão taxonômica apropriada de várias "espécies" para

Tabela 9.7 Características fenotípicas para a identificação de *Streptobacillus moniliformis*.

Característica	Reação
Oxidase	–
Catalase	–
Redução do nitrato	–
Indol	–
Urease	–
Hidrólise da esculina	+
Produção de H₂S (acetato de chumbo)	+
Fosfatase alcalina	+
Produção de gás a partir da glicose	–
Produção de ácido a partir de:	
Glicose	+
Maltose	+
Frutose	+
Sacarose	V
Lactose	V
Xilose	–
Manitol	–
Manose	+

+ = reação positiva; – = reação negativa; V = reação variável.

Pasteurella e outros gêneros.[273] Antes de meados da década de 1980, o gênero *Pasteurella* incluía *P. multocida, P. aerogenes, P. ureae* e *P. pneumotropica* com base nas suas características fenotípicas. Ocorreram contribuições subsequentes para o gênero durante meados da década de 1980, quando o delineamento dos gêneros no gênero *Pasteurella* era baseado em estudos de hibridização de DNA, em que as cepas exibindo uma homologia de mais de 50% eram incluídas na mesma espécie, sem considerar a origem filogenética e as características fenotípicas.[926–928,1148,1202] As "espécies" de *Pasteurella* descritas por esses pesquisadores incluíram *P. dagmatis, P. canis, P. stomatis, P. gallinarum, P. anatis, P. langaaensis, P. bettii, P. lymphangitidis, P. mairii, P. trehalosi, P. testudinis, P. avium* e *P. volantium*. Ao mesmo tempo, outros pesquisadores utilizaram a hibridização do DNA e métodos fenotípicos para demonstrar que *P. ureae* não estava estreitamente relacionada a nenhuma dessas novas espécies de "*Pasteurella*".[404] Subsequentemente, o exame das sequências do rRNA 16S mostrou que as espécies mais antigas de *Pasteurella* – [*P.*] *pneumotropica*, [*P.*] *aerogenes*, [*P.*] *ureae* e espécies dentro do grupo [*P.*] *haemolytica* – não estão estreitamente relacionadas com a espécie tipo de *Pasteurella* (*P. multocida*), nem umas com as outras e, provavelmente, pertencem ao gênero *Actinobacillus* ou a novos gêneros.[354] Com a exclusão dessas "espécies" existentes do "gênero" *Pasteurella*, os epítetos específicos para esses microrganismos são apresentados com o nome do gênero entre colchetes, conforme indicado. Espécies de *Pasteurella sensu stricto*, [*Pasteurella*] espécies *incertae sedis* e membros do gênero *Mannheimia* apresentados no Boxe 9.4.

Boxe 9.4

Espécies de *Pasteurella sensu stricto*, [*Pasteurella*] espécies *incertae sedis* e espécies de *Mannheimia*

Espécie/subespécie	Hábitat e importância clínica em seres humanos
Espécies de *Pasteurella*	
P. multocida subesp. *multocida*	Trato respiratório de mamíferos não humanos; isolado clínico de infecções em seres humanos
P. multocida subesp. *septica*	Igual ao anterior
P. multocida subesp. *gallicida*	Igual ao anterior; também associada à cólera em aves
P. dagmatis	Trato respiratório de cães e gatos; feridas por mordedura de animais e infecções sistêmicas em seres humanos
P. canis	Trato respiratório de cães e bezerros; feridas por mordeduras de cães em seres humanos
P. stomatis	Trato respiratório de cães; infecções de feridas por mordeduras de cães
[*Pasteurella*] espécies *incertae sedis*	
[*P.*] *aerogenes*	Microbiota do trato intestinal de suínos; infecção humana após mordedura de suíno
[*P.*] *pneumotropica*	Trato respiratório de cobaias, ratos, hamsters, gatos e cães; raramente isolada de seres humanos
[*P.*] *bettyae*	Abscessos da glândula de Bartholin e dos dedos das mãos em seres humanos; pode estar associada a doença ulcerosa genital; bacteriemia pós-parto; pneumonia e derrame pleural em pacientes com AIDS
[*P.*] *caballi*	Isolado equino que provoca pneumonia e infecção de feridas; infecções de feridas relatadas em seres humanos
[*P.*] *mairii*	Aborto em suínos; sepse em leitões
[*P.*] *langaaensis*	Microbiota do trato respiratório de galináceos e outras aves
[*P.*] *lymphangitidis*	Linfangite bovina
[*P.*] *testudinis*	Patógeno em algumas espécies de tartarugas do deserto
Espécies de [*Pasteurella*] *incertae sedis* anteriores	
Avibacterium gallinarum	Anteriormente [*Pasteurella*] *gallinarum;* trato respiratório de frangos e galinhas; dois casos relatados de bacteriemia em seres humanos
Gallibacterium anatis	Anteriormente [*Pasteurella*] *anatis;* microbiota do trato intestinal em patos
Bibersteinia trehalosi	Anteriormente [*Pasteurella*] *trehalosi;* septicemia em ovinos jovens
Espécies de *Mannheimia*	
M. haemolytica	Infecções pneumônicas no gado; mastite em ovelhas; septicemia em cabras e carneiros; microbiota das vias respiratórias superiores de ruminantes; raros casos relatados de infecção humana
M. granulomatis	Doença granulomatosa progressiva (paniculite) em gado bovino; broncopneumonia e conjuntivite em espécies leprinas e cervos
M. glucosida	Microbiota das vias respiratórias superiores em bovinos e ovinos
M. ruminalis	Microbiota no rúmen de ovinos e bovinos
M. varigena	Pneumonia, mastite e septicemia em gado bovino; também encontrada como parte da microbiota das vias respiratórias superiores, rúmen e intestinal do gado bovino; microbiota do trato respiratório de suínos; sepse, enterite e pneumonia em suínos
M. succiniciproducens	Isolada do rúmen bovino

A reestruturação da família Pasteurellaceae começou quando [P.] *ureae* foi formalmente transferida para o gênero *Actinobacillus* com a denominação de *Actinobacillus ureae*.[929] Em 1999, membros do grupo "*Pasteurella haemolytica*" (incluindo *P. haemolytica sensu stricto, Pasteurella anatis* e *P. granulomatis*) foram colocados no novo gênero *Mannheimia* ou reclassificados como a espécie previamente descrita *Pasteurella trehalosi*.[46] Com base no sequenciamento do rRNA 16S, análise do DNA ribossômico 16S amplificado (ARDRA; do inglês, *amplified rRNA gene restriction analysis*), tipagem de quinona e sequenciamento dos genes *sodA*, que codificam a enzima superóxido dismutase dependente de manganês e proporcionam maior poder discriminatório para a sistemática bacteriana, o gênero *Pasteurella sensu stricto* atualmente consiste em subespécies de *P. multocida* (*multocida, gallicida* e *septica*), *P. canis, P. dagmatis* e *P. stomatis*.[672] As outras espécies de "*Pasteurella*" foram designadas como espécies *incertae sedis*. Será necessário criar novos gêneros para acomodar essas outras "espécies de *Pasteurella*", incluindo [P.] *aerogenes*, [P.] *pneumotropica*, [P.] *bettyae*, [P.] *caballi*, [P.] *anatis*, [P.] *mairii*, [P.] *testudinis*, [P.] *skyensis*, [P.] *langaaensis*, [P.] *lymphangitidis*, [P.] *trehalosi*, [P.] *avium*, [P.] *volantium* e [P.] *gallinarum*.

Reclassificação de outras espécies de [Pasteurella]

[P.] *anatis*, [P.] *avium*, [P.] *volantium*, [P.] *gallinarum*, [P.] *trehalosi*, [P.] *testudinis*, [P.] *langaaensis*, [P.] *lymphangitidis*, [P.] *mairii*, [P.] *skyensis* e [P.] *lymphangitidis* são espécies de *incertae sedis* de animais, que não foram isoladas de seres humanos. Em 2003, isolados de [P.] *anatis* e *avian* classificados no grupo "[P.] *haemolytica*" foram reclassificados no novo gênero *Gallibacterium*, com a denominação de *G. anatis*.[269] Táxons inominados que foram isolados de outras espécies aviárias também foram analisados e acrescentados ao gênero *Gallibacterium* em 2009, com a denominação de *G. melopsittaci, G. trehalosifermentans* e *G. salpingitidis*.[134] Em 2005, [P.] *avium*, [P.] *volantium* e [P.] *gallinarum* foram transferidas para o novo gênero *Avibacterium,* com a denominação de *Avibacterium avium, Avibacterium volantium* e *Avibacterium gallinarum*, respectivamente, juntamente com "*Haemophilus paragallinarum*" (*Avibacterium paragallinarum*).[138] Em 2007, uma quinta espécie de *Avibacterium, A. endocarditidis,* isolada de frangos com endocardite valvar, foi acrescentada a esse novo gênero.[132] Além disso, em 2007, o patógeno de ovinos, [P.] *trehalosi*, foi reclassificado no novo gênero *Bibersteinia*, com a denominação de *B. trehalosi*.[137] Em 2009, a análise genotípica de [P.] *testudinis* e de outros isolados de tartarugas doentes resultou na descrição do novo gênero *Chelonobacter*, que demonstrou ser um membro da família Pasteurellaceae. Esse novo gênero contém uma única espécie, *C. oris*, que é distinta do ponto de vista genotípico e fenotípico de [P.] *testudinis*, que até o momento continua sem classificação.[515] Em 2004, outros táxons inominados, que foram isolados de papagaios e periquitos, foram colocados no novo gênero *Volucribacter*, com a denominação de *V. psittacicida* e *V. amazonae*.[267] O gêneros *Lonepinella, Phocoenobacter, Nicoletella* e *Basfia* incluem espécies únicas que são encontradas em coalas (*L. koalarum*), toninha-comum (*P. uteri*), cavalos (*N. semolina*) e rúmen bovino (*B. succiniciproducens*) e foram descritas em 1995, 2000, 2004 e 2010, respectivamente.[437,739,740,983] [P.] *langaaensis*, [P.] *lymphangitidis*, [P.] *mairii*, [P.] *skyensis* e [P.] *lymphangitidis* continuam espécies *incertae sedis* e aguardam uma reclassificação.

Os membros do gênero *Pasteurella sensu stricto* compartilham certas características fenotípicas.[366] As espécies de *Pasteurella* são cocobacilos ou bacilos gram-negativos, anaeróbios facultativos e imóveis. As espécies são, em sua maioria, oxidase-positivas, catalase-positivas e fosfatase alcalina-positivas e reduzem o nitrato a nitrito. As espécies também produzem, em sua maioria, ácido a partir de glicose, frutose, manose e sacarose, porém nenhuma delas hidrolisa o amido ou a salicina. Várias espécies também produzem urease. Todas as espécies de *Pasteurella* são habitualmente sensíveis a penicilinas, cefalosporinas e tetraciclinas.

Espécies de Pasteurella | Importância clínica, identificação e sensibilidade a agentes antimicrobianos

Pasteurella multocida. *P. multocida* é a espécie de *Pasteurella* encontrada com mais frequência em amostras clínicas humanas e também isolada de animais. *P. multocida* pode ser comumente cultivada a partir de amostras de cavidades orais de gatos domesticados (70 a 90%) e cães (40 a 66%) sadios, sendo também encontrada em outros animais (p. ex., bovinos, equinos, suínos, ovinos, aves domésticas, roedores, coelhos, macacos, leões, panteras, lince, aves, renas e búfalos). Em alguns animais, esse microrganismo provoca infecções graves (p. ex., doenças respiratórias em bovinos e ovinos, conhecidas como "febre do transporte",; septicemia hemorrágica no gado, cólera em aves domésticas, rinite atrófica em suínos; pleurite, pneumonia, formação de abscessos, rinite crônica, otite média e septicemia em coelhos de laboratório). As infecções humanas consistem, em sua maioria, em infecções de feridas e celulite, habitualmente em consequência de mordeduras e arranhaduras de gato.[966,1341] Em certas ocasiões, *P. multocida* pode ser encontrada na nasofaringe de indivíduos sadios que apresentam exposições frequentes a animais. Os pacientes imunocomprometidos, particularmente com doença hepática (p. ex., cirrose), tumores sólidos ou neoplasias malignas hematológicas, podem desenvolver bacteriemia em consequência de infecções de feridas localizadas, que, por sua vez, podem levar a pneumonia hematogênica, meningite ou outras complicações.[1057] Esse microrganismo também foi encontrado como causa de celulite em um paciente com diabetes melito.[1410] *P. multocida* pode ser isolada de uma variedade de amostras clínicas, particularmente de hospedeiros imunocomprometidos. O Boxe 9.5 descreve infecções associadas a *P. multocida*. Essa bactéria, um pequeno cocobacilo gram-negativo, é oxidase- e catalase-positivas, ornitina descarboxilase-positiva, indol-positiva, manitol-positiva e urease-negativa (Prancha 9.5 B e C). Em 2004, Christensen *et al*. demonstraram que isolados bovinos [P.] *avium* (*A. avium*) biovar 2 e [P.] *canis* biovar 2 eram, na realidade, cepas de *P. multocida* que demonstraram ser negativas para ornitina descarboxilase, indol e manitol.[265]

Não é difícil isolar e identificar *P. multocida*, embora o conhecimento do tipo de amostra e a história de exposição a animais aumentem o índice de suspeita sobre a possível presença desse microrganismo. *P. multocida* cresce adequadamente em ágar-chocolate e em ágar-sangue de carneiro,

Boxe 9.5
Espectro clínico das infecções humanas por *Pasteurella multocida*

Infecção	Comentários
Infecções de feridas e celulite	As infecções locais de feridas nos seres humanos estão associadas a mordeduras e arranhaduras de gatos ou a mordeduras de cães. Essas infecções caracterizam-se pelo rápido desenvolvimento de dor, eritema, tumefação, celulite e drenagem purulenta ou sorossanguinolenta no local da ferida.[1341] Ocorre linfadenopatia regional em 30 a 40% dos pacientes, e pode ou não haver sinais sistêmicos de infecção. As complicações graves localizadas (p. ex., artrite séptica, osteomielite) ocorrem mais frequentemente após mordeduras de gatos, em que a ferida pode ser profunda, contundente e traumática para os tecidos subjacentes. Como as feridas por mordedura localizam-se, em sua maioria, nas mãos, observa-se habitualmente a ocorrência de complicações ósseas e articulares nesses locais. Podem ocorrer também infecções de feridas graves, exigindo amplo desbridamento excisional (p. ex., fasciíte necrosante) em pacientes com doenças de base (p. ex., diabetes melito) ou submetidos a terapia imunossupressora.[235,1410] Em certas ocasiões, esse microrganismo pode ser encontrado em feridas que não estão associadas a mordeduras de animais nem a exposição óbvia a animais. Foi também constatada a ocorrência de infecções de feridas por *P. multocida* em consequência de lambida de cão ou de gato em feridas abertas ou parcialmente cicatrizadas.[235] A bactéria tem sido isolada de úlceras de decúbito, abscessos perioculares e infecções de feridas abdominais e ortopédicas pós-cirúrgicas.[301,618]
Infecções ósseas e articulares	As infecções ósseas e articulares resultam da implantação de *P. multocida* no osso ou em articulações por mordeduras traumáticas e arranhaduras por cães e gatos, por disseminação contígua de celulite adjacente e, raramente, por semeadura hematogênica do espaço articular. As infecções incluem artrite séptica, osteomielite ou ambas. A artrite séptica causada por *P. multocida* está frequentemente associada a doença articular preexistente (p. ex., artrite reumatoide, corticosteroides, osteoartrite, próteses implantadas). Infecções de substituição total de joelho e substituição total de quadril têm ocorrido após mordeduras, arranhaduras e lambidas de cães e de gatos.[583,584] Essas infecções podem exigir a retirada das próteses e sua reimplantação subsequente. A osteomielite é o resultado da implantação direta por ocasião da mordedura ou pela extensão da celulite. As infecções são mais graves em pacientes com doenças de base.[193]
Infecções do trato respiratório	*P. multocida* pode ser isolada das vias respiratórias superiores e inferiores, onde pode se comportar como comensal ou como causa de epiglotite, pneumonia, empiema, abscesso pulmonar, síndrome de angústia respiratória do adulto, bronquite, sinusite, tonsilite e otite média.[163,491,793,887,982,1357] Os indivíduos com colonização do trato respiratório frequentemente apresentam uma história de exposição ocupacional ou recreativa a animais. Em geral, os pacientes sintomáticos apresentam algum comprometimento preexistente das vias respiratórias (p. ex., DPOC, bronquite crônica, bronquiectasia, carcinoma de pulmão, infecção pelo HIV). Os sintomas de pneumonia por *P. multocida* consistem em início insidioso ou abrupto de febre, mal-estar, dispneia e dor torácica pleurítica. Na radiografia de tórax, a apresentação mais comum consiste em consolidação lobar, com comprometimento principalmente do lobo inferior. As complicações consistem em desenvolvimento de bacteriemia, derrames pleurais e empiema.[847] A infecção das vias respiratórias superiores por *P. multocida* pode ter uma apresentação clínica incomum. Foi relatada a ocorrência de tonsilite por *P. multocida* em uma mulher cujo gato habitualmente lambia a sua escova de dentes.[1060] A sinusite invasiva por *P. multocida* foi descrita em um receptor de transplante renal cujo cão lambia o seu rosto e orelhas.[1151]
Endocardite	*P. multocida* pode constituir uma causa rara de endocardite de valva nativa e de prótese valvar.[414,461,1296] Em certas ocasiões, os pacientes apresentam uma história de doença cardíaca subjacente ou preexistente, embora seja comum obter uma história de exposição a cães ou gatos e de doença de base (*i. e.*, hepatite, cirrose).[461] A infecção acomete habitualmente a valva da aorta e, com menos frequência, a valva mitral.[414] Em 2007, foi relatada a ocorrência de endocardite do lado direito envolvendo a valva pulmonar, causada por *P. multocida*, em um usuário de drogas IV HIV-negativo.[508] Esse paciente exigiu substituição da valva pulmonar com hemoenxerto, devido à ocorrência de febre persistente e hemoculturas positivas. A endocardite causada por *P. multocida* é habitualmente subaguda na sua apresentação clínica, conforme indicado por um período de 1 semana a 4 meses entre o aparecimento dos sintomas e o diagnóstico etiológico. O caso relatado de endocardite de prótese valvar ocorreu em uma mulher de 72 anos de idade com implante de valva de Carpentier-Edwards para estenose aórtica 3 anos antes do aparecimento da doença.[944] A paciente respondeu à penicilina e à ampicilina-sulbactam, e não houve necessidade de substituição valvar.
Infecções do SNC	As infecções do SNC causadas por *P. multocida* têm consistido em meningite, empiema subdural e abscesso cerebral.[143,514,932] A apresentação clínica da meningite por *P. multocida* assemelha-se àquela produzida por outros microrganismos; em geral, o LCR é purulento, e são observados cocobacilos gram-negativos na coloração pelo método de Gram. Foram relatadas infecções do SNC em indivíduos idosos com doença subjacente e em lactentes.[977] A meningite em lactentes tem sido frequentemente associada à exposição não traumática a animais por meio de lambidas de gatos e cães e fômites (p. ex., chupetas) contaminados com saliva de gato.[712,932] A transmissão vertical resultou em bacteriemia e meningite neonatais. Nesses casos, as culturas de amostras vaginal, de sangue ou de endométrio obtidas das mães foram positivas para *P. multocida*.[932] Os cuidadores de recém-nascidos e lactentes que têm contato com animais também podem transmitir o microrganismo. Um relato de caso incomum descreveu a ocorrência de meningite e sepse em gêmeos cujo pai tinha abatido um carneiro para um jantar de celebração. Os isolados dos gêmeos foram idênticos aos da garganta e das narinas do pai.[525] Mais recentemente, foi relatada a ocorrência de sepse e meningite em uma mulher de 44 anos de idade, que revelou o hábito de beijar o seu cão e transferir o alimento para o cão com a sua boca.[692] Ocorreu também meningite como complicação de artrite séptica por *P. multocida*.[767]

(continua)

Infecções oculares	*P. multocida* foi isolada de raros casos de pacientes com conjuntivite, abscesso periocular com celulite, ceratite e endoftalmite. Foi estabelecido o diagnóstico de conjuntivite purulenta em um proprietário de *poodle*, que não se lembrava de ter sido exposto a nenhuma mordedura ou arranhadura do animal.[1251] Em geral, a ceratite e úlceras de córnea causadas por *P. multocida* ocorrem após lacerações de córnea por arranhaduras de gatos ou cães.[1234] Foi constatada a ocorrência de endoftalmite por *P. multocida* após lesões penetrantes de arranhaduras de gato ou como complicação pós-operatória imediata ou tardia de catarata ou de cirurgia de implantação de lente.[94,326] Essas infecções podem resultar em perda da acuidade visual ou em necessidade de enucleação do olho.
Bacteriemia e sepse	A sepse e a bacteriemia por *P. multocida* podem ocorrer por disseminação do microrganismo a partir de uma ferida localizada por mordedura ou podem originar-se de um foco de infecção em outro local (p. ex., celulite, artrite, meningite ou peritonite).[1057] Em alguns casos, a ferida inicial pode ser tão inócua (p. ex., arranhadura mínima causada pela pata de um cão) que ela passa despercebida até o aparecimento de sinais e sintomas de sepse. A bacteriemia ocorre predominantemente na presença de doença hepática (p. ex., cirrose) ou outras condições subjacentes (p. ex., neoplasias sólidas, neoplasias malignas hematológicas, lúpus, infecção).[84,180,194,1057] Foi observada a ocorrência de sepse grave por *P. multocida* após mordeduras de animais em indivíduos sadios.[1119] Em 2007, foi estabelecido o diagnóstico de bacteriemia por *P. multocida* em dois doadores assintomáticos de plaqueta.[189] O primeiro receptor de plaquetas teve uma reação transfusional, e *P. multocida* foi isolada da cultura de plaquetas do doador. O doador estava assintomático, porém tinha sofrido uma mordedura de gato 100 min antes da doação de plaquetas. No segundo caso, a contaminação das plaquetas foi detectada por meio de cultura, e o doador, uma mulher de 74 anos de idade que cuidava de vários gatos selvagens, foi diagnosticada com linfadenite por *P. multocida* 5 dias depois.
Infecções intra-abdominais	*P. multocida* constitui uma causa infrequente de infecções intra-abdominais, incluindo infecções de feridas pós-cirúrgicas, peritonite bacteriana espontânea, apendicite e abscessos intra-abdominais/esplênicos/hepáticos.[500,1058,1240] Os pacientes que desenvolvem essas infecções apresentam doenças subjacentes, como cirrose, tumores de órgãos sólidos e/ou neoplasias malignas hematológicas. Do ponto de vista clínico, a peritonite causada por *P. multocida* assemelha-se àquela provocada por bactérias entéricas, com dor abdominal, febre, sangramento gastrintestinal e hipotensão. *P. multocida* é isolada do líquido de paracentese em cultura, embora a coloração direta do líquido não concentrado pelo método de Gram seja frequentemente negativa. Como a maioria dos pacientes com peritonite apresenta habitualmente bacteriemia concomitante, acredita-se que a colonização da cavidade peritoneal ocorra por via hematogênica na maioria dos casos, embora se tenha relatado a ocorrência de infecção peritoneal associada a endoscopia superior.[713] Embora a maioria dos casos de peritonite esteja associada a contato com animais, alguns pacientes não têm nenhuma lembrança ou nenhuma exposição significativa a cães ou gatos.[101] A peritonite associada à diálise peritoneal ambulatorial contínua causada por *P. multocida* é incomum, embora tenha sido relatada.[49,923] Em alguns casos, o microrganismo foi introduzido na cavidade peritoneal por mordeduras ou arranhaduras de gato no tubo de diálise peritoneal.
Infecções obstétricas, ginecológicas e do trato urinário	Em certas ocasiões, *P. multocida* pode colonizar o trato genital inferior feminino e causar infecções ginecológicas ou perinatais graves, incluindo meningite no recém-nascido. As infecções do trato genital feminino e de recém-nascidos incluem infecção difusa, abscesso tubo-ovariano, abscesso da glândula de Bartholin, endometrite relacionada a dispositivo intrauterino, infecção intrauterina seguida de aborto séptico, corioamnionite com sepse neonatal, pneumonia e meningite.[227,799,1088,1314] A maioria das pacientes apresenta algum tipo de doença de base ou imunocomprometimento (p. ex., traumatismo craniano, neurocirurgia, cirrose hepática, infecção de ferida pós-operatória, carcinoma cervical ou malformações congênitas do trato geniturinário). Em uma mulher, previamente sadia com exposição não traumática ao gato da família, foi descrita também a ocorrência de sepse puerperal, com isolamento do microrganismo do sangue e da secreção endocervical.[1308] Nesse caso, a "impressão digital" por PCR demonstrou a identidade genotípica dos isolados da paciente e da cavidade oral de seu gato. Raramente, as infecções do trato urinário podem ser causadas por *P. multocida*. Com mais frequência, esses casos estão associados a gatos, e os pacientes habitualmente apresentam doença renal subjacente e anatomia urológica anormal em consequência de cirurgia.[309,794]

formando colônias lisas e acinzentadas, de 0,5 a 2,0 mm depois de 24 horas de incubação em CO_2 (Prancha 9.5 A). O microrganismo não é hemolítico e não cresce em ágar MacConkey, em ágar eosina–azul de metileno (EMB; do inglês, *eosine–methylene blue*) ou em outros meios entéricos seletivos/diferenciais. Os isolados de amostras do trato respiratório podem ser mucoides. Com frequência, observa-se o desprendimento de um odor característico (semelhante ao de *E. coli*, porém mais pungente), devido à formação de indol. *P. multocida* é oxidase-positiva, catalase-positiva, ornitina descarboxilase-positiva, indol-positiva e urease-negativa. A reação rápida de indol, utilizando-se o reagente *p*-aminocinamaldeído é, em geral, fortemente positiva. *P. multocida* produz ácido, mas não gás, a partir da glicose, sacarose e manitol, mas não a partir da maltose ou da lactose. Para isolados típicos obtidos de fontes prováveis, como mordedura ou arranhadura de gato, a demonstração de bacilos gram-negativos oxidase-positivos, reação positiva forte de indol e que não crescem em ágar MacConkey, é habitualmente suficiente para identificar o microrganismo como *P. multocida*. As cepas de *P. multocida* podem ser identificadas até o nível de subespécie (*i. e.*, subespécies de *multocida*, *septica* e *gallicida*), com base na produção de ácido a partir do sorbitol e do dulcitol. A determinação da subespécie é de interesse principalmente para isolados veterinários e, em geral, não constitui parte da identificação da espécie. A Tabela 9.8

fornece as características fenotípicas para a identificação de *Pasteurella*, gêneros e espécies relacionados.

Os fatores de virulência de *P. multocida*, que estão associados a infecções economicamente importantes em animais (p. ex., rinite atrófica em suínos), foram ativamente investigados durante anos. Algumas cepas de *P. multocida* são encapsuladas, e foram descritos cinco grupos capsulares – A, B, D, E e F.[560] Esses grupos capsulares podem ser ainda divididos pela tipagem do antígeno O somático. A maioria dos isolados humanos de *P. multocida* pertence ao grupo capsular A e, em menor grau, ao grupo D. As cepas de *P. multocida* que causam rinite atrófica produzem uma toxina dermonecrótica de 145 kDa codificada por cromossomo, que constitui um fator de virulência essencial para o desenvolvimento e a progressão da doença. Foram desenvolvidos testes moleculares para a detecção direta do gene *toxA* em *P. multocida*. O papel da toxina dermonecrótica na doença humana não é conhecido.

Em 2010, o CLSI publicou diretrizes para testes de sensibilidade de espécies de *Pasteurella* a agentes antimicrobianos com microdiluição em caldo e diluição em ágar.[286] O método de microdiluição em caldo aprovado utiliza caldo Müeller-Hinton ajustado com cátions, com sangue de cavalo lisado (2,5 a 5%), uma suspensão de colônias direta equivalente a um padrão de curvação de McFarland de 0,5 e incubação no ar a 35°C durante 18 a 24 horas. Os agentes a serem considerados para teste incluem penicilinas, combinações de betalactâmico/inibidor da betalactamase (i. e., amoxicilina clavulanato), cefalosporinas (especificamente ceftriaxona), fluoroquinolonas (levofloxacino, moxifloxacino), tetraciclinas (especificamente tetraciclina e doxiciclina), macrolídios (eritromicina, azitromicina) e SXT. Os testes de sensibilidade a antimicrobianos indicam que os isolados de *P. multocida* são amplamente sensíveis a numerosos agentes antimicrobianos *in vitro*. O microrganismo mostra-se sensível a penicilina, ampicilina, amoxicilina-clavulanato, penicilinas de amplo espectro, cefalosporinas de espectro ampliado e tetraciclinas. Observa-se menor atividade com as cefalosporinas de primeira geração (p. ex., cefalotina, cefazolina) e com as penicilinas semissintéticas (p. ex., oxacilina, meticilina, nafcilina). Os aminoglicosídios possuem atividade moderada a precária contra cepas de *P. multocida in vitro*, e o microrganismo mostra-se resistente a vancomicina e clindamicina. A azitromicina possui maior atividade contra *P. multocida* do que a eritromicina. As cepas de *P. multocida* são muito sensíveis às fluoroquinolonas e às oxazolidinonas, porém os dados clínicos sobre o uso de agentes quimioterápicos são limitados. Com frequência, os isolados de *P. multocida* de animais mostram-se resistentes à tetraciclina, devido à presença de um determinante de resistência à tetraciclina associado a transpóson *tet(H)*. No momento atual, a penicilina e as cefalosporinas de espectro expandido por via parenteral continuam sendo os agentes de escolha no tratamento de infecções causadas por *P. multocida*.

Pasteurella dagmatis, Pasteurella canis e Pasteurella stomatis.

P. dagmatis, *P. canis* e *P. stomatis* são membros da microbiota oral de cães, e *P. dagmatis* também é encontrado na orofaringe de felinos. As infecções humanas estão associadas a mordeduras e arranhaduras por esses animais. *P. dagmatis* constitui uma causa rara de bacteriemia e endocardite; em um caso, a endocardite foi complicada por osteomielite vertebral.[349,1111,1211] A paciente era uma mulher de 55 anos de idade, que trabalhava em uma sociedade protetora de animais e havia sofrido múltiplas mordeduras e arranhaduras de gatos abandonados.[1211] Foi também documentada a ocorrência de bacteriemia por *P. dagmatis* em um homem diabético de 50 anos de idade, que desenvolveu celulite no dedo do pé e bacteriemia por *P. multocida* no ano anterior; naquela época, a infecção foi atribuída a seu cão Dachshund, que havia lambido uma vesícula aberta no pé do paciente.[410] Durante a segunda internação do paciente, *P. dagmatis* foi isolada de hemoculturas; nesse momento, o isolado foi atribuído a seu cão Yorkshire Terrier! Foi documentada a ocorrência de pneumonia crônica por *P. dagmatis* e *Neisseria canis* em um homem de 66 anos de idade, que era proprietário de um *poodle* com DPOC.[20] Foi também relatada a ocorrência de peritonite bacteriana espontânea e peritonite associada a diálise peritoneal causadas por *P. dagmatis*.[72,1318] Em 2009, Guillard et al. relataram o isolamento de *P. dagmatis* de uma ferida por mordedura de cão; o microrganismo foi identificado incorretamente como *P. pneumotropica* pelo sistema Vitek® 2.[524]

Tanto *P. canis* quanto *P. stomatis* foram isoladas de feridas infectadas provocadas por mordeduras de cães.[557,1044] As cepas de *P. canis* são classificadas em dois biotipos: o biotipo 1 é encontrado na cavidade oral de cães, enquanto o biotipo 2 foi isolado de bezerros.[926] Em um estudo conduzido por Holst et al., 28 de 159 cepas examinadas foram identificadas como *P. canis*; todas essas cepas eram cepas de biotipo 1 obtidas de feridas causadas por mordeduras de cães.[601] Dez isolados foram identificados como *P. stomatis*, oito de feridas por mordeduras de cães e dois de abscessos. Nas oito infecções de feridas causadas por *P. stomatis*, *P. multocida* e *P. canis* foram isoladas concomitantemente com *P. stomatis*. *P. dagmatis*, *P. canis* e *P. stomatis* mostram-se sensíveis a penicilinas, cefalosporinas, aminoglicosídios, tetraciclinas, fluoroquinolonas e SXT.

[Pasteurella] espécies de incertae sedis | Importância clínica, identificação e sensibilidade a agentes antimicrobianos

[Pasteurella] aerogenes. [P.] *aerogenes* é encontrada entre a microbiota orofaríngea/intestinal de suínos. Casos raros de infecções humanas resultaram de mordeduras, feridas por caninos de javali ou em consequência de exposições ocupacionais a suínos e javalis.[386] Esse microrganismo é a causa de abortos e natimortos em suínos, cães e coelhos. [P.] *aerogenes* foi isolada das orelhas e da garganta de uma criança natimorta nascida de uma mulher com 31 semanas de gestação; o microrganismo também foi isolado de culturas de amostra vaginal depois do parto.[1254] A mulher trabalhava em uma fazenda de criação de porcos na Dinamarca. Quiles et al. relataram a ocorrência de osteomielite vertebral cervical causada por [P.] *aerogenes* em um homem de 62 anos de idade previamente saudável.[1054] [P.] *aerogenes* também foi isolada do líquido de diálise peritoneal de uma menina de 14 anos de idade, cujo hamster de estimação havia mastigado o tubo de diálise.[452] [P.] *aerogenes* cresce produzindo colônias lisas, convexas, circulares e não hemolíticas em ágar-sangue de carneiro e também cresce em ágar MacConkey. [P.] *aerogenes* é indol-negativa e urease-positiva, e a maioria dos isolados produz ornitina descarboxilase. Essa espécie é

Tabela 9.8 Características fenotípicas para a identificação de espécies de *Pasteurella*, de *Gallibacterium* e *Bibersteinia*.

Espécie	HEM em SBA	OX	CAT	Crescimento em ágar MacConkey	NO₃ RED	IND	URE	ODC	PAL	ONPG	Necessidade de fator V
Pasteurella sensu stricto											
P. multocida subesp. *multocida*	−	+	+	−	+	+	−	+	DI	−	−
P. multocida subesp. *septica*	−	+	+	−	+	+	−	+	DI	−	−
P. multocida subesp. *gallicida*	−	+	+	−	+	+	−	+	DI	−	−
P. dagmatis	−	+	+	−	+	+	+	−	+	−	−
P. canis	−	+	+	−	+	V	−	+	+	−	−
P. stomatis	−	+	+	−	+	+ᶠ	−	−	+	−	−
Avibacterium gallinarum	−	+	+	−	+	−	−	−	+	−	−
Pasteurella espécies *incertae sedis*											
P. aerogenes	−	+	+	+	+	−	+	V	DI	−	−
P. pneumotropica	−	+	+	V	+	+	+	+	DI	−	−
P. bettyae	−	V	−	V	+	+	−	−	+	−	−
P. caballi	−	+	−	−	+	−	−	V	+	+	−
P. skyensis	−/βᶠ	+ᶠ	−	−	−	+	−	+	+	−	+
P. langaaensis	−	+ᶠ	−	−	+	−	−	−	+	+	−
P. lymphangitidis	−	−	+	V		−	+	−	+	−	−
P. mairi	V	+	V⁺	V	+	−	+	V⁺	+	V	−
P. testudinis	+	+	+	V	−	+	−	−	−	V⁺	−
Gallibacterium anatis	−	+ᶠ	+	+	+	−	−	−	+	+	−
Bibersteinia trehalosi	βᶠ	−	V	+ᶠ	+	−	−	−	+	−	−

Espécie	GLI	MAL	SAC	LAC	XIL	MNTL	TRE	MAN	ARAB	SBTL	GAL	INOS	RAF	DULC
Pasteurella sensu sricto														
P. multocida subesp. *multocida*	+	−	DI	−ᵃ	V	+	V	DI	−	+	+	DI	DI	−
P. multocida subesp. *septica*	+	−	DI	−ᵃ	+	+	+	DI	−	−	+	DI	DI	−
P. multocida subesp. *gallicida*	+	−	DI	−ᵃ	+	+	−	DI	V	+	+	DI	DI	+
P. dagmatis	+	+	+	−	−	+	+	−	−	−	+	−	+ᶠ	DI
P. canis	+	−	+	−	V⁻	−	V	+	−	−	+	−	−	DI
P. stomatis	+	−	+	−	−	−	+	+	−	−	+	−	−	DI
Avibacterium gallinarum	+	+	+	−	V	−	+	+	−	−	+	−	V⁺	DI
Pasteurella espécies *incertae sedis*														
[*P.*] *aerogenes*	+	+	DI	Vᵇ	+⁻	−	−	DI	−	−	DI	DI	DI	−
[*P.*] *pneumotropica*	+	+	DI	Vᵇ	+	−	+	DI	−	−	+	DI	DI	−
[*P.*] *bettyae*	+	V	−	−	−	−	−	V	−	−	−	−	−	−
[*P.*] *caballi*	+	+	+	+	+	+	−	+	−	−	+	−	+	DI
[*P.*] *skyensis*	+	+	−	+	−	+	+	+	DI	−	−	−	−	−
[*P.*] *langaaensis*	+	−	+	+	−	+	+	+	−	−	+	−	−	DI

(*continua*)

Tabela 9.8 Características fenotípicas para a identificação de espécies de *Pasteurella*, de *Gallibacterium* e *Bibersteinia* (continuação).

Espécie	GLI	MAL	SAC	LAC	XIL	MNTL	TRE	MAN	ARAB	SBTL	GAL	INOS	RAF	DULC
[P.] lymphangitidis	+	V	V	–	–	+	+	+	+	V	+	–	–	DI
[P.] mairi	+	V	+	V⁻	+	V⁺	V⁻	+	+	V⁺	+	V	–	DI
[P.] testudinis	+	V⁺	+	V⁻	+	V	V	–	V	V	V⁺	+	V	DI
Gallibacterium anatis	+	–	+	+	+	+	+	+	–	–	+	–	+ᶠ	DI
Bibersteinia trehalosi	+	+	+	–	–	+	+	+	–	+	–	V	V	–

ᵃRaramente, as cepas podem ser lactose-positivas.
ᵇA maioria das reações é negativa para os microrganismos indicados.
+ = reação positiva; – = reação negativa; DI = dados indisponíveis; V = reação variável; V⁺ = reação variável, com a maioria das cepas positiva; V⁻ = reação variável, com a maioria das cepas negativas; +ᶠ = reação positiva fraca; +⁻ = reação positiva, com raras cepas negativas; HEM em SBA = hemólise em ágar-sangue de carneiro; OX = oxidase; CAT = catalase; NO₃ RED = redução do nitrato a nitrito; IND = indol; URE = urease; ODC = ornitina descarboxilase; PAL = fosfatase alcalina; ONPG = o-nitrofenil-β-D-galactopiranosídio; GLI = glicose; MAL = maltose; SAC = sacarose; LAC = lactose; XIL = xilose; MNTL = manitol; TRE = trealose; MAN = manose; ARAB = arabinose; SBTL = sorbitol; GAL = galactose; INOS = inositol; RAF = rafinose; DULC = dulcitol.

"aerogênica", significando a produção de gás a partir da glicose durante a fermentação. Os isolados de [P.] *aerogenes* de amostras humanas demonstraram ser sensíveis a ampicilina, cefalosporinas, aminoglicosídios, ciprofloxacino e tetraciclina.

[Pasteurella] pneumotropica. [P.] *pneumotropica* faz parte da microbiota do trato respiratório de cães, gatos, ratos e camundongos. Os seres humanos tornam-se infectados em consequência de exposição traumática com mordeduras de cães e gatos. As infecções humanas atribuídas a [P.] *pneumotropica* incluem meningite, bacteriemia com choque, infecções ósseas e articulares, infecção de feridas, celulite infecção das vias respiratórias superiores.[450,465,895] Foi documentada a ocorrência de pneumonia intersticial bilateral por [P.] *pneumotropica* em um paciente de 27 anos de idade com AIDS que convivia com vários cães.[317] Foi relatada a ocorrência de peritonite por [P.] *pneumotropica* em consequência de contaminação do tubo de diálise por um *hamster* de estimação em um paciente submetido a diálise peritoneal ambulatorial contínua.[195] [P.] *pneumotropica* tem sido raramente isolada de drenagem de ferida, osso, líquido articular, *swabs* de garganta, urina, líquido pleural e sangue. Depois de 24 horas de incubação, as colônias de [P.] *pneumotropica* em ágar-sangue de carneiro apresentam tamanho variável (0,5 a 1 mm de diâmetro), são lisas, convexas e não hemolíticas. Essas colônias são urease-positivas, indol-positivas e ornitina descarboxilase-positivas; esses últimos dois testes ajudam a diferenciar [P.] *pneumotropica* de *Actinobacillus ureae*, que é negativo para ambas as reações. Algumas cepas de [P.] *pneumotropica* crescem em ágar MacConkey. O teste de urease positivo e as reações diferenciais para maltose e manitol ajudam a diferenciar esse microrganismo de *P. multocida*.

[Pasteurella] bettyae. [P.] *bettyae* (anteriormente conhecida como grupo HB-5 dos CDC, [P.] *bettii*) foi isolada do trato geniturinário feminino humano e de amostras relacionadas (i. e., líquido amniótico). Em 1989, foi identificado no Tennessee um grupo de cinco pacientes com uretrite, doença inflamatória pélvica ou abscessos da glândula de Bartholin; [P.] *bettyae* foi isolada como agente etiológico.[80] Esse surto sugeriu que [P.] *bettyae* pode ser um patógeno sexualmente transmitido. Em um estudo conduzido em Ruanda, [P.] *bettyae* foi isolada de 25 (3,6%) de 675 pacientes (204 mulheres e 471 homens) com doença ulcerosa genital, porém apenas de um entre 983 pacientes sem doença ulcerosa genital.[145] Dos 145 homens com secreção uretral, porém sem úlceras genitais, [P.] *bettyae* foi isolada apenas de um paciente. Em 1996, [P.] *bettyae* foi descrita como causa de bacteriemia periparto em uma mulher de 25 anos de idade e como agente etiológico de pneumonia e derrame pleural fatais em um homem de 40 anos de idade com infecção pelo HIV.[909,1177] [P.] *bettyae* cresce em ágar-sangue e em ágar-chocolate, porém o seu crescimento em ágar MacConkey é variável. Depois de 24 horas de incubação em ambiente de CO_2, aparecem colônias puntiformes, não hemolíticas, lisas e brancas. O microrganismo produz oxidase de modo variável ou tardio, e a reação da catalase é negativa. O nitrato é reduzido a nitrito, mas não a gás nitrogênio, e não há produção de urease. Verifica-se a formação de ácido a partir da glicose e manose, mas não a partir da maltose, sacarose, lactose, manitol e xilose. O microrganismo produz indol depois de uma incubação de um dia para o outro em caldo triptona; a formação de indol pode ser pequena; por conseguinte, a extração com xileno e o uso do reagente indol de Ehrlich podem ser necessários para a detecção de indol. Os isolados de [P.] *bettyae* mostram-se sensíveis a penicilinas, cefalosporinas, monobactâmicos, carbapenêmicos, fluoroquinolonas, aminoglicosídios e SXT. No estudo de Ruanda, 7 de 24 isolados exibiram resistência à ampicilina, devido à produção de betalactamase.[145]

[Pasteurella] caballi. [P.] *caballi* é um habitante das vias respiratórias superiores de equinos e suínos e foi isolada em cultura pura e mista de pneumonia equina, peritonite, endocardite equina e suína, feridas, abscessos e infecções do trato genital.[271,277,1148] Os casos documentados de infecções humanas causadas por [P.] *caballi* incluem uma lesão digital flutuante inflamatória que ocorreu sem lesão traumática prévia em um veterinário de 28 anos de idade que trabalhava com cavalos, e infecção de ferida por mordedura de cavalo.[133] As cepas de [P.] *caballi* são amplamente sensíveis aos agentes antimicrobianos; todavia, algumas cepas demonstram resistência à penicilina G e às sulfonamidas.

***Avibacterium* ([*Pasteurella*]) *gallinarum*.** [*P.*] *gallinarum* foi reclassificada no novo gênero *Avibacterium* com a denominação de *A. gallinarum* em 2005.[138] *A. gallinarum* é um habitante do trato respiratório de aves domésticas. O primeiro relato de infecção humana causada por *A. gallinarum* apareceu em 1995, quando o microrganismo foi isolado de hemoculturas de um menino de 12 anos de idade da Arábia Saudita, que desenvolveu endocardite 10 anos após reparo cirúrgico de comunicação interventricular.[16] Esse isolado mostrou-se sensível à penicilina, à ampicilina e à cefotaxima; o paciente respondeu a 6 semanas de terapia com esses últimos dois fármacos. O paciente não relatou nenhuma mordedura, arranhadura ou contato com qualquer animal. O segundo relato de infecção humana ocorreu em 1999, no Japão, quando *A. gallinarum* foi isolado de hemoculturas de um homem de 34 anos de idade com gastrenterite aguda. Esse isolado mostrou-se sensível a penicilinas, cefalosporinas, macrolídios, carbapenêmicos, fluoroquinolonas e aminoglicosídios, e o paciente respondeu à terapia com cefazolina. Desenvolveu gastrenterite 2 dias após o consumo de carne de frango em uma churrascaria, e os autores sugeriram que essa refeição pode ter sido a fonte de *A. gallinarum*.[54] A identidade dos isolados nesses dois relatos de casos foi questionada, visto que não foram incluídos detalhes das características fenotípicas, ou os dados fornecidos não foram suficientes para uma identificação acurada.[451] Em 2002, *A. gallinarum* foi isolado do sangue, da urina e do LCR de um recém-nascido de 4 dias de idade, em consequência de parto séptico ocorrido em casa.[7]

Espécies de Mannheimia (anteriormente complexo "Pasteurella haemolytica/ Pasteurella granulomatis")

As cepas de *P. haemolytica* são reconhecidas como patógenos proeminentes em animais domesticados, causando doenças graves e perdas econômicas importantes para as indústrias do gado bovino, ovinos, suínos e aves domésticas. Historicamente, as cepas de *P. haemolytica* foram divididas em biotipos, designadas como biotipo A (associado ao gado bovino) e biotipo T (associado a ovinos). As cepas do biotipo A produzem ácido a partir da arabinose, mas não da trealose, enquanto as cepas do biotipo T produzem ácido a partir da trealose, mas não da arabinose. Esses biotipos também foram divididos, cada um deles, em 17 sorotipos: os sorotipos 1, 2, 5 a 9, 11 a 14, 16 e 17 pertencem ao biotipo A, enquanto os sorotipos 3, 4, 10 e 15 pertencem ao biotipo T. Em 1985, *P. haemolytica sensu stricto* foi excluída do gênero *Pasteurella*, com base em estudos de hibridização DNA–DNA. A hibridização DNA–rRNA confirmou essa exclusão dos gêneros *Pasteurella*, *Haemophilus* e *Actinobacillus*.[926] As investigações genotípicas de cepas de "*P. haemolytica*" (biotipo T) trealose-positivas levaram à sua reclassificação como *Pasteurella trehalosi*, apesar de exibirem uma afinidade genética marginal com o gênero *Pasteurella*. Recentemente os microrganismos classificados como *Pasteurella trehalosi* foram reclassificados no novo gênero *Bibersteinia*, com a denominação de *Bibersteinia trehalosi*.[137]

A análise de diversas cepas de "*P. haemolytica*" trealose-negativas (biotipo A) por critérios fenotípicos, eletroforese enzimática de múltiplos *loci*, ribotipagem e sequenciamento do rRNA 16S levou à proposta de um novo gênero, *Mannheimia*, para acomodar os isolados trealose-negativos do complexo "*P. haemolytica*" e "*P. granulomatis*".[330,1084] Com base no sequenciamento do rRNA 16S, foram delineados quatro grupos relacionados distintos, correspondentes a cinco novas espécies, no gênero *Mannheimia*: *M. haemolytica* e *M. glucosida* (grupo I), *M. ruminalis* (grupo II), *M. granulomatis* (grupo III) e *M. varigena* (grupo IV).[46] Essas novas espécies estão mais estreitamente relacionadas ao gênero *Actinobacillus* (particularmente *A. lignieresii*) e à espécie *B. trehalosi* ("*P. trehalosi*"). As espécies de *Mannheimia* podem ser separadas do gênero *Pasteurella* pela sua incapacidade de produzir ácido a partir da manose, bem como das espécies de *Actinobacillus* associadas a animais por serem urease-negativas. As espécies de *Mannheimia* são manitol-positivas, o que as separa dos membros do gênero *Haemophilus*, que são manitol-negativos. As cepas de *M. haemolytica* constituem a causa da pasteurelose pneumônica bovina ou "febre do transporte". Essa infecção é desencadeada pela aglomeração excessiva dos animais, estresse, imunossupressão e infecção viral concomitante do trato respiratório. As cepas de *M. haemolytica* que provocam doença no gado bovino produzem uma leucotoxina, que é espécie-específica e que possui atividade citolítica contra células linfoides de ruminantes. A leucotoxina é uma proteína de 105 a 108 kDa, que pertence à família da toxina RTX.[1126,1224] Quando presente em baixas concentrações, essa leucotoxina ativa os neutrófilos, induz a formação de citocinas inflamatórias e provoca alterações citoesqueléticas que levam à apoptose. A toxina também provoca a formação de poros nas membranas celulares, resultando em tumefação e lise das células.[1224] *In vitro*, a leucotoxina provoca alterações citopáticas nos alvéolos dos bovinos, onde está associada às membranas de macrófagos e neutrófilos em degeneração. Os mutantes de *M. haemolytica* leucotoxina-negativos apresentam redução da virulência em modelos animais.[1247]

Os membros do antigo complexo "*P. haemolytica*" são raramente isolados de seres humanos, e as infecções ocorridas resultaram de exposições ocupacionais ou recreativas a animais. Rivera *et al.* relataram um caso de infecção de enxerto aórtico por "*P. haemolytica*" biotipo A (*M. haemolytica*) e por estreptococos beta-hemolíticos do grupo C em um homem de 50 anos de idade.[1091] Yaneza *et al.* descreveram um paciente com endocardite que não tinha tido nenhum contato com gado bovino ou outros animais de criação.[1395] Os isolados de *M. haemolytica* mostram-se sensíveis a penicilina, ampicilina, amoxicilina-clavulanato, macrolídios, aminoglicosídios e fluoroquinolonas, porém são resistentes à linezolida. Durante o estudo da sistemática do gênero *Pasteurella*, utilizando sequências do gene *sodA*, um isolado de *M. haemolytica* obtido de uma amostra de escarro de um ser humano demonstrou ser o primeiro isolado humano de *Gallibacterium anatis* (Tabela 9.8). Outra espécie de *Mannheimia* anteriormente não descrita, *Mannheimia succiniciproducens*, foi isolada de amostras de rúmen bovino em 2002.[772] Essa espécie foi caracterizada genotipicamente, porém não se dispõe de características fenotípicas. A Tabela 9.9 apresenta as características fenotípicas úteis para a identificação de espécies de *Mannheimia*.

Gênero *Actinobacillus*

Taxonomia

Atualmente, o gênero *Actinobacillus* inclui 22 espécies e táxons inominados: 19 deles estão associados ao trato respiratório e trato genital de animais. *A. pleuropneumoniae*, subespécies de *A. equuli* e *A. suis* estão associadas a doenças graves em animais, e apenas duas espécies – *A. ureae* e *A. hominis* – foram isoladas de infecções humanas. Com base na análise filogenética do rRNA 16S, em dados de hibridização DNA–DNA e nas características fenotípicas, o gênero *Actinobacillus sensu stricto* inclui *A. lignieresii, A. pleuropneumoniae, A. equuli* subesp. *equuli, A. equuli* subesp. *haemolyticus* (táxon 11 de Bisgaard), *A. suis, A. arthriditis* (táxon 9 de Bisgaard sorbitol-positivo), *A. ureae, A. hominis, Actinobacillus* genomo espécie 1, *Actinobacillus* gênomo espécie 2 (*A. arthriditis* sorbitol-negativo) e táxons 8 e 26 de Bisgaard.[266] Com base em comparações filogenéticas do rRNA 16S, outras "espécies" classificadas no gênero *Actinobacillus* podem ser subcategorizadas em sete grupos monofiléticos, representando táxons incorretamente designados e que não pertencem verdadeiramente ao gênero *Actinobacillus*. Esses filos incluem o "grupo rodent" ([*A.*] *muris*),[131] o "grupo succinogenes-seminis" ([*A.*] *seminis*, [*A.*] *succinogenes*), o "grupo rossii" ([*A.*] *rossii*, [*A.*] *porcinus*), o "grupo capsulatus" ([*A.*] *capsulatus*), o "grupo parasuis" ([*A.*] *indolicus*) e o "grupo delphinicola" ([*A.*] *delphinicola*, [*A.*] *scotiae*). [*A.*] *minor* (de suínos) não tem nenhuma filiação de grupo, porém está estreitamente relacionado ao *core* do gênero *Actinobacillus* e com outra espécie proposta, "[*A.*] *porcitonsillarum*".[1260] A taxonomia revisada do gênero *Actinobacillus sensu stricto*, baseada no sequenciamento do rRNA 16S, é sustentada por comparações de sequências gênicas alternativas (p. ex., sequenciamento de um fragmento 426 pares de bases do gene *infB*, que codifica o fator de iniciação da tradução 2).[955] Os membros do grupo *Actinobacillus sensu stricto* e *Actinobacillus* espécies *incertae sedis* são apresentados no Boxe 9.6.

Importância clínica das espécies de Actinobacillus

Actinobacillus ureae. *A. ureae* é um comensal incomum do trato respiratório humano e um raro isolado de infecções humanas, incluindo bacteriemia, endocardite, meningite, infecção da medula óssea, artrite séptica, pneumonia, conjuntivite e peritonite.[77,335,400,674,691,709,950,1350] Na maioria dos casos, verifica-se a presença de uma condição subjacente, como infecção pós-operatória, diabetes melito, doença periodontal, enfisema e cirrose associada ao consumo de álcool. Casos de meningite foram associados a traumatismo craniano anterior e à presença de doença subjacente, incluindo infecção pelo HIV.[674]

Actinobacillus hominis. *A. hominis* é um isolado humano raro, que tem sido obtido de amostras de escarro e de líquido de empiema de indivíduos com doença pulmonar crônica. Wust et al. descreveram dois pacientes com insuficiência hepática devido a hepatite B crônica e cirrose, respectivamente, em que ocorreu septicemia por *A. hominis* como evento terminal.[1374] Em um estudo conduzido em Copenhague em 36 pacientes com infecção das vias respiratórias inferiores e/ou bacteriemia por *A. hominis*, as condições associadas consistiram em alcoolismo, doença cardiovascular, adicção de substâncias, transtornos psiquiátricos e DPOC.[456]

Outras espécies de Actinobacillus. Em geral, ocorrem infecções humanas por espécies animais de *Actinobacillus* em consequência de traumatismo relacionado a animais. *A. lignieresii, A. equuli* e *A. suis* foram isolados de amostras clínicas humanas, incluindo feridas por mordeduras de cavalos e carneiros, líquido articular, sangue e escarro.[71,108,403,1015] As outras espécies de *Actinobacillus* não foram isoladas de amostras clínicas humanas.

Características de cultura das espécies de Actinobacillus

Os membros do gênero *Actinobacillus* são bacilos gram-negativos ou cocobacilos aeróbios, microaerófilos ou facultativos, cuja temperatura ideal para o seu crescimento é de 35° a 37°C. Todos os membros do gênero são bacilos gram-negativos imóveis, urease-positivos, indol-negativos, positivos no teste de ALA-porfirina e fosfatase-positivos. Todas as espécies produzem ácido a partir de glicose (sem produção de gás), maltose, sacarose, frutose e dextrina, e o nitrato é reduzido a nitrito e a gás nitrogênio. Todas as espécies do gênero são negativas para vermelho de metila e não produzem acetoína, e a maioria das espécies é positiva para catalase e oxidase. As características fenotípicas de *A. ureae* e *A. hominis* são apresentadas na Tabela 9.10, enquanto as características de espécies de *Actinobacillus* isoladas de animais são apresentadas na Tabela 9.11.

A. ureae é um bacilo gram-negativo pleomórfico; quando coradas, algumas cepas formam filamentos distintos. Depois de 24 horas de crescimento em ágar-sangue, em uma atmosfera enriquecida com CO_2 aparecem colônias lisas, de 1 mm de diâmetro e não hemolíticas. Alguns isolados podem ter aparência mucoide. O microrganismo é oxidase-positivo, catalase-positivo, reduz o nitrato a nitrito, não cresce em ágar MacConkey e hidrolisa rapidamente a ureia. Não há produção de indol, e as reações da lisina e ornitina descarboxilase, bem como a da arginina di-hidrolase, são negativas. Ocorre produção de ácido a partir de glicose, maltose, sacarose e manitol; não se observa a produção de ácido a partir da lactose e da xilose. As outras espécies de *Actinobacillus* bioquimicamente semelhantes podem ser diferenciadas de *A. ureae* pela produção de ácido a partir de outros carboidratos e pela capacidade dessas outras espécies de crescer em ágar MacConkey. Foram utilizados métodos moleculares para o diagnóstico de meningite por *A. ureae*. As cepas de *A. ureae* são sensíveis à maioria dos agentes antimicrobianos, incluindo penicilina, ampicilina, cefalotina, cefoxitina, tetraciclina, SXT e aminoglicosídios.

A. hominis forma colônias mucoides e não mucoides não hemolíticas em ágar-sangue de carneiro. O microrganismo é positivo para as reações de oxidase, catalase, urease e ONPG, porém é negativo para indol. Há produção de ácido a partir de uma grande variedade de carboidratos, e essas características são úteis para diferenciar *A. hominis* de *A. ureae*.

Espécies de *Brucella*

Introdução

A brucelose (infecção por espécies de *Brucella*) é de distribuição mundial e tem sido historicamente conhecida como febre ondulante, doença de Bang, febre de Gibraltar, febre do Mediterrâneo e febre de Malta. O microrganismo foi isolado pela primeira vez em 1887 por *sir* David Bruce, que isolou o microrganismo suspeito de culturas de amostras de baço de

Tabela 9.9 Características fenotípicas para a identificação de espécies de *Mannheimia*.

Característica	M. haemolytica	M. glucosida[a]	M. granulomatis	M. ruminalis[b]	M. varigena[c]	Espécies de Mannheimia
HEM em ASB	β	β	–	–	β	V
OX	+	+	+	+	+	+
NO_3 RED	+	+	+	+	+	+
PAL	+	+	+	+	+	+
CIT	–	–	–	–	–	–
MOT	–	–	–	–	–	–
URE	–	–	–	–	–	–
IND	–	–	–	–	V	V
ADH	–	–	–	–	–	–
ODC	–	V[d]	–	–	+	V[-]
Gás a partir da GLI	V	V	V	V	V	V
Produção de ácido a partir de:						
GLI	+	+	+	+	+	+
MAL	+	+	V	V	V	+
MNTL	+	+	+	+	+	+
SBTL	+	+	+	V	–	V[-]
ARAB	–	V[e]	–	–	+	V
ADON	–	–	–	–	–	–
AMIG	–	+	V	–	–	–
ARB	–	+	V	–	–	–
CEL	–	+	V	–	–	–
ESC	–	+	V	–	–	–
GENTB	–	V[f]	V	–	–	V
M-INOS	V	+	V	–	V	+
MAN	–	–	–	–	–	–
MEL	–	–	–	–	V	–
SAL	–	+	V	–	–	–
TRE	–	–	–	–	–	–
XIL	+	+	V	V	+	+
β-GAL	V	+	V	+	V	V[+]
β-GLI	–	+	+	–	V	–
β-FUC	+	V	–	–	V	V[-]
β-XIL	V	V	V	–	V	V
Fonte	Gado bovino, ovinos	Ovinos	Gado bovino, cervos	Gado bovino, ovinos	Gado bovino, suínos	

[a]Dividida em 9 biovariantes: A a I.
[b]Dividida em 2 biovariantes: 1, 2.
[c]Dividida em 2 biovariantes: 1, 2.
[d]As biovar. A a E e I são positivas; as biovar. F, G e H são negativas.
[e]As biovar. A, C, D, G e I são positivas; as biovar. B, E, F e H são negativas.
[f]As biovar. A, B, D a H são positivas; as biovar. C e I são negativas.
+ = reação positiva; – = reação negativa; V = reação variável; V[+] = reação variável, com a maioria das cepas positiva; V[-] = reação variável, com a maioria das cepas negativa; HEM em SBA = hemólise em ágar-sangue bovino; OX = oxidase; NO_3 RED = redução do nitrato a nitrito; PAL = fosfatase alcalina; CIT = crescimento em citrato; MOT = motilidade; URE = urease; IND = indol; ADH = arginina di-hidrolase; ODC = ornitina descarboxilase; GLI = glicose; MAL = maltose; MNTL = manitol; SBTL = sorbitol; ARAB = arabinose; ADON = adonitol; AMIG = amigdalina; ARB = arbutina; CEL = celobiose; ESC = esculina; GENTB = gentabiose; M-INOS = mioinositol; MAN = manose; MEL = melibiose; SAL = salicina; TRE = trealose; XIL = xilose; β-GAL = β-galactosidase; β-GLI = β-glicosidase; β-FUC = β-fucosidase; β-XIL = β-xilosidase.

Boxe 9.6

Membros do gênero de *Actinobacillus sensu stricto* e *Actinobacillus* espécies *incertae sedis*

Espécies de *Actinobacillus sensu stricto*	Hábitats em animais e doenças
Actinobacillus lignieresii	*A. lignieresii* é um comensal da cavidade oral e da faringe em ruminantes (gado bovino e ovinos). A doença resulta de inoculação traumática dos microrganismos no tecido submucoso, com formação de granulomas na cabeça, pescoço, gengivas e língua (doença da "língua de madeira" ou "língua de pau" de bovinos). A disseminação pelos vasos linfáticos resulta na formação de granulomas nos pulmões. Esse microrganismo também provoca infecções pneumônicas e cutâneas em ovinos e outros ungulados.
Actinobacillus equuli subesp. *equuli*	*A. equuli* provoca uma doença equina denominada "doença do potro sonolento" ("articulação doente").[270,363] O potro adquire o microrganismo da mãe, que pode ser portadora assintomática do microrganismo na boca, trato respiratório e trato alimentar. No potro, a nefrite constitui a principal doença associada. *A. equuli* também pode provocar bacteriemia, endocardite, peritonite, infecção das vias respiratórias inferiores e infecção do trato genital, resultando em aborto em animais adultos.[1] O microrganismo também foi isolado de suínos.
Actinobacillus equuli subesp. *haemolyticus*	Esse microrganismo foi originalmente descrito como variante hemolítica de *A. equuli*, e, subsequentemente, a espécie foi alterada para incluir duas subespécies.[270] Essa subespécie também está envolvida em bacteriemia, peritonite, nefrite, osteomielite, endometrite, aborto e artrite em equinos. Foi detectada uma atividade da toxina RTX na subespécie *haemolyticus*, mas não na subespécie *equuli*, e essa toxina mostra-se ativa contra linfócitos equinos. À semelhança de *A. pleuropneumoniae*, essa espécie é positiva para CAMP teste.
Actinobacillus pleuropneumoniae	*A. pleuropneumoniae* é um importante agente que provoca pneumonia e doença pulmonar crônica em suínos altamente contagiosas.[1124] Em geral, a doença ocorre em surtos entre animais que carecem de imunidade contra esse microrganismo. A infecção consiste em pneumonia necrosante associada a congestão grave e hemorragia no parênquima pulmonar. O fator de virulência mais significativo de *A. pleuropneumoniae* é a produção de toxinas Apx (pxI, ApxII e ApxIII), que são codificadas por genes RTX (repetição em toxinas). A família RTX de citolisinas também inclui a hemolisina de *E. coli* e a leucotoxina de *Mannheimia haemolytica*, e genes semelhantes também são encontrados em *A. suis* e *A. equuli* subesp. *haemolyticus*. As toxinas Apx são citotoxinas que têm a capacidade de lisar macrófagos suínos *in vitro* e *in vivo*. *A. pleuropneumoniae* necessita do fator V para o seu crescimento e, portanto, não cresce em ágar-sangue de carneiro. Foi descrito um biotipo independente de fator V desse microrganismo que não provoca doença em suínos. O microrganismo também produz uma hemolisina, que é responsável pela β-hemólise em ágar-sangue suplementado com fator V e reatividade do CAMP teste com *Staphylococcus aureus*.
Actinobacillus arthriditis	*A. arthriditis* foi isolado da orofaringe de equinos sadios e como causa de septicemia e artrite em cavalos doentes.[268]
Actinobacillus suis	Essa espécie provoca septicemia, pneumonia, gastrenterite e artrite em leitões ainda em amamentação e recentemente desmamados.[1124]
Actinobacillus ureae	Essa espécie constitui uma rara causa de infecções do trato respiratório em seres humanos (ver o texto).
Actinobacillus hominis	Esse microrganismo está implicado como causa rara de infecções do trato respiratório em seres humanos (ver o texto).
"*Actinobacillus porcitonsillarum*"	Esse microrganismo, recentemente descrito e dependente de fator V, foi isolado de tecidos tonsilares, pulmonares e hepáticos de suínos. Com base na análise da sequência do rRNA 16S, essa "espécie" está mais estreitamente relacionada com *A. pleuropneumoniae*.[1260] A princípio, acreditou-se que esse microrganismo não fosse patogênico; todavia, em 2007, "*A. porcitonsillarum*" foi isolado dos linfonodos hilares e do tecido pulmonar de um funcionário de abatedouro de suínos com linfadenite granulomatosa e pneumonia.[970] Esse microrganismo é beta-hemolítico e positivo no CAMP teste.
Actinobacillus genoespécie 1	Essa genoespécie constitui uma causa de estomatite em equinos.[26]
Actinobacillus genoespécie 2	Essa espécie inominada provoca artrite e septicemia em equinos.[268]
Táxon 8 de Bisgaard	Esse táxon foi isolado do trato respiratório de cobaias.[136]
Táxon 26 de Bisgaard	Esse táxon está implicado como causa de sinusite e sepse em patos.

(*continua*)

Actinobacillus espécies incertae sedis	Hábitats em animais e doenças
[Actinobacillus] muris	[A.] muris foi isolado da orofaringe de roedores.[136]
[Actinobacillus] seminis	[A.] seminis foi originalmente isolado de carneiros com epididimite e pode constituir uma causa de infertilidade nesses animais.[1202]
[Actinobacillus] succinogenes	Essa "espécie" foi isolada de gado bovino.[523]
[Actinobacillus] rossii	Essa "espécie" foi originalmente isolada da vagina de suínos pós-parto.[272,1202]
[Actinobacillus] porcinus	Esse microrganismo dependente de fator V foi isolado do trato respiratório de suínos.[904]
[Actinobacillus] capsulatus	Essa espécie constitui uma causa de artrite granulomatosa e sepse em coelhos, lebres e hamsters.
[Actinobacillus] indolicus	Essa "espécie" indol-positiva e dependente de fator V foi isolada de vias respiratórias superiores de suínos.[904]
[Actinobacillus] scotiae	Esse microrganismo foi originalmente isolado de mamíferos marinhos.[438]
[Actinobacillus] delphinicola	Essa "espécie" foi originalmente isolada de mamíferos marinhos.[436]
[Actinobacillus] minor	[A.] minor é um isolado dependente de fator V encontrado no trato respiratório de suínos.[904]

Tabela 9.10 Características fenotípicas para a identificação de *Actinobacillus ureae* e *Actinobacillus hominis*.

Característica	A. ureae	A. hominis
HEM em SBA	−	−
OX	+	+
CAT	+	−
NO$_3$ RED	+	+
Necessidade de fator X	−	−
Necessidade de fator V	−	−
IND	−	−
URE	+	+
ODC	−	−
Hidrólise de ONG	−	+
Produção de ácido a partir de:		
GLI	+	+
MAL	+[a]	+
FRU	+	+
SAC	+	+
LAC	−	+
XIL	−	+
MNTL	+	+
MAN	V	V−
GAL	−	+
TREH	−	+
RAF	−	+

Ver o rodapé das Tabelas 9.8 e 9.9 para as abreviaturas usadas aqui.
[a] Algumas cepas podem produzir reações positivas fracas ou tardias.

soldados britânicos que morreram em consequência de febre de Malta. Posteriormente, foi constatado que o leite, o queijo e outros produtos derivados do leite de cabra tinham sido a fonte de infecção desses soldados. Foram isolados microrganismos semelhantes de gado bovino, suínos e seres humanos expostos a esses animais e seus produtos. A brucelose passou a ser reconhecida como uma zoonose de grande importância econômica e problemática para a indústria do gado em muitas partes do mundo. Na atualidade, a brucelose ainda acomete seres humanos e animais em muitas partes do mundo, incluindo sul da Europa, região leste do Mediterrâneo, Oriente Médio, Península Arábica, Ásia Central, subcontinente indiano, México, América Central e América do Sul.[1002] A brucelose em animais foi erradicada com sucesso em várias partes do mundo, incluindo América do Norte, Europa setentrional e noroeste da Ásia. As infecções que ocorrem nessas áreas resultam habitualmente de viagens para áreas endêmicas, exposição a animais infectados ou infecções acidentais adquiridas em laboratórios. A brucelose é transmitida entre animais pelo trato gastrintestinal, pele e mucosas. Após a infecção, os microrganismos alcançam os linfonodos, e ocorre bacteriemia. Em alguns animais (p. ex., infecção por *B. abortus* no gado bovino), os microrganismos proliferam no útero e nas glândulas mamárias. O crescimento dos microrganismos nas membranas coriônicas da fêmea prenhe leva ao aborto. Muitos animais recuperam-se espontaneamente da infecção; todavia, continuam eliminando as bactérias pela urina, secreções vaginais e leite por um período de tempo variável.

Taxonomia e epidemiologia

Originalmente, o gênero *Brucella* era constituído de seis espécies clássicas: *B. melitensis*, *B. abortus*, *B. suis*, *B. canis*, *B. neotomae* e *B. ovis*. Em 1985, Verger *et al.* verificaram que isolados pertencentes a todas as seis espécies tinham mais de 90% de homologia entre si, de modo que propuseram que todas as brucelas fossem incluídas em uma única espécie (*Brucella melitensis*), e que as espécies reconhecidas deveriam ser consideradas biovariantes de *B. melitensis* (i. e., *B. melitensis* biovar. *melitensis*, *abortus*, *suis* e *canis*).[1300] Essa proposta não foi aceita pelo Subcommittee on Brucella do International Committee on Systematic Bacteriology, devido a diferenças bioquímicas e sorológicas entre as espécies, variedades divergentes de hospedeiros, diferenças reconhecidas na virulência e presença de genes e proteínas específicos de espécie. A gravidade das infecções por *Brucella*, a importância dos vários agentes na agricultura e o potencial de bioterrorismo das várias espécies sustentaram ainda mais a decisão de manter o esquema tradicional de classificação.[986] Subsequentemente,

Tabela 9.11 Características fenotípicas para a identificação de *Actinobacillus sensu stricto* e *Actinobacillus* espécies *incertae sedis*.

Espécie	HEM em SBA	OX	CAT	Crescimento em ágar MacConkey	NO₃ RED	IND	URE	ODC	ONPG	Necessidade de fator V
Actinobacillus sensu stricto										
A. lignieresii	–	+	V⁺	V	+	–	+	–	+	–
A. equuli subesp. equuli	–	+	V⁺	V	+	–	+	–	+	–
A. equuli subesp. haemolyticus	β	+	+/+ᶠ	V	+	–	+	–	+	–
A. pleuropneumoniae	β	V	V	–	+	–	+	–	+	+
A. porcitonsillarum	β	V	–	–	+	–	+	–	+	+
A. arthriditis	–	+	+	V	+	–	+	–	+	–
A. suis	β	V⁺	V	V	+	–	+	–	V⁺	–
Actinobacillus geno-espécie 1	–	+	+	V	+	–	+	–	+	–
Actinobacillus geno-espécie 2	–	+	+	V	+	–	+	–	+	–
Táxon 8 de Bisgaard	–	+	+	DI	+	–	+	–	+	+
Táxon 26 de Bisgaard	β	+	+	DI	+	–	+	–	–	–
Actinobacillus espécies *incertae sedis*										
[A.] muris	–	+	+	–	+	–	+	–	–	–
[A.] seminis	–	V	+	–	+	–	–	V	–	–
[A.] succinogenes	–	+	+	DI	+	–	–	DI	DI	–
[A.] rossii	V	V⁺	V⁺	V⁺	+	–	+	–	+	–
[A.] porcinus	–	DI	–	DI	+	–	–	–	+	+
[A.] capsulatus	–	+	+	+	+	–	+	–	+	–
[A.] indolicus	–	DI	+	DI	+	+	–	–	+	+
[A.] scotiae	–	+	–	–	+	–	+	V	+	–
[A.] delphinicola	–	+	–	–	+	–	–	V	–	–
[A.] minor	–	DI	–	DI	+	–	+	–	+	+

Espécie	GLI	MAL	SAC	LAC	XIL	MNTL	TRE	MAN	ARAB	SBTL	GAL	INOS	RAF	MEL	SAL
Actinobacillus sensu stricto															
A. lignieresii	+	+	+	+	+	+	–	+	V	–	+	–	V	–	–
A. equuli subesp. equuli	+	+	+	+	+	+	+	+	V	–	+	–	+	+	–
A. equuli subesp. haemolyticus	+	+	+	+	+	V	+	+	–	V	+	–	+	+	–
A. pleuropneumoniae	+	+	+	+	+	+	–	+	–	–	+	–	V	–	–
A. porcitonsillarum	+	DI	–	DI	DI	–	DI	DI	–	–	+	–	DI	DI	DI
A. arthriditis	+	+	+	+	+	+	+	–	V	+	+	–	+	+	–
A. suis	+	+	+	+	+	–	+	+	V⁺	–	V⁺	–	+	+	+
Actinobacillus geno-espécie 1	+	+	+	+	+	–	–	+	V	–	+	–	V	–	–
Actinobacillus geno-espécie 2	+	V	+	+	+	+	–	+	–	–	+	–	+	V	–

(continua)

Tabela 9.11 Características fenotípicas para a identificação de *Actinobacillus sensu stricto* e *Actinobacillus* espécies incertae sedis (*continuação*).

Espécie	GLI	MAL	SAC	LAC	XIL	MNTL	TRE	MAN	ARAB	SBTL	GAL	INOS	RAF	MEL	SAL
Táxon 8 de Bisgaard	+	+	+	+	+	+	–	+	–	–	+	+	+	+	+
Táxon 26 de Bisgaard	+	+	+	–	–	V	+	+	–	+	–	–	–	–	–
Actinobacillus espécies incertae sedis															
[A.] *muris*	+	+	+	–	–	+	+	+	–	–	V⁺	V⁺	+	+ᶠ	+
[A.] *seminis*	+	V	–	–	–	V	–	V	–	–	V	V	–	–	–
[A.] *succinogenes*	+	+	+	+	+	+	–	+	+	+	+	–	+	–	+
[A.] *rossii*	+	V⁻	–	+	+	+	–	V	+	+	+	+	V⁻	–	–
[A.] *porcinus*	+	V	+	V	DI	+	DI	V	V	V	V	V	V	DI	DI
[A.] *capsulatus*	+	+	+	+	+	+	+	–	+	–	+	–	+	+	+
[A.] *indolicus*	+	+	+	V	DI	+	DI	+	–	–	+	–	+	DI	DI
[A.] *scotiae*	+	–	–	+	–	–	–	–	–	–	V	–	–	–	–
[A.] *delphinicola*	+	–	–	–	–	–	–	–	–	–	–	–	–	–	–
[A.] *minor*	+	+	+	+	DI	–	DI	+	–	–	+	–	+	DI	DI

+ = reação positiva; – = reação negativa; V = reação variável; DI = dados indisponíveis; +ᶠ = reação positiva fraca; V⁺ = reação variável, com a maioria das cepas positiva; V⁻ = reação variável, com a maioria das cepas negativa; OX = oxidase; CAT = catalase; NO₃ RED = redução do nitrato a nitrito; IND = indol; URE = urease; ODC = ornitina descarboxilase; ONPG = *o*-nitrofenil-β-D-galactopiranosídio; HEM em SBA = hemólise em ágar-sangue de carneiro; GLI = glicose; MAL = maltose; SAC = sacarose; LAC = lactose; XIL = xilose; MNTL = manitol; TRE = trealose; MAN = manose; ARAB = arabinose; SBTL = sorbitol; GAL = galactose; INOS = inositol; RAF = rafinose; MEL = melibiose; SAL = salicina.

estudos de genética molecular (*i. e.*, mapeamento de endonuclease de restrição) revelaram polimorfismos gênicos, que eram capazes de diferenciar *B. abortus*, *B. melitensis*, *B. suis* e *B. canis* ao longo de linhas de espécies convencionais, embora esses métodos não tenham delineado biovariantes dentro das espécies. Um dos genes polimórficos que ajudam a diferenciar as espécies dentro das brucelas é o gene da porina *omp2*, que codifica uma proteína de membrana externa de 36 kDa, responsável pela determinação da sensibilidade aos corantes empregados para a identificação convencional das espécies. As espécies de *Brucella* são membros da família Brucellaceae, da ordem Rhizobiales, na subdivisão α2 das Proteobacteria.[532] A ordem Rhizobiales também contém as famílias Bartonellaceae, Rhizobiaceae, Phyllobacteriaceae e Aurantimonadaceae. As espécies de *Brucella* estão relacionadas com espécies de *Agrobacterium*, *Rhizobium* e *Mesorhizobium* endossimbióticas, espécies de *Bartonella*, espécies de *Ochrobactrum* e espécies de *Phyllobacterium*, que são patógenos quimioautotróficos de vida livre de plantas tropicais. As brucelas estão estreitamente relacionadas com *O. anthropi* grupo 2 de hibridização, para o qual foi proposto o novo nome de espécie *O. intermedium*.[1152,1297] A relação genética desses microrganismos é tão estreita que *O. anthropi* reage em um ensaio a base de PCR que é supostamente "específico" para espécies de *Brucella*.[320]

Estudos sobre as relações genéticas das brucelas revelaram outras características singulares do gênero. Os genomas das cinco principais espécies de *Brucella* foram totalmente sequenciados e assemelham-se quanto ao tamanho e à estrutura dos genes.[1217] O tamanho médio do genoma dentro do gênero é de cerca de 3,29 Mb e consiste em dois cromossomos circulares em todas as espécies, com exceção de *B. suis* biovar. 3, que possui um único cromossomo.[665] O cromossomo 1 tem cerca de 2,11 Mb, e o cromossomo 2, cerca de 1,18 Mb.[340,341] Cada cromossomo codifica funções que são essenciais para a replicação e a sobrevida do microrganismo, o que explica a sua classificação como cromossomos, e não como plasmídios. As espécies de *Brucella* não possuem genes clássicos associados à virulência, carecem de cápsulas ou *pili*, e não produzem nenhuma exotoxina conhecida. Não foram descritos plasmídios nem troca genética por meio de transformação ou conjugação nas espécies de *Brucella*.[1166]

As espécies de *Brucella* são designadas com base nos hospedeiros primários e são ainda subdivididas em biovariantes, com base na aglutinação sorológica com antígenos M e A associados a "LPS liso (S-LPS; do inglês, *smooth LPS*)" (ver adiante). *B. melitensis* é encontrada primariamente em cabras e carneiros e também pode ser encontrada no gado bovino, em consequência de contato indireto com rebanhos infectados de carneiros e cabras. Essa espécie é dividida em três biovariantes (1 a 3). *B. abortus* é patogênica para o gado bovino, mas também pode infectar ovinos, caprinos, cães, equinos e seres humanos. *B. abortus* inclui oito biovariantes (1 a 7 e 9). *B. suis* contém cinco biovariantes: as biovar. 1, 2 e 3 são encontradas em suínos, enquanto a biovar. 4 ocorre em renas e caribus nas regiões árticas da América do Norte e da Rússia, e a biovar. 5 provoca infecções em pequenos ruminantes. *B. suis* biovar. 1 tornou-se estabelecido em rebanhos de gado no Brasil e na Colômbia. As cepas de *B. canis* compreendem uma única biovariante e ocorrem em cães (particularmente Beagles) nos EUA, no México, na Argentina, na Espanha, na China, no Japão e na Tunísia.[1417] *B. ovis* e *B. neotomae* possuem, cada uma, uma única biovariante e são encontradas em carneiros e ratos que comem madeira (*woodrats*, *Neotoma lepida*), respectivamente. Foi demonstrada uma variação antigênica entre as biovariantes existentes para cada espécie de *Brucella*, estabelecendo, assim, a necessidade de maior estudo e expansão das classificações das biovariantes. *B. melitensis*, *B. abortus* e *B. suis* estão associadas à ocorrência de doença humana, e *B. melitensis* é considerada a espécie mais virulenta, seguida de *B. suis* e *B. abortus*. *B. canis* raramente provoca infecções em seres humanos, e as infecções relatadas estiveram frequentemente associadas a laboratórios. *Brucella microti*, uma nova espécie de *Brucella* terrestre, foi descrita em 2008, com base em dois isolados obtidos de amostras clínicas do rato-calunga comum, *Microtus arvalis*, na República Tcheca.[1153,1155] Essas cepas continham o gene *omp2a* encontrado em brucelas marinhas (ver adiante), porém o gene *omp2b* foi semelhante àquele encontrado em espécies terrestres de *Brucella*. Essa espécie também foi isolada de linfonodos mandibulares de raposas-vermelhas na Áustria e de amostras de solo.[1154,1155] Mais recentemente, uma nova espécie de *Brucella*, *B. inopinata*, foi isolada de uma ferida de implante mamário de uma mulher de 71 anos de idade com sintomas de brucelose.[333,1156] Esse isolado foi inicialmente denominado cepa BO1. Em 2010, outro isolado, denominado BO2, foi obtido de uma amostra de biopsia de pulmão de um homem australiano de 52 anos de idade com pneumonia necrosante.[1256] As características fenotípicas sugeriram uma espécie de *Brucella*, e o sequenciamento do rRNA 16S foi idêntico ao de *B. inopinata* (cepa BO1). Essas duas cepas de *B. inopinata* formam um grupo filogenético distinto no gênero *Brucella*. Finalmente, em 2009, um novo isolado de *Brucella* foi obtido de culturas uterinas de duas fêmeas de babuínos que tiveram natimortos.[1147] A caracterização filogenética dos microrganismos confirmou sua filiação no gênero *Brucella*, sendo *B. ovis* o microrganismo mais estreitamente relacionado.

Durante a década de 1990, várias bactérias semelhantes a *Brucella* foram isoladas das carcaças de animais marinhos, incluindo focas, botos, golfinhos, lontras e baleias.[175,283,432,638] Os isolados desses hospedeiros marinhos apresentaram uma relação de mais de 77% com o gênero *Brucella* por hibridização do DNA.[1299] IS*711*, um elemento de inserção genético encontrado em todas as espécies de *Brucella*, também foi encontrado nos isolados dos mamíferos marinhos, e, com base no mapeamento de endonuclease de restrição e detecção de múltiplas cópias de IS*711*, foi proposta a espécie "*Brucella maris*" para os isolados de mamíferos marinhos.[283,287] Foi também possível agrupar essas cepas em biovariantes, com base nas suas características fenotípicas e bioquímicas.[638] Outros pesquisadores examinaram o gene *omp2* dessas cepas e identificaram polimorfismos nesse *locus* gênico, que sustentou as designações de biovariantes descritas por Jahans *et al*.[288] As espécies reconhecidas de *Brucella* contêm dois genes *omp2*, constituídos por uma cópia de *omp2a* e *omp2b*, ou dois genes *omp2a*. As brucelas marinhas apresentam duas cópias do gene *omp2b*, e o sequenciamento desses genes revelou a existência de uma heterogeneidade significativa entre os isolados de animais marinhos, indicando que esses microrganismos incluem mais de uma única espécie ("*B. maris*"), como havia sido proposto.[283,288] Com base nesses dados e de acordo com a inclusão de hospedeiros preferenciais na consideração da classificação taxonômica, foram propostas pelo menos duas novas espécies para os microrganismos incluídos na espécie "*Brucella maris*": *Brucella pinnipediae*, para os isolados de focas, e *Brucella cetaceae*, para os isolados de cetáceos.[288] Os isolados obtidos de fetos abortados de golfinho-roaz também foram caracterizados, e foi proposta a denominação de "*Brucella delphini*" para esses isolados.[890] As pesquisas sorológicas realizadas em espécies de focas, botos, golfinhos e baleias mostraram que os anticorpos dirigidos contra essas espécies de *Brucella* estão amplamente distribuídos entre os mamíferos marinhos, e a análise molecular mostrou que os isolados de baleias, focas, botos e golfinhos são espécies de *Brucella* que diferem entre si e de outras espécies existentes de *Brucella* em muitos aspectos, incluindo a estrutura do LPS e proteínas da membrana externa.[98,175,647] Estudos adicionais envolvendo perfis de restrição dos genomas dessas bactérias identificaram três grupos clonais que correspondem a hospedeiros específicos – focas, botos e golfinhos.[157] Em 2007, Foster *et al*. propuseram duas novas espécies – *Brucella pinnipedialis* e *Brucella ceti* – para cepas de *Brucella* tendo como hospedeiros preferidos focas e cetáceos, respectivamente.[435] Nesses hospedeiros, esses microrganismos provocam doença do SNC, hepática, pulmonar e do trato geniturinário, bem como aborto.[321,433,638] A caracterização das cepas de mamíferos marinhos por meio de abordagens tradicionais de biotipagem de *Brucella* e novas técnicas moleculares constatou que as cepas que se originam de cetáceos encontram-se em dois grupos, tendo como hospedeiros preferidos os golfinhos ou botos.[331] Esses dados estão de acordo com outros estudos, mostrando subgrupos dentro da espécie proposta de *B. ceti*.[157,519,636] As cepas isoladas de focas encontram-se em outro grupo que corresponde à espécie proposta, *B. pinnipedialis*. Na mais recente edição do Bergey's Manual of Systematic Bacteriology, são incluídas três novas species, *Brucella phocae* (focas), *Brucella phocoenae* (botos) e *Brucella delphini* (golfinhos).[306]

Algumas evidências também sugerem que essas novas espécies podem ter potencial patogênico ampliado. Rhyan *et al*. inocularam seis vacas com isolado de *Brucella* de uma foca e constataram que todos os animais sofreram soroconversão nos testes usados para a detecção de anticorpos contra *B. abortus*. Duas das vacas abortaram, e foram isoladas brucelas dos fetos natimortos, indicando que essas cepas também são patogênicas para mamíferos terrestres.[1083] Além disso, houve relatos de infecções humanas (*i. e.*, neurobrucelose) por cepas de mamíferos marinhos.[173,873,1204] Um técnico de laboratório que trabalhava com isolados marinhos apresentou sintomas de brucelose, a qual foi confirmada pelo isolamento e identificação de uma espécie marinha de *Brucella* por meio de PCR-polimorfismo de comprimento dos fragmentos de restrição (RFLP; do inglês, *restriction fragment length polymorphism*). O indivíduo também demonstrou uma resposta sorológica ao microrganismo.[173] Dois pacientes do Peru foram diagnosticados com neurobrucelose causada por brucelas de mamíferos marinhos, conforme demonstrado por isolamento dos microrganismos e confirmação por PCR e sequenciamento.[1204] Em 2006, em homem de South Auckland, Nova Zelândia, foi diagnosticado com osteomielite da coluna; o microrganismo isolado foi inicialmente identificado como *B. suis*; entretanto, foi constatado que se assemelhava a uma espécie *Brucella* do golfinho-roaz por meio de PCR-RFLP e sequenciamento dos genes *bp26*, IS*711* e *omp*.[873] São necessários estudos adicionais para delinear as relações filogenéticas entre essas novas espécies, verificar suas relações com as espécies atualmente reconhecidas e determinar os fatores de virulência associados às infecções de animais e seres humanos.

Nos EUA, a incidência de brucelose humana diminuiu de modo uniforme, em consequência das medidas de controle implementadas na pecuária. Essas medidas incluem a vacinação de animais jovens e o sacrifício de animais doentes ou mais velhos com evidências sorológicas de infecção. Naquela época, em que o Federal-State Cooperative Brucellosis Eradication Program e a pasteurização rotineira dos produtos derivados do leite começaram, em 1945, mais de 6.000 casos humanos eram notificados anualmente aos CDC. Durante a década de 1970, a brucelose nos EUA foi atribuída a infecções por B. suis entre trabalhadores em matadouros. Em 1981, a incidência doméstica anual relatada de brucelose humana caiu para 185 casos, e, desde então, são relatados menos de 200 casos por ano. Por exemplo, em 2007, foram notificados 131 casos de brucelose nos EUA, e os estados com maior número de casos foram Califórnia, Texas e Flórida.[222] A brucelose humana é provavelmente subdiagnosticada e subnotificada, e estima-se que pelo menos 25 casos não sejam identificados para cada caso diagnosticado. O consumo humano de carne ou leite contaminados de cabra ou carneiro contendo B. melitensis constitui uma importante fonte de brucelose humana no mundo inteiro.[342,1239,1317] Infecções por Brucella de aquisição doméstica foram diagnosticadas entre indivíduos que residem no Texas e na Califórnia, que consumiram queijo mexicano preparado com leite de cabra não pasteurizado.[260] Na América do Norte, a maioria dos casos relatados nos estados do norte representa, em grande parte, uma doença importada, adquirida por meio de viagens internacionais ou consumo de alimentos importados contaminados. Nos estados do oeste, centro-sul, montanhosos e do Pacífico nos EUA, a doença acomete, em grande parte, populações hispânicas em áreas que fazem fronteira com o México.[368] Com a crescente disponibilidade e popularidade das viagens internacionais, muitos pacientes com brucelose que são residentes norte-americanos visitaram países onde o microrganismo é endêmico em rebanhos de ovinos/bovinos e, consequentemente, presente em produtos derivados do leite crus e não pasteurizados. A infecção reflete, em parte, a participação nos hábitos de uma cultura estranha que são tão atraentes para os turistas (i. e., "vivendo como os nativos"). O Boxe 9.7 fornece uma breve discussão da epidemiologia mundial da brucelose.

Pode ocorrer exposição ocupacional em pessoas que trabalham em matadouros, fazendeiros, veterinários, rancheiros e empregados na embalagem de carnes; esses indivíduos adquirem a infecção por contato com animais infectados, produtos de concepção ou líquidos corporais de animais infectados. A transmissão entre seres humanos é rara, porém foi relatada a ocorrência de transmissão sexual de Brucella.[840,1375] Em 2007, foi documentada uma transmissão entre seres humanos em um obstetra que realizou uma cesariana de emergência em uma mulher com 24 semanas de gestação.[884] Um residente pediátrico e um neonatologista que cuidaram do lactente prematuro também foram subsequentemente diagnosticados com infecção por Brucella. O mesmo microrganismo foi isolado da mãe e do recém-nascido com infecção congênita. As infecções por Brucella têm sido transmitidas por meio de transfusões sanguíneas e transplante de medula óssea e de rim de doadores infectados.[18,402,731,1408] A infecção neonatal pode ser adquirida por via transplacentária, durante o parto ou pela ingestão de leite materno contaminado.[997]

As espécies de Brucella também representam um risco ocupacional para funcionários de laboratório, devido a acidentes laboratoriais, derrame de material ou manipulações incorretas de amostras ou culturas contendo espécies de Brucella.[220] As infecções têm ocorrido, cheirando culturas em placas, derramando garrafas de hemocultura, com exposição mucocutânea a suspensões dos microrganismos, aerossóis produzidos com a quebra de tubos de centrífuga e a realização de culturas sobre a bancada aberta.[425,1092] Em 2000, foram relatados sete casos de infecção por B. melitensis adquirida em laboratório em um centro médico no sul de Israel.[1389] Esse surto foi causado por três biovariantes diferentes de B. melitensis, indicando múltiplas exposições, e as infecções surgiram no decorrer de um período de 3 meses, quando 10% de 530 hemoculturas positivas apresentaram crescimento de espécies de Brucella. Apesar da investigação, não foi encontrada nenhuma fonte ou falha na segurança do laboratório. A brucelose também foi diagnosticada em 7 funcionários de hospital (técnicos de bacteriologia e um patologista) no decorrer de um período de 9 anos em um hospital em Riyadh, na Arábia Saudita.[881] As infecções foram diagnosticadas por sorologia, juntamente com sinais e sintomas clínicos compatíveis. A morbidade resultante incluiu recidiva em dois pacientes e complicações (flebite séptica, infecção de próteses, epidídimo-orquite e espondilite lombar) em outros quatro. As infecções nos técnicos de laboratório foram atribuídas à manipulação de culturas de Brucella. Em um relato da Itália, 12 funcionários de laboratório foram infectados após a quebra acidental de um tubo de centrífuga.[425] Embora os laboratórios envolvidos nesses acidentes tenham utilizado salas de segurança biológica de classe II para as manipulações de amostras e culturas, o risco de infecções adquiridas em laboratório é significativo, particularmente em laboratórios localizados em regiões endêmicas. A adesão estrita aos protocolos e procedimentos de segurança em todos os laboratórios e a vigilância e cuidados na manipulação das amostras/culturas constituem uma exigência absoluta para a prevenção de qualquer tipo de infecção adquirida em laboratório. Para toda manipulação de culturas de Brucella, são recomendadas práticas, equipamento de contenção e instalações de biossegurança de nível 3.[1279]

Virulência das espécies de Brucella

As espécies de Brucella são microrganismos intracelulares facultativos, cujo espectro patológico é explicado, em parte, pela sua capacidade de escapar dos mecanismos de defesa do hospedeiro ao assumir uma existência intracelular. As espécies de Brucella carecem de genes clássicos associados à virulência e não produzem qualquer fator de virulência clássica, como cápsulas, pili, fímbrias, exotoxinas, citolisinas ou hemolisinas.[447,1167] Esses microrganismos não abrigam plasmídios nem bacteriófagos lisogênicos e não exibem mecanismos de troca genética. As espécies de Brucella sofrem variação antigênica ou "dissociação"; a morfologia das colônias modifica-se de "lisas" para "rugosas", o que resulta em perda da virulência e diminuição da reatividade com anticorpos específicos contra Brucella.

Capítulo 9 | Bacilos Gram-Negativos Fastidiosos Diversos **533**

Boxe 9.7

Epidemiologia global da brucelose

A brucelose encontra-se distribuída por áreas dos hemisférios tanto oriental quanto ocidental. Na América Latina, o México é uma área de elevada endemicidade, e a doença ocorre principalmente nas regiões do norte que fazem fronteira com os EUA, bem como nas regiões noroeste e centro-norte.[813] *B. melitensis* biovar. 1 a 3, *B. abortus* biovar. 1, 2 e 4 a 6, *B. suis* biovar. 1, *B. canis* e *B. ovis* foram isoladas de animais no México. *B. abortus* é encontrada principalmente em rebanhos de gado bovino, embora a coexistência dos rebanhos de gado bovino e caprinos tenha resultado em algumas infecções por *B. melitensis* entre o gado bovino. A brucelose humana no México está associada tanto à exposição ocupacional quanto à infecção por produtos derivados do leite contaminados, visto que mais de 35% do leite de vaca e 85% do leite de cabra são consumidos sem pasteurização.[813] Entre as infecções humanas notificadas no México, 93% são causados por *B. melitensis* de origem caprina, 5% são causados por *B. melitensis* de origem bovina, 1,5% resulta de *B. abortus* de origem bovina, e 0,5% resulta de *B. suis* de origem bovina. A brucelose é encontrada em toda a América Central, incluindo Guatemala, Belize, Honduras, El Salvador, Nicarágua, Costa Rica e Panamá. As taxas de infecção em rebanhos de gado bovino variam de 10 a 25%. As doenças em bovinos e suínos causadas por *B. melitensis* e *B. suis*, respectivamente, ocorrem em todos os países da América Central, e foi constatada a ocorrência de brucelose ovina e caprina na Guatemala.[908] Guatemala e a Costa Rica são os que apresentam maior prevalência da doença, enquanto El Salvador tem a menor prevalência. Na América do Sul, a brucelose não é endêmica em todo o continente. *B. melitensis* é encontrada predominantemente no Peru e no oeste da Argentina. *B. abortus* ocorre no gado bovino no leste da Argentina e em vários outros países da América do Sul. Durante o período de 1994 a 2006, *B. suis* emergiu, juntamente com *B. melitensis*, como o isolado mais frequente na Argentina, com diminuição concomitante na prevalência de *B. abortus*.[809] Na Argentina, a prevalência estimada de doença em caprinos varia de 20 a 25%, enquanto a prevalência da infecção bovina situa-se entre 11 e 13%.[1133] Na Venezuela, a prevalência da brucelose em rebanhos de gado bovino e búfalos é de cerca de 10%, e esforços estão sendo envidados para controlar e erradicar a doença.[446] Embora se disponha de poucos dados devido a uma subnotificação, o Brasil continua apresentando um risco de *B. abortus*, visto que esse país tem a maior população de gado bovino comercial do mundo.

Na União Europeia e Europa Ocidental, muitos países conseguiram erradicar com sucesso a brucelose, incluindo Suécia, Noruega, Dinamarca, Finlândia, Áustria, Países Baixos e Grã-Bretanha. Alemanha, Bélgica, Luxemburgo e Suíça também são considerados países livres de *Brucella*.[1002] A França erradicou com sucesso a brucelose, e as infecções observadas nesse país são causadas por surtos localizados associados ao consumo de laticínios importados da Espanha. A Espanha é considerada uma área endêmica e apresenta uma alta incidência de brucelose; entretanto, certas regiões nesse país observaram um declínio substancial e consistente no número de infecções humanas a partir de 1997. Portugal faz fronteira com as regiões de alta endemicidade da Espanha, porém foi observado um declínio na incidência da doença na parte restante de Portugal desde 1999. Na Itália, a incidência da doença sofreu um declínio continuo nos últimos 30 anos; entretanto, desde 2003, esse declínio não ocorreu uniformemente em todo país. São notificadas algumas infecções no norte e parte central da Itália, enquanto a maioria das infecções é observada no sul da Itália e na Sicília.[846] Essa disparidade na Itália reflete a distribuição da renda e o acesso aos cuidados de saúde nas regiões do norte *versus* sul nesse país. Grécia, Macedônia e Albânia continuam sendo regiões de alta endemicidade, e os últimos dois países são os que apresentam a maior incidência da doença na Europa.[1238] Antes da década de 1990 os aumentos observados na prevalência da doença na Grécia foram devidos à importação ilegal de animais ou laticínios provenientes da Albânia. Na Grécia, os rebanhos de gado bovino são infectados por *B. abortus* e *B. melitensis*.[1238] Em 1995, após crises internas e guerras civis que resultaram na formação de novos países, a doença foi reconhecida como altamente endêmica na Turquia, na Croácia, e antiga República Iugoslava da Macedônia. A doença é encontrada em toda a Península dos Bálcãs, e foi observado um aumento na incidência da doença em Kosovo e Bósnia-Herzegovina.[963] A Bulgária ficou livre da brucelose entre 1958 e 2005, quando foi documentado o reaparecimento da doença.[1123]

Na Ásia, o Oriente Médio é uma área altamente endêmica; cinco dos dez países com maior incidência de brucelose humana encontram-se nessa região. As guerras contínuas e a fome, a falta de infraestrutura para vigilância e o transporte não regulamentado de animais através de fronteiras abertas nessa parte do mundo contribuem para a falta de controle e disseminação da doença entre animais e seres humanos.[541] A Síria é a que detém a maior incidência anual da doença no mundo inteiro, e grande número de indivíduos tornam-se infectados a cada ano na Arábia Saudita, na Turquia, no Irã, no Afeganistão, Omã e nos Emirados Árabes Unidos. No Kuwait, era observada uma elevada incidência da doença antes da década de 1990, devido à doença disseminada no gado. Durante a invasão iraquiana em 1991, o grande número de mortes dos rebanhos resultou em uma diminuição substancial na incidência de infecções humanas, porém isso não se manteve. O controle da doença na Jordânia, no Líbano e em Israel está melhorando, embora se tenha notificado um aumento no número de casos na Palestina nesses últimos anos. Entre as repúblicas da antiga União Soviética, sete (Quirguistão, Tajiquistão, Cazaquistão, Uzbequistão, Armênia, Geórgia e Turquemenistão) estão entre os primeiros 25 países com a maior incidência da doença no mundo inteiro, e a Mongólia vizinha ocupa o segundo lugar na incidência da doença.[1317] Movimentos políticos e sociais nessa região levaram à perda do controle sobre as populações de gado e impediram o reconhecimento da doença e a implementação de intervenções que teriam restabelecido o controle da doença. Na China, a incidência da brucelose humana declinou entre 1964 e 1994 como resultado de um grande programa de vacinação. Desde então, houve um aumento na incidência da doença em seres humanos e animais, com prevalência de *B. melitensis*, *B. abortus* e *B. suis* em várias províncias.[347] Embora a prevalência da brucelose esteja aumentando na China, foi estabelecida uma rede de vigilância nacional para colocar em quarentena e sacrificar os animais infectados e vacinar os animais domesticados.[347] A incidência da doença na Coreia do Sul também está aumentando. No subcontinente indiano, a brucelose constitui um problema crescente e significativo de saúde pública.[836] Os residentes, particularmente em áreas rurais, convivem em proximidade com populações de animais domésticos e silvestres, e os microrganismos estão disseminados entre bovinos, caprinos, ovinos, suínos e caninos. Ocorreram grandes surtos em

(continua)

> fazendas de laticínios, resultando em leite infectado, abortos e natimortos; as pessoas que trabalham na produção de laticínios apresentam altas taxas de infecção, conforme determinado por levantamentos sorológicos. Embora *B. abortus* seja encontrada na Índia, *B. melitensis* constitui a espécie predominante isolada de seres humanos, caprinos, ovinos e amostras de leite.
>
> A brucelose é endêmica na África do Norte, e a incidência anual na Argélia é a décima maior do mundo. *Brucella* é encontrada em toda a África Subsaariana, porém há poucos dados sobre a sua prevalência, e não existem redes de saúde, vigilância contínua, nem programas de vacinação. Surtos de brucelose em Uganda envolvendo a transmissão do gado bovino para seres humanos foram reconhecidos, porém continuam sem controle, devido à falta de recursos. A elevada incidência de malária, HIV e tuberculose eclipsa a importância e o impacto da brucelose no subcontinente africano.[844] Foi documentada a ocorrência de brucelose humana em Nigéria, Quênia, Etiópia, Tanzânia, Uganda, Camarões, Burkina Faso, Mali, Namíbia, Suazilândia, Chade e República do Congo. Dispõe-se de poucos dados sobre a incidência da doença em Egito, Marrocos, Tunísia e Líbia.

A variação antigênica resulta de uma diminuição da expressão dos genes que codificam a glicosilação da porção polissacarídica do LPS da parede celular. Os microrganismos que se encontram na fase lisa apresentam um S-LPS e mostram-se resistentes à destruição intracelular por macrófagos, monócitos e PMN.[19] O LPS de *B. melitensis*, *B. abortus* B. suis contém dois determinantes antigênicos principais, denominados A (para *abortus*) e M (para *melitensis*). Além de fornecer marcadores para a determinação das biovariantes, essas moléculas também desempenham um papel na virulência dos microrganismos. Os anticorpos monoclonais dirigidos contra o S-LPS são protetores em modelos animais, enquanto os isolados lisos, que perderam o S-LPS, apresentam patogenicidade atenuada em camundongos. As cadeias de S-LPS O (antígeno somático) de cepas lisas de *B. melitensis* e *B. abortus* são constituídas por polímeros de 4, 6 didesoxi-4-formamido-D-manose (i. e., N-formil-D-perosamina). No S-LPS de *B. abortus*, a cadeia O contém cerca de 100 resíduos, e quase todos eles apresentam ligações α-1,2, com uma pequena porcentagem apresentando ligação α-1,3 (determinantes A). Nas cadeias O de *B. melitensis*, ocorrem ligações α-1,2:α e α-1,3 em uma proporção de 4 para 1 (determinantes M). O antigen A sorodominante tende a exibir a forma de bacilo, que é determinada pelos cinco resíduos consecutivos com ligação α-1,2, enquanto o antígeno M sorodominante exibe uma forma "dobrada", devido à ligação do quarto resíduo ao quinto por uma ligação α-1,3. A expressão comum da N-formil-D-perosamina de ligação α-1,2 não terminal é responsável pela reatividade cruzada observada entre o S-LPS das cepas lisas de *B. abortus* e de *B. melitensis* e a reatividade cruzada que é observada com outras espécies (p. ex., *Vibrio cholerae* 0:1, *Yersinia enterocolitica* O:9, *Escherichia coli* O:157, *Salmonella* O:30 e *Stenotrophomonas maltophilia*). Aglutinação em lâmina ou imunoensaios enzimáticos (IEE) com anticorpos policlonais ou monoclonais específicos para os epítopos ou A ou M são utilizados para determinar a predominância dos antígenos A ou M e as designações de sorovariantes de cepas de *Brucella*. As cepas de *B. abortus*, *B. melitensis* e *B. suis* podem ser positivas para o antígeno A, positivas para o antígeno M ou positivas para ambos os antígenos A e M. Os determinantes antigênicos A e M não são encontrados em *B. canis* ou *B. ovis*; essas espécies caracterizam-se pela sua morfologia rugosa, não exibem variação de fase e possuem uma gama restrita de hospedeiro. Em virtude da estrutura singular do LPS de *Brucella*, essa molécula é várias centenas de vezes menos tóxica do que o LPS encontrado em bacilos gram-negativos entéricos.[750]

As espécies de *Brucella* são transmitidas ao ser humano por três vias principais: por contato direto com tecidos de animais infectados, pela ingestão de carne ou produtos derivados do leite contaminados e pela inalação de microrganismos aerossolizados. Uma vez no interior do hospedeiro, os microrganismos são fagocitados e começam a sua adaptação ao ambiente intracelular. As brucelas produzem enzimas (p. ex., superóxido dismutase, catalase, peroxidase) que neutralizam intermediários reativos do oxigênio produzidos dentro dos macrófagos para inibir a multiplicação das bactérias.[478] O S-LPS também atua para inibir a síntese de imunomediadores (i. e., complemento, ácido nítrico, fator de necrose tumoral) e altera a capacidade da célula infectada de processar antígenos estranhos, influenciando, assim, a resposta imune do hospedeiro em nível celular. O S-LPS também tem a capacidade de inibir a morte celular programada (apoptose) das células infectadas.[517] O sistema de *quorum sensing* (percepção de quórum) de componentes (BvsR/BvrS) das brucelas modula a expressão de genes que codificam proteínas de superfície celular que estão envolvidas na ligação celular e sobrevida intracelular. Proteínas periplasmáticas específicas, denominadas *glicanos periplasmáticos osmorregulados* (OPG; do inglês, *osmoregulated periplasmic glucans*), interagem com lipídios na membrana celular do hospedeiro e atuam para interromper o ciclo de fusão fagossomo-lisossomo.[55,804] A sobrevida intracelular também é mediada, em parte, pelo *locus virB*, um óperon de 12 genes que codifica várias proteínas que constituem o sistema de secreção tipo IV, que é essencial para a virulência.[152] As proteínas do óperon *virB* interagem com o retículo endoplásmico da célula e as vesículas internalizadas contendo as bactérias, auxiliando na neutralização do pH vesicular e propiciando ainda mais a replicação intracelular das bactérias.[153] As células infectadas no SRE acabam degenerando e liberando os microrganismos intracelulares. Por sua vez, as bactérias são fagocitadas por outros macrófagos e monócitos. O padrão de febre periódica ou ondulante observado na brucelose está associado à liberação periódica das bactérias e seus componentes pelas células fagocíticas. A bacteriemia intermitente resulta em semeadura hematogênica de outros órgãos e tecidos, resultando nas manifestações clínicas multiformes da brucelose humana.

O espectro clínico da brucelose depende de numerosos fatores, incluindo estado imunológico do hospedeiro, presença de outras doenças/condições de base e espécie e virulência do microrganismo infectante. As recidivas e recorrências da doença são controladas, em certo grau, por um equilíbrio entre a virulência do microrganismo e a presença de uma resposta imune celular funcional e intacta. À semelhança de outros patógenos intracelulares, ocorre produção de anticorpos humorais, porém os mecanismos de defesa imune celulares são necessários para conter as bactérias intracelulares. A maior virulência de *B. melitensis* e de *B. suis* foi corroborada por estudos *in vivo* com animais infectados experimentalmente e por pesquisa *in vitro* examinando a fagocitose, a sobrevida intracelular e as respostas dos linfócitos a diferentes espécies. As doenças causadas por *B. abortus* e *B. canis* são de início insidioso, porém tendem a causar sintomas constitucionais mais leves e complicações menos graves.

Como esses microrganismos são infecciosos por meio de aerossóis, conforme evidenciado por infecções adquiridas em laboratório, as espécies de *Brucella* estão entre as várias bactérias consideradas como agentes potenciais de guerra biológica e atividade bioterrorista. As brucelas podem ser efetivamente propagadas por dispersão em aerossóis e são capazes de sobreviver tanto no solo quanto na água durante várias semanas, proporcionando, dessa maneira, um período de infectividade tanto imediato quanto tardio. Os EUA investigaram *B. suis* como arma potencial durante as décadas de 1940 e 1950, e é provável que outras nações tenham envidado esforços semelhantes. Os relatos de quadros clínicos incomuns, juntamente com testes sorológicos espúrios para anticorpos dirigidos contra *Brucella*, levaram a investigações envolvendo os CDC e o FBI quanto a uma possível atividade bioterrorista com espécies de *Brucella*. Não se dispõe de nenhuma vacina contra esse microrganismo, e a vacina existente contra *B. abortus* é licenciada apenas para uso veterinário. A terapia profilática após exposição com doxiciclina e rifampicina tem sido efetiva na prevenção da doença em indivíduos expostos.

Espectro clínico da brucelose

Pode ser difícil estabelecer o diagnóstico de infecção por *Brucella*, devido ao amplo espectro de manifestações clínicas associadas (Boxe 9.8).[837,1167] Depois de um período de incubação de cerca de 2 a 3 semanas (faixa de 1 semana a 2 a 3 meses), o início dos sintomas pode ser abrupto ou insidioso, desenvolvendo-se no decorrer de um período de vários dias a semanas. Na maioria dos pacientes infectados, os sintomas inespecíficos consistem em febre, sudorese noturna, calafrios e mal-estar, frequentemente acompanhados de cefaleia intensa, mialgias e artralgias. A maioria dos indivíduos com bacteriemia apresenta uma doença febril isoladamente ou com febre e artrite. Além disso, pode-se verificar a presença de linfadenopatia, esplenomegalia e hepatomegalia. Em alguns pacientes, podem-se observar manifestações cutâneas e complicações vasculares (p. ex., lesões semelhantes ao eritema nodoso, exantema maculopapular ou papulonodular; trombose venosa profunda). A "febre ondulante" é sinônimo

---

Boxe 9.8

Espectro clínico da brucelose

Infecção	Comentários
Infecções osteoarticulares	O comprometimento ósseo e articular (*i. e.*, artrite, bursite, sacroileíte, espondilite, osteomielite) constitui a complicação mais comumente descrita da brucelose, ocorrendo em cerca de 10% dos pacientes. Esse comprometimento é observado, com mais frequência, após bacteriemia por *B. melitensis*.[15,1078,1400] A artrite e a sacroileíte estão associadas a doença aguda em pacientes pediátricos, enquanto a espondilite, a osteomielite vertebral, a osteíte e os abscessos epidurais e paravertebrais são observados mais frequentemente nas infecções crônicas de indivíduos idosos e pacientes com doença subjacente (p. ex., infecção pelo HIV).[15,93,469,1400] A artrite acomete habitualmente o quadril e os joelhos, mas também pode ocorrer nas articulações menores. Os microrganismos têm sido isolados do líquido articular processado por lise-centrifugação.[1384] Em geral, os pacientes com espondilite apresentam febre, mal-estar, dor lombar e dificuldade na marcha.[1239,1400] A cintilografia, a tomografia computadorizada e a ressonância magnética dos ossos, bem como métodos mais modernos (p. ex., modalidades de recuperação de inversão com atenuação do líquido [FLAIR; do inglês, *fluid-attenuated inversion recovery*]), são frequentemente úteis para detectar a invasão óssea pelo microrganismo, lesões dos tecidos moles e complicações, como abscesso paraespinal/paravertebral.[25,93,831] A osteomielite brucelar também pode afetar próteses tanto articulares quanto não articulares.[1249] Em 2006, foi documentada a ocorrência de osteomielite espinal e bacteriemia por uma espécie de *Brucella* de mamíferos marinhos em um homem de 43 anos de idade na Nova Zelândia.[873]
Infecções do SNC	Ocorre neurobrucelose em menos de 5% dos pacientes; com mais frequência, manifesta-se na forma de meningoencefalite subaguda ou crônica, embora possa ocorrer na forma de encefalite, meningite, meningomielite ou ataxia cerebelar.[9,1248] Em geral, o exame do LCR revela pleocitose, nível elevado de proteínas e nível de baixo a normal de glicose. Os pacientes podem aparecer aguda ou cronicamente doentes ou podem ter uma aparência boa e sentir-se relativamente bem (*i. e.*, sem febre nem rigidez de nuca). Alguns pacientes infectados podem desenvolver papiledema, sintomas visuais, neuropatias periféricas, paralisia de nervos cranianos e comprometimento do nervo abducente/óptico.[681] A trombose de vasos sanguíneos pode resultar em infarto e hemorragia cerebrais/talâmicos, encefalite, mielite e neuropatia periférica.[9,651] Abscessos espinais epidurais, empiema subdural, abscessos paraespinais, cistos dermoides intramedulares e abscessos cerebrais são raros, porém ocorrem em certas ocasiões.[290,1020,1141,1186] Foi também documentada a ocorrência de infecção do SNC, resultando em colonização de uma derivação ventriculoperitoneal e desenvolvimento subsequente de peritonite por *B. melitensis*.[35] A cultura de *Brucella* do LCR é negativa em mais de 75% dos casos, embora as hemoculturas possam ser positivas. Os métodos moleculares têm sido úteis para detectar brucelas em amostras de LCR, e a doença brucelar do SNC também pode ser diagnosticada por testes sorológicos do LCR.[295,681] O tratamento consiste habitualmente em múltiplos agentes antimicrobianos, incluindo aminoglicosídio, doxiciclina e rifampicina, devendo ser mantido por 8 a 12 semanas.[9] Alguns pacientes têm respondido às cefalosporinas de terceira geração (*i. e.*, ceftriaxona) em associação com doxiciclina e rifampicina.[681]

(continua)

Infecções do trato respiratório	O comprometimento do trato respiratório constitui um evento raro nas infecções por *Brucella* e pode ser resultado da disseminação hematogênica para os pulmões ou da inalação direta dos microrganismos em aerossóis.[1001] As manifestações clínicas da brucelose pulmonar consistem em bronquite, broncopneumonia, abscesso pulmonar, nódulos pulmonares, linfadenopatia hilar, pneumonite intersticial, empiema e derrames pleurais.[3] Os pacientes apresentam cefaleia, mal-estar, mialgia e habitualmente tosse não produtiva. As radiografias de tórax revelam pneumonia lobar típica em 32% dos pacientes e infiltrados intersticiais em cerca de 40%, enquanto cerca de 10% dos pacientes podem apresentar derrames pleurais. Embora as amostras de escarro habitualmente não resultem em crescimento do microrganismo, ele tem sido cultivado a partir de amostras de derrame pleural.[1001] Em geral, o diagnóstico é estabelecido por sorologia, a não ser que haja outras manifestações clínicas que sejam mais típicas de brucelose (p. ex., doença osteoarticular).
Infecções do trato gastrintestinal/ hepatobiliar	Ocorre comprometimento gastrintestinal, hepatobiliar e hepatoesplênico como manifestação da infecção sistêmica aguda em mais de 70% dos pacientes com brucelose. Os sintomas consistem em dor abdominal, náuseas, anorexia e diarreia ou constipação intestinal. As infecções de longa duração podem resultar em patologia gastrintestinal mais extensa, incluindo colite, enterocolite, peritonite bacteriana espontânea, pancreatite, colecistite, abscessos esplênicos e infartos esplênicos.[294,344,619,743,896,1000,1003,1131] O comprometimento hepático pode refletir-se apenas por elevações das enzimas hepáticas; todavia, é habitualmente mais extenso, em particular nas infecções causadas por *B. melitensis* e *B. suis*.[619] As infecções por essas duas espécies estão associadas à formação de granulomas hepáticos caseosos e microabscessos, enquanto *B. abortus* tende a produzir granulomas hepáticos não caseosos. O tratamento das complicações supurativas da brucelose hepatoesplênica crônica exige uma combinação de abordagens cirúrgicas e clínicas para obter uma resposta clínica ótima.[65,1398] Em vários pacientes na Turquia, foi também descrita a ocorrência de peritonite por *B. melitensis* associada à diálise peritoneal ambulatorial crônica.[21] Em geral, os pacientes são tratados com um ciclo de 10 a 12 semanas de doxiciclina e rifampicina e exigem a retirada do cateter até a obtenção da cura.
Infecções do trato geniturinário	As brucelas podem infectar o trato geniturinário, habitualmente em consequência de infecção sistêmica, podendo causar epididimite, prostatite, orquite e granulomas renais.[79,212,670] Embora o comprometimento renal seja bastante incomum, foi relatada a ocorrência de glomerulonefrite e pielonefrite. Esses microrganismos causam aborto em animais infectados em consequência de sua localização nas membranas corioamnióticas da placenta; todavia, há poucas evidências que sustentam um papel para esses microrganismos no aborto espontâneo em seres humanos.[984] Todavia, em raros casos, os microrganismos podem ser isolados do líquido amniótico e dos tecidos placentários de mulheres com brucelose. Malone *et al.* descreveram a ocorrência de brucelose materna que resultou em trabalho de parto prematuro, corioamnionite, descolamento prematuro da placenta e parto de lactente com 25 semanas de idade gestacional.[832] *B. abortus* foi isolada do sangue materno e do líquido amniótico. Um relato de caso em 1998 descreve detalhadamente o primeiro registro de transmissão sexual de *B. abortus*.[1250]
Infecções cardiovasculares	A brucelose cardiovascular constitui uma complicação rara, que é e observada em menos de 2% dos pacientes infectados.[531,1075] É interessante assinalar que a endocardite causada por *Brucella* constitui a principal causa de morte relacionada com essa doença.[155,543] A endocardite pode ocorrer tanto em valvas nativas quanto em próteses valvares; com mais frequência, ocorre comprometimento na valva da aorta.[11,155,531,623] As complicações da endocardite por *Brucella* consistem em embolização séptica, aneurismas micóticos, miocardite, pericardite e necessidade de intervenção cirúrgica para colocação ou substituição de prótese valvar.[11,531,623] Foi também relatada a ocorrência de infecção de marca-passo e derivações associadas por *B. melitensis* em um tosquiador de carneiros de 45 anos de idade, que acabara de completar um tratamento de 45 dias para brucelose.[337] Em 1999, Ying *et al.* descreveram um caso de endocardite por *B. canis* sorologicamente confirmada, que ocorreu em um homem de 49 anos de idade após retornar do Kuwait.[1401]
Infecções oculares	As infecções oculares constituem complicações tardias e incomuns da infecção por *Brucella*. A uveíte é a infecção ocular mais frequente associada à brucelose.[1102,1103] Em um estudo de 12 pacientes com uveíte brucelar, foram efetuadas culturas e sorologia de amostras de humor vítreo, humor aquoso e humor sub-retiniano. Oito pacientes (66,7%) tiveram sorologia positiva do líquido vítreo para anticorpos contra *Brucella*. Quatro pacientes (33%) tiveram sorologia ocular negativa para *Brucella*, porém com soro positivo.[1103] Foram realizadas culturas de amostras de líquido ocular de 11 pacientes, e apenas um deles apresentou cultura positiva do líquido sub-retiniano. As infecções oculares por *Brucella* também consistem em neurite óptica, ceratite, endoftalmite e infecção das glândulas lacrimais.[17,104,394] A neurite óptica está associada a perda da visão, febre, cefaleia temporal e dor retrobulbar. A endoftalmite resulta de disseminação hematogênica, e foram obtidas culturas positivas tanto do humor aquoso quanto do humor vítreo.
Infecções diversas	Foi relatada a ocorrência de infecção por *Brucella* transmitida por transplante de medula óssea em um menino de 8 anos de idade que recebeu transplante de medula óssea alogênica de seu irmão HLA-tipado.[402] A cultura da medula óssea infundida foi positiva depois de 4 dias, e, subsequentemente, o paciente desenvolveu febre, e *B. abortus* foi isolada de hemoculturas. O irmão apresentou manifestações no dia 32 após o transplante, com febre, hepatoesplenomegalia, sorologia positiva para *Brucella* (título de aglutinação de 1:320) e hemoculturas positivas para *B. abortus*. Yousif e Nelson descreveram um paciente que desenvolveu neurobrucelose 13 anos após se submeter a transplante de rim cadavérico.[1408] A celulite e as infecções dos tecidos moles constituem manifestações incomuns da brucelose. Os tecidos são provavelmente colonizados pelos microrganismos durante os episódios de bacteriemia, levando à formação de abscessos. Recentemente, foi relatada a ocorrência de abscessos glúteos, das mamas, psoas, do baço e da glândula de Bartholin por espécies de *Brucella*.[123,398,527,1003,1016,1081] O tratamento consiste na drenagem dos abscessos e terapia prolongada com agentes antimicrobianos. As manifestações mucocutâneas (lesões eritematosas papulares, púrpura, síndrome de Stevens-Johnson) também podem constituir parte do quadro clínico.

de brucelose (particularmente a infecção causada por *B. melitensis*), devido à ocorrência de febre periódica durante períodos prolongados. A febre ocorre principalmente à noite, com temperatura normal no decorrer do dia, durante 2 a 3 semanas. Depois desse período, podem transcorrer vários dias durante os quais o paciente não apresenta febre e sente-se relativamente bem, quando então surge outro ciclo de febre. Os sintomas aparecem e desaparecem, devido à retenção dos microrganismos em granulomas e à liberação subsequente dos microrganismos (ou do LPS) de volta à circulação. A brucelose assume características de uma doença debilitante crônica. Com frequência, são realizadas inúmeras culturas nesses pacientes para estabelecer uma etiologia para uma "febre de origem indeterminada". A brucelose aguda e crônica pode resultar em complicações que acometem vários sistemas de órgãos (Boxe 9.8). Nos hospedeiros imunocomprometidos submetidos à quimioterapia, a presença de neutropenia febril prolongada que não responde a uma cobertura antimicrobiana de amplo espectro sugere uma infecção por *Brucella*, particularmente em regiões endêmicas.

Pode-se observar a presença de anormalidades hematológicas, devido à infecção crônica do SRE, incluindo linfonodos, medula óssea e baço. Granulomas e abscessos formam-se diretamente nesses tecidos ou manifestam-se como discrasias hematológicas periféricas. Pode-se verificar a presença de pequenos granulomas não caseosos e maldefinidos na medula óssea de cerca de 70% dos pacientes, juntamente com histiócitos reativos inespecíficos. Em pacientes com brucelose, observa-se a ocorrência de leucopenia, pancitopenia, anemia hemolítica microangiopática, trombocitopenia grave e coagulação intravascular disseminada.[1172,1272,1405] As anormalidades hematológicas podem predominar na fase inicial da infecção, mascarando a etiologia infecciosa da doença e simulando uma doença hematológica primária. Em geral, as anormalidades hematológicas são transitórias, e ocorre normalização após terapia antimicrobiana bem-sucedida.

Diagnóstico sorológico das infecções por Brucella

Os testes sorológicos são comumente usados para o diagnóstico de brucelose. Esses ensaios detectam anticorpos dirigidos contra a cadeia lateral O do LPS bacteriano. O teste de aglutinação do soro (SAT; do inglês, *serum agglutination test*) é o mais amplamente utilizado e constitui a base da sorologia para *Brucella*.[1370] O SAT, que utiliza um antígeno de *B. abortus* comercial padronizado (BD Biosciences, Sparks, MD), é efetuado como teste de diluição em tubo e detecta anticorpos aglutinantes das classes IgG e IgM.[61,1404] Um volume e concentração padronizados de suspensão de células integrais de *Brucella* reage com um volume padronizado de diluições do soro que variam de 1:20 a 1:1.280. Após incubação a 37°C durante 24 horas, observa-se visualmente a aglutinação das células no fundo dos túbulos. O título é a maior diluição de soro que resulta na aglutinação de 50% das células bacterianas.[26] A incorporação de 2-mercaptoetanol (0,05 M) no tubo de ensaio inativa a IgM por meio de ruptura das fontes dissulfeto da molécula, proporcionando, assim, um título de aglutininas IgG-específico.[191] Com a instalação da infecção, ocorre produção de anticorpos IgM durante os primeiros 7 a 10 dias, seguida de declínio da IgM, que é substituída pela produção de IgG depois da segunda semana.[688] A sensibilidade e a especificidade do SAT dependem do nível de base da doença na população e do valor de corte usado para determinar os resultados positivos. A especificidade do teste e o valor preditivo de um teste positivo são aumentados pela seleção de um valor de corte mais alto em áreas de endemicidade de *Brucella*. Entretanto, com a seleção de um título de corte mais alto, a sensibilidade do teste diminui, podendo omitir os indivíduos com doença persistente ou recidivante. A maioria dos pacientes com brucelose ativa irá apresentar títulos de SAT de ≥ 1:160; subsequentemente, esses títulos declinam com o tratamento adequado. Em áreas de alta endemicidade, o uso de um título de corte de 1:320 pode aumentar a especificidade do teste. Entretanto, podem ser detectados títulos mais baixos ou mais altos na doença tanto ativa quanto assintomática.[812] A sensibilidade do teste pode ser aumentada pelo exame de amostras pareadas de soro (coletadas a intervalo de cerca de 2 semanas), à procura de soroconversão ou de uma elevação de quatro vezes ou mais nos títulos. O SAT que utiliza antígeno de *B. abortus* não pode ser realizado para o diagnóstico de infecções causadas por *B. canis* ou *B. ovis*, visto que esses microrganismos só existem na forma de colônias rugosas e não possuem antígenos que apresentam reação cruzada com outras espécies de *Brucella*.[64] Para essas duas espécies, são utilizados antígenos principais da proteína da membrana externa para o diagnóstico sorológico. O SAT também pode ser realizado como teste de microaglutinação em cavidades de microtitulação com base em formato de U ou V.

O teste de antiglobulina humana de Coombs indireto é usado como complemento do SAT padrão, bem como para a detecção de anticorpos IgG bloqueadores ou não aglutinantes que não são detectados no SAT.[26] Diluições em tubo padrões que são negativas para aglutinação de células íntegras de *B. abortus* ou *B. melitensis* são centrifugadas, e as células bacterianas são novamente suspensas e lavadas várias vezes. Em seguida, adiciona-se IgG anti-humana às células ressuspensas, e os tubos são incubados a 37°C durante 24 horas. Observa-se visualmente a aglutinação das células bacterianas pela antiglobulina humana. O teste de antiglobulina Coombs mostra-se útil para a detecção da doença crônica ou recidivante, visto que detecta a presença de anticorpos aglutinantes e não aglutinantes que possuem afinidade tanto alta quanto baixa pelo antígeno.[204]

O teste de aglutinação Rosa Bengala é um teste rápido que foi originalmente projetado para rastreamento de populações de animais; todavia, é também utilizado como teste adjuvante para o diagnóstico rápido de brucelose em seres humanos. Os resultados positivos são geralmente confirmados pelo SAT. O teste baseia-se na aglutinação de células íntegras de *B. abortus* de morfologia lisa, que são coradas pelo Rosa Bengala e tamponadas em pH baixo (3,65), o que inibe a aglutinação inespecífica das células bacterianas. Esse teste detecta anticorpos tanto aglutinantes quanto não aglutinantes. Em uma avaliação do teste com Rosa Bengala utilizando amostras de soro de 711 pacientes com diagnóstico de brucelose e 270 controles, a sensibilidade global do teste foi de 92,9%.[1120] Entretanto, a especificidade do ensaio dependeu das características do grupo estudado. Entre os pacientes sem exposição regular ou história de brucelose, a especificidade foi de 94,3%; todavia, entre os pacientes infectados por *Brucella* que foram tratados no ano anterior, a especificidade do teste caiu para 76,9%. Em regiões endêmicas, sabe-se que ocorrem infecções assintomáticas ou autolimitadas, e a IgG anti-*Brucella* pode persistir por vários meses após o término do tratamento. Em virtude dessa baixa especificidade e do grande número de resultados falso-positivos, não se recomenda o uso do teste Rosa Bengala para rastreamento em áreas endêmicas. O uso desse teste como único determinante de infecção ativa levaria a um tratamento desnecessário do paciente com fármacos potencialmente tóxicos. Além disso, o S-LPS exibe reatividade cruzada com outras bactérias gram-negativas, incluindo *Y. enterocolitica*, *E. coli* O157 e *F. tularensis*, o que pode aumentar ainda mais o número de resultados falso-positivos obtidos e diminuir a especificidade do teste.

Um avanço mais recente no diagnóstico sorológico da brucelose é o ensaio de aglutinação de imunocaptura BrucellaCapt® (Vircell SL, Santa Fe, Granada, Espanha).[61,204,205,979] Esse teste utiliza cavidades de microtitulação que são recobertas com anticorpos dirigidos contra IgG e IgA humanas. O soro do paciente é diluído seriadamente e adicionado a cada cavidade. Depois de um período de incubação, adiciona-se o antígeno (uma suspensão de *B. abortus* corada e formalinizada), e a placa é então incubada durante 24 horas. Os testes positivos mostram a ocorrência de aglutinação da suspensão bacteriana sobre o fundo da cavidade. Os testes negativos são indicados pela formação de um sedimento condensado de microrganismo no fundo da cavidade. Em um estudo de 321 amostras de soro de 48 pacientes com brucelose (incluindo 20 pacientes com doença focal e 8 pacientes com 9 recidivas no decorrer dos 18 meses precedentes), o ensaio BrucellaCapt® teve uma sensibilidade de 100% para o diagnóstico das infecções iniciais.[204] Em pacientes tratados com bons resultados clínicos, as reduções dos títulos, determinadas pelo BrucellaCapt®, foram pronunciadas e rápidas. Após o rápido declínio, 80% dos pacientes permaneceram positivos com baixos títulos durante 12 meses ou mais após o tratamento; a maior parte das reduções lentas nos títulos ocorreu em pacientes com doença crônica ou focal. Em outra avaliação, a sensibilidade e a especificidade do ensaio BrucellaCapt® foram maiores que o SAT (96% vs. 73%), porém a especificidade do BrucellaCapt® foi de 97,5% em comparação com a especificidade de 100% observada com o SAT.[205] Em pacientes com doença recidivante, os títulos no ensaio BrucellaCapt® permaneceram elevados (títulos ≥ 640), embora o SAT possa ter sido alto ou baixo.[979] Os resultados obtidos com o BrucellaCapt® também são influenciados pela prevalência da doença na população estudada. Em uma avaliação do ensaio BrucellaCapt® em uma região endêmica da Espanha, foi observada uma sensibilidade de 98% nos casos confirmados por cultura utilizando um corte de 1:80, enquanto a especificidade foi de 96% quando foram usadas amostras de indivíduos sadios. Entretanto, a especificidade caiu para 63% no ponto de corte 1:80, quando foram testadas amostras de indivíduos residentes na região endêmica e diagnosticados com outras afecções.[979] Nessa situação, a elevação do ponto de corte aumenta a especificidade do teste, porém diminui a sua sensibilidade. O BrucellaCapt® detecta principalmente anticorpos de alta afinidade e é mais específico do que o teste de Coombs; todavia, em pacientes com doença crônica ou recidivante, as pequenas alterações que ocorrem nos anticorpos de baixa afinidade continuam sendo mais bem detectadas pelo teste de antiglobulina de Coombs.[204]

Foram também desenvolvidos IEE para o diagnóstico sorológico da brucelose, e esses métodos constituem os testes de escolha para infecções complicadas e crônicas.[51] Foram descritos IEE para a detecção de anticorpos IgM, IgG e IgA contra *Brucella*, que utilizam células íntegras de *B. abortus*, LPS de colônias lisas, extratos proteicos e S-LPS de *B. melitensis* como antígeno de fase sólida.[61,64,841,985] Ariza et al. compararam o SAT com os métodos de IEE para a detecção de IgG, IgM e IgA específicas contra *Brucella* em 761 amostras de soro obtidas de 75 pacientes com brucelose. Nesse estudo, o método de IEE incorporou o S-LPS de *B. abortus* como antígeno. O IEE foi sensível e mais específico do que os testes sorológicos padrões para brucelose. Os títulos iniciais de IgM foram mais elevados em pacientes que procuraram assistência médica em uma fase mais inicial da evolução clínica, enquanto os pacientes que já estavam doentes há algum tempo tiveram tendência a apresentar títulos elevados de IgG e títulos mais baixos de IgM. Com a instituição da terapia antimicrobiana adequada, os títulos de IgG sérica diminuíram quatro a oito vezes no decorrer dos 3 a 6 meses seguintes. Foram observados aumentos subsequentes nos títulos de IgG e IgA no IEE em pacientes com doença recidivante. A persistência de níveis elevados de IgG ou um declínio mais lento dos títulos após tratamento em pacientes sem recidiva foram associados à presença de infecção focal. Pode-se verificar também a presença de IgM e IgG antibrucela durante os períodos de bacteriemia.[985] Em 1993, Goldbaum et al., na Argentina, caracterizaram uma proteína citoplasmática de 18 kDa, que estava presente em todas as espécies de *Brucella* de colônias lisas e rugosas examinadas.[493] As amostras de soro de pacientes com infecções ativas por *Brucella* reagiram com esse antígeno em um ensaio baseado em IEE, enquanto os pacientes sem brucelose ou com doença inativa foram negativos com esse teste. Esse IEE também pode diferenciar o gado vacinado sadio do gado vacinado que foi infectado por uma cepa de tipo silvestre produtora de doença. Esse antígeno foi purificado por cromatografia de afinidade, e o gene do antígeno foi clonado em *E. coli*, com retenção da reatividade da molécula recombinante com amostras de soro de animais e seres humanos contendo anticorpos anti-*Brucella*. A molécula foi caracterizada como lumazina sintase, uma enzima envolvida na biossíntese de riboflavina.[494] Um IEE comercialmente disponível para a detecção de IgG e IgM (PANBIO®, Windsor, Brisbane, Austrália) foi comparado com o SAT padrão e o teste de Coombs para o diagnóstico de brucelose em Beirute, no Líbano. As sensibilidades dos ensaios de IgM e IgG para IEE de *Brucella* foram de 100 e 91%, respectivamente, enquanto a especificidade foi de 100% para ambos os IEE.[52] Recentemente, foram avaliados dois IEE de fluxo lateral para a detecção de IgM e IgG anti-*Brucella*, respectivamente, para o diagnóstico rápido de brucelose em regiões endêmicas.[552,627] Em um estudo, esses ensaios de fluxo lateral foram positivos em 91 e 97% das amostras de soro de adultos e crianças com brucelose, respectivamente, e a concordância desses ensaios com o SAT foi de 92% utilizando um título de corte do SAT de ≥ 1:160.[627]

Al-Shamahy e Wright descreveram um ensaio de IEE para a detecção de antígeno para a brucelose.[23] O teste utiliza anticorpos monoclonais contra o LPS de *Brucella* e é realizado em amostras de soro. Foi possível detectar um número pequeno de microrganismos assim como 100 células de brucelas ou 10^5 µg/mℓ de LPS. Esse ensaio foi testado com 1.607

amostras de soro de doadores randômicos de sangue, 146 pacientes com brucelose, 20 pacientes com risco de infecção por *Brucella* e 264 amostras de soro de pacientes com outras infecções diferentes da brucelose. A sensibilidade do ensaio foi de 100% em comparação com as hemoculturas positivas; sua especificidade alcançou 99,5% entre doadores randômicos de sangue e 99,2% entre os pacientes. Esses dados indicaram que a detecção de antígeno com esse ensaio constitui uma alternativa aceitável da hemocultura para o diagnóstico de infecção por *Brucella*. Foram também desenvolvidos testes rápidos de AL para o diagnóstico sorológico de brucelose. Abdoel e Smits desenvolveram e avaliaram um ensaio de AL utilizando esferas de látex sensibilizadas com LPS de *Brucella*.[2] O teste foi avaliado com 45 amostras de soro de pacientes com brucelose confirmada por cultura, 90 amostras de pacientes com cultura negativa e diagnóstico de infecção por *Brucella* e 281 amostras de soro de pacientes com outras doenças distintas da brucelose. A sensibilidade e a especificidade do teste para a detecção de anticorpos anti-*Brucella* foram de 89,1 e 98,2%, respectivamente.

Isolamento e características de cultura

Devido ao risco de infecções por *Brucella* adquiridas em laboratório, todo trabalho com amostras de pacientes com suspeita de conter *Brucella* e todas as manipulações de culturas desses microrganismos devem ser realizados em uma câmara de segurança biológica de classe II, seguindo as precauções para microrganismos de BSL-3. Deve-se reduzir ao máximo os procedimentos que geram aerossóis (aspiração de líquido com seringas, uso de equipamento de rotação vórtex, pipetagem vigorosa etc.). Para cumprir essas diretrizes, é necessário manter uma estreita comunicação entre o diretor do laboratório, os técnicos e os médicos que cuidam de pacientes com "possibilidade" de brucelose. O médico deve alertar a equipe do laboratório clínico sempre que for considerado um diagnóstico de brucelose, de modo que a equipe possa adotar as precauções de segurança necessárias.

Como as espécies de *Brucella* infectam o SRE, as amostras de escolha para o isolamento dos microrganismos em casos de suspeita incluem principalmente amostras de sangue e de medula óssea. Em um estudo de 50 pacientes nos quais foi finalmente estabelecido o diagnóstico de brucelose, as hemoculturas e as culturas de medula óssea foram positivas em 70 e em 92% dos pacientes, respectivamente.[507] Por outro lado, em um estudo de 106 casos de brucelose conduzido em Amman, na Jordânia, as hemoculturas foram positivas em 44,4% dos pacientes, enquanto a cultura da medula óssea foi positiva em apenas 27,7% dos pacientes.[1179] As taxas de culturas positivas dessas amostras dependem da apresentação e da condição clínica de cada paciente (*i. e.*, doença subaguda, aguda ou crônica), bem como do uso anterior de quimioterapia antimicrobiana. Em um estudo realizado na Turquia, foram obtidas hemoculturas e culturas de medula óssea de 102 pacientes: 61 com infecção aguda, 29 com infecção subaguda e 12 com doença crônica.[628] As amostras de sangue e de medula óssea foram cultivadas utilizando o sistema BACTEC® 9050. A taxa global de hemoculturas positivas foi de 48%, enquanto a taxa de positividade para as culturas de medula óssea foi de 34%. O tempo necessário para a detecção no sistema BACTEC® foi de 4,2 dias para as amostras de medula óssea e de 5,8 dias para as amostras de sangue. Entre os pacientes com doença aguda, as hemoculturas e as culturas de medula óssea foram positivas em 66 e em 46% dos pacientes, respectivamente. Entre os 28 pacientes que apresentaram doença aguda e culturas de medula óssea positivas, 23 tiveram hemoculturas positivas e 5 apresentaram resultados negativos nas hemoculturas. Entre os 29 pacientes que apresentaram doença subaguda, as hemoculturas e as culturas de medula óssea foram positivas em 31 e 21%, respectivamente. É interessante assinalar que, entre os 12 pacientes com brucelose crônica, nenhum apresentou hemoculturas positivas, e apenas um paciente teve uma cultura de medula óssea positiva.[628] Outro estudo conduzido na Turquia relatou que, entre 30 pacientes com brucelose aguda, 83,3% apresentaram culturas de medula óssea positivas, enquanto 66,6% tiveram hemoculturas positivas. Para os 17 pacientes com doença subaguda, as culturas de medula óssea e as hemoculturas foram positivas em 52 e 23,5%, respectivamente; 1 em 3 pacientes com doença crônica apresentou uma cultura de medula óssea positiva, porém nenhum dos 3 teve hemoculturas positivas para *Brucella*.[993] *Brucella* também pode ser isolada de amostras de pus, tecido, LCR, líquido pleural, líquido articular e ascite, e as amostras também devem ser inoculadas em garrafas de hemoculturas.[1386]

Para o isolamento de espécies de *Brucella*, as amostras de sangue e de medula óssea são inoculadas em garrafas aeróbias e anaeróbias, e, em virtude da taxa de crescimento lento desses microrganismos, as hemoculturas convencionais devem ser incubadas a 35°C durante 4 a 6 semanas, com repiques cegos em ágar-chocolate e em ágar-sangue. Os instrumentos de hemoculturas com monitoramento contínuo habitualmente detectam hemoculturas/culturas de medula óssea positivas para espécies de *Brucella* depois de 5 a 7 dias de incubação. Yagupsky avaliou a capacidade do instrumento BACTEC® 9240 de detectar o crescimento de espécies de *Brucella* e constatou que 21 (78,8%) de 27 hemoculturas positivas foram detectadas pelo instrumento 9240 depois de 7 dias; o restante foi detectado por meio de repique cego depois de 2 a 3 semanas de incubação.[1388] Ozturk *et al.*[995] avaliaram o sistema BACTEC® 9240 com hemoculturas e culturas de medula óssea de 23 pacientes com brucelose diagnosticada por sorologia. As hemoculturas e as culturas de medula ósseas foram positivas em 19 (82,6%) e 13 (81,2%) dos pacientes, respectivamente. Todas as hemoculturas foram positivas dentro de 7 dias, enquanto as culturas de medula ósseas tornaram-se positivas em 4 dias.[995] Uma avaliação do sistema BACTEC® 9120 com monitoramento contínuo verificou que todas as 20 cepas de *B. melitensis* foram identificadas com um tempo de detecção médio de 63,87 horas, enquanto 13 (65%) dos 20 isolados foram assinalados como positivos pelo BACTEC® 9120 nas primeiras 72 horas.[380] O isolamento de *Brucella* também pode ser influenciado pelo tipo de meio de hemocultura empregado. O meio BACTEC® MYCO/F LYTIC foi formulado para aumentar a detecção de bactérias intracelulares por meio de lise das células sanguíneas na garrafa. Em uma comparação do meio lítico BACTEC® MYCO/F com a garrafa de hemocultura aeróbia BACTEC® Peds Plus/F, ambos os meios demonstraram uma sensibilidade semelhante na detecção de culturas positivas, porém o tempo necessário para a detecção foi significativamente maior com o meio lítico MYCO/F (104 +/− 46,7 horas) do que com o meio Peds Plus/F (65,5 +/− 19,9 horas).[1379]

Utilizando o sistema de hemocultura BacT/ALERT® com monitoramento contínuo (bioMérieux, Inc., Durham, NC), Solomon e Jackson detectaram a presença de *B. melitensis* na hemocultura de um paciente em 2,8 dias, e esses pesquisadores usaram hemoculturas semeadas para mostrar um tempo de detecção médio de 48 horas +/− 1 hora em garrafas inoculadas com 100 UFC (unidades formadoras de colônia) de *B. melitensis* por mℓ.[1209] Ozturk et al.[993] avaliaram o instrumento de hemocultura com monitoramento contínuo BacT/ALERT® (bioMérieux, Inc., Durham, NC) (utilizando um período de incubação de 7 dias), em comparação com a hemocultura convencional em caldo para *Brucella* durante 4 semanas, com repique cego a cada 48 horas. Das 59 culturas positivas detectadas em 100 amostras (50 amostras de medula óssea e 50 amostras de sangue), todas foram detectadas com cultura em caldo para *Brucella*, enquanto o BacT/ALERT® detectou apenas 30 (50,8%). Esses pesquisadores sugeriram que as culturas positivas não foram detectadas pelo BacT/ALERT® devido ao pequeno inóculo, ao curto período de incubação (7 dias), à possível toxicidade do SPS, e à produção lenta de CO_2 pelo microrganismo, que é o produto metabólico detectado no sistema BacT/ALERT®.[993] Em uma comparação do BACTEC® 9240 com o BacT/ALERT®, foi constatado que todos os 17 isolados de *Brucella* foram obtidos com ambos os sistemas de hemocultura; o tempo médio para a detecção foi de 2,5 dias para o BacT/ALERT® e de 2,8 dias para o BACTEC® 9240.[100] As garrafas aeróbias padrões BacT/ALERT®, BacT/ALERT® FAN e as garrafas aeróbias intensificadas BacT/ALERT® também proporcionam um rápido crescimento das espécies de *Brucella*, conforme evidenciado por estudos simulados de hemoculturas.[1229]

Foi também obtido o isolamento rápido de espécies de *Brucella* de hemoculturas com o método de lise-centrifugação Isolator®.[839,1384,1387,1388] O isolamento de *Brucella* com esse método necessita de 2 a 4 dias e fornece uma avaliação semiquantitativa do nível de bacteriemia. A sensibilidade do método de lise-centrifugação é superior a 90% para a doença aguda e é de cerca de 70% para a doença crônica.[380,939]

Os sistemas de hemocultura com monitoramento contínuo também foram avaliados para a detecção de espécies de *Brucella* em outros líquidos corporais estéreis. Em um estudo de 1.072 amostras de líquido sinovial de pacientes com artrite, as amostras foram processadas pelo Isolator® 1.5 Microbial Tube e inoculadas em meios de hemocultura BACTEC® 9240. Quinze amostras foram positivas para *B. melitensis* pelo método de lise-centrifugação, e 14 dessas amostras positivas também foram detectadas pelo BACTEC® 9240 dentro de 3 a 7 dias.[1386] A única cultura positiva não detectada pelo instrumento BACTEC® tinha 1,3 UFC de microrganismos por mℓ, conforme determinado pelo Isolator® 1.5 Microbial (Wampole Laboratories, Cranbury NJ). Akcam et al. compararam a cultura convencional de vários líquidos corporais com a inoculação de garrafas de hemocultura aeróbias BACTEC® e obtiveram cinco isolados de *B. melitensis* a partir das amostras processadas pelo BACTEC® apenas.[8] Cetin et al. compararam os resultados obtidos por cultura convencional de amostras de líquidos corporais estéreis com inoculação de garrafas BACTEC® Peds Plus e obtiveram dois isolados de espécies de *Brucella* do líquido sinovial e do líquido pleural pelo método BACTEC® apenas.[225]

Identificação de espécies de Brucella

Pode-se efetuar uma identificação presuntiva de uma "possível espécie de *Brucella*" quando se isola um minúsculo cocobacilo de crescimento lento e fracamente corado de hemoculturas ou de culturas de medula óssea de um paciente "compatível", isto é, de um paciente com história de possível exposição ocupacional, viagem para uma área endêmica ou consumo de carne crua ou produtos derivados do leite não pasteurizados. As espécies de *Brucella* crescem lentamente em ágar-sangue e ágar-chocolate, formando colônias visíveis dentro de 3 a 5 dias (Prancha 9.5 D). As espécies de *Brucella* não crescem em meios MacConkey, EMB ou outros meios "entéricos" seletivos ou diferenciais. Pode-se obter também um crescimento satisfatório em meio tamponado com ágar, carvão e extrato de levedura (BCYE; do inglês, *buffered charcoal yeast extract*), que é utilizado para o isolamento de espécies de *Legionella*.[1056]

Todas as espécies de *Brucella* são aeróbias e necessitam de oxigênio para o seu isolamento a partir de amostras clínicas. Embora se possa demonstrar a produção de ácido a partir de carboidratos em certas condições, o metabolismo desses microrganismos é, em grande parte, oxidativo. As cepas de *Brucella* são positivas tanto para oxidase quanto para catalase; a maioria reduz o nitrato a nitrito, e algumas também podem reduzir o nitrito a gás nitrogênio. Todas as espécies são indol-negativas e VP-negativas. Os métodos convencionais de identificação de espécies de *Brucella* incluem a necessidade de CO_2 para o seu crescimento, a produção de urease e H_2S (dentro de 4 dias, utilizando tiras de acetato de chumbo) e sensibilidade aos corantes fucsina básica (1:50.000 e 1:100.000), tionina (1:25.000, 1:50.000 e 1:100.000) e azul de tionina. A sensibilidade a corantes é utilizada não apenas para ajudar a identificação das espécies, mas também, no caso de *B. abortus* e *B. suis*, para determinar a biovariante do microrganismo. *B. abortus* e *B. suis* são subdivididas em biovariantes, com base em diferenças bioquímicas e sorológicas, enquanto as biovariantes (na verdade, serovariantes) de *B. melitensis* são definidas exclusivamente com base em diferenças sorológicas, visto que são classicamente resistentes à fucsina, à tionina e ao azul de tionina. O reconhecimento de cepas de *B. melitensis* sorologicamente confirmadas, que são sensíveis à tionina, sugere que o esquema de classificação convencional precisa ser modificado e que o uso de novos métodos de identificação, de menor complexidade é necessário.[305] *B. melitensis*, *B. suis* e *B. abortus* produzem urease; com um inóculo denso, as cepas de *B. suis* são habitualmente urease-positivas em meio de ureia de Christensen dentro de 5 minutos. A identificação de espécies de *Brucella* também tem sido obtida por COA e *dot-blot* de colônias, utilizando um anticorpo monoclonal específico de gênero, capaz de detectar os antígenos A ou M de *B. melitensis*, *B. abortus* e *B. suis*.[1306] A Tabela 9.12 apresenta as características fenotípicas que são úteis para a identificação das espécies de *Brucella*.

As espécies de *Brucella* ainda não estão incluídas nas bases de dados dos sistemas de *kits* disponíveis no comércio para a identificação de microrganismos gram-negativos, com exceção do cartão Vitek® 2 GramNegative (GN) Identification, que inclui *B. melitensis* na base de dados. O uso inadvertido desses *kits* pode retardar o diagnóstico e o tratamento. Espécies de *Brucella* têm sido identificadas incorretamente como *Moraxella phenylpyruvica* pelo sistema

Tabela 9.12 Características fenotípicas para a identificação das espécies de *Brucella*.

Espécie	Fucsina	Tionina	Inibição da safranina	Produção de H_2S	Urease	Crescimento em CO_2	Lise de fago Tiblisi	Lise de fago Weybridge	Biotipos	Hospedeiro reservatório
B. melitensis	+	+	−	−	+, 24 h	−	−	−	1 a 3	Caprinos, ovinos, camelos
B. abortus	+[a]	−[b]	−	+[c]	+, 24 h	+[d]	+	+	1 a 6, 9	Vacas, camelos, iaques, búfalos
B. suis	−[e]	+	+	+[f]	+, 15 min	−	−	+	1 a 5	Suínos (biotipos 1 a 3), lebres silvestres (biotipo 2), caribu (biotipo 4), rena (biotipo 4), roedores silvestres (biotipo 5)
B. canis	+/−	+	−	−	+, 15 min	−	−	−	−	Caninos
B. ovis	V	−	−	−	−	+	−	−	−	Ovinos
B. neotomae	−	−	+	+	+, 15 min	−	V	+	−	Roedores
B. pinnipedialis	+	+	−	−	+	−	−	+	−	Baleia-anã, golfinhos, botos
B. cetaceae	+	+	−	−	+	+	−	−	−	Focas

+ = reação positiva; − = reação negativa; V = reação variável; h = horas; min = minutos.
[a] Exceto o biotipo 2; [b] = biotipos 1, 2 e 4; [c] = exceto o biotipo 5; [d] = biotipos 1 a 4; [e] = exceto o biotipo 3; [f] = biotipo 1.

de identificação para microrganismos não entéricos API® 20NE, como espécies de *Moraxella* pelo sistema MicroScan® Negative COMBO tipo 5 (Siemens Healthcare, Deerfield IL) e como *Haemophilus influenzae* biotipo IV pelo painel HNID® (Siemens Healthcare).[90,97] Em um caso, o técnico que inoculou uma tira API® 20NE com isolado de *B. melitensis* subsequentemente desenvolveu brucelose.[97] O sistema RapID® NF Plus (Remel, Lenexa, KS) para a identificação de bactérias gram-negativas não fermentadoras identificou incorretamente um isolado gram-negativo de dois conjuntos de hemoculturas do mesmo paciente como *Ochrobactrum anthropi*.[608] Na terceira internação desse paciente para reparo cirúrgico de fratura do fêmur, a cultura de uma amostra de pus do acetábulo resultou no crescimento do mesmo bacilo gram-negativo curto isolado anteriormente de hemoculturas. O cartão Vitek® 2 GN Identification identificou os microrganismos como *B. melitensis*, com uma probabilidade de 97%, e o sequenciamento subsequente do RNA ribossômico e sorotipagem nos CDC confirmaram que todos os isolados consistiram em *B. suis*. Um estudo conduzido na Macedônia relatou o isolamento de 16 espécies presuntivas de *Brucella* de hemoculturas, que foram identificadas como *B. melitensis* pelo cartão Vitek® 2 dentro de 8 horas; as diferenças nos perfis de substratos entre os isolados sugeriram diferentes cepas.[208]

Outros sistemas de testes novos foram avaliados quanto a sua capacidade de identificar espécies de *Brucella*. Estudos preliminares sobre a identificação de espécies de *Brucella* com o sistema de identificação de utilização de substratos de carbono Biolog® indicaram que todas as espécies de *Brucella* oxidaram três dos 95 substratos no painel, e que foi possível diferenciar *B. melitensis*, *B. abortus* e *B. suis* pela oxidação diferencial de sete substratos diferenciais.[1365] Utilizando os resultados de sete testes no biotype® 100 (bioMérieux, Marcy-l'Étoile, França), um conjunto de assimilação de substratos de carbono inoculado manualmente, Lopez-Merino *et al.*[805] foram capazes de identificar 85,6% de 92 cepas de *Brucella*; a especificidade variou de 97,4 a 100%, dependendo da espécie. Esses pesquisadores ressaltaram a necessidade de inocular biotype® 100 em uma câmara de segurança biológica. Al Dahouk *et al.* avaliaram o Taxa Profile® (Merlin Diagnostics, Bornheim-Hersel, Alemanha), um sistema de biotipagem comercial, para o seu uso potencial da identificação de espécies de *Brucella*.[14] Esse teste utiliza três placas de microtitulagem recobertas com vários substratos. A placa A detecta a utilização de 191 aminas, amidas, aminoácidos, ácidos orgânicos e compostos aromáticos heterocíclicos; a placa C contém 191 monossacarídios, dissacarídios, trissacarídios, polissacarídios e açúcares diferentes; e a placa E contêm 188 substratos que detectam várias peptidases, proteases, glicosidases e esterases. As placas foram inoculadas com 23 cepas de referência, representando todas as espécies de *Brucella* 60 isolados de campo. Após a análise dos resultados com as três placas (570 substratos), foi selecionada uma bactéria de 96 testes para identificação e tipagem de *Brucella* (Micronaut®), e essa única placa foi testada com 113 cepas de *Brucella*. Esses microrganismos exibiram perfis característicos e possibilitaram a identificação de isolados até o nível de espécie, porém não foi possível a obtenção das determinações das biovariantes. Por fim, Ferreira *et al.* avaliaram a espectrometria de massa pela técnica MALDI-TOF (MALDI-TOF-MS) (*time-of-flight* por dessorção/ionização a *laser* em matriz; do inglês, *matrix-assisted laser desorption/ionization time of flight*) (Bruker Daltonics, Leipzig, Alemanha) quanto à sua capacidade de identificar as espécies de *Brucella*.[420] Após criar perfis MALDI Biotyper utilizando cepas tipo das espécies de *Brucella*, o sistema foi testado com 131 isolados clínicos, e as hemoculturas com semeadura desses microrganismos também foram testadas. Todas as cepas, incluindo as das placas de ágar e das hemoculturas, foram identificadas até o nível de gênero pela MALDI-TOF, com menor correlação para a identificação até o nível de espécie.

O isolamento e a identificação das espécies de *Brucella* levam tempo, exigem considerável experiência microbiológica e precisam ser realizados em instalações de BSL-3. Tendo em vista o impacto econômico da brucelose sobre a pecuária e os animais silvestres, foram desenvolvidos vários métodos moleculares para a identificação e a biotipagem de espécies de *Brucella* isoladas de animais e produtos animais (p. ex., leite), incluindo métodos convencionais de PCR, ensaios de PCR multiplex e abordagens de PCR em "tempo real". As primeiras abordagens moleculares foram direcionadas para a detecção desses microrganismos em animais e seus produtos (p. ex., amostras de leite), e, subsequentemente, foram desenvolvidos ensaios para a detecção de microrganismos em amostras clínicas. O desafio para os ensaios moleculares na detecção do gênero *Brucella* consiste no fato de que as várias espécies possuem mais de 90% de homologia entre elas. Foram utilizados diversos genes-alvo para desenvolver iniciadores e sondas para a identificação em nível de gênero, espécie e biotipo/biovariante. Os alvos desses ensaios incluem rRNA 16S, 16-23S região intergênica interna (ITS), IS*711*, genes das proteínas da membrana externa (*omp2, omp2a, omp2b, omp31*), genes *bcsp31* e *per*.[938,1067,1087,1106]

Em 1994, Bricker e Halling, no U.S. Department of Agriculture, desenvolveram uma PCR multiplex capaz de identificar e diferenciar várias espécies de *Brucella* e biovariantes, incluindo *B. abortus* biovar. 1, 2 e 4, todas as três biovariantes de *B. melitensis, B. suis* biovar. 1 e *B. ovis*.[177] Esse ensaio explorou a presença de IS*711*, uma sequência se inserção que é peculiar nas espécies de *Brucella* e que é encontrada em regiões específicas do cromossomo da espécie e da biovariante. As espécies e as biovariantes identificadas por esse ensaio constituem a maioria daquelas observadas nos EUA em infecções tanto animais quanto humanas. A identificação e a tipagem convencionais de isolados de campo tiveram uma correlação de 100% com os resultados do ensaio multiplex. Subsequentemente, esses pesquisadores ampliaram o ensaio de PCR com iniciadores adicionais para possibilitar uma rápida discriminação entre cepas patogênicas e cepas da vacina *B. abortus* (S19 e RB51) no gado previamente vacinado, bem como para detectar isolados adicionais relacionados ao gado.[176,178] Esse ensaio é denominado PCR AMOS, visto que ele detecta *Brucella* "**A**bortus, **M**elitensis, **O**vis e **S**uis", respectivamente. Subsequentemente, Redkar *et al*. desenvolveram testes de PCR AMOS em "tempo real", utilizando iniciadores proximais derivados da extremidade 3′ do elemento de inserção IS*711*, bem como iniciadores distais e sondas de sequências peculiares, específicas de espécies e biovariantes de *Brucella*.[1067] O ensaio utilizou duas sondas de transferência de energia de ressonância de fluorescência (FRET; do inglês, *fluorescence resonance energy transfer*) adjacentes, que hibridizaram para os *amplicons* à medida que foram formados. O ensaio levou 30 minutos e identificou todas as biovariantes de *B. abortus, B. melitensis* e *B. suis* biovar. 1. Ewalt e Bricker descreveram uma versão abreviada da PCR AMOS *Brucella* para rastreamento mais rápido em campo.[407] Foram também desenvolvidos ensaios de PCR multiplex convencionais para a identificação de biovariantes específicas de *Brucella abortus* (i. e., biovar. 5, 6, 9, 3 e subgrupo 3b) isoladas do gado na Espanha, bem como para a identificação e tipagem de isolados de *B. suis* causadores de brucelose suína na Espanha.[419,965] Rees *et al*. descreveram um ensaio de PCR em um único tubo que utilizou a análise de número variável de repetições em *tandem* (VNTR; do inglês, *variable-number tandem repeat*) para a identificação e tipagem simultâneas de cepas de *B. melitensis, B. abortus* e "espécies de *Brucella*" envolvidas em infecções epidemiologicamente associadas em famílias que foram infectadas no México e, subsequentemente, desenvolveram a doença na Califórnia.[1069] Mitka *et al*. avaliaram quatro ensaios diferentes de PCR, em que cada um deles utilizou diferentes pares de iniciadores e genes-alvo (incluindo *bcsp31, omp2, omp28* e *bp26*), utilizando amostras de soro, do creme leucocitário ou do sangue total, e todos os quatro métodos tiveram uma sensibilidade de mais de 95,5% e especificidade de 100%.[899]

Foram desenvolvidos vários outros ensaios de PCR multiplex que identificam todas as espécies de *Brucella* descritas.[616,803,864] Em 2008, um sistema de tipagem de identificação com PCR multiplex foi desenvolvido e avaliado com isolados em sete laboratórios internacionais em cinco continentes.[803] Esse teste, denominado Bruce-ladder, utilizou iniciadores selecionados para detectar sequências específicas de espécies e/ou cepas. As cepas de *Brucella* (n = 625) foram de diferentes regiões geográficas do mundo inteiro e incluíram isolados clínicos tanto de animais quanto de seres humanos. A identificação com Bruce-ladder foi baseada no número e no tamanho de sete amplicons de PCR analisados por eletroforese em gel de agarose a 1,5%. As identificações por Bruce-ladder foram específicas de espécies, e todas as cepas e biovariantes das mesmas espécies de *Brucella* apresentaram o mesmo perfil de amplicon. O ensaio Bruce-ladder também foi capaz de identificar cepas de vacina *B. abortus* S19, *B. abortus* RB51 e *B. melitensis* Rev. 1. O ensaio Bruce-ladder também tem a capacidade de identificar espécies e biovariantes não identificadas por PCR AMOS, incluindo *B. canis, B. neotomae, B. pinnipedialis, B. ceti, B. abortus* biovar. 3, 5, 6, 7 e 9 e *B. suis* biovar. 2, 3, 4 e 5. O Bruce-ladder foi específico para espécies de *Brucella*, e o DNA de outras 30 cepas relacionadas não sofreu amplificação com os iniciadores para sequências específicas de *Brucella*. Esse método foi reproduzível em todos os sete laboratórios, e foi possível utilizá-lo com vários métodos diferentes de extração de DNA e termocicladores comerciais. Foi possível concluir o ensaio em menos de 24 horas e realizá-lo com lisados bacterianos de células íntegras. Em 2010, foi descrito um ensaio de PCR multiplex semelhante que utilizou oito pares de iniciadores previamente incorporados ao ensaio multiplex, com adição de iniciadores específicos para *B. microti*.[864] Foi possível distinguir *B. ceti* e *B. pinnipedialis* em gel por uma diferença de tamanho de um amplicon de 794 pares de bases, e esses ensaios também demonstraram um padrão de amplicon singular para *B. inopinata*, que produziu um padrão em gel de poliacrilamida semelhante a *B. abortus*, porém com um fragmento adicional de 272 pares de bases.

Alguns ensaios de PCR multiplex para a identificação e a tipagem de *Brucella* utilizam uma técnica denominada análise de polimorfismos de nucleotídio único (SNP; do inglês, *single nucleotide polymorphisms*). Essa técnica identifica diferenças de nucleotídio único entre espécies ou dentro de uma mesma espécie. Possui diversas aplicações em microbiologia clínica e tem sido utilizada para a identificação e tipagem de *M. tuberculosis*, a diferenciação de grupos de espécies de

Burkholderia e a diferenciação de cepas tipo vacina e silvestre de vírus de varicela-zóster, entre outras aplicações. Scott *et al.* utilizaram essa técnica para desenvolver um ensaio multiplex, em que polimorfismos de sequências foram identificados nos genes *glk, trpE* e *omp25*, que eram específicos para espécies individuais ou grupos de espécies de mamíferos marinhos.[1164] A amplificação e o sequenciamento de amplicons contendo polimorfismos distintos proporcionou uma identificação inequívoca como uma das seis espécies clássicas de *Brucella* ou uma das espécies associadas a mamíferos marinhos. Vários outros grupos de pesquisa utilizaram posteriormente essa tecnologia para desenvolver ensaios de PCR em tempo real baseados na tecnologia SNP, permitindo a identificação de espécies de *Brucella* e tipagem de biovariantes.[453,502] O ensaio de SNP em tempo real relatado por Koylass *et al.* foi comparado com o ensaio "Bruce-ladder" descrito anteriormente, e foi constatado que o ensaio SNP é mais acurado para diferenciar isolados de *B. canis* e *B. suis*, em comparação com o ensaio "Bruce-ladder".[733]

Vários métodos de PCR em tempo real para a identificação de *Brucella* foram desenvolvidos e publicados.[439,687,1053,1067] As principais vantagens dessas abordagens incluem a rapidez dos resultados dos testes e o fato de evitar a contaminação do amplicon. Foram utilizados métodos de detecção com sonda FRET, sonda de hidrólise (i. e., TaqMan) e SYBR Green I, e o alvos de amplificação incluíram os genes IS*711, bcsp31, omp* e *per*, bem como a região ITS 16S-23S.[156,687,1053] Redkar *et al.* descreveram três ensaios separados em tempo real específicos para a identificação de *B. abortus* (7 biovariantes), *B. melitensis* (3 biovariantes) e *B. suis*. Os iniciadores diretos para o ensaio foram derivados do elemento de inserção IS*711* enquanto os iniciadores reversos e as sondas FRET foram selecionados a partir de sequências cromossômicas específicas de espécies e de biovariantes.[1053] Winchell *et al.*[1356] desenvolveram uma PCR em tempo real utilizando sete conjuntos diferentes de iniciadores, incluindo um iniciador (Bspp) que identificou especificamente microrganismos do gênero *Brucella*, e seis conjuntos de iniciadores que possibilitaram a detecção de todas as espécies de *Brucella*, com a exceção de *B. inopinatus*. Após amplificação, a identificação das espécies foi obtida por meio de análise da curva de dissociação em alta resolução (HRM; do inglês, *high-resolution melt*), tendo cada espécie um diferente perfil de dissociação. O teste subsequente das cepas BO1 (*B. inopinatus*) e BO2 confirmou que esses isolados consistem em espécies de *Brucella* (i. e., positivos com o iniciador Bspp), que são distintas de outras brucelas, e que a cepa BO2 pode, na verdade, ser uma espécie diferente de *B. inopinatus* (BO1).

Foram também desenvolvidos ensaios de PCR em tempo real para a detecção de brucelas em uma variedade de amostras clínicas humanas, incluindo hemoculturas, sangue total e amostras de soro. Kattar *et al.* desenvolveram e avaliaram três ensaios de PCR em tempo real com detecção por meio de sonda de hibridização LightCycler® do ITS 16S-23S ITS, gene *omp25*, gene *omp31*, respectivamente.[687] Cada ensaio teve sensibilidade e especificidade de 100%, e o alvo ITS apresentou o limite mais baixo de detecção. O ensaio ITS foi testado com 340 amostras de sangue total (24 de pacientes com brucelose, 31 de pacientes com brucelose tratada e 299 de pacientes SAT-soronegativos). A sensibilidade e a especificidade clínica e os valores preditivos positivos e negativos foram, respectivamente, de 66,7%, 99,7%, 94,1% e 97,6%. Foi descrita uma metodologia de ensaio em tempo real utilizando SYBR® Green I e LightCycler® (Roche Diagnostics, Mannheim, Alemanha) por Quiepo-Ortuno *et al.* para a detecção de espécies de *Brucella* em amostras de soro humano.[1052,1053] Esse ensaio amplificou uma região de 223 pares de bases da proteína de membrana imunogenética *bcsp31*, e a especificidade do ensaio foi determinada por análise de curva-dissociação e sequenciamento para verificar a especificidade dos produtos derivados da PCR. Após otimização das condições do ensaio, o teste foi avaliado com 62 amostras de soro de pacientes com brucelose ativa e 65 amostras de soro de controles negativos. Esse ensaio apresentou uma sensibilidade de 91,9% e especificidade de 95,4% para o diagnóstico de brucelose ativa, foi reprodutível, e a sua execução levou menos de 2 horas. Esse ensaio foi subsequentemente modificado para a detecção quantitativa de espécies de *Brucella* em amostras de soro e comparado com os resultados de hemoculturas, resultados de SAT e resultados de BrucellaCapt® para 46 pacientes com brucelose e 64 pacientes de controle (incluindo 36 pacientes com história de brucelose tratada, 17 pacientes assintomáticos com risco de brucelose e 11 pacientes com outras condições).[1052] Quarenta e quatro (95,7%) dos pacientes com brucelose foram positivos para PCR. Cinco pacientes de controle com PCR-positiva incluíram quatro que tinham acabado de concluir o tratamento para a brucelose, enquanto o quinto era um cirurgião-veterinário trabalhando em um programa de controle/erradicação de *Brucella*. A sensibilidade e a especificidade do ensaio foram, respectivamente, de 95,7% e 92,2%, e os valores preditivos para resultados positivos e negativos da PCR foram, respectivamente, de 89,8% e 96,7%. Os valores correspondentes para hemoculturas foram, respectivamente, de 69,6%, 100%, 100% e 78,8%.

Os métodos moleculares também podem ser utilizados não apenas para a identificação de isolados, mas também para a tipagem de cepas de isolados de *Brucella*. Com base no sequenciamento dos genomas completos de *B. melitensis* e *B. abortus*, foi constatado que regiões do DNA são úteis como marcadores específicos para tipagem de cepas. Nos genomas desses microrganismos, foi constatado que regiões do DNA que possuem um número variável de VNTR, que varia de 1 a 10 pares de bases por repetição e de 1 a mais de 30 repetições por *locus*. As localizações e os números dessas VNTR dentro das sequências de genomas publicadas não são conhecidos. Um dos primeiros estudos que utilizaram essa tecnologia identificou uma sequência de repetição em *tandem* de 8 pares de bases em nove *loci* de *B. abortus*, e esses *loci* eram hipervariáveis entre várias cepas de *B. abortus*. Com o uso da PCR, o número de sequências de repetições por *locus* gerou "*fingerprints*" específicos de cepas, que foram capazes de identificar cepas tipos de espécies de *Brucella* e diferenciar isolados não relacionados de *B. abortus* obtidos de gado bovino e de outros animais.[174] LeFlech *et al.* utilizaram a tecnologia do VNTR para estabelecer um ensaio de PCR de dois painéis e 15 marcadores para espécies de *Brucella*.[774] O primeiro painel utilizou oito marcadores para estabelecer uma identificação em nível de espécie ao longo de linhagens clássicas de espécies, enquanto o segundo painel utilizou sete marcadores e foi capaz de diferenciar isolados da mesma biovariante. Whatmore *et al.* empregaram a mesma tecnologia e identificaram 21 VNTR, cujo comprimento variou de 5 a 40 pares de bases. Seis *loci* foram suficientes para a identificação em nível de espécie, enquanto os 15 restantes conseguiram discriminar entre isolados da mesma espécie/biovariantes obtidos de diferentes locais geográficos.[1345] A análise VNTR foi rápida, reproduzível e aplicável a pesquisas epidemiológicas envolvendo a transmissão de *Brucella* e para a determinação de relações entre isolados de *Brucella* de várias partes do mundo.

Tratamento da brucelose

O tratamento da brucelose humana é uma area em fase de evolução, devido ao espectro da doença, à possibilidade/probabilidade de infecção crônica e à propensão de complicações de múltiplos sistemas de órgãos.[837,1206] Apesar da sensibilidade *in vitro* a numerosos agentes antimicrobianos, os resultados *in vitro* não se traduzem, necessariamente, em eficácia clínica e resultados nos pacientes. O tratamento, para ser bem-sucedido, exige terapia antimicrobiana prolongada, habitualmente com uma combinação de fármacos, e, em alguns casos, pode-se indicar também a intervenção cirúrgica. A administração de agentes que penetram nas células fagocíticas e possuem atividade no interior dessas células constitui um pré-requisito para a terapia, visto que as brucelas são patógenos intracelulares facultativos, e a terapia precisa ser prolongada. O tratamento com ciclos curtos não é efetivo, visto que a maioria dos pacientes sofre recidiva.[1208] A terapia atual consiste em uma combinação de doxiciclina (200 mg/dia VO, durante 6 semanas) mais gentamicina (5 mg/kg/dia, por via IM, durante 7 dias).[1115,1207] O tratamento recomendado pela OMS inclui doxiciclina oral (200 mg/dia) mais rifampicina (600 a 900 mg VO) por um período mínimo de 6 semanas. O esquema de tetraciclina oral (2 g/dia, durante 6 semanas) ou doxiciclina em associação com estreptomicina ou gentamicina (1 g/dia IM durante 2 a 3 semanas) está associado a menor recidiva do que as recomendações da OMS.[63,838] O tratamento da brucelose com cefalosporinas na forma de monoterapia, como a ceftriaxona, resultou em falhas terapêuticas e não pode ser recomendado.[748] Em geral, as fluoroquinolonas exibem boa atividade contra espécies de *Brucella in vitro*, embora a CIM para esses fármacos tenda a ser mais alta que aquela para outros bacilos gram-negativos.[697] Os estudos realizados indicam que esses fármacos não podem ser usados como monoterapia e têm sido associados a taxas de falha terapêutica de até 25%.[24] Um estudo prospectivo randomizado avaliou a eficácia do ciprofloxacino *versus* rifampicina mais doxiciclina no tratamento da brucelose aguda. Depois de 45 dias de tratamento, cinco dos seis pacientes tratados com ciprofloxacino sofreram recidiva, apesar da sensibilidade *in vitro* e dos baixos valores de CIM dos isolados de *B. melitensis*.[749] Em um estudo conduzido na Turquia, a eficácia clínica de uma combinação de ofloxacino e rifampicina durante 6 semanas foi comparável àquela obtida com a combinação de doxiciclina e rifampicina.[12] As fluoroquinolonas e as cefalosporinas mais recentes podem exibir maior eficácia clínica quando utilizadas em combinação com outros fármacos. O SXT, quando utilizado em associação com rifampicina ou com um aminoglicosídio, mostra-se útil para o tratamento de crianças com menos de 8 anos de idade (as tetraciclinas estão contraindicadas).[1206] As crianças com mais idade podem receber um esquema modificado de doxiciclina (4 mg/kg/dia VO) e rifampicina (10 mg/kg/dia, PO), durante 6 semanas. Para infecções pediátricas graves, pode-se adicionar gentamicina (5 mg/kg/dia, IM) nos primeiros 5 a 7 dias de tratamento. Para a endocardite causada por *Brucella*, é habitualmente necessária uma combinação de terapia antimicrobiana e cirurgia (*i. e.*, substituição de valva), embora alguns pacientes tenham respondido à quimioterapia antimicrobiana apenas.[40,543,835,838] O tratamento para a endocardite causada por *Brucella*, à semelhança daquela causada por outros agentes bacterianos, exige a administração de agentes antimicrobianos em níveis bactericidas. A doxiciclina, a rifampicina e o SXT têm sido utilizados com sucesso para a endocardite, em associação com substituição valvar. Para a doença do SNC, os esquemas contendo aminoglicosídios estão contraindicados, visto que esses fármacos não alcançam níveis terapêuticos no LCR. Recomendam-se terapias de combinação com dois ou três fármacos (p. ex., doxiciclina, rifampicina e SXT) que penetram no SNC e que são ativos contra o isolado infectante.[876] O tratamento da doença de múltiplos órgãos pode exigir que a terapia tríplice com antibióticos seja mais prolongada, e certos tipos de complicações (p. ex., espondilite) respondem melhor ao esquema de doxiciclina-gentamicina do que ao esquema de doxiciclina-rifampicina.[62,1194] Durante o tratamento e após o seu término, os pacientes devem ser monitorados à procura de evidências de recidiva/recorrência da doença por sorologia, utilizando a modificação 2-ME do teste SAT ou por IEE.

Espécies de *Francisella*

Epidemiologia da tularemia

A tularemia é a doença causada pelo cocobacilo gram-negativo fastidioso *Francisella tularensis*.[393] Os reservatórios da bactéria na natureza incluem coelhos, roedores, esquilos, ratos almiscarados, castores, ratos-calunga, cervos, lemingues e guaxinins. Os animais domésticos, como gado bovino, suínos e equinos, são bastante resistentes à infecção, enquanto os ovinos são relativamente suscetíveis. O microrganismo é transmitido entre animais por picadas de carrapatos e moscas, como as moscas *Chrysops* (mutuca).[1026] No carrapato, ocorre também transmissão transovariana de *F. tularensis*, proporcionando, assim, uma fonte constante do microrganismo no ambiente. As infecções nos seres humanos são mais comumente adquiridas por picadas de carrapatos, moscas do gênero *Chrysops* (mutuca) e mosquitos infectados, ou por contato direto com o sangue ou órgãos internos de animais infectados.[1169] As fontes de água contaminadas, aerossóis e mordeduras de animais também constituem uma fonte de infecção nos seres humanos. Entre os carrapatos, são conhecidas pelo menos 13 espécies diferentes que são naturalmente infectadas por *F. tularensis*, sendo o carrapato-do-cão americano (*Dermacentor variabilis*), o carrapato da madeira (*Dermacentor andersoni*) e o carrapato-estrela (*Amblyomma americanum*) os mais comuns na América do Norte. A transmissão da doença por exposição a carrapatos ocorre nas regiões das Montanhas Rochosas dos EUA e leste. Na Califórnia, em Wyoming e Nevada, as moscas picadoras constituem os principais vetores.[218] Por outro lado, os mosquitos constituem os principais vetores da transmissão da doença na antiga União Soviética, Escandinávia e regiões vizinhas.[387] Entre os caçadores, ocorreram infecções após esfolamento, curtume e ingestão de animais infectados, incluindo coelhos, lebres, castores, ratos-almiscarados, aves e esquilo. Essas atividades podem gerar aerossóis, resultando em transmissão das bactérias pelo ar. A água contaminada também representa uma importante fonte do microrganismo no meio ambiente, e ocorreram infecções em seres humanos após a ingestão de água de poços onde foram encontradas carcaças animais infectadas. Um grande surto de tularemia em Kosovo, ocorrido entre 1999 e 2000, foi atribuído a água e alimentos contaminados, e os roedores foram identificados como fonte dos microrganismos.[1076] Ocorreram infecções adquiridas pelo ar após a inalação de poeira e feno contendo fezes e carcaças de roedores. Surtos recentes de tularemia em Martha's Vineyard (Massachusetts, EUA) foram associados a atividades de paisagismo, jardinagem e cortar grama, e infecções de animais na área em gambás e guaxinins foram documentadas.[857] Infecções humanas também foram desenvolvidas após exposição ou mordeduras de carnívoros, incluindo gatos domésticos. Nesses casos, a contaminação da boca ou das presas do gato após matar e ingerir uma presa constitui o provável modo de aquisição do microrganismo, embora os gatos também possam adquirir infecções sistêmicas.[1283,1332] As infecções humanas também foram atribuídas a cães-de-pradaria infectados, que eram vendidos como animais de estimação.[216] *F. tularensis* é altamente contagiosa – apenas 10 a 50 microrganismos administrados por via intradérmica ou por aerossóis são suficientes para causar infecção, e o microrganismo pode penetrar facilmente em minúsculas soluções de continuidade inaparentes na pele.[393] A tularemia também foi adquirida em consequência de acidentes de laboratório ocorridos durante o processamento de amostras infectadas, isolamento e identificação do microrganismo e manipulação de grandes números de microrganismos em pesquisa. Não ocorre transmissão entre seres humanos.

Antes da Segunda Guerra Mundial, a tularemia era relativamente comum nos EUA, porém a sua incidência declinou uniformemente durante a década de 1950, e, desde 2001, as taxas de casos de tularemia são inferiores a 0,05 caso por 100.000 habitantes.[221] Embora a doença tenha sido relatada em todos os EUA, a grande maioria dos casos atuais é observada nos estados do sul e centro-sul (i. e., Missouri, Kansas, Arkansas, Oklahoma e Texas). Em 2006, mais da metade dos casos relatados nos EUA ocorreu em Arkansas, Kansas, Missouri, Nebraska e Massachusetts.[221] As áreas com o maior número de casos migraram ligeiramente do centro-sul para o norte dos EUA, possivelmente em consequência das mudanças climáticas.[931] A maioria dos casos ocorre durante os meses de verão ou no meio do inverno, correspondendo a picos de doença associada a vetores e doença associada à prática da caça, respectivamente.[634] Os homens são mais comumente infectados do que as mulheres, devido à associação dessa infecção a determinadas ocupações (p. ex., fazendeiros, veterinários de animais de grande porte, caçadores, tosqueadores e pastores de carneiros, caçadores e utilizadores de armadilhas). Nos EUA, as taxas de incidência são mais altas em crianças de 5 a 10 anos de idade e adultos a partir dos 75 anos.

Nessa última década, surgiram questões relativas ao uso potencial de *F. tularensis* como agente de guerra biológica e bioterrorismo. Consequentemente, *F. tularensis* é classificada pelos CDC como agente de bioterrorismo de categoria A.[187,346,1093] Nos EUA, *F. tularensis* foi investigada como agente potencial na guerra biológica nas décadas de 1950 e 1960, antes da revogação do programa bioterrorista ofensivo dos EUA, e é provável que outros países também tenham investigado esse microrganismo. Em Fort Detrick, animais e voluntários humanos tanto civis quanto militares foram expostos a aerossóis contendo *F. tularensis* para estabelecer a infectividade do agente propagado dessa maneira e avaliar a eficácia de vacinas, terapias profiláticas e modalidades de tratamento.[274] Os grupos de trabalho na área de biodefesa concluíram que a dispersão do microrganismo por aerossóis seria o procedimento mais provável para um ataque bioterrorista envolvendo *F. tularensis*, visto que a infecção por inalação afetaria a maior parte da população.[346] Com esse método de dispersão, o quadro clínico mais provável iria consistir em doença pneumônica e tifoide (ver adiante). Kaufmann et al. dos CDC publicaram recentemente um cenário dos "melhores e piores" casos se *F. tularensis* fosse propagada como "nuvem de aerossol" como parte de um ataque bioterrorista.[690] Se a dose de aerossol infecciosa de *F. tularensis* for de 50 a 100 microrganismos, e admitindo-se uma taxa de ataque de 82,5%, a exposição de 100.000 pessoas resultaria em 82.500 casos de tularemia pneumônica. Com uma taxa de mortalidade de 6,2%, seriam esperadas 6.188, com um impacto econômico entre 465 e 562 milhões de dólares!

Histórico e taxonomia

A tularemia foi descrita pela primeira vez em 1911 por McCoy como causa de uma doença semelhante à peste em esquilos da Califórnia durante pesquisas sobre a possível ocorrência de peste bubônica entre populações de roedores na região da Baía de São Francisco após o terremoto de 1906. Subsequentemente, McCoy e Chapin isolaram o agente etiológico e deram-lhe o nome de *Bacterium tularense* em referência ao Condado de Tulare, na Califórnia, onde estava localizado o laboratório desses pesquisadores.[870] De 1912 a 1925, Edward Francis, estudando a doença humana denominada "febre da mutuca", estabeleceu uma conexão entre essa doença e a "doença semelhante à peste" descrita por McCoy em roedores. Pesquisou as formas de transmissão, o agente etiológico e criou o nome "tularemia". Esse nome reflete o do Condado de Tulare, onde McCoy e Chapin isolaram o microrganismo, e também está relacionado com a "bacteriemia" que ocorre como manifestação da infecção. Pelos seus trabalhos pioneiros na cultura desses microrganismos, nos métodos usados para diagnóstico sorológico, nas síndromes clínicas associadas e no reconhecimento dos principais reservatórios e vetores, Francis recebeu o Prêmio Nobel em ciências em 1959, e o microrganismo teve o seu nome *Bacterium tularense* mudado para *Francisella tularensis* em homenagem a esse pesquisador. Com base em técnicas taxonômicas moleculares, *F. tularensis* é classificada na ordem Thiotrichales, família Francisellaceae, na subdivisão γ das Proteobacteria.[472,1192] O sequenciamento dos genes 16S e a análise de sequência do genoma completo de várias cepas de *F. tularensis* indicam que os microrganismos relacionados mais próximos são endossimbiontes, como *Wolbachia persica*.[693] A família Francisellaceae inclui os gêneros *Francisella* e *Fangia*. O gênero *Fangia* é constituído por uma única espécie, *F. hongkongensis*, um cocobacilo gram-negativo isolado da água do mar em Hong Kong.[761]

Os membros do gênero *Francisella* são cocobacilos gram-negativos intracelulares facultativos, estritamente aeróbios e imóveis. No momento atual, o gênero *Francisella* é constituído de quatro espécies: *F. tularensis*, *F. philomiragia*, *F. noatunensis* e *F. hispaniensis*. *F. tularensis* é dividida em quatro subespécies: *F. tularensis* subesp. *tularensis*, *F. tularensis* subesp. *holarctica*, *F. tularensis* subesp. *mediasciatica* e *F. tularensis* subesp. *novicida*.[615,752,988] Essa última subespécie era anteriormente uma espécie separada (*F. novicida*), porém foi reclassificada como subespécie *F. tularensis* em 2010.[615] *F. noatunensis* era anteriormente uma subespécie *F. philomiragia* (*F. philomiragia* subesp. *noatunensis*), porém foi elevada ao nível de espécie em 2009.[888,988] *F. noatunensis* inclui duas subespécies: *F. noatunensis* subesp. *noatunensis* e *F. noatunensis* subesp. *orientalis*.[988] O microrganismo denominado *Francisella piscicida* é um sinônimo heterotípico posterior de *F. noatunesis* subesp. *noatunensis* e não é mais um nome válido de espécie.[988] Todas as quatro subespécies de *F. tularensis* podem causar tularemia, embora exibam diferenças na sua virulência para seres humanos e coelhos.[474,652] *F. tularensis* subesp. *tularensis* (também denominada *F. tularensis* subesp. *nearctica* ou biovar. tipo A) predomina na América do Norte, porém não é comumente encontrada na Europa (embora essa subespécie tenha sido identificada na Eslováquia); está associada a carrapatos e coelhos e é virulenta tanto para coelhos quanto para seres humanos.[536,654] Esse biogrupo caracteriza-se, fenotipicamente, pela produção de ácido a partir de glicerol e pela presença de citrulina ureidase.[843,1138] As cepas tipo A foram divididas em duas subpopulações, ou *clusters*, geneticamente distintas, denominadas A1 e A2, por uma técnica molecular denominada análise VNTR de múltiplos *loci* (MLVA; do inglês, *multiple locus variable-number tandem repeat analysis*), e, com o uso de métodos adicionais de tipagem molecular, foram delineados subtipos dentro dos tipos A1 (i. e., A1a, A1b) e A2 (i. e., A2a e A2b).[653,693,736,1027] A doença causada por cepas A1 é clinicamente mais grave e ocorre principalmente na metade leste dos EUA, enquanto a doença causada por cepas A2 é mais leve e só ocorre no oeste dos EUA.[412,1025,1218] Entretanto, ocorreram em Utah infecções associadas à mosca *Chrysops* (mutuca) causadas por ambos os *clusters* A1 e A2.[1025] *F. tularensis* subesp. *holarctica* (anteriormente denominada *F. tularensis* subesp. *palaearctica* ou biovar. tipo B) foi isolada na Europa, na Ásia, no Japão e na América do Norte e está associada a infecções transmitidas pela água a roedores e a vetores, carrapatos e mosquitos; a sua virulência em seres humanos é intermediária, enquanto é mínima em coelhos.[34,634] A doença causada pela subespécie *holarctica* pode ser mais comum nos EUA do que se acreditava anteriormente.[1276] As cepas da subespécie *holarctica* são glicerol-negativas e habitualmente não produzem citrulina ureidase. *F. tularensis* subesp. *mediaasiatica* foi sugerida para cepas isoladas de um foco centro-asiático da União Soviética, enquanto *F. tularensis* biogrupo *palaearctica japonica* foi sugerida para microrganismos isolados no Japão.[1138] A princípio, todos os quatro microrganismos foram propostos como espécies separadas por cientistas soviéticos, porém essa sugestão não teve aceitação geral. Foi constatado que as cepas do centro-asiático e do Japão apresentam baixa virulência para coelhos (à semelhança do biogrupo *holarctica/palaearctica*), porém estão claramente mais relacionadas com *F. tularensis* biogrupo *tularensis*, com base na análise do rRNA 16S.[1138] Dados recentes, utilizando dois elementos de sequência de inserção para tipagem de cepas por RFLP, revelaram que as cepas japonesas de *F. tularensis* subesp. *holarctica* (*palaearctica*) podem, na realidade, representar outra subespécie.[1252] *F. novicida*, originalmente isolada de fontes de água em Utah, em 1951, era anteriormente classificada como espécie de *Pasteurella* e recebeu a nova denominação de *Francisella novicida*, em 1959.[752] Posteriormente, estudos genéticos determinam que *F. novicida* não era uma espécie separada, mas constituía outro biogrupo de *F. tularensis* (biogrupo *novicida*), visto que o grau de semelhança do rRNA 16S alcançou 99,6%.[430,598] *F. tularensis* biogrupo *novicida* foi elevada ao nível de subespécie (i. e., *F. tularensis* subesp. *novicida*) em 2010.[615] *F. tularensis* subesp. *novicida*, que é um microrganismo de virulência relativamente baixa, foi isolada de água contendo ratos almiscarados mortos e de seres humanos. Microrganismos semelhantes a *Francisella* foram isolados de infecções de peixes e seres humanos nesses últimos anos, sugerindo que o gênero poderá sofrer uma expansão no futuro.[961,986,1347]

F. philomiragia inclui cepas bacterianas anteriormente designadas como "bactérias philomiragia", que foram incorretamente incluídas com as *Yersiniae*, com a denominação "*Y. philomiragia*". Esses microrganismos exibem uma relação genética e antigênica com subespécies de *F. tularensis* e apresentam constituintes semelhantes de ácidos graxos da parede celular e ubiquinona. A análise do rRNA 16S desses microrganismos corroborou a relação genotípica de *F. tularensis* e *F. philomiragia*.[430,431,598] *F. philomiragia* é consideravelmente menos virulenta do que *F. tularensis* e tem sido isolada, em grande parte, de animais (p. ex., ratos-almiscarados) e de água. Diferentemente de *F. tularensis*, *F. philomiragia* é um agente oportunista, que provoca pneumonia e infecções sistêmicas em pacientes com doença granulomatosa crônica, vítimas de quase afogamento e pacientes com neoplasias malignas hematológicas.[828,1187,1338] No decorrer de um período de 12 anos, foram obtidos 14 isolados humanos de *F. philomiragia*, que foram enviados ao Special Bacteriology Branch dos CDC. Desses 14 isolados, cinco foram de pacientes com doença granulomatosa crônica, cinco de indivíduos que sofreram quase afogamento em água salgada, dois foram de fontes humanas desconhecidas, um foi de um paciente com doença de Hodgkin e outro de um paciente com metaplasia mieloide.[598,1165,1338] Esses casos definiram o espectro clínico de *F. philomiragia* como agente raro de pneumonia necrosante, bacteriemia e meningite.[1165,1338] Um caso recente de adenite e nódulos pulmonares por *F. philomiragia* foi relatado em um menino de 10 anos de idade com doença granulomatosa crônica após abrasão da face por um caranguejo de água salgada.[828]

F. noatunensis subesp. *noatunensis* e *F. noatunensis* subesp. *orientalis* são patógenos bem-conhecidos de vários peixes de água doce e de água salgada, incluindo peixe roncador no Japão, tilápia na América e na Ásia, robalo híbrido da América, salmão do Atlântico no Chile e bacalhau do Atlântico da Noruega.[888,987,988] Nessas várias espécies de peixes, essas bactérias provocam infecções granulomatosas crônicas de coração, rim, no baço e no fígado. As subespécies de *F. noatunensis* estão mais provavelmente relacionadas com *F. philomiragia*. A nova espécie *F. hispaniensis* foi um isolado de hemocultura de um paciente com bacteriemia secundária a pielonefrite obstrutiva aguda.[615] A princípio, esse isolado foi considerado uma cepa de *F. tularensis* subesp. *novicida*; entretanto, a análise de cinco genes de manutenção e dois genes que codificam proteínas de membrana revelou que essa cepa era distinta das espécies e subespécies reconhecidas de *Francisella*. Em julho de 2008, foram obtidos dois isolados – um de uma amostra de LCR e outro de uma amostra de sangue – de dois pacientes diferentes.[737] O primeiro isolado foi obtido de uma amostra de LCR de uma criança de 15 meses de idade do sexo feminino com síndrome hemofagocítica e artrite reumatoide juvenil, enquanto o segundo isolado foi obtido de uma hemocultura de um homem de 85 anos de idade com doença renal terminal. Quando as sequências do rRNA 16S foram analisadas, os dois isolados demonstraram uma identidade de 97% com *F. tularensis* subesp. *tularensis*, *F. tularensis* subesp. *holarctica*, *F. tularensis* subesp. *novicida* e *F. philomiragia* e apresentaram uma semelhança de 98% para as sequências encontradas em isolados do solo do gênero *Francisella*. Todos os testes específicos para *F. tularensis* (p. ex., aglutinação em lâmina com antissoros específicos, teste de anticorpo fluorescente [AF] e análise por PCR) foram negativos. Os pesquisadores sugeriram que esses dois isolados, que eram genotípica e fenotipicamente semelhantes, podiam representar uma nova espécie de *Francisella*.[737]

Em 1997, outra possível espécie de *Francisella* foi reconhecida como endossimbionte no tecido ovariano de fêmeas de carrapatos *Dermacentor andersoni*, mas que não foi detectada nos carrapatos-machos.[940] A relação desse microrganismo, designada como "simbionte *D. andersoni*" (DAS), e espécies de *Francisella* baseia-se na presença de um antígeno de membrana específico e das sequências do rRNA 16S, que são semelhantes àquelas de *F. tularensis*. Esses endossimbiontes são denominados FLE ou "endossimbiontes semelhantes a *Francisella*". Esses FLE foram identificados em carrapatos pertencentes aos gêneros *Dermacentor*, *Amblyomma*, *Rhipicephalus* e *Ornithodoros*.[1162,1230] A investigação de bactérias endossimbióticas obrigatórias, encontradas em *Paramecium tetraurelia*, verificou que um desses endossimbiontes, *Caedibacter taeniospiralis*, formava uma nova linhagem evolutiva com as γ-Proteobacteria e compartilhava uma semelhante de 87% nas sequências de seus rRNA 16S com a família Francisellaceae.[103] Em um estudo de FLE de uma variedade de espécies de carrapatos, Machado-Ferreira et al. identificaram sequências gênicas da ilha de patogenicidade de *F. tularensis*, o gene *iglC* e do gene regulador *mglA* em FLE.[819] O gene *iglC* codifica uma proteína em *F. tularensis*, que está envolvida no escape da bactéria do fagolisossomo e na sobrevida intracelular dessas bactérias. No momento atual, os FLE não parecem ser patogênicos nos seres humanos, porém o reconhecimento de que as sequências gênicas em FLE semelhantes aos genes associados à virulência de *F. tularensis* sugere que esses agentes incomuns possuem potencial patogênico. Utilizando iniciadores e sondas para várias regiões do gene *lpnA* de *F. tularensis*, que codifica uma lipoproteína, foi identificado um fragmento de 233 pares de bases que é capaz de discriminar as subespécies de *F. tularensis* e os FLE.[406] Esse método seria útil para estudos de campo de espécies de *Francisella* em ambientes onde provavelmente existem FLE. Essa abordagem molecular foi útil não apenas para a detecção e a diferenciação de subespécies de *Francisella* e FLE, mas também para a detecção de isolados atípicos de *Francisella* associados à doença humana, como a cepa FnSp1 de *F. tularensis* incomum, que atualmente é denominada *F. hispaniensis*.[615]

Espectro clínico da tularemia

As manifestações clínicas da tularemia dependem do modo de aquisição do microrganismo, da subespécie bacteriana envolvida, da virulência inata da cepa infectante, da imunocompetência do hospedeiro e da extensão do comprometimento de sistemas orgânicos.[580] Após a infecção, observa-se um período de incubação que varia de algumas horas a 3 a 5 dias, porém esse período pode se estender até 3 semanas. O início é agudo, com febre, calafrios, mal-estar, cefaleia, faringite, algumas vezes diarreia. A febre pode sofrer exacerbações e remissões, porém habitualmente permanece elevada durante 4 a 5 semanas na ausência de tratamento. Durante esse período, ocorrem perda de peso, linfadenopatia e desenvolvimento de doença crônica. Os pacientes que são infectados por cepas menos virulentas podem apresentar doença leve, que sofre resolução espontânea, enquanto outros desenvolvem infecções multissistêmicas debilitantes e crônicas.

Clinicamente, a tularemia era dividida em seis síndromes: tularemia ulceroglandular, tularemia glandular, tularemia oculoglandular, tularemia orofaríngea, tularemia tifoide e tularemia pneumônica. Essa classificação foi substituída por uma classificação binária da doença, com reconhecimento de doença ulceroglandular e tifoide. A distinção entre essas duas formas depende do comprometimento da pele/mucosa e da localização e gravidade da linfadenopatia associada. Cerca de 75% dos pacientes apresentam a forma ulceroglandular, enquanto 25% têm a forma tifoide. A tularemia ulceroglandular, que constitui a apresentação clínica mais comum, abrange atualmente as síndromes ulceroglandular, glandular e oculoglandular.[1099] O paciente apresenta lesão dolorosa no local de entrada dos microrganismos, que posteriormente sofre ulceração, formando uma úlcera central penetrante, com periferia elevada. Foram também descritas úlceras vesiculares que se assemelham àquelas do herpes-vírus simples e da varicela, cuja cultura tem sido positiva para *F. tularensis*. A localização da lesão depende de a infecção ter sido adquirida por um artrópode ou mamífero vetor. Em 2 a 12% dos casos, a lesão primária encontra-se na orofaringe e resulta da ingestão de água ou alimentos contaminados. O comprometimento das mucosas manifesta-se na forma de conjuntivite granulomatosa, perda da acuidade visual, linfadenopatia pré-auricular e submandibular e, em alguns pacientes, faringite não exsudativa.[210,470] Alguns pacientes apresentam cefaleia intensa, tonsilite e faringite exsudativa, sugestiva de faringite estreptocócica, difteria ou doença de Vincent. O comprometimento faríngeo sempre tem sido associado a linfadenopatia regional, que pode resultar em formação de abscessos de linfonodos e retrofaríngeos. A otite média e a ocorrência de infecções da orelha média constituem complicações raras.[535,816] Os linfonodos aumentados e abscessos podem tornar-se flutuantes e supurar através da pele que os recobre, ou podem tornar-se persistentes.[276,576] Em alguns casos, verifica-se a presença de linfadenopatia e febre, porém não há evidências de lesão cutâneas.[815,969] Nesses casos, a lesão pode ter cicatrizado ou pode ser inócua e passar despercebida. A tularemia tifoide manifesta-se na forma de início abrupto de febre, calafrios, cefaleia, faringite, vômitos e dor e hipersensibilidade abdominais. Não há nenhuma lesão cutânea inicial nem linfadenopatia aparente, e a infecção provavelmente é adquirida pela ingestão de água ou alimentos contaminados. A tularemia tifoide é a única forma em que a diarreia constitui um aspecto proeminente do quadro clínico. Em geral, a diarreia é incontrolável e aquosa. Em quase metade dos pacientes com tularemia tifoide, observa-se o desenvolvimento de doença pleuropulmonar secundária, com infiltrados pulmonares e derrames pleurais. Nessa forma, a hemocultura e as culturas de escarro podem ser positivas, e a taxa de mortalidade é habitualmente elevada. Podem-se observar fezes sanguinolentas, particularmente em crianças. Ocorre pneumonia em cerca de 80% dos pacientes com tularemia tifoide e em cerca de 30% daqueles com tularemia ulceroglandular; a pneumonia resulta da inalação de aerossóis contendo o microrganismo ou de disseminação hematogênica.[106,415,416] Os exames radiográficos podem revelar comprometimento de um ou mais lobos, com derrame pleural, infiltrados pneumônicos, formação de abscessos, nódulos pulmonares e linfadenopatia hilar[487,937] Os sintomas consistem em febre, tosse seca com produção mínima de escarro e dor torácica pleurítica. Clinicamente, a tularemia pneumônica assemelha-se à tuberculose, às pneumonias atípicas causadas por *Legionella*, *Chlamydophila pneumoniae*, *Chlamydophila psittaci*, *Coxiella burnetii*, e à pneumonia fúngica. A tularemia pneumônica tende a ser mais grave em pacientes com doença de base, como desnutrição, alcoolismo, doença renal, doença granulomatosa crônica e infecção pelo HIV.[842] Nesses indivíduos, ocorrem mais frequentemente complicações, como hepatoesplenomegalia, insuficiência renal e rabdomiólise. A tularemia pneumônica é habitualmente observada em adultos e está associada a certas ocupações (p. ex., tosquiadores de carneiros, pessoas que trabalham na criação de animais, técnicos de laboratório), atividades em fazendas (p. ex., debulha), cortar grama e limpeza de mato. Essa associação deve-se, provavelmente, à presença de fezes de roedores ou animais infectados que permanecem no feno.[1235]

A tularemia clínica pode apresentar uma série de quadros clínicos em pacientes individuais. Plourde *et al.*[1036] relataram um caso de tularemia glandular com algumas características de doença tifoide em uma criança que sofreu uma picada de inseto na escápula esquerda. Nessa criança, foi constatado o aparecimento de linfadenopatia inguinal, em lugar de linfadenopatia próximo ao local de picada do inseto, e houve desenvolvimento de distensão abdominal e diarreia aquosa intensa, ambas as quais constituem manifestações da doença tifoide. Em outro caso, foi estabelecido um diagnóstico sorológico de tularemia em uma mulher de 53 anos de idade com um grande derrame pericárdico, que relatou um contato próximo com coelhos havia 2 semanas.[747] Foi relatada a ocorrência de infecção crônica de prótese de joelho em um paciente com doença articular degenerativa 6 meses após uma picada de carrapato.[304] A meningite e o abscesso cerebral constituem uma complicação rara da infecção por *F. tularensis*.[471,595,1095] Os pacientes com meningite podem ou não apresentar doença não meníngea significativa (tularemia glandular ou tifoide). Os achados no LCR são compatíveis com meningite bacteriana (*i. e.*, baixo nível de glicose com nível elevado de proteínas), e observa-se um predomínio de linfócitos na coloração do LCR pelo método de Gram. Em 1996, foi relatada pela primeira vez uma infecção de *shunt* ventriculoperitoneal por *F. tularensis* em um menino de 5 anos de idade com mielomeningocele.[1034] Os sinais e os sintomas limitaram-se ao SNC, e não foi observado nenhum outro comprometimento sistêmico. Duas semanas antes da manifestação da doença, a criança estivera com colegas que estavam esfolando um coelho. Foi obtida uma cura clínica e bacteriológica com gentamicina intratecal e substituição do *shunt*. LeDoux descreveu um caso de doença do SNC presuntiva por *F. tularensis* em um homem de 61 anos de idade, cujo quadro clínico consistiu predominantemente em ataxia da marcha.[771] Em 2000, Tancik e Dilliha relataram o primeiro caso publicado de endocardite de valva nativa por *F. tularensis* em um homem de 42 anos de idade no Arkansas.[1244] O paciente respondeu a um ciclo de 4 semanas de gentamicina. A doença grave também está associada a um comprometimento do estado imunológico do hospedeiro, conforme evidenciado por uma infecção rapidamente fatal em um receptor de transplante de medula óssea com neutropenia.[1145] *F. tularensis* subesp. *novicida* é um patógeno raro, e foi relatado apenas um número muito pequeno de infecções, incluindo a descrição recente, da Tailândia, de bacteriemia por *F. tularensis* subesp. *novicida* em uma mulher submetida a quimioterapia para câncer de ovário.[773]

Detecção, isolamento e características de cultura

Como esse microrganismo pode penetrar através de pequenas soluções de continuidade da pele, a manipulação de amostras ou culturas de *F. tularensis* no laboratório é potencialmente perigosa. À semelhança da brucelose, pode não haver suspeita de tularemia quando o paciente procura assistência médica, de modo que as amostras e culturas podem ser manipuladas durante um período de tempo considerável antes de se considerar a possibilidade desse diagnóstico. Para os laboratórios que trabalham com amostras clínicas de seres humanos e de origem animal, recomendam-se práticas, equipamento de segurança e instalações de classe BSL-2, enquanto são necessárias práticas de BSL-3 e BSL-3 para animais para se trabalhar com culturas vivas ou conduzir estudos em animais de laboratório.[1279] No laboratório de microbiologia clínica de rotina, todas as amostras e culturas devem ser processadas em uma câmara de segurança biológica de classe II, o profissional deve utilizar luvas durante todos os procedimentos, e devem-se evitar todos os procedimentos que possam gerar aerossóis. Com a ameaça do bioterrorismo, os laboratórios devem incorporar em seus procedimentos testes de rastreamento para *F. tularensis* e outros agentes utilizados em bioterrorismo, de modo a possibilitar a rápida identificação presuntiva de um isolado que, em seguida, poderá ser encaminhado a laboratórios de nível B para identificação definitiva.[1093] Os indivíduos com exposição laboratorial confirmada devem ser tratados de modo profilático.

F. tularensis pode ser isolada de úlceras primárias, material de aspirado e biopsia de linfonodos, amostras de escarro, medula óssea e biopsias de tecido (p. ex., fígado, baço). As amostras devem ser mantidas a 4° a 8°C até o seu processamento. As amostras também podem ser colocadas em meio de transporte Amies com carvão ou em meio Stuart em temperatura ambiente antes de seu processamento. Os microrganismos também têm sido isolados de amostras de sangue periférico, habitualmente no contexto de uma doença de base preexistente. Foram obtidas hemoculturas positivas em pacientes com tularemia tifoide, pneumônica e orofaríngea, bem como em um relato isolado de endocardite causada por *F. tularensis*.[593,951,1046,1276,1320] Em relatos de casos de bacteriemia por *F. tularensis*, foi constatado o crescimento do microrganismo depois de 3 a 7 dias de incubação utilizando-se sistema radiométrico BACTEC®. Entretanto, em um paciente com endocardite, *F. tularensis* foi isolada depois de 9 dias no sistema BACTEC®.[1244] *F. tularensis* foi isolada depois de 12 dias de incubação de uma garrafa de hemocultura aeróbia não radiométrica BACTEC® (BACTEC® NR6A), que foi inoculada com um volume de 10 a 20 μℓ de aspirado percutâneo com agulha fina de linfonodo inguinal.[179] Se houver suspeita clínica de tularemia, as hemoculturas em caldo devem ser incubadas além do período padrão de incubação de 5 a 7 dias utilizado em muitos laboratórios. O repique cego de garrafas de hemoculturas pode ser adequado para detecção.

F. tularensis é um pequeno cocobacilo gram-negativo de coloração pálida. Classicamente, esse microrganismo necessita, para o seu crescimento, de cisteína, cistina ou outros compostos contendo sulfidrila, e o meio preferido para isolamento é o ágar-sangue glicose-cisteína. Todavia, *F. tularensis* crescerá em ágar-chocolate disponível no comércio e em ágar Thayer-Martin modificado, visto que esses meios que contêm hemina são suplementados com enriquecimento para crescimento (p. ex., IsoVitelex®, BD Bioicence) que contém cisteína, cistina e outros nutrientes necessários para bactérias fastidiosas. À semelhança das brucelas, esse microrganismo também tem a capacidade de crescer em ágar BCYE, o meio utilizado para o isolamento de espécies de *Legionella*.[1340] *F. tularensis* também foi isolada de uma amostra de biopsia de lesão cutânea pela técnica de centrifugação de frasco, utilizando fibroblastos de pulmão de embrião humano.[440] Embora o microrganismo não tenha crescido em repique em meios bacteriológicos, sua identidade foi determinada por análise do microrganismo desenvolvido em frasco por PCR. As cepas atípicas podem carecer da necessidade de cisteína das cepas "clássicas" de *F. tularensis*; todavia, em geral, são fracamente oxidase-positivas, catalase-negativas, sofrem aglutinação intensa em antissoro de *Francisella* e não são reativas em outros testes fenotípicos, incluindo aqueles para a determinação de biogrupos.[122] A análise dos ácidos graxos celulares dessas cepas revelou a presença de ácidos graxos saturados e insaturados de cadeia longa (i. e., C18 a C26), bem como grandes quantidades de 3-hidroxioctadecanoato (3OH-$C_{18:O}$), um ácido graxo peculiar de *F. tularensis*.[644] Esses ácidos graxos hidroxi incomuns constituem parte da estrutura do lipídio A no LPS do microrganismo. Em consequência, esses microrganismos podem ser facilmente identificados por meio de análise dos ácidos graxos celulares utilizando o Microbial Identification (MIDI) System e o *software* Library Generation System (LGS) (MIDI, Newark, NJ). Clarridge et al. isolaram duas cepas de *F. tularensis* não fastidiosas de hemoculturas de pacientes com pneumonia.[282] Esses isolados, que cresceram em ágar-chocolate e em ágar-sangue, foram identificados como *F. tularensis* pelas suas características fenotípicas, sequenciamento do gene rRNA 16S e hibridização com sonda de rDNA. Essas cepas também não sofreram aglutinação em antissoros comerciais de *F. tularensis*. As cepas de *F. tularensis* subesp. *novicida* e de *F. philomiragia* não demonstram necessidade de cisteína.

F. tularensis é um microrganismo aeróbio obrigatório, cujo crescimento é estimulado por uma concentração aumentada de CO_2; o microrganismo pode necessitar de 2 a 5 dias de incubação a 35° a 37°C para que as colônias sejam visíveis em meio de ágar. As colônias em ágar-chocolate são cinzentas, lisas, com consistência de manteiga e medem cerca de 2 mm de diâmetro depois de 3 dias de incubação. *F. tularensis* subesp. *tularensis* cresce mais lentamente do que as outras subespécies. As colônias de *F. philomiragia* são maiores, mais brancas e mucoides. As subespécies de *F. tularensis* são oxidase-negativas, fracamente catalase-positivas e o seu crescimento é precário (ou ausente) em ágar MacConkey; são bioquimicamente inertes. Os isolados de *F. philomiragia* são oxidase-positivos. A identificação da espécie é habitualmente confirmada por testes de aglutinação com antissoros policlonais específicos de coelho. As culturas devem ser examinadas no decorrer de um período de 10 a 14 dias. As características fenotípicas das espécies de *Francisella* são apresentadas na Tabela 9.13.

Os estudos que utilizam hemoculturas e camundongos com infecção experimental sugeriram, inicialmente, a utilidade PCR como método para a detecção e a identificação de *F. tularensis* em amostras clínicas humanas.[362,667,801] Esses ensaios foram capazes de detectar ambas as subespécies de *tularensis* e *holarctica*, com uma sensibilidade igual a 1 unidade formadora de colônia/mℓ de sangue. Subsequentemente, foi desenvolvido com sucesso um ensaio de PCR multiplex específico para o gene rRNA 16S e um gene de lipoproteína de 17 kDa para a detecção direta de *F. tularensis* em *swabs* de lesões da tularemia ulceroglandular na Suécia.[654,1193] O gene da lipoproteína é conservado entre as cepas de *F. tularensis* e não exibe nenhuma semelhança de sequência com outras sequências procariotas conhecidas e publicadas nos atuais bancos de genes.[654] A PCR efetuada em amostras de feridas foi capaz de estabelecer um rápido diagnóstico em pacientes com suspeita de tularemia ulceroglandular, cuja cultura foi negativa e que ainda não haviam sofrido soroconversão.[654,682] Pesquisas subsequentes de tularemia ulceroglandular na Suécia confirmaram a utilidade clínica e diagnóstica da PCR.[389] A PCR também foi aplicada a tecidos e aspirados de linfonodos para o diagnóstico da tularemia orofaríngea. Durante a pesquisa de um surto de tularemia orofaríngea na Turquia, a PCR realizada em amostras de aspirados de linfonodos de todos os setes pacientes foi positiva; esses testes foram positivos embora todos os sete pacientes tivessem recebido quimioterapia antimicrobiana por mais de 2 semanas quando os testes foram realizados.[209] A PCR também tem sido aplicada ao diagnóstico da doença oculoglandular, com obtenção de resultados positivos a partir de um *swab* conjuntival e uma amostra de nódulo conjuntival em dois pacientes, respectivamente; ambos os pacientes foram positivos para *F. tularensis* nos resultados de hemoculturas com PCR.[679] Nesse estudo, dois outros pacientes apresentaram PCR e culturas positivas de amostras de tecido de linfonodos. Em resposta à necessidade de instrumentos epidemiológicos para a investigação de surtos de tularemia, foram também desenvolvidas abordagens utilizando a PCR para detectar diretamente a infecção em animais de laboratório e em insetos vetores e para proporcionar métodos para tipagem e discriminação de cepas.[338,411,474,586,1252] Foram desenvolvidos ensaios de PCR em tempo real que identificam e distinguem os *clusters* A1 e A2 de *F. tularensis* subesp. *tularensis*.[902]

Foram desenvolvidas várias outras técnicas novas para rápida detecção/identificação de *F. tularensis*, em consequência

Tabela 9.13 Características fenotípicas para a identificação de espécies e subespécies de *Francisella*.

Característica	*F. tularensis* subesp. *tularensis*	*F. tularensis* subesp. *holarctica*	*F. tularensis* subesp. *novicida*	*F. tularensis* subesp. *mediaasiatica*	*F. philomiragia*	*F. hispaniensis*
Oxidase	–	–	–	–	+	+
Catalase	+	+	+^{f}	+	+	+^{f}
Motilidade	–	–	–	–	–	–
Crescimento em ágar MacConkey	V	–	V	DI	V	DI
H$_2$S em ágar TSI	–	–	–	–	+^{f}	–
Urease	–	–	–	–	–	–
Redução do nitrato	–	–	–	–	–	–
Produção de ácido a partir de:						
Glicose	+	+	+	–	+^{f}	DI
Maltose	+	+	V	–	+^{f}	DI
Sacarose	–	–	+	+	+^{f}	DI
Glicerol	+	–	+	+	DI	–
Necessidade de cistina/cistina	+	+	–	–	–	–
Citrulina ureidase	+$^-$	–$^+$	+	+	DI	DI

+ = reação positiva; – = reação negativa; V = reação variável; +^{f} = reação positiva fraca; +$^-$ = reação positiva, com raras cepas negativas; –$^+$ = reação negativa, com raras cepas positivas; DI = dados indisponíveis; ágar TSI = ágar tríplice açúcar–ferro (do inglês; *triple sugar iron*).

direta das preocupações relativas ao uso de *F. tularensis* no bioterrorismo e na guerra biológica. Grunow *et al.* desenvolveram um IEE padrão e um ensaio imunocromatográfico manual, que utiliza anticorpos monoclonais contra o antígeno de LPS, como anticorpo de captura para a detecção direta de *F. tularensis* subesp. *tularensis* e *F. tularensis* subesp. *holarctica* em amostras veterinárias.[520] Foram também desenvolvidos IEE de captura de antígenos que utilizam fluorometria de tempo resolvido para a detecção de vários agentes associados ao bioterrorismo em amostras tanto clínicas quanto ambientais.[1024] Emanuel *et al.* desenvolveram um método fluorogênico baseado na PCR para a detecção de *F. tularensis* em camundongos infectados. Esse ensaio foi efetuado com o uso de um termociclador manual projetado para uso em campo; e os resultados ficaram disponíveis em 4 horas.[396] Foram também desenvolvidas plataformas de PCR multiplex capazes de detectar diversos agentes em resposta à ameaça de bioterrorismo. Esses ensaios de amplificação baseados em *microarray* de DNA ou esferas, em tempo real, foram desenvolvidos e otimizados para a detecção de *F. tularensis, Y. pestis, B. anthracis* e *B. melitensis* em tecidos de animais (p. ex., antraz de vaca, tularemia de lebre), amostras de sangue (p. ex., sangue inoculado com várias diluições de patógenos) e amostras ambientais.[1195,1259,1355]

Como as cepas que pertencem aos diferentes biogrupos de *F. tularensis* são antigenicamente homogêneas, as subespécies são diferenciadas umas das outras com base em critérios fenotípicos ou em sondas de rRNA 16S específicas para subespécies.[430] As cepas de *F. tularensis* subesp. *tularensis* produzem ácido em meios de glicose, maltose ou glicerol como fonte de carbono. Elas também hibridizam com uma sonda de oligonucleotídios para sequências de rRNA 16S específicas da subespécie *tularensis*. As cepas da subespécie *holarctica* produzem ácido a partir da glicose e da maltose, mas não a partir do glicerol e hibridizam com uma sonda específica para sequências de rRNA 16S da subespécie *holarctica*. Ambas as cepas da subespécie *mediaasiatica* e da subespécie *palaearctica japonica* hibridizam com a sonda específica da subespécie *tularensis*; entretanto, as cepas da subespécie *mediaasiatica* produzem ácido a partir do glicerol e da sacarose, enquanto as cepas da subespécie *palaearctica japonica* acidificam meios contendo glicose ou glicerol. Os métodos sorológicos podem distinguir entre cepas das subespécies de *tularensis* e *novicida*, mas não entre cepas das subespécies de *tularensis* e *holarctica*. A citrulina ureidase, uma enzima que se correlaciona com a virulência de *F. tularensis*, é encontrada em cepas virulentas da subespécie *tularensis*, de algumas cepas de *holarctica* e cepas de *mediaasiatica*.[843,1138] A enzima não é encontrada em cepas atenuadas de *tularensis* e na maioria das cepas da subespécie *holarctica* com baixa virulência. Os testes fenotípicos para esses microrganismos são problemáticos, visto que as reações são, com frequência, tardias ou variáveis.

Tratamento da tularemia

O fármaco de escolha para o tratamento da tularemia é o aminoglicosídio estreptomicina, com uso de gentamicina como agente alternativo. A doxiciclina também tem sido utilizada, porém está associada a taxas mais elevadas de recidiva do que a terapia com aminoglicosídios, particularmente quando administrada precocemente na evolução clínica.

A resposta clínica inicial ao tratamento com tetraciclinas é notável (*i. e.*, ocorre declínio da febre rapidamente), porém as taxas de recidiva após a terapia são de 12%, ou seja, o dobro da taxa de recidiva observada após terapia com gentamicina. A gentamicina e a doxiciclina IM ou intravenosa não são úteis para o tratamento da meningite por *F. tularensis*, em virtude de sua pouca penetração no SNC; entretanto, pacientes responderam à gentamicina intratecal ou a combinações intratecais de estreptomicina ou gentamicina com doxiciclina. A terapia intravenosa com eritromicina também foi utilizada com sucesso; todavia, dados *in vitro* sugerem que as cepas de *F. tularensis* não são previsivelmente sensíveis. Scheel *et al.*[1146] constataram que 14 de 22 cepas da Escandinávia mostraram-se resistentes a eritromicina e claritromicina *in vitro*, e a resistência a eritromicina é importante entre cepas isoladas na Rússia.[1281] As fluoroquinolonas também são ativas contra isolados de *F. tularensis* do tipo A e tipo B. Entretanto, as respostas clínicas à terapia com fluoroquinolonas em pacientes com doença causada por subespécie *tularensis* são subótimas em comparação com as infecções causadas pela subespécie *holarctica* menos virulenta. Nos primeiros casos, a terapia de combinação com gentamicina e uma fluoroquinolona pode resultar em uma resposta clínica mais satisfatória.[387,388]

Utilizando o método de microdiluição em caldo recomendado pelo CLSI, Urich e Petersen testaram 92 isolados de *F. tularensis* subesp. *tularensis* (tipo A) e 77 isolados de *F. tularensis* subesp *holarctica* (tipo B) e constataram que todos os microrganismos testados foram sensíveis aos fármacos que são utilizados no tratamento da tularemia, incluindo estreptomicina, gentamicina, tetraciclina, doxiciclina, ciprofloxacino e levofloxacino.[1281] Todas as cepas encontraram-se na faixa sensível para a eritromicina, e as cepas tipo A apresentaram CIM de duas duplas diluições mais baixas que as cepas tipo B. Valade e pesquisadores na França testaram 71 cepas de *F. tularensis* subesp. *holarctica* e verificaram que não foi possível obter resultados reproduzíveis com alguns agentes utilizando o método de microdiluição em caldo. Utilizando a diluição em ágar, todos os 71 isolados de subesp. *holactica* mostraram-se sensíveis a estreptomicina, gentamicina, doxiciclina, ciprofloxacino, ácido nalidíxico e cloranfenicol.[1282] Embora alguns estudos *in vitro* utilizando métodos de diluição em caldo tenham relatado baixos valores de CIM para betalactâmicos quando testados contra *F. tularensis*, outros estudos que utilizaram diluição em ágar concluíram que *F. tularensis* é resistente aos agentes antimicrobianos betalactâmicos.[83,1146] Em um estudo de 22 isolados de *F. tularensis* em animais e seres humanos utilizando o método de diluição em ágar com ágar-sangue-cisteína-glicose, todas as cepas mostraram-se resistentes não apenas à penicilina e à cefalotina, mas também a cefuroxima, ceftazidima, aztreonam, imipeném e meropeném, com CIM de > 32 µg/mℓ para todos os fármacos. Ikaheimo *et al.* utilizaram tiras de Etest em placas de ágar cisteína-coração para testar 20 isolados de seres humanos e 18 isolados de animais mortos. Todas as cepas mostraram-se sensíveis aos fármacos que tinham sido utilizados para o tratamento (*i. e.*, estreptomicina, tetraciclina), porém foram resistentes aos betalactâmicos e carbapenêmicos, incluindo ceftriaxona, ceftazidima, cefepima, imipeném, meropeném e piperacilina-tazobactam.[621] Outros estudos também determinaram que as subespécies de *Francisella tularensis* são geralmente resistentes às penicilinas e cefalosporinas, porém sensíveis aos principais fármacos usados na terapia.[860,1258] A experiência clínica com o uso das cefalosporinas de terceira geração para a tularemia indica que esses fármacos não são efetivos. Cross e Jacobs relataram oito casos de falhas documentadas com o uso ambulatorial da ceftriaxona no tratamento da tularemia.[315]

Os isolados de *F. philomiragia* são habitualmente sensíveis aos aminoglicosídios, às fluoroquinolonas e à tetraciclina, e variavelmente sensíveis à amoxicilina-clavulanato, à rifampicina e à eritromicina. A maioria das cepas produz enzimas betalactamases e exibe resistência à ampicilina, enquanto algumas cepas podem ser resistentes a cefazolina, cefotaxima e SXT.

Virulência de *F. tularensis*

Os fatores que são responsáveis pela virulência de *F. tularensis* estão sendo estudados intensivamente hoje em dia, devido a maiores financiamentos dos programas de bioterrorismo.[991,1013] Esse microrganismo não produz nenhuma exotoxina identificável, e a sua virulência baseia-se na sua capacidade de crescer em grandes números nos tecidos do hospedeiro e de induzir uma resposta inflamatória significativa no hospedeiro. Com a infecção, o microrganismo multiplica-se localmente durante 3 a 7 dias; em seguida, propaga-se para os linfonodos regionais e dissemina-se por via linfo-hematogênica, comprometendo múltiplos órgãos. Ocorre uma resposta inflamatória inicial, com acúmulo de neutrófilos, fibrina e macrófagos. Os linfócitos e macrófagos migram para os tecidos infectados, fagocitam os microrganismos e formam granulomas em múltiplos locais (*i. e.*, linfonodos, medula óssea, baço, fígado e pulmões). Os microrganismos permanecem viáveis no interior desses macrófagos pela inibição da fusão do fagossomo-lisossomo e utilização do ferro das células do hospedeiro. Nos seres humanos, a resposta humoral predominante é dirigida contra o LPS. O LPS desse microrganismo possui uma estrutura singular, induz menor grau de toxicidade celular e não se liga às moléculas do hospedeiro envolvidas no desencadeamento das respostas pró-inflamatórias. Estudos realizados em animais demonstraram que a imunização com LPS induz proteção contra cepas de *F. tularensis* de baixa virulência, porém não protege contra cepas mais virulentas.[299] A infecção natural ou a imunização com vacina de cepa de vacina viva (LVS) de *F. tularensis* produz resistência duradoura à infecção por mecanismos celulares e humorais, e a resposta imune celular constitui o mecanismo protetor mais importante. A imunidade celular aparece dentro de 7 a 10 dias após a infecção, e aparecimento de anticorpos aglutinantes IgM, IgG e IgA durante as 2 semanas subsequentes. A lise das células que abrigam os microrganismos por células efetoras imunes no fígado e em outros órgãos libera os microrganismos dos compartimentos intracelulares, permitindo, assim, que infectem outras células. Sem tratamento, a supuração dos linfonodos acometidos em vários tecidos resulta em manifestações adicionais de doença sistêmica. Em indivíduos que adquiriram infecção natural há 25 anos, foi demonstrada a persistência de imunidade celular protetora, com declínio concomitante da imunidade humoral.[401] Estudos realizados com mutantes da cepa LVS sugerem que o principal fator de virulência de *F. tularensis* consiste na sua capacidade de invadir macrófagos, hepatócitos e outras células do SRE e de multiplicar-se no interior dessas células. *F. tularensis* tem a capacidade de entrar nos macrófagos do hospedeiro e, uma vez no seu interior, de desestabilizar o fagossomo e escapar no citosol da célula, onde se multiplica em grandes números.[1140] Por fim, as bactérias são liberadas por apoptose induzida pelos microrganismos. As espécies de *Francisella* também são capazes de entrar nos neutrófilos sem desencadear um surto oxidativo e também de se multiplicar no seu interior.[867] As fosfatases ácidas peculiares de *F. tularensis* desempenham um papel essencial na evasão dos microrganismos dos macrófagos e neutrófilos. *F. tularensis* contém uma ilha de patogenicidade constituída por 19 genes que são essenciais para a virulência do microrganismo, e os produtos desses genes estão sendo atualmente investigados.[935] Foram também detectados *pili* e sistemas de secreção para os fatores de virulência.[544]

A vacina LVS foi desenvolvida na Rússia por meio de múltiplas passagens *in vivo* e *in vitro* de uma cepa virulenta de *F. tularensis* subesp. *holarctica* e foi enviada como presente aos EUA, em 1956. Subsequentemente, a vacina foi testada em populações voluntárias do Exército norte-americano.[298,299] Embora a vacina seja efetiva na proteção contra a administração subcutânea de dose baixa e dose alta e aerossol em dose baixa de uma cepa virulenta tipo A, ela não proporciona uma proteção adequada contra a administração de aerossóis em altas doses de *F. tularensis* virulenta. Quando administrada por aerossol em lugar de escarificação, observa-se maior proteção, porém alguns voluntários desenvolveram a doença com essa cepa atenuada. Devido à ausência de respostas adequadas em voluntários e ao grau questionável de atenuação observado nos voluntários submetidos a inoculação por aerossóis, a vacina não foi licenciada nos EUA. As pesquisas com vacinas de subunidades, baseadas em proteínas de superfície imunorreativas e lipoproteínas do microrganismo, foram decepcionantes, visto que o nível de resposta imune protetora foi menor do que aquele observado após a administração de LVS.[497] Além das vacinas atenuadas e de subunidades desenvolvidas a partir de LVS e *F. tularensis* subesp. *holarctica*, mutantes de *F. novicida* também foram investigados como microrganismos substitutos para vacinas atenuadas vivas contra tularemia. Os microrganismos pesquisados incluíram cepas de *F. novicida* com mutações nos genes da ilha de patogenicidade, genes de vias metabólicas, genes da fosfatase ácida e genes que afetam a biossíntese de LPS. A imunização de camundongos com esses vários mutantes levou apenas à demonstração de imunidade protetora contra a cepa homóloga, e nenhuma foi capaz de conferir uma imunidade protetora aos camundongos quando expostos a *F. tularensis* do tipo A ou do tipo B.[1048,1180] Os mutantes vivos de *F. novicida* que são incapazes de escapar do fagossomo após infecção não parecem atuar adequadamente como candidatos a vacinas vivas, sugerindo que a vacina precisa simular mais rigorosamente a infecção verdadeira, e os microrganismos devem sofrer replicação fora do fagossomo de modo a estimular as respostas imunes humorais ou celulares. Os mutantes da cepa LVS (*F. tularensis* subesp. *holarctica*) conferem imunidade contra a cepa LVS do tipo silvestre, bem como graus variáveis de proteção contra cepas heterólogas do tipo B e algumas cepas do tipo A.[1013] À semelhança da LVS tipo silvestre, os mutantes de LVS não parecem conferir um elevado nível de imunidade quando cepas de *F. tularensis* tipo A ou B são administradas por via respiratória. O uso de cepas atenuadas ou mutantes de *F. tularensis* subesp. *tularensis* também foi investigado. Wu et al. mostraram que a administração de uma dose subletal de uma cepa tipo A virulenta como inoculação de reforço após vacinação com LVS proporcionou maior proteção em comparação com a administração de uma dose de reforço da cepa LVS.[1372] Além das investigações sobre os tipos de vacinas (*i. e.*, vacinas mortas, atenuadas vivas ou de subunidades) que produzem melhor resposta imune, os pesquisadores também estão examinando as vias de administração da vacina (escarificação, via parenteral, inalação respiratória) para identificar qual a via que proporciona a melhor proteção contra a administração de cepas tipo A e tipo B virulentas de *F. tularensis*.[1372]

Espécies de *Afipia, Bosea* e outras α-*Proteobacteria*

As espécies de *Afipia* sao membros fastitiosos da classe α-2 Proteobacteria, ordem Rhizobiales, família Bradyrhizobiaceae.[171,755] Esses microrganismos vivem no interior de amebas de vida livre que pertencem ao gênero *Acanthamoeba* e podem ser isolados delas por métodos de enriquecimento e cocultura de amebas. A cocultura de amebas é uma técnica em que são utilizadas amebas axênicas como sistemas de hospedeiro para isolamento direto de bactérias intracelulares de amostras clínicas e ambientais. As bactérias dessas amostras entram nas amebas e multiplicam-se, levando subsequentemente à lise das amebas e à liberação dos microrganismos intracelulares. A caracterização das bactérias é obtida por meio de corantes diferenciais, repiques e métodos moleculares (p. ex., PCR, sequenciamento). As técnicas de enriquecimento de amebas envolvem a cultura de amebas ambientais em meios de ágar não nutriente semeados com bactérias entéricas (p. ex., *E. coli*) como fonte alimentar. Após incubação, a superfície do ágar é examinada à procura de amebas móveis, seguida de repique em placas adicionais de ágar não nutritivo semeado. Em seguida, as bactérias intracelulares podem ser isoladas por meio de cocultura de amebas, adaptadas à cultura *in vitro* em meios de ágar, como ágar BCYE, testadas quanto às características fenotípicas e caracterizadas por abordagens moleculares, como sequenciamento do rRNA 16S. As técnicas de enriquecimento e coculturas de amebas foram especificamente desenvolvidas para a identificação de agentes bacterianos em amostras ambientais e em amostras de pacientes.[746] Os microrganismos do gênero *Afipia* foram isolados da primeira vez de aspirados de linfonodos de pacientes com doença da arranhadura do gato (DAG; *A. felis*); posteriormente, foram isoladas outras espécies de amostras clínicas humanas (*A. clevelandensis, A. broomeae, Afipia* genoespécies 1 e 2) e da água (*Afipia* genoespécie 3).[171] Em 1999, LaScola et al. isolaram *A. felis* do abastecimento de água de um hospital francês por cocultura amebiana, e um exame de cocultura sistemático subsequente de amostras de água do Timone Hospital Center em Marselha, resultou na identificação de 68 α-Proteobacteria, que foram divididas em 7 grupos por comparação da sequência do rRNA 16S.[753,759] Cinco grupo são compostos de microrganismos estreitamente relacionados com *A. felis* e várias genoespécies de *Afipia*; posteriormente, algumas foram caracterizadas como novas espécies de *Afipia* (*i. e., A. birgiae, A. masseliensis* e *Afipia felis* genoespécie A).[755] Outro estudo realizado em amostras de água de UTI em quatro hospitais universitários de Marselha levou ao isolamento de 64 cepas bacterianas que foram identificadas como espécies de *Afipia* ou microrganismos relacionados dentro das Rhizobiaceae.[757] Nesse mesmo estudo, foi realizada uma análise sorológica de 85 pacientes de UTI com pneumonia hospitalar adquirida nesses hospitais, e foi constatado que 11 pacientes apresentaram títulos elevados de anticorpos contra *Afipia* genoespécie 1 (2 pacientes), *Mesorhizobium amorphae* (3 pacientes) e duas bactérias inominadas (6 pacientes), genotipicamente relacionadas com *Rasbobacterium*. Estudo in vitro também mostraram que as espécies de *Afipia* são capazes de crescer em células humanas, incluindo células HeLa, macrófagos e células endoteliais. A Tabela 9.14 apresenta as características fenotípicas para a identificação de espécies de *Afipia* e espécies relacionadas.

O gênero *Bosea* inclui bacilos gram-negativos ambientais móveis, oxidase-positivos, composto de várias espécies (*B. thiooxidans, B. minatitlanensi, B. massiliensis, B. vestrisii, B. eneae, B. sequanensis, B. lascolae, B. lupini, B. lathyri, B. robiniae*).[328,343,756,989,1253] *B. minatitlanensis* e *B. massiliensis* foram isoladas de abastecimentos de água de hospitais por meio de cocultura de amebas e caracterizadas após adaptação ao crescimento em ágar BCYE e ágar-sangue. Os métodos de cocultura, a sorologia e as técnicas moleculares sugeriram a possível atuação dessas Proteobacteria em pneumonias associadas a ventilação mecânica. Em um estudo do Sainte-Marguerite Hospital, em Marselha, Berger et al. procederam ao rastreamento de 210 pacientes com pneumonia na UTI. Tanto agentes associados a amebas quanto agentes convencionais foram implicados em 15 pacientes e incluíram *B. massiliensis, Mesorhizobium amorphae* e vários patógenos amebianos semelhantes a *Legionella* (LLAP; do inglês, *Legionella-like amebal pathogenes*).[113] Em outro estudo que utilizou a cocultura de amebas, LaScola et al. testaram a água de UTI semanalmente, durante 6 meses, utilizando a cocultura de amebas, e os isolados obtidos foram adaptados para crescer em ágar BCYE.[754] Os microrganismos isolados de amostras de água incluíram *Legionella anisa*, vários LLAP, *A. broomeae, B. massiliensis* e espécies de *Bradyrhizobium*. Ao mesmo tempo, foram obtidas amostras de soro e de LBA para cocultura subsequente de amebas de 30 pacientes da UTI. Os isolados amebianos dessas amostras foram adaptados para crescimento em ágar BCYE e foram caracterizados por métodos moleculares. Amostras de soro de pacientes foram testadas para anticorpos contra as bactérias associadas a amebas obtidas de pacientes na UTI utilizando a microimunofluorescência indireta. Doze de 30 amostras de soro indicaram soroconversão do hospedeiro para uma ou mais das bactérias associadas a amebas de amostras de água de UTI; na maioria dos casos, ocorreu soroconversão contra *L. anisa* e *B. massiliensis*, que foram os isolados mais comuns da água. Os ácidos nucleicos de *L. anisa* e *B. massiliensis* foram detectados uma vez (2 pacientes) em 66 amostras de LBA obtidas de 30 pacientes. Foi observada a ocorrência de soroconversão para *L. anisa* e *B. massiliensis* dentro de 4 e 2 semanas após a amostra de LBA ter sido PCR-positiva para esses microrganismos, respectivamente.[754]

As espécies de *Mesorhizobium* e *Bradyrhizobium* são α-Proteobacteria que estão estreitamente relacionadas com as espécies de *Afipia* e *Bosea*, enquanto *Rasbobacterium* forma um subgrupo monofilético relacionado com espécies de *Afipia* e *Methylobacterium*. As espécies de *Mesorhizobium* e *Bradyrhizobium* são encontradas na água, porém têm o seu nicho ecológico específico no solo, onde estabelecem relações simbióticas com plantas leguminosas e fixam o nitrogênio atmosférico em troca de carboidratos das plantas associadas. *Rasbobacterium* originalmente foi isolada em 1997 de um homem sueco de 33 anos de idade com doença semelhante à influenza, com desenvolvimento posterior de febre persistente, sepse e pericardite.[139] A febre do paciente persistiu por vários meses, apesar de ciclos repetidos de agentes antimicrobianos, e o paciente sofreu três recidivas com sintomas semelhantes no decorrer dos 21 meses subsequentes. O microrganismo foi repetidamente isolado do sangue, bem como do líquido pericárdico. Dos três isolados obtidos do paciente, foi possível efetuar a cultura de dois deles em meios isentos de células, enquanto o terceiro só foi isolado por meio de cocultura em células Vero. Fenotipicamente, *Rasbobacterium* é um bacilo gram-negativo móvel, com crescimento ideal a 25° a 30°C e positivo para oxidase e urease.

Espécies de *Bartonella*

Taxonomia

O gênero *Bartonella* é atualmente constituído de pelo menos 25 espécies e subespécies de bactérias gram-negativas fastidiosas, que são transmitidas por vetores e que estão altamente adaptadas a um ou mais mamíferos que atuam como hospedeiros reservatórios. Os membros mais antigos do gênero *Bartonella* eram anteriormente classificados no gênero *Rochalimaea* (*Bartonella quintana, Bartonella vinsonii*) e no gênero *Grahamella* (*Bartonella talpae, Bartonella peromysci, Bartonella grahamii, Bartonella taylorii* e *Bartonella doshiae*).[129,172] Esse gênero também inclui os agentes da DAG, *Bartonella henselae* e *Bartonella clarridgeiae*, bem como várias outras espécies encontradas em uma variedade de mamíferos hospedeiros. As análises genéticas por meio de sequenciamento do rRNA 16S e técnicas de hibridização do DNA confirmaram que *Bartonella* constitui o único gênero da família Bartonellaceae. Essa família encontra-se na ordem Rhizobiales, que está incluída no subgrupo α-2 da classe das α-Proteobacteria.

Epidemiologia das espécies de *Bartonella*

A descoberta de *B. henselae* e de *B. quintana* como patógenos oportunistas em seres humanos, a evidência de *B. henselae* como agente etiológico da DAG e a probabilidade de transmissão dessas bactérias por vetores entre animais e seres humanos levaram à realização de extensos estudos sobre a epidemiologia desses novos microrganismos e o seu papel desempenhado como patógenos humanos e veterinários emergentes.[166,261,533] Utilizando métodos de cultura, sorológicos e moleculares, foram descobertas várias novas espécies de *Bartonella*, descritas nesses últimos anos. Em 1993, foi isolado um microrganismo singular, denominado *B. elizabethae*, de um paciente com endocardite.[324] Em 1995, Clarridge et al. publicaram uma descrição de sua abordagem laboratorial para o diagnóstico da DAG e incluíram a apresentação de dois casos de pacientes com essa doença.[281] Embora *B. henselae* tenha sido isolada de ambos os pacientes, foi isolado uma segunda espécie de *Bartonella* de um filhote de gato que pertencia a

Tabela 9.14 Características fenotípicas para a identificação de espécies de *Afipia*.

Característica	A. felis	A. felis genoespécie A	A. clevelandensis	A. broomeae	A. birgiae	A. massiliensis	Afipia genoespécie 1	Afipia genoespécie 2	Afipia genoespécie 3	Afipia genoespécies 3 relacionada
Hemólise em SBA	–	–	–	–	–	–	–	–	–	–
Oxidase	+	+	+	+	+	+	+	+	+	+
Catalase	+f	+f	+f	+f	+f	+f	+f	+f	+f	+f
Motilidade	+	+	+	+	–	+	+	+	+	+
Crescimento em ágar BCYE, 30°C	+	+	+f	+	+	+	+	+	+	+
Crescimento em ágar BCYE, 35°C	+	+	+f	+	–	+	+	+	+	–
Crescimento em ágar BCYE, 37°C	+	+	–	+	–	–	+	–	–	–
Crescimento em ágar BCYE, 42°C	–	–	–	–	–	–	–	–	–	–
Redução do nitrato	+	+	–	+	+	+	+	–	+	+
Citrato	–	–	–	–	–	–	+	–	–	–
Urease	+	+	+	+	+	+	+	+	+	+
Hidrólise da esculina	–	–	–	–	–	–	–	–	–	–
Arginina di-hidrolase	–	–	–	–	–	–	–	–	–	–
Hidrólise de ONPG	–	–	–	–	–	–	–	–	–	–
Produção de H$_2$S	–	–	–	–	–	–	–	–	–	–
Produção de ácido a partir de:										
Glicose	–	–	–	–	–	–	+	+	–	–
Maltose	–	–	–	–	–	–	–	–	–	–
Frutose	–	–	–	–	–	–	–	–	–	–
Sacarose	–	–	–	–	–	–	–	–	–	–
Manitol	–	–	–	–	–	–	+	+	–	–
Manose	–	–	–	–	–	–	+	–	–	–
Arabinose	–	–	–	–	–	–	+	+	–	–
N-acetilglicosamina	–	–	–	–	–	–	+	+	–	–

+ = reação positiva; – = reação negativa; +f = reação positiva fraca; SBA = ágar-sangue de carneiro; BCYE = meio tamponado com ágar, carvão e extrato de levedura; ONPG = *o*-nitrofenil-β-D-galactopiranosídio.

um dos pacientes. Esse isolado recebeu o nome de *B. clarridgeiae*, em homenagem à Dra. Jill Clarridge, e, em 1997, foi descrito o primeiro paciente com DAG causada por *B. clarridgeiae*.[721,764] Durante um levantamento realizado para estabelecer a prevalência de *B. henselae* em gatos na área da Baía de São Francisco, foi isolada uma outra espécie de *Bartonella* de dois gatos.[372] Esses dois isolados apresentaram uma relação entre si de 97 a 100% pelo sequenciamento do DNA, porém de apenas 68 a 92% com a cepa tipo de *B. henselae*. Essa nova espécie foi denominada *B. koehlerae*. Em 2000, foi isolada uma quarta espécie associada a gatos ("*B. weissii*") de felinos em Utah e Illinois; esse microrganismo era idêntico a outra espécie – "*B. bovis*" – que foi encontrada subsequentemente no gado bovino na Carolina do Norte.[119,250,1072] Durante o período de 1993 até hoje, foram descritas várias espécies de *Bartonella* em muitos vertebrados hospedeiros, que são transmitidas por uma ampla variedade de insetos vetores, supostos ou confirmados. Essas espécies, bem como seus hospedeiros primários e vetores conhecidos ou supostos de transmissão, estão listadas no Boxe 9.9.

Hoje em dia, já está bem-estabelecido que as espécies de *Bartonella* formam um grupo singular de bactérias, que são responsáveis por infecções incomuns em animais silvestres e domesticados e em seres humanos. Os animais infectados podem ser assintomáticos ou podem desenvolver doença significativa, incluindo bacteriemia crônica. Esses animais atuam como reservatórios e fontes potenciais de infecções em outros animais ou seres humanos. Em 1995, foi descrita uma nova espécie de *Bartonella* por pesquisadores no College of Veterinary Medicine, na North Carolina State University como causa de endocardite canina. A caracterização fenotípica e genotípica desse agente confirmou a sua relação com o "agente do rato-calunga", *B. vinsonii*, e esse microrganismo recebeu o nome de *B. vinsonii* subesp. *berkoffii*.[165,172,723] Essa subespécie constitui uma causa previamente não reconhecida de arritmias cardíacas, endocardite, miocardite, síncope e morte súbita em cães. Em 2000, *B. vinsonii* subesp. *berkhoffii* foi detectada por análise com PCR em tecido valvar como causa de endocardite humana em um homem de 35 anos de idade, que também tivera contato com vários animais, incluindo um cão.[1116] Em 1999, outra subespécie de *B. vinsonii*, designada como *B. vinsonii* subesp. *arupensis*, foi isolada de hemoculturas de um fazendeiro de gado bovino, em Wyoming, com uma doença febril aguda que apresentava um acentuado componente neurológico.[1333]

Exames sorológicos e estudos de hemoculturas entre pequenos mamíferos, ruminantes e outros animais silvestres levaram à descrição de várias espécies de *Bartonella*. Durante uma pesquisa para estabelecer os reservatórios potenciais de espécies de *Bartonella* em mamíferos silvestres, outra espécie nova, designada como *B. alsatica*, foi isolada de hemoculturas de coelhos silvestres (*Oryctolagus cuniculus*) capturados na região da Alsácia na França, perto do Rio Reno.[574] Essa espécie foi subsequentemente documentada como causa de endocardite e linfadenite axilar em dois seres humanos, ambos os quais tiveram contato significativo com coelhos.[43,1064] As espécies de *B. schoenbuchii*, *B. bovis*, *B. capreoli* e *B. birtlesii* foram isoladas de hemoculturas de cabrito-montês, gado leiteiro, renas e mamíferos de pequeno porte, respectivamente.[119,120,336] O isolamento de bartonelas de roedores e de outros mamíferos silvestres levou a uma investigação dessa bactérias em populações de carrapatos.

Entre extratos de DNA de 109 carrapatos da espécie *Ixodes ricinus*, coletados de cabrito-montês nos países baixos, 70% continham sequências do gene rRNA 16S para *Bartonella* ou espécies estreitamente relacionadas com *Bartonella*.[1158] Foram também detectadas sequências gênicas de *Bartonella* em extratos preparados de carrapatos *Ixodes* e *Dermacentor*, que foram coletados na Califórnia.[232] Foi demonstrado que os carrapatos *Ixodes ricinus*, alimentados com sangue de ovino infectado com *B. henselae* cultivadas, transmitem a bactéria através dos estágios de desenvolvimento larvário. *B. henselae* migrou para as glândulas salivares do carrapato; os microrganismos multiplicaram-se e foram ativamente transmitidos do carrapato infectado para o sangue, fornecendo, assim, uma evidência experimental de que *I. ricinus* é um vetor competente para *B. henselae*.[311]

A infecção por *Bartonella* é disseminada e altamente prevalente em populações de roedores em diferentes localidades. A espécie *B. tribecorum* foi isolada do sangue de dois ratos-silvestres (*Rattus norvegicus*), que foram capturados na região da Alsácia, na França.[575] Um estudo de campo de 7 espécies de roedores de 12 áreas geográficas diferentes no sudeste dos EUA identificou espécies de *Bartonella* em hemoculturas de 42,2% de 279 roedores testados.[729] Esses isolados representaram 14 variantes fenotípicas, que foram reunidas em 7 grupos filogenéticos, dos quais 4 continham espécies de *Bartonella* previamente descritas. Análises genéticas de isolados de ratos peruvianos e de ratos-silvestres (*R. norvegicus*) capturados em Louisiana e Maryland revelaram sequências gênicas idênticas àquelas de *B. elizabethae*, que foi isolada apenas de um paciente com endocardite.[324] Um estudo conduzido no Japão verificou que 26% de 546 mamíferos de pequeno porte importados no Japão como animais de estimação apresentavam infecções da corrente sanguínea por *Bartonella*.[626] Esses animais incluíam jerboas egípcios, gerbos, camundongos do gênero *Acomys* e ratos de areia. Ellis et al. sugeriram que as espécies de *Rattus* e, talvez, outros roedores sejam o reservatório de *B. elizabethae*, e que a presença de anticorpos contra *B. elizabethae* entre usuários de drogas intravenosas de cidades do interior possa refletir a infecção por essa espécie de *Bartonella* ou por alguma espécie relacionada.[392] Em um estudo com 200 amostras de soro de "moradores de rua" utilizando uma clínica gratuita na cidade de Los Angeles, a soroprevalência de anticorpos contra *B. elizabethae*, *B. quintana* e *B. henselae* foi de 13,6%, 12,5% e 9,5%, respectivamente.[1200]

O envolvimento de *B. henselae* e *B. clarridgeiae* na DAG propiciou pesquisas sobre a prevalência e a patogenicidade desses microrganismos em gatos domésticos, que constituem o reservatório de ambos os microrganismos. Os estudos de soroprevalência documentaram taxas elevadas de infecção por *Bartonella* entre gatos de várias partes do mundo. Esses estudos envolveram a detecção de infecções da corrente sanguínea de felinos e soroepidemiologia. Em um estudo conduzido em São Francisco, foi constatado que 41% das amostras de sangue de 61 gatos recolhidos ou de estimação tiveram uma cultura positiva para *B. henselae*.[714] Entre 205 gatos residentes no norte da Califórnia, foi constatado que 39,5% apresentavam bacteriemia por *B. henselae* e 81% apresentaram anticorpos positivos para *B. henselae*; os gatos com bacteriemia tiveram títulos de anticorpos mais altos do que os gatos sem bacteriemia.[257] Em um estudo conduzido na França em 94 gatos abandonados oriundos de 10 diferentes colônias de gatos, foi relatado que 53% dos animais

Boxe 9.9

Espécies de *Bartonella*, reservatórios e vetores de transmissão

Espécie	Principal reservatório	Vetor associado	Referências
Patógenos humanos			
B. bacilliformis	Homo sapiens	Lutzomyia verrucarum (mosquito-palha)	172
B. quintana	Homo sapiens	Pediculus humanus corporis (piolho-do-corpo humano)	172
B. henselae	Felis catus (gatos)	Ctenocephalides felis (pulgas de gato), carrapatos	1.335
B. clarridgeiae	Felis catus (gatos)	Ctenocephalides felis (pulgas de gato)	764
Patógenos humanos incomuns ou suspeitos			
B. alsatica	Oryctolagus cuniculus (coelhos)	Pulgas	574
B. elizabethae	Rattus norvegicus (ratos)	Pulgas	172
B. grahamii	Clethrionomys glareolus (arganaz)	Ctenophthalamus nobilis (pulgas)	129
B. koehlerae	Felis catus (gatos)	Ctenocephalides felis (pulgas de gato)	75, 168, 372
Candidatus "B. mayotimonensis"	Desconhecido	Desconhecido	788
Candidatus "B. melophagi"	Desconhecido	Desconhecido	822
B. vinsonii subesp. arupensis	Peromyscus leucopus (camundongo da pata branca)	Pulgas, carrapatos	172, 418, 1333
B. vinsonii subesp. berkhoffii	Canis familiaris (cães), Canis latrans (coiotes)	Carrapatos, pulgas	164, 172, 234, 723
B. rochalimae	Urocyon cinereoargenteus (raposa-cinzenta), Canis familiaris (cães), Rattus norvegicus (ratos)	Pulex spp. (pulgas)	399, 579, 791
B. tamiae	Desconhecido	Desconhecido	727
B. washoenesis	Spermophilus beecheyi (esquilos da Califórnia)	Pulgas	728
Não reconhecidas como patógenos humanos (até o momento!)			
Candidatus "B. antechini"	Antechinus flavipes (mardos [pequenos marsupiais carnívoros])	Pulgas (Acanthopsylla jordani), carrapatos (Ixodes antechini)	671
B. australis	Macropus giganteus (canguru cinza)		443
B. birtlesii	Apodemus spp. (camundongos)	Pulgas	120
B. bovis	Bos taurus (gado doméstico)	Carrapatos, moscas picadoras	119
B. capreoli	Capreolus capreolus (cabrito-montês)	Moscas picadoras	119
B. chomelii	Bos taurus (gado doméstico)		827
B. coopersplainsensis			530
B. doshiae	Microtus agrestis (rato-do-campo)	Pulgas	129
B. japonica	Apodemus spp. (camundongos)		625
B. peromysci	Peromyscus spp. (rato-veadeiro)	Pulgas	129
B. phoceensis	Rattus norvegicus (ratos)	Pulgas	529
B. queenslandensis			630
B. rattaustraliani			530
B. rattimassiliensis	Rattus norvegicus (ratos)	Pulgas	529
B. schoenbuchensis	Capreolus capreolus (cabrito-montês)	Moscas picadoras	336, 1101
B. silvatica	Apodemus spp. (camundongos)	Insetos picadores	625
B. talpae	Talpa europaea (toupeira)	Desconhecido	129
B. taylorii	Apodemus spp. (camundongos)	Ctenocephalides nobilis (pulgas)	129
Candidatus "B. thailandensis"	Roedores		1129
B. tribecorum	Rattus norvegicus (ratos)	Pulgas	575
B. vinsonii subesp. vinsonii	Microtus pennsylvanicus (rato-da-pradaria)	Pulgas	172, 723

apresentavam bacteriemia por espécies de *Bartonella*.[573] Dos 50 isolados obtidos, 35 eram *B. henselae* ou uma variante de *B. henselae*, enquanto 15 foram identificados como *B. clarridgeiae*. Em um segundo estudo conduzido na França de 436 gatos domésticos, verificou-se a presença de coinfecção por *B. henselae* e *B. clarridgeiae* em 5 gatos (1,1%), enquanto houve coinfecção em 2 gatos (0,5%) por duas cepas variantes de *B. henselae*, exibindo diferenças nas sequências do gene rRNA 16S.[534] Estudos de soroprevalência conduzidos em grandes populações de gatos em Baltimore, na Suécia e na Dinamarca relataram uma soroprevalência para *B. henselae* de 14,7%, 8,3% e 45,5%, respectivamente.[254,259,490] Outro estudo conduzido na Suécia demonstrou que 25% de 292 gatos apresentaram anticorpos dirigidos contra *B. elizabethae*, sendo a maior prevalência (46%) encontrada em gatos vivendo em Estocolmo.[589] Os autores assinalaram que *B. elizabethae* foi o agente mais comum encontrado em pacientes humanos na mesma região geográfica.

Foram também investigadas espécies de *Bartonella*, particularmente *B. henselae*, em pulgas de gato (*Ctenocephalides felis*), o suposto vetor responsável pela transmissão de bartonelas entre gatos. Em uma pesquisa de 113 gatos de abrigos nos Países Baixos, foi constatado que 50% eram soropositivos para espécies de *Bartonella*, e 22% apresentaram hemoculturas positivas.[115] Sete de 27 extratos de DNA de pulgas de gato removidas desses animais continham DNA de *Bartonella*. Chomel *et al.* detectaram o DNA de *B. henselae* em 34% de 132 pulgas retiradas de 47 gatos de gatis, dos quais 89% apresentaram bacteriemia por *B. henselae*.[262] As pulgas de gato retiradas dos animais com bacteriemia foram capazes de transmitir *B. henselae* a gatos sem patógenos específicos. Entretanto, os filhotes de gatos sem patógenos que conviviam com os gatos com bacteriemia sem pulgas não se tornaram infectados por *B. henselae*. Foi demonstrado que *B. henselae* pode multiplicar-se em grande número na pulga de gato, podendo o microrganismo permanecer viável nas fezes da pulga durante pelo menos 3 dias.[423]

Nos gatos, a bacteriemia por *B. henselae* ou *B. clarridegiae* é habitualmente assintomática, e a presença de doença evidente parece depender da cepa. Kordick *et al.* inocularam *B. henselae* ou *B. clarridgeiae* em 18 gatos sem esses patógenos específicos e constataram que, apesar da bacteriemia persistente, os sinais e sintomas clínicos foram mínimos.[720] Foi possível detectar o DNA de *Bartonella* por meio de PCR em amostras de sangue, cérebro, linfonodos, miocárdio, fígado e rins de animais infectados. O'Reilly *et al.* inocularam uma cepa virulenta de *B. henselae* em 9 gatos e constataram que todos eles desenvolveram bacteriemia dentro de 14 dias após a infecção; um dos animais permaneceu com bacteriemia por um período de até 18 semanas após a infecção.[980] Foi observado o desenvolvimento de anticorpos anti-*B. henselae* em todos os animais. Em outro estudo com 19 gatos pertencentes a 14 pacientes com DAG, 17 apresentaram hemoculturas positivas e 13 continuaram tendo culturas positivas para *Bartonella* durante os 12 meses subsequentes.[724] Em um estudo de três gatos com infecção natural, no decorrer de um período de 2 anos, foi constatada a ocorrência de bacteriemia recidivante em todos os três animais, com intervalos de 3 a 19 meses entre as recidivas.[668] Após os episódios de bacteriemia, foram observados aumentos nos títulos de anticorpos específicos contra *B. henselae*. Em isolados de *B. henselae* de amostras de sangue de gatos com bacteriemia, foram observados diferentes RFLP com o passar do tempo. Nesses animais, o aparecimento de microrganismos geneticamente distintos em vários picos de bacteriemia pode contribuir para o estabelecimento de infecções bacterêmicas persistentes.

O desenvolvimento de abordagens de cultura polifásica/moleculares para a detecção de bartonelas revelou que esses microrganismos possuem um impacto sobre a saúde de cães que não era anteriormente reconhecido. A atuação de *B. vinsonii* subesp. *berkhoffii* como causa de endocardite em cães foi estabelecida em meados da década de 1990, e outras espécies de *Bartonella* foram detectadas em espécies relacionadas, como coiotes e raposas.[234] Atualmente, foi também estabelecida a participação de outras espécies de *Bartonella*, incluindo *B. henselae*, na doença canina. Nesses últimos 10 anos, pelo menos oito espécies de *Bartonella*, incluindo *B. henselae*, *B. vinsonii* subesp. *berkhoffii*, *B. koehlerae*, *B. clarridgeiae*, *B. elizabethae*, *B. washoensis*, *B. quintana* e *B. rochalimae*, foram implicadas em infecções e síndromes mórbidas em caninos.[166,258,378,533] Embora se acreditasse que fosse capaz de infectar apenas gatos, *B. henselae* foi isolada de um cão no Gabão, em 2004.[528] Posteriormente, *B. henselae* foi detectada em amostras de tecido linfoide e tecido hepático de caninos com linfadenite granulomatosa generalizada, hepatite granulomatosa e peliose hepática utilizando técnicas de cultura e moleculares.[377,378]

As espécies de *Bartonella* estão associadas a infecções em hospedeiros imunocomprometidos, particularmente em pacientes com infecção pelo HIV. Hoje em dia, as infecções causadas por *Bartonella* incluem diversas afecções bem descritas, como febre das trincheiras clássica e urbana, angiomatose bacilar com comprometimento cutâneo e/ou sistêmico, peliose hepática, febre recidivante com bacteriemia, endocardite e DAG.[1271] A espécie tipo do gênero *Bartonella*, *B. bacilliformis*, constitui o agente etiológico da febre de Oroya, uma doença febril geograficamente restrita. A elucidação da epidemiologia das espécies de *Bartonella*, o conhecimento cada vez maior sobre a doença em animais e seres humanos e as informações sobre a variedade de insetos vetores responsáveis pela infecção zoonótica devem-se, em grande parte, às primorosas abordagens laboratoriais baseadas em métodos tradicionais de cultura e em tecnologias moleculares avançadas.[166,673]

Infecções humanas associadas a espécies de Bartonella

Febre de Oroya e verruga-peruana. Essas duas entidades clínicas constituem manifestações da infecção por *Bartonella bacilliformis*. Essas infecções são geograficamente restritas, devido ao hábitat limitado do principal vetor, o mosquito-pólvora *Lutzomyia verrucarum* e *Lutzomyia peruensis*. O reservatório do microrganismo não é conhecido, embora os seres humanos com bacteriemia assintomática possam atuar como reservatório. As infecções são observadas nos vales dos rios das Montanhas Andinas Ocidentais, em altitudes entre 500 e 3.200 acima do nível do mar no Peru, no Equador e na Colômbia.[614] Essa doença está emergindo como problema de saúde pública no Peru, e relatos recentes documentaram a ocorrência de infecções humanas por *B. bacilliformis* em áreas geográficas maiores, incluindo Colômbia, Equador e Montanhas Andinas, bem como na região

Amazônica ao leste dos Andes.[726,820,825] Nesses últimos anos, a maior incidência da doença foi observada em faixas etárias pediátricas.[229] Essa infecção é também conhecida como doença de Carrion, em homenagem a Daniel Carrion, um estudante de medicina peruano que desenvolveu a doença após se autoinocular com material proveniente de uma lesão infecciosa. Os seres humanos constituem o único reservatório/hospedeiro conhecido para B. bacilliformis. Após picada por um vetor fêmea infectado, verifica-se o aparecimento de sintomas da febre de Oroya dentro de 3 semanas a 3 meses, embora também possa ocorrer infecção assintomática. O início da doença pode ser abrupto ou insidioso. Com início insidioso, o paciente apresenta anorexia, cefaleia, mal-estar e febre baixa de 2 a 7 dias ou mais de duração. Quando o início é abrupto, o paciente apresenta febre, cefaleia intensa, calafrios, dor abdominal, artralgia, náuseas e vômitos. Em seguida, ocorrem palidez e anemia grave, devido à destruição dos eritrócitos pelos microrganismos. Aparecem icterícia, hepatoesplenomegalia e linfadenopatia generalizada, juntamente com dor muscular e articular intensa.[824] As complicações comuns consistem em comprometimento neurológico, sinais meníngeos (p. ex., *delirium*, crises convulsivas, coma) e sintomas respiratórios (i. e., dispneia). Em cerca de 30% dos pacientes, surgem infecções oportunistas ou ocorre reativação de infecções latentes (p. ex., toxoplasmose, salmonelose, tuberculose, histoplasmose), devido ao comprometimento imune celular. As complicações não infecciosas consistem em anemia, hipertensão intracraniana e disfunção de múltiplos órgãos. Durante essa fase, os microrganismos podem ser isolados do sangue e, com efeito, podem ser observados em esfregaços sanguíneos, no interior dos eritrócitos. A infecção aguda durante a gravidez pode resultar em aborto ou morte materna e fetal. Sem tratamento, a taxa de mortalidade da febre de Oroya varia de 45 a 90%; com tratamento, a taxa de mortalidade fica reduzida a menos de 10%. A maior parte das mortes é observada na faixa etária pediátrica. Esse estágio "crítico" dura de 2 a 4 semanas, quando os microrganismos desaparecem da circulação, a febre também desaparece, e ocorre resolução espontânea da anemia.

Após resolução da febre, as dores ósseas, articulares e musculares podem persistir até o estágio eruptivo de desenvolvimento de verrugas, que se caracteriza pelo aparecimento de lesões em partes expostas do corpo, nas mucosas ou em órgãos internos.[614] Essas lesões desenvolvem-se no decorrer de um período de 1 a 2 meses e podem persistir por vários meses a anos. As lesões que surgem na fase eruptiva podem ser miliares (i. e., múltiplas lesões pequenas de 2 a 3 mm, amplamente dispersas), nodulares (i. e., pequeno número de erupções, com 8 a 10 mm de diâmetro), isoladas ou difusas, grandes e de localização profunda.[95] Quando surgem lesões grandes de localização próxima às articulações, elas podem impedir a mobilidade. Além disso, podem aparecer lesões mucocutâneas na boca, na conjuntiva e nas passagens nasais. Os sintomas associados à fase eruptiva consistem em febre, cefaleia, mal-estar, artralgias, dor osteoarticular e sangramento das lesões.[825] A dor articular e a febre desaparecem habitualmente após o aparecimento das lesões cutâneas. Em geral, não há anemia durante esse estágio da doença. A histopatologia das lesões revela dendrócitos térmicos intercalados com macrófagos, linfócitos e plasmócitos; essas lesões têm sido confundidas com neoplasias malignas, linfomas ou sarcomas.[56]

Em amostras de tecidos, pode-se detectar a presença de B. bacilliformis tanto intracelular quanto extracelular com coloração de Warthin-Starry ou de Giemsa, e o microrganismo pode ser cultivado a partir de lesões cutâneas e de amostras de sangue e de medula óssea. Nos esfregaços de sangue corados pelo método de Giemsa, os microrganismos aparecem como bacilos ou cocobacilos extra- e intraeritrocitários, de coloração azul a púrpura. Os testes de sensibilidade de isolados humanos de B. bacilliformis mostraram que essas bactérias são sensíveis a betalactâmicos, ao cloranfenicol, às tetraciclinas, macrolídios, rifampicina, aminoglicosídios e fluoroquinolonas.[1203] A febre de Oroya tem sido tratada com uma variedade de fármacos, incluindo penicilina, tetraciclina e estreptomicina, porém o cloranfenicol é considerado o fármaco de escolha. Entretanto, nessa última década, alguns isolados de B. bacilliformis desenvolveram resistência ao cloranfenicol.[1203] As infecções de fase aguda devem ser tratadas com ciprofloxacino durante 10 dias, sendo a dose ajustada de acordo com a idade do paciente.[614] Se houver desenvolvimento de complicações, o ciprofloxacino é administrado com ceftriaxona ou ceftazidima durante 10 dias.[1100] A amoxicilina-clavulanato tem sido utilizada para a febre de Arroyo sem complicação em pacientes pediátricos, com resultados satisfatórios. A terapia adjuvante (p. ex., transfusões de concentrados de hemácias) pode ser necessária em pacientes com anemia grave. As infecções complicadas em mulheres grávidas são tratadas com cloranfenicol, juntamente com penicilina G, durante 14 dias. Para a fase eruptiva da doença, o cloranfenicol e as penicilinas não são efetivos. A rifampicina pode ser administrada tanto a crianças quanto a adultos durante 7 a 14 dias e deve ser fornecida juntamente com outro agente ativo, visto que pode ocorrer rápido desenvolvimento de resistência à rifampicina. O ciprofloxacino, a eritromicina e a azitromicina são fármacos orais efetivos, que devem ser tomados durante 7 a 14 dias.

Febre das trincheiras "clássica" e "urbana". B. quintana é o agente etiológico da febre das trincheiras, uma doença febril debilitante, transmitida por piolhos, que acometeu quase 1 milhão de pessoas, incluindo alemães e militares aliados durante a I Guerra Mundial. Depois da guerra, a febre das trincheiras continuou ocorrendo na Espanha, na França, na Itália, em partes da Europa Oriental, na África do Norte e na China. B. quintana também foi detectada em piolhos obtidos de regiões do Peru e da América do Sul, onde a febre das trincheiras não havia sido previamente documentada. Os testes sorológicos também indicam a presença do microrganismo na Bolívia e no México. O microrganismo é transmitido pelo piolho-do-corpo humano, *Pediculus humanus*, cuja prevalência mundial aumentou no decorrer dos últimos 10 a 15 anos, particularmente em países com recursos limitados e em áreas de grande agitação social, política e econômica, como a antiga União Soviética e regiões da Europa Oriental. A bactéria infecta o piolho quando ele pica um ser humano infectado, visto que os humanos constituem o único reservatório conhecido desse agente. O piolho-do-corpo transmite a infecção quando pica subsequentemente outro ser humano e elimina fezes carregadas de microrganismos que contaminam a ferida causada pela picada.[95] Depois de um período de incubação de 5 a 20 dias, a doença pode ter uma longa evolução clínica, que pode se estender por 4 a 8 semanas, com febre recidivante, mal-estar, calafrios, sudorese profusa e dor intensa no pescoço, nas costas e nas pernas. É característica a ocorrência de conjuntivite, dor retro-orbitária e dor tibial. Em alguns pacientes, foi observada a ocorrência de esplenomegalia e exantema macular. A febre pode durar de 4 a 5 dias durante cada ciclo recidivante, ou pode permanecer inalterada durante várias semanas. Os exantemas maculares ou papulares também podem aparecer em grupos no tronco e nos membros. A doença habitualmente não é grave e é autolimitada. Os pacientes apresentam uma rápida resposta ao tratamento com tetraciclinas e/ou cloranfenicol.

A bacteriemia persistente por *B. quintana* era um sintoma reconhecido da febre das trincheiras clássica e constitui uma manifestação comum da "febre das trincheiras urbana" ou reemergente entre desabrigados e residentes alcoólicos de áreas urbanas.[186,1215] Essa infecção está associada a febre, sudorese noturna, bacteriemia prolongada ou intermitente, infestação por piolhos e títulos elevados de anticorpos contra *B. quintana*. O aparecimento de infecção por *B. quintana* em indivíduos desabrigados de áreas urbanas levou a uma investigação da febre das trincheiras emergentes e de outras doenças transmitidas por piolhos entre indigentes em várias cidades. A febre e a bacteriemia causadas por *B. quintana* foram documentadas pela primeira vez em 10 pacientes desabrigados de cidades do interior em Seattle, que foram negativos para anticorpo anti-HIV, mas que tinham alcoolismo crônico como doença subjacente.[1215] Todos esses indivíduos apresentaram febre, dois tinha esplenomegalia, dois relataram arranhaduras recentes causadas por gato, e um deles desenvolveu endocardite (ver adiante).[1214] Brouqui *et al.* documentaram a ocorrência de bacteriemia causada por *B. quintana* em 10 (14%) de 71 pacientes desabrigados na França.[186] Cinco desses pacientes apresentavam bacteriemia crônica, conforme evidenciado por múltiplas hemoculturas positivas durante várias semanas, e oito pacientes com bacteriemia não apresentaram febre. Além disso, 30% dos pacientes exibiram títulos elevados de anticorpos anti-*B. quintana*, e foram detectadas infecções recentes (*i. e.*, bacteriemia ou soroconversão) em 17 pacientes (24%). Nesse estudo, os pacientes desabrigados com bacteriemia por *B. quintana* mais provavelmente sofreram exposição a piolhos e apresentavam cefaleia, dor nas pernas e trombocitopenia (*i. e.*, baixa contagem de plaquetas), em comparação com aqueles que não tiveram bacteriemia ou foram soronegativos para anticorpos contra *B. quintana*.[185,186] Foi detectado o DNA de *B. quintana* por PCR em piolhos coletados de 3 de 15 pacientes. Dois desses pacientes apresentavam bacteriemia, e um deles era soropositivo. Os exames sorológicos também demonstraram uma alta prevalência de infecções por *Bartonella* entre usuários de drogas IV de cidades do interior. Comer *et al.* relataram que 37,5% de amostras de soro coletadas de 630 usuários de drogas em Baltimore reagiram com pelo menos um antígeno de *Bartonella* (*i. e.*, *B. henselae*, *B. quintana* ou *B. elizabethae*) por AF indireto (IFA).[297] O papel dos piolhos-do-corpo na transmissão da febre das trincheiras urbana foi confirmado por várias investigações epidemiológicas e laboratoriais. Em um estudo, foram coletados piolhos de 268 indivíduos no Moscow Municipal Disinfection Center, que foram submetidos a análise por PCR para a detecção da sequência do gene *gltA* do *B. quintana*. Foi detectada a presença de DNA de *B. quintana* em 12,3% das amostras de piolhos estudadas.[1125] Em um estudo de 139 indivíduos desabrigados examinados no San Francisco Project Homeless, 33 (23,9%) tinham piolhos no corpo, enquanto 12 (8,7%) apresentavam infestações de piolho na cabeça. Nesse estudo, 33,3% dos indivíduos com piolhos no corpo e 25% daqueles com piolho na cabeça tinham agrupamentos de piolhos infectados por *B. quintana*.[149] Esses estudos confirmaram o papel central de *P. humanus* na epidemiologia do reaparecimento da febre das trincheiras no século XXI.

Angiomatose bacilar. A angiomatose bacilar (AB) é uma infecção bacteriana causada por *B. henselae* e *B. quintana*, que resulta em proliferação vascular disseminada incomum. Essa infecção é observada mais comumente em pacientes com doença avançada pelo HIV.[1031,1035,1142] A AB também foi relatada em pacientes imunossuprimidos submetidos a transplante, em indivíduos recebendo quimioterapia para o câncer e em pacientes submetidos a tratamento prolongado com corticosteroides. A AB também pode ocorrer em adultos e crianças imunocompetentes.[121,600,1412] Os pacientes com AIDS que apresentam AB habitualmente têm contagens de células CD4 inferiores a 200 células/$\mu\ell$ quando as lesões aparecem. A doença pode se manifestar na forma de lesões cutâneas, ou pode ocorrer como infecção disseminada. As lesões cutâneas manifestam-se como lesões maculopapulares, lesões pedunculadas, placas hiperceratóticas ou endurecidas e lesões nodulares, com ou sem ulceração subsequente.[1159,1412] Em geral, a AB desenvolve-se como lesões solitárias, que aumentam e coalescem, formando nódulos maiores. As lesões do sarcoma de Kaposi (SK) exibem habitualmente uma cor rosa-claro a castanha ou negra e consistem mais em placas do que em lesões nodulares, embora, em algumas superfícies do corpo, as lesões da AB possam surgir inicialmente como placas planas, hiperpigmentadas e endurecidas. A formação de AB deve-se, em parte, à capacidade desses microrganismos de induzir angiogênese e lesões vasculoproliferativas tumorais.[1035] As lesões podem ser de localização profunda nos tecidos subcutâneos (p. ex., fígado, baço) e podem acometer o osso, formando grandes lesões osteolíticas.[1109] O comprometimento ósseo pela AB é doloroso, acomete habitualmente o rádio, a fíbula e a tíbia e está associado principalmente à infecção por *B. quintana*. Pode ocorrer comprometimento visceral na forma de lesões vasculares disseminadas ou como peliose hepática bacilar quando o fígado está acometido. Foi documentada a ocorrência de AB extracutânea nas vias respiratórias superiores e inferiores, no trato gastrintestinal, nas conjuntivas e órbita, no coração, no diafragma, no trato biliar, nos músculos, no fígado, baço, linfonodos, trato genital e SNC. As lesões internas podem causar compressão ou obstrução de órgãos internos, com sinais e sintomas constitucionais de febre, anorexia, vômitos e perda de peso. O diagnóstico histopatológico de AB exige a realização de biopsias em lanceta ou excisionais para as lesões cutâneas e subcutâneas. A excisão é habitualmente usada para as lesões de localização profunda. As amostras de biopsia também podem ser enviadas para cultura e análise por microscopia eletrônica e métodos moleculares.

Histologicamente, as lesões cutâneas da AB são constituídas de proliferações lobulares de vasos sanguíneos, que consistem em células endoteliais "epitelioides" arredondadas dentro de um estroma edematoso a fibrótico. Em geral, há um infiltrado abundante de neutrófilos e agregados de material granular de cor púrpura, representando aglomerados de bactérias. Quando cortes histológicos obtidos por biopsia são corados pela prata de Warthin-Starry, observam-se aglomerados negros e massas emaranhadas de bactérias intersticiais.[475,911] São observados padrões histológicos semelhantes em outros tecidos acometidos, incluindo lesões mucocutâneas, linfonodos, fígado, baço, medula óssea, trato gastrintestinal e peritônio. O diagnóstico diferencial da AB inclui DAG, angiossarcoma, SK, granuloma piogênico, hemangioma, glomangioma, angioceratoma e verruga-peruana. Do ponto de vista histológico, as lesões da AB podem ser diferenciadas daquelas do SK pela ausência de vasos sanguíneos entalhados e bizarros observados no SK e pela presença de infiltrado inflamatório, constituído de linfócitos, histiócitos e neutrófilos, em oposição a plasmócitos.[1368] Embora a AB e os granulomas piogênicos sejam proliferações vasculares com intumescimento das células endoteliais e edema do estroma, esta última condição caracteriza-se por menos infiltrado neutrofílico e não contém os agregados amorfos de bactérias observados na coloração de Warthin-Starry. O SK difere histologicamente da AB, devido à presença de espaços vasculares semelhantes a fendas e irregulares e células endoteliais fusiformes, que não fazem protrusão no lúmen. Embora existam características morfológicas úteis para diferenciar a AB do SK, é comum o uso de corantes histoquímicos e imuno-histoquímicos para o diagnóstico definitivo. As lesões do SK também exibem coloração positiva para herpes-vírus humano tipo 8 utilizando a coloração de imunoperoxidase e são negativas na coloração de Warthin-Starry. O padrão de crescimento infiltrativo, o pleomorfismo nuclear e a ausência de coloração bacilar de Warthin-Starry ajudam a diferenciar o angiossarcoma da AB. *B. henselae* e, em alguns casos, *B. quintana* foram isoladas de amostras de sangue, lesões cutâneas, osso, órgãos viscerais e cérebro de pacientes com AB.[475,600] Em um estudo de controle de casos de 49 pacientes com AB em São Francisco, realizado em 1997, 53% apresentaram infecção por *B. henselae*, enquanto 47% tiveram infecção por *B. quintana*. A infecção por *B. henselae* foi associada à exposição a gatos e pulgas de gato, enquanto a infecção causada por *B. quintana* foi associada a baixa renda, indivíduos desabrigados e exposição a piolhos.[716] A AB pode constituir uma manifestação da DAG peculiar do hospedeiro imunocomprometido. As espécies de *Bartonella* são capazes de estimular a angiogênese, ou seja, o processo fisiológico que leva à formação de novos vasos sanguíneos, e de afetar a migração e a proliferação das células endoteliais.

Em geral, a AB cutânea responde ao tratamento com eritromicina, porém é necessário continuar a terapia antimicrobiana durante 4 a 12 semanas.[911,1100] A doxiciclina também pode ser usada em pacientes que não conseguem tolerar a eritromicina. Podem ser necessários ciclos mais longos de agentes antimicrobianos, visto que as lesões frequentemente sofrem recidiva após a interrupção da terapia. As lesões da AB que estão limitadas à pele podem ser excisadas cirurgicamente. Foram também relatadas respostas clínicas satisfatórias a outros antibióticos (ceftriaxona, ciprofloxacino, outros macrolídios, cloranfenicol, SXT e ciprofloxacino com gentamicina), porém é comum a ocorrência de recidiva após a interrupção da terapia. Os fármacos que inibem a biossíntese da parede celular (p. ex., penicilinas e cefalosporinas) não são úteis no tratamento da AB.

Peliose. A peliose hepática caracteriza-se pela presença de lesões císticas repletas de sangue, que estão espalhadas por todo o parênquima do fígado.[1368] Foram relatados casos de peliose acometendo o fígado e o baço (peliose esplênica) em associação à infecção pelo HIV.[1022] A maioria dos pacientes com peliose hepática ou esplênica também apresenta AB, e, dentro dos cistos repletos de sangue que estão presentes no fígado e no baço, são também observadas bactérias semelhantes àquelas encontradas em amostras de biopsias de AB coradas pela prata de Warthin-Starry. A maioria dos pacientes com peliose hepática bacilar apresenta perda de peso, dor abdominal, náuseas refratárias, anemia, diarreia, febre, hepatoesplenomegalia e linfadenopatia. As enzimas hepáticas estão habitualmente elevadas, com níveis de fosfatase alcalina que estão 5 a 10 vezes acima do valor normal. Foi também relatada a ocorrência de peliose bacilar parenquimatosa de outros órgãos internos (i. e., coração, laringe, pulmões, glândulas suprarrenais, colo do útero, ovários, glândula pineal e plexo coroide). A peliose hepática parece estar associada exclusivamente à infecção por *B. henselae*, e alguns pesquisadores acreditam que constitua outra manifestação da AB.

Febre e bacteriemia. A bacteriemia causada por *B. henselae* foi descrita em indivíduos infectados pelo HIV, em pacientes com AIDS, em receptores de transplante alogênico farmacologicamente imunossuprimidos e, em certas ocasiões, em hospedeiros imunocompetentes sem fatores de risco conhecidos para doenças imuossupressivas.[1071,1197,1335] Os pacientes imunocomprometidos apresentam febre recidivante, perda de peso, mal-estar e fadiga. Foi detectada a ocorrência de bacteriemia por *B. henselae* em pacientes com e sem AB focal ou peliose. Nos pacientes infectados pelo HIV, *B. henselae* também pode causar doença inflamatória generalizada do SRE; os microrganismos podem ser detectados por meio de exame histopatológico ou por técnicas moleculares em amostras de lesões inflamatórias necróticas do baço, fígado, coração, medula óssea e linfonodos.[1196] Nos indivíduos imunocompetentes HIV-negativos, a bacteriemia por *B. henselae* manifesta-se com início abrupto de febre, acompanhada de dor articular e muscular; alguns pacientes podem manifestar sinais e sintomas de comprometimento do SNC (i. e., cefaleia, fotofobia e meningismo). *B. henselae* foi documentada sorologicamente como causa de "febre de origem indeterminada" tanto em crianças quanto em adultos.[635,823,1268] Esses pacientes apresentam febre, anorexia, cefaleia e outros sintomas constitucionais. A bacteriemia causada por *B. henselae* e por *B. vinsonii* subesp. *berkhoffii* também foi associada a disfunção neurológica e neurocognitiva e a doença neurológica.[167,169]

Conforme assinalado anteriormente, a febre persistente e a bacteriemia também constituem características da febre das trincheiras tanto clássica quanto urbana.

Os pacientes imunocompetentes apresentam habitualmente uma resposta rápida a um ciclo de curta duração (10 dias ou menos) de terapia e, em geral, não sofrem recidiva; em alguns casos, pode ocorrer regressão das infecções sem terapia antimicrobiana. Entretanto, Lucey et al. descreveram dois pacientes imunocompetentes que sofreram recidiva da doença, com hemoculturas positivas para *B. henselae*.[810] É interessante assinalar que ambos os pacientes tinham sido picados por carrapatos antes do desenvolvimento da doença. Esses dois casos foram os primeiros em que a transmissão de *B. henselae* por insetos foi epidemiologicamente sugerida. Drancourt, Raoult et al. relataram dois pacientes com bacteriemia e adenopatia mediastinal granulomatosa crônica, em que foi isolada *B. quintana* de hemoculturas e de culturas de medula óssea.[370,1062] Esses pacientes eram mulheres de meia-idade, soronegativas para HIV, que apresentavam doenças de base (*i. e.*, tratamento com corticosteroides, insuficiência renal crônica exigindo hemodiálise), que foram expostas a gatos, filhotes de gatos e pulgas de gato; foram tratadas com sucesso com aminoglicosídios parenterais. É interessante assinalar que nenhuma dessas pacientes apresentou uma resposta sorológica detectável contra *B. quintana*.

Endocardite. Foram isoladas espécies de *Bartonella* e *B. quintana*, em particular, de vários pacientes com endocardite e miocardite com "cultura negativa".[371,385,442,540,639,905,1393] A endocardite causada por *B. quintana* foi descrita pela primeira vez em 1993, em um homem homossexual de 50 anos de idade, infectado pelo HIV-1, que apresentava sudorese noturna, perda de peso e fadiga.[1213] Ao exame físico, foi constatada a presença de insuficiência renal leve, esplenomegalia, anemia e sopro cardíaco holossistólico. A ecocardiografia revelou vegetações nas valvas mitral e da aorta. Subsequentemente, *B. quintana* foi documentada como causa de bacteriemia em 10 pacientes alcoólicos, desabrigados e com febre em Seattle; em um desses pacientes, foi constatado o desenvolvimento de endocardite de valva da aorta.[1214] *B. quintana* também foi isolada como causa de endocardite em três homens alcoólicos desabrigados na França.[369] Em todos esses pacientes, houve necessidade de substituição das valvas da aorta e/ou mitral. Em 1993, Hadfield *et al.* descreveram o primeiro caso de endocardite causada por *B. henselae* em um homem de 59 anos de idade, HIV-negativo, com história de abuso de álcool; posteriormente, outro caso de endocardite por *B. henselae* foi relatado em 1995 em um homem de 41 anos de idade previamente sadio.[542,599] Ambos os pacientes necessitaram de cirurgia para substituição valvar. Desde então, *B. henselae* tem sido identificada como causa de endocardite tanto de valva nativa quanto de prótese valvar em pacientes imunocomprometidos e imunocompetentes.[620,684,1393] *B. elizabethae* foi descrita pela primeira vez como causa de endocardite em um homem imunocompetente de 31 anos de idade.[324] Essa infecção regrediu com substituição valvar e tratamento com vancomicina e imipeném. Em 1996, Raoult *et al.* descreveram 22 novos casos de endocardite por *Bartonella* em pacientes franceses, cujo diagnóstico foi estabelecido por sorologia, culturas e técnicas moleculares.[1063] Desses 22 pacientes, 11 eram alcoólicos, 9 eram desabrigados, 13 apresentavam lesões valvares preexistentes e 4 forneceram uma história de exposição a gatos. A maioria dos pacientes tinha vegetações da valva da aorta, e muitos apresentaram complicações embólicas, exigindo cirurgia valvar em todos, com exceção de dois. Os microrganismos implicados incluíram *B. quintana* (5 pacientes), *B. henselae* (4 pacientes) e uma espécie de *Bartonella* indeterminada (13 pacientes). Os últimos 13 pacientes foram diagnosticados por testes sorológicos que não conseguiam distinguir entre *B. quintana* e *B. henselae*. Nesse estudo, a endocardite por *B. quintana* foi associada a indivíduos desabrigados e ao alcoolismo crônico, sem lesão valvar prévia, enquanto a endocardite por *B. henselae* ocorreu principalmente em pacientes com patologia valvar preexistente e história de contato com gatos. A endocardite causada por *Bartonella* tem sido tratada com sucesso com combinações de amoxicilina e gentamicina por via parenteral, vancomicina parenteral com ofloxacino e netilmicina, seguidas de ofloxacino, rifampicina e pristinamicina VO, e com ceftriaxona parenteral, seguida de ciclo prolongado de eritromicina oral.[369,1063,1214] Foram também descritos 2 pacientes com endocardite causada por *B. vinsonii* subesp. *berkhoffii*.[972,1116]

As espécies de *Bartonella* também causam endocardite e outras doenças cardíacas em cães.[263] Breitschwerdt *et al.*, na Carolina do Norte, descreveram um caso de endocardite com comprometimento das valvas da aorta e mitral em um cão Labrador *retriever* castrado de 3 anos de idade.[165] Um bacilo gram-negativo fastidioso foi isolado do sangue desse cão, utilizando o método de lise-centrifugação. O DNA foi extraído das valvas cardíacas acometidas, amplificado por PCR e comparado com o de outras espécies de *Bartonella*. A hibridização do DNA, o sequenciamento do rRNA 16S, a análise dos ácidos graxos celulares e a caracterização fenotípica do isolado caracterizaram o microrganismo como uma nova espécie de *Bartonella*, mais estreitamente semelhante a *B. vinsonii*. Foi proposto o nome de *B. vinsonii* subesp. *berkhoffii* para esse novo microrganismo.[723] Esse agente representa um novo patógeno veterinário que provoca arritmia cardíaca, miocardite e endocardite em cães; foi também relatado como agente da endocardite em um ser humano.[164,1116] Outras espécies foram detectadas por técnicas moleculares em amostras de sangue de cães, *B. henselae*, *B. elizabethae* e *B. clarridgeiae*.[263] Os caninos silvestres e domésticos podem atuar como reservatórios de todos esses agentes.

Doença da arranhadura do gato. A DAG constitui uma causa comum de linfadenopatia, particularmente em crianças e adolescentes. A maioria das infecções ocorre entre setembro e março em climas quentes; a incidência máxima é observada em julho e agosto. Cerca de 90% dos pacientes apresentam uma história de exposição a gatos, com arranhadura ou mordedura de gato em cerca de 75 a 80% desses indivíduos. Os filhotes de gatos parecem estar envolvidos mais frequentemente do que os gatos adultos, e a transmissão parece ocorrer por contato direto, visto que a doença surge, em geral, após mordedura, arranhadura ou lambida de filhote de gato. Cerca de 3 a 10 dias após a arranhadura ou mordedura, forma-se uma pápula ou pústula eritematosa primária. Essa lesão persiste por cerca de 2 a 3 semanas. Durante esse período, pode ocorrer febre baixa em um terço dos pacientes, mal-estar e febre em cerca de 25% dos casos. Cerca de 10% dos pacientes irão apresentar cefaleia e mialgias, com faringite e exantema discreto de 1 a 2 semanas de duração. Em mais de 90% dos pacientes, verifica-se o desenvolvimento de linfadenopatia regional, cuja localização depende do local de mordedura ou arranhadura do gato. Como as lesões situam-se, em sua maior parte, nos membros superiores, a adenopatia ocorre habitualmente nos linfonodos axilares, cervicais ou submandibulares. É incomum a ocorrência de linfadenopatia não contígua ou generalizada e hepatoesplenomegalia; entretanto, quando presentes, podem ser confundidas com neoplasia maligna (*i. e.*, linfoma).[485,694] Os linfonodos afetados exibem habitualmente granulomas, granulomas supurativos, microabscessos estrelados e hiperplasia folicular. Podem-se observar aglomerados de microrganismos bacilares em biopsias de linfonodos coradas com impregnação pela prata de Warthin-Starry. Em geral, os linfonodos aumentados regridem de modo espontâneo no decorrer de alguns meses, embora até 20% dos pacientes possam exibir linfadenopatia durante 12 a 24 meses. A doença pode ser mais grave, complicada ou disseminada em hospedeiros imunocomprometidos; infecções por *Bartonella* têm sido transmitidas por transplante de órgãos sólidos (p. ex., transplante de fígado).[146,1082,1163]

Os pacientes com DAG podem apresentar manifestações atípicas, e podem surgir complicações; por conseguinte, um conhecimento clínico preciso e a obtenção de uma história minuciosa são importantes. Foi relatada a ocorrência de DAG em um veterinário de 32 anos de idade que inicialmente procurou assistência médica devido a febre de origem indeterminada e dor persistente nas costas de 1 mês de duração. Esse quadro começou depois de uma lesão por picada de agulha acidental. A infecção foi confirmada por teste sorológico e técnicas moleculares.[790] Alguns pacientes, particularmente crianças, podem exigir drenagem cirúrgica de abscessos e/ou retirada de linfonodos infectados.[917] As complicações consistem em síndrome oculoglandular de Parinaud, que se manifesta na forma de granuloma ocular ou conjuntivite com linfadenopatia pré-auricular, osteomielite, massa epitroclear simulando o rabdomiossarcoma, formação de microabscessos hepáticos e esplênicos, hepatite e granulomas.[59,510,1098,1290] A síndrome oculoglandular resulta de arranhadura, lambida ou mordedura de gato nas pálpebras ou nas conjuntivas, embora também possa ocorrer autoinoculação de lesão primária no olho. A encefalopatia e a meningite asséptica da DAG constituem complicações raras, que ocorrem dentro de 1 a 6 semanas após a linfadenopatia regional se tornar evidente; podem caracterizar-se por encefalite, crises convulsivas, mielite, neuropatia e retinite.[483,949,1367] O paciente pode apresentar cefaleia, alterações do estado mental, convulsões, comportamento agressivo e/ou coma. Foi também relatada a ocorrência de neurorretinite associada à DAG, incluindo um caso de bacteriemia por *B. henselae*, que resultou em perda aguda da visão.[318,800] A DAG sistêmica pode causar osteomielite multifocal em locais distantes da arranhadura ou mordedura inicial. As manifestações pulmonares da DAG são extremamente raras.[845]

A DAG é habitualmente uma doença autolimitada que, em geral, não responde à terapia antimicrobiana específica. Apesar da sensibilidade *in vitro* de *B. henselae* a numerosos fármacos, seu uso no tratamento da DAG não resultou em benefícios bem definidos para o paciente. Apenas aminoglicosídios e, em particular, a gentamicina demonstraram ser efetivos no tratamento das complicações supurativas da DAG.[924] Os relatos de tratamento bem-sucedido da DAG com azitromicina podem estar relacionados não apenas com a sensibilidade das espécies de *Bartonella* a esse agente, mas também com a penetração e o acúmulo intracelular da azitromicina no interior dos neutrófilos e macrófagos, resultando em concentrações do fármaco intracelulares:extracelulares em uma proporção de 40:1.[252,872] O ciprofloxacino também foi usado com sucesso no tratamento da DAG, devido, presumivelmente, a seu acúmulo intracelular.[597]

Os estudos microbiológicos e sorológicos conduzidos nesses últimos anos estabeleceram que *B. henselae* constitui o principal agente bacteriano responsável pela DAG. Em 1992, Regnery *et al.* isolaram *B. henselae* de amostras de sangue de um gato assintomático em duas ocasiões e demonstraram que 88% dos pacientes com a doença apresentam títulos elevados de anticorpos contra antígenos de *B. henselae* por IFA.[1073,1074] Posteriormente, vários grupos de pesquisa utilizaram técnicas moleculares para demonstrar a presença do DNA de *B. henselae* em material purulento de linfonodos supurativos de pacientes com DAG.[36,38,503] Com a técnica de IFA, Zangwill *et al.* constataram que 84% de 45 pacientes com DAG apresentaram anticorpos anti-*B. henselae*, em comparação com 3% de 112 pacientes de controle.[1411] Além disso, 81% de gatos pertencentes a pacientes com DAG também foram soropositivos, em comparação com 38% de 29 animais de controle. Esse estudo também constatou que o risco de DAG era maior em indivíduos com filhotes de gato do que naqueles com gatos adultos, e que os indivíduos com mordeduras e arranhaduras de filhotes de gato corriam maior risco de DAG do que aqueles com feridas de gatos adultos; além disso, o risco de DAG também foi maior quando os filhotes tinham pulgas. Os bacilos observados em biopsias de linfonodos supurativos também foram identificados como *B. henselae* na coloração imunocitoquímica com anticorpos dirigidos contra *B. henselae*.[892] O papel etiológico de *B. henselae* na DAG foi ainda mais reforçado pelo grande número de estudos epidemiológicos de infecção por *B. henselae* em gatos domésticos.

Em 1997, foi também descrita uma segunda espécie de *Bartonella*, *B. clarridgeiae*, em associação a um caso de DAG.[721] Nesse caso, verificou-se o desenvolvimento de DAG em um veterinário após uma ferida causada por mordedura de um gato de 6 semanas de idade. As hemoculturas obtidas do paciente e os testes sorológicos (AFD) para anticorpos dirigidos contra *B. henselae*, *B. quintana* e *B. elizabethae* foram negativos. Entretanto, uma amostra de soro do paciente reagiu em um teste de AFD com um isolado de *Bartonella* obtido de hemoculturas do gato. Foram também obtidas evidências sorológicas de infecção por *B. clarridgeiae* em um paciente com DAG que apresentou sintomas inerentes, história de exposição a gatos e arranhaduras desses animais e formação de grande abscesso na parede torácica.[845] Embora as culturas do paciente tenham permanecido negativas, *B. clarridgeiae* foi isolada do sangue de um dos gatos do paciente.

Infecções diversas. Desde a descoberta da associação das espécies de *Bartonella* com DAG, AB e peliose hepática, foram descritas várias outras manifestações de infecção por *B. henselae* em hospedeiros tanto imunocomprometidos quanto imunocompetentes. Na maioria dessas infecções, foi documentada uma associação a filhotes de gato, reforçando a possibilidade de que as manifestações clínicas incomuns da infecção por *B. henselae* representem parte de um espectro contínuo na apresentação clínica da DAG. Essas manifestações consistiram em neurorretinite sem a síndrome oculoglandular de Parinaud, linfadenite unilateral e difusa isolada, miocardite grave e doença neurológica associada a demência rapidamente progressiva.[871,1161,1367] Meininger *et al.* descreveram um homem sadio que desenvolveu miocardite ativa crônica causada por *B. henselae*, resultando em insuficiência cardíaca e necessidade de transplante cardíaco.[879] A associação de *Bartonella* com a demência relacionada com a AIDS foi elucidada por um estudo sorológico conduzido em Los Angeles por Schwartzman *et al.*, em que tanto a propriedade de um gato quanto o declínio neuropsicológico e a demência foram associados significativamente à presença de anticorpos IgM contra *B. henselae*.[1160] Caniza *et al.* descreveram um caso de infecção pulmonar oportunista por *B. henselae* em uma mulher de 19 anos de idade que foi submetida a transplante de rim.[197] As amostras de tecidos dos nódulos pulmonares dessa paciente resultaram em culturas negativas, porém continham rRNA 16S específico de *B. henselae* por PCR. Todos os oito gatos domésticos que viviam com a paciente tiveram hemoculturas positivas para *B. henselae*. A análise desses isolados por PCR estabeleceu que os isolados felinos eram idênticos aos encontrados no tecido pulmonar da paciente. A infecção por *B. henselae* também foi responsável pela ocorrência de inflamação intraocular e retiniana e pelo edema do disco do nervo óptico, resultando em perda substancial da acuidade visual.[1309] Golnick et al. descreveram quatro pacientes que apresentaram perda da visão em consequência de inflamação intraocular, tumefação do nervo óptico e descolamento da retina.[496] Os pacientes apresentaram títulos elevados de anticorpos contra *B. henselae* e responderam ao tratamento, com consequente melhora da visão. Foi também estabelecido o diagnóstico de neurorretinite em um paciente com evidência sorológica de infecção por *B. elizabethae*.[968] Em uma apresentação incomum de infecção, foi estabelecido o diagnóstico de neurorretinite bilateral acompanhada de cefaleia intensa e alterações do comportamento em uma mulher de 55 anos de idade que também apresentava diabetes melito insulinodependente e hipotireoidismo. A análise por PCR do DNA extraído dos líquidos intraoculares revelou a presença de uma sequência gênica do rRNA 16S, que demonstrou uma homologia de 100% com *B. grahamii*, uma espécie normalmente encontrada em roedores na Europa e na América do Norte.[695] A paciente tinha um cão, porém nenhuma história de exposição a gatos, roedores ou outros animais. A paciente também apresentou evidências sorológicas de infecção por *B. henselae* por IEE, provavelmente devido à reatividade cruzada com *B. grahamii*. A paciente respondeu à terapia com doxiciclina e rifampicina VO, diariamente, durante 4 semanas. Foram também diagnosticadas infecções intraorbitárias e retinianas por *B. henselae* por meio de detecção do DNA em amostras intraoculares.[496,1327] A ocorrência de microabscessos renais e osteomielite vertebral devido à infecção disseminada por *B. henselae* foi também descrita.[512,1132]

Patógenos emergentes do gênero Bartonella

Espécies de *Bartonella* originalmente descritas em animais estão sendo cada vez mais detectadas em seres humanos, frequentemente em associação com doenças febris. Em 2006, Raoult et al. descreveram um homem de 74 anos de idade que desenvolveu endocardite. Amostras de tecido valvar excisado e amostras de sangue foram inoculadas em frascos de células endoteliais humanas, e foi demonstrado o crescimento de espécies de *Bartonella* nos frascos por imunofluorescência depois de 2 meses. A extração do DNA das culturas, do sangue e do tecido valvar, seguida de amplificação e sequenciamento, revelou que o isolado era *B. alsatica*, uma espécie previamente descrita em coelhos silvestres.[574,1064] Em 2008, Angelakis et al. descreveram, na França, uma mulher de 79 anos de idade que desenvolveu uma grande massa axilar dentro de 1 mês após ter tido o dedo arranhado enquanto estava abatendo um coelho silvestre. Um fragmento do linfonodo excisado dessa paciente e alguns tecidos do coelho foram submetidos a extração de ácido nucleico, e o DNA extraído foi usado como modelo em três ensaios de PCR específicos para a região intergênica 16S-23S, o gene *ftsZ* e o rDNA 16S de *B. alsatica*.[43] Todos os resultados obtidos com a amostra de linfonodo indicaram infecção por *B. alsatica*. Em 2009, outro paciente na França foi diagnosticado com endocardite causada por *B. alsatica*.[645] *B. rochalimae*, um agente da endocardite infecciosa em cães, foi isolada de roedores, de raposa-cinzenta e de seres humanos. *B. washoensis*, uma espécie encontrada em esquilos, foi isolada de um homem de 70 anos de idade com febre e miocardite; os estudos moleculares documentaram que o fonte do microrganismo foi provavelmente uma exposição a roedores ou artrópodes vetores portadores do agente.[728] *B. tamiae*, uma espécie relativamente recente descrita em 2008, foi isolada de hemoculturas de três pacientes na Tailândia.[727] *Candidatus B. melophagi*, uma nova espécie de *Bartonella* proposta, porém ainda não validada, que está associada a ovinos, foi isolada de hemoculturas de duas mulheres, ambas as quais desenvolveram doença febril aguda.[107,822] A identificação foi confirmada por análises moleculares do rRNA 16S, citrato sintase e sequências do gene de RNA polimerase e avaliação da região intergênica 16S-23S. Ambas as mulheres viviam e trabalhavam com animais e ao seu redor, porém apenas uma teve exposição a ovinos. Em 2010, um candidato à nova espécie de *Bartonella*, *candidatus B. mayotomonensis*, foi isolado de tecido de valva aórtica nativa de um homem de 59 anos de idade com endocardite.[788] A identidade singular desse isolado foi determinada por amplificação e sequenciamento dos genes rRNA 16S, *ftsz*, *rpoB* e *gltA* e avaliação da região ITS.

Detecção, isolamento e identificação das espécies de Bartonella

Tipos de amostras. As amostras que podem ser utilizadas para o isolamento de espécies de *Bartonella* incluem sangue, amostras de biopsia de lesões de AB cutâneas ou sistêmicas suspeitas, biopsia de linfonodos e aspirados. As amostras coletadas no início da evolução clínica são preferíveis, particularmente amostras de biopsia de linfonodos de pacientes com suspeita de DAG; essas amostras devem ser obtidas antes da administração de agentes antimicrobianos. Os linfonodos supurativos de estágio avançado podem não apresentar microrganismos, em virtude da intensa resposta imune celular local. Foi relatado que os métodos de lise-centrifugação, utilizando o método de lise de sangue Isolator® (Wampole, Cranbury, NJ), melhoram o isolamento dessas bactérias fastidiosas de amostras de sangue. O sangue também pode ser colocado em tubos plásticos com ácido etilenodiaminotetracético (EDTA) ou citrato de sódio. Com amostras de sangue com EDTA, o congelamento da amostra, seguido de descongelamento em temperatura ambiente antes da semeadura direta, também melhora o isolamento desses microrganismos. As amostras de tecido devem ser homogeneizadas antes da cultura; o homogeneizado pode ser utilizado para cultura direta ou para a extração do DNA antes de amplificação molecular/detecção. Como os microrganismos produzem pouco ou nenhum CO_2 durante o seu crescimento, a detecção de espécies de *Bartonella* em sistemas de hemocultura automáticos (p. ex., BACTEC®; BacT/Alert® etc.) pode ser problemática. Foram obtidos isolados de garrafas PLUS 26 aeróbias contendo resina, porém os microrganismos não apresentaram índices de crescimento acima do limiar positivo. Por conseguinte, a coloração de esfregaços preparados a partir de garrafas inoculadas com o corante fluorescente laranja de acridina, intermitentemente durante a incubação, pode ser útil para a detecção desses microrganismos.[5]

Exame microscópico das amostras clínicas. A técnica de impregnação pela prata de Warthin-Starry tem sido utilizada para visualizar as bartonelas em tecidos. Essa técnica é inespecífica, e outros microrganismos também podem exibir coloração. As amostras de linfonodos de pacientes com suspeita de DAG podem ou não apresentar coloração positiva se a biopsia não for realizada precocemente no curso clínico da doença. Em geral, as biopsias de lesões de AB irão revelar grandes números de microrganismos na impregnação pela prata de Warthin-Starry.

Cultura. As espécies de Bartonella podem ser isoladas por semeadura em meios de ágar apropriados ou por cocultura em cultura de células. O sangue colocado em tubos Isolator® ou EDTA e as amostras de tecido homogeneizado podem ser semeados diretamente em ágar-chocolate recém-preparado ou ágar infusão de cérebro–coração (BHI) contendo 5% de sangue de cavalo ou coelho fresco. O BHI, o ágar soja tripticase e o ágar Columbia suplementados com sangue e o ágar-chocolate enriquecido também podem sustentar o crescimento desses microrganismos. Não se dispõe de meios seletivos, e os meios contendo agentes antimicrobianos não devem ser utilizados. As placas semeadas são incubadas em atmosfera úmida a 35° a 37°C em 5 a 7% de CO_2 durante pelo menos 28 dias. Em geral, observa-se o aparecimento de crescimento dentro de 5 a 15 dias, embora algumas cepas de Bartonella possam necessitar de até 45 dias de incubação para que o seu crescimento seja aparente.[760,1269] Os repiques a partir de culturas primárias de crescimento lento podem necessitar de 15 a 20 dias de incubação para que seja observado um crescimento satisfatório dos microrganismos. A maioria das bartonelas não cresce em condições anaeróbias, em temperaturas de 25°C ou 42°C e na ausência de hemina e CO_2. B. bacilliformis é excepcional, visto que essa espécie prefere uma temperatura mais baixa para o seu crescimento (i. e., 25° a 28°C) e não necessita de CO_2 para seu crescimento. Algumas espécies de Bartonella (p. ex., B. koehlerae) podem não crescer em ágar-sangue de coelho fresco e exigem o uso de ágar-chocolate recentemente preparado para um isolamento ótimo.

O isolamento de espécies de Bartonella também tem sido realizado com métodos de cultura de células, que são efetuados com frascos contendo uma monocamada de células endoteliais humanas (p. ex., linhagem celular ECV 304), a linhagem celular do carcinoma de bexiga T24 ou outros tipos celulares (p. ex., células Vero, células HeLa, células L292).[42,44,369,715,1062,1413] As amostras processadas por essa técnica têm incluído amostras de biopsia de lesões cutâneas e ósseas de AB e sangue heparinizado. Koehler et al. utilizaram uma linhagem de células endoteliais bovinas (i. e., células CPA, linhagem ATTC #207) para o isolamento de B. henselae e B. quintana a partir de biopsias de tecido fragmentado de lesões de AB. Depois de 9 a 36 dias de incubação, o sobrenadante turvo da cultura foi repicado para meios de ágar para crescimento subsequente de identificação.[715] Drancourt et al. utilizaram células ECV 304 (uma linhagem de células endoteliais humanas contínuas) para o isolamento

de B. quintana a partir de amostras de sangue de pacientes desabrigados com endocardite.[369] Com essa técnica, os microrganismos podem ser detectados no frasco por imunofluorescência e identificados por PCR ou outras técnicas moleculares.[42,44] O isolamento de espécies de Bartonella com enriquecimento em caldo também foi obtido com um meio definido contendo RPMI 1640 (um meio líquido típico de cultura de tecido) suplementado com hemina, aminoácidos e piruvato.[1362] Esse meio foi utilizado com sucesso para o isolamento de B. henselae a partir de amostras de sangue humano e de gato e de biopsias de linfonodos de pacientes com DAG.

Um dos maiores avanços no diagnóstico de infecções por Bartonella consiste no uso de meios de cultura pré-enriquecidos para detecção do microrganismo por métodos moleculares e culturas como parte de uma fonte de três espécimes na abordagem de cultura polifásica e molecular. O pré-enriquecimento é efetuado em meio de crescimento de Bartonella α-Proteobacteria (BAPGM; do inglês, Bartonella α-Proteobacteria growth medium), um meio de crescimento otimizado baseado em cultura de células de insetos, que é capaz de sustentar o crescimento de sete espécies de Bartonella.[166,821] O BAPGM utiliza um meio basal formulado para o crescimento de células de insetos em cultura.[1086] Esse meio basal é suplementado com NAD, ATP, piruvato e vários aminoácidos. Após ajustar o pH para 7,4, o meio é esterilizado por filtro e suplementado com sangue desfibrinado de carneiro, em uma concentração final de 5%. A abordagem polifásica envolve a extração do DNA da amostra do paciente para detecção direta por PCR (primeira amostra), uma segunda PCR após cultura de enriquecimento em BAPGM durante 4 semanas (segunda amostra) e outra PCR realizada em qualquer crescimento visível depois de 4 semanas de um repique de BAPGM em ágar-sangue depois um período de incubação de 4 semanas.[359] O BAPGM está disponível no comércio (Galaxy Diagnostics, http://www.galaxydx.com). Essa abordagem polifásica tem sido utilizada para a detecção de espécies de Bartonella em várias amostras veterinárias de cães e gado bovino (i. e., amostras de sangue, biopsias de tecidos, LCR, amostras de líquido abdominal, pericárdico, seroma e líquidos aquosos, líquido articular).[82,249,359,377,907] A detecção polifásica com uso de BAPGM resultou no isolamento de várias espécies de Bartonella (i. e., B. henselae, B. vinsonii subesp. berkhoffii, B. bovis, B. koehlerae, B. volans semelhante) de caninos e isolamento de B. tamiae de pacientes humanos com febre na Tailândia.[727,1019] Riess et al. descreveram outro meio de crescimento de enriquecimento que utilizou o meio em pó de Drosophila Schneider (Serva, Heidelberg, Alemanha) suplementado com 10% de soro fetal de bezerro e glutamina.[1086] Esse meio proporcionou um crescimento mais eficiente de B. henselae do que o BAPGM. A formulação do meio de Schneider/soro fetal de bezerro não contém sangue total nem hemina, de modo que é possível detectar visualmente o crescimento de B. henselae. A adição de 5% de sacarose nesse meio resultou em crescimento ainda mais rápido desse microrganismo fastidioso, de modo que esses pesquisadores conseguiram calcular de fato um tempo de geração de cerca de 5,6 horas para a cepa Marseille de B. henselae.[1086] O meio de Schneider suplementado também sustentou o crescimento de B. quintana e B. vinsonii. Lynch et al. compararam diversos métodos de cultura utilizando cepas de B. henselae, B. quintana, B. elizabethae e B. tamiae e verificaram que houve crescimento ideal desses microrganismos utilizando um meio de cultura combinado de células de mamíferos e células de inseto e suplementado (i. e., 10% de soro fetal de bezerro, piruvato, sacarose, tampão HEPES).[817] Esse meio combinado também sustentou o crescimento de células Vero E6 (células epiteliais de rim de primatas, ATCC CRL-1586). Embora o meio isento de células tenha proporcionado um crescimento adequado de cepas de *Bartonella* adaptadas em laboratório, a cocultura com células Vero E6 ainda pode ser mais sensível para o isolamento primário de espécies de *Bartonella* a partir de amostras clínicas de origem veterinária ou humana.

Coloração pelo método Gram e morfologia das colônias. No isolamento primário, as espécies de *Bartonella* aparecem inicialmente como pequenas colônias aderentes e brancas, que variam quanto ao tamanho e formato. Algumas cepas de *B. henselae*, *B. quintana* e *B. elizabethae* podem perfurar a superfície do ágar durante o seu crescimento.[1269] Tipicamente, as colônias de *B. henselae* são brancas ou castanhas, secas, aderentes, "semelhantes a couve-flor", inseridas no ágar e morfologicamente heterogênea. As colônias de *B. quintana* são brilhantes, planas, lisas e não perfuram o ágar. As colônias de *B. elizabethae* assemelham-se àquelas de *B. henselae*, exceto pelo fato de que pode ocorrer hemólise fraca ou parcial ao redor das colônias que crescem em ágar infusão de coração com 5% de sangue de coelho. Os isolados de *B. clarridgeiae* formam colônias elevadas, brancas e aderentes em ágar. Depois de múltiplas passagens, as colônias da maioria das espécies de *Bartonella* tornam-se menos secas, menos aderentes e maiores e tendem a crescer mais rapidamente. As colônias de *B. bacilliformis* diferem das outras espécies, visto que são inicialmente pequenas, lisas e translúcidas, mantendo essas características com repiques seriados. Na coloração pelo método de Gram, as cepas de *Bartonella* aparecem como bacilos gram-negativos ligeiramente curvos e pleomórficos, que medem cerca de 1 a 2,5 μm de comprimento por 0,5 a 0,6 μm. As cepas de *B. henselae*, *B. quintana* e várias outras espécies podem exibir motilidade "em contorção" quando preparadas em solução salina. As bartonelas podem ser mais bem-visualizadas com o uso do corante de Gimenez, visto que a contracoloração com safranina ou carbol fucsina pode ser fraca.

Métodos de identificação. Em geral, as espécies de *Bartonella* são bioquimicamente não reativas nos testes de identificação bioquímicos fenotípicos rotineiros, incluindo testes de oxidase, catalase, indol, urease, descarboxilase e redução do nitrato. Uma identificação presuntiva geral pode ser baseada no crescimento lento do microrganismo (habitualmente mais de 7 a 10 dias), na morfologia característica das colônias em meio à base de ágar e testes de oxidase e catalase negativos. Essa identificação presuntiva também precisa considerar o tipo de amostra e o quadro clínico do paciente. A identificação presuntiva de determinadas espécies de *Bartonella*, incluindo *B. henselae*, *B. quintana* e *B. vinsonii*, pode ser obtida por meio de sistemas de identificação comerciais, que utilizam substratos enzimáticos cromogênicos para detectar enzimas bacterianas pré-formadas (p. ex., MicroScan Rapid Anaerobe panel, RapID® ANA II, Rapid ID32A®).[1334] Esses sistemas produziram padrões de reações bioquímicas que foram singulares dentro de suas próprias bases de dados, porém apenas as reações do MicroScan® Rapid Anaerobe Panel foram capazes de diferenciar *B. henselae* e *B. quintana*

em nível de espécie. Esse painel distinguiu todas as espécies testadas, gerando códigos de biotipo específicos para cada espécie (i. e., código 10077640 para *B. henselae*, código 10073640 para *B. quintana* e código 10077240 para *B. bacilliformis*) (Tabela 9.15).

As espécies de *Bartonella* podem ser identificadas por GLC de ácidos graxos celulares por espectrometria de massa.[1335] Todas as espécies de *Bartonella* contêm mais de 50% de ácidos graxos C18:1, 16 a 25% de C18:0 e 16 a 22% de C16:0, com quantidades menores de C13:1 e de C17:03. Os isolados de *B. henselae* carecem de ácidos graxos celulares C15:0 e C12:0, que estão presentes nos isolados de *B. vinsonii* e de *B. bacilliformis*, respectivamente. *B. quintana* pode ser diferenciada da maioria dos isolados de *B. henselae* pela presença de menos de 20% de C18:0 em *B. quintana* e de mais de 20% de C18:0 em *B. henselae*. A composição de ácidos graxos celulares de *B. elizabethae* assemelha-se mais àquela de *B. vinsonii* e inclui C15:0 (ausente em *B. henselae* ou *B. quintana*) e quantidades maiores (21%) de C17:0 do que *B. henselae* (3%), *B. quintana* (1%) e *B. vinsonii* (9%). *B. elizabethae* também contém quantidades menores de ácidos graxos celulares C16:0 (13%) do que as outras espécies, que apresentam 17 a 20% de ácidos graxos celulares C16:0. A espectrometria de massa por MALDI-TOF também tem sido utilizada para identificar espécies de *Bartonella*. Foram analisadas cepas de referência representando 17 espécies reconhecidas de *Bartonella*, e o espectro de consenso obtido para cada uma das espécies foi singular entre os vários espectros de 2.843 microrganismos bacterianos incluídos na base de dados do Brucker MALDI-TOF, incluindo 109 outras α-Proteobacteria. Além disso, 39 cepas bacterianas foram testadas às cegas, sendo que todas foram corretamente identificadas como *Bartonella* em nível de espécie.[441]

A identificação definitiva de espécies de *Bartonella* é mais bem efetuada por métodos moleculares baseados em amplificação. Esses métodos podem ser empregados para a confirmação de isolados obtidos em cultura, ou podem ser realizados diretamente em amostras de tecido, pus ou biopsias. A amplificação de vários genes por PCR, incluindo o gene de citrato sintase (*gltA*), proteínas do choque térmico, genes de síntese de riboflavina, genes de divisão celular ou regiões intergênicas de rRNA 16S-23S, e a análise de endonuclease de restrição dos amplicons foram utilizadas com sucesso para esse propósito.[76,650,848,851,1416] Matar et al. utilizaram PCR juntamente com iniciadores nos genes rRNA 16S e rRNA 23S para amplificar a região entre rRNA 16S e parte do gene rRNA 23S, seguida de clivagem por enzima de restrição.[851] Essa abordagem resultou em perfis de restrição característicos para *B. bacilliformis*, *B. vinsonii* e *B. quintana* e em dois perfis para *B. henselae*, sugerindo que esse método pode ser útil tanto para a identificação de espécies de *Bartonella* quanto para a subtipagem de isolados de *B. henselae*. Jensen et al. descreveram uma amplificação mediada por PCR em única etapa da região intergênica do rRNA 16S-23S, que resultou em amplicons de tamanho único para cada espécie de *Bartonella*.[648] Joblet et al. verificaram que a amplificação do gene *gltA*, seguida de digestão com duas enzimas de restrição diferentes, permitiu a diferenciação de espécies de *Bartonella*.[650] A análise de sequência do fragmento de 940 pares de bases do gene codificador da citrato sintase (*gtlA*) e do gene da proteína do choque térmico de 60 kDa (*groEL*) também foi usada para construir árvores filogenéticas com a finalidade de

Tabela 9.15 Características fenotípicas para a identificação de espécies de *Bartonella*.

Característica	B. bacilliformis	B. quintana	B. henselae	B. elizabethae	B. clarridgeiae	B. grahamii	B. vinsonii subsp. vinsonii	B. vinsonii subsp. berkhoffi	B. vinsonii subsp. arupensis
Temperatura ideal para crescimento	25° a 30°C	35° a 37°C	35° a 37°C	35° a 37°C	35° a 37°C	35° a 37°C	35° a 37°C	35° a 37°C	35° a 37°C
Hemólise	–	–	–	+ᶠ	–	–	–	–	–
Oxidase	–	V	–	–	–	–	V	–	–
Catalase	+	V	–	–	–	–	V	V	–
Redução do nitrato	–	–	–	–	–	–	–	–	–
Urease	–	–	–	–	–	–	–	–	–
Indol	–	–	–	–	–	+	–	DI	DI
Acetoína	–	–	–	–	–	–	–	–	–
O/F da glicose[a]	–/–	–/–	–/–	–/–	–/–	–/–	–/–	–/–	–/–
Flagelos	+	–	–	–	+	–	–	–	–
Motilidade em contorção	–	+	+	–	–	–	–	–	–
Principais ácidos graxos celulares	$C_{18:1\omega7C}$, $C_{16:0}$, $C_{16:1\omega7C}$	$C_{18:1\omega7C}$, $C_{16:0}$, $C_{18:0}$	$C_{18:1\omega7C}$, $C_{18:0}$, $C_{16:0}$	$C_{18:1\omega7C}$, $C_{17:0}$, $C_{16:0}$	$C_{18:1\omega7C}$, $C_{16:0}$, $C_{18:0}$	DI	$C_{18:1\omega7C}$, $C_{18:0}$, $C_{17:0}$, $C_{16:0}$	$C_{18:1\omega7C}$, $C_{18:0}$, $C_{16:0}$	$C_{18:1\omega7C}$, $C_{16:0}$, $C_{18:0}$, $C_{17:0}$
Bis-p-nitrofenilfosfato	+	V	+	+	DI	DI	+	+	+
L-arginina-β-naftilamidase	+	+	+	+	+	DI	+	+	+
Glicina-β-naftilamidase	+	+	+	+	+	DI	+	+	+
Glicilglicina-β-naftilamidase	+	+	+	+	DI	DI	+	+	+
L-leucina-β-naftilamidase	+	+	+	+	DI	+	+	+	+
L-lisina-β-naftilamidase (ácida)	+	–	+	+ᶠ	DI	DI	–	DI	–
L-lisina-β-naftilamidase (básica)	+	+	+	+	DI	DI	+	+	+
DL-metionina-β-naftilamidase	+	+	+	+	DI	DI	+	+	+ᶠ
L-prolina-β-naftilamidase	–	+	+	–	+	V	V	–	–
L-pirrolidonil-β-naftilamidase	–	–	–	–	DI	–	–	–	–
L-triptofano-β-naftilamidase	+	+	+	+	DI	DI	+	+	+

[a]Oxidação/fermentação da glicose.
+ = reação positiva; – = reação negativa; V = reação variável; +ᶠ = reação positiva fraca; DI = dados indisponíveis.

estabelecer relações entre espécies de *Bartonella* descritas válidas e cepas não caracterizadas de *Bartonella*.[130,848] Foram desenvolvidos oligonucleotídios iniciadores/de sonda baseados em diferenças de sequências localizadas dentro do gene da síntese de riboflavina (*ribC*), e essas sequências foram utilizadas para desenvolver ensaios de PCR específicos de espécie para a identificação de *B. henselae*, *B. quintana*, *B. bacilliformis* e *B. clarridgeiae*.[111] Rodriquez-Barradas et al. desenvolveram um método semelhante de identificação por PCR de "elemento repetitivo", utilizando iniciadores derivados ou de sequências de consenso extragênicas ou intergênicas repetitivas. Como essas sequências já existem em múltiplas cópias descontínuas, que resultam em múltiplos amplicons descontínuos após PCR, não houve necessidade de tratamento com endonucleases de restrição antes da PAGE.[1097] Handley e Regnery, nos CDC, descreveram um método de identificação dependente de PCR, baseado na amplificação de segmentos clivados por endonuclease de restrição. As enzimas empregadas nesse procedimento resultaram em grandes fragmentos, que puderam ser anelados com iniciadores correspondendo às sequências de bases adjacentes aos sítios de endonuclease de restrição para PCR subsequente e resolução por PAGE.[554] Foram também utilizadas abordagens moleculares para a detecção direta de espécies de *Bartonella* em amostras clínicas. Matar et al. descreveram um método de PCR-RFLP para detecção e identificação simultâneas de bartonelas diretamente em amostras clínicas, incluindo biopsias e aspirados de linfonodos, amostras de pele, nódulos subcutâneos e outros tecidos.[851] Esse método envolveu o uso de iniciadores de PCR de regiões conservadas do gene rDNA 16S, seguido de digestão por endonuclease de restrição e análise dos amplicons. Sander e Penno utilizaram a PCR para gerar amplicons biotinilados da região gênica rRNA 16S e imobilizaram os amplicons em cavidades de microtitulação recobertas por estreptavidina.[1136] A hibridização desses amplicons com sonda de oligonucleotídios rDNA 16S marcadas com digoxigenina e a adição subsequente de antidigoxigenina peroxidase em um formato modificado de IEE possibilitaram a rápida identificação de *B. henselae* e *B. quintana*. Esse método foi capaz de detectar e quantificar *B. henselae* e *B. quintana* diretamente em amostras clínicas, em concentrações baixas de apenas 10^3 UFC/mℓ. Avidor et al. avaliaram a amplificação do gene rRNA 16S mediada por PCR, seguida de hibridização com sonda de *B. henselae* com amplificação baseada em PCR de *gltA* ou *htrA* (genes da proteína do choque térmico), seguida de análise dos amplicons por RFLP para a detecção direta de *B. henselae* em amostras clínicas.[76] O DNA de *B. henselae* foi detectado em 100% de 32 amostras de pus e linfonodos pelo método e identificação PCR/sonda de rRNA 16S e, em 94 e 69%, pelos métodos *gltA*/RFLP e *htrA*/RFLP, respectivamente. Esses pesquisadores sugeriram que o teste direto por *gltA*/RFLP era preferível e mais fácil, visto que não havia necessidade de hibridização espécie-específica (por meio de sonda) com esse método.[76] O ensaio de PCR em uma única etapa, utilizando o alvo da região intergênica rRNA 16S-23S, desenvolvido por Jensen et al., foi capaz de detectar o DNA de *B. henselae* de amostras de sangue de gatos infectados.[648] O DNA foi amplificado em 100% das amostras de sangue de gatos infectados contendo > 50 UFC de *B. henselae* por mℓ e de 80% das amostras de sangue contendo 10 a 30 UFC de *B. henselae* por mℓ de sangue. Evidências mais recentes indicam que algumas sequências gênicas encontradas nas bartonelas podem não ser tão específicas quanto se acreditava antigamente. Por exemplo, o gene da citrato sintase (*gltA*) encontrado em espécies de *Bartonella* possui homologias com sequências gênicas encontradas em alguns genomas de hospedeiros, incluindo camundongos, ratos, seres humanos e outros patógenos humanos.[291]

Ensaios de PCR em tempo real também foram descritos para a detecção direta e diferenciação de espécies e genótipos de *Bartonella*. Colborn et al. efetuaram exames de genoma completo em isolados de *B. henselae*, *B. quintana* e *B. bacilliformis* e compararam sequências de nucleotídios com as de outras espécies de *Bartonella* publicadas no Gene Bank.[291] Pesquisaram também sequências semelhantes em outras bactérias capazes de infectar o sangue e tecidos de seres humanos e em mamíferos ou artrópodes vetores potenciais de bartonelas. Utilizando essa abordagem, foi identificado um conjunto de iniciadores por PCR em tempo real ladeando o gene da subunidade gama da NADH desidrogenase (*nuoA*). A detecção do gene *nuoA* foi comparada com a do gene da citrato sintase (*gltA*) e do gene *fitZ*, utilizando os pares de iniciadores necessários. Esses três ensaios foram comparados quanto à sua capacidade de amplificar os DNA de referência de várias espécies de *Bartonella*. O conjunto de iniciadores *nuoG* amplificou com sucesso todas as 11 espécies de *Bartonella* testadas. Quando foi examinado o DNA de amostras coletadas em campo, incluindo amostras de fígado de ratos e de carrapatos, o conjunto de iniciadores *nuoG* demonstrou sensibilidade e especificidade significativamente mais altas para *Bartonella* do que outros conjuntos de iniciadores ao produzir consistentemente mais resultados positivos de PCR de sequências confirmadas. Para 61 amostras de carrapatos, o conjunto de iniciadores *nuoG* resultou em 7 amostras positivas para *Bartonella*, em comparação com 1 e 0 para os conjuntos *ftsZ* e *gltA*, respectivamente. De 24 amostras de fígado testadas, 18 foram positivas para *Bartonella* pelo conjunto de iniciadores *nuoG*, em comparação com 10 e 2 para os conjuntos *ftsZ* e *gltA*, respectivamente.[291] Diaz et al. desenvolveram um ensaio de PCR em tempo real específico para gênero, tendo como alvo uma região de 301 pares de bases do gene *ssrA*, que codifica uma espécie RNA também conhecida como RNA de transferência/mensageiro (tmRNA).[355] Trata-se de uma molécula de uma única cópia envolvida no processamento de peptídios nascentes durante o processo de tradução. Diferentemente de alguns alvos utilizados para a detecção e a identificação de espécies de *Bartonella* (p. ex., *gltA*), não foram detectadas sequências gênicas homólogas com a sequência-alvo *ssrA* em qualquer organismo eucarioto até a presente data.[291] Utilizando essa sequência gênica-alvo, foram detectadas mais de 30 espécies, subespécies e cepas únicas dentro do gênero *Bartonella* em amostras de sangue de alce e gado bovino. A identificação até o nível de espécie foi obtida pelo sequenciamento do amplicon *ssrA*.

Os métodos de PCR em tempo real estão sendo cada vez mais utilizados para o diagnóstico direto de doenças associadas a *Bartonella*. Um ensaio de RT-PCR em tempo real específico para a região intergênica 16S-23S de *Bartonella* e o gene *pap31* de *B. henselae* foi utilizado para a detecção direta de *B. henselae* em amostras de biopsia de pele, linfonodos e amostras de *swabs* de pacientes com DAG.[42,44] Foi utilizada a PCR em tempo real de ampla faixa para rDNA 16S e 18S para a detecção de espécies de *Bartonella* em amostras de sangue com EDTA e em amostras de valvas.[444]

Diagnóstico sorológico

O diagnóstico laboratorial da DAG baseia-se principalmente em métodos moleculares e testes sorológicos por meio de imunofluorescência indireta (IFA) ou IEE. O ensaio de IFA constitui a técnica mais amplamente usada, embora o seu tempo de realização seja muito maior que o dos métodos de IEE. Os métodos sorológicos para o diagnóstico de infecções causadas por *Bartonella* têm sido utilizados em contextos tanto clínicos quanto veterinários. As avaliações dos testes sorológicos fornecem uma faixa de sensibilidade e especificidade, dependendo da população estudada, das definições de casos de DAG e dos materiais e métodos empregados no procedimento. A variabilidade observada na sensibilidade da sorologia para *B. henselae*, particularmente com o teste de IgM, também pode ser devido a uma variabilidade regional na distribuição de diferentes genótipos de *B. henselae* (ver adiante). Por exemplo, nos Países Baixos, *B. henselae* genótipo I (sorotipo Houston I) e genótipo II (sorotipo Marseille) foram encontradas em pacientes com DAG. Alguns testes sorológicos incluem apenas *B. henselae* genótipo I; por conseguinte, é possível melhorar a sensibilidade do teste pela inclusão de cepas de genótipo II como fontes de antígenos.[115,117]

Os métodos de IFA para a detecção de anticorpos dirigidos contra *Bartonella* não são altamente padronizados e variam principalmente na fonte dos antígenos bacterianos que são fixados nas lâminas de IFA.[1414] Alguns métodos utilizam bactérias que crescem em meios de ágar, enquanto outros utilizam isolados de *Bartonella* cocultivados com células de cultura tecidual como antígeno fixado nas lâminas de IFA. Bergmans *et al.*, nos Países Baixos, avaliaram a detecção de IgM e IgG anti-*B. henselae* utilizando ambos os ensaios de IFA e IEE e verificaram a existência de uma variabilidade significativa, dependendo da fonte dos antígenos bacterianos para a preparação das lâminas de IFA.[116] Foram examinadas amostras de soro de 21 pacientes com "DAG possível" (pacientes que preenchem apenas 1 dos quatro critérios clínicos) e de 22 com DAG "provável" (pacientes que preenchem 2 dos 4 critérios clínicos). Quando foram utilizadas células de *B. henselae* cocultivadas em células Vero como antígeno para ensaio de IFA, a sensibilidade de detecção da IgG foi de apenas 31,8% para as amostras de soro de pacientes com "DAG provável" e de 33,3% para aqueles com "DAG possível". Quando foram utilizadas cepas de *B. henselae* cultivadas em meios de ágar como antígeno do ensaio de IFA, as sensibilidades correspondentes do ensaio para os dois grupos de pacientes foram de 40,9 e 14,3%, respectivamente. Foi também observada uma sensibilidade de menos de 50% para a determinação da IgG por IFA em ambos os grupos de pacientes, independentemente da fonte de antígenos. As especificidades de ambos os ensaios de IgG e IgM foram avaliadas utilizando amostras de soro de doadores de sangue sadios, e foi constatada uma variação de 95 a 100%.[116] Vermeulen *et al.* avaliaram um ensaio de IFA interno que utilizou *B. henselae* de genótipo I desenvolvida em ágar como antígeno.[1302,1303] Esse ensaio foi testado com amostras de 61 pacientes com DAG, com base nos dados clínicos e em um ensaio de PCR positivo para *B. henselae*, e em 56 amostras de um grupo de pacientes com diagnósticos clínicos diferentes e ensaio de PCR negativo para *B. henselae*. A sensibilidade e a especificidade do ensaio de IFA para a detecção de IgM foram de 53% e 93%, respectivamente, enquanto a sensibilidade e a especificidade para a detecção de IgG foram de 67% e 82%, respectivamente.

Foram também desenvolvidos ensaios de IFA que utilizam espécies de *Bartonella* cocultivadas em células Vero, células endoteliais ECV ou outras monocamadas de células cultivadas. Em 1995, Dalton *et al.*, nos CDC, efetuaram uma cocultura de *B. henselae*, *B. quintana* e *B. elizabethae* em monocamadas de células Vero e utilizaram esses microrganismos para preparar lâminas para IFA. De 91 pacientes cuja doença preencheu uma definição clínica estrita de DAG, 95% apresentaram títulos de IFA ≥ 64 contra *B. henselae* ou *B. quintana*.[323] Como *B. quintana* não havia sido associada à DAG, acreditou-se que os títulos positivos contra *B. quintana* representavam reações cruzadas sorológicas entre as duas espécies. Foram observadas reações cruzadas entre *B. elizabethae* e as outras duas espécies de *Bartonella* apenas em amostras com títulos extremamente elevados contra *B. henselae* ou *B. quintana*. Foram também utilizadas cepas de *B. bacilliformis* cocultivadas com células Vero para desenvolver um procedimento de IFA para o diagnóstico de bartonelose em regiões endêmicas da América do Sul. Foi constatado que o ensaio de IFA tem uma sensibilidade de 82% na detecção de anticorpos em amostras de soro de fase aguda de 106 pacientes com esfregaço positivo (i. e., presença de microrganismos nos eritrócitos em um esfregaço fino corado pelo método de Giemsa), PCR-positivos ou com bartonelose confirmada por cultura.[228] Com base na elevada prevalência de 45% observada antes e no decorrer do período do estudo, o ensaio de IFA teve um valor preditivo positivo de 89%. Em sua descrição de endocardite causada por *B. quintana* em três homens desabrigados, Drancourt *et al.* constataram que todos os três pacientes apresentaram títulos elevados de IgG contra *B. quintana* por uma técnica de microimunofluorescência.[369] Os títulos foram mais elevados quando células de *B. quintana* utilizadas para o procedimento foram cocultivadas na linhagem de células endoteliais ECV (títulos de 6.400 a 12.800) do que quando as células foram obtidas de culturas desenvolvidas em ágar-sangue de carneiro a 5% (títulos de 400 a 800).

Dispõe-se no comércio de lâminas de IFA preparadas com *B. henselae* ou *B. henselae*/*B. quintana* como antígeno, obtidas de ágar-sangue ou associada a células, incluindo MRL-BA® e MRL-Vero® (MRL Diagnostics, EUA; Vírion, Institut Vírion, Suíça), *Bartonella* IFA® (BION Enterprises, EUA), *Bartonella* IFA® IgG (Focus Diagnostics, Cypress, CA), *B. henselae* IgM/IgG®, *B. quintana* IgM/IgG®, *B. henselae*/*B. quintana* IgM/IgG® (EUROIMMUN Schweiz AG, Hirschmattstrasse, CH-6003 Luzern) e *B. henselae*/*B. quintana* IFA® (Fuller Laboratories, Fullerton, CA). Zbinden *et al.* estudaram dois *kits* comerciais de IFA® que utilizam microrganismos derivados de ágar-sangue (MRL-BA®, MRL Diagnostics, EUA; Vírion®, Institut Vírion, Suíça) e microrganismos associados a células (lâminas MRL-Vero/*Bartonella* IgG Substrate®, MRL Diagnostics, EUA; lâminas *B. henselae* slides®, Bios, Alemanha).[1413] Essas lâminas comerciais foram comparadas com o ensaio de IFA desenvolvido pelos pesquisadores que utilizou *B. henselae* cocultivadas com células Vero como antígeno. Em geral, os *kits* que utilizaram antígeno de *B. henselae* desenvolvida em ágar forneceram títulos mais elevados (menor especificidade) do que os *kits* que utilizaram microrganismos associados a células. Em seguida, o *kit* MRL-Vero® *B. henselae* foi comparado com o sistema desenvolvido no laboratório. Utilizando um título de ponto do corte de 256 e amostras de soro de 26 pacientes com DAG e de 240 controles, o *kit* MRL-Vero® IFA demonstrou uma sensibilidade de 84,5% e uma especificidade de 93,4%. Foram obtidos resultados semelhantes em uma segunda avaliação do ensaio MRL IFA.[862,1413,1414]

A Focus Diagnostics (Cypress, CA) comercializa um *kit* de IFA para a detecção de IgG contra *B. henselae* e *B. quintana*. Cada cavidade das lâminas de oito cavidades contém dois pontos de antígenos que consistem em células Vero infectadas com *B. henselae* (cepa Houston) ou *B. quintana*. As amostras de soro são examinadas em uma diluição de 1:64, e os resultados positivos com essa diluição são ainda mais titulados. De acordo com a bula, títulos de < 64 são considerados negativos para infecção atual. Os títulos ≥ 64 ou de < 256 são considerados como evidência infecção em tempo indeterminado, com sugestão de coleta de uma segunda amostra dentro de 10 a 21 dias após a obtenção da primeira amostra, devendo a primeira e a segunda amostras serem testadas juntas, de modo a detectar uma elevação de quatro vezes ou mais nos títulos. Os títulos de IFA de ≥ 256 são considerados como evidência presuntiva de infecção recente. Esse ensaio foi avaliado com 154 amostras de soro de doadores de sangue normais (58 da área rural da Suíça e 96 dos EUA) e com 60 amostras de soro de pacientes com diagnóstico clínico de DAG (incluindo linfadenopatia e exposição a gatos).[427] A especificidade global do ensaio de IFA foi 89,5% (75,4% para os doadores de sangue na Suíça e 97,9% para os doadores de sangue nos EUA), enquanto a sua sensibilidade foi de 96,7%. Uma avaliação com amostras de soro de 50 pacientes com DAG e de 55 controles sem a doença mostrou uma sensibilidade global de 98% e uma especificidade de 69% no ponto de corte de 1:64 recomendado pelo fabricante.[1303] O teste para IgG de Focus Diagnostics Bartonella IFA é para exportação apenas, e não para distribuição nos EUA. Dispõe-se de um produto de IFA semelhante nos Fuller Laboratories (Fullerton, CA).

O ensaio de BION Enterprises utiliza células de carcinoma de laringe humanas que foram infectadas por *Bartonella henselae* Houston-1 (ATCC 49882). Em um estudo desse ensaio, 63% de 19 crianças com DAG apresentaram títulos de anticorpos (≥ 512) por ocasião de sua internação; em quatro pacientes adicionais, foram detectados aumentos dos títulos em uma segunda amostra de soro obtida de 1 a 3 semanas. Utilizando esse ensaio, 13% de 116 crianças sem DAG apresentaram títulos de IgG de ≥ 64.[1135] EUROIMMUN comercializa três ensaios de *Bartonella* na Europa. Dois desses ensaios consistem em IFA de IgM que utilizam a cepa de Houston de *B. henselae* cocultivada com células de mamíferos ou uma cepa Marseille de *B. henselae* cocultivada. Dispõe-se também de um ensaio de IFA para IgG, que utiliza a cepa Houston cocultivada. Os ensaios de IFA IgM são avaliados com um ponto de corte de 1:100, enquanto o ensaio de IgG é avaliado em um ponto de corte de 1:320. Em um estudo de 50 pacientes com DAG e 55 controles sem a doença, os ensaios da cepa Houston e cepa Marseille demonstraram sensibilidades de 54% e 50%, respectivamente, enquanto as especificidades correspondentes dos ensaios foram de 96% e 87%, respectivamente. O rastreamento dos mesmos pacientes com o ensaio de IgG Houston mostrou uma sensibilidade de 88% e uma especificidade de 89%.[1303]

O ensaio IEE também foi avaliado como método sorológico para o diagnóstico de DAG. À semelhança dos procedimentos de IFA, os IEE também utilizam microrganismos desenvolvidos em ágar ou cocultivados como antígeno. Barka *et al.*, nos Specialty Laboratories (Santa Monica, CA), desenvolveram um IEE para a detecção de IgG, IgM e IgA específicas, utilizando células de *B. henselae* desenvolvidas em ágar como antígeno de fase sólida.[91] Entre as amostras de soro de 40 casos confirmados de DAG (com base na história clínica, cultura e/ou na histopatologia), 38 (95%) apresentaram níveis elevados de anticorpos dirigidos contra *B. henselae*. Embora nenhum dos 40 pacientes com DAG nesse estudo tivesse IgM ou IgA específicas contra *B. henselae* na ausência de IgG, os autores declararam ter observado a presença de IgG específica contra *B. henselae* como único marcador em alguns pacientes, bem como a ocorrência de soroconversão de IgG na presença de IgM no decorrer de um período de 2 a 3 semanas. Não foram observados resultados positivos do IEE em nenhuma das 92 amostras de pacientes com títulos elevados documentados de anticorpos contra outros agentes, incluindo *Afipia felis, Rickettsia typhi, Rickettsia rickettsii, Borrelia burgdorferi, Yersinia pestis, Chlamydia trachomatis*, vírus da rubéola e citomegalovírus (CMV). Utilizando o mesmo IEE, Bergmans *et al.* compararam métodos sorológicos com PCR para o diagnóstico e constataram que a concordância dos testes para diagnóstico era mais alta entre o IEE para IgM e a PCR.[116] Esses pesquisadores sugeriram que a estratégia mais adequada para o diagnóstico de DAG consiste em realizar em primeiro lugar um IEE para IgM. Se a sorologia para IgM por IEE for positiva, o paciente apresenta DAG. Se o IEE para IgG for negativo, deve-se realizar uma PCR para *Bartonella* em amostras de pus ou tecido.

Em 2001, Giladi *et al.* descreveram um IEE para IgG e IgM que utilizava um antígeno de membrana externa insolúvel em N-lauroil-sarcosina de *B. henselae* desenvolvida em ágar como antígeno.[486] Esse ensaio foi avaliado em um grupo de 84 pacientes com DAG definida pela história clínica e por pelo menos um teste confirmatório (PCR, cultura ou teste cutâneo). Esse grupo de pacientes foi comparado com um grupo de controle de 34 pacientes sem a doença. Foi detectada a presença de IgG anti-*B. henselae* em 63 e de IgM em 40 dos 84 pacientes com DAG. Ambos os anticorpos foram encontrados em 32 pacientes, a IgG isoladamente foi encontrada em 31 pacientes, e a IgM, em 8. A sensibilidade do IEE foi calculada em 75% para a IgG e 48% para a IgM, respectivamente. Quando um dos resultados ou ambos foram usados para diagnóstico, a sensibilidade aumentou para 85%.[486] Subsequentemente, esse mesmo ensaio foi avaliado com amostras de 98 pacientes que apresentavam DAG confirmada.[885] Desses pacientes, 53% foram positivos para IgM anti-*B. henselae;* 88% desses pacientes tiveram uma amostra inicial com resultado positivo, enquanto os 12% restantes sofreram soroconversão dentro de 1 a 8 semanas após a coleta da primeira amostra de soro. Em todos os pacientes com DAG e títulos elevados de IgG, o início da doença foi observado nos 12 meses anteriores. Foram obtidas amostras de biopsia para análise por PCR de 26 dos 98 pacientes, e dos 24 pacientes que foram positivos na PCR, 83% e 58% foram positivos para IgG e IgM, respectivamente. Nesse estudo, a soropositividade para IgM teve uma duração aproximada de 3 meses, e apenas 4% da população do estudo permaneceram positivos para IgM por um maior período de tempo.

Esses pesquisadores concluíram que a soropositividade da IgM em um paciente com DAG indica doença aguda. Os títulos de IgG diminuíram no decorrer de um maior período de tempo. Vermeulen et al. também avaliaram um IEE desenvolvido em laboratório para o diagnóstico de DAG, utilizando um sonicado de células integrais de *B. henselae* desenvolvida em ágar Columbia com sangue de carneiro.[1303] Esse teste foi comparado com um ensaio de IFA utilizando microrganismos desenvolvidos da mesma maneira, porém sem a etapa de sonicação. O IEE para a detecção de IgM apresentou sensibilidade e especificidade de 65% e 91%, respectivamente, em comparação com o ensaio de IFA, que teve uma sensibilidade de 53% e especificidade de 93%. Para a detecção de IgG anti-*B. henselae*, as sensibilidades do ensaio de IFA e do IEE foram de apenas 67% e 28%, respectivamente. Com base nesses estudos, fica evidente que os testes sorológicos para o diagnóstico de DAG precisam ser aprimorados, e que não foi descrito nenhum teste sorológico ideal. A detecção de anticorpos IgM contra *B. henselae* por IFA ou IEE é altamente sugestiva para diagnóstico em pacientes com suspeita de DAG, com valores preditivos positivos de cerca de 87%, e também sugere que os testes para IgG parecem ser de valor limitado.[1302,1303] Esses pesquisadores concluíram que, tendo em vista a baixa sensibilidade dos ensaios sorológicos, a análise por PCR para *B. henselae* deve ser realizada em pacientes com suspeita de DAG com resultados negativos nos testes sorológicos.

Foram também observadas reações cruzadas sorológicas entre espécies de *Bartonella* e outros microrganismos, incluindo *Coxiella burnetii* (o agente etiológico da febre Q) e espécies de *Chlamydophila*.[369,758,858] Em pacientes com endocardite causada por *B. quintana*, foram observados títulos > 256 contra *C. pneumoniae*, e ocorrem títulos > 64 contra *C. psittaci* e *C. trachomatis*.[369,370] Embora a absorção das amostras de soro com *C. pneumoniae* não tenha reduzido os títulos contra *B. quintana*, a absorção com *B. quintana* anulou com sucesso a reatividade com *C. pneumoniae*. Em outro estudo, mais de 50% dos pacientes com febre Q crônica apresentaram títulos significativos de anticorpos contra *B. henselae*. Estudos de absorção cruzada e de *immunoblot* estabeleceram que a reatividade com *B. henselae* resultou de reações cruzadas com anticorpos dirigidos contra *C. burnetii*; a absorção do soro *C. burnetii* removeu a reatividade com o antígeno *B. henselae*, enquanto a adsorção com *B. henselae* só removeu a reatividade contra *B. henselae*.[758] A absorção de amostras de soro com *C. pneumoniae* ou *B. quintana* removeu os anticorpos anti-*C. pneumoniae*, enquanto a adsorção com *C. pneumoniae* não modificou os títulos contra *B. quintana*.[858] No caso da endocardite por *Bartonella*, os títulos específicos podem estar elevados, enquanto os títulos contra esses outros agentes estão significativamente mais baixos, sugerindo que não devem ocorrer diagnósticos incorretos, contanto que se proceda simultaneamente a uma pesquisa de anticorpos contra todos esses microrganismos. Conforme assinalado anteriormente, as amostras de soro com títulos elevados de anti-*B. henselae* também podem exibir reação cruzada com outras espécies de *Bartonella*. Por outro lado, pacientes com endocardite com febre Q crônica podem desenvolver uma série de anticorpos que exibem reação cruzada com *B. henselae*, *B. quintana* e vários outros agentes, incluindo *Rickettsia rickettsii*, *Ehrlichia chaffeensis*, espécies de *Legionella*, espécies de *Chlamydia* e *Anaplasma phagocytophilum*.[509] Zbinden et al. relataram uma reatividade cruzada significativa no IFA IgM para *B. henselae* em 20 pacientes infectados pelo vírus Epstein-Barr (VEB); 45% foram soropositivos com antígeno de *B. henselae* derivado de ágar, enquanto 95% foram soropositivos com antígeno de *B. henselae* cocultivada por IFA.[1415] Foi também relatada uma reatividade cruzada com *C. burnetii*, *C. pneumoniae*, VEB, CMV e *T. gondii* para vários dos ensaios de IFA disponíveis no comércio.[1303]

Diversos fatores possuem impacto na capacidade dos testes sorológicos de estabelecer um diagnóstico de infecção por *Bartonella*, e nem todos estão esclarecidos até o momento atual. Em pacientes infectados pelo HIV com manifestações de infecção por *Bartonella*, pode-se não observar uma resposta humoral significativa, em virtude da imunossupressão relacionada com o HIV. Foi também observada uma incapacidade de desencadear uma resposta humoral em pacientes imunocompetentes, conforme evidenciado pela ausência de resposta humoral em um hospedeiro com linfadenopatia crônica e hemoculturas positivas para *B. quintana*.[1062] A incapacidade de detectar anticorpos também pode ser devida à heterogeneidade antigênica dos próprios microrganismos. Foram isoladas cepas antigenicamente diferentes de *B. henselae* de pacientes com endocardite e de gatos; essas cepas não apenas eram sorologicamente diferentes, mas também apresentavam diferenças nos perfis de proteína e nas sequências do rDNA 16S.[117,369] Utilizando a tecnologia do DNA recombinante, foi isolada uma proteína de 17 kDa de *B. henselae*, que é especificamente reativa com amostras de soro de pacientes com DAG; essa proteína pode ter valor como reagente diagnóstico sorológico.[37] Utilizando uma abordagem imunoproteômica, juntamente com *immunoblotting* e MALDI-TOF, foram detectadas várias proteínas candidatas de *B. henselae*, que podem ser úteis para o diagnóstico sorológico da DAG e de outras infecções por *Bartonella* no futuro.[1128] No momento atual, o ensaio de IFA constitui o método sorológico mais frequentemente utilizado para a DAG. Utilizando essa técnica, os anticorpos IgG em pacientes com DAG estão habitualmente elevados (p. ex., ≥ 512), enquanto podem ser encontrados títulos mais baixos de IgG tanto em pacientes com DAG quanto em controles sadios. Em amostras com baixos títulos, uma segunda amostra de soro coletada dentro de 10 a 14 dias pode ajudar a confirmar o diagnóstico. A soroconversão, um único título elevado ou um aumento de quatro vezes no título em uma segunda amostra de soro são altamente sugestivos de DAG.[1135]

Dispõe-se no comércio de produtos para testes sorológicos de *Bartonella*, e muitos laboratórios de referência também oferecem testes para esses microrganismos. A Focus Diagnostics (Cypress, CA) comercializa um *kit* de IFA para a detecção de IgG contra *B. henselae* e *B. quintana*. Cada cavidade da lâmina de oito cavidades contém dois pontos de antígenos, que consistem em células Vero infectadas por *B. henselae* ou *B. quintana*. As amostras de soro são examinadas em uma diluição de 1:64, e os resultados positivos com essa diluição são ainda mais titulados. De acordo com a bula, títulos de < 64 são considerados negativos para infecção atual. Os títulos ≥ 64 ou < 256 são considerados como evidência de infecção em tempo indeterminado, com sugestão de coleta de uma segunda amostra dentro de 10 a 21 dias após a obtenção da primeira amostra, devendo a primeira e a segunda amostras serem testadas juntas, de modo a detectar uma elevação de quatro vezes ou mais nos títulos. Os títulos de IFA ≥ 256 são considerados como evidência presuntiva de infecção recente. Esse ensaio foi avaliado com 154 amostras de soro de doadores de sangue normais (58 da área rural da Suíça e 96 dos EUA) e com 60 amostras de soro de pacientes com diagnóstico clínico de DAG (incluindo linfadenopatia e exposição a gatos).[427] A especificidade global do ensaio de IFA foi 89,5% (75,4% para os doadores de sangue na Suíça e 97,9% para os doadores de sangue nos EUA), enquanto a sua sensibilidade foi de 96,7%. O teste para IgG de Focus Diagnostics Bartonella IFA é para exportação apenas, e não para distribuição nos EUA. Dispõe-se de um produto de IFA semelhante nos Fuller Laboratories (Fullerton, CA).

A sorologia IFA para a detecção de IgG e IgM contra *B. henselae* e *B. quintana* e os testes moleculares para a detecção desses agentes em amostras de sangue total, soro, plasma, tecido e LCR estão disponíveis em vários laboratórios de referência comerciais (Associated Regional University Pathologists [ARUP], Salt Lake City, UT; Quest Diagnostics, Santa Monica, CA; Microbiology Reference Laboratory [MRL], Cypress, CA).

Sensibilidade a agentes antimicrobianos in vitro

Utilizando a diluição em ágar, *B. henselae*, *B. quintana* e *B. vinsonii* mostram-se sensíveis a uma variedade de agentes antimicrobianos, incluindo ampicilina, cefalosporinas de terceira geração, tetraciclinas, macrolídios, rifampicina, SXT e aminoglicosídios.[861] As CIM para oxacilina, cefalotina, clindamicina, cloranfenicol e fluoroquinolonas alcançaram quase as concentrações máximas do fármaco no soro. Um estudo subsequente utilizou um procedimento de diluição em ágar com ágar Columbia suplementado com sangue para determinar a sensibilidade *in vitro* de 9 isolados de *B. quintana*, 3 isolados de *B. henselae* e um único isolado de *B. elizabethae* e *B. bacilliformis*.[859] Todos os isolados foram sensíveis aos betalactâmicos, aos macrolídios, à doxiciclina, aos aminoglicosídios e à rifampicina. Os isolados foram menos sensíveis às penicilinas semissintéticas, às cefalosporinas de primeira geração e à clindamicina. A sensibilidade desses 14 isolados às fluoroquinolonas foi variável. O teste de sensibilidade a antimicrobianos para espécies de *Bartonella* também foi realizado utilizando métodos Etest.[135,365,1017,1270] Em geral, os resultados de CIM com o método Etest apresentou uma boa correlação com os resultados obtidos com o método de diluição em ágar para todas as classes de fármacos testados. Tsuneoka et al. utilizaram a metodologia Etest para testar 32 isolados de *B. henselae* de gatos e uma única cepa de ser humano.[1270] Todos os isolados mostraram-se sensíveis à minociclina, aos macrolídios e aos betalactâmicos, e a claritromicina foi o macrolídio mais ativo (CIM ≤ 0,023 $\mu g/m\ell$). Nesse estudo, a gentamicina foi o agente menos ativo contra *B. henselae*.

Outros estudos de sensibilidade *in vitro* de espécies de *Bartonella* enfocaram a capacidade dos agentes antimicrobianos de inibir o crescimento dos microrganismos em um ambiente de cultura de células. Ives et al. estudaram a sensibilidade de espécies de *Bartonella* a diversos agentes antimicrobianos macrolídios, utilizando o método de co-cultura em monocamada de células Vero.[630,631] A inibição dos microrganismos por diferentes concentrações de agentes antimicrobianos foi avaliada pela contagem visual dos microrganismos, conforme determinado por imunofluorescência específica, em comparação com culturas na ausência de antibióticos depois de 5 dias de incubação. Com o uso desse método, os isolados de *B. henselae*, *B. quintana* e *B. elizabethae* mostraram-se sensíveis a eritromicina, claritromicina, azitromicina, diritromicina e roxitromicina.[630,631] Esses pesquisadores também assinalaram que tanto a eritromicina quanto a doxiciclina concentram-se nas células fagocíticas, onde alcançam níveis que ultrapassam as concentrações séricas obtidas. Embora o crescimento dos microrganismos fagocitados por neutrófilos e macrófagos deva ser inibido, em virtude dos elevados níveis do fármaco alcançados no interior dessas células, diferentes espécies ou cepas de *Bartonella* podem exibir comportamentos diferentes no interior das células endoteliais ou em outros tipos de células. Kordick et al. constataram que todas as cepas de *B. henselae* e *B. clarridgeiae* isoladas de gatos com bacteriemia e infecção natural e experimental foram sensíveis à doxiciclina, ao enrofloxacino e ao ciprofloxacino.[721,722] Todavia, o tratamento só foi bem-sucedido (definido pela incapacidade de detectar a presença de bacteriemia por cultura ou PCR) em 9 dos 14 gatos que foram tratados com enrofloxacino e em 2 dos 8 gatos tratados com doxiciclina. Esses pesquisadores concluíram que os testes de sensibilidade padrões com diluição em ágar para espécies de *Bartonella* não fornecem nenhuma informação bem definida sobre a eficácia terapêutica dos agentes, visto que existem poucas informações sobre o tropismo celular de *B. henselae* e *B. clarridgeiae* nos gatos. Foi postulado que as células de felinos infectadas por *Bartonella* podem estar funcionalmente comprometidas, de modo que os antimicrobianos não são captados nem compartimentalizados fora dos próprios microrganismos.[721]

Espécies de *Bordetella*

Antecedente histórico e taxonomia das espécies de Bordetella

O gênero *Bordetella* contém nove espécies: *B. pertussis*, *B. parapertussis*, *B. bronchiseptica*, *B. avium*, *B. hinzii*, *B. holmesii*, *B. trematum*, *B. petrii* e *B. ansorpii*.[518] Os estudos genéticos realizados demonstraram que esses microrganismos estão estreitamente relacionados entre si. Com efeito, as técnicas de hibridização de DNA indicam que esses microrganismos podem não ser suficientemente diferentes entre si para justificar o reconhecimento de espécies individuais, apesar da existência de diferenças genéticas, fenotípicas e imunológicas definidas entre eles. As análises de sequência do rRNA 16S das espécies descritas de *Bordetella* demonstraram uma filogenia comum com o gênero *Alcaligenes*, e, atualmente, o gênero *Bordetella* encontra-se na subdivisão β-2 das Proteobacteria, na família Alcaligenaceae, ordem Burkholderiales, juntamente com os gêneros *Achromobacter*, *Alcaligenes*, *Pelistega*, *Sutterella*, *Oligella* e *Taylorella*. A relação genética das espécies de *Bordetella* com o gênero *Alcaligenes* também é corroborada pelo achado de que tanto *B. pertussis* quanto *B. bronchiseptica* produzem um sideróforo, denominado alcaligina, é quase idêntico àquele produzido por *Alcaligenes denitrificans*.[906] Os membros do gênero *Bordetella* consistem em pequenos cocobacilos gram-negativos no isolamento primário. No repique, esses microrganismos tendem a se tornar mais pleomórficos. São aeróbios obrigatórios, apresentam crescimento ótimo a 35° a 37°C, não utilizam carboidratos e são inativos na maioria dos testes bioquímicos. *B. pertussis*, *B. parapertussis*, *B. holmesii* e *B. petrii* são imóveis, enquanto *B. bronchiseptica*, *B. avium*, *B. hinzii* e *B. ansorpii* exibem motilidade por meio de flagelos peritríquios. Esses microrganismos não necessitam de hemina nem de NAD. Entretanto, o isolamento primário de *B. pertussis*, em particular, exige a adição de carvão, resinas de troca iônica ou 15 a 25% de sangue para neutralizar os efeitos inibitórios de ácidos graxos insaturados, sulfetos, peróxidos e metais pesados sobre o crescimento. *B. parapertussis* é ligeiramente menos exigente nas suas necessidades de crescimento, porém o seu isolamento ainda exige o uso dos mesmos meios especiais empregados para *B. pertussis*. As demais espécies são menos fastidiosas e crescem em meios de ágar de uso rotineiro, incluindo ágar-sangue, ágar-chocolate e ágar MacConkey.

O gênero *Bordetella* inclui espécies isoladas de seres humanos e de outros animais. Os seres humanos são os únicos hospedeiros reconhecidos de *B. pertussis*. Acreditava-se também que *B. parapertussis* fosse restrita a seres humanos; todavia, além dos seres humanos, esse microrganismo também foi isolado do trato respiratório de cordeiros com pneumonia na Escócia e na Nova Zelândia.[1041] *B. parapertussis* também é capaz de provocar uma doença semelhante à coqueluche no ser humano. *B. bronchiseptica* é encontrada em uma variedade de animais (p. ex., primatas não humanos, cães, gatos, coelhos, equinos, perus, suínos, raposas e gambás) e, em certas ocasiões, ocorre em seres humanos, principalmente como agente oportunista.[1339] Como o próprio nome sugere, *B. avium* é encontrada em aves e provoca rinotraqueíte no peru.[696] *B. hinzii* era anteriormente denominada "bactéria semelhante a *B. avium*", bactérias tipo II da coriza do peru, *Alcaligenes faecalis* tipo II e cepa C2T2 de espécie de *Alcaligenes*. Esse microrganismo foi formalmente incluído no gênero *Bordetella*, em 1995.[1288] *B. hinzii* foi originalmente descrita como microrganismo comensal em aves domésticas e, desde então, tem sido isolada de uma variedade de amostras clínicas humanas. *B. holmesii* era anteriormente denominada grupo não oxidante 2 (NO-2) dos CDC.[1343] A caracterização desses isolados por hibridização DNA–DNA, sequenciamento do rRNA 16S e análise dos ácidos graxos/ubiquinona celulares estabeleceu a sua relação com o gênero *Bordetella*. Desde 1995, *Bordetella trematum* foi descrita como nova espécie encontrada em feridas e infecções óticas de seres humanos, e foram isoladas novas cepas "semelhantes a *Bordetella*" de pacientes com bacteriemia, endocardite e infecções do trato respiratório.[1245,1287] *B. petrii* foi descrita pela primeira vez como microrganismo ambiental, que foi inicialmente isolada de um biorreator em cultura anaeróbia enriquecida de sedimento de rio.[1307] Desde a sua descrição inicial, *B. petrii* também foi isolada de várias fontes clínicas humanas, incluindo amostras de sangue e escarro. *B. ansorpii* foi descrita pela primeira vez em 2005, quando foi isolada de um cisto epidérmico purulento no pescoço de um paciente com rabdomiossarcoma.[711]

Epidemiologia da coqueluche

A coqueluche continua sendo uma doença endêmica de importância mundial e também continua sendo uma importante causa de morte em crianças com menos de 1 ano de idade no mundo inteiro, com uma estimativa de 10 milhões e até 400.000 mortes por ano. Os seres humanos constituem o único hospedeiro conhecido de *B. pertussis*, e a transmissão ocorre por contato direto de gotículas aerossolizadas de indivíduos infectados com tosse. A taxa de ataque é muito elevada, e mais de 90% dos indivíduos suscetíveis ficam infectados após exposição significativa. Por motivos desconhecidos, a doença entre crianças ocorre mais frequentemente no sexo feminino do que no masculino e tende a manifestar-se em ciclos epidêmicos de 3 a 5 anos. Antes da disponibilidade da vacina de células inteiras mortas, em 1947, cerca de 200.000 casos de coqueluche eram notificados a cada ano nos EUA.[1346] Naquela época, a maioria dos casos de coqueluche era observada entre crianças de 1 a 5 anos de idade. Depois de 1947, quando a vacina DPT de células íntegras foi licenciada e recomendada pela American Academy of Pediatrics, os casos de coqueluche notificados começaram a declinar até 1976, quando foram registrados apenas 1.010 casos.[1346] Posteriormente, o número anual de casos notificados aumentou uniformemente, e, em 2004, a incidência alcançou 8,9 casos por 100.000, com quase 19.000 casos notificados naquele ano.[247] Apesar da elevada cobertura contínua com a vacina infantil, foi registrado um total de 16.858 casos de coqueluche e 12 mortes de lactentes em 2009.[223] A incidência crescente da coqueluche, a despeito de uma alta cobertura com vacinação, também esta sendo observada em vários outros países, incluindo Canadá, Itália, Japão, Suíça e Países Baixos.[1242] Como a vacina de células inteiras fornece proteção por um tempo limitado, os indivíduos totalmente imunizados eram protegidos, porém os adultos tinham pouca ou nenhuma imunidade para transferência passiva a lactentes. Em consequência, durante as décadas de 1980 e 1990, a maior incidência de coqueluche nessa era de vacinação mudou progressivamente para lactentes cada vez menores. Nos EUA, durante o início da década de 1990, 40 a 50% dos casos notificados de coqueluche foram observados em crianças com menos de 1 ano de idade.[213,214] Taxas semelhantes de incidência foram relatadas em outros países que haviam mantido os protocolos de vacinação. Por exemplo, durante o período de 15 meses de julho de 1993 a outubro de 1994, 65% dos casos índice de coqueluche em um centro médico na França ocorreram em crianças com menos de 1 ano de idade.[96] Nos países com recursos (i. e., países desenvolvidos) e com protocolos de vacinação bem-estabelecidos, a coqueluche emergiu agora como problema infeccioso em duas faixas etárias: indivíduos com mais de 10 anos de idade e aqueles com menos de 5 meses de idade. Nos EUA, durante a década de 1980, a incidência anual média de coqueluche em lactentes com menos de 4 meses de idade aumentou de 63,4 casos por 100.000 a 88,7 casos por 100.000 na década de 1990.[1243] No período de 2001 a 2003, nos EUA, a maior incidência foi observada em lactentes com menos de 6 meses de idade (98,2 casos por 100.000), em comparação com 12,3 casos por 100.000 em lactentes de 6 a 11 meses de idade.[219] A maior taxa de mortalidade relacionada com a coqueluche também é observada principalmente entre lactentes; dados de vigilância obtidos de 1992 a 1993 mostraram que os lactentes com menos de 1 ano de idade responderam por 42% dos casos notificados e por 87% das mortes relatadas. Nos países em que a vacinação não é comumente praticada, o grupo etário de 1 a 5 anos de idade continua correndo o maior risco.[214]

A coqueluche também se tornou um problema significativo em crianças de mais idade, adolescentes e adultos. Na Europa, as taxas de incidência entre 1998 e 2002 aumentaram 115% em crianças com mais de 14 anos de idade.[211] Nos EUA, as taxas de incidência em adolescentes de 10 a 19 anos de idade aumentou de 5,5 casos por 100.000 em 2001 para 10,9 casos por 100.000 em 2003.[219] Vários fatores contribuíram para a mudança observada na epidemiologia da coqueluche, levando a taxas crescentes da doença em lactentes com menos de 5 meses de idade e em crianças com mais de 10 anos. O declínio da imunidade após a vacinação infantil na ausência de reforço constitui um importante fator contribuinte. A duração da proteção após imunização com vacina de células inteiras varia de 4 a 14 anos, enquanto a duração após a administração da vacina acelular é de 5 a 6 anos.[1337] Os adolescentes que receberam vacina *pertussis* acelular infantil e os adultos que receberam a vacina de células inteiras correm risco de adquirir coqueluche na ausência de vacina de reforço. Os estudos realizados também mostraram que são necessárias pelo menos duas doses da vacina para obter uma proteção completa, e, de acordo com a maioria dos calendários de vacinação, os lactentes de 5 meses de idade são muito pequenos para terem recebido duas doses de vacina e continuam correndo o risco de adquirir coqueluche.[973] Em um estudo multinacional de grande porte com lactentes internados com coqueluche, 75% não haviam recebido nenhuma vacina ou haviam recebido apenas uma dose.[732] Por conseguinte, a suscetibilidade continuada em consequência de uma imunização incompleta constitui outro fator que contribui para as taxas elevadas da doença. Os adultos e adolescentes que adquirem o microrganismo em consequência do declínio da imunidade induzida pela vacina ou doença atuam como reservatórios, podendo transmitir a infecção a lactentes não vacinados ou parcialmente vacinados.[1242] Devido à manifestação atípica da coqueluche em indivíduos de mais idade, a doença frequentemente não é diagnosticada, e o tratamento não é instituído, ou é administrado tardiamente ou de modo incompleto. Esses indivíduos infectados representam uma importante fonte de transmissão de *B. pertussis* para outras pessoas, particularmente para lactentes e crianças de pouca idade que não estão adequadamente imunizados. Em muitos casos, outros parentes, incluindo os pais e avós, profissionais de saúde e colegas de escola constituem a fonte de infecções em lactentes e crianças.[390,1004,1323] A redução da imunidade induzida pela vacina também pode ser devida a polimorfismos estruturais de fatores de virulência entre cepas circulantes de *B. pertussis* e componentes da vacina, incluindo pertactina e toxina *pertussis* (PT).[492,568] Por fim, os métodos aprimorados para diagnóstico, como a PCR, resultaram em aumento do volume de testes e também contribuíram para um acentuado aumento na detecção da coqueluche e melhor avaliação da incidência da doença.

Importância clínica de Bordetella pertussis

B. pertussis causa a síndrome conhecida como coqueluche. O microrganismo é adquirido por meio de gotículas infecciosas e é altamente contagioso, com taxa de ataque de mais de 90% em indivíduos não imunizados. A imunização parcial de crianças contra coqueluche pode modificar a apresentação clínica clássica. Além disso, as manifestações e o diagnóstico de coqueluche em crianças de pouca idade (*i. e.*, menos de 1 ano de idade) podem ser complicados por infecções virais concomitantes do trato respiratório, incluindo, em particular, vírus da influenza e vírus sincicial respiratório. Classicamente, a coqueluche clínica em crianças não vacinadas pode ser dividida em três estágios. Depois de um período de incubação de 7 a 10 dias (com faixa de 5 a 21 dias), o *estágio* **prodrômico** *ou catarral* começa e caracteriza-se por sintomas inespecíficos de "resfriado" ou "gripe", como rinorreia, congestão conjuntival, febre baixa e mal-estar.[582,1263] Nesse estágio, a doença é altamente contagiosa, devido à presença de grandes números de microrganismos nas vias respiratórias superiores. As culturas obtidas nesse estágio têm maior probabilidade de serem positivas. Uma tosse seca e improdutiva aparece em uma fase tardia desse estágio e torna-se persistente, aumentando na sua intensidade e frequência. Esse quadro evolui para o **estágio paroxístico ou espasmódico** depois de vários dias a 1 semana. Esse estágio caracteriza-se pela "tosse em *staccato*" que provoca um som agudo parecido com "guincho" inspiratório prolongado ouvido no final do paroxismo. Essa fase pode ter uma duração de 2 a 6 semanas. Nem todas as crianças com coqueluche apresentam a tosse característica. Durante esse estágio, não há febre nem outros sinais e sintomas sistêmicos. Os esforços inspiratórios durante o paroxismo da tosse são infrutíferos, e o "guincho" é causado pela inspiração do ar através da glote tumefeita e estreitada. O acesso de tosse é frequentemente seguido de cianose e vômitos. Esse estágio pode ser grave a ponto de exigir uma assistência ventilatória intermitente. As complicações que podem surgir durante a evolução da doença incluem pneumonia em consequência de infecções bacterianas, otite média, sintomas do SNC (*i. e.*, convulsões, febre alta), encefalopatia, ataxia cerebelar, hérnia inguinal e prolapso retal associado à tosse intensa. A fisiopatologia da encefalopatia associada à coqueluche complicada não é conhecida, devido à falta de disponibilidade de um modelo animal adequado; todavia, os mecanismos sugeridos incluem anoxia secundária aos paroxismos de tosse, hipoglicemia em consequência dos efeitos tóxicos da PT e hemorragia intracerebral. O **estágio convalescente** geralmente começa dentro de 4 semanas após o início da doença, e, durante esse período, observa-se uma redução na frequência e na intensidade dos acessos de tosse. Os fatores de virulência de *B. pertussis* são discutidos no Boxe 9.10.

A apresentação clínica da coqueluche difere acentuadamente em lactentes, adolescentes e adultos. A coqueluche em lactentes pode ter uma apresentação grave, com elevada taxa de mortalidade, exigindo diagnóstico e tratamento rápidos. Um relatório de 2007 sobre lactentes com coqueluche internados na unidade de terapia intensiva de um hospital de atendimento terciário australiano descreveu 49 pacientes de 4 a 8 semanas de idade, em um período de 20 anos.[933] Nenhum dos lactentes tinha recebido a série completa da vacina e 94% não tinham recebido nenhuma vacina *pertussis*. As razões para a internação desses lactentes consistiram em apneia com e sem paroxismos (63%), pneumonia (18%) e convulsões (10%). Os lactentes que apresentaram apneia com ou sem tosse intensa sobreviveram, e todas as sete mortes ocorreram em lactentes internados na UTI com pneumonia. As complicações *ante mortem* incluíram comprometimento cardiovascular, encefalopatia grave e falência de múltiplos órgãos.

Boxe 9.10

Fatores de virulência de *Bordetella pertussis*

Fator	Comentários
Toxina *pertussis*	A toxina *pertussis* (PT) constitui um importante fator de virulência de *B. pertussis*. PT é uma única proteína com peso molecular de 105 a 117 kDa, que possui amplo espectro de atividade biológica e é produzida exclusivamente por *B. pertussis*.[795,796] Os efeitos biológicos da PT consistem em sensibilização de camundongos à histamina, produção de linfocitose, ativação das células das ilhotas pancreáticas e estimulação de respostas imunológicas. O anticorpo dirigido contra a PT é protetor para camundongos expostos por inoculação intracerebral ou do trato respiratório. Os genes dos peptídios da PT estão organizados na forma de óperon; esse óperon está presente em *B. pertussis*, *B. parapertussis* e *B. bronchiseptica*, porém os genes não são transcritos nem traduzidos nessas duas últimas espécies.[58,1220] Os anticorpos dirigidos contra PT também são protetores em modelos animais de coqueluche. A PT é a única molécula representada em toda vacina *pertussis* acelular formulada até o presente momento.
Hemaglutinina filamentosa	A hemaglutinina filamentosa (FHA; do inglês, *filamentous hemagglutinin*) é uma adesina de superfície celular com peso molecular de 220 kDa, que possui atividade de hemaglutinação e que, juntamente com a PT, medeia a adesão de *B. pertussis* a células eucariotas *in vitro* e às células ciliadas das vias respiratórias superiores. FHA também possui atividade imunomoduladora em células mononucleares do sangue periférico (CMSP) humanas.[356,795] Apresenta múltiplas atividades de ligação, permitindo à *B. pertussis* aderir a diferentes tipos de células e, em alguns casos, invadi-las, incluindo macrófagos, em diferentes estágios de infecção e em associação com outras adesinas. A ligação da FHA a macrófagos leva à fagocitose dos microrganismos, sem o surto oxidativo associado à fagocitose de outros microrganismos. Essa circunstância incomum pode ser de importância crítica para a sobrevida intracelular de *B. pertussis*. Os anticorpos dirigidos contra FHA proporcionam uma certa imunidade contra infecções respiratórias, mas não contra a exposição intracerebral em animais, presumivelmente ao inibir a fixação dos microrganismos.
Pertactina	A pertactina refere-se a várias proteínas de membrana celular associadas à superfície, encontradas em três espécies de *Bordetella*. A pertactina P.69 de *B. pertussis* apresenta peso molecular 69 kDa, e são encontradas proteínas homólogas com pesos moleculares ligeiramente diferentes em *B. parapertussis* (pertactina P.70) e em *B. bronchiseptica* (pertactina P.68).[795] As pertactinas são codificadas e produzidas como proteínas ligeiramente maiores, que são clivadas proteoliticamente, produzindo as moléculas biologicamente ativas. A pertactina de *B. pertussis* foi originalmente denominada proteína P69 ou 69K; o verdadeiro peso molecular foi determinado em cerca de 60,5 kDa após se verificar que a pertactina é derivada do processamento pós-tradução de uma proteína precursora maior. A pertactina de *B. pertussis* atua juntamente com a FHA para mediar a fixação da bactéria a células de cultura tecidual, ajudando a molécula de FHA a assumir uma conformação para maximizar a ligação da bactéria à célula.[57] A pertactina também é necessária para espécies de *Bordetella*, de modo a resistir à eliminação mediada por neutrófilos.[624] Os anticorpos dirigidos contra pertactina P.69 protegem camundongos contra a infecção por *B. pertussis* adquirida por aerossóis; todavia, a proteção contra a exposição intracerebral exige anticorpos dirigidos contra P.69 e FHA.
Adenilato ciclase-hemolisina	*B. pertussis* produz uma adenilato ciclase-hemolisina (AC-H), uma proteína bifuncional de 177 kDa, que é secretada no meio e que possui atividade tanto de adenilato ciclase quanto hemolítica.[198,795] A proteína tem a capacidade de ligar-se a células suscetíveis, sendo translocada para dentro da célula em sua forma intacta. No interior da célula-alvo, a molécula sofre clivagem proteolítica. A ativação da atividade da adenilato ciclase pela proteína eucariota calmodulina resulta em acúmulo intracelular de AMP cíclico. Esse acúmulo pode suprimir a expressão da resposta imunológica local ao inibir a quimiotaxia e a fagocitose dos neutrófilos.[581]
Citotoxina traqueal	A citotoxina traqueal (TCT; do inglês, *tracheal cytotoxin*) é uma pequena molécula de cerca de 921 Da, constituída de um tetrapeptídio dissacarídico derivado do peptidoglicano da parede celular. A molécula contém glicosamina, ácido murâmico, alanina, ácido glutâmico e ácido diaminopimélico, em uma proporção de 1:1:2:1:1, e é liberada no sobrenadante de cultura durante a fase logarítmica de crescimento.[302] A TCT provoca lesão e destruição especificamente das células epiteliais ciliadas que revestem as vias respiratórias, onde o microrganismo se fixa, podendo contribuir para a tosse característica da coqueluche clínica. Foi também constatado que TCT afeta de modo adverso a função das células polimorfonucleares em baixas concentrações, enquanto exerce efeito tóxico sobre essas células em concentrações mais altas.[795] A TCT também desencadeia a produção de IL-1 e induz a óxido nítrico sintase, que se acredita possa mediar a lesão do epitélio do trato respiratório. A TCT e outros peptídios muramil semelhantes possuem várias outras atividades biológicas, incluindo pirogenicidade e atuação como adjuvante.
Toxina termolábil (toxina dermonecrosante)	*B. pertussis* também produz uma toxina termolábil (HLT; do inglês, *heat-labile toxin*), ou toxina dermonecrosante, que consiste em um único polipeptídio de cerca de 140 kDa.[795] As HLT produzidas por *B. pertussis*, *B. parapertussis* e *B. bronchiseptica* assemelham-se nas suas propriedades biológicas e são indistinguíveis nas suas características físico-químicas e sorológicas, enquanto a HLT produzida por *B. avium* é ligeiramente diferentes nesses aspectos. A HLT induz a contração dos vasos sanguíneos, devido a efeitos constritores específicos sobre o tecido muscular liso vascular, causando necrose hemorrágica em camundongos e cobaias. Embora o seu papel na patogenia da coqueluche, se houver algum, não seja conhecido, os efeitos constritivos da HLT sobre os tecidos altamente vascularizados das vias respiratórias podem levar à inflamação local e podem explicar parte da patologia do trato respiratório associada à coqueluche.

(continua)

Lipo-oligossa-carídio	À semelhança de outras bactérias gram-negativas, *B. pertussis* possui um lipopolissacarídio (LPS ou endotoxina) na membrana externa da parede celular. Como alguns outros patógenos bacterianos, a endotoxina de *B. pertussis* consiste, na realidade, em um lipo-oligossacacarídio (LOS). Esse LOS contém lipídio A e um *core* de oligossacarídio com ácido 2-ceto-3-desoxioctulossô-nico, porém carece dos antígenos "O" polissacarídicos de cadeia longa encontrados nas moléculas de LPS. O papel do LOS na patogenia da coqueluche nao é conhecido, embora tenham as propriedades habituais associadas ao LOS de muitos microrganismos, incluindo pirogenicidade, atuação como adjuvante, indução da produção de interferona, mitogenicidade e ativação policlonal das células B. O LOS de *B. pertussis* pode ser, pelo menos, parcialmente responsável pela reatogenicidade associada à vacina *pertussis* de células inteiras.
Aglutinógenos "O" termolábeis	As espécies de *Bordetella* também possuem antígenos específicos, denominados aglutinógenos "O" (AGG), sobre a superfície celular das bactérias. Foram descritos 14 AGG termolábeis em espécies de *Bordetella*. Esses aglutinógenos estão associados a fímbrias e aparentemente estão também envolvidos na fixação das bactérias às células-alvo. Os AGG 1 a 6 são encontrados em *B. pertussis*. O AGG 1 é comum a toda as cepas de *B. pertussis*, enquanto os AGG 2 a 6 estão presentes em várias combinações em diferentes cepas.

A coqueluche atípica observada em crianças de mais idade, adolescentes e adultos é atribuída ao fato de que os adultos foram, em sua maioria, imunizados quando crianças, e que o declínio da memória imunológica resulta em uma doença modificada menos grave.[787] As crianças de mais idade e os adultos com coqueluche sintomática, porém não reconhecida, constituem, com frequência, fontes do microrganismo nos casos pediátricos. Os estudos de coqueluche em adultos concentraram-se em indivíduos com tosse persistente e utilizaram métodos de cultura/moleculares e sorologia para demonstrar a presença dos microrganismos ou aumentos significativos dos títulos de anticorpos contra antígenos singulares de *B. pertussis*, respectivamente. Em um estudo conduzido em 2006 de crianças de 5 a 16 anos de idade que procuraram assistência médica com tosse de mais de 14 dias de duração, 37% tiveram evidências sorológicas de coqueluche.[558] Em um estudo de 130 estudantes universitários que procuraram o serviço de saúde estudantil com tosse de 6 dias ou mais de duração, 26% apresentaram evidências sorológicas de infecção recente por *B. pertussis*.[894] Em um estudo subsequente com essa população de estudantes, foi constatado que 15% de 319 estudantes com tosse ≥ 5 dias de duração apresentaram evidências sorológicas de infecção por *B. pertussis*; 17 desses indivíduos também tinham evidências sorológicas de infecções virais e por *Chlamydophila pneumoniae* ou *Mycoplasma pneumoniae* coexistentes.[633] Em um estudo conduzido entre estagiários do US Marine Corps, que se queixaram de tosse de 7 dias ou mais de duração, foi constatado que 17% apresentavam infecção aguda por *B. pertussis*.[643] Em outro estudo, foram avaliados anualmente 51 profissionais de saúde durante o período de 1984 a 1989 à procura de elevações dos títulos de anticorpos contra quatro antígenos específicos da coqueluche (PT, FHA, pertactina e fimbrias); foi constatado que 90% apresentaram uma elevação significativa nos títulos de anticorpos contra um ou mais antígenos *pertussis* entre 2 anos consecutivos durante o período de 5 anos do estudo.[351] Entre 246 adultos alemães que apresentavam tosse de mais de 14 dias de duração, foram obtidas evidências de infecção por *B. pertussis* em 64 (26%); 5 tiveram culturas positivas de material nasofaríngeo, e foi estabelecido o diagnóstico em 59 com base na sorologia e/ou PCR.[1150] Um estudo conduzido na Dinamarca em 201 pacientes com tosse persistente, de duração média de 6,5 semanas, constatou que 4 pacientes (2%) apresentaram cultura positiva para *B. pertussis*, enquanto 11 (5,5%) foram positivos na PCR (incluindo os 4 pacientes com cultura positiva).[128] Evidências sorológicas de coqueluche também foram obtidas em 100 adultos ≥ 65 anos de idade estudados durante um período de 3 anos. Entre 3,3 e 8% dessa população apresentaram coqueluche a cada ano, e entre 37,5 e 50% foram sintomáticos em consequência da infecção.[591] Em um estudo de 178 adultos conduzido na Dinamarca, com tosse de duração de 2 semanas a 3 meses, foi relatado que 3,4 a 12,4% foram soropositivos para *pertussis*, indicando uma infecção recente.[322]

O espectro clínico da coqueluche em adultos foi descrito em diversos estudos e relatos de casos. Em um estudo conduzido na UCLA, os dois diagnósticos clínicos principais considerados em indivíduos nos quais foi constatada a presença de coqueluche consistiram em infecção inespecífica das vias respiratórias superiores (39%) e bronquites (48%).[894,1039] Em um estudo conduzido na Alemanha em 64 adultos com infecção documentada por *B. pertussis*, foi considerado o diagnóstico de coqueluche em apenas 39%, e não foi considerada a possibilidade de coqueluche clínica em 14%, outros diagnósticos incluíram infecções das vias respiratórias superiores, nasofaringite, faringite, adenoidite e sinusite. Entretanto, dos 64 pacientes, 70 apresentaram tosse paroxística, 38 tiveram um guincho inspiratório, e 17 apresentaram vômitos após o acesso de tosse.[1150] Outro estudo conduzido na Alemanha de 84 adultos com coqueluche constatou a ocorrência de tosse persistente (> 21 dias) em 81% dos pacientes, tosse espasmódica em 65% e sufocação em 56%.[1042] Dezoito pacientes apresentaram complicações, incluindo otite média, pneumonia, incontinência urinária, linfadenopatia cervical, perda aguda da audição, fraturas de costela e hérnia inguinal. Foi também documentada a ocorrência de encefalopatia associada à coqueluche na doença do adulto.[548] Apesar de ser incomum, foi descrita a ocorrência de infecção aguda por *B. pertussis* em adultos; em um caso, a coqueluche aguda foi diagnosticada em um homem de 53 anos de idade que adquiriu o microrganismo do filho, que tinha sido imunizado, e apresentou um caso leve de coqueluche.[1201] *B. pertussis* também foi isolada de adultos com doença de base, como infecção pelo HIV. Ng *et al.* isolaram *B. pertussis* de amostras de LBA e de biopsia transbrônquica de três pacientes com AIDS.[945] Esses microrganismos foram isolados em meios para isolamento de *Legionella*. Doebbeling *et al.* relataram o isolamento de *B. pertussis* das vias respiratórias superiores de um paciente de 25 anos de idade, HIV-positivo, com história de tosse paroxística de 4 meses de duração; foi também relatado um caso semelhante em um paciente de 60 anos de idade com AIDS na Bélgica.[292,360] Apesar desses relatos de casos, acredita-se que a coqueluche seja relativamente rara em indivíduos infectados pelo HIV, com prevalência estimada de estado de portador nasofaríngeo de menos de 6,5 casos por 100.000 pacientes.[289] *B. pertussis* também foi isolada de hemoculturas de hospedeiros imunocomprometidos em pelo menos três ocasiões. Todos os três pacientes apresentavam doenças de base, incluindo granulomatose de Wegener e mieloma múltiplo; em dois pacientes, a infecção foi fatal.[217,642,1266]

Vacinas pertussis

A vacina *pertussis* original de células inteiras era administrada com toxoides diftérico e tetânico e adjuvantes contendo alumínio (DTwP). Após aprovação, o uso disseminado da vacina de células inteiras resultou em declínio da coqueluche nos países que tinham imunização obrigatória, e acumularam-se evidências adicionais de sua eficácia em consequência de uma redução dos programas de vacinação em alguns países. A menor aceitação pública da imunização na Grã-Bretanha, que começou em meados da década de 1970, fez com que a coqueluche alcançasse proporções epidêmicas entre crianças com menos de 5 anos de idade no final da década de 1970. Embora a experiência tenha sugerido uma eficácia clínica de mais de 80%, a ocorrência de variações no desempenho das preparações de vacinas de células inteiras tornou-se mais evidente durante estudos prospectivos de eficácia clínica conduzidos com vacinas *pertussis* acelulares potenciais. A divulgação de relatos de encefalopatia e sequelas neurológicas permanentes relacionadas com a administração da vacina DTwP acelerou os esforços para o desenvolvimento de vacinas acelulares ou de "subunidades". As vacinas *pertussis* acelulares contêm PT e FHA, e algumas delas também contêm pertactina (proteína de 69 kDa) ou fímbrias e pertactina.[308,526] As vacinas *pertussis* são combinadas com toxoides diftérico e tetânico na vacina DTaP para crianças e Tdap para adolescentes e adultos (ver adiante). Nos EUA, três vacinas DTaP são licenciadas:

- Infanrix® (GlaxoSmithKline Pharmaceuticals): contém PT, FHA e pertactina
- TriPedia® (Sanofi Pasteur, Inc.): contém PT e FHA
- DAPTACEL® (Sanofi Pasteur, Inc.): contém PT, FHA, pertactina e fímbrias tipos 2 e 3.

O esquema de imunização consiste em três doses de DTaP por injeção intramuscular, a intervalos de 4 a 8 semanas, normalmente aos 2, 4 e 6 meses de idade, sendo a quarta dose administrada com 15 a 18 meses de idade. Recomenda-se uma quinta dose aos 4 a 6 anos de idade. Em geral, os estudos conduzidos demonstraram que as vacinas de múltiplos componentes contendo pertactina e antígenos de fímbrias, além de PT e FHA, produzem uma resposta imune mais sólida do que as vacinas que só contêm PT e FHA.[1040] Essas vacinas também parecem ser altamente imunogênicas quando administradas com outras imunizações infantis. A DTaP também está disponível em combinações com vacina contra poliomielite inativada (KINRIX®, GlaxoSmithKline Pharmaceuticals), vacina contra *H. influenzae* tipo b (TriHIBit®, Sanofi Pasteur), vacinas contra poliomielite inativada e hepatite B (Pediarix®, GlaxoSmithKline Pharmaceuticals) e vacinas contra poliomielite inativada e *H. influenzae* tipo b (Pentacel®, Sanofi Pasteur, Inc.). KINRIX® é apenas usada para a quinta dose de DTaP, que é administrada com 4 a 6 anos de idade quando a criança deve receber o reforço de vacina contra poliomielite inativada. TriHIBit® é licenciada para a dose administrada com 15 a 18 meses de idade; pode ser administrada após as primeiras três séries de vacina DTaP e hepatite B.

As vacinas *pertussis* acelulares foram investigadas quanto à sua imunogenicidade em adultos previamente vacinados ou não vacinados. Estudos realizados em populações de adultos mostraram que essas vacinas, quando administradas isoladamente ou em combinação com toxoide diftérico e tetânico, produzem efeitos adversos mínimos e desencadeiam respostas humorais acentuadas contra PT, FHA, pertactina e antígenos de fímbrias presentes na vacina, sem interferência nas respostas aos toxoides. As vacinas "Tdap" consistem em combinações de toxoide tetânico, toxoide diftérico e componentes acelulares de *B. pertussis*, incluindo PT, FHA, pertactina e antígenos de fimbrias. Conforme indicado pela letra minúscula "d", a concentração de toxoide diftérico foi reduzida nessas formulações para "adultos", de modo a prevenir a ocorrência de efeitos adversos, enquanto o "a" em "aP" indica a presença de componentes acelulares de *pertussis*. As vacinas *pertussis* acelulares de reforço, formuladas especificamente para adolescentes e adultos, foram licenciadas para uso nos EUA e incluem Boostrix® e ADACEL®. Boostrix® contém PT, FHA e pertactina destoxificadas, enquanto ADACEL® contém PT, FHA, pertactina e fímbrias tipos 2 e 3 como componentes acelulares de *pertussis*. Boostrix® foi aprovada para uso em adolescentes e adultos de 10 a 64 anos de idade, enquanto ADACEL® foi licenciada para adolescentes e adultos de 11 a 64 anos de idade.[783] O Advisory Committee on Immunization Practices (ACIP) recomendou que todos os adolescentes indicados para reforço de difteria/tétano (recomendado a cada 10 anos) e qualquer adulto que esteja recebendo um reforço de toxoide tetânico recebam, no lugar, Tdap.[181,735] A Tdap também pode ser administrada como profilaxia para tratamento de feridas de tétano. O padrão atual é de 5 anos entre doses de toxoide tetânico e doses de toxoide tetânico e Tdap, visto que a exposição frequente ao toxoide tetânico pode causar reações locais. Os indivíduos que estarão em contato com lactentes pequenos são incentivados a tomar a Tdap, mesmo que tenha decorrido um intervalo de menos de 5 anos desde o último reforço tetânico, de modo a reduzir a exposição dos lactentes à *pertussis*. O ACIP também recomendou que todos os profissionais de saúde recebam.[783]

Importância clínica de outras espécies de Bordetella

Bordetella parapertussis. Está associada a uma doença semelhante à coqueluche nos seres humanos; todavia, a sua apresentação clínica é, em geral, menos grave. As crianças com infecção por *B. parapertussis* apresentam tosse, broncospasmo, sibilos, vômitos, apneia e cianose de menor duração.[114,850] Entretanto, foram relatados surtos de *B. parapertussis*, em que a doença foi muito grave e resultou em morte, particularmente em crianças muito pequenas. Wirsing von Konig e Finger compararam a gravidade da doença em 33 crianças com infecção por *B. parapertussis* com 331 pacientes infectados por *B. pertussis* e constataram que a frequência de tosse paroxística, sibilos e vômitos era quase idêntica em ambos grupos.¹³⁵⁸ Heininger *et al.* também compararam a infecção por *B. pertussis* em 76 pacientes com a infecção por *B. parapertussis* em 38 pacientes de idade e sexo comparáveis. Verificaram também que a doença causada por *B. parapertussis* era típica da coqueluche, porém muito menos grave, e que, diferentemente da coqueluche, a linfocitose não era uma característica da infecção, presumivelmente devido à ausência de atividade promotora de linfocitose da PT.⁵⁷¹ Em um estudo conduzido na Alemanha após a introdução da vacina *pertussis* acelular, Liese *et al.* documentaram 180 infecções por *Bordetella* em crianças de pouca idade.⁷⁸⁷ Desses 180 casos, 116 (64%) foram causados por *B. pertussis*, e 64 (36%) por *B. parapertussis*. Foi constatada a ocorrência de tosse paroxística, sibilos inspiratórios e vômitos durante ≥ 21 dias em 53, 22 e 8% de todos os casos por *B. pertussis* e em 22, 5 e 0% de todos os casos por *B. parapertussis*, respectivamente. Dos 116 casos de *B. pertussis*, 81 (70%) crianças tinham recebido pelo menos uma dose da vacina de *pertussis* acelular, e, dos 64 casos de infecção por *B. parapertussis*, 56 (87,5%) tinham recebido pelo menos uma dose de vacina. Foi constatada a presença de coqueluche típica em 29 (83%) de 35 casos de *B. pertussis* não vacinados, em comparação com 33 (41%) de 81 casos de *B. parapertussis* vacinados.

Bordetella bronchiseptica. Provoca infecções do trato respiratório em várias espécies de animais (p. ex., traqueobronquite infecciosa ou "tosse de canil" em cães, pneumonia em gatos, rinite atrófica e broncopneumonia em suínos e filhotes de porcos, pneumonia e otite média em coelhos e cobaias) e pode ser isolada como comensal das vias respiratórias superiores dos seres humanos. Os seres humanos podem adquirir o microrganismo a partir de animais domésticos, e também pode ocorrer transmissão hospitalar de um paciente para outro.⁶¹⁷,¹⁰⁶⁶ *B. bronchiseptica* constitui uma causa incomum de infecções principalmente em hospedeiros imunocomprometidos, incluindo pacientes com neoplasias malignas hematológicas, transplante de órgãos sólidos, receptores de transplante de células-tronco humanas, fibrose cística e DPOC.⁴⁸⁹,⁴⁹⁵,⁴⁹⁸,⁶¹⁷,⁸⁶⁶,⁹⁴³,¹³³⁹ Desde 1991, foram relatados vários casos de pneumonia, sinusite e infecções pleurais causados por *B. bronchiseptica* em pacientes com AIDS.³⁸²,⁴⁶⁸,⁸⁶⁶,¹³⁰⁴ Foi também relatada a ocorrência de bacteriemia, meningite após traumatismo cranioencefálico, peritonite, bronquite e pneumonia por *B. bronchiseptica* em pacientes com doença hepática subjacente, alcoolismo, asplenia, neoplasia maligna hematológica, insuficiência renal crônica, LES, eritematose e hipertensão grave.¹⁰⁵,¹⁰²⁸,¹³³⁸,¹³⁶¹ Em certas ocasiões, *B. bronchiseptica* pode causar infecções graves, como pneumonia com choque, em pacientes imunocompetentes.¹²⁴¹ Raros casos de endocardite causada por *B. bronchiseptica* também apareceram na literatura. Em um desses casos, o paciente apresentou febre e dermatite em torno de uma incisão cirúrgica recente.¹¹⁸⁹ O cão desse paciente frequentemente lambia a área da dermatite em torno da incisão, sugerindo a origem canina do microrganismo.

Bordetella avium. Provoca rinotraqueíte em perus e outras espécies de aves.⁶⁹⁶ Em humanos, foram descritas infecções causadas por *B. avium* em pacientes com fibrose cística.¹²¹⁶ Esse microrganismo também foi isolado do líquido de LBA de homem de 68 anos de idade com pneumonia e hemoptise, após uma história de dispneia crescente e tosse de 10 dias de duração, bem como de um homem desabrigado de 61 anos de idade com DPOC.⁵⁶¹ O isolado deste último paciente apresentou diferenças de 11 pares de bases e de 15 pares de bases em comparação com a cepa tipo *B. avium* e a cepa tipo de *B. trematum*, respectivamente; de modo que esse microrganismo foi designado como semelhante a *B. avium*.

Bordetella hinzii. *B. hinzii* foi proposta como nova espécie em 1995, embora o microrganismo tenha sido descrito de modo informal quando foi isolado de amostras de escarro e de várias hemoculturas de um paciente de 42 anos de idade com AIDS, que não apresentava nenhum sintoma das vias respiratórias.³⁰³,¹²⁸⁸ Esse microrganismo semelhante a *B. avium* foi isolado do trato respiratório de frangos e perus, além de amostras do trato respiratório de seres humanos. Foram isoladas cepas de *B. hinzii* em oito ocasiões no decorrer de um período de 3 anos de um paciente adulto com fibrose cística, em associação a exacerbações agudas da doença pulmonar crônica; não foi possível erradicar o microrganismo do trato respiratório do paciente, apesar da quimioterapia apropriada.⁴⁶² Em 2000, foi relatado um caso fatal de bacteriemia por *B. hinzii* em um homem de 69 anos de idade com colestase, e *B. hinzii* foi isolada juntamente com microrganismos do complexo *Nocardia asteroides* a partir do líquido de LBA de um paciente com AIDS.⁴⁶⁶,⁶⁸⁶ Embora tenha sido possível descartar a possibilidade de exposição do trato respiratório a aves no paciente com AIDS, a possível aquisição em consequência de exposição a aves ou a colonização gastrintestinal foram sugeridas como possíveis modos de patogenia no paciente com bacteriemia. Foi obtido um isolado de *B. hinzii* de amostras do trato biliar coletadas de um receptor de transplante de fígado com colangite crônica, bem como de hemoculturas de um paciente com síndrome mielodisplásica.⁶⁹,⁴⁵⁷ Em 2008, foi documentada a ocorrência de sepse por *B. hinzii* em uma mulher de 36 anos de idade com viremia por EVB, viremia por herpes-vírus humano tipo 6 e linfoma difuso de grandes células B. Nesse caso, *B. hinzii* foi também isolada de culturas de escarro.⁶¹² Outro isolado ainda sem nome, "semelhante a *B. avium*", foi obtido em cultura mista de um paciente com otite média crônica. Esse isolado foi distinto no seu padrão de resistência a agentes antimicrobianos, composição de proteínas e de ácidos graxos e hibridização de DNA:DNA e DNA:rRNA.

Bordetella holmesii. Originalmente descrita como grupo 2 não oxidante (NO-2) dos CDC, foi isolada de hemoculturas de pacientes com doença febril aguda, endocardite, anemia falciforme complicada por artrite, diabetes melito, esplenectomia anterior, doença de Hodgkin e insuficiência respiratória.¹³⁴³ Dos 15 pacientes descritos nesse relato, foi constatada a presença de doença de base em sete casos, três ocorreram em pacientes asplênicos, e um dos pacientes tinha sido mordido por um cão. As cepas descritas nesse relato de 1995 foram isoladas na Suíça, na Arábia Saudita e nos EUA. Em 1996, Lindquist *et al.* isolaram *B. holmesii* de várias hemoculturas de um menino de 12 anos de idade que apresentou febre, cefaleia e história significativa de esplenectomia realizada 4 anos antes.⁷⁹² Embora não se conheça o hábitat normal de *B. holmesii*, o paciente tinha contato frequente prolongado com cães de caça e, recentemente, tinha sofrido uma lesão no polegar com um anzol. Tang *et al.*, na Clínica Mayo, relataram o isolamento de microrganismos semelhantes a *B. holmesii* de três pacientes com septicemia, endocardite e insuficiência respiratória.¹²⁴⁵ Os fatores de risco nesses três pacientes incluíram asplenia subjacente, doença de Hodgkin e miocardiopatia grave, respectivamente. *B. holmesii* também foi isolada de um lactente de 10 meses de idade, que foi levado à sala de emergência com febre e irritabilidade.[910] Foi inicialmente estabelecido um diagnóstico de síndrome viral, porém *B. holmesii* foi isolada de uma única hemocultura aeróbia dentro de 36 horas. O acompanhamento do lactente revelou a ausência de febre e de sintomas. *B. holmesii* foi também isolada de várias hemoculturas de um homem de 24 anos de idade que apresentava tosse seca e febre, com história marcante de anemia falciforme com início no período neonatal, hepatite C, osteomielite da tíbia aos 6 anos de idade e crises abdominais frequentes, exigindo múltiplas transfusões até os 8 anos.[948] *B. holmesii* foi isolada de amostras de sangue, líquido pleural e biopsia pulmonar de uma menina de 14 anos de idade previamente sadia com história de perda de peso e dispneia de 6 meses de duração.[1122] Foi também documentada a ocorrência de bacteriemia por *B. holmesii* como causa de febre e bacteriemia em pacientes com asplenia, doença falciforme e síndrome nefrótica.[364,868,998,1183] A bacteriemia por *B. holmesii* também pode ocorrer como complicação de hemodiálise.[516] *B. holmesii* foi também isolada de amostras do trato respiratório de pacientes com suspeita de coqueluche. De 10.996 amostras enviadas ao Massachusetts State Laboratory Institute, em Boston, de janeiro de 1995 a dezembro de 1998, para cultura de espécies de *Bordetella*, foi constatado o crescimento *B. holmesii* em 32 amostras, enquanto 740 e 96 amostras foram positivas para *B. pertussis* e *B. parapertussis*, respectivamente.[865,1399] Em um estudo conduzido em pacientes com suspeita de coqueluche na França, foi constatada a presença de DNA de *B. holmesii* por PCR em tempo real em 20,3% das amostras dos pacientes.[947] Entretanto, uma pesquisa de 2.804 *swabs* de nasofaringe, realizada em 2006 em pacientes finlandeses e de 8.515 *swabs* de pacientes holandeses com suspeita de coqueluche, utilizando um ensaio de PCR em tempo real específico para *B. holmesii*, não conseguiu detectar qualquer amostra que fosse positiva para esse microrganismo.[48]

Bordetella trematum. *B. trematum*, outra espécie descrita recentemente, foi isolada de amostras de feridas humanas, de úlceras diabéticas na perna e de pacientes com otite média crônica.[332,1287] Foi constatado que essa espécie está mais estreitamente relacionada, em suas características genéticas e quimiotaxonômicas, com a cepa tipo do gênero *Bordetella* (*B. pertussis*) do que com a cepa tipo do gênero *Alcaligenes* (*A. faecalis*).[1287]

Bordetella petrii. *B. petrii* foi isolada pela primeira vez em 2001 de uma cultura anaeróbia de biorreator de descoloração enriquecida com sedimento de água de rio.[1307] Posteriormente, foram isoladas duas cepas de *B. petrii* de um paciente com osteomielite mandibular e de um paciente com mastoidite supurativa crônica.[458,1219] Foram também isoladas cepas semelhantes de amostras do trato respiratório de pacientes com DPOC e bronquiectasia. Nesses pacientes, o microrganismo pode persistir por anos e foi possível isolar essa espécie de amostra de escarro purulento todas as vezes que o paciente apresentou exacerbação dos sintomas.[770] A origem ambiental de *B. petrii* também é corroborada pelo seu isolamento de esponjas marinhas e microambientes de raízes de capim.

Bordetella ansorpii. Espécie descrita pela primeira vez em 2005. Essa nova espécie foi isolada do exsudato purulento de um cisto epidérmico no pescoço de uma mulher de 19 anos de idade na Coreia, que foi internada para quimioterapia de rabdomiossarcoma.[711] Esse mesmo microrganismo foi isolado no Reino Unido, em 2007, de dois conjuntos de hemoculturas obtidas por meio de cateter de Hickman que fora colocado 6 meses antes.[459] O paciente era um paciente de 88 anos de idade que estava recebendo quimioterapia para tratamento de leucemia mieloide aguda.

Cultura e isolamento de Bordetella pertussis

Como *B. pertussis* fixa-se preferencialmente ao epitélio ciliado das vias respiratórias superiores, o aspirado de nasofaringe constitui a amostra de escolha. Os aspirados nasofaríngeos são mais bem-obtidos com uma sonda de alimentação de tamanho infantil, conectada a um coletor de muco. A extremidade da sonda de alimentação é introduzida em uma das narinas, ao longo do assoalho da nasofaringe, até alcançar a parte posterior da faringe. Quando a sonda estiver em posição, aplica-se uma aspiração suave. Após a aspiração, injeta-se solução salina (1 mℓ) através da sonda até o recipiente de coleta.[546] Para as amostras obtidas com *swabs*, um *swab* nasofaríngeo de ponta pequena é introduzido posteriormente através de cada narina até a ponta do *swab* alcançar a parte posterior da nasofaringe. Cada *swab* deve permanecer no local por 30 segundos a um minuto, de modo que possa ocorrer adsorção dos microrganismos pelo *swab*. Os *swabs* com ponta de algodão não devem ser usados, visto que esse material pode ser inibitório para os microrganismos. Além disso, os ensaios baseados na PCR para a detecção direta de *B. pertussis* podem ser inibidos pelas fibras de alginato de cálcio e pelo alumínio; as amostras processadas para a detecção de *B. pertussis* por PCR devem ser coletadas com *swabs* de dácron com hastes de plástico.[1310] Os *swabs* nasofaríngeos obtidos juntamente com um aspirado podem proporcionar maior rendimento de culturas positivas. As culturas regulares de material de garganta não são apropriadas para o isolamento de *B. pertussis*. As amostras para espécies de *Bordetella* também necessitam de meios de transporte especiais para o isolamento ótimo dos microrganismos. Pode-se utilizar o meio de transporte de Regan-Lowe (RL) para aspirados e amostras de *swabs*, visto que tem a vantagem de servir tanto como meio de transporte quanto como meio de enriquecimento (ver adiante).

São necessários meios especiais para o isolamento de *B. pertussis*. O meio clássico utilizado para esse microrganismo é o ágar Bordet-Gengou (BG). Esse meio é preparado com batatas para obter um elevado conteúdo de amido. O amido neutraliza os materiais tóxicos que podem estar presentes no ágar ou na própria amostra. As peptonas devem ser omitidas do meio, visto que essas proteínas também são inibitórias. O ágar BG também contém glicerol como agente estabilizador. Embora a base de ágar BG "caseira" seja superior, dispõe-se no comércio de um meio basal desidratado (Remel Laboratories; BD Biosciences). A base é preparada com antecedência e conservada sob refrigeração. Se houver suspeita de coqueluche, o laboratório precisa ser notificado antes de receber a amostra, visto que o meio final de cultura deve ser preparado no momento. Embora essa medida seja ótima, ela não é possível na maioria dos laboratórios. Para preparar o meio, a base de ágar batata/glicerol é fundida, e são adicionados 30 mℓ de sangue de carneiro desfibrinado por 100 mℓ de meio de base ágar (aproximadamente 23% de sangue P/V). Deve-se adicionar cefalexina (concentração final de 40 µg/mℓ) a parte do meio para inibir os microrganismos gram-positivos contaminantes que podem estar presentes na amostra. A cefalexina pode ser substituída por meticilina (2,5 µg/mℓ) ou por oxacilina (0,625 µg/mℓ). Tanto o meio não seletivo quanto o meio seletivo devem ser semeados, visto que algumas cepas de *B. pertussis* podem ser ligeiramente inibidas pela cefalexina.

Em 1977, Regan e Lowe descreveram um meio contendo carvão e sangue de cavalo, que demonstrou ser superior ao ágar BG em vários estudos (Prancha 9.5 G e H).[1070] Embora tivesse sido originalmente descrito como meio de transporte/enriquecimento, as formulações de ágar RL estão disponíveis como meio semissólido de transporte/enriquecimento e como meio sólido para o isolamento dos microrganismos. A fórmula do meio RL é apresentada em seguida (por litro de água destilada):

Ágar carvão (Oxoid CM 119)	51 g
Sangue desfibrinado de cavalo	100 mℓ
Cefalexina	0,04 g
Anfotericina B (opcional)	0,05 g
pH final	7,4

A fórmula do meio semissólido de transporte/enriquecimento é idêntica à do meio de isolamento descrita anteriormente, exceto que o ágar carvão está presente em metade da concentração (*i. e.*, 25,5 g/ℓ) e é distribuído em tubo esterilizado com tampa de rosca, em lugar de placas de Petri de 100 mm. Recomenda-se também que uma certa parte do meio seja preparada sem cefalexina, de modo que se possa dispor de meio tanto seletivo quanto não seletivo para o isolamento dos microrganismos. De modo ideal, os meios devem ser semeados diretamente por ocasião da coleta da amostra em meios tanto seletivos (contendo meticilina ou cefalexina) quanto não seletivos. Se for utilizado um sistema de transporte, o meio semissólido de RL é ideal, visto que as formulações dos meios de transporte de Stuart e Amies não são apropriadas para manter a viabilidade de *B. pertussis*. As amostras transportadas em meio semissólido de RL podem ser replicadas após a sua recepção em meio de isolamento RL ou em meio BG, com e sem cefalexina (ou meticilina). Em seguida, o meio de transporte é incubado juntamente com a placa primária e repicado em ágar RL depois de 48 horas de enriquecimento a 35°C em ar ambiente. Contrariamente às crenças e práticas amplamente sustentadas, o ar ambiente é superior a um ambiente de incubação enriquecido com CO_2. As placas devem ser incubadas durante pelo menos 7 a 10 dias. Entretanto, em um estudo conduzido no Canadá, 7 (16%) de 44 isolados de *B. pertussis* e 2 (50%) de 4 isolados de *B. parapertussis* só foram obtidos depois de 12 dias de incubação.[689] As espécies de *Bordetella* também irão crescer em ágar BCYE utilizado para o isolamento de espécies de *Legionella*.[945]

Embora a cultura seja considerada o "padrão-ouro", a disponibilidade de ensaios moleculares sensíveis demonstrou que o desempenho dos métodos de cultura para diagnóstico é altamente dependente do estágio da doença em que as amostras são coletadas, a administração prévia de agentes microbianos, do estado de vacinação, das técnicas usadas na coleta das amostras, das condições de transporte e da experiência do laboratório na manipulação das amostras e culturas para *pertussis*.[248] Quanto mais cedo as amostras forem obtidas na evolução clínica da doença, maior o rendimento alcançado com a cultura. Em condições ideais, a sensibilidade da cultura para *pertussis* pode ser de 80 a 90%, todavia, na prática, a sensibilidade varia habitualmente de 30 a 60%.[1406] O rendimento de *B. pertussis* em cultura declina depois de 2 ou mais semanas de doença com tosse, após tratamento com agentes antimicrobianos ou após administração de vacina *pertussis*.[1291] Quando os pacientes estão sintomáticos por 2 a 3 semanas, a sensibilidade da cultura cai para menos de 5%.[248] Embora *B. pertussis* possa ser isolada em cultura dentro de apenas 72 horas após a semeadura da placa, as culturas podem necessitar de 10 dias a 2 semanas de incubação para que possam ser definitivamente consideradas negativas. Entretanto, a cultura é necessária para a obtenção de isolados utilizados nos testes de sensibilidade a antimicrobianos ou tipagem molecular.

Teste direto com AF

Os testes diretos de AF (AFD; anticorpo fluorescente direto) têm sido utilizados para a detecção direta de *B. pertussis* e *B. parapertussis* em esfregaços preparados a partir de amostras nasofaríngeas (Prancha 9.5 E). Embora o teste do AFD forneça resultados rápidos, a cultura realizada em meios apropriados é mais sensível e muito menos sensível do que os métodos moleculares (*i. e.*, PCR). Dependendo da fase da evolução clínica em que as amostras são coletadas, o teste do AFD pode não detectar microrganismos em pequeno número que podem ser identificados por cultura ou por PCR. Historicamente, a sensibilidade relatada do AFD tem variado de 11 a 68%, com uma especificidade correspondente de 99,6% a 100%.[797,1336] Halperin *et al.* constataram que apenas 6 de 20 pacientes com culturas positivas apresentaram AFD positivo, e que apenas 4 dos 12 casos AFD-positivos e negativos na cultura foram confirmados por teste sorológico em amostras de soro da fase aguda e da fase convalescente.[547] Tilley *et al.* avaliaram a cultura, dois ensaios de PCR e o teste de AFD para o diagnóstico de coqueluche com 637 *swabs* nasofaríngeos e aspirados obtidos para avaliação da coqueluche.[1257] Os reagentes do AFD incluíram reagentes antipertússis e antiparapertússis policlonais (BD Difco® FA Pertússis e BD Difco® FA Parapertússis, BD Biosciences), anticorpo monoclonal anti-LPS marcado com fluoresceína-isotiocianato e anticorpo monoclonal anti-*B. pertussis*/*B. parapertussis* "Accu-MAb Plus"® (Delta Biotech, Inc., Columbia Britânica, Canadá). As sensibilidades do reagente AFD policlonal, do reagente de anticorpo anti-LPS e do reagente de anticorpo monoclonal comercial foram de 11,4%, 5,2% e 8,3%, respectivamente, enquanto as especificidades correspondentes foram de 94,6%, 98,1% e 98,4%, respectivamente. Por outro lado, os dois ensaios de PCR utilizados nesse estudo apresentaram uma sensibilidade de 95,0% e 89,2%. Com frequência, houve dificuldade na interpretação dos esfregaços de AFD, devido ao pequeno tamanho das bactérias e à presença de artefatos. Devido ao fraco desempenho e à disponibilidade de abordagens superiores para diagnóstico, o teste do AFD para a detecção de *B. pertussis* não é mais realizado nos laboratórios de microbiologia clínica.[1336]

Características de cultura e identificação das espécies de Bordetella

Nas culturas, podem-se observar colônias de *B. pertussis* depois de 2 a 4 dias. Em geral, o crescimento torna-se mais rapidamente aparente em meio isento de antibiótico, porém isso nem sempre ocorre. As placas devem ser examinadas com microscópio de dissecção (10×), com luz de incidência oblíqua para definir as características das colônias. Os isolados clínicos recentes de *B. pertussis* em ágar BG aparecem como colônias lisas e brilhantes, com perfil convexo alto. Classicamente, as colônias são descritas como semelhantes a gotículas de mercúrio. As colônias em ágar BG podem ser ligeiramente beta-hemolíticas, em particular nas áreas mais confluentes de crescimento ou após incubação prolongada. Em meio de ágar RL, as colônias são pequenas, convexas e brilhantes, com opalescência de madrepérola branca. As colônias de *B. parapertussis* crescem mais rapidamente, produzem maior beta-hemólise em ágar BG e exibem uma coloração cinza ou ligeiramente castanha. As colônias de *B. bronchiseptica* tornam-se visíveis em 24 horas, são grandes, mais planas e possuem um aspecto mais opaco do que brilhante. Essa última espécie assemelha-se a um bacilo gram-negativo não fermentador (como uma espécie de *Alcaligenes*) no aspecto de suas colônias, bem como no desprendimento de um odor "não fermentador" distinto. A morfologia desses microrganismos pelo método de Gram também é diferente. *B. pertussis* aparece como pequenos cocobacilos de coloração pálida, enquanto *B. parapertussis* e *B. bronchiseptica* exibem uma forma mais definida de bacilo (Prancha 9.5 F). Devido à coloração pálida dos microrganismos, o contracorante safranina deve permanecer sobre a lâmina durante pelo menos 2 minutos.

Uma vez isolada, *B. pertussis* pode ser identificada pelo teste AFD ou aglutinação em lâmina, visto que o microrganismo é muito inerte nos testes bioquímicos de identificação (Tabela 9.16). Para o teste de AFD, os microrganismos das placas devem ser suspensos em solução salina tamponada com fosfato (PBS), e culturas conhecidas de *B. pertussis* e de *B. parapertussis* devem ser usadas como controles. Para aglutinação em lâmina, deve-se preparar uma suspensão dos microrganismos equivalente a um padrão de turvação de McFarland nº 3 em PBS, e controles positivos e negativos devem ser incluídos. Métodos sorológicos para a identificação de *B. parapertussis* também podem ser utilizados, porém os métodos bioquímicos podem proporcionar uma identificação presuntiva. *B. pertussis*, *B. bronchiseptica*, *B. hinzii* e *B. avium* são oxidase-positivas com o reagente de oxidase de Kovac, enquanto *B. parapertussis*, *B. holmesii* e *B. trematum* são oxidase-negativas. *B. parapertussis*, *B. bronchiseptica*, *B. hinzii* e *B. holmesii* são catalase-positivas, enquanto *B. pertussis* mostra-se variável na produção de catalase. Tanto *B. parapertussis* quanto *B. bronchiseptica* são urease-positivas, e esta última espécie produz um teste positivo em menos de 4 horas. *B. bronchiseptica* pode ser identificada incorretamente como *Oligella ureolytica* ou *Ralstonia paucula*, porém reduz o nitrato a nitrito (*R. paucula* é negativa), não reduz o nitrito a gás nitrogênio e mostra-se sensível à penicilina (*O. ureolytica* reduz o nitrito a gás nitrogênio e é resistente à penicilina). *B. hinzii* é variável quanto à produção de urease, enquanto *B. pertussis*, *B. holmesii*, *B. avium* e *B. trematum* são urease-negativas. Tanto *B. parapertussis* quanto *B. holmesii* produzem um pigmento marrom solúvel em meio de ágar, enquanto *B. pertussis*, *B. bronchiseptica*, *B. hinzii*, *B. trematum* e *B. avium* não o fazem. Outras características para a identificação de espécies de *Bordetella* estão relacionadas na Tabela 9.16.

Métodos moleculares para a detecção e a identificação de espécies de Bordetella

Com a caracterização genética de *B. pertussis* e outras espécies de *Bordetella*, foram desenvolvidos ensaios moleculares para a detecção direta desses microrganismos em amostras nasofaríngeas, bem como para a identificação dos microrganismos isolados em cultura. Com efeito, os ensaios baseados em PCR tornaram-se os testes de escolha para o diagnóstico da coqueluche, em virtude de sua notável sensibilidade e especificidade. Sequências-alvo de ácidos nucleicos específicas de *B. pertussis* e de outras espécies foram identificadas e sequenciadas, e foram desenvolvidos iniciadores (*primers*) e sondas para a detecção desses alvos por PCR. Os alvos identificados para uso potencial na detecção direta incluem a região promotora do gene PT (*ptxA*), genes da porina (PO) da membrana externa, o gene da adenilato ciclase, o gene *recA* e sequências determinadas como específicas de espécie, baseadas nas sequências do genoma completo de *B pertussis*.[1045,1305]

As técnicas moleculares descritas para espécies de *Bordetella* envolvem, em sua maioria, a detecção de sequências de inserção, como IS*481*, IS*1001* e IS*1002*. *B. pertussis* possui até 80 a 100 cópias de IS*481*, e essa sequência é encontrada em *B. pertussis*, *B. holmesii* e, ocasionalmente, *B. bronchiseptica*. A sequência de inserção IS*1001* é encontrada em *B. parapertussis* e, em certas ocasiões, em *B. bronchiseptica* e *B. holmesii*. Reischl et al. desenvolveram um ensaio de PCR em tempo real dirigido para IS*481* e constataram que a especificidade do ensaio foi comprometida pelo achado de sequências IS*481* semelhantes em *B. holmesii*.[1077] Sloan et al. também desenvolveram um ensaio de PCR em tempo real multiplex para a detecção de IS*481* e IS*1001* de *B. pertussis* e *B. parapertussis*, respectivamente, e também observaram a possível ocorrência de resultados falso-positivos com *B. holmesii*.[1198] Essa abordagem também foi utilizada por outros pesquisadores, que também constataram a presença de IS*1001* em *B. holmesii*. A diferenciação da *B. parapertussis* e da *B. holmesii* foi obtida pelo sequenciamento do produto de amplificação. Poddar desenvolveu um ensaio LightCycler para IS*481* de *B. pertussis* e *B. holmsei*, e a diferenciação dessas duas espécies foi obtida pela análise de perfil de *melting* do PCR com a sonda-alvo. Esse ensaio, foi capaz de detectar a única diferença de nucleotídios nas sequências de IS*481* dos dois microrganismos.[1037] Menard et al. descreveram um ensaio semelhante para *B. pertussis* e *B. parapertussis*, baseado na amplificação da IS*481* e da IS*1001* de *B. pertussis* e *B. parapertussis*, respectivamente, sendo a identificação das espécies também confirmada por análise de curva de *melting*.[882] Nesse estudo, houve crescimento de *B. bronchiseptica* de uma amostra, enquanto o ensaio de PCR foi positivo para *B. pertussis*. A cepa de *B. bronchiseptica* abrigava uma sequência de inserção IS*481*, encontrada em menos de 1% dos isolados de *B. bronchiseptica*. Rooda et al. desenvolveram um ensaio de PCR em tempo real para a detecção e a discriminação de todas as espécies clinicamente relevantes de *Bordetella*.[1107] Esse ensaio detectou as sequências de inserção IS*481*, IS*1001* e IS*1002*. A amplificação

Tabela 9.16 Características fenotípicas para a identificação de espécies de *Bordetella*.

Características	B. pertussis	B. parapertussis	B. bronchiseptica	B. avium	B. hinzii	B. holmesii	B. trematum	B. petrii	B. ansorpii
Oxidase	+	−	+	+	+	−	−	+	−
Catalase	+	+	+	+	+	+[a]	+	DI	DI
Motilidade	−	−	+	+	+	−	+	−	+
Redução do nitrato	−	−	+	−	−	−	V	−	−
Desnitrificação	−	−	−	−	−	−	V	+	−
Urease	−	+ (24 h)	+ (4 h)	−	V	−	−	−	−
Citrato	−	V	+	V	+	−	−	DI	DI
Pigmento marrom em ágar infusão de coração com L-tirosina (1 g/ℓ)	−	+	−	−	−	+	−	−	DI
Crescimento em:									
Ágar BG	2 a 6 dias	1 a 3 dias	1 a 2 dias	2 dias	2 dias	2 dias	2 dias	+	+
Ágar LL	3 a 6 dias	2 a 3 dias	1 a 2 dias	1 a 2 dias	2 dias	2 dias	2 dias	+	+
Ágar-sangue	Ausência de crescimento	1 a 3 dias	1 a 2 dias	2 dias	2 dias	2 dias	2 dias	+	+
Ágar-chocolate	Ausência de crescimento	1 a 3 dias	+	2 dias	2 dias	2 dias	2 dias	+	+
Ágar MacConkey	Ausência de crescimento	+	+	+	+	Ausência de crescimento	+	+	+
Principais ácidos graxos celulares	C16:1ω7 c	C16:0, C17:0cyc	C16:0, C16:1ω7 c, C17:0cyc	C16:0, C17:0cyc	C16:0, C17:0cyc	C16:0, C17:0cyc	C16:0, C17:0cyc	DI	DI

[a] Reação fraca/tardia.
+ = reação positiva; − = reação negativa; V = reação variável; DI = dados indisponíveis.

da IS481 e da IS1002 confirmou a detecção de *B. pertussis*, a amplificação de IS1001 e IS1002 confirmou a detecção de *B. parapertussis*, e a amplificação de IS1001 apenas confirmou a detecção de *B. bronchiseptica*. A amplificação da IS481 apenas detectou *B. holmesii* e o raro isolado de *B. bronchiseptica* que abriga o elemento IS481. Knorr *et al.* desenvolveram dois ensaios de PCR LightCycle em tempo real para *B. pertussis*, em que as amostras foram testadas para a detecção de IS481 e, quando positivas, para a presença de IS1001.[710] As amostras positivas para IS481 e negativas para IS1001 foram confirmadas como amostras contendo *B. pertussis*. Nesse estudo, não foi detectada nenhuma cepa de *B. holmesii* (na qual estão presentes tanto IS481 quanto IS1001). Xu *et al.* desenvolveram um ensaio de PCR em tempo real "triplex" em um único tubo, em que utilizou três alvos para amplificação: *ptxP* (região promotora de PT) e IS481 para *B. pertussis* e a sequência de inserção IS1001 para *B. parapertussis*.[1377] Os limites inferiores de detecção nesse ensaio foram 1 a 5 UFC para *B. pertussis* e de 1 UFC para *B. parapertussis*. Embora a IS1001 também tenha sido encontrada em algumas cepas de *B. holmesii*, os iniciadores e as sondas utilizadas nesse ensaio triplex foram específicos para *B. parapertussis*. A detecção específica de *B. holmseii* diretamente em amostras clínicas foi obtida com o desenvolvimento de ensaios de PCR em tempo real tendo como alvo um segmento de 50 pares de bases do gene de manutenção *recA*, que é polimórfico entre *B. holmesii* e em todas as outras espécies de *Bordetella*.[538]

Testes sorológicos para o diagnóstico de coqueluche

Antes do início dos estudos clínicos de eficácia das vacinas, os testes sorológicos para a coqueluche eram efetuados com células inteiras inativadas, sonicação de células inteiras ou extratos acelulares não purificados de *B. pertussis* como antígenos, e a interpretação desses testes era frequentemente difícil. Para os estudos clínicos de vacinas conduzidos com a OMS, a sorologia da coqueluche foi desenvolvida como procedimento semipadronizado de IEE, utilizando antígenos purificados, e foi incluída na definição de caso da coqueluche.[1359] Esses ensaios de anticorpos utilizavam antígenos purificados (p. ex., PT, FHA, pertactina, antígenos de fímbrias) em um procedimento de IEE. Os anticorpos dirigidos contra PT são específicos para *B. pertussis*, enquanto os anticorpos anti-FHA também são produzidos após infecção por *B. parapertussis*. Outros microrganismos também podem induzir a produção de anticorpos que exibem reação cruzada com a FHA de *B. pertussis* (p. ex., *H. influenzae* não tipável). Após a ocorrência de infecção natural, os anticorpos habitualmente aparecem dentro de 10 dias a 2 semanas após o início dos sintomas, e são detectados anticorpos IgG anti-PT e anti-FHA em mais de 90% dos pacientes, enquanto são detectados anticorpos IgA em 20 a 40% dos indivíduos infectados. As respostas imunológicas a outros antígenos (p. ex., pertactina, antígenos de fímbrias) tendem a ser mais variáveis e podem ser observadas em 20 a 60% dos indivíduos infectados. Por conseguinte, o ensaio sorológico mais específico consiste em IgG dirigida contra PT, visto que é singular de *B. pertussis*, e os títulos rapidamente caem abaixo dos valores do ponto de corte dentro de 4 a 5 meses após a infecção e, em 82% dos pacientes, dentro de 1 ano após a infecção.[85,316,1325]

A resposta imunológica à coqueluche também é influenciada pelo estado de vacinação e pela idade do hospedeiro. Na definição de caso estabelecida pela OMS, a confirmação sorológica exige amostras de soros pareadas (mostrando a soroconversão negativa para positiva ou um aumento de quatro vezes nos títulos), juntamente com critérios clínicos (*i. e.*, tosse espasmódica durante mais de 21 dias).[1359] Trollfors *et al.* efetuaram testes sorológicos para coqueluche em um grupo de crianças suecas não vacinadas com evidências clínicas de infecção por *B. pertussis* (*i. e.*, tosse ≥ 21 dias e tosse < 21 dias) e evidências não sorológicas (*i. e.*, cultura positiva, PCR).[1265] Entre as crianças com tosse ≥ 21 dias de duração, os níveis de anti-PT e anti-FHA tiveram um aumento de 400 e de 68 vezes, respectivamente. Mais de 90% das crianças apresentaram elevações significativas dos títulos contra ambos os antígenos quando a amostra de fase aguda foi obtida dentro de 14 dias após o início da doença. Os testes sorológicos podem não ser úteis em pacientes muito jovens e agudamente enfermos, visto que alguns indivíduos com culturas positivas, particularmente lactentes com menos de 3 meses de idade, não desenvolvem anticorpos mensuráveis.[248] Maior sensibilidade e especificidade para o diagnóstico sorológico de coqueluche consiste na demonstração de uma elevação de pelo menos duas vezes nos títulos de anticorpos contra PT entre uma amostra de fase aguda e uma amostra de fase convalescente.[856] Nas crianças vacinadas, a resposta imunológica secundária resulta em rápida elevação dos títulos de anticorpos, de modo que é possível não observar a ocorrência de mudanças significativas dos títulos entre amostras sequenciais. Os testes sorológicos em populações vacinadas de indivíduos de mais idade podem ser úteis para o diagnóstico, visto que a obtenção de um título elevado em uma única amostra de soro durante a resposta imunológica secundária pode indicar uma infecção atual.[856] Essa abordagem pode ser útil para o diagnóstico de coqueluche em adolescentes e adultos, visto que a coqueluche frequentemente não é incluída no diagnóstico diferencial de infecções respiratórias não pediátricas; em consequência, os procedimentos de cultura ou de PCR são realizados em uma fase tardia da evolução clínica, quando esses dois ensaios podem ser negativos.[248]

Tratamento da coqueluche

Nas crianças, a coqueluche é geralmente tratada com eritromicina (estolato de eritromicina, 40 a 50 mg/kg/dia) em quatro doses fracionadas durante 14 dias, a fim de evitar a ocorrência de recidiva. Para adultos e adolescentes, são administrados 2 g/dia durante 14 dias. Os ciclos mais curtos (p. ex., 7 a 10 dias) podem não eliminar os microrganismos das vias respiratórias superiores. A administração de terapia antimicrobiana mesmo durante o estágio paroxístico diminui a gravidade e a duração da doença. As cepas de *B. pertussis* mostram-se sensíveis à eritromicina *in vitro*, com valores de CIM que variam de 0,02 µg/mℓ a 0,12 µg/mℓ. A resistência de *B. pertussis* à eritromicina só passou a ser observada em 1995, quando foi notificado o primeiro caso de coqueluche causada por uma cepa de *B. pertussis* resistente à eritromicina em um lactente de 2 meses de idade em Yuma, no Arizona.[785] Quando a criança não obteve melhora clínica depois de um ciclo de 12 dias de eritromicina, a realização de um teste com disco revelou a ausência de zonas de inibição em torno dos discos de eritromicina, claritromicina e clindamicina. O teste de diluição em ágar revelou uma CIM da eritromicina > 64 µg/mℓ. As cepas de *B. pertussis* resistentes a eritromicina continuam sendo relativamente incomuns, porém não se pode subestimar a sua prevalência. Em um estudo de 47 isolados de crianças obtidos na região oeste dos EUA, de janeiro de 1985 a junho de 1997, apenas uma cepa demonstrou ser resistente à eritromicina (CIM = 32 µg/mℓ) no teste de diluição em ágar.[725] O rastreamento de 1.030 isolados de *B. pertussis* nos CDC, utilizando um método de difusão em disco, revelou 5 cepas que apresentaram um fenótipo de resistência heterogêneo, em que houve crescimento das colônias isoladas dentro das zonas de inibição ao redor de um risco de eritromicina depois de 5 a 7 dias de incubação.[1352] Quando essas colônias foram repicadas e novamente testadas, houve crescimento apenas do fenótipo resistente, e a sensibilidade desses isolados à eritromicina foi > 256 µg/mℓ pelo Etest. O teste repetido dos isolados que demonstraram sensibilidade heterogênea à eritromicina produziu consistentemente colônias resistentes depois de 5 a 7 dias, que não estavam aparentes depois de uma incubação de 3 a 5 dias. A resistência dessas cepas à eritromicina deve-se, aparentemente, a uma mutação que altera o sítio de ligação da eritromicina no gene rRNA 23S.[92] Foram utilizados outros fármacos em estudos não comparativos abertos, que eliminaram com sucesso o microrganismo do trato respiratório. A azitromicina durante 3 a 5 dias ou a claritromicina durante 7 dias são capazes de eliminar *B. pertussis* da nasofaringe e não apresentam os efeitos colaterais gastrintestinais da eritromicina.[28] O SMX-TMP administrado durante 7 dias é capaz de erradicar *B. pertussis* da nasofaringe e tem sido utilizado com sucesso no tratamento de pacientes isolados resistentes à eritromicina. Embora o SMX-TMP possa constituir uma alternativa útil à eritromicina, a dose e a duração da terapia ainda não foram estabelecidas. Em geral, as fluoroquinolonas também apresentam boa atividade contra *B. pertussis*; todavia, não foram conduzidos ensaios clínicos, visto que o uso desses fármacos está contraindicado para crianças. As fluoroquinolonas podem ser úteis no tratamento de adultos com coqueluche.[504]

Teste de sensibilidade de espécies de Bordetella a agentes antimicrobianos

Embora não se disponha de procedimentos padronizados aprovados pelo CLSI, vários métodos foram avaliados para determinação da sensibilidade *in vitro* de espécies de *Bordetella* a agentes antimicrobianos. O teste de sensibilidade com diluição em ágar tem sido realizado com diversos meios, incluindo ágar Müeller-Hinton com 5% de sangue de cavalo, ágar BG com 5% ou 20% de sangue de cavalo e ágar RL sem cefalexina.[587,605] Hoppe e Paulus avaliaram o ágar BG com 5% de sangue de cavalo, o ágar de carvão Oxoid com 5% de sangue de cavalo e o ágar Müeller-Hinton com 5% de sangue de cavalo para teste de diluição em ágar *in vitro*. Esses pesquisadores constataram que o ágar Müeller-Hinton com sangue de cavalo forneceu os resultados mais consistentes.[605] As CIM determinadas em meios contendo carvão foram uma a cinco vezes mais altas para isolados clínicos, cepas de controle *S. aureus* ATCC 29213, devido à inativação de alguns agentes antimicrobianos pelo carvão. Utilizando o método de diluição em ágar, *B. pertussis* demonstrou ser sensível aos betalactâmicos (*i. e.*, ampicilina/amoxicilina), aos macrolídios (*i. e.*, azitromicina, claritromicina, eritromicina, roxitromicina), às sulfonamidas (*i. e.*, SXT), à rifampicina e às fluoroquinolonas (*i. e.*, ciprofloxacino, ofloxacino, temafloxacino, trovafloxacino).[604,606,725] Entre as fluoroquinolonas, o levofloxacino foi mais ativo contra *B. pertussis* (CIM = 1 µg/mℓ) do que contra cepas de *B. parapertussis* (CIM > 2 µg/mℓ).[606] A maioria das cepas de *B. pertussis* demonstrou resistência à tetraciclina. Hill *et al.* testaram um procedimento de difusão com discos utilizando ágar RL com inóculo-padrão (padrão McFarland 0,5) e verificaram que esse método detectou acuradamente a presença de resistência à eritromicina. As cepas resistentes (CIM > 256 µg/mℓ) não produziram nenhuma zona ao redor do disco de eritromicina padrão, enquanto as cepas sensíveis (CIM ≤ 0,06 µg/mℓ) produziram zonas de pelo menos 42 mm.[587]

Foram também avaliados tiras Etest (bioMérieux, Inc.) e métodos de difusão com discos modificados para determinar a sensibilidade de *B. pertussis* a agentes antimicrobianos. Korgenski e Daly observaram uma concordância essencial entre as CIM com diluição em ágar e as CIM com Etest para 89,1% de 46 isolados (*i. e.*, a CIM com Etest esteve dentro de +/– 1 diluição duplicada da CIM com diluição em ágar, enquanto os 10,9% restantes apresentaram CIM no Etest que foram de mais de uma diluição duplicada diferente da CIM com diluição em ágar).[725] Hill *et al.* também avaliaram o Etest utilizando ágar BG com 20% de sangue de cavalo e ágar RL e verificaram que o método Etest produziu resultados semelhantes aos do procedimento de diluição em ágar de "referência" (utilizando ágar BG com 20% de sangue de cavalo) para a eritromicina, a rifampicina e o cloranfenicol; as CIM do SXT utilizando o Etest foram mais baixas do que aquelas obtidas com diluição em ágar.[587] O Etest foi utilizado em um estudo de sensibilidade à eritromicina de 99 isolados de *B. pertussis* coletados na Austrália, de 1971 a 2006.[1190] Todos os isolados *B. pertussis* mostraram-se sensíveis à eritromicina, com CIM de < 0,12 µg/mℓ. Galanakis e Englund utilizaram Etest e ágar Müeller-Hinton com 5% de sangue de carneiro para testar 100 isolados de *B. pertussis* de um laboratório regional no estado de Washington para sensibilidade aos macrolídios (eritromicina, azitromicina), betalactâmicos (amoxicilina, meropeném), fluoroquinolonas (ciprofloxacino, moxifloxacino), clindamicina, SXT e tigeciclina.[467] Todos os isolados foram sensíveis a todos os fármacos. Foram observados valores elevados de CIM para a clindamicina (3 cepas) e a amoxicilina (1 cepa); a CIM para azitromicina foram ligeiramente mais baixas do que aquelas para a eritromicina. Todos os outros fármacos, incluindo a tigeciclina, foram muito ativos contra todas as cepas testadas. Em um estudo de 27 isolados de *B. pertussis* conduzido em Taiwan, foi também constatado que todas as cepas mostraram-se sensíveis aos macrolídios e ao SXT utilizando Etest com ágar Müeller-Hinton com 5% de sangue de cavalo.[1397] Utilizando o Etest com ágar Müeller-Hinton contendo 5% de sangue de carneiro, Gordon *et al.*, em Iowa, testaram 45 isolados de *B. pertussis* e verificaram que todos os isolados eram sensíveis a todos os fármacos testados, incluindo macrolídios (*i. e.*, eritromicina, azitromicina, claritromicina), clindamicina, fluoroquinolonas (ciprofloxacino, gatifloxacino e trovafloxacino) e SXT.[504] Foram relatados resultados semelhantes por Fry *et al.* utilizando o Etest e ágar Müeller-Hinton com 5% de sangue de cavalo para testar 583 isolados de *B. pertussis* coletaos de 2001 a 2009.[460] É necessária uma padronização dos testes de sensibilidade para esses microrganismos para a investigação de novos agentes antimicrobianos contra as bordetelas, visto que essa necessidade pode adquirir maior relevância clínica se a resistência à eritromicina se tornar mais disseminada.

As outras espécies de *Bordetella* tendem a ser mais resistentes aos agentes antimicrobianos do que *B. pertussis*. Como parte do Multicenter Pertussis Surveillance Project, foram reunidos dados de sensibilidade a agentes antimicrobianos com diluição em ágar de 46 isolados de *B. parapertussis* e 11 isolados de *B. bronchiseptica*.[741] Embora as cepas de *B. parapertussis* tenham sido sensíveis à eritromicina, ao SXT e ao ciprofloxacino, a maioria demonstrou resistência à amoxicilina, e todas foram resistentes à rifampicina e à tetraciclina. O levofloxacino, o ciprofloxacino e a cefpiroma, uma cefalosporina de amplo espectro, foram mais ativos contra *B. pertussis* do que contra *B. parapertussis*.[606] Entre os macrolídios, tanto a eritromicina quanto a azitromicina mostram-se ativas contra *B. parapertussis*, e 90% das cepas apresentam CIM para a eritromicina e a azitromicina de 0,5 µg/mℓ e ≤ 0,06 µg/mℓ, respectivamente.[604] No projeto multicêntrico de vigilância, 82% dos isolados de *B. bronchiseptica* foram sensíveis ao SXT, enquanto 27% mostraram-se sensíveis ao ciprofloxacino; todas as cepas de *B. bronchiseptica* foram resistentes à amoxicilina, à eritromicina, à rifampicina e à tetraciclina.[741] Os isolados de *B. hinzii* apresentam resistência a ampicilina, ampicilina-sulbactam, cefazolina, ceftriaxona, cefotaxima, cefuroxima, cefotetana, aztreonam, ciprofloxacino e tobramicina, enquanto foram sensíveis a cefalotina, ceftazidima, cefepima, imipeném, tetraciclina, SXT, levofloxacino, gentamicina e amicacina.[462,686] Os isolados de *B. holmesii* mostram-se sensíveis a amoxicilina, amoxicilina-clavulanato, cefalosporinas (i. e., cefazolina, cefotaxima, ceftazidima), aminoglicosídios (gentamicina, tobramicina, amicacina), imipeném, tetraciclina, eritromicina, rifampicina, ciprofloxacino e SXT, porém são resistentes a penicilina.[792,948,1245]

REFERÊNCIAS BIBLIOGRÁFICAS

1. Aalbaek B, Ostergaard S, Buhl R, et al. *Actinobacillus equuli* subsp. *equuli* associated with equine valvular endocarditis. APMIS 2007;115:1437–1442.
2. Abdoel TH, Smits HL. Rapid latex agglutination test for the serodiagnosis of human brucellosis. Diagn Microbiol Infect Dis 2007;57:123–128.
3. Abu-Ekteish F, Kakish K. Pneumonia as the sole presentation of brucellosis. Respir Med 2001;95:766–767.
4. Adderson EE, Byington CL, Spencer L, et al. Invasive serotype a *Haemophilus influenzae* infections with a virulence genotype resembling *Haemophilus influenzae* type b: emerging pathogen in the vaccine era. Pediatrics 2001;108:E18.
5. Agan BK, Dolan MJ. Laboratory diagnosis of *Bartonella* infection. Clin Lab Med 2002;22:937–962.
6. Ahamed AP, Lath S, DeGabriele GJ, et al. Cerebral abscess caused by *Aggregatibacter aphrophilus*. Neurosciences 2010;15:40–42.
7. Ahmed K, Sein PP, Shahnawaz M, et al. *Pasteurella gallinarum* neonatal meningitis. Clin Microbiol Infect 2002;8:55–57.
8. Akcam FZ, Yayli G, Uskun E, et al. Evaluation of BACTEC microbial detection system for culturing miscellaneous sterile body fluids. Res Microbiol 2006;157:433–436.
9. Akdeniz H, Irmak H, Anlar O, et al. Central nervous system brucellosis: presentation, diagnosis, and treatment. J Infect 1998;36:297–301.
10. Akhondi H, Rahimi AR. *Haemophilus aphrophilus* endocarditis after tongue piercing. Emerg Infect Dis 2002;8:850–851.
11. Akinci E, Gol MK, Balbay Y. A case of prosthetic mitral valve endocarditis caused by *Brucella abortus*. Scand J Infect Dis 2001;33:71–72.
12. Akova M, Uzun O, Akalin HE, et al. Quinolones in treatment of human brucellosis: comparative trial of ofloxacin-rifampin versus doxycycline-rifampin. Antimicrob Agents Chemother 1993;37:1831–1834.
13. Alanen A, Laurikanien E. Second-trimester abortion caused by *Capnocytophaga sputigena*: case report. Am J Perinatol 1999;16:181–183.
14. Al Dahouk S, Scholz HC, Tomaso H, et al. Differential phenotyping of *Brucella* species using a newly developed semi-automated metabolic system. BMC Microbiol 2010;10:269–280.
15. Al-Eissa YA, Kambal AM, Alrabeeah AA, et al. Osteoarticular brucellosis in children. Ann Rheum Dis 1990;49:896–900.
16. Al Fadel Saleh M, Al Madan MS, Erwa HH, et al. First case of human infection caused by *Pasteurella gallinarum* causing infection endocarditis in an adolescent 10 years after surgical correction for truncus arteriosus. Pediatrics 1995;95:944–948.
17. Al-Faran MF. *Brucella melitensis* endogenous endophthalmitis. Opthalmologica 1990;201:19–22.
18. Al-Kharfy TM. Neonatal brucellosis and blood transfusion: case report and review of the literature. Ann Trop Paediatr 2001;21:349–352.
19. Allen CA, Adams G, Ficht TA. Transposon-derived *Brucella abortus* rough mutants are attenuated and exhibit reduced intracellular survival. Infect Immun 1998;66:1008–1016.
20. Allison K, Clarridge JE III. Long-term respiratory tract infection with canine-associated *Pasteurella dagmatis* and *Neisseria canis* in a patient with chronic bronchiectasis. J Clin Microbiol 2005;43:4272–4274.
21. Alothman A, Al Khurmi A, Al Sadoon S, et al. *Brucella* peritonitis in a patient on peritoneal dialysis. Saudi J Kidney Dis Transpl 2008;19:428–430.
22. Alrawli AM, Chern KC, Cevallos V, et al. Biotypes and serotypes of *Haemophilus influenzae* ocular isolates. Br J Ophthalmol 2002;86:276–277.
23. Al-Shamahy HA, Wright SG. Enzyme-linked immunosorbent assay for brucella antigen detection in human sera. J Med Microbiol 1998;47:169–172.
24. Al-Sibai M, Halim M, El Shaker MM, et al. Efficacy of ciprofloxacin for treatment of *Brucella melitensis* infections. Antimicrob Agents Chemother 1992;36:150–152.
25. Al-Sous MW, Bohlega S, Al-Kawi MZ, et al. Neurobrucellosis: clinical and neuroimaging correlation. AJNR Am J Neuroradiol 2004;25:395–401.
26. Alton GG, Jones LM, Angus RD, et al. Techniques for the brucellosis laboratory. Paris, France: Institut National de la Recherche Agronomique, 1988.
27. Al-Torbak AA, Al-Shahwan S, Al-Jadaan I, et al. Endophthalmitis associated with the Ahmed glaucoma valve implant. Br J Ophthalmol 2005;89:454–458.
28. Altunaiji S, Kukuruzovic R, Curtis N. Antibiotics for whooping cough (pertussis). Cochrane Database Syst Rev 2007;3:CD004404.
29. Alvarez M, Potel C, Rey L, et al. Biliary tree infection caused by *Haemophilus parainfluenzae*. Scand J Infect Dis 1999;31:212–213.
30. Ambati BK, Ambati J, Azar N, et al. Periorbital and orbital cellulitis before and after the advent of *Haemophilus influenzae* type b vaccination. Ophthalmology 2000;107:1450–1453.
31. Ambler DR, Diamond MP, Malone J. *Haemophilus influenzae* abscess: inclusion in the differential diagnosis of a large pelvic mass? J Minim Invasive Gynecol 2010;17:104–106.
32. American Academy of Pediatrics. *Haemophilus influenzae* infections. In Pickering LK, ed. 2000 Red Book: Report of the Committee on Infectious Diseases. 25th Ed. Elk Grove Village, IL: American Academy of Pediatrics, 2000:262–272.
33. Amir J, Yagupsky P. Invasive *Kingella kingae* infection associated with stomatitis in children. Pediatr Infect Dis J 1998;17:757–758.
34. Anda P, Segura del Pozo J, Diaz Garcia JM, et al. Waterborne outbreak of tularemia associated with crayfish fishing. Emerg Infect Dis 2001;7(3, Suppl):575–582.
35. Andersen HK, Mortensen A. Unrecognized neurobrucellosis giving rise to *Brucella melitensis* peritonitis via a ventriculoperitoneal shunt. Eur J Clin Microbiol Infect Dis 1992;11:953–954.
36. Anderson B, Kelly C, Threlkel R, et al. Detection of *Rochalimaea henselae* in cat-scratch disease skin test antigens. J Infect Dis 1993;168:1034–1036.
37. Anderson B, Lu E, Jones D, et al. Characterization of a 17-kilodalton antigen of *Bartonella henselae* reactive with sera from patients with cat scratch disease. J Clin Microbiol 1995;33:2358–2365.
38. Anderson B, Sims K, Regnery R, et al. Detection of *Rochalimaea henselae* DNA in specimens from cat scratch disease patients by PCR. J Clin Microbiol 1994;32:942–948.
39. Andres MT, Martin MC, Fierro JF, et al. Chorioamnionitis and neonatal septicaemia caused by *Eikenella corrodens*. J Infect 2002;44:133–134.
40. Andres-Morist A, Burzako-Sanchez A, Montero-Gato V, et al. *Brucella* endocarditis: two cases with medical treatment and successful outcome. Med Clin (Barc) 2003;120:477.
41. Ang MS, Ngan CC. *Eikenella corrodens* discitis after spinal surgery: case report and literature review. J Infect 2002;45:272–274.
42. Angelakis E, Edouard S, LaScola B, et al. *Bartonella henselae* in skin biopsy specimens of patients with cat scratch disease. Emerg Infect Dis 2010;16:1963–1965.

43. Angelakis E, Lepidi H, Canel A, et al. Human case of *Bartonella alsatica* lymphadenitis. Emerg Infect Dis 2008;14:1951–1953.
44. Angelakis E, Roux V, Raoult D, et al. Real-time PCR strategy and detection of bacterial agents of lymphadenitis. Eur J Clin Microbiol Infect Dis 2009;50:549–551.
45. Angen O, Ahrens P, Kuhnert P, et al. Proposal of *Histophilus somni* gen. nov., sp. nov. for the three species *incertae sedis* '*Haemophilus somnus*', '*Haemophilus agni*', and '*Histophilus ovis*'. Int J Syst Evol Microbiol 2003;53:1449–1456.
46. Angen O, Mutters R, Caugant DA, et al. Taxonomic relationships of the [*Pasteurella*] *haemolytica* complex as evaluated by DNA-DNA hybridizations and 16S rRNA sequencing with proposal of *Mannheimia haemolytica* gen. nov., comb. nov., *Mannheimia granulomatis* comb. nov., *Mannheimia glucosida* sp. nov., *Mannheimia ruminalis* sp. nov., and *Mannheimia varigena* sp. nov. Int J Syst Bacteriol 1999;49:67–86.
47. Angus BJ, Green ST, McKinley JJ, et al. *Eikenella corrodens* septicaemia among drug injectors: a possible association with "licking wounds". J Infect 1994;28:102–103.
48. Antila M, He Q, deJong C, et al. *Bordetella holmesii* DNA is not detected in nasopharyngeal swabs from Finnish and Dutch patients with suspected pertussis. J Med Microbiol 2006;55:1043–1051.
49. Antony SJ, Oglesby KA. Peritonitis associated with *Pasteurella multocida* in peritoneal dialysis – case report and review of the literature. Clin Nephrol 2007;68:52–56.
50. Apisarnthanarak A, Johnson RM, Braverman AC, et al. *Cardiobacterium hominis* bioprosthetic valve endocarditis presenting as septic arthritis. Diagn Microbiol Infect Dis 2002;42:79–81.
51. Araj GF. Enzyme-linked immunosorbent assay, not agglutination, is the test of choice for the diagnosis of neurobrucellosis. Clin Infect Dis 1997;25:942.
52. Araj GF, Kattar MM, Fattouh LG, et al. Evaluation of the PANBIO *Brucella* immunoglobulin G (IgG) and IgM enzyme-linked immunosorbent assays for diagnosis of human brucellosis. Clin Diagn Lab Immunol 2005;12:1334–1335.
53. Arana E, Vallcanera A, Santamaria JA, et al. *Eikenella corrodens* skull infection: a case report with review of the literature. Surg Neurol 1997;47:389–391.
54. Arashima Y, Kato K, Kakuta R, et al. First case of *Pasteurella gallinarum* isolation from blood of a patient with symptoms of acute gastroenteritis in Japan. Clin Infect Dis 1999;29:698–699.
55. Arellano-Reynoso B, Lapaque N, Salcedo S, et al. Cyclic β-1,2-glucan is a *Brucella* virulence factor required for intracellular survival. Nat Immunol 2005;6:618–625.
56. Arias-Stella J, Lieberman PH, Erlandson RA, et al. Histology, immunochemistry and ultrastructure of the verruga in Carrion's disease. Am J Surg Pathol 1986;10:595–610.
57. Arico B, Nuti S, Scarlato V, et al. Adhesion of *Bordetella pertussis* to eucaryotic cells requires a time-dependent export and maturation of filamentous hemagglutinin. Proc Natl Acad Sci U S A 1993;90:9204–9208.
58. Arico B, Rappuoli R. *Bordetella parapertussis* and *Bordetella bronchiseptica* contain transcriptionally silent pertussis toxin genes. J Bacteriol 1987;169:2847–2853.
59. Arisoy ES, Correa AG, Wagner ML, et al. Hepatosplenic cat-scratch disease in children: selected clinical features and treatment. Clin Infect Dis 1999;28:778–784.
60. Ariyaratnam S, Gajendragadkar P, Dickinson RJ, et al. Liver and brain abscess caused by *Aggregatibacter paraphrophilus* in association with a large patent foramen ovale: a case report. J Med Case Rep 2010;4:69–72.
61. Ariza GF. Update on laboratory diagnosis of human brucellosis. Int J Antimicrob Agents 2010;36(Suppl 1):S12–S17.
62. Ariza J, Bosilkovski M, Cascio A, et al. Perspective for the treatment of brucellosis in the 21st century: the Ioannina recommendations. PLoS Med 2007;4:e317.
63. Ariza J, Gudiol F, Pallares R, et al. Comparative trial of rifampin-doxycycline versus tetracycline–streptomycin in the therapy of human brucellosis. Antimicrob Agents Chemother 1985;28:548–551.
64. Ariza J, Pellicer T, Pallares R, et al. Specific antibody profile in human brucellosis. Clin Infect Dis 1992;14:131–140.
65. Ariza J, Pigrau C, Canas C, et al. Current understanding and mangement of chronic hepatosplenic supperative brucellosis. Clin Infect Dis 2001;32:1024–1033.
66. Arnold DM, Smaill F, Warkentin TE, et al. *Cardiobacterium hominis* endocarditis associated with very severe thrombocytopenia and platelet autoantibodies. Am J Hematol 2004;76:373–377.
67. Arnon R, Ruzal-Shapiro C, Salen E, et al. *Eikenella corrodens*: a rare pathogen in a polymicrobial hepatic abscess in an adolescent. Clin Pediatr (Phila) 1999;38:429–432.
68. Aronson NE, Zbick CJ. Dysgonic fermenter 3 bacteremia in a neutropenic patient with acute lymphocytic leukemia. J Clin Microbiol 1988;26:2213–2215.
69. Arvand M, Feldhues R, Mieth M, et al. Chronic cholangitis caused by *Bordetella hinzii* in a liver transplant recipient. J Clin Microbiol 2004;42:2335–2337.
70. Asensi V, Alvarez M, Carton JA, et al. *Eikenella corrodens* brain abscess after repeated periodontal manipulations cured with imipenem and neurosurgery. J Infect 2002;30:240–242.
71. Ashhurst-Smith C, Norton R, Thoreau W, et al. *Actinobacillus equuli* septicemia: an unusual zoonotic infection. J Clin Microbiol 1998;36:2789–2790.
72. Ashley BD, Noone M, Dwarakanath D, et al. Fatal *Pasteurella dagmatis* peritonitis and septicaemia in a patient with cirrhosis: a case report and review of the literature. J Clin Pathol 2003;57:210–212.
73. Asikainen S, Chen C, Slots J. *Actinobacillus actinomycetemcomitans* genotypes in relation to serotypes and periodontal status. Oral Microbiol Immunol 1995;10:65–68.
74. Assefa D, Dalitz E, Handrick W, et al. Septic cavernous sinus thrombosis following infection of ethmoidal and maxillary sinuses: a case report. Int J Pediatr Otorhinolaryngol 1994;29:249–255.
75. Avidor B, Graidy M, Efrat G, et al. *Bartonella koehlerae*, a new cat-associated agent of culture-negative human endocarditis. J Clin Microbiol 2004;42:3462–3468.
76. Avidor B, Kletter Y, Abulafia S, et al. Molecular diagnosis of cat scratch disease: a two-step approach. J Clin Microbiol 1997;35:1924–1930.
77. Avlami A, Papalambrou C, Tzivra M, et al. Bone marrow infection caused by *Actinobacillus ureae* in a rheumatoid arthritis patient. J Infect 1997;35:298–299.
78. Aydin MD, Agacfidan A, Guvener Z, et al. Bacterial pathogens in male patients with urethritis in Istanbul. Sex Transm Dis 1998;25:448–449.
79. Aygen B, Sumerkan B, Dogany M, et al. Prostatitis and hepatitis due to *Brucella melitensis*: a case report. J Infect 1998;36:111–112.
80. Baddour LM, Gelfand MS, Weaver RE, et al. CDC group HB-5 as a cause of genitourinary tract infection in adults. J Clin Microbiol 1989;27:801–805.
81. Baddour LM, Wilson WR, Bayer AS, et al. Infective endocarditis: diagnosis, antimicrobial therapy, and management of complications. Circulation 2005;111:3167–3170.
82. Bai Y, Kosoy MY, Boonmar S, et al. Enrichment culture and molecular identification of diverse *Bartonella* species in stray dogs. Vet Microbiol 2010;146:314–319.
83. Baker CN, Hollis DG, Thornsberry C. Antimicrobial susceptibility testing of *Francisella tularensis* with a modified Mueller-Hinton broth. J Clin Microbiol 1985;22:212–215.
84. Baker D, Stahlman GC. *Pasteurella multocida* infection in a patient with AIDS. J Tenn Med Assoc 1991;84:325–326.
85. Bamberger ES, Srugo I. What is new in pertussis? Eur J Pediatr 2008;167:133–139.
86. Bandi V, Apicella MA, Mason E, et al. Nontypeable *Haemophilus influenzae* in the lower respiratory tract of patients with chronic bronchitis. Am J Respir Crit Care Med 2001;164:2114–2119.
87. Banerjee P, Zabiullah A, Fowler DR. Rate bite fever, a fatal case of *Streptobacillus moniliformis* infection in a 14-month-old boy. J Forensic Sci 2011;56:531–533.
88. Bangsborg JM, Frederiksen W, Bruun B. Dysgonic fermenter 3-associated abscess in a diabetic patient. J Infect 1990;20:237–240.
89. Bangsborg JM, Tvede M, Skinhoj P. *Haemophilus segnis* endocarditis. J Infect 1988;16:81–85.
90. Barham WB, Church P, Brown JE, et al. Misidentification of *Brucella* species with use of rapid bacterial identification systems. Clin Infect Dis 1993;17:1068–1069.
91. Barka NE, Hadfield T, Patnaik M, et al. EIA for detection of *Rochalimaea henselae*-reactive IgG, IgM, and IgA antibodies in patients with suspected cat scratch disease. J Infect Dis 1993;167:1503–1504.
92. Bartkus JM, Juni BA, Ehresmann K, et al. Identification of a mutation associated with erythromycin resistance in *Bordetella pertussis*: implications for surveillance of antimicrobial resistance. J Clin Microbiol 2003;41:1167–1172.
93. Basaranoglu M, Mert A, Tabak F, et al. A case of cervical *Brucella* spondylitis with paravertebral abscess and neurological deficits. Scand J Infect Dis 1999;31:214–215.
94. Baskar B, Desai SP, Parsons MA. Postoperative endophthalmitis due to *Pasteurella multocida*. Br J Ophthalmol 1997;81:172–173.
95. Bass JW, Vincent JM, Person DA. The expanding spectrum of *Bartonella* infections: bartonellosis and trench fever. Pediatr Infect Dis J 1997;16:2–10.
96. Bass JW, Wittler RR. Return of epidemic pertussis in the United States. Pediatr Infect Dis J 1994;13:343–345.
97. Batchelor BI, Brindle RJ, Gilks GF, et al. Biochemical misidentification of *Brucella melitensis* and subsequent laboratory-acquired infections. J Hosp Infect 1992;22:159–162.
98. Baucheron S, Grayon M, Zygmunt MS, et al. Lipopolysaccharide heterogeneity in *Brucella* strains isolated from marine mammals. Res Microbiol 2002;153:277–280.

99. Bauer ME, Fortney KR, Harrison A, et al. Identification of *Haemophilus ducreyi* genes expressed during human infection. Microbiology 2008;154:1152–1160.
100. Baysallar M, Aydogan H, Kilic A, et al. Evaluation of the BacT/ALERT and BACTEC 9240 automated blood culture systems for growth time of *Brucella* species in a Turkish tertiary hospital. Med Sci Monit 2006;12:BR235–BR238.
101. Beales IL. Spontaneous bacterial peritonitis due to *Pasteurella multocida* without animal exposure. Am J Gastroenterol 1999;94:1110–1111.
102. Beena A, Thomas S, Chandrashekar S, et al. Osteomyelitis of the mandible due to *Aggregatibacter* (*Actinobacillus*) actinomycetemcomitans. Indian J Pathol Microbiol 2011;52:115–119.
103. Beier CL, Horn M, Michel R, et al. The genus *Caedibacter* comprises endosymbionts of *Paramecium* spp. related to the *Rickettsiales* (α-proteobacteria) and to *Francisella tularensis* (γ-proteobacteria). Appl Environ Microbiol 2002;68:6043–6050.
104. Bekir NA, Gungor K, Namiduru M. *Brucella melitensis* dacryoadenitis: a case report. Eur J Ophthalmol 2000;10:259–261.
105. Belen O, Campos JM, Cogen PH, et al. Postsurgical meningitis caused by *Bordetella bronchiseptica*. Pediatr Infect Dis J 2003;22:380–381.
106. Bellido-Casado J, Perez-Castrillon JL, Bachuller-Luque P, et al. Report on five cases of tularemic pneumonia in a tularaemia outbreak in Spain. Eur J Clin Microbiol Infect Dis 2000;19:218–220.
107. Bemis DA, Kania SA. Isolation of *Bartonella* sp. from sheep blood. Emerg Infect Dis 2007;13:1565–1567.
108. Benaoudia F, Escande F, Simonet M. Infection due to *Actinobacillus lignieresii* after a horse bite. Eur J Clin Microbiol Infect Dis 1994;13:439–440.
109. Bender JM, Cox CM, Mottice S, et al. Invasive *Haemophilus influenzae* disease in Utah children: an 11-year population-based study in the era of conjugate vaccine. Clin Infect Dis 2010;50:e41–e46.
110. Bendig JWA, Barker KF, O'Driscoll JC. Purulent salpingitis and intra-uterine contraceptive device-related infection due to *Haemophilus influenzae*. J Infect 1991;22:111–112.
111. Bereswill S, Hinkelmann S, Kist M, et al. Molecular analysis of riboflavin synthesis genes in *Bartonella henselae* and use of the *ribC* gene for differentiation of *Bartonella* species by PCR. J Clin Microbiol 1999;37:3159–3166.
112. Berger C, Altwegg M, Meyer A, et al. Broad range polymerase chain reaction for diagnosis of rate-bite fever caused by *Streptobacillus moniliformis*. Pediatr Infect Dis J 2001;20:1181–1182.
113. Berger P, Papazian L, Drancourt M, et al. Amoeba-associated microorganisms and diagnosis of nosocomial pneumonia. Emerg Infect Dis 2006;12:248–255.
114. Bergfors E, Trollfors B, Taranger J, et al. Parapertussis and pertussis: differences and similarities in incidence, clinical course, and antibody responses. Int J Infect Dis 1999;3:140–146.
115. Bergmans AM, DeJong CM, Van Amerongen G, et al. Prevalence of *Bartonella* species in domestic cats in the Netherlands. J Clin Microbiol 1997;35:2256–2261.
116. Bergmans AM, Peeters MF, Schellekens JF, et al. Pitfalls and fallacies of cat scratch disease serology: evaluation of *Bartonella henselae*-based indirect immunofluorescence assay and enzyme-linked immunoassay. J Clin Microbiol 1997;35:1931–1937.
117. Bergmans AM, Shellekens JF, van Embden JD, et al. Predominance of two *Bartonella henselae* variants among cat scratch disease patients in the Netherlands. J Clin Microbiol 1996;34:254–260.
118. Bernard K, Cooper C, Tessier S, et al. Use of chemotaxonomy as an aid to differentiate among *Capnocytophaga* species, CDC group DF-3, and aerotolerant strains in *Leptotrichia buccalis*. J Clin Microbiol 1991;29:2263–2265.
119. Bermond D, Bouloius HJ, Heller R, et al. *Bartonella bovis* Bermond et al sp. nov. and *Bartonella capreoli* sp. nov., isolated from European ruminants. Int J Syst Evol Microbiol 2002;52:383–390.
120. Bermond D, Heller R, Barrat F, et al. *Bartonella birtlesii* sp. nov., isolated from small mammals (*Apodemus* spp.). Int J Syst Evol Microbiol 2000;50:1973–1979.
121. Bernabeu-Wittel J, Luque R, Corbi R, et al. Bacillary angiomatosis with atypical clinical presentation in an immunocompetent patient. Indian J Dermatol Venereol Leprol 2010;76:682–685.
122. Bernard K, Tessier S, Winstanley J, et al. Early recognition of atypical *Francisella tularensis* strains lacking a cysteine requirement. J Clin Microbiol 1994;32:551–553.
123. Beyan E, Pamukcuoglu M, Tura C, et al. Gluteal abscess caused by *Brucella* species. Intern Med 2008;47:171–172. doi:10.2169/internalmedicine.47.0604.
124. Bhan I, Chen EJ, Bazari H. Isolation of *Cardiobacterium hominis* from the peritoneal fluid of a patient on continuous ambulatory peritoneal dialysis. Scand J Infect Dis 2006;38:301–303.
125. Binder MI, Chua J, Kaiser PK, et al. *Actinobacillus actinomycetemcomitans* endogenous endophthalmitis: report of two cases and review of the literature. Scand J Infect Dis 2003;35:133–136.
126. Bining HJ, Saigal G, Chankowsky J, et al. *Kingella kingae* spondylodiscitis in a child. Br J Radiol 2006;79:e181–e183.
127. Birgisson H, Steingrimsson O, Gudnason T. *Kingella kingae* infections in pediatric patients: 5 cases of septic arthritis, osteomyelitis, and bacteremia. Scand J Infect Dis 1997;29:495–498.
128. Birkebaek NH, Kristiansen M, Seefeldt T, et al. *Bordetella pertussis* and chronic cough in adults. Clin Infect Dis 1999;29:1239–1242.
129. Birtles RJ, Harrison TG, Saunders NA, et al. Proposals to unify the genera *Grahamella* and *Bartonella*, with descriptions of *Bartonella talpae* comb. nov., *Bartonella peromysci* comb. nov., and three new species, *Bartonella grahamii* sp. nov., *Bartonella taylori* sp. nov., and *Bartonella doshiae* sp. nov. Int J Syst Bacteriol 1995;45:1–8.
130. Birtles RJ, Raoult D. Comparison of partial citrate synthase gene (*gltA*) sequences for phylogenetic analysis of *Bartonella* species. Int J Syst Bacteriol 1996;46:891–897.
131. Bisgaard M. *Actinobacillus muris* sp. nov. isolated from mice. Acta Pathol Microbiol Immunol Scand B 1986;94:1–18.
132. Bisgaard M, Christensen JP, Bojesen AM, et al. *Avibacterium endocarditidis* sp. nov., isolated from valvular endocarditis in chickens. Int J Syst Evol Microbiol 2007;57:1729–1734.
133. Bisgaard M, Heltberg O, Frederiksen W. Isolation of *Pasteurella caballi* from an infected wound on a veterinary surgeon. APMIS 1991;99:291–294.
134. Bisgaard M, Korczak BM, Busse HJ, et al. Classification of the taxon 2 and taxon 3 complex of Bisgaard with *Gallibacterium* and description of *Gallibacterium melopsittaci* sp. nov., *Gallibacterium trehalosifermentans* sp. nov. and *Gallibacterium salpingitidis*. Int J Syst Evol Microbiol 2009;59:735–744.
135. Biswas S, Maggi RG, Papich MG, et al. Comparative activity of pradofloxacin, enrofloxacin, and azithromycin against *Bartonella henselae* isolates collected from cats and a human. J Clin Microbiol 2010;48:617–618.
136. Bisgaard M, Mutters R, Mannheim W. Characterization of some previously unreported taxa isolated from guinea pigs (*Cavia procellus*) and provisionally classed with the "HPA-group". Les Colloques de l'INSERM 1983;114:227–244.
137. Blackall PJ, Bojesen AM, Christensen H, et al. Reclassification of [*Pasteurella*] *trehalosi* as *Bibersteinia trehalosi* gen. nov., comb. nov. Int J Syst Evol Microbiol 2007;57:666–674.
138. Blackall PJ, Christensen H, Beckenham T, et al. Reclassification of *Pasteurella gallinarum*, [*Haemophilus*] *paragallinarum*, *Pasteurella avium*, and *Pasteurella volantium* as *Avibacterium gallinarum* gen. nov., comb. nov., *Avibacterium paragallinarum* comb. nov., *Avibacterium avium* comb. nov., and *Avibacterium volantium* comb. nov. Int J Syst Evol Microbiol 2005;55:353–362.
139. Blomqvist G, Wesslen L, Pahlson C, et al. Phylogenetic placement and characterization of a new α-2 proteobacterium isolated from a patient with sepsis. J Clin Microbiol 1997;35:1988–1995.
140. Blum RN, Berry CD, Phillips MG. Clinical illnesses associated with isolation of dysgonic fermenter 3 from stool samples. J Clin Microbiol 1992;30:396–400.
141. Blumer J. Clinical perspectives on sinusitis and otitis media. Pediatr Infect Dis J 1998;17:S68–S72.
142. Bobo RA, Newton EJ. A previously undescribed gram-negative bacillus causing septicemia and meningitis. Am J Clin Pathol 1976;65:564–569.
143. Boerlin P, Siegrist HH, Burnens AP, et al. Molecular identification and epidemiological tracing of *Pasteurella multocida* meningitis in a baby. J Clin Microbiol 2000;38:1235–1237.
144. Bofinger JJ, Fekete T, Samuel R. Bacterial peritonitis caused by *Kingella kingae*. J Clin Microbiol 2007;45:3118–3120.
145. Bogaerts J, Verhaegen J, Tello WM, et al. Characterization, in vitro susceptibility and clinical significance of CDC group HB-5 from Rwanda. J Clin Microbiol 1990;28:2196–2199.
146. Bonatti H, Mendez J, Guerro I, et al. Disseminated *Bartonella* infection following liver transplantation. Transpl Int 2006;19:683–687.
147. Bonatti H, Rossboth DW, Nachbaur D, et al. A series of infections due to *Capnocytophaga* spp. in immunosuppressed and immunocompetent patients. Clin Microbiol Infect 2003;9:380–387.
148. Bong CTH, Bauer ME, Spinola SM. *Haemophilus ducreyi*: clinical features, epidemiology, and prospects for disease control. Microbes Infect 2002;4:1141–1148.
149. Bonilla DL, Kabeya H, Henn J, et al. *Bartonella quintana* in body lice and head lice from homeless persons, San Francisco, California, USA. Emerg Infect Dis 2009;15:912–915.
150. Bonnet M, Bonnet E, Alric L, et al. Severe knee arthritis due to *Eikenella corrodens* following a human bite. Clin Infect Dis 1997;24:80–81.
151. Boot E, Oosterhuis A, Thuis HC. PCR for the detection of *Streptobacillus moniliformis*. Lab Anim 2002;36:200–208.
152. Boschiroli MI, Ouahrani-Bettache A, Foulongne V, et al. Type IV secretion and brucella virulence. Vet Microbiol 2002;90:341–348.
153. Boschiroli MI, Ouahrani-Bettaches A, Foulonge V, et al. The *Brucella suis virB* operon is induced intracellularly in macrophages. Proc Natl Acad Sci U S A 2002;99:1544–1549.

154. Bothelo E, Gouriet F, Edouard PE, et al. Endocarditis caused by *Cardiobacterium valvarum*. J Clin Microbiol 2006;44:657–658.
155. Botta L, Bechan R, Yilmaz A, et al. Prosthetic valve endocarditis due to *Brucella*: successful outcome with a combined strategy. J Cardiovasc Med 2009;10:257–258.
156. Bounaadja L, Albert D, Chenais B, et al. Real-time PCR for identification of *Brucella* spp.: a comparative study of IS711, bcsp31, and per target genes. Vet Microbiol 2009;137:156–164.
157. Bourg G, O'Callaghan, Boschiroli ML. The genomic structure of *Brucella* strains isolated from marine mammals gives clues to evolutionary history within the genus. Vet Microbiol 2007;125:375–380.
158. Brachlow A, Chatterjee A, Stamoto T. Endocarditis due to *Kingella kingae*: a patient report. Clin Pediatr 2004;43:283–286.
159. Brautbar A, Esyag Y, Breuer GS, et al. Spontaneous bacterial peritonitis caused by *Haemophilus parainfluenzae*. Isr Med Assoc J 2007;9:175–176.
160. Brazilian Purpuric Fever Study Group. Brazilian purpuric fever: epidemic purpura fulminans associated with antecedent purulent conjunctivitis. Lancet 1987;2:757–761.
161. Brazilian Purpuric Fever Study Group. *Haemophilus aegyptius* bacteremia in Brazilian purpuric fever. Lancet 1987;2:761–763.
162. Brazilian Purpuric Fever Study Group. Brazilian purpuric fever identified in a new region of Brazil. J Infect Dis 1992;165(Suppl 1):S16–S19.
163. Breen D, Schonell A, Au T, et al. *Pasteurella multocida*: a case report of bacteremic pneumonia and a 10-year laboratory review. Pathology 2000;32:152–153.
164. Breitschwerdt EB, Atkins CE, Brown TT, et al. *Bartonella vinsonii* subsp. *berkhoffii* and related members of the α-subdivision of the *Proteobacteria* in dogs with cardiac arrhythmias, endocarditis, or myocarditis. J Clin Microbiol 1999;37:3618–3626.
165. Breitschwerdt EB, Kordick DL, Malarkey DE, et al. Endocarditis in a dog due to infection with a novel *Bartonella* subspecies. J Clin Microbiol 1995;33:154–160.
166. Breitschwerdt EB, Maggi RG, Chomel BB, et al. Bartonellosis: an emerging infectious disease of zoonotic importance to animals and human beings. J Vet Emerg Crit Care 2010;20:8–30.
167. Breitschwerdt EB, Maggi RG, Lantos PM, et al. *Bartonella vinsonii* subsp. *berkhoffii* and *Bartonella henselae* bacteremia in a father and daughter with neurological disease. Parasit Vectors 2010;3(1):29–37.
168. Breitschwerdt EB, Maggi RG, Mozayeni BR, et al. PCR amplification of *Bartonella koehlerae* from human blood and enrichment blood cultures. Parasit Vectors 2010;3:76.
169. Breitschwerdt EB, Maggi RG, Nicholson WL, et al. *Bartonella* sp. bacteremia in patients with neurological and neurocognitive dysfunction. J Clin Microbiol 2008;46:2856–2861.
170. Brenner DJ, Hollis DG, Fanning GR, et al. *Capnocytophaga canimorsus* sp. nov. (formerly CDC group DF-2), a cause of septicemia following dog bite, and *C. cynodegmi* sp. nov., a cause of localized wound infection following dog bite. J Clin Microbiol 1989;27:231–235.
171. Brenner DJ, Hollis DG, Moss CW, et al. Proposal of *Afipia* gen. nov., with *Afipia felis* (formerly the cat scratch disease bacillus), *Afipia clevlandensis*, sp. nov. (formerly the Cleveland Clinic Foundation strain), *Afipia broomeae* sp. nov., and three unnamed genospecies. J Clin Microbiol 1991;29:2450–2460.
172. Brenner DJ, O'Connor SP, Winkler HH, et al. Proposals to unify the genera *Bartonella* and *Rochalimaea*, with descriptions of *Bartonella quintana* comb. nov., *Bartonella vinsonii* comb. nov., *Bartonella henselae* comb. nov., and *Bartonella elizabethae* comb. nov., and to remove the family *Bartonellaceae* from the order *Rickettsiales*. Int J Syst Bacteriol 1993;43:777–786.
173. Brew SD, Perrett LL, Stack JA, et al. Human exposure to *Brucella* recovered from a sea mammal. Vet Rec 1999;144:483.
174. Bricker BJ, Ewalt DR, Halling SM. *Brucella* "HOOF-Prints": strain typing by multi-locus analysis of variable number tandem repeats (VNTRs). BMC Microbiol 2003;3:15.
175. Bricker BJ, Ewalt DR, MacMillan AP, et al. Molecular characterization of *Brucella* strains isolated from marine mammals. J Clin Microbiol 2000;38:1258–1262.
176. Bricker BJ, Ewalt D, Olsen SC, et al. Evaluation of the *Brucella abortus* species-specific polymerase chain reaction assay, an improved version of the *Brucella* AMOS polymerase chain reaction assay for cattle. J Vet Diagn Invest 2003;15:374–378.
177. Bricker BJ, Halling SM. Differentiation of *Brucella abortus* bv. 1, 2, and 4, *Brucella melitensis*, *Brucella ovis*, and *Brucella suis* bv. 1 by PCR. J Clin Microbiol 1994;32:2660–2666.
178. Bricker BL, Halling SM. Enhancement of the *Brucella* AMOS PCR assay for differentiation of *Brucella abortus* vaccine strains S19 and RB 51. J Clin Microbiol 1995;33:1640–1642.
179. Brion JP, Recule C, Croize J, et al. Isolation of *Francisella tularensis* from lymph node aspirate inoculated into a non-radiometric blood culture system. Eur J Clin Microbiol Infect Dis 1996;15:180–181.
180. Brivet F, Guibert M, Barthelemy P, et al. *Pasteurella multocida* sepsis after hemorrhagic shock in a cirrhotic patient: possible role of endoscopic procedures and gastrointestinal translocation. Clin Infect Dis 1994;18:842–843.
181. Broder KR, Cortese MM, Iskander JK, et al. Preventing tetanus, diphtheria, and pertussis among adolescents: use of tetanus toxoid, reduced diphtheria toxoid and acellular pertussis vaccines recommendations of the Advisory Committee on Immunization Practices. MMWR Recomm Rep 2006;55:1–34.
182. Brogan JM, Lally ET, Poulsen K, et al. Regulation of *Actinobacillus actinomycetemcomitans* leukotoxin expression: analysis of the promoter regions of leukotoxic and minimally leukotoxic strains. Infect Immun 1994;62:501–508.
183. Brook I. Bacteriology of acute and chronic frontal sinusitis. Arch Otolaryngol Head Neck Surg 2002;128:583–585.
184. Brooks CW, DeMartelaere SL, Johnson AJ. Spontaneous subconjunctival abscess because of *Haemophilus influenzae*. Cornea 2010;29:833–835.
185. Brouqui P, Houpikian P, DuPont HT, et al. Survey of the seroprevalence of *Bartonella quintana* in homeless people. Clin Infect Dis 1996;23:756–759.
186. Brouqui P, LaScola B, Roux V, et al. Chronic *Bartonella quintana* bacteremia in homeless patients. N Engl J Med 1999;340:184–189.
187. Broussard LA. Biological agents: weapons of warfare and bioterrorism. Mol Diagn 2001;6:323–333.
188. Brouwer MC, van de Beek D, Heckenberg SG, et al. Community-acquired *Haemophilus influenzae* meningitis in adults. Clin Microbiol Infect 2007;13:439–442.
189. Bryant BJ, Contry-Cantilena C, Ahlgren A, et al. *Pasteurella multocida* bacteremia in asymptomatic plateletpheresis donors: a tale of two cats. Transfusion 2007;47:1984–1989.
190. Bryson MS, Neilly I, Rodger S, et al. Purpura fulminans associated with *Capnocytophaga canimorsus* infection. Br J Haematol 2003;121:1.
191. Buchanan TM, Faber LC. 2-Mercaptoethanol *Brucella* agglutination test: usefulness for predicting recovery from brucellosis. J Clin Microbiol 1980;11:691–693.
192. Bullock DW, Devitt PG. Pancreatic abscess and septicaemia caused by *Haemophilus segnis*. J Infect 1981;3:82–85.
193. Butt TS, Khan A, Ahmad A, et al. *Pasteurella multocida* infectious arthritis with acute gout after a cat bite. J Rheumatol 1997;24:1649–1652.
194. Caldeira L, Dutschmann L, Carmo G, et al. Fatal *Pasteurella multocida* infection in a systemic lupus erythematosus patient. Infection 1993;21:254–255.
195. Campos A, Taylor JH, Campbell M. Hamster bite peritonitis: *Pasteurella pneumotropica* peritonitis in a dialysis patient. Pediatr Nephrol 2000;15:31–32.
196. Campos J, Hernando M, Roman F, et al. Analysis of invasive *Haemophilus influenzae* infections after extensive vaccination against *H. influenzae* type b. J Clin Microbiol 2005;42:524–529.
197. Caniza MA, Granger DL, Wilson KH, et al. *Bartonella henselae*: etiology of pulmonary nodules in a patient with depressed cell-mediated immunity. Clin Infect Dis 1995;20:1505–1511.
198. Carbonetti NH. Pertussis toxin and adenylate cyclase toxin: key virulence factors of *Bordetella pertussis* and cell biology tools. Future Microbiol 2010;5:455–469.
199. Carden SM, Colville DJ, Gonis G, et al. *Kingella kingae* endophthalmitis in an infant. Aust N Z J Ophthalmol 1991;19:217–220.
200. Cardines R, Giufre M, Degli Atti ML, et al. *Haemophilus parainfluenzae* meningitis in an adult with acute otitis media. New Microbiol 2009;32:213–215.
201. Carey TW, Jackson K, Roure R, et al. Acromioclavicular septic arthritis: a case report of a novel pathogen. Am J Orthop 2010;39:134–136.
202. Carmeci C, Gregg D. *Haemophilus influenzae* salpingitis and septicemia in an adult. Obstet Gynecol 1997;89:863.
203. Carson HJ, Rezmer S, Belli J. *Haemophilus segnis* cholecystitis: a case report and literature review. J Infect 1997;35:85–86.
204. Casanova A, Ariza J, Rubio M, et al. BrucellaCapt versus classical tests in the serological diagnosis and management of human brucellosis. Clin Vaccine Immunol 2009;16:844–851.
205. Casao MA, Navvaro E, Solera J. Evaluation of the BrucellaCapt for the diagnosis of human brucellosis. J Infect 2004;49:102–108.
206. Catry B, Baele M, Opsomer G, et al. tRNA-intergenic spacer PCR for the identification of *Pasteurella* and *Mannheimia* spp. Vet Microbiol 2004;98:251–260.
207. Cattoir V, Lemenand O, Avril JL, et al. The *sodA* gene as a target for phylogenetic dissection of the genus *Haemophilus* and accurate identification of human clinical isolates. Int J Med Microbiol 2006;296:531–540.
208. Cekovska Z, Petrovska M, Jankoska G, et al. Isolation, identification, and antimicrobial susceptibility of *Brucella* blood culture isolates. Prilozi 2010;31:117–132.
209. Celebi G, Baruonu F, Ayoglu F, et al. Tularemia, a re-emerging disease in northwest Turkey: epidemiological investigation and evaluation of treatment responses. Jpn J Infect Dis 2006;59:229–234.
210. Celebi S, Hacimustafaoglu M, Gedikoglu S. Tularemia in children. Indian J Pediatr 2008;75:1129–1132.

211. Celentano L, Massari M, Parmatti D, et al. Resurgence of pertussis in Europe. Pediatr Infect Dis J 2005;24:761–765.
212. Cem Gul H, Akyol I, Sen B, et al. Epididymoorchitis due to *Brucella melitensis*: review of 19 patients. Urol Int 2009;82:158–161.
213. Centers for Disease Control and Prevention. Recommendations of the Immunization Practices Advisory Committee (ACIP): recommendations for use of *Haemophilus* b conjugate vaccines and a combined diphtheria-tetanus-pertussis and *Haemophilus* b vaccine. MMWR Recomm Rep 1993;42(RR-13):1–15.
214. Centers for Disease Control and Prevention. Summary of notifiable diseases, United States, 1993. MMWR Morb Mortal Wkly Rep 1993;42:952–960.
215. Centers for Disease Control and Prevention. Progress toward elimination of *Haemophilus influenzae* type b invasive disease among infants and children – United States, 1998–2000. MMWR Morb Mortal Wkly Rep 2002;51:234–237.
216. Centers for Disease Control and Prevention. Outbreak of tularemia among commercially distributed prairie dogs. MMWR Morb Mortal Wkly Rep 2002;51:688–699.
217. Centers for Disease Control and Prevention. Fatal case of unsuspected pertussis diagnosed from a blood culture. MMWR Morb Mortal Wkly Rep 2004;53:131–132.
218. Centers for Disease Control and Prevention. Tularemia transmitted by insect bites – Wyoming, 2001–2003. MMWR Morb Mortal Wkly Rep 2005;54:170–173.
219. Centers for Disease Control and Prevention. Pertussis – United States, 2001–2003. MMWR Morb Mortal Wkly Rep 2005;54:1283–1286.
220. Centers for Disease Control and Prevention. Laboratory-acquired brucellosis – Indiana and Minnesota, 2006. MMWR Morb Mortal Wkly Rep 2008;57:39–42.
221. Centers for Disease Control and Prevention. Summary of notifiable diseases – United States, 2006. MMWR Morb Mortal Wkly Rep 2008;55:1–92.
222. Centers for Disease Control and Prevention. Summary of notifiable diseases – United States, 2007. MMWR Morb Mortal Wkly Rep 2009;56:1–94.
223. Centers for Disease Control and Prevention. Final 2009 reports of nationally notifiable diseases. MMWR Morb Mortal Wkly Rep 2010;59:1025; 1027–1029.
224. Ceroni D, Cherkaoui A, Ferey S, et al. *Kingella kingae* osteoarticular infections in young children: clinical features and contribution of a new specific real-time PCR assay to the diagnosis. J Pediatr Orthop 2010;30:301–304.
225. Cetin ES, Kaya S, Demirci M, et al. Comparison of the BACTEC blood culture system versus conventional methods for culture of normally sterile body fluids. Adv Ther 2007;24:1271–1277.
226. Chadha V, Warady BA. *Capnocytophaga canimorsus* peritonitis in a pediatric peritoneal dialysis patient. Pediatr Nephrol 1999;13:646–648.
227. Challapalli M, Covert RF. Infectious diseases casebook: *Pasteurella multocida* early onset septicemia in newborns. J Perinatol 1997;17:248–249.
228. Chamberlin J, Laughlin L, Gordon S, et al. Serodiagnosis of *Bartonella bacilliformis* infection by indirect immunofluorescence antibody assay: test development and application in an area of bartonellosis endemicity. J Clin Microbiol 2000;38:4269–4271.
229. Chamberlin J, Laughlin LW, Romero S, et al. Epidemiology of endemic *Bartonella bacilliformis*: a prospective cohort study in a Peruvian mountain valley community. J Infect Dis 2002;186:983–990.
230. Chan JF, Wong SS, Leung SS, et al. *Capnocytophaga sputigena* primary iliopsoas abscess. J Med Microbiol 2010;59:1368–1370.
231. Chan PC, Lu CY, Lee PI, et al. *Haemophilus influenzae* type b meningitis with subdural effusion: a case report. J Microbiol Immunol Infect 2002;35:61–64.
232. Chang CC, Hayashidani H, Pusterla N, et al. Investigation of *Bartonella* infection in ixodid ticks from California. Comp Immunol Microbiol Infect Dis 2002;25:229–236.
233. Chang CC, Huang SY. *Eikenella corrodens* arthritis of the knee after a toothpick injury: report of one case. Acta Paediatr Taiwan 2005;46:318–320.
234. Chang CC, Kasten RW, Chomel BB, et al. Coyotes (*Canis lutrans*) as the reservoir for the human pathogenic *Bartonella* sp.: molecular epidemiology of *Bartonella vinsonii* subsp. *berkhoffii* infection in coyotes from central coast California. J Clin Microbiol 2000;38:4193–4200.
235. Chang K, Siu LK, Chen YH, et al. Fatal *Pasteurella multocida* septicemia and necrotizing fasciitis related with wound licked by a domestic dog. Scand J Infect Dis 2007;39:167–170.
236. Chapin-Robertson K, Dahlberg SE, Edberg SC. Clinical and laboratory analyses of cytospin-prepared gram stains for recovery and diagnosis of bacteria from sterile body fluids. J Clin Microbiol 1992;30:377–380.
237. Chean R, Stefanski DA, Woolley IJ, et al. Rat bite fever as a presenting illness in a patient with AIDS. Infection 2012;40(3):319–321. doi:10.1007/sl5010-011-0181-x.
238. Chen AC, Liu CC, Yao WJ, et al. *Actinobacillus actinomycetemcomitans* pneumonia with chest wall and subphrenic abscess. Scand J Infect Dis 1995;27:289–290.
239. Chen C. Distribution of a newly described species, *Kingella oralis*, in the human oral cavity. Oral Microbiol Immunol 1996;11:425–427.
240. Chen C, Wang T, Chen W. Occurrence of *Aggregatibacter actinomycetemcomitans* serotypes in subgingival plaque from United States subjects. Mol Oral Microbiol 2010;25:207–214.
241. Chen M, Kemp M, Bruun NE, et al. *Cardiobacterium valvarum*: a case of infective endocarditis and phenotypic/molecular characterization of eleven *Cardiobacterium* species strains. J Med Microbiol 2011;60:522–528.
242. Chen PL, Lee NY, Van JJ, et al. Prosthetic valve endocarditis caused by *Streptobacillus moniliformis*: a case of rat bite fever. J Clin Microbiol 2007;45:3125–3126.
243. Chen RV, Bradley JS. *Haemophilus parainfluenzae* sepsis in a very low birth weight premature infant: a case report and review of the literature. J Perinatol 1999;19:315–317.
244. Chentanez T, Khawcharoenporm T, Chokrungvaranon N, et al. *Cardiobacterium hominis* endocarditis presenting as acute embolic stroke : a case report and review of the literature. Heat Lung 2011;40(3):262–269.
245. Cherkaoui A, Ceroni D, Emonet S, et al. Molecular diagnosis of *Kingella kingae* osteoarticular infections by specific real-time PCR assay. J Med Microbiol 2009;58:65–68
246. Cherpes TL, Kusne S, Hillier SL. *Haemophilus influenzae* septic abortion. Infect Dis Obstet Gynecol 2002;10:161–164.
247. Cherry JD. Epidemiology of pertussis. Pediatr Infect Dis J 2006;25:361–362.
248. Cherry JD, Grimprel E, Guiso N, et al. Defining pertussis epidemiology: clinical, microbiologic and serologic perspectives. Pediatr Infect Dis J 2005;24:S25–S34.
249. Cherry NA, Diniz PPVP, Maggi RG, et al. Isolation or molecular detection of *Bartonella henselae* and *Bartonella vinsonii* subsp. *berkoffii* from dogs with idiopathic cavitary effusions. J Vet Intern Med 2009;23:186–189.
250. Cherry NA, Maggi RG, Cannedy AL, et al. PCR detection of *Bartonella bovis* and *Bartonella henselae* in the blood of beef cattle. Vet Microbiol 2009;135:308–312.
251. Chhabra MS, Motley WW, Mortensen JE. *Eikenella corrodens* as a causative agent for neonatal conjunctivitis. J AAPOS 2008;12:524–525.
252. Chia JK, Nakata MN, Lami JL, et al. Azithromycin for the treatment of cat-scratch disease. Clin Infect Dis 1998;26:193–194.
253. Chien JT, Lin CH, Chen, YC, et al. Epidural abscess caused by *Haemophilus aphrophilus* misidentified as *Pasteurella* species. Intern Med 2009;48:853–858.
254. Childs JE, Rooney JA, Cooper JL, et al. Epidemiologic observations on infection with *Rochalimaea* species among cats living in Baltimore, MD. J Am Vet Med Assoc 1994;204:1775–1778.
255. Chodosh J. Cat's tooth keratitis: human corneal infection with *Capnocytophaga canimorsus*. Cornea 2001;20:661–663.
256. Choi D, Thermidor M, Cunha BA. *Haemophilus parainfluenzae* mitral prosthetic valve endocarditis in an intravenous drug abuser. Heart Lung 2005;34:152–154.
257. Chomel BB, Abbott RC, Kasten RW, et al. *Bartonella henselae* in domestic cats in California: risk factors and association between bacteremia and antibody titers. J Clin Microbiol 1995;33:2445–2450.
258. Chomel BB, Boulouis HJ, Maruyama S, et al. *Bartonella* species in pets and the effect on human health. Emerg Infect Dis 2006;12:389–394.
259. Chomel BB, Boulouis HJ, Petersen H, et al. Prevalence of *Bartonella* infection in domestic cats in Denmark. Vet Res 2002;33:205–213.
260. Chomel BB, DeBess EE, Mangiamele DM, et al. Changing trends in the epidemiology of human brucellosis in California from 1973–1992: a shift toward foodborne transmission. J Infect Dis 1994;170:1216–1223.
261. Chomel BB, Kasten RW. Bartonellosis, an increasingly recognized zoonosis. J Appl Microbiol 2010;109:743–750.
262. Chomel BB, Kasten RW, Floyd-Hawkins K, et al. Experimental transmission of *Bartonella henselae* by the cat flea. J Clin Microbiol 1996;34:1952–1956.
263. Chomel BB, Kasten RW, Williams C, et al. *Bartonella* endocarditis: a pathology shared by animal reservoirs and patients. Ann N Y Acad Sci 2009;1166:120–126.
264. Chometon S, Benito Y, Chaker M, et al. Specific real-time polymerase chain reaction places *Kingella kingae* as the most common cause of osteoarticular infections in young children. Pediatr Infect Dis J 2007;26:377–381.
265. Christensen H, Angen O, Olsen JE, et al. Revised description and classification of atypical isolates of *Pasteurella multocida* from bovine lungs based on genotypic characterization to include variants previously classified as biovar 2 of *Pasteurella canis* and *Pasteurella avium*. Microbiology 2004;150:1757–1767.
266. Christensen H, Bisgaard M. Revised definition of *Actinobacillus sensu stricto* isolated from animals: a review with special emphasis on diagnosis. Vet Microbiol 2004;99:13–30.
267. Christensen H, Bisgaard M, Aalbaek B, et al. Reclassification of Bisgaard taxon 33, with proposal of *Volucribacter psittacicida* gen. nov., sp. nov. and

Volucribacter amazonae sp. nov. as new members of the *Pasteurellaceae*. Int J Syst Evol Microbiol 2004;54:813–818.
268. Christensen H, Bisgaard M, Angen O, et al. Final classification of Bisgaard taxon 9 as *Actinobacillus arthriditis* sp. nov. and recognition of a novel genomospecies for equine strains of *Actinobacillus lignieresii*. Int J Syst Evol Microbiol 2002;52:1239–1246
269. Christensen H, Bisgaard M, Bojensen AM, et al. Genetic relationships among avian isolates classified as *Pasteurella haemolytica*, '*Actinobacillus salpingitidis*' or *Pasteurella anatis* with proposal of *Gallibacterium anatis* gen. nov., comb. nov. and description of additional genomospecies within *Gallibacterium* gen. nov. Int J Syst Evol Microbiol 2003;53:275–287.
270. Christensen H, Bisgaard M, Olsen JE. Reclassification of equine isolates previously reported as *Actinobacillus equuli*, variants of *A. equuli*, *Actinobacillus suis* or Bisgaard taxon 11 and proposal of *A. equuli* subsp. *equuli* subsp. nov. and *A. equuli* subsp. *haemolyticus* subsp. nov. Int J Syst Evol Microbiol 2002;52:1569–1576
271. Christensen H, Hommez J, Olsen JE, et al. [*Pasteurella*] *caballi* infection not limited to horses – a closer look at taxon 42 of Bisgaard. Lett Appl Microbiol 2006;43:424–429.
272. Christensen H, Kuhnert P, Bisgaard M, et al. Emended description of porcine [*Pasteurella*] *aerogenes*, [*Pasteurella*] *mairi*, and [*Actinobacillus*] *rossii*. Int J Syst Evol Microbiol 2005;55:209–223.
273. Christensen H, Kuhnert P, Busse HJ, et al. Proposed minimal standards for the description of genera, species and subspecies for the *Pasteurellaceae*. Int J Syst Evol Microbiol 2007;57:166–178.
274. Christopher GW, Cieslak TJ, Pavlin JA, et al. Biological warefare: a historical perspective. JAMA 1997;78:412–417.
275. Christou L, Economou G, Zikou AK, et al. Acute *Haemophilus parainfluenzae* endocarditis: a case report. J Med Case Rep 2009;3:7494.
276. Christova I, Velinov T, Kantardjiev T, et al. Tularemia outbreak in Bulgaria. Scand J Infect Dis 2004;36:785–789.
277. Church S, Harrigan KE, Irving AE, et al. Endocarditis caused by *Pasteurella caballi* in a horse. Aust Vet J 1998;76:528–530.
278. Ciantar M, Gilthorpe MS, Hurel SJ, et al. *Capnocytophaga* spp. in periodontitis patients manifesting diabetes mellitus. J Periodontol 2005;76:194–203.
279. Ciantar M, Spratt DA, Newman HN, et al. *Capnocytophaga granulosa* and *Capnocytophaga haemolytica*: novel species in subgingival plaque. J Clin Periodontol 2001;28:701–705.
280. Claesson R, Lagervall M, Hoglund-Aberg C, et al. Detection of the highly leucotoxic JP2 clone of *Aggregatibacter actinomycetemcomitans* in members of a Caucasian family living in Sweden. J Clin Periodontol 2010;38(2):115–121. doi:10.1111/j.1600-951X.2010.01643.x.
281. Clarridge JE 3rd, Raich TJ, Pirwani D, et al. Strategy to detect and identify *Bartonella* species in routine clinical laboratory yields *Bartonella henselae* from human immunodeficiency virus-positive patient and unique *Bartonella* strain from his cat. J Clin Microbiol 1995;33:2107–2113.
282. Clarridge JE 3rd, Raich TJ, Sjostedt A, et al. Characterization of two unusual clinically significant *Francisella* strains. J Clin Microbiol 1996;34:1995–2000.
283. Clavareau C, Wellemans V, Walravens K, et al. Phenotypic and molecular characterization of a *Brucella* strain isolated from a minke whale (*Balenoptera acutorostrata*). Microbiology 1998;144:3267–3273.
284. Cleuziou C, Binard A, Devauchelle-Pensec V, et al. Beware man's best friend. Spine 2010;35:E1520–E1521.
285. Clinical Laboratory Standards Institute. Performance Standards for Antimicrobial Susceptibility Testing; Twenty-Second Informational Supplement. CLSI document M100-S22. Wayne, PA: Clinical and Laboratory Standards Institute, 2012.
286. Clinical Laboratory Standards Institute. Methods for Antimicrobial Dilution and Disk Susceptibility Testing of Infrequently Isolated or Fastidious Bacteria; Approved Guideline. 2nd Ed. CLSI document M45-A2. Wayne, PA: Clinical and Laboratory Standards Institute, 2010.
287. Cloeckaert A, Grayon M, Grepinet O. An IS711 element downstream of the *bp26* gene is a specific marker for *Brucella* spp. isolated from marine mammals. Clin Diagn Lab Immunol 2000;7:835–839.
288. Cloeckaert A, Verger JM, Grayon M, et al. Classification of *Brucella* spp. isolated from marine mammals by DNA polymorphism at the *omp2* locus. Microbes Infect 2001;3:729–738.
289. Cohn SE, Knorr KL, Gilligan PH, et al. Pertussis is rare in human immunodeficiency virus disease. Am Rev Respir Dis 1993;147:411–413.
290. Cokca F, Meco O, Arasil E, et al. An intramedullary dermoid cyst abscess due to *Brucella abortus* biotype 3 at T11-L2 spinal levels. Infection 1994;22:359–360.
291. Colborn JM, Kosoy MY, Motin VL, et al. Improved detection of *Bartonella* DNA in mammalian hosts and arthropod vectors by real-time PCR using the NADH dehydrogenase gamma subunit (*nuoG*). J Clin Microbiol 2010;48:4630–4633.
292. Colebunders R, Vael C, Blot K, et al. *Bordetella pertussis* as a cause of chronic respiratory infection in an AIDS patient. Eur J Clin Microbiol Infect Dis 1994;13:313–315.
293. Colombo APV, Boches SK, Cotton CL, et al. Comparisons of subgingival microbial profiles of refractory periodontitis, severe periodontitis, and periodontal health using the human oral microbe identification microarray. J Periodontol 2009;80:1421–1432. doi:10.1902/jop.2009.090185.
294. Colmenero JD, Queipo-Ortuno MI, Reguera JM, et al. Chronic hepatosplenic abscesses in brucellosis. Clinicotherapeutic features and molecular diagnostic approach. Diagn Microbiol Infect Dis 2002;42:159–167.
295. Colmenaro JD, Queipo-Ortuno M, Reguera JM, et al. Real time polymerase chain reaction: a new powerful tool for the diagnosis of neurobrucellosis. J Neurol Neurosurg Psychiatry 2005;76:1025–1027.
296. Colson P, LaScola B, Champsaur P. Vertebral infections caused by *Haemophilus aphrophilus*: case report and review. Clin Microbiol Infect 2001;7:107–113.
297. Comer JA, Flynn C, Regnery RL, et al. Antibodies to *Bartonella* species in inner-city intravenous drug users in Baltimore, MD. Arch Intern Med 1996;156:2491–2495.
298. Conlan JW, Oyston PC. Vaccines against *Francisella tularensis*. Ann N Y Acad Sci 2007;1105:325–350.
299. Conlan JW, Shen H, Webb A, et al. Mice vaccinated with the O-antigen of *Francisella tularensis* LVS lipopolysaccharide conjugated to bovine serum albumin develop varying degrees of protective immunity against systemic or aerosol challenge with virulent type A and type B strains of the pathogen. Vaccine 2002;20:3465–3471.
300. Connell PP, Carey B, Kollpiara D, et al. *Kingella kingae* orbital cellulitis in a 3-year-old. Eye 2006;20:1086–1088.
301. Cook PP. Persistent postoperative wound infection with *Pasteurella multocida*: case report and literature review. Infection 1995;23:252.
302. Cookson BT, Cho HL, Herwaldt LA, et al. Biological activities and chemical composition of purified tracheal cytotoxin of *Bordetella pertussis*. Infect Immun 1989;57:2223–2229.
303. Cookson BT, Vandamme P, Carlson LC, et al. Bacteremia caused by a novel *Bordetella* species, '*B. hinzii*'. J Clin Microbiol 1994;32:2569–2571.
304. Cooper CL, Van Caeseele P, Canvin J, et al. Chronic prosthetic device infection with *Francisella tularensis*. Clin Infect Dis 1999;29:1589–1591.
305. Corbel MJ. Identification of dye-sensitive strains of *Brucella melitensis*. J Clin Microbiol 1991;29:1066–1068.
306. Corbel MJ, Banai M. Genus I. *Brucella* Mayer and Shaw 1920, 173AL. In Brenner DJ, Krieg NR, Staley JT, eds. Bergey's Manual of Systematic Bacteriology. Vol 2. Heidelberg, Berlin: Springer, 2005:370–386.
307. Cortelli SC, Costa FO, Kawai T, et al. Diminished treatment response of periodontally diseased patients infected with the JP2 clone of *Aggregatibacter* (*Actinobacillus*) *actinomycetemcomitans*. J Clin Microbiol 2009;47:2018–2025.
308. Cortese MM, Baughman AL, Brown K, et al. A "new age" in pertussis prevention: new opportunities through adult vaccination. Am J Prev Med 2007;32:177–185.
309. Cortez JMC, Imam AA, Ang JY. *Pasteurella multocida* urinary tract infection in a pediatric patient with end-stage renal disease. Pediatr Infect Dis J 2007;26:183–185.
310. Costas M, Owen RJ. Numerical analysis of electrophoretic protein patterns of *Streptobacillus moniliformis* strains from human, murine, and avian infections. J Med Microbiol 1987;23:393–311.
311. Cotte V, Bonnet S, Le Rhun D, et al. Transmission of *Bartonella henselae* by *Ixodes ricinus* ticks. Emerg Infect Dis 2008;14:1074–1080.
312. Courand PY, Mouly-Bertin C, Thomson V, et al. Acute coronary syndrome revealed *Cardiobacterium hominis* endocarditis. J Cardiovasc Med 2012;13(3):216–221.
313. Cox RA, Slack MP. Clinical and microbiological features of *Haemophilus influenzae* vulvovaginitis in young girls. J Clin Pathol 2002;55:961–964.
314. Crawley PJ, Ravindrin BK, Poole JE. Not the usual cardiac rhythm device infection: a fastidious pathogen with several teaching points. J Hosp Med 2008;3:173–175.
315. Cross JT, Jacobs RF. Tularemia: treatment failures with outpatient use of ceftriaxone. Clin Infect Dis 1993;17:976–980.
316. Crowcroft NS, Pebody R. Recent developments in pertussis. Lancet 2006 367:1926–1936.
317. Cuadadro-Gomez LM, Arranz-Caso JA, Cuadro-Gonzalez J, et al. *Pasteurella pneumotropica* pneumonia in a patient with AIDS. Clin Infect Dis 1995;21:445–446.
318. Curi ALL, Machado D, Heringer G, et al. Cat-scratch disease: ocular manifestations and visual outcome. Int Ophthalmol 2010;30:553–558.
319. Currie PF, Codispoti M, Mankad PS, et al. Late aortic homograft valve endocarditis caused by *Cardiobacterium hominis*: a case report and review of the literature. Heart 2000;83:579–581.
320. DaCosta M, Guillou JP, Garin-Bastuji B, et al. Specificity of six genes sequences for the detection of the genus *Brucella* by DNA amplification. J Appl Bacteriol 1996;81:267–275.

321. Dagleish MP, Barley J, Finlayson J, et al. *Brucella ceti* associated pathology in the testicle of a harbor porpoise (*Phocoena phocoena*). J Comp Pathol 2008;139;54–59.
322. Dalby T, Harboe ZB, Krogfelt KA. Seroprevalence of pertussis among Danish patients with cough of unknown etiology. Clin Vaccine Immunol 2010;17:2023.
323. Dalton MJ, Robinson LE, Cooper J, et al. Use of *Bartonella* antigens for serologic diagnosis of cat-scratch disease at a national referral center. Arch Intern Med 1995;155:1670–1676.
324. Daly JS, Worthington MG, Brenner DJ, et al. *Rochalimaea elizabethae* sp. nov., isolated from a patient with endocarditis. J Clin Microbiol 1993;31:872–881.
325. Daneshvar MI, Hollis DG, Moss CW. Chemical characterization of clinical isolates which are similar to CDC group DF-3 bacteria. J Clin Microbiol 1991;29:2351–2353.
326. Dang Burgener NP, Baglivo E, Harbarth S. *Pasteurella multocida* endophthalmitis: case report and review of the literature. Klin Monbl Augenheilkd 2005;222:231–233.
327. Darras-Joly C, Lortholary O, Mainardi JL, et al. *Haemophilus* endocarditis: report of 42 cases in adults and review. Haemophilus Endocarditis Study Group. Clin Infect Dis 1997;24:1087–1094.
328. Das SK, Mishra AK, Tindall BJ, et al. Oxidation of thiosulfate by a new bacterium, *Bosea thiooxidans* (strain BI-42) gen. nov., sp. nov.: analysis of phylogeny based on chemotaxonomy and 16S ribosomal DNA sequencing. Int J Syst Bacteriol 1996;46:981–987.
329. Daum RS, Murphey-Corb M, Shapira E, et al. Epidemiology of ROB-1 β-lactamase among ampicillin-resistant *Haemophilus influenzae* isolates in the United States. J Infect Dis 1988;157:450–455.
330. Davies RL, Paster BJ, Dewhirst FE. Phylogenetic relationships and diversity within the *Pasteurella haemolytica* complex based on 16S rRNA sequence comparison and outer membrane protein and lipopolysaccharide analysis. Int J Syst Bacteriol 1996;46:736–744.
331. Dawson CE, Stubberfield EJ, Perrett LL, et al. Phenotypic and molecular characterization of *Brucella* isolates from marine animals. BMC Microbiol 2008;8:224–232.
332. Daxboeck F, Goerzer E, Apfalter P, et al. Isolation of *Bordetella trematum* from a diabetic leg ulcer. Diabet Med 2004;21:1247–1248.
333. De BK, Stauffer L, Koylass MS, et al. Novel *Brucella* strain (BO1) associated with a prosthetic breast implant infection. J Clin Microbiol 2008;46:43–49.
334. DeBoer MG, Lambregts PC, van Dam AP, et al. Meningitis caused by *Capnocytophaga canimorsus*: when to expect the unexpected. Clin Neurol Neurosurg 2007;109:393–398.
335. DeCastro N, Pavie J, LaGrange-Xelot M, et al. Severe *Actinobacillus ureae* meningitis in an immunocompromised patient: report of one case and review of the literature. Scand J Infect Dis 2007;39:1076–1079.
336. Dehio C, Lanz C, Pohl R, et al. *Bartonella schoenbuchii* sp. nov., isolated from the blood of wild roe deer. Int J Syst Evol Microbiol 2001;51:1557–1565.
337. De La Fuente A, Sanchez JR, Uriz J, et al. Infection of a pacemaker by *Brucella melitensis*. Tex Heart Inst J 1997;24:129–130.
338. De La Puente-Redondo VA, del Blanco NG, Gutierrez-Martin CB, et al. Comparison of different PCR approaches for typing of *Francisella tularensis* strains. J Clin Microbiol 2000;38:1016–1022.
339. DeLey JW, Mannheim W, Mutters R, et al. Inter- and intrafamilial similarities of rRNA cistrons of the *Pasteurellaceae*. Int J Syst Bacteriol 1990;40:126–137.
340. Del Vecchio VG, Kapatral V, Elzer P, et al. The genome of *Brucella melitensis*. Vet Microbiol 2002;90:587–592.
341. Del Vecchio VG, Kapatral V, Redkar RJ, et al. The genome sequence of the facultative intracellular pathogen *Brucella melitensis*. Proc Natl Acad Sci U S A 2002;99:443–448.
342. DeMassis F, DiGirolami A, Petrini A, et al. Correlation between animal and human brucellosis in Italy during the period 1997–2002. Clin Microbiol Infect 2005;11:632–636.
343. DeMeyer SE, Willems A. Multilocus sequence analysis of *Bosea* species and the description of *Bosea lupini* sp. nov., *Bosea lathyri* sp. nov., and *Bosea robiniae* sp. nov., isolated from legumes in Flanders (Belgium). Int J Syst Evol Microbiol 2011;62(Pt 10):2505–2510.
344. Demirkan F, Akalin HE, Simsek H, et al. Spontaneous peritonitis due to *Brucella melitensis* in a patient with cirrhosis. Eur J Clin Microbiol Infect Dis 1993;12:66–67.
345. Dendle C, Woodley IJ, Korman TM. Rat-bite fever septic arthritis: illustrative case and literature review. Eur J Clin Microbiol Infect Dis 2006;25:791–797.
346. Dennis DT, Inglesby TV, Henderson DA, et al. Tularemia as a biological weapon: medical and public health management. JAMA 2001;285:2763–2773.
347. Dequi S, Donglou X, Jiming Y. Epidemiology and control of brucellosis in China. Vet Microbiol 2002;90:165–182.
348. Desai SS, Harrison RA, Murphy MD. *Capnocytophaga ochracea* causing severe sepsis and purpura fulminans in an immunocompetent patient. J Infect 2007;54:e107–e109.
349. Deschilder I, Gordts B, Van Landuyt H, et al. *Pasteurella dagmatis* septicemia in an immunocompromised patient without a history of dog or cat bites. Acta Clin Belg 2000;55:225–226.
350. Deshmukh PM, Camp CJ, Rose FB, et al. *Capnocytophaga canimorsus* sepsis with purpura fulminans and symmetrical gangrene following a dog bite in a shelter employee. Am J Med Sci 2004;327:369–372.
351. Deville JG, Cherry JD, Christenson PD, et al. Frequency of unrecognized *Bordetella pertussis* infections in adults. Clin Infect Dis 1995;21:639–642.
352. Dewhirst FE, Chen CK, Paster BJ, et al. Phylogeny of species in the Family *Neisseriaceae* isolated from human dental plaque and description of *Kingella orale* sp. nov. Int J Syst Bacteriol 1993;43:490–499.
353. Dewhirst FE, Paster BJ, La Fontaine S, et al. Transfer of *Kingella indologenes* comb. nov. (Snell and LaPage 1976) to the genus *Suttonella* gen. nov. as *Suttonella indologenes* comb. nov.; transfer of *Bacteroides nodosus* (Beveridge 1941) to the genus *Dichelobacter* gen. nov., as *Dichelobacter nodosus* comb. nov.; and assignment of the genera *Cardiobacterium*, *Dichelobacter*, and *Suttonella* to *Cardiobacteriaceae* fam. nov. in the γ-division of *Proteobacteria* on the basis of 16S rRNA sequence comparisons. Int J Syst Bacteriol 1990;40:426–433.
354. Dewhirst FE, Paster BJ, Olsen I, et al. Phylogeny of 54 representative strains of species in the family *Pasteurellaceae* as determined by comparison of 16S rRNA sequences. J Bacteriol 1992;174:2002–2013.
355. Diaz MH, Bai Y, Malania L, et al. Development of a novel genus-specific real-time PCR assay for detection and differentiation of *Bartonella* species and genotypes. J Clin Microbiol 2012;50(5):1645–1649. doi:10.1128/JCM.06621-11.
356. Dieterich C, Relman DA. Modulation of the host interferon response and ISGylation pathway by *B. pertussis* filamentous hemagglutinin. PLoS One 2011;6:e27535.
357. Dijkmans BA, Thomeer RT, Vielvoye GJ, et al. Brain abscess due to *Streptobacillus moniliformis* and *Actinobacterium meyeri*. Infection 1984;12:262–264.
358. Dilegge SK, Edgcomb VP, Leadbetter ER. Presence of the oral bacterium *Capnocyophaga canimorsus* in the tooth plaque of canines. Vet Microbiol 2011;149(3/4):437–445. doi:10.1016/j.vetmic.2010.12.010.
359. Diniz PP, Wood M, Maggi RG, et al. Co-isolation of *Bartonella henselae* and *Bartonella vinsonii* subsp. *berkhoffii* from blood, joint, and subcutaneous seroma fluids from two naturally infected dogs. Vet Microbiol 2009;138:368–372.
360. Doebbeling BN, Feilmeier ML, Herwaldt LA. Pertussis in an adult man infected with the human immunodeficiency virus. J Infect Dis 1990;161:1296–1298.
361. Doern GV, Chapin KC. Laboratory identification of *Haemophilus influenzae*: effects of basal media on the results of the satellitism test and evaluation of the RapID NH system. J Clin Microbiol 1984;20:599–601.
362. Dolan SA, Dommaraju CB, DeGuzman GB. Detection of *Francisella tularensis* in clinical specimens by use of polymerase chain reaction. Clin Infect Dis 1998;26:764–765.
363. Donahue JM, Sells AF, Bolin DC. Classification of *Actinobacillus* spp. isolates from horses involved in mare reproductive loss syndrome. Am J Vet Res 2006;67:1426–1432.
364. Dorbecker C, Licht C, Korber F, et al. Community-acquired pneumonia due to *Bordetella holmesii* in a patient with frequently relapsing nephrotic syndrome. J Infect 2007;54:e203–e205.
365. Dorbecker C, Sander A, Oberle K, et al. *In vitro* susceptibilities of *Bartonella* species to 17 antimicrobial compounds: comparison of Etest and agar dilution. J Antimicrob Chemother 2006;58:784–788.
366. Douse F, Thomann A, Brodard I, et al. Routine phenotypic identification of bacterial species of the family *Pasteurellaceae* isolated from animals. J Vet Diagn Invest 2008;20:716–724.
367. Douvier S, Neuwirth C, Filipuzzi L, et al. Chorioamnionitis with intact membranes caused by *Capnocytophaga sputigena*. Eur J Obstet Gynecol Reprod Biol 1999;83:109–112.
368. Doyle TJ, Bryan RT. Infectious disease morbidity in the US region bordering Mexico, 1990–1998. J Infect Dis 2000;182:1503–1510.
369. Drancourt M, Mainardi JL, Brouqui P, et al. *Bartonella* (*Rochalimaea*) *henselae* endocarditis in three homeless men. N Engl J Med 1995;332:419–423.
370. Drancourt M, Moal V, Brunet P, et al. *Bartonella* (*Rochalimaea*) *quintana* infection in a seronegative hemodialyzed patient. J Clin Microbiol 1996;34:1158–1160.
371. Dreier J, Vollmer T, Freytag C, et al. Culture-negative infectious endocarditis caused by *Bartonella* spp.: 2 case reports and a review of the literature. Diagn Microbiol Infect Dis 2008;61:476–483.
372. Droz S, Chi B, Horn E, et al. *Bartonella koehlerae* sp. nov., isolated from cats. J Clin Microbiol 1999;37:1117–1122.
373. Dubov-Raz G, Ephros M, Gart BZ, et al. Invasive pediatric *Kingella kingae* infections: a nationwide collaborative study. Pediatr Infect Dis J 2010;29:639–643.
374. Dubnov-Raz G, Scheuerman O, Chodick G, et al. Invasive *Kingella kingae* infections in children: clinical and laboratory characteristics. Pediatrics 2009;122:1305–1309.

375. Dubois D, Robin F, Bouvier D, et al. *Streptobacillus moniliformis* as the causative agent in spondylodiscitis and psoas muscle abscess after rooster scratches. J Clin Microbiol 2008;46:2820–2821.
376. Dudley MH, Czarnecki LA, Wells MA. Fatal *Capnocytophaga* infection associated with splenectomy. J Forensic Sci 2006;51:664–666.
377. Duncan AW, Maggi RG, Breitschwerdt EB. A combined approach for the enhanced detection and isolation of *Bartonella* species in dog blood samples: pre-enrichment liquid culture followed by PCR and subculture onto agar plates. J Microbiol Methods 2007;69:273–281.
378. Duncan AW, Marr HS, Birkenheuer AJ, et al. *Bartonella* DNA in the blood and lymph nodes of Golder Retrievers with lymphoma and in healthy controls. J Vet Intern Med 2008;22:89–95.
379. Duong M, Besancenot JF, Neuwirth C, et al. Vertebral osteomyelitis due to *Capnocytophaga* species in immunocompetent patients: report of two cases and review. Clin Infect Dis 1996;22:1099–1101.
380. Durmaz G, Us T, Aydinli A, et al. Optimum detection times for bacteria and yeast species with the BACTEC 9120 aerobic blood culture system: evaluation for a 5-year period in a Turkish university hospital. J Clin Microbiol 2003;41(2):819–821.
381. Dworkin MS, Parl L, Borchardt SM. The changing epidemiology of invasive *Haemophilus influenzae* disease, especially in persons ≥65 years old. Clin Infect Dis 2007;44:810–816.
382. Dworkin MS, Sullivan PS, Buskin SE, et al. *Bordetella bronchiseptica* infection in human immunodeficiency virus-infected patients. Clin Infect Dis 1999;28:1095–1099.
383. Ebinger M, Nichterlein T, Schumacher UK, et al. Isolation of *Capnocytophaga granulosa* from an abscess in an immunocompetent adolescent. Clin Infect Dis 2000;30:606–607.
384. Edwards R, Finch RG. Characterization and antibiotic susceptibilities of *Streptobacillus moniliformis*. J Med Microbiol 1986;21:39–42.
385. Ehrenborg C, Harberg S, Alden J, et al. First known case of *Bartonella quintana* endocarditis in Sweden. Scand J Infect Dis 2009;41:73–75.
386. Ejlertsen T, Gahrn-Hansen B, Sogaard P, et al. *Pasteurella aerogenes* isolated from ulcers or wounds in humans with occupational exposure to pigs: a report of 7 Danish cases. Scand J infect Dis 1996;28:567–570.
387. Eliasson H, Back E. Tularemia in an emergent area in Sweden: an analysis of 234 cases in five years. Scand J Infect Dis 2007;39:880–889.
388. Eliason H, Broman T, Forsman M, et al. Tularemia: current epidemiology and disease management. Infect Dis Clin North Am 2006;20:289–311.
389. Eliasson H, Sjostedt A, Back E. Clinical use of PCR for *Francisella tularensis* in patients with suspected ulceroglandular tularemia. Scand J Infect Dis 2005;37:833–837.
390. Elliot E, MacIntyre P, Ridley G, et al. National study of infants hospitalized with pertussis in the acellular pertussis vaccine era. Pediatr Infect Dis J 2004;23:246–252.
391. Elliott SP. Rat bite fever and *Streptobacillus moniliformis*. Clin Microbiol Rev 2007;20:13–22.
392. Ellis BA, Regnery RL, Beati L, et al. Rats of the genus *Rattus* are reservoir hosts for pathogenic *Bartonella* species: an old world origin for a new world disease? J Infect Dis 1999;180:220–224.
393. Ellis J, Oyston PC, Green M, et al. Tularemia. Clin Microbiol Rev 2002;15:631–646.
394. Elrazek MA. Brucella optic neuritis. Arch Intern Med 1991;151:776–778.
395. Elyes B, Mehdi G, Kamel BHS, et al. *Kingella kingae* septic arthritis in an adult. Joint Bone Spine 2006;73:472–473.
396. Emanuel PA, Bell R, Dang JL, et al. Detection of *Francisella tularensis* within infected mouse tissues by using a hand-held PCR thermocycler. J Clin Microbiol 2003;41:689–693.
397. Emmett L, Allman KC. *Eikenella corrodens* vertebral osteomyelitis. Clin Nucl Med 2000;25:1059–1069.
398. Erdem G, Karakas HM, Yetkin F, et al. Brucellar breast abscess. Breast 2006;15:554–557.
399. Ereemeva ME, Gerns HL, Lydy SL, et al. Bacteremia, fever, and splenomegaly caused by a newly recognized *Bartonella* species. N Engl J Med 2007;356:2381–2387.
400. Ergin C, Kaleli I, Kilic I. Acute conjunctivitis caused by *Actinobacillus ureae*. Pediatr Int 2007;49:412–413.
401. Ericsson M, Sandstrom G, Sjostedt A, et al. Persistence of cell-mediated immunity and decline of humoral immunity to the intracellular bacterium *Francisella tularensis* 25 years after natural infection. J Infect Dis 1994;170:110–114.
402. Ertem M, Kurekci AE, Aysev D, et al. Brucellosis transmitted by bone marrow transplantation. Bone Marrow Transplant 2000;26:225–226.
403. Escande F, Bailly A, Bone S, et al. *Actinobacillus suis* infection after a pig bite. Lancet 1996;348:888.
404. Escande F, Grimont F, Grimont PAD, et al. Deoxyribonucleic acid relatedness among strains of *Actinobacillus* spp. and *Pasteurella ureae*. Int J Syst Bacteriol 1984;34:309–315.
405. Esteban J, Albalate M, Caramelo C, et al. Peritonitis involving a *Capnocytophaga* species in a patient undergoing continuous ambulatory peritoneal dialysis. J Clin Microbiol 1995;33:2471–2472.
406. Escudero R, Toledo A, Gil H, et al. Molecular method for discrimination between *Francisella tularensis* and *Francisella*-like endosymbionts. J Clin Microbiol 2008;46:3139–3143.
407. Ewalt DR, Bricker BJ. Validation of the abbreviated *Brucella* AMOS PCR as a rapid screening method for differentiation of *Brucella abortus* field strain isolates and the vaccine strains, 19 and RB51. J Clin Microbiol 2000;38:3085–3086.
408. Facinelli B, Montanari MP, Varaldo PE. *Haemophilus parainfluenzae* causing sexually transmitted urethritis. Report of a case and evidence for a β-lactamase plasmid mobilization to *Escherichia coli* by an Inc-W plasmid. Sex Transm Dis 1991;18:166–169.
409. Fainstein V, Luna MA, Bodey GP. Endocarditis due to *Eikenella corrodens* in a patient with acute lymphocytic leukemia. Cancer 1981;48:40–42.
410. Fajfar-Whetstone CJ, Coleman L, Biggs DR, et al. *Pasteurella multocida* septicemia and subsequent *Pasteurella dagmatis* septicemia in a diabetic patient. J Clin Microbiol 1995;33:202–204.
411. Farlow J, Smith KL, Wong J, et al. *Francisella tularensis* strain typing using multiple-locus, variable-number tandem repeat analysis. J Clin Microbiol 2001;39:3186–3192.
412. Farlow J, Wagner DM, Dukerich M, et al. *Francisella tularensis* in the United States. Emerg Infect Dis 2005;11:1935–1841.
413. Faro S, Walker C, Pierson RL. Amnionitis with intact amniotic membranes involving *Streptobacillus moniliformis*. Obstet Gynecol 1980;55(Suppl):9S–11S.
414. Fayad G, Modine T, Mokhtari S, et al. *Pasteurella multocida* aortic valve endocarditis: case report and literature review. J Heart Valve Dis 2003;12:261–263.
415. Feldman KA, Enscore RE, Lathrop SL, et al. An outbreak of primary pneumonic tularemia on Martha's Vineyard. N Engl J Med 2001;345:1601–1606.
416. Feldman KA, Stiles-Enos D, Julian K, et al. Tularemia on Martha's Vineyard: seroprevalence and occupational risk. Emerg Infect Dis 2003;9:350–354.
417. Feldman WE, Schwartz J. *Haemophilus influenzae* type b brain abscess complicating meningitis: a case report. Pediatrics 1983;72:473–475.
418. Fenollar F, Sire S, Raoult D. *Bartonella vinsonii* subsp. *arupensis* as an agent of blood culture-negative endocarditis in a human. J Clin Miicrobiol 2005;43:945–947.
419. Ferrao-Beck L, Cardoso R, Munoz PM, et al. Development of a multiplex PCR assay for polymorphism of *Brucella suis* biovars causing brucellosis in swine. Vet Microbiol 2006;115:269–277.
420. Ferreira L, Castano AV, Sanchez-Juanes F, et al. Identification of *Brucella* by MALDI-TOF mass spectrometry. Fast and reliable identification from agar plates and blood cultures. PLoS One 2010;12:e14235–e14242.
421. Fickweiler K, Borte M, Fasshauer M, et al. Meningitis due to *Haemophilus influenzae* type f in an 8-year-old girl with congenital immunodeficiency. Infection 2003;32:112–115.
422. Fine DH, Markowitz K, Furgang D, et al. *Aggregatibacter actinomycetemcomitans* and its relationship to initiation of localized aggressive periodontitis: longitudinal cohort study of initially healthy adolescents. J Clin Microbiol 2007;45:3859–3869.
423. Finkelstein JL, Brown TP, O'Reilly KL, et al. Studies on the growth of *Bartonella henselae* in the cat flea (*Siphonaptera: Pulicidae*). J Med Entomol 2002;39:915–919.
424. Finn M, Dale B, Isles C. Beware of the dog! A syndrome resembling thrombotic thrombocytopenic purpura associated with *Capnocytophaga canimorsus* septicaemia. Nephrol Dial Transplant 1996;11:1839–1840.
425. Fiori PL, Mastrandrea S, Rappelli P, et al. *Brucella abortus* infection acquired in microbiology laboratories. J Clin Microbiol 2000;38:2005–2006.
426. Fleming DT, Wasserhert JN. From epidemiological synergy to public health policy and practice: the contribution of sexually transmitted disease to sexual transmission of HIV infection. Sex Transm Dis 1999;75:3–17.
427. Focus Diagnostics. *Bartonella* IFA IgG Performance characteristics, PC.IF1300G, Rev. F. Cypress, CA: Focus Diagnostics, 2011.
428. Fordham JN, McKay-Ferguson E, Davies A, et al. Rat bite fever without the bite. Ann Rheum Dis 1992;51:411–412.
429. Forman MA, Johnson LR, Jang S, et al. Lower respiratory tract infection due to *Capnocytophaga cynodegmi* in a cat with pulmonary carcinoma. J Feline Med Surg 2005;7:227–231.
430. Forsman M, Sandstrom G, Jaurin B. Identification of *Francisella* species and discrimination of type A and type B strains of *F. tularensis* by 16S rRNA analysis. Appl Environ Microbiol 1990;56:949–955.
431. Forsman M, Sandstrom G, Sjostedt A. Analysis of 16S DNA sequence of *Francisella* strains and utilization for determination of the phylogeny of the genus and for identification of strains by PCR. Int J Syst Bacteriol 1994;44:38–46.

432. Foster G, Jahans KL, Reid RJ, et al. Isolation of *Brucella* species from cetaceans, seals, and an otter. Vet Rec 1996;138:583–586.
433. Foster G, MacMillan AP, Godfroid J, et al. A review of *Brucella* sp. infection of sea mammals with particular emphasis on isolates from Scotland. Vet Microbiol 2002;90:563–580.
434. Foster G, Malnick H, Lawson PA, et al. *Suttonella ornithocola* sp. nov., from birds of the tit families, and emended description of the genus *Suttonella*. Int J Syst Evol Microbiol 2005;55:2269–2272.
435. Foster G, Osterman B, Godfroid J, et al. *Brucella ceti* sp. nov. and *Brucella pinnipedialis* sp. nov. for *Brucella* strains with cetaceans and seals as their preferred hosts. Int J Syst Evol Microbiol 2007;57:2688–2693.
436. Foster G, Ross HM, Malnick H, et al. *Actinobacillus delphinicola* sp. nov., a new member of the family *Pasteurellaceae* Pohl (1979) 1981 isolated from sea mammals. Int J Syst Bacteriol 1996;46:648–652.
437. Foster G, Ross HM, Malnick H, et al. *Phocoenobacter uteri* gen. nov., sp. nov., a new member of the family *Pasteurellaceae* Pohl (1979) 1981 isolated from a harbor porpoise (*Phocoena phocoena*). Int J Syst Evol Microbiol 2000;50:135–139.
438. Foster G, Ross HM, Patterson IAP, et al. *Actinobacillus scotiae* sp. nov., a new member of the family *Pasteurellaceae* Pohl (1979) 1981 isolated from porpoises (*Phocoena phocoena*). Int J Syst Bacteriol 1998;48:929–933.
439. Foster JT, Okinaka RT, Svensson R, et al. Real-time PCR assays of single-nucleotide polymorphisms defining the major *Brucella* clades. J Clin Microbiol 2008;46:296–301
440. Fournier PE, Bernabeu L, Schubert B, et al. Isolation of *Francisella tularensis* by centrifugation of shell vial cell culture from an inoculation eschar. J Clin Microbiol 1998;36:2782–2783.
441. Fournier PE, Couderc C, Buffet S, et al. Rapid and cost-effective identification of *Bartonella* species using mass spectrometry. J Med Microbiol 2009;58:1154–1159.
442. Fournier PE, Lelievre H, Eykyn SJ, et al. Epidemiologic and clinical characteristics of *Bartonella quintana* and *Bartonella henselae* endocarditis: a study of 48 patients. Medicine (Baltimore) 2001;80:245–251.
443. Fournier PE, Taylor C, Rolain JM, et al. *Bartonella australis* sp. nov. from kangaroos, Australia. Emerg Infect Dis 2007;13:1961–1962.
444. Fournier PE, Thuny F, Richet H, et al. Comprehensive diagnostic strategy for blood culture-negative endocarditis: a prospective study of 819 new cases. Clin Infect Dis 2010;51:130–140.
445. Francioli PB, Roussianos D, Glauser MP. *Cardiobacterium hominis* endocarditis manifesting as bacterial meningitis. Arch Intern Med 1983;143:1483–1484.
446. Francisco J, Vargas O. Brucellosis in Venezuela. Vet Microbiol 2002;90:39–44.
447. Franco MP, Mulder M, Gilman RH, et al. Human brucellosis. Lancet Infect Dis 2007;7:775–786.
448. Frandsen EV, Poulsen K, Kononen E, et al. Diversity of *Capnocytophaga* species in children and description of *Capnocytophaga leadbetteri* sp. nov. and *Capnocytophaga* genospecies AHN8471. Int J Syst Evol Microbiol 2008;58:324–336.
449. Frankard J, Rodriguez-Villalobos H, Struelens MJ, et al. *Haemophilus parainfluenzae*: an underdiagnosed pathogen of biliary tract infections? Eur J Clin Microbiol Infect Dis 2004;23:46–48.
450. Frebourg NB, Berthelot G, Hocq R, et al. Septicemia due to *Pasteurella pneumotropica*: 16S rRNA sequencing for diagnosis confirmation. J Clin Microbiol 2002;40:687–689.
451. Frederiksen W, Tonning B. Possible misidentification of *Haemophilus aphrophilus* as *Pasteurella gallinarum*. Clin Infect Dis 2001;32:987–988.
452. Freeman AF, Zheng XT, Lane JC, et al. *Pasteurella aerogenes* hamster bite peritonitis. Pediatr Infect Dis J 2004;23:368–370.
453. Fretin D, Whatmore AM, Al Dahouk S, et al. *Brucella suis* identification and biovar typing by real-time PCR. Vet Microbiol 2008;131:376–385.
454. Friedl J, Stift A, Berlakovitch GA, et al. *Haemophilus parainfluenzae* liver abscess after successful liver transplantation. J Clin Microbiol 1998;36:818–819.
455. Frigiola A, Badia T, Lovato R, et al. Infective endocarditis due to *Capnocytophaga canimorsus*. Ital Heart J 2003;4:725–727.
456. Friis-Moller A, Christensen JJ, Fussing V, et al. Clinical significance and taxonomy of *Actinobacillus hominis*. J Clin Microbiol 2001;39:930–935.
457. Fry NK, Duncan J, Edwards MT, et al. A UK clinical isolate of *Bordetella hinzii* from a patient with myelodysplastic syndrome. J Med Microbiol 2007;56:1700–1703.
458. Fry NK, Duncan J, Malnick H, et al. *Bordetella petrii* clinical isolate. Emerg Infect Dis 2005;11:1131–1133.
459. Fry NK, Duncan J, Malnick H, et al. The first UK isolate of '*Bordetella ansorpi*' from an immuncompromised patient. J Med Microbiol 2007;56:993–995.
460. Fry NK, Duncan J, Vaghji L, et al. Antimicrobial susceptibility testing of historical and recent clinical isolates of *Bordetella pertussis* in the United Kingdom using the Etest method. Eur J Clin Microbiol Infect Dis 2010;29:1183–1185.
461. Fukumoto Y, Moriyama Y, Iguro Y, et al. *Pasteurella multocida* endocarditis: report of a case. Surg Today 2002;32:513–515.
462. Funk G, Hess T, von Graevenitz A, et al. Characteristics of *Bordetella hinzii* strains isolated from a cystic fibrosis patient over a 3-year period. J Clin Microbiol 1996;34:966–969.
463. Gaastra W, Boot R, Hoa TK, et al. Rat bite fever. Vet Microbiol 2009;133:211–228.
464. Gaastra W, Lipman LJ. *Capnocytophaga canimorsus*. Vet Microbiol 2010;140(3/4):339–346. doi:10.1016/j.vetmic.2009.01.040.
465. Gadberry JL, Zipper R, Taylor JA, et al. *Pasteurella pneumotropica* isolated from bone and joint infections. J Clin Microbiol 1984;19:926–927.
466. Gadea I, Cuenca-Estrella M, Benito N, et al. *Bordetella hinzii*, a "new" opportunistic pathogen to think about. J Infect 2000;40:298–299.
467. Galanakis E, Englund JA. Antimicrobial susceptibility of *Bordetella pertussis* in the state of Washington. Int J Antimicrob Agents 2007;29:597–611.
468. Galeziok M, Roberts I, Passalacqua JA. *Bordetella bronchoseptica* pneumonia in a man with acquired immunodeficiency syndrome. J Med Case Rep 2009;3:76–79.
469. Galle C, Streulens M, Liesnard C, et al. *Brucella melitensis* osteitis following craniotomy in a patient with AIDS. Clin Infect Dis 1997;24:1012.
470. Gallego L, Junquera L, Palacios JJ, et al. Cervical tularemia in a non-endemic area. Med Oral Patol Oral Cir Bucal 2009;14:E180–E182.
471. Gangat N. Cerebral abscesses complicating tularemia meningitis. Scand J Infect Dis 2007;39:258–261.
472. Gao B, Mohan R, Gupta RS. Phylogenomics and protein signatures elucidating the evolutionary relationships among the *gammaproteobacteria*. Int J Syst Evol Microbiol 2009;59:234–247.
473. Garcia-Cia JI, Esteban J, Santos-O'Connor F, et al. Mixed bacteremia with *Capnocytophaga sputigena* and *Escherichia coli* following bone marrow transplantation: case report and review. Eur J Clin Microbiol Infect Dis 2004;23:139–141.
474. Garcia del Blanco N, Dobson ME, Vela AI, et al. Genotyping of *Francisella tularensis* strains by pulsed-field gel electrophoresis, amplified fragment length polymorphism fingerprinting, and 16S rRNA sequencing. J Clin Microbiol 2002;40:2964–2972.
475. Gasquet S, Maurin M, Brouqui P, et al. Bacillary angiomatosis in immunocompromised patients. AIDS 1998;12:1793–1803.
476. Garnier F, Masson G, Bedu A, et al. Maternofetal infections due to *Eikenella corrodens*. J Med Microbiol 2009;58:273–275.
477. Gatselis N, Malli E, Papadamou G, et al. Direct detection of *Cardiobacterium hominis* in serum from a patient with infective endocarditis by broad-range bacterial PCR. J Clin Microbiol 2006;44:669–672.
478. Gee JM, Valderas MW, Kovatch ME, et al. The *Brucella abortus* CuZn superoxide dismutase is required for optimal resistance to oxidative killing by murine macrophages and wild-type virulence in experimentally infected mice. Infect Immun 2005;73:2873–2880.
479. Geisler WM, Malhotra U, Stamm WE. Pneumonia and sepsis due to fluoroquinolone-resistant *Capnocytophaga gingivalis* after autologous stem cell transplantation. Bone Marrow Transplant 2001;28:1171–1173.
480. Geissdorfer W, Tandler R, Schlundt C, et al. Fatal bioprosthetic aortic valve endocarditis due to *Cardiobacterium valvarum*. J Clin Microbiol 2007;45:2324–2326.
481. Georgescu G, Tleyjeh IM, Baddour LM. Esophageal lesions: risk factors for the development of brain abscess? Scand J Infect Dis 2005;37:538–539.
482. Georgilis K, Kontoyannis S, Prifti H, et al. *Haemophilus influenzae* type b endocarditis in a woman with mitral valve prolapse. Clin Microbiol Infect 1998;4:115–116.
483. Gerber JE, Johnson JE, Scott MA, et al. Fatal meningitis and encephalitis due to *Bartonella henselae* bacteria. J Forensic Sci 2002;47:640–644.
484. Gerster JC, Dudler J. Cellulitis caused by *Capnocytophaga cynodegmi* associated with etanercept treatment in a patient with rheumatoid arthritis. Clin Rheumatol 2004;23:570–571.
485. Ghez D, Bernard L, Bayou E, et al. *Bartonella henselae* infection mimicking a splenic lymphoma. Scand J Infect Dis 2001;33:935–936.
486. Giladi M, Kletter Y, Avidor B, et al. Enzyme immunoassay for the diagnosis of cat-scratch disease defined by polymerase chain reaction. Clin Infect Dis 2001;33:1852–1858.
487. Gill V, Cunha BA. Tularemia pneumonia. Semin Respir Infect 1997;12:61–67.
488. Gill VJ, Travis LB, Williams DY. Clinical and microbiological observations on CDC group DF-3, a gram-negative coccobacillus. J Clin Microbiol 1991;29:1589–1592.
489. Gisel JJ, Brumble LM, Johnson MM. *Bordetella bronchiseptica* pneumonia in a kidney-pancreas transplant patient after exposure to recently vaccinated dogs. Transpl Infect Dis 2010;12:73–76.
490. Glaus T, Greene R, Hofmann-Lehmann C, et al. Seroprevalence of *Bartonella henselae* infection and correlation with disease status in cats in Switzerland. J Clin Microbiol 2007;35:2883–2885.

491. Glickman M, Klein RS. Acute epiglottitis due to *Pasteurella multocida* in an adult without animal exposure. Emerg Infect Dis 1997;3:408–409.
492. Godfroid F, Denoel P, Pooman J. Are vaccination programs and isolate polymorphism linked to pertussis re-emergence? Expert Rev Vaccines 2005;4:757–778.
493. Goldbaum FA, Leoni J, Wallach JC, et al. Characterization of an 18-kilodalton *Brucella* cytoplasmic protein which appears to be a serological marker of active infection in both human and bovine brucellosis. J Clin Microbiol 1993;31:2141–2145.
494. Goldbaum FA, Velikovsky CA, Baldi P, et al. The 18-kDa cytoplasmic protein of *Brucella* species- an antigen useful in diagnosis – is a lumazine synthase. J Med Microbiol 1999;48:833–839.
495. Goldberg JD, Kamboj M, Ford R, et al. "Kennel cough" in a patient following allogeneic hematopoietic stem cell transplant. Bone Marrow Transplant 2009;44:381–382.
496. Golnik KC, Marotto ME, Fanous MM, et al. Ophthalmic manifestations of *Rochalimaea* species. Am J Ophthalmol 1994;118:145–151.
497. Golovliov I, Ericsson M, Akerblom L, et al. Adjuvanticity of ISCOMS incorporating a T cell-reactive lipoprotein of the facultative intracellular pathogen *Francisella tularensis*. Vaccine 1995;13:261–267.
498. Gomez L, Grazziutti M, Sumoza D, et al. Bacterial pneumonia due to *Bordetella bronchiseptica* in a patient with acute leukemia. Clin Infect Dis 1998;26:1002–1003.
499. Gomez-Garces JL, Alos JI, Sanchez J, et al. Bacteremia by multidrug-resistant *Capnocytophaga sputigena*. J Clin Microbiol 1994;2:1067–1069.
500. Goncalves Da Costa PS, Gomes CA, Pinheiro Cangussu I, et al. *Pasteurella multocida* splenic abscess causing fever of unknown origin: report of one case. Braz J Infect Dis 1999;3:238–242.
501. Gonzalez MH, Garst J, Nourbash P, et al. Abscesses of the upper extremity from drug abuse by injection. J Hand Surg Am 1993;18:868–870.
502. Gopaul KK, Koylass MS, Smith CJ, et al. Rapid identification of *Brucella* isolates to the species level by real-time PCR based single nucleotide polymorphism (SNP) analysis. BMC Microbiol 2008;8:86.
503. Goral S, Anderson B, Hager C, et al. Detection of *Rochalimaea henselae* DNA by polymerase chain reaction from suppurative nodes of children with cat-scratch disease. Pediatr Infect Dis J 1994;13:994–997.
504. Gordon KA, Fusco J, Biedenbach DJ, et al. Antimicrobial susceptibility testing of clinical isolates of *Bordetella pertussis* from Northern California: report from the SENTRY Antimicrobial Surveillance Program. Antimicrob Agents Chemother 2011;45:3599–3600.
505. Goto H, Shimada K, Ikemoto H, et al. Antimicrobial susceptibility of pathogens isolated from more than 10,000 patients with infectious respiratory diseases: a 25-year longitudinal study. J Infect Chemother 2009;15:347–360.
506. Gottwein J, Zbinden R, Maibach RC, et al. Etiologic diagnosis of *Capnocytophaga canimorsus* meningitis by broad-range PCR. Eur J Clin Microbiol Infect Dis 2006;25:132–134.
507. Gotuzzo E, Carrillo C, Guerra J, et al. An evaluation of diagnostic methods for brucellosis: the value of bone marrow culture. J Infect Dis 1986;153:122–125.
508. Graf S, Binder T, Heger M, et al. Isolated endocarditis of the pulmonary valve caused by *Pasteurella multocida*. Infection 2007;35:43–45.
509. Graham JV, Baden L, Tsiodras S, et al. Q fever endocarditis with extensive serological cross-reactivity. Clin Infect Dis 2000;30:609–610.
510. Grando D, Sullivan LJ, Flexman JP, et al. *Bartonella henselae* associated with Parinaud's oculoglandular syndrome. Clin Infect Dis 1999;28:1156–1158.
511. Grasso RJ, West LA, Holbrook NJ, et al. Increased sensitivity of a new coagglutination test for rapid identification of *Haemophilus influenzae* type b. J Clin Microbiol 1981;13:1122–1124.
512. Graveleau J, Grossi O, Lefebvre M, et al. Vertebral osteomyelitis: an unusual presentation of *Bartonella henselae* infection. Semin Arthritis Rheum 2011;41:511–516.
513. Graves MH, Janda JM. Rat-bite fever (*Streptobacillus moniliformis*): a potential emerging disease. Int J Infect Dis 2001;5:151–155.
514. Greene BT, Ramsey KM, Nolan PE. *Pasteurella multocida* meningitis: case report and review of the last 11 years. Scand J Infect Dis 2002;34:213–217.
515. Gregersen RH, Neubauer C, Christensen H, et al. Comparative studies on [*Pasteurella*] *testudinis* and [*P.*] *testudinis*-like bacteria and proposal of *Chelonobacter oris* gen. nov., sp. nov. as a new member of the family *Pasteurellaceae*. Int J Syst Evol Microbiol 2009;59:1583–1588.
516. Greig JR, Gunda SS, Kwan JTC. *Bordetella holmesii* bacteremia in an individual on haemodialysis. Scand J Infect Dis 2001;33:716–717.
517. Gross A, Terraza A, Ouahrani-Bettache A, et al. In vitro *Brucella suis* infection prevents the programmed cell death of human monocytic cells. Infect Immun 2000;8:342–351.
518. Gross R, Keidel K, Schmitt K. Resemblance and divergence: the new members of the genus *Bordetella*. Med Microbiol Immunol 2010;199:155–163.
519. Groussard P, Shankster S, Koylass MS, et al. Molecular typing divides marine mammal strains of *Brucella* into at least three groups with distinct host preferences. J Med Microbiol 2007;56:1512–1518.
520. Grunow R, Splettstoesser W, McDonald S, et al. Detection of *Francisella tularensis* in biological specimens using a capture enzyme-linked immunosorbent assay, an immunochromatographic handheld assay, and a PCR. Clin Diagn Lab Immunol 2000;7:86–90.
521. Guardiani E, Bliss M, Harley E. Supraglottitis in the era following widespread immunization against *Haemophilus influenzae* type b: evolving principles in diagnosis and management. Laryngoscope 2010;12:2183–2188.
522. Guerrier G, Morisse L, Perrin D. Pelvic abscess associated with *Haemophilus influenzae* bacteremia. Int J Gynaecol Obstet 2009;107;152–153.
523. Guettler MV, Rumler D, Jain MK. *Actinobacillus succinogenes* sp. nov., a novel succinic acid-producing strain from the bovine rumen. Int J Syst Bacteriol 1999;49:207–216.
524. Guillard T, Duval V, Jobart R, et al. Dog bite wound infection by *Pasteurella dagmatis* misidentified as *Pasteurella pneumotropica* by automated system Vitek 2. Diagn Microbiol Infect Dis 2009;65:347–348.
525. Guillet C, Join-Lambert O, Carbonnelle E, et al. *Pasteurella multocida* sepsis and meningitis in a 2-month-old twin infants after household exposure to a slaughtered sheep. Clin Infect Dis 2007;45:e80–e81.
526. Guiso N. *Bordetella pertussis* and pertussis vaccines. Clin Infect Dis 2009;49:1565–1569.
527. Gundes SG, Gundes H, Sarlak A, et al. Primary brucellar psoas abscess: presentation of a rare case of psoas abscess caused by *Brucella* melitensis without any osetoarticular involvement. Int J Clin Pract Suppl 2005;147:67–68.
528. Gundi VA, Bourry O, Davoust B, et al. *Bartonella clarridgeiae* and *Bartonella henselae* in dogs, Gabon. Emerg Infect Dis 2004;10:2261–2262.
529. Gundi VA, Davoust B, Khamis A, et al. Isolation of *Bartonella rattimassiliensis* sp. nov., and *Bartonella phoceensis* sp. nov., from European *Rattus norvegicus*. J Clin Microbiol 2004;42:3816–3818.
530. Gundi VA, Taylor C, Raoult D, et al. *Bartonella rattaustraliani* sp. nov., *Bartonella queenslandensis* sp. nov., and *Bartonella coopersplainsensis* sp. nov., identified in Australian rats. Int J Syst Evol Microbiol 2009;59:2956–2961.
531. Gunes Y, Tuncer M, Guntekin U, et al. Clinical characteristics and outcome of *Brucella* endocarditis. Trop Doct 2009;39:85–88.
532. Gupta RS, Mok A. Phylogenomics and signature proteins for the α-*Proteobacteria* and its main groups. BMC Microbiol 2007;7:106–126.
533. Guptill L. Bartonellosis. Vet Microbiol 2010;140:347–359.
534. Gurfield AN, Boulouis HJ, Chomel BB, et al. Coinfection with *Bartonella clarridgeiae* and *Bartonella henselae* and with different *Bartonella henselae* strains in domestic cats. J Clin Microbiol 1997;35:2120–2123.
535. Gurkov R, Kisser U, Splettstosser E, et al. Tularemia of middle ear with supperative lymphadenopathy and retropharyngeal abscess. J Laryngol Otol 2009;129(11):1252–1257. doi:10.1017/S0022215109004757.
536. Gurycova D. First isolation of *Francisella tularensis* subsp. *tularensis* in Europe. Eur J Epidemiol 1998;14:797–802.
537. Gustke CJ. A review of localized juvenile periodontitis (LJP), Part I: Clinical features, epidemiology, etiology, and pathogenesis. Gen Dent 1998;46:491–497.
538. Guthrie JL, Robertson AV, Tang P, et al. Novel duplex real-time PCR assay detects *Bordetella holmesii* in specimens from patients with pertussis-like symptoms in Ontario, Canada. J Clin Microbiol 2010;48:1435–1437.
539. Gutierrez-Martin MA, Araji OA, Barquero JM, et al. Aortic valve endocarditis by *Capnocytophaga haemolytica*. Ann Thorac Surg 2007;84:1008–1010.
540. Guyot A, Bakhai A, Fry N, et al. Culture-positive *Bartonella quintana* endocarditis. Eur J Clin Microbiol Infect Dis 1999;18:145–147.
541. Gwida M, Al Dahouk S, Melzer F, et al. Brucellosis – regionally emerging zoonotic disease? Croat Med J 2010;51:289–295.
542. Hadfield TL, Warren R, Kass M, et al. Endocarditis caused by *Rochalimaea henselae*. Hum Pathol 1993;24:1140–1141.
543. Hadjinikolaou L, Triposkiadis F, Zairis M, et al. Successful management of *Brucella melitensis* endocarditis with combined medical and surgical approach. Eur J Cardiothorac Surg 2001;19:806–810.
544. Hager AJ, Bolton DL, Pelletier MR, et al. Type IV pili-mediated secretion modulates *Francisella* virulence. Mol Microbiol 2006;62:227–237.
545. Hagiwara SI, Fujimaru T, Ogino A, et al. Lung abscess cause by infection of *Actinobacillus actinomycetemcomitans*. Pediatr Int 2009;51:749–751.
546. Hallander HO, Reizenstein E, Renemar B, et al. Comparison of nasopharyngeal aspirates with swabs for culture of *Bordetella pertussis*. J Clin Microbiol 1993;31:50–52.
547. Halperin SA, Bortolussi R, Wort J. Evaluation of culture, immunofluorescence, and serology for the diagnosis of pertussis. J Clin Microbiol 1989;27:752–757.
548. Halperin SA, Marrie TJ. Pertussis encephalopathy in an adult: case report and review. Rev Infect Dis 1991;13:1043–1047.
549. Hammerberg O, Gregson DB, Gopaul D, et al. Recurrent cervical and submandibular lymphadenitis due to *Actinobacillus actinomycetemcomitans*. Clin Infect Dis 1993;17:1077–1078.

550. Han X, Falsen E. Characterization of oral strains of *Cardiobacterium valvarum* and emended description of the organism. J Clin Microbiol 2005;43:2370-2374.
551. Han XY, Meltzer MC, Woods JT, et al. Endocarditis with ruptured cerebral aneurysm caused by *Cardiobacterium valvarum* sp. nov. J Clin Microbiol 2004;42:1590-1595.
552. Hananjani Roushan MR, Soleimani Amin MJ, Abdoel TH, et al. Application of a user-friendly *Brucella*-specific IgM and IgG antibody assay for the rapid confirmation of Rose Bengal-positive patients in a hospital in Iran. Trans R Soc Trop Med Hyg 2005;99:744-750.
553. Handal T, Giraud-Morin C, Caugant DA, et al. Chromosome- and plasmid--encoded β-lactamases in *Capnocytophaga* spp. Antimicrob Agents Chemother 2005;49:3940-3943.
554. Handley SA, Regnery RL. Differentiation of pathogenic *Bartonella* species by infrequent restriction site PCR. J Clin Microbiol 2000;38:3010-3015.
555. Hansen PS, Jensen TG, Gahrn-Hansen B. *Dysgonomonas capnocytophagoides* bacteraemia in a neutropenic patient treated for acute myeloid leukaemia. APMIS 2005;113:229-231.
556. Hansson S, Svedhem A, Wennerstrom M, et al. Urinary tract infection caused by *Haemophilus influenzae* and *Haemophilus parainfluenzae* in children. Pediatr Nephrol 2007;22:1321-1325.
557. Hara H, Ochiai T, Morishima T, et al. *Pasteurella canis* osteomyelitis and cutaneous abscess after a domestic dog bite. J Am Acad Dermatol 2002;46(Suppl 5):S151-S152.
558. Harnden A, Grant C, Harrison T, et al. Whooping cough in school age children with persistent cough: prospective cohort study in primary care. BMJ 2006;333:174-177.
559. Harness N, Blazar PE. Causative microorgansims in surgically treated pediatric hand infections. J Hand Surg Am 2005;30:1294-1297.
560. Harper M, Boyce JD, Adler B. *Pasteurella multocida* pathogenesis: 125 years after Pasteur. FEMS Microbiol Lett 2006;265:1-10.
561. Harrington AT, Castellanos JA, Ziedalski TM, et al. Isolation of *Bordetella avium* and novel *Bordetella* strain from patients with respiratory disease. Emerg Infect Dis 2009;15:72-74.
562. Harrison LH, Simonsen V, Waldman EA. Emergence and disappearance of a virulent clone of *Haemophilus influenzae* biogroup *aegyptius*, cause of Brazilian purpuric fever. Clin Microbiol Rev 2008;21:594-605.
563. Hassan IJ, Hayek L. Endocarditis caused by *Kingella denitrificans*. J Infect 1993;27:291-295.
564. Haubek D. The highly leukotoxic JP2 clone of *Aggregatibacter actinomycetemcomitans*: evolutionary aspects, epidemiology, and etiologic role in aggressive periodontitis. APMIS Suppl 2010;130:1-53.
565. Haubek D, Dirienzo JM, Tinoco EM, et al. Racial tropisms of a highly toxic clone of *Actinobacillus actinomycetemcomitans* associated to juvenile periodontitis. J Clin Microbiol 1997;35:3037-3042.
566. Haubek D, Poulsen K, Westergaard J, et al. Highly toxic clone of *Actinobacillus actinomycetemcomitans* in geographically widespread cases of juvenile periodonitis in adolescents of African origin. J Clin Microbiol 1996;34:1576-1578.
567. Hayani O, Higginson LA, Toye B, et al. Man's best friend? Infective endocarditis due to *Capnocytophaga canimorsus*. Can J Cardiol 2009;25:e130-e132.
568. He Q, Makinen J, Berbers G, et al. *Bordetella pertussis* protein pertactin induces type-specific antibodies: one possible explanation for the emergence of antigenic variants? J Infect Dis 2003;187:1200-1205.
569. Hedegaard J, Okkels H, Bruun B, et al. Phylogeny of the genus *Haemophilus* as determined by partial *infB* sequences. Microbiology 2001;147:2599-2609.
570. Heiner AM, DiSario JA, Carroll K, et al. Dysgonic fermenter-3: a bacterium associated with diarrhea in immunocompromised host. Am J Gastroenterol 1992;87:1629-1630.
571. Heininger U, Stehr K, Schmitt-Grohe S, et al. Clinical characteristics of illness caused by *Bordetella parapertussis* compared with illness caused by *Bordetella pertussis*. Pediatr Infect Dis J 1994;13:306-309.
572. Heiro M, Nikoskelainen J, Engblom E, et al. *Eikenella corrodens* prosthetic valve endocarditis in a patient with ulcerative colitis. Scand J Infect Dis 2000;32:324-325.
573. Heller R, Artois M, Xemar V, et al. Prevalence of *Bartonella henselae* and *Bartonella clarridgeiae* in stray cats. J Clin Microbiol 1997;35:1327-1331.
574. Heller R, Kubina M, Mariet P, et al. *Bartonella alsatica* sp. nov., a new *Bartonella* species isolated from the blood of wild rabbits. Int J Syst Bacteriol 1999;49:283-288.
575. Heller R, Riegel P, Hansmann Y, et al. *Bartonella tribocorum* sp. nov., a new *Bartonella* species isolated from the blood of wild rats. Int J Syst Bacteriol 1998;48:1333-1339.
576. Helvaci S, Gedikoglu S, Akalin H, et al. Tularemia in Bursa, Turkey: 205 cases in 10 years. Eur J Epidemiol 2000;16:271-276.
577. Hemady R, Zimmerman A, Katzen BW, et al. Orbital cellulitis caused by *Eikenella corrodens*. Am J Ophthalmol 1992;114:584-588.
578. Henderson B, Ward JM, Ready D. *Aggregatibacter* (*Actinobacillus*) *actinomycetemcomitans*: a triple A* periodontopathogen? Periodontol 2000 2010;54:78-105.
579. Henn JB, Gabriel MW, Kasten RW, et al. Infective endocarditis in a dog and the phylogenetic relationship of the associated "*Bartonella rochalimae*" strain with isolates from dogs, gray foxes, and a human. J Clin Microbiol 2009;47:787-790.
580. Hepburn MJ, Simpson AJH. Tularemia: current diagnosis and treatment options. Expert Rev Anti Infect Ther 2008;6:231-240.
581. Hewlett EL. A commentary on the pathogenesis of pertussis. Clin Infect Dis 1999;28(Suppl 2):S94-S98.
582. Hewlett EL, Edwards KM. Pertussis: not just for kids. N Engl J Med 2005; 352:1215-1222.
583. Heydemann J, Heydemann JS, Antony S. Acute infection of a total knee arthroplasty caused by *Pasteurella multocida*: a case report and comprehensive review of the literature in the last 10 years. Int J Infect Dis 2010;145:e242-e245.
584. Heym B, Jouve F, Lemoal M, et al. *Pasteurella multocida* infection of a total knee arthroplasty after a "dog lick". Knee Surg Sports Traumatol Arthrosc 2006;14:993-997.
585. Heymann WR, Drezner D. Submandibular abscess caused by *Eikenella corrodens*. Cutis 1997;60:101-102.
586. Higgins JA, Hubalek Z, Halouzka J, et al. Detection of *Francisella tularensis* in infected mammals and vectors using a probe-based polymerase chain reaction. Am J Trop Med Hyg 2000;62:310-318.
587. Hill BC, Baker CN, Tenover FC. A simplified method for testing *Bordetella pertussis* for resistance to erythromycin and other antimicrobial agents. J Clin Microbiol 2000;38:1151-1155.
588. Hironaga M, Yamane K, Inaba M, et al. Characterization and antimicrobial susceptibility of *Dysgonomonas capnocytophagoides* isolated from a human blood sample. Jpn J Infect Dis 2008;61:212-213.
589. Hjelm E, McGill S, Blomqvist G. Prevalence of antibodies to *Bartonella henselae*, *B. elizabethae*, and *B. quintana* in Swedish domestic cats. Scand J Infect Dis 2002;34:192-196.
590. Ho HH, Cheung CW, Yeung CK. Septic peripheral embolization from *Haemophilus parainfluenzae* endocarditis. Eur Heart J 2006;27:1009.
591. Hodder SL, Cherry JD, Mortimer EA Jr, et al. Antibody responses to *Bordetella pertussis* antigens and clinical correlations in elderly community residents. Clin Infect Dis 2000;31:7-14.
592. Hoefele J, Kroener C, Berweck S, et al. *Haemophilus paraphrophilus*, a rare cause of intracerebral abscess in children. Eur J Pediatr 2008;167(6):629-632.
593. Hoel T, Scheel O, Nordahl SH, et al. Water- and airborne *Francisella tularensis* biovar *palaearctica* isolated from human blood. Infection 1991;19:348-350.
594. Hoffman MJ, Macrie BD, Taiwo BO, et al. Prosthetic valve/conduit infection caused by *Cardiobacterium valvarum*. Infection 2010;38:245-246.
595. Hofinger DM, Cardona L, Mertz GJ, et al. Tularemic meningitis in the United States. Arch Neurol 2009;66:523-527.
596. Hofstad T, Olsen I, Eribe ER, et al. *Dysgonomonas* gen. nov. to accommodate *Dysgonomonas gadei* sp. nov., an organism isolated from a human gall bladder, and *Dysgonomonas capnocytophagoides* (formerly CDC group DF-3). Int J Syst Evol Microbiol 2000;50:2189-2195.
597. Holley HP. Successful treatment of cat-scratch disease with ciprofloxacin. JAMA 1991;265:1563-1565.
598. Hollis DG, Weaver RE, Steigerwalt AG, et al. *Francisella philomiragia* comb. nov. (formerly *Yersinia philomiragia*) and *Francisella tularensis* biogroup Novicida (formerly *Francisella novicida*) associated with human disease. J Clin Microbiol 1989;27:1601-1608.
599. Holmes AH, Greenough TC, Balady GJ, et al. *Bartonella henselae* endocarditis in an immunocompetent adult. Clin Infect Dis 1995;21:1004-1007.
600. Holmes NE, Opat S, Kelman A, et al. Refractory *Bartonella quintana* bacillary angiomatosis following chemotherapy for chronic lymphocytic leukaemia. J Med Microbiol 2011;60:142-146.
601. Holst E, Rollof J, Larsson L, et al. Characterization and distribution of *Pasteurella* species recovered from infected humans. J Clin Microbiol 1992;30:2984-2987.
602. Hombach M, Frey HR, Pfyffer GE. Urinary tract infection caused by *Eikenella corrodens*. J Clin Microbiol 2007;45:675.
603. Hoover SE, Fischer SH. Endocarditis due to a novel *Cardiobacterium* species. Ann Intern Med 2005;142:229-230.
604. Hoppe JE, Bryskier A. In vitro susceptibilities of *Bordetella pertussis* and *Bordetella parapertussis* to two ketolides (HMR 3004 and HMR 3647) four macrolides (azithromycin, clarithromycin, erythromycin A and roxithromycin), and two ansamycins (rifampin and rifapentine). Antimicrob Agents Chemother 1998;42:965-966.
605. Hoppe JE, Paulus T. Comparison of three media for agar dilution testing of *Bordetella pertussis* using six antibiotics. Eur J Clin Microbiol Infect Dis 1998;17:391-393.

606. Hoppe JE, Rahimi-Galougahi E, Seibert G. In vitro susceptibilities of *Bordetella pertussis* and *Bordetella parapertussis* to four fluoroquinolones (levofloxacin, d-ofloxacin, ofloxacin, and ciprofloxacin), cefpirome, and meropenem. Antimicrob Agents Chemother 1996;40:807–808.
607. Horowitz IN, Baorto E, Davis J, et al. *Haemophilus influenzae* type b meningitis in a previously healthy child. Pediatr Emerg Care 2010;26:759–762.
608. Horvat RT, El Atrouni W, Hammoud K, et al. Ribosomal RNA sequence analysis of *Brucella* infection misidentified as *Ochrobactrum anthropi* infection. J Clin Microbiol 2011;49:1165–1168.
609. Horvath B, Yang M, Manning FA. Intrauterine fetal death caused by *Haemophilus influenzae* infection: a case report. J Reprod Med 2008;53:55–56.
610. Howard AW, Viskontas D, Sabbagh C. Reduction in osteomyelitis and septic arthritis related to *Haemophilus influenzae* type b vaccination. J Pediatr Orthop 1999;19:705–709.
611. Hoyler SL, Antony S. *Eikenella corrodens*: an unusual cause of severe parapneumonic infection and empyema in immunocompetent patients. J Natl Med Assoc 2001;93:224–229.
612. Hristov AC, Auwaerter PG, Romagnoli M, et al. *Bordetella hinzii* septicemia in association with Epstein-Barr virus viremia and an Epstein-Barr virus-associated diffuse large B-cell lymphoma. Diagn Microbiol Infect Dis 2008;61:484–486.
613. Huang ST, Lee HC, Lee NY, et al. Clinical characteristics of invasive *Haemophilus aphrophilus* infections. J Microbiol Immunol Infect 2005;38:271–276.
614. Huarcaya E, Maguina C, Torres R, et al. Bartonellosis (Carrion's disease) in the pediatric population of Peru: an overview and update. Braz J Infect Dis 2004;8:331–339.
615. Huber B, Escudero R, Busse HJ, et al. Description of *Francisella hispaniensis* sp. nov., isolated from human blood, reclassification of *Francisella novicida* (Larson et al. 1955) Olsufiev et al. 1959 as *Francisella tularensis* subsp. *novicida* comb. nov. and emended description of the genus *Francisella*. Int J Syst Evol Microbiol 2010;60:1887–1896.
616. Huber B, Scholz HC, Lucero N, et al. Development of a PCR assay for typing and subtyping of *Brucella* species. Int J Med Microbiol 2009;299:563–573.
617. Huebner ES, Christman B, Dummer S, et al. Hospital-acquired *Bordetella bronchiseptica* infection following hemaopoietic stem cell transplantation. J Clin Microbiol 2006;44:2581–2583.
618. Hutcheson KA, Magbalon M. Periocular abscess and cellulitis from *Pasteurella multocida* in a healthy child. Am J Ophthalmol 1999;128:514–515.
619. Ibis C, Sezer A, Batman AK, et al. Acute abdomen caused by brucellar hepatic abscess. Asian J Surg 2007;30:283–285.
620. Idrees I, Albacker TB, Gordon SM, et al. *Bartonella* infective endocarditis of a prosthetic aortic valve and a subvalvular abscess. J Card Surg 2011;26:483–485.
621. Ikaheimo I, Syrjala H, Karhukorpi J, et al. In vitro antibiotic susceptibility of *Francisella tularensis* isolated from humans and animals. J Antimicrob Chemother 2000;46:287–290.
622. Ilharreborde B, Bidet P, Lorrot M, et al. New real-time PCR-based method for *Kingella kingae* DNA detection: application to samples collected from 89 children with acute arthritis. J Clin Microbiol 2009;47:1837–1841.
623. Inan MB, Eyileten ZB, Ozcinar E, et al. Native valve *Brucella* endocarditis. Clin Cardiol 2010;33:E20–E26.
624. Inatsuka CS, Xu Q, Vujkovic-Cvijin I, et alet al. Pertactin is required for *Bordetella* species to resist neutrophil-mediated clearance. Infect Immun 2010;78:2901–2909.
625. Inoue K, Kabeya H, Shiratori H, et al. *Bartonella japonica* sp. nov. and *Bartonella silvatica* sp. nov., isolated from *Apodemus* mice. Int J Syst Evol Microbiol 2010;60:759–763.
626. Inoue K, Maruyama S, Kabeya H, et al. Exotic small mammals as potential reservoirs of zoonotic *Bartonella* spp. Emerg Infect Dis 2009;15:526–532.
627. Irmak H, Buzgan T, Evirgen O, et al. Use of the *Brucella* IgM and IgG flow assays in the serodiagnosis of human brucellosis in an area endemic for brucellosis. Am J Trop Med Hyg 2004;70:688–694.
628. Iseri S, Bulut C, Yetkin MA, et al. Comparison of the diagnostic value of blood and bone marrow cultures in brucellosis. Mikrobiyol Bul 2006;40:201–206.
629. Ito T, Shibata H, Nakazawa M, et al. Meningitis and septicemia caused by nontypeable *Haemophilus influenzae* in a previously healthy 2-year-old girl. J Infect Chemother 2011;17(4):559–562. doi:10.1007/s10156-011-0213-6.
630. Ives TJ, Manzewitsch P, Regnery RL, et al. In vitro susceptibilities of *Bartonella henselae*, *B. quintana*, *B. elizabethae*, *Rickettsia rickettsii*, *R. conorii*, *R. akari*, and *R. prowazekii* to macrolide antibiotics as determined by immunofluorescent-antibody analysis of infected Vero cell monolayers. Antimicrob Agents Chemother 1997;41:578–582.
631. Ives TJ, Marston EL, Regnery RL, et al. In vitro susceptibilities of *Rickettsia* and *Bartonella* spp. to 14-hydroxy-clarithromycin as determined by immunofluorescent antibody analysis of infected Vero cell monolayers. J Antimicrob Chemother 2000;45:305–310.

632. Iyer P, Murphy TF. Chronic obstructive pulmonary disease: role of bacteria and updated guide to antibacterial selection in the older patient. Drugs Aging 2009;26:985–995.
633. Jackson LA, Cherry JD, Wang SP, et al. Frequency of serological evidence of *Bordetella* infections and mixed infections with other respiratory pathogens in university students with cough illness. Clin Infect Dis 2000;31:3–6.
634. Jacobs RF, Condrey YM, Yamauchi T. Tularemia in adults and children: a changing presentation. Pediatrics 1985;76:818–822.
635. Jacobs RF, Schutze GE. *Bartonella henselae* as a cause of prolonged fever and fever of unknown origin in children. Clin Infect Dis 1998;26:80–84.
636. Jacques I, Grayon M, Verger JM. Oxidative metabolic profiles of *Brucella* strains isolated from marine mammals: contribution to their species classification. FEMS Microbiol Lett 2007;270:245–249.
637. Jadhav AR, Belfort MA, Dildy GA. *Eikenella corrodens* chorioamnionitis: modes of infection? Am J Obstet Gynecol 2008;10:e1–e2.
638. Jahans KL, Foster G, Broughton ES. The characteristics of *Brucella* strains isolated from marine mammals. Vet Microbiol 1997;57:373–382.
639. James EA, Hill J, Uppal R, et al. *Bartonella* infection: a significant cause of native valve endocarditis necessitating surgical management. J Thorac Cardiovasc Surg 2000;119:171–172.
640. Janda JM, Graves MH, Lindquist D, et al. Diagnosing *Capnocytophaga canimorsus* infections. Emerg Infect Dis 2006;12:340–342.
641. Janda WM, Bradna JJ, Ruther P. Identification of *Neisseria* spp., *Haemophilus* spp, and other fastidious gram-negative bacteria with the MicroScan *Haemophilus-Neisseria* identification panel. J Clin Microbiol 1989;27:869–873.
642. Janda WM, Santos E, Stevens J, et al. Unexpected isolation of *Bordetella pertussis* from a blood culture. J Clin Microbiol 1994;32:2851–2853.
643. Jansen DL, Gray GC, Putnam SD, et al. Evaluation of pertussis infection among U.S. Marine Corps trainees. Clin Infect Dis 1997;25:1099–1107.
644. Jantzen E, Berdal BP, Omland T. Cellular fatty acid composition of *Francisella tularensis*. J Clin Microbiol 1979;10:928–930.
645. Jeanclaude D, Godmer P, Leveiller D, et al. *Bartonella alsatica* endocarditis in a French patient in close contact with rabbits. Clin Microbiol Infect 2009;15(Suppl 2):110–111.
646. Jenny DB, LeTendre PW, Iverson G. Endocarditis caused by *Kingella indologenes*. Rev Infect Dis 1987;9:787–788.
647. Jensen AE, Cheville NF, Thoen CO, et al. Genomic fingerprinting and development of a dendrogram for *Brucella* spp. isolated from seals, porpoises, and dolphins. J Vet Diagn Invest 1999;11:152–157.
648. Jensen WA, Fall MZ, Rooney J, et al. Rapid identification and differentiation of *Bartonella* species using a single-step PCR assay. J Clin Microbiol 2000;38:1717–1722.
649. Jeon SH, Dong-Chui H, Sang-Gu L, et al. *Eikenella corrodens* cervical spinal epidural abscess induced by a fish bone. J Korean Med Sci 2007;22:380–382.
650. Joblet C, Roux V, Drancourt M, et al. Identification of *Bartonella* (*Rochalimaea*) species among fastidious gram-negative bacteria on the basis of the partial sequence of the citrate-synthase gene. J Clin Microbiol 1995;33:1879–1883.
651. Jochum T, Kliesch U, Both R, et al. Neurobrucellosis with thalamic infarction: a case report. Neurol Sci 2008;29:481–483.
652. Johansson A, Berglund L, Eriksson U, et al. Comparative analysis of PCR versus culture for diagnosis of ulceroglandular tularemia. J Clin Microbiol 2000;38:22–26.
653. Johansson A, Farlow J, Larsson P, et al. Worldwide genetic relationships among *Francisella tularensis* isolates determined by multiple-locus variable-number tandem repeat analysis. J Bacteriol 2004;186:5808–5818.
654. Johansson A, Ibrahim A, Goransson I, et al. Evaluation of PCR-based methods for discrimination of *Francisella* species and subspecies and development of specific PCR that distinguishes the two major subspecies of *Francisella tularensis*. J Clin Microbiol 2000;38:4180–4185.
655. Johansson N, Kalin M, Tiveljung-Lindell A, et al. Etiology of community-acquired pneumonia: increased microbiological yield with new diagnostic methods. Clin Infect Dis 2010;50:202–209.
656. Jolivert-Gougeon A, Buffet A, Dupuy C, et al. In vitro susceptibilities of *Capnocytophaga* isolates to β-lactam antibiotics and β-lactamase inhibitors. Antimicrob Agents Chemother 2000;44:3186–3188.
657. Jolivet-Gougeon A, Sixou JL, Tamanai-Shacoori Z, et al. Antimicrobial treatment of *Capnocytophaga* infections. Int J Antimicrob Agents 2007;29:367–373.
658. Jones ME, Karlowsky JA, Blosser-Middleton R, et al. Apparent plateau in β-lactamase production among clinical isolates of *Haemophilus influenzae* and *Moraxella catarrhalis* in the United States: results from the LIBRA surveillance initiative. Int J Antimicrob Agents 2002;19:119–123.
659. Jones RN, Slepack J, Bigelow J. Ampicillin-resistant *Haemophilus paraphrophilus* laryngo-epiglottitis. J Clin Microbiol 1976;4:405–407.
660. Jorgensen JH, Howell AW, Maher LA. Antimicrobial susceptibility testing of less commonly isolated *Haemophilus* species using *Haemophilus* test medium. J Clin Microbiol 1990;28:985–988.

661. Jorgensen JH, Redding JD, Maher LA, et al. Improved medium for antimicrobial susceptibility testing of *Haemophilus influenzae*. J Clin Microbiol 1987;25:2105–2113.
662. Joseph A, Lobo DN, Gardner ID, et al. *Eikenella corrodens* liver abscess complicated by endophthalmitis. Eur J Gastroenterol Hepatol 1998;10:709–711.
663. Joshi N, O'Bryan T, Appelbaum PC. Pleuropulmonary infections caused by *Eikenella corrodens*. Rev Infect Dis 1991;13:1207–1212.
664. Joshi RM, Al Sweih N, Bin Nakhi HA, et al. *Streptobacillus moniliformis* bacteremia in a child: case report. Med Princ Pract 2010;19:409–411.
665. Jumas-Bilak E, Michaux-Charachon, Bourg G, et al. Differences in chromosome number and genome rearrangements in the genus *Brucella*. Mol Microbiol 1998;27:99–106.
666. Jung GW, Parkins MD, Church D. Pyogenic ventriculitis complicating *Aggregatibacter aphrophilus* infective endocarditis: a case report and literature review. Can J Infect Dis Med Microbiol 2009;20:e107–e109.
667. Junhui Z, Ruifu Y, Jianchun L, et al. Detection of *Francisella tularensis* by the polymerase chain reaction. J Med Microbiol 1996;45:477–482.
668. Kabeya H, Maruyama S, Irei M, et al. Genomic variation among *Bartonella henselae* isolates derived from naturally infected cats. Vet Microbiol 2002;89:211–221.
669. Kachlany SC. *Aggregatibacter actinomycetemcomitans* leukotoxin: from threat to therapy. J Dent Res 2010;89:561–570.
670. Kadikoylu G, Tuncer G, Bolaman Z, et al. Brucellar orchitis in Innerwest Anatolia region of Turkey. A report of 12 cases. Urol Int 2002;69:33–35.
671. Kaewmongkol G, Kaewmongkol S, Owen H, et al. Candidatus *Bartonella antechini*: a novel *Bartonella* species detected in fleas and ticks from the yellow-footed antechinus (*Antechinus flavipes*). Vet Microbiol 2011;149:517–521.
672. Kainz A, Lubitz W, Busse HJ. Genomic fingerprints, ARDRA profiles and quinone systems for classification of *Pasteurella* species *sensu stricto*. Syst Appl Microbiol 2000;23:494–503.
673. Kaiser PO, Riess T, O'Rourke F, et al. *Bartonella* spp.: throwing light on uncommon human infections. Int J Med Microbiol 2011;301:7–15.
674. Kaka S, Lunz R, Klugman KP. *Actinobacillus* (*Pasteurella*) *ureae* meningitis in a HIV-positive patient. Diagn Microbiol Infect Dis 1994;20:105–107.
675. Kakisi OK, Periklis K, Vajos S. Non-typeable *Haemophilus influenzae* and tubo-ovarian abscesses: case report and brief review. Eur J Obstet Gynecol Reprod Biol 2010;152:225–229.
676. Kanasi E, Dewhirst FE, Chalmrs NI, et al. Clonal analysis of the microbiota of severe early childhood caries. Caries Res 2010;44:485–497.
677. Kanasi E, Dogan B, Karched M, et al. Lack of serotype antigen in *A. actinomycetemcomitans*. J Dent Res 2010;89:292–296.
678. Kannikeswaran N, Sethuraman U, Kamat D. *Haemophilus influenzae* type f sepsis in an immunocompetent child. Pediatr Emerg Dis J 2007;23:244–246.
679. Kantardjiev T, Padeshki P, Ivanov IN. Diagnostic approaches for oculoglandular tularemia: advantages of PCR. Br J Ophthalmol 2007;91:1206–1208.
680. Kao PT, Tseng HK, Su SC, et al. *Haemophilus aphrophilus* brain abscess: a case report. J Microbiol Inmunol Infect 2002;35:184–185.
681. Karakurum-Goksel B, Yerdelin D, Karatas M, et al. Abducens nerve palsy and optic neuritis as initial manifestations of brucellosis. Scand J Infect Dis 2006;38:721–728.
682. Karhukorpi EK, Karhukorpi J. Rapid laboratory diagnosis of ulceroglandular tularemia with polymerase chain reaction. Scand J Infect Dis 2001;33:383–385.
683. Karlowsky JA, Critchley IA, Blosser-Middleton RS, et al. Antimicrobial surveillance of *Haemophilus influenzae* in the United States during 2000–2001 leads to detection of clonal dissemination of a β-lactamase-negative and ampicillin-resistant strain. J Clin Microbiol 2002;40:1063–1066.
684. Karris MY, Litwin CM, Dong HS, et al. *Bartonella henselae* infection of prosthetic valve associated with colitis. Vector Borne Zoonotic Dis 2011;11:1503–1505.
685. Karunakaran R, Marret MJ, Hassan H, et al. *Eikenella corrodens* from a brain abscess. Malays J Pathol 2004;26:49–52.
686. Kattar MM, Chavez JF, Limaye AP, et al. Application of 16S rRNA gene sequencing to identify *Bordetella hinzii* as the causative agent of fatal septicemia. J Clin Microbiol 2000;38:789–794.
687. Kattar MM, Zalloua PA, Araj GF, et al. Development and evaluation of real-time polymerase chain reaction assays on whole blood and paraffin-embedded tissues for rapid diagnosis of human brucellosis. Diagn Microbiol Infect Dis 2007;59:23–32.
688. Katti MK, Sarada C, Sivasankaran S, et al. Serological diagnosis of human brucellosis: analysis of seven cases with neurological and cardiological manifestations. J Commun Dis 2001;33:36–43.
689. Katzko G, Hofmeister M, Church D. Extended incubation of culture plates improves recovery of *Bordetella* spp. J Clin Microbiol 1996;34:1563–1564.
690. Kaufmann AF, Meltzer MI, Schmid GP. The economic impact of a bioterrorist attack: are prevention and post-attack intervention programs justifiable? Emerg Infect Dis 1997;3:83–94.
691. Kaur PP, Derk CT, Chatterji M, et al. Septic arthritis caused by *Actinobacillus ureae* in a patient with rheumatoid arthritis receiving anti-tumor necrosis factor-α therapy. J Rheumatol 2004;31:1663–1665.
692. Kawashima S, Matsukawa N, Ueki Y, et al. *Pasteurella multocida* meningitis caused by kissing animals: a case report and review of the literature. J Neurol 2010;257:653–654.
693. Keim P, Johansson A, Wagner DM. Molecular epidemiology, evolution, and ecology of *Francisella*. Ann N Y Acad Sci 2007;1105:30–66.
694. Kempf VA, Petzold H, Autenrieth IB. Cat scratch disease due to *Bartonella henselae* infection mimicking parotid malignancy. Eur J Clin Microbiol Infect Dis 2001;20:732–733.
695. Kerkhoff FT, Bergmans AM, van Der Zee A, et al. Demonstration of *Bartonella grahamii* DNA in ocular fluids of a patient with neuroretinitis. J Clin Microbiol 1999;37:4034–4038.
696. Kersters K, Hinz KH, Hertle A, et al. *Bordetella avium* sp. nov., isolated from the respiratory tracts of turkeys and other birds. Int J Syst Bacteriol 1984;34:56–70.
697. Khan MY, Sizon M, Kiel FW. Comparative in vitro activities of ofloxacin, difloxacin, ciprofloxacin, and other selected antimicrobial agents against *Brucella melitensis*. Antimicrob Agents Chemother 1989;33:1409–1410.
698. Khawari AA, Myers JW, Ferguson DA Jr, et al. Sepsis and meningitis due to *Capnocytophaga cynodegmi* after splenectomy. Clin Infect Dis 2005;40:1709–1710.
699. Kiang KM, Ogunmodede F, Juni BA, et al. Outbreak of osteomyelitis/septic arthritis caused by *Kingella kingae* among child care center attendees. Pediatrics 2005;116:e206–e213.
700. Kiddy K, Webberley J. *Haemophilus aphrophilus* as a cause of chronic supperative pulmonary infection and intra-abdominal abscesses. J Infect 1987;15:161–163.
701. Kilian M. A taxonomic study of the genus *Haemophilus* with the proposal of a new species. J Gen Microbiol 1976;93:9–62.
702. Kilian M. Genus *Haemophilus* Winslow, Broadhurst, Buchanen, Rogers and Smith 1917, 561[AL] In Brenner DJ, Kreig NR, Staley JT, Garrity GM, eds. Bergey's Manual of Systematic Bacteriology. Vol 2. New York, NY: Springer, 2005:883–904.
703. Kilic AU, Altay FA, Gurbuz Y, et al. *Haemophilus influenzae* serotype e meningitis in an adult. J Infect Dev Ctries 2010;4:253–255.
704. Killen JW, Swift GL, White RJ. Pleuropulmonary infection with chest wall infiltration by *Eikenella corrodens*. Thorax 1996;51:871–872.
705. Kim JO, Ginsberg J, McGowan KL. *Capnocytophaga* meningitis in a cancer patient. Pediatr Infect Dis J 1996;15:636–637.
706. Kim KS. Acute bacterial meningitis in infants and children. Lancet Infect Dis 2010;10:32–42.
707. Kim YH, Panday V, Reilly C. Isolation of *Kingella denitrificans* from a corneal ulcer. Cornea 2011;30(4):472–473.
708. King R, Choudhri SH, Nasio J, et al. Clinical and in situ cellular responses to *Haemophilus ducreyi* in the presence and absence of HIV infection. Int J STD AIDS 1998;9:531–536.
709. Kingsland RC, Guss DA. *Actinobacillus ureae* meningitis: case report and review of the literature. J Emerg Med 1995;13:623–627.
710. Knorr L, Fox JD, Tilley PAG, et al. Evaluation of real-time PCR for diagnosis of *Bordetella pertussis* infection. BMC Infect Dis 2006;6:62.
711. Ko KS, Peck KR, Oh WS, et al. New species of *Bordetella*, *Bordetella ansorpii* sp. nov., isolated from the purulent exudate of an epidermal cyst. J Clin Microbiol 2005;43:2516–2519.
712. Kobayaa H, Souki RR, Trust S, et al. *Pasteurella multocida* meningitis in newborns after incidental animal exposure. Pediatr Infect Dis J 2009;28:928–929.
713. Koch CA, Mabee CL, Robyn JA, et al. Exposure to domestic cats: risk factor for *Pasteurella multocida* peritonitis in liver cirrhosis? Am J Gastroenterol 1996;91:1447–1449.
714. Koehler JE, Glaser CA, Tappero JW. *Rochalimaea henselae* infection: a new zoonosis with the domestic cat as reservoir. JAMA 1994;271:531–535.
715. Koehler JE, Quinn FD, Berger TG, et al. Isolation of *Rochalimaea* species from cutaneous and osseous lesions of bacillary angiomatosis. N Engl J Med 1992;325:1625–1631.
716. Koehler JE, Sanchez MA, Garrido CS, et al. Molecular epidemiology of *Bartonella* infections in patients with bacillary angiomatosis-peliosis. N Engl J Med 1997;337:1876–1883.
717. Kok RH, Wolfhagen MJ, Mooi BM, et al. A patient with thrombotic thrombocytopenic purpura caused by *Capnocytophaga canimorsus* septicemia. Clin Microbiol Infect 1999;5:297–298.
718. Kondruweit M, Weyand M, Mahmoud FA, et al. Fulminant endocarditis caused by *Streptobacillus moniliformis* in a young man. J Thorac Cardiovasc Surg 2007;134:1579–1580.

719. Korach A, Olshtain-Pops K, Schwartz D, et al. *Kingella kingae* prosthetic valve endocarditis complicated by a paravalvular abscess. Isr Med Assoc J 2009;11:251–253.
720. Kordick DL, Brown TT, Shin K, et al. Clinical and pathologic evaluation of chronic *Bartonella henselae* and *Bartonella clarridgeiae* infection in cats. J Clin Microbiol 1999;37:1536–1547.
721. Kordick DL, Hilyard EJ, Hadfield TL, et al. *Bartonella clarridgeiae*, a newly recognized zoonotic pathogen causing inoculation papules, fever, and lymphadenopathy (cat scratch disease). J Clin Microbiol 1997;35:1813–1818.
722. Kordick DL, Papich MG, Breitschwerdt EB. Efficacy of enrofloxacin and doxycycline for treatment of *Bartonella henselae* and *Bartonella clarridgeiae* infection in cats. Antimicrob Agents Chemother 2007;41:2448–2455.
723. Kordick DL, Swaminathan B, Greene CE, et al. *Bartonella vinsonii* subsp. *berkhoffii* subsp. nov., isolated from dogs; *Bartonella vinsonii* subsp. *vinsonii*; and emended description of *Bartonella vinsonii*. Int J Syst Bacteriol 1996;46:704–709.
724. Kordick DL, Wilson KH, Sexton DJ, et al. Prolonged *Bartonella* bacteremia in cats associated with cat-scratch disease patients. J Clin Microbiol 1995;33:3245–3251.
725. Korgenski EK, Daly JA. Surveillance and detection of erythromycin resistance in *Bordetella pertussis* isolates recovered from a pediatric population in the intermountain west region of the United States. J Clin Microbiol 1997;35:2989–2991.
726. Kosek M, Lavarello R, Gilman RH, et al. Natural history of infection with *Bartonella bacilliformis* in a nonendemic population. J Infect Dis 2000;182:865–872.
727. Kosoy M, Morway C, Sheff KW, et al. *Bartonella tamiae* sp. nov., a newly recognized pathogen isolated from three human patients in Thailand. J Clin Microbiol 2008;46:772–775.
728. Kosoy M, Murray M, Gilmore RD, et al. *Bartonella* strains from ground squirrels are identical to *Bartonella washoensis* isolated from a human patient. J Clin Microbiol 2003;41:645–650.
729. Kosoy MY, Regnery RL, Tzianabos T, et al. Distribution, diversity, and host specificity of *Bartonella* in rodents from the Southeastern United States. Am J Trop Med Hyg 1997;57:578–588.
730. Kostadinov S, Pinar H. Amniotic fluid infection syndrome and neonatal mortality caused by *Eikenella corrodens*. Pediatr Dev Pathol 2005;8:489–492.
731. Kotton CN. Zoonoses in solid-organ and hematopoietic stem cell transplant recipients. Clin Infect Dis 2007;44:857–866.
732. Kowalzik F, Barbosa A, Fernandes V, et al. Prospective, multinational study of pertussis infection and hospitalized infants and their household contacts. Pediatr Infect Dis J 2007;26:238–242.
733. Koylass MS, King AC, Edwards-Smallbone J, et al. Compaative performance of SNP typing and the "Bruce-ladder" in the discrimination of *Brucella suis* and *Brucella canis*. Vet Microbiol 2010;149:450–454.
734. Kragsbjerg P, Nilsson K, Persson L, et al. Deep obstetrical and gynecologic infections caused by non-typeable *Haemophilus influenzae*. Scand J Infect Dis 1993;25:341–346.
735. Kretsinger K, Broder KR, Cortese MM, et al. Preventing tetanus, diphtheria, and pertussis among adults: use of tetanus toxoid, reduced diphtheraia toxoid, and acellular pertussis vaccine recommendations for the Advisory Committee on Immunization Practices (ACIP) and recommendations of ACIP, supported by the Healthcare Infection Control Practices Advisory Committee (HICPAC), for use of Tdap among health-care personnel. MMWR Recomm Rep 2006;55:1–37.
736. Kugeler KJ, Mead PS, Janusz AM, et al. Molecular epidemiology of *Francisella tularensis* in the United States. Clin Infect Dis 2009;48:863–870.
737. Kugeler KJ, Mead PS, McGowan KL, et al. Isolation an characterization of a novel *Francisella* sp. from human cerebrospinal fluid and blood. J Clin Microbiol 2008;46:2428–2431.
738. Kugler KC, Biedenbach DJ, Jones RN. Determination of the antimicrobial activity of 29 clinically important compounds tested against fastidious HACEK group organisms. Diagn Microbiol Infect Dis 1999;34:73–76.
739. Kuhnert P, Korczak B, Falsen E, et al. *Nicoletella semolina* gen. nov. sp. nov., a new member of *Pasteurellaceae* isolated from horses with airway disease. J Clin Microbiol 2004;42:5542–5548.
740. Kuhnert P, Scholten E, Haefner S, et al. *Basfia succiniciproducens* gen. nov., sp. nov., a new member of the family *Pasteurellaceae* isolated from bovine rumen. Int J Syst Evol Microbiol 2010;60:44–50.
741. Kurzynski TA, Boehm DM, Rott-Petri JA, et al. Antimicrobial susceptibilities of *Bordetella* species isolated in a multicenter pertussis surveillance project. Antimicrob Agents Chemother 1988;32:137–140.
742. Kuzucu C, Yetkin G, Kocak G, et al. An unusual case of pericarditis caused by *Cardiobacterium hominis*. J Infect 2005;50:346–347.
743. Labrune P, Jabir B, Magny JF, et al. Recurrent enterocolitis-like symptoms as the possible presenting manifestations of neonatal *Brucella melitensis* infection. Acta Paediatr Scand 1990;79:707–709.
744. Lacroix JM, Walker C. Characterization of a β-lactamase found in *Eikenella corrodens*. Antimicrob Agents Chemother 1991;35:886–891.
745. Lambe DW. *Streptobacillus moniliformis* isolated from a case of Haverhill fever: biochemical characterization and inhibitory effect of sodium polyanethol sulfonate. Am J Clin Pathol 1973;60:854–860.
746. Lamoth F, Greub G. Amoebal pathogens as emerging causal agents of pneumonia. FEMS Microbiol Rev 2010;34(3):260–280. doi:10.:1111/j.1574-6976.2009.00207.
747. Landais C, Levy PY, Habib G, et al. Pericardial effusion as the only manifestation of infection with *Francisella tularensis*: a case report. J Med Case Rep 2008;2:206–208.
748. Lang R, Dagan R, Potasman I, et al. Failure of ceftriaxone in the treatment of acute brucellosis. Clin Infect Dis 1992;14:506–509.
749. Lang R, Raz R, Sacks T, et al. Failure of prolonged treatment with ciprofloxacin in acute infections due to *Brucella melitensis*. J Antimicrob Chemother 1990;26:841–846.
750. Lapaque N, Moriyon I, Moreno E, et al. *Brucella* lipopolysaccharide acts as a virulence factor. Curr Opin Microbiol 2005;8:60–66.
751. Larson AN, Razonable TT, Hanssen AD. *Capnocytophaga canimorsus*: a novel pathogen for joint arthroplasty. Clin Orthop Relat Res 2009;467(6):1634–1638. doi:10.1007/s11999-008-0658-9.
752. Larson CL, Wicht W, Jellison WL. A new organism resembling *P. tularensis* isolated from water. Public Health Rep 1955;70:253–258.
753. LaScola B, Barrassi L, Raoult D. Isolation of new fastidious α-*Proteobacteria* and *Afipia felis* from hospital water supplies by direct plating and amoebal co-culture procedures. FEMS Microbiol Ecol 2000;34:129–137.
754. LaScola B, Boyadjiev I, Greub G, et al. Amoeba-resisting bacteria and ventilator-associated pneumonia. Emerg Infect Dis 2003;9:815–821.
755. LaScola G, Mallet MN, Grimont PA, et al. Description of *Afipia birgiae* sp. nov., and *Afipia massiliensis* sp. nov., and recognition of *Afipia felis* genospecies A. Int J Syst Evol Microbiol 2002;52:1773–1782.
756. La Scola B, Mallet MN, Grimont PA, et al. *Bosea eneae* sp. nov., *Bosea massiliensis* sp. nov., and *Bosea vestrisii* sp. nov., isolated from hospital water supplies, and emendation of the genus *Bosea* (Das et al 1996). Int J Syst Evol Microbiol 2003;53:15–20.
757. LaScola B, Mezi L, Auffray JP, et al. Patients in the intensive care units are exposed to amoeba-associated pathogens. Infect Control Hosp Epidemiol 2002;23:462–465.
758. LaScola B, Raoult D. Serological cross-reactions between *Bartonella quintana*, *Bartonella henselae*, and *Coxiella burnetii*. J Clin Microbiol 1996;34:2270–2274.
759. LaScola B, Raoult D. *Afipia felis* in hospital water supply in association with free-living amoebae. Lancet 1999;353:1330.
760. LaScola B, Raoult D. Culture of *Bartonella quintana* and *Bartonella henselae* from human samples: a 5-year experience (1993 to 1998). J Clin Microbiol 1999;37:1899–1905.
761. Lau KW, Ren J, Fung MC, et al. *Fangia hongkongensis* gen. nov., sp. nov., a novel gammaproteobacterium isolated from coastal seawater of Hong King. Int J Syst Evol Microbiol 2007;57:2665–2669.
762. Lau SK, Woo PC, Mok MY, et al. Characterization of *Haemophilus segnis*, an important cause of bacteremia, by 16S rRNA gene sequencing. J Clin Microbiol 2004;42:877–880.
763. Lawson PA, Carlson P, Wernersson S, et al. *Dysgonomonas hofstadii* sp. nov., isolated from a human clinical source. Anaerobe 2010;16(2):161–164. doi:10:1016/j.anaerobe. 2009.06.005.
764. Lawson PA, Collins MD. Description of *Bartonella clarridgeiae* sp. nov., isolated from the cat of a patient with *Bartonella henselae* septicemia. Med Microbiol Lett 1996;5:64–73.
765. Lawson PA, Falsen E, Inganas E, et al. *Dysgonomonas mossii* sp. nov., from human sources. Syst Appl Microbiol 2002;25:194–197.
766. Lawson PA, Malnick H, Collins MD, et al. Description of *Kingella potus* sp. nov., an organism isolated from a wound caused by an animal bite. J Clin Microbiol 2005;43:3526–3529.
767. Layton CT. *Pasteurella multocida* meningitis and septic arthritis secondary to a cat bite. J Emerg Med 1999;17:445–448.
768. Leadbetter ER, Holt SC, Socransky SS. *Capnocytophaga*: a new genus of gram-negative gliding bacteria. I. General characteristics, taxonomic considerations, and significance. Arch Microbiol 1979;122:9–16.
769. Lebel E, Rudensky B, Karasik M, et al. *Kingella kingae* infections in children. J Pediatr Orthop B 2006;15:289–292.
770. LeCoustumier A, Njamkepo E, Cattoir V, et al. *Bordetella petrii* infection with long-lasting persistence in human. Emerg Infect Dis 2011;17:612–618.
771. LeDoux MS. Tularemia presenting with ataxia. Clin Infect Dis 2000;30:211–212.
772. Lee PC, Lee SY Hong SH, et al. Isolation and characterization of a new succinic acid-producing bacterium, *Mannheimia succiniciproducens* MBEL55E, from bovine rumen. Appl Microbiol Biotechnol 2002;58:663–668.

773. Leelaporn A, Yongyod S, Limsrivanichakorn S, et al. Emergence of *Francisella novicida* bacteremia, Thailand. Emerg Infect Dis 2008;14:1935-1937.
774. LeFleche P, Jacques I, Grayon M, et al. Evaluation and selection of tandem repeat loci for a *Brucella* MLVA typing assay. BMC Microbiol 2006;6:9.
775. Lehman CR, Deckley JE, Hu SS. *Eikenella corrodens* vertebral osteomyelitis secondary to direct inoculation: a case report. Spine 2000;25:1185-1187.
776. Leibovitz E, Broides A, Greenberg D, et al. Current management of pediatric acute otitis media. Expert Rev Anti Infect Ther 2010;8:151-161.
777. Leibovitz E, Satran R, Piglansky L, et al. Can acute otitis media caused by *Haemophilus influenzae* be distinguished from that caused by *Streptococcus pneumoniae*? Pediatr Infect Dis J 2003;22:509-515.
778. Lejbkowicz F, Cohn L, Hashman N, et al. Recovery of *Kingella kingae* from blood and synovial fluid of two pediatric patients by using the BacT/Alert system. J Clin Microbiol 1999;37:878.
779. LeMeur A, Albert JD, Gautier P, et al. Acute tenosynovitis of the ankle due to *Capnocytophaga cynodegmi/canimorsus* as identified by 16S rRNA gene sequencing. Joint Bone Spine 2008;75:749-751.
780. LeMoal G, Landron C, Grollier G, et al. Meningitis due to *Capnocytophaga canimorsus* after receipt of a dog bite: case report and review of the literature. Clin Infect Dis 2003;36:e42-e46.
781. Lena TS, De Meulemeester C. A case of infective endocarditis caused by *C. hominis* in a patient with HLAB27 aortitis. Can J Neurol Sci 2009;36:385-387.
782. Leonard A, Williams C. *Haemophilus influenzae* in acute exacerbations of chronic obstructive pulmonary disease. Int J Antimicrob Agents 2002;19:371-375.
783. Leung AK, Robson WL, Davies HD. Pertussis in adolescents. Adv Ther 2007;24:353-361.
784. Leung DY, Kwong YY, Ma CH, et al. Canaliculitis associated with a combined infection of *Lactococcus lactis* and *Eikenella corrodens*. Jpn J Ophthalmol 2006;50:284-285.
785. Lewis K, Saubolle MA, Tenover FC, et al. Pertussis caused by an erythromycin-resistant strain of *Bordetella pertussis*. Pediatr Infect Dis J 1995;14:388-391.
786. Li WC, Chiu NC, Hsu CH, et al. Pathogens in the middle ear effusion of children with persistent otitis media: implications of drug resistance and complications. J Microbiol Immunol Infect 2001;34:190-194.
787. Liese JG, Renner C, Stojanov S, et al. Clinical and epidemiological picture of *B. pertussis* and *B. parapertussis* infection after introduction of acellular pertussis vaccines. Arch Dis Child 2003;88:684-687.
788. Lin EY, Tsigrelis C, Baddour LM, et al. *Candidatus Bartonella mayotimonensis* and endocarditis. Emerg Infect Dis 2010;16:500-503.
789. Lin GM, Chu KM, Juan CJ, et al. Cerebral hemorrhage in infective endocarditis caused by *Actinobacillus actinomycetemcomitans*. Am J Med Sci 2007;334:389-392.
790. Lin JL, Chen CM, Chang CC. Unknown fever and back pain caused by *Bartonella henselae* in a veterinarian after a needle puncture: a case report and literature review. Vector Borne Zoonotic Dis 2011;11(5):589-591. doi:10.1089/vbz.2009.0217.
791. Lin JW, Chen CY, Chen WC, et al. Isolation of *Bartonella* species from rodents in Taiwan including a strain closely related to "*Bartonella rochalimae*" from *Rattus norvegicus*. J Med Microbiol 2008;57:1496-1501.
792. Lindquist SW, Weber DJ, Magnum ME, et al. *Bordetella holmesii* sepsis in an asplenic adolescent. Pediatr Infect Dis J 1995;14:813-815.
793. Lion C, Lozniewski A, Rosner V, et al. Lung abscess due to β-lactamase-producing *Pasteurella multocida*. Clin Infect Dis 1999;29:1345-1346.
794. Liu W, Chemaly RF, Tuohy MJ, et al. *Pasteurella multocida* urinary tract infection with molecular evidence of zoonotic transmission. Clin Infect Dis 2003;36:E58-E60.
795. Locht C. Molecular aspects of *Bordetella pertussis* pathogenesis. Int Microbiol 1999;2:137-144.
796. Locht C, Cloutte L, Mielcarek N. The ins and outs of pertussis toxin. FEBS J 2011;278(23):4668-4682.
797. Loeffelholz MJ, Thompson CJ, Long KS, et al. Comparison of PCR, culture, and direct fluorescent- antibody testing for detection of *Bordetella pertussis*. J Clin Microbiol 1999;37:2872-2876.
798. Loesche WJ, Giordano J, Soehren S, et al. Nonsurgical treatment of patients with periodontal disease. Oral Surg Oral Med Oral Pathol Oral Radiol Endod 1996;81:533-543.
799. Loiez C, Wallet F, Husson MO, et al. *Pasteurella multocida* and intrauterine device: a woman and her pets. Scand J Infect Dis 2002;34:473.
800. Lombardo J. Cat-scratch neuroretinitis. J Am Optom Assoc 1999;70:525-530.
801. Long GW, Oprandy JJ, Narayanan RB, et al. Detection of *Francisella tularensis* in blood by polymerase chain reaction. J Clin Microbiol 1993;31:152-154.
802. Lopez E, Raymond J, Patkai J, et al. *Capnocytophaga* species and preterm birth. Clin Microbiol Infect 2010;16(10):1539-1543. doi:10.1111/j.1469-0691.2009.03151.x.
803. Lopez-Goni I, Garcia-Yoldi D, Marin CM, et al. Evaluation of a multiplex PCR assay (Bruce-ladder) for molecular typing of all *Brucella* species, including the vaccine strains. J Clin Microbiol 2008;46:3484-3487.
804. Lopez-Goni I, Guzman-Verri C, Manterola L, et al. Regulation of *Brucella* virulence by the two-component system BvrR/BvrS. Vet Microbiol 2002;90:329-339.
805. Lopez-Merino A, Monnet SL, Hernandez I, et al. Identification of *Brucella abortus*, *B. canis*, *B. melitensis*, and *B. suis* by carbon substrate assimilation tests. Vet Microbiol 2001;80:359-363.
806. Loridant S, Janffar-Bandjee MC, LaScola B. Case report: shell vial cell culture as a tool for *Streptobacillus moniliformis* "resuscitation". Am J Trop Med Hyg 2011;84:306-307.
807. Low SC, Greenwood JE. *Capnocytophaga canimorsus*: infection, septicaemia, recovery, and reconstruction. J Med Microbiol 2008;57:901-903.
808. Lu PL, Hsueh PR, Hung CC, et al. Infective endocarditis complicated with progressive heart failure due to β-lactamase-producing *Cardiobacterium hominis*. J Clin Microbiol 2000;38:2015-2017.
809. Lucero NE, Ayala SM, Escobar GI, et al. *Brucella* isolated in humans and animals in Latin America from 1968 to 2006. Epidemiol Infect 2008;136:496-503.
810. Lucey D, Dolan MJ, Moss CW, et al. Relapsing illness due to *Rochalimaea henselae* in immunocompetent hosts; implications for therapy and new epidemiological associations. Clin Infect Dis 1992;14:683-688.
811. Luegmair M, Chaker M, Ploton C, et al. *Kingella kingae*: osteoarticular infections of the sternum in children: report of six cases. J Child Orthop 2008;2:443-447.
812. Lulu AR, Araj GF, Khateeb MI, et al. Human brucellosis in Kuwait: a prospective study of 400 cases. Q J Med 1988;66:39-54.
813. Luna-Martinez JE, Majia-Teran N. Brucellosis in Mexico: current stautus and trends. Vet Microbiol 2002;90:19-30.
814. Luong N, Tsai J, Chen C. Susceptibilities of *Eikenella corrodens*, *Prevotella intermedia*, and *Prevotella nigrescens* clinical isolates to amoxicillin and tetracycline. Antimicrob Agents Chemother 2001;45:3253-3255.
815. Luotonen J, Syrjala H, Jokinen K, et al. Tularemia in otolaryngologic practice: an analysis of 127 cases. Arch Otolaryngol Head Neck Surg 1986;112:77-80.
816. Luotonen L, Taipiainen T, Kallioinen M, et al. Tularemia of the middle ear. Pediatr Infect Dis J 2002;21:264-265.
817. Lynch T, Everson J, Kosoy M. Combining culture techniques for *Bartonella*: the best of both worlds. J Clin Microbiol 2011;49:1363-1368.
818. Maccato M, McLean W, Riddle G, et al. Isolation of *Kingella denitrificans* from amniotic fluid in a woman with chorioamnionitis: a case report. J Reprod Med 1991;36:685-687.
819. Machado-Ferreira E, Piesman J, Zeidner NS, et al. *Francisella*-like endosymbiont DNA and *Francisella tularensis* virulence-realted genes in Brazilian ticks (Acari: Ixodidae). J Med Entomol 2009;46:369-374.
820. Maco V, Maguinas C, Tirado A, et al. Carrion's disease (*Bartonella bacilliformis*) confirmed by histopathology in the High Forest of Peru. Rev Inst Med Trop Sao Paulo 2004;46:171-174.
821. Maggi RG, Duncan AW, Breitschwerdt EB. Novel chemically modified liquid medium that will support the growth of seven *Bartonella* species. J Clin Microbiol 2005;43:2651-2655.
822. Maggi RG, Kosoy M, Mintzer M, et al. Isolation of Candidatus *Bartonella melophagi* from human blood. Emerg Infect Dis 2009;15:66-68.
823. Maggi RG, Mascarelli PE, Pultorak EL, et al. *Bartonella* spp. bacteremia in high-risk immunocompetent patients. Diagn Microbiol Infect Dis 2011;71:430-437.
824. Maguina C, Garcia PJ, Gotuzzo E, et al. Bartonellosis (Carrion's disease) in the modern era. Clin Infect Dis 2001;33:772-779.
825. Maguina C, Gotuzzo E. Bartonellosis: new and old. Infect Dis Clin North Am 2000;14:1-22.
826. Mahapatra A, Mishra S, Pattnaik D, et al. Bacterial endocarditis due to *Eikenella corrodens*. Indian J Med Microbiol 2003;21:135-136.
827. Maillard R, Riegel P, Barrat F, et al. *Bartonella chomelii* sp. nov., isolated from French domestic cattle. Int J Syst Evol Microbiol 2004;54:215-220.
828. Mailman TL, Schmidt MH. *Francisella philomiragia* adenitis and pulmonary nodules in a child with chronic granulomatous disease. Can J Infect Dis Med Microbiol 2005;16:245-248.
829. Malani AN, Aronoff DM, Bradley SF, et al. *Cardiobacterium hominis* endocarditis: two cases and a review of the literature. Eur J Clin Microbiol Infect Dis 2006;25:587-595.
830. Mally M, Paroz C, Shin H, et al. Prevalence of *Capnocytophaga canimorsus* in dogs and occurrence of potential virulence factors. Microbes Infect 2009;11:509-514.
831. Malavolta N, Frigato M, Zanardi M, et al. *Brucella* spondylitis with paravertebral abscess due to *Brucella melitensis* infection: a case report. Drugs Exp Clin Res 2002;28:95-98.
832. Malone FD, Athanassiou A, Nores LA, et al. Poor perinatal outcome associated with maternal *Brucella abortus* infection. Obstet Gynecol 1997;90:674-676.

833. Mangtani P, Mulholland K, Madhi SA, et al. *Haemophilus influenzae* type b disease in HIV-infected children: a review of the disease epidemiology and effectiveness of Hib conjugate vaccines. Vaccine 2010;28:1677–1683.
834. Mantadakis E, Danilatou V, Christidou A, et al. *Capnocytophaga gingivalis* bacteremia detected only on quantitative blood cultures in a child with leukemia. Pediatr Infect Dis J 2003;22:202–204.
835. Mantur BG, Akki AS, Mangalgi SS, et al. Childhood brucellosis: a microbiological, epidemiological, and clinical study. J Trop Paediatr 2004;50:153–157.
836. Mantur BG, Amarnath SK. Brucellosis in India – a review. J Biosci 2008;33:539–547.
837. Mantur BG, Amarnath SK, Shinde RS. Review of clinical and laboratory features of human brucellosis. Indian J Med Microbiol 2007;25:188–202.
838. Mantur BG, Biradar MS, Bibri RC, et al. Protean clinical manifestations and diagnostic challenges of human brucellosis in adults: 16 years' experience in an endemic area. J Med Microbiol 2006;55:897–903.
839. Mantur BG, Mangalgi SS. Evaluation of conventional Castenada and lysis centrifugation blood culture techniques for diagnosis of human brucellosis. J Clin Microbiol 2004;42:4327–4328.
840. Mantur BG, Mangalgi SS, Mulimani MS. *Brucella melitensis* – a sexually transmissible agent? Lancet 1996;347:1763.
841. Mantur BG, Parande A, Amarnath S, et al. ELISA versus conventional methods of diagnosing endemic brucellosis. Am J Trop Med Hyg 2010;83:314–318.
842. Maranan RC, Schiff D, Johnson DC, et al. Pneumonic tularemia in a patient with chronic granulomatous disease. Clin Infect Dis 1997;25:630–633.
843. Marchette NJ, Nicholes PS. Virulence and citrulline ureidase activity of *Pasteurella tularensis*. J Bacteriol 1961;82:26–32.
844. Marcotty T, Matthys F, Godfroid J, et al. Zoonotic tuberculosis and brucellosis in Africa: neglected zoonoses or minor public health issues? The outcomes of a multidisciplinary workshop. Ann Trop Med Parasitol 2009;103:401–411.
845. Margileth AM, Baehren DF. Chest-wall abscess due to cat-scratch disease (CSD) in an adult with antibodies to *Bartonella clarridgeiae*: case report and review of the thoracopulmonary manifestations of CSD. Clin Infect Dis 1998;27:353–357.
846. Marianelli C, Graziani C, Santangelo C, et al. Molecular epidemiological and antibiotic susceptibility characterization of *Brucella* isolates from humans in Sicily, Italy. J Clin Microbiol 2007;45:2923–2928.
847. Marinella MA. Community-acquired pneumonia due to *Pasteurella multocida*. Respir Care 2004;49:1528–1529.
848. Marston EL, Sumner JW, Regnery RL. Evaluation of intraspecies genetic variation within the 60 kDa heat-shock protein gene (*groEL*) of *Bartonella* species. Int J Syst Bacteriol 1999;49:1015–1023.
849. Martinez MA, Ovalle A, Ulloa MT, et al. Role of *Haemophilus influenzae* in intra-amniotic infection in patients with preterm rupture of membranes. Eur J Clin Microbiol Infect Dis 1999;18:890–892.
850. Mastrantonio P, Stefanelli P, Giuliano M, et al. *Bordetella parapertussis* infection in children: epidemiology, clinical symptoms, and molecular characterization of isolates. J Clin Microbiol 1998;36:999–1002.
851. Matar GM, Koehler JE, Malcolm G, et al. Identification of *Bartonella* species directly in clinical specimens by PCR-restriction fragment length polymorphism analysis of a 16S rRNA gene fragment. J Clin Microbiol 1999;37:4045–4047.
852. Matsubayashi T, Tobayama S, Machida H. Acute cholecystitis caused by *Haemophilus influenzae* in a child. J Infect Chemother 2009;15:325–327.
853. Matsumoto T, Kawakami Y, Oana K, et al. First isolation of *Dysgonomonas mossii* from intestinal juice of a patient with pancreatic cancer. Arch Med Res 2006;37:914–916.
854. Matsumoto T, Matsubara M, Oana K, et al. First case of bacteremia due to chromosome-encoded CfxA3-β-lactamase-producing *Capnocytophaga sputigena* in a pediatric patient with acute erythroblastic leukemia. Eur J Med Res 2008;13:133–135.
855. Matta M, Wermert D, Podglajen I, et al. Molecular diagnosis of *Kingella kingae* pericarditis by amplification and sequencing of the 16S rRNA gene. J Clin Microbiol 2007;45:3133–3134.
856. Mattoo S, Cherry JD. Molecular pathogenesis, epidemiology, and clinical manifestations of respiratory infections due to *Bordetella pertussis* and other *Bordetella* subspecies. Clin Microbiol Rev 2005;18:326–382.
857. Matyas BT, Nieder HS, Telford SR. Pneumonic tularemia on Martha's Vineyard: clinical epidemiologic, and ecological characteristics. Ann N Y Acad Sci 2007;1105:351–377.
858. Maurin M, Eb F, Etienne J, et al. Serological cross-reactions between *Bartonella* and *Chlamydia* species: implications for diagnosis. J Clin Microbiol 1997;35:2283–2287.
859. Maurin M, Gasquet S, Ducco C, et al. MICs of 28 antibiotic compounds for 14 *Bartonella* (formerly *Rochalimaea*) isolates. Antimicrob Agents Chemother 1995;39:2387–2391.
860. Maurin M, Mersali NF, Raoult D. Bactericidal activities of antibiotics against intracellular *Francisella tularensis*. Antimicrob Agents Chemother 2000;44:3428–3431.
861. Maurin M, Raoult D. Antimicrobial susceptibility of *Rochalimaea quintana*, *Rochalimaea vinsonii*, and the newly recognized *Rochalimaea henselae*. J Antimicrob Chemother 1993;32:587–594.
862. Maurin M, Rolain JM, Raoult D. Comparison of in-house and commercial slides for detection by immunofluoroescence of immunoglobulins G and M against *Bartonella henselae* and *Bartonella quintana*. Clin Diagn Lab Immunol 2002;9:1004–1009.
863. Mayer MP, Schweizer P. Primary peritonitis in a child caused by *Haemophilus parainfluenzae*. Pediatr Surg Int 2002;18:728–729.
864. Mayer-Scholl A, Draeger A, Gollner C, et al. Advancement of a multiplex PCR for the differentiation of all currently described *Brucella* species. J Microbiol Methods 2010;80:112–114.
865. Mazengia E, Silva EA, Peppe JA, et al. Recovery of *Bordetell holmesii* from patients with pertussis-like symptoms: use for pulsed field gel electrophoresis to characterize circulating strains. J Clin Microbiol 2000;38:2330–2333.
866. Mazumder SA, Cleveland KO. *Bordetella bronchiseptica* bacteremia in a patient with AIDS. South Med J 2010;103:934–935.
867. McCaffrey RL, Allen LAH. Pivotal advance: *Francisella tularensis* LVS evades killing by human neurtophils via inhibition of the respiratory burst and phagosome escape. J Leukoc Biol 2006;80:1224–1230.
868. McCavit TL, Grube S, Revell P, et al. *Bordetella holmesii* bacteremia in sickle cell disease. Pediatr Blood Cancer 2008;51:814–816.
869. McConnell A, Tan B, Scheigele D, et al. Invasive infections caused by *Haemophilus influenzae* serotypes in twelve Canadian IMPACT centers, 1996–2001. Pediatr Infect Dis J 2007;26:1025–1031.
870. McCoy GW, Chapin CW. Further observations on a plague-like disease of rodents with a preliminary note on the causative agent Bacterium tularense. J Infect Dis 1912;10:61–72.
871. McCrary B, Cockerham W, Pierce P. Neuroretinitis in cat-scratch disease associated with the macular star. Pediatr Infect Dis J 1994;13:838–839.
872. McDonald PJ, Pruul H. Phagocyte uptake and transport of azithromycin. Eur J Clin Microbiol Infect Dis 1991;10:828–833.
873. McDonald WL, Jamaludin R, Mackereth G, et al. Characterization of a *Brucella* strain as a marine-mammal type despite isolation from a patient with spinal osteomyelitis in New Zealand. J Clin Microbiol 2006;44:4363–4370.
874. McIntyre P, Wheaton G, Erlich J, et al. Brazilian purpuric fever in Central Australia. Lancet 1987;2:112.
875. McLean CR, Hargrove R, Behn E. Case study: the first fatal case of *Capnocytophaga canimorsus* sepsis caused by a cat scratch. J R Nav Med Serv 2004;90:13–15.
876. McLean DR, Russell N, Khan MY. Neurobrucellosis: clinical and therapeutic features. Clin Infect Dis 1992;15:148–151.
877. Meats E, Feil EJ, Stringer S, et al. Characterization of encapsulated and non-capsulated *Haemophilus influenzae* and determination of phylogenetic relationships by multilocus sequence typing. J Clin Microbiol 2003;41:1623–1636.
878. Mehrtens JM, Spigarelli MG. Acute sinusitis. Adolesc Med State Art Rev. 2010;21:187–201.
879. Meininger GR, Nadasdy T, Hruban RH, et al. Chronic active myocarditis following acute *Bartonella henselae* infection (cat scratch disease). Am J Surg Pathol 2001;25:1211–1214.
880. Melhus A. Isolation of dysgenic fermenter 3, a rare isolate associated with diarrhoea in immunocompromised patients. Scand J Infect Dis 1997;29:195–196.
881. Memish ZA, Mah MW. Brucellosis in laboratory workers at a Saudi Arabian hospital. Am J Infect Control 2001;29:48–52.
882. Menard A, Lehours P, Sarlangue J, et al. Development of a real-time PCR for the identification of *Bordetella pertussis* and *Bordetella parapertussis*. Clin Microbiol Infect 2007;13:419–423.
883. Merriam CV, Citron DM, Tyrell KL, et al. In vitro activity of azithromycin and nine comparator agents against 296 strains of oral anaerobes and 31 strains of *Eikenella corrodens*. Int J Antimicrob Agents 2006;28:244–248.
884. Mesner O, Riesenberg K, Biliar N, et al. The many faces of human-to-human transmission of brucellosis: congenital infection and outbreak of nosocomial disease related to unrecognized clinical case. Clin Infect Dis 2007;45:e135–e140.
885. Metzkor-Cotter E, Kletter Y, Avidor B, et al. Long-term serological analysis and clinical follow-up of patients with cat scratch disease. Clin Infect Dis 2003;37:1149–1154.
886. Meybeck A, Aoun N, Granados D, et al. Meningitis due to *Capnocytophaga canimorsus*: contribution of 16S RNA ribosomal sequencing for species identification. Scand J Infect Dis 2006;38:375–377.
887. Michel F, Allaouchiche B, Chassard D. Postoperative adult respiratory distress syndrome (ARDS) due to *Pasteurella multocida*. J Infect 1999;38:133–134.

888. Mikalsen L, Olsen AB, Tengs T, et al. *Francisella philomiragia* sibsp. *noatunensis* subsp. nov., isolated from farmed Atlantic cod (*Gadus morhua*). Int J Syst Evol Microbiol 2007;57(Pt 9)1960–1965.
889. Miller AT, Byrn JC, Divino CM, et al. *Eikenella corrodens* causing necrotizing fasciitis after an elective inguinal hernia repair in an adult: a case report and literature review. Am Surg 2007;73:876–879.
890. Miller WG, Adams LG, Ficht TA, et al. *Brucella*-induced abortions and infection in bottlenose dolphins (*Tursiops truncatus*). J Zoo Wildl Med 1999; 30:100–110.
891. Mills JM, Lofthouse E, Roberts P, et al. A patient with bacteremia and possible endocarditis caused by a recently discovered genomospecies of *Capnocytophaga*: *Capnocytophaga* genomospecies AHN8471: a case report. J Med Case Rep 2008;2:369–371.
892. Min KW, Reed JA, Welch DF, et al. Morphologically variable bacilli of cat scratch disease are identified by immunocytochemical labeling with antibodies to *Rochalimaea henselae*. Am J Clin Pathol 1994;101:607–610.
893. Minamoto GY, Sordillo EM. *Kingella denitrificans* as a cause of granulomatous disease in a patient with AIDS. Clin Infect Dis 1992;15:1052–1053.
894. Mink CM, Cherry JD, Christenson P, et al. A search for *Bordetella pertussis* infection in university students. Clin Infect Dis 1992;14:464–471.
895. Minton EJ. *Pasteurella pneumotropica* meningitis following a dog bite. Postgrad Med J 1990;66:125–126.
896. Miranda RT, Gimeno AE, Rodriguez TF, et al. Acute cholecystitis caused by *Brucella melitensis*: case report and review. J Infect 2001;42:77–78.
897. Mirza I, Wolk J, Toth L, et al. Waterhouse-Friderichsen syndrome secondary to *Capnocytophaga canimorsus* septicemia and demonstration of bacteremia by peripheral blood smear. Arch Pathol Lab Med 2000;124:859–863.
898. Mitchell I, McNeillis N, Bowde FJ, et al. Electrocardiographic myocardial infarction pattern in overwhelming post-splenectomy sepsis due to *Capnocytophaga canimorsus*. Intern Med J 2002;32:415–418.
899. Mitka S, Anetakis C, Souliou E, et al. Evaluation of different PCR assays for early detection of acute and relapsing brucellosis in humans in comparison with conventional methods. J Clin Microbiol 2007;45:1211–1218.
900. Mohammed TT, Olumide YM. Chancroid and human immunodeficiency virus infection – a review. Int J Dermatol 2008;47:1–8.
901. Molina R, Baro T, Torne J, et al. Empyema caused by *Kingella denitrificans* and *Peptostreptococcus* spp. in a patients with bronchogenic carcinoma. Eur Respir J 1988;1:870–871.
902. Molins CR, Carlson JK, Coombs J, et al. Identification of *Francisella tularensis* subsp. tularensis A1 and A2 infections by real-time polymerase chain reaction. Diagn Microbiol Infect Dis 2009;64:6–12.
903. Mollee T, Kelly P, Tilse M. Isolation of *Kingella kingae* from a corneal ulcer. J Clin Microbiol 1992;30:2516–2517.
904. Moller K, Fussing V, Grimont PAD, et al. *Actinobacillus minor* sp. nov., *Actinobacillus porcinus* sp. nov., and *Actinobacillus indolicus* sp. nov., three new V factor-dependent species from the respiratory tract of pigs. Int J Syst Bacteriol 1996;46:951–956.
905. Montcriol A, Benard F, Fenollar F, et al. Fatal myocarditis-associated *Bartonella quintana* endocarditis: a case report. J Med Case Rep 2009;3:7325–7328.
906. Moore CH, Foster LA, Gerbig DG, et al. Identification of alcaligin as the siderophore produced by *Bordetella pertussis* and *B. bronchiseptica*. J Bacteriol 1995;177:1116–1118.
907. Morales SC, Breitschwerdt EB, Washabau RJ, et al. Detection of *Bartonella henselae* DNA in two dogs with pyogranulomatous lymphadenitis. J Am Vet Med Assoc 2007;230:681–685.
908. Moreno E. Brucelosis in Central America. Vet Microbiol 2002;90:31–38.
909. Moritz F, Martin E, Lemeland JF, et al. Fatal *Pasteurella bettyae* pleuropnemonia in a patient infected with human immunodeficiency virus. Clin Infect Dis 1996;22:591–592.
910. Morris JT, Myers M. Bacteremia due to *Bordetella holmesii*. Clin Infect Dis 1998;27:912–913.
911. Moulin C, Kanitakis J, Ranchin B, et al. Cutaneous bacillary angiomatosis in renal transplant recipients; report of three new cases and literature review. Transpl Infect Dis 2012;14(4):1–7.
912. Moumile K, Merckx J, Glorion C, et al. 2005. Bacterial etiology of acute osteoarticular infections in children. Acta Paediatr 2005;94:419–422.
913. Moustaoui N, Aitmhand N, Elmdaghri N, et al. Serotypes, biotypes, and antimicrobial susceptibilities of *Haemophilus influenzae* isolated from invasive disease in children in Casablanca. Clin Microbiol Infect 2000;6(1):48–49.
914. Mueller NJ, Kaplan V, Zbinden R, et al. Diagnosis of *Cardiobacterium hominis* endocarditis by broad-range PCR from arterio-embolic tissue. Infection 1999;27:278–279.
915. Muen WJ, Bal AM, Wheelan S, et al. Bilateral endophthalmitis due to dog bite. Ophthalmology 2009;116:1420–1421.
916. Munson EL, Doern GV. Comparison of three commercial test systems for biotyping *Haemophilus influenzae* and *Haemophilus parainfluenzae*. J Clin Microbiol 2007;45:4051–4053.
917. Munson PD, Boyce TG, Salomao DR, et al. Cat-scratch disease of the head and neck in a pediatric population. Otolaryngol Head Neck Surg 2008;139:358–363.
918. Murphy TF. The role of bacteria in airway inflammation in exacerbations of chronic obstructive pulmonary disease. Curr Opin Infect Dis 2006;19:225–230.
919. Murphy TF. *Haemophilus* species (including *H. influenzae* and chancroid). In Mandell GL, Bennett, Dolin R, eds. Mandell, Douglas, and Bennett's Principles and Practice of Infectious Diseases, 7th Ed. Philadelphia, PA: Churchill Livingstone Elsevier, 2010:2911–2919.
920. Murphy TF, Brauer AL, Sethi S, et al. *Haemophilus haemolyticus*: a human respiratory tract commensal to be distinguished from *Haemophilus influenzae*. J Infect Dis 2007;195:81–89.
921. Murphy TF, Faden H, Bakaletz LO, et al. Nontypeable *Haemophilus influenzae* as a pathogen in children. Pediatr Infect Dis J 2009;28:43–48.
922. Murphy TF, Kirkham C, Sikkema DJ. Neonatal, urogenital isolates of biotype 4 nontypeable *Haemophilus influenzae* express a variant P6 outer membrane protein molecule. Infect Immun 1992;60:2016–2022.
923. Musio F, Tiu A. *Pasteurella multocida* peritonitis in peritoneal dialysis. Clin Nephrol 1998;49:258–261.
924. Musso D, Drancourt M, Raoult D. Lack of bactericidal effect of antibiotics except aminoglycosides on *Bartonella* (*Rochalimaea*) *henselae*. J Antimicrob Chemother 1995;36:101–108.
925. Musser JM, Selander RK. Brazilian purpuric fever: evolutionary genetic relationships of the case clone of *Haemophilus influenzae* biogroup *aegyptius* to encapsulated strains of *Haemophilus influenzae*. J Infect Dis 1990;161:130–133.
926. Mutters R, Ihm P, Pohl S, et al. Reclassification of the genus *Pasteurella* Trevisan 1887 on the basis of deoxyribonucleic acid homology, with proposals for the new species *Pasteurella dagmatis*, *Pasteurella canis*, *Pasteurella stomatis*, *Pasteurella anatis*, and *Pasteurella langaa*. Int J Syst Bacteriol 1985;35:309–322.
927. Mutters R, Peichulla K, Hinz KH, et al. *Pasteurella avium* (Hinz and Kunjara) comb. nov. and *Pasteurella volantium* sp. nov. Int J Syst Bacteriol 1985;35:5–9.
928. Mutters R, Peichulla K, Mannheim W. Phenotypic differentiation of *Pasteurella* sensu stricto and *Actinobacillus* group. Eur J Clin Microbiol 1984;2:225–229.
929. Mutters R, Pohl S, Mannheim W. Transfer of *Pasteurella ureae* Jones 1962 to the genus *Actinobacillus* Brumpt 1910: *Actinobacillus ureae* comb. nov. Int J Syst Bacteriol 1986;36:343–344.
930. Nakagomi D, Degeuchi N, Yagasaki A, et al. Rat-bite fever identified by polymerase chain reaction detection of *Streptobacillus moniliformis*. J Dermatol 2008;35:667–670.
931. Nakawaza Y, Williams R, Peterson AT, et al. Climate change effects on plague and tularemia in the United States. Vector Borne Zoonotic Dis 2007;7:529–540.
932. Nakwan N, Nakwan N, Atta T, et al. Neonatal pasteurellosis: a review of reported cases. Arch Dis Child Fetal Neonatal Ed 2009;94:F373–F376.
933. Namachivayam P, Shimizu K, Butt W. Pertussis: severe clinical presentation in pediatric intensive care and its relation to outcome. Pediatr Crit Care Med 2007;8:207–211.
934. Namnyak SS, Martin DH, Ferguson JDM, et al. *Haemophilus segnis* appendicitis. J Infect 1991;23:339–341.
935. Nano FE, Zhang N, Cowley DC, et al. A *Francisella tularensis* pathogenicity island required for intra-macrophage growth. J Bacteriol 2004;186:6430–6436.
936. Nashi M, Venkatachalam AK, Unsworth PF, et al. Diskitis caused by *Actinobacillus actinomycetemcomitans*. Orthopedics 1998;21:714–716.
937. Naughton M, Brown R, Adkins D, et al. Tularmia – an unusual cause of a solitary pulmonary nodule in the post-transplant setting. Bone Marrow Transplant 1999;24:197–199.
938. Navarro E, Escribano J, Fernandez J, et al. Comparison of three different PCR methods for detection of *Brucella* spp. in human blood samples. FEMS Immunol Med Microbiol 2002;34:147–151.
939. Navas E, Guerrero A, Cobo J, et al. Faster isolation of *Brucella* spp. from blood by isolator compared with BACTEC NR. Diagn Microbiol Infect Dis 1993;16:79–81.
940. Neibylski ML, Peacock MG, Fischer ER, et al. Characterization of an endosymbiont infecting wood ticks, *Dermacentor andersoni*, as a member of the genus *Francisella*. Appl Environ Microbiol 1997;63:3933–3940.
941. Nelson MH, Aziz H. Direct inoculation osteomyelitis due to *Eikenella corrodens* following oral radiation therapy. Clin Lab Sci 2007;20:24–28.
942. Nelson MJ, Westfal RE. Case report: vertebral osteomyelitis/discitis as a complication of *Capnocytophaga canimorsus* bacteremia. J Emerg Med 2008;35:269–271.
943. Ner Z, Ross LA, Horn MV, et al. *Bordetella bronchiseptica* infection in pediatric lung transplant recipients. Pediatr Transplant 2003;7:413–417.
944. Nettles RE, Sexton DJ. *Pasteurella multocida* prosthetic valve endocarditis: case report and review. Clin Infect Dis 1997;25:920–921.

945. Ng VL, York M, Hadley WK. Unexpected isolation of *Bordetella pertussis* from patients with acquired immunodeficiency syndrome. J Clin Microbiol 1989;27:337–338.
946. Nikkari S, Gottoff R, Bourbeau PP, et al. Identification of *Cardiobacterium hominis* by broad-range bacterial polymerase chain reaction analysis in a case of culture-negative endocarditis. Arch Intern Med 2002;162:477–479.
947. Njamkepo E, Bonacorsi S, Debruyne M, et al. Significant finding of *Bordetella holmesii* DNA in nasopharyngeal samples from French patients with suspected pertussis. J Clin Microbiol 2011;49:4347–4348.
948. Njamkepo E, Delisle F, Hagege I, et al. *Bordetella holmesii* isolated from a patient with sickle cell anemia: analysis and comparison with other *Bordetella holmesii* isolates. Clin Microbiol Infect 2000;6:131–136.
949. Noah DL, Bresee JS, Gorensek MJ, et al. Cluster of five children with acute encephalitis associated with cat-scratch disease in south Florida. Pediatr Infect Dis J 1995;14:866.
950. Noble RC, Marek BJ, Overman SB. Spontaneous bacterial peritonitis caused by *Pasteurella ureae*. J Clin Microbiol 1987;25:442–444.
951. Nordahl SH, Hoel T, Scheel O, et al. Tularemia: a differential diagnosis in oto-rhino-laryngology. J Laryngol Otol 1993;107:127–129.
952. Norskov-Lauritsen N. Detection of cryptic genospecies misidentified as *Haemophilus influenzae* in routine clinical samples by assessment of marker genes *fucK*, *hap*, and *sodC*. J Clin Microbiol 2009;47:2590–2592.
953. Norskov-Lauritsen N. Increased level of intragenomic 16S rRNA gene heterogeneity in commensal strains closely related to *Haemophilus influenzae*. Microbiology 2011;157(Pt 4):1050–1055.
954. Norskov-Lauritsen N, Bruun B, Kilian M. Multilocus sequence phylogenetic study of the genus *Haemophilus* with description of *Haemophilus pittmaniae* sp. nov. Int J Syst Evol Microbiol 2005;55:449–456.
955. Norskov-Lauritsen N, Christensen H, Okkels H, et al. Delineation of the genus *Actinobacillus* by comparison of partial *infB* sequences. Int J Syst Evol Microbiol 2004; 54:635–644.
956. Norskov-Lauritsen N, Kilian M. Reclassification of *Actinobacillus actinomycetemcomitans*, *Haemophilus aphrophilus*, *Haemophilus paraphrophilus*, and *Haemophilus segnis* as *Aggregatibacter actinomycetemcomitans*, gen. nov., comb. nov., *Aggregatibacter aphrophilus* comb. nov., and *Aggregatibacter segnis* comb. nov., and emended description of *Aggregatibacter aphrophilus* to include V factor-dependent and V factor-independent isolates. Int J Syst Evol Microbiol 2006;56:2135–2156.
957. Norskov-Lauritsen N, Overballe MD, Kilian M. Delineation of the species *Haemophilus influenzae* by phenotype, multilocus sequence phylogeny, and detection of marker genes. J Bacteriol 2009;191:822–831.
958. Novak MJ, Dawson DR, Magnuson I, et al. Combining host modulation and topical antimicrobial therapy in the management of moderate to severe periodontitis: a randomized multicenter trial. J Periodontol 2008;79:33–41.
959. Nurnberger M, Treadwell T, Lin B, et al. Pacemaker lead infection and vertebral osteomyelitis presumed due to *Cardiobacterium hominis*. Clin Infect Dis 1998;27:891–891.
960. Nwaohiri N, Urban C, Gluck J, et al. Tricuspid valve endocarditis caused by *Haemophilus parainfluenzae*: a case report and review of the literature. Diagn Microbiol Infect Dis 2009;64:216–219.
961. Nylund Ottem KF, Watanabe K, et al. *Francisella* sp. (family *Francisellaceae*) causing mortality in Norwegian cod (*Gadus morhua*) farming. Arch Microbiol 2006;185:383–392.
962. Oberhofer TR, Back AE. Biotypes of *Haemophilus influenzae* encountered in clinical laboratories. J Clin Microbiol 1979;10:168–174.
963. Obradovic Z, Velic R. Epidemiological characteristics of brucellosis in federation of Bosnia and Herzegovina. Croat Med J 2010;51:345–350.
964. O'Bryan TA, Whitener CJ, Katzman M, et al Hepatobiliary infections caused by *Haemophilus* species. Clin Infect Dis 1992;15:716–719.
965. Ocampo-Sosa AA, Aguero-Balbin J, Garcia-Lobo JM. Development of a new PCR assay to identify *Brucella abortus* biovars 5, 6, and 9 and the new subgroup 3b of biovar 3. Vet Microbiol 2005;110:41–51.
966. Oehler RL, Velez AP, Mizrachi M, et al. Bite-related and septic syndromes caused by cats and dogs. Lancet Infect Dis 2009;9:439–447.
967. O'Grady G, Barnett T, Thomson N. Intraparotid lymphadenitis caused by *Haemophilus aphrophilus*. Otolaryngol Head Neck Surg 2007;136:S54–S55.
968. O'Halloran HS, Draud K, Minix M, et al. Leber's neuroretinitis in a patient with serologic evidence of *Bartonella elizabethae*. Retina 1998;18:276–278.
969. Ohara Y, Sato T, Fujita H, et al. Clinical manifestations of tularemia in Japan – analysis of 1,355 cases observed between 1924 and 1987. Infection 1991;19:14–17.
970. Ohba T, Shibahara T, Kobayashi H, et al. Granulomatous lymphadenitis and pneumonia associated with *Actinobacillus porcitonsillarum* in a slaughter pig. J Comp Pathol 2007;137:82–86.
971. Oksuz S, Ozturk E, Sahin I, et al. Biliary infection and bacteremia caused by β-lactamase-positive, ampicillin-resistant *Haemophilus influenzae* in a diabetic patient. Jpn J Infect Dis 2005;58:34–35.
972. Olarte L, Ampofo K, Thorell EA, et al. *Bartonella vinsonii* endocarditis in an adolescent with congenital heart disease. Pediatr Infect Dis J 2012;31(5):531–534.doi:10.1097/INF.0b013e31824ba95a.
973. Olin P, Gustafsson L, Barreto L, et al. Declining pertussis incidence in Sweden following the introduction of acellular pertussis vaccine. Vaccine 2003;21:2015–2021.
974. Olopoenia LA, Mody V, Reynolds M. *Eikenella corrodens* endocarditis in an intravenous drug user: case report and literature review. J Natl Med Assoc 1994;86:313–315.
975. Olsen I, Dewhirst FE, Paster BJ, et al. Family *Pasteurellaceae* Pohl 1981, 382[VP]. In Brenner DJ, Kreig NR, Staley JT, et al, eds. Bergey's Manual of Systematic Bacteriology. Vol 2. New York: Springer, 2005:851–856.
976. Omikunle A, Takahashi S, Ogilvie CL, et al. Limited genetic diversity of recent invasive isolates of non-serotype b encapsulated *Haemophilus influenzae*. J Clin Microbiol 2002;40:1264–1270.
977. O'Neill E, Maloney A, Hickey M. *Pasteurella multocida* meningitis: case report and review of the literature. J Infect 2005;50:344–345.
978. O'Neill JM, St Geme JW III, Cutter D, et al. Invasive disease due to nontypeable *Haemophilus influenzae* among children in Arkansas. J Clin Microbiol 2003;41:3064–3069.
979. Orduna A, Almaraz A, Prado A, et al. Evaluation of an immunocapture-agglutination test (BrucellaCapt) for serodiagnosis of human brucellosis. J Clin Microbiol 2000;38:4000–4005.
980. O'Reilly KL, Bauer RW, Freeland RL, et al. Acute clinical disease in cats following infection with a pathogenic strain of *Bartonella henselae* (LSU16). Infect Immun 1999;67:3066–3072.
981. O'Rourke GA, Rothwell R. *Capnocytophaga canimorsus* a cause of septicemia following a dog bite: a case review. Aust Crit Care 2011;24(2):93–99. doi:10.1016/j.aucc.2010.12.002.
982. Ory JM, Chuard C, Regamey C. *Pasteurella multocida* pneumonia with empyema. Scand J Infect Dis 1998;30:313–314.
983. Osawa R, Rainey F, Fujisawa T, et al. *Lonepinella koalarum* gen. nov., sp. nov., a new tannin-protein complex degrading bacterium. Syst Appl Microbiol 1995;18:368–373.
984. Oscherwitz SL. Brucellar bacteremia in pregnancy. Clin Infect Dis 1995;21:714–715.
985. Osoba AO, Balkhy H, Memish Z, et al. Diagnostic value of Brucella ELISA IgG and IgM in bacteremic and non-bacteremic patients with brucellosis. J Chemother 2001;13(Suppl 1):54–59.
986. Osterman B, Moriyon I. International Committee on Systematics of Prokaryotes; Subcommittee on the taxonomy of *Brucella*: Minutes of the meeting, 17 September 2003, Pamploma, Spain. Int J Syst Evol Microbiol 2006;56:1173–1175.
987. Ostland VE, Stannard JA, Creek JJ, et al. Aquatic *Francisella*-like bacterium associated with mortality of intensively cultured hybrid striped bass *Morone chrysops* X *M. saxatilis*. Dis Aquat Organ 2006;72:135–145.
988. Ottem KF, Nylund A, Karlsbakk E, et al. Elevation of *Francisella philomiragia* subsp. *noatunensis* Mikalsen et al (2007) to *Francisella noatunensis* comb. nov. [syn. *Francisella piscicida* Ottem et al (2008) syn. nov.] and characterization of *Francisella noatunensis* subsp. *orientalis* subsp. nov., two important fish pathogens. J Appl Microbiol 2009;106:1231–1243.
989. Ouattara AS, Assih EA, Thierry S, et al. *Bosea miniatitlanensis* sp. nov., a strictly aerobic bacterium isolated from an anaerobic digester. Int J Syst Evol Microbiol 2003;53:1247–1251.
990. Ovadia S, Lysyy L, Zubkov T. *Eikenella corrodens* wound infection in a diabetic foot: a brief report. Int Wound J 2005;2:322–324.
991. Oyston PCF. *Francisella tularensis*: unraveling the secrets of an intracellular pathogen. J Med Microbiol 2008;921–930.
992. Ozcan F, Yildiz A, Ozlu MF, et al. A case of fatal endocarditis due to *Suttonella indologenes*. Anatol J Cardiol 2011;1:81–87.
993. Ozkurt Z, Erol S, Tasyaran MA, et al. Detection of *Brucella melitensis* by the BacT/Alert automated system and *Brucella* broth culture. Clin Microbiol Infect 2002;8(11):749–752.
994. Oztoprak N, Bayar U, Celebi G, et al. *Eikenella corrodens*, cause of a vulvar abscess in a diabetic adult. Infec Dis Obstet Gynecol 2007;10:1–2.
995. Ozturk R, Mert A, Kocak F, et al. The diagnosis of brucellosis by use of the BACTEC 9240 blood culture system. Diagn Microbiol Infect Dis 2002;44:133–135.
996. Pai RK, Pergam SA, Kedia A, et al. Pacemaker lead infection secondary to *Haemophilus parainfluenzae*. Pacing Clin Electrophysiol 2004;27:1008–1010.
997. Palanduz A, Palanduz S, Guler K, et al. Brucellosis in a mother and her young infant; probable transmission by breast milk. Int J Infect Dis 2000;4:55–56.
998. Panagopoulos MI, Saint Jean M, Brun D, et al. *Bordetella holmesii* bacteremia in asplenic children: report of four cases initially misidentified as *Acinetobacter lwoffii*. J Clin Microbiol 2010;48:3762–3764.

999. Papadaki TG, el Moussaoui R, van Ketel RJ, et al. *Capnocytophaga canimorsus* endogenous endophthalmitis in an immunocompetent host. Br J Ophthalmol 2008;92:1566-1567.
1000. Pappaioannides D, Korantzoupoulos P, Sinapedis D, et al. Acute pancreatitis associated with brucellosis. JOP 2006;7:62-65.
1001. Pappas G, Bosilkovski M, Akritidis N, et al. Brucellosis and the respiratory system. Clin Infect Dis 2003;37:e95-e99.
1002. Pappas G, Papadimitriou P, Akritidis N, et al. The new global map of human brucellosis. Lancet Infect Dis 2006;6:91-99.
1003. Park SH, Choi YS, Choi YJ, et al. *Brucella* endocarditis with splenic abscess: a report of the first cased diagnosed in Korea. Yonsei Med J 2009;50:142-146.
1004. Pascual F, McCall C, McMurtray A, et al. Outbreak of pertussis among healthcare workers in a hospital surgical unit. Infect Control Hosp Epidemiol 2006;27:546-552.
1005. Pasqualini L, Mencacci A, Scarponi AM, et al. Cervical spondylodiscitis with spinal epidural abscess caused by *Aggregatibacter aphrophilus*. J Med Microbiol 2008;57:652-655.
1006. Patel AM, Mo JH, Walker MT, et al. Epidural abscess and osteomyelitis due to *Actinobacillus actinomycetemcomitans*. Diagn Microbiol Infect Dis 2004;50:283-285.
1007. Patel IS, Seemungal TA. Wilks M, et al. Relationship between bacterial colonization and the frequency, character, and severity of COPD exacerbations. Thorax 2002;57:759-764.
1008. Patel SB, Hashmi ZA, Marx RJ. A retroperitoneal abscess caused by *Haemophilus parainfluenzae* after endoscopic retrograde cholangiopancreatography and open cholecystectomy with a common bile duct exploration: a case report. J Med Case Rep 2010;4:170-172.
1009. Patterson K, Olsen B, Thomas C, et al. Development of a rapid immunochromatographic test for *Haemophilus ducreyi*. J Clin Microbiol 2002;40:3694-3702.
1010. Paturel L, Casalta JP, Habib G, et al. *Actinobacillus actinomycetemcomitans* endocarditis. Clin Microbiol Infect 2004;10:98-118.
1011. Paul K, Patel SS. *Eikenella corrodens* infections in children and adolescents: case reports and review of the literature. Clin Infect Dis 2001;33:54-61.
1012. Peake JE, Slaughter BD. Hemorrhagic conjunctivitis and invasive *Haemophilus influenzae* type b infection. Pediatr Infect Dis J 1994;13:230-231.
1013. Pechous RD, McCarthy TR, Zahrt TC. Working toward the future: insights into *Francisella tularensis* pathogenicity and vaccine development. Microbiol Mol Biol Rev 2009;73:684-711.
1014. Pedersen TI, Howitz M, Ostergaard C. Clinical characteristics of *Haemophilus influenzae* in Denmark in the post-vaccination era. Clin Microbiol Infect 2010;16:439-446.
1015. Peel MM, Hornidge KA, Luppino M. *Actinobacillus* spp. and related bacteria in infected wounds of humans bitten by horses and sheep. J Clin Microbiol 1991;29:2535-2538.
1016. Peled N, David Y, Yagupsky P. Bartholin's gland abscess caused by *Brucella melitensis*. J Clin Microbiol 2004;42:917-918.
1017. Pendle S, Ginn A, Iredell J. Antimicrobial susceptibility of *Bartonella henselae* using Etest methodology. J Antimicrob Chemother 2006;57:761-763.
1018. Pereria RM, Bucaretchi F, Tresoldi AT. Infective endocarditis due to *Haemophilus aphrophilus*: a case report. J Pediatr (Rio J) 2008;84:178-190.
1019. Perez C, Maggi RG, Diniz PP, et al. Molecular and serological diagnosis of *Bartonella* infection in 61 dogs from the United States. J Vet Intern Med 2011;25:805-810.
1020. Perez-Calvo J, Matamala C, Sanjoaquin I, et al. Epidural abscess due to acute *Brucella melitensis* infection. Arch Intern Med 1994;154:1410-1411.
1021. Perkins MD, Mirrett S, Reller LB. Rapid bacterial antigen detection is not clinically useful. J Clin Microbiol 1995;33:1486-1491.
1022. Perkocha LA, Geaghan SM, Benedict TS, et al. Clinical and pathological features of bacillary peliosis hepatis in association with human immunodeficiency virus infection. N Engl J Med 1990;323:1581-1586.
1023. Pers C, Tvedegaard E, Christensen JJ, et al. *Capnocytophaga cynodegmi* peritonitis in a peritoneal dialysis patient. J Clin Microbiol 2007;45:3844-3846.
1024. Peruski AH, Johnson LH 3rd, Peruski LF Jr. Rapid and sensitive detection of biological warfare agents using time-resolved fluorescence assays. J Immunol Methods 2002;263:35-41.
1025. Petersen JM, Carlson JK, Dietrich G, et al. Multiple *Francisella tularensis* subspecies and clades, tularemia outbreak, Utah. Emerg Infect Dis 2008;14:1928-1930.
1026. Petersen JM, Mead PS, Schriefer ME. *Francisella tularensis*: an arthropod-borne pathogen. Vet Res 2009;40:7. doi:10.1051/vetres:2008045.
1027. Petersen JM, Molins CR. Subpopulations of *Francisella tularensis* ssp. *tularensis* and *holarctica*: identification and associated epidemiology. Future Microbiol 2010;5:649-661.
1028. Petrocheilou-Pashou V, Georgilis K, Kostis E, et al. Bronchitis caused by *Bordetella bronchiseptica* in an elderly woman. Clin Microbiol Infect 2000;6:147-148.
1029. Petti CA, Polage CR, Schreckenberger P. The role of 16S rRNA gene sequencing in identification of microorganisms misidentified by conventional methods. J Clin Microbiol 2005;43:6123-6125.
1030. Phipps SE, Tamblyn DM, Badenoch PR. *Capnocytophaga canimorsus* endophthalmitis following cataract surgery. Clin Exp Ophthalmol 2002;30:375-377.
1031. Pierard-Franchimont C, Quatresooz P, Pierard GE. Skin diseases associated with *Bartonella* infection: facts and controversies. Clin Dermatol 2010;28:483-488.
1032. Pillai A, Mitchell JL, Hill SL, et al. A case of *Haemophilus parainfluenzae* pneumonia. Thorax 2000;55:623-624.
1033. Pins MR, Holden JM, Yang JM, et al. Isolation of presumptive *Streptobacillus moniliformis* from abscesses associated with the female genital tract. Clin Infect Dis 1996;22:471-476.
1034. Pittman T, Williams D, Friedman AD. A shunt infection caused by *Francisella tularensis*. Pediatr Neurosurg 1996;24:50-51.
1035. Plettenberg A, Lorenzen T, Burtsche BT, et al. Bacillary angiomatosis in HIV-infected patients - an epidemiological and clinical study. Dermatology 2000;201:326-331.
1036. Plourde PJ, Embree J, Friesen F, et al. Glandular tularemia with typhoidal features in a Manitoba child. CMAJ 1992;146:1953-1955.
1037. Poddar SK. Detection and discrimination of *B. pertussis* and *B. holmesii* by real-time PCR targeting IS*481* using a beacon probe and probe-target melting analysis. Mol Cell Probes 2003;17:91-98.
1038. Pohl S. DNA relatedness among members of *Haemophilus*, *Pasteurella*, and *Actinobacillus*. In Kilian M, Frederiksen W, Biberstein EL, eds. *Haemophilus*, *Pasteurella*, and *Actinobacillus*. London, UK: Academic Press, 1981:245-253.
1039. Poirrier AL, Gillard-Tromme N, Lefebvre PP, et al. Pertussis in adulthood: report of two cases and review of the literature. Laryngoscope 2009;119:1720-1722.
1040. Poolman JT, Hammander HO. Acellular pertussis vaccines and the role of pertactin and fimbriae. Expert Rev Vaccines 2007;6(1):47-56.
1041. Porter JF, Connor K, Donachie W. Isolation and characterization of *Bordetella parapertussis*-like bacteria from ovine lungs. Microbiology 1994;140:255-261.
1042. Postels-Multani S, Schmitt HJ, Wirsing von Konig CH, et al. Symptoms and complications of pertussis in adults. Infection 1995;23:139-142.
1043. Potron A, Mainardi JL, Podglajen I, et al. Recurrent infective endocarditis due to *Aggregatibacter actinomycetemcomitans*: reinfection or relapse. J Med Microbiol 2010;59:1524-1526.
1044. Pouedras P, Donnio PY, Le Tulzo Y, et al. *Pasteurella stomatis* infection following a dog bite. Eur J Clin Microbiol Infect Dis 1993;12:65.
1045. Probert WS, Ely J, Schrader K, et al. Identification and evaluation of new target sequences for specific detection of *Bordetella pertussis* by real-time PCR. J Clin Microbiol 2008;46:3228-3231.
1046. Provenza JM, Klotz SA, Penn RL. Isolation of *Francisella tularensis* from blood. J Clin Microbiol 1986;24:453-455.
1047. Purdy D, Khardori N, Abbas F, et al. Postoperative pancreatic abscess due to *Haemophilus influenzae*. Clin Infect Dis 1993;17:49-51.
1048. Quarry JE, Isherwood KE, Mitchell SL, et al. A *Francisella tularensis* subspecies *novicida* purF mutant, but not a purA mutant, induces protective immunity to tularemia in mice. Vaccine 2007;25:2011-2018.
1049. Quentin R, Goudeau A, Wallace RJ Jr, et al. Urogenital, maternal, and neonatal isolates of *Haemophilus influenzae*: identification of unusually virulent serologically non-typeable clone families and evidence for a new *Haemophilus* species. J Gen Microbiol 1990;136:1203-1209.
1050. Quentin R, Martin C, Musser JM, et al. Genetic characterization of a cryptic genospecies of *Haemophilus* causing urogenital and neonatal infections. J Clin Microbiol 1993;31:1111-1116.
1051. Quentin R, Musser JM, Mellouett M, et al. Typing of urogenital, maternal, and neonatal isolates of *Haemophilus influenzae* and *Haemophilus parainfluenzae* in correlation with clinical course of isolation and evidence for a genital specificity of *Haemophilus influenzae* biotype IV. J Clin Microbiol 1989;27:2286-2294.
1052. Quiepo-Ortuno MI, Colmenero JD, Bravo MJ, et al. Usefulness of a quantitative real-time PCR assay using serum samples to discriminate between inactive, serologically positive and active human brucellosis. Clin Microbiol Infect 2008;14:1128-1134.
1053. Quiepo-Ortuno MI, Colmenero JD, Regeura JM, et al. Rapid diagnosis of human brucellosis by SYBR Green I-based real-time PCR assay and melting curve analysis in serum samples. Clin Microbiol Infect 2005;11:713-718.
1054. Quiles I, Blazquez JC, de Teresa L, et al. Vertebral osteomyelitis due to *Pasteurella aerogenes*. Scand J Infect Dis 2000;32:566-567.
1055. Raab MG, Lutz RA, Stauffer ES. *Eikenella corrodens* vertebral osteomyelitis: a case report and literature review. Clin Orthop Relat Res 1993;293:144-147.
1056. Raad I, Rand K, Gaskins D. Buffered charcoal yeast extract medium for the isolation of brucellae. J Clin Microbiol 1990;28:1671-1672.

1057. Raffi F, Barner J, Baron D, et al. *Pasteurella multocida* bacteremia: report of 13 cases over 12 years and review of the literature. Scand J Infect Dis 1987;19:385–393
1058. Raffi F, David A, Mouzard A, et al. *Pasteurella multocida* appendiceal peritonitis: report of three cases and review of the literature. Pediatr Infect Dis J 1986;5:695–698.
1059. Ramana KV, Mohanty SK. An adult case of urinary tract infection with *Kingella kingae*: a case report. J Med Case Rep 2009;3:7236. doi:10.1186/1752-1947-3-7236.
1060. Ramdeen GD, Smith RJ, Smith EA, et al. *Pasteurella multocida* tonsillitis: case report and review. Clin Infect Dis 1995;20:1055–1057.
1061. Ramos JM, Pacho E, Garcia-Valle B, et al. Splenic abscess due to *Eikenella corrodens*. Postgrad Med J 1994;70:848–849.
1062. Raoult D, Drancourt M, Carta A, et al. *Bartonella (Rochalimaea) quintana* isolation in a patient with chronic lymphadenopathy, lymphopenia, and a cat. Lancet 1994;343:977.
1063. Raoult D, Fournier PE, Drancourt M, et al. Diagnosis of 22 new cases of *Bartonella* endocarditis. Ann Intern Med 1996;125:646–652.
1064. Raoult D, Roblot F, Rolain JM, et al. First isolation of *Bartonella alsatica* from a valve of a patient with endocarditis. J Clin Microbiol 2006;44:278–279.
1065. Rechtman DJ, Nadler JP. Abdominal abscess due to *Cardiobacterium hominis* and *Clostridium bifermentans*. Rev Infect Dis 1991;13:418–419.
1066. Redelman-Sidi G, Grommes C, Papanicolaou G. Kitten-transmitted *Bordetella bronchiseptica* infection in a patient receiving temozolomide for glioblastoma. J Neurooncol 2011;102:335–339.
1067. Redkar R, Rose S, Bricker B, et al. Real-time detection of *Brucella abortus*, *Brucella melitensis*, and *Brucella suis*. Mol Cell Probes 2001;15:43–52.
1068. Reekmans A, Noppen M, Naessens A, et al. A rare manifestation of *Kingella kingae* infection. Eur J Intern Med 2000;11:343–344.
1069. Rees RK, Graves M, Caton N, et al. Single tube identification and strain typing of *Brucella melitensis* by multiplex PCR. J Microbiol Methods 2009;78:66–70.
1070. Regan J, Lowe F. Enrichment medium for the isolation of *Bordetella pertussis*. J Clin Microbiol 1977;6:303–309.
1071. Regnery RL, Anderson BE, Clarridge JE, et al. Characterization of a novel *Rochalimaea* species, *R. henselae* sp. nov., isolated from blood of a febrile, human immunodeficiency virus-positive patient. J Clin Microbiol 1992;30:265–274.
1072. Regnery RL, Marano N, Jameson P, et al. A fourth *Bartonella* species, *Bartonella weissii*, species nov, isolated from domestic cats. Proceedings of the 15th Meeting of the American Society for Rickettsiology. April 30–May 3, 2000, p. 16.
1073. Regnery RL, Martin M, Olson J. Naturally occurring "*Rochalimaea henselae*" infection in domestic cats. Lancet 1992;340:557–558.
1074. Regnery RL, Olson JG, Perkins BA, et al. Serological response to "*Rochalimaea henselae*" antigen in suspected cat-scratch disease. Lancet 1992;339:1443–1445.
1075. Reguera JM, Alarcon A, Miralles F, et al. *Brucella* endocarditis: clinical, diagnostic, and therapeutic approach. Eur J Clin Microbiol Infect Dis 2003;22:647–650.
1076. Reintjes R, Dedushaj I, Gjini A, et al. Tularemia outbreak investigation in Kosovo: case control and environmental studies. Emerg Infect Dis 2002;8:69–73.
1077. Reischl U, Lehn N, Sanden GN, et al. Real-time PCR assay targeting IS481 of *Bordetella pertussis* and molecular basis for detecting *Bordetella holmesii*. J Clin Microbiol 2001;39:1963–1966.
1078. Reitman CA, Watters WC 3rd. Spinal brucellosis: case report in the United States. Spine 2002;27:E250–E252.
1079. Rele M, Giles M, Daley AJ. Invasive *Haemophilus parainfluenzae* maternal-infant infections: an Australian perspective and case report. Aust N Z J Obstet Gynaecol 2006;46:254–260.
1080. Renvert S, Lessem J, Dahlen G, et al. Topical minocycline microspheres versus topical chlorhexidine gel as an adjunct to mechanical debridement of incipient periimplant infections: a randomized clinical trial. J Clin Periodontol 2006;33:362–369.
1081. Resendiz-Sanchez J, Contreras-Rodriguez A, Lopez-Merino A, et al. Isolation of *Brucella melitensis* from an abscess on the left foot of a 3-year-old infant. J Med Microbiol 2009;58:267–269.
1082. Rheault MN, van Burick JA, Ingulli E, et al. Cat-scratch disease relapse in a kidney transplant patient. Pediatr Transplant 2007;11:105–109.
1083. Rhyan JC, Gidlewski T, Ewalt DR, et al. Seroconversion and abortion in cattle experimentally infected with *Brucella* sp. isolate from a Pacific harbor seal (*Phoca vitulina richardsi*). J Vet Diagn Invest 2001;13:379–382.
1084. Ribeiro GA, Carter GR, Frederiksen W, et al. *Pasteurella haemolytica*-like bacterium from a progressive granuloma of cattle in Brazil. J Clin Microbiol 1989;27:1401–1402.
1085. Riep B, Edesi-Neu L, Claessen F, et al. Are putative periodontal pathogens reliable diagnostic markers? J Clin Microbiol 2009;47:1705–1711.
1086. Riess T, Dietrich F, Schmidt KV, et al. Analysis of a novel insect cell culture medium-based growth medium for *Bartonella* species. Appl Environ Microbiol 2008;74:5224–5227.
1087. Rijpens NP, Jannes G, Van Asbroeck M, et al. Direct detection of *Brucella* spp. I raw milk by PCR and reverse hybridization with 16S-23S rRNA spacer probes. Appl Environ Microbiol 1996;62:1683–1688.
1088. Riley UB, De P. *Pasteurella multocida* – an uncommon cause of obstetric and gynaecological sepsis. J Infect 1995;31:51–53.
1089. Rimon A, Hoffer V, Prais D, et al. Periorbital cellulitis in the era of *Haemophilus influenzae* type b vaccine: predisposing factors and etiologic agents in hospitalized children. J Pediatr Ophthalmol Strabismus 2008;45:300–304.
1090. Risi GF Jr, Spangler CA. *Capnocytophaga canimorsus* meningitis after routine myelography: a sentinel event identifies multiple opportunities for improvement of standard practices in radiology. Am J Infect Control 2006;34:540–542.
1091. Rivera M, Hunter GC, Brooker J, et al. Aortic graft infection due to *Pasteurella haemolytica* and group C β-hemolytic streptococcus. Clin Infect Dis 1994;19:941–943.
1092. Robichaud S, Libman M, Behr M, et al. Prevention of laboratory-acquired brucellosis. Clin Infect Dis 2004;38:e119–e122.
1093. Robinson-Dunne B. The microbiology laboratory's role in response to bioterrorism. Arch Pathol Lab Med 2002;126:291–294.
1094. Rocas IN, Siqueira JF. Culture-independent detection of *Eikenella corrodens* and *Veillonella parvula* in primary endodontic infections. J Endod 2006;32:509–512.
1095. Rodgers BL, Duffield RP, Taylor J, et al. Tularemic meningitis. Pediatr Infect Dis J 1998;17:439–441.
1096. Rodriguez WJ, Schwartz RH. *Streptococcus pneumoniae* causes otitis media with higher fever and more redness of tympanic membranes than *Haemophilus influenzae* or *Moraxella catarrhalis*. Pediatr Infect Dis J 1999;18:942–944.
1097. Rodriguez-Barradas MC, Hamill RJ, Houston ED, et al. Genomic fingerprinting of *Bartonella* species by repetitive element PCR for distinguishing species and isolates. J Clin Microbiol 1995;33:1089–1093.
1098. Roe RH, Jumper JM, Fu AD, et al. Ocular *Bartonella* infections. Int Ophthalmol Clin 2008;48:93–105.
1099. Rohrbach BW, Westerman E, Istre GR. Epidemiology and clinical characteristics of tularemia in Oklahoma, 1979–1985. South Med J 1991;84:1091–1096.
1100. Rolain JM, Brouqui P, Koehler JE, et al. Recommendations for treatment of human infections caused by *Bartonella* species. Antimicrob Agents Chemother 2004;48:1921–1923.
1101. Rolain JM, Rousset E, LaScola B, et al. *Bartonella schoenbuchensis* isolated from the blood of a French cow. Ann N Y Acad Sci 2003;990:236–238.
1102. Rolando I, Olarte L, Vilchez G, et al. Ocular manifestations associated with brucellosis: a 26-year experience in Peru. Clin Infect Dis 2008;46:1338–1345.
1103. Rolando I, Vilchez G, Olarte L, et al. Brucellar uveitis: intraocular fluids and biopsy studies. Int J Infect Dis 2009;13(5):e206–e211. doi:10.1016/j.ijid.2008.12.004.
1104. Rolle U, Schille R, Hormann D, et al. Soft tissue infection caused by *Kingella kingae* in a child. J Pediatr Surg 2001;36:946–947.
1105. Roman-Torres CV, Aquino DR, Cortelli SC, et al. Prevalence and distribution of serotype-specific genotypes of *Aggregatibacter actinomycetemcomitans* in chronic periodontitis Brazilian subjects. Arch Oral Biol 2010;55:242–248.
1106. Romero C, Gamazo C, Pardo M, et al. Specific detection of *Brucella* DNA by PCR. J Clin Microbiol 1995;33:615–617.
1107. Roorda L, Buitenwerf J, Ossewaarde JM, et al. A real-time PCR assay with improved specificity for detection and discrimination of all clinically relevant *Bordetella* species by the presence and distribution of three insertion elements. BMC Res Notes 2011;4:11.
1108. Rordorf T, Zuger C, Zbinden R, et al. *Streptobacillus moniliformis* endocarditis in an HIV-positive patient. Infection 2002;28:393–394.
1109. Rosales CM, McLaughlin MD, Sata T, et al. AIDS presenting with cutaneous Kaposi's sarcoma and bacillary angiomatosis in the bone marrow mimicking Kaposi's sarcoma. AIDS Patient Care STDS 2002;17:573–577.
1110. Rosen T. Penile ulcer from traumatic orogenital contact. Dermatol Online J 2005;11:18.
1111. Rosenbach KA, Poblete J, Larkin J. Prosthetic valve endocarditis caused by *Pasteurella dagmatis*. South Med J 2001;94:1033–1035.
1112. Rosenman JR, Reynolds JK, Kleinman MB. *Capnocytophaga canimorsus* meningitis in a newborn: an avoidable infection. Pediatr Infect Dis J 2003;22:204–205.
1113. Rossau R, Vandenbussche G, Thielemans S, et al. Ribosomal ribonucleic acid cistron similarities and deoxyribonucleic acid homologies of *Neisseria*, *Kingella*, *Eikenella*, *Simonsiella*, *Alysiella*, and Centers for Disease Control Groups EF-4 and M-5 in the emended family *Neisseriaceae*. Int J Syst Bacteriol 1989;39:185–198.

1114. Rotsein A, Konstantinov IE, Penny DJ. *Kingella*-infective endocarditis resulting in a perforated aortic root abscess and fistulous connection between the sinus of Valsalva and the left atrium in a child. Cardiol Young 2010;20:332–333.
1115. Roushan NRH, Mohraz M, Hajiahmadi M, et al. Efficacy of gentamicin plus doxycycline versus streptomycin plus doxycycline for the treatment of brucellosis in humans. Clin Infect Dis 2006;42:1075–1080.
1116. Roux V, Eykyn SJ, Wyllie S, et al. *Bartonella vinsonii* subsp. *berkhoffii* as an agent of afebrile blood culture-negative endocarditis in a human. J Clin Microbiol 2000;38:1698–1700.
1117. Rowbotham TJ. Rapid identification of *Streptobacillus moniliformis*. Lancet 1983;2:567.
1118. Rubin LG, Gloster ES, Carlone GM, et al. An infant rat model of bacteremia with Brazilian purpuric fever isolates of *Haemophilus influenzae* biogroup aegyptius. J Infect Dis 1989;160:476–482.
1119. Ruiz-Irastorza G, Garea C, Alonso JJ, et al. Septic shock due to *Pasteurella multocida* subspecies *multocida* in a previously healthy woman. Clin Infect Dis 1995;21:232–234.
1120. Ruiz-Mesa JD, Sanchez-Gonzalez J, Reguera JM, et al. Rose Bengal test: diagnostic yield and use for the rapid diagnosis of human brucellosis in emergency departments in endemic areas. Clin Microbiol Infect 2005;11:221–225.
1121. Rupp ME. *Streptobacillus moniliformis* endocarditis: case report and review. Clin Infect Dis 1992;14:769–772.
1122. Russell FM, Davis JM, Whipp MJ, et al. Severe *Bordetella holmseii* infection in a previously healthy adolescent confirmed by gene sequence analysis. Clin Infect Dis 2001;33:129–130.
1123. Russo G, Pasquali P, Nenova R, et al. Reemergence of human and animal brucellosis, Bulgaria. Emerg Infect Dis 2009;15:314–216.
1124. Rycroft AN, Garside LH. *Actinobacillus* species and their role in animal disease. Vet J 2000;159:18–36.
1125. Rydkina EB, Roux V, Gagua EM, et al. *Bartonella quintana* in body lice collected from homeless persons in Russia. Emerg Infect Dis 1999;5:176–178.
1126. Saadati M, Gibbs HA, Parton R, et al. Characterisation of the leukotoxin produced by different strains of *Pasteurella haemolytica*. J Med Microbiol 1997;46:276–284.
1127. Sacks R, Kerr K. A 42-year-old woman with septic shock: an unexpected source. J Emerg Med 2012;42(3):275–278. doi:10.1016/j.jemermed.2008.09.010.
1128. Saisongkorh W, Kowalczewska M, Azza S, et al. Identification of candidate proteins for the diagnosis of *Bartonella henselae* infections using an immunoproteomic approach. FEMS Microbiol Lett 2010;310:158–167.
1129. Saisongkorh W, Wootta W, Sawanpanyalert P, et al. "*Candidatus Bartonella thailandensis*": a new genotype of *Bartonella* identified from rodents. Vet Microbiol 2009;139:197–291.
1130. Saito A, Hosaka Y, Nakagawa T, et al. Significance of serum antibody against surface antigens of *Actinobacillus actinomycetemcomitans* in patients with adult periodontitis. Oral Microbiol Immunol 1993;8:146–153.
1131. Salgado F, Grana M, Ferrer V, et al. Splenic infarction associated with acute *Brucella melitensis* infection. Eur J Clin Microbiol Infect Dis 2002;21:63–64.
1132. Salehi N, Custodio H, Rathore MH. Renal microabscesses due to *Bartonella* infection. Pediatr Infect Dis J 2010;29:472–473.
1133. Samartino LE. Brucellosis in Argentina. Vet Microbiol 2002;90:71–80.
1134. Sandqvist A, Kalies H, Siedler A, et al. Invasive nontypeable *Haemophilus influenzae* infections in Germany: a case report of a previously healthy 7-year-old boy with an intracranial abscess, and epidemiological data from 2001 to 2005. Eur J Pediatr 2006;165:658–659.
1135. Sander A, Berner R, Ruess M. Serodiagnosis of cat scratch disease: response to *Bartonella henselae* in children and a review of diagnostic methods. Eur J Clin Microbiol Infect Dis 2001;20:392–401.
1136. Sander A, Penno S. Semiquantitative species-specific detection of *Bartonella henselae* and *Bartonella quintana* by PCR-enzyme immunoassay. J Clin Microbiol 1999;37:3097–3101.
1137. Sandoe JA. *Capnocytophaga canimorsus* endocarditis. J Med Microbiol 2004;53:245–248.
1138. Sandstrom G, Sjostedt A, Forsman M, et al. Characterization and classification of strains of *Francisella tularensis* isolated in the central Asian focus of the Soviet Union and Japan. J Clin Microbiol 1992;30:172–175.
1139. Sane SM, Faerber RN, Belani KK. Respiratory foreign bodies and *Eikenella corrodens* brain abscess in two children. Pediatr Radiol 1999;29:327–330.
1140. Santic M, Molmeret M, Barker JR, et al. A *Francisella tularensis* pathogenicity island protein essential for bacterial proliferation within the host cell cytosol. Cell Microbiol 2007;9:2391–2403.
1141. Santini C, Baiocchi P, Berardelli A, et al. A case of brain abscess due to *Brucella melitensis*. Clin Infect Dis 1994;19:977–978.
1142. Santos R, Cardoso O, Rodrigues P, et al. Bacillary angiomatosis by *Bartonella quintana* in an HIV-infected patient. J Am Acad Dermatol 2000;42:299–301.
1143. Sarangi J, Cartwright K, Stuart J, et al. Invasive *Haemophilus influenzae* disease in adults. Epidemiol Infect 2000;124:441–447.
1144. Sarma PS, Mohanty S. *Capnocytophaga cynodegmi* cellulitis, bacteremia, and pneumonitis in a diabetic man. J Clin Microbiol 2001;39:2028–2029.
1145. Sarria C, Vidal M, Kimbrough C 3rd, et al. Fatal infection caused by *Francisella tularensis* in a neutropenic bone marrow transplant recipient. Ann Hematol 2003;82:41–43.
1146. Scheel O, Hoel T, Sandvik T, et al. Susceptibility patterns of Scandinavian *Francisella tularensis* isolates with regard to oral and parenteral antimicrobial agents. APMIS 1993;101:33–36.
1147. Schlabritz-Loutsevitch NE, Whatmore AM, Quance CR, et al. A novel *Brucella* isolate in association with two cases of stillbirth in non-human primates. J Med Primatol 2009;38:70–73.
1148. Schlater LK, Brenner DJ, Steigerwalt AG, et al. *Pasteurella caballi*, a new species from equine clinical specimens. J Clin Microbiol 1989;27:2169–2174.
1149. Schlosser RJ, London SD, Gwaltney JM Jr, et al. Microbiology of chronic frontal sinusitis. Laryngoscope 2001;111:1330–1332.
1150. Schmitt-Grohe S, Cherry JD, Heininger U, et al. Pertussis in German adults. Clin Infect Dis 1995;21:860–866.
1151. Schmulewitz L, Chandesris MO, Mainardi JL, et al. Invasive *Pasteurella multocida* sinusitis in a renal transplant patient. Transpl Infect Dis 2008;10:206–208.
1152. Scholz HC, Al Dahouk S, Tomaso H, et al. Genetic diversity and phylogenetic relationships of bacteria belonging to the *Ochrobactrum-Brucella* group by recA and 16S rRNA-based comparative sequence analysis. Syst Appl Microbiol 2008;31:1–16.
1153. Scholz HC, Hofer E, Vergnaud G, et al. Isolation of *Brucella microti* from mandibular lymph nodes of red foxes, *Vulpes vulpes*, in lower Austria. Vector Borne Zoonotic Dis 2008;9:153–155.
1154. Scholz HC, Hubalek Z, Sedlacek I, et al. *Brucella microti* sp. nov., isolated from the common vole *Microtus arvalis*. Int J Syst Evol Microbiol 2008;58:375–382.
1155. Scholz HC, Hubelek Z, Nesvadbova J, et al. Isolation of *Brucella microti* from soil. Emerg Infect Dis 2008;14:1316–1317.
1156. Scholz HC, Nockler K, Gollner C, et al. *Brucella inopinata* sp. nov., isolated from a breast implant infection. Int J Syst Evol Microbiol 2010;60:801–808.
1157. Schonheyder H, Ejlertson T, Frederiksen W. Isolation of a dysgonic fermenter (DF-3) from urine of a patient. Eur J Clin Microbiol Infect Dis 1991;10:530–531.
1158. Schouls LM, van de Pol I, Rijpkema SG, et al. Detection and identification of *Ehrlichia*, *Borrelia burgdorferi* sensu lato, and *Bartonella* species in Dutch *Ixodes ricinus* ticks. J Clin Microbiol 1999;37:2215–2222.
1159. Schwartz RA, Nychay S, Janniger SG, et al. Bacillary angiomatosis presentation of six patients, some with unusual features. Br J Dermatol 1997;136:60–65.
1160. Schwartzman WA, Patnaik M, Angulo FJ, et al. *Bartonella* (*Rochalimaea*) antibodies, dementia, and cat ownership among men infected with human immunodeficiency virus. Clin Infect Dis 1995;21:954–959.
1161. Schwartzman WA, Patnaik M, Barka NE, et al. *Rochalimaea* antibodies in HIV-associated neurologic disease. Neurology 1994;44:1312–1316.
1162. Scoles GA. Phylogenetic analysis of the *Francisella*-like endosymbiont of *Dermacentor* ticks. J Med Entomol 2004;41:277–286.
1163. Scolfaro C, Mignone F, Genneri F, et al. Possible donor-recipient bartonellosis transmission in a pediatric liver transplant. Tranpl Infect Dis 2008;10:431–433.
1164. Scott JC, Koylass MS, Stubberfield MR, et al. Multiplex assay base on single-nucleotide polymorphisms for rapid identification of *Brucella* isolates to species level. Appl Environ Microbiol 2007;73:7331–7337.
1165. Seger RA, Hollis DG, Weaver RE, et al. Chronic granulomatous disease: fatal septicemia caused by an unnamed gram-negative bacterium. J Clin Microbiol 1982;16:821–825.
1166. Seleem MN, Boyle SM, Sriranganathan N. *Brucella*: a pathogen without classic virulence genes. Vet Microbiol 2008;129(1/2):1–14.
1167. Seleem MN, Boyle SM, Sriranganathan N. Brucellosis: a re-emerging zoonosis. Vet Microbiol 2010;140(3/4):392–398.
1168. Sena AC, Seed P, Nicholson B, et al. *Kingella kingae* endocarditis and a cluster investigation among daycare attendees. Pediatr Infect Dis J 2010;29:86–88.
1169. Senol M, Ozcan A, Karincaoglu Y, et al. Tularemia: a case transmitted from a sheep. Cutis 1999;63:49–51.
1170. Sethi S, Murphy TF. Bacterial infection in chronic obstructive pulmonary disease in 2000: a state-of-the-art review. Clin Microbiol Rev 2001;14:336–363.
1171. Sethi S, Muscarella K, Evans N, et al. Airway inflammation and etiology of acute exacerbations of chronic bronchitis. Chest 2000;118:1557–1565.
1172. Sevinc A, Kutlu NO, Kuku I, et al. Severe epistaxis in brucellosis-induced isolated thromboctyopenia: a report of two cases. Clin Lab Haematol 2000;22:373–375.
1173. Shah RK, Roberson DW, Jones DT. Epiglottitis in the *Haemophilus influenzae* type b vaccine era: changing trends. Laryngoscope 2004;114:557–560.

1174. Shanson DC, Pratt J, Greene P. Comparison of media with and without "Panemede" for the isolation of *Streptobacillus moniliformis* from blood cultures and observations on the inhibitory effect of sodium polyanethol sulfonate. J Med Microbiol 1985;19:181–186.

1175. Shanson DC, Gazzard BG, Midgley J, et al. *Streptobacillus moniliformis* isolated from blood in four cases of Haverhill fever. First outbreak in Britain. Lancet 1983;2:92–94.

1176. Shapira L, Soskolne WA, Sela MN, et al The secretion of PGE2, IL-1β, IL-6 and TNF-α by adherent mononuclear cells from early onset periodontitis patients. J Periodontal 1994;65:139–146.

1177. Shapiro DS, Brooks PE, Coffey DM, et al. Peripartum bacteremia with CDC group HB-5 (*Pasteurella bettyae*). Clin Infect Dis 1996;22:1125–1126.

1178. Shawar R, Sepulveda J, Clarridge JE. Use of the RapID-ANA system and sodium polyanetholsulfonate disk susceptibility testing in identifying *Haemophilus ducreyi*. J Clin Microbiol 1990;28:108–111.

1179. Shehabi A, Shakir K, El-Khateeb, et al. Diagnosis and treatment of 106 cases of human brucellosis. J Infect 1990;20:5–10.

1180. Shen H, Chen W, Conlan JW. Mice sublethally infected with *Francisella novicida* U112 develop only marginal protective immunity against systemic or aerosol challenge with virulent type A or B strains of *F. tularensis*. Microb Pathog 2004;37:107–110.

1181. Sheng WS, Hsueh PR, Hung CC, et al. Clinical features of patients with invasive *Eikenella corrodens* infections and microbiological characteristics of the causative isolates. Eur J Clin Microbiol Infect Dis 2001;20:231–236.

1182. Shenoy S, Kavitha R, Laxmi V, et al. Septic arthritis due to *Actinobacillus actinomycetemcomitans*. Indian J Pediatr 1996;63:569–570.

1183. Shepard CW, Daneshvar MI, Kaiser RM, et al. *Bordetella holmesii* bacteremia: a newly recognized clinical entity among asplenic patients. Clin Infect Dis 2004;38:799–804.

1184. Sherlock M, Roche M, Agha A, et al. A case of *Haemophilus aphrophilus* and *Mobiluncus mulieris* hepatic abscess. J Infect 2005;51:e19–e22.

1185. Shivaprakasha S, Radhakrishnan K, Kamath P, et al. Late prosthetic valve endocarditis due to *Cardiobacterium hominis*, an unusual complication. Indian J Med Microbiol 2007;25:64–66.

1186. Shoshan Y, Maayan S, Gomori MJ, et al. Chronic subdural empyema: a new presentation of neurobrucellosis. Clin Infect Dis 1996;23:400–401.

1187. Sicherer SH, Asturias EJ, Winkelstein JA, et al. *Francisella philomiragia* sepsis in chronic granulomatous disease. Pediatr Infect Dis J 1997;16:420–422.

1188. Sikanic-Dugic N, Pustisek N, Hirsl-Hecej V, et al. Microbiological findings in prepubertal girls with vulvovaginitis. Acta Dermatovenerol Croat 2009;17:267–272.

1189. Sinnott JT, Blazejowski C, Bazzini MD. *Bordetella bronchiseptica* endocarditis: a tale of a boy and his dog. Clin Microbiol Newslett 1989;11:111–112.

1190. SintchenkoV, Brown M, Gilbert GL. Is *Bordetella pertussis* susceptibility to erythromycin changing? MIC trends among Australian isolates 1971–2006. J Antimicrob Chemother 2007;60:1178–1179.

1191. Siverio CD Jr, Whitcher JP. *Haemophilus influenzae* corneal ulcer associated with atopic keratoconjunctivitis and herpes simplex keratitis (letter). Br J Ophthalmol 2002;86:478–479.

1192. Sjostedt AB. Family III. *Francisellaceae* fam. Nov. In Brenner DJ, Krieg NR, Staley JT, eds. Bergey's Manual of Systematic Bacteriology, 2nd Ed. Vol. II, Part B. The γ-Proteobacteria. New York, USA: Springer:199–210.

1193. Sjostedt AB, Eriksson U, Berglund L, et al. Detection of *Francisella tularensis* in ulcers of patients with tularemia by PCR. J Clin Microbiol 1997;35:1045–1048.

1194. Skalsky K, Yahav D, Bishara J, et al. Treatment of human brucellosis: review and meta-analysis of randomized controlled trials. BMJ 2008;336:701–704.

1195. Skottman T, Piiparinen H, Hyytiainen H, et al. Simultaneous real-time PCR detection of *Bacillus anthacis*, *Francisella tularensis*, and *Yersinia pestis*. Eur J Clin Microbiol Infect Dis 2006;26:207–211.

1196. Slater LN, Pitha JV, Herrera L, et al. *Rochalimaea henselae* infection in acquired immunodeficiency syndrome causing inflammatory disease without angiomatosis or peliosis. Arch Pathol Lab Med 1994;118:33–38.

1197. Slater LN, Welch DF, Hensel D, et al. A newly recognized fastidious gram--negative pathogen as a cause of fever and bacteremia. N Engl J Med 1990;323:1587–1593.

1198. Sloan LM, Hopkins MK, Mitchell PS, et al. Multiplex LightCycler PCR assay for differentiation of *Bordetella pertussis* and *Bordetella parapertussis* in nasopharyngeal specimens. J Clin Microbiol 2002;40:96–100.

1199. Slonim A, Walker ES, Mishori E, et al. Person-to-person transmission of *Kingella kingae* among day-care center attendees. J Infect Dis 1998;178:1843–1846.

1200. Smith HM, Reporter R, Rood MP, et al. Prevalence study of antibody to ratborne pathogens and other agents among patients using a free clinic in downtown Los Angeles. J Infect 2002;186:1673–1676.

1201. Smith S, Tilton RC. Acute *Bordetella pertussis* infection in an adult. J Clin Microbiol 1996;34:429–430.

1202. Sneath PHA, Stevens M. *Actinobacillus rossii* sp. nov., *Actinobacillus seminis* sp. nov., nom. rev., *Pasteurella bettii* sp. nov., *Pasteurella lymphangitidis* sp. nov., *Pasteurella mairi* sp. nov., and *Pasteurella trehalosi* sp. nov. Int J Syst Bacteriol 1990;40:148–153.

1203. Sobraques M, Maurin M, Birtles R, et al. In vitro susceptibilities of four *Bartonella bacilliformis* strains to 30 antibiotic compounds. Antimicrob Agents Chemother 1999;43:2090–2092.

1204. Sohn AH, Probert WS, Glaser CA, et al. Human neurobrucellosis with intracerebral granuloma caused by a marine mammal *Brucella* spp. Emerg Infect Dis 2003;9:485–488.

1205. Sokol W. Epidemiology of sinusitis in the primary care setting: results from the 1999–2000 respiratory surveillance program. Am J Med 2001;111(Suppl 9A):19S–24S.

1206. Solera J. Update on brucellosis: therapeutic challenges. Int J Antimicrob Agents 2010;36:S18–S20.

1207. Solera J, Geijo P, Largo J, et al. A randomized, double-blind study to assess the optimal duration of doxycycline treatment for human brucellosis. Clin Infect Dis 2004;39:1776–1782.

1208. Solera J, Martinez-Alfaro E, Espinosa A, et al. Multivariate model for predicting relapse in human brucellosis. J Infect 1998;36:85–92.

1209. Solomon HM, Jackson D. Rapid diagnosis of *Brucella melitensis* in blood: some operational characteristics of the BacT/ALERT. J Clin Microbiol 1992;30:222–224.

1210. Somers CJ, Millar BC, Xu J, et al. *Haemophilus segnis*: a rare cause of endocarditis. Clin Microbiol Infect 2003;9:1048–1050.

1211. Sorbello AF, O'Donnell J, Kaiser-Smith J, et al. Infective endocarditis due to *Pasteurella dagmatis*: case report and review. Clin Infect Dis 1994;18:336–338.

1212. Sordillo EM, Rendel M, Sood R, et al. Septicemia due to β-lactamase-positive *Kingella kingae*. Clin Infect Dis 1993;17:818–819.

1213. Spach DH, Callis KP, Paauw DS, et al. Endocarditis caused by *Rochalimaea quintana* in a patient infected with human immunodeficiency virus. J Clin Microbiol 1993;31:692–694.

1214. Spach DH, Kanter AS, Daniels NA, et al. *Bartonella* (*Rochalimaea*) species as a cause of apparent "culture-negative" endocarditis. Clin Infect Dis 1995;20(4)1044–1047.

1215. Spach DH, Kanter AS, Dougherty MJ, et al. *Bartonella* (*Rochalimaea*) *quintana* bacteremia in inner-city patients with chronic alcoholism. N Engl J Med 1995;332:424–428.

1216. Spilker T, Liwienski AA, LiPuma JJ. Identification of *Bordetella* spp. in respiratory specimens from individuals with cystic fibrosis. Clin Microbiol Infect 2008;14:504–506.

1217. Sriranganathan N, Seleem MN, Olsen SC, et al. *Brucella*. In Nene V, Kole C, eds. Genome Mapping and Genomics in Animal-Associated Microbes. Berlin, Germany: Springer, 2009: Chapter 1.

1218. Staples JE, Kubota KA, Chalcraft LG, et al. Epidemiologic and molecular analysis of human tularemia, United States, 1964–2004. Emerg Infect Dis 2006;12:1113–1118.

1219. Stark D, Riley LA, Harkness J, et al. *Bordetella petrii* from a clinical sample in Australia: isolation and molecular identification. J Med Microbiol 2007;56:435–437.

1220. Stefanelli P, Mastrantonio P, Hausman SZ, et al. Molecular characterization of two *Bordetella bronchiseptica* strains isolated from children with coughs. J Clin Microbiol 1997;35:1550–1555.

1221. Stein A, Teysseire N, Capobianco C, et al. *Eikenella corrodens*, a rare cause of pancreatic abscess: two case reports and review. Clin Infect Dis 1993;17:273–275.

1222. Stein M, Schirotzek I, Preuss M, et al. Brainstem abscess caused by *Haemophilus influenzae* and *Peptostreptococcus* species. J Clin Neurosci 2011;18:425–428.

1223. Stepanovic S, Tosic T, Savic B, et al. Brain abscess due to *Actinobacillus actinomycetemcomitans*. APMIS 2005;113:225–228.

1224. Stevens PK, Czuprynski CJ. *Pasteurella haemolytica* leukotoxin induces bovine leukocytes to undergo morphologic changes consistent with apoptosis in vitro. Infect Immun 1996;64:2687–2694.

1225. St Geme JW III. In Long MD, et al, ed. Principles and Practice of Pediatric Infectious Diseases. 3rd Ed. Philadelphia: Churchill Livingstone Elsevier, 2008:892–898.

1226. Stiegler D, Gilbert JD, Warner MS, et al. Fatal dog bite in the absence of significant trauma. Am J Forensic Med Pathol 2010;31:198–199.

1227. Suda R, Lai CH, Yang HW, et al. *Eikenella corrodens* in subgingival plaque: relationship to age and periodontal condition. J Periodontol 2002;73:886–891.

1228. Sullivan P, Clark WL, Kaiser PK, et al. Bilateral endogenous endophthalmitis caused by HACEK microorganism. Am J Opthalmol 2002;133:144–145.

1229. Sumerkan B, Gokahmetoglu S, Esel D. *Brucella* detection in blood: comparison of the BacT/Alert standard aerobic bottle, BacT/Alect FAN aerobic bottle

1230. Sun LV, Scoles GA, Fish D, et al. *Francisella*-like endosymbionts of ticks. J Invertebr Pathol 2000;76:301–303.
1231. Suntoke TR, Hardick A, Tobian AAR, et al. Evaluation of a multiplex real-time PCR for detection of *Haemophilus ducreyi*, *Treponema pallidum*, herpes simplex type 1 and 2 in the diagnosis of genital ulcer disease in the Rakai District, Uganda. Sex Transm Infect 2009;85:97–101.
1232. Suzuki M, Kimura M, Imaoka K, et al. Prevalence of *Capnocytophaga canimorsus* and *Capnocytophaga cynodegmi* in dogs and cats determined by using a newly established species-specific PCR. Vet Microbiol 2010;144:172–176.
1233. Sykes SO, Riemann C, Santos CI, et al. *Haemophilus influenzae* associated scleritis. Br J Ophthalmol 1999;83:410–413.
1234. Sylvester DA, Burnstine RA, Bower JR. Cat-inflicted corneal laceration: presentation of two cases and a discussion of infection-related management. J Pediatr Ophthalmol Strabismus 2002;39:114–117.
1235. Syrjala H, Kujala P, Myllyla V, et al. Airborne transmission of tularemia in farmers. Scand J Infect Dis 1985;17:371–375.
1236. Takada K, Saito M, Tsuzukibashi O, et al. Characterization of a new serotype g isolate of *Aggregatibacter actinomycetemcomitans*. Mol Oral Microbiol 2010;25:200–206.
1237. Talan DA, Abrahamian FM, Moran GJ, et al. Clinical presentation and bacteriologic analysis of infected human bites in patients presenting to emergency departments. Clin Infect Dis 2003;37:1481–1489.
1238. Taleski V, Zerva L, Kantardjiev Z, et al. An overview of the epidemiology and epizootology of brucellosis in selected countries of Central and Southeast Europe. Vet Microbiol 2002;90:147–155.
1239. Taliani G, Bartoloni A, Tozzi A, et al. Lumbar pain in a married couple who like cheese: *Brucella* strikes again! Clin Exp Rheumatol 2004;22:477–480.
1240. Tamaskar I, Ravakhah K. Spontaneous bacterial peritonitis with *Pasteurella multocida* in cirrhosis: case report and review of the literature. South Med J 2004;97:1113–1115.
1241. Tamion F, Girault C, Chevron V, et al. *Bordetella bronchiseptica* pneumonia with shock in an immunocompetent patient. Scand J Infect Dis 1996;28:197–198.
1242. Tan T, Trindale E, Skowronski D. Epidemiology of pertussis. Pediatr Infect Dis J 2005;24:S10–S18.
1243. Tanaka M, Vitek C, Pascual F, et al. Trends in pertussis among infants in the United States, 1980–1999. JAMA 2003;290(22):2968–2975.
1244. Tancik CA, Dillaha JA. *Francisella tularensis* endocarditis. Clin Infect Dis 2000;30:399–400.
1245. Tang YW, Hopkins MK, Kolbert CP, et al. *Bordetella holmesii*-like organisms associated with septicemia, endocarditis, and respiratory failure. Clin Infect Dis 1998;26:389–392.
1246. Tanner K, Fitzsimmons G, Carrol ED, et al. *Haemophilus influenzae* type b epiglottitis as a cause of acute airway obstruction in children. BMJ 2002;325:1099–1100.
1247. Tatum FM, Briggs RE, Sreevatsan SS, et al. Construction of an isogenic leukotoxin mutant of *Pasteurella haemolytica* serotype 1: characterization and virulence. Microb Pathog 1998;24:37–46.
1248. Tena D, Gonzalez-Praetorius A, Lopez-Alonso A, et al. Acute meningitis due to *Brucella* spp. Eur J Pediatr 2006;165:726–727.
1249. Tena D, Romanillos O, Rodriguez-Zapata M. Prosthetic hip infection due to *Brucella melitensis*: case report and literature review. Diagn Microbiol Infect Dis 2007;58:481–485.
1250. Thalhammer F, Ebert G, Kopetzki-Kogler U. Unusual route of transmission for *Brucella abortus*. Clin Infect Dis 1998;26:763–764.
1251. Tharmaseelan K, Morgan MS. *Pasteurella multocida* conjunctivitis. Br J Ophthalmol 1993;77:815.
1252. Thomas R, Johansson A, Neeson B, et al. Discrimination of human pathogenic subspecies of *Francisella tularensis* by using restriction fragment length polymorphism. J Clin Microbiol 2003;41:50–57.
1253. Thomas VN, Casson N, Greub G. New *Afipia* and *Bosea* strains isolated from various water sources by amoebal co-culture. Syst Appl Microbiol 2007;30:572–579.
1254. Thorsen P, Moller BR, Arpi M, et al. *Pasteurella aerogenes* isolated from stillbirth and mother. Lancet 1994;343:485–486.
1255. Tierney DM, Strauss LP, Sanchez JL. *Capnocytophaga canimorsus* mycotic abdominal aortic aneurysm: why the mailman is afraid of dogs. J Clin Microbiol 2006;44:649–651.
1256. Tiller RV, Gee JE, Lonsway DR, et al. Identification of an unusual *Brucella* strain (BO2) from a lung biopsy in a 52 year-old patient with chronic obstructive pneumonia. BMC Microbiol 2010;10:23–33.
1257. Tilley PA, Kanchana MV, Knight I, et al. Detection of *Bordetella pertussis* in a clinical laboratory by culture, polymerase chain reaction, and direct fluorescent antibody staining; accuracy and cost. Diagn Microbiol Infect Dis 2000;37:17–23.
1258. Tomaso H, Al Dahouk S, Hofer E, et al. Antimicrobial susceptibilities of Austrian *Francisella tularensis holarctica* biovar II strains. Int J Antimicrob Agents 2005;26:279–284.
1259. Tomioka K, Peredelchuk M, Zhu X, et al. A multiplex polymerase chain reaction microarray assay to detect bioterror pathogens in blood. J Mol Diagn 2005;7:486–494.
1260. Tonpitak W, Rohde J, Gerlach GF. Prevalence of "*Actinobacillus porcitonsillarum*" in porcine tonsils and development of a diagnosis duplex PCR differentiating between "*Actinobacillus porcitonsillarum*" and *Actinobacillus pleuropneumoniae*. Vet Microbiol 2007;122:157–165.
1261. Torres A, Cuende E, De Pablos M, et al. Remitting seronegative symmetrical synovitis with pitting edema associated with subcutaneous *Streptobacillus moniliformis* abscess. J Rheumatol 2001;28:1696–1698.
1262. Toshniwal R, Draghi TC, Kocka FE, et al. Manifestations of *Kingella kingae* infections in adults: resemblance to neisserial infections. Diagn Microbiol Infect Dis 1986;5:81–85.
1263. Tozzi AE, Celentano LP, Ciofi degli Atti ML, et al. Diagnosis and management of pertussis. CMAJ 2005;172:509–515.
1264. Trzcinka A, Soans FP, Archer SM, et al. Late-onset *Haemophilus influenzae* endophthalmitis in an immunized child after Baerveldt implant. J AAPOS 2008;12:412–414.
1265. Trollfors B, Taranger GJ, Lagergard T, et al. Serum IgG antibody responses to pertussis toxin and filamentous hemagglutinin in nonvaccinated and vaccinated children and adults with pertussis. Clin Infect Dis 1999;28:552–559.
1266. Troseid M, Jonassen TO, Steinbakk M. Isolation of *Bordetella pertussis* in blood culture from a patient with multiple myeloma. J Infect 2006;52:e11–e13.
1267. Tsai J, Huang TJ, Huang CC, et al. *Eikenella corrodens* discitis in a habitual betal quid chewer. Spine 2009;34:E333–E336.
1268. Tsukahara M, Tsuneoka H, Iino H, et al. *Bartonella henselae* infection as a cause of fever of unknown origin. J Clin Microbiol 2000;38:1990–1991.
1269. Tsuneoka H, Ranagihara M, Otani S, et al. A first Japanese case of *Bartonella henselae*- induced endocarditis diagnosed by prolonged culture of a specimen from the exercise valve. Diagn Microbiol Infect Dis 2010;68:74–176.
1270. Tsuneoka H, Yanagihara M, Nojima J, et al. Antimicrobial susceptibility by Etest of *Bartonella henselae* isolates from cats and human in Japan. J Infect Chemother 2010;16:446–448.
1271. Tsuneoka H, Yanagihara M, Otani S, et al. A first Japanese case of *Bartonella henselae*-induced endocarditis diagnosed by prolonged culture of a specimen from a heart valve. Diagn Microbiol Infect Dis 2010;68:174–176.
1272. Turunc T, Demiroglu YZ, Kizilkilic E, et al. A case of disseminated intravascular coagulation caused by *Brucella melitensis*. J Thomb Thrombolysis 2008;26:71–73.
1273. Tutuncu EE, Sencan I, Altay AF, et al. Brain abscess due to *Haemophilus aphrophilus*. Neurosciences (Riyadh) 2010;15:53–54.
1274. Tyndall M, Malisa M, Plummer FA, et al. Ceftriaxone no longer predictably cures chancroid in Kenya. J Infect Dis 1993;167:469–471.
1275. Udaka T, Hiraki N, Shiomori T, et al. *Eikenella corrodens* in head and neck infections. J Infect 2007;54:343–348.
1276. Uhari M, Syrjala H, Salminen A. Tularemia in children caused by *Francisella tularensis* biovar *palaearctica*. Pediatr Infect Dis J 1990;9:80–83.
1277. Ulivieri S, Olivieri G, Filosomi G. A case of *Capnocytophaga canimorsus* brain abscess secondary to dog's bite. G Chir 2008;29:79–80.
1278. Ungkanont K, Yellon RF, Weissman JL, et al. Head and neck space infections in infants and children. Otolaryngol Head Neck Surg 1995;112:375–382.
1279. United States Department of Health and Human Services, Centers for Disease Control and Prevention, National Institutes of Health. Appendix. 1. Biosafety in microbiological and biomedical laboratories (BMBL). In Fleming DO, Hunt DL, eds. Biological Safety: Principals and Practices, 3rd Ed. Washington, DC: ASM Press, 2000:609–700.
1280. Urban E, Terhes G, Radnai M, et al. Detection of periodontopathogenic bacteria in pregnant women by traditional anaerobic culture methods and by a commercial molecular genetic method. Anaerobe 2010;16:283–288.
1281. Urich SK, Petersen JM. *In vitro* susceptibility of isolates of *Francisella tularensis* types A and B from North America. Antimicrob Agents Chemother 2008;52:2276–2278.
1282. Valade E, Vaissaire J, Merens A, et al. Susceptibility of 71 French isolates of *Francisella tularensis* subp. *holarctica* to eight antibiotics and accuracy of the Etest method. J Antimicrob Chemother 2008;62(1):208–210. doi:10.1093/jac/dkn146.
1283. Valentine BA, DeBey BM, Sonn RJ, et al. Localized cutaneous infection with *Francisella tularensis* resembling ulceroglandular tularemia in a cat. J Vet Diagn Invest 2004;16:83–85.
1284. Valverde CR, Lowenstein LJ, Young CE, et al. Spontaneous rat bite fever in non-human primates: a review of two cases. J Med Primatol 2002;31:345–349.

1285. VanDam AP, Jansz A. *Capnocytophaga canimorsus* infections in the Netherlands: a nationwide survey. Clin Microbiol Infect 2011;17:312-315.

1286. VanDam AP, van Weert A, Harmanus C, et al. Molecular characterization of *Capnocytophaga canimorsus* and other canine *Capnocytophaga* spp. and assessment by PCR of their frequencies in dogs. J Clin Microbiol 2009;47:3218-3225.

1287. Vandamme P, Heyndrickx M, Vancanneyt M, et al. *Bordetella trematum* sp. nov., isolated from wounds and ear infections in humans, and reassessment of *Alcaligenes denitrificans* Ruger and Tan 1983. Int J Syst Bacteriol 1996;46:849-858.

1288. Vandamme P, Hommez J, Vancanneyt M, et al. *Bordetella hinzii* sp. nov., isolated from poultry and humans. Int J Syst Bacteriol 1995;45:37-45.

1289. Vandamme P, Vancanneyt M, Van Belkum A, et al. Polyphasic analysis of strains of the genus *Capnocytophaga* and Centers for Disease Control group DF-3. Int J Syst Bacteriol 1996;46:782-791.

1290. Vanderheyden TR, Yong SL, Breitschwerdt EB, et al. Granulomatous hepatitis due to *Bartonella henselae* in a immunocompetent patient. BMC Infect Dis 2012;12:17-23.

1291. Van der Zee A, Agterberg C, Peeters M, et al. A clinical validation of *Bordetella pertussis* and *Bordetella parapertussis* polymerase chain reaction: comparison with culture and serology using samples from patients with suspected whooping cough from a highly immunized population. J Infect Dis 1996;174:89-96.

1292. Van Deynse E, Vermijlen P, Van Noyen G, et al. Neonatal sepsis due to nonencapsulated *Haemophilus influenzae* biotype IV. Acta Clin Belg 1997;52:204-206.

1293. Van Duijkeren E, van Mourik C, Broekhuizen M, et al. First documented *Capnocytophaga canimorsus* infection in a species other than humans. Vet Microbiol 2006;118:148-150.

1294. Vanerkova M, Zalloudikova B, Nemcova E, et al. Detection of *Cardiobacterium valvarum* in a patient with aortic valve infective endocarditis by broad-range PCR. J Med Microbiol 2010;59:231-234.

1295. Van Laer L, Vingerhoets J, Vamham G, et al. *In vitro* stimulation of peripheral blood mononuclear cells (PBMC) from HIV-negative and HIV-positive chancroid patients by *Haemophilus ducreyi* antigen. Clin Exp Immunol 1995;102:234-250.

1296. Vasquez JE, Ferguson SA Jr, Bin-Sagheer S, et al. *Pasteurella multocida* endocarditis: a molecular epidemiological study. Clin Infect Dis 1998;26:518-520.

1297. Velasco J, Romero C, Lopez-Goni I, et al. Evaluation of the relatedness of *Brucella* spp. and *Ochrobactrum anthropi* and description of *Ochrobactrum intermedium* sp. nov., a new species with a closer relationship to *Brucella* spp. Int J Syst Bacteriol 1998;48:759-768.

1298. Verdier I, Gayet-Ageron A, Ploton C, et al. Contribution of broad-range polymerase chain reaction to the diagnosis of osteooarticular infections caused by *Kingella kingae*. Pediatr Infect Dis J 2005;24:692-696.

1299. Verger JM, Grayon M, Cloeckaert A, et al. Classification of *Brucella* strains isolated from marine mammals using DNA hybridization and ribotyping. Res Microbiol 2000;151:797-799.

1300. Verger JM, Grimont F, Grimont PAD, et al. *Brucella*, a monospecific genus as shown by deoxyribonucleic acid hybridization. Int J Syst Bacteriol 1985;35:292-295.

1301. Verghese A, Hamati F, Berk S, et al. Susceptibility of dysgonic fermenter 2 to antimicrobial agents in vitro. Antimicrob Agents Chemother 1988;32:78-80.

1302. Vermeulen MJ, Herremans M, Verbakel H, et al. Serological testing for *Bartonella henselae* infections in the Netherlands: clinical evaluation of immunofluorescence assay and ELISA. Clin Microbiol Infect 2007;13:627-634.

1303. Vermeulen MJ, Verbakel H, Notermans DW, et al. Evaluation of sensitivity and specificity and cross-reactivity in *Bartonella henselae* serology. J Med Micobiol 2010;59:743-745.

1304. Viejo G, De La Iglesia P, Otero L, et al. *Bordetella bronchiseptica* pleural infection in a patient with AIDS. Scand J Infect Dis 2002;34:628-629.

1305. Vielemayer O, Crouch JY, Edberg SC, et al. Identification of *Bordetella pertussis* in a critically ill human immunodeficiency virus-infected patient by direct genotypical analysis of Gram-stained material and discrimination from *B. holmesii* by using a unique *recA* gene restriction enzyme site. J Clin Microbiol 2004;42:847-849.

1306. Vizcaino N, Fernandez-Lago L. A rapid and sensitive method for the identification of *Brucella* species with a monoclonal antibody. Res Microbiol 1992;143:513-518.

1307. Von Wintzingerode F, Schattke A, Siddiqui RA, et al. *Bordetella petri* sp. nov., isolated from an anaerobic bioreactor, and emended description of the genus *Bordetella*. Int J Syst Evol Microbiol 2001;51:1257-1265.

1308. Voss A, van Zwam YH, Meis JF, et al. Sepsis puerperalis caused by a genotypically proven cat-derived *Pasteurella multocida* strain. Eur J Obstet Gynecol Reprod Biol 1998;76:71-73.

1309. Wade NK, Levy L, Jones MR, et al. Optic disk edema associated with peripapillary serous retinal detachment: an early sign of systemic *Bartonella henselae* infection. Am J Ophthalmol 2000;130:327-334.

1310. Wadowsky RM, Laus S, Libert T, et al. Inhibition of PCR-based assay for *Bordetella pertussis* by using calcium alginate fiber and aluminum shaft components of a nasopharyngeal swab. J Clin Microbiol 1994;32:1054-1057.

1311. Wagle A, Jones RM. Acute epiglottitis despite vaccination with *Haemophilus influenzae* type b vaccine. Paediatr Anaesth 1999;9:549-550.

1312. Wagner DK, Wright JJ, Ansher AF, et al. Dysgonic fermenter 3-associated gastrointestinal disease in a patient with common variable hypogammaglobulinemia. Am J Med 1988;84:315-318.

1313. Wald K, Martinez, Moll S. *Capnocytophaga canimorsus* infection with fulminant sepsis in an asplenic patient: diagnosis by review of peripheral blood smear. Am J Hematol 2007;83:879.

1314. Waldor M, Roberts D, Kazanjian P. In utero infection due to *Pasteurella multocida* in the first trimester of pregnancy: case report and review. Clin Infect Dis 1992;14:497-500.

1315. Walkty A. *Cardiobacterium hominis* endocarditis: a case report and review of the literature. Can J Infect Dis Med Microbiol 2005;16:293-297.

1316. Wallace RJ, Baker CJ, Quinones F, et al. Nontypeable *Haemophilus influenzae* (biotype IV) as a neonatal, maternal, and genital pathogen. Rev Infect Dis 1983;5:123-136.

1317. Wallach JC, Samartino LE, Efron A, et al. Human infection by *Brucella melitensis*: an outbreak attributed to contact with infected goats. FEMS Immunol Med Microbiol 1997;19:315-321.

1318. Wallet F, Toure F, Devalckenaere A, et al. Molecular identification of *Pasteurella dagmatis* peritonitis in a patient undergoing peritoneal dialysis. J Clin Microbiol 2000;38:4681-4682.

1319. Wallet F, Savage C, Loiez C, et al. Molecular diagnosis of arthritis due to *Streptobacillus moniliformis*. Diagn Microbiol Infect Dis 2003;47:623-624.

1320. Wanager RA. Primary pneumonic tularemia with positive blood cultures. Clin Microbiol Newslett 1984;6:120-122.

1321. Wang CY, Wang HC, Li JM, et al. Invasive infections of *Aggregatibacter* (*Actinobacillus*) *actinomycetemcomitans*. J Microbiol Immunol Infect 2010;43:491-497.

1322. Wang HK, Chen YC, Teng LJ, et al. Brain abscess associated with multidrug-resistant *Capnocytophaga ochracea* infection. J Clin Microbiol 2007;45:645-647.

1323. Ward A, Caro J, Bassinet L. Health and economic consequences of an outbreak of pertussis among healthcare workers in a hospital in France. Infect Control Hosp Epidemiol 2005:26:288-292.

1324. Ward CK, Lumbley SR, Latimer JL, et al. *Haemophilus ducreyi* secretes a filamentous hemagglutinin-like protein. J Bacteriol 1998;180:6013-6022.

1325. Ward J, Cherry J, Chang S, et al. *Bordetella pertussis* infections in vaccinated and unvaccinated adolescents and adults, as assessed in a national prospective randomized acellular pertussis vaccine trial. Clin Infect Dis 2006;43:151-157.

1326. Wareham DW, Michael JS, Warwick S, et al. The dangers of dog bites. J Clin Pathol 2007;60:328-329.

1327. Warren K, Golstein E, Hung VS, et al. Use of retinal biopsy to diagnose *Bartonella henselae* retinitis in an HIV-infected patient. Arch Ophthalmol 1998;116:937-940.

1328. Watkin RW, Baker N, Lang S, et al. *Eikenella corrodens* infective endocarditis in a previously healthy non-drug user. Eur J Clin Microbiol Infect Dis 2002;21:890-891.

1329. Watkin RW, Lang S, Littler WA, et al. *Haemophilus paraphrophilus* prosthetic valve endocarditis. J Infect 2003;46:191-194.

1330. Weber G, Abu-Shakra M, Hertzanu Y, et al. Liver abscess caused by *Capnocytophaga* species. Clin Infect Dis 1997;25:152-153.

1331. Webster PB, Maher CF, Farrell DJ. Neonatal infection due to *Haemophilus influenzae* type IV. Aust N Z J Obstet Gynaecol 1995;35:102-103.

1332. Weinberg AM, Branda JA. Case 31-2010: a 29-year-old woman with fever after a cat bite. N Engl J Med 2010;363:1560-1568.

1333. Welch DF, Carroll KC, Hofmeister EK, et al. Isolation of a new subspecies, *Bartonella vinsonii* subsp. *arupensis*, from a cattle rancher: identity with isolates found in conjunction with *Borrelia burgdorferi* and *Babesia microti* among naturally infected mice. J Clin Microbiol 1999;37:2598-2601.

1334. Welch DF, Hensel DM, Pickett DA, et al. Bacteremia due to *Rochalimaea henselae* in a child: practical identification of isolates in the clinical laboratory. J Clin Microbiol 1993;31:2381-2386.

1335. Welch DF, Pickett DA, Slater LN, et al. *Rochalimaea henselae* sp. nov., a cause of septicemia, bacillary angiomatosis, and parenchymal bacillary peliosis. J Clin Microbiol 1992;30:275-280.

1336. Wendelboe AM, VanRie A. Diagnosis of pertussis: a historical review and recent developments. Expert Rev Mol Diagn 2006;6(6):857-864.

1337. Wendelboe A, van Rie A, Salmaso S, et al. Duration of immunity against pertussis after natural infection or vaccination. Pediatr Infect Dis J 2005;24:558–561.
1338. Wenger JD, Hollis DG, Weaver RE, et al. Infection caused by *Francisella philomiragia* (formerly *Yersinia philomiragia*), a newly recognized human pathogen. Ann Intern Med 1989;110:888–892.
1339. Wernli S, Emonet S, Schrenzel J, et al. Evaluation of eight cases of confirmed *Bordetella bronchiseptica* infection and colonization over a 15-year period. Clin Microbiol Infect 2011;17:201–203.
1340. Westerman EL, McDonald J. Tularemia pneumonia mimicking legionnaires' disease: isolation of organism on CYE agar and successful treatment with erythromycin. South Med J 1983;76:1169–1170.
1341. Westling K, Bygdeman S, Engkvist O, et al. *Pasteurella multocida* infection following cat bites in humans. J Infect 2000;40:97–98.
1342. Westling K, Vondracek M. *Actinobacillus (Aggregatibacter) actinomycetemcomitans* (HACEK) identified by PCR/16S rRNA sequence analysis from the heart valve in a patient with blood culture negative endocarditis. Scand J Infect Dis 2008;40:981–996.
1343. Weyant RS, Hollis DG, Weaver RE, et al. *Bordetella holmesii* sp. nov., a new gram-negative species associated with septicemia. J Clin Microbiol 1995;33:1–7.
1344. Weyant RS, Quinn FD, Utt EA, et al. Human microvascular endothelial cell toxicity caused by Brazilian purpuric fever-associated strains of *Haemophilus influenzae* biogroup aegyptius. J Infect Dis 1994;169:430–433.
1345. Whatmore AM, Shankster SJ, Perrett LL, et al. Identification and characterization of variable-number tandem-repeat markers for typing of *Brucella* spp. J Clin Microbiol 2006;44:1982–1993.
1346. Wheeler JG, Simmons AL. Pertussis update. Pediatr Infect Dis J 2005;24:829–830.
1347. Whipp MJ, Davis JM, Lum G, et al. Characterization of a *novicida*-like subspecies of *Francisella tularensis* isolated in Australia. J Med Microbiol 2003;52:839–842.
1348. Whitehouse RL, Jackson H, Jackson MC, et al. Isolation of *Simonsiella* sp. from a neonate. J Clin Microbiol 1987;25:522–525.
1349. Whitfield CG, Lonsdale RJ, Rahbour G, et al. Infective abdominal aortic aneurysm due to *Haemophilus influenzae* identified by the polymerase chain reaction. Eur J Vasc Endovasc Surg 2008;36:28–30.
1350. Whitelaw AC, Shankland IM, Elisha BG. Use of 16S rRNA sequencing for identification of *Actinobacillus ureae* isolated from a cerebrospinal fluid sample. J Clin Microbiol 2002;40:666–668.
1351. Wild BE, Pearman JW, Campbell PB, et al. Brazilian purpuric fever in Western Australia. Med J Aust 1989;150:344–346.
1352. Wilson KE, Cassiday PK, Popovic T, et al. *Bordetella pertussis* isolates with a heterogeneous phenotype for erythromycin resistance. J Clin Microbiol 2002;40:2942–2944.
1353. Wilson ME. Prosthetic valve endocarditis and paravalvular abscess caused by *Actinobacillus actinomycetemcomitans*. Rev Infect Dis 1989;11:L665–L667.
1354. Wilson R. Evidence of bacterial infection in acute exacerbations of chronic bronchitis. Semin Respir Infect 2002;15:208–215.
1355. Wilson WJ, Erler AM, Nasarabadi L, et al. A multiplexed PCR-coupled liquid bead array for the simultaneous detection of four biothreat agents. Mol Cell Probes 2005;19:137–144.
1356. Winchell JM, Wolff BJ, Tiller R, et al. Rapid identification and discrimination of *Brucella* isolates by use of real-time PCR and high-resolution melt analysis. J Clin Microbiol 2010;48:697–702.
1357. Wine N, Lim Y, Fierer J. *Pasteurella multocida* epiglottitis. Arch Otolaryngol Head Neck Surg 1997;123:759–761.
1358. Wirsing von Konig CH, Finger H. Role of pertussis toxin in causing symptoms of *Bordetella parapertussis* infection. Eur J Clin Microbiol Infect Dis 1999;13:455–458.
1359. Wirsing von Konig CH, Gounis D, Laukamp S, et al. Evaluation of a single-sample serological technique for diagnosing pertussis in unvaccinated children. Eur J Clin Microbiol Infect Dis 1999;18:341–345.
1360. Wolak T, Abu-Shakra M, Flusser D, et al. *Kingella* endocarditis and meningitis in a patient with SLE and associated antiphospholipid syndrome. Lupus 2000;9:393–396.
1361. Won KB, Ha GY, Kim JS, et al. Relapsing peritonitis caused by *Bordetella bronchiseptica* in continuous ambulatory peritoneal dialysis patient: a case report. J Korean Med Sci 2009;24(Suppl 1):S215–S218.
1362. Wong DT, Thornton DC, Kennedy RC, et al. A chemically-defined liquid medium that supports primary isolation of *Rochalimaea (Bartonella) henselae* from blood and tissue specimens. J Clin Microbiol 1995;33:742–744.
1363. Wong EY, Berkowitz RG. Acute epiglottitis in adults: the Royal Melbourne Hospital experience. ANZ J Surg 2001;71:740–743.
1364. Wong GWK, Oppenheimer SJ, Vaudry W. CSF shunt infection by unencapsulated *Haemophilus influenzae*. Clin Infect Dis 1993;17:519–520.
1365. Wong JD, Janda JM, Duffey PS. Preliminary studies on the use of carbon substrate utilization patterns for identification of *Brucella* species. Diagn Microbiol Infect Dis 1992;15:109–113.
1366. Wong KS, Huang YC. Bronchopleural cutaneous fistula due to *Eikenella corrodens*. J Pediatr (Rio J) 2005;81:265–267.
1367. Wong MT, Dolan MJ, Lattuada CP Jr, et al. Neuroretinitis, aseptic meningitis, and lymphadenitis associated with *Bartonella (Rochalimaea) henselae* infection in immunocompetent patients and patients infected with human immunodeficiency type 1. Clin Infect Dis 1995;21:352–360.
1368. Wong R, Tappero J, Cockerell CJ. Bacillary angiomatosis and other *Bartonella* species infections. Semin Cutan Med Surg 1997;16:188–199.
1369. Workman HC, Bailiff NL, Jang SS, et al. *Capnocytophaga cynodegmi* in a Rottweiler dog with severe bronchitis and foreign-body pneumonia. J Clin Microbiol 2008;46:4099–4103.
1370. Wright AE, Smith F. On the application of the serum test to the differential diagnosis of typhoid fever and Malta fever. Lancet 1897;1:656–659.
1371. Wu D, Giri B. *Haemophilus paraphrophilus* peritonitis followed by tuberculous peritonitis and Pott's disease. Am J Med Sci 2010;340:511–513.
1372. Wu TH, Hutt JA, Garrison KA, et al. Intranasal vaccination induces protective immunity against intranasal infection. With virulent *Francisella tularensis* biovar A. Infect Immun 2005;73:2644–2654.
1373. Wullenweber M. *Streptobacillus moniliformis* – a zoonotic pathogen. Taxonomic considerations, host species, diagnosis, therapy, geographical distribution. Lab Anim 1995;29:1–15.
1374. Wust J, Gubler J, Mannheim W, et al. *Actinobacillus hominis* as a causative agent of septicemia in hepatic failure. Eur J Clin Microbiol Infect Dis 1991;10:693–694.
1375. Wyatt HV. *Brucella melitensis* can be transmitted sexually. Lancet 1996;348:615.
1376. Xie HX, Yokota A. Phylogenetic analysis of *Alysiella* and related genera of Neisseriaceae: proposal of *Alysiella crassa* comb. nov., *Conchiformibium steedae* gen. nov. comb. nov., *Conchiformibium kuhniae* sp. nov., and *Bergeriella denitrificans* gen. nov., comb. nov. J Gen Appl Microbiol 2005;51:1–10.
1377. Xu Y, Xu, Y, Hou Q, et al. Triplex real-time PCR assay for detection and differentiation of *Bordetella pertussis* and *Bordetella parapertussis*. APMIS 2010;118:685–691.
1378. Yagupsky P. *Kingella kingae*: from medical rarity to an emerging pediatric pathogen. Lancet Infect Dis 2004;4(6):358–367.
1379. Yagupsky P. Use of the BACTEC MYCO/LYTIC medium for detection of *Brucella melitensis* bacteremia. J Clin Microbiol 2004;42:2207–2208.
1380. Yagupsky P, Bar-Ziv Y, Howard CB, et al. Epidemiology, etiology, and clinical features of septic arthritis in children younger than 24 months. Arch Pediatr Adolesc Med 1995;149:537–540.
1381. Yagupsky P, Dagan R, Howard CW, et al. High prevalence of Kingella kingae in joint fluid from children with septic arthritis revealed by the BACTEC blood culture system. J Clin Microbiol 1992;30:1278–1281.
1382. Yagupsky P, Dagan R, Prajgrod F, et al. Respiratory carriage of *Kingella kingae* among healthy children. Pediatr Infect Dis J 1995;14:673–678.
1383. Yagupsky, P, Erlich Y, Ariela S, et al. Outbreak of *Kingella kingae* skeletal system infections in children in daycare. Pediatr Infect Dis J 2006;25:526–532.
1384. Yagupsky P, Peled N. Use of the Isolater 1.5 microbial tube for detection of *Brucella melitensis* in joint fluid. J Clin Micobiol 2002;40:3878.
1385. Yagupsky P, Peled N, Katz O. Epidemiological features of invasive *Kingella kingae* infections and respiratory carriage of the organism. J Clin Microbiol 2002;40:4180–4184.
1386. Yagupsky P, Peled N, Press J. Use of BACTEC 9240 blood culture system for detection of *Brucella melitensis* in synovial fluid. J Clin Microbiol 2001;39:738–739.
1387. Yagupsky P, Peled N, Press J, et al. Rapid detection of *Brucella melitensis* from blood cultures by a commercial system. Eur J Clin Microbiol Infect Dis 1997;16:605–607.
1388. Yagupsky P, Peled N, Press J, et al. Comparison of BACTEC 9240 Peds Plus medium and Isolator 1.5 microbial tube for detection of *Brucella melitensis* from blood cultures. J Clin Microbiol 1997;35:1382–1384.
1389. Yagupsky P, Peled N, Riesenberg K, et al. Exposure of hospital personnel to *Brucella melitensis* and occurrence of laboratory-acquired disease in an endemic area. Scand J Infect Dis 2000;32:31–35.
1390. Yagupsky P, Porsch E, St Geme JW. *Kingella kingae*: an emerging pathogen in young children. Pediatrics 2011;127:557–565.
1391. Yagupsky P, Press J. Use of the Isolator 1.5 microbial tube for culture of synovial fluid from patients with septic arthritis. J Clin Microbiol 1997;35:2410–2412.
1392. Yagupsky P, Weiss-Salz I, Fluss R, et al. Dissemination of *Kingella kingae* in the community and long-term persistence of invasive clones. Pediatr Infect Dis J 2009;28:707–710.

1393. Yamada Y, Ohkusu K, Yanagihara M, et al. Prosthetic valve endocarditis causado by *Bartonella quintana* in a patient during immunosuppressive therapies for collagen vascular diseases. Diagn Microbiol Infect Dis 2011; 70:395–398.
1394. Yamamoto T, Kajiura S, Hirai Y, et al. *Capnocytophaga haemolytica* sp. nov. and *Capnocytophaga granulosa* sp. nov., from human dental plaque. Int J Syst Bacteriol 1994;44:324–329.
1395. Yaneza AL, Jivan H, Kumari P, et al. *Pasteurella haemolytica* endocarditis. J Infect 1991;23:65–67.
1396. Yang EH, Poon K, Pillutla P, et al. Pulmonary embolus caused by *Suttonella indologenes* prosthetic endocarditis in a pulmonary homograft. J Am Soc Echocardiogr 2011;24(5):592.
1397. Yao SM, Liaw GJ, Chen YY, et al. Antimicrobial susceptibility testing of *Bordetella pertussis* in Taiwan prompted by a case of pertussis in a paediatric patient. J Med Microbiol 2008;57:1577–1580.
1398. Yayli G, Isler M, Oyar O. Medically treated splenic abscess due to *Brucella melitensis*. Scand J Infect Dis 2002;34:133–135.
1399. Yih WK, Silva EA, Ida J, et al. *Bordetella holmesii*-like organisms isolated from Massachusetts patients with pertussis-like symptoms. Emerg Infect Dis 1999;5:441–443.
1400. Yilmaz E, Parlak M, Akalin H, et al. Brucellar spondylitis: review of 25 cases. J Clin Rheumatol 2004;10:300–307.
1401. Ying W, Nguyen MQ, Jahre JA. *Brucella canis* endocarditis: case report. Clin Infect Dis 1999;29:1593–1594.
1402. Yoder DM, Scott IU, Flynn HW, et al. Endophthalmitis caused by *Haemophilus influenzae*. Ophthalmology 2004;111:2023–2026.
1403. Yoshino Y, Inamo Y, Fuchigami T, et al. A pediatric patient with acute supperative thyroiditis caused by *Eikenella corrodens*. J Infect Chemother 2010;16:353–355.
1404. Young EJ. Serologic diagnosis of human brucellosis: analysis of 214 cases by agglutination tests and review of the literature. Rev Infect Dis 1991;13:359–372.
1405. Young EJ, Tarry A, Genta RM, et al. Thrombocytopenic purpura associated with brucellosis: report of 2 cases and literature review. Clin Infect Dis 2000;31:904–909.
1406. Young S, Anderson G, Mitchell P. Laboratory observations during an outbreak of pertussis. Clin Microbiol Newslett 1987;9:176–179.
1407. Young TP, Maas L, Thorp AW, et al. Etiology of septic arthritis in children: an update for the new millennium. Am J Emerg Med 2011;29(8):899–902.
1408. Yousif B, Nelson J. Neurobrucellosis – a rare complication of renal transplantation. Am J Nephrol 2001;21:66–68.
1409. Youssef D, Henaine R, DiFilippo S. Subtle bacterial endocarditis due to *Kingella kingae* in an infant: a case report. Cardiol Young 2010;20:448–450.
1410. Yu GV, Boike AM, Hladik JR. An unusual case of diabetic cellulitis due to *Pasteurella multocida*. J Foot Ankle Surg 1995;34:91–95.
1411. Zangwill KM, Hamilton DH, Perkins BA, et al. Cat scratch disease in Connecticut: epidemiology, risk factors, and evaluation of a new diagnostic test. N Engl J Med 1993;329:8–13.
1412. Zarraga M, Rosen L, Herschthal D. Bacillary angiomatosis in an immuncompetent child: a case report and review of the literature. Am J Dermatopathol 2011;33:513–515.
1413. Zbinden R, Hochli M, Nadal D. Intracellular location of *Bartonella henselae* cocultivated with Vero cells and used in an indirect fluorescent antibody test. Clin Diagn Lab Immunol 1995;2:693–695.
1414. Zbinden R, Michael N, Sekulovski A, et al. Evaluation of commercial slides for detection of immunoglobulin G against *Bartonella henselae* by indirect immunofluorescence. Eur J Clin Microbiol Infect Dis 1997;16:648–652.
1415. Zbinden R, Strohle A, Nadal D. IgM to *Bartonella henselae* in cat-scratch disease and during acute Epstein-Barr virus infection. Med Microbiol Immunol 1998;186:167–170.
1416. Zeaiter Z, Liang Z, Raoult D. Genetic classification and differentiation of *Bartonella* species based on comparison of partial *ftsZ* gene sequences. J Clin Microbiol 2002;40:3641–3647.
1417. Zhang WY, Guo WD, Sun SH, et al. Human brucellosis, Inner Mongolia, China. Emerg Infect Dis 2010;12:2001–2001.
1418. Zhiyong Z, Xiufang L, Jiajie L. Thigh abscess caused by *Eikenella corrodens* and *Streptococcus intermedius*: a case report. J Infect 2007;54:e17–e19.

CAPÍTULO 10

Legionella

Introdução, 610

Taxonomia e características do gênero *Legionella*, 610

Espectro clínico e patológico da legionelose, 611
 Fatores predisponentes, 613
 Patologia e patogênese, 614

Aspectos ecológicos e epidemiológicos da legionelose, 614
 Incidência, 614
 Legionellaceae no ambiente, 615
 Legionelose dos viajantes, 616

Surtos nosocomiais de legionelose, 616

Diagnóstico laboratorial, 617
 Seleção, coleta e transporte dos espécimes clínicos, 617
 Exame direto dos espécimes clínicos, 618
 PCR e outros métodos moleculares para *Legionella*, 618

Detecção de *Legionella* nos espécimes clínicos, 619
 Isolamento das espécies de *Legionella* das amostras clínicas, 619

Identificação das espécies de *Legionella*, 620
Sensibilidade antimicrobiana e tratamento antibiótico, 622
Testes sorológicos para *Legionella*, 623

Estudos de microbiologia ambiental, 623
 Detecção molecular de *Legionella* em amostras ambientais, 623
 Isolamento e/ou detecção de *Legionella* nas amostras ambientais, 623
 Tipagem das cepas de *Legionella*, 624

Introdução

No verão de 1976, houve um surto explosivo de pneumonia de etiologia desconhecida entre as pessoas que participavam de uma convenção da American Legion na Filadélfia.[66] A doença multissistêmica (inclusive pneumonia) que esses pacientes desenvolveram foi descrita como doença dos legionários.[24] No total, houve 182 casos de infecção documentados, dos quais 29 morreram. No início de janeiro de 1977, o agente etiológico foi isolado pelo Dr. Joseph McDade dos CDC (Centers for Disease Control and Prevention).[110] Por conseguinte, dentro de 6 meses, um grande mistério da medicina foi resolvido e uma nova família de bactérias, Legionellaceae, foi descoberta. A história da *Legionella* e da doença dos legionários foi totalmente revisada.[61,113,149,171] O leitor também pode encontrar informações sobre o assunto na página dos CDC (http://www.cdc.gov/Legionella/index.html) e outros *sites* da internet.[11]

Taxonomia e características do gênero *Legionella*

Em 1979, Brenner, Steigerwalt e McDade classificaram a bactéria que causou o surto de doença dos legionários na Filadélfia como *Legionella pneumophila* da família Legionellaceae.[21] Hoje em dia, existem 50 espécies e subespécies validadas e publicadas e, no total, 71 tipos sorológicos de *Legionella* foram isolados de espécimes humanos, fontes ambientais ou ambos (Tabela 10.1).[81,173] Várias espécies descritas recentemente são parasitas intracelulares obrigatórios das amebas de vida livre e podem ser isoladas apenas por cultivo simultâneo destas últimas.[2,37] Esses patógenos amebianos foram reconhecidos inicialmente por Rowbotham,[134] que as denominou de patógenos amebianos semelhantes a *Legionella* (LLAP; do inglês, Legionella-*like amebal pathogenes*). *L. lytica* (antes conhecida como *Sarcobium lyticum*) parece ser a mais frequente dessas espécies.

As espécies de *Legionella* são compostas por bacilos gram-negativos, finos (0,3 a 0,9 μm de largura) e não esporulados. O comprimento dessas bactérias pode variar de curto (1,5 a 2 μm de comprimento) a filamentoso. Em geral, nos esfregaços diretos de espécimes clínicos, essas bactérias se apresentam curtas e finas, ou cocobacilares, mas seu comprimento pode ser mais variado quando são cultivadas em meios de cultura deficientes em nutrientes, nos quais é comum encontrar formas com mais de 20 μm de comprimento. Nas preparações de Gram de lâminas com impressões de tecidos a fresco, líquido de lavado broncoalveolar (LBA) ou escarro, espécies de *Legionella* são coradas muito mais facilmente com os corantes de Diff-Quik, Giemsa ou Gram-Weigert do que com os corantes tradicionais de Gram. Contudo, o

Tabela 10.1 Espécies do gênero *Legionella* (número de sorogrupos).

Espécies isoladas de seres humanos e do ambiente	Espécies isoladas apenas do ambiente
L. anisa	L. adelaidensis
L. bozemanii (2)	L. beliardensis
L. birminghamensis	L. brunensis
L. cincinnatiensis	L. busanensis
L. dumoffii	L. cherrii
L. erythra (2)	L. drancourtii
L. feeleii (2)	L. drozanskii
L. gormanii	L. fairfieldensis
L. hackeliae (2)	L. fallonii
L. jordanis	L. geestiana
L. lansingensis	L. gratiana
L. longbeachae (2)	L. gresilensis
L. londiniensis	L. israelensis
L. lytica	L. jamestowniensis
L. maceachernii	L. moravica
L. micdadei	L. nautarum
L. oakridgensis	L. pittsburghensis[a]
L. parisiensis	L. quateirensis
L. pneumophila–pneumophila (15)	L. quinlivanii (2)
L. pneumophila–fraseri	L. rowbothamii
L. pneumophila–pascullei	L. rubrilucensa
L. santicrucis	L. shakespearei
L. santhelensi (2)	L. spiritensis
L. tucsonensis	L. steigerwaltii
L. wadsworthii	L. taurinensis
	L. waltersii[a]
	L. worsleiensis

[a]A patogenicidade humana desse microrganismo é duvidosa.

acréscimo de fucsina básica a 0,05% ao contracorante de safranina da técnica de Gram possibilita uma coloração muito melhor das espécies de *Legionella*, bem como de alguns outros bacilos gram-negativos que não se coram facilmente.

Com exceção das três espécies imóveis – *L. oakridgensis*, *L. nautarum* e *L. londiniensis* –, as demais espécies de *Legionella* são móveis e têm um ou mais flagelos polares ou subpolares.[173] Os membros da família Legionellaceae são aeróbios e nutricionalmente exigentes. Eles requerem L-cisteína e sais de ferro para crescer. R. E. Weaver foi o primeiro a cultivar *L. pneumophila* no ágar Müeller-Hinton suplementado com IsoVitalex® e hemoglobina, ambos 1%. As cepas isoladas podem crescer muito lentamente no ágar-chocolate usado também para isolar gonococos.[38] O meio de crescimento ideal é uma variação do meio tamponado com ágar, carvão e extrato de levedura desenvolvido pelo falecido James Feeley.[58] O extrato de levedura do meio fornece os nutrientes necessários e o carvão ativado remove os radicais tóxicos de oxigênio produzidos pela exposição de alguns meios à luz.[80] O ácido *N*-(2-acetamido)-2-aminoetanossulfônico (ACES) tampona até o pH de 6,9, que é o ideal para o crescimento das espécies de *Legionella*. O acréscimo da solução-tampão de ACES e do α-cetoglutarato resulta no meio tamponado com ágar, carvão e extrato de levedura (BCYE; do inglês, *buffered charcoal yeast extract*).[41]

O crescimento no ágar de BCYE, mas não no ágar-sangue, é um dos indícios presuntivos mais úteis de que uma cepa isolada poderia ser da espécie de *Legionella*. Outro microrganismo gram-negativo que também cresce no ágar de BCYE, mas não no ágar-sangue convencional, é *Francisella tularensis*. Em contraste com as espécies de *Francisella*, que produzem ácido a partir dos carboidratos, as espécies de *Legionella* não fermentam nem oxidam carboidratos. Alguns bacilos termofílicos formadores de esporos e *Bordetella pertussis* também podem crescer no ágar BCYE; as diferenças de morfologia, sorologia e composição dos ácidos graxos da parede celular ajudam a diferenciar esses microrganismos. As espécies de *Legionella* formam ácidos graxos típicos de cadeia ramificada em suas paredes celulares.[173] A maioria das espécies tem reações de catalase e peroxidase fracamente positivas. O teste de hidrólise do hipurato de sódio, que é positivo para *L. pneumophila* e negativo para a maioria das outras espécies de *Legionella* isoladas de espécimes clínicos, é uma técnica presuntiva útil para a diferenciação entre *L. pneumophila* e as demais espécies de *Legionella*. A caracterização fenotípica de *Legionella* com base em testes bioquímicos é somente uma identificação presuntiva no nível de espécies de cepas isoladas. Contudo, a sorotipagem das cepas isoladas usando testes de imunofluorescência com anticorpos diretos marcados (AIF) é uma abordagem prática para diferenciar as bactérias supostamente identificadas como espécies de *Legionella*. A identificação definitiva dessas espécies pode depender de estudos do ácido nucleico e outros procedimentos quimiotaxonômicos de referência.[49,147]

Espectro clínico e patológico da legionelose

A doença dos legionários ocorre esporadicamente na forma de pneumonia adquirida na comunidade e em surtos epidêmicos.[23,57,56] Além da doença dos legionários, também ocorre uma forma mais branda conhecida como febre de Pontiac.[72] A doença também pode afetar regiões anatômicas situadas fora da cavidade torácica. Desse modo, o termo *legionelose* – que inclui a doença dos legionários, a febre de Pontiac e o acometimento extrapulmonar causados pelas espécies de *Legionella* – é usado neste capítulo com referência a qualquer infecção causada por bactérias da família Legionellaceae. Cerca de 85% dos casos documentados de legionelose têm *L. pneumophila* como agente etiológico. Os sorogrupos 1 e 6 dessa bactéria constituem até 75% de espécies de *Legionella* associadas comprovadamente às doenças humanas.[127] Além de *L. pneumophila*, muitas outras espécies também foram isoladas de espécimes clínicos humanos (Tabela 10.1). Um estudo internacional com pacientes portadores de infecções confirmadas por cultura revelou que a maioria das outras espécies comuns – exceto *L. pneumophila* – era de *L. longbeachae* e *L. bozemanii*.[174] *L. micdadei*[92,36] e *L. dumoffii*[56,85] também são responsáveis por doenças esporádicas e epidêmicas em algumas localidades. Várias espécies e/ou sorogrupos podem ser encontrados nos sistemas hídricos (sejam ambientais ou de água potável) e o mesmo paciente pode ser infectado simultaneamente por mais de um sorogrupo ou espécie.[101]

A legionelose é diagnosticada mais comumente na forma de pneumonia. Nos casos típicos, os primeiros sinais e sintomas são fadiga, dores musculares e cefaleia branda. Durante o primeiro dia, os pacientes frequentemente apresentam tosse seca de início súbito e febre (i. e., 38,5° a 40°C, ou mais) com calafrios. Alguns pacientes têm dor abdominal e sintomas gastrintestinais (i. e., náuseas, vômitos e diarreia). A Tabela 10.2 apresenta um resumo das manifestações clínicas. Pesquisadores têm demonstrado repetidamente a impossibilidade de diferenciar as diversas causas de pneumonia com base na história clínica, no exame físico ou nos exames laboratoriais convencionais.[131] Contudo, a introdução do teste para antígeno urinário e dos ensaios de amplificação do ácido nucleico da Legionella ampliou nossa capacidade de diagnosticar definitivamente os pacientes com legionelose.

Nos estágios iniciais, as radiografias do tórax geralmente demonstram infiltrados esparsos, que podem progredir para condensação dos cinco lobos.[152,54,112] A Figura 10.1 ilustra uma radiografia do tórax de um paciente com legionelose. Os infiltrados são bilaterais em dois terços dos casos e podem formar-se cavidades de abscessos, principalmente nos pacientes imunossuprimidos. As anormalidades laboratoriais comuns incluem diversas combinações de: leucocitose moderada com desvio à esquerda, proteinúria, hiponatremia, azotemia, nível sérico alto de aspartato-aminotransferase (AST) e velocidade de hemossedimentação elevada. Como já foi mencionado, a legionelose também pode causar uma doença branda autolimitada de curta duração, que é conhecida como febre de Pontiac. Essa doença evidencia-se por hipertermia, mialgia, mal-estar e cefaleia, mas há pouca ou nenhuma anormalidade respiratória e não ocorre pneumonia.[59,63] A Tabela 10.2 faz uma comparação das manifestações clínicas da doença dos legionários e da febre de Pontiac. A forma pneumônica e a doença sem comprometimento pulmonar podem resultar da exposição à mesma fonte ambiental.[71]

O espectro clínico da legionelose foi ampliado em comparação com o que foi definido originalmente. A doença pode afetar praticamente qualquer órgão do corpo, com ou sem pneumonia. A seguir, descrevemos alguns exemplos de acometimento extrapulmonar. Pesquisadores descreveram casos de bacteriemia, mas há pouca informação quanto a sua frequência.[43,98,130] Quase 50% dos pacientes com doença dos legionários apresentam distúrbios do sistema nervoso central, inclusive cefaleia, letargia, confusão mental, estupor e outras manifestações neurológicas menos comuns (p. ex., ataxia, coma e convulsões).[84] Existem relatos de uma erupção maculosa não pruriginosa dolorosa, que se limita às superfícies pré-tibiais das pernas; contudo, as manifestações cutâneas não são comuns.[78] L. pneumophila do sorogrupo 1 foi isolada dos linfonodos, baço, rins e medula óssea e também foi documentada nos casos de miocardite aguda,[166,172] endocardite de próteses valvares,[109] pericardite[108] e infecções de fístulas de hemodiálise.[89] Arnow et al.[7] relataram o isolamento de L. pneumophila do sorogrupo 3 combinada com várias espécies de bactérias anaeróbias em um abscesso perirretal. O sorogrupo 4 dessa mesma espécie foi demonstrado por imunofluorescência direta nas lesões da pielonefrite aguda de um paciente, que tinha desenvolvido pneumonia e pielonefrite associada a esta bactéria.[35] A legionelose cutânea causada por L. pneumophila do sorogrupo 8 foi descrita em uma mulher de 27 anos, que estava imunossuprimida em consequência de um transplante alogênico de células-tronco.[122] Contudo, os relatos de manifestações extrapulmonares têm sido associados mais comumente a L. pneumophila que às outras espécies. Por exemplo, L. micdadei foi o único microrganismo isolado de um abscesso cutâneo da perna de uma mulher de 62 anos, que usava prednisona e ciclofosfamida para tratar glomerulonefrite rapidamente progressiva.[4] Essa bactéria também foi associada a massa cervical de uma menina de 9 anos.[124] Para os leitores interessados em estudar mais profundamente o assunto, existem algumas revisões excelentes sobre as manifestações das doenças causadas por outras espécies de Legionella além de L. pneumophila.[56,57,112–114]

A soroprevalência alta do anticorpo contra Legionella em algumas populações sugere que a infecção assintomática ou subclínica possa ser comum. Essa hipótese é reforçada pela

Tabela 10.2 Manifestações clínicas das duas formas de legionelose.

	Doença dos legionários	**Febre de Pontiac**
Mortalidade	15 a 30%	0%
Período de incubação	2 a 10 dias	1 a 2 dias
Sinais e sintomas	Febre, calafrios, tosse, mialgia, cefaleia, dor torácica, expectoração e diarreia. Alguns pacientes têm confusão mental ou outras alterações do estado mental	Semelhantes aos da influenza: febre, calafrios, mialgia. Alguns pacientes têm tosse, dor torácica e confusão mental
Pulmão	Pneumonia com derrame pleural. Em alguns casos, a doença pulmonar evolui para abscesso pulmonar	Dor pleurítica; sem pneumonia ou abscesso pulmonar
Rins	Insuficiência renal (proteinúria, azotemia e hematúria em alguns casos)	Nenhuma manifestação renal
Fígado	Disfunção hepática moderada	Nenhuma anormalidade da função hepática
Trato gastrintestinal	Diarreia líquida, dor abdominal, náuseas e vômitos	Nenhuma anormalidade
Sistema nervoso central	Sonolência, *delirium*, desorientação, confusão mental e obnubilação. Existem casos raros de convulsão comprovada	Nenhuma anormalidade do sistema nervoso central

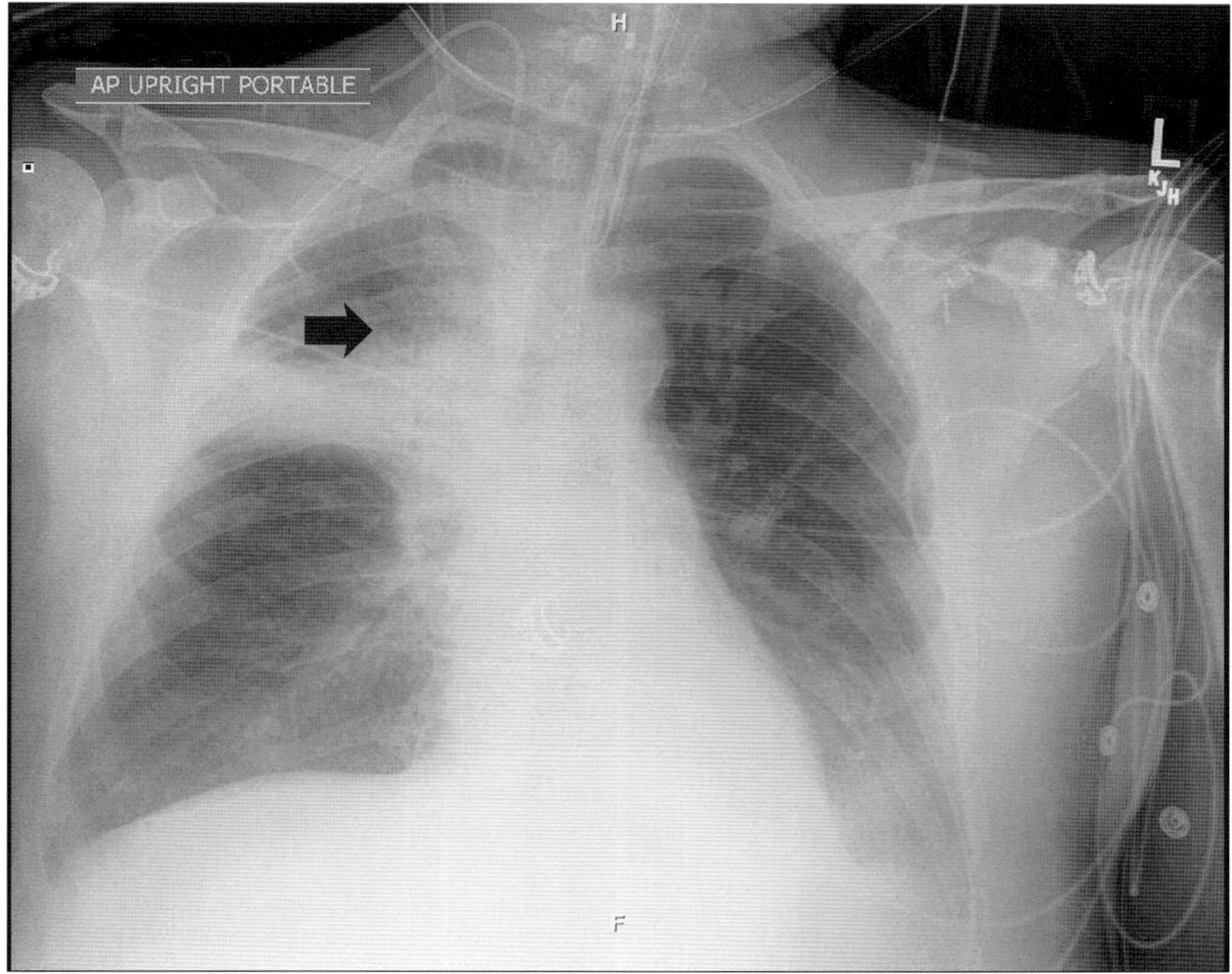

FIGURA 10.1 Radiografia do tórax obtida de um paciente com legionelose. A radiografia foi interpretada como infiltrado do lobo superior direito (*seta*) e um pequeno derrame pleural à esquerda.

demonstração de infecções inaparentes (definidas por conversão sorológica), que ocorreram em um grupo de pacientes submetidos a transplantes renais.

Fatores predisponentes

Três fatores são necessários ou aumentam as chances de adquirir infecção sintomática:

- Existência de *Legionella* virulenta em uma fonte ambiental
- Mecanismo eficiente de disseminação das bactérias do ambiente para os seres humanos
- Depressão dos mecanismos de defesa do hospedeiro, que são efetivos contra essa bactéria.

Os pacientes com doença dos legionários geralmente são de meia-idade ou idosos (média de idade: cerca de 55 anos); contudo, a doença pode acometer indivíduos de qualquer faixa etária, inclusive crianças.

A legionelose deve ser incluída no diagnóstico diferencial dos pacientes imunossuprimidos, que apresentam febre e infiltrados pulmonares. Essa doença deve ser considerada nos pacientes cuja pneumonia não responde às penicilinas, cefalosporinas ou aminoglicosídios; ou em qualquer paciente com pneumonia grave, especialmente quando não há outro diagnóstico nitidamente evidente. Nos pacientes em hemodiálise, nos receptores de transplantes de órgãos e em outros pacientes cirúrgicos, a doença dos legionários tem sido uma causa importante de morbimortalidade.[123,96]

Outras condições potencialmente predisponentes incluem diabetes melito, alcoolismo, doença pulmonar obstrutiva crônica e doença cardiovascular. Foi sugerido por alguns autores que o tabagismo poderia ser um fator predisponente ao surto da Filadélfia e alguns outros surtos subsequentes. Um pré-requisito é a exposição a *Legionella* virulenta em contagens altas no ambiente. Desse modo, a legionelose tem ocorrido com mais frequência entre as pessoas que viajam para uma localidade com hiperendemia em curso, que frequentemente passa despercebida.[12] As infecções também ocorrem em cruzeiros marítimos e, em geral, estão associadas ao uso de banheiras de água quente ou piscinas de hidromassagem.[83]

Em vista dos pré-requisitos descritos, os locais onde se reúnem indivíduos idosos ou debilitados são mais problemáticos. Evidentemente, os serviços de saúde também são áreas predispostas, em parte devido à atuação equivocada dos engenheiros (involuntária), que instalam torres de refrigeração contra o vento na direção das entradas de ventilação de ar fresco.[34]

Patologia e patogênese

Os aspectos patológicos da infecção humana causada por várias outras espécies de *Legionella* além de *L. pneumophila* são semelhantes às que se evidenciam nas infecções devidas a esta última espécie. Em geral, a pneumonia lobular multifocal torna-se confluente e pode adquirir distribuição lobar. Abscessos pequenos são comuns e, em alguns casos mais raros, as radiografias podem demonstrar abscessos grandes.

Ao exame histológico, neutrófilos, macrófagos e grandes quantidades de fibrila preenchem os alvéolos e também pode ser observada vasculite séptica dos pequenos vasos sanguíneos. Fibrose pulmonar e redução da função respiratória são sequelas possíveis a longo prazo.[27] Hematoxilina e eosina (H&E) não coram bem espécies de *Legionella* em preparações de lâminas a partir de cortes de espécimes fixados com formalina "blocados" em parafina, mas que podem ser detectadas quando estão presentes em grande quantidade. Um dos métodos de impregnação pela prata – por exemplo, Dieterle, Steiner ou Warthin-Starry – cora bem esses microrganismos.[159] As técnicas de impregnação pela prata são inespecíficas e coram quase todos os microrganismos presentes, além de *Legionella*. A coloração de Gram tecidual de Brown-Hopps também cora essas bactérias, mas é essencial atentar cuidadosamente aos detalhes e aos controles apropriados.

Sempre que for possível, lâminas devem ser preparadas a partir de impressões a fresco com material de biopsia pulmonar, porque a demonstração e a análise de todas as bactérias ficam mais fáceis nos esfregaços que nos cortes histológicos. As espécies de *Legionella* podem ser demonstradas com as técnicas de Giemsa, Gram-Weigert e Gram, especialmente quando se acrescenta fucsina básica a 0,05% ao contracorante de safranina tradicional da coloração pelo Gram (Prancha 10.1). Esses microrganismos são patógenos intracelulares facultativos e podem ser encontrados dentro dos macrófagos e dos neutrófilos, ou no meio extracelular.

Uma característica singular de *L. micdadei* é mostrar acidorresistência nos espécimes clínicos. Contudo, essa propriedade é perdida depois do cultivo em ágar. Em alguns casos, pode ser necessária descoloração modificada (i. e., um corante de Fite), como a que é usada para corar espécies *Nocardia*. Há um caso descrito, no qual a *L. pneumophila* foi isolada de um espécime em que haviam sido demonstrados bacilos álcool-acidorresistentes.[13] Entretanto, é difícil assegurar que não havia coinfecção por *L. micdadei*, uma vez que essa espécie é mais difícil de isolar que *L. pneumophila*.

Recentemente, houve avanços consideráveis no entendimento da patogênese da legionelose.[67,151,52,60,82] Essas bactérias são patógenos intracelulares facultativos e replicam predominantemente dentro das células do sistema macrófago-monocitário, inclusive nos macrófagos alveolares basicamente alveolares. No ambiente natural, várias amebas de vida livre permitem o crescimento de *Legionella*. Em geral, esses microrganismos são fagocitados pelos neutrófilos polimorfonucleares, mas não parecem replicar-se nestas células. Dentro dos macrófagos, as espécies de *Legionella* inibem a fusão do fagolisossomo e a acidificação dos fagossomos; elas continuam a multiplicar-se, até que a célula hospedeira rompa e libere os microrganismos, que então podem infectar outras células fagocíticas. Os detalhes patogenéticos têm sido extensivamente estudados. A imunidade celular, mais que a imunidade humoral, parece desempenhar um papel central nas defesas do hospedeiro contra essas bactérias.

Aspectos ecológicos e epidemiológicos da legionelose

As espécies de *Legionella* estão dispersas nos ambientes naturais e construídos pelo ser humano. A doença dos legionários e a febre de Pontiac podem ser contraídas depois da exposição a uma variedade ampla de fontes ambientais, mas não existem evidências convincentes do estado de portador humano, ou de transmissão interpessoal. Desse modo, não há indícios de que os pacientes que têm ou tiveram doença dos legionários sejam "contagiosos". Além disso, depois que são isoladas em laboratório, as espécies de *Legionella* não acarretam à equipe do laboratório quaisquer riscos adicionais, além dos causados normalmente por bactérias isoladas rotineiramente no laboratório de microbiologia clínica. A inalação dos microrganismos suspensos em aerossol, provenientes de fontes ambientais, ou possivelmente a aspiração das bactérias presentes na água ou nas secreções orofaríngeas, é a via de disseminação mais provável. A revisão mais antiga de Broome ainda é relevante.[23]

Incidência

A legionelose foi documentada em países de todo o mundo, mas a morbidade e a mortalidade associadas aos casos esporádicos e epidêmicos desta doença estão subnotificadas nas estatísticas de saúde pública. A maioria dos países não dispõe de um sistema de vigilância voltado para o monitoramento da doença. Além disso, os médicos e os laboratórios de microbiologia podem deixar passar a infecção, em razão da falta de conscientização dos médicos e/ou da falha dos laboratórios em usar os métodos diagnósticos apropriados.[73]

Em geral, estima-se que menos de 5 a 12% dos casos de pneumonia sejam causados por espécies de *Legionella*, mas este índice tem aumentado com a introdução das técnicas diagnósticas mais efetivas.[39] Nos surtos da doença dos legionários (em contraste com a febre de Pontiac), os índices de infecção da população exposta de alto risco geralmente são baixos, mas existem relatos indicando que possam chegar a 30%.[6] Em uma revisão, as espécies de *Legionella* (6,7% dos agentes etiológicos) ficaram colocadas em terceiro lugar entre os agentes etiológicos mais comuns (depois de *Streptococcus pneumoniae* [15,3%] e de *Haemophilus influenzae* [10,9%]) das pneumonias adquiridas na comunidade por 359 pacientes internados em hospitais universitários, comunitários e da Veterans Affairs, que foram analisados em um estudo americano envolvendo vários centros.[56] Em outros países, a frequência dos casos esporádicos de pneumonias adquiridas na comunidade causadas por espécies de *Legionella* variou de 2% no Reino Unido a 3 a 4% na Alemanha e 10% na França.[135] A incidência da febre de Pontiac na população geral é desconhecida. Fora do contexto de um surto, os casos esporádicos da febre de Pontiac provavelmente passam despercebidos em sua maioria. De qualquer forma, a definição da febre de Pontiac é epidemiológica em parte; clinicamente, não é possível diferenciar entre os casos não pneumônicos esporádicos da "doença dos legionários" e os de febre de Pontiac. Pacientes com doenças pneumônica e não pneumônica (i. e., febre de Pontiac) foram relatados com a mesma exposição às bactérias ambientais, provavelmente refletindo diferenças nas defesas dos hospedeiros e/ou no número de bactérias inaladas.

Quando os estudos de incidência são avaliados, é importante reconhecer os vieses inerentes introduzidos pelos métodos escolhidos pelos pesquisadores, pela exequibilidade de diagnosticar algumas causas de pneumonia e, provavelmente, também pelos interesses particulares daqueles que coletam os dados. Em um estudo abrangente das pneumonias adquiridas no contexto ambulatorial, as espécies de Legionella estavam em posição muito inferior na lista dos agentes etiológicos.[17] Em todos os estudos, o agente etiológico mais comum tem sido descrito como "indefinido".

Legionellaceae no ambiente

Conforme mencionamos, espécies do gênero Legionella estão presentes em diversos hábitats naturais e construídos pelo ser humano. Vários estudos enfatizaram a ecologia das espécies de Legionella nos hábitats humanos, inclusive torres de refrigeração que usam evaporação da água e sistema de água potável dos prédios. Os hábitats construídos pelo ser humano provavelmente funcionam como "amplificadores" ou disseminadores das espécies de Legionella, que se originaram dos ambientes naturais.

Hábitats naturais. As espécies de Legionella foram encontradas em reservatórios hídricos naturais de todo o planeta, inclusive nas águas subterrâneas.[129] Essas bactérias são muito comuns em lagos, lagoas, riachos e fontes de águas geladas e quentes. Legionella spp. foram isoladas de hábitats aquáticos com temperaturas entre 5,7° e 63°C[64] e nas águas de fontes termais usadas para hidroterapia.[18] Aparentemente, as concentrações mais altas de espécies de Legionellla são encontradas nas águas mais quentes (30° a 45°C), que nas águas com temperaturas mais baixas.[162] Em Porto Rico, espécies de Legionella foram isoladas da água do mar e das epífitas das árvores.[121]

Embora o solo (p. ex., poeira levantada pelo vento em uma área de escavação) tenha sido implicado epidemiologicamente (ainda que não tenha sido estudado sob a perspectiva microbiológica) como fonte de Legionella durante um dos primeiros surtos da doença dos legionários, existem poucos relatos de tentativas de isolar espécies desta bactéria do solo. L. pneumophila e L. bozemanii foram isoladas de amostras do solo úmido, pouco depois do reconhecimento dessas bactérias.[111] Steele et al.[146] isolaram L. pneumophila, L. longbeachae do sorogrupo 1 e L. micdadei de terra de vasos na Austrália. L. longbeachae do sorogrupo 1 foi isolada de solo natural e de serragem de pinheiro. Estudos epidemiológicos e microbiológicos realizados no sul da Austrália durante um surto de legionelose causada por L. longbeachae do sorogrupo 1 sugeriram que o solo (mas não a água) pudesse ser o hábitat natural desta bactéria e que o solo pudesse ser a fonte desse patógeno humano. Nesse estudo, jardinagem no solo, em vez de exposição à água contaminada por L. longbeachae, parecia ser o fator de risco ambiental principal associado à legionelose.[145] É necessário realizar muito mais estudos sobre a ecologia em hábitats naturais aquáticos e terrestres.

Hábitats aquáticos construídos pelo ser humano (artificiais). Existem relatos numerosos que associaram a presença de L. pneumophila na água quente potável à ocorrência da legionelose. As espécies de Legionella parecem sobreviver aos procedimentos comuns de cloração das estações de tratamento de águas municipais e, por isso, como seria esperado, podem estar presentes na água potável fornecida para casas, prédios de apartamentos, hotéis, hospitais e outras construções.[3,150] Em alguns casos, a água quente potável, especialmente quando não ultrapassava a temperatura de 55°C, continha concentrações altas de Legionella. Além da temperatura da água, a construção dos sistemas de tubulação também parece desempenhar um papel importante; por exemplo, a presença das espécies de Legionella pode ser favorecida pela existência de alguns tipos de resinas nas gaxetas das tubulações; pela existência de extremidades "cegas" ou fundos de saco, nos quais há estase, obstrução ou estagnação do fluxo de água; e pela presença de biopelículas ou camadas de limo na superfície das tubulações, que contêm outras bactérias comensais, protozoários e algas.[99,144] Alguns desses estudos foram realizados antes que se reconhecesse a importância dos protozoários ambientais e não está claro se algumas destas associações podem ser fortuitas, em vez de causais. Pesquisadores definiram alguns dos fatores associados à replicação mais acentuada das bactérias nas casas,[30] mas é praticamente impossível esclarecer a questão do nível residencial. É importante salientar que infecções aparentemente adquiridas no ambiente hospitalar podem, na verdade, ter sido contraídas nas casas dos pacientes.[138]

Na sociedade moderna existem inúmeros mecanismos pelos quais as bactérias presentes na água podem ser dispersadas por aerossol e transmitidas às vias respiratórias desprotegidas. Em 1990, os CDC relataram um surto de doença dos legionários adquirida na comunidade, que envolveu 33 pacientes e estava associado a um umidificador do galpão de um mercado.[103] O umidificador gerava continuamente um aerossol de água da torneira (provavelmente contendo L. pneumophila) em gotículas inaláveis (2 a 5 μm) sobre os estandes com os produtos. O sistema usava transdutores ultrassônicos localizados no reservatório de água de torneira do umidificador para produzir o vapor.

Outras fontes públicas de infecção eram fontes ornamentais.[79] As termas de hidromassagem têm sido implicadas comumente como fonte das bactérias dos pacientes com legionelose.[55,74] Surpreendentemente, um surto numeroso ocorrido em uma exposição de flores da Holanda foi atribuído às termas de hidromassagem utilizadas nos estandes.[32] Uma cepa de L. pneumophila também foi isolada de um borrifador usado nos estandes, mas o genótipo desta cepa era diferente do que foi encontrado em duas termas de hidromassagem e nos pacientes infectados. Essas experiências enfatizam a importância de culturas para bactérias e de análises moleculares de cepas ambientais e clínicas durante a investigação de uma epidemia.

Embora as espécies de Legionella tenham sido isoladas de chuveiros e suas águas em diversas ocasiões, existem poucas evidências de que tomar banho de banheira ou chuveiro com essas águas cause legionelose.[65,114] As evidências confirmatórias fornecidas por Breiman *et al.* em seu estudo de um surto nosocomial de doença dos legionários de um hospital de South Dakota reforçaram a hipótese de que a água de chuveiro aerossolizada possa servir como veículo de disseminação de *L. pneumophila* aos pacientes.[20] Talvez o exemplo mais bizarro de doença dos legionários associada à água tenha sido uma infecção neonatal adquirida durante o nascimento em uma banheira de hidromassagem doméstica.[118]

Os fatores que promovem o crescimento de espécies de *Legionella* nos sistemas de tubulação não estão bem-esclarecidos, apesar da ampla literatura acumulada. Essas bactérias são microrganismos exigentes, que requerem meios enriquecidos para crescer no laboratório e não é provável que a água potável supra todas as suas necessidades nutricionais para crescimento e geração de energia. Rowbotham foi o primeiro pesquisador a demonstrar que espécies de *Legionella* multiplicam-se em relação direta com amebas de vida livre aquáticas e terrestres dos gêneros *Acanthamoeba* e *Naegleria* (ver Capítulo 22).[133] Outros autores confirmaram e ampliaram essas observações, não apenas com esses dois gêneros citados, mas também com outras amebas, inclusive *Hartmannella* e o ciliado *Tetrahymena*.[62,119,161] Desse modo, as amebas e os ciliados fagocitam espécies de *Legionella*, assim como outras bactérias presentes na natureza, e estas podem então sobreviver e multiplicar-se nos hábitats nutricionalmente deficientes enquanto vivem como parasitas dentro dos protozoários. Além disso, alguns autores sugeriram que as amebas – que produzem cistos – poderiam conferir proteção adicional a *Legionella* dentro dos cistos, de forma a evitar os efeitos do cloro.[90,143] Cientistas aproveitaram-se dessa associação para facilitar o isolamento de *Legionella* do ambiente e uma dessas espécies (*L. lytica*) consiste em cepas que crescem apenas dentro das amebas.

Legionelose dos viajantes

Desde o primeiro surto da doença dos legionários em 1976, que ocorreu entre indivíduos que viajaram para a Filadélfia, pesquisadores relataram casos esporádicos e epidêmicos desta doença associada às viagens em muitos países de todos os continentes.[88,132] A incidência real da doença associada às viagens não está definida. As infecções provavelmente são subnotificadas, não apenas porque não são diagnosticadas adequadamente e não há conscientização quanto ao seu significado epidemiológico, mas também possivelmente em razão das preocupações quanto ao efeito da publicidade negativa no turismo. Infecções esporádicas e pequenos surtos ocorrem todos os anos e estão associados especialmente aos hotéis e aos seus sistemas de distribuição de água contaminada por *Legionella*. Como seria esperado, os surtos podem ser recorrentes e persistentes, até que a causa do problema seja reconhecida e corrigida. Surtos de infecção também foram observadas entre viajantes que estiveram a bordo em cruzeiros marítimos.

Os casos esporádicos e os pequenos surtos de legionelose associada às viagens devem ser notificados aos órgãos de saúde pública e devem levar às investigações da fonte e da magnitude do surto, de forma a evitar disseminação adicional ao público viajante. Conforme foi demonstrado primeiramente na epidemia da Filadélfia em 1976 e como tem sido confirmado repetidamente, o reconhecimento do problema pode ocorrer apenas com a reunião de vários relatos individuais da doença a um órgão central de referência, inclusive um serviço de saúde pública.

A doença aparentemente esporádica, que não está relacionada com viagens, também pode estar associada na verdade a um foco epidêmico ainda desconhecido.[15] Bhopal sugeriu algumas abordagens que podem ser úteis às autoridades de saúde pública para detectar problemas em suas áreas de abrangência.[14]

Uma reviravolta recente no sentido do tema da infecção associada às viagens foi o reconhecimento de que os participantes de cruzeiros de férias estavam em risco de contrair essa e também outras infecções.[26] Como também ocorre nos *resorts* terrestres, essas infecções foram atribuídas aos sistemas hídricos contaminados, inclusive termas de hidromassagem.

Surtos nosocomiais de legionelose

Entre as populações hospitalizadas, existem pacientes que podem estar imunossuprimidos e são muito suscetíveis às infecções em geral. Esses pacientes estão sujeitos a adquirir legionelose, caso sejam expostos a cepas virulentas.

A fonte habitual de *Legionella* para pacientes hospitalizados é a água[140] (principalmente dos sistemas de água quente), especialmente em chuveiros ou banheiras.[53] Além disso, os pacientes podem ser infectados pelas torres de refrigeração, que fazem parte ou estão próximas do complexo do serviço de saúde.[1,70] Outras fontes confirmadas foram tubos nasogástricos (com microaspiração das espécies de *Legionella* presentes na água contaminada), umidificadores, equipamentos de fisioterapia respiratória (p. ex., máscaras e nebulizadores portáteis lavados com água de torneira contaminada), banheiras de hidromassagem e outras menos comuns. O diagnóstico imediato da legionelose e a vigilância epidemiológica das infecções hospitalares são necessários não apenas para o tratamento eficaz e imediato, como também para facilitar as medidas de controle institucionais a fim de se evitarem infecções subsequentes. Com a taxa de mortalidade alta associada à doença dos legionários (variação: 30 a 50%), seria prudente que fossem adotadas medidas para evitar a disseminação das espécies de *Legionella* do ambiente hospitalar para os pacientes, que provavelmente são mais suscetíveis a esta infecção.

A doença dos legionários nosocomial também foi relacionada especificamente com o uso da água de torneira para limpar nebulizadores usados para administrar fármacos e outros equipamentos de fisioterapia respiratória. Em um estudo realizado por Mastro *et al.*,[107] o uso da água de torneira contaminada por *L. pneumophila* para lavar nebulizadores utilizados para medicação era um fator significativo, que resultou em um surto nosocomial da doença dos legionários entre pacientes com doença pulmonar obstrutiva crônica. Em um pequeno surto de infecções, particularmente instrutivo, a doença era mais comum nos pacientes que usavam corticosteroides e foram expostos aos nebulizadores ou aos umidificadores de ambientes alimentados com água de torneira.[8]

Alguns casos de doença dos legionários nosocomial foram relacionados com microaspiração de água contaminada por espécies de *Legionella* nos pacientes com tubos nasogástricos.[16,44,106,105] Uma reviravolta diferente foi documentada no Stanford University Medical Center, quando pacientes cirúrgicos banhados com água de torneira desenvolveram infecções de feridas causadas por *Legionella*. Sem dúvida, as bactérias foram introduzidas diretamente nas feridas,[100] em vez de entrarem nas vias respiratórias e depois disseminarem, embora esta última sequência de eventos também tenha sido demonstrada.

Considerando todos esses fatos e a facilidade relativa com que se pode utilizar água estéril em indivíduos com alto risco, é difícil justificar ou recomendar a continuação do uso da água de torneira.[5]

Diagnóstico laboratorial

Tradicionalmente, a base do diagnóstico tem sido a cultura, que é absolutamente específica e fornece cepas isoladas para estudo epidemiológico e tipagem molecular. A detecção do antígeno urinário é uma técnica coadjuvante útil, principalmente nos pacientes que não produzem quantidades adequadas de escarro para cultura. Essa técnica é extremamente sensível, mas os espécimes de urina continuam positivos por muito tempo depois da regressão da doença. A detecção de ácidos nucleicos ainda não alcançou o estágio de disponibilidade ampla no mercado e praticidade, mas provavelmente será um recurso diagnóstico importante no futuro.[116] No passado, o diagnóstico sorológico dependia da soroconversão, que fornecia apenas informação retrospectiva; esta técnica era especialmente útil para investigações de epidemias. Os avanços dos testes sorológicos hoje permitem a diferenciação entre a imunoglobulina M (IgM) e a imunoglobulina G (IgG) específicas para *Legionella* e isso ajuda a confirmar o diagnóstico da legionelose. Embora isso represente um avanço, outros testes (p. ex., antígeno urinário de *Legionella*, reação da cadeia de polimerase [PCR; do inglês, *polymerase chain reaction*] e cultura) poderiam ser positivos na fase aguda da doença, antes da conversão sorológica. Um estudo revisou as limitações de escolha de exames diagnósticos.[164] O uso dos recursos diagnósticos introduzidos mais recentemente, inclusive PCR e teste do antígeno urinário, ampliou expressivamente a capacidade do laboratorista de contribuir significativamente para o diagnóstico da legionelose em particular e das pneumonias adquiridas na comunidade em geral.[10,104]

Seleção, coleta e transporte dos espécimes clínicos

O espectro clínico amplo e a morbimortalidade grave da doença dos legionários enfatizam a necessidade do diagnóstico laboratorial rápido e preciso. Quando se suspeita clinicamente da doença dos legionários, espécimes das vias respiratórias inferiores devem ser obtidos para cultura e/ou PCR para *Legionella*. Embora alguns ainda utilizem o teste de anticorpo fluorescente direto (AFD), esta técnica é inferior à PCR, tanto em sensibilidade quanto em especificidade. Os espécimes adequados incluem escarro expectorado, materiais recolhidos durante a broncoscopia (p. ex., escovação, biopsia, lavagem ou lavagem brônquica), aspirados transtraqueais, biopsias de pulmão, biopsias de aspiração por agulha fina do pulmão e líquido pleural. Na maioria dos casos, é suficiente testar os espécimes quanto à presença de espécies de *Legionella* apenas se houver solicitação específica. Entretanto, seria conveniente incluir as espécies de *Legionella* no espectro de patógenos pesquisados na cultura de tecidos pulmonares dos espécimes recolhidos durante a necropsia, quando a causa do óbito é indeterminada. Essas culturas de rotina podem funcionar como um dos componentes do sistema de alerta, de que esses patógenos transmitidos pela água podem ser um problema em determinada instituição.

O isolamento primário das espécies de *Legionella* em meios sólidos tem sido bem-sucedido com materiais de biopsia pulmonar (fechada ou aberta), líquido pleural, aspirados transtraqueais, amostras de LBA e escarro. Um meio seletivo razoavelmente eficaz está disponível para o isolamento primário de *L. pneumophila* a partir do escarro e dos materiais brônquicos contaminados.[40,42,167]

Os espécimes devem ser recolhidos cuidadosamente para evitar aspersão de aerossóis e devem ser transportados ao laboratório à temperatura ambiente em recipientes estéreis à prova de vazamento, de preferência nas primeiras duas horas depois da coleta. Os espécimes que precisem ser enviados a um laboratório de referência devem ser refrigerados ou acondicionados em gelo úmido, caso se espere uma demora inferior a 2 dias. Os espécimes que precisem ser armazenados por dias ou semanas devem ser mantidos a –70°C ou menos. Essas amostras podem ser enviadas em gelo seco. Os espécimes que precisem ser enviados a um laboratório de referência devem ser embalados e enviados por correios de acordo com as regulamentações federais (ver Capítulo 1). Quando os espécimes são enviados apenas para exame patológico e são fixados em formalina neutra tamponada antes do envio, eles não precisam ser refrigerados ou congelados durante o transporte. Os espécimes enviados para análise por PCR devem ser manuseados da mesma forma que para cultura.

L. pneumophila tem sido isolada ocasionalmente de hemoculturas utilizando meios convencionais suplementados com L-cisteína e pirofosfato férrico e, no passado distante, usando os meios aeróbios e anaeróbios radiométricos BACTEC® (Becton Dickinson Instrument Systems, Sparks, MD) sem suplementos especiais.[48] A subcultura às cegas dos frascos aeróbios e anaeróbios BACTEC® no meio BCYE parece ser necessária ao isolamento de *Legionella*. Conforme foi mencionado antes, essas bactérias também podem ser encontradas em estruturas extrapulmonares, embora raramente. A utilidade prática de buscar rotineiramente espécies de *Legionella* nas hemoculturas ou nos espécimes extrapulmonares é pequena. Contudo, a possibilidade de realizar culturas a partir de espécies não respiratórios deve ser mantida, caso venham a ser necessárias.

Além dos espécimes citados antes, a urina (de preferência, uma primeira amostra da manhã) deve ser colhida para detectar o antígeno de *Legionella*, enquanto o soro deve ser enviado para exames sorológicos. Uma amostra de soro da fase aguda deve ser obtida imediatamente como complemento aos outros testes, que podem permitir um diagnóstico mais rápido. Essa amostra de soro deve ser testada para anticorpos IgG e IgM específicos para *Legionella*. A presença de IgM específica, com ou sem IgG específica para esta bactéria, reforça a hipótese de doença aguda. Os anticorpos podem não ser detectados nas fases muito iniciais da doença, de forma que uma amostra da fase de convalescença deve ser obtida se a causa da infecção ainda não foi determinada. Os exames sorológicos são especialmente úteis para os pacientes que produzem pouquíssimo escarro.[167] Infelizmente, a formação de um título diagnóstico de anticorpos pode ser demorada e ocorre em não mais que 75 a 80% dos pacientes que, por fim, têm o diagnóstico de doença dos legionários confirmado.[167] Além disso, existem pacientes que fazem soroconversão, mas permanecem assintomáticos; estes indivíduos provavelmente tiveram infecção subclínica.

Exame direto dos espécimes clínicos

Exame macroscópico. O exame macroscópico dos espécimes pulmonares pode ajudar o patologista a escolher as melhores áreas para cultura ou exame histológico. Os esfregaços diretos dos exsudatos ou das preparações de impressão com material de biopsia de pulmão a fresco devem ser preparados. Os cortes congelados das amostras de pulmão também são úteis ao diagnóstico. Os cortes congelados e as preparações de impressão devem ser colocados em metanol para fixação, caso se deseje realizar coloração pelo Gram, H&E, Giemsa, Diff-Quik® ou coloração acidorresistente de Kinyoun modificada. A coloração por Giemsa é útil para demonstrar *Legionella* e outras bactérias nas preparações de impressão a fresco com biopsias de pulmão ou materiais de broncoscopia. A coloração pelo Gram também deve ser realizada, porque ela fornece informações diferentes.

Exame microscópico. Vários espécimes (p. ex., aspirados transtraqueais, líquido pleural, aspirados do empiema torácico, aspirados de pulmão por agulha fina e preparações de impressão com biopsias de pulmão) podem ser corados pelo Gram. A fixação com metanol é melhor que a fixação por calor e a intensidade da coloração pode ser aumentada ampliando-se o tempo de coloração com safranina para 10 minutos ou mais. Como alternativa, a carbolfucsina a 0,05% acrescentada à safranina acentua a intensidade da coloração pelo contracorante. O corante de Gram-Weigert, Diff-Quik® ou Giemsa pode revelar mais microrganismos, que podem ser encontrados na coloração rotineira pelo Gram. Nos cortes histológicos embebidos em parafina e fixados em formalina, *Legionella* não podem ser demonstradas facilmente nas preparações coradas com H&E, Gram, Brown-Brenn, Brown e Hopps, ou MacCallum-Goodpasture. A coloração com metamina de prata de Gomori (GMS) e a coloração com ácido periódico de Schiff (PAS) não são úteis para demonstrar *Legionella*. Uma coloração álcool-ácida modificada, que também é usada para corar espécies de *Nocardia*, ajuda a demonstrar *L. micdadei*.[117] Todas essas colorações podem ser realizadas em esfregaços por impressão ou cortes histológicos, mas são mais satisfatórias com esfregaços finos. Um método histoquímico muito sensível para demonstrar todos os tipos de bactérias é a coloração por impregnação pela prata, que foi desenvolvida originalmente para espiroquetas. Inicialmente, utilizava-se um corante de Dieterle modificado, com o qual os microrganismos eram corados em preto a marrom-escuro. Outras técnicas de impregnação pela prata, inclusive as técnicas de Steiner e Warthin-Starry, também funcionam e coram esses microrganismos da mesma forma. Em geral, essas colorações com prata são realizadas em cortes histológicos. Embora sejam sensíveis, os grãos de prata depositados nesses corantes obscurecem a morfologia das bactérias e, evidentemente, a reação ao Gram não pode ser definida. A morfologia da *L. pneumophila* está ilustrada na Prancha 10.1 A, B e D.

PCR e outros métodos moleculares para Legionella

Assim como muitos outros microrganismos exigentes, a PCR ou outros ensaios baseados na amplificação de ácidos nucleicos são mais sensíveis que a cultura para detectar *Legionella*. Embora existam alguns ensaios disponíveis no mercado, muitos são testes desenvolvidos no próprio laboratório.[76,125,128,158,165] A Figura 10.2 demonstra as curvas de amplificação de uma PCR específica para *L. pneumophila*. Além disso, esses ensaios também estão disponíveis nos laboratórios de referência de alta qualidade.

Hayden *et al.*[76] estudaram espécimes de LBA arquivados de pacientes que tiveram legionelose confirmada por cultura, em comparação com PCR e AFD. A sensibilidade e a especificidade da PCR foram de 100% cada, enquanto os índices correspondentes para o AFD foram de 44 e 100%, respectivamente. Nosso grupo revisou 22.345 testes para *Legionella* realizados na Cleveland Clinic ao longo de um período de 4 anos. Isso incluía os resultados de uma PCR específica para *L. pneumophila*, o teste do antígeno urinário para *Legionella* e cultura para *Legionella*. Houve 20 pacientes com legionelose confirmada laboratorialmente durante esse período com base na positividade de ao menos dois desses exames. Dentre esses, 50% (10/23) eram positivos em todos os testes, 45% tinham cultura negativa e PCR e antígeno urinário para *Legionella* positivos; e 5% (1/20) eram positivos apenas para PCR e cultura.[28] Nesse contexto, a PCR foi o ensaio mais sensível, seguido de perto pelo antígeno urinário para *Legionella*; um resultado decepcionante foi que as culturas detectaram apenas 55% dos pacientes infectados. Nesse intervalo, nenhuma outra espécie de *Legionella* além da *L. pneumophila* foi detectada.

Teste de anticorpo fluorescente direto. Os ensaios de imunofluorescência direta, desenvolvidos originalmente por Cherry *et al.*[29] dos CDC, têm sido usados para a detecção rápida das espécies de *Legionella* nos espécimes clínicos das vias respiratórias. Em comparação com a cultura e a PCR, o AFD tem sensibilidade baixa (25 a 70%).[173] A especificidade tem sido alta, mas quando há prevalência baixa de infecção por *Legionella*, os resultados falso-positivos são inaceitavelmente frequentes. O teste de AFD para *L. pneumophila* também é positivo em alguns indivíduos saudáveis.[22] Além das reações imunes cruzadas possíveis, a contaminação por bactérias do ambiente parece ter causado alguns resultados falso-positivos, mesmo que tenham sido tomados cuidados rigorosos durante a realização do teste. Por isso, não se pode recomendar o uso da imunofluorescência para confirmar o diagnóstico diretamente nos espécimes do paciente.

Contudo, a imunofluorescência é um método útil para identificar bactérias isoladas. Vários fornecedores comercializam antissoros polivalentes conjugados ao isotiocianato de fluoresceína (FITC; do inglês, *fluorescein isothiocyanate*), bem como de soros de controles e outros reagentes para realizar o teste de AFD para *Legionella*.[46] Vale lembrar que alguns conjugados monoclonais de AFD não conseguiram detectar *L. pneumophila* nos reservatórios de água fria e quente e em amostras de *swab* retiradas de chuveiros e de uma torneira de água quente;[160] por isso, esses testes de AFD não podem ser recomendados para testar água potável ou outras amostras obtidas de sistemas hídricos construídos

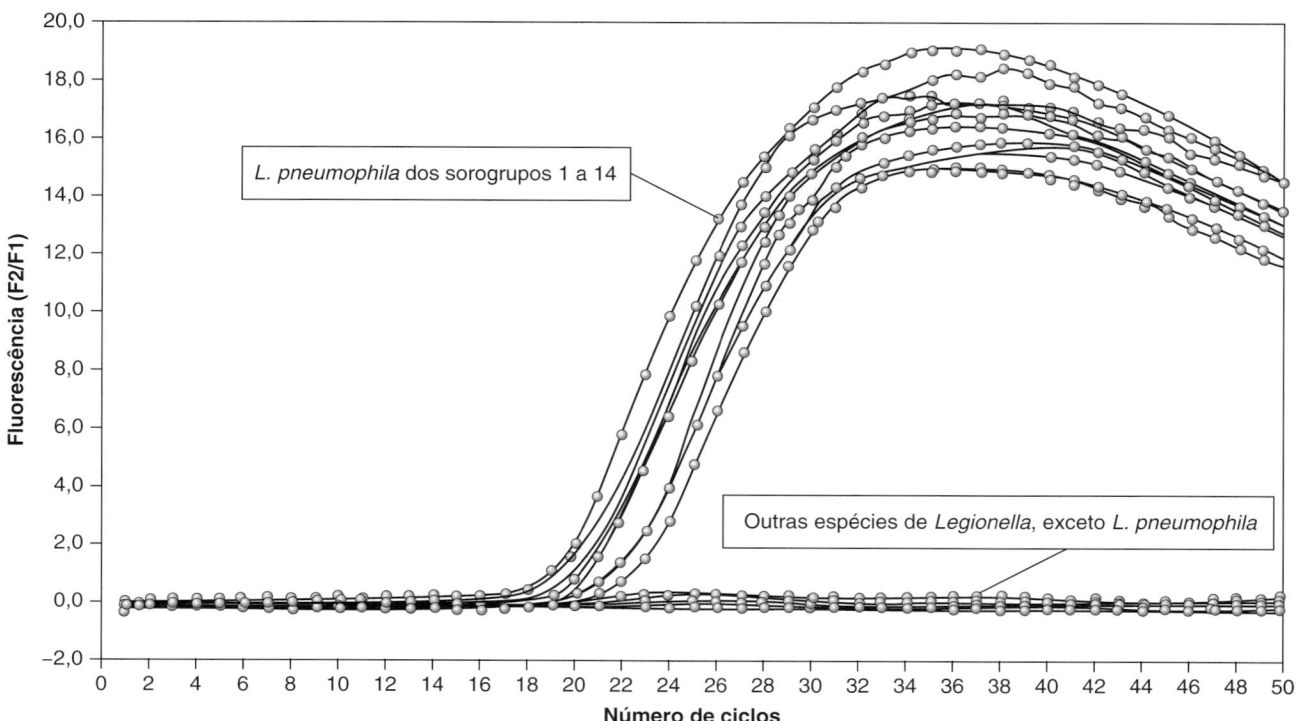

FIGURA 10.2 Curva de amplificação em tempo real para uma PCR específica para *Legionella pneumophila* que demonstra que os 14 sorotipos desta bactéria são detectados, enquanto as outras espécies de *Legionella* não são detectadas neste ensaio.

pelo ser humano. As técnicas de PCR são mais confiáveis para realizar testes com amostras ambientais.

Durante a realização do teste de AFD, o anticorpo específico na forma de um antissoro polivalente ligado ao FITC (conjugado) e dirigido contra o(s) antígeno(s) a ser detectado geralmente é adquirido no comércio. As instruções do fabricante do *kit* devem ser seguidas. O antígeno (presente na superfície ou dentro da célula da *Legionella*) é fixado em uma lâmina e, em seguida, coberto com anticorpo ligado ao FITC, formando um complexo antígeno–anticorpo. Esse complexo não é eliminado quando é lavado suavemente com um uma solução-tampão. Quando o(s) antígeno(s) de uma espécie de *Legionella* reage(m) com o anticorpo conjugado ao FITC, a exposição à luz ultravioleta faz com que a molécula do FITC emita luz com comprimentos de onda mais longos na faixa verde-amarelo do espectro de cores e, ao exame com um microscópio de fluorescência, as bactérias podem ser detectadas como bacilos verde-amarelos intensamente fluorescentes.

Detecção de antígeno da *Legionella*. Os procedimentos disponíveis para detectar antígenos da *Legionella* na urina – desenvolvidos por Kohler *et al*.[95] do Indiana University Medical Center – incluem radioimunoensaio, ensaio de imunoabsorção ligado a enzima e aglutinação do látex. Os imunoensaios disponíveis no mercado para detectar antigenúria causada por *L. pneumophila* do sorogrupo 1 têm especificidade muito alta (perto de 100%). Hoje em dia, existem no mercado alguns ensaios de alta qualidade para detectar antígeno da *Legionella* na urina. Esses testes são muito úteis, especialmente para os pacientes que não produzem quantidades de escarro suficientes para cultura. Os testes devem ser realizados simultaneamente com PCR e/ou cultura para *Legionella* em todos os pacientes suspeitos de ter legionelose. As limitações principais desses ensaios é que se limitam a um único sorogrupo, embora este seja o patógeno humano mais comum do gênero. Outra limitação possível é a excreção prolongada do antígeno por alguns pacientes que, em alguns casos, pode chegar a 1 ano. Principalmente os pacientes imunossuprimidos que demoram a ter regressão da febre estão mais sujeitos a excretar antígeno por mais de 60 dias.[142] Por essa razão, a detecção do antígeno urinário deve ser correlacionada diretamente com a história clínica e outros resultados laboratoriais e radiográficos, antes que se possa atribuir a infecção atual a *Legionella*.[94] Alguns autores também descreveram reações cruzadas ocasionais entre os sorogrupos de *L. pneumophila*.[93]

Detecção de *Legionella* nos espécimes clínicos

Isolamento das espécies de Legionella das amostras clínicas

A cultura bacteriológica de *Legionella* é um método usado em muitos laboratórios para diagnosticar legionelose.[176] Embora a cultura seja 1,5 a 3,0 vezes mais sensível que o teste de AFD, ela é menos sensível que as técnicas baseadas em PCR e os testes para antígeno urinário de *Legionella*.

Em geral, a cultura de uma espécie de *Legionella* tem importância clínica, porque estas bactérias não são isoladas rotineiramente da microbiota normal das vias respiratórias superiores.

O meio sólido não seletivo recomendado para isolar *Legionella* é o ágar BCYE, que contém L-cisteína, pirofosfato férrico, tamponador de ACES, ácido α-cetoglutárico e carvão ativado. Esse meio está disponível no mercado e é fornecido por várias empresas. Além do ágar BCYE, deve-se considerar o uso de um ou mais meios seletivos para evitar o crescimento exagerado da microbiota normal. Antibióticos têm sido acrescentados à base de BCYE, resultando em meios seletivos razoavelmente eficazes. Um meio seletivo útil contém base de BCYE suplementada com cefamandol, polimixina B e anisomicina e é conhecido como BMPA. Outra opção contém glicina, vancomicina, polimixina B e anisomicina; este meio é conhecido como meio de "Wadowsky-Yee modificado" ou simplesmente MWY. O cefamandol da primeira modificação inibe as espécies de *Legionella* que não produzem betalactamase, enquanto o meio MWY não é tão seletivo quanto o BMPA. Os meios seletivos baseados no ágar BCYE estão amplamente disponíveis no mercado. Como os meios seletivos podem inibir algumas espécies de *Legionella*, eles devem ser usados simultaneamente com o ágar BCYE não seletivo.

Espécimes de tecidos. Para inocular o espécime no meio de BCYE ou BMPA, os tecidos pulmonares a fresco devem ser aplicados suavemente com uma certa pressão (*i. e.* "batidos de leve") no primeiro quadrante e uma alça de inoculação estéril é usada para transferir este inóculo para os outros quadrantes do meio de isolamento primário. Como alternativa, pode-se utilizar um triturador de tecidos estéril para homogeneizar fragmentos de 1 a 2 mm do espécime picado em 0,5 a 1,0 mℓ de caldo estéril (p. ex., caldo de soja tripticase ou um meio de tioglicolato enriquecido). Depois da homogeneização, o meio de isolamento é inoculado com cerca de 0,1 mℓ do homogeneizado e semeado em estrias para isolar o microrganismo. Além disso, lâminas coradas pelo Gram devem ser preparadas a partir do mesmo espécime.

Líquido pleural e aspirados transtraqueais. O líquido pleural e os aspirados transtraqueais são inoculados diretamente nos meios seletivos e não seletivos, assim como foi explicado para os homogeneizados de tecidos. As placas com BCYE e BMPA são incubadas em uma incubadora com CO_2 de 5 a 10%, incubadas a 35°C e examinadas diariamente por 5 dias; as placas podem ser examinadas a cada 2 a 3 dias, até completar 2 semanas. Outros meios para espécimes das vias respiratórias inferiores (p. ex., ágar-sangue de carneiro, ágar-chocolate e ágar MacConkey) também são inoculados e incubados da forma habitual. O mesmo espécime usado na cultura também deve ser processado para preparar esfregaços corados pelo Gram.

Procedimento de descontaminação por lavagem ácida. Os meios seletivos disponíveis hoje em dia para o isolamento primário de *Legionella* não são totalmente seletivos e, desse modo, permitem o crescimento indesejável de outras bactérias (p. ex., *Bacillus* spp. ou *Pseudomonas* spp.). Além disso, o crescimento de *Legionella* no meio de BCYE pode ser inibido por outras bactérias presentes nos espécimes clínicos, mesmo quando são acrescentados antibióticos aos meios seletivos. De acordo com alguns autores, o tratamento dos espécimes respiratórios contaminados (p. ex., escarro, lavados brônquicos, aspersão brônquica e aspirados traqueais) com uma solução de lavagem ácida antes da inoculação nas placas de BCYE e BMPA facilita o isolamento de *Legionella*.[25] O protocolo descrito no Quadro 10.1 *online* pode ser usado para processar espécies que contenham microbiota normal. O uso da descontaminação por lavagem ácida não se tornou uma prática corrente nos laboratórios clínicos. Contudo, estudos demonstraram que isso aumenta a positividade do isolamento de *Legionella* dos espécimes ambientais, em comparação com a inoculação direta nos meios seletivos ou não seletivos com e sem inclusão dos métodos de concentração.[97] O tratamento dos espécimes com calor produziu apenas aumento discreto da positividade do isolamento de *Legionella* e não foi recomendado rotineiramente.[51]

Hemoculturas. Em alguns casos, a coleta de sangue para cultura de *Legionella* pode ser útil em certos contextos clínicos. Entre os procedimentos usados estão os métodos de cultura em caldo e a lise-centrifugação. A subcultura ou a coloração "aleatória" com um corante sensível (p. ex., laranja de acridina), ou as culturas em caldo devem ser realizadas, porque *Legionella* comumente não ativa os indicadores de crescimento utilizados nos sistemas comerciais. Os pacientes com hemoculturas positivas tinham concentrações significativamente mais altas de *Legionella* nos espécimes das vias respiratórias que os pacientes com hemoculturas negativas. A utilidade das hemoculturas rotineiras para pacientes menos graves não está definida.

Identificação das espécies de Legionella

Nos casos típicos, as colônias de *Legionella* aparecem no meio de BCYE depois de 2 a 3 dias de incubação nas áreas que foram maciçamente inoculadas. Quando há apenas poucos microrganismos e as placas foram inoculadas ligeiramente, as colônias isoladas podem demorar vários dias a mais para que se formem. As colônias variam quanto ao tamanho, desde dimensões puntiformes até áreas com 3 a 4 mm de diâmetro. Elas são brilhantes, convexas, circulares, ligeiramente irregulares e têm margem contínua (Prancha 10.1 C). Quando são examinadas com um microscópio de dissecção (7 a 15×), as colônias de *Legionella* parecem ter estruturas internas cristalinas em seu interior, ou têm aspecto opalescente pontilhado semelhante às colônias de *Fusobacterium nucleatum* (ver Capítulo 16 e Prancha 10.1 C e D). Algumas espécies emitem fluorescência branco-azulada quando são examinadas sob luz ultravioleta com comprimento de onda longo (366 nm) (Prancha 10.1 E); outras emitem fluorescência vermelha (Tabela 10.3). As colônias suspeitas de serem de *Legionella* devem ser subcultivadas em uma placa com ágar-sangue de carneiro a 5% (convencional ou sem suplementos), ou no ágar BCYE com e sem L-cisteína. Os microrganismos que crescem no ágar-sangue de carneiro a 5%, no meio de BCYE sem L-cisteína, ou nos outros meios rotineiros (p. ex., ágar MacConkey) provavelmente não são *Legionella*. Algumas cepas de *Legionella* spp. podem ser isoladas no ágar-chocolate enriquecido. As cepas de bacilos gram-negativos que formam colônias com características peculiares a *Legionella* e crescem no meio de BCYE ou BMPA depois da incubação por 48 horas ou mais, mas não crescem no meio de BCYE sem L-cisteína ou no ágar-sangue de carneiro, devem ser caracterizadas. A maioria dessas cepas faz parte do sorogrupo 1 de *L. pneumophila*, mas existem variações geográficas entre as espécies e os sorogrupos isolados.

Tabela 10.3 Características de algumas espécies de *Legionella* patogênicas.[a]

Espécies de Legionella	Acidorresistência modificada para tecidos	Coloração castanha no meio contendo tirosina	Hidrólise de hipurato	Liquefação de gelatina	Produção de betalactamase	Oxidase	Motilidade	Autofluorescência
L. anisa	–	+	–	+	+	+	+	BW
L. birminghamensis	–	–	–	+	+	±	+	–
L. bozemanii	–	+	–	+	±	±	+	BW
L. cincinnatiensis	–	+	–	+	+	–	+	–
L. dumoffii	–	+[b]	–	+	+	+	+	BW
L. feelei	–	+(w)	±	±	–	+	+	–
L. gormanii	–	+	–	+	+	–	+	BW
L. hackelii	–	+	–	+	+	+	+	–
L. jordanis	–	+	–	–	+	+	+	–
L. lansingensis	–	–	–	+	+	+	+	–
L. longbeachae	–	+	–	+	±	+	+	–
L. maceachernii	–	+	–	+	–	+	+	–
L. micdadei	+	–[c]	–	–	–	+	+	–
L. oakridgensis	–	+	–	+	+(w)	±	–	BW
L. parisiensis	–	+	–	+	+	+	+	–
L. pneumophila subesp. *pneumophila*	–[d]	+	+[e]	+	+	+/±	+	–
L. pneumophila subesp. *fraseri*	–	+	±	+	+	+/±	+	–
L. pneumophila subesp. *pascullei*	–	+	+	+	+	+/±	+	–
L. sainthelensi	–	+	–	+	+	+	+	–
L. tuconsensis	–	–	–	+	+	–	+	BW
L. wadsworthii	–	–	–	+	+	+	–	–

[a]Todas as espécies são gram-negativas, não crescem no ágar-sangue sem suplementos e requerem L-cisteína (presente no meio de BCYE) para seu isolamento primário; existe uma exceção a essa regra, que são as cepas de *L. oakridgensis* adaptadas aos laboratórios, que perderam sua dependência de L-cisteína. Esses microrganismos são catalase-positivos ou peroxidase-positivos. Nenhum reduz nitrato em nitrito, produz ácido a partir da D-glicose, ou forma urease.
[b]Uma cepa é negativa.
[c]Negativa no isolamento inicial; pode ser positiva depois da transferência ao ágar BCYE.
[d]Cepas raras foram isoladas de pacientes com bacilos álcool-ácido modificados nos espécimes clínicos.
[e]Algumas cepas são negativas.
+ = positiva; – = negativa; +(w) = reação positiva fraca; w = reação fraca; BW = autofluorescência branco-azulada.
Adaptada da referência 173.

O teste laboratorial mais conveniente para confirmar uma *Legionella* suspeita isolada é o teste de AFD. As colônias podem ser testadas com os conjugados de anticorpos fluorescentes mencionados anteriormente, de forma a determinar o sorogrupo isolado. Algumas vezes, observa-se que os microrganismos são semelhantes à *Legionella*, mas não reagem aos reagentes sorológicos utilizados no teste de AFD. Infelizmente, os testes bioquímicos têm pouca utilidade (Tabela 10.3) e a caracterização dos ácidos graxos da parede celular é útil quando o laboratório dispõe de recursos para realizar esta análise (Tabela 10.4). Entretanto, na maioria dos laboratórios, a medida mais apropriada é enviar a cepa isolada para um laboratório de referência com o intuito de determinar se representa um sorogrupo contra o qual não haviam reagentes disponíveis, ou mesmo uma espécie ou um sorogrupo até então desconhecido. É importante ressaltar que existem espécies que não fazem parte do gênero *Legionella*, mas dependem da presença de L-cisteína, não crescem no ágar-sangue e podem formar colônias e ter morfologia microscópica semelhantes às da *Legionella*.[173] Os testes usados na caracterização definitiva das espécies de *Legionella* em alguns laboratórios de pesquisa ou de referência incluem testes sorológicos, cromatografia líquido-gasosa dos ácidos graxos da parede celular e análises genéticas do ácido nucleico. O sequenciamento do DNA do gene *mip* também pode ser usado para identificar a espécie de *Legionella*.[47,147] A Prancha 10.1 ilustra algumas características das espécies de *Legionella*.

Sensibilidade antimicrobiana e tratamento antibiótico

A taxa de mortalidade dos pacientes com legionelose causada por *L. pneumophila* tem oscilado entre 0 e 30%, dependendo do contexto clínico e da população de pacientes. A eritromicina tem sido eficaz para reduzir a taxa de incidência de mortalidade e, no passado, era o antibiótico preferido para tratar legionelose. A mortalidade atribuída à infecção por *Legionella* correlacionava-se com a demora em iniciar o tratamento com eritromicina depois da internação hospitalar e com o intervalo total decorrido até a introdução do tratamento.[77] Outros fármacos que atingem concentrações intracelulares altas, inclusive outros macrolídios, quinolonas, tetraciclinas e cetolídios, também são opções. Embora os betalactâmicos e os aminoglicosídios sejam eficazes *in vitro*, eles não são úteis na prática clínica. Apesar de que não foram realizados estudos randômicos quanto ao tratamento dos pacientes com legionelose, os macrolídios e as quinolonas mais novos são escolhidos comumente como primeira opção de tratamento.

Como as espécies de *Legionella* são patógenos intracelulares facultativos, que replicam dentro dos monócitos e dos macrófagos, os antibióticos que se concentram no interior dessas células têm mais chances de sucesso terapêutico. Os antibióticos macrolídios mais novos (p. ex., azitromicina e claritromicina) e as fluoroquinolonas (p. ex., ciprofloxacino e perfloxacino) são mais ativos *in vitro* e nos modelos experimentais que a eritromicina, embora ainda exista pouca experiência clínica com estes fármacos.[155] A rifampicina é comprovadamente muito ativa *in vitro*[155] e poderia ser administrada simultaneamente à eritromicina ou um outro macrolídio para tratar alguns pacientes em estado grave, ou que não respondam ao tratamento apenas com macrolídios; entretanto, a rifampicina não deve ser usada isoladamente. Como alternativa, a doxiciclina combinada com rifampicina foi recomendada para tratar pacientes em condições moderadas ou graves. Sulfametoxazol-trimetoprima com ou sem rifampicina é outra opção disponível. As penicilinas (p. ex., penicilina, carbenicilina, oxacilina); as cefalosporinas de primeira (p. ex., cefalotina, cefazolina), segunda (p. ex., cefamandol, cefoxitina) e terceira gerações; os aminoglicosídios (p. ex., gentamicina, tobramicina e amicacina); e a vancomicina não são eficazes no tratamento da legionelose. Os testes de sensibilidade antimicrobiana *in vitro* das espécies de *Legionella* não foram padronizados e não se correlacionam com a resposta clínica ao tratamento antibiótico dos pacientes. Por isso, a realização dos testes de sensibilidade antimicrobiana *in vitro* para as cepas de *Legionella* isoladas

Tabela 10.4 Principais ácidos graxos da parede celular de algumas espécies de *Legionella* patogênicas.[a]

Espécies	Ácidos graxos da parede celular[b]
L. anisa	a-C_15:0
L. birminghamensis	a-C_15:0, i-C_{14h}
L. bozemanii	a-C_15:0
L. cincinnatiensis	i-C_16:0, i-C_{16h}
L. dumoffii	a-C_15:0
L. feelei	a-C_15:0, n-C_16:1
L. gormanii	a-C_15:0
L. hackeliae	a-C_15:0
L. jordanis	a-C_15:0
L. lansingensis	a-C_17:0, a-C_{15h}
L. longbeachae	i-C_16:0
L. maceachernii	a-C_15:0
L. micdadei	a-C15:0
L. oakridgensis	i-C_16:0
L. pneumophila	i-C_16:0
L. santhelensi	i-C_16:0
L. tucsonensis	a-C_15:0, n-C_{14h}
L. wadsworthii	a-C_15:0

[a]Esta tabela relaciona os principais ácidos graxos da parede celular – determinados pela cromatografia líquido-gasosa – das espécies de *Legionella* patogênicas. Essas bactérias são singulares em comparação com as outras gram-negativas porque têm quantidades relativamente grandes de ácidos graxos de cadeia ramificada na parede celular. O ácido graxo mais abundante de *L. pneumophila* e algumas cepas de *L. longbeachae* é o i-C_16:0. Contudo, as cepas dessa última espécie podem ter i-C_16:0 ou C_16:1 como ácido graxo principal, ou estes dois ácidos podem ser encontrados em quantidades praticamente iguais como ácidos graxos mais abundantes. Por outro lado, a maioria dos ácidos graxos de *L. bozemanii*, *L. micdadei*, *L. dumoffii*, *L. gormanii*, *L. jordanis* e algumas outras espécies é um ácido graxo saturado de 15 carbonos com cadeia ramificada (a-C_15:0).

[b]Os números localizados antes da vírgula representam a quantidade de átomos de carbono existentes em cada ácido graxo diferente; os números colocados depois da vírgula indicam a quantidade de ligações duplas; a letra *i* refere-se a uma ramificação de metila (–CH_3) no átomo de carbono iso (*i. e.*, o que vem depois do último átomo de carbono); a letra *a* indica uma ramificação de metila no átomo de carbono anteiso (*i. e.*, o segundo a partir do último carbono).

Adaptada da referência 173.

no laboratório diagnóstico hospitalar não é recomendada, porque os resultados não são facilmente interpretáveis pelo microbiologista ou médico.

Testes sorológicos para Legionella

O teste de AFD com soro é recomendado como exame complementar para diagnosticar legionelose, especialmente nos pacientes que não conseguem ou não podem fornecer espécimes respiratórios adequados (p. ex., escarro) para cultura. A sensibilidade do teste de AFD varia de 75 a 80%, enquanto a especificidade é de 106%.[154,168,170] Entretanto, os médicos precisam esperar por 2 a 6 semanas para que os pacientes desenvolvam aumentos de quatro vezes nos títulos dos anticorpos. Os reagentes dos testes sorodiagnósticos para Legionella devem detectar anticorpos das classes IgG, IgM e IgA. Em alguns casos, a elevação do título de IgM pode ocorrer sem aumento detectável do título de IgG ou IgA, ou ocorrer antes do aumento dos títulos de IgG nas fases iniciais da doença.[175] O anticorpo IgM pode persistir por até 1 ano, de forma que sua presença não pode ser usada para diagnosticar infecção recente.

Conforme foi demonstrado por Wilkinson et al.,[168,170] o teste sérico de AFD utilizando antígenos de Legionella pode ter reatividade cruzada com os soros dos pacientes que adquiriram outras infecções. Os soros dos pacientes que desenvolveram infecções associadas a um surto de *Mycoplasma pneumoniae* e dos pacientes com febre Q tinham reatividade cruzada com a *L. longbeachae* do sorogrupo 2 e com a *L. jordanis*. Além disso, também foram observadas reações cruzadas entre os soros dos pacientes que tiveram tularemia (*Francisella tularensis*) associada a um surto e o antígeno de *L. jordanis*. Reações cruzadas falso-positivas também foram demonstradas nos pacientes infectados por *Bacteroides fragilis*, *Proteus vulgaris*, espécies de *Rickettsia* e espécies de *Citrobacter*.[75] Algumas reações cruzadas podem ser eliminadas pela absorção dos antissoros com *E. coli*, ainda que com alguma redução do título anti-*Legionella*.[169] As reações cruzadas com as espécies de *Campylobacter* podem ser evitadas pela absorção do soro com esta bactéria.[19]

Para diagnosticar uma infecção recente por Legionella, são necessárias soroconversões (aumento de quatro vezes no título de anticorpo) até títulos recíprocos de 1:128 ou mais. Elevações isoladas dos títulos de AFD recíprocos na faixa de 256 ou mais podem ser sugestivas de infecção por Legionella durante um surto. Contudo, nos casos esporádicos de pneumonia, um título de 1:256 ou mais não indica necessariamente infecção recente, porque estes títulos altos podem persistir nos indivíduos saudáveis sem evidência clínica de legionelose. Por motivos práticos, não é provável que seja necessário acompanhamento sorológico para demonstrar soroconversão na maioria dos casos esporádicos.

Estudos de microbiologia ambiental

Detecção molecular de Legionella em amostras ambientais

Em vista da inadequação dos métodos convencionais para isolar Legionella, não é surpreendente que as técnicas moleculares tenham sido amplamente utilizadas. Os métodos de amplificação têm sido usados com sucesso para detectar Legionella em várias amostras ambientais. Lund et al.[102] utilizaram culturas e PCR quantitativas para detectar Legionella nas águas de dejetos biológicos. As culturas demonstraram índice de positividade de 16% (21/130) para essas bactérias; em geral, 9% (12/130 das culturas) eram positivas para *L. pneumophila*. Por outro lado, 99% (433/437 das análises) foram positivas para algum tipo de Legionella; em geral, 46% (218/470 análises) detectaram *L. pneumophila*. Outros autores questionaram a utilidade dos métodos de amplificação molecular porque, teoricamente, a detecção dos ácidos nucleicos de microrganismos mortos também seria possível.[33]

Isolamento e/ou detecção de Legionella nas amostras ambientais

A presença generalizada das espécies de Legionella nos reservatórios de água naturais e produzidos pelo homem, mesmo que não existam pacientes com doença clínica, tem sido demonstrada repetidamente e fala contra a realização das culturas microbiológicas rotineiras da água. Por outro lado, acumularam-se evidências significativas de que a água potável fosse uma fonte de microrganismos para muitos pacientes que desenvolveram infecções por *L. pneumophila*. Os sistemas de distribuição de água quente dos prédios foram implicados comumente na disseminação da legionelose; contudo, precisamos de mais estudos sobre a magnitude da contaminação da água potável domiciliar e dos sistemas de água quente e a frequência da associação à legionelose.[45] Por exemplo, os fatores que aumentam as chances de que as espécies de Legionella colonizem os sistemas de abastecimento de água domiciliar foram definidos. Contudo, esses fatores não pareciam aumentar a incidência de legionelose adquirida na comunidade. Em vista da probabilidade alta de que grandes números de indivíduos saudáveis sejam expostos frequentemente a essas bactérias na natureza, nas casas, nos locais de trabalho e todos os tipos de prédios públicos e privados, parece que algumas espécies de Legionella presentes nas águas naturais e municipais não são altamente virulentas, ou que a maioria da população não é composta de hospedeiros suscetíveis, ou talvez as duas possibilidades sejam reais. Desse modo, a contagem microbiológica das espécies de Legionella na água potável ou em outras águas (p. ex., torres de refrigeração) não tem relevância epidemiológica ou clínica para a doença humana, a menos que sejam documentadas clinicamente infecções coexistentes. Infelizmente, não existem marcadores de virulência suficientemente confiáveis para diferenciar entre as cepas ambientais "patogênicas" e as que provavelmente não são patogênicas, nem existem testes apropriados capazes de prever quais hospedeiros humanos terão legionelose ou que serão resistentes quando forem expostos a Legionella em seu ambiente. Além disso, o grau e a extensão da exposição às bactérias não podem ser aquilatados com precisão. Portanto, a vigilância microbiológica das águas ambientais é especialmente difícil de interpretar quando não há infecções associadas e é ainda mais difícil quando há infecções confirmadas. Por outro lado, a vigilância epidemiológica e clínica dos pacientes (p. ex., por enfermeiros especializados em controle das infecções hospitalares) é recomendável como parte de um programa para evitar legionelose nosocomial.

Durante os surtos de legionelose nosocomial, a hipercloração da água hospitalar até um nível entre 2 e 6 mg/ℓ

de cloro residual livre e a elevação da temperatura da água quente acima de 70°C – ou uma combinação de hipercloração e desinfecção térmica – são métodos comprovadamente eficazes para suprimir o crescimento de *Legionella*.[115,141,143] Para realizar a desinfecção ou erradicação térmica, a água quente é circulada por todo o sistema de abastecimento de água do prédio a uma temperatura entre 70° e 75°C. Todos os chuveiros e torneiras devem ser irrigados com água quente com o objetivo de destruir as *Legionellae* presentes nesses locais. Os protocolos de hipercloração e erradicação térmica foram publicados em alguns artigos.[115,141,143] Infelizmente, existe o risco de queimadura provocada pela água quente e devem ser adotadas precauções para reduzir essa possibilidade (p. ex., sinais de aviso ou aquecimento da água por períodos relativamente curtos, durante os quais a maioria dos pacientes esteja dormindo). Isso é dificultado pelas regulamentações de alguns estados, que exigem que a temperatura da água dos hospitais fique abaixo de 48,9°C para evitar queimadura dos pacientes. A cloração contínua (i. e., para alcançar níveis de cloro residual livre na faixa de 1,5 parte por milhão) pode ser excessivamente corrosiva e destrutiva para todos os sistemas de tubulação e equipamentos; também existe o risco potencial de exposição tóxica ao trialometano. Quando a erradicação térmica e/ou a cloração não são realizadas continuamente, o tratamento deve ser recorrente porque a recolonização da água é altamente provável e tende a recorrer depois da interrupção do choque térmico ou da cloração. Outros métodos como esterilização por luz ultravioleta, ozonização, acréscimo de amebicidas e adição de íons metálicos (p. ex., prata ou cobre) em níveis muito baixos têm sido investigados como alternativas para o tratamento do sistema de abastecimento hídrico.

Se forem confirmadas infecções hospitalares causadas por *Legionella*, pode ser realizada uma investigação microbiológica extremamente focada para ajudar a determinar a fonte mais provável desta bactéria. As medidas de controle como erradicação térmica e/ou cloração podem ser adotadas na tentativa de eliminar ou suprimir a bactéria e as culturas ambientais contínuas podem ajudar a determinar a eficácia destas medidas. Nos hospitais com um surto ou um problema hiperendêmico de *Legionella*, a vigilância microbiológica periódica do ambiente, combinada com medidas de controle contínuas ou repetitivas, devem ser consideradas, a menos que seja possível demonstrar que não mais ocorreram outros casos de legionelose.

Os métodos citados no protocolo de Barbaree et al.[9] são recomendados para os profissionais que desejem isolar e identificar espécies de *Legionella* na água ambiental. Com esse protocolo, amostras de água (1 a 2 ℓ) são recolhidas e concentradas utilizando filtros de policarbonato (diâmetro dos poros de 0,2 mm). As contagens viáveis são realizadas com e sem tratamento anterior no meio de BCYE e em outro meio que contenha base de BCYE suplementada com glicina, polimixina B, vancomicina e anisomicina.

Tipagem das cepas de Legionella

Em razão da distribuição generalizada da *L. pneumophila* do sorogrupo 1 no ambiente, a sorotipagem com reagentes de AFD já descritos tem sido de pouca utilidade epidemiológica na investigação da origem das diversas cepas. Alguns pesquisadores desenvolveram métodos para tipar ou subgrupar as cepas de *L. pneumophila* do sorogrupo 1. Entre as técnicas avaliadas estão as análises dos subtipos que fazem parte do sorogrupo 1 de *L. pneumophila* utilizando painéis de anticorpos monclonais;[87,86] análise estrutural genética de *L. pneumophila* com base em uma técnica de eletroforese enzimática *multilocus*;[50,139] e determinação do conteúdo plasmidial[120] das diferentes cepas isoladas de diversas fontes. Outras técnicas incluem eletroforese das proteínas da membrana externa de *L. pneumophila*[148] e um método de tipagem baseado no uso de sondas de DNA biotiniladas clonadas para analisar polimorfismos de comprimento do fragmento de restrição (RFLP; do inglês, *restriction-fragment length polymorphisms*).[137] Um dos métodos de tipagem mais promissores é a análise do perfil do DNA polimórfico amplificado aleatoriamente (*random amplified polymorphic DNA*, ou RAPD em inglês) de *L. pneumophila* por meio da PCR; esse método parece ser mais rápido e menos dispendioso que a tipagem por RFLP. De acordo com um estudo, o perfil do RAPD de algumas cepas de *Legionella* foi mais discriminatório que a tipagem por RFLP. Foi possível detectar diferenças entre cepas com tipos de RFLP iguais.[136] Uma investigação de uma epidemia ou a análise de cepas aparentemente não relacionadas pode ser fortalecida pela comparação dos padrões moleculares das cepas isoladas dos pacientes e do ambiente. Embora o sequenciamento do ácido nucleico diretamente dos espécimes possa ser finalmente exequível nos estudos epidemiológicos, hoje em dia ainda é necessário ter cepas isoladas, enfatizando também a importância da cultura no diagnóstico dessas infecções.

É importante lembrar que a demonstração de cepas "indistinguíveis" nos pacientes e em um foco ambiental significa que este último seja a mais provável fonte das infecções, mas não comprova a associação. Análises epidemiológicas cuidadosas e consideração de todas as possibilidades são essenciais. Infelizmente, algumas dessas fontes potenciais podem ainda não ser aparentes para todos. O exemplo clássico desse fenômeno foi o reconhecimento de que a água potável era a fonte das infecções detectadas em um hospital da Veterans Affairs, depois das hipóteses iniciais de que as torres de refrigeração seriam a fonte mostraram-se infundadas.

Em geral, a caracterização dos ácidos nucleicos tem mais força discriminativa que a análise da estrutura antigênica utilizando anticorpos monoclonais. Curiosamente, os tipos antigênicos e as variantes genômicas nem sempre são concordantes.[31] O teste definitivo de qualquer técnica de tipagem é sua capacidade de discriminar cepas em grupos, que façam sentido epidemiológico. Os padrões precisam demonstrar diferenças suficientes para separar as cepas em grupos relacionados, mas não tão numerosos que ocorra discriminação excessiva (i. e., a demonstração de variações sem significado). Por um lado, cepas aparentemente semelhantes poderiam parecer diferentes se fosse utilizado outro recurso de tipagem. Por outro lado, pode ser necessário consenso para decidir quanto desse tipo de diferenças realmente define as diferenças de determinada técnica no "mundo real". Sempre que for possível, o ideal é analisar as cepas com mais de uma técnica.

Na melhor das hipóteses, a tipagem antigênica ou molecular pode racionalizar um problema epidêmico ou endêmico. A análise de um grupo de cepas ambientais e clínicas isoladas de determinado local ao longo de alguns anos produziu três grupos de cepas, conforme está resumido na Tabela 10.5. Essas cepas foram caracterizadas por um painel

Tabela 10.5 Correlação dos padrões de anticorpos monoclonais com as análises epidemiológicas.

Padrão de anticorpos monoclonais	Cepas clínicas	Cepas ambientais
A	Infecções epidêmicas	Torres de refrigeração
B	Infecções nosocomiais esporádicas	Água potável hospitalar
C	Casos esporádicos na comunidade	–

Adaptada da referência 85.

de anticorpos monoclonais, ou seja, reagentes com poder discriminativo relativamente pequeno. A análise dos polimorfismos do tamanho do fragmento amplificado foi usada com sucesso por um grupo de pesquisadores europeus.[69] Os tipos de polimorfismo da *L. pneumophila* do sorogrupo 1 foram definidos e validados por testes de proficiência.[68] Outro grupo de pesquisadores utilizou ribotipagem automatizada baseada nas cepas de referência e concluiu que esse procedimento era útil para análises genômicas, mas não tinha poder discriminatório suficiente para ser usado em análises para estudos epidemiológicos. A promessa mais atraente consiste no chamado sequenciamento de última geração. Essa tecnologia, que pode ser usada para sequenciar rápida e eficientemente todo o genoma bacteriano, ou determinar simultaneamente a sequência de vários genes taxonomicamente importantes, foi utilizada nas investigações de diversos surtos. Ainda é necessário definir a função exata que essa tecnologia desempenhará no futuro, mas está bem claro que ela terá alguma utilidade nesta área.[153]

REFERÊNCIAS BIBLIOGRÁFICAS

1. Addiss DG, et al. Community-acquired Legionnaires' disease associated with a cooling tower: evidence for longer-distance transport of *Legionella pneumophila*. Am J Epidemiol 1989;130:557-568.
2. Adeleke AA, et al. *Legionella drozanskii* sp. nov., *Legionella rowbothamii* sp. nov. and *Legionella fallonii* sp. nov.: three unusual new *Legionella* species. Int J Syst Evol Microbiol 2001;51:1151-1160.
3. Alary M, Joly JR. Factors contributing to the contamination of hospital water distribution systems by legionellae. J Infect Dis 1992;165:565-569.
4. Ampel NM, et al. Cutaneous abscess caused by *Legionella micdadei* in an immunosuppressed patient. Ann Intern Med 1985;102:630-632.
5. Anaissie EJ, et al. The hospital water supply as a source of nosocomial infections: a plea for action. Arch Intern Med 2002;162:1483-1492.
6. Anonymous. Epidemiology, prevention and control of legionellosis: memorandum from a WHO meeting. Bull WHO Health Organ 1990; 68:155-164.
7. Arnow PM, et al. Perirectal abscess caused by *Legionella pneumophila* and mixed anaerobic bacteria. Ann Intern Med 1983;98:184-185.
8. Arnow PM, et al. Nosocomial Legionnaires' disease caused by aerosolized tap water from respiratory devices. J Infect Dis 1982;146:460-467.
9. Barbaree JM, et al. Protocol for sampling environmental sites for legionellae. Appl Environ Microbiol 1987;53:1454-1458.
10. Basnayake TL, Waterer GW. Rapid diagnostic tests for defining the cause of community-acquired pneumonia. Curr Opin Infect Dis 2015;28:185-192.
11. Bassetti S, Widmer AF. *Legionella* resources on the world wide web. Clin Infect Dis 2002;34:1633-1640.
12. Benin AL, et al. An outbreak of travel-associated Legionnaires disease and Pontiac fever: the need for enhanced surveillance of travel-associated legionellosis in the United States. J Infect Dis 2002;185:237-243.
13. Bentz JS, et al. Acid-fast-positive *Legionella pneumophila*: a possible pitfall in the cytologic diagnosis of mycobacterial infection in pulmonary specimens. Diagn Cytopathol 2000;22:45-48.
14. Bhopal RS. A framework for investigating geographical variation in diseases, based on a study of Legionnaires' disease. J Public Health Med 1991; 13:281-289.
15. Bhopal RS, et al. Pinpointing clusters of apparently sporadic cases of Legionnaires' disease. BMJ 1992;304:1022-1027.
16. Blatt SP, et al. Nosocomial Legionnaires' disease: aspiration as a primary mode of disease acquisition. Am J Med 1993;95:16-22.
17. Bochud PY, et al. Community-acquired pneumonia: a prospective outpatient study. Medicine (Baltimore) 2001;80:75-87.
18. Bornstein N, et al. Exposure to Legionellaceae at a hot spring spa: a prospective clinical and serological study. Epidemiol Infect 1989;102:31-36.
19. Boswell TC, Kudesia G. Serological cross-reaction between *Legionella pneumophila* and campylobacter in the indirect fluorescent antibody test. Epidemiol Infect 1992;109:291-295.
20. Breiman RF, et al. Association of shower use with Legionnaires' disease: possible role of amoebae. JAMA 1990;263:2924-2926.
21. Brenner DJ, et al. Classification of the Legionnaires' disease bacterium: *Legionella pneumophila*, genus novum, species nova, of the family Legionellaceae, família nova. Ann Intern Med 1979;90:656-658.
22. Bridge JA, Edelstein PH. Oropharyngeal colonization with *Legionella pneumophila*. J Clin Microbiol 1983;18:1108-1112.
23. Broome CV. Epidemiologic assessment of methods of transmission of legionellosis. Zentralbl Bakteriol Mikrobiol Hyg A 1983;255:52-57.
24. Broome CV, Fraser DW. Epidemiologic aspects of legionellosis. Epidemiol Rev 1979;1:1-16.
25. Buesching WJ, et al. Enhanced primary isolation of *Legionella pneumophila* from clinical specimens by low-pH treatment. J Clin Microbiol 1983; 17:1153-1155.
26. Castellani PM, et al. Legionnaires' disease on a cruise ship linked to the water supply system: clinical and public health implications. Clin Infect Dis 1999;28:33-38.
27. Chastre J, et al. Pulmonary fibrosis following pneumonia due to acute Legionnaires' disease: clinical, ultrastructural, and immunofluorescent study. Chest 1987;91:57-62.
28. Chen DJ, Procop GW, Richter SS. Evaluation of *Legionella* diagnostic testing by urinary antigen, culture and PCR (Poster Number:1408), in ID Week 2014, Philadelphia, PA, October 8-12, 2014.
29. Cherry WB, et al. Detection of Legionnaires disease bacteria by direct immunofluorescent staining. J Clin Microbiol 1978;8:329-338.
30. Codony F, et al. Factors promoting colonization by legionellae in residential water distribution systems: an environmental case-control survey. Eur J Clin Microbiol Infect Dis 2002;21:717-721.
31. Cordevant C, et al. Characterization of members of the legionellaceae family by automated ribotyping. J Clin Microbiol 2003;41:34-43.
32. Den Boer JW, et al. A large outbreak of Legionnaires' disease at a flower show, the Netherlands, 1999. Emerg Infect Dis 2002;8:37-43.
33. Ditommaso S, Ricciardi E, Giacomuzzi M, et al. *Legionella* in water samples: how can you interpret the results obtained by quantitative PCR. Mol Cell Probes 2015;29:7-12.
34. Dondero TJ, Jr., et al. An outbreak of Legionnaires' disease associated with a contaminated air-conditioning cooling tower. N Engl J Med 1980; 302:365-370.
35. Dorman SA, et al. Pyelonephritis associated with *Legionella pneumophila*, serogroup 4. Ann Intern Med 1980;93:835-837.
36. Dowling JN, et al. Infections caused by *Legionella micdadei* and *Legionella pneumophila* among renal transplant recipients. J Infect Dis 1984;149:703-713.
37. Drozanski W. *Sarcobium lyticum* gen. nov., sp. nov., an obligate intracellular bacterial parasite of small, free-living amoebae. Int J Syst Bacteriol 1991;41:82-87.
38. Dumoff M. Direct in-vitro isolation of the Legionnaires' disease bacterium in two fatal cases: cultural and staining characteristics. Ann Intern Med 1979;90:694-696.
39. Edelstein PH. Legionnaires' disease. Arthritis Rheum 1979;22:806-806.
40. Edelstein PH. Improved semiselective medium for isolation of *Legionella pneumophila* from contaminated clinical and environmental specimens. J Clin Microbiol 1981;14:298-303.
41. Edelstein PH. Comparative study of selective media for isolation of *Legionella pneumophila* from potable water. J Clin Microbiol 1982;16:697-699.

42. Edelstein PH. Laboratory diagnosis of infections caused by legionellae. Eur J Clin Microbiol 1987;6:4–10.
43. Edelstein PH. The laboratory diagnosis of Legionnaires' disease. Semin Respir Infect 1987;2:235–241.
44. Edelstein PH. Legionnaires' disease. Clin Infect Dis 1993;16:741–747.
45. Edelstein PH. Legionnaires' disease. N Engl J Med 1998;338:200–201.
46. Edelstein PH, et al. Clinical utility of a monoclonal direct fluorescent reagent specific for *Legionella pneumophila*: comparative study with other reagents. J Clin Microbiol 1985;22:419–421.
47. Edelstein PH, et al. Retrospective study of gen-probe rapid diagnostic system for detection of legionellae in frozen clinical respiratory tract samples. J Clin Microbiol 1987;25:1022–1026.
48. Edelstein PH, et al. Isolation of *Legionella pneumophila* from blood. Lancet 1979;1:750–751.
49. Edelstein PH, et al. Laboratory diagnosis of Legionnaires disease. Am Rev Respir Dis 1980;121:317–327.
50. Edelstein PH, et al. Paleoepidemiologic investigation of Legionnaires' disease at Wadsworth Veterans Administration Hospital by using three typing methods for comparison of legionellae from clinical and environmental sources. J Clin Microbiol 1986;23:1121–1126.
51. Edelstein PH, et al. Enhancement of recovery of *Legionella pneumophila* from contaminated respiratory tract specimens by heat. J Clin Microbiol 1982;16:1061–1065.
52. Engleberg NC. Genetic studies of *Legionella* pathogenesis. In Barbaree JM, Breiman RF, Dufour AP, eds. *Legionella*: Current Status and Emerging Perspectives. Washington, DC: American Society for Microbiology, 1993:63–68.
53. Ezzeddine H, et al. *Legionella* spp. in a hospital hot water system: effect of control measures. J Hosp Infect 1989;13:121–131.
54. Fairbank JT, et al. Legionnaires' disease. J Thorac Imaging 1991;6:6–13.
55. Fallon RJ, Rowbotham TJ. Microbiological investigations into an outbreak of Pontiac fever due to *Legionella micdadei* associated with use of a whirlpool. J Clin Pathol 1990;43:479–483.
56. Fang GD, et al. New and emerging etiologies for community-acquired pneumonia with implications for therapy: a prospective multicenter study of 359 cases. Medicine (Baltimore) 1990;69:307–316.
57. Fang GD, et al. Disease due to the *Legionellaceae* (other than *Legionella pneumophila*): historical, microbiological, clinical, and epidemiological review. Medicine (Baltimore) 1989;68:116–132.
58. Feeley JC, et al. Charcoal-yeast extract agar: primary isolation medium for *Legionella pneumophila*. J Clin Microbiol 1979;10:437–441.
59. Fenstersheib MD, et al. Outbreak of Pontiac fever due to *Legionella anisa*. Lancet 1990;336:35–37.
60. Fields BS. *Legionella* and protozoa: interaction of a pathogen and its natural host. In Barbaree JM, Breiman RF, Dufour AP, eds. *Legionella*: Current Status and Emerging Perspectives. Washington, DC: American Society for Microbiology, 1993:129–136.
61. Fields BS, et al. *Legionella* and Legionnaires' disease: 25 years of investigation. Clin Microbiol Rev 2002;15:506–526.
62. Fields BS, et al. Attachment and entry of *Legionella pneumophila* in *Hartmannella vermiformis*. J Infect Dis 1993;167:1146–1150.
63. Fields BS, et al. Pontiac fever due to *Legionella micdadei* from a whirlpool spa: possible role of bacterial endotoxin. J Infect Dis 2001;184:1289–1292.
64. Fliermans CB, et al. Ecological distribution of *Legionella pneumophila*. Appl Environ Microbiol 1981;41:9–16.
65. Fraser DW, Mcdade JE. Legionellosis. Sci Am 1979;241:82–99.
66. Fraser DW, et al. Legionnaires' disease: description of an epidemic of pneumonia. N Engl J Med 1977;297:1189–1197.
67. Friedman H, et al. *Legionella pneumophila* pathogenesis and immunity. Semin Pediatr Infect Dis 2002;13:273–279.
68. Fry NK, et al. Designation of the European Working Group on *Legionella* Infection (EWGLI) amplified fragment length polymorphism types of *Legionella pneumophila* serogroup 1 and results of intercentre proficiency testing using a standard protocol. Eur J Clin Microbiol Infect Dis 2002; 21:722–728.
69. Fry NK, et al. Assessment of intercentre reproducibility and epidemiological concordance of *Legionella pneumophila* serogroup 1 genotyping by amplified fragment length polymorphism analysis. Eur J Clin Microbiol Infect Dis 2000;19:773–780.
70. Garbe PL, et al. Nosocomial Legionnaires' disease: epidemiologic demonstration of cooling towers as a source. JAMA 1985;254:521–524.
71. Girod JC, et al. Pneumonic and nonpneumonic forms of legionellosis: the result of a common-source exposure to *Legionella pneumophila*. Arch Intern Med 1982;142:545–547.
72. Glick TH, et al. Pontiac fever. An epidemic of unknown etiology in a health department. I. Clinical and epidemiologic aspects. Am J Epidemiol 1978;107:149–160.
73. Goetz AM, et al. Nosocomial Legionnaires' disease discovered in community hospitals following cultures of the water system: seek and ye shall find. Am J Infect Control 1998;26:8–11.
74. Goldberg DJ, et al. Lochgoilhead fever: outbreak of non-pneumonic legionellosis due to *Legionella micdadei*. Lancet 1989;1:316–318.
75. Gray JJ, et al. Serological cross-reaction between *Legionella pneumophila* and *Citrobacter freundii* in indirect immunofluorescence and rapid microagglutination tests. J Clin Microbiol 1991;29:200–201.
76. Hayden RT, et al. Direct detection of *Legionella* species from bronchoalveolar lavage and open lung biopsy specimens: comparison of LightCycler PCR, in situ hybridization, direct fluorescence antigen detection, and culture. J Clin Microbiol 2001;39:2618–2626.
77. Heath CH, et al. Delay in appropriate therapy of *Legionella pneumonia* associated with increased mortality. Eur J Clin Microbiol Infect Dis 1996;15:286–290.
78. Helms CM, et al. Pretibial rash in *Legionella pneumophila* pneumonia. JAMA 1981;245:1758–1759.
79. Hlady WG, et al. Outbreak of Legionnaire's disease linked to a decorative fountain by molecular epidemiology. Am J Epidemiol 1993;138:555–562.
80. Hoffman PS, et al. Production of superoxide and hydrogen peroxide in medium used to culture *Legionella pneumophila*: catalytic decomposition by charcoal. Appl Environ Microbiol 1983;45:784–791.
81. Hookey JV, et al. Phylogeny of *Legionellaceae* based on small-subunit ribosomal DNA sequences and proposal of *Legionella lytica* comb. nov. for *Legionella*-like amoebal pathogens. Int J Syst Bacteriol 1996;46:526–531.
82. Horwitz MA. Toward an understanding of host and bacterial molecules mediating *Legionella pneumophila* pathogenesis. In Barbaree JM, Breiman RF, Dufour AP, eds. *Legionella*: Current Status and Emerging Perspectives. Washington, DC: American Society for Microbiology, 1993:55–62.
83. Jernigan DB, et al. Outbreak of Legionnaires' disease among cruise ship passengers exposed to a contaminated whirlpool spa. Lancet 1996;347:494–499.
84. Johnson JD, et al. Neurologic manifestations of Legionnaires' disease. Medicine (Baltimore) 1984;63:303–310.
85. Joly JR, et al. Legionnaires' disease caused by *Legionella dumoffii* in distilled water. Can Med Assoc J 1986;135:1274–1277.
86. Joly JR, et al. Development of a standardized subgrouping scheme for *Legionella pneumophila* serogroup 1 using monoclonal antibodies. J Clin Microbiol 1986;23:768–771.
87. Joly JR, Winn WR. Correlation of subtypes of *Legionella pneumophila* defined by monoclonal antibodies with epidemiological classification of cases and environmental sources. J Infect Dis 1984;150:667–671.
88. Joseph C, et al. An international investigation of an outbreak of Legionnaires disease among UK and French tourists. Eur J Epidemiol 1996;12:215–219.
89. Kalweit WH, et al. Hemodialysis fistula infections caused by *Legionella pneumophila*. Ann Intern Med 1982;96:173–175.
90. King CH, et al. Survival of coliforms and bacterial pathogens within protozoa during chlorination. Appl Environ Microbiol 1988;54:3023–3033.
91. Kirby BD, et al. Legionnaires' disease: report of sixty-five nosocomially acquired cases of review of the literature. Medicine (Baltimore) 1980; 59:188–205.
92. Knirsch CA, et al. An outbreak of *Legionella micdadei* pneumonia in transplant patients: evaluation, molecular epidemiology, and control. Am J Med 2000;108:290–295.
93. Kohler RB, et al. Cross-reactive urinary antigens among patients infected with *Legionella pneumophila* serogroups 1 and 4 and the Leiden 1 strain. J Infect Dis 1985;152:1007–1012.
94. Kohler RB, et al. Onset and duration of urinary antigen excretion in Legionnaires disease. J Clin Microbiol 1984;20:605–607.
95. Kohler RB, et al. Rapid radioimmunoassay diagnosis of Legionnaires' disease: detection and partial characterization of urinary antigen. Ann Intern Med 1981;94:601–605.
96. Korvick JA, Yu VL. Legionnaires' disease: an emerging surgical problem. Ann Thorac Surg 1987;43:341–347.
97. Kusnetsov JM, Jousimies-Somer HR, Nevalainen AI, et al. Isolation of *Legionella* from water samples using various culture methods. J Appl Bacteriol 1994;76:155–162.

98. Lai CC, Tan CK, Chou CH, et al. Hospital-acquired pneumonia and bacteremia caused by *Legionella pneumophila* in an immunocompromised patient. Infection 2010;38:135–137.
99. Lee TC, et al. Factors predisposing to *Legionella pneumophila* colonization in residential water systems. Arch Environ Health 1988;43:59–62.
100. Lowry PW, et al. A cluster of *Legionella* sternal-wound infections due to postoperative topical exposure to contaminated tap water. N Engl J Med 1991;324:109–113.
101. Luck PC, et al. Nosocomial pneumonia caused by three genetically different strains of *Legionella pneumophila* and detection of these strains in the hospital water supply. J Clin Microbiol 1998;36:1160–1163.
102. Lund V, Fonahn W, Pettersen JE, et al. Detection of *Legionella* by cultivation and quantitative real-time polymerase chain reaction in biological waste water treatment plants in Norway. J Water Health 2014;12:543–554.
103. Mahoney FJ, et al. Communitywide outbreak of Legionnaires' disease associated with a grocery store mist machine. J Infect Dis 1992;165:736–739.
104. Marrie TJ. Diagnosis of legionellaceae as a cause of community-acquired pneumonia- ".. continue to treat first and not bother to ask questions later"—not a good idea. Am J Med 2001;110:73–75.
105. Marrie TJ, et al. Colonisation of the respiratory tract with *Legionella pneumophila* for 63 days before the onset of pneumonia. J Infect 1992;24:81–86.
106. Marrie TJ, et al. Control of endemic nosocomial Legionnaires' disease by using sterile potable water for high risk patients. Epidemiol Infect 1991; 107:591–605.
107. Mastro TD, et al. Nosocomial Legionnaires' disease and use of medication nebulizers. J Infect Dis 1991;163:667–671.
108. Mayock R, et al. *Legionella pneumophila* pericarditis proved by culture of pericardial fluid. Am J Med 1983;75:534–536.
109. McCabe RE, et al. Prosthetic valve endocarditis caused by *Legionella pneumophila*. Ann Intern Med 1984;100:525–527.
110. McDade JE, et al. Legionnaires' disease: isolation of a bacterium and demonstration of its role in other respiratory disease. N Engl J Med 1977;297:1197–1203.
111. Morris GK, et al. Isolation of the Legionnaires' disease bacterium from environmental samples. Ann Intern Med 1979;90:664–666.
112. Muder RR, et al. Pneumonia caused by Pittsburgh pneumonia agent: radiologic manifestations. Radiology 1984;150:633–637.
113. Muder RR, Yu VL. Infection due to *Legionella* species other than *L. pneumophila*. Clin Infect Dis 2002;35:990–998.
114. Muder RR, et al. Mode of transmission of *Legionella pneumophila*: a critical review. Arch Intern Med 1986;146:1607–1612.
115. Muraca PW, et al. Disinfection of water distribution systems for *Legionella*: a review of application procedures and methodologies. Infect Control Hosp Epidemiol 1990;11:79–88.
116. Murdoch DR. Diagnosis of *Legionella* infection. Clin Infect Dis 2003;36:64–69.
117. Myerowitz RL, et al. Opportunistic lung infection due to "Pittsburgh Pneumonia Agent." N Engl J Med 1979;301:953–958.
118. Nagai T, et al. Neonatal sudden death due to *Legionella* pneumonia associated with water birth in a domestic spa bath. J Clin Microbiol 2003;41: 2227–2229.
119. Newsome AL, et al. Interactions between *Naegleria fowleri* and *Legionella pneumophila*. Infect Immun 1985;50:449–452.
120. Nolte FS, et al. Plasmids as epidemiological markers in nosocomial Legionnaires' disease. J Infect Dis 1984;149:251–256.
121. Ortiz-Roque CM, Hazen TC. Abundance and distribution of Legionellaceae in Puerto Rican waters. Appl Environ Microbiol 1987;53:2231–2236.
122. Padmos LJ, Blair JE, Kusne S, et al. Cutaneous legionellosis: case report and review of the medical literature. Transpl Infect Dis 2014;16:307–314.
123. Patel R, Paya CV. Infections in solid-organ transplant recipients. Clin Microbiol Rev 1997;10:86–124.
124. Qin X, Abe PM, Weissman SJ, et al. Extrapulmonary *Legionella micdadei* infection in a previously healthy child. Pediatr Infect Dis 2002;21: 1174–1176.
125. Raggam RB, et al. Qualitative detection of *Legionella* species in bronchoalveolar lavages and induced sputa by automated DNA extraction and real-time polymerase chain reaction. Med Microbiol Immunol (Berl) 2002;191:119–125.
126. Ratcliff RM, Lanser JA, Manning PA, et al. Sequence-based classification scheme for the genus *Legionella* targeting the *mip* gene. J Clin Microbiol 1998;36:1560–1567.
127. Reingold AL, et al. *Legionella* pneumonia in the United States: the distribution of serogroups and species causing human illness. J Infect Dis 1984; 149:819–819.
128. Reischl U, et al. Direct detection and differentiation of *Legionella* spp. and *Legionella pneumophila* in clinical specimens by dual-color real-time PCR and melting curve analysis. J Clin Microbiol 2002;40:3814–3817.
129. Riffard S, et al. Occurrence of *Legionella* in groundwater: an ecological study. Water Sci Technol 2001;43:99–102.
130. Rihs JD, et al. Isolation of *Legionella pneumophila* from blood with the BACTEC system: a prospective study yielding positive results. J Clin Microbiol 1985;22:422–424.
131. Roig J, et al. Comparative study of *Legionella pneumophila* and other nosocomial- acquired pneumonias. Chest 1991;99:344–350.
132. Rosmini F, et al. Febrile illness in successive cohorts of tourists at a hotel on the Italian Adriatic coast: evidence for a persistent focus of *Legionella* infection. Am J Epidemiol 1984;119:124–134.
133. Rowbotham TJ. Preliminary report on the pathogenicity of *Legionella pneumophila* for freshwater and soil amoebae. J Clin Pathol 1980;33: 1179–1183.
134. Rowbotham TJ. Isolation of *Legionella pneumophila* from clinical specimens via amoebae, and the interaction of those and other isolates with amoebae. J Clin Pathol 1983;36:978–986.
135. Ruf B, et al. Prevalence and diagnosis of *Legionella* pneumonia: a 3-year prospective study with emphasis on application of urinary antigen detection. J Infect Dis 1990;162:1341–1348.
136. Sandery M, et al. Random amplified polymorphic DNA (RAPD) profiling of *Legionella pneumophila*. Lett Appl Microbiol 1994;19:184–187.
137. Saunders NA, et al. A method for typing strains of *Legionella pneumophila* serogroup 1 by analysis of restriction fragment length polymorphisms. J Med Microbiol 1990;31:45–55.
138. Sax H, et al. Legionnaires' disease in a renal transplant recipient: nosocomial or home-grown? Transplantation 2002;74:890–892.
139. Selander RK, et al. Genetic structure of populations of *Legionella pneumophila*. J Bacteriol 1985;163:1021–1037.
140. Shands KN, et al. Potable water as a source of Legionnaires' disease. JAMA 1985;253:1412–1416.
141. Snyder MB, et al. Reduction in *Legionella pneumophila* through heat flushing followed by continuous supplemental chlorination of hospital hot water. J Infect Dis 1990;162:127–132.
142. Sopena N, et al. Factors related to persistence of *Legionella* urinary antigen excretion in patients with Legionnaires' disease. Eur J Clin Microbiol Infect Dis 2002;21:845–848.
143. States SJ, et al. Chlorine, pH, and control of *Legionella* in hospital plumbing systems. JAMA 1989;261:1882–1883.
144. States SJ, et al. Survival and multiplication of *Legionella pneumophila* in municipal drinking water systems. Appl Environ Microbiol 1987;53:979–986.
145. Steele TW, et al. Isolation of *Legionella longbeachae* serogroup 1 from potting mixes. Appl Environ Microbiol 1990;56:49–53.
146. Steele TW, et al. Distribution of *Legionella longbeachae* serogroup 1 and other legionellae in potting soils in Australia. Appl Environ Microbiol 1990;56:2984–2988.
147. Stølhaug A, Bergh K. Identification and differentiation of *Legionella pneumophila* and *Legionella* spp. with real-time PCR targeting the 16S rRNA gene and species identification by *mip* sequencing. Appl Environ Microbiol 2006;72:6394–6398.
148. Stout JE, et al. Comparison of molecular methods for subtyping patients and epidemiologically linked environmental isolates of *Legionella pneumophila*. J Infect Dis 1988;157:486–495.
149. Stout JE, Yu VL. Legionellosis. N Engl J Med 1997;337:682–687.
150. Stout JE, et al. Potable water as a cause of sporadic cases of community-acquired Legionnaires' disease. N Engl J Med 1992;326:151–155.
151. Swanson MS, Hammer BK. *Legionella pneumophila* pathogenesis: a fateful journey from amoebae to macrophages. Annu Rev Microbiol 2000; 54:567–613.
152. Tan MJ, et al. The radiologic manifestations of Legionnaire's disease: the Ohio community-based Pneumonia Incidence Study Group. Chest 2000; 117:398–403.
153. Tang P, Gardy JL. Stopping outbreaks with real-time genomic epidemiology. Genome Med 2014;20:104.
154. Thacker WL, et al. Comparison of slide agglutination test and direct immunofluorescence assay for identification of *Legionella* isolates. J Clin Microbiol 1983;18:1113–1118.

155. Thornsberry C, et al. *In vitro* activity of antimicrobial agents on Legionnaires disease bacterium. Antimicrob Agents Chemother 1978;13:78–80.
156. Tompkins LS, et al. *Legionella* prosthetic-valve endocarditis. N Engl J Med 1988;318:530–535.
157. Tsai TF, et al. Legionnaires' disease: clinical features of the epidemic in Philadelphia. Ann Intern Med 1979;90:509–517.
158. van Der ZA, et al. Qiagen DNA extraction kits for sample preparation for legionella PCR are not suitable for diagnostic purposes. J Clin Microbiol 2002;40:1126.
159. Van Orden AE, Greer PW. Modification of the Dieterle Spirochete stain. Histotechnology 1977;1:51–53.
160. Vickers RM, et al. Failure of a diagnostic monoclonal immunofluorescent reagent to detect *Legionella pneumophila* in environmental samples. Appl Environ Microbiol 1990;56:2912–2914.
161. Wadowsky RM, et al. Growth-supporting activity for *Legionella pneumophila* in tap water cultures and implication of hartmannellid amoebae as growth factors. Appl Environ Microbiol 1988;54:2677–2682.
162. Wadowsky RM, et al. Effect of temperature, pH, and oxygen level on the multiplication of naturally occurring *Legionella pneumophila* in potable water. Appl Environ Microbiol 1985;49:1197–1205.
163. Wadowsky RM, et al. Hot water systems as sources of *Legionella pneumophila* in hospital and nonhospital plumbing fixtures. Appl Environ Microbiol 1982;43:1104–1110.
164. Waterer GW, et al. *Legionella* and community-acquired pneumonia: a review of current diagnostic tests from a clinician's viewpoint. Am J Med 2001;110:41–48.
165. Weir SC, et al. Detection of *Legionella* by PCR in respiratory specimens using a commercially available kit. Am J Clin Pathol 1998;110:295–300.
166. White HJ, et al. Extrapulmonary histopathologic manifestations of Legionnaires' disease: evidence for myocarditis and bacteremia. Arch Pathol Lab Med 1980;104:287–289.
167. Wilkinson HW. Hospital-Laboratory Diagnosis of *Legionella* Infections. 2nd Ed. Atlanta, GA: Centers for Disease Control, 1988.
168. Wilkinson HW, et al. Validation of *Legionella pneumophila* indirect immunofluorescence assay with epidemic sera. J Clin Microbiol 1981; 13:139–146.
169. Wilkinson HW, et al. Measure of immunoglobulin G-, M-, and A-specific titers against *Legionella pneumophila* and inhibition of titers against nonspecific, gram-negative bacterial antigens in the indirect immunofluorescence test for legionellosis. J Clin Microbiol 1979;10:685–689.
170. Wilkinson HW, et al. Reactivity of serum from patients with suspected legionellosis against 29 antigens of *Legionellaceae* and *Legionella*-like organisms by indirect immunofluorescence assay. J Infect Dis 1983;147:23–31.
171. Winn WC, Jr. Legionnaires disease: historical perspective. Clin Microbiol Rev 1988;1:60–81.
172. Winn WC, Jr., Myerowitz RL. The pathology of the *Legionella* pneumonias: a review of 74 cases and the literature. Hum Pathol 1981;12:401–422.
173. Winn WC, Jr. *Legionella*. In Garrity GM, ed. Bergey's Manual of Systematic Bacteriology. 2nd Ed. Baltimore, MD: Williams & Wilkins, 2005.
174. Yu VL, et al. Distribution of *Legionella* species and serogroups isolated by culture in patients with sporadic community-acquired legionellosis: an international collaborative survey. J Infect Dis 2002;186:127–128.
175. Zimmerman SE, et al. Immunoglobulin M antibody titers in the diagnosis of Legionnaires disease. J Clin Microbiol 1982;16:1007–1011.
176. Zuravleff JJ, et al. Diagnosis of Legionnaires' disease. An update of laboratory methods with new emphasis on isolation by culture. JAMA 1983; 250:1981–1985.

CAPÍTULO 11
Espécies de *Neisseria* e *Moraxella catarrhalis*

Introdução, 629

Taxonomia das famílias Neisseriaceae e Moraxellaceae, 630

Características gerais do gênero *Neisseria*, 630

Significado clínico das espécies de *Neisseria*, 631
- *Neisseria gonorrhoeae*, 631
- *Neisseria meningitidis*, 635
- Outras espécies de *Neisseria*, 644

Importância clínica de *Moraxella catarrhalis*, 645

Isolamento das espécies de *Neisseria*, 647
- *Neisseria gonorrhoeae*, 647
- *Neisseria meningitidis*, 650

Identificação das espécies de *Neisseria*, 652
- Morfologia das colônias, 652
- Coloração pelo Gram e teste de oxidase, 652
- Teste de superoxol, 652
- Diferenciação dos outros microrganismos nos meios seletivos, 652

Critérios presuntivos para identificação de *N. gonorrhoeae*, 653
Testes de identificação das espécies de *Neisseria*, 653
Testes de utilização de carboidratos, 653
Testes de substratos enzimáticos cromogênicos, 655
Técnicas imunológicas para confirmação de *N. gonorrhoeae* em cultura, 657
Sistemas de identificação multiteste, 658
Teste com sonda de DNA para confirmação da cultura de *N. gonorrhoeae*, 658
Testes de hibridização de ácidos nucleicos para *N. gonorrhoeae*, 658
Testes de amplificação de ácidos nucleicos para *N. gonorrhoeae*, 659
MALDI-TOF para identificar espécies de *Neisseria*, 662
Abuso/violência sexual e *N. gonorrhoeae*, 663
Métodos de tipagem para *N. gonorrhoeae*, 663
Métodos moleculares para detectar *N. meningitidis*, 664

Classificação sorológica e tipagem de *N. meningitidis*, 665

Características das culturas de outras espécies de *Neisseria*, 665
- *N. lactamica*, 665
- *N. cinerea*, 666
- Biovariantes de *Neisseria subflava*, *N. mucosa* e *N. sicca*, 666
- *N. polysaccharea*, 666
- *N. flavescens*, 667
- Subespécies de *N. elongata*, 667
- *N. weaveri*, 667
- *N. bacilliformis*, 667
- *N. animaloris* e *N. zoodegmatis*, 667
- *N. wadsworthii*, 667
- *N. shayeganii*, 667

Características da cultura e identificação de *Moraxella catarrhalis*, 667

Sensibilidade antimicrobiana das espécies de *Neisseria*, 668
- *N. gonorrhoeae*, 668
- *N. meningitidis*, 670

Sensibilidade antimicrobiana de *Moraxella catarrhalis*, 672

Introdução

A gonorreia foi reconhecida no mínimo desde os tempos de Galeno (século 2 d.C.), que utilizou esse nome para descrevê-la com base nas palavras gregas *gonor* ("sêmen ou semente") e *rhoia* ("fluxo"), sugerindo que a doença estivesse relacionada com o fluxo de sêmen. Referências a essa infecção também são encontradas no Antigo Testamento e nas histórias escritas de várias culturas. Embora tenha sido reconhecida como infecção sexualmente transmissível no século VIII, a gonorreia não foi diferenciada da sífilis antes de meados do século XIX. Em 1897, *Neisseria gonorrhoeae* – agente etiológico da doença – foi observada pela primeira vez nos exsudatos purulentos do trato genital e da conjuntiva por Albert Neisser na University of Breslau, Alemanha. O isolamento subsequente desse microrganismo, sua inoculação em voluntários humanos e seu isolamento subsequente por Bumm em 1885 comprovaram a relação etiológica entre essa bactéria e a doença (ver os postulados de Kock, no Capítulo 5).

A meningite cerebrospinal epidêmica foi reconhecida nos primeiros anos do século XIX, mas seu agente etiológico foi descrito apenas em 1884, quando Marchiofava e Celli observaram o microrganismo nos exsudatos meníngeos. Em 1887, Weichselbaum isolou a bactéria hoje conhecida como *Neisseria meningitidis* em cultura pura e foi o primeiro a descrever suas características e seu papel etiológico em seis pacientes com meningite aguda. Estudos adicionais realizados por Kiefer em 1896 e Albrecht em 1901 confirmaram a existência do estado de portador do meningococos nos indivíduos saudáveis. Ao longo do período entre 1929 e 1943, surtos numerosos de doença meningocócica ocorridos no Chile e algumas cidades americanas atraíram a atenção dos cientistas para esse microrganismo. Com os surtos subsequentes entre recrutas militares dos EUA e de outros países, começou a surgir uma compreensão mais clara da epidemiologia, patogênese, quimioprofilaxia e perspectivas de desenvolvimento de uma vacina. Durante os últimos anos da década de 1930, pesquisadores demonstraram que as sulfonamidas erradicavam o estado de portador do meningococo e, deste modo, ofereciam um meio de evitar a disseminação da doença. Nos primeiros anos da década de 1960, a resistência às sulfonamidas começou a desenvolver-se entre os meningococos, somada à ocorrência de doença epidêmica em duas instalações militares da Califórnia. Esses surtos estimularam o desenvolvimento de vacinas polissacarídicas eficazes contra os meningococos dos sorogrupos A e C. Hoje em dia, a meningite epidêmica causada por *N. meningitidis* do sorogrupo A ainda é um problema grave em regiões da África e a doença meningocócica ainda ocorre nas populações militares semifechadas.[482] Nos EUA e na Europa, a incidência da doença meningocócica do sorogrupo C tem aumentado na comunidade, nos colégios e nos *campi* universitários, resultando em aumentos dramáticos da incidência dessa doença entre adolescentes e adultos jovens. Técnicas moleculares permitiram aos pesquisadores examinar os possíveis fatores de virulência do meningococo e entender a "epidemiologia molecular" dos sorogrupos, sorotipos e subsorotipos de *N. meningitidis* e sua virulência clonal.

N. gonorrhoeae e *N. meningitidis* ainda se comportam como patógenos versáteis e extraordinários, que impõem um desafio aos médicos e profissionais dos laboratórios clínicos. Embora os métodos de isolamento e identificação das espécies de *Neisseria* das amostras clínicas não tenham sido alterados significativamente, as técnicas modernas baseadas em sondas e em amplificação do ácido nucleico modificaram acentuadamente as abordagens laboratoriais disponíveis ao diagnóstico das doenças gonocócicas. O desenvolvimento de resistência aos antibióticos ainda é uma preocupação significativa neste novo milênio, principalmente depois do aparecimento de resistência às fluoroquinolonas entre os gonococos e meningococos e do surgimento de cepas de gonococos com sensibilidade reduzida à ceftriaxona. A detecção, o tratamento e o controle da disseminação da doença meningocócica em determinada comunidade dependem da cooperação entre médicos, laboratórios clínicos e epidemiologistas de forma a selecionar as intervenções mais apropriadas. Em alguns casos, o isolamento de espécies de *Neisseria* "não patogênicas" reconhecidas mais recentemente em pacientes imunossuprimidos também deve ser considerado pelo microbiologista ao formular uma abordagem para detectar e identificar bactérias desta espécie e outros microrganismos "semelhantes à *Neisseria*" nos espécimes clínicos.

Taxonomia das famílias Neisseriaceae e Moraxellaceae

Os membros do gênero *Neisseria* são classificados na família Neisseriaceae, na ordem Neisseriales e no subgrupo β do filo Proteobacteria. As β-Proteobacteria também incluem várias famílias de bactérias gram-negativas não fermentadoras (*i. e.*, famílias Alcaligenaceae, Burkholderiaceae, Comamonadaceae e Spirillaceae). A família Neisseriaceae também inclui os gêneros *Allysiella*, *Aquaspirillum*, *Chromobacterium*, *Eikenella*, *Kingella*, *Simonsiella* e *Vitreoscilla*. A *Moraxella catarrhalis* é classificada na família Moraxellaceae, ordem Pseudomonadales e subgrupo γ do filo Proteobacteria. O gênero *Moraxella* inclui mais de 20 espécies, dentre as quais a *M. catarrhalis* é a espécie clinicamente mais significativa isolada dos espécimes humanos. Essa bactéria tem morfologia de um diplococo gram-negativo semelhante à maioria das espécies de *Neisseria*, mas os outros membros do gênero *Moraxella* são bactérias gram-negativas cocobacilares. As outras espécies de *Moraxella* estão descritas no Capítulo 7.

Características gerais do gênero *Neisseria*

Os membros do gênero *Neisseria* são microrganismos gram-negativos com formato de cocos ou bacilos, que frequentemente ocorrem em pares ou cadeias curtas. As espécies diplocócicas têm superfícies laterais adjacentes achatadas, conferindo-lhes um aspecto semelhante ao do grão de café. Todas as espécies desse gênero habitam nas superfícies mucosas dos hospedeiros de sangue quente. Esses microrganismos são imóveis e não formam esporos e a maioria cresce preferencialmente em temperaturas entre 35° a 37°C. As bactérias desse gênero são capnofílicas e crescem bem em ambientes úmidos. As espécies de *Neisseria* produzem ácidos a partir dos carboidratos por oxidação e esta propriedade faz parte da identificação referencial destas espécies. A maioria das espécies de *Neisseria* cresce na forma de diplococos gram-negativos, com exceção das três subespécies de *N. elongata* e de *N. weaveri* – que são bacilos roliços de tamanho médio a grande e, algumas vezes, formam pares ou cadeias curtas – e de *N. bacilliformis*, *N. animaloris* e *N. zoodegmatis*, que são bacilos ou cocobacilos curtos.[26,293,309] Todas as espécies do gênero são oxidase-positivas e (exceto a *N. elongata* subespécie *elongata*, a *N. elongata* subesp. *nitroreducens* e algumas cepas da *N. bacilliformis*) catalase-positivas.[89,201] Os membros desse gênero encontrados nos seres humanos são: *N. gonorrhoeae*, *N. meningitidis*, *N. lactamica*, *N. sicca*, *N. subflava* (inclusive as subvariantes *subflava*, *flava* e *perflava*), *N. mucosa*, *N. flavescens*, *N. cinerea*, *N. polysaccharea*, *N. bacilliformis* e três subespécies de *N. elongata*. Entre as espécies de animais, *N. canis* e *N. weaveri* foram isoladas da microbiota das vias respiratórias normais dos cães. *N. macacae*, *N. dentiae* e *N. iguanae* foram isoladas das bocas dos macacos *rhesus*, bovinos e lagartos iguanídios, respectivamente.[26,56,309] *N. denitrificans* está presente nas vias respiratórias superiores das cobaias e, em 2005, foi reclassificada no gênero *Bergeriella* com o nome *Bergeriella denitrificans*.[710] *N. animaloris* e a *N. zoodegmatis* foram descritas antes pelos CDC (Centers for Disease Control and Prevention) como fermentadores eugônicos (EF)

4a e 4b, respectivamente.[660] Essas espécies são encontradas nas bocas dos cães e foram isoladas das feridas causadas por mordidas destes animais. *N. wadsworthii* e *N. shayeganii* são espécies novas isoladas das amostras arquivadas de referência clínica.[702] O significado clínico, as características em cultura e os procedimentos usados para diferenciar esses microrganismos estão descritos mais adiante neste capítulo.

A maioria das espécies de *Neisseria* isoladas dos seres humanos faz parte da microbiota das vias respiratórias superiores e não é considerada patogênica, embora algumas vezes esses microrganismos possam ser isolados de processos infecciosos, principalmente dos pacientes com doenças e imunossupressão coexistentes. *N. gonorrhoeae* sempre é considerada patogênica, independentemente de onde seja isolada. *N. meningitidis* também causa doença significativa e grave em alguns casos, mas também pode colonizar a nasofaringe humana sem causar doença. Embora a maioria das espécies de *Neisseria* não seja exigente em suas necessidades nutricionais de crescimento, as espécies patogênicas – especialmente *N. gonorrhoeae* – são nutricionalmente mais exigentes. *N. gonorrhoeae* não cresce sem o aminoácido cisteína e uma fonte de energia utilizável (*i. e.*, glicose, piruvato ou lactato). Algumas cepas mostram necessidade de aminoácidos, pirimidinas e purinas porque têm vias biossintéticas alteradas ou deficientes. As espécies de *Neisseria* são aeróbias, mas crescem em condições de anaerobiose quando existe um aceptor de elétrons alternativo (p. ex., nitritos) em concentrações baixas.[358,369] Embora as espécies de *Neisseria* saprofíticas possam utilizar aminoácidos para crescer, as neisserias patogênicas requerem glicose ou outra fonte de energia como substrato metabólico por meio do ciclo de Krebs (ver Capítulo 5). O crescimento das espécies de *Neisseria* também é estimulado por CO_2 e umidade. O CO_2 atmosférico abrevia a fase de latência porque é rapidamente assimilado na biossíntese inicial dos ácidos nucleicos e das proteínas. No laboratório clínico, o uso de meios enriquecidos e a incubação das culturas com CO_2 entre 5 e 7% preenche os requisitos para o isolamento dessas bactérias dos espécimes clínicos.

As espécies de *Neisseria* patogênicas têm vários fatores e características que contribuem para sua virulência. As cepas de *N. meningitidis* isoladas das infecções graves geralmente têm cápsulas polissacarídicas exteriores à membrana externa da superfície das células bacterianas; existem descritos 13 sorogrupos capsulares diferentes (ver descrição subsequente). As cápsulas tornam as bactérias resistentes à fagocitose, principalmente quando não há anticorpos opsonizantes.[35] Vários antígenos proteicos da membrana externa (OMP; do inglês, *outer membrane proteins*) encontrados em *N. gonorrhoeae* e *N. meningitidis* também desempenham funções associadas à virulência. Os gonococos e os meningococos também produzem uma protease para imunoglobulina A (IgA_1) capaz de decompor as IgA_1 humoral e secretória em fragmentos Fab e Fc, possivelmente neutralizando os efeitos da forma secretória e anulando a resistência das mucosas à infecção.[468] As condições nutricionais e atmosféricas também contribuem para a virulência dos gonococos e meningococos. A colonização e a infecção subsequente das mucosas por essas bactérias dependem de ferro e essas duas bactérias dispõem de processos enzimáticos geneticamente regulados, que podem captar ferro da transferrina e da lactoferrina, obtendo ferro livre para o metabolismo bacteriano. As necessidades de aminoácidos ou outros oligoelementos específicos também podem limitar a capacidade de que as diversas cepas de gonococos e meningococos causem determinadas síndromes clínicas. Como as cepas de *N. gonorrhoeae* conseguem crescer em anaerobiose quando há nitrito como aceptor de elétrons, esta propriedade pode contribuir para a virulência dos gonococos porque lhes permite proliferar nos meios anaeróbios (p. ex., endocérvice, reto, trato genital e faringe) e poderia explicar o papel fundamental desta bactéria na doença inflamatória pélvica, na qual os gonococos podem ser isolados em culturas combinadas com bactérias anaeróbias.[369]

Significado clínico das espécies de *Neisseria*

Neisseria gonorrhoeae

Epidemiologia. *N. gonorrhoeae* é o agente etiológico da gonorreia, uma infecção bacteriana muito importante na área de saúde pública. Nos EUA, a incidência dessa doença aumentou repentinamente durante a década de 1960 e nos primeiros anos da década seguinte, quando houve um pico de incidência – mais de 460 casos por 100.000 habitantes – em 1975.[132] A "gonorreia epidêmica" que ocorreu naquela época foi atribuída a vários fatores, inclusive uma população crescente de adultos jovens em risco, a importação de cepas de gonococos menos sensíveis depois do retorno dos militares que serviram na guerra do Vietnã, o uso crescente de outros métodos contraceptivos (*i. e.*, pílula anticoncepcional e dispositivos intrauterinos) e os avanços na triagem, nos programas sociais e no rastreio dos contatos. A partir dos primeiros anos da década de 1980 e até a década seguinte, a incidência da gonorreia diminuiu progressivamente. Esse declínio foi atribuído em grande parte às mudanças dos comportamentos sexuais, principalmente entre os homens que têm relações sexuais com homens (HSH), em resposta à AIDS e aos avanços na detecção de casos e rastreio dos contatos entre as mulheres. Os coeficientes de incidência ao longo dos meados da década de 1990 até o novo milênio continuaram a diminuir: 128 casos por 100.000 notificados entre 1998 e 2006 e 119 casos por 100.000 notificados em 2007.[135] Contudo, a gonorreia ainda é a secunda doença notificável mais comum nos EUA.[138] A incidência dessa doença ainda é alta entre os adolescentes sexualmente ativos (10 a 19 anos de idade) e os adultos jovens (20 a 24 anos) de todas as raças, com pico de incidência mais alta entre as mulheres de 15 a 19 anos.[132] Índices desproporcionalmente altos de infecções causadas por gonococos e clamídias são encontrados entre os afro-americanos que vivem em áreas urbanas, principalmente mulheres da faixa etária de 15 a 19 anos.[485] Ao longo dos últimos anos, a incidência da gonorreia aumentou dramaticamente entre os HSH dos EUA e de outros países. As razões disso incluem as relações comportamentais relacionadas com a disponibilidade de tratamento antirretroviral altamente ativo (HAART; *highly active antirretroviral therapy*) e o controle da infecção pelo HIV como uma doença crônica.[606] Um estudo realizado em Seattle demonstrou que a incidência das infecções gonocócicas entre HSH mais que triplicou entre 1995 e 2003, enquanto a incidência na população geral de Seattle teve pouquíssima variação.[355] Entre os heterossexuais, a infecção gonocócica é desproporcionalmente mais comum entre os afro-americanos e isto reflete outras dinâmicas sociais, além das condições socioeconômicas, inclusive estabilidade dos relacionamentos, adoção de comportamentos sexuais de alto risco, uso abusivo de álcool e drogas, expropriação dos direitos sociais e aprisionamento.[235] Os fatores de risco sociais (*i. e.*, residência em áreas urbanas, baixo nível educacional, dificuldades de acesso aos serviços de saúde, solteirismo, raça/etnia, homossexualidade masculina, prostituição, história de outras doenças sexualmente transmissíveis) e comportamentais (*i. e.*, relações sexuais sem preservativos, parceiros múltiplos, outros parceiros de alto risco, uso de drogas) foram identificados como alvos de intervenção para programas de suporte/intervenção e controle das DST. A transmissão da gonorreia e a manutenção da infecção em determinada população estão relacionadas com um subgrupo social de "transmissores nucleares" ou de "alta frequência", que funcionam como reservatórios da infecção. Esses indivíduos têm relações sexuais frequentes sem preservativos com vários parceiros durante os períodos de incubação subsequentes à aquisição do microrganismo e antes do diagnóstico e tratamento da infecção; deste modo, estes indivíduos mantêm um "reservatório" de infecção e a transmissão em determinada população.[100,593] Mundialmente, as taxas de incidência mais altas de gonorreia e suas complicações são encontradas nos países economicamente desprivilegiados, inclusive nações da África e da América Latina.

O risco de adquirir gonorreia é multifatorial e está relacionado com a frequência e os tipos de exposição. Entre os homens heterossexuais, o risco de adquirir infecções uretrais de uma mulher infectada oscila em torno de 20% para uma única exposição e até 80% depois de quatro exposições.[313] Em razão de fatores anatômicos, o risco de infecção do trato genital feminino depois de uma única exposição a um homem infectado é muito maior, ou seja, oscila na ordem de 50 a 70% por exposição.[408] A transmissão da infecção retal também é muito eficiente e estudos realizados entre HSH demonstraram que as infecções uretrais depois de relação sexual anal com um parceiro infectado representavam até 26% destas infecções diagnosticadas nessa população.[385] Entre as mulheres, o uso de métodos contraceptivos hormonais está associado ao aumento do risco de infecção gonocócica, enquanto os métodos de barreira (p. ex., preservativos e diafragmas usados com geleias ou espumas espermicidas como o nonoxinol-9) conferem efeito protetor contra infecção.[418,419]

Infecções causadas por *N. gonorrhoeae*. Nos homens, *N. gonorrhoeae* causa uretrite aguda com disúria e secreção uretral (Figura 11.1).[435,454] O período de incubação entre a aquisição do microrganismo e o início dos sintomas varia de 1 a 14 dias ou mais, com intervalo médio de 2 a 7 dias. As infecções masculinas são assintomáticas durante os estágios prodrômicos da infecção e, por outro lado, 95 a 99% dos homens com infecção gonocócica uretral apresentam secreção uretral em alguma fase. A secreção é purulenta em 75% dos casos, opaca em 20% e mucoide em cerca de 5% dos casos; a consistência da secreção por ocasião da apresentação clínica é afetada pelo intervalo durante o qual a infecção foi incubada e se o paciente urinou recentemente. Cerca de 2,5% dos homens atendidos nas clínicas de doenças sexualmente transmissíveis realmente não têm sintomas e estima-se que a prevalência da gonorreia urogenital assintomática dos homens da população em geral possa chegar a 5%. Em muitos casos, esse padrão de doença está associado à infecção

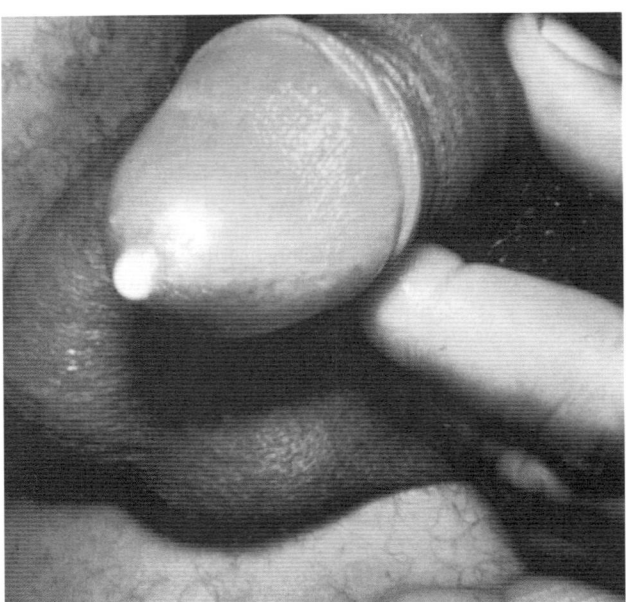

FIGURA 11.1 Homem com secreção uretral purulenta típica de infecção por *Neisseria gonorrhoeae*.

por algumas sorovariantes gonocócicas PorIA, às cepas arginina–hipoxantina–uracila (AHU) positivas e a alguns outros auxotipos de *N. gonorrhoeae* (ver a seguir).[102,370,373,464] Se não for tratada, a maioria dos casos de gonorreia masculina regride espontaneamente, mas em menos de 10% dos pacientes a infecção ascendente pode causar epididimite, epididimorquite, prostatite, abscesso periuretral e estenose uretral gonocócicos.[641] Nos EUA, essas complicações são encontradas raramente na prática clínica.

Nas mulheres, a infecção gonocócica primária acomete a endocérvice e 70 a 90% das pacientes também têm infecção uretral. Depois de um período de incubação de 8 a 10 dias, as pacientes podem apresentar secreção cervicovaginal, sangramento intermenstrual ou anormal e dor abdominal ou pélvica; este último sintoma sugere doença do trato genital superior. A ocorrência de disúria indica acometimento uretral significativo.[101] A infecção gonocócica do epitélio escamoso vaginal das mulheres pós-púberes não é comum e, nas pacientes que fizeram histerectomia, a uretra é a estrutura afetada mais comumente pela infecção primária. Embora frequentemente se afirme que a maioria das mulheres com infecção gonocócica genital é assintomática, isto provavelmente não é verdade. Essa afirmação estava baseada na detecção das mulheres infectadas durante triagem generalizada realizada em serviços como as clínicas de planejamento familiar e não se referia às mulheres que procuravam seus médicos ou serviços de emergência com diversos sintomas referidos ao trato genital (p. ex., secreção vaginal, dispareunia, menorragia) ou dor abdominal baixa.[435] Os sintomas da infecção endocervical sem complicações comumente são semelhantes aos causados por outras doenças como cistite ou infecções vaginais e a sintomatologia da endocervicite gonocócica geralmente é obscurecida pela coinfecção por *Chlamydia trachomatis*, *Trichomonas vaginalis* e/ou *Candida albicans*. Embora o trato genital possa estar aparentemente normal, o exame cuidadoso da endocérvice frequentemente detecta áreas de mucosa cervical friável, que sangra depois de passar um *swab*.¹⁰¹ Contudo, apenas 10 a 20% das mulheres apresentam secreção endocervical mucopurulenta evidente. As infecções das glândulas de Bartholin e Skene podem ser detectadas em cerca de um terço das mulheres com infecção genital. Em alguns casos, a manipulação cuidadosa dessas estruturas fornece material purulento para exame direto e cultura. A gonorreia endocervical também pode complicar a gestação e é um cofator comprovado para abortamento espontâneo, corioamnionite, ruptura prematura das membranas e trabalho de parto prematuro.³⁴²,⁴³⁵ Os bebês nascidos de mulheres com infecção genital podem desenvolver conjuntivite gonocócica ("oftalmia neonatal") ou infecção gonocócica da faringe.

A infecção gonocócica ascendente pode ocorrer em 10 a 20% das mulheres infectadas e pode causar doença inflamatória pélvica (DIP) aguda, que se evidencia como salpingite (infecção das tubas uterinas), endometrite e abscesso tubo-ovariano; todas essas complicações podem causar fibrose das tubas uterinas, gestações ectópicas, esterilidade e dor pélvica crônica.³⁴¹,³⁸⁹,⁴³⁵ Os sinais e sintomas da DIP gonocócica são dor abdominal baixa bilateral; secreção e sangramento cervicais anormais; dor durante a mobilização; febre e leucocitose. Em geral, a DIP causada por *N. gonorrhoeae* ocorre na fase inicial da infecção (não na fase tardia), geralmente durante ou pouco depois do início da menstruação. Febre, leucocitose e elevações da velocidade de hemossedimentação e da proteína C reativa (PC-R) ocorrem em cerca de dois terços das pacientes, enquanto calafrios, náuseas e vômitos são manifestações clínicas variáveis da DIP. As mulheres com salpingite também podem desenvolver peri-hepatite conhecida como síndrome de Fitz-Hugh-Curtis, que se caracteriza por disseminação direta das bactérias da tuba uterina para o fígado e o peritônio, resultando em dor no quadrante superior direito e detecção de aderências entre o fígado e a parede abdominal anterior à laparoscopia. O desenvolvimento da DIP é influenciada por alguns fatores, inclusive diagnóstico e tratamento de outras infecções genitais (p. ex., infecção por *C. trachomatis*, vaginose bacteriana), história pregressa de DIP, uso de anticoncepcionais orais ou dispositivos intrauterinos, aplicação de duchas vaginais, peculiaridades das cepas infectantes e competência imune da paciente.⁴⁷⁷,⁴⁷⁸ A obstrução das tubas uterinas com infertilidade secundária ocorre em 10 a 20% das mulheres que tiveram um único episódio de DIP gonocócica aguda e em 50 a 80% das pacientes que apresentaram três ou mais episódios.⁶⁹³ Entre as mulheres com gestações ectópicas, até 80% têm história pregressa de DIP.²¹¹ Nas gestantes, a infecção gonocócica está associada ao aumento do risco de complicações como trabalho de parto prematuro, ruptura prematura das membranas fetais, abortamento espontâneo e mortalidade neonatal. As complicações associadas às infecções gonocócicas não são comuns depois do primeiro trimestre.

N. gonorrhoeae também pode causar infecções faríngeas e anorretais.⁵⁹⁶ A infecção gonocócica orofaríngea afeta HSH e mulheres que adquirem infecção por contato sexual orogenital com um parceiro infectado. A gonorreia faríngea também pode ser diagnosticada ocasionalmente em homens heterossexuais, depois de cunilíngua com uma mulher infectada. A prevalência da infecção gonocócica orofaríngea é especialmente alta entre os HSH, pacientes atendidos em clínicas de DST e pacientes HIV-positivos.³³⁵,³⁸⁵,⁵¹³ Os pacientes com infecção gonocócica orofaríngea comumente também têm infecção gonocócica genital e/ou retal.²⁶⁵,⁴³¹ Especialmente entre os HSH, a orofaringe pode ser a fonte de transmissão aos contatos sexuais.³⁸⁵ Mais de 90% das infecções gonocócicas orofaríngeas são assintomáticas e diagnosticadas por cultura da bactéria a partir dos espécimes da faringe.⁵⁴,⁵⁰¹ Em alguns casos, as infecções gonocócicas faríngeas regridem sem tratamento antibiótico. As infecções anorretais afetam basicamente HSH, que mantêm relações anais receptivas sem preservativos. Kent *et al.* examinaram 174 espécimes retais de HSH que buscaram fazer teste para HIV e detectaram prevalência de gonorreia retal de 2,9%.³⁵⁴ Outro estudo realizado em Seattle demonstrou prevalência de infecção gonocócica retal de 2,2% entre 500 HSH.⁴¹² A infecção gonocócica retal está associada comumente à infecção pelo HIV. Em um estudo com 564 HSH, a prevalência da gonorreia retal era de 7,1%. Nesse estudo, a prevalência da gonorreia retal entre os HSH HIV-positivos era de 15,2%, ou seja, 3,5 vezes maior que a prevalência detectada entre os HSH HIV-negativos.³⁶¹ Entre os HSH, a infecção gonocócica retal pode ser o único foco infeccioso.²⁸⁸ As mulheres também podem adquirir infecções retais quando têm relações sexuais anais receptivas, mas a maioria das infecções femininas é atribuída à contaminação perianal por secreções cervicovaginais infectadas. Em geral, as infecções gonocócicas retais são assintomáticas, embora alguns indivíduos possam referir sintomas desde prurido suave até proctite aguda com dor e prurido anorretais, secreção mucopurulenta, sangramento, tenesmo e constipação intestinal dentro de 5 a 7 dias depois da infecção.³⁶⁵,⁵⁴¹ A anoscopia do canal anal geralmente demonstra edema e eritema da mucosa retal e secreção purulenta associada às criptas anais.⁷⁰⁰ Infecção por *Chlamydia*, infecções por herpes-vírus simples e outras doenças sexualmente transmissíveis estão incluídas no diagnóstico diferencial da infecção gonocócica anorretal.

Em uma porcentagem pequena (cerca de 0,5 a 3%) dos indivíduos infectados, os gonococos podem invadir a corrente sanguínea e causar infecção gonocócica disseminada (IGD).¹⁶⁷,⁴⁵⁰,⁵⁹⁶ Essa infecção caracteriza-se por febre baixa (raramente acima de 39°C), lesões cutâneas hemorrágicas, tenossinovite, poliartralgia migratória e artrite séptica. As hemoculturas são variavelmente positivas, de forma que devem ser colhidos no mínimo três conjuntos de frascos quando se suspeita do diagnóstico de IGD. As mulheres parecem estar mais sujeitas a desenvolver IGD, principalmente durante a menstruação e no segundo e terceiro trimestres da gestação. As lesões cutâneas são extremamente dolorosas e, inicialmente, aparecem na forma de pápulas que se transformam em pústulas necróticas sobre uma base eritematosa (Figura 11.2, Prancha 11.1 B). O paciente pode ter apenas cinco, ou até 30 lesões ao mesmo tempo, a maioria localizada nos membros (*i. e.*, dedos dos pés e das mãos).¹⁶⁸,⁴⁵⁰ As culturas das lesões cutâneas e do líquido sinovial dos pacientes com IGD geralmente são negativas, sugerindo que os processos imunes (p. ex., deposição de complexos antígeno–anticorpo) contribuam para os sinais e sintomas e para a patogênese desta doença. Em alguns casos, os pacientes podem apresentar erupções maculosas, papulosas ou petequiais extensivas e vasculite.³³⁴,⁴²⁷ Em 30 a 40% dos casos, as bactérias localizam-se em uma ou mais articulações e causam artrite gonocócica purulenta destrutiva.⁵³⁰ O acometimento articular geralmente é assimétrico e, na maioria dos casos, afeta joelho, tornozelo, punho, dedos das mãos ou articulações

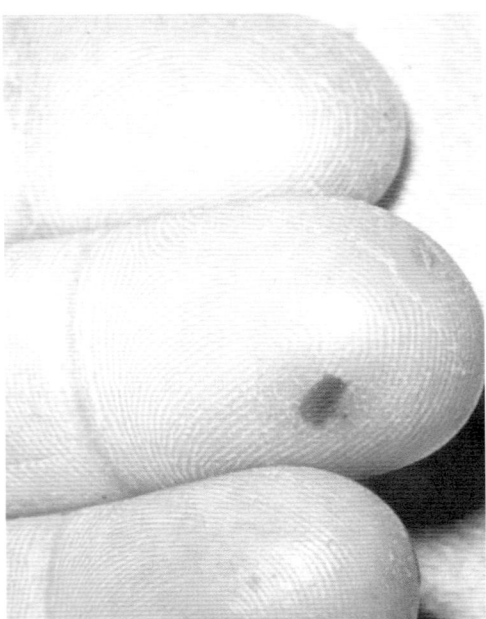

FIGURA 11.2 Lesão cutânea da IGD no dedo indicador da mão esquerda. As lesões cutâneas associadas à IGD geralmente se localizam nas extremidades.

do tornozelo.[530] O líquido sinovial infectado frequentemente contém 40.000 a 60.000 células/mm³ com mais de 80% de neutrófilos polimorfonucleares.[258,530] A coloração pelo Gram e a cultura do líquido articular aspirado são positivas em apenas 10 a 30% dos casos. Os métodos moleculares (i. e., reação da cadeia de polimerase [PCR; do inglês, *polymerase chain reaction*], amplificação por deslocamento da fita [SDA; do inglês, *strand displacement amplification*]) também têm sido utilizados com sucesso para detectar gonococos no líquido sinovial e nos espécimes de *swab* retirados das lesões cutâneas.[362,525]

As complicações da IGD são lesão articular irreversível, endocardite e meningite (raramente). A endocardite gonocócica acomete 1 a 2% dos pacientes com infecção disseminada e tem evolução destrutiva rápida.[577] A valva aórtica é afetada em 50% dos casos e a valva mitral em 30% dos pacientes; pesquisadores publicaram quatro casos de infecção gonocócica da valva tricúspide.[11] Thompson e Brantley relataram um caso de endocardite gonocócica em um homem de 23 anos, que precisou colocar uma prótese valvar porque desenvolveu insuficiência aórtica grave e prolapso da cúspide aórtica.[633] Em 1997, o primeiro caso de endocardite gonocócica associada ao lúpus eritematoso sistêmico (LES) foi diagnosticado em uma mulher de 24 anos, que se apresentou com queixas inespecíficas de tosse, dor torácica, febre e mal-estar, sem sinais ou sintomas de IGD.[637] A ecocardiografia transtorácica e transesofágica demonstrou uma vegetação volumosa na valva pulmonar e as hemoculturas foram positivas para *N. gonorrhoeae*. Nielsen *et al*. usaram o teste de amplificação mediada por transcrição (TMA; do inglês, *transcription-mediated amplification*) da Gen-Probe APTIMA® nos tecidos valvares retirados cirurgicamente para diagnosticar definitivamente endocardite gonocócica em um homem de 45 anos.[484] Pericardite e derrames pericárdicos também são complicações da IGD e existem relatos de síndrome de angústia respiratória do adulto, choque séptico e falência sistêmica de múltiplos órgãos associados à bacteriemia gonocócica.[386] Meningite gonocócica é uma complicação rara da IGD, que causa manifestações clínicas típicas da meningite associada a outros microrganismos.[442] Outras manifestações clínicas associadas à IGD (p. ex., artrite, tenossinovite e lesões cutâneas) também são detectadas nesses pacientes. Os métodos moleculares são úteis para diagnosticar meningite gonocócica, porque as culturas do líquido cefalorraquidiano (LCR) podem ser negativas em razão da natureza exigente dessa bactéria.[104,106,442] As doenças clínicas semelhantes à IGD são síndrome de Reiter, artrites piogênica e induzida por cristais, artrites sifilítica e tuberculosa, artrite reumatoide, doença de Lyme e febre reumática. Episódios repetidos de IGD foram diagnosticados em pacientes com determinadas deficiências de complemento.[222] A doença disseminada pode ocorrer depois da infecção genital ou extragenital. Estudos das cepas isoladas dos pacientes com IGD demonstraram que essas bactérias mais invasivas tinham características incomuns, necessidades nutricionais singulares (p. ex., precisavam de arginina, hipoxantina e uracila para crescer [cepas AHU]), classificação definida das sorovariantes PorIA e resistência à atividade bactericida do soro humano normal.[218,464] Com o declínio da prevalência das cepas AHU/sorovariantes PorIA ao longo de alguns anos, a prevalência de IGD associada a outros auxotipos/classes de sorovariantes têm aumentado.[628]

As infecções gonocócicas oculares, que antes eram diagnosticadas principalmente nos recém-nascidos que adquiriam a bactéria durante sua passagem pelo canal de parto infectado ("oftalmia neonatal"), ocorrem nos adultos infectados por autoinoculação das secreções genitais.[22,242] Os profissionais dos laboratórios que trabalham com culturas também podem ser infectados acidentalmente, caso não tenham o cuidado de proteger os olhos.[429] A infecção conjuntival por *N. gonorrhoeae* geralmente é dolorosa e o paciente tem fotofobia, redução acentuada da acuidade visual, edema palpebral, celulite periorbital e secreção conjuntival purulenta profusa.[523] Essa infecção pode ser unilateral ou bilateral e pode ser complicada por ceratite epitelial ou estromal, ceratite ulcerativa, perfuração da córnea, prolapso da íris e endoftalmite.[173] O tratamento antibiótico imediato é necessário nesses casos. A coexistência de alguma doença (p. ex., infecção pelo HIV, LES, hepatite B com cirrose) pode estar associada às apresentações atípicas da infecção gonocócica (p. ex., endoftalmite, bacteriemia).[233,524,703] Abscessos gonocócicos do couro cabeludo foram descritos nos recém-nascidos como complicações do monitoramento fetal intrauterino.[674] Abscessos gonocócicos periuretrais e cutâneos também foram descritos em pacientes HIV-positivos e HIV-negativos.[352,595]

No passado, as infecções gonocócicas infantis consistiam apenas na oftalmia neonatal, que foi descrita antes. Quase todos os casos de gonorreia infantil durante o período neonatal são resultantes da contaminação ocular, embora tenham sido descritas infecções neonatais mais graves por gonococos.[226] A transmissão da gonorreia dos adultos para as crianças por objetos (p. ex., toalhas compartilhadas) foi sugerida como mecanismo de transmissão para as crianças maiores. Contudo, hoje se sabe que as infecções gonocócicas – inclusive conjuntivite – e outras doenças sexualmente transmissíveis das crianças depois do período neonatal imediato (definido entre o nascimento até o primeiro mês de vida) são indícios de abuso sexual.[58,292,423] Com uma abordagem multidisciplinar cautelosa, a história de relações sexuais geralmente pode ser obtida das crianças maiores. Quando uma criança com gonorreia é atendida, a investigação dos dois cuidadores adultos e de outros irmãos comumente revela adultos infectados e outras crianças infectadas. As infecções gonocócicas infantis são semelhantes às dos adultos, embora com algumas diferenças notáveis. Nas meninas pré-púberes, *N. gonorrhoeae* causa vaginite com secreção vaginal, em vez de cervicite. O epitélio da vagina pré-púbere é constituído de células epiteliais colunares, que são os tipos celulares infectados preferencialmente pela *N. gonorrhoeae*. Com o início da puberdade, essas células são substituídas por epitélio escamoso estratificado, que não é suscetível à infecção gonocócica. A infecção uretral das crianças do sexo masculino assemelha-se à detectada nos adultos. Assim como nos adultos, as infecções gonocócicas faríngea e retal geralmente são assintomáticas nas crianças.

Neisseria meningitidis

Epidemiologia do meningococo | Sorogrupos, sorotipos e sorossubtipos. *N. meningitidis* é um patógeno primário, que causa diversos processos infecciosos, desde sepse subclínica com recuperação rápida, até doença fatal fulminante incontrolável.[35,707] Alguns pacientes podem apresentar poucos elementos desse espectro clínico, enquanto outros podem evoluir ao longo de todo o espectro com rapidez alarmante. Um fator de virulência significativo de todas as cepas de *N. meningitidis* associadas a essa doença é a cápsula polissacarídica. Existem descritos treze sorogrupos de polissacarídios capsulares dos meningococos (A, B, C, D, H, I, K, L, X, Y, Z, W135 e 29E), mas a maioria das infecções diagnosticadas em todo o mundo é causada por bactérias dos sorogrupos A, B, C, X, Y e W135. As cepas de *N. meningitidis* do sorogrupo B causam uma porcentagem expressiva dos casos de doença endêmica em algumas regiões do planeta, inclusive EUA. As cepas dos sorogrupos C e Y foram associadas a surtos da doença nos EUA e outros países. As cepas do sorogrupo A ocorrem principalmente no "cinturão de meningite" da África Subsaariana e são responsáveis pelas maiores epidemias de infecção meningocócica, enquanto os sorogrupos C, X e W135 também são responsáveis por alguns casos de doença em algumas regiões da África (p. ex., Quênia, Togo e Níger), China, Argentina e peregrinos do *Hajj*.[217,536,544,615,616,632,698,699,722] Em razão da disponibilidade e do uso difundido das vacinas polissacarídicas e conjugadas contra *N. meningitidis* dos sorogrupos A, C, Y e W-135, hoje o sorogrupo B é responsável por até 90% dos casos dessa doença em alguns países, principalmente na Europa (Boxe 11.1).[643] Alguns dados sugerem que o sorogrupo C possa

Boxe 11.1

Epidemiologia mundial de *N. meningitidis* e da doença meningocócica: revisão.

Entre os países da América Latina, existem pouco dados em razão da subnotificação reconhecida, mas um estudo realizado em 2008 com quase 7.000 cepas isoladas entre 2000 e 2005 de 19 países da América Latina (especialmente Brasil e Chile) relatou que 69% dos meningococos isolados faziam parte do sorogrupo B, 26% do sorogrupo C e cerca de 2% cada para os sorogrupos Y e W-135.[255] O Brasil teve epidemias de doença do sorogrupo A entre as décadas de 1920 e 1940, com superposição subsequente de epidemias de meningococos dos sorogrupos A e C durante os primeiros anos da década de 1970.[185] Entre o final da década de 1990 e o ano 2002, a incidência anual de doença meningocócica em São Paulo foi de 6 casos por 100.000 e os sorogrupos envolvidos foram B (59%) e C (36%).[183] Durante o intervalo entre 2003 e 2005, a incidência anual da doença em São Paulo foi de 3,9 casos por 100.000, com quase dois terços das cepas isoladas pertencendo ao sorogrupo C. No sul do Brasil, taxas de incidência semelhantes foram detectadas ao longo dos últimos anos da década de 1990 e meados da década de 2000; contudo, a distribuição dos sorogrupos na região sul do Brasil incluía um predomínio do sorogrupo B (78,9%), junto com os sorogrupos C (14,1%) e W-135 (6,2%).[48] Hoje em dia, a prevalência das cepas isoladas do sorogrupo W-135 no sul do Brasil está acima de 17% e todas as cepas pertenciam ao complexo ST-11.[691] No Chile, as taxas de incidência da doença meningocócica têm permanecido estáveis (0,6 por 100.000) há muitos anos, com as cepas pertencentes aos sorogrupos B (71%), C (12%) e Y (10%). A Argentina relatou reduções das taxas de incidência da doença meningocócica durante o período de 1993 a 2005, com predomínio dos sorogrupos B e C.[152] Em 2008, a doença causada pelo sorogrupo W-135 começou a aparecer e este sorogrupo foi identificado em 28% dos casos.[217] Cuba enfrentou um surto nacional de doença meningocócica do sorogrupo B durante os primeiros anos da década de 1980, mas a incidência da doença continuou a declinar deste então, até 0,6 a 0,7 casos por 100.000 entre 1998 e 2000, seguido de redução adicional para 0,3 caso por 100.000 em 2003.[193] Na Colômbia, não existem dados disponíveis sobre a doença, mas um estudo de 434 cepas isoladas nesse país entre 1994 a 2006 demonstraram que as cepas do sorogrupo B predominaram (78%), seguido dos sorogrupos C (10%), Y (9%) e W-135 (2%); as cepas do sorogrupo Y não estavam representadas em 1994 e chegaram a 50% das cepas isoladas em 2006.[324]

Em algumas regiões da África Subsaariana, que são conhecidas como "cinturão da meningite", a doença meningocócica causada principalmente pelas cepas do sorogrupo A ocorre todos os anos com incidência de até 1.000 casos/100.000 habitantes.[536,632] Essa região estende-se do oeste do Senegal até o leste da Etiópia. As epidemias de doença meningocócica ocorrem em ciclos de 5 a 12 anos, começando durante as estações secas da região e terminando com o início da estação chuvosa. Durante a estação seca, as temperaturas caem abaixo de 10°C por uma noite (*overnight*), resultando na aglomeração das pessoas em locais fechados e facilitando a transmissão interpessoal das bactérias. Além disso, os efeitos ressecadores dos ventos fortes do deserto do Saara na mucosa orofaríngea aumentam ainda mais o risco de doença meningocócica invasiva.[457] A última epidemia significativa causada pela *N. meningitidis* do sorogrupo A ocorreu entre 1996 e 1997, causando mais de 250.000 casos clínicos e mais de 25.000 mortes. Essa cepa do sorogrupo A fazia parte do complexo ST-5 e causou epidemias da doença na Etiópia, Sudão, Quênia, Tanzânia e Chade entre 1988 e 1998. Em 1995, surgiu

(continua)

um clone novo do subgrupo A (ST-7) na Argélia, que depois se espalhou por todo o "cinturão da meningite", causando um surto de doença meningocócica no Sudão em 1999.[483] A disseminação do cinturão da meningite para as regiões do sul da África foi prenunciada por surtos de doença causada por ST-7 nos campos de refugiados de Ruanda, Burundi e República da Tanzânia. Até pouco antes de 2000, outros sorogrupos de meningococos não eram agentes etiológicos comuns da doença na África, embora com surtos raros atribuídos às cepas do sorogrupo C e pequenas epidemias causadas pelas cepas do sorogrupo X em Chade, Níger, Gana e Quênia.[120,202] A partir de 2002, as cepas do sorogrupo W-135 apareceram na região que, originalmente, estava ligada às cepas que infectavam indivíduos que participaram da peregrinação dos muçulmanos a Meca (*Hajj*), Arábia Saudita, no ano 2000.[517,615,616] Esses indivíduos tinham sido imunizados com vacinas polissacarídicas dos sorogrupos A e C, o que abriu caminho para o surgimento do sorogrupo W-135, que faz parte do complexo ST-11. Aparentemente, essa cepa surgiu em razão de uma alteração capsular do sorogrupo C para o sorogrupo W-135. Em 2002, ocorreram mais de 200 casos da doença causada por essa cepa em Burkina Faso e cepas desse clone foram isoladas de indivíduos que se encontravam dentro e fora do cinturão da meningite.[32] A administração de uma vacina trivalente para os sorogrupos A/C/W-135 acarretou declínio súbito da doença causada por essas cepas e, em 2003, levou ao surgimento de uma cepa nova do sorogrupo A, que faz parte do complexo ST-2859.

No Oriente Médio, a maioria dos casos de doença meningocócica tem sido associada à peregrinação *Hajj* a Meca, Arábia Saudita. Durante a peregrinação de 1987, houve um surto de doença meningocócica causada pelo sorogrupo A e os viajantes que retornaram aos EUA provenientes da Arábia Saudita apresentaram índices altos de estado de portador nasofaríngeo dos meningococos do grupo A.[462] Depois da peregrinação de 1987, a imunização com vacinas polissacarídicas meningocócicas dos sorotipos A e C tornou-se obrigatória, de forma que os participantes da peregrinação pudessem entrar na Arábia Saudita.[120] Isso levou praticamente ao desaparecimento dessa cepa do sorogrupo A. A partir do ano 2000, as cepas do sorogrupo W-135 surgiram durante a peregrinação *Hajj*, causando mais de 400 casos de doença meningocócica.[615] Quando os participantes do *Hajj* voltaram para seus países de origem, casos causados pelo mesmo clone do sorogrupo W-135 foram notificados na Inglaterra, França, Israel, EUA e outros países.[697,698] A cepa que causou a doença fazia parte do complexo ST-11 e tinha um sorotipo/sorossubtipo singular, que era semelhante às cepas encontradas na Inglaterra nos anos anteriores, exceto que as cepas da Inglaterra faziam parte do sorogrupo C, mas não do sorogrupo W-135. Alguns especialistas sugeriram que a imunização obrigatória dos participantes do *Hajj* com a vacina do sorogrupo C exerceu pressão negativa para que o mesmo clone ST-11 passasse por uma alteração capsular para o sorogrupo W-135, embora os marcadores do sorotipo e do sorossubtipo continuassem inalterados.[8,445] A introdução subsequente da vacina meningocócica tetravalente na Arábia Saudita como requisito para visto dos participantes do *Hajj* erradicou os surtos de doença meningocócica nessa região.[697]

Na Europa, a doença meningocócica está associada às cepas dos sorogrupos B e C e as taxas de incidência declinaram de 1,67 caso por 100.000 em 1999 para 1,01 por 100.000 em 2006.[229] Assim como nos EUA, a incidência mais alta dessa doença ocorre entre as crianças com menos de 1 ano de vida e entre os adolescentes de 15 a 19 anos. No final da década de 1990 e nos primeiros anos do século XXI, vários países – inclusive Inglaterra, Irlanda, Espanha, Bélgica, Portugal e Holanda – registraram aumentos da incidência dessa doença causada por uma cepa hipervirulenta do sorogrupo C, que faz parte do complexo clonal ST-11. Entre 1999 e 2006, esses países implementaram programas intensivos de imunização para meningococos do sorogrupo C, que foram altamente eficazes no controle da disseminação desta cepa responsável por até 40% dos casos apenas na Inglaterra.[426,643] No mesmo período em que ocorreu redução das infecções causadas pelo sorogrupo C, a porcentagem dos casos confirmados laboratorialmente causados pelas cepas do sorogrupo B aumentou para 87% em 2007 e 2008, quando nos anos anteriores oscilara entre 46 e 69%. Essas cepas do sorogrupo B fazem parte dos complexos clonais ST-40 e ST-44 e hoje em dia elas são responsáveis pela maioria dos casos de doença meningocócica registrados na Europa e na Inglaterra.[93] Outro clone do sorogrupo B (ST-269), descrito primeiramente na Holanda durante a década de 1970, emergiu como causa de doença invasiva na Inglaterra e na Escócia no final da década de 1990; este mesmo clone do sorogrupo B também foi identificado em Québec, Canadá.[196,393] As cepas que fazem parte do sorogrupo W-135 surgiram na França em 2000 e hoje representam o terceiro sorotipo meningocócico mais comum nesse país e também na Inglaterra.[698] A afluência das cepas W-135 a essas regiões naquela ocasião refletiu o retorno dos peregrinos do *Hajj* aos seus países de origem depois do surto de doença meningocócica causada pelas cepas W-135 na Arábia Saudita.[283] Em razão da contribuição das cepas W-135 para a ocorrência da doença nas áreas para as quais os peregrinos do *Hajj* retornavam, a Inglaterra publicou uma recomendação oficial de que os peregrinos que estiveram neste evento recebessem vacina polissacarídica meningocócica tetravalente para os sorogrupos A, C, Y e W-135. As exigências de visto estabelecidas em 2002 tornaram compulsória a imunização com vacina tetravalente.

Durante o século XX, a maioria dos casos de doença meningocócica ocorridos na China era atribuída às cepas do sorogrupo A, com quatro epidemias registradas em 1959, 1967, 1977 e 1984. Durante essas epidemias, a incidência da doença chegou a 500 casos por 100.000.[722] Todas essas epidemias foram causadas pelo clone ST-5, que circulava na região havia mais de 60 anos, embora os sorotipos e os sorossubtipos deste complexo clonal (ST-5) variassem. Durante as epidemias, esse grupo clonal espalhou-se da China para Rússia, Escandinávia, Nepal e Arábia Saudita. A realização de uma campanha nacional de imunização com as vacinas polissacarídicas monovalente do sorogrupo A e bivalente dos sorogrupos A e C nos primeiros anos da década de 1980 reduziu a incidência da doença na região para 0,2 a 1,0 caso por 100.000 habitantes.[722] A última epidemia da China associada às cepas ST-5 começou em 1993, com disseminação subsequente para Moscou e Mongólia em 1996.[632] A partir do ano 2000, as cepas de *N. meningitidis* dos sorogrupos B e C causaram surtos esporádicos da doença na China e, em 2003, surgiu outra cepa hiperinvasiva do sorogrupo C, que faz parte do complexo ST-4821.[574] As cepas do sorogrupo A ainda são agentes etiológicos importantes na Índia e nas Filipinas.[471,707] A doença meningocócica é muito rara no Japão (menos de 30 casos notificados por ano) e a maioria é causada por *N. meningitidis* do clone ST-32 do sorogrupo B.[314] A doença meningocócica grave parece ser rara no extremo Oriente (*i. e.*, Taiwan, Malásia, Tailândia), onde a incidência fica abaixo de 0,2 por 100.000 habitantes.[153,508,522]

estar associado a clones mais hipervirulentos e tende a causar doença mais grave que os outros sorogrupos.[196,691] Essa virulência exacerbada evidencia-se por mais efeitos residuais (p. ex., lesões cutâneas com fibrose, amputação de membros, insuficiência renal) e taxa de mortalidade mais alta que a dos outros sorogrupos.[227,543,587] Na França, um clone do sorogrupo C (ST-11) alcançou índice de mortalidade de 22%, em comparação com 15% com as outras cepas isoladas do sorogrupo C neste país. Em 2007, esse clone causou cinco dos nove surtos pequenos da doença, com virulência exacerbada evidenciada por erupções hemorrágicas extensivas nos pacientes infectados.[177]

As cepas do meningococo também podem ser caracterizadas com base em suas OMP, que são expressas na superfície da célula e são conhecidas como PorA e PorB. As proteínas PorB (antes referidas como OMP classes 2 e 3) são proteínas imunogênicas que determinam o sorotipo meningocócico, enquanto as proteínas PorA (antes descritas como OMP classe 1) determinam o sorossubtipo.[253,448,657] A genotipagem da PorB pode ser realizada por sequenciamento do gene *porB*, enquanto a genotipagem da PorA está baseada no sequenciamento de duas regiões variáveis (VR1 e VR2) do gene *porA*. A genotipagem do gene *porA* praticamente substituiu as técnicas sorológicas para determinar o sorossubtipo da PorA, porque este gene pode estar expresso variavelmente e mutações pontuais isoladas podem ter um impacto significativo na virulência. As cepas de *N. meningitidis* podem ainda ser divididas em um dos 13 imunotipos baseados nos determinantes antigênicos lipo-oligossacarídios (LOS).[644] Embora esses métodos ajudem a determinar a proximidade das cepas em determinada região e em contextos clínicos específicos, nenhum deles é capaz de diferenciar e definir a proximidade genética das cepas meningocócicas no contexto epidemiológico global. A *N. meningitidis* pode sofrer variação antigênica por transferência horizontal de genes entre outros meningococos ou de espécies de *Neisseria* saprofíticas; por recombinação autóloga dentro do seu próprio genoma; e por expressão genética variável em razão da presença/ausência de sequências de inserção, repetições nucleotídeas em série (*tandem*) e *frameshifts*[1] na transcrição dos ácidos nucleicos.[31,411,562] As transferências horizontais de genes podem acarretar **alterações capsulares**, por meio das quais uma cepa muda de um sorogrupo capsular para outro. As cepas que sofreram esse processo terão os mesmos sorossubtipos genéticos e imunotipos, mas expressarão sorogrupos capsulares diferentes. O sequenciamento do gene do antígeno dos sorogrupos meningocócicos a partir da amplificação do gene da sialiltransferase por PCR pode ser usado para confirmar os métodos sorológicos de tipagem e determinar o clone genético de cepas sorologicamente "não tipáveis", que contêm genes capsulares "desligados".[83,239,305] A permuta capsular permite a "evasão imunológica" dos mecanismos imunes ao sorogrupo original expresso por determinada cepa e, deste modo, permite que surtos de doença meningocócica sejam iniciados e mantidos por períodos significativamente longos.[610] Em geral, a permuta capsular resulta no desenvolvimento de cepas que expressam o antígeno capsular do sorogrupo C. Em um estudo com 1.160 cepas invasivas recolhidas entre 2000 e 2005 nos EUA, as cepas do sorogrupo C eram resultado de 12,9% dos eventos de permuta, em comparação com 1,5% das que resultaram no sorogrupo B e 0,9% das que resultaram no sorogrupo Y. Quando os tipos sequenciais (ST; do inglês, *sequence types*; ver adiante) dessas cepas do sorogrupo C foram determinados, 97,2% eram ST geralmente associados ao sorogrupo B, sugerindo que estas cepas tivessem passado por uma permuta capsular de "B" para "C".[183,299] Pesquisadores documentaram permutas capsulares dos sorogrupos C para B e C para W-135 em Portugal e Nova Zelândia, respectivamente.[59,581] Em razão da frequência alta de variação antigênica das OMP e do fenômeno de permuta capsular, cientistas desenvolveram outros métodos para definir, identificar e acompanhar geneticamente as cepas patogênicas de *N. meningitidis* em todo o mundo.[238,610] Técnicas como a eletroforese isoenzimas *multilocus* (MLEE; do inglês, *multilocus enzyme electrophoresis*) eram usadas para caracterizar as cepas, mas esses métodos foram praticamente substituídos pela tipagem da sequência *multilocus* dos genes constitucionais (MLST; do inglês, *multilocus sequence typing*). MLST é realizada a partir do sequenciamento de fragmentos de sete genes constitucionais e determina a linhagem genética de cepas meningocócicas, que circulam na comunidade.[239,428] Um complexo clonal é formado por um grupo de ST, que têm em comum com o "genótipo central" no mínimo quatro dos sete *loci*.[657] Quando é utilizada em combinação com a genotipagem dos genes *porA* e *porB* e a imunotipagem do LOS, a MLST auxilia os cientistas e epidemiologistas a identificar alguns grupos clonais geneticamente definidos, que são responsáveis por casos esporádicos e epidêmicos da doença meningocócica endêmica.[120] Embora a MLST tenha substituído a MLEE como método principal de caracterização das cepas, os meningococos isolados e descritos na literatura epidemiológica comumente são referidos por seu tipo enzimático (ET; do inglês, *enzyme type*) e por seu ST. Outros métodos de genética molecular (p. ex., análise das "impressões digitais" de DNA, polimorfismos de comprimento do fragmento de restrição, eletroforese em gel de campo pulsado, ribotipagem, análise por PCR baseada em elementos repetitivos, PCR amplificada randomicamente, sequenciamento do gene *porA* e análise por endonuclease do amplicon-PCR) também foram desenvolvidos para monitorar a epidemiologia das cepas de *N. meningitidis* patogênicas em nível mundial, mas eles não são utilizados tão amplamente quanto a MLST.

A análise clonal de *N. meningitidis* revelou algumas características interessantes relacionadas com sua virulência e patogenicidade. Os clones virulentos caracterizam-se por ter índices altos de transmissão e por causar taxas elevadas de acometimento da doença depois de sua introdução em uma população suscetível. Os clones avirulentos são encontrados nos portadores assintomáticos e raramente causam doença, mesmo quando são transmitidos a taxas comparáveis às dos clones virulentos.[300] A combinação de clones virulentos com índices altos de transmissão, uma população suscetível, determinados fatores do hospedeiro (p. ex., tabagismo, imunidade da mucosa, coinfecções virais, deficiências congênitas/adquiridas do complemento) e fatores ambientais (aglomerações, contato direto, exposição à fumaça dos cigarros) resulta em índices altos de portadores e frequentemente leva ao surgimento explosivo da doença.[120,243,716] Por fim, os grupos clonais virulentos circulantes passam por diversificação

---

[1]N. R. T. Inserção ou deleção de pares de nucleotídios em número não múltiplo de 3.

genética por transformação e várias pressões ambientais seletivas; em seguida, estes clones podem desaparecer e/ou ressurgir algum tempo depois.[120] Os clones invasivos que fazem parte de um complexo ST podem expressar sorogrupos diferentes. Por exemplo, o tipo sequencial ST-11 que expressa o sorogrupo C é responsável por surtos de doença meningocócica nos EUA, na Europa e no Canadá, enquanto o mesmo complexo clonal ST-11 que expressa o antígeno capsular do sorogrupo W-135 causou doença na África e na Arábia Saudita.[8,9,483,457] Mayer et al.[445] demonstraram que um surto causado por W-135 foi devido à expansão clonal de uma cepa, em vez do surgimento de uma cepa nova. Por outro lado, Shao et al.[574] descreveram um clone novo do sorogrupo C na província de Anhui, China.

Mundialmente, vários clones patogênicos de N. meningitidis representando diferentes sorogrupos, sorotipos, sorossubitipos e imunotipos são responsáveis por endemias e epidemias da doença.[185,193,299] A doença meningocócica endêmica ocorre a taxas de 1 a 3 casos por 100.000 nos EUA e 10 a 25 casos por 100.000 nos países em desenvolvimento. Nos EUA, a incidência anual da doença meningocócica alcançou níveis de pico na década de 1990 (incidência de 1,7 por 100.000 habitantes), mas depois diminuiu (incidência de 0,35 por 100.000) em 2007, em razão das reduções de todos os três sorogrupos mais comuns no país (sorogrupos B, C e Y).[299] Os índices de infecção são mais altos entre as crianças de 3 meses a 1 ano de vida e entre os adolescentes maiores e os adultos jovens. Entre as alterações significativas da epidemiologia da doença meningocócica durante a década de 1990 estavam o aumento da incidência das infecções pelo sorogrupo C adquiridas na comunidade e o aumento da doença entre os adolescentes e adultos jovens nas faixas etárias do colegial e universitária.[124,300,425,543] Durante a década de 1990, ocorreram surtos de doença meningocócica nos *campi* universitários, que estavam associados à frequência em bares, ingestão alcoólica, tabagismo e moradia em dormitórios.[164,322,323] Números expressivos de casos dessa doença também foram registrados entre os estudantes universitários que não eram do primeiro ano e entre os estudantes que viviam em moradias fora do *campus*.[296,298] Entre meados da década de 1990 e o ano de 2002, foram registrados 76 surtos de doença meningocócica nos EUA, que ocorreram em universidades, escolas primárias e secundárias, instituições asilares e comunidades.[246,327] Como já foi mencionado, a maioria desses surtos era causada pelas cepas do sorogrupo C, mas N. meningitidis do sorogrupo Y, que faz parte do complexo ST-23, surgiu nos primeiros anos da década de 1990 e, no final desta década, representava mais de 25% dos casos de doença meningocócica; os grupos afetados mais comumente eram bebês, idosos e pacientes imunossuprimidos. No Oregon, ocorreram surtos de doença meningocócica em meados da década de 1990, que foram atribuídos às cepas do sorogrupo B, que faziam parte do complexo clonal ST-32.[195] Hoje em dia, as cepas dos sorogrupos C e Y são responsáveis por cerca de 31 e 35% dos casos, respectivamente, seguidas dos sorogrupos B (23%) e W-135 (11%).[301] No Canadá, a incidência atual de doença meningocócica é de 0,56 a 1,2 por 100.000 habitantes e os sorogrupos C e Y representam 25,1 e 21,9% das cepas isoladas, respectivamente.[300] Recentemente, as cepas do sorogrupo B pertencentes ao complexo ST-269 surgiram no Canadá e, hoje em dia, estas cepas representam mais de 43% das bactérias isoladas.[393] A epidemiologia de surtos da doença meningocócica em Nova Déli e arredores, na Índia, foi revisada.[471] O Boxe 11.1 apresenta uma descrição resumida da epidemiologia global de N. meningitidis e da doença meningocócica.

Portador de N. meningitidis. N. meningitidis pode ser abrigada em porcentagens variáveis na orofaringe e na nasofaringe de indivíduos assintomáticos e o índice de portadores está relacionado com vários fatores, inclusive idade, classe socioeconômica e existência da doença propriamente dita na comunidade.[35,711] Em geral, os índices de portadores tendem a ficar abaixo de 3% entre as crianças com menos de 4 anos de idade, mas aumentam para 24 a 38% na faixa etária de 15 a 24 anos.[121,155] A duração do estado de portador também pode variar individualmente e com o sorogrupo da cepa colonizadora, enquanto o estado de portador de meningococos na nasofaringe pode ser transitório, intermitente ou persistente.[12] Durante os períodos nos quais a doença circula na comunidade, os índices de portadores podem ser muito diferentes dos que são observados quando a doença clínica não é notificada, mas um estudo demonstrou que a porcentagem de indivíduos portadores da cepa mais virulenta aumenta.[35] A prevalência de portadores entre os contatos domiciliares dos pacientes com doença meningocócica geralmente é maior que na população em geral e ao menos 50% dos portadores domiciliares estão colonizados com a mesma cepa que o familiar que foi infectado.[109,579] Ao contrário do que se divulgou por muitos anos, o índice de portadores do meningococo não parece ter variação sazonal, embora a maioria dos casos de doença meningocócica dos países desenvolvidos tende a ocorrer no inverno e início da primavera. Condições aglomeradas de moradia facilitam a dispersão respiratória dos meningococos e estas aglomerações afetam tanto a transmissão da bactéria quanto a ocorrência da doença clínica. Isso foi amplamente demonstrado pelos surtos de grandes proporções, que ocorriam nas bases militares ao longo de muitos anos, quando grandes números de adultos jovens suscetíveis viviam juntos em quartéis fechados por períodos longos. Além disso, entre estudantes universitários, o estado de portador de meningococos aumenta rapidamente durante as primeiras semanas do ano acadêmico, em grande parte devido à residência em quartos fechados e à socialização nas salas de aula e nos locais de reunião.[474] Além disso, os indivíduos com infecções virais ou bacterianas das vias respiratórias também tendem a apresentar índices mais altos de estado de portador do meningococo.[604] Outros fatores associados aos índices mais altos de portadores de meningococos são sexo masculino, tabagismo ou exposição secundária à fumaça dos cigarros e nível socioeconômico baixo.[122] As cepas dos portadores podem ser encapsuladas (tipáveis) ou não encapsuladas (não tipáveis). A colonização meningocócica das vias respiratórias superiores desencadeia, dentro de 7 a 10 dias, uma resposta imune humoral com produção de anticorpos bactericidas específicos para o sorogrupo e também amplamente reativos, que estão dirigidos contra vários outros antígenos da membrana externa.[37,711] Mesmo os indivíduos que são colonizados por cepas não tipáveis desenvolvem títulos altos de anticorpos contra as cepas tipáveis, provavelmente em razão da existência de determinantes antigênicos compartilhados. Em um estudo com 38 portadores de cepas não tipáveis na nasofaringe, 2 a 52% dos homens desenvolveram anticorpos grupo-específicos, dependendo do sorogrupo examinado.[527] Essa reação imune não erradica o estado de portador, mas pode conferir proteção ao hospedeiro contra a doença clínica. O melhor método baseado em cultura para detectar o estado de portador meningocócico é a raspagem de um *swab* na parede posterior da orofaringe, seguida de inoculação e incubação imediatas em meio seletivo (p. ex., meio de Thayer-Martin [MTM] modificado).[535]

Infecções causadas por *N. meningitidis*. Em alguns indivíduos, a cepa de meningococo, que se estabeleceu nas vias respiratórias superiores, avança e invade a corrente sanguínea, iniciando a doença sistêmica. Níveis baixos de anticorpos bactericidas no soro são um dos principais fatores do hospedeiro associados ao risco elevado de infecção e, aparentemente, a doença invasiva causada por *N. meningitidis* ocorre nos indivíduos que já estavam infectados por uma cepa, contra a qual eles não tinham anticorpos bactericidas contra o sorogrupo meningocócico específico.[229] Em um estudo realizado entre militares, Edwards *et al.*[216] demonstraram que 86% dos 31 pacientes tinham culturas de nasofaringe negativas ao longo das 2 semanas anteriores ao seu adoecimento e que quatro pacientes também tinham culturas negativas no dia anterior ao que a doença começou.[216] Entretanto, outro relato de casos documentou um intervalo de sete semanas entre a aquisição nasofaríngea da bactéria e o início da meningite.[475] A coexistência de infecções das vias respiratórias superiores causadas por vírus ou micoplasmas também pode facilitar a invasão sistêmica do meningococo, porque surtos esporádicos e epidêmicos de doença meningocócica foram associados aos surtos de infecções respiratórias causadas por estes dois grupos de microrganismos.[463] Nível socioeconômico baixo e *status* de minoria são fatores associados ao aumento do risco de adquirir doença meningocócica e o risco desta doença também é maior entre os portadores com deficiências dos componentes terminais do complemento (p. ex., C5, C6, C7, C8 e C9) ou do sistema de properdina.[244,538] Outras condições coexistentes como insuficiência hepática, LES, mieloma múltiplo, infecção pelo HIV e asplenia também predispõem à doença meningocócica grave.[35,223] Fatores de risco comportamentais mais recentes associados à aquisição do meningococo e da doença meningocócica emergente foram enfatizados durante os surtos da doença na população universitária, inclusive tabagismo (ativo e passivo), beijos, residência em dormitório das universidades, frequência a estabelecimentos que vendem bebidas alcoólicas (bares e boates) e uso compartilhado de copos/garrafas de bebidas alcoólicas.[164,249,322,323,424]

A patogênese da doença meningocócica não está bem-esclarecida e, embora existam muitos estudos sobre a epidemiologia descritiva desse microrganismo e as doenças que ele causa, pouquíssimo sabemos sobre a dinâmica de como se produz a doença.[508,605,648] Os seres humanos são os únicos hospedeiros naturais de *N. meningitidis* e esta bactéria dissemina-se pelas gotículas respiratórias. Os meningococos colonizam a mucosa das vias respiratórias superiores e, em seguida, podem invadir a corrente sanguínea. A fixação inicial na mucosa nasofaríngea é mediada aparentemente por adesinas da superfície celular, que têm o domínio I das cadeias de integrina-α, ou proteína cofator da membrana (CD46).[344] Várias adesinas de superfície celular são encontradas nos meningococos, inclusive proteínas de *pilus* (PilC, PilQ), OMP (Opa, Opc, PorA, PorB) e LOS.[451] As variações antigênicas nos níveis das adesinas e dos *pili* regulam a evasão aos fatores inespecíficos do hospedeiro durante a adesão inicial na mucosa epitelial. Os fatores ambientais como tabagismo e as infecções virais simultâneas das vias respiratórias superiores aumentam o risco de colonização em consequência de alterações da mucosa ou supressão da imunidade local.[600] Inicialmente, a cápsula polissacarídica bloqueia outras adesinas além das que são próprias dos *pili*, mas em seguida as OMP ligam-se ao receptor C46 e as proteínas Opa ligam-se aos receptores proteoglicanos de sulfato de heparina presentes, respectivamente, nas células endoteliais e fagocíticas. Isso estimula a liberação de citocinas por essas células, com endocitose subsequente dos microrganismos pelas células epiteliais.[210,605,648] Em seguida, as proteínas PorB são inseridas dentro da membrana do fagossomo, impedindo sua fusão nos lisossomos.[453] Desse modo, os meningococos conseguem evitar os mecanismos imunes humorais e sobrevivem nos leucócitos mononucleares. A sobrevivência intracelular do meningococo é determinada por alguns fatores, inclusive a enzima IgA_1 protease, que decompõe as proteínas de membrana associadas ao lisossomo, impedindo a maturação do fagossomo e estimulando a hiper-regulação da expressão capsular. Além disso, a replicação intracelular é intensificada pela capacidade que esse microrganismo tem de adquirir ferro por meio de sistemas especializados de transporte deste íon (p. ex., receptor de ligação da hemoglobina [HmbR], proteína de ligação da transferrina [TbpAB], proteína de ligação da lactoferrina [LbpAB]).[511] O principal fator de virulência meningocócica associada à infecção da corrente sanguínea é a cápsula polissacarídica. A resistência a bacteriólise e fagocitose mediadas pelo complemento é determinada pela expressão da cápsula e do LOS localizados na membrana externa.[343] Além disso, algumas OMP da classe 1 de *N. meningitidis* conseguem hipo-regular a expressão de vários receptores do complemento dos neutrófilos e, deste modo, inibem a fagocitose da bactéria.[73] A invasão sanguínea dos meningococos também se correlaciona com a liberação sistêmica de várias citocinas inflamatórias (p. ex., interleucina-1, interleucina-6, fator α de necrose tumoral), que contribuem para a patogênese da meningococcemia e do choque séptico meningocócico.[665] Algumas dessas citocinas podem aumentar a permeabilidade da barreira hematencefálica e permitir a entrada dos meningococos no LCR. Além disso, a invasão das células endoteliais por meningococos, com edema resultante e estimulação da apoptose, também pode liberar bactérias no LCR e outros espaços fechados.

Atualmente, *N. meningitidis* é a segunda causa principal de meningite adquirida na comunidade nos EUA, em grande parte devido à disponibilidade e ao uso generalizado das vacinas conjugadas altamente eficazes contra *H. influenzae* e *S. pneumoniae*.[115,215] Em todo o mundo, *N. meningitidis* é o agente etiológico mais comum de meningite e sepse no adulto jovem.[283,605] As manifestações clínicas da doença podem ser muito diversificadas e incluem meningoencefalite, meningite com ou sem meningococcemia, meningococcemia sem meningite e bacteriemia sem complicações sépticas.[35,115] Em geral, os sintomas iniciais são inespecíficos e o paciente pode desenvolver doença grave dentro de 6 a 8 horas, razão pela qual o diagnóstico das síndromes meningocócicas pelos médicos é fundamental ao tratamento eficaz dos pacientes. O início da meningite meningocócica aguda é súbito com febre e calafrios, mialgias e artralgia.[115] Os sinais clássicos de meningite, inclusive confusão mental, cefaleia, febre e rigidez de nuca, podem ser detectados apenas em cerca de 27 a 50% dos pacientes que, por fim, são diagnosticados com meningite meningocócica.[35,301] Náuseas e vômitos também podem fazer parte do quadro clínico inicial, principalmente nas crianças. A meningococcemia e a disseminação generalizada da bactéria são prenunciadas pelo aparecimento rápido de uma erupção cutânea, que acomete cerca de 50 a 60% dos pacientes. Essa erupção começa como exantema maculopapuloso rosado e depois se transforma em petéquias. Inicialmente, essas petéquias formam-se nas mucosas (p. ex., conjuntivas, palato duro) e depois se espalham para o tronco e os membros inferiores. As lesões do tronco podem coalescer na região próxima à cintura, que é uma região do corpo submetida a pressão. As lesões cutâneas indicam complicações hemorrágicas e coagulopatias, que são causadas pela bactéria. Doença fulminante de progressão rápida pode levar à formação de outras máculas e pápulas, que se transformam em áreas de púrpura ou equimoses com hemorragia e necrose da pele. Cerca de 10% dos pacientes com meningococcemia desenvolvem púrpura fulminante, que resulta em áreas extensivas de destruição tecidual secundária à coagulopatia; o monitoramento rigoroso dos parâmetros da coagulação e a reposição dos fatores consumidos (p. ex., plasma fresco congelado, transfusões de plaquetas) pode ser benéfica a esses pacientes.[4] A progressão dessas lesões pode causar gangrena periférica dos dedos que, em alguns casos, precisam ser amputados. Disfunção neurológica difusa (em vez de sinais e sintomas focais) e acometimento cardíaco ocorrem mais comumente com a meningite meningocócica que com outros tipos de meningite bacteriana. As anormalidades cardíacas, especialmente miocardite e disfunção miocárdica, ocorrem em mais de 50% dos pacientes que desenvolvem infecções meningocócicas. Clinicamente, essas anormalidades cardíacas evidenciam-se como insuficiência cardíaca congestiva, edema pulmonar e elevação da pressão venosa central.[35] Derrame pericárdico purulento com e sem tamponamento cardíaco são complicações da doença meningocócica encontradas tanto nos adultos quanto nas crianças e, em geral, ocorrem durante a convalescença.[57,190,290,295,318,720] Em um relato de caso, a sepse causada por meningococo do sorogrupo B causou infarto agudo do miocárdio em um homem de 42 anos com artérias coronárias normais.[245]

Em muitos casos, o choque meningocócico fulminante predomina no quadro clínico da meningite meningocócica e da sepse meningocócica aguda.[35] O paciente não responde aos estímulos, tem reflexos tendinosos superficiais e profundos abolidos e apresenta depressão do nível de consciência. Nesses casos, a ocorrência de choque, leucometria baixa, erupção cutânea e alterações do estado mental por ocasião da apresentação clínica está associada a um prognóstico clínico desfavorável. A mortalidade atribuída ao choque séptico meningocócico também está associada ao nível sérico baixo de potássio e ao excesso de bases negativas (acidose), que refletem os distúrbios metabólicos sistêmicos. Contagens baixas de plaquetas e níveis séricos reduzidos de PC-R – que também estão associados à duração das petéquias e da púrpura – são fatores preditivos de coagulação intravascular disseminada (CID) iminente.[380] Nos casos fatais, as necropsias revelam miocardite terminal e/ou lesões de CID com microtrombos e tromboses em muitos órgãos. A necrose óssea avascular causada pela trombose dos vasos sanguíneos intraósseos (secundária à CID) também foi documentada nos casos de doença meningocócica grave das crianças e dos adultos.[107,571] A apresentação clássica de necrose hemorrágica aguda das glândulas suprarrenais reflete a base anatômica fundamental da síndrome de Waterhouse-Friderichsen.[6,585] Apesar da disponibilidade de fármacos excelentes, a meningite com sepse causada por N. meningitidis ainda pode acarretar mortalidade de até 30%. Entre os sobreviventes da infecção, até cerca 23,9% podem desenvolver algum grau de surdez neurossensorial.[383]

N. meningitidis também pode causar infecção sanguínea (meningococcemia) sem meningite.[35] Essa apresentação clínica ocorre em 5 a 20% dos pacientes com doença meningocócica. Em geral, os pacientes com bacteriemia meningocócica têm febre, cefaleia, mal-estar, hipotensão e leucocitose periférica. Também pode haver sinais e sintomas de uma infecção das vias respiratórias, mas os sinais e sintomas meníngeos não ocorrem. Alguns pacientes podem ter lesões cutâneas, inclusive púrpura.[314,358] Os meningococos são isolados das hemoculturas, mas o paciente pode estar clinicamente bem nessa ocasião e os médicos não recomendam qualquer tratamento, ou apenas um ciclo breve de antibiótico. Na meningococcemia crônica, o paciente geralmente tem sintomas como febre baixa, exantema ou púrpura e, ocasionalmente, artrite. Clinicamente, essa última apresentação é muito semelhante à síndrome gonocócica de artrite-dermatite.[542] Estudos demonstraram que esse tipo de doença meningocócica, com ou sem meningite, recidiva em alguns pacientes com deficiências hereditárias coexistentes de C3, properdina, C5, C8 e outros componentes terminais do complemento.[244] Os pacientes portadores de distúrbios associados aos estados de hipocomplementenemia (p. ex., LES) estão mais sujeitos à doença meningocócica grave; meningococcemia crônica também foi demonstrada nos pacientes HIV-positivos.[7,41,240]

N. meningitidis também pode causar outras infecções, das quais algumas resultam da disseminação hematogênica. A disseminação sanguínea da bactéria pode levar à implantação em outros órgãos internos e causar complicações como artrite séptica, osteomielite, celulite, endoftalmite e peritonite bacteriana espontânea.[264,396,430] A artrite séptica pode ocorrer com meningite ou meningococcemia, mas a artrite séptica primária com isolamento da bactéria do líquido articular pode ocorrer sem indícios de meningite ou meningococcemia.[34,79,446,449,680] Em geral, a artrite acomete joelhos e tornozelos, mas qualquer articulação pode ser afetada. Alguns sinais e sintomas articulares também podem ser mediados por mecanismos imunes e o mesmo paciente pode ter artrites séptica e imune.[70] Osteomielite é uma manifestação rara da infecção meningocócica e existem apenas oito casos publicados na literatura médica.[103] Nesses casos, a invasão óssea foi detectada primeiramente por exames radiográficos e, na maioria dos casos, afetava ossos longos (p. ex., fêmur, úmero e tíbia). Nos casos de osteomielite meningocócica, as hemoculturas geralmente são positivas. Celulite dos tecidos moles também é uma apresentação clínica rara da disseminação meningocócica hematogênica e pode ser observada em hospedeiros normais sob outros aspectos, ou nos pacientes com distúrbios coexistentes como diabetes, obesidade, hipertensão pulmonar, insuficiência cardíaca congestiva e disfunção circulatória dos membros inferiores.[289,353,518]

Em geral, essa complicação afeta a região periorbital, mas também pode ocorrer no pescoço e nos membros. As áreas afetadas tornam-se eritematosas, edemaciadas, quentes e hipersensíveis e as hemoculturas geralmente são positivas. A idade dos pacientes com essa apresentação clínica variava de 4 a 83 anos.[145,518] Endoftalmite endógena também é uma complicação rara da meningite meningocócica e da meningococcemia.[51,143,713] Inicialmente, os pacientes referem turvação ou perda da acuidade visual e podem ou não ter sinais sistêmicos de sepse quando apresentam distúrbios visuais. Em geral, as culturas de amostras do vítreo são positivas, assim como as hemoculturas e/ou as culturas do LCR; nestes casos, há indicação para tratamentos sistêmico e intravítreo com cefalosporinas de terceira geração. As complicações podem ser uveíte anterior e descolamento da retina.[5,151] Em alguns casos, N. meningitidis pode ser isolada de áreas distantes do corpo, sem outras evidências clínicas de meningite, meningococcemia ou outros focos de infecção meningocócica. A endocardite meningocócica é rara e existem apenas 12 casos publicados desde 1960. Em geral, os pacientes são idosos, têm doenças coexistentes (p. ex., diabetes, deficiências do complemento) e são portadores de próteses ou doença valvar, embora exista um caso descrito de endocardite em um jovem de 13 anos sem anormalidades cardíacas.[19,38,62] Por fim, N. meningitidis é um dos membros da longa lista de microrganismos isolados dos pacientes com peritonite e bacteriemia como complicações da diálise peritoneal ambulatorial contínua.[162]

A conjuntivite meningocócica aguda também foi descrita como uma apresentação clínica bem-definida. Essa infecção pode originar-se de um foco infeccioso primário ou exógeno, ou de uma infecção endógena secundária.[30,225,297] A infecção primária pode ser invasiva ou não invasiva. Nos casos de infecção primária invasiva, a infecção conjuntival ocorre primeiramente e é seguida da doença sistêmica. Com a doença não invasiva primária, o paciente tem apenas infecção conjuntival. A infecção endógena secundária é uma complicação subsequente da doença meningocócica sistêmica.[28,515] A maioria dos casos de conjuntivite meningocócica faz parte da infecção sistêmica por N. meningitidis e a doença meningocócica sistêmica associada à infecção conjuntival ocorre em 10 a 18% dos pacientes.[55,221] A conjuntivite primária causada por N. meningitidis foi descrita em recém-nascidos, crianças maiores e adultos.[248,494] Em dois terços dos casos, a infecção limita-se a um olho. Em uma revisão de 84 casos de conjuntivite meningocócica primária, 17,8% dos pacientes desenvolveram doença meningocócica sistêmica (i. e., meningite ou meningococcemia); entre estes pacientes, a mortalidade foi de 13,3%.[55] As infecções sistêmicas foram mais comuns entre os pacientes tratados com antibióticos tópicos, em vez de sistêmicos; na verdade, o risco de desenvolver doença sistêmica era quase 20 vezes maior nos pacientes tratados com antibióticos tópicos *versus* sistêmicos. As complicações da infecção, que se limitavam às estruturas oculares, incluíam úlceras de córnea, hipópio, ceratite, hemorragia subconjuntival e irite.[713] Em um relato de três casos de conjuntivite meningocócica primária na Inglaterra, um irmão mais jovem do caso primário desenvolveu meningite meningocócica, levando os autores desse estudo a sugerir que a profilaxia dos contatos próximos dos pacientes com conjuntivite meningocócica primária seja recomendável.[599] Saperstein *et al.* também descreveram um caso de endoftalmite meningocócica exógena, no qual a bactéria entrou no olho por uma membrana de filtragem defeituosa depois de uma cirurgia de catarata, em vez de ocorrer disseminação hematogênica.[558] Nos casos publicados de endoftalmite meningocócica, essa infecção localizada comumente não está associada aos sinais e sintomas de meningite.[356,717]

A pneumonia meningocócica não é comum, mas basicamente se evidencia como uma pneumonia adquirida na comunidade, que é clinicamente indistinguível das outras pneumonias bacterianas agudas.[35,270,701] A patogênese da pneumonia pode envolver disseminação hematogênica ou aspiração seguida de invasão direta do parênquima pulmonar. Essa infecção acomete principalmente pacientes de meia-idade ou idosos com doenças preexistentes, inclusive infecções virais das vias respiratórias, doença pulmonar obstrutiva crônica, doença coronariana, diabetes, infecção pelo HIV e LES.[526,680,701] Em geral, os pacientes apresentam sinais e sintomas clássicos como febre, dispneia, tosse e anormalidades radiográficas compatíveis.[701] Em um estudo com 68 recrutas militares que tiveram pneumonia meningocócica comprovada por cultura dos aspirados transtraqueais, as manifestações clínicas mais comuns eram febre, estertores e infiltrados lobares.[379] Esses pacientes tinham doença moderadamente grave, mas não houve mortes. Em uma revisão de 58 casos de pneumonia meningocócica adquirida na comunidade ao longo dos últimos 25 anos, as hemoculturas foram positivas em 79,3%, mas estes pacientes não tiveram sintomas e sequelas associadas à meningococcemia.[701] As culturas de escarro foram positivas em 15 (83,3%) dos 18 casos nos quais foram obtidas amostras de escarro e 5 destes 58 pacientes morreram em consequência da infecção. O diagnóstico da pneumonia meningocócica é dificultado pela presença desta bactéria na nasofaringe, resultando na contaminação dos espécimes de escarro expectorados. Além de pneumonia, pesquisadores publicaram casos de supraglotite bacteriêmica fulminante associada às infecções meningocócicas dos sorogrupos B, C e Y.[382,476,532,568,586] Essas infecções caracterizavam-se por odinofagia, disfagia, edema dos tecidos supraglóticos e celulite cervical. Cinco dos seis pacientes descritos com essa doença precisaram de intubação ou traqueostomia de emergência, indicando que a supraglotite meningocócica é uma infecção fulminante potencialmente fatal.

Em alguns casos, N. meningitidis pode ser isolada da uretra masculina, do trato genital feminino e do canal anal. Nessas áreas, a bactéria pode causar infecções clinicamente indistinguíveis das infecções gonocócicas, inclusive uretrite, cervicite, salpingite e proctite purulentas agudas.[147,348,417,495,540] As práticas sexuais orogenitais, anogenitais e oroanais parecem ser responsáveis pela presença do meningococo nessas áreas.[655] A conjuntivite neonatal primária causada por N. meningitidis foi descrita em um recém-nascido, cuja mãe tinha infecção gonocócica endocervical.[248] Os meningococos isolados da cultura conjuntival do bebê, de uma cultura de endocérvice da mãe e a cepa isolada da orofaringe do pai do bebê eram idênticos com base na análise por eletroforese de campo pulsado.

Profilaxia e vacinas para meningococos. O risco de doença meningocócica secundária entre os contatos familiares próximos de um caso primário de meningite ou meningococcemia é 500 a 800 vezes maior que o da população em geral. Os contatos próximos incluem moradores da mesma casa, contatos da criança na creche e qualquer indivíduo exposto diretamente às secreções orofaríngeas do paciente por beijos, reanimação boca a boca ou colocação e manutenção do tubo endotraqueal. Os contatos diretos também podem incluir indivíduos que frequentemente dormem e/ou comem na mesma moradia do caso primário. As pessoas que têm contato direto com populações fechadas, inclusive dormitórios de universidades, tendas militares e instituições voltadas para cuidados prolongados, também são candidatas à quimioprofilaxia meningocócica. A prática padronizada é administrar quimioprofilaxia antibiótica a esses contatos, tão logo seja possível depois da exposição. Em condições ideais, a profilaxia antimicrobiana deve ser administrada nas primeiras 24 horas depois da identificação do caso primário. Os casos secundários de doença meningocócica entre os contatos próximos do caso primário geralmente ocorrem nos primeiros 10 dias depois da exposição. A profilaxia administrada 2 semanas ou mais depois da exposição não é eficaz para evitar casos secundários. Durante as décadas de 1940 e 1950, as sulfonamidas eram eficazes para erradicar o estado de portador meningocócico e evitar a doença. Contudo, durante a década de 1960, as cepas de N. meningitidis desenvolveram resistência às sulfonamidas. Doses altas de penicilina eliminam transitoriamente os meningococos da nasofaringe, mas eles rapidamente se restabelecem depois que o tratamento é interrompido. Hoje em dia, a rifampicina oral (adultos: 600 mg a cada 12 horas, por 2 dias; crianças com menos de 1 mês de vida: 5 mg/kg por 2 dias; crianças com mais de 1 mês de vida: 10 mg/kg por 2 dias) é administrada para erradicar o estado de portador, embora este antibiótico possa não conseguir erradicar o meningococo em 10 a 20% dos portadores. Alguns estudos também demonstraram o desenvolvimento rápido de resistência do meningococo à rifampicina, mesmo enquanto o fármaco era administrado. A ceftriaxona administrada em dose única intramuscular (crianças: 125 mg; adultos: 250 mg) também erradica o estado de portador meningocócico por cerca de 2 semanas.[578] Alguns estudos também demonstraram que a azitromicina erradica o estado de portador meningocócico dos adultos, mas hoje em dia não é um dos antibióticos recomendados para a quimioprofilaxia.[268] O ciprofloxacino (adultos: 500 mg em dose única) e o ofloxacino (400 mg em dose única) também alcançaram eficácia de 95% na eliminação do estado de portador nasofaríngeo de meningococos por um período entre 2 e 5 semanas.[260,266,521] Em 2008, pesquisadores relataram três casos de doença meningocócica causada por cepas do sorogrupo B resistentes ao ciprofloxacino entre os residentes de Dakota do Norte e Minnesota durante os anos de 2007 e 2008.[136,708] O primeiro caso estava relacionado epidemiologicamente com outro caso que ocorrera na mesma região em 2006, com exceção de que a cepa em questão não tinha a mutação do gene *gyrA*, que confere resistência às fluoroquinolonas. Por isso, o ciprofloxacino não deve ser usado como quimioprofilaxia meningocócica em regiões dos EUA, nas quais foram isoladas e identificadas cepas resistentes; outros antibióticos devem ser utilizados com esta finalidade. Um estudo também descreveu um caso de meningite causada por uma cepa do sorogrupo A resistente ao ciprofloxacino em um viajante proveniente da Itália, que adquiriu a infecção em Nova Déli, Índia.[388]

Como a virulência de *N. meningitidis* está diretamente relacionada com os polissacarídios capsulares grupo-específicos da bactéria, tem sido possível desenvolver vacinas que conferem proteção contra a doença meningocócica. Existem disponíveis vacinas polissacarídicas monovalentes dos grupos A e C e a vacina tetravalente, que inclui materiais polissacarídicos capsulares dos grupos A, C, Y e W135. Essa última vacina polissacarídica tetravalente é conhecida como MPSV4 (Menomune-A, C, Y, W-135®, vacina polissacarídica meningocócica com 4 sorogrupos, Sanofi Pasteur, Inc., Swiftwater, PA).[273,398] Os polissacarídios da MPSV4 são antígenos independentes dos linfócitos T, ou seja, estimulam os linfócitos B maduros, não as células T. Por isso, os polissacarídios dos grupos A e C e a MPSV4 não conferem memória imunológica e, consequentemente, a resposta imune não é duradoura e não produzem resposta anamnéstica com a exposição subsequente ao mesmo antígeno polissacarídico. As vacinas polissacarídicas monovalentes e a MPSV4 desencadeiam respostas imunes nas crianças maiores e nos adultos, mas são pouco imunogênicas nas crianças com menos de 2 a 3 anos. Embora o polissacarídio do grupo A induza uma resposta imune modesta nas crianças de apenas 3 anos, o polissacarídio do sorogrupo C é pouco imunogênico, principalmente nas crianças com menos de 2 anos de vida.[274,279] Os polissacarídios dos sorogrupos Y e W-135 são imunogênicos nas crianças com mais de 2 anos de idade e nos adultos.[284] Além da variabilidade da resposta imune, a duração da imunidade produzida por essas vacinas polissacarídicas naturais é curta e os títulos dos anticorpos diminuem rapidamente depois da imunização.[398] Entre os lactentes com menos de 12 meses de idade vacinados com polissacarídio do grupo A, a resposta humoral detectável foi mantida por apenas 12 meses e, entre as crianças imunizadas com idades entre 12 e 17 meses, os títulos eram detectáveis por 2 anos.[349] Em um estudo realizado em 1998 em Montana, apenas 18% das crianças de 1 ano, 32% das crianças de 2 anos e 50 a 60% das crianças de 4 a 5 anos formaram títulos de anticorpos bactericidas em resposta à vacina polissacarídica do sorogrupo C.[443] Além disso, as vacinas polissacarídicas naturais dos sorogrupos A e C podem induzir hiper-reatividade imunológica (tolerância) nas crianças e nos adultos, quando duas doses são administradas nos primeiros 6 meses de vida.[86,278,425] A MPSV4, que tem sido amplamente utilizada nos programas de vacinação, é especialmente segura e bem tolerada e as reações adversas são relativamente raras.

Em janeiro de 2005, a vacina de conjugado polissacarídico meningocócico tetravalente (MCV4) foi aprovada para uso nos EUA (Menactra®, Sanofi Pasteur, Inc.) e, em janeiro de 2010, outra vacina MCV4 também foi liberada (Menveo®, Novartis).[176,514] Essas duas vacinas consistem nos polissacarídios capsulares meningocócicos dos sorogrupos A, C, Y e W-135 conjugados ao toxoide diftérico. A conjugação dessa proteína carreadora permite que o antígeno produza uma resposta imune dependente (em vez de independente) dos linfócitos T. Por essa razão, a resposta imune inicial ao antígeno é mais substancial e, com a reexposição antigênica, há uma reação de "memória imunológica" anamnéstica. Em janeiro de 2005, o Advisory Committee on Immunization Practices (ACIP) liberou a MCV4 para ser usada na faixa etária de 11 a 55 anos e, em maio deste mesmo ano, recomendou a imunização rotineira com uma dose da vacina para crianças de 11 a 12 anos e para as que entram no segundo grau (*i. e.*, 15 anos), se não tiverem sido vacinadas antes.[131] As recomendações do ACIP foram revistas novamente em junho de 2007 para incluir a vacinação rotineira a todas as pessoas de 11 a 18 anos com dose única da MCV4, enquanto as crianças de 11 a 12 anos devem ser vacinadas conforme recomendado anteriormente.[134] Junto com a American Medical Association (AMA), a American Academy of Family Physicians e a Society for Adolescent Medicine, o ACIP ressaltou que a época ideal para a vacinação dos adolescentes seria durante a visita rotineira de saúde recomendada para as crianças de 11 a 12 anos. A vacinação também foi recomendada para a faixa etária de 19 a 55 anos, inclusive calouros que moram em dormitórios, microbiologistas que trabalham em laboratórios clínicos, recrutas militares, viajantes que se dirigem a ou que vivem nos países com doença meningocócica endêmica e indivíduos com asplenia anatômica/funcional ou deficiências dos componentes terminais do complemento. Os calouros universitários devem ser vacinados com MCV4 antes de entrar na universidade, caso não tenham sido vacinados anteriormente.[131] A possibilidade de focar as vacinações nos *campi* universitários levou algumas escolas a recomendar que todos os calouros admitidos sejam vacinados. Os CDC publicaram outra atualização em setembro de 2009, recomendando que indivíduos previamente vacinados com MSPV4 ou MCV4, que estejam sob risco de desenvolver a doença, devem ser revacinados com MCV4.[137] Se a criança for vacinada com a idade de 7 anos ou mais, a revacinação deve ocorrer 5 anos depois, mas se a vacinação realizada foi na faixa de 2 a 6 anos, a segunda dose deverá ser aplicada depois de 3 anos. ACIP publicou outra atualização em 2010 após revisar os dados sobre imunogenicidade vacinal nos grupos de alto risco, a persistência do anticorpo bactericida depois da imunização, a eficácia da vacina e a relação de custo–benefício das várias estratégias de vacinação. O órgão recomendou a vacinação rotineira dos adolescentes com 11 a 12 anos, além de uma dose de reforço com a idade de 16 anos.[141] Além disso, recomenda também uma série primária de duas doses da MCV4 administradas com intervalos de 2 meses aos indivíduos na faixa etária de 2 a 55 anos, que tenham deficiências dos componentes do complemento ou asplenia anatômica/funcional e aos adolescentes HIV-positivos.

Com a disponibilidade de vacinas conjugadas eficazes para os sorogrupos meningocócicos A, C, Y e W-135 e da vacina conjugada contra *H. influenzae* tipo b, *N. meningitidis* do sorogrupo B tornou-se a causa principal de meningite bacteriana em todo o mundo. A cápsula polissacarídica dos meningococos do sorogrupo B é composta de um polímero linear de ácido α2-8-*N*-acetilneuramínico (ácido siálico).[622] Essa estrutura química e suas propriedades antigênicas singulares tornam esse antígeno pouco imunogênico aos seres humanos. Essa inexistência de reatividade humoral tem sido atribuída às semelhanças entre o polissacarídeo do grupo B e a forma polissialisada das moléculas de adesão das células neurais encontradas nos tecidos cerebrais fetais.[247] As vacinas polissacarídicas preparadas a partir das cepas do sorogrupo B são pouco imunogênicas nas crianças e nos adultos. Os esforços para desenvolver vacinas contra o grupo B têm sido focados nos antígenos das OMP da bactéria. A imunidade às OMP do grupo B é tipo-específica, não grupo-específica, de forma que qualquer vacina em potencial precisaria incluir as OMP de vários sorotipos e sorossubtipos do grupo B envolvidos na patogênese do meningococo. Outra abordagem investigada é a modificação da estrutura do polissacarídio substituindo-se os grupos *N*-acetila das moléculas do ácido siálico por grupos *N*-propionila e, em seguida, conjugando-se esta molécula com o toxoide tetânico.[336] Um estudo clínico recente avaliou a segurança e a imunogenicidade dessa vacina em potencial e demonstrou que imunoglobulinas M (IgM) e G (IgG) específicas para o polissacarídio capsular B *N*-propionilado foram produzidas e que não foram detectados anticorpos reativos ao ácido siálico.[97] Entretanto, os anticorpos não pareciam ter funcionalidade (p. ex., atividade de opsonização) nos ensaios bactericidas. Uma abordagem semelhante usada em outros estudos é a síntese de peptídios que simulam os epítopos hiperimunogênicos singulares ao polissacarídio do meningococo do sorogrupo B. A remoção dos grupos *N*-acetila das moléculas do ácido siálico dos polissacarídios capsulares resultou em moléculas que ainda continham os epítopos imunodominantes do polissacarídio do sorogrupo B e os anticorpos dirigidos contra este material não tinham reatividade cruzada com as glicoproteínas das linhagens celulares em cultura.[278,456] Com todas essas abordagens, ainda existe preocupação de que as semelhanças entre a molécula natural do sorogrupo B e as moléculas de ácido neuramínico do sistema nervoso central (SNC) possam gerar autoimunidade ou interferir com o desenvolvimento neural do feto.[247]

Grande parte das pesquisas sobre uma vacina para o sorogrupo B concentrou-se no uso de preparações de vesículas da membrana externa (OMV; do inglês, *outer membrane vesicle*). As OMV são preparadas a partir das "bolhas" da membrana externa do meningococo, que são liberadas durante seu crescimento. As OMV são extraídas com detergentes para liberar o LOS e a endotoxina. As formulações de OMV preparadas a partir das cepas de meningococos circulantes naturais têm sido usadas para controlar epidemias durante surtos localizados envolvendo clones específicos de meningococos do sorogrupo B.[257,310,311,351] Em geral, essas OMV produziram respostas humorais rápidas, principalmente quando a vacina e as cepas patogênicas eram antigenicamente semelhantes. A reação imune às preparações de OMV meningocócicas é voltada predominantemente contra o antígeno PorA da membrana externa da parede celular, que é reconhecidamente muito variado. De forma a ampliar a proteção conferida pelas vacinas de OMV, mais de uma cepa do sorogrupo B pode ser incluída ou OMV preparadas a partir de cepas mutantes, que expressam mais de um antígeno PorA, podem ser usadas na preparação destas vacinas.[114,156,555] A caracterização desses antígenos pelo Netherlands Vaccine Institute resultou nas formulações de OMV recombinantes de várias preparações de PorA e na produção das vacinas meningocócicas octavalente ("Hexa-Men") e nonavalente ("Nona-Men") para meningococos do sorogrupo B.[155,310,661] Alguns estudos estimaram que essas vacinas poderiam produzir anticorpos anti-PorA dirigidos contra mais de 70% das cepas meningocócicas circulantes do sorogrupo B. Entretanto, o inconveniente principal associado ao uso dos antígenos PorA de *N. meningitidis* é a hipervariabilidade desse antígeno ao longo do tempo. As OMV também foram preparadas a partir de *N. lactamica* para serem utilizadas potencialmente nas vacinas contra meningococos do sorogrupo B.[276,277] As cepas de *N. lactamica* não têm proteína PorA, mas apresentam alguns antígenos comuns a *N. meningitidis*. A segurança e a imunogenicidade de uma vacina de OMV de *N. lactamica* foi avaliada em uma experiência clínica duplo-cega controlada por placebo da fase 1.[278] A vacina de OMV foi imunogênica e produziu elevações dos títulos de IgG contra as cepas vacinais de *N. lactamica*. Também houve reatividade cruzada modesta entre a vacina e seis cepas diferentes de *N. meningitidis* do sorogrupo B. Essa IgG reagiu com OMV meningocócicas, produziu anticorpos bactericidas no soro e estimulou a atividade de opsonização-fagocitose. Manipulações genéticas em *N. meningitidis* têm sido investigadas a partir de inserções dos genes de moléculas potencialmente candidatas à vacina. Os genes inseridos são hiperexpressos na cepa meningocócica e as vacinas de OMV são preparadas a partir de cepas meningocócicas modificadas e que expressem o(s) antígeno(s) selecionado(s). Koeberling et al. inseriram o gene da lipoproteína conhecida como proteína de ligação do cofator H dentro de uma cepa de meningococo e as preparações de OMV contendo a proteína expressa produziram reação imune funcional nos animais, enquanto o antígeno recombinante purificado não conseguiu este efeito.[377] Vários antígenos meningocócicos do sorogrupo B foram avaliados como vacinas potenciais e, em geral, a maioria deles produziu resultados desanimadores. Na maioria dos casos, os antígenos não foram altamente imunogênicos e os anticorpos produzidos não atuam bem nos ensaios bactericidas. A avaliação da eficácia de uma vacina é dificultada pela inexistência de um modelo animal da doença meningocócica humana. Embora a determinação dos correlatos *in vitro* da proteção humoral (p. ex., ensaio de atividade bactericida do soro) seja usada como substituto da imunidade protetora, alguns mecanismos protetores específicos estão envolvidos na reação imune à infecção meningocócica e no desenvolvimento da doença meningocócica evidente.

Outras espécies de Neisseria

Neisseria lactamica é um microrganismo especialmente preocupante porque consegue crescer em meios seletivos para gonococos e meningococos e precisa ser diferenciada desses últimos. *N. lactamica* é encontrada mais comumente na orofaringe de crianças que na de adultos.[49,116] Essa bactéria pode ser isolada das culturas de orofaringe das crianças durante a investigação de suposto abuso sexual e *N. lactamica* deve ser diferenciada de *N. gonorrhoeae* pelo laboratório clínico. *N. lactamica* tem sido isolada raramente de meningite e sepse de adultos e crianças; o caso de um paciente adulto, estava associada a uma fratura da placa cribriforme.[186,390] Essa bactéria foi associada à otite média recidivante com septicemia de uma criança de 7 anos, durante seu tratamento imunossupressor para leucemia linfocítica aguda.[493,565] *N. lactamica* também foi isolada do trato genital feminino de uma paciente com secreção vaginal persistente.[631] Casos publicados recentemente descreveram *N. lactamica* como causa de doença pulmonar cavitária de um receptor de transplante de órgão; septicemia e artrite de um paciente com mieloma em tratamento imunossupressor; e pneumonia bacteriêmica de um paciente com cirrose.[231,688,719] Nesse último caso, a cepa isolada tinha sensibilidade reduzida à penicilina (concentração inibitória mínima [CIM] de 0,75 μg/mℓ) e ao ciprofloxacino (CIM ≥ 0,5 μg/mℓ). *N. lactamica* pode funcionar como um imunógeno natural contra *N. meningitidis*, porque contém antígenos com reatividade cruzada com as cepas meningocócicas. Os títulos de anticorpos bactericidas antimeningocócicos aumentam rapidamente nos lactentes, apesar dos índices baixos de portadores meningocócicos nessa mesma população.[116] Isso forneceu apoio indireto à hipótese de que os portadores infantis de *N. lactamica* possam depois ter alguma proteção contra doença meningocócica. *N. lactamica* pode ser útil para induzir anticorpos protetores contra a infecção meningocócica por meio de vacinas de células mortas intactas, vacina de OMV ou vacinas de OMV purificadas.[64]

Neisseria subflava (biovar. *flava*, *subflava* e *perflava*), *N. mucosa*, *N. sicca*, *N. polysacchareа* e *N. flavescens* têm sido relatadas mais comumente como causas raras de endocardite de valvas naturais e artificiais.[21,29,302,407,415,582] Nos casos de endocardite das valvas naturais, comumente há anormalidades cardíacas estruturais causadas por infecções (p. ex., febre reumática) ou procedimentos cirúrgicos pregressos. Em alguns relatos, o uso de drogas intravenosas (IV) era um fator de risco significativo para endocardite, porque as secreções orais podem ser usadas para dissolver as drogas ou limpar a pele antes da injeção. A endocardite de valvas naturais causada por *N. mucosa* foi descrita em uma mulher saudável de 20 anos. Os sintomas tiveram início 1 mês após perfuração da língua para colocação de *piercing*.[642] Além de endocardite, essas bactérias normalmente saprofíticas foram isoladas de outras infecções significativas. *N. subflava* foi isolada do líquido articular de uma criança com artrite séptica e, em outros pacientes, também causou bacteriemia, meningite, discite e osteomielite vertebral.[14,42,52,342,486,685] Na University of Illinois, uma cepa de *N. subflava* biovar. *perflava* foi isolada repetidamente das uroculturas de um menino de 10 anos com anormalidades estruturais congênitas na bexiga.[331] A peritonite causada por *N. subflava* biovar. *perflava* também foi descrita como complicação da diálise peritoneal ambulatorial contínua (CAPD; do inglês, *continuous ambulatory peritoneal dialysis*).[678] A *N. mucosa* foi isolada como agente etiológico raro de meningite, abscessos pulmonares, infecções oculares, artrite/bursite séptica, celulite crepitante, bacteriemia associada à diálise e peritonite associada à diálise peritoneal ambulatorial contínua.[113,267,320,410,575,576,607] *N. sicca* foi isolada como causa rara de pneumonia, bronquiectasia, meningite de pacientes imunossuprimidos, infecção de *shunt* liquórico, sinusite, osteomielite, artrite séptica, abscesso da glândula de Bartholin, endocardite e peritonite de pacientes mantidos em diálise peritoneal crônica.[66,220,263,285,315,461,479,559,659] *N. subflava* biovar. *perflava* e *N. sicca* também foram isoladas das hemoculturas de pacientes com doença terminal causada pelo HIV.[465] *Neisseria polysacchareа* é encontrada nas vias respiratórias superiores de 0,5% das pessoas, mas não foi descrita como parte de algum processo patológico.[88,533] Essa espécie de *Neisseria* saprofítica pode acarretar dilemas terapêuticos, porque algumas cepas isoladas podem ser resistentes à penicilina em razão da existência de proteínas de ligação à penicilina alteradas.[254] Nesses casos, as cepas isoladas precisam ser identificadas no nível da espécie e devem ser realizados testes de sensibilidade antimicrobiana. Além disso, a recombinação intergênica entre os genes *penA* dessas espécies de *Neisseria* comensais e *N. gonorrhoeae* pode ser responsável pelo aparecimento dos genes *penA* mosaicos nesta última bactéria, que codificam a proteína 2 de ligação à penicilina (PBP 2) alterada. As cepas de gonococos com

PBP 2 alterada são menos sensíveis às cefalosporinas administradas por via intramuscular (IM) e oral (VO) para tratar infecções gonocócicas (ver adiante).

Neisseria cinerea é uma espécie saprofítica das vias respiratórias superiores especialmente interessante, em razão de sua semelhança em cultura com *N. gonorrhoeae*, além de seu isolamento ocasional de espécimes genitais e sua associação a síndromes semelhantes às que são causadas pelos gonococos, inclusive conjuntivite e proctite purulentas.[91,207,209,371,374] *N. cinerea* também foi isolada como causa de pneumonia nosocomial de um paciente com AIDS e de doença pulmonar cavitária de outro paciente transplantado renal.[92,346] A bacteriemia causada por *N. cinerea* foi documentada em uma criança com pneumonia e otite média; em um homem alcoólico com doença intra-abdominal; em um paciente em hemodiálise; e em um jovem de 17 anos, que sofreu traumatismo facial significativo depois de uma briga de rua.[339,363,591] Nesse último caso, a bactéria também foi isolada do LCR. *N. cinerea* foi descrita como agente etiológico de endocardite da valva tricúspide de um usuário de drogas IV e de peritonite associada à CAPD.[63,613]

Os membros baciliformes do gênero *Neisseria* incluem as três subespécies de *N. elongata* (subespécies *elongata*, *glycolytica* e *nitroreducens*), *N. weaveri* e *N. bacilliformis*.[26,27,89,281,293,309] Até a década de 1990, *N. elongata* incluía apenas duas subespécies – *N. elongata* subesp. *elongata* e *N. elongata* subesp. *glycolytica*. Esses microrganismos são encontrados normalmente nas vias respiratórias superiores dos seres humanos. Nenhuma dessas subespécies foi implicada em infecções humanas até 1995, quando *N. elongata* subesp. *glycolytica* foi isolada de espécimes de feridas de três pacientes e de hemoculturas de um homem de 57 anos com endocardite bacteriana subaguda e insuficiência aórtica.[27] Hombrouck-Alet *et al.* utilizaram o sequenciamento do rRNA 16S para diagnosticar bacteriemia por *N. elongata* subesp. *glycolytica* em um paciente neutropênico com carcinoma espinocelular.[312] Em 1996, Nawaz *et al.* descreveram um caso de endocardite causada por *N. elongata* subesp. *elongata*, que foi complicada pela ruptura de um aneurisma micótico da artéria braquial direita; mais tarde, este microrganismo foi identificado como causa de endocardite em uma mulher de 65 anos com diabetes tipo II.[36,473] No passado, *N. elongata* subesp. *nitroreducens* era conhecida como grupo M-6 dos CDC.[281] Estudos demonstraram que essa bactéria "semelhante à *Moraxella*" estava relacionada com as espécies de *Neisseria* e especialmente com *N. elongata*, com base nos estudos genéticos, análise da composição dos ácidos graxos celulares e propriedades fenotípicas. *N. elongata* subesp. *nitroreducens* é encontrada normalmente na orofaringe dos seres humanos e foi descrita como microrganismo oportunista de bacteriemia, endocardites de valvas naturais e artificiais e osteomielite depois de uma cirurgia oral.[208,230,307,316,317,452,704] Essa bactéria também foi isolada da urina e dos tecidos apendiculares.[281] *Neisseria weaveri* – um bactéria baciliforme antes conhecida como grupo M-5 dos CDC – faz parte da microbiota das vias respiratórias superiores dos cães e dos gatos e pode ser isolada de feridas e hemoculturas humanas associadas a mordidas de animais.[26,111,309] Em 2002, *N. weaveri* foi isolada do lavado brônquico e do escarro de um homem de 60 anos com bronquiectasia e da infecção de uma ferida de uma menina de 7 anos mordida por um tigre.[108,507] Em 2010, *N. weaveri* foi identificada como causa de peritonite associada à diálise peritoneal.[376] *N. bacilliformis* foi descrita primeiramente em 2006.[293] Essa espécie foi isolada de uma ferida submandibular de um paciente submetido à mandibulectomia, de escarro de dois pacientes com linfoma cerebral e câncer de pulmão, respectivamente, e de um abscesso pulmonar de um paciente com linfoma. Mais tarde, *N. bacilliformis* foi isolada de hemoculturas de um homem de 47 anos com endocardite da valva aórtica bicúspide.[444]

N. animaloris e *N. zoodegmatis* são designações novas das espécies antes classificadas como grupo EF-4a e EF-4b dos CDC, respectivamente.[660] Esses microrganismos são encontrados nas cavidades orais dos cães e dos gatos e raramente são isolados de feridas causadas por mordidas destes animais. *N. canis*, *N. iguanae* e *N. denteia* são cepas de animais e são isoladas da cavidade oral e das vias respiratórias superiores de gatos, cobaias, iguanas e bovinos, respectivamente.[56,589] *N. canis* foi isolada de feridas humanas causadas por mordidas de gatos.[287,552] *N. wadsworthii* e *N. shayeganii* são espécies novas isoladas de espécimes clínicos arquivados.[702] Esses microrganismos estão relacionados mais diretamente com *N. bacilliformis*, *N. canis* e *N. denteia*.

Importância clínica de *Moraxella catarrhalis*

Ao longo das últimas duas décadas, *M. catarrhalis* tem atraído as atenções como patógeno humano emergente.[347] Durante muitos anos, acreditou-se que *M. catarrhalis* fizesse parte da microbiota das vias respiratórias superiores dos seres humanos, mas estudos realizados por Vaneechouette *et al.* e por Knapp e Hook demonstraram que esta bactéria é encontrada nas vias respiratórias superiores de apenas 1,5% a 5,4% dos adultos saudáveis e que é mais comum nas vias respiratórias das crianças saudáveis (50,8%) e dos adultos idosos (26,5%).[370,670] Um estudo dinamarquês também demonstrou que *M. catarrhalis* não era um membro significativo da microbiota nasofaríngea dos adultos e raramente estava presente nas crianças com menos de 1 mês de vida.[219] Contudo, 36% das crianças com idades entre 1 e 48 meses tinham *M. catarrhalis* como parte da microbiota de suas vias respiratórias e, nesta mesma faixa etária, a prevalência desta bactéria nas crianças com infecções respiratórias era de 68%. Um estudo sobre colonização nasofaríngea por *M. catarrhalis* durante os primeiros 2 anos de vida demonstrou que 66% das 120 crianças selecionadas sequencialmente para cultura tornaram-se colonizadas durante o primeiro ano e que 77,5% estavam colonizadas até o final do segundo ano de vida.[232] Um estudo realizado com recém-nascidos e lactentes de Gâmbia, África ocidental, demonstrou prevalência de 70% do estado de portador de *M. catarrhalis*. Esse índice era de cerca de 57% durante a primeira semana de vida e aumentava progressivamente até mais de 80% com a idade de 21 semanas.[384] Entre os adultos saudáveis, o índice de colonização por *M. catarrhalis* é de aproximadamente 4% e isso correlaciona-se com os índices de infecção mais baixos nos adultos que nas crianças. Quando é isolada dos adultos com doença respiratória, essa bactéria é encontrada mais comumente nos espécimes representativos das secreções das vias respiratórias inferiores, que nos de contaminação orofaríngea. Os índices elevados de colonização do trato respiratório dos adultos estão associados a bronquite crônica, bronquiectasia e doença pulmonar obstrutiva crônica.[469] Entre os adultos com doença crônica das vias respiratórias, que foram acompanhados por um período de 27 meses, Klingman et al. demonstraram que 42,9% estavam colonizados por M. catarrhalis e que cada paciente estava colonizado por uma a quatro cepas diferentes, cada uma persistindo em torno de 2 a 3 meses.[367] O isolamento mais frequente dessa bactéria das vias respiratórias de crianças e pacientes idosos com doença respiratória crônica reforça seu papel em algumas infecções infantis e nas infecções das vias respiratórias inferiores dos pacientes idosos.

As infecções das vias respiratórias e das estruturas anatômicas adjacentes representam a maioria das apresentações clínicas, que têm M. catarrhalis como agente etiológico. Essas infecções incluem otite média, sinusite, bronquite e pneumonia.[347,469,672] Embora a otite média causada por esse microrganismo possa ocorrer em qualquer faixa etária, a maioria dos estudos tem enfatizado o papel desse microrganismo nas infecções pediátricas. M. catarrhalis causa aproximadamente de 15 a 20% das otites médias, tendo como base culturas e testes moleculares realizados com espécimes de líquido da orelha média obtidos cuidadosamente.[360,547] Em um estudo realizado por Van Hare et al., M. catarrhalis foi o único patógeno bacteriano isolado do líquido da orelha média de 40 das 355 crianças (11%) com otite média aguda e foi isolada simultaneamente com Haemophilus influenzae ou Streptococcus pneumoniae em 21 destes pacientes (6%). Nas crianças predispostas à otite média com derrame (presença de líquido na orelha média, sem sinais clínicos de otite média aguda), M. catarrhalis foi detectada por cultura e técnicas moleculares em até 6% dos espécimes obtidos por aspiração do derrame da orelha média.[303,304] Os estudos sobre culturas sequenciais de crianças predispostas à otite, ao longo dos primeiros 2 anos de vida, também demonstraram que essas crianças têm índices consistentemente mais altos de colonização por M. catarrhalis que as demais crianças. Os resultados da bacteriologia de otite média aguda estão refletidos nos estudos sobre sinusite aguda nas mesmas faixas etárias. Nos aspirados do seio maxilar colhidos cuidadosamente de crianças com sinusite aguda, M. catarrhalis pode ser isolada em culturas puras ou mistas de 2 a 16% dos pacientes.[94] A sinusite aguda em adultos também foi associada a essa bactéria, mas com frequência diferente da que é observada nas crianças. Apesar de seu envolvimento na otite média e na sinusite pediátrica, M. catarrhalis não é uma causa comum de infecções das vias respiratórias inferiores adquiridas na comunidade nessa faixa etária.[611] Nas crianças com pneumonia, M. catarrhalis pode comportar-se como patógeno primário, ou como patógeno secundário superposto a uma infecção viral preexistente (p. ex., vírus sincicial respiratório). A pneumonia causada por M. catarrhalis foi descrita em crianças imunossuprimidas e nos pacientes com doença pulmonar crônica subjacente.[381] Em casos raros, M. catarrhalis pode causar traqueíte e doença das vias respiratórias inferiores fulminantes nas crianças aparentemente saudáveis.[580]

Nos adultos, as infecções das vias respiratórias inferiores causadas por M. catarrhalis ocorrem predominantemente nos pacientes idosos e nos imunossuprimidos, especialmente indivíduos com doença pulmonar obstrutiva crônica (DPOC), bronquiectasia, insuficiência cardíaca congestiva e predisposição à aspiração.[447,469] Anormalidades imunes relacionadas com doenças coexistentes (p. ex., diabetes, alcoolismo, infecção pelo HIV, pós-transplante) também são fatores contribuintes importantes.[13,432,570] As exacerbações da DPOC causadas pela M. catarrhalis estão associadas a dispneia, aumento da produção de escarro purulento, sintomas constitucionais e febre. O papel dessa bactéria nessas exacerbações é reforçado por sua presença nas culturas de materiais obtidos das vias respiratórias distais (i. e., broncoscopia, aspiração traqueal) e pela demonstração da aquisição de cepas novas da M. catarrhalis coincidindo com a exacerbação aguda dos sintomas respiratórios.[460,573,590] Esses pacientes também desenvolvem resposta humoral contra a cepa de M. catarrhalis recém-adquirida nas vias respiratórias inferiores e apresentam elevações dos marcadores de inflamação das vias respiratórias, que estão associadas à aquisição da nova cepa.[50] Nos pacientes pediátricos, a bacteriemia causada por M. catarrhalis pode ser secundária a otite média, sinusite ou pneumonia e geralmente ocorre nos bebês com doença falciforme, leucopenia e infecção pelo HIV.[3,611,635] Em uma revisão de 17 casos de crianças com bacteriemia por M. catarrhalis, a maioria tinha menos de 2 anos de vida, 82,3% não tinham doenças coexistentes e 76,5% tinham infecções coexistentes das vias respiratórias inferiores.[9] Nas crianças, a bacteriemia causada por M. catarrhalis também pode ser resultado da presença de celulites periorbital e pré-septal – uma apresentação por muito tempo associada à sepse causada por H. influenzae tipo b.[635] Em pacientes adultos, a bacteriemia causada pela M. catarrhalis geralmente é uma complicação da infecção das vias respiratórias dos pacientes imunossuprimidos em razão de leucemias linfoblástica e mieloide agudas, linfoma, AIDS, hipogamaglobulinemia, doença falciforme e doenças neurológicas congênitas.[78,325,447,609,635] Em 2010, pesquisadores descreveram um caso de bacteriemia por M. catarrhalis associada à infecção de um enxerto vascular artificial de um homem de 53 anos com diagnóstico de dissecção aórtica e hipertensão.[556] Em uma revisão de 53 casos de bacteriemia causada por M. catarrhalis, 30,2% dos pacientes tinham neutropenia e/ou neoplasia maligna e 24,5% tinham doença respiratória coexistente.[325] Entretanto, 28,3% dos casos ocorreram em pacientes imunocompetentes. Nos adultos, a bacteriemia pode resultar de um foco primário (p. ex., sinusite ou pneumonia), mas nos pacientes imunossuprimidos a porta de entrada pode não estar evidente.[635] A pneumonia nosocomial causada por M. catarrhalis pode ocorrer nas unidades respiratórias e nas unidades de tratamento intensivo pediátrico dos hospitais.[531]

M. catarrhalis tem sido associada a vários outros tipos de infecções, inclusive endocardite, meningite, infecções oculares, infecções urogenitais, infecções de feridas, artrite séptica e peritonite associada à diálise ambulatorial contínua. Os casos de endocardite causada por M. catarrhalis são raros e, até o ano 2000, havia apenas cinco casos publicados. A endocardite foi documentada em pacientes com e sem doença valvar preexistente e ocorreu como complicação de procedimentos invasivos (p. ex., angioplastia por balão).[557,603] Casos raros de meningite e ventriculite causadas por M. catarrhalis ocorreram espontaneamente em pacientes previamente saudáveis, depois de procedimentos cirúrgicos da cabeça e do pescoço, ou em consequência da infecção de shunts ventriculoperitoneais ou drenos ventriculares externos.[337,472,546] Viagappan et al. relataram um caso incomum de abscesso cerebral causado por M. catarrhalis em um homem de 36 anos, depois de uma lesão orbitária com perfuração provocada por um taco de bilhar, bem como um caso de meningite neonatal descrita em um bebê de 26 dias, 2 semanas depois de uma intervenção cirúrgica abdominal.[171,679] As infecções conjuntivais causadas por *M. catarrhalis* foram documentadas durante o período neonatal e nas faixas etárias pediátricas mais avançadas e também existem relatos de endoftalmite secundária à operação de catarata ou filtragem para glaucoma e celulite periorbital com sepse.[67,225,640] A oftalmia neonatal causada por *M. catarrhalis* é atribuída à aquisição da bactéria do trato genital materno colonizado durante o nascimento, ou das secreções respiratórias dos cuidadores das crianças. O isolamento dessa bactéria do trato genital masculino ou feminino é raro, mas *M. catarrhalis* foi descrita como causa de uretrite semelhante à gonorreia depois de relações sexuais orogenitais em alguns casos.[2] Também existem relatos de artrite séptica de articulações naturais ou próteses articulares causadas por *M. catarrhalis* em pacientes com artrite reumatoide em tratamento com agentes imunossupressores, inclusive corticosteroides orais e injetáveis, metotrexato e infliximabe.[397,492] Por fim, existem relatos de peritonite causada por *M. catarrhalis* em pacientes que faziam diálise peritoneal ambulatorial contínua.[163,677]

Isolamento das espécies de *Neisseria*

Neisseria gonorrhoeae

Esfregaços diretos corados por Gram. Nas clínicas de doenças sexualmente transmissíveis, o diagnóstico da uretrite gonocócica dos homens adultos é confirmado comumente por observação de diplococos gram-negativos dentro ou bem perto dos leucócitos polimorfonucleares (PMN) em um esfregaço preparado a partir da secreção uretral (ver Prancha 11.1 A). Quando é realizada corretamente, a coloração pelo Gram tem sensibilidade de 90 a 95% e especificidade de 95 a 100% no diagnóstico de gonorreia genital dos homens sintomáticos.[366] Nas mulheres, a coloração pelo Gram dos espécimes endocervicais obtidos com exame visual direto da cérvice (*i. e.*, com um espéculo colocado) também pode ser muito útil ao diagnóstico (ver seção sobre coleta dos espécimes). Os esfregaços desses espécimes corados pelo Gram têm sensibilidade de 50 a 70%, dependendo da adequação da amostra e da população de pacientes. Um esfregaço endocervical demonstrando diplococos intracelulares gram-negativos, principalmente de uma mulher com outros sinais e sintomas de infecção gonocócica, é altamente sugestivo. Nas mulheres assintomáticas, contudo, o valor preditivo do esfregaço corado pelo Gram é muito menor. Nos pacientes com proctite sintomática, os esfregaços colhidos por exame visual direto com um anoscópio podem estabelecer o diagnóstico em 70 a 80% destes pacientes, em comparação com a coleta às cegas, quando os esfregaços corados pelo Gram têm sensibilidade de apenas 40 a 60%.[700] Em razão da presença de outros cocobacilos gram-negativos e de bacilos com coloração bipolar nos espécimes retais e endocervicais contaminados por secreções vaginais, é importante ter o cuidado de não interpretar erroneamente os esfregaços obtidos destas áreas. Os esfregaços corados pelo Gram não têm utilidade para diagnosticar infecção gonocócica da faringe. Os esfregaços corados pelo Gram não devem ser usados para diagnosticar gonorreia, mas podem ser utilizados como exame complementar aos testes mais específicos.

Os esfregaços diretos para coloração por Gram devem ser preparados da uretra e da endocérvice e devem ser colhidos com *swabs* separados. Para a preparação do esfregaço, o *swab* é escorregado suavemente na superfície de uma lâmina de vidro apenas em uma direção. Essa técnica reduz a distorção e a destruição dos PMN e preserva o aspecto típico dos microrganismos (Prancha 11.1 A). Os esfregaços preparados com espécimes enviados em meios de transporte podem ser mais difíceis de interpretar, em razão da distorção dos PMN ou das substâncias que causam interferência (p. ex., carvão). Os esfregaços realizados a partir de espécimes normalmente estéreis ou minimamente contaminados (p. ex., líquido articular, lesões cutâneas) também devem ser preparados.

Coleta e transporte dos espécimes. Assim como outros microrganismos patogênicos, o isolamento bem-sucedido depende da coleta de espécimes apropriados, o que é particularmente importante quando se trata de isolar *N. gonorrhoeae*. Como essa bactéria pode causar infecções em várias partes do corpo, a coleta dos espécimes apropriados para cultura e diagnóstico depende do sexo e das práticas sexuais do paciente, bem como do tipo de manifestação clínica. Em todos os casos, devem ser colhidos espécimes das estruturas genitais (uretra masculina, endocérvice feminina). Se o paciente referir história de contatos sexuais orogenitais ou anogenitais, a coleta de espécimes da orofaringe ou do canal anal também é conveniente. Nos casos suspeitos de DGI, devem ser obtidas amostras para hemocultura e espécimes das áreas genitais e extragenitais. O Boxe 11.2 resume as áreas apropriadas para coleta de amostras para cultura.

Os espécimes devem ser colhidos com *swabs* de dácron ou raiom. O alginato de cálcio usado para preparar alguns lotes de *swabs* pode ser tóxico para os gonococos.[391] Os *swabs* de algodão também podem ser usados, mas algumas marcas de algodão contêm ácidos graxos, que podem ter ação inibitória nos gonococos. Por essa razão, os *swabs* de alginato de cálcio e algodão devem ser usados apenas quando os espécimes forem inoculados diretamente nos meios de cultura ou transportados em meios de transporte nutritivos. Algumas fórmulas dos meios de transporte contêm carvão para inativar materiais tóxicos presentes no material do *swab*, ou no próprio espécime. Os instrumentos usados para facilitar a coleta apropriada das amostras (p. ex., espéculos vaginais) devem ser lubrificados com água ou soro fisiológico morno, porque vários lubrificantes à base de água ou óleo também podem inibir o crescimento dos microrganismos. O Boxe 11.3 descreve os procedimentos de coleta para isolar *N. gonorrhoeae* das diversas estruturas anatômicas.

O papel do laboratório de microbiologia clínica no diagnóstico das infecções gonocócicas das crianças é crucial e consiste no manuseio adequado dos espécimes colhidos cuidadosamente e na identificação precisa dos microrganismos isolados.[58,291,292,423] Cultura é o método recomendado para detectar *N. gonorrhoeae* nos espécimes recolhidos por *swabs* urogenitais, faríngeos ou retais. Os demais testes (p. ex., técnicas de detecção direta baseada em sondas moleculares, testes de amplificação de ácidos nucleicos) não têm sido recomendados para testar vítimas ou supostos agressores implicados em atos de violência sexual.[126,128] No caso das mulheres pré-púberes, os espécimes devem ser obtidos

Boxe 11.2

Áreas do corpo para cultura de *Neisseria gonorrhoeae*.

Paciente	Área(s) primária(s)	Área(s) secundária(s)
Mulher	Endocérvice	Reto, uretra, faringe
Homem heterossexual	Uretra	Faringe
Homem homossexual/bissexual	Uretra, reto, faringe	
Mulher, infecção disseminada	Sangue, endocérvice, reto	Faringe, lesões cutâneas,[a] líquido articular[b]
Homem, infecção disseminada	Sangue, uretra	Faringe, reto, lesões cutâneas,[a] líquido articular[b]

[a] Se houver.
[b] Cultura se houver artrite.

Boxe 11.3

Procedimentos de coleta dos espécimes para diagnosticar infecções gonocócicas.

Espécime	Procedimento de coleta
Uretra masculina	A secreção purulenta pode ser obtida apertando a base do pênis na direção anterior e recolhendo-se o material com um *swab*. Os espécimes dos homens assintomáticos são obtidos introduzindo-se por 2 a 4 cm na uretra um *swab* estéril de alginato de cálcio. O *swab* deve ser girado suavemente à medida que é retirado. Com outras finalidades exceto cultura, deve-se utilizar *swab* fornecido ou especificado pelo fabricante.
Endocérvice	Depois da colocação do espéculo, deve-se utilizar uma esponja, um *swab* ou uma compressa de gaze para remover qualquer muco ou secreção cervical. Em seguida, deve-se introduzir um *swab* por 1 a 2 cm adentro do canal cervical, que então deve ser girado sobre a parede do canal endocervical uma ou duas vezes com um movimento suave de um lado para outro. É importante esperar algum tempo para que os microrganismos sejam adsorvidos pela superfície do *swab* e colher qualquer secreção cervical que possa estar presente. O *swab* deve ser retirado sem tocar em qualquer superfície vaginal e colocado no meio de transporte apropriado. Os espécimes para outras finalidades exceto cultura devem ser obtidos conforme as instruções do fabricante do teste, contidas na bula do produto.
Reto	Um *swab* deve ser introduzido por 4 a 5 cm adentro do canal anal e girado suavemente de um lado para outro para colher amostras das criptas anais. É importante esperar alguns segundos para que os microrganismos sejam adsorvidos ao *swab*, que então deve ser girado suavemente enquanto é retirado. Se for observada contaminação fecal maciça do *swab*, deve-se colher outra amostra com um *swab* novo.
Orofaringe	Com a ajuda de um abaixador de língua, o *swab* deve ser raspado firmemente nas regiões tonsilares e na faringe posterior.
Sangue	Depois da punção venosa, o sangue deve ser inoculado nos meios de hemocultura apropriados (caldo de soja tripticase, caldo de Columbia) contendo SPS. Se forem usados tubos Vacutainer® com SPS para colher sangue, a amostra deve ser transferida do tubo para o meio de cultura tão logo isto seja possível, porque a exposição às concentrações altas de SPS pode inibir os gonococos.
Líquido articular	O líquido articular deve ser aspirado com agulha e seringa e inoculado em um frasco de hemocultura para aeróbios.
Lesões cutâneas	Os espécimes de biopsia da epiderme obtidos por incisão são colocados em um recipiente estéril com pequena quantidade de caldo ou solução salina estéril e transportados cuidadosamente para o laboratório.
Conjuntivas	A secreção conjuntival deve ser obtida da superfície interna da pálpebra inferior com um *swab* nasofaríngeo pequeno. Em seguida, deve-se preparar a coloração por Gram, conforme está descrito no texto.

da vagina, orofaringe e reto e inoculados nos meios descritos adiante. Os espécimes cervicais não são recomendados para meninas pré-púberes. Os espécimes vaginais são colhidos aplicando-se um *swab* na parede vaginal por 10 a 15 segundos, de forma a absorver quaisquer secreções existentes, ou – se o hímen estiver intacto – o espécime deve ser colhido pelo orifício vaginal. Para os meninos com secreção uretral, uma amostra da secreção do meato é um substituto adequado para os espécimes recolhidos por um *swab* intrauretral. Os espécimes para diagnosticar infecções gonocócicas do reto, da uretra ou da orofaringe das crianças são colhidos da mesma forma que nos adultos. Em razão das implicações legais do diagnóstico de infecção por *N. gonorrhoeae* nas crianças, devem ser realizados apenas os métodos de cultura padronizados.[140] A coloração pelo Gram não é adequada para avaliar gonorreia nas crianças pré-púberes e não deve ser usada para diagnosticar ou excluir esta doença. Os espécimes colhidos da vagina, uretra, faringe ou reto devem ser inoculados em meios seletivos para isolar *N. gonorrhoeae*, conforme está descrito adiante.

Embora os índices mais altos de isolamento dos gonococos sejam alcançados quando os espécimes são semeados diretamente no meio de crescimento depois da coleta, esta técnica nem sempre é possível ou praticável, principalmente nas clínicas movimentadas ou nos setores de emergência dos hospitais.[414]

Sistemas não nutritivos para transporte do swab. Os meios de transporte semissólidos tamponados de Stuart ou Amie são usados para transportar espécimes colhidos por *swab* para *N. gonorrhoeae*. Alguns sistemas de transporte de *swabs* utilizam esponjas embebidas com meio de transporte, enquanto outros usam um meio semissólido com ou sem carvão ativado. Os meios de transporte semissólidos são mais apropriados para os dispositivos que utilizam esponjas embebidas com o meio. O material da esponja de alguns sistemas de transporte de *swabs* pode conter substâncias (p. ex., enxofre ou compostos de amônio quaternário) capazes de inibir ou causar danos aos microrganismos exigentes, inclusive gonococos. Alguns desses sistemas – por exemplo, Copan Diagnostics M40 Transystem® – superaram consistentemente os outros sistemas de transporte de *swabs* (p. ex., Medical Wire® e Starplex Scientific®) nos estudos que avaliaram a sobrevida dos gonococos ao longo do tempo.[212,282] Estudos realizados com esses dispositivos mais novos de coleta com *swab* (Copan Transystems®, Copan Diagnostics, Inc., Corona, CA; hoje comercializado como BBL CultureSwab® Plus, BD Diagnostics) sugeriram que o meio de transporte semissólido de Amie, com ou sem carvão, possa preservar a viabilidade dos gonococos por até 48 horas, embora a viabilidade de algumas cepas isoladas diminua consideravelmente depois de 24 horas. Estudos demonstraram que o sistema novo Copan Eswab® com meio de transporte líquido de Amie (Copan Diagnostics, Inc., Corona, CA) tem desempenho equivalente ou superior ao dos outros sistemas de transporte de *swabs* (p. ex., CultureSwab MaxV® [Becton-Dickinson], Remel BactiSwab® [Remel]) na preservação da viabilidade de *N. gonorrhoeae* durante o transporte. Esses Eswabs® de náilon aveludado asseguram a recuperação aceitável de *N. gonorrhoeae* depois de 24 horas de armazenamento à temperatura ambiente e atendem plenamente aos critérios de aceitação descritos no método de eluição quantitativa para validação do CLSI (Clinical Laboratory Standards Institute) M40-A.[158,673] Outro estudo também demonstrou que o sistema de transporte Eswab® aumenta o índice de detecção de *N. gonorrhoeae* e de *C. trachomatis* pelos ensaios de amplificação de ácidos nucleicos.[148] Embora alguns estudos tenham demonstrado que os gonococos podem sobreviver à refrigeração em alguns sistemas de transportes de *swabs* por até 48 horas, outros estudos evidenciaram que a refrigeração por mais de 6 horas pode causar reduções significativas dos microrganismos viáveis, independentemente do sistema de transporte utilizado.[37,212,319] De forma a evitar perda de viabilidade dos microrganismos, os espécimes em *swabs* enviados em meios de transporte não devem ser refrigerados e devem ser inoculados no meio de crescimento dentro de 6 horas depois da coleta.

Sistemas de transporte com meio de cultura. O transporte dos espécimes em meios de cultura tem algumas vantagens e existem no mercado vários sistemas disponíveis para essa finalidade. Isso inclui as placas JEMBEC® (câmara de ambiente biológico de James E. Martin) contendo várias formulações de meios seletivos (Remel; BD Diagnostics Systems, Sparks, MD), o sistema Gono-Pak® (BD Diagnostics Systems) e o sistema InTray GC® (BioMed Diagnostics, Inc., White City, OR).[24,69,191,441] Os sistemas JEMBEC® e Gono-Pak® estão disponíveis com o meio seletivo de MTM ou de Martin-Leis (ML) da BD Diagnostics Systems e do Remel Laboratories. Enquanto os sistemas Gono-Pak® e JEMBEC® requerem armazenamento sob refrigeração antes do uso, o sistema selado InTray® permite o armazenamento do meio à temperatura ambiente por até 1 ano. Com esses sistemas, os meios são inoculados com o espécime e colocados em um saco plástico impermeável com um grânulo de ácido cítrico-bicarbonato. O contato do grânulo com umidade (por evaporação do meio [JEMBEC®] ou pela trituração de uma ampola com água perto do grânulo [Gono-Pak®]) produz um ambiente enriquecido com CO_2 dentro do saco. A incubação por no mínimo 18 a 24 horas a 35°C antes do transporte a um laboratório de referência permite a proliferação inicial dos microrganismos e reduz a perda de viabilidade, que pode ocorrer com os sistemas de transporte de *swabs*.

Meios de cultura seletivos | Inoculação e incubação. Existem vários meios seletivos enriquecidos para cultura de *N. gonorrhoeae*, inclusive meio de MTM, meio de ML, meio GC-Lect® (BD Diagnostics Systems) e meio New York City (NYC). Os meios de MTM, ML e GC-Lect são meios de ágar-chocolate suplementados com fatores de crescimento para microrganismos exigentes, enquanto o NYC é um meio à base de ágar de amido de milho e peptona clara contendo dialisado de levedura, plasma equino citratado e eritrócitos equinos lisados.[237] Esses meios contêm agentes antimicrobianos, que inibem outros microrganismos e permitem o isolamento seletivo de *N. gonorrhoeae*, *N. meningitidis* e *N. lactamica* (Tabela 11.1). A vancomicina e a colistina – antibióticos presentes em todas as quatro formulações – inibem as bactérias gram-positivas e gram-negativas (inclusive espécies de *Neisseria* saprofíticas), respectivamente. O ágar GC-Lect® (BD Diagnostic System) também contém lincomicina. A trimetoprima é acrescentada para inibir a dispersão das espécies de *Proteus* presentes nos espécimes retais e, ocasionalmente, nas amostras cervicovaginais. Nistatina, anfotericina B ou anisomicina também é acrescentada para inibir fungos e leveduras. Esses meios permitem o isolamento seletivo da *N. gonorrhoeae* das áreas corporais que abrigam microbiota bacteriana endógena profusa. O meio NYC também favorece o crescimento dos micoplasmas e ureaplasmas genitais. Esses meios estão disponíveis no mercado em placas de Petri ou placas de JEMBEC®. As fórmulas desses meios estão disponíveis nas referências gerais de meios de cultura.

Os meios seletivos disponíveis no mercado variam quanto à sua capacidade de sustentar o crescimento das espécies de *Neisseria* patogênicas e inibir o crescimento das espécies de *Neisseria* não patogênicas e de outros contaminantes. A incapacidade demonstrada por esses vários meios seletivos de sustentar o crescimento dos gonococos também pode ser atribuída à sensibilidade de algumas cepas de *N. gonorrhoeae* à vancomicina. Essas cepas representam porcentagens variáveis das que são isoladas, dependendo da região geográfica. Por isso, é recomendável inocular os espécimes genitais masculinos e femininos nos meios seletivos (p. ex., MTM) e não seletivos (p. ex., ágar-chocolate). A inoculação nos meios não seletivos permite a recuperação de outros patógenos potenciais do trato genital, inclusive espécies de *Haemophilus* ou *Pasteurella bettyae* (Capítulo 9).

Os meios para isolamento de *Neisseria* devem estar à temperatura ambiente antes da inoculação e não devem estar excessivamente úmidos ou secos. Quando há umidade

Tabela 11.1 Antimicrobianos dos meios seletivos para *Neisseria*.

Antimicrobiano	Formulação do meio (μg/mℓ)			
	MTM	ML	NYC	GC-LECT
Vancomicina	3	4	2	2
Lincomicina	–	–	–	1
Colistina	7,5	7,5	5,5	7,5
Nistatina	12,5	–	–	–
Anisomicina	–	20	–	–
Anfotericina B	–	–	1,2	1,5
Trimetoprima	5	5	5	5

excessiva na tampa das placas, coloque as placas de cabeça para baixo e deixe-as ligeiramente entreabertas em uma incubadora aerada a 35°C por 20 a 30 minutos. O "empilhador de placas" (BD Diagnostic Systems) tende a selar quando há umidade excessiva e o crescimento dos microrganismos é retardado. Os espécimes colhidos nos *swabs* devem ser firmemente rolados com um padrão em "Z" sobre os meios seletivos e riscados transversalmente com uma alça de bacteriologia. Se também forem inoculados meios não seletivos, estas placas devem ser riscadas para isolamento. As placas são incubadas em uma incubadora com CO_2 ou uma jarra de extinção a vela sob temperatura entre 35° e 37°C. O nível de CO_2 da incubadora deve variar de 3 a 7%; na verdade, as concentrações mais altas podem inibir o crescimento de algumas cepas. As jarras de extinção a vela alcançam nível de CO_2 de 3 a 4%. A atmosfera deve ser úmida e, com essas jarras, a umidade que evapora do meio durante a incubação geralmente é suficiente para o crescimento dos microrganismos. As incubadoras com CO_2 que não estão equipadas com umidificadores podem ser mantidas úmidas colocando-se um recipiente com água na prateleira inferior. Se forem usadas jarras de extinção a vela, as velas devem ser de cera branca ou cera de abelha; as velas aromáticas ou coloridas liberam produtos voláteis durante a combustão e a extinção pode inibir o crescimento dos microrganismos. As placas devem ser examinadas dentro de 24, 48 e 72 horas antes que seja liberado o relatório final de "nenhum crescimento". As colônias suspeitas são subcultivadas em ágar-chocolate, incubadas e isoladas como inóculo para os procedimentos de identificação.

Neisseria meningitidis

Coleta e transporte dos espécimes. Entre os espécimes úteis para diagnosticar doença meningocócica estão LCR, sangue, aspirados e espécimes de biopsia e *swabs* nasofaríngeos e orofaríngeos.[491] Em alguns casos, os meningococos podem ser procurados no escarro e nos aspirados traqueais. O Boxe 11.3 descreve os procedimentos de coleta e processamento dos espécimes que podem isolar *N. meningitidis*. As cepas de *N. meningitidis* recuperadas do trato genital, reto e orofaringe podem ser isoladas utilizando os procedimentos de coleta e inoculação descritos para *N. gonorrhoeae* no Boxe 11.2. As condições de incubação dos meios inoculados com espécies são as mesmas descritas para *N. gonorrhoeae* nas seções anteriores. Os meningococos crescem bem em todos os meios seletivos para espécies de *Neisseria* patogênicas e não existem cepas descritas de *N. meningitidis* sensíveis à vancomicina. Ao contrário da crença amplamente difundida, a maioria das cepas de *N. gonorrhoeae* cresce no ágar-sangue de ovelha disponível no mercado, embora não tão bem quanto no ágar-chocolate. O isolamento de gonococos e meningococos nas hemoculturas pode ser afetado negativamente pelo anticoagulante polianetol sulfonato de sódio (SPS; do inglês, *sodium polyanethol sulfonate*), que está presente nos meios de hemocultura.[224] Esse efeito pode ser neutralizado pelo acréscimo de gelatina estéril (concentração final de 1%) ao meio, ou pelo processamento da amostra de sangue por centrifugação e lise (i. e., Isolator®).[502,569] Os líquidos articulares dos pacientes com quadro suspeito de artrite meningocócica devem ser inoculados em frascos de hemocultura para aeróbios e, se for obtido um volume suficiente, uma parte da amostra deve ser centrifugada e examinada à coloração por Gram.[491]

Segurança do laboratório. Por meio de postagens por *e-mail* em alguns grupos de discussão de laboratórios de microbiologia clínica, Sejvar et al. conseguiram dados acerca dos laudos de infecções meningocócicas adquiridas nos laboratórios entre 1985 e 2001 e identificaram 16 casos (9 causados pelo sorogrupo B e 7 pelo sorogrupo C de *N. meningitidis*).[572] Com base nesses dados, o autor calculou um índice de infecção de 13 casos por 100.000 microbiologistas, em comparação com um índice de infecção de 0,3 caso por 100.000 na população em geral. Isso representa um risco mais de 40 vezes maior de aquisição da doença entre a equipe do laboratório de microbiologia clínica. *N. meningitidis* é classificada como um microrganismo do nível de biossegurança 2, ou seja, é necessário usar uma cabina de segurança biológica para manipular os espécimes que acarretem riscos significativos de formar aerossóis (p. ex., trituração, centrifugação, agitação mecânica).[653] Essas manipulações incluem a preparação de suspensões maciças de microrganismos para inoculação nos sistemas de identificação e para a reação de soroaglutinação por aglutinação em lâmina dos meningococos isolados.[25] Os relatos de infecções meningocócicas adquiridas no laboratório sugerem que a manipulação das culturas, mais que dos espécimes, aumente o risco de infecção dos tecnólogos e técnicos do laboratório de microbiologia.[44,359,583] O uso de uma cabina de segurança biológica durante a manipulação das culturas com esses propósitos poderia conferir proteção ao laboratorista contra microrganismos suspensos em aerossol. Medidas alternativas de proteção (p. ex., óculos de segurança, protetores contra borrifos, máscaras) podem conferir proteção adicional. Educação e adesão às precauções de segurança laboratorial estabelecidas devem reduzir o risco de infecções meningocócicas da equipe dos laboratórios de microbiologia clínica. Também é necessário elaborar normas laboratoriais para situações que possam exigir a administração de profilaxia aos funcionários expostos aos meningococos. Hoje em dia, os administradores dos laboratórios oferecem a vacina meningocócica tetravalente aos membros das equipes dos laboratórios de microbiologia; com essa medida poder-se-ia reduzir, mas não eliminar o risco potencial de infecções meningocócicas adquiridas no laboratório.[127,131,141]

Esfregaços diretos corados pelo Gram e testes diretos para antígenos. O diagnóstico presuntivo rápido da meningite meningocócica pode ser estabelecido pelo exame direto do LCR por meio da coloração pelo Gram. Se for recebido um volume suficiente de LCR (*i. e.*, mais que 1 a 2 mℓ), a amostra deve ser centrifugada para obter o sedimento do material para exame e cultura. A citocentrifugação dos espécimes de LCR facilita a detecção de contagens baixas dos microrganismos e aumenta a sensibilidade da coloração pelo Gram, em comparação com as amostras não centrifugadas ou convencionalmente centrifugadas. Nos esfregaços dos espécimes clínicos corados pelo Gram, os meningococos aparecem como diplococos gram-negativos dentro e fora das células polimorfonucleares. Os microrganismos podem mostrar variação considerável de tamanho e tendem a resistir à descoloração. As cepas profusamente encapsuladas podem ter um halo rosado bem definido ao redor das células. Como a presença de células inflamatórias tem significado prognóstico (p. ex., na doença fulminante e rapidamente fatal, há muitos microrganismos e poucas células inflamatórias), o relatório da coloração pelo Gram enviado ao médico deve incluir as contagens de microrganismos e PMN.

Também existem testes diretos para detectar polissacarídios capsulares meningocócicos no LCR, soro e urina. Esses testes usam aglutinação do látex sensibilizado com anticorpos (Directogen® para *N. meningitidis* dos grupos A, C, Y e W-135 e Directogen® para *N. meningitidis* do grupo B/*E. coli* K1, da BD Diagnostic Systems, Sparks, MD), ou coaglutinação (Phadebact CSF Test®, MLK Diagnostics AB, Sollentuna, Suécia) para detectar antígenos capsulares dos meningococos dos sorogrupos A, B, C, Y e W-135. O reagente para o sorogrupo B também detecta o antígeno K1 da *Escherichia coli*, com o qual tem reatividade cruzada. Esses reagentes ainda estão disponíveis no mercado e são fornecidos por vários vendedores (testes de látex, testes de coaglutinação: MLK Diagnostics AB, Sollentuna, Suécia). Um teste negativo não exclui meningite causada por quaisquer microrganismos encontrados comumente. Além disso, também podem ocorrer testes de aglutinação do látex falso-positivos, principalmente com as amostras de urina, resultando em tratamento e hospitalização prolongada desnecessariamente. Esses testes sempre devem ser realizados simultaneamente à coloração de espécimes centrifugados e corados pelo Gram e à cultura em meios de ágar enriquecidos. Em razão da sensibilidade aumentada da coloração por Gram oferecida pela citocentrifugação dos espécimes e considerando os problemas de especificidade dos ensaios de detecção dos antígenos, a maioria dos laboratórios dos EUA não realiza mais esses testes rotineiramente e também não são recomendados.

Isolamento e incubação. Para isolar *N. meningitidis*, os espécimes de LCR devem ser cultivados em ágar-chocolate e em ágar-sangue de carneiro não seletivos, conforme está descrito no Boxe 11.4, enquanto os espécimes que possam conter outros microrganismos (p. ex., espécimes colhidos por *swabs* nasofaríngeos e orofaríngeos) devem ser inoculados em meios seletivos (p. ex., ágar MTM, ML, NYC ou GC-Lect®) e não seletivos. As placas são incubadas com CO_2 a 5 7% (incubadora com CO_2 ou jarra de extinção a vela) a 35°C e examinadas depois de 24, 48 e 72, antes que seja liberado o resultado final de "nenhum crescimento". As colônias suspeitas são subcultivadas em ágar-sangue e ágar-chocolate para identificação adicional.

Boxe 11.4

Procedimentos de coleta dos espécimes para isolamento da *Neisseria meningitidis*.

Espécime	Procedimento de coleta
Líquido cefalorraquidiano	Nos casos suspeitos de meningite meningocócica, deve-se enviar ao laboratório o maior volume possível de líquido espinal (no mínimo 1 mℓ) para cultura, porque a contagem de microrganismos pode ser pequena. O espécime de LCR deve ser transportado pessoalmente ao laboratório depois da coleta e não precisa ser refrigerado. Uma parte do LCR deve ser citocentrifugada para coloração pelo Gram. Se houver um volume suficiente de LCR, o espécime deve ser centrifugado e o sedimento obtido deve ser inoculado nos meios de ágar-sangue e ágar-chocolate.
Sangue	O sangue deve ser cultivado da mesma forma que foi descrito para gonococos no Boxe 11.3. A inoculação direta dos frascos de hemocultura é preferível aos tubos Vacutainer® com SPS, em razão dos efeitos comprovadamente inibitórios do SPS nos meningococos. Essa inibição pode ser superada pelo acréscimo de gelatina estéril a 1% (volume final) ao meio de hemocultura. O uso do sistema Isolator® para hemoculturas também evita o problema da inibição pelo SPS.
Petéquias	Os espécimes retirados das lesões cutâneas petequiais podem ser colhidos injetando-se e aspirando-se uma quantidade pequena de solução salina estéril na borda da lesão por meio de uma seringa de tuberculina. O material aspirado deve ser semeado para cultura diretamente no ágar-sangue e ágar-chocolate. Como algumas dessas lesões são resultantes de fenômenos imunes, a cultura do material das lesões cutâneas nem sempre contribui para a confirmação do diagnóstico.
Swabs nasofaríngeos	Os swabs nasofaríngeos são especialmente importantes para detectar colonização dos indivíduos que mantêm contato direto com pacientes portadores de doença meningocócica e para a busca de portadores. Para conseguir esses espécimes, swabs finos acoplados a um fio de metal flexível (p. ex., um *swab* nasofaríngeo de alginato de sódio) devem ser introduzidos na orofaringe por trás da úvula para colher amostras da nasofaringe. Em geral, os *swabs* orofaríngeos colhidos cuidadosamente fornecem a mesma informação. Esses espécimes devem ser inoculados em um meio seletivo (p. ex., MTM).
Biopsias	Os espécimes de biopsia devem ser transportados pessoalmente ao laboratório em recipientes estéreis. Eles devem ser umedecidos com solução salina estéril ou caldo de cultura e não devem ser refrigerados. No laboratório, os espécimes devem ser cortados assepticamente e semeados em cultura de ágar-sangue e ágar-chocolate.
Aspirados	Os materiais aspirados de espaços fechados são obtidos com uma seringa e agulha. No laboratório, esses espécimes devem ser inoculados em ágar-sangue e ágar-chocolate.

Identificação das espécies de *Neisseria*

Morfologia das colônias

Os gonococos formam vários tipos de colônia em cultura. De acordo com o esquema de Kelloggs, esses tipos são denominados de T1 a T5 e são descritos em termos de dimensões e outras características das colônias (cor, topografia das colônias, reflexão da luz e assim por diante). No nível celular individualizado, os microrganismos que compõem as colônias dos tipos P$^+$ e P^{++} (antes conhecidos como T1 e T2, respectivamente) apresentam *pili* na superfície celular, enquanto as células das colônias do tipo P$^-$ (T3, T4 e T5) não têm estes apêndices. As cepas isoladas das culturas primárias formam colônias predominantemente dos tipos P$^+$ e P^{++}. Essas colônias tendem a ser pequenas, brilhantes e elevadas (Prancha 11.1 C e D). Com a subcultura das colônias com células portadoras de *pili*, a cultura pode ser mantida nesse tipo de colônia. As suspensões de microrganismos preparadas a partir de culturas de 18 a 24 horas contendo predominantemente os tipos de colônias P$^+$ e P^{++} tendem a ser lisas e homogêneas. Com a subcultura não seletiva (*i. e.*, uma "varredura" de crescimento), os outros tipos de colônias tornam-se mais evidentes e, por fim, todas as colônias tornam-se da variedade sem *pili*. Esses tipos de colônias são mais altas e planas e não têm o brilho característico que realça as colônias dos tipos com *pili*. As culturas contendo os tipos de colônias predominantemente grandes comumente não formam suspensões homogêneas, na medida em que as colônias se tornam gomosas em consequência da autólise e liberação do DNA celular. A presença de todos os tipos de colônias em uma subcultura obtida de uma placa primária pode comumente produzir um aspecto de cultura mista. A análise cuidadosa e a subcultura com uso de um microscópio de dissecção (10×) permite familiarizar-se com esses tipos de colônias. Variações dos tipos de colônias sempre ocorrem com as cepas de *N. gonorrhoeae* recém-isoladas. Os gonococos atípicos (*i. e.*, que têm necessidades nutricionais múltiplas, inclusive as cepas que requerem AHU) também formam vários tipos de colônias, mas estas formam-se mais lentamente e requerem o uso de um microscópio de dissecção para detectar e caracterizar o tipo de colônia.

As colônias de *N. meningitidis* são maiores que as dos gonococos e, em geral, alcançam um diâmetro em torno de 1 mm ou mais, depois de 18 a 24 horas de incubação. As colônias são baixas e convexas, com uma borda lisa, contínua e úmida e superfície brilhante. No ágar-sangue de carneiro, as colônias geralmente são cinzentas e as cepas profusamente encapsuladas podem ser mucoides (Prancha 11.1 F). O meio situado sob e ao lado das colônias pode apresentar uma moldura verde-acinzentado, principalmente nas áreas de crescimento confluente. As culturas jovens podem ter consistência homogênea, enquanto as mais antigas tornam-se gomosas em consequência da autólise.

Coloração pelo Gram e teste de oxidase

As placas primárias para isolamento de *N. gonorrhoeae* devem ser examinadas dentro de 24, 48 e 72 horas depois da inoculação utilizando uma lupa de mão ou, de preferência, um microscópio de dissecção. Os esfregaços preparados a partir das colônias suspeitas devem ser examinados pela coloração de Gram e o teste de oxidase também deve ser realizado. A coloração da colônia pelo Gram deve mostrar diplococos gram-negativos homogêneos típicos. Algumas bactérias podem aparecer em tétrades, principalmente nos esfregaços preparados de colônias jovens. Nos esfregaços preparados de culturas mais antigas, as bactérias podem parecer inchadas e apresentar variação ampla de intensidade na contracoloração. Alguns esfregaços preparados de colônias parcialmente autolisadas podem não ser interpretáveis. O exame à coloração pelo Gram é essencial à identificação presuntiva, porque outros microrganismos podem ocasionalmente crescer nos meios seletivos, principalmente com os espécimes orofaríngeos (descritos adiante).

Os resultados do teste de oxidase são obtidos com o derivado tetramétilico do reagente de oxidase (*N,N,N,N*-tetrametil-1,4-fenilenodiamina em solução aquosa a 1%). Essa solução é colocada em um pedaço de papel de filtro e uma parte da colônia é esfregada sobre o reagente com uma alça de platina, um *swab* de algodão ou um bastão aplicador de madeira. Nas culturas recentes, aparece uma coloração roxo-escuro dentro de 10 segundos. Resultados excelentes podem ser obtidos com os reagentes de oxidase acondicionados em ampolas de vidro quebrável (p. ex., BACTIDROP Oxidase®, Remel Laboratories).

Teste de superoxol

Superoxol é outro teste útil para a identificação presuntiva rápida de *N. gonorrhoeae*.[553] O superoxol é o peróxido de hidrogênio a 30% (não a solução a 3% utilizada rotineiramente no teste de catalase). As cepas de *N. gonorrhoeae* produzem imediatamente bolhas nítidas quando parte do material da colônia é emulsificada com o reagente em uma lâmina de vidro. *N. meningitidis* e *N. lactamica* – outras espécies que crescem nos meios seletivos – produzem bolhas maldefinidas e tardias. Em um estudo que utilizou esse teste nos microrganismos isolados em meios seletivos, todos os 201 gonococos testados produziram bolhas nítidas imediatas no superoxol, enquanto 241 dos 242 meningococos e uma das duas cepas de *N. lactamica* formou reações negativas ou positivas fracas e tardias.[553] Quando Perez et al. aplicaram esse teste em cepas isoladas no meio de MTM, eles observaram que os valores preditivos positivos e negativos do teste de superoxol para identificar *N. gonorrhoeae* eram de 96,7% e 100%, respectivamente.[509]

Diferenciação dos outros microrganismos nos meios seletivos

As identificações presuntiva e confirmatória das espécies de *Neisseria* dependem da capacidade de diferenciar entre estes microrganismos e outras bactérias, que também conseguem crescer nos meios seletivos. Essas bactérias incluem *Kingella denitrificans*, *Moraxella* spp. (exceto *M. catarrhalis*), *Acinetobacter* spp. e *Capnocytophaga* spp. *K. denitrificans* cresce bem no meio MTM e forma colônias de tipos semelhantes aos de *N. gonorrhoeae*. O teste útil à identificação presuntiva dos gonococos e à sua diferenciação de *K. denitrificans* é o **teste de catalase**. Os gonococos formam bolhas vívidas quando o crescimento da placa é imerso em peróxido de hidrogênio (H_2O_2) a 3%: *K. denitrificans* produz reação de catalase negativa. *M. catarrhalis* e outras espécies de *Moraxella* (inclusive gonococos) são oxidase-positivas e catalase-positivas. Esses microrganismos podem ser diferenciados de *Neisseria* pelo **teste do disco de penicilina**.[119] O microrganismo é subcultivado em uma placa de ágar-sangue e soja tripticase e a colônia é riscada em padrão entrelaçado para obter crescimento confluente. Em seguida, um disco de sensibilidade à penicilina (10 unidades) é colocado sobre o inóculo. Depois da incubação em CO_2 *overnight*, prepara-se uma coloração pelo Gram a partir da borda da zona de inibição do crescimento. As espécies de *Neisseria* e a *M. catarrhalis* conservam sua morfologia de diplococos, ainda que possam parecer inchadas. As espécies de *Moraxella* cocobacilares formam filamentos longos ou células fusiformes sob influência das concentrações subinibitórias de penicilina. As espécies de *Acinetobacter* podem ser diferenciadas por sua reação de oxidase negativa. As espécies de *Capnocytophaga* aparecem na forma de bactérias gram-negativas pálidas, fusiformes e ligeiramente curvas e produzem reações negativas de oxidase e catalase. Depois da incubação prolongada (*i. e.*, mais de 48 horas), essas bactérias tendem a espalhar-se em razão de sua motilidade deslizante e podem impedir o isolamento dos gonococos presentes nos espécimes orofaríngeos.

Critérios presuntivos para identificação de N. gonorrhoeae

Todas as cepas de diplococos gram-negativos oxidase-positivos isolados de áreas urogenitais e que crescem nos meios seletivos podem ser identificados presuntivamente como *N. gonorrhoeae*. O teste de superoxol descrito anteriormente oferece mais um teste presuntivo para identificar essas cepas isoladas. Contudo, os testes de identificação confirmatórios são recomendados para todas as cepas e são necessários para identificação das bactérias isoladas de espécimes extragenitais (*i. e.*, garganta, reto, sangue, líquido sinovial, LCR), que devem ser identificadas definitivamente com base em dois testes no mínimo. Além disso, o isolamento presuntivo de *N. gonorrhoeae* isolada de crianças também deve ser confirmado por dois testes no mínimo, que se baseiem em fundamentos diferentes. Isso pode incluir testes de utilização de carboidratos, métodos imunológicos (p. ex., testes de coaglutinação de anticorpo monoclonal), técnicas enzimáticas (p. ex., detecção cromogênica de atividades enzimáticas específicas) ou teste de confirmação por cultura e sonda de DNA.[404] As culturas devem ser preservadas para permitir a realização de testes repetidos ou adicionais.[128,140,392,696] Isso é extremamente importante porque algumas questões médico-legais e sociais são suscitadas depois da liberação dos resultados. Hoje em dia, os testes de amplificação de ácidos nucleicos não são recomendados para testar espécimes obtidos de crianças (ver adiante).

Testes de identificação das espécies de Neisseria

Os testes confirmatórios para *gonococos*, *meningococos* e outras espécies de *Neisseria* incluem os testes de utilização de carboidratos, testes com substratos enzimáticos cromogênicos, testes imunológicos (p. ex., coaglutinação, outros testes), sistemas de identificação baseados em múltiplos testes e sondas de DNA. Os testes de utilização de carboidratos e os sistemas de identificação por múltiplos testes podem ser usados para identificar *N. gonorrhoeae*, *N. meningitidis* e outras espécies de *Neisseria*. As técnicas de identificação com substratos cromogênicos limitam-se à identificação das cepas isoladas capazes de crescer em meios seletivos (*i. e.*, *N. gonorrhoeae*, *N. meningitidis*, *N. lactamica* e algumas cepas de *M. catarrhalis*). A coaglutinação, outros testes imunológicos e o teste de confirmação em cultura com sonda de DNA estão disponíveis para identificar apenas *N. gonorrhoeae*. Os métodos mais modernos de hibridização e amplificação de ácidos nucleicos foram aprovados para detecção direta da *N. gonorrhoeae* apenas em espécimes do trato genital e urina. A Tabela 11.2 descreve as características fenotípicas para a identificação referencial das espécies de *Neisseria* e da *M. catarrhalis*.

Testes de utilização de carboidratos

Carboidratos CTA convencionais. A técnica convencional para a identificação das espécies de *Neisseria* utiliza o meio básico de ágar semissólido de cistina tripticase (CTA) digerida, que contém carboidrato a 1% e um indicador de pH (vermelho fenol) (Prancha 11.1 E). A bateria de testes tradicionais inclui CTA-glicose, -maltose, -sacarose e -lactose, além de um controle de CTA sem carboidrato. O análogo estrutural da lactose (*o*-nitrofenil-β-D-galactopiranosídio [ONPG]) pode substituir o tubo de lactose e o acréscimo da frutose à bateria de testes ajuda a identificar as diversas biovariantes de *N. subflava*. Algumas formulações de CTA disponíveis no mercado podem ser suplementadas com líquido ascítico para promover o crescimento de microrganismos mais exigentes. Os meios de CTA são inoculados com uma suspensão densa dos microrganismos a serem identificados a partir de uma cultura pura de 18 a 24 horas em ágar-chocolate. O inóculo é preparado com 0,5 mℓ de solução salina e fracionado entre os tubos, ou cada tubo é inoculado separadamente com um punhado de microrganismos. O inóculo em profundidade deve ficar restrito aos 2,5 centímetros superiores dos tubos com ágar. Os tubos são colocados em uma incubadora com CO_2 a 35°C, com as tampas firmemente rosqueadas. Com um inóculo volumoso, a maioria das cepas isoladas produz uma alteração detectável de cor do indicador de vermelho fenol dentro de 24 horas. Se o inóculo for suficientemente grande, algumas cepas alteram a cor do indicador dentro de 4 horas. Contudo, algumas cepas de gonococos exigentes podem requerer 24 a 72 horas para produzir ácidos suficientes para alterar o indicador. Como os meios de CTA contendo carboidratos a 1% são usados basicamente para detectar a produção de ácidos pelas bactérias fermentadoras, as quantidades pequenas de ácidos produzidos por oxidação por algumas cepas das espécies de *Neisseria* podem não ser detectadas.

Teste rápido de utilização de carboidratos. Esse teste é uma técnica que não depende de crescimento para detectar a produção de ácidos a partir dos carboidratos. Com esse método, volumes pequenos de uma solução de sais balanceada (BSS; do inglês, *balanced salts solution*), pH de 7,0 com indicador vermelho fenol são dispensados nos tubos não estéreis, aos quais foram acrescentadas gotas de cada um dos carboidratos esterilizados e filtrados a 20% (Prancha 11.1 G). Uma suspensão densa de microrganismos é preparada

Tabela 11.2 Características fenotípicas para a identificação das espécies de *Neisseria* e *Moraxella catarrhalis*.

Espécies	OX	CAT	Crescimento			Produção de ácido a partir de:						Redução de:		DNase	Hidrólise de tributirina	Hábitat
			Meios seletivos, 35°C	Ágar-chocolate, 22°C	Ágar nutriente, 35°C	GLI	MAL	FRU	SAC	LAC	Polissacarídio da sacarose	NO_3	NO_2^1			
N. gonorrhoeae	+	+	+	–	–	+	–	–	–	–	–	–	–	–	–	Seres humanos
N. meningitidis	+	+	+	–	–	+	+	–	–	–	–	–	V	–	–	Seres humanos
N. lactamica	+	+	+	–	–	+	+	–	–	+	–	–	V	–	–	Seres humanos
N. cinerea	+	+	–[2]	–	–	–	–	–	–	–	–	–	V	–	–	Seres humanos
N. polysaccharea	+	+	V	–	–	+	+	–	–	–	+	–	V	–	–	Seres humanos
N. sicca	+	+	–	+	+	+	+	+	+	–	+	–	+	–	–	Seres humanos
N. subflava																
biovar. *subflava*	+	+	–	+	+	+	+	–	–	–	–	–	+	–	–	Seres humanos
biovar. *flava*	+	+	–	+	+	+	+	+	–	–	–	–	+	–	–	Seres humanos
biovar. *perflava*	+	+	–[3]	+	+	+	+	+	+	–	+	–	+	–	–	Seres humanos
N. mucosa	+	+	–	+	+	+	+	+	+	–	+	+	+	–	–	Seres humanos
N. flavescens	+	+	–	+	+	+	–	–	–	–	+	–	+	–	–	Seres humanos
N. elongata																
subesp. *elongata*	+	–	–	+	+	+^{w}	–	–	–	–	–	–	+	–	–	Seres humanos
subesp. *glycolytica*	+	+	–	+	+	+^{w}	–	–	–	–	–	–	+	–	–	Seres humanos
subesp. *nitroreducens*	+	–	–	+	+	–/+^{w}	–	–	–	–	–	+	+	DI	–	Seres humanos
N. bacilliformis	+	V	–	–	–	–	–	–	–	–	–	V	+	DI	V	Seres humanos
N. weaveri	+	+	–	+	+	–	–	–	–	–	–	–	+	–	–	Cães
N. animaloris[4]	+	+	–	+	+	–	–	–	–	–	–	+	–	–	DI	Cães
N. zoodegmatis[4]	+	+	–	+	+	–	–	–	–	–	–	+	+	–	DI	Cães
N. wadsworthii[5]	+	+	–	+	+	–	–	–	–	–	DI	+	DI	–	DI	Seres humanos
N. shayeganii[5]	+	+	–	+	+	–	–	–	–	–	DI	+	DI	–	DI	Seres humanos
N. canis	+	+	DI	DI	DI	–	+	+	+	DI	+	+	–	DI	–	Cães
N. macacae	+	+	–	DI	DI	+	–	–	–	–	+	–	+	–	DI	Primatas não humanos
N. iguanae	+	+	DI	DI	DI	V	DI	DI	V	DI	+	+	V	DI	DI	Iguanas
Moraxella catarrhalis	+	+	V	+	+	–	–	–	–	–	–	+	+	+	+	Seres humanos

+ = reação positiva; – = reação negativa; V = reação variável; +w = reação positiva fraca; –/+w = reação negativa ou positiva fraca; DI = dados indisponíveis; OX = oxidase; CAT = catalase; GLI = glicose; MAL = maltose; FRU = frutose; SAC = sacarose; LAC = lactose.

[1]As reações citadas são para os meios com nitrito a 0,1%; *N. gonorrhoeae* reduz nitrito a 0,01%.
[2]Algumas cepas são isoladas em meios seletivos.
[3]Algumas cepas crescem em meios seletivos.
[4]*N. animaloris* é arginina-di-hidrolase (ADH)-positiva, enquanto *N. zoodegmatis* é ADH-negativa.
[5]As reações dos carboidratos mostradas são do sistema API® NH.

em BSS com uma alça de bacteriologia; esta suspensão pode ser misturada em um agitador mecânico para dispersar os grumos. Uma gota dessa suspensão é acrescentada a cada um dos tubos contendo carboidratos. Os tubos são incubados por quatro horas a 35°C em uma incubadora sem CO_2 ou em banho-maria. Esse método é muito econômico, os reagentes são fáceis de preparar e inocular e os resultados são inequívocos. O Quadro 11.1 *online* descreve os detalhes desse método. Um elemento fundamental a essa técnica é o uso de carboidratos de "grau reagente". A maltose obtida de algumas empresas que produzem meios bacteriológicos pode produzir resultados positivos ou duvidosos para *N. gonorrhoeae* nos testes rápidos de decomposição de carboidratos, provavelmente em razão da presença de glicose contaminante. Os inóculos para esse procedimento podem ser obtidos da cultura primária se houver colônias suficientes e se o crescimento tiver menos de 24 horas. Como o crescimento bacteriano não ocorre no meio de teste, quantidades pequenas de contaminantes que possam estar presentes não interferem com os resultados. Contudo, a incubação não pode ser *overnight*.

Teste CarboFerm® *Neisseria*. O *kit* CarboFerm® *Neisseria* (Hardy Diagnostics, Santa Maria, CA) consiste em uma cubeta de reagentes com 8 cavidades, que é fornecida na forma de 12 tiras encaixadas dentro de uma moldura de plástico (Prancha 11.1 H). A moldura é marcada com designações de linhas A até H. As cavidades da cubeta estão seladas com uma tampa de tira de plástico, que é removida antes da inoculação. As cavidades da fileira A contêm o meio básico de peptona desidratada com indicador vermelho fenol e não têm carboidratos (cavidades de controle). As cavidades das fileiras C, D, E e F contêm o mesmo meio básico e carboidratos acrescentados; estas cavidades contêm glicose (fileira C), maltose (fileira D), lactose (fileira E) e sacarose (fileira F), além do meio de peptona desidratada e do indicador vermelho fenol. As cavidades da fileira H contêm bromo-cloro-indoilbutirato (substrato da butirato-esterase) impregnado em um disco de papel de filtro nos fundos das cavidades. As cavidades das fileiras B e G estão vazias. O *kit* também inclui tubos de teste com tampas de rosca, que contêm líquido para inoculação. Esse sistema destina-se a identificar diplococos gram-negativos oxidase-positivos, que fazem parte do gênero *Neisseria*, além de *Moraxella catarrhalis*.

Para inocular o *kit* CarboFerm® *Neisseria*, prepara-se uma suspensão de microrganismos com turbidez igual ou maior que o n. 4 do padrão de McFarland no tamponador para inoculação. Esse inóculo deve ser preparado a partir de uma cultura com 18 a 24 horas do microrganismo em ágar-sangue, ágar-chocolate ou um meio seletivo (p. ex., meio MTM). Quatro a cinco gotas do inóculo são colocadas nas cavidades A (controle), C (glicose), D (maltose), E (lactose), F (sacarose) e H (substrato da butirato-esterase). A cubeta é colocada em uma incubadora com ar ambiente a 35°C. Depois de 15 minutos, a cavidade H (substrato da butirato-esterase) é examinada quanto à existência de uma coloração azulada. Se o disco de papel de filtro tiver cor azul-petróleo, o microrganismo é identificado como *M. catarrhalis* e os testes são concluídos. Se o disco da cavidade H estiver incolor (branco), a reação da butirato-esterase é anotada como negativa e a cubeta é novamente incubada até completar quatro horas. Nesse momento, o controle sem carboidratos e cada uma das cavidades com carboidratos são examinadas quanto a alterações de cor. A cor vermelha ou laranja-avermelhada é considerada negativa, enquanto as cores laranja, laranja-amarelada e amarela são registradas como reação positiva. Para esse exame, as cavidades de controle e as cavidades contendo carboidratos para cada uma das cepas testadas foram lidas depois da incubação por duas e quatro horas a 35°C.

O CarboFerm® *Neisseria* foi avaliado com 192 espécies de *Neisseria* isoladas e 40 cepas de *M. catarrhalis* e comparado com as técnicas convencionais.[330] Todas as cepas de *M. catarrhalis* foram identificadas pelo teste CarboFerm® *Neisseria* depois de 15 minutos. Além disso, esse *kit* identificou 100% das 64 cepas de gonococos e 96% das 68 cepas de meningococos.

Outros métodos de utilização de carboidratos. O *kit* de testes *Neisseria*-Kwik® (Micro-Biologics, St. Cloud, MN) e o Gonobio Test® (I.A.F. Production, Inc., Laval, Québec, Canadá) também são modificações comerciais do procedimento de teste rápido para utilização de carboidratos. O *Neisseria*-Kwik® usa uma bandeja contendo carboidratos desidratados em cavidades separadas. Cada cavidade deve ser inoculada com uma suspensão maciça de microrganismos preparada no tamponador e os resultados são lidos depois de 3 a 4 horas com base nas alterações das cores dos indicadores. O Gonobio Test® é uma técnica realizada em 2 horas, que requer inoculação maciça dos microtubos contendo os substratos de carboidratos. Esses dois sistemas foram avaliados e tiveram desempenho comparável ao dos métodos convencionais.[198]

Testes de substratos enzimáticos cromogênicos

Os sistemas de identificação enzimática usam substratos bioquímicos específicos que, depois da hidrólise por ação das enzimas bacterianas, formam produtos finais coloridos, que são detectados diretamente (p. ex., um produto de nitroanilina ou nitrofenol amarelo) ou depois de acrescer um reagente diazo de ligação ao corante (*i. e.*, reagente cinamaldeído para detectar β-naftilamida livre). O uso desses sistemas limita-se às espécies que conseguem crescer nos meios seletivos – *N. gonorrhoeae*, *N. meningitidis* e *N. lactamica*. Como algumas cepas de *M. catarrhalis* crescem nos meios seletivos, esses sistemas também permitem a identificação presuntiva desta bactéria. Os testes de identificação com substratos cromogênicos não devem ser usados para identificar meningococos suspeitos isolados do ágar-sangue ou ágar-chocolate, sem uma subcultura prévia da cepa nos meios seletivos. As atividades enzimáticas detectadas por esses sistemas são β-galactosidase (BGAL), γ-glutamiltranspeptidase (GGT), aminopeptidase e prolil-iminopeptidase (PIP) (Tabela 11.3). A β-galactosidase e a γ-glutamilaminopeptidase são específicas de *N. lactamica* e *N. meningitidis*, respectivamente. Algumas cepas de *N. meningitidis* podem não ter atividade de γ-glutamilaminopeptidase; uma cepa de meningococos isolada de um portador não tinha esta enzima, em razão da existência de uma interrupção de sequência por inserção no gene *ggt*.[619] O reestudo da atividade de GGT de 245 cepas de *N. meningitidis* identificou a presença de duas outras cepas com deficiência desta enzima.[618] A ausência de atividade

Tabela 11.3 Atividades enzimáticas usadas para identificar espécies de *Neisseria* patogênicas.

Espécie	β-galactosidase	γ-glutamil-aminopeptidase	Prolil-iminopeptidase	Butirato-esterase
N. lactamica	+	–	+	–
N. meningitidis	–	+	V	–
N. gonorrhoeae	–	–	+	–
M. catarrhalis	–	–	–	+

+ = reação positiva; – = reação negativa; V = reação variável.

de GGT e a presença de PIP identifica um microrganismo como *N. gonorrhoeae*. *M. catarrhalis* não têm todas essas três atividades enzimáticas. Os sistemas que utilizam essa abordagem e estão disponíveis no mercado são Gonochek II®, BactiCard Neisseria® e Neisstrip®.

A utilidade dos testes enzimáticos usados para identificar *N. gonorrhoeae* pode apresentar algumas limitações no futuro, em razão do reconhecimento e da disseminação das cepas gonocócicas que não têm atividade de PIP. Essa enzima é codificada pelo gene *pip* e a translocação deste gene resulta na proteína PIP funcional com 310 aminoácidos. A incapacidade de produzir PIP funcional foi atribuída a uma dentre duas mutações do gene *pip*: mutação por deleção de uma timidina resultando em um deslocamento do quadro de leitura (*frameshift*) da sequência do códon e uma proteína truncada não funcional com 123 aminoácidos; ou uma inserção de timidina resultando em uma proteína truncada não funcional com 55 aminoácidos.[75] Entre os anos 2000 e 2002, um clone de *N. gonorrhoeae* sem essa atividade enzimática tornou-se amplamente disseminado por toda a Inglaterra.[505] Com base na sorologia de coaglutinação, essa cepa foi classificada como sorovariantes IB-4. A caracterização genotípica e fenotípica das cepas de gonococos isolados na Dinamarca durante os anos de 2002 e 2003 identificou o mesmo clone de gonococos PIP-negativos neste país.[250] Na Inglaterra e na Dinamarca, essas cepas foram isoladas principalmente de HSH. Estudos subsequentes realizados por Alexander *et al.* determinaram que a prevalência global das cepas de *N. gonorrhoeae* PIP-negativas na Inglaterra e no País de Gales era de 4,33% e as variações da prevalência destas cepas em várias clínicas de Londres refletiam sua frequência mais alta entre os HSH.[17,18] Um estudo realizado em 2006 em Sidnei, Austrália, documentou o aparecimento, a dispersão e a redução subsequente dos subtipos de gonococos PIP-negativos entre 3.926 cepas isoladas entre julho de 2002 e setembro de 2005.[43] Durante o terceiro trimestre de 2002, as cepas de *N. gonorrhoeae* PIP-negativas representavam apenas 3% dos isolados e, no terceiro trimestre do ano seguinte, elas representavam 22% de todas as cepas isoladas. Em seguida, a prevalência dessas cepas diminuiu e, no terceiro trimestre de 2005, 6% das cepas descritas tinham o fenótipo PIP-negativo. Outro estudo das cepas de gonococos isolados entre 2001 e 2004 na Austrália, Nova Zelândia e Escócia identificou 41 cepas PIP-negativas, das quais a maioria também era sorovariante IB-4.[652] Um estudo realizado na Suécia entre 2002 e 2007 detectou 15 cepas de *N. gonorrhoeae* PIP-negativas dentre 1.230 isolados (1,2%) e 13 destes 15 (87%) eram indistinguíveis da sorovariante IB-4 descrita no passado e disseminada mundialmente.[338] Outro estudo realizado em Ontário, Canadá, com gonococos isolados durante o ano de 2006 não conseguiu detectar cepas PIP-negativas, mas em 2007 os autores detectaram uma cepa PIP-negativa dentre 250 cepas isoladas no laboratório de saúde pública de Québec.[96] Um estudo subsequente realizado no Canadá avaliou 5.675 cepas de gonococos isolados e enviados aos laboratórios de saúde pública e detectou 19 cepas PIP-negativas distribuídas entre as várias províncias canadenses, inclusive Colúmbia Britânica, Saskatchewan, Manitoba, Québec e Ilha do Príncipe Eduardo.[438] Outro estudo realizado na Espanha encontrou 10 cepas (6,9%) de *N. gonorrhoeae* PIP-negativas da sorovariante IB-4 dentre 143 cepas recebidas pelo Laboratório Regional para Gonococos de Oviedo até o ano de 2006.[500]

Em razão da prevalência crescente dessas cepas PIP-negativas isoladas em todo o mundo, o desempenho desses sistemas de teste (*i. e.*, BactiCard® *Neisseria*, Gonochek® II, RapID® NH; *Neisseria* PET® e API® NH), que se baseiam nesta atividade enzimática para ajudar a identificar os gonococos isolados e diferenciá-los das outras espécies de *Neisseria*, pode ser comprometido. As cepas de *N. gonorrhoeae* PIP-negativas podem resultar em identificações ambíguas, inclusive "*N. gonorrhoeae* duvidosa" e "*Kingella kingae* presuntiva"; estes tipos de identificação falsa devem indicar a necessidade de utilizar abordagens adicionais para definir a identidade do microrganismo.[17] A PIP é uma hidrolase que remove seletivamente a molécula de prolina da região *N*-terminal dos peptídios e o nome desta enzima varia, dependendo do fabricante do sistema de testes que seja utilizado (p. ex., PIP, prolinaminopeptidase, hidroxiprolina-aminopeptidase, prolilarilamidase). Os fabricantes desses sistemas comerciais precisam padronizar o formato e os nomes desses testes para evitar confusão entre os usuários finais e incluir alertas na bula do produto acerca do uso e da interpretação correta dos testes, em vista da prevalência crescente das cepas PIP-negativas. O aparecimento dessas cepas emergentes de gonococos tornou necessário e imperativo usar no mínimo dois métodos de identificação baseados em critérios diferentes (*i. e.*, bioquímicos, imunológicos ou moleculares) para confirmar a identidade da *N. gonorrhoeae*.[438,652]

Gonochek® II. O Gonochek II® (EY Laboratories, San Mateo, CA) consiste em um único tubo, que contém os três substratos cromogênicos desidratados (Prancha 11.2 A). Depois da reidratação com quatro gotas de solução salina tamponada com fosfato (pH de 7,4), 5 a 10 colônias de diplococos gram-negativos oxidase-positivos retiradas de uma cultura pura em crescimento no meio seletivo, ou de uma subcultura apropriada, são emulsificadas no tubo com um bastão de madeira. O tubo é fechado com tampa e incubado a 35°C por 30 minutos. Reações cromogênicas específicas na suspensão bacteriana confirmam que a cepa isolada é *N. meningitidis* (hidrólise de γ-glutamil-*p*-nitroanilida; amarelo) ou

N. lactamica (hidrólise de 5-bromo-4-cloro-3-indoil-β-D-galactopiranosídio; azul). Se a suspensão for incolor ao final do período de incubação, a tampa é separada e sua parte superior é introduzida dentro do tubo. Em seguida, o tubo é invertido de forma que a suspensão bacteriana fique em contato com o acoplador do corante diazo (sal diazônio de o-aminoazotolueno [Fast Garnet]) presente na tampa. A detecção de β-naftilamina liberada pela atividade da hidroxiprolilaminopeptidase bacteriana (vermelho) identifica a cepa isolada como *N. gonorrhoeae*. A ausência de um produto colorido ao final do teste e das etapas de leitura estabelece a identificação presuntiva de *M. catarrhalis*. Em uma avaliação ampla desse sistema, o Gonochek® II identificou 99% dos 176 gonococos, 97% dos 173 meningococos e 100% das 48 cepas de *N. lactamica* e 10 cepas de *M. catarrhalis*, respectivamente.[332] Outros autores também avaliaram o Gonochek® II e consideraram-no confiável para identificar essas bactérias.[198] As cepas isoladas que não apresentam atividade de PIP ou GGT não são identificadas corretamente pelo sistema Gonochek® II.[17]

BactiCard® *Neisseria*. O BactiCard® *Neisseria* (Remel Laboratories, Lenexa, KA) usa quatro substratos cromogênicos, que são impregnados em quatro círculos de teste separados dentro de um suporte de papelão (Prancha 11.2 B). Depois de umedecer todos os quatro círculos com uma gota do líquido reidratante, várias colônias do microrganismo cultivado nos meios seletivos (ou de uma subcultura dos meios seletivos) são esfregadas sobre cada uma das quatro áreas de teste. Depois da incubação sobre a bancada por dois minutos, o círculo com o substrato indoxilbutirato-esterase (IB; 5-bromo-4-cloro-3-indolilbutirato) é examinado quanto ao aparecimento de cor azul a verde-azulado. Se esse teste for positivo, o microrganismo pode ser identificado como *M. catarrhalis* e nenhum teste adicional é necessário. Se o teste com IB for negativo, o cartão é incubado na bancada por mais 13 minutos (tempo total do teste: 15 minutos). Depois disso, o círculo com o substrato β-galactosidase (BGAL; 5-bromo-4-cloro-3-indolil-β-D-galactosidase) é inspecionado quanto ao aparecimento de cor verde-azulada. Se esse teste for positivo, o microrganismo pode ser identificado como *N. lactamica* e não é necessário qualquer teste adicional. Se o teste da BGAL for negativo, deve-se instilar uma única gota do reagente revelador de cor nos círculos de teste com PIP (PRO; 1-prolina-β-naftilamida) e GGT (GLUT; γ-glutamil-β-naftilamida). Esses dois testes são interpretados como positivos se aparecer cor vermelha ou rosa dentro de 30 segundos depois do acréscimo do reagente. Uma reação de PRO positiva identifica a cepa como *N. gonorrhoeae*, enquanto uma reação de GLUT positiva confirma o microrganismo como *N. meningitidis*. A reação de PRO também pode ser positiva com algumas cepas de *N. meningitidis*. Na University of Illinois, o teste BactiCard® *Neisseria* foi comparado com os métodos de identificação convencional de 558 isolados. Esse sistema comercial identificou 100% das 254 cepas de *N. gonorrhoeae*, 100% das 125 cepas de *N. meningitidis*, 98,2% das 54 cepas de *N. lactamica* e 98,4% das 125 cepas de *M. catarrhalis*.[329] Outro produto conhecido como Neisstrip® (Lab M Ltd., Bury, Inglaterra) é muito semelhante ao BactiCard® *Neisseria*, mas não tem o reagente indoxilbutirato para identificar *M. catarrhalis*. Dealler *et al.* relataram que o Neisstrip® identificou 93 das 95 cepas de gonococos; duas das 400 cepas não gonocócicas não foram identificadas corretamente por este sistema.[175]

Técnicas imunológicas para confirmação de *N. gonorrhoeae* em cultura

Teste de coaglutinação. O teste de coaglutinação utiliza a capacidade de ligação da proteína A de *Staphylococcus aureus* às moléculas de IgG por sua região Fc. A ligação do anticorpo antigonocócico às células mortas de *S. aureus* e a mistura subsequente com uma suspensão de gonococos causa aglutinação visível da suspensão.[25] Hoje em dia, existem dois testes de coaglutinação disponíveis para identificar *N. gonorrhoeae* – o Phadebact® Monoclonal GC Test e o teste GonoGen® I. O teste de coaglutinação Phadebact® Monoclonal GC (MKL Diagnostics AB, Sollentuna, Suécia; Remel [distribuidor nos EUA]) utiliza anticorpos monoclonais contra a proteína Por gonocócica (proteína I). Ao contrário do teste GC OMNI®, que antes era comercializado pela Phadebact®, o teste Monoclonal GC contém um elemento que reage com as cepas de *N. gonorrhoeae* do sorogrupo WI, enquanto outro reage com as cepas dos sorogrupos WII/WIII. Como o sistema não inclui um reagente de controle negativo, as cepas de gonococos reagem com WI ou WII/WIII, dependendo da composição do antígeno Por de cada bactéria isolada. A incapacidade de aglutinar um desses reagentes confirma o teste como negativo. Para realizar o teste, prepara-se uma suspensão (0,5 de turbidez com base no padrão de McFarland) com solução salina tamponada (pH de 7,2 a 7,4), que é fervida por cinco minutos. Depois de esfriar, a suspensão é misturada com os reagentes do teste e com os controles em uma lâmina de papelão. A aglutinação dentro de um minuto indica resultado positivo. A cor azul é incorporada aos reagentes para facilitar a detecção visual da aglutinação sobre o fundo branco do cartão. De forma a evitar resultados falso-positivos e falso-negativos, é importante atentar cuidadosamente aos detalhes do procedimento de teste. As avaliações do teste GC OMNI disponível no passado relataram sensibilidades entre 98 e 100% e especificidades na faixa de 99 a 100%.[198,202,332] Contudo, as suspensões de microrganismos mais densas que a densidade de McFarland especificada podem produzir resultados falso-positivos. Além disso, o uso de solução salina com pH menor ou maior que 7,4 também foi associado a resultados falso-positivos com algumas cepas de *N. lactamica*, *N. cinerea* e *M. catarrhalis*.[332,333] O teste de confirmação de cultura por coaglutinação GonoGen® I para *N. gonorrhoeae* (New Horizons Diagnostics, Columbia, MD) não está mais disponível no mercado.[350,394] Além disso, o teste de confirmação de cultura por anticorpo fluorescente direto, conforme foi descrito antes[588,687,692] e comercializado originalmente pela Syva e depois por várias outras empresas (por fim, pela Trinity Biotech, Wicklow, Irlanda), também não é mais comercializado.

Teste GonoGen® II. O teste GonoGen® II (New Horizons Diagnostics, Columbia, MD) usa anticorpos monoclonais anti-Por, que são conjugados com ouro coloidal como reagente para detecção. Inicialmente, prepara-se uma suspensão (McFarland n. 1) com 0,5 mℓ de uma solução de lisado bacteriano e acrescenta-se uma gota do anticorpo reagente. Depois de 5 minutos, duas gotas da suspensão são passadas por um filtro de membrana, que retém os complexos antígeno–anticorpo. A retenção e a concentração dos complexos no filtro muda sua cor para vermelho, identificando os microrganismos como *N. gonorrhoeae*. As cepas não gonocócicas mantêm a cor branca do filtro, ou a alteram para rosa-claro. Janda et al.[333] demonstraram que o GonoGen® II identificou 91,8% das 194 cepas de *N. gonorrhoeae*; cinco cepas foram negativas e 11 produziram reações com coloração duvidosa na membrana. Além disso, uma cepa de meningococo e duas de *N. lactamica* produziram repetidamente resultados falso-positivos no teste. Kellogg e Orwig demonstraram que o GonoGen® II identificou 99,6% das 248 cepas de gonococos, mas sete das 22 cepas de *N. meningitidis* produziram resultados falso-positivos e levaram estes autores a sugerir que os resultados positivos do teste GonoGen® II devam ser confirmados por outro método.[350]

Sistemas de identificação multiteste

Existem cinco sistemas multiteste, que podem ser usados não apenas para identificar espécies de *Neisseria*, mas também outras bactérias gram-negativas exigentes. Esses sistemas são: sistema RapID® NH (*Neisseria-Haemophilus*) (Remel Laboratories, Prancha 11.2 C); painel de identificação de *Haemophilus-Neisseria* (HNID®) (Dade/American MicroScan, Sacramento, CA; Prancha 11.2 D); sistema API® NH (bioMérieux, Inc., La Balme-les-Grottes, França; Prancha 11.2 E, F e H); *kit* BD Crystal *Neisseria-Haemophilus* ID® (BD Diagnostic Systems, Sparks, MD); e o cartão de identificação Vitek® 2 *Neisseria-Haemophilus* (NH) (bioMérieux, Inc., Hazelwood, MO).[53,206,328,529,658] Todos esses sistemas utilizam testes convencionais modificados (p. ex., produção de ácidos a partir de carboidratos; urease; indol; ornitina-descarboxilase) e substratos cromogênicos para efetuar identificações em duas a seis horas de *Neisseria*, *Haemophilus* e outras bactérias gram-negativas exigentes isoladas dos espécimes clínicos. O painel MicroScan® HNID não inclui *N. cinerea* em seu banco de dados e estas bactérias são confundidas como *N. gonorrhoeae* ou *M. catarrhalis* quando são testadas por este sistema.[328] Além disso, algumas cepas de *N. meningitidis* não produzem reações bem definidas com os testes de identificação principais do painel (i. e., produção de ácidos a partir da maltose, ou atividade de γ-glutamilaminopeptidase), resultando em erros de identificação.[512,548] O RapID® NH contém testes (p. ex., redução de nitrito e um substrato para esterase), que presumivelmente permitem a identificação rápida da *N. cinerea* e da *M. catarrhalis*. Uma única avaliação desse sistema indicou que o RapID® NH fosse confiável para identificar espécies de *Neisseria*, mas que algumas reações fossem difíceis de interpretar.[198] No estudo realizado por Barbe et al.,[53] o sistema API® NH conseguiu identificar gonococos, meningococos, *N. lactamica* e *M. catarrhalis* dentro de duas horas, enquanto as outras espécies de *Neisseria* exigiram testes adicionais para a identificação correta das espécies.[53] O *kit* Crystal® *Neisseria-Haemophilus* ID utiliza substratos fluorescentes junto com o teste convencional rápido para identificar espécies de *Neisseria* e outras bactérias. O cartão Vitek 2 NH® realiza identificação automatizada das espécies de *Haemophilus* e *Neisseria*, além de várias outras bactérias gram-negativas exigentes. Estudos demonstraram que o cartão NH conseguiu identificar espécies de *Neisseria* patogênicas e *M. catarrhalis* dentro de 6 horas.[529,658]

Teste com sonda de DNA para confirmação da cultura de *N. gonorrhoeae*

O Accuprobe® *Neisseria gonorrhoeae* Culture Confirmation Test (Gen-Probe®) identifica esta bactéria por meio da detecção das sequências de rRNA específicas da espécie. Com esse teste, os microrganismos em crescimento nos meios de ágar são lisados e misturados com uma sonda de DNA de hélice simples marcada por um composto quimioluminescente, que é especificamente complementar ao rRNA gonocócico. Depois que ocorre a hibridização, o complexo formado pela sonda de DNA e pelo rRNA de dupla-hélice é selecionado por um processo químico e a presença do material de dupla-hélice é detectada com o acréscimo dos reagentes de detecção, que hidrolisam o marcador quimioluminescente da sonda e, deste modo, liberam energia luminosa. Essa energia é detectada por um instrumento de quimiluminescência e o resultado é liberado como positivo ou negativo. A University of Illinois conduziu um estudo em que avaliou os procedimentos de coaglutinação com anticorpos monoclonais, o teste de anticorpo fluorescente direto e o sistema AccuProbe® para identificar *N. gonorrhoeae*. Este último teste foi o único a alcançar precisão de 100% na identificação desta bactéria.[333] Resultados semelhantes foram relatados por outros pesquisadores com o AccuProbe®.[715] Esse teste pode ser especialmente útil para confirmar as cepas que não podem ser identificadas facilmente por outros testes confirmatórios.

Testes de hibridização de ácidos nucleicos para *N. gonorrhoeae*

A tecnologia de hibridização de sondas também é usada nos testes disponíveis hoje em dia para a detecção direta de *N. gonorrhoeae* nos espécimes urogenitais. Um dos dois ensaios de hibridização direta – o PACE® 2 (Hologics, San Diego, CA) – foi retirado do mercado. O ensaio de hibridização de ácidos nucleicos restante para uso direto nos espécimes clínicos é o Digene Hybrid Capture® 2 CT/GC (Quiagen, Gaithersburg, MD).

O ensaio Digene Hybrid Capture® 2 utiliza amplificação de sinais, em vez de amplificação de alvos para aumentar sua sensibilidade de detecção. Com esse ensaio, o DNA-alvo faz hibridização com as sondas de RNA sequência-específicas fornecidas com o sistema. Os produtos híbridos são transferidos para as cavidades de uma bandeja de microtitulação, onde são imobilizados por anticorpos presentes em uma cavidade de microtitulação. Em seguida, acrescenta-se a cada microcâmara um reagente de detecção, que consiste em um conjugado de anticorpos específicos para os híbridos de RNA/DNA. Diversas enzimas estão conjugadas a cada uma dessas moléculas de anticorpo e algumas dessas moléculas ligam-se a cada um dos híbridos de RNA/DNA, resultando na amplificação de sinais marcados depois do acréscimo do substrato enzimático quimioluminescente. Em um estudo realizado com espécimes retirados de *swabs* endocervicais de 1.370 mulheres, o ensaio Digene demonstrou sensibilidade de 92,6% e especificidade de 98,5%, em comparação com a cultura.[563] Em um estudo de 669 espécimes endocervicais, o ensaio Digene alcançou sensibilidade de 92,2% e especificidade acima de 99% na detecção de *N. gonorrhoeae*, em comparação com a cultura.[172] Van Der Pol et al. demonstraram que o ensaio Digene teve sensibilidade de 100%

e especificidade de 99% na detecção de *N. gonorrhoeae* de espécimes colhidos por *swab* endocervical.[664]

Testes de amplificação de ácidos nucleicos para N. gonorrhoeae

Existem vários testes de amplificação de ácidos nucleicos (NAAT; do inglês, *nucleic acid amplification test*) para a detecção direta de *N. gonorrhoeae* em espécimes clínicos (Boxe 11.5).[695] Os testes aprovados pela Food and Drug Administration (FDA) utilizam vários métodos de amplificação, inclusive PCR (AMPLICOR® *Neisseria gonorrhoeae* PCR; COBAS AMPLICOR® *Neisseria gonorrhoeae* PCR; e teste COBAS 4800 CT/NG, Roche Molecular Diagnostics, Indianapolis, IN), SDA (BD ProbeTecET®, BD Diagnostics, Sparks, MD) e TMA (APTIMA® Combo 2, Gen-Probe, San Diego, CA); e PCR em tempo real (Abbott RealTime® CT/NG, Abbott Molecular Diagnostics, DesPlaines, IL). Todos esses NAAT detectam *N. gonorrhoeae* e *C. trachomatis*. Nenhum dos NAAT disponíveis atualmente foi aprovado pela FDA para espécimes extragenitais (*i. e.*, orofaríngeos e retais), pediátricos ou oculares, embora tenham sido realizados estudos para avaliar alguns destes tipos de espécimes (ver adiante).

O ensaio de PCR AMPLICOR® *N. gonorrhoeae* e os sistemas COBAS AMPLICOR® automatizados utilizam amplificação baseada em PCR. Com os dois ensaios AMPLICOR®, a sequência-alvo da amplificação para *N. gonorrhoeae* é um fragmento do gene da citosina-DNA-metiltransferase com 201 pares de bases. O ensaio não automatizado original usa o termociclador Perkin-Elmer® 9600 com detecção subsequente do amplicon por imunoensaio enzimático (IEE) utilizando placas com microcâmaras, que são revestidas com um oligonucleotídio para capturar os produtos do amplicon biotinilado. O COBAS AMPLICOR® é um sistema automatizado de bancada, no qual o DNA-alvo é amplificado por PCR convencional utilizando termocicladores incorporados ao sistema. Os produtos biotinilados da amplificação são capturados por partículas magnéticas, que são recobertas por sondas de oligonucleotídios específicos para o amplicon; estes produtos são detectados colorimetricamente utilizando um conjugado de avidina-peroxidase e rábano.

Vários estudos avaliaram o desempenho do ensaio AMPLICOR® para gonorreia e a maioria documentou sensibilidade acima de 90%.[144,399] Embora esse ensaio tenha demonstrado sensibilidade acima de 90% para detectar *N. gonorrhoeae* nos espécimes endocervicais, os dados de estudos clínicos mostraram que o teste foi menos sensível com espécimes de urina das mulheres (*i. e.*, 64,8%).[504] Isso também foi observado em outros estudos desse sistema.[144,666] Em um estudo com 344 espécimes de urina e *swab* uretral de homens e 192 espécimes de urina e *swab* endocervical de mulheres, Crotchfeldt *et al.* demonstraram que a sensibilidade do ensaio de PCR AMPLICOR® foi de 94,4% com urina masculina e 97,3% com espécimes de *swabs* uretrais masculinos, enquanto as sensibilidades do ensaio para urina e espécimes de *swabs* endocervicais das mulheres foram de 90 e 100%, respectivamente.[168] Em geral, as especificidades desse ensaio variam de 95,9 a 98,5% com amostras de urina e entre 97,0 e 99,4% com espécimes obtidos por *swab*.

Boxe 11.5

Testes de amplificação de ácidos nucleicos (NAAT) para *N. gonorrhoeae*.

Parâmetro	Roche COBAS AMPLICOR®	Roche COBAS® 4800	Gen-Probe APTIMA-2® COMBO (AC2)	Gen-Probe APTIMA® GC	BD ProbeTec®	Abbott RealTime® CT/NG
Fabricante	Roche Molecular Systems, Branchburg, NJ	Roche Molecular Systems, Branchburg, NJ	Gen-Probe, Inc., San Diego, CA	Gen-Probe Inc., San Diego, CA	Becton-Dickinson, Sparks, MD	Abbott Molecular Diagnostics, Des Plaines, IL
Método de amplificação	PCR	PCR em tempo real	TMA	TMA	SDA	PCR em tempo real
Alvo da amplificação	Gene da citosina-DNA-metiltransferase (cópia simples)	DR9 (região de repetição direta de cópias múltiplas)	Gene do RNA ribossômico subunidade 16S (multicópias)	Gene do RNA ribossômico subunidade 16S (multicópias); alvo diferente do AC2	Gene multicópias de pilina-homólogo da proteína inversora	Gene *opa* (multicópias)
Sensibilidade relatada	65 a 100%	92,9 a 100%	91,3 a 98,5%	98,7 a 100%	85 a 100%	96,8 a 96,9%
Especificidade relatada	93,8 a 100%	100%	98,7 a 99,3%	100%	98,4 a 100%	99,7 a 100%
Reatividade positiva com outras espécies de *Neisseria*	*N. meningitidis*, *N. lactamica*, *N. subflava/sicca*, *N. cinerea*, *N. flavescens*, *N. polysaccharea*, *M. catarrhalis*	Nenhuma descrita	Nenhuma descrita	*N. meningitidis*	*N. meningitidis*, *N. lactamica*, *N. cinerea*, *N. mucosa*, *N. flavescens*	Nível baixo de reatividade com algumas cepas de *N. meningitidis* e *N. mucosa*

Um estudo de grande porte envolvendo vários centros de pesquisa avaliou o ensaio semiautomatizado de microcâmaras AMPLICOR® e o ensaio automatizado COBAS AMPLICOR® com 2.192 espécimes de urina e *swab* endocervical pareados de mulheres e amostras de urina e *swab* uretral de 1.981 homens.[437] O ensaio de microcâmara AMPLICOR® e o ensaio COBAS AMPLICOR® produziram resultados concordantes em 98,8% dos espécimes e apresentaram sensibilidades praticamente iguais: 99,5 e 99,8% com espécimes de urina e *swab* endocervical das mulheres, respectivamente, e 98,9 e 99,9% com amostras de urina e *swab* uretral dos homens, respectivamente. De acordo com um estudo, esse ensaio produziu resultados falso-positivos devido a espécies de *Neisseria* não patogênicas.[504] Um estudo realizado por Farrell avaliou a especificidade do ensaio de microcâmara AMPLICOR® e concluiu que 6 das 15 cepas de *N. subflava* produziram resultados positivos, inclusive uma cepa que foi isolada de um espécime vaginal.[236] Outros estudos, assim como o próprio fabricante, também reconheceram que as espécies de *Nesseria* saprofíticas (p. ex., *N. cinerea*, *N. subflava/sicca* e *N. flavescens*) podem produzir reações cruzadas positivas no ensaio de PCR AMPLICOR® *N. gonorrhoeae*.[504,538,663] Essa reatividade cruzada pode contribuir para os valores preditivos positivos mais baixos desse ensaio com amostras urogenitais obtidas de determinadas populações. Em razão desses problemas de especificidade, os CDC publicaram diretrizes sugerindo que devam ser realizados testes adicionais para infecção gonocócica nas condições em que o valor preditivo positivo esperado de um teste foi calculado em menos de 90%.[128] Nas populações com prevalência baixa, deve-se considerar a realização de testes confirmatórios com um método mais específico, inclusive PCR do rRNA 16S.[194]

A Roche Molecular Systems comercializa o teste COBAS® 4800 CT/NG, que é um ensaio de PCR multiplex automatizado que detecta plasmídios de *Chlamydia trachomatis* e sequência de repetição direta DR-9 específica de *N. gonorrhoeae*. Uma sequência-alvo interna randomizada de ácidos nucleicos é acrescentada a cada espécime como controle interno, de forma a reduzir resultados falso-negativos causados por inibição da amplificação. Uma avaliação realizada na Austrália testou 419 espécimes (318 de urina e 180 de *swabs*) com o sistema COBAS® 4800 e comparou os resultados com os que foram obtidos com o ensaio de PCR AMPLICOR® da Roche.[539] Os espécimes positivos para *N. gonorrhoeae* foram confirmados por um ensaio desenvolvido no laboratório (*in house*) de PCR em tempo real. Com as amostras de urina, a sensibilidade, a especificidade e os valores preditivos positivo e negativo para *N. gonorrhoeae* foram de 92,9%, 100%, 99,7% e 100%, respectivamente. Com os espécimes de *swab*, os valores correspondentes foram de 100%, 99,4%, 100% e 90%, respectivamente. Uma avaliação da especificidade do teste foi realizada utilizando um painel de 223 outros isolados de *Neisseria* não gonococo e nenhuma cepa não gonocócica foi positiva pelo ensaio COBAS® 4800. Outro estudo avaliou a especificidade dos NAAT e também não detectou reações falso-positivas com outras espécies de *Neisseria* testadas pelo sistema COBAS® 4800.[612]

O sistema BD ProbeTec® ET utiliza SDA em vez de PCR para amplificação, de forma que todo o teste é realizado isotermicamente sem necessidade de usar um termociclador.[413] O sistema tem produtividade mais alta que os outros métodos de amplificação, com capacidade de realizar 300 ensaios por turno de 8 horas. Além disso, esse sistema tem opções de desempenho do teste e interpretação com ou sem controle de amplificação e usa reagentes que podem ser armazenados à temperatura ambiente. Com esse ensaio, o alvo de amplificação está no homólogo invertido do gene da pilina no cromossomo, que já está presente em muitas cópias na célula gonocócica.[112] O ProbeTec® ET foi aprovado para detectar *Neisseria gonorrhoeae* nos espécimes de endocérvice feminina, uretra masculina e urina masculina/feminina. Alguns estudos documentaram sensibilidades acima de 96% com os espécimes de endocérvice, uretra masculina e urina masculina, mas a sensibilidade com espécimes de urina feminina era menor. Van Der Pol *et al.*[662] avaliaram o ProbeTec® ET com espécimes de *swab* e urina de homens e mulheres. No caso dos espécimes de urina e *swab* femininos, as sensibilidades do sistema foram de 96,6 e 84,9%, respectivamente. No caso dos espécimes de urina e *swab* dos homens, as sensibilidades do sistema foram de 98,5 e 97,9%, respectivamente. As especificidades variaram de 94,4 a 100% com espécimes de urina e de 94,8 a 99,6% com os espécimes de *swab*. Em outra avaliação do ProbeTec® ET com 733 espécimes de *swab* endocervical obtidos de prostitutas da Bélgica, o método de DAS teve sensibilidade de 90% e especificidade de 100%, em comparação com a cultura.[667] Em outro estudo com 3.544 espécimes de urina submetidas ao teste para *N. gonorrhoeae*, Akduman *et al.* demonstraram que a sensibilidade e a especificidade do ProbeTec® ET foram de 99,2 e 99,3%, respectivamente, em uma população com prevalência de 3,6% com base na cultura.[10] Outra avaliação realizada no Canadá com amostras de urina de 825 homens e 399 mulheres comparou o sistema ProbeTec® ET com a PCR COBAS AMPLICOR® da Roche e demonstrou que o método de SDA teve sensibilidade de 100% e especificidade de 99,7%, enquanto o ensaio de PCR teve sensibilidade de 96,7% e especificidade de 98,9%.[144] Assim como os ensaios AMPLICOR® para *N. gonorrhoeae*, o BD ProbeTec ET® também pode causar reações falso-positivas com várias espécies não gonocócicas de *Neisseria*.[504] Em seguida, a BD Diagnostics comercializou o BD Viper® System, que automatiza as etapas até então manuais e semiautomatizadas dos ensaios BD ProbeTec® ET para testar *N. gonorrhoeae* e *C. trachomatis*.[516,630] Com essa abordagem automatizada, as incubações, a amplificação e a detecção ocorrem no próprio BD Viper® System e, por isso, o trabalho das pipetagens repetitivas foi relegado a um sistema robótico.

O ensaio APTIMA® Combo 2 utiliza TMA isotérmica para detectar gonococos e clamídias nos espécimes de *swab* endocervical feminino e uretral masculino, assim como nas amostras de urina masculina e feminina da primeira micção do dia. Esse NAAT amplifica o rRNA 16S do gonococo e utiliza uma sonda quimioluminescente de DNA de fita simples para detectar o produto amplificado. O APTIMA® Combo 2 talvez seja o NAAT mais sensível para detectar *N. gonorrhoeae*, com sensibilidades acima de 97% com espécimes endocervicais, *swabs* uretrais masculinos e amostras de urina dos homens e acima de 91% com espécimes de urina femininos. Gaydos *et al.* avaliaram esse ensaio com *swabs* endocervicais e amostras de urina enviados para detectar *N. gonorrhoeae*.[262] A sensibilidade e a especificidade do sistema APTIMA® com espécimes de *swab* endocervical foram de 99,2 e 98,7%, respectivamente, mas os índices correspondentes com amostras de urina colhida na primeira micção do dia foram de 91,3% e 99,3%, respectivamente. Esse ensaio foi submetido a várias avaliações, inclusive o uso de *swabs* vaginais colhidos por médicos ou pelas próprias pacientes para detectar microrganismos.[149,150] O teste APTIMA® também parece ser menos suscetível que os outros métodos de amplificação aos inibidores de amplificação, que geralmente são encontrados nas amostras de urina. Além disso, não foram observadas reações falso-positivas com espécies de *Neisseria* saprofíticas nesse sistema APTIMA®.[275] A empresa Gen-Probe também comercializa um NAAT separado para *N. gonorrhoeae* (Gen-Probe® AG), que detecta um gene-alvo ligeiramente diferente da subunidade 16S do rRNA; este ensaio pode ser usado para confirmar resultados positivos para gonorreia fornecidos pelo ensaio APTIMA® Combo 2.[275] O ensaio AG mostrou sensibilidade de 99,4 a 100% com espécimes de *swabs* uretrais de homens assintomáticos e sintomáticos, com especificidades correspondentes de 79,1 e 97,5%. As sensibilidades e as especificidades do ensaio AG com amostras de urina obtidas da primeira micção foram de 90,9 e 99,4% e 99,0 a 99,5%, respectivamente.[150]

O teste Abbott RealTime® CT/GC é um ensaio de PCR para a detecção qualitativa direta do gene de opacidade (*opa*) de *N. gonorrhoeae* e do DNA plasmidial de *C. trachomatis*. Esse sistema utiliza uma plataforma automatizada de preparação de amostras (m200sp), que permite a captura/extração magnética das micropartículas de DNA. Um controle interno é acrescentado a cada amostra e, depois da extração, o DNA modelar e a mistura principal são dispensados em uma placa de reação óptica. Essa placa é transferida a um equipamento de PCR em tempo real (m200rt) para amplificação. Esse teste foi aprovado para os seguintes espécimes: *swab* endocervical feminino, *swab* vaginal colhido por médicos e *swab* vaginal colhido pela própria paciente; *swab* uretral masculino; e urina de homens e mulheres assintomáticos. O teste também foi aprovado para testar espécimes de *swabs* vaginal colhidos pelo médico e pela própria paciente e amostras de urina de homens e mulheres assintomáticos. Em uma comparação lado a lado dos ensaios Abbott RealTime® PCR, Gen-Probe® TMA e BD ProbeTec® SDA com 500 amostras de urina da primeira micção do dia, a sensibilidade do ensaio RealTime® foi de 96,9%, em comparação com 99% para o TMA e 98% para o SDA. A PCR em tempo real e a TMA apresentaram especificidade de 100%, enquanto a SDA teve especificidade de 99,5%.[400] Em um estudo de grande porte envolvendo vários centros de pesquisa, a PCR em tempo real foi avaliada e comparada com TMA, SDA e cultura como ensaios de referência para determinar a existência de infecção nos pacientes.[261] A avaliação incluiu todos os tipos de espécimes aprovados. A sensibilidade e especificidade globais do ensaio Abbott RealTime® PCR para *N. gonorrhoeae* foram de 96,9 e 99,7%, respectivamente. Comparativamente, a sensibilidade e a especificidade do ensaio de TMA foram de 96,1 e 99,5%, respectivamente, enquanto os índices correspondentes do ensaio de SDA foram de 92 e 97,3%, respectivamente. A comparação desse ensaio de PCR em tempo real com outro *in house* do pseudogene *porA* em tempo real demonstrou concordância de 100% das amostras de urina masculina com os *swabs* uretrais correspondentes e também com alguns espécimes retais masculinos.[686] Cheng et al. compararam o ensaio Abbott RealTime® com o ensaio Roche COBAS AMPLICOR® PCR utilizando espécimes de *swabs* endocervical e uretral masculino e amostras de urina de homens e mulheres (1.384 pacientes no total).[146] Nesse estudo, todos os resultados positivos do ensaio AMPLICOR® PCR foram confirmados por um ensaio de PCR em tempo real *in house* para o pseudogene *porA*. Depois da resolução dos resultados obtidos com o teste da Roche, houve concordância completa entre os resultados dos testes positivos e negativos. Esses autores também enfatizaram a sensibilidade mais alta do ensaio RealTime® CT/NG para detectar infecções simultâneas. Os estudos de sensibilidade do ensaio RealTime® CT/NG demonstraram nível baixo de reatividade cruzada com cepas isoladas de *N. meningitidis* e *N. mucosa*.[612]

Um dos NAAT mais recentes para detectar *N. gonorrhoeae* e *C. trachomatis* é o ensaio Versant® CT/GC DNA 1.0 (Siemens Healthcare Diagnostics, Berkeley, CA). Esse ensaio é um sistema de "PCR cinética", que consiste em módulo de preparação e processamento automatizados das amostras e um módulo de amplificação/detecção por PCR em tempo real. O ensaio é realizado no sistema Versant® kPCR. Esse ensaio foi comparado com o teste APTIMA® Combo 2 TMA utilizando 1.129 espécimes de pacientes (589 amostras de urina e 540 *swabs*).[357] Na detecção de *N. gonorrhoeae*, a concordância entre o ensaio Versant® e o TMA foi de 100% com as amostras de urina e os *swabs* positivos, enquanto a concordância dos espécimes negativos foi de 99,6% para amostras de urina e 99,0% para espécimes de *swab*. O ensaio Versant® não demonstrou qualquer reatividade cruzada com espécies de *Neisseria* não gonocócicas, outras bactérias ou leveduras. Esse ensaio ainda não foi aprovado pela FDA para uso nos EUA.

Ainda que os NAAT não estejam aprovados atualmente para diagnosticar gonorreia e infecções por *Chlamydia* em áreas extragenitais do corpo, vários estudos foram realizados para avaliar a utilidade destes ensaios no diagnóstico das infecções gonocócicas retais e faríngeas, principalmente nas populações de HSH.[54,528] Em alguns estudos, os NAAT foram comparados com a cultura e foram considerados equivalentes ou até muito mais sensíveis que as técnicas de cultura. Alguns estudos realizaram culturas acrescidas de todos os três NAAT disponíveis no mercado (i. e., PCR, SDA e TMA) e definiram um "resultado positivo verdadeiro" utilizando um padrão rotativo, no qual 3 dos 4 testes comparativos eram positivos. Bachmann et al. avaliaram culturas e NAAT para diagnosticar gonorreia orofaríngea em 961 espécimes avaliáveis de pacientes com história de sexo orogenital nos últimos 2 meses.[46] Utilizando o padrão definido descrito antes, as sensibilidades de cultura, PCR, SDA e TMA foram de 65,4%, 91,9%, 97,1% e 100%, respectivamente. A especificidade da cultura foi de 99% e as especificidades da SDA e da TMA foram de 94,2 e 96,2% respectivamente. A especificidade da PCR AMPLICOR® foi de apenas 71,8% e isto pode estar relacionado com a detecção das espécies de *Neisseria* saprofíticas na orofaringe, conforme foi descrito antes com o ensaio AMPLICOR®. Bachmann et al.[47] também avaliaram os NAAT para diagnosticar infecção gonocócica retal e usaram o mesmo padrão rotativo para avaliar os resultados. No caso dos espécimes retais (n = 441), as sensibilidades de cultura, PCR, SDA e TMA foram de 71,9%, 95,8%, 100% e 100%, respectivamente. A especificidade da cultura foi de 99,7% e variou de 95,5% a 96% com os três NAAT. Esses autores concluíram que os NAAT disponíveis naquela época eram mais sensíveis para detectar infecções gonocócicas que a cultura dos espécimes retais e orofaríngeos; que PCR, TMA ou SDA poderia ser valiosa para diagnosticar infecções gonocócicas retais; e que a TMA e a SDA, mas não a PCR, poderiam detectar confiavelmente infecções gonocócicas orofaríngeas. Outros estudos obtiveram resultados semelhantes.[399,499,501] Em razão de sua especificidade alta, a TMA parece ser especialmente útil para detectar infecções gonocócicas retais e orofaríngeas. Por outro lado, a PCR parece ter sensibilidade menor que a TMA ou a SDA para detectar infecções gonocócicas extragenitais. Como esses sistemas de teste não foram aprovados pela FDA para testar espécimes retais ou orofaríngeos, este uso é considerado "fora das especificações oficiais" (ou "*off-label*") e a verificação do desempenho do NAAT pela Clinical Laboratory Improvement Amendments (CLIA) é exigida antes que possam ser utilizados para diagnosticar infecções gonocócicas das estruturas extragenitais. Muitos pesquisadores da área de DST acreditam que os NAAT possam desempenhar um papel importante no diagnóstico das infecções gonocócicas extragenitais, que podem passar despercebidas aos métodos tradicionais e que estes testes possam ser fundamentais às intervenções de saúde pública eficazes nas populações sexualmente ativas.[455,528,564]

O uso dos métodos baseados em ácidos nucleicos para detectar *N. gonorrhoeae* nos espécimes clínicos tem vantagens e desvantagens. As vantagens incluem a sensibilidade comprovadamente maior desses métodos, quando comparados com a cultura; a capacidade de testar espécimes facilmente obtíveis (*i. e.*, urina, *swabs* vaginais colhidos pela própria paciente); e tempos mais reduzidos até a liberação dos resultados. Enquanto a sensibilidade das culturas para gonococos variam de 85 a 95%, a sensibilidade mais alta dos NAAT torna estes exames extremamente apropriados para triagem dos pacientes.[259] A testagem da urina em vez dos espécimes obtidos por *swab* uretral ou endocervical facilita a coleta e não requer equipamentos especiais ou instruções detalhadas para a coleta. Por fim, os microrganismos não precisam estar viáveis para detectar seu ácido nucleico, de forma que podem ser adotadas condições menos rigorosas para coleta e transporte, em comparação com os testes baseados em culturas. As desvantagens incluem os custos dos ensaios (inclusive equipamentos e descartáveis); a necessidade de reservar um espaço separado especialmente para processamento das amostras e realização dos testes; e as modificações do fluxograma do laboratório para evitar contaminação do ambiente e dos equipamentos pelos amplicons. Um "ponto fraco" bastante real do uso generalizado desses ensaios não baseados em cultura é a indisponibilidade das cepas de gonococos para vigilância epidemiológica do surgimento de resistência aos antibióticos. Por fim, cepas gonocócicas diferentes podem ter sequências de genes-alvos alterados, ou espécies de *Neisseria* não gonocócicas podem ter genes que também estão presentes em determinadas cepas de gonococos; isto traz resultados falso-positivos e falso-negativos. Apesar das especificidades altas desses ensaios, seu desempenho nas populações com prevalência baixa precisa ser mais bem estudado. Como foi mencionado antes, os CDC sugeriram que os resultados positivos dos NAAT devam ser confirmados nas populações nas quais o teste tem valor preditivo positivo inferior a 90%.[128] A confirmação pode exigir a repetição do NAAT original com o mesmo espécime; a repetição do teste original com o mesmo espécime, por supressão com uma sonda competitiva; o teste do espécime original com um NAAT que detecte outro alvo genético do gonococo; ou o teste de uma segunda amostra com outro tipo de NAAT, que seja diferente do método original e que detecte uma sequência genética diferente do gonococo.[128] Alguns pesquisadores recomendaram testes confirmatórios com métodos moleculares mais específicos dirigidos ao rRNA 16S ou aos genes gonocócicos, que sejam "específicos" para *N. gonorrhoeae* (p. ex., gene *cppB*, pseudogene *porA*, multicópias do gene *opa*) quando forem obtidos resultados positivos nos testes de amplificação realizados nas populações com prevalência baixa de gonorreia.[194,271,306] Entretanto, mesmo alguns desses alvos genéticos (p. ex., gene *cppB*) mostram diferenças consideráveis de prevalência entre as cepas gonocócicas das diversas regiões do mundo.[98,422] Os ensaios moleculares com alvos duplos, que estão dirigidos a mais de um gene do gonococo (p. ex., pseudogene *porA* e genes *opa* multicópias conservadas), podem reduzir a possibilidade de resultados falso-negativos relacionados com a sequência analisada e podem ter um poder confirmatório maior.[271,306,433] Uma avaliação das abordagens confirmatórias utilizadas pelos CDC, realizada em San Francisco, demonstrou que 89 a 96% das amostras positivas nas reações SDA, PCR e TMR foram confirmadas pela repetição do teste com os mesmos espécimes e que 85 a 98% dos resultados obtidos por essas técnicas foram confirmados quando foram utilizados NAAT diferentes com o espécime original. No caso das amostras de urina masculina da primeira micção da manhã, qualquer NAAT poderia ser usado para confirmar o resultado, mas com outros tipos de espécimes alguns NAAT não poderiam ser usados para confirmar os resultados positivos de outros NAAT.[459] Outros pesquisadores também demonstraram que alguns NAAT não podem ser usados para confirmar os resultados de outros NAAT, em razão das etapas diferentes de extração dos espécimes e outros detalhes dos procedimentos.[16,294] Em vista dos problemas de especificidade com os NAAT utilizados nas populações com prevalência baixa da doença, nenhum destes ensaios pode ser usado para documentar infecções gonocócicas ou clamídicas das crianças, porque um resultado falso-positivo de uma infecção sexualmente transmissível poderia resultar na notificação equivocada de abuso sexual, com consequências legais de longo alcance.[291,292] Entretanto, um estudo de 2009 envolvendo vários centros de pesquisa demonstrou que, quando amostras de urina de crianças pré-púberes, submetidas à investigação de abuso sexual, eram testadas pelo método NAAT, havia sensibilidade e especificidade altas e que um NAAT positivo confirmado por outro NAAT com alvo genético alternativo possa ser a melhor técnica e abordagem para detectar *N. gonorrhoeae* nas crianças sob suspeita de sofrer abuso sexual.[74]

MALDI-TOF para identificar espécies de Neisseria

A espectrometria *time-of-flight* por dessorção/ionização a *laser* em matriz (MALDI-TOF; do inglês, *matrix-assisted laser desorption/ionization time of flight*) é um método recente para identificar bactérias e tem sido utilizada com grande variedade de microrganismos, inclusive *Neisseria* spp.[470] Ilina *et al.* examinaram 29 cepas de *N. gonorrhoeae*, 13 de *N. meningitidis* e 15 de espécies de *Neisseria* saprofíticas utilizando a técnica MALDI-TOF.[321] Os perfis dos espectros de massa de *N. gonorrhoeae* e *N. meningitidis* mostraram pouca variabilidade intraespécie e as comparações dos espectros das diferentes espécies revelaram algumas diferenças significativas. O alinhamento dos espectros principais separou claramente as cepas isoladas de *N. gonorrhoeae*, *N. meningitidis* e espécies não patogênicas testadas (*N. lactamica*, *N. mucosa*, biovariantes da *N. subflava*, *N. elongata*, *N. polysaccharea* e *N. sicca*). A técnica MALDI-TOF também foi usada para caracterizar e diferenciar cepas de meningococos, que fazem partes dos complexos de ST e ET (enzimáticos) específicos.[420] Essa técnica mostra-se promissora como método rápido de baixo custo para identificar espécies de *Neisseria*.

Abuso/violência sexual e *N. gonorrhoeae*

Em razão das questões médico-legais suscitadas depois do isolamento de *N. gonorrhoeae* de uma criança e do isolamento de gonococos das áreas corporais genitais e extragenitais, a identificação das cepas isoladas é fundamental. Whittington *et al.*[696] descreveram 40 cepas bacterianas isoladas de crianças com menos de 15 anos, que foram identificadas como *N. gonorrhoeae* e encaminhadas aos CDC para confirmação. Quatorze dessas cepas (35%) tinham sido identificadas erroneamente pelos laboratórios que as encaminharam, inclusive 4 amostras de *N. cinerea*, 3 de *N. lactamica*, 2 de *N. meningitidis*, 3 de *M. catarrhalis*, 1 de *K. denitrificans* e uma espécie de *Neisseria* não gonocócica desconhecida. Em 10 desses 14 casos, os microrganismos foram isolados de crianças para as quais não havia evidências a favor de abuso sexual. Em alguns casos, os laboratórios que relataram essas cepas isoladas utilizaram *kits* comerciais descritos antes para identificar *N. gonorrhoeae*. Como foi mencionado antes, alguns sistemas de testes de utilização de carboidratos disponíveis no mercado podem produzir reações de glicose falso-positivas para *N. cinera*, que poderiam levar à identificação incorreta desta espécie como *N. gonorrhoeae*.[91] Embora geralmente sejam muito confiáveis, os testes de coaglutinação podem gerar resultados falso-negativos com algumas cepas de gonococos e também podem produzir resultados falso-positivos com algumas outras cepas de *Neisseria* ou de espécies relacionadas, inclusive *N. lactamica*, *N. cinerea* e *M. catarrhalis*. Os detalhes dos procedimentos recomendados para esses testes diferem entre os fabricantes e as instruções da bula devem ser seguidas rigorosamente. Os testes enzimáticos para detectar prolil-iminopeptidase (PIP) devem ser realizados apenas com as cepas de *Neisseria* capazes de crescer bem nos meios seletivos. Algumas cepas de *N. cinerea* e cepas ocasionais de *N. subflava* biovariante *perflava* podem ser isoladas nos meios seletivos e também podem produzir reações positivas no teste de prolil-iminopeptidase dos sistemas disponíveis no mercado.[329] As cepas isoladas das áreas orofaríngeas podem ser particularmente problemáticas. *N. lactamica* – uma espécie que cresce bem nos meios seletivos e pode ser confundida com *N. gonorrhoeae* – coloniza a orofaringe de quase 60% das crianças com idades entre 1 e 4 anos.[272]

Como foi mencionado antes, os CDC recomendam que as supostas cepas de *N. gonorrhoeae* isoladas das crianças, independentemente de onde foram isoladas, devem ser confirmadas por no mínimo dois testes baseados em princípios diferentes. Isso pode incluir testes de utilização de carboidratos, técnicas imunológicas (p. ex., testes de coaglutinação com anticorpo monoclonal), métodos enzimáticos (p. ex., detecção cromogênica de atividades enzimáticas específicas), ou teste de confirmação em cultura por sonda de DNA (AccuProbe® *Neisseria gonorrhoeae*, Gen-Probe). As técnicas que não envolvem cultura, inclusive a hibridização de ácidos nucleicos e os NAAT, são testes ainda experimentais em espécimes de crianças e, por esta razão, os resultados positivos destes ensaios precisam ser confirmados por cultura. Quando um laboratório não consegue realizar a identificação definitiva, a cepa isolada deve ser enviada a um laboratório de referência para a realização de testes adicionais. Se for possível, a cepa também deve ser preservada, caso seja necessário realizar outros testes. Isso pode ser conseguido com a suspensão do crescimento bacteriano de poucas placas de ágar-chocolate, em 1 a 2 mℓ de caldo de infusão de cérebro–coração:soro equino (1:1) e sua conservação a –70°C até o uso.

Métodos de tipagem para *N. gonorrhoeae*

Embora os sistemas de identificação descritos na seção anterior deste capítulo e as características bioquímicas relacionadas na Tabela 11.2 sejam confiáveis para a identificação rotineira de *N. gonorrhoeae* no laboratório clínico, outras técnicas têm contribuído expressivamente para nosso entendimento da biologia e epidemiologia dos gonococos. Um dos primeiros métodos usados para tipar as cepas de gonococos foi a auxotipagem. A auxotipagem de *N. gonorrhoeae* está baseada nas exigências das diferentes cepas desta bactéria por compostos nutricionais específicos, inclusive aminoácidos, purinas, pirimidinas e vitaminas.[110,118] Esse método utiliza um meio químico completamente definido. A comparação do crescimento no meio completo e nos meios que apresentam deleções específicas desses fatores de crescimento define o auxotipo. Por exemplo, quando uma cepa não consegue crescer no meio definido sem prolina, estes microrganismos eram definidos como auxotipo prolina-dependente. A auxotipagem ainda era utilizada regularmente quando as técnicas de tipagem para determinar os sorotipos foram descritas. A tipagem das sorovariantes está baseada nas diferenças antigênicas da OMP PorB (também conhecidas como PorI) codificadas pelo gene *porB* de *N. gonorrhoeae*.[373,656] As sorovariantes são determinadas por coaglutinação utilizando um painel de anticorpos monoclonais. Com o sistema de tipagem das sorovariantes utilizado no Laboratório de Referência dos CDC para *Neisseria*, dois reagentes de coaglutinação dividiam inicialmente todas as cepas de gonococos em dois grupos, que expressavam o epítopo PorIA ou PorIB. As cepas que expressavam PorIA eram subdivididas em 18 sorovariantes, enquanto que as cepas que expressavam PorIB eram subclassificadas em 28 sorovariantes.[373] As determinações das sorovariantes por coaglutinação tem mais poder discriminativo que a auxotipagem e estes dois métodos eram utilizados conjuntamente (*i. e.*, A/S, tipagem de auxotipo/sorovariante) para ampliar os dados de auxotipagem e ampliar ainda mais o poder discriminativo. A tipagem das sorovariantes era rápida e fácil de fazer, mas a reprodutibilidade, a subjetividade das leituras das reações de coaglutinação e a prevalência crescente das cepas não tipáveis (em razão das alterações das proteínas PorB com o transcorrer do tempo) eram desvantagens inequívocas dessa técnica. Além disso, hoje em dia os reagentes para tipagem para determinar os sorotipos não estão disponíveis ou são muito caros. A auxotipagem e a sorotipagem foram praticamente suplantadas pelas técnicas de tipagem molecular.

Em geral, os métodos de tipagem molecular para *N. gonorrhoeae* são mais reprodutíveis e possibilitam discriminação mais clara entre as cepas de gonococos que a auxotipagem ou a sorotipagem. Essas técnicas incluíam análises do conteúdo plasmidial e impressão digital dos polimorfismos de comprimento dos fragmentos de restrição (RFLP; do inglês, *restriction fragment length polymorphism*) utilizando eletroforese em gel de campo pulsado (PFGE; do inglês, *pulsed-field gel electrophoresis*), ribotipagem e tipagem de Opa. A análise plasmidial definia inicialmente a caracterização de algumas cepas e incluía determinações dos pesos moleculares e análises das sequências dos plasmídios. Essa técnica resultou na descoberta dos plasmídios crípticos, dos genes carreadores de plasmídios para produção de betalactamase e resistência à tetraciclina e dos plasmídios de gonococos que continham informação genética, que permitia a transferência de genes entre as cepas (*i. e.*, plasmídios conjugativos).[199,200,467] Contudo, a capacidade de diferenciação das cepas de gonococos por esse método não era suficiente, em razão da aquisição e da perda dos plasmídios ao longo do tempo. As técnicas de RFLP/PFGE consistem na digestão do DNA celular com enzimas de restrição com atividades de corte em sequências nucleotídicas raras e na separação subsequente dos fragmentos de DNA por eletroforese em gel. Esse método tem alto poder discriminativo e pode ser usado para definir populações de gonococos, identificar grupos destes microrganismos em áreas geográficas definidas e realizar investigações forenses.[184,649,709] As desvantagens das técnicas de RFLP/PFGE incluem seu custo, os tempos longos até que os resultados estejam disponíveis e a necessidade de dispor de experiência considerável para realizar e interpretar os resultados. A ribotipagem é uma técnica de tipagem, na qual sondas de ácido nucleico do rRNA são usadas para detectar sequências de DNA ribossômico no DNA cromossômico do gonococo, depois da digestão por endonuclease de restrição e a separação dos fragmentos de DNA por RFLP. Esse método é mais útil quando é combinado com outras técnicas de tipagem, mas é dispendioso e muito trabalhoso.[405,480] A tipagem de OPA consiste na amplificação dos 11 genes *Opa*, seguida da digestão por endonuclease de restrição e eletroforese em gel.[496] Assim como os métodos de RFLP/PFGE, a tipagem de OPA é muito trabalhosa, fornece resultados demorados e não está completamente padronizada. No entanto, esse método tem sido usado para definir populações e subgrupos de gonococos, acompanhar a transmissão dos microrganismos e discriminar entre reinfecção e falência terapêutica.[378,503] A tipagem de OPA pode ter maior poder discriminativo quando é combinada com outros métodos de tipagem baseados em sequências.[466,682] A tipagem do gene *lid* tem sido utilizada de forma semelhante à tipagem de *Opa*.[639] Essa técnica consiste em amplificar e sequenciar os genes *lip*, que codificam uma proteína da membrana externa com peso molecular de 18 a 30 kDa presente em todos os gonococos. Pesquisadores identificaram e sequenciaram três desses genes. As sequências de nucleotídios desses genes preveem os peptídios que compõem um pentâmero de aminoácidos, que é repetido de 13 a 19 vezes. As variações da quantidade de repetições do gene *lid* em uma sequência e a composição intrínseca das sequências podem ser usadas em combinação com auxotipagem, sorotipagem, testes de sensibilidade antimicrobiana e outras características para elaborar um sistema altamente discriminatório para tipagem das cepas isoladas.

A tipagem dos genes *lid* foi combinada com PFGE nas investigações de abuso sexual infantil.[184]

Vários métodos de tipagem dos gonococos estão baseados na análise das sequências de genes específicos e incluem sequenciamento do gene *porB*, NG-MAST e MLST. A análise parcial ou completa da sequência do gene *porB* oferece um método reprodutível e altamente discriminativo para tipagem das cepas. O sequenciamento do gene *porB* tem sido usado para definir as cepas de gonococos de determinada região, identificar os contatos dos pacientes e estudar a genética populacional dos gonococos.[409,651] O sequenciamento desse gene pode ser realizado por várias técnicas, inclusive equipamentos automatizados de sequenciamento do DNA e pirossequenciamento. A *porB* ST, baseada no sequenciamento de uma região específica do gene *porB* com 490 pares de bases, também faz parte de outro método de tipagem conhecido como tipagem de sequência de múltiplos antígenos de *N. gonorrhoeae* (NG-MAST; do inglês, *N. gonorrhoeae multiantigen sequence typing*).[440] A técnica NG-MAST utiliza a análise das sequências dos fragmentos internos variáveis do gene *porB* (490 pares de bases) e do gene *thpB* (390 pares de bases), que codifica a subunidade B da proteína de ligação da transferrina. A NG-MAST é reprodutível e oferece discriminação segura das cepas de gonococos e sua diferenciação entre as demais, deste modo fornecendo dados inquestionáveis, que podem ser padronizados para comparações globais das cepas destas bactérias. Em razão da reprodutibilidade desse método e da facilidade com que é realizado, os pesquisadores dispõem de um banco de dados *on-line* com as ST numeradas (http://www.ng-mast.net). As cepas com ST iguais ou tipos idênticos à NG-MAST podem ser ainda diferenciadas por qualquer um dos métodos que já foram descritos anteriormente (p. ex., tipagem de Opa, PFGE etc.).[406,466] A NG-MAST tem sido usada para definir e identificar populações e subgrupos de *N. gonorrhoeae*, identificar contatos, investigar falências terapêuticas e esclarecer questões forenses.[72,182,406] O MLST consiste em sequenciar sete ou mais dos genes constitutivos, que são mais conservados.[510,681] MLST é um método de tipagem reprodutível, embora possa ser necessário usar mais de sete *loci* genéticos para assegurar maior poder discriminativo quando são examinadas grandes quantidades de cepas. A MLST também tem sido usada para estudar a evolução dos gonococos como espécie ao longo do tempo.[65]

Métodos moleculares para detectar *N. meningitidis*

Os métodos moleculares para a detecção direta de *N. meningitidis* nos espécimes clínicos também foram descritos, mas nenhum deles está disponível no mercado.[197] Lansac *et al.* descreveram ensaios de identificação por PCR específicos para gênero e espécie. Utilizam pares de iniciadores, que foram construídos a partir do gene da aspartato-β-semialdeído (*asd*) das espécies de *Neisseria* (específico para gênero) e um gene conservado de OMP (*ctrA*) de *N. meningitidis* (específico para espécie).[387] O primeiro ensaio teve especificidade de 100% para identificar 321 das 322 cepas, que representavam 13 espécies de *Neisseria*, enquanto o segundo amplificou o DNA de 256 cepas isoladas de *N. meningitidis*, que faziam parte de nove sorogrupos diferentes. É importante que os ensaios moleculares detectem os sorotipos conhecidos, porque estes não são previsíveis com base em localização, conforme foi evidenciado por Ibarz-Pavón e pelo grupo de estudo SIREVA, que sugeriu que a distribuição dos sorogrupos fosse extremamente variável entre os países da América Latina e do Caribe.[255] Também foram descritos vários ensaios de PCR para a detecção direta dos meningococos em espécimes clínicos. Durante uma epidemia persistente da doença causada pelo sorogrupo B, que começou no Chile em 1987, Saunders e seu grupo de pesquisadores elaboraram um ensaio de PCR acoplado, que amplificava o gene *porA* responsável por codificar a proteína específica do subsorotipos.[561] O uso desse ensaio nas amostras de LCR durante a epidemia alcançou sensibilidade de 96,7% e especificidade de 100%.[560] Outros pesquisadores desenvolveram ensaios moleculares, que detectam o elemento de inserção meningocócico IS*1106*, mas em razão da mobilidade destas sequências e da possibilidade de transferência para outras espécies de *Neisseria*, a detecção molecular do IS*1106* pode produzir resultados positivos falsos.[85] Pesquisadores também descreveram técnicas de PCR que amplificam vários genes dos polissacarídios capsulares (p. ex., ensaio de PCR para *ctrA*), ou que amplificam genes específicos dos sorogrupos (p. ex., ensaio de PCR para *siaD*).[83,84,401,402,519] Taha descreveu um ensaio de PCR realizado diretamente no LCR para detecção e sorotipagem simultâneas dos meningococos. O ensaio de detecção amplificava um gene conservado envolvido na regulação da aderência dos meningococos às células-alvo (*crgA*), enquanto um ensaio de PCR multiplex simultâneo era realizado com oligonucleotídios dos genes *siaD* para a detecção dos sorogrupos B, C, Y e W-135 e do cassete do gene *orf-2* para a detecção do sorogrupo A.[614] Orvelid *et al.* descreveram um método baseado em PCR para detectar meningococos do sorogrupo A no LCR.[497] Esse ensaio usava iniciadores e sondas específicas para o cassete de genes que codificam a *N*-acetil-D-manosamina (α1-6)-ligada, que compõe o polissacarídio capsular do sorogrupo A. Pesquisadores também descreveram ensaios de PCR baseados no equipamento LightCycler®, que conseguem detectar, identificar e realizar tipagem de subsorotipos dos genes *porA* de *N. meningitidis* diretamente nos espécimes clínicos.[458]

Classificação sorológica e tipagem de *N. meningitidis*

Os métodos de identificação dos meningococos (e também dos gonococos) fornecem resultados melhores quando se utilizam inóculos retirados de subculturas recentes em ágar-sangue ou ágar-chocolate com 18 a 24 horas. Com os testes confirmatórios baseados na utilização de carboidratos, a reação ácida no tubo de maltose frequentemente é mais forte que no tubo de glicose, porque a maltose é decomposta pelo meningococo em duas moléculas de glicose que, em seguida, são metabolizadas. As cepas de *N. meningitidis* assacarolíticas glicose-negativas e maltose-negativas também podem ser isoladas ocasionalmente. Uma cepa incomum de *N. meningitidis* maltose-positiva e glicose-negativa também foi isolada de um paciente com septicemia.[690] Quando essas cepas bioquimicamente aberrantes são isoladas, devem ser realizados testes confirmatórios com substratos cromogênicos ou sorotipagem.

A aglutinação em lâmina é a técnica utilizada mais comumente na sorotipagem dos meningococos. Inicialmente, prepara-se uma suspensão densa de colônias bacterianas retiradas de uma subcultura em ágar de soja tripticase e sangue com 12 a 18 horas em 0,5 a 1,0 mℓ de solução salina tamponada com fosfato (PBS; do inglês, *phosphate-buffered saline*) com pH 7,2. Uma gota dessa suspensão é misturada com uma gota dos antissoros meningocócicos em uma lâmina setorizada e a lâmina é girada por 2 a 4 minutos. Em geral, as cepas tipáveis aglutinam-se fortemente nesse intervalo. Embora as cepas isoladas de infecções sistêmicas geralmente aglutinem rapidamente, as que são obtidas de portadores assintomáticos nem sempre (cepas não tipáveis), ou podem autoaglutinar na PBS. O uso de culturas mais recentes (6 a 8 horas) retiradas do ágar-sangue, ou a utilização de um meio enriquecido com soro (p. ex., ágar de soja tripticase contendo soro equino descomplementado a 10%) pode solucionar esses problemas. Os antissoros dos principais sorogrupos de meningococos são fornecidos pela BD Diagnostic Systems. Na verdade, algumas dessas cepas não tipáveis podem ser de *N. polysaccharea* e a realização de um teste de produção de polissacarídio a partir da sacarose ajuda a identificar esta espécie (ver descrição adiante).[88] Algumas cepas raras de *N. meningitidis* também podem produzir polissacarídios a partir da sacarose em razão da aquisição do gene necessário à produção de amilopectina de *N. polysaccharea* por permuta genética horizontal.[723]

Além das determinações dos sorogrupos, as cepas isoladas de *N. meningitidis* também podem ser sorotipadas e subsorotipadas com base nos seus antígenos OMP e LOS. Essas técnicas são usadas principalmente nos estudos de epidemias e surtos esporádicos da doença, mas não são apropriados para uso rotineiro nos laboratórios de microbiologia clínica. Além das técnicas sorológicas, vários métodos moleculares têm sido usados nas investigações da doença meningocócica e da epidemiologia das cepas de *N. meningitidis*. Essas técnicas foram descritas em uma seção anterior deste capítulo (ver Epidemiologia do meningococo | Sorogrupos, sorotipos e sorossubtipos).

Características das culturas de outras espécies de *Neisseria*

As seções subsequentes descrevem características úteis a identificação e caracterização laboratoriais dos cocos gram-negativos. Na seção anterior, apresentamos sugestões detalhadas para a realização dos testes confirmatórios e diferenciais, bem como procedimentos dos testes adicionais. A Tabela 11.2 descreve as características para identificação das espécies de *Neisseria* e de *M. catarrhalis*.

N. lactamica

N. lactamica vive nas vias respiratórias superiores e é encontrada mais comumente nas crianças e nos adolescentes que nos adultos.[49] Essa bactéria cresce nos meios seletivos e produz ácido a partir da glicose, maltose e lactose. O ONPG também é hidrolisado e pode ser usado como substituto da lactose na bateria de testes. Dois estudos demonstraram que algumas cepas desse microrganismo produzem reações falso-positivas em alguns testes de coaglutinação disponíveis no mercado.[334,335] As cepas de *N. lactamica* resistentes à penicilina contêm uma PBP 2 alterada, que é semelhante à PBP 2 encontrada nas cepas de *N. meningitidis* relativamente resistentes a este antibiótico, sugerindo que as espécies comensais como *N. lactamica* (e *N. polysaccharea*) sejam as fontes dos determinantes de resistência genética encontrados atualmente nos meningococos e gonococos.[421,551] Um estudo realizado em 2002 com 286 cepas de *N. lactamica* demonstrou que todas foram consideradas moderadamente sensíveis à penicilina (CIM de 0,25 µg/mℓ), que 1,7% eram resistentes à ampicilina e que 2,1% tinham sensibilidade baixa ao ciprofloxacino.[39] Todas as cepas isoladas eram sensíveis à cefotaxima e à ceftriaxona.

N. cinerea

As colônias de *N. cinerea* são semelhantes às colônias do tipo grande de *N. gonorrhoeae* e podem produzir resultados compatíveis com esta última bactéria em alguns sistemas de *kits* de identificação.[91] *N. cinerea* cresce em ágar-sangue e ágar-chocolate. Depois da incubação em ágar-chocolate por 24 horas, as colônias medem cerca de 1 mm de diâmetro e são lisas com bordas contínuas. Essa bactéria não produz ácido a partir dos carboidratos nos meios de CTA ou no teste rápido de decomposição de carboidratos. Depois da incubação *overnight*, reações positivas fracas à glicose foram descritas em alguns sistemas de identificação e a reação positiva de hidroxiprolilaminopeptidase também pode levar a erros de identificação de *N. cinerea* como *N. gonorrhoeae*. Entretanto, a maioria das cepas de *N. cinerea* não cresce bem no ágar MTM ou nos outros meios seletivos, o que impede a realização de testes em substratos cromogênicos com esta bactéria, tais como testes Gonochek® e BactiCard® *Neisseria*. *N. cinerea* pode ser diferenciada da espécie assacarolítica *N. flavescens* por sua incapacidade de produzir polissacarídio a partir da sacarose (ver discussão adiante) e pela inexistência de pigmento amarelo visível. Essa espécie também pode ser diferenciada de *M. catarrhalis* (outra espécie assacarolítica) por suas reações negativas de redução do nitrato, DNase e hidrólise de tributirina (Tabela 11.2). Um teste útil para diferenciar *N. cinerea* de *N. gonorrhoeae* é o **teste de sensibilidade à colistina**. Para isso, deve-se preparar uma suspensão de bactérias (padrão de turbidez de McFarland de 0,5) em caldo e esfregá-la sobre a placa de ágar-sangue ou ágar-chocolate, da mesma forma que para um teste de sensibilidade por difusão em disco. Um disco de 10 mg de colistina é colocado sobre o inóculo e a placa é incubada em CO_2 por 18 a 24 horas. *N. cinerea* é sensível à colistina e forma uma zona de 10 mm ou mais ao redor do disco. Em geral, *N. gonorrhoeae* cresce sobre a borda do disco.

Biovariantes de Neisseria subflava, N. mucosa e N. sicca

A identificação das espécies de *Neisseria* "não patogênicas" geralmente não é necessária, a menos que esteja demonstrado que o microrganismo é clinicamente significativo, ou quando o microrganismo é isolado de um espécime sistêmico (p. ex., sangue ou LCR) ou em cultura pura. A identificação baseia-se na morfologia das colônias, no crescimento em meio nutriente simples, na incapacidade de crescer em meios seletivos, na produção de ácido a partir de carboidratos, na redução de nitrato e nitrito e na síntese de um polissacarídio semelhante ao amido (coloração por iodo) a partir da sacarose. A **redução de nitrato** e a **redução de nitrito** são avaliadas no meio (caldo de soja tripticase ou infusão de coração) contendo KNO_3 a 0,1% (p/v) e KNO_2 a 0,01% (p/v), respectivamente. A **síntese de polissacarídio** é determinada pela inoculação do microrganismo no ágar de infusão de cérebro–coração (BHI; do inglês, *brain-heart infusion*) contendo sacarose a 5%. O meio sem sacarose é inoculado como controle negativo. Depois da incubação a 35°C por 48 horas, as placas são lavadas com corante de iodo de Gram ou Lugol (diluição de 1:4). O teste positivo é indicado pelo aparecimento de cor azul-escura dentro e ao redor das colônias que sintetizam polissacarídio. Também conseguimos resultados excelentes acrescentado o iodo de Gram (1 a 2 gotas) ao tubo contendo sacarose no teste rápido de decomposição de carboidratos depois da incubação por quatro horas. O teste é positivo quando aparece a cor azul-escura no tubo. Essa cor é comparada com o castanho encontrado nos outros tubos com carboidratos (p. ex., tubo com maltose) depois do acréscimo do iodo de Gram.

As cepas de *N. subflava* podem ser subdivididas em três biovariantes (*subflava*, *flava* e *perflava*) com base na produção de ácido a partir da frutose e da sacarose e da síntese de polissacarídio iodo-positivo a partir da sacarose (Tabela 11.2). Todas as três biovariantes reduzem nitrito, mas não nitrato. *N. mucosa* tem um padrão de utilização de carboidratos semelhante ao de *N. subflava* biovar. *perflava* e também produz polissacarídio iodo-positivo, mas esta primeira bactéria também consegue reduzir nitrato e nitrito em gás nitrogênio (N_2). Todas essas bactérias também demonstram graus variados de pigmentação amarela. As cepas de *N. sicca* são bioquimicamente idênticas à *N. subflava* biovar. *perflava*, mas geralmente formam colônias secas (ressecadas), coriáceas e aderentes nos meios de ágar, que não podem ser emulsificadas facilmente.

N. polysaccharea

N. polysaccharea é encontrada na orofaringe humana. Essa bactéria é um diplococo gram-negativo oxidase-positivo e catalase-positivo, que produz colônias amarelas lisas.[520] Na descrição original desse microrganismo, a capacidade de crescer nos meios seletivos (p. ex., ágar MTM) era uma característica fundamental. Contudo, estudos subsequentes sugeriram que o crescimento nos meios seletivos para espécies de *Neisseria* patogênicas seja uma característica variável de *N. polysaccharea*, em vista da sensibilidade à colistina de algumas cepas.[23] As cepas que conseguem crescer nos meios seletivos têm CIM de colistina de 64 µg/mℓ ou mais, enquanto as cepas que são inibidas têm CIM de colistina de 1 µg/mℓ ou menos. Depois do crescimento por 24 horas, *N. polysaccharea* forma colônias com cerca de 2 mm de diâmetro no ágar-sangue ou no ágar-chocolate. A bactéria produz ácido a partir da glicose e da maltose, mas não da frutose ou lactose. A produção de ácido a partir da sacarose é variável e parece depender dos tipos de meios usados para determinar esta característica. Além disso, *N. polysaccharea* tem uma amilosacarase, que sintetiza um polissacarídio extracelular ácido a partir da sacarase.[105,520] Esse polímero é composto basicamente por moléculas de D-glicopiranosil com ligações α1-4, além aproximadamente 6% de pontos de ramificação de D-glicopiranosil α4,6 O-substituídos.[539] A produção de quantidades variadas desse material pelas diversas cepas pode explicar a variabilidade da reação à sacarose.[533,534] O nitrato não é reduzido, enquanto o nitrito é comumente reduzido. *N. polysacchrea* pode ser diferenciada de *N. meningitidis* pela síntese de polissacarídio e pelos testes de γ-glutamilaminopeptidase. *N. polysacchrea* produz polissacarídio iodo-positivo a partir da sacarose e tem reação negativa no teste de γ-glutamilaminopeptidase, enquanto *N. meningitidis* não produz este tipo de polissacarídio a partir da sacarose e tem reação negativa neste último teste.[23,88] Como *N. gonorrhoeae*, *N. lactamica* e algumas cepas de *N. meningitidis*, *N. polysacchrea* tem reação de prolil-aminopeptidase positiva e requer cisteína para crescer e não cresce em ágar nutriente ou ágar-chocolate a 22°C.

N. flavescens

N. flavescens é encontrada nas vias respiratórias e raramente está associada a processos infecciosos. Essa bactéria forma colônias amareladas lisas em ágar-sangue e ágar-chocolate. Além de crescer em ágar nutriente a 35°C, a maioria das cepas também cresce à temperatura ambiente em ágar-sangue ou ágar-chocolate. *N. flavescens* consegue sintetizar polissacarídios iodo-positivos a partir da sacarose (ver descrição adiante) e pode ser diferenciada de *M. catarrhalis* por sua incapacidade de reduzir nitrato e por suas reações negativas de DNase e hidrólise de tributirina.

Subespécies de N. elongata

N. elongata subespécies *elongata*, *glycolytica* e *nitroreducens* são bactérias baciliformes do gênero *Neisseria*.[89,282,704] Todas as subespécies fazem parte da microbiota das vias respiratórias superiores dos seres humanos e todas foram isoladas de processos infecciosos.[473,704] Essas subespécies podem ser diferenciadas com base na reatividade da catalase, na produção de ácido a partir da glicose e na redução do nitrato (Tabela 11.2).

N. weaveri

N. weaveri é um bacilo oxidase-positivo e catalase-positivo encontrado na cavidade oral dos cães. Não produz ácido a partir dos carboidratos e não reduz nitrato, mas reduz nitrito em gás nitrogênio. A bactéria produz DNase e a reação de hidrólise da tributirina é negativa.

N. bacilliformis

N. bacilliformis é uma espécie de *Neisseria* com formato de bacilo e é oxidase-positiva e catalase-variável.[293] Essa bactéria cresce em ágar-sangue e ágar-chocolate, formando colônias lisas com pigmentação amarelo-claro, mas não cresce em meios seletivos (p. ex., ágar MTM). *N. bacilliformis* é assacarolítica nos testes de utilização de carboidratos e tem reações variáveis de redução do nitrato e hidrólise de tributirina. Esse microrganismo pode ser confundido com as espécies de *Moraxella* no sistema API® 20E.

N. animaloris e N. zoodegmatis

No passado, *N. animaloris* e *N. zoodegmatis* eram conhecidas como EF-4a e EF-4b dos CDC, respectivamente.[660] Esses cocobacilos gram-negativos são encontrados na boca dos cães e foram isolados de feridas provocadas por mordidas destes animais. Essas duas bactérias são cocobacilos gram-negativos com reação hemolítica fraca no ágar-sangue, reações positivas de oxidase e catalase e produção de ácidos apenas a partir da glicose. As duas espécies crescem no ágar MacConkey e nenhuma produz indol, acetoína (teste de VP), urease, ornitina-descarboxilase, lisina-descarboxilase ou β-galactosidase. Ambas reduzem nitrato em nitrito, mas apenas *N. animaloris* reduz nitrito em gás nitrogênio. Além disso, *N. animaloris* é arginina-di-hidrolase (ADH) positiva, enquanto *N. zoodegmatis* é ADH-negativa. Genotipicamente, essas espécies estão relacionadas mais diretamente com *N. canis* e *N. denteia*.

N. wadsworthii

Essa espécie foi descrita em 2011 e está baseada em duas cepas isoladas de uma ferida da mão e de uma amostra de líquido peritoneal em 2005 em Nova York.[702] Essa bactéria é um cocoide gram-negativo oxidase-positivo e catalase-positivo e reduz nitrato em nitrito. Na coloração de Gram, podem ser observados pares e cadeias curtas. As colônias são pequenas, não produzem hemólise e têm pigmento amarelo a alaranjado. No sistema API® NH, *N. wadsworthii* produz ácido a partir da glicose, mas não da frutose, maltose ou sacarose. As reações de ornitina-descarboxilase, urease, fosfatase alcalina, indol, lipase e β-galactosidase são negativas. Com esse sistema de identificação, a reação de prolina-arilamidase (prolil-iminopeptidase) é positiva e a reação de γ-glutamilaminopeptidase é variável.

N. shayeganii

Essa espécie está baseada em duas cepas isoladas de uma amostra de escarro e de uma ferida do braço.[702] Essa bactéria em forma de bacilo constrói pequenas colônias não hemolíticas amarelo-acinzentadas. Como *N. wadsworthii*, *N. shayeganii* é oxidase-positiva e catalase-positiva e reduz nitrato em nitrito. No sistema API® NH, essa bactéria produz ácido a partir da glicose e tem reação positiva para γ-glutamilaminopeptidase. *N. shayeganii* não produz ácidos a partir da maltose, frutose e sacarose e as reações de urease, ornitina-descarboxilase, β-galactosidase, fosfatase alcalina, lipase e produção de indol são negativas. A reação de prolil-iminopeptidase é variável e depende da cepa em questão.

Características da cultura e identificação de *Moraxella catarrhalis*

M. catarrhalis cresce bem no ágar-sangue e no ágar-chocolate e algumas cepas também crescem bem no ágar MTM e outros meios seletivos. Em geral, as colônias são cinza-esbranquiçadas, opacas e lisas. A bactéria é assacarolítica nos testes de decomposição de carboidratos e, na verdade, pode tornar alcalinos os meios de identificação à base de peptona. A maioria das cepas reduz nitrato e nitrito e produz DNase. A atividade de DNase é detectada inoculando-se uma placa com meio de teste para DNase contendo azul de toluidina O em uma área do tamanho de uma moeda de 1 centavo. Depois da incubação *overnight*, a hidrólise do DNA é detectada por uma mudança de cor do meio ao redor e sob o inóculo de azul para rosa. As cepas de *S. aureus* e *S. epidermidis* também são inoculadas nessa placa como controles positivo e negativo do teste, respectivamente.

M. catarrhalis também pode ser diferenciada das espécies de *Neisseria* por sua capacidade de hidrolisar grupos butirato ligados a éster (butirato-esterase).[594] Essa atividade enzimática é detectada por um substrato conhecido como tributirina. Vaneechoutte *et al.* descreveram um teste fluorescente rápido de hidrólise da tributirina, que utiliza o 4-metilumbeliferil-butirato como substrato.[669] Nesse estudo, todas as 62 cepas de *M. catarrhalis* eram positivas nesse teste dentro de cinco minutos, enquanto todas as outras espécies de *Neisseria* testadas eram negativas. Outros autores também descreveram um teste confiável e muito rápido (2,5 minutos) de hidrólise do indoxilbutirato, que está disponível no mercado (Remel Laboratories; Carr-Scarborough, Stone Mountain, GA; Prancha 11.2 G).[174,416] Esse mesmo teste também está incluído no BactiCard® *Neisseria*, junto com outros três substratos cromogênicos para identificar espécie de *Neisseria* (ver Prancha 11.2 B).[329] O sistema RapID® NH também contém um teste de éster de ácido graxo para facilitar a identificação de *M. catarrhalis* (ver Prancha 11.2 C). O indoxilacetato usado para identificar espécies de *Campylobacter* também pode ser utilizado como substrato para a enzima esterase de *M. catarrhalis*.[329,594] Além disso, a maioria das cepas de *M. catarrhalis* clinicamente significativas também produz uma betalactamase induzível associada à célula (ver adiante).[205] Em razão de sua natureza induzível, os testes de betalactamase acidométricos (*i. e.*, que se baseiam na conversão da hidrólise da penicilina em ácido peniciloico) podem ter resultados falso-negativos. Os melhores resultados são conseguidos com o método iodométrico, ou com o teste cromogênico de cefalosporina.

Sensibilidade antimicrobiana das espécies de *Neisseria*

N. gonorrhoeae

Até meados da década de 1970, penicilina era o antibiótico preferido para tratar infecções gonocócicas, enquanto a tetraciclina e os macrolídios eram usados para tratar pacientes alérgicos à penicilina.[403,706] Os aumentos progressivos das CIM de penicilina para as cepas de *N. gonorrhoeae* causaram várias modificações dos esquemas de tratamento recomendados pelo sistema público de saúde dos EUA ao longo dos anos. Em 1976, as cepas de *N. gonorrhoeae* com níveis mais altos de resistência à penicilina foram importadas da África ocidental e do Extremo Oriente para os EUA. Essas cepas tinham plasmídios, que carreavam genes de uma enzima betalactamase e receberam o apelido de "NGPP" (*N. gonorrhoeae* produtora de penicilinase). Entre os meados e o final da década de 1970 e ao longo da década de 1980, a quantidade de casos de gonorreia causada por cepas NGPP aumentou 15 vezes, com ocorrência de surtos numerosos nas cidades de Nova York, Los Angeles e Miami, e estas cepas tornaram-se endêmicas em várias regiões metropolitanas dos EUA. A resistência mediada por plasmídio à tetraciclina também surgiu nesse período.[706] Naquela época, a espectinomicina era recomendada para tratar essas infecções. Contudo, em 1981, foram relatadas várias cepas de *N. gonorrhoeae* resistentes à espectinomicina e, mais tarde, também surgiram cepas de NGPP resistentes a este antibiótico.[40,721] Na mesma época, também foram documentadas cepas de *N. gonorrhoeae* resistentes à penicilina, embora não produzissem betalactamase. Em razão da resistência crescente de *N. gonorrhoeae* aos antibióticos recomendados até então e com base em vários estudos controlados sobre eficácia clínica, o sistema público de saúde dos EUA recomendou que todos os pacientes com infecção gonocócica sem complicações recebessem um dos cinco esquemas de tratamento em dose única.[126] Isso incluía ceftriaxona (125 mg IM), cefixima (400 mg VO), ciprofloxacino (500 mg VO), ofloxacino (400 mg VO) ou levofloxacino (250 mg VO). Todos esses esquemas também incluíam azitromicina (1 g VO) ou doxiciclina (100 mg VO, 2 vezes/dia, por 7 dias) para tratar coinfecção por *Chlamydia trachomatis*.

Na Europa, as fluoroquinolonas eram utilizadas para tratar infecções gonocócicas em meados da década de 1980 e, a partir de 1986, surgiram relatos de falências terapêuticas com enoxacino e ciprofloxacino na Holanda e na Inglaterra.[280,684] No Japão, as falências terapêuticas com fluoroquinolonas foram relatadas primeiramente em 1994 e, no final da década de 1990, mais de 80% dos gonococos isolados neste país eram resistentes ou tinham sensibilidade intermediária às fluoroquinolonas.[181] Mais tarde, outras falências terapêuticas foram confirmadas em pacientes tratados com fluoroquinolonas no Extremo Oriente, Canadá e Austrália.[178,345,625,627] Nos EUA, a resistência a esses antibióticos foi detectada primeiramente no Havaí entre as cepas de *N. gonorrhoeae* isoladas de homens heterossexuais, provavelmente em razão da importação da Ásia. Ao longo dos anos seguintes, as cepas de *N. gonorrhoeae* resistentes às fluoroquinolonas apareceram na Califórnia entre HSH, o que exigiu a revisão das recomendações terapêuticas para essa população específica.[123,125,129,130,372] Hoje em dia, as cepas de gonococos com sensibilidade reduzida ou resistência absoluta às fluoroquinolonas foram identificadas em todo o mundo.[157,372,620,627] As cepas de *N. gonorrhoeae* resistentes às fluoroquinolonas também eram resistentes à penicilina e muitas eram resistentes também à tetraciclina; todas as cepas eram sensíveis à ceftriaxona e à cefixima.[180] As cepas resistentes às fluoroquinolonas têm mutações genéticas que acarretam substituições de aminoácidos nas subunidades A e B (*GyrA* e *GyrB*), respectivamente, da DNA-girase e na subunidade da topoisomerase IV codificada pelo gene *parC*.[61,179] Nos EUA, a prevalência dos gonococos resistentes às fluoroquinolonas era menor que 1% antes de 2001, mas aumentou para 2,2% em 2002, 4,1% em 2003, 6,8% em 2004 e 9,4% em 2005.[132] Em uma coleção com mais de 3.000 cepas isoladas entre janeiro e junho de 2006, 13,35% eram resistentes às fluoroquinolonas. Por essa razão, em 2007, os CDC deixaram de recomendar os esquemas à base de fluoroquinolonas para tratar gonorreia.[133] Nas diretrizes publicadas em 2010 pelos CDC, o tratamento das infecções gonocócicas genitais sem complicações incluía ceftriaxona (250 mg IM em dose única), cefixima (400 mg VO em dose única) ou uma dose de uma cefalosporina injetável mais azitromicina (1 g VO em dose única) ou doxiciclina (100 mg 2 vezes/dia, por 7 dias).[140] Também há um caso descrito de IGD causada por uma cepa de gonococos resistentes ao ciprofloxacino.[170] Nesse caso, a cepa isolada era sensível à ceftriaxona (CIM de

0,002 μg/mℓ), mas resistente a penicilina (CIM > 32 μg/mℓ) e tetraciclina (CIM de 24 μg/mℓ).[170]

Entre 2000 e 2010, o Gonococcal Isolates Surveillance Project (GISP) documentou o surgimento de cepas de gonococos com CIM altas para ceftriaxona (CIM ≥ 0,125 μg/mℓ) e cefixima (CIM ≥ 0,25 μg/mℓ). As cepas com CIM altas para ceftriaxona representavam apenas 0,1% das bactérias isoladas em 2000 e 0,3% em 2010. No caso da cefixima, essas cepas representavam apenas 0,2% em 2000 e 1,4% em 2010.[142] Durante o mesmo intervalo (2000 a 2010), surgiram cepas semelhantes no Canadá.[439] Em consequência da resistência crescente a esses antibióticos *in vitro*, falências terapêuticas foram documentadas nos pacientes tratados com cefixima ou ceftriaxona na Ásia, Noruega e Japão.[489,624,626,650] Inicialmente, os relatos originados do Japão descreveram falências terapêuticas em vários tratados com cefixima (uma cefalosporina oral).[181,714] As cepas isoladas desses pacientes tinham CIM altas para cefixima (0,5 a 1,0 μg/mℓ) e ceftriaxona (0,125 a 0,5 μh/mℓ) com base nos métodos de Etest®. No Japão, a porcentagem de cepas de gonococos com CIM altas para cefixima (≥ 0,5 μg/mℓ) aumentaram de 0% em 1999/2000 para 30% em 2002.[326] Na China, a porcentagem das cepas de *N. gonorrhoeae* com CIM altas para ceftriaxona era de 18% em 1999 e dobrou para 38% em 2006.[608] Na Austrália, essas cepas representavam cerca de 2% das bactérias isoladas em 2008.[45] Os aumentos das CIM para as cefalosporinas foram tão espetaculares na Europa quanto nos outros países. Na Holanda, cerca de 6% das cepas isoladas de pacientes das clínicas de DST entre 2006 e 2008 tinham CIM altas (0,125 a < 0,5 μg/mℓ) para cefotaxima com base no Etest®.[192] Esses pesquisadores também observaram que os HSH tinham mais chances de estar infectados por gonococos com CIM altas para cefalosporinas que os homens heterossexuais. Na Noruega, pesquisadores documentaram falências terapêuticas confirmadas com cefixima entre heterossexuais e HSH.[650] Esses casos foram as primeiras falências confirmadas do tratamento com cefalosporinas orais fora do Japão. As cepas de gonococos resistentes a vários antibióticos, que mostram sensibilidade reduzida à cefixima, foram isoladas em 2001 de três pacientes do Havaí.[689] De acordo com os dados do GISP, as cepas americanas com CIM altas para ceftriaxona (CIM ≥ 0,06 μg/mℓ) aumentaram de 0,6% em 2006 para 2% em 2008.[139] Hoje em dia, o CLSI define sensibilidade baixa à cefixima e à ceftriaxona para cepas com CIM ≥ 0,5 μg/mℓ.[140]

As cepas de *N. gonorrhoeae* com sensibilidade baixa às cefalosporinas geralmente têm mutações do gene *penA*, que afeta a síntese da PBP 2. As mutações do gene *penA* são conhecidas como mutações "mosaico", porque várias mutações que ocorrem nesse local genético afetam progressivamente a ligação das moléculas das cefalosporinas. As cepas de *N. gonorrhoeae* que apresentam mutações do gene *penA* com configurações de mosaico demonstram sensibilidade reduzida às cefalosporinas orais e parenterais.[20,364,487,498] Mutações de outros genes cromossômicos (p. ex., o gene *ponA* que codifica a PBP 1, o gene *mtr* que codifica uma bomba de efluxo do gonococo e o gene *penB* que codifica as proteínas da porina da membrana externa PorB1b) também podem causar ou contribuir significativamente para a sensibilidade reduzida às cefalosporinas.[395,409,621,694] As mutações do gene *ponA* dificultam a ligação das cefalosporinas à PBP 1, enquanto as mutações do gene *mtr* diminuem as concentrações intracelulares dos antibióticos porque aumentam a expressão e a atividade dos mecanismos de efluxo antimicrobiano. As mutações do gene *penB* alteram a estrutura da porina PorB1b e diminuem a permeabilidade das células aos antibióticos, inclusive cefalosporinas. As cepas isoladas com mutações de mosaico do gene *penA* podem apresentar perfis variados de sensibilidade às cefalosporinas, mas as mutações de outros genes aumentam progressivamente as CIM.[490] Os genes *penA* que expressam mutações de mosaico também são encontrados em algumas espécies de *Neisseria* comensais identificadas na orofaringe, inclusive *N. cinerea*, *N. subflava* biovar. *perflava*, *N. polysaccharea* e algumas cepas de *N. meningitidis*. Os determinantes de resistência encontrados em *N. gonorrhoeae* podem ter sido adquiridos dessas espécies comensais por transformação genética.

Em janeiro de 2009, a primeira cepa de gonococos altamente resistente à ceftriaxona foi isolada da faringe de uma prostituta de Kyoto, Japão.[488,489] Essa cepa isolada tinha CIM de 2 μg/mℓ para ceftriaxona. Antes disso, havia relato de apenas uma cepa com CIM de 0,5 μg/mℓ de ceftriaxona.[621] O exame mais detalhado dessa cepa demonstrou resistência a todos os antibióticos betalactâmicos (exceto carbapenêmicos [meropeném, ertapeném] e à piperacilina-tazobactam, que não são tratamentos recomendados) e não produzia betalactamase.[488] As CIM para ceftriaxona variaram de 2 a 4 μg/mℓ (com base nos métodos Etest®, CLSI e OMS) e a CIM para cefixima era de 8 μg/mℓ. A cepa resistente tinha um determinante de resistência singular ($penA_{H041}$), além de várias mutações descritas antes, que também conferem resistência. O *locus* $penA_{H041}$ tinha sequência semelhante aos *loci* das cepas resistentes à cefixima, que foram isoladas no Japão depois de falências terapêuticas com este antibiótico e tinham aumentos apenas moderados da CIM para ceftriaxona (*i. e.*, 0,064 a 0,125 μg/mℓ).[488,489] Os testes de transformação confirmaram que a transferência desse alelo singular resultou na transferência de resistência de alto nível à ceftriaxona e a outras cefalosporinas de espectro ampliado para cepas que, até então, eram sensíveis. A presença de outros determinantes de resistência possibilitou alterações das proteínas de ligação da penicilina, que foram suficientes para reforçar as CIM para ceftriaxona em 16 a 500 vezes. Essa cepa também era resistente a tetraciclina, macrolídios, fluoroquinolonas, sulfametoxazol-trimetoprima (SXT) e cloranfenicol, mas era sensível à espectinomicina e à rifampicina.[488] A possibilidade de desenvolver resistência a esses antibióticos é muito preocupante, porque hoje não existem disponíveis quaisquer outros antibióticos ou combinações de antibióticos eficazes e bem-estudados. Os CDC e o PHS dos EUA instruíram que os médicos que atendem pacientes com infecções gonocócicas devam estar atentos à possibilidade de falências terapêuticas entre os pacientes tratados com os esquemas recomendados por estes dois órgãos. Os espécimes clínicos desses pacientes devem ser semeados em cultura e as cepas de gonococos isoladas destas amostras devem ser encaminhadas a um laboratório de referência, de forma que possam ser realizados testes de sensibilidade antimicrobiana. A emergência contínua de cepas de *N. gonorrhoeae* resistentes aos últimos antimicrobianos restantes é um desafio incrível à comunidade médica e ao mundo.[403] É necessário desenvolver novas estratégias multifacetadas para a prevenção e o controle da gonorreia, que incluam vigilância da resistência aos antibióticos, intensificação das triagens primária (p. ex., mulheres sexualmente ativas, HSH, cultura de espécimes genitais/extragenitais) e secundária (p. ex., triagem rotineira dos grupos de alto risco, tratamento/notificação rápida dos parceiros sexuais) e desenvolver abordagens/fármacos novos para o tratamento da doença (p. ex., esquemas combinados, parcerias e colaboração entre médicos/setores público e privado, incentivos legislativos/regulatórios para as indústrias que desenvolvem fármacos).[403,623,624,626,706]

A azitromicina também é eficaz para tratar infecções gonocócicas sem complicações, mas o desenvolvimento de resistência de N. gonorrhoeae aos macrolídios é uma preocupação real.[71,406,629] No passado, a dose oral de 2 g de azitromicina era usada para tratar infecções gonocócicas e, hoje em dia, a dose oral de 1 g é administrada para tratar infecções por Chlamydia depois do tratamento da gonorreia. Falências terapêuticas clínicas depois do uso da dose única de 1 g de azitromicina foram documentadas nos pacientes infectados por cepas de gonococos com CIM de 0,125 a 0,5 μg/mℓ de azitromicina.[634] Essas cepas com sensibilidade reduzida à azitromicina foram demonstradas nos EUA e outros países a partir de meados da década de 1990.[706] De acordo com os dados de 2007 do GISP, 0,4% das cepas isoladas nos EUA tinha CIM ≥ 2 μg/mℓ de azitromicina e 30% tinham CIM ≥ 0,5 μg/mℓ deste antibiótico.[135] No Japão, mais de 60% das cepas de N. gonorrhoeae isoladas em 2007 e 2008 tinham CIM ≥ 0,5 μg/mℓ para azitromicina. Em 2004, as cepas de gonococos altamente resistentes à azitromicina (CIM ≥ 256 μg/mℓ) foram isoladas na Escócia e, ao longo dos 3 a 4 anos seguintes, estas mesmas cepas apareceram na Inglaterra, no País de Gales e na Itália.[154,506,601] Na Escócia, a porcentagem de cepas com resistência alta à azitromicina aumentou de 0,3% em 2004 para 3,9% em 2007. Em vista da prevalência crescente de gonococos com CIM altas para azitromicina e do surgimento de cepas com resistência alta a este antibiótico, é duvidoso se uma dose única de 2 g de azitromicina seria eficaz para tratar infecções gonocócicas causadas por essas cepas específicas; além disto, o uso generalizado da azitromicina pode facilitar ainda mais o desenvolvimento de resistência.[706] As cepas com sensibilidade reduzida a azitromicina e outros macrolídios geralmente têm mutações, deleções ou inserções nos genes que codificam mecanismos de efluxo por bombas, mutações de um ou mais dos genes erm metilase do rRNA 23S, ou mutações ribossômicas do rRNA 23S.[481,537,718] O CLSI não estabeleceu os limites de corte dos testes de sensibilidade da N. gonorrhoeae, enquanto o GISP classifica as cepas com CIM ≥ 2 μg/mℓ de azitromicina entre as bactérias que têm sensibilidade reduzida a este antibiótico.[135]

Hoje em dia, o CLSI recomenda diluição em ágar ou difusão como método para realizar testes de sensibilidade antimicrobiana com N. gonorrhoeae.[160] O meio recomendado é o ágar GC básico acrescido de suplementos de crescimento definidos a 1% (p. ex., Isovitalex®). O meio de crescimento sem cisteína deve ser usado para testar carbapenêmicos ou combinações que contenham clavulanato. O inóculo (equivalente ao padrão de turbidez de McFarland de 0,5) deve ser preparado em caldo de Müeller-Hinton ou PBS a 0,9% com pH de 7,0 a partir de uma suspensão direta de colônias usando uma cultura em placa de ágar-chocolate, que foi incubada com CO_2 a 5% por 20 a 24 horas. As placas de diluição em ágar devem ser incubadas nas mesmas condições de temperatura (36 +/− 1°C), atmosfera e tempo. A técnica de difusão em disco utiliza ágar CG básico com suplementos de crescimento definidos a 1% (com a técnica de difusão em disco, o meio isento de cisteína não é necessário para testar carbapenêmicos e compostos contendo clavulanato). Os limites de corte estão disponíveis para a interpretação dos métodos de diluição em ágar e difusão em disco. As cepas de gonococos com CIM ≤ 0,25 μg/mℓ para ceftriaxona são consideradas sensíveis. Além dos procedimentos recomendados pelo CLSI para difusão em disco e diluição em ágar, também foram publicadas técnicas de Etest® (bioMérieux, Inc.) para realizar testes de sensibilidade antimicrobiana de N. gonorrhoeae.[668,712,II]

N. meningitidis

Apesar do isolamento ocasional de cepas de N. meningitidis com sensibilidade reduzida à penicilina, penicilina G ainda é o fármaco preferido para tratar meningite meningocócica nos EUA, tendo em vista que a maioria das cepas é sensível a este antibiótico e à ampicilina. Para tratar infecções meningocócicas graves, a penicilina G parenteral (300.000 unidades/kg/dia) deve ser administrada por 10 a 14 dias. Cloranfenicol (100 mg/kg/dia, até 4 g/dia) é uma alternativa para os pacientes alérgicos à penicilina. As cefalosporinas de terceira geração (ceftriaxona, cefotaxima e ceftazidima) alcançam níveis no LCR várias ordens de magnitude acima da sensibilidade do meningococo a estes antibióticos. A duração do tratamento pode variar até certo ponto com as manifestações clínicas da doença e a resposta do paciente. Hoje em dia, quando o meningococo é sensível aos antibióticos citados antes, geralmente é suficiente tratar por 10 a 14 dias. Atualmente, a ceftriaxona é a cefalosporina de terceira geração preferida para tratar doença meningocócica. Nas crianças, a ceftriaxona é administrada na dose de 25 mg/kg (dose máxima de 1 g) a cada 12 horas por via IV. Nos adultos, a dose de 1 g de ceftriaxona é administrada por via IV a cada 12 horas. Além do tratamento com antibiótico, os pacientes com doença meningocócica grave necessitam de cuidados intensivos, inclusive estabilização do estado de choque e monitoramento cuidadoso dos sinais vitais para detectar complicações (p. ex., SARA, sequelas neurológicas, pericardite).[665] Tratamentos adjuvantes mais recentes, inclusive

---

[II]N. R. T. O Brasil não tem um programa nacional de vigilância gonocócica. Em relação à resistência antimicrobiana, um relatório da OMS apresentando resultados de um levantamento de 2.936 isolados obtidos no Brasil de 2000 a 2009 indicou que, durante tal período, as taxas de resistência ao ciprofloxacino foram inferiores a 6%. As taxas de resistência à azitromicina variaram de 6 a 22% no período do estudo. No entanto, não está claro se tais dados são representativos para todo o país, uma vez que não há informações sobre a origem geográfica dos isolados ou a estratégia de amostragem disponível. O mesmo relatório descreveu sete isolados obtidos em Manaus em 2007 apresentando menor susceptibilidade à ceftriaxona (CIM > 0,25 μg/mℓ). Poucos anos depois, foi observado que a resistência ao ciprofloxacino atingiu 17% em um estudo conduzido no Rio de Janeiro com 152 cepas isoladas de pacientes com gonorreia, entre 2006 e 2010. Mais recentemente (2011 a 2012), entre os 201 isolados de N. gonorrhoeae obtidos de pacientes com uretrite e cervicite em uma instalação de serviço de saúde em Minas Gerais, 21% eram resistentes ao ciprofloxacino e 5% eram resistentes à azitromicina. (Costa-Lourenço APR et al. Antimicrobial resistance in Neisseria gonorrhoeae: history, molecular mechanisms and epidemiological aspects of an emerging global threat. Br J Microbiol. 2017; 18:617-28.

proteína de aumento da permeabilidade/proteína bactericida humana recombinante, mostraram-se promissores para evitar falência de múltiplos órgãos secundária à endotoxemia.[269] Outros agentes biológicos como anticorpos monoclonais dirigidos contra endotoxina ou citocinas envolvidas no choque séptico meningocócico (p. ex., IL-1, IL-6, TNF-α) também podem desempenhar um papel importante como intervenções terapêuticas adjuvantes.[187,665,683]

Apesar do fato de que a grande maioria das cepas, especialmente nos EUA, ainda é sensível à penicilina, existem evidências crescentes de que os perfis de sensibilidade antimicrobiana de N. meningitidis estejam mudando. No passado, as cepas de N. meningitidis sensíveis à penicilina tinham CIM ≤ 0,06 μg/mℓ de penicilina. Em 1983, Dillon et al.[199] no Canadá isolaram a primeira cepa de meningococo produtor de betalactamase de um espécime urogenital. Essa cepa continha o plasmídio de betalactamase de 4,5 MDa do gonococo e o plasmídio conjugativo de 24,5 MDa. Mais tarde, havia apenas três outras cepas de N. meningitidis produtoras de betalactamase descritas na literatura: duas foram isoladas em 1988 de dois pacientes com meningite na África do Sul e a quarta cepa foi isolada em 1989 de um paciente na Espanha.[87,252] As cepas betalactamase-positivas têm CIM > 256 μg/mℓ para penicilina. Em 1987, pesquisadores isolaram uma cepa de N. meningitidis na Espanha, que tinha diminuído sua sensibilidade à penicilina (CIM > 0,06 μg/mℓ), mas era betalactamase-negativa.[549] Essas cepas são referidas como relativamente resistentes, moderadamente sensíveis, ou como bactérias que apresentam sensibilidade reduzida à penicilina. A maioria dos meningococos relativamente resistentes descritos faz parte do sorogrupo B ou C. Desde essa época, outras cepas com características semelhantes foram isoladas no Canadá, Inglaterra, Europa, Grécia, África do Sul, Bélgica e EUA.[68,76,95,99,214,647,654,671,705] Em 1997, a vigilância ativa dos CDC acumulou 90 cepas isoladas de 121 casos com doença meningocócica notificada. Dentre esses, três cepas (< 3%) eram moderadamente sensíveis à penicilina com CIM de 0,12 μg/mℓ.[545] Dentre as 87 cepas restantes sensíveis à penicilina, 49 tinham CIM de 0,06 μg/mℓ. Embora as cepas sensíveis à penicilina tenham CIM ≤ 0,06 μg/mℓ, as cepas com sensibilidade reduzida a este antibiótico têm CIM na faixa de 0,10 a 1,0 μg/mℓ.[545,550] Nos estudos que avaliaram a prevalência dessas cepas, a sensibilidade reduzida à penicilina foi definida como cepas com CIM ≥ 0,125 μg/mℓ de penicilina. As cepas de N. meningitidis com sensibilidade reduzida à penicilina são agora encontradas em todo o mundo.

Aparentemente, a sensibilidade reduzida à penicilina das cepas de N. meningitidis moderadamente resistentes é devida à redução da ligação da penicilina por alterações da PBP 2 da parece bacteriana do meningococo, que é codificada pelo gene penA desta bactéria.[33,364,617,636] Formas semelhantes de baixa afinidade da PBP 2 também são encontradas nas cepas resistentes à penicilina de outras espécies de Neisseria, inclusive N. lactamica, N. flavescens, N. polysaccharea e N. gonorrhoeae. Nas cepas de N. meningitidis, as formas alteradas de baixa afinidade da PBP 2 aparentemente se originaram de eventos de recombinação, que resultaram na substituição das sequências do gene penA meningocócico original por material correspondente fornecido pelas espécies de Neisseria comensais.[90,551,598] Essas alterações de sequência do gene penA meningocócico original resultam em genes penA com estruturas de mosaico, que contêm as sequências das cepas de Neisseria comensais. A alteração de apenas alguns aminoácidos do gene penA são necessárias para reduzir a afinidade da PBP 2 pela penicilina.[597] Hoje em dia, o significado clínico da sensibilidade reduzida à penicilina de N. meningitidis ainda não está definido. Embora falências terapêuticas e índices mais altos de complicações tenham sido observados nos pacientes infectados por cepas relativamente resistentes, a administração de doses mais altas de penicilina tem sido clinicamente eficaz.[646] As cefalosporinas de terceira geração (i. e., ceftriaxona, cefotaxima) são eficazes contra as cepas de N. meningitidis sensíveis à penicilina e moderadamente resistentes à penicilina, mas as CIM de alguns antibióticos para as cepas moderadamente sensíveis – especialmente cefuroxima, aztreonam e imipeném – podem ser significativamente mais altas que as das cepas sensíveis. Em 2001, pesquisadores descreveram na Polônia uma cepa do sorogrupo B com CIM de 2 μg/mℓ para penicilina e, em 2005, uma cepa de meningococo do sorogrupo C com CIM de 1,5 μg/mℓ para este antibiótico (método Etest®) também foi isolada na Bélgica.[234,286] Com a prevalência crescente das cepas de N. meningitidis com sensibilidade reduzida à penicilina e o surgimento de cepas resistentes com CIM altas para este antibiótico, a função da penicilina no tratamento da doença meningocócica quase certamente terá alterações notáveis nos próximos anos.

Recentemente, surgiram relatos comprovando resistência às fluoroquinolonas entre as cepas de N. meningitidis. Em 2000, uma cepa de N. meningitidis com sensibilidade reduzida ao ciprofloxacino (CIM de 0,25 μg/mℓ) foi isolada de uma mulher de 19 anos com doença meningocócica na Austrália.[567] Em geral, as cepas sensíveis ao ciprofloxacino têm CIM ≤ 0,03 μg/mℓ. A amplificação por PCR e o sequenciamento do gene gyrA dessa cepa revelou uma diferença de três nucleotídios em comparação com as cepas naturais sensíveis a este antibiótico. A sensibilidade reduzida às fluoroquinolonas, especialmente ao ciprofloxacino, foi demonstrada em cepas de N. meningitidis do sorogrupo B na França e na Espanha, do sorogrupo C na Austrália, do sorogrupo Y na Argentina e do sorogrupo A na Índia.[15,152,166,324,567,584] Um caso de meningite causada por uma cepa do sorogrupo A resistente ao ciprofloxacino também foi confirmado em um viajante oriundo da Itália, que adquiriu a infecção em Nova Déli, Índia.[388] Como mencionado anteriormente, durante os anos de 2007 e 2008, foram notificados três casos de doença meningocócica causada por cepas do sorogrupo B resistentes ao ciprofloxacino nos estados de North Dakota e Minnesota.[136,708] O primeiro caso estava relacionado epidemiologicamente com outro caso que ocorrera na mesma região em 2006, com exceção de que a cepa em questão não tinha a mutação do gene gyrA, que confere resistência às fluoroquinolonas. As mutações do gene gyrA parecem ser eventos genéticos que resultam na resistência a esses antibióticos, uma vez que os mecanismos de efluxo de bomba dessas cepas parecem estar preservados.[117] Por isso, o ciprofloxacino não é mais recomendado como quimioprofilaxia para doença meningocócica nas regiões dos EUA, nas quais foram isoladas cepas resistentes. As cepas de N. meningitidis também têm apresentado resistência a outros antibióticos. A resistência de alto nível ao cloranfenicol foi relatada nas cepas isoladas da França e do Vietnã.[256] O temor quanto à disseminação da resistência ao cloranfenicol justifica-se, porque este fármaco é o tratamento principal para meningite na África Subsaariana.[592] A resistência de alto nível às sulfonamidas – utilizadas profilaticamente no passado – hoje é generalizada e pode ser encontrada comumente entre alguns clones epidêmicos de N. meningitidis do sorogrupo A.[592] Em um estudo realizado na Espanha, 43,6% das 55 cepas isoladas de pacientes e portadores eram resistentes a SXT.[251] O desenvolvimento de resistência à rifampicina também foi demonstrado, mesmo durante a administração profilática deste antibiótico.[165] A resistência à rifampicina desenvolve-se em consequência de alterações da permeabilidade da membrana celular, ou de mutações do gene rpoB, que codifica a subunidade β da RNA-polimerase do meningococo.[1,602] A resistência dos meningococos à tetraciclina é atribuída à aquisição do determinante de resistência à tetraciclina tetM.[645]

O CLSI publicou os métodos de microdiluição em caldo, diluição em ágar e difusão em disco para a realização de testes de sensibilidade antimicrobiana padronizados para N. meningitidis.[161,675] O método de microdiluição em meio líquido utiliza caldo de Müeller-Hinton suplementado com cátions e sangue equino lisado (2,5 a 5%, v/v), enquanto as técnicas de diluição em ágar e difusão em disco usam ágar de Müeller-Hinton suplementado com sangue de carneiro a 5%. O inóculo usado com esses três métodos é preparado a partir de uma suspensão direta de colônias ajustadas ao padrão de turbidez de McFarland de 0,5, que é retirada de uma subcultura em ágar-chocolate incubada a 35°C com CO_2 a 5%. Os limites de corte das CIM e os correspondentes de CIM para o método de difusão em disco estão disponíveis para penicilina e ampicilina, cefotaxima, ceftriaxona, meropeném, azitromicina, minociclina, fluoroquinolonas (i. e., levofloxacino, ciprofloxacino), SXT, sulfisoxazol, cloranfenicol e rifampicina. O Etest® também pode ser valioso para determinar a sensibilidade antimicrobiana de algumas cepas de meningococos.[169,436,676,III]

Sensibilidade antimicrobiana de *Moraxella catarrhalis*

O surgimento e a disseminação da resistência aos antimicrobianos entre as espécies de *Neisseria* patogênicas também se refletiram na sensibilidade antimicrobiana das cepas de *M. catarrhalis*. Até meados da década de 1970, essa bactéria era amplamente sensível aos antibióticos. A primeira cepa de *M. catarrhalis* betalactamase-positiva foi isolada em 1976; no final dessa década, cerca de 75% das cepas produziam enzimas betalactamases. Em todo o mundo, a porcentagem de cepas de *M. catarrhalis* produtoras de betalactamases oscila entre 80 e 100%.[60] Um estudo realizado por Doern e Tubert demonstrou que os testes cromogênicos para cefalosporina (nitrocefin) em tubo e disco tinham sensibilidade superior para detectar betalactamase e o teste cromogênico para cefalosporinas em disco de nitrocefin foi adotado por muitos laboratórios.[205] Estudos das enzimas betalactamases de *M. catarrhalis* demonstraram que três tipos de enzimas são encontrados nas cepas desta bactéria. Essas enzimas são conhecidas como BRO-1 (ou tipo Ravisio), BRO-2 (ou tipo 1908) e BRO-3.[81,228,566] A BRO-3 é um precursor da membrana das outras duas enzimas BRO. O apelido "BRO" é uma abreviatura de "BRanhamella" e "mOraxella", porque betalactamases semelhantes são encontradas também nas moraxelas baciliformes. As cepas de *M. catarrhalis* produzem BRO-1 ou BRO-2 e estas enzimas podem ser diferenciadas por focalização isoelétrica. As cepas que produzem enzimas BRO-1 constituem cerca de 90% das *M. catarrhalis* produtoras de betalactamases isoladas de espécimes clínicos, enquanto as cepas que produzem BRO-2 constituem os 10% restantes.[213] A análise molecular da produção de betalactamases indica que a enzima BRO-1 seja codificada por um único gene cromossômico (*bla*), que codifica um polipeptídio com 314 aminoácidos.[82] A análise das sequências dos genes *bla* originados das cepas que produzem BRO-1 e BRO-2 difere em cinco bases de nucleotídios, que resultam na diferença de apenas um aminoácido na sequência destas duas enzimas B. Contudo, pesquisadores encontraram uma deleção de 21 pares de bases na região promotora do gene da BRO-2. As diferenças nas CIM das cepas de *M. catarrhalis* que produzem BRO-1 e BRO-2 podem ser explicadas pelos níveis mais baixos de produção desta última enzima, em consequência da deleção da região promotora, embora a estrutura e as atividades enzimáticas das duas enzimas sejam semelhantes.[82] Os pacientes infectados por cepas de *M. catarrhalis* produtoras de betalactamase BRO-2 também respondem clinicamente à ampicilina e à penicilina. A BRO-1 tem peso molecular de cerca de 32,5 kDa. As variações dos pesos moleculares relatados dessa enzima (28 a 41 kDa) são explicadas pela existência de formas de BRO-1 livre e associada a lipídios.[80] O gene *bla* pode estar associado a um transpóson e pode ser transferível por mecanismo conjugativo ou transformativo.[80] Estudos *in vitro* indicaram que as betalactamases de *M. catarrhalis* possam atuar indiretamente na virulência quando inativam a penicilina ou a ampicilina administrada para tratar outras infecções das vias respiratórias, inclusive pneumonia pneumocócica.[308]

Estudos publicados durante a década de 1990 com cepas isoladas nos EUA e no exterior indicaram que as cepas de *M. catarrhalis* geralmente sejam resistentes a penicilina, ampicilina e amoxicilina, mas seriam sensíveis a amoxicilina-clavulanato, cefalosporinas orais e parenterais de segunda e terceira gerações (i. e., cefixima e cefaclor), macrolídios, tetraciclinas e rifampicina.[77,204,241,554,634] Esse padrão de sensibilidade tem permanecido estável, conforme demonstrado nos estudos mais recentes com *M. catarrhalis* avaliadas pelo US Sentry Antimicrobial Surveillance Program e em outros países (p. ex., Itália, Turquia).[189,228,340,434] Embora a maioria das cepas seja sensível às fluoroquinolonas, resistência tem sido observada entre algumas cepas isoladas de pacientes que usaram estes antibióticos por períodos longos.[188,201] Além

---

[III] N. R. T. Como comentado anteriormente, o Brasil tem poucos dados epidemiológicos publicados. Em 2012, dados laboratoriais sobre 4.735 cepas de *N. meningitidis* foram publicados, tendo sido coletados e relatados pelos Laboratórios Nacionais de Referência em 19 países da América Latina, além do Centro de Epidemiologia do Caribe (CAREC), entre 2006 e 2010, como parte do trabalho realizado pela rede SIREVA II. O Brasil contribuiu com 3.081 cepas (65,1%), sendo 66% do sorogrupo C e 26,7% do sorogrupo B. Sorogrupos W135 e Y representavam 5,2 e 1,9% dos isolados, respectivamente. Neste estudo observou-se que 14,5% dos isolados caracterizados entre 2006 e 2010 apresentaram resistência intermediária a penicilina e não foram encontrados isolados totalmente resistentes. Mais de 99% dos isolados foram suscetíveis à rifampicina e os isolados intermediários e resistentes foram raros. (Ibarz-Pavón AB *et al*. Laboratory-based surveillance of *Neisseria meningitidis* isolates from disease cases in Latin American and Caribbean countries, SIREVA II 2006–2010. PLoS ONE. 2012; 7(8): e44102.)

das variações na produção de betalactamases, pesquisadores não observaram quaisquer diferenças notáveis na sensibilidade antimicrobiana das cepas de *M. catarrhalis* isoladas em vários países.[188,189,228] Algumas cepas raras dessa bactéria podem ser resistentes a tetraciclinas, macrolídios ou SXT.[227]

Em 2010, o CLSI publicou diretrizes relativas aos testes de sensibilidade antimicrobiana para *M. catarrhalis*.[159] O teste de microdiluição em meio líquido é realizado a partir de uma suspensão direta de colônias com padrão de turbidez de McFarland de 0,5, inoculada em caldo Müeller-Hinton com concentração de cátions ajustada. Os testes são incubados a 35°C em ar ambiente por 20 a 24 horas. Os limites de corte estão disponíveis para amoxicilina-clavulanato, cefalosporinas orais (*i. e.*, cefaclor) e parenterais (*i. e.*, cefuroxima, cefotaxima, ceftazidima, ceftriaxona) de terceira geração, macrolídios (*i. e.*, azitromicina, claritromicina, eritromicina), quinolonas (*i. e.*, ciprofloxacino, levofloxacino), tetraciclina, clindamicina, SXT, cloranfenicol e rifampicina. A inexistência de cepas *M. catarrhalis* resistentes a vários antibióticos impede que se definam outras categoriais de resultados além de "sensíveis". Antes que se dispusesse de um método padronizado para realizar testes de sensibilidade antimicrobiana com essa bactéria, observava-se que os testes de diluição em caldo para ampicilina, penicilina G, cefalotina, cefamandol, cefuroxima e cefaclor eram altamente dependentes do inóculo, em razão da produção de quantidades variadas de betalactamases.

No Capítulo 17, o leitor pode encontrar informações mais detalhadas sobre os testes de sensibilidade antimicrobiana desses microrganismos.

REFERÊNCIAS BIBLIOGRÁFICAS

1. Abadi FJ, Carter PE, Cash P, et al. Rifampin resistance in *Neisseria meningitidis* due to alterations in membrane permeability. Antimicrob Agents Chemother 1996;40:646–651.
2. Abdolrasouli A, Amin A, Baharsefat M, et al. *Moraxella catarrhalis* associated with acute urethritis imitating gonorrhea acquired by oral-genital contact. Int J STD AIDS 2007;18:579–580.
3. Abuhammour WM, Abdel-Haq NM, Asmar BI, et al. *Moraxella catarrhalis* bacteremia: a 10-year experience. South Med J 1999;92:1071–1074.
4. Agarwal MP. Purpura fulminans caused by meningococcemia. CMAJ 2010;182:E18.
5. Agarwal P, Yellachich D, Kirkpatrick N. Retinal detachment following meningococcal enophthalmitis. Eye 2007;21:450–451.
6. Agraharkar M, Fahlen M, Siddiqui M, et al. Waterhouse-Friderichsen syndrome and bilateral cortical necrosis in meningococcal sepsis. Am J Kidney Dis 2000;36:396–400.
7. Aguado JM, Vada J, Zuniga M. Meningococcemia: an undescribed cause of community-acquired bacteremia in patients with acquired immunodeficiency syndrome (AIDS) and AIDS-related complex. Am J Med 1990;88:314.
8. Aguilera JF, Perrocheau A, Meffre A, et al. Outbreak of serogroup W-135 meningococcal disease after the Hajj pilgrimage, Europe, 2000. Emerg Infect Dis 2002;8:761–767.
9. Ahmed A, Broides A, Givon-Lavi N, et al. Clinical and laboratory aspects of *Moraxella catarrhalis* bacteremia in children. Pediatr Infect Dis J 2008;27:459–461.
10. Akduman D, Ehret JM, Messina K, et al. Evaluation of the strand displacement amplification assay (BD ProbeTec-SDA) for detection of *Neisseria gonorrhoeae* in urine specimens. J Clin Microbiol 2002;40:281–283.
11. Akkinepally S, Douglass E, Moreno A. Tricuspid valve gonococcal endocarditis: fourth case report. Int J Infect Dis 2010;14(Suppl 3):e196–e197.
12. Ala'aldeen DA, Neal KR, Ait-Tahar K, et al. Dynamics of meningococcal long-term carriage among university students and their implications for mass vaccination. J Clin Microbiol 2000;38:2311–2316.
13. Al-Anazi KA, Al-Fraih FA, Chaudhri NA, et al. Pneumonia caused by *Moraxella catarrhalis* in haematopoietic stem cell transplant patients: report of two cases and review of the literature. Libyan J Med 2007;2:144–147.
14. Albert C, Brocq O, Gerard D, et al. Septic knee arthritis after intra-articular hyaluronate injection: two case reports. Joint Bone Spine 2006;73:205–207.
15. Alcala B, Salcedo C, de la Fuente L, et al. *Neisseria meningitidis* showing decreased susceptibility to ciprofloxacin: first report in Spain. J Antimicrob Chemother 204;53:409.
16. Alexander S, Coelho da Silva F, Manuel R, et al. Evaluation of strategies for confirming *Neisseria gonorrhoeae* nucleic acid amplification tests. J Med Microbiol 2011;60:909–912.
17. Alexander S, Ison C. Evaluation of commercial kits for the identification of *Neisseria gonorrhoeae*. J Med Microbiol 2005;54:827–831.
18. Alexander S, Martin IM, Fenton K, et al. The prevalence of proline iminopeptidase negative *Neisseria gonorrhoeae* throughout England and Wales. Sex Transm Infect 2006;82:280–282.
19. Ali M, McAdam B. *Neisseria meningitidis* endocarditis: a case report and review of the literature. Scand J Infect Dis 2011;43:747–749.
20. Ameyama S, Onodera S, Takahata M, et al. Mosaic-like structure of penicillin binding protein 2 gene (*penA*) in clinical isolates of *Neisseria gonorrhoae* with reduced susceptibility to cefixime. Antimicrob Agents Chemother 2002;46:3744–3749.
21. Amsel BJ, Moulijn AC. Nonfebrile mitral valve endocarditis due to *Neisseria subflava*. Chest 1996;109:280–282.
22. Anan NT, Boag FC. Outpatient management of severe gonococcal ophthalmia without genital infection. Int J STD AIDS 2008;19:573–574.
23. Anand CM, Ashton F, Shaw H, et al. Variability in growth of *Neisseria polysaccharea* on colistin-containing selective media for *Neisseria* spp. J Clin Microbiol 1991;29:2434–2437.
24. Anand CM, Gubash SM. Evaluation of the GO slide (Roche) growth transport system for isolation of *Neisseria gonorrhoeae* from clinical specimens. J Clin Microbiol 1986;24:96–98.
25. Anand CM, Gubash SM, Shaw H. Serologic confirmation of *Neisseria gonorrhoeae* by monoclonal antibody-based coagglutination reagents. J Clin Microbiol 1988;26:2283–2286.
26. Andersen BM, Steigerwalt AG, O'Connor SP, et al. *Neisseria weaveri* sp. nov., formerly CDC group M-5, a gram-negative bacterium associated with dog bite wounds. J Clin Microbiol 1993;31:2456–2466.
27. Andersen BM, Weyant RS, Steigerwalt AG, et al. Characterization of *Neisseria elongata* subsp. *glycolytica* isolates obtained from human wound specimens and blood cultures. J Clin Microbiol 1995;33:76–78.
28. Andersen J, Lind I. Characterization of *Neisseria meningitidis* isolates and clinical features of meningococcal conjunctivitis in ten patients. Eur J Clin Microbiol Infect Dis 1994;13:388–393.
29. Anderson MD, Miller LK. Endocarditis due to *Neisseria mucosa*. Clin Infect Dis 1993;16:184.
30. Andreoli CM, Wiley HE, Durand ML, et al. Primary meningococcal conjunctivitis in an adult. Cornea 2004;23:738–739.
31. Andrews TD, Gojobori T. Strong positive selection and recombination drive the antigenic variation of the PilE protein of the human pathogen *Neisseria meningitidis*. Genetics 2004;37:1146–1158.
32. Anonymous. Meningococcal disease, serogroup W-135, Burkina Faso. Preliminary report, 2002. Weekly Epidemiol Rec 2002;77:152–155.
33. Antignac A, Kriz P, Tzanakaki J, et al. Polymorphism of *Neisseria meningitidis penA* gene associated with reduced susceptibility to penicillin. J Antimicrob Chemother 2001;47:285–296.
34. Apfalter P, Horler R, Nehrer S. *Neisseria meningitidis* serogroup W-135 primary monoarthritis of the hip in an immunocompetent child. Eur J Clin Microbiol Infect Dis 2000;19:475–476.
35. Apicella MA. *Neisseria meningitidis*. In Mandell GL, Bennett JE, Dolin R, eds. Mandell, Douglas, and Bennett's Principles and Practice of Infectious Diseases. 7th Ed. New York, NY: Churchill Livingstone, 2010:2737–2752.
36. Apisarnthanarak A, Dunagan WC, Dunne WN Jr. *Neisseria elongata* subsp. *elongata*, as a cause of human endocarditis. Diagn Microbiol Infect Dis 2001;39:265–266.
37. Arbique JC, Forward KR, LeBlanc J. Evaluation of four commercial transport media for the survival of *Neisseria gonorrhoeae*. Diagn Microbiol Infect Dis 2000;36:163–168.
38. Arias IM, Henning TD, Alba LM, et al. A meningococcal endocarditis in a patient with Sweet's syndrome. Int J Cardiol 2007;117:e51–e52.
39. Arreaza L, Salcedo C, Alcala B, et al. What about antibiotic resistance in *Neisseria lactamica*. J Antimicrob Chemother 2002;49:545–547.
40. Ashford WA, Potts DW, Adams HJ, et al. Spectinomycin-resistant penicillinase-producing *Neisseria gonorrhoeae*. Lancet 1981;2:1035–1037.
41. Assier H, Chosidow O, Rekacewicz I, et al. Chronic meningococcemia in acquired immunodeficiency infection. J Am Acad Dermatol 1993;29:793–794.
42. Assimacopoulos AP. Epidural abscess, discitis and vertebral osteomyelitis caused by *Neisseria subflava*. S D Med 2007;60:265–269.

43. Athena-Limnios E, Nguyen NL, Ray S, et al. Dynamics of appearance and expansion of a prolyliminopeptidase-negative subtype among *Neisseria gonorrhoeae* isolates collected in Sydney, Australia, from 2002 to 2005. J Clin Microbiol 2006;44:1400–1404.
44. Athlin S, Vikerfors T, Fredlund H, et al. Atypical clinical presentation of laboratory-acquired meningococcal disease. Scand J Infect Dis 2007;39:911–921.
45. Australian Gonococcal Surveillance Programme (AGSP). Annual report of the Australian Gonococcal Surveillance Program, 2009. Comm Dis Intell Q Rep 2010;34:89–95.
46. Bachmann LH, Johnson RE, Cheng H, et al. Nucleic acid amplification tests for diagnosis of *Neisseria gonorrhoeae* oropharyngeal infections. J Clin Microbiol 2009;42:902–907.
47. Bachmann LH, Johnson RE, Cheng H, et al. Nucleic acid amplification tests for diagnosis of *Neisseria gonorrhoeae* and *Chlamydia trachomatis* rectal infections. J Clin Microbiol 2010;48:1827–1832.
48. Baethgen LF, Weidlich L, Moraes C, et al. Epidemiology of meningococcal disease in southern Brazil from 1995 to 2003, and molecular characterization of *Neisseria meningitidis* using multilocus sequence typing. Trop Med Int Health 2008;13:31–40.
49. Bakir M, Yagci A, Ulger N, et al. Asymptomatic carriage of *Neisseria meningitidis* and *Neisseria lactamica* in relation to *Streptococcus pneumoniae* and *Haemophilus influenzae* colonization in healthy children: apropos of 1400 children sampled. Eur J Epidemiol 2001;17:1015–1018.
50. Bakri F, Brauer AL, Sethi S, et al. Systemic and mucosal antibody response to *Moraxella catarrhalis* following exacerbations of chronic obstructive pulmonary disease. J Infect Dis 2002;185:632–640.
51. Balaskas K, Potamitou D. Endogenous endophthalmitis secondary to bacterial meningitis from *Neisseria meningitidis*: a case report and review of the literature. Cases J 2010;2:149–152.
52. Baraldes MA, Domingo P, Barrio JL, et al. Meningitis due to *Neisseria subflava*: case report and review. Clin Infect Dis 2000;30:615–617.
53. Barbe G, Babolat M, Boeufgras JM, et al. Evaluation of API NH, a new 2-hour system for identification of *Neisseria* and *Haemophilus* species and *Moraxella catarrhalis* in a routine clinical laboratory. J Clin Microbiol 1994;32:187–189.
54. Barlow D. The diagnosis of oropharyngeal gonorrhoea. Genitourin Med 1997;73:16–17.
55. Barquet N, Gasser I, Domingo P, et al. Primary meningococcal conjunctivitis: report of 21 patients and review. Rev Infect Dis 1990;12:838–847.
56. Barrett SJ, Schlater LK, Montali RJ, et al. A new species of *Neisseria* from iguanid lizards, *Neisseria iguanae* sp. nov. Lett Appl Microbiol 1994;18:200–202.
57. Baselier MR, van Keulen PH, van Wijngaarden P, et al. Meningococcal pericarditis and tamponade. Neth J Med 2004;62:134–136.
58. Bechtel K. Sexual abuse and sexually transmitted infections in children and adolescents. Curr Opin Pediatr 2010;22:94–99.
59. Beddek AJ, Li MS, Kroll JS, et al. Evidence for capsular switching between carried and disease-causing *Neisseria meningitidis* strains. Infect Immun 2009;77:2989–2994.
60. Beekmann SE, Heilmann KP, Richter SS, et al. Antimicrobial resistance in *Streptococcus pneumoniae*, *Haemophilus influenzae*, *Moraxella catarrhalis* and group A β-hemolytic streptococci in 2002–2003. Results of the multinational GRASP Surveillance Program. Int J Antimicrob Agents 2005;25:148–156.
61. Belland RJ, Morrison SG, Ison C, et al. *Neisseria gonorrhoeae* acquires mutations in analogous regions of *gryA* and *ParC* in fluoroquinolone-resistant isolates. Mol Microbiol 1994;14:371–380.
62. Benes J, Dzupova O, Kabelkova M, et al. Infective endocarditis due to *Neisseria meningitidis*: two case reports. Clin Microbiol Infect 2003;9:1062–1064.
63. Benes J, Dzupova O, Krizova P, et al. Tricuspid valve endocarditis due to *Neisseria cinerea*. Eur J Clin Microbiol Infect Dis 2003;22:106–107.
64. Bennett JS, Griffiths DT, McCarthy ND, et al. Genetic diversity and carriage dynamics of *Neisseria lactamica* in infants. Infect Immun 2005;73:2424–2432.
65. Bennett JS, Jolley KA, Sparling PF, et al. Species status of *Neisseria gonorrhoeae*: evolutionary and epidemiological inferences from multilocus sequence typing. BMC Biol 2007;5:35.
66. Berger SA, Gorea A, Peysser MR, et al. Bartholin's gland abscess caused by *Neisseria sicca*. J Clin Microbiol 1988;26:1589.
67. Berrocal AM, Scott IU, Miller D, et al. Endophthalmitis caused by *Moraxella* species. Am J Ophthalmol 2001;132:788–790.
68. Bertrand S, Carion F, Wintjens R, et al. Evolutionary changes in antimicrobial resistance of invasive *Neisseria meningitidis* isolates in Belgium during the period 2000-2010: increasing prevalence of penicillin-non-susceptibility. Antimicrob Agents Chemother 2012;56:2268–2272.
69. Beverly A, Bailey-Griffin JR, Schwebke JR. InTray GC medium versus modified Thayer-Martin agar plates for diagnosis of gonorrhea from endocervical specimens. J Clin Microbiol 2000;38:3825–3826.
70. Bhavnagri S, Steele N, Massasso D, et al. Meningococcal-associated arthritis: infection versus immune-mediated. Intern Med J 2008;38:71–73.
71. Bignell C, Garley J. Azithromycin in the treatment of infection with *Neisseria gonorrhoeae*. Sex Transm Infect 2010;86:422–426.
72. Bilek N, Martin IM, Bell G, et al. Concordance between *Neisseria gonorrhoeae* genotypes recovered from known sexual contacts. J Clin Microbiol 2007;45:3564–3567.
73. Bjerknes R, Guttormsen HK, Solberg CO, et al. Neisserial porins inhibit human neutrophil actin polymerization, degranulation, opsonin receptor expression, and phagocytosis, but prime the neutrophils to increase their exidative burst. Infect Immun 1995;63:160–167.
74. Black CM, Driebe EM, Howard LA, et al. Multicenter study of nucleic acid amplification tests for detection of *Chlamydia trachomatis* and *Neisseria gonorrhoeae* in children being evaluated for sexual abuse. Pediatr Infect Dis J 2009;28:608–613.
75. Blackmore T, Herrera G, Shi S, et al. Characterization of prolyl iminopeptidase-deficient *Neisseria gonorrhoeae*. J Clin Microbiol 2005;43:4189–4190.
76. Blondeau JM, Ashton FE, Isaccson M, et al. *Neisseria meningitidis* with decreased susceptibility to penicillin in Saskatchewan, Canada. J Clin Microbiol 1995;33:1784–1786.
77. Blondeau JM, Suter M, Borsos S. Determination of the antimicrobial susceptibilities of Canadian isolates of *Haemophilus influenzae*, *Streptococcus pneumoniae*, and *Moraxella catarrhalis*. Canadian Antimicrobial Study Group. J Antimicrob Chemother 1999;43(Suppl A):25–30.
78. Bodasing N, Kennedy D. *Moraxella catarrhalis* bacteremia associated with *Mycoplasma pneumoniae* infection and pneumonia. Scand J Infect Dis 2002;34:851–852.
79. Bookstaver PD, Rudisill CN. Primary meningococcal arthritis as initial presentation in a previously undiagnosed HIV-infected patient. South Med J 2009;102:438–439.
80. Bootsma HJ, Aerts PC, Posthuma G, et al. *Moraxella (Branhamella) catarrhalis* BRO β-lactamase: a lipoprotein of gram-positive origin? J Bacteriol 1999;181:5090–5093.
81. Bootsma HJ, van Dijk H, Vauterin P, et al. Genesis of β-lactamase producing *Moraxella catarrhalis*: evidence for transformation-mediated horizontal transfer. Mol Microbiol 2000;36:93–104.
82. Bootsma HJ, Van Dijk H, Verhoef J, et al. Molecular characterization of the BRO β-lactamase of *Moraxella (Branhamella) catarrhlis*. Antimicrob Agents Chemother 1996;40:966–972.
83. Borrow R, Claus H, Chaudhry U, et al. *siaD* PCR ELISA for the confirmation and identification of serogroup Y and W135 meningococcal infections. FEMS Microbiol Lett 1998;159:209–214.
84. Borrow R, Claus H, Guiver M, et al. Non-culture diagnosis and serogroup determination of meningococcal B and C infection by a sialytransferase (*siaD*) PCR ELISA. Epidemiol Infect 1997;118:111–117.
85. Borrow R, Guiver M, Sadler F, et al. False-positive diagnosis of meningococcal infection by the IS*1106* PCR ELISA. FEMS Microbiol Lett 1998;162:215–218.
86. Borrow R, Joseh H, Andrews N, et al. Reduced antibody response to revaccination with meningococcal serogroup A polysaccharide vaccine in adults. Vaccine 2000;19:1129–1132.
87. Botha P. Penicillin-resistant *Neisseria meningitidis* in Southern Africa. Lancet 1988;1:54.
88. Bouquete MT, Marcos C, Saez-Nieto JA. Characterization of *Neisseria polysaccharea* sp. nov. (Riou, 1983) in previously identified noncapsulated strains of *Neisseria meningitidis*. J Clin Microbiol 1986;23:973–975.
89. Bovre K, Holten E. *Neisseria elongata* sp. nov., a rod-shaped member of the genus *Neisseria*. Re-evaluation of cell shape as a criterion for classification. J Gen Microbiol 1970;60:67–75.
90. Bowler LD, Zhang QY, Riou JY, et al. Interspecies recombination between the *penA* genes of *Neisseria meningitidis* and commensal *Neisseria* species during the emergence of penicillin resistance in *N. meningitidis*: natural events and laboratory simulation. J Bacteriol 1994;176:333–337.
91. Boyce JM, Mitchell EB. Difficulties in differentiating *Neisseria cinerea* from *Neisseria gonorrhoeae* in rapid systems used for identifying pathogenic *Neisseria* species. J Clin Microbiol 1985;22:731–734.
92. Boyce JM, Taylor MR, Mitchell EB, et al. Nosocomial pneumonia caused by a glucose-metabolizing strain of *Neisseria cinerea*. J Clin Microbiol 1985;21:1–3.
93. Brehony C, Jolley KA, Maiden MC. Multilocus sequence typing for global surveillance of meningococcal disease. FEMS Microbiol Rev 2007;31:15–26.
94. Brook I. Microbiology of sinusitis. Proc Am Thorac Soc 2011;8:90–100.
95. Brown EM, Fisman DN, Drews SJ, et al. Epidemiology of invasive meningococcal disease with decreased susceptibility to penicillin in Ontario, Canada, 2000–2006. Antimicrob Agents chemother 2010;54:1016–1021.

96. Brown S, Rawte P, Towns L, et al. Absence of proliliminopeptidase-negative *Neisseria gonorrhoeae* strains in Ontario, Canada. Can Comm Dis Rep 2008;34:1–4.
97. Bruge J, Bouveret-LeCam N, Danve B, et al. Clinical evaluation of a group B meningococcal N-propionylated polysaccharide conjugate vaccine in adult, male volunteers. Vaccine 2004;22:1087–1096.
98. Bruisten SM, Noordhoek GT, van den Brule AJ, et al. Multicenter validation of the *cppB* gene as a PCR target for detection of *Neisseria gonorrhoeae*. J Clin Microbiol 2004;42:4332–4334.
99. Brunen A, Peetermans W, Verhagen J, et al. Meningitis due to *Neisseria meningitidis* with intermediate susceptibility to penicillin. Eur J Clin Microbiol Infect Dis 1993;12:969–970.
100. Brunham RC. The concept of core and its relevance to the epidemiology and control of sexually transmitted diseases. Sex Transm Dis 2000;18:67–68.
101. Brunham RC, Pavonen J, Stevens CE, et al. Mucopurulent cervicitis—the ignored counterpart in women of urethritis in men. N Engl J Med 1984;311:1–6.
102. Brunham RC, Plummer F, Slaney L, et al. Correlation of auxotype and protein I type with expression of disease due to *Neisseria gonorrhoeae*. J Infect Dis 1985;152:339–343.
103. Buijze G, Snoep AW, Brevoord J. Serogroup C meningococcal osteomyelitis: a case report and review of the literature. Pediatr Infect Dis J 2009;28:929–930.
104. Burgis JT, Nawaz H III. Diseminated gonococcal infection in pregnancy presenting as meningitis and dermatitis. Obstet Gynecol 2006;108:798–801.
105. Buttcher V, Welsh T, Willmitzer L, et al. Cloning and characterization of the gene for amylosucrase from *Neisseria polysaccharea*: production of a linear α-1,4-glucan. J Bacteriol 1997;179:3324–3330.
106. Cachay E, Mathews WC, Reed SL, et al. Gonococcal meningitis diagnosed by DNA amplification: case report and review of the literature. AIDS Patient Care STDS 2007;21:4–8.
107. Campbell WN, Joshi M, Sileo D. Osteonecrosis following meningococcemia and disseminated intravascular coagulation in an adult: case report and review. Clin Infect Dis 1997;24:452–455.
108. Capitini CM, Herrero IA, Patel R, et al. Wound infection with *Neisseria weaveri* and a novel subspecies of *Pasteurella multocida* in a child who sustained a tiger bite. Clin Infect Dis 2002;34:E74–E76.
109. Cardenosa N, Dominguez A, Orcau A, et al. Carriers of *Neisseria meningitidis* in household contacts of meningococcal disease cases in Catalonia (Spain). Eur J Epidemiol 2001;17:877–884.
110. Carifo K, Catlin BW. *Neisseria gonorrhoeae* auxotyping: differentiation of clinical isolates based on growth responses on chemically defined media. Appl Microbiol 1973;26:223–230.
111. Carlson P, Kontiainen S, Anttila P, et al. Septicemia caused by *Neisseria weaveri*. Clin Infect Dis 1997;24:739.
112. Carrick CS, Fyfer JA, Davies JK. *Neisseria gonorrhoeae* contains multiple copies of a gene that may encode a site-speific recombinase and is associated with DNA rearrangements. Gene 1998;220:21–29.
113. Carter KD, Morgan CM, Otto MH. *Neisseria mucosa* endophthalmitis. Am J Ophthalmol 1987;104:663–664.
114. Cartwright K, Morris R, Rumke H, et al. Immunogenicity and reactogenicity in UK infants of a novel meningococcal vesicle vaccine containing multiple class 1 (PorA) outer membrane proteins. Vaccine 1999;17:2612–2619.
115. Cartwright KA, Ala'aldeen DA. *Neisseria meningitidis*: clinical aspects. J Infect 1997;34:15–19.
116. Cartwright KA, Stuart JM, Jones DM, et al. The stonehouse survey: nasopharyngeal carriage of meningococci and *Neisseria lactamica*. Epidemiol Infect 1987;99:591–601.
117. Castanheira M, Deshpande LM, Jones RN, et al. Evaluation of quinolone resistance-determining region mutations and efflux pump expression in *Neisseria meningitidis* resistant to the fluoroquinolones. Diagn Microbiol Infect Dis 2012;72:263–266.
118. Catlin BW. Nutritional profiles of *Neisseria gonorrhoeae*, *Neisseria meningitidis*, and *Neisseria lactamica* in chemically defined media and the use of growth requirements for gonococcal typing. J Infect Dis 1973;128:178–194.
119. Catlin BW. Cellular elongation under the influence of antibacterial agents: way to differentiate coccobacilli from cocci. J Clin Microbiol 1975;1:102–105.
120. Caugant DA. Population genetics and molecular epidemiology of *Neisseria meningitidis*. APMIS 1998;106:505–525.
121. Caugant DA, Hoiby EA, Magnus P, et al. Asymptomatic carriage of *Neisseria meningitidis* in a randomly sampled population. J Clin Microbiol 1994;32:323–330.
122. Caugant DA, Maiden MC. Meningococcal carriage and disease—population biology and evolution. Vaccine 2009;27(Suppl 2):B64–B70.
123. Centers for Disease Control and Prevention. Decreased susceptibility of *Neisseria gonorrhoeae* to fluoroquinolones—Ohio and Hawaii, 1992–1994. Morb Mortal Wkly Rep 1994;43:325–327.
124. Centers for Disease Control and Prevention. Meningococcal disease—New England, 1993–1998. Morb Mortal Wkly Rep 1999;48:629–633.
125. Centers for Disease Control and Prevention. Fluoroquinolone resistance in *Neisseria gonorrhoeae*, Hawaii, 1999, and decreased susceptibility to azithromycin in *N. gonorrhoeae*, Missouri, 1999. Morb Mortal Wkly Rep 2000;49:844.
126. Centers for Disease Control and Prevention. Sexually transmitted diseases treatment guidelines 2002. MMWR 2002;51:RR-6.
127. Centers for Disease Control and Prevention. Laboratory-acquired meningococcal disease—United States, 2000. Morb Mortal Wkly Rep 2002;71:141–144.
128. Centers for Disease Control and Prevention. Screening tests to detect *Chlamydia trachomatis* and *Neisseria gonorrhoeae* infections—2002. Morb Mortal Wkly Rep Recomm Rep 2002;51:1–38.
129. Centers for Disease Control and Prevention. Increases in fluoroquinolone-resistant *Neisseria gonorrhoeae*—Hawaii and California, 2001. Morb Mortal Wkly Rep 2002;51:1041–1044.
130. Centers for Disease Control and Prevention. Increases in fluoroquinolone-resistant *Neisseria gonorrheae* among men who have sex with men—United States, 2003, and revised recommendations for gonorrhea treatment, 2004. Morb Mortal Wkly Rep 2004;53:335–338.
131. Centers for Disease Control and Prevention. Prevention and control of meningococcal disease: recommendations of the Advisory Committee on Immunization Practices (ACIP). Morb Mortal Wkly Rep 2005;54:1–21.
132. Centers for Disease Control and Prevention. Sexually Transmitted Disease Surveillance, 2006. Atlanta, GA: U.S. Department of Health and Human Services, 2007.
133. Centers for Disease Control and Prevention. Update to CDC's sexually transmitted diseases guidelines, 2006: fluoroquinolones no longer recommended for treatment of gonococcal infections. Morb Mortal Wkly Rep 2007;56:332–336.
134. Centers for Disease Control and Prevention. Revised recommendations of the Advisory Committee on Immunization Practices to vaccinate all persons aged 11–18 years with meningococcal conjugate vaccine. Morb Mortal Wkly Rep 2007;56:794–795.
135. Centers for Disease Control and Prevention. Sexually transmitted disease surveillance 2007 supplement: Gonococcal Isolate Surveillance Project (GISP) annual report 2007. Atlanta, GA: U.S. Department of Health and Human Services, 2009.
136. Centers of Disease Control and Prevention. Emergence of fluoroquinolone-resistant *Neisseria meningitidis*—Minnesota and North Dakota, 2007–2008. Morb Mortal Wkly Rep 2008;57:173–175.
137. Centers for Disease Control and Prevention. Updated recommendation from the Advisory Committee on Immunization Practices (ACIP) for revaccination of persons at prolonged increased risk for meningococcal disease. Morb Mortal Wkly Rep 2009;58:1042–1043.
138. Centers for Disease Control and Prevention. Sexually transmitted diseases surveillance, 2008. Atlanta, GA: U.S. Department of Health and Human Services, 2009.
139. Centers for Disease Control and Prevention. Sexually transmitted disease surveillance 2007 supplements: Gonococcal Isolates Surveillance Project (GISP) annual report 2007. Atlanta, GA: U.S. Department of Health and Human Services, 2009.
140. Centers for Disease Control and Prevention. Sexually transmitted diseases treatment guidelines, 2010. Morb Mortal Wkly Rep 2010;59:1–116.
141. Centers for Disease Control and Prevention. Updated recommendations for use of meningococcal conjugate vaccines—Advisory Committee on Immunization Practices (ACIP), 2010. Morb Mortal Wkly Rep 2011;60:72–76.
142. Centers for Disease Control and Prevention. Cephalosporin susceptibility among *Neisseria gonorrhoeae* isolates—United States, 2000–2010. Morb Mortal Wkly Rep 2011;60:873–877.
143. Chacko E, Filtcroft I, Condon PI. Meningococcal septicemia presenting as bilateral endophthalmitis. J Cataract Refract Surg 2005;31:432–434.
144. Chan EL, Brandt K, Olienus K, et al. Performance characteristics of the Becton-Dickinson ProbeTec system for direct detection of *Chlamydia trachomatis* and *Neisseria gonorrhoeae* in male and female urine specimens in comparison with the Roche COBAS system. Arch Pathol Lab Med 2000;124:1649–1652.
145. Chand DV, Hoyen CK, Leonard EG, et al. First reported case of *Neisseria meningitidis* periorbital cellulitis associated with meningitis. Pediatrics 2005;116:e874–e875.
146. Cheng A, Qian Q, Kirby JE. Evaluation of the Abbott RealTime CT/NG assay in comparison to the Roche COBSA AMPLICOR CT/NG assay. J Clin Microbiol 2011;49:1294–1300.
147. Cher DJ, Maxwell WJ, Frusztajer N, et al. A case of pelvic inflammatory disease associated with *Neisseria meningitidis* bacteremia. Clin Infect Dis 1993;17:134–135.

148. Chernesky M, Castriciano S, Jang D, et al. Use of flocked swabs and a universal transport medium to enhance molecular detection of *Chlamydia trachomatis* and *Neisseria gonorrhoeae*. J Clin Microbiol 2006;44:1084–1086.
149. Chernesky MA, Hook EW III, Martin DH, et al. Women find it easier and prefer to collect their own vaginal swabs to diagnose *Chlamydia trachomatis* or *Neisseria gonorrhoeae* infections. Sex Transm Dis 2005;32:729–733.
150. Chernesky MA, Martin DH, Hook EW, et al. Ability of new AMPTIMA CT and APTIMA GC assays to detect *Chlamydia trachomatis* and *Neisseria gonorrhoeae* in male urine and urethral swabs. J Clin Microbiol 2005;43:127–131.
151. Chhabra MS, Noble AG, Kumar AV, et al. *Neisseria meningitidis* endogenous endophthalmitis presenting as anterior uveitis. J Pediatr Ophthalmol Stabismus 2007;44:309–310.
152. Chiavetta L, Chavez E, Ruzic A, et al. Surveillance of *Neisseria meningitidis* in Argentina, 1993–2005: distribution of serogroups, serotypes, and serosubtypes isolated from invasive disease. Rev Argent Microbiol 2007;39:21–27.
153. Chiou CS, Liao JC, Liao TL, et al. Molecular epidemiology and emergence of worldwide epidemic clones of *Neisseria meningitidis* in Taiwan. BMC Infect Dis 2006;6:25.
154. Chisholm SA, Neal TJ, Alawattegama AB, et al. Emergence of high-level azithromycin resistance in *Neisseria gonorrhoeae* in England and Wales. J Antimicrob Chemother 2009;64:353.
155. Christensen H, May M, Bowen L, et al. Meningococcal carriage by age: a systematic review and meta-analysis. Lancet Infect Dis 2010;10:853–861.
156. Claassen I, Meylis J, van der Ley P, et al. Production, characterization, and control of a *Neisseria meningitidis* hexavalent class I outer membrane protein containing vesicle vaccine. Vaccine 1996;14:1001–1008.
157. Clendenning TE, Echeverria P, Saenguer S, et al. Antibiotic susceptibility survey of *Neisseria gonorrhoeae* in Thailand. Antimicrob Agents Chemother 1992;36:1682–1687.
158. Clinical Laboratory Standards Institute. Quality Control of Microbiological Transport Systems. Approved Standard M40-A. Wayne, PA: CLSI, 2003.
159. Clinical Laboratory Standards Institute. Methods for Antimicrobial Dilution and Disk Susceptibility Testing of Infrequently Isolated or Fastidious Bacteria; Approved Guideline. CLSI document M45-A. Wayne, PA: Clinical and Laboratory Standards Institute, 2006.
160. Clinical Laboratory Standards Institute. Performance Standards for Antimicrobial Susceptibility Testing; Twenty-Second Informational Supplement. CLSI document M100-S22. Wayne, PA: Clinical and Laboratory Standards Institute, 2012.
161. Coe MD, Hamer DH, Levy CS, et al. Gonococcal pericarditis with tamponade in a patient with systemic lupus erythematosus. Arthritis Rheum 1990;33:1438–1441.
162. Conrads G, Haase G, Schnitzler N, et al. *Neisseria meningitidis* serogroup B peritonitis associated with continuous ambulatory peritoneal dialysis. Eur J Clin Microbiol Infect Dis 1998;17:341–343.
163. Contreras MR, Ash SR, Swick SD, et al. Peritonitis due to *Moraxella (Branhamella) catarrhalis* is a diabetic patient receiving peritoneal dialysis. South Med J 1993;86:589–590.
164. Cookson ST, Corrales JL, Lotero JO, et al. Disco fever: epidemic meningococcal disease in northeastern Argentina assocíated with disco patronage. J Infect Dis 1998;178:266–269.
165. Cooper ER, Ellison RT, Smith GS, et al. Rifampin-resistant meningococcal disease in a contact patient given prophylactic rifampin. J Pediatr 1985;107:93.
166. Corso A, Faccone D, Miranda M, et al. Emergence of *Neisseria meningitidis* with decreased susceptibility to ciprofloxacin in Argentina. J Antimicrob Chemother 2005;55:596–597.
167. Coulson R, Rao N, Freeman M. Disseminated GC infection without urogenital symptoms. JAAPA 2007;20:29–31.
168. Crotchfelt KA, Welsh LE, DeBonville D, et al. Detection of *Neisseria gonorrhoeae* and *Chlamydia trachomatis* in genitourinary specimens from men and women by a coamplification PCR assay. J Clin Microbiol 1997;35:1536–1540.
169. Daher O, Lopardo HA, Rubeglio EA. Use of Etest penicillin V and penicillin G strips for penicillin susceptibility testing of *Neisseria meningitidis*. Diagn Microbiol Infect Dis 2002;43:119–121.
170. Dal Conte L, Starnino S, DiPerri G, et al. Disseminated gonococcal infection in an immunocompetent patient caused by an imported *Neisseria gonorrhoeae* multidrug-resistant strain. J Clin Microbiol 2006;44:3833–3834.
171. Daoud A, Abuekteish F, Masaadeh H. Neonatal meningitis due to *Moraxella catarrhalis* and review of the literature. Ann Trop Paediatr 1996;16:199–201.
172. Darwin LH, Cullen AP, Arthur PM, et al. Comparsion of the digene hybrid capture 2 and conventional culture for detection of *Chlamydia trachomatis* and *Neisseria gonorrhoeae* in cervical specimens. J Clin Microbiol 2002;40:641–644.
173. Day AC, Ramkissoon YD, George S, et al. Don't forget gonococcus! Eye 2006;20:1400–1402.
174. Dealler SF, Abbott M, Croughan MJ, et al. Identification of *Branhamella catarrhalis* in 2.5 min with an indoxyl butyrate strip test. J Clin Microbiol 1989;27:1390–1391.
175. Dealler SF, Gough KR, Campbell L, et al. Identification of *Neisseria gonorrhoeae* using the neisstrip rapid enzyme detection test. J Clin Pathol 1991;44:376–379.
176. Deeks ED. Meningococcal quadrivalent (serogroups A, C, W135 and Y) conjugate vaccine (Menveo [R]): in adolescents and adults. Biodrugs 2010;24:287–297.
177. Deghmane AE, Parent du Chatelet I, Szatanik M, et al. Emergence of new virulent *Neisseria meningitidis* serogroup C sequence type 11 isolates in France. J Infect Dis 2010;202:247–250.
178. Deguchi T, Nakane K, Yasuda M, et al. Emergence and spread of drug-resistant *Neisseria gonorrhoeae*. J Urol 2010;184:851–858.
179. Deguchi T, Yasuda M, Nakano M, et al. Quinolone-resistant *Neisseria gonorrhoeae*: correlation of alterations in the GyrA subunit of DNA gyrase and the ParC subunit of topoisomerase IV with antimicrobial susceptibility profiles. Antimicrob Agents Chemother 1996;40:1020–1023.
180. Deguchi T, Yasuda M, Saito S, et al. Quinolone-resistant *Neisseria gonorrhoeae*. J Infect Chemother 1997;3:73.
181. Deguchi T, Yasuda M, Yokoi T, et al. Treatment of uncomplicated gonococcal urethritis by double-dosing of 200 mg cefixime at a 6-hour interval. J Infect Chemother 2003;9:35–39.
182. De Jongh M, Dangor Y, Ison CA, et al. *Neisseria gonorrhoeae* multi-antigen sequence typing (NG-MAST) of ciprofloxacin-resistant isolates of Pretoria, South Africa. J Clin Pathol 2008;61:686–687.
183. DeLemos AP, Yara TY, Gorla MC, et al. Clonal distribution of invasive *Neisseria meningitidis* serogroup C strains circulating from 1976 to 2005 in greater Sao Paolo, Brazil. J Clin Microbiol 2007;45:1266–1273.
184. DeMattia A, Kornblum JS, Hoffman-Rosenfeld J, et al. The use of combination subtyping in the forensic evaluation of a three-year-old girl with gonorrhea. Pediatr Infect Dis J 2006;25:461–463.
185. DeMoraes JC, Barata RB. Meningococcal disease in Sao Paolo, Brazil, in the 29th century: epidemiological characteristics. Cad Saude Publica 2005;21:1458–1471.
186. Denning DW, Gill SS. *Neisseria lactamica* meningitis following skull trauma. Rev Infect Dis 1991;13:216–218.
187. Derkx B, Wittes J, McCloskey R, et al. Randomized, placebo-controlled trial of HA-1A, a human monoclonal antibody to endotoxin, in children with meningococcal septic shock. Clin Infect Dis 1999;28:770–777.
188. Deshpande LM, Jones RN. Antimicrobial activity of advanced-spectrum fluoroquinolones tested against more than 2000 contemporary bacterial isolates of species causing community-acquired respiratory tract infections in the United States (1999). Diagn Microbiol Infect Dis 2000;37:139–142.
189. Deshpande LM, Sader HS, Fritsche TR, et al. Contemporary prevalence of BRO β- lactamases in *Moraxella catarrhalis*: report from the Sentry Antimicrobial Surveillance Program (North America, 1997 to 2004). J Clin Microbiol 2006;44:3775–3777.
190. De Souza A, Salgardo MM, Alkmin MD, et al. Purulent pericarditis caused by *Neisseria meningitidis* serogroup C and confirmed through polymerase chain reaction. Scand J Infect Dis 2006;38:143–145.
191. DeVaux DL, Evans GL, Arndt CW, et al. Comparison of the Gono-Pak system with the candle extinction jar for recovery of *Neisseria gonorrhoeae*. J Clin Microbiol 1987;25:571–572.
192. DeVries HJ, van der Helm JJ, van der Loeff MF, et al. Multidrug resistant *Neisseria gonorrhoeae* with reduced cefotaxime susceptibility is increasingly common in men who have sex with men, Amsterdam, the Netherlands. Euro Surveill 2009;14:1–6.
193. Dickinson FO, Perez AE. Bacterial meningitis in children and adolescents: an observational study based on the national surveillance system. BMC Infect Dis 2005;5:103.
194. Diemert DJ, Libman MD, Lebel P. Confirmation by 16S rRNA PCR of the COBAS AMPLICOR CT/NG test for diagnosis of *Neisseria gonorrhoeae* infection in a low prevalence population. J Clin Microbiol 2002;40:4056–4059.
195. Diermayer M, Hedberg K, Hoesly F, et al. Epidemic serogroup B meningococcal disease in Oregon: the evolving epidemiology of the ET-5 strain. JAMA 1999;281:1493–1497.
196. Diggle MA, Clarke SC. Increased genetic diversity of *Neisseria meningitidis* isolates after the introduction of meningococcal serogroup C polysaccharide conjugate vaccines. J Clin Microbiol 2005;43:4649–4653.
197. Diggle MA, Clarke SC. Molecular methods for the detection and characterization of *Neisseria meningitidis*. Expert Rev Mol Diagn 2006;6:79–87.
198. Dillon JR, Carballo M, Pauze M. Evaluation of eight methods for identification of pathogenic *Neisseria* species: Neisseria-Kwik, RIM-N, Gonobio Test,

198. Minitek, Gonochek II, GonoGen, Phadebact Monoclonal GC OMNI test, and Syva MicroTrak test. J Clin Microbiol 1988;26:493–497.
199. Dillon JR, Pauze M, Yeung KH. Spread of penicillinase-producing and transfer plasmids from the gonococcus to *Neisseria meningitidis*. Lancet 1983;1:779–781.
200. Dillon JR, Pauze RM, Yeung KH. Molecular and epidemiological analysis of penicillinase-producing strains of *Neisseria gonorrhoeae* isolated in Canada 1976–1984: evolution of new auxotypes and β-lactamase encoding plasmids. Genitourin Med 1986;62:151–157.
201. DiPersio JR, Jones RN, Barrett T, et al. Fluoroquinolone-resistant *Moraxella catarrhalis* in a patient with pneumonia: report from the SENTRY antimicrobial surveillance program (1998). Diagn Microbiol Infect Dis 1998;32:131–135.
202. Djibo S, Nicolas P, Alonso JM, et al. Outbreaks of serogroup X meningococcal meningitis in Niger 1995–2000. Trop Med Int Health 2003;8:1118–1123.
203. Doern GV. *Branhamella catarrhalis*: phenotypic characteristics. Am J Med 1990;88(Suppl 5A):33S–35S.
204. Doern GV, Jones RN, Pfaller MA, et al. *Haemophilus influenzae* and *Moraxella catarrhalis* from patients with community-acquired respiratory tract infections: antimicrobial susceptibility patterns from the SENTRY antimicrobial surveillance program (United States and Canada, 1997). Antimicrob Agents Chemother 1999;43:385–389.
205. Doern GV, Tubert TA. Detection of β-lactamase activity among clinical isolates of *Branhamella catarrhalis* with six different β-lactamase assays. J Clin Microbiol 1987;25:1380–1383.
206. Dolter J, Bryant L, Janda JM. Evaluation of five rapid systems for the identification of *Neisseria gonorrhoeae*. Diagn Microbiol Infect Dis 1990;13:265–267.
207. Dolter J, Wong J, Janda JM. Association of *Neisseria cinerea* with ocular infections in paediatric patients. J Infect 1998;36:49–52.
208. Dominguez EA, Smith TL. Endocarditis due to *Neisseria elongata* subspecies *nitroreducens*: case report and review. Clin Infect Dis 1998;26:1471–1473.
209. Dossett JH, Applebaum PC, Knapp JS, et al. Proctitis associated with *Neisseria cinerea* misidentified as *Neisseria gonorrhoeae* in a child. J Clin Microbiol 1985;21:575–577.
210. Doulet N, Donnadieu E, Laran-Chich MP, et al. *Neisseria meningitidis* infection of human endothelial cells interferes with leukocyte transmigration by preventing the formation of endothelial docking structures. J Cell Biol 2006;173:627–637.
211. Doyle MB, DeCherney AH, Diamond MP. Epidemiology and etiology of ectopic pregnancy. Obstet Gynecol Clin North Am 1991;18:1–17.
212. Drake C, Barenfanger J, Lawhorn J, et al. Comparison of easy-flow copan liquid stuart's and starplex swab transport systems for recovery of fastidious aerobic bacteria. J Clin Microbiol 2005;43:1301–1303.
213. Du Plessis M. Rapid discrimination between BRO β-lactamases from clinical isolates of *Moraxella catarrhalis* using restriction endonuclease analysis. Diag Microbiol Infect Dis 2001;39:65–67.
214. DuPlessis M, von Gottberg A, Cohen C, et al. *Neisseria meningitidis* intermediately resistant to penicillin and causing invasive disease in South Africa in 2001–2005. J Clin Microbiol 2008;46:3208–3214.
215. Durand ML, Calderwood SB, Weber DJ, et al. Acute bacterial meningitis in adults. N Engl J Med 1993;328:21–28.
216. Edwards EA, Devine LF, Sengbusch CH, et al. Immunological investigations of meningococcal disease. III. Brevity of group C acquisition prior to disease occurrence. Scand J Infect Dis 1977;9:105–110.
217. Efron AM, Sorhouet C, Salcedo C, et al. Significant increase of serogroup W-135 invasive *Neisseria meningitidis* strains in Argentina: a new epidemiological feature of the region. In Proceedings from International Pathogenic *Neisseria* Conference, 2008.
218. Eisenstein BI, Lee TJ, Sparling PF. Penicillin sensitivity and serum resistance are independent attributes of strains of *Neisseria gonorrhoeae* causing disseminated gonococcal infections. Infect Immun 1977;15:834–841.
219. Ejlertsen T, Thisted E, Eddeson F, et al. *Branhamella catarrhalis* in children and adults. A study of prevalence, time of colonisation, and association with upper and lower respiratory tract infection. J Infect 1994;29:23–31.
220. Elliot Carter J, Mizell KN, Evans TN. *Neisseria sicca* meningitis following intracranial hemorrhage and ventriculostomy tube placement. Clin Neurol Neurosurg 2007;109:918–921.
221. Ellis M, Weindling AM, Davidson DC, et al. Neonatal meningococcal conjunctivitis associated with meningococcal meningitis. Arch Dis Child 1992;67:1219–1220.
222. Ellison RT III, Curd JG, Kohler PF, et al. Underlying complement deficiency in patients with disseminated gonococcal infection. Sex Transm Dis 1988;14:201–204.
223. Emonts M, Hazelzet JA, deGroot R, et al. Host genetic determinants of *Neisseria meningitidis* infection. Lancet Infect Dis 2003;3:565–567.
224. Eng J, Holten E. Gelatin neutralization of the inhibitory effect of sodium polyanethol sulfonate on *Neisseria meningitidis* in blood culture media. J Clin Microbiol 1977;6:1–3.
225. Epling J. Bacterial conjunctivitis. BMJ Clin Evid (Online) 2010;15:pii 0704.
226. Erdem G, Schleiss G. Gonococcal bacteremia in a neonate. Clin Pediatr 2000;39:43–44.
227. Erickson L, De Wals P. Complications and sequelae of meningococcal disease in Quebec, Canada, 1990–1994. Clin Infect Dis 1998;26:1159–1164.
228. Esel D, Ay-Altintop Y, Gagmur G, et al. Evaluation of susceptibility patterns and BRO β-lactamase types among clinical isolates of *Moraxella catarrhalis*. Clin Microbiol Infect 2007;13:1023–1025.
229. European Union-Invasive Bacterial Infection Surveillance Network. Invasive *Neisseria Meningitidis* in Europe—London 2006. London: Health Protection Agency, 2007.
230. Evans M, Yazdani F, Malnick H, et al. Prosthetic valve endocarditis due to *Neisseria elongata* subspecies *elongata* in a patient with Klinefelter's syndrome. J Med Microbiol 2007;56:860–862.
231. Everts RJ, Speers D, George ST, et al. *Neisseria lactamica* arthritis and septicemia complicating myeloma. J Clin Microbiol 2010;48:2318.
232. Faden H, Harabuchi Y, Hong JJ, et al. Epidemiology of *Moraxella catarrhalis* in children during the first two years of life: relationship to otitis media. J Infect Dis 1994;169:1312–1317.
233. Faggian F, Azzini A, Lanzafame M, et al. Hyperacute unilateral gonococcal endophthalmitis in an HIV-infected man without genital infection. Eur J Ophthalmol 2006;16:346–348.
234. Fangio P, Desbouchages L, Lacherade JC, et al. *Neisseria meningitidis* C:2bP1.2,5 with decreased susceptibility to penicillin isolated from a patient with meningitis and purpura fulminans. Eur J Clin Microbiol Infect Dis 2005;24:140–141.
235. Farley TA. Sexually transmitted diseases in the Southeastern United States: location, race, an social context. Sex Transm Dis 2006;33(Suppl):S58–S64.
236. Farrell DJ. Evaluation of AMPLICOR *Neisseria gonorrhoeae* PCR using *cppB* nested PCR and 16S rRNA PCR. J Clin Microbiol 1999;37:386–399.
237. Faur YC, Weisburd MH, Wilson ME, et al. A new medium for the isolation of pathogenic *Neisseria* (NYC medium). Health Lab Sci 1973;10:44–54.
238. Feavers IM, Fox AJ, Gray S, et al. Antigenic diversity of meningococcal outer membrane protein Por A has implications for epidemiological analysis and vaccine design. Clin Diagn Lab Immunol 1996;3:444–450.
239. Feavers IM, Gray SJ, Urwin R, et al. Multilocus sequence typing and antigen gene sequencing in the investigation of a meningococcal disease outbreak. J Clin Microbiol 1999;37:3883–3887.
240. Feliciano R, Swedler W, Varga J. Infection with uncommon subgroup Y *Neisseria meningitidis* in patients with systemic lupus erythematosus. Clin Exp Rheumatol 1999;17:737–740.
241. Felmingham D, Gruneberg RN. The Alexander project 1996–1997: latest susceptibility data from this international study of bacterial pathogens from community-acquired lower respiratory tract infections. J Antimicrob Chemother 2000;45:191–203.
242. Fernandez Guerrero ML, Jimenez Alfaro I, Garcia Sandoval B, et al. "Opthalmia venereal": a dreadful complication of fluoroquinolone-resistant *Neisseria gonorrhoeae*. Sex Transm Dis 2010;37:340–341.
243. Figuroa J, Andreoni J, Densen P. Complement deficiency states and meningococcal disease. Immunol Res 1993;12:295–311.
244. Fijen CA, Kuijper EJ, Te Bulte MT, et al. Assessment of complement deficiency in patients with meningococcal disease in the Netherlands. Clin Infect Dis 1999;28:98–105.
245. Filippatos GS, Kardera D, Paramithiotou E, et al. Acute myocardial infarction with normal coronary arteries during septic shock from *Neisseria meningitidis*. Intensive Care Med 2000;26:252.
246. Finn R, Groves C, Coe M, et al. Cluster of serogroup C meningococcal disease associated with attendance at a party. South Med J 2001;94:1192–1194.
247. Finne J, Leinonen M, Makela PH. Antigenic similarities between brain components and bacteria causing meningitis: implications for vaccine development and pathogenesis. Lancet 1983;2:355–357.
248. Fiorito SM, Galarza PG, Sparo M, et al. An unusual transmission of *Neisseria meningitidis*: neonatal conjunctivitis acquired at delivery from the mother's endocervical infection. Sex Transm Dis 2001;28:29–32.
249. Fischer M, Hedberg K, Cardosi P, et al. Tobacco smoke as a risk factor for meningococcal disease. Pediatr Infect Dis J 1997;16:979–983.
250. Fjeldsoe-Nielsen H, Unemo M, Fredlund H, et al. Phenotypic and genotypic characterization of prolyliminopeptidase-negative *Neisseria gonorrhoeae* isolates in Denmark. Eur J Clin Microbiol Infect Dis 2005;24:280–283.
251. Florez C, Garcia-Lopez JL, Martin-Mazuelos E. Susceptibilities of 55 strains of *Neisseria meningitidis* isolated in Spain in 1993 and 1994. Chemotherapy 1997;43:168–170.

252. Fontanals D, Pineda V, Pons I, et al. Penicillin-resistant β-lactamase-producing *Neisseria meningitidis* in Spain. Eur J Clin Microbiol Infect Dis 1989;8:90–91.
253. Frasch CE, Zollinger WD, Poolman JT. Serotype antigens of *Neisseria meningitidis* and a proposed scheme for designation of serotypes. Rev Infect Dis 1985;7:504–510.
254. Furuya R, Onoye Y, Kanayama A, et al. Antimicrobial resistance in clinical isolate of *Neisseria subflava* from the oral cavities of a Japanese population. J Infect Chemother 2007;13:302–304.
255. Gabastou JM, Agudelo CI, Brandileone MC, et al. Characterization of invasive isolates of *S. pneumoniae*, *H. influenzae*, and *N. meningitidis* in Latin America and the Caribbean: SIREVA II, 2000–2005. Rev Panam Salud Publica 2008;24:1–15.
256. Galimand M, Gerbaud G, Guibourdenche M, et al. High-level chloramphenicol resistance in *Neisseria meningitidis*. N Engl J Med 1998;339:868–874.
257. Galloway Y, Stehr-Green P, McNicholas A, et al. Use of an observational cohort study to estimate the effectiveness of the New Zealand group B meningococcal vaccine in children aged under five years. Int J Epidemiol 2009;38:413–418.
258. Garcia–De LaTorre I, Nava-Zavala A. Gonococcal and non-gonococcal arthritis. Rheum Dis Clin N Am 2009;35:63–73.
259. Garrow SC, Smith DW, Harnett GB. The diagnosis of chlamydia, gonorrhea, and trichomonas infections by self-obtained low vaginal swabs in remote northern Australian clinical practice. Sex Transm Infect 2002;78:278–281.
260. Gaunt PN, Lambert PE. Single-dose ciprofloxacin for the eradication of pharyngeal carriage of *Neisseria meningitidis*. J Antimicrob Chemother 1988;21:489–496.
261. Gaydos CA, Cartwright CP, Colaninno P, et al. Performance of the Abbott Realtime CT/NG for detection of *Chlamydia trachomatis* and *Neisseria gonorrhoeae*. J Clin Microbiol 2010;48:3236–3243.
262. Gaydos CA, Quinn TC, Willis D, et al. Performance of the APTIMA Combo 2 assay for detection of *Chlamydia trachomatis* and *Neisseria gonorrhoeae* in female urine and endocervical swab specimens. J Clin Microbiol 2003;41:304–309.
263. Geisler WM, Markovitz DM. Septic arthritis caused by *Neisseria sicca*. J Rheumatol 1998;25:826–828.
264. Gelfand MS, Cleveland KO, Campagna C, et al. Meningococcal cellulitis and sialadenitis. South Med J 1998;91:287–288.
265. Giannini CM, Kim HK, Mortensen J, et al. Culture of non-genital sites in women increases detection of gonorrhea in women. J Pediatr Adolesc Gynecol 2010;23:246–252.
266. Gilja OH, Halstensen A, Digranes A, et al. Use of single-dose ofloxacin to eradicate tonsillopharyngeal carriage of *Neisseria meningitidis*. Antimicrob Agents Chemother 1993;37:2024–2026.
267. Gini GA. Ocular infection in a newborn caused by *Neisseria mucosa*. J Clin Microbiol 1987;25:1574–1575.
268. Girgis N, Sultan Y, Frenck RW Jr, et al. Azithromycin compared with rifampin for eradication of nasopharyngeal colonization by *Neisseria meningitidis*. Pediatr Infect Dis J 1998;17:816–819.
269. Giroir BP, Scannon PJ, Levin M. Bactericidal/permeability-increasing protein: lessons learned from the phase III, randomized, clinical trial of rBPI21 for adjunctive treatment of children with severe meningococcemia. Crit Care Med 2001;29(7, Suppl):S130–S135.
270. Glikman D, Matushek SM, Kahana MD, et al. Pneumonia and empyema caused by penicillin-resistant *Neisseria meningitidis*: a case report and literature review. Pediatrics 2006;117:e1061–e1066.
271. Goire N, Nissen MD, LeCornec GM, et al. A duplex *Neisseria gonorrhoeae* real-time polymerase chain reaction assay targeting the gonococcal porA pseudogene and multicopy opa genes. Diagn Microbiol Infect Dis 2008;61:6–12.
272. Gold R, Goldschneider I, Lepow ML, et al. Carriage of *Neisseria meningitidis* and *Neisseria lactamica* in infants and children. J Infect Dis 1978;137:112–121.
273. Gold R, Lepow ML, Goldschneider I, et al. Immune response of human infants to polysaccharide vaccines of group A and group C *Neisseria meningitidis*. J Infect Dis 1977;136(Suppl):S31–S35.
274. Gold R, Lepow ML, Goldschneider I, et al. Kinetics of antibody production to group A and group C meningococcal polysaccharide vaccines administered during the first six years of life: prospects for routine immunization of infants and children. J Infect Dis 1979;140:690–697.
275. Goiden MR, Hughes JP, Cles LE, et al. Positive predictive value of Gen-Probe APTIMA Combo 2 testing for *Neisseria gonorrhoeae* in a population of women with low prevalence of *N. gonorrhoeae* infection. Clin Infect Dis 2004;39:1387–1390.
276. Gorringe K, Morris R, Rumke H, et al. The development of a meningococcal disease vaccine based on *Neisseria lactamica* outer membrane vesicles. Vaccine 2005;23:2210–2213.
277. Gorringe AR, Taylor S, Brookes C, et al. Phase 1 safety and immunogenicity study of a candidate meningococcal disease vaccine based on *Neisseria lactamica* outer membrane vesicles. Clin Vaccine Immunol 2009;16:1113–1120.
278. Granoff DM, Bartoloni A, Ricci S, et al. Bactericidal monoclonal antibodies that define unique meningococcal B polysaccharide epitopes that do not cross-react with human poly-sialic acid. J Immunol 1998;160:5028–5036.
279. Granoff DM, Gupta RK, Belshe RB, et al. Induction of immunologic refractoriness in adults by meningococcal C polysaccharide vaccination. J Infect Dis 1998;178:870–874.
280. Gransden WR, Warren C, Phillips I. 4-Quinolone-resistant *Neisseria gonorrhoeae* in the United Kingdom. J Med Microbiol 1991;34:23–27.
281. Grant PE, Brenner DJ, Steigerwalt AG, et al. *Neisseria elongata* subsp. *nitroreducens* subsp. nov., formerly CDC group M-6, a gram-negative bacterium associated with endocarditis. J Clin Microbiol 1990;28:2591–2596.
282. Graver MA, Wade JJ. Survival of *Neisseria gonorrhoeae* isolates of different auxotypes in six commercial transport systems. J Clin Microbiol 2004;42:4803–4804.
283. Gray SJ, Trotter CL, Ramsay ME, et al. Epidemiology of meningococcal disease in England and Wales 19993/94 to 2003/04: contribution and experiences of the Meningococcal Reference Unit. J Med Microbiol 2006;55:887–896.
284. Griffiss JM, Brandt BL, Broud DD. Human immune response to various doses of group Y and W135 meningococcal polysaccharide vaccines. Infect Immun 1982;37:205–208.
285. Gris P, Vincke G, Delmez JP, et al. *Neisseria sicca* pneumonia and bronchiectasis. Eur Respir J 1989;2:685–687.
286. Grzybowska W, Tyski S, Berthelsen L, et al. Cluster analysis of *Neisseria meningitidis* type 22 stains isolated in Poland. Eur J Clin Microbiol Infect Dis 2001;20:243–247.
287. Guibourdenche M, Lambert T, Riou JY. Isolation of *Neisseria canis* in mixed culture from a patient after a cat bite. J Clin Microbiol 1989;27:1673–1674.
288. Gunn RA, O'Brien CJ, Le MA, et al. Gonorrhea screening among men who have sex with men: value of multiple anatomic site testing, San Diego, California, 1997–2003. Sex Transm Dis 2008;35:845–848.
289. Gupta R, Levent F, Healy M, et al. Unusual soft tissue manifestations of *Neisseria meningitidis* infections. Clin Pediatr 2008;47:400–403.
290. Gupta S, Rudolph G. Cardiac tamponade as a delayed complication of *Neisseria meningitidis* infection in a 5-month-old infant. Pediatr Emerg Care 2007;23:163–165.
291. Hammerschlag MR. Appropriate use of nonculture tests for the detection of sexually transmitted diseases in children and adolescents. Sem Pediatr Infect Dis 2003;14:54–59.
292. Hammerschlag MR, Guillen CD. Medical and legal implications of testing for sexually transmitted infections in children. Clin Microbiol Rev 2010;23:493–506.
293. Han XY, Hong T, Falsen E. *Neisseria bacilliformis* sp. nov. isolated from human infections. J Clin Microbiol 2006;44:474–479.
294. Hardwick R, Rao GG, Mallinson H. Confirmation of BD ProbeTec *Neisseria gonorrhoeae* reactive samples by Gen-Probe APTIMA assays and culture. Sex Transm Infect 2009;85:24–26.
295. Harjola VP, Carlsson P, Valtonen M. Two cases of pericarditis associated with blood culture positive meningococcal septicemia. Eur J Clin Microbiol Infect Dis 2005;24:569–570.
296. Harrison LH. Preventing meningococcal infection in college students. Clin Infect Dis 2000;30:648–651.
297. Harrison LH. Epidemiological profile of meningococcal disease in the United States. Clin Infect Dis 2010;50(Suppl 2):S37–S44.
298. Harrison LH, Dwyer DM, Maples CT, et al. The risk of meningococcal infection in college students. JAMA 1999;281:1906–1910.
299. Harrison LH, Shutt KA, Schmink SE, et al. Population structure and capsular switching of invasive *Neisseria meningitidis* isolates in the pre-meningococcal conjugate vaccine era—United States, 2000–2005. J Infect Dis 2010;201:1208–1224.
300. Harrison LH, Trotter CL, Ramsay ME. Global epidemiology of meningococcal disease. Vaccine 2009;27(Suppl 2):B51–B63.
301. Heckenberg SG, De Gans J, Spanjaard L, et al. Clinical features, outcome, and meningococcal genotype in 258 adults with meningococcal meningitis: a prospective cohort study. Medicine (Baltimore) 2008;87:185.
302. Heiddal S, Sverrisson JT, Yngvason FE, et al. Native valve endocarditis due to *Neisseria sicca*: case report and review. Clin Infect Dis 1993;16:667–670.
303. Hendolin PH, Markkanen A, Ylikoski J, et al. Use of multiplex PCR for simultaneous detection of four bacterial species in middle ear effusions. J Clin Microbiol 1997;35:2854–2858.
304. Hendolin PH, Paulin L, Ylikoski J. Clinically applicable multiplex PCR for four middle ear pathogens. J Clin Microbiol 2000;38:125–132.

305. Hershey JH, Hitchcock W. Epidemiology and meningococcal serogroup distribution in the United States. Clin Pediatr 2010;49:519–524.
306. Hjelmevoll SO, Olsen ME, Sollid JU, et al. Clinical validation of a real-time polymerase chain reaction detection of *Neisseria gonorrhoeae porA* pseudogene versus culture techniques. Sex Transm Dis 2008;35:517–520.
307. Hofstad T, Hope O, Falsen E. Septicemia with *Neisseria elongata* ssp. *nitroreducens* in a patient with hypertrophic obstructive cardiomyopathy. Scand J Infect Dis 1998;30:200–201.
308. Hol C, Van Dijke EE, Verduin CM, et al. Experimental evidence for *Moraxella*-induced penicillin neutralization in pneumococcal pneumonia. J Infect Dis 1994;170:1613–1616.
309. Holmes B, Costas M, On SL, et al. *Neisseria weaveri* sp. nov. (formerly CDC group M-5), from dog bite wounds of humans. Int J Syst Bacteriol 1993;43:687–693.
310. Holst J. Strategies for development of universal vaccines against meningococcal serogrup B disease. Human Vaccines 2007;3:290–294.
311. Holst J, Feiring B, Nacess LM, et al. The concept of tailor-made protein-based outer membrane vesicle vaccines against meningococcal disease. Vaccine 2005;23:2202–2205.
312. Hombrouck-Alet C, Poilane I, Janior-Jouveshomme C, et al. Utilization of 16S ribosomal DNA sequencing for diagnosis of septicemia due to *Neisseria elongata* subsp. *glycolytica* in a neutropenic patient. J Clin Microbiol 2003;41:3436–3437.
313. Hooper RR, Reynolds GH, Jones OG, et al. Cohort study of veneral disease. I. The risk of gonorrhea transmission from infected women to men. Am J Epidemiol 1978;108:126–144.
314. Horino T, Kato T, Sato F, et al. Meningococcemia without meningitis in Japan. Intern Med 2008;47:1543–1547.
315. Hornyik G, Piatt JH Jr. Cerebrospinal fluid shunt infection by *Neisseria sicca*. Pediatr Neurosurg 1994;21:189–191.
316. Hoshino T, Ohkusu K, Sudo F, et al. *Neisseria elongata* subsp. *nitroreducens* endocarditis in a seven-year-old boy. Pediatr Infect Dis J 2005;24:391–392.
317. Hsiao JF, Lee MH, Chia JH, et al. *Neisseria elongata* endocarditis complicated by brain embolism and abscess. J Med Microbiol 2008;57:376–381.
318. Hughes J, Goldsmith C, Shields MD, et al. Primary meningococcal pericarditis with tamponade in an infant. J Infect 1994;29:339–341.
319. Human RP, Jones GA. Evaluation of swab transport systems against a published standard. J Clin Pathol 2006;57:762–763.
320. Hussain Z, Lannigan R, Austin TW. Pulmonary cavitation due to *Neisseria mucosa* in a child with chronic neutropenia. Eur J Clin Microbiol Infect Dis 1988;7:175–176.
321. Ilina EN, Borovskaya AD, Malakhova MM, et al. Direct bacterial profiling by matrix-assisted laser desorption-ionization time-of-flight mass spectrometry for identification of pathogenic *Neisseria*. J Mol Diagn 2009;11:75–86.
322. Imrey PB, Jackson LA, Ludwinski PH, et al. Meningococcal carriage, alcohol consumption, and campus bar patronage in a serogroup C meningococcal disease outbreak. J Clin Microbiol 1995;33:3133–3137.
323. Imrey PB, Jackson LA, Ludwinski PH, et al. Outbreak of serogroup C meningococcal disease associated with campus bar patronage. Am J Epidemiol 1996;143:624–630.
324. Ines Agudelo C, Sanabria OM, Ovalle MV. Serogroup Y meningococcal disease, Columbia. Emerg Infect Dis 2008;14:990–991.
325. Ioannidis JP, Worthington M, Griffiths JK, et al. Spectrum and significance of bacteremia due to *Moraxella catarrhalis*. Clin Infect Dis 1995;21:390–397.
326. Ito M, Yasuda M, Yokoi S, et al. Remarkable increase in Central Japan in 2001–2002 of *Neisseria gonorrhoeae* isolates with decreased susceptibility to penicillin, tetracycline, oral cephalosporins, and fluoroquinolones. Antimicrob Agents Chemother 2004;48:3185–3187.
327. Jackson LA, Schuchat A, Reeves MW, et al. Serogroup C meningococcal outbreaks in the United States. An emerging threat. JAMA 1995;273:383–389.
328. Janda WM, Bradna JJ, Ruther P. Identification of *Neisseria* spp., *Haemophilus* spp., and other fastidious gram-negative bacteria with the MicroScan *Haemophilus-Neisseria* identification panel. J Clin Microbiol 1989;27:869–873.
329. Janda WM, Montero M, Wilcoski LM. Evaluation of the BactiCard *Neisseria* for identification of pathogenic *Neisseria* species and *Moraxella catarrhalis*. Eur J Clin Microbiol Infect Dis 2002;21:875–879.
330. Janda WM, Ristow K. CarboFerm™ *Neisseria*: a new test system for identification of *Neisseria* spp. and *Moraxella catarrhalis*. Abstracts of the 108th General Meeting of the American Society for Microbiology. 2008, abstract C-064.
331. Janda WM, Sensung C, Todd KM, et al. Asymptomatic *Neisseria subflava* biovar. *perflava* bacteriuria in a child with obstructive uropathy. Eur J Clin Microbiol Infect Dis 1993;12:540–542.
332. Janda WM, Ulanday MG, Bohnhoff M, et al. Evaluation of the RIM-N, Gonochek II, and Phadebact systems for the identification of pathogenic *Neisseria* spp. and *Branhamella catarrhalis*. J Clin Microbiol 1985;21:734–737.
333. Janda WM, Wilcoski LM, Mandel KL, et al. Comparison of monoclonal antibody-based methods and a ribosomal ribonucleic acid probe test for *Neisseria gonorrhoeae* culture confirmation. Eur J Clin Microbiol Infect Dis 1993;12:177–184.
334. Jain S, Win HN, Yee L. Disseminated gonococcal infection presenting as vasculitis: a case report. J Clin Pathol 2007;60:90–91.
335. Janier M. Pharyngeal gonorrhea: the forgotten reservoir. Sex Transm Infect 2003;79:345.
336. Jennings HJ, Roy G, Gamian A. Induction of meningococcal group B polysaccharide specific IgG antibodies in mice by using an N-propionylated B polysaccharide-tetanus toxoid conjugate vaccine. J Immunol 1986;137:1708–1713.
337. Jin Y. *Moraxella catarrhalis* meningitis: a case report. Chin Med J 2000;113:381–382.
338. Johansson E, Fredlund H, Unemo M. Prevalence, phenotypic and genotypic characteristics of prolyliminopeptidase-negative *Neisseria gonorrhoeae* isolates in Sweden during 2000–2007. APMIS 2009;117:900–904.
339. Johnson DH, Febre E, Schoch PE, et al. *Neisseria cinerea* bacteremia in a patient receiving hemodialysis. Clin Infect Dis 1994;19:990–991.
340. Jones RN, Sader HS, Fritsche TR, et al. Comparisons of parenteral broad-spectrum cephalosporins tested against bacterial isolates from pediatric patients: report from the Sentry Antimicrobial Surveillance Program (1998–2004). Diagn Microbiol Infect Dis 2007;57:109–116.
341. Judlin P. Current concepts in managing pelvic inflammatory disease. Curr Opin Infect Dis 2010;23:83–87.
342. Jung JJ, Vu DM, Clark B, et al. *Neisseria sicca/subflava* bacteremia presenting as cutaneous nodules in an immunocompromised host. Pediatr Infect Dis J 2009;28:661–663.
343. Kahler CM, Martin LE, Shih G, et al. The ($\alpha 2 \rightarrow 8$)-linked polysialic acid capsule and lipooligosaccharide structure both contribute to the ability of serogroup B *Neisseria meningitidis* to resist the bactericidal activity of normal human serum. Infect Immun 1998;66:5939–5947.
344. Kallstrom H, Liszewski MK, Atkinson JP, et al. Membrane cofactor protein (MCP or CD46) is a cellular pilus receptor for pathogenic *Neisseria*. Mol Microbiol 1997;25:639–647.
345. Kam KM, Wong PW, Cheung MM, et al. Detection of fluoroquinolone-resistant *Neisseria gonorrhoeae*. J Clin Microbiol 1996;34:1462–1464.
346. Kamar N, Chabbert V, Ribes D, et al. *Neisseria cinerea*-induced pulmonary cavitation in a renal transplant patient. Nephrol Dial Transplant 2007;22:2099–2100.
347. Karalus R, Campagnari A. *Moraxella catarrhalis*: a review of an important human mucosal pathogen. Microbes Infect 2000;2:547–559.
348. Katz AR, Chasnoff R, Komeya A, et al. *Neisseria meningitidis* urethritis: a case report highlighting clinical similarities to and epidemiological differences from gonococcal urethritis. Sex Transm Dis 2011;38:439–441.
349. Kayhty H, Karenko V, Peltola H, et al. Serum antibodies to capsular polysaccharide vaccine of group A *Neisseria meningitidis* followed for three years in infants and children. J Infect Dis 1980;142:861–868.
350. Kellogg JA, Orwig LK. Comparison of GonoGen, GonoGen II, and MicroTrak direct fluorescent antibody test with carbohydrate fermentation for confirmation of culture isolates of *Neisseria gonorrhoeae*. J Clin Microbiol 1995;33:474–476.
351. Kelly C, Arnold R, Galloway Y, et al. A prospective study of the effectiveness of the New Zealand meningococcal B vaccine. Am J Epidemiol 2007;166:817–823.
352. Kenfak-Foguena A, Zarkik Y, Wisard M, et al. Periurethral abscess complicating gonococcal urethritis: case report and literature review. Infection 2010;38:497–500.
353. Kennedy KJ, Roy J, Lamberth P. Invasive meningococcal disease presenting with cellulitis. Med J Aust 2006;184:421.
354. Kent CK, Dilley J, Adler B, et al. Self-collected rectal swabs—a novel method for detecting rectal chlamydia and gonorrhea among men who have sex with men seeking HIV testing services. Abstracts of the Infectious Diseases Society of America, 2005, Abstract #861.
355. Kerani RP, Handcock MS, Handsfield HH, et al. Comparative geographic concentrations of four sexually transmitted infections. Am J Public Health 2005;95:324–330.
356. Kerkhoff FT, van der Zee A, Bergmans AM, et al. Polymerase chain reaction detection of *Neisseria meningitidis* in the intracocular fluid of a patient with endogenous endophthalmitis but without associated meningitis. Ophthalmology 2003;110:2134–2136.

357. Kerndt PR, Ferrero DV, Aynalem G, et al. First report of performance of the Versant CT/GC DNA 1.0 assay (kPCR) for detection of *Chlamydia trachomatis* and *Neisseria gonorrhoeae*. J Clin Microbiol 2011;49:1347–1353.
358. Kerneis S, Mahe E, Heym B, et al. Chronic meningococcemia in a 16-year-old boy: a case report. Cases J 2009;2:7130–7132.
359. Kessler AT, Stephens DS, Somani J. Laboratory-acquired serogroup A meningococcal meningitis. J Occup Health 2007;49:399–401.
360. Kilpi T, Herva E, Kaijalainen T, et al. Bacteriology of acute otitis media in a cohort of Finnish children followed for the first two years of life. Pediatr Infect Dis J 2001;20:654–662.
361. Kim AA, Kent CK, Klausner JD. Risk factors for rectal gonococcal infection amidst resurgence in HIV transmission. Sex Transm Dis 2003;30:813–817.
362. Kimmitt PT, Kirby A, Perera N, et al. Identification of *Neisseria gonorrhoeae* as the causative agent in a case of culture-negative dermatitis-arthritis syndrome using real-time PCR. J Travel Med 2008;15:369–371.
363. Kirchgesner V, Plesiat P, DuPont MJ, et al. Meningitis and septicemia due to *Neisseria cinerea*. Clin Infect Dis 1995;21:1351.
364. Kirkcaldy RD, Ballard RC, Dowell D. Gonococcal resistance: are cephalosporins next? Curr Infect Dis Rep 2011;13:196–204.
365. Klausner JD, Kohn R, Kent C. Etiology of clinical proctitis among men who have sex with men. Clin Infect Dis 2004;38:300–302.
366. Kleris GS, Arnold AJ. Differential diagnosis of urethritis: predictive value and therapeutic implications of the urethral smear. Sex Transm Dis 1981;8:810–816.
367. Klingman KL, Pye A, Murphy TF, et al. Dynamics of respiratory tract colonization by *Branhamella catarrhalis* in bronchiectasis. Am J Respir Crit Care Med 1995;152:1072–1078.
368. Knapp JS. Reduction of nitrite by *Neisseria gonorrhoeae*. Int J Syst Bacteriol 1984;34:376–377.
369. Knapp JS, Clark VL. Anaerobic growth of *Neisseria gonorrhoeae* coupled to nitrite reduction. Infect Immun 1984;46:176–181.
370. Knapp JS, Holmes KK. Disseminated gonococcal infections caused by *Neisseria gonorrhoeae* strains with unique nutritional requirements. J Infect Dis 1975;132:204–208.
371. Knapp JS, Hook EW. Prevalence and persistence of *Neisseria cinerea* and other *Neisseria* spp. in adults. J Clin Microbiol 1988;26:896–900.
372. Knapp JS, Ohye R, Neal SW, et al. Emerging in vitro resistance to quinolones in penicillinase-producing *Neisseria gonorrhoeae* strains in Hawaii. Antimicrob Agents Chemother 1994;38:2200–2203.
373. Knapp JS, Tam MR, Nowinski RC, et al. Serological classification of *Neisseria gonorrhoeae* with use of monoclonal antibodies to gonococcal outer membrane protein I. J Infect Dis 1984;150:44–48.
374. Knapp JS, Totten PA, Mulks MH, et al. Characterization of *Neisseria cinerea*, a non-pathogenic species isolated on Martin-Lewis medium selective for pathogenic *Neisseria* spp. J Clin Microbiol 1984;19:63–67.
375. Knapp JS, Washington JA, Doyle LJ, et al. Persistence of *Neisseria gonorrhoeae* strains with decreased susceptibilities to ciprofloxacin and ofloxacin in Cleveland, Ohio, from 1992 through 1993. Antimicrob Agents Chemother 1994;38:2194–2196.
376. Kocyigit I, Unal A. Peritoneal dialysis-related peritonitis due to *Neisseria weaveri*: the first case report. Perit Dial Int 2010;30:116.
377. Koeberling O, Welsch JA, Granoff DM. Improved immunogenicity of a H44/76 group B outer membrane vesicle vaccine with over-expressed genome-derived *Neisserial* antigen 1870. Vaccine 2007;25:1912–1920.
378. Komolafe AJ, Sugunendran H, Corkill JE. Gonorrhea: test of cure for sensitive bacteria? Use of genotyping to disprove treatment failure. Int J STD AIDS 2004;15:212.
379. Koppes GM, Ellenbogen C, Gebhart RJ. Group Y meningococcal disease in United States air force recruits. Am J Med 1977;62:661–666.
380. Kornelisse RF, Hazelzet JA, Hop WC, et al. Meningococcal septic shock in children: clinical and laboratory features, outcome, and development of a prognostic score. Clin Infect Dis 1997;35:640–646.
381. Korppi M, Katila ML, Jaaskelainen J, et al. Role of *Moraxella (Branhamella) catarrhalis* as a respiratory pathogen in children. Acta Paediatr 1992;81:993–996.
382. Kortepeter MG, Adams BF, Zollinger WD, et al. Fulminant supraglottitis from *Neisseria meningitidis*. Emerg Infect Dis 2007;13:502–503.
383. Kutz JW, Simon LM, Chennupati SK, et al. Clinical predictors for hearing loss in children with bacterial meningitis. Arch Otolaryngol Head Neck Surg 2006;132:941–945.
384. Kwambana BA, Barer MR, Bottomly C, et al. Early acquisition and high nasopharyngeal co-colonization by *Streptococcus pneumoniae* and three respiratory pathogens amongst Gambian newborns and infants. BMC Infect Dis 2011;11:175–182.
385. Lafferty W, Hughes JP, Handsfield HH. Sexually transmitted diseases among men who have sex with men: acquisition of gonorrhea and non-gonococcal urethritis by fellatio and implications for STD/HIV prevention. Sex Transm Dis 1997;24:272–278.
386. Landy J, Djogovic D, Sligl W. Gonococcal septic shock, acute respiratory distress syndrome, and multisystem organ failure: a case report. Int J Infect Dis 2010;14(Suppl 2):e239–e241.
387. Lansac N, Picard FJ, Menard C, et al. Novel genus-specific PCR-based assays for rapid identification of *Neisseria* species and *Neisseria meningitidis*. Eur J Clin Microbiol Infect Dis 2000;19:443–451.
388. Lapadula G, Vigano F, Fortuna P, et al. Imported ciprofloxacin-resistant *Neisseria meningitidis*. Emerg Infect Dis 2009;15:1852–1854.
389. Lareau SM, Beigi RH. Pelvic infalammatory disease and tubo-ovarian abscess. Infect Dis Clin North Am 2008;22:693–708.
390. Lauer BA, Fisher E. *Neisseria lactamica* meningitis. Am J Dis Child 1976;130:198–199.
391. Lauer BA, Masters HB. Toxic effect of calcium alginate swabs on *Neisseria gonorrhoeae*. J Clin Microbiol 1988;26:54–56.
392. Laughon BE, Ehret JM, Tanino TT, et al. Fluorescent monoclonal antibody for confirmation of *Neisseria gonorrhoeae* cultures. J Clin Microbiol 1987;25:2388–2390.
393. Law DK, Lorange M, Ringuette L, et al. Invasive meningococcal disease in Quebec, Canada, due to an emerging clone of ST-269 serogroup B meningococci with serotype antigen 17 and serosubtype antigen P1.19 (B:17:p1.19) J Clin Microbiol 2006;44:2743–2749.
394. Lawton WD, Battaglioli GJ. GonoGen coagglutination test for *Neisseria gonorrhoeae*. J Clin Microbiol 1983;18:1264–265.
395. Lee SG, Lee H, Jeong SH, et al. Various *penA* mutations together with *mtrR*, *porB*, and *ponA* mutations in *Neisseria gonorrhoeae* isolates with reduced susceptibility to cefixime or ceftriaxone. J Antimicrob Chemother 2010;65:669–675.
396. Leggiadro RJ, Lazar LF. Spontaneous bacterial peritonitis due to *Neisseria meningitidis* serogroup Z in an infant with liver failure. Clin Pediatr (Phila) 1991;30:350–352.
397. Leonardou A, Giali S, Daoussis D, et al. *Moraxella catarrhalis*-induced septic arthritis of a prosthetic knee joint in a patient with rheumatoid arthritis treated with anakinra: comment on the article by Schiff et al. Arthritis Rheum 2005;52:1337.
398. Lepow ML, Beeler J, Randolph M, et al. Reactogenicity and immunogenicity of a quadrivalent combined meningococcal polysaccharide vaccine in children. J Infect Dis 1986;154:1033–1036.
399. Leslie DE, Azzato F, Ryan N, et al. An assessment of the Roche Amplicor *Chlamydia trachomatis/Neisseria gonorrhoeae* multiplex PCR assay in routine diagnostic use on a variety of specimen types. Commun Dis Intell 2003;27:373–379.
400. Levett PN, Brandt K, Olenius K, et al. Evaluation of three automated nucleic acid amplification systems for detection of *Chlamydia trachomatis* and *Neisseria gonorrhoeae* in first void urine specimens. J Clin Microbiol 2008;46:2109–2111.
401. Lewis C, Clarke SC. Identification of *Neisseria meningitidis* serogroups Y and W135 by *siaD* nucleotide sequence analysis. J Clin Microbiol 2003;41:2697–2699.
402. Lewis C, Diggle MA, Clarke SC. Nucleotide sequence analysis of the sialyltransferase genes of meningococcal serogroups B, C, Y, and W135. J Mol Microbiol Biotechnol 2003;5:82–86.
403. Lewis DA. The gonococcus fights back: is this time a knock out? Sex Transm Infect 2010;86:415–421.
404. Lewis JS, Kranig-Brown D, Trainor DA. DNA probe confirmatory test for *Neisseria gonorrhoeae*. J Clin Microbiol 1990;28:2349–2350.
405. Li H, Dillon JR. Utility of ribotyping, restriction endonuclease analysis, and pulsed-field gel electrophoresis, to discriminate between isolates of *Neisseria gonorrhoeae* of serovar 1A-2 which requires arginine, hypoxanthine, and uracil for growth. J Med Microbiol 1995;43:208–215.
406. Liao M, Helgeson S, Gu WM, et al. Comparison of *Neisseria gonorrhoeae* multiantigen sequence typing and *porB* sequence analysis for identification of clusters of *N. gonorrhoeae* isolates. J Clin Microbiol 2009;47:489–491.
407. Lim YT, Lim MC, Choo MH, et al. Severe aortic regurgitation due to *Neisseria mucosa* endocarditis. Singapore Med J 1994;35:650–652.
408. Lin JS, Donegan SP, Heeren TC, et al. Transmission of *Chlamydia trachomatis* and *Neisseria gonorrhoeae* among men with urethritis and their female sex partners. J Infect Dis 1998;178:1707–1712.
409. Lindberg AR, Fredlund H, Nicholas R, et al. *Neisseria gonorrhoeae* isolates with reduced susceptibility to cefixime and ceftriaxone: associated with genetic polymorphisms in *penA*, *mtrR*, *porB1b*, and *ponA*. Antimicrob Agents Chemother 2007;51:2117–2122.

410. Linquist PR, Linquist JA. *Neisseria mucosa* bursitis: a rare case of gas in soft tissue. Clin Orthop 1988;231:222–224.
411. Linz B, Schenker M, Zhu P, et al. Frequent interspecific genetic exchange between commensal *Neisseriae* and *Neisseria meningitidis*. Mol Microbiol 2000;36:1049–1058.
412. Lister NA, Smith A, Tabrizi S, et al. Screening for *Neisseria gonorrhoeae* and *Chlamydia trachomatis* in men who have sex with men at male-only saunas. Sex Transm Dis 2003;30:886–889.
413. Little MC, Andrews J, Moore R, et al. Strand displacement amplification and homogeneous real-time detection incorporated into a second-generation DNA probe system, BD DNA ProbeTec ET. Clin Chem 2000;45:777–784.
414. Littman H, Lazebnik R, Hall GS, et al. Isolation of *Neisseria gonorrhoeae*: directly plated cultures versus transport cultures. Clin Pediatr 1996;35:329–330.
415. Lopez-Velez R, Fortun J, de Pablo C, et al. Native valve endocarditis due to *Neisseria sicca*. Clin Infect Dis 1994;18:660–661.
416. Louie M, Ongsansoy EG, Forward KR. Rapid identification of *Branhamella catarrhalis*: a comparison of five rapid methods. Diagn Microbiol Infect Dis 1990;13:205–208.
417. Lourenco MC, Reis RS, Andrade AC, et al. Subclinical infection of the genital tract with *Neisseria meningitidis*. Braz J Infect Dis 2006;10:154–155.
418. Louv WC, Austin H, Alexander WJ, et al. A clinical trial of nonoxynol-9 for preventing gonococcal and chlamydial infections. J Infect Dis 1988;158:518–523.
419. Louv WC, Austin H, Perlman J, et al. Oral contraceptive use and the risk of chlamydial and gonococcal infections. Am J Obstet Gynecol 1989;160:396–402.
420. Lowe CA, Diggle MA, Clarke SC. A single nucleotide polymorphism identification assay for the genotypic characterization of *Neisseria meningitidis* using MALDI-TOF mass spectrometry. Br J Biomed Sci 2004;61:8–10.
421. Lujan R, Zhang QY, Saez-Nieto JA, et al. Penicillin-resistant isolates of *Neisseria lactamica* produce altered forms of penicillin-binding protein 2 that arose by interspecies horizontal gene transfer. Antimicrob Agents Chemother 1991;35:300–304.
422. Lum G, Freeman K, Nguyen NL, et al. A cluster of culture-positive gonococcal infections but with false-negative *cppB* gene-based PCR. Sex Transm Infect 2005;81:400–402.
423. MacDonald N, Mailman T, Desai S. Gonococcal infections in newborns and in adolescents. Adv Exp Med Biol 2008;609:108–130.
424. MacLennan J, Kafatos G, Neal K, et al. Social behavior and meningococcal carriage in British teenagers. Emerg Infect Dis 2006;12:950–957.
425. MacLennan J, Obara S, Deeks J, et al. Immune response to revaccination with meningococcal A and C polysaccharides in Gambian children following repeated immunization during early childhood. Vaccine 1999;17:3086–3093.
426. MacNeil JR, Thomas JD, Cohn AC. Meningococcal disease: shifting epidemiology and genetic mechanisms that may contribute to serogroup C virulence. Curr Infect Dis Rep 2011;13:374–379.
427. Mahendran SM. Disseminated gonococcal infection presenting as cutaneous lesions in pregnancy. J Obstet Gynaecol 2007;27:617–618.
428. Maiden MC. Multilocus sequence typing of bacteria. Annu Rev Microbiol 2006;60:561–588.
429. Malhotra R, Karim QN, Acheson JF. Hospital-acquired adult gonococcal conjunctivitis. J Infect 1998;37:305–312.
430. Malhotra A, Krilov LR. Isolated *Neisseria meningitidis* endophthalmitis. Pediatr Infect Dis 1999;18:839–840.
431. Manavi K, Zafar F, Shahid H. Oropharyngeal gonorrhea: rate of co-infection with sexually-transmitted infection, antibiotic susceptibility, and treatment outcome. Int J STD AIDS 2010;21:138–140.
432. Manfredi R, Nanetti A, Valentini R, et al. *Moraxella catarrhalis* pneumonia during HIV disease. J Chemother 2000;12:406–411.
433. Mangold KA, Regner M, Tajuddin M, et al. *Neisseria* species identification assay for the confirmation of *Neisseria gonorrhoeae*-positive results of the COBAS AMPLICOR PCR. J Clin Microbiol 2007;45:1403–1409.
434. Marchese A, Gualco L, Schito M, et al. In vitro activity of ertapenem against selected respiratory pathogens. J Antimicrob Chemother 2004;54:944–951.
435. Marrazzo JM, Handsfield HH, Sparling PF. *Neisseria gonorrhoeae*. In Mandell GL, Bennett JE, Dolin R, eds. Mandell, Douglas, and Bennett's Principles and Practice of Infectious Diseases. 7th Ed. Philadelphia, PA: Churchill-Livingstone, 2010:2753–2770.
436. Marshall SA, Rhomberg PR, Jones RN. Comparative value of Etest for susceptibility testing *Neisseria meningitidis* with eight antimicrobial agents. An investigation using U.S. Food and Drug Administration regulatory criteria. Diagn Microbiol Infect Dis 1997;27:93–97.
437. Martin DH, Cammarata C, Van Der Pol B, et al. Multicenter evaluation of AMPLICOR and automated COBAS AMPLICOR CT/NG tests for *Neisseria gonorrhoeae*. J Clin Microbiol 2000;38:3544–3549.
438. Martin IE, Lefebvre B, Sawatzky P, et al. Identification of prolyliminopeptidase-negative *Neisseria gonorrhoeae* strains in Canada. Sex Transm Dis 2011;38:40–42.
439. Martin IE, Sawatzky P, Allen V, et al. Emergence and characterization of *Neisseria gonorrhoeae* isolates with decreased susceptibilities to ceftriaxone and cefixime in Canada: 2001–2010. Sex Transm Dis 2012;39:316–323.
440. Martin IM, Ison CA, Aanensen DM, et al. Rapid sequence-based identification of gonococcal transmission clusters in a large metropolitan area. J Infect Dis 2004;189:1497–1505.
441. Martin JE, Jackson RL. A biological environmental chamber for the culture of *Neisseria gonorrhoeae*. J Am Vener Dis Assoc 1975;2:28–30.
442. Martin MC, Perez F, Moreno A, et al. *Neisseria gonorrhoeae* meningitis in pregnant adolescent. Emerg Infect Dis 2008;14:1672–1674.
443. Maslanka SE, Tappero JW, Plikaytis BD, et al. Age-dependent *Neisseria meningitidis* serogroup C class-specific antibody concentrations and bactericidal titers in sera from young children from Montana immunized with a licensed polysaccharide vaccine. Infect Immun 1998;66:2453–2459.
444. Masliah-Planchon J, Breton G, Jarlier V, et al. Endocarditis due to *Neisseria bacilliformis* in a patient with a bicuspid aortic valve. J Clin Microbiol 2009;47:1973–1975.
445. Mayer LW, Reeves MW, Al-Hamdan N, et al. Outbreak of W-135 meningococcal disease in 2000: not emergence of a new W-135 strain, but clonal expansion within the electrophoretic type-37 complex. J infect Dis 2002;185:1596–1605.
446. McCulloch M, Brooks H, Kalantarinia K. Isolated polyarticular septic arthritis: an atypical presentation of meningococcal infection. Am J Med Sci 2008;335:323–326.
447. McGregor K, Chang BJ, Mee BJ, et al. *Moraxella catarrhalis*: clinical significance, antimicrobial susceptibility, and BRO β-lactamases. Eur J Clin Microbiol Infect Dis 1998;17:219–234.
448. McGuinness BT, Lambden PR, Heckels JE. Class 1 outer membrane protein of *Neisseria meningitidis*: epitope analysis of the antigenic diversity between strains, implications for subtype definition and molecular epidemiology. Mol Microbiol 1993;7:505–514.
449. McMullan B. An infant with meningococcal arthritis of the hip. J Pediatr Child Health 2009;45:762–763.
450. Mehrany K, Kist JM, O'Connor WJ, et al. Disseminated gonococcemia. Int J Dermatol 2003;42:208–209.
451. Merz AJ, So M. Interactions of pathogenic *Neisseriae* with epithelial cell membranes. Annu Rev Cell Dev Biol 2000;16:423–457.
452. Meuleman P, Erard K, Herregods MC, et al. Bioprosthetic valve endocarditis caused by *Neisseria elongata* subspecies *nitroreducens*. Infection 1996;24:258–260.
453. Meyer TF. Pathogenic neisseriae: complexity of pathogen-host cell interplay. Clin Infect Dis 1999;28:433–441.
454. Miller KE. Diagnosis and treatment of *Neisseria gonorrhoeae* infection. Am Fam Physician 2006;73:1779–1784.
455. Mimiaga MJ, Mayer KH, Reisner SL, et al. Asymptomatic gonorrhea and chlamydia infections detected by nucleic acid amplification tests among Boston area men who have sex with men. Sex Transm Dis 2008;35:496–498.
456. Moe GR, Dave A, Granoff DM. Epitopes recognized by a non-autoreactive murine anti-N-propionyl meningoccal group B polysaccharide monoclonal antibody. Infect Immun 2005;73:2123–2128.
457. Molesworth AM, Cuevas LE, Connor SJ, et al. Environmental risk and meningitis epidemics in Africa. Emerg Infect Dis 2003;9:1287–1293.
458. Molling P, Jacobsson S, Backman A, et al. Direct and rapid identification and genogrouping of meningococci and *porA* amplification by lightcycler PCR. J Clin Microbiol 2002;40:4531–4535.
459. Moncada J, Donegan E, Schachter J. Evaluation of CDC-recommended approaches for confirmatory testing of positive *Neisseria gonorrhoeae* a nucleic acid amplification test results. J Clin Microbiol 2008;46:1614–1619.
460. Monso E, Ruiz J, Rosell A, et al. Bacterial infection in chronic obstructive pulmonary disease: a study of stable and exacerbated outpatients using the protected specimen brush. Am J Respir Crit Care Med 1995;152:1316–1320.
461. Moon T, Lin RY, Jahn AF. Fatal frontal sinusitis due to *Neisseria sicca* and *Eubacterium lentum*. J Otolaryngol 1986;15:193–195.
462. Moore PS, Harrison LH, Telzak EE, et al. Group A meningococcal carriage in travelers returning from Saudi Arabia. JAMA 1988;260:2686–2689.
463. Moore PS, Hierholzer J, DeWitt W, et al. Respiratory viruses and mycoplasma as cofactors for epidemic group A meningococcal meningitis. JAMA 1990;264:1271–1275.
464. Morello JA, Lerner SA, Bohnhoff M. Characteristics of atypical *Neisseria gonorrhoeae* from disseminated and localized infections. Infect Immun 1976;13:1510–1516.

465. Morla N, Guibourdenche M, Riou JY. *Neisseria* spp. and AIDS. J Clin Microbiol 1992;30:2290–2294.
466. Morris AK, Palmer HM, Young H. Opa-typing can identify epidemiologically distinct subgroups within *Neisseria gonorrhoeae* multi-antigen sequence type (NG-MAST) clusters. Epidemiol Infect 2008;136:417–420.
467. Morse SA, Johnson SR, Biddle JW, et al. High-level tetracycline resistance in *Neisseria gonorrhoeae* is result of acquisition of streptococcal *tetM* determinant. Antimicrob Agents Chemother 1986;30:664–670.
468. Mulks MH, Plaut AG. IgA protease production as a characteristic distinguishing pathogenic from harmless *Neisseriaceae*. N Engl J Med 1978;299:973–976.
469. Murphy TF, Parameswaran GI. *Moraxella catarrhalis*, a human respiratory tract pathogen. Clin Infect Dis 2009;49:124–131.
470. Murray PR. Matrix-assisted laser desorption ionization time-of-flight mas spectrometry: usefulness for taxonomy and epidemiology. Clin Microbiol Infect 2010;16:1626–1630.
471. Nair D, Dawar R, Deb M, et al. Outbreak of meningococcal disease in and around New Delhi, India, 2005–2006: a report from a tertiary care hospital. Epidemiol Infect 2009;137:570–576.
472. Naqvi SH, Kilpatrick B, Bouhasin J. *Branhamella catarrhalis* meningitis following otolaryngologic surgery. APMIS 1988;3:74–75.
473. Nawaz T, Hardy DJ, Bonnez W. *Neisseria elongata* subsp. *elongata*, a case of human endocarditis complicatd by pseudoaneurysm. J Clin Microbiol 1996;34:756–758.
474. Neal KR, Nguyen-Van-Tam JS, Jeffrey N, et al. Changing carriage rate of *Neisseria meningitidis* among university students during the first week of term:- cross-sectional study. BMJ 2000;320:846–849.
475. Neal KR, Nguyen-Van-Tam JS, Slack RC, et al. Seven-week interval between acquisition of a meningococcus and the onset of invasive disease: a case report. Epidemiol Infect 1999;123:507–509.
476. Nelson K, Watkins DA, Watanakunakorn C. Acute epiglottitis due to serogroup Y *Neisseria meningitidis* in an adult. Clin Infect Dis 1996;23:1192–1193.
477. Ness RB, Hillier SL, Kip KE, et al. Douching, pelvic inflammatory disease, and incident gonococcal and chlamydial infection in a cohort of high-risk women. Am J Epidemiol 2005;161:186–195.
478. Ness RB, Kip KE, Hillier SL, et al. A cluster analysis of bacterial vaginosis-associated microflora and pelvic inflammatory disease and pelvic inflammatory disease. Am J Epidemiol 2005;162:585–590.
479. Neu AM, Case B, Lederman HM, et al. *Neisseria sicca* peritonitis in a patient maintained on chronic peritoneal dialysis. Pediatr Nephrol 1994;8:601–602.
480. Ng LK, Dillon JR. Typing by serovar, antibiogram, plasmid content, riboprobing, and isoenzyme typing to determine whether *Neisseria gonorrhoeae* isolates requiring proline, citrulline, and uracil for growth are clonal. J Clin Microbiol 1993;31:1555–1561.
481. Ng LK, Martin I, Liu G, et al. Mutations in 23S rRNA associated with macrolide resistance in *Neisseria gonorrhoeae*. Antimicrob Agents Chemother 2002;46:3020–3025.
482. Nicolas P, Decousset L, Riglet V, et al. Expansion of sequence type (ST)-5 and emergence of ST-7 in serogroup A meningococci, Africa. Emerg Infect Dis 2001;7:849–854.
483. Nicolas P, Norheim G, Garnotel E, et al. Molecular epidemiology of *Neisseria meningitidis* isolated in the African Meningitis Belt between 1988 and 2003 shows dominance of sequence type 5 (ST-5) and ST-11 complexes. J Clin Microbiol 2005;43:5129–5135.
484. Nielsen US, Knudsen JB, Pedersen LN, et al. *Neisseria gonorrhoeae* endocarditis confirmed by nucleic acid amplification assays performed on aortic valve tissue. J Clin Microbiol 2009;47:865–867.
485. Nsuami M, Cammarata CL, Brooks BN, et al. Chlamydia and gonorrhea co-occurrence in a high-school population. Sex Transm Dis 2004;31:424–427.
486. Obeid EM. *Neisseria subflava* causing septic arthritis of the ankle of a child. J Infect 1993;27:100–101.
487. Ochai S, Sekiguchi S, Hayashi A, et al. Decreased affinity of mosaic-structure recombinant penicillin binding protein 2 for oral cephalosporins in *Neisseria gonorrhoeae*. J Antimicrob Chemother 2007;60:54–60.
488. Ohnishi M, Golparian D, Shimuta K, et al. Is *Neisseria gonorrhoeae* initiating a future era of untreatable gonorrhea?: detailed characterization of the first strain with high-level resistance to ceftriaxone. Antimicrob Agents Chemother 2011;55:3538–3545.
489. Ohnishi M, Saika T, Hoshina S, et al. Ceftriaxone-resistant *Neisseria gonorrhoeae*, Japan. Emerg Infect Dis 2011;17:148–149.
490. Ohnishi M, Watanabe Y, One E, et al. Spread of a chromosomal cefixime-resistant *penA* gene among different *Neisseria gonorrhoeae* lineages. Antimicrob Agents Chemother 2010;54:1060–1067.
491. Olcen P, Fredlund H. Isolation and characterization of *Neisseria meningitidis* in the vaccine era. Who needs what and when? Scand J Infect Dis 2010;42:4–11.
492. Olivieri I, Padula A, Armignacco L, et al. Septic arthritis caused by *Moraxella catarrhalis* associated with infliximab treatment in a patient with undifferentiated spondyloarthritis. Ann Rheum Dis 2004;63:105–106.
493. Orden B, Amerigo MA. Acute otitis media caused by *Neisseria lactamica*. Eur J Clin Microbiol Infect Dis 1991;10:986–987.
494. Orden B, Martinez R, Millan R, et al. Primary meningococcal conjunctivitis. Clin Microbiol Infect 2003;9:1245–1247.
495. Orden B, Martinez-Ruiz R, Gonzalez-Manjavacas C, et al. Meningococcal urethritis in a heterosexual man. Eur J Clin Microbiol Infect Dis 2004;23:646–647.
496. O'Rourke M, Ison CA, Renton AM, et al. Opa typing: a high-resolution tool for studying the epidemiology of gonorrhea. Mol Microbiol 1995;17:865–875.
497. Orvelid P, Backman A, Olcen P. PCR identification of the group A *Neisseria meningitidis* gene in cerebrospinal fluid. Scand J Infect Dis 1999;31:481–483.
498. Osaka K, Takakura T, Narukawa K, et al. Analysis of amino acid sequences of penicillin binding protein 2 in clinical isolates of *Neisseria gonorrhoeae* with reduced susceptibility to cefixime and ceftriaxone. J Infect Chemother 2008;14:195–203.
499. Ota KV, Tamari IE, Smieja M, et al. Detection of *Neisseria gonorrhoeae* and *Chlamydia trachomatis* in pharyngeal and rectal specimens using the BD ProbeTec ET system, the Gen-Probe APTIMA Combo 2 assay and culture. Sex Transm Infect 2009;85:182–186.
500. Otero L, Alvarez-Arguelles M, Villar H. The prevalence of *Neisseria gonorrhoeae* negative for proline iminopeptidase in Asturias, Spain. Sex Transm Infect 2007;83:76.
501. Page-Shafer K, Graves A, Kent C, et al. Increased sensitivity of DNA amplification testing for the detection of pharyngeal gonorrhea in men who have sex with men. Clin Infect Dis 2002;34:173–176.
502. Pai CH, Sorger S. Enhancement of recovery of *Neisseria meningitidis* by gelatin in blood culture media. J Clin Microbiol 1981;14:20–23.
503. Palmer HM, Leeming JP, Turner A. Investigation of an outbreak of ciprofloxacin-resistant *Neisseria gonorrhoeae* using a simplified *opa*-typing method. Epidemiol Infect 2001;126:219–224.
504. Palmer HM, Mallinson H, Wood RL, et al. Evaluation of the specificities of five DNA amplification methods for the detection of *Neisseria gonorrhoeae*. J Clin Microbiol 2003;41:835–837.
505. Palmer HM, Wu S, Gough KR, et al. An increase in prolyliminopeptidase-negative isolates of *Neisseria gonorrhoeae* in the United Kingdom is associated with the spread of a single clonal strain. Abstracts of the 13th International Pathogenic *Neisseria* Conference, p. 387.
506. Palmer HM, Young H, Winter A, et al. Emergence and spread of azithromycin-resistant *Neisseria gonorrhoeae* in Scotland. J Antimicrob Chemother 2008;62:490.
507. Panagea S, Biboux R, Corkill JE, et al. A case of lower respiratory tract infection caused by *Neisseria weaveri* and review of the literature. J Infect 2002;44:96–98.
508. Pancheroen C, Hongsiriwon S, Swasdichai K, et al. Epidemiology of invasive meningococcal disease in 13 government hospitals in Thailand, 1994–1999. Southeast Asian J Trop Med Public Health 2000;31:708–711.
509. Perez JL, Pulido A, Gomez E, et al. Superoxol and aminopeptidase tests for identification of pathogenic *Neisseria* species and *Moraxella catarrhalis*. Eur J Clin Microbiol Infect Dis 1990;9:421–424.
510. Perez-Losada M, Viscidi RP, Demma JC, et al. Population genetics of *Neisseria gonorrhoeae* in a high-prevalence community using hypervariable outer membrane *porB* and 13 slowly-evolving housekeeping genes. Mol Biol Evol 2005;22:1887–1902.
511. Perkins-Balding D, Ratliff-Griffin M, Stojiljkovic I. Iron transport systems in *Neisseria meningitidis*. Microbiol Mol Biol Rev 2004;68:154–171.
512. Phillips EA, Schultz TR, Tapsall JW, et al. Maltose-negative *Neisseria meningitidis* isolated from a case of male urethritis. J Clin Microbiol 1989;27:2851–2852.
513. Phipps W. Syphilis, chlamydia, and gonorrhea screening in HIV-infected patients in primary care, San Francisco, California, 2003. AIDS Patient Care STDS 2005;19:495–498.
514. Poland GA. Prevention of meningococcal disease: current use of polysaccharide and conjugate vaccines. Clin Infect Dis 2010;50:S45–S53.
515. Pomeranz HD, Storch GA, Lueder GT. Pediatric meningococcal conjunctivitis. J Pediatr Ophthalmol Strabismus 1999;36:161–163.
516. Pope CF, Hay P, Alexander S, et al. Positive predictive value of the Becton Dickinson Viper system and the ProbeTec GC Qx assay, in extract mode, for detection of *Neisseria gonorrhoeae*. Sex Transm Dis 2010;86:465–469.

517. Popovic T, Sacchi CT, Reeves MW, et al. *Neisseria meningitis* serogroup W-135 isolates associated with the ET-37 complex. Emerg Infect Dis 2000;6:428–429.
518. Porras MC, Martinez VC, Ruiz IM, et al. Acute cellulitis: an unusual manifestation of meningococcal disease. Scand J Infect Dis 2001;33:56–59.
519. Porritt RJ, Mercer JL, Munro R. Detection and serogroup determination of *Neisseria meningitidis* in CSF by polymerase chain reaction. Pathology 2000;32:42–45.
520. Potocki de Montalk G, Remaud-Simeon M, Willemot RM, et al. Amylosucrase from *Neisseria polysaccharea*: novel catalytic properties. FEBS Lett 2000;471:219–223.
521. Pugsley PM, Dworzack DL, Horowitz EA, et al. Efficacy of ciprofloxacin in the treatment of nasopharyngeal carriers of *Neisseria meningitidis*. J Infect Dis 1987;156:211–213.
522. Raja NS, Parasakthi N, Puthucheary SD, et al. Invasive meningococcal disease in the University of Malaya Medical Centre, Kuala Lumpur, Malaysia. J Postgrad Med 2006;52:23–29.
523. Raja NS, Singh NN. Bilateral orbital cellulitis due to *Neisseria gonorrhoeae* and *Staphylococcus aureus*: a previously unreported case. J Med Microbiol 2005;54:609–611.
524. Raychaudhuri M, Peall A, Page C, et al. A case of duplicitous diplococci. Sex Transm Infect 2009;85:441–442.
525. Read P, Abbott R, Pantelidis P, et al. Disseminated gonococcal infection in a homosexual man diagnosed by nucleic acid amplification testing from a skin lesion swab. Sex Transm Infect 2008;84:328–349.
526. Reddy TS, Smith D, Roy TM. Primary meningococcal pneumonia in elderly patients. Am J Med Sci 2000;319:255–257.
527. Reller BL, MacGregor RR, Beaty HN. Bactericidal antibody after colonization with *Neisseria meningitidis*. J Infect Dis 1973;127:56–62.
528. Renault CA, Hall C, Kent CK, et al. Use of NAATs for STD diagnosis of GC and CT in non-FDA cleared anatomic specimens. MLO Med Lab Obs 2006;38:10,12–16,21–22.
529. Rennie RP, Brosnikoff C, Shokoples S, et al. Multicenter evaluation of the new Vitek 2 *Neisseria-Haemophilus* identification card. J Clin Microbiol 2008;46:2681–2685.
530. Rice PA. Gonococcal arthritis (disseminated gonococcal infection). Infect Dis Clin North Am 2005;19:853–861.
531. Richards SJ, Greening AP, Enright MC, et al. Outbreak of *Moraxella catarrhalis* in a respiratory unit. Thorax 1993;48:91–92.
532. Richardson DK, Helderman T, Lovett P. Meningococcal epiglottitis in a diabetic adult patient. J Emerg Med 2012;43:634–636.
533. Riou JY, Guibourdenche M. *Neisseria polysaccharea* sp. nov. Int J Syst Bacteriol 1987;37:163–165.
534. Riou JY, Guibourdenche M, Perry MB, et al. Structure of the extracellular d-glucan produced by *Neisseria polysaccharea*. Can J Microbiol 1986;32:909–911.
535. Roberts J, Greenwood B, Stuart J. Sampling methods to detect carriage of *Neisseria meningitidis*; literature review. J Infect 2009;58:103–107.
536. Roberts L. Hitting early, epidemic meningitis ravages Nigeria and Niger. Science 2009;324:20–21.
537. Roberts MC, Chung WO, Roe D, et al. Erythromycin-resistant *Neisseria gonorrhoeae* and oral commensal *Neisseria* spp. carry known rRNA methylase genes. Antimicrob Agents Chemother 1999;43:1367–1372.
538. Roche Diagnostic Systems Inc. AMPLICOR™ *Chlamydia trachomatis*/*Neisseria gonorrhoeae* (CT/NG) test package insert. Branchburg, NJ: Roche Diagnostic Systems Inc; 1999.
539. Rockett R, Goire N, Limnios A, et al. Evaluation of the COBAS 4800 CT/NG test for detecting *Chlamydia trachomatis* and *Neisseria gonorrhoeae*. Sex Transm Dis 2010;86:470–473.
540. Rodriguez CN, Rodriguez-Morales AJ, Garcia A, et al. Quinolone and azithromycin-resistant *Neisseria meningitidis* serogroup C causing urethritis in a heterosexual man. Int J STD AIDS 2005;16:649–650.
541. Rompalo AM. Diagnosis and treatment of sexually acquired proctitis and proctocolitis: an update. Clin Infect Dis 1999;28(Suppl):S84–S90.
542. Rompalo AM, Hood EW, Roberts PL, et al. The acute arthritis-dermatitis syndrome. The changing importance of *Neisseria gonorrhoeae* and *Neisseria meningitidis*. Arch Intern Med 1987;147:281–283.
543. Rosenstein N, Perkins BA, Stephens DS, et al. The changing epidemiology of meningococcal disease in the United States, 1992–1996. J Infect Dis 1999;180:1894–1901.
544. Rosenstein NE, Perkins BA, Stephens DS, et al. Meningococcal disease. N Engl J Med 2001;344:1378–1388.
545. Rosenstein NE, Stocker SA, Popovic T, et al. Antimicrobial resistance of *Neisseria meningitidis* in the United States, 1997. Clin Infect Dis 2000;30:212–213.
546. Rotta AT, Asmar BI, Ballal N, et al. *Moraxella catarrhalis* ventriculitis in a child with hydrocephalus and an external ventricular drain. Pediatr Infect Dis J 1995;14:397–398.
547. Ruohala A, Meurman O, Nikkari S, et al. Microbiology of acute otitis media in children with typanostomy tubes: prevalence of bacteria and viruses. Clin Infect Dis 2006;113:1417–1422.
548. Saez-Nieto JA, Bisquert J, Dominguez J, et al. Meningitis due to a glucose-negative, maltose-negative strain of *Neisseria meningitidis*. J Infect 1986;12:85–86.
549. Saez-Nieto JA, Fontanals D, Garcia De Jalon J, et al. Isolation of *Neisseria meningitidis* strains with increase of penicillin minimal inhibitory concentrations. Epidemiol Infect 1987;99:463–469.
550. Saez-Nieto JA, Lujan R, Berron S, et al. Epidemiology and molecular basis of penicillin-resistant *Neisseria meningitidis* in Spain: a 5-year history (1985–1989). Clin Infect Dis 1992;14:394–402.
551. Saez Nieto JA, Lujan R, Martinez-Suarez JV, et al. *Neisseria lactamica* and *Neisseria polysaccharea* as possible sources of meningococcal β-lactam resistance by genetic transformation. Antimicrob Agents Chemother 1990;34:2269–2272.
552. Safton S, Cooper G, Harrison M, et al. *Neisseria canis* infection: a case report. Commun Dis Intell 1999;23:221.
553. Saginur R, Clecner B, Portnoy J, et al. Superoxol (catalase) test for identification of *Neisseria gonorrhoeae*. J Clin Microbiol 1982;15:475–477.
554. Sahm DF, Jones ME, Hickey ML, et al. Resistance surveillance of *Streptococcus pneumoniae*, *Haemophilus influenzae*, and *Moraxella catarrhalis* isolated in Asia and Europe, 1997–1998. J Antimicrob Chemother 2000;45:457–466.
555. Sandhu S, Feiring B, Pster P, et al. Immunogenicity and safety of a combination of two serogroup B meningococcal outer membrane vesicle vaccines. Clin Vaccine Immunol 2007;14:1062–1069.
556. Sano N, Matsunaga S, Akiyama T, et al. *Moraxella catarrhalis* bacteremia associated with vascular graft infection. J Med Microbiol 2010;59:245–250.
557. Sanyal SK, Wilson N, Twum-Danso K, et al. *Moraxella* endocarditis following balloon angioplasty of aortic coarctation. Am Heart J 1991;119:1421–1423.
558. Saperstein DA, Bennett MD, Steinberg JP, et al. Exogenous *Neisseria meningitidis* endophthalmitis. Am J Ophthalmol 1997;123:135–136.
559. Sartin JS. *Neisseria sicca* meningitis in a woman with nascent pernicious anemia. Am J Med 2000;109:175–176.
560. Saunders NB, Shoemaker DR, Brandt BL, et al. Confirmation of suspicious cases of meningococcal meningitis by PCR and enzyme-linked immunosorbent assay. J Clin Microbiol 1997;35:3215–3219.
561. Saunders NB, Zollinger WD, Rao VB. A rapid and sensitive PCR strategy employed for amplification and sequencing of *porA* from a single colony forming unit of *Neisseria meningitidis*. Gene 1993;137:153–162.
562. Saunders NJ, Jeffries AC, Peden JF, et al. Repeat-associated phase variable genes in the complete genome sequence of *Neisseria meningitidis* strain MC58. Mol Microbiol 2000;37:207–215.
563. Schachter J, Hook EW III, McCormack WM, et al. Ability of the Digene hybrid capture II assay to identify *Chlamydia trachomatis* and *Neisseria gonorrhoeae* in cervical specimens. J Clin Microbiol 1999;37:3668–3672.
564. Schachter J, Moncada J, Liska S, et al. Nucleic acid amplification tests in the diagnosis of chlamydial and gonococcal infections of the oropharynx and rectum in men who have sex with men. Sex Transm Dis 2008;35:637–642.
565. Schifman RB, Ryan KJ. *Neisseria lactamica* septicemia in an immunocompromised patient. J Clin Microbiol 1983;17:935–937.
566. Schmitz FJ, Beeck A, Perdikouli M, et al. Production of BRO β-lactamases and resistance to complement in European *Moraxella catarrhalis* isolates. J Clin Microbiol 2002;40:1546–1548.
567. Schultz TR, Tapsall JW, White PA, et al. An invasive isolate of *Neisseria meningitidis* showing decreased susceptibility to the quinolones. Antimicrob Agents Chemother 2000;45:909–911.
568. Schwam E, Cox J. Fulminant meningococcal supraglottitis: an emerging infectious syndrome. Emerg Infect Dis 1999;5:464–467.
569. Scribner RK. Neutralization of the inhibitory effect of sodium polyanethol sulfonate on *Neisseria meningitidis* in blood cultures processed with the DuPont Isolator system. J Clin Microbiol 1984;20:40–42.
570. Seidemann K, Lauten M, Gappa M, et al. Obstructive airway disease cause by *Moraxella catarrhalis* after renal transplantation. Pediatr Nephrol 2000;14:707–709.
571. Seipolt B, Dinger J, Rupprecht E, et al. Osteonecrosis after meningococcemia and disseminated intravascular coagulation. Pediatr Infect Dis J 2003;22:1021–1022.
572. Sejvar JJ, Johnson D, Popovic T, et al. Assessing the risk of laboratory-acquired meningococcal disease. J Clin Microbiol 2005;43:4811–4814.
573. Sethi S, Evans N, Grant BJ, et al. New strains of bacteria and exacerbations of chronic obstructive pulmonary disease. N Engl J Med 2002;347:465–471.
574. Shao Z, Li W, Ren J, et al. Identification of a new *Neisseria meningitidis* serogroup C clone from Anhui province, China. Lancet 2006;367:419–423.
575. Sharma S, Saffra NA, Chapnick EK. Post-traumatic polymicrobial endophthalmitis, including *Neisseria subflava*. Am J Ophthalmol 2003;136:554–555.

576. Shetty A, Nagaraj SK, Lorentz WB, et al. Peritonitis due to *Neisseria mucosa* in an adolescent receiving peritoneal dialysis. Infection 2005;33:390–392.
577. Shetty A, Ribeiro D, Evans A, et al. Gonococcal endocarditis: a rare complication of a common disease. J Clin Pathol 2004;57:780–781.
578. Simmons G, Jones N, Calder L. Equivalence of ceftriaxone and rifampicin in eliminating nasopharyngeal carriage of serogroup B *Neisseria meningitidis*. J Antimicrob Chemother 2000;45:909–911.
579. Simmons G, Martin D, Stewart J, et al. Carriage of *Neisseria meningitidis* among household contacts of patients with meningococcal disease. Eur J Clin Microbiol Infect Dis 2001;20:237–242.
580. Simmons WP. *Moraxella catarrhalis* pneumonia and bacteremia in an otherwise healthy child. Clin Pediatr 1999;38:560–561.
581. Simoes MJ, Cunha M, Almeida F, et al. Molecular surveillance of *Neisseria meningitidis* capsular switching in Portugal, 2002–2006. Epidemiol Infect 2009;137:161–165.
582. Sinave CP, Ratzan KR. Infective endocarditis caused by *Neisseria flavescens*. Am J Med 1987;82:163–164.
583. Singh K. Laboratory-acquired infections. Clin Infect Dis 2010;49:142–147.
584. Singhal S, Purnapatre KP, Kalia V, et al. Ciprofloxacin-resistant *Neisseria meningitidis*, Delhi, India. Emerg Infect Dis 2007;13:1614–1615.
585. Sinha R, Kanabar D. Meningococcal septic shock with adrenal apoplexy—Waterhouse-Friderichsen syndrome. N Z Med J 2006;119:U2096.
586. Sivalingam P, Tully AM. Acute meningococcal epiglottitis and septicaemia in a 65-year-old man. Scand J Infect Dis 1998;30:196–198.
587. Smith I, Caugant DA, Hoiby EA, et al. High case-fatality rates of meningococcal disease in Western Norway caused by serogroup C strains belonging to both sequence type (ST)-32 and ST-11 complexes, 1985–2002. Epidemiol Infect 2006;134:1195–2002.
588. Smith KR, Fisher HC III, Hook EW III. Prevalence of fluorescent monoclonal antibody-nonreactive *Neisseria gonorrhoeae* in five North American sexually transmitted disease clinics. J Clin Microbiol 1996;34:1551–1552.
589. Sneath PH, Barrett SJ. A new species of *Neisseria* from the dental plaque of the domestic cow, *Neisseria dentiae* sp. nov. Lett Appl Microbiol 1996;23:355–358.
590. Soler N, Torres A, Ewig S, et al. Bronchial microbial patterns in severe exacerbations of chronic obstructive pulmonary disease (COPD) requiring mechanical ventilation. Am J Respir Crit Care Med 1998;157:1498–1505.
591. Southern PM, Kutscher AE. Bacteremia due to *Neisseria cinerea*: report of two cases. Diagn Microbiol Infect Dis 1987;7:143–147.
592. Sow AI, Caugant DA, Cisse MF, et al. Molecular characteristics and susceptibility to antibiotics of serogroup A *Neisseria meningitidis* strains isolated in Senegal in 1999. Scand J Infect Dis 2000;32:185–187.
593. Spaargaren J, Stoof J, Fenema R, et al. Amplified fragment length polymorphism fingerprinting for identification of a core group of *Neisseria gonorrhoeae* transmitters in the population attending a clinic for sexually transmitted diseases in Amsterdam, the Netherlands. J Clin Microbiol 2001;39:2335–2337.
594. Speeleveld E, Fossepre JM, Gordts B, et al. Comparison of three rapid methods, tributyrine, 4-methylumbelliferyl butyrate, and indoxyl acetate, for rapid identification of *Moraxella catarrhalis*. J Clin Microbiol 1994;32:1362–1363.
595. Speer KP, Fitch RD. *Neisseria gonorrhoeae* foot abscess: a case report. Clin Orthop Relat Res 1988;234:209–210.
596. Spencer SE, Bash MC. Extragenital manifestations of *Neisseria gonorrhoeae*. Curr Infect Dis Rep 2006;8:132–138.
597. Spratt BG, Bowler LD, Shang QY, et al. Role of interspecies transfer of chromosomal genes in the evolution of penicillin resistance in pathogenic and commensal *Neisseria* species. J Mol Evol 1992;34:115–125.
598. Spratt BG, Zhang QY, Jones DM, et al. Recruitment of a penicillin-binding protein gene from *Neisseria flavescens* during the emergence of penicillin resistance in *Neisseria meningitidis*. Proc Natl Acad Sci U S A 1989;86:8988–8992.
599. Stansfield RE, Masterson RG, Dale BA, et al. Primary meningococcal conjunctivitis and the need for prophylaxis in close contacts. J Infect 1994;29:211–214.
600. Stanwell-Smith RE, Stuart JM, Hughes AO, et al. Smoking, the environment, and meningococcal disease: a case-control study. Epidemiol Infect 1994;112:315.
601. Starnino S, Stefanelli P, *Neisseria gonorrhoeae* Italian Study Group. Azithromycin-resistant *Neisseria gonorrhoeae* strains recently isolated in Italy. J Antimicrobi Chemother 2009;63:1200.
602. Stefanelli P, Neri A, Carattoli A, et al. Detection of resistance to rifampicin and decreased susceptibility to penicillin in *Neisseria meningitidis* by real-time multiplex polymerase chain reaction. Diagn Microbiol Infect Dis 2007;58:241–244.
603. Stefanou J, Agelopoulou AV, Sipsas NV, et al. *Moraxella catarrhalis* endocarditis: case report and review of the literature. Scand J Infect Dis 2000;32:218–219.
604. Stephens DS. Uncloaking the meningococcus: dynamics of carriage and disease. Lancet 1999;353:941–942.
605. Stephens DS. Biology and pathogenesis of the evolutionarily successful, obligate human bacterium *Neisseria meningitidis*. Vaccine 2009;27(Suppl 2):B71–B77.
606. Stolte IG, Dukers NH, de Wit JB, et al. Increases in sexually transmitted infections among homosexual men in Amsterdam in relation to HAART. Sex Transm Infect 2001;77:184–186.
607. Stotka JL, Rupp ME, Meier FA, et al. Meningitis due to *Neisseria mucosa*: case report and review. Rev Infect Dis 1991;13:837–841.
608. Su X, Jiang F, Quimuge S, et al. Surveillance of antimicrobial susceptibilities in *Neisseria gonorrhoeae* in Nanjing, China, 1999–2006. Sex Transm Dis 2007;34:1–7.
609. Sugiyama H, Ogata E, Shimamoto Y, et al. Bacteremic *Moraxella catarrhalis* pneumonia in a patient with immunoglobulin deficiency. J Infect Chemother 2000;6:61–62.
610. Swartley JS, Marfin AA, Edupuganti S, et al. Capsule switching of *Neisseria meningitidis*. Proc Natl Acad Sci 1997;94:271–276.
611. Sy MG, Roninson JL. Community-acquired *Moraxella catarrhalis* pneumonia in previously healthy children. Pediatr Pulmonol 2010;45:674–678.
612. Tabrizi SN, Unemo M, Limnios AE, et al. Evaluation of six commercial nucleic acid amplification tests for detection of *Neisseria gonorrhoeae* and other *Neisseria* species. J Clin Microbiol 2011;49:3610–3615.
613. Taegtmeyer M, Saxena R, Corkill JE, et al. Ciprofloxacin treatment of bacterial peritonitis associated with chronic ambulatory peritoneal dialysis caused by *Neisseria cinerea*. J Clin Microbiol 2006;44:3040–3041.
614. Taha MK. Simultaneous approach for nonculture PCR-based identification and serogroup prediction of *Neisseria meningitidis*. J Clin Microbiol 2000;38:855–857.
615. Taha MK, Achtman M, Alonso JM, et al. Serogroup W-135 meningococcal disease in Hajj pilgrims. Lancet 2000;356:2159.
616. Taha MK, Parent DC, Schlumberger M, et al. *Neisseria meningitidis* serogroups W-135 and A were equally prevalent among meningitis cases occurring at the end of the 2001 epidemics in Burkina Faso and Niger. J Clin Microbiol 2002;40:1083–1084.
617. Taha MK, Vazquez JA, Hong E, et al. Target gene sequencing to characterize the penicillin G susceptibility of *Neisseria meningitidis*. Antimicrob Agents Chemother 2007;51:2784–2792.
618. Takahashi H, Kuroki T, Wantanabe Y, et al. Reliability of the detection of meningococcal γ-glutamyl transpeptidase as an identification marker for *Neisseria meningitidis*. Microbiol Immunol 2004;48:485–487.
619. Takahashi H, Tanaka H, Inouye H, et al. Isolation from a healthy carrier and characterization of a *Neiseria meningitidis* strain that is deficient in γ-glutamyl aminopeptidase activity. J Clin Microbiol 2002;40:3035–3037.
620. Tanaka M, Matsumoto T, Kobayashi T, et al. Emergence of in vitro resistance to fluoroquinolones in *Neisseria gonorrhoeae* isolated in Japan. Antimicrob Agents Chemother 1995;39:2367–2370.
621. Tanaka M, Nakayama H, Huruya K, et al. Analysis of mutations within mutliple genes associated with resistance in a clinical isolate of *Neisseria gonorrhoeae* with reduced ceftriaxone susceptibility that shows a multidrug-resistant phenotype. Int J Antimicrob Agents 2006;27:20–26.
622. Tappero JW, Lagos B, Ballesteros AM, et al. Immunogenicity of two serogroup B outer membrane protein meningococcal vaccines: a randomized controlled trial in Chile. JAMA 1999;281:1520–1527.
623. Tapsall J. Antibiotic resistance in *Neisseria gonorrhoeae*. Clin Infect Dis 2005;41:S263–S268.
624. Tapsall J. *Neisseria gonorrhoeae* and emerging resistance to extended spectrum cephalosporins. Curr Opin Infect Dis 2009;22:87–91.
625. Tapsall JW, Lovett R, Munro R. Failure of 500 mg ciprofloxacin therapy in male urethral gonorrhea. Med J Aust 1992;156:143.
626. Tapsall JW, Ndowa F, Lewis DA, et al. Meeting the public health challenge of multidrug–and extensively multidrug-resistant *Neisseria gonorrhoeae*. Expert Rev Anti Infect Ther 2009;7:821–834.
627. Tapsall JW, Phillips EA, Schultz TR, et al. Quinolone-resistant *Neisseria gonorrhoeae* isolated in Sydney, Australia, 1991 to 1995. Sex Transm Dis 1996;23:425–428.
628. Tapsall JW, Phillips EA, Schultz TR, et al. Strain characteristics and antibiotic susceptibility of isolates of *Neisseria gonorrhoeae* causing disseminated gonococcal infection in Australia. Int J STD AIDS 1992;3:273–277.
629. Tapsall JW, Schutze TR, Limnios EA, et al. Failure of azithromycin therapy in gonorrhea and discorrelation with laboratory test parameters. Sex Transm Dis 1998;25:505.

630. Taylor SN, Van Der Pol B, Lillis R, et al. Clinical evaluation of the BD ProbeTec™ Chlamydia trachomatis Qx amplified DNA assay on the BD Viper™ system with XTR™ technology. Sex Transm Dis 2011;38:603–609.
631. Telfer Brunton WA, Young H, Fraser DR. Isolation of Neisseria lactamica from the female genital tract: a case report. Br J Vener Dis 1980;56:325–326.
632. Teyssou R, Muros-Le Rouzic E. Meningitis epidemics in Africa: a brief overview. Vaccine 2007;25(Suppl 1):A3–A7.
633. Thompson EC, Brantley D. Gonococcal endocarditis. J Natl Med Assoc 1996;88:353–356.
634. Thornsberry C, Jones ME, Hickey ML, et al. Resistance surveillance of Streptococcus pneumoniae, Haemophilus influenzae, and Moraxella catarrhalis isolated in the United States. J Antimicrob Chemother 1999;44:749–759.
635. Thorsson B, Haraldsdottir V, Kristjansson M. Moraxella catarrhalis bacteremia: a report on three cases and review of the literature. Scand J Infect Dis 1998;30:105–109.
636. Thulin S, Olcen P, Fredlund H, et al. Total variation in the penA gene of Neisseria meningitidis: correlation between susceptibility to β-lactam antibiotics and penA gene heterogeneity. Antimicrob Agents Chemother 2006;50:3317–3324.
637. Tikly M, Diese M, Zannettou N, et al. Gonococcal endocarditis in a patient with systemic lupus erythematosus. Br J Rheumatol 1997;36:270–272.
638. Tipple C, Smith A, Bakowska E, et al. Corneal perforation requiring corneal grafting: a rare complication of gonococcal eye infection. Sex Transm Infect 2010;86:447–448.
639. Trees DL, Schultz AJ, Knapp JS. Use of the neisserial lipoprotein (Lip) for subtyping Neisseria gonorrhoeae. J Clin Microbiol 2000;38:2914–2916.
640. Tritton D, Watts T, Sieratzki JS. Peri-orbital cellulitis and sepsis by Branhamella catarrhalis. Eur J Pediatr 1998;157:611–612.
641. Trojian TH, Lishnak TS, Heiman D. Epididymitis and orchitis: an overview. Am Fam Physician 2009;79:583–587.
642. Tronel H, Chaudemanche H, Pechier N, et al. Endocarditis due to Neisseria mucosa after tongue piercing. Clin Microbiol Infect 2001;7:275–276.
643. Trotter CL, Ramsay ME. Vaccination against meningococcal disease in Europe: review and recommendations for the use of conjugate vaccines. FEMS Microbiol Rev 2007;31:101–107.
644. Tsai CM, Boykins R, Frasch CE. Heterogeneity and variation of among Neisseria meningitidis lipopolysaccharides. J Bacterial 1983;155:498–504.
645. Turner A, Jephcott AE, Gough KR. Tetracycline-resistant meningococci. Lancet 1988;1:1454.
646. Turner PC, Southern KW, Spencer NJ, et al. Treatment failure in meningococcal meningitis. Lancet 1990;335:732–733.
647. Tzanakaki G, Blackwell CC, Kremastinou J, et al. Antibiotic sensitivities of Neisseria meningitidis isolates from patients and carriers in Greece. Epidemiol Infect 1992;108:449–455.
648. Tzeng YL, Stephens DS. Epidemiology and pathogenesis of Neisseria meningitidis. Microbes Infect 2000;2:687–700.
649. Unemo M, Berglund T, Olcen P, et al. Pulsed-field gel electrophoresis as an epidemiological tool for Neisseria gonorrhoeae: identification of clusters within serovars. Sex Transm Dis 2002;29:25–31.
650. Unemo M, Golparian D, Syversen G, et al. Two cases of verified clinical failures using internationally recommended first-line cefixime for gonorrhoeae treatment, Norway, 2010. Eurosurveillance 2010;15:19721–19723.
651. Unemo M, Olcen P, Berglund J, et al. Molecular epidemiology of Neisseria gonorrhoeae: sequence analysis of the porB gene confirms presence of two circulating strains. J Clin Microbiol 2002;40:3741–3749.
652. Unemo M, Palmer HM, Blackmore T, et al. Global transmission of prolyliminopeptidase-negative Neisseria gonorrhoeae strains: implications for changes in diagnostic strategies. Sex Transm Infect 2007;83:47–51.
653. United States Department of Health and Human Services, Centers for Disease Control and Prevention, National Institutes of Health. Appendix 1. Biosafety in microbiological and biomedical laboratories (BM BL). In Fleming DO, Hunt DL, eds. Biological Safety: Principles and Practices. 3rd Ed. Washington, DC: ASM Press, 2000:609–700.
654. Uriz S, Pineda V, Grau M, et al. Neisseria meningitidis with reduced sensitivity to penicillin: observation in 10 children. Scand J Infect Dis 1991;23:171–174.
655. Urra E, Alkorta M, Sota M, et al. Orogenital transmission of Neisseria meningitidis sergroup C confirmed by genotyping techniques. Eur J Clin Microbiol Infect Dis 2005;24:51–53.
656. Urwin R, Kaczmarski EB, Guiver M, et al. Amplification of the meningococcal porB gene for non-culture serotype characterization. Epidemiol Infect 1998;120:257–262.
657. Urwin R, Maiden MC. Multi-locus sequence typing: a tool for global epidemiology. Trends Microbiol 2003;11:479–487.
658. Valenza G, Ruoff C, Vogel U, et al. Microbiological evaluation of the new vitek 2 Neisseria-Haemophilus identification card. J Clin Microbiol 2007;45:3493–3497.
659. Valenzuela GA, Davis TD, Pizzani E, et al. Infective endocarditis due to Neisseria sicca and associated with intravenous drug abuse. South Med J 1992;85:929.
660. Vandamme P, Holmes B, Bercovier H, et al. Classification of Centers for Disease Control group eugenic fermenter (EF)-4a and EF-4b and Neisseria animaloris and Neisseria zoodegmatis sp. nov., respectively. Int J Syst Evol Microbiol 2006;56:1801–1805.
661. van den Dobbelsteen GP, van Dijken HH, Pillai S, et al. Immunogenicity of a combination vaccine containing pneumococcal conjugates and meningococcal PorA OMVs. Vaccine 2007;25:2491–2496.
662. Van Der Pol B, Ferrero DV, Buck-Barrington L, et al. Multicenter evaluation of the BD ProbeTec ET system for detection of Chlamydia trachomatis and Neisseria gonorrhoeae in urine specimens, female endocervical swabs, and male urethral swabs. J Clin Microbiol 2001;39:1008–1016.
663. Van Der Pol B, Martin DH, Schachter J, et al. Enhancing the specificity of the COBAS AMPLICOR CT/NG test for Neisseria gonorrhoeae by retesting specimens with equivocal results. J Clin Microbiol 2001;39:3092–3098.
664. Van Der Pol B, Williams JA, Smith NJ, et al. Evaluation of the digene hybrid capture II assay with the rapid capture system for detection of Chlamydia trachomatis and Neisseria gonorrhoeae. J Clin Microbiol 2002;40:3558–3564.
665. Van Deuren M, Brandtzaeg P, van der Meer JW. Update on meningococcal disease with emphasis on pathogenesis and clinical management. Clin Microbiol Rev 2000;12:144–166.
666. Van Doornum GJ, Schouls LM, Piji A, et al. Comparison between the LCx probe system and the COBAS AMPLICOR system for detection of Chlamydia trachomatis and Neisseria gonorrhoeae infections in patients attending a clinic for treatment of sexually transmitted diseases in Amsterdam, The Netherlands. J Clin Microbiol 2001;39:829–835.
667. Van Dyck E, Ieven M, Pattyn S, et al. Detection of Chlamydia trachomatis and Neisseria gonorrhoeae by enzyme immunoassay, culture, and three nucleic acid amplification tests. J Clin Microbiol 2001;39:1751–1756.
668. Van Dyck E, Smet H, Piot P. Comparison of Etest with agar dilution for antimicrobial susceptibility testing of Neisseria gonorrhoeae. J Clin Microbiol 1994;32:1586–1588.
669. Vaneechoutte M, Verschraegen G, Claeys G, et al. Rapid identification of Branhamella catarrhalis with 4-methylumbelliferyl butyrate. J Clin Microbiol 1988;26:1227–1228.
670. Vaneechoutte M, Verschraegen G, Claeys G, et al. Respiratory tract carrier rates of Moraxella (Branhamella) catarrhalis in adults and children and interpretation of the isolation of M. catarrhalis from sputum. J Clin Microbiol 1990;28:2674–2680.
671. Van Esso D, Fontanels D, Uriz S, et al. Neisseria meningitidis strains with decreased susceptibiliy to penicillin. Pediatr Infect Dis 1987;6:438–439.
672. Van Hare GF, Shurin PA, Marchant CD, et al. Acute otitis media caused by Branhamella catarrhalis: biology and therapy. Rev Infect Dis 1987;9:16–27.
673. Van Horn KG, Audette CD, Sebeck D, et al. Comparison of the Copan ESwab System with two amies agar swab transport systems for maintenance of microorganism viability. J Clin Microbiol 2008;46:1655–1658.
674. Varady E, Nsanze H, Slattery T. Gonococcal scalp abscess in a neonate delivered by caesarean section. Sex Transm Infect 1998;74:451.
675. Vazquez JA. Resistance testing of meningococci: the recommendations of the European Monitoring Group on Meningococci. FEMS Microbiol Rev 2007;31:97–100.
676. Vazquez JA, Arreaza L, Block C, et al. Interlaboratory comparison of agar dilution and etest methods for determining the MICs of antibiotics used in management of Neisseria meningitidis infections. Antimicrob Agents Chemother 2003;47:3430–3434.
677. Velusamy L, Mohanty MJ. Moraxella and Kluyvera peritonitis in a CAPD patient with human immunodeficiency virus. Perit Dial Int 2003;23:611–612.
678. Vermeij CG, van Dam SW, Oosterkamp HM, et al. Neisseria subflava biovar perflava peritonitis in a continuous cyclic peritoneal dialysis patient. Nephrol Dial Transplant 1999;14:1608.
679. Viagappan GM, Cudlip S, Lee PY, et al. Brain abscess caused by infection with Moraxella catarrhalis following a penetrating injury. J Infect 1998;36:130–131.
680. Vienne P, Ducos-Galand M, Guiyoule A, et al. The role of particular strains of Neisseria meningitidis in meningococcal arthritis, pericarditis, and pneumonia. Clin Infect Dis 2003;37:1639–1642.
681. Viscidi RP, Demma JC. Genetic diversity of Neisseria gonorrhoeae housekeeping genes. J Clin Microbiol 2003;41:197–204.
682. Viscidi RP, Demma JC, Gu J, et al. Comparsion of sequencing of the porA gene and typing of the opa gene for discrimination of Neisseria gonorrhoeae strains from sexual contacts. J Clin Microbiol 2000;38:4430–4438.
683. Waage A, Brandtzaeg P, Halstensen A, et al. The complex pattern of cytokines in serum from patients with meningococcal septic shock. J Exp Med 1989;169:333–338.

684. Wagenvoort JH, Van der Willigen AH, Van Vliet HJ, et al. Resistance of *Neisseria gonorrhoeae* to enoxacin. J Antimicrob Chemother 1986;18:429-430.
685. Wakui D, NagashimaG, Otsuka Y, et al. A case of meningitis due to *Neisseria subflava* after ventriculostomy. J Infect Chemother 2012;18:115-118.
686. Walsh A, O'Rourke FO, Crowley B. Molecular detection and confirmation of *Neisseria gonorrhoeae* in urogenital and extragenital specimens using the Abbott the CT/NG RealTime assay in an in-house assay targeting the *porA* pseudogene. Eur J Clin Microbiol Infect Dis 2011;30:561-567.
687. Walton DT. Fluorescent antibody-negative penicillinase-producing *Neisseria gonorrhoeae*. J Clin Microbiol 1989;27:1885-1886.
688. Wang CY, Chuang YM, Teng LJ, et al. Bacteremic pneumonia caused by *Neisseria lactamica* with reduced susceptibility to penicillin and ciprofloxacin in an adult with liver cirrhosis. J Med Microbiol 2006;55:1151-1152.
689. Wang SA, Lee MV, O'Connor N, et al. Multidrug resistant *Neisseria gonorrhoeae* with decreased susceptibility to cefixime—Hawaii, 2001. Clin Infect Dis 2003;37:849-852.
690. Watanakunakorn C, Thomson RB. Septicemia due to a maltose-positive, glucose-negative strain of group C *Neisseria meningitidis*. J Clin Microbiol 1983;18:436-437.
691. Weidlich L, Baethgen LF, Mayer LW, et al. High prevalence of *Neisseria meningitidis* hypervirulent lineages and the emergence of W-135:P1.5,2:ST-11 clone in Southern Brazil. J Infect 2008;57:324-331.
692. Welch WD, Cartwright G. Fluorescent monoclonal antibody compared with carbohydrate utilization for rapid identification of *Neisseria gonorrhoeae*. J Clin Microbiol 1988;26:293-296.
693. Westrom I, Joesoef R, Reynolds G, et al. Pelvic inflammatory disease and infertility: a cohort study of 1844 women with laparoscopically verified disease and 657 control women wih normal laparoscopic results. Sex Transm Dis 1992;19:185-192.
694. Whiley DM, Athena-Limnios E, Ray S, et al. Diversity of *penA* alterations and subtypes in *Neisseria gonorrhoeae* strains from Sydney, Australia, that are less susceptible to ceftriaxone. Antimicrob Agents Chemother 2007;51:3111-3116.
695. Whiley DM, Tapsall JW, Sloots TP. Nucleic acid amplification testing for *Neisseria gonorrhoeae*: an ongoing challenge. J Mol Diagn 2006;8:3-15.
696. Whittington WL, Rice RJ, Biddle JW, et al. Incorrect identification of *Neisseria gonorrhoeae* from infants and children. Pediatr Infect Dis J 1988;7:3-10.
697. Wilder-Smith A. Meningococcal vaccine for travelers. Curr Opin Infect Dis 2007;20:454-460.
698. Wilder-Smith A, Barkham T, Chew SK, et al. Absence of *Neisseria meningitidis* serogroup W-135 electrophoretic type 37 during the Hajj, 2002. Emerg Infect Dis 2003;9:734-737.
699. Wilder-Smith A, Goh KT, Barkham T, et al. Hajj-associated outbreak strain of *Neisseria meningitidis* serogroup W-135: estimates of the attack rate in a defined population and the risk of invasive disease developing in carriers. Clin Infect Dis 2003;36:679-683.
700. William DC, Felman YM, Riccardi NB, et al. The utility of anoscopy in the rapid diagnosis of symptomatic anorectal gonorrhea in men. Sex Transm Dis 1981;8:16-17.
701. Winstead JM, McKinsey DS, Tasker S, et al. Meningococcal pneumonia: characterization and review of cases seen over the past 25 years. Clin Infect Dis 2000;30:87-94.
702. Wolfgang WJ, Carpenter AN, Cole JA, et al. *Neisseria wadsworthii* sp. nov. and *Neisseria shayeganii* sp. nov., isolated from clinical specimens. Int J Syst Evol Microbiol 2011;61:91-98.
703. Won D, Dongheui A, Kim MN, et al. A case of bacteremia by *Neisseria gonorrhoeae* coincident with massive hemorrhage of esophageal varices. Korean J Lab Med 2011;31:118-121.
704. Wong JD, Janda JM. Association of an important *Neisseria* species, *Neisseria elongata* subsp. *nitroreducens*, with bacteremia, endocarditis, and osteomyelitis. J Clin Microbiol 1992;30:719-720.
705. Woods CR, Smith AL, Wasilauskas BL, et al. Invasive disease caused by *Neisseria meningitidis* relatively resistant to penicillin in North Carolina. J Infect Dis 1994;170:453-456.
706. Workowski KA, Berman SM, Douglas JM Jr. Emerging antimicrobial resistance in *Neisseria gonorrhoeae*: urgent need to strengthen prevention strategies. Ann Intern Med 2008;148:606-613.
707. World Health Organization. Meningococcal disease in the Philippines—Update. http://www.who.int/csr/don/2005_01_19a/en. Accessed January 19, 2005.
708. Wu HM, Harcourt BH, Hatcher CP, et al. Emergence of ciprofloxacin-resistant *Neisseria meningitidis* in North America. N Eng J Med 2009;360:886-892.
709. Xia M, Whittington WL, Holmes KK, et al. Pulsed-field gel electrophoresis for genomic analysis of *Neisseria gonorrhoeae*. J Infect Dis 1995;171:455-458.
710. Xie HX, Yokota A. Phylogenetic analysis of *Alysiella* and related genera of *Neisseriaceae*: proposal of *Alysiella crassa* comb. nov., *Conchiformibium steedae* gen. nov. comb. nov., *Conchiformibium kuhniae* sp. nov., and *Bergeriella denitrificans* gen. nov., comb. nov. J Gen Appl Microbiol 2005;51:1-10.
711. Yazdankhah SP, Caugant DA. *Neisseria meningitidis*: an overview of the carriage state. J Med Microbiol 2004;53:821-832.
712. Yeung KH, Ng LK, Dillon JR. Evaluation of Etest for testing antimicrobial susceptibilities of *Neisseria gonorrhoeae* isolates with different growth media. J Clin Microbiol 1993;31:3053-3055.
713. Yeung WL, Yam KL, Chan WM, et al. Red eyes as the initial presentation of systemic meningococcal infection. J Pediatr Child Health 2003;39:390-391.
714. Yokoi S, Deguchi T, Ozawa T, et al. Threat to cefixime treatment for gonorrhea. Emerg Infect Dis 2007;13:1275-1277.
715. Young LS, Moyes A. Comparative evaluation of accuprobe culture identification test for *Neisseria gonorrhoeae* and other rapid methods. J Clin Microbiol 1993;31:1996-1999.
716. Yusuf HR, Rochat RW, Baughman WS, et al. Maternal cigarette smoking and invasive meningococcal disease: a cohort study among children in metropolitan Atlanta, 1989-1996. Am J Public Health 1999;89:712-717.
717. Zacks DN. *Neisseria meningitidis* endophthalmitis. Ophthalmology 2004;111:1432-1433.
718. Zarontonelli L, Borthagaray G, Lee EH, et al. Decreased susceptibility to azithromycin and erythromycin mediated by a novel *mtr(R)* promoter mutation in *Neisseria gonorrhoeae*. J Antimicrob Chemother 2001;47:651-654.
719. Zavascki AP, Fritscher L, Superti S, et al. First case report of *Neisseria lactamica* causing cavitary lung disease in an adult organ transplant recipient. J Clin Microbiol 2006;44(7):2666-2668.
720. Zeidan A, Tariq S, Faltas B, et al. A case of primary meningococcal pericarditis caused by *Neisseria meningitidis* serotype Y with rapid evolution into cardiac tamponade. J Gen Intern Med 2008;23:1532-1535.
721. Zenilman JM, Nims LJ, Menegus MA, et al. Spectinomycin-resistant gonococcal infections in the United States. J Infect Dis 1987;156:1002-1004.
722. Zhang X, Shao Z, Zhu Y, et al. Genetic characteristics of serogroup A meningococci circulating in China, 1956-2005. Clin Microbiol Infect 2008;14:555-561.
723. Zhu P, Tsang RS, Tsai CM. Nonencapsulated Neisseria meningitidis strain produces amylopectin from sucrose: altering the concept for differentiation between N. meningitidis and N. polysaccharea. J Clin Microbiol 2003;41:273-278.

CAPÍTULO 12
Cocos Gram-Positivos

PARTE I | ESTAFILOCOCOS E COCOS GRAM-POSITIVOS RELACIONADOS

Taxonomia dos estafilococos e cocos gram-positivos relacionados, 688

Importância clínica dos estafilococos e cocos gram-positivos relacionados, 689
- *Staphylococcus aureus* subesp. *aureus*, 693
- *Staphylococcus aureus* subesp. *anaerobius*, 703
- Estafilococos coagulase-negativos, 704
- Espécies de *Micrococcus* e gêneros relacionados, 708
- *Rothia mucilaginosa*, 709

Isolamento e diferenciação preliminar dos estafilococos e cocos gram-positivos relacionados, 709
- Esfregaços diretos corados pelo Gram, 709
- Isolamento de amostras clínicas, 709
- Morfologia das colônias, 709
- Teste da catalase, 710
- Métodos para a diferenciação de micrococos e estafilococos, 710

Métodos para a detecção direta de MRSA em amostras clínicas, 712
- Meios cromogênicos para vigilância da colonização por MRSA, 712
- Métodos moleculares para vigilância da colonização por MRSA, 712
- Métodos moleculares para a detecção do MRSA e do MSSA em hemoculturas e infecções de pele/tecidos moles, 719

Identificação de *Staphylococcus aureus*, 719
- Teste da coagulase em lâmina, 719
- Teste da coagulase em tubo, 720
- Procedimentos alternativos para o teste da coagulase, 720
- Outros testes confirmatórios/identificadores para *Staphylococcus aureus*, 720
- Testes rápidos para detecção de resistência à meticilina, 721

Identificação de estafilococos coagulase-negativos, 723
- Métodos convencionais de identificação, 723
- Sensibilidade à novobiocina para a identificação presuntiva de *Staphylococcus saprophyticus*, 724
- Sistemas de identificação comerciais, 725
- *Kit* para confirmação de cultura PNA FISH para *Staphylococcus aureus*/estafilococos coagulase-negativos (AdvanDx, Woburn, MA), 733
- Métodos de identificação molecular e tipagem para estafilococos, 734
- Espectrometria de massa com ionização/dessorção a laser assistida por matriz: tempo de voo, 735
- Identificação de *Micrococcus* e espécies relacionadas, 736
- Identificação de *Rothia mucilaginosa*, 736

Abordagem laboratorial para a identificação de estafilococos, 736

Com exceção das Enterobacteriaceae, as bactérias gram-positivas, particularmente os cocos, constituem os microrganismos isolados com mais frequência de amostras clínicas. Essas bactérias estão disseminadas na natureza e podem ser isoladas do ambiente ou como habitantes comensais da pele, das mucosas e de outras partes do corpo dos seres humanos e animais. A ubiquidade dessas bactérias gram-positivas na natureza dificulta, em certas ocasiões, a interpretação de seu isolamento de amostras obtidas de pacientes, a não ser que existam manifestações clínicas evidentes de um processo patológico infeccioso. O isolamento desses microrganismos a partir de amostras deve ser sempre correlacionado com a condição clínica do paciente antes que se possa estabelecer o seu papel no processo infeccioso.

Embora as bactérias gram-positivas possam causar infecção por meio de sua multiplicação tanto local quanto sistêmica, alguns microrganismos podem multiplicar-se em uma área localizada e exercer seus efeitos patogênicos pela produção de exotoxinas ou de enzimas que atuam em locais distantes. As toxinas estafilocócicas são responsáveis pela ocorrência de intoxicações alimentares, síndrome da pele escaldada e síndrome do choque tóxico.[303,304] A síndrome do choque tóxico estreptocócico (ver Capítulo 13) é uma entidade clínica, cujos sinais e sintomas de infecção e características patológicas da doença devem-se, em grande parte, aos efeitos de exotoxinas. Por outro lado, as bactérias gram-negativas possuem endotoxinas, que consistem na porção lipídica do lipopolissacarídio da membrana externa.

As infecções sistêmicas por bactérias gram-negativas podem levar ao choque endotóxico, que se caracteriza por hipotensão, colapso vascular e, algumas vezes, morte. Esse quadro ocorre com mais frequência quando os microrganismos gram-negativos entram na corrente sanguínea.

Tendo em vista o número crescente de espécies estafilocócicas identificadas em infecções humanas e o achado de resistência a múltiplos agentes antimicrobianos nos isolados tanto comuns quanto incomuns, é imperativo que o microbiologista clínico esteja familiarizado com os métodos atuais para caracterizar esses microrganismos. Neste capítulo, serão discutidos o significado clínico e os procedimentos laboratoriais para o isolamento e a identificação dos estafilococos e microrganismos relacionados. Serão descritos ainda a importância clínica e os procedimentos laboratoriais usados para o isolamento e a identificação dos estafilococos e microrganismos relacionados. No Capítulo 13, serão discutidos os estreptococos e as bactérias semelhantes a *Streptococcus*. Os testes de sensibilidade a agentes antimicrobianos para esses grupos de bactérias são considerados no Capítulo 17.

Taxonomia dos estafilococos e cocos gram-positivos relacionados

A taxonomia dos estafilococos e dos cocos gram-positivos relacionados sofreu importantes modificações com a aplicação dos métodos moleculares e quimiotaxonômicos, que documentaram a diversidade dos microrganismos nos gêneros *Staphylococcus*, *Micrococcus*, *Macrococcus* e *Rothia*. No volume 3 do *Bergey's Manual of Systematic Microbiology* revisado, os gêneros *Staphylococcus* e *Macrococcus* são classificados na família Staphylococcaceae, ordem Bacillales, no filo Firmicutes, enquanto os gêneros *Micrococcus*, *Rothia* e cocos relacionados estão distribuídos entre a família Dermacoccaceae e a família Micrococcaceae no filo Actinobacteria (Boxe 12.1). Todos os membros anteriores do gênero *Stomatococcus* estão atualmente colocados no gênero *Rothia*.[47,109]

O gênero *Micrococcus* passou por uma extensa dissecção taxonômica, com base na análise da sequência do DNA ribossômico 16S.[512] O gênero *Micrococcus* incluía originalmente nove espécies: *M. luteus*, *M. lylae*, *M. varians*, *M. roseus*, *M. agilis*, *M. kristinae*, *M. nishinomyaensis*, *M. sedentarius* e *M. halobius*. Em 1995, *M. roseus*, *M. varians* e *M. kristinae* foram transferidos para o gênero *Kocuria* com as designações de *K. rosea*, *K. varians* e *K. kristinae*, respectivamente, enquanto *M. halobius*, *M. nishinomyaensis* e *M. sedentarius* foram colocados em três gêneros separados, como *Nesterenkonia halobia*, *Kytococcus sedentarius* e *Dermacoccus nishinomiyaensis*, respectivamente. *M. agilis* foi reclassificado no gênero *Arthrobacter*, como *A. agilis*. Desde que a dissecção do gênero *Micrococcus* nesses três gêneros começou em 1995, foram descritas várias outras espécies nos gêneros *Micrococcus*, *Dermacoccus*, *Kocuria*, *Kytococcus* e *Nesterekonia*. As espécies pertencentes a esses gêneros foram isoladas, em sua maioria, do ar, do solo, de vários ambientes extremos (p. ex., sedimento marinho, lama das profundezas do mar, lodo ativado) e alimentos (habitualmente frutos do mar fermentados). Os vários gêneros foram inicialmente diferenciados uns dos outros com base em dados quimotaxonômicos (*i. e.*, análise da menaquinona, análise de ácidos graxos, caracterização de lipídios polares, composição de peptidoglicanos) e filogenéticos (*i. e.*, sequenciamento do DNA ribossômico 16S). As espécies dentro dos gêneros foram ainda caracterizadas por análises genotípicas adicionais e resultados de testes fenotípicos (*i. e.*, testes de assimilação de carboidratos e acidificação, urease, produção de acetoína, atividades enzimáticas etc.). Em geral, essas bactérias "semelhantes a *Micrococcus*" são cocos em várias disposições celulares ou bacilos curtos. Os micrococos e espécies relacionadas são cocos gram-positivos, que são ligeiramente maiores do que as células estafilocócicas. Os micrococos têm um diâmetro de 1 a 1,8 μm, enquanto os estafilococos apresentam um diâmetro de 0,5 a 1,5 μm. As células dispõem-se principalmente em pares, tétrades e agrupamentos irregulares. No restante deste capítulo, esses microrganismos serão designados como micrococos e espécies relacionadas. As colônias da maioria das espécies são pigmentadas e todas são catalase-positivas; os resultados do teste de oxidase variam entre as espécies.

Rothia mucilaginosa, um membro antigo do gênero *Stomatococcus*, é um coco gram-positivo encapsulado, que constitui parte da microbiota respiratória dos seres humanos.[47] Com base no sequenciamento do rDNA 16S e nos dados quimiotaxonômicos, esse microrganismo está mais estreitamente relacionado com organismos do gênero *Rothia*, que também inclui *R. dentocariosa*, *R. nasimurium* (um microrganismo encontrado nas narinas de camundongos), *R. aeria*, *R. amarae* e *R. terrae*.[109] Enquanto *R. mucilaginosa* e *R. nasimurium* são cocos gram-positivos, as outras espécies de *Rothia* são bacilos gram-positivos corineformes, que algumas vezes exibem ramificação rudimentar. Em virtude de sua morfologia de cocos, *R. mucilaginosa* será descrita neste capítulo, enquanto as outras espécies de *Rothia* serão discutidas no Capítulo 14.

Boxe 12.1

Classificação dos estafilococos e das bactérias semelhantes a *Staphylococcus*

Classe	Ordem	Subordem	Família	Gêneros
"Bacilos"	Bacillales		Staphylococcaceae	*Gemella, Jeotgalicoccus, Macrococcus, Nosocomiicoccus, Salinicoccus, Staphylococcus*
Actinobacteria	Actinomycetales	Micrococcineae	Dermacoccaceae	*Demetria, Dermacoccus, Kytococcus, Yamilla*
			Micrococcaceae	*Arthrobacter, Kocuria, Micrococcus, Nesterenkonia, Renibacterium, Rothia* (inclui espécies anteriores de *Stomatococcus*)

Os membros do gênero *Macrococcus* são isolados de animais, que aparecem como grandes cocos gram-positivos, cujas células individuais medem 1,0 a 2,5 μm de diâmetro. Os macrococos têm menos sequências de rRNA 16S em comum com os estafilococos, apresentam maior conteúdo de G+C no DNA, ausência de ácidos teicoicos da parede celular e padrões de ribotipagem singulares. Os membros do gênero *Macrococcus* estão relacionados com os estafilocos do "grupo *S. sciuri*", que constituem as únicas espécies estafilocócicas que são oxidase-positivas. O gênero *Macrococcus* inclui sete espécies animais: *M. equipercicus* e *M. caroselicus* (equinos), *M. bovicus* (gado bovino), *M. caseolyticus* (anteriormente *Staphylococcus caseolyticus*, laticínios, carnes, baleia-piloto) e *M. brunensis*, *M. hajekii* e *M. lamae* (pele de lhamas).[281,344] Esses microrganismos não foram implicados em infecções humanas.

Importância clínica dos estafilococos e cocos gram-positivos relacionados

O gênero *Staphylococcus* é atualmente composto de diversas espécies, muitas das quais podem ser encontradas em amostras clínicas humanas (Boxe 12.2). Os estafilococos são cocos gram-positivos imóveis, não formadores de esporos e catalase-positivos. Esses microrganismos ocorrem na forma de células isoladas, pares, tétrades e cadeias curtas, porém aparecem predominantemente em grupos semelhantes a cachos de uva. As espécies são, em sua maioria, anaeróbios facultativos, com exceção de *S. aureus* subesp. *anaerobius* e *S. saccharolyticus*. Essas duas espécies crescem em condições anaeróbias e, diferentemente das espécies facultativas são,

Boxe 12.2

Espécies de *Staphylococcus* em seres humanos, em animais e no ambiente

Espécie	Comentários
Estafilococos encontrados em seres humanos e primatas não humanos	
S. aureus	Ver o texto
S. epidermidis	Ver o texto
S. saprophyticus	Ver o texto
S. auricularis[286]	Essa espécie é encontrada no meato acústico externo de seres humanos e raramente está implicada em infecções. *S. auricularis* foi isolado de hemoculturas durante um episódio de sepse em um lactente com baixo peso ao nascer e do líquido peritoneal de um paciente submetido a diálise peritoneal.[233,322]
S. capitis[285]	*S. capitis* faz parte da microbiota humana e é encontrado ao redor das glândulas sebáceas no couro cabeludo e na fronte. Em 1991, essa espécie foi dividida em duas subespécies, *S. capitis* subesp. *capitis* e *S. capitis* subesp. *ureolyticus*. *S. capitis* subesp. *ureolyticus* pode ser diferenciado da subesp. *capitis* pela sua atividade de urease positiva, capacidade de produzir ácido a partir da maltose em condições aeróbias e perfis de ácidos graxos celulares. Essa espécie tem sido relatada como causa de endocardite de valvas nativas e próteses valvares, endocardite associada a endoscopia alta e implantação de marca-passo.[110,127,258,379,384,528] *S. capitis* foi documentado como causa de sepse em lactentes prematuros em estado crítico, incluindo um caso de meningite.[442,589] Em 2010, foi relatado um caso de meningite adquirida na comunidade, causada por *S. capitis*, em uma mulher de 65 anos de idade.[402] Nesses casos, todos os isolados mostraram-se resistentes a oxacilina, eritromicina e clindamicina. As cepas de *S. capitis* também exibiram heterorresistência à vancomicina.[140] Um surto de colonização e infecção por *S. capitis* em uma unidade de terapia intensiva foi atribuído ao óleo de amêndoa usado para cuidados da pele de recém-nascidos.[196]
S. caprae[135,265]	A princípio, acreditou-se que *S. caprae* fosse exclusivamente uma espécie de animais isolada de cabras e leite de cabra. Em 1991, foi obtida a cultura de *S. caprae* de um exsudato de paciente com dermatite e da urina de um segundo paciente.[259] Em um estudo da distribuição de espécies de *Staphylococcus* entre amostras clínicas humanas, *S. caprae* representou 10,7% das 1.230 cepas examinadas.[265] *S. caprae* constituiu a causa de um surto de bacteriemia em uma unidade de terapia intensiva neonatal, quando foi isolado das narinas de 6 de 32 recém-nascidos durante um estudo de vigilância de MRSA.[460] Nesse surto, todos os isolados de *S. caprae* foram resistentes à meticilina e positivos para o gene *mecA*. *S. caprae* foi isolado de um empiema intra-articular após cirurgia artroscópica de joelho e foi relatado como causa de osteomielite iatrogênica após implante cirúrgico de materiais ortopédicos.[7,151,494] *S. caprae* foi implicado em casos de endocardite, bacteriemia relacionada com cateter, infecção das vias urinárias, sepse em um recém-nascido com doença cardíaca congênita e meningite iatrogênica.[42,262,280,509] *S. caprae* está mais estreitamente relacionado com subespécies de *S. epidermidis* e *S. capitis*.[177]
S. cohnii[288,480]	*S. cohnii* foi descrito pela primeira vez em 1975 e, em 1991, foi dividida em duas subespécies: *S. cohnii* subesp. *cohnii* e *S. cohnii* subesp. *urealyticum*.[288] A subespécie *cohnii* foi apenas isolada de seres humanos, enquanto a última subespécie urease-positiva foi isolada tanto de seres humanos quanto de primatas não humanos. Ambas as subespécies constituem parte da microbiota da pele. *S. cohnii* é um agente oportunista emergente, que foi relatado como causa de pneumonia adquirida na comunidade, artrite séptica primária, infecção de materiais de fixação da coluna, abscessos cerebrais e sepse relacionada com o uso de cateteres em pacientes imunocomprometidos.[33,152,160,352,353,612] Foi também relatada a ocorrência de corioamnionite e de sepse neonatal com meningite por *S. cohnii*.[266,506] Foi descrita a ocorrência de resistência à linezolida nessa espécie, e cepas de *S. cohnii* resistentes à meticilina parecem ser semelhantes a isolados de MRSA em determinadas marcas de ágar cromogênico para detecção de MRSA.[420,428,578]

(continua)

S. haemolyticus[480]	*S. haemolyticus* faz parte da microbiota da pele humana e também é encontrado em primatas não humanos. Esse microrganismo foi documentado como causa de bacteriemia primária e hospitalar, infecções de feridas e de tecidos moles, embolia pulmonar séptica associada a cateter venoso central, endocardite, infecções das vias urinárias e infecções hospitalares neonatais/pediátricas.[45,154,156,200,297,422,473,527] Foram descritas cepas de *S. haemolyticus* que apresentam CIM relativamente elevada (*i. e.*, de 2 a ≥ 8 µg/mℓ) para a vancomicina em contextos clínicos de administração prolongada de vancomicina, sugerindo a seleção de clones resistentes com o passar do tempo.[228,484,572] Nesse aspecto, foram descritas cepas de *S. haemolyticus* que são resistentes a ambos os glicopeptídios (*i. e.*, vancomicina e teicoplanina) e/ou que são sensíveis à vancomicina e resistentes à teicoplanina.[52,98,297] A resistência aos glicopeptídios em *S. haemolyticus* e outros estafilococos coagulase-negativos é habitualmente expressa de modo heterogêneo, com presença de subpopulações tanto sensíveis quanto resistentes dentro de uma única cultura.[52] A emergência de resistência a glicopeptídios em *S. haemolyticus* reforçou a importância da identificação correta e da realização de testes de sensibilidade desses isolados, bem como do monitoramento de sua disseminação dentro do ambiente hospitalar. As causas da resistência aos glicopeptídios são multifatoriais e estão relacionadas principalmente com alterações nas ligações cruzadas dentro do peptidoglicano da parede celular e, portanto, com a interação bem-sucedida do antibiótico com o seu alvo.[54] Cepas de *S. haemolyticus* resistentes à vancomicina demonstram uma redução da taxa de crescimento e da atividade da peptidoglicano hidrolase e possuem paredes celulares mais espessas que as das cepas sensíveis à vancomicina.[277] Foram também relatados isolados de *S. haemolyticus* resistentes à meticilina, às fluoroquinolonas e à linezolida.[30,355,453,527,615] A presença de *S. haemolyticus* multidrogarresistente no ambiente hospitalar e a transmissão de clones resistentes pelas mãos de profissionais de saúde foram documentadas utilizando vários métodos quimiotaxonômicos e moleculares (p. ex., *immunoblotting* de polipeptídios estafilocócicos, análise de plasmídios, polimorfismos de comprimento de restrição do DNA cromossômico, PFGE do DNA total).[527]
S. hominis[283,285]	*S. hominis* é encontrado na pele de seres humanos e tem sido isolado de infecções como patógeno de baixo grau, causando sepse relacionada com o uso de cateter em hospedeiros imunocomprometidos. *S. hominis* também foi relatado como causa de endocardite e de endoftalmite.[247,274,523] Em 1998, a espécie foi dividida em duas subespécies: *S. hominis* subesp. *hominis* e *S. hominis* subesp. *novobiosepticus*.[283] *S. hominis* subesp. *hominis* está predominantemente associado à pele e constitui um isolado infrequente de infecções, enquanto *S. hominis* subesp. *novobiosepticus* é isolado com mais frequência de hemoculturas e infecções *bona fide* (infecções confirmadas)[94,123,406] A subespécie *novobiosepticus* é resistente à novobiocina e não produz ácido a partir da D-trealose ou *N*-acetil-D-glicosamina, enquanto a subespécie *hominis* é sensível à novobiocina e produz ácido em condições aeróbias a partir de ambos os carboidratos. Em 2010, foi constatado que um isolado de *S. hominis* subesp. *hominis* em uma unidade de terapia intensiva apresentou mutações, resultando em valores elevados das CIM para a teicoplanina e a linezolida.[507]
S. lugdunensis[170]	Essa espécie, descrita pela primeira vez em 1988, foi rapidamente estabelecida como patógeno humano importante.[167] *S. lugdunensis* coloniza a área inguinal humana, conforme determinado por cultura de amostras da prega inguinal e predomínio de isolados de *S. lugdunensis* obtidos de abscessos na região da cintura pélvica.[39,560] Nesses últimos anos, vários relatos descreveram *S. lugdunensis* como importante causa de endocardite de valva nativa, de próteses valvares e marca-passo. Essas infecções foram complicadas pelo desenvolvimento de embolia e mixomas.[51,91,105,327,405] As infecções do SNC incluíram meningite, abscesso cerebral e infecções de derivação ventriculoperitoneal.[148,183,256,472] As infecções osteoarticulares por *S. lugdunensis* incluem próteses de quadril infectadas, osteomielite, discite vertebral e artrite séptica após procedimentos cirúrgicos artroscópicos.[72,296,359,361,487] A bacteriemia, as infecções de acesso vascular, as infecções das vias urinárias, as infecções de pele e de tecidos moles, a endoftalmite e a peritonite também podem envolver esse patógeno.[23,99,101,203,289,410,417,481,619] Uma apresentação de choque séptico semelhante àquela observada com bactérias gram-negativas também foi associada à bacteriemia por *S. lugdunensis*.[81] Foram também caracterizadas cepas de *S. lugdunensis* resistentes à oxacilina portadoras do gene *mecA*.[538] De acordo com o CLSI, a sensibilidade de *S. lugdunensis* a antimicrobianos é interpretada utilizando os pontos de quebra de *S. aureus*, em lugar daqueles utilizados para outros estafilococos coagulase-negativos.[107] *S. lugdunensis* e *S. pseudolugdunensis* são positivos para ornitina descarboxilase e PYR.
S. massiliensis[8]	Essa espécie, descrita em 2010, foi isolada de um abscesso cerebral de um homem de 52 anos de idade.[8] Informações mais recentes indicam que *S. massiliensis* provavelmente constitui parte da microbiota da pele nos seres humanos.[620]
S. pasteuri[96]	*S. pasteuri* é uma espécie recentemente descrita, que foi encontrada em amostras clínicas humanas e de animais, bem como em alimentos. *S. pasteuri* foi isolado de hemoculturas de um paciente com leucemia e de unidades de plaquetaféreses contaminadas.[474,475]
S. petrasii[409]	Essa nova espécie, descrita em 2013, foi isolada do sangue, do pus de feridas, de *swabs* nasais e de vários *swabs* de orelha de pacientes com otite externa aguda. Essa espécie coagulase-negativa é distinta da espécie de *Staphylococcus* conhecida pelo sequenciamento de rRNA 16S e genes *hsp60*, *rpoB*, *dnaJ*, *tuf* e *gap*. As duas subespécies – *petrasii* e *croceilyticus* podem ser diferenciadas por técnicas fenotípicas e genotípicas.[409]
S. pettenkoferi[547,548]	*S. pettenkoferi* é uma nova espécie de estafilococo humana, que foi isolada de infecções da corrente sanguínea, infecções de feridas e de um caso de osteomielite em uma infecção de pé diabético.[13,329,505,547,548] Essa espécie também demonstrou resistência à linezolida.[365]
S. pseudolugdunensis[532]	Essa nova espécie positiva para PYR e ornitina descarboxilase foi isolada de hemoculturas, nas quais foi identificada incorretamente como *S. lugdunensis*.[532] Essa espécie não foi reconhecida por um conjunto de iniciador/sonda específico para *S. lugdunensis* direcionado para o gene *tuf* (para o fator de alongamento Tu) e não pode ser diferenciada de outros estafilococos comumente isolados com base em reações fenotípicas.

S. saccharolyticus[276]	Essa espécie anaeróbia, anteriormente denominada *Peptococcus saccharolyticus*, foi transferida para o gênero *Staphylococcus*, com base na análise de sequência do DNA do RNA ribossômico 16S. Esse microrganismo é encontrado nas mucosas humanas. Foram descritos dois casos de endocardite (um deles envolvendo uma valva cardíaca nativa, e o outro, uma prótese valvar), um caso de espondilodiscite e um paciente com pneumonia fatal causada por *S. saccharolyticus*.[189,299,599,610] No decorrer de um período de 6 meses, *S. saccharolyticus* foi isolado de hemoculturas de 16 pacientes em 12 enfermarias diferentes em um hospital da Alemanha. Apesar das pesquisas intensivas, não foi possível identificar nenhuma ligação comum entre os pacientes ou nenhuma fonte para o "surto".[517]
S. schleiferi[170]	*S. schleiferi*, que foi descrito pela primeira vez em 1988, foi isolado de várias infecções humanas, incluindo empiema cerebral, infecções de feridas, bacteriemia como complicação de osteíte vertebral, infecção de prótese de quadril, infecção de cateteres de demora, infecções hospitalares das vias urinárias, endocardite de próteses valvares, osteomielite e infecções de marca-passo.[71,82,227,290,301,403,542] Em 1990, a espécie foi dividida em duas subespécies; os isolados humanos e caninos (associados a pioderma) foram designados como *S. schleiferi* subesp. *schleiferi*, enquanto os isolados que causam otite externa em cães foram designados como *S. schleiferi* subesp. *coagulans*.[243,354] Quando as subespécies foram descritas pela primeira vez, acreditou-se que os isolados da subespécie *schleiferi* eram positivos para o fator de agregação e negativos para coagulase em tubo, enquanto os isolados da subespécie *coagulans* eram negativos para o fator de agregação e positivos para coagulase em tubo.[243] Vandenesch et al.[556] isolaram subsequentemente três cepas de *S. schleiferi* subesp. *schleiferi*, que foram positivas tanto para o fator de agregação quanto para a coagulase em tubo.
S. simulans[285]	*S. simulans* é encontrado na pele e na uretra de mulheres sadias. *S. simulans* foi isolado como causa de septicemia, osteomielite, endocardite de valva nativa, artrite séptica após redução aberta de fratura da fíbula, osteomielite vertebral e infecção de próteses articulares.[133,339,343,445,554] À semelhança de alguns outros estafilococos coagulase-negativos (i. e., *S. epidermidis*, *S. haemolyticus* e *S. hominis*), as cepas de *S. simulans* resistentes à meticilina possuem uma PBP2a adicional (PBP2'), que exibe baixa afinidade por meticilina, cefalotina e cefamandol e que apresenta sequências de aminoácidos análogas àquelas da PBP2a (PBP2') encontrada em isolados de MRSA.[431]
S. warneri[285]	Essa espécie representa cerca de 1% dos estafilococos normalmente encontrados na pele humana. Atualmente, *S. warneri* constitui uma causa bem reconhecida de bacteriemia relacionada com uso de cateteres, endocardite de valva nativa e de prótese valvar, osteomielite vertebral e discite hematogênicas e meningite associada à derivação ventriculoperitoneal.[18,26,66,70,279,350,520] Incani et al.[244] descreveram um paciente com meningite causada por *S. warneri*; o paciente também tinha linfoma e síndrome de hiperinfecção por *S. sterccoralis*. Os isolados obtidos de seres humanos são atualmente denominados *S. warneri* subesp. 1, enquanto os isolados de primatas não humanos são denominados *S. warneri* subesp. 2.
S. xylosus[480]	*S. xylosus* é encontrado tanto em seres humanos quanto em primatas não humanos e foi descrito como causa de infecções das vias urinárias superiores e inferiores, septicemia e endocardite associada ao uso de drogas intravenosas.[113] Esse microrganismo foi isolado de um pseudocisto pancreático de um paciente infectado pelo HIV, de um abscesso cerebral otogênico em uma adolescente e de infecção de canal dentário.[5,351,497] *S. xylosus* também foi isolado do leite e do queijo de cabra.[363]

Estafilococos encontrados em outros animais

S. agnetis[536]	Essa espécie recentemente descrita foi isolada de amostras de leite de vacas com mastite subclínica e clínica leve.
S. arlettae[479]	Essa espécie é encontrada em mamíferos e aves e tanto a sua importância clínica quanto o seu estado taxonômico não estão ainda estabelecidos.
S. chromogenes[134,205]	Essa espécie, anteriormente uma subespécie de *S. hyicus*, provoca infecções cutâneas no gado bovino, em suínos e em caprinos.[15]
S. delphini[569]	Essa espécie coagulase-positiva provoca lesões cutâneas purulentas em golfinhos.
S. devriesei[524]	Essa nova espécie foi isolada das mamas de vacas leiteiras.
S. equorum[479]	*S. equorum* é uma espécie rara de importância patogênica indeterminada. *S. equorum* foi isolado principalmente de equinos, bem como do leite e do queijo de cabra. Além disso, foi isolado de amostras clínicas humanas.[363,391] *S. equorum* subesp. *linens* serve como componente iniciador de cultura para vários queijos de maturação em superfície.[434]
S. felis[241,242]	*S. felis* é a espécie de *Staphylococcus* mais comumente isolada em gatos, causando otite, cistite, abscessos, feridas e outras infecções cutâneas.
S. gallinarum[135]	Essa espécie é encontrada em aves domésticas e não é patogênica.
S. hyicus[134]	*S. hyicus* é encontrado no gado bovino e no leite de vaca e está associado a epidermite exsudativa ("síndrome do porco gorduroso"), uma doença aguda de suínos durante a amamentação e suínos desmamados. As cepas de *S. hyicus* que provocam essa infecção cutânea produzem três tipos de toxinas esfoliativas e uma enzima lipase/fosfolipase extracelular dependente de cálcio, que contribuem para a patologia dessa síndrome.[14,459] Embora não seja considerado como patógeno em seres humanos, foi relatado um caso de infecção de ferida humana causada por *S. sciuri* após mordedura por um burro, em 1997.[399]
S. intermedius[204]	*S. intermedius* faz parte da microbiota de cães, martas e gatos e pode causar infecções cutâneas, no trato urinário, nos ossos e no sistema nervoso central em várias espécies de animais. *S. intermedius* constitui *Staphylococcus* coagulase-positivo predominante isolado da pele canina normal e infectada e de infecções caninas graves.[187] O estado de portador humano de *S. intermedius* é raro, até mesmo entre indivíduos com exposição frequente a animais.[336] Esse microrganismo foi isolado de seres humanos com feridas relacionadas ou não a mordeduras de cães infectados, incluindo infecções de úlceras de veias varicosas

(continua)

	e incisões de suturas.[529,530] Além disso, podem ocorrer infecções de menor importância (p. ex., otite externa) por esse microrganismo, em consequência de estreito contato não traumático com o cão da família.[534] Foi também relatada a ocorrência de sepse por *S. intermedius* relacionada com o uso de cateter em um paciente com câncer de 63 anos de idade e de pneumonia por *S. intermedius* após cirurgia de derivação da artéria coronária.[180,555] *S. intermedius* também pode causar infecções cutâneas em indivíduos sem nenhuma exposição a cães ou outros animais.[270] *S. intermedius* caracteriza-se por ser positivo para coagulase em tubo, porém é variável quanto ao fator de agregação.
S. kloosii[479]	Essa espécie é encontrada em mamíferos, e a sua importância clínica e estado taxonômico são incertos. Em 2011, *S. kloosii* foi isolado de várias hemoculturas de um paciente com 60 anos de idade após sangramento intracraniano.[420]
S. lentus[478]	*S. lentus*, anteriormente uma subespécie de *S. sciuri* (i. e., *S. sciuri* subesp. *lentus*), constitui parte da microbiota de pele de ovinos e caprinos.
S. lutrae[162]	Essa espécie, descrita em 1997, foi isolada durante o exame *post mortem* de três lontras marinhas (*Lutra lutra*) das Ilhas Hébridas Interiores. Os isolados foram obtidos do tecido hepático e esplênico e da glândulas mamárias e linfonodos supramamários. *S. lutrae* é positivo para coagulase livre e negativo para o fator de agregação e está mais estreitamente relacionado com *S. delphini*, *S. felis*, *S. intermedius*, *S. schleiferi* e *S. muscae*.
S. microti[389]	Esse espécie, descrita em 2010, foi isolada das vísceras de ratazanas comuns.[389]
S. muscae[206]	Essa espécie é encontrada como parte transitória da microbiota da superfície corporal de moscas que vivem em estábulos de bovinos, porém não é encontrada em moscas que habitam em residências humanas.[206]
S. nepalensis[511]	Essa espécie recentemente descrita foi isolada de *swabs* de narinas e do tecido pulmonar de caprinos com sintomas das vias respiratórias em áreas do Nepal.[511] Essa espécie também foi isolada de *swabs* retais de macacos-esquilos sadios da América do Sul, de uma amostra de urina de um ser humano com cistite, da pele de suínos e do meio ambiente.[390]
S. pseudintermedius[136]	Essa espécie coagulase-positiva foi isolada de amostras clínicas e de necropsia obtidas de um gato, um cão, um equino e um papagaio, e foi constatado que ela constitui um táxon distinto relacionado com *S. intermedius* e *S. delphini*.[136] Esse microrganismo foi isolado de infecções em cães, incluindo fasciite necrosante e infecção após implante de prótese articular.[364,594] *S. pseudintermedius* também foi isolado de amostras de narinas de seres humanos com exposição frequente a cães e a gatos (p. ex., proprietários de cães e de gatos, equipe veterinária).[503,561]
S. rostri[450]	Essa espécie de descrição relativamente recente foi isolada de amostras de narinas de suínos na Suíça.[450,516]
S. sciuri[287]	*S. sciuri* está amplamente distribuído na natureza e tem sido isolado de alimentos, animais de criação, roedores, marsupiais, mamíferos marinhos e, em certas ocasiões, seres humanos e seus animais de estimação. Na atualidade, são reconhecidas três subespécies.[282,346] *S. sciuri* subesp. *sciuri* faz parte da microbiota cutânea transitória de várias espécies de mamíferos e aves; é raramente encontrado em seres humanos e em primatas não humanos. *S. sciuri* subesp. *carnaticus* é encontrado principalmente em hospedeiros bovinos e carne desses animais. *S. sciuri* subesp. *rodentium* é encontrado principalmente em roedores. Foram encontrados isolados humanos de feridas e de infecções da pele e dos tecidos moles, e, em 1998, foi relatado um caso de endocardite causada por *S. sciuri*.[218,346,519] *S. sciuri* foi também isolado como causa de peritonite em um paciente submetido a diálise. Em um exame de 30 isolados clínicos humanos de *S. sciuri*, foi constatado que 70% consistiam em subesp. *sciuri*, 23% em subesp. *rodentium* e 7%, em subesp. *carnaticus*. Foi constatado que todas as subespécies de *S. sciuri* possuem um homólogo do gene da resistência à meticilina de *S. aureus*, *mecA*, que é encontrado em cepas de MRSA.[114,608] Esses dois homólogos de *mecA* apresentam uma semelhança de pares de bases de cerca de 80%. As cepas de *S. sciuri* que possuem o seu homólogo *mecA* nativo expressam resistência limítrofe à meticilina, enquanto as cepas que possuem o gene *mecA* de MRSA expressam resistência heterogênea à meticilina.
S. simiae[408]	Essa espécie foi isolada de amostras de *swabs* retais obtidas de macacos-esquilos.
S. stepanovicii[216]	*S. stepanovicii* é uma espécie de estafilococo resistente à novobiocina, que foi isolado da pele, da pelagem e do trato intestinal de pequenos mamíferos silvestres, incluindo roedores, ratazanas, camundongo do campo e musaranhos.
S. vitulinus[593]	Essa espécie, que foi descrita em 1994, é encontrada como parte da microbiota de equinos, ratazanas e baleias-piloto. Foi também isolada de carne, incluindo carne de cordeiro, galináceos, carne moída de vaca e carne de vitelo. Os estudos de hibridização do DNA mostraram que essa espécie está mais estreitamente relacionada com *S. lentus* e *S. sciuri*.

Outros estafilococos (principalmente ambientais)

S. carnosus[477]	Essa espécie é utilizada como cultura iniciadora no processamento de carnes, como salame e salsicha. No momento atual, são reconhecidas duas subespécies: *S. carnosus* subesp. *carnosus* e *S. carnosus* subesp. *utilis*.[438]
S. condimenti[438]	Essa espécie é encontrada na massa de soja (como *S. piscifermentans*) e está estreitamente relacionada com subespécies de *S. carnosus*.
S. fleurettii[577]	Essa espécie foi isolada de queijos preparados com leite de cabra.
S. piscifermentans[531]	Essa espécie é encontrada em peixes, em produtos fermentados de peixe e massa de soja e está estreitamente relacionada com *S. carnosus* e *S. condomenti*.[407]
S. succinus[310]	Essa espécie, descrita pela primeira vez em 1998, foi isolada de um fragmento de âmbar da República Dominicana de 25 a 35 milhões de anos.[310] Essa espécie assemelha-se fenotipicamente a *S. xylosus* e está estreitamente relacionada com *S. xylosus*, *S. saprophyticus*, *S. equorum* e outros estafilococos resistentes à novobiocina. Foi proposta uma subespécie de *S. succinus*, *S. succinus* subesp. *casei*, para os isolados de queijo suíço amadurecido.[434] Em 2006, vários isolados de amostras clínicas humanas foram identificados como *S. succinus*.[391]

com frequência, catalase-negativas. Em geral, os estafilococos são encontrados na pele e nas mucosas de seres humanos e outros animais. Em alguns casos, essa associação é altamente específica. Por exemplo, *S. capitis* subesp. *capitis* faz parte do microbioma normal da pele e das glândulas sebáceas do couro cabeludo, fronte e pescoço de seres humanos, enquanto *S. auricularis* é encontrado principalmente no meato acústico externo.[285,286] Algumas espécies são encontradas apenas em animais e são reconhecidas como patógenos veterinários. Por exemplo, *S. hyicus* provoca dermatite infecciosa em suínos, enquanto *S. intermedius* foi isolado de vários tipos de infecções em cães, incluindo infecções cutâneas, mastite, feridas e infecções do trato reprodutor.[134,204,205] Esta última espécie também foi isolada de feridas por mordedura de cão em seres humanos.[529] *S. delphini*, *S. felis*, *S. schleiferi* subesp. *coagulans* e *S. lutrae* provocam processos infecciosos em golfinhos, gatos domesticados, cães e lontras marinhas, respectivamente.[162,241,242,569] Os seres humanos podem ser colonizados ou infectados por esses microrganismos em consequência de contato frequente ou próximo com animais (p. ex., veterinários, funcionários de jardins zoológicos, fazendeiros). Alguns dos estafilococos patogênicos tanto em seres humanos quanto em animais produzem uma enzima denominada coagulase, cuja detecção é usada no laboratório para a identificação desses microrganismos.[204,569] Entre os estafilococos, a espécie coagulase-positiva, *S. aureus* e duas espécies coagulase-negativas, *S. epidermidis* e *S. saprophyticus*, são frequentemente observadas em infecções humanas.

Staphylococcus aureus subesp. aureus

S. aureus é, de longe, o patógeno humano mais importante entre os estafilococos. *S. aureus* é encontrado no ambiente externo e nas narinas anteriores de 20 a 40% dos adultos. Outros locais de colonização incluem pregas cutâneas intertriginosas, o períneo, as axilas e a vagina. Embora esse microrganismo frequentemente constitua parte da microbiota humana, ele pode causar infecções oportunistas significativas em condições apropriadas. Os fatores que podem predispor um indivíduo a infecções graves por *S. aureus* incluem os seguintes:

- Falhas na quimiotaxia dos leucócitos, tanto congênitos (p. ex., síndrome de Wiskott-Aldrich, síndrome de Down, síndrome de Job e síndrome de Chediak-Higashi) como adquiridos (p. ex., diabetes melito, artrite reumatoide)
- Falhas na opsonização por anticorpos em consequência da presença de hipogamaglobulinemia congênita ou adquirida ou deficiências e/ou defeitos dos componentes do complemento (particularmente C3 e C5)
- Falhas na destruição intracelular das bactérias após fagocitose, em virtude da incapacidade de ativar o sistema oxidativo ligado à membrana, resultando na ausência de peróxidos e superóxido de vacúolos fagocíticos (p. ex., doença granulomatosa crônica, leucemia linfoblástica e leucemia mielógena tanto aguda quanto crônica)
- Lesões cutâneas (p. ex., queimaduras, incisões cirúrgicas, eczema)
- Presença de corpos estranhos (p. ex., suturas, acessos intravenosos, próteses)[393]
- Infecção por outros agentes, particularmente vírus (p. ex., influenza)
- Doenças de base crônicas, como neoplasia maligna, alcoolismo e doença cardíaca
- Administração profilática ou terapêutica de agentes antimicrobianos.

Nessas circunstâncias, *S. aureus* pode causar uma variedade de processos infecciosos, que incluem desde infecções cutâneas relativamente benignas até doenças sistêmicas potencialmente fatais (Boxe 12.3). As infecções cutâneas incluem foliculite simples e impetigo, bem como celulite, furúnculos e carbúnculos, que acometem os tecidos subcutâneos e causam sintomas sistêmicos, como febre (Prancha 12.1 A e B). Com frequência, *S. aureus* é isolado de infecções pós-cirúrgicas de feridas, que podem atuar como nicho para o desenvolvimento de infecções sistêmicas. A broncopneumonia estafilocócica adquirida na comunidade é habitualmente observada em indivíduos idosos e tem sido associada à pneumonia viral como fator predisponente. A pneumonia hospitalar causada por *S. aureus* ocorre nos contextos clínicos de doença pulmonar obstrutiva, intubação e aspiração. As doenças de base malignas são reconhecidas como importantes fatores de risco para o desenvolvimento da bacteriemia por *S. aureus*. A bacteriemia também pode levar o microrganismo em locais distantes por todo o corpo, podendo resultar em endocardite, osteomielite, pioartrite e formação de abscessos metastáticos, particularmente na pele, nos tecidos subcutâneos, nos pulmões, no fígado, nos rins e no cérebro.[311,347] A meningite por *S. aureus* ocorre em pacientes com anormalidades do sistema nervoso central relacionadas com traumatismo, cirurgia, neoplasia maligna e hidrocefalia. *S. aureus* também constitui um dos numerosos microrganismos associados à peritonite em pacientes submetidos a diálise peritoneal ambulatorial contínua. As toxinas produzidas por *S. aureus* são responsáveis pela necrólise epidérmica tóxica (síndrome da pele escaldada estafilocócica) e pela síndrome do choque tóxico (Boxes 12.3, 12.4 e 12.5) (Prancha 12.1 C)[168] As cepas de *S. aureus* também podem causar intoxicação alimentar, devido à elaboração de exotoxinas durante o seu crescimento em alimentos contaminados. *S. aureus* possui várias propriedades, que se acredita que possam contribuir para sua capacidade de produzir doença (Boxe 12.4). Entretanto, esses fatores de virulência não são encontrados em todas as cepas de *S. aureus*, e esse microrganismo continua sendo uma fonte constante de surpresa à medida que vão sendo descobertas novas e diferentes propriedades patogênicas.[592] Outras informações sobre infecções associadas ao *S. aureus* são fornecidas no Boxe 12.3. A definição de caso da síndrome do choque tóxico é fornecida no Boxe 12.5.

A penicilina foi o fármaco de escolha original para o tratamento das infecções graves por *S. aureus*, e o aparecimento de resistência foi devido à aquisição de elementos genéticos transportados por plasmídios, que codificam betalactamases. Foram desenvolvidas penicilinas semissintéticas e resistentes à penicilinase (i. e., oxacilina, meticilina, nafcilina) para o tratamento, as quais foram introduzidas para uso clínico em 1959. Durante a década de 1980, foi também constatado o aparecimento de resistência a esses fármacos. A resistência à meticilina deve-se à presença de uma proteína de ligação da penicilina alterada, denominada PBP2a (ou PBP2′), que resulta da aquisição de um gene cromossômico, denominado *mecA*, que está localizado dentro de um grande

Boxe 12.3

Infecções associadas a *Staphylococcus aureus*

Infecção	Comentários
Foliculite	A foliculite é uma infecção benigna da derme superficial, restrita aos óstios dos folículos pilosos e caracterizada pela presença de pequenas lesões avermelhadas e dolorosas e ausência de sintomas sistêmicos.
Impetigo	O impetigo é uma infecção estafilocócica superficial da derme, que é observada principalmente em crianças e que, em geral, acomete áreas expostas, particularmente a face. Existem duas formas de impetigo: não bolhoso e bolhoso.[179] O impetigo não bolhoso começa na forma de uma mácula ou pápula vermelha isolada, que rapidamente se transforma em vesícula. A vesícula sofre ruptura para formar uma erosão, e a lesão e o seu conteúdo secam, formando crostas cor de mel características, com bordas eritematosas, que podem ser pruriginosas. O impetigo pode se disseminar para áreas adjacentes por autoinoculação. O impetigo bolhoso é uma forma localizada da síndrome da pele escaldada estafilocócica, que afeta mais comumente recém-nascidos, mas que também pode ocorrer em crianças de mais idade e adultos. As vesículas superficiais evoluem para bolhas com bordas bem definidas, sem eritema circundante. Quando as bolhas sofrem ruptura, formam-se crostas amarelas com exsudação. O impetigo bolhoso é habitualmente encontrado em áreas intertriginosas úmidas (i. e., área das fraldas, axilas, pregas do pescoço). Os sintomas sistêmicos não são comuns, mas podem incluir febre e, algumas vezes, gastrenterite. Os casos são, em sua maioria, autolimitados e regridem sem deixar cicatrizes dentro de várias semanas. *S. aureus* é responsável por 80 a 90% dos casos de impetigo, enquanto o restante está associado a estreptococos beta-hemolíticos do grupo A. O impetigo causado por esses dois microrganismos é clinicamente indistinguível.
Furúnculos e carbúnculos	Os furúnculos são infecções de localização mais profunda dos folículos pilosos, em que a supuração se estende pela derme e alcança os tecidos subcutâneos. Essas lesões manifestam-se como lesões elevadas, firmes e dolorosas, com centros necróticos contendo material purulento. Em geral, não há sintomas sistêmicos generalizados. Os carbúnculos referem-se a lesões de localização ainda mais profunda, que acometem os tecidos subcutâneos e vários folículos pilosos adjacentes. Podem ocorrer várias lesões, que podem coalescer por meio da formação de trajetos fistulosos subcutâneos. Os carbúnculos tendem a ocorrer na nuca e, com frequência, estão associados a sinais sistêmicos de calafrios e febre. Os carbúnculos exigem drenagem cirúrgica imediata, e o tratamento deve incluir terapia antimicrobiana parenteral.
Hidradenite supurativa	A hidradenite supurativa é uma doença inflamatória crônica ou recidivante da pele, que acomete as áreas com glândulas apócrinas, incluindo axilas, virilha e áreas perineal e perianal. Essa condição caracteriza-se pela presença de múltiplas lesões semelhantes a furúnculos, associadas a obstrução e infecção das glândulas sudoríparas apócrinas. Apesar da presença de dor local, edema e eritema, os sintomas sistêmicos, como febre, estão habitualmente ausentes.
Mastite	A mastite refere-se à infecção das mamas associada ao parto e à lactação e caracteriza-se por edema, tumefação, consistência firme e, em certas ocasiões, eritema dos tecidos mamários. Os abscessos superficiais podem ser drenados por meio de aspiração com agulha, enquanto as lesões persistentes e mais profundas necessitam de incisão e drenagem para cura, frequentemente em associação com antibioticoterapia.
Infecção de feridas	As infecções de feridas causadas por estafilococos ocorrem, em sua maioria, no pós-operatório e são reconhecidas pela presença de eritema, edema e dor ao redor do local cirúrgico e ocorrência de drenagem sorossanguinolenta turva. A abordagem para os cuidados de pacientes com feridas infectadas por estafilococos depende da profundidade da infecção, do estado do hospedeiro, da presença e/ou gravidade dos sinais e sintomas clínicos e da presença/ausência de corpos estranhos na ferida. Esses fatores determinam a extensão do desbridamento necessário, bem como a necessidade de quimioterapia antimicrobiana parenteral. Com frequência, essas infecções são causadas pela mesma cepa de *S. aureus* encontrada nas narinas anteriores do paciente infectado.[579]
Celulite e infecções complicadas de tecidos moles	A celulite refere-se à rápida disseminação de inflamação e infecção dos tecidos subcutâneos moles, podendo acometer a fáscia superficial e a gordura subcutânea. Embora os estreptococos beta-hemolíticos do grupo A sejam as causas mais frequentes dessa infecção, *S. aureus* é, em certas ocasiões, responsável, particularmente na presença de abscesso ou de úlcera cutânea. A celulite pode envolver *S. aureus*, outros microrganismos gram-positivos e bactérias gram-negativas, de modo que a coleta das amostras deve incluir aspirados da borda condutora da celulite em processo de disseminação e coleta de hemoculturas, devendo-se iniciar uma terapia empírica de amplo espectro. A **erisipela** é um tipo de celulite com borda elevada bem demarcada, que é habitualmente causada por estreptococos beta-hemolíticos do grupo A, porém causada, em certas ocasiões, por *S. aureus*. Essa infecção é dolorosa, e o comprometimento linfático é proeminente. À semelhança da celulite, a coleta de amostras localizadas e as hemoculturas são úteis, e deve-se administrar imediatamente uma cobertura antimicrobiana que deve ser de amplo espectro. A fasciite necrosante pode resultar da disseminação localizada de infecção estafilocócica ou pode origem hematogênica. Essa infecção evolui rapidamente, de modo que o diagnóstico, o desbridamento cirúrgico e a fasciotomia imediata são absolutamente necessários para obter um resultado clínico satisfatório. A fasciite necrosante pode envolver *S. aureus*, estreptococos beta-hemolíticos e bactérias gram-negativas (p. ex., *P. aeruginosa*), de modo que justifica-se uma terapia antimicrobiana de amplo espectro em altas doses.

Infecções da corrente sanguínea	*S. aureus* é responsável por 20 a 30 episódios de infecção da corrente sanguínea em cada 100.000 indivíduos por ano no mundo inteiro e está associado a uma taxa de mortalidade de 20 a 30%.[43,454] Do ponto de vista operacional, as infecções da corrente sanguínea são adquiridas em hospitais ou na comunidade. As infecções hospitalares ocorrem habitualmente dentro de 2 dias ou mais após a internação, enquanto as infecções adquiridas na comunidade surgem dois ou mais dias antes da hospitalização do indivíduo. A bacteriemia adquirida na comunidade (AC) pode estar associada a exposição prévia ou atual a uma instituição de assistência à saúde ou consultas ambulatoriais; em consequência, as infecções da corrente sanguínea AC são designadas de modo mais acurado como infecções da corrente sanguínea de início na comunidade associadas aos serviços de saúde (ASS) ou de início na comunidade (AC).[440] As infecções da corrente sanguínea ASS geralmente ocorrem em pacientes com cateteres de demora ou outros dispositivos de acesso ou em pacientes submetidos a diálise ou a protocolos de tratamento ambulatorial. As infecções da corrente sanguínea AC de início na comunidade acometem indivíduos previamente sadios e desenvolvem-se a partir de uma infecção localizada em outra parte do corpo (p. ex., infecções da pele e dos tecidos moles, abscessos, úlceras, infecção óssea, queimaduras). As infecções da corrente sanguínea ASS que surgem no hospital ou na comunidade habitualmente envolvem cepas de *S. aureus* mais resistentes do que as infecções cujo início ocorre fora do ambiente de cuidados de saúde com o paciente internado/ambulatorial. Os pacientes com bacteriemia estafilocócica habitualmente apresentam calafrios, tremores e febre. Pode-se observar a presença de pequenas lesões cutâneas hemorrágicas, e as que acometem a pele podem evoluir, formando úlceras necróticas maiores. A endocardite após bacteriemia por *S. aureus* ocorre em cerca de 10% dos pacientes e pode se manifestar de maneira sutil ou com múltiplos sinais e sintomas.[86] Em caso de infecção das valvas cardíacas, podem-se observar manifestações hemorrágicas mais sutis (p. ex., lesões de Janeway, mancha de Roth, hemorragias subungueais). Pode-se constatar a presença de sopros cardíacos, atrito pericárdico e derrames pericárdicos, que, dependendo do tipo de sopro, frequentemente sugerem a provável localização do envolvimento bacteriano e a insuficiência valvar. A ecocardiografia transtorácica e a transesofágica ajudam a delinear a extensão do comprometimento cardíaco e mostram-se úteis para determinar a necessidade e a urgência das intervenções cirúrgicas. Com frequência, verifica-se a presença de trombocitopenia, enquanto a coagulação intravascular disseminada representa uma complicação rara, porém fatal, que ocorre precocemente na evolução clínica. Pode-se observar o desenvolvimento de focos metastáticos de infecção em múltiplos sistemas de órgãos, e a semeadura hematogênica do rim pode resultar em insuficiência renal leve a grave, abscessos e pielonefrite. Se a infecção da corrente sanguínea estiver associada a dispositivos de acesso infectados, a retirada desses materiais é fundamental para a eliminação do microrganismo da corrente sanguínea.[111] Durante e após a retirada, recomenda-se um ciclo de 8 a 10 dias de terapia antimicrobiana parenteral, com acompanhamento do paciente, incluindo coleta de hemoculturas adicionais e exclusão de endocardite infecciosa. Outras complicações da infecção da corrente sanguínea por *S. aureus* podem exigir ciclos mais longos de antibióticos, de 10 a 14 dias após infecções cutâneas até esquemas de 4 a 6 semanas no caso de infecções de localização profunda (p. ex., abscessos, infecções ósseas).[111] Antes da disponibilidade de informações sobre a sensibilidade a agentes antimicrobianos, a cobertura terapêutica inicial era dirigida contra MRSA.
Endocardite	*S. aureus* constitui uma causa de endocardite de valva nativa e também representa uma importante causa de endocardite de prótese valvar.[161,381,378,586] A endocardite infecciosa por *S. aureus* manifesta-se habitualmente na forma de uma síndrome séptica aguda com febre, sintomas inespecíficos (*i. e.*, artralgias, mialgias, dor pleurítica) e aparecimento de sopro cardíaco recente. Pode-se observar a presença de lesões cutâneas petequiais e lesões de Janeway, que indicam o desenvolvimento de êmbolos sépticos. Pode haver formação de grandes vegetações sobre as valvas, que se desprendem e embolizam para as artérias coronárias e artérias periféricas e para várias sistemas de órgãos. Os êmbolos sépticos e aneurismas micóticos podem ser transportados até o sistema nervoso central, onde podem causar infartos cerebrais, abscessos e hemorragias intracerebrais ou subaracnóideas. O diagnóstico é auxiliado pela ecocardiografia, sendo as abordagens transesofágicas mais úteis para a detecção de aneurismas micóticos. A endocardite do lado direito é observada principalmente em usuários de drogas intravenosas. Para a endocardite de valva nativa causada por MSSA, administra-se geralmente uma penicilina resistente à penicilinase (p. ex., oxacilina, nafcilina) ou uma cefalosporina de primeira geração (p. ex., cefazolina), com ou sem aminoglicosídio.[440] Recomenda-se o uso de vancomicina para pacientes com alergia a antibióticos betalactâmicos e para aqueles com endocardite causada por MRSA. O tratamento pode ser continuado durante 4 a 6 semanas. Para a endocardite de prótese valvar causada por MSSA, administra-se uma penicilina resistente à penicilinase, juntamente com rifampicina e gentamicina. A vancomicina com rifampicina e gentamicina é recomendada para pacientes com alergia aos betalactâmicos e para aqueles com endocardite causada por MRSA. O tratamento da endocardite de prótese valvar precisa ser continuado durante pelo menos 6 semanas.
Meningite	A meningite por *S. aureus* pode ocorrer como complicação de bacteriemia ou traumatismo local devido a intervenções neurocirúrgicas, colocação de *shunts*, cirurgia ou lesão (p. ex., traumatismo cranioencefálico grave).[44,432] A meningite como complicação da bacteriemia ocorre habitualmente em indivíduos comprometidos, com foco de infecção em outra parte do corpo (*i. e.*, abscesso, osteomielite, pneumonia).[419] Embora os sinais e os sintomas sejam semelhantes aos de outras infecções das meninges, verifica-se a presença mais frequente de comorbidades (p. ex., imunodeficiência, doença de base). A meningite causada por *S. aureus* é rara (2 a 8% de todos os casos de meningite), porém a taxa de mortalidade é elevada.
Pericardite	A pericardite (infecção das membranas que circundam o coração) causada por *S. aureus* pode surgir por via hematogênica ou pode ser secundária a infecções locais em consequência de traumatismo torácico penetrante, cirurgia ou êmbolos sépticos.[463] A pericardite também pode ocorrer como complicação da endocardite estafilocócica. Os pacientes apresentam dor torácica, atrito pericárdico, insuficiência cardíaca generalizada e/ou mediastinite.

(continua)

Infecções pulmonares	As infecções pulmonares causadas por *S. aureus* podem surgir em consequência de aspiração ou de disseminação hematogênica a partir de outro local. A pneumonia por aspiração adquirida na comunidade é habitualmente observada no indivíduo idoso como complicação de pneumonia pelo vírus influenza, enquanto aquela adquirida no hospital é habitualmente secundária a intubação e assistência ventilatória.[332] *S. aureus* está emergindo como causa mais frequente de pneumonia hospitalar, e mais de 50% desses casos são devidos ao MRSA.[385] A pneumonia causada por *S. aureus* progride rapidamente, com necrose tecidual e cavitações, e as complicações em ambos os tipos de infecções pulmonares consistem em bacteriemia, abscessos pulmonares e desenvolvimento de empiemas pleurais.[192] As radiografias de tórax desses pacientes podem revelar infiltrados dispersos e focais, abscessos ou nódulos definidos, consolidação ou cavitação. Em crianças pequenas, podem-se observar pneumatoceles de parede delgada com níveis hidroaéreos. A pneumonia por MRSA-AC apresenta sintomas respiratórios graves, febre, hipotensão e secreções respiratórias sanguinolentas purulentas.[185,375] A radiografia de tórax habitualmente revela múltiplos infiltrados com cavitação e abscessos. Essa apresentação clínica é tipicamente observada em adultos jovens com infecção por MRSA-AC após uma doença inicial semelhante à influenza. Ocorre infecção pulmonar hematogênica como complicação de endocardite do lado direito; essa infecção é secundária à embolização de lesões valvares, resultando em infartos pulmonares. As complicações da pneumonia por *S. aureus* incluem empiema pleural e formação de fístulas broncopleurais.[67] Essas complicações habitualmente são resultado da extensão direta de infecção de um local contíguo ao tecido pulmonar. Diversos procedimentos de varredura (p. ex., ultrassonografia, TC) podem ser úteis para o estabelecimento do diagnóstico.
Infecções ósseas e articulares	*S. aureus* é o patógeno mais comum associado a infecções ósseas e articulares, e houve aumento da frequência relativa de MRSA nas infecções tanto hospitalares quanto AC.[3] A osteomielite causada por *S. aureus* ocorre mais frequentemente como complicação local em consequência de extensão direta ou disseminação hematogênica. Em geral, a osteomielite hematogênica é observada em crianças e caracteriza-se pelo acometimento dos ossos longos, embora também ocorra comprometimento das costelas e da coluna lombar. Vários tipos de cintilografias, incluindo RM e TC, mostram-se úteis para avaliar a extensão do comprometimento e, no caso de lesões da coluna, a presença de abscessos paravertebrais. Para obter um diagnóstico definitivo, deve-se proceder a aspiração e cultura dos abscessos e das lesões ósseas líticas. Em geral, os pacientes apresentam sintomas inespecíficos de febre, perda de peso e dor óssea. A osteomielite causada por *S. aureus* pode simular neoplasias malignas, como osteossarcoma em exames radiológicos, e a biopsia de agulha é essencial para a identificação da causa microbiana.[137] A artrite séptica por *S. aureus* ocorre principalmente em crianças pré-puberais e constitui habitualmente uma complicação da bacteriemia tanto em crianças quanto em adultos.[404] Nesses casos, o paciente apresenta uma articulação tumefeita e quente (envolvendo, com mais frequência, as articulações do joelho, do quadril, do cotovelo e do ombro ou as articulações interfalângicas), que é dolorosa com o movimento. A aspiração da articulação, a coloração pelo método de Gram e a cultura do exsudato purulento são necessárias para o tratamento. A osteomielite e a artrite séptica causadas por MRSA-AC e MSSA-AC são observadas principalmente em crianças, porém raras entre adultos.[137,570] Na maioria dos casos, não há nenhuma doença de base. No caso do MRSA-AC, a fonte do microrganismo consiste habitualmente em infecções da pele e dos tecidos moles. O tratamento dessas infecções consiste normalmente na administração de vancomicina, e a clindamicina também tem sido efetiva quando os isolados não demonstram ter resistência induzível à clindamicina.[24,349,559] Foram também relatadas infecções de próteses articulares causadas por MSSA e MRSA.[295] Essas infecções desenvolvem-se habitualmente pouco depois de substituição articular e exigem terapia antimicrobiana e substituição da prótese para obter a cura.
Piomiosite	A piomiosite é uma infecção dos músculos esqueléticos, que habitualmente ocorre em consequência de traumatismo, frequentemente na adjacência de um foco existente de infecção (p. ex., furúnculo).[413] Em geral, os pacientes apresentam febre e dor muscular; a aspiração e a cultura revelam a presença de *S. aureus*. A cura é obtida por meio de incisão e drenagem, em associação à administração de um agente antimicrobiano adequado.
Intoxicação alimentar por estafilococos	A intoxicação alimentar por estafilococos se dá pela ingestão de alimento contaminado com cepas de *S. aureus*, que produzem enterotoxinas termoestáveis. Em geral, o alimento implicado torna-se contaminado em consequência de manuseio, com crescimento subsequente dos microrganismos e produção de toxina. Os alimentos implicados incluem saladas de batata, sorvete, cremes, produtos de confeitaria, alimentos enlatados e carnes processadas. Os sintomas, que consistem em náuseas, vômitos, cólicas abdominais e diarreia, surgem habitualmente dentro de 2 a 6 h após a ingestão do alimento e desaparecem depois de 8 a 10 h. Tipicamente, não há febre nem sinais neurológicos. O tratamento consiste em reidratação devido aos líquidos perdidos no vômito e na diarreia, até que a recuperação seja completa.
Síndrome da pele escaldada estafilocócica	A síndrome da pele escaldada estafilocócica (SPEE) é causada por cepas de *S. aureus* que produzem toxinas esfoliativas e ocorre habitualmente em recém-nascidos e lactentes com menos de 5 anos de idade. Nos casos de SPEE, as infecções por *S. aureus* podem acometer as conjuntivas, as narinas, o umbigo e o períneo. A SPEE também pode resultar de infecções estafilocócicas extracutâneas, incluindo infecção das vias urinárias, artrite séptica, pneumonia e endocardite.[500] Nos casos de infecção localizada, a SPEE pode aparecer como lesões bolhosas, que se assemelham ao impetigo bolhoso. Quando as toxinas sofrem absorção sistêmica na corrente sanguínea, ocorre SPEE generalizada, com desenvolvimento de eritema disseminado e aparecimento de lesões bolhosas em grandes áreas do corpo, com descamação subsequente das camadas superficiais da pele. Isso resulta na exposição de grandes áreas de pele desnuda. Na maioria dos casos, ocorre descamação, e os sintomas desaparecem em 5 a 7 dias. As toxinas responsáveis são antigênicas, e os anticorpos produzidos contra elas são protetores (Boxe 12.4). Ocorreram surtos de SPEE em unidades de terapia intensiva neonatais e berçários.[147] A cultura das lesões pode não contribuir com dados relevantes, de modo que é necessário obter amostras de outros locais possíveis de infecção (*i. e.*, narinas, conjuntivas, umbigo, nasofaringe).[305] A SPEE causada por MSSA exige tratamento com uma penicilina resistente à penicilinase ou clindamicina, com base na sensibilidade do microrganismo isolado. É necessário um cuidado de apoio assíduo (p. ex., isolamento de contato, tratamento da dor e limpeza delicada da pele) para prevenir superinfecções secundárias.

Síndrome do choque tóxico estafilocócico	A síndrome do choque tóxico (SCT) é uma doença multissistêmica, que se caracteriza por uma síndrome clínica que consiste em febre, hipotensão, tontura ortostática, eritroderma (exantema que empalidece à compressão) e graus variáveis de vômitos, diarreia, insuficiência renal, cefaleia, calafrios, faringite e conjuntivite.[97,446,489] A princípio, a doença era observada, com mais frequência, em mulheres, ocorrendo o seu início principalmente durante a menstruação. As pesquisas dos casos iniciais constataram uma associação entre o início da doença e o uso de absorventes íntimos internos de alta absorção durante a menstruação (SCT menstrual).[489] O material de fibra utilizado em tais absorventes de alta absorção criou o meio ideal para produção da toxina, quando introduzido na vagina. Os níveis elevados de oxigênio retido dentro do material absorvente, juntamente com o ambiente rico em proteína e CO_2 e de pH neutro fornecido pelo sangue estimulam a produção de toxina TSST-1 (do inglês, *toxic schock syndrome toxin*) por *S. aureus*. A toxina produzida localmente atravessa as membranas mucosas e entra na corrente sanguínea; em geral, não são obtidas hemoculturas positivas em pacientes com SCT. Subsequentemente, foi relatada a ocorrência de SCT em homens e mulheres não associada a menstruação como complicação de abscessos estafilocócicos, osteomielite, infecções das feridas pós-operatórias, queimaduras, tamponamento nasal e pneumonia pós-influenza.[446] Cerca de 20% dos isolados de *S. aureus* de portadores e de amostras clínicas produzem TSST-1.[35] Embora a TSST-1 seja implicada na maioria dos casos de SCT menstrual, a SCT não menstrual também pode ser resultado de enterotoxinas SEB e SEC.[357] O papel de TSST-1, SEB, SEC e de outros superantígenos (SAgs) na doença é sustentado pelo início agudo dos sintomas, com desenvolvimento de congestão vascular dentro de um período de 1 a 2 dias. Com o aumento do extravasamento capilar e diminuição sistêmica da resistência vascular, ocorre perda de líquido intravascular para dentro dos espaços intersticiais. A perda de líquido também é exacerbada pela presença de diarreia em alguns pacientes. A perda do volume intravascular leva a hipotensão e hipoxia tecidual. A síndrome do desconforto respiratório agudo e a coagulação intravascular disseminada constituem complicações comuns potencialmente fatais da SCT. A TSST-1 também parece exercer alguns efeitos tóxicos diretos sobre o miocárdio, o músculo esquelético, o fígado e o tecido renal. Curiosamente, os pacientes que desenvolvem SCT apresentam baixos títulos de anticorpos contra TSST-1 ou carecem deles, bem como outros SAgs implicados, antes e no decorrer da doença aguda, e mais de 50% dos pacientes permanecem suscetíveis à SCT quando não há produção de anticorpos protetores.[521] Outras afecções que podem ser incluídas no diagnóstico diferencial da SCT incluem outras infecções mediadas por toxinas (p. ex., síndrome da pele escaldada, gastrenterite, escarlatina), infecções locais com choque e/ou dor abdominal aguda (p. ex., gastrenterite infecciosa, salpingite, aborto séptico, infecções agudas das vias urinárias) e doenças multissistêmicas de etiologia infecciosa (p. ex., choque séptico associado a pneumococos, meningococos ou *Haemophilus influenzae* tipo b; sarampo, febre maculosa das Montanhas Rochosas, tifo transmitido por carrapato, leptospirose, infecção por *Legionella*; toxoplasmose; e síndromes adenovirais ou enterovirais) e de etiologia não infecciosa (doenças de Kawasaki, lúpus eritematoso sistêmico, febre reumática aguda, artrite reumatoide, reações medicamentosas). Em geral, o diagnóstico de SCT baseia-se nos sinais e sintomas clínicos, de acordo com a definição de caso (Boxe 12.3). O tratamento da SCT consiste em antibioticoterapia, cuidados de apoio e, em alguns casos, cirurgia. Em certas ocasiões, pode-se recomendar o uso de agentes antimicrobianos que inibem a síntese de toxinas (p. ex., clindamicina, fluoroquinolonas, rifampicina). A imunoglobulina sérica pode ser útil nos casos graves. A prevenção da SCT envolve a rápida atenção para infecções de feridas e de tecidos moles por *S. aureus* e a interrupção do uso de tampões hiperabsorventes. O estado de portador nasal pode ser eliminado pelo uso de mupirocina. A taxa de mortalidade associada à SCT estafilocócica é de cerca de 3%.
Bacteriúria e infecções das vias urinárias	O isolamento de *S. aureus* da urina pode estar associado a bacteriemia e doença invasiva, em que as vias urinárias constituem a fonte do microrganismo.[9] Por outro lado, a presença do microrganismo nas vias urinárias pode resultar de disseminação hematogênica de outra fonte para os rins. A emergência da resistência à meticilina foi associada a um aumento concomitante na frequência de MRSA em culturas de urina. Os pacientes com *S. aureus* na urina são, em sua maioria, assintomáticos, porém até um terço pode apresentar sintomas sugerindo infecção das vias urinárias (i. e., febre, disúria, hematúria e piúria).[377] Os fatores de risco para a bacteriúria por *S. aureus* incluem idade avançada, cateterismo ou instrumentação das vias urinárias, residência em instituições de cuidados prolongados e cirurgia, obstrução ou neoplasia maligna das vias urinárias.

Boxe 12.4

Fatores de virulência de *Staphylococcus aureus*

Fator de virulência	Comentários
Polissacarídios capsulares e formação de biofilme	Mais de 90% de *S. aureus* produzem exopolissacarídios que atuam para promover a aderência dos microrganismos às células hospedeiras e a dispositivos de prótese e impedir a fagocitose do microrganismo por células polimorfonucleares.[261,316,380,541] Os polissacarídios capsulares de *S. aureus* também são capazes de alterar a ligação e a funcionalidade do complemento. Esses exopolissacarídios foram observados ao exame de microscopia eletrônica de derivações de marca-passos, cateteres peritoneais e acessos intravenosos infectados por *S. aureus* e foram demonstrados imunologicamente *in vitro*. Até o momento, foram descritos 13 tipos de polissacarídios capsulares em *S. aureus*, e cerca de 70 a 80% dos isolados de importância clínica pertencem aos sorotipos capsulares 5 ou 8.[456,582] Os outros sorotipos capsulares são muito raros entre os isolados clínicos. Esses tipos capsulares são encontrados em isolados tanto de MRSA quanto de MSSA. Em um estudo, 64% dos MRSA eram do tipo 5 capsular, enquanto 60% das cepas de MSSA eram do tipo 8.[575] Cerca de 10 a 20% dos isolados clínicos não são tipáveis pelos métodos empregados para caracterizar esses polissacarídios capsulares, e as cepas não tipáveis frequentemente possuem os genes para os tipos 5 ou 8 capsulares, porém esses genes não são

(continua)

expressos.[108] Alguns isolados não tipáveis expressam um polissacarídio de superfície celular, denominado 336PS, que se assemelha estruturalmente à polirribitol-fosfato N-acetil-glicosamina e ácidos teicoicos de S. aureus.[334,394] Os polissacarídios capsulares são importantes componentes dos biofilmes, que consistem em agrupamentos de microrganismos fixados à superfície, envolvidos por matriz polimérica extracelular que consiste em exopolissacarídios, ácidos teicoicos, material proteináceo e DNA extracelular. O DNA encontrado nos biofilmes de S. aureus origina-se da degradação do DNA celular pela termonuclease. Os microrganismos incluídos na matriz exibem metabolismo reduzido e são recalcitrantes a penetração e atividade dos agentes antimicrobianos. A formação inicial dos biofilmes envolve a fixação por meio de proteínas séricas (p. ex., fibrinogênio, fibronectina, vitronectina) que recobrem os cateteres ou outros dispositivos de demora ou a sua fixação direta ao próprio material de plástico de demora. Essa fixação é promovida por um grupo de moléculas de superfície que pertencem à família MSCRAMM (componentes da superfície microbiana que reconhecem as moléculas de adesão da matriz; do inglês, *microbial surface components recognizing adhesive matrix molecules*) de adesinas. Após a ocorrência de interações de superfície iniciais, ocorre ligação cruzada intercelular por meio da PIA. A atividade de nuclease das células estafilocócicas lisadas degrada o DNA extracelular no biofilme e ajuda a dispersar a superfície do biofilme. Houve um renovado interesse por esses polisssacarídios capsulares, visto que eles constituem fatores essenciais de virulência, e os anticorpos dirigidos contra eles parecem ser protetores. Em consequência, foi desenvolvida uma vacina à base de antígenos capsulares para os sorotipos 5 e 8, que contém esses polissacarídios específicos quimicamente conjugados a um carreador proteico haptênico (StaphVAX®, Mabi Biopharmaceuticals, Rockville, MD).[159,491,492] Existe também uma vacina conjugada contra S. aureus 336 PS em desenvolvimento.

Adesinas	A família MSCRAMM (componentes da superfície microbiana que reconhecem as moléculas de adesão da matriz) de adesinas inclui mais de 20 proteínas pequenas, que estão ligadas ao peptidoglicano da parede celular de S. aureus.[415] Os genes para essas moléculas estão localizados no cromossomo e estão presentes em todas as cepas de S. aureus. Essas proteínas medeiam a aderência às proteínas de matriz do hospedeiro (p. ex., fibronectina, fibrinogênio, elastina e outros lipídios celulares) e a dispositivos de plástico implantados. Outras adesinas atuam na ligação da hemoglobina, hemina, transferrina e haptoglobina. Algumas adesinas são fatores de virulência que se correlacionam com a ecologia dos estafilococos e doenças específicas causadas. Por exemplo, o fator de agregação de B (Clf B), as proteínas de ligação da fibronectina A e B (FnPBA, FnBPB) e a proteína de ligação do colágeno (Cna) estão associados à colonização nasal por S. aureus, infecções relacionadas com dispositivos de assistência ventricular e osteomielite, respectivamente.[25,433,598] Foram descritas várias outras proteínas (proteínas de superfície de S. aureus B, C, D, F, G, H e K), cujos alvos e especificidades de ligantes ainda não foram determinados.
Peptidoglicano, ácidos teicoicos e lipoteicoicos	As paredes celulares de S. aureus contêm peptidoglicanos (polímeros de ligação cruzada de N-acetilglicosamina e ácido N-acetilmurâmico), que se assemelham àqueles encontrados em outras bactérias gram-positivas, e ácidos teicoicos, que consistem em polímeros de ribitol (monossacarídio de cinco carbonos)-fosfato singulares (ver Capítulo 5). Os ácidos teicoicos atuam para promover a aderência às superfícies mucosas e ancorar enzimas associadas à parede celular. Os ácidos lipoteicoicos são encontrados na membrana plasmática e mantêm a ligação do peptidoglicano à membrana celular. Além de proporcionar rigidez e elasticidade à parede celular dos estafilococos, os componentes de peptidoglicano e os ácidos teicoicos e lipoteicoicos também possuem atividades biológicas que podem contribuir para a virulência. Essas propriedades incluem a capacidade de ativar o complemento, e o aumento da quimiotaxia das células polimorfonucleares, a indução da produção de interleucina-1 pelos monócitos humanos e a estimulação da produção de anticorpos opsônicos. Foram investigados testes sorológicos para a detecção de anticorpos contra essas moléculas quanto a seu possível valor diagnóstico e/ou prognóstico; os resultados foram decepcionantes, devido à considerável superposição dos títulos de anticorpos entre indivíduos infectados e não infectados, ao amplo espectro de infecções e doenças causadas por S. aureus e à variabilidade da resposta imune dependente do hospedeiro, devido à idade, a outras infecções e à imunocompetência geral. Várias outras proteínas, incluindo adesinas da família MSCRAMM, estão incorporadas de modo covalente à estrutura do peptidoglicano de S. aureus.[415]
Proteína A	A proteína A é uma adesina da família MSCRAMM de 42.000 Da, que é encontrada tanto na superfície celular quanto no meio de crescimento. Essa proteína singular liga-se à região Fc de todas as subclasses de IgG humanas, exceto a IgG_3. A proteína A interfere na opsonização e na fagocitose dos microrganismos pelas células polimorfonucleares, ativa o complemento e pode desencadear reações de hipersensibilidade de tipo imediato e de tipo tardio. A proteína A também é um "superantígeno das células B", visto que pode se ligar a determinados receptores de células B e, consequentemente, limitar sua capacidade de sintetizar anticorpos específicos.[194] A proteína A liga-se também ao fator de von Willebrand e à proteína C3 do complemento, promovendo, assim, a aderência das bactérias às plaquetas, e tem a capacidade de catalisar a conversão de C3 em C3b.[106] A molécula de proteína A também liga-se ao receptor de TNF-α e, ao fazê-lo, reduz a sinalização de citocinas pró-inflamatórias.[191] A proteína A é codificada pelo gene *spa* cromossômico. A presença da proteína A sobre S. aureus constitui a base para testes de coaglutinação, que são utilizados em muitos laboratórios clínicos para a identificação do microrganismo e para a detecção de antígenos bacterianos nos líquidos corporais.
Enzimas	S. aureus produz diversas enzimas que contribuem para a sua virulência. A produção de **catalase** por esses microrganismos pode atuar inativando o peróxido de hidrogênio e radicais livres tóxicos formados pelo sistema da mieloperoxidase no interior das células fagocíticas após a ingestão dos microrganismos. O **fator de agregação**, um material ligado à célula que tem a capacidade de ligar-se ao fibrinogênio, é responsável pela ligação de S. aureus tanto à fibrina quanto ao fibrinogênio. A **coagulase**, que pode existir na forma livre no meio ou em uma forma ligada à célula, liga-se à protrombina

e a ativa e promove a conversão do fibrinogênio em fibrina. Essa atividade enzimática pode atuar para recobrir as células bacterianas com fibrina, tornando-as mais resistentes à opsonização e à fagocitose.[356] As **fibrinolisinas** degradam os coágulos de fibrina e facilitam a disseminação da infecção para os tecidos adjacentes. De modo semelhante, a **hialuronidase** hidrolisa a matriz intercelular de mucopolissacarídios ácidos nos tecidos e, por conseguinte, pode atuar disseminando os microrganismos para áreas adjacentes no tecido.[212] Foi constatado que as cepas de *S. aureus* que causam furunculose crônica produzem **lipases** potentes, que podem ajudar a disseminar os microrganismos nos tecidos cutâneos e subcutâneos.[459,469] Foi também descrita uma **fosfolipase C fosfatidilinositol-específica** associada a cepas isoladas de pacientes com síndrome de desconforto respiratório do adulto e coagulação intravascular disseminada. Os tecidos afetados por essa enzima tornam-se mais suscetíveis a lesão e destruição por componentes do complemento e produtos bioativos durante a ativação do complemento. *S. aureus* também produz uma **nuclease** ou **fosfodiesterase** que possui atividades tanto de exonuclease quanto de endonuclease. Estudos imunológicos e de especificidade de substratos indicam que *S. aureus* produz vários tipos diferentes de **enzimas betalactamases**. A produção dessas enzimas pode ser reduzível (*i. e.*, são apenas produzidas na presença de agentes antimicrobianos betalactâmicos) ou constitutiva (*i. e.*, são produzidas continuamente) e torna esses microrganismos resistentes à penicilina e à ampicilina. Os genes que codificam essas enzimas estão habitualmente em plasmídios (DNA extracromossômico), que também possuem genes para a resistência a diversos antibióticos, como eritromicina e tetraciclina. Esses genes de resistência podem ser transferidos para outras bactérias por transformação e transdução.

Hemolisinas e leucocidinas	As hemolisinas de *S. aureus* possuem várias atividades biológicas.[557] A α-**hemolisina** é letal para uma variedade de tipos celulares *in vitro* e provoca lise dos eritrócitos de várias espécies de animais, porém os eritrócitos humanos são muitos menos sensíveis. Os monócitos, os macrófagos e os linfócitos humanos são suscetíveis à lise pela α-hemolisina, porém os granulócitos são altamente resistentes. Essa toxina é uma proteína com peso molecular de 33.000 Da, que é secretada no meio de cultura durante o crescimento logarítmico tardio. Agrupamentos de fosfatidilcolina, vários lipídios associados à membrana e outras proteínas associadas à célula atuam em conjunto para a ligação específica da α-hemolisina em células-alvo suscetíveis.[552,553] Os monômeros individuais interagem e agregam-se na membrana da célula-alvo, formando homo-heptâmeros cilíndricos com um poro central aquoso. Esses poros possibilitam o rápido efluxo de íons potássio e de outras moléculas pequenas e o influxo de íons sódio e cálcio, resultando em edema osmótico e ruptura da célula. Essa toxina também é ativa contra plaquetas e pode contribuir para eventos trombóticos sépticos durante a bacteriemia por *S. aureus*.[483] A α-hemolisina é dermonecrótica quando administrada por injeção subcutânea e é letal para animais quando administrada por via intravenosa. A toxina α-hemolisina é responsável pela zona de eritrócitos hemolisados observada ao redor de colônias de algumas cepas de *S. aureus* que crescem em SBA. A β-**hemolisina** é uma esfingomielinase neutra (hidrolisa o lipocarboidrato esfingomielina), que é ativa contra uma variedade de tipos de células. A β-hemolisina é uma exotoxina proteica, com peso molecular de 35.000 Da, que é secretada no meio quase no final da fase de crescimento logarítmica.[237] A atividade hemolítica requer a presença de íons magnésio, e a especificidade de substrato limita-se à esfingomielina, que é hidrolisada, formando ceremida e fosforilcolina. A β-hemolisina de *S. aureus* é citotóxica para os monócitos humanos, porém é inativa contra granulócitos, linfócitos e fibroblastos.[584] A suscetibilidade variável dos eritrócitos de diferentes espécies de animais à lise mediada pela β-hemolisina deve-se, provavelmente, a diferenças no conteúdo de esfingomielina da membrana. A β-hemolisina é uma hemolisina "quente-fria", isto é, suas propriedades hemolíticas são intensificadas pela exposição subsequente dos eritrócitos a baixas temperaturas. Essa propriedade pode ser produzida pela ruptura inicial das forças de coesão dentro da membrana e separação de fase subsequente no interior da membrana, à medida que a temperatura é reduzida. A morte celular provavelmente resulta da ruptura da fluidez da membrana plasmática da célula hospedeira.[246] A β-hemolisina, juntamente com o fator CAMP produzido por estreptococos do grupo B, é responsável pela hemólise sinérgica observada em teste CAMP positivo para identificação presuntiva de estreptococos do grupo B. A δ-**hemolisina** e a γ-**hemolisina** são encontradas em algumas cepas de *S. aureus* e também causam lise de uma variedade de tipos celulares. A δ-hemolisina é um pequeno peptídio anfipático, com peso molecular de 3.000 Da, que é secretada no meio quase no final da fase exponencial de crescimento. Essa hemolisina é produzida por mais de 97% das cepas de *S. aureus* e também é encontrada em 50 a 70% dos estafilococos coagulase-negativos. A δ-hemolisina atua principalmente como surfactante ou molécula semelhante a detergente, que interage com as membranas celulares e forma canais que desestabilizam a membrana e que aumentam de tamanho com o passar do tempo, resultando em extravasamento lento do conteúdo celular.[576] A γ-hemolisina e a **PVL** são ambas toxinas formadoras de poros de dois componentes, que são compostas de polipeptídios, os quais são diferenciados no laboratório pela sua velocidade de migração na eletroforese em gel em componentes "lento" (S, *slow*), ou rápido (F, *fast*).[199] A γ-hemolisina é composta por combinações dos polipeptídios HlgA ou HlgC (componente S) com HlgB (componente F). A PVL é transmitida entre cepas de estafilococos por bacteriófagos lisogênicos (fago φSLT) e é composta por uma combinação de LukS e LukF. LukED e LukGH (também denominada LukAB) são toxinas adicionais formadoras de poros de dois componentes. Os monômeros dessas toxinas ligam-se de modo sequencial às membranas celulares suscetíveis e sofrem oligomerização em poros compostos de quatro componentes S e quatro componentes F. As células afetadas sofrem desgranulação do citoplasma, intumescimento e lise.[397,418] Os componentes da PVL consistem em proteínas extracelulares secretadas, embora LukGH seja encontrada como proteína de superfície celular predominante durante a fase de crescimento exponencial tardia.[574] A PVL é lítica para uma variedade de tipos de células, incluindo neutrófilos humanos, macrófagos alveolares murinos e neutrófilos de coelho, porém o papel da PVL na patogênese das infecções humanas não está bem-esclarecido.[328] Modelos de animais (*i. e.*, camundongos, coelhos, macacos) e estudos realizados com tipos de células humanas usados na pesquisa da PVL produziram resultados divergentes e levantaram uma preocupação quanto à

(continua)

aplicabilidade desses modelos à doença humana. Foi proposto um papel para a PVL na patogênese das infecções por MRSA-AC, particularmente infecções da pele e dos tecidos moles, pneumonia hemorrágica e osteomielite, e vários estudos realizados examinaram essa associação.[121] Estudos de grande porte centrados no paciente não documentaram qualquer papel específico da PVL em associação a resultados clínicos adversos em infecções de pele e de tecidos moles ou em pneumonias hospitalares.[27,490] Os genes de PVL são altamente conservados e são encontrados em quase todos os MRSA-AC, incluindo a cepa USA300 que provoca a maioria das infecções por MRSA-AC nos EUA.[49,373,540] Os isolados de MRSA-ASS e MSSA apresentam baixa prevalência do gene que codifica PVL.[558,580] As cepas de MRSA-AC produtoras de PVL habitualmente apresentam SCCmec tipo IV. Tendo em vista que os genes estruturais da PVL no MRSA-AC são encontrados em fagos lisogênicos, as linhagens tipo PVL refletem o fagotipo, a localização da inserção do gene PVL no cromossomo do estafilococo e o grau de expressão do gene PVL.[58] Foi descrito um grupo de pequenos peptídios citotóxicos, denominados PSM, em *S. aureus*, *S. epidermidis* e outros estafilococos coagulase-negativos.[588] Os PSM são peptídios α-helicoidais secretados relacionados com a δ-hemolisina, que também atuam por meio de desestabilização das membranas, causando extravasamento celular. O papel dos PSM nas infecções estafilocócicas humanas ainda não foi esclarecido, porém um gene PSM, *psm-mec*, é encontrado dentro do elemento genético móvel SCCmec nos SCCmec tipos II, III e VIII.[90] Foram também descritas várias moléculas semelhantes a superantígenos em *S. aureus*, que são capazes de inibir a migração dos neutrófilos.[617]

Toxinas

Toxinas esfoliativas ou **epidermolíticas** são produzidas por 1 a 2% das cepas de *S. aureus* e consistem em duas proteínas, designadas como ET-A e ET-B, tendo, cada uma delas, um peso molecular de 24.000 Da. O gene para a ET-A (*eta*) é transportado por um bacteriófago integrado no cromossomo, enquanto o gene ET-B (*etb*) encontra-se em um plasmídio.[303] Essas moléculas são distintas do ponto de vista tanto bioquímico quanto imunológico, apresentam atividades biológicas semelhantes e também possuem atividades de superantígenos. Tanto ET-A quanto ET-B possuem atividade de serina protease e têm como alvo a desmogleína 1 (Dsg1), uma das quatro glicoproteínas de adesão que estão localizadas dentro dos desmossomos na epiderme.[387,611] A dissolução da matriz mucopolissacarídica do estrato granuloso na epiderme resulta em separação intraepitelial das ligações celulares no estrato granuloso.[305] As toxinas esfoliativas são responsáveis pela apresentação clínica da SPEE. Ambas toxinas podem também funcionar como superantígenos. Foram também identificadas outras isoformas de toxinas epidermolíticas (*i. e.*, EF-C e EF-D). As **enterotoxinas A a E, H e I** são moléculas termoestáveis, que são responsáveis pelas manifestações clínicas da intoxicação alimentar estafilocócica, que constitui a causa mais comum de intoxicação alimentar nos EUA. O modo exato de ação dessas enterotoxinas não é conhecido, porém foi constatado que elas aumentam o peristaltismo intestinal. A ingestão de enterotoxinas pré-formadas em alimentos que sustentam o crescimento de estafilococos (p. ex., produtos de confeitaria, cremes, salada de batata, carnes processadas, sorvete) resulta em vômitos, com ou sem diarreia, dentro de 2 a 8 h. Essas condições tóxicas são autolimitadas (24 a 48 h) e só necessitam de terapia de suporte. São observadas alterações inflamatórias (p. ex., mucosa hiperêmica, infiltrados de neutrófilos, exsudatos duodenais mucopurulentos, ruptura da borda em escova) em todo o trato gastrintestinal, porém as lesões mais graves e extensas são observadas no estômago e na parte superior do intestino delgado.

Superantígenos

As **enterotoxinas estafilocócicas** (SE; do inglês, *staphylococcal enterotoxins*) pertencem a um grupo de pelo menos 15 toxinas, coletivamente conhecidas como exotoxinas pirogênicas, que também inclui a **toxina da síndrome do choque tóxico** (TSST-1, ver adiante). As SE incluem SE A, B, C_n, D, E, G, H, I, J, K, L, M, N e O. Todas essas moléculas comportam-se como **superantígenos (SAg)** e, consequentemente, apresentam designações paralelas em letra maiúscula como SAg. Todas essas toxinas compartilham três características biológicas: pirogenicidade, superantigenicidade e capacidade de aumentar em até 100.000 vezes os efeitos letais de quantidades diminutas de endotoxina em coelhos. Os superantígenos são, em sua maioria, pequenas proteínas (20 a 28 kDa) secretadas, cuja maior parte é codificada em elementos genéticos móveis.[398] A **superantigenicidade** refere-se à capacidade dessas toxinas de estimular a proliferação dos linfócitos T, sem nenhuma relação com suas especificidades antigênicas. Todas essas toxinas induzem a proliferação de células T policlonais por meio de coligação entre moléculas do complexo principal de histocompatibilidade classe II sobre células apresentadoras de antígenos e a porção variável da cadeia β do receptor de antígenos das células T.[169] Após ativação por superantígenos, um grande surto de liberação de citocinas leva a uma resposta inflamatória maciça e à síndrome do choque. Na síndrome do choque tóxico, a TSST-1, uma pequena proteína com peso molecular de 22.000 Da, é capaz de cruzar membranas mucosas adjacentes e entrar na circulação após a sua produção local por cepas de *S. aureus* produtoras de TSST-1. A liberação sistêmica de citocinas e seus efeitos fisiológicos amplos resultam no rápido desenvolvimento de doença multissistêmica com SCT.

elemento cromossômico estafilocócico móvel, conhecido como SCCmec (cromossomo cassete estafilocócico). Foram identificados muitos tipos e subtipos SECmec desde a prescrição inicial desses elementos genéticos (ver seção sobre tipagem, adiante).[195] Curiosamente, acredita-se que *S. aureus* tenha adquirido o transpóson SCCmec de *S. sciuri*, uma espécie de estafilococo coagulase-negativo encontrada em animais e no ambiente.[609] A proteína PBP2a possui baixa afinidade por todos os agentes betalactâmicos, incluindo as cefalosporinas. Uma vez inativadas as PBP normalmente presentes por um agente betalactâmico, a PBP2a continua atuando e possibilita a síntese de uma estrutura de peptidoglicano estável, permitindo, assim, o crescimento e a divisão do microrganismo. As cepas de *S. aureus* que contêm SCCmec são denominadas *S. aureus* resistente à meticilina (MRSA; do inglês, *methicillin-resistant* S. aureus) para distingui-las do *S. aureus* que carecem desse elemento e que, portanto, é sensível à meticilina (MSSA; do inglês, *methicillin-susceptible* S. aureus).

Boxe 12.5

Definição de caso de síndrome do choque tóxico

Característica	Comentário
Febre	Temperatura ≥ 38,9°C
Exantema	Eritroderma macular difuso
Descamação	1 a 2 semanas (habitualmente 10 a 14 dias) após o início da doença, acometendo particularmente as palmas das mãos, as plantas dos pés e os dedos das mãos e dos pés
Hipotensão	Pressão sistólica ≤ 90 mmHg em adultos ou inferior ao quinto percentil por idade para crianças com menos de 16 anos de idade. Queda ortostática da pressão diastólica de ≥ 15 mmHg da posição de decúbito para a sentada; síncope ortostática ou tontura ortostática

Comprometimento de três ou mais sistemas orgânicos

Gastrintestinal	Vômitos ou diarreia no início da doença
Muscular	Mialgia intensa ou creatinina fosfoquinase acima de duas vezes o limite superior da normalidade
Mucosas	Hiperemia vaginal, orofaríngea ou conjuntival
Renal	Níveis de ureia sanguínea ou de creatinina sérica acima de duas vezes o limite superior da normalidade para o laboratório *ou* sedimento urinário com piúria (≥ 5 leucócitos por campo de grande aumento) na ausência de infecção das vias urinárias
Hepático	Níveis de bilirrubina total, alanina aminotransferase ou aspartato aminotransferase de pelo menos duas vezes o limite superior da normalidade para o laboratório
Hematológico	Contagem de plaquetas < 100.000/mm^3
SNC	Desorientação ou alterações da consciência sem sinais neurológicos focais, na ausência de febre e hipotensão
Critérios laboratoriais	Resultados negativos nos seguintes testes:

Hemocultura, culturas de amostras de garganta e líquido cefalorraquidiano (as hemoculturas podem ser positivas para *S. aureus*)

Testes sorológicos para febre maculosa das Montanhas Rochosas, leptospirose e sarampo

Classificação dos casos

Confirmado	Um caso em que estão presentes todos os seis achados clínicos descritos anteriormente
Provável	Um caso em que estão presentes cinco dos seis achados clínicos descritos anteriormente

Outros achados laboratoriais patognomônicos para a SCT, porém atualmente não incluídos na definição de caso:

- Isolamento de *S. aureus* de mucosa ou local do corpo normalmente estéril
- Produção de TSST-1 ou de uma toxina alternativa que cause reconhecidamente SCT por um isolado de estafilococo incriminado
- Suscetibilidade sorológica à toxina relevante por ocasião da doença aguda
- Desenvolvimento de anticorpos contra a toxina relevante durante a convalescença

---

Com a finalidade de caracterizar ainda mais esses microrganismos, foram examinados, por eletroforese em gel de campo pulsado (PFGE; do inglês, *pulsed-field gel electrophoresis*), MRSA isolados de hospitais dos EUA; e foram definidos oito grupos – USA100 a USA800.[358] Todos, com exceção de dois PFGE-tipo – USA300 e USA400 – foram oriundos de infecções associadas a serviços de saúde e infecções hospitalares. Subsequentemente, USA300 emergiu como clone predominante responsável por infecções por MRSA adquiridas na comunidade, tendo como apresentação clínica predominante a ocorrência de infecções graves da pele e dos tecidos moles.[401,540,558] Na atualidade, são reconhecidos dois tipos de infecções por MRSA: as infecções por MRSA associado a serviços de saúde (MRSA-ASS) e por MRSA adquirido na comunidade (MRSA-AC).[34] As infecções causadas por MRSA-ASS ocorrem principalmente entre indivíduos idosos e incluem infecções predominantemente da corrente sanguínea, pneumonia e coinfecções por outros agentes hospitalares. Os indivíduos que correm risco de adquirir essas infecções fornecem habitualmente uma história de hospitalização recente, residência em instituição de cuidados prolongados, cateter de demora em posição ou cirurgia recente. Os isolados de MRSA-ASS também tendem a ser multidrogarresistentes. As infecções por MRSA-AC acometem indivíduos sem fatores de risco associados aos serviços de saúde, e as infecções observadas incluem infecções de tecidos moles (incluindo fasciite necrosante), pneumonia necrosante grave, sepse e infecções dos ossos e das articulações.[34,68,87,121,149,267,269,571] Ocorreram surtos de MRSA-AC entre diversas populações na comunidade, como detentos, crianças em creches, participantes de esportes de contato e recrutas militares, e esses casos estão desproporcionalmente representados entre populações com carência de assistência médica em áreas urbanas.[34,68,87,121,149,267,269] Os aumentos relatados na incidência de infecções pediátricas de pele/tecidos moles causadas por MRSA resultam, em grande parte, da emergência do MRSA-AC.[178] Atualmente, o clone MRSA USA300 associado à comunidade disseminou-se da comunidade de volta às instituições de serviços de saúde, onde tornou-se agora uma causa significativa de infecções associadas aos serviços de saúde e infecções hospitalares da corrente sanguínea.[485] Em um estudo que examinou as infecções da corrente sanguínea e de pele/tecidos moles causadas por MRSA, de 2000 a 2008, foi constatado que o USA300 respondeu por 55% dos casos de bacteriemia e constituiu a cepa predominante causadora de infecções associadas à comunidade, aos serviços de saúde de início na comunidade e à corrente sanguínea de início no hospital.[537] Na atualidade, foi relatada a ocorrência do clone MRSA USA300 em 5 continentes e em mais de 36 países.[324,386] O MRSA-ASS e o MRSA-AC também diferem quanto aos tipos SCCmec. Os tipos I, II e III são encontrados nas cepas de MRSA-ASS, enquanto os tipos IV, V e VI predominam entre o MRSA-AC. Nos EUA, o subtipo predominante do clone MRSA-AC USA300, USA300-0114, possui SECmec tipo IV e SCCmec tipo 4a. Recentemente, foram descritos vários novos tipos e subtipos SCCmec (SCCmec IIA-IIE, SCCmec tipos IVa-IVg, SCCmec tipos IX, X, V [5C2 e 5], subtipo C).[174,323] Os tipos SCCmec observados nas cepas MRSA-AC não transportam genes multidrogarresistentes a antibióticos, conforme observado nas cepas de MRSA-ASS, e os tipos SCCmec de MRSA-AC têm mais tendência a apresentar genes para a leucocidina Panton-Valentine (PVL) associada a fagos.[568] Foram relatados subtipos do tipo clonal USA300 em outros países (p. ex., USA300-LV, USA300-P), que parecem causar doenças semelhantes àquelas do subtipo USA300 predominante nos EUA, com ênfase nas infecções cutâneas e de tecidos moles (p. ex., furunculose).[12,184,268,571]

Nos indivíduos colonizados, S. aureus é encontrado predominantemente nas narinas anteriores, mas também pode ser isolado de outros locais, incluindo virilha, axila e meato acústico externo. Lactentes sadios tornam-se colonizados durante o segundo ou terceiro mês de vida por cepas que habitualmente são adquiridas da mãe ou do ambiente. Nessa idade, a taxa de estado de portador pode alcançar 60%. Com o desenvolvimento do microbioma orofaríngeo normal e o amadurecimento do sistema imune, as taxas de estado de portador habitualmente diminuem várias vezes depois dessa idade. As crianças e adolescentes apresentam taxas mais altas de estado de portador do que os adultos, e as taxas neste último grupo são influenciadas por muitos fatores (idade, estado geral de saúde, comorbidades, doenças crônicas). Na atualidade, as taxas de prevalência de colonização nasal de S. aureus em adultos sadios variam de 25 a 35%, dependendo da população examinada. Os indivíduos podem ser portadores persistentes da mesma cepa por períodos prolongados de tempo, enquanto outros são portadores de uma única cepa durante alguns meses, que acaba sendo substituída por outra cepa.[291] O estado de portador nasal de S. aureus também pode ter graves implicações clínicas. Os portadores apresentam taxas mais elevadas de infecções estafilocócicas do que os não portadores, e as infecções hospitalares por S. aureus são frequentemente causadas pela cepa que coloniza as narinas dos próprios pacientes. A redução ou a erradicação do estado de portador nasal podem ter efeitos significativos sobre as taxas de infecções hospitalares. O estado de portador de MRSA, em particular, emergiu no início dessa última década e representa um problema particular para serviços de saúde, visto que esses indivíduos colonizados constituem os reservatórios mais importantes de MRSA tanto nos serviços de saúde quanto na comunidade após a liberação de portadores provenientes de hospitais ou de instituições de cuidados prolongados.[291]

Tendo em vista que o MRSA provoca infecções graves com morbidade e mortalidade significativas, a prevenção da disseminação do MRSA tornou-se uma prioridade nos últimos 10 a 12 anos. Como no caso do MSSA, os portadores de MRSA ou aqueles com infecções causadas por MRSA constituem os reservatórios mais significativos do microrganismo em hospitais e outros serviços de saúde.[471] Em 2001, o Veterans' Administration Hospital em Pittsburgh, PA, implementou um programa de vigilância multifacetado para o MRSA, envolvendo uma vigilância ativa para a colonização nasal por MRSA, isolamento e precauções de contato para pacientes colonizados e atenção para a higienização das mãos. Essa abordagem teve sucesso ao diminuir as infecções por MRSA-ASS em 75% na unidade de terapia intensiva.[251] Em 2003, foi proposta uma estratégia preventiva para MRSA e Enterococcus resistente à vancomicina (VRE; do inglês, vancomycin-resistant Enterococcus) pela Society for Healthcare Epidemiologists (SHEA) e pelos Centers for Disease Control and Prevention (CDC), porém não foi documentada nenhuma abordagem proativa nessa ocasião. Em 2004, Davis et al.,[122] do Brooke Army Medical Center, demonstraram que 19% dos pacientes colonizados com MRSA nas narinas por ocasião de sua internação e 25% dos que se tornaram colonizados com o MRSA durante a hospitalização desenvolveram infecção por MRSA, em comparação com 1,5 e 2% dos pacientes colonizados por MSSA, respectivamente, por ocasião da internação. Durante o ano de 2007, a Veterans Administration tornou-se o primeiro sistema de serviço de saúde a exigir um teste de vigilância para MRSA, e, subsequentemente, Illinois aprovou a legislação exigindo uma triagem para MRSA e notificação dos pacientes com risco. A legislação foi subsequentemente aprovada em Pensilvânia, Nova Jersey, Minnesota, Maine e Califórnia. A finalidade dessas estratégias preventivas proativas é detectar rapidamente os indivíduos colonizados com MRSA, e vários estudos documentaram que a vigilância de MRSA em pacientes internados está associada a uma redução das infecções e doenças associadas ao MRSA.[120,210,426,452,522,591] Em algumas instituições, todo indivíduo admitido em um serviço de saúde é submetido a triagem, enquanto outros programas realizam a triagem apenas dos pacientes considerados de alto risco para a colonização por MRSA. Esses pacientes incluem os que foram transferidos de uma instituição de cuidados prolongados ou de outra instituição de assistência de saúde, aqueles que foram hospitalizados nos últimos 6 meses e os que apresentam história documentada de colonização ou infecção por MRSA. Algumas instituições de cuidados de saúde também realizam a triagem de indivíduos provenientes de países com altas taxas de prevalência de MRSA ou que viajaram para esses países.[452] Os métodos de triagem para a detecção de colonização por MRSA incluem técnicas à base de culturas e moleculares (ver seções sobre métodos de cultura e moleculares, adiante). As abordagens moleculares para a detecção do MRSA oferecem várias vantagens sobre os métodos à base de cultura, incluindo limites mais baixos de detecção, triagem de alto desempenho e menores tempos para a detecção. Foi demonstrada uma redução da transmissão do MRSA quando o teste de vigilância foi realizado utilizando a reação da cadeia de polimerase (PCR; do inglês, *polymerase chain reaction*) em tempo real; entretanto, não foi observado nenhum impacto significativo sobre a transmissão quando foram realizados testes à base de cultura.[210] A detecção do MRSA resulta em isolamento do paciente e, em alguns casos, em protocolos de descolonização para reduzir a carga de prevalência do MRSA e diminuir a sua transmissão. Em geral, os protocolos de descolonização envolvem o tratamento com pomada de mupirocina para aplicação nasal e banho com clorexidina.

Com a emergência de resistência às penicilinas resistentes à penicilinase, o agente glicopeptídico vancomicina tornou-se o tratamento de escolha para infecções causadas por MRSA.[563] S. aureus sensível à vancomicina (VSSA; do inglês, *vancomycin-susceptible* S. *aureus*) apresenta concentrações inibitórias mínimas (CIM) de vancomicina ≤ 2 μg/mℓ.[107] Entretanto, em maio de 1996, foi relatada no Japão a primeira infecção documentada causada por uma cepa de *S. aureus* com resistência intermediária à vancomicina.[229] Esses isolados receberam a designação mnemônica de GISA (do inglês; *glycopeptide-intermediate* S. *aureus*) para referir-se a *S. aureus* de resistência intermediária ao glicopeptídio, visto que essas cepas exibem sensibilidade diminuída a ambos os antibióticos glicopeptídicos, vancomicina e teicoplanina; VISA (*vancomycin-intermediate* S. *aureus*), *S. aureus* de resistência intermediária à vancomicina, é a designação utilizada nos EUA[374] (e em outros países, inclusive no Brasil). Essas cepas apresentam CIM de vancomicina de 4 a 8 μg/mℓ e exibem um fenótipo homogêneo. As cepas VISA apresentam paredes celulares espessadas, acredita-se que esta particularidade possa impedir a vancomicina de alcançar o seu local de ação no septo de divisão da parede celular bacteriana.[236] O Clinical and Laboratory Standards Institute (CLSI) define os isolados de *S. aureus* que necessitam de concentrações de vancomicina ≤ 2 μg/mℓ para inibição do crescimento como "sensíveis", enquanto os que necessitam de 4 a 8 μg/mℓ são definidos como intermediários, e aqueles que exigem ≥ 16 μg/mℓ de vancomicina, como resistentes.[19,107,202] Entre as cepas VISA, foi também reconhecido um fenótipo heterogêneo. Esses isolados parecem ser sensíveis aos glicopeptídios (CIM da vancomicina ≤ 4 μg/mℓ), porém contêm subpopulações de células com sensibilidade reduzida à vancomicina (CIM da vancomicina de 8 a 16 μg/mℓ), que ocorrem em baixas frequências. Essas cepas são designadas como hVISA. Foram relatados raros isolados de *S. aureus* resistentes à vancomicina (VRSA; do inglês, *vancomycin-resistant* S. *aureus*), e esses isolados apresentam CIM da vancomicina ≥ 16 μg/mℓ. As cepas resistentes à vancomicina contêm o determinante de resistência *vanA* encontrado nos enterococos resistentes à vancomicina. A sensibilidade reduzida à vancomicina não é detectada de modo confiável por métodos de difusão em disco; esse método não é capaz de diferenciar as cepas de sensibilidade intermediária e sensíveis à vancomicina, e os diâmetros das zonas não se correlacionam com as CIM da vancomicina para estafilococos. O teste de difusão em disco só irá detectar VRSA contendo o determinante *vanA* e não irá apresentar nenhuma zona ao redor do disco de 30 μg. As cepas VRSA podem ser detectadas de modo confiável por métodos atuais de referência e comerciais, incluindo microdiluição em caldo de referência, diluição de ágar, painéis Trek® Sensititre MIC, painéis MicroScan® noturno e Synergies-Plus®, tiras Etest® e ágar de triagem de vancomicina.[202] Tanto BD Phoenix® quanto a triagem de VRSA em Vitek® 2 também irão detectar essas cepas. As cepas VISA são mais facilmente detectadas por microdiluição em caldo de referência, Etest® com inóculo padronizado McFarland de 0,5 e diluição em ágar. Os métodos automatizados podem detectar cepas de VISA com CIM de 8 μg/mℓ, mas podem não detectar aquelas com CIM de 4 μg/mℓ. O uso de ágar BHI (cérebro–coração; do inglês, *brain heart inffusion*) com 6 μg/mℓ é um teste adjuvante útil para a detecção de cepas tanto de VISA quanto de VRSA. De fato, os CDC recomendam que os laboratórios incorporem a placa de triagem em ágar com vancomicina para todos os isolados de *S. aureus*.[202] O ágar BHI com 6 μg/mℓ de vancomicina é inoculado com um inóculo de 10 μℓ de uma suspensão equivalente a um padrão de turvação McFarland de 0,5 e examinado quanto à ocorrência de crescimento depois de um período completo de incubação de 24 horas. Todos os isolados com CIM de vancomicina de 8 μg/mℓ e alguns com CIM de 4 μg/mℓ irão crescer nessas placas de triagem. Os isolados que crescem na placa de triagem devem ser então testados por um procedimento de microdiluição em caldo para confirmar a resistência. O Etest® realizado em ágar Müeller-Hinton com um inóculo preparado a partir de uma suspensão equivalente de McFarland de 0,5 e incubado durante 24 horas também constitui um método muito sensível e específico para a detecção dessas cepas; com o Etest®, as cepas de VISA apresentam um CIM de vancomicina ≥ 4 μg/mℓ, enquanto VRSA apresenta um CIM ≥ 16 μg/mℓ. De acordo com os CDC, três critérios precisam ser preenchidos para verificar se determinada cepa é um VISA: CIM da vancomicina com microdiluição em caldo de 8 a 16 μg/mℓ, CIM da vancomicina Etest® ≥ 16 μg/mℓ e crescimento dentro de 24 horas em placa de ágar BHI contendo 6 μg/mℓ de vancomicina (Tabela 12.1).[202] A detecção imediata e acurada dessas cepas e a sua confirmação são necessárias e decisivas para o tratamento ótimo de pacientes e para prevenção da transmissão dessas cepas a outros pacientes. Jacob *et al.*[249] fizeram uma revisão e uma metanálise de resultados clínicos de adultos com infecções causadas por MRSA, em que os isolados tinham CIM elevada para vancomicina.

Staphylococcus aureus subesp. anaerobius

S. aureus subesp. *anaerobius* provoca a doença de Morel em ovinos, caracterizada pela formação de abscessos subcutâneos nos linfonodos superficiais e ao redor deles.[525] Essa bactéria não foi isolada de infecções humanas nem de amostras clínicas. Entretanto, em 2006, foi isolado um estafilococo anaeróbio obrigatório semelhante da mão de um fazendeiro de 45 anos de idade que apresentava septicemia, artrite séptica e múltiplos abscessos pulmonares.[416] Enquanto os isolados verdadeiros de *S. aureus* subesp. *anaerobius* são catalase-negativos, o isolado desse paciente era fracamente catalase-positivo e diferia de *S. aureus* subesp. *anaerobius* e de *S. saccharolyticus* (a outra espécie de *Staphylococcus* anaeróbia obrigatória) em várias características fenotípicas. Os métodos genotípicos não conseguiram diferenciar esse microrganismo de *S. aureus* subesp. *aureus*, *S. aureus* subesp.

Tabela 12.1 Teste confirmatório dos CDC para a detecção de VISA e VRSA.[202]

Método	Resultados para VRSA	Resultados para VISA	Comentários
Microdiluição em caldo de referência	CIM da vancomicina ≥ 16 μg/mℓ em caldo de Müeller-Hinton	CIM da vancomicina de 4 a 8 μg/mℓ em caldo de Müeller-Hinton	Incubar durante 24 h
Ágar infusão de cérebro-coração com 6 μg/mℓ de vancomicina (fonte comercial)	Crescimento de > 1 colônia em 24 h	Crescimento de > 1 colônia em 24 h	A observação de duas ou mais colônias indica um teste positivo[a]
Etest®	CIM da vancomicina ≥ 16 μg/mℓ em ágar Müeller-Hinton	CIM da vancomicina ≥ 4 μg/mℓ em ágar Müeller-Hinton	Utilizar um padrão de McFarland de 0,5 para preparar a suspensão do inóculo e incubar durante 24 h

[a]Para controle de qualidade, usar *Enterococcus faecalis* ATCC 29212 como controle sensível e *Enterococcus faecium* como controle resistente.

anaerobius ou *S. saccharoliticus*; os autores deduziram que esse isolado era uma cepa variante de *S. aureus* subesp. *anaerobius* ou uma subespécie não descrita de *S. aureus*.

Estafilococos coagulase-negativos

No passado, os estafilococos coagulase-negativos eram geralmente considerados contaminantes de pouca importância clínica. Alguns desses microrganismos são importantes na indústria de queijo.[434,435] Entretanto, no decorrer dessas últimas quatro décadas, esses microrganismos passaram a ser reconhecidos como importantes agentes de doença humana.[33,186,585] Apesar da descrição de várias espécies diferentes de estafilococos coagulase-negativos (Boxe 12.2), relativamente poucas causam infecções em seres humanos. Todavia, à medida que um maior número de laboratórios passou a tentar identificar os estafilococos coagulase-negativos, as infecções causadas por outras espécies estão sendo reconhecidas com mais frequência. Os tipos de infecções associadas a estafilococos coagulase-negativos estão descritos no Boxe 12.6.

Staphylococcus epidermidis. Quando os achados clínicos são correlacionados com o isolamento de estafilococos coagulase-negativos, o *S. epidermidis* é, de longe, o microrganismo isolado com mais frequência, representando 50 a mais de 80% dos isolados. Quase todas as infecções causadas por *S. epidermidis* são adquiridas no hospital, à exceção da endocardite de valvas nativas e das infecções de dispositivos de acesso venoso semipermanentes. Além da endocardite de valvas nativas e de próteses valvares, *S. epidermidis* tem sido isolado e documentado como patógeno em infecções das vias urinárias, infecções de feridas cirúrgicas, infecções de vários dispositivos de próteses, infecções de derivações do líquido cefalorraquidiano (LCR), infecções relacionadas com diálise peritoneal e infecções oftálmicas (Boxe 12.6).[103] Foram descritos diversos fatores de virulência para *S. epdermidis*.[400,601] Os estudos de microscopia eletrônica de transmissão e de varredura e o exame imunológico de cepas de *S. epidermidis*, obtidas de infecções de dispositivos médicos de demora, demonstraram que essas bactérias produzem macromoléculas de superfície celular e extracelulares que iniciam e, subsequentemente, aumentam a aderência bacteriana a corpos estranhos, formando finalmente um biofilme.[469] Quando dispositivos plásticos de prótese são implantados, são rapidamente revestidos por proteínas séricas, e *S. epidermidis* tem a capacidade de se ligar especificamente a fibronectina, fibrinogênio, colágeno e vitronectina, bem como ao próprio material plástico do cateter. Uma ampla gama de moléculas de adesinas que têm a capacidade de se ligar a essas proteínas séricas são encontradas na superfície celular de *S. epidermidis* e incluem Aae e AltE (autolisna–adesina; do inglês, *autolysin-adhesins*), Ebp (proteína de ligação de elasina; do inglês, *Elasin-binding protein*), Empb (proteína de ligação da matriz extracelular; do inglês, *extracellular matrix-binding protein*), Fbe (proteína de ligação do fibrinogênio; do inglês, *fibrinogen-binding protein*) e GehD (glicerol éster hidrolase; do inglês, *glycerol ester hydrolase*).[60,213,223] Foram também descobertas várias proteínas de superfície estafilocócicas (p. ex., Ssps), que se ligam diretamente ao poliestireno. Após aderência inicial, os microrganismos sintetizam uma adesina intercelular polissacarídica (PIA; do inglês, *polysaccharide intercellular adhesin*) que estabelece ligações cruzadas entre as células dentro do biofilme em desenvolvimento. PIA é um polissacarídio linear constituído de resíduos de 2-desoxi-2-amino-D-glicopiranosil de ligação β-1,6, dos quais 80 a 85% são *N*-acetilados, enquanto o restante é não *N*-acetilado e de carga positiva ou modificado com resíduos de fosfato ou succinato e de carga negativa.[335,465] Os genes estruturais da PIA residem dentro de um óperon cromossômico de 4 genes, denominado *ica*, sendo os quatro genes designados como *icaA*, *icaB*, *icaC* e *icaD*. *S. epidermidis* também produz modulinas solúveis em fenol (PSM; do inglês, *phenol-soluble modulins*) como *S. aureus*, que atuam para dispersar as camadas externas de biofilme, que subsequentemente interagem com neutrófilos, causando desgranulação e lise celular.[400] *S. epidermidis* também produz uma variedade de bacteriocinas, que se ligam a outras bactérias e provocam a sua lise, permitindo ao microrganismo competir de modo mais efetivo com outras bactérias e colonizar eficientemente as superfícies cutâneas. Uma vez estabelecido em superfícies cutâneas, alguns *S. epidermidis* produzem proteases, lipases e enzimas modificadoras de ácidos graxos, que contribuem para as infecções estafilocócicas e polimicrobianas cutâneas.[469] A resistência à meticilina também é altamente prevalente entre isolados de *S. epidermidis*, com taxas que variam de 75% a mais de 90%, e foram detectadas diversas variantes desses tipos em isolados de *S. epidermidis* de seres humanos.[174,239,372,467,621] Os tipos SCC*mec* que conferem resistência à meticilina também são encontrados em outras espécies de estafilococos coagulase-negativas associadas a seres humanos e animais, incluindo *S. haemolyticus* (variante SCC*mec* tipos I-V, III), *S. warneri* (SCC*mec* tipo IVE), *S. saprophyticus* (SCC*mec* tipo

Boxe 12.6

Infecções associadas a *Staphylococcus epidermidis* e a outros estafilococos coagulase-negativos

Infecção	Comentários
Infecções das vias urinárias	Entre os estafilococos coagulase-negativos, *S. saprophyticus* provoca infecções das vias urinárias tanto superiores quanto inferiores, acometendo principalmente mulheres jovens e sexualmente ativas. Esse microrganismo constitui a segunda causa mais comum de infecções das vias urinárias depois de *Escherichia coli*, sendo encontrado em 3 a 9% dos casos de cistite aguda não complicada.[219,444] As complicações das infecções das vias urinárias por *S. saprophyticus* consistem em pielonefrite, sepse, cálculos renais e, raramente, endocardite.[100,165,219,496] *S. saprophyticus* também pode causar infecções das vias urinárias, com ou sem complicações associadas, em crianças e adultos do sexo masculino.[163,544] Na urina coletada por técnica asséptica ou em amostras cateterizadas, as contagens de colônias de *S. saprophyticus* podem ser inferiores a 100.000 UFC/mℓ, e, consequentemente, o microrganismo pode ser considerado incorretamente como contaminante. Outros estafilococos coagulase-negativos constituem causas raras de infecções das vias urinárias, e cerca de 80 a 90% dessas infecções são provocadas por *S. epidermidis*. As infecções das vias urinárias causadas por *S. epidermidis* e por outros estafilococos coagulase-negativos são habitualmente hospitalares e estão associadas a cateteres urinários de demora. Essas infecções ocorrem em homens idosos submetidos anteriormente a instrumentação das vias urinárias, transplante renal, com urolitíase ou outras anormalidades urológicas. Em geral, observa-se a presença de piúria e de doença significativa das vias urinárias superiores em apenas cerca de 10% deste último grupo de pacientes. Os isolados coagulase-negativos desses pacientes frequentemente são multidrogarresistentes.
Infecções relacionadas com próteses implantadas	As infecções relacionadas com dispositivos incluem, nessa categoria, vários tipos de próteses (p. ex., de joelho e substituição de quadril). Os estafilococos coagulase-negativos, particularmente *S. epidermidis*, constituem a causa mais comum de infecções de dispositivos de próteses implantados.[126,581] Podem ser introduzidos pequenos números de microrganismos durante a colocação ou manipulação do dispositivo, levando a um afrouxamento e falha do dispositivo, habitualmente dentro de 2 meses a 2 anos após o implante. Os pacientes também podem apresentar história de doenças de base incluindo neoplasia maligna, uso de corticosteroides, anemia falciforme, transplante de órgãos sólidos e infecção pelo HIV. Outras condições também podem contribuir, como a obesidade. Em geral, os pacientes apresentam dor recorrente surda na área afetada. As infecções associadas a próteses são diagnosticadas por meio de exame direto e cultura de aspirados por agulha do local afetado, por biopsia óssea ou retirada e cultura do material implantado. Foi constatado que a sonicação do dispositivo explantado antes da realização de cultura pode aumentar a produção dos microrganismos.[545] Após a retirada do dispositivo e desbridamento do tecido, os pacientes geralmente são tratados com antibióticos (*i. e.*, habitualmente com vancomicina apenas ou em associação com rifampicina), e o dispositivo é reimplantado. Pode ocorrer osteomielite causada por estafilococos coagulase-negativos como complicação da implantação de próteses. A osteomielite hematogênica pode ser resultado de bacteriemia por estafilococos coagulase-negativos que se originam de infecções de derivações ou de outros dispositivos de prótese.
Endocardite de valvas nativas	Os estafilococos coagulase-negativos constituem causas raras de endocardite de valva nativa, respondendo por cerca de 7 a 11% de todos os casos, excluindo aqueles associados a uso de drogas intravenosas.[10,102,104,128,378,381,430] A patogênese envolve a colonização de valvas cardíacas ou do endocárdio previamente lesionados durante uma bacteriemia transitória, embora ocorram casos raros de infecção de valvas nativas sem doença cardíaca prévia.[10] *S. epidermidis* é responsável por cerca de 85% dos casos de endocardite de valvas nativas, sendo o restante causado por *S. hominis* (cerca de 6%), *S. lugdunensis* (cerca de 5%), *S. haemolyticus*, *S. capitis*, *S. caprae* e *S. simulans*.[116,156,258,495,520] *S. lugdunensis* constitui a causa de 3 a 8% dos casos de endocardite de valvas nativas, frequentemente no contexto de doença cardíaca e valvar preexistente (p. ex., prolapso da valva mitral). A endocardite infecciosa causada por *S. lugdunensis* pode ser inusitadamente grave, com destruição maciça da valva.[167,417,495] É comum a ocorrência de complicações (p. ex., fenômenos embólicos, defeitos de condução, insuficiência cardíaca congestiva) nesses pacientes, e mais de 50% dos pacientes acabam necessitando de substituição valvar.[73,102,417] A taxa de mortalidade associada a essa condição pode ser elevada, alcançando 36 a 40%.[104] Podem ocorrer infecções de marca-passos cardíacos por ocasião de sua colocação ou por colonização do dispositivo pela via hematogênica por microrganismos presentes em um local distante.
Endocardite de próteses valvares	Diferentemente da endocardite de valvas nativas, os estafilococos coagulase-negativos constituem agentes etiológicos comuns da endocardite de próteses valvares e são responsáveis por 20 a 40% dos casos, sendo *S. epidermidis* a espécie isolada com mais frequência, com quase exclusão de todas as outras.[104,308,586] Nessa infecção, os microrganismos infectam o anel de suturas que mantém a valva em posição, causando a formação de microabscessos, que são relativamente protegidos de antibióticos. Em geral, esses microrganismos são inoculados no local durante a cirurgia, e os sintomas tornam-se aparentes dentro de 8 a 12 meses. Em geral, o paciente apresenta febre e sinais de disfunção valvar. O diagnóstico é estabelecido por hemoculturas, que serão repetidamente positivas com o mesmo microrganismo, e por ecocardiografia transesofágica. As complicações são comuns e incluem deiscência da valva, abscessos intracardíacos, obstrução valvar devido à formação de vegetações maciças e, em certas ocasiões, arritmia cardíaca.[104,308,586] Como essas infecções são, em sua maioria, provavelmente decorrentes da inoculação de um pequeno número de microrganismos no local por ocasião da colocação da prótese, os sintomas de endocardite aparecem lentamente no decorrer de um período de vários meses. Além das próteses valvares, os estafilococos também podem infectar fios de marca-passo, desfibriladores implantados e enxertos vasculares. Essas infecções também exibem uma apresentação indolente, e a ecocardiografia transesofágica é muito útil para delinear a extensão da infecção. Em geral, as hemoculturas sequenciais são positivas. O tratamento consiste na retirada do dispositivo e em terapia antimicrobiana, seguida, depois de um certo tempo, da recolocação do dispositivo.

(continua)

Infecções de cateteres intravenosos	Os estafilococos coagulase-negativos são responsáveis por 50 a 70% das infecções hospitalares da corrente sanguínea, envolvendo cateteres intravasculares, incluindo cateteres venosos centrais e intravenosos periféricos.[209] Outros tipos de cateteres implicados incluem sondas de hiperalimentação central, cateteres de hemodiálise na subclávia, acessos centrais de Hickman e Broviac e cateteres de Swan-Ganz. No caso dos cateteres periféricos, a infecção resulta habitualmente de microrganismos da pele que entram pela superfície cutânea ao longo do cateter, com consequente acesso à corrente sanguínea. Para cateteres de uso mais prolongado e tunelizados, o canhão do cateter torna-se colonizado com bactérias da pele ou do meio ambiente. Em seguida, os microrganismos têm acesso à corrente sanguínea pelo lúmen do próprio cateter.[146] Os cateteres infectados podem constituir a fonte de bacteriemia, que pode se disseminar para locais distantes, produzindo complicações infecciosas adicionais. Os cateteres e os locais de inserção de cateteres infectados frequentemente não parecem estar infectados (p. ex., pode não haver eritema nem purulência), e a bacteriemia relacionada com o uso de cateteres pode ser minimamente sintomática. Embora os cuidados assíduos dos cateteres possam diminuir a incidência desses episódios de bacteriemia, outras inovações, como cateteres impregnados de antibióticos (p. ex., cateteres impregnados de rifampicina ou minociclina), parecem diminuir significativamente a incidência de infecções relacionadas com o uso de cateteres.[118] A terapia para essas infecções consiste, se possível, na retirada do cateter, juntamente com terapia antimicrobiana sistêmica. A documentação das infecções relacionadas com cateteres intravenosos e da bacteriemia envolve a cultura de amostras de sangue periférico obtidas por punção venosa, cultura de sangue coletado através do cateter e, com frequência, cultura da própria ponta do cateter. Foram propostos vários protocolos para a documentação das infecções relacionadas com o uso de cateteres. Um tempo de incubação para positividade menor que 25 h foi considerado como indicador de bacteriemia relacionada com o uso de cateteres em pacientes pediátricos imunocomprometidos, visto que o sangue coletado através do cateter apresenta maior carga microbiana do que a coleta de sangue periférico.[337,348,614] Uma diferença no tempo de detecção de 2 h ou mais entre hemoculturas obtidas através do cateter e uma hemocultura obtida de amostra de sangue periférico também foi considerada uma maneira sensível e específica para o diagnóstico de bacteriemia relacionada ao uso de cateteres.[176,441]
Infecções de derivação do líquido cefalorraquidiano (LCR)	*S. epidermidis* e outros estafilococos coagulase-negativos são causas comuns de infecção associada a derivações ventriculares, cateteres de demora do LCR, bombas intratecais e locais de ventriculostomia.[439,587] Em geral, essas infecções ocorrem dentro de 2 semanas a 2 meses após a colocação da derivação, mas também podem ser observadas durante outras manipulações de derivações. Os pacientes com infecções de derivação do LCR podem ser assintomáticos, embora alguns possam exibir sintomas sutis, incluindo febre baixa, náuseas, vômitos e cefaleia. O exame do LCR aspirado da derivação pode revelar pleocitose leve, com níveis normais ou ligeiramente baixos de glicose. O diagnóstico é estabelecido pela cultura do LCR da derivação ou dos ventrículos cerebrais. A terapia antimicrobiana profilática após a colocação da derivação pode reduzir a infecção relacionada com a derivação em até 50% dos pacientes.[443] Com frequência, há necessidade de retirada da derivação e sua recolocação subsequente para obter a cura, embora algumas infecções estafilocócicas de derivações tenham sido tratadas de modo efetivo apenas com agentes antimicrobianos.[482] Em geral, os agentes terapêuticos incluem vancomicina, rifampicina e um aminoglicosídio administrado por via intraventricular, visto que essas infecções hospitalares frequentemente são causadas por estafilococos resistentes à meticilina.
Infecções associadas a cateter de diálise peritoneal	Os estafilococos coagulase-negativos constituem os microrganismos isolados com mais frequência de pacientes com peritonite associada à CAPD.[155,526] Do ponto de vista clínico, a peritonite caracteriza-se por dor abdominal, náuseas, vômitos, febre e efluente turvo após diálise, embora muitos pacientes possam ter apenas alguns sintomas muito leves. O líquido peritoneal pode ter aspecto turvo e pode conter > 100 leucócitos por mℓ. As colorações pelo método de Gram do líquido não concentrado podem ser negativas, exigindo centrifugação ou filtração para o isolamento de um pequeno número de microrganismos. A terapia antimicrobiana para a peritonite estafilocócica associada à CAPD pode ser administrada por via parenteral, oral e/ou intraperitoneal e habitualmente consiste em oxacilina ou meticilina, cefalosporinas, vancomicina ou sulfametoxazol-trimetoprima.
Infecções de enxertos vasculares	As infecções de enxertos vasculares frequentemente são causadas por cocos coagulase-negativos, particularmente *S. epidermidis*.[84,320] A incidência de infecções de enxertos vasculares varia de 0,6 a 3% e depende da localização do enxerto, e os enxertos vasculares aórticos apresentam as maiores taxas de morbidade e de mortalidade, enquanto os enxertos inguinais que envolvem a área da virilha exibem maiores taxas de infecção. As infecções de enxertos vasculares, que ocorrem precocemente após a colocação do enxerto, são mais agudas na sua apresentação clínica e, em geral, envolvem bactérias gram-negativas (p. ex., Enterobacteriaceae, *Pseudomonas aeruginosa*) e *S. aureus*, enquanto as infecções que surgem dentro de vários meses envolvem, habitualmente, estafilococos coagulase-negativos. Os isolados de estafilococos dessas infecções são frequentemente multidrogarresistentes a fármacos, sugerindo que as infecções são devidas à presença de microrganismos contaminantes no próprio enxerto. Os pacientes podem ser considerados como acometidos de infecção definida de enxerto vascular se apresentarem sinais clínicos de infecção (p. ex., febre, calafrios, choque, dor/eritema na área da prótese), evidências biológicas de infecção (p. ex., contagem elevada de leucócitos, nível elevado de proteína C reativa (PC-R), abscesso, presença de ar ou de líquido perienxerto na TC) e hemoculturas positivas e/ou amostras intraoperatórias positivas do próprio enxerto.[319] Além das hemoculturas, as amostras mais apropriadas para o diagnóstico microbiológico de infecção de enxertos vasculares incluem tecido de enxerto explantado, líquido perienxerto obtido por meio de aspiração guiada por TC ou amostras do enxerto obtidas durante a cirurgia.[320] Com frequência, é necessária a retirada do enxerto vascular, juntamente com terapia antimicrobiana, para evitar qualquer morbidade e mortalidade adicionais.[470]

Infecções da corrente sanguínea	Em alguns centros médicos, os estafilococos coagulase-negativos (particularmente *S. epidermidis*) constituem os agentes mais comuns de infecções da corrente sanguínea, sendo responsáveis por 30 a 40% desses casos.[602] Em geral, esses microrganismos alcançam a corrente sanguínea por meio de dispositivos de acesso vascular infectados.[362] Os pacientes que desenvolvem bacteriemia estafilocócica relacionada com o uso de cateteres habitualmente apresentam múltiplos dispositivos de acesso em posição para o tratamento de neoplasias malignas hematológicas ou para a administração de agentes quimioterápicos para transplante de medula óssea. Os pacientes habitualmente apresentam sinais e sintomas de bacteriemia, com febre, hipotensão e leucocitose, porém pode não haver sinais e sintomas clínicos óbvios.[595] A situação é complicada pelo fato de que os estafilococos coagulase-negativos representam os contaminantes mais comuns de hemoculturas, e, com frequência, os cateteres intravenosos ficam contaminados com estafilococos coagulase-negativos.[38] As hemoculturas a partir de amostras coletadas por meio de cateteres devem ser acompanhadas de culturas de amostras de sangue periférico coletadas por punção venosa, de modo a avaliar se o cateter constitui a fonte de possível infecção da corrente sanguínea.[362] Nos laboratórios, é comum a realização de culturas semiquantitativas das pontas dos cateteres intravenosos. A técnica de rotação do cateter, descrita por Maki *et al.*,[337] indica que a obtenção de contagens de colônias de 15 UFC ou mais sugere um possível diagnóstico de infecção da corrente sanguínea relacionada com o uso de cateteres. As culturas semiquantitativas positivas com culturas negativas de sangue periférico indicam colonização do cateter.[468] A terapia empírica deve ser dirigida contra estafilococos coagulase-negativos resistentes à meticilina, mas também exige a retirada do cateter, se possível.
Infecções neonatais e pediátricas	As infecções pediátricas são, em sua maioria, bacteriemias estafilocócicas hospitalares que ocorrem em unidades de terapia intensiva neonatal.[264,573] Essas infecções estão associadas a prematuridade, baixo peso ao nascer, presença de acessos periféricos e/ou centrais de demora, assistência ventilatória e administração de nutrição parenteral total.[169,581] Embora os agentes estafilocócicos nessas infecções sejam, em sua maioria, *S. epidermidis*, foram também envolvidas outras espécies (p. ex., *S. haemolyticus, S. hominis, S. warneri, S. cohnii, S. capitis*). Em alguns casos, estafilococos coagulase-negativos que causam infecções em unidades de terapia intensiva neonatais originam-se de enfermeiros e de outros cuidadores ou do ambiente hospitalar. Os recém-nascidos com bacteriemia causada por estafilococos coagulase-negativos podem apresentar neutropenia, trombocitopenia, acidose metabólica e apneia. Além da bacteriemia, os estafilococos coagulase-negativos também podem causar pneumonia, meningite, infecções das vias urinárias e manifestações cutâneas.
Infecções oculares	Os estafilococos coagulase-negativos constituem os patógenos mais frequentemente implicados como causadores de endoftalmite pós-cirúrgica. Os procedimentos cirúrgicos associados a essas infecções incluem implantação de lentes e cirurgias de cataratas.[1,46,119,309] O diagnóstico é estabelecido por aspiração e cultura do humor vítreo. O tratamento da endoftalmite por estafilococos coagulase-negativos exige a administração tanto parenteral quanto intraventricular de agentes antimicrobianos, incluindo linezolida, rifampicina e/ou vancomicina. Os estafilococos coagulase-negativos também constituem uma causa de conjuntivite hospitalar em UTI neonatais, infecções de córnea relacionadas com suturas após ceratoplastia penetrante, blefaroceratoconjuntivite e conjuntivite purulenta.[59,235,607] Os estafilococos coagulase-negativos também podem constituir uma causa de ceratite bacteriana, particularmente no contexto de doença prévia da superfície da córnea e traumatismo ocular.[197] Os estafilococos coagulase-negativos constituem os microrganismos predominantes que causam dacriocistite crônica (inflamação do saco lacrimal). Em um estudo conduzido na Índia, 44,2% dos isolados de pacientes com infecção crônica consistiram em estafilococos coagulase-negativos, enquanto *S. aureus* e *S. pneumoniae* representaram, respectivamente, 10,8% e 10% dos isolados.[29] Os estafilococos coagulase-negativos também constituem uma causa significativa de conjuntivite em recém-nascidos.[583] Em uma pesquisa de sensibilidade de 117 isolados de estafilococos coagulase-negativos da córnea, foi constatado que todos foram sensíveis a vancomicina, linezolida e rifampicina, enquanto a sensibilidade a gentamicina, tetraciclina e fluoroquinolonas variou de modo considerável.[150] Estudos de vigilância ocular ARMOR observaram que haverá necessidade de monitoramento prospectivo da resistência dos estafilococos coagulase-negativos às fluoroquinolonas oftálmicas (p. ex., ofloxacino, gatifloxacino, moxifloxacino), de modo a prevenir fracassos do tratamento e fornecer uma orientação para a terapia empírica das infecções oculares.[201]
Infecções cutâneas	Podem-se isolar estafilococos coagulase-negativos a partir de uma variedade de lesões cutâneas (cistos, carbúnculos, furúnculos), tanto isoladamente quanto em associação a outras bactérias piogênicas, incluindo *S. aureus* e estreptococos beta-hemolíticos. Os estafilococos coagulase-negativos também são comuns em infecções de local cirúrgico polimicrobianas, particularmente após cirurgia cardiotorácica.[502] As espécies mais comumente implicadas incluem *S. epidermidis, S. haemolyticus, S. lugdunensis* e *S. hominis*. As infecções cutâneas incomuns que envolvem *S. epidermidis* incluem a otite externa maligna.[504]

III), *S. hominis* (SCC*mec* III), *S. capitis* (SCC*mec* tipos I, IA, II-V), *S. sciuri* (SCC*mec* tipo III), *S. xylosus* (SCC*mec* tipo III) e *S. lentus* (SCC*mec* tipo III).[174,342,467,618,621]

Staphylococcus saprophyticus subesp. saprophyticus. As espécies de *S. saprophyticus* coagulase-negativas merecem uma menção especial, visto que essa espécie constitui uma causa bem-documentada de infecções agudas das vias urinárias. Em 1996, uma nova subespécie de *S. saprophyticus* foi caracterizada entre cepas coagulase-negativas e resistentes à novobiocina, isoladas de 7% das culturas de amostras de narinas de vacas saudáveis.[207] As características fenotípicas, a análise da parede celular e dos ácidos graxos e os estudos de relação genética mostraram que esses isolados eram semelhantes, porém distintos das cepas de *S. saprophyticus* isoladas de seres humanos. Desde então, essas cepas bovinas foram denominadas *S. saprophyticus* subesp. *bovis*, enquanto os isolados humanos são atualmente designados como *S. saprophyticus* sebesp. *saprophyticus* (que, daqui em diante, será designada como *S. saprophyticus*).

S. saprophyticus provoca infecções das vias urinárias tanto superiores quanto inferiores, principalmente em mulheres jovens e sexualmente ativas. Esse microrganismo constitui a segunda causa mais comum de infecções das vias urinárias depois de *Escherichia coli*, e verifica-se a sua presença em 3 a 9% dos casos de cistite aguda não complicada.[221,444,601] Em amostras de urina obtidas dessas pacientes, o microrganismo está habitualmente presente em quantidades de ≤ 100.000 UFC/mℓ, porém é detectado em amostras sequenciais. As pacientes apresentam habitualmente disúria, piúria e hematúria. Podem ocorrer infecções das vias urinárias superiores (*i. e.*, pielonefrite) em 41 a 86% dos pacientes, e, em certas ocasiões, pode ocorrer bacteriemia por *S. saprophyticus* como complicação da infecção das vias urinárias superiores.[100,188] As complicações das infecções das vias urinárias por *S. saprophyticus* incluem pielonefrite, sepse e cálculos renais.[100,165,219,496] *S. saprophyticus* também pode constituir uma causa de infecções sintomáticas agudas das vias urinárias em crianças e adolescentes de ambos os sexos na ausência de anormalidades estruturais das vias urinárias.[4,263,544] Esse microrganismo também tem causado infecções agudas das vias urinárias, uretrite e infecções das vias urinárias associadas a cateteres em homens, prostatite em homens idosos e, raramente, bacteriemia, sepse e endocardite.[50,188,263,382,496] Em 1999, Hell *et al.*[224] relataram o isolamento de *S. saprophyticus* como causa de pneumonia hospitalar. O canal retal provavelmente serve de reservatório para o microrganismo, e o alimento pode constituir a fonte final desse microrganismo, visto que tem sido isolado de animais de criação, carne bovina e suína cruas, pasto e forragem.[220,221] Os estudos moleculares de isolados de infecções das vias urinárias indicam que múltiplos tipos clonais de *S. saprophyticus* são capazes de provocar doença, e esses clones patogênicos estão amplamente disseminados e persistem na população por vários anos.[601]

Outros estafilococos coagulase-negativos. Outras espécies de estafilococos são encontradas em seres humanos e em animais como parte do microbioma normal e como causa de vários tipos de infecção (Boxe 12.2). Algumas espécies são encontradas no ambiente e são usadas em diversas indústrias, incluindo o processamento de alimentos. Embora espécies coagulase-negativas diferentes de *S. epidermidis* e *S. saprophyticus* sejam frequentemente encontradas como contaminantes de amostras clínicas, os avanços médicos estabeleceram um importante papel para muitos dos outros estafilococos coagulase-negativos nas infecções e doenças humanas. Várias espécies foram descritas como causas de infecções humanas, principalmente em feridas, infecções das vias urinárias, infecções da corrente sanguínea, osteomielite, sepse relacionada com o uso de cateter, infecções de derivação ventriculoperitoneal e endocardite de valvas nativas e próteses valvares (Boxes 12.2 e 12.6). Trata-se de importantes patógenos oportunistas em pacientes imunocomprometidos, incluindo lactentes prematuros, pacientes com câncer e neutropenia, idosos com doenças de base graves e pacientes internados após procedimentos invasivos e com cateteres de demora de material plástico. As infecções causadas por muitas dessas outras espécies são adquiridas no ambiente hospitalar. As espécies comumente implicadas incluem *S. haemolyticus*, *S. lugdunensis*, *S. schleiferi*, *S. warneri*, *S. hominis*, *S. simulans*, *S. capitis*, *S. cohnii*, *S. xylosus* e *S. saccharolyticus*.[455] Alguns desses agentes, como *S. schleiferi* e *S. warneri*, produzem uma variedade de produtos extracelulares (*i. e.*, glicocálice, DNase, lipase esterase, protease e α e β-hemolisinas), que contribuem para a virulência. *S. haemolyticus* despertou maior interesse, em virtude do aparecimento de resistência aos glicolipídios nessa espécie. *S. lugdunensis* emergiu como patógeno importante, causando principalmente endocardite e infecções cutâneas/de tecidos moles. Os nichos ecológicos e a importância clínica dos estafilococos diferentes de *S. aureus*, *S. epidermidis* e *S. saprophyticus* são descritos no Boxe 12.2, enquanto os processos infecciosos associados a *S. epidermidis* e a outros estafilococos coagulase-negativos estão descritos no Boxe 12.6.

Espécies de Micrococcus e gêneros relacionados

Várias espécies de micrococos foram isoladas de amostras clínicas humanas, particularmente espécies de *Kocuria*, espécies de *Kytococcus* e espécies de *Micrococcus*. *Kocuria kristinae* foi isolada como causa de bacteriemia relacionada com o uso de cateter, endocardite infecciosa, infecções associadas à diálise peritoneal e infecções associadas à colecistite.[11,32,307,333] *K. kristinae*, *K. marina* e *K. rosea* foram descritas como causas de peritonite em pacientes submetidos a diálise peritoneal ambulatorial contínua (CAPD; do inglês, *continuous ambolatory peritoneal dialysis*).[75,141,317] *K. rhizophila* também causou bacteriemia persistente relacionada com um acesso central danificado, e, em outro caso, esse microrganismo colonizou o Port-A-Cath® de um paciente pediátrico, resultando em episódios sépticos durante um período de 2 anos, quando as culturas do acesso e as do sangue periférico foram positivas.[36,371] *K. varians* foi isolada como único agente em um abscesso cerebral de um paciente diabético.[549] As espécies de *Kytococcus*, particularmente *K. schroeteri*, emergiram como agentes incomuns em uma variedade de infecções humanas. Desde 2002, apareceram diversos casos de endocardite de prótese e bioprótese de valva da aorta e de valva mitral causada por *K. schroeteri*.[37,314,370,447,616] Com frequência, a terapia exige intervenção cirúrgica, embora tenham sido relatados resultados bem-sucedidos do tratamento com vancomicina/gentamicina mais rifampicina e monoterapia com daptomicina.[326] Em três pacientes com leucemia mieloide aguda, foi documentada a ocorrência de pneumonia bacteriêmica causada por *K. schroeteri*. Em geral, esses microrganismos isolados mostraram-se sensíveis a linezolida, sulfametoxazol-trimetoprima (SXT), rifampicina, gentamicina, imipeném, meropeném e vancomicina.[57,231,321] *K. schroeteri* também foi isolada de casos de artrite crônica relacionada com implantes, osteomielite e espondilodiscite pós-operatória.[85,250] Neste último caso, o paciente foi submetido a discectomia cirúrgica para tratamento de ciática crônica.[250] *K. schroeteri* foi isolada de amostras de líquido ventriculoperitoneal associado a derivação, e tanto *K. schroeteri* quanto *K. sedentarius* foram isoladas de líquido peritoneal de pacientes tratados com CAPD[93,255,476] Foram isoladas espécies de *Micrococcus* de casos de bacteriemia, peritonite associada à diálise peritoneal, artrite séptica, meningite e endocardite de valva nativa e de prótese valvar.[260,367,551]

Rothia mucilaginosa

Desde 1978, *R. mucilaginosa* foi descrita como agente oportunista em uma variedade de cenários clínicos. Apareceram na literatura diversos casos de endocardite de valva nativa e de próteses valvares causados por *R. mucilaginosa*; em alguns casos, a infecção cardíaca foi associada ao uso de drogas intravenosas.[112] Foi relatada a ocorrência de sepse por *R. mucilaginosa* em associação a traumatismo de cabeça e pescoço, dispositivos de acesso central e periférico, quimioterapia para o câncer, cateterismo cardíaco após infarto do miocárdio, CAPD e prematuridade extrema.[232,369,436,464] *R. mucilaginosa* também emergiu como patógeno importante tanto em adultos quanto em crianças com neoplasias malignas como doença de base (p. ex., leucemia, linfoma, câncer de mama, doença de Hodgkin, carcinoma de células escamosas, osteossarcoma, rabdomiossarcoma e AIDS), bem como em receptores de transplante de medula óssea.[2,17,190,294,315,546,550] As infecções incluíram bacteriemia transitória e duradoura, sepse associada a acesso periférico e central, pneumonia, meningite, osteomielite vertebral e colangite.[2,17,158,190,315] O isolamento de *R. mucilaginosa* desses pacientes esteve associado a neutropenia grave, em consequência da doença de base, imunossupressão ou quimioterapia citotóxica. Os dispositivos de acesso de demora (p. ex., acessos intravenosos ou intra-arteriais, cateteres de Brouviac e de Hickman) colonizados constituíram a fonte do microrganismo em alguns pacientes, enquanto se acredita que, em outros pacientes, as possíveis fontes consistiram em ulcerações da mucosa ou do esôfago em consequência de quimioterapia citotóxica, doença periodontal ou infecções ou procedimentos dentários. Raramente, *R. mucilaginosa* pode causar infecções ósseas e articulares, incluindo artrite séptica, osteomielite vertebral e espondilodiscite pós-operatória.[69,257] Em raros casos, *R. mucilaginosa* pode causar doença grave (p. ex., meningite) em indivíduos saudáveis.[451]

Isolamento e diferenciação preliminar dos estafilococos e cocos gram-positivos relacionados

Esfregaços diretos corados pelo Gram

Em esfregaços diretos de amostras clínicas corados pelo método de Gram, os estafilococos aparecem como cocos gram-positivos ou gram-variáveis, cujo diâmetro varia de 0,5 μm a cerca de 1,5 μm (Prancha 12.1 D e F). São observadas células maiores entre membros do gênero *Macrococcus*; todavia, essas espécies não constituem causas de infecções humanas.[281] Os microrganismos podem aparecer isolados, em pares, em cadeias curtas ou em grupos, tanto no interior quanto fora das células polimorfonucleares. As variações no tamanho das células e na reação de Gram provavelmente devem-se à ação das células inflamatórias e suas enzimas hidrolíticas sobre as células bacterianas. Nos esfregaços diretos, os pares ou as cadeias curtas de microrganismos não podem ser diferenciados dos estreptococos, micrococos ou peptoestreptococos, embora os estreptococos frequentemente apareçam como cadeias de diplococos, e não como cadeias de células individuais. Os relatos de esfregaços diretos devem incluir a quantificação dos tipos de células e microrganismos (p. ex., "numerosos PMN, quantidade moderada de cocos gram-positivos"). Se o aspecto na coloração pelo Gram for mais típico, pode-se fazer um relato de "cocos gram-positivos semelhantes a estafilococos", seguido de confirmação com cultura. A morfologia na coloração por método de Gram não pode ser usada para diferenciar os estafilococos dos micrococos e gêneros relacionados ou de planococos.

Isolamento de amostras clínicas

Para o isolamento de estafilococos e microrganismos relacionados, é preciso semear amostras clínicas em ágar-sangue de carneiro (SBA; do inglês, *sheep blood agar*) e outros meios bacteriológicos. Para o isolamento de microrganismos de amostras densamente contaminadas, as amostras também dever ser semeadas em meios de colistina-ácido nalidíxico Colúmbia (CNA; do inglês, *Columbia colistin-nalidixic acid*) ou em ágar feniletil-álcool (PEA; do inglês, *phenylethyl alcohol agar*), que inibem o crescimento das bactérias gram-negativas e possibilitam o desenvolvimento de microrganismos gram-positivos. O ágar manitol é um bom meio seletivo para avaliar a presença de *S. aureus* em amostras, como culturas de amostras nasais. No SBA, a maioria dos estafilococos exibe um bom crescimento dentro de 24 horas, embora os micrococos possam necessitar de 48 horas para o crescimento de colônias identificáveis. Algumas espécies de estafilococos também podem necessitar de mais de 24 a 48 horas de incubação, de modo a verificar se a amostra contém uma cultura pura ou mista. Pode ser necessária uma incubação mais prolongada – de até 72 horas – para assegurar que a identificação e os testes de sensibilidade estejam sendo realizados em uma cultura pura, particularmente quando se tem uma amostra de múltiplas colônias para obter um inóculo representativo.

Morfologia das colônias

As espécies de *Micrococcus* e *Staphylococcus* formam colônias distintas em SBA. As colônias da maioria das espécies de estafilococos crescem mais rapidamente que as dos micrococos e apresentam um diâmetro de 1 a 3 mm depois de 24 horas de incubação, embora algumas (p. ex., *S. warneri, S. simulans, S. auricularis, S. vitulinus, S. lentus*) possam formar colônias menores durante esse período de tempo. As cepas de algumas espécies de estafilococos exibem uma considerável variação no tamanho das colônias na mesma placa de cultura, dando a aparência de cultura mista. As colônias de estafilococos são habitualmente lisas e butiráceas e exibem um perfil convexo baixo, com borda contínua. As colônias de algumas cepas de *S. aureus* são habitualmente grandes (4 a 6 mm de diâmetro), lisas, de borda contínua e consistência butirácea, embora algumas cepas possam ter aparência úmida ou "pegajosa". Algumas cepas podem ter pigmento amarelo ou amarelo-alaranjado (daí a designação de "*aureus*", que significa "dourado"), enquanto outras cepas podem produzir colônias esbranquiçadas ou cinzentas. Estas últimas cepas podem assemelhar-se a estreptococos do grupo D e enterococos (catase-negativos). A produção de pigmento tanto por S. aureus quanto pelos estafilococos coagulase-negativos torna-se habitualmente mais pronunciada após incubação em temperatura ambiente durante 2 a 3 dias. Algumas cepas de S. aureus e algumas espécies coagulase-negativas podem exibir uma zona distinta ou difusa de β-hemólise ao redor das colônias (Prancha 12.1 E); essa propriedade hemolítica pode tornar-se evidente somente após incubação prolongada.

Os isolados de S. aureus de pacientes que foram tratados com agentes antimicrobianos por longos períodos de tempo ou que apresentam determinadas doenças de base persistentes, como fibrose cística, podem crescer formando pequenas colônias atípicas, conhecidas como variantes de colônias pequenas. Em geral, essas colônias são muito pequenas, não pigmentadas e crescem melhor na presença de CO_2. Além disso, pode ser difícil testar a sensibilidade desses isolados a antimicrobianos, em virtude de seu crescimento escasso. O caldo utilizado no teste de sensibilidade com microdiluição para esses isolados pode exigir suplementação, e os métodos de diluição em ágar, difusão em disco e sensibilidade de Etest® devem ser realizados em ágar Müeller-Hinton contendo 5% de sangue de carneiro.

Em geral, os micrococos e espécies relacionadas crescem mais lentamente, exigindo, com frequência, uma incubação de 48 horas para que se possa identificar a morfologia típica das colônias. Depois desse período de tempo, as colônias de micrococos medem 1 a 2 mm de diâmetro, possuem aspecto opaco ou fosco e exibem um perfil convexo alto com borda contínua. As colônias de espécies de *Micrococcus*, *Nesterenkonia*, *Dermacoccus*, *Kocuria* e *A. agilis* podem ter aparência lisa ou fosca. Algumas espécies não são pigmentadas (*M. lylae*, *N. halobia*) ou podem produzir colônias de cor amarela (*M. luteus*, *K. sedentarius*, *K. varians*, *K. palustris*, *K. rhizophila*), laranja (*D. nishinomiyaensis*, *K. kristinae*) ou rosa a vermelha (*K. rosea*, *A. agilis*) em meios de ágar (Prancha 12.1 H). Em geral, a pigmentação torna-se mais óbvia ou intensa se as placas forem incubadas em temperatura ambiente por vários dias. As colônias de *R. mucilaginosa* exibem coloração cinza a branca e podem ter aspecto mucoide. Tendem a aderir ao ágar e, quando removidas do meio de cultura, são de aparência elástica e difíceis de emulsificar.

Teste da catalase

Os estafilococos e os micrococos são diferenciados dos estreptococos, dos enterococos e das bactérias "semelhantes a *Streptococcus*" pelo teste da catalase. Esse teste detecta a presença da enzima catalase (ver Quadro 1.1 online). O teste da catalase é efetuado com peróxido de hidrogênio (H_2O_2) a 3% em lâmina de vidro. A produção imediata e vigorosa de bolhas indica a conversão do H_2O_2 em água e gás oxigênio (Prancha 12.1 G). Em condições ideais, o teste da catalase deve ser realizado a partir de um meio de cultura que não contenha sangue, visto que os próprios eritrócitos podem produzir uma reação de catalase fracamente positiva. Entretanto, como a maioria dos laboratórios clínicos isola estafilococos em meios não seletivos ou seletivos contendo sangue (p. ex., ágar SBA e CNA, respectivamente), deve-se ter o cuidado de coletar apenas a parte superior das colônias para realizar o teste, de modo a evitar a coleta de sangue e a obtenção de possíveis reações falso-positivas. Isso pode ser feito mais rapidamente com uma alça de madeira em forma de agulha. Existem cepas raras de estafilococos que podem ser catalase-negativas, enquanto alguns enterococos produzem uma "pseudocatalase" e são fracamente reativos com H_2O_2. *R. mucilaginosa* é, em geral, catalase-negativa ou fracamente positiva.

Métodos para a diferenciação de micrococos e estafilococos

Dispõe-se de vários métodos para diferenciar as espécies de *Micrococcus* e espécies relacionadas e espécies de *Staphylococcus*, os dois gêneros catalase-positivos observados com mais frequência no laboratório clínico, de outros cocos gram-positivos catalase-positivos. Alguns necessitam de meios especiais e de incubação prolongada, enquanto outros estão disponíveis no comércio e fornecem resultados dentro de 18 a 24 horas ou menos. A Tabela 12.2 fornece uma lista dos testes fenotípicos para a diferenciação das espécies de *Micrococcus*, *Macrococcus* e *Staphylococcus*. Embora as espécies de *Macrococcus* sejam principalmente isoladas de equinos, as reações dessas espécies são incluídas para o reconhecimento primário de isolados de macrococos obtidos em laboratórios que fornecem serviços a clínicas veterinárias.

Fermentação da glicose. Esse teste é realizado de modo semelhante aos testes de oxidação–fermentação (OF) para bacilos gram-negativos não fermentadores. O meio de OF para estafilococos contém nutrientes adicionais como extrato de levedura, para preencher as necessidades mais específicas de crescimento dos estafilococos. Esse método, considerado como o procedimento de referência para a diferenciação das Micrococcaceae, exige uma incubação prolongada e não é facilmente adaptável ou acessível a uso rotineiro no laboratório.

Sensibilidade à lisostafina. A lisostafina é uma endopeptidase que cliva as pontes cruzadas de pentapeptídios ricos em glicina do peptidoglicano da parede celular dos estafilococos. Essa atividade torna as células suscetíveis à lise osmótica. Certas espécies de estafilococos (i. e., *S. aureus*, *S. simulans*, *S. cohnii*, *S. xylosus*) são mais sensíveis à lisostafina do que outras (p. ex., *S. hominis*, *S. saprophyticus*, *S. haemolyticus*), de modo que a padronização e a interpretação desse teste são algumas vezes difíceis. Dispõe-se no comércio de um teste em tubo para sensibilidade à lisostafina pelo Remel (Remel Inc., Lenexa, KA). Prepara-se uma suspensão densa do microrganismo em 0,2 mℓ de soro fisiológico esterilizado e, em seguida, adiciona-se 0,2 mℓ da solução de lisostafina de Remel. A suspensão é incubada a 35°C durante 2 horas. A clarificação da suspensão indica suscetibilidade à lisostafina. A sensibilidade à lisostafina também pode ser determinada utilizando um método de difusão com disco de papel de filtro. Uma placa de ágar Müeller-Hinton é semeada com o microrganismo a ser testado (padrão de turvação de McFarland de 0,5), e, em seguida, coloca-se um disco impregnado com 10 μg de solução de lisostafina esterilizada por filtração (287 unidades/mℓ) sobre a placa. A placa é então incubada a 35°C, durante 24 horas. Em geral, as espécies de *Staphylococcus* apresentam zonas de inibição de 10 a 16 mm de diâmetro. As espécies de *Micrococcus* e espécies relacionadas não exibem nenhuma zona. Para obter resultados ótimos com o teste de sensibilidade à lisostafina, o microrganismo deve crescer em meio à base de peptona

Tabela 12.2 Características fenotípicas para a diferenciação de *Staphylococcus*, *Micrococcus* e espécies relacionadas e *Macrococcus*.

Característica	Reação/descrição para:		
	Staphylococcus	*Micrococcus* e espécies relacionadas[a]	*Macrococcus*
Tamanho do microrganismo	0,6 a 1,6 μm	1 a 1,8 μm	1,3 a 2,5 μm
Perfil das colônias	Elevadas, convexas baixas	Elevadas	Convexas baixas, em cúpula
Taxa de crescimento	Lento a rápido	Muito lento	Lento
Fermentação da glicose	+	–	–
Sensibilidade à furazolidona (disco de 100 μg de furazolidona)	S	R	S
Sensibilidade à bacitracina (disco Taxo A de 0,04 unidade)	R	S	R
Teste de oxidase modificado	–[b]	+	+
Sensibilidade à lisostafina	S	R	S
Crescimento facultativo sob uma lamínula em ágar-sangue	1+ a 4+	–/ 1+	DI
Produção aeróbia de ácido a partir do glicerol na presença de 0,4 μg/mℓ de eritromicina	+	–	DI

[a]Inclui os gêneros *Micrococcus*, *Kytococcus*, *Dermacoccus*, *Nesterenkonia* e *Kocuria*.
[b]Todas as espécies de *Staphylococcus* são negativas para oxidase modificada, exceto *S. vitulinus*, *S. sciuri* e *S. lentus*.
+ = reação positiva; – = reação negativa; S = sensível; R = resistente; DI = dados indisponíveis.

bovina, em lugar de um meio à base de peptona de caseína ou peptona de soja. O fator crucial consiste no conteúdo de glicina do meio, visto que a glicina constitui uma importante parte da parede celular dos estafilococos e é essencial para a ação da lisostafina.

Produção de ácido a partir de glicerol na presença de eritromicina. Nesse teste, prepara-se um meio contendo glicerol (1%) e eritromicina (0,4 μg/mℓ) com base de ágar enriquecido contendo púrpura de bromocresol como indicador, e coloca-se esse meio em placas de Petri. São realizadas estrias de várias colônias do isolado em uma única linha sobre o meio, e a placa é incubada a 35°C, por até 3 dias. Os estafilococos irão produzir ácidos nesse meio, o que não irá ocorrer com os micrococos e espécies relacionadas.

Sensibilidade à furazolidona. Esse teste é realizado como procedimento de sensibilidade em discos, utilizando discos disponíveis no comércio (discos FX, 100 μg, BD Biosciences, Sparks, MD). O procedimento para esse teste é descrito de modo detalhado no Quadro 12.1 *online*. Os estafilococos são inibidos pela furazolidona e formam zonas de 15 mm ou mais, enquanto os micrococos e espécies relacionadas são resistentes e formam zonas de 6 mm (ausência de zona) até 9 mm (Prancha 12.2 A e B).[28] Todavia, em certas ocasiões, podem-se observar estafilococos coagulase-negativos, que exibem resistência à furazolidona.

Teste de oxidase modificada.[28,157] Este teste também está disponível no comércio por Remel (Microdase Test Disks®, Remel, Inc.). São utilizados discos de papel de filtro impregnados com dicloridrato de tetrametil-*p*-fenilenodiamina (reagente de oxidase) em dimetilsulfóxido (DMSO). O DMSO torna as células permeáveis ao reagente. Com um aplicador, retira-se uma colônia do meio de crescimento, que é então esfregada sobre o disco. O aparecimento de uma cor azul-púrpura em 30 segundos fornece um resultado positivo. A ausência de cor dentro desse período constitui um teste negativo (Prancha 12.2 C). As espécies de *Micrococcus*, *N. halobia*, *D. nishinomiyaensis*, *A. agilis*, *K. kristinae* e espécies de *Macrococcus* são positivas para oxidase modificada, enquanto as cepas de *K. sedentarius*, *K. rosea*, *K. varians*, *K. palustris* e *K. rhizophila* são negativas.[281,292,512] Todas as espécies de *Staphylococcus* são negativas para oxidase modificada, exceto as cepas de *S. sciuri*, *S. lentus* e *S. vitulinus*.[282]

Sensibilidade à bacitracina. Esse procedimento emprega o mesmo disco de bacitracina utilizado para a identificação presuntiva de estreptococos beta-hemolíticos do grupo A. O microrganismo é semeado em uma placa de ágar Müeller-Hinton ou de ágar-sangue, conforme descrito anteriormente para o teste com disco FX, e coloca-se um disco diferencial de bacitracina (Taxo A, 0,04 unidade de bacitracina, BD Biosciences) sobre o inóculo. Depois de uma incubação durante a noite, mede-se o tamanho da zona. Os estafilococos são resistentes e crescem até a borda do disco, enquanto os micrococos e espécies relacionadas são sensíveis, produzindo zonas de 10 mm ou mais.[28]

Método de crescimento em lamínula. Esse método utiliza a natureza estritamente aeróbia dos micrococos e espécies relacionadas e o metabolismo facultativo dos estafilococos.[360] Para a realização desse teste, o microrganismo é semeado para isolamento em placa de ágar-sangue e coloca-se uma lamínula esterilizada sobre a área densamente semeada da placa (i. e., o segundo quadrante de uma semeadura de quatro quadrantes). Depois de uma incubação durante a noite a 35 a 37°C, examina-se a placa à procura de crescimento abaixo da lamínula. Na descrição original desse teste, foram testados 15 cepas de *S. aureus*, 20 isolados de estafilococos coagulase-negativos, 18 isolados de *M. luteus* e isolados de outros microrganismos semelhantes a *Micrococcus* (*K. rosea*,

D. nishinomiyaensis, K sedentarius, K, kristinae, K. varians). Todos os micrococos e espécies relacionadas não cresceram sob a lamínula, enquanto todos os estafilococos, com exceção de alguns isolados de animais (p. ex., *S. equorum, S. intermedius, S. kloosii, S. lentus, S. sciuri*) demonstraram um crescimento de pelo menos 1+. O teste apresentou uma boa correlação com os testes de sensibilidade à furazolidona e à bacitracina.

A escolha do método empregado em determinado laboratório depende do tipo de trabalho realizado (p. ex., laboratório de referência, microbiologia ambiental, laboratório clínico). Na maioria dos laboratórios de microbiologia clínica, o teste de oxidase modificada, o teste com disco de furazolidona e o teste com disco de bacitracina Taxo A são, provavelmente, as escolhas mais lógicas, visto que são rápidos, confiáveis, de baixo custo e comercialmente disponíveis.

Métodos para a detecção direta de MRSA em amostras clínicas

Meios cromogênicos para vigilância da colonização por MRSA

Dispõe-se de vários meios cromogênicos para a detecção de MRSA em amostras de narina e outros locais a partir dos quais são obtidas amostras para determinar a colonização por esse microrganismo (p. ex., axila, virilha). Esses meios contêm cefoxitina para a detecção de resistência à meticilina e substratos cromogênicos que, quando hidrolisados por enzimas bacterianas específicas, produzem colônias coloridas. Os meios cromogênicos atualmente disponíveis incluem ágar Spectra® MRSA (Remel, Lenexa, KA), BBL CHROMagar® MRSA II (Becton-Dickinson, Sparks, MD), MRSA*Select*® (Bio-RAd, Hercules, CA), ágar chromID® MRSA (bioMérieux, Durham, NC), ágar Brilliance® MRSA (Oxoid/Remel) CHROMagar® (CHROMagar, Microbiology, França) e Oxacillin-Resistance Screening Agar® (ORSA, Oxoid, apenas a forma desidratada). O Brilliance® MRSA obteve liberação da FDA como Spectra® MRSA (Remel) nos EUA, de modo que esses dois meios são os mesmos. Os meios cromogênicos são inoculados e incubados por períodos de tempo específicos, conforme recomendado pelo fabricante. Por exemplo, as leituras para Spectra® MRSA, chromID® MRSA e Brilliance® MRSA são feitas depois de 24 horas de incubação a 35 a 37°C, enquanto o ágar MRSA*Select*® pode ser lido depois de 18 horas e incubado por até 28 horas antes que possa ser considerado negativo para MRSA. Na maioria das avaliações desses meios, são geralmente utilizados períodos de incubação de até 48 horas, sendo a primeira leitura realizada com 18 a 24 horas, dependendo do produto usado. A sensibilidade desses meios cromogênicos para a detecção do MRSA varia de apenas 78 a 80% até 97 a 99% em comparação com métodos convencionais para a detecção do MRSA (Tabela 12.3).[79,129,214,217,298,340,376,424,448,564,566,597,604] As especificidades desses meios para MRSA encontram-se na faixa de 92 a 99%. Em alguns casos, o prolongamento do tempo de incubação dessas culturas resulta em ligeiro aumento da sensibilidade, com diminuição concomitante da especificidade. Por exemplo, em um estudo do ágar MRSA*Select*®, a especificidade do meio para a detecção do MRSA diminuiu de 97,2% depois de 24 horas de incubação para 92,1% depois de 48 horas, enquanto a sensibilidade aumentou de 80,7 para 92,6% durante esse mesmo período de tempo.[340] No mesmo estudo, a sensibilidade do chromID® MRSA aumentou de 82,8% com 24 horas de incubação para 93,5% depois de 48 horas, com uma diminuição da especificidade de 96,3% depois de 24 horas para 89,7% depois de 48 horas. Foi também constatado que os meios cromogênicos para detecção de MRSA aumentam o rendimento do MRSA em comparação com os métodos convencionais (*i. e.*, ágar-sangue e ágar CNA) para amostras de ferida polimicrobiana e amostras pulmonares selecionadas, e esses meios têm sido usados como método para a detecção precoce do MRSA em hemoculturas.[211,425] Em algumas instituições, amostras de narinas e outras amostras para vigilância são semeadas em caldo de enriquecimento (habitualmente TSB com NaCl a 6,5%) e incubadas por 18 a 24 horas antes de plaqueamento em meios cromogênicos. Embora esse procedimento possa aumentar o rendimento de amostras positivas, perde-se a vantagem de um rápido tempo de resposta, particularmente se as placas cromogênicas forem incubadas por 48 horas antes da leitura final.

Métodos moleculares para vigilância da colonização por MRSA

Dispõe-se também de abordagens moleculares autorizadas pela FDA para a detecção de MRSA em programas de vigilância e controle de infecção. Essas abordagens consistem em ensaios baseados na PCR em tempo real, com tempo de resposta curto, em comparação com os métodos baseados em culturas. Os testes atualmente disponíveis incluem o ensaio BD GeneOhm® MRSA (Becton-Dickinson Diagnostics, San Diego, CA), o ensaio BD Max® MRSA (Becton-Dickinson), GeneXpert® MRSA (Cepheid, Sunnyvale, CA) e o ensaio Roche LightCycler® MRSA Advance. O ensaio BD GeneOhm® foi comercializado pela primeira vez como ensaio IDI-MRSA.[462] Esses ensaios foram autorizados pela FDA apenas para amostras de narinas, embora estudos tenham examinado a utilização desses testes em amostras de virilha, axila e garganta, ou amostras combinadas de narina/virilha.[56,215,234,272] Ambos os ensaios BD GeneOhm® e Cepheid GeneXpert® coamplificam a extremidade do SCC*mec* e parte do gene *orfX* adjacente específico de *S. aureus* no local de inserção SC-C*mec*; esses ensaios não são direcionados especificamente para o gene *mecA*. O ensaio BD GeneOhm® é realizado com o instrumento SmartCycler® (Cepheid), enquanto o GeneXpert® MRSA é realizado na plataforma de PCR em tempo real GeneXpert®. Nesse ensaio, a amostra é colocada em um cartucho de uso único descartável, que contém esferas liofilizadas com todos os reagentes necessários para extração, amplificação e detecção do DNA da amostra. Esse ensaio requer um tempo mínimo de prática e pode ser executado em menos de 90 minutos. As taxas de inibição da amostra para o ensaio BD GeneOhm® são de 1,3 a 1,7%, enquanto as taxas para o teste GeneXpert® MRSA são de 1,6 a 1,8%. O teste LightCycler® MRSA Advanced é um sistema de ciclo térmico em carrossel com capacidade de até 32 amostras (30 testes e 2 controles), realizado com o instrumento LightCycler®.[22] O ensaio LightCycler® MRSA Advanced utiliza extração de *swab* e lise mecânica para a preparação da amostra, amplificação por PCR em tempo real do DNA do MRSA e sondas de hibridização fluorogênicas específicas para o alvo, para detecção do DNA amplificado. Cada

Tabela 12.3 Meios cromogênicos para o isolamento de MRSA.[a]

Meio de cultura	Fabricante	Incubação[b] (horas)	MRSA	Não MRSA	Sensibilidade (%) 24 h	Sensibilidade (%) 48 h	Especificidade (%) 24 h	Especificidade (%) 48 h
MRSASelect®	Bio-Rad	18 a 28	Colônias pequenas rosadas/cor de malva	Colônias brancas, incolores	81 a 98,2	92,6 a 98,7	91,4 a 100	88 a 90,6
Spectra® MRSA	Remel	24	Colônias pequenas a médias, cor azul denim contra um fundo branco opaco	Colônias inibidas ou brancas	83,6 a 96	99	92,1 a 99,7	98,5 a 99,2
BBL CHROMagar® MRSA II	BD	20 a 26	Colônias cor de malva	Ausência de crescimento, colônias sem cor de malva	84,6 a 87,7	92,4 a 96,8	99,2 a 99,8	97,8 a 100
ChromID® MRSA	bioMérieux	24	Colônias verdes	Colônias não verdes	81,4 a 97,4	88,6 a 98	96,3 a 100	89 a 99
ChromID® MRSA New	bioMérieux	18 e 24	Colônias verdes, verde-azuladas, escuras (24)	Outras	94,3	DI	95,4	DI
HardyCHROM® MRSA	Hardy Diagnostics	24	Colônias rosadas a magenta	Película de cor púrpura	93,3	97	99,7	99,7
Brilliance® MRSA	Oxoid	24	Colônias pequenas a médias cor azul denim contra um fundo branco opaco	Colônias inibidas ou brancas	90	96,4	86,9	69
CHROMagar®	CHROMagar Microbiology	24	Colônias cor de malva	Colônias azuis, incolores ou inibidas	81,9	93,1	99,1	97,4
Oxacillin-Resistance Screening agar	Oxoid	24 a 48	Azul intenso	Sem crescimento, colônias cor de palha	96,1	99,3	96	76
Denim-Blue® MRSA	Oxoid	24	Azul	Brancas	96	DI	98	DI

[a]Obtidos das referências 79, 129, 214, 217, 298, 340, 376, 424, 425, 448, 566, 597 e 606.
[b]Tempo de incubação recomendado pelo fabricante.

mistura da reação contém um controle interno para detectar a inibição da amostra. Esses ensaios moleculares foram avaliados de modo individual e em várias comparações lado a lado (Tabela 12.4).[22,56,61,95,117,139,215,234,248,272,312,341,392,412,427,457,461,518,590,605] Esses estudos diferem nas populações testadas (prevalências baixa e alta), nos métodos de comparação usados (cultura direta em meio cromogênico, cultura de enriquecimento seguida de subcultura para o meio cromogênico) e nos métodos para análise de resultados discrepantes. Em geral, esses ensaios moleculares apresentam alta sensibilidade e especificidade, com valores preditivos negativos que variam de 93 a 100%.

À medida que a experiência com esses ensaios foi aumentando, o mesmo ocorreu com o reconhecimento de isolados de estafilococos que perderam todo ou parte do SCCmec. Esses isolados são denominados "perda de mecA", visto que carecem de um gene mecA funcional, porém contêm a sequência de junção SCCmec. Essas sequências de junção também podem variar, e os estafilococos coagulase-negativos podem conter sequências semelhantes que podem levar a uma identificação falsa de estafilococos coagulase-negativos como MRSA.[31,55,312,421,514] Os isolados de MSSA podem se originar de MRSA após excisão parcial ou completa do SCCmec, e, por outro lado, o MRSA pode resultar do MSSA por integração específica de local do SCCmec ao local cromossômico *orfX*. Tendo em vista que ensaios como o BD GeneOhm® e o GeneXpert® MRSA são direcionados para a junção SCCmec-orfX e não especificamente direcionados para o gene *mecA*, as cepas de MSSA que perderam o gene *mecA* funcional podem ser detectadas como MRSA-positivas ("MRSA falso-positivas").[20] Shore *et al.*,[493] na Irlanda, investigaram 25 isolados de hospitais MSSA multidrogarresistentes quanto à presença de SCCmec e realizaram o sequenciamento de multilócus e tipagem *spa*. Vários desses isolados tinham remanescentes de SCCmec, e três dos isolados de MSSA foram detectados como MRSA pelos ensaios GeneXpert® e BD GeneOhm®. A sensibilidade clínica desses ensaios moleculares diretos para MRSA é influenciada pela prevalência desses isolados aberrantes. Em um relatório da Bélgica, o Cepheid GeneXpert® MRSA teve uma sensibilidade de apenas 60,7%, devido à presença de novas variantes de SCCmec e alguns isolados de MSSA que apresentavam reação cruzada com sequências genéticas semelhantes a SCCmec.[457] Com base nesses relatos, é possível que esses testes moleculares diretos possam sobreviver algum dia quanto à sua utilidade, a menos que as cepas de MRSA e MSSA sejam monitoradas quanto a perda ou aquisição de sequências

Tabela 12.4 Desempenho de ensaios moleculares para a detecção de MRSA em amostras de vigilância.

Referências	Método de cultura	Local de cultura				BD GeneOhm® MRSA (%)				GeneXpert® MRSA (%)				LightCycler® MRSA Advanced (%)				Comentários
		Narinas	Axila	Virilha	Garganta	SENS	SPEC	PPV	NPV	SENS	SPEC	PPV	NPV	SENS	SPEC	PPV	NPV	
95	• 498 swabs nasais em pares, cultivados em ágar-sangue • Baixa prevalência de MRSA (2,8%)	X				92,9	95,7	38,2	99,8									• Plataforma BDMax® totalmente automatizada • Menor número de resultados não resolvidos em comparação com GeneOhm®
117	• Baixa prevalência de MRSA (4,1%)	X				93,9	99,2	83,8	99,7									• O procedimento ACP diminui o tempo de teste, pois três passos (duas centrifugações e uma lavagem) são omitidos • O tempo médio para a positividade foi de 69,3 h para cultura e 2,83 h para BD
412	• Avaliados os procedimentos de lise por acromopeptidase em comparação com o método de kit de lise de MRSA • Testados 1.216 swabs nasais (pacientes internados, ambulatoriais e de clínicas geriátricas) • Cultura direta em CHROMagar®, com leitura em 24 e 48 h • Enriquecimento em TSB com NaCl a 6,5%, incubação durante 24 h, subcultura em CHROMagar®, com incubação durante 24 e 48 h	X				92	94,6	75,4	98,5									
215	• Coleta de 728 swabs nasais e 1.539 swabs de virilha • Cultura direta em ágar-sangue, sais de manitol, ágar MH com NaCl a 4% • Prevalência de 4,8%	X		X		97,2 100	99,4 98,7	89,7 61,5	99,9 100									• O sequenciamento de amostras discordantes confirmou MRSA em 40% dos espécimes que foram negativos em cultura e positivos em PCR por ambos os métodos
234	• Enriquecimento em TSB com NaCl a 7,5% durante 24 h • Subcultura em meio cromogênico chromID® e incubação de 24 h	X		X		100 100	99,5 99,5	93,8 93,3	100 100	100 100	99,4 99,4	91,7 88,9	100 100					• Dados mostrados após a resolução de resultados discordantes de PCR por positividade de cultura em qualquer local • A coleta de swabs de nariz e virilha resultou em uma taxa maior de detecção de carreadores de MRSA • TDR para BD, Xpert® e cultura foi de 5h40min, 2h20min e 54h30min, respectivamente

n	Descrição	X								Observações
272	• Amostras de 43 pacientes • Taxa elevada conhecida de colonização de MRSA (12 a 15%) • Coleta de *swabs* de narinas, virilha e *swabs* combinados • Cultura direta em ágar MRSA cromogênico com incubação durante 24 a 48 h • Em seguida, os *swabs* foram colocados em TSB com NaCl a 6,5%, incubados durante 48 h e, em seguida, replicados em ágar MRSA cromogênico	X	84,8/ 73,2	92,7/ 93,5	76,5/ 80,4	95,6/ 90,6	87,0/ 75,0	93,8/ 94,7	80,0/ 84,0	96,2/ 91,1	• Dados das amostras combinadas fornecidos • Dados: desempenho em comparação com a cultura de enriquecimento de 48 h • Níveis semelhantes de acurácia utilizando a abordagem das amostras combinadas. O uso de amostras combinadas aumenta a detecção de colonização por MRSA
392	• Estudo conduzido na Bélgica • 500 amostras de narinas • Prevalência de 1,6% • Cultura enriquecida em TSB-NaCl a 3,5%, com incubação durante a noite • Subcultura em MRSA*Select* com incubação durante 48 h	X	62,5	99,0	50,0	99,4	62,5	97,7	31,3	99,4	• Foi observada sensibilidade menor na população de baixa prevalência testada
590	• Estudo conduzido nos Países Baixos • 1.764 pacientes de risco • Prevalência de 3,3% • Caldo enriquecido durante 24 h e repicado em ágar MRSA-ID cromogênico, com incubação durante 24 h	X	82,5	96,5	44,2	99,5	75,0	94,5	33,3	99,1	• A sensibilidade, a especificidade, o VPP e o VPN da cultura foram, respectivamente, de 85,7%, 96,6%, 46,2% e 99,5
312	• Estudo conduzido na Bélgica • 246 amostras de pacientes de alto risco • As taxas de prevalência aumentaram de 4,7% para 19% de 2002 a 2005 • Cultura direta em MRSA*Select*, com incubação durante 24 h • *Swab* colocado em TSB com NaCl a 6,5%, com incubação durante 24 h • Caldo repicado em MRSA*Select*, com incubação de 24 h	X					78,3/ 69,2	97,7/ 97,7	78,3/ 78,3	97,7/ 96,3	• Dados: desempenho com cultura direta/desempenham com cultura enriquecida • Os dados *in vitro* mostraram que o Xpert MRSA detectou 39/40 cepas de MRSA representativas pertencentes a SCC*mec* tipos I, II, IV e V • Dos sete isolados omitidos por Xpert, quatro eram variantes SCC*mec* tipo IV não identificadas pelo ensaio genXpert atual para MRSA

(*continua*)

Tabela 12.4 Desempenho de ensaios moleculares para a detecção de MRSA em amostras de vigilância (*continuação*).

Referências	Método de cultura	Local de cultura				BD GeneOhm® MRSA (%)				GeneXpert® MRSA (%)				LightCycler® MRSA Advanced (%)				Comentários
		Narinas	Axila	Virilha	Garganta	SENS	SPEC	PPV	NPV	SENS	SPEC	PPV	NPV	SENS	SPEC	PPV	NPV	
605	• Avaliação multicêntrica do Xpert® MRSA • 1.077 amostras de narinas de sete locais dos EUA • Prevalência: 5,2 a 44% • Cultura direta em CHROMagar® com incubação de 18 a 24 h • Enriquecimento em TSB-NaCl a 6,5% e subcultura em CHROMagar®, com incubação durante 24 a 48 h	X								94,3/86,3	93,2/94,9	73,0/80,5	98,8/96,6					• Dados: desempenho com cultura direta/desempenho com cultura de enriquecimento
139	• Estudo conduzido nos Países Baixos • Baixa prevalência, de 3,9% (política nacional de "procurar e destruir") • Enriquecimento em caldo de fenilmanitol com ceftizoxima e aztreonam • Subcultura em meio cromogênico com confirmação dentro de 24 a 48 h	X								91,6	97,0	54,3	99,7					• Dados de desempenho combinados para três locais do corpo • Quatro de 12 resultados positivos detectados somente após cultura de enriquecimento
461	• Estudo conduzido na Irlanda • Amostras de *swab* de quatro locais de 204 pacientes • Culturas diretas em ágar MRSASelect • Enriquecimento com subcultura em MRSASelect	X X		X	X X					88/79 84 92 63	92/94 92 94 98	53/71 67 69 83	99/96 97 99 93					• Dados: desempenho com cultura direta/desempenho com cultura de enriquecimento • Dados de desempenho para locais individuais do corpo, em comparação com resultados apenas da cultura de enriquecimento • Xpert® avaliado com 114 MRSA, representando SCC*mec* tipos IVa, IVb, IVc, IVd, Vt e VI com detecção de todos os 114 isolados de MRSA e sete cepas de controle • O nível de detecção (NDD) foi de 610 UFC/mℓ (equivalente a 58 UFC/*swab*)
56	• Líquido *eswab* usado para PCR e cultura de enriquecimento • Caldo para estafilococo incubado durante a noite e repicado em MRSASelect • 50 portadores de MRSA conhecidos	X	X	X	X					89 68 78	99 98 98							• Resultados reunidos de análises separadas de todos os três locais aumentaram a sensibilidade para 92%

341	• Estudo conduzido na Bélgica • 52 amostras nasais e de virilha de portadores de MRSA previamente identificados • Cultura direta após enriquecimento em CHROMagar durante a noite	X	90,9/ 71,4 100/ 90,5	100/ 57,1 88,2/ 76,1	• O teste das amostras reunidas durante 12 meses apresentou VPP de 77% e VPN de 99% • Dados: desempenho com cultura direta/desempenho com cultura de enriquecimento • O enriquecimento durante a noite aumentou drasticamente o número de resultados positivos verdadeiros de MRSA nas amostras de triagem. Para 14 amostras que não apresentaram MRSA em cultura direta, o Xpert® detectou 2 e o BD, 7 • Comparação da sensibilidade diagnóstica dos ensaios BD e Xpert®. As sensibilidades foram altas com concentrações de 10^3 UFC/mℓ de MRSA (92,3% para BD, 96,3% para Xpert®)
457	• Coleta de 1.891 *swabs* nasais • Cultura direta em chromID® MRSA (bioMérieux), com incubação de 48 h			60,7 97,3	• De 24 MRSA isolados de Xpert® negativos, a amostra 3 abrigou SCC-*mec* composto • Entre 61 amostras que foram negativas para cultura e positivas para Xpert®, 15 MSSA tiveram resultado positivo com colônias puras em Xpert® • O MSSA incluiu cepas com deleções do SC-C*mec*, incluindo complexos clonais *mecA* e MLST

(*continua*)

Tabela 12.4 Desempenho de ensaios moleculares para a detecção de MRSA em amostras de vigilância (*continuação*).

Referências	Método de cultura	Local de cultura			BD GeneOhm® MRSA (%)				GeneXpert® MRSA (%)				LightCycler® MRSA Advanced (%)				Comentários
		Narinas	Axila	Virilha	Garganta	SENS	SPEC	PPV	NPV	SENS	SPEC	PPV	NPV	SENS	SPEC	PPV	NPV	
22	• 1.202 coletas de *swabs* duplos usadas para cultura com PCR • Cultura direta em MRSA • Culturas incubadas durante 18 a 28 h • Sem enriquecimento • Prevalência não fornecida	X								99	95,5			95,2	95,5			• O sequenciameneto de amostras discordantes confirmou a presença de MRSA em 40% das amostras que foram negativas em cultura e positivas para PCR por ambos os métodos
427	• Estudo multicêntrico comparando o ensaio LightCycler® Advanced com BD GenOhm® • 1.402 amostras de narinas obtidas de cinco centros • Cultura direta em CHROMagar® MRSA com leitura depois de 24 e 48 h • Enriquecimento em TSB-NaCl a 6,5%, com subcultura em CHROMagar® e incubação durante 24 a 48 h					95,7/ 88,8	91,7/ 91,8							95,2/ 89,9	96,4/ 96,8	37,8	99,9	• Dados: Desempenho com cultura direta/desempenho com cultura de enriquecimento • Após análise de discrepância, as sensibilidades relativas de LightCycler® e GeneOhm® foram, respectivamente, de 92,2 e 93,2% • A especificidade foi significativamente melhor com o ensaio LightCycler® Advanced • A sensibilidade da cultura direta foi de 80,4%

de SCC*mec*, semelhantes a SSC*mec* e adjacentes (p. ex., *orfX*), passíveis de afetar a sensibilidade e a especificidade desses ensaios para genes alvo-específicos.

Métodos moleculares para a detecção do MRSA e do MSSA em hemoculturas e infecções de pele/tecidos moles

Dispõe-se também no comércio de ensaios moleculares autorizados pela FDA para detecção de MSSA e MRSA em hemoculturas positivas e em amostras de infecções da pele e dos tecidos moles. Os testes incluem o GeneXpert® MRSA/SA BC e GeneXpert® MRSA/SA SSTI (Cepheid) e o ensaio BD GeneOhm® StaphSR (Becton-Dickinson). O ensaio GeneXpert® contém iniciadores e sondas que detectam simultaneamente três alvos – sequências dentro do gene *SPA* (proteína A), *cassette* SCC*mec* e o gene para a resistência à meticilina mediada por PBP2a (*mecA*). Wolk et al.[606] avaliaram ambos os ensaios GeneXpert® e constataram que o teste BC apresentou sensibilidades de 100% para o MSSA e de 98,3% para o MRSA, com especificidades de 98,6% e 99,4%, respectivamente. Nas amostras de feridas, o MSSA e o MRSA foram detectados com sensibilidade de 100% e de 97,1%, respectivamente, com especificidade superior a 96%. Spencer et al.[510] avaliaram o GeneXpert® MRSA/SA quando foram observados cocos gram-positivos em agrupamentos na coloração de Gram de hemoculturas positivas. O ensaio teve sensibilidade e especificidade de 100% para a detecção do MRSA e sensibilidade de 100% e especificidade de 99,5% para o MSSA. Em outro estudo do sistema GeneXpert® MRSA/SA foi constatada uma concordância fenotípica e genotípica dos resultados em 94,6% dos casos.[53] Em uma avaliação realizada por Kelley et al.,[271] 21 de 102 amostras de hemoculturas foram positivas para *S. aureus*; 17 eram MSSA e 4, MRSA. O GeneXpert® identificou 20 (95,4%) de 21 MSSA e 3 (75%) de 4 MRSA. Uma única cepa de MRSA foi identificada como MSSA. Esses pesquisadores também avaliaram o sistema com hemoculturas contendo 28 isolados de *S. aureus* com resistência intermediária heterogênea à vancomicina (i. e., VISA e hVISA). O teste GeneXpert® identificou 84,6% dos isolados VISA e 80% dos isolados hVISA como MRSA. O teste Xpert® MRSA/SA SSTI também foi avaliado e comparado com a cultura para o diagnóstico de infecções osteoarticulares estafilocócicas.[144] Foram obtidas sensibilidade de 100% e especificidade de 95,3% a 100% para a detecção de MSSA, MRSA e estafilococos coagulase-negativos resistentes à meticilina. A rapidez de execução do ensaio (72 minutos) em comparação com a cultura (que exige 1 a 4 dias) permite que a terapia direcionada seja iniciada muito mais cedo nos casos de infecções ósseas estafilocócicas.

BD GeneOhm® StaphSR também foi avaliado por vários grupos. Utilizando meios de hemocultura enriquecidos, Grobner et al.[198] constataram que o teste tem sensibilidade e especificidade de 100% para a detecção do *S. aureus*. Para a detecção do MRSA, o ensaio teve uma sensibilidade de 95,6% e especificidade de 95,3%. Entre os cinco isolados de MRSA discrepantes, três eram cepas que reverteram MRSA para isolados sensíveis à meticilina, e dois não foram detectados.[198] Uma avaliação clínica realizada em 2007 utilizando hemoculturas consecutivas positivas para cocos gram-positivos em agrupamentos constatou que o teste BD apresenta sensibilidade e especificidade de 98,9% e 96,7%, respectivamente, para detecção de MSSA e de 100% e 98,4%, respectivamente, para detecção de MRSA.[513] Em um estudo de 100 hemoculturas contendo cocos gram-positivos em agrupamento, realizado em 2009, 23 apresentaram crescimento de MSSA, 36 tiveram crescimento de MRSA e 41, crescimento de isolados não *S. aureus*. O teste BD GeneOhm® StaphSR identificou de modo incorreto 3 (8,3%) de 36 MRSA como MSSA e 1 (4,3%) de 23 hemoculturas com crescimento de MSSA que tiveram resultado negativo.[501] Os três MRSA que foram identificados de modo incorreto como MSSA foram variantes SCC*mec* que não possuem parte do local de integração de SCC*mec*, o alvo molecular utilizado no ensaio BD. Frey et al.[172] utilizaram o ensaio BD GeneOhm® StaphSR para detectar e diferenciar os estafilococos em 24 amostras de tecido valvar (12 amostras frescas e 12 amostras preparadas em parafina e fixadas com formol) de pacientes com endocardite por *S. aureus*.[172] O ensaio teve sensibilidade e especificidade de 100% para a detecção do *S. aureus* em tecido valvar, incluindo amostras de blocos de tecido desparafinizados. Vinte e duas amostras valvares (11 frescas e 11 com parafina) de pacientes sem endocardite estafilocócica foram uniformemente negativas. Nesse estudo, houve uma correlação de 87,5% entre a presença do gene *mecA* e o resultado da oxacilina utilizando o BD GeneOhm® MRSA/SA BC.

Identificação de *Staphylococcus aureus*

A única característica mais confiável para a identificação de *S. aureus* é o teste da coagulase. O teste convencional da coagulase pode ser realizado pelos procedimentos em lâmina ou em tubo. O meio usado para ambos os procedimentos é o plasma de coelho com ácido etilenodiaminotetracético (EDTA). Não se deve utilizar plasma citratado, visto que os microrganismos que são capazes de utilizar o citrato (p. ex., espécies de *Enterococcus*) produzirão resultados positivos se forem confundidos com estafilococos; deve-se realizar sempre um teste de catalase em primeiro lugar. O plasma humano (p. ex., material de prazo vencido de bancos de sangue) pode conter anticorpos antiestafilococos e não deve ser usado para a realização de testes da coagulase.

Teste da coagulase em lâmina

As cepas de *S. aureus* possuem, em sua maioria, uma coagulase ligada ou "fator de agregação" na superfície da parede celular. Esse fator reage diretamente com o fibrinogênio no plasma, provocando rápida aglutinação das células (Prancha 12.2 D). A realização desse teste é descrita de modo detalhado no Quadro 1.3 *online*. O teste pode ser efetuado com microrganismos crescidos em ágar-sangue, ágar CNA ou outro meio nutritivo não seletivo, porém não deve ser realizado a partir de meios com alto conteúdo de sal (p. ex., ágar sal manitol), visto que a presença de alto teor de sal induz a autoaglutinação de algumas cepas de *S. aureus*. As cepas que são negativas no teste da coagulase em lâmina devem ser confirmadas com um teste de coagulase em tubo; as cepas com deficiência de fator de aglutinação frequentemente produzirão coagulase livre. Algumas espécies coagulase-negativas humanas (p. ex., *S. lugdunensis* e *S. schleiferi* subesp.

schleiferi) produzem fator de aglutinação e podem ser coagulase-positivas em lâmina. Com meios cromogênicos para a detecção do MRSA, consultar a bula para verificar se o teste da coagulase pode ser realizado diretamente a partir dos meios, ou se há necessidade de subcultura.

Teste da coagulase em tubo

A coagulase detectada por esse método é secretada extracelularmente e reage com uma substância no plasma, denominada "fator de reação com a coagulase (CRF; do inglês, *coagulase-reacting factor*)", formando um complexo, que, por sua vez, reage com o fibrinogênio para formar fibrina (formação de coágulo) (Prancha 12.2 E). Os testes negativos depois de 4 horas de incubação a 35°C devem ser mantidos em temperatura ambiente, e deve-se proceder a uma nova leitura depois de 18 a 24 horas, visto que algumas cepas produzirão fibrinolisina após incubação prolongada a 35°C, causando dissolução do coágulo durante o período de incubação. Raras cepas de *S. aureus* podem ser coagulase-negativas, e alguns isolados de animais (*S. intermedius, S. hyicus, S. delphini* e *S. schleiferi* subesp. *coagulans*) podem ser positivos para a coagulase em tubo.[134,204,205,556,569] Cepas de *S. schleiferi* subesp. *schleiferi*, que são positivas para o fator de agregação e para a coagulase em tubo e que também produzem endonuclease termoestável, foram isoladas de infecções humanas e podem ser identificadas incorretamente como *S. aureus*. Essas cepas podem ser diferenciadas pela ausência de produção de ácido a partir da maltose, lactose, manitol e sacarose. *S. schleiferi* subesp. *coagulans*, uma causa de otite externa em cães, foi isolado de seres humanos e pode ser identificado incorretamente como *S. aureus* negativo para o fator de agregação. Essas cepas podem ser diferenciadas por meio de testes fenotípicos.

Procedimentos alternativos para o teste da coagulase

Testes de aglutinação. Vários produtos que usam essa abordagem estão comercialmente disponíveis e incluem Staphaurex® e Staphaurex® Plus (Remel, Lenexa. KA), Slidex® StaphKit (bioMérieux), o teste com látex BBL Staphyloslide (BD), Pastorex® Staph Plus (Bio-Rad) (Prancha 12.2 F), Dryspot Staphytect® Plus, Staphytect® Plus e Staphylase® Test (Oxoid, Basingstoke, Inglaterra). Esses procedimentos utilizam partículas de látex recobertas com plasma, exceto o Staphylase® Test, que usa eritrócitos como partículas carreadoras, e o Slidex® Staph-Kit, que utiliza tanto partículas de látex quanto eritrócitos como partículas carreadoras. O fibrinogênio ligado aos carreadores detecta o fator de agregação, e as moléculas de IgG também presentes nos carreadores detectam a proteína A, a proteína da parede celular estafilocócica, que é capaz de se ligar a moléculas de imunoglobulina G pela região Fc.[16] A mistura desses reagentes de látex com material de colônias de meio ágar com rápida aglutinação é um teste positivo, que identifica os isolados como *S. aureus*. Esses reagentes também fornecem uma identificação dos microrganismos crescidos em meios de ágar inoculados com sedimentos obtidos de hemoculturas positivas para cocos gram-positivos em agrupamentos e incubadas por 4 a 6 horas.[273] As primeiras avaliações comparando *kits* para aglutinação com látex com testes de coagulase em tubo de 4 e de 24 horas relataram que testes de aglutinação utilizando látex podem ser falso-negativos quando cepas MRSA são testadas. Entre os MRSA, o tipo capsular predominante é o sorotipo capsular 5, enquanto a maioria dos outros consiste em sorotipo capsular 8.[163,164] Por conseguinte, alguns fabricantes acrescentaram o anticorpo dirigido contra o polissacarídio capsular do sorotipo 5 como uma das moléculas de detecção ligada ao látex ou a eritrócitos estabilizados. Assim, Dry Spot Staphytect® Plus, Staphytect® Plus e Pastorex® Staph Plus também apresentam anticorpos contra polissacarídios capsulares estafilocócicos dos tipos 5 e 8 ligados às partículas de látex, enquanto o Staphaurex® Plus contém anticorpos contra o polissacarídio capsular tipo 5 e o antígeno glicopolissacarídio estafilocócico 18 ligados às partículas de látex. O *kit* Slidex® Staph-kit consiste em uma mistura de partículas de látex sensibilizadas com anticorpos IgG monoclonais e anticorpo contra proteínas de superfície celular e eritrócitos estabilizados sensibilizados com fibrinogênio para a detecção do fator de agregação. O teste Staphaurex® e o Pastorex® Staph Plus são testes de um único reagente, enquanto o Staphaurex® Plus, o BBL Staphyloslide®, o Slidex® Staphkit, o Staphytect® Plus, o DrySpot Staphytect® Plus e o Staphylase® incluem um reagente controle negativo com partículas de látex não sensibilizadas e/ou eritrócitos estabilizados. A mistura do reagente do teste com cepas obtidas de uma placa de ágar resulta em rápida agregação da suspensão carreadora do microrganismo, enquanto com os reagentes de látex não sensibilizado/eritrócitos controle, não ocorre agregação. Avaliações comparativas desses testes mostraram uma sensibilidade de 93 a 100% para a identificação de MSSA e de 82 a 100% para isolados de MRSA.[14,596] O Staphaurux® Plus e o teste Staphylase® mostraram uma sensibilidade acentuadamente menor para a identificação de isolados de MRSA. Em geral, a especificidade desses testes situa-se na faixa de 96 a 99%, e alguns deles exibem uma especificidade menor (i. e., 91 a 92%) em algumas avaliações. Dependendo dos *kits* utilizados, resultados falso-positivos podem ser obtidos com algumas cepas de *S. intermedius, S. lugdunensis, S. schleiferi, S. saprophyticus, S. hyicus* e *S. delphini*.

Outros testes confirmatórios/identificadores para *Staphylococcus aureus*

Teste da desoxirribonuclease. Algumas cepas de *S. aureus* podem produzir reações fracas ou equivocadas de coagulase em tubo, e raros isolados podem ser, de fato, coagulase-negativos. Felizmente, outros testes exibem uma alta correlação com a produção de coagulase. *S. aureus* produz tanto desoxirribonuclease (DNase) quanto uma nuclease termoestável com atividade endonucleolítica e exonucleolítica (Prancha 12.2 G). A DNase pode ser detectada por meio de inoculação de pontos densos do microrganismo em meio de teste para DNase contendo o corante metacromático, azul de toluidina O (disponível, no comércio, por vários fornecedores). Depois de 24 horas de incubação a 35°C, o meio abaixo e ao redor do inóculo adquire uma cor azul intensa a rosada, indicando a hidrólise do DNA. O conteúdo de azul de toluidina O no meio não deve ultrapassar 0,005%; concentrações mais altas podem mascarar a detecção da atividade da DNase. A semeadura em pontos é necessária, visto que as cepas de *S. aureus* não crescem bem nos meios, e não há necessidade de crescimento para a detecção da enzima. Embora esse teste seja útil como auxiliar para a identificação de *S. aureus*, outros estafilococos também podem produzir DNase.

Teste da endonuclease termoestável. Utiliza-se o mesmo meio do teste da DNase; todavia, apenas orifícios de 3 mm no ágar com um perfurador esterilizado são efetuados, e as cavidades são preenchidas com caldo de uma cultura de 24 horas do microrganismo em estudo, que foi aquecido em banho-maria fervente durante 15 minutos. A placa é incubada durante a noite, a 35°C. Cepas de *S. aureus* produzirão uma zona rosada ao redor da cavidade que contém a suspensão previamente aquecida. Certos isolados de animais (p. ex., *S. caprae, S. schleiferi, S. intermedius, S. hyicus*) também produzem uma termonuclease termoestável, e alguns estafilococos coagulase-negativos (i. e., *S. epidermidis, S. simulans, S. capitis, S. carnosus*) podem produzir reações positivas fracas. A especificidade desse ensaio para endonuclease termoestável de *S. aureus* pode ser confirmada por soroinibição da reação com anticorpos monoclonais ou policlonais dirigidos contra a enzima de *S. aureus*, ou por meio de amplificação com PCR e sequenciamento do *nuc* que codifica a endonuclease termoestável de *S. aureus* (ver adiante).[63] Uma modificação desse método foi superior ao teste da coagulase em tubo para a identificação direta de *S. aureus* em hemoculturas.[306] Iniciadores e sondas para a amplificação e a detecção do gene *nuc* de *S. aureus* também foram sintetizados e examinados quanto à sua utilidade na confirmação de culturas e detecção direta.[62] Para identificação, o limite inferior de sensibilidade do ensaio com PCR foi de 5 a 20 UFC do microrganismo. Utilizando amostras clínicas isentas de estafilococos, que foram semeadas com várias diluições de *S. aureus*, o limite inferior para a detecção direta de *S. aureus* pelo ensaio da PCR variou de 10 a 20 UFC até 1.000 UFC, dependendo do tipo de amostra clínica. O ensaio à base de PCR teve uma especificidade de 100% para *S. aureus*.[62]

Fermentação do manitol. Diferentemente de *S. epidermidis* e de várias outras espécies coagulase-negativas, *S. aureus* produz ácido a partir do manitol. Essa propriedade é utilizada em estudos epidemiológicos para a detecção do *S. aureus* no solo, nas fezes e na triagem de portadores nasais de *S. aureus*. O **ágar sal manitol** contém manitol (1%), NaCl a 7,5%, vermelho de fenol e peptonas. A alta concentração de sal desestimula o crescimento de outros microrganismos (com exceção dos enterococos) e isola seletivamente os estafilococos. As colônias de *S. aureus* podem ser detectadas por uma zona amarela ao redor das colônias isoladas. Outras espécies de estafilococos isoladas com pouca frequência também podem fermentar o manitol, de modo que os microrganismos isolados desse meio devem ser confirmados por outros testes.

AccuProbe® *Staphylococcus aureus*. O teste AccuProbe® *Staphylococcus aureus* (Gen-Probe, San Diego, CA) utiliza uma sonda quimioluminescente dirigida contra gene de rRNA para obter uma identificação a partir de colônias em meio com ágar.[88] O teste utiliza uma sonda de DNA de filamento simples marcada com éster de acridinínio quimioluminescente, que é complementar às sequências de RNA ribossômico específicas de *S. aureus*. As células das colônias são lisadas, e adiciona-se a sonda. A sonda liga-se à sequência de rRNA de modo específico, e a sonda não hibridizada é removida utilizando uma etapa de proteção de hibridização do fabricante. Após retirada da sonda não hibridizada, utilize-se um luminômetro Leader® 50i (Gen-Probe) para detectar a hidrólise do éster de acridínio presente na sequência de ácido nucleico hibridizada com o rRNA do microrganismo. A emissão de luz a partir da hidrólise da sonda é expressa em unidades relativas de luz (RLU), sendo um resultado de ≥ 50.000 RLU considerado positivo. O teste é adequado para a identificação de *S. aureus* em meio com ágar, porém o seu desempenho é menos satisfatório com sedimentos obtidos de hemoculturas positivas de cocos gram-positivos em agrupamentos. Para o teste a partir de sedimentos de hemoculturas, foram relatadas sensibilidades e especificidades de 72,4% a 95% e de 99,1% a 99,8%, respectivamente.[325,499] Esse teste também apresentou um bom desempenho quando utilizado como método de detecção direta para *S. aureus* em outros tipos de amostra (p. ex., líquido de lavado broncoalveolar).[6]

Testes rápidos para detecção de resistência à meticilina

Embora não seja um método de identificação, a rápida detecção de resistência à meticilina no *S. aureus* é tão crítica quanto a identificação da espécie. O gene *mecA* é o gene estrutural para uma proteína de ligação da penicilina de baixa afinidade (PBP2′ ou PBP2a), que é encontrada em cepas de *S. aureus* resistentes à meticilina/oxacilina (MRSA). Inicialmente, *kits* para a detecção do *mecA* usavam a amplificação com sondas circulantes (*cycling probe*, ensaio de identificação Velogene® Rapid MRSA, ID Biomedical Corp., Vancouver, BC, Canadá) ou a tecnologia de fluorescência (Crystal® MRSA-ID System, BD Biosciences) para a detecção da resistência à meticilina. O ensaio Velogene® exigia experiência com PCR, seguida de métodos de detecção utilizando sondas conjugadas com fluoresceína.[21,331] O sistema Crystal® MRSA-ID dependia da detecção de fluorescência durante o crescimento de um suposto isolado de MRSA em caldo. Esses ensaios tinham um bom desempenho e forneciam resultados acurados dentro de 2 (Velogene®) a 4 horas (Crystal® MRSA). Esses *kits* foram comercializados no final da década de 1990, porém não estão mais disponíveis nos EUA. Os métodos atuais disponíveis no comércio utilizam aglutinação com látex (MRSA-Screen®, Denka-Seiken Co., Niigata, Japão, comercializado nos EUA por Hardy Diagnostics, Santa Maria, CA; teste de aglutinação com látex Oxoid® Penicillin-Binding Protein, Oxoid, Ltd., Inglaterra, comercializado nos EUA por Remel; Slidex® MRSA Detection, bioMérieux) ou abordagens com tiras imunocromatográficas para a detecção de PBP2a (Clearview® Exact PBP2a, Inverness Medical Innovations, Scarborough, MA; Binax-NOW® PBP2a test, Alere Healthcare). Esses testes fornecem resultados em 15 a 30 minutos, sendo o produto Oxoid® o mais amplamente usado hoje em dia.

Tanto o MRSA-Screen® quanto o Oxoid® PBP2′ utilizam partículas de látex que são revestidas por anticorpos monoclonais contra PBP2′, e os testes são realizados de modo semelhante. Uma amostra suficiente de colônia é suspensa em quatro gotas de reagente de extração nº 1 (0,1 mol/ℓ NaOH) em um tubo de microcentrífuga, e a suspensão é aquecida por 3 minutos. Após resfriamento, acrescenta-se uma única gota do reagente de extração nº 2 (0,5 mol/ℓ KH_2PO_4). O tubo é centrifugado em 1.500×g por 5 minutos, e o sobrenadante é removido. Alíquotas do sobrenadante (50 μℓ) são colocadas nos círculos de "controle" e "teste" de um cartão de reação. Coloca-se uma única gota do reagente de látex do teste (partículas de látex revestidas com anticorpos monoclonais contra PBP2a) no círculo do "teste", e adiciona-se uma única gota de reagente de látex de controle (sem anticorpos anti-PBP2a) no círculo do "controle". Cada área de reação é misturada com uma alça, e o cartão é agitado por 3 minutos e observado à procura de aglutinação visível. A aglutinação com o reagente do teste, mas não com o reagente de látex do controle, é um resultado positivo para PBP2a (MRSA), enquanto a ausência de aglutinação nas áreas do teste ou do controle no cartão é um resultado negativo (MSSA). Esses testes não substituem os testes de identificação específicos para *S. aureus*, visto que os isolados de MSSA serão negativos na aglutinação com látex para *mecA*, e os estafilococos coagulase-negativos resistentes à meticilina que também possuem o gene *mecA* também serão positivos. As avaliações do MRSA-Screen® relataram sensibilidade e especificidade de 97% a 100% e de 99% a 100%, respectivamente, para a detecção do *mecA* em *S. aureus* e uma sensibilidade/especificidade de 100% para a detecção do *mecA* em estafilococos coagulase-negativos.[21,330,331,565,613] Um estudo do produto Oxoid® na Holanda relatou uma sensibilidade de 97% e uma especificidade de 100% quando foram testados 90 isolados de MRSA geneticamente diversos e 106 isolados de MSSA. Todos os 10 isolados de *S. epidermidis* resistentes à meticilina também foram positivos com o teste do látex para PBP2a.[565] Uma avaliação do ensaio de aglutinação com látex MRSA-Screen® realizada no Canadá avaliou 71 isolados de MSSA, 213 isolados de MRSA e 25 isolados de BORSA e verificou sensibilidade de 99% e especificidade de 100%.[21] Foram obtidas sensibilidades e especificidades altas, semelhantes ao teste de aglutinação com látex Oxoid® para a detecção de PBP2'.[64,74,138,345] O produto Oxoid® foi avaliado utilizando o crescimento de subculturas em ágar-sangue de garrafas de hemoculturas positivas com cocos gram-positivos em agrupamentos que foram incubadas por apenas 3 horas. Os resultados do teste com latex para PBP2' teve uma correlação de 100% com resistência à oxacilina determinada por microdiluição de caldo.[345] Foram observadas discrepâncias entre os dois *kits* de aglutinação com látex quando testados diretamente com hemoculturas.[89,138] Chapin e Musgnug avaliaram o teste com látex Oxoid® utilizando sedimentos bacterianos obtidos de hemoculturas positivas apresentando cocos gram-positivos em agrupamentos. Setenta culturas foram positivas para *S. aureus*, incluindo 44 MRSA e 26 MSSA. O ensaio para PBP2a realizado com esses sedimentos teve especificidade de 100%, porém sensibilidade de apenas 18%, de modo que o valor preditivo de um teste negativo foi muito baixo (42%).[89] Diab et al.[138] examinaram 56 hemoculturas positivas para cocos gram-positivos em agrupamentos, realizaram testes de coagulase diretos em tubo e testes com látex Oxoid® em sedimentos dessas hemoculturas positivas e compararam no dia seguinte os resultados com aqueles obtidos do crescimento de colônias. Desses 56 isolados, 25 foram *S. aureus* e 31 foram estafilococos coagulase-negativos. Em comparação com a detecção do *mecA* por PCR, o teste de aglutinação com látext Oxoid® teve uma sensibilidade de 100% para a detecção do *mecA* tanto no *S. aureus* quanto nos estafilococos coagulase-negativos, enquanto a especificidade para *S. aureus* e para estafilococos coagulase-negativos foi de 100% e 75%, respectivamente. O ensaio Oxoid® foi usado para a detecção de resistência à meticilina e isolados veterinários (*S. intermedius* e subespécie de *S. schleiferi*), e foi constatada uma alta correlação com o "padrão-ouro" da PCR para *mecA*.[40] O teste com látex bioMérieux Slidex® MRSA Detection assemelha-se nos detalhes do formato e do procedimento aos testes Denka-Seiken® e Oxoid®, porém atualmente não está disponível nos EUA. No Capítulo 15, que trata dos testes de sensibilidade aos antimicrobianos, são fornecidas mais informações sobre a resistência à meticilina dos estafilococos e os métodos para sua detecção.

Os ensaios de tiras imunocromatográficas Clearview® Exact PBP2a e BinaxNOW® PBP2a são testes qualitativos rápidos para a detecção de PBP2a (PBP2'). Os dois ensaios são realizados de modo semelhante. São colocadas duas gotas do reagente 1 em um pequeno tubo, e colônias isoladas de três cavidades são emulsificadas no líquido. Duas ou três gotas de um segundo reagente são acrescentadas ao tubo, que é agitado brevemente. A tira imunocromatográfica é colocada no tubo e incubada em temperatura ambiente por 5 minutos. Depois desse período, aparece uma linha de controle positivo juntamente com uma linha para a presença de PBP2a se o isolado for positivo para *mecA*, enquanto aparece uma única linha de controle se o isolado for PBP2a-negativo. A ausência de linhas na tira ou a ausência de uma linha de controle indicam testes inválidos. As avaliações do ensaio Clearview® relataram sensibilidade de 96,6 a 100% e especificidade de 100% em comparação com os testes de aglutinação com látex e de sensibilidade com disco de cefoxitina Denka-Seiken® e bioMérieux.[83,388,567] Em uma avaliação realizada na Espanha com o teste BinaxNOW® PBP2a, 20 de 21 isolados de MRSA (sensibilidade de 95%) foram positivos, enquanto nenhum dos 27 isolados de MSSA forneceu um resultado positivo (especificidade de 100%).[458] No momento atual, nenhum desses *kits* está disponível nos EUA.

Genotype® MRSA. Genotype® MRSA (Hain Life Science, Alemanha) é uma tira imunocromatográfica que detecta presença do gene *mecA* e que também identifica o microrganismo como *S. aureus* ou *S. epidermidis*. Após a lise da célula, extração e amplificação do DNA utilizando iniciadores biotinilados, são detectados amplicons por hibridização com sondas delimitadas por membrana na tira imunocromatográfica, utilizando um conjugado de estreptavidina fosfatase alcalina e uma etapa de detecção mediada pela fosfatase alcalina. Cada tira imunocromatográfica possui linhas para um controle de conjugado (CC), um controle universal (UC; do inglês, *universal control*) e linhas específicas para *mecA*, *S. aureus* e *S. epidermidis*, respectivamente. As cepas de MSSA produzem três linhas na tira (CC, UC e uma linha de *S. aureus*), enquanto as cepas de MRSA produzem essas linhas, mais uma quarta linha para o gene *mecA*. São obtidos resultados semelhantes *S. epidermidis* sensível à meticilina e resistente à meticilina, exceto apenas pela linha de identificação na tira que corresponde com a sonda específica de *S. epidermidis* imobilizada na tira. Isolados não *S. aureus* e não *S. epidermidis* (p. ex., *S. warneri*, *S. hominis*, *S. haemolyticus*) irão produzir as linhas de controle (UC e CC), mais uma linha para *mecA* se o isolado possuir o gene. Uma avaliação do teste Genotype® MRSA verificou uma correlação de 100% com um método *in-house* de PCR para a detecção de *mecA*.[437] Não há necessidade de equipamento, com exceção de um termociclador para as etapas de amplificação, e os resultados estão disponíveis dentro de 2 horas.

Identificação de estafilococos coagulase-negativos

Tendo em vista a importância de *S. epidermidis* como agente envolvido em diversos processos infecciosos e a importância clínica reconhecida de *S. saprophyticus* em infecções das vias urinárias, é importante que os laboratórios utilizem métodos para a identificação dessas duas espécies (Prancha 12.3 A). Sistemas de *kits* para a identificação segura de *S. epidermidis*, *S. saprophyticus* e de várias espécies de estafilococos estão disponíveis. Relativamente poucas espécies são observadas com regularidade na prática efetiva. Em um exame de 415 estafilococos coagulase-negativos de importância clínica, isolados de hemoculturas na Dinamarca, em 1996, foi constatado que 68,7% eram *S. epidermidis*, seguidos, por ordem de frequência, de *S. hominis* (14,7%), *S. haemolyticus* (10,4%), *S. warneri* (2,9%) e *S. cohnii* (1,7%), sendo *S. saprophyticus*, *S. capitis* e *S. lugdunensis* responsáveis, cada um, por 1% ou menos do total.[253] A distribuição de espécies de importância clínica relatada nesses estudos reflete, em geral, a bibliografia acumulada sobre a importância clínica de cada espécie.

Métodos convencionais de identificação

Em 1975, Kloos e Schleifer publicaram um esquema para a identificação fenotípica de espécies de estafilococos coagulase-negativos.[284] Com a identificação de *S. aureus* pelo teste da coagulase, esse esquema utilizou um grande número de testes fisiológicos e bioquímicos para diferenciar os isolados coagulase-negativos. As atualizações e ampliações desse esquema levaram a uma publicação, pelo Subcommittee, em 1999, da Taxonomy of Staphylococci and Streptococci of the International Committee on Systematic Bacteriology, estabelecendo os padrões mínimos exigidos para o gênero *Staphylococcus* e para a descrição de novas espécies de *Staphylococcus*.[171] Foram publicados esquemas de identificação convencional modificados, que incorporaram outros testes (p. ex., PYR, sensibilidade à desferroxamina), e esquemas mais recentes demonstraram melhora na acurácia e nos tempos de execução. Os procedimentos convencionais modificados utilizam testes bioquímicos (*i. e.*, PYR, fosfatase alcalina, urease, ornitina decarboxilase, arginina di-hidrolase, redução de nitrato, produção de acetoína), produção de ácido a partir de carboidratos (*i. e.*, D-celobiose, lactose, maltose, D-manitol, D-manose, D-ribose, sacarose, D-trealose, D-xilose) e testes de sensibilidade (*i. e.*, sensibilidade à desferroxamina, 100 μg, novobiocina, 5 μg, e polimixina B, 300 UI) para a identificação das espécies. Esses testes são inoculados com suspensões densas de microrganismos (p. ex., um padrão de turvação McFarland nº 2). Nos testes com discos, a leitura é realizada depois de 24 horas, enquanto outros testes são interpretados depois de uma incubação de 72 horas. Iorio *et al*.[245] desenvolveram um esquema de identificação de 9 testes e compararam as identificações obtidas com o procedimento convencional modificado. Nesse esquema simplificado, os testes consistiram em fator de agregação, sensibilidade à novobiocina e à desferroxamina, PYR, urease, fosfatase alcalina e produção de ácido a partir de manose, trealose e xilose. Esse esquema simplificado de 9 testes teve uma acurácia de 98,5% em comparação com o método de referência quando avaliado com 198 isolados clínicos de estafilococos e 11 cepas de controle. De Paulis *et al*.[130] avaliaram um esquema de identificação convencional de 5 testes (sensibildade à novobiocina, urease, PYR, ornitina descarboxilase e produção aeróbia de ácido a partir da manose) e o compararam ao método de referência de Kloos e Schleifer. Houve necessidade de um ou dois testes adicionais para a identificação de certas espécies e grupos de espécies. Esse esquema demonstrou uma excelente correlação com o método fenotípico de referência, particularmente para a identificação de *S. epidermidis*, *S. saprophyticus* e *S. haemolyticus*. A identificação convencional leva muito tempo para a sua execução e envolve um trabalho intenso para os laboratórios clínicos. Felizmente, um número relativamente pequeno de espécies é isolado de infecções humanas significativas, e a maioria dos sistemas de *kits* disponíveis comercialmente, descritos adiante de modo sucinto, pode servir para esse propósito. A Tabela 12.5 fornece as características fenotípicas para a identificação dos estafilococos mais comumente isolados de amostras clínicas humanas. A Tabela 12.6 inclui os critérios fenotípicos para a identificação de espécies humanas, de animais e do meio ambiente do gênero *Staphylococcus*. A Figura 12.1 apresenta uma chave dicotômica útil para a identificação convencional de vários estafilococos coagulase-negativos de importância clínica.

Atividade da pirrolidonil arilamidase. O teste da PYR também mostra-se útil como teste fenotípico para a identificação de estafilococos coagulase-negativos. À semelhança dos enterococos, a L-pirrolidonil-β-naftilamida é clivada pela arilamidase a L-pirrolidona e β-naftilamida livre, que se combina com o reagente PYR (p-dimetilamino-cinomaldeído [PACA]), produzindo uma cor vermelha. O teste é efetuado com caldo PYR semeado até um padrão de turvação de McFarland aproximado de nº 2. Depois de 2 horas de incubação a 35°C, adiciona-se o reagente PYR. O aparecimento de uma cor vermelha dentro de 2 minutos representa um teste positivo, enquanto uma cor amarela, laranja ou rosa indica um resultado negativo. Como alternativa, pode-se utilizar qualquer um dos testes comerciais rápidos com discos de PYR. A hidrólise de PYR também é observada em alguns sistemas de *kits* que estão disponíveis para a identificação dos estafilococos. Tanto *S. aureus* quanto *S. epidermidis* são PYR-negativos, enquanto *S. haemolyticus*, *S. intermedius*, *S. lugdunensis* e *S. schleiferi* subesp. *schleiferi* são PYR-positivos.

Sensibilidade à polimixina B. O teste de difusão com disco para sensibilidade à polimixina B também é útil para a identificação de estafilococos coagulase-negativos. O teste pode ser efetuado em SBA, juntamente com o teste de sensibilidade à novobiocina (ver adiante). Prepara-se uma suspensão do microrganismo equivalente a um padrão de turvação de McFarland de 0,5 em soro fisiológico, que é aplicada com *swab* sobre uma placa, como no teste de difusão com disco de Bauer–Kirby. Aplica-se um disco de polimixina B (300 unidades, BD Biosciences) ao inóculo, e a placa é incubada durante a noite. A resistência do microrganismo é indicada pela presença de uma zona com menos de 10 mm. As cepas sensíveis exibem zonas que são iguais ou superiores a

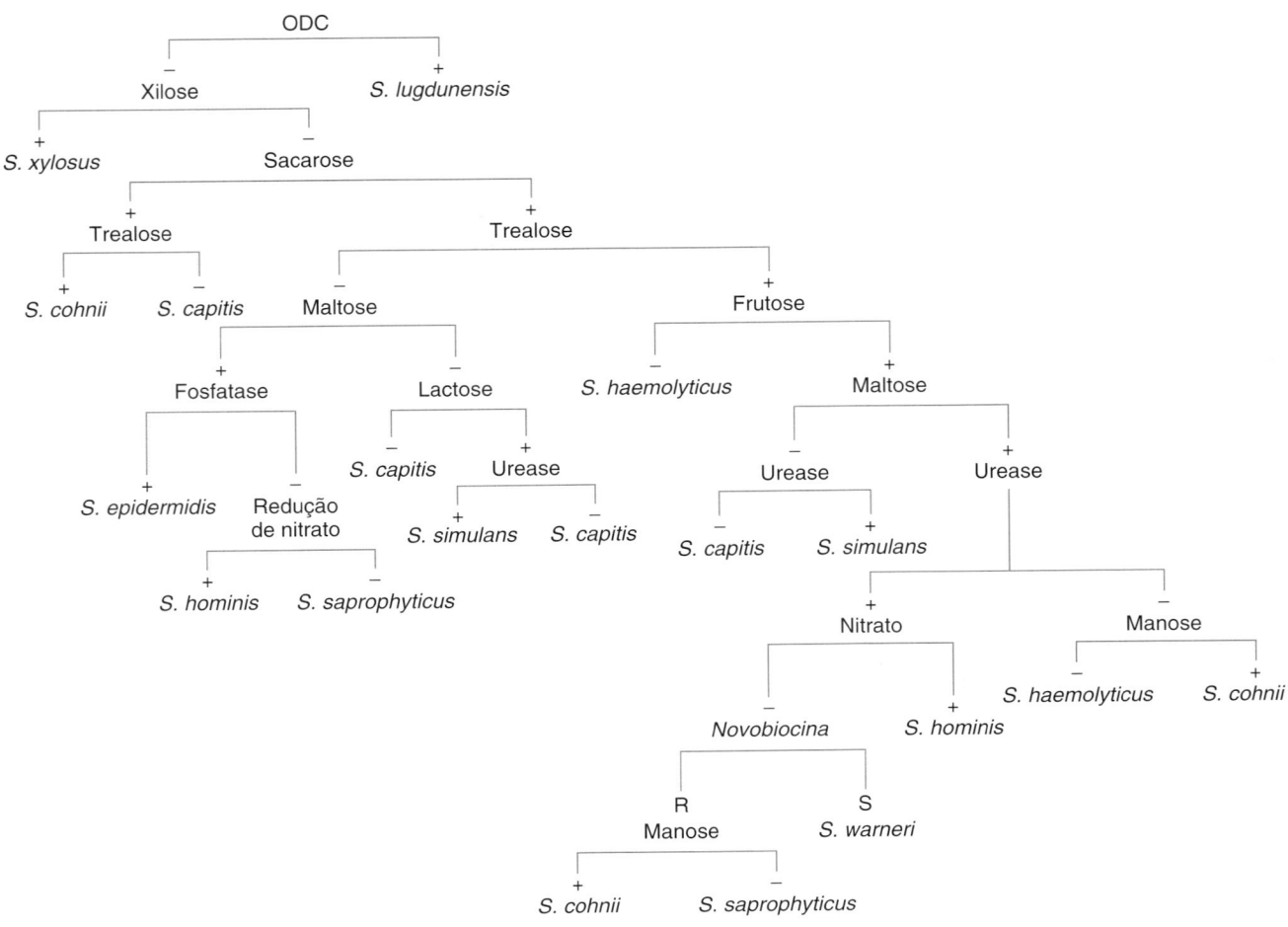

FIGURA 12.1 Chave dicotômica para a identificação dos estafilococos humanos coagulase-negativos mais comuns.

10 mm. *S. aureus*, *S. epidermidis*, *S. hyicus* e algumas cepas de *S. lugdunensis* são resistentes à polimixina.

Teste de ornitina descarboxilase. O teste de ornitina descarboxilase (ODC) tem maior utilidade para confirmar a identidade do *S. lugdunensis*, visto que essa espécie é a única que é consistentemente ornitina descarboxilase-positiva. Um tubo de base de descarboxilase e outro tubo de base com adição de ornitina (Remel) são semeados densamente e recobertos com óleo mineral esterilizado. Com incubação a 35°C, ambos os tubos adquirem uma cor cinza pálido a amarela com a fermentação da glicose. Depois dessa etapa, a ornitina no tubo será descarboxilada, resultando em caldo de ornitina que adquire uma cor violeta. O tubo de base torna-se amarelo e permanece com essa cor, enquanto o tubo de ornitina irá permanecer amarelo se não houver produção de ODC. Embora os testes positivos possam ser detectados, em sua maioria, dentro de 6 a 8 horas, a leitura é realizada depois de um período de incubação de 24 horas. O teste ODC não é incluído em alguns dos sistemas de *kits* para a identificação dos estafilococos e precisa ser realizado como teste adicional. Esse teste constitui um indicador útil para *S. lugdunensis*, visto que esta espécie é o único *Staphylococcus* coagulase-negativo que é ODC-positivo.

Produção de urease. Alguns estafilococos são urease-positivos, incluindo *S. epidermidis*, *S. intermedius* e a maioria dos isolados de *S. saprophyticus*. Para esse teste, podem-se utilizar caldo de urease comum ou ágar de inclinado de ureia. O ágar inclinado ou o caldo são semeados e incubados a 35°C, durante 18 a 24 horas. A ocorrência de uma mudança no indicador vermelho de fenol de amarelo para rosa/vermelho fornece um teste positivo.

Produção de acetoína. A produção de acetoína (teste de Voges-Proskauer) mostra-se útil para diferenciar *S. aureus*, que é acetoína-positivo, de outras espécies coagulase-positivas (*S. intermedius* e *S. hyicus*) que são acetoína-negativas. O teste convencional de produção de acetoína entérica (caldo MR-VP) ou o método rápido com disco podem ser usados com resultados comparáveis.

Sensibilidade à novobiocina para a identificação presuntiva de *Staphylococcus saprophyticus*

Algumas espécies de estafilococos que acometem seres humanos (*S. saprophyticus*, subespécies de *S. cohnii*, *S. hominis* subesp. *novobiosepticus*, *S. xylosus*, algumas cepas de *S. pseudolugdunensis*), várias espécies de animais (subespécies de *S. sciuri*, *S. lentus*, *S. gallinarum*, *S. kloosii*, *S. equorum*, *S. arlettae*, *S. vitulinus*, *S. nepalensis* e *S. stepanovicii*) e uma espécie do meio ambiente (*S. succinus*) mostram-se resistentes

Tabela 12.5 Características fenotípicas para a identificação de estafilococos comumente isolados de amostras clínicas humanas.

Teste	S. aureus	S. epidermidis	S. saprophyticus	S. haemolyticus	S. warneri	S. hominis subesp. hominis	S. hominis subesp. novobiosepticus	S. lugunensis	S. schleiferi subesp. schleiferi
Fator de agregação	+	–	–	–	–	–	–	+ˡ	+
Coagulase	+	–	–	–	–	–	–	–	–
Novobiocina	S	S	R	S	S	S	R	S	S
Polimixina B	R	R	S	S	S	S	DI	S/R	S
PYR	–	–	–	=	–	–	–	+	+
ODC	–	V–	–	–	–	–	–	+	–
URE	V	+	+	–	+	+	+	V	–
ACET	+	+	+	+	+	V	V	+	+
PAL	+	+	–	–	–	–	–	–	+
Nuclease termoestável	+	–	–	–	–	–	–	–	+
β-GAL	–	–	+	–	–	–	–	–	+ˡ
Produção aeróbia de ácido a partir de:									
GLU	+	+	+	+	+	+	+	+	+
MAL	+	+	+	+	+ˡ	+	+	+	+
SUC	+	+	+	+	+	+ˡ	+ˡ	+	–
MNTL	+	–	V	V	V	–	–	–	–
MANN	+	+ˡ	–	–	–	–	–	+	+
TREH	+	–	+	+	+	V	–	+	V

+ = reação positiva; – = reação negativa; +ˡ = reação positiva lenta ou tardia; V = reação variável; V– = reação variável com a maioria das cepas negativas; S = sensível; R = resistente; DI = dados indisponíveis; PYR = pirrolidonil arilamidase; ODC = ornitina descarboxilase; URE = urease; PAL = fosfatase alcalina; ACET = acetoína (VP); β-GAL = β-galactosidase; GLU = glicose; MAL = maltose; SUC = sacarose; MNTL = manitol; MANN = manose; TREH = trealose.

à novobiocina com CIM ≥ 1,6 μg/mℓ (Prancha 12.3 B). Como outras espécies resistentes à novobiocina além de *S. saprophyticus* são raramente encontradas em amostras clínicas humanas, o teste de sensibilidade à novobiocina constitui um método útil para a identificação presuntiva de *S. saprophyticus*. O teste de novobiocina, que é realizado como teste de sensibilidade com disco, utilizando um disco de novobiocina (5 μg), é descrito detalhadamente no Quadro 12.2 *online*. As cepas resistentes à novobiocina irão apresentar zonas de 6 mm (ausência de zona) até 12 mm; enquanto as cepas sensíveis irão apresentar zonas de 16 a 27 mm. Esse teste foi originalmente descrito utilizando um meio denominado ágar P, que não está disponível no comércio. Entretanto, estudos realizados com os meios de rotina (p. ex., SBA) mostraram resultados comparáveis.

Sistemas de identificação comerciais

Todos os *kits* disponíveis para a identificação de estafilococos coagulase-negativos são testes de fermentação de carboidratos modificados, testes de identificação padrão (p. ex., redução do nitrato, urease, acetoína) e substratos enzimáticos cromogênicos para a identificação de microrganismos. Os sistemas de testes são adaptados a formatos específicos empregados pelos fabricantes.

Sistemas de identificação automáticos

Cartão de identificação Vitek® 2 (GP). O Vitek® 2 (GP) (bioMérieux, Marcy l'Étoile, França) é um cartão de identificação para microrganismos gram-positivos projetado para ser utilizado com o sistema de testes automatizados de identificação/sensibilidade bacterianas Vitek® 2. O cartão de 64 cavidades contém 43 substratos colorimétricos para a identificação fenotípica de espécies de *Staphylococcus*, espécies de *Streptococcus* e várias espécies de bacilos gram-positivos (p. ex., espécies de *Corynebacterium, Erysipelothrix rhusiopathiae,* e *Listeria monocytogenes*). Prepara-se uma suspensão do microrganismo em solução salina (NaCl a 0,45 a 0,50%) em tubo de poliestireno até uma densidade equivalente a um padrão de McFarland de 0,50 a 0,63, conforme determinado pelo espectrofotômetro Vitek® 2 DensiChek. O tubo e o cartão são inseridos no cassete Vitek® 2 e o cartão é autoinoculado por um método de liberação a vácuo dentro do instrumento Vitek® 2. As cavidades no cartão são analisadas opticamente, com leitura a cada 15 minutos, com tempo de incubação total de cerca de 8 horas.

Tabela 12.6 Características fenotípicas para a identificação de espécies de *Staphylococcus*.

Espécies	Fator de agregação	Coagulase	NB	POLY B	Oxidase modificada	PYR	Endonuclease termoestável	Redução de NO₃	ACET	URE	ADH	ODC	PAL	β-GAL	β-GLU	β-GUR
Estafilococos encontrados em seres humanos e primatas não humanos																
S. aureus subesp. aureus	+¹	+	S	R	–	–	+	+	+	V	+	–	+	–	+	–
S. aureus subesp. anaerobius	–	+	S	DI	–	DI	+	–	–	DI	DI	DI	+	–	–	–
S. epidermidis	–	–	S	R	–	–	–	+	+	+	V	V	V+	–	V	–
S. saprophyticus subesp. saprophyticus	–	–	R	S	–	–	–	–	+	+	–	–	–	+	V	–
S. saprophyticus subesp. bovis	–	–	R	DI	–	+	–	+	V	+	–	–	–	V	V	–
S. auricularis	–	–	S	S	–	V	–	V¹	V	V	V	–	–	V¹	–	–
S. capitis subesp. capitis	–	–	S	S	–	–	–	V	V	+	V	–	–	–	–	–
S. capitis subesp. urealyticus	–	–	S	DI	–	V	–	+	V	+	+	–	–	–	–	–
S. caprae	–	–	S	S	–	V	–	+	V	+	+	–	+¹	+	V	+
S. cohnii subesp. cohnii	–	–	R	S	–	–	–	–	V	–	+	–	+	+	+	V
S. cohnii subesp. urealyticum	–	–	R	S	–	V	–	V	V	+	V	–	–	–	–	–
S. haemolyticus	–	–	S	S	–	+	–	+	+	+	V	–	–	–	–	–
S. hominis subesp. hominis	–	–	S	DI	–	+	–	V	+	+	–	–	–	+	+	–
S. hominis subesp. novobiosepticus	+¹	–	S	S/R	–	+	–	+	–	V	–	+	–	–	+	–
S. lugdunensis	–	–	S	DI	–	–	–	+	V	+	V	–	+	–	+	+
S. massiliensis	–	–	S	DI	–	–	DI	+	V	–	V	–	–	–	–	–
S. pasteuri	–	–	S	DI	–	+	–	+	V	+	+	–	+	–	+	–
S. petrasii subesp. petrasii	–	–	S	DI	–	+	DI	+	V	DI	+	+	+	+	DI	–
S. petrasii subesp. croceilyticus	–	–	S	S	–	+	–	+	–	–	+	–	+	–	–	+
S. pettenkoferi	–	–	S	DI	–	+	–	V	V	V+	–	–	V	DI	DI	DI
S. pseudolugdunensis	–	–	R/I	S/I	–	+	–	+	V	DI	–	+	V	DI	DI	DI
S. saccharolyticus	–	–	S	DI	–	DI	–	+	DI	DI	+	DI	V	+	DI	–
S. schleiferi subesp. schleiferi	+	+	S	S	–	+	+	+	–	–	+	–	+	–	–	–
S. schleiferi subesp. coagulans	V	–	S	DI	–	DI	–	+	V	+	+	DI	V¹	DI	DI	DI
S. simulans	–	–	S	S	–	+	–	V	V	+	V	–	+	+	–	V
S. warneri	–	–	S	S	–	–	–	V	V	V	V	–	V	+	+	V
S. xylosus	–	–	R	S	–	V	–	V	V	+	–	–	+	+	+	+

Estafilococos encontrados em outros animais

Espécie													
S. arlettae	–	–	–	–	–	–	DI	R	–	–	+¹	DI	+
S. chromogenes	–	–	–	+	>	+	–	DI	+	+	+	>	–
S. delphini	+	–	+	+	+	+	–	R	DI	+	+	DI	DI
S. equorum subesp. equorum	–	–	–	–	–	DI	–	DI	–	–	+¹	+	+
S. felis	–	–	–	+	–	+	–	DI	+	–	+¹	–	–
S. gallinarum	–	>	–	+	–	+	+	R	+	–	+	+	>
S. hyicus	>	–	–	–	DI	>	>	S	+	+	+	>	+
S. intermedius	+	+	+	>	–	+	>	R	+	+	+	–	>
S. kloosii	–	–	–	>	–	–	–	R	–	–	>	–	–
S. lentus	–	+	–	–	–	+	–	S	–	–	+	–	+
S. lutrae	+	–	–	–	DI	–	DI	DI	+	+	+	+	–
S. microti	–	–	–	–	+	+¹	+	DI	DI	DI	–	–	DI
S. muscae	–	–	–	+	DI	+	–	S	+	DI	+	+	+
S. nepalensis	–	–	–	–	+	–	–	DI	+	+	–	+	–
S. pseudintermedius	–	+	–	+	+	+	–	S	+	>	+	+	+
S. rostri	–	–	–	–	–	–	–	DI	+	+	+	–	–
S. sciuri subesp. carnaticus	>	–	–	–	–	–	–	R	+	+	+	+	–
S. sciuri subesp. sciuri	–	–	–	+	–	+	–	S	+	+	>	+	+
S. sciuri subesp. rodentium	+	–	–	+	–	–	–	R	+	+	+	+ᶠ	DI
S. simiae	–	–	–	–	–	–	–	S	+	–	–	DI	–
S. stepanovicii	–	–	–	+	–	+	–	R	+	+	DI	DI	>
S. vitulinus	–	–	–	+	–	–	–	DI	–	+	+	>	–

Outros estafilococos (principalmente do meio ambiente)

Espécie													
S. carnosus subesp. carnosus	–	–	–	–	–	–	–	S	+	–	+	+	–
S. carnosus subesp. utilis	–	–	DI	DI	–	–	DI	DI	–	–	DI	DI	DI
S. condimenti	–	–	DI	DI	–	–	+	DI	+	+	+	+	DI
S. equorum subesp. linens	–	–	–	+	–	+	+	S	–	+	>	–	DI
S. fleurettii	–	>	–	–	–	>	–	R	+	>	>	–	+
S. piscifermentans	–	–	–	–	+	–	–	S	–	+	+	–	–
S. succinus	–	–	–	–	+	+	–	DI	–	+	+	DI	DI

(continua)

Tabela 12.6 Características fenotípicas para a identificação de espécies de *Staphylococcus* (*continuação*).

Espécies	GLU	SUC	LAC	MAL	MNTL	ARAB	MANN	XIL	TREH	CELL	RAFF	NAG
Estafilococos encontrados em seres humanos e primatas não humanos												
S. aureus subesp. *aureus*	+	+	+	+	+	–	+	–	+	–	–	+
S. aureus subesp. *anaerobius*	+	+	–	+	DI	–	DI	–	–	–	–	–
S. epidermidis	+	+	V	+	–	–	+ᴸ	–	–	–	–	–
S. saprophyticus subesp. *saprophyticus*	+	+	V	+	V	–	–	–	+	–	–	V
S. saprophyticus subesp. *bovis*	+	+	–	+	+	–	–	–	+	–	–	+
S. auricularis	+	Vᴸ	–	–	–	–	–	–	+ᴸ	–	–	–
S. capitis subesp. *capitis*	+	+ᴸ	–	–	+	–	+	–	+	–	–	–
S. capitis subesp. *urealyticus*	+	+	Vᴸ	–	+	–	+	–	+	–	–	V
S. caprae	+	–	+	Vᴸ	V	–	+	–	+	–	–	–
S. cohnii subesp. *cohnii*	+	–	–	Vᴸ	V	–	Vᴸ	–	+ᴸ	–	–	V
S. cohnii subesp. *urealyticum*	+	–	+	Vᴸ	+	–	+	–	+	–	–	–
S. haemolyticus	+	+	V	+	V	–	–	–	V	–	–	V
S. hominis subesp. *hominis*	+	+ᴸ	V	+	–	–	–	–	+ᴸ	–	–	–
S. hominis subesp. *novobiosepticus*	+	+ᴸ	V	+	–	–	–	–	–	–	–	–
S. lugdunensis	+	+	–	+	–	–	+	–	+	–	–	+
S. massiliensis	–	–	–	–	–	–	–	–	–	–	–	–
S. pasteuri	+	+	V	Vᴸ	V	–	+	–	+	–	–	DI
S. petrasii subesp. *petrasii*	+	+	V	+	V	+ᴸ	+	–	+	–	–	–
S. petrasii subesp. *croceilyticus*	+	+	V	+	V	–	+	–	+	–	–	–
S. pettenkoferi	+	+	–	–	–	–	–	–	–	–	–	–
S. pseudolugdunensis	+	+	V	+	V	DI	–	V	+	DI	–	DI
S. saccharolyticus	–	–	–	–	–	–	–	–	–	–	–	–
S. schleiferi subesp. *schleiferi*	+	–	–	–	Vᴸ	–	+ᴸ	–	V	–	–	+ᴸ
S. schleiferi subesp. *coagulans*	+	V	–	–	+	–	+	–	–	–	–	DI
S. simulans	+	+	V	Vᴸ	+	–	V	–	V	–	–	+
S. warneri	+	+	V	+ᴸ	V	–	–	–	+	–	–	–
S. xylosus	+	+	V	+	+	V	+	+	+	–	–	+

Estafilococos encontrados em outros animais

Espécie													
S. arlettae	+	+	+	+	+	+	+	+	−	+	−	−	−
S. chromogenes	+	+	+	V	V	V	−	+	−	+	V	−	V
S. delphini	+	+	+	+	+	−	DI	+	DI	−	DI	DI	DI
S. equorum subesp. *equorum*	+	V	+	Vˡ	+	Vˡ	+	+	Vˡ	+	+	V	+
S. felis	V	+	+	+	+	+	+	+	−	+	−	−	+
S. gallinarum	+	V	V	+	−	+	+	+	−	+	+	−	+
S. hyicus	+	+	+	−	−	−	+	+	−	+	+	−	+
S. intermedius	+	Vˡ	Vˡ	−	Vˡ	+	−	+	+	+	+	+	+
S. kloosii	Vˡ	Vˡ	Vˡ	+	+	Vˡ	−	+	Vˡ	+	+	+	−
S. lentus	+	V	V	V	+	+	+ˡ	−	+	−	Vˡ	+	V
S. lutrae	DI	+	+	DI	DI	+	+ᶠ	+	−	+	+	+	+
S. microti	+	+	−	−	−	+	−	−	−	+	−	−	−
S. muscae	+	+	+	+	+	+	+	+	+	+	−	+	DI
S. nepalensis	+	+	+	−	+	+	+	+	−	V	−	−	+
S. pseudintermedius	+	+ᶠ·ˡ	Vˡ	−	+ᶠ·ˡ	+	−	+	−	+	+	−	+
S. rostri	+	V	+	+	V	−	+	V	−	−	−	−	−
S. sciuri subesp. *sciuri*	+	Vˡ	+	+	V	+	Vˡ	+	+	Vˡ	−	−	+
S. sciuri subesp. *carnaticus*	+	Vˡ	Vˡ	+	Vˡ	V	Vˡ	Vˡ	+	Vˡ	−	−	Vˡ
S. sciuri subesp. *rodentium*	+	−	Vˡ	+	Vˡ	+	Vˡ	Vˡ	−	V	−	+	+
S. simiae	+	+	+	+	+	+	+ᶠ	+	−	+	−	−	+ᵗ
S. stepanovicii	+	−	−	−	−	−	−	−	−	−	+	−	−
S. vitulinus	−	−	−	−	−	V	−	+	−	V	−	−	−

Outros estafilococos (principalmente do meio ambiente)

Espécie													
S. carnosus subesp. *carnosus*	+	−	V	+	−	+	V	−	+	V	−	−	DI
S. carnosus subesp. *utilis*	+	−	−	−	−	−	DI	−	DI	V	−	−	DI
S. condimenti	+	V	+	V	+	V	DI	+	DI	+	−	−	DI
S. equorum subesp. *linens*	+	−	−	+	+	+	−	−	+	−	−	−	−
S. fleurettii	+	+	−	+	DI	V	DI	V	+	V	+	+	DI
S. piscifermentans	+	V	V	+	V	−	−	−	V	−	−	−	DI
S. succinus	DI	+	+	+	DI	+	DI	+	DI	+	DI	Vˡ	DI

+ = reação positiva; − = negativa; V = reação variável; +ˡ = reação positiva lenta; +ᶠ = reação positiva fraca; V+ = reação variável com a maioria das cepas positiva; Vˡ = reação variável lenta; DI = dados indisponíveis; NB = novobiocina; POLY B = polimixina B; PYR = pirrolidonil arilamidase; ACET = acetoína (VP); URE = urease; ADH = arginina di-hidrolase; ODC = ornitina descarboxilase; PAL = fosfatase alcalina; β-GAL = β-galactosidase; β-GLU = β-glicosidase; β-GUR = β-glicuronidase; GLU = glicose; SUC = sacarose; LAC = lactose; MAL = maltose; MNTL = manitol; ARAB = arabinose; MANN = manose; TREH = trealose; XIL = xilose; Raff = rafinose; NAG = N-acetil glicosamina.

Várias avaliações do cartão de identificação Vitek® 2 GP indicam que o sistema trabalha de modo satisfatório para a identificação dos estafilococos. Funke e Funke-Kissling realizaram uma avaliação do cartão de identificação Vitek® 2 GP e compararam os resultados com métodos de referência.[173] O cartão identificou 100% de 45 isolados de *S. aureus*, 32 de 33 isolados de *S. epidermidis*, 25 de 29 isolados de *S. haemolyticus*, 13 de 13 isolados de *S. hominis* e todos os cinco isolados de *S. lugdunensis*. Cepas isoladas de várias outras espécies e todos os três isolados de *R. mucilaginosa* também foram identificados de modo correto. Layer et al.[313] compararam o cartão de identificação GP com o sistema Phoenix®, utilizando 27 cepas de referência e típicas de cultura e métodos moleculares para identificação de referência. O cartão identificou 70,1% das cepas de referência até o nível de espécie. Delmas et al.[125] compararam o cartão de identificação Vitek® 2 GP com o método de identificação molecular baseado em arranjo de oligonucleotídios, utilizando 190 cepas de *Staphylococcus*, incluindo 38 cepas tipo representando 35 espécies e 152 isolados previamente caracterizados a partir de fontes clínicas, de alimentos e do meio ambiente. O cartão Vitek® 2 GP identificou 93,3% de 60 isolados clínicos e 73% de 92 isolados de estafilococos do meio ambiente. Um estudo comparativo do cartão de identificação GP com sequenciamento do rRNA 16S e MicroSeq 500, realizado na Coreia, verificou que o cartão identificou corretamente 87,5% de 120 isolados clínicos, incluindo 88,7% de 53 *S. epidermidis*, 88% de 25 *S. hominis*, 100% de 16 *S. capitis* e 83,3% de 6 isolados de *S. lugdunensis*.[278] Uma avaliação realizada na Grécia com 147 isolados clínicos de estafilococos e utilizando métodos de identificação de referência moleculares (i. e., polimorfismo de comprimento de fragmentos de restrição [RFLP; do inglês, *restriction fragment length polymorphism*]-PCR do gene *tuf*) verificou que o cartão Vitek® 2 identificou corretamente 98% das 147 cepas, incluindo 100% de 52 isolados de *S. aureus* e 96,8% de espécies de estafilococos coagulase-negativas.[92] Todos os 50 isolados *S. epidermidis*, 13 isolados de *S. haemolyticus*, 8 isolados de *S. cohnii* e 6 isolados de *S. lugdunensis* foram identificados corretamente. O cartão de identificação Vitek® 2 GP também foi examinado em um estudo colaborativo de 20 laboratórios quanto à sua capacidade de identificar cepas de estafilococos de referência encontrados em produtos alimentares.[115] O cartão identificou corretamente 117 de 120 isolados de *S. aureus* e 100% de 60 isolados de *S. epidermidis*, 60 de *S. hyicus* e 60 de *S. intermedius*, respectivamente. Por fim, Lee et al.[318] relataram que o cartão de identificação Vitek® 2 GP identificou 86,6% de 34 isolados presuntivos de *S. saprophyticus*, que foram confirmados pelo instrumento Bruker Biotyper® MALDI-TOF MS.

Phoenix® (Becton-Dickinson Diagnostic Systems, Sparks, MD). O sistema BD Phoenix® é um sistema automatizado de identificação e testes de sensibilidade, que utiliza um painel ID, denominado PMIC/ID-13 para a identificação de cocos gram-positivos. O painel contém 45 cavidades contendo 20 substratos enzimáticos, 16 testes de utilização de carboidratos e sete fontes de carbono de assinalação e testes de sensibilidade à colistina e à polimixina B. Prepara-se uma suspensão padronizada de isolado bacteriano em caldo, que é colocada no painel dentro de 30 minutos após a sua preparação. Em seguida, o painel é colocado no instrumento, onde é incubado e a sua leitura é feita pela óptica do instrumento. O tempo necessário para uma identificação varia de 3 a 4 horas.

O painel de identificação para cocos gram-positivos BD Phoenix® foi avaliado e comparado com vários outros métodos de identificação. Em um estudo realizado na Johns Hopkins University, o sistema Phoenix® foi avaliado utilizando a análise de ácidos graxos da parede celular (i. e., sistema de identificação Sherlock® Microbial [MIDI, v 3.1]) e métodos convencionais para identificação de referência.[78] O sistema Phoenix® identificou 100% de 218 isolados de *S. aureus* e 99% de 102 isolados de estafilococos coagulase-negativos. A única identificação incorreta foi uma de 12 cepas de *S. hominis*. Em uma avaliação realizada na Alemanha, o sistema Phoenix® identificou 76,2% de 42 isolados de *S. epidermidis*, 90% de 30 isolados de *S. hemolyticus*, 100% de 6 isolados de *S. capitis* e 75% de 4 isolados de *S. hominis*.[313] Foram também identificados isolados individuais de *S. lugdunensis* e de *S. warneri*. Nesse estudo, o sistema BD Phoenix® foi comparado com o cartão de identificação Vitek® 2 GP. O cartão de identificação GP identificou corretamente 80 de 86 isolados clínicos de estafilococos e identificou de modo incorreto 6, enquanto o sistema BD Phoenix® identificou corretamente 70 dos 86 isolados e identificou de modo incorreto 12 isolados.[313] Um estudo realizado na Grécia, em 2008, comparou o sistema Phoenix® com o API® ID32 Staph, sendo as discrepâncias resolvidas por meio de análise de sequência do gene rRNA 16S e gene *tuf*.[65] O sistema Phoenix® identificou corretamente 90,5% de 200 isolados de estafilococos coagulase-negativos, com identificação incorreta de 6% e 3,5% sem identificação relatada pelo sistema do teste. Um estudo também conduzido na Grécia, em 2012, examinou o sistema BD Phoenix® em comparação com o Vitek® 2.[92] O BD Phoenix® identificou corretamente todas as 52 cepas de *S. aureus* e 84,2% de 95 estafilococos coagulase-negativos, enquanto o Vitek® 2 teve o mesmo desempenho do Phoenix® para o *S. aureus*, porém identificou corretamente 96,8% dos 95 estafilococos coagulase-negativos. O BD Phoenix® identificou 86,7% dos isolados de *S. saprophyticus*, em comparação com a espectrometria de massa pela técnica MALDI-TOF (*time-of-flight* por dessorção/ionização a *laser* em matriz; do inglês, *matrix-assisted laser desorption/ionization time of flight*).[318]

Painéis MicroScan®. Siemens HealthCare Diagnostics (Deerfield, IL), fabricante do sistema automático MicroScan® WalkAway-96 para identificação e teste de sensibilidade a antimicrobianos utilizando um formato de microtítulo, tem vários painéis para a identificação de cocos gram-positivos, incluindo painéis de microtitulação convencionais de identificação/sensibilidade a antimicrobianos incubados durante à noite (painéis MicroScan® Pos Combo ID/AST), painéis rápidos (identificação de 2 a 2,5 horas) e painéis "Synergies-Plus", que fornecem uma rápida identificação, juntamente com certos resultados de sensibilidade a antimicrobianos dentro de 4,5 horas. Nos EUA, dispõe-se apenas dos painéis convencionais (painéis MicroScan® Pos Combo) e "Synergies-Plus" (painéis MicroScan® "Synergies-plus" Pos Combo 2). O banco de dados para a identificação inclui outros microrganismos gram-positivos, incluindo micrococos, estreptococos, enterococos e listérias. Os MicroScan® Pos Combo são painéis de combinação ID/AST com formato em placa de microtitulação que possuem 26 testes convencionais e fenotípicos cromogênicos, bem como vários agentes antimicrobianos para teste simultâneo de microdiluição em caldo (dispõe-se de seis painéis diferentes). Dispõe-se também de um painel MicroScan® Pos Breakpoint Combo ID/AST, que oferece os mesmos testes de identificação fenotípicos, porém com menos diluições dos agentes antimicrobianos. Após inoculação manual e colocação das placas no instrumento WalkAway-96, elas são incubadas por 16 a 24 horas a 35°C, e, em seguida, realiza-se a leitura dos painéis pela óptica WalkAway. O perfil bioquímico de um isolado é comparado com o banco de dados, e uma identificação é gerada.

Os painéis MicroScan® Pos Combo foram avaliados e comparados com outros sistemas disponíveis no comércio. O painel MicroScan® Combo Pos foi usado como parte da identificação de referência em um estudo de um método de identificação convencional modificado, relatado por Iorio et al.,[245] no Brasil. O painel MicroScan® identificou 59 de 69 cepas de *S. epidermidis*, 32 de 44 cepas de *S. haemolyticus*, 10 de 16 cepas de *S. hominis* subesp. *hominis*, 8 de 9 cepas de *S. hominis* subesp. *novobiosepticus* e 5 ou 6 cepas de *S. lugdunensis*. No total, 157 (79,3%) do 198 isolados foram identificados de modo correto. Patteet et al.[414], na Bélgica, realizaram uma avaliação do painel MicroScan® Combo Pos com 428 isolados de estafilococos coagulase-negativos de uma variedade de amostras clínicas. Esses isolados foram identificados por métodos convencionais e outros métodos comerciais em estudos anteriores. O painel identificou corretamente 405 (94,5%) dos 428 isolados, com baixo nível de identificação (< 85%) e identificação incorreta de 11 (2,6%) e 12 (2,8%) dos isolados, respectivamente. No caso de *S. epidermidis*, 97,3% foram identificados corretamente, assim como 96% de 50 isolados de *S. haemolyticus* e 80% de 5 isolados de *S. lugdunensis*.

Sherlock® Microbial Identification System. O Sherlock® Microbial Identification System (MIDI, Microbial ID Inc., Newark, DE) utiliza a cromatografia gás-líquido (GLC) de alta resolução de derivados de ácidos graxos celulares para identificação das bactérias. O banco de dados do sistema é composto de bibliotecas contendo análises de perfis de metil éster de ácidos graxos celulares de várias bactérias e compara a composição de isolados individuais com a do banco de dados utilizando um *software* de matriz de covariância/reconhecimento de padrões. Utiliza-se um índice de similaridade para expressar relação de um perfil de um microrganismo desconhecido com perfis representativos de microrganismos conhecidos. Não se dispõe de avaliações recentes do sistema MIDI como método independente para a identificação de estafilococos; todavia, quando combinado com alguns testes fenotípicos, o sistema parece ter um bom desempenho para a identificação de rotina de estafilococos coagulase-negativos.[78]

Biolog Microplate® Identification System. O Biolog Microplate® Identification System (Biolog, Inc., Hayward, CA) identifica microrganismos com base na oxidação de uma variedade de substratos. Dispõe-se de configurações manuais, semiautomáticas e automáticas desse sistema. As versões automáticas do sistema incluem o *software* de coleta de dados/manejo de dados OmniLog® Gen III, um leitor/incubador, um computador, uma impressora, um pipetador e um turbidímetro. O sistema GEN III Omnilog® só permite a identificação de bactérias aeróbias, enquanto o sistema GEN III Omnilog-Plus® também inclui bancos de dados para a identificação de bactérias anaeróbias, leveduras e fungos filamentosos. Dispõe-se de *software* adicionais para análise de variedade fenotípica. O banco de dados para estafilococos inclui espécies humanas, animais e do meio ambiente. O sistema utiliza microplacas de 96 cavidades com 95 substratos mais uma cavidade de controle sem substrato. Dispõe-se de placas Combo e placas separadas para a identificação de bactérias gram-positivas ou gram-negativas. As placas são semeadas com uma suspensão do microrganismo e incubadas por 4 ou 24 horas. Se o microrganismo oxidar um substrato em uma cavidade específica, a respiração do microrganismo durante a assimilação oxidativa do substrato provoca a redução de um corante de tetrazólio usado como indicador, de modo que a cavidade incolor adquire uma cor púrpura. No momento atual, esse sistema não está aprovado para exame diagnóstico *in vitro* humano, e não se dispõe de nenhuma avaliação recente desse sistema. Os resultados de uma avaliação realizada em 1993 relataram uma acurácia de 69 a 73%, sugerindo que o sistema Biolog não é aceitável como método de identificação para esses microrganismos.[366]

Sensititre® GPID Plate (Trek Diagnostic Systems, Inc., Cleveland, OH). O Sensititre® GPID é um sistema de identificação que foi configurado para identificar as oito espécies mais comuns de estafilococos encontradas em amostras clínicas (i. e., *S. aureus*, *S. epidermidis*, *S. capitis* subesp. *capitis*, *S. haemolyticus*, *S. hominis* subesp. *hominis*, *S. lugdunensis*, *S. saprophyticus* subesp. *saprophyticus* e *S. warneri*). Garza-Gonzalez et al.[175] compararam esse sistema com o API® Staph, sendo as discrepâncias resolvidas por testes fenotípicos manuais e sequenciamento parcial do gene rRNA 16S. Embora o API® Staph (Prancha 12.2 H) atualmente tenha identificado 91% de 155 isolados testados, o Sensititre® GPID identificou 68%. O sistema de placa identificou corretamente 73% de 86 isolados de *S. epidermidis*, 86% de 35 isolados de *S. haemolyticus*, 54% de 13 isolados de *S. hominis*, um de dois isolados de *S. saprophyticus* e um de quatro isolados de *S. capitis*. Não foi identificada nenhuma das 8 cepas de *S. warneri*. Os isolados pertencentes a outras espécies incluídas no banco de dados Sensititre® GPID não foram testados.

Sistemas de identificação manuais

API® Staph-Ident. O API® Staph-Ident (bioMérieux, Inc.) é uma galeria de 10 testes que é semeada com suspensão densa do microrganismo, sendo a identificação determinada pela geração de um código octal de quatro dígitos, derivado dos testes positivos na tira e interpretado com banco de dados *online* (i. e., APIweb) (Prancha 12.3 C e D). O API® Staph-Ident foi extensamente avaliado, e a concordância com procedimentos convencionais variou de 43 a 95%, dependendo das espécies testadas. Rhoden e Miller publicaram um estudo prospectivo de 4 anos comparando o API® Staph-Ident com métodos de referência em 1.106 isolados e constataram uma concordância geral de 81,1%.[449] As porcentagens de concordância para os cinco isolados mais comuns foram de 97,1% para *S. epidermidis*, 82,5% para *S. hominis*, 77,2% para *S. aureus*, 75,8% para *S. haemolyticus* e 64,1% para *S. warneri*. Esses pesquisadores concluíram que o banco de dados do atual sistema Staph-Ident é inadequado para a identificação de espécies tanto comuns quanto incomuns de estafilococos.[449]

API® Staph. O API® Staph (bioMérieux, Marcy l'Étoile, França) é um sistema de identificação para micrococos e estafilococos de 18 a 24 horas. Esse sistema contém 19 testes dispostos em formato de tiras, que são semeadas com uma suspensão do microrganismo (padrão de McFarland de 0,5) preparada em meio de caldo de peptona extrato de levedura fornecido com o *kit*. Após a leitura das reações bioquímicas, um código octal de sete dígitos é gerado, e a identificação do microrganismo é obtida pelo banco de dados assistido por *software* APIweb. O banco de dados consiste em 25 táxons e inclui estafilococos de origem humana e veterinária, espécies de *Micrococcus* e *R. mucilaginosa*. Embora o banco de dados desse sistema seja grande, ele não foi extensamente avaliado. Um estudo realizado por Perl *et al.*[423] constatou que o sistema API® Staph identificou corretamente 73% de 277 estafilococos coagulase-negativos. (Embora 94% de 94 isolados de *S. epidermidis* tenham sido identificados de modo correto, o sistema não apresentou um bom desempenho com isolados menos comuns, como *S. haemolyticus* (identificação correta de 85%), *S. hominis* (identificação correta de 75%), *S. simulans* (identificação correta de 67%) e *S. warneri* (identificação correta de 22%). O API® Staph foi usado como método de identificação para caracterizar 33 estafilococos coagulase-negativos não *epidermidis* isolados de infecções oculares e comparado com genotipagem microbiana para identificação.[338] O API® Staph e a genotipagem tiveram uma correspondência para apenas 48,4% dos isolados. Embora a maioria das cepas de *S. haemolyticus* tenha sido identificada de modo correto, os isolados de *S. warneri*, *S. hominis*, *S. capitis* e *S lugdunensis* foram identificados com probabilidades variando de 40 a 75%. Em avaliações mais recentes desse *kit*, usaram-se cepas isoladas de animais (*i. e.*, isolados do leite de cabra, isolados de mastite bovina); nesses estudos, a concordância global do API® Staph ID com métodos moleculares foi de apenas 72 a 76%.[293,411,535]

API® ID32 Staph. ID32 Staph (bioMérieux, Marcy l'Étoile, França) é um sistema de galeria para a identificação de estafilococos e espécies relacionadas em 24 horas. O sistema pode ser lido visualmente, gerando um número de perfil que é interpretado pelo banco de dados *online* APIweb, ou o painel do teste pode ser usado com um sistema bioMérieux ATB automatizado, que inclui um densitômetro, um inoculador, um aparelho de leitura, um microcomputador e uma impressora. O ID32 Staph possui o banco de dados mais extenso entre os sistemas manuais, incluindo muitas espécies de estafilococos humanos e várias espécies de estafilococos de animais e do meio ambiente. O sistema também identifica seis espécies de micrococos e *R. mucilaginosa*. Em um estudo de 440 isolados consecutivos de estafilococos coagulase-negativos, Ieven *et al.*[240] relataram que o painel ID32 Staph identificou 95,2% dos isolados de *S. epidermidis*; *S. haemolyticus*, *S. lugdunensis*, *S. schleiferi* e *S. capitis* foram identificados com uma acurácia de 98 a 100% (Prancha 12.3 E, F, G e H). Layer *et al.*[313] usaram o ID 32Staph como método de referência em uma avaliação do sistema BD Phoenix® e sistema Vitek® 2, com arbitragem de identificações discrepantes por dois métodos moleculares; esses autores constataram que 89,4% dos isolados de referência e isolados clínicos testados foram identificados corretamente pelo ID32 Staph. O ID32 Staph proporcionou resultados mais corretos de identificação do que os dois sistemas automatizados. Em uma avaliação dos sistemas de identificação automatizados Phoenix® e Vitek® 2, o ID32 Staph foi usado como sistema de referência. Os isolados também foram analisados pelo sequenciamento do gene rRNA 16S e gene *tuf*. O sistema ID32 Staph identificou 96,5% dos 200 isolados testados e mostrou uma concordância de 93 a 100% com identificações moleculares.[65]

O RapID® Staph Plus (Remel). O RapID® Staph Plus utiliza testes fenotípicos convencionais modificados e substratos enzimáticos cromogênicos para a identificação de espécies de *Staphylococcus* de importância clínica. Prepara-se uma suspensão do microrganismo em líquido de inoculação para obter um padrão de turvação de McFarland nº 3, que é transferida na porta de inoculação da cubeta. A manipulação manual da cubeta hidrata e inocula simultaneamente os substratos nas cavidades. Após incubação de 3 a 6 horas em 35 a 37°C de temperatura, as reações dos vários substratos devem ser registradas e a leitura direta de 12 dos testes fenotípicos é feita, enquanto, para os testes de 13 a 17, deve-se adicionar o reagente dimetilaminocinamaldeído RapID® Staph Plus e, para o teste 18, reagentes de nitrato A e B. Com os resultados das reações, um código octal de seis dígitos é obtido e deve ser introduzido no banco de dados assistido por um computador Electronic RapID® Compendium (ERIC). Esse banco de dados fornece a identificação do microrganismo. O banco de dados inclui 33 espécies e subespécies de estafilococos, bem como espécies de *Kocuria*, *Kytococcus sedentarius*, *Micrococcus* e *R. mucilaginosa*. Não se dispõem de avaliações desse sistema.

Kit de identificação BBL Crystal® Gram-Positive (GP). O *kit* Crystal® GP Identification (BD Biosciences) é um painel de identificação miniaturizado, que consiste em 29 testes fluorogênicos, cromogênicos e convencionais modificados mais um controle negativo para a identificação de isolados gram-positivos pertencentes a vários gêneros, incluindo *Staphylococcus, Micrococcus, Stomatococcus, Streptococcus, Enterococcus, Aerococcus* e *Lactococcus*. O sistema é semeado com uma suspensão de microrganismos (padrão de turvação de McFarland nº 2), incubado durante 4 horas a 35°C a 37°C em atmosfera ambiental e lido com um visor especial do sistema Crystal®. O *kit* Crystal® GP foi avaliado juntamente com os sistemas Vitek® 2 e MicroScan® e comparado com identificações obtidas por meio de sequenciamento do rRNA 16S e um método molecular do laboratório, utilizando o MicroSeq® 500.[278] O *kit* Crystal® GP identificou corretamente 92,5% de 16 isolados de *S. epidermidis* e também identificou corretamente todos os isolados de *S. warneri* (6 isolados), de *S. simulans* (2 isolados), de *S. cohnii* (3 isolados), de *S. haemolyticus* (4 isolados) e um único isolado de *S. saprophyticus*. Apenas 2 de 6 isolados de *S. lugdunensis* e 1 de 25 de *S. hominis* foram corretamente identificados; alguns isolados de *S. capitis* e todos os isolados de *S. caprae* foram identificados incorretamente.

Sistema de Identificação Microbact Staphylococcal 12S (Oxoid®). O Microbact Staphylococcal 12S (Oxoid®) é um sistema de identificação de 12 testes, baseado em 6 testes de utilização de carboidratos, arginina di-hidrolase, urease e substratos enzimáticos cromogênicos. Apenas 20 das espécies mais comuns de estafilococos estão incluídas no banco de dados. As cavidades da tira são semeadas com uma suspensão do microrganismo, e a tira é, em seguida, incubada durante 18 a 24 horas a 35 a 37°C. Além disso, são também necessários os resultados de um teste da coagulase/aglutinação com látex, teste de DNase e registro da produção de pigmento. Após a adição do reagente para o desenvolvimento de cor aos testes enzimáticos, as reações são registradas no laudo, juntamente com os resultados dos três testes adicionais, e o código octal de cinco dígitos resultantes é inserido no *software* Microbact Computer Aided Identification, que então fornece a identificação da espécie. Não de dispõe de nenhuma avaliação desse sistema, e ele não está disponível no mercado dos EUA.

RapiDEC® Staph. O RapiDEC® Staph (bioMérieux) é um *kit* manual para a identificação de *S. aureus*, *S. epidermidis* e *S. saprophyticus* dentro de 2 horas. Uma suspensão do microrganismo é transferida em quatro cápsulas, que incluem um controle negativo, um substrato para coagulase fluorescente, um substrato para fosfatase alcalina (PAL; do inglês, *alcaline phosphatase*) e um substrato para β-galactosidase (BGAL), respectivamente. A "aurease" é uma enzima proteolítica que reage com a protrombina para formar estafilotrombina, que, por sua vez, cliva um peptídio fluorescente presente na cápsula, liberando um radical fluorescente. Depois de 2 horas de incubação, maior fluorescência UV na cápsula da "coagulase", em comparação com o controle, identifica *S. aureus*. As outras duas cápsulas são lidas diretamente ou após a adição de um reagente. Um teste de fosfatase alcalina positiva ou um teste de β-galactosidase positivo identificam *S. epidermidis* e *S. saprophyticus*, respectivamente. O sistema apresenta um bom desempenho para a identificação de *S. aureus*, porém os isolados de *S. epidermidis* que produzem baixos níveis de fosfatase alcalina ou que são negativos para fosfatase alcalina não são identificados pelo RapiDEC® Staph.[252] De modo semelhante, alguns isolados de *S. saprophyticus* não são identificados, visto que carecem de atividade de β-galactosidase ou são identificados incorretamente, visto que a enzima é encontrada em estafilococos sensíveis e resistentes à novobiocina (p. ex., *S. cohnii*, *S. hominis*, *S. simulans*). As cápsulas de controle e de "aurease" têm sido usadas para a identificação de *S. aureus* diretamente em hemoculturas positivas, usando uma alíquota centrifugada da hemocultura positiva. Com um protocolo ligeiramente modificado a partir do procedimento sugerido, van Griethuysen *et al.*[562] identificaram 100% de 42 isolados de *S. aureus* diretamente em garrafas de hemocultura, com uma especificidade de 96,6%. Um estudo semelhante conduzido por Chapin e Musgnug[88] constatou que o teste de "aurease" tem sensibilidade e especificidade de 96 e 99%, respectivamente, quando usado diretamente em hemoculturas com crescimento de cocos gram-positivos em agrupamentos.

Kit para confirmação de cultura PNA FISH para *Staphylococcus aureus*/ estafilococos coagulase-negativos (AdvanDx, Woburn, MA)

A tecnologia PNA FISH combina a hibridização fluorescente *in situ* (FISH; do inglês, *fluorescence in situ hybridization*) com moléculas singulares de ácido nucleico peptídico (PNA), em que os componentes de carboidratos de carga negativa que formam a estrutura do DNA e do RNA são substituídos por sondas de PNA sem carga, contendo as mesmas bases de nucleotídios do DNA, possibilitando a sua hibridização com sequências complementares de ácido nucleico. A estrutura hidrofóbica sem carga das sondas de PNA permite que elas penetrem nas paredes celulares hidrofóbicas das bactérias, possibilitando uma hibridização mais firme e mais específica com sequências-alvo de ácido nucleico.[603] As sondas de PNA hibridizam com sequências de rRNA específicas do *S. aureus* ou com sequências de rRNA de espécies selecionadas de estafilococos coagulase-negativos. Essas sondas de PNA são marcadas com identificadores que fluorescem sob a luz UV. A tecnologia PNA FISH teve a sua maior aplicação na identificação de bactérias patogênicas em hemoculturas positivas. O reagente do teste *S. aureus*/CNS PNA FISH contém sondas de PNA específicas para *S. aureus* marcadas com fluoresceína e sondas de PNA marcadas com Texas Red direcionadas para sequências em outros estafilococos coagulase-negativos. Uma gota de sangue/caldo de uma hemocultura positiva, mostrando cocos gram-positivos em agrupamentos, é misturada com fixador na cavidade de uma lâmina de microscópio com uma única cavidade fornecida no *kit*. A preparação deve ser fixada com calor e metanol. Adiciona-se uma gota do *S. aureus*/CNS PNA ao esfregaço, e recobre-se com uma lamínula. A lâmina é incubada durante 30 minutos a 55°C. Após esse período, a lâmina é colocada em solução de lavagem, a lamínula é retirada, e a lâmina é então incubada na solução de lavagem por 30 minutos a 55°C no aquecedor de lâminas do PNA FISH Workstation. Após a etapa de lavagem, seca-se a lâmina ao ar, e coloca-se uma gota de meio de montagem sobre o esfregaço, que é recoberto com lamínula. A lâmina é examinada no microscópio de fluorescência. *S. aureus* aparece como agrupamentos de cocos fluorescentes de cor verde-maçã e brilhantes, enquanto os estafilococos coagulase-negativos aparecem como múltiplos cocos fluorescentes de cor vermelho brilhante. Outras células não estafilocócicas microbianas não são fluorescentes. A execução do teste leve aproximadamente 2 horas e meia, com menos de 30 minutos de trabalho.

Mais recentemente, *Staphylococcus* QuickFISH® BC foi aprovado para uso. Esse teste identifica *S. aureus* e estafilococos coagulase-negativos a partir de hemoculturas em menos de 30 minutos pela eliminação da etapa de lavagem.[124] Essa modificação utiliza uma gota de hemocultura positiva, que é preparada em lâminas FISH, com controles positivos e negativos já presentes na lâmina. A lâmina é fixada pelo calor a 55°C por até 5 minutos. Uma gota de cada uma de duas soluções PNA – *Staphylococcus* PNA Blue e *Staphylococcus* PNA Yellow – são misturadas em uma lamínula que é colocada dentro de um modelo. A mistura dos dois reagentes na abertura oval do modelo resulta em uma cor verde uniforme. A lamínula é então aplicada à gota de hemocultura seca/fixada sobre a lâmina da amostra dentro das margens da área de visão. A lâmina é incubada por 15 a 20 minutos a 55°C na estação de trabalho. Procede-se à leitura da lâmina em um microscópio de fluorescência por meio de inspeção inicial dos controles e, em seguida, da cavidade da amostra no mesmo plano de foco. À semelhança do procedimento mais longo, o *S. aureus* aparece como agrupamentos de cocos de fluorescência verde-maçã brilhante, enquanto os estafilococos coagulase-negativos aparecem como múltiplos cocos fluorescentes de cor vermelho brilhante. Esse teste tem um tempo total de execução de menos de 30 minutos, com tempo de trabalho de menos de 5 minutos.

As avaliações publicadas de *S. aureus* PNA FISH no decorrer de vários anos mostraram sensibilidade, especificidade e valores preditivos positivo e negativo muito altos.[226,396] Foi conduzido um estudo comparativo multicêntrico cego do *S. aureus* PNA FISH em oito laboratórios diferentes, utilizando uma variedade de meios de hemocultura de três fabricantes diferentes (meio ESP, Trek Diagnostics, Inc. Westlake, OH; meio BACTEC, Becton-Dickinson; BacT/Alert, bioMérieux). A sensibilidade do teste PNA FISH para detecção do *S. aureus* variou de 98,5 a 100%, com especificidade de 98,5 a 99,2%, independentemente do meio de hemocultura utilizado.[395] Em um estudo realizado na Espanha, foram avaliadas 285 hemoculturas contendo cocos gram-positivos em agrupamentos na coloração pelo método de Gram. O ensaio *S. aureus* PNA FISH demonstrou sensibilidade de 100% e especificidade de 99,4%, com valores preditivos positivo e negativo para detecção da bacteriemia por *S. aureus* de 99,2 e 100%, respectivamente.[193] Um estudo de cinco centros avaliou 722 garrafas de hemoculturas positivas contendo cocos gram-positivos em agrupamentos. Para a detecção de *S. aureus*, a sensibilidade do teste QuickFISH® foi de 99,5%, com especificidade de 98,8%.[124] Um único isolado de *Micrococcus* exibiu fluorescência verde (i. e., *S. aureus*) inicialmente, porém não houve fluorescência quando o teste foi repetido. Esse estudo também abordou a especificidade do ensaio utilizando hemoculturas enriquecidas com cepas de referência. De 34 cepas de esfilococos coagulase-negativos, representando 31 espécies, todas produziram resultados positivos (fluorescência vermelha) com exceção de um único isolado de *S. simulans* e de *S. felis*. Vários outros microrganismos (i. e., cocos e bacilos gram-positivos e gram-negativos) produziram resultados uniformemente negativos. Uma avaliação do teste *Staphylococcus* QuickFISH® BC na Itália, realizado com 173 hemoculturas, constatou a identificação correta de 100% de 35 isolados de *S. aureus* pelo PNA FISH rápido, com uma especificidade de 100%. O teste também identificou 98,6% dos estafilococos coagulase-negativos, também com especificidade de 100%.[77]

Métodos de identificação molecular e tipagem para estafilococos

Foram descritos vários métodos moleculares utilizando o DNA como base para identificação em nível de espécie e tipagem de cepas de espécies de *Staphylococcus* para estudos epidemiológicos ou investigação de surtos. Os métodos empregados incluíram sequenciamento do gene rRNA 16S, análise de polimorfismo de comprimento de fragmentos amplificados (AFLP; do inglês, *amplified fragment length polymorphism*) de ácidos nucleicos de plasmídios, ácidos nucleicos ribossômicos e cromossômicos, procedimentos de PCR/hibridização com sondas de ácidos nucleicos, análise por PCR de elementos de inserção e regiões intergênicas do rRNA 16S a 23S, polimorfismos de comprimento de espaçador IS256 e ribotipagem.[76,131,132,222,230,486] As espécies estreitamente relacionadas do gênero *Staphylococcus* podem não ser adequadamente identificadas por métodos baseados na sequência do rRNA 16S, e esses problemas limitam a utilidade dessa abordagem para a identificação de espécies.[76] Outras sequências gênicas foram avaliadas quanto à sua capacidade de discriminar com precisão espécies individuais, incluindo o gene da proteína do choque térmico 60 (*hsp60*), o gene da proteína do choque térmico 40 (*dnaJ*), o gene para a subunidade β da RNA polimerase (*rpoB*), o gene da endonuclease termoestável (*nuc*), o gene da superóxido dismutase (*sodA*), o gene que codifica a gliceraldeído-3-fofato desidrogenase (*gap*) e o gene que codifica o fator de alongamento Tu (*tuf*).[142,181,182,222,275,302,486,498] O sequenciamento do gene *tuf*, em particular, é mais discriminatório para a identificação das espécies do que a análise da sequência do rRNA 16S para a identificação dos estafilococos.[238,429] A disponibilidade de vários bancos de dados primários e secundários (p. ex., GenBank, BIBI, EzTaxon, MicroSeq) contendo sequências de genes estafilocócicos publicadas complica a identificação, e diferentes bancos de dados podem produzir resultados ligeiramente diferentes. Hwang et al.[238] compararam sequências do rRNA 16S e *tuf* para 97 isolados clínicos de estafilococos coagulase-negativos e verificaram a obtenção de resultados ligeiramente diferentes com cada um dos bancos de dados publicados e *online*. Ghebremedhin et al.[181] constataram que a amplificação por PCR do gene *gap*, o sequenciamento direto do amplicon e a comparação com o banco de dados GenBank possibilitaram uma identificação confiável das espécies. A padronização dos bancos de dados, a adoção de referência e concordância de referência-equivalência e o uso de critérios específicos para designação de espécies irão melhorar a confiabilidade.

Um sistema molecular comercial também está disponível para a identificação e detecção simultâneas do *mecA*, denominado Templex® StaphPlex I (Genaco Biomedical Products, Inc., Huntsville AL).[533] Esse multiplex utiliza iniciadores de amplificação de PCR específicos para sequência do gene *tuf*, que são conservadas em todos os estafilococos coagulase-negativos, iniciadores para genes específicos de *S. epidermidis*, *S. haemolyticus*, *S. hominis*, *S. lugdunensis* e *S. simulans*, e iniciadores para SCC*mec* tipos I, II, III e IV. Além disso, são incluídos iniciadores para a detecção dos *aac*, *ermA* e *ermC*, *tetM* e *tetK*, para a detecção de resistência a gentamicina, eritromicina, clindamicina e tetraciclina, respectivamente. Após extração e amplificação por PCR, obtém-se a identificação por meio de detecção amplicons específicos, utilizando uma suspensão de esferas marcadas que apresentam sequências gênicas que se ligam especificamente aos amplicons. A detecção de amplicons marcados é obtida utilizando o instrumento Luminex® 100 (Luminex, Austin, TX). Em uma avaliação desse sistema com caldos de hemocultura apresentando cocos gram-positivos em agrupamentos, o sistema StaphPlex I identificou corretamente 186 de 203 isolados de *S. epidermidis*, 10 de 12 isolados de *S. haemolyticus*, 25 de 34 isolados de *S. hominis* e 1 de 1 isolado de *S. lugdunensis*. *S. capitis* (10 isolados), *S. warneri* (2 isolados), *S. pasteuri* (2 isolados) e *S. pettenkoferi* (9 isolados) foram identificados como "outros estafilococos coagulase-negativos" pelo sistema.[533] O StaphPlex I também detectou SCC*mec* tipo II (principalmente MRSA-ASS) e SCC*mec* tipo IV (principalmente MRSA-AC) com sensibilidade de 100% e especificidade de mais de 95%. O StaphPlex também contém iniciadores e sondas para detecção dos genes PVL.

Para a tipagem de cepas de estafilococos, os métodos genotípicos e moleculares suplantaram em grande parte os métodos fenotípicos mais antigos, como tipagem de fagos, perfis de plasmídios e análise de proteína. Os métodos de tipagem genotípica baseiam-se em padrões de bandas do DNA, detectados por eletroforese ou por meio de abordagens de sequenciamento do DNA. A PFGE foi inicialmente utilizada para delinear os oito tipos clonais de MRSA USA100 a USA800.[358] Os métodos de tipagem atualmente usados para S. aureus incluem tipagem da sequência *spa*, tipagem do duplo *locus spa-clfb*, tipagem de sequências de multilócus (MLST; do inglês, *multilocus sequence typing*) e tipagem de SCC*mec*.[515] O gene *spa* codifica a proteína A, que é encontrada na superfície de S. aureus, e o método de tipagem envolve o sequenciamento de 24 nucleotídios da região X variável do *spa*.[208] A tipagem do duplo *locus* de SPA-*clfb* envolve o sequenciamento do gene *spa* e do gene do fator de agregação B (*clfB*), que contém números variáveis de unidades repetidas de serina-aspartato, dependendo da aquisição ou da perda de segmentos gênicos completos ou parciais.[300] A MLST analisa a variabilidade da sequência de vários genes constitutivos com *core* variável (CV) (habitualmente 7 a 10 genes) para determinar um tipo. A tipagem SCC*mec* trata do sequenciamento do gene *mecA*. Para esses três métodos de tipagem, dispõe-se de bancos de dados *online* que contêm análises de milhares de isolados de vários países (p. ex., www.SeqNet.org, www.mlst.net, www.saureusmlst.net). A disponibilidade de recursos *online* possibilitou abordagens mais padronizadas para problemas de procedimentos de testes e nomenclatura. A padronização e os bancos de dados de referência são essenciais para uma comunicação mundial a respeito de S. aureus, e são de inestimável valor para agentes de saúde pública, laboratórios de pesquisa e comunicações científicas publicadas. Marcadores adicionais (tipagem PVL, sequenciamento dos genes PVL *lukS-PV* e *lukF-PV* e tipagem do *arcA* que codifica o elemento móvel catabólico de arginina) também podem ser úteis para delineamento dos tipos, particularmente na investigação de surtos e para epidemiologia nacional e mundial.[386] Shallcross et al.[488] procederam a uma revisão do papel da PVL na doença estafilocócica. A análise do número variável de repetições de multilócus em *tandem* (MLVA, VNTR) e a PFGE são usadas com menos frequência para S. aureus, embora vários pesquisadores tenham examinado essa abordagem. Para MLVA, o procedimento e a nomenclatura não estão padronizados.

A PFGE constitui o método mais discriminatório para a tipagem molecular de S. epidermidis e de outros estafilococos coagulase-negativos.[368] As cepas são identificadas com base em RFLP de todo o cromossomo, utilizando enzimas de restrição que produzem cortes em sequências raras de DNA que resultam em grandes fragmentos de DNA que podem ser analisados por eletroforese em gel. A análise de PFGE exige treinamento e é tecnicamente difícil. Diferentes laboratórios podem produzir resultados ligeiramente distintos, ainda que com o mesmo conjunto de cepas. Dispõe-se de padrões para interpretação, porém ligeiras variações no procedimento podem produzir resultados ligeiramente diferentes, que podem representar dificuldades na interpretação.[539] Além da PFGE, foram descritos vários outros métodos para a genotipagem de estafilococos coagulase-negativos, incluindo RFLP, DNA polimórfico amplificado aleatoriamente (RAPD), AFLP, PCR baseada em sequência repetitiva (rep-PCR) e análises de número variável de repetições de multilócus em *tandem* (VNTR; do inglês, *variable-number tandem repeats*).[76,80,131,166,254,290,383] O método de tipagem de escolha baseado no sequenciamento do DNA é a MLST. Esse método envolve o sequenciamento de um conjunto de genes constitutivos que evoluem lentamente com o decorrer do tempo. Para S. epidermidis, sete desses genes foram sequenciados e comparados com sequências publicadas em um banco de dados MLST *online*.[153,543] Como esses genes são altamente conservados, com taxas de mutação muito baixas em um intervalo de tempo, esse método pode ser utilizado para estabelecer linhagens e relações entre diferentes isolados de S. epidermidis no decorrer de vários meses a anos. Por outro lado, a PFGE é mais facilmente adaptada para a análise de surtos hospitalares a curto prazo (p. ex., investigação de um surto de S. haemolyticus em uma UTI neonatal). No momento atual, a MLST está apenas disponível para S. epidermidis, enquanto a PFGE pode ser utilizada para outros estafilococos coagulase-negativos.[225,507,600]

Espectrometria de massa com ionização/dessorção a laser assistida por matriz: tempo de voo

A espectrometria de massa com ionização/dessorção a *laser* assistida por matriz: tempo de voo (MALDI-TOF MS) está sendo atualmente introduzida como método para a identificação de bactérias em laboratórios clínicos. No momento atual, dispõe-se de dois sistemas: o MALDI Biotyper® (Bruker Daltronics, Bremen, Alemanha) e o espectrômetro de massa AXIMA/Shimadzu® (comercializado nos EUA pela empresa bioMérieux). Este último sistema utiliza o SARAMIS (Spectral ARchiving And Microbial Identification System, AnagnosTec, Am Muehlenberg 11, 14476 Potsdam/Golm, Alemanha) como banco de dados de referência. Um subconjunto do SARAMIS, designado como Superspectra, representa o sistema automatizado disponível para identificação de bactérias. Atualmente, o banco de dados Bruker contém 28 espécies de estafilococos, enquanto o banco de dados de referência SARAMIS contém 38 espécies e subespécies de estafilococos. DuPont et al.,[145] na França, avaliaram o espectrômetro de massa Bruker para a identificação de 234 isolados clínicos de estafilococos coagulase-negativos, representando 20 espécies, que foram identificadas por meio de sequenciamento do gene *sodA*. Os resultados também foram comparados com aqueles obtidos com os sistemas Vitek® 2 e Phoenix®. Quando foram eliminadas espécies não compartilhadas pelos bancos de dados, a MALDI-TOF MS identificou corretamente 97,4% dos isolados, enquanto os sistemas Vitek® 2 e Phoenix® identificaram, respectivamente, 78,6 e 79%, dos isolados. Dubois et al.[143] também examinaram a MS Bruker para a identificação de 152 cepas de estafilococos pertencentes a 22 espécies diferentes. Esses isolados foram caracterizados utilizando um conjunto de oligonucleotídios baseado no gene *sodA* para identificação de referência. Desses 152 isolados, 99,3% foram identificados corretamente em nível de espécie, enquanto uma cepa foi identificada até o nível de gênero. Uma avaliação do sistema Bruker realizada nos Países Baixos constatou que a MS identificou 94,3% de 261 cocos gram-positivos, representando dois gêneros e nove espécies, enquanto os métodos fenotípicos (tiras Vitek® 2 e API®) identificaram apenas 63,2%.[568] Uma avaliação realizada na Itália utilizou a MS Bruker para a identificação de 450 isolados da corrente sanguínea, com sequenciamento do gene *rpoB* como método de referência.[508] A MS identificou corretamente 447 (99,3%) dos isolados, com apenas três identificações incorretas. Bergeron *et al.* avaliaram o sistema AXIMA/Shimadzu® e o banco de dados SARAMIS com 186 isolados (incluindo 35 espécies e subespécies) e 47 cepas de espécies tipo de *Staphylococcus*.[48] Os isolados clínicos também foram identificados por sequenciamento do gene *tuf* como método de referência. Enquanto o sequenciamento do gene *tuf* possibilitou a identificação de todos os isolados, com exceção de um, a MALDI-TOF MS identificou corretamente apenas 138 (74,2%) dos isolados. A razão do baixo desempenho da MS nessa avaliação foi provavelmente devido à ausência de Superspectra para muitas das espécies de estafilococos de animais e do meio ambiente incluídas nessa avaliação particular. A MALDI-TOF MS é um método de identificação de bactérias confiável e relativamente barato, que é mais rápido e superior à maioria dos painéis fenotípicos, com uma acurácia próxima aos métodos moleculares. Com o exame de maior número de isolados por técnicas de MS, os bancos de dados da instrumentação MALDI-MS e as aplicações de uma variedade de bancos de dados espectrais irão revolucionar a identificação, a caracterização e a sistemática microbiana.

Identificação de Micrococcus e espécies relacionadas

Em geral, os micrococos e espécies relacionadas não são identificados em nível de espécie nos laboratórios clínicos, visto que raramente possuem importância clínica. Utilizando os testes descritos anteriormente e na Tabela 12.2, os laboratórios podem fornecer resultados de "espécies de *Micrococcus*" sem a necessidade de testes adicionais. Entretanto, com o reconhecimento desses agentes como patógenos oportunistas, pode ser necessário, em certas ocasiões, identificar esses microrganismos até o nível de espécie. Os critérios de identificação para os membros recentemente reclassificados do antigo gênero *Micrococcus* são apresentados na Tabela 12.7. Na coloração pelo método de Gram, esses microrganismos geralmente aparecem em pares, tétrades e agrupamentos. Todos os membros das espécies de micrococos são aeróbios, catalase-positivos, resistentes à furazolidona e sensíveis à bacitracina. As espécies de micrococos que foram isoladas de amostras clínicas e infecções humanas incluem espécies de *Kytococcus* (*K. schroeteri, K. sedentarius*), espécies de *Kocuria* (*K. kristinae, K. rhizophila, K. varians, K. rosea, K. marina*) e *M. luteus*. As colônias de *K. schroeteri* podem ser lisas e brilhantes ou rugosas, secas e "semelhantes a vulcão" com bordas irregulares. As colônias também podem variar quanto à pigmentação, desde uma cor amarelo-pardo escuro até branco cremoso. As colônias de *K. sedentarius* variam quanto à sua pigmentação desde branco cremoso até amarelo intenso da cor do botão-de-ouro. As colônias de *K. kristinae* são lisas ou rugosas, com pigmentação que varia de creme pálido a laranja pálido, tornando-se mais intensa com o passar do tempo. *K. rhizophila* e *K. varians* formam colônias lisas, brilhantes e de cor amarelo pálido, embora tenham sido descritas variantes rugosas de *K. varians*. As colônias de *K. marina* são lisas e de cor laranja, enquanto as de *K. rosea* são de cor creme a rosa pálido. Algumas espécies estão incluídas nos bancos de dados de sistemas comerciais de identificação automatizados e manuais usados nos laboratórios e podem ser identificadas incorretamente como espécies de *Staphylococcus* e vice-versa. Por exemplo, o sistema Vitek 2 identificou de modo incorreto 20 isolados de espécies como *Kocuria*, que foram confirmadas como espécies de estafilococos coagulase-negativos pelo sequenciamento do gene rRNA 16S.[41]

Identificação de Rothia mucilaginosa

As colônias de *R. mucilaginosa* são viscosas ou mucoides, transparentes a branco-acinzentadas e aderentes à superfície do ágar. Em esfregaços corados pelo método de Gram, aparecem como grandes cocos gram-positivos dispostos em pares ou em grupos. São fracamente catalase-positivas, embora algumas cepas sejam catalase-negativas. *R. mucilaginosa* pode ser diferenciada de espécies de *Micrococcus* e de *Staphylococcus* pela sua incapacidade de crescer em meio de ágar nutritivo contendo NaCl a 5% e pela presença de cápsula. Esses microrganismos também estão incluídos no banco de dados dos sistemas API® Staph-Ident, API® Staph e ID32 Staph. Outras características bioquímicas são apresentadas na Tabela 12.8.

Abordagem laboratorial para a identificação de estafilococos

Tendo em vista que os estafilococos estão entre os microrganismos isolados com maior frequência no laboratório clínico, devem-se tomar decisões sobre "até onde chegar" na sua identificação. Isso se aplica particularmente aos microrganismos coagulase-negativos. Muitos laboratórios adotaram procedimentos rápidos para coagulase (i. e., testes com látex), de modo que esses testes podem ser rapidamente efetuados em colônias que parecem representar estafilococos e que são coagulase-positivas. Se as colônias forem coagulase-positivas, o microrganismo é identificado como *S. aureus*. Para isolados coagulase-negativos, podem-se realizar um teste com disco de furazolidona ou bacitracina ou o teste de oxidase modificado para diferenciar os estafilococos coagulase-negativos de espécies de *Micrococcus* e espécies relacionadas. Isolados importantes de estafilococos de culturas de urina também devem ser testados quanto à sua sensibilidade à novobiocina e identificação presuntiva de *S. saprophyticus*. A identificação completa da espécie utilizando um procedimento de referência, um *kit* ou uma abordagem molecular deve ser reservada para os isolados de importância clínica, incluindo cepas que foram isoladas de múltiplos conjuntos de hemoculturas, de cateteres intravenosos infectados (em que o paciente pode apresentar o mesmo isolado em múltiplas hemoculturas) ou de outros locais normalmente estéreis a partir dos quais foi isolada repetidamente a mesma espécie de *Staphylococcus* coagulase-negativa. As decisões envolvendo uma identificação adicional desses microrganismos devem ser tomadas considerando cada caso em particular, com a participação tanto do diretor do laboratório quanto dos médicos que cuidam do paciente.

Tabela 12.7 Características fenotípicas para a identificação de *Micrococcus* e gêneros relacionados.

Espécie	PIGM	OX	Disposição celular	MOT	URE	ADH	RED de NO₃	ESC	GEL	AMI	GLU	GLIC	MNTL	MANN	LAC	XIL
A. agilis	Rosa-vermelho	+	Pares, tétrades, grupos	+	–	–	–	+	+	+	–	–	–	–	–	–
D. nishinomiyaensis	Laranja	+	Pares, tétrades, grupos	–	V+	–	V	–	–	V	V	–	–	–	–	–
K. kristanae	Creme a laranja pálido	+	Tétrades, grupos	–	V	–	–	+	+	–	+	+	–	+	–	–
K. marina	DI	–	DI	–	+	–	+	+	+	–	–	–	–	DI	–	–
K. polaris	Laranja	+	Pares, tétrades, cubos	–	–	–	+	–	–	–	+	DI	+	–	DI	+
K. palustris	Amarelo pálido	–	Pares, tétrades, cubos	–	+	–	+	–	+	–	+	–	–	–	–	–
K. rhizophila	Amarelo	–	Pares, tétrades, cubos	–	–	–	+	–	+	–	+	–	+	+	+	–
K. rosea	Laranja, rosa, vermelho	V–	Pares, tétrades, grupos	–	DI	–	+	–	–	+	+	–	–	–	–	–
K. schroeteri	Amarelo opaco	–	Pares, tétrades	–	–	+	–	–	+	+	+	–	–	–	–	–
K. sedentarius	Creme a amarelo intenso	–	Tétrades, cubos	–	–	+	V	–	+	–	+	–	–	+	–	–
K. varians	Amarelo intenso	–	Tétrades, grupos	–	+	–	+	–	+ᶠ	+	+	–	–	–	+	–
M. antarcticus	Amarelo, mucoide	+	Pares, cubos, grupos	–	–	–	+	DI	–	+	+	–	–	–	–	–
M. endophyticus	Amarelo, viscoso	+	Pares, tétrades	–	–	–	–	–	+	–	+	–	–	+	–	–
M. luteus	Amarelo, verde-amarelado	+	Pares, tétrades, cubos, grupos	–	–	–	–	–	+	+	–	–	–	–	–	–
M. lylae	Branco	+	Pares, tétrades, cubos, grupos	–	–	–	–	–	+	–	–	–	–	–	–	–
N. halobia	Nenhum	+	Pares, grupos	–	–	–	–	DI	DI	+	+	+	+	+	+	+
N. halotolerans	Laranja a amarelo intenso	–	Células isoladas	+	+	DI	–	–	+	–	–	DI	–	DI	–	–
N. lacusekhoensis	Amarelo	–	Pares, grupos	–	–	DI	–	DI	DI	–	–	DI	–	DI	–	–
N. xinjiang	Amarelo-claro	–	Bacilos irregulares difteroides	–	+	DI	–	DI	+	–	–	DI	–	DI	–	–

+ = reação positiva; – = reação negativa; V = reação variável; V+ = reação variável, com a maioria das cepas positivas; V– = reação variável, com a maioria das cepas negativas; +ᶠ = reação positiva fraca ou tardia; DI = dados indisponíveis; OX = oxidase modificada; MOT = motilidade; URE = urease; ADH = arginina di-hidrolase; RED de NO₃ = redução do nitrato a nitrito; ESC = escolina; GEL = gelatina; AMI = amido; GLU = glicose; GLIC = glicerol; MNTL = manitol; MANN = manose; LAC = lactose; XIL = xilose.

Tabela 12.8 Identificação de *Rothia mucilaginosa*.

Teste	Reação
CAT	V
Crescimento em condições anaeróbicas	+
Coagulase	−
Crescimento em ágar nutritivo com NaCl a 5%	−
GEL	+
PAL	−
ACET	+
Ácido produzido a partir de:	
GLU	+
FRU	+
SUC	+
MNTL	−
MANN	V
SBTL	−
SAL	+
TREH	V

+ = reação positiva; − = reação negativa; V = reação variável; CAT = catalase; GEL = hidrólise da gelatina; PAL = fosfatase alcalina; ACET = acetoína (VP); GLU = glicose; FRU = frutose; SUC = sacarose; MNTL = manitol; MANN = manose; SBTL = sorbitol; SAL = salicina; TREH = trealose.

REFERÊNCIAS BIBLIOGRÁFICAS

1. Aaberg TM Jr, Flunn HW Jr, Schiffman J, et al. Nosocomial acute-onset postoperative endophthalmitis survey: a 10-year review of incidence and outcomes. Ophthalmology 1998;105:1004–1010.
2. Abraham J, Bilgrami S, Dorsky D, et al. *Stomatococcus mucilaginosus* meningitis in a patient with multiple myeloma following autologous stem cell transplantation. Bone Marrow Transplant 1997;19:639–641.
3. Abrahamian FM, Snyder EW. Community-associated methicillin-resistant *Staphylococcus aureus*: incidence, clinical presentation, and treatment decisions. Curr Infect Dis Rep 2007;9:391–397.
4. Abrahamsson K, Hansson S, Jodal U, et al. *Staphylococcus saprophyticus* urinary tract infections in children. Eur J Pediatr 1993;152:69–71.
5. Akhaddar A, Elouennass M, Naama O, et al. *Staphylococcus xylosus* isolated from an otogenic brain abscess in an adolescent. Surg Infect (Larchmt) 2010;11:559–561.
6. Allaouchiche B, Meugnier H, Freney J, et al. Rapid identification of *Staphylococcus aureus* in bronchoalveolar lavage fluid using a DNA probe (AccuProbe). Intensive Care Med 1996;22:683–687.
7. Allignet J, Galdbart JO, Morvan A, et al. Tracking adhesion factors in *Staphylococcus caprae* strains responsible for human bone infections following implantation of orthopaedic material. Microbiology 1999;145:2033–2042.
8. Al Masalma M, Raoult D, Roux V. *Staphylococcus massiliensis* sp. nov., isolated from a human brain abscess. Int J Syst Evol Microbiol 2010;60:1066–1072.
9. Al Mohajer M, Darouiche RO. *Staphylococcus aureus* bacteriuria: source, clinical relevance, and management. Curr Infect Dis Rep 2012;14:601–606.
10. Al-Tamtami N, Al-Lawati J, Al-Abri S. Native valve endocarditis caused by coagulase-negative staphylococci; an appeal to start outpatient antimicrobial therapy: an unusual case report. Oman Med J 2011;4:269–270.
11. Altuntas F, Yildiz O, Eser B, et al. Catheter-related bacteremia due to *Kocuria rosea* in a patient undergoing peripheral blood stem cell transplantation. BMC Infect Dis 2004;4:62. doi: 10.1186/1471-2334-4-62.
12. Alvarez CA, Yomayusa N, Leal AL, et al. Nosocomial infections caused by community-associated methicillin-resistant *Staphylococcus aureus* in Columbia. Am J Infect Control 2010;38:315–318.
13. Alves d'Azevedo P, Comin G, Cantarelli V. Characterization of a new coagulase-negative *Staphylococcus* species (*Staphylococcus pettenkoferi*) isolated from blood cultures from a hospitalized patient in Porto Alegre, Brazil. Rev Soc Bras Med Trop 2010;43:331–332.
14. Andresen LO. Differentiation and distribution of three types of exfoliative toxin produced by *Staphylococcus hyicus* from pigs with exudative epidermitis. FEMS Immunol Med Microbiol 1998;20:301–310.
15. Andrews AH, Lamport A. Isolation of *Staphylococcus chromogenes* from an unusual case of impetigo in a goat. Vet Rec 1997;140:584.
16. Andriesse GI, Elberts S, Vrolijk A, et al. Evaluation of a fourth generation latex agglutination test for the identification of *Staphylococcus aureus*. Eur J Clin Microbiol Infect Dis 2011;30:259–264.
17. Andstrom E, Bygdeman S, Ahlen S, et al. *Stomatococcus mucilaginosus* septicemia in two bone marrow transplanted patients. Scand J Infect Dis 1995;26:209–214.
18. Announ N, Mattei JP, Jaoua S, et al. Multifocal discitis caused by *Staphylococcus warneri*. Joint Bone Spine 2004;71:240–242.
19. Applebaum PC. Reduced glycopeptide susceptibility in methicillin-resistant *Staphylococcus aureus* (MRSA). Int J Antimicrob Agents 2007;30:398–408.
20. Arbefeville SS, Zhang K, Kroeger JS, et al. Prevalence of genetic relatedness of methicillin-susceptible *Staphylococcus aureus* isolates detected by the Xpert MRSA nasal assay. J Clin Microbiol 2011;49:2996–2999.
21. Arbique J, Forward K, Haldane D, et al. Comparison of Velogene Rapid MRSA identification assay, Denka MRSA-Screen assay, and BBL Crystal MRSA ID system for rapid identification of methicillin-resistant *Staphylococcus aureus*. Diagn Microbiol Infect Dis 2001;40:5–10.
22. Arcenas RC, Spadoni S, Mohammad A, et al. Multicenter evaluation of the LightCycler MRSA advanced test, the Xpert MRSA assay, and MRSA*Select* directly plated culture with simulated workflow comparison for the detection of methicillin-resistant *Staphylococcus aureus* in nasal swabs. J Mol Diagn 2012;14:367–375.
23. Arias M, Tena D, Apellaniz M, et al. Skin and soft tissue infections caused by *Staphylococcus lugdunensis*: report of 20 cases. Scand J Infect Dis 2010;42:879–884.
24. Arnold SR, Elias D, Buckingham SC, et al. Changing patterns of acute hematogenous osteomyelitis and septic arthritis: emergence of community-ty-associated methicillin-resistant *Staphylococcus aureus*. J Pediatr Orthop 2006;26:703–708.
25. Arrecubieta C, Asai T, Bayern M, et al. The role of *Staphylococcus aureus* adhesins in the pathogenesis of ventricular assist device-related infections. J Infect Dis 2006;193:1109–1119.
26. Arslan F, Saltoglu N, Mette B, et al. Recurrent *Staphylococcus warnerii* prosthetic valve endocarditis: a case report and review. Ann Clin Microbiol Antimicrob 2011;10:14. doi: 10.1186/1476-0711-10-14.
27. Bae IG, Tonthat GT, Stryjewski ME, et al. Presence of genes encoding the Panton-Valentine leukocidin exotoxin is not the primary determinant of outcome in patients with complicated skin and skin structure infections due to methicillin-resistant *Staphylococcus aureus*: a multinational trial. J Clin Microbiol 2009;47:3952–3957.
28. Baker JS. Comparison of various methods for differentiation of staphylococci and micrococci. J Clin Microbiol 1984;19:875–879.
29. Barathi MJ, Ramakrishnan R, Maneksha V, et al. Comparative bacteriology of acute and chronic dacryocystitis. Eye 2008;22:953–960.
30. Barros EM, Ceotto H, Bastos MC, et al. *Staphylococcus haemolyticus* as an importante hospital pathogen and carrier of methicillin resistance genes. J Clin Microbiol 2012;50:166–168.
31. Bartels MD, Boye K, Rohde SM, et al. A common variant of staphylococcal cassette chromosome *mec* type IVa in isolates from Copenhagen, Denmark, is not detected by the BD GeneOhm methicillin-resistant *Staphylococcus aureus* assay. J Clin Microbiol 2009;47:1524–1527.
32. Basaglia G, Carretto E, Barbarini D, et al. Catheter-related bacteremia due to *Kocuria kristinae* in a patient with ovarian cancer. J Clin Microbiol 2002;40:311–313.
33. Basaglia G, Loras L, Bearz A, et al. *Staphylococcus cohnii* septicaemia in a patient with colon cancer. J Med Microbiol 2003;52:101–102.
34. Bassetti M, Trecarichi EM, Mesini A, et al. Risk factors and mortality of healthcare-associated and community-acquired *Staphylococcus aureus* bacteremia. Clin Microbiol Infect 2012;18:862–869.
35. Becker K, Friedrich AW, Lubritz G, et al. Prevalence of genes encoding pyrogenic toxin superantigens and exfoliative toxins among strains of *Staphylococcus aureus* isolated from blood and nasal specimens. J Clin Microbiol 2003;41:1434–1439.
36. Becker K, Rutsch F, Uekotter A, et al. *Kocuria rhizophila* adds to the emerging spectrum of micrococcal species involved in human infections. J Clin Microbiol 2008;46:3537–3539.
37. Becker K, Schumann P, Wullenweber J, et al. *Kytococcus schroeteri* sp. nov., a novel Gram-positive actinobacterium isolated from a human clinical source. Int J Syst Evol Microbiol 2002;52:1609–1614.

38. Beekmann SE, Diekema DJ, Doern GV. Determining the clinical significance of coagulase-negative staphylococci isolated from blood cultures. Infect Control Hosp Epidemiol 2005;26:559-566.
39. Bellamy R, Barkham T. *Staphylococcus lugdunensis* infection sites: predominance of abscesses in the pelvic girdle region. Clin Infect Dis 2002;35:E32-E34.
40. Bemis DA, Jones RD, Hiatt LE, et al. Comparison of tests to detect oxacillin resistance in *Staphylococcus intermedius, Staphylococcus schleiferi*, and *Staphylococcus aureus* isolates from canine hosts. J Clin Microbiol 2006;44:3374-3376.
41. Ben-Ami R, Navon-Venezia S, Schwartz D, et al. Erroneous reporting of coagulase-negative staphylococci as *Kocuria* spp. by the Vitek 2 system. J Clin Microbiol 2005;43:1448-1450.
42. Benedetti P, Pellizzer G, Furlan F, et al. *Staphylococcus caprae* meningitis following intraspinal device infection. J Med Microbiol 2008;57:904-906
43. Benfield T, Espersen F, Frimodt-Moller N, et al. Increasing incidence but decreasing in-hospital mortality of adult *Staphylococcus aureus* bacteremia between 1981 and 2000. Clin Microbiol Infect 2007;13:257-263.
44. Bennett MI, Tai YM, Symonds JM. Staphylococcal meningitis following synchromed intrathecal pump implant: a case report. Pain 1994;56:243-244.
45. Ben Saida N, Marzouk M, Ferjeni A, et al. A 3-year surveillance of nosocomial infections by methicillin-resistant *Staphylococcus haemolyticus* in newborns reveals the disinfectant as a possible reservoir. Pathol Biol 2009;57:e29-e35.
46. Benz MS, Scott IU, Flynn HW Jr, et al. Endophthalmitis isolates and antibiotic sensitivities: a 6-year review of culture-proven cases. Am J Ophthalmol 2004;137:38-42.
47. Bergen T, Kocur M. *Stomatococcus mucilaginosus* gen. nov., sp. nov., emend. rev., a member of the family *Micrococcaceae*. Int J Syst Bacteriol 1982;32:374-377.
48. Bergeron M, Dauwalder O, Gouy M, et al. Species identification of staphylococci by amplification and sequencing of the tuf gene compared to the gap gene and by matrix-assisted laser desorption/ionization time of flight mass spectrometry. Eur J Clin Microbiol Infect Dis 2011;30:343-354.
49. Berglund C, Prevost G, Laventie BJ, et al. The genes for Panton-Valentine Leukocidin (PVL) are conserved in diverse lines of methicillin-resistant and methicillin-susceptible *Staphylococcus aureus*. Microbes Infect 2008;10:878-884.
50. Bergman B, Wedren H, Holm SE. *Staphylococcus saprophyticus* in males with symptoms of chronic prostatitis. Urology 1989;34:241-245.
51. Bhanot N, Sahud AG, Bhat S, et al. Fever of unknown origin: a case of cardiac myxoma infected with *Staphylococcus lugdunensis*. South Med J 2010;103:697-700.
52. Biavasco F, Vignaroli C, Lazzarini R, et al. Glycopeptide susceptibility profiles of *Staphylococcus haemolyticus* blood stream isolates. Antimicrob Agents Chemother 2000;44:3122-3126.
53. Biendo M, Mammeri H, Pluquet E, et al. Value of Xpert MRSA/SA blood culture assay on the GeneXpert Dx system for rapid detection of *Staphylococcus aureus* and coagulase-negative staphylococci in patients with staphylococcal bacteremia. Diagn Microbiol Infect Dis 2013;75:139-143.
54. Billot-Klein D, Gutmann L, Bryant D, et al. Peptidoglycan synthesis and structure in *Staphylococcus haemolyticus* expressing increasing levels of resistance to glycopeptide antibiotics. J Bacteriol 1996;178:4696-4703.
55. Blanc DS, Basset P, Nahimana-Tessemo I, et al. High proportion of wrongly identified methicillin-resistant *Staphylococcus aureus* carriers by use of a rapid commercial PCR assay due to presence of staphylococcal cassette chromosome element lacking the *mecA* gene. J Clin Microbiol 2011;49:722-724.
56. Blanc DS, Nahimana I, Zanetti G, et al. MRSA screening by the Xpert MRSA assay: pooling samples of the nose, throat, and groin increases the sensitivity of detection without increasing the laboratory cost. Eur J Clin Microbiol Infect Dis 2013;32(4):565-568. doi: 10.1007/s10096-012-1775-7.
57. Blennow O, Westling K, Froding I, et al. Pneumonia and bacteremia due to *Kytococcus schroeteri*. J Clin Microbiol 2012;50:622-524.
58. Boakes E, Kearns AM, Ganner M, et al. Distinct bacteriophages encoding Panton-Valentine Leukocidin (PVL) among international methicillin-resistant *Staphylococcus aureus* clones harboring PVL. J Clin Microbiol 2011;49:684-692.
59. Borer A, Livshiz-Riven I, Golan A, et al. Hospital-acquired conjunctivitis in a neonatal intensive care unit: bacterial etiology and susceptibility patterns. Am J Infect Control 2010;38:650-652.
60. Bowden MG, Visai L, Longshaw CM, et al. Is the GehD lipase from *Staphylococcus epidermidis* a collagen binding adhesin? J Biol Chem 2002;277:43017-43023.
61. Boyle-Vavra S, Daum RS. Reliability of the BD GeneOhm methicillin-resistant *Staphylococcus aureus* (MRSA) assay in detecting MRSA isolates with a variety of genotypes from the United States and Taiwan. J Clin Microbiol 2010;48:4546-4551.
62. Brakstad OG, Aasbakk K, Maeland JA. Detection of *Staphylococcus aureus* by polymerase chain reaction amplification of the *nuc* gene. J Clin Microbiol 1992;30:1654-1660.
63. Brakstad OG, Maeland JA, Chesneau O. Comparison of tests designed to identify *Staphylococcus aureus* thermostable nuclease. APMIS 1995;103:219-224.
64. Bressler AM, Williams T, Culler EE, et al. Correlation of penicillin binding protein 2a detection with oxacillin resistance in *Staphylococcus aureus* and discovery of a novel penicillin binding protein 2a mutation. J Clin Microbiol 2005;43:4541-4544.
65. Brigante G, Menozzi MG, Pini B, et al. Identification of coagulase-negative staphylococci by using the BD Phoenix system in the low-inoculum mode. J Clin Microbiol 2008;46:3826-3828.
66. Bryan CS, Parisi JT, Strike DG. Vertebral osteomyelitis due to *Staphylococcus warneri* attributed to a Hickman catheter. Diagn Microbiol Infect Dis 1987;8:57-59.
67. Bryant RE, Salmon CJ. Pleural empyema. Clin Infect Dis 1996;22:747-762.
68. Burdette SD, Watkins RR, Wong KK, et al. *Staphylococcus aureus* pyomyositis compared with non-*Staphylococcus aureus* pyomyositis. J Infect 2012;64:507-512.
69. Bureau-Chalot F, Piednoir E, Bazin A, et al. Postoperative spondylodiskitis due to *Stomatococcus mucilaginosus* in an immunocompetent patient. Scand J Infect Dis 2003;35:146-147.
70. Buttery JP, Easton MN, Pearson SR, et al. Pediatric bacteremia due to *Staphylococcus warneri*: microbiological, epidemiological, and clinical features. J Clin Microbiol 1997;35:2174-2177.
71. Calvo J, Hernandez JL, Farinas MC, et al. Osteomyelitis caused by *Staphylococcus schleiferi* and evidence of misidentification by an automated bacterial identification system. J Clin Microbiol 2000;38:3887-3889.
72. Camacho M, Guis S, Mattei JP, et al. Three-year outcome in a patient with *Staphylococcus lugdunensis* discitis. Joint Bone Spine 2002;69:85-87.
73. Caputo G, Archer G, Calderwood S, et al. Native valve endocarditis due to coagulase-negative staphylococci: clinical and microbiologic features. Am J Med 1987;83:619-625.
74. Carey BE, Nicol L. The combined oxacillin resistance and coagulase (CORC) test for rapid identification and prediction of oxacillin resistance in *Staphylococcus* species directly from blood culture. J Clin Pathol 2008;61:866-868.
75. Carlini A, Mattei R, Lucarotti I, et al. *Kocuria kristinae*: an unusual cause of acute peritoneal dialysis-related infection. Perit Dial Int 2011;31:105-107.
76. Carretto E, Barbarini D, Couto I, et al. Identification of coagulase-negative staphylococci other than *Staphylococcus epidermidis* by automated ribotyping. Clin Microbiol Infect 2005;11:177-184.
77. Carretto E, Bardaro M, Russello G, et al. Comparison of the *Staphylococcus* QuickFISH BC test with the tube coagulase test performed on positive blood cultures for evaluation and application in a clinical routine setting. J Clin Microbiol 2013;51:131-135.
78. Carroll KC, Borek AP, Burger C, et al. Evaluation of the BD phoenix automated microbiology system for identification and antimicrobial susceptibility testing of staphylococci and enterococci. J Clin Microbiol 2006;44:2072-2077.
79. Carson J, Lui B, Rosmus L, et al. Interpretation of MRSA*Select* screening agar at 24 hours of incubation. J Clin Microbiol 2009;47:566-568.
80. Casey AL, Worthington T, Caddick JM, et al. RAPD for the typing of coagulase-negative staphylococci implicated in catheter-related bloodstream infection. J Infect 2006;52:282-289.
81. Castro JG, Dowdy L. Septic shock caused by *Staphylococcus lugdunensis*. Clin Infect Dis 1999;28:681-682.
82. Celard M, Vandenesch F, Darbas H, et al. Pacemaker infection caused by *Staphylococcus schleiferi*, a member of the human preaxillary flora: four case reports. Clin Infect Dis 1997;24:1014-1015.
83. Chambers L, Arokianathan C. Clearview PBP2a Exact test evaluation. Inverness Medical Innovations, Scarborough, MA, 2011.
84. Chambers ST. Diagnosis and management of staphylococcal infections of vascular grafts and stents. Intern Med J 2005;35:S72-S78.
85. Chan JF, Wong SS, Leung SS, et al. First report of chronic implant-related septic arthritis and osteomyelitis due to *Kytococcus schroeteri* and a review of human *K. schroeteri* infections. Infection 2012;40:567-573.
86. Chang FY, MacDonald BB, Peacock JE Jr, et al. A prospective multicenter study of *Staphylococcus aureus* bacteremia: incidence of endocarditis, risk factors for mortality, and clinical impact of methicillin-resistance. Medicine (Baltimore) 2003;82:322-332.
87. Changchien CH, Chen YY, Chen SW, et al. Retrospective study of necrotizing fasciitis and characterization of its associated methicillin-resistant *Staphylococcus aureus* in Taiwan. BMC Infect Dis 2011;11:297.
88. Chapin K, Musgnug M. Evaluation of three rapid methods for the direct identification of *Staphylococcus aureus* from positive blood cultures. J Clin Microbiol 2003;41:4324-4327.

89. Chapin KC, Musgnug MC. Evaluation of penicillin binding protein 2a latex agglutination assay for identification of methicillin-resistant *Staphylococcus aureus* from blood cultures. J Clin Microbiol 2004;42:1283-1284.
90. Chatterjee SS, Chen L, Joo HS, et al. Distribution and regulation of the mobile genetic element-encoded phenol-soluble modulin PSM-mec in methicillin-resistant *Staphylococcus aureus*. PLoS One 2011;6:e28781.
91. Chatzigeorgiou KS, Ikonomopoulou C, Kalogeropoulou S, et al. Two successfully treated cases of *Staphylococcus lugdunensis* endocarditis. Diagn Microbiol Infect Dis 2010;68:445-448.
92. Chatzigeorgiou KS, Siafakas N, Petinaki E, et al. Identification of staphylococci by Phoenix: validation of a new protocol and comparison with Vitek 2. Diagn Microbiol Infect Dis 2010;68:375-381.
93. Chaudhary D, Finkle SN. Peritoneal dialysis-associated peritonitis due to *Kytococcus sedentarius*. Perit Dial Int 2010;30:252-253.
94. Chavez F, Garcia-Alvarez M, Sanz F, et al. Nosocomial spread of a *Staphylococcus hominis* subsp. *novobiosepticus* strain causing sepsis in a neonatal intensive care unit. J Clin Microbiol 2005;43:4877-4879.
95. Chen WT, Wang JT, Lee WS, et al. Performance of the BD GeneOhm methicillin-resistant *Staphylococcus aureus* (MRSA) PCR assay for detecting MRSA nasal colonization in Taiwanese adults. J Microbiol Immunol Infect 2010;43:372-377.
96. Chesneau O, Morvan A, Grimont F, et al. *Staphylococcus pasteuri* sp. nov. isolated from human, animal, and food specimens. Int J Syst Bacteriol 1993;43:237-244.
97. Chesney PJ, Davis JP, Purdy WK, et al. Clinical manifestations of toxic shock syndrome. JAMA 1981;246:741-748.
98. Chiew YF, Charles M, Johnstone MC, et al. Detection of vancomycin heteroresistant *Staphylococcus haemolyticus* and vancomycin intermediate *Staphylococcus epidermidis* by means of vancomycin screening agar. Pathology 2007;39:375-377.
99. Chiquet C, Pechinot A, Creuzot-Garcher C, et al. Acute postoperative endophthalmitis caused by *Staphylococcus lugdunensis*. J Clin Microbiol 2007;45:1673-1678.
100. Choi AH, Woo JH, Jeong JY, et al. Clinical significance of *Staphylococcus saprophyticus* identified on blood culture in a tertiary care hospital. Diagn Microbiol Infect Dis 2006;56:337-339.
101. Choi SH, Chung JW, Lee EJ, et al. Incidence, characteristics and outcomes of *Staphylococcus lugdunensis* bacteremia. J Clin Microbiol 2010;48:3346-3349.
102. Chu VH, Cabell CH, Abrutyn E, et al. Native valve endocarditis due to coagulase-negative staphylococcu: report of 99 episodes from the International Collaboration on Endocarditis Merged Database. Clin Infect Dis 2004;39:1527-1530.
103. Chu VH, Miro JM, Hoen B, et al. Coagulase-negative staphylococcal prosthetic valve endocarditis – a contemporary update based on the International Collaboration on Endocarditis: a prospective cohort study. Heart 2009;95:570-576.
104. Chu VH, Woods CW, Miro JM, et al. Emergence of coagulase-negative staphylococci as a cause of native valve endocarditis. Clin Infect Dis 2008;46:232-242.
105. Chung KP, Chang HT, Liao CH, et al. *Staphylococcus lugdunensis* endocarditis with isolated tricuspid valve involvement. J Clin Microbiol Immunol Infect 2011. doi: 10.1016/j.jmii.2011.09.011.
106. Clarke SR, Foster SJ. Surface adhesins of *Staphylococcus aureus*. Adv Microbiol Physiol 2006;5:187-224.
107. Clinical Laboratory Standards Institute. Performance Standard for Antimicrobial Susceptibility Testing; 23rd Informational Supplement. CLSI Document M100-S23. Clinical and Laboratory Standards Institute, Wayne, PA, 2013.
108. Cocchiaro JL, Gomez MI, Risley A, et al. Molecular characterization of the capsule locus from non-typeable *Staphylococcus aureus*. Mol Microbiol 2006;59:948-960.
109. Collins MD, Hutson RA, Baverud V, et al. Characterization of a *Rothia*-like organism from a mouse: description of *Rothia nasimurium* sp. nov. and reclassification of *Stomatococcus mucilaginosus* as *Rothia mucilaginosa* comb. nov. Int J Syst Evol Microbiol 2000;50:1247-1251.
110. Cone LA, Sontz EM, Wilson JW, et al. *Staphylococcus capitis* endocarditis due to a transvenous endocardial pacemaker infection: case report and review of *Staphylococcus capitis* endocarditis. Int J Infect Dis 2005;9:335-339.
111. Cosgrove SE, Fowler VG Jr. Management of methicillin-resistant *Staphylococcus aureus* bacteremia. Clin Infect Dis 2008;46:S386-S393.
112. Coudron PE, Markowitz SM, Mohanty LB, et al. Isolation of *Stomatococcus mucilaginosus* from drug user with endocarditis. J Clin Microbiol 1987;25:1359-1363.
113. Coural SA, West BC. Endocarditis caused by *Staphylococcus xylosus* associated with intravenous drug abuse. J Infect Dis 1984;149:826-827.
114. Couto I, Sanches IS, Sa-Leao R, et al. Molecular characterization of *Staphylococcus sciuri* strains isolated from humans. J Clin Microbiol 2000;38:1136-1143.
115. Crowley E, Bird P, Fisher K, et al. Evaluation of the Vitek 2 Gram Positive (GP) microbial identification test card: a collaborative study. JOAC Int 2012;95:1425-1432.
116. Cunha BA, Esrick MD, LaRusso M. *Staphylococcus hominis* native mitral valve bacterial endocarditis (SBE) in a patient with hypertrophic obstructive cardiomyopathy. Heart Lung 2007;36:380-382.
117. Dalpke AH, Hofko M, Zimmermann S. Comparison of the BD Max methicillin-resistant *Staphylococcus aureus* (MRSA) and the BD GeneOhm MRSA achromopeptidase assay with direct- and enriched-culture techniques using clinical specimens for detection of MRSA. J Clin Microiol 2012;50:3365-3367.
118. Darouche RO, Raad II, Heard SO, et al. A comparison of two antimicrobial-impregnated central venous catheters. N Engl J Med 1999;320:1-8.
119. Das MK, Pathengay A, Shah CY, et al. Vancomycin-resistant coagulase-negative staphylococcus endophthalmitis following cataract surgery. J Cataract Refract Surg 2011;37:1908-1909.
120. Datta R, Huang SS. Risk of infection and death due to methicillin-resistant *Staphylococcus aureus* in long-term carriers. Clin Infect Dis 2008;47:176-181.
121. David MZ, Daum RS. Community-associated methicillin-resistant *Staphylococcus aureus*: epidemiology and clinical consequences of an emerging epidemic. Clin Microbiol Rev 2010;23:616-687.
122. Davis KA, Stewart JJ, Crouch HK, et al. Methicillin-resistant *Staphylococcus aureus* (MRSA) nares colonization at hospital admission and its effect on subsequent MRSA infection. Clin Infect Dis 2004;39:776-782.
123. D'Azevedo PA, Trancesi R, Sales T, et al. Outbreak of *Staphylococcus hominis* subsp. *novobiosepticus* bloodstream infections in Sao Paulo City, Brazil. J Antimicrob Chemother 2008;62:1222-1226.
124. Deck MK, Anderson ES, Buckner RJ, et al. Multicenter evaluation of the *Staphylococcus* QuickFISH method for simultaneous identification of *Staphylococcus aureus* and coagulase-negative staphylococci directly from blood cultures in less than 30 minutes. J Clin Microbiol 2012;50:1994-1998
125. Delmas J, Chacornac JP, Robin F, et al. Evaluation of the Vitek 2 system with a variety of *Staphylococcus* species. J Clin Microbiol 2008;46:311-313.
126. Del Pozo H, Patel R. Clinical practice: infection associated with prosthetic joints. N Engl J Med 2009;361:787-794.
127. Demarie D, De Vivo E, Cecchi E, et al. Acute endocarditis of the patch caused by *Staphylococcus capitis* in treated tetrology of Fallot. An unusual location by an unusual bacterium. Heart Lung Circ 2012;21:189-192.
128. Demitrovicova A, Hricak V, Karvay M, et al. Endocarditis due to coagulase-negative staphylococci: data from a 22-year national survey. Scand J Infect Dis 2007;39:655-656.
129. Denys GA, Renzi PB, Koch KM, et al. Three way comparison of BBL CHROMagar MRSA II, MRSASelect, and spectra MRSA detection of methicillin-resistant *Staphylococcus aureus* isolates in nasal surveillance cultures. J Clin Microbiol 2013;51:202-205.
130. Depaulis AN, Predari SC, Chazarreta CD, et al. Five-test simple scheme for species-level identification of clinically significant coagulase-negative staphylococci. J Clin Microbiol 2003;41:1219-1224.
131. Deplano A, Schuermans A, VanEldere J, et al. Multicenter evaluation of epidemiological typing of methicillin-resistant *Staphylococcus aureus* strains by repetitive-element PCR analysis. The European Study Group on Epidemiological Markers of the ESCMID. J Clin Microbiol 2000;38:3527-3533.
132. Deplano A, Vaneechoutte M, Verschraegen G, et al. Typing of *Staphylococcus aureus* and *Staphylococcus epidermidis* strains by PCR analysis of inter-*IS256* spacer length polymorphisms. J Clin Microbiol 1997;35:2580-2587.
133. Desideri-Vaillant C, Nedelec Y, Guichon JM, et al. *Staphylococcus simulans* osteitis in a diabetic patient. Diabetes Metabolism 2011;37:560-562.
134. Devriese LA, Hajek V, Oeding P, et al. *Staphylococcus hyicus* (Sompolinsky 1953) comb. nov. and *Staphylococcus hyicus* subsp. *chromogenes* subsp. nov. Int J Syst Bacteriol 1978;28:482-490.
135. Devriese LA, Poutrel B, Kilpper-Balz R, et al. *Staphylococcus gallinarum* and *Staphylococcus caprae*, two new species from animals. Int J Syst Bacteriol 1983;33:480-486.
136. Devriese LA, Vancanneyt M, Baele M, et al. *Staphylococcus pseudintermedius* sp. nov., a coagulase-positive species from animals. Int J Syst Evol Microbiol 2005;55:1569-1573.
137. Dhanoa A, Singh VA, Mansor A, et al. Acute haematogenous community-acquired methicillin-resistant *Staphylococcus aureus* osteomyelitis: case report and review of literature. BMC Infect Dis 2012;12:270.
138. Diab M, El-Damarawy M, Shemis M. Rapid identification of methicillin-resistant staphylococci bacteremia among intensive care unit patients. Medscape J Med 2008;10:126-142.

139. Diederen BM. Comparison of the Cepheid Xpert MRSA assay with culture in a low prevalence setting in The Netherlands. J Infect 2010;61:509–510.
140. D'mello D, Daley AJ, Rahman MS, et al. Vancomycin heteroresistance in bloodstream isolates of *Staphylococcus capitis*. J Clin Microbiol 2008;46:3124–3126.
141. Dotis J, Printza N, Papachristou F. Peritonitis attributable to *Kocuria rosea* in a pediatric peritoneal dialysis patient. Perit Dial Int 2012;32:577–578.
142. Drancourt M, Raoult D. *rpo*B gene sequence-based identification of *Staphylococcus* species. J Clin Microbiol 2002;40:1333–1338.
143. Dubois D, Leyssene D, Chacornac JP, et al. Identification of a variety of *Staphylococcus* species by matrix-assisted laser desorption/ionization time of flight mass spectrometry. J Clin Microbiol 2010;48:941–945.
144. Dubouix-Bourandy A, de Ladoucette A, Pietri V, et al. Direct detection of *Staphylococcus* osteoarticular infections by use of Xpert MRSA/SA SSTI real-time PCR. J Clin Microbiol 2011;49:4225–4230.
145. DuPont C, Sivadon-Tardy V, Bille E, et al. Identification of clinical coagulase negative staphylococci, isolated in microbiology laboratories, by matrix-assisted laser desorption/ionization-time of flight mass spectrometry and two automated systems. Clin Microbiol Infect 2010;16:998–1004.
146. Eggimann P, Sax H, Pittet D. Catheter-related infections. Microbes Infect 2004;6:1033–1042.
147. El Halali N, Carbonne A, Naas T, et al. Nosocomial outbreak of staphylococcal scalded skin syndrome in neonates: epidemiological investigation and control. J Hosp Infect 2005;61:130–138.
148. Elliott SP, Yogev R, Schulman ST. *Staphylococcus lugdunensis*: an emerging cause of ventriculoperitoneal shunt infections. Pediatr Neurosurg 2001;35:128–130.
149. Ellis MW, Griffith ME, Jorgensen JH, et al. Presence and molecular epidemiology of virulence factors in methicillin-resistant *Staphylococcus aureus* strains colonizing and infecting soldiers. J Clin Microbiol 2009;47:940–945.
150. Elsahn AF, Yildiz EH, Jungkind DL, et al. In vitro susceptibility patterns of methicillin-resistant *Staphylococcus aureus* and coagulase-negative *Staphylococcus* corneal isolates to antibiotics. Cornea 2010;29:1131–135.
151. Elsner HA, Dahmen GP, Laufs R, et al. Intra-articular empyema due to *Staphylococcus caprae* following arthroscopic cruciate ligament repair. J Infect 1998;37:66–67.
152. Ene E, Serratrice J, Amri AB. Prolonged inflammatory syndrome revealing asymptomatic *Staphylococcus cohnii* infection of spinal fixation material. Joint Bone Spine 2008;75:98–99.
153. Enright MC, Day NP, Davies CE, et al. Multilocus sequence typing for characterization of methicillin-resistant and methicillin-susceptible clones of *Staphylococcus aureus*. J Clin Microbiol 2000;38:1008–1015.
154. Ertem GT, Sari T, Ataman Hatipoglu C, et al. Peritonitis due to teicoplanin-resistant *Staphylococcus haemolyticus*. Perit Dial Int 2010;30:117–118.
155. Fahim M, Hawley CM, McDonald SP, et al. Coagulase-negative staphylococcal peritonitis in Australian peritoneal dialysis patients: predictors, treatment and outcomes in 936 cases. Nephrol Dial Transplant 2010;25:3386–3392.
156. Falcone M, Campanile F, Giannella M, et al. *Staphylococcus haemolyticus* endocarditis: clinical and microbiologic analysis of 4 cases. Diagn Microbiol Infect Dis 2007;57:325–331.
157. Faller A, Schleifer KH. Modified oxidase and benzidine tests for separation of staphylococci and micrococci. J Clin Microbiol 1981;13:1031–1035.
158. Fanourgiakis P, Georgala A, Vekemans M, et al. Bacteremia due to *Stomatococcus mucilaginosus* in neutropenic patients in the setting of a cancer institute. Clin Microbiol Infect 2003;9:1068–1072.
159. Fattom AI, Horwith G, Fuller S, et al. Development of StaphVAX, a polysaccharide conjugate vaccine against *Staphylococcus aureus* infection: from the lab bench to phase III clinical trials. Vaccine 2004;22:880–887.
160. Fernandes AP, Perl TM, Herwaldt LA. *Staphylococcus cohnii*: a case report on an unusual pathogen. Clin Perform Qual Health Care 1996;4:107–109.
161. Fernandez-Guerrero ML, Gonzalez-Lopez JJ, Goyenechea A, et al. Endocarditis caused by *Staphylococcus aureus*: a reappraisal of the epidemiologic, clinical, and pathologic manifestations with analysis of factors determining outcome. Medicine 2009;88:1–22.
162. Foster G, Ross HM, Hutson RA, et al. *Staphylococcus lutrae* sp. nov., a new coagulase-positive species isolated from otters. Int J Syst Bacteriol 1997;47:724–726.
163. Fournier JM, Boutonnier A, Bouvet A. *Staphylococcus aureus* strains which are not identified by rapid agglutination procedures are of capsular serotype 5. J Clin Microbiol 1989;27:1372–1374.
164. Fournier JM, Bouvet A, Boutonnier A, et al. Predominance of capsular type 5 among oxacillin-resistant *Staphylococcus aureus*. J Clin Microbiol 1987;25:1932–1933.
165. Fowler JE. *Staphylococcus saprophyticus* as a cause of infected urinary calculus. Ann Intern Med 1985;102:342–343.
166. Francois P, Hochmann A, Huyghe A, et al. Rapid and high-throughput genotyping of *Staphylococcus epidermidis* isolates by automated multilocus variable number of tandem repeats: a tool for real-time epidemiology. J Microbiol Methods 2008;72:296–305.
167. Frank KL, Luis del Pozo J, Patel R. From clinical microbiology to infection pathogenesis: how daring to be different works for *Staphylococcus lugdunensis*. Clin Microbiol Rev 2008;21:111–133.
168. Fraser JD, Proft T. The bacterial superantigen and superantigen-like proteins. Immunol Rev 2008;225:226–243.
169. Freeman J, Goldmann DA, Smith NE, et al. Association of intravenous lipid emulsion and coagulase-negative staphylococcal bacteremia in neonatal intensive care units. N Engl J Med 1990;323:301–308.
170. Freney J, Brun Y, Bes M, et al. *Staphylococcus lugdunensis* sp. nov. and *Staphylococcus schleiferi* sp. nov., two species from human clinical specimens. Int J Syst Bacteriol 1988;38:168–172.
171. Freney J, Kloos WE, Hajek V, et al. Recommended minimal standards for description of new staphylococcal species. Int J Syst Bacteriol 1999;49:489–501.
172. Frey AB, Wilson DA, LaSalvia MM, et al. The detection and differentiation of methicillin-resistant and methicillin-susceptible *Staphylococcus aureus* by using the BD GeneOhm Staph SR assay. Am J Clin Pathol 2011;136:686–689.
173. Funke G, Funke-Kissling P. Performance of the new Vitek 2 GP card for identification of medically relevant Gram-positive cocci in a routine clinical laboratory. J Clin Microbiol 2005;43:84–88.
174. Garza-Gonzalez E, Morfin-Otero R, Llaca-Diaz JM, et al. Staphylococcal cassette chromosome *mec* (SCC*mec*) in methicillin-resistant coagulase-negative staphylococci. A review and experience in a tertiary care setting. Epidemiol Infect 2010;138:645–654.
175. Garza-Gonzalez E, Morfin-Otero R, Macedo P, et al. Evaluation of Sensititre plates for identification of clinically relevant coagulase-negative staphylococci. J Clin Microbiol 2010;48:963–965.
176. Gaur AH, Flynn PM, Giannini MA, et al. Difference in time to detection: a simple method to differentiate catheter-related from non-catheter-related bloodstream infection in immunocompromised pediatric patients. Clin Infect Dis 2003;37:469–475.
177. George CG, Kloos WE. Comparison of the *Sma*I-digested chromosomes of *Staphylococcus epidermidis* and the closely related species *Staphylococcus capitis* and *Staphylococcus caprae*. Int J Syst Bacteriol 1994;44:404–409.
178. Gerber JS, Coffin SE, Smathers SA, et al. Trends in the incidence of methicillin-resistant *Staphylococcus aureus* infection in children's hospitals in the United States. Clin Infect Dis 2009;49:65–71.
179. Geria AN, Schwartz RA. Impetigo update: new challenges in the era of methicillin resistance. Cutis 2010;85:65–70.
180. Gerstadt K, Daly JS, Mitchell M, et al. Methicillin-resistant *Staphylococcus intermedius* pneumonia following coronary artery bypass grafting. Clin Infect Dis 1999;29:218–219.
181. Ghebremedhin B, Layer F, Konig W, et al. Genetic classification and distinguishing of *Staphylococcus* species based on different partial *gap*, 16S rRNA, *hsp*60, *rpo*B, *sod*A, and *tuf* gene sequences. J Clin Microbiol 2008;46:1019–1025.
182. Giammarinaro P, Leroy S, Chacornac JP, et al. Development of a new oligonucleotide array to identify staphylococcal strains at species level. J Clin Microbiol 2005;43:3673–3680.
183. Gianella S, Ulrich S, Huttner B, et al. Conservative management of a brain abscess in a patient with *Staphylococcus lugdunensis* endocarditis. Eur J Clin Microbiol Infect Dis 2006;25:476–478.
184. Gilbert M, MacDonald J, Gregson D, et al. Outbreak Alberta of community-acquired (USA 300) methicillin-resistant *Staphylococcus aureus* in people with a history of drug use, homelessness or incarceration. Can Med J 2006;175:149–154.
185. Gillett Y, Vanhems P, Lina G, et al. Factors predicting mortality in necrotic community-acquired pneumonia caused by *Staphylococcus aureus* containing Panton-Valentine leukocidin. Clin Infect Dis 2007;45:315–321.
186. Giordano N, Corallo C, Miracco C, et al. Erythema nodosum associated with *Staphylococcus xylosus* septicemia. J Microbiol Immunol Infect 2012;xx:1–4.
187. Girard C, Higgins R. *Staphylococcus intermedius* cellulitis and toxic shock in a dog. Can Vet J 1999;40:501–502.
188. Glimaker M, Granert C, Krook A. Septicemia caused by *Staphylococcus saprophyticus*. Scand J Infect Dis 1988;20:347–348.
189. Godreuil S, Jean-Pierre H, Morel J, et al. Unusual case of sponylodiscitis due to *Staphylococcus saccharolyticus*. Joint Bone Spine 2005;72:91–93.
190. Goldman M, Chaudhary UB, Greist A, et al. Central nervous system infections due to *Stomatococcus mucilaginosus* in immunocompromised hosts. Clin Infect Dis 1998;27:1241–1246.
191. Gomez MI, O'Seaghdha M, Magargee M, et al. *Staphylococcus aureus* protein A activates TNFR1 signaling through conserved IgG binding domains. J Biol Chem 2006;281:20190–20196.

192. Gonzalez C, Rubio M, Romero-Vivas J, et al. Bacteremic pneumonia due to *Staphylococcus aureus*: a comparison of disease caused by methicillin-resistant and methicillin-susceptible organisms. Clin Infect Dis 1999;29:1171–1177.
193. Gonzalez V, Padilla E, Gimenez M, et al. Rapid diagnosis of *Staphylococcus aureus* bacteremia using S. aureus PNA FISH. Eur J Clin Microbiol Infect Dis 2004;23:396–398.
194. Goodyear CS, Silverman GJ. B cell superantigens: a microbe's answer to innate-like B cells and natural antibodies. Springer Sem Immun 2005;26:463–484.
195. Gould IM, David MZ, Esposito S, et al. New insights into methicillin-resistant *Staphylococcus aureus* (MRSA): pathogenesis, treatment and resistance. Int J Antimicrob Agents 2012;39:96–104.
196. Gras-LeGuen C, Fournier S, Andre-Richet B, et al. Almond oil implicated in a *Staphylcoccus capitis* outbreak in a neonatal intensive care unit. J Perinatol 2007;27:713–717.
197. Green M, Apel A, Stapleton F. Risk factors and causative organisms in microbial keratitis. Cornea 2008;27:22–27.
198. Grobner S, Dion M, Plante M, et al. Evaluation of the BD GeneOhm Staph S/R assay for detection of methicillin-resistant and methicillin-susceptible *Staphylococcus aureus* isolates from spiked positive blood culture bottles. J Clin Microbiol 2009;47:1689–1694.
199. Guillet V, Roblin P, Werner S, et al. Crystal structure of leukotoxin S component: new insight into the staphylococcal β-barrel pore-forming toxins. J Biol Chem 2004;279:41028–41037.
200. Gunn BA, Davis CE Jr. *Staphylococcus haemolyticus* urinary tract infection in a male patient. J Clin Microbiol 1988;26:1055–1057.
201. Haas W, Pillar CM, Torres M, et al. Monitoring antibiotic resistance in ocular microorganisms: results from the Antibiotic Resistance Monitoring in Ocular MicRorganisms (ARMOR) 2009 surveillance study. Am J Ophthalmol 2011;152:567–594.
202. Hageman JC, Patel JB, Carey RC, et al. Investigation and control of vancomycin-intermediate and resistant *Staphylococcus aureus*: a guide for health departments and infection control personnel. Atlanta, GA: Centers for Disease Control and Prevention, 2006.
203. Haile DT, Hughes J, Vetter E, et al. Frequency of isolation of *Staphylococcus lugdunensis* in consecutive urine cultures and relationship to urinary tract infection. J Clin Microbiol 2002;40:654–656.
204. Hajek V. *Staphylococcus intermedius*, a new species isolated from animals. Int J Syst Bacteriol 1976;26:401–408.
205. Hajek V, Devreise LA, Mordarski M, et al. Elevation of *Staphylococcus hyicus* subsp. *chromogenes* (Devreise et al, 1978) to species status: *Staphylococcus chromogenes* (Devreise et al, 1978) comb. nov. Syst Appl Microbiol 1986;8:169–173.
206. Hajek V, Ludwig W, Schleifer KH, et al. *Staphylococcus muscae*, a new species isolated from flies. Int J Syst Bacteriol 1992;42:97–101.
207. Hajek V, Meugnier H, Bes M, et al. *Staphylococcus saprophyticus* subsp. *bovis* subsp. nov., isolated from bovine nostrils. Int J Syst Bacteriol 1996;46:792–796.
208. Hallin M, Friedrich AW, Struelens MJ. spa typing for epidemiological surveillance of *Staphylococcus aureus*. Methods Mol Biol 2009;551:189–202.
209. Hanna R, Raad II. Diagnosis of catheter-related bloodstream infections. Curr Infect Dis Rep 2005;7:413–419.
210. Hardy K, Price C, Szczepura A, et al. Reduction in the rate of methicillin-resistant *Staphylococcus aureus* acquisition in surgical wards by rapid screening for colonization: a prospective crossover study. Clin Microbiol Infect 2010;17:146–154.
211. Harrington AT, Mahlen SD, Clarridge JE III. Significantly larger numbers of methicillin-resistant *Staphylococcus aureus* bacteria are recovered from polymicrobial respiratory and wound sites by use of chromogenic primary media than by use of conventional culture. J Clin Microbiol 2010;48:1350–1353.
212. Hart ME, Hart MJ, Roop AJ. Genotypic and phenotypic assessment of hyaluronidase among type strains of a select group of staphylococcal species. Int J Microbiol 2009. doi: 10.1155/2009/614371.
213. Hartford O, O'Brien I, Schofield K, et al. The Fbe (SdrG) protein of *Staphylococcus epidermidis* HB promotes bacterial adherence to fibrinogen. Microbiology 2001;147:2545–2552.
214. Hasan MR, Brunstein JD, Al-Rawahi G, et al. Optimal use of MRSASelect and PCR to maximize sensitivity and specificity of MRSA detection. Curr Microbiol 2013;66:61–63.
215. Hassan H, Shorman M. Evaluation of the BD GeneOhn MRSA and VanR assays as a rapid screening tool for detection of methicillin-resistant *Staphylococcus aureus* and vancomycin-resistant enterococci in a tertiary hospital in Saudi Arabia. Int J Microbiol 2011. doi: 10.1155/2011/861514.
216. Hauschild T, Stepanovic S, Zakrzewska-Czerwinska J. *Staphylococcus stepanovicii* sp. nov., a novel novobiocin-resistant oxidase-positive staphylococcal species isolated from wild small mammals. Syst Appl Microbiol 2010;33:183–187.
217. Havill NL, Boyce JM. Evaluation of a new selective medium, BD BBL CHROMagar and MRSA II, for detection of methicillin-resistant *Staphylococcus aureus* in stool specimens. J Clin Microbiol 2010;48:2228–2230.
218. Hedin G, Wilderstrom M. Endocarditis due to *Staphylococcus sciuri*. Eur J Clin Microbiol Infect Dis 1998;17:673–675.
219. Hedman P, Ringertz O. Urinary tract infections caused by *Staphylococcus saprophyticus*. A matched case-control study. J Infect 1991;23:145–153.
220. Hedman P, Ringertz O, Lindstrom M, et al. The origin of *Staphylococcus saprophyticus* from cattle and pigs. Scand J Infect Dis 1993;25:57–60.
221. Hedman P, Ringertz O, Olsson K, et al. Plasmid-identified *Staphylococcus saprophyticus* isolated from the rectum of patients with urinary tract infections. Scand J Infect Dis 1991;23:569–572.
222. Heikens E, Fleer A, Paauw A, et al. Comparison of genotypic and phenotypic methods for species-level identification of clinical isolate of coagulase negative staphylococci. J Clin Microbiol 2005;43:2286–2290.
223. Heilmann C, Thuman G, Chhatwal GS, et al. Identification and characterization of a novel autolysin (Aae) with adhesive properties from *Staphylococcus epidermidis*. Microbiology 2003;149:2769–2778.
224. Hell W, Kern T, Klouche M. *Staphylococcus saprophyticus* as an unusual cause of nosocomial pneumonia. Clin Infect Dis 1999;29:685–686.
225. Hellbacher C, Tornquist E, Soderquist B. *Staphylococcus lugdunensis*: clinical spectrum, antibiotic susceptibility, and phenotypic and genotypic patterns of 39 isolates. Clin Microbiol Infect 2006;12:43–49.
226. Hensley DM, Tapia R, Encina Y. An evaluation of the AdvanDx *Staphylococcus aureus*/CNS PNA FISH assay. Clin Lab Sci 2009;22:30–33.
227. Hernandez JL, Calvo J, Sota R, et al. Clinical and microbiological characteristics of 28 patients with *Staphylococcus schleiferi* infection. Eur J Clin Microbiol Infect Dis 2001;20:153–158.
228. Herwaldt L, Boyken L, Pfaller M. In vitro selection of resistance to vancomycin in bloodstream isolates of *Staphylococcus haemolyticus* and *Staphylococcus epidermidis*. Eur J Clin Microbiol Infect Dis 1991;10:1007–1012.
229. Hiramatsu K, Aritaka N, Hanaki H, et al. Dissemination in Japanese hospitals of strains of *Staphylococcus aureus* heterogeneously resistant to vancomycin. Lancet 1997;350:1670–1673.
230. Hirotaki S, Sasaki T, Kuwahara-Arai K, et al. Rapid and accurate identification of human-associated staphylococci by use of multiplex PCR. J Clin Microbiol 2011;49:3627–3631.
231. Hodiamont CJ, Huisman C, Spanjaard L, et al. *Kytococcus schroeteri* pneumonia in two patients with a hematological malignancy. Infection 2010;38:138–140.
232. Hodzic E, Snyder S. A case of peritonitis due to *Rothia mucilaginosa*. Perit Dial Int 2010;30:379–380.
233. Hoffman DJ, Brown GD, Lombardo FA. Early-onset sepsis with *Staphylococcus auricularis* in an extremely low-birth weight infant – an uncommon pathogen. J Perinatol 2007;27:519–520.
234. Hombach M, Pfyffer GB, Roos M, et al. Detection of methicillin-resistant *Staophylococcus aureus* (MRSA) in specimens from various body sites: performance characteristics of the BD Gene-Ohm MRSA assay, the Xpert MRSA assay, and broth-enriched culture in an area with a low prevalence of MRSA infection. J Clin Microbiol 2010;48:3882–3887.
235. Hood CT, Lee BJ, Jeng BH. Incidence, occurrence rate, and characteristics of suture-related corneal infections after penetrating keratoplasty. Cornea 2011;30:624–628.
236. Howden BP, Davies JK, Johnson PD, et al. Reduced vancomycin susceptibility in *Staphylococcus aureus*, including vancomycin-intermediate and heterogeneous vancomycin-intermediate strains: resistance mechanisms, laboratory detection, and clinical implications. Clin Microbiol Rev 2010;23:99–139.
237. Huseby M, Shi K, Digre J, et al. Structure and biological activities of β-toxin from *Staphylococcus aureus*. J Bacteriol 2007;189:8719–8726.
238. Hwang SM, Kim MS, Park KU, et al. tuf gene sequence analysis has greater discriminatory power than 16S rRNA sequence analysis in identification of clinical isolates of coagulase-negative staphylococci. J Clin Microbiol 2011;49:4142–4149.
239. Ibrahem S, Salmenlinna S, Virolainen A, et al. Carriage of methicillin-resistant staphylococci and their SCC*mec* types in a long-term-care facility. J Clin Microbiol 2009;47:32–37.
240. Ieven M, Verhoeven J, Pattyn SR, et al. Rapid and economical method for species identification of clinically significant coagulase-negative staphylococci. J Clin Microbiol 1995;33:1060–1063.
241. Igimi S, Atobe H, Tohya Y, et al. Characterization of the most frequently encountered *Staphylococcus* sp. in cats. Vet Microbiol 1994;39:255–260.
242. Igimi S, Kawamura S, Takahashi E, et al. *Staphylococcus felis*, a new species from clinical specimens from cats. Int J Syst Bacteriol 1989;39:373–377.
243. Igimi S, Takahashi E, Mitsuoka T. *Staphylococcus schleiferi* subsp. *coagulans* subsp. nov., isolated from the external auditory meatus of dogs with external ear otitis. Int J Syst Bacteriol 1990;40:409–411.

244. Incani RN, Hernandez M, Cortez J, et al. *Staphylococcus warneri* meningitis in a patient with *Strongyloides stercoralis* hyperinfection and lymphoma: first report of a case. Rev Inst Med Trop Sao Paulo 2010;52:169–170.
245. Iorio NL, Ferreira RB, Schuenck RP, et al. Simplified and reliable scheme for species-level identification of *Staphylococcus* clinical isolates. J Clin Microbiol 2007;45:2564–2569.
246. Ira J, Johnston LJ. Sphingomyelinase generation of ceremide promotes clustering of nanoscale domains in supported bilayer membranes. Biochim Biophys Acta 2008;1778:185–197.
247. Iyer MN, Wirostko WJ, Kim SH, et al. *Staphylococcus hominis* endophthalmitis associated with a capsular hypopyon. Am J Ophthalmol 2005;139:930–932.
248. Izumikawa K, Yamamoto Y, Yanagihara K, et al. Active surveillance of methicillin-resistant *Staphylococcus aureus* with the BD GeneOhm MRSA assay in a respiratory ward in Nagasaki, Japan. Jpn J Infect Dis 2012;65:33–36.
249. Jacob JT, DiazGranados CA. High vancomycin minimum inhibitory concentration and clinical outcomes in adults with methicillin-resistant *Staphylococcus aureus* infections: a meta-analysis. Int J Infect Dis 2013;17:e93–e100.
250. Jacquier H, Allard A, Richette P, et al. Postoperative spondylodiscitis due to *Kytococcus schroeteri* in a diabetic woman. J Med Microbiol 2010;59:127–129.
251. Jain R, Kralovic SM, Evans ME, et al. Veterans affairs initiative to prevent methicillin-resistant *Staphylococcus aureus* infections. N Engl J Med 2006;364:1419–1430.
252. Janda WM, Ristow K, Novak D. Evaluation of RapiDEC Staph for identification of *Staphylococcus aureus*, *Staphylococcus epidermidis*, and *Staphylococcus saprophyticus*. J Clin Microbiol 1994;32:2056–2059.
253. Jarlov JO, Hojbjerg T, Busch-Sorensen C, et al. Coagulase-negative staphylococci in Danish blood cultures: species distribution and antibiotic susceptibility. J Hosp Infect 1996;32:217–227.
254. Johansson A, Koskiniemi S, Gottfridsson P, et al. Multiple-locus variable-number tandem repeat analysis for typing of *Staphylococcus epidermidis*. J Clin Microbiol 2006;44:260–265.
255. Jourdain S, Deyi VV, Musampa K, et al. *Kytococcus schroeteri* infection of a ventriculoperitoneal shunt in a child. Int J Infect Dis 2009;13:e153–e155.
256. Kaabia N, Scauarda D, Lena G, et al. Molecular identification of *Staphylococcus lugdunensis* in a patient with meningitis. J Clin Microbiol 2002;40:1824–1825.
257. Kaasch AJ, Saxler G, Seifert H. Septic arthritis due to *Rothia mucilaginosa*. Infection 2011;39:81–82.
258. Kamalesh M, Aslam S. Aortic valve endocarditis due to *Staphylococcus capitis*. Echocardiography 2000;17:685–687.
259. Kanda K, Suzuki E, Hiramatsu K, et al. Identification of a methicillin-resistant strain of *Staphylococcus caprae* from a human clinical specimen. Antimicrob Agents Chemother 1991;35:174–176.
260. Kao CC, Chiang CK, Huang JW. *Micrococcus* species-related peritonitis in patients receiving peritoneal dialysis. Int Urol Nephrol 2012. doi: 10.1007/s11255-012-0302-1.
261. Karakawa WW, Sutton A, Schneerson R, et al. Capsular antibodies induce type-specific phagocytosis of capsulated *Staphylococcus aureus* by human polymorphonuclear leukocytes. Infect Immun 1988;56:1090–1095.
262. Kato J, Mori T, Sugita K, et al. Central line-associated bacteremia caused by drug-resistant *Staphylococcus caprae* after chemotherapy for acute myelogenous leukemia. Int J Hematol 2010;91:912–913.
263. Kauffman CA, Hertz CS, Sheagren JN. *Staphylococcus saprophyticus*: role in urinary tract infections in men. J Urol 1983;130:493–494.
264. Kaufman D, Fairchild KD. Clinical microbiology of bacterial and fungal sepsis in very low birth weight infants. Clin Microbiol Rev 2004;17:638–680.
265. Kawamura Y, Hou XG, Sultana F, et al. Distribution of *Staphylococcus* species among human clinical isolates and emended description of *Staphylococcus caprae*. J Clin Microbiol 1998;36:2038–2042.
266. Kaya IS, Gamberzade S, Toppare MF, et al. Neonatal sepsis and meningitis due to *Staphylococcus cohnii*. JPMA J Pak Med Assoc 1996;46:43–44.
267. Kazakova SV, Hageman JC, Matava M, et al. A clone of methicillin-resistant *Staphylococcus aureus* among professional football players. N Engl J Med 2005;352:468–475.
268. Kearns AM, Ganner M, Hill RL, et al. Community-associated MRSA ST-8-SCC*mec*4a (USA-300): experience in England and Wales. Int J Antimicrob Agents 2007;29(Suppl 2):S27.
269. Kechrid A, Perez-Vasquez M, Smaoui H, et al. Molecular analysis of community-acquired methicillin-susceptible and resistant *Staphylococcus aureus* isolates recovered from bacteremic and osteomyelitis infections in children from Tunisia. Clin Microbiol Infect 2011;17:1020–1026.
270. Kelesidis T, Tsiodras S. *Staphylococcus intermedius* is not only a zoonotic pathogen, but may also cause skin abscesses in humans after exposure to saliva. Int J Infect Dis 2010;14:e838–e841.
271. Kelley PG, Grabsch EA, Farrell J, et al. Evaluation of the Xpert™ MRSA/SA blood culture assay for the detection of *Staphylococcus aureus* including strains with reduced vancomycin susceptibility from blood culture specimens. Diagn Microbiol Infect Dis 2011;70:404–407.
272. Kelley PG, Grabsch EA, Howden BP, et al. Comparison of the Xpert methicillin-resistant *Staphylococcus aureus* (MRSA) assay, BD GeneOhm MRSA assay, and culture for detection of nasal and cutaneous groin colonization by MRSA. J Clin Microbiol 2009;47:3769–3772.
273. Kerremans JJ, Goessens WH, Verbrugh HA, et al. Rapid identification of *Staphylococcus aureus* in positive-testing blood cultures by Slidex Staph Plus agglutination test. J Clin Microbiol 2008;46:395.
274. Kessler RB, Kimbrough RC, Jones SR. Infective endocarditis caused by *Staphylococcus hominis* after vasectomy. Clin Infect Dis 1998;27:216–217.
275. Kilic A, Basustaoglu AC. Double triplex real-time PCR assay for simultaneous detection of *Staphylococcus aureus*, *Staphylococcus epidermidis*, *Staphylococcus hominis*, and *Staphylococcus haemolyticus* and determination of their methicillin resistance directly from positive blood culture bottles. Res Microbiol 2011;162:1060–1066.
276. Kilpper-Balz R, Schleifer KH. Transfer of *Peptococcus saccharolyticus* (Foubert and Douglas) to the genus *Staphylococcus*: *Staphylococcus saccharolyticus* (Foubert and Douglas) comb. nov. Zentralbl Bakteriol Parasitenkd Infektionskr Hyg Abt 1 Orig 1981;2:324–331.
277. Kim JW, Chung GT, Yoo JS, et al. Autolytic activity and molecular characteristics of *Staphylococcus haemolyticus* strains with induced vancomycin resistance. J Med Microbiol 2012;61:1428–1434.
278. Kim M, Heo SR, Choi SH, et al. Comparison of the MicroScan, Vitek 2, and Crystal GP with 16S rRNA sequencing and MicroSeq 500 v2.0 analysis for coagulase-negative staphylococci. BMC Microbiology 2008;8:233. doi: 10.1186./1471-2180-8-233.
279. Kini GD, Patel K, Parris AR, et al. An unusual presentation of endocarditis caused by *Staphylococcus warneri*. Open Microbiology J 2010;4:103–105.
280. Kini GD, Rarris AR, Tang JS. A rare presentation of sepsis from *Staphylococcus caprae*. Open Microbiol J 2009;3:67–68.
281. Kloos WE, Ballard DN, George CG, et al. Delimiting the genus *Staphylococcus* through description of *Macrococcus caseolyticus* gen. nov., comb. nov., and *Macrococcus equipercicus* sp. nov., and *Macrococcus bovicus*, and *Macrococcus carouselicus* sp. nov. Int J Syst Bacteriol 1998;48:859–877.
282. Kloos WE, Ballard DN, Webster JA, et al. Ribotype delineation and description of *Staphylococcus sciuri* subspecies and their potential as reservoirs of methicillin resistance and staphylolytic enzyme genes. Int J Syst Bacteriol 1997;47:313–323.
283. Kloos WE, George CG, Oligiate JS, et al. *Staphylococcus hominis* subsp. *novobiosepticus* subsp. nov., a novel trehalose- and N-acetyl-D-glucosamine-negative, novobiocin- and multiple-antibiotic-resistant subspecies isolated from human blood cultures. Int J Syst Bacteriol 1998;48:799–812.
284. Kloos WE, Schleifer KH. Simplified scheme for routine identification of human *Staphylococcus* species. J Clin Micobiol 1975;1:82–87.
285. Kloos WE, Schleifer KH. Isolation and characterization of staphylococci from human skin. II. Description of four new species: *Staphylococcus warneri*, *Staphylococcus capitis*, *Staphylococcus hominis*, and *Staphylococcus simulans*. Int J Syst Bacteriol 1975;25:62-79.
286. Kloos WE, Schleifer KH. *Staphylococcus auricularis* sp. nov.: an inhabitant of the human external ear. Int J Syst Bacteriol 1983;33:9–14.
287. Kloos WE, Schleifer KH, Smith RF. Characterization of *Staphylococcus sciuri* sp. nov. and its subspecies. Int J Syst Bacteriol 1976;26:22–37.
288. Kloos WE, Wolfsohl JF. *Staphylococcus cohnii* subspecies: *Staphylococcus cohnii* subsp. *cohnii* subsp. nov. and *Staphylococcus cohnii* subsp. *urealyticum* subsp. nov. Int J Syst Bacteriol 1991;41:284–289.
289. Klotchko A, Wallace MR, Licitra C, et al. *Staphylococcus lugdunensis*: an emerging pathogen. South Med J 2011;104:509–514.
290. Kluytmans J, Berg H, Steegh P, et al. Outbreak of *Staphylococcus schleiferi* wound infections: strain characterization by randomly amplified polymorphic DNA analysis, PCR ribotyping, conventional ribotyping, and pulsed-field gel electrophoresis. J Clin Microbiol 1998;36:2214–2219.
291. Kluytmans J, van Belkum A, Verbrugh H. Nasal carriage of *Staphylococcus aureus*: epidemiology, underlying mechanisms, and associated risks. Clin Microbiol Rev 1997;10:505–520.
292. Koch C, Schumann P, Stackebrandt E. Reclassification of *Micrococcis agilis* (Ali-Cohen 1889) to the genus *Arthrobacter* as *Arthrobacter agilis* comb. nov. and emendation of the genus *Arthrobacter*. Int J Syst Bacteriol 1995;45:837–839.
293. Koop G, DeVisscher A, Collar CA, et al. Identification of coagulase-negative staphylococcus species from goat milk with the API Staph identification test and with transfer RNA-intergenic spacer PCR combined with capillary electrophoresis. J Dairy Sci 2012;95:7200–7205.
294. Korsholm TL, Haahr V, Prag J. Eight cases of lower respiratory tract infection caused by *Stomatococcus mucilaginosus*. Scand J Infect Dis 2007;39:913–917.

295. Kourbatova EV, Halvosa JS, King MD, et al. Emergence of community-associated methicillin-resistant *Staphylococcus aureus* USA300 clone as a cause of health-care associated infections among patients with prosthetic joint infections. Am J Infect Control 2005;33:385–391.
296. Kragsbjerg P, Bomfim-Loogna J, Tornqvist E, et al. Development of antimicrobial resistance in *Staphylococcus lugdunensis* during treatment: report of a case of bacterial arthritis, vertebral osteomyelitis, and infective endocarditis. Clin Microbiol Infect 2000;6:496–499.
297. Kremery V Jr, Trupl J, Spanik S. Bacteremia due to teicoplanin-resistant and vancomycin-susceptible *Staphylococcus haemolyticus* in seven patients with acute leukemia and neutropenia receiving prophylaxis with ofloxacin (letter). Infection 1997;25:51–52.
298. Krishna BV, Smith M, McIndeor A, et al. Evaluation of chromogenic MRSA medium, MRSA *Select* and oxacillin resistance screening agar for the detection of methicillin-resistant *Staphylococcus aureus*. J Clin Pathol 2008;61:841–843.
299. Krishnan S, Haglund L, Ashfaq A, et al. Prosthetic valve endocarditis due to *Staphylococcus saccharolyticus*. Clin Infect Dis 1996;22:722–723.
300. Kuhn G, Franciola P, Blanc DS. Double locus sequence typing using *clfB* and *spa*, a fast and simple method for epidemiological typing of methicillin-resistant *Staphylococcus aureus*. J Clin Microbiol 2007;45:54–62.
301. Kumar D, Cawley JJ, Irizarry-Alvarado JM, et al. Case of *Staphylococcus schleiferi* subspecies *coagulans* endocarditis and metastatic infection in an immune compromised host. Transpl Infect Dis 2007;9:336–338.
302. Kwok AY, Su SC, Reynolds RP, et al. Species identification and phylogenetic relationships based on partial HSP60 gene sequences within the genus *Staphylococcus*. Int J Syst Bacteriol 1999;49:1181–1192.
303. Ladhani S. Understanding the mechanism of action of the exfoliative toxins of *Staphylococcus aureus*. FEMS Immunol Med Microbiol 2003;39:181–189.
304. Ladhani S, Evans RW. Staphylococcal scalded skin syndrome. Arch Dis Child 1998;78:85–88.
305. Ladhani S, Joannou CL. Difficulties in diagnosis and management of the staphylococcal scalded skin syndrome. Pediatr Infect Dis J 2000;19:819–822.
306. Lagace-Wiens PR, Alfa MJ, Manickam K, et al. Thermostable DNase is superior to tube coagulase for the direct detection of *Staphylococcus aureus* in blood cultures. J Clin Microbiol 2007;45:3478–3479.
307. Lai CC, Wang JY, Lin SH, et al. Catheter-related bacteremia and infective endocarditis caused by *Kocuria* species. Clin Microbiol Infect 2011;17:191–192.
308. Lalani T, Kanafani ZA, Chu VH, et al. Prosthetic valve endocarditis due to coagulase-negative staphylococci: findings from the International Collaboration on Endocarditis Merged Database. Eur J Clin Microbiol Infect Dis 2006;25:365–368.
309. Lalwani GA, Flynn HW Jr, Scott IU, et al. Acute-onset endophthalmitis after clear corneal cataract surgery (1996–2005) clinical features, causative organisms, and visual acuity outcomes after treatment. Am J Ophthalmol 2005;139:983–987.
310. Lambert LH, Cox T, Mitchell K, et al. *Staphylococcus succinus* sp. nov., isolated from Dominican amber. Int J Syst Bacteriol 1998;48:511–518.
311. Laupland KB, Ross T, Gregson DB. *Staphylococcus aureus* bloodstream infections: risk factors, outcomes, and the influence of methicillin-resistance in Calgary, Canada, 2000–2006. Infect Dis 2008;198:336–343.
312. Laurent C, Bogaerts P, Schoevaerdts D, et al. Evaluation of the Xpert MRSA assay for rapid detection of methicillin-resistant *Staphylococcus aureus* from nares swabs of geriatric hospitalized patients and failure to detect a specific SCC*mec* type IV variant. Eur J Clin Microbiol Infect Dis 2010;29:995–1002.
313. Layer F, Ghebremedhin B, Moder KA, et al. Comparative study using various methods for identification of *Staphylococcus* species in clinical specimens. J Clin Microbiol 2006;44:2824–2830.
314. LeBrun C, Bouet J, Gautier P, et al. *Kytococcus schroeteri* endocarditis. Emerg Infect Dis 2005;11:179–180.
315. Lee AB, Harker-Murray P, Ferrieri P, et al. Bacterial meningitis from *Rothia mucilaginosa* in patients with malignancy or undergoing hematopoietic stem cell transplantation. Pediatr Blood Cancer 2008;50:673–676.
316. Lee JC, Park JS, Shepherd SE, et al. Protective efficacy of antibodies to the *Staphylococcus aureus* type 5 capsular polysaccharide in a modified model of endocarditis in rats. Infect Immun 1997;65:4146–4151.
317. Lee JY, Kim SH, Jeong HS, et al. Two cases of peritonitis caused by *Kocuria marina* in patients undergoing continuous ambulatory peritoneal dialysis. J Clin Microbiol 2009;47:3376–3378.
318. Lee TF, Lee H, Chen CM, et al. Comparison of the accuracy of matrix-assisted laser desorption ionization-time of flight mass spectrometry system with that of other commercial identification systems at identifying *Staphylococcus saprophyticus* in urine. J Clin Microbiol 2013. doi: 10.1128/JCM.00261-13.
319. Legout L, Sarraz-Bournet B, D'Elia PV, et al. Characteristics and prognosis in patients with prosthetic vascular graft infection: a prospective observational cohort study. Clin Microbiol Infect 2012;18:352–358.
320. Leroy O, Meybeck A, Sarraz-Bournet B, et al. Vascular graft infections. Curr Opin Infect Dis 2012;25:154–158.
321. Levenga H, Donnelly P, Blijlevens N, et al. Fatal hemorrhagic pneumonia caused by infection due to *Kytococcus sedentarius* – a pathogen or a passenger? Ann Hematol 2004;83:447–449.
322. Lew SQ, Saez J, Whyte R, et al. Peritoneal dialysis-associated peritonitis caused by *Staphylococcus auricularis*. Perit Dial Int 2004;24:195–196.
323. Li S, Skov RL, Han X, et al. Novel types of staphylococcal cassette chromosome *mec* elements idenified in clonal complex 398 methicillin-resistant *Staphylococcus aureus*. Antimicrob Agents Chemother 2011;55:3026–3050.
324. Lim S, Chung DR, Baek JY, et al. A third case of USA300 community-associated methicillin-resistant *Staphylococcus aureus* infection in Korea. Korean J Intern Med 2013;28:258–260.
325. Lindholm L, Sarkkinen H. Direct identification of Gram-positive cocci from routine blood cultures by using AccuProbe tests. J Clin Microbiol 2004;42:5609–5613.
326. Liu JC, Jenkins DR, Malnick H, et al. *Kytococcus schroeteri* endocarditis successfully managed with daptomycin: a case report and review of the literature. J Med Microbiol 2012;61:750–753.
327. Liu PY, Huang YF, Tang CW, et al. *Staphylococcus lugdunensis* infective endocarditis: a literature review and analysis of risk factors. J Microbiol Immunol Infect 2010;43:478–484.
328. Loffler B, Hussain M, Grundmeier M, et al. *Staphylococcus aureus* Panton-Valentine leukocidin is a very potent cytotoxic factor for human neutrophils. PLoS Pathog 2010;6:e1000715.
329. Loiez C, Wallet F, Picshedda P, et al. First case of osteomyelitis caused by "*Staphylococcus pettenkoferi*". J Clin Microbiol 2007;45:1069–1071.
330. Louie L, Majury A, Goodfellow J, et al. Evaluation of a latex agglutination test (MRSA Screen) for detection of oxacillin-resistance in coagulase-negative staphylococci. J Clin Microbiol 2001;39:4149–4151.
331. Louie L, Matsumura SO, Choi E, et al. Evaluation of three rapid methods for detection of methicillin resistance in *Staphylococcus aureus*. J Clin Microbiol 2000;38:2170–2173.
332. Lynch IP III. Hospital acquired pneumonia: risk factors, microbiology, and treatment. Chest 2001;119:373S–384S.
333. Ma ES, Wong CL, Lai KT, et al. *Kocuria kristinae* infection associated with acute cholecystitis. BMC Infect Dis 2005;5:60. doi: 10.1186/1471-2334-5-60.
334. Ma J, Cocchiaro J, Lee JC. Evaluation of serotypes of *Staphylococcus aureus* strains used in the production of bovine mastitis bacterin. J Dairy Sci 2004;87:178–182.
335. Mack D, Fischer W, Krotkotsch A, et al. The intercellular adhesin involved in biofilm accumulation of *Staphylococcus epidermidis* is a linear, β-1,-6-linked glucosaminoglycan: purification and structural analysis. J Bacteriol 1996;178:175–183.
336. Mahoudeau I, Delabranche X, Prevost G, et al. Frequency of isolation of *Staphylococcus intermedius* from humans. J Clin Microbiol 1997;35:2153–2154.
337. Maki DG, Weise CE, Sarafin HW. A semiquantitative culture method for identifying intravenous-catheter-related infection. N Engl J Med 1977;296:1305–1309.
338. Makki AR, Sharma S, Duggirala A, et al. Phenotypic and genotypic characterization of coagulase-negative staphylococci (CONS) other than *Staphylococcus epidermidis* isolated from ocular infections. Invest Opthalmol Vis Sci 2011;52:9018–9022.
339. Males BM, Bartholomew WR, Amsterdam D. *Staphylococcus simulans* septicemia in a patient with chronic osteomyelitis and pyoarthritis. J Clin Microbiol 1985;21:255–257.
340. Malhotra-Kumar S, Abrahantes JC, Sabiiti W, et al. Evaluation of chromogenic media for detection of methicillin-resistant *Staphylococcus aureus*. J Clin Microbiol 2010;48:1040–1046.
341. Malhotra-Kumar S, Van Heirstraeten L, Lee A, et al. Evaluation of molecular assays for rapid detection of methicillin-resistant *Staphylococcus aureus*. J Clin Microbiol 2010;48:4598–4601.
342. Malik S, Coombs GW, O'Brien F, et al. Molecular typing of methicillin-resistant staphylococci isolated from cats and dogs. J Antimicrob Chemother 2006;58:428–431.
343. Mallet M, Loiez C, Melliez H, et al. *Staphylococcus simulans* as an authentic pathogenic agent of osteoarticular infections. Infection 2011;39:473–476.
344. Mannerova S, Pantucek R, Doskar J, et al. *Macrococcus brunensis* sp. nov., *Macrococcus hajekii* sp. nov., and *Macrococcus lamae* sp. nov., from the skin of llamas. Int J Syst Evol Microbiol 2003;53:1647–1654.
345. Marlowe EM, Linscott AJ, Kanatani M, et al. Practical therapeutic application of the Oxoid PBP2' latex agglutination test for the rapid identification of methicillin-resistant *Staphylococcus aureus* in blood cultures. Am J Clin Pathol 2002;118:287–291.

346. Marsou R, Bes M, Boudouma M, et al. Distribution of *Staphylococcus sciuri* subspecies among human clinical specimens, and profile of antibiotic resistance. Res Microbiol 1999;150:531-541.
347. Martin E, Cevik C, Nugent K. The role of hypervirulent *Staphylococcus aureus* infections in the development of deep vein thrombosis. Thrombosis Res 2012;130:302-308.
348. Martinez JA, Pozo L, Almela M, et al. Microbial and clinical determinants of time-to-positivity in patients with bacteremia. Clin Microbiol Infect 2007;13:709-716.
349. Martinez-Aquilar G, Hammerman WA, Mason EO Jr, et al. Clindamycin treatment of invasive infections caused by community-acquired, methicillin-resistant and methicillin-susceptible *Staphylococcus aureus* in children. Pediatr Infect Dis J 2003;22:593-598.
350. Martinez-Lage JF, Azorin LM, Almagro MJ. *Staphylococcus warneri* ventriculoperitoneal shunt infection: failure of diagnosis by ventricular CSF sampling. Childs Nerv Syst 2010;26:1795-1798.
351. Mastroianni A, Coronado O, Nanetti A, et al. *Staphylococcus xylosus* isolated from a pancreatic pseudocyst in a patient infected with human immunodeficiency virus. Clin Infect Dis 1994;19:1173-1174.
352. Mastroianni A, Coronado O, Nanetti A, et al. Community-acquired pneumonia due to *Staphylococcus cohnii* in an HIV-infected patient: case report and review. Eur J Clin Microbiol Infect Dis 1995;14:904-908.
353. Mastroianni A, Coronado O, Nanetti A, et al. *Staphylococcus cohnii*: an unusual cause of primary septic arthritis in a patient with AIDS. Clin Infect Dis 1996;23:1312-1313.
354. May ER, Hnilica KA, Frank LA, et al. Isolation of *Staphylococcus schleiferi* from healthy dogs and dogs with otitis, pyoderma, or both. J Am Vet Med Assoc 2005;227:928-931.
355. Mazzariol A, Lo Cascio G, Kocsis E, et al. Outbreak of linezolid-resistant *Staphylococcus haemolyticus* in an Italian intensive care unit. Eur J Clin Microbiol Infect Dis 2012;31:523-527.
356. McAdow M, Missiakas DM, Schneewind O. *Staphylococcus aureus* secretes coagulase and von Willebrand factor binding protein to modify the coagulation cascade and establish host infections. J Innate Immun 2012;4:141-148.
357. McCormick JK, Yarwood JM, Schlievert PM. Toxic shock syndrome and bacterial superantigens: an update. Annu Rev Microbiol 2001;55:77-104.
358. McDougal LK, Steward CD, Killgore GE, et al. Pulsed-field gel electrophoresis typing of oxacillin-resistant *Staphylococcus aureus* from the United States: establishing a national database. J Clin Microbiol 2003;41:5113-5120.
359. Mei-Dan O, Mann G, Steinbacher G, et al. Septic arthritis with *Staphylococcus lugdunensis* following arthroscopic ACL revision with BPTB allograft. Knee Surg Sports Traumatol Arthrosc 2008;16:15-18.
360. Melter O, Thadlec J, Sedlacek I. A simple and cost-effective cover-glass test for the differentiation between staphylococci and micrococci in clinical laboratory. J Microbiol Methods 2012;89:213-215.
361. Merino P, Arribi A, Gestoso I, et al. Linezolid treatment of a prosthetic joint infection with *Staphylococcus lugdunensis* in a patient with multiple myeloma. Int J Antimicrob Agents 2010;35:200-209.
362. Mermel LA, Allon M, Bouza E, et al. Clinical practice guidelines for the diagnosis and management of intravascular catheter-related infection: 2009 update by the Infectious Diseases Society of America. Clin Infect Dis 2009;49:1-45.
363. Meugnier H, Bes M, Vernozy-Rozand C, et al. Identification and ribotyping of *Staphylococcus xylosus* and *Staphylococcus equorum* strains isolated from goat milk and cheese. Int J Food Microbiol 1996;31:325-331.
364. Miedzobrodzki J, Kasprowicz A, Bialecka A, et al. The first case of a *Staphylococcus pseudintermedius* infection after joint prosthesis implantation in a dog. Polish J Microbiol 2010;59:133-135.
365. Mihaila L, Defrance G, Levesque E, et al. A dual outbreak of bloodstream infections with linezolid-resistant *Staphylococcus epidermidis* and *Staphylococcus pettenkoferi* in a liver intensive care unit. Int J Antimicrob Agents 2012;40:472-478.
366. Miller JM, Biddle JW, Quenzer VK, et al. Evaluation of the Biolog for identification of members of the Family *Micrococcaceae*. J Clin Microbiol 1993;31:3170-3173.
367. Miltiadous G, Elisaf M. Native valve endocarditis due to *Micrococcus luteus*: a case report and review of the literature. J Med Case Rep 2011;5:251-253.
368. Miragaia M, Carrico JA, Thomas JC, et al. Comparison of molecular typing methods for characterization of *Staphylococcus epidermidis*: proposal for clone definition. J Clin Microbiol 2008;46:118-129.
369. Mitchell PS, Huston BJ, Jones RN, et al. *Stomatococcus mucilaginosus* bacteremias – typical case presentations, simplified diagnostic criteria, and a literature review. Diagn Microbiol Infect Dis 1990;13:521-525.
370. Mnif B, Boujelbene I, Mahjoubi F, et al. Endocarditis due to *Kytococcus schroeteri*: case report and review of the literature. J Clin Microbiol 2006;44:1187-1189.
371. Moissenet D, Becker K, Merens A, et al. Persistent bloodstream infection with *Kocuria rhizophila* related to a damaged central catheter. J Clin Microbiol 2012;50:14951408.
372. Mombach Pinheiro Machado AB, Reiter KC, Paiva RM, et al. Distribution of staphylococcal *mec* (SCC*mec*) types I, II, III, and IV in coagulase-negative staphylococci from patients attending a tertiary hospital in southern Brazil. J Med Microbiol 2007;56:1328-1333.
373. Monecke S, Coombs G, Shore AC, et al. A field guide to pandemic, epidemic and sporadic clones of methicillin-resistant *Staphylococcus aureus*. PLoS One 2011;6:e17936.
374. Moore CL, Osaki-Kiyan P, Haque NZ, et al. Daptomcyin versus vancomycin for bloodstream infections due to methicillin-resistant *Staphylococcus aureus* with a high vancomycin minimal inhibitory concentration: a case-control study. Clin Infect Dis 2012;54:51-58.
375. Morgan MS. Diagnosis and treatment of Panton-Valentine Leukocidin (PVL)-associated staphylococcal pneumonia. Int J Animicrob Agents 2007;30:289-296.
376. Morris K, Wilson C, Wilcox MH. Evaluation of chromogenic methicillin-resistant *Staphylococcus aureus* media: sensitivity versus turnaround time. J Hosp Infect 2012;81:20-24.
377. Muder RR, Brennan C, Rihs JD, et al. Isolation of *Staphylococcus aureus* from the urinary tract: association of isolation with symptomatic urinary tract infection and subsequent staphylococcal bacteremia. Clin Infect Dis 2006;42:46-50.
378. Murdoch DR, Corey GR, Hoen B, et al. Clinical presentation, etiology, and outcome of infective endocarditis in the 21st century. Arch Intern Med 2009;169:463-473.
379. Nalmas S, Bishburg E, Meurillio J, et al. *Staphylococcus capitis* prosthetic valve endocarditis: report of two rare cases and review of the literature. Heart Lung 2008;37:380-384.
380. Nanra JS, Buitrago SM, Crawford S, et al. Capsular polysaccharides are an important immune evasion mechanism for *Staphylococcus aureus*. Human Vaccin Immunother 2013;9:1-8.
381. Nataloni M, Pergolini M, Rescigno G, et al. Prosthetic valve endocarditis. J Cardiovasc Med 2010;11:869-883.
382. Nataro JP, St Geme JW. Septicemia caused by *Staphylococcus saprophyticus* without associated urinary tract infection. Pediatr Infect Dis J 1988;7:601-602.
383. Natoli S, Fontana C, Favaro M, et al. Characterization of coagulase-negative staphylococcal isolates from blood with reduced susceptibility to glycopeptides and therapeutic options. BMC Infect Dis 2009;9:83.
384. Ng PC, Chow VCY, Lee CH, et al. Persistent *Staphylococcus capitis* septicemia in a preterm infant. Pediatr Infect Dis J 2006;25:652-654.
385. NHSN Annual Update. Antimicrobial-resistant pathogens associated with healthcare associated infections: annual summary of data reported to the National Healthcare Safety Network at the Centers for Disease Control and Prevention, 2006-2007. 2008.
386. Nimmo GR. USA 300 abroad: global spread of a virulent strain of community-associated methicillin-resistant *Staphylococcus aureus*. Clin Microbiol Infect 2012;18:725-734.
387. Nishifuji K, Sugai M, Amagai M. Staphylococcal exfoliative toxins: "molecular scissors" of bacteria that attack the cutaneous defense barrier in mammals. J Dermatol Sci 2008;49:21-31.
388. Nonhoff C, Roisin S, Hallin N, et al. Evaluation of the BinaxNOW PBP2a PBP2a assay for the direct detection of methicillin resistance in *Staphylococcus aureus* from positive blood culture bottles. Diagn Microbiol Infect Dis 2012;72:282-284.
389. Novakova D, Pantucek R, Hubalek Z, et al. *Staphylococcus microti* sp. nov., isolated from the common vole (*Microtus arvalis*). Int J Syst Evol Microbiol 2010;60:566-573.
390. Novakova D, Pantucek R, Petras P, et al. Occurrence of *Staphylococcus nepalensis* strains from different sources including human clinical material. FEMS Microbiol Lett 2006;263:163-168.
391. Novakova D, Sedlacek I, Pantucek R, et al. *Staphylococcus equorum* and *Staphylococcus succinus* isolated from human clinical specimens. J Med Microbiol 2006;55:523-528.
392. Nulens E, Descheemaeker P, Deurenberg RH, et al. Contribution of two molecular assays as compared to selective culture for MRSA screening in a low MRSA prevalence population. Infection 2010;38:98-101.
393. Obeid KM, Szpunar S, Khatib R. Long-term outcomes of cardiovascular implantable electronic devices in patients with *Staphylococcus aureus* bacteremia. Pacing Clin Electrophysiol 2012;35:961-965.
394. O'Brien CN, Guidry AJ, Fattom A, et al. Production of antibodies to *Staphylococcus aureus* serotype 5, 8, and 336 using poly (DL-lactide-co-glycolide) microspheres. J Dairy Sci 2000;83:1758-1766.

395. Oliveira K, Brecher SM, Durbin A, et al. Direct identification of *Staphylococcus aureus* directly from positive blood culture bottles. J Clin Microbiol 2003;41:889–891.
396. Oliveira K, Procop GW, Wilson D, et al. Rapid identification of *Staphylococcus aureus* directly from blood cultures by fluorescence in situ hybridization with peptide nucleic acid probes. J Clin Microbiol 2002;40:247–251.
397. Olson R, Nariya H, Yokota K, et al. Crystal structure of staphylococcal LukF delineates conformational changes accompanying formation of a transmembrane channel. Nat Struct Biol 1999;6:134–140.
398. Ono HK, Omoe K, Imanishi K, et al. Identification and characterization of two novel staphylococcal enterotoxins, types S and T. Infect Immun 2008;76:4999–5005.
399. Osterlund A, Nordlund E. Wound infection caused by *Staphylococcus hyicus* subspecies *hyicus* after a donkey bite. Scand J Infect Dis 1997;29:95.
400. Otto M. *Staphylococcus epidermidis* – the "accidental" pathogen. Nat Rev Microbiol 2009;7:555–567.
401. Otto M. Basis of virulence in community-associated methicillin-resistant *Staphylococcus aureus*. Annu Rev Microbiol 2010;64:143–162.
402. Oud L. Community-acquired meningitis due to *Staphylococcus capitis* in the absence of neurologic trauma, surgery, or implants. Heart Lung 2011;40(5):467–471.
403. Ozturkeri H, Kocabeyoglu O, Yergok YZ, et al. Distribution of coagulase-negative staphylococci, including the newly described species *Staphylococcus schleiferi*, in nosocomial and community acquired urinary tract infections. Eur J Clin Microbiol Infect Dis 1994;13:1076–1079.
404. Paakkonen M, Peltola H. Bone and joint infections. Pediatr Clin North Am 2013;60:425–436.
405. Pada S, Lye DC, Leo YS, et al. Utility of 16S ribosomal DNA sequencing in the diagnosis of *Staphylococcus lugdunensis* native valve endocarditis: case report and literature review. Int J Infect Dis 2009;13:e511–e513.
406. Palazzo ICV, d'Azevedo PA, Secchi C, et al. *Staphylococcus hominis* subsp. *novobiosepticus* strains causing nosocomial bloodstream infection in Brazil. J Antimicrob Chemother 2008;62:1222–1226.
407. Pantucek R, Sedlacek I, Doskar J, et al. Complex genomic and phenotypic characterization of the related species *Staphylococcus carnosus* and *Staphylococcus piscifermentans*. Int J Syst Bacteriol 1999;49:941–951.
408. Pantucek R, Sedlacek I, Petras P, et al. *Staphylococcus simiae* sp. nov., isolated from South American squirrel monkeys. Int J Syst Evol Microbiol 2005;55:1953–1958.
409. Pantucek R, Svec P, Jajcs JJ, et al. *Staphylococcus petrasii* sp. nov., including *S. petrasii* subsp. *petrasii* subp. nov. and *S. petrasii* subsp. *croceilyticus* subsp. nov., isolated from human clinical specimens and human ear infections. Syst Appl Microbiol 2013;36(2):90–95.
410. Papapetropoulos N, Papapetropoulos M, Vantarakis A. Abscess and wound infections due to *Staphylococcus lugdunensis*: report of 16 cases. Infection 2013;41(2):525–528. doi: 10.1007/sl5010-012-0381-z.
411. Park JY, Fox LK, Seo KS, et al. Comparison of phenotypic and genotypic methods for the species identification of coagulase-negative staphylococcal isolates from bovine intramammary infections. Vet Microbiol 2011;147:142–148.
412. Patel PA, Ledeboer NA, Ginocchio CC, et al. Performance of the BD GeneOhm MRSA achromopeptidase assay for real-time PCR detection of methicillin-resistant *Staphylococcus aureus* in nasal specimens. J Clin Microbiol 2011;49:2266–2268.
413. Patel SR, Olenginski TP, Perrquet JL, et al. Pyomyositis: clinical features and predisposing conditions. J Rheumatol 1997;24:1734–1738.
414. Patteet L, Goossens H, Ieven M. Validation of the MicroScan-96 for the species identification and methicillin susceptibility testing of clinically significant coagulase-negative staphylococci. Eur J Clin Microbiol Infect Dis 2012;31:747–751.
415. Patti IM, Allen BL, McGavin MJ, et al. MSCRAMM mediated adherence of microorganisms to host tissues. Annu Rev Microbiol 1994;48:585–617.
416. Peake SL, Peter JV, Chan L, et al. First report of septicemia caused by an obligately anaerobic *Staphylococcus aureus* infection in a human. J Clin Microbiol 2006;44:2311–2313.
417. Pecoraro R, Tuttolomondo A, Parrinello G, et al. *Staphylococcus lugdunensis* endocarditis complicated by embolism in an 18-year-old woman with mitral valve prolapse. Case Rep Infect Dis 2013;2013:730924. ArticleID730924. http://dx.doi.org/10.1155/2013/730924.
418. Pedelacq JD, Maveyraud L, Prevost G, et al. The structure of a *Staphylococcus aureus* leukocidin component (Luk-PV) reveals the fold of the water-insoluble species of a family of transmembrane pore-forming toxins. Structure 1999;7:277–287.
419. Pedersen M, Benfield TL, Skinhoej P, et al. Hematogenous *Staphylococcus aureus* meningitis. A 10-year nationwide study of 96 consecutive cases. BMC Infect Dis 2006;6:49.
420. Peer MA, Nasir RA, Kakru DK, et al. Sepsis due to linezolid resistant *Staphylococcus cohnii* and *Staphylococcus kloosii*: first reports of linezolid resistance in coagulase-negative staphylococci from India. Indian J Med Microbiol 2011;29:60–62.
421. Pereira EM, Schuenck RP, Nouer SA, et al. Methicillin-resistant *Staphylococcus lugdunensis* carrying SCC*mec* type V misidentified as MRSA. Braz J Infect Dis 2011;15:293–295.
422. Perl TM, Kruger WA, Houston A, et al. Investigation of suspected nosocomial clusters of *Staphylococcus haemolyticus* infections. Infect Contr Hosp Epidemiol 1999;20:128–131.
423. Perl TM, Rhomberg PR, Bale MJ, et al. Comparison of identification systems for *Staphylococcus epidermidis* and other coagulase-negative *Staphylococcus* species. Diagn Microbiol Infect Dis 1994;18:151–155.
424. Peterson JF, Dionisio AA, Riebe KM, et al. Alternative use for Spectra MRSA chromogenic agar in detection of methicillin-resistant *Staphylococcus aureus* from positive blood cultures. J Clin Microbiol 2010;48:2265–2267.
425. Peterson JF, Riebe KM, Hall GS, et al. Spectra MRSA, a new chromogenic agar medium to screen for methicillin-resistant *Staphylococcus aureus*. J Clin Microbiol 2010;48:215–219.
426. Peterson LR, Hacek DM, Robicsek A. 5 million live campaign. Case study: an MRSA intervention at Evanston Northwestern Healthcare. Jt Comm J Qual Patient Saf 2007;33:732–738.
427. Peterson LR, Liesenfeld O, Woods CW, et al. Multicenter evaluation of the LightCycler methicillin-resistant *Staphylococcus aureus* (MRSA) Advanced test as a rapid method for detection of MRSA in nasal surveillance swabs. J Clin Microbiol 2010;48:1661–1666.
428. Petinaki E, Kanellopoulou M, Damani A, et al. Linezolid-resistant *Staphylococcus cohnii*, Greece. Emerg Infect Dis 2009;15:116–117.
429. Petti C, Bosshard P, Brandt E, et al. Interpretive criteria for identification of bacteria and fungi by DNA target sequencing: approved guideline. CLSI document MM18-A. Clinical and Laboratory Standards Institute, Wayne, PA.
430. Pierce D, Calkins BC, Thornton K. Infectious endocarditis: diagnosis and treatment. Am Fam Physician 2012;85:981–986.
431. Pierre J, Williamson R, Bornet M, et al. Presence of an additional penicillin-binding protein in methicillin-resistant *Staphylococcus epidermidis*, *Staphylococcus haemolyticus*, *Staphylococcus hominis*, and *Staphylococcus simulans* with a low affinity for methicillin, cephalothin, and cefamandole. Antimicrob Agents Chemother 1990;34:1691–1694.
432. Pintado V, Meseguer MA, Fortun J, et al. Clinical study of 44 cases of *Staphylococcus aureus* meningitis. Eur J Clin Microbiol Infect Dis 2002;21:864–868.
433. Piroth L, Que YA, Widmer E, et al. The fibrinogen and fibronectin binding domains of *Staphylococcus aureus* fibronectin binding protein A synergistically promote endothelial invasion and experimental endocarditis. Infect Immun 2008;76:3824–3831.
434. Place RB, Hiestand D, Burri S, et al. *Staphylococcus succinus* subsp. *casei* subsp. nov., a dominant isolate from surface-ripened cheese. Syst Appl Microbiol 2002;25:353–359.
435. Place RB, Hiestand D, Gallmann HR, et al. *Staphylococcus equorum* subsp. *linens*, subsp. nov., a starter culture component for surface ripened semi-hard cheeses. Syst Appl Microbiol 2003;26:30–37.
436. Poirier LP, Gaudreau CL. *Stomatococcus mucilaginosus* catheter-associated infection with septicemia. J Clin Microbiol 1989;27:1125–1126.
437. Prere MF, Baron O, Cohen-Bakri S, et al. Genotype MRSA: a new genetic test for the rapid identification of staphylococci and detection of *mecA* gene. Pathol Biol 2006:502–605.
438. Probst AJ, Hertel C, Richter L, et al. *Staphylococcus condimenti* sp. nov., from soy sauce mash, and *Staphylococcus carnosus* (Schleifer and Fischer 1982) subsp. *utilis* subsp. nov. Int J Syst Bacteriol 1998;48:651–658.
439. Prusseit J, Simon M, von der Brelie C, et al. Epidemiology, prevention, and management of ventriculoperitoneal shunt infections in children. Pediatr Neurosurg 2009;45:325–336.
440. Que YA, Moreillon R. Chapter 195. *Staphylococcus aureus* (including staphylococcal toxic shock syndrome. In Mandell GL, Bennett JE, Dolin R, eds. Mandell, Douglas, and Bennett's Principles and Practice of Infectious Diseases, 7th Ed. Philadelphia, PA: Churchill-Livingstone-Elsevier, 2010:2543–2578.
441. Raad I, Hanna HA, Alakech B, et al. Differential time to positivity: a useful method for diagnosing catheter-related bloodstream infections. Ann Intern Med 2004;140:18–25.
442. Rasigade JP, Raulin O, Picaud JC, et al. Methicillin-resistant *Staphylococcus capitis* with reduced vancomycin susceptibility causes late-onset sepsis in intensive care neonates. PLoS One 2012;7:e31548. doi: 10.1371/journal.pone.0031548.
443. Ratilal B, Costa J, Sampaio C. Antibiotic prophylaxis for surgical introduction of intracranial vascular shunts: a systematic review. J Neurosurg Pediatr 2008;1:48–56.

444. Raz R, Colodner R, Kunin CM. Who are you – *Staphylcoccus saprophyticus*? Clin Infect Dis 2005;40:896–898.
445. Razonable RR, Lewallen DG, Patel R, et al. Vertebral osteomyelitis and prosthetic joint infection due to *Staphylococcus simulans*. Mayo Clin Proc 2001;76:1067–1070.
446. Reingold AL, Hargren NT, Dann BB, et al. Non-menstrual toxic shock syndrome: a reveiw of 130 cases. Ann Intern Med 1982;96:871–874.
447. Renvoise A, Roux V, Casalta JP, et al. *Kytococcus schroeteri*, a rare agent of endocarditis. Int J Infect Dis 2008;12:223–227.
448. Reyes RC, Stoakes L, Milburn S, et al. Evaluation of a new chromogenic medium for the detection of methicillin-resistant *Staphylococcus aureus* carriage on nasal and perianal specimen. Diagn Microbiol Infect Dis 2008;60:225–227.
449. Rhoden DL, Miller JM. Four-year prospective study of Staph-Ident system and conventional method for reference identification of *Staphylococcus, Stomatococcus*, and *Micrococcus* spp. J Clin Microbiol 1995;33:96–98.
450. Riesen A, Perreten V. *Staphylococcus rostri* sp. nov., a haemolytic bacterium isolated from the noses of healthy pigs. Int J Syst Evol Microbiol 2010;60:2042–2047.
451. Rivzi M, Fatima N, Shukla I, et al. *Stomatococcus mucilaginosus* meningitis in a healthy 2-month-old child. J Med Microbiol 2008;57:382–383.
452. Robicsek A, Beaumont JL, Paule SM, et al. Universal surveillance for methicillin-resistant *S. aureus* in 3 affiliated hospitals. Ann Intern Med 2008; 148:409–418.
453. Rodriguez-Aranda A, Daskalaki M, Villar J, et al. Nosocomial spread of linezolid-resistant *Staphylococcus haemolyticus* infections in an intensive care unit. Diagn Microbiol Infect Dis 2009;63:398–402.
454. Rodriguez-Creixems M, Alcala L, Munoz P, et al. Bloodstream infections: evolution and trends in the microbiology workload, incidence, and etiology, 1985–2006. Medicine (Baltimore) 2008;87:234–249.
455. Rogers KL, Fey PD, Rupp ME. Coagulase-negative staphylococcal infections. Infect Dis Clin North Am 2009;23:73–98.
456. Roghmann M, Taylor KL, Gupte A, et al. Epidemiology of capsular and surface polysaccharides in *Staphylococcus aureus* infections complicated by bacteremia. J Hosp Infect 2005;59:27–32.
457. Roisin S, Laurent C, Nonhoff C, et al. Positive predictive value of the Xpert MRSA assay diagnostic for universal patient screening at hospital admission: influence of the local ecology. Eur J Clin Microbiol Infect Dis 2012;31:873–880.
458. Romero-Gomez MP, Quiles-Meleri I, Navarro C, et al. Evaluation of the BinaxNOW PBP2a assay for the direct detection of methicillin resistance in *Staphylococcus aureus* from positive blood culture bottles. Diagn Microbiol Infect Dis 2012;72:282–284.
459. Rosenstein R, Gotz F. Staphylococcal lipases: biochemical and molecular characterization. Biochimie 2000;82:1005–1014.
460. Ross TL, Fuss EP, Harrington SM, et al. Methicillin-resistant *Staphylococcus caprae* in a neonatal intensive care unit. J Clin Microbiol 2005;43:363–367.
461. Rossney AS, Herra CM, Brennan GI, et al. Evaluation of the Xpert methicillin-resistant *Staphylococcus aureus* (MRSA) assay using the GeneXpert real-time PCR platform for rapid detection of MRSA from screening specimens. J Clin Microbiol 2008;46:3285–3290.
462. Rossney AS, Herra CM, Fitzgibbon MM, et al. Evaluation of the IDI-MRSA assay on the SmartCycler real-time PCR platform for rapid detection of MRSA from screening specimens. Eur J Clin Microbiol Infect Dis 2007;26:459–466.
463. Rubin RH, Moellering RC Jr. Clinical, microbiologic, and therapeutic aspects of purulent pericarditis. Am J Med 1975;59:68–71.
464. Rubin SJ, Lyons RW, Murcia AJ. Endocarditis associated with cardiac catheterization due to Gram-positive coccus designated *Micrococcus mucilaginous incertae sedis*. J Clin Microbiol 1978;7:546–549.
465. Rupp ME, Ulphani JS, Fey PD, et al. Characterization of the importance of polysaccharide intercellular adhesin/hemagglutinin of *Staphylococcus epidermidis* in the pathogenesis of biomaterial-based infection in a mouse foreign body model. Infect Immun 1999;67:2627–2632.
466. Rupp ME, Ulphani JS, Fey PD, et al. Characterization of *Staphylococcus epidermidis* polysaccharide intercellular adhesin/hemagglutinin in the pathogenesis of intravascular catheter-associated infection in a rat model. Infect Immun 1999;67:2656–2659.
467. Ruppe E, Barbier F, Mesli Y, et al. Diversity of staphylococcal cassette chromosome *mec* structures in methicillin-resistant *Staphylococcus epidermidis* and *Staphylococcus haemolyticus* strains from outpatients in four countries. Antimicrob Agents Chemother 2009;53:442–449.
468. Safdar N, Fine JP, Maki DG. Meta-analysis: methods for diagnosing intravascular device-related bloodstream infection. Ann Intern Med 2005;142:451–466.
469. Saising J, Singdam S, Ongsakul M, et al. Lipase, protease, and biofilm as the major virulence factors in staphylococci isolated from acne lesions. BioScience Trends 2012;6:160–164.
470. Saleem BR, Meerwaldt T, Tielliu IF, et al. Conservative treatment of vascular prosthetic graft infection is associated with high mortality. Am J Surg 2010;200:47–52.
471. Salgado CD, Farr BM, Dalfee DP. Community-acquired methicillin-resistant *Staphylococcus aureus*: a meta-analysis of prevalence and risk factors. Clin Infect Dis 2003;36:131–139.
472. Sandoe JA, Longshaw CM. Ventriculoperitoneal shunt infection caused by *Staphylococcus lugdunensis*. Clin Microbiol Infect 2001;7:385–387.
473. Sato E, Ikeda K, Yoshida H, et al. Septic pulmonary embolism from *Staphylococcus haemolyticus* during neutropenia. Pediatr Int 2010;52:e121–e124.
474. Savini V, Bianco A, Catavitello C, et al. Methicillin-heteroresistant *Staphylococcus pasteuri* from an apheresis platelet product. J Med Microbiol 2009;58:1527–1528.
475. Savini V, Catavitello C, Carlino D, et al. *Staphylococcus pasteuri* bacteremia in a patient with leukemia. J Clin Pathol 2009;62:957–958.
476. Schaumberg F, Schmalstieg C, Fiedler B, et al. A bumpy road to the diagnosis of a *Kytococcus schroeteri* shunt infection. J Med Microbiol 2013;62:165–168.
477. Schleifer KH, Fischer U. Description of a new species in the genus *Staphylococcus: Staphylococcus carnosus*. Int J Syst Bacteriol 1982;32:153–156.
478. Schleifer KH, Geyer U, Kilpper-Balz R, et al. Elevation of *Staphylococcus sciuri* subsp. *lentus* (Kloos et al) to species status: *Staphylococcus lentus* (Kloos et al) comb. nov. Syst Appl Microbiol 1983;4:382–387.
479. Schleifer KH, Kilpper-Balz R, Devriese LA. *Staphylococcus arlettae* sp. nov., *S. equorum* sp. nov., and *S. kloosii* sp. nov.: three new coagulase-negative, novobiocin-resistant species from animals. Syst Appl Microbiol 1984;5:501–509.
480. Schleifer KH, Kloos WE. Isolation and characterization of staphylococci from human skin. I. Amended descriptions of *Staphylococcus epidermidis* and *Staphylococcus saprophyticus* and descriptions of three new species: *Staphylococcus cohnii, Staphylococcus haemolyticus*, and *Staphylococcus xylosus*. Int J Syst Bacteriol 1975;25:50–61.
481. Schnitzler N, Meilicke R, Conrads G, et al. *Staphylococcus lugdunensis*: report of a case of peritonitis and an easy-to-perform screening strategy. J Clin Microbiol 1998;36:812–813.
482. Schreffler RT, Schreffler AJ, Wittler RR. Treatment of cerebrospinal fluid shunt infections: a decision analysis. Pediatr Infect Dis J 2002;21:632–636.
483. Schubert S, Schwertz H, Weyrich AS, et al. *Staphylococcus aureus* α-toxin triggers the synthesis of B-cell lymphoma 3 by human platelets. Toxins (Basel) 2011;3:120–133.
484. Schwalbe RS, Ritz WJ, Verma PR, et al. Selection for vancomycin resistance in clinical isolates of *Staphyloccccus haemolyticus*. J Infect Dis 1990;161:45–561.
485. Seybold U, Kourbatova V, Johnson JG, et al. Emergence of community-associated methicillin-resistant *Staphylococcus aureus* USA300 genotype as a major cause of health care-associated bloodstream infections. Clin Infect Dis 2006;42:647–656.
486. Shah MM, Iihara H, Noda M, et al. *dnaJ* gene sequence-based assay for species identification and phylogenetic grouping in the genus *Staphylococcus*. Int J Syst Evol Microbiol 2007;57:25–30.
487. Shah NB, Fadel H, Patel R, et al. Laboratory and clinical characteristics of *Staphylococcus lugdunensis* prosthetic joint infections. J Clin Microbiol 2010;48:1600–1603.
488. Shallcross LJ, Fragaszy E, Johnson AM, et al. The role of Panton-Valentine leukocidin in staphylococcal disease: a systematic review and meta-analysis. Lancet Infect Dis 2013;13:43–54.
489. Shands KN, Schmid GP Dan BB, et al. Toxic shock syndrome in menstruating women: association with tampon use and *Staphylococcus aureus* and clinical features in 52 cases. N Engl J Med 1980;303:1436–1442.
490. Sharma-Kuinkel BK, Ahn SH, Rude TH, et al. Presence of genes encoding Panton-Valentine leukocidin is not the primary determinant of outcome in patients with hospital-acquired pneumonia due to *Staphylococcus aureus*. J Clin Microbiol 2012;50:848–856.
491. Shinefield HR, Black S. Prevention of *Staphylococcus aureus* infections: advances in vaccine development. Expert Rev Vaccines 2005;4:669–676.
492. Shinefield HR, Black S, Fattom A, et al. Use of a *Staphylococcus aureus* conjugate vaccine in patients receiving hemodialysis. N Engl J Med 2002;346:491–496.
493. Shore AC, Rossney AS, O'Connell B, et al. Detection of staphylococcal cassette chromosome *mec*-associated DNA segments in multiresistant methicillin-susceptible *Staphylococcus aureus* (MSSA) and identification of *Staphylococcus epidermidis ccrAB4* in both methicillin-resistant *S. aureus* and MSSA. Antimicrob Agents Chemother 2008;52:4407–4419.
494. Shuttleworth R, Behme RJ, McNabb A, et al. Human isolates of *Staphylococcus caprae*: association with bone and joint infections. J Clin Microbiol 1997;35:2537–2541.
495. Sibal AK, Lin Z, Jogia D. Coagulase-negative staphylococcus endocarditis: *Staphylococcus lugdunensis*. Asian Cardiovasc Thorac Ann 2011;19:414–415.

496. Singh VR, Raad I. Fatal *Staphylococcus saprophyticus* native-valve endocarditis in an intravenous drug addict. J Infect Dis 1990;162:783-784.
497. Siqueira JF, Lima KC. *Staphylococcus epidermidis* and *Staphylococcus xylosus* in a secondary root canal infection with persistent symptoms. Aust Endodont J 2002;28:61-63.
498. Sivadon V, Rottman M, Quincampoix JC, et al. Use of *sod*A sequencing for the identification of clinical isolates of coagulase-negative staphylococci. Clin Microbiol Infect 2004;10:939-942.
499. Skulnick M, Simor AE, Patel MP, et al. Evaluation of three methods for the rapid identification of *Staphylococcus aureus* in blood cultures. Diagn Microbiol Infect Dis 1994;19:5-8.
500. Sladden MJ, Mortimer NJ, Elston G, et al. Staphylococcal scalded skin syndrome as a complication of septic arthritis. Clin Exp Dermatol 2007;32:754-755.
501. Snyder JW, Munier GK, Heckman SA, et al. Failure of the BD GeneOhm Staph SR assay for direct detection of methicillin-resistant and methicillin-susceptible *Staphylococcus aureus* isolates in positive blood cultures collected in the United States. J Clin Microbiol 2009;47:3747-3748.
502. Soderquist B. Surgical site infection in cardiac surgery: microbiology. APMIS 2007;115:1008-1011.
503. Soedarmanto I, Kanbar T, Ulbegi-Mohyla H, et al. Genetic relatedness of methicillin-resistant *Staphylococcus pseudintermedius* (MRSP) isolated from a dog and the dog owner. Res Vet Sci 2011;91(3):e25-e27. doi: 10.1016/j.rvsc.2011.01.027.
504. Soldati D, Mudry A, Monnier P. Necrotizing otitis externa caused by *Staphylococcus epidermidis*. Eur Arch Otorhinolaryngol 1999;256:439-441.
505. Song SH, Park JS, Kwon HR, et al. Human bloodstream infection caused by *Staphylococcus pettenkoferi*. J Med Microbiol 2009;58:270-272.
506. Sorlin P, Maes N, Deplano A, et al. Chorioamnionitis as an apparent source of vertical transmission of *Staphylococcus cohnii* and *Ureaplasma urealyticum* to a neonate. Eur J Clin Microbiol Infect Dis 1998;17:807-808.
507. Sorlozano A Gutierrez J, Martinez T, et al. Detection of new mutations conferring resistance to linezolid in glycopeptide-intermediate susceptibility *Staphylococcus hominis* subspecies *hominis* circulating in the intensive care unit. Eur J Clin Microbiol Infect Dis 2010;29:73-80.
508. Spanu T, DeCarolis E, Fiori B, et al. Evaluation of matrix-assisted laser desorption/ionization time of flight mass spectrometry in comparison *rpoB* gene sequencing for species identification of bloodstream infection staphylococcal isolates. Clin Microbiol Infect 2011;17:44-49.
509. Spellerberg B, Steidel K, Lutticken R, et al. Isolation of *Staphylococcus caprae* from blood cultures of a neonate with congenital heart disease. Eur J Clin Microbiol Infect Dis 1998;17:61-62.
510. Spencer DH, Sellenriek P, Burnham CD. Validation and implementation of the GeneXpert MRSA/SA blood culture assay in a pediatric setting. Am J Clin Pathol 2011;690-694.
511. Spergser J, Wieser M, Taubel M, et al. *Staphylococcus nepalensis* sp nov., isolated from goats of the Himalayan region. Int J Syst Evol Microbiol 2003;53:2007-2011.
512. Stackebrandt E, Koch C, Gvozdiak O, et al. Taxonomic dissection of the genus *Micrococcus*: *Kocuria* gen. nov., *Nesterenkonia* gen. nov., *Kytococcus* gen. nov., *Dermacoccus* gen. nov., and *Micrococcus* Cohn 1872 gen. amend. Int J Syst Bacteriol 1995;45:682-692.
513. Stamper PD, Cul M, Howard T, et al. Clinical validation of the molecular BD GeneOhm StaphSR assay for direct detection of *Staphylococcus aureus* and methicillin-resistant *Staphylococcus aureus* in positive blood cultures. J Clin Microbiol 2007;45:2191-2196.
514. Stamper PD, Louie L, Wong H, et al. Genotypic and phenotypic characterization of methicillin-susceptible *Staphylococcus aureus* isolates misidentified as methicillin-resistant *Staphylococcus aureus* by the BD GeneOhm MRSA assay. J Clin Microbiol 2011;49:1240-1244.
515. Stefani S, Chung DR, Lindsay JA, et al. Methicillin-resistant *Staphylococcus aureus* (MRSA) global epidemiology and harmonization of typing methods. Int J Antimicrob Agents 2012;39:273-282.
516. Stegman R, Perreten V. Antibiotic resistance profile of *Staphylococcus rostri*, a new species isolated from healthy pigs. Vet Microbiol 2010;145:165-171.
517. Steinbrueckner B, Singh B, Freney J, et al. Facing a mysterious hospital outbreak of bacteremia due to *Staphylococcus saccharolyticus*. J Hosp Infect 2001;49:305-307.
518. Stenehjem E, Rimland D, Crispell EK, et al. Cepheid Xpert MRSA cycle threshold in discordant colonization results and as a quantitative measure of nasal colonization burden. J Clin Microbiol 2012;50:2079-2081.
519. Stepanovic S, Dakic I, Djukic S, et al. Surgical wound infection associated with *Staphylococcus sciuri*. Scand J Infect Dis 2002;34:685-686.
520. Stollberger C, Wechsler-Fordos A, Geppart F, et al. *Staphylococcus warneri* endocarditis after implantation of a lumbar disc prosthesis in an immunocompetent patient. J Infect 2006;52:e15-e18.
521. Stolz SJ, Davis JB, Vergeront JM, et al. Development of serum antibody to toxic shock toxin among individuals with toxic shock syndrome in Wisconsin. J Infect Dis 1985;151:883-889.
522. Struelens MJ, Hawkey PM, French GL, et al. Laboratory tools and strategies for methicillin-resistant *Staphylococcus aureus* screening, surveillance and typing: state of the art and unmet needs. Clin Microbiol Infect 2009;15:112-119.
523. Sunbul M, Demirag MK, Yilmaz O, et al. Pacemaker lead endocarditis caused by *Staphylococcus hominis*. Pacing Clin Electrophysiol 2008;29:543-545.
524. Supre K, De Vlieger S, Cleenwerck I, et al. *Staphylococcus devriesei* sp. nov., isolated from teat apices and milk of dairy cows. Int J Syst Evol Microbiol 2010;60:2739-2744.
525. Szalus-Jordanow O, Chrobak D, Pyrgiel M, et al. PFGE and AFLP genotyping of *Staphylococcus aureus* subsp. *anaerobius* isolated from goats with Morel's disease. Arch Microbiol 2013;195:37-41.
526. Szeto CC, Kwan BH, Chow KM, et al. Coagulase-negative staphylococcal peritonitis in peritoneal dialysis patients: review of 232 consecutive cases. Clin J Am Soc Nephrol 2008;3:91-97.
527. Tabe Y, Nakamura A, Oguri T, et al. Molecular characterization of epidemic multiresistant *Staphylococcus haemolyticus* isolates. Diagn Microbiol Infect Dis 1998;32:177-183.
528. Takano T, Ohtsu M, Terasaki T, et al. Prosthetic valve endocarditis caused by *Staphylococcus capitis*: report of 4 cases. J Cardiothorac Surg 2011;6:131-136.
529. Talen DA, Goldstein EJ, Staatz D, et al. *Staphylococcus intermedius*: clinical presentation of a new human dog bite pathogen. Ann Emerg Med 1989;18:410-413.
530. Talen DA, Staatz D, Staatz A, et al. *Staphylococcus intermedius* in canine gingiva and canine-inflicted wound infections: a newly recognized zoonotic pathogen. J Clin Microbiol 1989;27:78-81.
531. Tanasupawat S, Hashimoto Y, Ezaki T, et al. *Staphylococcus piscifermentans* sp. nov. from fermented fish in Thailand. Int J Syst Bacteriol 1992;42:577-581.
532. Tang YW, Han J, McCormac MA, et al. *Staphylococcus pseudolugdunensis* sp. nov., a pyrrolidonyl arylamidase/ornithine decarboxylase-positive bacterium isolated from blood cultures. Diagn Microbiol Infect Dis 2008;60:351-359.
533. Tang YW, Kilic A, Yang Q, et al. StaphPlex system for rapid and simultaneous identification of antibiotic resistance determinants and Panton-Valentine leukocidin detection of staphylococci from positive blood cultures. J Clin Microbiol 2007;45:1867-1873.
534. Tanner MA, Everett CL, Youvan DC. Molecular phylogenetic evidence for noninvasive zoonotic transmission of *Staphylococcus intermedius* from a canine pet to a human. J Clin Microbiol 2000;38:1628-1631.
535. Taponen S, Simojoki H, Haveri M, et al. Clinical characteristics and persistence of bovine mastitis caused by different species of coagulase-negative staphylococci identified with API or AFLP. Vet Microbiol 2006;115:199-207.
536. Taponen S, Supre K, Piessens V, et al. *Staphylococcus agnetis* sp. nov., a coagulase-variable species from bovine subclinical and mild clinical mastitis. Int J Syst Evol Microbiol 2012;62(Pt 1):61-65.
537. Tattevin P, Schwartz BS, Grabber CJ, et al. Concurrent epidemics of skin and soft tissue infection and bloodstream infection due to community-associated methicillin-resistant *Staphylococcus aureus*. Clin Infect Dis 2012;55:788.
538. Tee WS, Soh SY, Lin R, et al. *Staphylococcus lugdunensis* carrying the *mecA* gene causes catheter-associated bloodstream infection in premature neonate. J Clin Microbiol 2003;41:519-520.
539. Tenover FC, Arbeit RD, Goering RV, et al. Interpreting chromosomal DNA restriction patterns produced by pulsed-field electrophoresis: criteria for bacterial strain typing. J Clin Microbiol 1995;33:2233-2239.
540. Tenover FC, Goering RV. Methicillin-resistant *Staphylococcus aureus* strain USA-300: origin and epidemiology. J Antimicrob Chemother 2009;64:441-446.
541. Thakker M, Park JS, Carey V, et al. *Staphylococcus aureus* capsular serotype 5 capsular polysaccharide is antiphagocytic and enhances bacterial virulence in a murine bacteremia model. Infect Immun 1998;66:5183-5189.
542. Thibodeau E, Boucher H, DeNofrio D, et al. First report of a left ventricular assist device infection caused by *Staphylococcus schleiferi* subspecies *coagulans*: a coagulase-positive organism. Diagn Microbiol Infect Dis 2012;74:68-69.
543. Thomas JC, Vargas MR, Miragaia M, et al. Improved multilocus sequence typing scheme for *Staphylococcus epidermidis*. J Clin Microbiol 2007;45:616-619.
544. Tolaymat A, Al-Jayousi Z. *Staphylococcus saprophyticus* urinary tract infection in male children. Child Nephrol Urol 1991;11:100-102.
545. Trampuz A, Piper KE, Jacobso MJ, et al. Sonication of removed hip and knee prostheses for diagnosis of infection. N Engl J Med 2007;357:754-663.
546. Trevino M, Garcia-Zabarte A, Quintas A, et al. *Stomatococcus mucilaginosus* septicemia in a patient with acute lymphoblastic leukaemia. Eur J Clin Microbiol Infect Dis 1998;17:505-507.

547. Trulzsch K, Grabein B, Schumann P, et al. *Staphylococcus pettenkoferi* sp. nov., a novel coagulase-negative staphylococcal species isolated from human clinical specimens. Int J Syst Evol Microbiol 2007;57:1543–1548.
548. Trulzsch K, Rinder H, Trcek J, et al. "*Staphylococcus pettenkoferi*", a novel staphylococcal species isolated from clinical specimens. Diagn Microbiol Infect Dis 2002;43:175–182.
549. Tsai CY, Su SH, Cheng YH, et al. *Kocuria varians* infection associated with brain abscess. BMC Infect Dis 2010;10:102–105.
550. Vaccher S, Cordiali R, Osimani P, et al. Bacteremia caused by *Rothia mucilaginosa* in a patient with Shwachman-Diamond syndrome. Infection 2007;35:209–210.
551. Valdivia-Arenas MA. Bloodstream infection due to *Micrococcus* spp. and intravenous epoprostenol. Infect Control Hosp Epidemiol 2009;30:1237.
552. Valeva A, Hellmann N, Walev I, et al. Evidence that clustered phosphocholine head groups serve as sites for binding and assembly or an oligomeric protein pore. J Biol Chem 2006;281:26014–26021.
553. Valeva A, Walev I, Pinkernell M, et al. Transmembrane β-barrel of staphylococcal α-toxin forms in sensitive but not in resistant cells. Proc Natl Acad Sci U S A 1997;94:11607–11611.
554. Vallianou N, Evangelopoulos A, Makri P, et al. Vertebral osteomyelitis and native valve endocarditis due to *Staphylococcus simulans*: a case report. J Med Case Rep 2008;2:183–185.
555. Vandenesch F, Celard M, Arpin D, et al. Catheter-related bacteremia associated with coagulase-positive *Staphylococcus intermedius*. J Clin Microbiol 1995;33:2508–2510.
556. Vandenesch F, LeBeau C, Bes M, et al. Clotting activity in *Staphylococcus schleiferi* subspecies from human patients. J Clin Microbiol 1994;32:388–392.
557. Vandenesch F, Lina G, Henry T. *Staphylococcus aureus* hemolysins, bi-component leukocidins, and cytolytic peptides: a redundant arsenal of membrane-damaging factors. Front Cell Infect Microbiol 2012. doi: 10.3389/fcimb.2012.00012.
558. Vandenesch F, Naimi T, Enright MC, et al. Community-acquired methicillin resistant *Staphylococcus aureus* carrying Panton-Valentine leukocidin genes: worldwide emergence. Emerg Infect Dis 2003;9:978–984.
559. Vander Have KL, Karmazyn B, Verma M, et al. Community-associated methicillin-resistant *Staphylococcus aureus* in acute musculoskeletal infection in children: a game changer. J Pediatr Orthop 2009;29:927–931.
560. Van Der Mee-Marquet N, Achard A, Mereghetti L, et al. *Staphylococcus lugdunensis* infections: high frequency of inguinal area carriage. J Clin Microbiol 2003;41:1404–1409.
561. Van Duijkeren E, Kamphuis M, van der Mije IC, et al. Transmission of methicillin-resistant *Staphylococcus pseudintermedius* between infected dogs and cats and contact pets, humans, and the environment in household and veterinary clinics. Vet Microbiol 2011. doi: 10.1016/j.vetmic.2011.02.012.
562. Van Griethuysen A, Buiting A, Goessens W, et al. Multicenter evaluation of a modified protocol for the RapiDEC Staph system for direct identification of *Staphylococcus aureus* in blood cultures. J Clin Microbiol 1998;36:3707–3709.
563. Van Hal SJ, Lodise TP, Paterson DL. The clinical significance of vancomycin minimal inhibitory concentration in *Staphylococcus aureus* infections: a systemic review and meta-analysis. Clin Infect Dis 2012;54:755–771.
564. Van Hoecke F, Deloof N, Claeys G. Performance evaluation of a modified chromogenic medium, ChromID MRSA New, for the detection of methicillin-resistant *Staphylococcus aureus* from clinical specimens. Eur J Clin Microbiol Infect Dis 2011;30:1595–1598.
565. Van Leeuwen WB, van Pelt C, Luijendijk A, et al. Rapid detection of methicillin resistance in *Staphylococcus aureus* by the MRSA-Screen latex agglutination test. J Clin Microbiol 1999;37:3029–3030.
566. Van Loo IH, van Dijk S, Verbakel-Schelle I, et al. Evaluation of a chromogenic agar (MRSA*Select*) for the detection of methicillin-resistant *Staphylococcus aureus* clinical samples in the Netherlands. J Med Microbiol 2007;56:491–494.
567. Van Meensel B, Frans J, Laffut, et al. Multicenter validation of the Clearview Exact PBP2a test. Abstracts of the 21st European Congress of Clinical Microbiology and Infectious Diseases, Milan, Italy, 2011.
568. Van Veen SQ, Claas EC, Kuijper EJ. High throughput identification of bacteria and yeast by matrix-assisted laser desorption/ionization time of flight mass spectrometry in conventional medical microbiology laboratories. J Clin Microbiol 2010;48:900–907.
569. Varaldo PE, Kilpper-Balz R, Biavasco F, et al. *Staphylococcus delphini* sp. nov., a coagulase-positive species isolated from dolphins. Int J Syst Bacteriol 1988;38:436–439.
570. Vardakas KZ, Kontopidis I, Gkegkes ID, et al. Incidence, characteristics, and outcomes of patients with bone and joint infections due to community-associated methicillin-resistant *Staphylococcus aureus*: a systematic review. Eur J Clin Microbiol Infect Dis 2013;32(6):711–721. doi: 10.1007/s10096-012-1807-3.
571. Vayalumkal J, Suth K, Toye B, et al. Necrotizing pneumonia and septic shock: suspecting CA-MRSA in patients presenting to Canadian emergency departments. Can J Emerg Med 2007;9:300–303.
572. Veach LA, Pfaller MA, Barrett M, et al. Vancomycin resistance in *Staphylococcus haemolyticus* causing colonization and bloodstream infection. J Clin Microbiol 1990;28:2064–2068.
573. Venkatesh MP, Placencia F, Weisman LE. Coagulase negative staphylococcal infections in the neonate and child: an update. Semin Pediatr Infect Dis 2006;17:120–127.
574. Ventura CL, Malachowa N, Hammer CH, et al. Identification of a novel *Staphylococcus aureus* two-component leukotoxin using cell surface proteomics. PLoS One 2010;5:e11634. doi: 101371/journal.pone.0011634.
575. Verdier I, Durand G, Bes M, et al. Identification of the capsular polysaccharides in *Staphylococcus aureus* clinical isolates by PCR and agglutination tests. J Clin Microbiol 2007;45:725–729.
576. Verdon J, Girardin N, Lacombe C, et al. δ-hemolysin, an update on a membrane-interacting peptide. Peptides 2009;30:817–823.
577. Vernozy-Rozand C, Mazuy C, Meugnier H, et al. *Staphylococcus fleurettii* sp. nov., isolated from goat's milk cheeses. Int J Syst Evol Microbiol 2000;50:1521–1527.
578. Vinh DC, Nichol KA, Rand F, et al. Not so pretty in pink: *Staphylococcus cohnii* masquerading as methicillin-resistant *Staphylococcus aureus* on chromogenic media. J Clin Microbiol 2006;44:4623–4624.
579. Von Eiff C, Becker K, Machka K, et al. Nasal carriage as a source of *Staphylcoccus aureus* bacteremia. N Engl J Med 2001;344:11–16.
580. VonEiff C, Friedrich AW, Peters G, et al. Prevalence of genes encoding for members of the staphylococcal leukotoxin family among clinical isolates of *Staphylococcus aureus*. Diagn Microbiol Infect Dis 2004;49:157–162.
581. Von Eiff C, Jansen B, Kohnene W, et al. Infections associated with medical devices, pathogenesis, management, and prophylaxis. Drugs 2005;65:179–214.
582. Von Eiff C, Taylor KL, Mellmann A, et al. Distribution of capsular and surface polysaccharide serotypes of *Staphylococcus aureus*. Diagn Microbiol Infect Dis 2007;58:297–302.
583. Wadhwani M, D'souza P, Jain R, et al. Conjunctivitis in the newborn: a comparative study. Indian J Pathol Microbiol 2011;54:254–257.
584. Walev I, Weller U, Strauch S, et al. Selective killing of human monocytes and cytokine release provoked by sphingomyelinase (β-toxin) of *Staphylococcus aureus*. Infect Immun 1996;64:2974–2979.
585. Wallet F, Stuit L, Boulanger E, et al. Peritonitis due to *Staphylococcus sciuri* in a patient on continuous ambulatory peritoneal dialysis. Scand J Infect Dis 2000;32:697–698.
586. Wang A, Athan E, Pappas PA, et al. Contemporary clinical profile and outcome of prosthetic valve endocarditis. JAMA 2007;297:1354–1361.
587. Wang KW, Chang WN, Shih TY, et al. Infection of cerebrospinal fluid shunts: causative pathogens, clinical features, and outcomes. Jpn J Infect Dis 2004;57:44–48.
588. Wang R, Braughton KR, Kretschmer D, et al. Identification of novel cytolytic peptides as key virulence determinants for community associated MRSA. Nat Med 2007;13:1510–1514.
589. Wang SM, Liu CC, Tseng HW, et al. *Staphylococcus capitis* bacteremia of very low birth weight premature infants at neonatal intensive care units: clinical significance and antimicrobial susceptibility. J Microbiol Immunol Infect 1999;32:26–32.
590. Wassenberg MW, Kluytmans JA, Box AT, et al. Rapid screening of methicillin-resistant *Staphylococcus aureus* using PCR and chromogenic agar: a prespective study to evaluate costs and effects. Clin Microbiol Infect 2010;16:1754–1761.
591. Wassenberg M, Kluytmans J, Erdkamp E, et al. Costs and benefits of rapid screening of methicillin-resistant *Staphylococcus aureus* carriage in intensive care units: a prospective multicenter study. Crit Care 2012;16:R22.
592. Watkins RR, David MZ, Salata RA. Current concepts of the virulence mechanisms of methicillin-resistant *Staphylococcus aureus*. J Med Microbiol 2012;61:1179–1193.
593. Webster JA, Bannerman TL, Hubner RJ, et al. Identification of the *Staphylococcus sciuri* species group with EcoR1 fragments containing rRNA sequences and description of *Staphylococcus vitulus* sp. nov. Int J Syst Bacteriol 1994;44:454–460.
594. Weese JS, Poma R, James F, et al. *Staphylococcus pseudintermedius* necrotizing fasciitis in a dog. Can Vet J 2009;50:655–656.
595. Weinstein MP, Towns ML, Quartey SM, et al. The clinical significance of positive blood cultures in the 1990s: a prospective comprehensive evaluation of the microbiology, epidemiology, and outcome of bacteremia and fungemia in adults. Clin Infect Dis 1997;24:584–602.

596. Weist K, Cimbal AK, Lecke C, et al. Evaluation of six agglutination tests for *Staphylococcus aureus* identification depending upon local prevalence of methicillin-resistant *S. aureus* (MRSA). J Med Microbiol 2006;55:283–290.
597. Wendt C, Havill NL, Chapin KC, et al. Evaluation of a new selective medium, BD BBL. CHROMagar MRSA II, detection of methicillin-resistant *Staphylococcus aureus* in different specimens. J Clin Microbiol 2010;48:2223–2227.
598. Wertheim HF, Walsh E, Choudhurry R, et al. Key role for clumping factor B in *Staphylococcus aureus* nasal colonization of human. PLoS Med 2008;5:e17.
599. Westblom TU, Gorse GJ, Milligan TW, et al. Anaerobic endocarditis caused by *Staphylococcus saccharolyticus*. J Clin Microbiol 1990;28:2818–2819.
600. Widerstrom M, Wistrom J, Ferry S, et al. Molecular epidemiology of *Staphylococcus saprophyticus* isolated from women with uncomplicated community-acquired urinary tract infection. J Clin Microbiol 2007;45:1561–1564.
601. Widerstrom M, Wistrom J, Sjostedt A, et al. Coagulase-negative staphylococci: update on the molecular epidemiology and clinical presentation, with a focus on *Staphylococcus epidermidis* and *Staphylococcus saprophyticus*. Eur J Clin Microbiol Infect Dis 2012;31:7–20.
602. Wisplinghoff H, Bischoff T, Tallent SM, et al. Nosocomial bloodstream infections in U.S. hospitals: analysis of 24,179 cases from a prospective nationwide surveillance study. Clin Infect Dis 2004;39:309–317.
603. Wolk DM, Hilbert LD. Bloodstream pathogens: rapid identification using PNA FISH. Clin Lab News 2011;37:1–10.
604. Wolk DM, Marx JL, Dominquez L, et al. Comparison of MRSA*Select* agar, CHROMagar methicillin-resistant *Staphylococcus aureus* (MRSA) medium, and Xpert MRSA PCR for detection of MRSA in Nares: diagnostic accuracy for surveillance samples with various bacterial densities. J Clin Microbiol 2009;47:3933–3936.
605. Wolk DM, Picton E, Johnson D, et al. Multicenter evaluation of the Cepheid Xpert Methicillin-Resistant *Staphylococcus aureus* (MRSA) test as a rapid screening method for detection of MRSA in nares. J Clin Microbiol 2009;47:756–764.
606. Wolk DM, Struelens MJ, Panchioli P, et al. Rapid detection of *Staphylococcus aureus* and methicillin-resistant *S. aureus* (MRSA) in wound specimens and blood cultures: multicenter preclinical evaluation of the Cepheid Xpert MRSA/SA skin and soft tissue and blood culture assays. J Clin Microbiol 2009;47:823–826.
607. Wong VW, Lai TY, Chi AC, et al. Pediatric ocular surface infections: a 5-year review of demographics, clinical features, risk factors, and microbiological results. Cornea 2011;30:995–1002.
608. Wu S, de Lencastre H, Tomasz A. Genetic organization of the *mecA* region in methicillin-susceptible and methicillin-resistant strains of *Staphylococcus sciuri*. J Bacteriol 1998;180:236–242.
609. Wu S, Piscitelli C, de Lencastre H, et al. Tracking the evolutionary origin of the methicillin resistance gene: cloning and sequencing of a homologue of *mecA* from a methicillin susceptible strain of *Staphylococcus sciuri*. Microb Drug Resist 1996;2:435–441.
610. Wu X, Yu C, Wang X. A case of *Staphylococcus saccharolyticus* pneumonia. Int J Infect Dis 2009;13:e43–e46.
611. Yamasaki O, Yamaguchi T, Sugai M, et al. Clinical manifestations of staphylococcal scalded skin syndrome depend on serotypes of exfoliative toxins. J Clin Microbiol 2005;43:1890–1893.
612. Yamashita S, Yonemura K, Sugimoto R, et al. *Staphylococcus cohnii* as a cause of multiple brain abscesses in Weber-Christian disease. J Neurol Sci 2005;238:97–100.
613. Yamazumi T, Furuta I, Diekema DJ, et al. Comparison of the Vitek gram-positive susceptibility 106 card, the MRSA Screen latex agglutination test, and *mecA* analysis for detecting oxacillin resistance in a geographically diverse collection of clinical isolates of coagulase-negative staphylococci. J Clin Microbiol 2001;39:3633–3636.
614. Yebenes JC, Serra-Prat M, Miro G, et al. Differences in time to positivity can affect the negative predictive value of blood cultures drawn through a central venous catheter. Intensive Care Med 2006;32:1442–1443.
615. Yonezawa M, Takahata M, Banzawa-Futakuchi N, et al. DNA gyrase *gryA* mutations in quinolone-resistant clinical isolates of *Staphylococcus haemolyticus*. Antimicrob Agents Chemother 1996;40:1065–1066.
616. Yousri T, Hawari M, Saad R, et al. *Kytococcus schroeteri* prosthetic valve endocarditis. BMJ Case Rep 2010. doi: 10.1136/bcr.06.2010.3064.
617. Zecconi A, Scali F. *Staphylococcus aureus* virulence factors in evasion from innate immune defenses in human and animal disease. Immunol Lett 2013. http://dx.doi.org/10.1016/j.imlet.2013.01.004.
618. Zhang Y, Agida S, LeJeune JT. Diversity of staphylococcal cassette chromosome in coagulase-negative staphylococci from animal sources. J Appl Microbiol 2009;107:1375–1383.
619. Zinkernagel AS, Zinkernagel MS, Elzi MV, et al. Significance of *Staphylococcus lugdunensis* bacteremia: report of 28 cases and review of the literature. Infection 2008;36:314–321.
620. Zong Z. The newly recognized species *Staphylococcus massiliensis* is likely to be part of the human skin microflora. Antonie Van Leeuwenhoek 2012;101:449–451.
621. Zong Z, Peng C, Lu X. Diversity of SCC*mec* elements in methicillin-resistant coagulase-negative staphylococci clinical isolates. PLoS One 2011;6:e20191. doi: 10.1371/journal.pone.0020191owsky RM, et al. Hot water systems as sources of *Legionella pneumophila* in hospital and nonhospital plumbing fixtures. Appl Environ Microbiol 1982;43:1104–1110.

CAPÍTULO 13
Cocos Gram-Positivos

PARTE II | ESTREPTOCOCOS, ENTEROCOCOS E BACTÉRIAS "SEMELHANTES A *STREPTOCOCCUS*"

Características gerais dos estreptococos, 752

Estreptococos beta-hemolíticos do grupo A (*Streptococcus pyogenes*), 757
  Fatores de virulência, 757
  Espectro clínico da doença estreptocócica do grupo A, 760

Estreptococos beta-hemolíticos do grupo B (*Streptococcus agalactiae*), 764
  Fatores de virulência, 764
  Espectro clínico da doença causada por estreptococos do grupo B, 765
  Prevenção da doença por estreptococos do grupo B, 766
  Outras infecções causadas por estreptococos do grupo B, 767
  Sensibilidade dos estreptococos do grupo B a agentes antimicrobianos, 770

Estreptococos beta-hemolíticos do grupo C e do grupo G, 770

Estreptococos beta-hemolíticos do grupo F, 772

Patógenos emergentes entre os estreptococos, 772
  Streptococcus suis, 772
  Streptococcus porcinus e *Streptococcus pseudoporcinus*, 774
  Streptococcus iniae, 774

Streptococcus pneumoniae, 775
  Fatores de virulência, 775
  Vacinas pneumocócicas, 776
  Espectro clínico de *S. pneumoniae*, 777
  Sensibilidade de *S. pneumoniae* a antimicrobianos, 780

Estreptococos *viridans*, 782

Grupo anginosus | *Streptococcus anginosus*, *Streptococcus constellatus* e *Streptococcus intermedius*, 784

Estreptococos do grupo D | O grupo de "*Streptococcus bovis*", 786

Espécies de *Enterococcus*, 788
  Taxonomia, 788
  Fatores de virulência, 788
  Espectro clínico das infecções enterocócicas, 791
  Sensibilidade dos enterococos aos antimicrobianos, 792
  Gênero *Melissococcus* e gênero *Catellicoccus*, 794

Bactérias "semelhantes a *Streptococcus*", 794
  Espécies de *Abiotrophia* e *Granulicatella*, 794
  Espécies de *Aerococcus* e *Helcococcus*, 796
  Espécies de *Leuconostoc*, 797
  Espécies de *Pediococcus* e *Tetragenococcus*, 798
  Espécies de *Gemella*, 798
  Espécies de *Vagococcus*, 799
  Espécies de *Alloiococcus*, 800
  Espécies de *Globicatella*, 800
  Espécies de *Facklamia*, 800
  Espécies de *Dolosigranulum*, *Ignavigranum*, *Dolosicoccus* e *Eremococcus*, 801
  Espécies de *Lactococcus*, 801

Isolamento e identificação de estreptococos e bactérias "semelhantes a *Streptococcus*", 802
  Esfregaços diretos corados pelo Gram, 802
  Meios de cultura, 802
  Hemólise em ágar-sangue, 803

Técnicas de detecção direta sem cultura para estreptococos beta-hemolíticos do grupo A em amostras de faringe, 803
Técnicas de detecção direta sem cultura para estreptococos beta-hemolíticos do grupo B, 804
Técnicas de detecção direta sem cultura para *Streptococcus pneumoniae*, 804
Técnicas de detecção de enterococos em hemoculturas sem cultura, 806
Morfologia das colônias e teste da catalase, 806
Reconhecimento e caracterização preliminar de estreptococos e das bactérias "semelhantes a *Streptococcus*", 807
Identificação presuntiva dos estreptococos e enterococos, 809
Identificação sorológica dos estreptococos beta-hemolíticos, 811
Características fenotípicas para a identificação dos estreptococos grupáveis, 811
Identificação de *S. pneumoniae* | Sensibilidade à optoquina, teste de solubilidade em bile e teste AccuProbe® Pneumococcus, 811
Identificação sorológica de *Streptococcus pneumoniae*, 814
Identificação dos estreptococos *viridans*, 814
Identificação de *Streptococcus suis* e de outros estreptococos isolados de animais, 822
Detecção de enterococos resistentes à vancomicina, 822
Identificação de espécies de *Enterococcus*, 825
Identificação de espécies de *Abiotrophia* e *Granulicatella*, 829

Identificação de espécies de *Aerococcus* e *Helcococcus*, 829

Identificação das espécies de *Leuconostoc, Pediococcus* e *Tetragenococcus*, 831

Identificação de espécies de *Gemella*, 831

Identificação de espécies de *Vagococcus*, 831

Identificação de espécies de *Alloiococcus, Globicatella, Facklamia, Dolosigranulum, Ignavigranum* e *Dolosicoccus*, 833

Identificação de espécies de *Lactococcus*, 837

Sistemas comerciais para a identificação de estreptococos, enterococos e bactérias selecionadas "semelhantes a *Streptococcus*", 837

Vitek® 2, 837

Phoenix® (Becton-Dickinson Diagnostic Systems, Sparks, MD), 840

Os estreptococos, os enterococos e bactérias semelhantes a *Streptococcus* são bactérias gram-positivas e catalase-negativas, que tendem a crescer formando pares e cadeias (Prancha 13.1 B). A detecção de enzimas do citocromo por meio do teste de catalase possibilita diferenciar os membros dos grupos das várias espécies de micrococos e estafilococos (catalase-positivos) dos estreptococos, dos enterococos e das bactérias "semelhantes a *Streptococcus*", que são catalase-negativos. À semelhança de outros grupos microbianos, a classificação e a taxonomia dos estreptococos e das bactérias semelhantes a *Streptococcus* passaram por mudanças radicais com a descrição de vários novos gêneros de cocos catalase-negativos. Essas mudanças possuem mais do que uma simples importância acadêmica para os biologistas clínicos no início do século XXI, visto que vários microrganismos previamente incomuns pertencentes a esses grupos estão sendo isolados com regularidade crescente de infecções humanas, e o potenciais patogênicos tanto das espécies antigas quanto das espécies recentemente descritas ainda não estão elucidados e estão em fase de investigação ativa.

A aplicação de métodos taxonômicos moleculares e a descrição de vários gêneros novos de cocos gram-positivos catalase-negativos levaram a uma reorganização completa da taxonomia dos estreptococos, em comparação com aquela publicada na edição de 1984 do *Bergey's Manual of Systematic Bacteriology*. Diversos métodos moleculares, como hibridização DNA–DNA, hibridização DNA–RNA ribossômico (rRNA) e sequenciamento da subunidade pequena do rRNA (16S), foram inicialmente utilizados para validar a divisão da família Streptococcaceae nos gêneros *Streptococcus, Enterococcus* e *Lactococcus*; na atualidade, esses métodos estão sendo aplicados a estreptococos *viridans*, *enterococos* e outros isolados catalase-negativos recentemente descritos, de modo a estabelecer suas relações com esses três gêneros.[71] Na nova edição do *Bergey's Manual*, os cocos gram-positivos catalase-negativos de origem humana são classificados entre seis famílias, na ordem proposta "Lactobacillales", e uma família na ordem Bacillales, ambas na classe proposta "Bacilli", no filo Firmicutes (Boxe 13.1). O gênero *Streptococcus*, que contém os patógenos humanos de maior importância, pode ser dividido operacionalmente em sete grupos, conforme indicado no Boxe 13.2.

Características gerais dos estreptococos

Os estreptococos são anaeróbios facultativos, embora algumas cepas cresçam melhor em condições anaeróbias. Embora as espécies cresçam, em sua maioria, no ar atmosférico, o crescimento da maioria das espécies é estimulado por um aumento de CO_2. Os estreptococos, os enterococos e os aerococos de importância médica são **homofermentadores**, o que significa que o único produto de fermentação da glicose é o ácido láctico, sem formação de gás. Os estreptococos também são catalase-negativos e oxidase-negativos, uma propriedade que, juntamente com a coloração pelo Gram, os diferencia das espécies de *Neisseria*. Os membros do gênero

---

Boxe 13.1

Classificação atual dos estreptococos, enterococos e bactérias "semelhantes a *Streptococcus*"

Ordem	Família	Gênero
"Lactobacillales"	Streptococcaceae	*Streptococcus, Lactococcus*
	Enterococcaceae	*Atopobacter, Bavaricoccus, Catellicoccus, Enterococcus, Melissococcus, Pilibacter, Tetragenococcus, Vagococcus*
	"Aerococcaceae"	*Abiotrophia, Aerococcus, Dolosicoccus, Eremococcus, Facklamia, Globicatella, Ignavigranum*
	Leuconostocaceae	*Leuconostoc, Oenococcus, Weissella*
	Lactobacillaceae	*Pediococcus*
	"Carnobacteriaceae"	*Alloiococcus, Dolosigranulum, Granulicatella*
Bacillales	Staphylococcaceae	*Gemella, Macrococcus*

Os microrganismos listados nesta tabela pertencem ao domínio Bacteria, filo Firmicutes, classe "Bacilli".

Boxe 13.2

Classificação dos grupos de espécies de *Streptococcus* com base na análise de sequência da subunidade pequena do rRNA[71]

Membros do grupo	Hábitat e comentários
Grupo I. Grupo piogênico	
S. pyogenes (*Streptococcus* beta-hemolítico do grupo A)	Essa espécie é um patógeno humano bem conhecido (ver o texto).
S. agalactiae (*Streptococcus* beta-hemolítico do grupo B)	*S. agalactiae* é um agente bem conhecido de doença neonatal, especialmente (ver o texto).
S. dysgalactiae subesp. *dysgalactiae* (*Streptococcus* beta-hemolítico dos grupos C e L)	Essa espécie de estreptococo provoca infecções em várias espécies de animais, incluindo suínos, bovinos e humanos (ver o texto).
S. dysgalactiae subesp. *equisimilis* (*Streptococcus* beta-hemolítico dos grupos C e G)	Essa espécie de estreptococo provoca infecções em várias espécies de animais, incluindo suínos, bovinos e humanos (ver o texto).
S. equi subesp. *equi* (*Streptococcus* beta-hemolítico do grupo C)	Essa espécie provoca doença principalmente em animais, com observação de infecções ocasionais em seres humanos (ver o texto).
S. equi subesp. *ruminatorum*[336]	Essa subespécie recentemente descrita provoca mastite em ovinos e caprinos (ver o texto).
S. equi subesp. *zooepidemicus* (*Streptococcus* beta-hemolítico do grupo C)	Muitas espécies de animais (ver o texto).
S. canis (estreptococos dos grupos G, L e M)[284]	Essa espécie beta-hemolítica foi isolada de várias espécies de animais, especialmente cães (ver o texto).
S. castoreus (reage com antissoros do grupo A de Lancefield)[616]	*S. castoreus* foi isolado de amostras de feridas, fígado e baço de uma carcaça de um castor da Europa.
S. didelphis (sem grupo de Lancefield)[877]	*S. didelphis* é um estreptococo beta-hemolítico que foi isolado de lesões cutâneas e tecidos esplênico, hepático e pulmonar de gambás que desenvolveram equimoses cutâneas seguidas de morte súbita.
S. halichoeri (reage com antissoro do grupo B de Lancefield)[615]	Essa espécie foi descrita em amostras clínicas e *post mortem* de focas cinzentas na Inglaterra.
S. hongkongensis[599]	Essa espécie recém-descrita foi isolada de peixes (linguados) e de uma ferida no polegar de um peixeiro de 44 anos de idade após lesão puntiforme causada por nadadeira de peixe. Essa nova espécie está mais estreitamente relacionada com *S. iniae, S. pseudoporcinus, S. uberis* e *S. paruberis*.
S. ictaluri (sem grupo de Lancefield)[919]	Essa espécie foi isolada durante a pesquisa de suspeita de doença bacteriana em bagres-americanos (*Ictaluris punctatus*) reprodutores. Os isolados foram associados à ocorrência de meningite, miosite, osteólise e artrite nos peixes.
S. iniae (sem designação de grupo de Lancefield)[830]	Esse patógeno emergente provoca doença em muitas espécies de peixes e também é patogênico para seres humanos (ver o texto).
S. phocae (estreptococos dos grupos C e F ou não grupáveis)[942]	*S. phocae* foi originalmente descrito como causa de pneumonia em focas e, subsequentemente, foi isolado de infecções das vias respiratórias em botos. *S. phocae* também provoca infecções septicêmicas no salmão do Atlântico.[871]
S. porcinus (estreptococos dos grupos E, P, U e V)[216]	Essa espécie de estreptococo beta-hemolítico é encontrada tanto em suínos quanto em humanos (os últimos isolados receberam o novo nome de *S. pseudoporcinus*, ver o texto).
S. pseudoporcinus (sem grupo de Lancefield)[67]	Essa nova espécie de *Streptococcus* foi descrita em 2006. É encontrada no trato genital feminino de seres humanos e foi isolada de infecções da corrente sanguínea, placenta e feridas (ver o texto).[923] Os métodos fenotípicos não diferenciam adequadamente *S. pseudoporcinus* de *S. porcinus*, e é necessário proceder ao sequenciamento do gene rRNA 16S ou do gene *rpoB* para sua identificação definitiva.[371,923] O isolamento de um microrganismo do trato geniturinário feminino que é fenotipicamente *S. porcinus* tem probabilidade de ser *S. pseudoporcinus*. Algumas evidências sugerem que a presença de *S. pseudoporcinus* no trato geniturinário de mulheres em idade fértil pode contribuir para a patogênese da ruptura prematura das membranas fetais e insuficiência endocervical.[820] Shewmaker et al.[923] propuseram que *S. pseudoporcinus* fosse dividido em suas subespécies. *S. pseudoporcinus* subesp. *hominis* cresce em NaCl a 6,5%, hidrolisa o hipurato, utiliza o piruvato e é lactose-negativo, enquanto *S. pseudoporcinus* subesp. *lactis* não cresce em NaCl a 6,5%, é negativo para hidrólise do hipurato e acidificação do piruvato e produz ácido a partir da lactose. Os isolados humanos pertencem à primeira subespécie, enquanto os isolados de laticínios e de animais pertencem à última subespécie.

(continua)

S. urinalis (sem grupo de Lancefield)[223]	Essa nova espécie de Streptococcus foi isolada pela primeira vez da cultura de urina de um paciente com cistite e dor na parte inferior do abdome; subsequentemente, S. urinalis foi isolado de uma hemocultura de um homem de 60 de idade com história de estenose uretral.[817] Embora S. urinalis seja um Streptococcus α-hemolítico, é considerado como membro do grupo dos estreptococos piogênicos, sendo S. pyogenes e S. canis os microrganismos relacionados filogeneticamente mais próximos.

Grupo II. Grupo mitis/sanguinis

S. australis[1131]	S. australis foi isolado pela primeira vez de saliva de crianças atendidas em um hospital odontológico em Sydney, na Austrália. A princípio, acreditou-se que fosse S. mitis; entretanto, estudos bioquímicos e de hibridização demonstraram que esses isolados eram uma espécie separada. Em 2011, esse microrganismo foi a causa de meningite bacteriana em um homem de 77 anos de idade.[449]
S. cristatus[422]	S. cristatus é um Streptococcus oral, que é incomum pela presença de tufos de fibrilas curtas localizados em posição lateral da superfície da célula, os quais ajudam o microrganismo a se coagregar com outros microrganismos na placa dentária. S. cristatus é uma rara causa de endocardite.[694]
S. danieliae[202]	Essa espécie foi isolada do ceco de um camundongo. O microrganismo está genotipicamente relacionado com S. alactolyticus, S. gordonii, S. sanguinis e S. intermedius. Ele não reage com nenhum antissoro de Lancefield e é beta-hemolítico.
S. gordonii[556]	Essa espécie de estreptococo viridans é encontrada na cavidade oral de seres humanos e foi isolada de infecções da corrente sanguínea em pacientes com câncer e com endocardite, do líquido sinovial em dois casos de artrite séptica e do líquido peritoneal de um paciente submetido a diálise peritoneal ambulatorial contínua.[183,421,1158]
S. infantis[54]	S. infantis é um membro do grupo mitis, que é encontrado nos dentes e na nasofaringe dos humanos.
S. lactarius[681]	Essa espécie recentemente descrita foi isolada do leite materno de mulheres sadias.
S. massiliensis[383]	Essa espécie baseia-se em um isolado de uma hemocultura. No sequenciamento do gene rRNA 16S, esse isolado foi agrupado com os estreptococos do grupo mutans, porém as comparações de sequências dos genes rpoB e sodA colocaram o microrganismo no grupo mitis/sanguinis de estreptococos.
S. mitis[556]	S. mitis é um Streptococcus α-hemolítico, que é encontrado na cavidade oral, no trato gastrintestinal, no trato genital feminino e na pele (Prancha 13.4 F, G e H). S. mitis constitui uma causa de endocardite infecciosa e meningite, particularmente em pacientes com fatores de risco que incluem lesão valvar prévia, higiene dentária/oral precária, neoplasias malignas, transplante de células-tronco, outras doenças subjacentes (p. ex., anemia hemolítica, alcoolismo, hipertensão, diabetes melito), terapia imunossupressora (p. ex., corticosteroides, agentes quimioterápicos), infecções de cabeça e pescoço (p. ex., sinusite maxilar) e procedimentos neurocirúrgicos.[290,585,659,691] As complicações da endocardite e da bacteriemia incluem fenômenos embólicos, endoftalmite e osteomielite.[290,771] S. mitis também constitui uma causa de choque por estreptococo viridans/desconforto respiratório, que ocorrem em pacientes com imunossupressão profunda que apresentam neoplasias malignas e receptores de transplante de células-tronco hematopoéticas dentro de 1 a 28 dias após o transplante.[179,666] S. mitis é uma das espécies isoladas com maior frequência de hemoculturas, e a prevalência de isolados com sensibilidade reduzida ou resistência definida aos agentes betalactâmicos está aumentando.[507,577,691] Matsui et al.[691] relataram um caso de endocardite infecciosa causada por S. mitis, em que o isolado mostrou ser resistente a todas as penicilinas, cefalosporinas (de todas as gerações), todos os carbapenêmicos e eritromicina, sendo sensível apenas à vancomicina, ao levofloxacino e à clindamicina. A resistência ao levofloxacino foi documentada em outra cepa S. mitis sensível aos demais fármacos, isolada de hemoculturas e culturas do humor vítreo de um paciente com endocardite e endoftalmite endógena.[290] A linezolida tem sido usada com sucesso no tratamento da endocardite por S. mitis.[759] Foi também relatada a ocorrência de peritonite fulminante por S. mitis em um receptor de CAPD.[720] Alguns isolados de S. mitis podem ser sensíveis à optoquina, porém não são solúveis em bile ou desoxicolato.[259]
S. oligofermentans[1033]	S. oligofermentans foi descrito pela primeira vez em 2003, quando foi isolado de placa dentária e da saliva de pacientes com carcinoma nasofaríngeo. Em 2009, S. oligofermentans foi documentado como causa de abscesso do antebraço esquerdo complicado por endocardite em uma mulher de 43 anos de idade.[693]
S. oralis[556]	S. oralis tem sido isolado de casos de endocardite de valvas nativas e próteses valvares.[860,1057] S. oralis assemelha-se fenotipicamente a S. mitis e pode ser diferenciado por determinados testes enzimáticos (p. ex., β-GLU e NAGA).
S. parasanguinis[1125]	Essa espécie tem sido isolada de amostras das vias respiratórias, do sangue e da urina de seres humanos e também foi associada à ocorrência de mastite assintomática em ovelhas.[337] A endocardite causada por S. parasanguinis resistente à penicilina foi relatada em 2008, e a peritonite associada à diálise peritoneal por S. parasanguinis foi relatada em 2011.[361,882]
S. peroris[545]	S. peroris é um membro mais recente do gupo mitis e é encontrado nos dentes e na nasofaringe de seres humanos.
S. pneumoniae	Ver o texto.
S. pseudopneumoniae	Ver o texto.

S. sanguinis[556]	Essa espécie é encontrada na cavidade oral de seres humanos e tem sido isolada de pacientes com endocardite e como causa de aneurisma micótico.[61,175,539] As complicações da disseminação hematogênica durante infecções do endocárdio e da corrente sanguínea incluem abscesso cerebral e artrite séptica.[539,800] Esse microrganismo também foi a causa de meningite purulenta em paciente com cirrose submetido a ligadura endoscópica de varizes esofágicas hemorrágicas.[653] Métodos moleculares foram desenvolvidos (p. ex., sondas PCR-geradas, sondas de DNA específicas de espécie) para facilitar o estudo da interação do S. sanguinis e de outros estreptococos orais com a espécie cariogênica, S. mutans.[639] Resistência aos antibióticos betalactâmicos foi observada tanto em S. mitis quanto em S. sanguinis.[61]
S. sinensis[1142]	Essa espécie faz parte da microbiota bacteriana da cavidade oral humana e foi isolada pela primeira vez de hemoculturas de pacientes com endocardite.[326,1060,1142–1144] Esse microrganismo pode apresentar o antígeno do grupo F de Lancefield.[1143]
S. tigurinus[1169]	Essa espécie de estreptococo foi descrita em 2012 e foi isolada de hemoculturas de pacientes com endocardite, meningite e espondilodiscite.[1169] Essa espécie está mais estreitamente relacionada com S. mitis, S. pneumoniae, S. pseudopneumoniae, S. oralis, e S. infantis.[1168]
S. troglodytidis[1173]	Essa espécie foi isolada de um abscesso do pé de um chimpanzé (Pan troglodytes).
Grupo III. Grupo mutans	
S. cricetus	Essa espécie é encontrada na cavidade oral de hamsters, ratos e, raramente, de seres humanos.
S. dentapri[992]	Essa espécie, que foi descrita em 2010, foi isolada da cavidade oral de javalis.
S. dentirousetti[894]	Essa espécie foi isolada da microbiota oral de morcegos.
S. devriesei	Essa espécie é encontrada na cavidade oral de equinos e vacas.
S. downei	Essa espécie é encontrada na cavidade oral de macacos.
S. ferus	Essa espécie é encontrada na cavidade oral de ratos.
S. macacae	Essa espécie é encontrada na cavidade oral de macacos.
S. mutans[1124]	Essa espécie constitui a principal causa de cáries dentárias em seres humanos. Os isolados de S. mutans produzem enzimas de glicosiltransferase que sintetizam os polissacarídios que formam a matriz da placa dentária a partir da sacarose da dieta (ver o texto).
S. orisratti[1176]	Essa espécie é encontrada na cavidade oral de ratos Sprague-Dawley. Estudos filogenéticos dos 35 sorotipos de S. suis revelaram que os tipos 32 e 34 eram distantes de outros sorotipos de S. suis, e, quando estudos adicionais de sequenciamento foram concluídos, esses dois sorotipos de "S. suis" demonstraram ser, na realidade, S. orisratti.[455]
S. orisuis[993]	Essa espécie de Streptococcus foi isolada da cavidade oral de suínos.
S. ratti	Essa espécie é encontrada na cavidade oral de ratos (e, em certas ocasiões, de seres humanos).
S. sobrinus	Essa espécie constitui parte dos estreptococos cariogênicos encontrados na cavidade oral dos seres humanos.
S. ursoris[926]	Essa espécie de estreptococo foi cultivada a partir de amostras de cavidade oral de ursos.
Grupo IV. Grupo salivarius	
S. hyointestinalis[285]	Essa espécie foi isolada do intestino de suínos e caracterizada em 1988.
S. infantarius[901]	S. infantarius foi isolado de seres humanos e de produtos alimentares. As cepas de S. infantarius também estão incluídas no grupo bovis, visto que algumas cepas são bile-esculina positivas.
S. salivarius[1124]	Essa espécie é encontrada na cavidade oral e na saliva de seres humanos. "S. thermophilus" está relacionado com S. salivarius e pode constituir uma subespécie de S. salivarius ou uma espécie distinta.
S. thermophilus	Essa espécie é encontrada em laticínios.
S. trolodytae[781]	Essa espécie foi isolada da cavidade oral de um chimpanzé. S. mutans demonstrou ser a espécie mais estreitamente relacionada.
S. vestibularis[1128]	Essa espécie foi isolada pela primeira vez da mucosa vestibular da cavidade oral de seres humanos. Em 2010, essa espécie foi isolada de uma mulher de 65 anos de idade como causa de endocardite de valva da aorta nativa e espondilodiscite.[1050]
Grupo V. Grupo anginosus	
S. anginosus	Seres humanos (ver o texto).
Subespécies de S. constellatus	Seres humanos (ver o texto).
S. intermedius	Seres humanos (ver o texto).
Grupo VI. Grupo bovis	
S. bovis/S. equinus	Esses isolados são encontrados nos tratos geniturinário e gastrintestinal de bovinos e equinos.
S. caballi[714]	Essa espécie e S. henryii foram isolados de equinos com laminite induzida experimentalmente, uma doença grave do pé de equinos que está associada à ingestão dietética de carboidrato em excesso.

(continua)

S. gallolyticus subesp. *gallolyticus* (*S. bovis* I)	Ver o texto.
S. gallolyticus subesp. *macedonicus*[675,1048] (anteriormente "*S. macedonicus*", "*S. waius*")	*S. gallolyticus* subesp. *macedonicus* é encontrado em queijos e outros produtos lácteos. *S. macedonicus* foi originalmente denominado *S. waius* e, em seguida, *S. macedonicus* antes de ser incorporado como subespécie de *S. gallolyticus* no grupo bovis (ver o texto).
S. gallolyticus subesp. *pasteurianus* (*S. bovis* II.2)	Ver o texto.
S. henryi[714]	*S. henryi* e *S. caballi* foram isolados de equinos com laminite induzida experimentalmente, uma doença grave do pé de equinos que está associada à ingestão dietética de carboidrato em excesso. Essa espécie reage com antissoro do grupo D de Lancefield.[714]
S. infantarius subesp. *coli*	Suínos, cães, galináceos.
S. infantarius subesp. *infantarius* (*S. bovis* II.1)	Seres humanos, bovinos.

Grupo VII. Estreptococos diversos

S. acidominimus	As cepas de *S. acidominimus* foram pouco caracterizadas desde a descrição original da espécie, em 1922. Um novo exame de cepas de *S. acidominimus* isoladas de seres humanos estabeleceu a verdadeira identidade desses isolados como *Facklamia sourekii*.[220] Esse microrganismo tem sido isolado de bovinos, aves domésticas e seres humanos. As infecções por *S. acidominimus* nos seres humanos têm incluído pneumonia com empiema, pericardite, meningite, endocardite, otite média e abscesso cerebral.[48,115,236,342,991]
S. entericus[108]	Essa espécie alfa-hemolítica foi isolada de amostras intestinais obtidas de uma vaca com enterite catarral, uma síndrome diarreica consumptiva inexorável em bezerros.
S. gallinaceus[222]	Essa espécie foi isolada pela primeira vez de hemoculturas de um frango de criação com sepse e, subsequentemente, foi documentada como importante causa de sepse e endocardite em produção de frangos na Dinamarca.[164,222] Em 2006, *S. gallinaceus* foi isolado de uma hemocultura de um trabalhador em abatedouro com doença febril na Nova Zelândia.[50]
S. hyointestinalis	Essa espécie foi isolada do intestino de suínos.
S. hyovaginalis[286]	Essa espécie foi isolada de amostras de vagina de suínos.
S. marimammalium[614]	Essa espécie foi isolada de amostras das vias respiratórias obtidas de focas cinzentas e focas-comuns.
S. merionis[1010]	Essa espécie foi isolada de vesículas de parasitas inoculadas na cavidade peritoneal do esquilo da Mongólia para estudar o estágio larval de *Echinococcus multilocularis*.
S. minor[1072]	Essa espécie alfa-hemolítica foi isolada das tonsilas, de *swabs* anais e das fezes de cães e do tecido tonsilar de um gato e de um bezerro.
S. ovis[224]	Essa espécie baseia-se em sete isolados obtidos de amostras de parede torácica, umbigo, abdome, abscessos pulmonares e líquido articular de ovinos.
S. pluranimalium[287]	Essa espécie é incomum, visto que foi isolada de uma variedade de animais, incluindo bovinos (isolados do trato genital e de mastite, isolados pulmonares), dos pulmões e do papo de canários e tecido tonsilar de bovinos, de uma cabra e de um gato. Essa espécie foi a causa de um surto de endocardite e septicemia em galináceos.[438]
S. plurextorum[1087]	Essa espécie foi isolada dos tecidos pulmonares e renais de suínos que morreram de pneumonia e septicemia.
S. porci[1091]	Esse microrganismo foi isolado dos tecidos pericárdicos e de amostras de linfonodos brônquicos de suínos com pericardite e pneumonia, respectivamente. Essa espécie reage com antissoros do grupo B de Lancefield.
S. porcorum[1092]	Essa espécie, descrita em 2011, foi isolada de porcos silvestres e domésticos. Está mais estreitamente relacionada com *S. suis*.
S. rupicaprae[1090]	Essa espécie de estreptococo foi isolada de amostras clínicas de uma camurça-dos-pireneus.
S. suis (grupos R, S e T de Lancefield)	Essa nova espécie constitui uma causa de doença em leitões e bovinos e é um agente emergente na doença humana (ver o texto).
S. thoraltensis[286]	Essa espécie foi isolada do conteúdo intestinal de um porco.
S. uberis/S. parauberis[761]	*S. uberis* e *S. parauberis* constituem causas de mastite bovina, porém não foram isolados em seres humanos. Essas duas espécies são indistinguíveis uma da outra com base em critérios fenotípicos, e foram desenvolvidas sondas moleculares específicas de espécie para esses dois microrganismos. Os isolados humanos que foram identificados fenotipicamente como *S. uberis* foram novamente identificados como *Globicatella sanguinis*.[761] *S. parauberis* constitui uma causa de estreptococose em Alabote. Alguns isolados possuem o antígeno de grupo E de Lancefield, enquanto outros não são grupáveis.

Streptococcus crescem tipicamente em cadeias (ou em cadeias de diplococos) quando se desenvolvem em meios de caldo (Prancha 13.1 B e C). Essa característica é compartilhada com os enterococos, os lactococos e alguns dos gêneros recentemente reconhecidos (i. e., espécies *Leuconostoc*, *Vagococcus* e *Globicatella*). Outras bactérias semelhantes a *Streptococcus* (i. e., aerococos, espécies de *Alloiococcus*, *Gemella*, *Pediococcus*, *Tetragenococcus* e *Helcococcus*) crescem em pares ou em tétrades em caldo. A avaliação do arranjo celular é mais bem-realizada por meio da coloração de Gram de uma cultura de microrganismos desenvolvidos em caldo de tioglicolato. Quando se utiliza o caldo de tioglicolato, o esfregaço deve ser fixado em metanol após secar ao ar, em lugar de ser fixado pelo calor, de modo a evitar a "lavagem" das bactérias da lâmina durante o processo de coloração.

A composição da parede celular dos estreptococos é semelhante à de outras bactérias gram-positivas, sendo constituída principalmente de peptidoglicano, no qual estão inseridos diversos carboidratos, ácidos teicoicos, lipoproteínas e antígenos proteicos de superfície (ver Capítulo 5). Algumas espécies de estreptococos podem ser classificadas sorologicamente com base nos antígenos de carboidrato de superfície celular. O trabalho pioneiro de Rebecca Lancefield estabeleceu o sistema de grupamento de Lancefield para os estreptococos beta-hemolíticos (Prancha 13.3 A). Os antígenos detectados no sistema de grupamento de Lancefield consistem em polissacarídios da parede celular (como nos estreptococos dos grupos A, B, C, F e G isolados de seres humanos) ou em ácidos lipoteicoicos da parede celular (estreptococos do grupo B e espécies de *Enterococcus*). Originalmente, esses antígenos de grupamento da parede celular eram extraídos com ácido clorídrico ou ácido nitroso diluídos, formamida ou por autoclavagem, e os grupos eram determinados por reações de precipitação em tubo capilar. Os *kits* disponíveis no comércio para determinação dos grupos de estreptococos utilizam técnicas de extração enzimática e coaglutinação ou aglutinação com partículas de látex para detecção dos antígenos (Prancha 13.1 G). Outros estreptococos, em particular membros dos grupos de estreptococos *viridans*, não possuem nenhum dos antígenos dos grupos de Lancefield da parede celular, embora algumas cepas possam apresentar antígenos semelhantes, que exibem reação cruzada com antissoros específicos de grupo dos estreptococos beta-hemolíticos. Os estreptococos *viridans* bem estudados, como o microrganismo cariogênico *S. mutans*, foram divididos em sorotipos, com base em seus próprios antígenos de carboidratos da parede celular. Os vários sorotipos de *S. mutans* foram subsequentemente elevados à categoria de espécie e, hoje em dia, compreendem o "grupo Mutans" de estreptococos orais.

Estreptococos beta-hemolíticos do grupo A (*Streptococcus pyogenes*)

Os estreptococos patogênicos possuem várias características que contribuem para sua virulência. Os mecanismos de virulência dos estreptococos beta-hemolíticos do grupo A (*S. pyogenes*), em particular, foram mais extensamente estudados. Esse microrganismo continua sendo um patógeno humano de extrema importância, e a pele e as mucosas dos seres humanos constituem os únicos reservatórios conhecidos de estreptococos do grupo A na natureza. De acordo com as estimativas da Organização Mundial da Saúde (OMS), mais de 500.000 indivíduos morrem a cada ano de infecções graves por estreptococos do grupo A, particularmente doença invasiva e sequelas da febre reumática aguda (FRA) e consequente cardiopatia reumática.[135,276] Nos EUA, ocorrem anualmente 25 a 35 milhões de casos de faringite por estreptococos do grupo A.[739] Nos EUA, as infecções por estreptococos do grupo A ocorrem em uma taxa anual de aproximadamente 3,5 casos por 100.000 indivíduos, resultando em mais de 9.600 casos, dos quais 1.100 a 1.300 por ano são fatais.[775] Além das infecções agudas, *Streptococcus* do grupo A também está associado a duas sequelas não supurativas – a FRA e a glomerulonefrite pós-estreptocócica aguda –, que continuam ocorrendo, particularmente nos países em desenvolvimento. Mais de 95% do número estimado de 294.000 casos fatais de cardiopatia reumática no mundo inteiro ocorrem em países em desenvolvimento, que também são assolados por um número esmagador de outras doenças invasivas por estreptococos do grupo A.[135,964]

Fatores de virulência

A parede celular dos estreptococos beta-hemolíticos do grupo A consiste em um peptidoglicano espesso, juntamente com **ácidos lipoteicoicos (LTA)** integrais e outras moléculas de superfície associadas, conforme descrito no Capítulo 5. Acredita-se que os LTA desempenhem um papel central, promovendo a aderência inicial dos estreptococos do grupo A a células epiteliais da faringe, a outros tipos celulares e a proteínas do hospedeiro, como a fibronectina.[247] Além dos LTA, foram descritas várias outras adesinas nos estreptococos do grupo A, incluindo várias proteínas de ligação da fibronectina (p. ex., proteína F1 [SfbI, proteína de ligação da fibronectina estreptocócica], proteína F2 [SbfII], FPB54 e PFBP).[247,424,504,866] Essas proteínas de ligação de superfície promovem a aderência do microrganismo a células tanto faríngeas quanto cutâneas. As proteínas M desempenham um papel na aderência aos queratinócitos da pele por meio de sua interação com o cofator de membrana do queratinócito CD46.[780] O principal antígeno de parede celular do grupo A é um polissacarídio complexo, que consiste em L-ramnose e N-acetil-D-glicosamina, em uma razão de 2:1.[90] O antígeno liga-se de modo covalente ao peptidoglicano. O papel do antígeno de grupo da parede celular como fator de virulência não é conhecido, embora o próprio material de peptidoglicano tenha atividade biológica, incluindo indução de febre, necrose dérmica e cardíaca em animais, lise dos eritrócitos e das plaquetas e aumento da resistência inespecífica.

Algumas cepas do grupo A possuem uma **cápsula** composta de ácido hialurônico, um polímero linear de alto peso molecular composto de unidades repetidas de dissacarídios de ligação β(1-4) de ácido D-glicurônico (1-3)-β-D-N-acetilglicosamina.[970,1119] Esse material é o produto de enzimas codificadas por um grupo de três genes, consistindo em *hasA*, *hasB* e *hasC*. Esses três genes codificam uma ácido hialurônico sintase, uma UDP-glicose desidrogenase e uma glicose pirofosforilase, respectivamente.[19] Esses genes estão altamente conservados entre cepas de estreptococos do grupo A, e a ocorrência de variações no grau de expressão dos genes capsulares provavelmente reflete diferenças na regulação da transcrição dos genes. As cepas que exibem expressão máxima desses genes têm aparência mucoide quando crescem em ágar-sangue de carneiro (SBA; do inglês, *sheep blood agar*).[1121] Dois produtos gênicos, **CrsS** e **CrsR**, parecem atuar como sistema regulador de dois componentes, com capacidade de aumentar ou diminuir o grau de encapsulação por meio de super-regulação ou sub-regulação da expressão do gene *has*.[634] Do ponto de vista químico, esse material de hialuronato capsular é indistinguível da substância fundamental do tecido conjuntivo, o que pode explicar a ausência de imunogenicidade dessa substância no hospedeiro infectado. A produção de cápsula *in vitro* é máxima durante o crescimento logarítmico, e os microrganismos perdem suas cápsulas quando entram na fase estacionária de crescimento; é provável que essa perda seja devida à elaboração da **hialuronidase** durante os estágios finais da fase logarítmica de crescimento. A cápsula de ácido hialurônico tem como função proteger os microrganismos da ação do complemento por células fagocíticas. Em modelos animais, foi constatado que a cápsula de ácido hialurônico contribui para a capacidade dos estreptococos do grupo A de provocar infecções invasivas dos tecidos moles.[38] A cápsula também influencia a capacidade dos estreptococos do grupo A de aderir às células epiteliais ao modular a interação da proteína M e de outras moléculas de superfície e ao atuar como ligante para a ligação ao receptor CD44 na superfície das células epiteliais.[907,1119]

O principal fator de virulência do *Streptococcus* do grupo A consiste em um antígeno de superfície celular, denominado **proteína M**.[90,709,777] As proteínas M são proteínas fibrilares estáveis em ácido, termoestáveis e lábeis em tripsina, que estão associadas à superfície externa da parede celular. As proteínas M são constituídas de duas cadeias polipeptídicas complexadas em uma configuração espiralada α-helicoidal.[343] A proteína M está ancorada na membrana celular, estende-se através da camada de peptidoglicano e projeta-se a partir da superfície da célula bacteriana (Figura 13.1). A sequência de aminoácidos e a estrutura da extremidade carboxiterminal da molécula estão localizadas dentro da membrana celular e da parede celular do microrganismo e são altamente conservadas entre as cepas do grupo A. A extremidade *N*-terminal estende-se além da superfície celular e termina com uma sequência de cerca de 11 resíduos de aminoácidos. Essa sequência terminal varia entre os isolados clínicos e constitui a base para a classificação sorológica de Lancefield dos estreptococos do grupo A. As cepas ricas em proteína M são resistentes a fagocitose e morte intracelular por células polimorfonucleares (PMN), de modo que os microrganismos podem persistir nos tecidos infectados; as células que carecem de proteína M demonstrável são facilmente fagocitadas e destruídas.[90] A proteína aparentemente exerce seus efeitos antifagocíticos ao interferir na opsonização das células bacterianas por meio de inibição das vias tanto clássica quanto alternativa do complemento. As proteínas M também são capazes de formar complexos com o fibrinogênio, que se ligam consequentemente às β2 integrinas dos neutrófilos. Essa ligação desencadeia a liberação de mediadores inflamatórios, que induzem extravasamento vascular, um componente patológico do choque tóxico estreptocócico.[447] Algumas proteínas M podem atuar como superantígenos, induzindo a proliferação de células T e a liberação de citocinas, e as proteínas M dos tipos classicamente "reumatogênicos" desencadeiam a formação de anticorpos, que apresentam reação cruzada com diversas proteínas das células hospedeiras de mamíferos, incluindo miosina, laminina e queratina.[709] Por fim, emergem anticorpos dirigidos contra os tipos M mais prevalentes, e, com o desenvolvimento da imunidade de grupo, esses tipos desaparecem, e novos tipos M surgem e se expandem por meio de aumento de sua transmissão. A tipagem sorológica M é habitualmente realizada em extratos ácidos a quente de estreptococos do grupo A, utilizando técnicas de precipitação em tubo capilar ou de imunodifusão em gel de agarose. Apenas um único antígeno tipo M é expresso pelas cepas do grupo A, e, foram identificados 93 sorotipos M diferentes com o uso desses métodos.[318] A clonagem do gene da proteína M, denominado gene *emm*, resultou na expansão e na padronização da tipagem *emm*, substituindo o método sorológico

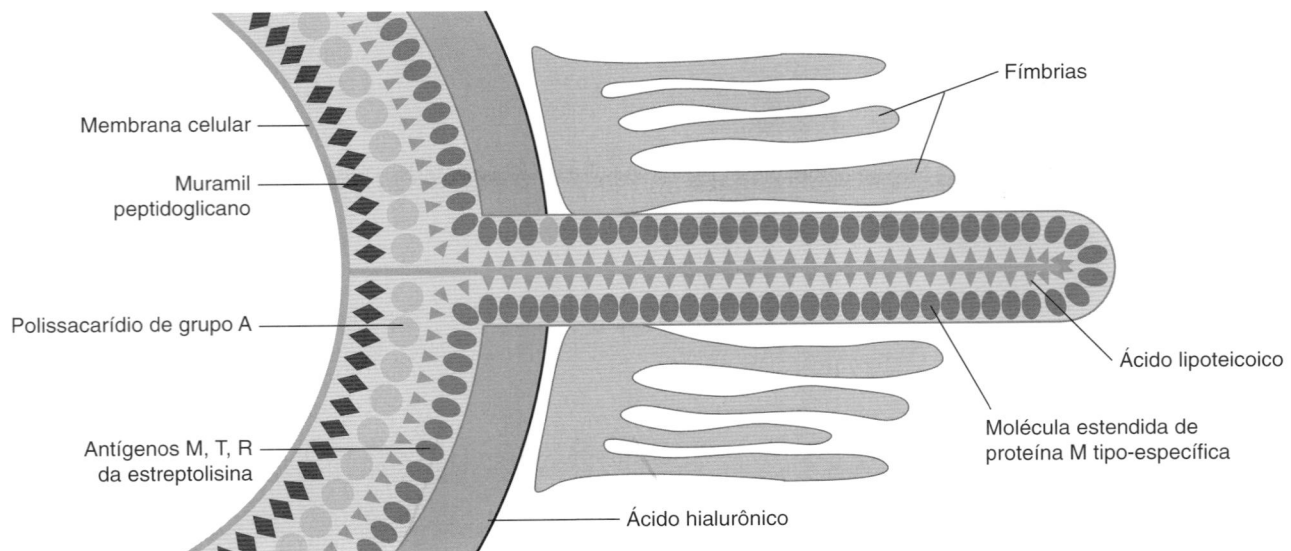

FIGURA 13.1 Principais determinantes antigênicos conhecidos da superfície de estreptococos do grupo A virulentos e encapsulados.

convencional. Em consequência, existem atualmente mais de 200 tipos *emm* conhecidos. O sistema de tipagem *emm* é realizado por análise de sequência de nucleotídios dos resíduos NH_2-terminais e resultou na identificação de mais 124 genótipos *emm* reconhecidos.[323] A definição de uma nova sequência de tipo *emm* baseia-se na identificação de mais de 160 bases nucleotídicas na extremidade 5' terminal da região hipervariável. Diferentes tipos *emm* terão menos de 80% de homologia da sequência com outros tipos *emm*.

Desde a sua introdução, a tipagem *emm* tem sido usada em vários estudos de base populacional de grande porte nos EUA, no Canadá e em outros países. Esses estudos mostraram a existência de diferenças na distribuição mundial dos tipos *emm*. Foram observadas semelhanças nos tipos *emm* em países de nível socioeconômico mais alto (*i. e.*, Europa, América do Norte, área urbana da Austrália, Nova Zelândia, Japão), com ocorrência da maior diversidade dos tipos *emm* na África, populações nativas da Austrália e região das Ilhas do Pacífico.[963,964] A análise de sequência dos aminoácidos de muitos tipos de proteínas M também identificou porções da molécula de proteína M que são comuns entre vários tipos de proteína M, ou seja, essa sequência de aminoácidos é altamente conservada. O soro de indivíduos que vivem em diferentes áreas geográficas com altas taxas de infecção estreptocócica reagiu com esse peptídio M conservado em um ensaio imunossorvente ligado a enzima (ELISA).[963] Além disso, os anticorpos dirigidos contra esse peptídio foram capazes de opsonizar estreptococos pertencentes a uma variedade de tipos M. Essa parte altamente conservada da molécula de proteína M está sendo investigada de modo mais detalhado como possível antígeno de vacina contra infecções por estreptococos do grupo A e contra a febre reumática.[963,964] O reconhecimento de que, até mesmo dentro dos tipos *emm* estabelecidos, existem também vários subtipos representa um desafio para o uso das proteínas M como possíveis vacinas. Por exemplo, a análise de mais de 300 cepas *emm3* de três epidemias separadas de estreptococos do grupo A no Canadá mostrou que cada epidemia foi causada pela emergência de subtipos *emm3* distintos dentro de populações previamente imunes.[74]

Além da proteína M, foram identificadas várias outras proteínas de superfície celular relacionadas com a proteína M em estreptococos do grupo A, e os genes que codificam essas moléculas (p. ex., *enn, mrp, arp, fcrA, protH*) foram reunidos como membros da "superfamília de genes *emm*".[517] Além da proteína M, alguns estreptococos possuem outras proteínas "semelhantes a M" (p. ex., a proteína Spa tipo M 18 de estreptococos do grupo A), e foi constatado que essas proteínas contribuem para a virulência dos estreptococos do grupo A e a potencializam.[704] Essas moléculas aparentemente atuam em conjunto com as proteínas M para ajudar os microrganismos a resistir à fagocitose. As moléculas semelhantes à proteína M também são capazes de ligar-se a várias proteínas do hospedeiro, como o plasminogênio e o fibrinogênio, e, por meio dessa interação, exercem também efeitos antiopsônicos. As sequências dos tipos *emm* reconhecidos podem ser encontradas *on-line* em http://www.cdc.gov/nci-dod/biotech/infotech_hp.html.

O **fator de opacidade (OF)** é outro antígeno de superfície celular associado à proteína M dos estreptococos do grupo A, que é um fator de virulência. O OF é uma α-lipoproteinase, que tem a capacidade de opacificar meios que contêm soro de mamíferos. Os anticorpos dirigidos contra o OF são específicos na inibição da reação de opacidade do tipo M que a produz, de modo que a tipagem de OF pode ser usada como reação de tipagem suplementar ou complementar. O OF é produzido por cepas que pertencem a 29 tipos M diferentes e pode ser detectado nesses tipos M, até mesmo se a reatividade específica de tipo M estiver perdida ou indetectável (*i. e.*, a presença de OF está apenas associada a tipos M específicos). Por conseguinte, as reações OF positivas e OF negativas estão consistentemente associadas a tipos M específicos. O OF está principalmente associado a cepas de estreptococos do grupo A isoladas de infecções cutâneas.[79]

Os estreptococos do grupo A produzem duas hemolisinas: a estreptolisina O e a estreptolisina S. A **estreptolisina O** (SLO) é lábil ao oxigênio, antigênica, inibida pelo colesterol e tóxica para uma variedade de tipos celulares, incluindo leucócitos, monócitos e células em cultura. Em virtude de sua labilidade ao oxigênio, a estreptolisina O é principalmente responsável pela β-hemólise observada ao redor das colônias de estreptococos do grupo A localizadas abaixo da superfície em placas ou nas regiões perfuradas quando semeadas na superfície de placas com meio SBA. A estreptolisina O também é produzida por alguns estreptococos dos grupos C e G. A SLO parece existir em duas formas ativas, com pesos moleculares situados entre 50.000 e 70.000 Da; a clivagem dessas moléculas durante a secreção resulta na forma totalmente ativa de SLO, cujo peso molecular é de aproximadamente 57.000 Da. A SLO induz a formação de poros na membrana de células suscetíveis por meio da ligação inicial de monômeros de SLO ao colesterol existente na membrana celular. Essa ligação resulta em uma mudança de conformação da molécula, que causa coagregação de monômeros adicionais de SLO na membrana. Inicialmente, esses agregados formam estruturas em formato de arco na membrana, os quais acabam se transformando em poros totalmente formados, com consequente lise osmótica da célula afetada. A SLO também induz a desgranulação e a lise dos PMN, inibe a fagocitose pelos macrófagos e compromete as respostas dos linfócitos a mitógenos. A SLO também pode estimular a produção de citocinas. A determinação de anticorpos contra a estreptolisina O (títulos de antiestreptolisina O [ASLO]) no soro é útil para o diagnóstico retrospectivo de infecções faríngeas recentes causadas por estreptococos. A resposta dos anticorpos ASLO após infecções cutâneas é precária, presumivelmente devido à inativação do antígeno pelo colesterol presente na pele. Nesses casos, os títulos de anti-DNase B são mais confiáveis (ver discussão mais adiante).

A **estreptolisina S** (SLS) é estável na presença de oxigênio, não é antigênica e, à semelhança da SLO, é tóxica para uma variedade de tipos celulares. A SLS existe nas formas intracelular, ligada à superfície celular e intracelular e está habitualmente associada a algum tipo de molécula carreadora, como albumina sérica, RNA ou α-lipoproteína. A SLS, uma pequena molécula com peso molecular de aproximadamente 1.800 Da, tem a sua produção máxima durante a fase logarítmica final e a fase estacionária inicial de crescimento e requer a presença de ferro para a sua produção máxima. Acredita-se que a SLS interaja com fosfolipídios de membrana para exercer seus efeitos tóxicos. Os eritrócitos expostos à SLS sofrem intumescimento, seguido de lise em consequência da ruptura da barreira osmótica e do extravasamento de íons da célula. Diferentemente da SLO, não são observados poros nem fendas nas membranas celulares dos eritrócitos afetados na microscopia eletrônica. A SLS é ativa na hemólise tanto de superfície quanto abaixo da superfície do ágar quando os microrganismos crescem em SBA. A atividade hemolítica da SLS é inibida por lipoproteínas séricas e outros fosfolipídios simples. À semelhança da SLO, a SLS é capaz de danificar as membranas das células polimorfonucleares, plaquetas e organelas subcelulares internas.

Os estreptococos do grupo A também originam diversos produtos extracelulares, muitos dos quais desempenham papéis reais ou teóricos na virulência desses microrganismos. As **exotoxinas pirogênicas estreptocócicas (SPE)** (particularmente a SPE A e a SPE B) são responsáveis pelo exantema da esclartina e também constituem os principais determinantes de virulência na patogênese da síndrome semelhante ao choque tóxico estreptocócico. Foram descritas três SPE imunologicamente distintas, designadas como SPE dos tipos A, B e C, e os genes que as codificam foram identificados e caracterizados. Os genes para as SPE A e C (*speA* e *speC*) são codificados em um bacteriófago lisogênico estreptocócico, enquanto o gene para a exotoxina tipo B (*speB*) é cromossômico. O gene *speB* é encontrado em todos os estreptococos do grupo A, enquanto os outros dois genes podem ou não estar presentes. A SPE B, o produto do gene *speB*, é, na realidade, uma enzima **cisteína protease**, que tem a capacidade de clivar a imunoglobulina humana, a fibronectina, a vitronectina e outras proteínas das células do hospedeiro, resultando na formação de pequenos peptídios biologicamente ativos, incluindo a interleucina-1, a histamina e as cininas.[1109] A expressão da cisteína protease SPE B e de outros determinantes de virulência é regulada pelo **sistema do gene CovR/S**, que media a resposta do estresse estreptocócico e regula a repressão e desrepressão de importantes genes de virulência.[87,200] Após colonização por estreptococos do grupo A, mutações nos genes *CovR/S* causam a suprarregulação de vários fatores de virulência, incluindo produção de cápsula e secreção de vários fatores de virulência, como a serina protease SpyCEP recém-descrita.[1054] Este último fator de virulência media a clivagem de várias citocinas (p. ex., interleucina 8), possibilitando a disseminação dos microrganismos nos tecidos moles e nas vias respiratórias *in vivo*.[584] As exotoxinas pirogênicas, como a SPE A e a SPE C, não apenas induzem febre, como o próprio nome sugere, mas também atuam como superantígenos. Os **superantígenos** são moléculas que têm a capacidade de induzir a proliferação dos linfócitos T do hospedeiro, independentemente de sua especificidade antigênica, por meio da ligação a moléculas do complexo principal de histocompatibilidade (MHC; do inglês, *major histocompatibility complex*) da classe II.[357] A ativação das células T por superantígenos resulta na liberação maciça de citocinas por monócitos e linfócitos humanos (p. ex., fator de necrose tumoral α [TNFα], interleucina 1β, interleucina-2, interferona-γ).[357,414,415] Essas citocinas ativam as cascatas do complemento, da coagulação e da fibrinólise e provocam extrasavamento dos capilares, com consequente hipotensão e choque, que constituem as manifestações mais graves da síndrome do choque tóxico estreptocócico. Os superantígenos também potencializam a resposta do hospedeiro a diminutas quantidades de endotoxina gram-negativa por um fator de mais de 100.000 vezes e exercem efeitos tóxicos diretos sobre as células endoteliais que revestem os capilares. As SPE possuem pesos moleculares de cerca de 25 a 28 kDa e contêm locais de ligação do receptor de células T e do MHC da classe II, além de um local de ligação do zinco, que atua ao mediar a ligação das moléculas de classe II à exotoxina. Com o sequenciamento completo de vários genomas de estreptococos do grupo A, foram descritos pelo menos 11 superantígenos estreptocócicos, que incluem SPE A, SPE C, SPE G, SPE H, SPE I, SPE J, SPE K, SPE L, SPE M, SSA (superantígeno estreptocócico) e o SMEZ polimórfico.[357] A produção de superantígenos varia entre cepas estreptocócicas pertencentes a diferentes tipos M ou *emm*. Além dos estreptococos do grupo A, vários genes de superantígenos estreptocócicos (p. ex., *ssa*, *speM*, *smeZ*) também são encontrados em alguns estreptococos beta-hemolíticos dos grupos C e G (*S. dysgalactiae* subesp. *equisimilis* e *S. canis*).[489]

Os estreptococos beta-hemolíticos do grupo A também originam vários outros produtos que contribuem para a virulência. Conforme já assinalado, a SPE B é, na realidade, uma **C5a peptidase**, que está ligada à superfície celular. Essa molécula contribui para a doença, em virtude de sua atividade de peptidase, mais do que por ser um superantígeno. A C5a peptidase inativa C5a, o componente do complemento quimiotático, limitando, assim, o recrutamento e a quimiotaxia dos leucócitos polimorfonucleares. Essa peptidase também cliva imunoglobulinas, fibronectina, vitronectina e outras proteínas, com produção de peptídios biologicamente ativos (p. ex., histamina, cininas).[1109] Esses microrganismos também produzem quatro **desoxirribonucleases** distintas do ponto de vista tanto imunológico quanto eletroforético, designadas como DNase, A, B, C e D. Os anticorpos contra a DNase B (anti-DNase B) são úteis, juntamente com os títulos de ASLO, para a documentação sorológica de infecções prévias da faringe ou da pele por estreptococos do grupo A. a **hialuronidase** produzida por estreptococos do grupo A despolariza a substância fundamental do tecido conjuntivo, resultando em disseminação contígua do microrganismo. As **estreptoquinases,** que são produzidas por estreptococos do grupo A, hidrolisam coágulos de fibrina e podem atuar na virulência ao impedir a formação de barreiras de fibrina na periferia das lesões estreptocócicas em disseminação. A contribuição dessas enzimas e toxinas para a infecção é incerta. Muitos desses fatores também são produzidos por outros estreptococos beta-hemolíticos.

Espectro clínico da doença estreptocócica do grupo A

O ser humano é o reservatório natural dos estreptococos beta-hemolíticos do grupo A, e o microrganismo é transmitido de pessoa para pessoa por via respiratória. A infecção mais comum causada pelos estreptococos do grupo A é a **faringite estreptocócica**.[929,1120] Os estreptococos do grupo A são responsáveis por 5 a 15% dos casos de faringite em adultos e por 20 a 30% dos casos em crianças. A maioria dos casos de faringite é observada em crianças em idade escolar (5 a 15 anos de idade), durante o inverno ou na primavera. Depois de um período de incubação inicial de 2 a 4 dias, o início é geralmente abrupto, com febre, faringite, cefaleia, mal-estar e dor abdominal. A parte posterior da faringe está geralmente inflamada e intumescida, e pode-se observar a presença de um exsudato branco-acinzentado sobre as tonsilas. Os linfonodos cervicais anteriores estão geralmente hipersensíveis e intumescidos. A presença de rinorreia, rouquidão, tosse ou diarreia descarta a possibilidade de infecção por estreptococos do grupo A, sugerindo uma etiologia viral ou por micoplasma. As infecções por cepas que elaboram exotoxinas pirogênicas A, B ou C também podem causar um exantema escarlatiniforme (i. e., escarlatina clássica). As complicações da faringite causada por estreptococos do grupo A podem ser supurativas (i. e., abscesso peritonsilar, abscesso retrofaríngeo, adenite cervical supurativa, otite média, sinusite, mastoidite, bacteriemia), não supurativas (i. e., febre reumática aguda e crônica, glomerulonefrite) ou mediadas por toxinas (síndrome estreptocócica semelhante ao choque tóxico). Na ausência de complicações, a faringite estreptocócica é autolimitada. Em geral, a febre desaparece em 3 a 5 dias, e a dor de garganta, em 7 a 10 dias, sem qualquer tratamento. Entretanto, o indivíduo geralmente procura tratamento (de modo ideal, deve-se realizar uma cultura seguida de terapia antimicrobiana). Cerca de 10 a 15% dos indivíduos com faringite estreptocócica podem tornar-se portadores assintomáticos dos microrganismos após o tratamento.[90] As diretrizes para o tratamento são publicadas pela Food and Drug Administration (FDA), pelo American College of Physicians, pelos Centers for Disease Control and Prevention (CDC), pela American Heart Association (AHA) e pela Infectious Diseases Society of America (IDSA).[88,374,929,1120] As recomendações atuais para o tratamento da faringite estreptocócica incluem penicilina V oral (crianças de < 27 kg, 250 mg 2 ou 3 vezes/dia; adolescentes e adultos com ≥ 27 kg, 500 mg 2 ou 3 vezes/dia, durante 10 dias) ou penicilina G benzatina IM (crianças com < 27 kg, 600.000 unidades IM; com peso ≥ 27 kg, 1,2 milhão de unidades IM).[90,374] A amoxicilina (50 mg/kg 1 vez/dia, até alcançar uma dose máxima de 1 g) também pode ser utilizada em lugar da penicilina V ou da penicilina benzatina. A eritromicina é o agente alternativo padrão para pacientes alérgicos à penicilina; todavia, em grande parte devido aos efeitos colaterais gastrintestinais apresentados por alguns pacientes tratados com eritromicina, foram aprovados agentes alternativos (p. ex., clindamicina, azitromicina, cefalexina e cefadroxila). A clindamicina (7 mg/kg/dose VO, 2 vezes/dia, até uma dose máxima de 300 mg/dose durante 10 dias) constitui um fármaco alternativo aprovado, e a FDA também aprovou um ciclo de 5 dias de azitromicina (12 mg/kg VO, 1 vez/dia, até a dose máxima de 500 mg, durante 5 dias)[1120] Os estreptococos beta-hemolíticos do grupo A continuam sendo altamente sensíveis à penicilina G.

As complicações "não supurativas" das infecções causadas por estreptococos do grupo A incluem a febre reumática aguda e a glomerulonefrite. **A febre reumática aguda (FRA)** está associada a faringite prévia por estreptococos do grupo A, enquanto a glomerulonefrite ocorre após infecções prévias da faringe ou da pele. A FRA é uma doença multissistêmica, caracterizada pelas manifestações principais de cardite, poliartrite, nódulos subcutâneos, eritema marginado e coreia.[86,87,374,1148] Em geral, o início é observado dentro de 2 a 5 semanas após uma faringite estreptocócica e habitualmente não é causada por infecções cutâneas por estreptococos do grupo A. A patologia cardíaca envolve o endocárdio, o miocárdio, o pericárdio e, com frequência, a valva mitral. Clinicamente, o paciente apresenta sopros cardíacos característicos, aumento cardíaco, insuficiência cardíaca congestiva ou parada cardíaca irreversível e morte.[668] A artrite associada à FRA é migratória, acomete múltiplas articulações e, em geral, regride de modo espontâneo. Nódulos subcutâneos indolores e firmes aparecem simultaneamente com a cardite e ocorrem ao redor das áreas ósseas das mãos e dos pés. O eritema marginado aparece como erupções inflamadas, com bordas serpiginosas elevadas e áreas centrais de palidez, que habitualmente aparecem no tronco, nos braços e nas pernas. A coreia é uma condição neurológica caracterizada por espasmos musculares, falta de coordenação e fraqueza, que se desenvolve simultaneamente com o aparecimento da FRA ou dentro de vários meses. Em geral, os ataques de FRA duram 3 a 6 meses. Devido às múltiplas manifestações clínicas da FRA, o diagnóstico diferencial é diverso e inclui artrite reumatoide, lúpus eritematoso sistêmico (LES), doença falciforme, rubéola, artrite séptica, infecção gonocócica disseminada, doença de Lyme, endocardite bacteriana e miocardite. Os achados laboratoriais da FRA consistem em elevação da velocidade de hemossedimentação e da proteína C reativa e sinais de infecção estreptocócica antecedente, conforme determinado por uma cultura positiva de material de garganta, teste de antígeno direto positivo para estreptococos do grupo A e/ou títulos elevados de ASLO, anti-DNase B e anti-hialuronidase. Todos os três testes para anticorpos devem ser realizados se houver suspeita de FRA. A terapia para FRA consiste em analgésicos, salicilatos e corticosteroides para o tratamento da febre e da inflamação, além de terapia de suporte para prevenção da insuficiência cardíaca.

A **glomerulonefrite aguda (GNA)** está associada a lesões glomerulares, hipertensão, hematúria e proteinúria. As lesões glomerulares contêm depósitos do componente C3 do complemento, properdina e imunoglobulina, e esses depósitos podem ser demonstrados por técnicas de imunofluorescência. A glomerulonefrite pode ocorrer dentro de apenas 10 dias após a faringite ou dentro de 3 a 6 semanas após infecções cutâneas. As manifestações da doença consistem em mal-estar, fraqueza, anorexia, cefaleia, edema e congestão circulatória, evidenciada por hipertensão e encefalopatia. Os achados laboratoriais pertinentes consistem em anemia, elevação da velocidade de hemossedimentação, diminuição do componente C3 e do complemento total, hematúria e proteinúria. O exame de urina habitualmente revela a presença de eritrócitos, leucócitos e cilindros. A infecção estreptocócica prévia pode ser demonstrada pelo isolamento dos microrganismos em material de garganta ou de lesões cutâneas, ou pela elevação dos anticorpos antiestreptocócicos. Os ensaios para anti-DNase B e anti-hialuronidase devem ser realizados, visto que os títulos de anticorpos ASLO não estão confiavelmente elevados após infecções cutâneas.

O mecanismo pelo qual os estreptococos do grupo A induzem FRA e GNA não está bem esclarecido, porém as teorias prevalecentes são as de que a infecção estreptocócica resulta na produção de anticorpos dirigidos contra vários componentes estreptocócicos (p. ex., material capsular, antígenos de carboidrato e proteína da parede celular, antígenos da membrana celular), que exibem reação cruzada com epítopos antigênicos dos tecidos cardíacos, incluindo tecidos miocárdico, endocárdico e valvar, sarcolema do miocárdio, músculo esquelético e articulações.[405] Estudos realizados com anticorpos monoclonais demonstraram que determinados antígenos de proteína M dos estreptococos e antígenos de carboidratos dos estreptococos do grupo A (p. ex., N-acetil-β-D-glicosamina) exibem reação cruzada com a miosina cardíaca e várias outras proteínas (p. ex., tropomiosina, vimentina) encontradas no músculo cardíaco e no tecido das valvas cardíacas.[253,334,405,663] Nesse modelo, os anticorpos produzidos durante a faringite estreptocócica aguda ligam-se subsequentemente a esses epítopos de reação cruzada, ativando a cascata do complemento e resultando em lesão imunologicamente mediada do músculo cardíaco e tecidos adjacentes e no desenvolvimento de FRA.[668] Os estreptococos beta-hemolíticos do grupo A que são responsáveis pela FRA são habitualmente ricos em proteína M, e os tipos M, como M1, M3, M5, M16, M18, M19, M24 e alguns outros, são conhecidos como "reumatogênicos"; esses tipos exibem uma capacidade aumentada de provocar sequelas não supurativas. Os isolados com esses tipos M exibem morfologia de colônias mucoides, são habitualmente OF-negativos, estão associados à faringite e desencadeiam uma forte resposta imune específica do tipo. Esses tipos M compartilham determinantes antigênicos com o músculo cardíaco, proteínas de membrana do sarcolema e membranas sinoviais. Acredita-se que o mecanismo semelhante possa operar na patogênese da glomerulonefrite pós-estreptocócica. Os anticorpos induzidos por vários antígenos não proteína M de estreptococos do grupo A "nefritogênicos" (p. ex., endostreptosina citoplasmática, "proteína associada à cepa da nefrite" [NSAP; do inglês, *nephritis strain-associated protein*] extracelular, exotoxina pirogênica estreptocócica B [speB]) podem reagir com os tecidos renais, produzindo lesão glomerular.[305,868] De modo semelhante, algumas cepas de estreptococos do grupo A foram consideradas "nefritogênicas" (i. e., tipos M: M-2, M-49, M-55, M-57, M-59, M-60 e M-61) e têm sido associadas desproporcionalmente à glomerulonefrite após infecções cutâneas, enquanto outras (i. e., M-1, M-4, M-12 e M-25) têm sido associadas à glomerulonefrite após a ocorrência de infecção faríngea. A patologia glomerular pode ser resultado do depósito de imunocomplexos pré-formados contendo antígenos estreptocócicos e anticorpos do hospedeiro, ou da ligação de produtos estreptocócico ao glomérulo, com ligação subsequente dos anticorpos, produzindo imunocomplexos. Evidências recentes sugerem que a ocorrência de faringite causada por estreptococos do grupo A nem sempre é necessária para o desenvolvimento da FRA, e que as infecções cutâneas (pioderma e impetigo, ver adiante) também podem desempenhar um papel antecedente.[699,808] As áreas do mundo com as maiores taxas de prevalência de FRA (e de GNA) são as regiões tropicais (i. e., Austrália, Fiji, Ilhas Samoa no Pacífico) que também apresentam as taxas mais altas de prevalência de impetigo por estreptococos do grupo A e baixas taxas de faringite. Durante os anos de 2001 a 2005, quando a prevalência da FRA em australianos nativos foi de 254 por 100.000, 80% dos casos de impetigo e pioderma foram causados por estreptococos do grupo A, enquanto a taxa de infecção faríngea permaneceu baixa (3,7%) durante o mesmo período.[136,700]

Além da faringite, os estreptococos beta-hemolíticos do grupo A causam uma variedade de infecções cutâneas, sepse puerperal e infecções pós-parto. Em geral, o **impetigo** é observado em crianças em constitui a infecção cutânea mais comum nessa faixa etária no mundo inteiro, particularmente nos países em desenvolvimento com clima tropical.[76,89] O **pioderma** ocorre habitualmente em crianças de 2 a 15 anos de idade, com incidência máxima na faixa etária de 2 a 5 anos. Essa infecção cutânea caracteriza-se pelo desenvolvimento de pápulas, que se transformam em lesões vesiculares, as quais evoluem para pústulas. Essas pústulas sofrem ruptura no decorrer dos próximos 5 a 7 dias, formando crostas espessas. Essas lesões são habitualmente observadas nos membros inferiores e também podem ser causadas por outros patógenos, como *Staphylococcus aureus*. Curiosamente, os tipos de cepas *emm* que causam pioderma são distintos das cepas causadoras de faringite. Conforme assinalado anteriormente, a infecção cutânea por cepas nefritogênicas de estreptococos do grupo A pode resultar no desenvolvimento de glomerulonefrite pós-estreptocócica. Em pacientes com pioderma, o título de ASLO pode não estar elevado, porém os títulos de DNase B estarão elevados.[89] A **erisipela** é uma infecção aguda associada ao comprometimento dos tecidos moles e linfáticos cutâneos, resultando em evidências sistêmicas de infecção (i. e., febre) (Prancha 13.1 A).[149] As lesões aparecem como áreas de edema e eritema, que se disseminam rapidamente e apresentam uma borda elevada e bem demarcada. As lesões da erisipela acometem, com frequência, a face e os pacientes frequentemente apresentam faringite estreptocócica que acompanha essas lesões.[101] As lesões da erisipela observadas em outros locais do corpo começam como áreas de vermelhidão e intumescimento, com rápida disseminação e borda elevada e bem demarcada. As complicações da erisipela consistem em fasciite necrosante, formação de abscessos e septicemia.[149] Em geral, a **celulite** resulta de infecção estreptocócica de lesões preexistentes, como feridas, queimaduras ou incisões cirúrgicas. Essa infecção manifesta-se como um processo inflamatório disseminado, que pode acometer grandes áreas da pele e dos tecidos subcutâneos, juntamente com febre, calafrios, linfangite e, em certas ocasiões, bacteriemia. A celulite é habitualmente observada em usuários de drogas intravenosas e pode ser complicada por bacteriemia e outras sequelas (p. ex., osteomielite, infecção de tecidos profundos, endocardite).[304] A **sepse puerperal** é observada em mulheres após o parto (vaginal ou abdominal) ou aborto.[73,669] Os microrganismos que colonizam o trato genital ou provenientes da equipe obstétrica invadem o trato genital superior, causando endometrite, linfangite, bacteriemia, fasciite necrosante e síndrome do choque tóxico estreptocócico.[55,124,388] A infecção do trato genital pode ser complicada por celulite pélvica, peritonite e formação de abscesso. Foi também observada a transmissão intraparto de estreptococos do grupo A, resultando em doença grave e frequentemente fatal por estreptococos do grupo A no recém-nascido. As manifestações no recém-nascido incluem natimorto, septicemia, icterícia e celulite. A **fasciite necrosante** descreve uma infecção dos tecidos subcutâneos profundos, que resulta em desvitalização progressiva e destruição da fáscia.[508,884] Essa infecção manifesta-se algumas vezes na forma de eritema no local de traumatismo localizado ou cirurgia prévia, ou por disseminação hematogênica para os músculos subcutâneos e tecidos moles. A infecção dissemina-se com muita rapidez, resultando na formação de lesões bolhosas cutâneas contendo líquido sorossanguinolento. Os tecidos tornam-se gangrenosos, com desprendimento dos tecidos desvitalizados e extensa necrose do tecido subcutâneo. Ocorre disseminação ao longo dos planos fasciais, acometendo os tecidos moles e músculos adjacentes. Os exames de imagem, como a RM, podem ajudar a definir a extensão do comprometimento tecidual antes da manifestação clínica da necrose. Apesar da cobertura antimicrobiana adequada e do desbridamento cirúrgico dos tecidos desvitalizados, as taxas de mortalidade podem alcançar 30 a 60%, e pode ocorrer morte tão rapidamente quanto dentro de 48 horas após o aparecimento dos sinais e sintomas. Os pacientes com comprometimento muscular extenso podem apresentar taxas de mortalidade elevadas, de 80 a 100%. São necessárias intervenções clínicas e cirúrgicas agressivas, de modo a conseguir salvar a vida de muitos pacientes.

A síndrome do choque tóxico (SCT) estreptocócica apareceu pela primeira vez nos EUA no final da década de 1980 e, atualmente, constitui uma entidade clínica bem reconhecida, associada a estreptococos beta-hemolíticos do grupo A.[967-969] A taxa de ataque foi estimada em aproximadamente 3,5 casos por 100.000 habitantes nos EUA, com taxas mais elevadas entre indivíduos muito jovens (5,3 casos por 100.000) e idosos (9,4 casos por 100.000).[785,968] Os pacientes que adquirem infecções invasivas por estreptococos do grupo A frequentemente apresentam doenças comórbidas, particularmente diabetes melito, insuficiência cardíaca congestiva, neoplasias malignas e imunossupressão.[68] Alguns pacientes apresentam um pródromo tipo viral de febre, calafrios e mialgias. A diarreia e os vômitos também podem constituir uma característica proeminente. A infecção dos tecidos moles, indicada pela presença de edema, hipersensibilidade, eritema e/ou dor, pode ser evidente se a infecção primária for cutânea; entretanto, a infecção pode não ser evidente em até 50% dos casos e já pode ter evoluído para a celulite grave ou fasciite necrosante por ocasião em que o paciente procura serviços de emergência.[969] Esses indivíduos podem desenvolver várias complicações graves e manifestações da doença, incluindo miocardite, hepatite, peritonite, artrite séptica, endoftalmite, sepse puerperal, meningite e toxemia maciça.[148,567,785,1029] Os sintomas pulmonares consistem em cianose, taquipneia e insuficiência respiratória. Em mais de 80% dos pacientes, ocorre comprometimento renal, que frequentemente persiste apesar do tratamento agressivo com antibióticos e líquidos intravenosos. A doença caracteriza-se pelo início súbito de choque maciço e falência de órgãos. Os pacientes tornam-se hipotensos, com pouca ou nenhuma resposta à administração de albumina e eletrólitos. Verifica-se o desenvolvimento de síndrome do desconforto respiratório agudo em mais da metade dos pacientes, exigindo intubação e ventilação mecânica. Nas infecções fulminantes e, em última análise, fatais, pode-se observar a ocorrência da síndrome de Waterhouse-Friderichsen e coagulação intravascular disseminada.[535] Quase 80% desses pacientes apresentam bacteriemia por estreptococos do grupo A, e o microrganismo também pode ser isolado de amostras cirúrgicas, tecidos, líquido peritoneal, líquido pleural e, raramente, LCR. Na presença de infecção de tecidos moles, podem ser necessários procedimentos cirúrgicos para remover os tecidos infectados, desvitalizados e necróticos. Tipicamente, essa síndrome resulta em choque e falência de múltiplos sistemas de órgãos pouco depois do aparecimento dos sintomas e pode apresentar uma taxa de mortalidade de 30% a > 80%.[62] O manejo desses casos exige quimioterapia antimicrobiana agressiva, restauração do volume e tratamento intensivo de suporte. Até mesmo com essas intervenções, as taxas de casos fatais alcançam 36 e 24% para a SCT estreptocócica e para a fasciite necrosante, respectivamente.[785]

As SPE parecem desempenhar um importante papel na patogênese da SCT estreptocócica. Em um estudo de 34 isolados de estreptococos do grupo A causadores de SCT, 74% eram do tipo M-1 ou M-3, 53% produziram SPE A e 85% continham o gene *speA*, 100% apresentavam o gene que codifica a SPE B (*speB*) e 21% continham o gene SPE C (*speC*).[433] Em um estudo de isolados de estreptococos causadores de SCT de nove estados, mais de 50% dos isolados pertencentes aos tipos M-1 ou M-3 continham o gene para SPE A. Foi constatado que a SPE A e outras exotoxinas pirogênicas são superantígenos capazes de induzir a liberação de várias citocinas e linfocinas. Essas substâncias desencadeiam e medeiam os eventos que promovem a disseminação dos estreptococos e que precipitam o profundo comprometimento de múltiplos sistemas de órgãos que caracteriza a síndrome.[845] Recomenda-se a terapia de combinação com penicilina e clindamicina. A clindamicina possui maior eficácia do que a penicilina, e esse fármaco é frequentemente usado para terapia, juntamente com altas doses de penicilina.[53] A clindamicina inibe a síntese de proteínas em nível ribossômico e, portanto, tem a capacidade de inibir a síntese das exotoxinas pirogênicas de modo mais eficiente do que os agentes ativos contra a parede celular, como a penicilina e outros betalactâmicos. A inibição da síntese de proteínas também inibe a expressão das proteínas M e a síntese e exportação de toxinas, incluindo SPE A, SPE B e enzimas (p. ex., DNase, SLO e SLS).[121,685,958]

Os estreptococos beta-hemolíticos do grupo A causam uma variedade de outras infecções, incluindo pneumonia, meningite, osteomielite, endocardite, peritonite e infecções hospitalares. Em geral, ocorre pneumonia causada por estreptococos do grupo A em hospedeiros debilitados com outras comorbidades, incluindo influenza ou outras infecções intercorrentes por vírus respiratórios, doença pulmonar obstrutiva crônica (DPOC), alcoolismo e doença neoplásica.[56] A pneumonia também pode constituir parte da apresentação clínica de doenças invasivas por estreptococos do grupo A, como a SCT estreptocócica. Com frequência, a pneumonia estreptocócica manifesta-se na forma de início abrupto de febre, calafrios, mal-estar, dispneia e dor torácica. Em geral, as radiografias de tórax revelam infiltrados basais com derrames pleurais. O diagnóstico é habitualmente estabelecido por cultura de amostras de escarro, líquido pleural, líquido de empiema e/ou sangue.[731,874] O escarro é habitualmente purulento e exibe estrias de sangue. As complicações das infecções pulmonares causadas por estreptococos do grupo A incluem sepse, derrames pleurais, empiema, pneumotórax, pericardite, mediastinite, choque, cavitação pulmonar, bronquiectasia, abscessos metastáticos e osteomielite.[56] A taxa de mortalidade pode alcançar 38%.[731] A osteomielite causada por estreptococos do grupo A é observada como complicação da varicela em crianças; nos adultos, a osteomielite estreptocócica ocorre habitualmente como complicação de bacteriemia.[17] Ocorre meningite por estreptococos do grupo A em cerca de 2% de todos os pacientes com infecção sistêmica por estreptococos do grupo A, sendo responsável por 0,2 a 1% de todos os casos de meningite.[327,814] Essa infecção assemelha-se, na sua apresentação, a outras meningites bacterianas agudas, com cefaleia, febre, rigidez de nuca e déficits neurológicos focais. Os pacientes com meningite apresentam habitualmente um foco de infecção (p. ex., otite média), que resulta em bacteriemia, com invasão subsequente das meninges.[327] Em um revisão de 41 pacientes adultos com essa infecção, 60% apresentaram uma história de otite média, sinusite, pneumonia, traumatismo cranioencefálico recente, neurocirurgia recente ou presença de dispositivo neurocirúrgico.[1077] A endocardite causada por estreptococos do grupo A constitui uma infecção rara, que é observada em lactentes, crianças e adultos. A endocardite pediátrica pode estar associada a bacteriemia e varicela.[721,1134] Nos adultos, a endocardite ocorre habitualmente em pacientes sem anormalidades cardíacas antecedentes e está associada a uma elevada taxa de complicações, incluindo embolia cerebral ou outra embolia sistêmica, artrite, discite e osteomielite. Os estreptococos do grupo A também foram incluídos na lista crescente de outros microrganismos implicados na peritonite associada à diálise peritoneal ambulatorial contínua (CAPD; do inglês, *continuous ambulatory peritoneal dialysis*).[148]

Estreptococos beta-hemolíticos do grupo B (*Streptococcus agalactiae*)

Fatores de virulência

Os estreptococos beta-hemolíticos do grupo B (*S. agalactiae*) (GBS; do inglês, *group B β-hemolytic streptococci*) contêm um antígeno do grupo de Lancefield, um polissacarídio de superfície celular específico do tipo e antígenos proteicos. O antígeno do grupo B é composto de um polímero de ramnose-glicosamina ligado à camada de peptidoglicano. A especificidade de tipo é proporcionada pelo polissacarídio capsular e pelos antígenos proteicos. Os estreptococos do grupo B são sempre encapsulados e pertencem a 1 dos 10 sorotipos capsulares reconhecidos. Os tipos capsulares são compostos de glicose, galactose, N-acetilglicosamina e ácido N-acetilneuramínico (ácido siálico); a especificidade de sorotipo é determinada por diferentes arranjos desses quatro componentes em cada um dos nove tipos capsulares. Os **antígenos capsulares polissacarídicos** são designados como Ia, Ib e II a IX. Nos EUA, os sorotipos predominantes são Ia, Ib, III e V.[495,946] Cerca de 4 a 7% dos isolados podem ser não tipáveis. Os sorotipos de números mais baixos foram detectados com o uso de métodos de extração de Lancefield, porém os sorotipos capsulares mais recentes foram delineados por meio da detecção de genes específicos de sorotipos na região capsular do genoma dos estreptococos do grupo B.[201,576,852] Kong *et al.*[576] desenvolveram iniciadores e ensaios de sequenciamento baseados na PCR para os genes *cps* capsulares de todos os sorotipos, que apresentaram uma correlação de 100% com as abordagens sorológicas. O **antígeno proteico** é designado por uma única letra c, que existe em duas formas, designadas como cα e cβ. Esse antígeno c é encontrado em todas as cepas Ib (as cepas do tipo Ia carecem da proteína c), em 60% das cepas do tipo II e raramente nas cepas do tipo III (não foi examinado um número suficiente de cepas dos sorotipos IV-VIII para a presença do antígeno c). Por conseguinte, as designações do sorotipo para cepas contendo antígeno c são expressas como Ib/c e II/c. Foram também desenvolvidos a amplificação e o sequenciamento dos genes para as proteínas de superfície celular cα (gene *bca*), semelhante a cα (genes *alp2, alp3* e *alp4*), Rib (gene *rib*) e cβ (gene *bac*) para maior subtipagem de isolados de estreptococos do grupo B.[576] A importância de componentes capsulares dos estreptococos do grupo B como fatores de virulência foi demonstrada por dados tanto *in vivo* quanto *in vitro*. Os anticorpos opsonizantes contra estreptococos do grupo B são específicos de sorotipos, conforme demonstrado por estudos utilizando PMN e macrófagos, e a ausência de anticorpos maternos contra esses antígenos específicos do tipo constitui um fator de risco reconhecido para o desenvolvimento de doença causada por estreptococos do grupo B em recém-nascidos.

A prevalência dos vários sorotipos capsulares dos GBS varia com o decorrer do tempo e pode diferir de um local para outro. Antes da década de 1990, as doenças por estreptococos do grupo B eram causadas, em sua maioria, pelos sorotipos Ia, Ib, II, III; os sorotipos IV a VIII eram relativamente incomuns, e os isolados do sorotipo IX provavelmente estavam entre as cepas designadas como não tipáveis. Do início até meados da década de 1990, as cepas do sorotipo V começaram a emergir, com aumento da porcentagem de isolados desse grupo de 2,6% em 1992 para 20% em 1994.[306] Estudos mais recentes conduzidos nos EUA indicam que a prevalência dos sorotipos ainda varia amplamente de um local para outro; entretanto, na maioria das regiões, o sorotipo Ia é predominante (26,8% dos isolados) seguido dos sorotipos III (24,8%), V (14,97%), II (10,86%) e Ib (8,12%).[495] Em algumas regiões dos EUA (p. ex., Ohio), o sorotipo V apareceu entre 2001-2002 e 2003, tornando-se o sorotipo predominante e representando 27% dos 349 isolados.[250,701] Na maioria das regiões da Europa, os sorotipos III, Ia, V e II respondem por 85 a 100% dos isolados. Durante a década de 1990, os sorotipos VI e VIII apareceram como sorotipos predominantes no Japão, e, nesse país, foi também relatada a ocorrência de doença de início precoce neonatal causada pelo sorotipo VIII.[588,688] Embora o sorotipo VIII ainda represente 3,16% dos isolados na Ásia, em outras partes do mundo, ele constitui apenas 0,0 a 0,56% dos isolados). Atualmente, os sorotipos III, V, Ia e Ib são os sorotipos mais prevalentes na Ásia.[495] Na Europa Oriental e no Oriente Médio, os sorotipos II, III, Ia e V predominam, e dados obtidos dos Emirados Árabes Unidos indicam que, pelo menos no final da década de 1990, os sorotipos IV e Ia responderam por 26% e 21% dos isolados, respectivamente.[28] Dados obtidos da África indicam que os sorotipos II e V representam 42 a 62% dos isolados de estreptococos do grupo B e 24 a 43% dos isolados de estreptococos do grupo B, respectivamente.[495,I]

As cepas do tipo III de estreptococos do grupo B representam 60% dos isolados de casos de sepse neonatal e mais de 80% dos isolados de lactentes com meningite, sugerindo que esse sorotipo de estreptococos do grupo B possua maior virulência. O polissacarídio capsular tipo III é composto de um arcabouço estrutural repetitivo, constituído de galactose, glicose e N-acetilglicosamina, com cadeias laterais constituídas de galactose e um componente terminal de ácido N-acetilneuramínico. O componente estrutural da cápsula tipo III, que parece estar associado a um aumento da virulência, consiste na presença de ácido N-acetilneuramínico (ácido siálico). A presença dessa molécula na superfície do microrganismo inibe a ativação da cascata da via alternativa do complemento e impede a fagocitose. Utilizando um modelo

---

[I] N. R. T. No Brasil, os sorotipos predominantes são Ia, II, Ib e V, seguidos de II e IV. Há relatos de cepas VI. (Dutra VG et al. 2014. BMC Infect Dis. 2014, jun. 12;14:323; MedicalExpress [São Paulo, *on-line*]. 2017;4(4):M170406; Rev Bras Ginecol Obstet [*on-line*]. 2012;34(12):544-9.)

murino foi possível observar que a remoção dos resíduos de ácido siálico com neuraminidase leva a ativação do complemento, fagocitose e morte intracelular dos microrganismos e diminuição da virulência após administração intravenosa.[303]

À semelhança dos estreptococos do grupo A, os estreptococos do grupo B também produzem **C5a peptidase.** C5a é um produto de clivagem do componente do complemento, que é produzido pelas células epiteliais alveolares; atua como elemento de atração para as células inflamatórias e está envolvido no processo de inflamação pulmonar. C5a peptidase, produzida pelos estreptococos, cliva essa molécula e, portanto, interfere na quimiotaxia dos neutrófilos mediada por C5a.[97] Essa peptidase liga-se também à fibronectina e atua como adesina e invasina bacterianas.[65,182] Essa enzima ocorre em uma forma associada a células e também necessita da presença da cápsula de grupo B para sua atividade máxima. A opsonização dos estreptococos do grupo B pertencentes aos sorotipos Ia, Ib, II, III e V com anticorpos anti-C5a peptidase resulta em aumento de sua destruição por macrófagos e por células polimorfonucleares.[185] A C5a peptidase também é produzida por estreptococos beta-hemolíticos dos grupos A e G, e os genes que codificam a C5a peptidase nas cepas do grupo B (*speB*) e do grupo A (*scpA*) demonstram uma homologia de sequência de 98% entre si.

A β-**hemolisina/citolisina** dos estreptococos do grupo B é uma hemolisina formadora de poros, que tem a capacidade de lisar células epiteliais alveolares e endoteliais pulmonares *in vitro* e que aumenta a capacidade do microrganismo de invadir células endoteliais, sugerindo um papel da hemolisina como fator de virulência na infecção pulmonar neonatal e sepse subsequente.[768,769] O **ácido lipoteicoico** também é encontrado nos estreptococos do grupo B e pode participar facilitando a aderência como uma primeira etapa da infecção. Várias **proteínas de superfície celular** (p. ex., antígenos c, R, BPS e Rib) também são encontradas em várias combinações em diferentes sorotipos de estreptococos do grupo B.[312] O **antígeno c**, em particular, pode atuar mediando a internalização dos microrganismos dentro das células epiteliais cervicais humanas após fixação e protegendo também os microrganismos de sua destruição intracelular após a fagocitose.[98] Jones *et al*.[523] identificaram uma **proteína de ligação da penicilina de superfície celular** (PBP1a), que permite às células estreptocócicas resistir à destruição intracelular por células fagocíticas. Os estreptococos do grupo B também produzem uma **ácido hialurônico liase,** que pode atuar ao disseminar a infecção como resultado da degradação do ácido hialurônico na matriz extracelular; além disso, pode atuar sobre o ácido hialurônico presente em altas concentrações nos tecidos placentários e fetais e no líquido amniótico. A presença do fator CAMP, de enzimas proteases e de várias nucleases também foi identificada em alguns estreptococos do grupo B, porém o papel dessas moléculas na patogênese da doença permanece incerto.

Espectro clínico da doença causada por estreptococos do grupo B

Os estreptococos beta-hemolíticos do grupo B constituem uma importante causa de doença nos períodos neonatal e perinatal.[707] Nas mulheres, o microrganismo coloniza o trato gastrintestinal, que constitui a fonte para a colonização vaginal. Entre mulheres grávidas, observa-se a ocorrência de colonização retovaginal de 10 a 37% dos casos; até 60% das mulheres colonizadas são portadoras intermitentes do microrganismo.[423,855,1093] A colonização da vagina por estreptococos do grupo B é habitualmente assintomática, porém surgiram relatos que documentam a ocorrência de vaginite associada a colonização maciça e regressão dos sintomas vaginais com o tratamento.[467,468] A colonização vaginal pode ser transitória, intermitente ou persistente. A colonização desencadeia uma resposta imune específica de sorotipo, com aumentos cumulativos dos anticorpos com a idade; os níveis mais baixos de anticorpos observados em adolescentes do sexo feminino podem levar a um risco aumentado de doença por estreptococos do grupo B em lactentes nascidos dessas mulheres mais jovens.[130] A presença de estreptococos do grupo B no trato genital feminino por ocasião do parto pode resultar em infecção do recém-nascido. Entre os lactentes nascidos de mães colonizadas por estreptococos do grupo B, 30 a 70% apresentam colonização transitória da pele e das mucosas por transmissão vertical a partir da mãe colonizada *in utero* ou durante o parto; pode-se verificar o desenvolvimento de doença sistêmica em 1 a 4% desses lactentes. Entre os lactentes colonizados, pode ocorrer doença em um a quatro lactentes por 1.000 nascimentos vivos.[303,1093] Além disso, o recém-nascido pode ser colonizado por exposição hospitalar ao microrganismo após o nascimento. A doença neonatal causada por estreptococos do grupo B segue dois padrões, denominados **doença de início precoce** e **doença de início tardio.**

Nos EUA, a doença de início precoce por estreptococos do grupo B ocorre com uma incidência de 0,7:1.000 a 3,7/1.000 nascimentos vivos e está associada à aquisição do microrganismo *in utero* ou no período perinatal.[303] Essa incidência é, provavelmente, uma subestimativa; em um estudo conduzido na Inglaterra sobre a doença de início precoce, foi relatada uma incidência de três a quatro infecções por 1.000 nascimentos vivos, com base no número de recém-nascidos que exigiram triagem para a possibilidade de sepse nas primeiras 72 horas de vida.[661] A incidência da doença de início precoce varia de um país para outro e provavelmente reflete diferenças nas taxas de estado de portador do estreptococo do grupo B, suscetibilidade étnica/racial à infecção, variações nos critérios diagnósticos, diferenças de virulência entre cepas estreptocócicas e tipo/disponibilidade de cuidados pré-natais, natais e pós-natais.[707] O microrganismo é adquirido por infecção ascendente *in utero* antes do parto, através das membranas fetais rompidas ou durante a passagem pelo canal do parto colonizado por estreptococos do grupo B. Embora uma proporção considerável desses lactentes (cerca de 50%) seja colonizada por estreptococos do grupo B, apenas 1 a 2% tornam-se infectados.[303] A colonização das mucosas e a aspiração do líquido amniótico infectado introduzem os estreptococos dentro dos alvéolos pulmonares do recém-nascido, onde aderem, se multiplicam e produzem vários fatores de virulência (p. ex., polissacarídios capsulares, β-hemolisina). Em seguida, as bactérias invadem as células endoteliais e epiteliais pulmonares, com consequente acesso à corrente sanguínea.[766-769] O início da doença é observado nos primeiros 5 a 6 dias de vida; em mais da metade dos casos, os lactentes adoecem nas primeiras 12 a 20 horas após o nascimento. O espectro da doença inclui bacteriemia, pneumonia, meningite, choque séptico e neutropenia. Embora mais de 50% dos casos ocorram em lactentes a termo, maior taxa de ataque e mortalidade estão associadas a lactentes prematuros. Os recém-nascidos prematuros correm um risco 3 a 30 vezes maior de desenvolver doença de início precoce do que os lactentes a termo, e isso pode estar associado à imunidade imunológica relativa e obtenção incompleta de anticorpos maternos transplacentários contra o polissacarídio capsular da cepa do grupo B infectante. A taxa de mortalidade da doença de início precoce em lactentes a termo varia de 2 a 8%; são observadas taxas mais altas de mortalidade em prematuros, que são inversamente proporcionais ao peso do lactente ao nascimento.[1153] Os fatores maternos que aumentam o risco de infecção de início precoce do recém-nascido incluem trabalho de parto prematuro, com nascimento antes de 37 semanas, ruptura das membranas fetais com > 18 horas antes do parto, corioamnionite materna, colonização vaginal maciça por estreptococos do grupo B, bacteriúria por estreptococos do grupo B e bacteriemia pós-parto.[156,303,707] Durante a década de 1970, aproximadamente 50% dos lactentes que desenvolveram doença de início precoce morreram de infecção. Entre as crianças que sobrevivem à meningite causada por estreptococos do grupo B, cerca de 50% irão apresentar algum tipo de déficit neurológico e 30% terão sequelas neurológicas graves.[1093]

Doença de início tardio ocorre com uma incidência de 0,5:1.000 a 1,8:1.000 nascimentos vivos.[303] A doença torna-se clinicamente evidente dentro de 7 dias a 3 meses (3 a 4 semanas, em média) após o nascimento. Enquanto aproximadamente metade das infecções de início tardio é adquirida a partir do canal de parto de mães colonizadas, os casos remanescentes resultam da aquisição pós-natal do microrganismo a partir da mãe, de outros cuidadores ou do hospital; o leite materno também foi implicado como fonte do microrganismo.[386] A bacteriemia constitui a apresentação clínica predominante, e cerca de 25% desses lactentes também desenvolvem meningite por estreptococos do grupo B.[351,842] Um relato de um caso pediátrico descreveu a apresentação da doença de início tardio na forma de fasciite necrosante da face e da coxa em um lactente prematuro de 5 meses de idade.[596] A taxa de mortalidade associada à doença de início tardio é de aproximadamente de 10 a 15%. Até 50% das crianças com meningite de início tardio irão apresentar complicações e sequelas neurológicas permanentes.[1093] A distribuição dos sorotipos dos estreptococos do grupo B varia de acordo com a doença de início precoce *versus* de início tardio.[303] Entre os recém-nascidos com doença de início precoce sem meningite, a distribuição dos sorotipos está igualmente dividida entre os tipos Ic, II e III. Entre recém-nascidos infectados com meningite de modo semelhante, observa-se um predomínio das cepas do sorotipo III. Por outro lado, a meningite causada por estreptococos do grupo B em adultos está principalmente associada a microrganismos do sorotipo II.

Prevenção da doença por estreptococos do grupo B

Em meados da década de 1980, o maior conhecimento adquirido sobre as infecções causadas por estreptococos do grupo B e o reconhecimento dos sintomas em pacientes de alto risco levaram a melhora dos cuidados neonatais, com consequente redução da taxa de casos fatais para cerca de 15%. Como os lactentes nascidos de mães com colonização maciça têm mais tendência a desenvolver doença de início precoce, e tendo em vista que os lactentes que adquirem um grande inóculo bacteriano durante o nascimento apresentam uma probabilidade significativamente aumentada de desenvolver doença tanto de início precoce quanto de início tardio, a identificação de mães colonizadas tornou-se um enfoque central nas estratégias de prevenção. Os pesquisadores averiguaram várias intervenções com a finalidade de impedir a ocorrência da doença por estreptococos do grupo B, e os ensaios clínicos realizados demonstraram que a administração intraparto de agentes antimicrobianos interrompia a transmissão dos estreptococos do grupo B da mãe para o recém-nascido e também reduzia a incidência de infecções de início precoce.[114,707] Essa abordagem permitiu a prevenção de aproximadamente 70 a 75% de casos de doença de início precoce, porém não teve nenhum efeito sobre o desenvolvimento da doença de início tardio. Os fabricantes começaram a desenvolver produtos para a rápida detecção direta dos estreptococos do grupo B em amostras de *swab* vaginal, à semelhança daqueles usados para a detecção de estreptococos do grupo A em amostras de *swab* de garganta. Teoricamente, esses testes podem ser realizados no período pré-parto imediato, de modo a detectar o estado de colonização, e pode-se administrar uma quimioprofilaxia antimicrobiana antes e no decorrer do parto se o ensaio for positivo. Os testes comerciais rápidos para a detecção direta de estreptococos do grupo B exibiram uma variação significativa na sua sensibilidade (*i. e.*, 11 a 88%), quando comparados com as técnicas com caldo durante a noite e só identificaram as mulheres com colonização maciça. A validade da pressuposição segundo a qual o risco de infecção neonatal é maior nos lactentes nascidos de mães com colonização maciça foi contestada por estudos clínicos. Em uma avaliação de um *kit* de imunoensaio enzimático (IEE) rápido, Towers *et al.*[1037] relataram o desenvolvimento de doença de início precoce fatal em dois de nove lactentes nascidos de mães com colonização leve e resultados negativos do IEE rápido. Em outro estudo de um método rápido para a detecção de colonização por estreptococos do grupo B, Morales e Lim relataram que, entre 37 mulheres com colonização leve e testes de triagem rápidos negativos, seis deram à luz recém-nascidos com sepse de início precoce.[726] O momento em que se deve realizar o teste pré-parto para verificar a colonização por estreptococos do grupo B também representa um fator, visto que 60 a 70% das mulheres com culturas vaginais positivas no segundo trimestre de gravidez estarão colonizadas a termo, enquanto até 30% das mulheres com culturas negativas durante o segundo trimestre terão uma cultura positiva por ocasião do parto. Por conseguinte, o desenvolvimento de métodos para a detecção rápida, sensível e específica de colonização por estreptococos do grupo B em mulheres próximo ao parto ou no momento do parto passou a constituir um objetivo central da pesquisa clínica e microbiológica.

Em 1996, os CDC, juntamente com a American Academy of Pediatrics (AAP) e o American College of Obstetrics and Gynecology (ACOG), publicaram recomendações de consenso para uma estratégia de prevenção contra a doença causada por estreptococos do grupo B.[151,1093] Essas diretrizes recomendavam que os obstetras adotassem uma estratégia baseada nos resultados de cultura ou nos fatores de risco para a prevenção da doença de início precoce por estreptococos do grupo B. A implementação subsequente e a adesão a essas diretrizes levaram a um declínio significativo na incidência de doença neonatal de início precoce por estreptococos do grupo A. Um componente crítico dessas diretrizes consiste no uso de profilaxia antimicrobiana materna durante o trabalho de parto e o parto. Essa abordagem levou a uma preocupação quanto aos efeitos adversos do uso aumentado de antibióticos e aumento do risco de reações anafiláticas à penicilina, o fármaco de escolha para quimioprofilaxia. Outra preocupação tem sido a emergência potencial de resistência dos estreptococos do grupo B a agentes antimicrobianos. Até o momento, não foi isolada nenhuma cepa de estreptococos do grupo B resistente à penicilina, embora a resistência à clindamicina e à eritromicina tenha se tornado relativamente comum. Uma terceira preocupação foi a de que a administração aumentada de penicilina no período neonatal possa exercer uma pressão seletiva suficiente para resultar no desenvolvimento de infecções neonatais causadas por microrganismos resistentes à penicilina, como *E. coli*, que constitui o segundo agente mais comum de sepse no período neonatal. Esse cenário não foi observado até hoje, e será necessária uma vigilância contínua para detectar e impedir a ocorrência dessa possibilidade. Em 2002, o Committee on Obstetrical Practice publicou um relatório apoiando o uso de estratégias de prevenção baseadas na realização de culturas a partir dos dados da rede do Active Bacterial Core Surveillance/Emerging Infections Program, sugerindo que a abordagem baseada em culturas era superior àquela baseada em fatores de risco.[26] Novas diretrizes foram publicadas pelos CDC, em 2002, substituindo as diretrizes de 1996 e recomendando uma triagem pré-natal universal baseada na realização de culturas para a colonização vaginal e retal de todas as mulheres grávidas com 35 a 37 semanas de gestação.[156] O protocolo de cultura recomendado pelos CDC, pelo ACOG e pela FDA envolve a coleta de amostras de *swabs* vaginais e retais com 35 a 37 semanas de gestação, seguidas de enriquecimento para crescimento de 18 a 24 horas, subcultura para SBA e identificação de estreptococos do grupo B por métodos fenotípicos (p. ex., teste CAMP, hidrólise do hipurato, API® RapidStrep), sorológicos (*i. e.*, sorogrupagem por coaglutinação ou aglutinação com látex) ou hibridização quimioluminescente (*i. e.*, Gen-Probe Accuprobe®). Todo o procedimento de triagem pode levar 2 a 3 dias.

Em 2010, os CDC atualizaram e procederam a uma revisão das diretrizes para a prevenção de doença causada por estreptococos do grupo B (Boxe 13.3).[27,157] A triagem para estreptococos do grupo B ainda é recomendada com 35 a 37 semanas de gestação. Amostras de *swabs* retovaginais são coletadas do terço inferior da vagina e do canal anal (um único *swab* para a vagina, em seguida para o canal anal, ou um *swab* obtido em cada local). O *swab* ou *swabs* são colocados em caldo LIM Trans-Vag (caldo Todd-Hewitt com 10 µg/mℓ de ácido nalidíxico, 15 µg/mℓ de colistina e 10 mg/mℓ de extrato de levedura) ou caldo cromogênico (p. ex., Carrott Broth®, Hardy Diagnostics, Santa Maria, CA) e incubado durante 18 a 24 horas. No documento de 2010, as opções para a identificação de estreptococos do grupo B foram ampliadas para incluir o uso do meio cromogênico e dos testes de amplificação de ácido nucleico (NAAT; do inglês, *nucleic acid amplification test*) realizados no caldo de enriquecimento Lim ou Trans-Vag para a detecção de estreptococos do grupo B, além da sonda de DNA ou a aglutinação com látex, como no documento anterior. As diretrizes anteriores também recomendavam que os laboratórios identificassem e relatassem a presença de estreptococos do grupo B em amostras de urina em qualquer concentração, enquanto as diretrizes de 2010 esclareceram, exigindo a identificação e o relato pelos laboratórios de estreptococos do grupo B em amostras de urina, com contagens de colônias de ≥ 10^4 UFC/mℓ de urina.[27,157] Não se recomenda o uso de NAAT diretamente em amostras retovaginais; entretanto, nos contextos em que se dispõe de NAAT, pode-se realizar um teste NAAT intraparto quando o estado de colonização da paciente não é conhecido, quando não há nenhum fator de risco intraparto e quando a paciente está a termo.[157] Nas diretrizes de 2010, a penicilina continua sendo o fármaco de escolha, enquanto a ampicilina é um fármaco alternativo e a cefazolina continua sendo o fármaco de escolha para pacientes alérgicos à penicilina se houver dúvida quanto à presença de alergia (*i. e.*, ausência de urticária, angioedema ou desconforto respiratório). Os isolados de estreptococos do grupo B de mulheres com alto risco de anafilaxia causada por penicilina devem ser testados quanto à sua sensibilidade a clindamicina, eritromicina e vancomicina. A eritromicina não é mais recomendada para tratamento, e realiza-se um teste, juntamente com o teste da zona D, para determinar resistência à clindamicina induzível em isolados resistentes à eritromicina. Foi relatada a ocorrência de infecção de início precoce por estreptococos do grupo B em recém-nascidos, devido a isolados resistentes à clindamicina.[93] Até mesmo com a realização de uma triagem entre 35 e 37 semanas de gestação, até 6% das mulheres colonizadas por estreptococos do grupo B não são detectadas nessa ocasião (valor preditivo de um teste negativo de 94%).[1070] A prevenção da doença causada por estreptococos do grupo B em recém-nascidos é uma realidade prática. Em nível global, apenas cinco sorotipos do grupo B (*i. e.*, Ia, Ib, II, III e V) são responsáveis por mais de 95% dos casos de doença em lactentes com menos de 3 meses de idade, e uma vacina conjugada dirigida contra esses sorotipos concebivelmente poderia evitar a infecção.[302,495,906] Essa vacina deveria ser administrada a mulheres grávidas e também poderia reduzir potencialmente outras condições associadas a estreptococos do grupo B (*i. e.*, doença de início tardio, parto prematuro, infecções intra-amniótica, sepse puerperal e bacteriemia peri/pós-parto).[437] No momento atual, várias vacinas contra estreptococos do grupo B estão em fase de ensaios clínicos, e talvez em breve, a doença do recém-nascido causada por estreptococos do grupo B venha seguir os passos do *Haemophilus influenzae* tipo b em recém-nascidos.[278,906]

Outras infecções causadas por estreptococos do grupo B

Os estreptococos do grupo B estão associados a cerca de 20% dos casos de endometrite pós-parto, 25% das bacteriemias após cesariana e 25 a 30% dos casos de bacteriúria assintomática durante e após a gestação, bem como a uma variedade de outras infecções em mulheres adultas não grávidas.[164,458,687,689] Com o declínio da doença neonatal por estreptococos do grupo B, mais de dois terços das infecções ocorrem atualmente em adultos e não estão associadas à gravidez. Os adultos com doença causada por estreptococos do grupo B habitualmente apresentam uma doença subjacente significativa, incluindo diabetes melito,

Boxe 13.3

Procedimentos para a coleta e o processamento de amostras retovaginais para detecção perinatal de estreptococos do grupo B[26,27,156,157]

Procedimento para coleta de amostras clínicas para cultura de GBS com 35 a 37 semanas de gestação

- *Swab* da parte inferior da vagina (vestíbulo da vagina), seguido do reto (*i. e.*, introduzir o *swab* através do esfíncter do ânus), utilizando o mesmo *swab* ou dois *swabs* diferentes. A amostra para cultura deve ser obtida no ambiente ambulatorial pelo profissional de saúde ou pela própria paciente, com instruções apropriadas. Não se recomenda a realização de culturas do colo do útero, e não se deve utilizar um espéculo para a coleta de material para cultura
- Colocar o *swab* ou os *swabs* em meio de transporte não nutritivo. Dispõe-se no comércio de sistemas de transporte adequados (p. ex., Amies de Stuart sem carvão). Se os *swabs* vaginal e retal forem coletados separadamente, ambos podem ser colocados no mesmo recipiente de meio. Os meios de transporte mantêm a viabilidade dos GBS por até 4 dias em temperatura ambiente ou sob refrigeração
- Os rótulos das amostras devem identificar com clareza que as amostras são para a realização de cultura de estreptococos do grupo B. Se for solicitado um teste de sensibilidade para mulheres alérgicas à penicilina, os rótulos da amostra também devem identificar a paciente como alérgica à penicilina e devem especificar a realização de um teste de sensibilidade para clindamicina se for isolado um GBS. Os isolados devem ser testados quanto à resistência induzível à clindamicina (p. ex., teste da zona D, ver adiante).

Procedimento para o processamento de amostras clínicas para cultura de GBS

- Retirar o(s) *swab*(s) do meio de transporte. Semear o(s) *swab*(s) em meio de caldo seletivo recomendado, como o caldo de Todd-Hewitt suplementado com gentamicina (8 μg/mℓ) e com ácido nalidíxico (15 μg/mℓ) ou com colistina (10 μg/mℓ) e ácido nalidíxico (15 μg/mℓ). Exemplos de opções apropriadas disponíveis no comércio incluem o caldo Trans-Vag ou caldo LIM. A adição de 5% de sangue de carneiro a esses meios pode aumentar o isolamento de GBS. O caldo de enriquecimento seletivo também pode conter substratos cromogênicos que irão produzir uma mudança de cor na presença de GBS beta-hemolítico (Carrot Broth®, Hardy Diagnostics, Santa Maria, CA); todavia, os isolados não hemolíticos não serão detectados nesse meio, de modo que é necessário realizar uma subcultura do caldo caso não haja mudança de cor[94]
- Incubar o caldo seletivo inoculado durante 18 a 24 h a 35° a 37°C em ar atmosférico ou com 5% de CO_2. Realizar subcultura do caldo em placa de SBA (p. ex., ágar soja tripticase com 5% de sangue desfibrinado de carneiro)
- Examinar e identificar os microrganismos sugestivos de GBS (*i. e.*, zona estreita de β-hemólise, cocos gram-positivos catalase-negativos). Deve-se assinalar que pode ser difícil observar a hemólise, de modo que as colônias típicas sem hemólise também devem ser testadas. Se não for identificado nenhum GBS após incubação durante 18 a 24 h, reincubar e examinar dentro de 48 h para identificar os microrganismos suspeitos
- Podem-se utilizar vários testes de látex para agrupamento de estreptococos ou outros testes para detecção do antígeno de GBS (p. ex., sonda genética, NAAT) para identificação específica, ou se pode utilizar o teste CAMP para identificação presuntiva. A sensibilidade dos NAAT para os GBS aumenta para 92,5 a 100% com o uso de uma etapa de enriquecimento antes de testar a amostra.[94,391,911] Dados de NAAT atualmente disponíveis não apoiam o seu uso como substituto da cultura pré-natal. O tempo adicional necessário para o enriquecimento das amostras faz com que o teste intraparto não seja viável, e a sensibilidade dos NAAT na ausência de enriquecimento não é adequada, em comparação com a cultura. Esses testes podem ser valiosos para a circunstância de uma mulher a termo com estado de colonização desconhecido, sem outros fatores de risco. Foram desenvolvidos outros testes rápidos (p. ex., IEE) para a rápida detecção dos GBS a partir de amostras sem enriquecimento; entretanto, esses testes não são sensíveis o suficiente quando usados diretamente em uma amostra para a detecção segura de colonização por estreptococos do grupo B no período intraparto (ver o texto).

Procedimento para o teste de sensibilidade com discos de clindamicina e de eritromicina de isolados, quando solicitado para pacientes alérgicas à penicilina

- O CLSI recomenda o teste de difusão com discos ou de microdiluição em caldo para testar a sensibilidade dos GBS a antimicrobianos
- Além disso, podem-se utilizar sistemas comerciais que tenham sido liberados ou aprovados para testar outros estreptococos além de *S. pneumoniae*
- Para garantir resultados acurados, os laboratórios devem incluir um teste para detecção de resistência induzível à clindamicina. O método de difusão com dois discos (teste de zona D) é recomendado para testar GBS resistentes à eritromicina e sensíveis à clindamicina. Outros testes validados para a detecção de resistência induzível à clindamicina podem ser utilizados em lugar do teste da zona D[861,1004]
- Procedimento para o teste de difusão com discos/teste de zona D do CLSI[203]
  - Utilizar um *swab* de algodão para efetuar uma suspensão a partir do crescimento do microrganismo depois de 18 a 24 h em solução salina ou caldo de Mueller-Hinton e comparar com um padrão de turvação de McFarland de 0,5
  - Dentro de 15 min após ajuste da turvação, mergulhar um *swab* de algodão esterilizado na suspensão ajustada. Deve-se girar o *swab* várias vezes e pressioná-lo firmemente contra a parede do tubo, acima do nível do líquido. Utilizar o *swab* para semear toda a superfície de uma placa SBA de Mueller-Hinton. Quando a placa estiver seca, utilizar uma pinça esterilizada para colocar um disco de clindamicina (2 μg) sobre metade da placa e um disco de eritromicina (15 μg) a uma distância de 12 mm para o teste de zona D
  - Incubar a 35°C em 5% de CO_2 durante 20 a 24 h
  - Medir o diâmetro da zona de inibição utilizando uma régua ou compasso. Interpretar de acordo com as diretrizes do CLSI para o grupo de espécies de *Streptococcus* beta-hemolíticas[203]

- Para difusão com discos
  - Clindamicina: ≥ 19 mm = sensível, 16 a 18 mm = intermediário e ≤ 15 mm = resistente
  - Eritromicina: ≥ 21 mm = sensível, 16 a 20 mm = intermediário e ≤ 15 mm = resistente
- Para microdiluição em caldo
  - Clindamicina: ≤ 0,25 µg/mℓ = sensível, 0,5 µg/mℓ = intermediário, e ≥ 1,0 µg/mℓ = resistente
  - Eritromicina: ≤ 0,25 µg/mℓ = sensível, 0,5 µg/mℓ = intermediário, e ≥ 1,0 µg/mℓ = resistente
  - Os isolados com achatamento da zona de inibição ao redor do disco de clindamicina adjacente ao disco de eritromicina (positivos para zona D) devem ser considerados como apresentando resistência induzível à clindamicina e, portanto, supostamente resistentes (podem ser usados outros testes validados para a detecção de GBS com resistência induzível à clindamicina)
- O seguinte comentário deve ser incluído no relato da paciente para isolados que exibem resistência induzível à clindamicina
  - "Esse isolado é supostamente resistente com base na detecção de resistência induzível à clindamicina. A clindamicina ainda pode ser clinicamente efetiva em alguns casos".

cirrose hepática, acidente vascular encefálico, neoplasia ou anormalidades do trato urinário.[536,979] As infecções da pele e dos tecidos moles constituem as entidades clínicas mais comuns associadas a estreptococos do grupo B invasivos e incluem celulite, erisipela, abscessos, úlceras de decúbito infectadas e infecções de feridas invasivas após procedimentos cirúrgicos.[45,718,914] Com frequência, a celulite e outras infecções cutâneas constituem manifestações de bacteriemia tanto em adultos quanto em crianças.[718,952] Os estreptococos do grupo B também podem causar fasciite necrosante e SCT estreptocócica, que se assemelham clinicamente às condições causadas por estreptococos do grupo A. Até 1998, foram relatados apenas quatro casos de fasciite necrosante por estreptococos do grupo B; todavia, desde então, Gardam et al.[369] descreveram três casos de fasciite necrosante causada por estreptococos do grupo B em adultos, que ocorreram em Québec e Ontário no decorrer de um período de 10 meses. Nesse relato, todos os três pacientes apresentavam imunocomprometimento (i. e., leucemia linfocítica crônica, diabetes melito tipo 2, alcoolismo). Esses pacientes foram tratados com múltiplos agentes antimicrobianos, e houve necessidade de amplo desbridamento excisional do tecido desvitalizado (incluindo uma amputação abaixo do joelho), com um caso fatal. Subsequentemente, apareceram vários relatos descrevendo a ocorrência de fasciite necrosante e de síndrome do choque tóxico por estreptococos do grupo A tanto em lactentes quanto em adultos, incluindo três casos fatais de fasciite necrosante invasiva por sorotipo VI e choque tóxico no Japão.[251,570,596,689] Em um caso pediátrico, houve desenvolvimento de fasciite necrosante em um lactente prematuro de 5 meses de idade como manifestação de doença de início tardio.[596] Foi relatada a ocorrência de síndrome do choque tóxico, lembrando aquela causada por Staphylococcus aureus e por estreptococos do grupo A, em adultos imunocomprometidos. Os pacientes são habitualmente mulheres de mais de 50 anos de idade, que apresentam diabetes melito, neoplasias malignas hematológicas, doença hepática e/ou cardíaca ou esplenectomia como doença de base; foi também relatada a ocorrência de síndrome do choque tóxico em pacientes sem imunocomprometimento.[66,171,914,935] No Japão, os isolados que causaram síndrome do choque tóxico pertenciam a uma variedade de sorotipos (Ib, III, V, VII) e exibiam diferentes padrões de eletroforese em gel de campo pulsado (PFGE; do inglês, pulsed-field gel electrophoresis).[171] As cepas que causam essa síndrome semelhante ao choque tóxico apresentam resistência aumentada à fagocitose, devido à produção aumentada de material capsular, e induzem níveis mais elevados de interleucina-8 do que os isolados de tipo silvestre.[914] Esse aspecto é de considerável importância, visto que existe uma associação conhecida entre os níveis séricos de interleucina-8 e a gravidade da sepse.[1136]

Foram também descritos vários tipos de infecções osteoarticulares causadas por estreptococos do grupo B, incluindo artrite séptica, osteomielite, espondilodiscite e infecções de prótese de quadril e do espaço articular.[199,244,466,625,751,770,1041] As infecções de osso, articulação e de próteses de osso e articulação foram relatadas, em sua maior parte, em mulheres idosas não grávidas com doenças subjacentes ou condições clínicas predisponentes crônicas (p. ex., diabetes melito, neoplasias malignas, doença hepática crônica).[244,625,1171] Em geral, a artrite piogênica afeta o joelho ou o ombro e é monoarticular em 68% dos casos, podendo-se documentar a presença de bacteriemia em dois terços dos pacientes.[770] A artrite séptica causada por estreptococos do grupo B manifesta-se habitualmente com febre e dor articular após a bacteriemia ou concomitantemente. A terapia antimicrobiana com aspiração ou a drenagem aberta das articulações infectadas e a retirada de próteses, quando presentes, são necessárias para obter a cura. Pode ocorrer osteomielite como complicação da celulite por disseminação contígua, particularmente em associação a úlceras de decúbito, ou como resultado de disseminação hepatogênica a partir de outro local de infecção ou do trato gastrintestinal. Os estreptococos do grupo B também constituem uma causa de osteomielite em recém-nascidos, sendo a disseminação hematogênica do osso a fonte do microrganismo; a osteomielite pode ocorrer como manifestação incomum de doença de início tardio por estreptococos do grupo B.[466] A espondilodiscite e a osteomielite vertebral constituem complicações da bacteriemia e ocorrem habitualmente em adultos.[199,751]

As infecções orbitárias e a endoftalmite causadas por estreptococos do grupo B constituem manifestações raras de infecção e ocorrem tanto em lactentes quanto em adultos. Nos lactentes, a endoftalmite endógena constitui, em geral, uma complicação de doença bacteriêmica de início tardio e ocorre habitualmente com meningite.[697,956,1151] A endoftalmite em adultos ocorre em indivíduos com doença subjacente, e as complicações podem consistir em formação de cataratas, perfuração da esclera e neovascularização da câmara anterior.[408,1151] A infecção pode ser tão grave a ponto de exigir enucleação do olho.[697] Nos adultos, a endoftalmite também foi relatada como complicação da endocardite.[187]

A bacteriemia por estreptococos do grupo B pode ser complicada por endocardite e meningite. A endocardite constitui manifestação rara da infecção por estreptococos do grupo B. A endocardite acomete tanto homens quanto mulheres e pode ocorrer de modo agudo ou subagudo e responde por 2 a 18% dos casos de doença invasiva por estreptococos do grupo B em adultos.[46] Os pacientes habitualmente apresentam condições predisponentes (diabetes melito, imunossupressão, transplante renal), e a infecção pode acometer valvas cardíacas nativas ou próteses valvares.[46,813,886] Em geral, observa-se a presença de anormalidades cardíacas preexistentes antes do início da doença, e, uma vez estabelecida, aparecem habitualmente vegetações nas valvas, sendo a valva mitral mais comumente afetada. As vegetações nas valvas cardíacas são frequentemente grandes, e ocorrem fenômenos embólicos em cerca de 50% dos casos.[886] As complicações causadas por fenômenos embólicos ou a rápida destruição do tecido valvar podem exigir substituição da valva. A taxa de mortalidade associada à endocardite por estreptococos do grupo B pode alcançar 40%; entretanto, se houver intervenção clínica/cirúrgica combinada, a mortalidade diminui para cerca de 20%. Pode-se observar uma taxa de mortalidade de quase 90% nos casos de infecção de próteses valvares.[813,886] A endocardite em recém-nascidos e lactentes ocorre raramente, porém assemelha-se aos casos de adultos, com extensa destruição valvar e ocorrência de fenômenos embólicos. A endocardite por estreptococos do grupo B foi diagnosticada em uma menina de 15 anos de idade após aborto eletivo.[129] A meningite é rara, representa cerca de 4% dos casos de meningite bacteriana em adultos e, com mais frequência, ocorre em mulheres pós-parto e adultos de idade mais avançada com doenças de base crônicas, como diabetes melito, cirrose, comprometimento neurológico, neuroplasia maligna, insuficiência renal, doença cardiovascular/pulmonar e infecção pelo HIV.[404] Foram também descritos casos de meningite por estreptococos do grupo B após traumatismo cranioencefálico grave ou em associação a rinorreia do líquido cefalorraquidiano (LCR).[1083]

Os estreptococos do grupo B também constituem uma causa de infecções do trato urinário (ITU). O espectro clínico das ITU causadas por estreptococos do grupo B inclui bacteriúria assintomática, cistite, pielonefrite, uretrite e urossepse.[1063] Em geral, as ITU acometem mulheres com mais de 50 anos de idade sem doença base, porém com história pregressa de ITU. A bacteriúria por estreptococos do grupo B também tem sido associada a um desfecho adverso da gravidez, a taxas elevadas de trabalho de parto prematuro e ruptura prematura das membranas fetais.[29] Além de constituir uma causa bem conhecida de ITU em mulheres grávidas, esse microrganismo também constitui uma causa de cistite e de pielonefrite em homens, mulheres não grávidas e crianças. Cerca de 5% a mais de 20% das mulheres adultas não grávidas com bacteriemia irão apresentar ITU por estreptococos do grupo B.[733] Os fatores de risco para ITU causada por estreptococos do grupo B incluem idade avançada, doença de base (particularmente diabetes melito), presença de cateter urinário de demora, ITU prévias, anormalidades estruturais do trato urinário e outras condições comórbidas (p. ex., doença prostática). A pielonefrite e o abscesso renal constituem complicações potenciais de infecção ascendente e de disseminação hematogênica de estreptococos do grupo B.[450,537]

Sensibilidade dos estreptococos do grupo B a agentes antimicrobianos

À semelhança de *Streptococcus* do grupo A, os isolados de estreptococos do grupo B permanecem sensíveis à penicilina G, o fármaco de escolha para o tratamento de infecções e para quimioprofilaxia perinatal.[157,826] A ampicilina, a cefotaxima, a ceftriaxona, a cefazolina, a quinupristina-dalfopristina e o meropeném também são altamente ativos, e a maioria das cepas apresenta CIM de ≤ 0,06 μg/mℓ.[103,145,189] Isolados muito raros do Japão e dos EUA apresentam sensibilidade reduzida à penicilina, em virtude de uma mutação pontual no gene *pbp2x* dos estreptococos do grupo B.[255,564,798] Esses isolados apresentam CIM para a penicilina que estão no limiar de sensibilidade (i. e., ≤ 0,12 μg/mℓ para penicilina e ≤ 0,25 μg/mℓ para a ampicilina). Esses isolados também exibem CIM elevada para a cefazolina (CIM, 1 μg/mℓ). No decorrer dos últimos 15 a 20 anos, a resistência aos macrolídios e à clindamicina entre estreptococos do grupo B aumentou de menos de 5% para 20 a 30%, dependendo da localidade.[157,377] A maior parte da resistência à eritromicina deve-se a uma modificação ribossômica, em virtude da metilase ribossômica para eritromicina, codificada pelo gene *erm*. Isso também confere resistência induzível ou constitutiva à clindamicina (fenótipo MLSB, resistente a macrolídios, lincosamina e estreptogramina B). Os genótipos de resistência a macrolídios-lincosamida que foram detectados em estreptococos do grupo B incluem *ermA* (resistente à eritromicina, sensível à clindamicina), *ermB* (resistente à eritromicina, resistente à clindamicina) e *mef* (resistente à eritromicina, sensível à clindamicina).[289] Todas as cepas de estreptococos do grupo B avaliadas até hoje demonstraram ser sensíveis à vancomicina.

Estreptococos beta-hemolíticos do grupo C e do grupo G

Na atualidade, os estreptococos beta-hemolíticos do grupo C incluem *S. dysgalactiae* subesp. *equisimilis*, *S. dysgalactiae* subesp. *dysgalactiae*, *S. equi* subesp. *equi*, *S. equi* subesp. *zooepidemicus* e *S. equi* subesp. *ruminatorum*. Foi constatado que cepas anteriores de *S. equisimilis*, isoladas de seres humanos, possuem os antígenos de Lancefield de grupo C ou de grupo G (e, raramente, de grupo A) e são geneticamente semelhantes o suficiente às cepas animais do grupo C (subesp. *dysgalactiae*) para serem colocadas na mesma espécie, porém em subespécies diferentes.[1076,1095] *S. dysgalactiae* subesp. *equisimilis* cresce e forma grandes colônias em SBA e é habitualmente beta-hemolítico. As cepas relacionadas que possuem o antígeno de grupo C ou L e que são isoladas principalmente de animais são atualmente denominadas *S. dysgalactiae* subesp. *dysgalactiae*.[1076] Os isolados dessa subespécie podem ser alfa- ou beta-hemolíticos ou não hemolíticos. Os estudos genéticos moleculares demonstraram a existência de semelhanças extensas entre as espécies antigas de *S. equi* e *S. zooepidemicus*, e essas espécies são atualmente denominadas *S. equi* subesp. *equi* e *S. equi* subesp. *zooepidemicus*, respectivamente. Essas subespécies possuem o antígeno de carboidrato da parede celular do grupo C de Lancefield e produzem hemolisinas semelhantes àquelas dos estreptococos do grupo A. As subespécies de *S. equi* e de *S. dysgalactiae* formam grandes colônias em SBA, o que as diferenciam dos estreptococos alfa-hemolíticos, beta-hemolíticos ou não hemolíticos "diminutos" ou de "pequenas colônias" do grupo anginosus de estreptococos *viridians,* que também podem apresentar o antígeno polissacarídico de grupo C. Os microrganismos do grupo anginosus também diferem, tanto geneticamente quanto no seu aspecto fenotípico, dos estreptococos do grupo C que formam "grandes colônias".[139]

S. dysgalactiase subesp. *equisimilis,* o isolado mais comum de seres humanos, pode colonizar as vias respiratórias, e os tratos gastrintestinal e genital feminino de seres humanos; a colonização atua como reservatório potencial de infecção para outros seres humanos.[118,995,996] Essa subespécie foi isolada da faringe de portadores e de casos de faringite e tonsilite exsudativas.[118,1055] Em populações de adultos jovens, a faringite causada por estreptococos beta-hemolíticos do grupo C tem sido associada às mesmas manifestações clínicas observadas com estreptococos do grupo A, incluindo cefaleia, febre, exsudatos e linfadenopatia cervical.[1027] *S. dysgalactiae* subesp. *equisimilis* pode causar infecções potencialmente graves em adultos e grupos de indivíduos na faixa etária pediátrica; em geral, manifesta-se na forma de sepse aguda, sem fonte definida.[118,853] As infecções de tecidos moles e a celulite, a outra apresentação mais comum, podem atuar como nicho para a infecção da corrente sanguínea e podem levar a complicações hematogênicas, incluindo endocardite, endoftalmite, meningite e artrite séptica.[118,640,665,810,853,937,1130] *S. dysgalactiae* subesp. *equisimilis*, que possui antígenos do grupo C ou do grupo G também tem sido associado a SCT estreptocócica, fasciite necrosante e FRA.[432,500,568] Os pacientes com doença invasiva habitualmente são homens adultos, e pelo menos três quartos dos pacientes apresentam condições clínicas subjacentes.[123,995,996]

S. dysgalactiae subesp. *equisimilis* é uma de várias espécies de estreptococos atualmente considerada como patógeno emergente. A prevalência crescente de doença invasiva causada por *S. dysgalactiae* subesp. *equisimilis* tem sido observada no Japão, na Europa, na Ásia e nas Américas.[116,123,568,640,996] No Japão, a prevalência da síndrome do choque tóxico e de doença invasiva (definida como o isolamento do microrganismo de um local normalmente estéril) causadas por *S. dysgalactiae* subesp. *equisimilis* tem aumentado gradualmente desde 2003. Um estudo realizado naquele país constatou que os pacientes com infecções por *S. dysgalactiae* subesp. *equisimilis* eram, em sua maioria, homens idosos que apresentavam doença de base, incluindo diabetes melito, neoplasia maligna ou acidente vascular encefálico.[995,996] Um interessante relato da França mostra que pacientes desenvolveram uma reação transfusional séptica quase fatal após transfusão de uma mistura de plaquetas.[63] *S. dysgalactiae* subesp. *equisimilis* foi isolado da hemocultura do receptor e do recipiente contendo o componente sanguíneo residual. No Japão, cepas virulentas de *S. dysgalactiae* subesp. *equisimilis* causaram infecções invasivas de feridas, síndrome do choque tóxico, peritonite, pneumonia e gangrena gasosa, exigindo amputação.[469,470,690,1061] Esses isolados invasivos possuem fatores de virulência semelhantes aos de *S. pyogenes,* incluindo proteínas M (codificadas pelo gene *emm*) e produção de toxinas celulares e hemolisinas (p. ex., estreptoquinase A, C5a peptidase, hialuronidase estreptolisina S, estreptolisina O, hemolisina).[14,996] Foram identificados vários genes de superantígenos (*i. e., speA, speC, speM, ssa* e *smeZ*) em *S. dysgalactiae* subesp. *equisimilis*.[118,844] Igwe et al.[489] examinaram 21 isolados de estreptococos beta-hemolíticos do grupo C e do grupo G e constataram que 11 cepas eram PCR positivas para pelo menos um dos genes *speM, ssa* ou *smeZ*, que são membros da família de superantígenos dos estreptococos do grupo A. Em um estudo que utilizou um microarranjo contendo 216 genes de virulência do estreptococo do grupo A (incluindo os genes para adesinas, proteínas de ligação da fibronectina, toxinas, proteínas extracelulares e superantígenos) testados com 58 isolados de *S. dysgalactiae* subesp. *equisimilis,* cada isolado apresentou, em média, 34% dos genes no microarranjo, e 44 desses genes de virulência foram encontrados em cada isolado.[263]

S. equi subesp. *zooepidemicus* é um microrganismo comensal encontrado nas vias respiratórias superiores e trato urogenital de equinos e de outras espécies animais, que atua como patógeno oportunista, causando habitualmente infecções das vias respiratórias ou cutâneas. As infecções em animais incluem mastite bovina, infecções respiratórias em equinos, artrite purulenta em cordeiros e cabras e infecções do trato genital em aves domésticas. *S. equi* subesp. *zooepidemicus* constitui uma causa infrequente de infecções em cães, porém foi relatada a ocorrência de infecções de ferida e bacteriemia, particularmente em canis.[595,819] O primeiro surto de infecção das vias respiratórias por *S. equis* subesp. *zooepidemicus* foi relatado em gatos de um gatil em Israel, em 2010.[95] *S. equis* subesp. *zooepidemicus* raramente tem sido implicado em infecções humanas, e os indivíduos que desenvolvem infecções tiveram uma exposição significativa a animais (particularmente cavalos) ou consumiram produtos lácteos não pasteurizados. Os surtos de faringite e bacteriemia causados por *S. equis* subesp. *zooepidemicus* foram atribuídos ao consumo de leite de vaca não pasteurizado e a queijo fresco de cabra não pasteurizado.[356,587] Em 2010, foi relatada a transmissão de *S. equi* subesp. *zooepidemicus* de um cão com infecções respiratórias para o seu tratador.[2] O tratador desenvolveu sinais de sepse, e as culturas de material de nariz e garganta foram positivas para o microrganismo. As infecções em seres humanos têm incluído pneumonia, bacteriemia, endocardite, meningite, artrite séptica, aneurisma da aorta abdominal, trombose venosa profunda, nefrite e linfadenite cervical.[208,317,840,850] Em alguns desses indivíduos, foi também observada a ocorrência de glomerulonefrite pós-estreptocócica.[356,1025] *S. equi* subesp. *equi* causa uma infecção das vias respiratórias em equinos, denominada "estrangulamento". O estrangulamento caracteriza-se por febre alta, secreção nasal mucopurulenta e abscessos nos linfonodos submandibulares e retrofaríngeos, que finalmente sofrem ruptura e drenam no trato respiratório do animal infectado.[1031] Esse microrganismo é extremamente raro nos seres humanos e foi isolado de casos de bacteriemia e meningite.[307,838] *S. equi* subesp. *ruminatorum* é uma subespécie recentemente descrita, que está associada a mastite em ovelhas e cabras.[336]

Os estreptococos beta-hemolíticos do grupo G constituem parte da microbiota gastrintestinal, vaginal e cutânea normal dos seres humanos. Os isolados humanos que possuem o antígeno de grupo G também são denominados *S. dysgalactiae* subesp. *equisimilis,* enquanto os isolados de animais correspondem a *S. canis*.[284] As infecções causadas por cepas do grupo G associadas a seres humanos incluem faringite, otite média, infecções pleuropulmonares, celulite, tromboflebite séptica, bacteriemia, endocardite e meningite.[665,1140,1145,1167]

Em usuários de drogas intravenosas, foi relatada a ocorrência de celulite e artrite séptica por estreptococos do grupo G nos locais de injeção parenteral ou em sua proximidade, com bacteriemia e complicações hematogênicas subsequentes.[249] Observa-se também a ocorrência de bacteriemia no contexto clínico de neoplasias malignas subjacentes, sepse puerperal, aborto séptico, doença pulmonar crônica e infecção pelo HIV.

S. canis é uma espécie originalmente proposta em 1986 para estreptococos beta-hemolíticos isolados de cães e vacas.[284] Essa espécie provoca infecções das vias respiratórias, cutâneas e do trato genital, bem como ITU em uma variedade de animais, incluindo cães e gatos.[980] Essa bactéria também foi isolada de amostras de leite de vacas leiteiras com mastite subclínica. *S. canis* foi isolado pela primeira vez de um ser humano com sepse e úlceras de perna, em 1997.[78] Subsequentemente, foi isolado de hemoculturas de um homem de 76 anos de idade com leucemia e de uma cultura de material de ferida de orelha de uma mulher de 50 anos de idade.[1123] Foi também relatada a ocorrência de sepse com celulite por *S. canis* em uma mulher de 75 anos de idade que havia sido mordida na mão pelo seu cão.[998] A análise por polimorfismo de comprimento de fragmento de restrição mostrou que o isolado do sangue e da ferida dessa paciente era idêntico ao isolado da cavidade oral do cão. Em uma revisão retrospectiva de 5 anos de infecções causadas por *S. canis* em 54 pacientes de Bordeaux, na França, foi relatado o isolamento do *S. canis* de infecções cutâneas, hemoculturas, amostras de orelha, nariz e garganta, amostras vaginais, urina, biopsias articulares e amostras de lavado broncoalveolar (LBA).[364] *S. canis* foi isolado e identificado em úlceras que não cicatrizam ou gangrenosas de pacientes imunocomprometidos que viviam em estreita proximidade com seus cães.[594] Em um caso, o microrganismo foi isolado de hemoculturas de um paciente paraplégico com múltiplas lesões cutâneas abertas e exsudativas e osteomielite crônica. Os autores desse relato assinalam que a verdadeira incidência de infecção por *S. canis* não é conhecida, visto que a maioria dos laboratórios não realiza testes de identificação fenotípicas para estreptococos beta-hemolíticos que possuem o antígeno de Lancefield do grupo G.[594]

Em geral, os estreptococos beta-hemolíticos do grupo C e do grupo G são sensíveis à penicilina, à ampicilina e às cefalosporinas de terceira geração, como a ceftriaxona.[52] Alguns isolados podem exibir sensibilidade intermediária à penicilina G, porém são sensíveis às cefalosporinas de terceira e de quarta gerações. Algumas cepas podem ser resistentes à eritromicina e a outros macrolídios (p. ex., clindamicina, claritromicina e azitromicina). A análise da sensibilidade dos estreptococos beta-hemolíticos às fluoroquinolonas no Sentry Antimicrobial Surveillance Program, de 1997 a 2004, identificou 14 estreptococos dos grupos C e G entre 47 estreptococos beta-hemolíticos com sensibilidade reduzida às fluoroquinolonas.[83] Um estudo conduzido em Portugal constatou que 12 de 314 cepas de *S. disgalactiae* subesp. *equisimilis* mostraram-se resistentes ao levofloxacino.[833] Este último estudo verificou que mutações isoladas no gene *parC* ou *gyrA* eram suficientes para elevar a CIM do levofloxacino, enquanto foi observada uma resistência de maior nível em cepas com mutações tanto de *parC* quanto de *gyrA*. Esse estudo também forneceu evidências significativas de transferência gênica horizontal frequente para sequências do gene *parC* entre *S. disgalactiae* subesp. *equisimilis* e *S. pyogenes*.[833] Todas as cepas testadas até hoje mostraram-se sensíveis à vancomicina.

Estreptococos beta-hemolíticos do grupo F

Os microrganismos pertencentes a esse grupo foram denominados *S. milleri* no esquema taxonômico britânico e **grupo anginosus** (*i. e.*, *S. anginosus*, *S. constellatus* e *S. intermedius*) nos esquemas taxonômicos norte-americanos. Esses microrganismos podem ser alfa-hemolíticos, beta-hemolíticos ou não hemolíticos e podem possuir o antígeno dos grupos F, C, G, ou podem não ser grupáveis. O crescimento desses estreptococos caracteriza-se pela formação de diminutas colônias em meios de ágar. As colônias são puntiformes depois de 24 horas e, se forem beta-hemolíticas, exibem uma grande zona de hemólise que se estende bem além da margem da colônia. Os estreptococos beta-hemolíticos do grupo F constituem causas reconhecidas de infecções supurativas graves, incluindo celulite, abscessos de tecidos profundos, bacteriemia, osteomielite e endocardite (ver seção sobre o grupo anginosus dos estreptococos *viridans*). O grupo anginosus será discutido juntamente com os estreptococos *viridans*.

Patógenos emergentes entre os estreptococos

Streptococcus suis

Streptococcus suis merece uma atenção especial, em virtude de sua importância econômica como importante patógenos de suínos e como patógeno zoonótico ocasional de seres humanos.[794,1046,1117] *S. suis* também é um isolado incomum de cães, gatos, veados e equinos. *S. suis* foi oficialmente reconhecido como espécie verdadeira de *Streptococcus* em 1987.[557] As cepas são grupáveis com antissoros de Lancefield nos grupos R, S, RS e T ou não são grupáveis. Algumas cepas também reagem com antissoro antiestreptococo do grupo D, sugerindo a existência do antígeno lipoteicoico do grupo D, porém essa reatividade deve-se a reações cruzadas espúrias entre os grupos D e R. Outros sorotipos que apresentam reatividade dos grupos RS (que reagem tanto com antissoros R quanto S) e T de Lancefield podem ser encontrados em suínos tanto assintomáticos quanto doentes. As cepas de *S. suis* são encapsuladas, e foram reconhecidos 33 sorotipos capsulares diferentes, numerados de 1 a 31, 33 e 1/2; foi constatado que os sorotipos 32 e 34 consistem, na realidade, em *Streptococcus orisratti*.[455] Evidências recentes pelo sequenciamento do sRNA 16S mostrou que os sorotipos 20, 22, 26 e 33 de *S. suis* compartilhavam apenas 94,08 a 97,4% de relação com a cepa tipo de *S. suis,* e que esses sorotipos podem representar espécies diferentes.[959,960,1028] A análise de sequência do gene da superóxido dismutase (*sodA*) e do gene da proteína de recombinação/reparo (*recN*) confirmou que os sorotipos 20, 22, 26 e 33 devem ser removidos do táxon de *S. suis*.[1028] O método *multilocus* (MLST; do inglês, *multilocus sequence typing*) tem sido usado para dividir as cepas de *S. suis* do sorotipo 2 em pelo menos 16 tipos de sequência, em que os ST estreitamente relacionados são agrupados em complexos ST.

Os complexos ST 1, 27 e 87 são encontrados com mais frequência no Japão, na China e na Tailândia.[565] Os membros do complexo ST1 causam doença mais invasiva. Na América do Norte, a maioria das cepas de *S. suis* pertence a ST28 (51%), ST25 (44%) e ST1 (5%).[345] *S. suis* do sorotipo 1 é encontrado em leitões com menos de 6 semanas de idade e inclui cepas que apresentam o antígeno de grupo S de Lancefield.

S. suis provoca um amplo espectro de doenças graves em leitões e porcos, incluindo pneumonia, meningite, septicemia e artrite purulenta.[664] Os suínos sadios são colonizados nas tonsilas, narinas, vias respiratórias e no trato gastrintestinal entre 5 e 10 semanas de idade; as taxas de estado de portador entre animais sadios podem alcançar 80%. *S. suis* do sorotipo 2 provoca doença sistêmica em suínos de 3 a 20 semanas de idade e também constitui o sorotipo predominante isolado de seres humanos infectados. Nos animais infectados, *S. suis* causa inicialmente febre, anorexia e outros sintomas constitucionais, e o comprometimento meníngeo manifesta-se pelo rápido início de convulsões, paralisia e morte.[664] A infecção humana é causada principalmente pelo contato direto com suínos com doença ou portadores ou consumo de carne de porco crua/inadequadamente cozida contaminada por *S. suis*. Consequentemente, as infecções causadas por *S. suis* são observadas principalmente em indivíduos que trabalham diretamente com suínos (p. ex., trabalhadores em abatedouros, criadores de suínos, inspetores de carne, veterinários) ou no processamento e fabricação industrial de produtos de carne de porco.[354,671] O abate de animais, o corte de carcaças e a manipulação de suínos doentes ou mortes foram identificados como fatores de risco para a infecção por *S. suis*.[1163] Um estudo conduzido na Alemanha verificou que 5,3% de 132 indivíduos com exposição a suínos (*i. e.*, açougueiros, trabalhadores em abatedouros) estavam colonizados por *S. suis* na nasofaringe, enquanto não houve nenhum caso de colonização em 130 indivíduos-controle que não tiveram contato com suínos ou seus produtos.[972] Alguns casos humanos relatados em Hong Kong e no Vietnã sugerem que o processamento, o preparo e o consumo de carne de porco não cozida ou parcialmente cozida também podem constituir um fator de risco para a doença.[494,671] Os primeiros casos humanos de infecção por *S. suis* foram relatados em 1968, na Dinamarca, e o número total de casos notificados no mundo inteiro está atualmente bem acima de 700.[662] A maior parte dos relatos provém da Ásia (China, Japão, Vietnã, Tailândia), da Europa (Inglaterra, Holanda, França, Dinamarca, Suécia, Alemanha, Espanha, Bélgica) e Américas do Norte e do Sul (EUA, Canadá, Brasil).[662,1132] A China, a Tailândia e a Holanda respondem por 69%, 11% e 8%, respectivamente, do número total de casos relatados no mundo inteiro. Muitos dos casos notificados ocorreram durante surtos de doença por *S. suis*. Dois grandes surtos de infecção humana ocorreram na província rural de Jianjsu, durante os anos de 1998 e 1999, com 25 casos e 14 mortes. No verão de 2005, o maior surto de infecção humana por *S. suis* ocorreu na província de Sichuan, China, quando foram documentadas 204 infecções em seres humanos e 38 mortes por choque séptico e meningite causados por *S. suis*.[392,1162,1163] Por ocasião do surto humano, um grande surto de *S. suis* do sorotipo 2 em suínos ocorreu simultaneamente, e quase todos os pacientes tinham uma história de contato com suínos ou seus produtos. Além disso, foram relatados mais de 100 casos no Vietnã no decorrer dos últimos 10 anos.[671]

Acredita-se que *S. suis* infecte os seres humanos por via percutânea, através de cortes, arranhaduras ou abrasões da pele. A entrada do microrganismo pela nasofaringe e trato gastrintestinal também foi documentada, e a gastrenterite aguda pode constituir um componente proeminente do quadro séptico. Após a infecção, e com um período de incubação de 2 a 3 a 14 dias, o início da doença é anunciado por um pródromo de "tipo influenza", seguido de rápido desenvolvimento de meningite e bacteriemia.[295,344,1117,1166] Os sintomas iniciais incluem febre alta, cefaleia, náuseas, vômitos e rigidez de nuca. Além disso, pode ocorrer bacteriemia maciça, sem desenvolvimento de meningite purulenta, e também pode haver desenvolvimento de insuficiência de múltiplos órgãos, pneumonia, peritonite e artrite.[559] Com o passar do tempo, pode ocorrer síndrome do choque tóxico, com disfunção hepática, coagulação intravascular disseminada, insuficiência renal aguda e síndrome do desconforto respiratório agudo. Uma característica comum da meningite por *S. suis* consiste em perda da audição, com comprometimento cocleovestibular, resultando em ataxia e tontura na apresentação ou depois de alguns dias.[192,295] O comprometimento do oitavo nervo craniano é comumente observado, resultando em perda auditiva unilateral ou bilateral.[481] Essa perda da audição pode ser leve a grave em 4 a 66% dos pacientes.[671] Os pacientes também podem desenvolver exantema petequial, que evolui para a púrpura extensa e equimoses, lembrando as da doença meningocócica.[671] As lesões bolhosas hemorrágicas, a necrose da pele e a gangrena dos dedos e dos membros podem resultar do comprometimento subcutâneo e cutâneo extenso. Síndrome de sepse grave, com exantema que empalidece à compressão, reminiscente da síndrome do choque tóxico, e alta taxa de mortalidade têm sido também relatadas com certa frequência.[1003,1162,1163] Foi relatada a ocorrência de morte súbita por sepse causada por *S. suis* em um homem tailandês de 49 anos de idade que consumiu carne de porco crua 10 dias antes de sua morte.[425] As complicações hematogênicas de *S. suis* incluem artrite, espondilociscite, endoftalmite, peritonite, pneumonia e endocardite.[559,790,1086,1097,1101] De fato, o primeiro caso de infecção humana notificado na América do Norte foi um caso de endocardite por *S. suis* em um paciente no Canadá.[1045] Embora a doença em suínos não seja comum nos EUA, *S. suis* tem sido isolado de rebanhos de suínos nos EUA (p. ex., Minnesota e Nebraska). Antes de 2011, apenas três casos de infecção humana por *S. suis* tinham sido descritos nos EUA.[345] Esses pacientes foram diagnosticados em Nova York e no Havaí, e o terceiro caso foi adquirido nas Filipinas e diagnosticado na Califórnia. Em 2013, foi descrita a ocorrência de meningite e bacteriemia por *S. suis* em um motorista de caminhão de 60 anos de idade que transportava suínos pelo meio-oeste.[354] Havia passado por uma fazenda de suínos, onde o fazendeiro relatou a ocorrência de infecções pulmonares em alguns dos animais. Um isolado geneticamente confirmado de *S. suis* também foi isolado da urina de um Labrador Retriever castrado e doente, que tinha sido alimentado com guloseimas comerciais de "orelha de porco".[730] O animal respondeu ao tratamento com cefalexina.

As cepas de *S. suis* são sensíveis a penicilina, amoxicilina, cefazolina, ceftriaxona, ofloxacino, sulfametoxazol-trimetoprima (SXT) e vancomicina. Algumas cepas mostram-se resistentes a tetraciclinas, eritromicina e clindamicina; nas populações de cepas suínas, a resistência às tetraciclinas e aos macrolídios ultrapassa 90 e 70%, respectivamente.[459,540,671,676,794] Estudos de sequenciamento identificaram determinantes de resistência para tetraciclinas, macrolídios e aminoglicosídios. Os elementos genéticos que transportam esses genes de resistência incluem elementos integrativos/conjugativos, transpósons, ilhas de patogenicidade genômica e bacteriófagos.[794] Recomenda-se a ceftriaxona para terapia empírica, com ou sem vancomicina, até a identificação da bactéria. A penicilina também se mostra efetiva como agente de primeira linha, porém deve ser administrada durante pelo menos 10 dias, visto que ocorreram recidivas de meningite por S. suis após 10 dias de tratamento em pacientes que responderam a ciclos mais prolongados de 4 a 6 semanas.

Streptococcus porcinus e Streptococcus pseudoporcinus

As cepas de S. porcinus pertencem aos grupos de Lancefield E, P, U, V ou não grupáveis com antissoros de Lancefield e causam infecções em suínos. Nas infecções humanas, S. porcinus tem sido isolado do trato genital feminino (isolados tanto vaginais quanto cervicais), do tecido placentário, do sangue, pele, urina e infecções de feridas. Em 2004, S. porcinus foi identificado como causa de natimorto humano prematuro espontâneo. O microrganismo foi isolado do líquido amniótico, de swabs endocervicais e do líquido gástrico do feto.[680] O exame histopatológico dos tecidos placentários expulsos e das vísceras fetais mostrou a presença de microabscessos compatíveis com corioamnionite bacteriana. Foi também constatado que isolados de S. porcinus apresentam reação cruzada com estreptococos do grupo B quando foram utilizados reagentes comerciais de 12 fabricantes diferentes.[371,1024] Uma análise de 25 isolados humanos e 16 isolados não humanos fenotipicamente identificados como S. porcinus, utilizando PCR–DNA polimórfico aleatoriamente amplificado e análise por PFGE, revelou dois grupos, com todos os isolados humanos pertencentes a um grupo, e todos os isolados não humanos pertencentes ao segundo grupo.[298] Bekal et al.,[67] em Québec, realizaram o sequenciamento do gene rRNA 16S em nove cepas humanas e sete cepas animais de S. porcinus e encontraram o mesmo tipo de agrupamento, com uma diferença de mais de 2,1% entre os isolados humanos e animais de S. porcinus. Esses pesquisadores propuseram a nova designação de S. pseudoporcinus para os isolados humanos. À semelhança de S. porcinus, S. pseudoporcinus produz pequenas colônias lisas em ágar-sangue, que são circundadas por zonas muito grandes de β-hemólise. Em um estudo de 663 mulheres não grávidas em Pittsburgh recrutadas em um ensaio clínico de vacina conjugada de Streptococcus do grupo B, foi constatada uma prevalência populacional de S. pseudoporcinus de 5,4%.[971] Taxas mais elevadas de colonização retovaginal foram associadas a um número aumentado de parceiros sexuais e infecções sexualmente transmissíveis. Pereira et al.[820] relataram duas pacientes com culturas retovaginais positivas para S. pseudoporcinus. Uma paciente teve aborto de gêmeos devido a uma ruptura prematura das membranas fetais. No ano seguinte, durante uma segunda gestação, as culturas retovaginais também foram positivas para S. pseudoporcinus, e o encurtamento do colo do útero levou a cerclagem e terapia antimicrobiana. Entretanto, a paciente teve um parto sem incidente 2 semanas mais tarde. A segunda paciente teve parto prematuro após ruptura das membranas e corioamnionite, porém o lactente evoluiu bem subsequentemente. Os isolados de S. pseudoporcinus são sensíveis a penicilina, clindamicina, eritromicina, SXT e vancomicina; foi observada resistência à tetraciclina em muitos isolados.[371,680] Foram observadas sensibilidades semelhantes aos antimicrobianos em isolados de S. porcinus.[320] S. pseudoporcinus também foi isolado de uma ferida de polegar pós-traumática.[670]

Streptococcus iniae

S. iniae é um patógeno de peixes, que foi isolado de seres humanos como causa de bacteriemia, meningite e endocardite em indivíduos que manipularam peixe contaminado. S. iniae infecta pelo menos 27 espécies diferentes de peixes, incluindo tilápia, truta-arco-íris, bacalhau Barramundi, salmão Coho, linguado japonês e pargo.[10] As infecções podem ser graves e dependem da virulência do isolado, da espécie de hospedeiro, da via e localização da infecção e da qualidade do ambiente aquoso. S. iniae tornou-se um importante patógeno de peixes com impacto anual estimado na indústria de aquacultura norte-americana que ultrapassa 10 milhões de dólares.[10] O primeiro caso descrito de infecção humana associada a S. iniae foi relatado em 1997, quando Weinstein et al.,[1113] da Public Health Agency, no Canadá, notificaram nove casos de infecções invasivas por S. iniae de 1995 a 1996. Todos os nove indivíduos apresentaram hemoculturas positivas, oito tiveram celulite das mãos, e um apresentou meningite, artrite e endocardite. Todos os pacientes haviam manipulado recentemente peixes vivos ou recentemente mortos, e a infecção habitualmente ocorreu após lesões penetrantes causadas por ossos ou espinhas do peixe durante o processo de limpeza e desossa. O peixe mais comumente implicado nesses casos foi a tilápia (Oreochromis spp.) criada em fazendas de aquicultura. Esses pesquisadores procederam a uma revisão dos registros hospitalares e encontraram mais quatro pacientes com infecção causada por S. iniae. Dois casos adicionais foram relatados retrospectivamente pelos CDC e incluíram um paciente no Texas com celulite bacteriana, em 1991, e um paciente com artrite do joelho em Ottawa, Canadá, em 1994.[152] Em 2003, dois pacientes idosos (79 e 81 anos de idade) em Hong Kong foram diagnosticados com celulite bacteriêmica e osteomielite bacteriêmica causadas por S. iniae, respectivamente.[602] A discite da coluna foi diagnosticada por meio de cultura de material obtido de abscessos paravertebrais em uma mulher chinesa de 73 anos de idade, que regularmente limpava peixes e sofria cortes nos dedos das mãos.[573] Ambos os pacientes relataram a manipulação recente de peixe fresco, porém sem qualquer lesão penetrante. Isolados de S. iniae também foram caracterizados pelos CDC. Facklam et al.[321] examinaram sete isolados clínicos, dos quais seis foram isolados de hemoculturas, e o sétimo, de um cisto de tireoide. Três desses pacientes apresentaram sepse com celulite, enquanto os outros tiveram lesão infectada, choque tóxico, pneumonia e celulite. Conforme observado nos relatos anteriores, todos os pacientes eram de ancestralidade asiática, apresentavam uma distribuição igual entre homens e mulheres e tinham idades semelhantes (60 a 88 anos) aos pacientes dos relatos anteriores. Foram descritas infecções invasivas causadas por S. iniae em pacientes com doenças de base, incluindo diabetes melito, artrite séptica, gota e cirrose hepática relacionada com hepatite C.[601,978]

A etnicidade asiática pode ser importante, principalmente devido aos métodos usados na manipulação e limpeza dos peixes para preparo de vários pratos asiáticos.[601] Os isolados de *S. iniae* produzem uma variedade de fatores de virulência (p. ex., proteínas SiM semelhantes à proteína M, C5a peptidase, interleucina-8 protease, estreptolisina S, polissacarídios capsulares), que são homólogos aos encontrados em *S. pyogenes* e que provavelmente desempenham um importante papel na patogênese das infecções graves por *S. iniae*.[47] *S. iniae* está incluído no banco de dados do sistema Biolog; em um estudo que comparou esse sistema com amplificação de regiões intergênicas 16S-23S específicas de *S. iniae*, utilizando dois conjuntos de iniciadores, o sistema Biolog identificou 70% de 25 isolados de *S. iniae* nos EUA e no Canadá.[864] Em geral, os isolados de *S. iniae* mostram-se sensíveis aos betalactâmicos, macrolídios, quinolonas e vancomicina.

Streptococcus pneumoniae

S. pneumoniae constitui a principal causa de pneumonia bacteriana adquirida na comunidade. O microrganismo é transmitido de pessoa para pessoa por meio de contato próximo. O microrganismo pode residir nas vias respiratórias superiores de 5 a 10% dos adultos, embora se tenha relatado uma taxa de estado de portador superior a 60% em populações fechadas.[738,774] Em geral, os lactentes tornam-se colonizados em torno de 3 a 4 meses de idade e assim permanecem durante cerca de 4 meses com determinado sorotipo; a incidência máxima de colonização pneumocócica é observada com 1 a 3 anos de idade, quando a taxa pode alcançar 40 a 60%.[94,486] Nos adultos, a colonização e o estado de portador persistem por 2 a 4 semanas, mas podem se estender por mais tempo, e as taxas de estado de portador entre adultos variam habitualmente de 5 a 10%. A duração do estado de portador diminui com a idade e, portanto, tende a ser maior em populações pediátricas do que em adultos. A colonização de lactentes por pneumococos está relacionada com a ausência de anticorpos anticapsulares específicos e com os sorotipos pouco imunogênicos que são comuns nessa faixa etária.[774] A suscetibilidade dos indivíduos idosos à doença pneumocócica reflete o envelhecimento do sistema imune e a consequente diminuição da produção de anticorpos, juntamente com as alterações gerais nos níveis de atividade, comprometimento dos mecanismos mucociliares de depuração, desnutrição ou debilidade causada por outras doenças crônicas subjacentes, como diabetes melito e alcoolismo. Antes da disponibilidade de vacinas conjugadas altamente efetivas, a taxa global de doença causada por *S. pneumoniae* era de cerca de 15 casos por 100.000 indivíduos por ano. Classicamente, o microrganismo provoca doença em recém-nascidos e lactentes até 3 anos de idade e em adultos a partir dos 65 anos.[712,738] As taxas de ataques são quatro a cinco vezes maiores entre afro-americanos do que nos brancos, e essa diferença parece ser verdadeira, embora vários outros fatores (como, por exemplo, acesso aos cuidados de saúde, outras condições biológicas ou ambientais subjacentes) também possam influenciar essas taxas. As taxas de ataque também são maiores entre populações nativas do Alasca, populações de índios norte-americanos nativos e aborígenes da Austrália.[260,431,1036,1111] Os pacientes com comprometimento subjacente de vários mecanismos de defesa do hospedeiro, como hipogamaglobulinemia, deficiência de componentes do complemento e doença falciforme, também correm risco aumentado de doença pneumocócica invasiva. Os indivíduos com asplenia funcional ou aqueles que foram submetidos a esplenectomia cirúrgica correm risco particularmente alto de desenvolver bacteriemia pneumocócica invasiva e frequentemente fatal.

Fatores de virulência

A virulência de *S. pneumoniae* está principalmente relacionada com a sua capacidade de resistir a opsonização, fagocitose e morte intracelular por células fagocíticas.[717] Essa resistência está relacionada principalmente com a **cápsula de polissacarídio** do microrganismo. Existem pelo menos 91 tipos capsulares de *S. pneumoniae*, dos quais 23 são responsáveis por mais de 88% dos casos de bacteriemia e meningite pneumocócicas.[7238] Os polissacarídios capsulares de *S. pneumoniae* são constituídos por longos polímeros de unidades repetidas formadas de dois a sete monossacarídios, alguns dos quais podem estar em cadeias longas ou ramificadas. Esses polímeros são sintetizados pela adição de carboidratos à extremidade proximal da cadeia, e a maioria dos tipos é ancorada ao peptidoglicano e ao polissacarídio C da parede celular. Alguns tipos capsulares de pneumococos (p. ex., tipo 3) possuem propriedades biológicas que tornam esses microrganismos mais virulentos do que outros, e os pneumococos que pertencem a diferentes sorotipos capsulares variam quanto à sua capacidade de desencadear respostas humorais. Essas características podem explicar a maior virulência associada a determinados tipos capsulares, em comparação com outros. A cápsula desses microrganismos é antifagocitária e impede a interação do C3b e da região Fc de moléculas de imunoglobulina com seus receptores na superfície das células bacterianas. A aderência inicial dos pneumococos à mucosa nasofaríngea aparentemente não é mediada pelo material capsular, porém está relacionada com adesinas bacterianas, que interagem com receptores existentes na superfície das células epiteliais da faringe. Pode ocorrer interação com o ácido siálico da mucosa por meio da neuraminidase pneumocócica ou por meio de ligantes de superfície celular do pneumococo, que se ligam a resíduos de dissacarídio *N*-acetil-D-galactosamina-galactose sobre a superfície das células do trato respiratório. Os pneumococos também possuem ácidos teicoicos e LTA. Os **ácidos teicoicos** ligam-se de modo covalente ao peptidoglicano da parede celular por ligações fosfodiéster, enquanto os **LTA** estão ligados à membrana celular. Essas moléculas são estruturalmente semelhantes e são compostas por unidades repetidas que contêm glicose, 2-acetamido-4-amino-2,4,6-tridesoxi-D-galactose, *N*-acetil-glicosamina, fosfocolina e ribitol-5-fosfato. As unidades repetitivas estão ligadas entre si por ligações fosfodiéster. Os ácidos teicoicos e os LTA de *S. pneumoniae* também são denominados polissacarídio C e antígeno F, respectivamente, e todos os sorotipos de pneumococos possuem ambos os antígenos.

Outros produtos celulares do *S. pneumoniae*, como a pneumolisina, a autolisina e moléculas de superfície celular, também desempenham um papel na virulência dos pneumococos.[717] Os mutantes com deficiência na produção desses vários componentes apresentam virulência diminuída em modelos animais, e a imunidade com produtos purificados resulta na produção de anticorpos específicos, que conferem resistência parcial à infecção. A **pneumolisina** é uma proteína citotoxina ativada por tiol, de 53 kDa, que se acumula no interior das células durante o crescimento e que é liberada durante a lise celular pela autolisina.[875] A pneumolisina interage com o colesterol nas membranas celulares de uma variedade de células hospedeiras, forma oligômeros sobre a membrana e no seu interior, que formam poros, e, por fim, leva à lise das células. A pneumolisina inibe a atividade bactericida das células fagocíticas, interrompe a motilidade ciliar, estimula a produção de citocinas pelos macrófagos (particularmente IL-1, IL-8 e TNF) e ativa a via clássica do complemento.[205,875] Em modelos animais, foi constatado que a pneumolisina desempenha um papel na patogênese da bacteriemia pneumocócica, pneumonia e aspectos da inflamação e surdez associadas à otite média e sequelas da meningite.[72,1114,1133] A **autolisina** é uma N-acetil-muramoil-L-alanina amidase que, juntamente com uma enzima glicosidase, atua durante a divisão celular para separar as células-filhas e, no final do crescimento exponencial, para a degradação dos microrganismos, causando dispersão lítica da pneumolisina e da α-hemolisina.[77] Os mutantes negativos para autolisina apresentam redução da virulência em comparação com as cepas de tipo selvagem. A redução da virulência deve-se, provavelmente, a uma incapacidade de liberar componentes tóxicos da parede celular e pneumolisina e, portanto, à geração de uma resposta inflamatória acentuadamente reduzida. Os pneumococos também possuem várias proteínas de superfície, denominadas proteínas ancoradas LPXTG. Essas proteínas estão ligadas de modo covalente ao peptidoglicano da parede celular e incluem a hialuronidase, a neuraminidase e a serina protease PrtA. As cepas de S. pneumoniae produzem duas **enzimas neuraminidases** diferentes (**NanA e NanB**), que clivam o ácido siálico terminal das superfícies celular, de modo a expor os componentes de N-acetil-glicosamina-galactose que medeiam a aderência das células bacterianas.[128] A enzima NanA desempenha um importante papel na formação do biofilme pelo microrganismo e o ácido siálico que é liberado pela atividade da neuraminidase está envolvido na sinalização intercelular, levando a um aumento da colonização e da invasão.[809,1040] A atividade da neuraminidase também desempenha um papel na patogênese da otite média em modelos animais.[1034] A **hialuronidase** hidrolisa o ácido hialurônico no tecido conjuntivo e facilita a disseminação dos microrganismos. A **PrtA serina protease** é produzida por todos os isolados de S. pneumoniae, e são encontrados anticorpos dirigidos contra essa enzima em pacientes com infecções pneumocócicas, bem como em indivíduos saudáveis.[1178] O papel exato dessa enzima na patogênese da doença não é conhecido, porém modelos animais demonstraram que ela desempenha um papel na patogênese da doença, visto que os mutantes que carecem de PrtA exibem menor virulência, e a vacinação de animais com a enzima leva à produção de anticorpos protetores.[80] A **PspA** (proteína de superfície pneumocócica A) é uma proteína de superfície encontrada em todos os pneumococos, que compreende a proteína antigênica imunodominante dos pneumococos. A PspA inibe a fagocitose ao bloquear o depósito de complemento sobre a superfície da célula bacteriana.[738] Os anticorpos dirigidos contra a PspA de determinada cepa pneumocócica protegem os animais de laboratório contra a exposição às cepa homóloga e à cepas heterólogas, e os pneumococos mutantes com deficiência na produção de PspA são avirulentos. A inoculação intranasal de camundongos com PspA impede tanto a colonização das vias respiratórias quanto o desenvolvimento de doença invasiva. Por esse motivo, a PspA tem uso potencial como possível antígeno de vacina.[120]

Vacinas pneumocócicas

Atualmente, dispõe-se de dois tipos de vacinas para a prevenção da doença causada por S. pneumoniae: as vacinas de polissacarídios purificados e as vacinas de conjugados de polissacarídio–proteína. As **vacinas de polissacarídios pneumocócicos** (PPSV23; Pneumovax® 23, Merck Sharpe & Dohme) são compostas de uma mistura de 23 polissacarídios capsulares pneumocócicos. Os 23 sorotipos capsulares incluídos nessas vacinas são 1, 2, 3, 4, 5, 6B, 7F, 8, 9N, 9V, 10A, 11A, 12F, 14, 15B, 17F, 18C, 19A, 19F, 20, 22F, 23F e 33F. O Advisory Committee on Immunization Practices dos CDC recomenda a vacinação de: (a) pessoas a partir de 65 anos de idade; (b) pessoas de 19 a 64 anos de idade que apresentam doença crônica (p. ex., doença cardiovascular crônica, miocardiopatias), doença pulmonar crônica (p. ex., DPOC, enfisema, mas não asma, tabagistas), diabetes melito, alcoolismo, doença hepática (p. ex., cirrose) ou extravasamento do LCR; (c) pessoas com asplenia funcional ou anatômica (p. ex., doença falciforme, esplenectomia); (d) pessoas de 19 a 64 anos de idade que vivem em ambientes ou condições que propiciem o risco de doença pneumocócica invasiva (i. e., nativos do Alasca, certas populações de índios norte-americanos, residentes de clínicas geriátricas e outras instituições de cuidados prolongados); (e) indivíduos a partir de 2 anos de idade que estejam imunocomprometidos (p. ex., indivíduos com infecção pelo HIV, leucemia, linfoma, doença de Hodgkin, mieloma múltiplo, neoplasias malignas, insuficiência renal crônica, síndrome nefrótica, outras condições associadas à imunossupressão [p. ex., transplante de medula óssea]) e (f) pessoas submetidas a quimioterapia imunossupressora.[152,158,161] Recomenda-se uma segunda dose de PPSV23 dentro de 5 anos após a primeira para indivíduos de 19 a 64 anos de idade, para aqueles que estejam imunocomprometidos ou que apresentem asplenia funcional ou anatômica. O esquema completo de imunização para PPSV23 é encontrado no Boxe 13.4. A PPSV23 demonstrou ser segura e eficaz e é relativamente barata. As vacinas de polissacarídios purificados desencadeiam uma resposta humoral das células B, porém consistem em antígenos independentes de linfócitos T, de modo que não se observa uma resposta imune protetora em crianças com menos de 2 anos de idade. Outras desvantagens das vacinas de polissacarídios pneumocócicos incluem a sua incapacidade de afetar o estado de portador nasofaríngeo de pneumococos e, portanto, a disseminação dos microrganismos de uma pessoa para outra, e a sua eficácia limitada em pacientes com neoplasias malignas hematológicas subjacentes ou estados de imunodeficiência.

Em fevereiro de 2000, foi aprovada a PCV7 (**P**neumococcal **C**onjugate **V**accine 7), uma nova vacina com conjugado pneumocócico 7-valente (Prevnar®, Wyeth Lederle Vaccines, Pearl River, NY) para uso em lactentes e crianças.[155] A PCV7 é constituída de uma proteína carreadora de toxina diftérica inerte (CRM197), ligada de modo covalente aos antígenos polissacarídicos capsulares de sete sorotipos de

S. pneumoniae. Os sorotipos capsulares que foram incluídos na PCV7 são os sorotipos 4, 6B, 9V, 14, 18C, 19F e 23F. Na época, esses sorotipos estavam associados a 80% aproximadamente dos casos de doença pneumocócica que acometia crianças com menos de 5 anos de idade.[155,824,832] A vacina de conjugado PCV7 desencadeava uma acentuada resposta humoral dependente de células T, que é necessária para a produção ideal de anticorpos e a capacidade de produzir uma resposta anamnéstica por meio de memória imunológica. Estudos de grande porte demonstraram que a vacina pneumocócica conjugada heptavalente era eficaz na prevenção de doença invasiva em crianças pequenas, devido aos sorotipos de S. pneumoniae da vacina.[531,859] Após o uso disseminado da PCV7, a redução na incidência de infecções pneumocócicas invasivas causadas por sorotipos incluídos na vacina alcançou 100% em crianças com menos de 5 anos de idade e 94% quando foram consideradas todas as faixas etárias. É interessante assinalar que não houve nenhum aumento na incidência de infecções causadas por sorotipos não incluídos na vacina durante os ensaios clínicos de eficácia, e foi constatada uma redução da taxa de estado de portador nasofaríngeo de S. pneumoniae nas crianças vacinadas, um fenômeno não observado nos receptores de vacinas de polissacarídios. Um estudo de pequeno porte sobre a eficácia constatou que a PCV7 também provocou respostas humorais protetoras em crianças com doença falciforme.[776] No final de 2007, apenas cerca de 2% dos casos de doença pneumocócica invasiva em crianças com menos de 5 anos de idade foram causados por sorotipos incluídos na PCV7. Durante esse período pós-vacinação com PCV7, algumas comunidades constataram um aumento da doença (p. ex., meningite) causado por sorotipos não incluídos na vacina (p. ex., sorotipo 7F) em crianças com menos de 30 dias de idade.[783] Uma revisão da literatura sobre o impacto global da vacina conjugada heptavalente verificou que, entre crianças elegíveis para a vacina no período pós-vacinação, foi documentada uma redução na incidência de doença pneumocócica invasiva variando de 39,9% na Espanha a 99,1% nos EUA.[740] Desde a introdução da vacina pneumocócica conjugada PCV7, em 2000, houve um declínio no número de internações para pneumonia infantil, e esse quadro se manteve no decorrer dos 12 anos subsequentes. No mesmo período, ocorreu também um declínio menos drástico, porém mensurável, na internação de adultos de idade mais avançada com pneumonia adquirida na comunidade.[400]

Em 2010, uma nova vacina de polissacarídio pneumocócico conjugado – PCV13 – foi licenciada pela FDA e recomendada para uso em crianças pelos CDC e ACIP.[25,158] Essa vacina inclui os sorotipos existentes na PCV7 mais seis sorotipos adicionais: 1, 3, 5, 6A,7F, 19A. Os sorotipos adicionais incluídos na PVC13 foram responsáveis por 64% dos 4.600 casos de doença pneumocócica invasiva documentados em 2007 em crianças com menos de 5 anos de idade.[159] A PCV13 é recomendada para todas as crianças de 2 a 59 meses de idade e crianças de 60 a 71 meses de idade com doenças de base que aumentem o risco de doença pneumocócica invasiva. O esquema completo de imunização para a PCV13 inclui recomendações que devem ser seguidas para as crianças que podem ter recebido previamente a PCV7.[160,161] No final de 2011, a PCV13 foi aprovada para adultos a partir de 50 anos de idade para a prevenção da doença invasiva por S. pneumoniae.[162] O Boxe 13.4 fornece informações adicionais sobre a PPSV23 e a PCV13 com relação aos grupos-alvo de vacinas e esquemas de imunização.

Espectro clínico de S. pneumoniae

No hospedeiro apropriado, S. pneumoniae tem acesso aos espaços alveolares por meio de aspiração ou inalação e, por fim, pode causar pneumonia lobar, com consolidação e bacteriemia.[490,738] As condições reconhecidas que predispõem os adultos à doença pneumocócica consistem em doença broncopulmonar de base e comprometimento da imunidade humoral. As afecções que comprometem a resposta imune humoral (p. ex., mieloma, linfoma, leucemia linfocítica crônica, cirrose hepática, deficiência de componentes do complemento) provavelmente exercem maior influência sobre a suscetibilidade do indivíduo à infecção pneumocócica. A incidência e a gravidade da doença pneumocócica também estão aumentadas entre os indivíduos que apresentam defeitos nos mecanismos de depuração das vias respiratórias superiores, incluindo fumantes, e indivíduos com asma, bronquite crônica, DPOC ou carcinoma broncogênico e de células escamosas do pulmão. As infecções virais do trato respiratório também predispõem à infecção pneumocócica das vias respiratórias, visto que esses agentes também causam dano aos mecanismos de depuração brônquica. O início da pneumonia pneumocócica é geralmente abrupto, mesmo em pacientes nos quais uma infecção respiratória viral prévia constitui o principal fator predisponente. Em crianças de mais idade e adultos jovens, os sintomas consistem em calafrios, seguidos de febre sustentada, tosse e produção de escarro purulento e, com frequência, sanguinolento. Nos pacientes idosos, a infecção pode surgir de modo insidioso, no decorrer de vários dias.[655] Os sintomas podem variar desde tosse mínima, com redução da temperatura, até um quadro fulminante, que leva rapidamente ao choque e à morte. As hemoculturas são positivas em 20 a 30% dos pacientes que apresentam pneumonia pneumocócica. Em geral, os adultos de idade mais avançada apresentam outras condições que levam a um maior risco de doença grave, incluindo neoplasias malignas, alcoolismo, doença cardíaca, DPOC e diabetes melito. As radiografias de tórax de pacientes com pneumonia pneumocócica demonstram a presença de consolidação lobar em cerca de 40 a 50% dos casos, enquanto o restante exibe um padrão broncopneumônico focal. Os infiltrados devido à doença pneumocócica tendem a ser unilaterais e acometem mais os alvéolos do que os bronquíolos e tecidos intersticiais. As complicações da pneumonia pneumocócica incluem abscesso pulmonar, infecções pericárdicas, empiema, derrames pleurais e endocardite.[315,402,465,645,729,746,1005] Os derrames pleurais e os empiemas podem ser visualizados em radiografias de tórax, porém são delineados de modo mais acurado pela tomografia computadorizada (TC) axial e ultrassonografia. Se esses acúmulos de líquido forem grandes o suficiente, pode haver necessidade de drenagem com colocação de tubo torácico para obter uma cura, juntamente com terapia antimicrobiana. A TC e a ultrassonografia também são úteis para o diagnóstico de pneumonia necrosante e abscessos pulmonares profundos causados por S. pneumoniae. A síndrome hemolítico-urêmica (SHU) também pode ocorrer como complicação da infecção pediátrica por S. pneumoniae e responde por 4,6 a 15% de todos os casos

Boxe 13.4

Vacinas pneumocócicas e esquemas de imunização para lactentes e crianças (ver também o texto)[25,153,155,158–162]

PPSV23 – Vacina pneumocócica 23-valente polissacarídica

Pneumovax® 23 (Merck, Sharpe & Dohme) e Pneu-Immune® 23 (Lederle)

Composta de uma mistura de 23 polissacarídios capsulares de pneumococos, incluindo os tipos 1, 2, 3, 4, 5, 6B, 7F, 8, 9N, 9V, 10A, 11A, 12F, 14, 15B, 17F, 18C, 19A, 19F, 20, 22F, 23F e 33F.

Recomendada para (a) pessoas a partir de 65 anos de idade, (b) pessoas de 2 a 64 anos de idade com doença cardiovascular crônica ou avançada, doença pulmonar crônica (p. ex., DPOC, enfisema, asma), diabetes melito, alcoolismo, doença hepática, insuficiência renal crônica ou extravasamento do LCR, (c) pessoas que apresentam asplenia funcional ou anatômica (p. ex., doença falciforme, esplenectomia), (d) indivíduos a partir de 2 anos de idade que estejam imunocomprometidos (p. ex., infecção pelo HIV, leucemia, linfoma, doença de Hodgkin, mieloma múltiplo, neoplasias malignas, insuficiência renal crônica, síndrome nefrótica, transplante de medula óssea e pessoas submetidas a quimioterapia) e (e) pessoas de 2 a 64 anos de idade que vivam em ambientes ou condições que as coloquem em risco de adquirir doença pneumocócica invasiva (*i. e.*, nativos do Alasca, certas populações de índios norte-americanos, residentes de clínicas geriátricas e outras instituições de cuidados prolongados).

Crianças com mais de 2 anos de idade que apresentem condições clinicas debilitantes devem receber a PPSV23 após completar todas as doses recomendadas de PCV13. Deve-se administrar uma dose aos 2 anos de idade ou mais e pelo menos 8 semanas após a última dose de PSV13. As crianças que receberam anteriormente a PPSV23 devem receber as doses recomendadas de PSV13 (à direita).

Crianças de 24 a 71 meses de idade com condições clínicas debilitantes, que tenham recebido menos de três doses de PCV7 antes dos 24 meses de idade, devem receber duas doses de PCV13, seguidas de uma dose de PPSV23 dentro de 8 semanas ou mais.

Crianças de 24 a 71 meses de idade com condições debilitantes e que tenham recebido qualquer esquema incompleto de três doses de PCV7 antes dos 24 meses de idade devem receber uma dose de PCV13, seguida de uma dose de PPSV23 depois de 8 semanas ou mais.

Recomenda-se uma segunda dose de PPSV23 5 anos após a primeira dose de PPSV23 para crianças com condições clínicas debilitantes (*i. e.*, hemoglobinopatias falciformes, asplenia congênita/adquirida/funcional, imunodeficiências congênitas ou adquiridas, terapia imunossupressora, doenças crônicas, presença de implantes cocleares ou extravasamentos do LCR.

As vacinas de polissacarídios purificados provocam uma resposta humoral das células B, porém consistem em antígenos independentes de células T. Não são observadas respostas imunes protetoras em crianças com menos de 2 anos de idade. A vacina também tem efeitos marginais sobre o estado de portador nasofaríngeo de pneumococo e apresenta eficácia limitada em pacientes com neoplasias hematológicas malignas subjacentes ou estados de imunodeficiência.

PCV13 – Vacina pneumocócica 13-valente (conjugada)

Prevnar® 13 (Wyeth Pharmaceuticals, uma subsidiária de Pfizer, Inc.)

Composta de uma proteína carreadora de toxina diftérica inerte (CRM197) que está ligada de modo covalente aos antígenos polissacarídicos capsulares de treze sorotipos de pneumococos, incluindo os sorotipos 1, 3, 4, 5, 6A, 6B, 7F, 9V, 14, 18C, 19A, 19F e 23F.

A PCV13 é recomendada para crianças de 2 a 59 meses de idade que não receberam anteriormente nenhuma PCV7. A PCV13 é administrada em uma série de quatro doses, começando com 2 meses (a vacina já pode ser administrada com apenas 6 semanas de idade) e, em seguida, com 4, 6 e 12 a 15 meses de idade. Para lactentes de 2 a 6 meses, as crianças que recebem a primeira dose aos 6 meses de idade devem receber três doses subsequentes a intervalos de 4 a 8 semanas. Recomenda-se um quarto reforço aos 12 a 15 meses de idade e pelo menos 8 semanas depois da primeira dose.

Crianças saudáveis de 7 a 59 meses de idade que não tenham sido anteriormente vacinadas com PCV7 ou com PCV13 devem receber uma a três doses de PCV13, dependendo da época em que a vacinação é iniciada e da presença ou não de condições debilitantes.

Crianças de 24 a 71 meses de idade com condições debilitantes devem receber duas doses de PCV13. São recomendadas três doses de PCV13 para lactentes de 7 a 11 meses de idade, com intervalo de 4 semanas entre as doses, sendo a terceira dose administrada aos 12 a 15 meses.

São recomendadas duas doses de PCV13 para crianças de 1 a 23 meses de idade, com intervalo de 8 semanas entre as duas doses. Crianças saudáveis não vacinadas com mais de 24 a 59 meses de idade devem receber uma dose de PCV13, enquanto as crianças não vacinadas, porém com condições clínicas debilitantes, devem receber duas doses com intervalo de 8 semanas.

As crianças com menos de 24 meses de idade que tenham recebido uma ou mais doses de PCV7 devem completar a série com PCV13. As crianças de 12 a 23 meses de idade que tenham recebido três doses de PCV7 devem receber uma única dose de PCV13 pelo menos 8 semanas depois da última dose de PSV7 (quarta dose final de PCV). Não há necessidade de nenhuma dose adicional de PCV13 para crianças de 12 a 23 meses de idade que tenham recebido 2 a 3 doses de PCV7 antes dos 12 meses de idade e pelo menos uma dose de PCV13 com mais de 12 meses.

Para crianças com mais de 2 anos de idade, recomenda-se uma dose única de PCV13 para todas as crianças de 24 a 59 meses de idade com qualquer esquema de vacinação incompleto. Para crianças de 24 a 71 meses de idade com condições clínicas debilitantes que tenham recebido qualquer esquema incompleto de menos de três doses de PCV7 ou de PCV13 antes dos 24 meses de idade, são recomendadas duas doses de PCV13. Para crianças com condições clínicas debilitantes que tenham recebido três doses de PCV7 ou PCV13, recomenda-se uma dose única de PCV13 até 71 meses de idade.

Recomenda-se uma dose única de PSV13 para todas as crianças de 14 a 59 meses de idade que tenham recebido quatro doses de PCV7. Para crianças com condições clínicas subjacentes, recomenda-se uma única dose de PCV13 até 71 meses de idade.

Para crianças de 6 a 18 anos de idade com determinadas condições de risco (*i. e.*, crianças com hemoglobinopatias falciformes, asplenia congênita/adquirida/funcional, imunodeficiências congênitas ou adquiridas, terapia imunossupressora, doenças crônicas, presença de implantes cocleares ou perda de LCR) que não tenham recebido anteriormente nenhuma dose de PCV13, deve-se administrar uma dose única de PCV13.

Provoca uma resposta humoral dependente de células T, que é necessária para a produção ótima de anticorpos e a capacidade de desencadear uma resposta anamnéstica. Os estudos realizados demonstraram a eficácia da vacina na prevenção de doença invasiva em crianças pequenas causada por sorotipos da vacina, com prevenção de mais de 90% dos casos de doença pneumocócica invasiva por sorotipos da vacina. As taxas de estado de portador nasofaríngeo de *S. pneumoniae* também estão diminuídas em crianças vacinadas.

de SHU na infância.[108,240,957,1085] Essa complicação ocorre com uma incidência de 0,04 a 0,6% e é observada principalmente em crianças com menos de 2 anos de idade. Entre os casos descritos de SHU, 72% foram associados à pneumonia, com ou sem derrame/empiema, 29% ocorreram com meningite pneumocócica e 5% foram observados em pacientes com ambas as afecções.[240] Recentemente, foi também relatada a ocorrência de SHU em adultos associada à pneumonia pneumocócica.[22] A taxa de mortalidade da pneumonia pneumocócica é de cerca de 5%, mas pode ser aproximada de 20 a 30% quando acompanhada de bacteriemia. A bacteriemia pneumocócica sem comprometimento pulmonar é uma entidade que ocorre em hospedeiros imunocomprometidos. As doenças de base ou condições subjacentes que predispõem os pacientes à bacteriemia pneumocócica recorrente ou recidivante incluem esplenectomia, leucemia mielógena aguda, transplante de medula óssea, doença falciforme, infecção pelo HIV e síndrome do intestino curto.[186]

S. pneumoniae também constitui a causa mais comum de meningite bacteriana em adultos de idade mais avançada, seguido de *N. meningitidis, S. aureus* e outros microrganismos gram-positivos (p. ex., *L. monocytogenes*).[462] Com o uso crescente das vacinas conjugadas para *H. influenzae* tipo b, um estudo multicêntrico realizado entre 2001 e 2004 relatou que o pneumococo tornou-se o terceiro agente mais comum em crianças de 1 a 3 meses de idade (14%), enquanto os estreptococos do grupo B e *N. meningitidis* ocuparam o primeiro e o segundo lugar como agentes mais comuns (39 e 32%, respectivamente).[765] *S. pneumoniae* foi o agente mais comum em crianças de 3 meses a 3 anos de idade (45%), seguido de *N. meningitidis* (34%) e dos estreptococos do grupo B (11%). Na faixa etária dos 3 aos 10 anos, *S. pneumoniae* (47%) e *N. meningitidis* (32%) foram os agentes etiológicos mais comuns, com *N. meningitidis* ultrapassando *S. pneumoniae* em crianças de 10 a 19 anos de idade.[765] Em um relato de 2011, foi constatado que, enquanto os estreptococos do grupo B continuaram sendo o agente mais comum da meningite em crianças com menos de 2 meses de idade (86%), e o meningococo foi a causa da meningite na faixa etária dos 11 aos 17 anos, o pneumococo prevaleceu em todos os outros grupos etários pediátricos.[1021] A introdução da vacina PCV7, em 2000, produziu um declínio significativo na incidência de meningite pneumocócica nos países em que constituiu parte do esquema de vacinação nacional. Esse declínio foi mais evidente entre crianças com menos de 2 anos de idade, porém houve um notável aumento na incidência de meningite causada por sorotipos de pneumococos não incluídos na vacina PCV7 (p. ex., sorotipo 19A).[580] Esse sorotipo foi incluído na formulação da vacina PVC13. Nos adultos, *S. pneumoniae* responde por cerca de um terço dos casos de meningite adquirida na comunidade nos EUA e apresenta uma taxa de mortalidade associada de 20 a 25%. A meningite por *S. pneumoniae* habitualmente ocorre em consequência de semeadura das meninges durante a bacteriemia, quando os microrganismos provavelmente penetram pelo plexo corióideo. Nos adultos, cerca de 60 a 70% apresentam sintomas de febre, rigidez de nuca e alterações do estado mental. Nos lactentes, o quadro clínico pode ser dominado por choro, irritabilidade, mal-estar, dificuldades na alimentação, vômitos e convulsões; observa-se o desenvolvimento de fontanela abaulada em apenas cerca de um terço desses lactentes. Nos indivíduos idosos e/ou adultos imunocomprometidos, a apresentação pode ser insidiosa, com letargia, obnubilação e pouca ou nenhuma febre como norma.[462] Entretanto, pode ocorrer meningite, juntamente com choque séptico que acaba sendo fatal, em pacientes com imunossupressão profunda (p. ex., pacientes submetidos a transplante de medula óssea).[416] A endocardite pneumocócica constitui uma complicação incomum da meningite pneumocócica e está associada a um desfecho clínico desfavorável.[660] *S. pneumoniae* também constitui a principal causa de meningite após fraturas de crânio. O traumatismo cranioencefálico, resultando em fratura da base do crânio com extravasamento do LCR, interrompe a integridade da dura-máter e pode possibilitar a entrada direta dos microrganismos no sistema nervoso central a partir de um local de infecção adjacente (p. ex., sinusite, mastoidite, otite média).[738] As complicações raras da meningite pneumocócica incluem abscesso epidural espinal, osteomielite vertebral e abscesso paraespinal.[81]

Na população pediátrica, *S. pneumoniae* é responsável por 40 a 50% dos casos de otite média aguda e foi associado à ocorrência de sinusite e mastoidite.[829,953] Devido à vacinação com vacinas pneumocócicas conjugadas, a etiologia da otite média aguda continua mudando com o passar do tempo. Em pacientes com otite média, a membrana timpânica aparece inflamada, imóvel e abaulada ao exame com otoscópio. A maioria das crianças com otite média também apresenta rinorreia e congestão nasal, e cerca de dois terços são febris. As complicações incluem perfuração da membrana timpânica, mastoidite, paralisia do nervo facial, bacteriemia e artrite séptica.[579] A melhor forma de se obterem amostras para o diagnóstico é por meio de miringotomia e timpanocentese. Os pneumococos, juntamente com *H. influenzae* não tipável, são também responsáveis por aproximadamente 70% dos casos de infecções sinusais agudas e subagudas.

S. pneumoniae constitui uma causa pouco frequente de endocardite, pericardite, osteomielite, artrite séptica, peritonite, infecções pélvicas em mulheres, infecções neonatais e infecções da pele/tecidos moles. Na maioria dos casos, os pacientes apresentam doença de base, como diabetes melito, neoplasias malignas, alcoolismo, LES ou infecção pelo HIV, e possuem outros focos de doença pneumocócica, como meningite ou pneumonia. Os pneumococos são responsáveis por menos de 3% dos casos de endocardite bacteriana e por 3 a 7% de todos os casos de endocardite pediátrica.[382] A endocardite pneumocócica segue uma evolução aguda, está associada a destruição valvar e formação de abscessos perivalvares aórticos e apresenta uma taxa de mortalidade de 24% a >50%.[529,621,931,1005] O tratamento da endocardite pneumocócica apenas com terapia clínica está associado a um prognóstico sombrio. Muitos pacientes apresentam, de fato, valvas cardíacas normais; entretanto, em um estudo de endocardite pneumocócica em crianças, a presença de doença cardíaca congênita constituiu o único fator de risco identificável.[190] A peritonite primária causada por pneumococos era antigamente uma entidade clínica comum observada em crianças, em associação com síndrome nefrótica; todavia, hoje em dia, ocorre principalmente em adultos com cirrose e outras doenças hepáticas. A patogênese da peritonite pneumocócica ocorre por via hematogênica ou inoculação local.[300] Com frequência, ocorrem infecções osteoarticulares, osteomielite e artrite séptica causadas por *S. pneumoniae* em crianças com doença falciforme.[188,772,789,1160] Foram também documentadas taxas mais elevadas de artrite séptica pneumocócica em crianças com infecção pelo HIV.[865] Nos adultos, a artrite séptica pneumocócica é habitualmente observada em pacientes com foco de infecção em outro local (i. e., infecção da corrente sanguínea, meningite, sinusite) e acomete mais de uma articulação em cerca de um quarto a um terço dos pacientes.[413,848] A artrite séptica pneumocócica ocorre com mais frequência em pacientes com doença articular de base (p. ex., artrite reumatoide) e acomete habitualmente articulações nativas, embora se tenha descrito o comprometimento de próteses articulares.[848] No Japão, foi diagnosticada a ocorrência de artrite séptica pneumocócica poliarticular em um homem de 28 anos de idade após uma única infusão de infliximabe para artrite reumatoide.[435] O paciente não tinha nenhuma evidência de pneumonia pneumocócica em outro local, com exceção das culturas do líquido articular e hemoculturas positivas. Na maioria dos casos, o tratamento pode consistir em cobertura antimicrobiana adequada e artrocentese. Em algumas mulheres, S. pneumoniae pode constituir parte transitória da microbiota vaginal, e podem ocorrer infecções pélvicas, obstétricas e ginecológicas (p. ex., bartolinite, doença inflamatória pélvica), particularmente na presença de condições predisponentes, como uso de dispositivo intrauterino ou cirurgia ginecológica recente.[632,811] Os abscessos tubo-ovarianos causados por S. pneumoniae também podem constituir uma fonte de infecções peritoneais pneumocócicas.[835] Foram relatadas infecções pneumocócicas neonatais, que representam 1 a 11% dos casos de sepse neonatal.[461,698] Esses lactentes podem apresentar meningite, bacteriemia e/ou pneumonia, artrite/osteomielite ou otite média e habitualmente são lactentes a termo com 2 a 3 semanas de idade por ocasião da apresentação. O trato genital materno constitui a provável fonte de infecção nesses lactentes.[390,698] S. pneumoniae também foi reconhecido como causa rara, porém significativa de infecções dos tecidos moles, incluindo celulite facial e periorbitária, fasciite necrosante, rabdomiólise, piomiosite e abscessos.[58,92,367,373,498,553,806,1137,1154,1165] A celulite facial e periorbitária ocorre predominantemente em crianças como complicação de infecção das vias respiratórias superiores, sinusite pneumocócica ou traumatismo envolvendo as pálpebras.[373,818] Em um relato de 56 pacientes com infecções de tecidos moles causadas por S. pneumoniae, as infecções da ferida cirúrgica foram as mais frequentes, seguidas de infecção de queimaduras, piomiosite, celulite e abscessos perineais ou escrotais.[367] Na maioria dos casos, os pacientes tinham doenças de base ou condições debilitantes, incluindo queimaduras, diabetes melito, neoplasias, psoríase ou infecção pelo HIV. A fasciite necrosante causada por S. pneumoniae é observada em pacientes idosos com múltiplos fatores de risco, incluindo traumatismo menor, imunossupressão em consequência de medicamentos, alcoolismo, doença subjacente (p. ex., diabetes melito, LES) e cirrose.[264,498,806,1154] A rabdomiólise pneumocócica é uma rara condição que ocorre em indivíduos idosos com pneumonia pneumocócica, embora possa haver outros locais infectados (p. ex., meningite, celulite, artrite).[58,92,924] Em geral, a doença surge no início da infecção pneumocócica e inclui fraqueza dos membros e dor muscular generalizada ou localizada. As biopsias musculares podem estar normais ou podem revelar degeneração focal das fibras, decomposição do tecido muscular e necrose, e, em geral, verifica-se a presença de leucocitose periférica, níveis elevados de creatininoquinase e mioglobinúria.

Sensibilidade de S. pneumoniae a antimicrobianos

A maior preocupação relacionada ao S. pneumoniae consiste na emergência de resistência a agentes antimicrobianos, particularmente à penicilina.[241,503,909,1129] Os pneumococos com diminuição da sensibilidade à penicilina foram descritos pela primeira vez na década de 1960. Durante as décadas de 1970 e 1980, a resistência à penicilina entre isolados de S. pneumoniae era rara nos EUA, e apenas 0,2% das cepas eram resistentes. Entretanto, em meados da década de 1990, 35% dos isolados de pneumococos nos EUA demonstraram uma redução da sensibilidade à penicilina.[49,909] Um estudo publicado em 1998 sobre 845 isolados pneumocócicos de centros médicos dos EUA constatou que as porcentagens de cepas com resistência intermediária e resistência de alto nível à penicilina foram, respectivamente, de 21,8 e 16,0%.[294] Estudos publicados no início do novo milênio entre populações no sistema de vigilância nacional dos EUA indicaram que a redução da sensibilidade à penicilina entre isolados de S. pneumoniae variou de 14,7 a 35,1%, dependendo da região geográfica, sendo observados mais comumente em crianças com menos de 5 anos de idade.[1129] Os sorotipos pneumocócicos incluídos na PCV7 e na PSV23 responderam por 78 e 88% das cepas resistentes à penicilina, respectivamente. Em um estudo de 1.531 isolados clínicos de S. pneumoniae, obtidos em 33 centros médicos dos EUA durante um inverno de 1999 a 2000, foi constatado que 34,2% dos isolados não eram sensíveis à penicilina (CIM ≥ 0,12 µg/mℓ) e 21,5% demonstraram uma resistência de alto nível à penicilina (CIM ≥ 2 µg/mℓ).[293] Entre 10.103 isolados de S. pneumoniae das vias respiratórias adquiridos na comunidade, obtidos em 2000 a 2001 de 206 centros, em 154 regiões dos EUA, 38,9% demonstraram sensibilidade diminuída à penicilina.[292] Durante o mesmo período, foi também documentada diminuição da sensibilidade à penicilina em isolados de S. pneumoniae de outros países. Em um estudo realizado em 2003, a porcentagem de cepas com sensibilidade diminuída à penicilina foi de 6,5% na Inglaterra, 9,1% na Alemanha, 12,4% na Itália, 36,4% na Grécia, 54,5% na Espanha e 56,7% na França.[524] Dados internacionais obtidos de 3.778 isolados de S. pneumoniae, de 1999 a 2000, constataram que a resistência à penicilina foi muito alta em países do Oriente Médio (65,5%), África (64%) e Ásia (60,4%), porém mais baixa na América do Norte (40,3%), na Europa (36,9%) e no Sul do Pacífico (31,8%). Dados obtidos do estudo de vigilância longitudinal PROTEKT US em 39.495 isolados de S. pneumoniae obtidos nos EUA, de 2004 a 2008, constataram que a porcentagem de isolados resistentes à penicilina aumentou de 12,5% em 2004 para 20% em 2008.[513] Mais uma vez, foram observadas diferenças regionais acentuadas na sensibilidade à penicilina. Os isolados de S. pneumoniae que demonstraram diminuição da sensibilidade ou resistência completa à penicilina G também foram menos sensíveis a outras penicilinas e às cefalosporinas de todas as gerações, e a CIM de todos os agentes betalactâmicos aumentou à medida que houve aumento da CIM da penicilina.[293] Como corolário dessa observação e tendência, foram relatados fracassos do tratamento das infecções pneumocócicas graves com agentes anteriormente úteis, como cefotaxima, cefuroxima e ceftriaxona.[134,146,503,520]

A resistência do S. pneumoniae à penicilina está associada a uma alteração das proteínas que ligam penicilina (PBP; do inglês, penicillin-binding protein), que possuem afinidade diminuída pela ligação da penicilina à parede celular bacteriana.[477] Na realidade, as PBP são enzimas transpeptidases que estão envolvidas na síntese de peptidoglicano, e foram identificadas seis PBP – designadas como 1a, 1b, 2a, 2b, 2x e 3 – em *S. pneumoniae*. As cepas que são resistentes exibem arranjos mosaicos nos genes 1a, 2b e 2x que codificam a PBP.[858] Quando determinantes da resistência à penicilina em *S. pneumoniae* foram inicialmente descritos, foi relatado que a presença de alterações em PBP1a era essencial para a resistência de alto nível à penicilina; entretanto, pesquisas adicionais demonstraram que as alterações da PBP1a, juntamente com mutações simultâneas na PBP2b e 2x, estão associadas a uma resistência de alto nível a penicilina e ceftriaxona, e esses isolados apresentam uma CIM de > 4 µg/mℓ.[394,395,478,734,856] Mutações nesses genes que levam a uma resistência de alto nível à penicilina e à ceftriaxona são observados entre uma ampla variedade de sorotipos de pneumococos, incluindo os sorotipos 14, 19F e 23F. Mutações acumuladas nos genes *pbp* estão associadas a aumentos simultâneos nas CIM da penicilina e das cefalosporinas de terceira geração. Outros determinantes de resistência aos betalactâmicos não mediada por PBP também estão envolvidos na resistência de *S. pneumoniae* à penicilina e às cefalosporinas.[125] Os pontos de quebra para os pneumococos diferem, dependendo do local de isolamento. Os isolados do LCR (*i. e.*, meningite) com CIM da penicilina de ≤ 0,06 µg/mℓ são sensíveis, enquanto aqueles com CIM de ≥ 12 µg/mℓ são considerados resistentes. Para infecções não meníngeas (*i. e.*, isolados de locais distintos do LCR), os isolados com CIM da penicilina de ≤ 2,0 µg/mℓ são considerados sensíveis, aqueles com CIM de 4,0 µg/mℓ são considerados de resistência intermediária, e aqueles com CIM de ≥ 8 µg/mℓ são considerados resistentes.[204]

Além das penicilinas e das cefalosporinas, foi relatada a resistência dos pneumococos a vários outros agentes antimicrobianos, incluindo macrolídios, sulfonamidas, tetraciclinas e fluoroquinolonas.[241,293,294,525,526,1129] Em um estudo internacional publicado em 2004, a resistência aos macrolídios entre isolados de *S. pneumoniae* foi maior na Ásia (51,7% de cepas resistentes), seguida da Europa (26,0% de cepas resistentes), América do Norte (21,6% de cepas resistentes), Oriente Médio (13,7% de cepas resistentes), Sul do Pacífico (10,6% das cepas resistentes) e África (10% de cepas resistentes).[106] Antes de 1998, as porcentagens de cepas de *S. pneumoniae* nos EUA resistentes a eritromicina, claritromicina e azitromicina foram, respectivamente, de 14,3%, 12,7% e 11,7%.[294] No período de 1994 a 2000, a resistência dos pneumococos à eritromicina aumentou de 23,6% para 34%.[293] Dados do estudo de vigilância longitudinal PROTEKT US, conduzido entre 2000 e 2004, mostram que as taxas de resistência aos agentes antimicrobianos macrolídios (eritromicina, claritromicina e azitromicina) permaneceram bastante estáveis durante esse período, variando de 27,5 a 31%.[513] No estudo LEADER Surveillance, de 2010, 38,5% dos 803 isolados de pneumococos mostraram-se resistentes à eritromicina, e 20,4% exibiram resistência à clindamicina.[347] A resistência de *S. pneumoniae* aos macrolídios é mediada pelo gene *erm (B)* ou pelo gene *mef(A)*.[619,990,1177] O primeiro codifica uma metilase, enzima que provoca resistência aos agentes macrolídios–lincosamina–estreptogramina B, enquanto o segundo gene codifica uma bomba de efluxo de antibióticos. O gene *erm(A)* não é encontrado com frequência nos pneumococos, porém outros mecanismos de resistência aos macrolídios podem envolver mutações nos genes que codificam proteínas ribossômicas (p. ex., as proteínas L4 e L22) ou mutações no rRNA (*i. e.*, rRNA 23S).[857] Houve também um aumento substancial na resistência às sulfonamidas, particularmente ao SXT. No projeto de vigilância SENTRY de 1997, foi constatado que 19,8% de 845 isolados de pneumococos nos EUA e 15,8% de 202 isolados no Canadá foram resistentes ao SXT.[294] De 1.531 isolados de *S. pneumoniae* obtidos no período de 1999 a 2000, 30,3% foram resistentes ao SXT.[293] Os dados obtidos do estudo PROTECKT US, de 2000 a 2004, relataram que a resistência ao SXT diminuiu ligeiramente entre 2000 (33,9%) e 2004 (24,1%).[513] Dados do programa LEADER Surveillance de 2010 situaram a resistência dos pneumococos ao SXT em 23,8%.[347] Na América do Norte, a resistência à tetraciclina permaneceu bastante estável, variando de cerca de 9,0% a 10,9% em meados da década de 1990 até entre 14,6 e 15,9% no período de 2000 a 2004. Entretanto, foi observada uma resistência à tetraciclina em 22,6% de 803 isolados de *S. pneumoniae* testados no estudo de vigilância de 2010.[347] É interessante assinalar que a resistência às fluoroquinolonas desenvolveu-se lentamente em *S. pneumoniae*. A resistência às fluoroquinolonas nos pneumococos deve-se a mutações cromossômicas envolvendo o gene *parC* para a topoisomerase IV e o gene *gyrA* da DNA girase.[503] No período de 1994 a 2000, as taxas de resistência ao ciprofloxacino nos EUA variaram de 1,4 a 1,8%.[293] Em um estudo de vigilância internacional, foi constatado que apenas 0,4% de 1.870 isolados de pneumococos demonstrou resistência ao levofloxacino, moxifloxacino ou gatfloxacino.[524] No estudo SENTRY de 2003, nenhum de mais de 6.000 isolados de *S. pneumoniae* foi resistente ao levofloxacino, e houve resistência ao ciprofloxacino em menos de 1%. Dados do PROTECKT nos EUA, de 2000 a 2004, relataram taxas de resistência ao levofloxacino de 0,8 a 1,1%.[513] As baixas taxas de resistência às fluoroquinolonas em *S. pneumoniae* foram corroboradas em muitos estudos de vigilância.[106,347] Em um estudo de 803 isolados de *S. pneumoniae* testados como parte do programa LEADER Surveillance, 99,9 e 99,6% foram sensíveis à linezolida e à tigeciclina, respectivamente.[347] A ceftarolina, uma cefalosporina parenteral de amplo espectro com atividade contra MRSA, demonstrou uma boa atividade contra *S. pneumoniae*. Em estudos multicêntricos, a ceftarolina inibiu 98,7% dos isolados em um ponto de quebra sensível da FDA de ≤ 0,25 µg/mℓ e foi 16 vezes mais ativa do que a ceftriaxona. Esse agente também demonstrou ter uma boa atividade contra *S. pneumoniae* multidrogarresistente, e 90% dos isolados apresentaram CIM de ≤ 0,25 µg/mℓ. Os 44 isolados não sensíveis nesse grupo apresentaram CIM da ceftarolina que foi apenas uma diluição maior (*i. e.*, 0,50 µg/mℓ).[331] *S. pneumoniae* continua sendo sensível à vancomicina. No Capítulo 17, são encontradas informações adicionais sobre a sensibilidade de *S. pneumoniae* a agentes antimicrobianos, bem como métodos para testar a sensibilidade aos antimicrobianos.

Em 2004, Arbique *et al.*[36] isolaram um *Streptococcus* alfa-hemolítico incomum, que se assemelhava a *S. pneumoniae*. Com base em determinadas características fenotípicas, esse microrganismo foi denominado *Streptococcus pseudopneumoniae*. Um estudo subsequente conduzido por Keith *et al.*,[550] na Nova Zelândia, avaliou os dados laboratoriais e de tratamento de 33 pacientes que tiveram crescimento de *S. pseudopneumoniae* em culturas de amostras das vias respiratórias. A idade desses pacientes variou de 15 a 89 anos, e todos apresentaram sintomas das vias respiratórias inferiores com tosse. Mais de 75% dos pacientes tiveram exacerbações da DPOC. Um estudo de caso-controle sugeriu que a DPOC era significativamente mais comum entre pacientes com *S. pseudopneumoniae* do que entre pacientes de controle que não apresentavam o microrganismo em amostras das vias respiratórias.[550] Esses pesquisadores ressaltaram a necessidade de estudos subsequentes para determinar o hábitat natural do *S. pseudopneumoniae* e o papel desse microrganismo recém-descrito em outras infecções, incluindo pneumonia. Em um estudo subsequente conduzido por Harf-Monteil et al.,[428] na França, foi determinado que esse microrganismo era bastante incomum, com apenas um único isolado no decorrer de um período de 7 meses, durante o qual foram relatados 120 isolados de *S. pneumoniae*. Esses pesquisadores também mostraram que a cepa tipo de *S. pseudopneumoniae* tinha potencial patogênico em um modelo murino de peritonite-sepse, enquanto o único isolado clínico de um paciente era avirulento. Em um estudo realizado na Índia, foi constatado que os seis isolados de *S. pseudopneumoniae* eram o isolado predominante ou único isolado das amostras de escarro purulento, e todos os seis pacientes apresentaram infecções sintomáticas das vias respiratórias inferiores.[892] Em um estudo do perfil de sensibilidade antimicrobiana de 95 isolados de *S. pseudopneumoniae* de amostras de escarro, 32 exibiram redução da sensibilidade a penicilina e ampicilina.[549] Entre esses isolados, a resistência a eritromicina, azitromicina, clindamicina e tetraciclina foi observada em 35%, 32%, 16% e 45%, respectivamente. Todos os isolados foram sensíveis a cefotaxima, ceftriaxona, cefepima, meropeném, levofloxacino e vancomicina. Laurens et al.[603] também examinaram a sensibilidade de 140 isolados de *S. pseudopneumoniae* e constataram que 21% apresentaram redução da sensibilidade à penicilina, 57% foram resistentes à eritromicina e 43% exibiram resistência à tetraciclina. Todos os isolados foram sensíveis à vancomicina, ao levofloxaxino e à gentamicina. No estudo conduzido por Sariya Mohammadi e Dhanashree, todos os seis isolados de *S. pseudopneumoniae* foram resistentes à eritromicina e ao SXT, e quatro tiveram sensibilidade reduzida à penicilina, três se mostraram resistentes à tetraciclina, e dois foram resistentes ao ciprofloxacino.[892] Tanto *S. pneumoniae* quanto *S. pseudopneumoniae* pertencem ao grupo mitis dos estreptococos *viridans*. Estudos genéticos moleculares de *S. mitis* e de *S. pseudopneumoniae* identificaram homologias dos genes de virulência que são encontrados em *S. pneumoniae*. Em cinco isolados de *S. mitis*, Johnston et al.[522] identificaram genes com 67 a 82% de homologia de sequência com os genes da pneumolisina (*ply*) e da neuraminidase A (*nanA*) do *S. pneumoniae*, e constataram que os genes *S. pneumoniae* identificados nesses microrganismos compartilhavam 99,4 a 99,75% de homologia de sequência com os genes correspondentes de *S. pneumoniae*.

Estreptococos *viridans*

Os estreptococos *viridans* incluem diversas espécies de estreptococos alfa-hemolíticos e não hemolíticos, cuja maioria faz parte da microbiota das vias respiratórias superiores e do trato geniturinário. Antes de década de 1980, as espécies de estreptococos *viridans* eram inteiramente descritas pelas suas características fenotípicas e eram colocadas em grupos, com base em algumas dessas características. Como mostra o Boxe 13.2, esses microrganismos são divididos no grupo mitis/sanguinis, grupo mutans, grupo anginosus e grupo bovis. Esta seção irá tratar principalmente dos grupos mitis/sanguinis, mutans e salivarius e sua importância clínica. Devido a certas características singulares e a suas manifestações clínicas, os grupos anginosus e bovis serão descritos em seções subsequentes. A análise dos estreptococos *viridans* por técnicas moleculares e genéticas e baterias ampliadas de testes fenotípicos alterou consideravelmente a taxonomia dos estreptococos *viridans*.[1017] Descrições modificadas de espécies bem reconhecidas (p. ex., *S. mitis*, *S. sanguinis*) foram publicadas ao longo dos anos, e várias espécies novas emergiram com a disponibilidade de técnicas moleculares, como o sequenciamento do rRNA 16S. A frequência de isolamento e os papéis desempenhados por essas mais novas espécies em doenças infecciosas aguardam mais esclarecimentos, à medida que surgem mais dados e relatos de casos na literatura.

Os estreptococos *viridans* dos grupos mitis/sanguinis, mutans e salivarius estão envolvidos em cerca de 20% dos casos de endocardite bacteriana subaguda, e, nesse contexto, causam bacteriemia sustentada, levando a seu isolamento de múltiplos conjuntos de hemoculturas. A endocardite por estreptococos *viridans* é observada com mais frequência em indivíduos com doença preexistente de valvas nativas, devido a doença reumática ou cardiopatia congênita, em particular, ou também pode envolver próteses valvares. As fontes dos microrganismos que causam endocardite infecciosa consistem habitualmente na orofaringe, trato urogenital e trato gastrintestinal. A higiene oral precária e/ou a doença periodontal são frequentemente observadas em pacientes com endocardite infecciosa. A cirurgia oral e outros procedimentos invasivos (p. ex., sigmoidoscopia de fibra óptica, endoscopia do trato gastrintestinal superior) podem causar bacteriemia transitória, que pode levar ao desenvolvimento de vegetações em valvas cardíacas previamente lesionadas. A endocardite causada por estreptococos *viridans* surge de modo insidioso, e os achados mais comuns consistem em febre, fadiga e perda de peso. Com frequência, verifica-se a presença de sopros cardíacos, estigmas periféricos da endocardite (p. ex., hemorragias subungueais e conjuntivais, petéquias) e vegetações nas valvas cardíacas. As complicações da endocardite por estreptococos *viridans* incluem doença multivalvar, aneurismas da valva mitral, abscessos paravalvares e glomerulonefrite associada a imunocomplexos circulantes. As identificações de referência de espécies de estreptococos *viridans* associadas à endocardite bacteriana subaguda verificaram que *S. mitis*, *S. sanguinis*, *S. parasanguinus*, *S. oralis*, *S. gordonii*, *S. mutans*, *S. salivarius*, *S. vestibularis* e *S. sinensis* constituem os estreptococos *viridans* mais frequentemente encontrados na endocardite. A nova espécie de estreptococo *viridans*, *S. tigurinus*, foi descrita pela primeira vez em um homem de 74 anos de idade que apresentava endocardite complicada por meningite e espondilodiscite.[1169]

Embora a bacteriemia transitória desapareça habitualmente sem quaisquer efeitos adversos, a bacteriemia prolongada por estreptococos *viridans* em pacientes neutropênicos submetidos à quimioterapia do câncer ou a transplante de células-tronco humanas constitui uma entidade clínica reconhecida que ocorre em pacientes tanto adultos quanto pediátricos.[15,144,257,420,677,792,1052] Nesse contexto, a bacteriemia está associada à quimioterapia citotóxica agressiva administrada para o tratamento de leucemias (particularmente a leucemia mieloide aguda), linfomas, tumores sólidos e transplante de medula óssea. Em geral, a bacteriemia causada por estreptococos *viridans* ocorre dentro de 8 a 21 dias após a quimioterapia, com 6 a 7 dias, em média, após o início da neutropenia. Os fatores de risco para o desenvolvimento de bacteriemia por estreptococos *viridans* incluem a administração de agentes citotóxicos em altas doses (p. ex., particularmente citarabina em altas doses), presença de mucosite oral em consequência da quimioterapia citotóxica ou radioterapia, presença de acessos de demora (p. ex., cateteres de Hickman) e neutropenia profunda.[15,420,792] A mucosite oral, as lesões da mucosa do trato gastrintestinal e os acessos de demora proporcionam uma porta de entrada para esses microrganismos na corrente sanguínea.[35,257] Nesse aspecto, a saúde dentária subjacente precária e a ocorrência de doença periodontal também constituem fatores de risco para o desenvolvimento da bacteriemia por estreptococos *viridans* em hospedeiros neutropênicos.[393] Nesses pacientes, a bacteriemia por estreptococos *viridans* pode ser complicada pelo desenvolvimento da síndrome de desconforto respiratório do adulto (SDRA), hipotensão, choque e endocardite bacteriana.[15,782] As espécies de estreptococos associadas à bacteriemia neutropênica incluem *S. mitis, S. oralis, S. salivarius, S. sanguinis, S. gordonae; S. parasanguinis* e *S. vestibularis,* sendo *S. mitis* a espécie predominante isolada de hemoculturas de pacientes com neoplasias malignas (Boxe 13.2).[35,421] No passado, essa síndrome estava associada a complicações graves em 15 a 40% dos pacientes, com uma elevada taxa de mortalidade de até 20%; entretanto, estudos recentes documentaram menor número de complicações (cerca de 7%), sendo a taxa de mortalidade atribuível à infecção da corrente sanguínea por estreptococos *viridans* de menos de 2%.[15,485,677,792] Os melhores resultados observados nesses pacientes provavelmente são devidos a melhor capacidade de diagnóstico e cuidados de suporte para pacientes neutropênicos em ambientes de terapia intensiva. Foram também relatadas infecções bacteriêmicas por estreptococos *viridans* em recém-nascidos a termo e prematuros com baixo peso ao nascimento. Com frequência, as mães desses lactentes apresentam fatores de risco que afetam de modo adverso o desfecho da gravidez, incluindo corioamnionite, ruptura prematura das membranas fetais, início prematuro de trabalho de parto e ITU por ocasião do parto.

Os estreptococos *viridans* raramente podem ser isolados de outras infecções graves, como meningite, pneumonia e outras infecções, particularmente em hospedeiros imunocomprometidos. A meningite causada por estreptococos *viridans* pode ser observada tanto em adultos quanto em crianças, e a apresentação clínica difere pouco daquela das outras meningites piogênicas (i. e., rigidez de nuca, convulsões, inflamação meníngea e alteração do estado mental).[362,659,1169] A fonte do microrganismo é habitualmente endógena e está associada a anormalidades estruturais congênitas da cabeça e do pescoço, infecções de cabeça e pescoço (p. ex., sinusite maxilar odontogênica, mastoidite), endocardite ou infecções extracranianas.[539,843,1169] O traumatismo cranioencefálico anterior ou procedimentos neurocirúrgicos (p. ex., craniotomia) constituem fatores de risco e foram associados ao desenvolvimento de meningite por estreptococos *viridans*.[173,659] As complicações observadas consistem em supuração intracraniana e vasculite cerebral.[659] Podem ocorrer outras infecções do SNC, como abscesso cerebral, após traumatismo ou cirurgia de crânio, ou secundariamente a um foco primário de infecção em outra parte do corpo por meio de extensão direta de um local contíguo ou por via hematogênica.[539] Pode ocorrer extensão direta a partir de infecções dentárias, infecção dos seios paranasais ou fontes otogênicas. Os abscessos cerebrais são habitualmente singulares, localizam-se nos lobos frontal ou temporal e podem ser polimicrobianos. As condições predisponentes para o abscesso cerebral por estreptococos *viridans* incluem insuficiência cardíaca congestiva, otite média crônica, infecções otogênicas, lesões cranioencefálicas com rinorreia do LCR, sinusectomia, imunossupressão e craniotomia seguida de colocação de derivação ventriculoperitoneal.[843,1094] Foi também relatada a ocorrência de pneumonia bacteriêmica por estreptococos *viridans,* embora esse quadro seja raro. A pneumonia por pneumococos *viridans* é observada em pacientes idosos no contexto de aspiração orofaríngea.[1018] Com frequência, esses pacientes têm dentição precária, cáries, DPOC ou condições clínicas debilitantes, como diabetes melito. As complicações (p. ex., empiema, abscessos pulmonares) associadas à pneumonia por estreptococos *viridans* também são raras. Todavia, em uma série que descreveu a ocorrência de pneumonia em organização que simulou um carcinoma de pulmão, foram identificados estreptococos *viridans* e espécies saprofíticas de *Neisseria* como os únicos fatores etiológicos em 55,6% de 27 casos.[1150] Os pacientes eram, em sua maioria, homens, e a idade variou de 41 a 80 anos. Os tumores ressecados eram de tamanho variável (1,5 a 8,5 cm) e nitidamente demarcados; apresentaram inflamação com organização e, algumas vezes, foram associados à necrose brônquica. Outras infecções causadas por diversas espécies de estreptococos *viridans* incluem artrite séptica, osteomielite vertebral secundária a bacteriemia/endocardite, pericardite, síndrome de Lemierre e ceratite cristalina infecciosa.[626,800,1047,1049,1066,1158]

Alguns estreptococos *viridans* na cavidade oral estão associados ao início e à patogênese de cáries dentárias. *S. mutans, S. sobrinus* e outros membros do grupo mutans de estreptococos orais produzem enzimas denominadas **glicosiltransferases,** que hidrolisam a sacarose da dieta (um dissacarídio de glicose e frutose) e que unem os resíduos de glicose entre si por ligações glicosídicas α1,6 e α1,4 para formar glicanos insolúveis.[51,472,582] Esses glicanos conferem às bactérias a capacidade de aderir às superfícies dos dentes e formar a matriz da placa dentária. A fixação de *S. mutans* e de outros microrganismos aos glicanos aderentes insolúveis e a formação subsequente de ácido levam a desmineralização do esmalte dentário e início das lesões das cáries.[51] Outros estreptococos orais, incluindo *S. sanguinis, S. salivarius* e, possivelmente, *S. gordonii,* são capazes de sintetizar polissacarídios semelhantes, porém apenas os estreptococos pertencentes ao grupo mutans apresentam maior colonização oral induzida pela sacarose. Foram desenvolvidas abordagens moleculares para a detecção direta de *S. mutans* em amostras de placa e gengiva, e anticorpos monoclonais contra *S. mutans* são usados por pesquisadores de microbiologia dentária para identificação e contagem desses microrganismos em amostras de saliva e placa dentária.[51,561] Regiões epitópicas dessas enzimas glicosiltransferases estão sendo identificadas em um esforço de desenvolver uma vacina de componente contra cáries dentárias.[473]

No passado, os estreptococos *viridans* geralmente eram sensíveis à penicilina, à ampicilina e à maioria dos outros agentes antimicrobianos. Todavia, estudos de sensibilidade dos estreptococos *viridans* a agentes antimicrobianos demonstraram claramente um aumento de resistência a várias classes de agentes antimicrobianos.[651] Em 2001, Levy *et al.*[635] relataram dois pacientes com endocardite causada por cepas de *S. mitis* e *S. sanguinis*, respectivamente, resistentes à penicilina. Entre 50 isolados do sangue do Memorial Sloan-Kettering Cancer Center, 44% demonstraram ser resistentes à penicilina.[1052] No programa LEADER Surveillance, de 2010, 29,9% de 411 isolados de estreptococos do grupo *viridans* apresentaram CIM $\geq$ 0,12 μg/mℓ, e 53,5% e 9,7% foram resistentes à eritromicina e à clindamicina, respectivamente.[347] No mesmo estudo, a resistência ao levofloxacino aumentou de 5,9% para 8,5% no período de 2006 a 2010. Em um estudo da Turquia de 2011, foram documentadas taxas de resistência à penicilina e à eritromicina de 30 e 36%, respectivamente, em 50 isolados de hemoculturas.[313] Foi também relatada resistência às cefalosporinas de terceira e quarta gerações (p. ex., cefotaxima, cefepima), com taxas altas de até 30 a 41%.[420] Entre os estreptococos do grupo *viridans*, as cepas de *S. mitis* exibem os maiores níveis de resistência a antimicrobianos. Em um estudo na Finlândia, publicado em 2004, foi constatado que *S. mitis* constituiu 82% dos isolados de estreptococos *viridans* de pacientes neutropênicos, e 5 e 4% desses isolados de *S. mitis* exibiram resistência de alto nível à penicilina (CIM de $\geq$ 4 μg/mℓ) e à cefotaxima (CIM $\geq$ 4 μg/mℓ), respectivamente.[666] Em um estudo de isolados de hemoculturas de pacientes com câncer, realizado em 2006, 28% de 25 isolados de *S. mitis* mostraram-se resistentes à penicilina, com CIM que variou de 4 a 12 μg/mℓ, enquanto nenhum dos 15 isolados não *S. mitis* exibiu resistência à penicilina.[421] Os isolados de *S. mitis* também apresentaram taxas mais altas de resistência às fluoroquinolonas do que as cepas não *S. mitis*, embora todos os 50 isolados testados no estudo tenham demonstrado taxas de resistência às fluoroquinolonas que variaram de 44 a 64%, dependendo do agente. O mecanismo de resistência à penicilina envolve PBP alteradas, devido a mutações nos genes *pbp2b* e *pbp2x*; esses genes provavelmente foram transferidos dos estreptococos *viridans* para *S. pneumoniae*.[1177] Os fenótipos de resistência intermediária e resistentes à eritromicina são mediados por mutações nos genes *ermB*, *mefA* e *mefB*, isoladamente ou em combinações, e a prevalência de cepas que apresentam essas mutações varia de local para local.[313,651,1177] A linezolida, a daptomicina, a tigeciclina e a vancomicina permaneceram altamente ativas contra os estreptococos *viridans*, com taxas de sensibilidade que variaram de 99,8% a 100%.[347,527,870]

Grupo anginosus | *Streptococcus anginosus*, *Streptococcus constellatus* e *Streptococcus intermedius*

Os microrganismos pertencentes ao grupo anginosus passaram por repetidas revisões taxonômicas. A taxonomia britânica refere-se a essas espécies como grupo "*Streptococcus milleri*", e esse termo é ainda observado na literatura. O grupo anginosus de estreptococos corresponde a três espécies – *S. intermedius*, *S. constellatus* e *S. anginosus* –, que formam diminutas colônias em meio ágar. Esses microrganismos podem ser não hemolíticos ou alfa- ou beta-hemolíticos. Os isolados beta-hemolíticos podem apresentar antígenos de grupo de Lancefield (grupos A, C, F ou G), ou podem não ser grupáveis. O pequeno tamanho das colônias e a sua aparência fosca distinguem esses microrganismos do grupo anginosus dos grupos C e G, dos estreptococos beta-hemolíticos (subespécies de *S. disgalactiae*) que formam "grandes colônias". Os isolados de *S. anginosus* são, em sua maioria, não hemolíticos, enquanto mais da metade das cepas de *S. constellatus* pode ser beta-hemolítica; os isolados de *S. intermedius* raramente são beta-hemolíticos. Esses microrganismos constituem parte do microbioma orofaríngeo humano e podem ser isolados de material de garganta, nasofaringe e fissuras gengivais. São também encontrados no trato gastrintestinal e na vagina. Foi descrita uma subespécie de *S. constellatus* – *S. constellatus* subesp. *pharyngis* –, que expressa o antígeno de grupo C e que está associada a faringite.[1127] Em 2012, um estudo taxonômico molecular desse grupo utilizou MLSA, o sequenciamento do rRNA 16S e testes fenotípicos para dividir o grupo anginosus em sete agrupamentos distintos, incluindo dois agrupamentos de membros do grupo C de Lancefield beta-hemolíticos, sugerindo duas novas subespécies. *S. anginosus* inclui duas subespécies – *S. anginosus* subesp. *anginosus* e *S. anginosus* subesp. *whileyi*. *S. constellatus* inclui três subespécies: subesp. *constellatus*, subesp. *pharyngis* e subesp. *viborgensis*.[515] A virulência desse grupo pode estar relacionada com a presença de uma cápsula em algumas cepas, com a produção de uma proteína imunossupressora parcialmente caracterizada e com a produção de uma variedade de enzimas hidrolíticas e de degradação de glicosaminoglicanos (p. ex., neuraminidase, DNase, condroitina sulfato de despolimerase e hialuronidase).[716,1126] Estudos *in vitro* demonstraram que os estreptococos do grupo anginosus inibem a quimiotaxia dos leucócitos polimorfonucleares e são fagocitados por PMN mais prontamente do que *S. aureus*; entretanto, uma vez internalizado, são destruídos mais lentamente do que *S. aureus*.[1105] As cepas de *S. intermedius* também produzem uma toxina semelhante à leucocidina estafilocócica, denominada **intermedilisina**, que pode estar associada à virulência, embora nem a toxina nem os seus genes tenham sido encontrados em *S. constellatus* ou *S. anginosus*.[401,667,743]

S. intermedius, *S. constellatus* e *S. anginosus* são reconhecidos pela sua propensão a causar abscessos teciduais purulentos, infecções intra-abdominais, infecções pulmonares, bacteriemia, infecções do SNC, infecções orais e endocardite. A bacteriemia é habitualmente atribuível a um foco de infecção no trato gastrintestinal ou nas vias respiratórias superiores. Os abscessos metastáticos supurativos constituem uma complicação significativa da bacteriemia, e *S. intermedius* e *S. constellatus* estão mais frequentemente associados à formação de abscessos do que *S. anginosus*.[174] *S. anginosus* está envolvido em infecções mistas, com fonte gastrintestinal ou geniturinária. Até 40% das infecções causadas por estreptococos do grupo anginosus consistem em infecções intra-abdominais que se desenvolvem após cirurgia gastrintestinal ou em consequência de perfuração colônica causada por traumatismo ou outras lesões gastrintestinais (p. ex., carcinoma colônico). As complicações incluem abscessos apendiculares, subfrênicos e pancreáticos, abscessos hepáticos piogênicos e peritonite.[150,296,427,673,702,735,756,891] O traumatismo e a doença da mucosa intestinal aparentemente facilitam a invasão da corrente sanguínea. Ocorreu bacteriemia por *S. anginosus* e por *S. constellatus* em pacientes com infecções de enxertos vasculares em consequência de fístulas vasculodigestivas, diverticulite do sigmoide, infecções graves de feridas pós-operatórias, peritonite e corioamnionite após procedimentos cirúrgicos ginecológicos (p. ex., cesariana).[100,606,735,1042] As bactérias do grupo anginosus são patógenos importantes em receptores de transplante de órgãos sólidos, particularmente transplantes de fígado, rim, rim/fígado combinado, pâncreas e intestino delgado, causando abscessos intra-abdominais, empiemas pleurais e colangite recorrente, devido a estenose e inflamação biliares.[932,965] As complicações potencialmente letais relacionadas com a bacteriemia incluem choque séptico, infecções pulmonares, infecções do sistema nervoso central e endocardite. Esses microrganismos são agentes etiológicos em 8 a mais de 30% das infecções cutâneas e subcutâneas e podem causar graves infecções de tecidos moles em pacientes com condições subjacentes, como infecção pelo HIV, diabetes melito não controlado e uso de drogas intravenosas.[1157] A osteomielite causada por microrganismos do grupo anginosus pode surgir em consequência de disseminação hematogênica; entretanto, com mais frequência, ocorre devido a um local infectado contíguo (p. ex., úlceras de decúbito).[399,562] Foram documentadas lesões osteolíticas causadas por essas bactérias em feridas infectadas do pé e infecções mandibulares, cranianas e vertebrais, exigindo tratamento agressivo. À semelhança de outros estreptococos *viridans*, os estreptococos do grupo anginosus causam bacteriemia em pacientes neutropênicos com doenças subjacentes que estão sendo tratados com esquemas citotóxicos, embora também possa ocorrer bacteriemia fulminante em indivíduos previamente sadios. Esses patógenos também estão emergindo como patógenos veterinários. Em 2012, apareceu o primeiro relato descrevendo *S. constellatus* como causa de pioderma crônico profundo em um cão de caça macho de 4 anos de idade.[271]

Os microrganismos do grupo anginosus residentes na cavidade oral podem causar uma variedade de infecções periodontais, maxilofaciais e de cabeça/pescoço supurativas, incluindo abscesso periapical, linfadenite, endoftalmite e abscessos cerebrais.[131,185,453,716,773,802,1149] As infecções pleuropulmonares e de cabeça e pescoço frequentemente ocorrem como infecções por microbiota mista, que podem sofrer disseminação contígua nos tecidos moles por meio dos planos fasciais, e que podem servir como fonte de disseminação hematogênica e suas complicações. Os microrganismos de locais dentários, seios paranasais, tecidos moles e regiões peritonsilares infectados podem disseminar-se por extensão direta, acometendo o crânio, as órbitas, os espaços teciduais profundos no pescoço e o sistema nervoso central. Em uma revisão de casos no Japão, de 2002 a 2003, foram descritos 17 pacientes com infecções de cabeça e pescoço causadas por microrganismos do grupo anginosus.[453] As infecções orofaciais incluíram sinusite maxilar, infecções peritonsilares, subcutâneas, submandibulares e do espaço retrofaríngeo, com comprometimento profundo do pescoço, mediastinal, das parótidas, tonsilar e do músculo masseter.[453] Um terço das lesões dos pacientes tinha concomitantemente bactérias anaeróbias. Em um receptor de transplante de fígado, ocorreu infecção profunda do espaço cervical descendente e fatal causada por *S. anginosus*.[131] O paciente desenvolveu massa cervical crepitante envolvendo a região tonsilar, que se estendeu até o mediastino. Park et al.[802] descreveram a ocorrência de fasciite necrosante causada por *S. anginosus* e por espécies de *Bacteroides* em um paciente, devido a abscessos periapicais ao redor de vários molares e piomiosite do músculo masseter. *S. constellatus* foi isolado de um homem que desenvolveu choque séptico imediatamente após a extração de um molar inferior infectado.[760] A evolução clínica foi ainda mais complicada pela presença de êmbolos sépticos no cérebro. Foi descrita a ocorrência de tireoidite por *S. anginosus* com bacteriemia e formação de abscesso em dois pacientes que apresentaram lesões cervicais expansivas na TC e na RM, acompanhadas de alterações nas provas de função da tireoide.[1149] Foi descrita a ocorrência de doença de Lemierre associada à bacteriemia por *S. intermedius* em uma mulher de meia-idade que apresentou faringite após limpeza dos dentes.[407] A cintigrafia revelou massa cervical com trombo na veia jugular esquerda estendendo-se dentro do seio sigmoide, e uma radiografia de tórax revelou infiltrados bilaterais e derrames pleurais. As infecções pulmonares podem resultar de aspiração do conteúdo orofaríngeo, levando à pneumonia, que pode ser complicada por empiema e abscessos pulmonares. Bactérias do grupo anginosus também foram isoladas de amostras de escarro de pacientes com fibrose cística em associação com exacerbações da doença e deterioração clínica.[401,807,930] Foram descritos abscessos cerebrais causados por todos os três membros do grupo anginosus em crianças pequenas previamente sadias, adultos de meia-idade e indivíduos idosos.[110,185,316,566,716,843,883] O diagnóstico e o tratamento frequentemente exigiram biopsia e drenagem cerebrais. Em um caso, um indivíduo jovem do sexo masculino, previamente sadio, apresentou inicialmente dor abdominal devido a um abscesso esplênico; *S. intermedius* foi isolado do sangue e do pus drenado do abscesso.[673] Duas semanas depois, o paciente retornou com recidiva do abscesso esplênico, juntamente com três abscessos nos lobos frontal e occipital do cérebro. Os aspirados do abscesso esplênico e das lesões cerebrais não resultaram em crescimento do microrganismo em cultura, porém houve resolução das lesões com terapia com ertapeném. *S. constellatus*, juntamente com *Actinomyces viscosus*, foi isolado do líquido de empiema subdural de uma menina de 7 anos de idade com higiene oral precária e múltiplas cáries dentárias. Subsequentemente, foi observado o desenvolvimento de múltiplos abscessos cerebrais apesar do tratamento, levando a um desfecho fatal.[110] Foram diagnosticados múltiplos abscessos cerebrais causados por *S. constellatus* em um homem de meia-idade que inicialmente apresentou endoftalmite endógena.[185]

S. constellatus, *S. intermedius* e *S. anginosus* foram envolvidos como causas de endocardite rara, porém grave, e choque séptico.[235,252,793,1039,1146] Tran et al.[1039] descreveram um paciente com endocardite de valva mitral, na qual o microrganismo se originou de múltiplos abscessos hepáticos, exigindo quimioterapia e diversos procedimentos de drenagem percutânea para eliminar a bacteriemia. Em um paciente na Itália, foi descrita a ocorrência de endocardite por *S. constellatus* acometendo a valva da aorta e a valva mitral, exigindo substituição de ambas. O isolado foi amplamente sensível, porém resistente à penicilina G. Woo et al. relataram 6 casos de endocardite causada por membros do grupo anginosus entre 377 casos de endocardite ocorridos em Hong Kong no decorrer de um período de 5 anos. Cinco pacientes apresentaram doenças de base (i. e., doença cardíaca reumática, cardiopatia isquêmica, DPOC, taquicardia supraventricular), enquanto um deles era usuário de drogas intravenosas (IV). Todos os isolados desses pacientes foram identificados como S. anginosus. A endocardite causada por S. anginosus foi complicada por endoftalmite endógena em um homem de 60 anos de idade, cuja fonte do isolado foi provavelmente a cavidade oral; houve necessidade de extração dentária total nesse paciente para eliminar a bacteriemia.[499]

Os isolados do grupo anginosus geralmente são sensíveis a uma variedade de agentes antimicrobianos, porém a resistência desses microrganismos a alguns agentes está emergindo. Em uma análise de 180 isolados do grupo anginosus em 1999, foi constatado que 94,4%, 92,8%, 87,1%, 97,3% e 97,3% dos isolados foram sensíveis à penicilina, à ampicilina, à cefuroxima, à cefazolina e à cefotaxima, respectivamente.[646] Relatos de casos isolados citaram resistência à penicilina em isolados sensíveis a outros agentes antimicrobianos.[235,453] Um estudo de 44 cepas genotipicamente caracterizadas não constatou nenhuma resistência à penicilina entre 12 isolados de S. intermedius, 16 isolados de S. constellatus e 16 isolados de S. anginosus, embora quatro isolados tenham demonstrado sensibilidade diminuída à penicilina e quatro tenham apresentado resistência intermediária à ampicilina; todos esses isolados foram sensíveis à ceftriaxona.[1038] Em um estudo de 22 isolados de S. anginosus beta-hemolíticos do grupo C e 5 isolados de S. constellatus, foi constatado que todos eram sensíveis à penicilina, à cefotaxima e à vancomicina; um isolado de S. constellatus demonstrou resistência ao levofloxacino, e 10 a 20% de todos os isolados foram resistentes à eritromicina e à clindamicina.[174] Outros estudos e relatos de casos documentaram a emergência de resistência a MLS (macrolídios-lincosamida-estreptogramina).[646,1039] Em um estudo de 1999, 17,7% e 18,3% de 180 cepas testadas foram resistentes à eritromicina e à clindamicina, respectivamente.[646] Os estudos de vigilância indicam que é possível observar resistência à eritromicina em 3,2 a 17,7% dos isolados, dependendo da região geográfica, e foram observadas apenas diferenças discretas na resistência a MLS entre as três espécies do grupo anginosus.[502,1038] A análise genética de algumas cepas resistentes a MLS documentou a presença dos genes erm(B), erm(TR) e mef(A) e mef(E), que resultam em resistência constitutiva à eritromicina, resistência induzível aos macrolídios e resistência aos macrolídios mediada por efluxo, respectivamente.[174] A maioria dos isolados do grupo anginosus mostra-se resistente aos aminoglicosídios, e cerca de 30% dos isolados podem ser resistentes às fluoroquinolonas.[756,965] Um isolado de S. anginosus resistente à daptomicina (CIM, 4 μg/mℓ) causou bacteriemia inesperada em um homem de 47 anos de idade depois de 21 dias de terapia com daptomicina.[793] O isolado era sensível a todos os agentes, incluindo os macrolídios.

Estreptococos do grupo D I O grupo de "*Streptococcus bovis*"

Os estreptococos do grupo D são encontrados entre a microbiota intestinal dos vertebrados. Esses estreptococos possuem o antígeno do grupo D na parede celular, que é composto de ácido lipoteicoico. Antigamente, as espécies do grupo D, que eram habitantes normais predominantes do trato gastrintestinal humano, eram denominadas enterococos do grupo D, com base no crescimento em ágar bile-esculina e crescimento em caldo com 6,5% de NaCl, enquanto outros estreptococos que possuíam o antígeno do grupo D e cresciam em ágar bile-esculina, porém não apresentavam crescimento em caldo com sal foram designados como "estreptococos do grupo D não enterococos". A consideração prática subjacente a essa divisão foi a de que os enterococos são mais resistentes às penicilinas, às cefalosporinas e aos aminoglicosídios do que os estreptococos do grupo D não enterococos. Em meados até o final da década de 1980, os estreptococos do grupo D enterococos foram reclassificados no novo gênero *Enterococcus*, enquanto as espécies de não enterococos do grupo D permaneceram no gênero *Streptocccus*. Os estreptococos do grupo D não enterococos receberam a denominação de S. bovis, ou S. equinus. As cepas de S. bovis foram divididas em dois biotipos, com base na fermentação do manitol: as cepas de S. bovis biotipo I eram manitol-positivas, enquanto as cepas de biotipo II (ou variante S. bovis) eram manitol-negativas. S. bovis do biotipo II foi ainda subdividido com base na β-glicuronidase (β-GUR): S. bovis do biotipo II.1 era β-GUR-negativo, enquanto S. bovis do biotipo II.2 era β-GUR-positivo.

A partir de 1984, foram propostas extensas mudanças taxonômicas para os microrganismos do grupo de "S. bovis", e várias designações de novas espécies foram sugeridas e rejeitadas no decorrer dos 20 anos subsequentes. Como o nome "Streptococcus gallolyticus" tinha precedência taxonômica sobre S. bovis e microrganismos relacionados antes da reorganização das espécies, esse nome foi apropriado para membros do antigo grupo de S. bovis.[902,947] As espécies de importância clínica nos estreptococos do grupo D são S. gallolyticus subesp. gallolyticus (anteriormente S. bovis I), S. gallolyticus subesp. pasteurianus (anteriormente S. bovis II.2) e S. infantarius (anteriormente S. bovis II.1), que inclui duas subespécies, subesp. coli e subesp. infantarius.[64,900] As subespécies de S. gallolyticus também são encontradas em vários animais como habitantes do trato gastrintestinal, e foram isoladas cepas de S. gallolyticus subesp. gallolyticus das fezes de vacas, equinos, suínos, cães, cobaias e rúmen de ovinos.[64] A cepa tipo de S. bovis foi originalmente isolada do estrume de vaca e difere fenotipicamente dos isolados humanos. Algumas cepas também causam septicemia e meningite em pombos, patos, criação de frangos e outros animais.[165,636] O sequenciamento do genoma do S. gallolyticus subesp. gallolyticus revelou várias características singulares que podem permitir ao microrganismo adaptar-se ao ambiente colônico de um amplo espectro de animais, incluindo seres humanos.[878] Essas características incluem a sua capacidade de sintetizar todos os 20 aminoácidos e várias vitaminas, a sua capacidade de degradar uma variedade de carboidratos de origem vegetal e a produção de uma variedade de enzimas (p. ex., tanase, descarboxilases fenólicas e ácido biliar hidrolases). Cepas semelhantes a S. bovis, isoladas do trato gastrintestinal de suínos e frangos, foram identificadas como S. alactolyticus. S. equinus corresponde a certas cepas equinas de "S. bovis", e isolados humanos de "S. equinus" eram, na realidade, S. bovis. Esses estudos confirmaram que S. alactolyticus e S. intestinalis também são idênticos. Em 2008, foram isoladas duas novas espécies de estreptococos de animais,

S. henryi e *S. caballi*, do intestino posterior de equinos com laminite equina.[714] Embora essas duas espécies estejam, em termos genotípicos, mais estreitamente relacionadas com *S. suis*, certas características fenotípicas assemelham-se àquelas de *S. gallolyticus* (p. ex., bile-esculina-positivo, ausência de crescimento em 6,5% de NaCl, reação positiva com antissoros do grupo D [*S. henryi* apenas]).

S. gallolyticus (*S. bovis*) provoca bacteriemia, meningite e endocardite de valvas nativas e próteses valvares.[444,575,617,1084] Um aspecto clínico importante da bacteriemia causada por *S. gallolyticus* é a sua associação ao carcinoma colorretal.[99,243,563] Em um estudo de caso-controle conduzido na Espanha, foi realizada uma colonoscopia em 98 de 109 pacientes com bacteriemia por *S. gallolyticus* subesp. *gallolyticus*. Foram detectados 69 casos de neoplasia colorretal, incluindo 12 carcinomas invasivos e 57 adenomas (incluindo 39 lesões avançadas).[243] A prevalência da bacteriemia por esses microrganismos em 196 pacientes de controle com outra doença subjacente ou neoplasias malignas (32%) foi menor que a dos pacientes com neoplasia colorretal (70%). A endocardite causada por *S. gallolyticus* também pode ocorrer como complicação de bacteriemia.[563,575] Em alguns casos, o isolamento desse microrganismo em associação à endocardite frequentemente leva a uma investigação de neoplasias colorretais. Em um relato de caso de 2012, um homem de 76 anos de idade apresentou infecção de prótese de joelho por *S. gallolyticus*. O paciente foi submetido a colonoscopia, e foi detectado um adenocarcinoma do cólon ascendente.[642] *S. gallolyticus* é encontrado com frequência significativamente maior nas fezes de pacientes com neoplasias malignas colorretais do que nas fezes de controles sadios. Foram também observadas associações entre a bacteriemia por *S. gallolyticus*, a doença hepática, a doença intestinal inflamatória, a colite ulcerativa idiopática e a enterocolite por radiação crônica.[3] A doença colônica subjacente pode afetar a microbiota colônica, levando ao acúmulo de diferentes materiais novos (p. ex., carboidratos e fibras derivados de vegetais) na vizinhança da displasia colônica, criando um ambiente para a proliferação de *S. gallolyticus*.[878] Alterações na secreção hepática de bile ou de imunoglobulinas no lúmen intestinal podem promover a proliferação excessiva de *S. gallolyticus* e a transferência dos microrganismos do organismo para a circulação porta venosa.[3] Estudos *in vitro* também estabeleceram que o *S. gallolyticus* tem a capacidade de aderir às células endoteliais humanas e, subsequentemente, invadi-las.[1099] A incapacidade do sistema reticuloendotelial hepático de conter os microrganismos resulta em bacteriemia e endocardite. Pacientes com bacteriemia, endocardite ou meningite por *S. gallolyticus* devem ser submetidos a colonoscopia para a detecção de lesões gastrintestinais ocultas. A meningite e a bacteriemia causadas por *S. gallolyticus* também podem ocorrer em pacientes sem neoplasia maligna subjacente. Algumas evidências sugerem que as subespécies de *S. infantarius* podem estar associadas a cânceres não colônicos.[242] Em um estudo retrospectivo de todos os casos de bacteriemia causada pelo grupo de "*S. bovis*" na Espanha, de 1988 a 2007, *S. gallolyticus* foi isolado de 48,5% de 105 casos de bacteriemia associada a tumores de cólon, enquanto *S. infantarius* foi isolado de 11%.[242] Em 28 casos de bacteriemia que ocorreram em pacientes com câncer não colônico, *S. infantarius* foi isolado de 57% dos casos, enquanto *S. gallolyticus* foi isolado em apenas 6%. Os 16 cânceres não colônicos associados à bacteriemia por *S. infantarius* incluíram cânceres do trato biliar e de pâncreas (12 pacientes) e colangite. Os laboratórios devem relatar o isolamento de subespécies de *S. gallolyticus* aos médicos, mas também devem relatar os nomes anteriores das espécies (p. ex., *S. bovis* I, *S. bovis* II.1 e *S. bovis* II.2) no mesmo laudo, de modo a evitar qualquer confusão e a omissão de etapas no diagnóstico (p. ex., colonoscopia) que podem salvar a vida do paciente.[1081]

Outras subespécies de *S. gallolyticus* também estão emergindo como causas de infecções humanas graves. *S. gallolyticus* subesp. *pasteurianus* está sendo cada vez mais relatado como agente de bacteriemia e de meningite em crianças e em adultos.[350,569,742,787,846,1019] As crianças com meningite causada por esse microrganismo incluem lactentes prematuros e recém-nascidos de 5 a 13 dias de idade. Em um relato de caso, o lactente nasceu na casa de uma mãe com história de exposição a animais de criação (*i. e.*, galináceos, equinos, cães, gatos, gado leiteiro), e, 1 semana antes do parto, 70 pintainhos morreram de doença desconhecida.[569] *S. gallolyticus* subesp. *pasteurianus* também foi a causa de um surto de infecção da corrente sanguínea em cinco lactentes em uma unidade de terapia intensiva neonatal.[350] Embora não se tenha identificado nenhuma fonte para o microrganismo, a pressuposição foi de que um dos primeiros três casos neonatais era o caso primário, enquanto os cuidadores provavelmente infectaram os outros lactentes por transmissão transitória pelas mãos. O primeiro caso de meningite e bacteriemia em adultos por *S. gallolyticus* subesp. *pasteurianus* foi descrito em um homem de 75 anos de idade com história de câncer de próstata que foi tratado por meio de radioterapia; subsequentemente, o paciente desenvolveu proctite por radiação, provável porta de entrada para o microrganismo.[973] Foi também descrita a ocorrência de meningite causada por *S. gallolyticus* subesp. *pasteurianus* em um paciente de 61 anos de idade sem história de lesões colônicas ou outras neoplasias malignas, mas que apresentou hemorroidas dolorosas durante as 2 semanas precedentes, que foram associadas a sangramento retal discreto e intermitente com a defecação.[948] Em 2008, *S. gallolyticus* subesp. *macedonicus* foi detectado como agente etiológico de endocardite infecciosa de várias valvas em um homem de 61 anos de idade.[674] Uma revisão retrospectiva de isolados de endocardite na Mayo Clinic revelou um caso de endocardite de valva mitral nativa por *S. gallolyticus* subesp. *macedonicus*, que ocorreu em 1978 em um homem de 70 anos de idade.[446] Esse paciente também apresentou uma patologia gastrintestinal documentada (*i. e.*, pólipo cecal). *S. gallolyticus* subesp. *macedonicus* (anteriormente *S. macedonicus* e *S. waius*) é uma espécie alfa-hemolítica que foi originalmente isolada de queijo grego e biofilmes de leite desnatado.[675,900,1048] A bacteriemia e a disseminação hematogênica de subespécies de *S. gallolyticus* podem resultar em vários outros tipos de apresentações clínicas. *S. gallolyticus* subesp. *pasteurianus* foi isolado de infecções intrauterinas e bacteriemia pós-parto, peritonite bacteriana espontânea, abscesso cerebral, discite séptica e peritonite associada à CAPD.[85,309,471,1138,1156] Foi relatada a ocorrência de artrite séptica em pacientes com endocardite infecciosa, cirrose hepática e como sinal de apresentação em pacientes com carcinoma colônico "silencioso".[256,368,745] A penicilina continua sendo altamente ativa contra a maioria das cepas de *S. gallolyticus*, embora alguns isolados possam exibir diminuição da sensibilidade à penicilina.

Espécies de *Enterococcus*

Taxonomia

O gênero *Enterococcus* inclui os enterococos anteriormente classificados com os estreptococos do grupo D.[903,904] Os enterococos fazem parte da microbiota de seres humanos e animais. São residentes normais do trato gastrintestinal e trato biliar e, em menor número, da vagina e uretra masculina. Os enterococos produzem colônias lisas e cinzentas, que são não hemolíticas ou alfa-hemolíticas (Prancha 13.3 E). A taxonomia das espécies de *Enterococcus* sofreu consideráveis mudanças desde meados da década de 1980. Antes do uso disseminado das técnicas genéticas para análise taxonômica, os enterococos eram diferenciados dos estreptococos e táxons relacionados pela sua capacidade de crescer a 10° e 45°C, desenvolver-se na presença de 6,5% de NaCl e em lugar de 9,6, capacidade de hidrolisar a esculina na presença de 40% de bile e produzir pirrolidonil-arilamidase (PYR). Mais de 90% das cepas também possuem o antígeno lipoteicoico do grupo D de Lancefield na parede celular. Estudos moleculares revelaram diversas espécies que são membros do gênero *Enterococcus* por critérios genéticos, mas não possuem muitas das características fenotípicas típicas do gênero (Boxe 13.5). A maioria dessas espécies frequentemente não é encontrada em amostras clínicas humanas. Os enterococos emergiram como importantes agentes de doença humana, em grande parte devido à sua resistência a agentes antimicrobianos aos quais outros estreptococos são geralmente sensíveis. *In vitro*, os enterococos apresentam CIM da penicilina 10 a 100 vezes maior que a de outros estreptococos; além disso, são resistentes à maioria das cefalosporinas e não são sensíveis aos aminoglicosídios. Nos EUA, os enterococos constituem importantes agentes de infecções hospitalares, ocupando o segundo lugar como microrganismos mais comuns que causam infecções da corrente sanguínea, do trato urinário e da pele/tecidos moles.[37] *E. faecalis* é a espécie mais comumente isolada, que causa cerca de 70% das infecções humanas. Entretanto, os enterococos com resistência adquirida à vancomicina (enterococos resistentes à vancomicina [VRE; do inglês, *vancomycin-resistant enterococcus*]) são atualmente responsáveis por mais de 30% das infecções enterocócicas, e mais de 90% dos isolados de VRE são *E. faecium*. Apenas aproximadamente 5 a 10% dos isolados de *E. faecalis* são resistentes à vancomicina.[451] A emergência dos VRE como patógenos hospitalares está relacionada com o maior uso da vancomicina e de agentes de amplo espectro, como as cefalosporinas de terceira geração. Em virtude de sua resistência às penicilinas e às cefalosporinas de várias gerações, da aquisição de resistência de alto nível aos aminoglicosídios, da resistência à clindamicina e da emergência de resistência à vancomicina, essas bactérias frequentemente estão envolvidas em superinfecções graves entre pacientes submetidos a quimioterapia antimicrobiana de amplo espectro.

Fatores de virulência

Diferentemente de outras espécies de estreptococos discutidas até aqui, os fatores que determinam a virulência dos enterococos não estão bem-elucidados, porém as pesquisas e os estudos contínuos desses microrganismos revelaram vários supostos fatores de virulência nos enterococos.[895] Cerca de 30% das cepas de *E. faecalis* produzem uma **citolisina/hemolisina** extracelular, que atua sobre os eritrócitos humanos, de coelhos e equinos, mas não sobre os eritrócitos de bovinos ou ovinos, e que possui toxicidade demonstrável em modelos de endoftalmite e endocardite de coelhos.[37,102,194,516] Essa citolisina/hemolisina é letal para diversos tipos de células eucariotas, incluindo macrófagos e neutrófilos polimorfonucleares. Outros fatores de virulência secretados por enterococos incluem duas proteases: a gelatinase (GelE) e a serina protease extracelular (SprE). A protease GelE degrada as proteínas teciduais do hospedeiro e também está envolvida na ativação das autolisinas dos enterococos e no desenvolvimento de biofilmes.[79,1023] A GelE também pode estar envolvida na translocação dos enterococos através das barreiras celulares intestinais e no desenvolvimento de infecções peritoneais.[1172] Há também evidências sugerindo que essas moléculas podem causar modulação da resposta imune por meio de inativação das proteínas do complemento.[805] **Substância agregativa** são proteínas codificadas por plasmídios, ligadas à superfície, que promovem a agregação dos microrganismos para facilitar a troca de plasmídios.[194] As substâncias agregativas facilitam a aderência dos enterococos a células epiteliais intestinais e renais em cultura e promovem o crescimento agregativo de vegetações cardíacas em modelos de endocardite animal.[905,1110] Outros estudos sugerem que a substância agregativa pode estar envolvida na ligação de *E. faecalis* a neutrófilos e às células epiteliais intestinais em cultura, bem como na internalização subsequente e sobrevida intracelular desses microrganismos.[784,851,1080] Os plasmídios que codificam as substâncias agregativas também transportam genes de resistência a antibióticos. *E. faecalis* e *E. faecium* produzem uma proteína singular de superfície, denominada **Esp (proteína de superfície extracelular)**, e Esp_{fm} que possibilita aos microrganismos escapar dos anticorpos em virtude de sua capacidade de se afastar da superfície celular. Essas moléculas estão envolvidas na formação de biofilmes e desempenham papéis na patogênese da endocardite e em ITU em modelos animais.[439,440,628,791,916] **Ace** e **Acm**, encontrados em *E. faecalis* e *E. faecium*, respectivamente, são membros do grupo MSCRAMM (componentes da superfície microbiana que reconhecem as moléculas de adesão da matriz; *microbial surface components recognizing adhesive matrix molecules*), que se ligam especificamente ao colágeno e à laminina e que desempenham papéis como fatores de virulência em modelos animais de endocardite.[519,652,748,939] *Pili* também são encontrados na superfície celular dos enterococos e estão envolvidos em fixação, formação de biofilmes e patogênese de ITU e de endocardite em modelos animais.[749,938] Em *E. faecalis*, os polissacarídios associados à superfície celular codificados pelo *locus cps* **(polissacarídio capsular)**, **LTA** e **Epa (antígeno polissacarídico dos enterococos)** permitem que esses microrganismos resistam a opsonização e fagocitose mediadas pelo complemento, facilitam a translocação do microrganismo através das membranas celulares e desempenham funções centrais na patogênese das ITU e peritoneais por enterococos.[1016,1020,1026] A maioria dos isolados de *E. faecalis* e alguns isolados de *E. faecium* de casos de bacteriemia produzem grandes quantidades de superóxido dismutase extracelular, que podem aumentar a virulência dos enterococos nos abscessos de microbiota mista. Foram também constatadas correlações entre vários

Boxe 13.5
Membros do gênero *Enterococcus*

Grupo/espécie	Comentários
Grupo 1	
Enterococcus avium[225]	Essa espécie é encontrada no trato gastrintestinal de aves, caninos e seres humanos. Essa espécie pode apresentar antígenos do grupo D e do grupo Q de Lancefield e produzir H_2S. *E. avium* foi isolado de seres humanos como causa de bacteriemia, osteomielite, endocardite, meningoencefalite, infecção de prótese de mama e abscessos cerebrais.[8,246,277,314,528,715,722,741,816,986,1000] A bacteriemia por *E. avium* tem a sua origem comumente do trato gastrintestinal ou biliar e, com frequência, é polimicrobiana.[741]
Enterococcus gilvus[1058]	Essa espécie descrita em 2002 foi originalmente isolada de amostra de bile de um paciente com colecistite.
Enterococcus malodoratus[225]	Essa espécie foi isolada do queijo Gouda e de produtos lácteos não pasteurizados. É a única espécie de *Enterococcus* que produz H_2S.
Enterococcus pallens[1058]	*E. pallens* foi originalmente isolado do dialisado peritoneal de um paciente com peritonite.
Enterococcus pseudoavium[211]	*E. pseudoavium* foi isolado pela primeira vez de casos de mastite bovina e constitui um raro isolado humano.
Enterococcus raffinosus[211]	*E. raffinosus* é assim denominado em virtude de sua capacidade de produzir ácido a partir da rafinose. *E. raffinosus* foi isolado de hemoculturas como causa de endocardite e também foi isolado de feridas, abscessos, úlceras de decúbito, líquido peritoneal, bile, urina, sinusite, endoftalmite traumática e osteomielite vertebral.[178,543,686,889,1000] Cepas multidrogarresistentes e resistentes à vancomicina de *E. raffinosus* têm sido causa de surtos hospitalares em populações de hospedeiros imunocomprometidos (p. ex., unidades de hematologia/oncologia.[359,888,896,898,1006] Uma cepa de *E. raffinosus* resistente à vancomicina foi a causa de endocardite de valva mitral em um homem idoso; o tratamento com linezolida resultou em cura.[511]
Enterococcus saccharolyticus[867]	Esse microrganismo semelhante a *S. bovis* foi originalmente isolado de vacas. Suas características fenotípicas assemelham-se àquelas de espécies de *Enterococcus* (p. ex., crescimento a 10° e 45°C, crescimento em 6,5% de NaCl), porém o microrganismo não reage com antissoros do grupo D.
E. hawaiiensis[142]	*E. hawaiiensis* é o nome dado à "nova espécie proposta" (PNS; do inglês, *proposed new species*) E3" dos CDC. Esse microrganismo foi isolado do tecido cerebral de um paciente de 11 meses de idade.
Enterococcus devriesei[983]	Essa nova espécie "semelhante a *E. raffinosus*" foi isolada de fontes bovinas, do ar de um abatedouro de aves domésticas, de uma usina de processamento de subprodutos e de lampreias de rio grelhadas em carvão e embaladas a vácuo.
Enterococcus viikkiensis[849]	Essa nova espécie baseia-se em cinco isolados de produtos grelhados e de uma usina de processamento de grelhados.
Grupo 2	
Enterococcus faecalis	*E. faecalis* constitui o isolado mais frequente de amostras humanas e do trato gastrintestinal humano; é também encontrado no trato intestinal de aves domésticas, bovinos, suínos, cães, equinos, ovinos e caprinos. Trata-se de uma importante causa de infecções humanas (ver o texto).
Enterococcus faecium	*E. faecium* é encontrado em amostras clínicas humanas e no trato gastrintestinal de várias espécies de animais. Trata-se de uma causa importante de infecções humanas e é mais resistente aos agentes antimicrobianos do que *E. faecalis* (ver o texto).
Enterococcus casseliflavus[225]	*E. casseliflavus* foi isolado de plantas, do solo e das fezes de galináceos e originalmente era uma subespécie de *E. faecium*. O microrganismo possui pigmento amarelo e também é móvel. *E. casseliflavus* é um raro agente oportunista de infecções humanas, incluindo bacteriemia, meningite e endoftalmite.[191,277,487,801,876,885,1000] Naser *et al.*[753] relataram que *E. flavescens* (descrito em 1992) é um sinônimo posterior de *E. casseliflavus*, que foi descrito em 1979 e alterado em 2004. Cepas de *E. casseliflavus* que expressam o fenótipo VanA e VanB, juntamente com o genótipo vanA-vanC, foram encontradas em bovinos.[417]
Enterococcus gallinarum[225]	O microrganismo foi originalmente isolado de fezes de galináceos e constitui uma das espécies móveis de *Enterococcus*. Esse *Enterococcus* incomum foi isolado de casos de bacteriemia relacionada com os tratos biliar e gastrintestinal, infecções associadas a hemodiálise, endocardite de valva nativa, infecções associadas a artroplastia, endoftalmite pós-traumática e meningite.[34,54,191,239,258,456,552,788,987,997,1000] As cepas de *E. gallinarum* podem abrigar os genes *vanA*, *vanB* e *vanC*, resultando em resistência de alto nível aos glicopeptídios.[237,641,708,757,927]
Enterococcus mundtii[217]	Essa espécie foi isolada de vegetais, do solo e do trato gastrintestinal de bovinos, suínos e equinos. Foi denominada em homenagem a J. O. Mundt, um microbiologista norte-americano. Essa espécie possui pigmento amarelo e também é móvel; foi isolada de um abscesso de coxa humana, de amostra de mucosa sinusal, bacteriemia e endoftalmite.[277,452,541]

(continua)

Enterococcus haemoperoxidus[981]	Enterococcus haemoperoxidus é uma espécie de enterococo ambiental, encontrado em águas superficiais, piscinas e água potável na região norte da Moravia da República Tcheca.
"E. sanguinicola"[143]	E. sanguinicola foi o nome dado à PNS E2 dos CDC, que foi isolada de hemoculturas de um paciente em Los Angeles. A hibridização subsequente e o sequenciamento do rRNA 16S e genes rpo confirmaram que "E. sanguinicola" é idêntico a E. thailandicus, cuja validade foi publicada.[921]
Enterococcus silesiacus[984]	Essa nova espécie foi isolada de águas superficiais. Os membros filogenéticos mais próximos dessa espécie incluem E. haemoperoxidus (grupo 2) e E. moraviensis (grupo 5).
Enterococcus termitis[984]	Enterococcus termitis foi isolado do intestino de cupim. Essa nova espécie exibiu a maior semelhança de sequência do rRNA 16S com E. haemoperoxidus (grupo 2) e E. moraviensis (grupo 5).
Enterococcus camelliae[976]	Esse microrganismo, descrito em 2007, foi isolado de folhas de chá fermentadas na Tailândia.
Enterococcus thailandicus[143,1001]	Essa espécie de enterococo foi isolada de salsicha fermentada na Tailândia. Os isolados da PNS "E. sanguinicola" de hemoculturas são idênticos ao E. thailandicus, cuja validade foi publicada.[921]
Enterococcus ureasiticus[941]	Essa nova espécie foi isolada de amostras de água em Québec.
Enterococcus quebecensis[941]	Essa nova espécie foi isolada de amostras de água em Québec.
Enterococcus plantarum[985]	Essa espécie, descrita em 2011, foi isolada de plantas.

Grupo 3

Enterococcus dispar[233]	E. dispar foi isolada de fezes e do líquido sinovial de seres humanos.
Enterococcus durans[225]	E. durans foi isolado do leite e de outros produtos lácteos. Trata-se de um isolado clínico raro em casos de bacteriemia, endocardite e infecções de derivação ventriculoperitoneal.[277,403,966,1000,1032,1096] Green et al.[397] relataram um caso de bacteriemia em um receptor de transplante de medula óssea causada por uma cepa de E. durans resistente à vancomicina que desenvolveu resistência à daptomicina durante a terapia.
Enterococcus hirae[332]	E. hirae foi isolado de criação de frangos, das fezes de galináceos e do trato gastrintestinal de bovinos, suínos, cães, equinos, ovinos, caprinos e coelhos. As cepas tipo dessa espécie são usadas na indústria alimentícia como microrganismo de bioensaio para aminoácidos e vitaminas. Nos seres humanos, E. hirae foi associado a bacteriemia em um paciente com doença renal terminal submetido a hemodiálise, a endocardite de valva nativa e prótese valvar, espondilodiscite bacteriêmica, pielonefrite, colangite e peritonite bacteriana espontânea.[132,170,380,841,934,999,1000]
Enterococcus ratti[1011]	E. ratti foi isolado do intestino e das fezes de ratos com diarreia.
Enterococcus villorum[267,1073]	Essa espécie foi isolada pela primeira vez do trato gastrintestinal de cães e suínos. E. porcinus é um sinônimo de E. villorum.
Enterococcus canintestini[752]	Essa espécie foi isolada de amostras de fezes de cães sadios. A sequência do gene do rRNA 16S mostrou maior semelhança com E. dispar (grupo 3), E. asini (grupo 4) e E. asini (grupo 5). Essa espécie foi isolada de um caso de bacteriemia associada ao uso de cateter em uma mulher de 72 anos de idade em Taiwan, que estava recebendo quimioterapia para câncer cervical.[1000]

Grupo 4

Enterococcus asini[279]	Essa espécie de enterococo foi isolada pela primeira vez do ceco de asnos.
Enterococcus cecorum[281,283]	E. cecorum é encontrado no trato intestinal de galináceos. Essa espécie carece do antígeno de grupo D, é PYR negativa e incapaz de crescer em caldo com 6,5% de NaCl. E. cecorum foi isolado de seres humanos como causa de peritonite associada a diálise peritoneal, peritonite recorrente, peritonite bacteriana espontânea com empiema, bacteriemia associada ao uso de cateter e endocardite de valva da aorta.[16,266,398,478,1000,1141]
Enterococcus sulfureus[683]	Essa espécie foi isolada de vegetais e não foi observada em seres humanos.
Enterococcus phoeniculicola[605]	Esse microrganismo aviário foi isolado das glândulas de limpeza de penas de aves silvestres da família Phoeniculidae. Essa espécie não cresce em ágar BE nem em caldo com 6,5% de NaCl.
Enterococcus caccae[141]	Essa espécie foi isolada de amostras de fezes humanas.
Enterococcus aquamarinus[862]	E. aquamarinus foi isolado da água do mar. Fenotipicamente, essa espécie assemelha-se a outras espécies do grupo 4 dos enterococos (p. ex., negativas para manitol, sorbitol, arabinose e arginina di-hidrolase), porém está mais estreitamente relacionada, do ponto de vista genotípico, com E. saccharolyticus (grupo 1), E. sulfureus (grupo 4) e E. italicus (grupo 5).

Grupo 5

Enterococcus columbae[282]	*E. columbae* foi isolado do trato intestinal de pombos e está relacionado com *E. cecorum* e *E. avium*. Essa espécie é PYR-negativa e incapaz de crescer em caldo com 6,5% de NaCl.
Enterococcus canis[267]	Essa espécie foi isolada de um cão com otite externa. O microrganismo é um residente do intestino canino. *E. canis* cresce em ágar BE e em caldo com 6,5% de NaCl e é PYR-positivo.
Enterococcus moraviensis[981]	*E. moraviensis* é uma espécie de enterococo ambiental encontrada em águas superficiais e água potável no norte da Morávia, na República Tcheca.
Enterococcus hermanniensis[578]	Nova espécie isolada de população de deterioração microbiana de patas de galináceos grelhadas, bem como de tecidos tonsilares caninos.
Enterococcus italicus[142,143]	Essa espécie foi isolada do sangue de um paciente em 1991. *E. saccharominimus* foi estabelecido como sinônimo posterior de *E. italicus*.[753,1074]

Espécies de *Enterococcus* recém-descritas

Enterococcus alcedinis[360]	Essa espécie foi isolada da cloaca de guarda-rios-comum (*Alcedo atthis*) durante um estudo do microbioma microbiano de aves de vida livre.
Enterococcus lemanii[245]	Essa espécie (juntamente com *E. eurekensis*) foi isolada de armazenamento de esterco de suínos.
Enterococcus eurekensis[245]	Essa espécie e a espécie listada anteriormente foram isoladas de armazenamento de esterco de suínos.
Enterococcus lactis[727]	*E. lactis* foi isolado de queijos de leite cru italianos (queijo Bitto).
Enterococcus ureilyticus[912]	Essa espécie recém-descrita, com pigmento amarelo e urease positiva foi isolada, juntamente com *E. rotai*, de fontes ambientais (água potável, vegetais, insetos).
Enterococcus rotai[912]	Essa espécie recém-descrita, com pigmento amarelo e urease positiva foi isolada, juntamente com *E. ureilyticus*, de fontes ambientais (água potável, vegetais, insetos).
Enterococcus rivorum[764]	Essa nova espécie foi isolada de corpos de água "prístina" na Finlândia. Nesse contexto, "prístina" significa sem habitação humana, agricultura ou indústria na região de captação ao redor dos rios.

fatores de virulência anteriormente descritos e a presença de resistência a antibióticos entre cepas clínicas e ambientais de *E. faecalis* e *E. faecium*.[854]

Espectro clínico das infecções enterocócicas

As espécies de *Enterococcus* causam ITU complicadas, bacteriemia, endocardite, infecções intra-abdominais e pélvicas, infecções de feridas e tecidos moles, sepse neonatal e, raramente, meningite. Embora as ITU enterocócicas adquiridas na comunidade sejam muito incomuns na ausência de fatores predisponentes anatômicos ou de instrumentação prévia, os enterococos constituem a terceira causa mais comum de ITU hospitalar.[451] Embora, em muitos pacientes, a ITU por enterococos esteja associada ao uso de cateter, observa-se que há principalmente colonização, não infecção do local. A retirada do cateter o mais cedo possível é, com frequência, curativa, não havendo necessidade de nenhuma terapia. A presença de enterococos na urina com frequência é assintomática, e, de acordo com as diretrizes da IDSA baseadas em evidências, não deve ser tratada com antibióticos, exceto em determinadas condições (*i. e.*, mulheres grávidas, pacientes submetidos a manipulações urológicas, pacientes com doença de base/comorbidades significativas).[649,762] Em um estudo de 289 episódios de bacteriúria enterocócica, foi constatada a presença de piúria em 70% de 140 casos de ITU enterocócica (definida pela ocorrência de bacteriúria significativa, com um ou mais sinais/sintomas adicionais, incluindo febre, urgência/polaciúria, disúria, dor suprapúbica/no flanco, hematúria macroscópica), porém em apenas 42% de 149 episódios de bacteriúria assintomática (bacteriúria sem outros sinais/sintomas).[647] Dos 339 episódios de bacteriúria enterocócica, ocorreram apenas sete complicações infecciosas subsequentes (6 casos de bacteriemia e 1 de peritonite) dentro de 30 dias após a bacteriúria. Os pesquisadores nesse estudo ressaltaram a necessidade de aderir aos critérios diagnósticos estabelecidos e recomendados para evitar o tratamento excessivo e o uso incorreto de quimioterapia contra enterococos. Entretanto, os enterococos podem provocar cistite, pielonefrite, prostatite, abscesso perinéfricos e bacteriemia em populações de idade mais avançada. A maioria dessas infecções é de origem hospitalar ou está associada a anormalidades estruturais ou a instrumentação das vias urinárias.

Em geral, a bacteriemia enterócica pode resultar de infecções enterocócicas de outros locais além das vias urinárias (p. ex., infecções de cateteres intravenosos, infecções do trato biliar, infecções gastrintestinais/geniturinárias) e, com mais frequência, é adquirida no hospital. Os microrganismos também podem entrar na corrente sanguínea por meio de abscessos intra-abdominais ou pélvicos, feridas, úlceras de decúbito ou acessos intravenosos. Os fatores de risco para o desenvolvimento da bacteriemia enterocócica incluem idade avançada, imunossupressão, doenças e condições subjacentes (p. ex., prematuridade, diabetes melito, neoplasia maligna, insuficiência cardíaca congestiva, insuficiência renal, infecções de localização profunda, instrumentação prévia dos tratos gastrintestinal, geniturinário ou respiratório, hospitalização prolongada, dispositivos de demora e uso de antibióticos de amplo espectro com pouca ou nenhuma atividade contra os enterococos (p. ex., cefalosporinas).[434] As bacteriemias causadas por *E. faecium* estão associadas a um prognóstico mais sombrio do que a bacteriemia por *E. faecalis*, principalmente devido ao aumento da resistência a antimicrobianos entre cepas da primeira espécie e as dificuldades inerentes de tratar adequadamente os isolados mais resistentes.[376,696] Os enterococos também são responsáveis por 5 a 20% de todos os casos de endocardite e constituem a segunda ou terceira causa mais comum dessa infecção, dependendo da população de pacientes analisada. Os enterococos, particularmente *E. faecalis*, também constituem uma causa comum de endocardite de prótese valvar.[338] A endocardite ocorre habitualmente em homens de idade mais avançada com doença valvar subjacente ou com próteses valvares e, em geral, tem uma apresentação clínica subaguda e os pacientes têm febre, perda de peso, mal-estar e outros sintomas constitucionais vagos. Nesses pacientes, a endocardite frequentemente ocorre após procedimentos envolvendo o trato gastrintestinal (p. ex., biopsia prostática transretal, colonoscopia, sigmoidoscopia de fibra óptica) ou geniturinário (p. ex., cistoscopia, prostatectomia). As complicações dessa infecção incluem fenômenos embólicos, que frequentemente acometem o SNC. Em até 50% dos pacientes, a endocardite enterocócica resulta em insuficiência cardíaca aguda, exigindo substituição de valva.

Nas infecções intra-abdominais e pélvicas, os enterococos geralmente encontram-se em cultura mista com outros microrganismos residentes aeróbios e anaeróbios; foram também relatados casos de peritonite enterocócica espontânea pura e peritonite enterocócica associada à CAPD. Embora muitas infecções enterocócicas invasivas tenham a sua origem em locais intra-abdominais, existem controvérsias quanto ao papel desses microrganismos na patogênese das infecções intra-abdominais e da peritonite. Os estudos realizados mostraram que a cobertura antimicrobiana empírica contra enterococos é benéfica para pacientes imunocomprometidos com peritonite pós-operatória hospitalar, pacientes com sepse abdominal tratados com agentes antimicrobianos que selecionam enterococos, e pacientes com peritonite e doença cardíaca coexistente ou próteses, que correm risco de endocardite enterocócica.[426] Os enterococos frequentemente são encontrados em infecções de feridas e de tecidos moles (p. ex., queimaduras, úlceras de decúbito) com outras bactérias facultativas e anaeróbias, e as complicações associadas a essas infecções (p. ex., osteomielite enterocócica) são raras. As infecções e sepse enterocócicas neonatais de início precoce são habitualmente causadas por microrganismos adquiridos da mãe durante o parto vaginal e podem resultar em infecções da corrente sanguínea, pulmonares, de feridas/local cirúrgico e ITU. Os recém-nascidos prematuros também correm maior risco de adquirir infecções enterocócicas hospitalares graves de início tardio, particularmente após procedimentos invasivos, colocação de dispositivos de acesso periférico ou sondas para alimentação e tratamento com agentes antimicrobianos de amplo espectro. A meningite enterocócica é uma infecção rara, que pode ser observada tanto em adultos quanto em crianças.[834] A meningite enterocócica pode surgir espontaneamente, ou pode ocorrer como infecção pós-operatória. Em geral, os indivíduos com meningite enterocócica espontânea apresentam esse tipo de infecção em outros locais, doença de base grave e bacteriemia enterocócica concomitante, mais frequentemente do que aqueles com infecções pós-operatórias.[571] As doenças de base observadas em pacientes com meningite espontânea incluem neoplasia maligna, diabetes melito, insuficiência renal e tratamento com agentes imunossupressores. Os pacientes com meningite enterocócica pós-operatória habitualmente têm uma história pregressa de hemorragia intracerebral, neoplasias do SNC, traumatismo cranioencefálico e hidrocefalia.[403] Os pacientes com essa condição frequentemente apresentam cateteres intraventriculares, extravasamento de LCR no local cirúrgico ou derivações ventriculoperitoneais em posição antes do diagnóstico. Nesses casos, verifica-se habitualmente a presença de febre, obnubilação e meningismo, e os índices do LCR incluem contagem elevada de leucócitos, níveis elevados de proteína e glicose baixa ou normal. A meningite enterocócica pós-operatória pode ou não estar associada a infecções enterocócicas em outros locais.[403] Em uma revisão sobre meningite enterocócica, *E. faecalis* representou 76% dos isolados, e 15 dos 25 casos que foram provocados por *E. faecium* foram causados por cepas resistentes à vancomicina.[834] Embora as infecções enterocócicas das vias respiratórias e trato respiratório sejam incomuns, esses microrganismos foram estabelecidos como agentes etiológicos de pneumonias hospitalares, por aspiração, associadas a ventilação e adquiridas na comunidade, abscesso pulmonar, empiemas pleurais, sinusite e bronquite. Essas infecções foram observadas em pacientes debilitados portadores de várias comorbidades (p. ex., neoplasias malignas, fístulas esofágico-pleurais pós-pneumonectomia, endocardite, infecção pelo HIV, cirrose hepática, síndrome mielodisplásica) e com fatores de risco (p. ex., idade avançada, tabagismo, alcoolismo).[897] Os agentes etiológicos incluíram *E. faecalis, E. faecium* e *E. raffinosus*.

Sensibilidade dos enterococos aos antimicrobianos

A resistência dos enterococos a uma variedade de agentes antimicrobianos contribui de modo substancial para a sua patogenicidade.[464] Os genes de resistência são adquiridos por mecanismos de transferência conjugativa envolvendo plasmídios e transpósons transportando múltiplos genes de resistência e antibióticos. Os enterococos exibem uma resistência intrínseca de baixo nível aos aminoglicosídios e às lincosamidas, apresentam CIM relativamente elevada para as penicilinas e as cefalosporinas e mostram-se resistentes à ação das sulfonamidas *in vivo*. A resistência de alto nível aos aminoglicosídios resulta habitualmente da aquisição de um transpóson que codifica uma enzima modificadora dos aminoglicosídios, que confere resistência a todos os aminoglicosídios, com exceção da estreptomicina. A resistência de alto nível à estreptomicina resulta habitualmente de uma mutação ribossômica que envolve uma proteína ribossômica específica, ou da aquisição de aminoglicosídio nucleotidiltransferases, como ANT(3")-Ia ou ANT(6')-Ia.[193] Essas enzimas alteram a estrutura da molécula de aminoglicosídio, resultando em diminuição da ligação do fármaco a seu alvo ribossômico. A resistência intrínseca de *E. faecium* à tobramicina, em particular, resulta da presença de uma enzima modificadora de AAC(6') encontrada em todos os isolados de *E. faecium*.[193] A resistência de alto nível aos aminoglicosídios disseminou-se entre espécies de enterococos, além de *E. faecalis*, e foi documentada em cepas de *E. avium*, *E. casseliflavus*, *E. gallinarum*, *E. raffinosus* e *E. mundtii*. Os valores elevados de CIM para agentes betalactâmicos devem-se a uma afinidade diminuída das PBP da parede celular por esses fármacos. Embora a resistência à ampicilina em *E. faecalis* seja incomum, observa-se resistência à penicilina em > 90% dos isolados de *E. faecium*, em virtude da presença de PBP5, que possui uma afinidade de ligação diminuída à penicilina e à ampicilina.[352] As infecções graves por enterococos são habitualmente tratadas com penicilina ou ampicilina, em associação com um aminoglicosídio. A resistência de alto nível aos aminoglicosídios (i. e., CIM da estreptomicina superior a 2.000 μg/mℓ; CIM da gentamicina acima de 500 μg/mℓ) nos enterococos altera significativamente a abordagem terapêutica e a resposta clínica dos pacientes com bacteriemia, endocardite e outras infecções graves, visto que as cepas com alto nível de resistência aos aminoglicosídios não são destruídas pela atividade sinérgica do agente betalactâmico junto com o aminoglicosídio. O sinergismo bactericida entre a penicilina e os aminoglicosídios exige que o microrganismo não apenas tenha uma CIM para os aminoglicosídios mais baixa do que os valores anteriormente citados, mas também que as concentrações séricas de penicilina/ampicilina ultrapassem a CIM; o aumento da resistência aos betalactâmicos entre enterococos, juntamente com a CIM elevada dos aminoglicosídios, anula ainda mais o sinergismo. Devido à falta de sinergismo confiável entre penicilina e aminoglicosídios entre os enterococos com resistência de alto nível aos aminoglicosídios e à emergência de *S. aureus* resistente à meticilina (MRSA; do inglês, *methicillin-resistant S. aureus*), a vancomicina tornou-se um fármaco efetivo de primeira linha contra estafilococos e enterococos.[799] Antes do início da década de 1980, a sensibilidade dos enterococos aos agentes glicopeptídicos (i. e., vancomicina e teicoplanina) permaneceu bastante previsível; todavia, em 1986, foi observada a emergência de uma resistência de alto nível aos glicopeptídios. O aparecimento de resistência à vancomicina em *E. faecium* e em alguns isolados de *E. faecalis* indicou uma importante alteração na sensibilidade dos enterococos.[620,1068]

Os glicopeptídios vancomicina e teicoplamina atuam por meio de sua ligação ao terminal "D-alanil-D-alanina" de intermediários do peptidoglicano da parede celular, inibindo a ligação cruzada da parede celular.[248] A resistência adquirida aos glicopeptídios resulta da síntese de diferentes precursores de peptidoglicano, que são incorporados na parede celular e apresentam uma redução da afinidade de ligação pela vancomicina, teicoplanina ou ambas.[37,975] normalmente, as cepas sensíveis à vancomicina possuem cadeias laterais de peptidoglicano, que terminam com o depsipeptídio "D-alanil-D-alanina", e o antibiótico glicopeptídico liga-se a esse depsipeptídio. Nas cepas resistentes aos glicopeptídios, o depsipeptídio "D-alanil-D-alanina" é substituído por "D-alanil-D-lactato" ou por "D-alanil-D-serina". A resistência adquirida aos glicopeptídios nas espécies de *Enterococcus* corresponde a 11 grupos diferentes de genes *van*, com base nas sequências de DNA e na organização. Esses grupos de genes codificam uma enzima D-alanil-D-lactato (i. e., *vanA*, *vanB*, *vanD* e *vanM*) ligase ou uma enzima D-alanil-D-serina (*vanC1*, *vanC3*, *vanC3*, *vanE*, *vanG*, *vanL* e *vanN*) ligase para a síntese de precursores de peptidoglicano, com baixas afinidades pelos agentes glicopeptídicos. Esses onze genótipos possuem fenótipos de resistência correlacionados (i. e., VanA, VanB, VanC1, VanC2, VanC3, VanD, VanE, VanG, VanL, VanM e VanN), sendo os fenótipos VanA e VanB os mais prevalentes e de maior importância clínica.[111-113,341] Os grupos de genes *vanA*, *VanB* e *vanD* podem ser diferenciados, com base no nível de resistência expressa, capacidade de indução e localização do grupo de genes.[378,387,1147] Os genes que codificam os fenótipos VanA e VanB são os mais comuns e são transportados em transpósons, podem ser inseridos no cromossomo ou em plasmídios. Os isolados de *E. faecium* e *E. faecalis* que possuem o genótipo *vanA* e o fenótipo VanA exibem resistência de alto nível, mediada por transpóson e induzível por vancomicina e teicoplanina tanto à vancomicina (CIM de 64 a 1.000 μg/mℓ) quanto à teicoplanina (CIM de 16 a 512 μg/mℓ).[1147] As cepas com o genótipo *vanB* (fenótipo VanB) possuem resistência adquirida induzível pela vancomicina a várias concentrações de vancomicina (CIM de 4 a 1.000 μg/mℓ), porém permanecem sensíveis à teicoplanina (CIM de 0,5 a 1 μg/mℓ), embora raras cepas de *vanB* também possam ser resistentes a este último antibiótico.[378,1147] Os isolados que expressam o fenótipo VanB também incluem cepas de *E. faecalis* e *E. faecium*. Os isolados que possuem o genótipo *vanC* exibem resistência de baixo nível constitutiva e intrínseca à vancomicina (CIM de 2 a 32 μg/mℓ) e mostram-se sensíveis à teicoplanina (CIM de 0,5 a 1 μg/mℓ). O genótipo *vanC* corresponde à resistência intrínseca aos glicopeptídios observada em *E. gallinarum*, *E. casseliflavus* e *E. flavescens*. Esse grupo de gene *vanC* não é transferido por conjugação a outros microrganismos; em geral, é expresso de modo constitutivo e é de origem cromossômica.[621,755] Algumas cepas de *E. faecium* e *E. faecalis* expressam o fenótipo VanD (genótipo *vanD*); essas cepas exibem resistência intermediária e constitutiva tanto à vancomicina (CIM de 64 a 128 μg/mℓ) quanto à teicoplanina (CIM de 4 a 64 μg/mℓ), e essa resistência não é transferível a outros enterococos, visto que o grupo de genes vanD é cromossômico.[275,822] A resistência à vancomicina de tipo VanD também é encontrada em alguns isolados de *E avium*.[274] Cepas raras de *E. faecalis* que expressam o genótipo *vanE* possuem resistência de baixo nível induzível à vancomicina (CIM de 16 μg/mℓ); porém permanecem sensíveis à teicoplanina (CIM de 0,5 μg/mℓ).[1,111,341] O fenótipo VanG associa-se a uma resistência de baixo nível à vancomicina (CIM de 16 μg/mℓ), porém exibe sensibilidade à teicoplanina (CIM de 0,5 μg/mℓ) e foi inicialmente encontrado em isolados de *E. faecalis* na Austrália e no Canadá.[112,703] O genótipo *vanF* refere-se ao grupo de genes de resistência aos glicopeptídios encontrado na antiga espécie de *Bacillus*, denominada *Paenibacillus popillae*.[812] O fenótipo VanL (genótipo *vanL*) caracteriza-se por uma resistência de baixo nível à vancomicina (CIM de 8 μg/mℓ) codificada por um grupo de genes cromossômico não transferível (*vanL*) e foi detectado em um isolado de *E. faecalis* do meio de triagem para VRE.[113] O genótipo *vanM* foi encontrado pela primeira vez entre isolados de *E. faecium* resistentes aos glicopeptídios, que carecem dos grupos de genes *vanA*, *vanB* e *vanD*.[1152] O grupo de genes responsável foi sequenciado; foi constatado que ele é singular e distinto de outros isolados e foi denominado *vanM*. O gene *vanM* codifica uma enzima "D-alanil-D-lactato" ligase, que está relacionada com *vanA, vanB* e *vanD* e pode ser transferido como conjugação. O óperon *vanN* foi identificado em *E. faecium* isolado do sangue e demonstrou uma resistência de baixo nível constitutiva à vancomicina (CIM de 16 μg/mℓ) e sensibilidade à teicoplanina (CIM de 0,50 μg/mℓ).[618] O óperon de resistência *vanN* está localizado em um plasmídio e é transferível. Os genótipos, os fenótipos e suas características estão resumidos na Tabela 13.1.

A dependência de vancomicina constitui outro fenômeno observado nos enterococos. A dependência de vancomicina refere-se a cepas de enterococos que só crescem na presença do antibiótico. Os enterococos dependentes de vancomicina (VDE; do inglês, *vancomycin-dependent enterococci*) foram descritos pela primeira vez em 1994, quando esses microrganismos foram cultivados a partir de uma amostra de urina de um paciente submetido a terapia prolongada com vancomicina.[330,355] Desde então, foram descritos outros isolados de VDE.[280,396] Os pacientes expostos à vancomicina e a outros agentes (p. ex., cefalosporinas de espectro ampliado) correm risco de colonização por VRE, e essa exposição também está associada a um risco de colonização por VDE. Os VRE e os VDE têm a capacidade de utilizar ligases da parede celular para produzir um depsipeptídio alternativo da parede celular ("D-alanina-D-lactato"), que substitui aquele normalmente encontrado, "D-alanina-D-alanina." Na ausência de vancomicina no meio, os VRE mantêm a sua capacidade de produzir o depsipeptídio "D-alanina-D-alanina" e crescem normalmente. Devido a mutações nos genes da ligase, que resultam em deleções/substituições de aminoácidos na enzima ligase, as cepas de VDE são incapazes de produzir o depsipeptídio original "D-alanina-D-alanina".[1071] A presença de vancomicina permite que essas cepas utilizem o "D-alanina-D-lactato" como constituinte da parece celular, de modo que o seu crescimento depende efetivamente da presença de vancomicina. Essas cepas de VDE são relativamente incomuns. Foram descritas cepas de VDE de *E. faecalis* e de *E. faecium*.[280,330,355,396]

A identificação de espécies de *Enterococcus* é discutida mais adiante, neste capítulo. Agentes antimicrobianos, como a linezolida e a daptomicina, são comumente usados no tratamento de pacientes com infecções causadas por VRE.[1030] No Capítulo 17, são fornecidas informações adicionais sobre a resistência a antimicrobianos e são discutidos de modo detalhado os métodos para teste de sensibilidade a antimicrobianos.

Gênero Melissococcus e gênero Catellicoccus

O gênero *Melissococcus* contém uma única espécie, *M. plutonius*. *M. plutonius* causa uma doença em abelhas denominada "loque europeu" (cria pútrida europeia). Utilizando dados de sequência do rRNA 16S, Cai e Collins demonstraram que *M. pluton* estava mais estreitamente relacionado com o gênero *Enterococcus*.[126] *Catellicoccus* representa um novo gênero, que está relacionado com *M. plutonius*, enterococos, vagococos e tetragenococos. A espécie *C. marimammalium* foi isolada de amostras clínicas obtidas de um boto e de uma foca cinzenta.[608]

Bactérias "semelhantes a *Streptococcus*"

Espécies de Abiotrophia e Granulicatella

A princípio, acreditou-se que os "estreptococos variantes nutricionais" fossem estreptococos *viridans* que necessitavam de compostos tióis (p. ex., cisteína) ou da forma ativa da vitamina B_6 (*i. e.*, piridoxal, piridoxamina) para o seu crescimento, e esses microrganismos foram também designados como estreptococos nutricionalmente deficientes, com exigência de tióis, exigência de piridoxal e "satélites". Os estudos de relação do DNA desses microrganismos identificaram dois grupos de hibridização do DNA, que correspondiam a duas espécies, que foram denominadas *Streptococcus defectivus* e *Streptococcus adjacens*.[109] Em 1995, Kawamura et al., no Japão, conduziram estudos de sequência do rRNA 16S dessas espécies e verificaram que elas não estavam relacionadas com outras espécies do gênero *Streptococcus*. Foi proposto o gênero *Abiotrophia* para acomodar essas bactérias, e foram propostas duas novas espécies – *Abiotrophia adiacens* e *Abiotrophia defectiva*.[544] Em 1998 e 1999, foram caracterizados dois novos membros desse gênero: *Abiotrophia elegans* (de um paciente com endocardite) e *Abiotrophia balaenopterae* (isolada da baleia *Balaenoptera acutorostrata*).[612,869] Em 2000, Kanamoto et al.,[533] utilizando critérios genéticos e fenotípicos, identificaram e caracterizaram outra espécie nova de *Abiotrophia*, que estava estreitamente relacionada com *A. adiacens*, e propuseram a denominação *Abiotrophia para-adiacens* para esse novo isolado. Subsequentemente, foi demonstrado que essas novas espécies possuíam uma afinidade filogenética mais próxima com *A. adiacens* do que com *A. defectiva*, sendo esta última espécie filogeneticamente relacionada com espécies não *Abiotrophia* "semelhantes a *Streptococcus*", incluindo *Globicatella sanguinis*, espécies de *Facklamia*, espécies de *Eremococcus* e espécies de *Ignavigranum*. A natureza polifilética do gênero *Abiotrophia* e a estreita afinidade entre *A. adiacens*, *A. elegans*, *A. para-adiacens* e *A. balaenopterae* resultaram na reclassificação dessas quatro espécies no gênero *Granulicatella* com a denominação de *Granulicatella adiacens*, *Granulicatella elegans*, *Granulicatella para-adiacens*, e *Granulicatella balaenopterae*.[230] *A. defectiva* é mantida como única espécie do gênero *Abiotrophia*.

A. defectiva, *G. adiacens* e *G. elegans* constituem parte da microbiota das vias respiratórias superiores e dos tratos urogenital e gastrintestinal.[713,894] As espécies de *Abiotrophia* e *Granulicatella* provocam sepse e bacteriemia e são responsáveis por 4 a 6% dos casos de endocardite infecciosa e complicações bacteriêmicas associadas à endocardite.[122] A endocardite causada por *G. adiacens* é mais comum do que aquela causada por *A. defectiva*, sendo a endocardite por *G. elegans* rara em comparação.[195] Desde 1997, foram relatados 17 casos de endocardite causada por *Granulicatella*, envolvendo principalmente *G. adiacens*, incluindo infecções de valva nativa, próteses valvares e marca-passo.[23,137,172,512,779,873,1078] A capacidade de ligação de *G. adiacens* à fibronectina foi postulada como parcialmente responsável pela maior prevalência desse microrganismo na endocardite, em comparação com *A. defectiva* ou *G. elegans*.[915] A endocardite causada por essas três espécies está altamente associada ao desenvolvimento de fenômenos embólicos,

Tabela 13.1 Fenótipos e genótipos dos enterococos resistentes à vancomicina.

Genótipos (grupos de genes)	Fenótipo	Tipo de resistência	Resistência à vancomicina		Resistência à teicoplanina		Expressão da resistência	Localização	Transferência conjugativa	Espécies com resistência tipo
			Nível	CIM (µg/mℓ)	Nível	CIM (µg/mℓ)				
vanA	VanA	Adquirida	Alto nível	64 a ≥ 1.000	Alto	16 a 512	Induzível	Plasmídio, transpóson em cromossomo	Sim	E. faecium, E. faecalis, E. avium, E. casseliflavus, E. durans, E. gallinarum, E. hirae, E. mundtii, E. raffinosus
vanB	VanB	Adquirida	Nível alto-variável	4 a 512	Sensível	≤ 0,5	Induzível	Plasmídio, cromossomo, transpóson, elemento conjugativo integrativo	Sim	E. faecium, E. faecalis, E. casseliflavis, E. durans, E. gallinarum, E. hirae
vanC1, vanC2, vanC3	VanC	Intrínseca	Baixo nível	2 a 32	Sensível	≤ 0,5	Constitutiva	Cromossomo	Não	E. casseliflavus (vanC2, vanC3), E. gallinarum (vanC1), E. flavescens (vanC3)
vanD	VanD	Adquirida	Nível moderado-alto	64 a 256	Baixo	4 a 32	Induzível/ constitutiva	Cromossomo	Não	E. faecium, E. faecalis, E. avium, E. gallinarum, E. raffinosus
vanE	VanE	Adquirida	Baixo nível	16	Sensível	≤ 0,5	Induzível	Cromossomo	Não	E. faecalis
vanG	VanG	Adquirida	Nível baixo-moderado	≤ 16	Sensível	≤ 0,5	Induzível	Cromossomo ou em elemento conjugativo integrativo	Sim	E. faecalis
vanL	VanL	Adquirida	Baixo nível	8	Sensível	≤ 0,5	Induzível	Desconhecida, possivelmente cromossômica	Não	E. faecalis
vanM	VanM	Adquirida	Alto nível	≥ 256	Sensível a resistente	0,75 a ≥ 256	Induzível	Desconhecida	Sim	E. faecalis
vanN	VanN	Adquirida	Baixo nível	16	Sensível	≤ 0,5	Constitutiva	Plasmídio	Sim	E. faecium

destruição valvar e fracasso do tratamento.[172,574,1078] *A. defectiva* e espécies de *Granulicatella* também foram envolvidas em outras infecções da corrente sanguínea e endovasculares, incluindo bacteriemia sem endocardite, sepse neonatal de início precoce, ateroma aórtico infectado com dissecção da aorta, infecções relacionadas com cateteres venosos centrais em hospedeiros imunocomprometidos e síndrome de Lemierre.[6,91,827,1082] *A. defectiva* e *G. adiacens* foram documentadas como causas de infecções do SNC, incluindo meningite e abscessos cerebrais e epidurais.[163,711,1015] Em quase todos os casos, a infecção foi associada a procedimentos neurocirúrgicos anteriores, incluindo craniotomia, colocação de derivação VP, mielografia guiada por TC e ressecção de tumor. Esses microrganismos também foram isolados de infecções oculares significativas, incluindo conjuntivite, endoftalmite após cirurgia de catarata, ceratopatia cristalina infecciosa, úlcera de córnea após ceratoplastia penetrante e ceratite associada a lentes de contato de hidrogel de uso prolongado.[548,750,815] Outras infecções causadas por espécies de *Abiotrophia* e *Granulicatella* incluem pneumonia, abscesso escrotal, impetigo bolhoso, sinusite, artrite séptica, osteomielite vertebral, artroplastia e infecções de implante de mama e peritonite associada a CAPD.[24,30,195,270,445,492] Esses microrganismos produzem fatores extracelulares, incluindo neuraminidase e aminopeptidases, que podem contribuir para a sua virulência. Em virtude de sua importância clínica e de exigências para a cultura desses microrganismos, o microbiologista clínico precisa estar familiarizado com os contextos clínicos e os métodos laboratoriais necessários para o seu isolamento de amostras de pacientes.

As espécies de *Abiotrophia* e *Granulicatella* são mais resistentes a agentes antimicrobianos do que os estreptococos *viridans*. No que concerne ao antimicrobiograma, o Clinical and Laboratory Standards Institute (CLSI) recomenda a determinação da CIM com microdiluição em caldo utilizando o caldo de Mueller-Hinton ajustado para cátions com 2,5 a 5% de sangue equino lisado, suplementado com 0,001% de cloridrato de piridoxina. Mesmo com essas modificações, alguns isolados não conseguem crescer nesse meio. Os isolados desses gêneros exibem sensibilidade diminuída à penicilina, à cefotaxima e à cefuroxima e apresentam sensibilidade variável a outras cefalosporinas e aminoglicosídios. *G. adiacens* (sensibilidade de 55%) é mais sensível à penicilina do que *A. defectiva* (8% sensíveis), até 60 e 47% dos isolados podem ser resistentes à ceftriaxona e à cefipima, respectivamente.[137,1053,1175] Foi relatada resistência a clindamicina, tetraciclina, eritromicina e ciprofloxacino, mas não à rifampicina.[137,1053,1175]

Espécies de Aerococcus e Helcococcus

Os aerococos são microrganismos semelhantes a *Streptococcus*, que são encontrados no meio ambiente, incluindo no ar, na poeira, no solo, na vegetação, em produtos à base de carne e no ambiente hospitalar. *Aerococcus viridans* provoca uma doença em lagostas, denominada *gaffkemia*; todavia, nos seres humanos, esse microrganismo é primariamente um patógeno oportunista.[60] *A. viridans* constitui uma causa rara de endocardite, bacteriemia, ITU, meningite e infecções de feridas.[630,754,837,988] Os aerococos podem ser facilmente confundidos com os estreptococos *viridans* e enterococos. Os aerococos tendem a formar tétrades quando crescem em meio de caldo e são microaerofílicos, com pouco ou nenhum crescimento em condições anaeróbias. As cepas de *A. viridans* são habitualmente sensíveis à penicilina, aos macrolídios, às sulfonamidas e à trimetoprima, embora, em um relato de caso, o isolado de hemocultura de um paciente com endocardite tenha demonstrado resistência à penicilina, à ampicilina, à cefotaxima e à gentamicina.

Uma segunda espécie de *Aerococcus*, *Aerococcus urinae*, foi descrita em 1989 e recebeu o seu nome em 1992.[11,196,197] A inclusão de *A. urinae* no gênero *Aerococcus* é sustentada pelo sequenciamento do rRNA 16S, e esses dados também corroboram a inclusão nos biotipos tanto positivos quanto negativos da esculina dentro da mesma espécie.[198] Quando inicialmente reconhecido, esse microrganismo foi isolado em cultura pura e em números significativos de pacientes com mais de 50 anos de idade, e mais da metade dos pacientes apresentava condições localizadas ou sistêmicas que predispunham ao desenvolvimento de infecções por microrganismos oportunistas, como diabetes melito, neoplasias malignas das vias urinárias ou das vias não urinárias (p. ex., doença prostática como comorbidade) e urolitíase. Estudos subsequentes confirmaram esses achados.[917,933] Os pacientes podem ser colonizados nas vias urinárias ou podem apresentar sintomas manifestos; os pacientes cateterizados tendem a ter infecções verdadeiras e condições paralelas mais debilitantes. *A. urinae* também pode causar infecções graves e fatais da corrente sanguínea. DeJong et al.[268] descreveram quatro pacientes idosos com várias doenças de base (p. ex., hiperplasia prostática benigna, cardiopatia isquêmica com carcinoma de pulmão de células não pequenas de estágio IV, carcinoma basocelular, glaucoma, urolitíase, diabetes melito), que desenvolveram bacteriemia por *A. urinae*. Todos esses pacientes também apresentavam condições urológicas debilitantes, porém todas as culturas de urina foram negativas. Nesses últimos anos, *A. urinae* emergiu como causa significativa de endocardite.[538,944,1013] Nesse caso também, os pacientes eram idosos e debilitados devido a doenças de base (p. ex., infarto do miocárdio, câncer de próstata, diabetes melito). *A. urinae* foi isolado de infecções de tecidos moles e como causa de pielonefrite aguda, espondilodiscite, linfadenite e peritonite bacteriana espontânea.[41,207,737,890] *A. urinae* também pode causar peritonite em pacientes submetidos a CAPD.[744] *A. urinae* é habitualmente sensível à penicilina, à amoxicilina e às fluoroquinolonas, e alguns isolados apresentam valores elevados da CIM para as cefalosporinas.[207,268] A sensibilidade à clindamicina, à eritromicina e às tetraciclinas mostra-se variável, e a maioria dos isolados é resistente aos aminoglicosídios e ao SXT.[910,943] Em um estudo de 66 isolados de *A. urinae*, todos foram sensíveis à penicilina, à vancomicina e à ceftriaxona, porém 17% dos isolados apresentaram CIM elevada para a eritromicina (CIM ≥ 0,5 µg/mℓ), e 23% tiveram CIM elevada para o levofloxacino (> 4 µg/mℓ).[917] A penicilina ou a vancomicina combinadas com um aminoglicosídio (*i. e.*, gentamicina) demonstraram sinergismo bactericida, sugerindo que a terapia de combinação constitui a escolha terapêutica para a endocardite e outras infecções graves causadas por *A. urinae*.

Desde 1989, foram descritas cinco novas espécies de *Aerococcus*: *Aerococcus christensenii*, *Aerococcus urinaeequi*, *Aerococcus urinaehominis*, *Aerococcus sanguinicola* e *Aerococcus suis*.[227,333,610,611,1089] *A. christensenii* foi isolado de amostras vaginais e originalmente identificado como

Streptococcus adicominimus. Esse microrganismo não tem sido associado a qualquer infecção ou patologia desde a sua descrição, em 1999. *A. urinaeequi* foi transferido do gênero *Pediococcus,* em 2005, e essa espécie está mais estreitamente relacionada com *A. viridans.*[333] A descrição de *A. sanguinicola* baseia-se em um único isolado de uma hemocultura em 2001, e, desde então, esse microrganismo tem sido isolado de amostras de urina e de hemoculturas.[488,917] Alguns pacientes com bacteriemia por *A. sanguinicola* apresentaram endocardite causada por esse microrganismo.[488] À semelhança de *A. urinae,* os pacientes com infecção por *S. sanguinicola* são habitualmente idosos e apresentam doença urológica subjacente ou predisponente, como câncer de próstata e hipertrofia prostática benigna.[147,917] Em um estudo de 66 isolados de *A. sanguinicola,* todos foram sensíveis à penicilina, à vancomicina e à ceftriaxona, porém 41% dos isolados apresentaram valores elevados da CIM para a eritromicina (CIM de ≥ 0,5 µg/mℓ), e 78% tiveram CIM elevada para o levofloxacino (> 4 µg/mℓ).[917] A espécie *A. urinaehominis* baseia-se em um único isolado de urina e não tem sido associada a qualquer outra patologia até o momento. Os isolados de *A. sanguinicola* mostram-se sensíveis a penicilina, amoxicilina, cefotaxima, cefuroxima, eritromicina, vancomicina, quinupristina-dalfopristina, rifampicina, linezolida e tetraciclinas, com sensibilidade variável às quinolonas; algumas cepas são resistentes à clindamicina, ao meropeném e ao SXT.[322] Não se dispõe de informações sobre a sensibilidade de *A. urinaehominis* e *A. christensenii* a agentes antimicrobianos.

Outros isolados semelhantes a *Aerococcus* foram descritos pela primeira vez entre vários isolados obtidos de culturas de feridas de pé e de pernas e de abscessos de mama.[127,212] Essas cepas particulares consistem em cocos gram-positivos facultativos e catalase-negativos, semelhantes aos aerococos, mas que apresentaram crescimento variável em caldo com 6,5% de NaCl. Esses isolados foram lipofílicos, visto que o crescimento em meios de ágar e em caldo foi intensificado pela presença de soro ou de Tween 80. Foi constatado que esses microrganismos pertencem a um novo gênero e espécie com base em critérios genotípicos e fenotípicos e foram classificados dentro do novo gênero *Helcococcus,* com a denominação de *Helcococcus kunzii.*[212] Estudos sobre a ecologia desse microrganismo sugerem que ele constitui parte da microbiota cutânea bacteriana dos membros inferiores e que ele possui uma associação com celulite ou infecções de feridas, juntamente com outros microrganismos mais virulentos, como *S. aureus.*[142] *H. kunzii* tem sido isolado de feridas, cistos sebáceos infectados, de abscesso de mama, de abscesso de pé pós-operatório e de infecção de prótese total do joelho.[167,631,821,862] *H. kunzii* foi isolado de infecções em dois pacientes como causa de infecção primária da corrente sanguínea e empiema torácico, respectivamente, e foi obtido um isolado semelhante a *Helcococcus* a partir de hemoculturas de um paciente com endocardite.[346,1139] A infecção do tecido adjacente a um dispositivo de ritmo cardíaco implantável, causada por *H. kunzii,* foi tratada com sucesso sem a retirada do dispositivo, visto que não houve nenhuma evidência de endocardite.[706] Os isolados de *H. kunzii* são sensíveis a penicilina, ampicilina, ciprofloxacino, SXT e vancomicina, porém a sensibilidade à clindamicina e à eritromicina é variável.[167,821,1139] Em 1999, uma segunda espécie de *Helcococcus, Helcococcus ovis,* foi isolada de ovinos, equinos e bovinos; esse microrganismo causou broncopneumonia purulenta em ovinos e caprinos e endocardite em bovinos.[214,366,586] Em 2004, uma nova espécie de *Helcococcus, H. sueciensis,* foi isolada de uma cultura de material de ferida, e outra espécie nova, *Helcococcus pyogenes,* foi isolada de uma infecção de prótese articular de joelho.[213,796,797] Este último microrganismo assemelha-se mais estreitamente a espécies de *Pediococcus* com relação às características fenotípicas, porém os estudos moleculares confirmaram a sua associação aos helcococos. Esse isolado também foi relativamente resistente à vancomicina, com CIM de 8 µg/mℓ.[796,797]

Espécies de Leuconostoc

As espécies de *Leuconostoc* são cocos gram-positivos, imóveis, não formadores de esporos, heterofermentadores e facultativos, que são encontrados no meio ambiente (i. e., em plantas e no solo). Esses microrganismos têm importância econômica, em virtude de seu uso nas indústrias de laticínios e conservas, bem como na produção de vinho.[778] Essas espécies são também encontradas em salsichas fermentadas, produtos à base de carne embalados a vácuo, cereais e produtos lácteos (manteiga, creme, leite fresco/cru, queijos). Fenotipicamente, esses microrganismos são cocobacilos ou bacilos catalase-negativos, que produzem gás a partir da glicose, juntamente com fermentação do ácido D(-)-láctico; não hidrolisam a arginina. Todas as espécies de *Leuconostic* exibem resistência intrínseca à vancomicina. Foram descritas mais de 27 espécies e subespécies de *Leuconostoc,* porém a maioria das espécies pode ser dividida em três subgrupos, com base na sequência do gene rRNA 16S: o subgrupo de *L. mesenteroides,* o subgrupo de *L. fructosum* e o subgrupo de *L. fallax* (que inclui apenas *L. fallax*).[310] As quatro espécies no subgrupo *L. fructosum* foram recentemente reclassificadas no gênero *Fructobacillus,* enquanto *L. fallax* continua como único membro do subgrupo *L. fallax.* O subgrupo de *L. mesenteroides* inclui várias espécies, incluindo as que foram isoladas de amostras clínicas humanas.

A bacteriemia por *Leuconostoc* foi documentada predominantemente em pacientes com neoplasias malignas subjacentes (leucemia mieloide aguda, linfoma não Hodgkin, carcinoma hepatocelular) e como complicação de transplante de órgãos sólidos (p. ex., fígado) e células-tronco.[273,497,627,925,1022,1155] Esses cocos também colonizam cateteres intravenosos de demora, resultando em bacteriemia relacionada com uso de cateter.[349,479] Outros fatores de risco associados à bacteriemia por *Leuconostoc* incluem tratamento anterior ou atual com vancomicina, doença gastrintestinal e, possivelmente, doença vascular do colágeno e artrite reumatoide.[925] Foi relatada a ocorrência de infecção por *Leuconostoc* em recém-nascidos com peso extremamente baixo ao nascer e prematuros com várias condições intestinais debilitantes, como síndrome do intestino curto.[349,510,1159] Em alguns casos, esses lactentes estavam sendo tratados com vancomicina quando houve desenvolvimento de bacteriemia.[510] Ocorreram infecções hospitalares em populações pediátricas devido a fórmulas para lactentes e suplementos de nutrição enteral e parenteral contaminados por *Leuconostoc.*[105] Além disso, pode-se observar o desenvolvimento de ITU hospitalares, também em pacientes submetidos a tratamento prolongado com vancomicina.[133,1002] As espécies de *Leuconostoc,* como patógenos oportunistas, têm sido isoladas de abscessos cerebrais e hepáticos, osteomielite e infecções pulmonares em pacientes imunocomprometidos e debilitados (p. ex., pacientes de gastrenterologia, pacientes queimados, pacientes com AIDS) e como agentes de peritonite espontânea e peritonite em pacientes submetidos a CAPD.[18,339,381,518,572,1069] Embora se tenha relatado a ocorrência de endocardite causada por uma espécie de *Leuconostoc* sensível à vancomicina, não se dispõe de detalhes sobre a identificação microbiana e a sensibilidade a agentes antimicrobianos.[962] Apesar de exibir resistência intrínseca à vancomicina, as espécies de *Leuconostoc* são habitualmente sensíveis a azitromicina, daptomicina, tigeciclina, linezolida, clindamicina e SXT; em alguns relatos de casos, foram descritas sensibilidades variáveis, tolerância e resistência total aos betalactâmicos (*i. e.*, penicilina, ampicilina).[105,349,497,627] As espécies de *Leuconostoc* podem ser identificadas incorretamente como pneumococos, estreptococos *viridans*, aerococos ou lactobacilos. Os sistemas de identificação manuais (p. ex. ID32 Strep®) e automáticos (*i. e.*, Vitek® 2, sistema Phoenix®, Biolog®) têm dificuldade na identificação, em comparação com abordagens genotípicas (*i. e.*, sequenciamento do rRNA 16S); entretanto, esses sistemas fornecem uma identificação correta até o nível de gênero na maioria dos casos, o que, juntamente com o antibiograma, é habitualmente adequado para o tratamento dos pacientes.[105,273,627,925] As características das espécies de *Leuconostoc* que as diferenciam de outras bactérias semelhantes a *Streptococcus* consistem na sua resistência à vancomicina e na formação de gás a partir da glicose durante o crescimento em caldo Mann–Rogosa–Sharpe (MRS) (discutido adiante).

Espécies de Pediococcus e Tetragenococcus

As espécies de *Pediococcus* são cocos gram-positivos que, à semelhança dos estreptococos, produzem ácido láctico como único produto da fermentação da glicose. Esses microrganismos são encontrados naturalmente em vegetais e possuem importância nas indústrias de cerveja e alimentos. Os pediococos podem ser encontrados em cervejas e também são utilizados em alimentos para processamento e conservação. São incluídos como realçadores de sabor em vegetais processados e derivados da soja e são também utilizados em biotecnologia como cepas indicadoras em bioensaios de vitaminas. Desde 2013, o gênero *Pediococcus* contém 14 espécies: *P. acidilactici, P. argentinicus, P. cellicola, P. claussenii, P. damnosus, P. dextrinicus, P. ethanolidurans, P. inopinatus, P. lolii, P. parvulus, P. pentosaceus, P. siamensis, P. solitarius* e *P. stilesii*. *Pediococcus halophilus* representa uma linha de descendência independente dos pediococos e dos aerococos, de modo que essa espécie foi colocada no gênero *Tetragenococcus*, sendo a espécie tipo *Tetragenococcus halophilus*.[234] A espécie anterior *P. urinaeequi* foi transferida para o gênero *Aerococcus*, com a denominação de *A. urinaeequi*.[333] A espécie *P. solitarius* foi transferida para o gênero *Pediococcus*, a partir do gênero *Enterococcus*.[311]

Os pediococos foram isolados de vários tipos de amostras clínicas humanas, incluindo fezes, urina, feridas, abscessos e hemoculturas. Os pacientes infectados por esses microrganismos apresentam afecções em paralelo, incluindo neoplasias hematológicas malignas, doença cardiovascular, doença pulmonar crônica, gastrósquise (um defeito congênito em que há uma separação na parede abdominal, com protrusão de uma alça intestinal através dessa abertura), pancreatite e diabetes melito.[59,441,893,940] Muitos pacientes com essas infecções foram previamente submetidos a cirurgia de abdome ou ficaram com sondas nasogástricas ou cateteres venosos centrais para nutrição parenteral total durante períodos prolongados. Foi observado o desenvolvimento de endocardite por *P. acidilactici* em um homem de 32 anos de idade após transplante de intestino delgado; o paciente respondeu à terapia com daptomicina.[511] A bacteriemia persistente por pediococos em uma mulher de 67 anos de idade com evolução clínica complicada após adenocarcinoma metastático também foi tratado com sucesso com daptomicina.[974] Foi observado o desenvolvimento de abscesso hepático por espécies de *Pediococcus* em uma mulher de 27 anos de idade após uma exacerbação da doença de Crohn.[75] Houve crescimento de *P. pentosaceus* em hemoculturas e amostras de celulite necrosante que acabou sendo fatal, após ruptura de tumor retroperitoneal.[710] À semelhança das espécies de *Leuconostoc*, os pediococos são intrinsecamente resistentes à vancomicina, e muitos pacientes apresentam pela primeira vez sintomas de infecção enquanto estão sendo tratados com esse fármaco. Isolados de pediococos de amostras clínicas foram identificados como *P. acidilactici* ou *P. pentosaceus*.[57] Em geral, os pediococos são sensíveis à penicilina G, à eritromicina, à clindamicina, à gentamicina e ao imipeném.

Espécies de Gemella

O gênero *Gemella* inclui sete espécies: *G. asaccharolytica, G. bergeriae, G. cuniculi, G. haemolysans, G. morbillorum, G. palaticanis* e *G. sanguinis*.[218,219,226,475,558] *G. haemolysans*, a espécie tipo do gênero, é um coco gram-positivo que descora com facilidade e que aparece tipicamente como diplococos com lados adjacentes planos. Em virtude dessas características, foi incluído com os cocos gram-negativos no gênero *Neisseria*. A análise da parede celular demonstrou que o microrganismo possui uma parede celular mais fina do que outros microrganismos gram-positivos, embora seja, entretanto, gram-positivo. Os estudos de hibridização de ácidos nucleicos não sustentaram qualquer relação com a família Neisseriaceae. A reação negativa da catalase relegou inicialmente essa espécie à família Streptococcaceae. Entretanto, diferentemente dos estreptococos, o crescimento desse microrganismo é precário em condições anaeróbias. *G. morbillorum* era anteriormente classificado com os estreptococos como *Streptococcus morbillorum* e foi originalmente incluído entre os estreptococos *viridans*. Estudos genotípicos de *S. morbillorum* demonstraram uma relação mais estreita com *G. haemolysans* do que com outros estreptococos e com peptoestreptococos.[558] A cromatografia demonstrou que esses microrganismos produzem ácidos acético, fórmico, succínico e pirúvico, além de pequenas quantidades de etanol, juntamente com ácido láctico. Esses dados sustentam, portanto, a transferência de *S. morbillorum* para o gênero *Gemella*, com a denominação *Gemella morbillorum*. Em 1998, foram caracterizadas e descritas duas novas espécies de *Gemella – Gemella bergeriae* e *Gemella sanguinis*.[218,219] Foram isoladas seis cepas de cada espécie a partir de amostras de sangue, que se mostraram distintas das espécies de *Gemella* previamente descritas pela sua caracterização bioquímica e molecular. Subsequentemente, foram descritas duas espécies de origem veterinária – *Gemella palaticanis* e *Gemella cuniculi*.[226,475]

G. palaticanis foi isolada de uma vesícula da cavidade oral de um Labrador Retriever, enquanto *G. cuniculi* foi isolada de um abscesso submandibular de um coelho de estimação de orelhas pendentes. O microbioma normal de *G. bergeriae* e *G. sanguinis* nos seres humanos não é conhecido, e, além de seu isolamento de hemoculturas, nenhuma infecção específica foi associada a essas duas espécies. O membro mais recente, *G. asaccharolytica*, foi isolado de uma ferida no braço de um usuário de drogas IV, de uma ferida em um dedo e de abscesso labial de paciente com neoplasia maligna.[1064] Diferentemente de outras espécies de *Gemella*, *G asaccharolytica* não fermenta nenhum carboidrato.

As espécies de *Gemella* são isoladas com pouca frequência de amostras clínicas. A semelhança com estreptococos *viridans* em culturas provavelmente resultou em identificações incorretas. *G. haemolysans* constitui parte da microbiota das vias respiratórias superiores, enquanto *G. morbillorum* é encontrada nos tratos respiratório e gastrintestinal. Ambas as espécies têm sido isoladas como causas ocasionais de bacteriemia e endocardite acometendo valvas nativas e próteses valvares em pacientes pediátricos e adultos.[20,329,482,597,989,1174] É interessante assinalar que espécies de *Gemella* também causaram endocardite após colocação de *piercing* na língua.[1161] Como patógenos oftálmicos, *G. haemolysans* pode causar ceratopatia cristalina infecciosa, e tanto *G. haemolysans* quanto *G. morbillorum* provocaram endoftalmite pós-operatória associada a catarata e glaucoma.[530,732,747,863] Ambas as espécies também foram isoladas como causas de peritonite relacionada com diálise peritoneal ambulatorial crônica e abscesso hepático.[406,672,1065] À semelhança de *S. gallolyticus* (anteriormente *S. bovis*), foi constatada uma associação entre a bacteriemia por *G. haemolysans* e *G. morbillorum*, a endocardite e presença de pólipos adenomatosos e possíveis carcinomas de cólon.[443,657] As abordagens com culturas e análise molecular mostraram que *G. morbillorum* é um patógeno consistentemente presente e persistente em infecções endodônticas primárias e secundárias/persistentes (*i. e.*, abscessos de canal e perirradiculares).[389] *G. haemolysans* foi isolada do líquido de derivação cerebrospinal em um menino de 16 anos de idade, e a recuperação exigiu tratamento com antibióticos e retirada e substituição da derivação.[654] *G. morbillorum*, a espécie mais comumente isolada, constitui uma causa incomum de infecções do sistema nervoso central, osteomielite e infecções do espaço articular, bem como abscessos pulmonares.[70,1079,1098]

O final da década de 1990 e a década de 2000 testemunharam a descoberta de várias novas espécies de *Gemella*. Os primeiros seis isolados de *G. bergeriae* foram obtidos de hemoculturas, e três pacientes tinham endocardite clínica.[218] Surgiram dois relatos subsequentes de endocardite por *G. bergeriae*, incluindo endocardite em um menino de 15 anos de idade com tetralogia de Fallot e atresia pulmonar.[308,656] *G. sanguinis* tem sido isolada de hemoculturas de pacientes com suspeita ou confirmação de endocardite, sendo os isolados iniciais de Virgínia, Nova York, Geórgia, Califórnia e Suécia.[219] Todos esses microrganismos foram inicialmente identificados como *G. morbillorum*, *G. haemolysans* ou "espécies de *Gemella*". Outro caso de endocardite por *G. sanguinis* foi descrito em um homem de 69 anos de idade com dentição precária e vegetações em ambas as válvulas da valva mitral, e houve necessidade de substituição da valva.[928] Neste caso, o microrganismo foi identificado por amplificação do rRNA 16S por meio de PCR e sequenciamento do produto da PCR. Em 2013, foi relatado um terceiro caso de endocardite causada por *G. sanguinis*.[166] *G. asaccharolytica* foi isolada de amostras de material de ferida (ferida de braço em um usuário de drogas IV, ferida de dedo da mão e abscesso labial) de três pacientes.[1064] As espécies de *Gemella* são habitualmente sensíveis a uma ampla variedade de agentes antimicrobianos, incluindo penicilina, ampicilina, rifampicina e vancomicina; entretanto, em alguns isolados, pode-se observar uma resistência de baixo nível aos aminoglicosídios e à trimetoprima.

Espécies de Vagococcus

O gênero *Vagococcus* foi proposto em 1989 para acomodar cocos gram-positivos móveis e catalase-negativos, isolados de fezes de galináceo e água de rio. Fenotipicamente, esses microrganismos assemelhavam-se a lactococos; entretanto, o sequenciamento do rRNA 16S indicou que essas cepas móveis formavam uma linha distinta de descendentes dentro das bactérias produtoras de ácido láctico e eram distintas dos estreptococos, enterococos e das espécies de *Lactococcus sensu stricto*. Esses isolados também eram fenotipicamente diferentes. Collins *et al.*[210] classificaram esses microrganismos no novo gênero *Vagococcus* ("coco errante"). O grupo N móvel de isolados semelhantes a *Lactococcus* no gênero *Vagococcus* é atualmente denominado *Vagococcus fluvialis* ("pertencente a um rio"). Foram também isoladas cepas de *V. fluvialis* de lesões cutâneas e de tonsilas de suínos, bovinos, equinos e gatos domésticos.[839] Os CDC relataram o recebimento de duas cepas de *V. fluvialis*, uma obtida de hemocultura e a outra do líquido peritoneal de um paciente submetido a diálise renal.[319] Outros isolados de *V. fluvialis* foram obtidos de fontes clínicas humanas (*i. e.*, hemoculturas, líquido peritoneal, feridas, lesões de canal infectado de dente), de animais (*i. e.*, suínos) e do meio ambiente (*i. e.*, água de poço).[21,1012]

Durante um estudo genético de lactobacilos atípicos isolados de vários produtos à base de carne (membros do gênero *Carnobacterium*), foram descritos dois isolados da truta-arco-íris adulta, que foram distintos dos isolados de aves domésticas.[1103] Essas duas cepas demonstraram o maior grau de homologia de sequência do rRNA 16S com cepas de *V. fluvialis*, formando um grupo genético próximo das carnobactérias, dos estreptococos, dos lactobacilos e dos enterococos. Esses isolados de salmonídeos foram incluídos no gênero *Vagococcus*, com a denominação de *Vagococcus salmoninarum*. Posteriormente, foi constatado que esse microrganismo provoca infecções peritoneais em salmões e trutas marrons. Em 1999, foi isolada uma terceira espécie de *Vagococcus* – *V. lutrae* – de amostras de sangue, fígado, pulmão e baço de uma lontra (*Lutra lutra*).[613] Foi isolada uma quarta espécie de *Vagococcus* de amostras de necropsia de focas e botos. Esse microrganismo – denominado *V. fessus*, foi obtido de cultura pura de tecidos hepático, pulmonar, renal, cerebral, intestinal e placentário.[476] *V. carniphilus* foi caracterizado em 2004, e outra espécie, *Vagococcus elongatus*, foi descrita em 2007.[609,920] *V. carniphilus* foi isolado de carne moída, enquanto *V. elongatus* foi isolado de esterco de suíno. Recentemente, duas espécies de *Vagococcus* foram isoladas de um biorreator utilizado no tratamento de águas residuais de alimentos (*V. acidifermentans*) e da "microbiota de decomposição" de camarão cozido na França (*V. penai*)[505,1107] Apenas *V. fluvialis* foi isolado de amostras clínicas obtidas de seres humanos.

Espécies de Alloiococcus

Em 1989, Faden e Dryja relataram o isolamento de um grande coco gram-positivo de crescimento lento de 10 crianças com otite média crônica e com derrame.[324,430] A idade dessas crianças variava de 10 meses a quase 3 anos, e cada uma delas apresentou história pregressa de dois a cinco episódios de otite média. Os aspirados da orelha média dessas crianças consistiram em líquido seroso, mucoide ou francamente purulento; em todas as amostras, foram observadas células inflamatórias. Na maioria dos casos, foi possível observar também a presença de grandes cocos gram-positivos nos esfregaços desses líquidos corados pelo método de Gram. Foi isolado um novo microrganismo em cultura pura de 11 aspirados de orelha e em cultura mista com *Haemophilus influenzae* não tipável, difteroides, micrococos ou estafilococos coagulase-negativos em cinco amostras. Em uma das crianças examinadas no estudo, o mesmo microrganismo foi isolado de três amostras separadas da orelha média, obtidas durante um período de 8 meses. Esses microrganismos em cultura apresentaram um crescimento extremamente lento, levando os autores a sugerir a possibilidade de terem passado despercebidos no passado, devido à incubação das placas de cultura por tempo insuficiente. Devido à associação desse coco gram-positivo de crescimento lento com otite média crônica, Faden e Dryja recomendaram que os aspirados da orelha média enviados para cultura fossem incubados durante pelo menos 5 dias para facilitar a detecção dessas bactérias.[324] Subsequentemente, Aguirre e Collins caracterizaram esse coco incomum e o denominaram *Alloiococcus otitis*.[12] Subsequentemente, foi sugerida uma mudança do nome desse microrganismo de *A. otitis* para *A. otitidis*, o que foi aprovado de acordo com as regras de nomenclatura binomial. Além dos isolados obtidos do líquido da orelha média, os CDC receberam cepas de *A. otitidis* isoladas de hemoculturas e de amostras de escarro.[319] Com amostras adequadamente coletadas de timpanocentese, a coloração de Gram e as culturas do material são positivas se as placas foram incubadas em condições microaerofílicas ou na presença de quantidade aumentada de CO_2 (7,5%) por 7 dias, e se for realizado um enriquecimento em infusão de cérebro–coração (BHI; do inglês, *brain-heart infusion*) com subcultura.[40,272] Em virtude de seu crescimento lento, vários pesquisadores desenvolveram métodos de amplificação moleculares para a detecção desse microrganismo em derrames da orelha média.[39,44,410,542,633] Esses métodos moleculares também demonstraram que a otite media com derrame é mais frequentemente polimicrobiana do que a otite média aguda, e que o estado de portador de *A. otitidis* na nasofaringe é raro em crianças de alto risco.[463,509] Essas técnicas altamente sensíveis também possibilitaram a detecção desse microrganismo no meato acústico externo, sugerindo que esse local constitui hábitat e reservatório naturais de *A. otitidis*.[301,678,1007] Os isolados de *A. otitidis* são sensíveis ou apresentam resistência intermediária à penicilina, à ampicilina e às cefalosporinas de espectro ampliado (i. e., cefixima, ceftriaxona), enquanto são resistentes à eritromicina e ao SXT.[104] Alguns desses agentes (betalactâmicos, eritromicina) são frequentemente usados no tratamento da otite média em crianças. Em crianças que receberam esses fármacos, foi demonstrada a persistência do microrganismo no líquido da orelha média por meio de métodos moleculares e de cultura.[429] As técnicas de *Western immunoblot* demonstraram a presença de IgG_2, IgA e IgM contra *A. otitidis* em amostras de derrame da orelha média.[430] A tipagem de isolados de *A. otitidis* de crianças por PFGE revelou pelo menos 13 tipos PFGE diferentes.[554]

Espécies de Globicatella

Em 1992, Collins et al.[209] descreveram nove isolados clínicos humanos singulares (cinco de hemoculturas, três de culturas de urina e um de amostra de LCR). As características fenotípicas excluíram essas cepas como membros dos grupos *Streptococcus*, *Lactococcus*, *Enterococcus* ou *Aerococcus*, e as pesquisas genéticas demonstraram uma linha distinta de descendência desses isolados dentro das bactérias de "ácido láctico". Essas cepas foram classificadas no novo gênero *Globicatella* (o que significa uma cadeia curta composta de células esféricas). Todas essas cepas são fenotipicamente semelhantes e receberam a designação de espécie de *Globicatella sanguinis* (anteriormente *G. sanguis*). Os isolados de *G. sanguinis* enviados aos CDC foram obtidos de hemoculturas, culturas de urina, culturas de ferida e de uma amostra de LCR obtida durante uma necropsia.[319] Em 2001, Shewmaker et al.[922] descreveram 28 cepas de *G. sanguinis* que foram isoladas de culturas de urina e de hemoculturas de pacientes com diagnóstico de endocardite, sepse e bacteriemia. Desde a sua descrição inicial, *G. sanguinis* foi particularmente associada a bacteriemia e meningite, incluindo um caso de meningite associada a derivação ventriculoperitoneal e um relato descrevendo a ocorrência de meningite após traumatismo cranioencefálico.[4,506,600,913] Em um caso, *G. sanguinis* isolada de uma amostra de LCR de uma mulher de 56 anos de idade com sinais e sintomas de meningite foi detectada como microrganismo colonizador do reto e da virilha da paciente.[448] No Japão, *G. sanguinis* foi isolada, juntamente com *Corynebacterium riegelii*, de hemoculturas e culturas de urina de um homem idoso com urolitíase.[695] Vandamme et al.,[1075] na Bélgica, caracterizaram uma segunda espécie de *Globicatella*, que foi isolada de infecções do trato respiratório e infecções articulares sépticas de bezerros, ovinos e suínos. Esse isolado foi denominado *Globicatella sulfidifaciens* em virtude de sua capacidade de produzir H_2S.

Espécies de Facklamia

Em 1997, Collins et al.[215] caracterizaram cinco isolados humanos de cocos gram-positivos catalase-negativos obtidos de amostras de urina, vagina, sangue e abscesso. O sequenciamento comparativo do gene rRNA 16S demonstrou que essas cepas eram genotipicamente homogêneas, constituindo uma nova linha filogenética estreitamente relacionada com o gênero *Globicatella*. Esses isolados também eram diferentes de *G. sanguinis* na sua estrutura de peptidoglicano mureína. Do ponto de vista fenotípico, esses isolados eram muito diferentes. *G. sanguinis* produzia ácido a partir de vários carboidratos, enquanto os novos isolados eram totalmente não sacarolíticos. Essas cepas apresentavam algumas características semelhantes àquelas dos microrganismos semelhantes a *Gemella* tolerantes ao sal (como *D. pigrum*, ver adiante).

Esses isolados foram classificados no gênero *Facklamia* com a denominação *Facklamia hominis*.[215] Desde a sua descrição, *F. hominis* foi associada a um caso de corioamnionite, quando foi isolada de amostras de sangue e placenta de uma mulher de 34 anos de idade após ruptura espontânea das membranas e parto com 31 semanas de gestação.[436] O mesmo microrganismo foi isolado de um aspirado gástrico do recém-nascido prematuro.

Posteriormente, foram descritas várias outras espécies de *Facklamia* na literatura taxonômica e microbiológica. Collins *et al.*[221,231] caracterizaram dois isolados do sangue humano como uma segunda espécie não sacarolítica, *Facklamia ignava*, e, no ano seguinte, o mesmo grupo descreveu *Facklamia sourekii* em sua caracterização de outros dois isolados obtidos de hemoculturas humanas. Essas espécies eram diferentes de *F. hominis* e *F. ignava* por serem fermentadores ativos. *Facklamia languida* foi proposta como nova espécie para descrever três isolados de amostras de sangue e de LCR humanos.[607] *F. languida* é não sacarolítica, porém difere nas suas características fenotípicas das outras espécies em várias reações enzimáticas. Em 1999, *Facklamia tabacinalis* foi também descrita e assim denominada para descrever um isolado obtido como contaminante do rapé.[221] A sequência de seu gene rRNA 16S assemelhou-se mais estreitamente àquela de *F. ignava*. *Facklamia miroungae* foi descrita em 2001 e isolada de um *swab* nasal de um filhote de elefante-marinho (*Mirounga leonina*).[474]

As espécies de *Facklamia* parecem exibir perfis ligeiramente diferentes de sensibilidade aos agentes antimicrobianos. LaClaire e Facklam determinaram a sensibilidade de *F. hominis* (quatro cepas), de *F. ignava* (cinco cepas), *F. languida* (seis cepas), *F. sourekii* (três cepas) e *F. tabacinalis* (uma cepa), e constataram que uma cepa de *F. hominis* e duas de *F. ignava* apresentaram valores de CIM da penicilina situados dentro da faixa intermediária, enquanto todas as outras cepas mostraram-se sensíveis ao antibiótico.[590] Uma cepa de *F. ignava*, uma cepa de *F. sourekii*, e todas as seis cepas de *F. languida* foram resistentes à cefotaxima; 5 dessas últimas 6 cepas também apresentaram resistência à cefuroxima. Embora os isolados tenham sido, em maioria, sensíveis à eritromicina, três cepas de *F. ignava* e duas de *F. languida* mostraram-se resistentes a esse antibiótico. Cinco das seis cepas de *F. languida* e 1 das 5 cepas de *F. ignava* foram resistentes à clindamicina. Todos os isolados apresentaram resistência intermediária ou foram resistentes ao SXT, e nenhum dos isolados demonstrou resistência ao levofloxacino ou à vancomicina.

Espécies de Dolosigranulum, Ignavigranum, Dolosicoccus e Eremococcus

Dolosigranulum e *Ignavigranum* são gêneros semelhantes a *Gemella*, que são capazes de crescer em 6,5% de NaCl. *Dolosigranulum pigrum*, a única espécie do gênero, foi descrita em 1993, e o Streptococcus Laboratory dos CDC caracterizou vários isolados de hemoculturas, de amostras de olho, de *swabs* nasofaríngeos, amostras de escarro, urina, aspirados gástricos e sinusais e amostras de medula espinal na necropsia.[13] *D. pigrum* foi isolado de hemoculturas de um paciente com 64 anos de idade que apresentava sinovite e de um homem de 76 anos de idade com colecistite aguda.[418,648] Esse microrganismo foi isolado de secreções respiratórias de um paciente com pneumonia associada à ventilação mecânica e do líquido do LBA e de hemoculturas de um homem de 73 anos de idade com DPOC e insuficiência respiratória crônica.[460,622] Esse microrganismo foi isolado de hemoculturas de um paciente com artrite reumatoide que desenvolveu sinovite em múltiplas articulações associada a substituição de quadril infectada. O microrganismo foi observado em amostras do líquido sinovial corado pelo método de Gram, porém não foi isolado, visto que as amostras foram obtidas após o início do tratamento.[521] LaCaire e Facklam efetuaram antibiogramas de 27 isolados clínicos de *D. pigrum* e verificaram que todos eram sensíveis à penicilina, à amoxicilina, às cefalosporinas (*i. e.*, cefotaxima, cefuroxima) à clindamicina, ao levofloxacino, ao meropeném, à rifampicina, à tetraciclina e à vancomicina; quinze dos isolados mostraram-se resistentes à eritromicina.[589]

Ignavigranum ruoffiae é o nome dado a duas cepas de cocos gram-positivos catalase-negativos, que foram isolados de uma ferida e abscesso de orelha.[232] Essas cepas tolerantes ao sal apresentaram uma relação filogenética com espécies de *Globicatella* e *Facklamia* e assemelham-se, em suas características fenotípicas, às espécies de *Facklamia* não sacarolíticas. Não se dispõe de dados de sensibilidade dessas cepas a agentes antimicrobianos.

O gênero *Dolosicoccus* foi criado para acomodar outro coco gram-positivo catalase-negativo singular, que foi isolado de hemocultura.[228] Esse isolado demonstrou ter uma relação filogenética com *G. sanguinis* e com o grupo das espécies de *Facklamia* e assemelha-se, em suas características fenotípicas, a *F. hominis* e *F. ignava*. A única espécie do gênero é *Dolosicoccus paucivorans*.

O gênero *Eremococcus* foi criado para acomodar dois cocos singulares do ponto de vista filogenético e fenotípico, que foram isolados do trato genital de éguas puro-sangue.[229] O sequenciamento comparativo do rRNA 16S demonstrou que essas cepas estavam relacionadas com *A. defectiva* e *G. sanguinis* e mais remotamente relacionadas com espécies de *Facklamia* e *I. ruoffiae*. A única espécie do gênero é *Eremococcus coleocola*.

Espécies de Lactococcus

O gênero *Lactococcus* contém os estreptococos "de ácido láctico" ou "do leite". Cerca de 80% dos isolados apresentam o antígeno de grupo N de Lancefield. Os lactobacilos desempenham um importante papel na indústria dos laticínios, visto que são usados como culturas iniciais na produção de vários laticínios (incluindo vários tipos de queijos) a partir de mais de 100 milhões de toneladas de leite anualmente.[335] As cepas são cultivadas pelas suas diferentes capacidades de fermentação e realce do sabor. Até 2012, foram descritas 11 espécies e subespécies de *Lactococcus*, porém as espécies isoladas de amostras clínicas humanas (bem como as espécies e subespécies utilizadas principalmente na produção de laticínios) são *L. garvieae*, *L. lactis* subesp. *lactis* e *L. lactis* subesp. *cremoris*. As últimas duas subespécies são distintas por critérios fenotípicos que são variáveis quanto a cepa e variação genotípica (*i. e.*, fenótipo da subespécie *cremoris* com um genótipo *lactis* e vice e versa). *L. garveiae*, *L. lactis* subesp. *lactis* e *L. lactis* subesp. *cremoris* foram principalmente associados a endocardite de valva nativa e de prótese valvar.[348,454,637,644,879,1170]

A doença de valvas nativas acomete, com mais frequência, a valva mitral. A maioria dos casos de endocardite ocorreu em indivíduos idosos com próteses valvares. As complicações comumente descritas incluem a formação de vegetações volumosas e a propensão a causar infarto cerebral.[637,644] Em um caso de endocardite de valva nativa causada por *L. garviae* em uma mulher de 55 anos de idade, a evolução clínica foi complicada por infartos cerebrais e renais e aneurisma micótico.[1108] Ocorreu também endocardite por *L. garvieae* em um paciente de 63 anos de idade que anteriormente sofreu dois episódios de endocardite enterocócica.[879] A ecocardiografia transesofágica revelou que a lesão cardíaca estava localizada na valva nativa, com preservação da prótese da valva da aorta. *L. garvieae* também foi isolada de infecção de artroplastia total de quadril e articular e de amostras de biopsia óssea da coluna lombar de um paciente com espondilodiscite.[43,169] *L. lactis* subespécies *lactis* e *cremoris* constituem causas raras de bacteriemia associada ao uso de cateter, e, em recém-nascidos, foi observada a ocorrência de bacteriemia e meningite de início tardio causadas por *L. lactis*.[385,1059] Ocorreu um abscesso cerebral temporal de 2 cm causado por *L. lactis* subesp. *cremoris* em uma criança turca de 19 meses de idade, que sofreu resolução após drenagem, juntamente com terapia com ceftriaxona e meropeném.[1035] A bacteriemia com lactococos também levou à formação de abscesso hepático com empiema e colangite ascendente em dois indivíduos previamente sadios.[262,560] Foi observado o desenvolvimento de peritonite associada a diálise peritoneal, devido a *L. lactis* subesp. *cremoris*, em um homem de 63 anos de idade que preparou e consumiu iogurte em casa enquanto realizava as trocas de diálise.[592]

Isolamento e identificação de estreptococos e bactérias "semelhantes a *Streptococcus*"

Esfregaços diretos corados pelo Gram

Os esfregaços de amostras clínicas corados pelo Gram que produzem estreptococos em cultura geralmente revelam cocos gram-positivos ou gram-variáveis, que estão dispostos em pares ou em cadeias. As cadeias de células tanto em amostras quanto em culturas de caldo tendem a ocorrer em cadeias de pares de células, em lugar de cadeias de células individuais. A morfologia da célula varia desde um aspecto semelhante a diplococos até uma aparência cocobacilar ou corineforme. Com frequência, essa morfologia é observada em esfregaços preparados a partir de culturas de caldo e meios sólidos. Os estreptococos *viridans*, em particular, tendem a apresentar células que aparecem mais alongadas. Com mais frequência, *S. pneumoniae* aparece como pares de células lanceoladas. Nos esfregaços de amostras de cepas mucoides e densamente encapsuladas, a cápsula pode aparecer como halo rosado ou como área sem coloração ao redor das células, em relevo contra um fundo rosa circundando o microrganismo. Se a morfologia celular for compatível com *S. pneumoniae*, isso deve ser expresso no relatório da coloração de Gram como "diplococos gram-positivos que se assemelham a *S. pneumoniae* (ou pneumococos)".

Pode-se estabelecer um diagnóstico rápido de meningite por estreptococos do grupo B e pneumococos a partir do exame de um esfregaço de amostra de LCR corado pelo método de Gram. Se houver uma quantidade suficiente de LCR (i. e., mais de 1 a 2 mℓ), a amostra deve ser centrifugada para obter um sedimento para exame e cultura. A citocentrifugação de amostras de LCR melhora a detecção de pequenos números de microrganismos e aumenta a sensibilidade da coloração pelo método de Gram, em comparação com amostras centrifugadas de modo convencional ou não centrifugadas. O uso da citocentrifugação elimina a necessidade de testes com látex ou coaglutinação para a detecção de antígenos capsulares de estreptococo do grupo B ou pneumococo (ver Detecção direta, adiante).

Meios de cultura

As amostras devem ser inoculadas em meio apropriado contendo sangue e uma base de peptona. O meio de base deve consistir em meio de infusão de peptona sem adição de carboidratos, como meio soja tripticase, proteose-peptona ou Todd-Hewitt. Adiciona-se sangue de carneiro ao meio basal, em uma concentração de 5%, como indicador de hemólise. O uso de concentrações menores de sangue no meio dificulta a observação da reação hemolítica, enquanto concentrações mais altas podem obscurecer por completo a hemólise. Embora as colônias sejam, em geral, maiores em meio basal contendo glicose, como ágar Columbia depois de 24 horas, a utilização de glicose no meio inativa a SLS dos estreptococos beta-hemolíticos do grupo A e dificulta a interpretação das reações hemolíticas. Os estreptococos pertencentes aos grupos A, B, C, F e G são beta-hemolíticos (descritos adiante), enquanto a maioria das espécies de *Enterococcus* e os estreptococos do grupo D são alfa-hemolíticos ou não hemolíticos. *Arcanobacterium haemolyticum*, outra causa de faringite, também cresce de modo satisfatório em SBA, é catalase-negativo, porém é claramente um bacilo gram-positivo, não um coco.

O ágar seletivo também pode melhorar o isolamento de estreptococos do grupo A a partir de culturas de material de garganta. As formulações usadas com mais frequência que estão disponíveis no comércio empregam uma base de ágar soja tripticase que contém 5% de sangue de carneiro e sulfametoxazol (23,75 μg/mℓ)-trimetoprima (1,25 μg/mℓ). Grande parte da microbiota orofaríngea (p. ex., estreptococos *viridans*, micrococos, estafilococos e neissérias) é inibida com esse meio. O uso desse meio seletivo aumenta o isolamento dos estreptococos dos grupos A e B e possibilita a visualização de β-hemólise sem o "fundo" de crescimento de outros microrganismos. Os meios seletivos disponíveis no comércio incluem Group A Selective Strep Agar com 5% de sangue de carneiro (ssA; BD Diagnostic Systems, Sparks, MD) e o Strep A Isolation Agar (Remel Laboratories, Lenexa, KS). Na maioria dos laboratórios, os meios são incubados para isolamento de estreptococos beta-hemolíticos do grupo A durante 48 horas em um ambiente enriquecido com CO_2, pressupondo que apenas as culturas de pacientes que apresentam pequenos números de microrganismos ou aquelas de portadores de estreptococos do grupo A irão crescer em condições anaeróbias. Entretanto, até mesmo os pacientes com pequenos números de microrganismos podem apresentar uma resposta imune, sugerindo que eles estejam infectados, e não apenas sejam portadores do microrganismo. A observação de pequenos números de microrganismos em uma placa de cultura de paciente com faringite estreptocócica clínica também pode refletir coleta inadequada da amostra.

Os estreptococos isolados de amostras clínicas humanas são identificados com base nas suas qualidades hemolíticas, testes sorológicos para detecção de antígenos da parede celular ou capsulares e testes fisiológicos e bioquímicos. Alguns dos testes realizados no laboratório para a identificação desses microrganismos fornecem resultados presuntivos, enquanto outros proporcionam resultados definitivos. Entretanto, antes de prosseguir com os testes para identificação, é preciso assegurar que os cocos gram-positivos em estudos sejam **catalase-negativos** utilizando 3% de H_2O_2, classificando-os nos grupos de *Streptococcus* e de bactérias semelhantes a *Streptococcus*. O teste da catalase é discutido de modo detalhado no Capítulo 12.

Hemólise em ágar-sangue

Os estreptococos podem produzir quatro tipos de hemólise em SBA (Boxe 13.6) (Prancha 13.1 D, E e F). A observação e a interpretação correta das propriedades hemolíticas dos estreptococos são muito importantes, visto que a realização de testes subsequentes depende dessa avaliação inicial. A hemólise é mais bem observada por meio do exame das colônias desenvolvidas em condições anaeróbias ou daquelas desenvolvidas abaixo da superfície em placas com semeadura em profundidade ou semeadura em estrias–picada, visto que, para os estreptococos do grupo A, a atividade máxima das hemolisinas tanto lábeis ao oxigênio (SLO) quanto estáveis ao oxigênio (SLS) só ocorre em condições anaeróbias. As cepas do grupo C e algumas cepas do grupo G também produzem hemolisinas lábeis ao oxigênio, de modo que a detecção de hemólise desses microrganismos também é promovida por meio de incubação em condições anaeróbias. Embora não se recomende a incubação rotineira de amostras em condições anaeróbias passíveis de conter estreptococos, podem-se adotar medidas para melhorar ao máximo a detecção da hemólise com incubação em condições aeróbias ou capnofílicas. Essa é a base da técnica de semeadura "em estrias e picada", que é utilizada para inocular amostras de *swabs* de material de garganta em ágar-sangue para o diagnóstico de faringite estreptocócica (Figura 13.2). Essa técnica faz com que parte do inóculo seja introduzida abaixo da superfície do ágar, criando, assim, um ambiente relativamente anaeróbio. Devem-se efetuar também picadas em áreas da placa não semeadas com a amostra. As placas devem ser incubadas a 35°C em ar ambiente ou em 5 a 7% de CO_2. Embora alguns laboratórios recomendem um ambiente de incubação

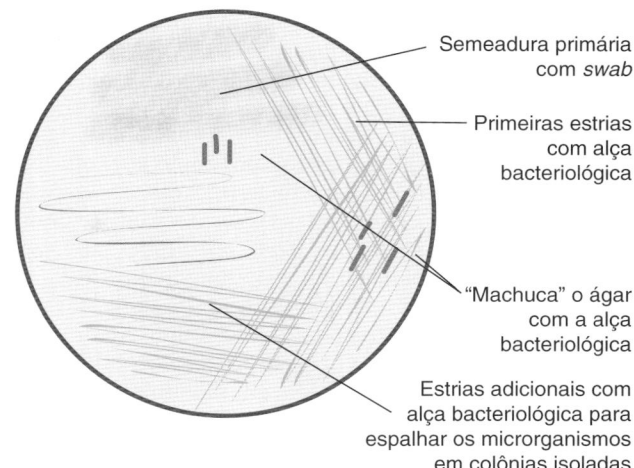

■ **FIGURA 13.2** Técnica de semeadura em estrias-picada para o isolamento de estreptococos beta-hemolíticos.

em relação a outros para as culturas de material de garganta, o isolamento de estreptococos beta-hemolíticos de pacientes com faringite estreptocócica geralmente não é afetado em ambas as condições ambientais.

Técnicas de detecção direta sem cultura para estreptococos beta-hemolíticos do grupo A em amostras de faringe

As técnicas para a detecção direta de estreptococos do grupo A em amostras de *swabs* de material de garganta sem cultura vêm sendo amplamente usadas em laboratórios clínicos desde o início da década de 1980. Nesses testes para a detecção rápida de antígeno (DRAg), o antígeno do estreptococo A é extraído do *swab* com ácido nitroso ou por meio de uma etapa de extração enzimática, seguida de detecção do antígeno extraído. Nos *kits* inicialmente comercializados, eram utilizados métodos de aglutinação do látex ou IEE para detecção, porém a maioria dos DRAg utiliza agora abordagens com imunoensaios de fluxo lateral (p. ex., Clearview® Strep Exact II cassette, Remel) ou "tiras reagentes" imunocromatográficas rápidas (p. ex., Clearview® Strep A Exact II Dipstick, Remel; BD Chek Group A Strep, Becton-Dickinson, Sparks, MD; ImmunoCard® STAT Strep A Test, Meridian Bioscience, Inc., Cincinnati, OH) para a detecção (Prancha 13.1 H). A sensibilidade desses ensaios para a detecção do antígeno do estreptococo do grupo A em amostras de *swab*

Boxe 13.6

Reações hemolíticas dos estreptococos e de bactérias semelhantes a *Streptococcus*

Tipo de hemólise	Descrição
α	Lise parcial dos eritrócitos ao redor da colônia, produzindo uma coloração cinza-esverdeada ou acastanhada do meio.
β	Lise completa dos eritrócitos, resultando em eliminação do sangue do meio, embaixo e ao redor das colônias.
γ	Ausência de hemólise e, consequentemente, nenhuma alteração do meio abaixo e ao redor das colônias; os microrganismos que não demonstram hemólise são designados como γ-hemolíticos ou "não hemolíticos".
α-*prime* ou "zona α ampla"	Pequena zona de eritrócitos intactos imediatamente adjacente à colônia, com uma zona mais ampla de hemólise completa ao redor da zona de eritrócitos intactos; pode ser confundida com a β-hemólise.

de material de garganta varia de 62% até 96%, e, na maioria dos casos, a especificidade ultrapassa 97%.[375,598,1008] Embora as culturas e alguns DRAg tenham sido considerados como testes moderadamente complexos pela Clinical Laboratory Improvement Advisory Committee (CLIA), outros DRAg de execução mais fácil são classificados como liberados pela CLIA e podem ser realizados sem certificação.[1008] As tecnologias de sondas de DNA diretas (p. ex., Gen-Probe Group A Streptococcus [GASDirect®] Test, Gen-Probe, San Diego, CA) e de sonda amplificada (p. ex., Illumigene®, Meridian Bioscience, Cincinnati, OH) também foram utilizadas para a detecção direta de estreptococos do grupo A em amostras de *swab* de garganta. O Group A Streptococcus Direct Test (Gen-Probe) é um método quimioluminescente não isotópico, que utiliza uma sonda de DNA para detectar as sequências complementares de rRNA dos estreptococos do grupo A diretamente em um extrato obtido de *swab* de garganta. A sensibilidade desse teste varia de 88,6% a > 95%, com especificidade superior a 98%.[107,108,176,442,836] O ensaio de amplificação de DNA de *Streptococcus* do grupo A Illumigene® (Meridian Bioscience) utiliza a nova tecnologia de amplificação mediada por alça (LAMP; do inglês, *loop-mediated amplification*) para uma região de 206 pares de bases altamente conservada do gene da exotoxina B (*speB*) pirogênica do estreptococo do grupo A. Em uma avaliação clínica multicêntrica do teste Illumigene® Group A Streptococcus, em 2013, foram relatadas uma sensibilidade especificidade após análise de discrepância de 99,0% e 99,6%, respectivamente.[31] Outros ensaios de PCR em tempo real® (p. ex., ensaio LightCycler® Strep A assay, Roche Applied Sciences, Indianápolis, IN) também foram desenvolvidos especificamente para outros genes dos estreptococos do grupo A (p. ex., gene *dnaseB*) e demonstraram altas sensibilidade e especificidade.[945,1062]

Embora a especificidade dos DRAg seja muito alta, a sensibilidade de vários *kits* para a detecção do antígeno estreptocócico do grupo A pode variar amplamente (entre 62 e 95%). Como na maioria dos testes, o tamanho do inóculo no *swab* de garganta depende da qualidade de coleta da amostra, e os *swabs* que contêm um inóculo menos denso têm mais tendência a produzir resultados negativos nos DRAg.[206,583] Enquanto o American College of Physicians e a American Society of Internal Medicine recentemente propuseram diretrizes práticas para o tratamento de adultos com faringite, que dependem apenas de critérios clínicos (sem utilizar testes rápidos de antígenos ou culturas) para diagnóstico, essa abordagem é considerada controversa por outras sociedades profissionais, incluindo a IDSA, a AHA e a AAP.[88,238,379,650] Uma estratégia diagnóstica utilizando a coleta de dois *swabs*, com DRAg negativo, seguido de teste repetido com o mesmo DRAg utilizando a segunda amostra de *swab* não foi tão sensível quanto a realização de uma cultura após um resultado negativo do DRAg (91,4% *vs.* 95,7%).[379] A American Heart Association, os manuais de instruções de muitos dos *kits*, de testes de detecção rápida de antígeno e a maioria dos microbiologistas clínicos recomendam que todas as amostras com resultados negativos dos testes de detecção rápida de antígeno sejam confirmadas por cultura. Independentemente do método empregado ou das alegações dos fabricantes em relação a determinado *kit* ou técnica, recomenda-se a coleta de dois *swabs* de garganta. Deve-se efetuar uma cultura padrão de material de garganta com o segundo *swab* para as amostras que produzem resultados negativos dos testes para detecção rápida de antígeno com o primeiro *swab*. Alguns laboratórios substituíram a cultura pelo teste Gen-Probe Group A Strep Direct para confirmação dos resultados negativos na detecção direta de antígeno.

Técnicas de detecção direta sem cultura para estreptococos beta-hemolíticos do grupo B

O diagnóstico de doença sistêmica por estreptococos do grupo B é mais bem estabelecido a partir da cultura dos microrganismos obtidos de amostras adequadamente coletadas. Dispõe-se também de métodos para a detecção direta do antígeno capsular dos estreptococos do grupo B em amostras de LCR, soro e urina. Os testes de aglutinação de látex (AL) e coaglutinação (CoA) têm sido utilizados em muitos laboratórios para o diagnóstico rápido de infecções sistêmicas causadas por estreptococos do grupo B, particularmente meningite no período neonatal. Os testes de AL atualmente disponíveis incluem o *kit* Directogen® Meningitis Combo Test (BD Biosciences Microbiology Products, Sparks, MD) e o *kit* Wellcogen® Bacterial Antigen (Murex Diagnostics Limited, Central Road, Temple Hill, Dartford, Inglaterrra, Research Triangle Park NC). O *kit* comercial para o teste de CoA é o Phadebact® CSF (Boule Diagnostics AB, Huddinge, Suécia). A sensibilidade dos produtos para AL na detecção de antígenos dos estreptococos do grupo B varia de cerca de 80 a 100%, embora alguns estudos tenham relatado sensibilidade baixa, de apenas 27 a 54%. Muitos laboratórios deixaram de oferecer rotineiramente esses testes. Além de seu custo relativamente alto, a utilidade desses testes para diagnóstico e prognóstico não foi confirmada depois de anos de experiência. Esses testes podem ser mais úteis para os casos de suspeita de meningite, quando a coloração pelo método de Gram é negativa e/ou quando as culturas de amostras de LCR são negativas depois de 48 horas, particularmente se o paciente recebeu terapia antimicrobiana antes da coleta da amostra. O método ideal recomendado para a detecção direta dos estreptococos do grupo B em amostras de LCR depende do cuidadoso exame de um esfregaço de amostra citocentrifugada corada pelo método de Gram. Os métodos de detecção direta para estreptococos do grupo B em amostras retovaginais são insensíveis, em comparação com os métodos de amplificação em caldo recomendados pelos CDC (Boxe 13.3). Foram descritas técnicas de PCR em tempo real dirigidas para vários genes dos estreptococos do grupo B, incluindo *cylb* (hemolisina), *cfb* (gene do fator CAMP) e *ssr* (gene do antígeno de sorotipo) para a detecção de estreptococos do grupo B em amostras retovaginais, de sangue e outras amostras clínicas.[288,547,1115] Os ensaios com métodos rápidos de AL ou IEE não devem ser utilizados para triagem de amostras de *swabs* retovaginais para estreptococos beta-hemolíticos do grupo B (ver seção sobre importância clínica dos estreptococos beta-hemolíticos do grupo B para uma discussão dos métodos de triagem).

Técnicas de detecção direta sem cultura para Streptococcus pneumoniae

Como auxiliares para o diagnóstico de infecções do trato respiratório e do sistema nervoso central por *S. pneumoniae* baseado em cultura, dispõe-se, na atualidade, de métodos para detecção do antígeno pneumocócico na urina de pacientes com pneumonia pneumocócica e no LCR de pacientes com meningite pneumocócica. O cartão Binax NOW® *Streptococcus pneumoniae antigen* (Alere, Inc., Waltham, MA) é um ensaio imunocromatográfico rápido, que possibilita o estabelecimento de um diagnóstico presuntivo de pneumonia pneumocócica e meningite pela detecção de antígenos capsulares solúveis específicos em amostras de urina e de LCR, respectivamente.[490] Os antígenos pneumocócicos detectados por esse teste respondem por mais de 90% dos casos de doença invasiva que ocorrem nos EUA e no mundo inteiro. Em um estudo conduzido na Inglaterra, o ensaio NOW® foi positivo em 82% de 107 amostras de urina de paciente com pneumonia pneumocócica bacteriêmica; 3 de 106 pacientes com pneumonia e bacteriemia causadas por outros microrganismos também foram positivos no teste NOW®, com uma especificidade de 97%.[950] Em um estudo subsequente realizado pelo mesmo grupo clínico, foi constatado que o Binax NOW® foi positivo em 88% de 58 casos de bacteriemia pneumocócica, enquanto um ensaio de PCR duplo dirigido para os genes de pneumolisina e autolisina de *S. pneumoniae* apresentou uma sensibilidade de apenas 53,5%.[951] Em um estudo prospectivo de população, realizado em adultos com pneumonia na Espanha, o teste foi positivo em 70,4% de 27 pacientes com pneumonia pneumocócica documentada por cultura; a especificidade correspondente do teste nesse estudo foi de 89,7%.[409] Em outro estudo, o antígeno urinário foi detectado em 80% de 20 pacientes com bacteriemia pneumocócica e em 52% de 54 pacientes com *S. pneumoniae* isolado de amostras de escarro.[736] Em um estudo prospectivo de 3 anos do ensaio NOW® conduzido no Japão, o teste detectou 75,9% de 83 pacientes pneumonia pneumocócica, que foi confirmada por métodos de rotina (i. e., aspiração por agulha transtorácica e/ou hemoculturas positivas).[496] Os valores preditivos para testes positivos e negativos de antígeno urinário foram, respectivamente, de 91,3% e 82,6%. Convém assinalar que o rendimento do diagnóstico de pneumonia pneumocócica aumentou em 38,9% quando o teste do antígeno foi associado a outras medidas diagnósticas. Em um estudo de 474 casos de pneumonia adquirida na comunidade na Espanha, Sorde et al.[955] verificaram que o teste NOW® foi positivo em 43,8% de 171 casos causados por *S. pneumoniae*, enquanto a especificidade foi de 96%. Em um estudo realizado na Itália, a obtenção de um resultado positivo no teste de antígeno urinário e o isolamento de *S. pneumoniae* de uma amostra de escarro foram observados em apenas 8,7% de 46 pacientes nos quais ambos os resultados estavam disponíveis.[724] Foram observados testes positivos de antígeno urinário e culturas negativas de amostras de escarro em 17,4% e foram obtidos testes negativos de antígeno urinário em 28,3% dos pacientes com culturas de escarro positivas para *S. pneumoniae*. Além disso, o teste do antígeno urinário NOW® demonstrou ser um teste auxiliar útil para o diagnóstico de empiema pneumocócico em crianças, exacerbações de infecções pneumocócicas em pacientes com DPOC e como indicador de complicações associadas à infecção pneumocócica (p. ex., osteomielite vertebral, abscesso do músculo psoas) em hospedeiros imunocomprometidos.[32,684,692] Foi também constatado, em um estudo de 119 crianças com pneumonia causada por *S. pneumoniae*, que o momento de desenvolvimento e a intensidade das bandas positivas na tira imunocromatográfica NOW® possuem uma correlação com a gravidade da pneumonia pneumocócica.[918] Outros pesquisadores verificaram que o teste NOW® pode ser útil para a detecção de *S. pneumoniae* em amostras nasais e de nasofaringe para o diagnóstico e tratamento da otite média aguda, bem como da pneumonia pneumocócica adquirida na comunidade.[42,1102] O teste também foi positivo no líquido pericárdico obtido de um paciente com pericardite pneumocócica purulenta.[746] Metanálise de 27 avaliações do teste do antígeno urinário pneumocócico NOW verificou que o teste apresenta uma sensibilidade e especificidade de 74 e 97,2%, respectivamente.[936]

Samra et al.[887] avaliaram o teste NOW® com amostras de LCR e de urina de 22 pacientes com meningite pneumocócica documentada por cultura. Entre amostras de LCR, 21 de 22 amostras foram positivas (sensibilidade de 95,4%) com o teste rápido, e apenas 12 de 21 amostras de urina foram positivas (sensibilidade de 57,1%). As amostras de LCR que foram negativas para *S. pneumoniae* em culturas positivas para outros microrganismos, quando testadas, foram todas negativas, com especificidade de 100% para as amostras de LCR. Entretanto, 5 (18,5%) de 27 amostras de urina de pacientes com culturas positivas de LCR para outras bactérias e 63 (13,4%) de 470 amostras de urina de pacientes com culturas de LCR negativas foram positivas com o teste NOW®. Em um estudo multicêntrico de vigilância da meningite bacteriana conduzido em cinco países na África e na Ásia, foi constatado que 99% de 69 casos de meningite pneumocócica confirmados por cultura foram detectados pelo ensaio do antígeno urinário NOW®, e 99% de 125 casos de meningite causados por outros agentes bacterianos foram negativos.[727] Os resultados positivos para antígeno em amostras do LCR podem persistir por algum tempo após a terapia adequada e podem obscurecer o diagnóstico de doença recorrente *versus* síndrome de meningite asséptica estéril que tem sido observada em pacientes adequadamente tratados.[33]

Uma desvantagem potencial do teste NOW® em amostras de urina consiste no fato de que os portadores nasofaríngeos sadios de *S. pneumoniae* também podem apresentar resultados positivos. Um estudo conduzido em Gâmbia, onde a taxa de estado de portador entre crianças avaliadas foi de 87%, relatou que 55% das amostras de urina de crianças sadias, porém portadoras de pneumococos, foram positivas para o teste Binax NOW®.[9] Outro estudo conduzido no Equador verificou que 21,7% das crianças portadoras de *S. pneumoniae* na nasofaringe apresentaram resultados positivos no teste NOW®, enquanto 4,2% de não portadores tiveram resultados falso-positivos nos testes de antígeno urinário.[419] Esses pesquisadores postularam que o ensaio Binax NOW® na urina pode ter maior utilidade para o diagnóstico de pneumonia e bacteriemia pneumocócicas em populações com baixa taxa de estado de portador nasofaríngeo de pneumococo. Entretanto, em outro estudo de 98 mulheres nas quais 24 (25%) eram portadoras de *S. pneumoniae* na nasofaringe, apenas 3% tiveram resultados positivos no teste do antígeno em amostras de urina.[1056] Foram também documentados resultados falso-positivos no teste do antígeno urinário NOW®. Em um estudo retrospectivo de coorte conduzido na Northwestern University, 5 (9,6%) de 42 resultados positivos para antígeno urinário foram considerados como resultados falso-positivos; é interessante assinalar que dois dos cinco resultados falso-positivos ocorreram em indivíduos que haviam recebido a vacina pneumocócica 23-valente.[881] Por conseguinte, os resultados falso-positivos do teste para antígeno urinário estão associados ao estado de portador de pneumococo na nasofaringe, doença pneumocócica invasiva no passado e administração de vacina pneumocócica.

Técnicas de detecção de enterococos em hemoculturas sem cultura

A tecnologia PNA FISH combina a hibridização in situ por fluorescência (FISH; do inglês, *fluorescence in situ hybridization*) com moléculas específicas de ácido nucleico peptídico (PNA), em que as porções de carboidrato-fosfato de carga negativa que compreendem a estrutura do DNA e do RNA são substituídas por sondas de PNA sem carga, que contêm as mesmas bases nucleotídicas do DNA, possibilitando a sua hibridização com sequências complementares de ácido nucleico. A estrutura hidrofóbica sem carga das sondas de PNA permite que essas sondas penetrem nas paredes celulares hidrofóbicas das bactérias, possibilitando uma hibridização mais firme e mais específica com sequências-alvo de ácido nucleico. As sondas de PNA hibridizam com sequências de rRNA de espécies específicas de enterococos. Essas sondas de PNA são marcadas com moléculas que fluorescem (*i. e.*, fluoróforos) sob luz UV. A tecnologia PNA FISH teve a sua maior aplicação na identificação direta de bactérias patogênicas diretamente em hemoculturas positivas. O ensaio PNA FISH para *Enterococcus faecalis*/outros enterococos (OE) utiliza uma mistura de sonda de PNA específica para *E. faecalis* marcada com fluoresceína e uma sonda de PNA específica para OE marcada com rodamina. Esse reagente é aplicado a um esfregaço preparado a partir de uma amostra de hemocultura positiva. A hibridização é realizada a 55°C, durante 30 minutos, seguida de lavagem pós-hibridização por 30 minutos a 55°C com solução. O esfregaço é preparado com meio de montagem fornecido com o *kit* e examinado na microscopia de fluorescência. *E. faecalis* é identificado como múltiplos cocos fluorescentes de cor verde brilhante, enquanto os OE aparecem como múltiplos cocos fluorescentes vermelhos. Os microrganismos não entéricos não fluorescem. Foi realizada uma avaliação multicêntrica do PNA FISH para *E. faecalis*/OE em 152 hemoculturas positivas, mostrando cocos gram-positivos em pares e cadeias no esfregaço corado pelo método de Gram.[728] Dessas amostras, 100% de 41 culturas positivas para *E. faecalis* e 100% de 33 culturas positivas para OE foram corretamente identificados. Os cocos gram-positivos não enterocócicos, que se desenvolveram nas culturas, não foram incorretamente identificados como enterococos. Em outro estudo, o uso da PNA FISH para *Enterococcus*/OE resultou na instituição mais precoce de terapia antimicrobiana empírica adequada, devido ao reconhecimento mais precoce de bacteriemia por *E. faecium* VRE.[353]

Recentemente, *Enterococcus* QuickFISH BC foi aprovado para uso. Esse teste identifica *E. faecalis* e OE a partir de hemoculturas em menos de 30 minutos por eliminação de uma etapa de lavagem. Essa modificação utiliza uma gota de hemocultura positiva, que é preparada em lâminas de FISH, com controles positivo e negativo já presentes na lâmina. A lâmina é fixada por calor a 55°C durante até 5 minutos. Uma única gota de cada uma de duas soluções de PNA – *Enterococcus* PNA azul e *Enterococcus* PNA amarelo – são misturadas em uma lamínula que é colocada dentro de um molde. A mistura dos dois reagentes na janela oval do molde resulta em uma cor verde uniforme. A lamínula é então removida e aplicada sobre a gota da amostra de hemocultura seca/fixada na lâmina dentro das bordas da área de visualização. A lâmina é incubada a 55°C durante 15 a 20 minutos no local de trabalho. Efetua-se a leitura da lâmina ao microscópio de fluorescência, examinando em primeiro lugar os controles e, em seguida, passando para a amostra bem no mesmo plano de foco. À semelhança do procedimento mais demorado, *E. faecalis* aparece como grupos de cocos fluorescentes de cor verde maçã brilhante, enquanto os OE aparecem como múltiplos cocos fluorescentes de cor vermelho brilhante. Esse teste tem um tempo de execução total de menos de 30 minutos, com tempo de trabalho efetivo de menos de 5 minutos.

Morfologia das colônias e teste da catalase

Depois de 18 a 24 horas de incubação em ágar-sangue, as colônias de *Streptococcus* beta-hemolítico do grupo A apresentam cerca de 0,5 mm de diâmetro, são translúcidas ou transparentes e exibem uma superfície lisa ou fosca. A zona de β-hemólise corresponde habitualmente a duas a quatro vezes o diâmetro da colônia (ver Prancha 13.1 D). As colônias são convexas e possuem uma borda contínua. Algumas cepas de estreptococos do grupo A são mucoides, devido à presença de grandes quantidades de material capsular. Os grupos C e G também apresentam uma aparência semelhante, embora as colônias de algumas cepas do grupo G possam demonstrar uma tonalidade dourada quando examinadas de perto, e as zonas hemolíticas são habitualmente muito grandes. Os estreptococos beta-hemolíticos do grupo B formam colônias maiores em meio de ágar, a borda de hemólise ao redor da colônia é comparativamente menor que a dos outros estreptococos beta-hemolíticos, e a hemólise é, em geral, "mais fraca" e menos óbvia. Uma proporção significativa de estreptococos do grupo B (até 11%) pode ser não hemolítica. As colônias de estreptococos do grupo D tendem a ser maiores que as dos estreptococos do grupo A, alcançando 0,5 a 1,0 mm depois de uma noite de incubação. Os isolados do grupo D são alfa-hemolíticos ou não hemolíticos em SBA. Em geral, as colônias são cinza, lisas e com bordas contínuas. Os estreptococos do grupo F formam colônias puntiformes muito pequenas, com uma grande zona de β-hemólise. Essas colônias extremamente pequenas são denominadas "colônias diminutas" e são características do grupo anginosus de estreptococos – *S. anginosus*, *S. constellatus* e *S. intermedius*. Em geral, as colônias beta-hemolíticas diminutas são puntiformes depois de 24 horas de incubação, porém irão apresentar uma zona de β-hemólise bastante grande e evidente. Os microrganismos do grupo anginosus que crescem em meios sólidos também desprendem um odor característico doce, de caramelo ou de madressilva, devido à produção de diacetil. Essa característica pode ser observada com membros alfa-hemolíticos, beta-hemolíticos e não hemolíticos desse grupo.

S. pneumoniae exibe um espectro de tipos de colônias, cuja aparência depende do grau de encapsulação. Em geral, essas colônias são circundadas por uma grande zona de α-hemólise de cor verde intensa. As colônias de cepas densamente encapsuladas podem ter vários milímetros de diâmetro, são muito mucoides, de cor cinza e podem assemelhar-se a gotas de óleo sobre a superfície do ágar. As colônias das cepas menos densamente encapsuladas são menores. Com incubação prolongada, a porção central da colônia pode sofrer colapso, conferindo a aparência característica de "peça de tabuleiro". Algumas colônias podem sofrer colapso por completo, assumindo a aparência de uma cabeça de prego plana na superfície do ágar.

Outras espécies de estreptococos *viridans* formam colônias de vários tamanhos e texturas. Algumas podem ser lisas e exibir uma borda contínua, enquanto outras podem ter aspecto rugoso, com formação de bordas recortadas após incubação prolongada. As colônias de espécies de *Aerococcus*, *Pediococcus*, *Gemella*, *Leuconostoc*, *Tetragenococcus*, *Vagococcus*, *Globicatella*, *Helcococcus*, *Facklamia*, *Dolosicoccus*, *Dolosigranulum*, *Ignavigranum* e de espécies facultativas de *Lactobacillus* lembram fortemente os estreptococos *viridans* ou os estreptococos do grupo D na sua aparência e são alfa-hemolíticas ou não hemolíticas.

Os membros dos estreptococos e dos grupos de bactérias semelhantes a *Streptococcus* são catalase-negativos, exceto *A. otitidis*. Esse microrganismo assemelha-se a *Streptococcus* na morfologia de suas colônias, porém é catalase-positivo. Algumas cepas de enterococos (particularmente cepas de *E. faecalis*) produzem uma "pseudocatalase", que é responsável pela reação positiva fraca de catalase observada com algumas cepas, particularmente no isolamento primário. A intensidade dessa reação pode diminuir depois de algumas subculturas seriadas.

Reconhecimento e caracterização preliminar de estreptococos e das bactérias "semelhantes a Streptococcus"

A determinação da ocorrência de hemólise e a realização de um teste de catalase eram, outrora, os únicos testes necessários para a caracterização preliminar dos estreptococos. Entretanto, com o reconhecimento de vários grupos de bactérias semelhantes a *Streptococcus* em infecções humanas, é também necessário efetuar testes adicionais, particularmente para as cepas isoladas de líquidos corporais estéreis. Alguns desses microrganismos (i. e., espécies de *Leuconostoc* e *Pediococcus*) exibem resistência intrínseca à vancomicina e aos antibióticos glicopeptídicos cíclicos relacionados (p. ex., ristocetina, aracidina e teicoplanina). O aumento aparente no reconhecimento e no isolamento desses microrganismos pode estar relacionado, em parte, com a emergência de MRSA e o uso consequente da vancomicina como antibiótico de primeira linha, sobretudo em hospedeiros gravemente debilitados. Estes e outros microrganismos "de aspecto semelhante" podem ser diferenciados preliminarmente entre si e das espécies de *Streptococcus* e *Enterococcus* por meio dos testes apresentados na Tabela 13.2.

Em SBA, esses microrganismos assemelham-se a estreptococos *viridans* ou a enterococos; todos eles são alfa-hemolíticos ou não hemolíticos. A morfologia característica dos estreptococos – cadeias de cocos – é observada nos estreptococos, enterococos, lactobacilos, espécies de *Leuconostoc/Weissella*, espécies de *Vagococcus*, espécies de *Abiotrophia/Granulicatella*, espécies de *Dolosicoccus*, espécies de *Ignavigranum*, espécies de *Globicatella* e espécies de *Lactococcus* em esfregaços corados pelo método de Gram, preparados a partir de culturas em caldo tioglicolato. Os cocos gram-positivos dispostos predominantemente em pares, tétrades ou grupos são mais característicos dos aerococos, das espécies de *Alloiococcus*, espécies de *Gemella*, espécies de *Pediococcus* e espécies de *Helcococcus* e *Tetragenococcus*. Algumas das bactérias semelhantes a *Streptococcus* recentemente descritas (p. ex., espécies de *Facklamia*, espécies de *Tetragenococcus*) frequentemente formam pares ou cadeias curtas. Em geral, os lactobacilos facultativos exibem a morfologia típica em forma de bacilo, enquanto outras espécies possuem aparência cocoide. A observação de cocos gram-positivos em cadeias curtas em meios de hemocultura e o crescimento de microrganismos em subcultura em ágar-chocolate sem crescimento em uma subcultura SBA correspondente sugerem espécies de *Abiotrophia/Granulicatella*. Em meios contendo sangue, alguns isolados podem produzir uma reação de catalase fraca com H_2O_2 a 3%; por conseguinte, as cepas que exibem essa reação devem ser repicadas em meio isento de sangue e reavaliadas quanto à sua atividade de catalase.

Os estreptococos *viridans* ou não hemolíticos obtidos de líquidos corporais estéreis podem ser testados quanto à sua sensibilidade à vancomicina utilizando o disco de 30 mg regular em placa de SBA, com incubação a 35°C durante 18 a 24 horas. Alguns isolados podem necessitar de incubação prolongada (i. e., até 72 horas) para a interpretação do teste. Os microrganismos resistentes à vancomicina (i. e., espécies de *Pediococcus*, espécies de *Leuconostoc*) geralmente apresentam CIM acima de 250 μg/mℓ e crescerão exatamente até a borda do disco. A presença de qualquer zona em torno do disco indica sensibilidade à vancomicina. A produção de gás a partir da glicose, que constitui um teste útil para diferenciar as espécies de *Leuconostoc* de outros microrganismos, é mais bem-determinada em caldo MRS para *Lactobacillus* (Difco Laboratories, Detroit, MI) coberto com vaselina (Deman–Rogosa–Sharpe, 1960). A formação de bolhas sob a camada de vaselina indica a produção de gás e a natureza heterofermentadora de seu metabolismo. O caldo MRS é incubado por um período de até 7 dias. Outros testes úteis para a caracterização preliminar dos microrganismos semelhantes a *Streptococcus* incluem os testes pirrolidonil-arilamidase (PYR), leucina aminopeptidase (LAP) e tolerância ao sal. Esse último teste é realizado em caldo de infusão de coração contendo 6,5% de NaCl. A observação de crescimento representa o parâmetro final, assim como no teste de tolerância ao sal para a identificação de enterococos. Os testes de PYR e LAP estão disponíveis como testes rápidos em discos fornecidos por vários fabricantes (p. ex., Remel, Carr-Scarborough) e também estão incluídos em alguns sistemas de *kits* (p. ex., API® Rapid Strep). O teste BactiCard® *Streptococcus* (Remel Laboratories) inclui testes de PYR, LAP e hidrólise da esculina. Esse cartão, quando usado com os resultados de sensibilidade à vancomicina, pode proporcionar uma caracterização preliminar das espécies de *Enterococcus*, *Lactococcus*, *Aerococcus*, *Gemella*, *Leuconostoc*, *Pediococcus* e *Globicatella*.

Em certas ocasiões, testes menos comuns podem ser úteis para complementar os testes tradicionais ou confirmar as identificações obtidas com os sistemas de *kits*. Para os testes de temperatura de crescimento, recomenda-se o uso de banho-maria a 45°C e refrigerador a 10°C. O crescimento, quando presente, é observado depois de 24 a 48 horas de

Tabela 13.2 Características fenotípicas para a identificação presuntiva de cocos gram-positivos catalase-negativos.

Gênero	Morfologia na coloração pelo Gram em caldo tioglicolato	HEM SBA	Catalase	Crescimento, 10°C	Crescimento, 45°C	Motilidade	LAP	PYR	Crescimento, caldo com 6,5% de NaCl	Gás, caldo MRS	Vancomicina
Streptococcus	Cadeias	α, β, γ	–	–	V	–	+	–	V	–	S
Enterococcus	Pares, cadeias	α, γ	–	+	+	V	+	+	+	–	S/R
Abiotrophia	Cadeias	α, γ	–	–	V	–	+	+	–	–	S
Granulicatella	Cadeias	α, γ	–	–	V	–	+	+	–	–	S
Aerococcus	Tétrades, grupos	α	–	–	–	–	V	V	+	–	S
Helcococcus	Tétrades, grupos	γ	–	–	–	–	–	+	+	–	S
Leuconostoc	Cadeias	α, γ	–	+	+	–	–	–	V	+	R
Weissella	Cadeias	α, γ	–	V	V	–	–	–	+	+	R
Pediococcus	Tétrades, grupos	α	–	–	+	–	+	–	V	–	R
Tetragenococcus	Tétrades, grupos	α	–	–	+	–	+	+	+	–	S
Gemella	Tétrades, grupos, cadeias	α, γ	–	–	–	–	V	+	–	–	S
Vagococcus	Cadeias	α, γ	–	+	–	+	+	+	+	–	S
Alloiococcus	Grupos, tétrades	α	+	–	–	–	+	+	+	–	S
Globicatella	Cadeias	α	–	–	–	–	–	+	+	–	S
Facklamia	Grupos, cadeias	α	–	–	–	–	+	+	+	–	S
Dolosigranulum	Grupos, tétrades	α	–	–	–	–	+	+	+	–	S
Ignavigranum	Grupos, cadeias	α	–	–	–	–	+	+	+	–	S
Dolosicoccus	Cadeias	α	–	–	–	–	–	+	–	–	S
Eremococcus	Cadeias	α	–	–	+	–	–	DI	+ᶠ	–	S
Catellicoccus	Pares/cadeias curtas	γ	–	–	DI	–	+	–	DI	–	S
Lactococcus	Cadeias	α, γ	–	+	V	–	+	+	V	–	S

+ = reação positiva; – = reação negativa; V = reação variável; +ᶠ = reação positiva fraca; S = sensível; R = resistente; HEM SBA = hemólise em ágar-sangue de carneiro; DI = dados indisponíveis; LAP = leucina aminopeptidase; PYR = pirrolidonil-arilamidase; caldo MRS = caldo Mann-Sharpe-Rugosa.

incubação. A motilidade é determinada em meio ágar semissólido comum para motilidade, com ou sem adição de tetrazólio. Esse teste deve ser incubado por até 48 horas em temperatura ambiente. O teste de VP para acetilmetil carbinol, que é usado para estreptococos, é realizado em caldo de VP densamente semeado, incubado durante a noite. Após a adição dos reagentes α-naftol e hidróxido de sódio, o tubo é agitado manualmente ou em aparelho e incubado em temperatura ambiente, durante 30 minutos. Depois desse período, as reações vermelha, rosa e incolor correspondem a reações positiva, fracamente positiva e negativa, respectivamente.

Identificação presuntiva dos estreptococos e enterococos

Os estreptococos beta-hemolíticos, os pneumococos, os estreptococos do grupo D e os enterococos são identificados de modo definitivo por meio de procedimentos sorológicos (discutidos adiante), que detectam os antígenos dos grupos de Lancefield (grupos A, B, C, D, F e G) ou os antígenos polissacarídicos capsulares (*S. pneumoniae*) dos microrganismos. A identificação dos estreptococos do grupo D até o nível de espécie, das espécies de *Enterococcus* e dos estreptococos *viridans* é efetuada principalmente por testes bioquímicos, fisiológicos e enzimáticos. Os laboratórios utilizam diversos testes presuntivos, que exibem uma alta correlação com os métodos sorológicos, mas cuja execução é menos dispendiosa. Os resultados dos testes presuntivos para os principais grupos de estreptococos estão resumidos na Tabela 13.3. Os procedimentos detalhados para a realização e a interpretação dos testes presuntivos mais comumente utilizados estão descritos nos Quadros 13.1 a 13.4 *online*.

Sensibilidade à bacitracina. O teste de sensibilidade à bacitracina é utilizado para a identificação presuntiva dos estreptococos beta-hemolíticos do grupo A (Prancha 13.2 B). O teste é realizado em meio de ágar-sangue com um disco diferencial de bacitracina (p. ex., TAXO® A Bacitracin Disk, 0,04 unidade, BD Microbiology Systems, Cockeysville MD; Bacitracin Differentiation disks, 0,04 unidade, Remel). O procedimento é descrito de modo detalhado no Quadro 13.1 *online*. O aparecimento de qualquer zona de inibição ao redor do disco é considerado como teste positivo. Embora esse teste seja simples, barato e bastante acurado para a identificação presuntiva dos estreptococos do grupo A, ele não é altamente específico. Mais de 10% das cepas de estreptococos dos grupos C e G também são sensíveis à bacitracina, assim como cerca de 5% das cepas do grupo B. Em consequência, esse teste é, com frequência, realizado juntamente com o teste de sensibilidade ao SXT, visto que os estreptococos dos grupos C e G são habitualmente sensíveis ao SXT, enquanto os estreptococos dos grupos A e B são resistentes. Alguns pesquisadores defenderam o uso de discos de bacitracina diretamente em ágar-sangue não seletivo primário para rápida detecção e identificação de estreptococos do grupo A em culturas de material de garganta. Entretanto, esse método só irá identificar 50 a 60% dos isolados. A colocação de discos de bacitracina em placas primárias contendo meios seletivos é consideravelmente mais sensível. O laudo do laboratório deve refletir o uso de um método presuntivo: "estreptococos beta-hemolíticos, presumivelmente do grupo A pela bacitracina" ou "estreptococos beta-hemolíticos, presumivelmente diferentes do grupo A pela bacitracina".

Sensibilidade ao SXT. O teste de sensibilidade ao SXT possibilita a distinção presuntiva entre estreptococos dos grupos A e B e outros estreptococos beta-hemolíticos (Prancha 13.2 C). Quando utilizado em associação com o teste da bacitracina, o teste de sensibilidade ao SXT ajuda na triagem dos estreptococos não A, não B que podem ser sensíveis à bacitracina, visto que as cepas de ambos os grupos A e B são resistentes ao SXT, enquanto as dos grupos C, F e G são sensíveis. O teste é realizado da mesma maneira que o teste de bacitracina, exceto pelo uso de um disco comercial contendo 1,25 μg de trimetoprima e 23,75 μg de sulfametoxazol. O aparecimento de qualquer zona de inibição indica sensibilidade ao SXT (ver Quadro 13.1 *online*).

Teste de CAMP e produção de pigmento. O teste de CAMP (acrônimo para Christie, Atkins e Munch-Petersen) é utilizado para a identificação presuntiva de estreptococos do grupo B (ver Quadro 8.1 *online*) e é realizado utilizando uma cepa de *S. aureus* produtora de β-hemolisina (ATCC nº 25923). Os estreptococos do grupo B secretam uma proteína denominada "fator CAMP", que interage com a β-hemolisina produzida e secretada por *S. aureus*, causando aumento ou sinergismo da hemólise (Prancha 13.2 D). Isso aparece como uma área de hemólise aumentada em forma de ponta de seta na área onde as duas estrias de crescimento estão mais próximas. Esse teste é altamente sensível, e até mesmo cepas do grupo B não hemolíticas serão CAMP-positivas. Uma pequena porcentagem de estreptococos do grupo A também será CAMP-positiva, assim como *Listeria monocytogenes*. Entretanto, o formato da reação de CAMP com *L. monocytogenes* é retangular em lugar da forma em ponta de seta produzida pelos estreptococos do grupo B. Esse teste é frequentemente usado em associação com os testes de bacitracina e de SXT na mesma placa de ágar-sangue para a identificação presuntiva desses microrganismos (Tabela 13.3). Os laudos devem fornecer a seguinte informação: "estreptococos beta-hemolíticos do grupo B presuntivos pelo teste de CAMP.

Hidrólise do hipurato de sódio. Os estreptococos do grupo B são capazes de hidrolisar o hipurato a seus componentes, a glicina e o ácido benzoico. Para realizar o teste, o microrganismo é semeado em caldo contendo hipurato de sódio, com incubação durante a noite a 35°C. As células são centrifugadas, e o sobrenadante é removido. Em seguida, adiciona-se ao sobrenadante (0,8 mℓ) o reagente cloreto férrico (0,2 mℓ; FeCl$_3$6 H$_2$O, 12 g em 100 mℓ de HCl a 2% em solução aquosa), há a formação de um precipitado denso. Se o precipitado permanecer depois de 10 minutos, significa a presença de ácido benzoico, e o teste é positivo para hidrólise do hipurato. Como alternativa, pode-se adicionar o reagente de ninidrina ao sobrenadante para detectar a presença de glicina livre. Nesse método, a formação de uma cor azul-escura é considerada positiva. Os estreptococos beta-hemolíticos hipurato-positivos são descritos no laudo como "estreptococos do grupo B presuntivos por hidrólise do hipurato".

Teste de bile-esculina. Esse teste é utilizado para a identificação presuntiva de espécies de *Enterococcus* e dos estreptococos do grupo D (Prancha 13.2 F). Em geral, é realizado em ágar inclinado ou em uma placa (Quadro 13.2 *online*). Os microrganismos bile-esculina-positivos são capazes de crescer na presença de 40% de bile e de hidrolisar a esculina.

Tabela 13.3 Critérios fenotípicos para a identificação presuntiva dos estreptococos e enterococos de importância clínica.

Microrganismo	HEM SBA	LAP	Bacitracina	SXT	Teste de CAMP	HHIP	Crescimento, ágar BE	PYR	Crescimento, caldo com NaCl de 6,5%	Optoquina	Solubilidade em bile
Streptococcus do grupo A	β	+	S	R	–	–	–	+	–	R	–
Streptococcus do grupo B	β, γ	+	R	R	+	+	–	–	V	R	–
Estreptococos dos grupos C, F e G	β, γ	+	V	S	–	–	–	–	–	R	–
Enterococcus do grupo D	α, β, γ	+	R	R	–	V	+	+	+	R	–
Streptococcus do grupo D	α, γ	+	R	S	–	–	+	–	–	R	–
Estreptococos *viridans*	α, γ	+	V	S	–	V	V	–	–	R	–
Pneumococos	α	+	V	S	–	–	–	–	–	S	+

+ = reação positiva; – = reação negativa; V = reação variável; S = sensível; R = resistente; HEM SBA = hemólise em ágar-sangue de carneiro; LAP = leucina aminopeptidase; SXT = sulfametoxazol-trimetoprima; HHIP = hidrólise do hipurato; ágar BE = ágar bile-esculina; PYR = pirrolidonil-arilamidase.

As espécies de *Enterococcus* e os estreptococos do grupo D, em sua maioria, fazem com que o meio de bile-esculina se torne escuro dentro de 24 horas; algumas cepas raras podem necessitar de uma incubação de 48 horas para que a hidrólise se torne evidente. É preciso ter cuidado para utilizar formulações de ágar bile-esculina que contenham os 40% de bile necessários; os produtos de alguns fabricantes contêm menor quantidade de bile, levando a uma identificação incorreta de alguns estreptococos *viridans* como estreptococos do grupo D ou enterococos.

Teste de tolerância ao sal (caldo com NaCl a 6,5%). O teste de tolerância ao sal (caldo com NaCl a 6,5%) diferencia as espécies de *Enterococcus* dos estreptococos não enterocócicos do grupo D (subespécies de *S. gallolyticus*) (ver Quadro 13.4 online). O microrganismo a ser identificado é semeado em ágar à base de infusão ou caldo contendo NaCl a 6,5%. Depois de uma incubação durante a noite, o meio é examinado à procura de crescimento, que indica tolerância ao sal a 6,5%. As espécies de *Enterococcus* são tolerantes ao sal. As subespécies de *S. gallolyticus* não crescem em caldo com NaCl a 6,5%.

Teste de leucina aminopeptidase (LAP). A produção de LAP, juntamente com PYR, mostra-se útil para a identificação dos estreptococos, enterococos e alguns dos microrganismos semelhantes a *Streptococcus*. Esse teste está disponível como teste *spot* em disco (Remel Laboratories; Carr-Scarborough Microbiologicals, Decatur, GA), como parte de um sistema de identificação presuntiva de três testes (Remel Bacti-Card® Strep) ou em painéis de identificação de estreptococos em 4 horas ou durante a noite (API® Rapid Strep). Os discos são umedecidos e densamente semeados com material das colônias obtidas de uma placa de ágar (o que pode exigir que as placas semeadas com isolados de crescimento muito lento devam ser incubadas durante 2 a 3 dias para que se obtenha um inóculo suficiente para a realização do teste). Depois de 10 minutos, adiciona-se ao disco uma gota do reagente de detecção. O aparecimento de uma cor vermelha no disco depois de 3 minutos indica uma reação positiva para LAP; uma cor amarela indica um teste negativo; e o aparecimento de uma cor rosa é considerado como teste fracamente positivo. O teste de LAP é positivo para todos os estreptococos e enterococos, sendo estes últimos também PYR-positivos.

Teste da pirrolidonil-arilamidase (PYR). O teste de hidrólise da PYR (Quadro 1.6 online) é um teste presuntivo para estreptococos enterocócicos tanto do grupo A quanto do grupo D (Prancha 13.2 G). Substitui o teste da bacitracina e o teste de tolerância ao sal para espécies de estreptococos do grupo A e espécies de *Enterococcus*, respectivamente. A enzima detectada é denominada pirrolidonil-arilamidase. Um caldo contendo PYR (L-pirrolidonil-β-naftilamida) é semeado com o microrganismo e incubado a 35°C durante 4 horas. Nesse período, ocorre hidrólise da PYR. Em seguida, detecta-se a β-naftilamida livre por meio da adição do corante diazo acoplador, N, N-dimetilamino-cinamaldeído. Observa-se o aparecimento de uma cor vermelha quando a PYR é hidrolisada. Esse teste é altamente sensível e específico para estreptococos do grupo A e para a maioria das espécies de *Enterococcus*. Dispõe-se no comércio de várias adaptações do teste de hidrólise da PYR, que fornecem resultados rápidos (15 minutos ou menos). Outros microrganismos (p. ex., a maioria dos lactococos, *A. viridans*, *G. haemolysans*, os estreptococos nutricionalmente variantes e alguns estafilococos) também são PYR-positivos. Esse teste está incluído no sistema Bacti-Card® Strep (Remel), juntamente com hidrólise da esculina e leucina aminopeptidase.

Teste comerciais para identificação presuntiva. Dispõe-se no comércio de placas divididas em três compartimentos para a identificação presuntiva de estreptococos beta-hemolíticos dos grupos A e B, estreptococos do grupo D e espécies de *Enterococcus* (Prancha 13.2 H). A placa Strep-ID II® Tri-Plate (Remel) contém três compartimentos: um setor com SBA para a avaliação de hemólise e realização dos testes de

CAMP e SXT, um setor de ágar bile-esculina e um setor com meio PYR. A placa Strep-ID II® QUAD apresenta quatro quadrantes para o teste de sensibilidade à bacitracina, o teste de CAMP, o crescimento em ágar bile-esculina e o crescimento na presença de NaCl a 6,5%, respectivamente. Após semeadura e incubação durante a noite, os testes são interpretados conforme indicado na Tabela 13.3.

Identificação sorológica dos estreptococos beta-hemolíticos

O trabalho pioneiro de Rebecca Lancefield estabeleceu a base para a classificação sorológica dos estreptococos humanos. Essa classificação baseia-se na detecção do antígeno de carboidrato específico de grupo que está presente na parede celular do microrganismo. Os estreptococos grupáveis que causam doença em seres humanos pertencem aos grupos A, B, C, D, F e G de Lancefield. Apenas os estreptococos beta-hemolíticos e os microrganismos do grupo D alfa-hemolíticos ou não hemolíticos podem ser classificados de acordo com esse esquema. Para a detecção dos antígenos da parede celular desses microrganismos, o antígeno precisa ser inicialmente extraído da parede celular e solubilizado. Essa etapa pode ser realizada por meio de extração com ácido (p. ex., ácido nitroso), extração por autoclave (método de Rantz-Randall) ou extração enzimática. Uma vez extraído, o antígeno pode ser detectado por uma variedade de métodos.

Teste de precipitação em tubo capilar. Nesse método usado por Lancefield, o antígeno extraído é aplicado sobre antissoros específicos de grupos em tubo capilar. A formação de uma reação de precipitação na interface extrato-antissoro proporciona a designação do grupo de microrganismo.

Coaglutinação. Nessa técnica, o extrato antigênico reage com células de *S. aureus* sensibilizadas com antissoros específicos de grupos. A ocorrência de aglutinação visível das células estafilocócicas cobertas com antissoro específico fornece a designação do grupo do microrganismo. Dispõe-se no comércio de kits para coaglutinação (Phadebact® Streptococcus, MLK Diagnostics AB, Sollentuna, Suécia).

Aglutinação com látex. Os testes de AL empregam esferas de látex de poliestireno como carreadores dos antissoros grupo-específicos que reagem com o extrato do microrganismo. Kits comerciais para esse método também são amplamente utilizados (Streptex®, Remel; Patho-DX® Strep Grouping Kit, Diagnostic Products Corporation, Los Angeles, CA; Slidex® Plus Strep, bioMérieux, Inc., Hazelwood, MO). Os procedimentos de AL substituíram a técnica de extração-precipitação em tubo capilar de Lancefield como método de referência para a sorogrupagem dos estreptococos beta-hemolíticos. A avaliação correta da hemólise é essencial para a confiabilidade do teste, e foram relatadas reações cruzadas com outros microrganismos. Esse erro pode ocorrer quando os microrganismos são testados diretamente a partir de frascos de hemocultura sem determinação prévia do caráter hemolítico do isolado. Thompson e Facklam também relataram que o reagente de AL de grupo B de vários fabricantes exibe reação cruzada com *S. porcinus* e *S. pseudoporcinus*.[1024] Embora essas cepas exibam reação com os reagentes de látex do grupo B, os microrganismos formam pequenas colônias com halos claros e muito grandes de β-hemólise, o que difere acentuadamente da β-hemólise marginal fraca associada aos estreptococos do grupo B.

Características fenotípicas para a identificação dos estreptococos grupáveis

Os estreptococos grupáveis podem ser identificados até o nível de espécie com base nas suas características fisiológicas. Várias dessas reações são utilizadas nos vários sistemas de kits para a identificação dos estreptococos beta-hemolíticos. Os métodos de identificação bioquímica também podem possibilitar a detecção de cepas aberrantes de estreptococos beta-hemolíticos. Por exemplo, Brandt et al.[117] isolaram três cepas de estreptococos beta-hemolíticos de hemoculturas que apresentavam o antígeno de grupo A, mas que foram identificadas como *S. dysgalactiae* subesp. *equisimilis* por teste fenotípico e sequenciamento do rRNA 16S. Essas cepas eram acetoíno-negativas e PYR-negativas, diferentemente dos estreptococos do grupo A. Embora a maioria dos laboratórios clínicos que processam amostras de seres humanos utilize métodos sorológicos para a identificação desses microrganismos, os pesquisadores em microbiologia veterinária podem considerar esses testes úteis, visto que os antissoros de Lancefield para outros grupos além de A, B, C, F e G não são prontamente disponíveis. A Tabela 13.4 fornece as características fenotípicas para a identificação dos estreptococos grupáveis. Foram também identificados marcadores moleculares para diferenciar *S. pyogenes* de outros membros do grupo de cocos piogênicos (p. ex., *S. dysgalactiae* subesp. *equisimilis*).[705]

Identificação de S. pneumoniae / Sensibilidade à optoquina, teste de solubilidade em bile e teste AccuProbe® Pneumococcus

A morfologia das colônias alfa-hemolíticas e as características da coloração de Gram constituem, com frequência, os primeiros indícios para o reconhecimento dos pneumococos (Pranchas 13.1 C e 13.2 A). A sensibilidade à optoquina (cloridrato de etil-hidrocupreína) é utilizada para diferenciar *S. pneumoniae* dos outros estreptococos *viridans* (ver Quadro 13.3 *online*). À semelhança dos testes de bacitracina e SXT, o teste de sensibilidade à optoquina é realizado em meio de ágar-sangue. Entretanto, diferentemente dos outros dois testes, os halos de inibição precisam ser medidos antes da interpretação. Um halo de 14 mm ou mais em torno do disco de 6 mm indica sensibilidade à optoquina e identifica o microrganismo como pneumococo (ver Prancha 13.2 E). Se o halo tiver menos de 14 mm, deve-se efetuar um teste de identificação alternativo (p. ex., sorologia ou solubilidade em bile), visto que alguns estreptococos *viridans* não pneumocócicos e aerococos podem exibir pequenos halos de inibição. Os estreptococos *viridans* e os enterococos do grupo G são, em geral, resistentes à optoquina. O teste de solubilidade em bile é outro teste para a identificação de *S. pneumoniae*. O teste pode ser efetuado em caldo ou em suspensão do microrganismo em soro fisiológico ou diretamente em uma placa. Ambos os procedimentos são descritos no Quadro 13.5 *online*. O desoxicolato, o reagente de "bile"

Tabela 13.4 Características fenotípicas para a identificação dos estreptococos beta-hemolíticos e outros membros dos estreptococos piogênicos.

Espécie	Grupo	HEM SBA	BAC	SXT	LAP	PYR	Teste de CAMP	ESC	ADH	VP	HHIP	PAL	β-GUR
S. pyogenes	A	β	S	R	+	+	–	V+	+	–	–	+	–
S. galactiae	B	β	E	R/S	+	–	+	–	+	–	+	+	+
S. dysgalactiae subesp. dysgalactiae	C	β	R	S	+	–	–	V–	+	–	–	+	DI
S. dysgalactiae subesp. equisimilis	A, C, G, L	β	R	S	+	–	–	+	+	–	–	+	DI
S. equi subesp. equi	C	β	R	S	+	–	–	V	+	–	–	+	+
S. equi subesp. ruminatorum	C	β	DI	DI	+	–	+	–	+	–	+	+	+
S. equi subesp. zooepidemicus	C	β	R	S	+	–	–	V	+	–	–	+	+
S. canis	G	β	R	S	+	–	+	+	+	–	–	–	–
S. castoreus	A	β	DI	DI	+	–	DI	+	+	–	–	+	+
S. didelphis	Nenhum	β	R	S	+	–	–	–	+	–	+	+	+
S. halichoeri	B	Nenhum	DI	DI	DI	DI	DI	–	+	+	–	–	–
S. ictaluri	Nenhum	Nenhum	DI	DI	+	+	DI	+	DI	–	DI	DI	+
S. iniae	Nenhum	β	R/S	S	+	–	+	–	V	–	–	+	–
S. phocae	C, F, nenhum	β	S	S	+	–	–	–	–	–	–	+	–
S. porcinus	E, P, U, V, nenhum	β	R	S	+	+	+	+	+	+	V	+	+
S. pseudoporcinus	Nenhum	β	DI	DI	+	V	DI	+	+	V	–	DI	DI
S. urinalis	Nenhum	Nenhum	R	S	+	+	–	+	+	+	–	+	–

Espécies	GLI	MAL	SUC	LAC	MNTL	SORB	RIB	TRE	SAL	GLIG
S. pyogenes	+	+	+	+	–	–	–	+	+	V
S. agalactiae	+	DI	+	V	–	–	+	V	V	–
S. dysgalactiae subesp. *dysgalactiae*	+	+	+	+	–	V	+	+	V	–
S. dysgalactiae subesp. *equisimilis*	+	DI	+	V	–	–	+	+	V	V
S. equi subesp. *equi*	+	DI	+	–	–	–	+	–	+	+
S. equi subesp. *ruminatorum*	+	+	–	+	–	+	+	V	DI	+
S. equi subesp. *zooepidemicus*	+	DI	+	V	–	+	–	V	+	–
S. canis	+	+	+	+	–	–	–	V	DI	–
S. castoreus	+	+	+	–	–	–	DI	–	DI	–
S. didelphis	+	DI	+	V	+	–	+	+	DI	–
S. halichoeri	+	+	–	V	–	–	+	–	–	–
S. ictaluri	+	–	–	–	+	–	+	+	DI	–
S. iniae	+	+	+	–	+	–	+	–	DI	–
S. phocae	+	DI	+	V	–	–	V	–	+	V
S. porcinus	+	+	+	–	+	+	+	+	–	–
S. pseudoporcinus	+	+	+	+	+	+	+	+	+	DI
S. urinalis	+	–	+	+	–	–	+	+	DI	–

+ = reação positiva; – = reação negativa; V = reação variável; DI = dados indisponíveis; S = sensível; R = resistente; HEM SAB = hemólise em ágar-sangue de carneiro; BAC = bacitracina, disco com 0,04 unidade; SXT = disco de sulfametoxazol-trimetoprima; LAP = leucina aminopeptidase; PYR = pirrolidinol-arilamidase; ADH = arginina di-hidrolase; VP = acetoína (Voges-Proskauer); HHIP = hidrólise do hipurato; PAL = fosfatase alcalina; ESC = hidrólise da esculina; β-GUR = β-glicuronidase; GLI = glicose; MAL = maltose; LAC = lactose; MNTL = manitol; SORB = sorbitol; RIB = ribose; TRE = trealose; SAL = salicina; GLIG = glicogênio.

usado nesses procedimentos, ativa as enzimas autolíticas do microrganismo. Foram relatados isolados de *S. pneumoniae* sensíveis e resistentes à optoquina e insolúveis em bile e isolados de estreptococos *viridans* resistentes à optoquina e solúveis em bile.[36,493] Os ensaios moleculares para a detecção de *ply* (pneumolisina) e *psa* (antígeno de superfície pneumocócico) mostram-se úteis para diferenciar isolados incomuns ou atípicos de *S. pneumoniae* de outros estreptococos *viridans* que, em certas ocasiões, exibem solubilidade em bile ou sensibilidade à optoquina.[493]

Uma avaliação do teste de optoquina com 99 isolados clínicos de *S. pneumoniae* e 101 estreptococos *viridans* relatou sensibilidade e especificidade de 99% e 98%, respectivamente.[551] A caracterização das cepas de *S. mitis* sensíveis à optoquina revelou a aquisição de genes de *S. pneumoniae* que codificam subunidades da H + ATPase, que constitui o alvo da optoquina.[682] As cepas de *S. pneumoniae* resistentes à optoquina apresentam mutações pontuais na subunidade a ou c da H + ATPase e possuem CIM da optoquina 4 a 30 vezes maior que a das cepas sensíveis.[831] O ensaio de hibridização do DNA AccuProbe® (Gen-Probe) identifica de modo confiável os pneumococos encapsulados típicos sensíveis à optoquina, porém não identifica confiavelmente os isolados não encapsulados sensíveis à optoquina.[529] A espécie recentemente descrita *S. pseudopneumoniae*, é considerada um membro do "grupo mitis" de estreptococos *viridans* (ver adiante), demonstra resistência (halo de 6 mm) ou sensibilidade intermediária (halos de 8 a 13 mm) à optoquina quando as culturas são incubadas em 5% de CO_2 a 35° a 37°C; todavia, os mesmos isolados podem ser sensíveis à optoquina (halo ≥ 14 mm) quando as culturas são incubadas a 35° a 37°C no ar ambiente.[36] Embora o teste de hibridização AccuProbe® possa diferenciar de modo confiável *S. pneumoniae* sensível à optoquina e solúvel em bile dos estreptococos *viridans* resistentes à optoquina, o ensaio pode fornecer resultados equivocados ou positivos com isolados de sensibilidade variável à optoquina e com solubilidade em bile negativa, que correspondem a *S. pseudopneumoniae*.[36] Wessels et al.[1118] estudaram 23 isolados de *S. pneumoniae*, 3 isolados de *S. pseudopneumoniae* e 29 outros isolados do grupo mitis e verificaram que o teste de sensibilidade à optoquina com incubação em atmosfera ambiente, solubilidade em bile, *time-of-flight* por dessorção/ionização a *laser* em matriz (MALDI-TOF; do inglês, *matrix-assisted laser desorption/ionization time of flight*) e sequenciamento dos genes *tuf* e *rpoB* forneceu resultados falso-positivos, falso-negativos e inconclusivos. A detecção e o sequenciamento do gene *cpsA* (uma região parcial do gene do polissacarídio capsular) e do gene *rpoA* (subunidade α da RNA polimerase) demonstraram discriminar de modo específico *S. pneumoniae* de outros estreptococos *viridans*.[803,804] A detecção por PCR dos genes para o antígeno de polissacarídio pneumocócico (*psa*) e pneumolisina (*ply*) também demonstrou ser útil para a identificação de pneumococos atípicos, não tipáveis ou resistentes à optoquina.[493] Um método molecular altamente confiável para a diferenciação dessas espécies envolveu um ensaio de PCR em tempo real multiplex tendo como alvo os genes *Spn9802* e *lytA*. O ensaio Spn9802 detectou *S. pneumoniae* e *S. pseudopneumoniae*, mas não *S. mitis* e *S. oralis*, enquanto a PCR *lytA* detectou apenas *S. pneumoniae*, de modo que uma combinação das duas PCR poderia ser usada para a rápida detecção e diferenciação desses microrganismos.[1118] MALDI-TOF-MS (espectrometria de massa pela técnica MALDI-TOF) demonstrou ter altas sensibilidade e especificidade para a identificação de isolados atípicos de *S. pneumoniae*, bem como para a identificação de *S. pseudopneumoniae*.[299]

Identificação sorológica de *Streptococcus pneumoniae*

A identificação definitiva de *S. pneumoniae* envolve a detecção sorológica de polissacarídios capsulares pneumocócicos com o uso de antissoros específicos. Essa identificação é complicada, visto que existem mais de 92 sorotipos capsulares diferentes, não se dispõe amplamente de antissoros para os sorotipos mais incomuns, e a qualidade dos antissoros pode variar de um lote para outro. O Omniserum, um produto escandinavo, tem a capacidade de detectar todos os sorotipos de pneumococos. Essas misturas de antissoros têm sido usadas para o desenvolvimento de testes comerciais de coaglutinação (Phadebact® Pneumococcus, MLK Diagnostics AB, Sollentuna, Suécia) e AL (Pneumoslide®, BD Microbiology Systems; Slidex Pneumo, bioMerieux, Inc.) (Prancha 13.3 C) para a rápida identificação sorológica de *S. pneumoniae*. A identificação específica e a designação de um determinado sorotipo capsular são obtidas com o teste de Quellung (Prancha 13.3 B). Os isolados não tipáveis podem reagir se for utilizado um painel ampliado de antissoros de alta qualidade.[493] Os isolados não encapsulados de *S. pneumoniae* não podem ser tipados nem identificados pelo teste de Quellung.

O teste de Quellung pode utilizar uma mistura de soros, bem como antissoros tipo-específicos (Pneumotest®, Statens Serum Institute, Copenhague, Dinamarca). Prepara-se uma suspensão pouco densa do microrganismo em soro fisiológico, e uma alíquota dessa suspensão com alça bacteriológica é misturada com a mesma quantidade de antissoro e azul de metileno sobre uma lâmina. A lâmina é coberta com uma lamínula e incubada em temperatura ambiente durante 10 minutos. A lâmina é examinada ao microscópio com objetiva de grande aumento e objetiva de imersão em óleo, com iluminação reduzida. Devido a uma reação de microprecipitação que ocorre na superfície do microrganismo, o índice de refração da cápsula modifica-se e assume uma aparência "intumescida" mais visível, como um halo ao redor das células bacterianas coradas de azul. Pode-se observar também a aglutinação microscópica dos microrganismos, particularmente com cepas densamente encapsuladas. Os resultados do teste de Quellung precisam ser comparados ao microscópio com uma preparação semelhante realizada com soro fisiológico em lugar de antissoros.

Identificação dos estreptococos viridans

Os estreptococos *viridans* distintos de *S. pneumoniae* incluem várias espécies alfa-hemolíticas e não hemolíticas (Tabela 13.5, Tabela 13.6 e Boxe 13.2). Diferentemente dos estreptococos beta-hemolíticos isolados de seres humanos, esses microrganismos, com exceção dos membros do "grupo bovis", carecem de antígenos específicos dos grupos sorológicos de Lancefield, embora alguns possam apresentar antígenos que exibem reação cruzada com esses antissoros. Diferentemente dos pneumococos, os estreptococos do grupo viridans são resistentes à optoquina e insolúveis em

Tabela 13.5 Características fenotípicas para diferenciação dos grupos de estreptococos *viridans* encontrados em seres humanos.

Grupo	ADH	ESC	VP	Ácido a partir de: MNTL	SORB	URE	Espécies
Grupo mitis	V	V	–	–	–	–	*S. mitis, S. oralis, S. sanguinis, S. parasanguinis, S. gordonii, S. cristatus, S. peroris, S. infantis, S. australis, S. oligofermentans, S. sinensis* (VP+)
Grupo mutans	–	+	+	+	+	–	*S. mutans, S. sobrinus*
Grupo salivarius	–	V	+	–	–	V	*S. salivarius, S. vestibularis, S. infantarius, S. alactolyticus*
Grupo anginosus	+	+	+	–	–	–	*S. anginosus, S. constellatus, S. intermedius*
Grupo bovis	–	+	+	V	–	–	*S. bovis/S. equinus*, subespécies de *S. gallolyticus*, subespécies de *S. infantarius*

+ = reação positiva; – = reação negativa; V = reação variável; ADH = arginina di-hidrolase; ESC = hidrólise da esculina; VP = Voges-Proskauer (acetoína); MNTL = manitol; SORB = sorbitol; URE = urease.

bile. Nos casos de endocardite e bacteriemia em pacientes com neutropenia, pode ser clinicamente importante identificar esses microrganismos. Os indivíduos com lesão valvar preexistente podem sofrer episódios recorrentes de endocardite ou recidiva após tratamento inadequado. O conhecimento da identidade desses isolados e de sua sensibilidade a agentes antimicrobianos ajuda a diferenciar falhas no tratamento e reinfecções.

Inicialmente, foram usados testes fenotípicos para classificar os estreptococos *viridans* em grupos, com base nas suas características comuns. Em 1998, Whiley e colaboradores,[1124] no Department of Oral Microbiology do London Hospital Medical College, publicaram esquemas abrangentes para a identificação fenotípica dos estreptococos *viridans* identificados na época. Essa abordagem "convencional" utilizava testes de fermentação de carboidratos em 24 horas e uma bateria de substratos ligados a 4-metilumbeliferil para a determinação de várias enzimas em 3 horas. O esquema dicotômico apresentado na Figura 13.3 incorpora os testes de "grupamento" da Tabela 13.4, bem como testes adicionais da Tabela 13.5, para a identificação de espécies individuais "típicas" dentro de determinado grupo. Os grupos de estreptococos *viridans* incluem o **grupo mitis/sanguinis**, o **grupo mutans**, o **grupo salivarius**, o **grupo anginosus** e o **grupo bovis**.[291] Os microrganismos podem ser classificados nesses grupos, com base na produção de arginina di-hidrolase (ADH), hidrólise da esculina, produção de acetoína (VP), urease e produção de ácido a partir do manitol e do sorbitol (Tabela 13.5). O Boxe 13.2 fornece detalhes sobre a importância clínica dessas espécies.

Os sistemas comerciais manuais e automáticos não identificam adequadamente esse grupo difícil de microrganismos, e os bancos de dados para esses sistemas não são atualizados com frequência suficiente para possibilitar identificações seguras em nível de espécie. Os laboratórios que tentam identificar esses microrganismos empregam, em sua maioria, um ou mais *kits* comerciais para esse propósito. Com frequência, é necessário acrescentar outros testes fenotípicos. Os produtos comerciais utilizam testes convencionais modificados e substratos cromogênicos ou fluorogênicos para a detecção de enzimas pré-formadas; essas abordagens passaram a constituir uma parte padrão das baterias de testes usadas na identificação dos estreptococos.

A aplicação de métodos moleculares e quimiotaxonômicos levou a modificações significativas na taxonomia dos estreptococos *viridans* e abordagens na sua identificação. Os métodos moleculares propostos para a identificação dos estreptococos até o nível de espécie precisam ter uma variabilidade suficiente entre diferentes espécies, porém pouca variabilidade de sequência dentro de determinada espécie. As técnicas moleculares para a identificação dos estreptococos *viridans* e dos enterococos incluem amplificação/detecção mediada por PCR do rRNA 16S, rRNA 16S e regiões intergênicas rRNA 16S-23S. Em sua maior parte, o sequenciamento do gene do rRNA 16S não resolve adequadamente a identificação das espécies entre alguns estreptococos *viridans* (p. ex., estreptococos do grupo mitis), visto que os microrganismos dentro desses grupos (i. e., *S. pneumoniae*, *S. pseudopneumoniae* e *S. mitis*) compartilham > 99% de homologia de sequência entre eles no *locus* rRNA. Em consequência, a detecção e o sequenciamento de genes específicos existentes nesses microrganismos têm sido usados para efetuar a identificação em nível de espécie.[593,679,763] Esses genes incluem *ddl* (gene de D-alanina:D-alanina ligase), *lytA* (gene de autolisina), *dex* (gene de dextranase), *groEL* (genes que codificam as proteínas de choque térmico de 10 kDa e 60 kDa), *rnpB* (gene que codifica a subunidade de endorribonuclease O do RNA), *sodA* (gene da superóxido dismutase), *tuf* (gene que codifica o fator de alongamento Tu), *gyrA* (gene que codifica regiões da DNA girase de determinação da resistência às quinolonas), *rpoB* (gene que codifica a RNase P), *parC* (gene da subunidade C da topoisomerase) e *recN* (gene de proteínas de recombinação/reparo).[370,384,483,546,828,1009,1122] O MALDI-TOF mostra ser promissor como método rápido e acurado para a identificação das espécies de estreptococos *viridans*. A identificação por espectrometria de massa depende da disponibilidade de um banco de dados acurado refletindo os arranjos espectrais encontrados nessas bactérias. As plataformas Bruker Daltronics e bioMérieux MALDI-TOF contêm uma grande série de espectros baseados em ensaios de PCR espécie-específicos e no sequenciamento do gene rRNA 16S. As aplicações específicas desses métodos para a detecção direta em amostras clínicas e para a identificação de isolados em cultura são descritas adiante e nas seções que tratam de *kits* e métodos de identificação específicos.

Tabela 13.6 Características fenotípicas para a identificação de estreptococos *viridans* isolados de seres humanos.

Grupo/espécie	HEM SBA	ESC	ADH	VP	URE	α-GAL	β-GAL	α-GLU	β-GLU	β-GUR	NAGA	α-FUC	β-FUC	α-ARAB	NAGALA	PAL
Grupo mitis/sanguinis																
S. australis	α	DI	+	–	–	–	>	DI	–	–	–	DI	DI	DI	DI	+
S. cristatus	α	–	+	–	–	–	>	–	–	–	+	+	–	–	+	–
S. danieliae	β	–	+	–	–	–	–	–	–	–	–	–	–	–	DI	>
S. gordonii	α	+	+	–	–	>	>	>	+	–	V+	+	>	DI	V+	+
S. infantis	α	–	–	–	–	V+	+	DI	–	–	V+	>	DI	DI	DI	–
S. lactarius	α	+	+	–	–	V–	+	DI	+	–	–	DI	DI	DI	DI	+
S. massiliensis	γ	DI	+	–	–	V–	–	–	–	–	–	–	–	–	DI	+
S. mitis	α	–	V–	–	–	V+	>	+	V+	–	>	–	+	–	–	V+
S. oligofermentans	α	–	–	–	–	V–	–	DI	DI	DI	DI	DI	DI	DI	DI	–
S. oralis	α	–	–	–	–	V–	+	+	–	–	+	–	>	–	–	V+
S. parasanguinis	α, γ	>	+	–	–	+	–	+	V–	–	+	V–	V–	V–	+	>
S. peroris	α	–	–	–	–	–	–	DI	–	–	–	DI	DI	DI	+	+
S. pseudopneumoniae[a]	α	>	+	–	DI	–	–	DI	>	–	DI	+	DI	DI	DI	+
S. sanguinis bio. 1	α	+	+	–	–	V+	–	–	V+	–	V–	–	+	–	–	–
S. sanguinis bio. 2	α	+	+	–	–	+	V–	+	+	–	+	–	V+	–	–	–
S. sanguinis bio. 3	α	–	+	–	–	–	+	–	V–	–	+	–	DI	–	DI	–
S. sinensis	α	+	+	+	–	–	–	DI	+	–	–	DI	DI	DI	–	–
Grupo mutans																
S. mutans	α, γ	+	–	+	–	–	–	+	+	–	–	–	–	–	–	+
S. sobrinus	γ, α	>	–	+	–	–	–	+	–	–	–	–	–	–	–	–
Grupo salivarius																
S. salivarius	γ, α	+	–	V+	–	V–	+	V+	V+	DI	–	–	V+	+	–	+
S. vestibularis	α	V+	–	+	+	–	+	V+	–	DI	–	–	–	+	–	–

Grupo/espécie	GLI	MAL	SAC	LAC	MNTL	SBTL	ARAB	INU	MEL	RAF	RIB	SAL	TRE	STA	GLIG	AMGD
Grupo mitis/sanguinis																
S. australis	+	+	+	+	–	–	–	DI	–	–	–	DI	–	DI	–	DI
S. cristatus	+	+	DI	V+	–	–	–	–	–	–	–	DI	–	DI	–	–
S. danieliae	+	DI	DI	–	–	–	–	–	DI	V–	–	–	+	+	–	DI
S. gordonii	+	+	DI	+	–	–	DI	V+	V–	V–	–	+	+	–	DI	+
S. infantis	+	+	+	+	–	–	–	V–	–	–	–	DI	+	–	DI	–
S. lactarius	+	+	+	+	–	–	–	DI	–	–	–	DI	–	DI	–	DI
S. massiliensis	+	+	–	–	–	–	–	–	–	–	–	–	–	–	–	DI
S. mitis	+	+	DI	V+	–	–	DI	V–	V+	V+	V–	V–	V–	DI	DI	–
S. oligofermentans	+	+	+	V	–	–	–	–	V	V	–	–	V	–	–	V–
S. oralis	+	+	DI	+	–	–	DI	–	+	V+	V+	–	V–	DI	DI	–
S. parasanguinis	+	+	DI	+	–	V–	DI	–	V+	V+	V+	V	V+	DI	DI	V–
S. peroris	+	+	+	+	–	–	DI	–	–	–	V	–	–	+	–	V
S. pseudopneumoniae[a]	DI	DI	DI	+	–	–	DI	–	DI	–	–	DI	–	DI	–	–
S. sanguinis bio. 1	+	DI	DI	+	–	V–	DI	V–	+	+	–	+	+	DI	DI	+
S. sanguinis bio. 2	+	+	DI	+	+	V+	DI	–	V+	+	–	+	+	DI	DI	–
S. sanguinis bio. 3	+	+	DI	+	+	–	DI	+	–	+	–	+	+	DI	DI	+
S. sinensis	+	+	+	+	–	–	DI	–	–	–	–	+	+	+	–	DI
Grupo mutans																
S. mutans	+	+	+	+	+	+	DI	+	+	+	–	+	+	–	–	+
S. sobrinus	+	+	+	+	+	V–	DI	+	V–	–	–	–	+	–	–	–
Grupo salivarius																
S. salivarius	+	DI	DI	+	–	–	–	V+	V	V+	DI	+	V	DI	DI	V
S. vestibularis	+	+	DI	V+	–	–	DI	–	–	–	–	+	V	DI	DIV+	–

[a] As reações para *S. pseudopneumoniae* são aquelas do sistema API® 20 Strep.

GLI = glicose; MAL = maltose; SAC = sacarose; LAC = lactose; MNTL = manitol; SBTL = sorbitol; ARAB = arabinose; INU = inulina; MEL = melibiose; RAF = rafinose; RIB = ribose; SAL = salicina; TRE = trealose; STA = amido; GLIG = glicogênio; AMGD = amigdalina.

+ = reação positiva; – = reação negativa; V = reação variável; V+ = reação variável, a maioria das cepas positiva; V– = reação variável, a maioria das cepas negativa; DI = dados indisponíveis; HEM SBA = hemólise em ágar-sangue de carneiro; ESC = hidrólise da esculina; ADH = arginina di-hidrolase; URE = urease; VP = produção de acetoína; α-GAL = α-galactosidase; β-GAL = β-galactosidase; α-GLU = α-glicosidase; β-GLU = β-glicosidase; β-GUR = β-glicuronidase; NAGA = *N*-acetil-β-D-glicosaminidase; α-FUC = α-fucosidase; β-FUC = β-fucosidase; α-ARAB = α-arabinosidase; NAGALA = *N*-acetil-β-D-galactosaminidase; PAL = fosfatase alcalina.

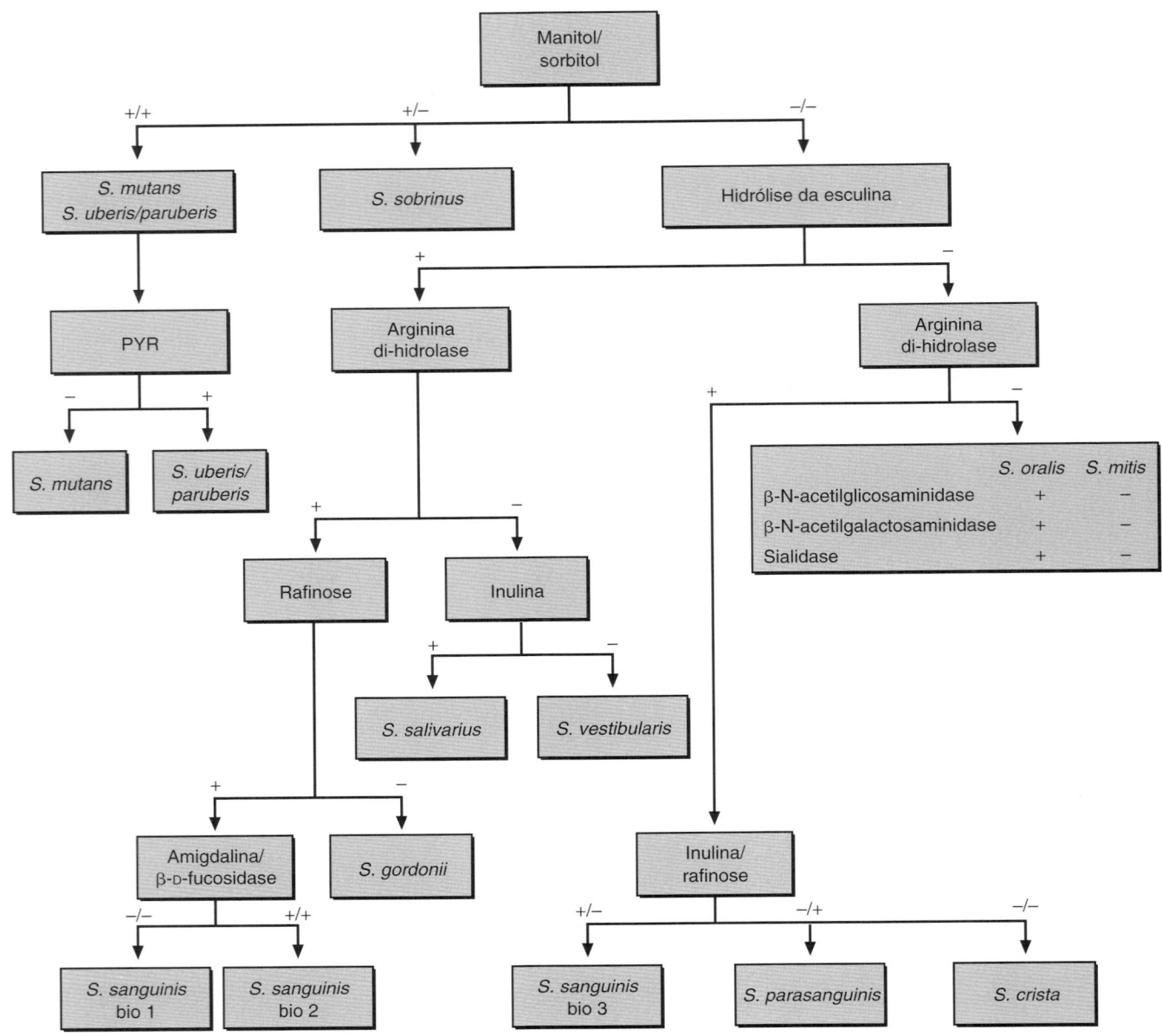

FIGURA 13.3 Fluxograma para a identificação de estreptococos *viridans*.

Grupo mitis/sanguinis. O grupo mitis contém várias espécies estreitamente relacionadas, incluindo *S. mitis, S. pneumoniae* e *S. pseudopneumoniae*. Os membros desse grupo são mais frequentemente isolados de hemoculturas e possuem alguma importância, em virtude do aparecimento de resistência à penicilina e a outros agentes betalactâmicos nesse grupo. Os membros originais do grupo mitis não hidrolisavam a esculina, não produziam ADH nem acetoína e não fermentavam o manitol ou o sorbitol. Alguns esquemas taxonômicos incluem membros do grupo sanguinis de estreptococos *viridans* (*S. sanguinis, S. parasanguinis* e *S. gordonii*) dentro do grupo mitis, com base no sequenciamento do rRNA 16S. Os isolados do grupo sanguinis são positivos para ADH e esculina e, à semelhança do grupo mitis, são negativos para a produção de acetoína e não fermentam o manitol nem o sorbitol. A análise de cepas semelhantes a *S. sanguinis* levou à descrição de outros membros dos grupos mitis e sanguinis (*S. gordonii* e *S. oralis*), e membros do grupo mitis genotipicamente (em geral, com base no sequenciamento do rRNA 16S) apresentavam características fenotípicas compartilhadas com membros do grupo sanguinis.[795] Por exemplo, *S. cristatus* compartilha certas características de *S. mitis*, porém é ADH-positivo. *S. parasanguinis* e *S. cristatus* foram isolados das vias respiratórias superiores, de placa dentária, da urina, de abscessos periodontais e de hemoculturas.[422,694,882,1125] *S. peroris* e *S. infantis* são encontrados nos dentes e na nasofaringe.[545] *S. sinensis* é um estreptococo alfa-hemolítico que foi isolado do sangue de um paciente com endocardite em 2002.[1142] Espécies mais recentes do grupo mitis que foram isoladas de amostras clínicas humanas (i. e., *S. australis, S. lactarius, S. massiliensis, S. oligofermentans* e *S. tigurinus*) são descritas no Boxe 13.2. *S. pneumoniae* e *S. pseudopneumoniae* são discutidos com maiores detalhes adiante. O MALDI-TOF-MS demonstrou ter alta sensibilidade e especificidade para a identificação de isolados atípicos de *S. pneumoniae*, para a identificação de *S. pseudopneumoniae* e para a diferenciação desses microrganismos de outros microrganismos do grupo mitis.[299,1117]

Grupo mutans. O grupo mutans inclui estreptococos orais encontrados em seres humanos e em várias espécies de animais (Boxe 13.2). As espécies incluídas no grupo mutans eram originalmente sorotipos de *S. mutans*, que posteriormente foram elevados à posição de espécie. *S. mutans* e *S. sobrinus* são espécies isoladas de seres humanos. *S. hyovaginalis* está também incluído no grupo mutans, em virtude de sua consistência bioquímica com outros estreptococos do grupo mutans, porém essa espécie é encontrada no trato genital de suínos como parte da microbiota. Várias novas espécies incluídas no grupo mutans foram isoladas de morcegos, ratos, suínos, ursos e javalis silvestres. *S. mutans* e *S. sobrinus* hidrolisam a esculina, produzem acetoína e fermentam o sorbitol e manitol, não produzem ADH e podem ser diferenciados por meio de testes enzimáticos e de fermentação (Tabela 13.6).

Grupo salivarius. Entre as espécies desse grupo, apenas *S. salivarius*, *S. vestibularis* e *S. infantarius* foram isolados de amostras clínicas humanas. *S. salivarius* e *S. vestibularis* são encontrados na cavidade oral de seres humanos, enquanto *S. infantarius* foi isolado de seres humanos e produtos alimentares.[90,1128] Os microrganismos do grupo salivarius produzem acetoína e hidrolisam a esculina, porém são ADH-negativos e não fermentam o manitol nem o sorbitol. As cepas de *S. infantarius* também são incluídas no grupo salivarius, visto que algumas cepas são negativas para bile esculina e hidrólise da esculina. *S. hyointestinalis* é uma espécie do grupo salivarius encontrada no intestino de suínos, enquanto *S. thermophilus* foi isolado de laticínios. As cepas de *S. vestibularis* e algumas cepas de *S. salivarius* produzem urease.

Grupo anginosus. Os microrganismos que compõem o grupo anginosus de estreptococos – *S. anginosus* subesp. *anginosus*, *S. anginosus* subesp. *whileyi*, *S. constellatus* subesp. *constellatus*, *S. constellatus* subesp. *pharyngis*, *S. constellatus* subesp. *viborgensis* e *S. intermedius* – produzem colônias ("puntiformes" em ágar-sangue e podem ser beta-hemolíticas, alfa-hemolíticas ou não hemolíticas, dependendo da espécie/subespécie). Maior proporção de cepas de *S. intermedius* é não hemolítica, enquanto as cepas de *S. constellatus* são, com frequência, beta-hemolíticas. No que concerne às cepas beta-hemolíticas, o tamanho da zona de hemólise é habitualmente muito maior do que o diâmetro da colônia puntiforme. Outro indício para o crescimento de uma espécie pertencente ao grupo anginosus consiste na presença de um odor doce que emana da placa de cultura, semelhante ao odor de caramelo ou madressilva. Esse odor deve-se à produção do metabólito diacetil.[184] Os isolados podem apresentar antígenos dos grupos A, C, F ou G ou podem ser não grupáveis. *S. intermedius* raramente apresentam antígenos dos grupos de Lancefield. O crescimento é intensificado por incubação em meio enriquecido com CO_2, e algumas cepas podem necessitar de incubação em condições anaeróbias para o seu crescimento ótimo. Os membros do grupo anginosus são positivos para hidrólise da esculina e reações de ADH, VP e sorbitol. As espécies individuais podem ser diferenciadas pelos testes fenotípicos apresentados na Tabela 13.6. Esses testes e outros testes relacionados na Tabela 13.7 são encontrados em sistemas de *kits* comercialmente disponíveis (p. ex., os *kits* API® Rapid Strep, RapID® STR e API® Rapid® ID32; ver discussão adiante).[174] Em geral, esses *kits* têm dificuldade em separar as espécies desse grupo umas das outras, embora certos testes enzimáticos no Rapid® ID32 possam ser úteis para essa finalidade.[977] Foram desenvolvidos testes moleculares em tempo real direcionados para os genes rRNA 16S, cpn10/60 (proteínas do choque térmico groES e groEL), *tuf* (fator de alongamento 2), *rnp* (RNase P RNA) e regiões intergênicas do gene rRNA para a identificação e a diferenciação dos membros do grupo anginosus.[786,977,1117] Os métodos moleculares (i. e., detecção e sequenciamento do gene do rRNA 16S) demonstraram ser úteis para a detecção direta de *S. intermedius* em amostras clínicas com cultura negativa (p. ex., aspirado de abscesso cerebral).[883]

Grupo bovis. Conforme assinalado anteriormente, o grupo bovis passou por uma grande revisão taxonômica. À semelhança dos enterococos, os estreptococos do grupo D possuem o antígeno de grupo D, hidrolisam a esculina na presença de bile a 40% e crescem a 45°C (Prancha 13.4 C, D e E). Não crescem em caldo contendo NaCl a 6,5%, não hidrolisam a PYR e não crescem a 10°C. Os isolados são, em sua maioria, LAP-positivos, produzem acetoína, não produzem ADH nem urease e acidificam a lactose, mas não o sorbitol. As cepas de *S. gallolyticus* subesp. *gallolyticus* (*S. bovis* I) são positivas nas reações do manitol, da rafinose, do glicogênio, da amigdalina e da α-galactosidade (α-GAL), porém negativas para β-glicuronidase (β-GUR); a maioria das cepas também fermenta inulina.[64] *S. infantarius* subesp. *infantarius* (*S. bovis* II.1) e *S. gallolyticus* subesp. *pasteurianus* (*S. bovis* II.2) são manitol-negativos, enquanto *S. infantarius* subesp. *infantarius* é β-GUR-negativo e *S. gallolyticus* subesp. *pasteurianus* é β-GUR-positivo. Essas características fenotípicas estão relacionadas Tabela 13.8. *S. gallolyticus* e suas subespécies estão incluídos no banco de dados de sistemas de identificação automáticos (p. ex., Vitek® 2) e manuais (API20® Strep; ID32® Strep) que proporcionam uma identificação fenotípica confiável.[569,617,787,973] Uma abordagem para a identificação molecular geralmente tem usado o sequenciamento do rRNA 16S e *sodA* (gene da superóxido dismutase), sendo mais acurado o sequenciamento parcial do gene *sodA*.[350,742,787] As técnicas moleculares (p. ex., PCR para rRNA 16S) realizadas em tecido valvar ressecado ajudaram o diagnóstico de infecções graves como endocardite infecciosa de múltiplas valvas, causadas por bacteriemia por *S. gallolyticus* subesp. *macedonicus* e *S. gallolyticus* subesp. *gallolyticus*.[563,674] O MALDI-TOF utilizando o Bruker Biotyper identificou todos os 27 isolados de *S. gallolyticus*, porém não determinou as subespécies.[872] Em virtude da associação conhecida do antigo *S. bovis* II.1 com a endocardite e o carcinoma colônico, da emergência de *S. gallolyticus* subesp. *pasteurianus* como causa de bacteriemia e meningite e das modificações confusas que foram feitas na taxonomia do grupo bovis, cabe ao laboratório familiarizar os médicos com as mudanças ocorridas na taxonomia. Os laudos devem incluir tanto o nome recente quanto o nome antigo dos microrganismos, de modo a evitar o subdiagnóstico de doenças graves relacionadas com esse grupo de microrganismos.[1081]

Tabela 13.7 Características fenotípicas para a identificação do grupo anginosus: *S. anginosus*, *S. constellatus* e *S. intermedius*.

Espécies	HEM SBA	Grupos de Lancefield	Produção de ácido a partir de:								Produção de:						
			GLI	LAC	AMIG	SAL	RAF	SBTL	α-GAL	β-GAL	α-GLI	β-GLI	β-GUR	β-FUC	NAGA	NEUR	HIAL
S. anginosus subesp. *anginosus*	α, γ	A, C, G, nenhum	+	+	+	V	V	–	V	V	V	+	DI	–	V	–	V
S. anginosus subesp. *whileyi*	β	C	+	+	V	V	–	–	–	–	–	–	–	–	–	–	+
S. constellatus subesp. *constellatus*	α, β, sem hemólise	F, nenhum	+	V	V	V	–	–	–	–	+	–	+	V	–	+	+
S. constellatus subesp. *pharyngis*	β	C	+	+	+	V	–	–	–	+	+	+	+	V+	+	–	+
S. constellatus subesp. *viborgensis*	β	C	+	+	V	V	–	–	–	–	–	+	+	V	–	–	+
S. intermedius	α, β, sem hemólise	Nenhum	+	+	V	V	–	–	–	+	+	V	DI	–	+	+	+

+ = reação positiva; – = reação negativa; V = reação variável; HEM SBA = hemólise em ágar-sangue de carneiro; GLI = glicose; LAC = lactose; AMIG = amigdalina; SAL = salicina; RAF = rafinose; SBTL = sorbitol; α-GAL = α-galactosidase; β-GAL = β-galactosidase; α-GLI = α-glicosidase; β-GLI = β-glicosidase; β-GUR = β-glicuronidase; β-FUC = β-fucosidase; NAGA = N-acetil-β-D-glicosaminidase; NEUR = neuraminidase; HIAL = hialuronidase.

Tabela 13.8 Características fenotípicas para a identificação do grupo bovis.

Espécies	Produção de ácido a partir de:										Produção de:			Comentários (nomes antigos, outros epítetos etc.)
	ESC	GAL	GLI	LAC	MNTL	RAF	TRE	INU	STA	GLIG	α-GAL	β-GAL	β-GLU	β-GUR	
S. bovis/S. equinus	+/+	−/−	+/+	−/+	−/−	−/+	V/V	−/+	−/+	−/+	−/+	−/−	+/+	−/−	Cepa tipo S. bovis/isolados de S. equinus (91 a 100% de homologia de sequência); as cepas representadas são principalmente de origens bovina e equina
S. gallolyticus subesp. gallolyticus	+	+	+	+	+	+	+	+	+	+	+	−	+	−	S. bovis I; inclui cepas isoladas de humanos e de vários tipos de animais
S. gallolyticus subesp. pasteurianus	+	−	+	+	−	V	V	−	−	−	V	+	+	+	S. bovis II.2; "S. pasteurianus"; inclui cepas de origem humana
S. gallolyticus subesp. macedonicus	−	−	+	+	−	−	−	−	+	−	V	V+	−	−	"S. macedonicus"; "S. waius"
S. infantarius subesp. infantarius	V	−	+	+	−	+	−	−	−	+	+	−	V	−	S. bovis II.1; inclui cepas de origem humana e bovina
S. infantarius subesp. coli	V	−	+	+	−	−	V	−	+	V	+	−	+	−	"S. lutetiensis"; também ADH-negativo, PYR-negativo, NAGA-negativo
S. cabali	+	−	+	−	−	+	+	+	+	+	+	−	+	−	Novas espécies de equinos; não possui o antígeno de grupo D; capacidade de crescimento na presença de bile a 40%; negativo para NaCl a 6,5%; ADH-negativo, hipurato-negativo, acetoína-postivo
S. henryy	+	−	+	+	+	−	+	+	+	+	+	+	+	−	Nova espécie de origem equina; possui o antígeno do grupo D; com capacidade de crescimento na presença de bile a 40%; negativo para NaCl a 6,5%; ADH-negativo, hipurato-negativo, acetoína-negativo
S. alactolyticus	+	−	+	−	−	−	−	−	−	−	+	−	+	−	S. intestinalis

+ = reação positiva; − = reação negativa; V = reação variável; V+ = reação variável, porém com a maioria das cepas positiva; ESC = hidrólise esculina; GAL = hidrólise de galato; GLI = glicose; LAC = lactose; MNTL = manitol; RAF = rafinose; TRE = trealose; INU = inulina; STA = amido; GLIG = glicogênio; α-GAL = α-galactosidase; β-GAL = β-galactosidase; β-GLU = β-glicosidase; β-GUR = β-glicuronidase.

Identificação de Streptococcus suis e de outros estreptococos isolados de animais

Deve-se suspeitar da presença de *S. suis* em pacientes com sinais sistêmicos de sepse e meningite, que tiveram contato com suínos ou produtos derivados desses animais. O microrganismo é um coco gram-positivo imóvel e catalase-negativo, que ocorre isoladamente, em pares ou em cadeias curtas. *S. suis* é alfa-hemolítico em SBA (beta-hemolítico em ágar-sangue de cavalo), resistente à optoquina e não cresce em caldo com NaCl a 6,5%. Algumas cepas crescerão na presença de 40% de bile, e todas as cepas são capazes de hidrolisar a esculina. Em suas características fenotípicas, *S. suis* assemelha-se a certos estreptococos *viridans*, particularmente *S. gordonii*, *S. sanguinis* e *S. parasanguinis*. *S. suis* está incluído nos bancos de dados do API® 20 Strep (bioMérieux) e do Vitek® 2; as identificações obtidas com esses sistemas habitualmente têm uma probabilidade de mais de 99,7%.[481,559,1028] Em geral, os isolados de seres humanos são cepas de sorotipo capsular 2, que reagem com antissoros do grupo R de Lancefield (Statens Serum Institute, Copenhague, Dinamarca) Molecular. Os métodos moleculares para identificação incluem o sequenciamento do rRNA de 16S e genes de manutenção (p. ex., gene *tuf*, gene *sodA*).[481,1028] A detecção direta de *S. suis* de sorotipo 2 em amostras clínicas (p. ex., LCR) e a tipagem capsular também podem ser realizadas por métodos moleculares, utilizando a análise de sequência dos genes rRNA 16S e *cps* capsulares (particularmente *csp2j*) como alvos.[671,949] Esses genes codificam parte do óperon para o polissacarídio capsular de *S. suis* do sorotipo 2. Foram também desenvolvidos ensaios por PCR Multiplex para a detecção de outros sorotipos e genes associados à virulência, que são patogênicos para suínos.[1135] Outras características úteis para a identificação de *S. suis* estão relacionadas na Tabela 13.9. Esta tabela também fornece as características fenotípicas dos estreptococos alfa-hemolíticos e não hemolíticos isolados de várias espécies de animais.

Detecção de enterococos resistentes à vancomicina

As espécies de *Enterococcus* crescem bem na maioria dos meios bacteriológicos, incluindo ágar-sangue de carneiro a 5%, CNA, e ágar-chocolate. Em SBA, as cepas são, em sua maioria, não hemolíticas ou alfa-hemolíticas. A maioria dessas cepas tem a capacidade de crescer a 35° a 37°C em ar ambiente, porém a incubação em um ambiente enriquecido com CO_2 estimula o crescimento da maioria dos isolados. As amostras que contêm enterococos densamente contaminados com bacilos gram-negativos podem ser facilmente isoladas em meios contendo azida sódica (p. ex., ágar seletivo para enterococos Pfizer, ágar bile-esculina com azida). A identificação dos enterococos até o nível de espécie é frequentemente útil e, algumas vezes, de importância crucial para o tratamento adequado do paciente e para fins de controle epidemiológico e de infecções. Os isolados de *E. faecium* tendem a ser mais resistentes à penicilina e à ampicilina do que os isolados de *E. faecalis*, e a grande maioria dos VRE consistem em cepas de *E. faecium*. A colonização assintomática do trato gastrintestinal por VRE tipicamente precede a infecção, e a colonização pode persistir e atuar como reservatório para a colonização/infecção de outros pacientes.[725]

Os pacientes colonizados por VRE tornam-se vetores eficientes para a distribuição ambiental e disseminação de VRE a profissionais de saúde. Os pacientes colonizados com VRE no trato intestinal podem permanecer portadores por vários meses a anos. Nos EUA e em vários outros países, foi relatada exaustivamente a ocorrência de surtos hospitalares de VRE. As principais consequências das infecções por VRE incluem maior morbidade e mortalidade, aumento do tempo de hospitalização e custos mais elevados relacionados com a internação mais prolongada do paciente.[82,138,365,604,847,954,1112] A detecção precoce de VRE em pacientes de alto risco possibilita a instituição de práticas oportunas de controle de infecção, que comprovadamente limitam a disseminação desses agentes oportunistas. O Hospital Infection Control Practices Advisory Committee dos CDC promulgou diretrizes para impedir a disseminação dos VRE e recomendou a implantação de precauções de isolamento de contato para pacientes que apresentam colonização gastrintestinal por VRE.[154] O ponto de corte para a resistência à vancomicina é de ≥ 32 μg/mℓ, sendo a sensibilidade intermediária de 8 a 16 μg/mℓ (CLSI). Em geral, os VRE de surtos hospitalares apresentam CIM para a vancomicina de ≥ 32 μg/mℓ.

Foram utilizadas várias formulações de meios de ágar e caldo para a detecção de VRE em locais anatômicos que abrigam enterococos (i. e., amostras de fezes, *swabs* retais) (Prancha 13.3 H). O caldo de enriquecimento para o crescimento de VRE é semisseletivo por meio da adição de vancomicina aos meios; outros agentes seletivos (p. ex., clindamicina, aztreonam) também podem ser adicionados. Como algumas cepas de VRE podem ser inibidas por essas combinações de agentes antimicrobianos, sugere-se a subcultura do meio de caldo seletivo para meios de ágar tanto seletivos quanto não seletivos, a fim de otimizar o isolamento dos VRE. Por exemplo, o caldo para VRE (Hardy Diagnostics, Santa Maria, CA) é um meio diferencial/seletivo para o isolamento de VRE de amostras densamente contaminadas. O meio contém esculina e citrato férrico para detectar os microrganismos que hidrolisam a esculina, sais biliares para inibir bactérias gram-positivas distintas dos enterococos e azida sódica para inibir as bactérias gram-negativas. O caldo para VRE também contém 8 μg/mℓ de vancomicina para a detecção seletiva de cepas resistentes à vancomicina. Outros testes precisam ser realizados em meios como BHI com vancomicina (CLSI). O ágar BEAV (ágar bile-esculina com azida e vancomicina, Remel, Lenexa, KA) é um meio de ágar para o isolamento de VRE de amostras contaminadas. À semelhança do meio de caldo citado anteriormente, esculina, citrato férrico, sais biliares e azida estão presentes para a inibição de outras bactérias gram-positivas e gram-negativas, respectivamente. A tolerância à bile e a hidrólise da esculina proporcionam a identificação presuntiva dos estreptococos do grupo D, e a presença de vancomicina em ágar BEAV (8 μg/mℓ) possibilita a seleção de VRE. Com 8 μg/mℓ de vancomicina, o BEAV não sustenta o crescimento de *E. casseliflavus* e *E. gallinarium* (resistência de baixo nível). Os VRE precisam ser confirmados utilizando BHI com vancomicina de acordo com as recomendações do CLSI.

Dispõe-se de várias formulações de meios cromogênicos para a detecção da colonização gastrintestinal por VRE, incluindo Spectra® VRE (Remel), BBL CHROMagar® VanRE (Becton-Dickinson), VRE-BMX® (bioMérieux, Marcy l'Étoile, França), chromID® VRE (bioMerieux)

Tabela 13.9 Características fenotípicas para a identificação dos estreptococos alfa-hemolíticos e não hemolíticos isolados de animais.

Espécies	HEM SBA	Crescimento a 10°C	Crescimento a 45°C	LAP	PYR	Crescimento, ágar BE	Crescimento, NaCl a 6,5%	ESC	ADH	HHIP	URE	VP	α-GAL	β-GAL	α-GLU	β-GLU	β-GUR	NAGA	PAL
S. acidominimus	α	DI	DI	+	DI	–	–	+	–	+	–	DI	–	+	DI	+	–	–	DI
S. caballi	α	DI	DI	+	–	+	–	+	–	–	–	+	+	+	DI	+	V	–	–
S. entericus	α	–	–	+	DI	+	–	+	–	–	–	+	–	–	DI	+	–	–	–
S. gallinaceus	α	DI	DI	+	DI	DI	DI	+	+	–	–	+	+	+	DI	+	+	V	–
S. henryi	α	DI	DI	+	–	+	–	+	–	–	–	+	+	+	DI	+	–	–	V+
S. hyointestinalis	α	DI	DI	+	–	+	–	+	–	+	–	+	+	+	DI	+	+	+	+
S. hyovaginalis	α	–	–	+f	–	DI	–	DI	–	–	–	–	–	–	+	DI	–	–	–
S. marimammalium	Nenhuma, β (3 dias)	DI	DI	+	DI	DI	DI	–	DI	+	V	+	–	+	DI	V	+	+	+
S. merionis	Nenhuma	–	–	+	–	–	–	–	+	+	–	–	–	+	DI	+	+	DI	–
S. minor	α	DI	DI	+	–	+	DI	+	+	+	–	DI	V+f	–	DI	DI	+	DI	–
S. ovis	α	DI	DI	+	–	+	DI	+	V+	–	–	+	V	–	+	DI	–	–	–
S. pluranimalium	α	–	+	+	–	+	V	+	–	–	–	+	DI	DI	DI	+	V+	DI	V+
S. plurextorum	α	–	–	+	DI	DI	DI	DI	–	–	–	+	+	+	DI	+	+	–	–
S. porci	α	–	–	+	–	DI	–	+	+	+	–	+	+	+	+	+	+	+	–
S. suis	α	–	–	+	–	V	–	+	–	V	–	V	V	–	–	DI	–	–	DI
S. thoraltensis	α	–	–	+	–	+	+	+	+	+	–	+	DI	–	DI	DI	+	DI	+f
S. uberis/parauberis	α, nenhuma	DI	DI	+	+	–/+f	+f	+	+	+	–	V	DI	–	DI	DI	–	DI	DI
Eremococcus coleocola	α	+	+	+	DI	–	–	–	–	–	V	–	–	–	–	–	–	–	–
Catellicoccus marimammalium	Nenhuma	–	DI	+	–	DI	DI	DI	+	–	V	–	–	–	–	–	–	–	DI

(continua)

Tabela 13.9 Características fenotípicas para a identificação dos estreptococos alfa-hemolíticos e não hemolíticos isolados de animais (*continuação*).

Espécies	Produção de ácido a partir de:													Hábitat
	GLI	MAL	SAC	LAC	MNTL	MEL	INU	ARAB	SORB	STA	RAF	RIB	TRE	GLIG	
S. acidominimus	+	DI	+	–	V	–	–	–	–	–	–	–	V	–	Metrite em gado; aves domésticas
S. caballi	+	+	+	–	–	+	+	–	–	+	+	–	+	+	Equinos; associado a laminite
S. entericus	+	+	+	+	–	–	–	–	–	+	–	–	+	+	Trato intestinal do gado bovino
S. gallinaceus	+	+	+	+	+	+	DI	–	–	DI	+	+	+	–	Frangos
S. henryi	+	+	+	+	+	+	+	–	–	+	–	–	+	+	Equinos; associado a laminite
S. hyointestinalis	+	+	V	V	–	+	–	–	–	+	–	–	–	–	Suínos (trato intestinal)
S. hyovaginalis	+	+	+	+	+	–	–	–	+	–	–	V+	+	–	Fêmeas de suínos (trato genital)
S. marimammalium	+	V	–	+	–	–	–	–	–	–	–	–	–	–	Foca cinzenta, foca-comum
S. merionis	+	+	DI	+	–	+	+	–	–	+	+	–	+	–	Esquilo da Mongólia
S. minor	+	+	+	+	+¹	–	V	–	V	V	V	–	+	+	Cães (tonsilas, fezes); gado bovino, gatos (tonsilas)
S. ovis	+	+	+	+	+	–	DI	–	+	DI	+	–	+	+	Ovinos (amostras clínicas)
S. pluranimalium	+	DI	DI	DI	V+	DI	–	–	V	–	DI	V	+	–	Bovinos (mastite, trato genital, tonsilas); caprinos (tonsilas); gatos (tonsilas); canários (papo, trato respiratório)
S. pluextorum	+	+	+	+	–	–	–	–	–	–	+	–	+	–	Suínos (pulmão, tecido renal)
S. porci	+	+	+	+	–	+	–	–	–	+	+	–	+	+	Suínos
S. suis	+	+	+	+	–	V	+	–	–	DI	V	DI	DI	DI	Infecções em leitões; meningite em humanos
S. thoraltensis	+	+	+	+	+	V	+	+	V	+	V	+	+	–	Fêmeas de suínos (trato genital, trato intestinal)
S. uberis/parauberis	+	+	+	+	+	DI	V	–	+	DI	–	+	+	DI	Bovinos (mastite)
Eremococcus coleocola	–	–	–	–	–	DI	DI	–	–	DI	DI	DI	–	–	Equinos
Catellicoccus marimammalium	+	–	–	–	–	–	–	–	–	–	–	–	+	–	Botos (*Phocoena phocoena*)

+ = reação positiva; – = reação negativa; V = reação variável; +¹ = reação positiva fraca; DI = dados indisponíveis; HEM SBA = hemólise em ágar-sangue de carneiro; ESC = hidrólise da esculina; ADH = arginina, di-hidrolase; HHIP = hidrólise do hipurato; URE = urease; VP = produção de acetoína; α-GAL = α-galactosidase; β-GAL = β-galactosidase; α-GLU = α-glicosidase; β-GLU = β-glicosidase; β-GUR = β-glicuronidase; NAGA = *N*-acetil-β-ᴅ-glicosaminidase; PAL = fosfatase alcalina; GLI = glicose; MAL = maltose; SAC = sacarose; LAC = lactose; MNTL = manitol; MEL = melibiose; INU = inulina; ARAB = arabinose; SORB = sorbitol; STA = amido; RAF = rafinose; RIB = ribose; TRE = trealose; GLIG = glicogênio.

e Brilliance®, VRE (Oxoid). Esses meios contêm substratos cromogênicos que possuem sensibilidade e especificidade suficientes para a identificação dos VRE. O Spectra® VRE foi projetado para a detecção de VRE em amostras de fezes ou *swabs* retais após incubação durante 24 horas. Esses meios contêm aditivos antimicrobianos do fabricante. No ágar Spectra VRE, *E. faecium* resistente a vancomicina cresce e forma colônias de cor rosa, púrpura ou azul-escuro, enquanto *E. faecalis* resistente à vancomicina aparece com colônias de cor azul-clara. Uma avaliação do Spectra® VRE em comparação com o ágar BEAV, realizada em 2010, constatou que a sensibilidade, a especificidade e os valores preditivos positivos e negativos para o meio Spectra® VRE foram de 98,2%, 99,3%, 98,2% e 99,3%, em comparação com 87,6%, 87,1%, 72,8% e 94,7% para o ágar BEAV.[825] Outros pesquisadores forneceram resultados semelhantes para o meio Spectra® VRE.[514] No BBL CHROMagar® VanRE, *E. faecium* resistente à vancomicina e *E. faecalis* resistente à vancomicina aparecem como colônias de cor malva e colônias verdes, respectivamente, depois de 24 horas de incubação. Em uma avaliação desse meio realizada por Kallstrom et al.,[532] a sensibilidade, a especificidade e os valores preditivos positivos e negativos para o CHROMagar® VanRE foram de 98,6%, 99,1%, 95,9% e 99,7%, respectivamente. No ágar VRE-BMX® e ágar chromID® VRE (bioMérieux), as colônias de *E. faecium* e de *E. faecalis* aparecem na cor púrpura ou verde, respectivamente. Ledeboer et al.[269,623,624] compararam o ágar VRE-BMX® com o ágar BEAV para a detecção de VRE em amostras de fezes e verificaram que o VRE-BMX® detectou 94,4% de 54 isolados de *E. faecium* resistente à vancomicina e 100% de 12 isolados de *E. faecalis* resistente à vancomicina depois de 24 horas de incubação. As avaliações do ágar chromID® forneceram sensibilidades de 80 a 100% para a detecção do *E. faecium* e do *E. faecalis* resistentes à vancomicina, com especificidade que ultrapassou 99% quando foram usados métodos de inoculação direta das amostras.[624] O enriquecimento prévio da amostra em caldo contendo vancomicina ou a incubação do ágar chromID® por um período adicional de 24 horas resultaram em sensibilidades de 93 a 100%.[254,289,581,624]

Dispõe-se também de abordagens moleculares para a detecção de VRE em amostras de fezes e *swabs*. Os testes amplamente usados incluem o BD GeneOhm® VanR (Becton-Dickinson) e o GeneXpert®vanA/vanB (Cepheid). Esses ensaios detectam o *vanA* e o *vanB* responsáveis pela resistência à vancomicina de nível moderado a alto. A sensibilidade e a especificidade desses ensaios variam, dependendo da prevalência dos enterococos que apresentam os determinantes de resistência *vanA* ou *vanB*. Em um estudo, o ensaio GeneXpert® apresentou sensibilidade para a detecção de *vanA* e de *vanB* de 73,9% e 87,5%, respectivamente, enquanto a sensibilidade correspondente para o ensaio GeneOhm® foi de 43,5% e 100%, respectivamente.[372] Ambos os ensaios apresentaram baixa especificidade, que variou de 14,7 a 20,6% para a detecção desses determinantes de resistência, e foram relatadas especificidades mais baixas para a detecção do *vanB* para o ensaio BD GeneOhm® em outros estudos.[961,1067] Uma avaliação do ensaio *vanA/vanB* GeneXpert® durante um surto de *E. faecium* VanA mostrou valores de sensibilidade, especificidade e preditivos de resultados positivos e negativos de 61,5%, 79,2%, 61,5% e 79,2%, respectivamente.[1164] Os autores desse estudo concluíram que, enquanto um teste positivo rápido (*i. e.*, de menos de 1 hora) possibilitou o reconhecimento precoce de alguns pacientes colonizados, foi necessária uma cultura em meio de ágar cromogênico (neste caso, ágar chromID® VRE) para detectar e confirmar a colonização por VRE em outros pacientes. Em um estudo conduzido no Johns Hopkins, foi constatado que o ensaio GeneOhm® VanR detectou 96,6% de 147 isolados de VRE, em comparação com os meios de cultura cromogênicos, com uma especificidade de 87,0%.[961] A menor especificidade foi devida à obtenção de resultados falso-positivos com a porção *vanB* do ensaio. Embora esses ensaios detectem principalmente *E. faecium* e *E. faecalis* portadores de genes de resistência à vancomicina, podem-se obter resultados positivos com outras espécies de enterococos (p. ex., *E. raffinosus, E. durans, E. gallinarum*) portadores dos genes *vanA* ou *vanB*.[961] Ambos os ensaios moleculares são consideravelmente mais rápidos do que a cultura. Foram também descritos outros ensaios de PCR em tempo real e quantitativos altamente sensíveis e específicos para a detecção de VRE.[1043]

Identificação de espécies de Enterococcus

A identificação de espécies de *Enterococcus* é efetuada por testes bioquímicos e fisiológicos (Tabela 13.10). As espécies de *Enterococcus* reagem, em sua maioria (cerca de 80%), com antissoro contra o grupo D de Lancefield por precipitação em tubo capilar ou AL; o antígeno de grupo D não pode ser demonstrado em cepas de *E. pseudoavium, E. dispar, E. cecorum, E. sulfureus, E. columbae* e *E. saccharolyticus*. A maioria das espécies de enterococos tem a capacidade de crescer dentro de 48 horas em caldo de BHI incubado a 10° e 45°C. Entretanto, *E. cecorum* e *E. columbae* não crescem a 10°C, enquanto *E. sulfureus, E. malodoratus* e *E. dispar* tampouco crescem a 45°C. A maioria das espécies de *Enterococcus* hidrolisa a esculina na presença de bile a 40% (teste BE), cresce em caldo contendo 6,5% de NaCl e é PYR-positiva, embora algumas espécies também sejam negativas nesses testes (Tabela 13.10). Embora *E. faecalis* e *E. faecium* constituam as espécies isoladas com mais frequência de amostras clínicas, a incidência de outras espécies e o seu papel em processos mórbidos específicos não são conhecidos. Os isolados que preenchem os critérios anteriormente citados são semeados em vários meios de testes fenotípicos e identificados com base nessas reações. Para a identificação de enterococos por procedimentos convencionais, os testes de fermentação de carboidratos e a utilização de piruvato são efetuados em meios à base de caldo de infusão de coração contendo azul de bromocresol e 1% de carboidratos esterilizados por filtração ou 1% de piruvato. A desaminação da arginina é determinada em caldo de descarboxilase de Moeller, enquanto a motilidade é verificada em meio semissólido para motilidade. A detecção do pigmento amarelo produzido por *E. casseliflavus, E. gallinarum* e *E. mundtii* é obtida pela coleta de parte do crescimento em *swab* de dácron branco e observação do material da colônia por *swab* à procura de cor amarela ou amarelo-alaranjada (Prancha 13.4 A). *E. casseliflavus* e *E. gallinarum* também são móveis (Prancha 13.4 B). A produção de ácido em metil-α-D-glicopiranosídio (MGP) constitui um teste diferencial útil para a diferenciação de *E. faecalis, E. faecium, E. gallinarum* e *E. casseliflavaus*. As primeiras duas espécies não acidificam em caldo de MGP, enquanto as últimas duas espécies o fazem. Diversos testes fenotípicos, incluindo motilidade, pigmentação, arginina di-hidrolase

Tabela 13.10 Características fenotípicas para a identificação de *Enterococcus* e espécies relacionadas.

Grupo/espécie	Antígeno de grupo D	Crescimento, ágar BE	Crescimento, NaCl a 6,5%	Crescimento a 10°C	Crescimento a 45°C	LAP	PYR	MOT	PIGMENTO AMARELO	ADH	HIP	GLI	MNTL	SOR	ARAB	SBTL	RAF	SAC	PIRV	MGP
Grupo I																				
E. avium	+	+	+	+	+	+	+	−	−	−	V	+	+	+	+	+	+	+	+	V
E. gilvus	+	+	+	DI	+	+	+	−	+	−	−	+	+	+	+	+	+	+	+	−
E. malodoratus	+	+	+	DI	−	+	+	−	−	−	V	+	+	+	+	+	+	+	+	V
E. pallens	+	+	+	+	−	+	+	−	+	−	+	+	+	+	+	+	+	+	+	−
E. pseudoavium	−	+	−	+	+	+	+	−	−	−	+	+	+	+	+	+	−	+	+	+
E. raffinosus	+	+	+	+	+	+	+	−	−	−	+	+	+	+	+	+	+	+	+	V
E. saccharolyticus	−	DI	+	DI	DI	+	−	−	−	−	−	+	+	+	+	+	+	+	−	+
E. hawaiiensis	−	−	+	+	−	+ᶠ	+	−	−	−	−	+	+	+	+	+	+ᶠ	+	+	−
E. devriesei	DI	+	+	+	+	V	V	−	−	−	DI	+	+	V	V	V	+	+	DI	−
Grupo II																				
E. faecalis	+	+	+	+	+	+	+	−	−	+	−	+	+	−	−	−	+	−	−	−
E. faecium	+	+	+	+	+	+	+	−	−	+	−	+	+	−	+	V	V	−	−	+
E. casseliflavus	+	+	+	+	+	+	+	+	+	+	−	+	+	−	+	+	+	+	V	+
E. gallinarum	+	+	+	+	+	+	+	+	−	+	−	+	+	−	+	+	−	+	+	−
E. mundtii	+	+	+	+	+	+	+	−	+	+	−	+	+	−	+	V	−	+	+	−
E. haemoperoxidus	+	+	+	+	+	+	+	−	+ᶠ	+	+	+	+	−	−	−	+	−	−	+
E. silesiacus	DI	+	+ᶠ	+	+	+	+	−	−	+	−	+	+	−	−	−	−	−	DI	+
E. termitis	DI	+	+	+	+	+	+	−	+	+	−	+	+	−	−	−	−	−	DI	+
E. camelliae	DI	DI	−	DI	+	DI	DI	−	−	+	DI	+	+	−	−	−	−	+	DI	−
E. thailandicus	DI	DI	+	+	+	DI	DI	−	−	+	DI	+	+	−	+	V	+	+	DI	−
Lactococcus spp.	−	−	−	+	−	+	+	−	−	+	V	+	+	−	−	−	−	V	−	+
Grupo III																				
E. dispar	−	+	+	+	−	+	+	−	−	+	V	+	−	−	+	−	−	+	+	−
E. durans	+	+	+	DI	+	+	+	−	−	+	V	+	−	−	−	−	−	+	−	−
E. hirae	+	+	+	+	+	+	+	−	−	+	V	+	−	−	+	−	−	+	−	−
E. ratti	+ᶠ	+	+	+	+	+	+	−	−	+	V	+	−	−	−	−	−	−	−	−
E. villorum	+	+	+	−	+	V	V	−	−	+	−	+	−	−	−	−	−	−	−	−
E. canintestini	−	+	+	+	+	+	+	−	+	+	+	+	−	−	−	−	−	−	DI	+

Capítulo 13 | Cocos Gram-Positivos

Espécie	1	2	3	4	5	6	7	8	9	10	11	12	13
Grupo IV													
E. asini	+	+	–	V	–	+	–	–	–	–	–	–	V
E. cecorum	–	DI	–	–	–	–	–	–	+	–	+	+	–
E. sulfureus	–	+	+	+	+	+	–	–	+	–	+	+	+
E. phoeniculicola	DI	–	–	–	DI	DI	–	–	–	–	–	–	–
E. caccae	+	+	+	+	+	+	–	–	–	+	+	+	+
E. aquamarinus	DI	+	+	+	DI	+	–	–	+	+	+	DI	–
Grupo V													
E. columbae	–	+	–	DI	+	+	–	–	+	+	+	+	+
E. canis	DI	+	DI	DI	+	+	–	–	+	–	V	+	+
E. moraviensis	+	+	+	–	+	V	–	–	+	–	+	+	+
E. hermanniensis	–	+	V	–	+	+	–	–	–	–	–	DI	DI
E. italicus	+	+	+	+	+	+	+	–	–	+	+	+	+
Vagococcus spp.	–	DI	+	–	+	+	V–	+	–	–	–	–	–
Novas espécies													
E. rivorum	V	+	+f	–	–	DI	V	–	–	–	+	DI	+
E. ureilyticus (urease +)	+	+	+	–	+	+	–	–	+	–	+	DI	+
E. rotai (urease +)	+	+	+	–	+	+	–	–	+	–	+	DI	+
E. ureasiticus (urease +)	DI	+	DI	+	DI	+	–	V	DI	–	+	DI	+
E. quebecensis	DI	+	DI	–	+	+	–	+	+	–	+	DI	+
E. plantarum (catalase +, urease +)	+	+	+	–	+	+	–	+	+	+	+	DI	+
E. lactis	DI	+	+	+	+	+	–	–	+	+	+	DI	–
E. lemanii	–	+	+	+	+	+	V	–	–	–	+	DI	+
E. eurekensis	–	+	+f	–	+	–	–	DI	+	–	+	DI	DI
E. alcedinis	–	+	–	–	–	+	–	–	–	+	–	DI	–

+ = reação positiva; – = reação negativa; V = reação variável; +f = reação positiva fraca; DI = dados indisponíveis; ágar BE = ágar bile-esculina; LAP = leucina aminopeptidase; PRY = pirrolidonil-arilamidase; MOT = motilidade; PIGM = pigmento; ADH = arginina di-hidrolase; HIP = hidrólise do hipurato; GLI = glicose; MNTL = manitol; SOR = sorbose; ARAB = arabinose; SBTL = sorbitol; RAF = rafinose; SAC = sacarose; PIRV = piruvato; MGP = metil-α-glicopiranosídio.

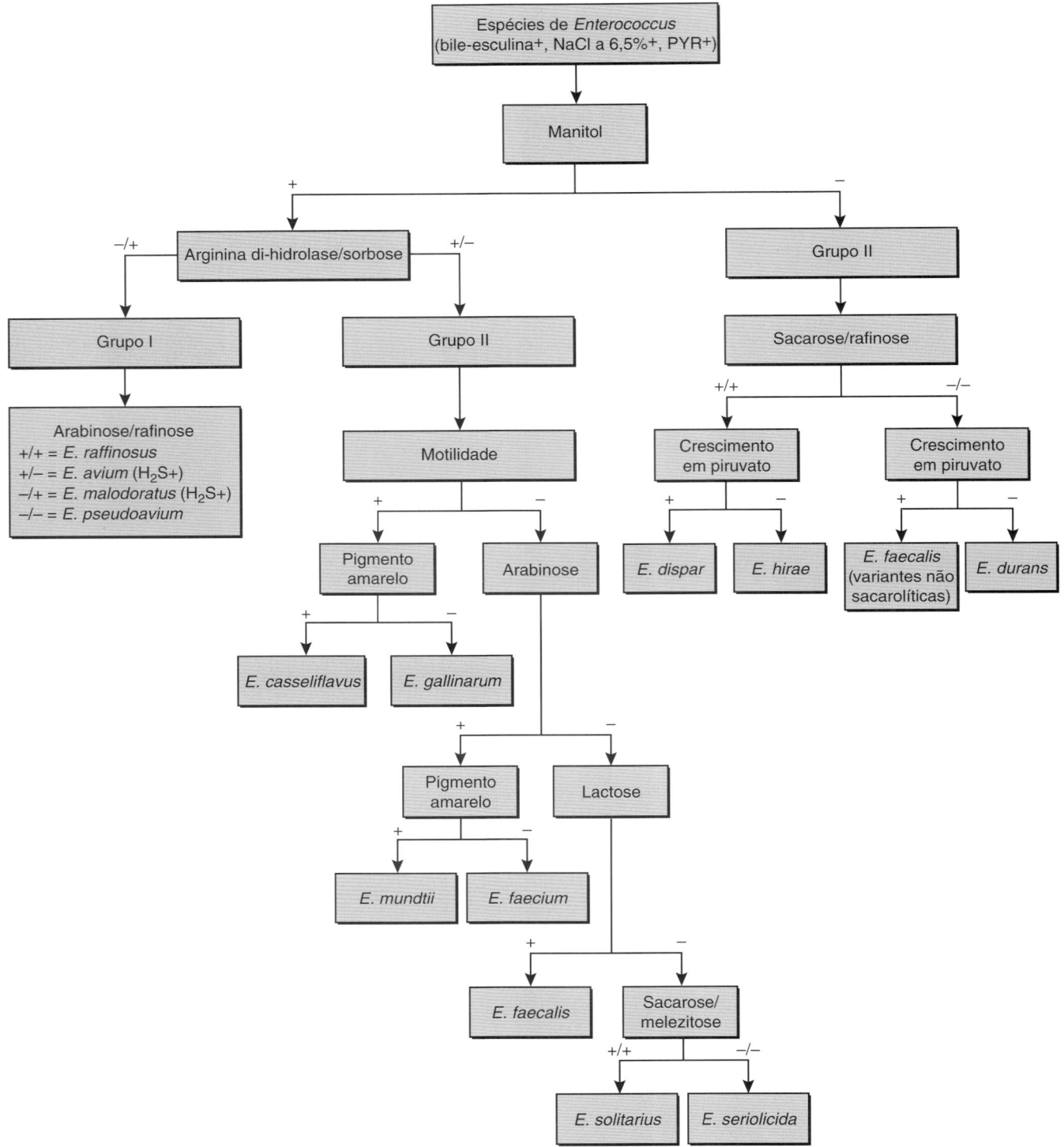

FIGURA 13.4 Fluxograma para a identificação de espécies de *Enterococcus*. (Adaptada da referência 334.)

e produção de ácido a partir de MGP, arabinose e rafinose, podem ser usados para a identificação fenotípica de *E. faecalis, E. faecium, E. casseliflavius, E. gallinarum* e *E. raffinosus*. A Figura 13.4 fornece um fluxograma para a identificação de espécies de *Enterococcus* de importância clínica. Além disso, muitos laboratórios baseiam-se em sistemas de identificação manuais (p. ex., API® Strep) e automáticos (p. ex., Vitek® 2, Phoenix®, MicroScan®) para a identificação dos enterococos. Esses sistemas e a sua realização para a identificação de enterococos são descritos posteriormente neste capítulo. Os métodos moleculares à base da PCR, envolvendo o sequenciamento de genes específicos (p. ex., gene *tuf*, gene *rpoB*) também têm sido úteis para a identificação acurada de espécies de *Enterococcus*.[638]

Identificação de espécies de Abiotrophia e Granulicatella

Deve-se suspeitar da presença de *A. defectiva* e de espécies de *Granulicatella* quando a coloração direta pelo Gram de amostras ou de hemoculturas positivas revela a presença de estreptococos que não crescem em cultura subsequente ou subcultura. Os meios comerciais para hemocultura contêm piridoxal e sustentam o crescimento desses microrganismos. A subcultura em ágar-sangue e a semeadura em estria de estafilococo, como é feita no teste satélite para *Haemophilus* spp., irão assegurar o crescimento dos estreptococos variantes nutricionais adjacentes às estrias de estafilococos (Prancha 13.3 D). Como alternativa, discos impregnados com piridoxal também podem ser colocados sobre a placa de subcultura, com crescimento subsequente dos microrganismos, que aparecem como colônias satélites em torno do disco. O ágar-chocolate disponível no comércio contém piridoxal, de modo que esses microrganismos crescerão nesse meio.

Quando esses microrganismos crescem em meios suplementados com piridoxal (10 mg de cloridrato de piridoxal por litro), com cisteína (100 mg de L-cisteína/ℓ) ou em ágar-chocolate, eles podem ser identificados por meio dos testes fenotípicos relacionados na Tabela 13.11. À semelhança dos estreptococos, esses microrganismos são LAP-positivos; entretanto, diferentemente dos estreptococos, *A. defectiva* e as espécies de *Granulicatella* são PYR-positivas. A identificação pode ser realizada por métodos automáticos (p. ex., Vitek® 2) ou manuais (p. ex., API® 20 Strep) ou por combinações de abordagens de identificação.[6,23,24,270,823,873] Os testes fenotípicos por si sós podem levar a uma identificação incorreta. Por exemplo, *G. elegans* tem sido identificada de modo incorreto como *S. acidominimus*, *G. morbillorum* e *G. adiacens*, embora as primeiras duas espécies cresçam bem em ágar-sangue não suplementado.[6,23,137] Os métodos moleculares para a identificação das espécies incluem rRNA 16S, gene *rpoB*, genes das proteínas do choque térmico *groES* e *groEL*, sequenciamento de RNA 16S, RNA 23S e região intergênica 16S-23S ribossômica, que são realizados em isolados ou diretamente em tecido valvar excisado.[84,297,484,779,1051] As espécies de *Abiotrophia* e de *Granulicatella* são homofermentadoras (o ácido láctico constitui o produto final da fermentação da glicose), resistentes à optoquina e sensíveis à vancomina. O MALDI-TOF-MS mostra-se promissor para a identificação desses microrganismos, e *G. adiacens* foi identificada em um estudo apenas em nível de gênero em 33% dos isolados testados.[758]

Identificação de espécies de Aerococcus e Helcococcus

O gênero *Aerococcus* contém cinco espécies: *A. viridans*, *A. urinae*, *A. sanguinicola*, *A. christensenii* e *A. urinaehominis*. Todas as espécies são alfa-hemolíticas em SBA e crescem em culturas de caldo na forma de pares, tétrades e pequenos grupos. As cepas de *A. viridans* aparecem de modo característico na forma de tétrades nos esfregaços corados pelo método de Gram, enquanto isolados de *A. urinae* ocorrem principalmente em grupos. Nos meios de ágar, as cepas de *A. viridans* formam grandes colônias que se assemelham àquelas de enterococos. Com exceção de *A. christensenii*, todas as espécies crescem em NaCl a 6,5%; *A. sanguinicola* e alguns isolados de *A. viridans* crescem como colônias pretas em ágar BE. Os isolados de *A. viridans* são PYR-positivos e LAP-negativos, enquanto as cepas de *A. urinae* e *A. christensenii* são PYR-negativas e LAP-positivas. *A. sanguinicola* é positiva para LAP e PYR, enquanto *A. urinaehominis* é negativa em ambos os testes. A Tabela 13.12 fornece outras características fenotípicas dessas espécies.

Diferentemente da maioria dos aerococos, *Helcococcus kunzii* apresenta crescimento variável em NaCl a 6,5%, sendo o crescimento estimulado por soro ou Tween 80. No sistema Rapid Strep, *H. kunzii* produz um perfil que corresponde a uma identificação "duvidosa" de *A. viridans* (perfil API 4100413). Os isolados de *H. kunzii* são não hemolíticos e não crescem a 10°C nem a 45°C. O microrganismo é esculina-positivo e PYR-positivo, LAP-negativo, produz ácido

Tabela 13.11 Características fenotípicas para a identificação das espécies de *Abiotrophia defectiva* e *Granulicatella*.

Característica	A. defectiva	G. adiacens	G. para-adiacens	G. elegans	G. balaenopterae
Necessidade de piridoxal	+	+	+	+	+
ADH	−	−	−	+	+
HHIP	−	−	−	+	−
Produção de:					
α-GAL	+	−	−	−	−
β-GAL	+	−	−	−	−
β-GLU	−	+	−	−	−
Produção de ácido a partir de:					
GLI	+	+	+	+	+
SAC	+	+	+	+	−
TRE	+	−	−	−	+
Hábitat	Seres humanos	Seres humanos	Seres humanos	Seres humanos	Cetáceos

+ = reação positiva; − = reação negativa; ADH = arginina di-hidrolase; HHIP = hidrólise do hipurato; α-GAL = α-galactosidade; β-GAL = β-galactosidase; β-GLU = β-glicosidase; GLI = glicose; SAC = sacarose; TRE = trealose.

Tabela 13.12 Características fenotípicas para a identificação das espécies de *Aerococcus* e *Helcococcus*.

Característica	A. viridans	A. urinae	A. sanguinicola	A. christensenii	A. urinaehominis	A. urinaeequi	A. suis	H. kunzii	H. ovis	H. sueciensis
Arranjo celular	Pares, tétrades, grupos	Pares, tétrades, grupos	Pares, tétrades, grupos	Pares, tétrades, grupos	Pares, tétrades, grupos	Tétrades	Células isoladas, pares, tétrades, pequenos grupos	Pares, grupos	Pares, grupos	Pares, cadeias curtas
HEM SBA	α	α	α	α	α	α	α	Nenhuma, α	Nenhuma	Nenhuma
LAP	−	+	+	+	−	DI	DI	−	+	+
PYR	+	−	+	−	−	DI	DI	+	DI	DI
Crescimento, ágar BE	V	+	+	−	−	DI	DI	−	DI	DI
Crescimento, NaCl a 6,5%	+	+	+	−	+	DI	+	V	DI	DI
ESC	+	V	+	+	+	DI	−	+	−	−
ADH	−	−	−	−	−	−	+	DI	DI	−
HHIP	V	+	+	+	+	DI	−	−	−	−
PAL	DI	−	DI	−	+f	DI	+f	−	+	+
Produção de:										
α-GAL	DI	−	−	−	−	DI	−	−	DI	−
β-GAL	+	+	−	−	−	DI	+	−	V	+
α-GLU	DI	DI	−	DI	−	DI	−	DI	DI	−
β-GLU	DI	−	−	−	V	DI	−	+	DI	+
β-GUR	V	+	−	−	+	−	−	−	+	−
NAGA	DI	DI	+	−	−	DI	DI	+	−	+
Produção de ácido a partir de:										
GLI	+	+	+	+	+	+	−	+	+	+
MAL	V	−	+	−	+	+	−	+	V	+
SAC	+	+	+	−	+	DI	−	+	−	−
LAC	V+	−	V−	−	−	V	−	−	−	−
MNTL	V	V+	V	−	−	V	−	+	−	+
RIB	V	V	+	−	+	+	+(7 dias)	+	−	−
TRE	+	+	+	−	−	DI	−	+	−	+
ARAB	DI	−	−	−	−	DI	−	−	−	−
RAF	DI	DI	−	−	−	DI	−	−	−	−
SBTL	−	+	−	−	−	DI	−	−	−	+
GLIG	+	−	−	−	−	DI	DI	V	V	−

*O microrganismo não foi caracterizado fenotipicamente.
+ = reação positiva; − = reação negativa; V = reação variável; V+ = reação variável, porém com a maioria das cepas positiva; V− = reação variável, porém com a maioria das cepas negativa; +f = reação positiva fraca; DI = dados indisponíveis; HEM SBA = hemólise em ágar-sangue de carneiro; LAP = leucina aminopeptidase; PYR = pirrolidonil-arilamidase; ágar BE = ágar bile-esculina; ESC = hidrólise da esculina; HHIP = hidrólise do hipurato; PAL = fosfatase alcalina; α-GAL = α-galactosidase; β-GAL = β-galactosidase; α-GLU = α-glicosidase; β-GLU = β-glicosidase; β-GUR = β-glicuronidase; NAGA = N-acetil-β-D-glicosaminidase; GLI = glicose; MAL = maltose; SAC = sacarose; LAC = lactose; MNTL = manitol; RIB = ribose; TRE = trealose; ARAB = arabinose; RAF = rafinose; SBTL = sorbitol; GLIG = glicogênio.

a partir da glicose, maltose, lactose, trealose e glicogênio, mas não produz β-galactosidase nem β-glicuronidase. Esses microrganismos são comumente sensíveis à penicilina, à ampicilina e à vancomicina. Os isolados de *H. kunzii* e outros isolados humanos de *H. sueciensis* e *H. pyogenes* são facilmente diferenciados da espécie ovina *H. ovis* por testes fenotípicos (Tabela 13.12).

Identificação das espécies de Leuconostoc, Pediococcus e Tetragenococcus

As espécies de *Leuconostoc* são cocos gram-positivos, catalase-negativos e produtos de ácido láctico, que se mostram resistentes à vancomicina e produzem gás CO_2 a partir da glicose. Essas bactérias podem ser diferenciadas dos lactobacilos produtores de gás por meio de exame cuidadoso de esfregaços corados pelo Gram preparados a partir de caldo tioglicolato. As espécies de *Leuconostoc* não crescem a 45°C e são arginina di-hidrolase-negativas, PYR-negativas e LAP-negativas. A produção de gás a partir da glicose é mais bem-determinada em caldo Lactobacillus MRS (Mann-Rogosa-Sharpe) (Difco Laboratories, Detroit, MI) recoberto com vaselina estéril. A formação de bolhas abaixo da camada de vaselina indica a produção de gás e confirma o metabolismo heterofermentador. As espécies de *Leuconostoc* são ainda identificadas por uma bateria de testes bioquímicos. A Tabela 13.13 mostra as características fenotípicas de *L. mesenteroides* subesp. *mesenteroides*, *L. mesenteroides* subesp. *dextranicum*, *L. mesenteroides* subesp. *cremoris*, *L. pseudomesenteroides*, *L. citreum*, *L. lactis* e *Weissella paramesenteroides* (anteriormente *L. paramesenteroides*), que são as espécies de *Leuconostoc*/*Weissella* que foram isoladas de amostras clínicas humanas.

As espécies de *Pediococcus* também são cocos gram-positivos com resistência intrínseca à vancomicina. Entretanto, são geralmente homofermentadores, à semelhança dos estreptococos, e, diferentemente das espécies de *Leuconostoc*, não produzem gás a partir da glicose em caldo MRS. Os microrganismos aparecem como cocos gram-positivos em pares, grupos e tétrades e são catalase-negativos. O crescimento é observado em uma faixa de temperatura de 25° a 50°C. Em placas, a morfologia das colônias assemelha-se àquela dos estreptococos *viridans*. Essas espécies podem ser confundidas com estreptococos do grupo D ou com enterococos, visto que são bile-esculina-positivas, possuem o antígeno de grupo D de Lancefield, e algumas cepas crescem na presença de NaCl a 6,5%. Os pediococos são PYR-negativos e LAP-positivos. As espécies que foram isoladas de infecções humanas incluem *P. acidilactici* e *P. pentosaceus*. Pode ser difícil diferenciar esses dois microrganismos, e a fermentação da maltose – que é positiva para *P. pentosaceus* negativa para *P. acidilactici* – constitui o teste mais confiável para distinguir as duas espécies. Ambas as espécies se mostram sensíveis aos betalactâmicos, à clindamicina, à rifampicina, à eritromicina, à gentamicina e ao imipeném e apresentam resistência à vancomicina, à teicoplanina e às fluoroquinolonas. Conforme já assinalado, *P. halophilus* está filogeneticamente mais próximo dos enterococos e foi reclassificado no gênero *Tetragenococcus* com a denominação *T. halophilus*. A partir de dados fornecidos na descrição original dessa espécie, *T. halophilus* cresce de modo característico na forma de pares ou tétrades (daí o seu nome) e, em certas ocasiões, em grupos, não cresce a 10° ou a 45°C, é imóvel, cresce na presença de NaCl a 6,5% (na realidade, cresce na presença de até 10% de NaCl) e em ágar BE e é arginina di-hidrolase-negativo. A maioria das cepas produz ácido a partir da arabinose, glicose, glicerol, maltose, ribose, sacarose e trealose, porém não produz ácido a partir da lactose, manose, manitol e sorbitol (Tabela 13.14). Diferentemente dos outros pediococos, *T. halophilus* é sensível à vancomicina.

Identificação de espécies de Gemella

Das sete espécies de *Gemella* descritas, cinco – *G. haemolysans*, *G. morbillorum*, *G. bergeriae*, *G sanguinis* e *G. asaccharolytica* – foram isoladas de amostras clínicas humanas. As outras duas espécies restantes – *G. palaticanis* e *G. cuniculi* – são encontradas em cães e coelhos, respectivamente. As espécies de *Gemella* são cocos gram-positivos catalase-negativos, que crescem de modo característico na forma de colônias puntiformes em SBA, exigindo frequentemente 48 hours ou mais para o desenvolvimento de colônias distintas. A incubação de atmosfera enriquecida com CO_2 estimula o crescimento. Essas espécies são alfa-hemolíticas ou não hemolíticas, exceto a espécie animal *G. cuniculi*, que é beta-hemolítica. Nos esfregaços corados pelo Gram a partir de culturas em caldo, os microrganismos aparecem como células isoladas, em pares ou em cadeias curtas. Todas as espécies de *Gemella* são PYR-positivas, LAP-positivas, imóveis e não se desenvolvem a 10°C nem a 45°C. Não crescem em ágar BE, não hidrolisam a esculina, a ureia, o amido ou a gelatina e não crescem em caldo com NaCl a 6,5%. As espécies de *Gemella* podem ser diferenciadas com base na formação de ácido a partir de maltose, sacarose, lactose, manitol, sorbitol e trealose. *G. haemolysans* e *G. morbillorum*, que são os isolados clínicos mais comuns, também podem ser diferenciadas pela redução do nitrito. Em virtude de suas paredes celulares finas, *G. haemolysans* e *G. morbillorum* descoram com facilidade na coloração pelo Gram e podem aparecer como cocos gram-negativos em pares, em grupos ou em cadeias curtas. O crescimento de algumas cepas é intensificado pela presença de carboidratos fermentáveis e pela adição de Tween 80 ao meio de crescimento. Em virtude do número limitado de isolados clínicos, não é possível avaliar de maneira crítica o desempenho dos sistemas de *kits* para a identificação dessas bactérias. Apenas *G. haemolysans* e *G. morbillorum* estão hoje incluídas no banco de dados dos vários sistemas de *kits*. A Tabela 13.15 fornece características fenotípicas para a identificação das espécies de *Gemella*.

Identificação de espécies de Vagococcus

Das sete espécies do gênero *Vagococcus*, apenas *V. fluvialis* foi encontrado em amostras clínicas humanas. *V. fluvialis* assemelha-se a *Streptococcus* na morfologia de suas colônias e é alfa-hemolítico ou não hemolítico, facultativo e homofermentador no seu metabolismo, além de ser catalase-negativo. Na coloração pelo Gram, os microrganismos aparecem como células esféricas a ovoides, dispostas em pares ou em cadeias. De acordo com a descrição original de Collins *et al.*, *V. fluvialis* consiste em cocos móveis que produzem flagelos peritríquios.[210] A motilidade pode ser demonstrada com meio para motilidade incubado à temperatura ambiente. *V. fluvialis* é PYR-positivo, LAP-positivo e hidrolisa a esculina

Tabela 13.13 Características fenotípicas para a identificação de espécies de *Leuconostoc* isoladas de amostras clínicas humanas.

Característica	*L. mesenteroides* subesp. *mesenteroides*	*L. mesenteroides* subesp. *dextranicum*	*L. mesenteroides* subesp. *cremoris*	*L. pseudomesenteroides*	*L. citreum*	*L. lactis*	*Weissella paramesenteroides*
Pigmento amarelo	–	–	–	–	+	–	–
HEM SBA	–	–	–	–	–	–	–
Crescimento a 10°C	DI	DI	DI	+	+	DI	DI
Crescimento a 37°C	V+	+	+	+	–	+	+
Crescimento a 45°C	–	–	–	–	–	–	–
Hidrólise de esculina	+	V+	–	+	+	V–	V+
LAP	–	–	–	–	–	–	–
PYR	–	–	–	–	–	–	–
Produção de ácido a partir de:							
GLI	+	+	+	+	+	+	+
MAL	+	+	V–	+	+	+	+
SAC	+	+	V	V+	+	+	+
LAC	V	+	V	V	–	+	–
MNTL	+	V	–	V–	V	–	–
MANN	+	V	V	+	+	+	+
RAF	V+	V	V–	V+	–	V+	V–
TRE	+	+	V	+	+	V	+
RIB	V+	DI	V–	+	–	–	V–
SAL	+	V	–	V	+	–	–
STA	–	–	–	+	–	–	–
MEL	+	V	V–	V+	–	V+	+
CEL	V+	V	–	V+	+	–	V
GAL	V+	V	+	V+	V–	+	+
ARAB	V+	–	–	V+	+	–	+
AMIG	V	V	–	V–	V+	–	–

+ = reação positiva; – = reação negativa; V = reação variável; V+ = reação variável, porém com a maioria das cepas positiva; V– = reação variável, porém com a maioria das cepas negativa; DI = dados indisponíveis; HEM SBA = hemólise em ágar-sangue de carneiro; LAP = leucina aminopeptidase; PYR = pirrolidonil-arilamidase; GLI = glicose; MAL = maltose; SAC = sacarose; LAC = lactose; MNTL = manitol; RAF = rafinose; TRE = trealose; RIB = ribose; SAL = salicina; STA = amido; MEL = melibiose; CEL = celibiose; GAL = galactose; ARAB = arabinose; AMIG = amigdalina.

Tabela 13.14 Características fenotípicas para a identificação de espécies de *Pediococcus* e *Tetragenococcus* isoladas de amostras clínicas humanas.

Característica	P. acidilactici	P. pentosaceus	T. halophilus
Crescimento a 45°C	+	V	–
Novobiocina	S	R	DI
Produção de ácido a partir de:			
GLI	+	+	+
MAL	–	+	+
ARAB	V	+	+
STA	–	–	–
GLIC	–	–	+
MELZ	–	–	+
DEX	–	–	–
XIL	+	V	–

+ = reação positiva; – = reação negativa; V = reação variável; S = sensível; R = resistente; DI = dados indisponíveis; GLI = glicose; MAL = maltose; ARAB = arabinose; STA = amido; GLIC = glicerol; MELZ = melezitose; DEX = dextrina; XIL = xilose.

na presença de bile a 40% (Tabela 13.16).[1012] A maioria das cepas cresce a 10°C, porém o crescimento a 45°C é variável. As cepas também crescem, em sua maioria, na presença de NaCl a 6,5%, e algumas cepas produzem acetoína.[319,1012] *V. fluvialis* produz ácido a partir de glicose, maltose, manitol, sorbitol, ribose e trealose, mas não a partir da arabinose, inulina, melibiose ou rafinose (Tabela 13.16).[1012] Foram isoladas cepas de *V. fluvialis* de suínos, gatos e equinos; essas cepas foram positivas para as reações de VP, fosfatase alcalina e LAP; algumas das cepas eram imóveis.[839] Os membros do gênero *Vagococcus* não são incluídos nos bancos de dados de qualquer um dos sistemas de identificação comerciais. *V. fluvialis* produz reações positivas no teste AccuProbe® Enterococcus (Gen-Probe, Inc.). Os isolados de *V. fluvialis* de amostras clínicas humanas mostram-se sensíveis à ampicilina, à cefotaxima, ao SXT e à vancomicina, porém são resistentes à clindamicina e ao ofloxacino.[1012] Como as outras espécies de *Vagococcus* são isoladas do ambiente ou de animais, e é pouco provável o seu isolamento de amostras clínicas.

Identificação de espécies de Alloiococcus, Globicatella, Facklamia, Dolosigranulum, Ignavigranum e Dolosicoccus

Os microrganismos incluídos no gênero *Alloiococcus* e nos gêneros *Globicatella*, *Facklamia*, *Dolosigranulum* e *Ignavigranum* são espécies semelhantes a *Gemella*, que são capazes de crescer em NaCl a 6,5% (Tabela 13.17). *A. otitidis*, o único membro do gênero *Alloiococcus*, tem sido isolado de amostras de timpanocentese obtidas da orelha média de crianças com otite média crônica, de hemoculturas e de amostras de escarro.[12,633] O microrganismo cresce lentamente em meio com ágar, e as colônias visíveis tornam-se aparentes depois de 2 a 3 dias, porém não crescem em caldo tioglicolato. Os esfregaços corados pelo Gram, realizados a partir de meios de ágar, revelam cocos dispostos em pares, tétrades e, algumas vezes, em grupos. Observa-se um crescimento ideal a 35° a 37°C, não havendo crescimento a 10°C nem a 45°C. As colônias aparecem esbranquiçadas, puntiformes e não hemolíticas, embora se possa observar a ocorrência de alfa-hemólise e pigmentação ligeiramente amarela depois de vários dias de incubação. Os isolados clínicos recentes de *A. otitidis* crescem em ágar-sangue, mas podem não se desenvolver em ágar-chocolate. O crescimento exuberante observado em caldo contendo 0,5% de Tween ou 0,07% de lecitina sugere que o microrganismo pode exigir a presença de lipídios para o seu crescimento ótimo. Diferentemente de outros microrganismos considerados neste capítulo, *A. otitidis* é catalase-positivo, porém essa reação pode ser muito fraca ou tardia. O microrganismo é mais aeróbio do que facultativo e não produz ácido a partir de qualquer carboidrato. *A. otitidis* cresce em ágar bile-esculina, porém não hidrolisa a esculina e cresce lentamente em caldo com NaCl a 6,5%. Ocorre produção de PYR, LAP e β-galactosidase, e alguns isolados hidrolisam o hipurato. Bosley et al.[104] realizaram estudos de sensibilidade a antimicrobianos em 19 cepas de *A. otitidis* e constataram que todas elas eram resistentes ao SXT, enquanto 18 demonstraram resistência à eritromicina. As CIM para a penicilina e a ampicilina apresentaram variações de sensíveis a resistência intermediária (faixa da CIM para a penicilina de 0,06 a 0,12 μg/mℓ; faixa da CIM para a ampicilina de 0,12 a 0,5 μg/mℓ), sendo observado o mesmo grau de resistência relativa a ceftriaxona e cefixima. Nenhuma das cepas examinadas por esses pesquisadores produziu enzimas betalactamase.[104]

G. sanguinis foi isolada de amostras humanas, incluindo sangue, LCR e urina. Em esfregaços de culturas de caldo corados pelo Gram, esses microrganismos aparecem como cocos gram-positivos em pares e em cadeias curtas. As colônias em SBA assemelham-se a *Streptococcus* e são alfa-hemolíticas. À semelhança dos enterococos, *G. sanguinis* é bile-esculina-positiva, cresce em NaCl a 6,5% e produz PYR; diferentemente dos enterococos e dos estreptococos, não há produção de LAP. *G. sanguinis* cresce a 45°C, mas não a 10°C.[922] Essas reações também diferenciam *G. sanguinis*

Tabela 13.15 Características fenotípicas para a identificação de espécies de *Gemella*.

Característica	G. haemolysans	G. morbillorum	G. bergeri	G. asaccharolytica	G. sanguinis	G. palaticanis	G. cuniculi
Hábitat	Seres humanos	Seres humanos	Seres humanos	Seres humanos	Seres humanos	Cães	Coelhos
Hemólise, SBA	Nenhuma, α	Nenhuma, α	Nenhuma, α	α	Nenhuma, β	DI	DI
LAP	+	+	+	+	+	DI	DI
PYR	+	+	+	–	+	–	–
ESC	–	–	–	–	–	–	–
HHIP	–	–	–	+	–	–	DI
ADH	–	–	–	+	–	–	–
URE	–	–	–	–	–	–	–
PAL	+	–	–	–	+	–	+
VP (acetoína)	–	–	–	–	V	–	–
Redução do NO₃	–	–	–	–	–	–	–
Redução do NO₂	+	–	DI	DI	DI	DI	DI
Produção de ácido a partir de:							
GLI	+	+	–/+ᶠ	–	+	+	+
MAL	+	+	–	–	+	+	–
SAC	V	+	–	–	+	+	–
LAC	–	–	–	–	–	+	–
MNTL	–	V+	V	–	+	–	+
SBTL	–	V+	–	–	+	–	+
TRE	–	–	–	–	–	+	–
Produção de:							
α-GAL	–	–	–	DI	–	DI	–
β-GAL	–	–	–	DI	–	DI	–
β-GLU	–	–	DI	DI	DI	DI	–
β-GUR	–	–	–	DI	–	DI	–
NAGA	DI	–	–	DI	–	DI	–

+ = reação positiva; – = reação negativa; V = reação variável; +ᶠ = reação positiva fraca; V+ = reação variável, porém com maioria de cepas positivas; V– = reação variável, porém com maioria de cepas negativas; DI = dados indisponíveis; SBA = ágar-sangue de carneiro; LAP = leucina aminopeptidase; PYR = pirrolidonil-arilamidase; HHIP = hidrólise do hipurato; ESC = hidrólise da esculina; ADH = arginina di-hidrolase; URE = urease; PAL = fosfatase alcalina; VP = Voges-Proskauer (acetoína); GLI = glicose; MAL = maltose; SAC = sacarose; LAC = lactose; MNTL = manitol; SBTL = sorbitol; TRE = trealose; α-GAL = α-galactosidase; β-GAL = β-galactosidase; β-GLU = β-glicosidase; β-GUR = β-glicuronidase; NAGA = N-acetil-β-D-glicosaminidase.

Tabela 13.16 Características fenotípicas para a identificação de espécies de *Vagococcus*.

Característica	*V. fluvialis*	*V. salmoninarum*	*V. lutre*	*V. fessus*
Arranjo celular	Células isoladas, em pares, cadeias curtas	Células isoladas, em pares, cadeias curtas	Células isoladas, em pares, cadeias curtas	Células isoladas, em pares, cadeias curtas
HEM SBA	α, γ	α, γ	DI	α
Motilidade	+	–	+	–
LAP	+	DI	DI	+
PYR	+	DI	DI	DI
ESC	+	+	+	DI
Crescimento, NaCl a 6,5%	+	+	DI	DI
ADH	V	–	–	–
H$_2$S em KIA	–	+	DI	DI
VP (acetoína)	V	–	–	–
Produção de:				
α-GAL	–	DI	+	–
β-GAL	V	DI	V	V
β-GUR	–	DI	–	–
Produção de ácido a partir de:				
GLI	+	+	+	+
MAL	+	+	+	–
SAC	V	+	+	–
LAC	–	–	–	–
MNTL	+	–	–	–
SBTL	+	–	+	–
RIB	+	+	+	–
TRE	+	+	+	–
Hábitat	Água, amostras clínicas humanas	Peixes salmonídeos	Lontras	Focas, botos

+ = reação positiva; – = reação negativa; V = reação variável; DI = dados indisponíveis; HEM SBA = hemólise em ágar-sangue de carneiro; LAP = leucina aminopeptidase; PYR = pirrolidonil-arilamidase; ESC = hidrólise da esculina; ADH = arginina di-hidrolase; KIA = ágar-ferro de Kligler (do inglês, *Kligler iron agar*); VP = Voges-Proskauer (acetoína); α-GAL = α-galactosidase; β-GAL = β-galactosidase; β-GUR = β-glicuronidase; GLI = glicose; MAL = maltose; SAC = sacarose; LAC = lactose; MNTL = manitol; SBTL = sorbitol; RIB = ribose; TRE = trealose.

de outros estreptococos *viridans*, visto que essas últimas espécies são PYR-negativas; LAP-positivas e não crescem em caldo com NaCl a 6,5%. O BactiCard® Strep (Remel Laboratories), que inclui os testes rápidos de PYR, LAP e hidrólise da esculina em cartão, pode ser usado para essas determinações. Diferentemente dos aerococos, *G. sanguinis* forma cadeias distintas em meios de caldo, em lugar de tétrades. Essa característica de crescimento precisa ser definida para diferenciar *G. sanguinis* de *A. viridans* que, a exemplo de *G. sanguinis*, é LAP-negativa, PYR-positiva e positiva para hidrólise do hipurato. *G. sanguinis* produz ácido a partir de vários carboidratos, incluindo glicose, maltose, sacarose, lactose, manitol, rafinose e trealose; a produção de ácido a partir da arabinose, da ribose e do sorbitol é variável (Tabela 13.17). *G. sanguinis* está incluída no banco de dados do kit BBL Crystal® Gram-Positive ID, mas não nos bancos de dados dos sistemas de identificação API® Rapid Strep, RapID® STR ou ID32.[922] Utilizando pontos de corte de NCCLS para espécies de *Streptococcus* diferentes de *S. pneumoniae*, Shewmaker et al.[922] determinaram a sensibilidade de 28 cepas de *G. sanguinis* a antimicrobianos e verificaram que todas as cepas foram sensíveis à amoxicilina e à vancomicina, enquanto algumas cepas tiveram CIM para a penicilina situada na faixa intermediária. Foi observada sensibilidade variável a outros agentes, incluindo cefotaxima (sensibilidade de 52%), cefuroxima (sensibilidade de 26%), meropeném (sensibilidade de 63%), eritromicina (sensibilidade de 52%), SXT (sensibilidade de 48%), clindamicina (sensibilidade de 70%) e tetraciclina (sensibilidade de 48%). O patógeno de bovinos/ovinos, *G. sulfidifaciens*, pode ser facilmente diferenciado de *G. sanguinis*.[1075] *G. sulfidifaciens* produz H$_2$S e β-glicuronidase; enquanto *G. sanguinis* não o

Tabela 13.17 Características fenotípicas para a identificação de espécies de Globicatella, Alloiococcus, Facklamia, Ignavigranum, Dolosigranulam e Dolosicoccus.

Característica	G. sanguinis	G. sulfidifaciens	A. otitidis	F. hominis	F. ignava	F. sourekii	F. languida	F. tabacinalis	F. mirounge	I. ruoffiae	D. pigrum	D. paucivorans
Arranjo celular	Pares, cadeias curtas	Células isoladas, pares, cadeias curtas	Pares, tétrades, grupos	Pares, grupos	Células isoladas, pares, cadeias curtas	Células isoladas, pares, cadeias curtas	Células isoladas, pares, cadeias curtas	Células isoladas, pares, cadeias curtas	Pares, cadeias curtas	Células isoladas, pares, cadeias curtas	Pares, tétrades, grupos	Células isoladas, pares, cadeias curtas
HEM SBA	α	α	γ	α[f]	γ	α	γ	α	α	γ	α	α
Catalase	–	–	+	–	–	–	–	–	–	–	–	–
LAP	–	V	+	+	+	–	+	+	+	+	+	–
PYR	V+	–	+	V+	+	+	+	+	+	+	+	+
ESC	+	DI	+	+	–	+	–	–	–	–	+	–
Crescimento, NaCl a 6,5%	+	+	+	+	+	+	+	+	+	+	+	–
ADH	–	–	–	+	–	–	–	–	–	+	–	–
URE	–	–	–	V	–	–	–	–	+	+	–	–
VP (acetoína)	–	–	DI	+	+	+	–	+	–	–	–	–
HHIP	+	–	V	+	+	+	+	–	–	–	–	–
PAL	–	–	DI	–	–	V	+	–	V	–	–	–
Produção de:												
α-GAL	DI	–	–	V+	–	–	–	+	–	–	–	–
β-GAL	+	–	+	+	–	–	–	–	–	–	V	–
Produção de ácido a partir de:												
GLI	+	+	–	–	+[f]	+	+	+	+	+[f]	+	+
MAL	+	+	–	–	–	+	–	+	–	–	+	+[f]
SAC	+	+	–	–	–	+	–	+	–	V	–	+
LAC	V+	–	–	–	–	–	–	–	–	–	–	+[f]
MNTL	+	–	–	–	–	+	–	–	–	V	V	+[f]
SBTL	V+	–	–	–	–	+	–	V–	–	–	–	–
RAF	+	+	–	–	–	–	–	–	–	–	–	+
RIB	V+	–	–	–	–	–	–	–	–	–	DI	+
TRE	+	+	–	–	–	+	+	–	+	–	DI	–
GLIG	+	+	–	–	–	–	–	–	–	–	DI	–

+ = reação positiva; – = reação negativa; V = reação variável; V+ = reação variável, porém com a maioria das cepas positiva; V– = reação variável, porém com a maioria das cepas negativa; +[f] = reação positiva fraca; DI = dados indisponíveis; HEM SBA = hemólise em ágar-sangue de carneiro; LAP = leucina aminopeptidase; PYR = pirrolidonil-arilamidase; ESC = hidrólise da esculina; ADH = arginina di-hidrolase; URE = urease; VP = Voges-Proskauer (acetoína); HHIP = hidrólise do hipurato; PAL = fosfatase alcalina; α-GAL = α-galactosidase; β-GAL = β-galactosidase; GLI = glicose; MAL = maltose; SAC = sacarose; LAC = lactose; MNTL = manitol; SBTL = sorbitol; RAF = rafinose; RIB = ribose; TRE = trealose; GLIG = glicogênio.

faz. *G. sanguinis* também produz β-galactosidase, fermenta o manitol e hidrolisa o hipurato; *G. sulfidifaciens* é negativo para esses testes.

Os membros do gênero *Facklamia* são cocos gram-positivos, catalase-negativos, que estão relacionados a espécies de *Globicatella*, embora sejam filogeneticamente distintos. As espécies isoladas de amostras clínicas humanas incluem *F. hominis, F. sourekii, F. ignava* e *F. languida. F. miroungae* e *F. tabacinalis* foram isoladas de elefantes-marinhos e tabaco em pó, respectivamente. Em esfregaços corados pelo Gram do crescimento em caldo de tioglicolato, as espécies de *Facklamia* aparecem como cocos gram-positivos dispostos em grupo, exceto *F. languida*, que habitualmente forma pares e cadeias curtas. Em SBA, as colônias habitualmente são alfa-hemolíticas e semelhantes àquelas dos estreptococos *viridans*. As espécies de *Facklamia* não crescem em meios de bile-esculina, porém o fazem em NaCl a 6,5%. As espécies de *Facklamia* não crescem a 10°C nem a 45°C e são LAP-positivas e PYR-positivas (Tabela 13.17).

O gênero *Ignavigranum*, com uma única espécie, *I. ruoffiae*, foi descrito pela primeira vez em 1999. Essa espécie, que cresce principalmente na forma de cadeias em caldo de tioglicolato, está estreitamente relacionada, do ponto de vista filogenético, com *F. hominis* e *G. sanguinis. I. ruoffiae* é PYR-positivo, LAP-positivo, cresce em caldo com NaCl a 6,5% e não hidrolisa esculina. Algumas cepas são arginina di-hidrolase-positivas. Embora a maioria das cepas de *F. hominis* também seja arginina di-hidrolase-positiva, essa espécie é positiva para a hidrólise dos hipurato, enquanto *I. ruoffiae* é negativo (Tabela 13.17). Uma característica distinta de *I. ruoffiae* consiste no odor de "chucrute" produzido pelos microrganismos quando crescem em SBA.

O gênero *Dolosigranulum* contém uma única espécie, *D. pigrum*. Em SBA, esse microrganismo forma pequenas colônias branco-acinzentadas e alfa-hemolíticas. Na coloração do caldo pelo método de Gram (caldo tioglicolato e, em um relato de caso, meio de hemocultura OrganonTeknika BacT/Alert FAN), esse microrganismo aparece em pares, em tétrades semelhantes a *Gemella* e em grupos. À semelhança das espécies de *Facklamia*, *D. pigrum* é PYR- e LAP-positivo e cresce em 6,5% de sal. Esse microrganismo hidrolisa a esculina, porém essa reação pode levar vários dias. Não se observa nenhum crescimento a 10° ou a 45°C, nem em ágar BE (Tabela 13.17).

O gênero *Dolosicoccus*, com uma única espécie, *Dolosicoccus paucivorans*, é um novo grupo baseado em dois isolados obtidos de hemoculturas humanas.[228] Esse microrganismo é distinto dos gêneros *Facklamia* e *Globicatella*, porém filogeneticamente relacionados com eles. À semelhança do microrganismo descrito anteriormente, *D. paucivorans* é PYR-positivo; todavia, diferentemente desses microrganismos, é LAP-negativo, não cresce em caldo com 6,5% de NaCl e aparece em esfregaços de caldo corados pelo Gram como células isoladas, em pares e em cadeias curtas. A exemplo de *D. pigrum*, *D. paucivorans* não cresce em meio BE e tampouco se desenvolve a 10° ou a 45°C (Tabela 13.17).

Identificação de espécies de Lactococcus

Em virtude da semelhança superficial com enterococos ou com os estreptococos *viridans*, esses microrganismos foram identificados incorretamente como estreptococos ou enterococos atípicos nos laboratórios clínicos. Os lactocobacilos exibem muitas das características dos estreptococos e dos enterococos; muitas cepas são positivas para as reações de PYR, LAP, BE e NaCl a 6,5% e são capazes de crescer a 10°C. Diferentemente dos enterococos, os lactobacilos não se desenvolvem a 45°C. Uma indicação quanto à possibilidade de que um isolado possa ser uma espécie de *Lactococcus* consiste na obtenção de uma lista de características que não coincidem com as dos estreptococos ou enterococos.[319] Os isolados clínicos de lactobacilos enviados aos CDC foram, em sua maioria, *L. lactis* subesp. *lactis*, *L. lactis* subesp. *cremoris* ou *L. garvieae*. Essas três espécies podem ser diferenciadas das espécies comuns de *Enterococcus*, visto que elas produzem ácido a partir do manitol, mas não a partir da rafinose, do sorbitol ou da arabinose. *L. garvieae*, *L. lactis* subesp. *cremoris* e *L. lactis* subesp. *lactis* estão incluídos no banco de dados dos *kits* de identificação ID32 Strep (Tabela 13.17), API® Rapid Strep e BBL Crystal®, respectivamente (ver seção adiante). Foram também publicados métodos de PCR específicos para gênero para diferenciar os enterococos e lactococos.[265] Na maioria dos relatos de casos, foram usados tanto métodos fenotípicos quanto o sequenciamento do rRNA 16S e/ou gene *sodA* para identificação das espécies.[43,169,340] Os testes fenotípicos para a diferenciação dos enterococos, lactococos e microrganismos semelhantes estão relacionados na Tabela 13.19.

Sistemas comerciais para a identificação de estreptococos, enterococos e bactérias selecionadas "semelhantes a *Streptococcus*"

Os sistemas de *kits* que incorporam testes fisiológicos e enzimáticos para a identificação dos estreptococos têm sido de grande ajuda na identificação de espécies de estreptococos *viridans*, enterococos e estreptococos do grupo D. Os testes bioquímicos incluídos nos sistemas de *kits* são usados para gerar um número de biotipo do microrganismo que corresponde à sua identidade. Embora esses sistemas incluam os estreptococos beta-hemolíticos em seus bancos de dados, esses microrganismos são mais bem avaliados por meio de outros métodos, como os testes presuntivos descritos anteriormente ou os *kits* de grupamento de estreptococos rápidos que estão disponíveis no comércio. Todavia, deve-se também ter cautela com os *kits* de identificação comerciais. Por exemplo, o API® Rapid Strep irá identificar de modo incorreto microrganismos do gênero *Leuconostoc* como espécies de estreptococos *viridans*, de modo que a resistência à vancomicina e outros resultados de testes preliminares precisam ser considerados juntamente com as reações bioquímicas observadas na tira. Os sistemas comerciais para a identificação dos estreptococos incluem vários sistemas e alguns estão descritos a seguir.

Vitek® 2

O sistema automatizado Vitek 2 (bioMérieux) para identificação microbiana/testes de sensibilidade utiliza um cartão de identificação de microrganismos gram-positivos contendo

Tabela 13.18 Características fenotípicas para a identificação de espécies de *Lactococcus*.

Característica	*L. lactis* subesp. *lactis*	*L. lactis* subesp. *cremoris*	*L. lactis* subesp. *hordniae*	*L. garveiae*	*L. plantarum*	*L. raffinolactis*	*L. xyloses*
PYR	V	–	–	+	–	–	–
HHIP	–	+	–	–	–	–	–
ADH	+	–	+	+	–	–	+
Produção de ácido a partir de:							
GLI	+	+	+	+	+	+	+
MAL	+	–	–	+	+	+	+
SAC	+	–	+	V	+	–	+
LAC	+	+	–	V	–	+	–
MNTL	+	–	–	+	+	V	+
SBTL	–	–	–	–	+	–	–
RAF	–	–	–	–	–	+	–
TRE	+	–	+	+	+	–	+

+ = reação positiva; – = reação negativa; V = reação variável; PYR = pirrolidonil-arilamidase; HHIP = hidrólise do hipurato; ADH = arginina di-hidrolase; GLI = glicose; MAL = maltose; SAC = sacarose; LAC = lactose; MNTL = manitol; SBTL = sorbitol; RAF = rafinose; TRE = trealose.

Tabela 13.19 Diferenciação de lactococos, enterococos e microrganismos semelhantes.

Características	Espécies de *Lactococcus*			Espécies de *Enterococcus*				
	L. garvieae	*L. lactis* subesp. *lactis*	*L. lactis* subesp. *cremoris*	*E. faecalis*	*E. faecium*	*Vagococcus*	*Globicatella*	*Leuconostoc*
Ágar BE	+	+	+	+	+	+	V	V
PYR	+	V	–	+	+	+	+	–
LAP	+	+	+	+	+	+	–	–
Crescimento, 10°C	+	+	+	+	+	+	V	V
Crescimento, 45°C	V	V	V	+	+	–	V	V
Motilidade	–	–	–	–	–	+	–	–
Produção de ácido a partir de:								
MNTL	+	+	–	+	+	+	+	V
SBTL	–	–	–	+	V	+	V	V
ARAB	–	–	–	–	+	–	V	V
Vancomicina	S	S	S	Tipicamente S	Tipicamente S	S	S	R

+ = reação positiva; – = reação negativa; V = reação variável; S = sensível; R = resistente; ágar BE = ágar, bile-esculina; PYR = pirrolidonil-arilamidase; LAP = leucina aminopeptidase; MNTL = manitol; SBTL = sorbitol; ARAB = arabinose.

substratos colorimétricos para a identificação do microrganismo. O cartão GP é um cartão 64 orifícios contendo 43 testes bioquímicos, e o banco de dados inclui membros da família Streptococcaceae (estreptococos, enterococos) e Micrococcaceae (estafilococos, micrococos). O cartão é colocado em um cassete do instrumento Vitek® 2 e inoculado utilizando um método de liberação a vácuo. O cartão é automaticamente lacrado e incubado a 35,5°C. Os orifícios no cartão são submetidos a rastreamento colorimétrico a cada 15 minutos para um período total de incubação de 8 horas, embora alguns isolados forneçam dados suficientes para a sua identificação depois de 180 minutos incubação. Algoritmos dentro da máquina analisam os biopadrões de testes interpretáveis e não interpretados e verifica se dados suficientes foram acumulados para estabelecer uma identificação acurada. Ligozzi et al.[643] verificaram que o Vitek® 2 identificou 96,5% de 29 isolados de *S. agalactiae*, 96,9% de 66 isolados de *S. pneumoniae* e 83,1% de enterococos (*E. faecalis, E. faecium, E. durans, E. gallinarum*). Em uma avaliação realizada em 2005, o cartão de identificação GP de Vitek® 2 identificou 92% de 153 espécies de estreptococos (incluindo todos os 38 isolados de *S. pyogenes* e todos os 39 isolados de *S. pneumoniae*) e 97% de 64 espécies de *Enterococcus*. Todos os 13 isolados de estreptococos do grupo viridans foram corretamente identificados. Foram obtidas identificações dentro de 7 horas de incubação para mais de 90% dos isolados testados.[363] Em outra avaliação realizada por Wallet et al., o cartão GP colorimétrico identificou corretamente 84,8% de 132 isolados de estreptococos e enterococos. Este último estudo incluiu várias cepas de estreptococos do grupo viridans, enterococos e isolados "semelhantes a *Streptococcus*" (p. ex., espécies de *Gemella*, espécies de *Helcococcus*, espécies de *Pediococcus*).[1104] Em um estudo do Vitek® 2 realizado por Abele-Horne et al.[7] foi constatada a identificação correta de 94,2% de 121 espécies de *Enterococcus*. Em uma comparação da identificação dos enterococos com os instrumentos MALDI-TOF-MS Bruker e bioMérieux, o cartão GP Vitek® 2 identificou 131 de 132 enterococos, incluindo 31 de 32 de *E. faecalis*, 63 *E. faecium*, 16 *E. casseliflavus* e 21 *E. gallinarum*.[328] Haanpera et al.[411] identificaram um conjunto de estreptococos alfa-hemolíticos (102 isolados de hemoculturas, 39 isolados de culturas de orofaringe e 17 isolados de *S. pneumoniae* invasivo) por métodos genotípicos e pelo Vitek® 2 e verificaram que 75,0% dos isolados foram classificados nas mesmas espécies de estreptococos por ambos os métodos, e 46,0% alcançaram resultados consistentes em nível de espécie. Dez cepas permaneceram sem identificação pelo Vitek® 2 e 4 isolados não conseguiram ser incluídos em qualquer grupo de estreptococos.[411] Quando comparado com métodos de identificação genotípica e molecular, o sistema Vitek 2 não consegue identificar adequadamente alguns estreptococos *viridans*. Entre 251 estreptococos *viridans* isolados de hemoculturas, 220 (87,6%) foram incluídos dentro do mesmo grupo de espécies por ambos os métodos, e apenas 67 das 150 cepas do grupo mitis resultaram na mesma identificação de espécies por ambos os métodos. Quinze cocos piogênicos e 54 isolados de *E. faecalis* foram corretamente identificados por ambos os métodos.[5] Teles et al.[1014] verificaram que o Vitek® 2 identificou apenas 55% de 42 isolados de estreptococos *viridans*, em comparação com métodos de identificação genotípica (*i. e.*, sequenciamento do gene *sodA*, polimorfismo de comprimento de fragmento de restrição

dos genes rRNA 16S e análise de sequência *multilocus* de genes de manutenção). Em um estudo conduzido por Mittman et al.[719] com 311 isolados de *S. pneumoniae*, foi constatado que o Vitek® 2 e o sistema Phoenix® (ver subseção a seguir) foram comparáveis na sua capacidade de identificar *S. pneumoniae* e foram preferíveis aos testes fenotípicos de rotina quanto à sua acurácia e economia de tempo. Metanálise dos estudos que avaliaram o Vitek® 2 constatou que a taxa global de identificação correta com o instrumento foi de 96,1% para os estreptococos e 99,70% para os enterococos.[177]

Phoenix® (Becton-Dickinson Diagnostic Systems, Sparks, MD)

O BD Phoenix® é um sistema automatizado de identificação e testes de sensibilidade que utiliza um painel ID, denominado PMIC/ID-13, para a identificação de cocos gram-positivos.[325] O painel apresenta 45 orifícios contendo 20 substratos enzimáticos, 16 testes de utilização de carboidratos e 7 fontes de carbono de assimilação, bem como sensibilidade à colistina e à polimixina B. Uma suspensão padronizada de isolado bacteriano é preparada em caldo e colocada no painel dentro de 30 minutos após a preparação. O painel é então introduzido no instrumento, onde é incubado, e a sua leitura é feita pela óptica do instrumento. O tempo necessário para obter uma identificação varia de 3 a 4 horas. Em um estudo de 179 isolados de enterococos e 15 isolados de estreptococos, o sistema Phoenix® identificou 98,9% dos enterococos e 100% de 15 estreptococos. Com relação aos cocos piogênicos, em particular, Kanemitsu *et al.*[534] constataram que o Phoenix® identificou acuradamente 85,9% de 92 isolados de *S. pneumoniae*, 95,8% de 24 isolados de *S. pyogenes* e 90% de 10 isolados de *S. agalactiae*. Uma segunda avaliação do BD Phoenix®, também conduzida no Japão, obteve resultados semelhantes aos de Kanemitsu et al. para as espécies piogênicas, porém verificou que o sistema identificou apenas 58% de 12 microrganismos do grupo de *S. mitis* e 82% de 22 isolados do grupo de *S. anginosus*.[457] Brigante et al.[119] compararam as identificações realizadas por um *kit* de identificação manual (API® Strep) e sequenciamento do gene rRNA 16S e três de manutenção com aquelas obtidas com o sistema Phoenix®. O sistema Phoenix® identificou corretamente 93,8% de 129 estreptococos, 90% de 70 enterococos, 100% de 45 *S. pneumoniae* e 49 de 50 estreptococos beta-hemolíticos. Para os estreptococos *viridans*, o sistema Phoenix® identificou 83,9%, com identificação acurada dos grupos de *S. sanguinis* e *S. anginosus*, e identificação menos acurada dos isolados do grupo *S. mitis*. Carroll et al.[140] constaram que o sistema Phoenix® identificou 100% de 90 espécies de *Enterococcus*, incluindo *E. faecalis, E. faecium, E. casseliflavus, E. gallinarum* e *E. raffinosus*. A metanálise desses sistemas automatizados relatou que a acurácia global do sistema Phoenix® para a identificação de estreptococos e de enterococos foi de 96,70% e 98,27%, respectivamente.[177]

API® Rapid Strep. Esse sistema em tiras (bioMérieux, Inc.) contém 20 testes, incluindo testes fisiológicos, testes com substratos enzimáticos cromogênicos e testes de utilização de carboidratos. A característica peculiar desse sistema é a possibilidade de efetuar duas vezes a leitura da fita. Se não for obtida uma identificação depois de 4 horas de incubação, utilizando os substratos fisiológicos e cromogênicos, a tira é novamente incubada e lida depois de uma incubação durante a noite para incluir a produção de ácido a partir de 10 carboidratos. O banco de dados inclui estreptococos beta-hemolíticos grupáveis, estreptococos *viridans*, cepas de *S. gallolyticus*, espécies de *Enterococcus* (*E. faecalis*, *E. faecium*, *E. gallinarum*, *E. avium* e *E. durans*), estreptococos *viridans*, lactococos, aerococos, espécies de *Gemella* e *Listeria monocytogenes* (Prancha 13.3 F e G). A identificação de cepas que foram totalmente caracterizadas por testes bioquímicos convencionais e análise genética (p. ex., relação do DNA, sequenciamento do rRNA 16S) indica que o sistema API® Rapid Strep é reprodutível e complementa os estudos genéticos existentes. As reações fenotípicas para muitos microrganismos apresentadas nas tabelas deste capítulo refletem estudos recentes durante os quais foram realizadas análises genéticas e a descrição de novas espécies, juntamente com a caracterização pelo API® Rapid Strep. Em uma avaliação do ID32 Strep, realizada em 2011, esse sistema foi comparado com o Vitek® 2 e os métodos genotípicos; o ID32 identificou 79% de 23 cepas clínicas e 19 cepas tipo de estreptococos *viridans*, sem a necessidade de testes adicionais.[1014] Em um estudo de 27 isolados do grupo do *S. anginosus*, conduzido em 2013, o API® Rapid Strep identificou corretamente apenas 40,7%.[174] Um estudo realizado em 2012 que comparou o API® 20 Strep com métodos genotípicos e com o MALDI-TOF-MS verificou que o sistema manual identificou apenas 60,5% de isolados de estreptococos *viridans*.[658] As porcentagens de identificações corretas variaram de apenas 36,5% para o grupo anginosis até 75% para os grupos de estreptococos salivarium e bovis. Davies et al.[261] compararam o sistema API® 20 Strep com o Bruker MS e verificaram que apenas 26% de 49 isolados de estreptococos *viridans* foram corretamente identificados até o nível de espécie pelo API® 20 Strep. No momento atual, o banco de dados desse sistema não foi atualizado nem ampliado para incluir novas espécies de estreptococos e enterococos.

Rapid ID® 32 Strep. Esse sistema (bioMérieux, La Balme les Grottes, França) consiste em um sistema de identificação em tiras com 32 testes para estreptococos e bactérias semelhantes a estreptococos. O bando de dados desse sistema é extenso e inclui os estreptococos grupáveis, várias espécies de *Enterococcus* e os estreptococos *viridans* (incluindo as espécies recentemente descritas, como os estreptococos orais do "grupo mutans", *S. oralis*, *S. gordonii* e *S. vestibularis*). Prepara-se uma suspensão dos microrganismos em água estéril até uma turvação equivalente a um padrão 4 de McFarland, e colocam-se 55 µℓ da suspensão em cada uma das 32 cápsulas. A tira é incubada a 35° a 37°C durante 4 horas, e efetua-se a leitura visualmente, utilizando livro de código ou leitor automatizado (ATB® 1520 Reader ligado a um computador ATB® 1545, bioMérieux). Em uma avaliação do sistema Rapid ID 32 Strep com 433 cepas pertencentes aos gêneros *Streptococcus*, *Enterococcus*, *Lactococcus*, *Aerococcus*, *Gemella*, *Leuconostoc*, *Erysipelothrix*, *Gardnerella* e *Listeria*, 95,3% das cepas foram identificadas de modo correto.[358] Foram necessários testes adicionais para a identificação de 25,1% das cepas. Apenas 16 isolados (3,7%) não foram identificados, e apenas 4 isolados (1,0%) foram identificados incorretamente. Outra avaliação, realizada por Kikuchi et al.,[555] relatou que o sistema ID32 Strep identificou 87% de 156 cepas de estreptococos *viridans*, e que a maior parte dos casos de identificação incorreta envolveu cepas de *S. oralis*, *S. mitis* e *S. gordonii*. Chang e Lo verificaram que o Rapid ID 32 Strep identificou 77,8% de 27 isolados pertencentes ao grupo anginosus, superando tanto o API® Strep quanto o cartão GP do Vitek® 2.[173] O sistema Rapid ID 32 Strep não inclui vários gêneros das bactérias semelhantes a *Streptococcus* em seu banco de dados e produz corretamente "identificações inaceitáveis" quando são testadas cepas que pertencem a essas espécies.[591]

Sistema de identificação BBL Crystal® Gram-Positive. O sistema de identificação Crystal® Gram-Positive contém 29 substratos bioquímicos e enzimáticos secos e um controle fluorescente negativo. O inóculo é preparado ao efetuar uma suspensão de colônias do isolado puro com o líquido fornecido no *kit* até uma turvação equivalente a um padrão de 0,5 de McFarland. Em seguida, a suspensão é colocada em uma área específica da base do painel, que é então manipulado para distribuir o inóculo. A tampa do painel, que contém os substratos do teste, é então encaixada sobre a base, com consequente hidratação dos substratos com o inóculo. Após incubação, procede-se à leitura dos testes à procura de fluorescência ou de mudança nas cores dos indicadores de pH, utilizando um visor especial do painel. O padrão resultante das 29 reações é convertido em um número de perfil de 10 dígitos, que se correlaciona com uma identificação fornecida no livro Crystal® Electronic Code. O painel pode ser interpretado utilizando um banco de dados de incubação de 4 horas ou de 18 a 24 horas. Em uma avaliação desse sistema, realizada em 1998, o Crystal® Gram-Positive identificou todas as cepas de estreptococos beta-hemolíticos grupáveis e *S. pneumoniae*, porém identificou apenas 25 de 37 cepas de estreptococos *viridans* até o nível de espécie. O sistema identificou corretamente todas as 23 cepas de *E. faecalis*, 2 de 2 cepas de *E. avium* e todas as 14 cepas de *E. faecium*.[1100] Hudson et al.[480] avaliaram o sistema com cepas veterinárias de enterococos genotipicamente definidas e verificaram que a repetição do teste com as mesmas cepas resultou em números de perfil diferentes, alguns dos quais levaram a identificações diferentes. De fato, 19 das 50 cepas testadas foram identificadas em diversos momentos como *E. faecalis* e *E. faecium*. Esse sistema não consegue identificar ou identifica incorretamente isolados pertencentes aos gêneros de bactérias "semelhantes a *Streptococcus*".[591]

RapID® STR. O sistema RapID® STR (Remel Laboratories) emprega uma pequena placa contendo 10 orifícios, quatro dos quais são bifuncionais, resultando em um total de 14 testes bioquímicos (utilizados em associação com a reação hemolítica do isolado). Os testes incluem determinações fisiológicas (arginina di-hidrolase, hidrólise da esculina), testes de utilização de carboidratos e hidrólise de substratos enzimáticos cromogênicos. O sistema é inoculado com uma suspensão do microrganismo (padrão de turvação de McFarland 1), preparada em um líquido fornecido no *kit,* e procede-se à leitura dos testes depois de 4 horas de incubação a 35°C em incubador sem CO_2. O banco de dados desse sistema inclui estreptococos beta-hemolíticos dos grupos A, B e C/G, estreptococos do grupo D, o grupo anginosus, espécies de *Enterococcus* (*E. faecalis*, *E. faecium*, *E. avium*, *E. cassiliflavus/mundtii*, *E. durans/hirae*, *E. gallinarum*, *E. raffinosus* e *E. malodoratus*), espécies de estreptococos *viridans* (*S. mitis*, *S. mutans*, *S. salivarius/vestibularis*, *S. sanguinis/gordonii*), *S. pneumoniae*, espécies de *Aerococcus*, *Gemella morbillorum*, espécies de *Leuconostoc*, espécies de *Lactococcus* (grupo de *L. lactis*, *L. mesenteroides*) e espécies de *Pediococcus*

(*P. acidilactici, P. pentosaceus*). Os estreptococos *viridans*, os enterococos e as bactérias semelhantes a *Streptococcus* mais recentemente descritos não estão incluídos no banco de dados. Em um estudo conduzido por Shewmaker *et al.*[922] sobre a caracterização fenotípica de 28 cepas de *G. sanguinis*, o RapID® STR identificou de modo incorreto 7 cepas como *S. mutans* (5 cepas), *E. casseliflavus* (1 cepa) ou *E. malodoratus* (1 cepa), enquanto as cepas restantes forneceram perfis inadequados para identificação. Outra avaliação constatou que esse sistema era incapaz de identificar isolados pertencentes a gêneros de bactérias "semelhantes a *Streptococcus*" (*D. pigrum, I. ruoffia*, espécies de *Facklamia*), indicando a necessidade de revisão e atualização do banco de dados.[591]

Painel MicroScan® Gram-Positive Breakpoint Combo. Esse sistema de 18 horas fornece resultados simultâneos de identificação e sensibilidade a antimicrobianos em um formato de microtitulação. Tritz *et al.*[1044] avaliaram esse sistema quanto à sua capacidade de identificar enterococos e constataram que tanto *E. faecalis* quanto *E. faecium* são identificados com segurança, enquanto as espécies menos comuns de enterococos foram identificadas de modo incorreto.

***Time-of-flight* por dessorção/ionização a laser em matriz.** O método MALDI-TOF tem sido avaliado em diversos estudos para a identificação de estreptococos, enterococos e bactérias semelhantes a *Streptococcus*. O instrumento Bruker Biotyper MS identificou corretamente 61 de 65 isolados de *S. pyogenes*, em comparação com métodos fenotípicos (API® 20 Strep).[1106] Em um estudo de 76 isolados de estreptococos e 50 isolados de enterococos do laboratório de microbiologia, o MALDI-TOF identificou corretamente 88% e 79% dos isolados.[69] Em um estudo realizado em 2012, foram comparadas as identificações obtidas com o MALDI Biotyper (Bruker Daltronics, Bruker Daltronics GmbH, Bremen, Alemanha), o sistema BD Phoenix® e o API® 20 Strep para 56 isolados de estreptococos alfa-hemolíticos.[261] Usando a análise de sequência do gene rRNA 16S como padrão-ouro, o MALDI-TOF, o BD Phoenix® e o API® 20 Strep identificaram, respectivamente, 46%, 35% e 26% dos isolados. Fang *et al.*,[328] na Suécia, compararam as identificações obtidas pelo Bruker e Vitek® MS, o Vitek® 2 e PCR multiplex e verificaram que 100% de 132 enterococos foram identificados corretamente por ambos os instrumentos de espectrometria de massa, enquanto 121 dos 132 isolados foram identificados de modo correto até o nível de espécie pelo Vitek® 2. Foi estudada a capacidade do MALDI-TOF de diferenciar *S. pneumoniae* de estreptococos não pneumocócicos.[1116] Estudos preliminares de *S. pneumoniae* e outros enterococos do grupo de *S. mitis* (*i. e., S. mitis, S. oralis* e *S. pseudopneumoniae*) constataram que a discriminação dessas espécies era difícil, em virtude do grau muito elevado de semelhanças nos espectros gerados utilizando o MALDI-TOF. A análise de picos espectrais de massa menores utilizando o instrumento Bruker MS e a definição desses picos no banco de dados espectral levou a sensibilidade e especificidade discriminatórias de quase 100% para essas espécies.[491] Em um estudo realizado na Espanha, as identificações obtidas com o MALDI-TOF foram comparadas com aquelas obtidas pelo API® 20 Strep para 124 isolados de estreptococos α-hemolíticos obtidos de hemoculturas.[658] Utilizando o sequenciamento do gene *sodA* como método de referência, o API® 20 Strep e o MALDI-TOF forneceram uma identificação correta até o nível de espécie para 60,5% e 73,4% dos isolados, respectivamente. Os tempos levados para as identificações obtidas pelo sequenciamento do gene *sodA*, pelo API® 20S e pelo MALDI-TOF foram, respectivamente, de 12 a 24 horas, 24 a 48 horas e 15 minutos. Em um estudo de grande porte conduzido na França, o instrumento Vitek® MS MALDI-TOF foi avaliado para identificação de 334 isolados de *S. pneumoniae*, 166 outras cepas do grupo de *S. mitis*, 184 cocos do grupo não *S. mitis* e 19 outras bactérias α-hemolíticas e não hemolíticas semelhantes a *Streptococcus*.[299] Os métodos de identificação de referência incluem sensibilidade à optoquina, solubilidade da bile, sorotipagem e o *kit* Rapid ID32 Strep. Os resultados discordantes foram analisados com base em métodos genotípicos (*i. e.*, sequenciamento do gene rRNA 16S e gene *recA*). O sistema Vitek® MS identificou 99,1% dos pneumococos, com apenas três identificações incorretas de isolados insolúveis em bile como *S. mitis/oralis*. Entre os isolados não pneumocócicos, 90,8% foram identificados corretamente até o nível de espécie ou subespécie. É interessante assinalar que três isolados de *S. pseudopneumoniae* foram identificados pelo sistema Vitek®. Em um estudo multicêntrico colaborativo nos EUA, o Vitek® MS foi comparado com identificações baseadas na sequência de ácido nucleico para 1.146 isolados, representando 13 gêneros e 42 espécies de cocos gram-positivos aeróbios e facultativos, incluindo 134 enterococos e 218 estreptococos.[880] O sistema Vitek® MS identificou 97% dos isolados de enterococos e 82% dos estreptococos até o nível de espécie. Entre os estreptococos, 2 e 5% dos 218 isolados foram identificados incorretamente ou não identificados pelo Vitek® MS, respectivamente. Nesse estudo, apenas 51% de 47 isolados de *S. dysgalactiae* foram corretamente identificados até o nível de espécie. Em outros estudos, foi observada a limitação para a identificação correta de *S. dysgalactiae*.[908]

REFERÊNCIAS BIBLIOGRÁFICAS

1. Abadia-Patino L, Christiansen K, Bell J, et al. VanE-type vancomycin-resistant *Enterococcus faecalis* clinical isolates from Australia. Antimicrob Agents Chemother 2004;48:4882–4885.
2. Abbott Y, Acke E, Khan S, et al. Zoonotic transmission of *Streptococcus equi* subsp. *zooepidemicus* from a dog to a handler. J Med Microbiol 2010;59:120–123.
3. Abdulamir AS, Hafidh RR, Bakar FA. The association of *Streptococcus bovins/gallolyticus* with colorectal tumors: the nature of the underlying mechanisms of its etiological role. J Exp Clin Cancer Res 2011;30:11.
4. Abdul-Redha R, Balslew U, Christensen JJ, et al. *Globicatella sanguinis* bacteremia identified by partial 16S rRNA gene sequencing. Scand J Infect Dis 2007;39:745–748.
5. Abdul-Redha RJ, Kemp M, Bangsborg JM, et al. Infective endocarditis: identification of catalase-negative, Gram-positive cocci from blood cultures by partial 16S rRNA analysis and by Vitek 2 examination. Open Microbiol J 2010;4:116–122.
6. Abdul-Redha RJ, Prag J, Soksen UW, et al. *Granulicatella elegans* bacteremia in patients with abdominal infections. Scand J Infect Dis 2007;39:830–833.
7. Abele-Horn M, Hommers L, Trabold R, et al. Validation of the Vitek 2 version 4.01 software for detection, identification, and classification of glycopeptide-resistant enterococci. J Clin Microbiol 2006;44:71–76.
8. Ablaza V, LaTrenta G. Late infection of a breast prosthesis with *Enterococcus avium*. Plast Reconstr Surg 1998;102:227–230.
9. Adegbola RA, Obaro SK, Biney E, et al. Evaluation of Binax NOW *Streptococcus pneumoniae* urinary antigen test in children in a community with a high carriage rate of pneumococcus. Pediatr Infect Dis J 2001;20:718–719.
10. Agnew W, Barnes AC. *Streptococcus iniae*: an aquatic pathogen of global veterinary significance and a challenging candidate for reliable vaccination. Vet Microbiol 2007;122:1–15.
11. Aguirre M, Collins MD. Phylogenetic analysis of some *Aerococcus*-like organisms from urinary tract infections: description of *Aerococcus urinae* sp. nov. J Gen Microbiol 1992;138:401–405.

12. Aguirre M, Collins MD. Phylogenetic analysis of *Alloiococcus otitis* gen. nov. sp. nov., an organism from human middle ear fluid. Int J Syst Bacteriol 1992;42:79–83.
13. Aguirre M, Morrison D, Cookson BD, et al. Phenotypic and phylogenetic characterization of some *Gemella*-like organisms from human infections: description of *Dolosigranulum pigrum* gen. nov., sp. nov. J Appl Microbiol 1993;75:608–612.
14. Ahmad Y, Gertz RE, Li Z, et al. Genetic relationships deduced from *emm* and multilocus sequence typing of invasive *Streptococcus dysgalactiae* subsp. *equisimilis* and *S. canis* recovered from isolates collected in the United States. J Clin Microbiol 2009;47:2046–2054.
15. Ahmed R, Hassall T, Morland B, et al. Viridans streptococcus bacteremia in children on chemotherapy for cancer: an underestimated problem. Pediatr Hematol Oncol 2003;20:439–444.
16. Ahmed FZ, Baig MW, Gascoyne-Binzi D, et al. *Enterococcus cecorum* aortic valve endocarditis. Diagn Microbiol Infect Dis 2011;70:525–527.
17. Akesson P, Linder A, Cronqvist J, et al. Group A streptococcus bacteraemia complicated by osteomyelitis in an immunocompetent adult. Scand J Infect Dis 2004;36:63–65.
18. Albanese A, Spanu T, Sali M, et al. Molecular identification of *Leuconostoc mesenteroides* as a cause of brain abscess in an immunocompromised patient. J Clin Microbiol 2006;44:3044–3045.
19. Alberti S, Ashbaugh CD, Wessels M. Structure of the *has* operon promoter and regulation of hyaluronic acid capsule expression in group A streptococci. Mol Microbiol 1998;28:343–353.
20. Al Chekaki MO, Heroux A, Montpetit M, et al. *Gemella morbillorum* prosthetic valve endocarditis. Congest Heart Fail 2009;15:291–292.
21. Ali-Ahmad A, Pelz K, Schirrmeister JF, et al. Characterization of the first oral *Vagococcus* isolate froma root-filled tooth with periradicular lesions. Curr Microbiol 2008;57:235–238.
22. Allen JC, McCulloch T, Kohle NV. Adult hemolytic uremic syndrome associated with *Streptococcus pneumoniae*. Clin Nephrol 2014;82(2):144–148.
23. Al-Tawfiq JA, Kiwan G, Murrar H. *Granulicatella elegans* native valve infective endocarditis: case report and review. Diagn Microbiol Infect Dis 2007;57:439–441.
24. Altay M, Akay H, Yildiz E, et al. A novel agent of peritoneal dialysis-related peritonitis: *Granulicatella adiacens*. Perit Dial Int 2008;28:96–97.
25. American Academy of Pediatrics Committee on Infectious Diseases. Policy statement – recommendations for prevention of *Streptococcus pneumoniae* infections in infants and children: use of 13-valent pneumococcal conjugate vaccine (PCV13) and pneumococcal polysaccharide vaccine (PPSV23). Pediatrics 2010;126:186–190.
26. American College of Obstetricians and Gynecologists. ACOG committee opinion: number 279, December 2002. Prevention of early-onset group B streptococcal disease in newborns. Obstet Gynecol 2002;100:1405–1412.
27. American College of Obstretricians and Gynecologists. Committee on Obstetric Practice. ACOG Committee Opinion No. 485: prevention of early onset group B streptococcal disease in newborns. Obstet Gynecol 2011;117:1019–1027.
28. Amin A, Abdulrazzaq YM, Uduman S. Group B streptococcal serotype distribution of isolates from colonized pregnant women at the time of delivery in the United Arab Emirates. J Infect 2002;45:42–46.
29. Anderson BL, Simhan HN, Simons KM, et al. Untreated asymptomatic group B streptococcal bacteriuria early in pregnancy and chorioamnionitis at delivery. Am J Obstet Gynecol 2007;196:524e1–524e5.
30. Anderson HM, Miller C, Kemp E, et al. Bullous impetigo associated with *Abiotrophia defectiva* in an immunocompetent adult. J Med Microbiol 2012;61:1029–1031.
31. Anderson NW, Nuchan BW, Mayne D, et al. Multicenter clinical evaluation of the Illumigene Group A *Streptococcus* DNA amplification assay for detection of group A *Streptococcus* from pharyngeal swabs. J Clin Microbiol 2013;51:1474–1477.
32. Andreo F, Ruiz-Manzano J, Prat C, et al. Utility of pneumococcal urinary antigen detection in diagnosing exacerbations in COPD patients. Resp Med 2010;104:397–403.
33. Angoulvant F, Lachenaud J, Mariani-Kurkdjian P, et al. Report of two cases of aseptic meningitis with persistence of pneumococcal cell wall components in cerebrospinal fluid after pneumococcal meningitis. J Clin Microbiol 2006;44:4285–4287.
34. Antonello VS, Zenkner FD, Franca J, et al. *Enterococcus gallinarum* meningitis in an immunocompetent host: a case report. Rev Inst Med Trop Sao Paulo 2010;52:111–112.
35. Antunes HS, de Sa Ferreira EM, deFaria LM, et al. Streptococcal bacteremia in patients submitted to hematopoietic stem cell transplantation: the role of tooth brushing and use of chlorhexidine. Med Oral Pathol Oral Cir Bucal 2010;15:e303–e209.
36. Arbique JC, Poyart C, Trieu-Cuot P, et al. Accuracy of phenotypic and genotypic testing for identification of *Streptococcus pneumoniae* and description of *Streptococcus pseudopneumoniae* sp. nov. J Clin Microbiol 2004;42:4686–4696.
37. Arias CA, Murray BE. The rise of the *Enterococcus*: beyond vancomycin resistance. Nat Rev 2012;10:266–274.
38. Ashbaugh CD, Warren HB, Carey VJ, et al. Molecular analysis of the role of the group A streptococcal cysteine protease, hyaluronic acid capsule, and M protein in a murine model of human invasive soft-tissue infection. J Clin Invest 1998;102:550–560.
39. Ashhurst-Smith C, Hall ST, Stuart J, et al. *Alloiococcus otitidis*: an emerging pathogen in otitis media. J Infect 2012;64:233–235.
40. Ashhurst-Smith C, Hall ST, Walker P, et al. Isolation of *Alloiococcus otitidis* from indigenous and non-indigenous children with chronic otitis media with effusion. FEMS Immunol Med Microbiol 2007;51:163–170.
41. Astudillo L, Sailler L, Porte L, et al. Spondylodiscitis due to *Aerococcus urinae*: a first report. Scand J Infect Dis 2003;35:890–891.
42. Athlin S, Stralin K. The Binax NOW *Streptococcus pneumoniae* test applied on nasopharyngeal aspirates to support pneumococcal etiology in community-acquired pneumonia. Scand J Infect Dis 2013;45:425–431.
43. Aubin GG, Bemer P, Guillouzouic A, et al. First report of a hip prosthetic and joint infection caused by *Lactococcus garvieae* in a woman fishmonger. J Clin Microbiol 2011;49:2074–2076.
44. Aydin E, Tastan E, Yucel M, et al. Concurrent assay for four bacterial species including *Alloiococcus otitidis* in middle ear, nasopharynx and tonsils of children with otitis media with effusion: a preliminary report. Clin Exp Otorhinolaryngol 2012;5:81–85.
45. Bachmeyer C, Begon E, Martres P, et al. Relapsing erysipelas of the buttock due to *Streptococcus agalactiae* in an immunocompetent woman. Clin Exp Dermatol 2009;34:267–268.
46. Baddour LM. Infective endocarditis caused by β-hemolytic streptococci. The infectious diseases society of America's emerging infections network. Clin Infect Dis 1998;26:66–71.
47. Baiano JC, Barnes AC. Towards control of *Streptococcus iniae*. Emerg Infect Dis 2009;15:1891–1896.
48. Baker L, Carlson R. *Streptococcus acidominimus* isolated from a multiloculated empyema in a critically ill adult man with pneumonia: case report and review of literature. Heart Lung 2008;37:308–310.
49. Ballow CH, Jones RN, Johnson DM, et al. Comparative in vitro assessment of sparflaxacin activity and spectrum using results from over 14,000 pathogens isolated at 190 medical centers in the USA. Diagn Microbiol Infect Dis 1997;29:173–186.
50. Balm MN, Truong HT, Choudhary AS, et al. *Streptococcus gallinaceus* bacteremia in an abottaoir worker presenting with a febrile illness. J Med Microbiol 2007;55:957–959.
51. Banas JA, Vickerman MM. Glucan-binding proteins of the oral streptococci. Crit Rev Oral Biol Med 2003;14:89–99.
52. Banquero F, Garcia-Rodriguez JA, DeLomas JG, et al. Antimicrobial susceptibility of 914 β-hemolytic streptococci isolated from pharyngeal swabs in Spain: results of a 1-year (1996–1997) multicenter surveillance study. Antimicrob Agents Chemother 1999;43:178–180.
53. Baraco GJ, Bisno AL. Therapeutic approaches to streptococcal toxic shock syndrome. Curr Infect Dis Rep 1999;1:230–237.
54. Barber GR, Lauretta J, Saez R. A febrile neutropenic patient with *Enterococcus gallinarum* sepsis treated with daptomycin and gentamicin. Pharmacotherapy 2007;27:927–932.
55. Barnham MR, Weightman NC. Bacteraemic *Streptococcus pyogenes* infection in the peri-partum period: now a rare disease and prior carriage by the patient may be important. J Infect 2001;43:173–176.
56. Barnham MR, Weightman N, Anderson A, et al. Review of 17 cases of pneumonia caused by *Streptococcus pyogenes*. Eur J Clin Microbiol Infect Dis 1999;18:506–509.
57. Barros RR, Carvalho MD, Peralta JM, et al. Phenotypic and genotypic characterization of *Pediococcus* strains isolated from human clinical specimens. J Clin Microbiol 2001;39:1241–146.
58. Bartalesi F, Borchi B, Grilli E, et al. Late-onset rhabdomyolysis in pneumococcal meningitis: a case report. Intern Emerg Med 2007;2:233–235.
59. Barton LL, Rider ED, Coen RW. Bacteremic infection with *Pediococcus*: vancomycin-resistant opportunists. Pediatrics 2001;107:775–776.
60. Battison A, Cawthorn R, Horney B. Classification of *Homarus americanus* hemocytes and the use of differential hemocyte counts in lobsters infected with *Aerococcus viridans var. homari* (gaffemia). J Invertebr Pathol 2003;84:177–197.
61. Bavunoglu I, Sahin S, Yilmaz M, et al. Native triple-valve endocarditis caused by penicillin resistant *Streptococcus sanguis*. Nat Clin Pract Cardiovasc Med 2007;4:340–343.

62. Baxter F, McChesney J. Severe group A streptococcal infection and streptococcal toxic shock syndrome. Can J Anaesth 2000;47:1129–1140.
63. Bay JO, Tournilhac O, Ducher E, et al. A near fatal septic transfusión reaction due to *Streptococcus dysgalactiae* subspecies *equisimilis* calls for novel safety measures. Vox Sang 2009;96:271.
64. Beck M, Frodl R, Funke G. Comprehensive study of strains previously designated *Streptococcus bovis* consecutively isolated from human blood cultures and emended description of *Streptocoucus gallolyticus* and *Streptococcus infantarius* subsp. *coli*. J Clin Microbiol 2008;46:2966–2972.
65. Beckmann C, Waggoner JD, Harris TO, et al. Identification of novel adhesins from group B streptococci by use of phage display reveals the C5a peptidase mediates fibronectin binding. Infect Immun 2002;70:2869–2876.
66. Begley JS, Barnes RC. Group B streptococcus toxic shock-like syndrome in a healthy woman: a case report. J Reprod Med 2007;52:323–325.
67. Bekal S, Gaudreau C, Laurence RA, et al. *Streptococcus pseudoporcinus* sp. nov., a novel species isolated from the genitourinary tract of women. J Clin Microbiol 2006;44:2584–2586.
68. Ben-Abraham R, Keller N, Vered R, et al. Invasive group A streptococcal infections in a large tertiary center: epidemiology, characteristics, and outcome. Infection 2002;30:81–85.
69. Benaglia C, Rossi V, Dolina M, et al. Matrix-assisted laser-desorption ionization time-of-flight mass spectrometry for the identification of clinically relevant bacteria. PLoS One 2011;6:e16424.
70. Benedetti P, Rassu M, Branscombe M, et al. *Gemella morbillorum*: an underestimated etiology of central nervous system infection? J Med Microbiol 2009;58:1652–1656.
71. Bentley RW, Leigh JA, Collins MD. Intrageneric structure of *Streptococcus* based on comparative analysis of small-subunit rRNA sequences. Int J Syst Bacteriol 1991;41:487–494.
72. Benton K, Everson M, Briles D. A pneumolysin-negative mutant of *Streptococcus pneumoniae* causes chronic bacteremia rather than acute sepsis in mice. Infect Immun 1995;63:448–455.
73. Ben Zakour NL, Venturini C, Beatson SA, et al. Analysis of a *Streptococcus pyogenes* puerperal sepsis cluster by use of whole-genome sequencing. J Clin Microbiol 2012;50:2224–2228.
74. Beres SB, Carroll RK, Shea PR, et al. Molecular complexity of successive bacterial epidemics deconvoluted by comparative pathogenomics. Proc Natl Acad Sci U S A 2010;107:4371–4376.
75. Bernabeu JL, Leo E, Trigo C, et al. Crohn's disease and liver abscess due to *Pediococcus* sp. Inflamm Bowel Dis 2011;17:2207–2208.
76. Bernard P. Management of common bacterial infections of the skin. Curr Opin Infect Dis 2008;21:122–128.
77. Berry AM, Lock RA, Hansman D, et al. Contribution of autolysin to virulence of *Streptococcus pneumoniae*. Infect Immun 1989;57:2324–2330.
78. Bert F, Lambert-Zechovsky N. Septicemia caused by *Streptococcus canis* in a human. J Clin Microbiol 1997;35:777–779.
79. Bessen DE, Sotir CM, Readdy T, et al. Genetic correlates of throat and skin isolates of group A streptococci. J Infect Dis 1996;173:896–900.
80. Bethe G, Nau R, Wellmer A, et al. The cell wall-associated serine protease PrtA: a highly conserved virulence factor of *Streptococcus pneumoniae*. FEMS Microbiol Lett 2001;205:99–104.
81. Bhattacharya M, Joshi N. Spinal epidural abscess with myelitis and meningitis caused by *Streptococcus pneumoniae* in a young child. J Spinal Cord Med 2011;340–343.
82. Bhavnani SM, Drake JA, Forrest A, et al. A nationwide, multicenter, case-control study comparing risk factors, treatment, and outcomes for vancomycin-resistant and susceptible enterococcal bacteremia. Diagn Microbiol Infect Dis 2000;36:145–158.
83. Biedenbach DJ, Toleman MA, Walsh TR, et al. Characterization of fluoroquinolone-resistant β-hemolytic *Streptococcus* spp. isolated in North America and Europe including the first report of fluoroquinolone-resistant *Streptococcus dysgalactiae* subspecies *equisimilis*: report from the SENTRY antimicrobial surveillance program (1997–2004). Diagn Microbiol Infect Dis 2006;55:119–127.
84. Biermann C, Fries G, Jehnichen P, et al. Isolation of *Abiotrophia adiacens* from a brain abscess which developed in a patient after neurosurgery. J Clin Microbiol 1999;37:769–771.
85. Binghuai L, Wenjun S, Xinxin L. Intrauterine infection and post-partum bacteremia due to *Streptococcus gallolyticus* subsp. *pasteurianus*. J Med Microbiol 2013;62(Pt 10):1617–1619.
86. Bisno A. Nonsuppurative poststreptococcal sequelae: rheumatic fever and glomerulonephritis. In Mandell GL, Bennett JE, Dolin R, eds. Mandell, Doudlas, and Bennett's Principles and Practice of Infectious Diseases. 7th Ed. Philadelphia, PA: Churchill Livingstone-Elsevier, 2010.
87. Bisno AL, Brito MO, Collins CM. Molecular basis of group A streptococcal virulence. Lancet Infect Dis 2003;3:191–200.
88. Bisno AL, Gerber MA, Gwaltney JM Jr, et al. Practice guidelines for the diagnosis and management of group A streptococcal pharyngitis. Infectious Diseases Society of America. Clin Infect Dis 2002;35:113–125.
89. Bisno A, Stevens D. Streptococcal infections of skin and soft tissue. N Engl J Med 2005;334:240–246.
90. Bisno AL, Stevens DL. *Streptococcus pyogenes*. In Mandell GL, Bennett JE, Dolin R, eds. Mandell, Doudlas, and Bennett's Principles and Practice of Infectious Diseases. 7th Ed. Chapter 198. Philadelphia, PA: Churchill Livingstone-Elsevier, 2010:2593–2610.
91. Bizzarro MJ, Callan DA, Ferrel PA, et al. *Granulicatella adiacens* and early-onset sepsis in neonate. Emerg Infect Dis 2011;17:1971–1973.
92. Blanco JR, Zabalza M, Salcedo J, et al. Rhabdomyolysis as a result of *Streptococcus pneumoniae*: report of a case and review. Clin Microbiol Infect 2003;9:944–948.
93. Blaschke AJ, Pulver LS, Korgenski EK, et al. Clindamycin-resistant group B *Streptococcus* and failure of intrapartum prophylaxis to prevent early-onset disease. J Pediatr 2012;156:501–503.
94. Block T, Munson E, Culver A, et al. Comparison of carrot broth and selective Todd-Hewitt broth-enhanced PCR protocols for real-time detection of *Streptococcus agalactiae* in prenatal vaginal/anorectal specimens. J Clin Microbiol 2008;46:3615–3620.
95. Blum S, Elad D, Zukin N, et al. Outbreak of *Streptococcus equi* subsp. *zooepidemicus* infection in cats. Vet Microbiol 2010;144:236–239.
96. Bogaerts D, de Groot R, Hermans PW. *Streptococcus pneumoniae* colonization: the key to pneumococcal disease. Lancet 2004;4:144–154.
97. Bohnsack JF, Mollison KW, Buko AM, et al. Group B streptococci inactivate complement component C5a by enzymatic cleavage at the C-terminus. Biochem J 1991;273:635–640.
98. Bolduc GR, Baron MJ, Gravekamp C, et al. The αC protein mediates internalization of group B streptococcus within human cervical epithelial cells. Cell Microbiol 2002;4:751–758.
99. Boleij A, van Gelder MM, Swinkels DW, et al. Clinical importance of *Streptococcus gallolyticus* infection among colorectal cancer patients: systemic review and meta-analysis. Clin Infect Dis 2011;53:870–878.
100. Bonnet EP, Arista S, Archambaud M, et al. *Streptococcus milleri* group infection associated with digestive fistula in patients with vascular graft: report of seven cases and review. Infection 2007;35:182–185.
101. Bonnetblanc JM, Bedane C. Erysipelas: recognition and management. Am J Clin Dermatol 2003;4:157–163.
102. Booth MC, Bogie CP, Sahl HG, et al. Structural analysis and proteolytic activation of *Enterococcus faecalis* cytolysin, a novel lantibiotic. Mol Microbiol 1996;21:1175–1184.
103. Borchardt SM, DeBusscher JH, Tallman PA, et al. Frequency of antimicrobial resistance among invasive and colonizing group B streptococcal isolates. BMC Infect Dis 2006;6:57.
104. Bosley GS, Whitney AM, Pruckler JM, et al. Characterization of ear fluid isolates of *Alloiococcus otitidis* from patients with recurrent otitis media. J Clin Microbiol 1995;33:2876–2880.
105. Bou G, Saleta JL, Saez Nieto JA, et al. Nosocomial outbreaks caused by *Leuconostoc mesenteroides* subsp. *mesenteroides*. Emerg Infect Dis 2008;14:968–971.
106. Bouchillon SK, Hoban DJ, Johnson JL, et al. *In vitro* activity of gemifloxacin and contemporary oral antimicrobial agents against 27.247 gram-positive and gram-negative aerobic isolates: a global surveillance study. Int J Antimicrobial Agents 2004;23:181–196.
107. Bourbeau PP, Heiter BJ. Evaluation of Copan swabs with liquid transport media for use in the Gen-Probe Group A Strep Direct Test. J Clin Microbiol 2003;41:2686–2689.
108. Bourbeau PP, Heiter BJ. Use of swabs without transport media for the Gen-Probe group A strep direct test. J Clin Microbiol 2004;42:3207–3211.
109. Bouvet A, Grimont F, Grimont PA. *Streptococcus defectivus* sp. nov. and *Streptococcus adjacens* sp. nov., nutritionally variant streptococci from human clinical specimens. Int J Syst Bacteriol 1989;39:290–294.
110. Bouziri A, Khaldi A, Smaoui H, et al. Fatal subdural empyema caused by *Streptococcus constellatus* and *Actinomyces viscosus* in a child – Case report. J Microbiol Immunol Infect 2011;44:394–396.
111. Boyd DA, Cabral T, Van Caeseele P, et al. Molecular characterization of the *vanE* gene cluster in vancomycin-resistant *Enterococcus faecalis* N00-410 isolated in Canada. Antimicrob Agents Chemother 2002;46:1977–1979.
112. Boyd DA, Du T, Hizon R, et al. VanG-type vancomycin-resistant *Enterococcus faecalis* strains isolated in Canada. Antimicrob Agents Chemother 2006;50:2217–2221.
113. Boyd DA, Willey BM, Fawcett D, et al. Molecular characterization of *Enterococcus faecalis* NO6-0364 with low-level vancomycin resistance

harboring a novel D-ala-D-ser gene cluster, vanL. Antimicrob Agents Chemother 2008;52:2667–2672.
114. Boyer KM, Gotoff SP. Prevention of early-onset neonatal group B streptococcal disease with selective intrapartum chemoprophylaxis. N Engl J Med 1986;314:1665–1669.
115. Brachlow A, Awadallah S, Chatterjee A. Endocarditis due to *Streptococcus acidominimus*. Pediatr Cardiol 2003;24:161–163.
116. Bramhachari PV, Kaul SY, McMillan DJ, et al. Disease burden due to *Streptococcus dysgalactiae* subsp *equisimilis* (group G and C streptococcus) is higher than that due to *Streptococcus pyogenes* among Mumbai school children. J Med Microbiol 2010;59:220–223.
117. Brandt CM, Haase G, Schnitzler N, et al. Characterization of blood culture isolates of *Streptococcus dysgalactiae* subsp. *equisimilis* possessing Lancefield's group A antigen. J Clin Microbiol 1999;37:4194–4197.
118. Brandt CM, Spellerberg B. Human infections due to *Streptococcus dysgalactiae* subspecies *equisimilis*. Clin Infect Dis 2009;49:766–772.
119. Brigante G, Luzzaro F, Bettaccini A, et al. Use of the Phoenix automated system for identification of *Streptococcus* and *Enterococcus* sp. J Clin Microbiol 2006;44:3263–3267.
120. Briles DE, Hollingshead SK, Swiatlo E, et al. PspA and PspC: their potential for use as pneumococcal vaccines. Microb Drug Resist 1997;3:401–408.
121. Brook I, Gober AE, Leyva F. In vivo and in vitro effects of penicillin and clindamycin on expression of group A β-hemolytic streptococcal capsule. Antimicrob Agents Chemother 1995;39:1565–1568.
122. Brouqui P, Raoult D. Endocarditis due to rare and fastidious bacteria. Clin Microbiol Rev 2001;14:177–207.
123. Broyles LN, Van Beneden C, Beali B, et al. Population-based study of invasive disease due to β-hemolytic streptococci of groups other than A and B. Clin Infect Dis 2009;48:706–712.
124. Burke Sosa ME. Streptococcal A infection: re-emerging and virulent. J Perinat Neonat Nurs 2009;23:141–147.
125. Cafino F, del Campo R, Alou L, et al. Alterations of the penicillin-binding proteins and *murM* alleles of clinical *Streptococcus pneumoniae* isolates with high-level resistance to amoxicillin in Spain. J Antimicrob Chemother 2006;57:224–229.
126. Cai J, Collins MD. Evidence for a close phylogenetic relationship between *Melissococcus pluton*, the causative agent of European foulbrood disease, and the genus *Enterococcus*. Int J Syst Bacteriol 1994;44:365–367.
127. Caliendo AM, Jordan CD, Ruoff KL. *Helcococcus*, a new genus of catalase-negative, gram-positive cocci isolated from clinical specimens. J Clin Microbiol 1995;33:1638–1639.
128. Camara M, Mitchell TJ, Andrew PW, et al. *Streptococcus pneumoniae* produces at least two distinct enzymes with neuraminidase activity: cloning and expression of a second neuraminidase gene in *Escherichia coli*. Infect Immun 1991;59:2856–2858.
129. Camarillo D, Banerjee R, Greenhow TL, et al. Group B streptococcal endocarditis after elective abortion in an adolescent. Pediatr Infect Dis J 2009;28:67–69.
130. Campbell JR, Hillier SL, Krohn MA, et al. Group B streptococcal colonization and serotype-specific immunity in pregnant women at delivery. Obstet Gynecol 2000;96:498–503.
131. Campos J, Otero E, Moldes L, et al. Descending deep neck infection in a liver transplant patient. Transpl Infect Dis 2010;12:265–268.
132. Canalejo E, Ballesteros R, Cabezudo J, et al. Bacteremic spondylodiscitis caused by *Enterococcus hirae*. Eur J Clin Microbiol Infect Dis 2008;27:613–615.
133. Cappelli EA, Barros RR, Camello TC, et al. *Leuconostoc pseudomesenteroides* as a cause of nosocomial urinary tract infections. J Clin Microbiol 1999;37:4124–4126.
134. Caputo GM, Appelbaum PC, Liu HH. Infections due to penicillin-resistant pneumococci. Clinical, epidemiologic, and microbiologic features. Arch Intern Med 1993;153:1301–1310.
135. Carapetis JR, Steer AC, Mulholland EK, et al. The global burden of group A streptococcal disease. Lancet Infect Dis 2005;5:685–694.
136. Carapetis JR, Wolff DR, Currie BJ. Acute rheumatic fever and rheumatic heart disease in the top end of Australia's Northern Territory, 1996. Med J Austral 1996;164:146–149.
137. Cargill JS, Scott KS, Gascoyne-Binzi D, et al. *Granulicatella* infection: diagnosis and management. J Med Microbiol 2012;61:755–761.
138. Carmeli Y, Eliopoulos G, Mozaffari E, et al. Health and economic outcomes of vancomycin-resistant enterococci. Arch Intern Med 2002;28:2223–2228.
139. Carmeli Y, Ruoff KL. Report of cases of and taxonomic considerations for large-colony-forming Lancefield group C streptococcal bacteremia. J Clin Microbiol 1995;33:2114–2117.
140. Carroll KC, Borek AP, Burger C, et al. Evaluation of the BD Phoenix automated microbiology system for identification and antimicrobial susceptibility testing of staphylococci and enterococci. J Clin Microbiol 2006;44:2072–2077.

141. Carvalho MS, Shewmaker PL, Steigerwalt AG, et al. *Enterococcus caccae* sp. nov., isolated from human stools. Int J Syst Evol Microbiol 2006;56:1505–1508.
142. Carvalho MS, Steigerwalt AG, Morey RE, et al. Characterization of three new enterococcal species, *Enterococcus* sp. nov. CDC-PNS-E1, *Enterococcus* sp. nov. CDC-PNS-E2, and *Enterococcus* sp. nov. CDC PNS-E3, isolated from human clinical specimens. J Clin Microbiol 2004;42:1192–1198.
143. Carvalho MS, Steigerwalt AG, Morey RE, et al. Designation of the provisional new *Enterococcus* species CDC-PNS-E2 as *Enterococcus sanguinicola* sp. nov., isolated from human blood, and identification of a strain previously named *Enterococcus* CDC-PNS-E1 as *Enterococcus italicus* Fortini Ricci. Mora and Manachini 2004. J Clin Microbiol 2008;46:3473–3476.
144. Castagnola E, Fontana V, Caviglia I, et al. A prospective study on the epidemiology of febrile episodes during chemotherapy-induced neutropenia in children with cancer or after hematopoietic stem cell transplantation. Clin Infect Dis 2007;45:1296–1304.
145. Castor ML, Whitney CG, Como-Sabetti K. Antibiotic resistance patterns in invasive group B streptococcal isolates. Infect Dis Obstet Gynecol 2008;727505.
146. Catalan MJ, Fernandez JM, Vazquez A, et al. Failure of cefotaxime in the treatment of meningitis due to relatively resistant *Streptococcus pneumoniae*. Clin Infect Dis 1994;18:766–769.
147. Cattoir V, Kobal A, Legrand P. *Aerococcus urinae* and *Aerococcus sanguinicola*, two frequently misidentified uropathogens. Scand J Infect Dis 2010;42:775–780.
148. Cavalieri SJ, Allais JM, Schlievert PM, et al. Group A streptococcal peritonitis in a patient undergoing continuous ambulatory peritoneal dialysis. Am J Med 1989;86:249–250.
149. Celestin R, Brown J, Kihiczak G, et al. Erysipelas: a common potentially dangerous infection. Acta Dermatovenerol Alp Pannonica Adriat 2007;16:123–127.
150. Cellucci M, Simon E, Eppes S. Microbiology and management of pediatric liver abscess: two cases caused by *Streptococcus anginosus* group. Case Rep Infect Dis 2012. doi: 10.1155/2012/685953.
151. Centers for Disease Control and Prevention. Prevention of perinatal group B streptococcal disease: a public health perspective. Morbid Mortal Weekly Rep 1996;45:1–24.
152. Centers for Disease Control and Prevention. Invasive infection with *Streptococcus iniae* – Ontario, 1995–1996. Morbid Mortal Weekly Rep 1996;45:650–653.
153. Centers for Disease Control and Prevention. Prevention of pneumococcal disease: recommendations of the Advisory Committee on Immunization Practices (ACIP). Morbid Mortal Weekly Rep 1997;46(RR-8):1–24.
154. Centers for Disease Control. Recommendations for preventing the spread of vancomycin resistance: recommendations of the Hospital Infection Control Practices Advisory Committee (HICPAC). Am J Infect Control 1999;27:520–532.
155. Centers for Disease Control and Prevention. Preventing pneumococcal disease among infants and young children: recommendations of the Advisory Committee on Immunization Practices (ACIP). Morbid Mortal Weekly Rep 2000;49(RR-9):1–35.
156. Centers for Disease Control and Prevention. Prevention of perinatal group B streptococcal disease. Morbid Mortal Weekly Rep 2002;51:1–22.
157. Centers for Disease Control and Prevention. Prevention of perinatal group B streptococcal disease: revised guidelines from CDC, 2010. Morbid Mortal Weekly Rep 2010;59:1–32.
158. Centers for Disease Control and Prevention. Prevention of pneumococcal disease among infants and children – use of the 13-valent pneumococcal conjugate vaccine and 23-valent pneumococcal polysaccharide vaccine: recommendations of the Advisory Committee on Immunization Practices (ACIP). Morbid Mortal Weekly Rep 2010;59(RR-11):1–19.
159. Centers for Disease Control and Prevention. Invasive pneumococcal disease in young children before the licensure of 13-valent pneumococcal conjugate vaccine – United States, 2007. Morbid Mortal Weekly Rep 2010;59:253–257.
160. Centers for Disease Control and Prevention. Licensure of a 13-valent pneumococcal conjugate vaccine (PCV13) and recommendations for use among children – Advisory Committee on Immunization Practices (ACIP), 2010. Morbid Mortal Weekly Rep 2010;59:258–261.
161. Centers for Disease Control and Prevention. Updated recommendations for prevention of invasive pneumococcal disease among adults using the 23-valent pneumococcal polysaccharide vaccine (PPSV23). Morbid Mortal Weekly Rep 2010;59:1102–1106.
162. Centers for Disease Control and Prevention. Licensure of 13-valent pneumococcal conjugate vaccine for adults aged 50 years and older. Morbid Mortal Weekly Rep 2012;61:394–395.

163. Cerceo E, Christie JD, Nachamkin I, et al. Central nervous system infections due to *Abiotrophia* and *Granulicatella* species: an emerging challenge? Diagn Microbiol Infect Dis 2004;48:161–165.
164. Chadfield MS, Christensen JP, Christensen H, et al. Characterization of streptococci and enterococci associated with sepsis in broiler parents with a high prevalence of endocarditis. Avian Pathol 2004;33:610–617.
165. Chadfield MS, Christensen JP, Decostere A, et al. Geno- and phenotypic diversity of avian isolates of *Streptococcus gallolyticus* subsp. *gallolyticus* (*Streptococcus bovis*) and associated diagnostic problems. J Clin Microbiol 2007;45:822–827.
166. Chadha S, Chen O, Shetty V, et al. "Kissing" vegetation in a rare case of infective endocarditis by *Gemella sanguinis*. Am J Med Sci 2013;345:507–508.
167. Chagla AH, Borczyk AA, Facklam RR, et al. Breast abscess associated with *Helcococcus kunzii*. J Clin Microbiol 1998;36:2377–2379.
168. Chaiwarith R, Jullaket W, Bunchoo M, et al. *Streptococcus agalactiae* in adults at Chiang Mai University Hospital: a retrospective study. BMC Infect Dis 2011;11:149.
169. Chan JF, Woo PC, Teng JL, et al. Primary infective spondylodiscitis caused by *Lactococcus garvieae* and a review of human *L. garvieae* infections. Infection 2011;39:259–264.
170. Chan TS, Wu MS, Suk FM, et al. *Enterococcus hirae*-related acute pyelonephritis and cholangitis with bacteremia: an unusual infection in humans. Kaohsiung J Med Sci 2012;28:111–114.
171. Chang B Ikebe T, Wada A, et al. Surveillance of group B streptococcal toxic shock-like syndrome in nonpregnant adults and characterization of the strains in Japan. Jpn J Infect Dis 2006;59:182–185.
172. Chang SH, Lee CC, Chen SY, et al. Infectious intracranial aneurysms caused by *Granulicatella adiacens*. Diagn Microbiol Infect Dis 2008;60:201–204.
173. Chang WN, Wu JJ, Wang CR, et al. Identification of viridans streptococcal species causing bacterial meningitis in adults in Taiwan. Eur J Clin Microbiol Infect Dis 2002;21:393–396.
174. Chang YC, Lo HH. Identification, clinical aspects, susceptibility patterns, and molecular epidemiology of β-hemolytic group G *Streptococcus anginosus* group isolates from central Taiwan. Diagn Mirobiol Infect Dis 2013;76:262–265.
175. Chang YT, Lu CH, Lui CC, et al. Antibiotic treated *Streptococcus sanguinis* intracranial mycotic aneurysm. Kaohsiung J Med Sci 2012;28:178–181.
176. Chapin KC, Blake P, Wilson CD. Performance characteristics and utilization of rapid antigen test, DNA probe, and culture for detection of group A streptococci in an acute care clinic. J Clin Microbiol 2002;40:4207–4210.
177. Chatzigeorgiou KS, Sergentanis TN, Tsiodras S, et al. Phoenix 100 versus Vitek 2 in the identification of gram-positive and gram-negative bacteria: a comprehensive meta-analysis. J Clin Microbiol 2011;49:3284–3291.
178. Chen KJ, Yang KJ, Sun CC, et al. Traumatic endophthalmitis caused by *Enterococcus raffinosus* and *Enterobacter gergoviae*. J Med Microbiol 2009;58:526–528.
179. Chen SH, Yang CP, Chiu CH, et al. Fulminent septicemia caused by multidrug-resistant *Streptococcus mitis* following unrelated cord blood transplantation. Ann Trop Paediatr 2006;26:247–249.
180. Chen SY, Wu CY, Tsaui IJ, et al. Nonenteropathic hemolytic uremic syndrome: the experience of a medical center. Pediatr Neonatol 2011;52:73–77.
181. Cheng Q, Carlson B, Pillai S, et al. Antibody against surface-bound C5a peptidase is opsonic and initiates macrophage killing of group B streptococci. Infect Immun 2001;69:2302–2308.
182. Cheng Q, Stafslien D, Purushothamen SS, et al. The group B streptococcal C5a peptidase is both a specific protease and an invasin. Infect Immun 2002;70:2408–2413.
183. Cheung CY, Cheng NH, Chau KF, et al. *Streptococcus gordonii* peritonitis in a patient on CAPD. Ren Fail 2011;33:242–243.
184. Chew TA, Smith JM. Detection of diacetyl (caramel odor) in presumptive identification of the "*Streptococcus milleri*" group. J Clin Microbiol 1992;30:3028–3029.
185. Chheda LV, Sobol WM, Buerk BM, et al. Endogenous endophthalmitis with brain abscesses caused by *Streptococcus constellatus*. Arch Ophthalmol 2011;129:517–518.
186. Chidiac C. Pneumococcal infections and adults with risk factors. Med Mal Infect 2012;42:517–524.
187. Chihara S, Siccion E. Group B streptococcus endocarditis with endophthalmitis. Mayo Clin Proc 2005;80:74.
188. Childs JW. Sickle cell disease: the clinical manifestations. J Am Osteopath Assoc 1995;95:593–598.
189. Chohan L, Hollier LM, Bishop K, et al. Patterns of antibiotic resistance among group B *Streptococcus* isolates: 2001–2004. Infect Dis Obstet Gynecol 2006;57:592.
190. Choi M, Mailman TL. Pneumococcal endocarditis in infants and children. Pediatr Infect Dis J 2004;23:166–171.
191. Choi SH, Lee SO, Kim TH, et al. Clinical features and outcomes of bacteremia caused by *Enterococcus casseliflavus* and *Enterococcus gallinarum*: analysis of 56 cases. Clin Infect Dis 2004;38:53–61.
192. Choi SM, Cho BH, Choi KH, et al. Meningitis caused by *Streptococcus suis*: case report and review of the literature. J Clin Neurol 2012;8:79–82.
193. Chow JW. Aminoglycoside resistance in enterococci. Clin Infect Dis 2000;31:586–589.
194. Chow JW, Thal LA, Perri MB, et al. Plasmid-associated hemolysin and aggregation substance production contributes to virulence in experimental enterococcal endocarditis. Antimicrob Agents Chemother 1993;37:2472–2477.
195. Christensen JJ, Facklam RR. *Granulicatella* and *Abiotrophia* species from human clinical specimens. J Clin Microbiol 2001;39:3520–3523.
196. Christensen JJ, Korner B, Kjaergaard H. *Aerococcus*-like organism – an unnoticed urinary tract pathogen. APMIS 1989;97:539–546.
197. Christensen JJ, Vibits H, Ursing J, et al. *Aerococcus*-like organism, a newly recognized urinary tract pathogen. J Clin Microbiol 1991;29:1049–1053.
198. Christensen JJ, Whitney AM, Teixeira LM, et al. *Aerococcus urinae*: intraspecies genetic and phenotypic relatedness. Int J Syst Bacteriol 1997;47:28–32.
199. Chung SY, Chen CH, Yu WL. Spinal epidural abscess caused by group B *Streptococcus* in a diabetic woman presenting with febrile low back pain. Jpn J Infect Dis 2005;458:177–179.
200. Churchward G. The two faces of Janus: virulence gene regulation by *CovR/S* in group A streptococci. Mol Microbiol 2007;64:34–41.
201. Cieslewicz MJ, Chaffin D, Glusman G, et al. Structural and genetic diversity of group B streptococcus capsular polysaccharides. Infec Immun 2005;73:3096–3103.
202. Clavel T, Charrier C, Haller D. *Streptococcus danieliae* sp. nov., a novel bacterium isolated from the caecum of a mouse. Arch Microbiol 2013;195:43–49.
203. Clinical and Laboratory Standards Institute. Methods for Antimicrobial Dilution and Disk Susceptibility Testing of Infrequently Isolated or Fastidious Bacteria; Approved Guideline – 2nd Ed. Approved Standard M45-A2. Wayne, PA: Clinical and Laboratory Standards Institute, 2010.
204. Clinical Laboratory Standards Institute. Performance Standard for Antimicrobial Susceptibility Testing. 23rd Informational Supplement. Approved Standard M-100-S23. Wayne, PA: Clinical and Laboratory Standards Institute, 2013.
205. Cockeran R, Durandt C, Feldman C, et al. Pneumolysin activates the synthesis and release of interleukin-8 by human neutrophils in vitro. J Infect Dis 2002;186:562–565.
206. Cohen JF, Chalumeau M, Levy C, et al. Spectrum and inoculum size effect of a rapid antigen detection test for group A streptococcus in children with pharyngitis. PLoS One 2012;7:e39085.
207. Colakoglu S, Turunc T, Taskoparan M, et al. Three cases of serious infection caused by *Aerococcus urinae*: a patient with spontaneous bacterial peritonitis and two patients with bacteremia. Infection 2008;36:288–290.
208. Collazos J, Echevarria MJ, Ayarza R, et al. *Streptococcus zooepidemicus* septic arthritis: case report and review of group C streptococcal arthritis. Clin Infect Dis 1992;15:744–746.
209. Collins MD, Aguirre M, Facklam RR, et al. *Globicatella sanguis* gen. nov., sp. nov., a new gram-positive, catalase-negative bacterium from human sources. J Appl Microbiol 1992;73:433–437.
210. Collins MD, Ash C, Farrow JA, et al. 16S ribosomal ribonucleic acid sequence analysis of lactococci and related taxa: description of *Vagococcus fluvialis* gen. nov. sp. nov. J Appl Microbiol 1989;67:453–460.
211. Collins MD, Facklam RR, Farrow JA, et al. *Enterococcus raffinosus* sp. nov., *Enterococcus solitarius* sp. nov., and *Enterococcus pseudoavium* sp. nov. FEMS Microbiol Lett 1989;57:283–288.
212. Collins MD, Facklam RR, Rodrigues UM, et al. Phylogenetic analysis of some *Aerococcus*-like organisms from clinical sources: description of *Helcococcus kunzii* gen. nov. sp. nov. Int J Syst Bacteriol 1993;43:425–429.
213. Collins MD, Falsen E, Brownlee K, et al. *Helcococcus sueciensis* sp. nov., isolated from a human wound. Int J Syst Evol Microbiol 2004;54:1557–1560.
214. Collins MD, Falsen E, Foster G, et al. *Helcococcus ovis* sp. nov., a gram-positive organism from sheep. Int J Syst Bacteriol 1999;49:1429–1432.
215. Collins MD, Falsen E, Lemozy J, et al. Phenotypic and phylogenetic characterization of some *Globicatella*-like organisms from human sources: description of *Facklamia hominis* gen. nov., sp. nov. Int J Syst Bacteriol 1997;47:880–882.
216. Collins MD, Farrow LA, Catic V, et al. Taxonomic studies on streptococci of serological groups E, P, U, and V: description of *Streptococcus porcinus* sp. nov. Syst Appl Microbiol 1984;5:402–413.
217. Collins MD, Farrow JA, Jones D. *Enterococcus mundtii* sp. nov. Int J Syst Bacteriol 1986;36:8–12.
218. Collins MD, Hutson RA, Falsen E, et al. *Gemella bergeriae* sp. nov., isolated from human clinical specimens. J Clin Microbiol 1998;36:1290–1293.

219. Collins MD, Hutson RA, Falsen E, et al. Description of *Gemella sanguinis* sp. nov., isolated from human clinical specimens. J Clin Microbiol 1998;36:3090-3093.
220. Collins MD, Hutson RA, Falsen E, et al. *Facklamia sourekii* sp. nov., isolated from human sources. Int J Syst Bacteriol 1999;49:635-638.
221. Collins MD, Hutson RA, Falsen E, et al. *Facklamia tabacinalis* sp. nov., from powdered tobacco. Int J Syst Bacteriol 1999;49:1247-1250.
222. Collins MD, Hutson RA, Falsen E, et al. *Streptococcus gallinaceus* sp. nov., from chickens. Int J Syst Evol Microbiol 2002;52:1161-1164.
223. Collins MD, Hutson RA, Falsen E, et al. An unusual *Streptococcus* from human urine, *Streptococcus urinalis* sp. nov. Int J Syst Evol Microbiol 2000;50:1173-1178.
224. Collins MD, Hutson RA, Hoyles L, et al. *Streptococcus ovis* sp. nov., isolated from sheep. Int J Syst Evol Microbiol 2001;51:1147-1150.
225. Collins MD, Jones D, Farrow FA, et al. *Enterococcus avium* nom. rev., comb. nov.; *E. casseliflavus* nom. rev. comb. nov., *E. durans* nom. rev., comb. nov.; *E. gallinarum* nom. rev., comb. nov., and *E. malodoratus* sp. nov. Int J Syst Bacteriol 1984;34:220-223.
226. Collins MD, Jovita MR, Foster G, et al. Characterization of a *Gemella*-like organism from the oral cavity of a dog: description of *Gemella palaticanis* sp. nov. Int J Syst Bacteriol 1999;49:1523-1526.
227. Collins MD, Jovita MR, Hutson RA, et al. *Aerococcus christensenii* sp. nov., from the human vagina. Int J Syst Bacteriol 1999;49:1125-1128.
228. Collins MD, Jovita MR, Hutson RA, et al. *Dolosicoccus paucivorans* gen. nov. sp. nov, isolated from human blood. Int J Syst Bacteriol 1999;49:1439-1442.
229. Collins MD, Jovita MR, Lawson PA, et al. Characterization of a novel catalase-negative coccus from horses: description of *Eremococcus coleocola* gen. nov., sp. nov. Int J Syst Bacteriol 1999;49:1381-1385.
230. Collins MD, Lawson PA. The genus *Abiotrophia* (Kawamura et al) is not monophyletic: proposal of *Granulicatella* gen. nov., *Granulicatella adiacens* comb. nov., *Granulicatella elegans* comb. nov., and *Granulicatella balaenopterae* comb. nov. Int J Syst Evol Microbiol 2000;50:365-369.
231. Collins MD, Lawson PA, Monasterio R, et al. *Facklamia ignava* sp. nov., isolated from human clinical specimens. J Clin Microbiol 1998;36:2146-2148.
232. Collins MD, Lawson PA, Monasterio R, et al. *Ignavigranum ruoffiae* sp. nov., isolated from human clinical specimens. Int J Syst Bacteriol 1999;49:97-101.
233. Collins MD, Rodrigues UM, Piggott NE, et al. *Enterococcus dispar* sp. nov., a new *Enterococcus* species from human sources. Lett Appl Microbiol 1991;12:95-98.
234. Collins MD, Williams AM, Wallbanks S. The phylogeny of *Aerococcus* and *Pediococcus* as determined by 16S rRNA sequence analysis: description of *Tetragenococcus* gen. nov. FEMS Microbiol Lett 1990;70:255-262.
235. Concistre G, Chiaramonti F, Miceli A, et al. Mitral and aortic valve endocarditis caused by a rare pathogen: *Streptococcus constellatus*. Interact Cardiovasc Thorac Surg 2012;14:889-891.
236. Cone LA, Etebar S, Waterbor RB. Brain abscess due to *Streptococcus acidominimus*: first case report. Surg Neurol 2007;67:296-297.
237. Contreras GA, DiazGranados CA, Cortes L, et al. Nosocomial outbreak of *Enterococcus gallinarum*: untaming of a rare species of enterococci. J Hosp Infect 2008;70:346-352.
238. Cooper JR, Hoffman JR, Bartlett JG, et al; American Academy of Family Physicians; American College of Physicians-American Society of Internal Medicine; Centers for Disease Control. Principles of appropriate antibiotic use for acute pharyngitis in adults: background. Ann Intern Med 2001;134:509-517.
239. Cooper MP, Lessa F, Brems B, et al. Outbreak of *Enterococcus gallinarum* infections after total knee arthroplasty. Infect Control Hosp Epidemiol 2008;29:1-4.
240. Copelovitch L, Kaplan BS. *Streptococcus pneumoniae*-associated hemolytic uremic syndrome. Pediatric Nephrol 2008;23:1951-1956.
241. Cornick JE, Bentley SD. *Streptococcus pneumoniae*: the evolution of antimicrobial resistance to β-lactams, fluoroquinolones, and macrolides. Microbes Infect 2012;14:573-583.
242. Corredoira J, Alonso MP, Coira A, et al. Association between *Streptococcus infantarius* (formerly *S. bovis* II.1) bacteremia and noncolonic cancer. J Clin Microbiol 2008;46:1570.
243. Corredoira-Sanchez J, Garcia-Garrote F, Rabunal R, et al. Association between bacteremia due to *Streptococcus gallolyticus* subsp. *gallolyticus* (*Streptococcus bovis* I) and colorectal neoplasia: a case control study. Clin Infect Dis. 2012;55:491-496.
244. Corvec S, Illiaquer M, Touchais S, et al. Clinical features of group B *Streptococcus* prosthetic joint infections and molecular characterization of isolates. J Clin Microbiol 2011;49:380-382.
245. Cotta MA, Whitehead TR, Falsen E, et al. Two novel species *Enterococcus lemanii* sp. nov. and *Enterococcus eurekensis* sp. nov., isolated from a swine-manure storage pit [Erratum 2013;103:1409-1418]. Antonie Van Leeuwenhoek 2013;103:89-98.
246. Cottagnoud P, Rossi M. *Enterococcus avium* osteomyelitis. Clin Microbiol Infect 1998;4:290.
247. Courtney HS, Hasty DL, Dale JB. Molecular mechanisms of adhesion, colonization, and invasion of group A streptococci. Ann Med 2002;34:33-87.
248. Courvalin P. Vancomycin resistance in gram-positive cocci. Clin Infect Dis 2006;42(Suppl):S25-S34.
249. Craven DE, Rixinger AI, Bisno AL, et al. Bacteremia caused by group G streptococci in parenteral drug abusers: epidemiological and clinical aspects. J Infect Dis 1986;153:988-992.
250. Croak A, Abate G, Goodrum K, et al. Predominance of serotype V and frequency of erythromycin resistance in *Streptococcus agalactiae* in Ohio. Am J Obstet Gynecol 2003;188:1148-1150.
251. Crum NF, Wallace MR. Group B streptococcal necrotizing fasciitis and toxic shock-like syndrome: a case report and literature review. Scand J Infect Dis 2003;35:878-881.
252. Cunha BA, D'Elia AA, Pawar N, et al. Viridans streptococcal (*Streptococcus intermedius*) mitral valve subacute bacterial endocarditis (SBE) in a patient with mitral valve prolapse after a dental procedure: the importance of antibiotic prophylaxis. Heart Lung 2010;39:64-72.
253. Cunningham MW. Streptococcus and rheumatic fever. Curr Opin Rheumatol 2012;24:408-416.
254. Cuzon G, Naas T, Fortineau N, et al. Novel chromogenic medium for detection of vancomycin-resistant *Enterococcus faecium* and *Enterococcus faecalis*. J Clin Microbiol 2008;46:2442-2444.
255. Dahesh S, Hensler ME, Van Sorge NM, et al. Point mutation in the group B streptococcal *pbp2x* gene conferring decreased susceptibility to β-lactam antibiotics. Antimicrob Agents Chemother 2008;52:2915-2918.
256. Dallaverde Neto E. Septic arthritis due to *Streptococcus bovis* in a patient with liver cirrhosis due to hepatitis C virus: case report and literature review. Rev Bras Rheumatol 2011;51:520-523.
257. Danilitou V, Mantadakis E, Galanakis E, et al. Three cases of viridans group streptococcal bacteremia in children with febrile neutropenia and literature review. Scand J Infect Dis 2003;35:873-876.
258. Dargere S, Vergnaud M, Verdon R, et al. *Enterococcus gallinarum* endocarditis occurring on native heart valves. J Clin Microbiol 2002;40:2308-2310.
259. Das A, Behera B, Madan M, et al. Empyema caused by optochin-sensitive *Streptococcus mitis* in the course of varicella. Indian J Pediatr 2010;77:646.
260. Davidson M, Parkinson AJ, Bulkow LR, et al. The epidemiology of invasive pneumococcal disease in Alaska, 1986-1990 – ethnic differences and opportunities for prevention. J Infect Dis 1994;170:368-376.
261. Davies AP, Reid M, Hadfield SJ, et al. Identification of clinical isolates of α-hemolytic streptococci by 16S rRNA gene sequencing, matrix-assisted laser desorption ionization – time of flight mass spectrometry using MALDI Biotyper, and conventional phenotypic methods: a comparison. J Clin Microbiol 2012;50:4087-4090.
262. Davies J, Burkitt MD, Watson A. Ascending cholangtis presenting with *Lactococcus lactis cremoris* bacteremia: a case report. J Med Case Rep 2009;3:1-4.
263. Davies MR, McMillan DJ, Beiko RG, et al. Virulence profiling of *Streptococcus dysgalactiae* subsp *equisimilis* isolated from infected humans reveals 2 distinct lineages that do not segregate with their phenotypes or propensity to cause disease. Clin Infect Dis 2007;44:1442-1454.
264. Dawar M, Russell B, McClean K, et al. A case of necrotizing fasciitis due to *Streptococcus pneumoniae* serotype 5 in Saskatchewan. Can J Infect Dis Med Microbiol 2008;19:69-71.
265. Deasy BM, Rea MC, Fitzgerald GF, et al. A rapid PCR based method to distinguish between *Lactococcus* and *Enterococcus*. Syst Appl Microbiol 2000;23:510-522.
266. DeBaere T, Claeys G, Verschraegen G, et al. Continuous ambulatory peritoneal dialysis peritonitis due to *Enterococcus cecorum*. J Clin Microbiol 2000;38:3511-3512.
267. DeGraef EM, Devriese LA, Vancanneyt M, et al. Description of *Enterococcus canis* sp. nov. from dogs and reclassification of *Enterococcus porcinus* Teixeira et al 2001 as a junior synonym of *Enterococcus villorum* Vancanneyt et al 2001. Int J Syst Evol Microbiol 2003;53:1069-1074.
268. deJong MF, Soetekouw R, ten Kate RW, et al. *Aerococcus urinae*: severe and fatal bloodstream infections and endocarditis. J Clin Microbiol 2010;48:3445-3447.
269. Delmas J, Robin F, Schweitzer C, et al. Evaluation of a new chromogenic medium, chomID VRE, for detection of vancomycin-resistant enterococci in stool samples and rectal swabs. J Clin Microbiol 2007;45:2731-2733.
270. del Pozo JL, Garcia-Quetglas E, Hernaez S, et al. *Granulicatella adiacens* breast implant-associated infection. Diagn Microbiol Infect Dis 2008;61:58-60.

271. DeMartino L, Nizza S, deMartins C, et al. *Streptococcus constellatus*-associated pyoderma in a dog. J Med Microbiol 2012;61:438–442.
272. de Miguel-Martinez I, Ramos Macias A. Serous otitis media in children: implication of *Alloiococcus otitidis*. Otol Neurotol 2008;29:526–530.
273. Deng Y, Zhang Z, Xie Y, et al. A mixed infection of *Leuconostoc lactis* and vancomycin-resistant *Enterococcus* in a liver transplant recipient. J Med Microbiol 2012;61:1621–1624.
274. Depardieu F, Foucault ML, Bell J, et al. New combinations of mutations in VanD-type vancomycin resistant *Enterococcus faecium*, *Enterococcus faecalis*, and *Enterococcus avium* strains. Antimicrob Agents Chemother 2009;53:1952–1963.
275. Depardieu F, Kolbert M, Pruul H, et al. VanD-type vancomycin resistant *Enterococcus faecium* and *Enterococcus faecalis*. Antimicrob Agents Chemother 2004;48:3892–2904.
276. Department of Child and Adolescent Health and Development, Department of Immunization Vaccines and Biologicals. The current evidence for the burden of group A streptococcal diseases. Geneva, Switzerland: World Health Organization, 2005.
277. DePerio MA, Yarnold PR, Warren J, et al. Risk factors and outcomes associated with non-*Enterocouis faecalis*, non-*Enterococcus faecium* enterococcal bacteremia. Infect Control Hosp Epidemiol 2006;27:28–33.
278. DEVANI. Vaccine against neonatal infections: design of a vaccine to immunize neonates against GBS infection through a durable maternal immune response. http://www.devaniproject.org. Accessed October 26, 2010.
279. De Vaux A, Leguerre G, Divies C, et al. *Enterococcus asini* sp. nov., isolated from the caecum of donkeys (*Equus asinus*). Int J Syst Evol Microbiol 1998;28:282–287.
280. Dever LL, Smith SM, Handwerger S, et al. Vancomycin-dependent *Enterococcus faecium* isolated from stool following oral vancomycin therapy. J Clin Microbiol 1995;33:2770–2773.
281. Devriese LA, Ceyssens K, Haesebrouck F. Characteristics of *Enterococcus cecorum* strains from the intestines of different animal species. Lett Appl Microbiol 1991;12:137–139.
282. Devriese LA, Ceyssens K, Rodrigues UM, et al. *Enterococcus columbae*, a new species from pigeon intestines. FEMS Microbiol Lett 1990;71:247–252.
283. Devriese LA, Dutta GN, Farrow JA, et al. *Streptococcus cecorum*, a species from chickens. Int J Syst Bacteriol 1983;33:772–776.
284. Devriese LA, Hommez J, Kilpper-Balz R, et al. *Streptococcus canis* sp. nov.: a species of group G streptococci from animals. Int J Syst Bacteriol 1986;36:422–425.
285. Devriese LA, Kilpper-Balz R, Schleifer KH. *Streptococcus hyointestinalis* sp. nov. from the gut of swine. Int J Syst Bacteriol 1988;38:440–441.
286. Devriese LA, Pot B, Vandamme P, et al. *Streptococcus hyovaginalis* sp. nov., and *Streptococcus thoraltensis* sp. nov. from the genital tract of sows. Int J Syst Bacteriol 1997;47:1073–1077.
287. Devriese LA, Vandamme P, Collins MD, et al. *Streptococcus pluranimalium* sp. nov., from cattle and other animals. Int J Syst Bacteriol 1999;49:1221–1226.
288. deZoysa A, Edwards K, Gharbia S, et al. Non-culture detection of *Streptococcus agalactiae* (Lancefield group B streptococci) in clinical samples by real-time PCR. J Med Microbiol 2012;61:1086–1090.
289. Diekema DJ, Andrews JI, Huynh H, et al. Molecular epidemiology of macrolide resistance in neonatal bloodstream isolates of group B streptococci. J Clin Microbiol 2003;41:2659–2661.
290. Dinani A, Ktaich N, Urban C, et al. Levofloxacin-resistant *Streptococcus mitis* endophthalmitis: a unique presentation of bacterial endocarditis. J Med Microbiol 2009;58:1385–1387.
291. Doern CD, Burnham CD. It's not easy being green: the viridans group streptococci with a focus on pediatric clinical manifestations. J Clin Microbiol 2010;48:3829–3835.
292. Doern GV, Brown SD. Antimicrobial susceptibility among community-acquired respiratory tract pathogens in the USA: data from PROTEKT US 2000-01. J Infect 2004;48:56–65.
293. Doern GV, Heilman KP, Huynh HK. Antimicrobial resistance among clinical isolates of *Streptococcus pneumoniae* in the United States during 1999–2000, including a comparison of resistance rates since 1994–1995. Antimicrob Agents Chemother 2001;45:1721–1729.
294. Doern GV, Pfaller MA, Kugler K, et al. Prevalence of antimicrobial resistance among respiratory tract isolates of *Streptococcus pneumoniae* in North America: 1997 results from the SENTRY antimicrobial surveillance program. Clin Infect Dis 1998;27:764–777.
295. Donsakul K, Dejthevaporn C, Witoonpanich R. *Streptococcus suis* infection: clinical features and diagnostic pitfalls. Southeast Asian J Trop Med Public Health 2003;34:154–158.
296. Dorvilus P, Edoo-Sowah R. *Streptococcus milleri*: a cause of pyogenic liver abscess. J Natl Med Assoc 2001;93:276–277.
297. Drancourt M, Roux V, Fournier PE, et al. *rpoB* gene sequence-based identification of aerobic Gram-positive cocci of the genera *Streptococcus*, *Enterococcus*, *Gemella*, *Abiotrophia*, and *Granulicatella*. J Clin Microbiol 2004;42:497–504.
298. Duarte RS, Barros RR, Facklam RR, et al. Phenotypic and genotypic characteristics of *Streptococcus porcinus* isolated from humans sources. J Clin Microbiol 2005;43:4592–4601.
299. Dubois D, Segonds S, Prere MF, et al. Identification of clinical *Streptococcus pneumoniae* isolates among other α- and nonhemolytic streptococci by use of the Vitek MS matrix-assisted laser desorption ionization-time of flight mass spectrometry system. J Clin Microbiol 2013;51:1861–1867.
300. Dugi DD III, Musher DM, Clarridge JE III, et al. Intraabdominal infection due to *Streptococcus pneumoniae*. Medicine (Baltimore) 2001;80:236–244.
301. Durmaz R, Ozerol IH, Kalcioglu MT, et al. Detection of *Alloiococcus otitidis* in the nasopharynx and in the outer ear canal. New Microbiol 2002;25:265–268.
302. Edmond KM, Kortsalioudaki C, Scott S, et al. Group B streptococcal disease in infants aged younger than 3 months: systematic review and meta-analysis. Lancet 2012;379:547–556.
303. Edwards MS, Baker CJ. *Streptococcus agalactiae* (group B streptococcus). In Mandell GL, Bennett JE, Dolin R, eds. Mandell, Douglas, and Bennett's Principles and Practice of Infectious Diseases. Vol 2. Chapter 202. 7th Ed. New York, NY: Churchill Livingstone, 2010:2655–2666.
304. Efstratiou A, Emery M, Lamagni TL, et al. Increasing incidence of group A streptococcal infections amongst injecting drug users in England and Wales. J Med Microbiol 2003;52:525–526.
305. Eison TM, Ault BH, Jones DP, et al. Post-streptococcal acute glomerulonephritis in children: clinical features and pathogenesis. Pediatr Nephrol 2011;26:165–180.
306. Elliott JA, Farmer KD, Facklam RR. Sudden increase in isolation of group B streptococci, serotype V, is not due to emergence of a new pulsed-field gel electrophoresis type. J Clin Microbiol 1998;36:2115–2116.
307. Elsayed S, Hammerberg O, Massey V, et al. *Streptococcus equi* subspecies *equi* (Lancefield group C) meningitis in a child. Clin Microbiol Infect 2003;9:869–872.
308. Elsayed S, Zhang K. *Gemella bergeriae* endocarditis diagnosed by sequencing of rRNA genes in heart valve tissue. J Clin Microbiol 2004;42:4897–4900.
309. Emiliani VJ, Chodos JE, Comer G, et al. *Streptococcus bovis* brain abscess associated with an occult villous adenoma. Am J Gastroenterol 1990;85:78–80.
310. Endo A, Okada S. Reclassification of the genus *Leuconostoc* and proposals of *Fructobacillus fructosus* gen. nov., comb. nov., *Fructobacillus diuronis* comb. nov., *Fructobacillus ficulneus* comb nov., and *Fructobacillus pseudoficulneus* comb. nov. Int J Syst Evol Microbiol 2008;58:2195–2205.
311. Ennahar S, Cai Y. Biochemical and genetic evidence for the transfer of *Enterococcus solitarius* Collins et al 1989 to the genus *Tetragenococcus* as *Tetragenococcus solitarius* comb. nov. Int J Syst Evol Microbiol 2005;55:589–592.
312. Erdogan S, Fagan PK, Talay SR, et al. Molecular analysis of group B protective surface protein, a new cell surface protective antigen of group B streptococci. Infect Immun 2002;70:803–811.
313. Ergin A, Eser OK, Hascelik G. Erythromycin and penicillin resistance mechanisms among viridans group streptococci isolated from blood culture of adult patients with underlying diseases. New Microbiol 2011;34:187–193.
314. Escribano JA, Solivera J, Vidal E, et al. Otogenic cerebellar abscess by *Enterococcus avium*, a very rare infectious agent. J Neurol Surg A Cent Eur Neurosurg 2013;74(Suppl 1):e155–e158.
315. Esmadi M, Lone N, Ahmad DS, et al. Multiloculated pleural effusion detected by ultrasound only in a critically-ill patient. Am J Case Rep 2013;14:63–66.
316. Esposito S, Bosis S, Dusi E, et al. Brain abscess due to *Streptococcus intermedius* in a 3-year-old child. Pediatr Int 2011;1104–1105.
317. Eyre DW, Kenkre JS, Bowler IC, et al. *Streptococcus equi* subspecies *zooepidemicus* meningitis – a case report and review of the literature. Eur J Clin Microbiol Infect Dis 2010;29(12):1459–1463. doi: 10.1007/s10096-010-1037-5.
318. Facklam R, Beall B, Efstratiou A, et al. *emm* typing and validation of provisional M types for group A streptococci. Emerg Infect Dis 1999;5:247–253.
319. Facklam R, Elliott JA. Identification, classification, and clinical relevance of catalase-negative, gram-positive cocci, excluding streptococci and enterococci. Clin Microbiol Rev 1995;8:479–495.
320. Facklam R, Elliott J, Pigott N, et al. Identification of *Streptococcus porcinus* from human sources. J Clin Microbiol 1995;33:385–388.
321. Facklam R, Elliott J, Shewmaker L, et al. Identification characterization of sporadic isolates of *Streptococcus iniae* isolated from humans. J Clin Microbiol 2005;43:933–937.
322. Facklam R, Lovgren M, Shewmaker PL, et al. Phenotypic description and antimicrobial susceptibilities of *Aerococcus sanguinicola* isolates from human clinical samples. J Clin Microbiol 2003;2587–2592.
323. Facklam RR, Martin DR, Lovgren M, et al. Extension of the Lancefield classification for group A streptococci by addition of 22 new M protein gene

sequence types from clinical isolates: *emm*103 to *emm*124. Clin Infect Dis 2002;34:28–38.
324. Faden H, Dryja D. Recovery of a unique bacterial organism in human middle ear fluid and its possible role in chronic otitis media. J Clin Microbiol 1989;27:2488–2491.
325. Fahr AM, Eigner U, Armbrust M, et al. Two-center collaborative evaluation of the BD Phoenix automated microbiology system for identification and antimicrobial susceptibility testing of *Enterococcus* spp. and *Staphylococcus* spp. J Clin Microbiol 2003;41:1135–1142.
326. Faibis F, Mihaila L, Perna S, et al. *Streptococcus sinensis*: an emerging agent of infective endocarditis. J Med Microbiol 2008;57:528–531.
327. Fanella A, Embree J. Group A streptococcal meningitis in a pediatric patient. Can J Infect Dis Med Microbiol 2008;19:306–308.
328. Fang H, Ohlsson AK, Ullberg M, et al. Evaluation of species-specific PCR, Bruker MS, Vitek MS, and the Vitek 2 system for the identification of clinical *Enterococcus* isolates. Eur J Clin Microbiol Infect Dis 2012;31:3073–3077.
329. Farmaki E, Roilides E, Darilis E, et al. *Gemella morbillorum* endocarditis in a child. Pediatr Infect Dis J 2000;19:751–753.
330. Farrag N, Eltringham I, Liddy H. Vancomycin-dependent *Enterococcus faecalis*. Lancet 1996;348:1581–1582.
331. Farrell DJ, Castanheira M, Mendes RE, et al. In vitro activity of ceftaroline against multidrug-resistant *Staphylococcus aureus* and *Streptococcus pneumoniae*: a review of published studies and the AWARE Surveillance Program (2008–2010). Clin Infect Dis 2012;55(Suppl 3):S206–S214.
332. Farrow JA, Collins MD. *Enterococcus hirae*, a new species that includes amino acid assay strain NCDO 1258 and strains causing growth depression in young chickens. Int J Syst Bacteriol 1985;35:73–75.
333. Felis GE, Torriani S, Dellaglio F. Reclassification of *Pediococcus urinaeequi* (ex Mees 1934) Garvie 1988 as *Aerococcus urinaeequi* comb. nov. Int J Syst Evol Microbiol 2005;55:1325–1327.
334. Fenderson PG, Fischetti VA, Cunningham MW. Tropomyosin shares immunologic epitopes with group A streptococcal M proteins. J Immunol 1989;142:2475–2481.
335. Fernandez E, Alegria A, DelGado S, et al. Comparative phenotypic and molecular genetic profiling of wild *Lactococcus lactis* subsp. *lactis* strains of the *L. lactis* subsp *lactis* and *L. lactis* subsp *cremoris* genotypes, isolated from starter-free cheeses made of raw milk. Appl Environ Microbiol 2011;77:5324–5335.
336. Fernandez E, Blume V, Garrido P, et al. *Streptococcus equi* subsp. *ruminatorum* subp. nov., isolated from mastitis in small ruminants. Int J Syst Evol Microbiol 2004;54:2291–2296.
337. Fernandez-Garayzabal JF, Fernandez E, Las Heras A, et al. *Streptococcus parasanguinis*: a new pathogen associated with asymptomatic mastitis in sheep. Emerg Infect Dis 1998;4:645–647.
338. Fernandez-Guerrero ML, Goyenechea A, Verdejo C, et al. Enterococcal endocarditis on native and prosthetic valves: a review of clinical and prognostic factors with emphasis on hospital-acquired infections as a major determinant of outcome. Medicine (Baltimore) 2007;86:363–377.
339. Ferrer S, deMiguel G, Domingo P, et al. Pulmonary infection due to *Leuconostoc* species in a patient with AIDS. Clin Infect Dis 1995;21:225–226.
340. Fihman V, Raskine L, Barrou Z, et al. *Lactococcus garvieae* endocarditis: identification by 16S rRNA and *sodA* sequence analysis. J Infect 2006;52:e3–e6.
341. Fines M, Perichon B, Reynolds PE, et al. VanE, a new type of acquired glycopeptide resistance in *Enterococcus faecalis* BM4405. Antimicrob Agents Chemother 1999;43:2161–2164.
342. Finkelstein Y, Marcus N, Mosseri R, et al. *Streptococcus acidominimus* infection in a child causing Gradenigo syndrome. Int J Pediatr Otorhinolaryngol 2003;67:815–817.
343. Fischetti VA. Streptococcal M protein: molecular design and biological behavior. Clin Microbiol Rev 1989;2:285–314.
344. Fittipaldi N, Collins T, Prothero B, et al. *Streptococcus suis* meningitis, Hawaii. Emerg Infect Dis 2009;15:2067–2069.
345. Fittipaldi N, Xu J, Lacouture S, et al. Lineage and virulence of *Streptococcus suis* serotype 2 isolates from North America. Emerg Infect Dis 2011;17:2239–2244.
346. Fitzgerald SF, Crowe MJ, Cassidy B, et al. A novel *Helcococcus*-like organism causing endocarditis in an injecting drug user. J Heart Valve Dis 2005;14:693–694.
347. Flamm RK, Farrell DJ, Mendes RE, et al. LEADER Surveillance program results for 2010: an activity and spectrum analysis of linezolid using 6801 clinical isolates from the United States (61 medical centers). Diagn Microbiol Infect Dis 2012;74:54–61.
348. Fleming H, Fowler SV, Nguyen L, et al. *Lactococcus garvieae* multi-valve infective endocarditis in a traveler returning from South Korea. Travel Med Infect Dis 2012;10:101–104.
349. Florescu D, Hill L, Sudan D, et al. *Leuconostoc* bacteremia in pediatric patients with short bowel syndrome. Pediatr Infect Dis J 2008;27:1013–1019.
350. Floret N, Bailly P, Thouverez M, et al. A cluster of bloodstream infections caused by *Streptococcus gallolyticus* subspecies *pasteurianus* that involved 5 preterm neonates in a university hospital during a 2-month period. Infect Control Hosp Epidemiol 2010;31:194–196.
351. Fluegge K, Siedler A, Henrich B, et al. Incidence and clinical presentation of invasive group B streptococcal infections in Germany. Pediatric 2006;117:e1139–e1145.
352. Fontana R, Ligozzi M, Pittaluga F, et al. Intrinsic penicillin resistance in enterococci. Microb Drug Resist 1996;2:209–213.
353. Forrest GN, Roghmann MC, Toombs LS, et al. Peptide nucleic acid fluorescent in situ hybridization for hospital-acquired enterococcal bacteremia: delivering earlier effective antimicrobial therapy. Antimicrob Agents Chemother 2008;52:3558–3563.
354. Fowler HN, Brown P, Rovira A, et al. *Streptococcus suis* meningitis in swine worker, Minnesota, USA. Emerg Infect Dis 2013;19:220–221.
355. Fraimow HS, Jungkind DL, Lander DW, et al. Urinary tract infection with an *Enterococcus faecalis* isolate that requires vancomycin for growth. Ann Intern Med 1994;121:22–26.
356. Francis AJ, Nimmo GR, Efstratiou A, et al. Investigation of milk-borne *Streptococcus zooepidemicus* infection associated with glomerulonephritis in Australia. J Infect 1993;27:317–323.
357. Fraser JD, Proft T. The bacterial superantigen and superantigen-like proteins. Immunological Rev 2008;225:226–243.
358. Freney J, Bland S, Etienne J, et al. Description and evaluation of the semi-automated 4-hour rapid ID 32 Strep method for identification of streptococci and members of related genera. J Clin Microbiol 1992;30:2657–2661.
359. Freyaldenhoven BS, Schlieper G, Lutticken R, et al. *Enterococcus raffinosus* infection in an immunosuppressed patient. J Infect 2005;51:e121–e124.
360. Frolkova P, Svec P, Sedlacek I, et al. *Enterococcus alcedinis* sp. nov., isolated from the common kingfisher (*Alcedo atthis*). Int J Syst Evol Microbiol 2013;63:3069–3074.
361. Fujitani S, Rowlinson MC, Lance George W. Penicillin-resistant viridans group streptococcal endocarditis and interpretation of the American Heart Association's guidelines for the treatment of infective endocarditis. Clin Infect Dis 2008;46:1064–1066.
362. Fukushima K, Noda M, Saito Y, et al. *Streptococcus sanguis* meningitis: report of a case and review of the literature. Intern Med 2012;51:3073–3076.
363. Funk G, Funke-Kissling P. Performance off the new Vitek 2 GP card for identification of medically relevant gram-positive cocci in a routine clinical laboratory. J Clin Microbiol 2005;43:84–88.
364. Galperine T, Cazorla C, Blanchard E, et al. *Streptococcus canis* infections in humans: retrospective study of 54 patients. J Infect 2007;55:23–26.
365. Garbutt JM, Ventrapragada M, Littenberg B, et al. Association between resistance to vancomycin and death in cases of *Enterococcus faecium* bacteremia. Clin Infect Dis 2000;30:466–472.
366. Garcia A, Risco D, Benitez JM, et al. *Helcococcus ovis* isolated from a goat with purulent bronchopneumonia and pulmonary abscesses. J Vet Diagn Invest 2012;24:235–237.
367. Garcia-Lechuz JM, Cuevas O, Castellares C, et al. *Streptococcus pneumoniae* skin and soft tissue infections: characterization of causative strains and clinical illness. Eur J Clin Microbiol Infect Dis 2007;26:247–253.
368. Garcia-Porrua C, Gonzalez-Gay MA, Monterroso JR, et al. Septic arthritis due to *Streptococcus bovis* as presenting sign of "silent" colonic carcinoma. Rheumatol (Oxford) 2000;39:338–339.
369. Gardam MA, Low DE, Saguinur R, et al. Group B streptococcal necrotizing fasciitis and streptococcal toxic shock-like syndrome in adults. Arch Intern Med 1998;158:1704–1708.
370. Garnier F, Gerbaud G, Courvalin P, et al. Identification of clinically relevant viridans group streptococci to the species level by PCR. J Clin Microbiol 1997;35:2337–2341.
371. Gaudreau C, Simoneau E, Labrecque O, et al. Epidemiological, biochemical, and antimicrobial susceptibility characteristics of *Streptococcus pseudoporcinus* isolated in Quebec, Canada, from 1997 to 2006. J Med Microbiol 2007;56:1620–1624.
372. Gazin M, Lammens C, Goossens H, et al. Evaluation of GeneOhm VanR and Xpert vanA/vanB molecular assays for the rapid detection of vancomycin-resistant enterococci. Eur J Clin Microbiol Infect Dis 2012;31:272–276.
373. Georgakopoulos CD, Eliopoulou MI, Stasinos S, et al. Periorbital and orbital cellulitis: a 10-year review of hospitalized children. Eur J Ophthalmol 2010;20:1066–1072.
374. Gerber MA, Baltimore RS, Eaton CB, et al. Prevention of rheumatic fever and diagnosis and treatment of acute streptococcal pharyngitis. Circulation 2009;119:1541–1551.

375. Gerber MA, Schulman ST. Rapid diagnosis of pharyngitis caused by group A streptococci. Clin Microbiol Rev 2004;17:571-580.
376. Ghanem G, Hachem R, Jiang Y, et al. Outcomes for and risk factors associated with vancomycin-resistant *Enterococcus faecalis* and vancomycin-resistant *Enterococcus faecium* bacteremia in cancer patients. Infect Control Hosp Epidemiol 2007;28:1054-1059.
377. Gherardy G, Imperi M, Baldassari L, et al. Molecular epidemiology and distribution of serotypes, surface proteins, and antibiotic resistance among group B streptococci in Italy. J Clin Microbiol 2007;45:2909-2916.
378. Gholizadeh Y, Courvalin P. Acquired and intrinsic glycopeptide resistance in enterococci. Int J Antimicrob Agents 2000;16:S11-S17.
379. Gieseker KE, Roe MH, MacKenzie T, et al. Evaluating the American Academy of Pediatrics diagnostic standard for *Streptococcus pyogenes* pharyngitis: backup culture versus repeat rapid antigen testing. Pediatrics 2003;111:e666-e670.
380. Gilad J, Borer A, Riesenberg K, et al. *Enterococcus hirae* septicemia in a patient with end-stage renal disease undergoing hemodialysis. Eur J Clin Microbiol Infect Dis 1998;17:576-577.
381. Gillespie RS, Symons JM, McDonald RA. Peritonitis due to *Leuconostoc* species in a child receiving peritoneal dialysis. Pediatr Nephrol 2002;17:966-968.
382. Givner LB, Mason EO Jr, Tan TQ, et al. Pneumococcal endocarditis in children. Clin Infect Dis 2004;38:1273-1278.
383. Glazunova OO, Raoult D, Roux V. *Streptococcus massiliensis* sp. nov., isolated from a patient blood culture. Int J Syst Evol Microbiol 2006;56:1127-1131.
384. Glazunova OO, Raoult D, Roux V. Partial *recN* gene sequencing: a new tool for identification and phylogeny within the genus *Streptococcus*. Int J Syst Evol Microbiol 2010;60:2140-2148.
385. Glikman D, Sprecher H, Chernkozinsky A, et al. *Lactococcus lactis* catheter-related bacteremia in an infant. Infection 2010;38:145-146.
386. Godambe S, Shah PS, Shah V. Breast milk as a source of late-onset neonatal sepsis. Pediatr Infect Dis J 2005;24:381-382.
387. Gold HS. Vancomycin-resistant enterococci: mechanisms and clinical observations. Clin Infect Dis 2001;33:210-219.
388. Golden S. Group A streptococcus and streptococcal toxic shock syndrome: a post-partum case report. J Midwifery Womens Health 2003;48:357-359.
389. Gomes BP, Montagner F, Jacinto RC, et al. *Gemella morbillorum* in primary and secondary/persistent endodontic infections. Oral Pathol Oral Radiol Endod 2008;105:519-525.
390. Gomez M, Alter S, Kumar ML, et al. Neonatal *Streptococcus pneumoniae* infection: case report and review of the literature. Pediatr Infect Dis J 1999;18:1014-1018.
391. Goodrich JS, Miller MB. Comparison of culture and 2 real-time polymerase chain reaction assays to detect group B streptococcus during antepartum screening. Diagn Microbiol Infect Dis 2007;59:17-22.
392. Gottschalk M, Xu J, Calzas C, et al. *Streptococcus suis*: a new emerging or an old neglected zoonotic pathogen? Future Microbiol 2010;5:371-391.
393. Graber CJ, DeAlmeida KN, Atkinson JC, et al. Dental health and viridans streptococcal bacteremia in allogeneic hematopoietic stem cell transplant recipients. Bone Marrow Transplant 2001;27:537-542.
394. Granger D, Boily-Larouche G, Turgeon P, et al. Genetic analysis of *pbp2x* in clinical *Streptococcus pneumoniae* isolates in Quebec, Canada. J Antimicrob Chemother 2005;55:832-839.
395. Granger D, Boily-Larouche G, Turgeon P, et al. Genetic characteristics of *pbp1a* and *pbp2b* in clinical *Streptococcus pneumoniae* isolates in Quebec, Canada. J Antimicrob Chemother 2006;57:61-70.
396. Green M, Shlaes JH, Barbadora K, et al. Bacteremia due to vancomycin-dependent *Enterococcus faecium*. Clin Infect Dis 1995;20:712-714.
397. Green MR, Anasetti C, Sandin RL, et al. Development of daptomycin resistance in a bone marrow transplant patient with vancomycin-resistant *Enterococcus durans*. J Oncol Pharm Prac 2006;12:179-181.
398. Greub G, Devriese LA, Pot B, et al. *Enterococcus cecorum* septicemia in a malnourished adult patient. Eur J Clin Microbiol Infect Dis 1997;16:594-598.
399. Griffin AT, Timbrook T, Harting J, et al. *Streptococcus anginosus* group and osteomyelitis: a single center clinical experience. Postgrad Med 2013;89:262-265.
400. Griffin MR, Zhu Y, Moore MR, et al. U.S. hospitalizations for pneumonia after a decade of pneumococcal vaccination. N Engl J Med 2013;369:155-163.
401. Grinwis ME, Sibley CD, Parkins MD, et al. Characterization of *Streptococcus milleri* group isolates from expectorated sputum of adult patients with cystic fibrosis. J Clin Microbiol 2010;48:395-401.
402. Grisaru-Soen G, Eisenstadt M, Paret G, et al. Pediatric parapneumonic empyema: risk factors, clinical characteristics, microbiology, and management. Pediatr Emerg Care 2013;29:425-429.
403. Guardado R, Asensi V, Torres JM, et al. Post-surgical enterococcal meningitis: clinical and epidemiological study of 20 cases. Scand J Infect Dis 2006;38:584-588.
404. Guerin JM, Mofredj A, Leibinger F, et al. Group B streptococcus meningitis in an HIV-positive adult: case report and review. Scand J Infect Dis 2000;32:215-217.
405. Guilherme L, Kalil J, Cunningham M. Molecular mimicry in the autoimmune pathogenesis of rheumatic heart disease. Autoimmunity 2006;39:31-39.
406. Guney I, Isik A, Altintepe L, et al. *Gemella morbillorum* peritonitis in a CAPD patient. Perit Dial Int 2009;29:674-675.
407. Gupta S, Merchant SS. Lemierre's syndrome: rare, but life-threatening – a case report with *Streptococcus intermedius*. Case Rep Med 2012;2012:624065.
408. Gupta SR, Agnani S, Tehrani MD, et al. Endogenous *Streptococcus agalactiae* (group B streptococcus) endophthalmitis as a presenting sign of precursor T-cell lymphoblastic leukemia. Arch Ophthalmol 2010;128:384-385.
409. Gutierrez F, Masia M, Rodriguez C, et al. Evaluation of the immunochromatographic Binax NOW assay for detection of *Streptococcus pneumoniae* urinary antigen in a prospective study of community-acquired pneumonia in Spain. Clin Infect Dis 2003;36:286-292.
410. Guvenc MG, Midilli K, Inci E, et al. Lack of *Chlamydophila pneumoniae* and predominance of *Alloiococcus otitidis* in middle ear fluids of children with otitis media with effusion. Auris Nasus Larynx 2010;37:269-273.
411. Haanpera M, Jalava J, Huovinen P, et al. Identification of α-hemolytic streptococci by pyrosequencing the 16S rRNA gene and by use of Vitek 2. J Clin Microbiol 2007;45:762-770.
412. Haas J, Jernick SL, Scardina RJ, et al. Colonization of skin by *Helcococcus kunzii*. J Clin Microbiol 1997;35:2759-2761.
413. Habelt S, Schwaller A, Hollinger A, et al. Septic polyarthritis caused by *Streptococcus pneumoniae*: primary pneumococcal pneumonia as a risk factor in older patients? A case report. BMJ Case Rep 2009. doi: 10.1136.bcr. 02 2009 1604.
414. Hackett SP, Stevens DL. Streptococcal toxic shock syndrome: synthesis of tumor necrosis factor and interleukin-1 by monocytes stimulated with pyrogenic exotoxin A and streptolysin O. J Infect Dis 1992;165:879-885.
415. Hackett SP, Stevens DL. Superantigens associated with staphylococcal and streptococcal toxic shock syndrome are potent inducers of tumor necrosis factor-β synthesis. J Infect Dis 1993;168:232-235.
416. Haddad PA, Repka TL, Weisdorf D. Penicillin-resistant *Streptococcus pneumoniae* septic shock and meningitis complicating chronic graft versus host disease: a case report and review of the literature. Am J Med 2002;113:152-155.
417. Haenni M, Saras E, Chatre P, et al. vanA in *Enterococcus faecium*, *Enterococcus faecalis*, and *Enterococcus casseliflavus* detected in French cattle. Foodborne Pathog Dis 2009;6:1107-1111.
418. Hall GS, Gordon S, Schroeder S, et al. Case of synovitis potentially caused by *Dolosigranulum pigrum*. J Clin Microbiol 2001;39:1202-1203.
419. Hamer DH, Egas J, Estrella B, et al. Assessment of the Binax NOW *Streptococcus pneumoniae* urinary antigen test in children with nasopharyngeal pneumococcal carriage. Clin Infect Dis 2002;34:1025-1028.
420. Han SB, Bae EY, Lee JW, et al. Clinical characteristics and antibiotic susceptibility of viridans streptococcal bacteremia in children with febrile neutropenia. Infection 2013;41(5):917-924. doi: 10.1007/s15010-013-0470-7.
421. Han XY, Kamana M, Rolston KV. Viridans streptococci isolated by culture from blood of cancer patients: clinical and microbiological analysis of 50 cases. J Clin Microbiol 2006;44:160-165.
422. Handley P, Coykendall A, Beighton D, et al. *Streptococcus crista* sp. nov., a viridans streptococcus with tufted fibrils, isolated from the human oral cavity and throat. Int J Syst Bacteriol 1991;41:543-547.
423. Hansen SM, Uldbjerg N, Kilian M, et al. Dynamics of *Streptococcus agalactiae* colonization in women during and after pregnancy and in their infants. J Clin Microbiol 2004;42:83-89.
424. Hanski E, Caparon M. Protein F, a fibronectin-binding protein, is an adhesin of the group A streptococcus, *Streptococcus pyogenes*. Proc Natl Acad Sci U S A 1992;89:6172-6176.
425. Hanterdsith B, Tharavichitkul P, Mahanupab P, et al. Postmortem diagnosis of sudden unexpected death from *Streptococcus suis* type 2 infection: a case report. J Forensic Legal Med 2013;20:347-349.
426. Harbarth S, Uckay I. Are there patients with peritonitis who require empiric therapy for enterococcus. Eur J Clin Microbiol Infect Dis 2004;23:73-77.
427. Hardwick RH, Taylor A, Thompson MH, et al. Association between *Streptococcus milleri* and abscess formation after appendicitis. Ann R Coll Surg Engl 2000;82:24-26.
428. Harf-Monteil C, Granello C, LeBrun C, et al. Incidence and pathogenic effect of *Streptococcus pseudopneumoniae*. J Clin Microbiol 2006;44:2240-2241.
429. Harimaya A, Takada R, Hendolin PH, et al. High incidence of *Alloiococcus otitidis* in children with otitis media, despite treatment with antibiotics. J Clin Microbiol 2006;44:946-949.
430. Harimaya A, Takada R, Himi T, et al. Evidence of local antibody response against *Alloiococcus otitidis* in the middle ear cavity of children with otitis media. FEMS Immunol Med Microbiol 2007;49:41-45.

431. Harrison LH, Dwyer DM, Billmann L, et al. Invasive pneumococcal infection in Baltimore, MD: implications for immunization policy. Arch Intern Med 2000;160:89–94.
432. Hashikawa S, Iinuma Y, Furushita M, et al. Characterization of group C and group G streptococcal strains that cause streptococcal toxic shock syndrome. J Clin Microbiol 2004;42:186–192.
433. Hauser AR, Stevens DL, Kaplan EL, et al. Molecular analysis of pyrogenic exotoxins from *Streptococcus pyogenes* isolates associated with toxic shock-like syndrome. J Clin Microbiol 1991;29:1562–1567.
434. Hayakawa K, Marchaim D, Palla M, et al. Epidemiology of vancomycin-resistant *Enterococcus faecalis*: a case-control study. Antimicrob Agents Chemother 2013;57:49–55.
435. Hayashi M, Kojima T, Funahashi K, et al. Pneumococcal polyarticular septic arthritis after a single infusion of infliximab in a rheumatoid arthritis patient: a case report. J Med Case Rep 2012;6:81.
436. Healy B, Beukenholt RW, Tithill D, et al. *Facklamia hominis* causing chorioamnionitis and puerperal bacteremia. J Infect 2005;353–355.
437. Heath PT. An update on vaccination against group B streptococcus. Expert Rev Vaccines 2011;10:685–694.
438. Hedegaard L, Christensen H, Chadfield MS, et al. Association of *Streptococcus pluranimalium* with valvular endocarditis and septicemia in adult broiler parents. Avian Pathol 2009;38:155–160.
439. Heikens E, Bonten MJ, Willems RJ. Enterococcal surface protein Esp is important for biofilm formation of *Enterococcus faecium* E1162. J Bacteriol 2007;189:8233–8240.
440. Heikens E, Singh KV, Jacques-Palaz KD, et al. Contribution of the enterococcal surface protein Esp to pathogenesis of *Enterococcus faecium* endocarditis. Microbes Infect 2011;13:1185–1190.
441. Heinz M, von Wintzingerode F, Moter A, et al. A case of septicemia with *Pediococcus acidilactici* after long-term antibiotic treatment. Eur J Clin Microbiol Infect Dis 2000;19:946–948.
442. Heiter BJ, Bourbeau PP. Comparison of the Gen-Probe Group A Streptococcus Direct Test with culture and a rapid streptococcal antigen detection assay for diagnosis of streptococcal pharyngitis. J Clin Microbiol 1993;31:2070–2073.
443. Helft G, Tabone X, Metzger JP, et al. *Gemella haemolysans* endocarditis with colonic carcinoma. Eur J Med 1993;2:369–370.
444. Hensler ME. *Streptococcus gallolyticus*, infective endocarditis, and colon carcinoma: new light on an intriguing coincidence. J Infect Dis 2011;203:1040–1042.
445. Hepburn MJ, Fraser SL, Rennie TA, et al. Septic arthritis caused by *Granulicatella adiacens*: diagnosis by inoculation of synovial fluid into blood culture bottles. Rheumatol Int 2003;23:255–257.
446. Herrero IA, Rouse MS, Piper KE, et al. Reevaluation of *Streptococcus bovis* endocarditis cases from 1975 to 1985 by 16S ribosomal DNA sequence analysis. J Clin Microbiol 2002;40:3848–3850.
447. Herwald H, Cramer H, Morgelin M, et al. M protein, a classical bacterial virulence determinant, forms complexes with fibrinogen that induce vascular leakage. Cell 2004;116:367–379.
448. Hery-Arnaud G, Doloy A, Ansart S, et al. *Globicatella sanguinis* meningitis associated with human carriage. J Clin Microbiol 2010;48:1491–1493.
449. Hery-Arnaud G, Rouzic N, Doloy A, et al. *Streptococcus australis* meningitis. J Med Microbiol 2011;60:1701–1704.
450. Heyman SN, Brezis M. Asymptomatic group B streptococcal pyelonephritis: an unusual cause of acute renal failure. Nephron 1997;75:243–244.
451. Hidron AI, Edwards JR, Patel J, et al. NHSN annual update: antimicrobial-resistant pathogens associated with healthcare-associated infections: annual summary of data reported to the National Healthcare Safety Network at the Centers for Disease Control and Prevention, 2006–2007. Infect Control Hosp Epidemiol 2008;29:996–1011.
452. Higashide T, Takahashi M, Kobayashi A, et al. Endophthalmitis caused by *Enterococcus mundtii*. J Clin Microbiol 2005;43:1475–1476.
453. Hirai T, Kimura S, Mori N. Head and neck infections caused by *Streptococcus milleri* group: an analysis of 17 cases. Auris Nasus Larynx 2005;32:55–58.
454. Hirakawa TF, Alves de Costa FA, Vilela MC, et al. *Lactococcus garvieae* endocarditis: first case report in Latin America. Arq Bras Cardiol 2011;97:e108–e110.
455. Hill JE, Gottschalk M, Boudreau M, et al. Biochemical analysis, cpn60 and 16S rDNA sequence data indicate that *Streptococcus suis* serotypes 32 and 34 isolated from pigs are *Streptococcus orisratti*. Vet Microbiol 2005;107:63–69.
456. Hillier RJ, Arjmand P, Revick G, et al. Post-traumatic vancomycin-resistant enterococcal endophthalmitis. J Ophthal Inflamm Infect 2013;2:42.
457. Hirakata Y, Matsuda J, Nakano M, et al. Evaluation of the BD Phoenix automated microbiology system SMIC/ID panel for identification and antimicrobial susceptibility testing of *Streptococcus* spp. Diagn Microbiol Infect Dis 2005;53:169–173.
458. Ho CM, Chi CY, Ho MW, et al. Clinical characteristics of group B streptococcus bacteremia in non-pregnant adults. J Microbiol Immunol Infect 2006;39:396–401.
459. Hoa NT, Chieu TT, Nghia HD, et al. The antimicrobial resistance patterns and associated determinants in *Streptococcus suis* isolated from humans in southern Vietnam, 1997–2008. BMC Infect Dis 2011;11:6.
460. Hoedemaekers A, Schulin T, Tonk B, et al. Ventilator-associated pneumonia caused by *Dolosigranulum pigrum*. J Clin Microbiol 2006;44:3461–3462.
461. Hoffman JA, Mason OE, Schutze GE, et al. *Streptococcus pneumoniae* infections in the neonate. Pediatrics 2003;112:1095–1102.
462. Hofinger D, Davis LE. Bacterial meningitis in older adults. Curr Treat Options Neurol 2013;15(4):477–491.
463. Holder RC, Kirse DJ, Evans AK, et al. One third of middle ear effusion from children undergoing tympanostomy tube placement had multiple bacterial pathogens. BMC Pediatr 2012;12:87.
464. Hollenbeck BL, Rice LB. Intrinsic and acquired resistance mechanisms in enterococci. Virulence 2012;3:421–433.
465. Holston AM, Miller JR. Primary lung abscess caused by multidrug-non-susceptible *Streptococcus pneumoniae* in a child. Pediatr Infect Dis J 2006;25:182–183.
466. Honeybul S, Land DA, Howard D. Group B streptococcal cervical osteomyelitis in a neonate. J Clin Neurosci 2006;13:607–612.
467. Honig E, Mouton JW, van der Meijden WI. Can group B streptococci cause symptomatic vaginitis? Infect Dis Obstet Gynecol 1999;7:206–209.
468. Honig E, Mouton JW, van der Meijden WI. The epidemiology of vaginal colonization with group B streptococci in a sexually transmitted disease clinic. Eur J Obstet Gynecol 2002;105:177–180.
469. Horibe M, Sano Y, Mimeno T, et al. Case of gas gangrene in both legs due to *Streptococcus dysgalactiae* subsp *equisimilas*, resulting in amputation of right leg. Nihon Naika Gakkai Zasshi 2008;97:1879–1881.
470. Horii T, Izumida S, Takeurchi K, et al. Acute peritonitis and salpingitis associated with streptococcal toxic shock syndrome caused by Lancefield group G α-hemolytic *Streptococcus dysgalactiae* subsp *equisimilis*. J Med Microbiol 2006;55:953–956.
471. Horner A, Salla A, Oliveira LO, et al. Spontaneous bacterial peritonitis caused by *Streptococcus bovis*: case report and review of the literature. Braz J Infect Dis 2010;14:294–296.
472. Hoshino T, Fujiwara T, Kawabata S. Evolution of cariogenic character in *Streptococcus mutans*: horizontal transmission of glycosyl hydrolase family 70 genes. Sci Rep 2012;2:518.
473. Hoshino T, Kondo Y, Saito K, et al. Novel epitopic region of glucosyltransferase B from *Streptococcus mutans*. Clin Vacc Immunol 2011;18:1552–1561.
474. Hoyles L, Foster G, Falsen E, et al. *Facklamia miroungae* sp. nov., from a juvenile southern elephant seal (*Mirounga leonina*). Int J Syst Evol Microbiol 2001;51:1401–1403.
475. Hoyles L, Foster G, Falsen E, et al. Characterization of a *Gemella*-like organism isolates from an abscess of a rabbit: description of *Gemella cuniculi* sp. nov. Int J Syst Evol Microbiol 2000;50:2037–2041.
476. Hoyles L, Lawson PA, Foster G, et al. *Vagococcus fessus* sp. nov., isolated from a seal and a harbor porpoise. Int J Syst Evol Microbiol 2000;50:1151–1154.
477. Hsieh YC, Su LH, Hsu MH, et al. Alterations of penicillin-binding protein in pneumococci with stepwise increase in β-lactam resistance. Pathog Dis 2013;67:84–88.
478. Hsueh PR, Teng LJ, Chen YC, et al. Recurrent bacteremic peritonitis caused by *Enterococcus cecorum* in a patient with liver cirrhosis. J Clin Microbiol 2000;38:2450–2452.
479. Huber M, Rumetshofer R, Stradal KH, et al. Catheter-related *Leuconostoc* bacteremia secondary to pulmonary *Mycobacterium xenopi* infection. Wien Klin Wochenschr 2007;119:674–677.
480. Hudson CR, Fedorka-Cray PJ, Jackson-Hall MC, et al. Anomalies in species identification of enterococci from veterinary sources using a commercial biochemical identification system. Lett Appl Microbiol 2003;36:245–250.
481. Huh HJ, Park KJ, Jang JH, et al. *Streptococcus suis* meningitis with bilateral sensorineural hearing loss. Korean J Lab Med 2011;31:205–211.
482. Hull JE. Multisystem organ failure due to *Gemella morbillorum* native valve endocarditis. Milit Med 2010;175:923–925.
483. Hung WC, Tsai JC, Hsueh PR, et al. Identification of mutans streptococcal species by groESL gene sequence. J Med Microbiol 2005;54:857–862.
484. Hung WC, Tseng SP, Chen HJ, et al. Use of groESL as a target for identification of *Abiotrophia*, *Granulicatella*, and *Gemella* species. J Clin Microbiol 2010;48:3532–3538.
485. Husain E, Whitehead S, Castell A, et al. Viridans streptococci bacteremia in children with malignancy: relevance of species identification and penicillin susceptibility. Pediatr Infect Dis J 2005;24:563–566.

486. Hussain M, Melegaro A, Pebody RG, et al. A longitudinal household study of *Streptococcus pneumoniae* nasopharyngeal carriage in a U.K. setting. Epidemiol Infect 2005;133:891–898.
487. Iaria C, Stassi G, Costa GB, et al. Enterococcal meningitis caused by *Enterococcus casseliflavus*. First case report. BMC Infect Dis 2005;5:3.
488. Ibler K, Jensen KT, Ostergaard C, et al. Six cases of *Aerococcus sanguinicola* infection: clinical relevance and bacterial identification. Scand J Infect Dis 2008;40:761–765.
489. Igwe EI, Shewmaker PL, Facklam RR, et al. Identification of superantigen genes *speM*, *ssa*, and *smeZ* in invasive strains of β-hemolytic group C and G streptococci recovered from humans. FEMS Microbiol Lett 2003;229:259–264.
490. Ikegame S, Wakamatsu K, Kimazoe H, et al. A retrospective analysis of 111 cases of pneumococcal pneumonia: clinical features and prognostic factors. Intern Med 2012;51:37–43.
491. Ikryannikova LN, Filimonova AV, Malakhova MV, et al. Discrimination between *Streptococcus pneumoniae* and *Streptococcus mitis* based on sorting of their MALDI mass spectra. Clin Microbiol Infect 2013;19(11):1066–1071.
492. Ince A, Tiemer B, Gille J, et al. Total knee arthroplasty infection due to *Abiotrophia defectiva*. J Med Microbiol 2002;51:899–902.
493. Ing J, Mason EO, Kaplan SL, et al. Characterization of nontypeable and atypical *Streptococcus pneumoniae* pediatric isolates from 1994 to 2010. J Clin Microbiol 2012;50:1326–1320.
494. Ip M, Fung KS, Chi F, et al. *Streptococcus suis* in Hong Kong. Diagn Microbiol Infect Dis 2007;57:15–20.
495. Ippolito DL, James WA, Tinnemore D, et al. Group B streptococcus serotype prevalence in reproductive-age women at a tertiary care military medical center relative to global serotype distribution. BMC Infect Dis 2010;10:336.
496. Ishida T, Hashimoto T, Arita M, et al. A 3-year prospective study of urinary antigen-detection test for *Streptococcus pneumoniae* in community-acquired pneumonia: utility and clinical impact on the reported etiology. J Infect Chemother 2004;10:359–363.
497. Ishiyama K, Ramazaki H, Senda Y, et al. *Leuconostoc* bacteremia in three patients with malignancies. J Infect Chemother 2011;17:412–418.
498. Isik A, Koca SS. Necrotizing fasciitis resulting from *Streptococcus pneumoniae* in recently diagnosed systemic lupus erythematosus case: a case report. Clin Rheumatol 2007;26:999–1001.
499. Itoh M, Ikewaki J, Kimoto K, et al. Two cases of endogenous endophthalmitis caused by gram-positive bacteria with a good visual outcome. Case Rep Ophthalmol 2010;1:56–62.
500. Iwata K, Arinuma Y, Nakayama H, et al. An autopsy case of necrotizing fasciitis with rapidly progressive purpura caused by hemolytic streptococcal infection in a patient with rheumatoid arthritis. Mod Rheumatol 2011;21(6):669–672. doi: 10.1007/s10165-011-0454-3.
501. Iwen P, Mindru C, Kalil AC, et al. *Pediococcus acidilactici* endocarditis successfully treated with daptomycin. J Clin Microbiol 2012;50:1106–1108.
502. Jacobs JA, van Baar G, London NH, et al. Prevalence of macrolide resistance genes in clinical isolates of the *Streptococcus anginosus* ("*S. milleri*") group. Antimicrob Agents Chemother 2001;45:2375–2377.
503. Jacobs MR. Antimicrobial-resistant *Streptococcus pneumoniae*: trends and management. Expert Rev Anti Infect Ther 2008;6:619–635.
504. Jaffe J, Natanson-Yaron S, Caparon MG, et al. Protein F2, a novel fibronectin-binding protein from *Streptococcus pyogenes*, possesses two binding domains. Mol Microbiol 1996;21:373–384.
505. Jaffres E, Prevost H, Rossero A, et al. *Vagococcus penaei* sp. nov., isolated from spoilage microbiota of cooked shrimp (*Penaeus vannamei*). Int J Syst Evol Microbiol 2010;60:2159–2164.
506. Jain N, Mathur P, Misra MC. *Globicatella sanguinis* meningitis in a post-head trauma patient: first case report from Asia. J Infect Dev Ctries 2012;6:592–594.
507. Jaing TH, Chiu CH, Hung IJ. Successful treatment of meningitis caused by highly-penicillin-resistant *Streptococcus mitis* in a leukemic child. Chang Gung Med J 2002;25:190–193.
508. Jamal N, Teach SJ. Necrotizing fasciitis. Pediatr Emerg Care 2011;27:1195–1202.
509. Janapatla RP, Chang HJ, Hsu MH, et al. Nasopharyngeal carriage of *Streptococcus pneumoniae*, *Haemophilus influenzae*, *Moraxella catarrhalis*, and *Alloiococcus otitidis* in young children in the era of pneumococcal immunization, Taiwan. Scand J Infect Dis 2011;43:937–942.
510. Janow G, Lambert B, Scheiner M, et al. *Leuconostoc* septicemia in a preterm neonate on vancomycin therapy: case report and literature review. Am J Perinatol 2009;26:89–91.
511. Jasovich A, Ganaha MC, Ebi C, et al. Endocarditis due to vancomycin-resistant *Enterococcus raffinosus* successfully treated with linezolid: case report and review of the literature. Rev Argent Microbiol 2008;40:204–207.
512. Jeng A, Chen J, Katsivas T. Prosthetic valve endocarditis from *Granulicatella adiacens* (nutritionally variant streptococci) J Infect 2005;51:e125–e129.
513. Jenkins SG, Brown SD, Farrell DJ. Trends in antibacterial resistance among *Streptococcus pneumoniae* isolated in the USA: update from PROTEKT US year 1–4. Ann Microbiol Antimicrob 2008;1:1.
514. Jenkins SG, Raskoshina L, Schuetz AN. Comparison of performance of the novel chromogenic Spectra VRE agar to that of bile esculin azide and *Campylobacter* agars for detection of vancomycin-resistant enterococci in fecal samples. J Clin Microbiol 2011;49:394–3949.
515. Jensen A, Hoshino T, Killian M. Taxonomy of the anginosus group of the genus *Streptococcus* and description of *Streptococcus anginosus* subsp. *whileyi* sbsp. nov. and *Streptococcus constellatus* subsp. *viborgensis* subsp. nov. Int J Syst Evol Microbiol 2013;63(Pt 7):2506–2519. doi:10.1099/ijs.0.043232-0.
516. Jett BD, Jensen HG, Atkuri V, et al. Evaluation of therapeutic measures for treating endophthalmitis caused by isogenic toxin-producing and toxin-nonproducing *Enterococcus faecalis* strains. Invest Ophthalmol Vis Sci 1995;36:9–16.
517. Ji Y, Schnitzler N, DeMaster E, et al. Impact of M49, Mrp, Enn, and C5a peptidase proteins on colonization of the mouse oral mucosa by *Streptococcus pyogenes*. Infect Immun 1998;66:5399–5405.
518. Jimenez-Mejias ME, Becerril B, Gomez-Cia T, et al. Bacteremia caused by *Leuconostoc cremoris* in a patient with severe burn injuries. Eur J Clin Microbiol Infect Dis 1997;16:533–535.
519. Johansson D, Rasmussen M. Virulence factors in isolates of *Enterococcus faecalis* from infective endocarditis and from the normal flora. Microb Pathog 2013;55:28–31.
520. John CC. Treatment failure with use of a third-generation cephalosporin for penicillin-resistant pneumococcal meningitis: case report and review. Clin Infect Dis 1994;18:188–193.
521. Johnson BO, Ronning EJ, Onken A, et al. *Dolosigranulum pigrum* causing biomaterial-associated arthritis. APMIS 2011;119:85–87.
522. Johnston C, Hinds J, Smith A, et al. Detection of large numbers of pneumococcal virulence genes in streptococci of the *Mitis* group. J Clin Microbiol 2010;48:2762–2769.
523. Jones AL, Needham RH, Clancy A, et al. Penicillin binding proteins in *Streptococcus agalactiae*: a novel mechanism for evasion of immune clearance. Mol Microbiol 2003;47:247–256.
524. Jones ME, Blosser-Middleton RS, Critchley IA, et al. In vitro susceptibility of *Streptococcus pneumoniae*, *Haemophilus influenzae*, and *Moraxella catarrhalis*: a European multicenter study during 2000–2001. Clin Microbiol Infect 2003;9:590–599.
525. Jones RN, Pfaller MA. Macrolide and fluoroquinolone (levofloxacin) resistances among *Streptococcus pneumoniae* strains: significant trends from the SENTRY antimicrobial surveillance program (North America, 1997–1999). J Clin Microbiol 2000;38:4298–4299.
526. Jones RN, Pfaller MA. In vitro activity of newer fluoroquinolones for respiratory tract infections and emerging antimicrobial resistance: data from the SENTRY antimicrobial surveillance program. Clin Infect Dis 2000;31(Suppl 2):S16–S23.
527. Jones RN, Sader HS, Flamm RK. Update of dalbavancin spectrum and potency in the USA: report from the SENTRY Antimicrobial Surveillance Program (2011). Diagn Microbiol Infect Dis 2013;75:304–307.
528. Jones S, England R, Evans M, et al. Microbiologically confirmed meningoencephalitis due to *Enterococcus avium*. J Infect 2007;54:e129–e131.
529. Kaijalainen T, Rintamaki S, Herva E, et al. Evaluation of gene-technological and conventional methods in the identification of *Streptococcus pneumoniae*. J Microbiol Methods 2002;51:111–118.
530. Kailasanathan A, Anderson DF. Infectious crystalline keratopathy caused by *Gemella haemolysans*. Cornea 2007;26:643–644.
531. Kaiser Permanente Vaccine Study Center Group. Efficacy, safety, and immunogenicity of heptavalent pneumococcal conjugate vaccine in children. Pediatr Infect Dis J 2000;19:187–195.
532. Kallstrom G, Doern CD, Dunne WM Jr. Evaluation of a chromogenic agar under development to screen for VRE colonization. J Clin Microbiol 2010;48:999–1001.
533. Kanamoto T, Sato S, Inoue M. Genetic heterogeneities and phenotypic characteristics of strains of the genus *Abiotrophia* and proposal of *Abiotrophia para-adiacens* sp. nov. J Clin Microbiol 2000;38:492–498.
534. Kanemitsu K, Kunishima H, Inden K, et al. Evaluation of the BD Phoenix SMC/ID, a new streptococci identification and antimicrobial susceptibility panel, for potential routine use in a university-based clinical microbiology laboratory. Diagn Microbiol Infect Dis 2005;101–105.
535. Karakousis PC, Page KR, Varello MA, et al. Waterhouse-Friderichsen syndrome after infection with group A streptococcus. Mayo Clin Proc 2001;76:1167–1170.
536. Karaunakaran R, Raja NS, Hafeez A, et al. Group B streptococcus infection: epidemiology, serotypes, and antimicrobial susceptibility of selected isolates

in the population beyond infancy (excluding females with genital tract- and pregnancy-related isolates) at the University Malaya Medical Centre, Kuala Lumpur. Jpn J Infect Dis 2009;62:192–194.

537. Kashimada K, Omori T, Takizawa F, et al. Two cases of transient pseudohypoaldosteronism due to group B streptococcus pyelonephritis. Pediatr Nephrol 2008;23:1569–1570.

538. Kass M, Toye B, Veinot JP. Fatal infective endocarditis due to *Aerococcus urinae* – case report and review of the literature. Cardiovasc Pathol 2008;17:410–412.

539. Kassis H, Marenjon T, Gemmel D, et al. *Streptococcus sanguinis* brain abscess as a complication of subclinical endocarditis: emphasizing the importance of prompt diagnosis. South Med J 2010;103:559–562.

540. Kataoka Y, Yoshida T, Sawada T. A 10-year survey of antimicrobial susceptibility of *Streptococcus suis* isolates from swine in Japan. J Vet Med Sci 2000;62:1053–1057.

541. Kaufhold A, Ferrieri P. Isolation of *Enterococcus mundtii* from normally sterile body sites in two patients. J Clin Microbiol 1991;29:1075–1077.

542. Kaur R, Adlowitz DG, Casey JR, et al. Simultaneous assay for four bacterial species including *Alloiococcus otitidis* using multiplex PCR in children with culture-negative acute otitis media. Pediatr Infect Dis J 2010;29:741–745.

543. Kawalec M, Kedzierska J, Gajda A, et al. Hospital outbreak of vancomycin-resistant enterococci caused by a single clone of *Enterococcus raffinosus* and several clones of *Enterococcus faecium*. Clin Microbiol Infect 2007;13:893–901.

544. Kawamura Y, Hou XG, Sultana F, et al. Transfer of *Streptococcus adjacens* and *Streptococcus defectivus* to *Abiotrophia* gen. nov. and *Abiotrophia adiacens* comb. nov. and *Abiotrophia defectiva* comb. nov. Int J Syst Bacteriol 1995;45:798–803.

545. Kawamura Y, Hou XG, Todome Y, et al. *Streptococcus peroris* sp. nov. and *Streptococcus infantis* sp. nov., new members of the *Streptococcus mitis* group, isolated from human clinical specimens. Int J Syst Bacteriol 1998;48:921–927.

546. Kawamura Y, Whiley RA, Shu RA, et al. Genetic approaches to the identification of the *mitis* group within the genus *Streptococcus*. Microbiology 1999;145:2605–2613.

547. Ke D, Menard C, Picard FJ, et al. Development of conventional and real-time PCR assays for the rapid detection of group B streptococci. Clin Chem 2000;46:324–331.

548. Keay L, Harmis N, Corrigan K, et al. Infiltrative keratitis associated with extended wear of hydrogel lenses and *Abiotrophia defectiva*. Cornea 2000;19:864–869.

549. Keith ER, Murdoch DR. Antimicrobial susceptibility profile of *Streptococcus pseudopneumoniae* isolated from sputum. Antimicrob Agents Chemother 2008;52:2998.

550. Keith ER, Podmore RG, Anderson TP, et al. Characteristic of *Streptococcus pseudopneumoniae* isolated from purulent sputum samples. J Clin Microbiol 2006;44:923–927.

551. Kellogg JA, Bankert DA, Elder CJ, et al. Identification of *Streptococcus pneumoniae* revisited. J Clin Microbiol 2001;39:3373–3375.

552. Khan FY, Elshafi SS. *Enterococcus gallinarum* meningitis: a case report and review. J Infect Dev Ctries 2011;5:231–234.

553. Khan T, Martin DH. *Streptococcus pneumoniae* soft tissue infections in human immunodeficiency virus. Am J Med Sci 2011;342:235–238.

554. Khoramrooz SS, Mirsalehian A, Imoneini H, et al. Characterization of *Alloiococcus otitidis* strains isolated from children with otitis media with effusion by pulsed-field gel electrophoresis. Int J Pediatr Otorhinolaryngol 2012;76:1658–1660.

555. Kikuchi K, Enari T, Totsuka KI, et al. Comparison of phenotypic characteristics, DNA-DNA hybridization results, and results with a commercial rapid biochemical and enzymatic reaction system for identification of viridans group streptococci. J Clin Microbiol 1995;33:1215–1222.

556. Kilian M, Mikkelson L, Henrichsen J. Taxonomic study of viridans streptococci: description of *Streptococcus gordonii* sp. nov. and emended descriptions of *Streptococcus sanguis* (White and Niven 1946), *Streptococcus oralis* (Bridge and Sneath 1982), and *Streptococcus mitis* (Andrewes and Horder 1906). Int J Syst Bacteriol 1989;39:471–484.

557. Kilpper-Balz R, Schleifer KH. *Streptococcus suis* sp. nov. nom. rev. Int J Syst Bacteriol 1987;37:160–162.

558. Kilpper-Balz R, Schleifer KH. Transfer of *Streptococcus morbillorum* to the genus *Gemella* as *Gemella morbillorum* comb. nov. Int J Syst Bacteriol 1988;38:442–443.

559. Kim H, Lee SH, Moon HW, et al. *Streptococcus suis* causes septic arthritis and bacteremia: phenotypic characterization and molecular confirmation. Korean J Lab Med 2011;31:115–117.

560. Kim HS, Park DW, Youn YK, et al. Liver abscess and empyema due to *Lactococcus lactis cremoris*. J Korean Med Sci 2010;25:1669–1671.

561. Kim MA, Yang YM, So YR, et al. Development of a monoclonal antibody against glucosyltransferase D of *Streptococcus mutans* GS-5. Hybridoma 2011;30:375–380.

562. Kim SH, Park MS, Somg SH, et al. Hematogenous osteomyelitis caused by *Streptococcus anginosus* group in a previously healthy child. Pediatr Int 2010;52:e209–e211.

563. Kim SY, Jpp SI, Yi J, et al. A case of *Streptococcus gallolyticus* subsp. *gallolyticus* infective endocarditis with colon cancer: identification by 16S ribosomal DNA sequencing. Korean J Lab Med 2010;30:160–165.

564. Kimura B, Suzuki S, Wachino J, et al. First molecular characterization of group B streptococci with reduced penicillin susceptibility. Antimicrob Agents Chemother 2008;52:2890–2897.

565. King SJ, Leigh JA, Heath PJ, et al. Development of a multilocus sequence typing scheme for the pig pathogen *Streptococcus suis*: identification of virulent clones and potential capsular serotype exchange. J Clin Microbiol 2002;40:3671–3680.

566. Kirkman MA, Donaldson H, O'Neill K. Multiple intracranial abscesses due to *Streptococcus anginosus* in a previously well individual. J Neurol Neurosurg Psychiatry 2012;83:1231–1232.

567. Kiska DL, Thiede B, Caracciolo J, et al. Invasive group A streptococcal infections in North Carolina: epidemiology, clinical features, and genetic and serotype analysis of causative organisms. J Infect Dis 1997;176:992–1000.

568. Kittang BR, Langeland N, Skrede S, et al. Two unusual cases of soft tissue infection caused by *Streptococcus dysgalactiae* subsp. *equisimilis*. J Clin Microbiol 2010;48:1484–1487.

569. Klatte JM, Clarridge JE III, Bratcher D, et al. A longitudinal case series description of meningitis due to *Streptococcus pasteurianus* in infants. J Clin Microbiol 2012;50:57–60.

570. Kloss BT, Broton CE, Rodriguez E. Group B streptococcal necrotizing fasciitis from a decubitus ulcer. Int J Emerg Med 2010;3:519–520.

571. Knoll BM, Hellman M, Kotton CN. Vanomycin-resistant *Enterococcus faecium* meningitis in adults: case series and review of the literature. Scand J Infect Dis 2013;45:131–139.

572. Kocak F, Yurtseven N, Aydemir N, et al. A case of osteomyelitis due to *Leuconostoc lactis*. Scand J Infect Dis 2007;37:278–280.

573. Koh TH, Kurup A, Chen J. *Streptococcus iniae* discitis in Singapore. Emerg Infect Dis 2004;10:1694–1696.

574. Kohok DD, Parashar A, Punnam V, et al. Subarachnoid hemorrhage in a patient with *Abiotrophia defectiva* endocarditis. Am J Med Sci 2011;341:157–159.

575. Kok H, Jureen R, Soon CY, et al. Colon cancer presenting as *Streptococcus gallolyticus* infective endocarditis. Singapore Med J 2007;48:e43–e45.

576. Kong F, Gowan S, Martin D, et al. Serotype identification of group B streptococci by PCR and sequencing. J Clin Microbiol 2002;40:216–226.

577. Konig A, Reinert RR, Hakenbeck R. *Streptococcus mitis* with unusually high -level resistance to β-lactam antibiotics. Microb Drug Resist 1998;4:45–49.

578. Koort J, Coenye T, Vandamme P, et al. *Enterococcus hermanniensis* sp. nov., from modified-atmosphere-packaged broiler meat and canine tonsils. Int J Syst Evol Microbiol 2004;54:1823–1827.

579. Kouppari G, Zaphiropoulou A, Stamos G, et al. Pneumococcal acute otitis media in children. Clin Microbiol Infect 2000;6:69–73.

580. Kowalsky RH, Jaffe DM. Bacterial meningitis post-PCV7. Pediatr Emerg Care 2013;29:758–766.

581. Kuch A, Stefaniuk E, Ozorowski T, et al. New selective and differential agar medium, chromID VRE, for screening for vancomycin-resistant *Enterococcus* species. J Microbiol Methods 2009;77:124–126.

582. Kuramitsu HK. Virulence factors of mutans streptococci: role of molecular genetics. Crit Rev Oral Biol Med 2000;4:159–176.

583. Kurtz B, Kurtz M, Roe M, et al. Importance of inoculum size and sampling effect in rapid antigen detection for diagnosis of *Streptococcus pyogenes* pharyngitis. J Clin Microbiol 2000;38:279–281.

584. Kurupati P, Turner CE, Tziona I, et al. Chemokine-cleaving *Streptococcus pyogenes* protease SpyCEP is necessary and sufficient for bacterial dissemination with soft tissues and the respiratory tract. Mol Microbiol 2010;76:1387–1397.

585. Kutlu SS, Sacar S, Cevahir N, et al. Community-acquired *Streptococcus mitis* meningitis: a case report. Int J Infect Dis 2008;12:e107–e109.

586. Kutzer P, Schulze C, Engelhardt A, et al. *Helcococcus ovis*, an emerging pathogen in bovine valvular endocarditis. J Clin Microbiol 2008;46:3291–3295.

587. Kuusi M, Lahti E, Virolainen A, et al. An outbreak of *Streptococcus equi* subspecies *zooepidemicus* associated with consumption of fresh goat cheese. BMC Infect Dis 2006;6:36. doi:10.1186/1471-2334-6-36.

588. Lachnauer CS, Kasper DL, Shimada J, et al. Serotypes VI and VIII predominate among group B streptococci isolated from pregnant Japanese women. J Infect Dis 1999;179:1030–1033.

589. LaClaire L, Facklam R. Antimicrobial susceptibility and clinical sources of *Dolosigranulum pigrum* cultures. Antimicrob Agents Chemother 2000;44:2001-2003.
590. LaClaire L, Facklam R. Antimicrobial susceptibilities and clinical sources of *Facklamia* species. Antimicrob Agents Chemother 2000;44:2130-2132.
591. LaClaire LL, Facklam RR. Comparison of three commercial rapid identification systems for the unusual gram-positive cocci *Dolosigranulum pigrum*, *Ignavigranum ruoffiae*, and *Facklamia* species. J Clin Microbiol 2000;38:2037-2042.
592. LaFrance JP, Madore F, Querin S. *Lactococcus cremoris* peritonitis in a CAPD patient. Perit Dial Int 2006;26:716-717.
593. Lal D, Verma M, Lal R. Exploring internal features of 16S rRNA gene for identification of clinically relevant species of the genus *Streptococcus*. Ann Clin Microbiol Antimicrob 2011;10:28.
594. Lam MM, Clarridge JE III, Young EJ, et al. The other group G streptococcus: increased detection of *Streptococcus canis* ulcer infections in dog owners. J Clin Microbiol 2007;45:2327-2329.
595. Lamm CG, Ferguson AC, Lehenbauer TW, et al. Streptococcal infection in dogs: a retrospective study of 393 cases. Vet Pathol 2010;47:387-395.
596. Lang ME, Vaudry W, Robinson JL. Case report and literature review on late onset group B streptococcal disease manifesting as necrotizing fasciitis in preterm infants: is this a new syndrome? Clin Infect Dis 2003;37:e132-e135.
597. LaScola B, Raoult D. Molecular identification of *Gemella* species from three patients with endocarditis. J Clin Microbiol 1998;36:866-871.
598. Lasseter GM, McNulty CA, Hobbs FD, et al. In vitro evaluation of five rapid antigen detection tests for group A β-hemolytic streptococcal sore throat infections. Fam Pract 2009;26(6):437-444.
599. Lau SK, Curreem SO, Lin CC, et al. *Streptococcus hongkongensis* sp. nov. isolated from a patient with infected puncture wound and marine flatfish. Int J Syst Evol Microbiol 2013;63(Pt 7):2570-2576. doi: 10.1099/ijs.0.045120-0.
600. Lau SK, Woo PC, Li NK, et al. *Globicatella* bacteremia identified by 16S ribosomal RNA gene sequencing. J Clin Pathol 2006;59:303-307.
601. Lau SK, Woo PC, Luk WK, et al. Clinical isolates of *Streptococcus iniae* from Asia are more mucoid and β-hemolytic than those from North America. Diagn Microbiol Infect Dis 2006;54:177-181.
602. Lau SK, Woo PC, Tse H, et al. Invasive *Streptococcus iniae* infections outside North America. J Clin Microbiol 2003;41:1004-1009.
603. Laurens C, Michon AL, Marchandin H, et al. Clinical and antimicrobial susceptibility data of 140 *Streptococcus pseudopneumoniae* isolates, France. Antimicrob Agents Chemother 2012;56(8):4504-4507. doi: 10.1128/AAC.06374-11.
604. Lautenbach E, Bilker WB, Brennan PJ. Enterococcal bacteremia: risk factors for vancomycin resistance and predictors of mortality. Infect Control Hosp Epidemiol 1999;20:318-323.
605. Law-Brown J, Meyers PR. *Enterococcus phoeniculicola* sp. nov., a novel member of the enterococci isolated from the uropigyial gland of the red-billed woodpoopoe, *Phoeniculus purpureus*. Int J Syst Evol Microbiol 2003;53:683-685.
606. Lawson GA III, Castaido ET, Miller RS. Primary omental abscess caused by *Streptococcus constellatus*: a case report. Surg Infect 2010;11:339-334.
607. Lawson PA, Collins MD, Falsen E, et al. *Facklamia languida* sp. nov., isolated from human clinical specimens. J Clin Microbiol 1999;37:1161-1164.
608. Lawson PA, Collins MD, Falsen E, et al. *Catellicoccus marimammalium* gen. nov., sp. nov., a novel Gram-positive, catalase-negative bacterium from porpoise and grey seal. Int J Syst Evol Microbiol 2006;56:429-432.
609. Lawson PA, Falsen E, Cotta MA, et al. *Vagococcus elongatus* sp. nov., isolated from a swine-manure storage pit. Int J Syst Evol Microbiol 2007;57:751-754.
610. Lawson PA, Falsen E, Ohlen M, et al. *Aerococcus urinaehominis* sp. nov., isolated from human urine. Int J Syst Evol Microbiol 2001;51:683-686.
611. Lawson PA, Falsen E, Truberg-Jensen K, et al. *Aerococcus sanguicola* sp. nov., isolated from a human clinical source. Int J Syst Evol Microbiol 2001;51:475-479.
612. Lawson PA, Foster G, Falsen E, et al. *Abiotrophia balaenopterae* sp. nov., isolated from the minke whale (*Balenoptera acutorostrata*). Int J Syst Bacteriol 1999;49:503-506.
613. Lawson PA, Foster G, Falsen E, et al. *Vagococcus lutrae* sp. nov., isolated from the common otter (*Lutra lutra*). Int J Syst Bacteriol 1999;49:1251-1254.
614. Lawson PA, Foster G, Falsen E, et al. *Streptococcus marimammalium* sp. nov., isolated from seals. Int J Syst Evol Microbiol 2005;55:271-274.
615. Lawson PA, Foster G, Falsen E, et al. *Streptococcus halichoeri* sp. nov., isolated from grey seals (*Halochoerus grypus*). Int J Syst Evol Microbiol 2004;54:1753-1756.
616. Lawson PA, Foster G, Falsen E, et al. *Streptococcus castoreus* sp. nov., isolated from a beaver (*Castor fiber*). Int J Syst Evol Microbiol 2005;55:843-846.
617. Lazarovitch T, Shango M, Levine M, et al. The relationship between the new taxonomy of *Streptococcus bovis* and its clonality to colon cancer, endocarditis, and biliary disease. Infection 2013;41:329-337.
618. Lebreton F, Depardieu F, Bourdon N, et al. D-ala-D-ser VanN type transferable vancomycin resistance in *Enterococcus faecium*. Antimicrob Agents Chemother 2011;55:4606-4612.
619. Leclercq R, Courvalin P. Resistance to macrolides and related antibiotics in *Streptococcus pneumoniae*. Antimicrob Agents Chemother 2002;46:2727-2734.
620. Leclercq R, Derlot E, Duval J, et al. Plasmid-mediated resistance to vancomycin and teicoplanin in *Enterococcus faecium*. N Engl J Med 1988;319:157-161.
621. Leclercq R, Dutka-Malen S, Duval J, et al. Vancomycin resistance gene *vanC* is specific to *Enterococcus gallinarum*. Antimicrob Agents Chemother 1992;36:2005-2008.
622. Lecuyer H, Audibert J, Bobigny A, et al. *Dolosigranulum pigrum* causing nosocomial pneumonia and septicemia. J Clin Microbiol 2007;45:3474-3475.
623. Ledeboer NA, Das K, Eveland M, et al. Evaluation of a novel chromogenic agar medium for isolation and differentiation of vancomycin-resistant *Enterococcus faecium* and Enterococcus faecalis isolates. J Clin Microbiol 2007;45:1556-1560.
624. Ledeboer NA, Tibbetts RJ, Dunne WM. A new chromogenic agar medium, chromID VRE, to screen for vancomycin-resistant *Enterococcus* faecium and *Enterococcus faecalis*. Diagn Microbiol Infect Dis 2007;59:477-479.
625. Lee HC, Chong YY, Cheng YK. Invasive *Streptococcus agalactiae* septic arthritis as an initial presentation of tonsillar carcinoma. Singapore Med J 2007;48:678-681.
626. Lee KC, Tsai YT, Lin CY, et al. Vertebral osteomyelitis combined streptococcal viridans endocarditis. Eur J Cardiothorac Surg 2003;23:125-127.
627. Lee MR, Huang YT, Lee PI, et al. Healthcare-associated bacteremia caused by *Leuconostoc* species at a university hospital in Taiwan between 1995 and 2008. J Hosp Infect 2011;78:45-49.
628. Leendertse M, Heikens E, Wijnands LM, et al. Enterococcal surface protein transiently aggravates *Enterococcus faecium*-induced urinary tract infection in mice. J Infect Dis 2009;200:1162-1165.
629. Lefort A, Mainardi JL, Selton-Suty C, et al. *Streptococcus pneumoniae* endocarditis in adults. A multicenter study in France in the era of penicillin resistance (1991-1998). The Pneumococcal Endocarditis Study Group. Medicine (Baltimore) 2000;79:327-337.
630. Leite A, Vinhas-da-Silva A, Felicio L, et al. *Aerococcus viridans* urinary tract infection in a pediatric patient with secondary pseudohypoaldosteronism. Revista Argentina de Microbiologica 2010;42:269-270.
631. Lemaitre N, Huvent D, Loiex, et al. Isolation of *Helcococcus kunzii* from plantar phlegmon in a vascular patient. J Med Microbiol 2008;57:907-908.
632. Lemoyne S, Van Leeemput J, Smet D, et al. Pelvic inflammatory disease due to *Streptococcus pneumoniae*: a usual pathogen at an unusual place. Acta Clin Belg 2008;63:398-401.
633. Leskinen K, Hendolin P, Virolainen-Julkunen A, et al. *Alloiococcus otiditis* in acute otitis media. Int J Pediatr Otorhinolaryngol 2004;68:51-56.
634. Levin JC, Wessels MR. Identification of *csrR/csrS*, a genetic locus that regulates hyaluronic acid capsule synthesis in group A streptococcus. Mol Microbiol 1998;30:209-219.
635. Levy CS, Kogulan P, Gill VJ, et al. Endocarditis caused by penicillin-resistant viridans streptococci: two cases and controversies in therapy. Clin Infec Dis 2001;33:577-579.
636. Li M, Gu C, Zhang W, et al. Isolation and characterization of *Streptococcus gallolyticus* subsp. *pasteurianus* causing meningitis in ducklings. Vet Microbiol 2013;162:930-936.
637. Li WK, Chen YS, Wann SR, et al. *Lactococcus garvieae* endocarditis with initial presentation of acute cerebral infarction in a healthy immunocompetent man. Intern Med 2008;47:1143-1146.
638. Li X, Xing J, Li B, et al. Use of *tuf* as a target for sequence-based identification of gram-positive cocci of the genus *Enterococcus*, *Streptococcus*, coagulase-negative *Staphylococcus*, and *Lactococcus*. Ann Clin Microbiol Antimicrobials 2012;11:31.
639. Li Y, Pan Y, Qi F, et al. Identification of *Streptococcus sanguinis* with a PCR-generated species-specific DNA probe. J Clin Microbiol 2003;41:3481-3496.
640. Liao CH, Liu LC, Huang YT, et al. Bacteremia caused by group G streptococci, Taiwan. Emerg Infect Dis 2008;14:837-839.
641. Liassine N, Frel R, Jan I, et al. Characterization of glycopeptide-resistant enterococci from a Swiss hospital. J Clin Microbiol 1998;36:1853-1858.
642. Liddle AD, Abram S, Iyer S, et al. *Streptococcus gallolyticus* prosthetic joint infection associated with undiagnosed colonic malignancy. Knee Surg Sports Traumatol Arthrosc 2012;20:1069-1070.

643. Ligozzi M, Bernini C, Bonora MG, et al. Evaluation of the Vitek 2 system for identification and antimicrobial susceptibility testing of medically relevant Gram positive cocci. J Clin Microbiol 2002;40:1681–1686.
644. Lim KH, Sy CL, Chen CS, et al. Infective endocarditis complicated by intracerebral hemorrhage due to *Lactococcus lactis* subsp. *cremoris*. Infection 2010;38:147–140.
645. Lim FF, Chang HM, Lue KH, et al. Pneumococcal pneumonia complicating purulent pericarditis in a previously healthy girl. Pediatr Emerg Care 2011;27:751–753.
646. Limia A, Jimenez ML, Alarcon T, et al. Five-year analysis of antimicrobial susceptibility of the *Streptococcus milleri* group. Eur J Clin Microbiol Infect Dis 1999;18:440–444.
647. Lin E, Bhusel Y, Horwitz D, et al. Overtreatment of enterococcal bacteriuria. Arch Intern Med 2012;172:33–38.
648. Lin JC, Hou SJ, Huang LU, et al. Acute cholecystitis accompanied by acute pancreatitis potentially caused by *Dolosigranulum pigrum*. J Clin Microbiol 2006;44:2298–2299.
649. Lin K, Fajardo K; U.S. Preventive Services Task Force. Screening for asymptomatic bacteriuria in adults: evidence for the U.S. Preventive Services Task Force reaffirmation recommendation statement. Ann Intern Med 2008;149:W20–W24.
650. Linder JA, Chan JC, Bates DW. Evaluation and treatment of pharyngitis in primary care practice: the difference between guidelines is largely academic. Arch Intern Med 2006;166:1374–1379.
651. Lindgren M, Jalava J, Rantakikko-Jalava K, et al. In vitro susceptibility of viridans group streptococci from blood in southwest Finland in 1993–2004. Scand J Infect Dis 2007;39:508–513.
652. Liu Q, Ponnuraj K, Xu Y, et al. The *Enterococcus faecalis* MSCRAMM Ace binds its ligand by the collagen hug model. J Biol Chem 2007;282:19629–19637.
653. Liu YT, Lin CF, Lee YL. *Streptococcus sanguinis* meningitis following endoscopic ligation of esophageal variceal hemorrhage. J Med Microbiol 2013;62:794–796.
654. Lo WB, Patel M, Solanki GA, et al. Cerebrospinal fluid shunt infection due to *Gemella haemolysans*. J Neurosurg Pediatr 2013;11:205–209.
655. Loeb M. Pneumonia in older persons. Clin Infect Dis 2003;37:1335–1339.
656. Logan LK, Zheng X, Shulman ST. *Gemella bergeriae* endocarditis in a boy. Pediatr Infect Dis J 2008;27:184–186.
657. Lopez-Dupla M, Creus M, Navarro O, et al. Association of *Gemella morbillorum* endocarditis with adenomatous polyps and carcinoma of the colon: case report and review. Clin Infect Dis 1996;22:379–380.
658. Lopez-Roa P, Carrillo CS, Marin M, et al. Value of matrix-assisted laser desorption ionization-time of flight for routine identification of viridans group streptococci causing bloodstream infections. Clin Microbiol Infect 2013;19:438–444.
659. Lu CH, Chang WN, Chang HW. Adults with meningitis caused by viridans streptococci. Infection 2001;29:305–309.
660. Lucas MJ, Brouwer MC, van der Ende A, et al. Endocarditis in adults with bacterial meningitis. Circulation 2013;127:2056–2062.
661. Luck S, Torny M, d'Agapeyeff K, et al. Estimated early-onset group B streptococcal neonatal disease. Lancet 2003;361:1953–1954.
662. Lun ZR, Wang QP, Chen XG, et al. *Streptococcus suis*: an emerging zoonotic pathogen. Lancet Infect Dis 2007;7:201–209.
663. Luo YH, Chuang WJ, Wu JJ, et al. Molecular mimicry between streptococcal pyrogenic exotoxin B and endothelial cells. Lab Invest 2010;90:1492–1506.
664. Luque L, Tarradas C, Arenas A, et al. *Streptococcus suis* serotypes associated with different disease conditions in pigs. Vet Rec 1998;142:726–727.
665. Luyx C, Vanpee D, Glupczynski Y, et al. Delayed diagnosis of meningitis caused by β-hemolytic group G streptococcus in an older woman. J Emerg Med 2001;21:393–396.
666. Lyytikainen O, Rautio M, Carlson P, et al. Nosocomial bloodstream infections due to viridans streptococci in haematological and non-haematological patients: species distribution and antimicrobial resistance. J Antimicrob Chemother 2004;53:631–634.
667. Macy MG, Whiley RA, Miller L, et al. Effect on polymorphonuclear cell function of a specific cytotoxin, intermedilysin, expressed by *Streptococcus intermedius*. Infect Immun 2001;69:6102–6109.
668. Madden S, Kelly L. Update on acute rheumatic fever: it still exists in remote communities. Can Fam Physician 2009;55:475–478.
669. Maharaj D. Puerperal pyrexia: a review, part I. Obstet Gynecol Surv 2007;62:393–399.
670. Mahlen SD, Clarridge JE III. Thumb infection caused by *Streptococcus pseudoporcinus*. J Clin Microbiol 2009;47:3041–3042.
671. Mai NT, Hoa NT, Nga TV, et al. *Streptococcus suis* meningitis in adults in Vietnam. Clin Infect Dis 2008;46:659–667.
672. Malik I, Ghosh S, Nutt C, et al. *Gemella haemolysans* bacteremia in a patient with a solitary liver abscess. J Microbiol Immunol Infect 2010;43:438–441.
673. Maliyil J, Caire W, Nair R, et al. Splenic abscess and multiple brain abscesss caused by *Streptococus intermedius* in a young health man. Proc (Bayl Univ Med Cent) 2011;24:195–199.
674. Malkin J, Kimmitt PT, Ou HY, et al. Identification of *Streptococcus gallolyticus* subsp. *macedonicus* as the etiologic agent in a case of culture-negative multivalve infective endocarditis by 16S rDNA PCR analysis of resected heart tissue. J Heart Valve Dis 2008;17:589–592.
675. Manachini PL, Flint SH, Ward LJ, et al. Comparison between *Streptococcus macedonicus* and *Streptococcus waius* strains and reclassification of *Streptococcus waius* (Flint et al. 1999) as *Streptococcus macedonicus*. (Tsakalidou et al 1998). Int J Syst Evol Microbiol 2002;52:945–951.
676. Marie J, Morvan H, Berthelot-Herault F, et al. Antimicrobial susceptibility of *Streptococcus suis* isolated from swine in France and from humans in different countries between 1996 and 2000. J Antimicrob Chemother 2002;50:201–209.
677. Marron A, Carratala J, Gonzalez-Barca E, et al. Serious complications of bacteremia caused by viridans streptococci in neutropenic patients with cancer. Clin Infect Dis 2000;31:1126–1140.
678. Marsh RL, Binks MJ, Beissbarth J, et al. Quantitative PCR of ear discharge from indigenous Australian children with acute otitis media with perforation supports a role for *Alloiococcus otitidis* as a secondary pathogen. BMC Ear Nose Throat Disord 2012;12:11.
679. Martin B, Garriga M, Aymerich T. Identification of *Enterococcus* species by melting curve analysis of restriction fragments. J Microbiol Methods 2008;75:145–147.
680. Martin C, Fermeaux V, Eyraud JL, et al. *Streptococcus porcinus* as a cause of spontaneous preterm human stillbirth. J Clin Microbiol 2004;42:4396–4398.
681. Martin V, Manes-Lazaro R, Rodriguez JM, et al. *Streptococcus lactarius* sp. nov., isolated from breast milk of healthy women. Int J Syst Evol Microbiol 2011;61:1048–1052.
682. Martin-Galiano AJ, Balsalobre L, Fenoll A, et al. Genetic characterization of optochin-susceptible viridans group streptococci. Antimicrob Agents Chemother 2003;47:3187–3194.
683. Martinez-Murcia AJ, Collins MD. *Enterococcus sulfureus*, a new yellow-pigmented *Enterococcus* species. FEMS Microbiol Lett 1991;80:69–74.
684. Martinon-Torres F, Dosiul-Gallardo S, del Molino-Bernal ML, et al. Pleural antigen assay in the diagnosis of pediatric pneumococcal empyema. J Crit Care 2012;27:321e1–321e4.
685. Mascini EM, Jansze M, Schouls LM, et al. Penicillin and clindamycin differentially inhibit the production of pyrogenic exotoxins A and B by group A streptococci. Int J Antimicrob Agents 2001;18:395–398.
686. Mastroianni A. *Enterococcus raffinosus* endocarditis. First case and literature review. Infez Med 2009;17:14–20.
687. Matsubara K, Mikamo H, Numa M, et al. Three fatal cases of invasive serotype VI group B streptococcal infection. J Infect 2006;53:e139–e142.
688. Matsubara K, Sugiyama M, Hoshina K, et al. Early onset neonatal sepsis caused by serotype VIII group B streptococci. Pediatr Infect Dis J 2000;19:359–360.
689. Matsubara K, Yamamoto G. Invasive group B streptococcal infections in a tertiary care hospital between 1998 and 2007 in Japan. Int J Infect Dis 2009;13:679–684.
690. Matsui D, Kitasato Y, Honda S, et al. A case of bacterial pneumonia caused by *Streptococcus dysgalactiae* subsp. *equisimilis* showing patchy consolidations resembling organizing pneumonia. Nihon Kokyuki Gakkai Zasshi 2007;45:36–42.
691. Matsui N, Ito M, Kuramae H, et al. Infective endocarditis caused by multidrug-resistant *Streptococcus mitis* in a combined immunocompromised patient: an autopsy case report. J Infect Chemother 2013;19:321–325.
692. Matsumura M, Ito K, Kawamura R, et al. Pneumococcal vertebral osteomyelitis and psoas muscle abscess in a patient with systemic lupus erythematosus disclosing positivity of pneumococcal urinary antigen assay. Intern Med 2011;50:2357–2360.
693. Matta M, Gousseff M, Monsel F, et al. First case of *Streptococcus oligofermentans* endocarditis determined on sodA gene sequences after amplification directly from valvular samples. J Clin Microbiol 2009;47:855–956.
694. Matthys C, Claeys C, Verschraegen G, et al. *Streptococcus cristatus* isolated from a resected heart valve and blood cultures: case reports and application of phenotypic and genotypic techniques for identification. Acta Clin Belg 2006;61:196–200.
695. Matsunami M, Otsuka Y, Ohkusu K, et al. Urosepsis caused by *Globicatella sanguinis* and *Corynebacterium riegelii* in an adult: case report and review. J Infect Chemother 2012;18:552–554.
696. McBride SJ, Upton A, Roberts SA. Clinical characteristics and outcomes of patients with vancomycin-susceptible *Enterococcus faecalis* and *Enterococcus*

faecium bacteremia: a five-year retrospective review. Eur J Clin Microbiol Infect Dis 2010;29:107–114.
697. McCourt EA, Hink EM, Durairaj VD, et al. Isolated group B streptococcal endogenous endophthalmitis simulating retinoblastoma or persistent vasculature in a healthy full-term infant. J AAPOS 2010;14:352–355.
698. McDonald LC, Bryant K, Snyder J. Peripartum transmission of pencillin-resistant *Streptococcus pneumoniae*. J Clin Microbiol 2003;41:2258–2260.
699. McDonald M, Currie BJ, Carapetis JR. Acute rheumatic fever: a chink in the chain that links the heart to the throat. Lancet Infect Dis 2004;4:240–245.
700. McDonald M, Towers RJ, Andrews RM, et al. Low rates of streptococcal pharyngitis and high rates of pyoderma in Australian Aboriginal communities where acute rheumatic fever is hyperendemic. Clin Infect Dis 2006;43:683–689.
701. McKenna DS, Matson S, Northern I. Maternal group B streptococcal (GBS) genital tract colonization at term in women who have asymptomatic GBS bacteriuria. Infect Dis Obstet Gynecol 2003;11:203–207.
702. McKenzie TJ, Lillegard JB, Grotz TE, et al. Pyogenic liver abscess secondary to *Streptococcus anginosus* in an adolescent. J Pediatr Surg 2010;45:E15–E17.
703. McKessar SJ, Berry AM, Bell JM, et al. Genetic characterization of vanG, a novel vancomycin resistance locus in *Enterococcus faecalis*. Antimicrob Agents Chemother 2000;44:3224–3228.
704. McLellan DG, Chiang EY, Courtney HS, et al. Spa contributes to the virulence of type 18 group A streptococci. Infect Immun 2001;69:2943–2949.
705. McMillan DJ, Vu T, Bramhachari PV, et al. Molecular markers for discriminating *Streptococcus pyogenes* and *S. dysgalactiae* subspecies *equisimilis*. Eur J Clin Microbiol Infect Dis 2010;29:585–589.
706. McNicholas S, McAdam B, Flynn M, et al. The challenges of implantable cardiac device infections due to *Helcococcus kunzii*. J Hosp Infect 2011;78:337–338.
707. Melin P. Neonatal group B streptococcal disease: from pathogenesis to preventive strategies. Clin Microbiol Infect 2011;17:1294–1303.
708. Merquior VL, Neves FP, Ribeiro RL, et al. Bacteremia associated with a vancomycin-resistant *Enterococcus gallinarum* strain harboring both the vanA and vanC1 genes. J Med Microbiol 2008;57:244–245.
709. Metzgar D, Zampolli A. The M protein of group A *Streptococcus* is a key virulence factor and a clinically relevant strain identification marker. Virulence 2011;2:402–412.
710. Michalopoulos M, Arampatzi S, Papavramidis TS, et al. Necrotizing cellulitis of the abdominal wall, caused by *Pediococcus* sp., due to rupture of a retroperitoneal stromal cell tumor. Int J Surg Case Rep 2013;4:286–289.
711. Michelow IC, McCracken G, Luckett PM, et al. *Abiotrophia* spp. brain abscess in a child with Down's syndrome. Pediatr Infect Dis J 2000;19:760–762.
712. Michelow IC, Olsen K, Lozano J, et al. Epidemiology and clinical characteristics of community-acquired pneumonia in hospitalized children. Pediatrics 2004;113:701–707.
713. Mikkelsen L, Theilade E, Poulson K. *Abiotrophia* species in early dental plaque. Oral Microbiol Immunol 2000;15:760–763.
714. Milinovich GJ, Burrell PC, Pollitt CC, et al. *Streptococcus henryi* sp. nov. and *Streptococcus caballi* sp. nov., isolated from the hindgut of horses with oligofructose-induced laminitis. Int J Syst Evol Microbiol 2008;58:262–266.
715. Mirzoyev Z, Anavekar N, Wilson F, et al. *Enterococcus avium* endocarditis. Scand J Infect Dis 2004;36:876–888.
716. Mishra AK, Fournier PE. The role of *Streptococcus intermedius* in brain abscess. Eur J Clin Microbiol Infect Dis 2013;32:477–483.
717. Mitchell AM, Mitchell TJ. *Streptococcus pneumoniae*: virulence factors and variation. Clin Microbiol Infect 2010;16:411–418.
718. Mittal MK, Shah SS, Friedlaender EY. Group B streptococcal cellulitis in infancy. Pediatr Emerg Care 2007;23:324–325.
719. Mittman SA, Huard RC, Della-Latta P, et al. Comparison of the automated Phoenix and the Vitek 2 for the identification of *Streptococcus pneumoniae*. Can J Microbiol 2010;56:326–332.
720. Mizuno M, Ito Y, Masuda T, et al. A case of fulminent peritonitis caused by *Streptococcus mitis* in a patient on peritoneal dialysis. Intern Med 2011;50:471–474.
721. Mohan UR, Walters S, Kroll JS. Endocarditis due to group A β-hemolytic streptococcus in children with potentially lethal sequelae: two cases and review. Clin Infect Dis 2000;30:624–625.
722. Mohanty S, Dhawan B, Kapil A, et al. Brain abscess due to *Enterococcus avium*. Am J Med Sci 2005;329:161–162.
723. Moisi JC, Saha SK, Falade AG, et al. Enhanced diagnosis of pneumococcal meningitis using the Binax NOW™ *S. penumoniae* immunochromatographic test: a multi-site study. Clin Infect Dis 2009;48(Suppl 2):S49–S56.
724. Monno R, Fumarola L, Mercadante G, et al. Evaluation of a rapid test for the diagnosis of pneumococcal pneumonia. J Microbiol Methods 2013;92:127–131.
725. Montecalvo MA, de Lencastre H, Carraher M, et al. Natural history of colonization with vancomycin-resistant *Enterococcus faecium*. Infect Control Hosp Epidemiol 1995;16:680–685.
726. Morales WJ, Lim DV. Reduction in group B streptococcal maternal and neonatal infections in preterm pregnancies with premature rupture of membranes through a rapid identification test. Am J Obstet Gynecol 1087;157:13–16.
727. Morandi S, Cremonesi P, Povolo M, et al. *Enterococcus lactis* sp. nov., from Italian raw milk cheese. Int J Syst Evol Microbiol 2012;62:1992–1996.
728. Morgan MA, Marlowe E, Novak-Weekly S, et al. A 1.5 hour procedure for identification of *Enterococcus* species directly from blood cultures. J Vis Exp 2011. doi:pii: 2616.10.3791/2616.
729. Morris L, Groner A, Geiger M, et al. *Streptococcus pneumoniae* purulent pericarditis in a neonate. Cardiol Young 2013;23:146–148.
730. Muckle A, Giles J, Lund L, et al. Isolation of *Streptococcus suis* from the urine of a clinically ill dog. Can Vet J 2010;51:773–774.
731. Muller MB, Low DE, Green KA, et al. Clinical and epidemiological features of group A streptococcal pneumonia in Ontario, Canada. Arch Intern Med 2003;163:467–472.
732. Munir WM, ElMallah MK, Janda WM, et al. *Gemella haemolysans* infectious crystalline keratopathy. Cornea 2006;25:1245–1247.
733. Munoz P, Coque T, Creixems MR, et al. Group B *Streptococcus*: a cause of urinary tract infection in non-pregnant adults. Clin Infect Dis 1992;14:492–496.
734. Munoz R, Dowson CG, Daniels M, et al. Genetics of resistance to third-generation cephalosporins in clinical isolates of *Streptococcus pneumoniae*. Mol Microbiol 1992;6:2461–2465.
735. Murarka S, Pranay F, Dandavats V. Pyogenic liver abscess secondary to disseminated *Streptococcus anginosus* from sigmoid diverticulitis. J Glob Infect Dis 2011;3:79–81.
736. Murdoch DR, Laing RT, Mills GD, et al. Evaluation of a rapid immunochromatographic test for detection of *Streptococcus pneumoniae* antigen in urine samples from adults with community-acquired pneumonia. J Clin Microbiol 2001;39:3495–3498.
737. Murray TS, Muldrew KL, Finkelstein R, et al. Acute pyelonephritis caused by *Aerococcus urinae* in a 12-year-old boy. Pediatr Infect Dis J 2008;27:760–762.
738. Musher DM. *Streptococcus pneumoniae*. In Mandell GL, Bennett JE, Dolin R, eds. Mandell, Douglas, and Bennett's Principles and Practice of Infectious Diseases. 7th Ed. Chapter 200. New York, NY: Churchill Livingstone, 2010:2623–2622.
739. Musser JM, Shelburne SA III. A decade of molecular pathogenomic analysis of group A streptococcus. J Clin Invest 2009;119:2455–2463.
740. Myint TT, Madhava H, Balmer P, et al. The impact of 7-valent pneumococcal conjugate vaccine on invasive pneumococcal disease: a literature review. Adv Ther 2013;30:127–151.
741. Na S, Park NJ, Park KH, et al. *Enterococcus avium* bacteremia: a 12-year clinical experience with 53 patients. Eur J Clin Microbiol Infect Dis 2012;31:303–310.
742. Nagamatsu M, Takagi T, Ohyanagi T, et al. Neonatal meningitis caused by *Streptococcus gallolyticus* subsp. *pasteurianus*. J Infect Chemother 2012;18:265–268.
743. Nagamune H, Ohnishi C, Katsuura A, et al. Intermedilysin, a novel cytotoxin specific for human cells secreted by *Streptococcus intermedius* UNS46 isolated from a human liver abscess. Infect Immun 1996;64:3093–3100.
744. Naghibi M, Javaid MM, Holt SG. Case study: *Aerococcus urinae* as pathogen in peritoneal dialysis peritonitis – a first report. Perit Dial Int 2007;27:715–716.
745. Nagy MT, Hla SM, Keys GW. Late *Streptococcus bovis* infection of total knee replacement complicated by infective endocarditis and associated with colonic ulcers. BMJ Case Rep 2013. doi: 10.1136/bcr-2013-008709.
746. Nakagawa C, Kasahara K, Yonekawa S, et al. Purulent pericarditis due to *Streptococcus pneumoniae* diagnosed by pneumococcal urinary antigen assay and 16S rDNA sequence of the pericardial fluid. Intern Med 2010;49:1653–1656.
747. Nalamada S, Jalili S, Reddy AK. Acute post-operative endophthalmitis by *Gemella haemolysans*. Indian J Ophthalmol 2010;58:252–253.
748. Nallapareddy SR, Weinstock GM, Murray BE. Clinical isolates of *Enterococcus faecium* exhibit strain-specific collagen binding mediated by Acm, a new member of the MSCRAMM family. Mol Microbiol 2003;47:1733–1747.
749. Nallapareddy SR, Singh KV, Sillanpää J, et al. Endocarditis and biofilm-associated pili of *Enterococcus faecalis*. J Clin Invest 2006;116:2799–2807.
750. Namdari H, Kintner K, Jackson BA, et al. *Abiotrophia* species as a cause of endophthalmitis following cataract extraction. J Clin Microbiol 1999;37:1564–1566.
751. Narvaez J, Perez-Vega C, Castro-Bohorquez FJ, et al. Group B streptococcal sponylodiscitis in adults: two case reports. Join Bone Spine 2004;71:338–343.
752. Naser SM, Vancanneyt M, DeGraef E, et al. *Enterococcus canintestini* sp. nov., from fecal samples of healthy dogs. Int J Syst Evol Microbiol 2005;55:2177–2182.

753. Naser AM, Vanacanneyt M, Hoste B, et al. Reclassification of *Enterococcus flavescens* Pompei et al 1992 as a later synonym of *Enterococcus casseliflavus* (ex Vaughan et al 1979) Collins et al 1984 and *Enterococcus saccharominimus* Vancanneyt et al 2004 as a later synonym of *Enterococcus italicus* Fortina et al 2004. Int J Syst Evol Microbiol 2006;56:413–416.

754. Nathavitharana KA, Arseculeratne SN, Aponso HA, et al. Acute meningitis in early childhood caused by *Aerococcus viridans*. Br Med J 1983;286:1248.

755. Navarro F, Courvalin P. Analyis of genes encoding D-alanine: D-alanine ligase-related enzymes in *Enterococcus casseliflavus* and *Enterococcus flavescens*. Antimicrob Agents Chemother 1995;38:1788–1793.

756. Neumayr A, Kubitz R, Bode JG, et al. Multiple liver abscesses with isolation of *Streptococcus intermedius* related to a pyogenic dental infection in an immunocompetent patient. Eur J Med Res 2010;15:319–322.

757. Neves FP, Ribeiro RL, Duarte RS, et al. Emergence of the *vanA* genotype among *Enterococcus gallinarum* isolates colonizing the intestinal tracts of patients in a university hospital in Rio de Janeiro, Brazil. Int J Antimicrob Agents 2009;33:211–215.

758. Neville SA, Lecordier A, Ziochos H, et al. Utility of matrix-assisted laser desorption ionization-time of flight mass spectrometry following introduction for routine laboratory bacterial identification. J Clin Microbiol 2011;49:2980–2984.

759. Ng KH, Lee S, Yip SF, et al. A case of *Streptococcus mitis* endocarditis successfully treated by linezolid. Hong Kong Med J 2005;11:411–413.

760. Ng KW, Mukhopadhyay A. *Streptococcus constellatus* bacteremia causing septic shock following tooth extraction: a case report. Cases J 2009;2:6493.

761. Nho SW, Shin GW, Park SB, et al. Phenotypic characteristics of *Streptococcus iniae* and *Streptococcus paruberis* isolated from olive flounder (*Paralichthys olivaceus*). FEMS Microbiol Lett 2009;293:20–27.

762. Nicole E, Bradley S, Colgan R, et al. Infectious Disease Society of America guidelines for the diagnosis and treatment of asymptomatic bacteriuria in adults. Clin Infect Dis 2005;40:643–654.

763. Nielsen XC, Justesen US, Dargis R, et al. Identification of clinically relevant non-hemolytic streptococci on the basis of sequence analysis of 16S–23S intergenic spacer region and partial *ghd* gene. J Clin Microbiol 2009;47:932–939.

764. Niemi RM, Ollinkangas T, Paulin L, et al. *Enterococcus rivorum* sp. nov., from water of pristine brooks. Int J Syst Evol Microbiol 2012;62:2169–2173.

765. Nigrovic L, Kupperman N, Malley R, et al. Children with bacterial meningitis presenting to the emergency department during the pneumococcal conjugate vaccine era. Acad Emerg Med 2008;15:522–528.

766. Nizet V, Ferrieri P, Rubens CE. Molecular pathogenesis of group B streptococcal disease in newborns. In Stevens DL, Kaplan EI, eds. Streptococcal Infections. New York, NY: Oxford University Press, 2000:180–221.

767. Nizet V, Gibson RL, Chi EY, et al. Group B streptococcal β-hemolysin expression is associated with injury of lung epithelial cells. Infect Immun 1996;64:3818–3826.

768. Nizet V, Gibson RL, Rubens CE. The role of group B streptococci β-hemolysin expression in newborn lung injury. Adv Exp Med Biol 1997;418:627–630.

769. Nizet V, Kims KS, Stins M, et al. Invasion of brain microvascular endothelial cells by group B streptococci. Infect Immun 1997;65:5074–7081.

770. Nolla JM, Gomez-Vaquero C, Corbella X, et al. Group B streptococcus (*Streptococcus agalactiae*) pyogenic arthritis in nonpregnant adults. Medicine 2003;82:119–128.

771. Nomura R, Nakano K, Makela K, et al. Isolation and characterization of *Streptococcus mitis* from blood of child with osteomyelitis. Int J Paediatr 2011;21:192–199.

772. Norris CF, Smith-Whitley K, McGowan KL. Positive blood cultures in sickle cell disease: time to positivity and clinical outcome. J Pediatr Hematol Oncol 2003;25:390–395.

773. Nourani M, Challapalli M. *Streptococcus constellatus* lymphadenitis in chronic granulomatous disease. J Clin Immunol 2013;33:309.

774. Obaro S, Adegbola R. The pneumococcus: carriage, disease, and conjugate vaccines. J Med Microbiol 2002;51:98–104.

775. O'Brien KL, Beall B, Barrett NL, et al. Epidemiology of invasive group A streptococcus disease in the United States, 1995–1999. Clin Infect Dis 2002;35:268–276.

776. O'Brien KL, Swift AJ, Winkelstea JA. Safety and immunogenicity of heptavalent pneumococcal vaccine conjugated to CRM_{197} among infants with sickle cell disease. Pediatrics 2000;106:965–972.

777. Oehmcke S, Shannon O, Morgelin M, et al. Streptococcal M proteins and their role as virulence determinants. Clin Chim Acta 2010;411:1172–1180.

778. Ogier JC, Casalta E, Farrokh C, et al. Safety assessment of dairy microorganisms: the *Leuconostoc* genus. Int J Food Microbiol 2008;126:286–290.

779. Ohara-Nemoto Y, Kichi K, Satho M, et al. Infective endocarditis caused by *Granulicatella elegans* originating in the oral cavity. J Clin Microbiol 2005;43:1405–1407.

780. Okada N, Liszewski MK, Atkinson JP, et al. Membrane cofactor protein (CD46) is a keratinocyte receptor for the M protein of the group A streptococcus. Proc Natl Acad Sci U S A 1995;92:2489–2493.

781. Okamoto M, Imai S, Miyanohara M, et al. *Streptococcus troglodytae* sp. nov., from the chimpanzee oral cavity. Int J Syst Evol Microbiol 2013;63:418–422.

782. Okamoto Y, Ribierio RC, Srivastava DK, et al. Viridans streptococcal sepsis: clinical features and complications in childhood acute myeloid leukemia. J Pediatr Hematol Oncol 2003;25:696–703.

783. Olarte L, Ampofo K, Stockman C, et al. Invasive pneumococcal disease in infants younger than 90 days before and after introduction of PCV7. Pediatrics 2013;132:e17–e24.

784. Olmested S, Dunny G, Erlandsen S, et al. A plasmid-encoded surface protein on *Enterococcus faecalis* augments its internalization by cultured intestinal epithelial cells. J Infect Dis 1994;170:1549–1556.

785. O'Loughlin RE, Roberson A, Cieslak PR, et al. The epidemiology of invasive group A streptococcal infection and potential vaccine implications. Clin Infect Dis 2007;45:853–862.

786. Olson AB, Sibley CD, Schmidt L, et al. Development of real-time PCR assays for detection of the *Streptococcus milleri* group from cystic fibrosis clinical specimens by targeting the *cpn60* and 16S rRNA genes. J Clin Microbiol 2010;48:1150–1160.

787. Onoyama S, Ogata R, Wada A, et al. Neonatal bacterial meningitis caused by *Streptococcus gallolyticus* subsp. *pasteurianus*. J Med Microbiol 2009;58:1252–1254.

788. Ortu M, Gabrielli E, Caramma I, et al. *Enterococcus gallinarum* endocarditis in a diabetic patient. Diabetes Res Clin Prac 2008;81:e18–e20.

789. Overturf GD. Infections and immunizations of children with sickle cell disease. Adv Pediatr Infect Dis 1999;14:191–218.

790. Pachirat O, Taksinachanekit S, Mootsikapun P, et al. Human *Streptococcus suis* endocarditis: echocardiographic features and outcome. Clin Med Insights Cardiol 2012;6:119–123.

791. Paganelli FL, Willems RJ, Leavis HL. Optimizing future treatment of enterococcal infections: attacking the biofilm? Trends Microbiol 2012;20:40–49.

792. Paganini H, Staffolani V, Zubizarreta P, et al. Viridans streptococci bacteraemia in children with fever and neutropenia: a case-control study of predisposing factors. Eur J Cancer 2003;39:1284–1289.

793. Palacio F, Lewis JS II, Sadkowski L, et al. Breakthrough bacteremia and septic shock due to *Streptococcus anginosus* resistant to daptomycin in a patient receiving daptomycin therapy. Antimicrob Agents Chemother 2011;55:3639–3640.

794. Palmieri C, Varaldo PE, Facinelli B. *Streptococcus suis*, an emerging drug-resistant animal and human pathogen. Front Microbiol 2011;2:235.

795. Pan YP, Li Y, Caulfield PW. Phenotypic and genotypic diversity of *Streptococcus sanguis* in infants. Oral Microbiol Immunol 2001;16:235–242.

796. Panackal AA, Houze YB, Prentice J, et al. Prosthetic joint infection due to "*Helcoccus pyogenica*." J Clin Microbiol 2004;42:2872–2874.

797. Panackal AA, Houze YB, Prentice J, et al. Author's correction: prosthetic joint infection due to *Helcoccus pyogenes*. J Clin Microbiol 2004;42:5966.

798. Panda B, Iruretagoyena I, Stiller R, et al. Antibiotic resistance and penicillin tolerance in ano-vaginal group B streptococci. J Matern Fetal Neonatal Med 2009;22:111–114.

799. Panililio A, Culver DH, Gaines RP. Methicillin-resistant *Staphylococcus aureus* in U.S. hospitals 1975–1991. Infect Control Hosp Epidemiol 1992;13:582–586.

800. Pappaioannides D, Boniatsi L, Korantzopoulos P, et al. Acute septic arthritis due to *Streptococcus sanguinis*. Med Princ Prac 2006;15:77–79.

801. Pappas G, Liberopoulos E, Tsianos E, et al. *Enterococcus casseliflavus* bacteremia. Case report and review. J Infect 2004;48:206–208.

802. Park E, Hirsch EM, Steinberg Olsson AB. Ascending necrotizing fasciitis of the face following odontogenic infection. J Craniofac Surg 2012;23: e211–e214.

803. Park HK, Lee SJ, Yoon JW, et al. Identification of the *cpsA* gene as a specific marker for the discrimination of *Streptococcus pneumoniae* from viridans group streptococci. J Med Microbiol 2010;59:1146–1152.

804. Park HK, Yoon JW, Shin JW, et al. *rpoA* is a useful gene for identification and classification of *Streptococcus pneumoniae* from the closely related viridans group streptococci. FEMS Microbiol Lett 2010;305:58–64.

805. Park SY, Shin YP, Kim CH, et al. Immune evasion of *Enterococcus faecalis* by an extracellular gelatinase that cleaves C3 and iC3b. J Immunol 2008;181:6328–6336.

806. Park SY, Park SY, Mon SY, et al. Fatal necrotizing fasciitis due to *Streptococcus pneumoniae*: a case report. J Korean Med Sci 2011;26:131–134.

807. Parkins MD, Sibley CD, Surette MG, et al. The *Streptococcus milleri* group-an unrecognized cause of disease in cystic fibrosis: a case series and literature review. Pediatr Pulmonol 2008;43:490–497.

808. Parks T, Smeesters PR, Steer AC. Streptococcal skin infection and rheumatic heart disease. Curr Opin Infect Dis 2012;25:145–153.
809. Parker D, Soong G, Planet P, et al. The NanA neuraminidase of *Streptococcus pneumoniae* is involved in biofilm formation. Infect Immun 2009;77:3722–3730.
810. Parola P, Brouqui P, Maurin M, et al. A new case of *Streptococcus equisimilis* septic arthritis. Clin Rheumatol 1998;17:71–72.
811. Parvathi S, Imara AS, Thoduka TG. Bartholinitis caused by *Streptococcus pneumoniae*: case report and review of the literature. Indian J Pathol Microbiol 2009;52:265–266.
812. Patel R, Piper K, Cockerill JM III, et al. The biopesticide *Paenobacillus popilliae* has a vancomycin resistance gene cluster homologous to the enterococcal VanA vancomycin resistance gene cluster. Antimicrob Agents Chemother 2000;44:705–709.
813. Patil N, Martin RE. Native aortic valve infective endocarditis caused by *Streptococcus agalactiae* in a renal transplant patient. Am J Med Sci 2010;340:518–520.
814. Paul SP, Jerwood S. Group A streptococcal septicemia, meningitis, and cerebral abscess: case report and literature review. Turk J Pediatr 2012;54:180–183.
815. Paulus YM, Cockerham GC. *Abiotrophia defectiva* causing infectious crystalline keratopathy and corneal ulcer after penetrating keratoplasty: a case report. J Ophthalmic Inflamm Infect 2013;3:20.
816. Pehlivan Y, Toy MA, Karaoglan I, et al. *Enterococcus avium* cerebral abscess. Intern Med 2007;46:1280.
817. Peltroche-Llacsahuanga H, Frye B, Haase G. Isolation of *Streptococcus urinalis* from a human blood culture. J Med Microbiol 2012;61:740–742.
818. Pena MT, Preciado D, Orestes M, et al. Orbital complications of acute sinusitis. JAMA Otolaryngol Head Neck Surg 2013;139:223–227.
819. Pesavento PA, Hurley KF, Bannasch MJ, et al. A clonal outbreak of acute fatal hemorrhagic pneumonia in intensively housed (shelter) dogs caused by *Streptococcus equi* subsp. *zooepidemicus*. Vet Pathol 2008;45:51–53.
820. Pereira N, Powell AM, Nyirjesy P, et al. Vaginorectal *Streptococcus porcinus* in pregnancy: an emerging pathogen? J Low Genit Tract Dis 2013;17(4):e18–e21.
821. Perez-Jorge C, Cordero J, Martin M, et al. Prosthetic joint infection caused by *Helcococcus kunzii*. J Clin Microbiol 2012;50:528–530.
822. Perichon B, Reynolds P, Courvalin F. VanD-type glycopeptide-resistant *Enterococcus faecium* BM4339. Antimicrob Agents Chemother 1997;43:2161–2164.
823. Perkins A, Osorio S, Serrano M, et al. A case of endocarditis due to *Granulicatella adiacens*. Clin Microbiol Infect 2003;9:576–577.
824. Peters TR, Edwards KM. The pneumococcal protein conjugate vaccines. J Pediatr 2000;137:416–420.
825. Peterson JF, Doern CD, Kallstrom G, et al. Evaluation of Spectra VRE, a new chromogenic agar medium designed to screen for vancomycin-resistant *Enterococcus faecalis* and *Enterococcus faecium*. J Clin Microbiol 2010;48:4627–4629.
826. Phares CR, Lynfield R, Farley MM, et al. Epidemiology of invasive group B streptococcal disease in the United States, 1999–2005. JAMA 2008;299:2056–2065.
827. Phulpin-Weibel A, Gaspar N, Emirian A, et al. Intravascular catheter-related bloodstream infection caused by *Abiotropia defectiva* in a neutropenic child. J Med Microbiol 2013;62:789–791.
828. Picard FJ, Ke D, Boudreau DK, et al. Use of *tuf* sequences for genus-specific PCR detection and phylogenetic analysis of 28 streptococcal species. J Clin Microbiol 2004;42:3686–3695.
829. Pichichero ME. Otitis media. Pediatr Clin N Am 2013;60:391–407.
830. Pier GB, Madin SH. *Streptococcus iniae* sp. nov., a β-hemolytic streptococcus isolated from an Amazon freshwater dolphin, *Inia geoffrensis*. Int J Syst Bacteriol 1976;26:545–553.
831. Pikis A, Campos JM, Rodriguez WJ, et al. Optochin resistance in *Streptococcus pneumoniae*: mechanism, significance, and clinical implications. J Infect Dis 2001;184:582–590.
832. Pilishvili T, Lexau C, Farley MM, et al. Active Bacterial Core Surveillance/Emerging Infections Program Network. Sustained reductions in invasive pneumococcal disease in the era of conjugate vaccine. J Infect Dis 2010;201:32–41.
833. Pinho MD, Melo-Cristano J, Ramirez M, et al. Fluoroquinolone resistance in *Streptococcus dysgalactiae* subsp. *equisimilis* and evidence for a shared global gene pool with *Streptococcus pyogenes*. Antimicrob Agents Chemother 2010;54:1769–1777.
834. Pintado V, Cabellos C, Moreno S, et al. Enterococcal meningitis: a clinical study of 39 cases and review of the literature. Medicine (Baltimore) 2003;82:346–364.
835. Pistacci MB, Donnini A, Mancacci A, et al. A diagnosis of pneumococcal peritonitis secondary to pyo-salpinx in a young healthy female by culturing pus. New Microbiol 2008;31:295–298.
836. Pokorski SJ, Vetter EA, Wollan PC, et al. Comparison of the Gen-Probe Group A Streptococcus Direct Test with culture for diagnosing streptococcal pharyngitis. J Clin Microbiol 1994;32:1440–1443.
837. Popescu GA, Benea E, Mitache E, et al. *Aerococcus viridans* and four cases of infective endocarditis. J Heart Valve Dis 2005;14:317–319.
838. Popescu GA, Fuerea R, Benea E. Meningitis due to an unusual human pathogen: *Streptococcus equi* subsp. *equi*. South Med J 2006;99:190–191.
839. Pot B, Devriese LA, Hommez J, et al. Characterization and identification of *Vagococcus fluvialis* strains isolated from domestic animals. J Appl Bacteriol 1994;77:362–369.
840. Poulin MF, Boivin G. A case of disseminated infection caused by *Streptococcus equi* subspecies *zooepidemicus*. Can J Infect Dis Med Microbiol 2009;20:59–61.
841. Poyart C, Lambert T, Morand P, et al. Native valve endocarditis due to *Enterococcus hirae*. J Clin Microbiol 2002;40:2689–2690.
842. Poyart C, Reglier-Poupet H, Tazi A, et al. Invasive group B streptococcal infections in infants, France. Emerg Infect Dis 2008;14:1647–1649.
843. Prasad KN, Mishra AM, Gupta D, et al. Analysis of microbial etiology and mortality in patients with brain abscess. J Infect 2006;53:221–227.
844. Proft T, Moffatt SL, Weller KD, et al. The streptococcal superantigen SMEZ exhibits wide allelic variation, mosaic structure, and significant antigenic variation. J Exp Med 2000;191:1765–1776.
845. Proft T, Sriskandan S, Yang L, et al. Superantigens and streptococcal toxic shock syndrome. Emerg Infect Dis 2003;9:1211–1218.
846. Punpanich W, Munsrichoom A, Dejsirilert S. *Streptococcus gallolyticus* subspecies *pasteurianus* meningitis in an infant: a case report and literature review. J Med Assoc Thai 2012;95:1606–1612.
847. Pusch T, Kemp D, Trevino S, et al. Controlling outbreak of vancomycin-resistant *Enterococcus faecium* among infants caused by an endemic strain in adult inpatients. Am J Infect Control 2013;41:51–56.
848. Raad J, Peacock JE Jr. Septic arthritis in the adult caused by *Streptococcus pneumoniae*: a report of 4 cases and review of the literature. Semin Arthritis Rheum 2004;34:559–569.
849. Rahkila R, Johannson P, Sade E, et al. Identification of enterococci from broiler products and a broiler processing plant and description of *Enterococcus viikkiensis* sp. nov. Appl Environ Microbiol 2011;77:1196–1203.
850. Rajasekhar A, Clancy CJ. Meningitis due to group C streptococcus: a case report and review of the literature. Scand J Infect Dis 2010;42:571–578.
851. Rakita RM, Vanek NN, Jacques-Palaz K, et al. *Enterococcus faecalis* bearing aggregation substance is resistant to killing by human neutrophils despite phagocytosis and neutrophil activation. Infect Immun 1999;67:6067–6075.
852. Ramaswamy SV, Ferrieri P, Madoff LC, et al. Identification of novel *cps* locus polymorphisms in nontypeable group B *Streptococcus*. J Med Microbiol 2006;55:775–783.
853. Rantala S, Vahakuopus S, Vuopio-Varkila J, et al. *Streptococcus dysgalactiae* subsp. *equisimilis* bacteremia, Finland, 1995–2004. Emerg Infect Dis 2010;16:843–846.
854. Rathnayake IU, Hargreaves M, Huygens F. Antibiotic resistance and virulence traits in clinical and environmental *Enterococcus faecalis* and *Enterococcus faecium* isolates. Syst Appl Microbiol 2012;35:326–333.
855. Regan JA, Klebanoff MA, Nugent RP. The epidemiology of group B streptococci in pregnancy. Vaginal Infections and Prematurity Study Group. Obstet Gynecol 1991;77:604–610.
856. Reichmann P, Konig A, Marton A, et al. Penicillin-binding proteins as resistance determinants in clinical isolates of *Streptococcus pneumoniae*. Microb Drug Resist 1996;2:177–181.
857. Reinert RR, Wild A, Appelbaum P, et al. Ribosomal mutations conferring resistance to macrolides in *Streptococcus pneumoniae* clinical strains isolated in Germany. Antimicrob Agents Chemother 2003;47:2319–2322.
858. Reinert RR. The antimicrobial resistance profile of *Streptococcus pneumoniae*. Clin Microbiol Infect 2009;15:7–11.
859. Rennels MB, Edwards KM, Keyserling HL, et al. Safety and immunogenicity of heptavalent pneumococcal vaccine conjugated to CRM_{197} in United States infants. Pediatrics 1998;101:604–611.
860. Renton BJ, Clague JE, Cooke RP. *Streptococcus oralis* endocarditis presenting as infective discitis in an edentulous patient. Int J Cardiol 2009;137:e13–e14.
861. Richter SS, Howard WJ, Weinstein MP, et al. Multicenter evaluation of the BD Phoenix automated microbiology system for antimicrobial susceptibility testing of *Streptococcus* species. J Clin Microbiol 2008;45:2863–2871.
862. Riegel P, Lepargneur JP. Isolation of *Helcococcus kunzii* from a post-surgical foot abscess. Int J Med Microbiol 2003;293:437–439.
863. Ritterband D, Shah M, Kresloff M, et al. *Gemella hemolysans* keratitis and consecutive endophthalmitis. Am J Ophthalmol 2002;133:268–269.
864. Roach JC, Levett PN, Lavoie MC. Identification of *Streptococcus iniae* by commercial bacterial identification systems. J Microbiol Methods 2006;67:20–26.

865. Robertson AJ, Firth GB, Truda C, et al. Epidemiology of acute osteoarticular sepsis in a setting with a high prevalence of HIV infection. J Pediatr Orthop 2012;32:215–219.
866. Rocha CL, Fischetti VA. Identification and characterization of a novel fibronectin-binding protein on the surface of group A streptococci. Infect Immun 1999;67:2720–2728.
867. Rodrigues U, Collins MD. Phylogenetic analysis of *Streptococcus saccharolyticus* based on 16S rRNA sequencing. FEMS Microbiol Lett 1990;71:231–234.
868. Rodriguez-Iturbe B, Musser JM. The current state of poststreptococcal glomerulonephritis. J Am Soc Nephrol 2008;19:1855–1864.
869. Roggenkamp A, Abele-Horn M, Trebesius KH, et al. *Abiotrophia elegans* sp. nov., a possible pathogen in patients with culture-negative endocarditis. J Clin Microbiol 1998;36:100–104.
870. Rolston KV, Kapadia M, Tarrand J, et al. Spectrum of gram-positive bacteremia and *in vitro* activities of daptomycin, linezolid, and vancomycin against organisms isolated from cancer patients. Int J Antimicrob Agents 2013;41:516–520.
871. Romalde JL, Ravelo C, Valdes I, et al. *Streptococcus phocae*, an emerging pathogen for salmonid culture. Vet Microbiol 2008;130:198–207.
872. Romero B, Morosini MI, Loza E, et al. Reidentification of *Streptococcus bovis* isolates causing bacteremia according to the new taxonomy criteria: still an issue? J Clin Microbiol 2011;49:3228–3233.
873. Rosenthal O, Woywodt A, Kirschner P, et al. Vertebral osteomyelitis and endocarditis of a pacemaker lead due to *Granulicatella (Abiotrophia) adiacens*. Infection 2002;30:317–319.
874. Roy S, Kaplan EL, Rodriguez B, et al. A family cluster of five cases of group A streptococcal pneumonia. Pediatrics 2003;112:e61–e65.
875. Rubins JR, Jannoff EN. Pneumolysin: a multifunctional pneumococcal virulence factor. J Lab Clin Med 1998;131:21–27.
876. Ruess M, Sander A, Hentschel R, et al. *Enterococcus casseliflavus* septicaemia in a preterm neonate. Scand J Infect Dis 2002;34:471–472.
877. Rurangirwa FR, Teitzel CA, Cui J, et al. *Streptococcus didelphis* sp. nov., a streptococcus with marked catalase activity isolated from opossums (*Didelphis virginiana*) with supperative dermatitis and liver fibrosis. Int J Syst Evol Microbiol 2000;50:759–765.
878. Rusniok C, Couve E, DaCunha V, et al. Genome sequence of *Streptococcus gallolyticus*: insights into its adaptation to the bovine rumen and its ability to cause endocarditis. J Bacteriol 2010;192:2266–2276.
879. Russo G, Iannetta M, D'Abrano A, et al. *Lactococcus garvieae* endocarditis in a patient with colonic diverticulosis: first case report in Italy and review of the literature. New Microbiol 2012;35:495–501.
880. Rychert J, Burnham CD, Bythrow M, et al. Multicenter evaluation of the Vitek MS matrix-assisted laser desorption ionization-time of flight mass spectrometry system for identification of gram-positive aerobic bacteria. J Clin Microbiol 2013;51:2225–2231.
881. Ryscavage PA, Noskin GA, Bobb A, et al. Incidence and impact of false-positive urine pneumococcal antigen testing in hospitalized patients. South Med J 2011;104:593–597.
882. Sadjadi SA, Ali H. *Streptococcus parasanguis* peritonitis: report of a case and review of the literature. Perit Dial Int 2011;31:603–604.
883. Saito N, Hida A, Koide Y, et al. Culture-negative brain abscess with *Streptococcus intermedius* infection with diagnosis established by direct nucleotide sequence analysis of the 16S ribosomal RNA gene. Intern Med 2011;51:211–216.
884. Salcido RS. Necrotizing fasciitis: reviewing the causes and treatment strategies. Adv Skin Wound Care 2007;20:288–293.
885. Sambhav K, Mathai A, Reddy AK, et al. Endogenous endophthalmitis caused by *Enterococcus casseliflavus*. J Med Microbiol 2011;60:670–672.
886. Sambola A, Miro JM, Tornos MP, et al. *Streptococcus agalactiae* infective endocarditis: analysis of 30 cases and review of the literature, 1962–1998. Clin Infect Dis 2002;34:1576–1584.
887. Samra Z, Shmuely H, Nahum E, et al. Use of the NOW *Streptococcus pneumoniae* urinary antigen test in cerebrospinal fluid for rapid diagnosis of pneumococcal meningitis. Diagn Microbiol Infect Dis 2003;45:237–240.
888. Samuel J, Coutinho H, Galloway A, et al. Glycopeptide-resistant *Enterococcus raffinosus* in a haematology unit: an unusual cause of a nosocomial outbreak. J Hosp Infect 2008;70:294–296.
889. Sandoe JA, Witherden IR, Settle C. Vertebral osteomyelitis caused by *Enterococcus raffinosus*. J Clin Microbiol 2001;39:1678–1679.
890. Santos R, Santos E, Goncalves S, et al. Lymphadenitis caused by *Aerococcus urinae* infection. Scand J Infect Dis 2003;35:353–354.
891. Santos-Rodriguez AL, Soares MC, Ramos FL, et al. Multiple pyogenic liver abscesses caused by *Streptococcus constellatus* in the Amazon region. Case report. Ann Hepatol 2009;8:255–257.
892. Sariya Mohammadi J, Dhanashree B. *Streptococcus pseudopneumoniae*: an emerging respiratory tract pathogen. Indian J Med Res 2012;136:877–880.
893. Sarma PS, Mohanty S. *Pediococcus acidilactici* pneumonitis and bacteremia in a pregnant woman. J Clin Microbiol 1998;36:2392–2393.
894. Sato S, Kanamoto T, Inoue M. *Abiotrophia elegans* strains comprise 8% of the nutritionally variant streptococci isolated from the human mouth. J Clin Microbiol 1999;37:2553–2556.
895. Sava IG, Heikens E, Huebner J. Pathogenesis and immunity in enterococcal infections. Clin Microbiol Infect 2010;16:533–540.
896. Savini V, Catavitello C, Favaro M, et al. *Enterococcus raffinosus* sinusitis post-*Aspergillus flavus* paranasal infection, in a patient with myelodysplastic syndrome: report of a case and concise review of pertinent literature. J Clin Pathol 2010;63:264–265.
897. Savini V, Gherardi G, Astolfi D, et al. Insights into airway infections by enterococci: a review. Recent Pat Antiinfect Drug Discov 2012;7:36–44.
898. Savini V, Manna A, Di Bonaventura G, et al. Multidrug-resistant *Enterococcus raffinosus* from a decubitus ulcer: a case report. Int J Low Extrem Wounds 2008;7:36–37.
899. Sawada A, Mochizuki K, Katada T, et al. *Gemella* species-associated late-onset endophthalmitis after trabulectomy with adjunctive mitomycin C. J Glaucoma 2009;18:496–497.
900. Schlegel L, Grimont F, Ageron E, et al. Reappraisal of the taxonomy of the *Streptococcus bovis/Streptococcus equinus* complex and related species: description of *Streptococcus gallolyticus* subsp. *gallolyticus* subsp. nov., *S. gallolyticus* subsp. *macedonicus* subsp. nov. and *S. gallolyticus* subsp. *pasteurianus* subsp. nov. Int J Syst Evol Microbiol 2003;53:631–645.
901. Schlegel L, Grimont F, Collins MD, et al. *Streptococcus infantarius* sp. nov., *Streptococcus infantarius* subsp. *infantarius* subsp. nov., and *Streptococcus infantarius* subsp. *coli* subsp. nov., isolated from humans and food. Int J Syst Evol Microbiol 2000;50:1425–1434.
902. Schlegel L, Grimont F, Grimont PA, et al. New group D streptococcal species. Indian J Med Res 2004;119:252–256.
903. Schleifer KH, Kilpper-Balz R. Transfer of *Streptococcus faecalis* and *Streptococcus faecium* to the genus Enterococcus nom. rev. as *Enterococcus faecalis* comb. nov. and *Enterococcus faecium* comb. nov. Int J Syst Bacteriol 1984;34:31–34.
904. Schleifer KH, Kilpper-Balz R. Molecular and chemotaxonomic approaches to the classification of streptococci, enterococci, and lactococci: a review. Syst Appl Microbiol 1987;10:1–9.
905. Schlievert PM, Gahr PJ, Assimacopoulos AP, et al. Aggregation and binding substances enhance pathogenicity in rabbit models of *Enterococcus faecalis* endocarditis. Infect Immune 1998;66:218–223.
906. Schrag SJ. Group B streptococcal vaccine for resource-poor countries. Lancet 2011;378:11–12.
907. Schrager HM, Alberti S, Cywes C, et al. Hyaluronic acid capsule modulates M protein-mediated adherence and acts as a ligand for attachment of group A *Streptococcus* to CD44 on human keratinocytes. J Clin Invest 1998;101:1708–1716.
908. Schulthess B, Brodner K, Bloemberg GV, et al. Identification of gram-positive cocci using MALDI-TOF MS: comparison of different preparation methods and implementation of a practical algorithm for routine diagnostics. J Clin Microbiol 2013;51:1834–1840.
909. Schutze GE, Kaplan SL, Jacobs RF. Resistant pneumococcus: a worldwide problem. Infection 1994;22:233–237.
910. Schuur PM, Kasteren ME, Sabbe L, et al. Urinary tract infections with *Aerococcus urinae* in the south of the Netherlands. Eur J Clin Microbiol Infect Dis 1997;16:871–875.
911. Scicchitano L, Bourbeau P. Comparative evaluation of the AccuProbe group B *Streptococcus* culture test, the BD GeneOhm Strep B assay, and culture for detection of group B streptococci in pregnant women. J Clin Microbiol 2009;47:3021–3023.
912. Sedlacek I, Holochova P, Maslanova I, et al. *Enterococcus ureilyticus* sp. nov. and *Enterococcus rotai* sp. nov., two urease-producing enterococci from the environment. Int J Syst Evol Microbiol 2013;63:502–510.
913. Seegmuller I, van der Linden M, Heeg C, et al. *Globicatella sanguinis* is an etiological agent of ventriculoperitoneal shunt-associated meningitis. J Clin Microbiol 2007;45:666–667.
914. Sendi P, Johansson L, Norrby-Teglund A. Invasive group B streptococcal disease in non-pregnant adults: a review with emphasis on skin and soft tissue infections. Infection 2008;36:100–111.
915. Senn L, Entenza JM, Prod'hom G. Adherence of *Abiotrophia defectiva* and *Granulicatella* species to fibronectin: is there a link with endovascular infections? FEMS Immunol Med Microbiol 2006;48:215–217.
916. Shankar N, Lockatell CV, Baghdayan AS, et al. Role of *Enterococcus faecalis* surface protein Esp in the pathogenesis of ascending urinary tract infection. Infect Immun 2001;69:4566–4572.

917. Shelton-Dodge K, Vetter EA, Kohner PC, et al. Clinical significance and antimicrobial susceptibilities of *Aerococcus sanguinicola* and *Aerococcus urinae*. Diagn Microbiol Infect Dis 2011;70:448–451.
918. Shen CF, Wang SM, Liu CC. A new urinary antigen test score correlates with severity of pneumococcal pneumonia in children. J Formos Med Assoc 2011;110:613–618.
919. Shewmaker PL, Camus AC, Bailiff T, et al. *Streptococcus ictaluri* sp. nov., isolated from channel catfish *Ictalurus punctatus* broodstock. Int J Syst Evol Microbiol 2007;57:1603–1606.
920. Shewmaker PL, Steigerwalt AG, Morey RE, et al. *Vagococcus carniphilus* sp. nov., isolated from ground beef. Int J Syst Evol Microbiol 2004;54:1505–1510.
921. Shewmaker PL, Steigerwalt AG, Nicholson AC, et al. Reevaluation of the taxonomic status of recently described species of *Enterococcus*: evidence that *E. thailandicus* is a senior subjective synonym of "*E. sanginicola*" and confirmation of *E. caccae* as a species distinct from *E. silesiacus*. J Clin Microbiol 2011;49:2676–2679.
922. Shewmaker PL, Steigerwalt AG, Shealey L, et al. DNA relatedness, phenotypic characteristics, and antimicrobial susceptibilities of *Globicatella sanguinis* strains. J Clin Microbiol 2001;39:4052–4057.
923. Shewmaker PL, Steigerwalt AG, Whitney AM, et al. Evaluation of methods for identification and determination of taxonomic status of strains belonging to the *Streptococcus porcinus*-*Streptococcus pseudoporcinus* complex isolated from animal, human, and dairy sources. J Clin Microbiol 2012;50:3591–3597.
924. Shih KY, Chu TS, Hung CC, et al. Rhabdomyolysis associated with *Streptococcus pneumoniae* bacteremia in a splenectomized patient. J Formos Med Assoc 2002;101:429–431.
925. Shin J, Her M, Moon C, et al. *Leuconostoc* bacteremia in a patient with amyloidosis secondary to rheumatoid arthritis and tuberculous arthritis. Mod Rheumatol 2011;21:691–695.
926. Shinozaki-Kuwahara N, Takada K, Hirasawa M. *Streptococcus ursoris* sp. nov., isolated from oral cavities of bears. Int J Syst Evol Microbiol 2011;61(Pt 1):40–44. doi: 10:1099/ijs.0.019638-0.
927. Shirano M, Takakura S, Yamamoto M, et al. Regional spread of *vanA*- or *vanB*-positive *Enterococcus gallinarum* in hospitals and long-term care facilities in Kyoto prefecture, Japan. Epidemiol Infect 2011;139:430–436.
928. Shukla SK, Tak T, Haselby RY, et al. Second case of infective endocarditis caused by *Gemella sanguinis*. Wisc Med J 2002;101:37–39.
929. Shulman ST, Bisno AL, Clegg HW, et al. Clinical practice guideline for the diagnosis and management of group A streptococcal pharyngitis: 2012 update by the Infectious Diseases Society of America. Clin Infect Dis 2012;55:1279–1282.
930. Sibley CD, Parkins MD, Duan K, et al. A polymicrobial perspective of pulmonary exacerbations exposes an enigmatic pathogen in cystic fibrosis patients. Proc Natl Acad Sci U S A 2008;105:15070–15075.
931. Siegel M, Timpone J. Penicillin-resistant *Streptococcus pneumoniae* endocarditis: a case report and review. Clin Infect Dis 2001;15:972–974.
932. Siegman-Igra Y, Azmon Y, Schwartz D. Milleri group streptococcus – a stepchild in the viridans family. Eur J Clin Microbiol Infect Dis 2012;31:2453–2459.
933. Sierra-Hoffman M, Watkins K, Jinadatha C, et al. Clinical significance of *Aerococcus urinae*: a retrospective review. Diagn Microbiol Infect Dis 2005;53:289–292.
934. Sim JS, Kim HS, Oh KJ, et al. Spontaneous bacterial peritonitis with sepsis caused by *Enterococcus hirae*. J Korean Med Sci 2012;27:1598–1600.
935. Sims KD, Barton TD. Group B streptococcal toxic shock syndrome in an asplenic patient: case report and review. Eur J Clin Microbiol Infect Dis 2006;25:208–210.
936. Sinclair A, Xiew X, Teltscher M, et al. Systematic review and meta-analysis of a urine-based pneumococcal antigen test for diagnosis of community-acquired pneumonia caused by *Streptococcus pneumoniae*. J Clin Microbiol 2013;51:2303–2310.
937. Sing A, Trebesius K, Heesemann J. Diagnosis of *Streptococcus dysgalactiae* subspecies *equisimilis* (group C streptococci) associated with deep soft tissue infection using fluorescent *in situ* hybridization. Eur J Clin Microbiol Infect Dis 2001;20:146–149.
938. Singh KV, Nallapareddy RS, Murray BE. Importance of the *ebp* (endocarditis and biofilm-associated pilus) locus in the pathogenesis of *Enterococcus faecalis* ascending urinary tract infection. J Infect Dis 2007;195:1671–1677.
939. Singh KV, Nallapareddy SR, Silianpaa J, et al. Importance of the collagen adhesin Ace in pathogenesis and protection against *Enterococcus faecalis* experimental endocarditis. PLoS Pathog 2010;6:e1000716.
940. Sire JM, Donnio PY, Mesnard R, et al. Septicemia and hepatic abscess caused by *Pediococcus acidilactici*. Eur J Clin Microbiol Infect Dis 1992;11:623–625.
941. Sistek V, Maheux AF, Boissinot M, et al. *Enterococcus ureasiticus* sp. nov. and *Enterococcus quebecensis* sp. nov., isolated from water. Int J Syst Evol Microbiol 2012;62:1314–1320.
942. Skaar I, Gaustad P, Tonjum T, et al. *Streptococcus phocae* sp. nov., a new species isolated from clinical specimens from seals. Int J Syst Bacteriol 1994;44:646–650.
943. Skov R, Christensen JJ, Korner B, et al. *In vitro* antimicrobial susceptibility of *Aerococcus urinae* to 14 antibiotics, and time-kill curves for penicillin, gentamicin, and vancomycin. J Antimicrob Chemother 2001;48:653–658.
944. Slany M, Freiberger T, Pavlik P, et al. Culture-negative infective endocarditis caused by *Aerococcus urinae*. J Heart Valve Dis 2007;16:203–205.
945. Slinger R, Goldfarb D, Moldovan I, et al. Rapid PCR detection of group A streptococcus from flocked throat swabs: a retrospective clinical study. Ann Clin Microbiol Antimicrob 2011;10:33.
946. Slotved HC, Kong F, Lambertsen L, et al. Serotype IX, a proposed new *Streptococcus agalactiae* serotype. J Clin Microbiol 2007;45:2929–2936.
947. Sly LI, Cahill MM, Osawa R, et al. The tannin-degrading species *Streptococcus gallolyticus* and *Streptococcus caprinus* are subjective synonyms. Int J Syst Bacteriol 1997;47:893–894.
948. Smith AH, Sra HK, Bawa S, et al. *Streptococcus bovis* meningitis and hemorrhoids. J Clin Microbiol 2010;48:2654–2655.
949. Smith HE, de Vries R, van't Slot R, et al. The *cps* locus of *Streptococcus suis* serotype 2: genetic determinant for the synthesis of sialic acid. Microb Pathog 2000;29:137–134.
950. Smith MD, Derrington P, Evans R, et al. Rapid diagnosis of bacteremic pneumococcal infections in adults by using the Binax NOW *Streptococcus pneumoniae* urinary antigen test: a prospective, controlled clinical evaluation. J Clin Microbiol 2003;41:2810–2813.
951. Smith MD, Sheppard CL, Hogan A, et al. Diagnosis of *Streptococcus pneumoniae* infections in adults with bacteremia and community-acquired pneumonia: clinical comparison of pneumococcal PCR and urinary antigen detection. J Clin Microbiol 2009;47:1046–1049.
952. Solis DP, Martin JJ, Menendez ES. Neonatal retroauricular cellulitis as an indicator of group B streptococcal bacteremia: a case report. J Med Case Rep 2009;3:9334.
953. Sommerfleck P, Macchi ME, Pellegrini S, et al. Acute otitis media in infants younger than three months not vaccinated against *Streptococcus pneumoniae*. Int J Pediatr Otolaryngol 2013;77:976–980.
954. Song X, Srinivasan A, Plaut D, et al. Effect of nosocomial vancomycin-resistant enterococcal bacteremia on mortality, length of stay, and costs. Infect Control Hosp Epidemiol 2003;24:251–256.
955. Sorde R, Falco V, Lowak M, et al. Current and potential usefulness of pneumococcal urinary antigen detection in hospitalized patients with community-acquired pneumonia to guide antimicrobial therapy. Arch Intern Med 2011;171:166–172.
956. Sparks JR, Recchia FM, Weitkamp JH. Endogenous group B streptococcal endophthalmitis in a preterm infant. J Perinatol 2007;27:392–394.
957. Spinale JM, Ruebner RL, Kaplan BS, et al. Update on *Streptococcus pneumoniae* hemolytic uremic syndrome. Curr Opin Pediatr 2013;25:203–208.
958. Sriskandan S, McKee A, Hall L, et al. Comparative effects of clindamycin and ampicillin on superantigenic activity of *Streptococcus pyogenes*. J Antimicrob Chemother 1997;40:275–277.
959. Stackbrandt E, Ebers J. Taxonomic parameters revisted: tarnished gold standards. Microbiol Today 2006;33:152–155.
960. Stackbrandt E, Frederiksen W, Garrity GM, et al. Report of the ad hoc committee for the re-evaluation of the species definition in bacteriology. Int J Syst Evol Microbiol 2002;52:1043–1047.
961. Stamper PD, Cai M, Lema C, et al. Comparison of the BD GeneOhm VanR assay to culture for identification of vancomycin-resistant enterococci in rectal and stool specimens. J Clin Microbiol 2007;45:3360–3365.
962. Starr JA. *Leuconostoc* species-associated endocarditis. Pharmacotherapy 2007;27:766–770.
963. Steer AC, Batzloff MR, Mulholland K, et al. Group A streptococcal vaccines: facts versus fantasy. Curr Opin Infect Dis 2009;22:544–552.
964. Steer AC, Law I, Matatolu L, et al. Global *emm* type distribution of group A streptococci: systematic review and implications for vaccine development. Lancet Infect Dis 2009;9:611–616.
965. Stelzmueller I, Berger N, Siesmayr S, et al. Group milleri streptococci: significant pathogens in solid organ recipients. Transpl Int 2007;20:51–56.
966. Stepanovic S, Jovanovic M, Lavadinovic L, et al. *Enterococcus durans* endocarditis in a patient with transposition of the great vessels. J Med Microbiol 2004;53:259–261.
967. Stevens DL. Streptococcal toxic shock syndrome: spectrum of disease, pathogenesis, and new concepts in treatment. Emerg Infect Dis 1995;1:69–78.

968. Stevens DL. Streptococcal toxic shock syndrome associated with necrotizing fasciitis. Ann Rev Med 2000;51:271–288.
969. Stevens DL, Tanner MH, Winship J, et al. Severe group A streptococcal infections associated with a toxic shock-like syndrome and scarlet fever toxin A. N Engl J Med 1989;321:1–7.
970. Stollerman GH, Dale JB. The importance of the group A *Streptococcus* capsule in the pathogenesis of human infections: a historical perspective. Clin Infect Dis 2008;46:1038–1045.
971. Stoner KA, Rabe LK, Austin MN, et al. Incidence and epidemiology of *Streptococcus pseudoporcinus* in the genital tract. J Clin Microbiol 2011;49:883–886.
972. Strangmann E, Froleke H, Kohse KP. Septic shock caused by *Strepococcus suis*: case report and investigation of a risk group. Int J Hyg Environ Health 2002;205:385–392.
973. Sturt AS, Yang L, Sandhu K. *Streptococcus gallolyticus* subspecies *pasteurianus* (biotype II/2), a newly reported cause of adult meningitis. J Clin Microbiol 2010;48:2247–2249.
974. Suh B. Resolution of persistent *Pediococcus* bacteremia with daptomycin treatment: case report and review of the literature. Diagn Microbiol Infect Dis 2010;66:111–115.
975. Sujatha S, Praharaj I. Glycopeptide resistance in gram-positive cocci: a review. Interdiscip Perspect Infect Dis 2012;2012:781679.
976. Sukontasing S, Tanasupawat S, Moonmangmee S, et al. *Enterococcus camelliae*, sp. nov., isolated from fermented tea leaves in Thailand. Int J Syst Evol Microbiol 2007;57:2151–2154.
977. Summanen PH, Rowlinson MC, Wooton J, et al. Evaluation of genotypic and phenotypic methods for differentiation of the members of the Anginosus group streptococci. Eur J Clin Microbiol Infect Dis 2009;28:1123–1128.
978. Sun JR, Yan JC, Yeh CY, et al. Invasive infection with *Streptococcus iniae* in Taiwan. J Med Microbiol 2007;56:1246–1249.
979. Sunkara B, Bheemreddy S, Lorber B, et al. Group B streptococcus infections in non-pregnant adults: the role of immunosuppression. Int J Infect Dis 2012;16:e182–e186.
980. Sura R, Hinckley LS, Risatti GR, et al. Fatal necrotizing fasciitis and myositis in a cat associated with *Streptococcus canis*. Vet Rec 2008;162:450–453.
981. Svec P, Devriese LA, Sedlacek I, et al. *Enterococcus haemoperoxidans* sp. nov. and *Enterococcus moraviensis* sp. nov., isolated from water. Int J Syst Evol Microbiol 2001;5167–1574.
982. Svec P, Vanacanneyt M, Devriese LA, et al. *Enterococcus aquimarinus* sp. nov. isolated from sea water. Int J Syst Evol Microbiol 2005;55:2183–2187.
983. Svec P, Vancanneyt M, Koort J, et al. *Enterococcus devriesei* sp. nov., associated with animal sources. Int J Syst Evol Microbiol 2005;55:2479–2484.
984. Svec P, Vancanneyt M, Sedlacek I, et al. *Enterococcus silesiacus* sp. nov. and *Enterococcus termitis* sp. nov. Int J Syst Evol Microbiol 2006;56:577–581.
985. Svec P, Vandamme PA, Bryndova H, et al. *Enterococcus plantarum* sp. nov., isolated from plants. Int J Syst Evol Microbiol 2012;62(Pt 7):1499–1505.
986. Swaminathan S, Ritter SB. *Enterococcus avium* endocarditis in an infant with tetralogy of Fallot. Pediatr Cardiol 1999;20:227–228.
987. Swampillai J, Liang M, Fisher R, et al. *Enterococcus gallinarum* causing native-valve endocarditis and aorto-atrial fistula: a case report and literature review. Echocardiography 2012;29(7):873–875. doi: 10.1111/j.1540-8175.2012.01685.x.
988. Swanson H, Cutts E, Lepow M. Penicillin-resistant *Aerococcus viridans* bacteremia in a child receiving prophylaxis for sickle-cell disease. Clin Infect Dis 1996;22:387–388.
989. Taimur S, Madiha R, Samar F, et al. *Gemella morbillorum* endocarditis in a patient with a bicuspid aortic valve. Hellenic J Cardiol 2010;51:183–186.
990. Tait-Kamradt A, Davies T, Appelbaum PC, et al. Two new mechanisms of macrolide resistance in clinical strains of *Streptococcus pneumoniae* from Eastern Europe and North America. Antimicrob Agents Chemother 2000;44:3395–3401.
991. Takaaki A, Moritaka S, Massayuki A, et al. *Streptococcus acidominimus* infections in a human. Jpn J Med 1998;27:317–320.
992. Takada K, Hayashi K, Sato Y, et al. *Streptococcus dentapri* sp. nov., isolated from the wild boar oral cavity. Int J Syst Evol Microbiol 2010;60:820–823.
993. Takada K, Hirasawa M. *Streptococcus orisuis* sp. nov., isolated from the pig oral cavity. Int J Syst Evol Microbiol 2007;57:1272–1275.
994. Takada K, Hirasawa M. *Streptococcus dentirousetti* sp. nov., isolated from the oral cavities of bats. Int J Syst Evol Microbiol 2008;58:160–163.
995. Takahashi T, Sunaoshi K, Sunakawa K, et al. Clinical aspects of invasive infections with *Streptococcus dysgalactiae* ssp. *equisimilis* in Japan: differences with respect to *Streptococcus pyogenes* and *Streptococcus agalactiae*. Clin Microbiol Infect 2010;16:1097–1103.
996. Takahashi T, Ubukata K, Watanabe H. Invasive infection caused by *Streptococcus dysgalactiae* subsp. *equisimilis*: characteristics of strains and clinical features. J Infect Chemother 2011;17(1):1–10. doi: 10.1007/s10156-010-0084-2.

997. Takayama Y, Sunakawa K, Akahoshi T. Meningitis caused by *Enterococcus gallinarum* in patients with ventriculoperitoneal shunts. J Infect Chemother 2003;9:348–350.
998. Takeda N, Kikuchi K, Asano R, et al. Recurrent septicemia caused by *Streptococcus canis* after a dog bite. Scand J Infect Dis 2001;33:927–928.
999. Talarmin JP, Pineau S, Guillouzouic A, et al. Relapse of *Enterococcus hirae* prosthetic valve endocarditis. J Clin Microbiol 2011;49:1182–1184.
1000. Tan CK, Lai CC, Wang JY, et al. Bacteremia caused by non-*faecalis* and non-*faecium Enterococcus* species at a medical center in Taiwan, 2000–2008. J Infect 2010;61:34–43.
1001. Tanasupawat S, Sukontasing S, Lee JS. *Enterococcus thailandicus* sp. nov., isolated from fermented sausage ("mum") in Thailand. Int J Syst Evol Microbiol 2008;58:1630–1634.
1002. Taneja N, Rani P, Emmanuel R, et al. Nosocomial urinary tract infection due to *Leuconostoc mesenteroides* at a tertiary care center in north India. Indian J Med Res 2005;122:178–179.
1003. Tang J, Wang C, Feng Y, et al. Streptococcal toxic shock syndrome caused by *Streptococcus suis* serotype 2. PLoS Med 2006;3:e151.
1004. Tang P, Ng P, Lum M, et al. Use of the Vitek-1 and Vitek-2 systems for detection of constitutive and inducible macrolide resistance in group B streptococci. J Clin Microbiol 2004;42:2282–2284.
1005. Tang M, Perera S, Lonn E, et al. Pneumococcal endocarditis causing valve destruction in the absence of vegetations on transesophageal echocardiography: a series of three consecutive cases. Can J Cardiol 2013;29:519e7–519e9.
1006. Tanimoto K, Nomura T, Maruyama H, et al. First *vanD*-type vancomycin resistant *Enterococcus raffinosus* isolate. Antimicrob Agents Chemother 2006;50:3966–3967.
1007. Tano K, Von Essen R, Eriksson PO, et al. *Alloiococcus otitidis* – otitis media pathogen or normal bacterial flora? APMIS 2008;116:785–790.
1008. Tanz RR, Gerber MA, Kabat W, et al. Performance of a rapid antigen-detection test and throat cultures in community pediatric offices: implications for management of pharyngitis. Pediatrics 2009;123:437–444.
1009. Tapp J, Thollesson M, Herman B. Phylogenetic relationships and genotyping of the genus *Streptococcus* by sequence determination of the RNase P RNA gene, *rpoB*. Int J Syst Evol Microbiol 2003;53:1861–1871.
1010. Tappe D, Pukall R, Schumann P, et al. *Streptococcus merionis* sp. nov., isolated from Mongolian jirds (*Meriones unguiculatus*). Int J Syst Evol Microbiol 2009;59:766–770.
1011. Teixeira LM, Carvalho MG, Espinola MM, et al. *Enterococcus porcinus* sp. nov., and *Enterococcus ratti* sp. nov. associated with enteric disorders in animals. Int J Syst Evol Microbiol 2001;51:1737–1743.
1012. Teixeira LM, Carvalho MG, Merquior VL, et al. Phenotypic and genotypic characterization of *Vagococcus fluvialis*, including strains isolated from human sources. J Clin Microbiol 1997;35:2778–2781.
1013. Tekin A, Tekin G, Turunc T, et al. Infective endocarditis and spondylodiscitis in a patient due to *Aerococcus urinae*. Int J Cardiol 2007;115:402–403.
1014. Teles C, Smith A, Ramage G, et al. Identification of clinically relevant viridans group streptococci by phenotypic and genotypic analysis. Eur J Clin Microbiol Infect Dis 2011;30:243–250.
1015. Tena D, Solis S, Lainez S, et al. Meningitis caused by *Abiotrophia defectiva*: case report and literature review. Infection 2013;41:571–574.
1016. Teng F, Jacques-Palaz KD, Weinstock GM, et al. Evidence that the enterococcal polysaccharide antigen gene (*epa*) cluster is widespread in *Enterococcus faecalis* and influences resistance to phagocytic killing of *E. faecalis*. Infect Immun 2002;70:2010–2015.
1017. Teng LJ, Hsueh PR, Tsai JC, et al. *groESL* sequence determination, phylogenetic analysis, and species determination for viridans group streptococci. J Clin Microbiol 2002;40:3172–3178.
1018. Terpenning MS, Taylor GW, Lopatin DE, et al. Aspiration pneumonia: dental and oral risk factors in an older veteran population. J Am Geriatr Soc 2001;49:557–563.
1019. Thatrimontrichai A, Chanvitan P, Janjindamai W, et al. Case report: early onset bacterial meningitis caused by *Streptococcus gallolyticus* subsp. *pasteurianus*. Southeast Asian J Trop Med Public Health 2012;43:146–151.
1020. Theilacker C, Kaczynski Z, Kropec A, et al. Opsonic antibodies to *Enterococcus faecalis* strain 10230 are directed against lipoteichoic acid. Infect Immune 2006;74:5703–5712.
1021. Thigpen M, Whitney C, Messonnier N, et al. Bacterial meningitis in the United States, 1998–2007. N Engl J Med 2011;364:2016–2025.
1022. Tholpody SS, Sifri CD, Sawyer RG, et al. *Leuconostoc pseudomesenteroides* blood stream infection following liver transplantation. Ann Transplant 2010;15:61–66.
1023. Thomas VC, Hiromasa Y, Harms N, et al. A fratricidal mechanism is responsible for eDNA release and contributes to biofilm development of *Enterococcus faecalis*. Mol Microbiol 2009;72:1022–1036.

1024. Thompson T, Facklam R. Cross reactions of reagents from streptococcal grouping kits with *Streptococcus porcinus*. J Clin Microbiol 1997;35:1885–1886.
1025. Thorley AM, Campbell D, Moghai NE, et al. Post streptococcal acute glomerulonephritis secondary to sporadic *Streptococcus equi* infection. Pediatr Nephrol 2007;22:597–599.
1026. Thurlow LR, Thomas VC, Fleming SD, et al. *Enterococcus faecalis* capsular polysaccharide serotypes C and D and their contributions to host innate immune evasion. Infect Immun 2009;77:5551–5557.
1027. Tiemstra J, Miranda RL. Role of non-group A streptococci in acute pharyngitis. J Am Board Fam Med 2009;22:663–669.
1028. Tien LH, Nishibori T, Nishitani Y, et al. Reappraisal of the taxonomy of *Streptococcus suis* serotypes 20, 22, 26, and 33 based on DNA–DNA homology and *sodA* and *recN* phylogenies. Vet Microbiol 2013;162;842–849.
1029. Tilanus AM, deGeus HR, Rijnders BJ, et al. Severe group A streptococcal toxic shock syndrome presenting as primary peritonitis: a case report and brief review of the literature. Int J Infect Dis 2010;14(Suppl 3):e208–e212.
1030. Till M, Mixson RI, Pertel PE. Linezolid treatment for osteomyelitis due to vancomycin-resistant *Enterococcus faecium*. Clin Infect Dis 2002;34:1412–1414.
1031. Timoney JF. Strangles. Vet Clin North Am Equine Pract 1993;9(2):365–374.
1032. Todeschini G, Tecchio C, Borghero C, et al. Association between *Enterococcus* bacteremia and death in neutropenic patients with haematological malignancies. J Infect 2006;53:266–273.
1033. Tong H, Gao X, Dong X. *Streptococcus oligofermentans* sp. nov., a novel oral isolate from caries-free humans. Int J Syst Evol Microbiol 2003;53:1101–1104.
1034. Tong HH, Blue LE, James MA, et al. Evaluation of the virulence of a *Streptococcus pneumoniae* neuraminidase-deficient mutant in nasopharyngeal colonization and development of otitis media in the chinchilla model. Infect Immun 2000;68:921–924.
1035. Topcu Y, Akinci G, Bayram E, et al. Brain abscess caused by *Lactococcus lactis cremoris* in a child. Eur J Pediatr 2011;170:1603–1605.
1036. Torzillo PJ, Hanna JN, Morey F, et al. Invasive pneumococcal disease in central Australia. Med J Aust 1995;162:182–186.
1037. Towers CV, Garite TJ, Friedman WW, et al. Comparison of a rapid enzyme-linked immunosorbent assay test and the Gram stain for detection of group B *Streptococcus* in high-risk antepartum patients. Am J Obstet Gynecol 1990;163:965–967.
1038. Tracy M, Wanahita A, Shuhatovich Y, et al. Antibiotic susceptibilities of genetically characterized *Streptococcus milleri* group strains. Antimicrob Agents Chemother 2001;45:1511–1514.
1039. Tran MP, Caldwell-McMillan M, Khalife W, et al. *Streptococcus intermedius* causing infective endocarditis and abscesses: a report of three cases and a review of the literature. BMC Infect Dis 2008;8:154.
1040. Trappetti C, Kadioglu A, Carter M, et al. Sialic acid: a preventable signal for pneumococcal biofilm formation, colonization, and invasion of the host. J Infect Dis 2009;199:1497–1505.
1041. Trehan I, Fritz SA. Group B *Streptococcus* vertebral osteomyelitis-discitis in an immunocompetent adolescent. Pediatr Infect Dis J 2009;28:552–553.
1042. Treszezamsky AD, Feldman D, Sarabanchong VO. Concurrent postpartum uterine and abdominal wall dehiscence and *Streptococcus anginosus* infection. Obstet Gynecol 2011;118:449–451.
1043. Tripathi A, Shukla SK, Singh A, et al. A new approach of real-time polymerase chain reaction in detection of vancomycin-resistant enterococci and its comparison with other methods. Indian J Med Microbiol 2013;31:47–52.
1044. Tritz DM, Iwen PC, Woods GL. Evaluation of MicroScan for identification of *Enterococcus* species. J Clin Microbiol 1990;28:1477–1478.
1045. Trottier S, Higgins R, Brochu G, et al. A case of human endocarditis due to *Streptococcus suis* in North America. Rev Infect Dis 1991;13:1251–1252.
1046. Tsai HY, Liao CH, Liu CY, et al. *Streptococcus suis* infection in Taiwan, 2000–2011. Diagn Microbiol Infect Dis 2012;74:75–77.
1047. Tsai MS, Huang TC, Liu JW. Lemierre's syndrome caused by viridans streptococci: a case report. J Microbiol Immunol Infect 1999;32:126–128.
1048. Tsakalidou E, Zoidou E, Pots B, et al. Identification of streptococci from Greek Kasseri cheese and description of *Streptococcus macedonicus* sp. nov. Int J Syst Bacteriol 1998;48:519–527.
1049. Tu EY, Jain S. Topical linezolid 0.2% for the treatment of vancomycin-resistant or vancomycin-intolerant gram-positive bacterial keratitis. Am J Ophthalmol 2013;155:1095–1098.
1050. Tufan MA, Hamide KK, Duygu EB, et al. Spondylodiscitis and endocarditis caused by *S. vestibularis*. Braz J Infect Dis 2010;14:3770–379.
1051. Tung SK, Teng LJ, Vaneechoutte M, et al. Identification of species of *Abiotrophia*, *Enterococcus*, *Granulicatella*, and *Streptococcus* by sequence analysis of the ribosomal 16S–23S intergenic spacer region. J Med Microbiol 2007;56:504–513.
1052. Tunkel AP, Sepkowitz KA. Infections caused by viridans streptococci in patients with neutropenia. Clin Infect Dis 2002;34:1524–1529.
1053. Tuohy MJ, Procop GW, Washington JA. Antimicrobial susceptibility of *Abiotrophia adiacens* and *Abiotrophia defectiva*. Diagn Microbiol Infect Dis 2000;38:189–191.
1054. Turner CE, Kurupati P, Jones MD, et al. Emerging role of the interleukin-8-cleaving enzyme SpyCEP in clinical *Streptococcus pyogenes* infection. J Infect Dis 2009;200:555–563.
1055. Turner JC, Hayden FG, Lobo MC, et al. Epidemiologic evidence for Lancefield group C β-hemolytic streptococci as a cause of exudative pharyngitis in college students. J Clin Microbiol 1997;35:1–4.
1056. Turner P, Turner C, Kaewcharernnet N, et al. A prospective study of urinary pneumococcal antigen detection in healthy Karen mothers with high rates of pneumococcal nasopharyngeal carriage. BMC Infect Dis 2011;11:108.
1057. Turnier L, Nausheen S, Cunha BA. Fatal streptococcus viridans (*S. oralis*) aortic prosthetic valve endocarditis (PVE) with paravalvular abscess related to steroids. Heart Lung 2009;38:167–171.
1058. Tyrrell GJ, Turnbull L, Teixeria LM, et al. *Enterococcus gilvus* sp. nov. and *Enterococcus pallens* sp. nov. isolated from human clinical specimens. J Clin Microbiol 2002;40:1140–1145.
1059. Uchida Y, Morita H, Adachi S, et al. Bacterial meningitis and septicemia of neonate due to *Lactococcus lactis*. Pediatr Int 2011;53:119–120.
1060. Uckay I, Rohner P, Bolivar I, et al. *Streptococcus sinensis* endocarditis outside Hong Kong. Emerg Infect Dis 2007;13:1250–1252.
1061. Ueno K, Kawayama T, Edakuni N, et al. A case of thoracic empyema with gas formation associated with *Streptococcus dysgalactiae* subsp. *equisimilis*. Kansenshogaku Zasshi 2006;80:527–530.
1062. Uhl JR, Adamson SC, Vetter EA, et al. Comparison of the LightCycler PCR, rapid antigen immunoassay, and culture for detection of group A streptococci from throat swabs. J Clin Microbiol 2003;41:242–249.
1063. Ulett KB, Benjamin Jr WH, Zhuo F, et al. Diversity of group B streptococcal serotypes causing urinary tract infections in adults. J Clin Microbiol 2009;47:2055–2660.
1064. Ulger-Toprak N, Summanen PH, Liu C, et al. *Gemella asaccharolytica* sp. nov., isolated from human clinical specimens. Int J Syst Evol Microbiol 2010;60:1023–1026.
1065. Unal A, Sipahioglu MH, Kavuncuoglu F, et al. A rare cause of peritoneal dialysis-related peritonitis: *Gemella haemolysans*. Perit Dial Int 2009;29:482.
1066. Uno K, Kasahara K, Komatsu Y, et al. Rupture of renal mycotic aneurym that developed during the treatment of streptococcal infective endocarditis and vertebral osteomyelitis. Intern Med 2012;51:1255–1258.
1067. Usacheva EA, Ginocchio CC, Morgan M, et al. Prospective, multicenter evaluation of the BD GeneOhm VanR assay for direct, rapid detection of vancomycin-resistant *Enterococcus* species in perianal and rectal specimens. Am J Clin Pathol 2010;134:219–226.
1068. Uttley AH, Collins CH, Naidoo J, et al. Vancomycin-resistant enterococci. Lancet 1988;1:57–58.
1069. Vagiakou-Voudris E, Mylona-Petropoulou D, Kalogeropoulou E, et al. Multiple liver abscesses associated with bacteremia due to *Leuconostoc lactis*. Scand J Infect Dis 2002;34:766–767.
1070. Valkenburg-van den Berg AW, Houtman-Roelofsen RL, Oostvogel PM, et al. Timing of group B streptococcus screening in pregnancy: a systematic review. Gynecol Obstet Invest 2010;69:174–183.
1071. VanBambeke F, Chauvel M, Reynold PE, et al. Vancomycin-dependent *Enterococcus faecalis* clinical isolates and revertant mutants. Antimicrob Agents Chemother 1999;43:41–47.
1072. Vancanneyt M, Devriese LA, DeGraf EM, et al. *Streptococcus minor* sp. nov., from faecal samples and tonsils of domestic animals. Int J Syst Evol Microbiol 2004;54:449–452.
1073. Vancanneyt M, Snauwaert C, Cleenwerck L, et al. *Enterococcus villorum* sp. nov., an enteroadherent bacterium associated with diarrhea in piglets. Int J Syst Evol Microbiol 2001;51:393–400.
1074. Vancanneyt M, Zamfir M, Devriese LA, et al. *Enterococcus saccharominimus* sp. nov., from dairy products. Int J Syst Evol Microbiol 2004;54:2175–2179.
1075. Vandamme P, Hommez J, Snauwaert C, et al. *Globicatella sulfidifaciens* sp. nov., isolated from purulent infections in domestic animals. Int J Syst Evol Microbiol 2001;51:1745–1749.
1076. Vandamme P, Pot B, Falsen E, et al. Taxonomic study of Lancefield streptococcal groups C, G, and L (*Streptococcus dysgalactiae*) and proposal of *S. dysgalactiae* subsp. *equisimilis* subsp. nov. Int J Syst Bacteriol 1996;46:774–781.
1077. Van de Beek D, de Gans J, Spanjaard L, et al. Group A streptococcal meningitis in adults: report of 41 cases and a review of the literature. Clin Infect Dis 2004;34:e32–e36.
1078. Vandana KE, Mukhopadhyay C, Rau NR, et al. Native-valve endocarditis and femoral embolism due to *Granulicatella adiacens*: a rare case report. Braz J Infect Dis 2010;14:634–636.

1079. van Dijk M, van Toyen BJ, Wuisman PI, et al. Trochanter osteomyelitis and ipsilateral arthritis due to *Gemella morbillorum*. Eur J Clin Microbiol Infect Dis 1999;18:600–602.
1080. Vanek NN, Simon SI, Jacques-Palaz K, et al. *Enterococcus faecalis* aggregation substance promotes opsonin-independent binding to human neutrophils via a complement receptor type 3-mediated mechanism. FEMS Immunol Med Microbiol 1999;26:49–60.
1081. van't Wout JW, Bijlmer HA. Bacteremia due to *Streptococcus gallolyticus*, or the perils of revised nomenclature in bacteriology. Clin Infect Dis 2005;40:1070–1071.
1082. Vargiami EG, Farmaki E, Tasiopoulou D, et al. A patient with Lemierre syndrome. Eur J Pediatr 2010;169:491–493.
1083. Vartian CV, Septimus EJ. Meningitis caused by group B *Streptococcus* in association with cerebrospinal rhinorrhea. Clin Infect Dis 1992;14:1261–1262.
1084. Vaska VL, Faoagli JL. *Streptococcus bovis* bacteremia: identification within organism complex and association with endocarditis and colonic malignancy. Pathology 2009;41:183–186.
1085. Veesenmeyer AF, Edmonson MB. Trands in U.S. hospital stays for *Streptococcus pneumoniae*-associated hemolytic-uremic syndrome. Pediatr Infect Dis J 2013;32:731–735.
1086. Vela AI, Aspiroz C, Fortuno B, et al. Meningitis caused by an unusual genotype (ST3) of *Streptococcus suis*. Infection 2013;41(3):701–703. doi: 10.1007/sl5010-012-00382-y.
1087. Vela AI, Casamayor A, Sanchez del Rey V, et al. *Streptococcus pluextorum* sp. nov., isolated from pigs. Int J Syst Evol Microbiol 2009;59:504–508.
1088. Vela AI, Fernandez E, Lawson PA, et al. *Streptococcus entericus* sp. nov., isolated from cattle intestines. Int J Syst Evol Microbiol 2002;52:665–669.
1089. Vela AI, Garcia N, Latre MV, et al. *Aerococcus suis* sp. nov., isolated from clinical specimens from swine. Int J Syst Evol Microbiol 2007;57:1291–1294.
1090. Vela AI, Mentaberre G, Marco I, et al. *Streptococcus rupicaprae* sp. nov., isolated from a Pyrenean chamois (*Rupicapra pyenaica*). Int J Syst Evol Microbiol 2011;61:1989–1993.
1091. Vela AI, Perez M, Zamora L, et al. *Streptococcus porci* sp. nov., isolated from swine sources. Int J Syst Evol Microbiol 2010;60:104–108.
1092. Vela AI, Sanchez V, Mentaberre G, et al. *Streptococcus porcorum* sp. nov., isolated from domestic and wild pigs. Int J Syst Evol Microbiol 2011;61:1585–1589.
1093. Verani JR, Schrag SJ. Group B streptococcal disease in infants: progress in prevention and continued challenges. Clin Perinatol 2010;37:375–392.
1094. Vidal JE, Tuon FF. Brain abscess due to viridans streptococci in a severely immunosuppressed HIV-infected patient. Int J STD AIDS 2009;20:654–656.
1095. Vieira VV, Teixeira LM, Zahner V, et al. Genetic relationships among the different phenotypes of *Streptococcus dysgalactiae* strains. Int J Syst Bacteriol 1998;48:1231–1243.
1096. Vijayakrishnan R, Rapose A. Fatal *Enterococcus durans* aortic valve endocarditis: a case report and review of the literature. BMJ Case Rep 2012. doi: 10.1136/bcr-02-201205855.
1097. Vilaichone RK, Mahachai V, Nunthapisud P. *Streptococcus suis* peritonitis: case report. J Med Assoc Thai 2000;83:1274–1277.
1098. Villegas E, Valldeoriola F, de Otero J, et al. Meningitis caused by *Gemella morbillorum* with associated pituitary apoplexy: a case report. Eur J Intern Med 2008;19:e101–e102.
1099. Vollmer T, Hinse D, Kleesiek K, et al. Interactions between endocarditis-derived *Streptococcus gallolyticus* subsp. *gallolyticus* isolates and human endothelial cells. BMC Microbiol 2010;10:78.
1100. Von Baum H, Klemme FR, Geiss HK, et al. Comparative evaluation of a commercial system for identification of Gram-positive cocci. Eur J Clin Microbiol Infect Dis 1998;17:849–852.
1101. Voutsadakis JA. *Streptococcus suis* endocarditis and colon carcinoma: a case report. Clin Colorectal Cancer 2006;6:226–228.
1102. Vuorenoja K, Jaleva J, Lindholm L, et al. Detection of *Streptococcus pneumoniae* carriage by the Binax NOW test with nasal and nasopharyngeal swabs in young children. Eur J Clin Microbiol Infect Dis 2012;31:703–706.
1103. Wallbanks S, Martinez-Murcia AJ, Fryer JL, et al. 16S rRNA sequence determination for members of the genus *Carnobacterium* and related lactic acid bacteria and description of *Vagococcus salmoninarum*. Int J Syst Bacteriol 1990;40:224–230.
1104. Wallet F, Loiez C, Renaux E, et al. Performances of Vitek 2 colorimetric cards for identification of gram-positive and gram-negative bacteria. J Clin Microbiol 2006;43:4402–4406.
1105. Wanahita A, Goldsmith EA, Musher DM, et al. Interaction between human polymorphonuclear leukocytes and *Streptococcus milleri* group bacteria. J Infect Dis 2002;185:85–90.
1106. Wang J, Zhou N, Xu B, et al. Identification and cluster analysis of *Streptococcus pyogenes* by MALDI-TOF mass spectrometry. PLoS One 2012;7:e47152.
1107. Wang L, Cui YS, Kwon CS, et al. *Vagococcus acidifermentans* sp. nov., isolated from an acidogenic fermentation bioreactor. Int J Syst Evol Microbiol 2011;61:1123–1126.
1108. Watanabe Y, Naito T, Kikuchi K, et al. Infective endocarditis with *Lactococcus garvieae* in Japan: case report. J Med Case Rep 2011;356.
1109. Watanabe Y, Todome Y, Ohkuni H, et al. Cysteine protease activity and histamine release from the human mast cell line HMC-1 stimulated by recombinant streptococcal pyrogenic exotoxin B/streptococcal cysteine protease. Infect Immun 2002;70:3944–3947.
1110. Waters CM, Hirt H, McCormick JK, et al. An amino terminal domain of *Enterococcus faecalis* aggregation substance is required for aggregation, bacterial internalization by epithelial cells, and binding to lipoteichoic acid. Mol Microbiol 2004;52:1159–1171.
1111. Watt JP, O'Brien KL, Benin AL, et al. Risk factors for invasive pneumococcal disease among Navajo adults. Am J Epidemiol 2007;166:1080–1087.
1112. Webb M, Riley LW, Roberts RB. Cost of hospitalization for and risk factors associated with vancomycin-resistant *Enterococcus faecium* infection and colonization. Clin Infect Dis 2001;33:445–452.
1113. Weinstein MR, Litt M, Kertesz DA, et al. Invasive infections due to a fish pathogen, *Streptococcus iniae*. N Engl J Med 1997;337:589–594.
1114. Wellmer A, Zysk G, Gerber J, et al. Decreased virulence of a pneumolysin-deficient strain of *Streptococcus pneumoniae* in murine meningitis. Infect Immun 2002;70:6504–6508.
1115. Wernecke M, Mullen C, Sharma V, et al. Evaluation of a novel real-time PCR test based on the *ssr* gene for the identification of group B streptococci in vaginal swabs. BMC Infect Dis 2009;9:148.
1116. Werno AM, Christner M, Anderson TP, et al. Differentiation of *Streptococcus pneumoniae* from non-pneumococcal streptococci of the *Streptococcus mitis* group by matrix-assisted laser desorption ionization-time of flight mass spectrometry. J Clin Microbiol 2012;50:2863–2867.
1117. Wertheim HF, Nghia HD, Taylor W, et al. *Streptococcus suis*: an emerging human pathogen. Clin Infect Dis 2009;48:617–625.
1118. Wessels EI, Schelfaut JJ, Bernards AT, et al. Evaluation of several biochemical and molecular techniques for identification of *Streptococcus pneumoniae* and *Streptococcus pseudopneumoniae* and their detection in respiratory samples. J Clin Microbiol 2012;50:1171–1177.
1119. Wessels MR. Capsular polysaccharide of group A *Streptococcus*. In Fischetti VA, Novick RP, Ferretti JJ, et al, eds. Gram-Positive Pathogens. Chapter 4. Washington, DC: ASM Press, 2000: 34–42.
1120. Wessels MR. Streptococcal pharyngitis. N Engl J Med 2011;364:648–655.
1121. Wessels MR, Moses AE, Goldberg JB, et al. Hyaluronic acid capsule is a virulence factor for mucoid group A streptococci. Proc Natl Acad Sci U S A 1991;88:8317–8321.
1122. Westling K, Julander I, Ljungman P, et al. Identification of species of viridans group streptococci in clinical blood culture isolates by sequence analysis of the RNase P RNA gene, *rnpB*. J Infect 2008;56:204–210.
1123. Whatmore AM, Engler KH, Gudmundsdottir G, et al. Identification of isolates of *Streptococcus canis* infecting humans. J Clin Microbiol 2001;39:4196–4199.
1124. Whiley RA, Beighton D. Current classification of the oral streptococci. Oral Microbiol Immunol 1998;13:195–216.
1125. Whiley RA, Fraser HY, Douglas CW, et al. *Streptococcus parasanguinis* sp. nov., an atypical viridans *Streptococcus* from human clinical specimens. FEMS Microbiol Lett 1990;68:115–122.
1126. Whiley RA, Fraser H, Hardies JM, et al. Phenotypic differentiation of *Streptococcus intermedius*, *Streptococcus constellatus*, and *Streptococcus anginosus* strains within the "*Streptococcus milleri*" group. J Clin Microbiol 1990;28:1497–1501.
1127. Whiley RA, Hall LM, Hardie JM, et al. A study of small colony β-hemolytic, lancefield group C streptococci within the anginosus group: description of *Streptococcus constellatus* subsp. *pharyngis* subsp. nov., associated with the human throat and pharyngitis. Int J Syst Bacteriol 1999;49:1443–1449.
1128. Whiley RA, Hardie JM. *Streptococcus vestibularis* sp. nov. from the human oral cavity. Int J Syst Bacteriol 1988;38:335–339.
1129. Whitney CG, Farley MM, Hadler J, et al. Increasing prevalence of multidrug-resistant *Streptococcus pneumoniae* in the United States. N Engl J Med 2000;343:1917–1924.
1130. Wickramasinghe N, Harris K. Bilateral endophthamitis as a primary manifestation of *Streptococcus dysgalactiae* endocarditis and the role of 16S rDNA polymerase chain reaction. Diag Microbiol Infect Dis 2010;67:185–187.
1131. Willcox MD, Zhu H, Knox KW. *Streptococcus australis* sp. nov., a novel oral streptococcus. Int J Syst Evol Microbiol 2001;51:1277–1281.
1132. Willenburg KS, Sentochnik DE, Zadoks RN. Human *Streptococcus suis* meningitis in the United States. N Engl J Med 2006;354:1325.
1133. Winter AJ, Comis SD, Osborne MP, et al. A role for pneumolycin but not neuraminidase in the hearing loss and cochlear damage induced by pneumococcal meningitis in guinea pigs. Infect Immun 1997;65:4411–4418.

1134. Winterbotham A, Riley S, Kavanaugh-McHugh A, et al. Endocarditis caused by group A β-hemolytic streptococci in an infant: case report and review. Clin Infect Dis 1999;29:196–198.
1135. Wisselink HJ, Joosten JJ, Smith HE. Multiplex PCR assays for simultaneous detection of six major serotypes and two virulence-associated phenotypes of *Streptococcus suis* in tonsillar specimens from pigs. J Clin Microbio 2002;40:2922–2929.
1136. Wong HR, Cvijanovich N, Wheeler DS, et al. Interleukin-8 as a stratification tool for interventional trials involving pediatric septic shock. Am J Respir Crit Care Med 2008;178:276–282.
1137. Wong SL, Anthony EY, Shetty AK. Pyomyositis due to *Streptococcus pneumoniae*. Am J Emerg Med 2009;27:633e1–633e3.
1138. Wong SS, Woo PC, Ho PL, et al. Continuous ambulatory peritoneal dialysis -related peritonitis caused by *Streptococcus bovis*. Eur J Clin Microbiol Infect Dis 2003;22:424–426.
1139. Woo PC, Tse H, Tse CW, et al. Life-threatening invasive *Helcococcus kunzii* infection in intravenous drug users and *ermA*-mediated erythromycin resistance. J Clin Micro 2005;43:6205–6208.
1140. Woo PC, Fung AM, Lau SK, et al. Group G β-hemolytic streptococcal bacteremia characterized by 16S ribosomal RNA gene sequencing. J Clin Microbiol 2001;39:3147–3155.
1141. Woo PC, Tam DM, Lau SK, et al. *Enterococcus cecorum* empyema thoracis successfully treated with cefotaxime. J Clin Microbiol 2004;42:919–922.
1142. Woo PC, Tam DM, Leung KW, et al. *Streptococcus sinensis* sp. nov., a novel species isolated from a patient with endocarditis. J Clin Microbiol 2002;40:805–810.
1143. Woo PC, Teng JL, Leung KW, et al. *Streptococcus sinensis* may react with Lancefield group F antiserum. J Med Microbiol 2004;53:1083–1088.
1144. Woo PC, Teng JL, Tsang SN, et al. The oral cavity as a natural reservoir for *Streptococcus sinensis*. Clin Microbiol Infect 2008;14:1075–1079.
1145. Woo PC, To AP, Tse H, et al. Clinical and molecular epidemiology of erythromycin-resistant β-hemolytic lancefield group G streptococci causing bacteremia. J Clin Microbiol 2003;41:5188–5191.
1146. Woo PC, Tse H, Chan K, et al. "*Streptococcus milleri*" endocarditis caused by *Streptococcus anginosus*. Diagn Microbiol Infect Dis 2004;48:81–88.
1147. Woodford N. Epidemiology of genetic elements responsible for acquired glycopeptide resistance in enterococci. Microb Drug Resist 2001;7:229–236.
1148. World Health Organization. Rheumatic fever and rheumatic heart disease. Tech Rep Ser 2004;923:1–122.
1149. Wu C, Zhang Y, Gong Y, et al. Two cases of bacterial supperative thyroiditis caused by *Streptococcus anginosus*. Endocr Pathol 2013;24:49–53.
1150. Wu CT, Chang YL, Chen WC, et al. Surgical treatment of organizing pneumonia mimicking lung cancer: experience of 27 patients. Eur J Cardiothorac Surg 2010;37:797–801.
1151. Wu Z, Uzcategui N, Chung M, et al. Group B streptococcal endogenous endophthalmitis in a neonate. Retina 2006;26:472–473.
1152. Xu X, Lin D, Yan G, et al. *vanM*, a new glycopeptide resistance gene cluster found in *Enterococcus faecium*. Antimicrob Agents Chemother 2010;54:4643–4647.
1153. Yagupsky P, Menegus MA, Powell KR. The changing spectrum of group B streptococcal disease in infants: an eleven-year experience in a tertiary care hospital. Pediatr Infect Dis J 1991;10:801–808.
1154. Yamashiro E, Asato Y, Taira K, et al. Necrotizing fasciitis caused by *Streptococcus pneumoniae*. J Dermatol 2009;36:298–305.
1155. Yamazaki R, Mori T, Sugita K, et al. *Leuconostoc* septicemia in a neutropenic patient with acute myelogenous leukemia relapsed after allogeneic peripheral blood stem cell transplantation. Transpl Infect Dis 2009;11:94–95.
1156. Yang DH, Chang MH, Chang WC. Isolated septic discitis associated with *Streptococcus bovis* bacteremia. South Med J 2011;104:375–377.
1157. Yassin M, Yadavalli GK, Alvarado N, et al. *Streptococcus anginosus* (*Streptococcus milleri* group) pyomyositis in a 50-year-old man with acquired immunodeficiency syndrome: case report and review of literature. Infection 2010;38:65–68.
1158. Yombi JC, Belkhir L, Jonckheere S, et al. *Streptococcus gordonii* septic arthritis: two cases and review of the literature. BMC Infect Dis 2012;12:215.
1159. Yossuck P, Miller-Canfield P, Moffett K, et al. *Leuconostoc* spp. sepsis in an extremely low-birth-weight infant: a case report and review of the literature. W Virginia Med J 2009;105:24–27.
1160. Young TP, Laas L, Thorp AW, et al. Etiology of septic arthritis in children: an update for the new millennium. Am J Emerg Med 2011;29:899–902.
1161. Yu CH, Minnema BJ, Gold WL. Bacterial infections complicating tongue piercing. Can J Infect Dis Med Microbiol 2010;21:e70–e74.
1162. Yu H, Jing H, Chen Z, et al. Human *Streptococcus suis* outbreak, Sichuan, China. Emerg Infect Dis 2006;12:914–920.
1163. Yu H, Liu XC, Wang SW, et al. Matched case-control study for risk factors of human *Streptococcus suis* infection in Sichuan Province, China. Zhonghua Liu Xing Bing Xue Za Zhi 2005;26:636–639.
1164. Zabicka D, Strzelecki J, Wozbniak A, et al. Efficiency of the Cepheid Xpert *vanA/vanB* assay for screening of colonization with vancomycin-resistant enterococci during hospital outbreak. Antonie Van Leeuwenhoek 2012;101:671–675.
1165. Zadroga RJ, Zylla D, Cawcutt K, et al. Pneumococcal pyomyositis: report of 2 cases and review of the literature. Clin Infect Dis 2012;55:e12–e17.
1166. Zalas-Wiecek P, Michalska A, Grabczewska E, et al. Human meningitis caused by *Streptococcus suis*. J Med Microbiol 2013;62:483–485.
1167. Zaoutis T, Attia M, Gross R, et al. The role of group C and group G streptococci in acute pharyngitis in children. Clin Microbiol Infect 2004;10:37–40.
1168. Zbinden A, Mueller NJ, Tarr PE, et al. *Streptococcus tigurinus*, a novel member of the *Streptococcus mitis* group, causes invasive infections. J Clin Microbiol 2012;50:2969–2973.
1169. Zbinden A, Mueller NJ, Tarr PE, et al. *Streptococcus tigurinus* sp. nov., isolated from the blood of a patient with endocarditis, meningitis, and spondylodiscitis. Int J Syst Evol Microbiol 2012;62:2941–2945.
1170. Zechini B, Cipriani P, Papadopoulu S, et al. Endocarditis caused by *Lactococcus lactis* in a patient with atrial myxoma: a case report. Diagn Microbiol Infect Dis 2006;56:325–328.
1171. Zeller V, Lavigne M, Leclerc P, et al. Group B streptococcal prosthetic joint infections: a retrospective study of 30 cases. Presse Med 2009;1577–1584.
1172. Zeng J, Teng F, Murray BE. Gelatinase is important for translocation of *Enterococcus faecalis* across polarized human enterocyte-like T84 cells. Infect Immun 2005;73:1606–1612.
1173. Zhang M, Yan L, Zhu G, et al. Isolation and characterization of *Streptococcus troglodytidis* sp. nov., from a foot abscess of a chimpanzee (Pan troglodytes). Int J Syst Evol Microbiol 2013;63:449–453.
1174. Zheng M, Ng OT, Teo BW. Aortic and mitral valve endocarditis caused by *Gemella morbillorum* in a haemodialysis patient. Singapore Med J 2008;49:e385–e387.
1175. Zheng X, Freeman AF, Villafranca J, et al. Antimicrobial susceptibilities of invasive pediatric *Abiotrophia* and *Granulicatella* isolates. J Clin Microbiol 2004;42:4323–4326.
1176. Zhu H, Willcox MD, Knox KW. A new species of oral *Streptococcus* isolated from Sprague-Dawley rats, *Streptococcus oristratti* sp. nov. Int J Syst Evol Microbiol 2000;50:55–61.
1177. Zolezzi PC, Laplana LM, Calvo R, et al. Molecular basis of resistance to macrolides and other antibiotics in commensal viridans group streptococci and *Gemella* spp, and transfer of resistance genes to *Streptococcus pneumoniae*. Antimicrob Agents Chemother 2004;48:3462–3467.
1178. Zysk G, Bongaerts RJ, Ten Thoren E, et al. Detection of 23 immunogenic pneumococcal proteins using convalescent phase serum. Infect Immun 2000;68:3740–3743.

CAPÍTULO 14
Bacilos Gram-Positivos Aeróbios e Facultativos

Espécies de *Listeria* e *Listeria monocytogenes*, 866
Taxonomia do gênero *Listeria*, 866
Virulência de *L. monocytogenes*, 867
Epidemiologia de *L. monocytogenes*, 868
Importância clínica de *L. monocytogenes*, 868
Isolamento de *L. monocytogenes* de amostras clínicas, 870
Identificação de espécies de *Listeria*, 871
Sensibilidade a agentes antimicrobianos e tratamento das infecções causadas por *Listeria*, 873
Patogenicidade de outras espécies de *Listeria*, 873

Espécies de *Erysipelothrix*, 874
Taxonomia do gênero *Erysipelothrix*, 874
Importância clínica de *E. rhusiopathiae*, 874
Isolamento e identificação de *E. rhusiopathiae*, 876
Sensibilidade de *E. rhusiopathiae* a agentes antimicrobianos, 876

Espécies de *Bacillus* e gêneros relacionados, 877
Taxonomia e análise taxonômica do gênero *Bacillus*, 877
Bacillus anthracis, 878

Bacillus cereus, 883
Infecções oportunistas causadas por *B. cereus*, por outras espécies de *Bacillus* e por espécies de *Paenibacillus*, 884
Segurança laboratorial, coleta de amostras e processamento, 887
Isolamento e identificação do "grupo bacillus", 888
Teste de sensibilidade de espécies de *Bacillus* a agentes antimicrobianos, 890

Espécies de *Corynebacterium*, 890
Introdução e taxonomia, 890
Identificação de espécies de *Corynebacterium* e bactérias corineformes, 891
Teste de sensibilidade de espécies de *Corynebacterium* e de bactérias corineformes a agentes antimicrobianos, 909
Membros do gênero *Corynebacterium* isolados de seres humanos, 909
Corynebacterium diphtheriae, 910
Espécies de *Corynebacterium* associadas a animais e ao meio ambiente, 917

Outras bactérias corineformes, 917
Espécies de *Actinotignum* e *Actinobaculum*, 918
Espécies de *Actinomyces*, 920
Espécies de *Arcanobacterium* e *Trueperella*, 932

Arthrobacter e espécies relacionadas, 934
Espécies de *Brevibacterium*, 937
Espécies de *Cellulomonas*, *Cellulosimicrobium* e *Oerskovia*, 938
Espécies de *Dermabacter* e *Helcobacillus*, 941
Espécies de *Exiguobacterium*, 941
Espécies de *Leifsonia*, 941
Espécies de *Microbacterium*, 944
Espécies de *Turicella*, 945
Espécies de *Rothia*, 946

***Gardnerella vaginalis*, 947**
Taxonomia e morfologia celular, 947
Importância clínica de *Gardnerella vaginalis*, 949
Diagnóstico de VB e características de cultura de *Gardnerella vaginalis*, 950
Sensibilidade de *Gardnerella vaginalis* a agentes antimicrobianos, 952

Espécies de *Lactobacillus*, 952
Taxonomia e epidemiologia, 952
Importância clínica das espécies de *Lactobacillus*, 952
Isolamento e identificação de espécies de *Lactobacillus*, 954
Sensibilidade das espécies de *Lactobacillus* aos agentes antimicrobianos, 954

Espécies de *Weissella*, 954

Os bacilos gram-positivos aeróbios/facultativos compreendem uma ampla variedade de microrganismos, que são responsáveis por doenças "clássicas", como listeriose, antraz e difteria, bem como por síndromes mórbidas mais recentes, particularmente em hospedeiros imunocomprometidos. Os bacilos gram-positivos aeróbios/facultativos também incluem vários gêneros recentemente identificados, que consistem em microrganismos do meio ambiente ou veterinários, não anteriormente associados aos seres humanos ou a infecções humanas. A utilização de técnicas moleculares para a caracterização de muitas espécies novas também exigiu uma reavaliação dos patógenos clássicos. Por exemplo, o reconhecimento de várias espécies facultativas novas do gênero *Actinomyces* possibilitou a identificação da natureza facultativa de patógenos clássicos, como *A. israelii*, que eram anteriormente considerados como microrganismos anaeróbios obrigatórios. Essas novas técnicas também possibilitaram a classificação de bactérias anteriormente sem designação, com os grupos corineformes dos Centers for Disease Control and Prevention (CDC), em gêneros novos ou já existentes, e também levou à análise taxonômica de gêneros constituídos por muitas espécies não relacionadas (p. ex., o gênero *Bacillus*). O esquema de classificação apresentado na nova edição do *Bergey's Manual of Systematic Bacteriology* reflete agora mais as relações genotípicas do que as semelhanças fenotípicas entre esses microrganismos. O Boxe 14.1 fornece a classificação dos microrganismos discutidos neste capítulo.

Espécies de *Listeria* e *Listeria monocytogenes*

Taxonomia do gênero Listeria

O gênero *Listeria* consiste em bactérias gram-positivas, não formadoras de esporos, anaeróbias facultativas e em forma de bacilos regulares (ver Prancha 14.1 A). O gênero é definido por um conteúdo de DNA de G+C% de 36 a 38%, por uma parede celular gram-positiva típica com uma camada de peptidoglicano mureína contendo *meso*-DAP fixado à membrana celular por ácido lipoteicoico, e por ácidos polirribitol teicoicos associados à membrana. Os estudos genéticos realizados indicam que os microrganismos do gênero *Listeria* exibem a mais estreita relação filogenética com o gênero *Brochothrix* (um microrganismo do meio ambiente), enquanto

Boxe 14.1

Classificação dos bacilos gram-positivos aeróbios/facultativos no domínio das bactérias

Filo	Classe/subclasse	Ordem/subordem	Família	Gênero
Firmicutes	Mollicutes	*Incertae sedis*	"Erysipelotrichaceae"	*Erysipelothrix*
	"Bacilli"	Bacillales	Bacillaceae	*Bacillus, Alkalibacillus, Amphibacillus, Anoxybacillus, Cerasibacillus, Filobacillus, Geobacillus, Gracilibacillus, Halobacillus, Halolactibacillus, Lentibacillus, Marinococcus, Oceanobacillus, Paraliobacillus, Pontibacillus, Saccharococcus, Tenuibacillus, Thalassobacillus, Virgibacillus*
			"Listeriaceae"	*Listeria, Brochothrix*
			"Sporolactobacillaceae"	*Sporolactobacillus, Sinobaca, Tuberibacillus*
			"Paenibacillaceae"	*Paenibacillus, Ammoniphilus, Aneurinibacillus, Brevibacillus, Cohnella, Oxalophagus, Thermobacillus*
			"Alicyclobacillaceae"	*Alicyclobacillus, Sulfobacillus*
		"Lactobacillales"	Lactobacillaceae	*Lactobacillus, Paralactobacillus, Pediococcus*
			Incertae sedis	*Exiguobacterium*
Actinobacteria	Actinobacteria/ Actinobacteridae	Actinomycetales/ Actinomycineae	Actinomycetaceae	*Actinomyces, Actinobaculum, Arcanobacterium, Trueperella, Mobiluncus*
		Actinomycetales/ Micrococcineae	Micrococcaceae	*Rothia*
			Brevibacteriaceae	*Brevibacterium*
			Cellulomonadaceae	*Cellulomonas, Cellulosimicrobium, Oerskovia*
			Dermabacteriaceae	*Dermabacter, Helcobacillus*
			Intrasporangiaceae	*Sanguibacter*
			Jonesiaceae	*Jonesia*
			Microbacteriaceae	*Microbacterium (Aureobacterium), Leifsonia*
		Actinomycetales/ Corynebacterineae	Corynebacteriaceae	*Corynebacterium*
		Bifidobacteriales	Bifidobacteriaceae	*Gardnerella*
			"Afiliação desconhecida"	*Turicella*

exibem uma relação mais distante com microrganismos do gênero *Bacillus*, com gêneros relacionados formadores de esporos e com o gênero *Lactobacillus* do que com microrganismos dos gêneros *Streptococcus, Enterococcus* e *Lactococcus*. A relação existente entre as espécies de *Listeria* e *Brochothrix* também é corroborada por dados quimiotaxonômicos. Embora alguns taxonomistas tenham preferido a inclusão de espécies de *Listeria* na família Lactobacillaceae, Collins *et al.* acreditam que as espécies de *Listeria* merecem ser incluídas em uma nova família. Na atual edição do *Bergey's Manual of Systematic Bacteriology,* as espécies de *Listeria* e *Brochothrix* estão incluídas na família proposta "Listeriaceae", na ordem Bacillales, classe "Bacilli" do filo Firmicutes.[695] O gênero *Erysipelothrix* é incluído no filo Firmicutes juntamente com espécies de *Listeria*, porém está atualmente classificado como espécie *incertae sedis* (Boxe 14.1). A Tabela 14.1 apresenta as principais características que diferenciam *Listeria, Erysipelothrix, Lactobacillus* e *Brochothrix* uns dos outros.

O gênero *Listeria* inclui *L. monocytogenes, L. ivanovii* subesp. *ivanovii, L. ivanovii* subesp. *londoniensis, L. seeligeri, L. innocua, L. grayi, L. welshimeri, L. marthii, L. rocourtiae, L. fleischmannii* e *L. weihenstephanensis*.[99,122,433,633,648,996] *L. rocourtiae* foi inicialmente isolada de alface pré-cortada em Salzburgo, na Áustria, em 2002.[648] *L. marthii* foi originalmente isolada de água de rio, solo, poças e amostras de áreas de escoamento coletadas na Finger Lakes National Forest e Connecticut Hill Wildlife Management Area no estado de Nova York.[433] As espécies mais recentes do gênero, *L. fleischmannii* e *L. weihenstephanensis*, foram isoladas de queijo suíço e de uma planta aquática (*Lemna trisulca*) em uma lagoa de água doce, respectivamente, na Baviária, Alemanha.[99,633] *L. monocytogenes* pode ser dividida em 13 sorotipos com base nos antígenos somático (S) e flagelar (H). Entre esses 13 sorotipos (1/2a, 1/2b, 1/2c, 3a, 3b, 3c, 4a, 4ab, 4b/4bX, 4c, 4d, 4e e 7), a maioria dos casos de doença é produzida pelos tipos 4b, 1/2a e 1/2b. *L. monocytogenes* e *L. ivanovii* são espécies patogênicas estreitamente relacionadas, enquanto *L. innocua, L. welshimeri, L. seeligeri* e *L. marthii* são consideradas como microrganismos não patogênicos. *L. grayi* exibe uma relação distante com as outras espécies de *Listeria* e, em 1974, um novo gênero, *Murraya*, foi proposto para acomodar *L. grayi*, porém nunca foi aprovado.[1063] *L. monocytogenes* pode infectar uma ampla variedade de hospedeiros, enquanto *L. ivanovii* é, em grande parte, um patógeno de ovino.

Virulência de *L. monocytogenes*

L. monocytogenes é um patógeno intracelular facultativo, que tem a capacidade de aderir, invadir e sobreviver em células de mamíferos, incluindo macrófagos e várias linhagens celulares de cultura de tecido humano.[782] Esse microrganismo utiliza várias proteínas que pertencem a uma família conhecida como **internalinas**.[108] Essas proteínas são membros da superfamília da proteína LRR (repetição rica em leucina; do inglês, *leucine-rich repeat*). As duas principais proteínas que *L. monocytogenes* emprega são a internalina A e a internalina B. O receptor para a internalina A nas células epiteliais humanas é a **E-caderina**, enquanto o receptor para a internalina B é uma porção globular do componente do complemento C1q. Essas interações resultam em indução da fagocitose do microrganismo por células que habitualmente não são células fagocíticas.[741] As caderinas são glicoproteínas transmembrana de 110 kDa, que são estruturalmente relacionadas e específicas de tecidos. Experimentos realizados com diversas linhagens celulares diferentes estabeleceram que a interação internalina-A/E-caderina promove tanto a ligação específica quanto a entrada de *L. monocytogenes* nas células epiteliais.[741] Pesquisas recentes estabeleceram que outras proteínas celulares, como as clatrinas (que atuam na endocitose de macromoléculas) e as septinas (proteínas de ligação de GTP envolvidas na divisão celular), também estão envolvidas na internalização de *L. monocytogenes*.[1151] Uma vez sequestrados dentro dos fagossomos, os microrganismos produzem a **listeriolisina O** e várias fosfolipases, que possibilitam o escape do microrganismo do fagossomo antes que ocorra fusão lisossomal, impedindo, assim, a sua morte intracelular. A listeriolisina O é codificada pelo gene *hly* e é uma hemolisina formadora de poros, que se assemelha à estreptolisina O dos estreptococos do grupo A.[987] A listeriolisina O atua por meio de sua ligação ao colesterol da membrana e, a seguir, inserção na membrana-alvo, resultando na formação de poros transmembrana. Esses poros inibem a fusão do lisossomo ao alterar o pH e os níveis intracelulares de cálcio.[1005] Uma vez dentro do citosol, outra proteína de superfície de *Listeria*, a **ActA**, promove a polimerização da actina para formar "caudas" de actina, que possibilitam ao microrganismo uma motilidade ativa e disseminação direta de uma célula para outra.[424] Nesse ponto, outros mecanismos que promovem a sobrevida intracelular também passam a atuar. Incluem a produção de enzimas modificadoras do peptidoglicano pelo microrganismo, que desacetilam resíduos de D-glicosamina na parede celular bacteriana,

Tabela 14.1 Características fenotípicas para a diferenciação de *Listeria, Brochothrix, Erysipelothrix* e *Lactobacillus*.

Gênero	Crescimento a 35° a 37°C	Catalase	H$_2$S em KIA	Motilidade	Produção de ácido a partir da glicose	Peptidoglicano di-aminoácido
Listeria	+	+	−	+[a]	+	meso-DAP
Brochothrix	−	+	−	−	+	meso-DAP
Erysipelothrix	+	−	+	−[b]	+	L-lisina
Lactobacillus	+	−	−	−	+	L-lisina ou meso-DAP ou L-ornitina

[a]Todas as cepas são móveis a 20° a 25°C; pouco móveis ou imóveis a 35° a 37°C.
[b]A maioria das espécies é imóvel, embora tenham sido descritas algumas espécies móveis.
+ = reação positiva; − = reação negativa; KIA = ágar ferro de Kligler.

tornando-os resistentes à lise pela lisozima intracelular, e, inibição mediada por ActA das enzimas autofásicas normais envolvidas na renovação normal dos constituintes celulares.[126,783,1236] Esses mecanismos permitem que o microrganismo seja transferido diretamente de uma célula para outra sem nenhuma exposição a fatores imunológicos solúveis, como anticorpos e complemento.

Epidemiologia de L. monocytogenes

Embora todas as espécies de Listeria possam ser isoladas do meio ambiente e de uma ampla variedade de animais, tanto como patógenos quanto como comensais, apenas L. monocytogenes é um patógeno bem-reconhecido de animais e seres humanos. Esse microrganismo pode ser isolado do solo, da água, de esgoto e da vegetação e constitui parte da microbiota fecal de uma ampla variedade de animais, incluindo roedores, coelhos, ovinos e ruminantes.[1074] As infecções nesses animais consistem em sepse, rombencefalite, prematuridade e aborto. Muitos alimentos são contaminados com L. monocytogenes, e o microrganismo pode ser isolado de 15 a 70% das amostras de leite cru, queijo, vegetais crus e carnes, incluindo carne de frango processada e produtos derivados de carne bovina encontrados em charcutarias. L. monocytogenes tem a capacidade crescer em biofilmes na superfície de diversos alimentos, e a refrigeração na realidade aumenta ainda mais o crescimento do microrganismo, em virtude de sua capacidade de crescer a 4°C. Devido à sua natureza ubíqua nos alimentos, os seres humanos provavelmente entram em contato com esses microrganismos diariamente, e, em consequência, alguns indivíduos tornam-se portadores fecais de L. monocytogenes. O microrganismo é um componente transitório da microbiota intestinal humana e pode ser excretado nas fezes por 3,5 a 5% dos seres humanos saudáveis.[438,1074] A listeriose humana ocorre principalmente nos meses de primavera e verão, e são observados casos esporádicos (fora de surtos transmitidos por alimentos) em uma taxa anual de menos de 1 caso por 100.000 indivíduos. No ano 2000, a listeriose tornou-se uma doença de notificação compulsória nos EUA. Com o desenvolvimento e a aplicação de regulamentos da indústria alimentar formulados para reduzir ao máximo os riscos de doença transmitida por alimentos, as taxas de incidência nos EUA declinaram de 7,4 por milhão de indivíduos em meados da década de 1980 para 4,4 casos por milhão em 1993.[207,1093]

Importância clínica de L. monocytogenes

L. monocytogenes está associada a um espectro de síndromes clínicas.[24,736,788,789,879] A consequência mais comum da aquisição do microrganismo consiste em um estado de portador gastrintestinal assintomático transitório, que habitualmente resulta da ingestão de alimentos contaminados. Durante esse período, o microrganismo pode ser excretado nas fezes. Com frequência, ocorre infecção sintomática aguda por esse microrganismo durante a gravidez. A infecção por Listeria é 18 vezes mais comum em mulheres grávidas do que em não grávidas, e 16 a 27% de todas as infecções por L. monocytogenes ocorrem em gestantes.[541,543] A infecção associada à gravidez ocorre habitualmente durante o terceiro trimestre, embora tenham sido observados casos em idade gestacional mais precoce.[631] Cerca de dois terços das pacientes desenvolvem habitualmente sintomas semelhantes à influenza, como febre, mal-estar, faringite, mialgias, dor na parte inferior do abdome e dor lombar.[788] Em certas ocasiões, observa-se a ocorrência de secreção vaginal, diarreia e sintomas das vias urinárias. Pode haver leucocitose periférica, e as hemoculturas de amostras coletadas durante a fase aguda dessa doença transitória podem ser positivas. Durante a infecção materna, podem ocorrer bacteriemia oculta e transmissão transplacentária do microrganismo, resultando em infecção intrauterina do feto. A infecção do feto in utero pode induzir trabalho de parto, resultando em aborto espontâneo em 10 a 20% dos casos. Mais de 50% dos fetos infectados in utero nascem prematuros, e pode ocorrer morte fetal intrauterina em cerca de 11% dos casos.[736] Em geral, os sintomas na mãe regridem após o parto do lactente infectado e da placenta. A sobrevida do feto é determinada, em parte, pelo tempo de gestação, e ocorre aborto espontâneo quando a infecção é adquirida no início da gravidez, enquanto infecção neonatal ocorre quando a infecção é adquirida mais tarde.[788]

Os recém-nascidos tornam-se infectados por inalação e ingestão do líquido amniótico infectado in utero, por infecção transplacentária através da circulação materna ou por infecção ascendente a partir da vagina. A via hematogênica constitui, provavelmente, a via mais comum de infecção neonatal. A infecção do recém-nascido ocorre em cerca de 8,6 casos para cada 100.000 nascimentos vivos.[186] Em mais da metade dos casos, é provável que a mãe tenha tido a síndrome semelhante à influenza, e, em 44 a 89% dos casos, L. monocytogenes pode ser isolada de hemoculturas ou culturas de amostra cervicovaginal.[631,677,736] À semelhança dos estreptococos do grupo B, existem duas formas da doença nos recém-nascidos infectados, que são classificadas como "de início precoce" ou "de início tardio". Os sintomas da doença de início precoce em geral surgem dentro de 36 a 48 horas após o nascimento. Os recém-nascidos infectados in utero geralmente apresentam sepse aguda com hemoculturas positivas em 80 a 90% dos casos, desconforto respiratório com pneumonia em cerca de 38% e meningite em cerca de 24%.[788,789] Pode-se observar a presença de lesões cutâneas pustulosas e granulomas inflamatórios contendo L. monocytogenes no cérebro, no fígado, nos rins, nos pulmões e no baço ("granulomatose infantosséptica"). Em geral, os tecidos placentários dessas infecções exibem sinais de corioamnionite aguda e presença de microabscessos.[1112] A taxa de mortalidade da listeriose de início precoce pode ser elevada, de até 20 a 60%, porém as infecções neonatais fatais são mais comuns entre crianças imunocomprometidas.[726,736,788] A listeriose nos lactentes também pode ocorrer como infecção de "início tardio". Essas infecções tornam-se clinicamente aparentes entre 5 dias e 2 ou mais semanas após o parto, e os lactentes com essa condição habitualmente nascem a termo. A listeriose de início tardio manifesta-se habitualmente como meningite neonatal, com sinais e sintomas de febre e irritabilidade.[879] A coloração do líquido cefalorraquidiano (LCR) pelo Gram irá revelar leucócitos polimorfonucleares, juntamente com elevado índice de proteína e baixo índice de glicose; em geral, são observados bacilos gram-positivos de L. monocytogenes em mais de 50% dos casos. As hemoculturas neonatais são positivas de 17% a mais de 90% dos casos de doença de início tardio. Acredita-se que ocorram transmissão pós-parto ou aquisição hospitalar em lactentes com doença de início tardio. Em geral, a mãe teve uma gestação não complicada, sem nenhum sinal de infecção (p. ex., febre) ou sepse (p. ex., hemoculturas positivas).

As mulheres adultas não grávidas também podem ser infectadas por *L. monocytogenes*, e os indivíduos com comprometimento do sistema imune correm maior risco de listeriose grave e potencialmente fatal. Os adultos com sepse aguda por *Listeria* têm habitualmente mais de 60 anos de idade e apresentam neoplasias malignas concomitantes ou imunocomprometimento (p. ex., linfoma, transplante de órgãos, diabetes melito, doença hepática/renal crônica, doença vascular do colágeno, alcoolismo, infecção pelo HIV e AIDS).[407,849] Os indivíduos que recebem tratamento com agentes imunossupressores, como inibidores do fator de necrose tumoral e corticosteroides, também correm risco aumentado.[467] Os pacientes imunocomprometidos habitualmente apresentam sepse aguda, meningite subaguda, meningoencefalite ou, raramente, rombencefalite.[736] Em geral, observam-se hemoculturas positivas e achados clínicos semelhantes à sepse associados a bacteriemia por microrganismos gram-negativos. Em alguns pacientes, os microrganismos atravessam a barreira hematencefálica, resultando em infecção das meninges, dos ventrículos e do encéfalo.[88,788] Em geral, observa-se o desenvolvimento de meningite em recém-nascidos, em indivíduos idosos e em pacientes imunossuprimidos. Com frequência, a infecção do sistema nervoso central (SNC) é subaguda, desenvolve-se no decorrer de vários dias e caracteriza-se por febre baixa, cefaleia e rigidez de nuca. A coloração do LCR pelo Gram é positiva em menos de 40% dos pacientes. As contagens de células do LCR geralmente estão mais baixas, e, em 60% dos casos, os níveis de glicose do LCR estão normais. Os níveis de proteína no LCR estão habitualmente elevados, e os níveis mais altos estão correlacionados com um prognóstico mais sombrio.[879] A meningoencefalite causada por *L. monocytogenes* está associada a várias manifestações peculiares. A rigidez de nuca, que é menos comum, é observada em 80 a 85% dos adultos. Os distúrbios motores, como ataxia, tremores, paralisia de nervos cranianos e atividade convulsiva, são mais frequentes na infecção por *Listeria* do que por outros agentes etiológicos da meningoencefalite.[736,788,999] O desenvolvimento de ventriculite pode exigir a inserção de drenos extraventriculares para tratar a hidrocefalia aguda e o edema cerebral.[88] A flutuação do estado mental constitui outra manifestação clínica nesses pacientes. Em alguns casos, a infecção do SNC por *Listeria* pode progredir, incluindo comprometimento do tronco encefálico (i. e., rombencefalite), e os exames de imagem podem revelar microabscessos no diencéfalo e no cerebelo.[999] A rombencefalite ocorre habitualmente em indivíduos previamente saudáveis, sem qualquer condição predisponente ou subjacente, e apresenta um pródromo de sintomas inespecíficos do SNC (p. ex., náuseas, vômitos e febre) por 5 a 10 dias, seguidos de desenvolvimento de comprometimento do tronco encefálico, conforme evidenciado por paralisia assimétrica de nervos cranianos, déficits sensitivos, depressão respiratória, redução da consciência e atividade convulsiva.[811,1131] Podem ocorrer abscessos cerebrais, tanto solitários quanto múltiplos, como complicações da meningoencefalite e da rombencefalite por *Listeria*.[260,1161] Os abscessos são habitualmente encontrados em regiões subcorticais do parênquima cerebral (i. e., tálamo, ponte e bulbo), enquanto os abscessos da medula espinal são raros.[788] Pode-se observar o desenvolvimento de osteomielite vertebral causada por *L. monocytogenes* como sequela de abscessos espinais.[590] O diagnóstico de meningoencefalite e de rombencefalite é estabelecido pela cultura de amostras de LCR e de sangue. A meningoencefalite por *Listeria* é rara em pacientes imunocompetentes, porém foi relatada.[652]

A disseminação hematogênica de *L. monocytogenes* pode resultar em uma variedade de infecções focais, incluindo infecções cutâneas, abscessos, artrite, peritonite, abscessos intra-abdominais, hepáticos e esplênicos, endoftalmite, infecções de próteses articulares/enxertos vasculares, osteomielite, pericardite, miocardite e endocardite.[983] Em geral, são observadas infecções em outros locais além do SNC e da corrente sanguínea em pacientes com doenças de base com condições agudas ou crônicas (i. e., neoplasias malignas, lúpus eritematoso sistêmico [LES], artrite reumatoide, transplante de órgãos, colite ulcerativa, diabetes melito, doença renal, cirrose alcoólica e infecção pelo HIV), bem como em indivíduos tratados com terapia imunossupressora ou imunomoduladora (i. e., corticosteroides, quimioterapia citotóxica, inibidores do fator de necrose tumoral [TNF]-α). Foram observadas infecções cutâneas em indivíduos previamente sadios (i. e., veterinários, manipuladores de animais, funcionários de laboratório) com história de contato ocupacional com animais ou tecidos de animais infectados (i. e., tecidos placentários, líquido amniótico).[738] As lesões cutâneas também podem constituir manifestações da doença de início precoce em recém-nascidos.[1037] Uma cultura positiva de *L. monocytogenes* de uma amostra de biopsia de lesão da coxa forneceu o diagnóstico em um paciente submetido a transplante de medula óssea com cerebrite, visto que todas as outras culturas eram negativas.[630] As lesões cutâneas podem ser papulares ou pustulosas, e ocorreram infecções disseminadas após inoculação cutânea primária.[151,1037] As infecções intra-abdominais por *L. monocytogenes* são raras e incluem abscessos hepáticos solitários e múltiplos, hepatite difusa ou granulomatosa, ruptura de baço e peritonite bacteriana espontânea.[682,691,989,1017,1077] Os pacientes com complicações intra-abdominais habitualmente apresentam diabetes melito, doença renal, cirrose hepática/hepatite ou carcinoma subjacente. *L. monocytogenes* também tem a capacidade de causar infecções em pacientes submetidos a diálise peritoneal ambulatorial contínua (CAPD; do inglês, *continuous ambulatory peritoneal dialysis*) e naqueles com derivações ventriculoperitoneais.[107,1120,1199] Apareceram vários relatos que descreveram a *L. monocytogenes* como causa de artrite séptica em pacientes em uso de inibidores do TNF-α (p. ex., metotrexato, etanercepte, infliximabe) para o tratamento da artrite reumatoide.[545,587,791] Durante a bacteriemia, os microrganismos do gênero *Listeria* podem se disseminar em próteses implantadas, como articulações do joelho e artroplastias do quadril, causando infecção subaguda e falha posterior do dispositivo implantado. Os pacientes com essas infecções são, em sua maioria, idosos, e a gravidade da infecção exige habitualmente a substituição do dispositivo.[194,235,603,731] Em um relato, 18 pacientes com artroplastia de quadril infectada que foram submetidos a substituição foram curados, enquanto 5 de 13 pacientes cuja prótese não foi removida tiveram infecção prolongada, apesar da quimioterapia.[194] Foi descrita a ocorrência de artrite séptica em articulações nativas, e ocorreu um caso incomum de artrite séptica por *L. monocytogenes* em Taiwan após acupuntura, e há suspeita de que o veículo da transmissão tenha sido o uso de agulhas inadequadamente esterilizadas.[744,1107] *L. monocytogenes* constitui uma causa incomum de infecções oculares em seres humanos, embora essas infecções também tenham sido descritas em ovinos, bovinos e equinos. Foram relatados casos documentando a *L. monocytogenes* como causa rara de ceratite, uveíte, hipópio e endoftalmite endógena em seres humanos.[529,740,1096]

A endocardite por *L. monocytogenes* resulta de bacteriemia e, em geral, acomete valvas da aorta/mitral nativas lesionadas ou próteses valvares. Em levantamento de todos os casos relatados de endocardite por *L. monocytogenes*, foi constatado que 60% dos pacientes apresentavam algum tipo de comprometimento valvar, enquanto 23% tinham algum tipo de prótese cardíaca. Os casos recentes foram observados em pacientes com doença valvar reumática, prolapso da valva mitral e cardiomiopatia hipertrófica.[39] Os pacientes com endocardite acometendo valvas nativas apresentaram uma taxa de mortalidade (cerca de 31%) menor do que aqueles com infecção de prótese valvar (taxa de mortalidade de cerca de 41%).[1052] A embolização séptica para locais distantes é relativamente incomum na endocardite causada por *L. monocytogenes*.[266,876,1068] A endocardite que acomete próteses valvares está associada a grandes vegetações, extravasamento perivalvar, deiscência da prótese, formação de fístulas e pericardite.[334,570,876] A pericardite por *Listeria* com derrame pericárdico também foi relatada na ausência de lesões valvares ou comprometimento cardíaco.[277] A endocardite de prótese valvar por *L. monocytogenes* pode ser complicada por abscessos paravalvares e da raiz aórtica.[707] A infecção de derivações de marca-passo por *Listeria* é extremamente rara; no único relato de casos disponível, foram documentadas infecção e vegetações do marca-passo, e o paciente morreu por instabilidade hemodinâmica, choque, necessidade de colocação de tubo torácico devido a derrame pleural e desenvolvimento de insuficiência renal com necessidade de diálise.[1068] A endocardite causada por *L. monocytogenes* também foi relatada em um paciente com artrite psoriática que estava sendo tratado com infliximabe.[578] Foram documentadas infecções do líquido pleural por *L. monocytogenes* em pacientes com neoplasias malignas, nos quais ocorreu infecção pleural por disseminação hematogênica de derrames malignos, mais do que secundariamente a um processo parapneumônico.

L. monocytogenes ocorre como contaminante em muitos tipos de produtos alimentares, incluindo leite cru, vegetais crus, peixes, aves domésticas e carnes tanto frescas quanto processadas. O microrganismo pode ser isolado de 15 a 70% dos vegetais crus, leite cru, carnes e queijos.[320] Em 1983, um grande surto de *L. monocytogenes* foi associado a salada de repolho contaminada, e, desde então, foram documentados numerosos surtos envolvendo queijo mole, carnes processadas prontas para consumo (carne de porco, peru), patê, manteiga, leite e produtos derivados de peixe.[1074] Como corolário do reconhecimento de surtos de listeriose transmitida por alimentos, foi também descrita uma síndrome de gastrenterite febril causada por *L. monocytogenes*.[966] Essa síndrome consiste em diarreia não sanguinolenta não invasiva, náuseas e vômitos acompanhados de febre, fadiga, calafrios e mialgias.[249,927,1074] A análise sorológica retrospectiva de pacientes com gastrenterite febril permitiu demonstrar a ocorrência de respostas imunes à listeriolisina, um suposto fator de virulência de *L. monocytogenes*.[249] Essa doença aguda ocorre habitualmente dentro de 6 horas a alguns dias após a ingestão de alimentos com alta carga de *Listeria* e dura 2 a 7 dias. Os indivíduos com essa síndrome apresentam febre, diarreia aquosa, náuseas, cefaleia e dor articular. A gastrenterite febril causada por *L. monocytogenes* é habitualmente autolimitada; entretanto, pode ocorrer doença invasiva em pacientes imunocomprometidos, bem como naqueles com outras infecções gastrintestinais subjacentes virais ou bacterianas.

Com o reconhecimento e a documentação de surtos causados por *L. monocytogenes* transmitida por alimentos, os CDC publicaram diretrizes para a prevenção da listeriose transmitida por alimentos.[179] As diretrizes, que se aplicam a todos os indivíduos, incluem cozinhar completamente os alimentos crus de fontes animais, lavar por completo os vegetais crus antes de seu consumo, manter as carnes não cozidas separadas dos vegetais, alimentos cozidos e "alimentos prontos para consumo" e evitar o consumo de leite cru (não pasteurizado) ou de alimentos preparados com leite cru. As mãos, as facas e as tábuas de cortar devem ser cuidadosamente lavadas após a manipulação de alimentos não cozidos. As pessoas com alto risco de listeriose (*i. e.*, indivíduos imunocomprometidos, mulheres grávidas, indivíduos idosos) devem evitar o consumo de queijos de pasta macia (p. ex., estilo mexicano, feta, Brie, Camembert e queijos tipo gorgonzola), embora não haja necessidade de evitar queijos duros (p. ex., queijo suíço, queijo Colby), requeijão, queijo *cottage* ou iogurte. As sobras de alimentos ou os alimentos "prontos para consumo" (p. ex., cachorro-quente) devem ser reaquecidos antes de seu consumo até o aparecimento de vapor quente. Os alimentos de "charcutaria" (p. ex., frios, salame) devem ser evitados ou totalmente aquecidos antes de seu consumo. Em meados da década de 1990, a indústria alimentícia norte-americana introduziu uma iniciativa denominada Hazard Analysis at Critical Control Points (HACCP) para melhorar a vigilância e o controle de *L. monocytogenes* e de outros patógenos transmitidos por alimentos no ambiente de processamento de alimentos, e a US Food and Drug Administration (FDA) ordenou uma conduta de "tolerância zero" para o controle da listeriose, com aumento no número de inspeções de centros de processamento de alimentos pela FDA e reanálise dos alimentos com suspeita de abrigar patógenos.

Isolamento de *L. monocytogenes* de amostras clínicas

L. monocytogenes pode ser isolada de amostras de sangue, líquido cefalorraquidiano e trato genital, do líquido amniótico e de amostras de biopsia de tecidos maternos/fetais. A semeadura direta em meio de ágar e caldo, com incubação durante a noite, resulta habitualmente no crescimento do microrganismo. Em amostras clínicas e hemoculturas coradas pelo Gram, o microrganismo pode aparecer como bacilos gram-positivos regulares ou como cocobacilos arredondados e curtos. Na presença de células polimorfonucleares ou mononucleares, os microrganismos são encontrados tanto no interior das células quanto no meio extracelular. Em virtude de variações observadas na morfologia desse microrganismo na coloração pelo Gram, os morfotipos de *L. monocytogenes* podem ser confundidos com difteroides ou com certos estreptococos, particularmente *Streptococcus pneumoniae*, enterococos e alguns estreptococos *viridans*.

Os métodos para o isolamento de *L. monocytogenes* e de outras espécies de *Listeria* a partir dos alimentos e de amostras do meio ambiente diferem significativamente daqueles utilizados para o isolamento de amostras clínicas humanas. Informações adicionais sobre os métodos empregados para a detecção e o isolamento de *L. monocytogenes* a partir de amostras de alimentos e do meio ambiente podem ser encontradas nas referências indicadas.[25,26,165]

Identificação de espécies de Listeria

L. monocytogenes cresce bem em ágar-sangue de carneiro (SBA; do inglês, *sheep blood agar*), produzindo colônias branco-acinzentadas, que se assemelham estreitamente àquelas dos estreptococos beta-hemolíticos do grupo B. Depois de 18 a 24 horas de incubação, as colônias podem exibir uma zona estreita de β-hemólise, que não se estende muito além da borda da colônia (ver Prancha 14.1 B e C). Antes desse prazo, a β-hemólise só pode ser observada diretamente sob a colônia, após retirada do crescimento da colônia da superfície do ágar com um *swab*. Com uma incubação mais prolongada, ou em áreas da placa que foram semeadas por punção, a β-hemólise do microrganismo torna-se mais evidente. Entre outras espécies, as subespécies de *L. ivanovii* produzem zonas amplas ou até mesmo múltiplas zonas de β-hemólise em meios contendo sangue de carneiro ou sangue de cavalo, enquanto *L. seeligeri* produz zonas hemolíticas que são mais estreitas do que aquelas observadas com *L. monocytogenes*. Em virtude da semelhança das colônias de *L. monocytogenes* com as dos enterococos e estreptococos beta-hemolíticos do grupo B, não se deve estimular nenhum atalho na identificação laboratorial desse microrganismo. As colorações pelo método de Gram e os testes para catalase devem ser sempre efetuados.

L. monocytogenes é um bacilo gram-positivo facultativo e catalase-positivo (Tabela 14.2). O microrganismo é móvel e exibe "motilidade em saltos", particularmente em preparações de gota pendente obtidas de culturas em caldo incubadas durante a noite a 25°C. Essa maior motilidade após incubação em temperatura ambiente também é evidente em meio para motilidade semissólido, onde o microrganismo exibe motilidade característica em "guarda-chuva" próximo à superfície do meio semissólido contendo 0,2 a 0,4% de ágar, após incubação a 25°C (Prancha 14.1E). O microrganismo também cresce na presença de bile a 40% e hidrolisa a esculina; por conseguinte, para demonstrar a hidrólise da esculina, podem-se utilizar meios inclinados de ágar bile-esculina empregados para a identificação presuntiva de estreptococos do grupo D (i. e., *Streptococcus gallolyticus*) e enterococos (Prancha 14.1D). O microrganismo é fermentador, com produção de ácido a partir da glicose, e produz acetoína, resultando em uma reação de Voges-Proskauer positiva. Todas as cepas de *L. monocytogenes* fermentam o α-metil-D-manosídio, mas não a D-xilose. A reação beta-hemolítica, o teste positivo para catalase, a ausência de produção de H_2S em ágar TSI (ágar tríplice açúcar–ferro; do inglês, *triplex sugar iron*), a motilidade em temperatura ambiente e a hidrólise da esculina diferenciam *L. monocytogenes* de *Erysipelothrix rhusiopathiae*. A motilidade de *L. monocytogenes* diferencia esse microrganismo de todas as

Tabela 14.2 Características fenotípicas para a identificação de espécies de *Listeria*.

Teste	L. mono-cytogenes	L. ivanovii subesp. ivanovii	L. ivanovii subesp. londoniensis	L. innocua	L. grayi	L. seeligeri	L. welshimeri	L. rocourtiae	L. marthii
Hemólise, SBA	β	β[a]	β	Nenhuma	Nenhuma	β	Nenhuma	Nenhuma	Nenhuma
Hidrólise do hipurato	+	+	+	+	−	DI	DI	DI	DI
Teste CAMP com *S. aureus*	+	−	−	−	−	+	−	−	DI
Teste CAMP com *R. equi*	V	+	+	−	−	−	−	−	DI
Produção de ácido a partir de:									
Manitol	−	−	−	−	+	−	−	+	−
D-arabitol	+	+	+	+	+	+	+	+	DI
α-metil-D-manosídeo	+	−	−	+	+	−	+	−	DI
L-ramnose	+	−	−	V	−	−	V	+	−
D-xilose	−	+	+	−	−	+	+	+	−
Ribose	−	+	−	−	+	−	−	+	−
N-acetil-β-D-manosamina	DI	V	+	DI	DI	DI	DI	DI	DI
Amido solúvel	−	−	−	−	+	DI	DI	DI	DI

[a]Halos amplos ou múltiplos halos de β-hemólise.
+ = reação positiva; − = reação negativa; V = reação variável; DI = dados indisponíveis.

espécies de *Corynebacterium*. *Leifsonia aquatica*, anteriormente "*Corynebacterium aquaticum*", também é um bacilo gram-positivo móvel e catalase-positivo; entretanto, não é hemolítico, forma colônias de pigmento amarelo e apresenta uma reação de Voges-Proskauer negativa (ver seção sobre espécies de *Leifsonia*). Embora as características bioquímicas de *L. monocytogenes* sejam habitualmente uniformes e sem nenhuma ambiguidade, foram isoladas cepas aberrantes sem atividade de catalase de pacientes com sepse típica e meningite por *Listeria*.[146,306] As características fenotípicas para a identificação de espécies de *Listeria* são apresentadas na Tabela 14.2.

O teste CAMP também tem sido utilizado para a identificação de *L. monocytogenes*.[23] Para espécies de *Listeria*, o teste CAMP é realizado com uma cepa de *S. aureus* produtora de β-lisina e com uma cepa de *Rhodococcus equi*. Observa-se uma hemólise sinérgica entre *S. aureus* e a suposta *L. monocytogenes* e cepas de *L. seeligeri*, enquanto ocorre hemólise aumentada entre *R. equi* e supostas cepas de *L. ivanovii*. Outras espécies de *Listeria* (i. e., *L. innocua*, *L. welshimeri* e *L. grayi*) são negativas no teste CAMP com *S. aureus* e *R. equi*. No caso de *L. monocytogenes*, a positividade do teste CAMP com *S. aureus* é indicada por um aumento de hemólise na região entre duas estrias não cruzadas de crescimento em ângulo reto uma com a outra, enquanto aquela observada entre *R. equi* e *L. ivanovii* aparece como uma área de hemólise aumentada em forma de pá. Pode ser difícil interpretar o teste CAMP para espécies de *Listeria*, visto que alguns pesquisadores relataram reações hemolíticas sinérgicas entre *L. monocytogenes* e *R. equi*.[23] O desempenho do teste depende, em certo grau, dos meios basais empregados para a sua realização e da experiência da pessoa na interpretação do teste.[737]

Dispõe-se também de sistemas de *kits* para a identificação de espécies de *Listeria*. Os sistemas API® Coryne (bioMérieux, Inc., Marcy l'Étoile, França) e RapID® CB-Plus (Remel, Inc., Lenexa, KA) contêm espécies de *Listeria* em seus bancos de dados e demonstraram identificar de modo confiável esses microrganismos pelo menos até o nível de gênero. Em uma avaliação desse sistema para a identificação de espécies de *Listeria*, o API® Coryne identificou todas as 72 cepas de *L. monocytogenes* que foram testadas como *L. monocytogenes/innocua*, sendo a identificação definitiva em nível de espécie dependente da presença de β-hemólise e de uma reação CAMP positiva (Prancha 14.1 F).[584] Foram relatados resultados semelhantes por outros pesquisadores com os sistemas API® Coryne e RapID® CB-Plus.[379,384,528] O API® *Listeria* (bioMérieux, Inc.) e o Micro-ID® *Listeria* (Organon-Teknika, Durham, NC) são sistemas de identificação projetados especificamente para a identificação de espécies de *Listeria*. O API® *Listeria* é um sistema de substratos enzimáticos cromogênicos de 10 testes, que demonstrou identificar de modo confiável várias espécies do gênero, incluindo *L. monocytogenes*, dentro de 24 horas.[737,853] Esse painel de identificação inclui um teste para glicil arilamidase (teste DIM), que diferencia *L. monocytogenes* (teste DIM negativo) de *L. innocua* (teste DIM positivo), sem a necessidade de avaliar a atividade hemolítica em SBA. Os outros testes do API® *Listeria* incluem hidrólise da esculina, detecção de α-manosidase, produção de ácido a partir de D-arabitol, D-xilose, L-ramnose, α-metil-D-glicosídio, D-ribose, glicose-1-fosfato e D-tagatose. Os testes isolados para a detecção de alanil arilamidase, utilizando DL-alanina-β-naftalamida ou DL-alanina-*p*-nitroanilida, também podem ser utilizados para a identificação de espécies de *Listeria*.[210] *L. monocytogenes* não hidrolisa esses compostos, devido à ausência de arilamidases específicas, enquanto todas as outras espécies, incluindo *L. innocua*, são positivas para alanil ou glicil arilamidase. Esse teste mostra-se particularmente útil para a identificação de cepas de *L. monocytogenes* que são pouco hemolíticas ou não hemolíticas. Algumas cepas de *L. ivanovii* também podem ser negativas para alanil ou glicil-arilamidase.[737] O Micro-ID® *Listeria* de 15 testes também identifica corretamente esses microrganismos; entretanto, à semelhança do sistema API® Coryne, ele exige uma avaliação da hemólise para a diferenciação de *L. monocytogenes* e *L. innocua*.[68] Os testes no sistema Micro-ID® *Listeria* incluem MR/VP, redução do nitrato, fenilalanina desaminase, produção de H_2S, lisina e ornitina descarboxilase, utilização do malonato, hidrólise da ureia e da esculina, β-galactosidase e fermentação da xilose, da ramnose, do manitol e do sorbitol.[101] Em uma avaliação do Micro-ID® *Listeria*, esse método de identificação esteve de acordo com a identificação bioquímica convencional para 98% das cepas testadas de *L. monocytogenes*, 77,1% das cepas de *L. seeligeri*, 90% das cepas de *L. ivanovii*, 96% das cepas de *L. grayi*, 73,9% das cepas de *L. welshimeri* e 100% das cepas de *L. innocua*.[492] Em uma avaliação comparativa com 207 isolados de espécies de *Listeria*, o API® *Listeria* demonstrou uma concordância de 95,2% e o MicroID® exibiu uma concordância de 93,2% com os testes bioquímicos convencionais.[101] Certos substratos no painel de assimilação de carboidratos do API® 50CH (bioMérieux, Inc.) também foram usados para a identificação de espécies de *Listeria*.[585]

Foram também desenvolvidas abordagens moleculares para a identificação de espécies de *Listeria*. Dispõe-se também de um ensaio com sonda de DNA quimioluminescente altamente sensível e específico – o *kit* AccuPROBE® *Listeria monocytogenes* Culture Identification (Gen-Probe, San Diego, CA) – e de um ensaio com sonda de DNA espectrofotométrico – o GeneTrak® DLP *Listeria* (GeneTrak Systems, Framingham, MA) – para a rápida identificação de *L. monocytogenes* a partir de colônias desenvolvidas em meio de isolamento primário.[804,818] O ensaio de hibridização do AccuPROBE® *Listeria* também foi avaliado usando meios em caldo semeados com *L. monocytogenes* e demonstrou resultados variáveis. Três meios em caldo não seletivos (BHI [infusão de cérebro–coração; do inglês, *brain heart infussion*], ágar soja tripticase e caldo Todd-Hewitt) forneceram resultados AccuPROBE positivos, porém os meios seletivos para *L. monocytogenes* forneceram reações negativas, até mesmo com uma carga do microrganismo elevada, de até 10^8 a 10^9 UFC/mℓ.[804] Outros pesquisadores também obtiveram resultados falso-negativos com AccuPROBE® *Listeria* quando o teste foi realizado a partir de certos caldos de enriquecimento para *L. monocytogenes*.[842] O GeneTrak® DLP (Direct Labeled Probe) *Listeria* foi desenvolvido e utilizado principalmente para a detecção de *L. monocytogenes* de alimentos e amostras do meio ambiente após enriquecimento em caldo. O ensaio utiliza sondas específicas de *L. monocytogenes* diretamente marcadas com peroxidase de rábano-silvestre e um sistema de detecção colorimétrico. O teste leva 2 horas após uma etapa de enriquecimento em caldo de 40 a 48 horas. Em uma avaliação comparativa dos ensaios AccuPROBE® e GeneTrak® para a identificação de *L. monocytogenes* a partir de meios semeados, todos os 86 isolados de *L. monocytogenes* foram corretamente identificados, enquanto 121 isolados de outras espécies de *Listeria* foram negativos em ambos os ensaios de hibridização.[101]

Dispõe-se também de *kits* para a rápida detecção de *L. monocytogenes* em alimentos e amostras do meio ambiente. Esses testes são realizados em alíquotas de caldo de enriquecimento semeadas com amostras de alimento ou do meio ambiente e incubadas por 24 a 48 horas. O Reveal® *Listeria* (NeoGen, Lansing, MI) é um ensaio de fluxo lateral, capaz de detectar 10^6 UFC/mℓ de *Listeria* depois de uma incubação durante a noite. Uma avaliação do ensaio Reveal® em comparação com métodos de referência constatou que esse teste apresenta uma sensibilidade de 85,9% depois de 27 horas de enriquecimento e sensibilidade de 97,1% depois de 30 horas de enriquecimento.[26] O ensaio Reveal® superou os métodos de cultura de referência para a detecção de espécies de *Listeria* em superfícies, como aço inoxidável, plástico e ferro fundido e demonstrou ser equivalente aos procedimentos de cultura de referência para superfícies de azulejo de cerâmica e concreto. A NeoGen também fabrica a GeneSequence®, que utiliza a tecnologia molecular em um formato de microtitulação para a detecção de *Listeria* e outros patógenos presentes em alimentos. Nesse ensaio, uma alíquota da cultura de enriquecimento é colocada em um tubo de ensaio, adiciona-se um reagente para lise, e uma porção da amostra lisada é transferida para uma microcavidade, com adição dos reagentes da sonda. Os reagentes da sonda consistem em uma sonda de captura de oligonucleotídios específica para sequências de rRNA do microrganismo-alvo e marcada na extremidade 3′ com ácido polidesoxiadenílico (poli dA) e uma sonda detectora de oligonucleotídios, também específica para sequências do rRNA do microrganismo-alvo, que é marcada na extremidade 5′ com peroxidase de rábano-silvestre (HRP). A bandeja é então incubada por 1 hora. Na presença de rRNA-alvo na amostra, ambas as sondas hibridizam com suas sequências complementares na molécula-alvo, e o complexo resultante é capturado na fase sólida recoberta com ácido polidesoxitimidílico (poli dT) (complementar à porção poli dA da sonda de captura). A sonda não ligada é então removida, e acrescenta-se um substrato da HRP. Depois de outro período de incubação, adiciona-se uma solução de paragem, e os resultados são determinados por espectrofotometria. A sensibilidade desse ensaio, em comparação com procedimentos de referência do USDA-FSIS (US Department of Agriculture–Food Safety and Inspection Service), ultrapassa 90%, com especificidade de mais de 99%.[25]

Sensibilidade a agentes antimicrobianos e tratamento das infecções causadas por *Listeria*

Com exceção daquelas mulheres que dão à luz lactentes com doença de início precoce, a infecção por *L. monocytogenes* é habitualmente fatal se não for tratada. Em geral, *L. monocytogenes* mostra-se sensível à penicilina, à ampicilina, aos aminoglicosídios, à eritromicina, à tetraciclina, ao sulfametoxazol-trimetoprima (SXT) e ao imipeném.[721] As cefalosporinas (de primeira, segunda e terceira gerações) e as fluoroquinolonas não são ativas contra *L. monocytogenes*.[317,506] A ampicilina é considerada a terapia de escolha, porém a prática padrão inclui a adição de gentamicina ao esquema de ampicilina para a bacteriemia, a endocardite, a meningite e pacientes imunocomprometidos.[506,692] Para pacientes com alergia à penicilina, acredita-se que o SXT, com ou sem rifampicina, constitui o melhor agente alternativo para o tratamento das infecções causadas por *L. monocytogenes*.[747] Em um estudo retrospectivo, foi também constatado que a amoxicilina com SXT é tão efetiva quanto a ampicilina com gentamicina.[747] Os pacientes devem ser tratados durante pelo menos 3 semanas ou mais, dependendo de seu estado imunológico e da resposta clínica. Os pacientes com doença avançada pelo HIV podem necessitar de terapia permanente, de modo a evitar a ocorrência de recidivas. É interessante assinalar que o uso de SXT como agente profilático para a infecção por *Pneumocystis jirovecii* em pacientes HIV-positivos pode ser parcialmente responsável pela proteção desses indivíduos contra infecções por *Listeria*, embora diretrizes dietéticas amplamente divulgadas também possam ter tido algum impacto sobre a incidência da doença nessa população. As cefalosporinas, a eritromicina e as tetraciclinas não têm nenhuma utilidade no tratamento das infecções por *L. monocytogenes*, e foram relatadas taxas elevadas de resistência à clindamicina, em um grande centro de câncer.[968] A vancomicina é um agente terapêutico apropriado para a bacteriemia primária por *L. monocytogenes*, porém ela não atravessa a barreira hematencefálica de modo suficientemente adequado para ter qualquer utilidade no tratamento da meningite. Nunca foi relatada nenhuma resistência de alto nível de ocorrência natural à vancomicina entre os microrganismos do gênero *Listeria*, porém os genes *vanA*, genes que codificam a resistência à vancomicina em *Enterococcus faecium* (VRE; do inglês, *vancomycin-resistant* Enterococcus), foram transferidos para *L. monocytogenes* e quatro outras espécies de *Listeria* no laboratório de pesquisa.[106]

O Clinical and Laboratory Standards Institute (CLSI) publicou um padrão para o teste de sensibilidade de *L. monocytogenes* a antimicrobianos de microdiluição em caldo.[214] O meio empregado para o teste é o caldo de Müeller-Hinton ajustado com cátions com sangue de cavalo lisado (2,5 a 5% v/v). O inóculo é uma suspensão direta de colônia equivalente a um padrão de turvação de McFarland de 0,5. A incubação é realizada a 35°C no ar ambiente, durante 20 a 24 horas. Os pontos de corte estão apenas disponíveis para a penicilina, a ampicilina e o SXT. Para a penicilina e a ampicilina, apenas uma categoria sensível é definida, visto que a resistência de *L. monocytogenes* a esses agentes não foi descrita; entretanto, dispõe-se de pontos de quebra para definição das categorias de sensibilidade, intermediária e resistência para o SXT. Para penicilina e ampicilina, os isolados de *L. monocytogenes* apresentam concentrações inibitórias mínimas (CIM) ≤ 2 μg/mℓ. Os isolados que são sensíveis ao SXT apresentam CIM ≤ 0,5/9,5 μg/mℓ, enquanto os isolados que são resistentes terão uma CIM ≥ 4/76 μg/mℓ. As cepas com CIM 1/19 a 2/38 μg/mℓ são consideradas de sensibilidade intermediária ao SXT.

Patogenicidade de outras espécies de *Listeria*

Em modelos tanto murino quanto de cultura de tecido, apenas *L. monocytogenes* e *L. ivanovii* demonstram propriedades patogênicas, enquanto as outras espécies do gênero são consideradas não patogênicas. Gouin *et al.*[423] demonstraram que o grupo de genes associado à virulência de *L. monocytogenes* também é encontrado em *L. ivanovii* e *L. seeligeri*. Embora tanto *L. monocytogenes* quanto *L. ivanovii* sejam capazes de invadir células de mamíferos em cultura de tecido e disseminar-se de uma célula para outra, essa última espécie carece da citotoxina associada a *L. monocytogenes*, sugerindo que a ausência de citotoxina pode ser responsável pela menor virulência de *L. ivanovii*.[571] Em 1994, Cummins et al.[245] isolaram *L. ivanovii* de hemoculturas de um paciente com AIDS complicada por linfoma não Hodgkin. Lessing et al.[669] também isolaram *L. ivanovii* de uma hemocultura de usuário de drogas intravenosas e alcoólico de 26 anos de idade. Em 2010, *L. ivanovii* foi isolada do sangue de um homem de 55 anos de idade com história de transplante renal e hepatite C. O mesmo microrganismo foi isolado de uma amostra de fezes diarreicas do paciente.[450] Em 2003, *L. innocua* foi descrita pela primeira vez como causa de bacteriemia fatal em um paciente imunocompetente de 62 anos de idade que apresentava colangite e choque séptico.[863] O microrganismo foi identificado por métodos convencionais e confirmado pelo API® *Listeria* e pelo sequenciamento do rDNA 16S. *L. grayi* também foi isolada de amostras clínicas humanas em dois casos. No primeiro, *L. grayi* foi isolada de dois conjuntos de hemoculturas de uma mulher de 20 anos de idade com recidiva de leucemia de células T que estava sendo condicionada para receber um transplante de células-tronco alogênicas do sangue periférico.[970] O isolado mostrou-se resistente à vancomicina (CIM de > 32 μg/mℓ) e sensível à ampicilina (CIM de 0,5 μg/mℓ). No segundo caso, *L. grayi* foi isolada de um de dois conjuntos de hemoculturas de um receptor de transplante cardíaco de 57 anos de idade.[899]

Espécies de *Erysipelothrix*

Taxonomia do gênero *Erysipelothrix*

O gênero *Erysipelothrix* inclui três espécies de bacilos gram-positivos catalase-negativos e é classificado no filo Firmicutes, na classe Mollicutes (Boxe 14.1). Dentro dessa classe, as ordens I a IV incluem os micoplasmas e microrganismos relacionados, enquanto a ordem V (*incertae sedis*) inclui os gêneros *Erysipelothrix* e *Holdemania* na família proposta Erysipelotrichaceae.[1155] As cepas de *Erysipelothrix* podem ser subdivididas em sorotipos, sendo o sorotipo 26 o mais recentemente descrito. Representam também algumas cepas, denominadas "cepas N", que não induzem a produção em coelhos de qualquer anticorpo precipitante contra extratos termoestáveis homólogos ou heterólogos. Os estudos de hibridização DNA–DNA realizados com esses vários sorotipos indicaram que o gênero *Erysipelotrix* é constituído de duas espécies: *E. rhusiopathiae* (composto dos sorotipos 1, 2, 4 a 6, 8, 9, 11, 12, 15 a 17, 19, 21 e do tipo N) e *E. tonsillarum* (composto dos sorotipos 3, 7, 10, 14, 20, 22 e 23).[1079,1080] As cepas que representam o primeiro grupo de sorotipos exibem mais de 73% de hibridização com a cepa tipo de *E. rhusiopathiae*, porém menos de 24% de hibridização com a cepa tipo *E. tonsillarum*.[1080] Por outro lado, as cepas que pertencem ao segundo grupo de sorotipos exibem mais de 66% de hibridização com a cepa tipo *E. tonsillarum* e menos de 27% com a cepa tipo *E. rhusiopathiae*.[1080] Os isolados de *E. tonsillarum* são fenotipicamente idênticos a *E. rhusiopathiae*, exceto que a primeira espécie tem a capacidade de fermentar a sacarose, e as cepas de *E. tonsillarum* não são patogênicas para suínos[1081] (Tabela 14.3). Os estudos dos genes do rRNA 16S de *E. rhusiopathiae* e *E. tonsillarum* mostraram que as sequências de nucleotídios exibem uma concordância de 99,8%, havendo apenas uma diferença de três nucleotídios entre as duas sequências.[599] Dois sorotipos (13 e 18) são distintos dos outros por hibridização do DNA e podem representar espécies genômicas distintas inominadas. *E. tonsillarum* foi isolado do tecido tonsilar de suínos e do sangue de cães com endocardite, porém não foi isolado de infecções humanas.[1079,1080,1082] As cepas que pertencem ao mesmo sorotipo são geneticamente diversas, conforme demonstrado por ribotipagem, análise de DNA polimórfico amplificado randomicamente (RAPD; do inglês, *random amplified polymorphic DNA*), análise de polimorfismo de comprimento de fragmentos amplificado (AFLP; do inglês, *amplified fragment length polymorphism*), eletroforese em gel de campo pulsado (PFGE; do inglês, *pulsed-field gel electrophoresis*) e sequenciamento de nucleotídios de uma região hipervariável do gene spaA.[17,241,242,792,815,816,826] A PFGE parece ser mais sensível e discriminatória do que o RAPD ou a ribotipagem e é considerada o método de escolha para estudos epidemiológicos.[826] Em 2004, uma terceira espécie de *Erysipelothrix* foi isolada como contaminante de um meio de caldo vegetal filtrado "estéril" preparado para fabricação farmacêutica. Essa nova espécie foi denominada *Erysipelothrix inopinata*.[1155]

Importância clínica de *E. rhusiopathiae*

E. rhusiopathiae encontra-se amplamente distribuído pela natureza, onde é encontrado em várias espécies de animais, principalmente em suínos. É também encontrado em peixes, aves, moluscos e outros mamíferos silvestres e domésticos.[345,1081] O microrganismo também é comumente encontrado na matéria orgânica em decomposição e pode ser isolado do solo. Nos suínos, o microrganismo é responsável pela doença de importância econômica conhecida como **erisipela**, todavia, pode causar doença significativa em outras espécies de animais silvestres e domesticados. A erisipela de suínos resulta da ingestão de alimento e água contaminados. Os microrganismos multiplicam-se nas tonsilas e nos tecidos linfoides do intestino e têm acesso à corrente sanguínea. A erisipela em suínos pode ter uma apresentação aguda, subaguda e crônica. A infecção aguda manifesta-se com septicemia generalizada dentro de 24 horas após o início da infecção. Além disso, podem-se observar lesões cutâneas (p. ex., eritema, lesões vesiculares, necrose). A infecção subaguda manifesta-se na forma de lesões cutâneas, que se desenvolvem no decorrer de poucos dias. A tumefação dos tecidos resulta em lesões cutâneas de coloração rosa a vermelha, que se superpõem e acometem a maior parte da superfície cutânea. As lesões podem cicatrizar e descamar, ou podem evoluir em lesões septicêmicas que finalmente levam à morte. Dispõe-se de uma vacina de *E. rhusiopathiae* vivo atenuado para imunização de suínos (Suvaxyn® E-Oral, Fort Dodge Animal Health, Nova Zelândia), que parece ser segura e proporcionar proteção contra a doença.[799] *E. rhusiopathiae* também é patogênico para ovinos, cordeiros, muitas espécies de aves silvestres e domésticas e, raramente, para bovinos. Nos cordeiros, ovinos e bovinos, esse microrganismo causa poliartrite, porém raramente leva à morte.

Tabela 14.3 Características fenotípicas para a identificação de espécies de *Erysipelothrix*.

Teste	E. rhusiopathiae	E. tonsillarum	E. inopinata
HEM SBA	Nenhuma, α	Nenhuma, α	Nenhuma, α
CAT	−	−	−
H$_2$S KIA	+	−	−
NO$_3$	+	+	DI
VP	+	+	−
PAL	−	+	−
β-GLI	−	+	+
β-GUR	−	−	−
Produção de ácido a partir de:			
GLI	+	+	+
MAL	−	−	−
SAC	−	+	−
LAC	+	−	−
MNTL	−	−	−
SBTL	−	−	−
TRE	−	−	+
Hidrólise de:			
STA	−	−	−
GEL	−	−	−
CAS	−	−	−
Sorotipos incluídos[a]	1a, 1b, 2a, 2b, 4-6, 8, 9, 11, 12, 15-17, 19, 21, tipo N	3, 7, 10, 14, 20, 22, 23	

[a]Os sorotipos 13 e 18 são distintos dos outros por hibridização do DNA e podem representar outra espécie genômica.
HEM SBA = hemólise em SBA; CAT = catalase; H$_2$S KIA = produção de sulfeto de hidrogênio em KIA; NO$_3$ = redução do nitrato a nitrito; VP = Voges-Proskauer (produção de acetoína); PAL = fosfatase alcalina; β-GLI = β-glicosidase; β-GUR = β-glicuronidase; GLI = glicose; MAL = maltose; SAC = sacarose; LAC = lactose; TRE = trealose; MNTL = manitol; SBTL = sorbitol; STA = amido; GEL = gelatina; CAS = caseína.

As infecções em aves ocorrem mais frequentemente em perus, mas podem acometer frangos, patos, gansos, galináceos, pombos, papagaios e codornas. Nas aves, *E. rhusiopathiae* provoca lesões hemorrágicas no tecido muscular, com desenvolvimento subsequente de doença diarreica fatal. Em geral, os seres humanos adquirem o microrganismo por meio de contato com os tecidos de animais ou produtos animais infectados, e a maioria das infecções ocorre por meio de arranhadura da pele ou feridas por punção. A infecção limita-se habitualmente, mas nem sempre, a indivíduos que possuem certas ocupações, como açougueiros, veterinários, trabalhadores em abatedouros, fazendeiros e pescadores.[1179]

Nos seres humanos, *E. rhusiopathiae* pode causar infecção cutânea localizada leve, infecção cutânea generalizada ou septicemia, que frequentemente está associada a endocardite.[944] O **erisipeloide**, a forma mais comum de infecção, desenvolve-se após inoculação cutânea do microrganismo e acomete habitualmente os dedos das mãos ou as próprias mãos.[1154] As lesões aparecem dentro de 2 a 7 dias após a aquisição do microrganismo e caracterizam-se por uma borda elevada, violácea, eritematosa com área central pálida. Normalmente, ocorrem dor latejante localizada, prurido, edema e eritema violáceo, que pode se disseminar para o punho e o antebraço. Pode haver linfadenopatia, febre e dor articular. Em geral, o erisipeloide regride em poucas semanas sem terapia sistêmica. O erisipeloide pode evoluir para uma infecção cutânea mais generalizada, com o aparecimento de lesões distantes do local de inoculação inicial. A febre, a dor articular, a artrite franca e o desenvolvimento de lesões bolhosas, juntamente com linfadenite regional ou linfangite, também podem constituir parte dessa infecção cutânea generalizada. Como o microrganismo se localiza nas regiões perivasculares da derme, são necessárias amostras de biopsia da borda da lesão para isolar o microrganismo de infecções localizadas.

A infecção sistêmica ocorre raramente e caracteriza-se por sepse e bacteriemia.[10,471,1179] Nesses pacientes, a endocardite por *E. rhusiopathiae* (particularmente do lado esquerdo) é comum, provoca extensa lesão das valvas cardíacas e tecidos cardíacos sadios e apresenta uma elevada taxa de mortalidade.[133] Foram relatados casos de endocardite de valva nativa e endocardite de prótese valvar (incluindo próteses valvares de Starr-Edwards e xenoenxerto suíno) causadas por *E. rhusiopathiae*.[481] A endocardite de valva nativa causada por *E. rhusiopathiae* habitualmente exige substituição da valva, juntamente com quimioterapia antimicrobiana para tratamento e cura. Com frequência, os indivíduos com infecção sistêmica não têm história pregressa de infecção cutânea primária.[1133] Os pacientes com comprometimento sistêmico habitualmente são debilitados em consequência da terapia imunossupressora (p. ex., administração de corticosteroides) ou de distúrbios debilitantes, que resultam em estados de imunocomprometimento, como câncer, diabetes melito, alcoolismo ou LES.[1007] Foi também relatada a ocorrência de doença multissistêmica, manifestada por choque e insuficiência renal, particularmente entre pacientes com endocardite.[408] As complicações e as manifestações incomuns da bacteriemia e endocardite por E. rhusiopathiae consistem em hipertensão prolongada, abscessos paravalvares e do miocárdio, artrite séptica, endoftalmite endógena, fasciite necrosante e infartos cerebrais.[47,307,502,611,954,1019,1070] Recentemente, E. rhusiopathiae foi isolado de infecções de artroplastias totais de quadril e de joelho, exigindo revisão total de ambos os implantes.[1114,1117] Um dos pacientes trabalhava em uma fábrica de curtume, onde manipulava peles de suínos, bovinos e veados e sofria frequentes cortes e abrasões nas mãos.[1114] O segundo paciente não tinha nenhuma exposição direta a animais silvestres, porém tinha um cão que usava para caçar e frequentemente carregava animais silvestres na boca.[1117] Em 2010, E. rhusipathiae foi descrito como causa de abscesso abdominal em um paciente com história recente de duodenocefalopancreatectomia para adenocarcinoma da parte distal do ducto biliar.[326] Esse microrganismo raramente é isolado do SNC, porém dois relatos, um deles em 2007 e o outro em 2011, documentaram a ocorrência de meningite em dois pacientes, nenhum dos quais teve qualquer exposição conhecida a animais.[558,595] Em um caso, o paciente apresentou cefaleia crônica de 2 meses de duração e, subsequentemente, desenvolveu hidrocefalia, exigindo a colocação de uma derivação ventriculoperitoneal. E rhusiopathiae foi isolado do LCR.[595] No segundo caso, o início de sinais e sintomas meníngeos foi agudo.[558] Embora o microrganismo não tenha crescido a partir do LCR, a celularidade do LCR e a ressonância magnética (RM) mostraram isquemia crônica na substância branca cerebral, sem nenhuma indicação de infarto ou hemorragia. A ecocardiografia revelou insuficiência mitral grave compatível com endocardite infecciosa, e E. rhusiopathiae foi isolado de hemoculturas. Em 2012, pneumonia por E. rhusiopathiae foi diagnosticada em um homem imunocompetente que trabalhava em curral e passava a maior parte do tempo alimentando o gado.[746] E. rhusiopathiae também foi documentado como causa rara de peritonite em pacientes em CAPD.[160,472,1012]

Isolamento e identificação de E. rhusiopathiae

E. rhusiopathiae pode ser isolado de amostras de biopsia de lesões erisipeloides e de hemoculturas. A amostra de escolha para isolamento do microrganismo de lesões cutâneas consiste em aspirado obtido por injeção e a aspiração de soro fisiológico estéril da borda em expansão da celulite ou de biopsia por punção da mesma área. O microrganismo cresce bem em meios de hemocultura disponíveis no comércio. Em SBA, E. rhusiopathiae forma pequenas colônias (0,1 a 0,5 mm de diâmetro), circulares, convexas e lisas. Pode-se observar uma reação alfa-hemolítica fraca no meio, particularmente em áreas onde o crescimento é mais confluente (Prancha 14.1 H). Nos esfregaços corados pelo Gram, os microrganismos aparecem como bacilos delgados; além disso, podem-se observar cadeias de bacilos não ramificados, e as células bacterianas individuais podem ser retas ou ligeiramente curvadas (Prancha 14.1 G). E. rhusiopathiae é catalase-negativo e imóvel (Tabela 14.3). A propriedade de maior utilidade para a identificação desse microrganismo consiste na produção de H_2S no fundo de um ágar TSI ou em meio inclinado de ágar-ferro de Kligler (KIA; do inglês, *Kligler iron agar*) (ver Prancha 14.2 A). Se não for investigada a produção de H_2S nos isolados suspeitos, pode resultar na identificação incorreta desses microrganismos, como espécies de *Lactobacillus*.[297] Um meio KIA inclinado adequadamente semeado em estria na superfície e em profundidade (base) irá revelar uma superfície inclinada ácida e base ácida, em virtude da produção de ácido a partir da glicose e da lactose; pode-se observar a presença de H_2S em todo a profundidade ou apenas ao longo da linha da estria no fundo do tubo. Essa reação ajuda a diferenciar E. rhusiopathiae de outros bacilos catalase-negativos, como *Arcanobacterium haemolyticum*; esta última espécie também é beta-hemolítica em meio SBA. Reação catalase-negativa, ausência de hemólise ou ocorrência de α-hemólise fraca em SBA e a produção de H_2S em ágar KIA ou TSI também ajudam a diferenciar E. rhusiopathiae de L. monocytogenes. A semeadura reta na profundidade de um tubo de ágar gelatina com alça em forma de agulha, a 22°C, resulta na produção de crescimento em "escova de garrafa" ou "limpador de cachimbo", em que os microrganismos crescem em linhas retas perpendiculares à inoculação reta, produzindo a aparência de "cerdas".

E. rhusiopathiae é um fermentador fraco, produzindo ácido a partir de glicose, galactose, frutose, lactose, maltose e N-acetil-glicosamina. Não há produção de ácido a partir de glicerol, arabinose, xilose, adonitol, inositol, manitol, sorbitol, amigdalina, melibiose, trealose, celobiose, inulina, melezitose, rafinose e glicogênio. Não há produção de acetoína e indol, e o nitrato não é reduzido a nitrito. E. rhusiopathiae está incluído no banco de dados de ambos os sistemas de identificação API® Coryne e RapID® CB-Plus. Os isolados de E. tonsillarum são fenotipicamente idênticos a E. rhusiopathiae, exceto que a primeira espécie também produz ácido a partir da sacarose. A Tabela 14.3 fornece as características bioquímicas para a identificação das espécies de *Erysipelothrix*. Foram desenvolvidos métodos moleculares rápidos, incluindo abordagens com reação da cadeia da polimerase (PCR; do inglês, *polymerase chain reaction*) em tempo real, para a detecção de E. rhusiopathiae e para a diferenciação de E. rhusiopathiae e E. tonsillarum em amostras animais.[837,1221]

Sensibilidade de E. rhusiopathiae a agentes antimicrobianos

Em geral, as cepas de E. rhusiopathiae são sensíveis à penicilina, às cefalosporinas, ao imipeném, à piperacilina e ao ciprofloxacino.[343,345] De considerável importância terapêutica é o fato de as cepas de E. rhusiopathiae demonstrarem resistência intrínseca a vancomicina, teicoplanina e outros fármacos glicopeptídicos.[343] A CIM para a vancomicina é, em geral, > 64 µg/ml.[343] Foi constatado que a penicilina, a amoxicilina-clavulanato, o imipeném e as fluoroquinolonas constituem os agentes mais ativos contra esse microrganismo.[746] Em um estudo de 60 isolados de infecções de animais e seres humanos, as CIM50 e CIM90 foram ambas de 0,03 μg/mℓ para a penicilina, de 0,06 μg/mℓ para o ciprofloxacino, e de 0,06 μg/mℓ e 0,125 μg/mℓ, respectivamente, para a ceftriaxona.[343] Algumas cepas podem apresentar valores elevados de CIM ou podem ser resistentes a clindamicina, eritromicina, tetraciclina, SXT, fluoroquinolonas e gentamicina. Em um estudo de sensibilidade a agentes antimicrobianos de 149 cepas de E. rhusiopathiae isoladas de tecidos suínos no Japão, 37,6% demonstraram resistência à eritromicina, 2,7% foram resistentes à lincomicina, 12,1% foram resistentes ao ofloxacino e 12,8% apresentaram resistência ao enrofloxacino (uma fluoroquinolona usada em medicina veterinária).[206] A daptomicina e a linezolida também possuem excelente atividade contra esse microrganismo.[826,871] Até mesmo com terapia antimicrobiana apropriada, a taxa de mortalidade associada à doença disseminada pode alcançar 35 a 40%. Essa elevada taxa de mortalidade é atribuível, em grande parte, a complicações que resultam da endocardite. Casos de infecção cutânea em seres humanos podem ser tratados de modo efetivo com penicilina oral; todavia, a doença grave exige o uso de penicilina G, 12 a 20 milhões de unidades/dia durante 10 a 14 dias.

Em 2010, o CLSI publicou um padrão aprovado para teste de sensibilidade a agentes antimicrobianos com microdiluição em caldo para E. rhusiopathiae.[214] Os critérios de interpretação baseiam-se em um conjunto de padrões anterior/atualmente publicados para teste de sensibilidade dos estafilococos e estreptococos. O meio empregado consiste em caldo de Müeller-Hinton suplementado com cátions com sangue de cavalo lisado (2,5% a 5% v/v), com inóculo obtido de uma suspensão direta de colônias equivalente a um padrão de turvação de McFarland de 0,5. Os testes são incubados a 35°C em ar ambiente durante 20 a 24 horas. Dispõe-se apenas de pontos de corte de sensibilidade para penicilinas, cefalosporinas, carbapenêmicos e fluoroquinolonas, enquanto os pontos de corte de sensibilidade e resistência foram publicados para clindamicina e eritromicina. A vancomina não precisa ser testada, devido à resistência intrínseca. Em seu documento, o CLSI assinala a importância da identificação rápida e correta do microrganismo, em virtude de sua associação a endocardite complicada e resistência à vancomicina, que é frequentemente usada como fármaco de primeira linha para a terapia antimicrobiana empírica.

Espécies de *Bacillus* e gêneros relacionados

Taxonomia e análise taxonômica do gênero Bacillus

O gênero *Bacillus* compreende um grande grupo de bacilos gram-positivos aeróbios e facultativos, catalase-positivos, que se caracterizam pela capacidade de formar esporos em condições aeróbias (ver Prancha 14.2 B). Como a descrição do gênero *Bacillus* colocava uma ênfase particular na formação de endósporos como critério taxonômico, um conjunto extremamente diverso de espécies foi incluído nesse gênero durante várias décadas. Mesmo com esses critérios, a forma dos endósporos (i. e., esféricos, ovais, elipsoidais, cilíndricos), a localização dos esporos dentro da célula (i. e., central, subterminal, terminal) e as alterações da morfologia celular induzidas pelos esporos (i. e., células intumescidas ou não intumescidas pela presença de esporos intracelulares) também foram usadas como descritores taxonômicos. Até recentemente, os membros do gênero *Bacillus* incluíam microrganismos aeróbios e facultativos, que também eram acidófilos, alcalífilos, psicrófilos, mesófilos e termófilos, refletindo o seu crescimento e metabolismo em uma ampla faixa de temperaturas e pH. Algumas espécies são capazes de metabolizar uma ampla variedade de fontes de carbono, incluindo metanol, celulose e quitina. Observa-se também variação significativa nos aminoácidos que formam as ligações cruzadas dentro do peptidoglicano da parede celular. Em nível genético, a diversidade dentro do gênero é exemplificada pelo conteúdo de G+C, que varia de 33 mol% a 69 mol%. Essa heterogeneidade genética é incompatível com a inclusão de um único gênero, conforme descrito pelos atuais métodos de taxonomia das bactérias. De modo não surpreendente, os estudos de sequenciamento do rRNA 16S demonstraram que o "gênero *Bacillus*" existente era filogeneticamente heterogêneo, com representação de pelo menos oito linhagens filéticas altamente divergentes. Os bacilos aeróbios e facultativos formadores de esporos são agora incluídos em três famílias: a família Bacillaceae, a família Paenibacillaceae e a família "Alicyclobacillaceae", todas as quais pertencem à ordem Bacillales, classe "Bacilli" no filo Firmicutes.[695] A família Bacillaceae inclui o gênero *Bacillus* e pelo menos 18 outros gêneros, dos quais a maioria consiste em espécies ambientais. A família Paenibacillaceae inclui o gênero *Paenibacillus* e pelo menos 6 outros gêneros. Os membros do gênero *Paenibacillus* são bacilos facultativos anaeróbios e formadores de esporos, que produzem esporângios intumescidos e apresentam conteúdo de G+C que varia de 45 mol% a 54 mol%.[51,1008] Atualmente, existem mais de 60 espécies no gênero *Paenibacillus*, e algumas delas foram isoladas de amostras clínicas humanas. A família "Alicyclobacillaceae" inclui espécies que são termófilos acidofílicos, contendo ácidos graxos singulares de ciclo-heptano/ciclo-hexano na membrana celular. A família "Sporolactobacillaceae" é composta de três gêneros de bacilos anaeróbios, móveis, formadores de endósporos e produtores de ácido láctico (*Sporolactobacillus*, *Sinobaca* e *Tuberibacillus*), que também é classificada no filo Firmicutes.

O gênero *Bacillus sensu stricto* é composto de bacilos gram-positivos aeróbios que produzem endósporos em condições aeróbias. No momento atual, o gênero contém mais de 269 espécies. Com raras exceções, todas as espécies do gênero são mesofílicas e aeróbias ou facultativas. O principal patógeno desse grupo é *Bacillus anthracis*, o agente etiológico do antraz. Esses microrganismos são catalase-positivos, e, com a exceção de *B. anthracis* e *B. mycoides*, muitas outras espécies são móveis e possuem flagelos peritríquios (antígenos H). As espécies de *Bacillus* não *anthracis* são, em sua maioria, ubíquas no meio ambiente (poeira, solo, água e materiais de origem vegetal e animal), e algumas espécies são patógenos reconhecidos de animais e insetos. Algumas espécies de *Bacillus* são utilizadas na fabricação e produção de antibióticos e vitaminas, em bioensaios e como microrganismos indicadores no monitoramento da eficácia de desinfetantes e procedimentos de esterilização (p. ex., autoclavagem, esterilização pelo calor e pela radiação). Várias espécies incluídas nesse grupo, particularmente *B. cereus*, estão sendo cada vez mais reconhecidas pelo seu potencial de causar infecções humanas significativas, particularmente entre hospedeiros imunocomprometidos. *B. anthracis* pertence ao "grupo *B. cereus*", que inclui oito espécies estreitamente relacionadas: *B. anthracis, B. cereus, B. thuringiensis, B. mycoides, B. pseudomycoides, B. weihenstephanensis, B. gaemokensis* e *B. maliponensis*.[563,564,647,793] O grupo *B. cereus* pode ser ainda dividido em três clades distintas.[279] *B. anthracis* é restrito à clade 1, juntamente com cepas de *B. cereus* virulentas, produtoras de toxina emética.[1056] Outras cepas patogênicas de *B. cereus* são classificadas na clade 2, juntamente com a maioria das cepas de *B. thuringiensis*, e, por fim, a clade 3 inclui *B. mycoides, B. pseudomycoides* e *B. weihenstephanensis. B. anthracis, B. cereus, B. thuringiensis* e *B. mycoides* compartilham um alto grau de semelhança genética com base na hibridização do DNA–DNA e comparações do rRNA e do rDNA nas regiões 16S, 23S e na região intergênica 16S a 23S.[48-50] Alguns pesquisadores até mesmo sugeriram que esses microrganismos deveriam ser considerados como uma única espécie, com base na análise de sequência gênica e estudos de eletroforese enzimática *multilocus*.[647] *B. cereus* é um microrganismo mesofílico onipresente no meio ambiente como saprófita do solo em alimentos de origem vegetal e animal. *B. cereus* também constitui uma causa de intoxicação alimentar e, nesse aspecto, representa um sério problema para a indústria alimentar. Esse microrganismo também pode causar infecções oportunistas localizadas e sistêmicas em hospedeiros imunocomprometidos, em usuários de substâncias intravenosas e em recém-nascidos, bem como ceratite (ver seção adiante sobre *B. cereus*). As análises genotípicas de cepas de *B. cereus* e *B. thuringiensis* do meio ambiente, de animais e de seres humanos demonstraram uma grande diversidade dentro das espécies e entre elas.[161] *B. thuringiensis* é um patógeno de insetos, que constitui uma rara causa de infecções oportunistas e intoxicação alimentar em animais e em seres humanos. Durante a esporulação, esse microrganismo forma cristais paraesporais compostos de proteínas inseticidas, denominadas Cry proteínas. Essas proteínas possuem pesos moleculares de 40 a 140 kDa e são tóxicas para várias ordens de insetos, incluindo membros dos Coleoptera (besouros), Diptera (mosquitos) e Lepidoptera (larvas de borboleta e mariposa). Os genes para essas toxinas estão localizados em grandes plasmídios transmissíveis. Vários outros produtos extracelulares de *B. thuringiensis*, como proteínas Vip e β-exotoxina, também são potentes inseticidas. Todos esses inseticidas são purificados, fabricados, testados quanto à sua segurança e investigados quanto ao impacto ambiental para que possam ser licenciados e comercializados. Os produtos de *B. thuringiensis* respondem por cerca de 90% do mercado mundial de agentes microbianos para controle de pragas. *B. mycoides* é uma espécie imóvel que forma colônias rizoidais em ágar. Durante muitos anos, *B. mycoides* foi considerado uma variante de *B. cereus*, porém constituem táxons geneticamente distintos.[794] Estudos de DNA e análise quimiotaxônomica de ácidos graxos de células integrais delinearam uma nova espécie dentro de "*B. mycoides*", resultando na espécie *B. pseudomycoides*.[793] *B. weihenstephanensis* está estreitamente relacionado com *B. cereus* e inclui cepas principalmente psicrotolerantes, que crescem a 4° a 7°C, mas não a 43°C.[647] *B. gaemokensis* e *B. manliponensis* são novos membros do grupo *B. cereus*, que foram isolados do sedimento de zonas de entremaré de Gaemok Harbor e Manlipo Beach, ambas localizadas na região litorânea do mar Amarelo na República da Coreia.[563,564]

Bacillus anthracis

Epidemiologia do antraz. O antraz, a doença clássica causada pelo *B. anthracis*, é principalmente uma doença de mamíferos herbívoros silvestres e domésticos, incluindo bovinos, ovinos, caprinos, bisão, antílope e veado. Os microrganismos existem na forma de esporo e como bacilo gram-positivo grande na forma vegetativa com replicação ativa. Os esporos são formas dormentes que são encontradas no solo, particularmente em climas mais quentes e úmidos.[294] Os animais ingerem os esporos durante a pastagem em vegetação contaminada. A doença nos animais aparece habitualmente dentro de 3 a 7 dias após a exposição aos esporos. Os animais desenvolvem habitualmente uma doença sistêmica fulminante, com edema, hemorragia, secreções hemorrágicas dos orifícios corporais e necrose.[531] Nos animais infectados, as bactérias são liberadas no sangue e em outros líquidos corporais, e, subsequentemente, os microrganismos sofrem esporulação e contaminam o solo e a água, onde podem permanecer viáveis por várias décadas. Devido a essa capacidade de persistência, os animais com suspeita de antraz devem ser incinerados após a sua morte, de modo a prevenir a disseminação dos esporos. Na América do Norte, os surtos de antraz ocorrem habitualmente nos meses quentes e secos do verão. A desagregação do solo por ventos ou construções em regiões onde animais morreram pode resultar em maior disseminação dos esporos e casos adicionais da doença. Outros animais que se alimentam das carcaças de animais mortos podem ajudar a disseminar tanto os bacilos vegetativos quanto os esporos, e os insetos picadores podem atuar como vetores mecânicos, disseminando os esporos na vegetação após alimentar-se nas carcaças infectadas.[1124] O antraz é mais comum na América do Sul, América Central, África Subsaariana, Centro e Sudoeste da Ásia e Europa Meridional e Oriental.[530,1127] Nos EUA, essa doença foi essencialmente erradicada em consequência do uso disseminado de vacinas humanas e de animais efetivas desde o final da década de 1930, dos avanços nos procedimentos higiênicos empregados nas fábricas de processamento de produtos animais e do maior uso de fibras sintéticas como alternativas do couro, da pele e dos pelos de animais. Entretanto, como os esporos de *B. anthracis* são altamente resistentes a condições ambientais adversas, e devido à extrema dificuldade em assegurar a erradicação efetiva do microrganismo de regiões anteriormente endêmicas, deve-se manter um elevado índice de suspeita caso apareça subitamente uma doença clinicamente compatível. Historicamente, o antraz é definido, em geral, em termos de seu modo de aquisição. O **antraz industrial** refere-se a inoculação cutânea ou inalação de esporos do antraz por indivíduos que trabalham na limpeza e no processamento industrial de couro, lã, pelos ou ossos contaminados de vários animais.[63] O **antraz não industrial** refere-se à aquisição dos microrganismos por contato próximo com animais infectados ou suas carcaças e tecidos.[63,182] Os indivíduos de risco nessa categoria incluem pessoas que trabalham em abatedouros, veterinários, açougueiros e rancheiros, sendo o antraz cutâneo a apresentação clínica mais comum.

B. anthracis também foi explorado e desenvolvido como agente de arma biológica em vários países, incluindo o Japão, a antiga União Soviética, a Inglaterra, o Iraque e os EUA.[926] Em 1992, os soviéticos admitiram o seu contínuo empenho na pesquisa do antraz como arma de guerra nas décadas anteriores e divulgaram que, em 1979, a liberação acidental de esporos do antraz de um laboratório militar soviético, em Sverdlovsk, foi responsável por mais de 77 casos de antraz por inalação, com mais de 66 mortes.[183,184,748] O potencial de bioterrorismo associado a *B. anthracis* passou a constituir um alvo intenso nos EUA durante os últimos 4 meses de 2001, quando esporos de *B. anthracis* foram enviados em cartas e pacotes pelo serviço postal dos EUA para localidades da parte continental dos EUA.[183,184] Em consequência dessas exposições, 22 pessoas desenvolveram antraz, incluindo 11 casos de doença cutânea e 11 casos de antraz por inalação. Cinco pessoas com doença pulmonar morreram. Como esses incidentes ocorreram pouco depois do ataque de 11 de setembro a World Trade Center, Pentágono e voo 93 da United Airlines, várias leis foram promulgadas pelo Congresso, estabelecendo limitações ao acesso e posse de agentes específicos – uma lista de patógenos considerados mais perigosos foi sancionada pelos CDC e pelo USDA. Houve também um financiamento adicional para a pesquisa desses agentes. Esses incidentes também levaram à promulgação de uma legislação antiterrorismo nos EUA e ao desenvolvimento da Bioterrorism Preparedness Initiative. Por meio dessa iniciativa, os CDC, juntamente com a Association of Public Health Laboratories (APHL), vários departamentos federais (i. e., o Federal Bureau of Investigation [FBI] e o Department of Defense [DOD]) e vários laboratórios de saúde pública e estaduais estabeleceram a Laboratory Response Network (LRN).[177,178] Na LRN, os laboratórios de microbiologia clínica de todo o país são integrados em uma rede de quatro níveis. Os laboratórios sentinelas incluem laboratórios de microbiologia clínica em hospitais; os laboratórios sentinelas de nível avançado precisam ter cabine de segurança biológica (CBS) de classe II e estabelecer e manter adesão às práticas laboratoriais de biossegurança de nível 2. Por meio da LRN, os técnicos de laboratórios realizam testes básicos para descartar a possibilidade de agentes de bioterrorismo potenciais e encaminham os possíveis agentes para o nível seguinte – os laboratórios de referência.[31,1168] Esses laboratórios são habitualmente os laboratórios de saúde pública do estado, onde testes confirmatórios dos isolados encaminhados podem ser realizados de modo oportuno. Os encaminhamentos a partir desse nível são feitos aos laboratórios nacionais que possuem instalações de biossegurança de nível 4: os CDC e o US Army Medical Research Institute for Infectious Diseases (USAMRID). Os laboratórios clínicos hospitalares com capacidade microbiológica são, em sua maioria, membros sentinelas da LRN. Os testes laboratoriais sentinelas para a detecção de *B. anthracis* são encontrados na Tabela 14.4 e serão considerados na seção "Isolamento e identificação".

Fatores de virulência de *B. anthracis*. *B. anthracis* é altamente monomórfico, exibe pouca variação genética e produz toxinas constituídas por três proteínas distintas: o antígeno protetor (PA; do inglês, *protective antigen*), o fator de edema (EF; do inglês, *edema factor*) e o fator letal (LF; do inglês, *lethal factor*).[614,866] As cepas virulentas também são encapsuladas. *B. anthracis* abriga dois plasmídios grandes, denominados pX01 (182 kb) e pX02 (95 kb).[765] Os genes estruturais para PA, EF, LF – *pagA*, *cya* e *lef*, respectivamente – são encontrados no plasmídio pX01. Este plasmídio possui uma "ilha de patogenicidade" de 44,8 kb na qual esses genes não contíguos estão inseridos em uma área de 30 kb.[817] Outro gene nessa região, denominado *atxA*, codifica o regulador de transcrição transativador AtxA e o repressor PagR, que regulam a expressão dos genes da toxina.[614] O pX02 contém um óperon de cinco genes, que consistem em *capB*, *capC*, *capA*, *capD* e *capE*; esses genes atuam na síntese da cápsula de ácido poli-γ-D-glutâmico, que permite que as células vegetativas de *B. anthracis* escapem da fagocitose e de sua destruição por macrófagos. Os cinco genes capsulares e os genes para os reguladores de transcrição capsulares AcpA (*acpA*) e AcpB (*acpB*) estão localizados em uma "ilha de patogenicidade" de 35 kb no pX02. A expressão dos reguladores da transcrição para a cápsula também está sob o controle de AtxA do pX01.[860] O PA é sintetizado e secretado pelo microrganismo e liga-se a sítios de TEM8 (marcador endotelial tumoral 8) e CMG 2 (proteína da morfogênese capilar 2) nas células-alvo, onde sofre clivagem proteolítica.[134] Ocorre liberação de um fragmento aminoterminal de 20 kDa, e o fragmento remanescente de 63 kDa sofre polimerização com outros fragmentos semelhantes para formar um heptâmero em forma de anel, que produz um poro através da membrana celular.[321,1194] Cada monômero de PA de 63 kDa no heptâmero atua como "subunidade de adesão" e liga-se a uma molécula de EF ou de LF, e os complexos PA-EF e PA-LF assim formados entram na célula-alvo por endocitose. A acidificação do fagossomo possibilita a liberação desses complexos do fagossomo, e, em seguida, os complexos dissociam-se em LF e EF livres. O LF é uma metaloprotease de zinco, enquanto o EF é uma adenilato ciclase dependente de calmodulina. O EF aumenta os níveis intracelulares de cAMP, levando a inibição da fagocitose e desregulação da produção de citocinas.[1092] Nos macrófagos, o LF inibe a síntese macromolecular, promove a apoptose e hidrolisa proteinoquinases envolvidas na transdução de sinal intracelular. A interrupção das vias de sinalização leva à inativação dos fatores de transcrição no núcleo da célula e indução de citocinas pró-inflamatórias.[764] Durante a infecção, o LF e o EF têm a capacidade de suprimir a resposta imune celular por meio de todos esses mecanismos. A expressão dos genes das toxinas e a produção de toxinas estão especificamente aumentadas em nível genético pela presença de CO_2 e crescimento a 35° a 37°C.[613] O crescimento dos microrganismos nessas condições resulta em aumento de quatro a seis vezes na transcrição dos genes da toxina e na síntese dessas toxinas.[765]

É interessante assinalar que várias cepas do grupo *B. cereus* transportam plasmídios que estão genotipicamente relacionados com pX01 e pX02; entretanto, esses plasmídios não possuem os genes da toxina do antraz, os genes capsulares, as ilhas de patogenicidade ou os genes reguladores encontrados nos plasmídios de *B. anthracis*.[614,850,851] Além disso, certas propriedades fenotípicas importantes de *B. anthracis* (i. e., ausência de motilidade, β-hemólise, sensibilidade ao γ-bacteriófago, incapacidade de produzir fosfolipase C) resultam de uma mutação singular de uma única base em um gene cromossômico, denominado *plcR*, que codifica uma proteína reguladora de transcrição global, denominada PlcR.[11,1033] Esse gene é funcional em *B. cereus* e *B. thuringiensis*, porém a mutação pontual no gene *plcR* de *B. anthracis* torna o produto gênico não funcional. No *B. cereus*, a proteína PlcR interage com uma segunda molécula em um sistema sensor de quórum, que controla a expressão

Tabela 14.4 Características fenotípicas para a identificação dos membros do "grupo bacillus".

Característica	B. anthracis	B. cereus	B. thuringiensis	B. mycoides	B. pseudomycoides	B. weihenstephanensis	B. gaemokensis	B. manliponensis
CAT	+	+	+	+	+	+	+	+
OX	−	V	−	−	−	−	−	−
MOT	−	+	+	−	−	DI	+	+
CADEIAS	+	+	+	+	+	DI	−	+
Forma dos ESPOROS	Oval	Oval	Oval	Oval	Oval	DI	Oval	Oval
Loc. dos ESPOROS	ST	ST, C	ST	ST	ST, C	DI	T	T
RED. NO$_3$	−	+	+	−	+	+	+	+
TEMP. DE CRESCIMENTO	DI	10 a 50	10 a 43	7 a 30	15 a 40	5 a 43	15 a 40	15 a 40
ANAER	+	+	+	+	+	−	+	+
ADH	−	+	+	−	+	−	+	−
VP	−	+	+	+	+	+	+	+
CIT	+	+	+	−	−	−	−	−
LEC	+	+	+	+	+	DI	DI	DI
Produção de ácido a partir de:								
GLI	−	+	+	+	+	+	+	+
MAL	−	+	+	+	+	+	+	+
FRU	−	+	+	+	+	+	+	−
SAC	−	+	+	+	−	−	+	−
RIB	−	+f	+	−	+	+	+	−
TRE	−	+	+	+	+	+	+	−
MNE	−	−	+	−	−	−	+	−
SAL	−	+	+	−	−	+	+	−
CEL	−	+	−	−	−	−	−	−
AMI	−	+	+	−	+	−	+	−
GLIG	+	+	+	−	+	−	+	−
TUR	−	−	+	−	−	−	+	−
NAG	−	+	+	−	+	+	−	+
Hidrólise de:								
GEL	+	+	+	+	+	+	+	+
AMI	+	+	+	+	−	+	+	−
CAS	+	+	+	+	+	+	−	−

CAT = catalase; OX = oxidase; MOT = motilidade; CADEIAS = células em cadeias; LOC. DOS ESPOROS = localização dos esporos na célula; T = terminal; ST = subterminal; C = central; RED. NO$_3$ = redução do nitrato a nitrito; TEMP. DE CRESCIMENTO = faixa de temperatura para o crescimento; ANAER = crescimento em condições anaeróbias; ADH = arginina di-hidrolase; VP = Voges-Proskauer (produção de acetoína); CIT = utilização do citrato; LEC = lecitinase; GLI = glicose; MAL = maltose; FRU = frutose; SAC = sacarose; RIB = ribose; TRE = trealose; MNE = manose; SAL = salicina; CEL = celobiose; AMI = amido; GLIG = glicogênio; TUR = turanose; NAG = N-acetil-glicosamina; CAS = caseína; GEL = gelatina; DI = dados indisponíveis.

dos genes que codificam fosfolipases, proteases, hemolisina e colagenases.[412] Na maioria dos casos, B. anthracis pode ser facilmente diferenciado de B. cereus e B. thuringiensis, porém existem cepas de B. cereus que contêm os genes de toxina e de virulência capsular e que também exibem a mutação plcR e que podem expressar um fenótipo semelhante ao B. anthracis. De fato, esses isolados clínicos recentes de B. cereus foram obtidos de trabalhadores metalúrgicos no Texas e Louisiana com pneumonia semelhante ao antraz por inalação.[507,508] Esses isolados continham todo o plasmídio pX01 de B. anthracis com o complemento integral de genes de virulência e reguladores. Além disso, duas cepas do grupo B. cereus isoladas de 10 grandes símios na Costa do Marfim e nos Camarões continham ambos os plasmídios pX01 e pX02, com todos os genes reguladores e genes de biossíntese capsular necessários.[602,658,659,1164] Análises genéticas adicionais, estudos fenotípicos e estudos de taxonomia filogenética baseada em tipagem de sequência *multilocus* (MLST; do inglês, *multilocus sequence typing*) estabeleceram que esses isolados **não** eram de fato *B. anthracis* na forma clássica. Os nove chimpanzés e um único gorila morreram de doenças semelhantes ao antraz. Muitas pesquisas estão sendo atualmente realizadas para caracterizar de modo mais detalhado esses e outros isolados entre os microrganismos do grupo "*B. cereus* não anthracis".

Apresentação clínica do antraz. O antraz humano pode ser dividido em quatro formas clínicas, dependendo do modo de aquisição do microrganismo. Essas formas incluem o antraz cutâneo, o antraz orofaríngeo/gastrintestinal, o antraz por inalação e o antraz por injeção.[1075] O **antraz cutâneo** é responsável por 95 a 99% dos casos no mundo inteiro, e a maioria dos casos ocorre na África, na Ásia e no leste da Europa, onde não há disponibilidade fácil de vacinas para rebanho e fazendeiros. A infecção resulta do contato direto da mucosa com animais infectados, produtos desses animais (p. ex., pelos ou couro de animais), solo contendo o microrganismo ou exposição a esporos.[288] Os esporos penetram através de pequenos cortes ou abrasões e sofrem germinação subcutânea dentro de macrófagos locais e nos linfonodos regionais.[1212] Em geral, as lesões do antraz cutâneo aparecem em áreas expostas da pele (p. ex., mãos, braços, pescoço, punho e face). Depois de um período de incubação de 2 a 7 dias (faixa de 1 a 19 dias), observa-se o aparecimento de uma pápula inicial indolor ou pruriginosa no local de inoculação.[287] Em geral, as lesões cutâneas são isoladas, porém algumas vezes pode haver duas ou mais lesões. A lesão é circundada por uma área de edema e eritema, devido ao crescimento do microrganismo e à elaboração local da toxina do edema. A lesão evolui rapidamente para uma lesão vesicular ou bolhosa de menos de 4 cm de diâmetro, e o líquido existente no interior da vesícula torna-se negro em consequência da hemorragia ocorrida dentro da lesão. Por fim, a lesão sofre ulceração e forma uma escara central de base negra, circundada por edema. Com frequência, podem aparecer pequenas lesões satélites semelhantes a pérolas que circundam a escara central. As escaras do antraz cutâneo são caracteristicamente indolores, embora a reação edematosa circundante possa ser dolorosa. A escara habitualmente seca e descama no decorrer dos próximos 10 a 14 dias. Na biopsia, as escaras habitualmente exibem edema maciço com necrose e infiltrados linfocíticos, com hemorragia focal, porém sem formação de abscesso.[710] As escaras grandes e profundas podem exigir retirada cirúrgica, com enxerto de pele subsequente, quando a inflamação e o edema localizados desaparecem dentro de 4 a 6 semanas.[288] Pode-se observar a ocorrência de linfadenopatia dolorosa localizada ou generalizada, dependendo da extensão e da gravidade da infecção inicial, e pode-se verificar também a presença de sintomas constitucionais (p. ex., febre, mal-estar, cefaleia). Nos casos graves, pode haver um quadro de choque toxêmico, com hipotermia, inflamação cutânea com edema extenso, leucocitose com predomínio de leucócitos polimorfonucleares, hipoalbuminemia e níveis elevados das enzimas hepáticas.[288] As complicações raras do antraz cutâneo incluem obstrução das vias respiratórias em consequência do edema maciço do pescoço, bacteriemia, meningite e necrose dos tecidos profundos com formação de tecido cicatricial.[286,574,1036,1095] O antraz cutâneo pode sofrer resolução espontânea em alguns casos, porém a taxa de mortalidade associada ao antraz cutâneo não tratado pode alcançar 10 a 20%. Com tratamento, a taxa de mortalidade é inferior a 1%.[1193]

O **antraz orofaríngeo** e o **antraz gastrintestinal** são adquiridos pela ingestão de alimentos inadequadamente cozidos (habitualmente carnes) contendo esporos ou bacilos vegetativos.[77,998,1075] Ambas as formas de infecção podem tornar-se sistêmicas e, à semelhança da forma pulmonar, apresentam sem tratamento uma elevada taxa de mortalidade. O período de incubação do antraz gastrintestinal é de 2 a 7 dias; em um grande surto, a infecção foi associada à ingestão de carne de vaca contaminada, e o período de incubação foi de 42 horas.[1027] O antraz orofaríngeo manifesta-se habitualmente na forma de úlcera oral ou esofágica, com linfadenopatia regional e edema.[1028] Podem-se observar escaras na parte posterior da faringe, nas áreas das tonsilas ou no palato duro. A progressão da infecção resulta em disfagia e faringite grave. O antraz gastrintestinal acomete principalmente o íleo terminal e o ceco (Prancha 14.2 C). Os sintomas começam com febre, náuseas, mal-estar e vômitos e progridem rapidamente para abdome agudo, sepse e diarreia sanguinolenta. Dentro de poucos dias após o início, pode haver desenvolvimento de ascite parcial ou totalmente purulenta, repleta de bacilos do antraz.[22] As superfícies mucosas do trato gastrintestinal exibem necrose extensa, edema e linfadenite mesentérica, e pode-se obter uma cultura dos bacilos antraz a partir de amostras do tecido gastrintestinal e do infiltrado inflamatório. Pode-se observar o desenvolvimento de doença profunda em consequência da perda de sangue, desequilíbrio eletrolítico e choque tóxico.[569] A taxa de mortalidade pode ser elevada e alcançar 60 a 100% se a doença não for tratada de modo agressivo. A morte habitualmente resulta de sepse maciça e bloqueio intestinal, com perfuração intestinal subsequente.[1028] Foi relatada a ocorrência de antraz gastrintestinal nos EUA em um paciente que apresentou cólicas abdominais, náuseas, vômitos e hipotensão. O paciente desenvolveu ascite maciça, lesões mesentéricas hemorrágicas nodulares, necrose do intestino delgado e abscessos e hematomas retroperitoneais. Infelizmente, houve insuficiência respiratória que exigiu suporte intensivo, juntamente com quimioterapia antimicrobiana e administração de imunoglobulina antiantraz.[187,605]

O **antraz pulmonar ou por inalação** resulta da inalação de endósporos de *B. anthracis*.[998] No passado, essa infecção era observada em indivíduos cujas ocupações envolviam a manipulação de peles de animais contaminadas com esporos do antraz. Embora essa situação não seja mais observada, devido às diretrizes de controle de animais e vacinações, ainda aparecem relatos ocasionais de antraz por inalação em regiões endêmicas. Após a inalação, os esporos alcançam os pulmões, onde são fagocitados e eliminados por macrófagos do sistema reticuloendotelial. Os macrófagos migram para os linfonodos hilares e mediastínicos, onde os esporos germinam e formam bacilos vegetativos.[514] Os microrganismos se multiplicam e produzem toxinas, causando edema e necrose hemorrágica do mediastino, que são evidentes em radiografias de tórax na forma de alargamento mediastínico acentuado. A partir da área subesternal, os microrganismos invadem o espaço pleural, resultando em derrames pleurais hemorrágicos.[514,1210] Os macrófagos que abrigam os microrganismos são destruídos, e as bactérias vegetativas escapam para a circulação geral, onde continuam se multiplicando. A disseminação hematogênica alcança locais distantes, resultando em lesões metastáticas por todo o corpo, incluindo o trato gastrintestinal e o SNC. A meningite do antraz é uma complicação fulminante, que pode ocorrer após antraz cutâneo, gastrintestinal ou por inalação. Essa complicação pode acometer até 30 a 40% dos pacientes com antraz por inalação, com taxa de mortalidade de 100%.[514,634] A maioria dos pacientes não sobrevive o suficiente para manifestar sinais e sintomas de meningite; em geral, os pacientes permanecem lúcidos até a ocorrência de choque sistêmico, resultando em coma e morte. O período de incubação do antraz por inalação é de 1 a 4 dias, seguido de aparecimento súbito de sintomas de tipo gripal, como febre, calafrios, mialgias, dor subesternal e tosse seca e não produtiva e náuseas com vômitos. Depois de 3 ou 4 dias dessa doença prodrômica, segue-se a doença fulminante, com desenvolvimento de dispneia, hipotensão, hematócrito elevado e alterações do estado mental que refletem a toxemia maciça, evoluindo frequentemente para o coma e a morte em 24 a 48 horas. Nas radiografias de tórax, podem-se observer infiltrados, derrames pleurais e alargamento do mediastino. O exame histológico dos tecidos pulmonares na necropsia revela habitualmente a presença de pneumonite hemorrágica necrosante focal e necrose dos linfonodos peribrônquicos e mediastínicos, sem formação de abscesso ou consolidação. O comprometimento gastrintestinal resulta em dor abdominal, hematêmese e melena. A taxa de mortalidade associada a essa forma da doença ultrapassa 80 a 90% se não for tratada.

▶ Antraz por injeção. Essa apresentação clínica do antraz recentemente descrita foi reconhecida pela primeira vez em um usuário de substâncias injetáveis na Noruega, que injetava heroína na nádega direita.[941] Dentro de 4 dias, toda a região glútea direita desenvolveu edema e eritema extensos. O paciente recebeu terapia antiestafilocócica e teve alta; entretanto, retornou depois 4 dias com meningite e choque, tumefação, edema e eritema acometendo a região glútea, as coxas e a parte inferior do abdome. Diferentemente do antraz cutâneo, não foram observadas pápulas, vesículas nem escaras clássicas. A cirurgia não revelou nenhum abscesso, porém foi constatada a presença de edema tecidual extenso, e houve crescimento de *B. anthracis* a partir de amostras de LCR e da ferida intraoperatória. O paciente morreu dentro de 3 dias após a sua internação enquanto estava recebendo penicilina em altas doses e cloranfenicol. Essa circunstância aparentemente isolada só foi relatada novamente em dezembro de 2009, quando dois usuários de substâncias intravenosas foram hospitalizados na Inglaterra, com crescimento de *B. anthracis* em hemoculturas. No final de 2010, houve 47 casos confirmados, com 13 mortes na Escócia, 5 casos com 4 mortes na Inglaterra e dois casos com uma morte na Alemanha.[78,127,893,898] A apresentação clínica do antraz por injeção é bastante variável. Na maioria dos pacientes, a infecção dos tecidos moles manifesta-se por edema na área de injeção da substância depois de 1 a 10 dias. Os exames cirúrgicos dos tecidos infectados revelam edema, necrose do tecido adiposo e sangramento difuso, em alguns casos, os pacientes desenvolveram feridas profundas, exigindo amplo desbridamento excisional ou, no caso de infecção da virilha, fasciectomia devido à fasciite e peritonite. Em alguns pacientes, foram também observados sintomas constitucionais, que consistiram em calafrios, febre e náuseas. O antraz por injeção está associado a uma taxa de mortalidade de até 34%, devido, em parte, à maior probabilidade de choque recorrente com essa forma da doença e incapacidade de suspeitar desse diagnóstico incomum. Houve suspeita de que a heroína envolvida nesses surtos estivesse contaminada, visto que foi contrabandeada na Europa, proveniente de regiões enzoóticas para o antraz em Afeganistão, Irã e Turquia.

Sensibilidade aos agentes antimicrobianos e tratamento das infecções por *B. anthracis*. *B. anthracis* mostra-se suscetível a vários agentes antimicrobianos, incluindo tetraciclinas, macrolídios, clindamicina, aminoglicosídios, fluoroquinolonas, carbapenêmicos, rifampicina e cefalosporinas de primeira geração (cefalotina, cefazolina). *B. anthracis* possui resistência às cefalosporinas de segunda e terceira gerações (*i. e.*, cefotaxima, ceftriaxona, ceftazidima), monobactâmicos (*i. e.*, aztreonam) e SXT.[174,216,766,1128] Foi detectada uma resistência à penicilina, à ampicilina e às cefalosporinas de segunda geração em 11,5% de 96 isolados de *B. anthracis* de animais e do meio ambiente na França, de 1994 a 2000.[174]

Os esquemas de tratamento para o antraz diferem, dependendo da apresentação clínica e da gravidade da doença.[183,184,1057] Para as infecções cutâneas adquiridas naturalmente (p. ex., ocupacionais) a penicilina oral constitui o fármaco de escolha. O agente recomendado é a amoxicilina (adultos, 500 mg a cada 8 horas; crianças, 80 mg/kg/dia a cada 8 horas). A não ser que haja evidências bem-definidas de que a infecção tenha sido adquirida naturalmente, é preciso ter em mente a possibilidade de aquisição do antraz como resultado da liberação intencional de esporos. O uso de penicilina e ampicilina é controverso, e esses fármacos não devem ser usados isoladamente, devido à produção de betalactamase constitutiva ou induzível por algumas cepas de *B. anthracis*. O tratamento recomendado para o antraz gastrintestinal e por inalação consiste em ciprofloxacino por via intravenosa (IV) (400 mg a cada 12 horas) ou doxiciclina IV (100 mg a cada 12 horas), mais a adição de outro agente intravenoso (*i. e.*, ampicilina, imipeném, clindamicina, claritromicina, rifampicina, vancomicina). Outrora clinicamente indicada, a terapia oral (ciprofloxacino, 500 mg 2 vezes/dia; doxiciclina, 100 mg 2 vezes/dia) pode ser substituída. O tratamento de crianças utiliza os mesmos fármacos, com ajuste das doses para a idade e o peso. Caso o paciente desenvolva meningite, deve-se usar o esquema de fluoroquinolonas em lugar da doxiciclina, em virtude de sua melhor penetração no SNC; nesses casos, quando se adiciona o segundo agente IV, ele também deve ser capaz de penetrar no SNC.[72] Na maioria dos casos, um ciclo de 10 a 14 dias de quimioterapia antimicrobiana intravenosa é suficiente, seguido de terapia oral. Desde os envios de esporos do antraz pelo correio em 2001 nos EUA, foi recomendado que o tratamento seja continuado por até 60 dias no caso de o paciente abrigar esporos passíveis de germinar posteriormente em células vegetativas.[189]

Os pacientes com antraz tratados também necessitam de terapia de suporte intensiva, e dispõe-se de esquemas de tratamento adjuvante mais recentes para atender a esses problemas. Pacientes com antraz por inalação e por injeção frequentemente desenvolvem derrames pleurais recorrentes, que contêm grandes números de bacilos do antraz.

Recomenda-se a realização frequente de toracocentese e drenagem do líquido pleural acumulado, e foi constatado que essa conduta aumenta a sobrevida.[514,546] Dispõe-se também de imunoglobulina para antraz (AIG; do inglês, *anthrax immune globulin*) como agente terapêutico adjuvante. Esse material é obtido por meio de plasmaférese de indivíduos que foram imunizados com vacina do antraz (ver adiante) e está disponível na Cangene Corporation, no Canadá. A AIG contém predominantemente anticorpos contra PA e deve ser usada juntamente com quimioterapia antimicrobiana para o tratamento da doença grave (principalmente antraz por inalação).[1175] Dispõe-se também de anticorpos monoclonais humanos contra PA de *B. anthracis* por meio de consulta com os CDC. Esses novos agentes terapêuticos foram desenvolvidos após a promulgação do Project Bioshield Act, em 2004, que permite à FDA aprovar agentes antibioterrorismo e fármacos que demonstrem ter eficácia apenas em modelos animais e, com base nesses dados, que teriam um razoável benefício nos seres humanos.[327] Essa medida legislativa também estabeleceu o Strategic National Stockpile, que armazena suprimentos médicos e fármacos como medida protetora em caso de ataque. Esses agentes podem ter utilidade como agentes profiláticos pré-exposição, e como terapia pós-exposição para o antraz por inalação.[732] Três anticorpos monoclonais anti-PA foram desenvolvidos e testados; todos os três demonstraram ter eficácia protetora em modelos animais de antraz por inalação e incluem o raxibacumabe (anticorpo monoclonal IgG recombinante humano [Human Genome Sciences]), Anthim® (anticorpo monoclonal de afinidade aumentada [Elusys Therapeutics]) e Valortim® (anticorpo monoclonal humano [PharmAthene/Medarex]).

Prevenção do antraz. A vacina humana de primeira geração a ser licenciada para uso nos EUA é BioThrax® (anteriormente Anthrax Vaccine Adsorbed [AVA], Bioport, Lansing, MI), uma formulação acelular preparada a partir de um filtrado de cultura de uma cepa toxigênica não encapsulada e avirulenta B. anthracis (cepa V770-NP-1-R) adsorvida e sais de alumínio como adjuvante.[112,127] Esse filtrado de cultura contém PA, LF e EF, sendo o PA o principal componente. Após a injeção inicial, são administradas mais cinco doses no decorrer dos próximos 18 meses para completar um esquema de seis doses. Após a administração da série de seis injeções, são realizadas imunizações de reforço anuais para manter um nível protetor de anticorpos.[874] A vacina AVA é recomendada para indivíduos que trabalham diretamente com *B. anthracis* no laboratório, para os que trabalham com produtos animais (p. ex., couro e peles) importados de regiões de endemicidade do antraz, para aqueles que trabalham com animais e produtos animais em regiões endêmicas e para militares em combate em regiões de alto risco no mundo. Além disso, a vacina do antraz pode ser utilizada como profilaxia pré-exposição para indivíduos com risco quantificável de exposição ao antraz e, em conjunto com os CDC, pode ser utilizada com antibióticos para profilaxia pós-exposição do antraz por inalação. A vacina é bem tolerada e parece ser segura.[231,429] As pesquisas prosseguem com o objetivo de desenvolver novas vacinas, sendo o antígeno mais promissor o PA recombinante (rPA) altamente purificado.[487,577] Nos EUA e na Inglaterra, foram fabricadas vacinas utilizando o rPA. O produto norte-americano foi testado e demonstrou ser imunogênico e seguro, porém a instabilidade da vacina com o seu armazenamento impediu a manutenção de um estoque para uso futuro. Os trabalhos para a produção de vacinas à base de rPA de terceira geração continuam, incluindo exame de diferentes adjuvantes, novas estratégias de inoculação e administração e uso de possíveis antígenos além do rPA para vacinas.[60,137,548,581,1059]

Bacillus cereus

Fatores de virulência do *B. cereus*. *B. cereus* produz vários fatores de virulência potenciais, além das toxinas associadas às infecções gastrintestinais (ver adiante), e acredita-se que esses fatores possam desempenhar um papel nas infecções não gastrintestinais.[130] Os fatores de virulência incluem três hemolisinas e três fosfolipases. As hemolisinas são denominadas cereolisina, hemolisina II e hemolisina III, respectivamente. A cereolisina assemelha-se à estreptolisina O (SLO) por ser uma proteína termolábil, que é ativada por tióis e inibida pelo colesterol. A hemolisina II é uma toxina hemolítica, que também atua como toxina letal em camundongos, enquanto a hemolisina III provoca lise osmótica dos eritrócitos por meio da formação de poros transmembrana. As fosfolipases incluem a fosfatidilinositol hidrolase, a fosfatidilcolina hidrolase e uma esfingomielinase. As fosfolipases clivam os lipídios que servem para ancorar as proteínas de superfície celular, comprometem a integridade da membrana celular e anulam a capacidade regenerativa das células lesionadas. As cepas de *B. cereus* também produzem pelo menos três betalactamases diferentes, colagenases extracelulares e proteases ligadas à membrana.

Gastrenterite por *B. cereus*. *B. cereus* é encontrado no solo e contamina muitos produtos agrícolas. Vários alimentos diferentes podem ser contaminados com células vegetativas ou esporos de *B. cereus*, incluindo massas, arroz, produtos derivados do leite, grãos, especiarias, vegetais, carne, frango e frutos do mar.[988] Algumas cepas de *B. cereus* são capazes de crescer em baixas temperaturas, de modo que até mesmo os alimentos refrigerados estão sujeitos a deterioração por esse microrganismo.[395] A presença de esporos nos alimentos representa outro problema, visto que a germinação dos esporos ocorre a 65° a 75°C, que é semelhante à faixa usada por métodos de pasteurização de curta duração em alta temperatura para laticínios. Os esporos altamente resistentes também podem suportar a exposição à γ-radiação. A formação de biofilmes por algumas cepas de *B. cereus* dificulta a erradicação dessa espécie e de outros microrganismos de tubulações, tonéis e outros recipientes usados no processamento e na fabricação dos alimentos.[858] Os alimentos, os laticínios e os suplementos preparados em hospitais ou farmácias ou fórmulas para lactentes contaminados representam riscos potenciais para pacientes hospitalizados, particularmente crianças e pacientes imunossuprimidos. Como a doença transmitida por alimentos causada por esse microrganismo não é notificada, os números exatos de sua incidência e prevalência não estão disponíveis na maior parte do mundo. Entre 1973 e 1985, *B. cereus* foi responsável por 17,8% dos surtos transmitidos por alimentos na Finlândia, por 11,5% na Holanda, 2,2% no Canadá, 0,8% na Escócia, 0,7% na Inglaterra e País de Gales e 0,7% no Japão. Nos EUA, a incidência também é muito baixa, e apenas 1,3% dos casos de intoxicação alimentar bacteriana foi atribuível ao *B. cereus* entre 1972 e 1982. Nos EUA, estima-se que mais de 27.000 casos de doença transmitida por alimentos tenham sido causados por *B. cereus*.[739,823]

As cepas de *B. cereus* produtoras de enterotoxina causam gastrenterite autolimitada aguda em seres humanos, habitualmente após a ingestão de alimentos contaminados. Essa síndrome caracteriza-se por duas formas clínicas, dependendo do tipo de toxina produzida pelos microrganismos existentes no alimento incriminado. A doença de incubação curta (ou intoxicação alimentar emética) caracteriza-se pelo aparecimento de sintomas dentro de 1 a 6 horas após a ingestão de alimentos contaminados, e os sintomas predominantes consistem em náuseas, vômitos e cólica abdominal. Em geral, os sintomas regridem dentro de 10 a 24 horas após o início. Os alimentos incriminados associados à doença de tipo emético incluem pratos de arroz frito asiáticos, creme e produtos derivados do leite, massas e fórmula reconstituída para lactentes. A exotoxina termoestável responsável, que é produzida por essas cepas de *B. cereus*, é um dodecadepsipeptídio cíclico, denominado **cereulida**, que é muito termoestável e cujo peso molecular é de cerca de 1.165 Da.[12,13] No caso de pratos de arroz, o arroz é habitualmente cozido, resfriado e, em seguida, mantido em temperatura ambiente, de modo que, durante esse período de tempo, as células vegetativas cresçam e produzam cereulida, que não é destruída pelo reaquecimento. Essa molécula também é estável na presença de ácidos, álcalis e proteases e é não antigênica. A cereulida provoca intumescimento das mitocôndrias e desacoplamento da fosforilação oxidativa.[755] Nos camundongos, a cereulida causa patologia hepática, e, em culturas de células, essa toxina provoca intumescimento das mitocôndrias e eventualmente apoptose.[834] A intoxicação por cereulida que provoca insuficiência hepática fulminante foi relatada como causa de morte em um paciente em 1997.[706] Foram encontrados altos níveis de cereulida no fígado, na bile, no intestino delgado e no sangue do paciente, bem como nos utensílios de cozinha e panela usados para reaquecer o alimento contaminado. O gene para a cereulida foi identificado, e foi desenvolvido um ensaio de PCR para a sua detecção.[303]

A intoxicação alimentar por *B. cereus* de incubação longa ocorre dentro de 8 a 16 horas após a ingestão de alimento e caracteriza-se predominantemente pelo início de diarreia aquosa profusa, náuseas, tenesmo e cólicas nas regiões inferiores do abdome.[694] Em geral, os sintomas regridem depois de 12 a 14 horas. Os alimentos associados a esse tipo de doença incluem carne e pratos vegetais, bolos, molhos e laticínios. Quatro enterotoxinas termolábeis diferentes estão associadas a essa apresentação clínica, incluindo dois complexos proteicos (hemolisina BL [HBL] e enterotoxina não hemolítica [NHE; do inglês, *nonhemolytic enterotoxin*]) e duas proteínas enterotóxicas (enterotoxina T e citotoxina K).[988] A HBL e a NHE são constituídas, cada uma, de três proteínas, e os *loci* genéticos que codificam a HBL ou a NHE estão organizados em óperons distintos e separados, localizados no cromossomo do *B. cereus* (e, em certas ocasiões, de *B. thuringiensis*).[162] A HBL é uma exotoxina com atividade hemolítica ("H") composta de três proteínas: um componente de ligação ("B") de 37,8 kDa e duas proteínas (L1, 38,5 kDa e L2, 43,2 kDa), que possuem propriedades citolíticas e dermonecróticas.[81] Os genes que codificam o componente B (*hblA*), L1, (*hblD*) e L2 (*hblC*) estão dispostos em um óperon em *tandem*, adjacentes entre si.[957] Todos os três componentes da HBL são necessários para a atividade biológica. A HBL provoca hemólise dos eritrócitos de uma variedade de espécies de mamíferos, incluindo cobaia, suínos, ovinos, coelhos, seres humanos e sangue de cavalo. A HBL liga-se à membrana celular das células eucariotas, formando poros que resultam em extravasamento do conteúdo celular. A HBL também é dermonecrótica, provoca aumento da permeabilidade vascular e causa acúmulo de líquido, necrose das vilosidades, edema da submucosa e infiltração linfocítica no ensaio de alça ileal de coelho.[82] As HBL de diferentes cepas de *B. cereus* demonstram um elevado grau de heterogeneidade molecular, diferem na extensão e na gama de espécies hospedeiras para hemólise e, em geral, possuem atividades biológicas semelhantes.[83] A NHE é uma proteína antigênica de 41 kDa, que está associada a proteínas de 39,8 kDa e de 36,5 kDa que são codificadas por um óperon de três genes.[432] Essa toxina tripartida é dermonecrótica, citotóxica e altera a permeabilidade da membrana.[697] Outros pesquisadores caracterizaram e relataram outras enterotoxinas de várias cepas de *B. cereus*, entretanto, a HBL e a NHE são consideradas as toxinas responsáveis pela doença diarreica causada por *B. cereus* em consequência de intoxicação alimentar. Alguns isolados de *B. cereus* podem produzir tanto a toxina emética quanto os complexos de enterotoxina. A intoxicação associada a *B. cereus* e suas toxinas pode ser evitada pelo cozimento adequado de alimentos, particularmente das carnes, e pela sua conservação apropriada no refrigerador. *B. thuringiensis* também foi isolado em associação a surtos de gastrenterite e possui citotoxicidade comprovada, que se assemelha àquela causada por *B. cereus* enterotoxigênico.[542] Em raras ocasiões, outras espécies de *Bacillus* (p. ex., *B. subtilis*, *B. licheniformis*) também podem causar gastrenterite e intoxicação alimentar.

Infecções oportunistas causadas por *B. cereus*, por outras espécies de *Bacillus* e por espécies de *Paenibacillus*

Em virtude de sua natureza ubíqua no meio ambiente, o isolamento de espécies de *Bacillus* a partir de amostras clínicas tem sido considerado mais frequentemente uma contaminação problemática. Entretanto, a frequência crescente de casos relatados na literatura sobre espécies de *Bacillus* como agentes de doença em hospedeiros imunocomprometidos sugere que esses microrganismos não devem ser considerados contaminantes e desprezados em todos os casos. As infecções graves causadas por espécies de *Bacillus* e de *Paenibacillus* foram associadas a procedimentos cirúrgicos, imunossupressão, feridas traumáticas, queimaduras, hemodiálise e abuso de substâncias parenterais. Os isolados obtidos de infecções não gastrintestinais produzem uma variedade de supostos fatores de virulência, incluindo hemolisinas, exotoxinas necrosantes e fosfolipases. As análises de grandes séries de casos envolvendo infecções significativas por *Bacillus* indicam a sua participação nas síndromes clínicas discutidas adiante. *B. cereus* é bem reconhecido como agente de gastrenterite e constitui a espécie de *Bacillus* isolada com mais frequência como agente oportunista de hospedeiros imunocomprometidos. O Boxe 14.2 descreve as infecções causadas por espécies de *Bacillus* não *anthracis*, distintas de *B. cereus*, juntamente com infecções causadas por espécies de *Paenibacillus*.

Boxe 14.2

Membros do gênero *Bacillus* (diferentes de *B. anthracis* e *B. cereus*) e do gênero *Paenibacillus* isolados de infecções humanas

Espécies	Infecções	Referências
Bacillus circulans	*B. circulans* foi isolado de hemoculturas como causa de endocardite, pericardite, bacteriemia relacionada com uso de cateter e sepse fatal em pacientes imunocomprometidos (p. ex., pacientes que recebem quimioterapia antineoplásica, receptores de transplante de medula óssea e de órgãos sólidos). Esse microrganismo também foi isolado como causa de peritonite em um paciente submetido a diálise peritoneal ambulatorial crônica e como causa de endoftalmite endógena e infecções de feridas.	21, 65, 98, 170, 422, 452, 618, 1090
Bacillus coagulans	Esse microrganismo constitui a causa rara de bacteriemia em pacientes com câncer.	65
Bacillus hackensackii	Essa nova espécie foi isolada de uma única hemocultura de uma mulher de 22 anos de idade com dor e hipersensibilidade abdominais.	516
Bacillus licheniformis	*B. licheniformis* foi isolado como causa de bacteriemia relacionada com cateter de Hickman, Broviac e cateter venoso central. Esse microrganismo também foi isolado de um grupo de infecções da corrente sanguínea em pacientes com neoplasias malignas hematológicas; a fonte do microrganismo foi atribuída ao algodão contaminado usado durante a desinfecção da pele. *B. licheniformis* também foi associado a endoftalmite e abscesso cerebral após lesões penetrantes da órbita e foi isolado do líquido peritoneal de pacientes submetidos a CAPD. *B. licheniformis* também constitui uma causa rara de endocardite de prótese valvar e foi isolado de um abscesso de glândula parótida.	120, 469, 480, 556, 665, 689, 730, 833, 841, 1105
Bacillus megaterium	Essa espécie de *Bacillus* foi isolada de uma lesão cutânea do tornozelo semelhante ao antraz e como causa de ceratite lamelar de início tardio em um paciente após 2 semanas de uma cirurgia LASIK.	298, 897
Bacillus pantothenticus	*B. pantothenticus* foi isolado do sangue e de um abscesso hepático de um homem imunocompetente de 44 anos de idade.	790
Bacillus pumilis	*B. pumilis* foi isolado de hemoculturas de recém-nascidos sépticos, como causa de sepse relacionada com o uso de cateter venoso central em uma criança recebendo nutrição parenteral total e de infecções cutâneas primárias semelhantes ao antraz cutâneo em três pastores.	65, 89, 596, 1101
Bacillus sphaericus	*B. sphaericus* foi isolado de um paciente com câncer que apresentou bacteriemia.	65
Bacillus subtilis	*B. subtilis* constitui uma causa rara de bacteriemia em pacientes com câncer, traumatismo cranioencefálico e pielonefrite. Em alguns casos, a bacteriemia foi causada por uma cepa de *B. subtilis* que foi administrada aos pacientes na forma de probiótico. Esse microrganismo também foi associado a dois casos de hepatotoxicidade grave após o consumo de produtos nutricionais da Herbalife contaminados com *B. subtilis*.	65, 812, 923, 1058
Bacillus thuringiensis	Esse membro do grupo de *B. cereus* possui aplicações industriais e comerciais, devido à produção de proteínas inseticidas. À semelhança de *B. cereus*, esse microrganismo também produz hemolisinas, proteases e, em certas ocasiões, enterotoxinas. *B. thuringiensis* foi isolado de hemoculturas, de infecção dos tecidos moles (celulite periorbitária), de feridas de queimaduras e de infecções periodontais e pulmonares.	250, 403, 482, 622, 856
Paenibacillus alvei	Esse microrganismo foi isolado de hemoculturas e de artroplastia de quadril infectada de uma mulher de 26 anos de idade com doença falciforme.	902
Paenibacillus cineris	Essa espécie, originalmente isolada do solo da Antártida, foi isolada de uma amostra de escarro de um homem de 25 anos de idade durante a exacerbação aguda de sua fibrose cística.	645, 685
Paenibacillus hongkongensis	Esse microrganismo foi isolado de um de quatro conjuntos de hemoculturas coletadas de um menino de 9 anos de idade com febre neutropênica que fora submetido a cirurgia, radioterapia e vários ciclos de quimioterapia para tratamento de meduloblastoma.	1102
Paenibacillus konsidensis	Esse microrganismo foi isolado de dois conjuntos de hemoculturas obtidas de um homem de 75 anos de idade com febre persistente, hematêmese e hipotensão.	609
Paenibacillus larvae	*P. larvae* é o agente etiológico do loque americano, uma doença grave de abelhas melíferas, e esse microrganismo pode ser cultivado a partir do mel. Ocorreu bacteriemia por esse microrganismo em cinco usuários de substâncias intravenosas, que estavam injetando o opioide metadona misturada com mel para uso como medicação oral. A evolução clínica da bacteriemia por *P. larvae* foi benigna nos três pacientes, porém um deles desenvolveu peritonite bacteriana espontânea, e outro apresentou embolia pulmonar.	928

(continua)

Paenibacillus macerans	*P. macerans* foi isolado de hemoculturas de oito recém-nascidos na unidade de terapia intensiva. Nenhum desses lactentes estava infectado, conforme comprovado pela ausência de febre e leucocitose. O controle de infecção identificou que a pseudobacteriemia foi devida à contaminação das tampas de borracha dos frascos de hemocultura.	809
Paenibacillus massiliensis	Essa espécie foi isolada de hemocultura de um menino de 13 anos de idade com leucemia linfoblástica aguda que recebeu quimioterapia e subsequentemente foi submetido a transplante de células-tronco. Por ocasião em que foi coletada a amostra para hemocultura, o paciente apresentava neutropenia e doença de enxerto–versus–hospedeiro cutânea e hepática.	950
Paenibacillus polymyxa	Essa espécie foi isolada de uma hemocultura de uma mulher de 93 anos de idade que sofreu infarto cerebral.	797
Paenibacillus provencensis	Essa espécie foi isolada como contaminante do LCR de um homem de 54 anos de idade com doença de Whipple.	949
Paenibacillus sanguinis	Essa espécie foi isolada de uma hemocultura de um homem de 49 anos de idade submetido a quimioterapia e radioterapia para carcinoma epidermoide da orofaringe.	950
Paenibacillus sputi	Essa espécie foi isolada do escarro de uma mulher de 60 anos de idade que estava sendo submetida a rastreamento para tuberculose.	594
Paenibacillus thiaminolyticus	*P. thiaminolyticus* foi isolado de hemoculturas de um homem de 80 anos de idade com história de colectomia subtotal com ileostomia para câncer de cólon. O paciente também apresentava hipertensão, insuficiência cardíaca congestiva, doença de Parkinson e doença renal terminal exigindo hemodiálise. O paciente tinha um cateter Permcath® de longa permanência, que se acreditou tenha sido a fonte da bacteriemia.	832
Paenibacillus timonenesis	Esse microrganismo foi isolado de uma hemocultura coletada de uma mulher de 75 anos de idade que apresentou nefropatia intersticial crônica exigindo hemodiálise.	950
Paenibacillus urinalis	Esse microrganismo foi isolado como contaminante de uma amostra de urina de uma mulher de 36 anos de idade com suspeita de tuberculose.	949

Bacteriemia e endocardite por *B. cereus*. A bacteriemia e a endocardite por *B. cereus* são habitualmente observadas em usuários de substâncias intravenosas, pacientes com cardiopatia valvar, indivíduos com próteses valvares ou implantes cardíacos (p. ex., marca-passos), ou pacientes imunossuprimidos em consequência de câncer ou quimioterapia.[2,171,233,409,498] A endocardite é um evento raro; entretanto, no contexto de uso de substâncias parenterais (habitualmente heroína), trata-se de uma complicação bem-reconhecida. Nesses casos, os microrganismos originam-se, provavelmente, de agulhas ou seringas ou da própria heroína. A infecção do endocárdio acomete habitualmente a valva tricúspide, e são observados êmbolos sépticos nos pulmões em radiografias de tórax. Os usuários de substâncias que apresentam endocardite causada por *B. cereus* terão achados clínicos compatíveis e múltiplas hemoculturas positivas durante um curto período de tempo após a administração parenteral da substância. A bacteriemia por *Bacillus* também pode refletir a contaminação hospitalar de cateteres intravasculares implantados. Nesses casos, a retirada do cateter frequentemente resulta na eliminação dos microrganismos da corrente sanguínea. Algumas vezes, não se pode estabelecer a fonte da bacteriemia por *B. cereus* e a bacteriemia polimicrobiana por *B. cereus* e *S. epidermidis*, membros da família Enterobacteriaceae ou por *P. aeruginosa* é bem-documentada.[65] Os lactentes prematuros e com muito baixo peso ao nascimento também correm risco de infecções graves por *B. cereus*; nesses casos, os microrganismos são habitualmente isolados de hemoculturas e de culturas do LCR ou de aspirado endotraqueal.[498,668] *B. cereus* também tem sido uma causa de sepse relacionada com o uso de cateter em crianças com várias doenças neoplásicas submetidas a quimioterapia parenteral.[170]

Infecções por *B. cereus* em hospedeiros imunocomprometidos. As infecções causadas por *B. cereus* em pacientes imunocomprometidos incluem bacteriemia e sepse fulminantes, infecções do SNC (meningite, meningoencefalite, abscesso cerebral), infecções das vias respiratórias inferiores com empiema, infecções de feridas penetrantes, infecções pós-cirúrgicas e infecções de queimaduras.[45,65,402,646,712,833,964] As infecções do SNC ocorrem em consequência de anestesia espinal, reparo de fístulas, disseminação a partir de um foco contíguo de infecção ou de derivações ventriculoperitoneais contaminadas.[204,402,716] A infecção causada por *B. cereus* em prematuros e lactentes com muito baixo peso ao nascimento acomete habitualmente tanto a corrente sanguínea quanto o SNC, e o prognóstico nesses lactentes é geralmente sombrio.[498,668,712] As infecções pulmonares, incluindo pneumonite necrosante, traqueobronquite pseudomembranosa, pneumonia e insuficiência respiratória aguda com sepse, têm sido observadas principalmente em pacientes com leucemias, carcinoma hepatocelular e recém-nascidos prematuros.[353,757,1062] Nesses pacientes, as causas de imunossupressão incluíram abuso maciço de álcool, leucemia, linfoma, quimioterapia de indução, meningioma, artrite reumatoide, LES, queimaduras graves, diabetes melito, doença por imunodeficiência combinada grave e AIDS. Lee *et al.*[656] relataram um caso fatal de bacteriemia, peritonite bacteriana espontânea e fasciíte necrosante por *B. cereus* em um homem de 47 anos de idade, cujas condições subjacentes consistiram em cirrose devido à hepatite B crônica e varizes esofágicas. A evolução fatal em muitos desses pacientes reflete a imunossupressão generalizada em consequência de doença imunológica, quimioterapia citotóxica usada para tratamento e uso de dispositivos de demora para suporte à vida (p. ex., nutrição parenteral total) e administração de terapia.

Infecções oculares por *B. cereus*. Endoftalmite e outras infecções oculares por *B. cereus* ocorrem habitualmente após lesões penetrantes do olho (infecção exógena) ou em consequência de semeadura bacteriana do segmento posterior do olho durante episódios de bacteriemia em consequência de dispositivos de demora, transfusões, agulhas e seringas contaminadas para injeção de substâncias ou substâncias contaminadas (infecção endógena).[258,728,756,1003,1121] As lesões oculares penetrantes envolvendo *B. cereus* frequentemente ocorrem em associação a ocupações específicas (metalúrgicos, empregados de construção) e ambientes (áreas rurais, acidentes agrícolas).[258,720] Nas lesões penetrantes e/ou retenção de corpos estranhos na órbita, o edema periorbitário e a inflamação da córnea levam à infecção do humor vítreo, que se dissemina para a retina, resultando em perda da acuidade visual dentro de 12 a 24 horas após a lesão. O diagnóstico é estabelecido por meio de paracentese imediata da câmara anterior e coleta para hemoculturas.[728,756] Em geral, verifica-se a presença de febre e leucocitose. A endoftalmite pode ser complicada pela disseminação dos microrganismos para locais anatômicos contíguos, incluindo o encéfalo e o SNC. Foram também relatados casos raros de ceratite e endoftalmite por *B. cereus* em associação a sistemas de cuidados de lentes de contato contaminados e após cirurgia de catarata e procedimentos de LASIK (ceratomileuse assistida a *laser in situ*; do inglês, *laser-assisted in situ keratomileusis*).[293,953] Essa síndrome segue uma evolução clínica rápida e pode resultar em perda da visão, exigindo enucleação do olho.[258] Como essas infecções são rapidamente destrutivas, é necessário um elevado índice de suspeita, e deve-se administrar uma terapia agressiva (p. ex., vancomicina, ceftazidima, aminoglicosídios) por via sistêmica e intraocular.[756] No laboratório clínico, as colorações de Gram do material aspirado de amostras de humor aquoso e humor vítreo devem ser interpretadas cuidadosamente, e o isolamento de uma espécie de *Bacillus* a partir dessas amostras precisa ser comunicado ao médico, não devendo ser desprezado como contaminante. A evolução rapidamente destrutiva das infecções intraoculares por *B. cereus* tem sido atribuída à produção de toxinas e enzimas destrutivas pelo agente etiológico.

Infecções da pele, dos ossos e dos tecidos moles por *B. cereus*. *B. cereus* pode causar infecções cutâneas e subcutâneas pós-traumáticas, fasciíte necrosante, celulite, mionecrose e osteomielite aguda e crônica.[442,743,990] Com frequência, acredita-se que essas infecções sejam causadas por clostrídios, ate que os resultados de cultura provem o contrário. Foi documentada a ocorrência de infecção de ferida póstraumática, infecção de tecidos moles, fasciíte necrosante e osteomielite causadas por *B. cereus* em indivíduos que sofreram traumatismo grave, como acidentes de automóvel ou ferimentos por arma de fogo.[552,779,1206] O uso de substâncias intravenosas, as neoplasias malignas hematológicas subjacentes ou o tratamento com agentes imunossupressores constituem fatores de risco para o desenvolvimento dessas infecções.[442,960] A presença de doença subjacente (p. ex., leucemia, doença falciforme, síndrome mielodisplásica) em indivíduos que sofrem traumatismo também os predispõe a infecções e superinfecções mais complicadas por *B. cereus*; incluindo fasciíte e mionecrose.[960] As infecções de feridas por *B. cereus* podem ser altamente destrutivas para os tecidos e podem exigir amplo desbridamento excisional ou amputação dos membros para prevenir a disseminação da infecção.[743] Nos usuários de substâncias intravenosas, a infecção dos tecidos moles por *B. cereus* pode levar a episódios de bacteriemia que resultam em semeadura de locais distantes, e foi relatada a ocorrência de infecções incomuns, como osteomielite vertebral aguda em consequência de disseminação hematogênica. As espécies de *Bacillus* também podem causar infecções significativas em pacientes queimados. A destruição tecidual que é observada nas infecções graves de feridas causadas por espécies de *Bacillus* está relacionada com a produção de enzimas extracelulares que possuem propriedades histolíticas e histotóxicas (p. ex., hemolisinas, fosfolipases, proteases).

Infecções hospitalares. Foram relatados surtos de gastrenterite por *Bacillus* em instituições de saúde e outros ambientes institucionais. Nesses casos, os alimentos implicados consistiram em ensopado de carne, arroz frito, frango e carne de peru processada. Outros surtos hospitalares de infecções por *Bacillus* envolveram disseminação de fonte comum de reservatórios contaminados no ambiente.[730] Essas fontes incluíram hemodialisadores, broncoscópios, reservatórios de Ommaya, balões de ventilação manual, múltiplas unidades injetáveis e fraldas, luvas e curativos cirúrgicos contaminados.[166,489,924,1143,1235] Em 2001, a ocorrência de pseudobacteriemia em uma unidade de terapia intensiva neonatal causada por *Paenibacillus macerans* foi atribuída a frascos de hemocultura contaminados.[809] Foram também isoladas espécies de *Bacillus* do líquido peritoneal em casos de peritonite associada a diálise peritoneal hospitalar. As pseudobacteriemias causadas por espécies de *Bacillus* também foram atribuídas a tampas contaminadas de frascos de hemoculturas e foram cronologicamente relacionadas com desequilíbrio ambiental, como a construção de hospital.[683]

Segurança laboratorial, coleta de amostras e processamento

Se houver suspeita de antraz, é preciso notificar imediatamente o laboratório de saúde pública estadual e os CDC. As amostras que podem ser coletadas incluem material de lesões cutâneas, hemoculturas e qualquer outro tecido potencialmente infectado. A segurança no laboratório é de máxima importância quando se trabalha com qualquer material com suspeita de conter *B. anthracis*. Todas as amostras e culturas precisam ser examinadas e cuidadosamente processadas em uma câmara de segurança biológica de classe II. É preciso tomar todas as precauções para reduzir ao máximo a formação de aerossóis a partir do material potencialmente infectado. Durante a manipulação das amostras, os funcionários de laboratório devem usar roupas e capotes protetores, máscaras e luvas. Esse vestuário deve ser descartado ou autoclavado antes de ser novamente utilizado. Uma vez concluído o processamento da amostra, com semeadura das placas e tubos, todas as superfícies da câmara de segurança biológica e as bancadas precisam ser desinfetadas com hipoclorito de sódio a 5%, e todos os instrumentos utilizados para o processamento das amostras devem ser autoclavados. Além disso, os funcionários do laboratório que trabalham com suspensões de esporos ou carcaças e tecidos de animais contaminados precisam ser adequadamente imunizados.

As amostras para isolamento de *B. anthracis* devem refletir o modo de aquisição e a consequente patologia da infecção. Para o diagnóstico de antraz cutâneo, devem-se obter amostras de líquido seroso ou uma biopsia abaixo da superfície da escara, juntamente com hemoculturas. O diagnóstico de suspeita de antraz por inalação exige a coleta de amostras de escarro e hemoculturas. Os aspirados gástricos e as amostras de fezes podem ser enviados para ajudar no diagnóstico de antraz gastrintestinal, juntamente com as hemoculturas. Para os casos de suspeita de gastrenterite por *B. cereus*, deve-se coletar o alimento epidemiologicamente ligado à doença. Como *B. cereus* pode ser encontrado nas fezes de indivíduos sadios, e tendo em vista que não existe nenhum sistema de tipagem para esse microrganismo prontamente disponível nos laboratórios clínicos, o isolamento de *B. cereus* das fezes de pacientes doentes não fornece evidências suficientes para atribuir qualquer papel etiológico aos microrganismos isolados. Entretanto, pode ser importante isolar o microrganismo das fezes de indivíduos em uma situação de surto, contanto que seja demonstrada a ausência do microrganismo em amostras semelhantes de controle adequadamente comparáveis. Os isolados de alimentos implicados ou amostras de fezes dos pacientes podem ser enviados a um laboratório de referência (p. ex., o laboratório do departamento de saúde do estado ou os CDC) para confirmação da identidade e tipagem da cepa. Deve-se coletar uma amostra de fezes de volume suficiente (25 a 50 g) em um recipiente esterilizado e hermeticamente fechado. O envio das amostras de alimento, fezes e/ou isolados ao departamento de saúde pública ou aos CDC deve ser realizado após notificação prévia e discussão da situação do surto com essas autoridades.

Isolamento e identificação do "grupo bacillus"

Os membros do gênero *Bacillus* que são isolados de amostras clínicas habitualmente crescem bem e esporulam em ágar-sangue de carneiro e ágar-chocolate incubados a 37°C em condições aeróbias. A esporulação pode ser estimulada por meio de subcultura em ágar nutriente suplementado com $MnSO_4$ (concentração final de 5 μg/mℓ) e incubação subsequente. Em colorações de esfregaços provenientes de hemoculturas, de outros meios em caldo e, em certas ocasiões, de meios sólidos pelo método de Gram, as espécies de *Bacillus* e espécies relacionadas podem aparecer como bacilos gram-negativos, levando à impressão incorreta de que o microrganismo é um bacilo gram-negativo não fermentador. A semeadura em meio de caldo e a preparação de um esfregaço corado pelo método de Gram depois de algumas horas de crescimento podem revelar a natureza gram-positiva dos microrganismos. Os esporos intracelulares e livres de células não se coram pela técnica de Gram, mas podem ser visualizados pelo corante verde de malaquita. Efetua-se um esfregaço do microrganismo em lâmina que deve ser fixado pelo calor e corado com verde malaquita a 10% durante 45 minutos. O esfregaço é lavado, contracorado com safranina durante 30 segundos e examinado com objetiva de imersão em óleo. Os esporos aparecem verdes, enquanto as células vegetativas coram-se de rosa a vermelho. Os esporos não corados aparecem como estruturas ligeiramente refráteis, transparentes, redondas a ovais dentro e fora das células vegetativas (Prancha 14.2 D).

Em SBA, as colônias de *B. cereus* e *B. thuringiensis* são habitualmente grandes, com textura fosca ou em vidro moído, e as cepas são, em sua maioria, beta-hemolíticas (Prancha 14.2 H). Essas colônias possuem consistência butirácea, com bordas contínuas, crenadas ou com fímbrias. Por outro lado, as colônias de *B. anthracis* são habitualmente menores, branco-acinzentadas, de superfície rugosa e não hemolíticas e possuem consistência firme, viscosa, de modo que, quando se tocam as colônias com uma alça bacteriológica, elas formam picos que se assemelham aos da clara de ovo batida (Prancha 14.2 E, F e G). Com o microscópio de dissecção, são observados numerosos crescimentos ondulados e em forma de vírgula, que consistem em cadeias filamentosas de bacilos em torno da colônia de *B. anthracis*, dando a aparência de uma "cabeça de Medusa" da mitologia grega (Prancha 14.2 F). As colônias de *B. mycoides* são planas, não hemolíticas e possuem aparência sinuosa ou rizoide, que se assemelha àquela de alguns clostrídios. Nos esfregaços corados pelo método de Gram, as células do grupo de *B. cereus* (incluindo *B. anthracis*) consistem em bacilos gram-positivos de 3 a 8 μm de comprimento e de 1,2 a 1,4 μm de largura, que ocorrem isoladamente ou em cadeias. As células individuais apresentam extremidades quadradas ou côncavas. Podem-se observar esporos ovais no centro ou na parte subterminal, e as células não ficam intumescidas nas áreas onde se localiza o esporo. A microscopia de contraste de fase de esfregaços de *B. thuringiensis* pode revelar a presença de cristais adjacentes ao esporo (cristais paraesporo). Esses cristais, que consistem na toxina inseticida produzida naturalmente, também podem ser observados em esfregaços do microrganismo corados pelo verde de malaquita. Todos os membros do grupo de *B. cereus* produzem lecitinase em ágar gema de ovo e hidrolisam a caseína, o amido e a gelatina. *B. thuringiensis* e algumas cepas de *B. cereus* e *B. mycoides* são positivos para arginina di-hidrolase; *B. anthracis* é negativo para arginina di-hidrolase. Não há produção de indol por qualquer um dos microrganismos do grupo de *B. cereus*, e a maioria das cepas reduz o nitrato a nitrito. *B. anthracis* também é imóvel em preparações de gota pendente ou em meio semissólido para motilidade, enquanto *B. cereus*, *B. thuringiensis* e *B. mycoides* são móveis. Além disso, as cepas de *B. anthracis* frequentemente são encapsuladas nos tecidos infectados, conforme demonstrado em preparação a fresco com tinta nanquim ou com a coloração para cápsula de M'Fadyean.[1051] A formação de material capsular pode ser estimulada por meio de subcultura do microrganismo em ágar nutriente contendo $NaHCO_3$ 0,7% e incubação a 37°C durante a noite. A cápsula de *B. anthracis* é composta de ácido poli-D-γ-glutâmico e tem como função evitar a fagocitose do microrganismo. *B. anthracis* também pode ser identificado definitivamente e diferenciado das outras espécies de *Bacillus* por análise dos ácidos graxos das células integrais por cromatografia gasosa ou por meio de sensibilidade ao γ-bacteriófago. A Tabela 14.4 apresenta as características bioquímicas para a identificação de *B. anthracis*, *B. cereus*, *B. thuringiensis* e de outros membros do grupo de *B. cereus*.

B. anthracis constitui um dos vários agentes potenciais de bioterrorismo. Os CDC e membros da LRN estabeleceram que todas as espécies de *Bacillus* isoladas no laboratório clínico devem ser submetidas a rastreamento para a possível detecção de *B. anthracis*. Os agentes que preenchem os critérios de rastreamento são encaminhados aos laboratórios de saúde pública estaduais para a sua identificação definitiva. Em geral, essas características incluem coloração pelo método de Gram e morfologia das colônias, presença ou ausência de hemólise, produção de catalase e determinação da motilidade. Nos laboratórios de referência, a identidade das cepas presuntivas de *B. anthracis* é confirmada por meio de análise dos ácidos graxos de células íntegras, sensibilidade ao γ-bacteriófago ou métodos de PCR em tempo real. As características laboratoriais sentinelas para rastreamento de isolados de *Bacillus* para a possível presença de *B. anthracis* são apresentadas no Boxe 14.3. Outras características que podem ser úteis incluem a coloração da cápsula (realizada diretamente no material clínico) e o teste de betalactamase. As espécies de *Bacillus* não *anthracis* são, em sua maioria, não encapsuladas e mostram-se resistentes à penicilina, devido à produção de enzimas betalactamases. Para este último teste, pode-se utilizar o disco de cefalosporina cromogênica (Nitrocefin®, BD Microbiology Systems).

A identificação de espécies de *Bacillus* e espécies relacionadas pode ser realizada por meio de observação da morfologia celular, forma, posição e aspecto dos endósporos e determinação das características bioquímicas com uso de testes convencionais.[920] A forma e a localização dos esporos são habitualmente determinadas por coloração pelo método de Gram ou por um corante para esporos, enquanto a motilidade das células é estabelecida por meio de semeadura em punção de meio semissólido para motilidade. A acidificação dos carboidratos pode ser avaliada em meio de cistina-tripticase (CTA) semissólido contendo 1% de carboidratos. A redução do nitrato e a produção de indol são detectadas por meio de semeadura de caldo com indol nitrato e desenvolvimento com os reagentes adequados, respectivamente. A hidrólise da gelatina, caseína e amido é determinada pela semeadura de meios convencionais em tubo ou em placa. Os sistemas de *kits* miniaturizados, como o API® 20E (que inclui cúpulas para arginina di-hidrolase [ADH], indol, redução do nitrato e hidrólise da gelatina) e o API® 50 Carbohydrate (API50CH), também podem ser úteis para a diferenciação de *B. anthracis* de outros microrganismos do grupo de *B. cereus*, bem como para a identificação de outras espécies de *Bacillus* e espécies relacionadas.[684] O sistema Vitek® (bioMérieux, Inc.) possui um cartão de identificação para *Bacillus*, enquanto o sistema Biolog® (Biolog, Inc., Hayward, CA) também possui uma base de dados apropriada para espécies de *Bacillus*.[61] A análise de metil-ésteres de ácidos graxos utilizando o Microbial Identification System (MIDI®) (Microbial Identification, Inc., Newark, DE) também está disponível para a identificação desses microrganismos. A biblioteca de bactérias aeróbias do sistema MIDI® inclui alguns membros do grupo de *B. cereus* (i. e., *B. cereus, B. thuringiensis, B. mycoides*), várias outras espécies ambientais de *Bacillus* e alguns membros do gênero *Paenibacillus*. O sistema MIDI® também tem uma Biodefense Library, que inclui *B. anthracis* e outros agentes potenciais de bioterrorismo. Foram também identificadas espécies de *Bacillus* utilizando uma variedade de métodos quimiotaxonômicos, incluindo pirólise acoplada à espectroscopia de massa, espectroscopia infravermelha de transformação de Fourier e eletroforese em gel de poliacrilamida. A *time-of-flight* por dessorção/ionização a *laser* em matriz (MALDI-TOF; do inglês, *matrix-assisted laser desorption/ionization time of flight*) também tem sido utilizada para a identificação de *B. anthracis* e de outros membros do grupo de *B. cereus*.[589,640]

Em virtude do papel potencial de *B. anthracis* no bioterrorismo, muitas pesquisas têm sido realizadas para desenvolver métodos destinados à detecção direta do microrganismo em amostras tanto ambientais quanto clínicas. Embora os métodos de cultura sejam bastante confiáveis, o isolamento

Boxe 14.3

Exames de rastreamento laboratoriais sentinelas para a identificação presuntiva de *Bacillus*

Categoria	Características
Segurança	Biossegurança de nível 2 para processamento de amostras clínicas
	Práticas laboratoriais de biossegurança de nível 3 para as manipulações de todas as culturas passíveis de produzir aerossóis (picar, cortar, agitar etc.); realizar todo o trabalho em uma câmara de segurança biológica
Características das colônias	Colônias de crescimento rápido, de 2 a 5 mm de diâmetro após incubação a 35° a 37°C durante 18 a 24 h
	Superfície não pigmentada, seca em "vidro moído"; planas ou ligeiramente convexas
	Bordas irregulares com projeções em "forma de vírgula" (colônias em "cabeça de Medusa")
	Consistência pegajosa e firme, de modo que, quando se tocam as colônias com uma alça bacteriológica, o crescimento da colônia irá permanecer elevado, como clara de ovo batida
	Ausência de hemólise em SBA
Características microscópicas	Grandes bacilos gram-positivos, isolados e/ou em cadeias
	Podem tornar-se gram-variáveis depois de 72 h
	Podem ser encapsulados em material clínico ou meios de hemocultura
	Os esporos terminais/subterminais não produzem intumescimento da célula vegetativa
	Não há esporos no material clínico, a não ser quando exposto a baixos níveis de CO_2, como aqueles encontrados no ar ambiente; níveis mais altos de CO_2 irão inibir a formação de esporos
Características essenciais	Não hemolíticos, imóveis e catalase-positivos; presença de esporos em cultura aeróbia sem CO_2; betalactamase-negativos

e a identificação possível de *B. anthracis* consomem muito tempo. Foram desenvolvidos vários métodos baseados na afinidade, como imunoensaios enzimáticos (IEE) à base de anticorpos dirigidos contra a glicoproteína de superfície BaclA, a cápsula de ácido poli-D-glutâmico, a camada S de *B. anthracis* ou o antígeno extracelular 1 (EA-1).[620,1086,1087,1177] Além dos antígenos de superfície de *B. anthracis*, foram também explorados ensaios para a detecção dos três antígenos proteicos de toxina – PA, EF e LF – utilizando anticorpos contra esses antígenos como ligantes.[977] Infelizmente, esses ensaios carecem tanto de sensibilidade quanto de especificidade. Os IEE para a detecção de esporos de *B. anthracis* apresentam um limite de detecção de 10^5 a 10^6 esporos, ou seja, 100 a 1.000 vezes menos sensíveis do que o declarado pelo fabricante.[598] Foram também sugeridos métodos moleculares, como a PCR para a detecção direta; entretanto, é preciso tomar cuidado para selecionar genes-alvo e projetar pares de iniciadores e sondas específicos para *B. anthracis*. Os genes-alvo para ensaios moleculares incluíram os plasmídios pXO1 e pXO2 de *B. anthracis*; entretanto, plasmídios semelhantes a pXO1 e a pXO2 são encontrados em várias cepas não virulentas de *B. cereus*, podendo afetar, assim, a especificidade desses ensaios e PCR em tempo real. As cepas de *B. cereus* que causam doença semelhante ao antraz também são detectadas por testes de identificação com PCR específicos para plasmídios.[507,508,600,601] Vários pesquisadores examinaram genes cromossômicos de *B. anthracis* de modo a desenvolver ensaios moleculares específicos; todavia, nesse caso também, os esforços foram dificultados pela presença de genes com sequências de nucleotídios semelhantes em outros microrganismos do grupo de *B. cereus*.[118] A princípio, acreditou-se que certos genes cromossômicos e sequências de nucleotídios de "assinatura", como a sequência BA-813, a sequência BA-5449 e o gene *rpoB*, pudessem representar marcadores genotípicos específicos de *B. anthracis*, sendo portanto úteis para a detecção e identificação.[608] Todavia, estudos subsequentes detectaram genes equivalentes com sequências de nucleotídios semelhantes em cepas de *B. cereus*. Foi também constatado que algumas cepas de *B. thuringiensis* compartilham polimorfismos *rpoB* com *B. anthracis*.[1244] Em 2008, Antwerpen et al.[42] identificaram um marcador genômico que ainda não tinha sido encontrado em *B. cereus* ou outras espécies de *Bacillus* não *anthracis*. A sensibilidade e a especificidade dessa sequência para a detecção e identificação de *B. anthracis* estão sendo atualmente avaliadas.

Foram também utilizados métodos moleculares para a tipagem de cepas e a epidemiologia molecular de isolados do grupo de *B. cereus* associados a surtos de infecção transmitida por alimentos e grupos de infecções aparentemente hospitalares.[680,729,920,1099] A PFGE, o AFLP e a MLST não demonstraram ter poder discriminatório suficiente para identificar *B. anthracis* de várias origens.[483,575] Repetições em *tandem* de número variável (VNTR; do inglês, *variable-number tandem repeat*), encontradas em fases de leitura aberta de genes de *B. anthracis* e áreas intergênicas no cromossomo de *B. anthracis* e nos plasmídios pXO1 e pXO2, foram usadas para projetar um método de tipagem de VNTR, denominado análise de VNTR de múltiplos *loci* (MLVA; do inglês, *multiple locus variable-number tandem repeat analysis*).[576,1137] Podem ser utilizados entre 8 e 25 *loci* para discriminar isolados de *B. anthracis* por meio desse método.[678,1145]

Teste de sensibilidade de espécies de Bacillus a agentes antimicrobianos

A diretriz aprovada M45-A2 pelo CLSI para o teste de sensibilidade de bactérias raramente isoladas ou exigentes inclui um procedimento de teste de sensibilidade a agentes antimicrobianos em microcaldo para espécies de *Bacillus* não *B. anthracis*.[214] O método utiliza caldo de Müeller-Hinton ajustado para cátions e um inóculo preparado a partir de uma suspensão direta de colônias equivalente a um padrão de turvação de McFarland de 0,5. Os testes são incubados a 35°C no ar ambiente durante 16 a 24 horas. A clindamicina, as fluoroquinolonas e a vancomicina são sugeridas para teste primário. Dispõe-se de pontos de corte para a penicilina, ampicilina, cefalosporinas de primeira e de segunda gerações, imipeném, gentamicina, amicacina, eritromicina, tetraciclina, ciprofloxacino, levofloxacino, SXT, rifampicina e vancomicina.[214] As espécies de *Bacillus* são, em sua maioria, resistentes à penicilina e às cefalosporinas, devido à produção de enzimas betalactamases de amplo espectro.

Espécies de *Corynebacterium*

Introdução e taxonomia

O gênero *Corynebacterium* contém muitas espécies, incluindo o patógeno clássico *C. diphtheriae*, o agente etiológico da difteria. Apesar de a difteria ser relativamente incomum nos países desenvolvidos, em consequência da vacinação disseminada, trata-se de uma causa de morbidade e mortalidade significativas nos países com recursos limitados, e, nos EUA, são relatados surtos esporádicos ocasionais. Muitos dos microrganismos do gênero *Corynebacterium* constituem parte da microbiota da pele e das vias respiratórias superiores.[1166] Essas mesmas espécies, bem como outras espécies de *Corynebacterium* e bactérias corineformes relacionadas, passaram a ser reconhecidas como importantes agentes de doenças humanas, particularmente em hospedeiros imunocomprometidos e em pacientes com dispositivos médicos de longa permanência. A aplicação de métodos moleculares (i. e., sequenciamento de rRNA e rDNA 16S, hibridização de ácidos nucleidos), quimiotaxonômicos (i. e., análise de peptidoglicano, análise dos ácidos graxos celulares, caracterização da menaquinona) e fenotípicos expandidos (i. e., sistemas de identificação em *kits*, testes de assimilação de compostos orgânicos, detecção de enzimas glicosidase ou aminopeptidase pré-formadas) para a caracterização dos bacilos gram-positivos resultou na descrição de muitas espécies novas de *Corynebacterium* isoladas de amostras clínicas humanas, de animais e do meio ambiente. A análise dos isolados corineformes inominados resultou na sua inclusão em gêneros previamente descritos (p. ex., os gêneros *Corynebacterium*, *Arcanobacterium* e *Actinomyces*) e em novos gêneros (p. ex., *Turicella*, *Cellulosimicrobium*, *Dermabacter*). Alguns isolados do grupo corineforme dos CDC pertencem a gêneros não anteriormente associados a infecções humanas (p. ex., *Arthrobacter*, *Brevibacterium*, *Cellulomonas*, *Microbacterium*). Os gêneros relacionados com espécies de *Corynebacterium* incluem os microrganismos nocardioformes (*Nocardia*, *Streptomyces*, *Oerskovia*, *Rhodococcus*, *Gordona*, *Dietzia*, *Tsukamurella*), os actinomicetos facultativos e anaeróbios (*Actinobaculum*, *Actinotignum*, *Actinomyces*), os "difteroides" anaeróbios (*Propionibacterium*, *Propioniferax*), e os bacilos acidorresistentes (*Mycobacterium*). As descrições quimiotaxonômicas e fenotípicas do gênero *Corynebacterium* e gêneros corineformes relacionados encontrados em amostras clínicas humanas são apresentadas na Tabela 14.5. Alguns desses gêneros serão discutidos neste capítulo, enquanto outros (p. ex., espécies de *Propionibacterium*) são descritos em capítulos subsequentes.

O gênero *Corynebacterium* é constituído por bacilos gram-positivos pleomórficos, em forma de clava, que são catalase-positivos, imóveis, não formadores de esporos e não acidorresistentes. A maioria das espécies de *Corynebacterium* contém ácidos micólicos, arabinose e galactose em suas paredes celulares.[1220] O peptidoglicano das espécies de *Corynebacterium* contém o **ácido *meso*diaminopimélico** (*meso*-DAP) como diaminoácido constituinte. São também encontrados ácidos graxos celulares distintos e menaquinonas nas membranas celulares desses microrganismos (Tabela 14.5). As descrições clássicas desse gênero incluem a sua tendência a formar arranjos em "paliçada" e "caracteres chineses" nos esfregaços corados pelo método de Gram (Prancha 14.3 A). As espécies são, em sua maioria, facultativas e fermentadoras no seu metabolismo de carboidratos, embora algumas espécies sejam não fermentadoras e/ou utilizem os carboidratos de modo oxidativo. Algumas espécies também necessitam de lipídios para crescimento ótimo (lipofílicas). Essa necessidade é sugerida pelo crescimento das espécies em meios contendo lipídios (p. ex., SBA) e crescimento escasso ou ausente em ágar-chocolate disponível no comércio, que contém hemina em pó, em lugar de eritrócitos lisados. O lipofilismo é mais bem demonstrado por um aumento no crescimento dessas espécies em meio contendo Tween 80 de 0,1 a 1%, em comparação com o mesmo meio sem Tween 80 (Prancha 14.3 B).

A aplicação de técnicas de "pesquisa" para a caracterização dos microrganismos corineformes também criou problemas para o laboratório clínico, cujos recursos para os métodos de identificação genéticos/quimiotaxonômicos são limitados e a identificação fenotípica é a norma. Dois isolados clínicos podem produzir resultados idênticos no teste fenotípico (p. ex., API® Coryne); entretanto quando são aplicados métodos genéticos e quimiotaxonômicos, esses isolados podem ser diferentes (p. ex., ácidos graxos celulares diferentes, diaminoácidos diferentes no peptidoglicano etc.). Devido à caracterização fenotípica limitada de muitos gêneros do meio ambiente (p. ex., espécies de *Microbacterium*), a inclusão de isolados clínicos nesses gêneros é mais difícil e, infelizmente, menos acurada. Em consequência dos progressos científicos, a interpretação de relatos de casos clínicos relacionados com espécies de *Corynebacterium* ou espécies corineformes tornou-se problemática, visto que os isolados descritos nesses relatos podem não ter sido caracterizados rigorosamente.

Identificação de espécies de Corynebacterium e bactérias corineformes

A identificação de espécies de *Corynebacterium* e de outras bactérias corineformes foi originalmente realizada com testes fenotípicos, à semelhança de outros microrganismos no laboratório clínico. Com a aplicação de métodos moleculares, o número de espécies no gênero *Corynebacterium* e gêneros relacionados sofreu uma expansão tão rápida que, por necessidade, o número de testes fenotípicos necessários para a identificação dessas espécies também aumentou. Os testes convencionais são efetuados da mesma forma que para outros microrganismos (p. ex., bacilos gram-negativos entéricos), com algumas modificações. As necessidades de lipídios são determinadas pela semeadura do microrganismo em meio sem lipídios (p. ex., ágar Müeller–Hinton, ágar BHI, ágar soja tripticase) e a colocação de uma gota de Tween 80 a 0,1% sobre a semeadura. Após incubação, as cepas lipofílicas exibem maior crescimento na área de deposição do Tween e crescimento escasso ou ausente nas áreas distantes do lipídio (Prancha 14.3 B). As cepas não lipofílicas crescem sobre toda a superfície do ágar. Os meios de identificação convencionais (*i. e.*, testes de utilização de carboidratos) podem também necessitar de suplementação com 3 a 4 gotas de Tween 80 a 0,1 a 1% (para cada 5 mℓ de meio em caldo) para a identificação de cepas lipofílicas. A cromatografia líquido-gasosa para a detecção de produtos voláteis e não voláteis de fermentação da glicose também é útil. Todos os táxons produzem quantidades pequenas a moderadas de ácidos acético, láctico e succínico a partir da glicose, enquanto outros podem produzir ácido propiônico. Essa característica é frequentemente útil para diferenciar as cepas que exibem perfis bioquímicos muito semelhantes (p. ex., diferenciação de *C. amycolatum* [propionato-positivo] de *C. striatum* [propionato-negativo]).[723] O Boxe 14.4 fornece uma lista das espécies de *Corynebacterium* atualmente descritas e sua importância clínica, enquanto a Tabela 14.6 apresenta as características fenotípicas para a identificação das espécies de *Corynebacterium*.

Os produtos comerciais para a identificação de bacilos gram-positivos corineformes são o **API® Coryne** (bioMérieux, Inc.), o **RapID® CB-Plus** (Remel Laboratories) e o **Vitek® 2 Anaerobe/*Corynebacterium*** (bioMérieux, Inc.).

API® Coryne. O API® Coryne é um *kit* de identificação constituído de uma galeria de microcápsulas, que compreende 11 testes enzimáticos, 8 testes de fermentação de carboidratos e uma cápsula de controle da fermentação. Prepara-se uma suspensão densa dos microrganismos (padrão de McFarland n. 6 ou mais) em água, e essa suspensão é colocada nas cápsulas dos testes enzimáticos (NIT até GEL). Em seguida, coloca-se uma alíquota de 0,5 mℓ dessa suspensão no meio GP (meio enriquecido com indicador vermelho de fenol), que é usado para preencher as cápsulas de controle de carboidratos e dos testes (O a GLYG). Cada uma dessas últimas cápsulas é recoberta com óleo mineral estéril. A tira é incubada por 24 a 48 horas em estufa sem CO_2. São adicionados os reagentes A e B à cúpula de nitrato (NIT), enquanto os reagentes ZYM A e ZYM B são adicionados às cúpulas de enzimas (PYZ até β-NAG); a leitura dessas reações é realizada depois de 10 minutos. Os testes de ESC, URE, GEL e de carboidratos são lidos diretamente sem a adição de reagentes. A partir do padrão de reações na tira, um biocódigo é gerado e interpretado ao consultar a base de dados *online*. A base de dados do API® Coryne tem sido atualizada para incluir alguns táxons recentemente descritos e refletir mudanças na taxonomia, porém a nomenclatura continua se modificando. Funke *et al.*[384] avaliaram a versão 2.0 com 390 cepas, representando todos os 49 táxons incluídos na nova base de dados,

Tabela 14.5 Características do gênero *Corynebacterium* e de outros bacilos gram-positivos corineformes.

Gênero	Morfologia celular	Catalase	Motilidade	Pigmento	Crescimento	Metabolismo de CHO	Ácidos micólicos	Diaminoácidos de peptidoglicano	Menaquinonas	Ácidos graxos celulares	Comentários
Actinobaculum	Bacilos delgados, retos a ligeiramente curvos; podem apresentar alguma ramificação	–	–	Nenhum	Fac/Ana	Ferm	Ausentes	L-lisina, L-ornitina	MK-10(H_4)	C16:0, C18:1 (9C, cyc1), C18:0	Quatro espécies, incluindo a espécie anterior *Actinomyces suis*
Actinomyces	Bacilos, filamentosos, ramificação	V	–	Nenhum; ocasionamente rosa/vermelho	Fac	Ferm	Ausentes	L-lisina, L-ornitina	MK-10(H_4)	C16:0, C18:1(9C, cyc1), C18:0	Cepas do grupo 1, grupo 2, "semelhante ao grupo 1" e grupo E dos CDC, mais outras espécies de *Actinomyces* anteriormente descritas
Arcanobacterium	Bacilos curtos e irregulares	V	–	Nenhum	Fac	Ferm	Ausentes	L-lisina	MK-9(H_4)	C16:0, C18:1(9C, cyc1), C18:0	Cinco espécies, incluindo a espécie anterior *Actinomyces bernandiae*
Arthrobacter	Ciclo de bacilo a coco	+	V	Variável	Aer	Oxid	Ausentes	L-lisina	MK-8, MK-9, MK-9(H_2)	C15:0ai, C17:0ai, C15:0i	Algumas cepas dos grupos B-1 e B-3 dos CDC
Brevibacterium	Ciclo de bacilo a coco	+	–	Branco turvo, amarelo, laranja, roxo	Aer	Oxid (inerte)	Ausentes	meso-DAP	MK-8(H_2), MK-7(H_2)	C15:0ai, C17:0ai, C16:0i	Algumas cepas dos grupos B-1 e B-3 dos CDC
Cellulomonas	Bacilos irregulares; formas cocoides	+	V	Amarelo	Fac	Ferm/Oxid	Ausentes	L-ornitina	MK-9(H_4)	C15:0ai, C16:0	Grupo A-3 dos CDC (*C. hominis*)
Cellulosimicrobium	Bacilos irregulares, ciclo de bacilo a coco	+	–	Branco-amarelado	Fac	Ferm	Ausentes	L-lisina	MK-9(H_4)	C15:0ai, C16:0i, C16:0, C16:0i	Inclui *Cellulosimicrobium cellulans* (anteriormente *Oerskovia xanthineolytica*) e *Cellulosimicrobium funkei* (anteriormente *Oerskovia turbata*)
Corynebacterium	Bacilos, forma de clava	+	–	Nenhum, cinza/branco	Fac	Ferm/inerte	V(C22-C38)	meso-DAP	MK-9(H_2), MK-8(H_2)	C18:1, c16:0, c18:0	Espécies de *Corynebacterium*
Dermabacter	Bacilos curtos ou cocobacilos	+	–	Nenhum	Fac	Ferm	Ausentes	meso-DAP	MK-9, MK-8, MK-7	C17:0ai, C15:0ai, C16:0i	Grupos 3 e 5 dos CDC
Exiguobacterium	Bacilos curtos e irregulares, com ciclo bacilo a coco	+	+	Laranja pálido, amarelo	Fac	Ferm	Ausentes	L-lisina	MK-7	C17:0i, C15:0i, C16:0	Inclui *E. acetylicum* que se assemelha a algumas cepas do grupo A-4 dos CDC

Gênero	Morfologia		Pigmento		Metabolismo		Ácido DL-diamino-butírico		Ácidos graxos	Comentários
Leifsonia	Bacilos pleomórficos que sofrem fragmentação em bacilos mais curtos e cocos; móveis por meio de flagelos peritríquios	+	Amarelado a amarelo intenso com a idade	Aer	Oxid, ferm (CHO)	Ausentes		MK-11, MK-10	C15:0ai, C17:0ai, C16:0i	Inclui *L. aquatica* (anteriormente "*Corynebacterium aquaticum*") e outras bactérias ambientais
Microbacterium	Bacilos delgados irregulares; algumas formas cocoides	+	Nenhum a amarelo	Aer	Oxid/fracamente ferm	Ausentes	L-lisina	MK-12, MK-11, MK-10	C15:0ai, C17:0ai, C16:0i	Algumas cepas dos grupos A-4 e A-5 dos CDC e algumas espécies antigas de *Aureobacterium*
Oerskovia	Cocoides a filamentos rudimentares; vegetativa, porém sem "hifas" aéreas	V	Amarelo	Fac/Aer	Ferm	Ausentes	L-lisina	MK-9(H$_4$)	C15:0, C16:0, C15:0i, C17:0ai	Inclui *O. jenensis* (de insetos) e *O. paurometabola* (do solo)
Propionibacterium	Bacilos irregulares com ramificações ou extremidades "bífidas"; algumas formas cocoides	V	Branco/branco-acinzentado	Ana/Fac	Ferm	Ausentes	µ-DAP	MK-9(H$_4$)	C15:0, C15:0ai, C17:0ai	Habitualmente crescem melhor em condições anaeróbias, particularmente com isolamento primário; produzem grandes quantidades de ácido láctico a partir da glicose
Propioniferax	Bacilos irregulares	–	Nenhum	Aer	Ferm	Ausentes	µ-A$_2$pm	MK-9(H$_4$)	C15:0ai, C16:0i	Inclui uma única espécie *Propioniferax innocua* (anteriormente *Propionibacterium innocuum*)
Rothia	Bacilos irregulares com ramificações rudimentares	+	Branco, branco-acinzentado	Fac	Ferm	Ausentes	L-lisina	MK-7	C15:0ai, C17:0ai, C16:0	Inclui variantes de colônias brancas e pretas e o grupo 4 corineforme fermentador dos CDC "semelhante a *Rothia*"; outro isolado humano do gênero é *R. mucilaginosa*
Turicella	Bacilos irregulares	–	Nenhum	Aer	Inerte	Ausentes	*meso*-DAP	MK-10(H$_2$), MK-11(H$_2$)	C18:1, C16:0, C18:0	Uma única espécie (*T. otitidis*); fenotipicamente semelhante a *C. auris* e *C. afermentans*

Fac = facultativo; Ana = anaeróbio; Aer = aeróbio.

Boxe 14.4

Membros do gênero *Corynebacterium* isolado de amostras clínicas humanas

Espécies	Importância clínica e identificação
Corynebacterium accolens	*C. accolens* foi isolado de amostras clínicas humanas, incluindo drenagem de feridas, amostras endocervicais, escarro e swabs de garganta.[798] Foram relatados casos de endocardite de valva mitral e valva da aorta nativas, abscesso de mama e osteomielite pélvica causados por *C. accolens*.[37,209,1204] *C. accolens* é uma espécie lipofílica, que forma pequenas colônias (i. e., menos de 0,5 mm, de diâmetro) cinzentas, lisas, transparentes e não hemolíticas em SBA depois de 48 h de incubação. Essa espécie reduz o nitrato, mas não hidrolisa a esculina nem produz urease. À semelhança da maioria das outras corinebactérias, as cepas de *C. accolens* são, em sua maioria, pirizinamidase-positivas; entretanto, não há produção de fosfatase alcalina. Ocorre fermentação da glicose e da ribose, e algumas cepas também produzem ácido a partir da sacarose e/ou manitol. Os isolados dessa espécie são sensíveis à penicilina, às cefalosporinas, à eritromicina, à clindamicina, à tetraciclina e aos aminoglicosídios, enquanto são resistentes ao sulfametoxazol.[209,798]
Corynebacterium afermentans subesp. *afermentans*, *Corynebacterium afermentans* subesp. *lipophilum*	Os microrganismos que pertencem ao grupo ANF-1 dos CDC são bacilos gram-positivos pleomórficos, que não produzem ácido a partir de qualquer carboidratos, explicando, assim, a sua designação de ANF, que significa "não fermentador absoluto" (*absolute nonfermenter*). Riegel *et al.*[931] examinaram as características genéticas e bioquímicas de 11 cepas ANF-1 e propuseram uma nova espécie, *Corynebacterium afermentans*, contendo duas subespécies, *C. afermentans* subesp. *afermentans* e *C. afermentans* subesp. *lipophilum*.[931] A primeira subespécie cresce igualmente bem tanto na ausência quanto na presença de Tween 80 a 1%, embora as colônias adquiram uma pigmentação bege em meios contendo Tween. A segunda subespécie forma colônias muito pequenas em SBA depois de 24 h, porém produz grandes colônias de cor bege em SBA suplementado com Tween 80. Esses microrganismos são bioquimicamente inertes, à exceção das reações positivas para pirazinamidase (PYZ) e fosfatase alcalina (PAL; do inglês, *alcaline phosphatase*). Quanto às características fenotípicas, *C. afermentans* subesp. *afermentans* assemelha-se a *Corynebacterium auris* e *Turicella otitidis*, ambas estão associadas à otite média. Todas essas espécies produzem o mesmo biocódigo no API® Coryne (biocódigo 2100004). Esses três microrganismos são diferenciados com base na morfologia de suas colônias, no teste CAMP, e nas atividades da DNase e leucina arilamidase (LAP). *C. afermentans* subesp. *lipophilum* também produz o mesmo biocódigo API® e constitui a única espécie lipofílica que é positiva no teste CAMP. O isolado foi sensível à ampicilina, à vancomicina, à cefazolina, à ceftriaxona, à gentamicina, à eritromicina, ao ciprofloxacino e ao imipeném, porém demonstrou resistência à clindamicina e ao SXT. *C. afermentans* subesp. *lipophilum* também foi descrito como causa de abscesso cerebral e hepático em um homem de 39 anos de idade previamente sadio e de abscesso pulmonar com empiema em um paciente com AIDS.[299,762] *C. afermentans* subesp. *afementans* também foi documentado como causa de sepse após neurocirurgia.[621]
Corynebacterium amycolatum	Em 1988, Collins *et al.*[218] relataram uma nova espécie de *Corynebacterium* isolada da pele humana. Apesar da presença de meso-DAP, arabinose e galactose na parede celular, não foi constatada a presença dos ácidos corinemicólicos encontrados na maioria das espécies de *Corynebacterium*. Apesar desse desvio de uma importante característica quimiotaxonômica de gênero, o sequenciamento do rRNA 16S confirmou a inclusão desse microrganismo no gênero *Corynebacterium*. O microrganismo foi denominado *Corynebacterium amycolatum* ("sem ácidos micólicos") e foi aceito, em 1988, como uma espécie válida de *Corynebacterium*. *C. amycolatum* é considerado como patógeno emergente em pacientes imunocomprometidos. Esse microrganismo foi documentado como agente da sepse em pacientes com neoplasias malignas hematológicas subjacentes e febre neutropênica.[8,264] Ocorreu endocardite de valva nativa envolvendo *C. amycolatum* em pacientes com doença valvar preexistente ou como complicação hospitalar de dispositivos de acesso periférico contaminados (p. ex., cateteres de hemodiálise na subclávia esquerda, cateteres IV).[85,248,254,264,607,1234] Oteo *et al.*[829] descreveram três casos de bacteriemia causada por *C. amycolatum* em três pacientes. Todos tinham doença de base (p. ex., carcinoma de laringe, bronquite crônica, diabetes melito, síndrome venosa profunda, adenocarcinoma do estômago), e houve desenvolvimento de bacteriemia como complicação de pneumonia, infecção de fratura de quadril após redução aberta/fixação interna, empiema e hemotórax. *C. amycolatum* foi envolvido em infecções relacionadas com o uso de cateter e de feridas cirúrgicas, mastite, infecção de eletrodos-derivação de cardioversão e artrite séptica após sepse de enxerto vascular.[211,852,1144] *C. amycolatum* foi relatado como causa de sepse fatal em um lactente prematuro e de peritonite recorrente associada a diálise peritoneal ambulatorial contínua.[97,200,1234] Os isolados de *C. amycolatum* exibem uma faixa de CIM para os betalactâmicos, macrolídios, clindamicina, aminoglicosídios, quinolonas e rifampicina. As cepas de *C. amycolatum* são sensíveis a tigeciclina, vancomicina, tetraciclina, linezolida quinupristina-dalfopristina, porém os macrolídios e a clindamicina habitualmente demonstram pouca atividade contra esse microrganismo.[338,418,967] Cerca de 40% de 101 cepas de *C. amycolatum* testadas em um estudo conduzido em 1996 mostraram-se resistentes a agentes antimicrobianos betalactâmicos (CIM > 64 μg/mℓ).[380] Além disso, as CIM de ciprofloxacino, cloranfenicol, clindamicina e eritromicina, em que 50% dos isolados foram inibidos, foram todas acima dos pontos de corte de sensibilidade para estafilococos. Foi também observada uma resistência à gentamicina em alguns isolados. As cepas de *C. amycolatum* que exibem alto nível de resistência às fluoroquinolonas apresentam mutações isoladas ou múltiplas no gene *gryA*, resultando em CIM de > 32 μg/mℓ para esses agentes.[418,1016,1234] A resistência a macrolídios em *C. amycolatum* está associada a enzimas metilases codificadas pelo gene *erm(X)*.[828]

Normalmente, *C. amycolatum* produz colônias planas, secas, cinza-esbranquiçadas, foscas ou céreas em SBA. Com incubação prolongada, as áreas confluentes de crescimento em meio ágar podem adquirir uma "aparência enrugada" (ver Prancha 14.3 C). Essa morfologia das colônias é facilmente diferenciada daquela de *C. minutissimum* ou *C. striatum*, que crescem como colônias branco-acinzentadas e úmidas. *C. amycolatum* é não lipofílico e é positivo para pirazinamidase e fosfatase alcalina, e a maioria das cepas também reduz o nitrato a nitrito. Ocorre produção de ácido a partir da glicose e da ribose, e a maioria das cepas também fermenta a maltose e a sacarose. Alguns isolados podem ser urease-positivos e PYR-positivos. As cepas de *C. amycolatum* produzem ácido propiônico como principal produto final do metabolismo da glicose. *C. amycolatum* provavelmente foi identificado de modo incorreto por laboratórios clínicos durante muitos anos como *C. striatum, C. xerosis, C. minutissimum* e grupo I-1 dos CDC.[372,1185,1247] A Tabela 14.6 fornece os testes adicionais que podem ser utilizados para diferenciar *C. amycolatum* dessas outras corinebactérias.[912,1185,1188,1247] Os números de perfil comuns do API® Coryne para *C. amycolatum* (i. e., 3100325, 3100125, 7100125, 3100365, 4100325, 3040121) proporcionam habitualmente uma ligação cruzada de *C. amycolatum/C. striatum*, exigindo testes adicionais para uma identificação definitiva (ver Prancha 14.3 D e E). Letek *et al.* descreveram um ensaio de PCR em tempo real baseado no uso de vários pares de iniciadores para a amplificação do gene de divisão celular, *divIVA*, que foi capaz de diferenciar especificamente *C. amycolatum* de *C. striatum, C. minutissimum* e *C. xerosis*.[670]

Corynebacterium appendicis

C. appendicis é uma espécie recém-descrita, que foi isolada de uma ferida pós-cirúrgica de um paciente com apendicite.[1230] Em termos genotípicos, essa nova espécie está mais estreitamente relacionada com *C. afermentans, C. coyleae* e *C. lipophiloflavum*. *C. appendicis* é uma espécie lipofílica, que é positiva para pirazinamidase, fosfatase alcalina e urease e que produz ácido a partir da glicose e da maltose apenas dentro de 7 dias (reações do API® Coryne). O ácido láctico é o principal produto de fermentação da glicose.

Corynebacterium argentoratense

C. argentoratense é o nome dado a quatro isolados que foram obtidos de culturas de material de garganta de pacientes com tonsilite, porém o papel dessas bactérias na doença não é conhecida. *C. argentoratense* está estreitamente relacionado com membros do "grupo de *C. diphtheriae*" (i. e., *C. diphtheriae, C. pseudotuberculosis* e *C. ulcerans*) e com *C. kutscheri*. Em virtude da semelhança genética com o "grupo *C. diphtheriae*", essas cepas foram examinadas quanto à presença do gene *tox* do β-corinéfago, porém esse gene não foi detectado. *C. argentoratense* não é lipofílico, forma colônias branco-acinzentadas, cremosas e não hemolíticas em SBA e produz rapidamente ácido a partir da glicose, frutose e, em certas ocasiões, ribose.[937] Não ocorre redução do nitrato, e a ureia, a esculina e a gelatina não são hidrolisadas. Ocorre produção de pirazinamidase, porém a maioria das cepas é fosfatase alcalina-negativa. Esse microrganismo assemelha-se a *C. coyleae*, exceto que esse último é fortemente positivo no teste CAMP e acidifica a ribose, enquanto *C. argentoratense* é negativo no teste CAMP e mostra-se variável quanto à fermentação de ribose. À semelhança de *C. amycolatum, C. argentoratense* produz ácido propiônico a partir da fermentação da glicose.

Corynebacterium atypicum

A descrição de *C. atypicum* corresponde a um único isolado obtido de uma fonte humana não revelada.[461] O isolado não foi lipofílico nem hemolítico e não hidrolisou a esculina, a gelatina ou o amido, porém foi LAP-positivo. Diferentemente da maioria das espécies de *Corynebacterium*, ambos os testes de pirazinamidase e fosfatase alcalina são negativos. Ocorre produção de ácido a partir da glicose, maltose, sacarose e ribose. À semelhança de *C. amycolatum* e *C. kroppenstedtii*, essa nova espécie carece de ácidos micólicos na parede celular. À semelhança de *C. glucuronolyticum*, essa espécie produz β-glicuronidase, enquanto outros testes enzimáticos no sistema API® Coryne são negativos. O código API® para essa espécie atípica é 0200365.

Corynebacterium aurimucosum

C. aurimucosum foi isolado de amostras clínicas humanas, incluindo hemoculturas de um paciente com bronquite, infecções ósseas e articulares e feridas de pé diabético.[414,948,1229] O microrganismo cresce formando colônias viscosas, ligeiramente amarelas e não lipofílicas em SBA. No sistema API® Coryne, os testes de pirazinamidase e fosfatase alcalina são positivos, e ocorre produção de ácido a partir da glicose, maltose e sacarose, resultando em um biocódigo 2100125 no sistema API® Coryne. O ácido láctico é o principal produto de fermentação da glicose. Nas suas características genotípicas e fenotípicas, *C. aurimucosum* assemelha-se estreitamente a *C. minutissimum*. O perfil API® Coryne, 2100125, é idêntico para ambas as espécies, exceto que *C. aurimucosum* produz colônias amarelas e é positivo para a hidrólise do hipurato, enquanto *C. minutissimum* forma colônias úmidas e branco-acinzentadas e é hipurato-negativo. Em 2004, Daneshvar *et al.*[253] relataram vários isolados com pigmento preto-carvão de amostras do trato genital feminino, que foram provisoriamente designados como grupo 4 corineforme fermentador dos CDC. Esses isolados foram relacionados, em nível de espécie, com *C. aurimucosum* e *C. nigricans*, que foi originalmente isolado de amostras do trato genital feminino. Variantes de pigmento escuro de *C. aurimucosum* parecem ser específicas do trato genital inferior feminino e estão associadas a complicações durante a gravidez (p. ex., aborto espontâneo).[1118] Devido a esses isolados e à sua estreita relação com *C. aurimucosum*, a descrição desse microrganismo foi corrigida para incluir não apenas os tipos de colônias originais ("viscosas, ligeiramente amarelas") como também essas variantes de pigmento preto-carvão. *C. nigricans* é um sinônimo posterior de *C. aurimucosum*.

Corynebacterium auris

Em 1995, Funke *et al.*[373] relataram o isolamento de 10 cepas, que foram identificadas como "semelhantes a ANF-1" dos CDC, porém distintas das subespécies de *C. afermentans* e de *T. otitidis* na sua morfologia celular e aparência das colônias. As colônias desses isolados eram secas, fracamente aderentes ao ágar e tornaram-se ligeiramente amarelas com o passar do tempo, enquanto as colônias tanto de *C. afermentans* quanto de *T. otitidis* eram cremosas, lisas e branco-acinzentadas. Essas cepas também foram fenotipicamente semelhantes a *C. afermentans* subesp. *afermentans* e a *T. otitidis*, porém foi possível diferenciá-las com base nos substratos no sistema de identificação Biolog. A análise genética confirmou que as

(*continua*)

10 cepas constituíam uma nova espécie de *Corynebacterium*, e foi proposto o nome *Corynebacterium auris* ("auris" para referir-se à orelha). *C. auris* cresce formando colônias amareladas, aderentes, secas, não lipofílicas e não hemolíticas em SBA e, conforme já assinalado, produz reações nos testes fenotípicos comuns, que são idênticas àquelas de *C. afermentans* subesp. *afermentans* e *T. otitidis*. Entretanto, tanto *C. auris* quanto *T. otitidis* são fortemente positivos no teste CAMP, enquanto *C. afermentans* mostra-se variável nesse teste. Além disso, a subespécie de *C. afermentans* e *C. auris* são DNase-negativas, enquanto *T. otitidis* é DNase-positivo. Pode-se detectar uma atividade de LAP em *T. otitidis* e *C. auris*, enquanto *C. afermentans* subesp. *afermentans* é LAP-negativo.[913] No sistema no API® Coryne, o biocódigo numérico para *C. auris* é 2100004.

Corynebacterium bovis	Essa espécie lipofílica está associada principalmente a bovinos, embora tenham sido documentados raros casos de infecções humanas.[4,95,247] *C. bovis* é uma espécie lipofílica, que é pirazinamidase-negativa e positiva para fosfatase alcalina e urease; produz ácido apenas a partir da glicose. Algumas cepas raras também são fracamente positivas para maltose, embora essa reação seja negativa no sistema API® Coryne. O perfil do API® Coryne para *C. bovis* é 0101104.
Corynebacterium canis	À semelhança de *C. freiburgense*, esse microrganismo foi isolado de uma ferida de mordedura de cão, juntamente com espécies de *Bacteroides* e de *Prevotella*, de modo que esse microrganismo provavelmente é encontrado na boca de cães.[363] Essa espécie forma colônias secas, cor bege a brancas e aderentes, com bordas irregulares e contorcidas em SBA. O microrganismo produz uma variedade de enzimas, incluindo pirazinamidase, fosfatase alcalina e α- e β-glicosidase. Não há produção de urease, pirrolidonil arilamidase (PYR), α- e β-galactosidase, β-glicuronidase e *N*-acetil-β-D-glicosaminidase. *C. canis* produz ácido a partir de glicose, maltose, frutose, sacarose, trealose, amido e glicogênio, mas não a partir de lactose, ribose, xilose, manitol, sorbitol ou amigdalina. O isolado mostrou-se sensível a todos os agentes antimicrobianos.
Corynebacterium confusum	*C. confusum* foi isolado de um abscesso plantar, de osteomielite do calcâneo e do sangue.[377] O isolado de hemocultura foi de um paciente não imunocomprometido durante um episódio febril após cirurgia nas costas. Esse microrganismo não é lipofílico e produz uma reação ácida tardia a partir da glicose (*i. e.*, a cúpula de GLU no API® Coryne tornou-se positiva apenas depois de 48 a 72 h de incubação). A incapacidade de prolongar a incubação da tira de API® Coryne depois de 24 h resultou na identificação dessas cepas como *C. propinquum* (ver adiante); todavia, essas cepas não hidrolisaram a tirosina (*C. propinquum* é positiva para a hidrólise da tirosina). *C. confusum* reduz o nitrato a nitrito, produz pirazinamidase e fosfatase alcalina, não hidrolisa a esculina nem a ureia e é negativo para o teste CAMP. Todos os testes enzimáticos API® são negativos. No sistema API® Coryne, os códigos gerados por esse microrganismo são 3100304 ou 3100104, indicando que algumas cepas também são ribose-positivas. No relato original, as cepas de *C. confusum* mostraram-se sensíveis a penicilinas, cefalosporinas, aminoglicosídios, tetraciclinas, quinolonas e glicopeptídios e exibiram sensibilidade variável à rifampicina e aos macrolídios.[377] Todas as cepas foram resistentes ao aztreonam.
Corynebacterium coyleae	*C. coyleae* foi isolado do líquido pleural, de abscesso pancreático, abscessos de mama, amostras do trato geniturinário e hemoculturas de pacientes com febre de origem indeterminada, secundária a condições subjacentes (*i. e.*, AIDS, cirurgia, diabetes melito, linfoma não Hodgkin).[336,382,1078] As colônias de *C. coyleae* não são lipofílicas nem hemolíticas em SBA, possuem consistência cremosa a viscosa e medem cerca de 1 mm de diâmetro depois de 24 h de incubação. O microrganismo é positivo para pirazinamidase, fosfatase alcalina e teste CAMP e produz ácido a partir da glicose, ribose, frutose e manose. A maioria das cepas produz os biocódigos 2100304 ou 6100304 no sistema API® Coryne. Este último biocódigo é idêntico ao de *C. jeikeium*; entretanto, *C. coyleae* não é lipofílico e não exibe resistência múltipla a agentes antimicrobianos. As cepas de *C. coyleae* mostram-se sensíveis a betalactâmicos, gentamicina, imipeném, rifampicina, tetraciclina, vancomicina e linezolida. Muitas cepas exibem resistência à clindamicina, à eritromicina e às fluoroquinolonas.
Corynebacterium diphtheriae	Ver o texto
Corynebacterium durum	*C. durum* foi isolado de culturas de material de garganta de indivíduos sadios, bem como do escarro e amostras de lavado de hospedeiros imunocomprometidos (*i. e.*, com neoplasias malignas, leucemia, insuficiência renal).[932,1166] Na cultura, esse microrganismo não lipofílico produz pequenas colônias de cor bege, que aderem ao ágar, embora nem todos os isolados tenham esse aspecto. Na coloração pelo método de Gram, as células são longas, pleomórficas e, algumas vezes, filamentosas, assemelhando-se ligeiramente à morfologia celular de *C. matruchotii*, porém sem a aparência característica de "cabo de chicote" desta última espécie. As cepas de *C. durum* são, em sua maioria, negativas para fosfatase alcalina e PYR. A esculina é hidrolisada fracamente, e a hidrólise da ureia, quando positiva, é lenta ou negativa. *C. durum* também é uma das poucas espécies de *Corynebacterium* que fermenta intensamente tanto o manitol quanto a galactose, o que ajuda a diferenciar esse microrganismo de *C. matruchotii*, que não fermenta esses carboidratos. Na tira API® Coryne, *C. durum* produz perfis numéricos singulares (*i. e.*, 3000135, 3001135, 3040135, 3400115, 3400135, 3400305, 3400325, 3400335, 3040325, 3040335, 3440335, 3441335), embora esse microrganismo não esteja incluído na base de dados desse sistema.[71] Não se dispõe de dados sobre a sensibilidade dessa espécie a agentes antimicrobianos.
Corynebacterium falsenii	*C. falsenii* foi descrito em 1998 por Sjoden *et al.*,[1031] na Göteborgs Universitat, Suécia.[1031] Foram obtidos isolados de hemoculturas e de culturas do LCR. Dois dos isolados de hemoculturas foram de pacientes com linfoma maligna e leucemia linfocítica, respectivamente. Esses isolados eram não lipofílicos e desenvolveram uma pigmentação amarela distinta depois de 72 h; a incubação prolongada além desse período resultou em pigmentação mais intensa. Os isolados não reduziram o nitrato nem hidrolisaram a esculina. Todas as quatro cepas fermentaram lentamente a glicose, enquanto uma única cepa também produziu uma reação ácida lenta com maltose. Ocorre hidrólise da ureia convencional depois de uma noite de incubação, e a cúpula de urease do sistema API® Coryne tornou-se positiva apenas depois de 48 h de incubação. Essas cepas não

Capítulo 14 | Bacilos Gram-Positivos Aeróbios e Facultativos **897**

lipofílicas fermentadoras foram distintas nas suas características genéticas e quimiotaxonômicas, e foi proposto o nome *C. falsenii*. Desde a descrição de *C. falsenii* de amostras clínicas humanas, foram também isoladas cepas semelhantes da boca de águias, juntamente com um segundo isolado não lipofílico (*C. aquilae*).[331] No API® Coryne, os biocódigos para *C. falsenii* incluem 2101104 e 2101304. Alguns biocódigos de API® Coryne para esse microrganismo são idênticos aos de *C. jeikeium* (2100304, 2100324), porém as cepas de *C. falsenii* são amareladas e não lipofílicas. Os isolados de *C. falsenii* mostram-se sensíveis à cefalotina, ao ciprofloxacino, à eritromicina, à gentamicina, ao imipeném, à rifampicina, à tetraciclina, ao cefetamete e ao ceftibuteno, enquanto são resistentes ao aztreonam. A CIM para a penicilina varia de 0,25 a 0,50 μg/mℓ. Em 2010, *C. falsensii* foi isolado do sangue de um lactente de 13 meses de idade.[1085] Esse isolado mostrou-se sensível a penicilina, clindamicina, doxiciclina, gentamicina, linezolida, meropeném, rifampicina e vancomicina e resistente à ceftriaxona, à eritromicina e ao SXT.

Corynebacterium freiburgense

Essa espécie provavelmente é encontrada na cavidade oral de cães, visto que o único isolado foi obtido de uma ferida causada por mordida de cão no antebraço de uma mulher de 57 anos de idade. Esse microrganismo isolado juntamente com *Pasteurella multocida*, espécies de *Prevotella* e estreptococos alfa-hemolíticos.[367] As colônias são de cor bege-branca, secas, contorcidas com bordas irregulares e aderentes à superfície do ágar. Depois de 5 dias, as colônias assumem morfologia em "roda raiada". Não há produção de pirazinamidase, urease, PYR, gelatinase e α-glicosidase, enquanto ocorre produção de β-glicosidase e β-galactosidase. Há produção de ácido a partir da glicose, maltose, sacarose, lactose e ribose, mas não a partir do manitol, sorbitol, xilose, rafinose, trealose ou amido. A produção de ácido a partir da lactose e a reação positiva da β-galactosidase são incomuns entre espécies de *Corynebacterium*. O isolado mostrou-se sensível a penicilina, cefotaxima, ciprofloxacino, doxiciclina, eritromicina, gentamicina, linezolida, meropeném, rifampicina e vancomicina.

Corynebacterium freneyi

C. freneyi foi isolado de amostras de sangue, feridas, abscessos e esperma.[55,911] Em 2008, Funke e Frodl revisaram 18 isolados adicionais de *C. freneyi*; 13 isolados de amostras de *swab* vaginal, sendo o restante de secreção de orelha, pele humana, cultura nasal, cultura de ferida e úlcera varicosa.[365] *C. freneyi* está genotipicamente relacionado com *C. xerosis* e *C. amycolatum* e pode ser diferenciado, com base nas suas características fenotípicas, dessas duas espécies pela assimilação de fontes de carbono e por determinadas características bioquímicas. As colônias desse microrganismo são branco-acinzentadas ou amareladas, secas, enrugadas, de 0,5 a 1 mm de diâmetro depois de 24 h de crescimento, não hemolíticas e não lipofílicas. À semelhança de *C. xerosis*, os isolados de *C. freneyi* são α-glicosidase-positivos. Ocorre produção de pirazinamidase e fosfatase alcalina, e a redução do nitrato a nitrito é variável. *C. freneyi* tem a capacidade de crescer a 20°C, fermenta a glicose a 42°C e não acidifica o etilenoglicol, enquanto as cepas de *C. xerosis* não crescem a 20°C e não fermentam a glicose a 42°C; algumas cepas acidificam o etilenoglicol. A capacidade de *C. freneyi* de crescer a 20°C também ajuda a diferenciar essa espécie de *C. amycolatum*, que não é capaz de crescer nessa temperatura. *C. striatum* e *C. minutissimum* também se assemelham a *C. freneyi*, porém *C. striatum* cresce a 20°C, fermenta a glicose a 42°C e acidifica o etilenoglicol. *C. minutissimum* fermenta a glicose a 42°C, porém não cresce a 20°C e não acidifica o etilenoglicol.
No sistema API® Coryne, *C. freneyi* produz um biocódigo de 3110325, que corresponde a uma ligação cruzada de *C. striatum*/*C. amycolatum*; essas espécies podem ser diferenciadas pelos testes descritos anteriormente. *C. freneyi* mostra-se sensível a doxiciclina, linezolida, gentamicina, meropeném, rifampicina, vancomicina e penicilina.[365]

Corynebacterium glucuronolyticum ("*Corynebacterium seminale*")

C. glucuronolyticum é uma bactéria corineforme não lipofílica, que foi isolada de pacientes do sexo masculino com infecções do trato geniturinário e de amostras de sêmen de pacientes com prostatite.[359,393] Em 2001, esses microrganismo foi isolado como causa de uretrite em um paciente de 18 anos de idade.[393] Esse microrganismo também tem sido encontrado em sêmen de javali e nas secreções uterinas e vaginais de porcas.[271] Essa espécie produz colônias branco-acinzentadas a ligeiramente amarelas não hemolíticas em SBA (ver Prancha 14.4 G e H). Enquanto os resultados de alguns testes fenotípicos são variáveis (*i. e.*, redução do nitrato, hidrólise da esculina, urease), os isolados são, em sua maioria, fortemente positivos no teste CAMP e β-glicuronidase (β-GUR)-positivos (ver Pranchas 14.5 A e B). Na GLC de meios de cultura esgotados, essa espécie também produz ácidos propiônico, láctico e succínico a partir da glicose. As cepas desse microrganismo são habitualmetne sensíveis a betalactâmicos, aminoglicosídios, rifampicina e vancomicina; algumas cepas mostram-se resistentes a tetraciclina, doxiciclina, eritromicina, clindamicina e certas quinolonas (p. ex., ciprofloxacino, norfloxacino). Outro grupo de pesquisadores também descreveu esse microrganismo, dando-lhe o nome de "*Corynebacterium seminale*", porém o nome *C. glucuronolyticum* teve preferência.[935]

Corynebacterium hansenii

A descrição de *C. hansenii* baseia-se em uma única cepa que foi isolada de cultura aeróbia do pus de desbridamento cirúrgico de um lipossarcoma.[914] Em suas características fenotípicas, essa espécie assemelha-se estreitamente a *C. freneyi* e *C. xerosis*. Esse microrganismo é não lipofílico e forma pequenas colônias secas, rugosas e de pigmento amarelo em meio ágar. É pirazinamidase-positivo, fosfatase alcalino-negativo e não hidrolisa a ureia, a gelatina ou a esculina. Ocorre produção de ácido a partir da glicose, maltose, sacarose e ribose. O perfil API® Coryne dessa espécie foi 2000325. Diferentemente de *C. freneyi* e *C. xerosis*, a reação da α-glicosidase é negativa. Esse isolado mostrou-se sensível a todos os agentes antimicrobianos, com exceção da tetraciclina.

Corynebacterium imitans

C. imitans foi isolado em culturas de material de faringe de pacientes com suspeita de difteria na Polônia.[361] Além do caso primário, um menino de 5 meses de idade, foram relatados posteriormente mais sete casos primários. Foi isolado um microrganismo "semelhante a *C. diphtheriae*" do caso primário e de três dos outros pacientes. Todas as cepas foram negativas para a toxina diftérica por ambos os métodos de teste em animais e Elek. Dois métodos de PCR independentes também não conseguiram demonstrar a presença de qualquer porção do gene *tox* em nenhum dos isolados. Como esses isolados não

(*continua*)

produziram toxina diftérica, os autores foram da opinião de que eles não constituíram a causa da doença dos pacientes e que tinham estabelecido um diagnóstico incorreto, embora provavelmente tenha ocorrido transmissão interpessoal dos microrganismos.[361] *C. imitans* é uma espécie não lipofílica, que pode ser facilmente distinguida de *C. diphtheriae*. Diferentemente de *C. diphtheriae*, *C. imitans* é fracamente pirazinamidase-positivo, α-glicosidase-negativo e positivo no teste CAMP, enquanto as cepas de *C. diphtheriae* são pirazinamidase-negativas, α-glicosidase-positivas e negativas no teste CAMP. Todos os quatro isolados, descritos no relato original, produziram idênticos números de perfil no sistema API® Coryne (2100324). Foi possível diferenciar *C. imitans* e *C. striatum*, *C. minutissimum/C. amycolatum* pela fermentação da maltose e pelo teste CAMP, respectivamente. O lactato e o succinato são os únicos produtos de fermentação da glicose por *C. imitans*, enquanto tanto *C. amycolatum* quanto *C. diphtheriae* produzem principalmente ácido propiônico. Todos os quatro isolados descritos no relato original mostraram-se sensíveis aos agentes antimicrobianos, com exceção do aztreonam, da clindamicina, da eritromicina e azitromicina.[361]

Corynebacterium jeikeium

C. jeikeium (anteriormente grupo JK) é uma das espécies de *Corynebacterium* mais comumente isoladas de infecções humanas.[540] Essa espécie lipofílica coloniza as axilas, a virilha, o reto e o períneo de pacientes hospitalizados e também pode ser isolada do ambiente hospitalar.[822,1048,1100] As infecções causadas por *C. jeikeium* são observadas predominantemente em hospedeiros imunocomprometidos com neoplasias malignas hematológicas e de órgãos sólidos, outras doenças de base (incluindo AIDS), dispositivos médicos de longa permanência, soluções de continuidade da barreira tegumentar, neutropenia e terapia com agentes antimicrobianos de amplo espectro.[282,1046,1050,1142,1176] *C. jeikeium* constitui uma causa bem documentada de bacteriemia e sepse hospitalares e adquiridas na comunidade e de endocardite de valva nativa e prótese valvar.[85,771,947] Outras apresentações clínicas menos comuns descritas para *C. jeikeium* incluem meningite/ventriculite, infecções relacionadas a dispositivos cardiovasculares, pneumonia, pielonefrite, osteomielite, peritonite, otite média e infecções cutâneas/de tecidos moles.[79,121,265,434,550,827,1191,1231]

Depois de 24 h de incubação, as colônias de *C. jeikeium* em SBA são pequenas (0,5 a 1 mm de diâmetro), não hemolíticas e branco-acinzentadas (Prancha 14.4 D). O crescimento em ágar-chocolate disponível no comércio é habitualmente escasso, devido à ausência de lipídios nas formulações atuais de ágar-chocolate. Diferentemente de várias outras espécies, esse microrganismo é estritamente aeróbio. Na ausência de suplementação do meio de crescimento com Tween 80, a acidificação da glicose e da ribose nas cúpulas do sistema API® Coryne é frequentemente fraca depois de 24 h. O microrganismo é positivo para pirazinamidase e fosfatase alcalina e acidifica a glicose, a ribose e galactose, algumas cepas também acidificam a maltose. Todos os testes enzimáticos no API® Coryne são negativos para *C. jeikeium* (ver Pranchas 14.4 E e F).

C. jeikeium foi a primeira espécie de *Corynebacterium* documentada como multidrogarresistente. Com frequência, o isolados dessa espécie demonstram resistência aos betalactâmicos (penicilinas, cefalosporinas, imipeném) e aos aminoglicosídios, enquanto exibem sensibilidade variável aos macrolídios, às tetraciclinas, à rifampicina e às fluoroquinolonas.[551,722,773,974] *C. jeikeium* mostra-se sensível a vancomicina, tigeciclina, daptomicina, linezolida e quinupristina/dalfopristina.[282,338,418,635] Acredita-se que a resistência de *C. jeikeium* a múltiplos antibióticos seja mais cromossômica do que associada a plasmídios. Entretanto, foi demonstrada uma resistência induzível associada a transpósons a macrolídios-lincosamida-estreptogramina (MLS) em *C. jeikeium*.[828,946]

Corynebacterium kroppenstedtii

A descrição de *C. kroppenstedtii* baseia-se em um único isolado de espécime humano obtido do escarro de uma mulher de 82 anos de idade com doença pulmonar.[219] A análise da parede celular revelou a presença de *meso*-DAP e de arabinoglactana, e a análise da sequência do rRNA 16S confirmou a inclusão desse microrganismo no gênero *Corynebacterium*. Estudos recentes sugerem que esses microrganismos desempenham um papel na patogênese da mastite granulomatosa em mulheres.[91,852,933,1097] *C. kroppenstedtii* é uma espécie lipofílica que produz colônias cinzentas, não pigmentadas, ligeiramente secas ou lisas em ágar-sangue. Em geral, as colônias medem menos de 0,5 mm de diâmetro depois de 24 h de incubação. Esse microrganismo é esculina-positivo e urease e nitrato redutase-negativo, sendo também negativo no teste CAMP. Ocorre produção de ácido a partir da glicose, sacarose e maltose (reação fraca). Os biocódigos do API® Coryne para essa cepa são 2040105 ou 2040125, dependendo da interpretação da maltose. *C. kroppenstedtii* não cresce a 42°C. O teste *in vitro* do único isolado demonstrou sensibilidade à penicilina, à cefuroxima, à clindamicina, à eritromicina e à vancomicina.[219]

Corynebacterium lipophiloflavum

Durante uma pesquisa de microrganismos envolvidos na patogênese da VB, Funke *et al*.[371] isolaram um microrganismo corineforme previamente não descrito da vagina de uma mulher de 32 anos de idade com esse diagnóstico clínico. Esse isolado preencheu os critérios iniciais para ser incluído como membro do gênero *Corynebacterium*, apresentou intensa pigmentação amarela e necessidade de lipídios para o seu crescimento. O metabolismo foi oxidativo, e o microrganismo não produziu ácido a partir de carboidratos, sendo urease-positivo depois de 24 h em caldo de urease. O sistema API® Coryne produziu o mesmo número de perfil de *C. urealyticum* (perfil 2101004). Entretanto, *C. urealyticum* é rapidamente urease-positivo (*i. e.*, os meios inclinados com ureia de Christianson tornam-se perceptivelmente positivos dentro de poucos minutos) e não é pigmentado. Além disso, esse novo isolado demonstrou ser amplamente sensível a betalactâmicos, a macrolídios, à clindamicina e aos aminoglicosídios, enquanto *C. urealyticum* é habitualmente resistente a muitos desses agentes.

Corynebacterium macginleyi

Essa espécie foi proposta após um exame genético de 51 isolados corineformes lipofílicos (13 cepas de referência e 38 isolados clínicos) que exibiram padrões bioquímicos heterogêneos.[936] Foram obtidos isolados de *C. macginleyi* predominantemente de amostras oculares de pacientes com conjuntivite, úlceras de córnea ou endoftalmite pós-operatória.[29,341,405,555,1072,1158] *C. macginleyi* também foi isolado de um local de traqueostomia de um paciente com carcinoma de laringe, da urina de um paciente com cateter de demora e de hemoculturas obtidas de pacientes com sepse relacionada ao uso de cateter.[276,285,781,1159] *C. macginleyi* também constitui uma causa rara de endocardite.[884] Em SBA, o microrganismo forma colônias puntiformes depois de 48 h; em SBA suplementado com 0,1% de Tween 80, são produzidas colônias de cor bege-avermelhada. A presença de concentrações mais altas de Tween 80 (*i. e.*, 1% *vs.* 0,1%) pode ser ligeiramente inibitória para o crescimento de algumas cepas. *C. macginleyi* é fosfatase alcalina-positivo, porém pirazinamidase-negativo. Ocorre produção de ácido a partir de glicose, sacarose e manitol, e não há produção de ácido propiônico a partir da fermentação da glicose. Os isolados de *C. macginleyi* são habitualmente sensíveis a uma ampla variedade de agentes antimicrobianos, embora alguns isolados possam ser resistentes às fluoroquinolonas, à clindamicina, à eritromicina e/ou aos aminoglicosídios.[1158] Alguns isolados de *C. macginleyi* demonstraram um alto nível de resistência às fluoroquinolonas, em virtude de mutações pontuais no gene *gyrA*.[302]

Corynebacterium massiliense

Essa nova espécie de *Corynebacterium* foi isolada do líquido articular do quadril de um homem de 84 anos de idade anteriormente submetido a artroplastia.[745] Depois de 48 h de crescimento em SBA, as colônias são acinzentadas, brilhantes e medem 0,5 a 1 mm de diâmetro (lipofílicas). A ureia, a esculina e a gelatina não são hidrolisadas, e não ocorre redução do nitrato a nitrito. Essa espécie é fracamente positiva para pirazinamidase e não forma ácido a partir de glicose, maltose, sacarose, xilose ou ribose no API® Coryne. Esse isolado demonstrou ser sensível a amoxicilina, doxiciclina, gentamicina, ofloxacino, clindamicina, SXT, eritromicina e rifampicina.

Corynebacterium matruchotii

C. matruchotii constitui parte da microbiota oral de seres humanos e animais e foi isolado, em raras ocasiões, de casos de endoftalmite e úlceras de córnea em pacientes imunocomprometidos. Há relatos mostrando que esse microrganismo também é um patógeno veterinário.[979] Embora esses microrganismos possam aparecer na coloração de Gram como bactérias corineformes típicas, eles também podem exibir uma forma em "cabo e chicote" quando corados e também podem apresentar ramificação rudimentar. As colônias de *C. matruchotii* também são atípicas, em comparação com aquelas de outras bactérias corineformes, sendo pequenas e planas. *C. matruchotii* não é lipofílico, produz pirazinamidase, mas não fosfatase alcalina, reduz o nitrato a nitrito e é habitualmente esculina-positivo. Ocorre produção de ácido a partir da glicose, maltose, sacarose e ribose. Uma análise recente de várias cepas ATCC de *C. matruchotii* revelou que algumas eram, na realidade, membros da espécie recentemente descrita *C. durum*.[71] Embora não sejam incluídas na base de dados do sistema API® Coryne, as cepas genuínas de *C. matruchotii* produzem biocódigos 7000325, 7010325, ou 7050325 no API® Coryne. A cepa ATCC original de *C. matruchotii* (ATCC 43833) também demonstrou ser distinta das cepas verdadeiras de *C. matruchotii* pela análise de sequência do rDNA 16S. Na atualidade, essa cepa é denominada "cepa semelhante a *C. matruchotii* e produz o biocódigo 2140325 no API® Coryne.[71]

Corynebacterium minutissimum

C. minutissimum é uma espécie não lipofílica de importância clínica incerta, visto que a maioria dos relatos de casos não fornece dados fenotípicos suficientes para excluir outras espécies, particularmente *C. amycolatum*.[1185] Historicamente, *C. minutissimum* está associada ao eritrasma, que consiste em uma infecção cutânea superficial caracterizada por pequenas placas maculares vermelho-acastanhadas, geralmente nas áreas intertriginosas. Os relatos de casos implicando "*C. minutissimum*" como agente etiológico incluem endocardite, meningite, abscessos de mama recorrentes, abscesso costocondral, bacteriemia, infecção de ferida cirúrgica pós-discectomia/pós-fusão vertebral, pielonefrite com bacteriemia, sepse relacionada com o uso de cateter e peritonite associada a CAPD.[15,43,64,175,246,333,955] VanBosterhaut *et al.*[1139] relatam o isolamento de cepas de "*C. minutissimum*" multidrogarresistentes a partir de hemoculturas de um homem de 60 anos de idade submetido a tratamento para leucemia linfocítica, de um paciente de 50 anos de idade submetido a hemodiálise e de uma mulher de 77 anos de idade em diálise peritoneal devido a insuficiência renal crônica. Esses isolados consistiram, provavelmente, em *C. amycolatum*, devido à produção de ácido propiônico a partir da fermentação da glicose, e visto que o microrganismo exibiu multidrogarresistência. As cepas verdadeiras de *C. minutissimum* formam colônias lisas, úmidas, branco-acinzentadas e não hemolíticas em SBA, diferentemente das colônias céreas de *C. amycolatum*.[1247] Quanto às características fenotípicas, esse microrganismo assemelha-se estreitamente a *C. aurimucosum*. Ocorre produção de ácido a partir da glicose e da maltose, e a maioria das cepas também acidifica a sacarose. Não há produção de ácido a partir de glicogênio, inulina, lactose, manose, ribose, sorbitol, trealose ou xilose. As reações para pirazinamidase, fosfatase alcalina e leucina arilamidase são positivas. As cepas de *C. minutissimum* também produzem acetoína, são PYR-negativas e raramente positivas no teste CAMP. As cepas de *C. minutissimum* são DNase-positivas e produzem ácido láctico e succínico a partir da glicose, enquanto as cepas de *C. amycolatum* são DNase-negativas e produzem ácidos láctico e propiônico a partir da glicose.[1185,1247] Os isolados de *C. minutissimum* podem ser multidrogarresistentes a agentes microbianos, incluindo betalactâmicos, macrolídios e fluroquinolonas.[1125]

Corynebacterium mucifaciens

C. mucifaciens foi isolado de amostras de sangue, ferida, líquido articular e amostras nasais de seres humanos, bem como de amostras de líquido articular.[157,375,775] Esse microrganismo também foi isolado de hemoculturas de um homem de 50 anos de idade com pneumonia cavitária.[284] As colônias dessa espécie são incomuns, visto que não são lipofílicas, são brilhantes, ligeiramente amareladas e muito mucoides, uma característica pouco frequente entre as corinebactérias. No sistema API® Coryne, esses microrganismos produzem números de perfis que correspondem a várias espécies lipofílicas (*i. e.*, *C. jeikeium*, *C. bovis*, grupo G dos CDC) ou à espécie fermentadora não lipofílica *C. striatum* (Tabela 14.10). *C. mucifaciens* produz pirazinamidase e fosfatase alcalina, mas não hidrolisa a esculina, a ureia ou a gelatina. O metabolismo oxidativo apresentado por essa espécie é provavelmente responsável pela sua incapacidade de acidificar rapidamente os carboidratos presentes na galeria do API® Coryne. *C. mucifaciens* produz ácido oxicativamente a partir da glicose e, em certas ocasiões, a partir da sacarose; produção de ácido a partir da frutose, da manose e do glicerol é útil para diferenciar essa espécie de *R. equi*. As oito cepas de *C. mucifaciens* descritas no relato original também foram examinadas quanto à sua sensibilidade a agentes antimicrobianos. Sete mostraram-se sensíveis a betalactâmicos (cefazolina, penicilina) e todas foram sensíveis aos glicopeptídios e aminoglicosídios. A sensibilidade dessas cepas mostrou-se variável às tetraciclinas, aos macrolídios (eritromicina, azitromicina, claritromicina), à clindamicina e às quinolonas. Todas as oito cepas foram resistentes ao aztreonam, cefetamete, ceftibuteno e fosfomicina.

(*continua*)

"*Corynebacterium nigricans*" (*C. aurimucosum*)	"*C. nigricans*" é uma espécie de *Corynebacterium* de pigmento preto incomum, que tem sido isolada do trato genital feminino humano. Esses isolados têm sido associados a complicações durante a gravidez, incluindo aborto espontâneo e trabalho de parto prematuro.[1014,1015] Morfologicamente, as colônias de *C. nigricans* são pretas, aderentes e tendem a "perfurar" o ágar. Esse microrganismo precisa ser diferenciado das cepas pigmentadas preto-acinzentadas do grupo 4 dos CDC, que se assemelham mais estreitamente a espécies de *Rothia* do que às corinebactérias. As colônias de "*C. nigricans*" medem cerca de 2 a 3 mm de diâmetro depois de 48 h de incubação e não são lipofílicas. Essa espécie fermenta a glicose, a maltose e a sacarose; o glicogênio e/ou a ribose são fermentados por algumas cepas. Enquanto as reações da pirazinamidase e fosfatase alcalina são variáveis, a redução do nitrato e a hidrólise da esculina, ureia e gelatina são negativas. No API® Coryne, "*C. nigricans*" produz os biocódigos 0000125, 2000125 e 2100327. Esses códigos correspondem a uma identificação de baixa confiança para *C. striatum*, *C. amycolatum*, *C. minutissimum* e os grupos G e F-1 dos CDC; entretanto, a morfologia de *C. nigricans* é distinta o suficiente para que a sua identificação não represente um problema. As cepas da bactéria do grupo 4 dos CDC reduzem o nitrato e hidrolisam tanto a esculina quanto a gelatina.[996] "*C. nigricans*" também está relacionado, em nível de espécie, com variantes de *C. aurimucosum* de pigmento preto.[253]
Corynebacterium pilbarense	Essa espécie não lipofílica baseia-se em um único isolado obtido de um frasco BACTEC em condições anaeróbias, que foi inoculado com um aspirado do tornozelo de um homem com gota em Pilbara, Oeste da Austrália (explicando o nome do microrganismo).[44] Esse microrganismo é negativo para urease e redução do nitrato e não hidrolisa a esculina, o hipurato ou a gelatina. Há produção de ácido a partir da glicose, da sacarose e da ribose, mas não a partir de maltose, lactose, manitol, sorbitol, xilose, rafinose, trealose ou glicogênio. As reações da pirazinamidase e fosfatase alcalina são positivas.
Corynebacterium propinquum	*C. propinquum* inclui cepas que anteriormente pertenciam ao grupo ANF-3 dos CDC.[930] Essa espécie não lipofílica foi isolada do trato respiratório, de uma amostra de ferida traumática do cotovelo e de hemoculturas associadas a endocardite de valva da aorta nativa.[864,963] As colônias em SBA medem 1 a 2 mm de diâmetro depois de 24 h de incubação e são esbranquiçadas e secas, com bordas contínuas. Não ocorre hidrólise da esculina e da ureia, e as cepas apresentam produção variável de pirazinamidase e fosfatase alcalina. À semelhança de *C. pseudodiphtheriticum*, *C. propinquum* é não sacarolítico, porém ambas as espécies podem ser diferenciadas pela produção urease por *C. pseudodiphtheriticum*. *C. propinquum* pode ser diferenciado de *C. afermentans* subesp. *afermentans* pela capacidade do primeiro de reduzir o nitrato e de *C. afermentans* subesp. *lipophilum* pela redução do nitrato e ausência de necessidade de lipídios.
Corynebacterium pseudodiphtheriticum	O número crescente de relatos de casos sugere que *C. pseudodiphtheriticum* constitui um importante patógeno emergente, particularmente entre hospedeiros imunocomprometidos. Embora esse microrganismo seja considerado membro da microbiota orofaríngea humana, as infecções do trato respiratório associadas a esse microrganismo incluem faringite exsudativa, bronquite, bronquiolite, traqueíte necrosante, traqueobronquite, pneumonia e abscesso pulmonar.[16,148,199,354,454,717] Em hospedeiros imunocomprometidos com essas infecções, as doenças de base ou fatores predisponentes incluem traqueostomia permanente secundária a carcinoma de laringe, doença pulmonar obstrutiva crônica (DPOC), diabetes melito, doença arterial coronariana, intubação e ventilação mecânica em consequência de acidente com veículo motorizado, doença renal terminal, cirrose, tuberculose e infecção pelo HIV.[153] Em alguns casos, a infecção do trato respiratório por *C. pseudodiphtheriticum* pode simular a difteria respiratória.[539] Em 2010, foi documentado um surto de infecção por *C. pseudodiphtheriticum* em 13 crianças com fibrose cística (FC) em dois centros de tratamento na França.[114] As crianças apresentaram tosse, rinite e exacerbações de sua doença crônica. As técnicas moleculares usadas demonstraram que cerca de 20% dos pacientes com FC nos centros estavam colonizados com *C. pseudodiphtheriticum*. Foi também relatada a ocorrência de endocardite de valva nativa e de prótese valvar causada por *C. pseudodiphtheriticum*, e a maioria dos casos de infecção de valva nativa foi observada no contexto de lesão valvar preexistente.[777,1197] Foi também relatada a ocorrência de linfadenite cervical supurativa, discite vertebral após cirurgia das conchas nasais, artrite pós-artroscopia, infecções cutâneas, de feridas e oculares causadas por *C. pseudodiphtheriticum*.[314,484,637,672,1213] *C. pseudodiphtheriticum* é um microrganismo não lipofílico, que cresce formando colônias lisas e brancas em SBA (Prancha 14.5 C). As reações da pirazinamidase e da nitrato redutase são positivas, enquanto a reação da fosfatase alcalina é variável. Esse microrganismo é urease-positivo depois de 24 h, não fermenta e nem oxida carboidratos (Prancha 14.5 D). À semelhança da subespécie de *C. afermentans* e *C. auris*, *C. pseudodiphtheriticum* não produz ácido a partir de carboidratos, porém é facilmente diferenciado dessas espécies pelas suas reações positivas da urease e nitrato redutase. Em geral, os isolados de *C. pseudodiphtheriticum* mostram-se sensíveis aos agentes betalactâmicos, à vancomicina e aos aminoglicosídios, porém foram também encontradas cepas resistentes à clindamicina, à eritromicina, à tetraciclina e às quinolonas. Em um estudo de 58 cepas de *C. pseudodiphtheriticum*, 52 mostraram-se resistentes à eritromicina, e 6 foram sensíveis. Foi encontrado o fenótipo de resistência constitutiva a macrolídio, lincosamida e estreptogramina B (MLSB) em 89,7% das cepas. A presença do gene *erm(X)*, que está associado ao fenótipo de resistência a MLSB, foi confirmada por PCR.[820]
Corynebacterium pseudotuberculosis	*C. pseudotuberculosis* provoca linfadenite caseosa (CLA; do inglês, *caseous lymphadenitis*) ou "glândula caseosa" em ovinos, bovinos e outros ruminantes de pequeno porte.[1198] As infecções humanas associadas a *C. pseudotuberculosis* foram relatadas, em sua maioria, entre pastores de ovelhas na Austrália ou em açougueiros, e manifestaram-se como linfadenite aguda ou crônica.[136,855] Nas infecções humanas, houve necessidade de drenagem cirúrgica e excisão do(s) linfonodo(s) afetado(s), e a maioria dos pacientes apresentou drenagem persistente ou recorrente do local de ferida durante períodos prolongados. *C. pseudotuberculosis* é membro do "grupo de *C. diphtheriae*". *C. pseudotuberculosis* pode ser experimentalmente transformado em uma espécie produtora de toxina diftérica por infecção e lisogenização com o β-corinefago; entretanto, não foram isoladas cepas lisogênicas de ocorrência natural. *C. pseudotuberculosis* é pirazinamidase-negativo e produz cistinase,

conforme evidenciado pela produção de halos marrons ao redor das colônias em meio de Tinsdale modificado. *C. pseudotuberculosis* é urease-positivo e mostra-se variável nas reações de nitrato redutase e fosfatase alcalina e difere de *C. ulcerans* pela sua incapacidade de produzir ácido a partir do glicogênio e da trealose, além de não hidrolisar a gelatina. À semelhança de *C. ulcerans* e *A. haemolyticum*, *C. pseudotuberculosis* é positivo para o teste CAMP reverso. No relato de 10 pacientes com linfadenite causada por *C. pseudotuberculosis*, publicado por Peel et al.,[855] todos os isolados produziram o perfil 0111324 no API® Coryne, indicando reações positivas para fosfatase alcalina, α-glicosidase, urease, glicose, maltose e ribose. Em geral, *C. pseudotuberculosis* mostra-se sensível a penicilinas, macrolídios, tetraciclinas, cefalosporinas, quinolonas e rifampicina; a maioria exibe resistência aos aminoglicosídios, aos nitrofuranos e à polimixina.[561]

Corynebacterium resistens

C. resistens foi descrita em 2005 com base em cinco isolados de amostras de sangue, abscesso e aspirado brônquico.[830] O microrganismo deve o seu nome ao padrão de sensibilidade a antimicrobianos. Todos os isolados apresentam CIM além dos níveis clinicamente alcançados para a penicilina (CIM > 64 μg/mℓ), cefazolina (CIM > 64 μg/mℓ), cefepima (CIM > 64 μg/mℓ), imipeném (CIM > 32 μg/mℓ para todos os isolados, com exceção de um, CIM ≤ 0,13 μg/mℓ), amicacina (CIM ≥ 32 μg/mℓ), clindamicina (CIM > 16 μg/mℓ), ciprofloxacino (CIM > 16 μg/mℓ) e minociclina (dois isolados com CIM de 16 μg/mℓ; dois isolados com CIM de 8 μg/mℓ; um isolado com CIM de 0,25 μg/mℓ). As CIM para a vancomicina e a teicoplanina foram, respectivamente, de 2 μg/mℓ e ≤ 0,5 μg/mℓ, para todos os cinco isolados. No API® Coryne, apenas as reações de pirrolidonil arilamidase (PYR) e fosfatase alcalina são positivas, com reações negativas para redução do nitrato, pirazinamidase, esculina, urease, gelatina, glicose, ribose, xilose, manitol, maltose, lactose, sacarose e glicogênio (perfil número 4100004 do API® Coryne).

Corynebacterium riegelii

C. riegelii foi isolada de amostras de urina de mulheres com sintomas de infecção do trato urinário (ITU) e de hemoculturas.[374] Os isolados da urina foram obtidos de mulheres de 21 a 62 anos de idade sem doença subjacente. Os microrganismos estavam presentes em número significativo (*i. e.*, > 100.000 UFC/mℓ). Os isolados de *C. riegelii* não são lipofílicos e produzem colônias brancas, brilhantes e viscosas em SBA (Prancha 14.5 E). Os isolados são fortemente urease-positivos (a exemplo de *C. urealyticum*), e são observadas reações positivas em meio inclinado de ureia de Christensen dentro de 5 min após a semeadura (Prancha 14.5 F). Uma característica peculiar dessa espécie é o fato de que as cepas produzem ácido lentamente a partir da maltose, mas não a partir da glicose. Ocorrem reações atípicas com meios convencionais (p. ex., carboidratos à base de CTA) e com a tira API® Coryne (Pranchas 14.5 G e H). Os números de perfil do API® Coryne para *C. riegelii* são 0101224, 2001224 e 2101224. As cepas de *C. riegelii* são sensíveis à penicilina, à cefalotina, ao cloranfenicol, ao ciprofloxacino, à gentamicina, à rifampicina, à tetraciclina e à vancomicina e exibem resistência a cefetamete, ceftibuteno e fosfomicina.[374]

Coynebacterium sanguinis

Até o momento, *C. sanguinis* tem sido isolado apenas de hemoculturas.[369] As colônias desses microrganismos em SBA medem 1 a 2 mm de diâmetro depois de 48 h de incubação, são lisas, secas e amareladas. Os testes para pirazinamidase, fosfatase alcalina e PYR são positivos, enquanto o teste CAMP é negativo. Esse microrganismo fermenta lentamente a glicose e a ribose (no API® Coryne), mas não outros carboidratos. *C. sanguinis* é negativo para nitrato, urease, esculina e o teste CAMP. No API® Coryne, todos os isolados produziram o biocódigo de número 6100304.

Corynebacterium simulans

C. simulans foi isolado de um abscesso de pé, de biopsia de linfonodo, de um furúnculo e de uma infecção de prótese articular.[176,1181] Esse microrganismo é uma espécie fermentadora não lipofílica que, nas suas características fenotípicas, assemelha-se a *C. minutissimum* e *C. striatum*, porém é filogeneticamente distinto com base na sequência do rRNA 16S. As cepas de *C. simulans* crescem como colônias branco-acinzentadas, brilhantes, cremosas e não lipofílicas, que medem 1 a 2 mm de diâmetro depois de 48 h. *C. simulans* é nitrato-positivo e maltose-negativo (*C. minutissimum* é nitrato-negativo e maltose-positivo) e não fermenta o etilenoglicol, nem cresce a 20°C (*C. striatum* fermenta o etilenoglicol e cresce a 20°C). Trata-se da única espécie de *Corynebacterium* capaz de reduzir o nitrato a nitrito e, em seguida, reduzir ainda o nitrito a gás nitrogênio, de modo que um teste negativo para nitrato deve ser tratado com zinco para confirmar essa reação. Além disso, algumas cepas podem ser catalase-negativas. No API® Coryne, *C. simulans* produz vários biocódigos. Não se dispõe de dados sobre a sensibilidade de *C. simulans* a agentes antimicrobianos.

Corynebacterium singulare

A descrição de *C. singulare* baseia-se em dois isolados humanos (um do sêmen, outro do sangue).[939] Esses dois isolados apresentaram todas as características quimiotaxonômicas essenciais do gênero *Corynebacterium* e exibiram semelhança com *C. minutissimum* nas suas características morfológicas e bioquímicas. As colônias são convexas, contínuas, cremosas e branco-acinzentadas. Entretanto, diferentemente de *C. minutissimum*, os dois isolados foram urease-positivos. O exame de outros táxons urease-positivos dentro do gênero confirmou que os dois isolados eram, de fato, distintos com base em várias características, incluindo maior capacidade de fermentação, incapacidade de reduzir nitrato e ausência de β-glicuronidase. O microrganismo pode ser diferenciado de *C. amycolatum* pela sua incapacidade de produzir ácido propiônico a partir da glicose. No API® Coryne, o microrganismo gera um código octal único (biocódigo 6101125).

Corynebacterium sputi

Essa espécie inclui um único isolado obtido do escarro de um paciente com pneumonia.[1228] Esse microrganismo é lipofílico e, nas suas características genotípicas, está mais estreitamente relacionado com *C. hansenii*. *C. sputi* é urease-positivo, porém hipurato, esculina e gelatina não são hidrolisados, e não há redução do nitrato. Ocorre produção de ácido a partir de glicose, mas não de maltose, sacarose, lactose, manitol, sorbitol, ribose, trealose, xilose ou amido. O biocódigo do API® Coryne para esse microrganismo é 2011104.

(continua)

Corynebacterium striatum	*C. striatum* tem sido encontrado no gado, na microbiota das narinas de seres humanos e na pele humana. Em 1980, foi relatado o primeiro caso de infecção pleuropulmonar humana por *C. striatum* em um homem de 79 anos de idade com leucemia linfocítica crônica (LLC).[133] O microrganismo foi isolado do escarro, de dois conjuntos de hemoculturas e de cultura de líquido pleural. Desde então, *C. striatum* tem sido associado a várias infecções humanas e foi isolado de vários tipos de amostras clínicas. Em 1994, Wolde Rufael e Cohn descreveram o primeiro caso de endocardite de valva nativa causada por *C. striatum*.[1202] Desde então, *C. striatum* tem sido documentado como importante agente de endocardite tanto de valva nativa quanto de prótese valvar e endocardite associada a marca-passo.[103,125,259,725,727,821,1001,1106,1115] *C. striatum* é um importante agente causador de sepse e bacteriemia em pacientes imunocomprometidos, incluindo aqueles com linfoma linfoblástico com transplante de medula óssea autóloga, mielodisplasia com transplante de medula óssea alogênica, esclerose lateral amiotrófica, insuficiência renal crônica, câncer colorretal, diabetes melito e infecção pelo HIV.[197,719,831,1123] *C. striatum* também constitui uma causa significativa de infecções do trato respiratório, incluindo pneumonia adquirida na comunidade e hospitalar, bronquite e empiema, particularmente em pacientes com DPOC.[916,1094,1205] Foram isoladas cepas de *C. striatum* de pacientes com osteomielite vertebral, artrite e sinovite sépticas, abscesso de mama, meningite, infecções de *shunt* do LCR, abscesso pancreático, infecção do local de saída de cateter de diálise peritoneal e peritonite associada à CAPD.[75,102,105,125,232,243,1060,1189] Evidências de estudos conduzidos em unidades de terapia intensiva indicam que *C. striatum* pode ser transmitido, em certas ocasiões, em hospitais.[534,663,831,916] Os isolados de *C. striatum* não são lipofílicos e formam colônias branco-acinzentadas, úmidas, lisas e não hemolíticas, com bordas contínuas em SBA (Prancha 14.6 A). As colônias medem cerca de 1 a 2 mm de diâmetro depois de 24 h de incubação. Ocorre produção de pirazinamidase e fosfatase alcalina, e não há hidrólise de ureia, esculina e gelatina.[723] A maioria das cepas reduz o nitrato e produz ácido apenas a partir de glicose, sacarose, frutose e galactose (Prancha 14.6 B). As cepas de *C. striatum* produzem ácido láctico e succínico a partir da glicose, uma característica útil para diferenciar os isolados de *C. amycolatum*. Um exame de 311 isolados clínicos, realizado em 1995, constatou que todas as cepas são sensíveis ao imipeném e à vancomicina; a maioria das cepas mostrou-se sensível à ampicilina, às cefalosporinas e aos aminoglicosídios, e a maioria exibiu resistência à clindamicina, à eritromicina e à tetraciclina. Todavia, desde então, esse microrganismo passou a demonstrar uma resistência crescente aos agentes antimicrobianos. Vários relatos de casos descreveram isolados de *C. striatum* que foram multidrogarresistentes a betalactâmicos (incluindo penicilina, ampicilina, ceftriaxona, cefotaxima e cefepima), macrolídios, tetraciclinas e fluoroquinolonas.[105,197,534,725,821,916,1094,1106] A sensibilidade aos carbapenêmicos (imipeném, meropeném) mostra-se variável.[831] O isolado de *C. striatum* do paciente com endocardite descrito por Mashavi *et al.* foi apenas sensível à vancomina.[727] Os isolados de *C. striatum* são habitualmente sensíveis a vancomicina, rifampicina, linezolida, tigeciclina e daptomicina.[725,967,1001,1094] Um isolado de *C. striatum* de um homem de 56 anos de idade com endocardite, que foi complicada por diabetes melito e doença renal terminal, demonstrou a presença de uma população mista sensível e resistente à daptomicina por Etest®.[1095] A subpopulação sensível apresentou uma CIM para daptomicina de < 0,094 μg/mℓ, enquanto a subpopulação resistente tem uma CIM para daptomicina de > 256 μg/mℓ pelo teste de microdiluição em caldo. A subpopulação resistente emergiu após o paciente ter recebido daptomicina durante dois ciclos de 6 semanas de tratamento.
Corynebacterium sundsvallense	*C. sundsvallense* foi isolado de hemoculturas, de uma amostra vaginal e de cultura de ferida de virilha.[217] O aspecto desse microrganismo na coloração pelo Gram é singular, devido à observação de saliências ou "protuberâncias" nas extremidades de alguns dos bacilos. O microrganismo não é lipofílico e produz colônias de cor camurça a amarelo, viscosas e aderentes em SBA. O microrganismo fermenta lentamente a glicose, a maltose e a sacarose, mas não a lactose, o manitol, a ribose, a xilose ou a amigdalina. O nitrato não é reduzido, e não ocorre hidrólise da esculina, porém há produção de urease, e a reação da α-glicosidase é positiva. Os ácidos láctico e succínico constituem os principais produtos de fermentação da glicose. Não se dispõe de dados sobre a sensibilidade desse microrganismo a agentes antimicrobianos.
Corynebacterium thomssenii	A descrição dessa espécie baseia-se em dois isolados semelhantes que foram obtidos de amostras de líquido pleural de um homem de 56 anos de idade com insuficiência renal crônica, acidente vascular encefálico e pneumonia.[1246] *C. thomssenii* é um microrganismo não lipofílico de crescimento lento, que forma colônias viscosas e aderentes, que medem menos de 0,5 mm de diâmetro, mesmo depois de 48 h de incubação. O microrganismo é urease-positivo, DNase-positivo e negativo para nitrato e hidrólise da esculina. Ocorre produção lenta de ácido a partir da glicose, maltose e sacarose. Diferentemente de todas as outras espécies de *Corynebacterium*, os isolados dessa espécie são fortemente N-acetil-β-glicosaminidase-positivos, produzindo o número de perfil 2121125 no API® Coryne. Os isolados de *C. thomssenii* mostram-se sensíveis a ampicilina, cefazolina, gentamicina, eritromicina, clindamicina, tetraciclina, ciprofloxacino, rifampicina e vancomicina; os isolados demonstram resistência a aztreonam, cefetamete, ceftibuteno e fosfomicina.
Corynebacterium timonense	Essa espécie foi isolada de cinco de seis conjuntos de hemoculturas de um paciente com endocardite associada a marca-passo.[745] Essa espécie não é lipofílica e forma colônias amarelas e brilhantes que medem 1 a 2 mm de diâmetro depois de 24 h de incubação. A esculina é fracamente hidrolisada, porém não há hidrólise da gelatina nem da ureia. No API® Coryne, pirazinamidase e fosfatase alcalina são positivas, e há produção de ácido a partir da glicose e da ribose, mas não a partir de maltose, sacarose, lactose, manitol, xilose ou glicogênio. O isolado demonstrou ser sensível a amoxicilina, doxiciclina, gentamicina, ofloxacino, clindamicina, SXT e rifampicina, porém resistente à eritromicina. O microrganismo foi denominado em homenagem ao Hopital de la Timone, o hospital em Marselha, na França, onde a cepa tipo foi isolada e caracterizada.

Corynebacterium tuberculostearicum	*C. tuberculostearicum* é uma espécie descrita e publicada há vários anos, porém nunca validada. Esse microrganismo foi formalmente proposto como nova espécie em 2004, com base em isolados de amostras clínicas (p. ex., medula óssea, linfonodos, sangue, amostra de uretra, pele, líquido peritoneal), de alimentos (atum em conserva) e do ambiente.[342] Essa espécie lipofílica é negativa para urease, esculina e hidrólise da gelatina. Há produção de ácido a partir da glicose e da ribose, mas não a partir de manitol, sorbitol, lactose, xilose, glicogênio, amido ou inulina. A produção de ácido a partir da maltose, sacarose, trealose e N-acetil-glicosamina é variável. Os biocódigos no API® Coryne (6100324, 6100325, 7100325, 6100305, 2100325) correspondem ao *Corynebacterium* do grupo G dos CDC no índice de perfil do API®.
Corynebacterium tuscaniae	Essa espécie baseia-se em um único isolado obtido de seis conjuntos de hemocultura de uma mulher de 85 anos de idade com carcinoma gástrico e endocardite.[929] Essa espécie possui ácido micólico em sua parede celular e é positiva para pirazinamidase e fosfatase alcalina. Não há produção de urease, e a esculina, a gelatina e o hipurato não são hidrolisados. Ocorre produção de ácido a partir da glicose e da maltose, mas não a partir de ribose, lactose, xilose, manitol, sacarose ou glicogênio. O número de perfil do API® Coryne para essa espécie é 2100124. O nome do microrganismo refere-se à Toscana, região da Itália onde a cepa foi isolada.
Corynebacterium ulcerans	*C. ulcerans* é um membro não lipofílico do "grupo de *C. diphtheriae*", juntamente com *C. diphtheriae* e *C. pseudotuberculosis*.[938] A maioria dos isolados de *C. ulcerans* (e alguns isolados de *C. pseudotuberculosis*) produzem toxina diftérica. Em um estudo, 25 de 37 cepas de *C. ulcerans* e 1 de 14 cepas de *C. pseudotuberculosis* produziram testes Elek positivos para a toxina diftérica.[441] Além disso, todas as cepas com teste Elek positivo e duas cepas com teste Elek negativo produziram sinais positivos quando hibridizadas com uma sonda de DNA para o gene estrutural *tox* da toxina diftérica. As análises de fragmento de endonuclease de restrição mostraram que as cepas de *C. diphtheriae* e *C. ulcerans* compartilham uma homologia considerável em ensaios de *Southern blots*; esses fragmentos homólogos incluem o sítio de integração da família β de corinefagos. Wong e Groman demonstraram que as toxinas diftéricas produzidas por cepas de *C. ulcerans* e *C. pseudotuberculosis* eram semelhantes quanto ao peso molecular e à estrutura imunológica, quanto à sua atividade de ADP-ribosilação enzimática e quanto à regulação de sua síntese pelo ferro.[1207] Na Inglaterra, em uma pesquisa de 102 pacientes com infecções causadas por corinebactérias toxigênicas, 59 casos foram devidos a *C. ulcerans* toxigênico.[1172] *C. ulcerans* provoca mastite no gado, em primatas não humanos e outros animais e foi isolado do leite de vaca e outros produtos derivados do leite não pasteurizados.[128] *C. ulcerans* também foi isolado de cães e gatos, e os ribotipos dos isolados felinos e caninos sugerem que esses animais podem atuar como reservatórios para infecções humanas.[93,239,275,639] Em geral, as infecções humanas ocorrem em áreas rurais, em indivíduos com história de exposição a animais ou ingestão de laticínios crus. *C. ulcerans* foi isolado de pacientes com doenças indistinguíveis da difteria clássica, na presença ou ausência de sequelas cardíacas e neurológicas.[477,572,889,1109] Foi relatada a ocorrência de infecções pulmonares graves causadas por *C. ulcerans* em hospedeiros imunocomprometidos e imunocompetentes.[1098] Em 1996, foi relatado um caso de difteria respiratória causada por *C. ulcerans* toxigênico em uma mulher de 54 anos de idade em Terre Haute, Indiana.[181] A paciente, que nunca havia sido imunizada contra difteria, foi tratada com ceftriaxona, eritromicina e 40.000 unidades internacionais (UI) de antitoxina diftérica equina e apresentou uma rápida resposta clínica. A cultura de amostras clínicas (*swabs* de garganta e fragmentos de pseudomembrana diftérica) confirmou a presença de *C. ulcerans*, e a toxigenicidade desse isolado foi demonstrada por ensaio de imunoprecipitação Elek e por um ensaio de PCR para toxina diftérica. Os isolados de *C. ulcerans* produtores de toxina também foram responsáveis por casos de "difteria" cutânea.[1171,1172] Em 2002, Wellinghausen *et al.*[1192] descreveram um caso fatal de sinusite necrosante em um homem idoso, devido a *C. ulcerans* toxigênico. *C. ulcerans* também foi documentado como causa de peritonite relacionada com diálise peritoneal ambulatorial contínua.[597] As colônias de *C. ulcerans* são branco-acinzentadas, secas e de aspecto céreo, com uma leve área difusamente beta-hemolítica sob as colônias individuais e ao seu redor. O microrganismo não é lipofílico, e as colônias medem 1 a 2 mm de diâmetro depois de 24 h de incubação. *C. ulcerans* é pirazinamidase-negativa e positivo para a produção de fosfatase alcalina e urease. Ocorre produção de ácido a partir de glicose, maltose, manose, arabinose, ribose e glicogênio. À semelhança de *C. pseudotuberculosis*, *C. ulcerans* é positivo para o teste CAMP reverso e produz ácido propiônico como produto de fermentação da glicose. Os isolados de *C. ulcerans* são sensíveis a penicilina, ampicilina, cefalotina, eritromicina, clindamicina, tetraciclina e gentamicina.
Corynebacterium urealyticum	*C. urealyticum* era anteriormente denominado grupo D-2 corineforme dos CDC; em 1992, o denominação *Corynebacterium urealyticum* foi formalmente proposta e adotada.[872] Essa espécie, que normalmente consiste em um microrganismo saprofítico encontrado na pele, tem sido associada a infecções agudas e crônicas do trato urinário, a urolitíase, cistos renais e estenose ureteral.[291,1021,1049] Esse microrganismo também provoca infecções semelhantes em cães e gatos.[59,138] *C. urealyticum* está altamente associado a uma condição clínica denominada cistite de incrustação alcalina. Trata-se de uma condição crônica observada em hospedeiros imunocomprometidos com lesão preexistente da bexiga, cuja inflamação ulcerativa resulta do depósito de cristais de fosfato de amônio-magnésio (cristais de estruvita e apatite) na parede vesical.[261,554] Essa afecção é causada por microrganismos que têm a capacidade de clivar rapidamente a ureia, como espécies de *Proteus*. As infecções complicadas do trato urinário e a pielonefrite por *C. urealyticum* são observadas principalmente em pacientes imunocomprometidos, bem como em pacientes submetidos a transplante renal com complicações pós-cirúrgicas.[14,291,349,690,835] Além de seu papel como patógeno do trato urinário, *C. urealyticum* também foi isolado, em certas ocasiões, de hemoculturas como causa de bacteriemia e de endocardite de valva nativa e de prótese valvar.[308,1049] Outras infecções associadas a *C. urealyticum* incluem pericardite, osteomielite, infecções de feridas/tecidos moles e infecções hospitalares.[201,318,335,814,958,1046,1047]

(continua)

C. urealyticum é um microrganismo corineforme lipofílico, que cresce lentamente em SBA, produzindo pequenas colônias (< 0,5 mm de diâmetro depois de 24 h de incubação) cinzentas e não hemolíticas em SBA. Essa espécie é positiva para pirazinamidase e fosfatase alcalina, não é sacarolítica e é rapidamente urease-positiva. Os meios inclinados de ágar ureia começam a tornar-se positivos imediatamente após a semeadura. Foram também descritas abordagens moleculares para detecção e a identificação de *C. urealyticum*.[1021] Em geral, as cepas de *C. urealyticum* são multidrogarresistentes a agentes betalactâmicos, aminoglicosídios e macrolídios; algumas cepas podem ser sensíveis aos betalactâmicos.[337,418,974,1242] As fluoroquinolonas exibem atividade irregular contra *C. urealyticum*. Isolados resistentes às quinolonas e à rifampicina podem ser selecionados durante o tratamento com esses fármacos. Em geral, as cepas de *C. urealyticum* mostram-se sensíveis a tigeciclina, linezolida, rifampicina, quinupristina/dalfopristina e vancomicina.[337] Sabe-se que *C. urealyticum* produz biofilmes, e estudos realizados sobre a sensibilidade de *C. urealyticum* a agentes antimicrobianos mostraram que os microrganismos que crescem em biofilmes apresentam valores mais altos de CIM e CBM (concentração bactericida mínima) para as fluoroquinolonas e vancomicina, em comparação com os microrganismos planctônicos (que flutuam livremente).[1045] As CIM de microrganismos aderentes a biofilmes para a eritromicina foram mais de 8.000 vezes maiores que as dos microrganismos planctônicos. Essa capacidade pode contribuir para a dificuldade encontrada na erradicação dos microrganismos de pacientes com comprometimento crônico do trato urinário por *C. urealyticum*.

Corynebacterium ureicelerivorans

A descrição dessa espécie baseia-se em um único isolado obtido de uma hemocultura.[1224] Subsequentemente, esse microrganismo foi isolado de hemoculturas de cinco pacientes com doenças de base (p. ex., câncer de cólon, diabetes melito, abdome agudo, leucemia, diverticulite) e do líquido ascítico de um paciente com cirrose.[337] *C. ureicelerivorans* é uma espécie lipofílica com reação positiva rápida e forte da urease (reação positiva em 60 s) e hipurato-positiva. A esculina e a gelatina não são hidrolisadas, e não há redução do nitrato. Ocorre formação de ácido a partir da glicose no API® Coryne depois de 72 h, e observam-se reações ácidas fracas para ribose e xilose. Para a maioria dos microrganismos isolados, o número de biocódigo API® é 6101104 depois de 72 h, que está de acordo com o perfil de *C. bovis*. *C. ureicelerivorans* mostra-se sensível aos agentes betalactâmicos, gentamicina, rifampicina, tetraciclina, linezolida e vancomicina e, com frequência, mostra-se resistente às fluoroquinolonas, eritromicina, claritromicina, azitromicina e clindamicina.

Corynebacterium xerosis

Atualmente, dados substanciais indicam que os isolados clínicos de "*C. xerosis*" são, em sua maioria, *C. amycolatum* (ver discussão desse microrganismo anteriormente).[372] As cepas verdadeiras de *C. xerosis* produzem colônias granulares e amareladas, contêm ácido micólico em suas paredes celulares, são positivas para LAP e α-glicosidase e produzem ácido láctico a partir da fermentação da glicose, enquanto as cepas de *C. amycolatum* produzem colônias secas, céreas e cinza-esbranquiçadas, carecem de ácidos micólicos, são negativas ou fracamente positivas para LAP, são α-glicosidase-negativas e produzem ácido propiônico a partir da fermentação da glicose.[372,1185] Diferentemente de *C. striatum*, os isolados verdadeiros de *C. xerosis* não hidrolisam a tirosina e fermentam lentamente açúcares (72 a 96 h). A literatura contém vários relatos de casos de *C. xerosis* como agente etiológico em uma variedade de tipos de infecções em seres humanos. Nesses relatos, os isolados mostram-se frequentemente multidrogarresistentes a agentes antimicrobianos. Essas cepas multidrogarresistentes são, na realidade, *C. amycolatum*, não *C. xerosis*, visto que as cepas genuínas desta última espécie são muito raras e são conhecidas pela sua ampla sensibilidade a agentes antimicrobianos. Em virtude de seu isolamento infrequente no laboratório clínico, *C. xerosis* foi eliminado da versão n. 2 da base de dados do API® Coryne. Entretanto, certos biocódigos – 2110325 e 3110325 – correspondem a isolados verdadeiros de *C. xerosis*.[838] As infecções humanas verdadeiras por *C. xerosis* são raras, e o microrganismo tem sido isolado de amostras clínicas obtidas de animais.[838,1152] As cepas de *C. xerosis* mostram-se sensíveis à maioria dos agentes antimicrobianos.

Grupo F1 de *Corynebacterium*

O grupo F1 de microrganismos corineformes dos CDC consiste em bactérias corineformes fermentadoras e lipofílicas, que podem ser divididas em dois grupos de homologia de DNA indistinguíveis nas duas características fenotípicas. Como microrganismo corineforme urease-positivo e lipofílico, o grupo F1 dos CDC assemelha-se estreitamente à espécie lipofílica recentemente denominada *C. macginleyi*.[936] Entretanto, as cepas do grupo F1 dos CDC são pirazinamidase-positivas, fosfatase alcalina-negativas e fermentam a glicose, a maltose e a sacarose, enquanto as cepas de *C. macginleyi* são pirazinamidase-negativas, fosfatase alcalina-positivas e fermentam a glicose e a sacarose, mas não a maltose. O grupo F1 corineforme dos CDC tem sido isolado mais frequentemente do trato urogenital. Em 1992, foi notificado um isolado do grupo F1 dos CDC de um homem de 40 anos de idade com formação de cálculos de estruvita.[281] O microrganismo foi encontrado na urina em números significativos (> 10^8 UFC/mℓ) e mostrou-se sensível à tetraciclina. O tratamento do paciente com doxiciclina levou à resolução da infecção e à interrupção da formação de cálculos.

Grupo G de *Corynebacterium*

O grupo G corineforme dos CDC foi isolado de amostras de humor vítreo, sangue, líquido cefalorraquidiano e trato geniturinário.[936] Os isolados pertencentes ao grupo G são lipofílicos, e o seu crescimento é estimulado em Tween 80 (Prancha 14.6 C e D). Em 1983, Austin e Hill relataram um homem de 40 anos de idade com endocardite de prótese valvar, infelizmente fatal, causada por um microrganismo do grupo G dos CDC.[54] O isolado demonstrou ser sensível a ampicilina, cefalotina, cefamandol, cefoxitina, gentamicina e vancomicina. Foram também isolados microrganismos corineformes do grupo G de hemoculturas de um homem de 74 anos de idade submetido a hemodiálise de manutenção devido à insuficiência renal crônica.[583] Esse isolado também foi uniformemente sensível a agentes antimicrobianos.

Grupos F2 e I de *Corynebacterium*

Foi constatado que os grupos F2 e I dos CDC correspondem a cepas de *C. amycolatum*.[323,708,1185]

Tabela 14.6 Características fenotípicas para a identificação de espécies de *Corynebacterium* isoladas de seres humanos.

Espécie	LIP	HEM	SBA	NO₃	PYZ	PAL	ESC	URE	GEL	CAMP	LAP	PYR	α-GAL	β-GAL	α-GLU	β-GLU	β-GUR	NAGA
C. accolens	+	–	–	+	V+	–	–	–	–	–	DI	V	DI	–	–	–	–	–
C. afermentans subesp. *afermentans*	–	–	–	–	+	+	–	–	–	V	–	–	–	–	–	–	–	–
C. afermentans subsp. *lipophilum*	+	–	–	–	+	+	–	–	–	V	–	–	–	–	–	–	–	–
C. amycolatum	–	–	–	V+	+	+	–	V–	–	–	DI	V–	–	–	–	–	–	–
C. appendicis	+	–	–	–	+	+	–	+	–	DI	–	–	–	–	–	–	+	–
C. argentoratense	–	–	–	–	+	V–	–	–	–	–	+	–	DI	–	–	–	–	–
C. atypicum	–	–	–	–	+	+	–	–	–	DI	+	–	–	–	+	+	–	–
C. aurimucosum	–	–	–	–	+	+	–	–	–	DI	DI	–	DI	–	–	–	–	–
C. auris	–	–	–	+	+	+	–	–	DI	+	+	–	–	–	+	–	–	–
C. canis	–	–	–	+	+	+	–	–	–	–	V	V	–	–	+	–	–	–
C. confusum	–	–	–	–	+	+	–	–	–	–	+	–	–	–	–	–	–	–
C. coyleae	–	–	–	–	+	–	–	–	DI	+	+	–	–	–	+	–	–	–
C. diphtheriae gravis	–	–	–	+	–	–	–	–	V–	–	DI	–	–	–	+	–	–	–
C. diphtheriae intermedius	+	–	–	+	–	–	–	–	V–	–	DI	–	–	–	+	–	–	–
C. diphtheriae mitis	–	–	–	+	–	–	–	–	V–	–	DI	–	–	–	+	–	–	–
C. diphtheriae belfanti	–	–	–	–	–	–	–	–	V–	–	DI	–	–	–	+	–	–	–
C. durum	–	–	–	+	+	–	+	V+f	–	DI	DI	–	DI	V	–	DI	–	–
C. falsenii	–	–	–	–	+f	+	–	+f	–	–	V	–	–	–	–	+	–	–
C. freiburgense	–	–	–	+	–	–	–	–	–	–	+	–	–	+	–	–	–	–
C. freneyi	–	–	–	V	+	V–	V	–	–	DI	DI	–	DI	–	+	–	+	–
C. glucuronolyticum	–	–	–	V	+	V–	+	V+	–	+	+	–	–	–	–	–	–	–
C. hansenii	–	–	–	–	+	–	–	–	–	DI	DI	–	DI	–	–	DI	–	–
C. imitans	–	–	–	–	+f	+	–	–	–	+	+	–	–	–	–	–	–	–
C. jeikeium	+	–	–	–	+	+	–	–	–	–	DI	–	–	–	–	–	–	–
C. kroppenstedtii	+	–	–	–	+	–	+	–	–	DI	+	–	–	–	–	–	–	–

(continua)

Tabela 14.6 Características fenotípicas para a identificação de espécies de *Corynebacterium* isoladas de seres humanos (*continuação*).

Espécie	LIP	HEM SBA	NO₃	PYZ	PAL	ESC	URE	GEL	CAMP	LAP	PYR	α-GAL	β-GAL	α-GLU	β-GLU	β-GUR	NAGA
C. lipophiloflavum	+	–	–	+	+	–	+24 h	DI	DI	+	–	–	–	–	–	–	–
C. macginleyi	+	–	+	+	+	–	–	–	DI	DI	–	DI	–	–	–	–	–
C. massiliense	–	–	–	+f	+	–	–	–	DI	+	–	–	–	–	–	–	–
C. matruchotii	–	–	+	+	–	–	–	–	–	DI	+	DI	–	V	–	–	–
C. minutissimum	–	–	–	+	+	–	–	–	–	+	V	–	–	–	–	–	–
C. mucifaciens	–	–	–	+	V	–	–	–	–	–	–	–	–	–	–	–	–
C. nigricans	–	–	–	V	V	–	–	–	–	DI	+	DI	–	–	–	–	–
C. pilbarense	–	–	V	V	+	–	–	–	DI	+	V	–	–	–	–	–	–
C. propinquum	–	–	+	+	V	–	+	–	–	DI	V	DI	–	–	–	–	–
C. pseudodiphtheriticum	–	–	–	–	V	–	+	–	–	DI	–	DI	–	–	–	–	–
C. pseudotuberculosis	–	β	–	–	+	–	+	–	–	DI	+	DI	–	V	–	–	–
C. resistens	+	–	–	–	+	–	–	–	–	+	+	–	–	–	–	–	–
C. riegelii	–	–	–	V	V	–	+rápida	–	–	+	+	–	–	–	–	–	–
C. sanguinis	–	–	–	+	+	–	–	–	–	DI	+	–	–	+	–	–	DI
C. simulans	–	–	+	V	+	–	–	–	–	+	–	DI	–	+	–	–	+
C. singulare	–	–	–	+	+	–	+	–	DI	DI	+	DI	–	–	–	–	–
C. sputi	+	–	–	+	+	–	–	–	DI	+	–	–	–	–	–	–	–
C. striatum	–	–	+	+	+	–	–	–	V	DI	–	–	–	–	–	–	–
C. sundvallense	–	–	–	V	V	–	–	+	–	V	–	–	–	–	–	–	DI
C. thomssenii	–	–	–	+	+	–	+	–	–	DI	+	–	–	–	–	–	+
C. timonense	–	–	–	+	+	+f	–	–	DI	+	–	–	–	–	–	–	–
C. tuberculostearicum	+	–	V	+	V	–	–	–	DI	V	DI	DI	–	–	–	DI	DI
C. tuscaniae	–	–	–	+	+	–	–	–	–	DI	–	DI	–	–	–	–	–
C. ulcerans	–	β	–	–	+	–	+	–	Rev+	DI	–	DI	–	–	–	–	–
C. urealyticum	+	–	–	–	V	–	+rápida	–	–	+	+	DI	–	+	–	–	–
C. ureicelerivorans	+	–	–	+	+	–	+	–	DI	+	+	–	–	–	–	–	–
C. xerosis	–	–	V	+	+	–	–	–	–	DI	–	DI	–	+	–	–	–
Grupo F1 dos CDC	+	–	V+	+	–	–	+	–	–	DI	–	DI	–	–	–	–	–
Grupo G dos CDC	+	–	V	+	+	–	+	–	–	DI	V	DI	–	–	–	–	–

Espécies	GLI	MAL	SAC	LAC	MNTL	MAN	XIL	ARAB	SBTL	RIB	GLIG	AMIG
C. accolens	+	-	V	-	-	+	-	-	-	+	-	DI
C. afermentans subesp. afermentans	-	-	-	-	-	-	-	DI	-	-	-	DI
C. afermentans subesp. lipophilum	-	-	-	-	-	-	-	-	-	-	-	DI
C. amycolatum	+	V+	V+	-	-	DI	-	DI	DI	+	-	DI
C. appendicis	+I	+I	-	-	-	DI	-	DI	-	-	DI	-
C. argentoratense	+	+	-	-	-	DI	-	DI	DI	V	-	DI
C. atypicum	+	+	+	-	-	DI	-	DI	DI	+	-	DI
C. aurimucosum	+	+	+	-	-	-	-	-	-	-	-	-
C. auris	-	-	+	-	-	DI	-	DI	DI	-	-	DI
C. canis	+	+	+	-	-	+	-	-	-	-	+	-
C. confusum	+	-	-	-	-	DI	-	DI	-	+	-	-
C. coyleae	+	-	-	-	-	+	-	DI	-	+	-	DI
C. diphtheriae gravis	+	+	-	-	-	DI	-	DI	DI	+	-	DI
C. diphtheriae intermedius	+	+	-	-	-	DI	-	DI	DI	+	+	DI
C. diphtheriae mitis	+	+	-	-	-	DI	-	DI	DI	+	-	DI
C. diphtheriae belfanti	+	+	-	-	-	DI	-	DI	DI	+	-	DI
C. durum	+	+	+	-	V+	+	-	DI	-	+	-	-
C. falsenii	+I	V+I	-	V	-	DI	-	DI	DI	+	-	DI
C. freibugense	+	+	+	+	-	+	-	+	-	+I	-	-
C. freneyi	+	+	+	-	-	DI	-	DI	DI	+	-	DI
C. glucuronolyticum	+	V	+	DI	DI	DI	DI	DI	DI	+	-	DI
C. hansenii	+	+	+	DI	-	DI	-	DI	DI	+	DI	DI
C. imitans	+	+	+f	-	-	+	-	+	-	+	-	-
C. jeikeium	+	+	-	-	V	DI	-	DI	-	V+	-	-
C. kroppenstedtii	+	+f	+	-	-	DI	-	DI	DI	-	-	DI
C. lipophiloflavum	-	-	-	-	-	DI	-	DI	DI	-	-	DI
C. macginleyi	+	-	+	-	V	DI	-	DI	-	+	-	DI
C. massiliense	-	-	-	-	-	DI	-	DI	DI	-	-	DI
C. matruchotii	+	+	+	-	-	DI	-	DI	DI	+	-	DI

(continua)

Tabela 14.6 Características fenotípicas para a identificação de espécies de *Corynebacterium* isoladas de seres humanos (*continuação*).

Espécies	GLI	MAL	SAC	LAC	MNTL	MAN	XIL	ARAB	SBTL	RIB	GLIG	AMIG
C. minutissimum	+	+	+	–	–	–	–	–	–	–	–	–
C. mucifaciens	+	–	V	–	–	+	–	–	–	V	–	–
C. nigricans	+	+	+f	–	DI	+	–	DI	DI	V	V	DI
C. pilbarense	+	–	+	–	–	–	–	–	–	+	–	–
C. propinquum	–	–	–	–	–	DI	–	DI	DI	–	–	DI
C. pseudodiphtheriticum	–	–	–	–	–	DI	–	DI	DI	–	–	DI
C. pseudotuberculosis	+	+	–	–	–	+	–	DI	DI	+	–	DI
C. resistens	–	–	–	–	–	DI	–	DI	DI	–	–	DI
C. riegelii	–	+l	–	–	–	–	–	–	–	+	–	–
C. sanguinis	+l	–	–	–	–	DI	–	DI	DI	+	–	DI
C. simulans	+	–	+	–	–	+	–	–	–	V	–	–
C. singulare	+	+	+	–	–	–	–	DI	DI	–	–	DI
C. sputi	+	–	+	–	–	–	–	–	–	–	–	–
C. striatum	+	–	V+	–	–	DI	–	DI	DI	–	–	DI
C. sundvallanse	+	+	+	–	–	DI	–	DI	DI	–	–	–
C. thomssenii	+l	+l	+l	–	–	+	–	–	–	–	–	–
C. timonense	+	–	V	–	–	DI	–	DI	DI	+	+	DI
C. tuberculostearicum	+	V	V	–	–	+	–	DI	–	+	–	DI
C. tuscaniae	+	+	–	–	–	DI	–	DI	DI	–	–	DI
C. ulcerans	+	+	–	–	–	+	–	+	DI	+	+	DI
C. urealyticum	–	–	–	–	–	DI	–	DI	DI	–	–	DI
C. ureicelerivorans	+	–	+	–	–	–	+f	–	–	+f	–	DI
C. xerosis	+	+	+	–	–	DI	–	DI	DI	+	–	DI
Grupo F1 dos CDC	+	V	V	–	–	DI	–	DI	DI	V–	–	DI
Grupo G dos CDC	+	–	V	–	–	DI	–	DI	DI	+	–	DI

+ = reação positiva; – = reação negativa; V = reação variável; +l = reação positiva lenta; V+ = reação variável, com a maioria das cepas positivas; V– = reação variável, com a maioria das cepas negativas; V+f = reação variável, com a maioria das cepas fracamente positivas; Rev+ = teste CAMP reverso positivo; DI = dados indisponíveis; LIP = necessidade de lipídios; HEM SBA = hemólise em SBA; NO_3 = redução do nitrato; PYZ = pirazinamidase; PAL = fosfatase alcalina; ESC = hidrólise da esculina; URE = urease; GEL = hidrólise da gelatina; LAP = leucina aminopeptidase; PYR = pirrolidonil arilamidase; α-GAL = α-galactosidase; β-GAL = β-galactosidase; α-GLU = α-glicosidase; β-GLU = β-glicosidase; β-GUR = β-glicuronidase; NAGA = N-acetil-β-D-glicosaminidase.

GLI = glicose; MAL = maltose; SAC = sacarose; LAC = lactose; MNTL = manitol; MAN = manose; XIL = xilose; ARAB = arabinose; SBTL = sorbitol; RIB = ribose; GLIG = glicogênio; AMIG = amigdalina.

mais 17 cepas pertencentes a táxons não incluídos na base de dados. O kit identificou 90,5% das cepas pertencentes aos táxons incluídos, e foram necessários testes adicionais para a identificação correta de 55,1% de todas as cepas testadas. Apenas 5,6% dos isolados não foram identificados, e 3,8% foram identificados de modo incorreto. A base de dados atual do API® Coryne é encontrada em apiweb.biomerieux.com, versão 3. O sistema API® Coryne exige um inóculo denso para evitar reações falso-negativas, e pode haver necessidade de um período mais longo de incubação para detectar as reações de fermentação dos carboidratos.[378] Os relatos de novas espécies de Corynebacterium frequentemente incluem testes do API® Coryne como parte da descrição da espécie. Os biocódigos API® de sete dígitos só fornecem identificações para espécies incluídas na base de dados, e as novas espécies podem ser identificadas de modo incorreto, a não ser que sejam realizados testes adicionais. Todavia, algumas espécies novas geram biocódigos exclusivos.

RapID® CB-Plus. O sistema RapID® CB-Plus emprega o formato de cubeta semelhante a outros kits de identificação Remel que inclui 18 cavidades com teste único. Para a semeadura do sistema, prepara-se uma suspensão do microrganismo crescido em SBA a 5% (ágar soja tripticase, Columbia ou BHI), equivalente a um padrão de turvação de McFarland n. 4, em 2 mℓ de líquido de inoculação RapID®. A suspensão é transferida para a cubeta, e todas as 18 cavidades são simultaneamente semeadas por meio de manipulação manual da cubeta. O sistema é incubado durante 4 a 6 horas a 35° a 37°C em incubadora sem CO_2. São adicionados reagentes de nitrato A e B à cavidade NIT, e acrescenta-se um segundo reagente (RapID® CB-Plus Reagent) às cavidades do teste de arilamidase. Trinta segundos a 1 minuto após a adição dos reagentes, efetua-se a leitura das reações colorimétricas nas cavidades, e um microcódigo numérico é gerado. Consulte o RapID® CB-Plus Code Compendium para a identificação. As avaliações do RapID® CB-Plus relataram que o kit identifica corretamente 88,5 a 95% das espécies de Corynebacterium, particularmente as espécies encontradas com frequência no laboratório clínico (i. e., C. amycolatum, C. jeikeium, C. striatum, C. urealyticum, C. minutissimum, C. pseudodiphtheriticum e grupo G dos CDC).[379,528] Os isolados de alguns táxons recentemente descritos (p. ex., Dermabacter hominis, espécies de Microbacterium, Turicella otitidis, espécies de Cellulomonas, Brevibacterium casei e Arthrobacter cumminsii) também foram identificados de modo correto. As dificuldades encontradas com esse sistema foram relacionadas com a interpretação de algumas das reações de acidificação de carboidratos e aminopeptidase.

Vitek® 2 Anaerobe/Corynebacterium Card. O ANC é um cartão de testes bioquímicos com 64 cavidades, que é usado no Vitek® 2. O cartão é inoculado pelo instrumento Vitek® 2, e a incubação ocorre dentro da máquina. As identificações são habitualmente disponíveis após 6 horas da inoculação do cartão. A base de dados do cartão ANC inclui corinebactérias (C. amycolatum, C. diphtheriae, C. jeikeium, C. pseudodiphtheriticum, C. striatum, C. ulcerans e C. urealyticum), algumas espécies de Actinomyces (A. israelii, A. meyeri) e espécies de Arcanobacterium (A. haemolyticum, A. pyogenes), além de bactérias gram-positivas e gram-negativas anaeróbias de importância clínica. As avaliações realizadas indicam que o cartão ANC do Vitek® 2 tem a capacidade de identificar adequadamente as corinebactérias incluídas na base de dados.[915]

MALDI-TOF-MS. Espectrometria de massa pela técnica MALDI-TOF (MALDI-TOF-MS) também tem sido usada para identificar espécies de Corynebacterium, incluindo C. diphtheriae. Alatoom et al.[20] avaliaram o MALDI-TOF-MS do Bruker Biotyper® para a identificação de 92 espécies clínicas isoladas de Corynebacterium, em comparação com o sequenciamento dos genes rRNA 16S e rpoB. Desses 92 isolados, 80 (87%) foram corretamente identificados em nível de espécie, com exceção das cepas de C. aurimucosum, que foram identificados de modo incorreto como a espécie estreitamente relacionada, C. minutissimum. Em outro estudo, a MALDI-TOF-MS foi capaz de identificar rapidamente todas as 90 cepas de C. diphtheriae testadas; esses pesquisadores propuseram um algoritmo de teste utilizando MALDI-TOF-MS para a rápida identificação, seguida de PCR em tempo real para a detecção do gene tox, bem como do teste Elek para detectar a produção de toxina diftérica.[616] O ensaio de MALDI-TOF-MS também tem sido usado em relatos de casos individuais para confirmar a identidade de microrganismos isolados obtida por teste bioquímico convencional ou pelo kit de identificação do API® Coryne.[1201]

Teste de sensibilidade de espécies de Corynebacterium e de bactérias corineformes a agentes antimicrobianos

O CLSI considerou pela primeira vez o teste de sensibilidade das bactérias corineformes a agentes antimicrobianos em seu padrão de 2005 para teste de bactérias raramente isoladas ou fastidiosas, que foi publicado em sua segunda edição, em 2010.[214] O padrão aprovado é um procedimento de microdiluição em caldo, que utiliza caldo de Müeller-Hinton ajustado para cátions com sangue de cavalo lisado (2,5 a 5% v/v). Para testar a daptomicina, o meio precisa ser suplementado com cálcio (50 μg/mℓ). O inóculo é preparado a partir de uma suspensão direta de colônias, que é equivalente a um padrão de turvação de McFarland de 0,5. Os painéis de microdiluição em caldo são incubados a 35°C no ar ambiente por 24 a 48 horas. Os resultados para os agentes antimicrobianos que demonstram resistência podem ser relatados depois de 24 horas, enquanto os microrganismos isolados que exibem resultados de sensibilidade aos betalactâmicos devem ser incubados por um período adicional de 24 horas antes de relatar os resultados. Os agentes recomendados para teste primário incluem penicilina, eritromicina, gentamicina e vancomicina, porém dispõe-se de pontos de corte que definem categorias de sensibilidade, intermediária e resistentes para determinadas cefalosporinas, carbapenêmicos, gentamicina, eritromicina, ciprofloxacino, tetraciclina, doxiciclina, clindamicina, SXT, rifampicina, quinupristina-dalfopristina e linezolida. Os microrganismos isolados que devem ser testados incluem os isolados de locais corporais estéreis, amostras de tecidos profundos e infecção associada a próteses.

Membros do gênero Corynebacterium isolados de seres humanos

O gênero Corynebacterium contém espécies que foram isoladas de amostras clínicas humanas, de animais e do meio ambiente. C. diphtheriae, um patógeno clássico, é a causa da difteria. Outras espécies, como C. jeikeium, C. striatum, C. pseudodiphtheriticum e C. urealyticum, são isoladas com mais frequência do que as outras espécies de *Corynebacterium* e comportam-se principalmente como agentes oportunistas em pacientes imunocomprometidos e/ou debilitados.[318] *C. amycolatum* constitui a espécie mais comumente isolada no laboratório clínico e pode representar um contaminante da pele ou um importante agente de infecção (Prancha 14.3 C).[263,284,579] O Boxe 14.4 descreve a importância clínica das espécies de *Corynebacterium* que foram isoladas de amostras clínicas humanas e inclui informações adicionais sobre as características de cultura desses microrganismos. A Tabela 14.6 apresenta as características bioquímicas fenotípicas das espécies de *Corynebacterium* isoladas de amostras clínicas humanas.

Corynebacterium diphtheriae

Epidemiologia. *C. diphtheriae* constitui a causa da doença clássica conhecida como difteria. Essa infecção é relativamente incomum nos EUA, embora ainda seja observada nos países em desenvolvimento. Nos EUA, a frequência da infecção diminuiu acentuadamente desde a introdução e o uso disseminado das vacinas efetivas com toxoide diftérico e a introdução da imunização infantil universal no final da década de 1940. No final da década de 1960 e na década de 1970, a difteria ainda era endêmica do Noroeste do Pacífico e no sudoeste dos EUA, e o último grande surto de difteria nos EUA ocorreu em Seattle, na área de Washington, na década de 1970.[198] Do início da década 1980 até 2010, foram notificados apenas 55 casos de difteria aos CDC.[113] A importação de *C. diphtheriae* toxigênico de certas regiões dos países em desenvolvimento onde a difteria continua endêmica representa uma ameaça constante e tem sido responsável pela maioria dos casos de difteria nos países industrializados nesses últimos anos. Nos países em desenvolvimento, a implementação Programa Expandido de Imunização da Organização Mundial da Saúde (OMS) para crianças durante a década de 1970 teve sucesso, alcançando altos níveis de vacinação. Entretanto, com o passar do tempo, grandes porções das populações incluídas nos esforços iniciais de vacinação tornaram-se sensíveis à infecção em consequência do declínio da imunidade. Durante as décadas de 1980 e 1990, foram relatados surtos esporádicos de difteria em Alemanha, Suécia, China, Tailândia, Sudão, Jordânia e Equador. A difteria epidêmica reapareceu na Comunidade dos Estados Independentes (CEI) da Antiga União Soviética, começando em 1990 na Federação Russa.[1162] Esse evento ocorreu, em parte, devido a contraindicações desnecessárias para vacinação em regiões da CEI, resultando em uma cobertura inadequada das crianças. Os grandes movimentos populacionais durante a dissolução da Antiga União Soviética levaram a uma desorganização dos serviços de saúde e a recursos inadequados para manter suprimentos de vacinas e antitoxina para emergência e disseminação da difteria.[180] Em 1994, todas as regiões da CEI foram envolvidas na epidemia emergente, e mais de 90% de todos os casos notificados de difteria de 1990 a 1995 foram dessa parte do mundo.[181] Em 1998, a comunidade dos Estados Independentes da Antiga União Soviética notificou mais de 150.000 casos de difteria à OMS em Genebra.[283,410,592,805] Medidas intensivas de controle, incluindo campanhas de vacinação em massa para pessoas a partir de 23 anos de idade, juntamente com esforços para administrar uma série de quatro doses de DTaP aos 2 anos de idade a mais de 95% da população elegível, conseguiram controlar a epidemia na maioria das regiões.[1173,1240] Mais recentemente, ocorreram surtos de difteria no Haiti e na República Dominicana, e casos recentes diagnosticados nos EUA ocorreram em viajantes que retornavam do Haiti.[185] Apesar do sucesso da imunização disseminada, a difteria continua sendo uma infecção ressurgente letal em muitas partes do mundo, incluindo África (Algéria, Angola, Egito, Etiópia, Guiné, Níger, Nigéria, Sudão, Zâmbia, outros países subsaarianos), Américas Central e do Sul (Bolívia, Brasil, Colômbia, República Dominicana, Equador, Haiti, Paraguai), Europa (Albânia, Armênia, Azerbaijão, República da Bielorrússia, Estônia, Geórgia, Cazaquistão, Quirguistão, Látvia, Lituânia, Moldávia, Rússia, Tajiquistão, Turquemenistão, Ucrânia, Uzbequistão), Ásia/Sul do Pacífico (Bangladesh, Butão, Birmânia, Camboja, China, Indonésia, Laos, Malásia, Mongólia, Nepal, Paquistão, Papua-Nova Guiné, Filipinas, Tailândia, Vietnã) e Oriente Médio (Afeganistão, Irã, Iraque, Arábia Saudita, Síria, Turquia e Iêmen).[1]

Embora as evidências históricas sugiram que os seres humanos constituem o único reservatório de *C. diphtheriae*, pesquisas recentes identificaram *C. diphtheriae* não toxigênica como causa de infecções em animais. *C. diphtheriae* foi isolado de ambas as orelhas de um gato com otite bilateral, ataxia e anorexia.[457] Uma investigação da casa onde residia o gato e da equipe de veterinários que cuidou do animal levou a outro microrganismo isolado da orelha de um segundo gato. Todas as cepas produziram colônias pretas com halos marrons em ágar Tinsdale, produziram o mesmo código de identificação no API® Coryne, pertencem ao biotipo *belfanti*, são negativas para fermentação da sacarose e não produziram toxina diftérica. O teste com PCR demonstrou a presença do gene para a subunidade A da toxina. Os microrganismos isolados mostraram-se sensíveis a todos os agentes, incluindo ampicilina, cefalosporinas, fluoroquinolonas, carbapenêmicos, eritromicina, clindamicina, gentamicina, daptomicina, linezolida e vancomicina. O sequenciamento do gene *rpoB* sugeriu que essas cepas felinas podem representar uma nova subespécie de *C. diphtheriae*.[457] *C. diphtheriae* biotipo *belfanti* foi isolado de uma lesão cutânea de bovino, enquanto o biotipo *gravis* foi isolado de uma ferida de equino.[238,485]

Imunizações para difteria. Na atualidade, o Immunization Practices Advisory Committee do Public Health Service recomenda a imunização com DTaP (toxoide diftérico, toxoide tetânico e vacina *pertussis* acelular) para todas as pessoas com pelo menos 6 semanas de idade, porém com menos de 7 anos. A série de vacinação consiste em três doses administradas com 2, 4 e 6 meses de idade, com intervalo mínimo de 4 semanas entre as doses. A primeira dose de reforço é administrada com 15 a 18 meses de idade, e deve

---

[1]N. R. T. Nas últimas décadas, o número de casos notificados no Brasil vem decrescendo progressivamente. Em 1990, foram confirmados 640 casos da doença (0,45/100.000 habitantes), reduzindo-se para 58 casos em 1999 e 2000 (0,03/100.000 habitantes) e não havendo ocorrências em 2012. Entretanto, um surto de difteria ocorreu em 2010, no Maranhão. Segundo registros dos dados do Sistema Nacional de Agravos de Notificação (Sinan), no Brasil, em 2015, foram notificados 101 casos suspeitos de difteria. As regiões Nordeste (48,5%) e Sudeste (25,7%) notificaram maior número de casos suspeitos da doença. (Fonte: http://portalarquivos.saude.gov.br/images/pdf/2016/julho/06/BR-Dif-Informe-2015-.pdf.)

ser administrada pelo menos 6 meses após a terceira dose de DTaP. Recomenda-se uma segunda dose de reforço para crianças de 4 a 6 anos, e os adolescentes de 11 a 18 anos devem receber uma única dose de reforço de TdaP se tiveram completado a série primária de imunização. Depois disso, devem-se administrar reforços de vacina Td a intervalos de 10 anos.[188] As pessoas que viajam para áreas endêmicas com difteria devem estar atualizadas com todas as imunizações, e informações sobre vacinas para viagens podem ser encontradas em http://www.cdc.gov/travel. Além disso, os indivíduos em convalescença da difteria clínica também devem receber imunização com toxoide, visto que a infecção clínica não induz necessariamente níveis protetores de antitoxina. Devido à incapacidade de administrar injeções de reforço à maioria dos adultos, existe atualmente uma população de adultos suscetíveis; 10 a 60% dos indivíduos com mais de 30 anos de idade apresentam níveis inadequados de anticorpos circulantes contra a toxina diftérica. Em consequência, surtos de difteria continuam sendo relatados.

Difteria I Patogênese e apresentação clínica. *C. diphtheriae* é o protótipo clássico do microrganismo toxigênico. A virulência do microrganismo está relacionada quase inteiramente com a produção da toxina diftérica. A toxina diftérica é um polipeptídio de 58.342 Da contendo 535 resíduos de aminoácidos. A toxina é constituída por dois fragmentos, o fragmento A (21.500 Da) e o fragmento B (37.200 Da). O fragmento B, que contém os domínios de ligação do receptor/translocação, possibilita a passagem da molécula de toxina através da membrana celular das células-alvo. O fragmento A, que constitui a parte biologicamente ativa da molécula, catalisa a transferência da adenosina difosfato ribose (ADPR) da nicotinamida adenina dinucleotídio (NAD) para o fator de alongamento 2 (EF-2), uma proteína solúvel que é necessária para a translocação peptidil-RNA de transferência do aceptor para o sítio doador no ribossomo eucarioto. Essa adenorribosilação inativa o EF-2, e ocorre inibição da síntese de proteínas na célula afetada. O gene estrutural (gene *tox*), que codifica a toxina diftérica, reside no DNA de um corinefago (bacteriófago), denominado β-corinefago.[512] Por ocasião da infecção de uma cepa de *C. diphtheriae* pelo corinefago *tox*+, o ácido nucleico que contém o gene *tox* torna-se integrado ao cromossomo bacteriano (lisogenia) e replica-se juntamente com o cromossomo. Os isolados não toxigênicos de *C. diphtheriae* e os corinefagos *tox* não contêm, em sua maioria, nenhuma sequência detectável de DNA relacionada com *tox*. Apenas as cepas de *C. diphtheriae* que são lisogênicas por um β-fago contendo o gene *tox* são capazes de produzir a toxina diftérica. *C. ulcerans* e *C. pseudotuberculosis* (os microrganismos do "grupo de *C. diphtheriae*") também são capazes de transportar o β-corinefago e produzir toxina diftérica.

A difteria do trato respiratório é principalmente transmitida entre seres humanos por contato direto ou por espirro ou tosse. O estado de portador do microrganismo na pele e o estado de portador assintomático dos microrganismos nas vias respiratórias superiores constituem as fontes comuns de transmissão para outros indivíduos suscetíveis. O início da doença é insidioso, e, durante um período de incubação de 2 a 7 dias, o microrganismo multiplica-se localmente na parte posterior da nasofaringe e orofaringe. Os sintomas iniciais consistem em faringite, dificuldade de deglutição, mal-estar e febre baixa que pode estar presente nesse período. Com a progressão da infecção, há acúmulo de microrganismos, fibrina e células inflamatórias, produzindo a **pseudomembrana diftérica**, branco-acinzentada característica, que finalmente pode recobrir as tonsilas, a faringe, a laringe e a parte posterior das vias nasais (Prancha 14.3 F).[455] A extensão da pseudomembrana na parte anterior pode levar ao comprometimento do palato mole e da úvula. Nos casos graves, a pseudomembrana pode estender-se na traqueia e nos brônquios, com consequente obstrução das vias respiratórias. A pseudomembrana é fortemente aderente à mucosa orofaríngea, e as tentativas de remover partes da pseudomembrana habitualmente resultam em sangramento. Em geral, verifica-se também a presença de linfadenopatia cervical e submandibular. A extensão subsequente da pseudomembrana na parte posterior da nasofaringe e passagens nasais está associada a uma secreção sorossanguinolenta ou purulenta do nariz, que é altamente infecciosa. O comprometimento da orelha média pode resultar da extensão contígua do processo infeccioso. Em certas ocasiões, pode ocorrer também extensão das infecções das vias respiratórias para a pele da face (*i. e.*, nariz, orelhas, bochechas) e pescoço. A inoculação dos microrganismos nos olhos pode levar à conjuntivite, com ou sem comprometimento da córnea. Além disso, podem-se observar lesões satélites no esôfago, no estômago e nas vias respiratórias inferiores.

As bactérias que se multiplicam localmente sintetizam e liberam a toxina diftérica, que sofre absorção sistêmica. A toxina exerce efeitos tóxicos diretos sobre o coração, o sistema nervoso central e periférico, o fígado e os rins. Em 20 a 70% dos pacientes, pode ocorrer miocardiopatia difusa. Esses sintomas podem aparecer de modo insidioso ou cataclísmico, resultando em colapso circulatório e insuficiência cardíaca congestiva aguda. Podem surgir complicações neurológicas e neuropatias em 20 a 75% dos pacientes, que se correlacionam habitualmente com a gravidade da doença. A princípio, essas complicações podem incluir paralisia do palato mole e da parede posterior da faringe, seguida de paralisia oculomotora e ciliar. Esta última contribui para o risco de aspiração orofaríngea e pneumonia. As infecções graves também podem ser complicadas por alterações degenerativas gordurosas e necrose focal dos rins, fígado e glândulas suprarrenais. Em geral, a miocardiopatia e a neuropatia ocorrem tardiamente e são menos graves após infecções diftéricas cutâneas do que após infecção do trato respiratório. A morte pode sobrevir em consequência de insuficiência cardíaca ou paralisia do diafragma.

C. diphtheriae também pode causar uma infecção cutânea primária, quando a toxina também sofre absorção sistêmica. As lesões cutâneas podem assemelha-se a várias outras afecções da pele, incluindo foliculite, impetigo, piodermite, abscesso ou dermatite seborreica. Outros microrganismos piogênicos, como *Streptococcus pyogenes*, podem ser coisolados com *C. diphtheriae*. A difteria cutânea também foi relatada após picadas de insetos, como aranhas, infecção de feridas preexistentes (p. ex., feridas cirúrgicas, pioderma, eczema, impetigo, dermatite) e após tatuagem.[455,760,995] A lesão inicial consiste em uma lesão ulcerativa, denominada **ectima diftérico.** Essa lesão surge na forma de vesícula ou pústula contendo um líquido amarelo-palha ou sorossanguinolento. Após drenagem desse material, a lesão transforma-se em úlcera com depressão central, cujo tamanho varia de alguns milímetros a poucos centímetros de tamanho. As bordas da lesão são elevadas e solapadas. Em geral, as lesões cutâneas diftéricas são dolorosas e, posteriormente, são recobertas por uma escara ou crosta escura pseudomembranosa e aderente. Essa pseudomembrana acaba se desprendendo, deixando uma base hemorrágica vermelho-viva, que exsuda um líquido serossanguinolento. Com o desenvolvimento da lesão inicial, a pele circundante torna-se vermelha e edematosa, com formação de bolhas satélites em torno da lesão do ectima diftérico. As lesões cutâneas aparecem, em sua maioria, nos braços, nas mãos, nos pés ou nas pernas. Embora tenham muito menos tendência a causar toxicidade sistêmica grave, as lesões cutâneas representam um risco significativo em virtude de sua disseminação para o ambiente e outros indivíduos. Com frequência, as lesões são coinfectadas por outros patógenos (p. ex., *S. aureus*, estreptococos beta-hemolíticos).

Desde o final da década de 1980 e até o momento atual, foi constatado um aumento substancial no número de relatos de infecções graves causadas por *C. diphtheriae* não toxigênico. Esse aumento tem sido observado no Canadá, em toda a Europa (incluindo Inglaterra, País de Gales, Polônia, França, Itália, Alemanha, Suíça) e Austrália.[357,448,693,848,901,945] Os microrganismos isolados envolvidos nessas infecções são, com frequência, clonais (*i. e.*, apresentam o mesmo tipo de MLST). As infecções incluem infecções cutâneas e de feridas, bacteriemia e endocardite. A infecção cutânea por *C. diphtheriae* não toxigênica tem sido encontrada particularmente entre pessoas desabrigadas em áreas urbanas e está associada à falta de moradia, ao uso de substâncias intravenosas e ao alcoolismo.[448,693,848] As lesões cutâneas caracterizam-se por úlceras crônicas, exsudativas, que não cicatrizam e que são frequentemente coinfectadas por outros patógenos da pele e dos tecidos moles. Em um estudo de infecções cutâneas conduzido na Austrália, culturas de mais de 50% do pacientes produziram tanto *S. aureus* quanto estreptococos beta-hemolíticos, juntamente com *C. diphtheriae*.[421] Os isolados não toxigênicos da corrente sanguínea são habitualmente dos biotipos *gravis* ou *mitis*, e, em regiões onde ocorreram surtos, a ribotipagem e o MLST demonstraram a existência de diferentes clones invasores que residem em cada região de surto (p. ex., ST130 na França, ST82 na Nova Caledônia, MLST8 na Polônia).[322,1243] Foi relatada a ocorrência de infecção da corrente sanguínea por *C. diphtheriae* não toxigênico em um homem de 23 anos de idade do Ohio com leucemia mieloide aguda (LMA).[1201] A fonte não foi documentada, porém o paciente apresentou faringite e também tinha um cateter de Hickman com lúmen triplo em posição para quimioterapia. Embora a endocardite por *C. diphtheriae* seja rara, relatos de casos documentando a ocorrência de endocardite causada por isolados não toxigênicos aumentaram de modo substancial desde 1980. A endocardite por *C. diphtheriae* é observada em pacientes com doença cardíaca subjacente ou preexistente (p. ex., cardiopatia congênita, insuficiência mitral, febre reumática) ou com próteses valvares ou outro dispositivo implantado (p. ex., homoenxerto de aorta).[742,787,986] Em 2011, Muttaiyah et al.[787] descreveram 10 casos de endocardite causada por cepas não toxigênicas que ocorreram em Auckland, na Nova Zelândia, no curso de um período de 14 anos. A idade desses pacientes variou de 4 a 62 anos, e 8 dos 10 tinham anormalidades cardíacas preexistentes; apenas 3 dos 10 pacientes necessitaram de intervenção cirúrgica para manipulação de valva. Foi descrita a ocorrência de endocardite destrutiva de valva do tronco pulmonar nativo com derrame pericárdico em uma criança de 2 anos de idade da Guiana Francesa, em que o microrganismo foi detectado por sequenciamento do rRNA 16S da valva ressecada; a sequência do gene *tox* estava ausente.[986] O paciente inicialmente apresentou uma doença prodrômica febril e pode ter tido faringite exsudativa. Em geral, a ecocardiografia demonstra grandes vegetações valvares, que têm a propensão a embolizar para vasos sanguíneos de pequeno calibre no cérebro, no baço e nos rins. Pode haver desenvolvimento de aneurismas micóticos e artrite séptica durante a infecção de valvas cardíacas e da corrente sanguínea. A intervenção cirúrgica e a colocação ou substituição de valva podem ser necessárias para obter a cura em alguns casos. Foi também constatada uma associação entre o uso de substâncias IV e a endocardite por *C. diphtheriae*.[448] Nesses casos, a colonização ou infecção cutânea por *C. diphtheriae* não toxigênica podem servir de nicho para a introdução do microrganismo na corrente sanguínea. A patogênese das infecções graves causadas por *C. diphtheriae* não toxigênico ainda não foi elucidada no momento atual. O microrganismo tem a capacidade de invadir ativamente os tecidos e causar uma doença fulminante, acometendo os tecidos cardíaco, endotelial e sinovial.

A capacidade de *C. diphtheriae* de infectar uma ampla variedade de tipos celulares pode ser responsável por algumas das manifestações incomuns da difteria. Havaldar e Shanthala descreveram um caso de uma menina de 11 anos de idade que apresentou dor abdominal de 2 semanas de duração.[479] Subsequentemente, apareceram pseudomembranas conjuntivais bilaterais, cuja cultura foi positiva para *C. diphtheriae*. O comprometimento intestinal tornou-se evidente com a evacuação de fezes sanguinolentas e cilindros de tecido intestinal descamado. Infecções raras causadas por *C. diphtheriae* não toxigênico incluem pericardite purulenta e infecção do local de inserção de cateter de nefrostomia percutânea em um paciente idoso com câncer de bexiga.[415,617] Neste último caso, foi demonstrado que o microrganismo isolado forma biofilmes aderentes em superfícies de poliestireno, poliuretano e vidro. Outras infecções associadas a *C. diphtheriae* (p. ex., artrite séptica, osteomielite) foram relatadas, apesar de sua raridade.[69,877]

Tratamento da difteria. O tratamento da difteria envolve a administração de antitoxina equina para neutralizar a toxina que ainda não está ligada às células-alvo. A antitoxina deve ser administrada tão logo se estabeleça um diagnóstico presuntivo de difteria, visto que a antitoxina só inativa a toxina extracelular. A quantidade de antitoxina intravenosa administrada depende da duração e da extensão da doença. A hipersensibilidade do indivíduo à proteína equina precisa ser avaliada por meio de teste cutâneo, e, se houver desenvolvimento de hipersensibilidade de tipo imediato, deve-se proceder a uma dessensibilização com a administração de doses progressivamente mais altas de antitoxina. Como a antitoxina diftérica não é mais licenciada para produção nos EUA, os CDC precisam ser notificados para adquirir o produto no exterior. Não existe nenhuma terapia efetiva para a reversão do comprometimento cardíaco ou neurológico passível de ter ocorrido antes do estabelecimento do diagnóstico específico. O tratamento de suporte (*i. e.*, traqueostomia ou intubação, limpeza das vias respiratórias, monitoramento da função cardíaca) é necessário e de suma importância. Além disso, podem-se administrar penicilina ou eritromicina para acelerar a erradicação dos microrganismos do trato respiratório do paciente, para diminuir a carga de toxina no paciente e para prevenir a disseminação do microrganismo para outras pessoas.[606] A penicilina G procaína (< 9 kg, 300.000 unidades; > 9 kg, 600.000 unidades) é administrada por via intramuscular a cada 12 horas, até que o paciente seja capaz de deglutir. Em seguida, é substituída pela penicilina ou eritromicina VO para completar um ciclo de 14 dias. Tanto a rifampicina quanto a eritromicina têm sido usadas para erradicar o estado de portador de C. diphtheriae em indivíduos expostos.

Isolamento e identificação de *Corynebacterium diphtheriae*.

Para o isolamento de C. diphtheriae, são obtidas amostras de *swabs* das lesões de orofaringe, nasofaringe ou cutâneas. Os *swabs* devem ser de dácron e devem ser utilizados para a obtenção de amostras de múltiplas áreas inflamadas da nasofaringe. Na presença de pseudomembrana, devem-se obter amostras de *swabs* abaixo da membrana. As amostras de *swab* podem ser enviadas ao laboratório em um meio de transporte semissólido de rotina, como o meio de Amies. As amostras são inoculadas em placa de SBA e/ou Columbia CNA, bem como em um meio ágar contendo cistina e telurito de potássio. Para o meio de cistina-telurito, os laboratórios devem usar ágar-sangue cistina-telurito ou ágar Tinsdale modificado para o isolamento de C. diphtheriae (Prancha 14.3 G).[1041] Apesar de não ser uma prática de rotina, alguns laboratórios também semeiam um meio inclinado de Loeffler, que contém soro bovino coagulado e ovo. A coloração pelo azul de metileno dos esfregaços preparados com amostra de crescimento em meio de Loeffler dentro de 8 a 18 horas pode fornecer um diagnóstico preliminar de difteria, visto que esses microrganismos crescem rapidamente nesse meio e produzem células difteroides em forma de clava características, contendo grânulos metacromáticos (Prancha 14.3 H) (Figuras 14.1 e 14.2). Entretanto, como outras bactérias corineformes também podem exibir essa aparência em meio de Loeffler, os resultados só devem ser relatados como presuntivos e precisam ser correlacionados com o quadro clínico do paciente. O SBA e o CNA são utilizados para rastreamento de estreptococos beta-hemolíticos, *Staphylococcus aureus* e *Arcanobacterium haemolyticum*. S. aureus pode ser coisolado com C. diphtheriae e também irá crescer formando colônias negras em meio de Tinsdale, de modo que a placa de ágar-sangue ou a placa CNA irão ajudar a avaliar a extensão do crescimento dos estafilococos no meio contendo telurito (Quadro 14.3 online). Como alguns laboratórios podem não estocar o meio contendo telurito, devido a solicitações pouco frequentes, a semeadura do ágar SBA e/ou CNA irá possibilitar o isolamento de C. diphtheriae e de outros microrganismos patogênicos, de modo que os isolados corineformes suspeitos sejam subcultivados e examinados de modo mais detalhado se o quadro clínico e a anamnese do paciente (p. ex., presença de lesão orofaríngea pseudomembranosa característica, ausência de imunização, condições do surto) sugerirem fortemente uma infecção por C. diphtheriae.

C. diphtheriae, C. ulcerans e C. pseudotuberculosis produzem colônias negras, que são circundadas por halos marrons em meio de Tinsdale modificado (Prancha 14.3 G). A coloração negra das colônias resulta da atividade de redutase do telurito, produzindo a redução deste último, enquanto os halos marrons indicam atividade de cistinase. Outros difteroides, estafilococos e alguns estreptococos também podem reduzir o telurito, embora os halos ao redor das colônias geralmente não estejam presentes, de modo que é necessário efetuar colorações pelo método de Gram e testes de catalase em todas as colônias suspeitas. C. diphtheriae não produz urease; por conseguinte, esse teste pode ser utilizado para diferenciar esse microrganismo de C. ulcerans e C. pseudotuberculosis (ambos urease-positivos). Esses dois últimos microrganismos podem ser diferenciados um do outro pela produção de ácido a partir do amido ou do glicogênio. A desamidação da pirazinamida a ácido pirazinoico pela pirazinamidase, um teste utilizado em micobacteriologia, também constitui um teste útil para diferenciar os microrganismos "C. diphtheriae" (pirazinamidase-negativos) de outras espécies de Corynebacterium (cuja maioria é pirazinamidase-positiva). A Figura 14.1 e a Figura 14.2 fornecem um fluxograma para a detecção e a identificação presuntiva de isolados obtidos em meio de Tinsdale.

C. diphtheriae pode produzir quatro tipos distintos de colônias (biotipos), designados como *gravis*, *mitis*, *intermedius* e *belfanti*. Esses biotipos também diferem ligeiramente na sua morfologia em colorações pelo método de Gram, em certas reações bioquímicas e, na anamnese, na gravidade dos processos mórbidos produzidos. As cepas de C. diphtheriae biotipo *gravis* e biotipo *mitis* produzem colônias convexas bastante grandes (1 a 2 mm de diâmetro em 24 horas), com bordas contínuas, enquanto as cepas do biotipo *intermedius* produzem colônias pequenas (menos de 1 mm de diâmetro em 24 horas), mais negras e densas em ágar contendo telurito. A maioria das cepas *mitis* e algumas cepas *gravis* são fracamente beta-hemolíticas em SBA. Todos os quatro biotipos formam colônias negras circundadas por halos marrons em meio de Tinsdale modificados, todos formam colônias branco-acinzentadas, lisas e não hemolíticas em SBA e todos são catalase-positivos (Prancha 14.4 A). Todos os biotipos carecem de atividade de pirazinamidase, não produzem fosfatase alcalina e não hidrolisam a esculina nem a ureia. Ocorre produção de ácido a partir de glicose, maltose, frutose, galactose, manose e ribose, mas não a partir de sacarose, lactose, manitol, xilose, rafinose, trealose, glicerol ou glicogênio; foram relatadas cepas fermentadoras de sacarose (Tabela 14.6).[262] C. diphtheriae está incluído na base de dados de muitos *kits* de identificação manuais e automáticos, incluindo o API® Coryne, o RapID® CB-Plus e o Vitek® 2 *Anaerobe/Corynebacterium*.[869,915] O painel de identificação API® Coryne tem sido usado como principal sistema de identificação fenotípica para C. diphtheriae em muitas publicações (ver Prancha 14.4 B e C). A espectrometria de massa por ionização e dessorção a *laser* assistida por matriz tempo de voo (MALDI-TOF-MS) também foi capaz de identificar rapidamente todas as 90 cepas testadas de C. diphtheriae, e esses pesquisadores propuseram um algoritmo para testes utilizando MALDI-TOF-MS para rápida identificação, seguida de PCR em tempo real para a identificação do gene *tox* e teste Elek para a detecção da produção de toxina diftérica.[616]

Como o isolamento de C. diphtheriae representa um evento raro nos países desenvolvidos, particularmente nos

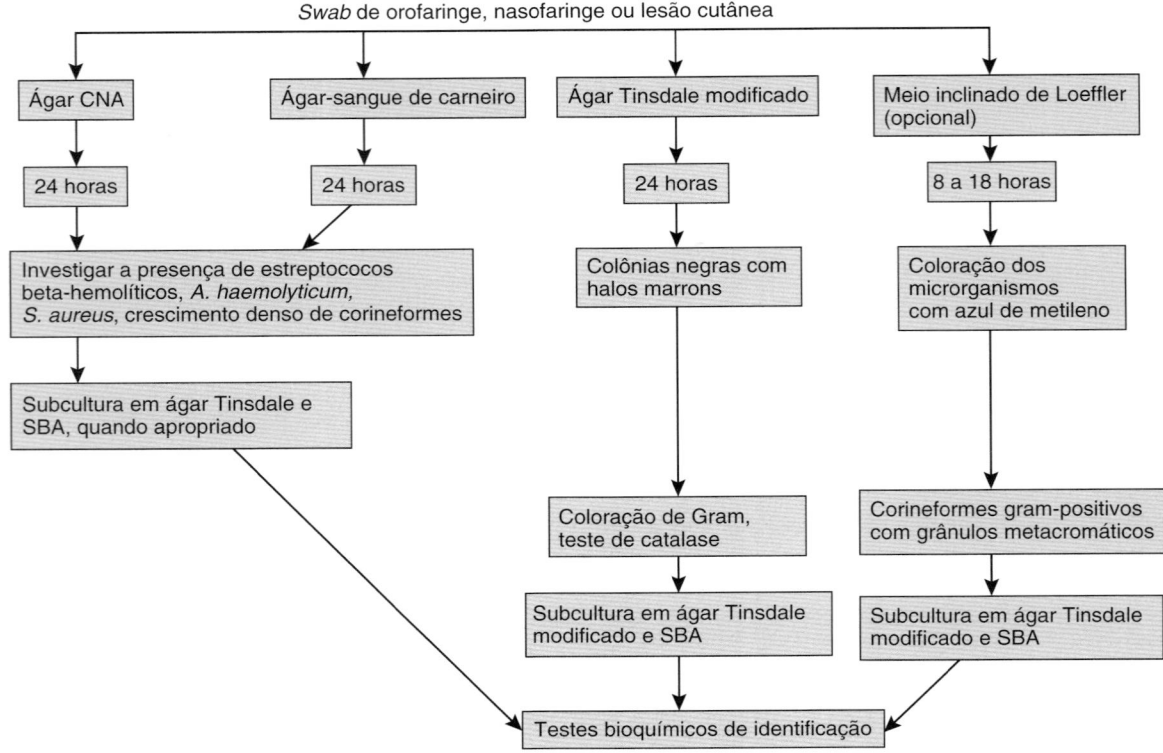

FIGURA 14.1 Fluxograma para a identificação de *Corynebacterium diphtheriae*.

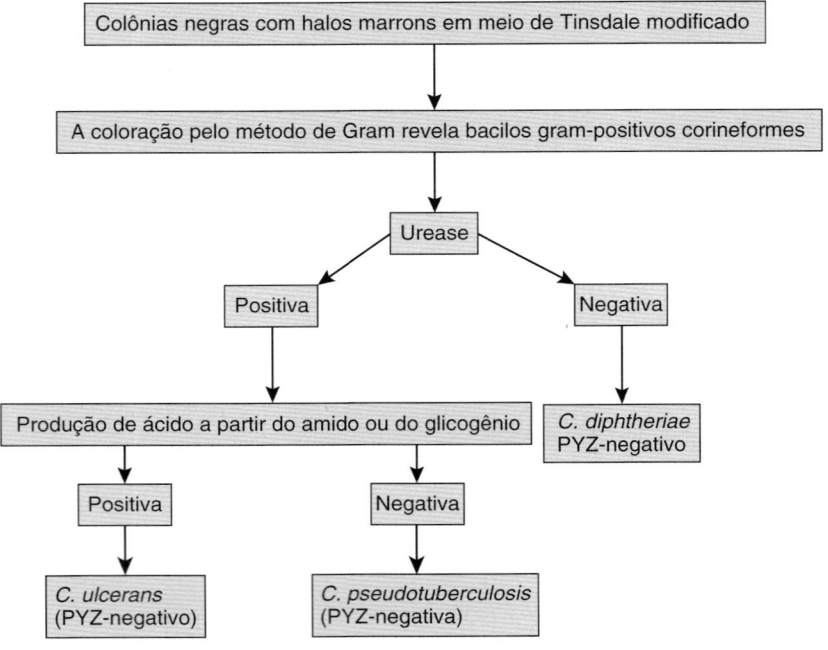

FIGURA 14.2 Fluxograma para o isolamento de *C. diphtheriae*.

EUA, muitos laboratórios não dispõem dos ingredientes necessários para o meio de Tinsdale modificado ou outros meios contendo cistina-telurito. Por conseguinte, é útil ter um método para o rastreamento de colônias difteroides isoladas em ágar-sangue e chocolate para a possível presença de *C. diphtheriae*, particularmente em pacientes com quadro clínico compatível (p. ex., faringite ou lesões cutâneas graves), quando não se dispõe de história de imunização. Pimenta et al.[869] avaliaram o teste de DNase como abordagem para rastreamento. Dos 91 isolados de *C. diphtheriae* (37 cepas toxigênicas e 54 cepas não toxigênicas), a atividade de DNase foi detectada em 100% de isolados de *C. diphtheriae*, independentemente do biotipo (*mitis, interemdius, belfanti* ou *gravis*) e da capacidade ou não de fermentar a sacarose. O teste de DNase foi negativo em 93,9% de 565 espécies não diftéricas de *Corynebacterium*.

Uma vez identificado bioquimicamente o microrganismo como possível *C. diphtheriae*, é preciso testar o isolado quanto à sua capacidade de produzir toxina diftérica. O "padrão-ouro" para a detecção da produção de toxina diftérica é um ensaio de citotoxicidade de células Vero.[301] Muitos laboratórios que efetuam testes de toxigenicidade empregam o procedimento de imunoprecipitação de Elek modificado, que é um método de imunodifusão semelhante ao teste clássico de Ochterlony. O teste utiliza ágar KL Virulence (Difco), um ágar à base de proteose peptona, suplementado com soro de coelho esterilizado ou com enriquecimento KL Virulence (enriquecimento não seroso destinado para uso com ágar KL Virulence pela Difco) e com telurito de potássio a 0,03% (fornecido na forma de solução de telurito Bacto-Chapman, 1%; Difco) como meio de base. Esse meio é transferido para uma placa de Petri esterilizada de 150 mm. Antes da solidificação do meio, uma tira de papel de filtro de 1 × 8 cm saturada com antitoxina diftérica (tiras antitoxina Bacto-KL, Difco) é mergulhada no meio e orientada através do diâmetro da placa. Após resfriamento, o isolado a ser testado quanto à produção de toxina é semeado em estria perpendicular à tira de antitoxina submersa. Equidistantes em ambos os lados dessa estria, efetua-se também a semeadura em estria de uma cepa de *C. diphtheriae* toxigênica conhecida e de uma cepa de *C. diphtheriae* não toxigênica conhecida para controle do teste. Em seguida, a placa é incubada a 35°C e examinada a cada 24 horas, durante 3 dias. Se a cepa desconhecida for toxigênica, haverá formação de linhas de precipitina em ângulos de 45° entre o inóculo e a tira de antitoxina. Essas linhas irão mostrar a identidade com a cepa de *C. diphtheriae* toxigênica de controle. Um procedimento de imunodifusão de Elek modificado utiliza um disco colocado no centro contendo antitoxina, enquanto os microrganismos do teste são semeados a uma distância de 7 a 9 mm do disco central de antitoxina.[311] Essas modificações permitem uma avaliação simultânea de múltiplos isolados e são adaptáveis a situações de surto. Pode-se obter antitoxina de alta qualidade de várias fontes (Pasteur-Merieux, Lyon, França; CNG, Peyrm, Rússia; Wyeth Laboratories, Marietta, PA; Connaught Laboratories, Swiftwater, PA).

Foram também desenvolvidos vários outros métodos, incluindo IEE e testes de aglutinação com látex passiva reversa para a detecção da produção de toxina por *C. diphtheriae*.[309,310,311,1110] O IEE rápido desenvolvido por Engler e Efstratiou utiliza uma antitoxina policlonal equina como anticorpo de captura e um anticorpo monoclonal marcado com fosfatase alcalina, dirigido contra o fragmento A da toxina diftérica como anticorpo de detecção. Esse método detectou 87 cepas toxigênicas entre 245 isolados de *C. diphtheriae* e apresentou uma concordância completa com os resultados do método de Elek modificado.[309] Em 2002, foi desenvolvido em ensaio com tira imunocromatográfica (ICS; do inglês, *immunochromatograph strip*), que foi comercializado pela Organização Mundial da Saúde e pelo Program for Appropriate Technology in Health (Seattle, WA).[310] Para esse teste, prepara-se uma suspensão do microrganismo em caldo de enriquecimento, com incubação durante 3 horas. Coloca-se uma tira ICS no tubo. Depois de 10 minutos, a tira é examinada à procura de uma banda paralela a um controle positivo interno presente na tira. Esse ensaio tem a capacidade de detectar uma quantidade tão pequena quanto 0,5 ng/mℓ de toxina diftérica e é 10 vezes mais sensível do que o método de IEE e 20 vezes mais sensível do que os ensaios de aglutinação.[310]

Foram também desenvolvidos métodos moleculares para a identificação de *C. diphtheriae* e a detecção do gene *tox*. Para fins de identificação, o alvo mais consistente é o gene *dtxR*, que está presente em todas as cepas de *C. diphtheriae* toxigênicas e não toxigênicas.[273,796,1117] O gene *dtxR* codifica um regulador global do metabolismo de *C. diphtheriae* e atua na regulação da expressão do gene *tox*.[273,300,868] Pimenta et al. descreveram um ensaio de PCR para a detecção do gene *dtxR* em 91 isolados de *C. diphtheriae* (54 cepas não toxigênicas e 37 cepas toxigênicas) e 111 isolados de outras espécies de *Corynebacterium*. Esse ensaio foi positivo para todas as cepas de *C. diphtheriae* e nenhum dos 111 isolados de corinebactérias, incluindo um isolado de *C. ulcerans* e 2 isolados de *C. pseudotuberculosis*, que foram *dtxR*-positivos.[867] Os ensaios de PCR para a detecção das sequências do gene *tox* em *C. diphtheriae* utilizam, em sua maioria, iniciadores que flanqueiam sequências que correspondem ao fragmento A da toxina biologicamente ativa.[754,795] Esses ensaios têm sido usados para a detecção da toxina em culturas puras de *C. diphtheriae* diretamente em amostras clínicas. Alguns estudos observaram uma correlação de 100% entre as técnicas moleculares e os métodos fenotípicos para a detecção da produção de toxina (p. ex., teste de Elek).[754] Entretanto, os métodos de PCR também podem detectar sequências dos genes da toxina em isolados que não produzem toxina biologicamente ativa. Em um estudo, 6 de 55 isolados de *C. diphtheriae* não produziram toxina, porém apresentaram o gene *tox*, inteiro ou em parte.[300] Por conseguinte, os testes de PCR negativos com isolados suspeitos mostram-se úteis para descartar a possibilidade do diagnóstico de difteria, porém são incapazes de prever a expressão fenotípica da produção de toxina. Pimenta et al.[867] desenvolveram um ensaio de PCR-multiplex que usa três pares de iniciadores para a detecção do gene *dtxR*, do fragmento A da toxina e do fragmento B da toxina, respectivamente. Essa abordagem identificou todos os 33 isolados de *C. diphtheriae* toxigênicos e 51 isolados de *C. diphtheriae* não toxigênicos, e nenhum dos outros isolados de *Corynebacterium* testados foi positivo para *dtxR* ou tox A/tox B.[867] Foi também observada uma correlação completa para os resultados de PCR positivos para *toxA* e o ensaio de citotoxicidade de células Vero, que é considerado o ensaio *in vitro* "padrão-ouro" para a detecção da toxina diftérica. Em 2011, Sing et al.[1023] descreveram um ensaio de PCR em tempo real que detecta o gene *tox* de *C. diphtheriae* toxigênico, e o gene *tox* encontrado em algumas cepas de *C. ulcerans*. Esse ensaio amplificou os genes *tox* presentes em ambas as espécies, e a identificação dos isolados foi obtida por análise das curvas misturadas.[1023] Os CDC realizam ambos os ensaios de PCR para os genes *dtxR* e *tox* por meio de consulta com laboratórios de saúde pública estaduais.

Foram usadas muitas abordagens para desenvolver um esquema de tipagem para *C. diphtheriae*. Qualquer esquema de tipagem precisa ser discriminatório, reprodutível e estável. A ribotipagem tem sido considerada o "padrão-ouro" para a caracterização molecular de *C. diphtheriae*.[272,440] A ribotipagem para *C. diphtheriae* foi padronizada em 1997, e, em 2004, foi efetuada uma revisão da nomenclatura da ribotipagem para elaborar uma base de dados com designações de ribotipos internacionalmente reconhecidos.[440,905] Em 2008, foi conduzido um estudo para comparar a ribotipagem com três outros métodos para tipagem de *C. diphtheriae*, de modo a incluir a epidemiologia global desse patógeno importante.[274] O estudo comparou a ribotipagem com PFGE, amplificação aleatória de DNA polimórfico (RAPD) e AFLP quanto à sua capacidade de discriminar as cepas. Esse estudo constatou que a ribotipagem era ainda altamente discriminatória e reprodutível, seguida de RAPD. O AFLP e a PFGE foram menos discriminatórios do que a ribotipagem e RAPD, embora os primeiros testes fossem mais rápidos e de execução menos difícil. Entretanto, um estudo conduzido em 2009 examinou 20 isolados de *C. diphtheriae* na Bielorrússia e constatou que todos os isolados pertenciam a um único ribotipo.[768,769] A aplicação de um microensaio de hibridização reversa que detectou polimorfismos em duas sequências "espaçadoras" de genes, desenvolvido como DRA e DRB, foi capaz de subdividir esses vinte isolados em três grupos distintos, o que possibilitou a resolução de ligações na transmissão dos microrganismos que não eram explicadas pelos dados de ribotipagem.[769] Em estudo de 19 isolados não toxigênicos na Polônia, conduzido em 2010, a ribotipagem não conseguiu demonstrar qualquer diferença entre os isolados, enquanto a ERIC-PCR e a PFGE foram capazes de discriminar cepas dentro de diferentes ribotipos.[1243] À medida que mais informações se tornam disponíveis sobre a evolução molecular desse agente bacteriano, outros métodos de tipagem ou modificações de métodos mais antigos provavelmente serão desenvolvidos para fins epidemiológicos globais.

C. ulcerans pode causar infecções das vias respiratórias ou cutâneas semelhantes à difteria e, conforme assinalado anteriormente, também pode produzir toxina diftérica.[1172] Dependendo do teste molecular utilizado, *C. ulcerans* toxigênico pode ser detectado em ensaios de PCR do gene *tox* para *C. diphtheriae*. Os genes *tox* dos dois microrganismos diferem nas suas sequências de nucleotídios e, portanto, nas sequências de aminoácidos das subunidades A e B da toxina.[1024,1025] Em um estudo, um ensaio de PCR em tempo real previamente descrito para as subunidades A e B do gene *tox* foi comparado com o ensaio de PCR *tox* convencional para o mesmo gene.[169] Esses testes diferem nos conjuntos de iniciadores e sondas usados no ensaio de *tox* em tempo real *versus* convencional.[784,796] Foram também realizados testes de Elek com cada isolado, e foi realizado o sequenciamento dos produtos de amplificação para ambos os ensaios de PCR. Das 20 cepas de *C. ulcerans* examinadas, quatro foram positivas para ambas as subunidades da toxina por ambos os ensaios de PCR, e todas as quatro foram positivas para o teste de Elek. Outras oito cepas foram negativas em todos os ensaios de PCR, bem como no teste de Elek. Sete isolados foram positivos para ambas as subunidades do gene *tox* pelo ensaio de PCR convencional, porém as sequências de *tox* para a subunidade B não foram detectados, e os resultados para a detecção da sequência do fragmento da toxina A foram atípicos no ensaio de PCR em tempo real. O sequenciamento do gene *tox* dos sete isolados revelou várias diferenças nucleotídicas nas regiões onde os iniciadores e as sondas integram-se no ensaio de PCR em tempo real. No ensaio de PCR em tempo real para subunidade A, foram observadas três a quatro combinações impróprias, enquanto foram encontradas oito combinações impróprias para a subunidade B. Os valores correspondentes de combinações impróprias para o ensaio de PCR convencional foram de três a quatro para a subunidade A e nenhuma para a subunidade B.[169] Foram descritos outros ensaios de PCR em tempo real para o gene *tox*, que se baseiam nas sequências publicadas do gene *tox* de *C. diphtheriae* e *C. ulcerans* e que são sensíveis e específicos o suficiente para diferenciar os dois microrganismos.[991] Devido aos resultados gerados pelas cepas toxigênicas de *C. ulcerans* em testes moleculares para o gene *tox* de *C. diphtheriae*, os resultados negativos ou atípicos da PCR em tempo real devem ser confirmados por ensaios moleculares convencionais para *C. diphtheriae* e devem-se efetuar testes de toxina (*i. e.*, ensaio de citotoxicidade de células Vero, teste de Elek).

Sensibilidade de *Corynebacterium diphtheriae* a agentes antimicrobianos. Os isolados de *C. diphtheriae*, o principal patógeno do gênero, continuam sendo sensíveis, em sua maioria, a penicilina, ampicilina e eritromicina, os fármacos usados no tratamento da difteria. Esses mesmos agentes também são utilizados para o tratamento das infecções causadas por cepas de *C. diphtheriae* não toxigênicas. Os isolados também são, em sua maioria, sensíveis a ceftriaxona, clindamicina, gentamicina, vancomicina, daptomicina e linezolida.[606,715] Foram descritos isolados resistentes aos agentes betalactâmicos e à eritromicina, bem como *C. diphtheriae* multidrogarresistente.[606,847,861] Cepas multidrogarresistentes foram isoladas de indivíduos que voltaram de regiões de endemicidade. Por exemplo, um isolado de ferida de um paciente não vacinado mostrou-se resistente a clindamicina, eritromicina, tetraciclina e SXT e exibiu sensibilidade intermediária a ceftriaxona e cefotaxima.[760] O isolado permaneceu sensível à gentamicina, ao ciprofloxacino, à daptomicina, à linezolida, ao meropeném, à quinupristina-dalfopristina e à vancomicina. Em 2012, esse microrganismo foi a causa de infecção na corrente sanguínea em um paciente com LMA e febre neutropênica; o microrganismo foi sensível a penicilina, clindamicina, eritromicina, gentamicina, ciprofloxacino, SXT, imipeném, meropeném, daptomicina e vancomicina, porém foi resistente à ceftriaxona (CIM de 4 μg/mℓ).[1201] Em um estudo de 19 isolados não toxigênicos de infecções de nasofaringe, da corrente sanguínea e de feridas na Polônia, todos os isolados foram sensíveis a todos os agentes testados, com exceção de uma única cepa que apresentou sensibilidade intermediária ao ciprofloxacino, enquanto 47% demonstraram sensibilidade intermediária à cefotaxima.[1243] Um estudo realizado na Itália também constatou valores elevados da CIM para a cefotaxima em todos os isolados testados de *C. diphtheriae*.[1167]

Notificação de *Corynebacterium diphtheriae*. As investigações epidemiológicas de possíveis casos de difteria exigem uma cooperação entre saúde pública e laboratórios. Um caso confirmado de difteria precisa ter a doença compatível das vias respiratórias superiores e (a) o isolamento de *C. diphtheriae* do nariz, da garganta ou de uma amostra da pseudomembrana, (b) evidências histopatológicas de difteria ou (c) ligação epidemiológica a um caso confirmado por laboratório. Os ensaios de PCR positivos são considerados como evidência de suporte, e os casos que apresentam resultados positivos de PCR para os genes *dtxR* e *tox* sem isolamento do microrganismo, evidências histopatológicas ou ligação a um caso confirmado são considerados como casos prováveis. É necessário procurar isolar o microrganismo de amostras de nariz e orofaringe adequadamente coletadas de casos suspeitos e dos contatos íntimos tão logo haja suspeita de difteria, e o laboratório precisa ser informado, de modo que os meios de cultura apropriados possam ser obtidos ou preparados. Uma vez isolado e identificado o patógeno, é necessário realizar testes para determinar o biotipo, e deve-se efetuar o teste de Elek para detectar a produção de toxina. Os isolados de *C. diphtheriae* devem ser enviados ao Diphtheria Laboratory dos CDC para testes de referência por meio de acordo com o laboratório de saúde pública do estado. No caso em que forem obtidos outros possíveis isolados produtores de toxina (p. ex., *C. ulcerans*, *C. pseudotuberculosis*), eles também devem ser encaminhados aos CDC. Os profissionais de saúde precisam notificar tanto o departamento de saúde estadual quanto os CDC sobre casos prováveis ou confirmados de difteria o mais rápido possível, de modo que sejam iniciadas investigações imediatamente.[II]

Espécies de Corynebacterium associadas a animais e ao meio ambiente

Espécies de *Corynebacterium* também têm sido isoladas de uma variedade de espécies animais, e algumas delas são consideradas patógenos em seus respectivos hospedeiros. Alguns isolados de animais (p. ex., *C. falseni*) também foram isolados de seres humanos. O Boxe 14.5 fornece uma lista dessas espécies de *Corynebacterium* e dos animais associados a elas. Várias espécies de *Corynebacterium* também foram isoladas de várias fontes alimentares e ambientais, porém nenhuma delas foi implicada em infecções humanas.

Boxe 14.5

Espécies de *Corynebacterium* isoladas de animais

Espécie	Fonte de isolamento – infecção
C. aquilae[331]	Águias imperiais espanholas (*Aquila adalberti*) – isolados da boca/traqueia
C. auriscanis[224]	Canídeos – otite externa
C. bovis	Bovinos, outros (seres humanos)
C. camporealensis[330]	Ovinos – mastite
C. canis[363]	Cão – isolado de ferida de mordedura
C. capitovis[221]	Ovinos – isolado de feridas da cabeça
C. caspium[220]	Focas do mar Cáspio – isolado de ferida peniana
C. ciconiae[332]	Cegonha-negra – isolados de cultura da traqueia
C. cystiditis[1222]	Vacas – isolado do trato geniturinário
C. epidermidicanis[355]	Cães – isolado da pele de cão com prurido
C. falsenii[331]	Águias – isolados da boca/traqueia
C. felinum[222]	Gato silvestre – isolado das vias respiratórias
C. kutscheri[144]	Ratos, camundongos
C. mastiditis[329]	Ovinos – mastite subclínica
C. mustelae[366]	Furão – pulmão, fígado, tecido renal, sepse letal
C. phocae[845]	Foca-comum
C. pilosum[1222]	Vaca – isolado do trato geniturinário
C. pseudotuberculosis	Ovinos (seres humanos)
C. sphenisci[826]	Pinguins silvestres – isolados de cloaca de animais sadios
C. spheniscorum[427]	Pinguins silvestres – isolados de cloaca de animais sadios
C. suicordis[1153]	Suínos – isolados das vias respiratórias, isolados do pericárdio
C. testudinoris[222]	Tartaruga – isolado de lesão oral necrótica
C. ulceribovis[1225]	Vaca – ulceração de úbere
C. vitarumen	Isolado do rúmen de vaca

Outras bactérias corineformes

Foram isoladas outras bactérias corineformes de amostras clínicas humanas, incluindo bacilos gram-positivos pleomórficos que formam letras chinesas características, formas em V e formas cocoides ocasionais na coloração pelo método de Gram. Essas espécies diferem das espécies reconhecidas de *Corynebacterium* em vários aspectos. A maioria carece de *meso*-DAP como diaminoácido nas ligações cruzadas da estrutura do peptidoglicano, apresentando, em seu lugar, outros aminoácidos (p. ex., L-lisina, L-ornitina) (Tabela 14.5). Outros componentes normalmente encontrados na parede celular das corinebactérias, como arabinose, galactose e ácidos micólicos de cadeia curta, também podem estar ausentes. As menaquinonas encontradas como parte do sistema de transporte de elétrons também variam de um grupo para outro. Além disso, alguns dos microrganismos corineformes são mais oxidativos do que fermentadores em relação ao metabolismo dos carboidratos. Essas bactérias foram isoladas de vários tipos de amostras clínicas humanas, incluindo sangue, líquido cefalorraquidiano, urina e outros locais corporais e líquidos normalmente estéreis.

Embora alguns dos grupos corineformes anteriores dos CDC tenham sido formalmente reclassificados no gênero *Corynebacterium*, foi constatado que outros pertencem a gêneros não previamente associados a patologia humana. Vários grupos de pesquisadores, particularmente na Europa,

---

[II] N.R.T. No Brasil, a doença é de notificação compulsória e de investigação obrigatória.

estão empenhados para identificar as complexas relações taxonômicas existentes entre esses microrganismos distintos, utilizando abordagens tanto genéticas (p. ex., hibridização de DNA–DNA, sequenciamento do RNA ribossômico [rRNA] 16S e 5S) quanto quimiotaxonômicas (p. ex., parede celular, ácidos graxos celulares, análise das menaquinonas celulares). Esses métodos estabeleceram que o uso exclusivo das características fenotípicas pode não ser suficiente para a identificação desses microrganismos, podendo ser necessário efetuar análises moleculares e quimiotaxonômicas de componentes subcelulares para diferenciar esses microrganismos que possuem características fenotípicas idênticas ou semelhantes. Embora esses microrganismos sejam isolados relativamente incomuns no laboratório clínico, eles estão sendo cada vez mais isolados como colonizadores hospitalares e patógenos ocasionais, particularmente em pacientes imunocomprometidos.

Espécies de Actinotignum e Actinobaculum

A análise genotípica intensiva de outras cepas "semelhantes a *Actinomyces*" de amostras clínicas humanas levou a descrições de gêneros totalmente novos e a uma reclassificação de espécies já existentes de *Actinomyces*. Lawson et al.[642] examinaram cinco cepas de um microrganismo desconhecido semelhante a *Actinomyces* que foram isoladas de amostras humanas (incluindo amostras de sangue) e constataram que eram distintas das espécies de *Actinomyces* anteriormente descritas. O microrganismo mais estreitamente relacionado com essas cepas desconhecidas foi a espécie anaeróbia obrigatória *Actinomyces suis*, e até mesmo esse microrganismo mostrou ser filogeneticamente divergente de outras espécies de *Actinomyces* examinadas. Com base em dados genéticos, quimiotaxonômicos e bioquímicos, um novo gênero *Actinobaculum*, e uma espécie, *Actinobaculum schaalii*, foram propostos para os cinco isolados humanos anteriormente não descritos, obtidos de amostras de sangue e do trato urinário, e *Actinomyces suis* também foi reclassificado como *Actinobaculum suis*.[642] Desde a descrição de *A. schaalii* e a reclassificação de *A. suis*, foram isoladas duas espécies adicionais de *Actinobaculum* – *A. massiliae* e *A. urinale* – de amostras de urina de pacientes com infecções recorrentes/crônica do trato urinário.[437,459] *A. massiliae* também foi isolado de infecções cutâneas superficiais.[1170] A Figura 14.3 fornece um fluxograma para a identificação das espécies mais comuns de *Actinomyces* (Figura 14.3 A), *Actinotignum*, *Actinobaculum* e *Arcanobacterium* (Figura 14.3 B). A análise taxonômica recente das espécies de *Actinobaculum*, utilizando abordagens quimiotaxonômicas e moleculares, levaram à reclassificação de *A. schaalii* e *A. urinale* no novo gênero *Actinotignum*, com as designações de *Actinotignum schaalii* e *Actinotignum urinale*, respectivamente. Esses pesquisadores também constataram que a cepa tipo de *A. massiliense* era, na verdade, uma cepa de *A. schallii*.[1228a]

Desde a sua descrição inicial, *A. schaalii* emergiu como patógeno significativo no trato urinário, causando urossepse, cistite aguda e crônica, bacteriúria assintomática e sepse.[172,490,801] Reinhard et al.[909] descreveram 10 pacientes na Dinamarca com urossepse causada por *A. schaalii*. Nove desses pacientes eram idosos e tinham condições predisponentes, incluindo hiperplasia prostática, diabetes melito, artrite reumatoide, demência, carcinoma de cólon, cálculos renais, paraplegia e pielonefrite, e, em todos eles, foi isolado *A. schaalii* de amostras de urina, sangue ou ambos. Em um estudo retrospectivo conduzido em 2010 de todos os casos identificados na Suíça desde 2004, foram observados 21 isolados de *A. schaalii* de 19 pacientes.[84] Dez dos isolados foram obtidos de culturas de urina, seis de hemoculturas, três de cultura de pus e um de hemocultura e cultura de urina. Treze (76%) dos 17 pacientes com hemoculturas ou culturas de urina positivas apresentaram doença de base do trato urinário, e, nos casos de cultura de urina positiva, todos os pacientes apresentaram piúria e testes de nitrito negativos. Foi também relatada a ocorrência de urossepse por *A. schaalii*, juntamente com outros uropatógenos, incluindo *Aerococcus urinae* e *Actinobaculum urinale*.[328,1064] A infecção pediátrica por *A. schaalii* foi documentada em 2003, com ocorrência de um caso de pielonefrite em um menino de 5 anos de idade com hemiplegia em consequência de lesão tecidual do hemisfério e obstrução pieloureteral.[836] Bank et al.[67] desenvolveram um ensaio de PCR quantitativo em tempo real para *A. schaalii* e testaram amostras de urina de 177 pacientes hospitalizados e 75 pacientes ambulatoriais na Dinamarca. A PCR detectou a presença de *A. schaalii* em 22% das amostras de indivíduos com mais de 60 anos de idade. Em 9 de 10 amostras positivas na PCR, foi também constatada a presença de outros patógenos comuns do trato urinário, sugerindo que *A. schaalii* pode estar presente como copatógeno urinário não detectado em muitas infecções do trato urinário (ITU). Um estudo subsequente realizado pelo mesmo grupo utilizou PCR quantitativa para rastreamento de amostras de urina de 76 pacientes com cálculos renais, 29 crianças e 37 pacientes com cateteres de demora. Amostras de urina de 7 (29%) pacientes com cálculos renais, 5 (14%) de 14 crianças com menos de 3 anos de idade, de nenhuma de 15 crianças de 3 a 15 anos de idade e 8 (22%) dos pacientes cateterizados foram positivas para *A. schaalii*.[66] Andersen et al.[34] documentaram a presença de *A. schaalii* em quantidades de > 10^4 a 10^5 UFC/mℓ por PCR em tempo real em 5 de 29 amostras de urina de crianças com menos de 4 anos de idade. Outras duas crianças tiveram amostras de urina com contagens de colônias $\geq 10^6$ UFC/mℓ, que foram positivas por PCR e cultura.

Outras infecções associadas a *A. schaalii* e a outros membros do gênero são raras. Gomez et al.[417] descreveram 12 pacientes com bacteriemia por *Actinobaculum*. As hemoculturas tornaram-se positivas entre 1 e 3 dias, e apenas o frasco anaeróbio foi positivo. *A. schaalii* foi isolado de 10 pacientes, com isolamento de *A. urinale* e *A. massiliense* de dois pacientes, respectivamente. Todos os pacientes tinham mais de 65 anos de idade, 66% dos quais eram homens, e 10 dos 12 apresentavam patologia urogenital concomitante (p. ex., hipertrofia prostática benigna, câncer de próstata, retenção urinária, estenose uretral, instrumentação urológica prévia). É interessante assinalar que apenas 40% das hemoculturas positivas foram consideradas significativas pelos médicos. Foi relatada a ocorrência de osteomielite vertebral da coluna lombar em um homem suíço de 71 anos de idade com história pregressa significativa de hepatite B e tuberculose exigindo ressecção de pulmão e costela.[466] Em 2010, foi relatado o primeiro caso endocardite de prótese de valva da aorta causada por *A. schaalii* em um homem de 52 anos de idade na Áustria.[505] Esse paciente não apresentou nenhum sintoma atribuível ao trato urinário, e as culturas de urina incubadas em condições tanto aeróbias quanto anaeróbias

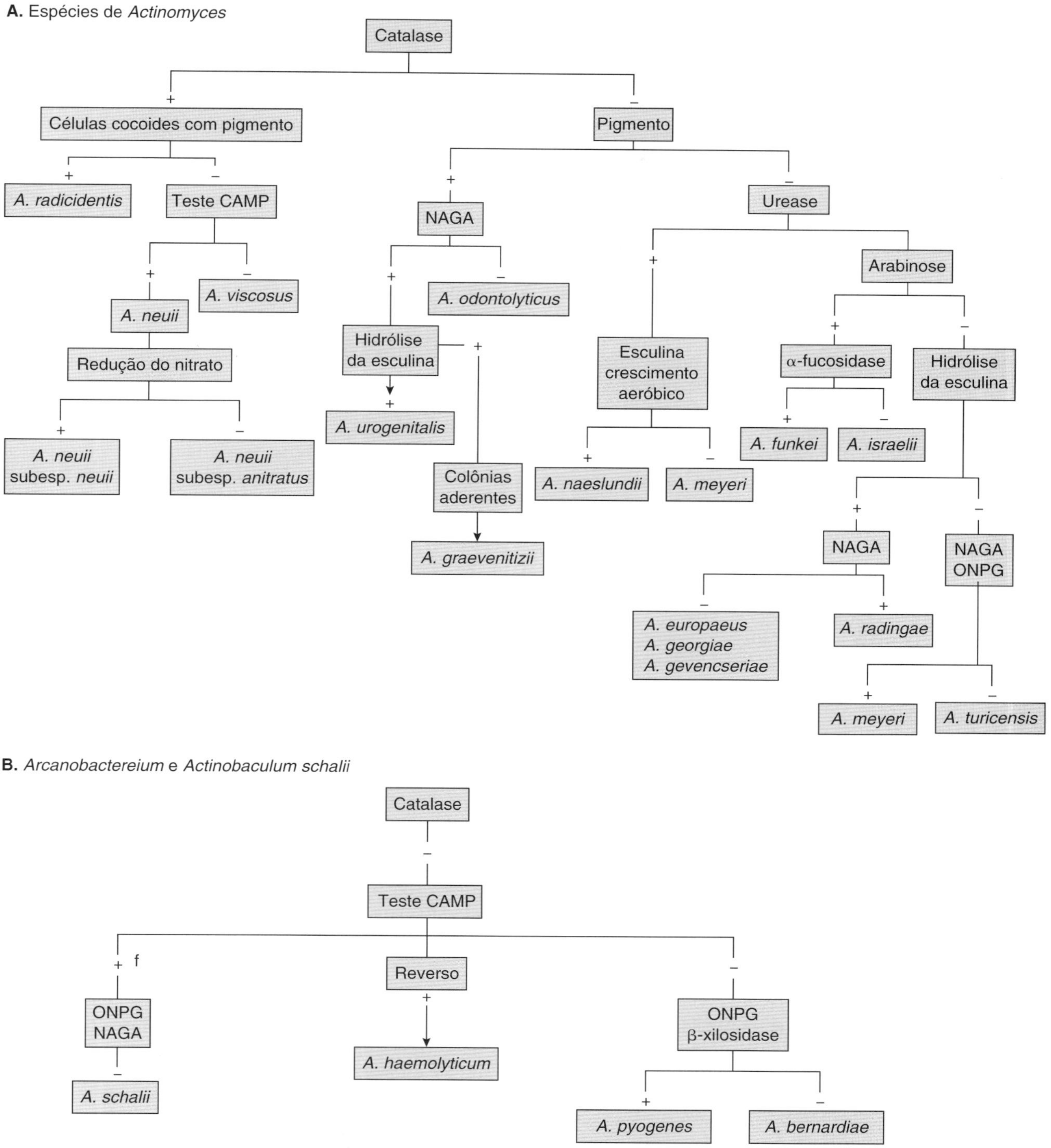

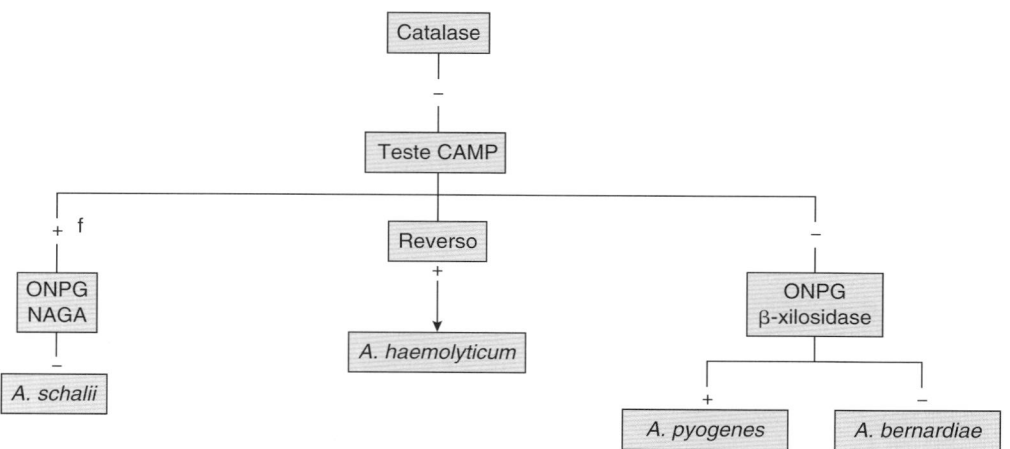

■ **FIGURA 14.3** Fluxograma para a identificação de espécies de *Actinomyces*, *Actinobaculum* e *Arcanobacterium* de amostras clínicas humanas.

foram negativas depois de 5 dias de incubação. *A. schaalii* também foi isolado em cultura pura de tecidos necróticos de um homem obeso de 33 anos de idade com diagnóstico de gangrena de Fournier, um tipo de fasciíte necrosante que acomete as regiões genital, perineal e perianal.[1141] Na América do Norte, a infecção por *A. schaalii* foi descrita pela primeira vez em 2010 em um relato de caso de ITU crônica em uma mulher canadense de 76 anos de idade.[636]

As espécies de *Actinobaculum* são bacilos gram-positivos anaeróbios ou anaeróbios facultativos, catalase-negativos e imóveis. As espécies de *Actinobaculum* podem crescer adequadamente ou de modo precário a 37°C em atmosfera enriquecida com CO_2 e crescem inadequadamente a 37°C no ar ambiente. As células podem ser ligeiramente curvas ou podem exibir ramificações. Os principais produtos da fermentação da glicose ou da maltose são ácidos láctico e acético. *A. schaalii* também produz succinato, enquanto *A. suis* produz ácidos acético e fórmico, além de etanol, a partir da fermentação da maltose (a glicose não é fermentada). Todos os membros do gênero hidrolisam o hipurato, porém não reduzem o nitrato a nitrito e não hidrolisam a esculina e a gelatina. As cepas de *A. suis* podem fermentar a maltose, mas não fermentam a sacarose. No sistema API® Coryne, *A. schaalii* é pirazinamidase-negativo, pirrolidonil arilamidase (PYR)-positivo, variável quanto à fosfatase alcalina e α-glicosidase-positivo, enquanto *A. massiliae* é pirazinamidase-positivo, PYR-negativo, fosfatase alcalina-negativo e α-glicosidase-positivo. *A. urinale* é negativo para pirazinamidase, PYR e α-glicosidase, porém β-glicuronidase-positivo.[909] Outras características fenotípicas para a identificação de espécies de *Actinobaculum* estão incluídas na Tabela 14.7. Os isolados de *A. schaalii* mostram-se sensíveis a amoxicilina, mecilinam, ceftriaxona, gentamicina, vancomicina, linezolida e nitrofurantoína e resistentes a ciprofloxacino, metronidazol e SXT.[35,173] Os isolados de pacientes com bacteriemia relatados por Gomez et al.[417] foram todos sensíveis à penicilina (CIM < 0,5 µg/mℓ), resistentes ao metronidazol (CIM > 256 µg/mℓ), enquanto 10 foram sensíveis à clindamicina (CIM < 0,5 µg/mℓ) e dois foram resistentes à clindamicina (CIM > 256 µg/mℓ). Mais de 90% das cepas podem ser sensíveis a outras fluoroquinolonas, como levofloxacino e moxifloxacino, e, nos isolados que demonstraram resistência ao ciprofloxacino ou ao levofloxacino, foi observada mutação no gene *gyrA*, mas não no gene *parC*, que são as regiões de determinação de resistência às quinolonas.[173]

Espécies de Actinomyces

O gênero *Actinomyces* é constituído por um grupo heterogêneo de bacilos gram-positivos, anaeróbios facultativos ou microaerófilos, não formadores de esporos, imóveis e não acidorresistentes. Alguns dos isolados exibem ramificação rudimentar. Muitas espécies de *Actinomyces* fazem parte da microbiota oral de seres humanos e de vários animais.[992] *A. israelii, A. gerencseriae, A. georgiae, A. odontolyticus* e *A. naeslundii* são prevalentes em amostras de placas tanto supragengivais quanto subgengivais de pacientes com periodontite e gengivite do adulto. As espécies de *Actinomyces* podem causar actinomicose clássica, infecções de feridas, abscessos, infecções do trato genital e ITU.[362,890,1043] Raramente, foi relatada a ocorrência de sepse causada por uma espécie de *Actinomyces*.[997] O gênero *Actinomyces* é classificado no filo Actinobacteria, classe Actinobacteria, ordem Actinomycetales, família Actinomycetaceae. Outros gêneros da família são *Actinobaculum, Arcanobacterium, Trueperella* e *Mobiluncus* (Boxe 14.1).

O gênero *Actinomyces* sofreu uma rápida expansão nesses últimos anos, com a descrição de muitas espécies novas tanto de seres humanos quanto de animais. O grande número de novos agentes criou problemas para os laboratórios clínicos no que concerne à identificação acurada desses microrganismos. Há vários anos, os laboratórios de microbiologia dependiam de métodos convencionais de bacteriologia anaeróbia para identificação fenotípica. Identificações de referência foram determinadas com técnicas de bacteriologia anaeróbia promulgadas no *Virginia Polytechnic Institute (VPI) Anaerobe Manual* e no *Wadsworth Anaerobic Bacteriology Manual*.[510,560,976] Infelizmente, o *VPI Anaerobe Manual* não está mais disponível e o *Wadsworth Anaerobic Bacteriology Manual* não foi atualizado desde 2002. Na abordagem do VPI para a identificação dos anaeróbios, a cromatografia gás–líquido (CGL) para a detecção de produtos voláteis e não voláteis da fermentação da glicose foi de grande utilidade para identificação, visto que os bacilos gram-positivos não formadores de esporos que produzem grandes quantidades de ácido succínico puderam ser incluídos no gênero *Actinomyces* sem qualquer outro teste adicional. Como as novas espécies são atualmente validadas por abordagens genotípicas moleculares, os dados da CGL e os dados fenotípicos de novas espécies frequentemente são limitados ou indisponíveis. Vários fabricantes comercializaram *kits* enzimáticos rápidos para a identificação de bactérias anaeróbias, porém esses sistemas não têm um bom desempenho para a identificação das espécies de *Actinomyces*.[758] Santala et al.[975] avaliaram o RapID® ANA II (Remel), o RapID® CB-Plus (Remel), o BBL Crystal® ANR ID (BD Microbiology Systems) e o RapID® 32A (bioMérieux, Inc.) quanto à sua capacidade de identificar espécies de *Actinomyces* "clássicas" e recentemente descritas. Esses *kits* identificaram corretamente apenas 26 a 65% das cepas de *Actinomyces* "clássicas" até o nível de espécie e apenas 13 a 49% das espécies recentemente descritas até o nível de gênero. Um estudo conduzido em 2005 avaliou os sistemas RapID® ANA II, RapID32®, RapID® CB-Plus e BBL Crystal® ANR ID para a identificação de espécies de *Actinomyces*.[586] Dos 54 isolados testados, 46% foram identificados até o nível de gênero/grupo pelo sistema BBL Crystal®, 30% foram identificados pelo RapID32A®, 20% pelo RapID® CB-Plus e 13% pelo RapID® ANA II. Um dos sistemas mais recentes para a identificação de bactérias anaeróbias é o cartão Vitek® 2 Anaerobe/*Corynebacterium* (ANC). Na avaliação multicêntrica do cartão ANC, todas as duas cepas de *A. meyeri* e uma de duas cepas de *A. israelii* foram identificadas de modo correto, e, em outro estudo do cartão ANC, juntamente com o RapID® ANA II e o BBL Crystal® ANR, apenas dois isolados de *Actinomyces* foram incluídos, de modo que foi difícil avaliar o desempenho desses *kits* para a identificação *Actinomyces*.[119,915] Em outra avaliação do cartão Vitek® 2 ANC, foram testados cinco isolados de *Actinomyces*, dos quais três foram identificados até o nível de espécie, enquanto um dos isolados foi identificado de modo incorreto ou não obteve nenhuma identificação.[651] Em outra avaliação do cartão ANC por Mory et al.,[780] todas as seis espécies de *Actinomyces* foram corretamente identificadas até o nível de espécie, sugerindo que esse *kit* pode ter grande potencial na identificação fenotípica de espécies de *Actinomyces*. As características fenotípicas das novas espécies de *Actinomyces*, conforme determinadas por esses *kits*, frequentemente são incluídas como parte das descrições originais das espécies. Devido às dificuldades encontradas na identificação fenotípica, foram desenvolvidas sondas de DNA específicas de gênero e de espécie para investigar o papel de espécies de *Actinomyces* na doença periodontal e no início do processo de cárie dentária.[116,1091,1217] As espécies de *Actinomyces* também podem ser identificadas por métodos moleculares, como sequenciamento do rDNA 16S e análise de polimorfismo de comprimento de fragmento de restrição.[465,978] Entretanto, nenhuma dessas técnicas está disponível para o laboratório clínico de rotina. O Boxe 14.6 inclui descrições de espécies de *Actinomyces* de seres humanos

Tabela 14.7 Características fenotípicas para a identificação de espécies de *Actinotignum* e *Actinobaculum*.

Teste/característica	A. schaalii	A. suis	A. massiliae	A. urinale
Aeróbio estrito	–	+	–	–
CAT	–	–	–	–
Morfologia das colônias/pigmentação	Pequenas, branco-acinzentadas	Brancas, granulares, bordas contínuas/irregulares	Pequenas, cinzentas, contínuas	Pequenas, branco-acinzentadas, convexas, contínuas, lisas
HEM SBA	–	–	–	β
NO_3	–	–	–	–
PYZ	V	–	–	–
PAL	V	+	–	–
ESC	–	–	–	–
URE	–	+	–	V+
ADH	–	DI	–	–
MOT	–	–	–	–
HHIP	+	DI	+	+
VP	–	–	DI	–
GEL	–	–	–	–
LAP	DI	DI	–	–
CAMP	+f	DI	DI	DI
PYR	+	V	–	–
α-GAL	–	DI	–	–
β-GAL	–	–	–	–
α-GLU	+	+	+	–
β-GLU	–	DI	DI	–
β-GUR	–	–	–	+
NAGA	–	DI	–	–
Produção de ácido a partir de:				
GLI	V+	–	+	+
MAL	+	V	+	+
SAC	V	–	–	+
MNTL	–	–	–	–
XIL	V	–	+	–
LAC	–	–	–	–
MAN	V	–	–	–
ARAB	V	–	DI	–
SBTL	–	–	–	–
RAF	–	–	+f	–
RIB	+	–	+	+
TRE	V	–	+	–
GLIG	–	+	+	–
Produtos de fermentação da glicose	A, S	A, f, EtOH (a partir da maltose)	DI	L, a

+ = reação positiva; – = reação negativa; V = reação variável; V+ = reação variável, com a maioria das cepas positiva; V– = reação variável, com a maioria das cepas negativas; V+f = reação variável, com a maioria das cepas fracamente positivas; DI = dados indisponíveis; CAT = catalase; HEM SBA = hemólise em SBA; NO_3 = redução do nitrato; PYZ = pirazinamidase; PAL = fosfatase alcalina; ESC = hidrólise da esculina; URE = urease; ADH = arginina di-hidrolase; MOT = motilidade; HHIP = hidrólise do hipurato; VP = produção de acetoína (Voges-Proskauer); GEL = hidrólise da gelatina; LAP = leucina aminopeptidase; PYR = pirrolidonil arilamidase; α-GAL = α-galactosidase; β-GAL = β-galactosidase; α-GLU = α-glicosidase; β-GLU = β-glicosidase; β-GUR = β-glicuronidase; NAGA = N-acetil-β-D-glicosaminidase; GLI = glicose; MAL = maltose; SAC = sacarose; MNTL = manitol; XIL = xilose; LAC = lactose; MAN = manose; ARAB = arabinose; SBTL = sorbitol; RAF = rafinose; RIB = ribose; TRE = trealose; GLIG = glicogênio; A = grandes quantidades de ácido acético produzidas a partir da glicose; S = grandes quantidades de ácido succínico produzidas a partir da glicose; L = grandes quantidades de ácido láctico produzidas a partir da glicose; f = pequenas quantidades de ácido fórmico produzidas a partir da glicose; EtOh = etanol.

Boxe 14.6

Membros do gênero *Actinomyces*

Espécie	Importância clínica e identificação
Actinomyces bovis	*A. bovis* provoca actinomicose no gado e em outros animais.[714] Esse microrganismo foi confirmado com abordagens fenotípicas, quimiotaxonômicas e genotípicas. No sistema API® Coryne, esse isolado produziu o biocódigo de número 0101104, indicando reações positivas para fosfatase alcalina, urease, glicose e catalase.
Actinomyces bowdenii	Essa espécie foi originalmente isolada de amostras clínicas obtidas de cães e gatos, porém ainda não foi isolada de amostras clínicas obtidas de fontes humanas.[846]
Actinomyces canis	Essa espécie, descrita em 2000, é catalase-positiva e foi isolada de cães.[519] *A. canis* está estreitamente relacionado com *A. hyovaginalis*, *A. georgiae*, *A. meyeri*, *A. odontolyticus*, *A. radingae* e *A. turicensis*.
Actinomyces cardiffensis	*A. cardiffensis* foi isolado de líquido pleural humano, de abscesso paracolônico, abscesso de mandíbula, abscesso de orelha pós-mastoidectomia, lavado sinusal e dispositivos intrauterinos.[458] Na coloração pelo método de Gram, os microrganismos aparecem como bacilos finos e ligeiramente curvos, com filamentos ramificados em esferas. Depois de 48 h de incubação, as colônias são pequenas, convexas e contínuas, podendo ser cremosas a rosadas. *A. cardiffensis* é um anaeróbio facultativo, catalase-negativo que produz grandes quantidades de ácidos succínico e láctico e pequenas quantidades de ácido acético a partir da fermentação da glicose. Não ocorre hidrólise de esculina, ureia e gelatina.
Actinomyces catulii	*A. catuli* foi isolado de cães.[522]
Actinomyces coleocanis	*A. coleocanis* foi isolado da vagina de uma cadela.[518]
Actinomyces dentalis	*A. dentalis* foi descrito em 2005, quando foi isolado do pus aspirado de abscesso dentário.[464] Esse microrganismo é um anaeróbio obrigatório, que forma bacilos gram-positivos filamentosos, ramificados em esferas. É catalase-negativo, e o principal produto final do metabolismo da glicose é o ácido láctico, com quantidades menores de ácido acético; não forma ácido succínico a partir da glicose.
Actinomyces denticolens	Essa espécie foi originalmente isolada de amostras de placa dentária de bovinos.[268]
Actinomyces europaeus	Essa espécie foi descrita em 1997, quando foi isolada como microrganismo solitário ou como único microrganismo aeróbio obtido de material de abscesso humano.[358] Esse microrganismo também foi isolado de infecções de pele (p. ex., infecção de seio pilonidal, abscessos perianais, úlceras de decúbito) e de ITU.[959] *A. europaeus* foi coisolado com *A. turicensis* de fistula subcutânea associada a hipoplasia congênita grave da perna direita de um homem de 23 anos de idade e de abscesso de mama.[1018,1245] Nos esfregaços corados pelo método de Gram, esse microrganismo aparece como bacilos gram-positivos curtos, dispostos em pequenos grupos, sem ramificação detectável. As colônias em SBA são pequenas (menos de 0,5 mm depois de 48 h de incubação em CO_2), cinzentas e translúcidas. Esse microrganismo é catalase-negativo, imóvel e fermenta a glicose e a maltose, mas não o manitol nem a xilose. Algumas cepas também hidrolisam a esculina e a gelatina, porém essas reações são tardias. Não ocorre redução do nitrato a nitrito, e não há produção de urease. À semelhança de outras espécies de *Actinomyces*, o ácido succínico é produzido como principal produto de fermentação da glicose.
Actinomcyes funkei	Essa espécie recentemente descrita foi isolada originalmente de hemoculturas, de cultura de amostra de ferida do esterno e de incisão abdominal; foi também relatada como causa de endocardite de valva tricúspide nativa.[644,1195] A princípio, esses isolados foram identificados como cepas de *A. turicensis*; entretanto, certas características fenotípicas e o sequenciamento do rRNA 16S mostraram que o microrganismo estava estreitamente relacionado com *A. turicensis*, porém não idêntico. As células de *A. funkei* são gram-positivas, delgadas e ligeiramente curvas e exibem alguma ramificação. Ocorre crescimento em condições tanto aeróbias quanto anaeróbias. Em SBA, as colônias são pequenas, não hemolíticas e cinzentas depois de 24 h de incubação. Ocorre produção de ácido a partir da glicose, da sacarose e da xilose, mas não a partir da arabinose, do manitol, do glicogênio, da rafinose, do sorbitol ou da trealose. O hipurato é hidrolisado, mas não a esculina e a gelatina. No sistema API® Coryne, o isolado original produziu os números de biocódigo 0130761 ou 3530761, indicando a variabilidade das reações de pirazinamidase, nitrato redutase e β-galactosidase na tira.
Actinomyces georgiae	*A. georgiae* foi descrito em 1990 e é encontrado como parte da microbiota normal das fissuras gengivais de adultos e crianças. Em 2008, esse microrganismo foi isolado de hemoculturas de um paciente com endocardite na Tailândia.[549] As cepas são anaeróbias facultativas. Na coloração pelo método de Gram, essa espécie aparece como bacilos que ocorrem em pares ou em cadeias curtas; as células também podem exibir tumefações ao longo de sua extensão, e raramente são observadas ramificações.[553] Nas culturas em caldo mais velhas, as células podem exibir um aspecto cocoide. Depois de 48 h de incubação em condições anaeróbias, as colônias medem 1 mm de diâmetro, são circulares, contínuas, brilhantes e lisas, com bordas contínuas. As colônias podem ser brancas, castanhas ou cor bege. O microrganismo é catalase-negativo, e ocorre produção de ácido succínico, ácido acético, ácido fórmico e pequenas quantidades de ácido láctico a partir da fermentação da glicose. Há produção de ácido a partir de uma variedade de carboidratos, incluindo glicose, maltose, sacarose, xilose, trealose e glicogênio. A maioria das cepas hidrolisa a esculina, mas não reduz o nitrato a nitrito.

Actinomyces gerencseriae	Essa espécie foi descrita em 1990 e era anteriormente denominada *A. israelii* sorotipo II.[553] Entretanto, não está relacionada geneticamente com as cepas tipo de *A. israelii*. *A. gerencseriae* é encontrado na cavidade oral humana e nas fissuras gengivais. Cerca de 12% dos isolados são anaeróbios obrigatórios, enquanto o restante apresenta crescimento escasso a moderado em ágar-sangue incubado em 5% a 7% de CO_2. Na coloração pelo método de Gram, os microrganismos aparecem nas células filamentosas, com tumefações e ramificação ocasionais. Depois de 48 h de incubação em condições anaeróbias, as colônias medem cerca de 0,2 mm de diâmetro, são brancas, opacas, não hemolíticas e podem exibir uma topografia rugosa. Essa espécie é catalase-negativa, positiva para hidrólise da esculina, negativa para a hidrólise da gelatina e produz ácido a partir de uma variedade de carboidratos, incluindo glicose, maltose, manose, sacarose e trealose. Há produção dos ácidos láctico, succínico, fórmico e acético com a fermentação da glicose. Em 2010, *A. gerencseriae* foi isolado de um caso de actinomicose torácica que se manifestou como empiema *necessitatis*, que é uma extensão de líquido pleural purulento através dos tecidos, formando um acesso na parede torácica.[681]
Actinomcyes graevenitzii	O relato original dessa nova espécie descreveu quatro isolados humanos, três dos quais obtidos de amostras das vias respiratórias, e o quarto isolado da mandíbula de um paciente com osteíte.[895] Esses isolados são bacilos gram-positivos, imóveis e ligeiramente curvos, com alguma ramificação e extremidades tumefeitas ocasionais. As colônias em SBA são muito pequenas (0,2 mm de diâmetro depois de 24 h de incubação) e são aderentes ao ágar, particularmente no isolamento primário. Essa espécie é catalase-negativa, não hidrolisa a esculina, a ureia nem o hipurato e não reduz o nitrato a nitrito. Além disso, é fortemente positivo para *N*-acetil-β-D-glicosaminidase na tira do API® Coryne, o que ajuda a diferenciá-la das outras espécies estreitamente relacionadas de *Actinomyces*. Os ácidos succínico e láctico constituem os produtos finais da fermentação da glicose. Desde a sua descrição inicial, *A. graevenitzii* foi isolado de um paciente com coinfecção disseminada por esse microrganismo e por *M. tuberculosis*, bem como de um paciente com bacteriemia e cirrose hepática alcoólica.[533,1108]
Actinomyces hominis	*A. hominis* foi descrito em 2010, quando um *swab* de ferida coletado de uma mulher alemã de 89 anos de idade produziu uma cultura pura de uma bactéria corineforme catalase-positiva depois de 72 h de incubação em condições aeróbias.[363] O isolado foi confirmado como uma espécie de *Actinomyces* por sequenciamento do gene rRNA 16S e foi estreitamente relacionado com *A. europaeus*. *A. hominis* é catalase-positivo (uma das 10 espécies de *Actinomyces* que é catalase-positiva), positivo no teste CAMP, produz ácido a partir da rafinose e é positivo para *N*-acetil-β-D-glicosaminidase.
Actinomyces hongkongensis	Essa nova espécie, descrita em 2003, foi isolada de material purulento de um paciente com actinomicose pélvica.[1208] Essa espécie é anaeróbia estrita, cresce em SBA formando colônias puntiformes, e não hemolíticas, e é catalase-negativa. No sequenciamento do rRNA 16S, essa espécie está mais estreitamente relacionada com *A. maramammalium*, que foi isolado de focas e botos.
Actinomyces hordeovulneris	*A. hordeovulneris*, juntamente com *A. viscosus* e *A. bovis*, são as três espécies que provocam actinomicose em cães.[147,857] *A. hordeovulneris* foi isolado de paciente com pleurite, artrite séptica, peritonite e abscessos.
Actinomyces houstonensis	Essa espécie humana foi identificada a partir de três isolados de abscessos subcutâneos graves que exigiram drenagem.[212] *A. houstonensis* é um anaeróbio facultativo, que forma colônias alfa-hemolíticas cinzentas, com cerca de 0,2 mm de diâmetro depois de 48 h de incubação a 35 a 37°C. As células consistem em bacilos gram-positivos pleomórficos, que tendem a formar meios círculos. O microrganismo é catalase-negativo e não hidrolisa a esculina, a ureia nem a gelatina. O nitrato é reduzido a nitrito, e ocorre produção de ácido a partir da glicose e da sacarose, mas não a partir da xilose.
Actinomyces howellii	*A. howellii* é encontrado na placa dentária do gado leiteiro.[269] Esse microrganismo está antigenicamente relacionado com *A. naeslundii* e *A. viscosus*.[888]
Actinomyces hyovaginalis	*A. hyovaginalis* descrito em 1993, foi originalmente isolado de lesões vaginais purulentas de suínos.[228] Estudos genotípicos subsequentes de isolados de amostras de necropsia de suínos identificaram um novo biotipo de *A. hyovaginalis* do rim, pulmão, cérebro, bexiga e tecido articular, que foi denominado biotipo "geral" para diferenciá-lo do biotipo "vaginal" descrito anteriormente.[1061] Os biotipos vaginais estão associados a aborto em suínos.[509] *A. hyovaginalis* também constitui uma causa de linfadenite em caprinos.[974] Estudos mais recentes de sequenciamento e estudos fenotípicos expandidos documentaram que determinadas cepas de *A. hyovaginalis* causam doença em ovinos, à semelhança de *C. pseudotuberculosis*, *A. pluranimalium* e *T. pyogenes*.[351]
Actinomyces israelii	*A. israelii* é o agente mais frequentemente associado às várias apresentações da actinomicose, incluindo actinomicose cervicofacial, torácica, pulmonar e pélvica (frequentemente associada à presença de dispositivos intrauterinos) (ver o texto).[515,882] *A. israelii* foi isolado de casos de actinomicose de cabeça e pescoço com comprometimento do SNC, da medula, vertebral, ocular e periocular, incluindo endoftalmite e osteomielite.[392,511,759,807,1239] *A. israelii* também foi isolado de raros casos de abscesso de mama indolente, actinomicose esternal primária e endocardite.[6,653,870,882,971] Pode ocorrer actinomicose pulmonar por *A. israelii*, que pode se manifestar na forma de abscessos pleurais, da parede torácica e esplênicos com empiema.[451] A actinomicose abdominal causada por *A. israelii* inclui massas da parede abdominal e abscessos intra-abdominais, hepáticos e pancreáticos, actinomicose intestinal com obstrução intestinal e comprometimento retroperitoneal com uropatia obstrutiva.[5,401,653,1129,1135,1219] Foram também relatadas infecções de próteses articulares após bacteriemia por *A. israelii*.[1241] Esse microrganismo é primariamente anaeróbio, com crescimento facultativo em atmosfera enriquecida com CO_2 somente após subculturas repetidas. As colônias de *A. israelii* podem assemelhar-se a um dente molar, não são hemolíticas em SBA e não são pigmentadas. Essa espécie é catalase-negativa e positiva para hidrólise da esculina, e a maioria das cepas reduz o nitrato a nitrito. Ocorre produção de ácido a partir de glicose, maltose, sacarose, rafinose, xilose, lactose e trealose.

(continua)

Actinomyces johnsonii	Durante um exame de 115 cepas tipo/referência, isolados clínicos e isolados orais de *A. naeslundii*, foram determinadas as sequências gênicas parciais de vários genes de manutenção. Essas sequências identificaram três genoespécies distintas. *A. naeslundii* genoespécie 1 e genoespécie 2 formaram dois grupos distintos, que foram bem separados do terceiro grupo, designado como genoespécie WVA 963. A genoespécie 1 agrupou-se com as cepas tipo de *A. naeslundii*, de modo que as cepas dessa genoespécie 1 permaneceram como *A. naeslundii*. O nome *Actinomyces oris* foi proposto para os isolados de *A. naeslundii* genoespécie 2, enquanto foi proposto o nome *Actinomyces johnsonii* para *A. naeslundii* genoespécie WVA 963.[486]
Actinomyces marimammalium	*A. marimammalium* foi originalmente isolado de múltiplos órgãos internos de uma foca-de-capuz morta, dos tecidos pulmonares de um boto morto e tecido do intestino delgado de uma foca cinza morta.[523]
Actinomyces massiliensis	Essa espécie foi isolada em 2009 de uma hemocultura de um homem de 38 anos de idade com pleuropneumonia.[918] Esse microrganismo anaeróbio obrigatório é negativo para catalase e oxidase e produz ácido a partir da glicose, frutose e lactose, mas não a partir de manitol, xilose, rafinose ou amigdalina. Essa espécie está mais estreitamente relacionada com *A. gerencseriae, A. israelii, A. oricola, A. ruminicola* e *A. dentalis*.
Actinomyces meyeri	*A. meyeri* é uma espécie anaeróbia obrigatória que tem sido associada a uma variedade de infecções humanas, incluindo actinomicose cervicofacial, torácica e pulmonar.[240,325,674,1136] Foi relatada a ocorrência de actinomicose cutânea primária por *A. meyeri* em indivíduos com traumatismo cutâneo menor; em geral, manifesta-se na forma de lesões ulceradas indolentes que drenam material purulento.[416,488] Em um caso, essa infecção foi a primeira manifestação de infecção pelo HIV em um homem de 23 anos de idade.[416] Esse microrganismo constitui uma causa incomum de endoftalmite pós-operatória, abscesso cerebral, abscessos cutâneos e intra-abdominais, endocardite e osteomielite.[526,688,859,1148] As infecções intra-abdominais por *A. meyeri* incluíram abscessos esplênicos.[399] *A. meyeri* tem tendência a sofrer disseminação a partir de infecção localizada, e, em um paciente, a infecção foi confundida com câncer de pulmão, com metástases para o cérebro.[230,1148] *A. meyeri* também foi isolado do líquido sinovial de um paciente com carcinoma de células escamosas metastático.[190] As colônias em ágar-sangue são brancas e não pigmentadas. As cepas de *A. meyeri* são catalase-negativas, não hidrolisam a esculina e não reduzem o nitrato. O teste CAMP é positivo, e algumas cepas também produzem urease. Ocorre produção de ácido a partir de glicose, maltose, sacarose e xilose, e algumas cepas também fermentam o glicerol e o glicogênio. O manitol, a trealose, a rafinose e a manose não são fermentados.
Actinomyces naeslundii	*A. naeslundii*, que é encontrado na orofaringe humana, constitui uma causa rara de actinomicose cervicofacial, actinomicose endocervical associada a DIU, artrite séptica e doença periodontal.[465,667,1216] *A. naeslundii* pode causar bacteriemia após procedimentos dentários em pacientes com doença periodontal.[104] As cepas de *A. naeslundii* foram divididas em genoespécies 1 e 2; a genoespécie 1 é atualmente reconhecida como *A. naeslundii sensu stricto*, enquanto a genoespécie 2 foi reclassificada como *Actinomyces oris*.
Actinomyces nasicola	Essa espécie foi originalmente isolada do pus aspirado do antro de um paciente submetido a polipectomia nasal de rotina.[463] Na coloração pelo método Gram, esse microrganismo aparece como bacilos gram-positivos corineformes, com alguma ramificação e presença de formas cocoides. O microrganismo é anaeróbio facultativo e catalase-negativo; ocorre produção dos ácidos acético, láctico e succínico como produtos de fermentação da glicose. Não há hidrólise da esculina, gelatina e amido, e tampouco ocorre produção de urease. Há produção de ácido a partir da frutose e da celobiose, mas não a partir de glicose, maltose, sacarose, ribose, xilose, lactose, manitol ou amigdalina.
Actinomyces neuii subesp. *neuii* e *Actinomyces neuii* subesp. *anitratus*	Essas subespécies de *Actinomyces* foram descritas em 1994 e abrangem membros anteriores do grupo 1 corineforme e de cepas "semelhantes ao grupo 1" dos CDC, que foram isoladas de uma variedade de amostras clínicas, incluindo líquidos de *shunt* cefalorraquidiano, culturas de material de orelha, humor vítreo, abscessos de glândula mamária, furúnculos e sangue.[376] As cepas do grupo 1 são alfa-hemolíticas em ágar-sangue humano, reduzem o nitrato a nitrito, são incapazes de fermentar o adonitol e são fosfatase alcalina-negativas, enquanto as cepas "semelhantes ao grupo 1" não são hemolíticas, não conseguem reduzir o nitrato a nitrito, fermentam o adonitol e são positivas para fosfatase alcalina. Ambos os grupos de microrganismos crescem em condições tanto aeróbias quanto estritamente anaeróbias. A análise da parede celular mostrou que esses isolados carecem de *meso*-DAP e de ácidos micólicos em suas paredes celulares. A análise dos ácidos graxos voláteis e não voláteis revelou a presença de ácido succínico como principal produto final da fermentação da glicose em ambos os grupos de microrganismos, e o exame de ésteres de metila de ácidos graxos revelou que as paredes celulares contêm ésteres de metil de ácidos graxos C16:0, C18:1*cis*-9 e C18:0 como principais componentes da parede celular. Esses dados sugeriram uma relação filogenética entre o grupo 1 e cepas "semelhantes ao grupo 1" dos CDC e espécies de *Actinomyces*.[376] Subsequentemente, foram determinadas as sequências do gene rRNA 16S desses microrganismos, que confirmaram a inclusão dos isolados do grupo 1 e "semelhantes ao grupo 1" dos CDC no gênero *Actinomyces*. Em 1994, as cepas do grupo 1 e "semelhantes ao grupo 1" dos CDC foram formalmente propostas como *Actinomyces neuii* subesp. *neuii* e *Actinomyces neuii* subesp. *anitratus*, respectivamente.[388] Desde a inclusão dessa bactéria corineforme no gênero *Actinomyces*, essa espécie tem sido associada a abscessos, lesões cutâneas infectadas, bacteriemia e endocardite tanto de valva nativa quanto de prótese valvar.[215,387,419,444,623,713,1165] A bacteriemia tem sido associada a ITU, infecções articulares e corioamnionite.[388,470,713] Outras infecções incluíram pericardite, osteomielite, infecções de *shunt* ventriculoperitoneal, endoftalmite e infecção de prótese mamária e total de quadril.[145,400,430,862,894,925,1138,1165,1180] Tanto *A. neuii* subesp. *neuii* quanto *A. neuii* subesp. *nitratus* são bacilos gram-positivos catalase-positivos e não hemolíticos. As colônias são circulares, lisas, convexas e brancas, com bordas contínuas; a subespécie *neuii* é alfa-hemolítica em SBA, enquanto a

	subespécie *anitratus* é não hemolítica. Esses microrganismos são fermentadores muito ativos e produzem ácido a partir da glicose, maltose, sacarose, manitol, lactose, manose, trealose e xilose. Ambas as espécies produzem leucina arilamidase, α-galactosidase, β-galactosidase e α-glicosidase e ambas também são positivas no teste CAMP. *A. neuii* subesp. *neuii* reduz o nitrato a nitrito, enquanto a subespécie *anitratus* é negativa para essa característica. Raras cepas de *A. neuii* podem ser catalase-negativas.[144] Os isolados de *A. neuii* mostram-se sensíveis a penicilina, ampicilina, cefalosporinas, imipeném, eritromicina, clindamicina e vancomicina. A sensibilidade aos aminoglicosídios e às fluoroquinolonas é variável.[388]
Actinomyces odontolyticus	*A. odontolyticus* é encontrado na orofaringe humana, em associação a fissuras gengivais e lesões de cáries profundas. Essa espécie, juntamente com *A. naeslundii* e *A. viscosus*, foi documentada como causa de bacteriemia após procedimentos dentários.[104] Esse microrganismo também constitui uma causa rara de bacteriemia, infecções toracopulmonares, empiema torácico, abscessos pulmonares e hepáticos, infecções dos tecidos moles e actinomicose pélvica associada a DIU.[72,73,193,196,234,679,767,1084] *A. odontolyticus* também foi isolada de um abscesso adjacente ao local de saída de um cateter de Tenckhoff para a diálise peritoneal ambulatorial crônica.[1029] Essa espécie é catalase-negativa, forma colônias de cor rosada em SBA e colônias vermelhas em ágar infusão BHI. Ocorre redução do nitrato a nitrito, e não há produção de urease. O microrganismo produz ácido a partir de glicose, maltose e sacarose, e algumas cepas também fermentam glicerol, glicogênio e xilose.
Actinomyces oricola	*A. oricola*, à semelhança de *A. radicidentis* (ver adiante), foi isolado originalmente de um abscesso dentário.[462] Essa espécie consiste em bacilos gram-positivos, que exibem formação tanto ramificada quanto em filamentos. O microrganismo é anaeróbio facultativo, catalase-negativo e forma colônias puntiformes em SBA depois de 48 h de incubação. A análise por CGL de culturas em caldo de glicose revela a formação de ácidos acético, láctico e succínico. Na tira do API® Coryne, observa-se a produção de ácido apenas a partir da glicose, maltose e sacarose. Outros testes positivos (*i. e.*, pirazinamidase, fosfatase alcalina, hidrólise da esculina, α-glicosidase e β-galactosidase) produzem o biocódigo de número 2550121.
Actinomyces oris	Durante um exame de 115 cepas tipo/de referência, isolados clínicos e isolados orais de *A. naeslundii*, foram determinadas as sequências gênicas parciais de vários genes de manutenção. Essas sequências identificaram três genoespécies distintas. *A. naeslundii* genoespécie 1 e genoespécie 2 formaram dois grupos distintos, que são bem separados do terceiro grupo, designado como genoespécie WVA 963. A genoespécie 1 foi agrupada com as cepas tipo de *A. naeslundii sensu stricto*, de modo que as cepas dessa genoespécie 1 permaneceram como *A. naeslundii*. O nome *Actinomyces oris* foi proposto para os isolados de *A. naeslundii* genoespécie 2, enquanto foi proposto o nome *Actinomyces johnsonii* para *A. naeslundii* genoespécie WVA 963.[486]
Actinomcyes radicidentis	*A. radicidentis* foi isolado em culturas puras de canais dentários infectados em seres humanos.[223,568] Esses isolados são gram-positivos, catalase-positivos e de morfologia cocoide a cocobacilar; crescem em condições tanto aeróbias quanto anaeróbias. As colônias em SBA podem produzir um pigmento rosado. Essa espécie é fermentativamente ativa e produz ácido a partir da glicose, maltose, manitol, lactose, ribose e sacarose no sistema API® Coryne. A hidrólise da esculina, a redução do nitrato e a produção de urease por esse microrganismo constituem características variáveis. Um ensaio de PCR para *A. radicidentis* foi desenvolvido e aplicado em amostras de canal dentário obtidas de pacientes com infecções endodônticas primárias (infecções de canal) e persistentes (*i. e.*, após tratamento).[1026] *A. radicidentis* foi detectado em 2 (4%) de 50 amostras obtidas de infecções primárias e em 1 (8%) de 12 amostras de canal de pacientes que não tiveram sucesso com o tratamento. Esse microrganismo provavelmente é um membro anteriormente não reconhecido da microbiota oral de seres humanos.
Actinomyces radingae	Os microrganismos do grupo E corineforme dos CDC foram originalmente descritos como bactérias "semelhantes a *A. pyogenes*", que foram isoladas de várias fontes clínicas. A princípio, acreditou-se que esses microrganismos fossem cepas aerotolerantes do microrganismo anaeróbio *Bifidobacterium adolescentis* que diferiam nos produtos finais voláteis e não voláteis da fermentação da glicose.[449] Utilizando abordagens genéticas e quimiotaxonômicas, Wust *et al.*[1214,1215] constataram que essas cepas estavam estreitamente relacionadas com espécies de *Actinomyces* e propuseram duas novas espécies: *Actinomyces radingae* e *Actinomyces turicensis*. Subsequentemente, VanDamme *et al.* utilizam a eletroforese de proteínas de células integrais, análise de ácidos graxos, testes fenotípicos (*i. e.*, sistema API® Coryne e painel IDS Rapid® ANA) e sondas de oligonucleotídios específicas de espécie para caracterizar um grupo de bactérias corineformes catalase-negativas não identificadas.[1215] Esses pesquisadores verificaram que os microrganismos formavam dois grupos que correspondiam a *A. turicensis* e a *A. radingae*, respectivamente. Essas análises permitiram a publicação de descrições retificadas desses isolados semelhantes a "*Actinomyces pyogenes*" de amostras clínicas humanas.[1140] Utilizando sondas de oligonucleotídios específicas de espécies para *A. turicensis* e *A. radingae*, Sabbe *et al.* examinaram 294 isolados "semelhantes a *Actinomyces*" de amostras clínicas humanas coletadas durante um período de 7 anos e constataram que *A. radingae* está principalmente associado a infecções relacionadas com a pele (p. ex., abscessos cutâneos, cistos pilonidais, abscessos perianais).[52,959] Os isolados de *A. radingae* são bacilos gram-positivos catalase-negativos, e facultativos. Depois de 48 h de incubação, as colônias em SBA são pequenas, cinzentas, convexas e circulares, com consistência butirácea. As cepas são, em sua maioria, alfa-hemolíticas. Ocorre hidrólise da esculina, mas não da gelatina e da ureia. Não há redução do nitrato a nitrito, e o teste CAMP é negativo. Ocorre produção de ácido a partir da glicose, maltose, sacarose, lactose, xilose e ribose, mas não a partir do manitol ou do glicogênio. Nos testes enzimáticos do API® Coryne, *A. radingae* produz α-glicosidase, β-glicosidase, alfa-galactosidase, β-galactosidase e *N*-acetil-β-D-glicosaminidase, mas não produz leucina arilamidase, pirrolidonil arilamidase, fosfatase alcalina ou β-glicuronidase. Os isolados de *A. radingae* mostram-se sensíveis à penicilina, às cefalosporinas, à eritromicina e às tetraciclinas.[1140]

(continua)

Actinomyces ruminicola	*A. ruminicola* é uma espécie anaeróbia obrigatória, que tem sido isolada de rúmen bovino.[33]
Actinomyces slackii	*A. slackii* é encontrado na placa dentária do gado leiteiro.[270]
Actinomyces suimastidis	Essa espécie foi isolada de uma porca com mastite granulomatosa crônica.[521]
Actinomyces timonensis	*A. timonensis* foi descrita em 2010, quando foi obtido um isolado incomum de uma amostra osteoarticular da área sacral de uma menina de 13 anos de idade com dor lombar crônica. Esse microrganismo está mais estreitamente relacionado com a cepa tipo de *A. denticolens*.[919] Essa espécie é um bacilo gram-positivo, anaeróbio obrigatório e catalase-negativo.
Actinomyces turicensis	*A. turicensis* é encontrado principalmente em infecções do trato genital, infecções relacionadas com a pele e ITU, e alguns isolados foram obtidos de tecido de apêndice, abscesso hepático, infecções de cabeça/pescoço e sangue.[940,959] Desde a sua descrição inicial, *A. turicensis* foi isolado de cistos pilonidais, abscessos cutâneos e perirretais, exsudatos escrotais associados a gangrena gasosa, abscesso hepático, infecção de cisto ovariano, fístulas subcutâneas, furúnculos e carbúnculos.[205,824,940,1245] *A. turicensis* também foi isolado como causa de endocardite de valva mitral em um Labrador Retriever.[565] Na coloração pelo método de Gram, as células de *A. turicensis* são retas, ligeiramente curvas ou em forma de clava. As colônias em SBA são pequenas, cinzentas, convexas e contínuas depois de 48 h de incubação em atmosfera se CO_2. O microrganismo é catalase-negativo, não hidrolisa a esculina, a ureia nem a gelatina, não reduz o nitrato a nitrito e é negativo para o teste CAMP. Ocorre produção de ácido a partir de glicose, maltose, sacarose, xilose, ribose e trealose, porém a lactose e o manitol não são fermentados. No API® Coryne, detecta-se a presença de α-glicosidase, porém os outros testes enzimáticos são negativos. *A. turicensis* é amplamente sensível a uma variedade de fármacos, incluindo penicilina, cefalosporinas, eritromicina e doxiciclina.[1140]
Actinomcyes urogenitalis	Os isolados dessa espécie foram originalmente obtidos de culturas de urina, vaginal e uretral.[803] Em 2006, foi relatada uma mulher de 38 anos de idade previamente sadia com actinomicose pélvica associada a DIU causada por *A. urogenitalis*.[305] Essa paciente apresentou história de 2 semanas de febre, secreção vaginal densa de odor fétido e dor lombar, que apareceu 8 meses após a inserção do DIU. Esses microrganismos consistem em bacilos gram-positivos regulares, facultativos e catalase-negativos. Essa espécie produz ácido a partir da glicose, maltose, sacarose, lactose e xilose, e algumas cepas também fermentam manitol e a ribose. Ocorre redução do nitrato a nitrito, e a esculina é hidrolisada, mas não a gelatina, a ureia e o hipurato.
Actinomyces vaccimaxillae	Esse isolado foi obtido do pus de uma lesão mandibular de uma vaca adulta.[460]
Actinomyces viscosus	*A. viscosus* é encontrado na cavidade oral de seres humanos e animais. Essa espécie, juntamente com *A. naeslundii* e *A. viscosus*, foi documentada como causa de bacteriemia após procedimentos dentários.[104] Em 2005, *A. viscosus* foi isolado como causa de endocardite, exigindo substituição de valva da aorta.[562] Esse microrganismo foi isolado de múltiplos trajetos fistulosos de drenagem no dorso de um paciente com apresentação incomum de actinomicose cutânea crônica e de um derrame pleural loculado em um paciente com leucemia linfoblástica aguda.[290,750] *A. viscosus* foi também coisolado com *Streptococcus constellatus* a partir de um empiema subdural em uma menina de 8 anos de idade previamente sadia, que infelizmente foi fatal.[132] Essa espécie é um bacilo gram-positivo catalase-positivo. As colônias em SBA são pequenas e não hemolíticas após crescimento durante 48 h. A esculina e a ureia são hidrolisadas, e ocorre redução do nitrato a nitrito. Há produção de ácido a partir da glicose e sacarose, e algumas cepas produzem ácido a partir da xilose.
Actinomyces weissii	Essa espécie baseia-se em dois isolados da boca de dois cães.[493] A primeira foi isolada de uma infecção de ferida oral causada por um corpo estranho em um Labrador Retriever macho de 4 anos de idade, enquanto a segunda foi isolada de uma amostra gengival de um West Highland White Terrier de 13 anos. Ambas foram isoladas em cultura mista com outra microbiota. Esse microrganismo foi positivo para teste CAMP reverso.

e animais. Os dados fenotípicos apresentados na Tabela 14.8, que começa a seguir, incluem isolados tanto humanos quanto animais e representam uma síntese das características fenotípicas e descrições de várias fontes.[510,560]

A actinomicose é infecção crônica, caracterizada por tumefação localizada com supuração, formação de abscesso e granulomas, trajetos fistulosos com drenagem e fibrose tecidual. É causada principalmente por membros do gênero *Actinomyces*.[140] *A. israelii* constitui a causa mais comum de actinomicose nos seres humanos, embora outras espécies (i. e., *A. meyeri*, *A. naeslundii*, *A. odontolyticus*, *A. gerencseriae* e *A. viscosus*) também possam causar, em certas ocasiões, essa infecção. Embora a associação clássica do *Actinomyces* a dispositivos intrauterinos seja bem conhecida, as espécies de *Actinomyces* podem estar associadas a infecções de outros materiais de prótese.[145] Em virtude de sua natureza crônica, as infecções actinomicóticas frequentemente simulam carcinomas. A evolução clínica da infecção também é afetada pela imunocompetência do hospedeiro e por outras condições comórbidas predisponentes, como alcoolismo, radiação, debilitada, diabetes melito, neoplasias malignas, imunossupressão e infecção pelo HIV. A actinomicose pode ser dividida em várias formas clínicas, incluindo a actinomicose cervicofacial, a actinomicose cutânea primária, a actinomicose torácica, a actinomicose abdominal/pélvica e a actinomicose do SNC. As infecções actinomicóticas são, em sua maioria, polimicrobianas, e outras bactérias facultativas (p. ex., *Aggregatibacter actinomycetemcomitans*, *Eikenella*

Tabela 14.8 Características fenotípicas para a identificação de espécies de *Actinomyces*.

Espécie	CAT	HEM SBA	NO₃	PYZ	PAL	ESC	URE	ADH	MOT	GEL	HHIP	VP	LAP	PYR	CAMP	α-GAL	β-GAL	α-GLU	β-GLU	β-GUR	NAGA
A. bovis	–	–/β	–	DI	–	V+	–	DI	–	–	–	–	+	DI	DI	–	–	–	–	–	+
A. bowdenii	+	–	+	+	V	+	–	–	–	–	–	–	+	DI	DI	+	+	V	+	–	–
A. canis	+	–	–	+f	–	–	–	–	–	–	–	–	+	–	DI	+	+	+	+	–	–
A. cardiffensis	–	–	V	–	–	–	–	–	–	DI	–	–	+	–	DI	–	–	+	–	–	+
A. catuli	V	–	–	–	–	+	–	V	–	–	–	–	+	–	DI	V	–	+	+	+	V
A. coleocanis	–	–	–	+f	–	–	–	–	–	–	–	–	DI	+	DI	–	+	V	+	–	–
A. dentalis	–	–	–	–	–	+	–	–	–	–	–	–	+	–	DI	+	V	+	+	–	–
A. denticolens	–	–	+	DI	DI	–	DI	–	–	DI	–	–	+	DI	DI	V	V	V	–	–	V
A. europaeus	–	–/βf	–	–	–	V	–	DI	–	+f	–	DI	+	–	–	–	+	+	–	–	–
A. funkei	–	–	V	V	+	–	–	–	–	V–f	–	DI	+	DI	+	+	V	+	+	–	+
A. georgiae	–	–	V–	DI	DI	V+	–	DI	–	>	DI	DI	DI	DI	–	DI	+	+	DI	DI	–
A. gerencseriae	–	V	V–	DI	DI	+	DI	–	–	V–f	DI	DI	DI	DI	–	DI	+	+	DI	DI	–
A. graevenitzii	–	–	–	DI	DI	–	–	DI	–	–	–	DI	+	DI	+	+	+	+	–	–	+
A. hominis	+	–	+	+	+	–	–	+	–	–	DI	DI	+	DI	+	+	+	+	DI	–	–
A. hongkongensis	–	–	–	DI	+	–	–	DI	–	–	DI	DI	+	DI	DI	+	+	+	DI	–	+
A. hordeovulneris	+f	–	–	V	–	+	–	DI	–	–f	DI	DI	DI	V	DI	+	DI	V	DI	–	DI
A. houstonensis	–	–	+	DI	DI	+	–	DI	–	–	DI	DI	DI	DI	DI	DI	DI	+	DI	DI	+
A. howellii	+	DI	–	DI	–	+	–	+	–	–	DI	DI	DI	DI	DI	DI	DI	DI	+	–	DI
A. hyovaginalis	–	–	V+	–	V+	–	V	–	–	–	–	–	+	DI	DI	V	DI	+	+	–	+
A. israelii	–	–	–	DI	–	+	–	DI	–	DI	DI	DI	DI	DI	–	DI	DI	+	DI	–	–
A. johnsonii	V	–	+	DI	V	–	–	–	–	–	–	–	DI	DI	DI	DI	DI	+	+	–	–
A. marimammalium	–	–	–	–	V	V+	–	–	–	–	–	–	+	DI	DI	–	–	+	+	–	–
A. massiliensis	–	–	+	DI	–	–	–	–	–	DI	DI	DI	+	DI	+	–	–	+	DI	–	–
A. meyeri	–	–	V–	DI	–	–	V	DI	–	–	–	–	+	DI	–	–	V	+	+	–	V
A. naeslundii genoespécie 1	V–	–	V+	+	+	+	+	–	–	–	–	–	+	DI	–	V	+	+	–	–	–

(continua)

Tabela 14.8 Características fenotípicas para a identificação de espécies de *Actinomyces* (continuação).

Espécie	CAT	HEM SBA	NO₃	PYZ	PAL	ESC	URE	ADH	MOT	GEL	HHIP	VP	LAP	PYR	CAMP	α-GAL	β-GAL	α-GLU	β-GLU	β-GUR	NAGA
A. naeslundii genospécie 2	V+	–	+	+	+f	+	+	–	–	–	DI	DI	+	DI	+	V	V	+	+	–	–
A. nasicola	–	–	–	DI	–	V	–	V	–	–	DI	–	+	–	DI	+	+	+	V	–	+
A. neuii subesp. neuii	+	α	+	+	–	–	–	DI	–	–	DI	DI	+	DI	+	+	+	+	–	–	–
A. neuii subesp. anitratus	+	–	–	+	V	–	–	DI	–	–	DI	DI	+	DI	+	+	+	+	+	–	–
A. odontolyticus	–	–	+	DI	–	V	–	–	–	–	–	–	V	DI	–	–	+	V	V	–	–
A. oricola	–	–	–	+	V	+	–	–	–	–	–	–	–	DI	DI	+	V	+	+	–	–
A. oris	V+	–	V+	DI	DI	V	–	–	–	DI	DI	DI	+	DI	DI	V+	V+	+	V+	DI	+
A. radicidentis	+	–	V	+	–	+f	V	–	–	+f	–	+f	+	DI	–	+	+	+	+	–	–
A. radingae	–	α/βf	–	V	–	+	–	–	–	V	DI	DI	+	DI	+	+	+	+	+	–	DI
A. ruminicola	–	–	+	DI	DI	V	–	DI	–	DI	DI	DI	DI	DI	DI	DI	DI	DI	DI	DI	–
A. slackii	+	–	+	V	–	+	V–	–	–	V	–	–	DI	+	DI	+	+	+	+	–	V
A. suimastiditis	–	–	–	+f	V	+	–	–	–	DI	–	+f	DI	DI	DI	+	+	+	+	–	–
A. timonensis	–	–	–	DI	–	DI	–	DI	–	DI	DI	DI	DI	DI	DI	+	+	V	+	–	–
A. turicensis	–	βf	–	–	–	–	–	–	–	–	DI	V	+	+	–	–	–	V+	–	–	–
A. urogenitalis	–	–	+	–	V	+	–	DI	–	–	DI	–	+	–	DI	DI	+	+	+	–	+
A. vaccimaxillae	–	–	–	+	–	+	–	–	–	–	–	–	+	–	DI	–	+	+	+	–	–
A. viscosus sorotipo 1	+	–	V	–	–	+	+	V	–	–	–	–	+	DI	DI	+	V	V	+	–	–
A. viscosus sorotipo 2	+	–	V	+	+	V	V	V	–	–	–	–	+	DI	DI	–	V	V	+	–	+
A. weissii	+	βf	–	–	+	+	–	DI	–	–	DI	–	DI	–	+	DI	+	+	+	–	+

Espécie	Relação com O₂	Produtos da fermentação da GLI	GLI	MAL	SAC	MNTL	XIL	LAC	MAN	ARAB	SBTL	RAF	RIB	TRE	GLIG	AMIG	MELB	MLZ	Biocódigos comuns do API® Coryne (quando disponíveis)
A. bovis	Ana/Fac	S, A, L, F	+	+	+	–	–	+	V	–	–	–	–	–	+	–	V	–	0101104
A. bowdenii	Ana/Fac	S, L, A	+	+	+	–	–	+	DI	–	–	+	+	+	DI	DI	+	+	3410365, 3400365, 3510365, 3500365
A. canis	Fac	DI	+	+	V	–	+	+	DI	+	–	V	+	–	+	DI	–	–	2430766, 2430767
A. cardiffensis	Fac	L, S, a	+	V	V	–	–	+	V	–	–	V	V	–	+	–	–	–	0010121, 0010321, 1010121, 1010321
A. catuli	Fac	S, L, a	+	+	+	–	+	+	DI	V	–	+	+	–	DI	DI	V	–	7650761, 7650765, 7670761, 7670765
A. coleocanis	Fac	S, L	+	+	–	–	–	+	DI	–	–	–	–	+	DI	DI	–	–	2410162
A. dentalis	Ana	L, a	+	+	+	–	–	+f	+	–	–	+	+	–	–	–	+	DI	0450121
A. denticolens	Fac	S, A, L	+	+	+	V	–	+	V	–	–	V	–	DI	DI	–	DI	–	DI
A. europaeus	Fac	S	+	+	V	–	–	+	V	–	–	V	–	V	V	–	V	+	V	04(1/5)0(1,3) 2(0/1/2/3); GEL + depois de 5 dias
A. funkei	Fac	DI	+	V	+	–	+	V	DI	–	–	V	–	–	DI	–	DI	–	–	0130761, 3530761
A. georgiae	Fac	S, I, a, f	+	+	+	V–	+	V+	V–	V–	V–	V–	–	+	+	V–	–	V–	DI
A. gerencseriae	Ana/Fac	S, L, a, f	+	+	+	V	+	+	+	V	V	+	–	–	V–	V+	V	V
A. graevenitzii	Fac	L, S	+	+	+	–	–	+	DI	–	–	V+	–	–	–	V+	–	–	(0,2)(0,4)20361
A. hominis	Fac	DI	+	+	+	–	–	–	DI	–	–	+	+	DI	+	–	–	–	DI
A. hongkongensis	Ana	DI	–	DI	DI	DI	–	DI	–	–	DI	DI	DI	–	DI	DI	DI	DI	DI
A. hordeovulneris	Ana/Fac	L, S	+	+	+	–	–	+	+f	V	DI	+f	DI	DI	V	DI	–	–	DI
A. houstonensis	Fac	DI	+	DI	+	–	–	DI	DI	DI	DI	DI	DI	DI	DI	DI	DI	–	DI
A. howellii	Ana/Fac	DI	+	+	+	+	+	V	V	–	DI	+f	–	V+	DI	–	V	+	DI
A. hyovaginalis	Fac	DI	+	+	+	–	–	+	+	+	–	–	V	–	+	+	–	–
A. israelii	Ana/Fac	S, A, L, f	+	+	+	V+	+	+	+	V+	V–	+	V+	–	V+	V+	V+	V	0570721, 0170721
A. johnsonii	Fac	DI	+	V+	V+	–	V+	V+	V	V–	–	+	+	–	DI	DI	+	V	DI
A. marinammalium	Fac	S, A, L	+	+	–	–	–	+	DI	–	–	–	V+	V+	V	DI	DI	V	–	0520162, 0420160, 0520160
A. massiliensis	Ana/Fac	DI	+	+	+	–	+	+	+f	–	–	–	+f	+	–	–	–	+	–
A. meyeri	Ana/Fac	S, a, l, f	+	+	+	–	V+	V+	–	V–	–	–	–	–	V	V+	–	V	–	DI
A. naeslundii genoespécie 1	Fac	L, s, a, f	+	+	V+	–	V–	V	+	–	–	V+	V+	+	V	V+	V	V	DI
A. naeslundii genoespécie 2	Fac	L, s, a, f	+	+	V+	+	V+	V	+	–	V	V+	V+	+	V	V	V	V	DI

(continua)

Tabela 14.8 Características fenotípicas para a identificação de espécies de *Actinomyces* (*continuação*).

Espécie	Relação com O₂	Produtos da fermentação da GLI	GLI	MAL	SAC	MNTL	XIL	LAC	MAN	ARAB	SBTL	RAF	RIB	TRE	GLIG	AMIG	MELB	MLZ	Biocódigos comuns do API® Coryne (quando disponíveis)
A. nasicola	Fac	S, a, l	+	–	–	–	–	–	–	–	–	–	–	–	–	–	–	–	DI
A. neuii subesp. *neuii*	Fac	S, L	+	+	+	V	+	+	+	V+	DI	+	+	V+	DI	V+	+	Incluído na base de dados do API® Coryne
A. neuii subesp. *anitratus*	Fac	S, L	+	+	+	V+	+	+	+	–	DI	+	+	V	DI	+	+	Incluído na base de dados do API® Coryne
A. odontolyticus	Ana/Fac	S, A, f	+	V+	+	–	V	V	–	V	–	–	V	V	V	–	–	–	DI
A. oricola	Fac	S, A, L	+	V+	+	–	–	–	DI	–	–	+	+	+	DI	+f	–	–	DI
A. oris	Fac	DI	+	+	+	+	V–	V+	V	DI	V–	+	V	V	DI	DI	V+	V	DI
A. radicidentis	Fac	DI	+	+	+	+	–	+	DI	–	–	–	+	+	–	DI	+	+	DI
A. radingae	Fac	DI	+	+	+	–	+	V+	DI	DI	DI	V	+	DI	–	DI	DI	DI	Incluído na base de dados do API® Coryne
A. ruminicola	Ana	F, a, l	+	+	+	V	+	+	V	+	–	DI	+	+	V	DI	+	+	DI
A. slackii	Fac	DI	+	DI	V	V	+	DI	DI	–	–	DI	–	+	–	ND	+	DI	DI
A. suimastiditis	Fac	DI	+	V	+	+	+	–	DI	+f	–	+	+f	–	DI	DI	+	–	DI
A. timonensis	Fac	DI	+	+	+	+	DI	+	V	–	DI	+	V	+	V	–	+	DI	DI
A. turicensis	Fac	DI	+	+	+	–	+	–	V	DI	DI	–	+	+	–	DI	DI	DI	0010721, 0010701, 0010723, 1010701
A. urogenitalis	Fac	DI	+	+	+	V	+	+	DI	V	–	DI	V	+	V	DI	+	+	DI
A. vaccimaxillae	Fac	S, L, a	+	–	V	V	+	+	DI	+	–	–	+	+	+	–	–	–	DI
A. viscosus sorotipo 1	Fac	S, A, L, f	+	V	+	–	V–	V+	V	–	DI	+	–	V–	V	–	+	–	DI
A. viscosus sorotipo 2	Fac	S, A, L, f	+	V	+	–	–	V+	V	–	–	+	+	V	V	–	V	–	DI
A. weissii	Fac	DI	+	+	+	–	–	+	DI	DI	DI	DI	–	DI	+	DI	DI	DI	DI

+ = reação positiva; – = reação negativa; V = reação variável; +f = reação positiva fraca; V+ = reação variável, com a maioria das cepas positiva; V– = reação variável com a maioria das cepas negativas; DI = dados indisponíveis; CAT = catalase; HEM. SBA = hemólise em SBA; NO₃ = redução do nitrato; PYZ = pirazinamidase; PAL = fosfatase alcalina; ESC = hidrólise da esculina; URE = urease; ADH = arginina di-hidrolase; MOT = motilidade; GEL = hidrólise da gelatina; HHIP = hidrólise do hipurato; VP = produção de acetoína (Voges-Proskauer); LAP = leucina arilamidase; PYR = pirrolidonil arilamidase; CAMP = teste CAMP; α-GAL = α-galactosidase; β-GAL = β-galactosidase; α-GLU = α-glicosidase; β-GLU = β-glicosidase; β-GUR = β-glicuronidase; NAGA = *N*-acetil-β-D-glicosaminidase.

Ana = anaeróbio; Fac = facultativo; A/a = quantidades maiores/menores de ácido acético; L/l = quantidades maiores/menores de ácido láctico; S/s = quantidades maiores/menores de ácido succínico; F/f = quantidades maiores/menores de ácido fórmico; GLI = glicose; MAL = maltose; SAC = sacarose; MNTL = manitol; XIL = xilose; LAC = lactose; MAN = manose; ARAB = arabinose; SBTL = sorbitol; RAF = rafinose; RIB = ribose; TRE = trealose; GLIG = glicogênio; AMIG = amigdalina; MELB = melibiose; MLZ = melizitose.

corrodens, estreptococos, estafilococos, Enterobacteriaceae) e anaeróbias (p. ex., espécies de *Bacteroides*, espécies de *Fusobacterium*) estão envolvidas na patogênese na doença.[140]

A **actinomicose cervicofacial** é a apresentação clínica mais comum da actinomicose e constitui uma complicação rara de manipulações dentárias, cirurgia oral, trauma maxilofacial e outras infecções de cabeça e pescoço (p. ex., otite, mastoidite).[18,413,825] Pelo menos nove espécies diferentes de *Actinomyces* podem causar essa infecção, porém com predomínio de *A. israelii* e *A. gerencseriae*.[886] Na maioria dos casos, as bactérias orais endógenas são introduzidas por algum traumatismo e começam a crescer nos tecidos da cabeça do pescoço, formando um abscesso piogênico agudo, que pode evoluir para uma massa submandibular endurecida.[632] Em até 40% dos casos, podem-se observar a formação espontânea de trajetos fistulosos que liberam material purulento.[413] Com frequência, ocorre comprometimento de linfonodos, e o paciente comumente apresenta linfadenopatia. Microrganismos que causam coinfecção nos tecidos, juntamente com os actinomicetos, ajudam a determinar a evolução clínica da infecção em subaguda, aguda e crônica. Microcolônias dos microrganismos, denominadas "grânulos de enxofre" podem ser liberadas dos trajetos fistulosos de drenagem em alguns casos. Esses grânulos de enxofre consistem em coleções emaranhadas do microrganismo e exibem massas de microrganismos basofílicos, com estruturas em clava eosinofílicas distintas que se irradiam a partir da borda do grânulo. Esses grânulos fornecem um material excelente para cultura e detecção dos microrganismos. A actinomicose cervicofacial pode acometer o espaço submandibular, as glândulas parótidas, os dentes, a língua, a cavidade nasal, a área da epiglote e a faringe. Pode ocorrer osteomielite, devido à extensão da infecção a partir de áreas perimandibulares de infecção.[1004] Crossman e Herold relataram um caso de actinomicose dos ossos maxilar e nasal exigindo desbridamento em um homem de 85 anos de idade.[244] A princípio, a TC foi sugestiva de processo maligno difuso, porém o diagnóstico foi estabelecido por meio de coloração histológica. Em alguns casos, a displasia ou neoplasia maxilofacial podem simular a actinomicose ou podem coexistir no mesmo local infectado.[1038] Foi também relatada a ocorrência de actinomicose mucocutânea acometendo a mucosa dos lábios e boca.[657]

A **actinomicose torácica** ocorre como extensão da infecção cervicofacial no tórax e na região mediastínica, em consequência de aspiração do conteúdo orofaríngeo ou como extensão de infecção abdominal/pélvica que sofreu disseminação retroperitoneal ou transdiafragmática.[140] A infecção também pode resultar de extensão contígua no mediastino a partir do pescoço, ou pode alcançar o parênquima pulmonar pela corrente sanguínea.[700] A princípio, a infecção manifesta-se na forma de pneumonite por aspiração, com desenvolvimento posterior de massa ou cavitações pulmonares. A radiografia de tórax (*i. e.*, raios X) pode revelar massas, lesões fibronodulares ou lesões cavitárias, acompanhadas de derrames pleurais e/ou empiema.[761] A infecção pulmonar também pode estender-se para os ossos (*i. e.*, costelas, esterno, vértebras torácicas, cíngulo do membro superior), músculos da parede torácica e tecidos moles, incluindo pericárdio e miocárdio, e mediastino.[73] Os sintomas consistem em tosse, hemoptise, dor torácica, febre baixa e perda de peso. O diagnóstico diferencial da actinomicose torácica e toracopulmonar é amplo e inclui tuberculose, infecção fúngica (p. ex., blastomicose, criptococose), nocardiose e carcinoma.[761] Até 25% dos casos de actinomicose torácica podem ser inicialmente considerados como representando uma neoplasia maligna.[700]

Ocorre **actinomicose abdominal** quando a mucosa gastrintestinal é acometida por procedimentos cirúrgicos, traumatismo do trato gastrintestinal inferior, imunossupressão, presença de corpo estranho ou complicação de diverticulite colônica.[140,1069] A actinomicose pós-cirúrgica surge dentro de alguns meses a anos após certos procedimentos, como apendicectomia, com extensão a partir do intestino e comprometimento dos tecidos e órgãos adjacentes. Em geral, a região ileocecal do cólon é acometida, e a infecção pode permanecer localizada, ou pode sofrer disseminação por via hematogênica ou por extensão direta para o fígado, a parede abdominal, o baço, o estômago, a vesícula biliar, o pâncreas, os rins e o tecido retroperitoneal.[5,280,1103] O cólon pode ser acometido em múltiplos locais distintos, e foi também descrita a ocorrência de infecção do cólon sigmoide e reto.[883,1040] À semelhança da infecção craniofacial, as lesões expansivas que se desenvolvem no abdome podem ser diagnosticadas de modo incorreto como tumores sólidos.[5,887] As lesões abdominais expansivas podem causar obstrução do intestino grosso e também podem resultar em perfuração intestinal.[808,883] Os métodos radiológicos não são muito úteis para o diagnóstico de actinomicose abdominal, porém a tomografia computadorizada (TC) pode delinear o local e o tamanho das massas intra-abdominais e a relação da massa com os tecidos e órgãos adjacentes.[525] A actinomicose anorretal pode originar-se de uma cripta anal infectada, fissura ou abscesso, ou por extensão direta a partir de uma localização intra-abdominal. Foi também descrita a ocorrência de actinomicose omental, que se manifestou como tumor inflamatório, com formação de fístula entre o cólon transverso e a região jejunal.[675] A actinomicose hepática e a actinomicose hepatoesplênica isoladas são entidades clínicas raras, que podem ocorrer como massa hipersensível e palpável na parte média esquerda do abdome, com sintomas constitucionais, como febre, sudorese noturna, distensão, anorexia e perda de peso.[629,1178] A actinomicose abdominal também pode desenvolver-se como extensão e complicação da actinomicose pélvica associada ao uso de dispositivos contraceptivos intrauterinos.[159] Pusiol *et al.*[887] descreveu uma paciente com actinomicose abdominopélvica, que consistiu em lesão expansiva retroperitoneal que se estendeu do polo inferior do rim direito para a parte inferior da pelve. Essa massa acometeu o cólon ascendente, o ceco, o íleo distal, a tuba uterina e o ovário do lado direito, o ureter e o músculo psoas. Essa paciente tinha um dispositivo intrauterino (DIU) contraceptivo, colocado havia 3 anos. Os sintomas da actinomicose abdominal incluem febre, perda de peso, náuseas, vômitos, dor abdominal e alterações na função e hábitos intestinais.[1169] A actinomicose abdominal pode simular o câncer de cólon, particularmente em pacientes imunocomprometidos (p. ex., receptores de transplante de fígado).[628] Pode-se estabelecer um diagnóstico na presença de grânulos de enxofre e quando o exame microscópico revela bacilos gram-positivos com ramificações. As intervenções tanto cirúrgica quanto clínica podem ser necessárias para o diagnóstico e o tratamento dessas infecções.[1069] A cirurgia possibilita a retirada do tecido necrótico e dos trajetos fistulosos persistentes e pode reduzir o tempo necessário de tratamento parenteral, de modo que o paciente possa passar mais rapidamente para os agentes orais.

A **actinomicose pélvica** pode resultar de disseminação contígua da actinomicose abdominal, ou pode originar-se na própria pelve. Com frequência, essa infecção está associada ao uso de DIU que se tornam colonizados por microrganismos do gênero *Actinomyces*.[140,1208] A actinomicose pélvica é mais comum em mulheres que tiveram um DIU em posição por mais de 4 anos. A apresentação clínica varia desde colonização endocervical assintomática até infecção tubo-ovariana. A infecção actinomicótica pélvica pode causar endometrite, salpingite, salpingo-ooforite e abscesso tubo-ovariano. Massas anexiais podem tornar-se grandes o suficiente para possibilitar a sua palpação e sugerir a presença de neoplasia pélvica.[1022] A actinomicose pélvica pode estender-se aos órgãos adjacentes, incluindo o intestino, a bexiga, o fígado e o peritônio.[129,593] Os exames de imagem, em particular a TC, podem ser de grande utilidade para definir o tamanho das lesões pélvicas e a extensão do comprometimento dos órgãos adjacentes.[57] Os sintomas podem consistir em febre, secreção vaginal crônica, sangramento vaginal anormal, dor pélvica e perda de peso. Kim *et al.*[593] descreveram uma paciente com múltiplas massas ovarianas e hepáticas grandes e metástases peritoneais para as quais o diagnóstico funcional foi de câncer de ovário metastático. A patologia estabeleceu a presença de actinomicose como causa. A actinomicose pélvica que simula uma neoplasia maligna ovariana também pode ocorrer em pacientes sem história de colocação ou uso de DIU.[786]

Actinomicose do SNC ocorre em consequência de disseminação hematogênica ou extensão direta de infecções actinomicóticas na área cervicofacial ou do pescoço.[456,1034] Em geral, os pacientes apresentam meningite crônica ou meningoencefalite complicada pelo desenvolvimento de empiema subdural, abscessos epidurais ou espinais e osteomielite do crânio. Em 75% dos casos, a actinomicose do SNC manifesta-se na forma de abscessos cerebrais encapsulados solitários ou múltiplos, habitualmente nos lobos temporal ou frontal.[1035] Os pacientes podem apresentar os sinais e sintomas de meningite crônica, que se assemelha à meningite tuberculosa ou a outras infecções crônicas do SNC. Em geral, o LCR revela pleocitose mononuclear, níveis elevados de proteína e concentrações normais ou baixas de glicose. Na TC, as lesões exibem realce em anel e assemelham-se às lesões do SNC da nocardiose. É interessante assinalar que a cefaleia e sinais neurológicos focais estão habitualmente presentes, enquanto a febre só ocorre em cerca da metade dos pacientes com actinomicose do SNC.

A actinomicose pode ter uma apresentação incomum, devido à tendência do microrganismo a sofrer disseminação contígua. Acevedo *et al.*[3] descreveram um homem de 37 anos de idade com história pregressa de actinomicose na região peitoral, que apresentou dor lombar, múltiplos nódulos com secreção purulenta na região lombar e edema genital e da parede abdominal, resultando em tumefação das pernas. A TC revelou massas retroperitoneais e paravertebrais comprimindo a veia cava inferior e os ureteres, hidronefrose e lesões osteolíticas nas vértebras lombares. Outro paciente, uma mulher de 41 anos de idade, teve colecistite actinomicótica acometendo a bexiga, com aderências e extensão para o estômago e o cólon direito.[3] Outra apresentação clínica incomum incluiu a ocorrência de pericardite actinomicótica com tamponamento.[3] A actinomicose cutânea primária é rara. Em um caso, um paciente de 18 anos de idade com imunodeficiência comum variável desenvolveu grandes massas semelhantes a tumores em dois dedos das mãos vários dias após ter sofrido uma mordida de cordeiro.[714] *A. bovis* foi cultivado do material purulento que exsudava das lesões. Por fim, uma mulher de 35 anos de idade apresentou uma história de 7 anos de feridas nas costas que, em certas ocasiões, exsudavam um material purulento.[750] A coloração de Gram da secreção dos trajetos fistulosos revelou bacilos gram-positivos filamentosos com ramificações, e a cultura de uma amostra produziu *A. viscosus*.

Espécies de *Arcanobacterium* e *Trueperella*

As espécies de *Arcanobacterium* são bacilos gram-positivos facultativos e imóveis, que podem ser ligeiramente curvos e exibir ramificação rudimentar, juntamente com formas em "caracteres chineses" ou em V. Diferentemente das espécies de *Corynebacterium*, esses microrganismos são principalmente catalase-negativos, não têm na composição de suas paredes celulares ácidos micólicos, mas contêm L-lisina e L-ornitina, em lugar de *meso*-DAP como diaminoácidos do peptidoglicano. O gênero *Arcanobacterium* incluía anteriormente nove espécies: *A. haemolyticum*, *A. pyogenes*, *A. bernardiae*, *A. phocae*, *A. pluranimalium*, *A. hippocoleae*, *A. bialowiezense*, *A. bonsai* e *A. abortisuis*.[56,226,520,643,661,896] *A. haemolyticum*, *A. pyogenes* e *A. bernardiae* eram anteriormente membros do gênero *Corynebacterium* e, subsequentemente, do gênero *Actinomyces* antes que os estudos de sequenciamento do rRNA 16S estabelecessem o gênero *Arcanobacterium*.[226,896,903] *A. phocae* foi isolado de focas e de outros animais marinhos, enquanto *A. pluranimalium* foi isolado de boto e de material ovino.[350,643,896] *A. hippocoleae* foi isolado das secreções vaginais de uma égua e de casos de placentite equina e natimortos equinos, enquanto *A. bialowiezense* e *A. bonasi* foram isolados de culturas de prepúcio de touro bisão.[475,520,661] *A. abortisuis* é uma espécie anaeróbia obrigatória que foi isolada da placenta de uma porca que sofreu aborto, e, posteriormente, foram obtidos isolados dessa espécie a partir de culturas vaginais, de urina, tecidos renal e cervical de suínos.[56,87,1130] Em 2006, Lehnen *et al.*[661] examinaram as menaquinonas de *A. pyogenes* e verificaram que elas eram semelhantes àquelas encontradas em *A. bialowiezense* e *A. bonasi*, porém divergentes daquelas de *A. haemolyticum*. Foi sugerido que o gênero *Arcanobacterium* fosse restrito a *A. haemolyticum*, *A. phocae*, *A. pluranimalium* e *A. hippocoleae*, enquanto *A. pyogenes*, *A. bernardiae*, *A. bialowiezense* e *A. bonasi* fossem reclassificados em um novo gênero.[661] Yassin *et al.* realizaram então uma pesquisa polifásica da estrutura do gênero *Arcanobacterium*, examinando as sequências do gene rRNA 16S, a estrutura do peptidoglicano, a análise dos ácidos graxos e dos carboidratos da parede celular integral e a composição de lipídios polares e menaquinonas. Com base nesses estudos, foi formalmente proposto que o gênero *Arcanobacterium* fosse restrito a *A. haemolyticum*, *A. hippocoleae*, *A. phocae* e *A. pluranimalium*, e que *A. abortisuis*, *A. bernardiae*, *A. bialowiezense*, *A. bonasi* e *A. pyogenes* fossem reclassificados no novo gênero *Trueperella* com as designações de *Trueperella abortisuis*, *Trueperella, bernardiae*, *Trueperella bialowiezense*, *Trueperella bonasi* e *Trueperella pyogenes*, respectivamente.[1227] Em 2012, foi descrita a nova espécie de *Arcanobacterium*, *A. canis*. Essa espécie foi isolada de uma amostra de otite externa de um Buldogue Inglês de 7 anos de idade.[496]

A. haemolyticum está associado a faringite aguda em seres humanos, sendo a maior incidência observada em indivíduos entre 15 e 18 anos de idade.[701] Com frequência, a infecção pode ser acompanhada de linfadenopatia cervical, tonsilite e exantema. Devido ao exantema, pode-se acreditar que os pacientes tenham escarlatina. *A. haemolyticum* também pode causar outros tipos de infecções de cabeça e pescoço, incluindo sinusite e celulite periorbital.[676,1163] *A. haemolyticum* foi também isolado de úlceras cutâneas crônicas, de celulite dos tecidos moles, de infecções de feridas pós-operatórias e de abscessos de tecido profundo, incluindo abscessos cerebrais, peritonsilares, paravertebrais, pélvicos e intra-abdominais.[709,1032,1147,1149] Em certas ocasiões, *A. haemolyticum* pode causar bacteriemia e sepse em hospedeiros tanto imunocompetentes quanto imunocomprometidos. A bacteriemia resulta habitualmente da disseminação do microrganismo a partir de áreas locais, incluindo abscessos, pneumonia e celulite.[1088,1104] *A. haemolyticum* foi também associado em três ocasiões à doença de Lemierre, que se caracteriza por infecção peritonsilar seguida de tumefação unilateral e hipersensibilidade ao longo do músculo esternocleidomastóideo, devido à tromboflebite da veia jugular interna. Em um caso, *A. haemolyticum* foi o único isolado de hemoculturas, ao passo que, nos outros dois casos, o microrganismo foi coisolado com *F. necrophorum*, o agente típico envolvido na doença de Lemierre.[339,698,1238] *A. haemolyticum* constitui uma causa rara de endocardite, infecções osteoarticulares, abscesso da tireoide, abscesso pélvico, artrite séptica, corioamnionite e ITU.[28,208,428,981,982,1988,1104,1147] *A. haemolyticum* também pode causar infecções em equinos e coelhos.[476] *A. haemolyticum* é habitualmente sensível a todas as classes de agentes antimicrobianos, incluindo penicilinas, cefalosporinas, macrolídios e vancomicina, enquanto a resistência ao SXT é um achado consistente.[163,164] Alguns isolados podem ser resistentes às tetraciclinas, aos macrolídios, à clindamicina e ao ciprofloxacino.[164]

Trueperella bernardiae inclui isolados que anteriormente eram denominados grupo 2 corineforme dos CDC e, posteriormente, *Actinomyces bernardiae*.[383] A análise de sequência do rRNA 16S desses isolados resultou na transferência dessa espécie para *Arcanobacterium*, com o nome de *Arcanobacterium bernardiae*, e estudos recentes de taxonomia polifásica levaram à transferência dessa espécie para o nome gênero *Trueperella* com denominação de *Trueperella bernardiae*.[896,1227] *T. bernardiae* foi isolada de uma hemocultura de uma mulher de 72 anos de idade que apresentava grandes úlceras de decúbito sacrais; o microrganismo não foi isolado das úlceras, mas foi obtido do sangue.[1190] Dois casos de infecções complicadas do trato urinário por esse microrganismo foram descritos em indivíduos com disfunção vesical crônica e anormalidades estruturais do trato urinário.[535,664] Um desses pacientes desenvolveu bacteriemia e abscessos perirrenais.[535] *T. bernardiae* foi também associada a infecções osteoarticulares, incluindo artrite séptica, osteíte do joelho e infecção de prótese total do quadril esquerdo.[9,86,686,891] *T. bernardiae* foi também isolado de um *swab* anal de um leitão.[495]

T. bernardiae mostra-se sensível a amoxicilina, cefalotina, cefotaxima, imipeném, aminoglicosídios, eritromicina, clindamicina, linezolida, levofloxacino e vancomicina.[86,686]

T. pyogenes é um residente das vias respiratórias superiores e dos tratos gastrintestinal e urogenital de muitos animais domesticados e é reconhecido como patógeno veterinário, causando infecções em suínos, bovinos, ovinos, caprinos e animais domésticos de companhia (*i. e.*, cães e gatos).[109,497] Nesse aspecto, o microrganismo e as infecções que ele causa possuem grande importância econômica. Além disso, pode ser isolado do leite e de outros produtos derivados do leite obtidos de animais infectados. Embora se tenha relatado a ocorrência de infecções humanas por esse microrganismo desde 1940, a validade desses relatos é questionável, devido à falta de dados microbiológicos para estabelecer uma distinção definida desse agente em relação a bactérias estreitamente relacionadas, como *A. haemolyticum*. Infecções bacteriologicamente confirmadas ocorreram, em grande parte, em indivíduos que residem em áreas rurais e têm contato próximo com animais, incluindo bacteriemia em um paciente com câncer de cólon, cinco pacientes com infecções intra-abdominais (incluindo uma paciente com câncer cervical), dois pacientes com otite média, um com mastoidite, dois com cistite (incluindo um caso com carcinoma de próstata), dois com abscessos cutâneos e um paciente com diabetes e infecção mista de ferida e hemoculturas positivas contendo *T. pyogenes*.[70,295,391,699] Em 2007, Plamondon et al.[875] relataram o primeiro caso de endocardite por *T. pyogenes* de evolução fatal em um homem canadense de 57 anos de idade. Esse paciente apresentou várias condições debilitantes, incluindo cirrose alcoólica, diabetes melito tipo II inadequadamente controlado, neuropatia periférica e úlceras de pernas crônicas.[875] Em 2009, foi relatada a ocorrência de sepse por *T. pyogenes* em um fazendeiro imunocompetente no Brasil, e, em 2010, foram descritos três pacientes na Índia com infecções cutâneas e dos tecidos moles.[573,671] Esses pacientes tinham diabetes melito, hanseníase ou escabiose como condições debilitantes, que provavelmente foram envolvidas na patogênese das infecções. *T. pyogenes* mostra-se sensível a ampicilina, cefalosporinas de terceira e quarta gerações, aminoglicosídios, macrolídios, linezolida, rifampicina e vancomicina; algumas cepas exibem resistência a tetraciclinas e SXT.[1116,1237]

A. haemolyticum, *T. bernardiae* e *T. pyogenes* são as espécies que podem ser encontradas em amostras clínicas de seres humanos. Em SBA, *A. haemolyticum* cresce e forma pequenas colônias opacas e sem brilho, que são beta-hemolíticas (Prancha 14.6 E). A ocorrência de hemólise pode ser inicialmente observada nas áreas de crescimento confluente depois de 24 horas de incubação; as colônias isoladas são beta-hemolíticas depois de 48 horas de incubação. O uso de sangue de cavalo (5%) em lugar de sangue de carneiro possibilita o reconhecimento de β-hemólise em torno das colônias isoladas até 24 horas antes daquela observada com sangue de carneiro.[396] Todas as três espécies são negativas para arginina di-hidrolase, β-glicosidase, redução do nitrato e urease, e nenhuma delas produz ácido a partir da arabinose, rafinose, sorbitol ou sacarose. *A. haemolyticum* é catalase-negativa e não hidrolisa a esculina nem a ureia. As cepas são, em sua maioria, positivas para pirazinamidase, fosfatase alcalina, β-galactosidase, α-glicosidase e N-acetil-β-D-glicosaminidase, porém negativas para hidrólise da gelatina e β-glicuronidase. A maioria das cepas fermenta glicose, maltose, lactose e ribose, mas não fermenta manitol, xilose, glicerol ou glicogênio (Prancha 14.6 F). *A. haemolyticum* é positivo no teste CAMP reverso (ou positiva para inibição do teste CAMP). Nesse teste, o efeito da β-hemolisina do *S. aureus* sobre os eritrócitos de carneiro é inibido pela fosfolipase de *A. haemolyticum*. Essa inibição aparece na placa de SBA como uma área não hemolisada "em forma de ponta de seta" escura entre *S. aureus* e estria de *A. haemolyticum* em ângulo reto à estria de *S. aureus*. *T. bernardiae* forma pequenas colônias lisas e vítreas em SBA, que podem ou não ser beta-hemolíticas em SBA. Esse microrganismo é catalase-negativo e produz ácido a partir da glicose, maltose, ribose e glicogênio, mas não a partir da sacarose, do manitol, da xilose e da lactose. Diferentemente de *A. haemolyticum*, a glicose é mais rapidamente fermentada do que a maltose. *T. pyogenes*, a espécie mais raramente isolada de animais, também é beta-hemolítica e catalase-negativa. Essa espécie é facilmente diferenciada de *A. haemolyticum* e *T. bernardiae*, visto que exibe β-hemólise evidente dentro de 24 horas, é positiva para a hidrólise da gelatina, fermenta a xilose e é β-glicuronidase (β-GUR)-positiva. Todas as três espécies são prontamente identificadas no API® Coryne. Em um estudo de 56 isolados de *A. haemolyticum*, foram obtidos 7 perfis no API® Coryne. Os perfis e a porcentagem de cepas com perfil indicado foram: 6530361 (12,5%), 6730161 (3,6%), 6530360 (7,2%), 6730360 (39,2%), 2730160 (17,8%), 2530360 (7,2%) e 2730260 (12,5%).[397] O MALDI-TOF também demonstrou ser uma ferramenta confiável e rápida para a identificação de espécies de *Arcanobacterium* e *Trueperella*.[494,1157] Foi desenvolvido um método para a tipagem de isolados de *A. haemolyticum*, que utiliza PFGE.[348] As características fenotípicas das espécies de *Arcanobacterium* e *Trueperella* são apresentadas na Tabela 14.9.

Arthrobacter e espécies relacionadas

Os membros do gênero *Arthrobacter* são bacilos gram-positivos corineformes que ocupam vários nichos ecológicos no ambiente. Por exemplo, algumas espécies são psicrofílicas e foram isoladas de ambientes extremos (p. ex., neve da Antártica), e algumas espécies foram isoladas de amostras veterinárias. Uma espécie descrita em 2004 foi isolada de amostras de ar filtrado do Laboratório Espacial Russo Mir![673,1226] Esses microrganismos possuem um acentuado ciclo de bacilo a coco, em que os bacilos predominam em culturas mais novas, enquanto as células tornam-se mais cocobacilares e cocoides com o envelhecimento. O conteúdo celular de ácidos graxos também é consistente entre todas as espécies de *Arthrobacter*. Na parede celular, não há *meso*-DAP, a lisina é o aminoácido predominante, e alanina e ácido glutâmico formam as ligações interpeptídicas (tipo A3α). Durante o exame de várias cepas do grupo B-1 e B-3 dos CDC, Funke et al.[370] encontraram 11 isolados clínicos humanos (de amostras de urina, infecção cutânea, hemoculturas, endoftalmite) que exibiram características compatíveis com o gênero *Arthrobacter*. Espécies mais novas de *Arthrobacter* – *A. cumminsii* e *A. woluwensis* – foram propostas para essas cepas do grupo B-1 e B-3 dos CDC. Uma análise realizada em 1998 de 15 isolados clínicos de *A. cumminsii* do trato urinário, da orelha média, do líquido amniótico, da vagina, de osteomielite do calcâneo, celulite dos tecidos profundos, colo do útero, sangue e feridas revelou padrões singulares de ácidos graxos celulares, com a presença consistente de C14:0i e C14:0, bem como quantidades inusitadas altas de ácidos graxos C16:0 e C16:0i, que não são encontrados em outras espécies de *Arthrobacter*.[378] Foram também relatadas espécies de *Arthrobacter* em um paciente com endoftalmite após implante de lente intraocular e de um pacinete neutropênico com linfoma linfoblástico agudo que desenvolveu septicemia.[313,524]

Desde 1998, várias novas espécies de *Arthrobacter* associadas a infecções graves foram isoladas, e suas características fenotípica, quimiotaxonômicas e genéticas foram definidas. As espécies de importância clínica e suas fontes de isolamento incluem *A. creatinolyticus* (de amostras de urina), *A. oxydans*, *A. luteolus* (de feridas cirúrgicas), *A. albus* (de múltiplas hemoculturas de pacientes com flebite grave) *A. scleromae* (de exsudatos de múltiplos escleromas dérmicos dorsais).[517,527,1183] Em 2004, *A. woluwensis* foi descrito como causa de endocardite em um usuário de substâncias injetáveis.[96] Mages et al. realizaram um exame exaustivo de 50 cepas de *Arthrobacter* obtidas de vários tipos de amostras clínicas, incluindo 12 cepas do sangue, 12 de feridas, 8 de amostras de urina, 5 de locais estéreis e o restante de diversos locais. Trinta e oito cepas consistiram em espécies verdadeiras de *Arthrobacter*, e mais da metade destas foram *A. cumminsii* (14 isolados) ou *A. oxydans* (11 isolados). O terceiro isolado mais comum foi *A. aurescens*, que nunca tinha sido antes isolado de amostras humanas. Esse trabalho também revelou uma nova espécie, *A. sanguinis*, de hemoculturas.[703] Conforme relatado anteriormente para *A. woluwensis* e *A. cumminsii*, todas as 38 espécies genuínas de *Arthrobacter* foram sensíveis a betalactâmicos, doxiciclina, gentamicina, linezolida, rifampicina e vancomicina. Um relatório de 2012 documentou outra espécie nova, *A. mysorens*, a partir de uma lesão cutânea semelhante a eritrasma contaminada com solo; o mesmo microrganismo foi isolado do solo.[536] Foram utilizadas técnicas moleculares para detectar uma espécie de *Arthrobacter* no sangue e no tecido placentário associada a morte fetal e coagulação intravascular disseminada na mãe.[1009] Esses microrganismos também foram isolados de amostras de sêmen de pacientes com prostatite inflamatória.[1126]

As espécies de *Arthrobacter* exibem um ciclo de bacilo a coco, com predomínio de cocos em culturas mais velhas. As colônias podem ser cremosas, brancas, cinzentas/brancas ou amarelas e são lisas, brilhantes e circulares com bordas contínuas. Algumas espécies ambientais de *Arthrobacter* podem formar colônias vermelhas a azuis/verdes. A redução do nitrato e a hidrólise da ureia e da esculina são características variáveis. Ocorre produção oxidativa de ácido a partir de uma variedade de carboidratos, conforme determinado por assimilação. Na maioria dos relatos desses microrganismos, o API® CHO (bioMérieux, Inc.), um painel de assimilação de carboidratos, e não de fermentação, foi usado para caracterização, porém esse sistema não é habitualmente utilizado nos laboratórios clínicos. *A. cumminsii*, a espécie de *Arthrobacter* mais frequentemente isolada de amostras clínicas humanas, é LAP-positivo e negativo para nitrato redutase e hidrólise da esculina. Algumas cepas produzem urease, e há produção de atividade de DNase e gelatinase pela maioria dos isolados. Enquanto a maioria das cepas produz ácido a partir da ribose, a produção de ácido a partir da glicose é variável, e não há produção de ácido a partir de maltose, sacarose, manitol, xilose, lactose ou glicogênio. *A. woluwensis* hidrolisa a esculina, a ureia, a gelatina e o DNA, e, diferentemente de *A. cumminsii*, produz várias atividades enzimáticas, incluindo

Tabela 14.9 Características fenotípicas para a identificação de espécies de *Arcanobacterium* e *Trueperella*.

Teste	A. canis	A. haemolyticum	A. hippocoleae	A. phocae	A. pluranimalium	T. abortisuis	T. bernardiae	T. bialowienzense	T. bonasi	T. pyogenes
CAT	−	−	−	−	+	V	−	−	−	−
HEM SBA	βf	β	β	β	α	DI	V	β	β	β
NO₃	−	−	−	−	−	+	−	−	−	V
PYZ	−	+	−	−	−	−	+	+	+	−
PAL	+	+	+	+	−	−	+	−	−	−
ESC	−	−	+f	−	+f	−	−	DI	DI	−
URE	−	−	−	−	−	DI	−	DI	DI	−
ACET	−	−	−	−	−	+	−	−	−	−
HHIP	−	−	+	−	+	+	−	+	+	+
MOT	−	−	−	−	−	−	−	−	−	−
GEL	−	−	−	−	−	+	−	−	−	+
CAMP	+	Rev+	+	Rev+	+	−	−	−	−	−
LAP	DI	−	+	+	+	+	+	−	−	+
PYR	−	−/+f	−	−	+	−	−	+	+	−
α-GAL	−	−	−	+	−	+	−	−	−	−
β-GAL	+	+	−	+	−	+	−	−	−	+
α-GLU	+	+	+	+	−	+	+	+	−	+
β-GLU	−	−	−	+f	+f	−	−	−	−	−
β-GUR	+	−	+	−	+	+	−	+	+	+
NAGA	+	+	+	−	−	−	+	−	−	−
Produção de ácido a partir:										
GLI	+	+	+	+	+	+	+	+f	+f	+
MAL	+	+	+	+	V	+	+	−	+f	+
SAC	+	+f	−	−	−	+	−	−	−	+f
LAC	+	+	+	+	−	+f	−	−	+f	+
MNTL	−	−	−	+	−	+	−	−	−	−
XIL	−	−	−	−	−	−	−	−	−	+
TRE	DI	−	−	−	−	−	−	−	−	+
RIB	+	+	−	+	+	−	+	−	−	+
GLIC	DI	+	−	+	−	+	+	−	−	−
GLIG	+	−	−	−	−	+	+	−	−	+

+ = reação positiva; − = reação negativa; V = reação variável; +f = reação positiva fraca ou lenta; Rev+ = teste CAMP reverso positivo; DI = dados indisponíveis; CAT = catalase; HEM SBA = hemólise em SBA; NO₃ = redução do nitrato; PYZ = pirazinamidase; PAL = fosfatase alcalina; ESC = hidrólise da esculina; URE = urease; ACET = acetoína (VP); HHIP = hidrólise do hipurato; MOT = motilidade; GEL = hidrólise da gelatina; LAP = leucina aminopeptidase; PYR = pirrolidonil arilamidase; α-GAL = α-galactosidase; β-GAL = β-galactosidase; α-GLU = α-glicosidase; β-GLU = β-glicosidase; β-GUR = β-glicuronidase; NAGA = N-acetil-β-D-glicosaminidase; GLI = glicose; MAL = maltose; SAC = sacarose; LAC = lactose; MNTL = manitol; SBTL = sorbitol; XIL = xilose, TRE = trealose; RAF = rafinose; RIB = ribose; GLIC = glicerol; GLIG = glicogênio.

β-galactosidase (β-GAL), α-glicosidase (α-GLU), β-glicosidase (β-GLU) e N-acetil-β-D-glicosaminidase (NAGA). As espécies de *Arthrobacter* estão incluídas na base de dados do sistema API® Coryne; entretanto, as cúpulas de fermentação de carboidratos são habitualmente negativas depois de 24 horas. A incubação prolongada dos painéis de identificação (até 5 a 7 dias) pode resultar em utilização oxidativa lenta de alguns carboidratos. Quando isolados de *A. cumminsii* foram testados no API® Coryne, numerosos biotipos diferentes foram gerados depois de 24 horas, 48 horas e 7 dias de incubação.[370,378] São necessários métodos moleculares (p. ex., estudos de sequenciamento) e métodos quimiotaxonômicos para a identificação definitiva das espécies de *Arthrobacter*. As características fenotípicas e bioquímicas das espécies de *Arthrobacter* isoladas de amostras clínicas são apresentadas na Tabela 14.10.

A sensibilidade das espécies de *Artrobacter* aos agentes antimicrobianos pode ser muito variável. Em um estudo de 10 cepas de *A. cumminsii*, os betalactâmicos, a rifampicina e a vancomicina demonstraram ter boa atividade contra a

Tabela 14.10 Características fenotípicas para a identificação de espécies de *Arthrobacter*.

Característica	A. albus	A. citreus	A. creatinolyticus	A. cumminsii	A. luteolus	A. oxydans	A. sanguinis	A. scleromae	A. woluwensis
CAT	+	+	+	+	+	+	+	+	+
HEM SBA	–	DI	–	–	–	–	–	–	–
Crescimento a 20°C	–	+	DI	V	+	+	DI	+	+
Crescimento a 42°C	+	–	DI	+	+	V	DI	–	+
NO$_3$	–	+	+	–	+	+	–	+f	–
PYZ	+	DI	DI	V	+	DI	+	–	DI
PAL	+	DI	DI	V	DI	DI	+	DI	+
ESC	–	DI	DI	–	–	–	–	+	+ 3 dias
URE	–	DI	DI	V	–	–	–	–	+ 3 dias
MOT	–	+l	–	–	+	–	–	DI	–
GEL	+l	+	+	+10 dias	+	+	+	+	+24 h
DNase	–	+	DI	+10 dias	+	+	DI	DI	+24 h
LAP	+	DI	DI	+	+	DI	+	DI	+
PYR	+	–	DI	V	–	–	DI	–	–
α-GAL	–	DI	DI	–	–	DI	+	DI	–
β-GAL	–	+	DI	–	+	+	–	–	–
α-GLU	–	+	DI	–	+	+	+	–	+
β-GLU	–	DI	DI	–	–	DI	–	+	–
β-GUR	–	DI	DI	–	–	DI	–	–	–
NAGA	–	+	DI	–	–	–	+	–	–
Produção oxidativa de ácido a partir de:									
GLU	–	+	–	V	+	+	+	–	+
MAL	–	DI	DI	–	+	+	+	–	DI
SAC	–	DI	DI	–	+	+	+	–	DI
MNTL	–	+	DI	–	–	+	–	+	+
XIL	–	DI	–	–	+	–	–	–	DI
LAC	ND	DI	DI	–	–	DI	–	–	DI
Biocódigos comuns do API® Coryne	6102004, 6100004	DI	DI	Varia (dependendo do tempo de incubação)	3110004	3750004	DI	1042014	DI

+ = reação positiva; – = reação negativa; V = reação variável; +l = reação positiva lenta; DI = dados indisponíveis; +f = reação positiva fraca ou lenta; CAT = catalase; HEM SBA = hemólise em SBA; NO$_3$ = redução do nitrato; PYZ = pirazinamidase; PAL = fosfatase alcalina; GEL = hidrólise da gelatina; MOT = motilidade; GEL = hidrólise da gelatina; LAP = leucina aminopeptidase; PYR = pirrolidonil arilamidase; α-GAL = α-galactosidase; β-GAL = β-galactosidase; α-GLU = α-glicosidase; β-GLU = β-glicosidase; β-GUR = β-glicuronidase; NAGA = N-acetil-β-D-glicosaminidase; GLI = glicose; MAL = maltose; SAC = sacarose; MNTL = manitol; XIL = xilose; LAC = lactose.

maioria dos isolados.[378] Todas as cepas foram sensíveis aos macrolídios, e a maioria foi sensível à tetraciclina. As CIM para os aminoglicosídios foram surpreendentemente altas, com CIM_{50} de 8 µg/mℓ para a gentamicina e de 64 µg/mℓ para a tobramicina. De modo semelhante, as fluoroquinolonas exibiram CIM elevadas para a maioria das cepas testadas. O isolado da endocardite por *A. woluwensis*, relatado por Bernasconi et al.[96] foi resistente à penicilina e ao ciprofloxacino, porém sensível a tetraciclina e vancomicina pela difusão em disco.[96] Cepas de *Artrobacter* examinadas por outros pesquisadores demonstraram sensibilidade a betalactâmicos, doxiciclina, gentamicina, rifampicina, linezolida e vancomicina, com menor sensibilidade ao ciprofloxacino.[370,378,703] Esses estudos também assinalaram a natureza multidrogarresistente de *A. woluwensis*. O único isolado de *A. scleromae* relatado por Huang et al.[527] foi sensível a ceftriaxona, rifampicina e tetraciclina, demonstrou sensibilidade intermediária a cefazolina, cefotaxima, doxiciclina, eritromicina e vancomicina e foi resistente a penicilina, ampicilina, oxacilina e a todos os aminoglicosídios (gentamicina, tobramicina, amicacina, estreptomicina, canamicina) pelos critérios de CLSI estabelecidos para os estafilococos. Relatos de infecções por espécies não caracterizadas de *Arthrobacter* também observaram isolados com valores elevados de CIM contra betalactâmicos, macrolídios e tetraciclinas, porém com sensibilidade à vancomicina.[517]

Durante o exame dos 50 isolados de *Arthrobacter*, foi constatado que sete eram de outras espécies. Enquanto três pertenciam ao gênero *Brevibacterium*, e dois eram espécies de *Microbacterium*, os isolados solitários pertenciam aos gêneros *Pseudoclavibacter*, *Leucobacter* ou *Brachybacterium*.[703] Todos esses gêneros incluem vários microrganismos do meio ambiente. A espécie de *Pseudoclavibacter* nesse estudo foi isolada da valva da aorta de um homem de 74 anos de idade. Lemaitre et al.[662] isolaram um bacilo gram-positivo de uma infecção subcutânea crônica da perna direita. Foi estabelecida a sequência do isolado, e foi determinado que ele apresenta uma semelhança de sequência de 99% com o gênero *Pseudoclavibacter*.[662] Espécies de *Brachybacterium* tinham sido anteriormente isoladas de material clínico, porém *Leucobacter* nunca tinha sido anteriormente relatado em amostras clínicas humanas.[1044]

Espécies de Brevibacterium

As espécies de *Brevibacterium* são bactérias irregulares, delgadas e em forma de bacilo, que também apresentam um acentuado ciclo de bacilo a coco. As subculturas recentes (< 3 dias) coram-se como bacilos; entretanto, com o envelhecimento da cultura (4 a 7 dias), as células podem adquirir morfologia cocoide. As células são gram-positivas, porém podem ser facilmente descoradas. As células em forma de bacilo possuem morfologia difteroide e não são acidorresistentes. As espécies de *Brevibacterium* são aeróbios obrigatórios, e o seu metabolismo é oxidativo, são imóveis, tolerantes ao sal (> 6,5% de NaCl), produzem catalase e proteinases, carecem de urease e não produzem ácido a partir da glicose ou de outros carboidratos em meios de peptona. As brevibactérias também se caracterizam pela produção de metanetiol (CH_3SH) a partir da L-metionina. O peptidoglicano contém *meso*-DAP como principal diaminoácido, porém não contém arabinose, lisina nem ácidos micólicos (pode haver ou não galactose).[150]

O gênero *Brevibacterium* é constituído por mais de 45 espécies, cuja maior parte consiste em bactérias ambientais. As colônias são branco-acinzentadas, branco-amareladas, amarelas ou castanhas e desprendem um intenso odor de "queijo". O hábitat das brevibactérias consiste principalmente em produtos derivados do leite, para os quais os microrganismos contribuem para o aroma (p. ex., queijo de Limberger) e para a cor (p. ex., *B. linens* de pigmentação laranja) dos queijos de superfície amadurecida. São também encontradas na pele humana. Em condições úmidas e de maceração (p. ex., entre os dedos dos pés e entre outras áreas intertriginosas), acredita-se que esses microrganismos possam contribuir para o odor do corpo. As brevibactérias constituem causas raras de infecções humanas, e o exame de cepas anteriormente classificadas como grupos B-1 e B-3 dos CDC estabeleceu que algumas eram espécies de *Brevibacterium*. Gruner, Pfyffer e Von Graevenitz isolaram nove cepas de *Brevibacterium* de líquidos de diálise, hemoculturas, escarro, LCR, líquido pleural e outros líquidos corporais.[445] A comparação das características bioquímicas com cepas de *Brevibacterium* de referência indicou que esses microrganismos eram *B. casei* ou *B. epidermidis*. Esses pesquisadores sugeriram que os bacilos gram-positivos aeróbios e catalase-positivos, que são imóveis e não fermentam açúcares, podem ser identificados como espécies presuntivas de *Brevibacterium* com base na pigmentação e morfologia das colônias (colônias branco-acinzentadas a amarelas, opacas, convexas e lisas) e no intenso odor de "queijo" ou "chulé". Um exame subsequente de 41 cepas clínicas dos grupos B-1 e B-3 dos CDC constatou que 22 eram idênticas a *B. casei*, enquanto 5 isolados adicionais formaram outro grupo fenotípico dentro do gênero *Brevibacterium*.[446] Funke e Carlotti também examinaram 43 cepas de *Brevibacterium* isoladas de amostras clínicas no decorrer dos últimos 20 anos e as compararam com cepas de referência de *Brevibacterium*.[360] Utilizando a análise quimiotaxonômica e testes de assimilação de carboidratos com o painel de assimilação API® 50CH, 41 cepas foram identificadas como *B. casei* e 2 como *B. epidermidis*.

Foram isoladas espécies de *Brevibacterium* de várias infecções humanas desde a sua caracterização inicial, e 10 espécies foram isoladas de amostras clínicas humanas: *B. casei*, *B. epidermidis*, *B. iodinum*, *B. mcbrellneri*, *B. otitidis*, *B. lutescens*, *B. paucivorans*, *B. sanguinis*, *B. massiliensis* e *B. ravenspurgense*. *B. casei* foi isolado de hemoculturas como causa de bacteriemia relacionado com o uso de cateter em pacientes com AIDS, de bacteriemia em um paciente com coriocarcinoma, de infecções de cateter venoso central e como causa de abscesso cerebral, úlceras de córnea e infecção pericárdica.[38,135,156,404,544,908,1132,1186] *B. sanguinis* foi isolado da pele e de líquidos de diálise e assemelha-se, nas suas características fenotípicas, a *B. casei*, embora seja genotipicamente distinta desta última espécie.[1186] *B. epidermidis* causou infecção de acesso venoso central e endocardite de valva nativa em um homem de 52 anos de idade imunocompetente.[711,734] *B. otitidis* foi isolado da drenagem de orelha de pacientes com otorreia bilateral, de hemoculturas como causa de endocardite de prótese valvar em uma mulher idosa e do líquido peritoneal de um paciente submetido a CAPD.[257,844,1187] *B. lutescens* é uma espécie semelhante a *B. otitidis*, que também foi isolado do líquido de diálise peritoneal e drenagem de orelha infectada em 2003.[1182] Na Grécia, em 1997, foi relatada a ocorrência de peritonite por *B. iodinum* em um paciente submetido a CAPD.[40] *B. mcbrellneri* foi originalmente isolado de pelos genitais humanos coinfectados por *Trichosporon beigelii* e *B. paucivorans*, que foi descrito em 2001 e isolado de amostras de LCR, abscessos, feridas, sangue, secreção de orelha e cateteres intravasculares.[733,1184] *B. massiliensis* foi isolado da secreção de uma ferida de tornozelo em consequência de acidente de automóvel.[951] *B. avium* foi apenas isolado de lesões granulomatosas de aves domésticas.[843] Em sua pesquisa de espécies de *Arthrobacter*, Mages *et al.*[703] identificaram uma nova espécie de *Brevibacterium*, *B. ravenspurgense*, que foi isolada de uma ferida.

Todas as brevibactérias são bacilos gram-positivos aeróbios e não formadores de esporos, que são catalase-positivos. As brevibactérias são não hemolíticas em SBA, imóveis e não sacarolíticas. As colônias de *B. casei* são habitualmente cinza-esbranquiçadas, enquanto as cepas de *B. epidermidis* formam colônias amareladas com o decorrer do tempo (Prancha 14.6 G). A detecção de metanotiol e a análise dos ácidos graxos celulares podem ser usadas para confirmar a inclusão do isolado no gênero *Brevibacterium*, enquanto a assimilação de carboidratos também pode ser útil para a identificação desses microrganismos.[360] Algumas espécies de *Brevibacterium* estão incluídas na base de dados do API® Coryne e do RapID® CB-Plus (Prancha 14.6 H). A caracterização molecular identifica esses microrganismos de modo mais acurado. A Tabela 14.11 fornece as características bioquímicas das espécies de *Brevibacterium*.

A sensibilidade das espécies de *Brevibacterium* aos agentes antimicrobianos pode ser muito variável, Funke, Punter e Von Graevenitz examinaram 50 cepas de *B. casei*, que constituem as espécies isoladas com mais frequência, e verificaram que todos os isolados apresentavam sensibilidade diminuída a todos os agentes betalactâmicos, e metade dos 50 isolados testados apresentou CIM > 1 μg/mℓ para os betalactâmicos.[380] Toxler *et al.*[1119] também constataram que as cepas de *B. casei* tendem a apresentar valores mais elevados de CIM para betalactâmicos, e alguns isolados demonstraram CIM > 8 μg/mℓ para as cefalosporinas. Ambos os grupos de pesquisadores verificaram que *B. casei* apresenta CIM elevada para outras classes de fármacos, incluindo macrolídios, lincosamidas e fluoroquinolonas. Outros constataram que cepas de *B. casei* são sensíveis a betalactâmicos, aminoglicosídios, tetraciclinas, rifampicina, linezolida, vancomicina, teicoplanina, imipeném, meropeném e linezolida.[38] Os isolados de *B. otitidis* de importância clínica (do sangue e do líquido peritoneal) mostraram-se sensíveis a todos os agentes testados, incluindo penicilina, ampicilina, cefalosporinas, fluoroquinolonas, macrolídios, gentamicina, ciprofloxacino, linezolida e vancomicina.[257,1187] O isolado de *B. iodinum*, relatado por Antoniou *et al.*[40] mostrou-se resistente à ampicilina, às cefalosporinas e à vancomicina, porém sensível às fluoroquinolonas e à amicacina.

Espécies de Cellulomonas, Cellulosimicrobium e Oerskovia

As espécies de *Cellulomonas* são microrganismos principalmente ambientais, que aparecem como pequenos bacilos corineformes delgados e irregulares, que adquirem uma forma mais cocoide em culturas mais velhas. Trata-se de microrganismos gram-positivos (embora sejam facilmente descorados), não acidorresistentes e que podem ser imóveis ou móveis, devido à presença de um único flagelo polar ou alguns flagelos laterais. Em geral, as colônias desses microrganismos são opacas, convexas e de pigmento amarelo. O peptidoglicano da parede celular pode conter L-ornitina, mas carece de *meso*-DAP, glicina, lisina ou homoserina. Esses microrganismos apresentam metabolismo oxidativo ou fermentador; a maioria das cepas produz ácido a partir da glicose em condições tanto aeróbias quanto anaeróbias. As espécies de *Cellulomonas* são catalase-positivas, hidrolisam a celulose, o amido e a gelatina (reação fraca), reduzem o nitrato a nitrito e produzem DNase. O gênero *Cellulomonas* inclui várias espécies válidas, que são isoladas de vários ambientes (p. ex., solo, compostagem, água).[381] O gênero *Cellulomonas* (e *Cellulosimicrobium*) pertence ao filo Actinobacteria, classe Actinobacteria, subordem Micrococciniae da ordem Actinomycetales, família Cellulomonadaceae.

Algumas cepas dos grupos A-3 e A-4 corineformes dos CDC anteriores foram reclassificadas como espécies de *Cellulomonas* que foram obtidas de amostras clínicas humanas.[381,389,478] Funke, Ramos e Collins examinaram isolados clínicos de amostras de LCR (dois isolados) e do sangue (dois isolados); ambos os isolados do LCR foram identificados pelas suas características fenotípicas como grupo A-3 dos CDC, enquanto os isolados das hemoculturas foram identificados como grupo A-4 dos CDC.[381] Esses isolados foram comparados com cepas tipo das espécies ambientais caracterizadas de *Cellulomonas* utilizando a análise do peptidoglicano e dos ácidos graxos celulares, além dos testes fenotípicos empregados para a caracterização das bactérias corineformes. Os resultados dos testes fenotípicos para esses isolados não corresponderam a nenhuma das espécies de *Cellulomonas* existentes. Os quatro isolados clínicos continham L-ornitina como diaminoácido do peptidoglicano, reforçando, assim, a sua afinidade com espécies de *Cellulomonas*. O sequenciamento parcial dos rRNA 16S desses microrganismos validou ainda mais a semelhança com espécies de *Cellulomonas*, e Funke *et al.*[389] propuseram formalmente a inclusão das cepas do grupo A-3 e de algumas cepas do grupo A-4 dos CDC em uma nova espécie, *Cellulomonas hominis*. Esses microrganismos foram isolados de amostras de humor vítreo após lesões penetrantes ou transplantes de lente intraocular, hemoculturas associadas a sepse relacionada com o uso de cateter, endocardite de valva nativa e líquido cefalorraquidiano.[115,389,478] Em 2005, as seis cepas corineformes A-3 remanescentes (i. e., dois isolados do sangue, um isolado do LCR, um isolado de homoenxerto de valva, um isolado de cisto pilonidal e um isolado de ferida de lábio) foram incluídas na nova espécie *Cellulomonas denverensis*.[142] *C. denverensis* também foi isolado de hemoculturas e culturas de bile de uma mulher de 82 anos de idade com colecistite aguda.[813] Em 2009, uma espécie de *Cellulomonas* não caracterizada foi isolada de vários conjuntos de hemoculturas de uma mulher de 78 anos de idade com endocardite complicada por osteomielite da coluna lombar.[623]

C. hominis e *C. denverensis* consistem em pequenos bacilos gram-positivos delgados e móveis. As colônias de ambos os microrganismos em SBA são lisas, circulares, convexas e brancas; depois de 2 a 3 dias, observa-se o aparecimento de uma pigmentação amarelo-pálido a amarela. Ambas as espécies são catalase-positivas, hidrolisam a esculina, reduzem o nitrato a nitrito e são urease-negativas. Ambas as espécies produzem ácido a partir de vários carboidratos, incluindo

Tabela 14.11 Características fenotípicas para a identificação de espécies de *Brevibacterium*.

Característica	B. avium	B. casei	B. epidermidis	B. iodinum	B. linens	B. lutescens	B. massiliensis	B. mcbrellneri	B. otitidis	B. paucivorans	B. ravensburgense	B. sanguinis
CAT	+	+	+	+	+	+	+	+	+	+	+	+
HEM SBA	–	–	–	–	–	–	–	–	–	–	–	–
NO₃	+	V–	V+	–	–	–	–	–	–	–	–	–/+f
PYZ	DI	+	+	+	+	+	+f	–	+	–	+	+
PAL	+	+	DI	DI	DI	V	–	DI	+	–	V	+
ESC	–	–	DI	DI	DI	–	–	DI	–	–	–	–
URE	–	–	DI	DI	DI	+	–	DI	–	–	–	–
Crescimento, NaCl a 6,5%	DI	+	+	DI	DI	+	+	DI	DI	DI	DI	DI
GEL	+	+	+	DI	+	–	–	+f	+	–	–	+
DNase	+	+	DI	DI	–	DI	DI	DI	+	–	DI	–
LAP	+	+	DI	DI	DI	+	+	DI	–	+	+	+
PYR	DI	V+	–	–	–	+	–	–	+	–	–	V
α-GAL	–	–	DI	DI	DI	–	–	DI	–	–	DI	DI
β-GAL	–	–	–	–	DI	–	–	DI	–	–	–	DI
α-GLU	–	V+	–	–	–	–	–	–	–	–	–	+
β-GLU	–	–	DI	DI	DI	–	DI	DI	–	–	DI	DI
β-GUR	–	–	DI	DI	DI	–	–	DI	–	–	–	DI
NAGA	–	–	+	–	–	+	–	+	–	–	–	–
Produção de ácido a partir de GLI e outros CHO	–	–	–	–	–	–	–	–	–	V–	–	ND
Hidrólise de:												
CAS	+	+	+	+	DI	+	DI	+	+	–	DI	+
XAN	+	+	+	+	+	–	DI	V	–	–	DI	+
Biocódigos comuns do API® Coryne	DI	6112004, 4112004	DI	DI	DI	6002004, 6102004	DI	DI	6002004	0000004	DI	6112004

+ = reação positiva; – = reação negativa; V = reação variável; +f = reação positiva fraca ou lenta; V+ = reação variável, com a maioria das cepas positivas; V– = reação variável, com a maioria das cepas negativas; DI = dados indisponíveis; CAT = catalase; HEM SBA = hemólise em SBA; NO₃ = redução do nitrato; PYZ = pirazinamidase; PAL = fosfatase alcalina; ESC = hidrólise da esculina; URE = urease; GEL = hidrólise da gelatina; LAP = leucina aminopeptidase; PYR = pirrolidonil arilamidase; α-GAL = α-galactosidase; β-GAL = β-galactosidase; α-GLU = α-glicosidase; β-GLU = β-glicosidase; β-GUR = β-glicuronidase; NAGA = N-acetil-β-D-glicosaminidase; GLI = glicose; CHO = carboidratos; CAS = caseína; XAN = xantina.

glicose, maltose, sacarose, xilose e lactose. O manitol não é fermentado por essas espécies. As duas espécies podem ser diferenciadas pela fermentação do sorbitol: *C. denverensis* produz ácido a partir do sorbitol o que não ocorre com *C. hominis*.[142,381] Diferentemente das espécies de *Cellulomonas* ambientais, *C. hominis* não hidrolisa a celulose. As espécies de *Cellulomonas* estão incluídas na base de dados do API® Coryne, porém esses microrganismos habitualmente produzem um número cruzado com espécies de *Microbacterium*.

O gênero *Cellulosimicrobium* inclui os microrganismos anteriormente colocados no gênero *Oerskovia* (*O. xanthineolytica* e *O. turbata*) que foram subsequentemente transferidos para o gênero *Cellulomonas*, com o nome de *C. cellulomonas* e *C. turbata*, respectivamente. A análise de dendrogramas de rDNA 16S forneceu evidências de que "*C. cellulans*" divergia dos limites filogenéticos do gênero *Cellulomonas* e era um "vizinho filogenético mais próximo" do gênero *Promicromonospora*. Além disso, a análise quimiotaxonômica da parede celular de "*C. cellulans*" mostrou que a cepa tipo e outras cepas dessa espécie possuem um peptidoglicano do "tipo A4α", uma característica que não é encontrada entre membros do gênero *Cellulomonas*, incluindo "*C. turbata*". Foi constatada a presença de L-lisina como principal diaminoácido da parede celular de "*C. cellulans*", enquanto outras espécies de *Cellulomonas* contêm L-ornitina. A concordância entre a posição filogeneticamente distinta desse microrganismo no dendrograma rDNA 16S e as diferentes propriedades quimiotaxonômicas apresentadas por esse microrganismo justificaram a inclusão de "*C. cellulans*" no novo gênero *Cellulosimicrobium*, sendo a espécie tipo *Cellulosimicrobium cellulans* ("*Oerskovia xanthineolytica*").[993] Em 2006, Brown et al.[143] propuseram que alguns isolados clínicos de "*C. turbata*" fossem incluídos no gênero *Cellulosimicrobium*, com base na sequência do rRNA 16S e nos dados quimiotaxonômicos; essa espécie é denominada *Cellulosimicrobium funkei*. Em 2007, uma terceira espécie de *Cellulosimicrobium*, *Cellulosimicrobium terreum*, foi isolada de amostras de solo de Dokdo, na Coreia do Sul.[1233] A descrição desta última espécie baseia-se em um único isolado ambiental, e esse microrganismo não cresce a 35°C ou acima dessa temperatura. Em 2002, foi isolada outra espécie de *Cellulosimicrobium*, *C. variabile*, do intestino posterior de um cupim, porém essa espécie foi reclassificada como *Isoptericola variabilis* em 2004.[62,1055]

C. cellulans é encontrado no ambiente (solo, água, grama cortada), como causa de infecção em animais (p. ex., equinos) e como causa rara de infecções oportunistas, principalmente em hospedeiros imunocomprometidos, sendo o *C. cellulans* isolado com muito mais frequência do que *C. funkei*.[41,124] *C. cellulans* foi relatado como causa rara de ceratite, endoftalmite, pneumonia, infecção relacionada a prótese articular, bacteriemia relacionada com o uso de cateteres, meningite associada a *shunt* ventriculoperitoneal e peritonite em pacientes submetidos a diálise peritoneal ambulatorial crônica.[474,567,696,735,800,1000] A bacteriemia por *C. cellulans* também foi documentada em receptores de transplante de medula óssea, em pacientes com AIDS e pacientes com doença hepática subjacente.[304,705] Esses microrganismos podem contaminar soluções de nutrição parenteral total; essa capacidade só foi descoberta após um paciente desenvolver sinais e sintomas de bacteriemia imediatamente após infusão parenteral, com isolamento dos microrganismos de hemoculturas, do cateter venoso central associado e de uma amostra do suplemento nutricional.[453] Mais recentemente, *C. cellulans* foi isolado como causa de sepse neonatal com culturas negativas do LCR e da urina e como agente de bacteriemia relacionada com o uso de cateter venoso central em um menino de 13 anos de idade com vólvulo intestinal e síndrome do intestino curto.[167,952] Foi descrita a ocorrência de tenossinovite flexora piogênica do dedo médio direito e artrite séptica do joelho por *C. cellulans* em dois pacientes, ambos os quais sofreram lesões penetrantes do local envolvido, com corpos estranhos retidos, que atuaram como nicho da infecção.[704,1122] Foram usados métodos moleculares com iniciadores universais baseados em sequências conservadas do gene *rrn* (que codifica rRNA 16S) para amplificar um fragmento de 479 pares de bases de uma amostra de biopsia de lesão de língua de um paciente com AIDS. No sequenciamento, o fragmento foi idêntico ao gene do rRNA 16S da cepa tipo de *C. cellulans*.[491] *C. cellulans* também foi identificado como agente etiológico da endoftalmite pós-operatória após cirurgia de catarata em três pacientes.[19]

C. funkei é isolado com menos frequência do que *C. cellulans* e foi documentado como causa de bacteriemia relacionada com o uso de cateter de Broviac em uma criança do sexo masculino de 3 anos de idade e como causa de endocardite em um homem de 68 anos de idade, cuja valva da aorta foi substituída por um homoenxerto de valva cardíaca, devido à ocorrência de insuficiência aórtica grave associada à espondilite anquilosante.[666,910] Em 1996, esse microrganismo foi descrito como causa de bacteriemia (juntamente com *Comomonas acidovorans*) em um paciente com AIDS.[627] Mais recentemente, a bacteriemia por *C. funkei* e, possivelmente, a endocardite de prótese valvar foram relatadas em um homem de 81 anos de idade que foi submetido a substituição de valva de aorta de tecido havia 7 meses, devido à estenose aórtica, bem como de um paciente com peritonite.[100,865]

C. cellulans forma colônias lisas, brilhantes e contínuas, com intensa pigmentação amarela (Prancha 14.7 C). As afinidades do microrganismo com actinomicetos manifestam-se pela produção de um substrato de "micélio", que se fragmenta em bacilos irregulares, curvos e em forma de clava, dispostos em formas de V e em "caracteres chineses". Após exaustão dos carboidratos fermentáveis, do meio em caldo, esses microrganismos em forma de bacilo transformam-se em bacilos ainda mais curtos e formas cocoides. Esses microrganismos são bioquimicamente ativos e estão incluídos na base de dados dos sistemas API® Coryne e IDS RapID® CB-Plus para a identificação de bactérias corineformes. Os biocódigos comuns do API® Coryne para *C. cellulans* são 3552727, 7552727, 3572727 ou 7572727 (Prancha 14.7 D).[952] Tanto *C. cellulans* quanto *C. funkei* hidrolisam a caseína, porém apenas *C. cellulans* hidrolisa a xantina. Além disso, *C. cellulans* cresce a 42°C, o que não ocorre com *C. funkei*. A MALDI-TOF-MS tem sido utilizada com sucesso para a identificação de *C. cellulans*.[704]

C. cellulans e *C. funkei* mostram-se variáveis na sua sensibilidade a agentes antimicrobianos. Embora se tenha relatado a sensibilidade de muitos isolados a penicilina, ampicilina, cefalotina, tetraciclina, clindamicina, eritromicina, gentamicina, SXT, ciprofloxacino e vancomicina, foram também relatadas cepas resistentes a esses fármacos.[735,1122] O isolado do caso de sepse neonatal descrito em 2010 foi resistente a penicilina, ampicilina, cefotaxima, clindamicina, ciprofloxacino e eritromicina, porém mostrou-se sensível a linezolida, rifampicina, SXT e vancomicina utilizando os padrões de CLSI para espécies de *Corynebacterium*.[167,214] Na descrição de espécie de *C. funkei*, todos os 13 isolados avaliados mostraram-se sensíveis a ampicilina, amoxicilina–clavulanato, ceftriaxona, claritromicina, minociclina e vancomicina.[143] O isolado do sangue *C. funkei* descrito por Petkar et al.[865] mostrou-se resistente a penicilina, eritromicina, tetraciclina, ciprofloxacino, rifampicina, SXT e imipeném, porém sensível a vancomicina e gentamicina. A linezolida e a vancomicina podem ser consideradas os fármacos de escolha para infecções causadas por *C. cellulans* e *C. funkei*.[704] Foi relatada uma resistência de alto nível à vancomicina e à teicoplanina em um isolado clínico de *C. funkei*.[881] Foi constatado que essa resistência a glicopeptídios resulta da modificação da estrutura do peptidoglicano da parede celular relacionada com a presença de sequências do gene *vanA* semelhantes àquelas encontradas em cepas de *Enterococcus faecium* resistentes à vancomicina. O tratamento de algumas infecções por *C. cellulans* exigiu a retirada de corpos estranhos, de modo a obter cura com os fármacos apropriados.[1122]

Os membros do gênero modificado *Oerskovia* apresentam hifas vegetativas ramificadas que penetram no ágar e se fragmentam em elementos móveis semelhantes a bacilos.[1054] Nos esfregaços, os microrganismos aparecem como bacilos corineformes. Esses microrganismos podem ou não ser móveis. São catalase e oxidase-positivos e facultativos em relação ao oxigênio, embora algumas cepas possam ser estritamente aeróbias. Os principais ácidos graxos, a composição de isoprenoide quinona e outras características do gênero são apresentados na Tabela 14.5. *O. enterophila* é isolado de insetos e anteriormente eram uma espécie de *Promicromonospora*, enquanto *O. jenensis* e *O. paurometabola* são isolados do solo.

Espécies de Dermabacter e Helcobacillus

Em 1988, Jones e Collins descreveram quatro cepas de bactérias corineformes, isoladas exclusivamente da pele humana.[557] As paredes celulares desses isolados continham *meso*-DAP, alanina e ácido glutâmico, porém careciam de ácidos micólicos.[150] Essas bactérias também continham ácidos graxos celulares predominantemente ramificados, uma característica observada apenas em espécies de *Brevibacterium* e no microrganismo ambiental *Brachybacterium faecium*. Os microrganismos eram fermentadores (mas não oxidativos como as espécies de *Brevibacterium* e *Brachybacterium*) e produziam ácido a partir de vários carboidratos. Foi proposto o nome de *Dermabacter hominis* para essas cepas. O exame subsequente de isolados do grupo 3 e do grupo 5 dos CDC, obtidos de amostras clínicas humanas, estabeleceu que esses dois grupos dos CDC eram idênticos à cepa tipo de *Dermabacter hominis* descrita por Jones e Collins.[94,386,557] *D. hominis* foi isolado de uma variedade de amostras clínicas, incluindo sangue, tecido pulmonar, abscessos, LCR, líquido peritoneal, conjuntiva, osteomielite do calcâneo e infecção de enxertos vasculares.[420,447,1138] Em 1998, Bavbek et al.[76] descreveram um receptor de transplante renal que apresentou uma massa cerebral com realce de contraste, que demonstrou ser um abscesso cerebral causado por *D. hominis*. *D. hominis* também foi isolado como causa de peritonite em um paciente submetido a CAPD e foi coisolado com *S. aureus* e *Finegoldia magna* de um abscesso recorrente.[718,892]

Um microrganismo semelhante a *Dermabacter* foi isolado por Renvoise et al.[917] de uma lesão semelhante a eritrasma em um homem de 58 anos de idade. Os microrganismos exibiram uma semelhança de 95,1% com *D. hominis* e representaram um novo gênero e espécie. Esse microrganismo foi denominado *Helcobacillus massiliensis*. Ambas as espécies são classificadas na família Dermatobacteriaceae, subordem Micrococcineae, ordem Actinomycetales, classe Actinobacteria no filo Actinobacteria.

D. hominis e *H. massiliensis* são bacilos corineformes catalase-positivos, não hemolíticos e imóveis. No esfregaço corado pelo método de Gram, ambos os microrganismos aparecem cocobacilares ou cocoides. Em geral, as colônias de *D. hominis* são brancas, convexas e possuem consistência cremosa ou ligeiramente viscosa. Depois de 48 horas de incubação, as colônias medem habitualmente cerca de 1,5 mm de diâmetro. *H. massiliensis* também forma colônias brilhantes, brancas, lisas e não hemolíticas em SBA. *D. hominis* não reduz o nitrato nem produz pirazinamidase e é PYR-positivo, enquanto *H. massiliensis* reduz o nitrato a nitrito, é pirazinamidase-positivo e PYR-negativo. Essas espécies também produzem ácido a partir de diferentes carboidratos. *D. hominis* está incluído na base de dados do API® Coryne. Outras características fenotípicas desse microrganismo e de *H. massiliensis* são apresentadas na Tabela 14.12.

Espécies de Exiguobacterium

As espécies de *Exiguobacterium* são bacilos corineformes curtos e irregulares, que demonstram um ciclo acentuado de bacilo a coco no seu crescimento. Caracterizam-se pela formação de colônias amarelas ou laranja pálido em meio ágar e são facultativas e de metabolismo fermentador.[227] Não há ácidos micólicos, e a L-lisina é o diaminoácido do peptidoglicano. As espécies de *Exiguobacterium* são catalase-positivas, móveis e assemelham-se a espécies de *Microbacterium* e *Oerskovia*, apesar de diferirem nos ácidos graxos da parede celular. Foram descritas mais de 14 espécies de *Exiguobacterium*, todas alcalifílicas, halotolerantes e encontradas no meio ambiente. *E. aurantiacum* e *E. acetylicum* são as duas espécies previamente isoladas de amostras clínicas humanas (p. ex., pele, feridas, líquido cefalorraquidiano).[389] *E. aurantiacum* foi isolado de hemoculturas de seis pacientes em Londres, no decorrer de um período de 10 anos; três desses pacientes tinham mieloma, e um deles tinha endocardite.[873] *E. acetylicum* foi isolado de hemoculturas como causa de bacteriemia relacionada com o uso de cateter em uma mulher idosa.[588] Em 2006, uma espécie de *Exiguobacterium* sem nome foi isolada de uma hemocultura de um paciente em Belfast. Esse isolado foi identificado incorretamente como *C. cellulans* pelo sistema API® Coryne e confirmado como espécie de *Exiguobacterium* pelo sequenciamento do rRNA 16S.[582] Essas bactérias formam colônias amarelo-claro, amarelo intenso ou laranja em SBA. Ambos os microrganismos são catalase-positivos e produzem ácido a partir de uma variedade de carboidratos. As propriedades fenotípicas de *E. acetylicum* e *E. aurantiacum* são apresentadas na Tabela 14.13.

Espécies de Leifsonia

Durante uma investigação taxonômica de microrganismos isolados de galhas de raízes de gramíneas induzidas por um nematódeo de vida livre, Evtushenko et al.[315] identificaram

Tabela 14.12 Características fenotípicas para a identificação de espécies de *Cellulomonas, Cellulomonas hominis*, espécies de *Cellulosimicrobium, Dermabacter hominis* e *Helcobacillus massiliensis*.

Característica	*Cellulomonas* spp.	*Cellulomonas hominis*	*Cellulomonas denverensis*	*Cellulosimicrobium cellulans*	*Cellulosimicrobium funkei*	*Dermabacter hominis*	*Helcobacillus massiliensis*
CAT	+	+	+	+	+	+	+
HEM SBA	–	–	–	–	–	–	–
NO₃	+	+	+	+	+	–	+
PYZ	DI	DI	DI	+	–	–	+
PAL	V	–	DI	+	DI	+	–
ESC	+	+	+	+	+	+	–
URE	–	–	–	V–	+	–	–
MOT	V+	+	+	V	+	–	–
GEL	+	–	–	+	+	–	+
DNase	V	+	DI	+	+	+	DI
LAP	+	+	DI	DI	DI	+	DI
PYR	DI	DI	DI	V+	–	+	–
α-GAL	DI	DI	DI	DI	DI	V+	DI
β-GAL	DI	DI	DI	+	+	+	–
α-GLU	+	+	DI	+	+	+	+
β-GLU	DI	DI	DI	DI	+	+	–
β-GUR	DI	–	DI	–	–	–	–
NAGA	DI	DI	DI	V+	+	+	+
Produção de ácido a partir de:	Ferm	Ferm	Ferm	Ferm	Ferm	Ferm	
GLI	+	+	+	+	+	+	+
MAL	+	+	+	+	+	+	+
SAC	+	+	+	+	+	+	+
LAC	DI	+	+	–	+	+	–
MNTL	V	–	–	–	–	–	+
SBTL	V	–	+	DI	–		
XIL	+	+	+	+	+	–	+
RIB	DI	DI	DI	+	DI	+	–
GLIG	DI	DI	DI	V	DI	–	–
Hidrólise de:							
CAS	DI	DI	–	+	+	DI	DI
XAN	DI	DI	DI	+	–	DI	DI
HYPX	DI	DI	DI	+	+		
TYR	DI	DI	DI	–	–	DI	DI
STA	DI	DI	DI	+	DI	+	–
Biocódigos comuns do API® Coryne	DI	DI	DI	3552727, 7552727, 3572727, 7572727	DI	4570365, 4570565, 4570765	3012535

+ = reação positiva; – = reação negativa; V = reação variável; V+ = reação variável, com a maioria das cepas positivas; V– = reação variável, com a maioria das cepas negativas; DI = dados indisponíveis; CAT = catalase; HEM SBA = hemólise em ágar-sangue de carneiro; NO₃ = redução do nitrato; PYZ = pirazinamidase; PAL = fosfatase alcalina; ESC = hidrólise da esculina; URE = urease; GEL = hidrólise da gelatina; MOT = motilidade; GEL = hidrólise da gelatina; LAP = leucina aminopeptidase; PYR = pirrolidonil arilamidase; α-GAL = α-galactosidase; β-GAL = β-galactosidase; α-GLU = α-glicosidase; β-GLU = β-glicosidase; β-GUR = β-glicuronidase; NAGA = N-acetil-β-D-glicosaminidase; GLI = glicose; MAL = maltose; SAC = sacarose; LAC = lactose; MNTL = manitol; SBTL = sorbitol; XIL = xilose; RIB = ribose; GLIG = glicogênio; CAS = caseína; XAN = xantina; HYPX = hipoxantina; TYR = tirosina; STA = amido.

Tabela 14.13 Características fenotípicas para a identificação de espécies de *Exiguobacterium*, *Leifsonia aquatica*, espécies de *Microbacterium* e espécies de *Turicella*.

Característica	Exiguobacterium acetylicum	Exiguobacterium aurantiacum	Leifsonia aquatica	Microbacterium spp.	Microbacterium arborescens	Microbacterium binotii	Microbacterium imperiale	Microbacterium paraoxydans	Turicella otitidis
CAT	+	+	+	+	+	+	+	+	+
HEM SBA	−	−	−	−	−	−	−	−	−
NO_3	V	V	−	V	−	−	−	−	−
PYZ	DI	+	+	V+	DI	DI	DI	DI	−
PAL	DI	V	−	V+	DI	DI	DI	DI	+
ESC	+	+	+	V+	+	+	+	+l	−
URE	−	−	−	V−	−	−	−	−	−
MOT	+	+	+	V	+	−	+	+	−
GEL	+	V	−	V	+	−	+	+	−
DNase	+	+	−	DI	DI	DI	DI	+	+
LAP	DI	DI	DI	DI	DI	DI	DI	+	+
PYR	DI	−	−	V	DI	DI	DI	DI	DI
α-GAL	DI	DI	DI	DI	DI	+	DI	DI	−
β-GAL	DI	V	+	+	+	+	+	V	−
α-GLU	DI	+	+	DI	DI	+	DI	+	−
β-GLU	DI	+	DI	+	+	+	+	−	−
β-GUR	DI	−	−	DI	DI	−	DI	−	−
NAGA	DI	V	+	+	+	+	+	V	−
Produção de ácido a partir de:	Ferm	Ferm	Oxid	Oxid	Ferm	Oxid	Ferm	Oxid	Nsac
GLI	+	+	+	+	+	+	+	+	−
MAL	+	+	DI	+	+	+	+	+	−
SAC	+	+	+	V	+	+	+	+	−
MNTL	+	V	DI	V+	+	+	+	+	−
XIL	−	V	DI	V	+	+	+	DI	−
LAC	−	−	DI	V	DI	+	DI	DI	−
ARAB	−	DI	+	−	+	DI	+	DI	−
RAF	−	DI	DI	−	−	DI	+	DI	−
Hidrólise de:									
CAS	+	+	−	+	DI	−	DI	+	DI
XAN	DI	DI	−	DI	DI	DI	DI	DI	DI
TYR	DI	−	−	DI	DI	DI	DI	−	DI
STA	+	DI	+	DI	DI	+	DI	DI	DI
Biocódigos comuns do API® Coryne	DI	DI	2470004	2550004, 2570004	DI	DI	DI	DI	2100004

+ = reação positiva; − = reação negativa; V = reação variável; V+ = reação variável, com a maioria das cepas positivas; V− = reação variável, com a maioria das cepas negativas; +l = reação positiva lenta; DI = dados indisponíveis; CAT = catalase; HEM SBA = hemólise em SBA; NO_3 = redução do nitrato; PYZ = pirazinamidase; PAL = fosfatase alcalina; ESC = hidrólise da esculina; URE = urease; GEL = hidrólise da gelatina; MOT = motilidade; LAP = leucina aminopeptidase; PYR = pirrolidonil arilamidase; α-GAL = α-galactosidase; β-GAL = β-galactosidase; α-GLU = α-glicosidase; β-GLU = β-glicosidase; β-GUR = β-glicuronidase; NAGA = N-acetil-β-D-glicosaminidase; Ferm = produção fermentadora de ácido; Oxid = produção oxidativa de ácido; Nsac = não sacarolítica; GLI = glicose; MAL = maltose; SAC = sacarose; LAC = lactose; MNTL = manitol; XIL = xilose; RAF = rafinose; CAS = caseína; XAN = xantina; TYR = tirosina; STA = amido; ARAB = arabinose.

um grupo de bactérias corineformes, que se assemelhavam fenotipicamente à bactéria corineforme móvel historicamente denominada "*C. aquaticum*". Embora considerado há muito tempo como espécie de *Corynebacterium*, certas propriedades (p. ex., motilidade e metabolismo oxidativo dos carboidratos) servem para excluir esse microrganismo desse gênero. As cepas anteriormente denominadas "*C. aquaticum*" também continham ácido DL-2,4-diaminobutírico na parede celular, assim como os isolados das galhas de raízes de gramíneas. Esse diaminoácido incomum também é encontrado nas paredes celulares das espécies de *Clavibacter*. Uma análise mais detalhada dos isolados das galhas de raízes de gramíneas, das cepas de referência de "*C. aquaticum*" e das espécies existentes de *Clavibacter* estabeleceu que esses microrganismos apresentam uma relação quimiotaxonômica e filogenética. O gênero *Lefsonia* foi criado para acomodar as espécies de *Clavibacter*, anteriormente descritas, o isolado das galhas das raízes de gramíneas e "*C. aquaticum*". Por conseguinte, o gênero *Leifsonia* é constituído de *L. xyli* subesp. *xyli* e *L. xyli* subesp. *cynodontis* (anteriormente espécie de *Clavibacter*), *L. poae* (o isolado das galhas de raízes de *Poa annua* induzidas pelo nematódeo *Subanguina radicola*) e *L. aquatica* ("*C. aquaticum*").[1071]

L. aquatica foi descrita como causa rara de infecções em seres humanos, incluindo bacteriemia, endocardite, infecção de dispositivos de acesso, meningite, peritonite associada a diálise peritoneal ambulatorial crônica, infecções de ferida e ITU.[80,168,346,638,772] Foram descritos dois pacientes imunocomprometidos com bacteriemia relacionada com cateter venoso central (CVC) causada por *L. aquatica*.[878,1067] Na Itália, *C. aquaticum* foi isolado de hemoculturas de 10 pacientes em um grupo de casos de bacteriemia relacionada com CVC em uma unidade de hemodiálise.[251] As colônias de *L. aquatica* são opacas, butiráceas e de pigmentação amarela; a pigmentação aumenta com a idade da cultura. Alguns isolados podem aparecer mucoides, e, na coloração de Gram, os microrganismos podem aparecer como bacilos gram-positivos curvos em massas emaranhadas.[878] As células são móveis tanto a 35 a 37°C quanto em temperatura ambiente por meio de flagelos peritríquios longos. O microrganismo exibe um ciclo de bacilo a coco, de modo que, em culturas mais velhas, predominam as células cocoides. *L. aquatica* é uma espécie aeróbia e catalase e oxidase-positiva (a maioria das outras corinebactérias é oxidase-negativa) (Tabela 14.13). Ocorre produção oxidativa de ácido a partir da glicose, sacarose, frutose, arabinose, galactose e manose. O microrganismo é urease-negativo, e não ocorre hidrólise da esculina. No passado, algumas espécies de *Microbacterium* isoladas de amostras clínicas humanas foram identificadas de modo incorreto como "*C. aquaticum*".[390,443] *L. aquaticum* está na base de dados do sistema API® Coryne, porém alguns biocódigos produzem números cruzados com espécies de *Microbacterium* (i. e., biocódigo 247004). Em um relato, o sistema API® Coryne identificou esse microrganismo como "*Microbacterium/Leifsonia aquatica*, com probabilidade de 98,7%".[878] Em virtude de seu metabolismo oxidativo, os testes de acidificação de carboidratos podem ser negativos ou podem não ser interpretáveis depois de 24 horas de incubação. A hidrólise da caseína e das gelatinas mostra-se útil para diferenciar possíveis espécies de *Microbacterium* (positivas para hidrólise da gelatina e da caseína) de "*C. aquaticum*" (negativas para hidrólise da gelatina e da caseína). *L. aquatica* também produz uma acentuada atividade de DNase. Outras espécies de *Leifsonia* (i. e., *L. cynodontis*, *L. rubra*, *L. aurea*, *L. shinshuensis*, *L. naganoensis*) são isolados ambientais e não foram obtidas de amostras clínicas humanas.[904,1071] O isolado de hemocultura descrito por Porte et al.[878] foi testado no instrumento de espectrometria de massa por MALDI-TOF (Bruker Daltronics, Bremen, Alemanha) e forneceu uma identificação de *Leifsonia*, em nível de gênero apenas; a repetição do teste não forneceu nenhuma identificação. Entretanto, por ocasião do teste, a base de dados de Bruker continha apenas a cepa tipo de *L. aquatica*. Os isolados de *L. aquatica* tendem a exibir uma sensibilidade intermediária à vancomicina.[389] Historicamente, esse microrganismo apresentou CIM_{90} para vancomicina de 8 μg/mℓ e isolados recentes tiveram CIM de 4 μg/mℓ.[878,1067] É também comum haver resistência à penicilina e a outros betalactâmicos.

Espécies de Microbacterium

As espécies de *Microbacterium* são pequenos bacilos gram-positivos, de formato irregular, catalase-positivos e aeróbios obrigatórios, que crescem com uma morfologia "difteroide" típica. Podem ser imóveis ou móveis, com um a três flagelos, e o seu metabolismo é oxidativo e aeróbio, embora algumas espécies possam ser fermentadoras. Diferentemente das espécies de *Cellulomas*, *Microbacterium* não hidrolisa a celulose. Em lugar de *meso*-DAP, esses microrganismos contêm os diaminoácidos D-ornitina ou lisina em suas paredes celulares e apresentam "glicina-glicina-lisina" ou "glicina-lisina" como ligação cruzada interpeptídio no peptidoglicano da parede celular. Além de D-ornitina e glicina, a parede celular também contém alanina, ácido glutâmico e homosserina. Diferentemente das espécies de *Corynebacterium*, a arabinose, a galactose e os ácidos micólicos não são componentes da parede celular. Em 1998, Takeuchi e Hitano analisaram as espécies existentes de *Microbacterium* e *Aureobacterium* utilizando o sequenciamento do rRNA 16S e constataram que as espécies desses dois gêneros formavam uma associação intermista monofilética.[980] Essa característica e outras características fisiológicas e quimiotaxonômicas levaram à unificação desses gêneros em um gênero redefinido de *Microbacterium*.[1083] Todas as espécies de *Microbacterium* (e espécies de *Aureobacterium* anteriores) estão amplamente distribuídas no ambiente (i. e., alimentos, plantas, solo, esgoto, insetos).

Foram isoladas espécies de *Microbacterium* a partir de amostras clínicas humanas, e alguns isolados anteriormente dos grupos A-4 e A-5 corineformes dos CDC foram incluídos no gênero *Microbacterium*, com base em análises fenotípicas, quimiotaxonômicas e genotípicas. Funke et al.[364] examinaram 22 cepas de bacilos gram-positivos com pigmento amarelo e laranja por uma variedade de técnicas quimiotaxonômicas e fenotípicas. As cepas incluíram cepas tipo *Microbacterium*, isolados do meio ambiente e 13 isolados (10 obtidos do sangue). Todas essas cepas consistiram em espécies de *Microbacterium* pela análise de sua parede celular; três isolados clínicos foram fenotipicamente idênticos a *M. imperiale*, enquanto outros dois foram idênticos à cepa tipo *M. arborescens*. Os isolados clínicos remanescentes não exibiram nenhuma semelhança fenotípica com qualquer outra espécie reconhecida de *Microbacterium*, embora fossem espécies de *Microbacterium* com base em análise qumiotaxonômica. Em 2010, um isolado com 96% de homologia de sequência do rDNA com *M. arborescens* foi obtido do líquido peritoneal de uma mulher de 57 anos de idade com doença renal terminal submetida a diálise peritoneal cíclica contínua.[7] O isolado demonstrou ser resistente a clindamicina e eritromicina e sensível aos betalactâmicos, ao ciprofloxacino, à linezolida, à rifampicina e à vancomicina.

As espécies de *Microbacterium* têm sido associadas a infecções humanas graves, incluindo uma infecção disseminada fatal em um homem de 75 anos de idade e bacteriemia persistente em consequência de celulite em um homem de 39 anos de idade com LMA e porfiria cutânea tardia.[806,989] Neste último caso, o isolado foi resistente à vancomicina. Esses microrganismos também foram associados a bacteriemia hospitalar e bacteriemia relacionada com o uso de cateteres em pacientes com leucemia, bem como a contaminação de produtos de células-tronco do sangue periférico infundidos em receptores de transplante.[8,27,154,501,641] Laffineur et al.[624] descreveram um isolado corineforme com pigmento amarelo que foi obtido de hemoculturas de uma criança com leucemia. As comparações genéticas e quimiotaxonômicas com espécies existentes de *Microbacterium* levaram à caracterização de *Microbacterium paraoxydans*, outra espécie nova de *Microbacterium*. *M. paraoxydans* também foi associada à bacteriemia relacionada com o uso de cateter venoso central.[312] Funke et al.[368] na Suíça e na Alemanha descreveram um paciente com endoftalmite causada por uma espécie de *Microbacterium* após lesão ocular penetrante. Filogeneticamente, o microrganismo foi associado a espécies reconhecidas de *Microbacterium*, sugerindo que o isolado pode representar, na realidade, outra espécie nova de *Microbacterium*.[368] O isolado foi sensível a cefazolina, cefotetana, ciprofloxacino, clindamicina, imipeném, piperacilina, teicoplanina e vancomicina, porém demonstrou ser resistente à gentamicina e à tobramicina. Em 2006, uma nova espécie de *Microbacterium* foi isolada do escarro de um receptor de transplante cardíaco, e acreditou-se que tenha sido a causa de inflamação pulmonar intersticial e derrame pleural. Esse isolado demonstrou uma semelhança de sequência do rRNA 16S de mais de 98% com outras oito espécies de *Microbacterium*, incluindo *M. oxydans* e *M. paraoxydans*.[406] Dois novos bacilos gram-positivos isolados de hemoculturas em 1976, 1977 e 2007 foram analisados por abordagens genotípicas e quimiotaxonômicas, e foi constatado que representam duas novas espécies de *Microbacterium*; as cepas de 1976/1977 foram denominadas *Microbacterium binotii* enquanto o isolado de 2007 foi denominado *Microbacterium pyrexiae*.[213,610] Em 2008, Gneiding, Frodl e Funke caracterizaram 50 espécies de *Microbacterium* isoladas de uma variedade de amostras clínicas humanas no decorrer do último período de 5 anos utilizando métodos moleculares, genéticos e fenotípicos.[411] Em seu estudo, os 50 isolados representaram 18 espécies diferentes, com 3 espécies (*M. oxydans*, *M. paraoxydans* e *M. foliorum*) constituindo mais da metade dos isolados. Quatro isolados pertenciam a espécies nunca antes isoladas de seres humanos, enquanto dois isolados representaram espécies não descritas.

As espécies de *Microbacterium* formam colônias com pigmento amarelo-esbranquiçado, amarelo ou laranja em SBA (Prancha 14.7 E). Todas as espécies são catalase-positivas, e algumas espécies (*M. arborescens*, *M. imperiale*, *M. paraoxydans*) são móveis. A maioria das espécies hidrolisa a esculina, mas não a ureia. Ocorre produção oxidativa ou fermentadora de ácido a partir de uma variedade de carboidratos. Os membros originais do gênero *Microbacterium* tendem a ser fermentadores, enquanto as espécies antigas de *Aureobacterium* são mais oxidativas na sua utilização de carboidratos. As espécies de *Microbacterium* estão incluídas na base de dados do sistema API® Coryne, porém são necessários testes adicionais para diferenciá-las das espécies de *Cellulomas* e de *L. aquatica*. A acidificação dos carboidratos pode não ser evidente depois de 24 horas de incubação. Os biocódigos do API® Coryne (0470004, 0452004, 0472004, 0570004, 0572004) incluídos na base de dados habitualmente produzem números cruzados com "*L. aquaticum*" (Prancha 14.7 F). Pode ser necessária uma incubação além de 24 horas para determinar a acidificação dos carboidratos. Dados fenotípicos adicionais são encontrados na Tabela 14.13. As espécies de *Microbacterium* podem variar na sua sensibilidade a vários agentes antimicrobianos. Entre os 50 isolados examinados por Gneiding et al.,[411] 100% mostraram-se sensíveis ao meropeném e à linezolida, 98% foram sensíveis à vancomicina e à doxiciclina e 56% sensíveis ao ciprofloxacino. Quanto aos betalactâmicos, 78% foram sensíveis à penicilina, e 72%, à cefotaxima. Os isolados clínicos individuais de relatos de casos geralmente foram multissensíveis, embora se tenha constatado uma resistência aos aminoglicosídios, aos macrolídios e à eritromicina em vários isolados clínicos.[7,312,368,406]

Espécies de Turicella

Em 1993, Simonet et al.,[1020] na França, relataram o isolamento de um microrganismo corineforme em cultura pura de líquido de orelha média coletado por timpanocentese de crianças com otite média aguda. Esses isolados continham *meso*-DAP, arabinose e galactose nas paredes celulares, porém foi constatada a ausência de ácidos corinemicólicos. Os isolados formaram colônias convexas, esbranquiçadas, cremosas e não hemolíticas em ágar-sangue, que se tornaram amareladas com a idade. A morfologia dessas colônias foi nitidamente diferente das colônias planas, branco-acinzentadas e não hemolíticas produzidas por subespécies de *C. afermentans* ou das colônias convexas, secas, aderentes e ligeiramente amareladas de *C. auris*, microrganismos corineformes que foram associados à otite média aguda e crônica.[373,931] Na análise quimiotaxonômica, os padrões de menaquinona celular desse isolado da orelha média também foram diferentes das duas espécies de *Corynebacterium*. Embora esses microrganismos tenham produzido colônias de morfologia acentuadamente diferente, as duas espécies de *Corynebacterium* e o terceiro isolado apresentaram características fenotípicas idênticas. Hoje em dia, esses isolados da orelha média foram incluídos no novo gênero *Turicella* (referindo-se a Turicum, o nome latim para Zurique, Suíça, onde foram coletados os primeiros isolados), com a denominação *Turicella otitidis*.[385] Desde a sua descrição, *T. otitidis* foi isolada de outras infecções de cabeça e pescoço (p. ex., abscesso auricular posterior), bem como de hemoculturas.[252,687,921]

Na coloração pelo método de Gram, *T. otitidis* aparece como bacilos longos, e, em cultura, as colônias desse microrganismo são branco-acinzentadas, convexas e com bordas contínuas. As colônias em SBA medem 1,5 a 2 mm de diâmetro depois de 48 horas de incubação. *T. otitidis* não necessita de lipídios para o seu crescimento. Todos os isolados de *T. otitidis* produzem o biocódigo número 2100004 no sistema API® Coryne, indicando resultados positivos para pirazinamidase, fosfatase alcalina e catalase e testes negativos para a fermentação de glicose, ribose, xilose, manitol, maltose, lactose, sacarose e glicogênio, nitrato redutase, urease, hidrólise da esculina, β-glicuronidase, β-galactosidase, α-glicosidase, hidrólise da esculina, urease e hidrólise da gelatina (Tabela 14.13). Essas características fenotípicas assemelham-se àquelas de *C. afermentans* subesp. *afermentans* e *C. auris*. *T. otitidis*, *C. afermentans* subesp. *afermentans* e *C. auris* podem ser diferenciadas de maneira mais eficiente por análise genética e quimiotaxônomica. Entretanto, Renaud et al.[913] demonstraram que a morfologia das colônias, o teste CAMP, determinadas atividades enzimáticas (p. ex., LAP, DNase) e a assimilação de substratos de carbono são úteis para distinguir essas espécies. As colônias de *T. otitidis* são de consistência cremosa e amarelo pálido, enquanto as colônias de *C. auris* e *C. afermentans* são ligeiramente amareladas e aderentes (*C. auris*) ou planas, lisas e branco-acinzentadas (*C. afermentans*). *T. otitidis* é DNase-positiva, enquanto *C. afermentans* subesp. *afermentans* e *C. auris* são DNase-negativas. Tanto *T. otitidis* quanto *C. auris* são LAP-positivas, enquanto *C. afermentans* é LAP-negativa. Por fim, *T. otitidis* e *C. auris* são positivas no teste CAMP, enquanto essa característica é variável para *C. afermentans*. Os isolados de *T. otitidis* mostram-se sensíveis a ampicilina, cefalosporinas, ciprofloxacino, gentamicina, rifampicina, tetraciclinas, vancomicina e linezolida; algumas cepas exibem resistência a clindamicina, eritromicina e azitromicina.[380,418,934]

Espécies de Rothia

As espécies de *Rothia* são membros do filo Actinobacteria, classe Actinobacteria, subclasse Actinobacteridae, ordem Actinomycetalis, subordem Micrococcineae, família Micrococcaceae. Essa família também inclui os gêneros *Micrococcus*, *Arthrobacter*, *Kocuria*, *Stomatococcus* e *Nesterenkonia*. Antes de 2000, o gênero *Rothia* era constituído de uma única espécie, *Rothia dentocariosa*. Com base no sequenciamento do rDNA 16S e nos dados quimiotaxônomicos, *Stomatococcus mucilaginosus*, o coco gram-positivo catalase-variável encontrado na orofaringe humana, foi transferido para o gênero *Rothia*, com a denominação de *Rothia mucilaginosa*.[92,225] Foi descrita ao mesmo tempo uma terceira espécie do gênero, denominada *Rothia nasimurium*, que é encontrada na parte anterior das narinas de camundongos. Em 2004, um novo microrganismo gram-positivo cocobacilar foi isolado do ar e de amostras de água de condensação da estação espacial russa Mir, e esse microrganismo foi denominado *Rothia aeria*.[673] Duas outras espécies ambientais foram caracterizadas em 2002 e 2008, respectivamente. *Rothia amarae* foi isolada do lodo de esgoto na China, enquanto *Rothia terrae* foi isolada de amostra de solo de Taiwan.[202,319] Enquanto *R. mucilaginosa*, *R. nasimurium*, *R. aeria* e *R. terrae* são cocos gram-positivos, *R. dentocariosa* é um bacilo corineforme gram-positivo que possui ramificação rudimentar, embora em culturas em caldo mais velhas possam predominar células cocoides. *R. dentocariosa* não produz quantidades significativas de ácido succínico a partir da glicose, uma característica que diferencia esse microrganismo de espécies de *Actinomyces* facultativas. À semelhança das corinebactérias e dos actinomicetos aeróbios, esses microrganismos são catalase-positivos e tendem a crescer melhor em condições aeróbias. Entretanto, diferentemente das espécies de *Nocardia*, esses microrganismos são fermentadores, o que facilita a sua identificação por testes fenotípicos rotineiramente usados para espécies de *Corynebacterium* e para os grupos corineformes já descritos.

Rothia dentocariosa faz parte da flora gengival e orofaríngea humana normal e pode ser isolada da saliva e da placa supragengival. Durante as décadas de 1950 e 1960, o Special Bacteriology Branch dos CDC fez a coleta de vários isolados, cuja maior parte foi obtida de abscessos, amostras das vias respiratórias, cistos pilonidais, líquido cefalorraquidiano, urina e sangue. *R. dentocariosa* tem sido mais frequentemente associada a endocardite tanto de valvas nativas quanto de próteses valvares.[111,131,615,1002] Em vários casos, essa infecção foi associada a complicações graves e potencialmente fatais, incluindo infecções de múltiplas valvas cardíacas e desenvolvimento de abscessos da raiz aórtica e paravalvares.[340,615,1066] As infecções valvares podem resultar em grandes vegetações, que podem levar ao desenvolvimento de infartos pulmonares, hemorragias intracranianas e abscessos cerebrais.[538,922,961] Foi também relatada a ocorrência de bacteriemia sem endocardite em adultos, crianças e recém-nascidos.[965,1010,1223] Shin et al.[1010] relataram o caso de um recém-nascido com síndrome de aspiração de mecônio que desenvolveu bacteriemia por esse microrganismo em 2004; posteriormente, em 2007, essa mesma espécie foi isolada de uma cultura de sangue fetal que também estava envolvida na aspiração de mecônio. As crianças e adultos imunocomprometidos submetidos a quimioterapia citotóxica correm risco aumentado de sepse e bacteriemia por esse microrganismo, particularmente na presença de mucosite ou dentição precária.[1196] Foi estabelecido o diagnóstico de artrite séptica causada por *R. dentocariosa* em um paciente com artrite reumatoide tratado com etanercepte, um fármaco que coloca o paciente em risco aumentado de infecção.[324] Outros relatos de casos documentaram *R. dentocariosa* como causa de endoftalmite, úlcera de córnea, osteomielite vertebral com abscesso paraespinal e peritonite associada à diálise peritoneal ou ambulatorial crônica.[580,702,776,778] Apesar de rara, *R. dentocariosa* também foi reconhecida como causa de pneumonia em pacientes com doenças subjacentes graves, incluindo LMA e adenocarcinoma de pulmão.[984,1174]

R. mucilaginosa e *R. aeria* também constituem causas raras de infecção. Surpreendentemente, *R. mucilaginosa* foi isolada de vários casos de meningite em pacientes com LLA, LMA, mieloma múltiplo e linfoma não Hodgkin.[650] *R. mucilaginosa* foi isolada como causa de meningite em dois pacientes pediátricos submetidos a transplante de células-tronco e como causa de bacteriemia associada à dermatite granulomatosa infecciosa em um homem com LMA.[650,774] A bacteriemia causada por esse microrganismo também foi documentada em uma criança com síndrome de Shwachman-Diamond, um distúrbio multissistêmico autossômico recessivo raro que provoca disfunção da medula óssea, imunodeficiência e deficiência de neutrófilos, levando a infecções recorrentes.[1134] Em dois pacientes idosos com história de diabetes melito e hipertensão arterial, foi relatada a ocorrência de artrite séptica e infecção tardia de artroplastia de prótese de quadril por *R. mucilaginosa*.[566,571] Esse microrganismo também foi isolado do líquido peritoneal de um paciente em CAPD.[504] *R. mucilaginosa* é habitualmente sensível à maioria dos agentes antimicrobianos, incluindo vancomicina, rifampicina e linezolida, embora isolados ocasionais possam ser resistentes à penicilina ou à clindamicina. O primeiro isolamento de *R. aeria* de seres humanos foi de uma hemocultura de recém-nascido cuja mãe foi submetida a extração dentária sem profilaxia antimicrobiana 4 dias antes do parto.[770] Posteriormente, *R. aeria* foi isolada de uma amostra de escarro obtida de um paciente diabético com bronquite aguda que estava sendo tratado com etanercepte para artrite reumatoide, bem como do líquido articular de uma mulher idosa com abscessos de dentes, que também estava sendo tratada com metotrexato e prednisona para a artrite reumatoide.[752,1156] Todos os três isolados mostraram-se sensíveis a todos os agentes testados, incluindo vancomicina e linezolida, com exceção de um isolado que demonstrou resistência ao ofloxacino e um segundo isolado resistente à clindamicina.

Os microrganismos corineformes fermentadores do grupo 4 dos CDC estão estreitamente relacionados com *R. dentocariosa*. Esses microrganismos foram isolados principalmente de amostras do trato geniturinário feminino, embora não se tenha relatado nenhuma infecção humana específica causada por isolados do grupo 4 dos CDC. Daneshvar *et al.*[253] nos CDC investigaram vários isolados formadores de colônias negras, que foram provisoriamente classificados como bactérias do grupo 4. Esses microrganismos foram divididos em dois grupos pela análise genética molecular. Um grupo (incluindo apenas um isolado do trato genital) foi mais estreitamente relacionado com *R. dentocariosa* enquanto o segundo grupo, incluindo isolados obtidos principalmente de amostras do trato genital feminino, foi estreitamente relacionado com *C. aurimucosum*, uma espécie de *Corynebacterium* mais recentemente descrita e isolada predominantemente do trato genital feminino (Boxe 14.4). Esse estudo levou a revisões das descrições as espécies de *C. dentocariosa* e *C. aurimucosum* para incluir variantes que formam colônias de cor preto-carvão em meios de ágar. Em consequência, as morfologias das colônias de *R. dentocariosa* incluem colônias de cor branca semelhante a osso, esbranquiçadas ou preto-carvão que são secas, rugosas e aderentes ou lisas e contínuas. As colônias de *C. aurimucosum* são viscosas, branco-amareladas ou preto-carvão. A Tabela 14.14 fornece as características fenotípicas de *R. dentocariosa* e *C. aurimucosum* para comparação, de modo a ajudar a identificação das bactérias corineformes que formam colônias com pigmento preto-carvão. "*C. nigricans*" é idêntico a *C. aurimucosum* e é um sinônimo posterior para descrever o mesmo microrganismo.[253]

As semelhanças de *R. dentocariosa* com outros actinomicetos aeróbios são evidentes no exame da morfologia das colônias. Depois de 72 horas de incubação a 35 a 37°C em CO_2, aparecem colônias que são habitualmente secas, rugosas e de cor branca semelhante a osso (Prancha 14.7 A). Raros isolados podem ter pigmento negro e podem corresponder a *R. dentocariosa* pigmentada ou *C. aurimucosum*. As cepas de *R. dentocariosa* pigmentadas têm mais tendência a ser isoladas de hemoculturas ou do trato respiratório, e não do trato genital feminino, enquanto *C. aurimucosum* é isolado deste último local. Com frequência, as colônias aparecem empilhadas e cerebriformes, particularmente nas áreas de crescimento confluente. O exame das bordas das colônias revela que elas tendem a "mergulhar" na superfície do ágar, à semelhança das espécies de *Nocardia*. As cepas de *R. dentocariosa* também exibem características fenotípicas relativamente uniformes e são bioquimicamente muito ativas. *R. dentocariosa* é catalase-positiva (embora possam ser encontradas cepas catalase-negativas), reduz o nitrato a nitrito e produz pirazinamidase e pirrolidonil arilamidase (Tabela 14.14). O microrganismo hidrolisa a esculina, mas não a ureia ou a gelatina, e ocorre produção fermentadora de ácido a partir da glicose, maltose e sacarose. *R. dentocariosa* está incluída na base de dados do sistema API® Coryne e do RapID® CB-PLUS. No sistema API® Coryne, a maioria das cepas produz os biocódigos 7050125, 7052125, 7050165 ou 7052165 (Prancha 14.7 B). Embora esses microrganismos sejam, em geral, uniformemente sensíveis a todas as classes de agentes antimicrobianos, foram isoladas cepas que são resistentes a betalactâmicos, devido à produção de betalactamase.[253] Estas últimas cepas contêm plasmídios que transportam os genes estruturais da betalactamase.

Gardnerella vaginalis

Taxonomia e morfologia celular

Gardnerella vaginalis foi descrita pela primeira vez em 1953, e tem sido conhecida por vários nomes, incluindo *Haemophilus vaginalis* e *Corynebacterium vaginale*. Em 1980, esse microrganismo foi formalmente incluído no novo gênero *Gardnerella* por Greenwood, Pickett *et al.*, com base em dados de microscopia eletrônica, bioquímicos e quimiotaxonômicos e em estudos de hibridização de DNA–DNA.[435] Os estudos ultraestruturais de *G. vaginalis* indicam que esse microrganismo possui uma parede celular de tipo gram-positivo, porém a camada de peptidoglicano é muito mais delgada do que aquela encontrada nas paredes celulares de espécies de *Corynebacterium*, *Lactobacillus* ou *Staphylococcus*. O conteúdo de peptidoglicano da parede celular de *G. vaginalis* constitui aproximadamente 20% do peso total da parede celular, assemelhando-se ao valor encontrado na família Enterobacteriaceae, como *Escherichia coli*, em que o peptidoglicano representa cerca de 23% do peso da parede celular. Em consequência, diferentes cepas de *G. vaginalis* podem ser predominantemente gram-positivas, gram-negativas ou gram-variáveis. Os extratos de parede celular de *G. vaginalis* não contêm compostos normalmente presentes nos lipopolissacarídios da parede celular de microrganismos gram-negativos (p. ex., *meso*-DAP, ácido 2-ceto-3-desoxi-D-mano-2-octonoico, ácidos graxos hidroxi). A ausência de *meso*-DAP, de arabinogalactanos e de ácidos micólicos confirma que a parede celular de *G. vaginalis* é distinta do tipo de parede celular dos gram-positivos encontrados em espécies de *Corynebacterium*.

Estudos moleculares com *G. vaginalis* mostraram que esse microrganismo está estreitamente relacionado com as bifidobactérias. Miyake *et al.*[763] usaram análise da sequência do gene rRNA 16S para examinar as cepas tipo de 21 espécies de *Bifidobacterium* e verificaram que *G. vaginalis* se agrupa com 16 das 21 espécies de *Bifidobacterium*. Outro estudo utilizou as análises fenotípica, quimiotaxonômica (p. ex., análise de proteínas e de ácidos graxos de células integrais) e da sequência de rRNA 16S para caracterizar *G. vaginalis* e cepas "semelhantes à *G. vaginalis*".[1146] Os métodos

Tabela 14.14 Características fenotípicas para a identificação de espécies de *Rothia*.

Característica	*Rothia aeria*	*Rothia dentocariosa*	*Corynebacterium aurimucosum*	*Rothia mucilaginosa*
CAT	V	V+	+	V
HEM SBA	–	–	–	–
NO_3	+	+	–	+
PYZ	+	+	+	+
PAL	–	V	+	–
ESC	+	+	V	+
URE	–	–	V–	–
MOT	–	–	–	–
GEL	–	V	V–	+
DNase	DI	DI	DI	+
LAP	DI	+	+	DI
PYR	DI	+	–	DI
α-GAL	DI	–	–	DI
β-GAL	–	–	–	–
α-GLU	+	+	–	+
β-GLU	+	+	–	+
β-GUR	–	–	–	–
NAGA	–	–	–	–
Ácido a partir de:	Ferm	Ferm	Ferm	Ferm
GLI	+	+	+	+
MAL	+	+	+	+
SAC	+	+	+	+
MNTL	–	–	V	–
XIL	–	–	–	–
LAC	–	V	–	–
RIB	–	–	–	–
GLIG	–	–	–	–
ARAB	DI	V	–	–
RAF	DI	–	DI	–
Hidrólise de:				
CAS	DI	–	DI	+
XAN	DI	DI	DI	DI
TYR	DI	DI	DI	DI
STA	DI	–	–	+
Biocódigos comuns do API® Coryne	7050125	7050165, 7050125, 7052165, 7052125	DI	DI

+ = reação positiva; – = reação negativa; V = reação variável; V+ = reação variável, com a maioria das cepas positivas; V– = reação variável, com a maioria das cepas negativas; DI = dados indisponíveis; CAT = catalase; HEM SBA = hemólise em SBA; NO_3 = redução do nitrato; PYZ = pirazinamidase; PAL = fosfatase alcalina; ESC = hidrólise da esculina; URE = urease; GEL = hidrólise da gelatina; MOT = motilidade; LAP = leucina aminopeptidase; PYR = pirrolidonil arilamidase; α-GAL = α-galactosidase; β-GAL = β-galactosidase; α-GLU = α-glicosidase; β-GLU = β-glicosidase; β-GUR = β-glicuronidase; NAGA = N-acetil-β-D-glicosaminidase; GLI = glicose; MAL = maltose; SAC = sacarose; LAC = lactose; MNTL = manitol; XIL = xilose; ARAB = arabinose; RAF = rafinose; RIB = ribose; GLIG = glicogênio; CAS = caseína; XAN = xantina; TYR = tirosina; STA = amido.

quimiotaxonômicos levaram ao reconhecimento de dois "grupos" que demonstraram representar genes diferentes com base no sequenciamento, e esses genes diferentes foram diferenciados por métodos fenotípicos. As cepas do grupo I representaram G. vaginalis, com seus membros mais estreitamente relacionados do gênero Bifidobacterium. As cepas de G. vaginalis demonstraram um nível de semelhança de 93,1% com Bifidobacterium bifidum.[1146] Esses pesquisadores perceberam que o conteúdo de G+C de G. vaginalis e de espécies de Bifidobacterium eram diferentes o suficiente, de modo que G. vaginalis não pode ser considerada como membro do gênero Bifidobacterium. A análise das sequências do gene da proteína do choque térmico também sugeriu uma relação filogenética entre G. vaginalis e as bifidobactérias, porém essa relação foi mais distante do que a sugerida pela análise do rRNA 16S e confirmou a categoria de gênero de Gardnerella.[547] A análise de restrição de DNA ribossômico amplificada mostrou que as cepas de G. vaginalis são bastante heterogêneas e podem ser divididas em pelo menos três ou quatro genótipos, dependendo das enzimas de restrição utilizadas.[537] Em cultura, pode ser difícil diferenciar algumas cepas de G. vaginalis de microrganismos de "aparência semelhante", que são descritos como bactérias "corineformes, catalase-negativas não classificadas". G. vaginalis é o único membro do gênero Gardnerella, que é classificada no filo Actinobacteria, classe Actinobacteria, ordem Bifidobacteriales, família Bifidobaceriaceae.

Importância clínica de Gardnerella vaginalis

G. vaginalis é um membro da microbiota vaginal. No passado, esse microrganismo estava estreitamente associado à síndrome clínica denominada **vaginose bacteriana (VB)**. Essa afecção é denominada VB pelo fato de não haver nenhum microrganismo exclusivamente responsável pela condição, e não são observadas células inflamatórias (que ocorrem nas infecções vaginais tanto por Candida quanto por Trichomonas) em esfregaços de secreção vaginal corada pelo método de Gram. Do ponto de vista clínico, a VB caracteriza-se por secreção vaginal de odor fétido, associada a uma proliferação significativa no número de G. vaginalis e a vários anaeróbios obrigatórios, incluindo Prevotella bivia, Prevotella disiens, espécies de Mycoplasma, peptoestreptococos e espécies de Mobiluncus, com diminuição concomitante no número de lactobacilos vaginais normais.[292] Vários estudos de caso-controle e de coortes estabeleceram que a VB possui impacto significativo nos resultados adversos da gravidez e constitui um fator de risco para parto prematuro.[840] A VB também representa um fator de risco para infecções obstétricas e doença inflamatória pélvica (DIP). Quando essa afecção foi originalmente descrita, G. vaginalis foi sugerida como agente etiológico.[398] Estudos subsequentes determinaram que outros microrganismos estão envolvidos e que, embora G. vaginalis esteja sempre presente na vagina de mulheres com VB, a sua presença também é observada em mais de 50% das mulheres sem vaginose bacteriana.[753] Utilizando meios semisseletivos, G. vaginalis pode ser encontrada em 14 a 70% das mulheres sadias sem VB.[1113] Entretanto, parece que a presença de um grande número de G. vaginalis na vagina indica VB. Utilizando uma sonda de oligonucleotídio marcada de modo radioativo e específica para o rRNA 16S de G. vaginalis, Sheiness et al.,[1006] em Seattle, mostraram que a presença dessas bactérias em concentrações de $\geq 2 \times 10^7$ UFC/mℓ de líquido vaginal, juntamente com um pH vaginal acima de 4,5, tinha sensibilidade e especificidade de 95 e 99%, respectivamente, na classificação de mulheres com e sem VB, em comparação com critérios diagnósticos estritamente clínicos. G. vaginalis também pode ser encontrada na uretra masculina. Utilizando métodos moleculares, Schwebke et al.[994] encontraram uma prevalência global de G. vaginalis de 25% nos homens e não observaram nenhuma diferença nas taxas de prevalência entre parceiros sexuais masculinos de mulheres com ou sem VB.

O diagnóstico de VB é estabelecido com base em critérios clínicos, juntamente com preparação a fresco ou coloração da secreção vaginal pelo método de Gram (ver Diagnóstico de VB e características de cultura de Gardnerella vaginalis, adiante). Não se recomenda a cultura de rotina de amostras vaginais para G. vaginalis com o propósito de estabelecer o diagnóstico de VB, visto que a cultura não fornece evidências decisivas de infecção, devido à presença de G. vaginalis como parte da microbiota vaginal residente. G. vaginalis foi isolada de amostras retais de 56% de 148 mulheres com VB, 12% de 69 mulheres sadias, 9% de 83 parceiros sexuais masculinos de mulheres com VB e 6% de 49 parceiros sexuais masculinos de mulheres sadias.[513] Esses últimos dados sugerem que G. vaginalis não é sexualmente transmitida, mas que provavelmente coloniza a vagina de modo endógeno a partir do trato intestinal. Villegas et al.[1160] conduziram um estudo ultraestrutural das secreções vaginais de 10 mulheres com VB e das amostras de sêmen de seus parceiros sexuais assintomáticos utilizando a microscopia óptica e eletrônica. G. vaginalis foi isolada das amostras de sêmen de 50% dos homens. A microscopia eletrônica revelou a presença de microrganismos aderentes às membranas celulares, bem como no interior do citoplasma de células epiteliais tanto vaginais quanto uretrais masculinas. A colonização assintomática do trato genital inferior masculino por G. vaginalis pode ter alguma relevância quanto ao papel do parceiro masculino na "recolonização" ("reinfecção") da vagina.

G. vaginalis foi também isolada de infecções do trato geniturinário feminino associadas a complicações da gravidez, bem como de lactentes nascidos de mães com essas complicações, particularmente durante e após o parto. Essas complicações podem incluir infecções intrauterinas, infecções intra-amnióticas, corioamnionite, DIP pós-aborto e endometrite pós-parto após parto por cesariana.[500,655] Semeaduras de tecidos cirurgicamente obtidos dessas infecções produziram G. vaginalis em cultura pura ou mista com outros microrganismos anaeróbios facultativos e/ou obrigatórios. Nesses contextos clínicos, pode ocorrer também bacteriemia pós-parto e pós-aborto por G. vaginalis e outros microrganismos do trato genital.[123,906] Ocorre bacteriemia por microbiota do trato genital quando esses microrganismos têm acesso aos canais venosos do leito placentário, que sofre ruptura antes e no decorrer do parto tanto vaginal quanto por cesariana. Podem ocorrer infecções neonatais sistêmicas e localizadas por G. vaginalis naqueles envolvidos com essas complicações, podendo incluir amnionite, infecção de ferida de episiotomia, bacteriemia, meningite, celulite, conjuntivite e osteomielite (envolvendo frequentemente monitores no couro cabeludo do feto). As culturas de material de orofaringe, os aspirados gástricos e as amostras de aspiração traqueal de recém-nascidos também produziram *G. vaginalis*, presumivelmente adquirida durante a passagem pelo canal do parto densamente colonizado. *G. vaginalis* tem sido isolada de abscessos das glândulas de Bartholin, de infecções de ferida pós-cesariana e pós-cirúrgica, cirurgias abdominais, histerectomia e episiotomia.[203,619]

G. vaginalis também tem sido uma causa de infecções raras em homens e, em certas ocasiões, de outras infecções geralmente não associadas ao trato geniturinário. Foi relatada a ocorrência de bacteriemia por *G. vaginalis* em homens após prostatectomia transuretral, procedimentos cirúrgicos urogenitais e em associação com cálculos renais e retenção urinária secundária à obstrução.[74,267,625] As infecções extragenitais por *G. vaginalis* têm incluído um abscesso hepático piogênico após cesariana em uma mulher de 23 anos de idade, bacteriemia com abscesso pulmonar/empiema em um homem alcoólico com pneumonia por aspiração, infecções de discos vertebrais e espaço articular e artrite séptica do quadril em uma mulher receptora de transplante renal.[316,431,503,660,1030] Yoon *et al.*[1232] relataram um caso de bacteriemia por *G. vaginalis* complicada por endocardite e pielonefrite em um homem de 39 anos de idade previamente sadio, e Calvert *et al.*[152] relataram a ocorrência de empiema e abscesso perinéfrico em um homem de 50 anos de idade.

G. vaginalis também pode desempenhar um papel em ITU de ambos os sexos.[559,785] Tendo em vista o seu ecossistema normal como parte da microbiota vaginal normal, não é surpreendente que *G. vaginalis* tenha sido isolada de amostras do trato urinário mais frequentemente em mulheres do que em homens. *G. vaginalis* tem sido isolada do trato urinário tanto superior (*i. e.*, ureteres, pelve renal e cálice) quanto inferior (*i. e.*, bexiga) de pacientes sintomáticas e assintomáticas. Um estudo de tratamento realizado no México, 45 mulheres com ITU por *G. vaginalis* apresentaram mais frequentemente sintomas de disúria e polaciúria, dor lombar, desconforto suprapúbico e dor abdominal.[854] As taxas de isolamento de amostras de urina são maiores entre mulheres grávidas do que não grávidas, e muitas dessas pacientes são assintomáticas. A piúria parece estar raramente associada a ITU por *G. vaginalis* e pode estar ausente, mesmo na presença de doença grave do trato urinário superior. Em um estudo do papel desempenhado por *G. vaginalis* em ITU de homens, dois terços de 15 homens com número significativo de *G. vaginalis* na urina apresentaram sinais e sintomas atribuíveis ao trato urinário (*i. e.*, urgência, polaciúria, hematúria).[1039] Esses pacientes também apresentaram, em sua maioria, doenças subjacentes, incluindo diabetes melito, hipertensão, lesões da medula espinal, ITU prévias e doença cardiovascular. Conforme assinalado em estudos anteriores de *G. vaginalis* e do trato urinário, foi constatada a presença de piúria em apenas 7 dos 15 homens avaliados. É difícil avaliar a presença de números significativos de *G. vaginalis* (*i. e.*, > 10^4 UFC/mℓ) em amostras de urina de homens, visto que esses mesmos números podem ser observados em culturas de homens assintomáticos e de homens com doenças renais de base, como obstrução ureteral, prostatite crônica e doença renal terminal.[559] Raramente, *G. vaginalis* pode causar ITU ascendente complicada em homens sadios, embora esse quadro tenha mais tendência a ocorrer em hospedeiros imunocomprometidos, como receptores de transplante renal.[344] O consenso é de que *G. vaginalis* pode desempenhar um importante papel nas ITU complicadas e não complicadas em ambos os sexos; quando presente em números significativos, o microrganismo deve ser identificado e notificado.

Diagnóstico de VB e características de cultura de Gardnerella vaginalis

O diagnóstico de VB envolve habitualmente uma paciente com secreção vaginal de odor fétido; pode haver irritação mínima, particularmente após contato sexual. A exposição ao pH alcalino das secreções vaginais após contato sexual e durante a menstruação é responsável pela volatização de aminas que contribuem para o odor de "peixe" frequentemente percebido pelas próprias pacientes. Isso também constitui a base do teste de exalação, que consiste em misturar KOH com a secreção para reproduzir o odor de peixe. A secreção vaginal na VB é caracteristicamente homogênea, cinza-esbranquiçada e pode ser espumosa. Além da queixa e apresentação clínica, o pH vaginal é habitualmente > 4,6, sendo a especificidade do diagnóstico ainda maior quando o pH vaginal for ≥ 5. Ao exame microscópico, as preparações a fresco habitualmente revelam uma quantidade moderada a numerosa de células epiteliais vaginais, que têm na sua superfície grande número de bactérias morfologicamente diferentes aderidas ("células indicadoras"). Em muitos casos, o elevado número de microrganismos aderidos pode obscurecer por completo as margens das células epiteliais (Prancha 14.8 B e C). Muitos laboratórios utilizam os critérios de coloração de Gram publicados por Nugent *et al.* para avaliar as quantidades relativas de lactobacilos, morfotipos de *Gardnerella* e morfotipos de *Mobiluncus* para obter um escore que esteja correlacionado com ausência, possível presença ou diagnóstico de VB. Nesses esfregaços, as células "indicadoras" epiteliais vaginais estarão recobertas com os morfotipos bacterianos anteriormente descritos, com o benefício de distinguir suas reações de coloração de Gram e morfologias, com registro permanente para revisão e fins de treinamento/ensino.

Como a VB possui uma etiologia polimicrobiana comprovada, e tendo em vista que *G. vaginalis* também pode ser isolada de culturas vaginais de mais de 50% das mulheres assintomáticas, não se deve estimular a realização de culturas de amostras vaginais para *G. vaginalis*. O uso rotineiro de meios semisseletivos, como ágar Human Blood Tween (HBT) e ágar V para cultura de amostras vaginais, representa um gasto desnecessário que contribui com poucas informações úteis, visto que o diagnóstico laboratorial de VB baseia-se no exame cuidadoso e na interpretação de preparações a fresco adequadamente coletadas ou esfregaços de secreção vaginal corados pelo método de Gram.[499,810] *G. vaginalis* pode ser isolada em meio de ágar CNA regular após incubação prolongada, e a identificação presuntiva é habitualmente suficiente nessas circunstâncias.

G. vaginalis pode ser isolada de amostras clínicas usando meios de ágar SBA, ágar CNA e ágar-chocolate de rotina (Prancha 14.8 D). Os meios semisseletivos incluem ágar HBT ou ágar V.[1113] O ágar HBT consiste em uma camada de base de ágar Columbia colistina-ácido nalidíxico suplementada com proteose peptona n° 3 (BD Microbiology Systems, Sparks, MD), anfotericina B (2,0 μg/mℓ) e 0,0075% de Tween 80, recoberto com uma camada semelhante à qual se adiciona 5% de sangue humano. O Tween 80 melhora o crescimento e aumenta a β-hemólise produzida por *G. vaginalis*.

O ágar V contém base de ágar Columbia com 1% de proteose peptona e 5% de sangue humano. No ágar HBT, *G. vaginalis* forma pequenas zonas claras de colônias beta-hemolíticas que circundam colônias com bordas difusas depois de 48 horas de incubação (Prancha 14.8 E). Para os "meios de rotina", *G. vaginalis* cresce melhor em meios à base de ágar Columbia (*i. e.*, ágar CNA) do que em ágar-sangue preparado com base de soja tripticase. Em ágar CNA, *G. vaginalis* exibe uma hemólise sutil e "difusa" circundando as colônias, que é observada inicialmente em áreas confluentes de crescimento ou após incubação de > 72 horas. O crescimento é melhor a 35 a 37°C em uma atmosfera com 5 a 7% de CO_2. Os isolados são obtidos, em sua maioria, depois de 48 a 72 horas de incubação. *G. vaginalis* também cresce na maioria dos meios de hemocultura; entretanto, o aditivo anticoagulante, o polianetol sulfonato de sódio (SPS; do inglês, *sodium polyanethol sulfonate*), é inibitório para algumas cepas de *G. vaginalis* e pode comprometer o isolamento desse microrganismo em hemoculturas.[907] À semelhança de *Neisseria* patogênica, a inibição do crescimento pelo SPS pode ser superada pela adição de gelatina (1% v/v) aos frascos de hemocultura.

A suspeita de *G. vaginalis* em locais sistêmicos (p. ex., sangue, líquido articular etc.) deve ser confirmada por meio de testes adicionais. A identificação presuntiva de *G. vaginalis* inclui a morfologia celular típica em esfregaços corados pelo método de Gram (pequenos cocobacilos gram-positivos, gram-negativos ou gram-variáveis), o crescimento característico em ágar CNA com β-hemólise fraca "difusa" e os testes de oxidase e catalase negativos. A identificação definitiva de *G. vaginalis* pode ser efetuada com base nas reações apresentadas na Tabela 14.15. Outras características que confirmam a identificação de *G. vaginalis* e que ajudam a diferenciá-la dos outros microrganismos designados como "corineformes catalase-negativos não classificados" (UCNC; do inglês, "*unclassified, catalase-negative coryneform*") incluem a presença de α-glicosisdase, a ausência de β-glicosidase e reações positivas de hidrólise do amido e hipurato. Os testes de utilização de carboidratos são realizados em meio contendo proteose peptona n. 3, indicador vermelho de fenol e 1% de carboidrato esterilizado por filtração. Ocorre produção de ácido a partir da glicose, maltose, sacarose e amido, mas não a partir de manitol, sorbitol, rafinose, ramnose ou salicina (Prancha 14.8 F). O microrganismo hidrolisa o hipurato, mas não possui lisina nem ornitina descarboxilases ou arginina di-hidrolase. Não reduz o nitrato e não produz indol, urease nem acetoína. As cepas de *G. vaginalis* exibem zonas de inibição ao redor de discos contendo metronidazol (50 μg) e trimetoprima (5 μg). *G. vaginalis* está incluída na base de dados do sistema API® Coryne (bioMérieux, Inc., Hazelwood, MO) para a identificação de bacilos gram-positivos, bem como na base de dados do *Haemophilus-Neisseria* Identification (HNID) Panel® (Siemens-American MicroScan, West Sacramento, CA), do API® Coryne (bioMérieux, Inc.), do RapID® CB-Plus (Remel) e do cartão de identificação Vitek® 2 *NeisseriaHaemophilus* (NH) (bioMérieux, Inc.) para a identificação de bacilos gram-negativos fastidiosos.

Foi também empregada a tecnologia de sondas de ácido nucleico diretas e de amplificação para a detecção e a identificação de *G. vaginalis* em amostras clínicas; todavia, tendo em vista a alta prevalência de *G. vaginalis* em amostras vaginais, os testes moleculares específicos exclusivos para esse microrganismo não são particularmente úteis na maioria dos casos. Affirm® VP III Microbial Identification Test (Becton-Dickinson, Sparks, MD) é um sistema semiautomático disponível no comércio, que utiliza sondas de hibridização de oligonucleotídios sintéticas para a detecção simultânea de *G. vaginalis*, *Trichomonas vaginalis* e espécies de *Candida* de um único *swab* vaginal. Esse ensaio tem um tempo total de manuseio de cerca de 5 minutos, e os resultados estão disponíveis em menos de 1 hora. O teste é realizado no instrumento BD MicroProbe Processor. O primeiro produto, Affirm® VP, detectou apenas *G. vaginalis* e *Trichomonas vaginalis*, porém o ensaio mais recente Affirm® VP também detecta *Candida albicans*. Briselden e Hillier avaliaram o primeiro ensaio e verificaram que o teste Affirm® VP para *G. vaginalis* foi positivo em 97% das mulheres com VB com base em critérios clínicos, apresentando uma especificidade de 71%.[139] Como a sonda foi mais sensível do que a cultura em meio HBT, pode-se obter maior especificidade por meio de avaliação dos resultados do teste Affirm® VP em associação a outros critérios diagnósticos (*i. e.*, pH vaginal, presença de odor de amina com KOH ["teste de exalação"]) para VB. Witt *et al.*[1200] constataram que o Affirm® VP III tinha uma especificidade de mais de 97% quando comparado com os esfregaços corados pelo método de Gram. A sensibilidade do ensaio variou, dependendo do escore atribuído ao esfregaço corado pelo método de Gram por critérios de pontuação estabelecidos, situando-se ma faixa de 73,2 a 89,5%.[810] Avaliações mais recentes examinaram o Affirm® VP III Microbial Identification Test atualmente disponível. Brown *et al.*[141] compararam o Affirm® VP III com preparações a fresco para o diagnóstico de VB em 425 mulheres e verificaram que 190 pacientes (45%) foram positivas para *G. vaginalis* com o ensaio Affirm® VP III, enquanto apenas 58 (14%) foram positivas pela detecção de células indicadoras na preparação a fresco. As mulheres sintomáticas tiveram mais tendência a resultados positivos pelo Affirm® VP

Tabela 14.15 Características bioquímicas para a identificação de *Gardnerella vaginalis*.

Característica	Reação
Hemólise em ágar de dupla camada de sangue humano Tween (HBT)	β
Oxidase	−
Catalase	−
Hidrólise do hipurato	+
Produção de ácido a partir de:	
Glicose	+
Maltose	+
Sacarose	+
Manitol	−
Amido	+
Zona de inibição do crescimento com:	
Metronidazol (disco de 50 μg)	+
Trimetoprima	+
Sulfonamida	+

+ = reação positiva; − = reação negativa.

III apenas ou pelo Affirm® VP IIII e preparação a fresco do que apenas pela preparação a fresco, e as mulheres assintomáticas tiveram mais tendência a resultados negativos pelo Affirm® VP III e preparação a fresco. Em 2008, Pappas *et al.*[839] avaliaram o ensaio Affirm® VP III para detecção de VB em 291 mulheres (193 sintomáticas e 98 assintomáticas). *G. vaginalis* foi detectada em 108 de 193 pacientes sintomáticas e em 40 de 98 pacientes assintomáticas, em comparação com critérios diagnósticos clínicos de Amsel *et al.*[32] (*i. e.*, secreção vaginal, prurido e irritação, secreção vaginal de odor fétido). A sensibilidade do ensaio Affirm® VP III em comparação com o diagnóstico clínico foi de 97,2% para toda a amostra de mulheres; o teste teve uma sensibilidade de 96,4% para detecção de VB em mulheres sintomáticas e de 100% nas mulheres assintomáticas. As especificidades do ensaio foram de 71,4%, 72,2% e 64,4% para todas as mulheres testadas, as mulheres sintomáticas e as mulheres assintomáticas, respectivamente.[839]

Sensibilidade de Gardnerella vaginalis a agentes antimicrobianos

Em geral, as cepas de *G. vaginalis* são sensíveis a penicilina, ampicilina, eritromicina, clindamicina, trimetoprima e vancomicina.[591] O ciprofloxacino e o imipeném exibem atividade variável contra *G. vaginalis*. Algumas cepas podem ser resistentes à tetraciclina e à minociclina, e observa-se uma acentuada resistência à amicacina, ao aztreonam e ao sulfametoxazol na maioria das cepas. Alguns isolados clínicos podem ser multissensíveis, incluindo sensibilidade à daptomicina e à linezolida.[625] Devido à resistência ao sulfametoxazol, não se observa nenhuma atividade sinérgica com cotrimoxazol (*i. e.*, sulfametoxazol e trimetoprima em uma proporção de 19:1) contra *G. vaginalis*.

Espécies de Lactobacillus

Taxonomia e epidemiologia

Os lactobacilos são bacilos gram-positivos que fazem parte da microbiota normal da vagina humana, do trato gastrintestinal e da orofaringe. Esses microrganismos estão amplamente distribuídos pela natureza (*i. e.*, água, esgoto, produtos derivados do leite e forragem) e constituem parte da flora normal de muitas outras espécies de animais. Os lactobacilos também são encontrados em vários alimentos (p. ex., produtos derivados do leite, de grãos, de carnes, de peixe, de chucrute), devido, em grande parte, à sua ampla faixa de capacidade fermentadora. Na atualidade, certas espécies de *Lactobacillus* são comumente acrescentadas a alimentos como probióticos, presumivelmente em virtude de seus efeitos benéficos sobre a saúde. As células das espécies de *Lactobacillus* são frequentemente longas e delgadas, embora possam ser observados bacilos "corineformes" menores ou "cocobacilos" (Pranchas 14.8 A e 14.7 G). Algumas espécies de *Lactobacillus* podem formar longas cadeias. As espécies são, em sua maioria, imóveis, e raras espécies exibem motilidade e possuem flagelos peritríquios. As espécies são, em sua maioria, facultativas, embora várias espécies cresçam melhor em condições anaeróbias ou microaerófilas, particularmente no isolamento primário. Os lactobacilos são assim denominados em virtude do principal produto final de fermentação da glicose, que é o ácido láctico; algumas espécies também podem produzir ácidos acético, fórmico e succínico, juntamente com CO_2. Os lactobacilos são uniformemente catalase e oxidase-negativos, não reduzem o nitrato, não produzem indol nem H_2S, não liquefazem a gelatina e não formam esporos. As paredes celulares das espécies de *Lactobacillus* contêm um peptidoglicano espesso e ácidos teicoicos ligados à membrana. A lisina, o ácido *meso*diaminopimélico (*meso*-DAP) e a ornitina são os diaminoácidos que constituem as ligações cruzadas do peptidoglicano. Não há menaquinonas de transporte de elétrons. Os lactobacilos são classificados no filo Firmicutes, na classe "Bacilli", ordem proposta "Lactobacillales". Nessa ordem, o gênero *Lactobacillus* e o gênero *Pediococcus* estão incluídos na família Lactobacillaceae.

Importância clínica das espécies de Lactobacillus

Apesar de sua baixa virulência inerente, os lactobacilos causam infecções oportunistas em hospedeiros imunocomprometidos. As apresentações clínicas mais comuns incluem bacteriemia e endocardite. Ocorre bacteriemia por *Lactobacillus* principalmente em pacientes com condições debilitantes, incluindo terapia imunossupressora, câncer com quimioterapia, transplante de medula óssea e de órgãos sólidos (particularmente fígado), diabetes melito, doença renal e intervenções cirúrgicas prévias.[46,155,425] *L. rhamnosus* é a espécie isolada com mais frequência que provoca bacteriemia. Outras espécies incluem *L. gasseri, L. acidophilus, L. casei, L. paracasei, L. delbrueckii, L. fermentum, L. minitus, L. plantarum, L. zeae* e *L. reuteri*.[155,425,649] As portas de entrada para episódios sépticos por lactobacilos refletem os hábitats normais desses microrganismos na orofaringe, no trato giniturinário e no trato gastrintestinal. Os fatores de risco para o desenvolvimento de bacteriemia por *Lactobacillus* consistem em neutropenia persistente, uso de antibióticos de amplo espectro, transplante de aloenxerto com terapia imunossupressora, quimioterapia para câncer e instrumentação e procedimentos invasivos dos tratos gastrintestinal, ginecológico ou respiratório.[155,237,356] A bacteriemia por *Lactobacillus* também tem sido associada à infecção pelo HIV e à AIDS.[1,943] Em pacientes profundamente imunossuprimidos, pode ocorrer bacteriemia por cepas de *Lactobacillus* resistentes à vancomicina durante ou pouco após a administração de vancomicina (e de outros agentes de amplo espectro). Um relato de caso em 2010 descreveu a ocorrência de bacteriemia por *L. casei* em uma mulher de 75 anos de idade com próteses na aorta torácica e abdome para dissecção de aorta ocorrida há 8 anos.[956] Durante a bacteriemia contínua, a paciente desenvolveu outra dissecção de aorta, apesar da ausência de vegetações nas próteses. Os autores sugeriram que *L. casei* pode ter infectado diretamente as lesões da aorta que desencadearam a dissecção. A bacteriemia por *Lactobacillus* também está associada a infecções ginecológicas; as mulheres com lactobacilemia habitualmente apresentam uma patologia genital de base (p. ex., endometrite), foram submetidas a procedimentos ginecológicos ou obstétricos invasivos (p. ex., procedimentos de dilatação e curetagem, drenagem de abscessos pélvicos) ou apresentam neoplasias do trato giniturinário feminino (p. ex., câncer de ovário com invasão do intestino grosso, coriocarcinoma).[36,236,1065] Nesses casos, a fonte dos microrganismos consiste habitualmente na própria microbiota vaginal da mulher. Os lactobacilos não fazem parte da microbiota cutânea residente e não foram associados a infecções relacionadas com o uso de cateteres intravenosos.

Apesar do uso crescente e disseminado dos lactobacilos em vários alimentos como probióticos (i. e., *acidophilus*, *L. rhamnosus* GC), a incidência de infecções por *Lactobacillus* ou a proporção de infecções bacteriêmicas por *Lactobacillus* não aumentaram.[972,973] Todavia, em vários relatos, a ingestão de lactobacilos probióticos por pacientes com diferentes doenças de base tem sido temporalmente associada ao desenvolvimetno de lactobacilemia. Em alguns casos de bacteriemia por *Lactobacillus*, o consumo maciço de laticínios foi considerado "possível fator de risco".[155,612,956,1111] LeDoux et al.[649] em Nova York descreveram a ocorrência persistente de bacteriemia por *L. acidophilus* em um homem de 38 anos de idade com AIDS e doença de Hodgkin de estágio IV. Além da terapia antirretroviral, o paciente estava tomando probiótico *acidophilus* 3 vezes/dia, nas 3 semanas anteriores. Em outro caso, uma mulher de 24 anos de idade com prótese de valva da aorta desenvolveu sepse por *L. rhamnosus* em consequência da administração peroperatória de um probiótico contendo três cepas de *L. rhamnosus*.[612] Uma delas foi idêntica à cepa de *L. rhamnosus* isolado das hemoculturas por PFGE. Os autores sugeriram que os microrganismos podem ter sido diretamente translocados através da barreira intestinal, evitando a sua retenção nos linfonodos mesentéricos, devido à isquemia mesentérica da paciente em consequência da insuficiência cardíaca. No momento atual, três probióticos contendo *Lactobacillus* receberam o estado de "GRAS" ("geralmente reconhecido como seguro") pela FDA, apesar da ausência de dados de eficácia clínica. São o *Lactobacillus reuteri* cepa DSM 17938, *Lactobacillus casei* subesp. *rhamnosus* GC (conhecido como *L. rhamnosus*) e o complexo *Lactobacillus acidophilus*/*Lactobacillus lactis*/*Pediococcus acidilactici*. Há uma preocupação acerca da administração desses probióticos a determinadas populações, incluindo hospedeiros imunocomprometidos, indivíduos muito jovens, idosos, pacientes com várias comorbidades, pacientes com cateteres intravenosos ou próteses e pacientes com defeitos valvares ou síndrome do intestino curto.[1042]

As espécies de *Lactobacillus* constituem causas infrequentes de endocardite, principalmente em pacientes com defeitos cardíacos congênitos (p. ex., comunicação interventricular, defeitos da valva da aorta bicúspide), defeitos adquiridos e valvas nativas (p. ex., endocardite anterior, cardiopatia reumática), enxertos vasculares e próteses valvares.[155,394,532,885,1218] A bacteriemia transitória que se origina de abscessos localizados (p. ex., abscessos dentários periapicais), manipulações dentárias (p. ex., extrações, canal), cirurgia ou instrumentação ginecológica, perionfalite neonatal e endoscopia gastrintestinal pode invadir as valvas anormais e produzir lesões endocárdicas.[1065] Em pacientes com doença de valvas nativas, a ecocardiografia das valvas da aorta, mitral, tricúspide e pulmonar pode revelar a presença de grandes vegetações contendo lactobacilos. Essas vegetações cardíacas têm notável tendência a embolizar para o cérebro e para outros órgãos. No grupo de pacientes revistos por Gallemore et al.,[394] ocorreu embolia séptica para o cérebro em 14 de 35 pacientes; 5 desses pacientes morreram, e 9 tiveram que ser submetidos a cirurgia. Fradiani relatou um caso de endocardite por *L. jensenii* em uma mulher de 47 anos de idade previamente sadia que apresentou massa móvel de 10 mm no átrio esquerdo e uma grande vegetação na valva mitral. A evolução clínica foi complicada por complicações tromboembólicas, e houve necessidade de substituição da valva mitral.[352] Para pacientes com endocardite causada por espécies de *Lactobacillus*, a terapia sinérgica com um agente betalactâmico mais um aminoglicosídio durante pelo menos 4 a 6 semanas parece constituir o tratamento ideal. Entretanto, é frequentemente difícil obter uma cura clínica sem recidiva ou necessidade de substituição valvar. Em uma série, foi obtida uma cura exclusivamente com agentes antimicrobianos em apenas 39% dos pacientes.[439]

Foi relatada a ocorrência de infecções pleuropulmonares por espécies de *Lactobacillus* em pacientes com imunocomprometimento sistêmico e naqueles com comprometimento do estado pulmonar (p. ex., DPOC) ou doença de base localizada. As infecções consistiram em pneumonia necrosante secundária a câncer de esôfago, empiema pleural em um paciente com câncer de células escamosas do esôfago e abscesso pulmonar adquirido na comunidade.[943] Sriskanden, Lacey e Fisher documentaram a ocorrência de pneumonia por espécies de *Lactobacillus* em três pacientes com neutropenia profunda em consequência de imunossupressão devido a infecção pelo HIV e quimioterapia citotóxica para vasculite e transplante subsequente de medula óssea.[1053] Em 2002, Wood et al.[1211] relataram o primeiro caso de pneumonia associada à ventilação mecânica em um paciente imunocompetente em estado crítico. Foi descrita a ocorrência de abscesso pulmonar por *L. rhamnosus* em um homem de 79 anos de idade com DPOC e enfisema.[1013] Embora o paciente fosse tratado com carbapenêmico, o abscesso aumentou e sofreu ruptura no espaço pleural, e o microrganismo foi isolado da amostra de derrame pleural.

Foram isolados lactobacilos de vários outros processos infecciosos. Foi descrita a ocorrência de meningite causada por lactobacilos como complicação de endocardite, em que êmbolos sépticos alojaram-se no cérebro, causando infarto embólico do tronco encefálico.[1203] Foi constatado o desenvolvimento de bacteriemia e meningite recidivantes por *L. rhamnosus* em um menino de 10 anos de idade submetido a transplante de células-tronco hematopoéticas alogênicas, e houve um caso de meningite fatal por *L. rhamnosus* em uma mulher idosa como complicação de cirurgia para prolapso de disco cervical e enxerto de placa cervical há 6 anos.[942,985] Os lactobacilos também têm sido uma causa de abscesso epidural e osteomielite vertebral devido a ruptura espontânea do esôfago e abscessos de sítio cirúrgico pós-ressecção em pacientes com câncer tratados com radioterapia.[749,1209] Ocorreram abscessos hepáticos e esplênicos envolvendo *L. rhamnosus*, *L. paracasei* e outras espécies em pacientes com doença de base (p. ex., carcinoma tonsilar, diabetes melito tipo II não controlado, pancreatite) e em indivíduos clinicamente sadios.[149,191,289,962] Os lactobacilos constituem causas raras de artrite séptica e infecções de próteses.[53,192] Os lactobacilos são causas incomuns de infecções complicadas e não complicadas do trato urinário e têm sido associados à ocorrência de urolitíase e pielonefrite.[195,256] Os quadros clínicos incomuns têm incluído endoftalmite após lesões oculares penetrantes, condrite após *piercing* da orelha, colecistite bacteriêmica e peritonite primária.[278,436,900,1209] À semelhança de muitos outros agentes oportunistas, os lactobacilos também têm sido isolados de infecções peritoneais em pacientes submetidos a CAPD.[604]

Isolamento e identificação de espécies de Lactobacillus

Após crescimento durante 24 horas em SBA, as colônias de espécies de *Lactobacillus* são habitualmente pequenas (2 a 5 mm), convexas e lisas, com bordas contínuas; além disso, pode-se observar a ocorrência de alguma α-hemólise ou "aquisição de cor acinzentada" dos meios (Prancha 14.7 H). Devido ao grande número de espécies de *Lactobacillus* descritas, os isolados geralmente não são identificados em nível de espécie. Para a identificação em nível de espécie, os pesquisadores utilizaram os métodos fenotípicos descritos por Holdeman e Moore no *VPI Anaerobe Manual*, com referência cruzada das descrições das espécies no *Bergey's Manual of Systematic Bacteriology*. Em muitas publicações, o API® CH, um painel de assimilação de carboidratos, tem sido usado para ajudar na identificação dos lactobacilos. Os padrões de proteínas de células integrais altamente padronizados, obtidos por meio de eletroforese em gel de poliacrilamida–dodecil sulfato de sódio (SDS–PAGE; do inglês, *sodium dodecyl sulfate–polyacrylamide gel electrophoresis*), provaram ser úteis na identificação de espécies de *Lactobacillus*.[880] Foram também desenvolvidos métodos de hibridização de oligonucleotídios e taxonômicos moleculares (PCR, sequenciamento do rRNA 16S) para a identificação dos lactobacilos em nível de gênero e de espécie.[58,296]

O reconhecimento e a confirmação de lactobacilos no laboratório de microbiologia clínica podem ser realizados de modo acurado por meio de alguns testes fenotípicos. Algumas espécies de *Lactobacillus* exibem resistência intrínseca à vancomicina, e essa característica é frequentemente útil na identificação desses microrganismos. Os isolados resistentes crescem até a borda de um disco de vancomicina no teste de difusão. Os isolados resistentes à vancomicina precisam ser diferenciados das espécies de *Leuconostoc* e *Pediococcus*, que também são resistentes à vancomicina e podem exibir uma aparência de cocobacilos na coloração pelo método de Gram. As espécies de *Leuconostoc* produzem gás a partir da glicose em caldo de Mànn–Rogosa–Sharp (MRS), enquanto a maioria das espécies de *Lactobacillus* isoladas no laboratório clínico não produz gás. Os lactobacilos também são PYR-positivos, enquanto as espécies de *Leuconostoc* e *Pediococcus* são PYR-negativas. Os lactobacilos também são LAP-negativos, enquanto as espécies de *Streptococcus*, *Enterococcus*, *Pediococcus* e *Lactococcus* são LAP-positivas. Pode-se utilizar a CGL com culturas em caldo de glicose para obter uma identificação dos isolados em nível de gênero, devido à formação de grandes quantidades de ácido láctico por esses microrganismos. As espécies de *Lactobacillus* identificadas em associação com infecções humanas incluem *L. rhamnosus*, *L. plantarum*, *L. leichmanii*, *L. fermentum*, *L. casei* subesp. *casei*, *L. paracasei*, *L. confusus* e o grupo *L. acidophilus*. As cepas de *L. rhamnosus*, *L. casei* e *L. plantarum*, em particular, podem exibir resistência intrínseca à vancomicina e à teicoplanina (Prancha 14.8 A).

Sensibilidade das espécies de Lactobacillus aos agentes antimicrobianos

Pesquisas recentes sobre a sensibilidade dos lactobacilos a agentes antimicrobianos mostraram uma ampla variação na sensibilidade a vários desses fármacos.[155,255,1076,1150] Danielsen et al.,[255] na Dinamarca, determinaram a sensibilidade de 23 isolados importantes de hemoculturas pertencentes a sete espécies diferentes. Não foi constatada nenhuma diferença entre os isolados quanto à sensibilidade a ampicilina (0,125 a 4 μg/mℓ), clindamicina (0,032 a 1 μg/mℓ), eritromicina (0,032 a 2 μg/mℓ) e linezolida (0,5 a 4 μg/mℓ). Foi observada uma resistência alta ou intrínseca das espécies individuais contra vancomicina, ciprofloxacino, cefotaxima e meropeném. As CIM para a vancomicina foram de < 2 μg/mℓ ou > 256 μg/mℓ. Em uma revisão retrospectiva de mais de 200 casos (incluindo relatos de bacteriemia, endocardite e infecções localizadas), a maioria dos lactobacilos mostrou-se sensível à clindamicina (90,9%) e à eritromicina (94,3%), enquanto apenas 22,5% dos isolados exibiram sensibilidade à vancomicina.[155] Nessa pesquisa, a porcentagem de isolados sensíveis foi de 54,9% para a penicilina, 63,6% para a ampicilina, 47,8% para a cefazolina, 64,3% para o ciprofloxacino e 70% para a gentamicina. Relatos de casos individuais também documentaram multirresistência entre cepas de *Lactobacillus*. Por exemplo, um isolado de *L. rhamnosus* obtido do LCR de um paciente submetido a transplante de células-tronco mostrou-se resistente à penicilina, à cefotaxima, a todos os aminoglicosídios, ao SXT, a todas as fluoroquinolonas, tetraciclina e vancomicina.[942] A resistência dos lactobacilos à vancomicina e à teicoplanina está relacionada com a estrutura de suas paredes celulares. A análise das paredes celulares das cepas resistentes à vancomicina (p. ex., *L. rhamnosus*) revela que os precursores do peptidoglicano dessas espécies apresentam um depsipeptídio terminal "D-alanina-D-lactato", enquanto as espécies sensíveis à vancomicina (p. ex., o grupo de *L. acidophilus*) possuem uma estrutura "D-alanina–D-alanina" terminal.[110,468] Essa única diferença de aminoácido altera efetivamente o sítio-alvo da vancomicina, possibilitando a ocorrência de síntese de peptidoglicano na presença de vancomicina.

Espécies de Weissella

As espécies de *Weissella* são bacilos gram-positivos catalase-negativos que anteriormente eram membros do gênero *Lactobacillus* (*L. confusus*) e *Leuconostoc* (i. e., *Leuconostoc paramensenteroides*).[229] Foram também descritas duas outras espécies de *Weissella* – *W. hellenica* e *W. thailandensis* –, e quatro espécies anteriores de *Lactobacillus* também foram transferidas para o gênero *Weissella*, com o nome de *W. halotolerans*, *W. kandleri*, *W. minor* e *W. viridescens*.[724,1089] Essas bactérias constituem um grupo filogenético distinto separado dos gêneros *Lactobacillus*, *Leuconostoc* e *Streptococcus*. A parede celular desses microrganismos contém lisina e alanina unidas por uma ligação intrapeptídica, e ocorre produção de gás a partir da glicose. Essas propriedades diferenciam as espécies de *Weissella* dos lactobacilos homofermentadores, que contêm lisina e *meso*-DAP em suas paredes celulares. Duas espécies – *W. confusa* (anteriormente *L. confusus*) e *W. cibaria* – foram associadas a infecções humanas, e esses microrganismos são habitualmente resistentes à vancomicina.[117] *W. confusa* foi isolada com causa de bacteriemia em hospedeiros imunocomprometidos, incluindo um paciente submetido a transplante de fígado com história de carcinoma hepatocelular, um paciente com dissecção e reparo de aorta abdominal e um receptor de transplante de células-tronco alogênicas.[473,819,969] Foram relatados dois pacientes com endocardite de valva nativa causada por *W. confusa*. Foi detectado um caso como achado incidental em um homem de 65 anos de idade com angina de peito e insuficiência aórtica, enquanto o segundo paciente foi submetido a ecocardiografia transtorácica, que revelou a presença de insuficiência mitral grave e vegetação nodular na valva mitral.[347,1011] Neste último caso, o paciente recusou-se a tomar terapia antimicrobiana e receber cuidados adicionais, o que levou à sua morte 4 dias após ter recebido alta. Lee *et al.*, em Taiwan, descreveram 10 pacientes com bacteriemia por *W. confusa*. Nesses pacientes, as doenças de base observadas incluíram linfoma não Hodgkin, linfomas de células B, insuficiência renal crônica, doença intestinal isquêmica, peritonite maligna, câncer de esôfago, íleo e hemorragia subaracnóidea.[654] *W. confusa* também foi isolada de alimentos, amostras clínicas de cães e fezes humanas.[117] *W. cibaria* foi isolada de produtos alimentares fermentados ("chili-bo") na Malásia, da cana-de-açúcar e soro de queijo na Alemanha e amostras clínicas de animais (*i. e.*, isolados de otite de cães) e seres humanos (*i. e.*, fezes).[117]

As espécies de *Weissella* são bacilos heterofermentadores, catalase-negativos e imóveis, que produzem CO_2 a partir da glicose, juntamente com ácido láctico. Tanto *W. confusa* quanto *W. cibarica* são arginina di-hidrolase-positivas. *W. confusa* fermenta a galactose e a xilose, mas não a arabinose, enquanto *W. cibarica* fermenta a arabinose, mas não a galactose ou xilose.[117] Cepas de *W. confusa* foram identificadas incorretamente como *Leuconostoc mesenteroides*, *Leuconostoc lactis*, *Staphylococcus hominis* e *Streptococcus bovis* II pelo Phoenix® Automated Microbiology System (Becton-Dickinson) e como *Pediococcus pentosaceus*, *Leuconostoc pseudomesenteroides*, *Leuconostoc citreum* e *Leuconostoc lactis* pelo sistema Vitek® 2 (bioMérieux, Inc.).[654] Algumas cepas de *W. confusa* mostram-se sensíveis a penicilina, ampicilina, imipeném, eritromicina, clindamicina e ciprofloxacino; é comum observar resistência de alto nível a SXT, metronidazol e vancomicina, bem como resistência também de alto nível à ceftazidima (CIM > 256 μg/mℓ).[654,1073] A ampicilina-sulbactam, a amoxicilina–clavulanato, a daptomicina, o doripeném e a tigeciclina mostram-se ativos contra a maioria dos isolados de *W. confusa*; entretanto, esses microrganismos variam quanto à sua sensibilidade à linezolida.[654]

REFERÊNCIAS BIBLIOGRÁFICAS

1. Abgrall S, Joly V, Derkinderen P, et al. *Lactobacillus casei* infection in an AIDS patient. Eur J Clin Microbiol Infect Dis 1997;16:180–182.
2. Abusin S, Bhimaraj A, Khadra S. *Bacillus cereus* endocarditis in a permanent pacemaker: a case report. Cases J 2008;1:95.
3. Acevedo F, Baudrand R, Letelier LM, et al. Actinomycosis: a great pretender. Case reports of unusual presentations and review of the literature. Int J Infect Dis 2008;12:358–362.
4. Achermann Y, Trampus, Moro F, et al. *Corynebacterium bovis* shoulder prosthetic joint infection: the first reported case. Diagn Microbiol Infect Dis 2009;64:213–215.
5. Acquara P, Tagliabue, Confalonieri G, et al. Abdominal wall actinomycosis simulating a malignant neoplasm: case report and review of the literature. World J Gastrointest Surg 2010;27:247–250.
6. Adalja AA, Vergis EN. *Actinomyces israelii* endocarditis misidentified as "diphtheroids." Anaerobe 2010;16:472–473.
7. Adames H, Baldovi S, Martin-Cleary C, et al. Peritonitis due to *Microbacterium* sp. in a patient on cycler peritoneal dialysis. Petit Dial Int 2010;30:669–670.
8. Adderson EE, Boudreaux JW, Hayden RT. Infections caused by coryneform bacteria in pediatric oncology patients. Pediatr Infect Dis J 2008;27:136–141.
9. Adderson EE, Croft A, Leonard R, et al. Septic arthritis due to *Arcanobacterium bernardiae* in an immunocompromised patient. Clin Infect Dis 1998;27:211–212.
10. Addidle M, Grimwade K, Tie S, et al. "Pigs might fly" – a case of *Erysipelothrix* endocarditis. N Z Med J 2009;122:78–81.
11. Agaisse H, Gominet M, Okstad OA, et al. PlcR is a pleiotropic regulatory of extracellular virulence factor gene expression in *Bacillus thuringiensis*. Mol Microbiol 1999;32:1043–1053.
12. Agata N, Ohta M, Mori M. Production of an emetic toxin, cereulide, is associated with a specific class of *Bacillus cereus*. Curr Microbiol 1996;33:67–69.
13. Agata N, Ohta M, Mori M, et al. A novel dodecadepsipeptide, cereulide, is an emetic toxin of *Bacillus cereus*. FEMS Microbiol Lett 1995;129:17–20.
14. Aguado JM, Morales JM, Saito E, et al. Encrusted pyelitis and cystitis by *Corynebacterium urealyticum* (CDC group D2): a new and threatening complication following renal transplant. Transplantation 1993;56:617–622.
15. Ahmad NM, Ahmad KM. *Corynebacterium minutissimum* pyelonephritis with associated bacteremia: a case report and review of the literature. J Infect 2005;51:e299–e303.
16. Ahmed K, Kawakami K, Watanabe K, et al. *Corynebacterium pseudodiphtheriticum*: a respiratory tract pathogen. Clin Infect Dis 1995;20:41–46.
17. Ahrne S, Stenstrom I-M, Jensen NE, et al. Classification of *Erysipelothrix* strains on the basis of restriction fragment length polymorphisms. Int J Syst Bacteriol 1995;45:382–385.
18. Ajal M, Turner J, Fagan P, et al. Actinomycosis oto-mastoiditis. J Laryngol Otol 1997;111:1069–1071.
19. Akcakaya AA, Sargin F, Erbil HH, et al. A cluster of acute-onset postoperative endophthalmitis over a 1-month period: investigation of an outbreak caused by an uncommon species. Br J Ophthalmol 2011;95:481–484.
20. Alatoom AA, Cazanave CJ, Cunningham SA, et al. Identification of non-*diphtheriae Corynebacterium* by use of matrix-assisted laser desorption ionization-time of flight mass spectrometry. J Clin Microbiol 2012;50:160–163.
21. Alebouyeh M, Gooran Orimi P, Azimi-rad M, et al. Fatal sepsis by *Bacillus circulans* in an immunocompromised patient. Iran J Microbiol 2011;3:156–158.
22. Alizad A, Ayoub EM, Makki N. Intestinal anthrax in a two-year-old child. Pediatr Infect Dis J 1995;14:394–395.
23. Allerberger F. *Listeria*: growth, phenotypic differentiation and molecular microbiology. FEMS Immunol Med Microbiol 2003;35:183–189.
24. Allerberger F, Wagner M. Listeriosis: a resurgent food-borne infection. Clin Microbiol Infect 2010;16:16–23.
25. Alles S, Peng LX, Mozola MA. Validation of a modification to performance-tested method 010403: Microwell DNA hybridization assay for detection of *Listeria* spp. in selected foods and selected environmental surfaces. J AOAC Int 2009;92:438–448.
26. Alles S, Peng LX, Mozola MA. Validation of a modification to performance tested method 070601: Reveal *Listeria* test for detection of *Listeria* spp. in selected foods and selected environmental samples. J AOAC Int 2009;92:449–458.
27. Alonso-Echanove J, Shah SS, Valenti AJ, et al. Nosocomial outbreak of *Microbacterium* species bacteremia among cancer patients. Infect Dis 2001;184:754–760.
28. Alos JI, Barros C, Gomez-Garces JL. Endocarditis caused by *Arcanobacterium haemolyticum*. Eur J Clin Microbiol Infect Dis 1995;14:1085–1088.
29. Alsuwaidi AR, Wiebe D, Burdz T, et al. *Corynebacterium macginleyi* conjunctivitis in Canada. J Clin Microbiol 2010;48:3788–3790.
30. Amaya RA, Al-Dossary F, Demmler GJ. *Gardnerella vaginalis* bacteremia in a premature neonate. J Perinatol 2002;22:585–587.
31. American Society for Microbiology. Sentinel laboratory guidelines for suspected agents of bioterrorism: clinical laboratory bioterrorism readiness plan. Coordinating editor, James Snyder. http://www.asm.org/?option=com_content&view=article&id-64342&Itemid=639. Revised August 10, 2006.
32. Amsel R, Totten PA, Spiegel CA, et al. Nonspecific vaginitis: diagnostic criteria and microbial and epidemiologic associations. Am J Med 1983;74:14–22.
33. An D, Cai S, Ding X. *Actinomyces ruminicola* sp. nov., isolated from cattle rumen. Int J Syst Evol Microbiol 2006;56:2043–2048.
34. Andersen L, Bank S, Hertz B, et al. *Actinobaculum schaalii*, a cause of urinary tract infections in children? Acta Paediatrica 2012;101:e232–e234.
35. Andersen PK, Soby KM, Bank S, et al. In vitro susceptibility of *Actinobaculum schaalii* to mecillinam. J Antimicrob Chemother 2011. doi:10.1093/jac/dkr270.
36. Andriessen MP, Mulder JG, Sleijfer DT. *Lactobacillus* septicemia, an unusual complication during the treatment of choriocarcinoma. Gynecol Oncol 1991;40:87–89.
37. Ang LMN, Brown H. *Corynebacterium accolens* isolated from breast abscess: possible association with granulomatous mastitis. J Clin Microbiol 2007;45:1666–1668.

38. Anil-Kumar V, Augustine D, Panikar D, et al. *Brevibacterium casei* as a cause of brain abscess in an immunocompetent patient. J Clin Microbiol 2011;49:4374–4376.
39. Antolin J, Gutierrez A, Segoviano R, et al. Endocarditis due to *Listeria*: description of two cases and review of the literature. Eur J Intern Med 2008;19:295–296.
40. Antoniou S, Dimitriadis A, Polydorou F, et al. *Brevibacterium iodinum* peritonitis associated with acute urticaria in a CAPD patient. Perit Dial Int 1997;17:614–615.
41. Antony R, Krishnan KP, Thomas S, et al. Phenotypic and molecular identification of *Cellulosimicrobium cellulans* isolated from Antarctic snow. Antonie van leeuwenhoek 2009;96:627–634.
42. Antwerpen MH, Zimmermann P, Bewley K, et al. Real-time PCR system targeting a chromosomal marker specific for *Bacillus anthracis*. Mol Cell Probes 2008;22:313–315.
43. Aperis G, Moyssakis I. *Corynebacterium minutissumum* endocarditis: a case report and review. J Infect 2007;54:e79–e81.
44. Aravena-Roman M, Sproer C, Straubler B, et al. *Corynebacterium pilbarense* sp. nov., a non-lipophilic corynebacterium isolated from a human ankle aspirate. Int J Syst Evol Microbiol 2010;60(Pt 7)1484–1487.
45. Arnaout MK, Tamburro RT, Bodner SM, et al. *Bacillus cereus* fulminant sepsis and hemolysis in two patients with acute leukemia. J Pediatr Hematol Oncol 1999;21:431–435.
46. Arpi M, Vancanneyt M, Swings J, et al. Six cases of *Lactobacillus* bacteraemia: identification of organisms and antibiotic susceptibility and therapy. Scand J Infect Dis 2003;35:404–408.
47. Artz AL, Szabo S, Zabel LT, et al. Aortic valve endocarditis with paravalvular abscesses caused by *Erysipelothrix rhusiopathiae*. Eur J Clin Microbiol Infect Dis 2001;20:587–588.
48. Ash C, Collins MD. Comparative analysis of 23S ribosomal RNA sequences of *Bacillus anthracis* and emetic *Bacillus cereus* determined by PCR-direct sequencing. FEMS Microbiol Lett 1992;73:75–80.
49. Ash C, Farrow JA, Dorsch M, et al. Comparative analysis of *Bacillus anthracis*, *Bacillus cereus*, and related species on the basis of reverse transcriptase sequencing of 16S rDNA. Int J Syst Bacteriol 1991;41:343–346.
50. Ash C, Farrow JAE, Wallbanks S, et al. Phylogenetic heterogeneity of the genus *Bacillus* revealed by comparative analysis of small subunit ribosomal RNA sequences. Lett Appl Microbiol 1991;13:202–206.
51. Ash C, Farrow JAE, Wallbanks S, et al. Molecular identification of rRNA group 3 bacilli (Ash, Farrow, Wallbanks, and Collins) using a PCR probe test. Proposal for the creation of a new genus *Paenibacillus*. Antonie von Leeuwenhoek 1993;64:253–260.
52. Attar KH, Waghorn D, Lyons M, et al. Rare species of *Actinomyces* as causative pathogens in breast abscess. Breast J 2007;13:501–505.
53. Atwal N, George A, Squires B, et al. *Lactobacillus* as a rare cause of infected total knee replacement: a case report. J Med Case Rep 2009;3:7441–7442.
54. Austin G, Hill E. Endocarditis due to *Corynebacterium* CDC group G-2. J Infect Dis 1983;147:1106.
55. Auzias A, Bollet C, Ayari R, et al. *Corynebacterium freneyi* bacteremia. J Clin Microbiol 2003;41:2777–2778.
56. Azuma R, Murakami S, Ogawa A, et al. *Arcanobacterium abortisuis* sp. nov., isolated from a placenta of a sow following an abortion. Int J Syst Evol Microbiol 2009;59:1469–1473.
57. Bae J-H, Song R, Lee A, et al. Computed tomography for the pre-operative diagnosis of pelvic actinomycosis. J Obstet Gynecol Res 2011;37:300–304.
58. Baele M, Vaneechoutte M, Verhelst R, et al. Identification of *Lactobacillus* species using tDNA-PCR. J Microbiol Methods 2002;50:263–271.
59. Bailiff NL, Westropp JL, Jang SS, et al. *Corynebacterium urealyticum* urinary tract infection in dogs and cats: 7 cases (1996–2003). J Am Vet Med Assoc 2005;226:1676–1680.
60. Baillie LW. Past, imminent, and future human medical countermeasures for anthrax. J Appl Microbiol 2006;101:594–606.
61. Baillie LW, Jones MN, Turnbull PC, et al. Evaluation of the Biolog system for the identification of *Bacillus anthracis*. Lett Appl Microbiol 1995;20:209–211.
62. Bakalidou A, Kampfer P, Berchtold M, et al. *Cellulosimicrobium variabile* sp. nov., a cellulolytic bacterium from the hindgut of the termite *Mastotermes darwiniensis*. Int J Syst Evol Microbiol 2002;52(Pt 4):1185–1192.
63. Bales ME, Dannenberg AL, Brachman PS, et al. Epidemiologic response to anthrax outbreaks: field investigations, 1950–2001. Emerg Infect Dis 2002;8:1163–1174.
64. Bandera A, Gori A, Rossi MC, et al. A case of costochondral abscess due to *Corynebacterium minutissimum* in an HIV-infected patient. J Infect 2000;41:103–105.
65. Banerjee C, Bustamante CI, Wharton R, et al. *Bacillus* infections in patients with cancer. Arch Intern Med 1988;148:1769–1774.
66. Bank S, Hansen TM, Soby KM, et al. *Actinobaculum schaalii* in urological patients, screened with real-time polymerase chain reaction. Scand J Urol Nephol 2011;45:406–410.
67. Bank S, Jensen A, Hansen TM, et al. *Actinobaculum schaalii*, a common uropathogen in elderly patients, Denmark. Emerg Infect Dis 2010;16:76–80.
68. Bannerman E, Yersin M-N, Bille J. Evaluation of the Organon-Teknika Micro-ID *Listeria* system. Appl Environ Microbiol 1992;58:2011–2015.
69. Barakett V, Morel G, Lesage G, et al. Septic arthritis due to non-toxigenic strain of *Corynebacterium diphtheriae* subspecies *mitis*. Clin Infect Dis 1993;17:520–521.
70. Barnham M. *Actinomyces pyogenes* bacteraemia in a patient with carcinoma of the colon. J Infect 1988;17:231–234.
71. Barrett SLR, Cookson BT, Carlson LC, et al. Diversity within reference strains of *Corynebacterium matruchotii* includes *Corynebacterium durum* and a novel organism. J Clin Microbiol 2001;39:943–948.
72. Bartlett J, Inglesby T Jr, Borio L. Management of anthrax. Clin Infect Dis 2002;35:851–858.
73. Bassiri AG, Girgis RE, Theodore J. *Actinomyces odontolyticus* thoracopulmonary infections. Two cases in lung and heart-lung transplant recipients. Chest 1996;109:1109–1111.
74. Bastida-Vila MT, Lopez-Onrubia P, Rovira-Lledos J, et al. *Gardnerella vaginalis* bacteremia. Eur J Clin Microbiol Infect Dis 1997;16:400–401.
75. Batson JH, Mukkamala R, Byrd RP Jr, et al. Pulmonary abscess due to *Corynebacterium striatum*. J Tenn Med Assoc 1996;89:115–116.
76. Bavbek M, Caner H, Atslan H, et al. Cerebral *Dermabacter hominis* abscess. Infection 1998;26:181–183.
77. Beatty MF, Ashford DA, Griffin PM, et al. Gastrointestinal anthrax: review of the literature. Arch Intern Med 2003;163:2527–2531.
78. Beaumont G. Anthrax in a Scottish intravenous drug user. J Forensic Leg Med 2010;17:443–445.
79. Bechara C, Gouseff M, Passeron A, et al. *Corynebacterium jeikeium* pacemaker infection associated with antineutrophil cytoplasmic antibodies: a single positive blood culture could be sufficient for diagnosis. J Med Microbiol 2011;60:249–251.
80. Beckwith DG, Jahre JA, Haggerty S. Isolation of *Corynebacterium aquaticum* from spinal fluid of an infant with meningitis. J Clin Microbiol 1986;23:375–376.
81. Beecher DJ, Schoeni JL, Wong ACL. Enterotoxic activity of hemolysin BL from *Bacillus cereus*. Infect Immun 1995;63:4423–4428.
82. Beecher DJ, Wong ACL. Improved purification and characterization of hemolysin BL, a hemolytic dermonecrotic vascular permeability factor from *Bacillus cereus*. Infect Immun 1994;62:980–986.
83. Beecher D, Wong ACL. Tripartite hemolysin BL from *Bacillus cereus*: hemolytic analysis of component interactions and a model for its characteristic paradoxical zone phenomenon. J Biol Chem 2000;272:233–239.
84. Beguelin C, Genne D, Vara A, et al. *Actinobaculum schaalii*: clinical observation of 20 cases. Clin Microbiol Infect 2011;17:1027–1031. doi:10.1111/j.1469-0691.2010.03370.x.
85. Belmares J, Detterline S, Pak JB, et al. *Corynebacterium* endocarditis species-specific risk factors and outcomes. BMC Infect Dis 2007;7:4. doi:10.1186/1471-2334-7-4.
86. Bemer P, Eveillard M, Touchais S, et al. A case of osteitis due to *Staphylococcus aureus* and *Arcanobacterium bernardiae*. Diagn Microbiol Infect Dis 2009;63:327–329.
87. Bemis DA, Bryant MJ, Kania SA, et al. Isolation of *Arcanobacterium hippocoleae* from a case of placentitis and stillbirth in a mare. J Vet Diagn Invest 2008;20:688–691.
88. Ben Shimol S, Einhorn M, Greenberg D. *Listeria* meningitis and ventriculitis in an immunocompetent child: case report and literature review. Infection 2012;40:207–211. doi: 10.1007/s15010-011-0177-6.
89. Bentur HN, Dalzell AM, Riordan FAI. Central venous catheter infection with *Bacillus pumilus* in an immunocompetent child. Ann Clin Microbiol Antimicrobials 2007;6:12–14.
90. Berardi-Grassias L, Roy O, Berardi JC, et al. Neonatal meningitis due to *Gardnerella vaginalis*. Eur J Clin Microbiol 1988;7:406–407.
91. Bercot B, Kannengiesser C, Oudin C, et al. First description of NOD2 variant associated with defective neutrophil responses in a woman with granulomatous mastitis related to corynebacteria. J Clin Microbiol 2009;47:3034–3037.
92. Bergan T, Kocur M. *Stomatococcus mucilaginosus* gen. nov., sp. nov., ep. rev., a member of the family *Micrococcaceae*. Int J Syst Bacteriol 1982;32:374–377.
93. Berger A, Huber I, Marbecks S-S, et al. Toxigenic *Corynebacterium ulcerans* in woman and cat. Emerg Infect Dis 2011;17:1767–1769.
94. Bernard K, Bellefeuille M, Hollis DG, et al. Cellular fatty acid composition and phenotypic and cultural characterization of CDC fermentative coryneform groups 3 and 5. J Clin Microbiol 1994;32:1217–1222.

95. Bernard KA, Munro C, Weibe D, et al. Characteristics of rare or recently described *Corynebacterium* species recovered from human clinical material in Canada. J Clin Microbiol 2002;40:4375–4381.
96. Bernasconi E, Valsangiacomo C, Peduzzi R, et al. *Arthrobacter woluwensis* subacute infective endocarditis: case report and review of the literature. Clin Infect Dis 2004;38:e27–e31.
97. Berner R, Pelz K, Wilhelm C, et al. Fatal sepsis caused by *Corynebacterium amycolatum* in a premature infant. J Clin Microbiol 1997;35:1011–1012.
98. Berry N, Hassan I, Majumdar S, et al. *Bacillus circulans* peritonitis in a patient treated with CAPD. Perit Dial Int 2004;24:488–489.
99. Bertsch D, Rau J, Eugster MR, et al. *Listeria fleischmannii* sp, nov., isolated from cheese. In J Syst Evol Microbiol 2013;63(Pt 2):526–532.
100. Betancourt-Castellanos LB, Clemente EP, Aymerich DF, et al. First case of peritoneal infection due to *Oerskovia turbata* (*Cellulosimicrobium funkei*). Nefrologia 2011;31:223–225.
101. Beumer RR, te Giffel MC, Kok MTC, et al. Confirmation and identification of *Listeria* spp. Lett Appl Microbiol 1996;22:448–452.
102. Bhandari S, Meigh JA, Sellars L. CAPD peritonitis due to *Corynebacterium striatum*. Perit Dial Int 1995;15:88–89.
103. Bhat Y, Rochow S, Bal AM. An unusual case of *Corynebacterium striatum* endocarditis and a review of the literature. Int J Infect Dis 2008;12:672–674.
104. Bhatawadekar S, Bhardwaj R. Actinomycotic bacteremia after dental procedures. Indian J Med Microbiol 2002;20:72–75.
105. Bhayani N, Simpkins H, Janda WM, et al. *Corynebacterium striatum* septic arthritis. Infect Dis Clin Prac 2009;17:187–190.
106. Biavasco F, Giovanetti E, Miele A. In vitro co-transfer of *VanA* vancomycin resistance between enterococci and listeria of different species. Eur J Clin Microbiol Infect Dis 1996;15:50–59.
107. Bierhoff M, Krutwagen E, van Bommel EFH, et al. *Listeria* peritonitis in patients on peritoneal dialysis: two cases and a review of the literature. Neth J Med 2011;69:461–464.
108. Bierne H, Cossart P. *Listeria monocytogenes* surface protein: from genome predictions to function. Microbiol Mol Biol Rev 2007;71:377–397.
109. Billington SJ, Post KW, Jost BH. Isolation of *Arcanobacterium* (*Actinomyces*) *pyogenes* from cases of feline otitis externa and canine cystitis. J Vet Diagn Invest 2002;14:159–162.
110. Billot-Klein D, Gutmann L, Sable S, et al. Modification of peptidoglycan precursors is a common feature of the low-level vancomycin resistant VanB type *Enterococcus* D366 and of the naturally vancomycin-resistant species *Lactobacillus casei*, *Pediococcus pentosaceus*, *Leuconostoc mesenteroides*, and *Enterococcus gallinarum*. J Bacteriol 1994;176:2398–2405.
111. Binder D, Zbinden R, Widmer U, et al. Native and prosthetic valve endocarditis caused by *Rothia dentocariosa*. Infection 1997;25:22–26.
112. BioThrax Package Insert. Emergent biodefense operations. Lansing, MI, 2009.
113. Bisgard KM, Hardy IR, Popovic T, et al. Respiratory diphtheria in the United States, 1980 through 1995. Am J Public Health 1998;88:787–791.
114. Bittar F, Cassagne C, Bosdure E, et al. Outbreak of *Corynebacterium pseudodiphtheriticum* infection in cystic fibrosis patients, France. Emerg Infect Dis 2010;16:1231–1236.
115. Bizette GA, Kemmerly SA, Cole JT, et al. Sepsis due to coryneform group A-4 in an immunocompromised host. Clin Infect Dis 1995;21:1334–1336.
116. Bizhang M, Ellerbrock BI, Preza D, et al. Detection of nine microorganisms from the initial carious root lesions using a TaqMan-based real-time PCR. Oral Dis 2011;17:642–652.
117. Bjorkroth KJ, Schillinger U, Geisen R. Taxonomic study of *Weissella confusa* and description of *Weissella cibaria* sp. nov., detected in food and clinical samples. Int J Syst Evol Microbiol 2002;52:141–148.
118. Blackwood KS, Turenne CY, Harmsen D, et al. Reassessment of sequence-based targets for identification of *Bacillus* species. J Clin Microbiol 2004;42:1626–1630.
119. Blairon L, Maza ML, Wybo I, et al. Vitek 2 AC card versus BBL Crystal Anaerobe and RapID ANA II for identification of clinical anaerobic bacteria. Anaerobe 2010;16:355–361.
120. Blue SR, Singh VR, Saubolle MA. *Bacillus licheniformis* bacteremia: five cases associated with central venous catheters. Clin Infect Dis 1995;20:629–633.
121. Boc SF, Martone JD. Osteomyelitis caused by *Corynebacterium jeikeium*. J Am Podiatr Med Assoc 1995;85:338–339.
122. Boerlin P, Rocourt J, Grimont F, et al. *Listeria ivanovii* subsp. *londoniensis* subsp. nov. Int J Syst Bacteriol 1992;42:69–73.
123. Boggess JA, Watts DH, Hillier SL, et al. Bacteremia shortly after placental separation during cesarean delivery. Obstet Gynecol 1996;87:779–784.
124. Bolin DC, Donahue JM, Vickers ML, et al. Equine abortion and premature birth associated with *Cellulosimicrobium cellulans* infection. J Vet Diagn Invest 2004;16:333–336.
125. Boltin D, Katzir M, Bugoslavsky V, et al. *Corynebacterium striatum* – a classic pathogen eluding diagnosis. Eur J Intern Med 2009;20:e49–e52.
126. Boneca IG, Dussurget O, Cabanes D, et al. A critical role for peptidoglycan N-deacetylation in *Listeria* evasion from the host innate immune system. Proc Natl Acad Sci USA 2007;104:997–1102
127. Booth MG, Hood J, Brooks TJ, et al. Anthrax infection in drug users. Lancet 2011;375:1345–1436.
128. Bostock AD, Gilbert FR, Lewis D, et al. *Corynebacterium ulcerans* infection associated with untreated milk. J Infect 1984;9:286–288.
129. Bottai A, LiMarzi V, Allessandrini M, et al. Intrauterine device-associated actinomycosis of the ovary and urinary bladder. Urol Int 2010;85:242–244.
130. Bottone EJ. *Bacillus cereus*, a volatile human pathogen. Clin Microbiol Rev 2010;23:382–398.
131. Boudewijns M, Magerman J, Verhaegen J, et al. *Rothia dentocariosa* endocarditis and mycotic aneurysms: case report and review of the literature. Clin Microbiol Infect 2003;9:222–229.
132. Bouziri, Khaldi A, Smaoui H, et al. Fatal subdural empyema caused by *Streptococcus constellatus* and *Actinomyces viscosus* in a child-case report. J Microbiol Immunol Infect 2011;44:394–396. doi:10.1016/j.jmii.2010.03.002.
133. Bowstead TT, Santiago SM Jr. Pleuropulmonary infection due to *Corynebacterium striatum*. Br J Dis Chest 1980;74:198–200.
134. Bradley KA, Mogridge J, Mourez M, et al. Identification of the cellular receptor of anthrax toxin. Nature 2001;414:225–229.
135. Brazzola P, Zbinden R, Rudin C, et al. *Brevibacterium casei* sepsis in an 18-year-old female with AIDS. J Clin Microbiol 2000;38:3513–3514.
136. Bregenzer T, Frei R, Ohnacker H, et al. *Corynebacterium pseudotuberculosis* infection in a butcher. Clin Microbiol Infect 1997;3:696–698.
137. Brey RN. Molecular basis for improved anthrax vaccines. Adv Drug Deliv Rev 2005;57:1266–1292.
138. Briscoe KA, Barrs VR, Lindsay S, et al. Encrusting cystitis in a cat secondary to *Corynebacterium urealyticum* infection. J Feline Med Surg 2010;12:972–977.
139. Briselden AM, Hillier SL. Evaluation of Affirm VP microbial identification test for *Gardnerella vaginalis* and *Trichomonas vaginalis*. J Clin Microbiol 1994;32:148–152.
140. Brook I. Actinomycosis: diagnosis and management. South Med J 2008;101:1919–1023.
141. Brown HL, Fuller DD, Jasper LT, et al. Clinical evaluation of Affirm VP III in the detection and identification of *Trichomonas vaginalis*, *Gardnerella vaginalis*, and *Candida* species in vaginitis/vaginosis. Infect Dis Obstet Gynecol 2004;12:17–21.
142. Brown JM, Frazier RP, Morey RE, et al. Phenotypic and genetic characterization of clinical isolates of CDC coryneform group A-3: proposal of a new species of *Cellulomonas*, *Cellulomonas denverensis* sp. nov. J Clin Microbiol 2005;43:1732–1737.
143. Brown JM, Steigerwalt AG, Morey RE, et al. Characterization of clinical isolates previously identified as *Oerskovia turbata*: proposal of *Cellulosimicrobium funkei* sp. nov. and emended description of the genus *Cellulosimicrobium*. Int J Syst Evol Microbiol 2006;56:801–804.
144. Brownstein DG, Barthold SW, Adams RL, et al. Experimental *Corynebacterium kutscheri* infection in rats: bacteriology and serology. Lab Anim Sci 1985;35:135–138.
145. Brunner S, Graf S, Riegel P, et al. Catalase-negative *Actinomyces neuii* subsp. *neuii* isolated from an infected mammary prosthesis. Int J Med Microbiol 2000;290:285–287.
146. Bubert A, Riebe J, Schnitzler N, et al. Isolation of catalase-negative *Listeria monocytogenes* strains from listeriosis patients and their rapid identification by anti-p60 antibodies and/or PCR. J Clin Microbiol 1997;35:179–183.
147. Buchanan AM, Scott JL, Gerencser MA, et al. *Actinomyces hordeovulneris* sp. nov., an agent of canine actinomycosis. Int J Syst Bacteriol 1984;34:439–443.
148. Burke GJ, Malouf MA, Glanville AR. Opportunistic lung infection with *Corynebacterium pseudodiphtheriticum* after lung and heart transplantation. Med J Aust 1997;166:362–364.
149. Burns D, Hurst JR, Hopkins S, et al. Purpura fulminans associated with *Lactobacillus paracasei* liver abscess. Anaesth Intensive Care 2007;35:121–123.
150. Cai J, Collins MD. Phylogenetic analysis of species of the *meso*-diaminopimelic acid-containing genera *Brevibacterium* and *Dermabacter*. Int J Syst Bacteriol 1994;44:583–585.
151. Cain DB, McCann VL. An unusual case of cutaneous listeriosis. J Clin Microbiol 1996;23:976–977.
152. Calvert LD, Collins M, Bateman JRM. Multiple abscesses caused by *Gardnerella vaginalis* in an immunocompetent man. J Infect 2005;51:e27–e29.
153. Camelo TCF, Souza MC, Martins CAS, et al. *Corynebacterium pseudodiphtheriticum* isolated from relevant clinical sites of infection: a human pathogen overlooked in emerging countries. Lett Appl Microbiol 2009;48:458–464.

154. Campbell PB, Palladino S, Flexman JP. Catheter-related septicemia caused by a vancomycin-resistant coryneform CDC group A-5. Pathology 1994;26:56-58.
155. Cannon JP, Lee TA, Bolanos JT, et al. Pathogenic relevance of *Lactobacillus*: a retrospective review of over 200 cases. Eur J Clin Microbiol Infect Dis 2005;24:31-40.
156. Cannon JP, Spadoni SL, Pesh-Iman S, et al. Pericardial infection caused by *Brevibacterium casei*. Clin Microbiol Infect 2005;11:164-165.
157. Cantarelli VV, Brodt TCZ, Secchi C, et al. Fatal case of bacteremia caused by an atypical strain of *Corynebacterium mucifaciens*. Braz J Infect Dis 2006;10:416-418.
158. Cantarelli VV, Crodt TCZ, Secchi C, et al. Cutaneous infection caused by *Corynebacterium pseudodiptheriticum*: a microbiological report. Rev Inst Med Trop Sao Paulo 2008;50:51-52.
159. Carkman S, Ozben V, Durak H, et al. Isolated abdominal wall actinomycosis associated with an intrauterine device: a case report and review of the relevant literature. Case Rep Med 2010. doi:10.1155/2010/340109.
160. Carlini ME, Clarridge JE, Rodriguez-Barradas MC. *Erysipelothrix rhusiopathiae* peritonitis in a patient on continuous ambulatory peritoneal dialysis. Infect Dis Clin Pract 1998;7:419-421.
161. Carlson CR, Cougant DA, Kolsto A-B. Genotypic diversity among *Bacillus cereus* and *Bacillus thuringiensis* strains. Appl Environ Microbiol 1994;60:1719-1723.
162. Carlson CR, Johansen T, Kolsto A-B. The chromosome map of *Bacillus thuringiensis* subsp. *canadensis* HD224 is highly similar to that of the *Bacillus cereus* type strain ATCC 14579. FEMS Microbiol Lett 2996;141:163-167.
163. Carlson P. Comparison of the E test and agar dilution methods for susceptibility testing of *Arcanobacterium haemolyticum*. Eur J Clin Microbiol Infect Dis 2000;19:891-893.
164. Carlson P, Korpela J, Walder M, et al. Antimicrobial susceptibilities and biotypes of *Arcanobacterium haemolyticum* blood isolates. Eur J Clin Microbiol Infect Dis 1999;18:915-917.
165. Carpentier B, Cerf O. Review: persistence of *Listeria monocytogenes* in food industry equipment and premises. Int J Food Microbiol 2011;145:1-8.
166. Carretto E, Barbarini D, Poletti F, et al. *Bacillus cereus* fatal bacteremia and apparent association with nosocomial transmission in an intensive care unit. Scand J Infect Dis 2000;32:98-100.
167. Casanova-Roman M, Sanchez-Porto A, Gomar JL, et al. Early-onset neonatal sepsis due to *Cellulosimicrobium cellulans*. Infection 2010;38:321-323.
168. Casella P, Bosoni MA, Tommasi A. Recurrent *Corynebacterium aquaticum* peritonitis in a patient undergoing continuous ambulatory peritoneal dialysis. Clin Microbiol Newsl 1988;10:62-63.
169. Cassiday PK, Pawloski L, Tiwari T, et al. Analysis of toxigenic *Corynebacterium ulcerans* strains revealing potential for false-negative real-time PCR results. J Clin Microbiol 2008;46:331-333.
170. Castagnola E, Conte M, Venzano P, et al. Broviac catheter-related bacteremias due to unusual pathogens in children with cancer: case reports with literature review. J Infect 1997;34:215-218.
171. Castedo E, Castro A, Martin P, et al. *Bacillus cereus* prosthetic valve endocarditis. Ann Thorac Surg 1999;68:2351-2352.
172. Cattoir V. *Actinobaculum schaalii*: review of an emerging uropathogen. J Infect 2012;64:260-267.
173. Cattoir V, Varca A, Greub G, et al. In vitro susceptibility of *Actinobaculum schaalii* to 12 antimicrobial agents and molecular analysis of fluoroquinolone resistance. J Antimicrob Chemother 2010;65:2414-2517.
174. Cavallo J, Ramisse E, Girardet M, et al. Antimicrobial susceptibilities of 96 isolates of *Bacillus anthracis* isolated in France between 1994 and 2000. Antimicrob Agents Chemother 2002;46:2307-2309.
175. Cavendish J, Cole JB, Ohl CA. Polymicrobial central venous catheter sepsis involving a multiantibiotic-resistant strain of *Corynebacterium minutissimum*. Clin Infect Dis 1994;19:204-205.
176. Cazanave C, Greenwood-Quaintance KE, Hanssen AD, et al. *Corynebacterium* prosthetic joint infection. J Clin Microbiol 2012;50:1518-1523.
177. Centers for Disease Control and Prevention. The Laboratory Response Network (LRN): biological terrorism. www.bt.cdc.gov/bioterrorism/responders.asp
178. Centers for Disease Control and Prevention. The Laboratory Response Network (LRN): partners in preparedness. http//www.bt.cdc.gov/lrn/
179. Centers for Disease Control and Prevention. Update: foodborne listeriosis – United States, 1988-1990. Morbid Mortal Weekly Rep 1992;41:251.
180. Centers for Disease Control and Prevention. Update: Diphtheria epidemic - new independent states of the former Soviet Union, January 1995. Morbid Mortal Weekly Rep 1996;45:1-6.
181. Centers for Disease Control and Prevention. Respiratory diphtheria caused by *Corynebacterium ulcerans*—Terre Haute, Indiana, 1996. Morbid Mortal Weekly Rep 1997;46:330-332.
182. Centers for Disease Control and Prevention. Human anthrax associated with an epizootic among livestock–North Dakota, 2000. Morbid Mortal Weekly Rep 2001;50:677-680.
183. Centers for Disease Control and Prevention. Update: investigation of anthrax associated with intentional exposure and interim public health guidelines, October 2001. Morbid Mortal Weekly Rep 2001;50:889-893.
184. Centers for Disease Control and Prevention. Update: investigation of bioterrorism-related anthrax and interim guidelines for exposure management and antimicrobial therapy, October, 2001. Morbid Mortal Weekly Rep 2001;50:909-919, 962.
185. Centers for Disease Control and Prevention. Fatal respiratory diphtheria in a U.S. traveler to Haiti–Pennsylvania, 2003. Morbid Mortal Weekly Rep 2004;52:1285-1286.
186. Centers for Disease Control and Prevention. Preliminary FoodNet data on the incidence of infection with pathogens transmitted commonly through food – 10 states, 2007. Morbid Mortal Weekly Rep 2008;57:366-370.
187. Centers for Disease Control and Prevention. Gastrointestinal anthrax after an animal hide drumming event: New Hampshire and Massachusetts, 2009. Morbid Mortal Weekly Rep 2010;59:872-877.
188. Centers for Disease Control and Prevention. General recommendations on immunization: recommendations of the Advisory Committee on Immunization Practices. Morbid Mortal Weekly Rep 2011;60:3-61.
189. Center for Infectious Disease Research and Policy. Anthrax: current comprehensive information on pathogenesis, microbiology, epidemiology, diagnosis, treatment, and prophylaxis, May 25, 2011. http://www.cidrap.umn.edu/cidrap/content/bt/anthrax/biofacts/anthraxfactsheet.html
190. Cetin ES, Kaya S, Demirci M, et al. *Actinomyes meyeri* isolation from syndovial fluid of a patient with metastatic squamous cell carcinoma. Saudi Med J 2005;26:1997-1999.
191. Chan JFW, Lau SKP, Woo PCV, et al. *Lactobacillus rhamnosus* hepatic abscess associated with Mirizzi syndrome: a case report and review of the literature. Diagn Microbiol Infect Dis 2010;66:94-97.
192. Chanet V, Brazille P, Honore S, et al. Lactobacillus septic arthritis. South Med J 2007;100:531-532.
193. Chao C-T, Liao C-H, Lai C-C, et al. Liver abscess due to *Actinomyces odontolyticus* in an immunocompetent patient. Infection 2011;39:77-79.
194. Charlier C, LeClercq A, Cazenave B, et al. *Listeria monocytogenes*-associated joint and bone infections: a study of 43 consecutive cases. Clin Infect Dis 2012;54:240-248.
195. Chazan B, Raz R, Shental Y, et al. Bacteremia and pyelonephritis caused by *Lactobacillus jensenii* in a patient with urolithiasis. Isr Med Assoc J 2008;10:164-165.
196. Chen C-T, Liao C-H, Lai CC, et al. Liver abscess due to *Actinomyces odontolyticus* in an immunocompetent patient. Infection 2011;39:77-79.
197. Chen F-L, Hsueh P-R, Teng S-O, et al. *Corynebacterium striatum* bacteremia associated with central venous catheter infection. J Microbiol Immunol Infect 2011;45:255-258. doi:1016/j.jmii.2011,09.016.
198. Chen RT, Broome CV, Weinstein RA, et al. Diphtheria in the United States, 1971-1981. Am J Public Health 1985;75:1393-1397.
199. Chiner E, Arriero JM, Signes-Costa J, et al. *Corynebacterium pseudodiphtheriticum* pneumonia in an immunocompetent patient. Monaldi Arch Chest Dis 1999;54:325-327.
200. Chiu YL, Wu VC, Wun KD, et al. Recurrent peritonitis caused by *Corynebacterium amycolatum* in a patient undergoing continuous ambulatory peritoneal dialysis. Clin Nephrol 2005;63:241-242.
201. Chomarat M, Breton P, Dubost J. Osteomyelitis due to *Corynebacterium* D2. Eur J Clin Microbiol Infect Dis 1991;10:43.
202. Chou YJ, Chou JH, Lin KY, et al. *Rothia terrae* sp. nov. isolated from soil in Taiwan. Int J Syst Evol Microbiol 2008;58:84-88.
203. Chowdhury MNH, Desilva SK. Episiotomy wound infection due to *Gardnerella vaginalis*. Eur J Clin Microbiol 1986;5:164-165.
204. Chu WP, Que TL, Lee WK, et al. Meningoencephalitis caused by *Bacillus cereus* in a neonate. Hong Kong Med J 2001;7:89-92.
205. Chudackova E, Geigerova L, Hrabak J, et al. Seven isolates of *Actinomyces turicensis* from patients with surgical infections in the anogenital area in a Czech hospital. J Clin Microbiol 2010;48:2660-2661.
206. Chuma T, Kawamoto T, Shahada F, et al. Antimicrobial susceptibility of *Erysipelothrix rhusiopathiae* isolated from pigs in Southern Japan with a modified agar dilution method. J Vet Med Sci 2010;72:643-645.
207. Ciesielski CA, Hightower AW, Parsons SK, et al. Listeriosis in the United States: 1980-1982. Arch Intern Med 1988;148(6):1416-1419.
208. Ciraj AM, Rajani K, Sreejith G, et al. Urinary tract infection due to *Arcanobacterium haemolyticum*. Indian J Med Microbiol 2006;24:300.
209. Claeys G, Vanhouteghem H, Riegel P, et al. Endocarditis of native aortic and mitral valves due to *Corynebacterium accolens*: report of a case and

209. application of phenotypic and genotypic techniques for identification. J Clin Microbiol 1996;34:1290-1292.
210. Clark AG, McLauchlin J. A simple colour test based on an alanyl peptidase reaction which differentiates *Listeria monocytogenes* from other *Listeria* species. J Clin Microbiol 1997;35:2155-2156.
211. Clarke R, Qamruddin A, Taylor M, et al. Septic arthritis caused by *Corynebacterium amycolatum* following vascular graft sepsis. J Infect 1999;38:126-127.
212. Clarridge JE III, Zhang Q. Genotypic diversity of clinical *Actinomyces* species: phenotype, source, and disease correlation among genospecies. J Clin Microbiol 2002;40:3442-3448.
213. Clermont D, Diard S, Bouchier C, et al. *Microbacterium binotii* sp. nov., isolated from human blood. Int J Syst evol Microbiol 2009;59:1016-1022.
214. Clinical Laboratory Standards Institute. Methods for Antimicrobial Dilution and Disk Susceptibility Testing of Infrequently Isolated or Fastidious Bacteria; Approved Guideline – Second Edition. CLSI document M45-A2. Wayne, PA: Clinical and Laboratory Standards Institute, 2010.
215. Cohen E, Bishara J, Medalion B, et al. Infective endocarditis due to *Actinomyces neuii*. Scand J Infect Dis 2007;17:445-447.
216. Coker P, Smith K, Hugh-Jones M. Antimicrobial susceptibilities of diverse *Bacillus anthracis* isolates. Antimicrob Agents Chemother 2002;46:3843-3845.
217. Collins MD, Bernard KA, Hutson A, et al. *Corynebacteriums sundsvallense* sp. nov., from human clinical specimens. Int J Syst Bacteriol 1999;49:361-366.
218. Collins MD, Burton RA, Jones D. *Corynebacterium amycolatum* sp. nov., a new mycolic acid-less Corynebacterium species from human skin. FEMS Microbiol Lett. 1988;49:349-352.
219. Collins MD, Falsen E, Akervall E, et al. *Corynebacterium kroppenstedtii* sp. nov., a novel corynebacterium that does not contain mycolic acids. Int J Syst Bacteriol 1998;48:1449-1454.
220. Collins MD, Hoyles L, Foster G, et al. *Corynebacterium caspium* sp. nov., from a Caspian seal. Int J Syst Evol Microbiol 2004;54:925-928.
221. Collins MD, Hoyles L, Foster G, et al. *Corynebacterium capitovis* sp. nov., from a sheep. Int J Syst Evol Microbiol 2001;51:857-860.
222. Collins MD, Hoyles L, Hutson RA, et al. *Corynebacterium testudinoris* sp. nov., from a tortoise, and *Corynebacterium felinum* sp. nov., from a Scottish wild cat. Int J Syst Evol Microbiol 2001;51:1349-1352.
223. Collins MD, Hoyles L, Kalfas S, et al. Characterization of *Actinomyces* isolates from infected root canals of teeth: description of *Actinomyces radicidentis*. J Clin Microbiol 2000;38:3399-3403.
224. Collins MD, Hoyles L, Lawson PA, et al. Phenotypic and phylogenetic characterization of a new *Corynebacterium* species from dogs: description of *Corynebacterium auriscanis* sp. nov. J Clin Microbiol 1999;37:3443-3447.
225. Collins MD, Hutson RA, Baverud V, et al. Characterization of a *Rothia*-like organism from a mouse: description of *Rothia nasimurium* sp. nov. and reclassification of *Stomatococcus mucilaginosus* as *Rothia mucilaginosa* comb. nov. Int J Syst Evol Microbiol 2000;50:1247-1251.
226. Collins MD, Jones D, Schofield GM. Reclassification of "*Corynebacterium haemolyticum*" (MacLean, Liebow, and Rosenberg) in the genus *Arcanobacterium* gen. nov. as *Arcanobacterium haemolyticum* nom. rev., comb. nov. J Gen Microbiol 1982;128:1279-1281.
227. Collins MD, Lund BM, Farrow JAE, et al. Chemotaxonomic study of an alkaliphilic bacterium, *Exiguobacterium aurantiacum* gen. nov. sp. nov. J Gen Microbiol 1983;129:2037-2042.
228. Collins MD, Stubbs S, Hommez J, et al. Molecular taxonomic studies of *Actinomyces*-like bacteria isolated from purulent lesions in pigs and description of *Actinomyces hyovaginalis* sp. nov. Int J Syst Bacteriol 1993;43:471-473.
229. Collins SJ, Metaxopoulus J, Wallbanks S. Taxonomic studies on some *Leuconostoc*-like organisms from fermented sausages: description of a new genus *Weissella* for the *Leuconostoc paramesenteroides* group of species. J Appl Microbiol 1993;75:595-603.
230. Colmegna I, Rodriguez-Barradas M, Rauch M, et al. Disseminated *Actinomyces meyeri* infection resembling lung cancer with brain metastases. Am J Med Sci 2003;326:152-155.
231. Committee to Assess the Safety and Efficacy of the Anthrax Vaccine MFA. The anthrax vaccine: is it safe? Does it work? Washington, DC: Institute of Medicine (IOM), 2002.
232. Cone LA, Curry N, Wuestoff MA, et al. Septic synovitis and arthritis due to *Corynebacterium striatum* following an accidental scalpel injury. Clin Infect Dis 1998;27:1532-1533.
233. Cone LA, Dreisbach L, Potts BE, et al. Fatal *Bacillus cereus* endocarditis masquerading as an anthrax-like infection in a patient with acute lymphoblastic leukemia: case report. J Heart Valve Dis 2005;14:37-39.
234. Cone LA, Leung MM, Hirschberg J. *Actinomyces odontolyticus* bacteremia. Emerg Infect Dis 2003;9:1629-1632.
235. Cone LA, Somero MS, Qureshi FJ, et al. Unusual infections due to *Listeria monocytogenes* in the Southern California Desert. Int J Infect Dis 2008;12:578-581.
236. Connor JP, Buller RE. *Lactobacillus* sepsis with pelvic abscess. Gynecol Oncol 1994;54:99-100.
237. Cooper CD, Vincent A, Greene JN, et al. Lactobacillus bacteremia in febrile neutropenic patients in a cancer hospital. Clin Infect Dis 1998;26:1247-1248.
238. Corboz I, Thoma R, Braun U, et al. Isolation of *Corynebacterium diphtheriae* subsp. *belfanti* from a cow with chronic active dermatitis [in German]. Schweiz Arch Tierheikd 1996;138:596-599.
239. Corti MAM, Bloomberg GV, Borelli S, et al. Rare human skin infection with *Corynebacterium ulcerans*: transmission by a domestic cat. Infection 2012;40:575-578. doi: 10.1007/s15010-012-0254-5.
240. Costiniuk CT, Voduc N, de Souza C. Pulmonary actinomycosis in a male patient with a tracheal bronchus. Can Respir J 2011;18:84-86.
241. Coutinho TA, Imada Y, de Barcellos SN, et al. Genotyping of Brazilian *Erysipelothrix* spp. by amplified fragment length polymorphism. J Microbiol Methods 2011;84:27-32.
242. Coutinho TA, Imada Y, de Barcellos SN, et al. Phenotypic and molecular characterization of recent and archived *Erysipelothrix* spp. isolated from Brazilian swine. Diagn Microbiol Infect Dis 2011;69:123-129.
243. Crabtree JH, Garcia NA. *Corynebacterium striatum* peritoneal dialysis catheter exit site infection. Clin Nephrol 2003;60:270-274.
244. Crossman T, Herold J. Actinomycosis of the maxilla - a case report of a rare oral infection presenting in general dental practice. Br Dent J 2009; 206:201-202.
245. Cummins AJ, Fielding AK, McLauchin J. *Listeria ivanovii* infection in a patient with AIDS. J Infect 1994;28:89-91.
246. Dalal A, Likhi R. *Corynebacterium minutissimum* bacteremia and meningitis: a case report and review of literature. J Infect 2008;56:77-79.
247. Dalal A, Urban C, Ahluwalia M, et al. *Corynebacterium bovis* line related septicemia: a case report and review of the literature. Scand J Infect Dis 2008;40:575-577.
248. Dalal A, Urban C, Segal-Mauer S. Endocarditis due to *Corynebacterium amycolatum*. J Med Microbiol 2008;57:1299-1302.
249. Dalton CB, Austin CC, Sobel J, et al. An outbreak of gastroenteritis and fever due to *Listeria monocytogenes* in milk. N Engl J Med 1997;336:100-105.
250. Damgaard PH, Granum PE, Bresciani J, et al. Characterization of *Bacillus thuringiensis* isolated from infections in burn wounds. FEMS Immunol Med Microbiol 1997;18:47-53.
251. D'Amico M, Mangano S, Spinelli M, et al. Epidemic of infections caused by "aquatic" bacteria in patients undergoing hemodialysis via central venous catheters. G Ital Nephrol 2005;22:508-513.
252. Dana A, Fader R, Sterken D. *Turicella otitidis* mastoiditis in a healthy child. Pediatr Infect Dis J 2001;20:84-85.
253. Daneshvar MI, Hollis DG, Weyant RS, et al. Identification of some charcoal-black-pigmented CDC fermentative coryneform group 4 isolates as *Rothia dentocariosa* and some as *Corynebacterium aurimucosum*: proposal of *Rothia dentocariosa* (emend Georg and Brown 1967), *Corynebacterium aurimucosum* (emend Yassin et al. 2002), and *Corynebacterium nigricans* (Shukla et al. 2003) pro synon. *Corynebacterium aurimucosum*. J Clin Microbiol 2004;42:4189-4198.
254. Daniels C, Schoors D, Van Camp G. Native valve endocarditis with aorta-to-left atrial fistula due to *Corynebacterium amycolatum*. Eur J Echocardiography 2003;4:68-70.
255. Danielsen M, Wind A, Leisner JJ, et al. Antimicrobial susceptibility of human blood culture isolates of *Lactobacillus* spp. Eur J Clin Microbiol Infect Dis 2007;26:287-289.
256. Darbro BW, Petroelje BK, Doern GV. *Lactobacillus delbrueckii* as the cause of urinary tract infection. J Clin Microbiol 2009;47:275-277.
257. Dass KN, Smith MA, Gill VJ, et al. *Brevibacterium* endocarditis: a first report. Clin Infect Dis 2002;35:e20-e21.
258. David RB, Kirkby GR, Noble BA. *Bacillus cereus* endophthalmitis. Br J Ophthalmol 1994;78:577-580.
259. de Arriba JJ, Blanch JJ, Mateos F, et al. *Corynebacterium striatum* first reported case of prosthetic valve endocarditis. J Infect 2002;44:193.
260. Dee RR, Lorber B. Brain abscess due to *Listeria monocytogenes*: case report and literature review. Rev Infect Dis 1986;8:968-977.
261. Del Prete D, Polverino B, Ceol M, et al. Encrusted cystitis by *Corynebacterium urealyticum*: a case report with novel insights into bladder lesions. Nephrol Dial Transplant 2008;23:2685-2687.
262. de Mattos-Guaraldi AL, Formiga LC. Bacteriological properties of a sucrose-fermenting *Corynebacterium diphtheriae* strain isolated from a case of endocarditis. Curr Microbiol 1998;37:156-158.

263. DeMiguel I, Rodriguez E, Martin AM. *Corynebacterium amycolatum* sepsis in hematologic patients [in Spanish]. Enferm Infect Microbiol Clin 1999;17:340–341.
264. DeMiguel-Martinez I, Fernandez-Fuertes F, Ramos-Macias A, et al. Sepsis due to multiple resistant *Corynebacterium amycolatum*. Eur J Clin Microbiol Infect Dis 1996;15:617–618.
265. DeMiguel-Martinez I, Ramos-Macias A, Martin-Sanchez AM. Otitis media due to *Corynebacterium jeikeium*. Eur J Clin Microbiol Infect Dis 1999;18:231–232.
266. DeMiguel-Yanes JM, Gonzalez-Ramallo VJ, Pastor L. Outcome of *Listeria monocytogenes* prosthetic valve endocarditis: as bad as it looks? Scand J Infect Dis 2004;36:709–711.
267. Denoyal G-A, Drouert EB, De Montclos HP, et al. *Gardnerella vaginalis* bacteremia in a man with prostatic adenoma. J Infect Dis 1990;161:367–368.
268. Dent VE, Williams RA. *Actinomyces denticolens* Dent and Williams sp. nov: a novel species from the dental plaque of cattle. J Appl Microbiol 1984;56:183–192.
269. Dent VE, Williams RAD. *Actinomyces howellii*, a new species from the dental plaque of dairy cattle. Int J Syst Bacteriol 1984;34:316–320.
270. Dent VE, Williams RAD. *Actinomyces slackii* sp. nov. from dental plaque of dairy cattle. Int J Syst Bacteriol 1986;36:392–395.
271. Devriese LA, Riegel P, Hommez J, et al. Identification of *Corynebacterium glucuronolyticum* strains from the urogenital tracts of humans and pigs. J Clin Microbiol 2000;38:4657–4659.
272. DeZoysa A, Efstratiou A, George RC, et al. Molecular epidemiology of *Corynebacterium diphtheriae* from northwestern Russia and surrounding countries studied by using ribotyping and pulsed field gel electrophoresis. J Clin Microbiol 1995;33:1080–1083.
273. De Zoysa A, Efstratiou A, Hawkey PM. Molecular detection of diphtheria toxin repressor (*dtxR*) genes present in non-toxigenic *Corynebacterium diphtheriae* strains isolated in the United Kingdom. J Clin Microbiol 2005;43:223–228.
274. DeZoysa A, Hawkey P, Charlett A, et al. Comparison of four molecular typing methods for characterization of *Corynebacterium diphtheriae* and determination of transcontinental spread of *C. diphtheriae* based on BstEII rRNA gene profiles. J Clin Microbiol 2008;46:3626–2635.
275. DeZoysa A, Hawkey PM, Engler K, et al. Characterization of toxigenic *Corynebacterium ulcerans* strains isolated from humans and domestic cats in the United Kingdom. J Clin Microbiol 2005;43:4377–4381.
276. Dias M, Shreevidya K, Rao SD, et al. *Corynebacterium macginleyi*: a rare bacteria causing infection in an immunocompromised patient. J Cancer Res Ther 2010;6:374–375.
277. Dias V, Cabral S, Anjo D, et al. Successful management of *Listeria monocytogenes* pericarditis: case report and review of the literature. Acta Cardiol 2011;66:537–538.
278. Dickens A, Greven CM. Posttraumatic endophthalmitis caused by *Lactobacillus*. Arch Ophthalmol 1993;111:1169.
279. Didelot X, Barker M, Falush D, et al. Evolution of pathogenicity in the *Bacillus cereus* group. Syst Appl Microbiol 2009;32:81–90.
280. Dieckmann K-P, Henke R-P, Ovenbeck R. Renal actinomycosis mimicking renal carcinoma. Eur Urol 2001;9:357–359.
281. Digenis G, Dombros N, Devlin R, et al. Struvite stone formation by Corynebacterium group F1: a case report. J Urol 1992;147:169–170.
282. Dinleyici EC, Yargic ZA, Bpr O, et al. Tigecycline treatment of multi-drug-resistant *Corynebacterium jeikeium* infection in a child with relapsing and refractory acute lymphoblastic leukemia. Pediatr Blood Cancer 2010;55:349–351.
283. Dittmann S, Wharton M, Vitek C, et al. Successful control of epidemic diphtheria in the states of the former Union of Soviet Socialist Republics: lessons learned. J Infect Dis 2000;181(Suppl 1):S10–S22.
284. Djossou F, Bézian M-C, Moynet D, et al. *Corynebacterium mucifaciens* in an immunocompetent patient with cavitary pneumonia. BMC Infect Dis 2010;10:356–359.
285. Dobler G, Braveny I. Highly resistant *Corynebacterium macginleyi* as a cause of intravenous catheter-related infection. Eur J Clin Microbiol Infect Dis 2003;22:72–73.
286. Doganey M, Bakir M, Dokmetas I. A case of cutaneous anthrax with toxemic shock. Br J Dermatol 1987;117:659–662.
287. Doganey M, Metan G. Human anthrax in Turkey from 1990 to 2007. Vector Borne Zoonotic Dis 2009;9:131–140.
288. Doganey M, Metan G, Alp E. A review of cutaneous anthrax and its outcome. J Infect Public Health 2010;3:98–105.
289. Doi A, Nakajo K, Kamiya T, et al. Splenic abscess caused by *Lactobacillus parcasei*. J Infect Chemother 2011;17:122–125.
290. Dolai TK, Kumar R, Chakrabarti P, et al. *Actinomyces* species infection in a patient of T-cell acute lymphoblastic leukemia (ALL) presenting with loculated pleural effusion. Pediatr Hematol Oncol 2008;25:477–480.
291. Dominguez-Gil B, Herrero JC, Carreno A, et al. Ureteral stenosis secondary to encrustation by urea-splitting *Corynebacterium urealyticum* in a kidney transplant patient. Nephrol Dial Transplant 1999;14:977–978.
292. Donders G. Diagnosis and management of bacterial vaginosis and other types of abnormal vaginal bacterial flora. Obstet Gynecol Surv 2010;65:462–473.
293. Donzis PB, Mondino BJ, Weisman BA. *Bacillus* keratitis with contaminated contact lens case system. Am J Ophthalmol 1988;105:195–197.
294. Dragon DC, Rennie RP. The ecology of anthrax spores: tough but not invincible. Can Vet J 1995;36:295–301.
295. Drancourt M, Oules O, Bouche V, et al. Two cases of *Actinomyces pyogenes* infection in humans. Eur J Clin Microbiol Infect Dis 1993;12:55–57.
296. Dubernet S, Desmasures N, Gueguen M. A PCR-based method for identification of lactobacilli at the genus level. FEMS Microbiol Lett 2002;214:271–275.
297. Dunbar SA, Clarridge JE. Potential errors in recognition of *Erysipelothrix rhusiopathiae*. J Clin Microbiol 2000;38:1302–1304.
298. Duncan KO, Smith TL. Primary cutaneous infection with *Bacillus megaterium* mimicking cutaneous anthrax. J Am Acad Dermatol 2011;65:e60–e61.
299. Dykhuizen RS, Douglas G, Weir J, et al. *Corynebacterium afermentans* subsp. *lipophilum*: multiple abscess formation in brain and liver. Scand J Infect Dis 1995;27:637–639.
300. Efstratiou A, Engler KH, Dawes CS, et al. Comparison of phenotypic and genotypic methods for detection of diphtheria toxin among isolates of pathogenic corynebacteria. J Clin Microbiol 1998;36:3173–3177.
301. Efstratiou A, George RC. Laboratory guidelines for the diagnosis of infections caused by *Corynebacterium diphtheriae* and *C. ulcerans*. Comm Dis Public Health 1999;2:250–257.
302. Eguchi H, Kuwahara T, Miyamoto T, et al. High-level fluoroquinolone resistance in ophthalmic clinical isolates belonging to the species *Corynebacterium macginleyi*. J Clin Microbiol 2008;46:527–532.
303. Ehling-Schilz M, Fricker M, Scherer S. Identification of emetic toxin-producing *Bacillus cereus* strains by a novel molecular assay. FEMS Microbiol Lett 2004;232:189–195.
304. Ellerbroek P, Kuipers S, Rozenberg-Arska M, et al. *Oerskovia xanthineolytica*: a new pathogen in bone marrow transplantation. Bone Marrow Transplant 1998;22:503–505.
305. Elsayed S, George A, Zhang K. Intrauterine contraceptive device-associated pelvic actinomycosis caused by *Actinomyces urogenitalis*. Anaerobe 2006;12:67–70.
306. Elsner H-A, Sobottka I, Bubert A, et al. Catalase-negative *Listeria monocytogenes* causing lethal sepsis and meningitis in an adult hematologic patient. Eur J Clin Microbiol Infect Dis 1996;15:965–967.
307. Elvy J, Hanspal I, Simcock P. A case of *Erysipelothrix rhusiopathiae* causing bilateral endogenous endophthalmitis. J Clin Pathol 2008;61:1223–1224.
308. Ena J, Berenguer J, Palaez T, et al. Endocarditis caused by *Corynebacterium* group D2. J Infect 1991;22:95–111.
309. Engler KH, Efstratiou A. Rapid enzyme immunoassay for determination of toxigenicity among clinical isolates of corynebacteria. J Clin Microbiol 2000;38:1385–1389.
310. Engler KH, Efstratiou A, Norn D, et al. Immunochromatographic strip test for rapid detection of diphtheria toxin: description and multicenter evaluation in areas of low and high prevalence of diphtheria. J Clin Microbiol 2002;40:80–83.
311. Engler KH, Glushkevich T, Mazurova IK, et al. A modified Elek test for detection of toxigenic corynebacteria in the diagnostic laboratory. J Clin Microbiol 1997;35:495–498.
312. Enoch DA, Richardson MP, Hill RLR, et al. Central venous catheter-related bacteraemia due to *Microbacterium paraoxydans* in a patient with no significant immunodeficiency. J Clin Pathol 2011;64:179–180.
313. Esteban B, Bueno J, Perez-Santonja JJ, et al. Endophthalmitis involving an *Arthrobacter*-like organism following intraocular lens implantation. Clin Infect Dis 1996;23:1180–1181.
314. Eturan G, Holme H, Iyer S. *Corynebacterium pseudodiphtheriticum* septic arthritis secondary to intraocular injection—a case report and literature review. J Med Microbiol 2012;61(Pt 6):860–863. doi:10.1099/jmm.0.037937-0.
315. Evtushenko LI, Dorofeeva LV, Subbotin SA, et al. *Leifsonia poae* gen. nov., sp. nov., isolated from nematode galls on *Poa annua*, and reclassification of "*Corynebacterium aquaticum*" Leifson 1962 as *Leifsonia aquatica* (ex Leifson 1962) gen. nov., nom. rev., comb. nov. and *Clavibacter xyli* Davis et al 1984 with two subspecies as *Leifsonia xyli* (Davis et al 1984) gen. nov., comb. nov. Int J Syst Evol Microbiol 2000;50:371–380.
316. Ezzell JH Jr, Many WJ Jr. *Gardnerella vaginalis*: an unusual case of pyogenic liver abscess. Am J Gastroenterol 1988;83:1409–1411.
317. Facinella B, Magi G, Prenna M, et al. In vitro extracellular and intracellular activity of two newer and two earlier fluoroquinolones against *Listeria monocytogenes*. Eur J Clin Microbiol Infect Dis 1997;16:827–833.

318. Famularo G, Minisola G, Nicotra GC, et al. A case report and literature review of *Corynebacterium urealyticum* infection acquired in the hospital. Intern Emerg Med 2008;3:293–295.
319. Fan Y, Jin Z, Tong J, et al. *Rothia amarae* sp. nov., from sludge of a foul water sewer. Int J Syst Evol Microbiol 2002;52:2257–2260.
320. Farber JM, Peterkin PL. *Listeria monocytogenes*, a food-borne pathogen. Microbiol Rev 1991;55:476–511.
321. Farchaus JW, Ribot WJ, Jendrek S, et al. Fermentation, purification, and characterization of protective antigen from a recombinant, avirulent strain of *Bacillus anthracis*. Appl Environ Microbiol 1998;64:982–991.
322. Farfour E, Badell E, Zasada A, et al. Characterization and comparison of invasive *Coyrnebacterium diptherium* isolates from France and Poland. J Clin Microbiol 2012;50:173–175.
323. Farrer W. Four-valve endocarditis caused by *Corynebacterium* CDC group II. South Med J 1987;80:923–925.
324. Favero M, Raffeiner B, Cecchin D, et al. Septic arthritis caused by *Rothia dentocariosa* in a patient with rheumatoid arthritis receiving etanercept therapy. J Rheumatol 2009;36:2846–2847.
325. Fazili T, Blair D, Riddell S, et al. *Actinomyces meyeri* infection: case report and review of the literature. J Infect 2012;65(4):357–361. doi:10.1016/j.jinf.2012.02.016.
326. Feasi M, Bacigalupo L, Cappato S, et al. *Erysipelothrix rhusiopathiae* intra-abdominal abscess. Int J Infect Dis 2010;14:e81–e83.
327. Federal Register. New drugs and biological drug products: evidence needed to demonstrate effectiveness of new drugs when human efficacy studies are not ethical or feasible. Final rule. Fed Regist 2002;67:37988–37998.
328. Fendukly F, Osterman B. Isolation of *Actinobaculum schaalii* and *Actinobaculum urinale* from a patient with chronic renal failure. J Clin Microbiol 2005;43:3567–3569.
329. Fernandez-Garayzabal JF, Collins MD, Hutson RA, et al. *Corynebacterium mastiditis* sp. nov., isolated from milk of sheep with subclinical mastitis. Int J Syst Evol Microbiol 1997;47:1082–1085.
330. Fernandez-Garayzabal JF, Collins MD, Hutson RA, et al. *Corynebacterium camporealensis* sp. nov., associated with mastitis in sheep. Int J Syst Evol Microbiol 1998;48:463–468.
331. Fernandez-Garayzabal JF, Eguido R, Vela AI, et al. Isolation of *Corynebacterium falsenii* and description of *Corynebacterium aquilae* sp. nov., from eagles. Int J Syst Evol Microbiol 2003;53:1135–1138.
332. Fernandez-Garayzabal JF, Vella AI, Egido R, et al. *Corynebacterium ciconiae* sp. nov., isolated from the trachea of black storks (*Ciconia nigra*). Int J Syst Evol Microbiol 2004;54:2191–2195.
333. Fernandez-Giron F, Saavedra-Martin JM, Benitez-Sanchez M, et al. *Corynebacterium minutissimum* peritonitis in a CAPD patient. Perit Dial Int 1998;18:345–346.
334. Fernandez-Guerrero ML, Rivas P, Rabago R, et al. Prosthetic valve endocarditis due to *Listeria monocytogenes*: report of two cases and reviews. Int J Infect Dis 2004;8:97–102.
335. Fernandez-Natal I, Guerra J, Alcoba M, et al. Bacteremia caused by multiply resistant *Corynebacterium urealyticum*: six case reports and review. Eur J Clin Microbiol Infect Dis 2001;20:514–517.
336. Fernandez-Natal MI, Saez-Nieto JA, Fernandez-Roblas R, et al. The isolation of *Corynebacterium coyleae* from clinical samples: clinical and microbiological data. Eur J Clin Microbiol Infect Dis 2008;27:177–184.
337. Fernandez-Natal MI, Saez-Nieto JA, Valdezate S, et al. Isolation of *Corynebacterium ureicelerivorans* from normally sterile sites in humans. Eur J Clin Microbiol Infect Dis 2009;28:677–681.
338. Fernandez-Roblas R, Adames H, Martin-de-Hijas N, et al. In vitro activity of tigecycline and 10 other antimicrobials against clinical isolates of the genus *Corynebacterium*. Int J Antimicrob Agents 2009;33:453–455.
339. Fernandez-Suarez A, Benitez JMA, Vidal AML, et al. Lemierre's syndrome and septicemia caused solely by *Arcanobacterium haemolyticum* in a young immunocompetent patient. J Med Microbiol 2009;58:1645–1648.
340. Ferraz V, McCarthy K, Smith D, et al. *Rothia dentocariosa* endocarditis and aortic root abscess. J Infect 1998;37:292–295.
341. Ferrer C, Ruiz-Moreno JM, Rodriguez A, et al. Postoperative *Corynebacterium macginleyi* endophthalmitis. J Cataract Refract Surg 2004;30:2441–2444.
342. Feuer C, Clermont D, Bimet F, et al. Taxonomic characterization of nine strains isolated from clinical and environmental specimens, and proposal of *Corynebacterium tuberculostearicum* sp. nov. Int J Syst Evol Microbiol 2004;54:1055–1061.
343. Fidalgo SG, Longbottom CJ, Riley TV. Susceptibility of *Erysipelothrix rhusiopathiae* to antimicrobial agents and home disinfectants. Pathology 2002;34:462–465.
344. Finkelhor RS, Wolinsky E, Kim CH, et al. *Gardnerella vaginalis* perinephric abscess in a transplanted kidney. N Engl J Med 1981;304:846.
345. Finkelstein R, Oren I. Soft tissue infections caused by marine bacterial pathogens: epidemiology, diagnosis, and management. Curr Infect Dis Rep 2011;13:470–477.
346. Fischer RA, Peters G, Gehrmann J, et al. *Corynebacterium aquaticum* septicemia with acute lymphoblastic leukemia. Pediatr Infect Dis J 1994;13:836–837.
347. Flaherty JD, Levett PN, Dewhirst FE, et al. Fatal case of endocarditis due to *Weissella confusa*. J Clin Microbiol 2003;41:2237–2239.
348. Flores AE, Diedrick MJ, Ferrieri P. Development of a pulsed-field gel electrophoresis (PFGE) method for molecular typing of clinical isolates of *Arcanobacterium haemolyticum*. J Microbiol Methods 2011;86:387–389.
349. Fontana I, Bertocchi M, Rossi AM, et al. *Corynebacterium urealyticum* infection in a pediatric kidney transplant recipient: a case report. Tranplant Proc 2010;42:1367–1368.
350. Foster G, Hunt B. Distribution of *Arcanobacterium pluranimalium* in animals examined in veterinary laboratories in the United Kingdom. J Vet Diagn Invest 2011;23:962–964.
351. Foster G, Wragg P, Koylass MS, et al. Isolation of *Actinomyces hyovaginalis* from sheep and comparison with isolates obtained from pigs. Vet Microbiol 2012;157(3/4):471–475. doi: 10.1016/jvetmic.2012.01.003.
352. Fradiani PA, Petrucca A, Ascenzioni F, et al. Endocarditis caused by *Lactobacillus jensenii* in an immunocompetent patient. J Med Microbiol 2010;59:607–609.
353. Frankard J, Li R, Taccone F, et al. *Bacillus cereus* pneumonia in a patient with acute lymphoblastic leukemia. Eur J Clin Microbiol Infect Dis 2004;23:725–728.
354. Freeman JD, Smith HG, Haines HG, et al. Seven patient with respiratory infections due to *Corynebacterium pseudodiphtheriticum*. Pathology 1994;26:311–314.
355. Frischmann A, Knoll A, Hilbert F, et al. *Corynebacterium epidermicanis* sp. nov., isolated from skin of a dog. Int J Syst Evol Microbiol 2011;62(Pt 9):2194–2200. doi: 10.1099/ijs.0.036061-0.
356. Fruchart C, Salah A, Gray C, et al. *Lactobacillus* species as emerging pathogens in neutropenic patients. Eur J Clin Microbiol Infect Dis 1997;16:681–684.
357. Funke G, Altwegg M, Frommelt L, et al. Emergence of related nontoxigenic *Corynebacterium diphtheriae* biotype mitis strains in Western Europe. Emerg Infect Dis 1999;6:640–645.
358. Funke G, Alvarez N, Pascual C, et al. *Actinomyces europaeus* sp. nov., isolated from human clinical specimens. Int J Syst Bacteriol 1997;47:687–692.
359. Funke G, Bernard KA, Bucher C, et al. *Corynebacterium glucuronolyticum* sp. nov. isolated from male patients with genitourinary infections. Med Microbiol Lett 1995;4:205–215.
360. Funke G, Carlotti A. Differentiation of *Brevibacterium* spp. encountered in clinical specimens. J Clin Microbiol 1994;32:1729–1732.
361. Funke G, Efstratiou A, Kuklinska D, et al. *Corynebacterium imitans* sp. nov. isolated from patients with suspected diphtheria. J Clin Microbiol 1997;35:1978–1983.
362. Funke G, Englert R, Frodl R, et al. *Actinomyces hominis* sp. nov., isolated from a wound swab. Int J Syst Evol Microbiol 2010;60:1678–1681.
363. Funke G, Englert R, Frodl R, et al. *Corynebacterium canis* sp. nov., isolated from a wound infection caused by a dog bite. Int J Syst Evol Microbiol 2010;60:2544–2547.
364. Funke G, Falsen E, Barreau C. Primary identification of *Microbacterium* spp. encountered in clinical specimens as CDC coryneform group A-4 and A-5 bacteria. J Clin Microbiol 1995;33:188–192.
365. Funke G, Frodl R. Comprehensive study of *Corynebacterium freneyi* strains and extended and emended description of *Corynebacterium freneyi* Renaud, Aubel, Riegel, Meugnier, and Bollet 2001. J Clin Microbiol 2008;46:638–643.
366. Funke G, Frodl R, Bernard KA. *Corynebacterium mustelae* sp. nov., isolated from a ferret with lethal sepsis. Int J Syst Evol Microbiol 2010;60:871–873.
367. Funke G, Frodl R, Bernard KA, et al. *Corynebacterium freiburgense* sp. nov., isolated from a wound obtained from a dog bite. Int J Syst Evol Microbiol 2009;59:2054–2057.
368. Funke G, Haase G, Schnitzler N, et al. Endophthalmitis due to *Microbacterium* species: case report and review of microbacterium infections. Clin Infect Dis 2007;24:713–716.
369. Funke G, Hoyles L, Collins MD. *Corynebacterium sanguinis* sp. nov., isolated from human blood cultures. In press.
370. Funke G, Hutson RA, Bernard KA, et al. Isolation of *Arthrobacter* spp. from clinical specimens and description of *Arthrobacter cumminsii* sp. nov. and *Arthrobacter woluwensis* sp. nov. J Clin Microbiol 1996;34:2356–2363.
371. Funke G, Hutson RA, Hilleringmann M, et al. *Corynebacterium lipophiloflavum* sp. nov. isolated from a patient with bacterial vaginosis. FEMS Microbiol Lett 1997;15:219–224.
372. Funke G, Lawson PA, Bernard KA, et al. Most *Corynebacterium xerosis* strains identified in the routine clinical laboratory correspond to *Corynebacterium amycolatum*. J Clin Microbiol 1996;34:1124–1128.

373. Funke G, Lawson PA, Collins MD. Heterogeneity within human-derived Centers for Disease Control and Prevention (CDC) coryneform group ANF-1-like bacteria and description of *Corynebacterium auris* sp. nov. Int J Syst Bacteriol 1995;45:735–739.
374. Funke G, Lawson PA, Collins MD. *Corynebacterium riegelii* sp. nov., an unusual species isolated from female patients with urinary tract infections. J Clin Microbiol 1998;36:624–627.
375. Funke G, Lawson PA, Collins MD. *Corynebacterium mucifaciens* sp. nov., an unusual species from human clinical material. Int J Syst Bacteriol 1997;47:952–957.
376. Funke G, Lucchini GM, Pfyffer GE, et al. Characteristics of CDC group 1 and group 1-like coryneform bacteria isolated from clinical specimens. J Clin Microbiol 1993;31:2907–2912.
377. Funke G, Osorio CR, Frei R, et al. *Corynebacterium confusum* sp. nov., isolated from human clinical specimens. Int J Syst Bacteriol 1998;48:1291–1296.
378. Funke G, Pagano-Niederer M, Sjoden B, et al. Characteristics of *Arthrobacter cumminsii*, the most frequently encountered *Arthrobacter* species in human clinical specimens. J Clin Microbiol 1998;36:1539–1543.
379. Funke G, Peters K, Aravena-Roman M. Evaluation of the RapID CB plus system for identification of coryneform bacteria and *Listeria* spp. J Clin Microbiol 1998;36:2439–2442.
380. Funke G, Punter V, von Graevenitz A. Antimicrobial susceptibility patterns of some recently established coryneform bacteria. Antimicrob Agents Chemother 1996;40:2874–2878.
381. Funke G, Ramos C, Collins MD. Identification of some clinical strains of CDC coryneform group A-3 and A-4 bacteria as *Cellulomonas* species and proposal of *Cellulomonas hominis* sp. nov. for some group A-3 strains. Int J Syst Bacteriol 1995;33:2091–2097.
382. Funke G, Ramos CP, Collins MD. *Corynebacterium coyleae* sp. nov., isolated from human clinical specimens. Int J Syst Bacteriol 1997;47:92–96.
383. Funke G, Ramos CP, Fernandez-Garayzabal JF, et al. Description of human-derived Centers for Disease Control coryneform group 2 bacteria as *Actinomyces bernardiae* sp. nov. Int J Syst Bacteriol 1995;45:57–60.
384. Funke G, Renaud FN, Freney J, et al. Multicenter evaluation of the updated and extended API (RAPID) Coryne database 2.0. J Clin Microbiol 1997;35:3122–3126.
385. Funke G, Stubbs S, Altweg M, et al. *Turicella otitidis* gen. nov., sp. nov., a coryneform bacterium isolated from patients with otitis media. Int J Syst Bacteriol 1994;44:270–273.
386. Funke G, Stubbs S, Pfyffer GE, et al. Characteristics of CDC group 3 and group 5 coryneform bacteria isolated from clinical specimens and assignment to the genus *Dermabacter*. J Clin Microbiol 1994;32:1223–1228.
387. Funke G, Stubbs S, von Graevenitz A, et al. Assignment of human-derived CDC group 1 coryneform bacteria and CDC group 1-like coryneform bacteria to the genus *Actinomyces* as *Actinomyces neuii* subsp. *neuii* sp. nov., subsp. nov., and *Actinomyces neuii* subsp. *anitratus* subsp. nov. Int J Syst Bacteriol 1994;44:167–171.
388. Funke G, von Graevenitz A. Infections due to *Actinomyces neuii* (former "CDC coryneform group 1" bacteria). Infection 1995;23:73–75.
389. Funke G, von Graevenitz A, Clarridge JE III, et al. Clinical microbiology of coryneform bacteria. Clin Microbiol Rev 1997;10:125–159.
390. Funke G, von Graevenitz A, Weiss N. Primary identification of *Aureobacterium* spp. isolated from clinical specimens as "*Corynebacterium aquaticum*". J Clin Microbiol 1994;32:2686–2691.
391. Gahrn-Hansen B, Frederiksen W. Human infections with *Actinomyces pyogenes* (*Corynebacterium pyogenes*). Diagn Microbiol Infect Dis 1992;15:349–354.
392. Gaini S, Roge BT, Pedersen C, et al. Severe *Actinomyces israelii* infection involving the entire spinal cord. Scand J Infect Dis 2006;38:211–213.
393. Galan-Sanchez F, Aznar-Marin P, Marin-Casanova P, et al. Urethritis due to *Corynebacterium glucuronolyticum*. J Infect Chemother 2011;17(5):720–721. doi 10.1007/s10156-011-0237-y.
394. Gallemore GH, Mohon RT, Ferguson DA. *Lactobacillus fermentum* endocarditis involving a native mitral valve. J Tenn Med Assoc 1995;88:306–308.
395. Garcia-Armesto MR, Autherland AD. Temperature characterization of psychrotrophic and mesophilic *Bacillus* species from milk. J Dairy Res 1997;64:261–270.
396. Garcia-de-la-Fuente C, Campo-Esquisabel AB, Unda F, et al. Comparison of different culture media and growth conditions for recognition of *Arcanobacterium haemolyticum*. Diag Microbiol Infect Dis 2008;61:232–234.
397. Garcia-de-la-Fuente C, DeAlegria CR, Cano ME, et al. Phenotypic and molecular characterization of *Arcanobacterium haemolyticum* isolated from clinical samples. Diagn Microbiol Infect Dis 2012;72:1–7.
398. Gardner HL, Dukes CD. *Haemophilus vaginalis* vaginitis. A newly defined specific infection previously classified as "nonspecific vaginitis". Am J Obstet Gynecol 1955;69:962–965.
399. Garduno E, Rebollo M, Asencio MA, et al. Splenic abscess caused by *Actinomyces meyeri* in a patient with autoimmune hepatitis. Diagn Microbiol Infect Dis 2000;37:213–214.
400. Garelick JM, Khodabakhsh AJ, Josephberg RG. Acute postoperative endophthalmitis caused by *Actinomyces neuii*. Am J Ophthalmol 2002;133:145–147.
401. Garner JP, Macdonald M, Kumar PK. Abdominal actinomycosis. Int J Surg 2007;5:441–448.
402. Gaur AH, Patrick CC, McCullers JA, et al. *Bacillus cereus* bacteremia and meningitis in immunocompromised children. Clin Infect Dis 2001;32:1456–1462.
403. Ghelardi E, Celandroni DF, Salvetti S, et al. *Bacillus thuringiensis* pulmonary infection: critical role of bacterial membrane-damaging toxins and host neutrophils. Microbes Infect 2007;9:591–598.
404. Ghosheh FA, Ehlers JP, Ayres BD, et al. Corneal ulcers associated with aerosolized crack cocaine use. Cornea 2007;26:966–969.
405. Giammanco GM, Di Marco V, Priolo I, et al. *Corynebacterium macginleyi* isolation from conjunctival swab in Italy. Diagn Microbiol Infect Dis 2002;44:205–207.
406. Giammanco GM, Pignato S, Grimont PAD, et al. Interstitial pulmonary inflammation due to *Microbacterium* sp. after heart transplantation. J Med Microbiol 2006;55:335–339.
407. Gillespie IA, McLauchlin J, Little CL, et al. Disease presentation in relation to infection foci for non-pregnancy-associated human listeriosis in England and Wales, 2001 to 2007. J Clin Microbiol 2009;47:3301–3307.
408. Gimenez M, Fernandez P, Padilla E, et al. Endocarditis and acute renal failure due to *Erysipelothrix rhusiopathiae*. Eur J Clin Microbiol Infect Dis 1996;15:347–348.
409. Ginsburg AS, Salazar LG, True LD, et al. Fatal *Bacillus cereus* sepsis following resolving neutropenic enterocolitis during the treatment of acute leukemia. Am J Hematol 2003;72:204–208.
410. Glinyenko VM, Abdikarimov ST, Firsova SN, et al. Epidemic diphtheria in the Kyrgyz Republic, 1994-1998. J Infect Dis 2000;181(Suppl 1):S98–S103.
411. Gneiding K, Frodl R, Funke G. Identities of *Microbacterium* spp. encountered in human clinical specimens. J Clin Microbiol 2008;46:3646–3652.
412. Gobar M, Faegri K, Perchat S, et al. The PlcR virulence regulon of *Bacillus cereus*. PLoS One 2008;3:e2793.
413. Göçman G, Varol A, Göker K, et al. Actinomycosis: report of a case with persistent extraoral sinus tract. Oral Surg Oral Med Oral Pathol Oral Radiol Endod 2011;112:e121–e123.
414. Goldstein EJ, Citron DM, Merriam CV, et al. In vitro activities of doripenem and six comparator drugs against 423 aerobic and anaerobic bacterial isolates from infected diabetic foot wounds. Antimicrob Agents Chemother 2008;52:761–766.
415. Gomes DLR, Martins CAS, Faria LMD, et al. *Corynebacterium diphtheriae* as an emerging pathogen in nephrostomy catheter-related infection: evaluation of traits associated with bacterial virulence. J Med Microbiol 2009;58:1419–1427.
416. Gomes J, Pereira T, Carvalho A, et al. Primary cutaneous actinomycosis caused by *Actinomyces meyeri* as first manifestation of HIV infection. Dermatol Online J 2011;17:5.
417. Gomez E, Gustafson DR, Rosenblatt JE, et al. *Actinobaculum* bacteremia: a report of 12 cases. J Clin Microbiol 2011;49:4311–4313.
418. Gomez-Garces JL, Alos JI, Ramayo J. In vitro activity of linezolid and 12 other antimicrobials against coryneform bacteria. Int J Antimicrob Agents 2007;29:688–692.
419. Gomez-Garces JL, Burillo A, Gil Y, et al. Soft tissue infections caused by *Actinomyces neuii*, a rare pathogen. J Clin Microbiol 2010;48:1508–1509.
420. Gomez-Garces JL, Oteo J, Garcia G, et al. Bacteremia by *Dermabacter hominis*, a rare pathogen. J Clin Microbiol 2001;39:2356–2357.
421. Gordon CL, Fagan P, Hennessy J, et al. Characterization of *Corynebacterium diphtheriae* isolates from infected skin lesions in the Northern Territory of Australia. J Clin Microbiol 2011;49:3960–3962.
422. Goudswaard WB, Dammer MH, Hol C. *Bacillus circulans* infection of a proximal interphalangeal joint after a clenched-fist injury caused by human teeth. Eur J Clin Microbiol Infect Dis 1995;14:1015–1016.
423. Gouin E, Mengaud J, Cossart P. The virulence gene cluster of *Listeria monocytogenes* is also present in *Listeria ivanovii*, an animal pathogen, and *Listeria seeligeri*, a nonpathogenic species. Infect Immun 1994;62:3550–3553.
424. Gouin E, Welch MD, Cossart P. Actin-based motility of intracellular pathogens. Curr Opin Microbiol 2005;8:35–45.
425. Gouriet F, Million M, Henri M, et al. *Lactobacillus rhamnosus* bacteremia: an emerging clinical entity. Eur J Clin Microbiol Infect Dis 2012;31(9):2469–2480. doi: 10.1007/s10096-012-1599-5.
426. Goyache J, Ballesteros C, Vela AI, et al. *Corynebacterium sphenisci* sp. nov., isolated from wild penguins. Int J Syst Evol Microbiol 2003;53:1009–1012.

427. Goyache J, Vela AI, Collins MD, et al. *Corynebacterium spheniscorum* sp. nov., isolated from the cloacae of healthy penguins. Int J Syst Evol Microbiol 2003;53:43–46.
428. Goyal R, Singh NP, Mathur M. Septic arthritis due to *Arcanobacterium haemolyticum*. Indian J Med Microbiol 2005;23:63–65.
429. Grabenstein J. Vaccines: countering anthrax – vaccines and immunoglobulins. Clin Infect Dis 2008;46:129–136.
430. Graffi S, Peretz A, Naftali M. Endogenous endophthalmitis with an unusual infective agent: *Actinomyces neuii*. Eur J Ophthalmol 2012;22(5):834–835. doi:10.5301/ejo.5000106.
431. Graham S, Howes C, Dunsmuir R, et al. Vertebral osteomyelitis and discitis due to *Gardnerella vaginalis*. J Med Microbiol 2009;58(Pt 10):1382–1384.
432. Granum PE, O'Sullivan K, Lund T. The sequence of the non-haemolytic enterotoxin operon from *Bacillus cereus*. FEMS Microbiol Lett 1999;177:225–229.
433. Graves LM, Helsel LO, Steigerwalt AG, et al. *Listeria marthii* sp. nov., isolated from the natural environment, Finger Lakes National Forest. Int J Syst Evol Microbiol 2010;60:1280–1288.
434. Greene KA, Clark RJ, Zabransky JM. Ventricular CSF shunt infections associated with *Corynebacterium jeikeium*: report of three cases and review. Clin Infect Dis 1993;16:139–141.
435. Greenwood JR, Pickett MJ. Transfer of *Haemophilus vaginalis* Gardner and Dukes to a new genus, *Gardnerella*: *G. vaginalis* (Gardner and Dukes) comb. nov. Int J Syst Bacteriol 1980;30:170–178.
436. Greig JR, Eltringham IJ, Birthistle K. Primary peritonitis due to *Lactobacillus fermentum*. J Infect 1998;36:242–243.
437. Greub G, Raoult D. "*Actinobaculum massiliae*," a new species causing chronic urinary tract infection. J Clin Microbiol 2002;40:3938–3941.
438. Grif K, Patscheider G, Dierich MP, et al. Incidence of fecal carriage of *Listeria monocytogenes* in three healthy adult volunteers: a one-year prospective stool survey. Eur J Clin Microbiol Infect Dis 2003;22:16–20.
439. Griffiths JK, Daly JS, Dodge RA. Two cases of endocarditis due to *Lactobacillus* species: antimicrobial susceptibility, review, and discussion of therapy. Clin Infect Dis 1992;15:250–255.
440. Grimont PA, Grimont F, Efstratiou A, et al. European Laboratory Working Group on Diphtheria. International nomenclature for *Corynebacterium diphtheriae* ribotypes. Res Microbiol 2004;155:162–166.
441. Groman N, Schiller J, Russell J. *Corynebacterium ulcerans* and *Corynebacterium pseudotuberculosis* responses to DNA probes derived from corynephage β and *Corynebacterium diphtheriae*. Infect Immun 1984;45:511–517.
442. Groschel M, Burges A, Bodey GP. Gas-gangrene-like infection with *Bacillus cereus* in a lymphoma patient. Cancer 1976;37:988–991.
443. Grove DI, Der-Haroutian V, Ratcliff RM. *Aureobacterium* masquerading as "*Corynebacterium aquaticum*" infection: case report and review of the literature. J Med Microbiol 1999;48:965–970.
444. Grundmann S, Huebner J, Stuplich J, et al. Prosthetic valve endocarditis due to *Actinomyces neuii* successfully treated with antibiotic therapy. J Clin Microbiol 2010;48:1008–1011.
445. Gruner E, Pfyffer GE, von Graevenitz A. Characterization of *Brevibacterium* spp. from clinical specimens. J Clin Microbiol 1993;31:1408–1412.
446. Gruner E, Steigerwalt AG, Hollis DG, et al. Human infections caused by *Brevibacterium casei*, formerly CDC groups B-1 and B-3. J Clin Microbiol 1994;32:1511–1518.
447. Gruner E, Steigerwalt AG, Hollis DG, et al. Recognition of *Dermabacter hominis*, formerly CDC fermentative coryneform group 3 and group 5, as a potential human pathogen. J Clin Microbiol 1994;32:1918–1922.
448. Gubler J, Huber-Schneider C, Gruner E, et al. An outbreak of nontoxigenic *Corynebacterium diphtheriae* infection: a single bacterial clone causing invasive infection among Swiss drug users. Clin Infect Dis 1998;27:1295–1298.
449. Guillard F, Appelbaum PC, Sparrow FB. Pyelonephritis and septicemia due to gram-positive rods similar to *Corynebacterium* group E (aerotolerant *Bifidobacterium adolescentis*). Ann Intern Med 1980;92:635–636.
450. Guillet C, Join-Lambert O, LeMonnier A, et al. Human listeriosis caused by *Listeria ivanovii*. Emerg Infect Dis 2010;16:136–138.
451. Gupta A, Lodato RF. Empyema necessitatis due to *Actinomyces israelii*. Am J Respir Crit Care Med 2012;185(12):e16. doi:10.1164/rccm.201108-1532CR.
452. Gurol Y, Kipritci Z, Selcuk NA, et al. *Bacillus circulans* paracardiac infection in non-Hodgkin's lymphoma - a case report. Prague Med Rep 2007;108:19–22.
453. Guss WJ, Ament ME. *Oerskovia* infection caused by contaminated home parenteral nutrition solution. Arch Intern Med 1989;149:1457–1458.
454. Gutiérrez-Rodero F, Ortiz de la Tabla V, Martínez C, et al. *Corynebacterium pseudodiphtheriticum*: an easily missed respiratory pathogen in HIV-infected patients. Diagn Microbiol Infect Dis 1999;33:209–216.
455. Hadfield TL, McEvoy P, Polotsky Y, et al. The pathology of diphtheria. J Infect Dis 2000;181(Suppl 1):S116–S120.
456. Haggerty C, Tender GC. Actinomycotic brain abscess and subdural empyema of endogenic origin: case report and review of the literature. J Oral Maxillofac Surg 2012;70:e210–e213.
457. Hall AJ, Cassiday PK, Bernard KA, et al. Novel *Corynebacterium diphtheriae* in domestic cats. Emerg Infect Dis 2010;16:688–691.
458. Hall V, Collins MD, Hutson R, et al. *Actinomyces cardiffensis* sp. nov. from human clinical sources. J Clin Microbiol 2002;40:3427–3431.
459. Hall V, Collins MD, Hutson RA, et al. *Actinobaculum urinale* sp. nov., from human urine. Int J Syst Evol Microbiol 2003;53:679–682.
460. Hall V, Collins MD, Hutson R, et al. *Actinomyces vaccimaxillae* sp. nov., from the jaw of a cow. Int J Syst Evol Microbiol 2003;53:603–606.
461. Hall V, Collins MD, Hutson R, et al. *Corynebacterium atypicum* sp. nov., from a human clinical source, does not contain corynomycolic acids. Int J Syst Evol Microbiol 2003;53:1065–1068.
462. Hall V, Collins MD, Hutson RA, et al. *Actinomyces oricola* sp. nov., from a human dental abscess. Int J Syst Evol Microbiol 2003;53:1515–1518.
463. Hall V, Collins MD, Lawson PA, et al: *Actinomyces nasicola* sp. nov., isolated from a human nose. Int J Syst Evol Microbiol 2003;53:1445–1448.
464. Hall V, Collins MD, Lawson PA, et al. *Actinomyces dentalis* sp. nov., from a human dental abscess. Int J Syst Evol Microbiol 2005;55:427–431.
465. Hall V, Talbot PR, Stubbs SL, et al. Identification of clinical isolates of *Actinomyces* species by amplified 16S ribosomal DNA restriction analysis. J Clin Microbiol 2001;39:3555–3562.
466. Haller P, Bruderer T, Schaeren S, et al. Vertebral osteomyelitis caused by *Actinobaculum schaalii*: a difficult-to-diagnose and potentially invasive uropathogen. Eur J Clin Microbiol Infect Dis 2007;26:667–670.
467. Hamilton CD. Immunosuppression related to collagen-vascular disease or its treatment. Proc Am Thorac Soc 2005;2:456–460.
468. Handwerger S, Pucci MJ, Volk KJ, et al. Vancomycin resistant *Leuconostoc mesenteroides* and *Lactobacillus casei* synthesize peptidoglycin precursors that terminate in lactate. J Bacteriol 1994;176:260–264.
469. Hannah WN Jr, Ender PT. Persistent *Bacillus licheniformis* bacteremia associated with an intentional injection of organic drain cleaner. Clin Infect Dis 1999;29:659–661.
470. Hansen JM, Fjeldsoe-Nielsen H, Sulim S, et al. *Actinomyces* species: a Danish survey on human infections and microbiological characteristics. Open Microbiol J 2009;3:113–120.
471. Harada K, Amano K, Akimoto S, et al. Serological and pathogenic characterization of *Erysipelothrix rhusiopathiae* isolates from two human cases of endocarditis in Japan. New Microbiol 2011;34:409–412.
472. Hardman SC, Carr SJ, Swann RA. Peritoneal dialysis-related peritonitis with bacteremia due to *Erysipelothrix rhusiopathiae*. Nephrol Dial Transplant 2004;19:1340–1341.
473. Harlan NP, Kempker RR, Parekh SM, et al. *Weissella confusa* bacteremia in a liver transplant patient with hepatic artery thrombosis. Transpl Infect Dis 2011;13(3):290–293. doi: 10.1111/j.1399-3062.2010.00579.x.
474. Harrington RD, Lewis CG, Aslanzadeh J, et al. *Oerskovia xanthineolytica* infection of a prosthetic joint: case report and review. J Clin Microbiol 1996;34:1821–1824.
475. Hassan AA, Mohyla H, Kanbar T, et al. Molecular identification of *Arcanobacterium bialowiezense* and *Arcanobacterium bonasi* based on 16S-23S rRNA intergenic spacer region sequences. Vet Microbiol 2008;130:410–414.
476. Hassan AA, Ulbegi-Mohyla H, Kanbar T, et al. Phenotypic and genotypic characterization of *Arcanobacterium haemolyticum* isolates from infections in horses. J Clin Microbiol 2009;47:124–128.
477. Hatanaka A, Tsunoda A, Okamoto M, et al. *Corynebacterium ulcerans* diphtheria in Japan. Emerg Infect Dis 2003;9:1–4.
478. Haupert CL, Postel EA, Khawly JA. Posttraumatic endophthalmitis due to CDC coryneform group A-3 bacteria. Retina 2000;20:412–413.
479. Havaldar PV, Shanthala CC. Diphtheria presenting as abdominal pain and arthralgia. Pediatr Infect Dis J 1993;12:538–539.
480. Haydushka IA, Markova N, Kirina V, et al. Recurrent sepsis due to *Bacillus licheniformis*. J Glob Infect Dis 2012;4:82–83.
481. Hayek LJ. *Erysipelothrix* endocarditis affecting a porcine xenograft heart valve. J Infect 1993;27:203–204.
482. Helgason E, Caugant DA, Olsen I, et al. Genetic structure of population of *Bacillus cereus* and *Bacillus thuringiensis* isolates associated with periodontitis and other human infections. J Clin Microbiol 2000;38:1615–1622.
483. Helgason E, Tourasse NJ, Meisal R, et al. Multilocus sequence typing scheme for bacteria of the *Bacillus cereus* group. Appl Environ Microbiol 2004;70:191–201.
484. Hemsley C, Abraham S, Rowland-Jones S. *Corynebacterium pseudodiphtheriticum* – a skin pathogen. Clin Infect Dis 1999;29:938–939.
485. Henricson B, Segarra M, Garvin J, et al. Toxigenic *Corynebacterium diphtheriae* associated with an equine wound infection. J Vet Diagn Invest 2000;12:253–257.

486. Henssge U, Do T, Radford DR, et al. Emended description of *Actinomcyes naeslundii* and descriptions of *Actinomyces oris* sp. nov. and *Actinomyces johnsonii* sp. nov., previously identified as *Actinomyces naeslundii* genospecies 1, 2, and WVA 963. Int J Syst Evol Microbiol 2009;59:509–516.
487. Hepler RW, Kelly R, McNeely TB, et al. A recombinant 63-kDa form of *Bacillus anthracis* protective antigen produced in the yeast *Saccharomyces cerevisiae* provides protection in rabbit and primate inhalational challenge models of anthrax infection. Vaccine 2006;24:1501–1514.
488. Hermida MD, Giovanna PD, Lapadula M, et al. *Actinomyces meyeri* cutaneous actinomycosis. Int J Dermatol 2009;48:154–156.
489. Hernaiz C, Picardo A, Alos JI, et al. Nosocomial bacteremia and catheter infection by *Bacillus cereus* in an immunocompetent patient. Clin Microbiol Infect 2003;9:973–975.
490. Hesstvedt L, Hasseltvedt V, Aandahl E, et al. Septicemia due to *Actinobaculum schaalii*. Scand J Infect Dis 2006;38:735–737.
491. Heym B, Gehanno P, Friocourt V, et al. Molecular detection of *Cellulosimicrobium cellulans* as the etiological agent of a chronic tongue ulcer in a human immunodeficiency virus-positive patient. J Clin Microbiol 2005;43:4269–4271.
492. Higgins DL, Robison BJ. Comparison of Micro-ID *Listeria* method with conventional biochemical methods for identification of *Listeria* isolated from food and environmental samples: a collaborative study. JAOAC 1993;76:831–838.
493. Hijazin M, Alber J, Lammler C, et al. *Actinomyces weissii* sp. nov., isolated from dogs. Int J Syst Evol Microbiol 2012;62(Pt 8):1755–1760. doi:10.1099/ijs.0.035626-0.
494. Hijazin M, Hassan AA, Alber J, et al. Evaluation of matrix-assisted laser desorption ionization-time of flight mass spectrometry (MALDI-TOF MS) for species identification of bacteria of genera *Arcanobacterium* and *Trueperella*. Vet Microbiol 2012;157:243–245.
495. Hijazin M, Metzner M, Erhard M, et al. First description of *Trueperella (Arcanobacterium) bernardiae* of animal origin. J Clin Microbiol 2012;159(3/4):515–518.
496. Hijazin M, Prenger-Berninghoff E, Samra O, et al. *Arcanobacterium canis* sp. nov., isolated from an otitis externa of a dog and emended description pf the genus *Arcanobacterium* Collins et al 1983 emend. Yassin et al. 2011. Int J Syst Evol Microbiol 2012;62(Pt 9):2201–2205. doi:10.1099/ijs.0.037150-0.
497. Hijazin M, Ulbegi-Mohyla H, Alber J, et al. Molecular identification and further characterization of *Arcanobacterium pyogenes* isolated from bovine mastitis and from various other origins. J Dairy Sci 2011;94:1813–1819.
498. Hilliard NJ, Schelonka RL, Waites KB. *Bacillus cereus* bacteremia in a preterm neonate. J Clin Microbiol 2003;41:3441–3444.
499. Hillier SL. Diagnostic microbiology of bacterial vaginosis. Am J Obstet Gynecol 1993;169:455–459.
500. Hillier SL, Martius J, Frohn M, et al. A case-control study of chorioamnionic infection and histologic chorioamnionitis in prematurity. N Engl J Med 1988;319:972–978.
501. Hirji Z, Saragosa R, Dedier H. et al. Contamination of bone marrow products with an actinomycete resembling *Microbacterium* species and reinfusion into autologous stem cell and bone marrow transplant recipients. Clin Infect Dis 2003;36:e115–e121.
502. Hocqueloux L, Poisson DM, Sunder S, et al. Septic arthritis caused by *Erysipelothrix rhusiopathiae*. J Clin Microbiol 2010;48:333–335.
503. Hodge TW Jr, Levy CS, Smith MA. Disk space infection due to *Gardnerella vaginalis*. Clin Infect Dis 1995;21:443–445.
504. Hodzic E, Snyder S. A case of peritonitis due to *Rothia mucilaginosa*. Perit Dial Int 2010;30:379–383.
505. Hoenigl M, Leitner E, Valentin T, et al. Endocarditis caused by *Actinobaculum schaalii*, Austria. Emerg Infect Dis 2010;16:1171–1173.
506. Hof N, Nichterlein T, Kretschmar M. Management of listeriosis. Clin Microbiol Rev 1997;10:345–357.
507. Hoffmaster AR, Hill KK, Gee JE, et al. Characterization of *Bacillus cereus* isolates associated with fatal pneumonias: strains are closely related to *Bacillus anthracis* and harbor *B. anthracis* virulence genes. J Clin Microbiol 2006;44:3352–3360.
508. Hoffmaster AR, Ravel J, Rasko DA, et al. Identification of anthrax toxin genes in a *Bacillus cereus* associated with an illness resembling inhalation anthrax. Proc Natl Acad Sci USA 2004;101:8449–8454.
509. Hogg RA, Wessels ME, Koylass MS, et al. Porcine abortion due to infection with *Actinomyces hyovaginalis*. Vet Rec 2012;170(5):127.
510. Holdeman LV, Cato EP, Moore WEC. Anaerobe Laboratory Manual. 4th Ed. Blacksburg, VA: Virginia Polytechnic Institute and State University, 1977.
511. Holliman RE, Bone GP. Vancomycin resistance of clinical isolates of lactobacilli. J Infect 1988;16:279–283.
512. Holmes RK. Biology and molecular epidemiology of diphtheria toxin and the *tox* gene. J Infect Dis 2000;181(Suppl 1):S156–S167.
513. Holst E. Reservoir of four organisms associated with bacterial vaginosis suggests lack of sexual transmission. J Clin Microbiol 1990;28:2035–2039.
514. Holty JE, Bravata DM, Liu H, et al. Systematic review: a century of inhalational anthrax cases from 1900 to 2005. Ann Intern Med 2006;144:270–280.
515. Honda H, Bankowski MJ, Kajioka EHN, et al. Thoracic vertebral actinomycosis: *Actinomyces israelii* and *Fusobacterium nucleatum*. J Clin Microbiol 2008;46:2009–2014.
516. Hong T, Heibler N, Tang Y-W. "*Bacillus hackensackii*" sp. nov., a novel carbon dioxide sensitive bacterium isolated from a blood culture. Diagn Microbiol Infect Dis 2003;45:143–147.
517. Hou XG, Kawamura Y, Sultana F, et al. Description of *Arthrobacter creatinolyticus* sp. nov., isolated from human urine. Int J Syst Bacteriol 1998;48:423–429.
518. Hoyles H, Falsen E, Foster G, et al. *Actinomyces coleocanis* sp. nov., from the vagina of a dog. Int J Syst Evol Microbiol 2002;52:1201–1203.
519. Hoyles L, Falsen E, Foster G, et al. *Actinomyces canis* sp. nov., isolated from dogs. Int J Syst Evol Microbiol 2000;50:1547–1551.
520. Hoyles L, Falsen E, Foster G, et al. *Arcanobacterium hippocoleae* sp. nov., from the vagina of a horse. Int J Syst Evol Microbiol 2002;52:617–619.
521. Hoyles L, Falsen E, Holmstrom G, et al. *Actinomyces suimastitidis* sp. nov., isolated from pig mastitis. Int J Syst Evol Microbiol 2001;51:1323–1326.
522. Hoyles L, Falsen E, Pascual C, et al. *Actinomyces catuli* sp. nov., from dogs. Int J Syst Evol Microbiol 2001;51:679–682.
523. Hoyles L, Pascual C, Falsen E, et al. *Actinomyces marimammalium* sp. nov., from marine mammals. Int J Syst Evol Microbiol 2001;51:151–156.
524. Hsu CL, Shih LY, Leu HS, et al. Septicemia due to *Arthrobacter* species in a neutropenic patient with acute lymphoblastic leukemia. Clin Infect Dis 1998;27:1334–1335.
525. Huang CJ, Huang TJ, Hsieh JS. Pseudo-colonic carcinoma caused by abdominal actinomycosis: report of two cases. Int J Colorectal Dis 2004;19:283–286.
526. Huang KL, Beutler SM, Wang C. Endocarditis due to *Actinomyces meyeri*. Clin Infect Dis 1998;27:909–910.
527. Huang Y, Zhao N, He L, et al. *Arthrobacter scleromae* sp. nov. isolated from human clinical specimens. J Clin Microbiol 2005;43:1451–1455.
528. Hudspeth MK, Gerardo SH, Citron DM, et al. Evaluation of the RapID CB Plus system for identification of *Corynebacterium* species and other gram-positive rods. J Clin Microbiol 1998;36:543–547.
529. Hueber A, Welsandt G, Grajewski RS, et al. Fulminant endogenous anterior uveitis due to *Listeria monocytogenes*. Case Rep Endophthalmol 2010;1:63–65.
530. Hugh-Jones M. 1996–1997 Global anthrax report. J Appl Microbiol 1999;87:189–191.
531. Hugh-Jones M, deVos V. Anthrax and wildlife. Rev Sci Tech 2002;21:359–383.
532. Husni RN, Gordon SM, Washington JA, et al. *Lactobacillus* bacteremia and endocarditis: review of 45 cases. Clin Infect Dis 1997;25:1048–1055.
533. Hwang SS, Park SD, Jang IH, et al. *Actinomyces graevenitzii* bacteremia in a patient with alcoholic liver cirrhosis. Anaerobe 2011;17(2):87–89. doi: 10.1016/j.anaerobe.2011.03.002.
534. Iaria C, Stassi G, Costa GB, et al. Outbreak of multi-resistant *Corynebacterium striatum* infection in an Italian general intensive care unit. J Hosp Infect 2007;67:102–104.
535. Ieven M, Verhoeven J, Gentens P, et al. Severe infection due to *Actinomyces bernardiae*: case report. Clin Infect Dis 1996;22:157–158.
536. Imirzalioglu C, Hain T, Chakraborty T, et al. Erythema caused by a localized skin infection with *Arthrobacter mysorens*. BMC Infect Dis 2010;10:352–355.
537. Ingianni A, Petruzzelli S, Morandotti G, et al. Genotypic differentiation of *Gardnerella vaginalis* by amplified ribosomal DNA restriction analysis (ARDRA). FEMS Immunol Med Microbiol 1997;18:61–66.
538. Isaacson JH, Grenko RT. *Rothia dentocariosa* endocarditis complicated by brain abscess. Am J Med 1988;84:352–354.
539. Izurieta HS, Strebel PM, Youngblood T, et al. Exudative pharyngitis possibly due to *Corynebacterium pseudodiphtheriticum*, a new challenge in the differential diagnosis of diphtheria. Emerg Infect Dis 1997;3:65–68.
540. Jackman PJH, Pitcher DG, Pelczynska S, et al. Classification of corynebacteria associated with endocarditis (group JK) as *Corynebacterium jeikeium* sp. nov. Syst Appl Microbiol 1987;9:83–90.
541. Jackson KA, Iwamoto M, Swerdlow D. Pregnancy-associated listeriosis. Epidemiol Infect 2010;138:1503–1509.
542. Jackson SG, Goodbrand RB, Ahmed R, et al. *Bacillus cereus* and *Bacillus thuringiensis* isolated in a gastroenteritis outbreak investigation. Lett Appl Microbiol 1995;21:103–105.
543. Janakiraman V. Listeriosis in pregnancy: diagnosis, treatment, and prevention. Rev Obstet Gynecol 2008;1:179–185.
544. Janda WM, Tipirneni P, Novak RM. *Brevibacterium casei* bacteremia and line sepsis in an AIDS patient. J Infect 2003;46:61–64.

545. Janssen TL, van Heereveld HA, Laan RF, et al. Septic arthritis with *Listeria monocytogenes* during low-dose methotrexate. J Intern Med 1998;244:87–90.
546. Jernigan J, Stephens D, Ashford D, et al. Bioterrorism related inhalational anthrax: the first 10 cases reported in the U.S. Emerg Infect Dis 2001;7:933–943.
547. Jian W, Zhu L, Dong X. New approach to phylogenetic analysis of the genus *Bifidobacterium* based on partial hsp gene sequences. Int J Syst Evol Microbiol 2001;51:1633–1638.
548. Jiang G, Joshi SB, Peek LJ, et al. Anthrax vaccine powder formulations for nasal mucosal delivery. J Pharm Sci 2006;95:80–96.
549. Jitmuang A. Primary actinomycotic endocarditis: a case report and literature review. J Med Assoc Thai 2008;91:931–936.
550. Johnson A, Hulse P, Oppenheim BA. *Corynebacterium jeikeium* meningitis and transverse myelitis in a neutropenic patient. Eur J Clin Microbiol Infect Dis 1992;11:473–479.
551. Johnson AP, Warner M, Malnick H, et al. Activity of the oxazolidinones AZD2563 and linezolid against *Corynebacterium jeikeium* and other *Corynebacterium* spp. J Antimicrob Chemother 2003;51:745–747.
552. Johnson DA, Auliciano PL, Newby JG. *Bacillus cereus*-induced myonecrosis. J Trauma 1984;24:267–270.
553. Johnson JL, Moore LVH, Kaneko B, et al. *Actinomyces georgiae* sp. nov., *Actinomyces gerencseriae* sp. nov., designation of two genospecis of *Actinomyces naeslundii*, and inclusion of *A. naeslundii* serotypes II and III and *Actinomyces viscosus* serotype II in *A. naeslundii* genospecies 2. Int J Syst Bacteriol 1990;40:273–286.
554. Johnson MH, Strope SA. Encrusted cystitis. Urology 2012;70:e31–e32.
555. Joussen AM, Funke G, Joussen F, et al. *Corynebacterium macginleyi*: a conjunctiva-specific pathogen. Br J Ophthalmol 2000;84:1420–1422.
556. Jones BL, Hanson MF, Logan NA. Isolation of *Bacillus licheniformis* from a brain abscess following a penetrating orbital injury. J Infect 1992;24:103–114.
557. Jones D, Collins MD. Taxonomic studies on some human cutaneous coryneform bacteria: description of *Dermabacter hominis* gen. nov., sp. nov. FEMS Microbiol Lett 1988;51:51–56.
558. Joo E-J, Kang C-I, Kim WS, et al. Acute meningitis as an initial manifestation of *Erysipelothrix rhusiopathiae* endocarditis. J Infect Chemother 2011;17:703–705.
559. Josephson S, Thomason JL, Sturino K, et al. *Gardnerella vaginalis* in the urinary tract: incidence and significance in a hospital population. Obstet Gynecol 1988;71:245–250.
560. Jousimies-Somer H, Summanen P, Citron DM, et al. Wadsworth-KTL Anaerobic Bacteriology Manual. 6th Ed. Belmont, CA: Starr Publishing Company, 2002.
561. Judson R, Songer JG. *Corynebacterium pseudotuberculosis*: in vitro susceptibility to 39 antimicrobial agents. Vet Microbiol 1991;27:145–150.
562. Julian KG, de Flesco L, Clarke LE, et al. *Actinomyces viscosus* endocarditis requiring aortic valve replacement. J Infect 2005;50:359–362.
563. Jung M-Y, Kim J-S, Paek WK, et al. *Bacillus manliponensis* sp. nov., a new member of the Bacillus cereus group isolated from foreshore tidal flat sediment. J Microbiol 2011;49:1027–1032.
564. Jung M-Y, Paek WK, Park I-S, et al. *Bacillus gaemokensis* sp. nov., isolated from foreshore tidal flat sediment from the Yellow Sea. J Microbiol 2010;48:867–871.
565. Junius G, Bavegems V, Stalpaert M, et al. Mitral valve endocarditis in a Labrador retriever caused by an *Actinomyces* species identified as *Actinomyces turicensis*. J Vet Inter Med 2004;18:899–901.
566. Kaasch AJ, Saxler G, Seifert H. Septic arthritis due to *Rothia mucilaginosa*. Infection 2011;39:81–82.
567. Kailath EJ, Goldstein E, Wagner FH. Meningitis caused by *Oerskovia xanthineolyica*. Am J Med Sci 1988;295:216–217.
568. Kalfas S, Figdor D, Sundqvist G. A new bacterial species associated with failed endodontic treatment: identification and description of *Actinomyces radicidentis*. Oral Surg Oral Med Oral Pathol Oral Radiol Endod 2001;92:208–214.
569. Kanifani ZA, Ghossain A, Sharara AI, et al. Endemic gastrointestinal anthrax in 1960's Lebanon: clinical manifestations and surgical findings. Emerg Infect Dis 2003;9:520–525.
570. Karavidas A, Halapas A, Zacharoulis A, et al. A subacute bacterial endocarditis in a patient with aortic prosthetic valve due to *Listeria monocytogenes* presenting with perivalvular leak. Int J Cardiol 2007;118:e106–e107.
571. Karunasagar I, Krohne G, Goebel W. *Listeria ivanovii* is capable of cell-to-cell spread involving actin polymerization. Infect Immun 1993;61:162–169.
572. Kaufmann D, Ott P, Ruegg C. Laryngopharyngtis by *Corynebacterium ulcerans*. Infection 2002;30:168–170.
573. Kavitha K, Latha R, Udayashankar C, et al. Three cases of *Arcanobacterium pyogenes*-associated soft tissue infection. J Med Microbiol 2010;59:736–739.
574. Kaya A, Tasyaran MA, Erol S, et al. Anthrax in adults and children: a review of 132 cases in Turkey. Eur J Clin Microbiol Infect Dis 2002;21:258–261.
575. Keim P, Kalif A, Schupp J, et al. Molecular evolution and diversity in *Bacillus anthracis* as detected by amplified fragment length polymorphism markers. J Bacteriol 1997;179:818–824.
576. Keim P, Price LB, Klevytska AM, et al. Multiple-locus variable-number tandem repeat analysis reveals genetic relationships with *Bacillus anthracis*. J Bacteriol 2000;182:2928–2936.
577. Keitel WA. Recombinant protective antigen 102 (rPA102): profile of a second-generation anthrax vaccine. Expert Rev Vaccines 2006;5:417–430.
578. Kelesidis T, Salhotra A, Fleisher J, et al. *Listeria* endocarditis in a patient with psoriatic arthritis on infliximab: are biologic agents as treatment for inflammatory arthritis increasing the incidence of *Listeria* infections? J Infect 2010;60:386–396.
579. Kemp M, Holtz K, Andresen K, et al. Demonstration by PCR and DNA sequencing of *Corynebacterium pseudodiphtheriticum* as a cause of joint infection and isolation of the same organism from a surface swab specimen from the patient. J Med Microbiol 2005;54:689–691.
580. Keng TC, Ng KP, Tan LP, et al. *Rothia dentocariosa* repeat and relapsing peritoneal dialysis-related peritonitis: a case report and literature review. Ren Fail 2012;34:804–806. doi:10.3109/0886022X.2012.678208.
581. Kenney RT, Yu J, Guebre-Xabier M, et al. Induction of protective immunity against lethal anthrax challenge with a patch. J Infect Dis 2004;190:774–782.
582. Kenny F, Xu J, Millar BC, et al. Potential misidentification of a new *Exiguobacterium* sp. as *Oerskovia xanthineolytica* isolated from a blood culture. Br J Biomed Sci 2006;63:86.
583. Kerr JR, Murphy PG, Doherty CC. *Corynebacterium* CDC group G1 infection in a patient receiving maintenance haemodialysis. Nephrol Dial Transplant 1995;10:559.
584. Kerr KG, Hawkey PM, Lacey RW. Evaluation of the API Coryne system for identification of *Listeria* species. J Clin Microbiol 1993;31:749–750.
585. Kerr KG, Rotowa NA, Hawkey PM, et al. Evaluation of the Mast ID and API 50CH systems for identification of *Listeria* species. Appl Environ Microbiol 1990;56:657–660.
586. Kerttula A-M, Carlson P, Sarkonen N, et al. Enzyme/biochemical analysis of *Actinomyces* with commercial kits with an emphasis on newly described species. Anaerobe 2005;11:99–108.
587. Kesteman T, Yombi J-C, Gigi J, et al. *Listeria* infections associated with infliximab: case reports. Clin Rheumatol 2007;26:2173–2175.
588. Keynan Y, Weber G, Sprecher H. Molecular identification of *Exiguobacterium acetylicum* as the aetiological agent of bacteremia. J Med Microbiol 2007;56:563–564.
589. Keys CJ, Dare DJ, Sutton H, et al. Compilation of a MALDI-TOF mass spectral database for the rapid screening and characterization of bacteria implicated in human infectious diseases. Infect Genet Evol 2004;4:221–242.
590. Khan KM, Pao W, Kendler J. Epidural abscess and vertebral osteomyelitis cause by *Listeria monocytogenes*: case report and literature review. Scand J Infect Dis 2001;33:714–716.
591. Kharsany ABM, Hoosen AA, Van Den Ende J. Antimicrobial susceptibilities of *Gardnerella vaginalis*. Antimicrob Agents Chemother 1993;37:2733–2735.
592. Khetsuriani N, Imnadze P, Dekanosidze N. Diphtheria epidemic in the Republic of Georgia, 1993–1997. J Infect Dis 2000;181(Suppl 1):S80–S85.
593. Kim HS, Park NH, Park KA, et al. A case of pelvic actinomycosis with hepatic actinomycotic pseudotumor. Gyneol Obstet Invest 2007;64:95–99.
594. Kim KK, Lee, KC, Yu H, et al. *Paenibacillus sputi* sp. nov., isolated from the sputum of a patient with pulmonary disease. Int J Syst Evol Microbiol 2010;60:2371–2376.
595. Kim SR, Kwon MJ, Kee JH, et al. Chronic meningitis caused by *Erysipelothrix rhusiopathiae*. J Med Microbiol 2007;56:1405–1406.
596. Kimouli M, Vrioni G, Papadopoulou M, et al. Two cases of severe sepsis caused by *Bacillus pumilus* in neonatal infants. J Med Microbiol 2012;61:596–599.
597. Kimura Y, Watanabe Y, Suga N, et al. Acute peritonitis due to *Corynebacterium ulcerans* in a patient receiving continuous ambulatory peritoneal dialysis: a case report and literature review. Clin Exp Nephrol 2011;15:171–174.
598. King D, Luna V, Cannons A, et al. Performance assessment of three commercial assays for direct detection of *Bacillus anthracis* spores. J Clin Microbiol 2003;41:3454–3455.
599. Kiuchi A, Hara M, Pham HS, et al. Phylogenetic analysis of *Erysipelothrix rhusiopathiae* and *Erysipelothrix tonsillarum* based upon 16S rRNA. DNA Seq 2000;11:257–260.
600. Klee SR, Brzuszkiewicz EB, Nattermann H, et al. The genome of a *Bacillus* isolate causing anthrax in chimpanzees combines chromosomal properties of *B. cereus* with *B. anthracis* virulence plasmids. PLoS One 2010;5:e10986.
601. Klee SR, Nattermann H, Becker S, et al. Evaluation of different methods to discriminate *Bacillus anthracis* from other bacteria of the *Bacillus cereus* group. J Appl Microbiol 2006;100:673–681.

602. Klee SR, Ozel M, Appel B, et al. Characterization of *Bacillus anthracis*-like bacteria isolated from wild great apes from Cote d'Ivoire and Cameroon. J Bacteriol 2006;188:5333–5344.
603. Kleemann P, Domann E, Chakraborty T, et al. Chronic prosthetic joint infection caused by *Listeria monocytogenes*. J Med Microbiol 2009;58:138–141.
604. Klein G, Zill E, Schindler R, et al. Peritonitis associated with vancomycin-resistant *Lactobacillus rhamnosus* in a continuous ambulatory peritoneal dialysis patient: organism identification, antibiotic therapy, and case report. J Clin Microbiol 1998;36:1781–1783.
605. Klempner MS, Talbot EA, Lee SI, et al. Case records of the Massachusetts General Hospital Case 25-2010: a 24-year-old woman with abdominal pain and shock. N Engl J Med 2010;363:766–777.
606. Kneen R, Phan NG, Solomon T, et al. Penicillin vs. erythromycin in the treatment of diphtheria. Clin Infect Dis 1998;27:845–850.
607. Knox KL, Holmes AH. Nosocomial endocarditis caused by *Corynebacterium amycolatum* and other nondiphtheriae corynebacteria. Emerg Infect Dis 2002;8:97–99.
608. Ko KS, Kim JM, Kim JW, et al. Identification of *Bacillus anthracis* by *rpoB* sequence analysis and multiplex PCR. J Clin Microbiol 2003;41:2908–2914.
609. Ko KS, Kim YS, Lee MY, et al. *Paenibacillus konsidensis* sp. nov. isolated from a patient. Int J Syst Evol Microbiol 2008;58:2164–2168.
610. Ko KS, Oh WS, Lee MY, et al. A new *Microbacterium* species isolated from the blood of a patient with fever: *Microbacterium pyrexiae* sp. nov. Diagn Microbiol Infect Dis 2007;57:393–397.
611. Ko S-B, Kim D-E, Kwon H-M, et al. A case of multiple brain infarctions associated with *Erysipelothrix rhusiopathiae* endocarditis. Arch Neurol 2003;60:434–436.
612. Kochan P, Chmielarcyk A, Szymaniak L, et al. *Lactobacillus rhamnosus* administration causes sepsis in a cardiovascular patient - is the time right to revise probiotic safety guidelines? Clin Microbiol Infect 2011;17:1587–1592.
613. Koehler TM, Dai Z, Kaufman-Yarbray M. Regulation of the *Bacillus anthracis* protective antigen gene: CO_2 and a *trans*-acting element activate transcription from one of two promoters. J Bacteriol 1994;176:586–595.
614. Kolsto A-B, Tourasse NJ, Okstad OA. What sets *Bacillus anthracis* apart from other *Bacillus* species? Annu Rev Microbiol 2009;63:451–476.
615. Kong R, Mebazaa A, Heitz B, et al. Case of triple endocarditis caused by *Rothia dentocariosa* and results of a survey in France. J Clin Microbiol 1998;36:309–310.
616. Konrad R, Berger A, Huber I, et al. Matrix-assisted laser desorption/ionization time-of-flight mass spectrometry as a tool for rapid diagnosis of potentially toxigenic *Corynebacterium* species in the laboratorylaborory management of diphtheria-associated bacteria. Euro Surveill 2010;15:pii.19699.
617. Krassas A, Sakellaridis T, Argyriou M, et al. Pyopericardium followed by constrictive pericarditis due to *Corynebacterium diphtheriae*. Interactive Cardiovasc Thorac Surg 2012. doi: 10.1093/icvts/ivs057.
618. Krause A, Gould FK, Forty J. Prosthetic heart valve endocarditis caused by *Bacillus circulans*. J Infect 1999;39:160–162.
619. Kristiansen FV, Frost L, Korsager B, et al. *Gardnerella vaginalis* in posthysterectomy infection. Eur J Obstet Gynecol Reprod Biol 1990;35:69–73.
620. Kuehn A, Kovac P, Saksena R, et al. Development of antibodies against anthrose tetrasaccharide for specific detection of *Bacillus anthracis* spores. Clin Vaccine Immunol 2009;16:1728–1737.
621. Kumari P, Tyagi A, Marks P, et al. *Corynebacterium afermentans* spp. *afermentans* sepsis in a neurosurgical patient. J Infect 1997;35:201–202.
622. Kuroki R, Kawakami K, Qin L, et al. Nosocomial bacteremia caused by biofilm-forming *Bacillus cereus* and *Bacillus thuringiensis*. Intern Med 2009;48:791–706.
623. Lacoste C, Escande M-C, Jammet P. Breast *Actinomyces neuii* abscess simulating primary malignancy: a case diagnosed by fine-needle aspiration. Diagn Cytopathol 2009;37:311–312.
624. Laffineur K, Avesani V, Cornu G, et al. Bacteremia due to a novel *Microbacterium* species in a patient with leukemia and description of *Microbacterium paraoxydans* sp. nov. J Clin Microbiol 2003;41:2242–2246.
625. Lagace-Wiens PRS, Ng B, Reimer A, et al. *Gardnerella vaginalis* bacteremia in a previously healthy man: case report and characterization of the isolate. J Clin Microbiol 2008;46:804–806.
626. Lai P-C, Chen Y-S, Lee SS-J. Infective endocarditis and osteomyelitis caused by *Cellulomonas*: a case report and review of the literature. Diagn Microbiol Infect Dis 2009;65:184–187.
627. Lair MI, Bentolila S, Grenet D, et al. *Oerskovia turbata* and *Comamonas acidovorans* bacteremia in a patient with AIDS. Eur J Clin Microbiol Infect Dis 1996;15:424–426.
628. Laish I, Benjaminov O, Morgenstern S, et al. Abdominal actinomycsosis masquerading as colon cancer in a liver transplant patient. Transpl Infect Dis 2012;14:86–90.
629. Lall T, Shehab TM, Valenstein P. Isolated hepatic actinomycosis: a case report. J Med Case Rep 2010;4:45.
630. Lambotte O, Fihman V, Poyart C, et al. *Listeria monocytogenes* skin infection with cerebritis and haemophagocytosis syndrome in a bone marrow transplant recipient. J Infect 2005;50:356–358.
631. Lamont RF, Sobel J, Mazaki-Tovi S, et al. Listeriosis in human pregnancy: a systematic review. J Perinat Med 2011;39:227–236. doi: 10.1515/JPM.2011.035.
632. Lancella L, Abbate G, Foscolo AM, et al. Two unusual presentations of cervicofacial actinomycosis and review of the literature. Acta Otorhinolaryngologica Italica 2008;28:89–93.
633. Lang Halter E, Neuhaus K, Scherer S. *Listeria weihenstephanensis* sp. nov., isolated from the water plant *Lemna trisulca* of a German fresh water pond. Int J Syst Evol Microbiol 2013;63(Pt 2):641–647.
634. Lanska DJ. Anthrax meningoencepahlitis. Neurology 2002;59:327–334.
635. Lappa A, Donfrancesco S, Picozzi P, et al. Treatment with daptomycin for *Corynebacterium jeikeium* left-sided prosthetic valve endocarditis. Minerva Anestesiol 2011;77:1–4.
636. Larios OE, Bernard KA, Manickam K, et al. First report of *Actinobaculum schaalii* urinary tract infection in North America. Diagn Microbiol Infect Dis 2010;67:282–285.
637. LaRocco M, Robinson C, Robinson A. *Corynebacterium pseudodiphtheriticum* associated with suppurative lymphadenitis. Eur J Clin Microbiol 1987;6:79.
638. Larsson P, Lundin O, Falsen E. "*Corynebacterium aquaticum*" wound infection after high-pressure water injection into the foot. Scand J Infect Dis 1996;28:635–535.
639. Lartigue M-F, Monnet X, Le Fleche A, et al. *Corynebacterium ulcerans* in an immunocompromised patient with diphtheria and her dog. J Clin Microbiol 2005;43:999–1001.
640. Lasch P, Beyer W, Nattermann H, et al. Identification of *Bacillus anthracis* by using matrix-assisted laser desorption ionization-time of flight mass spectrometry and artificial neural networks. Appl Environ Microbiol 2009;75:7229–7242.
641. Lau SK, Woo PC, Woo GK, et al. Catheter-related *Microbacterium* bacteremia identified by 16S rRNA gene sequencing. J Clin Microbiol 2002;40:2681–2685.
642. Lawson PA, Falsen E, Akervall E, et al. Characterization of some *Actinomyces*-like isolates from human clinical specimens: reclassification of *Actinomyces suis* (Soltys and Spratling) as *Actinobaculum suis* comb. nov. and description of *Actinobaculum schaalii* sp. nov. Int J Syst Bacteriol 1997;47:899–903.
643. Lawson PA, Falsen E, Foster G, et al. *Arcanobacterium pluranimalium* sp. nov., isolated from porpoise and deer. Int J Syst Evol Microbiol 2001;51:55–59.
644. Lawson PA, Nikolaitchouk N, Falsen E, et al. *Actinomyces funkei* sp. nov., isolated from human clinical specimens. Int J Syst Evol Microbiol 2001;51:853–855.
645. Leao RS, Pereira RHV, Ferreira AG, et al. First report of *Paenibacillus cineris* from a patient with cystic fibrosis. Diagn Microbiol Infect Dis 2010;66:101–103.
646. Lebessi E, Dellagrammaticas HD, Antonaki G, et al. *Bacillus cereus* meningitis in a term neonate. J Matern Fetal Neonatal Med 2009;22:458–461.
647. Lechner S, Mayr R, Francis KP, et al. *Bacillus weihenstephanensis* sp. nov., is a new psychrotolerant species in the *Bacillus cereus* group. Int J Syst Evol Microbiol 1998;48:1373–1382.
648. Leclerq A, Clermont D, Bizet C, et al. *Listeria rocourtiae* sp. nov. Int J Syst Evol Microbiol 2010;60:2210–2214.
649. LeDoux D, LaBombardi VJ, Karter D. *Lactobacillus acidophilus* bacteremia after use of a probiotic in an patient with AIDS and Hodgkin's disease. Int J STD AIDS 2006;17:280–282.
650. Lee AB, Harker-Murray P, Ferrieri P, et al. Bacterial meningitis from *Rothia mucilaginosa* in patients with malignancy or undergoing hematopoietic stem cell transplantaion. Pediatr Blood Cancer 2008;50:673–676. doi:10.1002/pbc.21286.
651. Lee EHL, Degener JE, Welling GW, et al. Evaluation of the Vitek 2 ANC card for the identification of clinical isolates of anaerobic bacteria. J Clin Microbiol 2011;49:1745–1749.
652. Lee JE, Cho WK, Nam CH, et al. A case of meningoencephalitis caused by *Listeria monocytogenes* in a healthy child. Korean J Pediatr 2010;53:653–656.
653. Lee JH, Lee KG, Oh YH, et al. Actinomycosis of the pancreas: a case report and review of the literature. Hepatogastroenterology 2010;57:358–361.
654. Lee M-R, Huang T-T, Liao C-H, et al. Bacteremia caused by *Weissella confusa* at a university hospital in Taiwan, 1997-2007. Clin Microbiol Infect 2011;17:1226–1231. doi:10.1111/j.1469-0691.2010.03388.x.
655. Lee W, Phillips LE, Carpenter RJ, et al. *Gardnerella vaginalis* chorioamnionitis: a report of two cases and a review of the pathogenic role of *G. vaginalis* in obstetrics. Diagn Microbiol Infect Dis 1987;8:107–111.

656. Lee Y-L, Shih S-D, Weng Y-J, et al. Fatal spontaneous bacterial peritonitis and necrotizing fasciitis with bacteremia caused by *Bacillus cereus* in a patient with cirrhosis. J Med Microbiol 2010;59:242–244.
657. Lee YS, Sim HS, Lee SK. Actinomycosis of the upper lip. Ann Dermatol 2011;23:S131–S134.
658. Leendertz FH, Ellerbrok H, Boesch C, et al. Anthrax kills wild chimpanzees in a tropical rain forest. Nature 2004;430:451–452.
659. Leendertz FH, Yumlu S, Pauli G, et al. A new *Bacillus anthracis* found in wild chimpanzees and a gorilla from West and Central Africa. PLoS Pathog 2006;2:e8.
660. Legrand JC, Alewaeters A, Leenaerts L, et al. *Gardnerella vaginalis* bacteremia from pulmonary abscess in a male alcohol abuser. J Clin Microbiol 1989;27:1132–1134.
661. Lehnen A, Busse H-J, Frolich K, et al. *Arcanobacterium bialowiezense* sp. nov. and *Arcanobacterium bonasi* sp. nov., isolated from the prepuce of European bison bulls (*Bison bonasus*) suffering from balanoposthitis, and emended description of the genus *Arcanobacterium* Collins et al. 1983. Int J Syst Evol Microbiol 2006;56:861–866.
662. Lemaitre F, Stein A, Raoult D, et al. *Pseudoclavibacter*-like subcutaneous infection: a case report. J Med Case Rep 2011;5:468.
663. Leonard RB, Nowowiejski DJ, Warren JJ, et al. Molecular evidence of person-to-person transmission of a pigmented strain of *Corynebacterium striatum* in intensive care units. J Clin Microbiol 1994;32:164–169.
664. Lepargneur JP, Heller R, Soulie R, et al. Urinary tract infection due to *Arcanobacterium bernardiae* in a patient with urinary tract diversion. Eur J Clin Microbiol Infect Dis 1998;17:399–401.
665. Lepine A, Michel F, Nicaise C, et al. *Bacillus licheniformis* septicemia in a very -low-birth-weight neonate: a case report. Infection 2009;37:156–158.
666. LeProwse CR, McNeil MM, McCarty JM. Catheter-related bacteremia caused by *Oerskovia turbata*. J Clin Microbiol 1989;27:571–572.
667. Lequerre T, Nouvellon M, Kraznowska K, et al. Septic arthritis due to *Actinomyces naeslundii*: report of a case. Joint Bone Spine 2002;69:499–501.
668. Lequin MH, Vermeulen JR, van Elburg RM, et al. *Bacillus cereus* meningoencephalitis in preterm infants: neuroimaging characteristics. AJNR Am J Neuroradiol 2005;26:2137–2143.
669. Lessing MP, Curtis GD, Bowler JC. *Listeria ivanovii* infection. J Infect 1994;29:230–231.
670. Letek M, Ordones E, Fernendez-Natal, et al. Identification of the emerging skin pathogen *Corynebacterium amycolatum* using PCR –amplification of the essential *divIVA* gene as a target. FEMS Microbiol Lett 2006;265:256–263.
671. Levy CE, Pedro RJ, Von Nowakonski A, et al. *Arcanobacterium pyogenes* sepsis in farmer, Brazil. Emerg Infect Dis 2009;15:1131–1132.
672. Li A, Lal S. *Corynebacterium pseudodiphtheriticum* keratitis and conjunctivitis: a case report. Clin Exp Ophthalmol 2000;28:60–61.
673. Li Y, Kawamura Y, Fujiwara N, et al. *Rothia aeria* sp. nov., *Rhodococcus baikonurensis* sp. nov., and *Arthrobacter russicus* sp. nov., isolated from air in the Russian space laboratory Mir. Int J Syst Evol Microbiol 2004;54:827–835.
674. Liaudet L, Erard P, Kaeser P. Cutaneous and muscular abscesses secondary to *Actinomyces meyeri* pneumonia. Clin Infect Dis 1996;22:185–186.
675. Lim KH, Kim JH, Jeong JY. Laparoscopic resection of omental actinomycosis forming fistak with transverse colon and jejunum: a case report and review of the literature. Surg Laparosc Endosc Percutan Tech 2011;21:e288–e290.
676. Limjoco-Antonio AD, Janda WM, Schreckenberger PC. *Arcanobacterium haemolyticum* sinusitis and orbital cellulitis. Pediatr Infect Dis J 2003;22:465–467.
677. Linnan MJ, Mascola L, Lou XD, et al. Epidemic listeriosis associated with Mexican-style cheese. N Engl J Med 1988;319:823–828.
678. Lista F, Faggioni G, Jaljevac S, et al. Genotyping of *Bacillus anthracis* strains based on automated capillary 25-loci multiple locus variable number tandem repeats analysis. BMC Microbiol 2006;6:33.
679. Litwin KA, Jadbabaie F, Villanueva M. Case of pleuropericardial disease caused by *Actinomyces odontolyticus* that resulted in cardiac tamponade. Clin Infect Dis 1999;29:219–220.
680. Liu PY, Ke SC, Chen SL. Use of pulsed-field gel electrophoresis to investigate a pseudo-outbreak of *Bacillus cereus* in a pediatric unit. J Clin Microbiol 1997;5:1533–1535.
681. Llamas-Velasco M, Dominguez I, Ovejero E, et al. Empyema necessitatis revisited. Eur J Dermatol 2010;20:115–119.
682. Llanwarne N, Badic B, Delugeau V, et al. Spontaneous splenic rupture associated with Listeria endocarditis. Am J Emerg Med 2007;25:1086.e3–e5.
683. Loeb M, Wilcox L, Thornley D, et al. *Bacillus* species pseudobacteremia following hospital construction. Can J Infect Control 1995;10:37–40.
684. Logan NA, Berkeley RCW. Identification of *Bacillus* strains using the API system. J Gen Microbiol 1984;130:1871–1882.
685. Logan NA, DeClerck E, Lebbe L, et al. *Paenibacillus cineris* sp. nov., and *Paenibacillus cookii* sp. nov., from Antarctic volcanic soils and a gelatin-processing plant. Int J Syst Evol Microbiol 2004;54(Pt 4):1071–1076.
686. Loiez C, Tavani F, Wallet F, et al. An unusual case of prosthetic joint infection due to *Arcanonacterium bernardiae*. J Med Microbiol 2009;58:842–843
687. Loiez C, Wallet F, Fruchart A, et al. *Turicella otitidis* in a bacteremic child with acute lymphoblastic leukemia. Clin Microbiol Infect 2002;8:758–759.
688. Long JB, Collins JM, Beauchamp CP, et al. *Actinomyces meyeri* osteomyelitis of the symphysis pubis following pubovaginal sling. Int Urogynecol J 2007;18:1375–1378.
689. Longo F, Pavone E, Califano L. About a case of parotid gland abscess by *Bacillus licheniformis*. Br Assoc Plastic Surgeons 2003;56:424–425.
690. Lopez-Medrano F, Garcia-Bravo M, Morales JM, et al. Urinary tract infection due to *Corynebacterium urealyticum* in kidney transplant recipients: an underdiagnosed etiology for obstructive uropathy and graft dysfunction – results of a prospective study. Clin Infect Dis 2008;46:825–830.
691. Lopez-Prieto MD, Aller Garcia AI, Alcaraz-Garcia, et al. Liver abscess due to *Listeria monocytogenes*. Clin Microbiol Infect 2000;6:226–231.
692. Lorber B. *Listeria monocytogenes*. In Yu VL, Weber B, Raout D, eds. Antimicrobial Therapy and Vaccines. 2nd Ed. New York, NY: Apple Trees Productions, 2008:249–236.
693. Lowe CF, Bernard KA, Romney MG. Cutaneous diphtheria in the urban poor population of Vancouver, British Columbia: a 10-year review. J Clin Microbiol 2011;49:2664–2666.
694. Luby S, Jones J, Dowda H, et al. A large outbreak of gastroenteritis caused by diarrheal toxin-producing *Bacillus cereus*. J Infect Dis 1993;167:1452–1455.
695. Ludwig W, Schleifer K-H, Whitman WB. Revised road map to the phylum Firmicutes. In De vos P, Garrity G, Jones D, et al., eds. Bergey's Manual of Systematic Bacteriology. 2nd ed. Vol. 3. New York, NY: Springer-Verlag, 2009:1–13.
696. Lujan-Zilbermann J, Jones D, DeVincenzo J. *Oerskovia xanthineolytica* peritonitis: case report and review. Pediatr Infect Dis J 1999;18:738–739.
697. Lund T, Granum PE. Characterization of a non-haemolytic enterotoxin complex from *Bacillus cereus* isolated after a foodborne outbreak. FEMS Microbiol Lett 1996;141:151–156.
698. Lundblom K, Jung K, Kalin M. Lemierre syndrome caused by co-infection by *Arcanobacterium haemolyticum* and *Fusobacterium necrophorum*. Infection 2010;38:427–429.
699. Lynch M, O'Leary J, Murnaghan ZD, et al. *Actinomyces pyogenes* septic arthritis in a diabetic farmer. J Infect 1998;37:71–73.
700. Mabeza GF, MacFarlane J. Pulmonary actiomycosis. Eur Respir J 2003;21:545–551.
701. Mackenzie A, Fuite LA, Chan FTH, et al. Incidence and pathogenicity of *Arcanobacterium haemolyticum* during a 2-year study in Ottawa. Clin Infect Dis 1995;21:177–181.
702. Mackinnon MM, Amezaga MR, Mackinnon JR. A case of *Rothia dentocariosa* endophthalmitis. Eur J Clin Microbiol Infect Dis 2001;20:756–757.
703. Mages IS, Frodl R, Bernard KA, et al. Identities of *Arthrobacter* spp. and *Arthrobacter*-like bacteria encountered in human clinical specimens. J Clin Microbiol 2008;46:2980–2986.
704. Magro-Checa C, Chaves-Chaparro L, Parra-Ruiz J, et al. Septic arthritis due to *Cellulosimicrobium cellulans*. J Clin Microbiol 2011;49:4391–4393.
705. Maguire JD, McCarthy MC, Decker CF. *Oerskovia xanthineolytica* bacteremia in an immunocompromised host: case report and review. Clin Infect Dis 1996;22:554–556.
706. Mahler H, Pasi A, Kramer M, et al. Fulminant liver failure in association with the emetic toxin of *Bacillus cereus*. N Engl J Med 1997;336:1142–1148.
707. Makaryus AN, Yang R, Cohen R, et al. A rare case of *Listeria monocytogenes* presenting as prosthetic valve bacterial endocarditis and aortic root abscess. Echocardiography 2004;21:423–427.
708. Malanoski GJ, Parker R, Eliopoulos GM. Antimicrobial susceptibilities of a *Corynebacterium* CDC group I1 strain isolated from a patient with endocarditis. Antimicrob Agents Chemother 1992;36:1329–1331.
709. Malini A, Deepa EK, Panohar PV, et al. Soft tissue infections with *Arcanobacterium haemolyticum*: report of three cases. Indian J Med Microbiol 2008;26:192–195.
710. Mallon E, McKee PH. Extraordinary case report: cutaneous anthrax. Am J Dermatopathol 1997;19:79–82.
711. Manetos CM, Pavlidis AN, Kallistratos MS, et al. Native aortic valve endocarditis caused by *Brevibacterium epidermidis* in an immunocompetent patient. Am J Med Sci 2011;342:2011.
712. Manickam N, Knorr A, Muldrew KL. Neonatal meningoencephalitis caused by *Bacillus cereus*. Pediatr Infect Dis J 2008;27:843–845.
713. Mann C, Dertinger S, Hartmann G, et al. *Actinomyces neuii* and neonatal sepsis. Infection 2002;30:178–180.

714. Mansouri P, Farshi S, Khosravi A, et al. Primary cutaneous actinomycosis caused by *Actinomyces bovis* in a patient with common variable immunodeficiency. J Dermatol 2011;38:911–915.
715. Maple PAC, Efstratiou A, Tseneva G, et al. The *in-vitro* susceptibilities of toxigenic strains of *Corynebacterium diphtheriae* isolated in northwestern Russia and surrounding areas to ten antibiotics. J Antimicrob Chemother 1994;34:1037–1040.
716. Marshman LA, Hardwidge C, Donaldson PM. *Bacillius cereus* meningitis complicating cerebrospinal fluid fistula repair and spinal drainage. Br J Neurosurg 2000;14:580–582.
717. Martaresche C, Fournier P-E, Jacoma V, et al. A case of *Corynebacterium pseudodiphtheriticum* nosocomial pneumonia. Emerg Infect Dis 1999;5:722–723.
718. Martin J, Bemer P, Touchais S, et al. Recurrent abscesses due to *Finegoldia magna*, *Dermabacter hominis*, and *Staphylococcus aureus* in an immunocompetent patient. Anaerobe 2009;15:201–203.
719. Martin MC, Melon O, Celada MM, et al. Septicemia due to *Corynebacterium striatum*: molecular confirmation of entry via the skin. J Med Microbiol 2003;52:599–602.
720. Martinez MF, Haines T, Waller M, et al. Probable occupational endophthalmitis. Arch Environ Occup Health 2007;62:157–160.
721. Martinez-Martinez L, Joyanes P, Suarez AI, et al. Activities of gemifloxacin and five other antimicrobial agents against *Listeria monocytogenes* and coryneform bacteria isolated from clinical samples. Antimicrob Agents Chemother 2001;45:2390–2392.
722. Martinez-Martinez L, Pascual A, Suarez AI, et al. *In vitro* activity of levofloxacin, ofloxacin, and D-ofloxacin against coryneform bacteria and *Listeria monocytogenes*. J Antimicrob Chemother 1999;43(Suppl C):27–32.
723. Martinez-Martinez L, Suarez AI, Winstanley J, et al. Phenotypic characteristics of 31 strains of *Corynebacterium striatum* isolated from clinical samples. J Clin Microbiol 1995;33:2458–2461.
724. Martinez-Murcia AJ, Harland NM, Collins MD. Phylogenetic analysis of some leuconostocs and related organisms as determined from large subunit rRNA gene sequences: assessment of congruence of small- and large-subunit rRNA derived trees. J Appl Bacteriol 1993;74:532–541.
725. Marull J, Casares PA. Nosocomial valve endocarditis due to *Corynebacterium striatum*: a case report. Cases J 2008;1:388. doi:10.1186/1757-1626-1-388.
726. Mascola L, Sorvillo F, Lashley N, et al. Fatal listeria meningitis in an immunocompromised infant: therapeutic implications. J Infect 1991;23:287–291.
727. Mashavi M, Soifer E, Harpaz D, et al. First report of prosthetic mitral valve endocarditis due to *Corynebacterium striatum*: successful medical treatment: case report and literature review. J Infect 2006;52:e139–e141.
728. Masi RJ. Endogenous endophthalmitis associated with *Bacillus cereus* bacteremia in a cocaine addict. Ann Ophthalmol 1978;10:1367–1370.
729. Matar GM, Slieman TA, Nabbut NH. Subtyping of *Bacillus cereus* by total cell protein patterns and arbitrary primer polymerase chain reaction. Eur J Epidemiol 196;12:309–314.
730. Matsumoto S, Suenaga H, Naito K, et al. Management of suspected nosocomial infection: an audit of 19 hospitalized patients with septicemia caused by *Bacillus* species. Jpn J Infect Dis 2000;53:196–202.
731. Mavrogenis AF, Savvidou OD, Vlasis K, et al. Late hip arthroplasty infection caused by *Listeria monocytogenes* in a non-immunocompromised patient. Surg Infect 2011;12:137–140.
732. Mazumdar S, Raxibacumab. MAbs 2009;1:531–538.
733. McBride ME, Ellner KM, Black HS, et al. A new *Brevibacterium* sp. isolated from infected genital hair of patients with white piedra. J Med Microbiol 1993;39:255–261.
734. McCaughey C, Damani NN. Central venous line infection caused by *Brevibacterium epidermidis*. J Infect 1991;23:211–212.
735. McDonald CL, Chapin-Robertson K, Dill SR, et al. *Oerskovia xanthineolytica* bacteremia in an immunocompromised patient with pneumonia. Diagn Microbiol Infect Dis 1994;18:259–261.
736. McLauchlin J. Human listeriosis in Britain, 1967-1985 - a summary of 722 cases. 1. Listeriosis during pregnancy and in the newborn. Epidemiol Infect 1990;104:181–189.
737. McLauchlin J. The identification of *Listeria* species. Int J Food Microbiol 1997;38:77–81.
738. McLauchlin J, Low JC. Primary cutaneous listeriosis in adults: an occupational disease of veterinarians and farmers. Vet Rec 1994;135:615–617.
739. Mead PS, Slutsker L, Dietz V, et al. Food-related illness and death in the United States. Emerg Infect Dis 2000;5:607–625.
740. Mendez-Hernandez C, Garcia-Feijoo J, Garcia-Sanchez J. *Listeria monocytogenes*-induced endogenous endophthalmitis: bioultrasonic findings. Am J Ophthalmol 2004;137:579–581.
741. Mengaud H, Ohayon H, Gounon P, et al. E-cadherin is the receptor for internalin, a surface protein required for entry of *Listeria monocytogenes* into epithelial cells. Cell 1996;84:923–932.
742. Menon T, Senthilkumar S, Pachaiyappan P. Native valve endocarditis caused by nontoxigenic strain of *Corynebacterium diphtheriae*. Ind J Pathol Microbiol 2010;53:899–900.
743. Meredith FT, Fowler VG, Gautier M, et al. *Bacillus cereus* necrotizing cellulitis mimicking clostridial myonecrosis: case report and review of the literature. Scand J Infect Dis 1997;29:528–529.
744. Mereghetti L, Marquet-van der Mee N, Laudat P, et al. *Listeria monocytogenes* septic arthritis in a natural joint: report of a case and review. Clin Microbiol Infect 1998;4:165–168.
745. Merhej V, Falsen E, Raoult D, et al. *Corynebacterium timonense* sp. nov., and *Corynebacterium massiliense* sp. nov., isolated from human blood and human articular hip fluid. Int J Syst Evol Microbiol 2009;59:1953–1959.
746. Meric M, Ozcan SK. *Eysipelothrix rhusiopathiae* pneumonia in an immunocompetent patient. J Med Microbiol 2012;61:450–451.
747. Merle-Melet M, Dossou-Glete L, Maurer F, et al. Is amoxicillin-cotrimoxazole the most appropriate antibiotic regimen for listeria meningoencephalitis? Review of 22 cases and the literature. J Infect 1996;33:79–85.
748. Meselson M, Guillemin J, Hugh-Jones M, et al. The Sverdlovsk anthrax outbreak of 1979. Science 1994;266:1202–1208.
749. Metcalfe S, Morgan-Hough C. Cervical epidural abscess and vertebral osteomyelitis following non-traumatic oesophageal rupture: a case report and discussion. Eur Spine J 2009;18(Suppl 2):S224–S227.
750. Metgud SC, Sumati H, Sheetal P. Cutaneous actinomycosis: a rare case. Indian J Med Microbiol 2007;25:413–415.
751. Michels F, Colaert J, Gheysen F, et al. Late prosthetic joint infection due to *Rothia mucilaginosa*. Act Orthop Belg 2007;73:263–267.
752. Michon J, Jeulin D, Lang J-M, et al. *Rothia aeria* acute bronchitis: the first reported case. Infection 2010;38:335–337.
753. Mikamo H, Sato Y, Hayasaki, et al. Vaginal microflora in healthy women with *Gardnerella vaginalis*. J Infect Chemother 2000;6:173–177.
754. Mikhailovich VM, Melnikov G, Mazurova IK, et al. Application of PCR for detection of toxigenic *Corynebacterium diphtheriae* strains isolated during the Russian diphtheria epidemic, 1990 through 1994. J Clin Microbiol 1995;33:3061–3063.
755. Mikkola R, Saris NEL, Grigoriev PA, et al. Ionophoretic properties and mitochondrial effects of cereulide, the emetic toxin of *B. cereus*. Eur J Biochem 1999;263:112–117.
756. Miller JJ, Scott IU, Flynn HW Jr, et al. Endophthalmitis caused by *Bacillus* species. Am J Ophthalmol 2008;145:883–888.
757. Miller JM, Hair JG, Hebert L, et al. Fulminating bacteremia and pneumonia due to *Bacillus cereus*. J Clin Microbiol 1997;35:504–507.
758. Miller PH, Wiggs LS, Miller JM. Evaluation of API An-IDENT and RapID ANA II systems for identification of *Actinomyces* species from clinical specimens. J Clin Microbiol 1995;33:329–330.
759. Milman T, Mirani N, Gibler T, et al. *Actinomyces israelii* endogenous endophthalmitis. Br J Ophthalmol 2008;92:427–428.
760. Mina NV, Burdz T, Wiebe D, et al. Canada's first case of a multidrug-resistant *Corynebacterium diphtheriae* strain, isolated from a skin abscess. J Clin Microbiol 2011;49:4003–4005.
761. Ming-Shian LIN, Wea-lung LIN, Shi-ping LUH, et al. Pulmonary actinomycosis: a case undergoing resection through video-assisted thoracic surgery (VATS). J Zhejiang Univ Sci B 2007;8:721–724.
762. Minkin R, Shapiro JM. *Corynebacterium afermentans* lung abscess and empyema in a patient with human immunodeficiency virus infection. South Med J 2004;97:395–397.
763. Miyake T, Watanabe K, Watanabe T, et al. Phylogenetic analysis of the genus *Bifidobacterium* and related genera based on 16S rDNA sequences. Microbiol Immunol 1998;42:661–667.
764. Moayeri M, Lepple SH. The roles of anthrax toxin in pathogenesis. Curr Opin Microbiol 2004;7:19–24.
765. Mock M, Fouet A. Anthrax. Annu Rev Microbiol 2001;55:647–671.
766. Mohammed M, Marston C, Popovic T, et al. Antimicrobial susceptibility testing of *Bacillus anthracis*: comparison of results obtained by using the National Committee for Clinical Laboratory Standards broth microdilution reference and Etest agar gradient diffusion methods. J Clin Microbiol 2002;40:1902–1907.
767. Mohan DR, Antony B, Shivakumarappa GM. Empyema thoracis due to *Actinomyces odontolyticus*. Indian J Pathol Microbiol 2009;52:120–121.
768. Mokrousov I, Limeschenko E, Vyazovaya A, et al. *Corynebacterium diphtheriae* spoligotyping based on combined use of two CRISPR loci. Biotechnol J 2007;2:901–906.

769. Mokrousov I, Vyazovaya A, Kolodkina V, et al. Novel microarray-based method of *Corynebacterium diphtheriae* genotyping: evaluation in a field study in Belarus. Eur J Clin Microbiol Infect Dis 2009;28:701–703.
770. Monju A, Shimizu N, Yamamoto M, et al. First case report of sepsis due to *Rothia aeria* in a neonate. J Clin Microbiol 2009;47:1605–1606.
771. Mookadam F, Cikes N, Baddour LM, et al. *Corynebacterium jeikeium* endocarditis: a systemic review spanning four decades. Eur J Clin Microbiol Infect Dis 2006;25:349–353.
772. Moore C, Norton R. *Corynebacterium aquaticum* septicaemia in a neutropenic patient. J Clin Pathol 1995;48:971–972.
773. Moore LS, Schneider B, Holloway WJ. Minimal inhibitory concentrations and minimal bactericidal concentrations of quinupristin/dalfopristin against clinical isolates of *Corynebacterium jeikeium* and *Listeria monocytogenes*. J Antimicrob Chemother 1997;39(Suppl A):67–68.
774. Morgan EA, Henrich TJ, Jarell AD, et al. Infectious granulomatous dermatitis associated with *Rothia mucilaginosa* bacteremia: a case report. Am J Dermatopathol 2010;32:175–179.
775. Morinaka S, Kurokawa M, Nukina M, et al. Unusual *Corynebacterium mucifaciens* isolated from ear and nasal specimens. Otolaryngol Head Neck Surg 2006;135:392–396.
776. Morley AMS, Tuft SJ. *Rothia dentocariosa* isolated from a corneal ulcer. Cornea 2006;25:1128–1129.
777. Morris A, Guild I. Endocarditis due to *Corynebacterium pseudodiphtheriticum*: five case reports, review, and antibiotic susceptibilities of nine strains. Rev Infect Dis 1991;13:887–892.
778. Morris SK, Nag S, Suh KN, et al. Recurrent chronic ambulatory peritoneal dialysis-associated infection due to *Rothia dentocariosa*. Can J Infect Dis Med Microbiol 2004;15:171–173.
779. Mori T, Tokuhira M, Takae Y, et al. Successful non-surgical treatment of brain abscess and necrotizing fasciitis caused by *Bacillus cereus*. Intern Med 2002;41:671–673.
780. Mory F, Alauzet C, Matuszewski C, et al. Evaluation of the new Vitek 2 ANC card for identification of medically relevant anaerobic bacteria. J Clin Microbiol 2009;47:1923–1926.
781. Mosele M, Veronese N, Bolzetta F, et al. A rare case of sepsis due to *Corynebacterium macginleyi* from central venous catheter in an elderly woman. New Microbiol 2010;35:89–91.
782. Mostowy S, Cossart P. Virulence factors that modulate the cell biology of *Listeria* infection and the host response. Adv Immunol 2012;113:19–32.
783. Mostowy S, Sancho-Shimizu V, Hamon M, et al. p62 and NDP52 proteins target intracytosolic *Shigella* and *Listeria* to different autophagy pathways. J Biol Chem 2011;286:26987–26995.
784. Mothershed EA, Cassiday PK, Pierson K, et al. Development of a real-time fluorescence PCR assay for rapid detection of the diphtheria toxin gene. J Clin Microbiol 2002;40:4713–4719.
785. Moy HL, Birch DF, Fairley KF. Prevalence of *Gardnerella vaginalis* in the urinary tract. J Clin Microbiol 1988;26:1130–1133.
786. Munjal K, Nandedkar S, Subedar V, et al. Tubo-ovarian actinomycosis mimicking as ovarian malignancy: report of three cases. Indian J Pathol Microbiol 2010;53:670–872.
787. Muttaiyah S, Best EJ, Freeman JT, et al. *Corynebacterium diphtheriae* endocarditis: a case series and review of the treatment approach. Int J Infect Dis 2011;15:e584–e588.
788. Mylonakis E, Hohmann EL, Calderwood SB. Central nervous system infection with *Listeria monocytogenes*. 33 years' experience at a general hospital and review of 776 episodes from the literature. Medicine (Baltimore) 1998;77:313–336.
789. Mylonakis E, Paliou M, Hohmann EL. Listeriosis during pregnancy: a case series and review of 222 cases. Medicine (Baltimore) 2002;81:260–269.
790. Na JS, Kim TH, Kim HS, et al. Liver abscess and sepsis with *Bacillus pantothenticus* in an immunocompetent patient. World J Gastroenterol 2009;15:5360–5363.
791. Nadarajah K, Pritchard C. *Listeria monocytogenes* septic arthritis in a patient treated with etanercept for rheumatoid arthritis. J Clin Rheumatol 2005;11:120–122.
792. Nagai S, To H, Kanda A. Differentiation of *Erysipelothrix rhusiopathiae* strains by nucleotide sequence analysis of a hypervariable region in the spaA gene: discrimination of a live vaccine strain from field isolates. J Vet Diagn Invest 2008;20:336–342.
793. Nakamura LK. *Bacillus pseudomycoides* sp. nov. Int J Syst Bacteriol 1988;48:1031–1035.
794. Nakamura LK, Jackson MA. Clarification of the taxonomy of *Bacillus mycoides*. Int J Syst Bacteriol 1995;45:46–49.
795. Nakao H, Mazurova IK, Glushkevish T, et al. Analysis of heterogeneity of *Corynebacterium diphtheriae* toxin gene, tox, and its regulatory element, dtxR, by direct sequencing. Res Microbiol 1997;148:45–54.
796. Nakao H, Popovic T. Development of a direct PCR assay for detection of the diphtheria toxin gene. J Clin Microbiol 1997;35:1651–1655.
797. Nasu Y, Nosaka Y, Otsuka Y, et al. A case of *Paenibacillus polymyxa* bacteremia in a patient with cerebral infarction (in Japanese). Kansenshogaku Zasshi 2003;77:844–848.
798. Neubauer M, Sourek J, Ryc M, et al. *Corynebacterium accolens* sp. nov., a gram-positive rod exhibiting satellism, from clinical material. Syst Appl Microbiol 1991;14:46–51.
799. Neumann EJ, Grinberg A, Bonistalli KN, et al. Safety of a live attenuated *Erysipelothrix rhusiopathiae* vaccine for swine. Vet Microbiol 2009;135:297–303.
800. Niamut SM, van der Vorm ER, van Luyn-Wiegers CG, et al. *Oerskovia xanthineolytica* bacteremia in an immunocompromised patient without a foreign body. Eur J Clin Microbiol Infect Dis 2003;22:274–275.
801. Nielsen HL, Soby KM, Christensen JJ, et al. Actinobaculum schaalii: a common cause of urinary tract infection in the elderly population: bacteriological and clinical characteristics. Scand J Infect Dis 2010;42:43–47.
802. Nightingale LM, Eaton CB, Fruehan AE, et al. Cephalohematoma complicated by osteomyelitis presumed due to *Gardnerella vaginalis*. JAMA 1996;256:1936–1937.
803. Nikolaitchouk N, Hoyles L, Falsen E, et al. Characterization of *Actinomyces* isolates from samples from the human urogenital tract: description of *Actinomyces urogenitalis* sp. nov. Int J Syst Evol Microbiol 2000;50:1649–1654.
804. Ninet B, Bannerman E, Bille J. Assessment of the AccuPROBE *Listeria monocytogenes* culture identification reagent kit for rapid colony confirmation and its application in various enrichment broths. Appl Environ Microbiol 1992;58:4055–4059.
805. Niyazmatov BI, Shefer A, Grabowsky M, et al. Diphtheria epidemic in the Republic of Uzbekistan, 1993-1996. J Infect Dis 2000;181(Suppl 1):S104–S109.
806. Nolte FS, Arnold KE, Sweat H, et al. Vancomycin-resistant *Aureobacterium* species cellulitis and bacteremia in a patient with acute myelogenous leukemia. J Clin Microbiol 1996;34:1992–1994.
807. Nomura M, Shun M, Ohta M, et al. Atypical osteomyelitis of the skull base and craniovertebral junction caused by *Actinomyces* infection. Neurol Med Chir (Tokyo) 2011;51:64–66.
808. Norwood MG, Bown MJ, Furness PN, et al. Actinomycosis of the sigmoid colon: an unusual cause of large bowel perforation. ANZ J Surg 2004;74:816–818.
809. Noskin GA, Suriano T, Collins S, et al. *Paenibacillus macerans* pseudobacteremia resulted from contaminated blood culture bottles in a neonatal intensive care unit. Am J Infect Control 2001;29:126–129.
810. Nugent RP, Krohn MA, Hillier SL. Reliability of diagnosing bacterial vaginosis is improved by a standardized method of Gram stain interpretation. J Clin Microbiol 1991;29:297–301.
811. Oevermann A, Zurbriggen A, Vandevelde M. Rhombencephalitis caused by *Listeria monocytogenes* in humans and ruminants: a zoonosis on the rise? Interdiscip Perspect Infect Dis 2010:1–22. doi:10.1155/2010/632513.
812. Oggioni MR, Pozzi G, Valensin PE, et al. Recurrent septicemia in an immunocompromised patient due to probiotic strains of *Bacillus subtilis*. J Clin Microbiol 1998;36:325–326.
813. Ohtaki H, Ohkusu K, Sawamura H, et al. First report of cholecystitis with sepsis caused by *Cellulomonas denverensis*. J Clin Micriobiol 2009;47:3391–3393.
814. Ojeda-Vargas M, Gonzalez-Fernandez MA, Romero D, et al. Pericarditis caused by *Corynebacterium urealyticum*. Clin Microbiol Infect 2000;6:560–561.
815. Okatani AT, Hayashidani H, Takahashi T, et al. Randomly amplified polymorphic DNA analysis of *Erysipelothrix* spp. J Clin Microbiol 2000;38:4332–4336.
816. Okatani AT, Uto T, Taniguchi T, et al. Pulsed-field gel electrophoresis in differentiation of *Erysipelothrix* species strains. J Clin Microbiol 2001;39:4032–4036.
817. Okinaka RT, Cloud K, Hampton O, et al. Sequence and organization of pX01, the large *Bacillus anthracis* plasmid harboring the anthrax toxin genes. J Bacteriol 1999;181:6509–6515.
818. Okwumabua O, Swaminathan B, Edmonds P, et al. Evaluation of a chemiluminescent DNA probe assay for the rapid confirmation of *Listeria monocytogenes*. Res Microbiol 1992;143:183–189.
819. Olano A, Chua J, Schroeder S, et al. *Weissella confusa* (Basonym: *Lactobacillus confusus*) bacteremia: a case report. J Clin Microbiol 2001;39:1604–1607.
820. Olender A, Niemcewicz M. Macrolide, lincoamide, and streptogramin B-constitutive-type resistance in *Corynebacterium pseudodiphtheriticum* isolated from upper respiratory tract specimens. Microb Drug Resist 2010;16:119–122.
821. Oliva A, Belvisi V, Iannetta M, et al. Pacemaker lead endocarditis due to multidrug-resistant *Corynebacterium striatum* detected with sonication of the device. J Clin Microbiol 2010;48:4669–4671.
822. Olson JM, Nguyen VQ, Yoo J, et al. Cutaneous manifestations of *Corynebacterium jeikeium* sepsis. Int J Dermatol 2009;48:886–888.

823. Olsen SJ, MacKinnon LC, Goulding JS, et al. Surveillance for foodborne-disease outbreaks—United States, 1993-1997. Morbid Mortal Weekly Rep 2000;49(SS-1):1-51.
824. Ong C, Barnes S, Senanayake S. *Actinomyces turicensis* infection mimicking ovarian tumour. Singapore Med J 2010;53:e9-e11.
825. Oostman O, Smego RA. Cervicofacial actinomycosis: diagnosis and management. Curr Infect Dis Rep 2005;7:170-174.
826. Opriessnig T, Hoffman LJ, Harris DL, et al. *Erysipelothrix rhusiopathiae*: genetic characterization of midwest US isolates and live commercial vaccines using pulsed-field gel electrophoresis. J Vet Diagn Invest 2004;16:101-107.
827. Ordonez-Palau S, Booquet D, Gil-Garcia M, et al. Chronic osteomyelitis of the metatarsal sesamoid due to *Corynebacterium jeikeium* in a patient with rheumatoid arthritis. Joint Bone Spine 2007;509-517.
828. Ortiz-Perez A, Matin-de-Hijas NZ, Esteban J, et al. High frequency of macrolide resistance mechanisms in clinical isolates of *Corynebacterium* species. Microb Drug Resist 2010;16:273-277.
829. Oteo J, Aracil B, Ignacio Alos J, et al. Significant bacteremias by *Corynebacterium amycolatum*: an emergent pathogen. Enferm Infec Clin Microbiol 2001;19:103-106.
830. Otsuka Y, Kawamura Y, Koyama T, et al. *Corynebacterium resistens* sp. nov., a new multidrug-resistant coryneform bacterium isolated from human infections. J Clin Microbiol 2005;43:3713-3717.
831. Otsuka Y, Ohkusu K, Kawamura Y, et al. Emergence of multidrug-resistant *Corynebacterium striatum* as a nosocomial pathogen in long-term hospitalized patients with underlying diseases. Diagn Microbiol Infect Dis 2006;54:109-114.
832. Ouyang J, Pei Z, Lutwick L, et al. Case report: *Paenibacillus thiaminolyticus*: a new cause of human infection, inducing bacteremia in a patient on hemodialysis. Ann Clin Lab Sci 2008;38:393-400.
833. Ozkocaman V, Ozcelik T, Ali R, et al. *Bacillus* spp. among hospitalized patients with haematological malignancies: clinical features, epidemics, and outcomes. J Hosp Infect 2006;64:169-176.
834. Paananen A, Mikkola R, Sareneva T, et al. Inhibition of human natural killer cell activity by cereulide, an emetic toxin from *Bacillus cereus*. Clin Exp Immunol 2002;129:420-428.
835. Pagnoux C, Berezne A, Damade R, et al. Encrusting cystitis due to *Corynebacterium urealyticum* in a patient with ANCA-associated vasculitis: case report and review of the literature. Semin Arthritis Rheum 2011;41:297-300.
836. Pajkrt D, Simoons-Smit AM, Savelkoul PHM, et al. Pyelonephritis caused by *Actinobaculum schaalii* in a child with pyeloureteral junction obstruction. Eur J Clin Microbiol Infect Dis 2003;22:438-440.
837. Pal N, Bender JS, Opriessnig T. Rapid detection and differentiation of *Erysipelothrix* spp. by a novel multiplex real-time PCR assay. J Appl Microbiol 2010;108:1083-1093.
838. Palacios L, Vela AI, Molin K, et al. Characterization of some bacterial strains isolated from animal clinical material and identified as *Corynebacterium xerosis* by molecular biological techniques. J Clin Microbiol 2010;48:3138-3145.
839. Pappas S, Makrilakis K, Anyfantis I, et al. Clinical evaluation of Affirm VP III in the detection and identification of bacterial vaginosis. J Chemother 2008;20:764-765.
840. Pararas MV, Skevaki CL, Kafetzis DA. Preterm birth due to maternal infections: causative pathogens and modes of prevention. Eur J Clin Microbiol Infect Dis 2006;25:562-569.
841. Park DJ, Yun JC, Baek JE, et al. Relapsing *Bacillus licheniformis* peritonitis in a continuous ambulatory peritoneal dialysis patient. Nephrology 2006;11:21-22.
842. Partis L, Newton K, Murby J, et al. Inhibitory effects of enrichment media on the Accuprobe test for *Listeria monocytogenes*. Appl Environ Microbiol 1884;60:1693-1694.
843. Pascual C, Collins MD. *Brevibacterium avium* sp. nov., isolated from poultry. Int J Syst Bacteriol 1999;49:1527-1530.
844. Pascual C, Collins MD, Funke G, et al. Phenotypic and genotypic characterization of two *Brevibacterium* strains from the human ear: description of *Brevibacterium otitidis* sp. nov. Med Microbiol Lett 1996;5:113-123.
845. Pascual C, Foster G, Alvarez N, et al. *Corynebacterium phocae* sp. nov., isolated from the common seal (*Phoca vitulina*). Int J Syst Microbiol 1998;601-604.
846. Pascual C, Foster G, Falsen E, et al. *Actinomyces bowdenii* sp. nov., isolated from canine and feline clinical specimens. Int J Syst Bacteriol 1999;49:1873-1877.
847. Patey O, Bimet F, Emond JP, et al. Antibiotic susceptibilities of 38 non-toxigenic strains of *Corynebacterium diphtheriae*. J Antimicrob Chemother 1995;36:1108-1110.
848. Patey O, Bimet F, Riegel P, et al. Clinical and molecular study of *Corynebacterium diphtheriae* systemic infections in France. Coryne Study Group. J Clin Microbiol 1997;35:441-445.
849. Patil AB, Nadiger S, Chandrasekhar MR, et al. *Listeria monocytogenes* meningitis: an uncommon opportunistic infection in HIV/AIDS. Indian J Pathol Microbiol 2007;50:671-673.
850. Patra G, Sylvestre P, Ramisse V, et al. Isolation of a specific chromosomic DNA sequence of *Bacillus anthracis* and its possible use in diagnosis. FEMS Immunol Med Microbiol 1996;15:223-231.
851. Patra G, Vaissaire J, Weber-Levy M, et al. Molecular characterization of *Bacillus* strains involved in outbreaks of anthrax in France in 1997. J Clin Microbiol 1998;36:3412-3414.
852. Paviour S, Musaad S, Roberts S, et al. *Corynebacterium* species isolated from patients with mastitis. Clin Infect Dis 2002;35:1434-1440.
853. Paziak-Domanska B, Boguslawska E, Wieckowska-Szakiel M, et al. Evaluation of the API test, phosphatidylinositol-specific phospholipase C activity and PCR method in identification of *Listeria monocytogenes* in meat foods. FEMS Microbiol Lett 1999;171:209-214.
854. Pedraza-Aviles AG, Zaragosa MC-O, Mota-Vazquez R, et al. Treatment of urinary tract infection by *Gardnerella vaginalis*: a comparison of oral metronidazole versus ampicillin. Rev Latinoam Microbiol 2001;43:65-69.
855. Peel MM, Palmer GG, Stacpoole AM, et al. Human lymphadenitis due to *Corynebacterium pseudotuberculosis*: report of ten cases from Australia and review. Clin Infect Dis 1997;24:185-191.
856. Peker E, Cagan E, Dogan M, et al. Periorbital cellulitis caused by *Bacillus thuringiensis*. Eur J Ophthalmol 2010;20:243-245.
857. Pelle G, Makrai L, Fodor L, et al. Actinomycosis in dogs caused by *Actinomyces hordeovulneris*. J Comp Pathol 2000;123:72-76.
858. Peng J-S, Tsai W-C, Chou C-C. Inactivation and removal of *Bacillus cereus* by sanitizer and detergent. Int J Food Microbiol 2002;77:11-18.
859. Peponis VG, Chalkiadakis, Parikakis EA, et al. Chronic postoperative endophthalmitis caused by *Actinomyces meyeri*. Case Rep Ophthalmol 2011;2:95-98.
860. Perego M, Hoch JA. Commingling regulatory systems following acquisition of virulence plasmids by *Bacillus anthracis*. Trends Microbiol 2008;16:215-221.
861. Pereita GA, Pimenta FP, dos Santos FR, et al. Antimicrobial resistance among Brazilian *Corynebacterium diphtheriae* strains. Mem Inst Oswaldo Cruz 2008;103:507-510.
862. Perez-Santonja JJ, Campos-Mollo E, Fuentes-Campos E, et al. *Actinomyces neuii* subspecies *anitratus* chronic endophthalmitis after cataract surgery. Eur J Ophthalmol 2007;17:1-3.
863. Perrin M, Bemer M, Delamare C. Fatal case of *Listeria innocua* bacteremia. J Clin Microbiol 2003;41:5308-5309.
864. Petit PLC, Bok W, Thompson J, et al. Native-valve endocarditis due to CDC coryneform group ANF-3: report of a case and review of corynebacterial endocarditis. Clin Infect Dis 1994;19:897-901.
865. Petkar H, Li A, Bunce N, et al. *Cellulosimicrobium funkei*: first report of infection in a nonimmunocompromised patient and useful phenotypic tests for differentiation from *Cellulosimicrobium cellulans* and *Cellulosimicrobium terreum*. J Clin Microbiol 2011;49:1175-1178.
866. Pilo P, Frey J. *Bacillus anthracis*: molecular taxonomy, population genetics, phylogeny, and patho-evolution. Infect Genet Evol 2011;11:1218-1224.
867. Pimenta FP, Hirata R Jr, Rosa ACP, et al. A multiplex PCR assy for simultaneous detection of *Corynebacterium diphtheriae* and differentiation between non-toxigenic and toxigenic isolates. J Med Microbiol 2008;57(Pt 11):1438-1439. doi:10.1099/jmm.02008/000414-0.
868. Pimenta FP, Matias GAM, Pereira GA, et al. A PCR for *dtxR* gene: application to diagnosis of non-toxigenic and toxigenic *Corynebacterium diphtheriae*. Mol Cell Probes 2008;22:189-192.
869. Pimenta FP, Souza MC, Pereira GA, et al. DNase test as a novel approach for the routine screening of *Corynebacterium diphtheriae*. Lett Appl Microbiol 2008;46:307-311.
870. Pinilla I, Martin-Hervas C, Gil-Garay E. Primary sternal osteomyelitis caused by *Actinomyces israelii*. South Med J 2006;99:96-97.
871. Piper KE, Steckelberg JM, Patel R. In vitro activity of daptomycin against clinical isolates of Gram-positive bacteria. J Infect Chemother 2005;11:207-209.
872. Pitcher D, Soto A, Soriano F, et al. Classification of coryneform bacteria associated with human urinary tract infection (group D2) as *Corynebacterium urealyticum* sp. nov. Int J Syst Bacteriol 1992;42:178-181.
873. Pitt TL, Malnick H, Shah J, et al. Characteristics of *Exiguobacterium aurantiacum* isolates from blood cultures of six patients. Clin Microbiol Infect 2007;13:946-948.
874. Pittman PR, Norris SL, Barrera Oro JG, et al. Patterns of antibody response in humans to the anthrax vaccine adsorbed (AVA) primary (six dose) series. Vaccine 2006;24:3654-3660.
875. Plamondon M, Martinez G, Raynal L, et al. A fatal case of *Arcanobacterium pyogenes* endocarditis in a man with no identified animal contact: case report and review of the literature. Eur J Clin Microbiol Infect Dis 2007;26:663-666.

876. Pocar M, Passolunghi D, Moneta A, et al. Fulminant prosthetic valve endocarditis caused by *Listeria monocytogenes*. Eur J Cardiothorac Surg 2009;36:1077.
877. Poilane I, Fawaz F, Nathanson M, et al. *Corynebacterium diphtheriae* osteomyelitis in an immunocompetent child: a case report. Eur J Pediatr 1995;154:381–383.
878. Porte L, Soto A, Andrighetti D, et al. Catheter infection caused by *Leifsonia aquatica*. J Med Microbiol 2012;61(Pt 6):868–873. doi:10.1099/jmm.0.037457-0.
879. Posfay-Barbe KM, Wald ER. Listeriosis. Semin Fetal Neonatal Med 2009;14:228–233.
880. Pot B, Hertel C, Ludwig W, et al. Identification and classification of *Lactobacillus acidophilus*, *L. gasseri*, and *L. johnsonii* strains by SDS-PAGE and rRNA targeted oligonucelotide probe hybridization. J Gen Microbiol 1993;139:513–517.
881. Power EG, Abdulla YH, Talsania HG, et al. *VanA* genes in vancomycin-resistant clinical isolates of *Oerskovia turbata* and *Arcanobacterium (Corynebacterium) haemolyticum*. J Antimicrob Chemother 1995;36:595–606.
882. Prabhu S, Sripathi H, Rao R, et al. Thoracopulmonary actinomycosis: the masquerader. Clin Exp Dermatol 2007;33:262–265.
883. Privetera A, Milkhu CS, Datta V, et al. Actinomycosis of the sigmoid colon: a case report. World J Gastrointest Surg 2009;1:62–64.
884. Pubill Sucarrat M, Martinez-Costa X, Sauca Subias G, et al. *Corynebacterium macginleyi* as an exceptional cause of endocarditis. An Med Interna 2003;20:654–655.
885. Puleo JA, Shammas NW, Kelly P, et al. *Lactobacillus* isolated pulmonic valve endocarditis with ventricular septal defect detected by transesophageal echocardiography. Am Heart J 1994;128:1248–1250.
886. Pulverer G, Schutt-Gerowitt H, Schaal KP. Human cervicofacial actinomycosis: microbiological data for 1997. Clin Infect Dis 2003;37:490–497.
887. Pusiol T, Morichetti D, Pedrazzani C, et al. Abdominal-pelvic actinomycosis mimicking malignant neoplasm. Infect Dis Obstet Gynecol 2011;2011:1–4. doi:10.1155/2011/747059.
888. Putnins EE, Bowden GH. Antigenic relationships among oral *Actinomyces* isolates, *Actinomyces naeslundii* genospecies 1 and 2, *Actinomyces howellii*, *Actinomyces denticolens*, and *Actinomyces slackii*. J Dent Res 1993;72:1374–1385.
889. Putong N, Agustin G, Pasubillo M, et al. Diphtheria-like illness due to *Corynebacterium ulcerans* infection. Trop Med Health 2011;39:1–2.
890. Quercia R, Sadr FB, Cortez A, et al. Genital tract actinomycosis caused by *Actinomyces israelii*. Med Mal Infect 2006;36:393–395.
891. Quinn AG, Comaish JS, Pedler SJ. Septic arthritis and endocarditis due to group G-2 coryneform organism. Lancet 1991;338:62–63.
892. Radtke A, Bergh K, Oien CM, et al. Peritoneal dialysis-associated peritonitis caused by *Dermabacter hominis*. J Clin Microbiol 2001;39:3420–3421.
893. Radun D, Bernard H, Altmann M, et al. Preliminary case report of fatal anthrax in an injecting drug user in North-Rhine-Westphalia, Germany, December, 2009. Euro Surveill 2010;15:pii 19464.
894. Raman VS, Evans N, Shreshtra B, et al. Chronic postoperative endophthalmitis caused by *Actinomyces neuii*. J Cataract Refract Surg 204;30:2641–2643.
895. Ramos CP, Falsen E, Alvarez N, et al. *Actinomyces graevenitzii* sp. nov., isolated from human clinical specimens. Int J Syst Bacteriol 1997;47: 885–888.
896. Ramos CP, Foster G, Collins MD. Phylogenetic analysis of the genus *Actinomyces* based on 16S rRNA gene sequences: description of *Arcanobacterium phocae* sp. nov., *Arcanobacterium bernardiae* comb. nov., and *Arcanobacterium pyogenes* comb. nov. Int J Syst Bacteriol 1997;47:46–53.
897. Ramos-Esteban JC, Servat JJ, Tauber S, et al. *Bacillus megaterium* delayed onset lamellar keratitis after LASIK. J Refract Surg 2006;22:309–312.
898. Ramsay CN, Stirling A, Smith J, et al. An outbreak of infection with *Bacillus anthracis* in injecting drug users in Scotland. Euro Surveill 2010;15:pii 19465.
899. Rapose A, Lick SD, Ismail N. *Listeria grayi* bacteremia in a heart transplant recipient. Transpl Infect Dis 2008;10:434–436.
900. Razavi B, Schilling M. Chondritis attributable to *Lactobacillus* after ear piercing. Diagn Microbiol Infect Dis 2000;37:75–76.
901. Reacher M, Romsay M, White J, et al. Nontoxigenic *Corynebacterium diphtheriae*: an emerging agent in England and Wales? Emerg Infect Dis 2000;6:477–480.
902. Reboli AC, Bryan CS, Farrar WE. Bacteremia and infection of a hip prostheses caused by *Bacillus alvei*. J Clin Microbiol 1989;27:1395–1396.
903. Reddy CA, Cornell CP, Fraga AM. Transfer of *Corynebacterium pyogenes* (Glage) Eberson to the genus *Actinomyces* as *Actinomyces pyogenes* (Glage) comb. nov. Int J Syst Bacteriol 1982;32:419–429.
904. Reddy GS, Prakash JS, Srinivas R, et al. *Leifsonia rubra* sp. nov. and *Leifsonia aurea* species nov., psychrophiles from a pond in Antarctica. Int J Syst Evol Microbiol 2003;53:977–984.
905. Regnault B, Grimont F, Grimont PAD. Universal ribotyping method using a chemically labeled oligonucleotide probe mixture. Res Microbiol 1997;148:649–659.
906. Reimer LG, Reller LB. *Gardnerella vaginalis* bacteremia: a review of thirty cases. Obstet Gynecol 1984;64:170–172.
907. Reimer LG, Reller LB. Effect of sodium polyanethol sulfonate and gelatin on the recovery of *Gardnerella vaginalis* from blood culture media. J Clin Microbiol 1985;21:686–688.
908. Reinert RR, Schnitzler N, Haase G, et al. Recurrent bacteremia due to *Brevibacterium casei* in an immunocompromised patient. Eur J Clin Microbiol Infect Dis 1995;14:1082–1085.
909. Reinhard M, Prag J, Kemp M, et al. Ten cases of *Actinobaculum schaalii* infection: clinical relevance, bacterial identification, and antibiotic susceptibility. J Clin Microbiol 2005;43:5305–5308.
910. Reller LB, Maddoux GL, Eckman MR, et al. Bacterial endocarditis caused by *Oerskovia turbata*. Ann Intern Med 1975;83:664–666.
911. Renaud FN, Aubel D, Riegel P, et al. *Corynebacterium freneyi* sp. nov., α-glucosidase-positive strains related to *Corynebacterium xerosis*. Int J Syst Evol Microbiol 2001;51:1723–1728.
912. Renaud FN, Dutaur M, Daoud S, et al. Differentiation of *Corynebacterium amycolatum*, *C. minutissimum*, and *C. striatum* by carbon substrate assimilation tests. J Clin Microbiol 1998;36:3698–3702.
913. Renaud FNR, Gregory A, Barreau C, et al. Identification of *Turicella otitidis* isolated from a patient with otorrhea associated with surgery: differentiation from *Corynebacterium afermentans* and *Corynebacterium auris*. J Clin Microbiol 1996;34:2625–2627.
914. Renaud FN, Le Coustumier A, Wilhelm N, et al. *Corynebacterium hansenii* sp. nov., an α-glucosidase-negative bacterium related to *Corynebacterium xerosis*. Int J Syst Evol Microbiol 2007;57:1113–1116.
915. Rennie RP, Brosnikoff C, Turnbull L, et al. Multicenter evaluation of the Vitek 2 anaerobe and *Corynebacterium* identification card. J Clin Microbiol 2008;46:2646–2651.
916. Renom F, Garau M, Rubi M, et al. Nosocomial outbreak of *Corynebacterium striatum* infection in patients with chronic obstructive pulmonary disease. J Clin Microbiol 2007;45:2064–2067.
917. Renvoise A, Aldrovandi N, Raoult D, et al. *Helcobacillus massiliensis* gen. nov., sp. nov., a novel representative of the family *Dermabacteriaceae* isolated from a patient with a cutaneous discharge. Int J Sys Evol Microbiol 2009;59:2346–2351.
918. Renvoise A, Raoult D, Roux V. *Actinomyces massiliensis* sp. nov., isolated from a patient blood culture. Int J Syst Evol Microbiol 2009;59:540–544.
919. Renvoise A, Raoult D, Roux V. *Actinomyces timonensis* sp. nov., isolated from a human clinical osteo-articular sample. Int J Syst Evol Microbiol 2010;60:1516–1521.
920. Reva ON, Sorokulova IB, Smirnov VV. Simplified technique for identification of the aerobic spore-forming bacteria by phenotype. Int J Syst Evol Microbiol 2001;51:1361–1371.
921. Reynolds SJ, Behr M, McDonald J. *Turicella otitidis* as an unusual agent causing a posterior auricular abscess. J Clin Microbiol 2001;39:1672–1673.
922. Ricaurte JC, Klein O, LaBombardi V, et al. *Rothia dentocariosa* endocarditis complicated by multiple intracranial hemorrhages. South Med J 2001;94:438–440
923. Richard V, Van der Auwera P, Snoeck R, et al. Nosocomial bacteremia caused by *Bacillus subtilis*. Eur J Clin Microbiol Infect Dis 1988;7:783–785.
924. Richardson AJ, Rothburn MM, Roberts C. Pseudo-outbreak of *Bacillus* species: related to fibreoptic bronchoscopy. J Hosp Infect 1986;7:208–210.
925. Rieber H, Schwarz R, Kramer O, et al. *Actinomyces neuii* subsp. *neuii* associated with periprosthetic infection in total hip arthroplasty as causative agent. J Clin Microbiol 2009;47:4183–4184.
926. Riedel S. Anthrax: a continuing concern in the era of bioterrorism. Proc (Bayl Univ Med Cent) 2005;18:234–243.
927. Riedo FX, Pinner RW, Tosca MD, et al. A point-source foodborne listeriosis outbreak: documented incubation period and possible mild illness. J Infect Dis 1994;170:693–696.
928. Rieg S, Bauer TM, Peyeri-Hoffmann G, et al. *Paenibacillus larvae* bacteremia in injection drug users. Emerg Infect Dis 2010;16:487–489.
929. Riegel P, Creti R, Mattei R, et al. Isolation of *Corynebacterium tuscaniae* sp. nov. from blood cultures of a patient with endocarditis. J Clin Microbiol 2006;44:307–312.
930. Riegel P, DeBriel D, Prevost G, et al. Proposal of *Corynebacterium propinquum* sp. nov. for *Corynebacterium* group ANF-3 strains. FEMS Microbiol Lett 1993;113:229–234.
931. Riegel P, DeBriel D, Prevost G, et al. Taxonomic study of *Corynebacterium* group ANF-1 strains: proposal of *Corynebacterium afermentans* sp. nov. containing the subspecies *C. afermentans* subspecies *afermentans* subsp.

nov. and *C. afermentans* subsp. *lipophilum* subsp. nov. Int J Syst Bacteriol 1993;43:287–292.

932. Riegel P, Heller R, Prevost G, et al. *Corynebacterium durum* sp. nov., from human clinical specimens. Int J Syst Bacteriol 1997;47:1107–1111.

933. Riegel P, Liegeois P, Chenard M-P, et al. Isolations of *Corynebacterium kroppenstedtii* from a breast abscess. Int J Med Microbiol 2004;294:413–416.

934. Riegel P, Ruimy R, Christen R, et al. Species identification and antimicrobial susceptibilities of corynebacteria isolated from various clinical sources. Eur J Clin Microbiol Infect Dis 1996;15:657–662.

935. Riegel P, Ruimy R, DeBriel D, et al. *Corynebacterium seminale* sp. nov., a new species associated with genital infections in male patients. J Clin Microbiol 1995;33:2244–2249.

936. Riegel P, Ruimy R, DeBriel D, et al. Genomic diversity and phylogenetic relationships among lipid-requiring diphtheroids from humans and characterization of *Corynebacterium macginleyi* sp. nov. Int J Syst Bacteriol 1995;45:128–133.

937. Riegel P, Ruimy R, DeBriel D, et al. *Corynebacterium argentoratense* sp. nov., from the human throat. Int J Syst Bacteriol. 1995;45:533–537.

938. Riegel P, Ruimy R, De Briel D, et al. Taxonomy of *Corynebacterium diphtheriae* and related taxa, with recognition of *Corynebacterium ulcerans* sp. nov., nom. rev. FEMS Microbiol Lett 1995;126:271–276.

939. Riegel P, Ruimy R, Renaud FNR, et al. *Corynebacterium singulare* sp. nov., a new species for urease-positive strains related to *Corynebacterium minutissimum*. Int J Syst Bacteriol 1997;47:1092–1096.

940. Riegert-Johnson DL, Sandhu N, Rajkumar SV, et al. Thrombotic thrombocytopenic purpura associated with a hepatic abscess due to *Actinomyces turicensis*. Clin Infect Dis 2002;35:636–637.

941. Ringertz SH, Hoiby EA, Jensenius M, et al. Injectional anthrax in a heroin skin popper. Lancet 2000;356:1574–1575.

942. Robin F, Paillard C, Marchandin H, et al. *Lactobacillus rhamnosus* meningitis following recurrent episodes of bacteremia in a child undergoing allogeneic hematopoietic stem cell transplantation. J Clin Microbiol 2010;48:4317–4319.

943. Rogasi PG, Vigano S, Pecile P, et al. *Lactobacillus casei* pneumonia and sepsis in a patient with AIDS. Case report and review of the literature. Ann Ital Med Int 1998;13:180–182.

944. Romney M, Cheung S, Montessori V. *Erysipelothrix rhusiopathiae* endocarditis and presumed osteomyelitis. Can J Infect Dis 2001;12:154–256.

945. Romney MG, Roscoe DL, Bernard K, et al. Emergence of invasive clone of toxigenic *Corynebacterium diphtheriae* in the urban poor population of Vancouver, Canada. J Clin Microbiol 2006;44:1625–1629.

946. Rosato AE, Lee BS, Nash KA. Inducible macrolide resistance in *Corynebacterium jeikeium*. Antimicrob Agents Chemother 2001;45:1982–1989.

947. Ross MJ, Sakoulas G, Manning WJ, et al. *Corynebacterium jeikeium* native valve endocarditis following femoral access for coronary angiography. Clin Infect Dis 2001;32:E120–E121.

948. Roux V, Drancourt M, Stein A, et al. *Corynebacterium* species species isolated from bone and joint infections identified by 16S rRNA gene sequence analysis. J Clin Microbiol 2004;42:2231–2233.

949. Roux V, Fenner L, Raoult D. *Paenibacillus provencensis* sp. nov., isolated from human cerebrospinal fluid, and *Paenibacillus urinalis* sp. nov., isolated from human urine. Int J Syst Evol Microbiol 2008;58:682–687.

950. Roux V, Raoult D. *Paenibacillus massiliensis* sp. nov., *Paenibacillus sanguinis* sp. nov. and *Paenibacillus timonensis* sp. nov., isolated from blood cultures. Int J Syst Evol Microbiol 2004;54:1049–1054.

951. Roux V, Raoult D. *Brevibacterium massiliense* sp. nov., isolated from a human ankle discharge. Int J Syst Evol Microbiol 2009;59:1960–1964.

952. Rowlinson M-C, Bruckner DA, Hinnebusch C, et al. Clearance of *Cellulosimicrobium cellulans* bacteremia in a child without central venous catheter removal. J Clin Microbiol 2006;44:2650–2654.

953. Roy M, Chen JC, Miller M, et al. Epidemic *Bacillus* endophthalmitis after cataract surgery, I: Acute presentation and outcome. Ophthalmology 1997;104:1768–1772.

954. Ruiz ME, Richards JS, Kerr GS, et al. *Erysipelothrix rhusiopathiae* septic arthritis. Arth Rheum 2003;48:1156–1157.

955. Rupp ME, Stiles KG, Tarantolo S, et al. Central venous catheter-related *Corynebacterium minutissimum* bacteremia. Infect Control Hosp Epidemiol 1998;19:786–789.

956. Russo A, Angeletti S, Lorino G, et al. A case of *Lactobacillus casei* bacteremia associated with aortic dissection: is there a link? New Microbiol 2010;33:175–178.

957. Ryan PA, MacMillan JD, Zilinskas BA. Molecular cloning and characterization of the genes encoding the L1 and L2 components of hemolysin BL from *Bacillus cereus*. J Bacteriol 1997;179:2551–2556.

958. Saavedra J, Rodriguez JN, Fernandez-Jurado A, et al. A necrotic soft-tissue lesion due to *Corynebacterium urealyticum* in a neutropenic child. Clin Infect Dis 1996;22:851–852.

959. Sabbe LJM, Van De Merwe D, Schouls L, et al. Clinical spectrum of infections due to the newly described *Actinomyces* species *A. turicensis*, *A. radingae*, and *A. europaeus*. J Clin Microbiol 1999;37:8–13.

960. Sada S, Misago T, Okawa Y, et al. Necrotizing fasciitis and myonecrosis "synergistic" necrotizing cellulitis caused by *Bacillus cereus*. J Dermatol 2009;36:423–426.

961. Sadhu A, Loewenstein R, Klotz SA. *Rothia dentocariosa* endocarditis complicated by multiple cerebellar hemorrhages. Diagn Microbiol Infect Dis 2005;53:239–240.

962. Saez Roca G, Fernandez E, Diez JM, et al. Splenic abscess and empyema due to *Lactobacillus* species in an immunocompetent host. Clin Infect Dis 1998;26:498–499.

963. Saidani M, Kammoun S, Boutiba-Ben Boubaker I, et al. *Corynebacterium propinquum* isolated from a pus collection in a patient with osteosynthesis of the elbow. Tunis Med 2010;88:360–362.

964. Saki C, Iuchi T, Ishii A, et al. *Bacillus cereus* brain abscesses occurring in a severely neutropenic patient: successful treatment with antimicrobial agents, granulocyte colony-stimulating factor, and surgical drainage. Intern Med 2001;40:654–657.

965. Salaman SA, Prag J. Three cases of *Rothia dentocariosa* bacteraemia: frequency in Denmark and a review. Scand J Infect Dis 2002;34:153–157.

966. Salamina G, Dalle Donne E, Niccolini A, et al. A foodborne outbreak of gastroenteritis involving *Listeria monocytogenes*. Epidemiol Infect 1996;117:429–436.

967. Salas C, Calvo J, Martinez-Martinez L. Activity of tigecycline against coryneform bacteria of clinical interest and *Listeria monocytogenes*. Antimicrob Agents Chemother 2008;52:1503–1505.

968. Saldar A, Armstrong D. Antimicrobial activities against 84 *Listeria monocytogenes* isolates from patients with systemic listeriosis at a comprehensive cancer center (1955–1997). J Clin Microbiol 2003;41:483–485.

969. Salimnia H, Alangaden GJ, Bharadwaj R, et al. *Weissella confusa*: an unexpected cause of vancomycin-resistant gram-positive bacteremia in immunocompromised hosts. Transpl Infect Dis 2011;13:294–298. doi: 10.1111/j.1399-3062.2010.00586.x.

970. Salimnia H, Patel D, Lephart PR, et al. *Listeria grayi*: vancomycin-resistant, gram-positive rod causing bacteremia in a stem cell transplant recipient. Transpl Infect Dis 2010;12:526–528.

971. Salmasi A, Asgari M, Khodadadi N, et al. Primary actinomycosis of the breast presenting as a breast mass. Breast Care 2010;5:105–107.

972. Salminen MK, Rautelin H, Tynkkynen S, et al. *Lactobacillus* bacteremia, clinical significance, and patient outcome, with special emphasis on probiotic L. rhamnosus GG. Clin Infect Dis 2004;38:62–69.

973. Salminen MK, Tynkkynen S, Rautelin H, et al. *Lactobacillus* bacteremia during a rapid increase in probiotic use of *Lactobacillus rhamnosus* GG in Finland. Clin Infect Dis 2002;35:1155–1160.

974. Sanchez Hernandez J, Mora Peris B, Yague Guirao N, et al. In vitro activity of newer antibiotics against *Corynebacterium jeikeium*, *Corynebacterium amycolatum*, and *Corynebacterium urealyticum*. Int J Antimicrob Agents 2003;22:492–496.

975. Santala AM, SarkonenN, Hall V, et al. Evaluation of four commercial test systems for identification of *Actinomyces* and some closely related species. J Clin Microbiol 2004;42:418–420.

976. Sarkonen N, Kononen E, Summanen P, et al. Phenotypic differentiation of *Actinomyces* and related species isolated from human sources. J Clin Microbiol 2001;39:3955–3961.

977. Sastry KS, Tuteja U, Santhosh PK, et al. Identification of *Bacillus anthracis* by a simple protective antigen-specific mAb dot-ELISA. J Med Microbiol 2003;52:47–49.

978. Sato T, Matsuyama J, Takahashi N, et al. Differentiation of oral *Actinomyces* species by 16S ribosomal DNA polymerase chain reaction-restriction fragment length polymorphism. Arch Oral Biol 1998;43:247–252.

979. Saulez MN, Cebra CK, Heidel JR, et al. Encrusted cystitis secondary to *Corynebacterium matruchotii* infection in a horse. J Am Vet Med Assoc 2005;226:246–248.

980. Sawelijew P, Kunkel J, Feddersen A, et al. Case of fatal systemic infection with an *Aureobacterium* sp.: identification of isolate by 16S rRNA gene analysis. J Clin Microbiol 1996;34:1540–1541.

981. Saxena S, Aggarwal C, Mehta G. Chorioamnionitis due to *Arcanobacterium haemolyticum*. J Global Infect Dis 2011;3:92–93.

982. Sayyahfar S, Nasiri SJ. First report of thyroid abscess in the pediatric age group caused by *Arcanobacterium haemolyticum*. J Infect Chemother 2012;18:584–586. Doi: 10.1007/s10156-011-0349-4.

983. Schett G, Herak P, Graninger W, et al. *Listeria*-associated arthritis in a patient undergoing etanercept therapy: case report and review of the literature. J Clin Microbiol 2005;53:2537–2541.
984. Schiff MJ, Kaplan MH. *Rothia dentocariosa* pneumonia in an immunocompromised patient. Lung 1987;165:279–282.
985. Schmidt M, Maxime V, Pareire F, et al. A lethal case of meningitis due to *Lactobacillus rhamnosus* as a late complication of anterior spine surgery. J Infect 2011;62:309–310.
986. Schnell D, Beyler C, Lanternier F, et al. Nontoxigenic *Corynebacterium diphtheriae* as a rare cause of native endocarditis in childhood. Pediatr Infect Dis J 2010;29:886–888.
987. Schnupf P, Portnoy DA. Listeriolysin O: a phagosome-specific lysin. Microbes Infect 2007;9:1176–1187.
988. Schoeni JL, Wong ACL. *Bacillus cereus* food poisoning and its toxins. J Food Prot 2005;68:636–648.
989. Scholing M, Schneeberger PM, van den Dries P, et al. Clinical features of liver involvement in adult patients with listeriosis. Review of the literature. Infection 2007;35:212–218.
990. Schricker ME, Thompson GH, Schreiber JR. Osteomyelitis due to *Bacillus cereus* in an adolescent: case report and review. Clin Infect Dis 1994;18:863–867.
991. Schuheggar R, Lindermayer M, Kugler R, et al. Detection of toxigenic *Corynebacterium diphtheriae* and *Corynebacterium ulcerans* strains by a novel real-time PCR. J Clin Microbiol 2008;46:2822–2823.
992. Schumacher VL, Hinckley L, Gilbert K, et al. *Actinomyces hyovaginalis*-associated lymphadenitis in a Nubian goat. J Vet Diagn Invest 2009;21:380–384.
993. Schumann P, Weiss N, Stackebrandt E. Reclassification of *Cellulomonas cellulans* (Stackbrandt and Keddie 1986) as *Cellulosimicrobium cellulans* gen. nov., com. nov. Int J Syst Evol Microbiol 2001;51:1007–1010.
994. Schwebke JR, Rivers C, Lee J. Prevalence of *Gardnerella vaginalis* in male sexual partners of women with and without bacterial vaginosis. Sex Transm Dis 2009;36:92–94.
995. Sears A, McLean M, Hingston D, et al. Case of cutaneous diphtheria in New Zealand: implications for surveillance and management. N Z Med J 2012;125:64–71.
996. Seeliger HPR, Rocourt J, Schrettenbrunner A, et al. *Listeria ivanovii* sp. nov. Int J Syst Bacteriol 1984;34:336–337.
997. Seo JY, Yeom JS, Ko KS. *Actinomyces cardiffensis* septicemia: a case report. Diagn Microbiol Infect Dis 2012;73:86–88. doi: 10.1016.jdaigmicrobio.2012.02.012
998. Shadomy SV, Smith TL. Zoonoses update: anthrax. J Am Vet Assoc 2008;233:63–72.
999. Shaffar DN, Drevets DA, Furr RW. *Listeria monocytogenes* rhombencephalitis with cranial-nerve palsies: a case report. W V Med J 1998;94:80–83.
1000. Shah M, Gentile RC, McCormick SA, et al. *Oerskovia xanthineolytica* keratitis. CLAO J 1996;22:96.
1001. Shah M, Murillo JL. Successful treatment of *Corynebacterium striatum* endocarditis with daptomycin plus rifampin. Ann Pharmacother 2005;39:1741–1744.
1002. Shakoor S, Fasih N, Jabeen K, et al. *Rothia dentocariosa* endocarditis with mitral valve prolapse: case report and brief review. Infection 2011;39:177–179.
1003. Shamsuddin D, Tuazon CV, Levy C, et al. *Bacillus cereus* panophthalmitis: source of the organism. Rev Infect Dis 1982;4:97–103.
1004. Sharkawy AA. Cervicofacial actinomycosis and mandibular osteomyelitis. Inf Dis Clin North Am 2007;21:543–546.
1005. Shaughnessy LM, Adam DH, Kenneth AC, et al. Membrane perforations inhibit lysosome fusion by altering pH and calcium in *Listeria monocytogenes* vacuoles. Cell Microbiol 2006;8:781–792.
1006. Sheiness D, Dix K, Watanabe S, et al. High levels of *Gardnerella vaginalis* detected with an oligonucleotide probe combined with elevated pH as a diagnostic indicator of bacterial vaginosis. J Clin Microbiol 1992;30:642–648.
1007. Sheng WH, Hsueh PR, Hung CC, et al. Fatal outcome of *Erysipelothrix rhusiopathiae* bacteremia in a patient with oropharyngeal cancer. J Formos Med Assoc 2000;99:431–434.
1008. Shida O, Takagi H, Kadowaki K, et al. Transfer of *Bacillus alginolyticus*, *Bacillus chondroitinus*, *Bacillus curdlanolyticus*, *Bacillus glucanolyticus*, *Bacillus kobensis*, and *Bacillus thiaminolyticus* to the genus *Paenibacillus* and emended description of the genus *Paenibacillus*. Int J Syst Bacteriol 1997;47:289–298.
1009. Shigeta N, Ozaki K, Hori K, et al. An *Arthrobacter* spp. bacteremia leading to fetal death and maternal disseminated intravascular coagulation. Fetal Pediatr Pathol 2013;31:25–31. doi:10.3109/15513815.2012.6S9413.
1010. Shin JH, Shim JD, Kim HR, et al. *Rothia dentocariosa* septicemia without endocarditis in a neonate with meconium aspiration syndrome. J Clin Microbiol 2004;42:4891–4892.
1011. Shin JH, Kim DO, Kim HR, et al. Severe infective endocarditis of native valves caused by *Weissella confusa* detected incidentally on echocardiography. J Infect 2007;54:e149–e151.
1012. Shin SJ, Gwak W-G. *Erysipelothrix rhusiopathiae* peritonitis in a patient undergoing continuous ambulatory peritoneal dialysis. J Korean Med Sci 2010;25:1234–1236.
1013. Shoji H, Yoshida K, Niki Y. Lung abscess and pleuritis caused by *Lactobacillus rhamnosus* in an immuncompetent patient. J Infect Chemother 2010;16:45–48.
1014. Shukla SK, Bernard KA, Harney M, et al. *Corynebacterium nigricans* sp. nov.: proposed name for a black-pigmented *Corynebacterium* species recovered from the human female genital tract. J Clin Microbiol 2003;41:4353–4358.
1015. Shukla SK, Vevea DN, Frank DN, et al. Isolation and characterization of a black-pigmented *Corynebacterium* sp. from a woman with spontaneous abortion. J Clin Microbiol 2001;39:1109–1113.
1016. Sierra JM, Martinez-Martinez L, Vazquez F, et al. Relationship between mutations in the *gyr* gene and quinolone resistance in clinical isolates of *Corynebacterium striatum* and *Corynebacterium amycolatum*. Antimicrob Agents Chemother 2005;49:1714–1719.
1017. Sile H, Norwood J. Intra-abdominal abscess cause by *Listeria monocytogenes* in a patient with acquired hemolytic anemia and thrombocytopenia. South Med J 2002;95:1350–1352.
1018. Silva WA, Pinheiro AM, Jahns B, et al. Breast abscess due to *Actinomyces europaeus*. Infection 2011;39:255–258. doi:10.1007/sl5010-011-0119-3.
1019. Simionescu R, Grover S, Shekar R, et al. Necrotizing fasciitis caused by *Erysipelothrix rhusiopathiae*. South Med J 2003;96:937–939.
1020. Simonet M, DeBriel D, Boucot I, et al. Coryneform bacteria isolated from middle ear fluid. J Clin Microbiol 1993;31:1667–1668.
1021. Simoons-Smit AM, Savelkoul PH, Newling DW, et al. Chronic cystitis caused by *Corynebacterium urealyticum* detected by polymerase chain reaction. Eur J Clin Microbiol Infect Dis 2000;19:949–952.
1022. Simsek A, Perek A, Cakcak IE, et al. Pelvic actinomycosis presenting as a malignant pelvic mass: a case report. J Med Case Rep 2011;5:40.
1023. Sing A, Berger A, Schneider-Brachert W, et al. Rapid detection and molecular differentiation of toxigenic *Corynebacterium diphtheriae* and *Corynebacterium ulcerans* strains by LightCycler PCR. J Clin Microbiol 2011;49:2485–2489.
1024. Sing A, Bierschenk S, Heesemann J. Classical diphtheria caused by *Corynebacterium ulcerans* in Germany: amino acid sequence differences between diphtheria toxins from *Corynebacterium diphtheriae* and *C. ulcerans*. Clin Infect Dis 2005;40:325–326.
1025. Sing A, Hogardt M, Bierschenk S, et al. Detection of differences in the nucleotide and amino acid sequences of diphtheria toxin from *Corynebacterium diphtheriae* and *Corynebacterium ulcerans* causing extrapharyngeal infections. J Clin Microbiol 2003;41:4848–4851.
1026. Siqueira JF, Rocas IN. Polymerase chain reaction detection of *Propionibacterium propionicus* and *Actinomyces radicidentis* in primary and persistent endodontic infections. Oral Surg Oral Med Oral Path Oral Radiol Endod 2003;96:215–222.
1027. Sirisanthana T, Brown AE. Anthrax of the gastrointestinal tract. Emerg Infect Dis 2002;8:649–651.
1028. Sirisanthana T, Navachareon N, Tharavichitkul P, et al. Outbreak of oropharyngeal anthrax: an unusual manifestation of human infection with *Bacillus anthracis*. Am J Trop Med Hyg 1984;33:144–150.
1029. Siu YP, Tong MKH, Lee MKF, et al. Exit-site infection caused by *Actinomyces odontolyticus* in a CAPD patient. Perit Dial Int 2004;24:602–603.
1030. Sivadon-Tardy V, Roux A-L, Piriou P, et al. *Gardnerella vaginalis* acute hip arthritis in a renal transplant recipient. J Clin Microbiol 2009;47:264–265.
1031. Sjoden B, Funke G, Izquierdo A, et al. Description of some coryneform bacteria isolated from human clinical specimens as *Corynebacterium falsenii* sp. nov. Int J Syst Bacteriol 1998;48:69–74.
1032. Skov RL, Sanden AK, Danchell VH, et al. Systemic and deep-seated infections caused by *Arcanobacterium haemolyticum*. Eur J Clin Microbiol Infect Dis 1998;17:578–582.
1033. Slamti L, Perchat S, Gominet M, et al. Distinct mutation in PlcR explain why some strains of the *Bacillus cereus* group are non-hemolytic. J Bacteriol 2004;186:3531–3538.
1034. Smego RA Jr. Actinomycosis of the central nervous system. Rev Infect Dis 1987;9:855–865.
1035. Smego RA Jr, Foglia G. Actinomycosis. Clin Infect Dis 1998;26:1255–1263.
1036. Smego RA Jr, Gebrian B, Desmangels G. Cutaneous manifestations of anthrax in rural Haiti. Clin Infect Dis 1998;26:97–102.
1037. Smith KJ, Skelton HG III, Angritt P, et al. Cutaneous lesions of listeriosis in a newborn. J Cutan Pathol 1991;18:474–476.
1038. Smith MH, Harms PW, Newton DW, et al. Mandibular actinomyces osteomyelitis complicating florid cemento-osseous dysplasia: case report. BMC Oral Health 2011;11:21.

1039. Smith SM, Ogbara T, Eng RHK. Involvement of *Gardnerella vaginalis* in urinary tract infections in men. J Clin Microbiol 1991;30:1575–1577.
1040. Smith TR. Actinomycosis of the distal colon and rectum. Gastrointest Radiol 1992;17:274–276.
1041. Snyder JW. Media for detection of *Corynebacterium diphtheriae*. In Garcia LS et al., eds. Clinical Microbiology Procedures Handbook. 3rd Ed. Vol 1. Washington, DC: ASM Press, 2010:3.11.7.
1042. Snydman DR. The safety of probniotics. Clin Infect Dis 2008;40:1625–1634.
1043. Sofianou D, Avgoustinakis E, Dilopoulou A, et al. Soft-tissue abscess involving *Actinomyces odontolyticus* and two *Prevotella* species in an intravenous drug abuser. Comp Immunol Microbiol Infect Dis 2004;27:75–79.
1044. Somvanshi VS, Lang E, Schumann P, et al. *Leucobacter iarius* sp. nov., in the family *Microbacteriaceae*. Int J Syst Evol Microbiol 2007;57:682–686.
1045. Soriano F, Huelves L, Naves P, et al. In vitro activity of ciprofloxacin, moxifloxacin, vancomycin and erythromycin against planktonic and biofilm forms of *Corynebacterium urealyticum*. J Antimicrob Chemother 2009;63:353–356.
1046. Soriano F, Ponte C, Galliano MJ. Adherence of *Corynebacterium urealyticum* (CDC group D2) and *Corynebacterium jeikeium* to intravenous and urinary catheters. Eur J Clin Microbiol Infect Dis 1993;12:453–456.
1047. Soriano F, Ponte C, Ruiz P, et al. Non-urinary tract infections caused by multiply antibiotic-resistant *Corynebacterium urealyticum*. Clin Infect Dis 1993;17:890–891.
1048. Soriano F, Rodriguez-Tudela JL, Fernandez-Roblas R, et al. Skin colonization by *Corynebacterium* groups D2 and JK in hospitalized patients. J Clin Microbiol 1988;26:1878–1880.
1049. Soriano F, Tauch A. Microbiological and clinical features of *Corynebacterium urealyticum*: urinary tract stones and genomics as the Rosetta Stone. Clin Microbiol Infect 2008;14:632–643.
1050. Spach DH, Opp DR, Gabre-Kidan T. Bacteremia due to *Corynebacterium jeikeium* in a patient with AIDS. Rev Infect Dis 1991;13:342–343.
1051. Spencer RC. *Bacillus anthracis*. J Clin Pathol 2003;56:182–187.
1052. Spyrou N, Anderson M, Foale R. *Listeria* endocarditis: current management and patient outcome: world literature review. Heart 1997;77:380–383.
1053. Sriskandan S, Lacey S, Fischer L. Isolation of vancomycin-resistant lactobacilli from three neutropenic patients with pneumonia. Eur J Clin Microbiol Infect Dis 1993;12:649–650.
1054. Stackebrandt E, Breymann S, Steiner U, et al. Re-evaluation of the status of the genus *Oerskovia*, reclassification of *Promicromonospora enterophila* (Jager et al 1983) as *Oerskovia enterophila* comb. nov. and description of *Oerskovia jenensis* sp. nov. and *Oerskovia paurometabola* sp. nov. Int J Syst Evol Microbiol 2002;52:1105–1111.
1055. Stackebrandt E, Schumann P, Cui XL. Reclassification of *Cellulosimicrobium variabile* to *Isoptericola variabilis* gen. nov., comb. nov. Int J Syst Evol Microbiol 2004;54:685–688.
1056. Stenfors Arnesen LP, Fagerlund A, Granum PE. From soil to gut: *Bacillus cereus* and its food poisoning toxins. FEMS Microbiol Rev 2008;32:579–606.
1057. Stern E, Uhde K, Shadomy S, et al. Conference report on public health and clinical guidelines for anthrax. Emerg Infect Dis 2008;14:e1.
1058. Stickel F, Droz S, Patsenker E, et al. Severe hepatotoxicity following ingestion of Herbalife nutritional supplements contaminated with *Bacillus subtilis*. J Hepatol 2009;50:111–117.
1059. Stokes MG, Titball RW, Neeson BN, et al. Oral administration of a *Salmonella*-based vaccine expressing *Bacillus anthracis* protective antigen confers protection against aerosolized *B. anthracis*. Infect Immun 2007;75:1827–1834.
1060. Stone N, Gillett P, Burge S. Breast abscess due to *Corynebacterium striatum*. Br J Dermatol 1997;137:623–625.
1061. Storms V, Hommez J, Devriese LA, et al. Identification of a new biotype of *Actinomyces hyovaginalis* in tissues of pigs during diagnostic bacteriological examination. Vet Microbiol 2002;84:93–102.
1062. Strauss R, Mueller A, Wehler M, et al. Pseudomembranous tracheobronchitis due to *Bacillus cereus*. Clin Infect Dis 2001;33:E39–E41.
1063. Stuart S, Welshimer H. Taxonomic re-examination of *Listeria* Pirie and transfer of *Listeria grayi* and *Listeria murrayi* to a new genus *Murraya*. Int J Sys Evol Microbiol 1974;24:177–185.
1064. Sturm PDJ, Van Eijk J, Veltman S, et al. Urosepsis with *Actinobaculum schaalii* and *Aerococcus urinae*. J Clin Microbiol 2006;44:652–654.
1065. Suarez-Garcia I, Sanchez-Garcia A, Soler L, et al. *Lactobacillus jensenii* bacteremia and endocarditis after dilitation and curettage: case report and literature review. Infection 2012;40:219–222. doi: 10.1007/s15010-011-0182-9.
1066. Sudduth EJ, Rozich JD, Farrar WE. *Rothia dentocariosa* endocarditis complicated by perivalvular abscess. Clin Infect Dis 1993;17:772–775.
1067. Sulpher J, Desjardins M, Lee BC. Central venous catheter-associated *Leifsonia aquatica* bacteremia in a hemodialysis-dependent patient. Diagn Microbiol Infect Dis 2008;61:64–66.
1068. Summa C, Walker SAN. Endocarditis due to *Listeria monocytogenes* in an academic teaching hospital: case report. Can J Hosp Pharm 2010;63:312–314.
1069. Sung HY, Lee IS, Kim SI, et al. Clinical features of abdominal actinomycosis: a 15-year experience of a single institute. J Korean Med Sci 2011:26:932–937.
1070. Surrun SK, Jaufeerally FR, Sim HCJ. *Erysipelothrix rhusiopathiae* septicemia with prolonged hypertension: a case report. Ann Acad Med 2008;37:251–252.
1071. Suzuki KI, Suzuki M, Sasaki J, et al. *Leifsonia* gen. nov., a genus for 2,4-diaminobutyric acid-containing actinomycetes to accommodate "*Corynebacterium aquaticum*" Leifson 1962 and *Clavibacter xyli* subspecies *cynodontis* Davis et al 1984. J Gen Appl Microbiol 1999;45:253–262.
1072. Suzuki T, Iihara H, Uno T, et al. Suture-related keratitis caused by *Corynebacterium macginleyi*. J Clin Microbiol 2007;45:3833–3836.
1073. Svec P, Sevcikova A, Sedlacek I, et al. Identification of lactic acid bacteria isolated from human blood cultures. FEMS Immunol Med Microbiol 2007;4:192–196.
1074. Swaminathan B, Gerner-Smidt P. The epidemiology of human listeriosis. Microbes Infect 2007;9:1236–1243.
1075. Sweeney DA, Hicks CW, Cui X, et al. Anthrax infection. Am J Respir Crit Care Med 2011;184:1333–1341.
1076. Swenson JM, Facklam RR, Thornsberry C. Antimicrobial susceptibility of vancomycin-resistant *Leuconostoc*, *Pediococcus*, and *Lactobacillus* species. Antimicrob Agents Chemother 1990;34:543–547.
1077. Tablang MVF. Spontaneous bacterial peritonitis caused by infection with *Listeria monocytogenes*. Case Rep Gastroenterol 2008;2:321–325.
1078. Taguchi M, Nishikawa S, Matsuoka H, et al. Pancreatic abscess caused by *Corynebacterium coyleae* mimicking malignant neoplasm. Pancreas 2006;33:425–429.
1079. Takahashi T, Fujisawa T, Benno Y, et al. *Erysipelothrix tonsillarum* sp. nov. isolated from tonsils of apparently healthy pigs. Int J Syst Bacteriol 1987;37:166–168.
1080. Takahashi T, Fujisawa T, Tamura Y, et al. DNA relatedness among *Erysipelothrix rhusiopathiae* strains representing all twenty-three serovars and *Erysipelothrix tonsillarum*. Int J Syst Bacteriol 1992;42:469–473.
1081. Takahashi T, Fujisawa T, Umeno A, et al. A taxonomic study on *Erysipelothrix* by DNA-DNA hybridization experiments with numerous strains isolated from extensive origins. Microbiol Immunol 2008;52:469–478.
1082. Takahashi T, Fujisawa T, Yamamoto K, et al. Taxonomic evidence that serovar 7 of *Erysipelothrix rhusiopathiae* isolated from dogs with endocarditis are *Erysipelothrix tonsillarum*. J Vet Med B Infect Dis Vet Public Health 2000;47:311–312.
1083. Takeuchi M, Hatano K. Union of the genera *Microbacterium* Orla-Jensen and *Aureobacterium* Collins et al. in a redefined genus *Microbacterium*. Int J Syst Bacteriol 1998 48:739–747.
1084. Takiguchi Y, Terano T, Hirai A. Lung abscess caused by *Actinomyces odontolyticus*. Intern Med 2003;42:723–725.
1085. Tam P-YI, Fisher MA, Miller NS. *Corynebacterium falsenii* bacteremia occurring in an infant on vancomycin therapy. J Clin Microbiol 2010;48:3440–3442.
1086. Tamborrini M, Holzer M, Seeberger PH, et al. Anthrax spore detection by a luminex assay based on monoclonal antibodies that recognize anthrose-containing oligosaccharides. Clin Vaccine Immunol 2010;17:1446–1551.
1087. Tamborrini M, Werz DB, Frey J, et al. Anti-carbohydrate antibodies for the detection of anthrax spores. Angew Chem Int Ed Engl 2006;45:6591–6582.
1088. Tan TY, Ng SY, Thomas H, et al. *Arcanobacterium haemolyticum* bacteremia and soft-tissue infections: case report and review of the literature. J Infect 2006;53:e69–e74.
1089. Tanasupawat S, Shida O, Okada S. *Lactobacillus acidipiscis* and *Weissella thailandensis* sp. nov., isolated from fermented fish in Thailand. Int J Syst Evol Microbiol 2000;50:1479–1485.
1090. Tandon A, Tay-Kearney M-L, Metcalf C, et al. *Bacillus circulans* endophthalmitis. Clin Exp Ophthalmol 2001;29:92–93.
1091. Tang G, Yip H-K, Luo G, et al. Development of novel oligonucleotide probes for seven *Actinomyces* species and their utility in supragingival plaque analysis. Oral Diseases 2003;9:203–209.
1092. Tang WJ, Guo Q. The adenylyl cyclase activity of anthrax edema factor. Mol Aspects Med 2009;30:423–430.
1093. Tappero JW, Schuchat A, Deaver KA, et al. Reduction in the incidence of human listeriosis in the United States: effectiveness of prevention efforts? JAMA 1995;273:1118–1122.
1094. Tarr PE, Stock F, Cooke RH, et al. Multidrug-resistant *Corynebacterium striatum* pneumonia in a heart transplant recipient. Transpl Infect Dis 2003;5:53–58.
1095. Tasyaran MA, Deniz O, Ertek M, et al. Anthrax meningitis: case report and review. Scand J Infect Dis 2002;34:66–67.
1096. Tay E, Rajan M, Tuft S. *Listeria monocytogenes* sclerokeratitis: a case report and literature review. Cornea 2008;27:947–949.

1097. Taylor GB, Paviour SD, Musaad S, et al. A clinicopathological review of 34 cases of inflammatory breast disease showing an association between corynebacteria infection and granulomatous mastitis. Pathology 2003;35:109–119.

1098. Taylor J, Saavedra-Campos M, Harwood D, et al. Toxigenic *Corynebacterium ulcerans* infection in a veterinary student in London, United Kingdom, May 2010. Euro Surveill 2010;15:1–3.

1099. Te Giffel MC, Beumer RR, Klijn N, et al. Discrimination between *Bacillus cereus* and *Bacillus thuringiensis* using specific DNA probes based on variable regions of 16S rRNA. FEMS Microbiol Lett 1997;146:47–51.

1100. Telander B, Lerner R, Palmblad J, et al. *Corynebacterium* group JK in a hematological ward: infections, colonization, and environmental contamination. Scand J Infect Dis 1088;20:55–61.

1101. Tena D, Martinez-Torres JA, Perez-Pomata MT, et al. Cutaneous infection due to *Bacillus pumilus*: report of 3 cases. Clin Infect Dis 2007;44:e40–e42.

1102. Teng JL, Woo PC, Leung KW, et al. Pseudobacteremia in a patient with neutropenic fever caused by a novel *Paenibacillus* species: *Paenibacillus hongkongensis* sp. nov. Mol Pathol 2003;56:29–35.

1103. Thanos I, Mylona S, Kalioris V, et al. Ileocecal actinomycosis: a case report. Abdom Imaging 2004;29:36–38.

1104. Therriault BL, Daniels LM, Carter YL, et al. Severe sepsis caused by *Arcanobacterium haemolyticum*: a case report and review of the literature. Ann Pharmacother 2008;42:1697–1702.

1105. Thurn JR, Goodman JL. Post-traumatic ophthalmitis due to *Bacillus licheniformis*. Am J Med 1988;85:708–710.

1106. Tibrewala AV, Woods CJ, Pyrgos VJ, et al. Native valve endocarditis caused by *C. striatum*. Scand J Infect Dis 2006;38:805–807.

1107. Tien C-H, Huang G-S, Chang C-C, et al. Acupuncture-associated *Listeria monocytogenes* arthritis in a patient with rheumatoid arthritis. Joint Bone Spine 2008;75:502–503.

1108. Tietz A, Aldridge KE, Figueroa JE. Disseminated coinfection with *Actinomyces graevenitzii* and *Mycobacterium tuberculosis*: case report and review of the literature. J Clin Microbiol 2005;43:3017–3022.

1109. Tiwari TSP, Golaz A, Yu DT, et al. Investigations of 2 cases of diphtheria-like illness due to toxigenic *Corynebacterium ulcerans*. Clin Infect Dis 2008;46:395–401.

1110. Toma C, Sisavath L, Iwanga M. Reversed passive latex agglutination assay for detection of toxigenic *Corynebacterium diphtheriae*. J Clin Microbiol 1997;35:3147–3149.

1111. Tommasi C, Equitani F, Masala M, et al. Diagnostic difficulties of *Lactobacillus casei* bacteremia in immunocompetent patients: a case report. J Med Case Rep 2008;2:315–319.

1112. Topolovski M, Yang SS, Boonpasat T. Listeriosis of the placenta: clinicopathologic study of seven cases. Am J Obstet Gynecol 1993;169:616–620.

1113. Totten PA, Amsel R, Hale J, et al. Selective differential human blood bilayer media for isolation of *Gardnerella* (*Haemophilus*) *vaginalis*. J Clin Microbiol 1982;15:141–147.

1114. Traer EA, Williams MR, Keenan JN. *Erysipelothrix rhusiopathiae* infection of a total knee arthroplasty: an occupational hazard. J Arthroplasty 2008;23:609–611.

1115. Tran TT, Jaijakul S, Lewis CT, et al. Native valve endocarditis caused by heterogenous high-level daptomycin resistant *Corynebacterium striatum*: "collateral damage" from daptmycin therapy? Antimicrob Agents Chemother 2012;56:3461–3464. doi:10.1128/AAC.00046-12.

1116. Trinh HT, Billington SJ, Field AC, et al. Susceptibility of *Arcanobacterium pyogenes* from different sources to tetracycline, macrolide, and lincosamide antimicrobial agents. Vet Microbiol 2002;85:353–359.

1117. Troelsen A, Moller JK, Bolvig L, et al. Animal-associated bacteria, *Erysipelothrix rhusiopathiae*, as the cause of infection in a total hip arthroplasty. J Arthroplast 2010;25:e21–e23.

1118. Trost E, Gotker S, Schneider J, et al. Complete genome sequence and lifestyle of black-pigmented *Corynebacterium aurimucosum* ATCC 700975 (formerly *C. nigricans* CN-1) isolated from a vaginal swab of a woman with spontaneous abortion. BMC Genomics 2010;11:91.

1119. Troxler R, Funke G, vonGraevenitz A, et al. Natural antibiotic susceptibility of recently established coryneform bacteria. Eur J Clin Microbiol Infect Dis 2001;20:315–323.

1120. Tse KC, Li fk, Chan TM, et al. *Listeria monocytogenes* peritonitis complicated by septic shock in a patient on continuous ambulatory peritoneal dialysis. Clin Nephrol 2003;60:61–62.

1121. Tuazon CV, Hill R, Sheagren JN. Microbiologic study of street heroin and injection paraphernalia. J Infect Dis 1974;129:327–329.

1122. Tucker JD, Montecino R, Winograd JM, et al. Pyogenic flexor tenosynovitis associated with *Cellulosimicrobium cellulans*. J Clin Microbiol 2008;46:4106–4108.

1123. Tumbarello M, Tacconelli E, Del Forno A, et al. *Corynebacterium striatum* bacteremia in a patient with AIDS [Letter]. Clin Infect Dis 1994;18:1007–1008.

1124. Turell MJ, Knudson GB. Mechanical transmission of *Bacillus anthracis* by stable flies (*Stomoxys calcitrans*) and mosquitoes (*Aedes aegypti* and *Aedes taeniorhynchus*) Infect Immun 1987;55:1859–1861.

1125. Turk BG, Turkman M, Aytimur D. Antibiotic susceptibility of *Corynebacteium minutissimum* isolated from lesions of Turkish patients with erythrasma. J Am Acad Dermatol 2011;65:1230–1231.

1126. Turk S, Korrovits P, Punab M, et al. Coryneform bacteria in semen of chronic prostatitis patients. Int J Androl 2007;30:123–128.

1127. Turnbull P, Bohm R, Cosovi O, et al. Guidelines for the Surveillance and Control of Anthrax in Humans and Animals. 3rd Ed. Geneva: World Health Organization, Department of Communicable Diseases Surveillance and Response, 1998.

1128. Turnbull P, Sirianni N, Lebron C, et al. MICs of selected antibiotics for *Bacillus anthracis*, *Bacillus thuringiensis*, and *Bacillus mycoides* from a range of clinical and environmental sources as determined by the Etest. J Clin Microbiol 2004;42:3626–3634.

1129. Uehara Y, Takahashi T, Yagoshi M, et al. Liver abscess of *Actinomyces israelii* in a hemodialysis patient: case report and review of the literature. Intern Med 2010;49:2017–2020.

1130. Ulbegi-Mohyla H, Hassan AA, Hijazin M, et al. Characterization of *Arcanobacterium abortisuis* by phenotypic properties and by sequencing of the 16S-23S rDNA intergenic spacer region. Vet Microbiol 2011;148:431–433.

1131. Uldry P-A, Kuntzer T, Bogousslavsky J, et al. Early symptoms and outcome of *Listeria monocytogenes* rhombencephalitis: 14 adult cases. J Neurol 1993;240:235–242.

1132. Ulrich S, Zbinden R, Pagano M, et al. Central venous catheter infection with *Brevibacterium* sp. in an immunocompetent woman: case report and review of the literature. Infection 2006;34:103–106.

1133. Umana E. *Erysipelothrix rhusiopathiae*: an unusual pathogen of infective endocarditis. Int J Cardiol 2003;88:297–299.

1134. Vaccher S, Cordiali R, Osimani P, et al. Bacteremia caused by *Rothia mucilaginosa* in a patient with Shwachman-Diamond syndrome. Infection 2007;35:209–210.

1135. Valko P, Busolini E, Donati N, et al. Severe large bowel obstruction secondary to infection with *Actinomyces israelii*. Scand J Infect Dis 2006;38:231–234.

1136. Vallett C, Pezzetta E, Nicolet-Chatelin G, et al. Stage III empyema caused by *Actinomyces meyeri*: a plea for decortication. J Thorac Cardiovasc Surg 2004;127:1511–1513.

1137. Van Belkum A, Scherer S, van Alphen L, et al. Short-sequence DNA repeats in prokaryotic genomes. Microbiol Mol Biol Rev 1998;62:275–293.

1138. Van Bosterhout B, Boucquey P, Janssens M, et al. Chronic osteomyelitis due to *Actinomyces neuii* subspecies *neuii* and *Dermabacter hominis*. Eur J Clin Microbiol Infect Dis 2002;21:486–487.

1139. Van Bosterhaut B, Cuvelier R, Serruys E, et al. Three cases of opportunistic infection caused by propionic acid producing *Corynebacterium minutissimum*. Eur J Clin Microbiol Infect Dis 1992;11:628–631.

1140. Vandamme P, Falsen E, Vancanneyt M, et al. Characterization of *Actinomyces turicensis* and *Actinomyces radingae* strains from human clinical samples. Int J Syst Bacteriol 1998;48:503–510.

1141. Vanden Bempt IV, Van Trappen S, Cleenwerck I, et al. *Actinobaculum schaalii* causing Fournier's gangrene. J Clin Microbiol 2011;49:2369–2371.

1142. van der Lelie H, Leverstein-van Hall M, Mertens M, et al. *Corynebacterium* CDC group JK (*Corynebacterium jeikeium*) sepsis in haematological patients: a report of three cases and a systematic literature review. Scand J Infect Dis 1995;27:581–584.

1143. Van der Zwet WC, Parlevliet GA, Savelkoul PH, et al. Outbreak of *Bacillus cereus* infection in a neonatal intensive care unit traced to balloons used in manual ventilation. J Clin Microbiol 2000;38:4131–4136.

1144. Vaneechouette M, DeBleser D, Claeys G, et al. Cardioverter-lead electrode infection due to *Corynebacterium amycolatum*. Clin Infect Dis 1998;27:1553–1554.

1145. Van Ert MN, Easterday WR, Huyhn LY, et al. Global genetic population structure of *Bacillus anthracis*. PLoS One 2007;2:e461.

1146. Van Esbroeck M, Vandamme P, Falsen E, et al. Polyphasic approach to the classification and identification of *Gardnerella vaginalis* and unidentified *Gardnerella vaginalis*-like coryneforms present in bacterial vaginosis. Int J Syst Bacteriol 1996;46:675–682.

1147. Van Loo IHM, van den Wildenberg WJ, van Huijstee PJ, et al. Pelvic abscess caused by *Arcanobacterium haemolyticum* mimicking a soft tissue tumour. J Med Microbiol 2007;56:1684–1686.

1148. Van Mook WN, Simonis FS, Schneeberger PM, et al. A rare case of disseminated actinomycosis caused by *Actinomyces meyeri*. Neth J Med 1997;51:39–45.

1149. Vargas J, Hernandez M, Silvestri C, et al. Brain abscess due to *Arcanobacterium haemolyticum* after dental extraction. Clin Infect Dis 2006;42:1810-1811.
1150. Vay C, Cittadini R, Barberis C, et al. Antimicrobial susceptibility of non-enterococcal intrinsic glycopeptides-resistant Gram-positive organisms. Diagn Microbiol Infect Dis 2007;57:183-188.
1151. Veiga E, Cossart P. *Listeria* hijacks the clathrin-dependent endocytic machinery to evade mammalian cells. Nat Cell Biol 2005;7:894-900.
1152. Vela AI, Gracia E, Fernandez A, et al. Isolation of *Corynebacterium xerosis* from animal clinical specimens. J Clin Microbiol 2006;44:2242-2243.
1153. Vela AI, Mateos A, Collins MD, et al. *Corynebacterium suicordis* sp. nov. from pigs. Int J Syst Evol Microbiol 2003;53:2027-2031.
1154. Veraldi S, Girgenti V, Dassoni F, et al. Erysipeloid: a review. Clin Exp Dermatol 2009;34:859-862.
1155. Verbarg S, Rheims H, Emus S, et al. *Erysipelothrix inopinata* sp. nov., isolated in the course of sterile filtration of vegetable peptone broth, and description of *Erysipelotrichaceae* fam. nov. Int J Syst Evol Microbiol 2004;54:221-225.
1156. Verrall AJ, Robinson PC, Tan CE, et al. *Rothia aeria* as a cause of sepsis in a native joint. J Clin Microbiol 2010;48:2648-2650.
1157. Vila J, Juiz P, Salas C, et al. Identification of clinically relevant *Corynebacterium* spp., *Arcanobacterium haemolyticum*, and *Rhodococcus equi* by matrix-assisted laser desorption ionization-time of flight mass spectrometry. J Clin Microbiol 2012;50:1745-1747.
1158. Villamil-Cajoto I, Rodriguez-Otero L, Villacian-Vicedo MJ. Septicemia caused by *Corynebacterium macginleyi*: a rare form of extraocular infection. Int J Infect Dis 2008;12:333-335.
1159. Villanueva JL, Dominguez A, Rios MJ, et al. *Corynebacterium macginleyi* isolated from urine in a patient with a permanent bladder catheter. Scand J Infect Dis 2002;34:699-700.
1160. Villegas H, Arias F, Flores E, et al. Ultrastructural characteristics of *Gardnerella vaginalis* infection in the heterosexual couple. Arch Androl 1997;39:147-153.
1161. Viscoli C, Garaventa A, Ferrea G, et al. *Listeria monocytogenes* brain abscesses in a girl with acute lymphoblastic leukaemia after late central nervous system relapse. Eur J Cancer 1991;27:435-437.
1162. Vitek CR, Wharton M. Diphtheria in the former Soviet Union: reemergence of a pandemic disease. Emerg Infect Dis 1998;4:539-550.
1163. Volante M, Corina L, Contucci AM, et al. *Arcanobacterium haemolyticum*: two case reports. Acta Otorhinolaryngologica Italica 2008;28:144-146.
1164. Volokhov D, Pomerantsev A, Kivovich V, et al. Identification of *Bacillus anthracis* by multiprobe microarray hybridization. Diagn Microbiol Infect Dis 2004;49:163-171.
1165. von Graevenitz A. *Actinomyces neuii*: review of an unusual infectious agent. Infection 2011;39:97-100.
1166. von Graevenitz A, Punter-Streit V, Riegel P, et al. Coryneform bacteria in throat cultures of healthy individuals. J Clin Microbiol 1998;36:2087-2088.
1167. Von Hunolstein C, Alfarone G, Scopetti F, et al. Molecular epidemiology and characteristics of *Corynebacterium diphtheriae* and *Corynebacterium ulcerans* strains isolated in Italy during the 1990s. J Med Microbiol 2003;52:181-188.
1168. Wagar EA, Mitchell MJ, Carroll KC, et al. A review of sentinel laboratory performance: identification and notification of bioterrorism agents. Arch Pathol Lab Med 2010;134:1490-1503.
1169. Wagenlehner FM, Mohren B, Naber KG, et al. Abdominal actinomycosis. Clin Microbiol Infect 2003;9:881-885.
1170. Waghorn DJ. *Actinobaculum massiliae*: a new cause of superficial skin infections. J Infect 2004;48:276-277.
1171. Wagner J, Ignatius R, Voss S, et al. Infection of the skin caused by *Corynebacterium ulcerans* and mimicking classical cutaneous diphtheria. Clin Infect Dis 2001;33:1598-1600.
1172. Wagner KS, White JM, Crowcroft NS, et al. Diphtheria in the United Kingdom, 1986-2008: the increasing role of *Corynebacterium ulcerans*. Epidemiol Infect 2010;138:1519-1530.
1173. Wagner KSA, White JM, Lucenko I, et al. Diphtheria in the postepidemic period, Europe. 2000-2009. Emerg Infect Dis 2012;18:217-225.
1174. Wallet F, Perez T, Roussel-Delvallez M, et al. *Rothia dentocariosa*: two new cases of pneumonia revealing lung cancer. Scand J Infect Dis 1997;29:419-520.
1175. Walsh J, Pesik N, Quinn C, et al. A case of naturally acquired inhalation anthrax: clinical care and analyses of anti-protective antigen immunoglobulin G and lethal factor. Clin Infect Dis 2007;44:968-971.
1176. Wang CC, Mattson D, Wald A. *Corynebacterium jeikeium* bacteremia in bone marrow transplant patients with Hickman catheters. Bone Marrow Transplant 2001;27:445-449.
1177. Wang DBB, Yang R, Zhang ZP, et al. Detection of *B. anthracis* spores and vegetative cells with the same monoclonal antibodies. PLoS One 2009;4:e7810.
1178. Wang H-K, Sheng W-H, Hung C-C, et al. Hepatosplenic actinomycosis in an immunocompetent patient. J Formos Med Assoc 2012;111:228-231.
1179. Wang Q, Chang BJ, Riley TV. *Erysipelothrix rhusiopathiae*. Vet Microbiol 2010;140:405-417.
1180. Watkins RR, Anthony K, Schroder S, et al. Ventriculoperitoneal shunt infection caused by *Actinomyces neuii* subsp. *neuii*. J Clin Microbiol 2008;46:1888-1889.
1181. Wattiau P, Janssens M, Wauters G. *Corynebacterium simulans* sp. nov., a non-lipophilic, fermentative *Corynebacterium*. Int J Syst Evol Microbiol 2000;50:347-353.
1182. Wauters G, Avesani V, Laffineur K, et al. *Brevibacterium lutescens* sp. nov., from human and environmental samples. Int J Syst Evol Microbiol 2003;53:1321-1325.
1183. Wauters G, Charlier J, Janssens M, et al. Identification of *Arthrobacter oxydans*, *Arthrobacter luteolus* sp. nov., and *Arthrobacter albus* sp. nov., isolated from human clinical specimens. J Clin Microbiol 2000;38:2412-2415.
1184. Wauters G, Charlier J, Janssens M, et al. *Brevibacterium paucivorans* sp. nov., from human clinical specimens. Int J Syst Evol Microbiol 2001;51:1703-1707.
1185. Wauters G, Driessen A, Ageron E, et al. Propionic acid-producing strains previously designated as *Corynebacterium xerosis*, *C. minutissimum*, *C. striatum*, and CDC group I-2 and group F-2 coryneforms belong to the species *Corynebacterium amycolatum*. Int J Syst Bacteriol 1996;46:653-657.
1186. Wauters G, Haase G, Avessani V, et al. Identification of a novel *Brevibacterium* species isolated from humans and description of *Brevibacterium sanguinis* sp. nov. J Clin Microbiol 2004;42:2829-2832.
1187. Wauters G, Van Bosterhaut B, Avesani V, et al. Peritonitis due to *Brevibacterium otitidis* in a patient undergoing continuous ambulatory peritoneal dialysis. J Clin Microbiol 2000;38:4292-4293.
1188. Wauters G, Van Bosterhaut B, Janssens M, et al. Identification of *Corynebacterium amycolatum* and other nonlipophilic fermentative corynebacteria of human origin. J Clin Microbiol 1998;36:1430-1432.
1189. Weiss K, Labbe AC, Laverdiere M. *Corynebacterium striatum* meningitis: case report and review of an increasingly important *Corynebacterium* species. Clin Infect Dis 1996;23:1246-1248.
1190. Weitzel T, Braun S, Porte L. *Arcanobacterium bernardiae* bacteremia in a patient with deep soft tissue infection. Surg Infect 2011;12:83-84.
1191. Weller TMA, McLardy-Smith P, Crook DW. *Corynebacterium jeikeium* osteomyelitis following total hip joint replacement. J Infect 1994;29:113-114.
1192. Wellinghausen N, Sing A, Kern WW, et al. A fatal case of necrotizing sinusitis due to toxigenic *Corynebacterium ulcerans*. Int J Med Microbiol 2002;292:59-63.
1193. Wenner KA, Kenner JR. Anthrax. Dermatol Clin 2004;22:247-256.
1194. Wesche J, Elliott JL, Falnes S, et al. Characterization of membrane translocation by anthrax protective antigen. Biochemistry 1998;37:15737-15746.
1195. Westling K, Lidman C, Thalme A. Tricuspid valve endocarditis caused by a new species of actinomyces: *Actinomyces funkei*. Scand J Infect Dis 2002;34:206-207.
1196. Wiesmayr S, Stelzmueller I, Berger N, et al. *Rothia dentocariosa* sepsis in a pediatric renal transplant recipient having post-transplant lymphoproliferative disorders. Pediatr Transplantation 2006;10:377-379.
1197. Wilson ME, Shapiro DS. Native valve endocarditis due to *Corynebacterium pseudodiphtheriticum*. Clin Infect Dis 1992;15:1059-1060.
1198. Windsor PA. Control of caseous lymphadenitis. Vet Clin N Am Food Anim Pract 2011;27:193-202.
1199. Winslow DL, Steele-Moore L. Ventriculoperitoneal shunt infection due to *Listeria monocytogenes*. Clin Infect Dis 1995;20:1437.
1200. Witt A, Petricevic L, Kaufmann U, et al. DNA hybridization test: rapid diagnostic tool for excluding bacterial vaginosis in pregnant women with symptoms suggestive of infection. J Clin Microbiol 2002;40:3057-3059.
1201. Wojewoda CM, Koval CE, Wilson DA, et al. Bloodstream infection caused by non-toxigenic *Corynebacterium diphtheriae* in an immunocompromised host in the United States. J Clin Microbiol 2012;50:2170-2172. doi: 10.1128/JCM.00237-12.
1202. Wolde Rufael D, Cohn SE. Native valve endocarditis due to *Corynebacterium striatum*: case report and review. Clin Infect Dis 1994;19:1054-1061.
1203. Wolz M, Schaefer J. "Swiss cheese like" brain due to *Lactobacillus rhamnosus*. Neurology 2008;70:979.
1204. Wong JSJ, Seaward LM, Ho CP, et al. *Corynebacterium accolens*-associated pelvic osteomyelitis. J Clin Microbiol 2010;48:654-655.
1205. Wong KY, Chan YC, Wong CY. *Corynebacterium striatum* as an emerging pathogen. J Hosp Infect 2010;76:371-372.
1206. Wong MT, Dolan MJ. Significant infections due to *Bacillus* species following abrasions associated with motor vehicle-related trauma. Clin Infect Dis 1992;15:855-857.
1207. Wong TP, Groman H. Production of diphtheria toxin by selected isolates of *Corynebacterium ulcerans* and *Corynebacterium pseudotuberculosis*. Infect Immun 1984;43:1114-1116.

1208. Woo PC, Fung AM, Lau SK, et al. *Actinomyces hongkongensis* sp. nov., a novel *Actinomyces* species isolated from a patient with pelvic actinomycosis. Syst Appl Microbiol 2003;26:518–522.

1209. Woo PC, Fung AM, Lau SK, et al. Identification by 16S rRNA sequencing of *Lactobacillus salivarius* bacteremic cholecystitis. J Clin Microbiol 2002;40:265–267.

1210. Wood BJ, DeFranco B, Ripple M, et al. Radiological changes in inhalation anthrax. A report of radiological and pathological correlation in two cases. Am J Roentgenol 2003;181:1071–1078.

1211. Wood GC, Boucher BA, Croce MA, et al. *Lactobacillus* species as the cause of ventilator-associated pneumonia in a critically ill trauma patient. Pharmacotherapy 2002;22:1180–1182.

1212. Woods CW, Ospanov K, Myrzabekov A, et al. Risk factors for human anthrax among contacts of anthrax-infected livestock in Kazakhstan. Am J Trop Med Hyg 2004;71:48–52.

1213. Wright ED, Richards AJ, Edge AJ. Discitis caused by *Corynebacterium pseudodiphtheriticum* following ear, nose, and throat surgery. Br J Rheumatol 1994;34:585–586.

1214. Wust J, Martinetti Lucchini G, Luthy-Hottenstein J, et al. Isolation of gram-positive rods that resemble but are clearly distinct from *Actinomyces pyogenes* from mixed wound infections. J Clin Microbiol 1993;31:1127–1145.

1215. Wust J, Stubbs S, Weiss N, et al. Assignment of *Actinomyces pyogenes*-like (CDC coryneform group E) bacteria to the genus *Actinomyces* as *Actinomyces radingae* sp. nov., and *Actinomyces turicensis* sp. nov. Lett Appl Microbiol 1995;20:76–81.

1216. Xia T, Baumgartner JC. Occurrence of *Actinomyces* in infections of endodontic origin. J Endod 2003;29:549–552.

1217. Ximenez-Fyvie LA, Haffajee AD, Martin L, et al. Identification of oral *Actinomyces* species using DNA probes. Oral Microbiol Immunol 1999;14:257–265.

1218. Yagi S, Akaike M, Fujimura M, et al. Infective endocarditis caused by *Lactobacillus*. Intern Med 2008;47:1113–1116.

1219. Yagmurder MC, Akbulut S, Colak A, et al. Retroperitoneal fibrosis and obstructive uropathy due to actinomycosis. Int Surg 2001;94:283–288.

1220. Yague G, Segovia M, Valero-Guillen PL. Detection of mycoloylglycerol by thin-layer chromatography as a tool for the rapid inclusion of corynebacteria of clinical origin in the genus *Corynebacterium*. J Chromatogr B Biomed Sci Appl 2000;738:181–185.

1221. Yamazaki Y. A multiplex polymerase chain reaction for discriminating *Erysipelothrix rhusiopathiae* from *Erysipelothrix tonsillarum*. J Vet Diagn Invest 2006;18:382–387.

1222. Yanagawa R, Honda E. *Corynebacterium pilosum* and *Corynebacterium cystiditis*, two new species from cows. Int J Syst Bacteriol 1978;28:209–216.

1223. Yang C-Y, Hsueh P-R, Lu C-Y, et al. *Rothia dentocariosa* bacteremia in children: report of two cases and review of the literature. J Formos Med Assoc 2007;106:S33–S38.

1224. Yassin AF. *Corynebacterium ureicelerivorans* sp. nov., a lipophilic bacterium from blood culture. Int J Syst Evol Microbiol 2007;57:1200–1203.

1225. Yassin AF. *Corynebacterium ulceribovis* sp. nov., isolated from the skin of the udder of a cow with a profound ulceration. Int J Syst Evol Microbiol 2009;59:34–37.

1226. Yassin AF, Sproer C, Siering C, et al. *Arthrobacter equi* sp. nov., isolated from veterinary clinical material. Int J Syst Microbiol 2011;61:2089–2094.

1227. Yassin AF, Hupfer H, Siering C, et al. Comparative and phylogenetic studies on the genus *Arcanobacterium* Collins et al 1982 emend. Lehnen et al 2006: proposal for *Trueperella* gen. nov., and emended description of the genus *Arcanobacterium*. Int J Syst Evol Microbiol 2011;61:1265–1274.

1228. Yassin AF, Siering C. *Corynebacterium sputi* sp. nov., isolated from the sputum of a patient with pneumonia. Int J Syst Evol Microbiol 2008;58:2876–2879.

1229. Yassin AF, Sproer C, Pukall R, et al. Dissection of the genus *Actinobaculum*: reclassification of *Actinobaculum schaalii* Lawson et al 1997 and *Actinobaculum urinale* Hall et al 2003 *as Actinotignum schaalii* gen. nov., comb. nov. and *Actinobaculum urinale* comb. nov., and description of *Actinotignum sanguinis* sp. nov., and emended descriptions of the genus *Actinobaculum* and *Actinobaculum suis*; and re-examination of the culture deposited as *Actinobaculum massiliense* CCUG 47753T (=DSM 19118T), revealing that it does not represent a strain of this species. Int J Syst Evol Microbiol 2015;65:615–624.

1230. Yassin AF, Steiner U, Ludwig W. *Corynebacterium aurimucosum* sp. nov. and emended description of *Corynebacterium minutissimum* Collins and Jones (1983). Int J Syst Evol Microbiol 2002;52:1001–1005.

1231. Yassin AF, Steiner U, Ludwig W. *Corynebacterium appendicis* sp. nov. Int J Syst Evol Microbiol 2003;52:1165–1169.

1232. Yildiz S, Yildiz HY, Cetin I, et al. Total knee arthroplasty complicated by *Corynebacterium jeikeium* infection. Scand J Infect Dis 1995;27:635–636.

1233. Yoon HJ, Chun J, Kim J-H, et al. *Gardnerella vaginalis* septicemia with pyelonephritis, infective endocarditis and septic emboli in the kidney and brain of an adult male. Int J STD AIDS 2010;21:653–657.

1234. Yoon J-H, Kang S-J, Schumann P, et al. *Cellulosimicrobium terreum* sp. nov., isolated from soil. Int J Syst Evol Microbiol 2007;57:2493–2497.

1235. Yoon S, Kim H, Lee Y, et al. Bacteremia caused by *Corynebacterium amycolatum* with a novel mutation in *gyrA* gene that confers high-level quinolone resistance. Korean J Lab Med 2011;31:47–48.

1236. York M. *Bacillus* species pseudobacteremia traced to contaminated gloves used in collection of blood from patients with acquired immunodeficiency syndrome. J Clin Microbiol 1990;28:2114–2116.

1237. Yoshikawa Y, Ogawa M, Hain T, et al. *Listeria monocytogenes* ActA-mediated escape from autophagic recognition. Natl Cell Biol 2009;11:1233–1240.

1238. Yoshimura H, Kojima S, Ishimaru M. Antimicrobial susceptibility of *Arcanobacterium pyogenes* isolated from cattle and pigs. J vet Med B Infect Dis Vet Public Health 2000;47:139–143.

1239. Younos F, Chua A, Tortora G, et al. Lemierre's disease caused by co-infection by *Arcanobacterium haemolyticum* and *Fusobacterium necrophorum*: a case report. J Infect 2002;45:114–117.

1240. Yuksel D, Hazirolan D, Sungur G, et al. *Actinomyces* canaliculitis and its surgical treatment. Int Ophthalmol 2012;32:183–186.

1241. Zakikhany K, Efstratiou A. Diphtheria in Europe: current problems and new challenges. Future Microbiology 2012;7:595–607.

1242. Zaman R, Abbas M, Burd E. Late prosthetic hip joint infection with *Actinomyces israelii* in an intravenous drug user: case report and literature review. J Clin Microbiol 2002;40:4391–4392.

1243. Zapardiel J, Nieto E, Soriano F. Urinary tract infections caused by β-lactam-sensitive *Corynebacterium urealyticum* strains [Letter]. Eur J Cin Microbiol Infect Dis 1997;16:174–176.

1244. Zasada AA, Baczewska-Rej, Wardak S. An increase in non-toxigenic *Corynebacterium diphtheriae* infections in Poland - molecular epidemiology and antimicrobial susceptibility of strains from past outbreaks and those currently circulating in Poland. Int J Infect Dis 2010;14:e907–e912.

1245. Zasada AA, Gierczynski R, Raddadi N, et al. Some *Bacillus thuringiensis* strains share *rpoB* nucleotide polmorphisms also present in *B. anthracis*. J Clin Microbiol 2006;44:1606–1607.

1246. Zautner AE, Schmitz S, Aepinus C, et al. Subcutaneous fistulae in a patient with femoral hypoplasia due to *Actinomyces europaeus* and *Actinomyces turicensis*. Infection 2009;37:289–291.

1247. Zimmerman O, Sproer C, Kroppenstedt RM, et al. *Corynebacterium thomssenii* sp. nov., a *Corynebacterium* with N-acetyl-β-glucosaminidase activity from human clinical specimens. Int J Syst Bacteriol 1998;48:489–494.

1248. Zinkernagel AS, von Graevenitz A, Funke G. Heterogeneity within *Corynebacterium minutissimum* strains is explained by misidentified *Corynebacterium amycolatum* strains. Am J Clin Pathol 1996;106:378–383.

CAPÍTULO 15

Actinomicetos Aeróbios

Introdução, classificação e taxonomia, 978
Grupo nocardioforme, 981
  Nocardia spp., 981
  Espécies que não fazem parte do complexo *N. asteroides*, 982
  Espécies de *Rhodococcus*, 985
  Espécies de *Gordonia* spp., 988
  Espécies de *Tsukamurella*, 988
  Espécies de *Dietzia*, 989
Outras bactérias nocardioformes, 989
Família Streptosporangineae, 989
  Espécies *Actinomadura*, 989
Espécies de *Nocardiopsis*, 990
Estreptomicetos, 990
  Espécies de *Streptomyces*, 990
Actinomicetos termofílicos, 991
Actinomicetos diversos, 991
  Espécies de *Dermatophilus*, 991
  Tropheryma whipplei, 991
Diagnóstico laboratorial das infecções causadas por actinomicetos aeróbios, 992
  Isolamento primário, 992
Diferenciação entre *Nocardia* e outros gêneros de actinomicetos aeróbios, 993
Identificação dos actinomicetos termofílicos, 995
Identificação de *Tropheryma whipplei*, 996
Sensibilidade *in vitro* aos antibióticos e tratamento das infecções das espécies de *Nocardia* e de outras bactérias relacionadas, 996
Comentários finais, 997

Introdução, classificação e taxonomia

Os actinomicetos aeróbios são bactérias gram-positivas que, nos casos típicos, são mais filamentosas e ramificadas que as bactérias descritas nos outros capítulos. Os actinomicetos geralmente mostram crescimento semelhante aos micélios fúngicos, que se fragmentam em células baciliformes e cocoides curtas. Quando são isolados em alguns laboratórios clínicos, esses microrganismos inicialmente são isolados mais comumente nos setores de micologia ou micobacteriologia do laboratório e/ou são encaminhados para identificação a estes dois setores do laboratório, em vez de continuarem no setor de bacteriologia rotineira. A razão disso é que a maioria dos actinomicetos aeróbios cresce mais lentamente que as outras bactérias aeróbias e anaeróbias facultativas; por esta razão, os meios bacteriológicos de rotina podem não ser incubados por tempo suficiente para seu isolamento. Frequentemente, essas bactérias aparecem nos meios para fungos usados comumente (p. ex., ágar de dextrose de Sabouraud [ADS] ou ágar de dextrose e batata [ADB]), ou nos meios de isolamento de micobactérias (p. ex., ágar de Middlebrook ou meios de Löwenstein-Jensen [LJ]), que são incubados por semanas, em vez de apenas alguns dias. No entanto, esses bacilos aeróbios gram-positivos filamentosos e ramificados são bactérias, em vez de fungos.

Os fungos verdadeiros têm organização celular eucariota. Ao contrário dos fungos, os actinomicetos aeróbios procariotos não têm um núcleo envolvido por membrana; não têm as organelas intracelulares existentes nos organismos eucariotos (p. ex., mitocôndrias); têm paredes celulares contendo ácido murâmico, ácido diaminopimélico (DAP) ou lisina (que os fungos não têm); e são inibidos pelos antibióticos bactericidas, mas não pelos antifúngicos. Por fim, os actinomicetos não formam hifas, embora o termo *hifas ramificadas* seja utilizado comumente para descrever os actinomicetos aeróbios; os filamentos ramificados são mais estreitos que as hifas fúngicas e medem entre 0,5 a 1,2 µm de diâmetro (Boxe 15.1). Técnicas genéticas e bioquímicas modernas estabeleceram a ampla diversidade desse grupo e, embora as características fenotípicas descritas antes ainda sejam um componente importante da definição microbiológica, isoladamente elas não são suficientes para a identificação das espécies da maioria dos membros do grupo (Tabela 15.1).[41] Como grupo, os actinomicetos aeróbios estão situados taxonomicamente na classe Actinobacteria, ordem Actinomycetales, que são divididos em seis subordens, inclusive Corynebacteriaceae, Streptosporangineae, Pseudonocardineae, Streptomycineae, Micrococcineae e Termoactinomycetaceae. O fluxograma da Figura 15.1 ilustra as relações entre essas bactérias. Embora a taxonomia e a nomenclatura dessas bactérias ainda estejam sendo definidas, a caracterização fenotípica *ad hoc* provisória

Boxe 15.1

Termos usados para diferenciar e classificar os actinomicetos aeróbios

1. Os actinomicetos aeróbios são procariotos, ao contrário dos fungos eucariotos; o termo "hifas" é usado para descrever os "filamentos" dos fungos, que formam um "tapete" de micélios entre os mofos fúngicos; contudo, *hifas ramificadas* e *aéreas* (e, algumas vezes, micélios) são termos usados para descrever alguns actinomicetos aeróbios, especialmente de espécies *Nocardia*. A seguir, descrevemos algumas diferenças entre os fungos e os actinomicetos aeróbios.
   A. Os filamentos das espécies de *Nocardia* (e dos outros actinomicetos aeróbios) medem 0,5 a 1,0 µm de diâmetro, em comparação com o diâmetro das hifas e dos fungos, que varia na faixa de 1,5 a ≥ 15 µm.
   B. As espécies de *Nocardia* e outros actinomicetos aeróbios reproduzem-se por fissão (como outras bactérias), em contraste com a forma como os fungos reproduzem-se assexuadamente por conídios derivados por mitose, assim como (em alguns casos) sexualmente por meio de estruturas reprodutivas mais sofisticadas e esporos derivados por meiose.
   C. Alguns dos actinomicetos aeróbios têm ácido micólico em suas paredes celulares; os fungos têm quitina em suas paredes celulares, além de glicanos e mananos e outras proteínas específicas de fungos.
   D. O tratamento para actinomicetos aeróbios consiste em antibióticos, em contraste com os agentes antifúngicos usados para tratar leveduras e fungos.
   Apesar dessas diferenças ressaltadas, o termo "hifas" ainda é usado amplamente na literatura para descrever os filamentos de alguns actinomicetos aeróbios.
2. Descrição das cepas dos actinomicetos aeróbios:
   A. O termo "cepa-tipo" refere-se à cepa bacteriana na qual a descrição original da espécie foi baseada.
   B. O termo "cepas de referência" aplica-se às outras cepas de uma coleção, que supostamente pertencem à mesma espécie da cepa-tipo.
   C. O termo "*sensu stricto*" significa "em sentido estrito" e, quando é usado junto com o nome de uma espécie, refere-se aos microrganismos que fazem parte desta espécie em particular. Desse modo, a expressão *N. asteroides sensu stricto* deve significar as cepas que, com base no sequenciamento genético, são idênticas à cepa tipo *N. asteroides* ATCC 19247.
3. Complexo *N. asteroides*: este termo é usado neste capítulo com referência a 8 a 10 espécies de *Nocardia* (inclusive *N. farcinica*, *N. nova* e *N. transvalensis*), dentre as quais todas são parcialmente acidorresistentes, contêm *meso*-DAP com ácidos micólicos de cadeias curtas (44 a 64 átomos de carbono) na parede celular e, em geral, têm reações negativas de hidrólise de caseína, xantina e tirosina.

Tabela 15.1 Gêneros mais comuns de actinomicetos aeróbios da ordem Actinomycetales.[a]

NOCARDIOFORMES (SUBORDEM CORYNEBACTERINEAE)[b]
 Nocardia spp.
 Rhodococcus spp.
 Gordonia spp.
 Tsukamurella spp.
 Dietzia spp.
 Williamsia spp.
 Segniliparus spp.

SUBORDEM STREPTOSPORANGINEAE
 Nocardiopsis spp.
 Actinomadura spp.

SUBORDEM STREPTOMYCINEAE
 Streptomyces spp.

SUBORDEM MICROCOCCINEAE
 Dermatophilus spp.

SUBORDEM PSEUDONOCARDINEAE
 Pseudonocardia spp.
 Amycolata spp.
 Amycolatopsis spp.
 Saccharomonospora
 Saccharopolyspora

SUBORDEM THERMOACTINOMYCETACEAE
 Thermoactinomyces spp.

[a]Esta tabela foi modificada com base na referência 41, Figura 1, página 444. Essa lista não engloba todos os membros da ordem Actinomycetales, mas apenas os que são isolados mais comumente de doenças humanas e de espécimes clínicos.
[b]Também na subordem Corynebacterineae estão as espécies de *Mycobacterium* e *Corynebacterium*.

deste grupo ainda é útil, embora no futuro deva ser conferida mais importância à taxonomia molecular.[19,30,41,58]

O esquema descrito na Figura 15.1 utiliza testes que eram realizados comumente nos laboratórios de microbiologia clínica e que, em alguns casos, ainda são utilizados. Os gêneros que não são álcool-acidorresistentes trazem o maior problema para a identificação, uma vez que as análises da parede celular necessárias à sua identificação estão além dos recursos da maioria dos laboratórios clínicos. As técnicas moleculares ou a espectrometria de massa provavelmente substituirá as análises fenotípicas e da parede celular para a diferenciação das espécies, embora as análises da parede celular ainda devam ser utilizadas como recurso para estudos epidemiológicos e pesquisas científicas. A maioria dos actinomicetos aeróbios consiste em bactérias ambientais que, ocasionalmente, podem causar infecções humanas, especialmente nos pacientes imunossuprimidos. Quando um actinomiceto aeróbio é isolado de um paciente com alguma doença clinicamente compatível, ele deve ser encaminhado a um laboratório de referência para identificação exata, especialmente quando o laboratório não tem recursos para realizar sequenciamento ou utilizar outros métodos de identificação avançada. Mesmo dentro do grupo constituído pelos microrganismos álcool-acidorresistentes, testes progressivamente mais complexos são necessários à identificação. A diferenciação entre os actinomicetos aeróbios e as espécies de *Mycobacterium* de crescimento rápido sempre deve ser efetuada; em geral, isto é conseguido realizando-se colorações álcool-ácidas parciais e completas, em comparação com a natureza álcool-acidorresistente parcial ou fraca

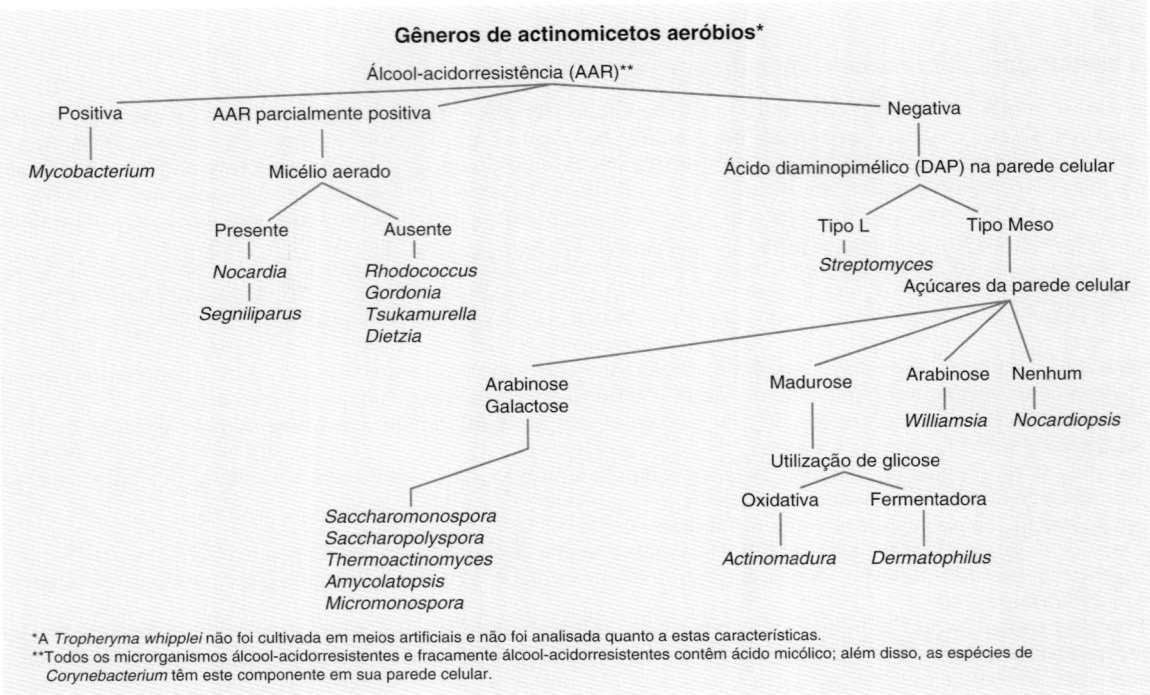

FIGURA 15.1 Classificação dos actinomicetos aeróbios associados a doença humana.

de alguns actinomicetos aeróbios (p. ex., *Nocardia* spp.). Em geral, as espécies de *Mycobacterium* não formam as estruturas bacilares filamentosas encontradas nos actinomicetos aeróbios. As espécies de *Mycobacterium* de crescimento rápido, as espécies de *Nocardia* e outros actinomicetos aeróbios podem causar doenças semelhantes (ver Capítulo 19).

Kiska et al. descreveram uma bateria simplificada de testes para identificar espécies de *Nocardia*.[99] Esse algoritmo bioquímico pode ser útil inicialmente para determinar se realmente foi isolado um actinomiceto aeróbio, mas não é suficiente para a identificação definitiva no âmbito das espécies e, em alguns casos, nem mesmo de gêneros quando é utilizado isoladamente. A edição atual deste livro migrou dos testes bioquímicos tradicionais e enfatiza as técnicas moleculares e a espectrometria de massa como métodos de identificação, que aos poucos se tornam o padrão de referência para identificar esses microrganismos.

Os actinomicetos aeróbios estão amplamente distribuídos na natureza, onde participam da decomposição da matéria vegetal orgânica.[75,167] Várias espécies são isoladas regularmente do solo e dos sedimentos marinhos, bem como das fezes de vários animais. Esses microrganismos devem ser considerados patógenos oportunistas, que causam infecções principalmente nos indivíduos com mecanismos de defesa comprometidos. Entretanto, além disso, essas bactérias deram origem a alguns dos nossos antibióticos mais importantes: estreptomicina (*Streptomyces* spp.), vancomicina (*Amycolatopsis orientalis*), macrolídios (*Micromonospora* spp.) e aminoglicosídios (*Micromonospora* spp.). Sem dúvida, os patógenos mais importantes fazem parte do gênero *Nocardia*, que está descrito com detalhes a seguir. Os detalhes das descrições dos outros gêneros são proporcionais à sua importância clínica.

Em uma perspectiva prática, os actinomicetos podem ser reconhecidos no laboratório porque formam colônias glabras, ásperas, aderentes, céreas ou semelhantes a giz seco, que crescem depois de 3 dias a 2 semanas de incubação. Os pigmentos observados podem ser castanhos, róseos, alaranjados ou cinzentos. O odor de porão mofado ou de solo recém-revirado é um indício importante, pelo qual esses microrganismos podem ser reconhecidos, embora sempre se deva ter o cuidado ao trabalhar com estas bactérias de forma a evitar dispersão por aerossol e não "cheirar" quaisquer colônias de bactérias ou fungos. O odor exalado desses microrganismos geralmente é evidente, sem necessidade de cheirar uma placa. A temperatura ideal de crescimento varia de 30° a 36°C, tanto na incubadora com CO_2 (no caso da cultura para micobactérias) quanto em ar ambiente (no caso da incubadora usada para cultivar fungos). Esses microrganismos crescem bem nos meios de cultura como ágar-sangue de carneiro (SBA; do inglês, *sheep blood agar*), ágar-chocolate, meio de LJ à base de ovo, ágar sintético de Middlebrook e na maioria dos meios para isolamento de fungos, que não contenham ciclo-heximida. Todas as espécies são gram-negativas, embora as espécies de *Nocardia* em particular tendam a formar um padrão gram-variável com formato de contas. Desse modo, a demonstração de bactérias gram-positivas ou gram-variáveis ramificadas, delicadas (1 μm de diâmetro) em formato de contas deve alertar para a possibilidade de um actinomiceto aeróbio; as culturas para *Nocardia* devem ser incubadas por 2 a 4 semanas. Como foi mencionado antes, a característica mais comum pela qual as espécies de *Nocardia* são diferenciadas das espécies de *Mycobacterium* de crescimento rápido no laboratório clínico é sua álcool-acidorresistência "parcial". A reação álcool-ácida da *Nocardia* é positiva apenas quando se utiliza concentração baixa de um ácido inorgânico, inclusive ácido sulfúrico (H_2SO_4), em vez do ácido clorídrico (HCl) mais forte como agente descolorante. O laboratorista deve suspeitar fortemente de que isolou uma espécie de *Nocardia* quando a bactéria é parcialmente álcool-acidorresistente, apresenta filamentos ramificados e produz odor semelhante ao de lixo mofado ou demonstra colônias com morfologia compatível. Entretanto, essas características são variáveis e nem sempre confiáveis. Nos casos difíceis, a análise da parede celular ou do genoma torna-se necessária e isto exige o envio da cepa isolada a um laboratório de referência especializado. Contudo, hoje em dia, as técnicas como a espectrometria de massa e o sequenciamento têm sido disponibilizadas mais amplamente e conhecer quais laboratórios oferecem estes serviços é muito importante quando seu laboratório não dispõe destes recursos.[35,143,167,193,194] De forma a assegurar uma descrição completa e durante esse período de transição, a composição da parede celular dos actinomicetos aeróbios, que ainda pode ser útil com propósitos taxonômicos e diagnósticos, está detalhada na Tabela 15.2.

Grupo nocardioforme

Nocardia spp.

A taxonomia das espécies de *Nocardia*, que constituem o gênero mais importante dentre os actinomicetos aeróbios, está em constante transformação. A definição dessas espécies está baseada em dados moleculares, geralmente obtidos pelo sequenciamento do rRNA 16S. Assim como as espécies de *Mycobacterium*, as *Nocardia* spp. contêm ácido tuberculoesteárico, mas também apresentam ácidos micólicos de cadeias curtas (40 a 60 átomos de carbono); suas paredes celulares contêm peptidoglicano, assim como todas as bactérias gram-positivas, mas são constituídas de *meso*-DAP, arabinose e galactose. A presença desses componentes na parede celular é praticamente universal entre os actinomicetos aeróbios; contudo, os comprimentos das cadeias de ácido micólico pode variar entre os gêneros.[19,167] Além disso, como se pode observar na Tabela 15.2, alguns dos actinomicetos aeróbios não contêm ácidos micólicos.

A cepa original isolada dos animais infectados com doença granulomatosa (actinomicose bovina) foi descrita por Nocard em 1888 na ilha de Guadalupe. Em seguida, essa bactéria foi denominada *Nocardia farcinica* e essa cepa foi constituída como espécie tipo do gênero em 1954.[41] Curiosamente, a cepa original isolada por Nocard na verdade consistia em duas cepas consideradas idênticas, embora na realidade uma delas tivesse ácidos micólicos típicos das nocárdias, enquanto os ácidos micólicos da outra cepa eram mais característicos de uma micobactéria.[19] Em 1962, demonstrou-se que a cepa que apresentava características de uma espécie de *Nocardia* (cepa 3318 da American Type Culture Collection [ATTC]) era fenotipicamente idêntica à cepa que depois se tornou conhecida como *N. asteroides*; desde então, esta última nomenclatura passou a ser utilizada mais comumente nos laboratórios clínicos, ou seja, *N. asteroides* (cepa 19247 da ATTC) substituiu *N. farcinica* como espécie tipo do gênero e continuou a ser utilizada na maioria dos laboratórios clínicos como nome da espécie de *Nocardia* mais comumente isolada.[41] *N. asteroides* mostrou-se muito diversificada à medida que mais estudos genéticos foram realizados. Essas diferenças resultaram na criação de subgrupos dentro da espécie *N. asteroides*. Por fim, os microbiologistas conseguiram demonstrar que alguns desses subgrupos de cepas isoladas na verdade eram bioquímica e imunologicamente idênticos à cepa original de *N. farcinica* ATCC 3318 e, curiosamente, não se assemelhavam a *N. asteroides* ATCC 19247. O termo "complexo *N. asteroides*" foi cunhado para demonstrar essa diversidade e, por esta razão, surgiram designações como *N. asteroides* subesp. *farcinica* ou *N. asteroides* subesp. *nova*, dentre outras utilizadas para definir essas diferenças dentro do complexo. Pouco depois, estudos moleculares mais sofisticados verificaram a homologia do subgrupo referido como *N. farcinica* com a cepa tipo ATCC 3318.[32]

À medida que as técnicas de reação da cadeia de polimerase (PCR; do inglês, *polymerase chain reaction*), sequenciamento do ácido nucleico e outros métodos moleculares continuaram a ser aplicadas às cepas de *Nocardia*, ficou evidente que algumas das bactérias que antes eram conhecidas como *N. asteroides* ou até mesmo como complexo *N. asteroides* não estavam relacionadas com esta espécie tipo.

As cepas do complexo *N. asteroides* são relativamente inertes quanto às funções bioquímicas e, por esta razão, a diferenciação com base no fenótipo era impossível, e muitas infecções supostamente causadas por *N. asteroides* na verdade não eram causadas por este microrganismo. Uma identificação mais apurada foi possível depois que métodos moleculares modernos foram utilizados para identificar o agente infeccioso. Além disso, Wallace *et al.*[199] e outros autores começaram a perceber diferenças nos padrões de

Tabela 15.2 Composição da parede celular dos actinomicetos aeróbios.

Quimiotipo da parede celular[a]	Composição	Ácidos nocardiomicólicos	Gêneros
I	L-DAP; nenhum açúcar detectado	Não	*Streptomyces*
II	*Meso*-DAP; nenhum açúcar detectado	Não	*Thermoactinomyces, Nocardiopsis*
III	*Meso*-DAP; madurose	Não	*Actinomadura, Dermatophilus*
IV	*Meso*-DAP; arabinose e galactose	Sim	*Nocardia, Rhodococcus, Gordonia, Tsukamurella, Dietzia*
VI	Sem DAP; ácido aspártico e galactose	Não	*Oerskovia*[b]
NA	Sem DAP; madurose	Não	*Actinomadura*

[a]A parede celular de todos os gêneros contém quantidades significativas de alanina, ácido glutâmico, glicosamina e ácido murâmico. Nenhum patógeno humano significativo têm as características das paredes celulares II, V, VII ou VIII.
[b]Estudos demonstraram que a *Oerskovia* está relacionada mais diretamente com a *Cellulomonas* em geral, que com o gênero *Nocardia* ou outros actinomicetos aeróbios.
Dados baseados nas referências 19 e 199.

sensibilidade antimicrobiana entre as espécies do complexo *N. asteroides* e, em 1988, ele e seus colaboradores descreveram seis padrões diferentes para 12 antibióticos (Tabela 15.3). Com base nos padrões antimicrobianos, esse grupo definiu padrões de I a VI para 78 cepas isoladas clinicamente, que na época eram referidas como *Nocardia asteroides*. Mais tarde, Steingrube et al. definiram quatro grupos inominados diferentes – designados como tipos I, II IV e VI – utilizando amplificação do DNA e polimorfismo de comprimento do fragmento de restrição (RFLP; do inglês, *restriction fragment length polymorphism*) para caracterizar os produtos derivados do gene da proteína do choque térmico de 65 kDa.[179] Da mesma forma, esses grupos mostravam diferenças nos perfis de sensibilidade antimicrobiana, conforme havia sido demonstrado antes por Wallace. As cepas que correspondem à descrição clássica da espécie tipo (ATCC 19247) foram designadas de *Nocardia asteroides sensu stricto* tipo VI. É importante salientar que, neste contexto, o "tipo VI" não corresponde ao tipo VI da classificação dos componentes da parede celular. Em seguida, alguns autores sugeriram que as cepas isoladas com padrão de sensibilidade do tipo VI deveriam ser descritas como *N. cyriacigeorgica* e não como *N. asteroides*.[163,219]

Em 2003, Roth et al. redefiniram a filogenia do gênero *Nocardia* com base no sequenciamento do rRNA 16S. Esses autores definiram 30 espécies estabelecidas e 10 táxons não classificados no gênero e sugeriram métodos para futuras decisões taxonômicas, à medida que espécies novas sejam reconhecidas. Em 2006, Brown-Elliott revisaram todos os dados sobre a taxonomia das espécies de *Nocardia*, inclusive os trabalhos de Wallace (1988), Steingrube e Roth, que esclareceram o *status* deste gênero naquela época. Muitos relatos anteriores sobre doença clínica não diferenciavam esses patógenos com base nas técnicas aceitáveis hoje em dia; por esta razão, às vezes é difícil determinar qual é a identidade real das espécies infectantes.[19,163]

Acontece que as bactérias com padrão antimicrobiano VI, também referidas como *N. asteroides sensu stricto*, representam cerca de 35% das espécies de *Nocardia* isoladas clinicamente.[19,199] Alguns autores sugeriram que, talvez no futuro, o nome *N. asteroides* voltará a designar esse grupo de espécies de *Nocardia*, tendo em vista que esse padrão de sensibilidade antimicrobiana representa um terço das cepas isoladas na prática clínica. Hoje em dia, *N. cyriacigeorgica* e o complexo *N. asteroides* compartilham dessa mesma designação. A seguir, relacionamos as espécies que correspondem a cada um dos seis padrões de sensibilidade antimicrobiana descritos na Tabela 15.3, que aumentará na medida em que espécies novas forem identificadas com frequência:

I. *N. abscessus*[217]
II. Complexo *N. brevicatena*[99,163]/*N. paucivorans*[53,215] e um grupo inominado
III. Complexo *N. nova*, que é formado por *N. nova*,[196] *N. veteran*,[7,36,152] *N. africana*[78] e *N. kruczakiae*[38]
IV. Complexo *N. transvalensis* (inclusive *N. wallacei*)[39,126,222]
V. *N. farcinica*[204]
VI. Complexo *N. asteroides* (ou *sensu stricto*) e *N. asteroides* tipo VI (inominada)/*N. cyriacigeorgica*.[219]

Espécies que não fazem parte do complexo *N. asteroides*

Entre as espécies que não fazem parte do "complexo *N. asteroides*" (ou seja, que não apresentam os padrões de sensibilidade antimicrobiana de I a V), *N. brasiliensis*,[167,176] *N. pseudobrasiliensis*[90,165,195] e *N. otitidiscavarium*[34,148] (antes conhecida como *N. caviae*) são as cepas isoladas mais comumente nas doenças humanas. Além disso, outras espécies de *Nocardia* envolvidas nas doenças clínicas são *N. arthritidis*,[91] *N. punis*,[221] *N. asiatica*,[89] *N. beijingensis*,[142] *N. mexicana*[161] e muitas outras espécies nomeadas e inominadas.[19,60,99]

Epidemiologia, patologia e patogênese. Os membros do que antes era referido como complexo *N. asteroides* são os actinomicetos aeróbios patogênicos isolados mais comumente dos seres humanos e estão distribuídos amplamente em todas as regiões dos EUA.[167] As espécies identificadas mais comumente são *N. farcinica*, *N. cyriacigeorgica* e *N. nova*; contudo, parte dessa variação é determinada geograficamente. Beaman et al.[12] estimaram que 500 a 1.000 casos de nocardiose ocorram anualmente nos EUA, mas este número provavelmente está subestimado porque a nocardiose não é

Tabela 15.3 Perfis de sensibilidade antimicrobiana de 78 cepas isoladas do complexo *Nocardia asteroides*.

Tipo	Porcentagem das cepas (%)	Sensibilidade	Resistência	Correlação da espécie
I	20	Ampicilina, carbenicilina, cefalosporinas de amplo espectro, imipeném (50%%)	Imipeném (50%)	*Nocardia abscessus*
II	0	Igual à do tipo I, mas é sensível à canamicina e ao ciprofloxacino	Gentamicina e claritromicina	*N. brevicatena/N. paucivorans*
III	18	Ampicilina, eritromicina	Carbenicilina	*Nocardia nova*
IV	5	Ciprofloxacino	Todos os aminoglicosídios, inclusive amicacina	Complexo *N. transvalensis*
V	17	Ciprofloxacino, imipeném	Todas as penicilinas e cefalosporinas de amplo espectro; todos os aminoglicosídios, exceto amicacina	*Nocardia farcinica*
VI	35	Cefalosporinas de amplo espectro	Penicilinas	*Nocardia asteroides sensu stricto, Nocardia cyriacigeorgica*

Dados baseados na referência 199.

uma doença de notificação compulsória. Infelizmente, esse estudo foi realizado na década de 1970 e não houve outras pesquisas mais recentes quanto à incidência da nocardiose no país, embora com a ampliação das populações de pacientes imunossuprimidos o número de infecções provavelmente é maior hoje em dia.

As espécies de *Nocardia* são patógenos oportunistas que, na maioria dos casos, causam infecções em pacientes imunossuprimidos ou em portadores de doenças debilitantes. A combinação de tratamento prolongado com corticosteroide e a presença de doença pulmonar crônica foi sugerida como uma associação de fatores de risco especialmente importante.[167] Os pacientes com nocardiose podem não ter anormalidades imunológicas coexistentes detectáveis, mas estes não são os hospedeiros naturais das espécies de *Nocardia*, com exceção dos casos de introdução traumática da bactéria na pele e nos tecidos moles. Espécies de *Nocardia* podem colonizar a pele e as vias respiratórias e, por isso, o isolamento de *Nocardia* sp. poderia potencialmente representar colonização, em vez de infecção de alguma área não estéril. De acordo com um estudo australiano, apenas cerca de 20% das cepas isoladas estavam associadas a alguma doença clínica.[64] Mesmo o isolamento das espécies de *Nocardia* em hemoculturas pode não ter significado. Dentre oito pacientes com bacteriemia causada por *Nocardia*, que foram relatados por Esteban *et al.*, *N. asteroides* parecia ser clinicamente relevante em apenas dois casos; as cepas restantes foram consideradas clinicamente irrelevantes ou de significado duvidoso.[55] Contudo, existem alguns relatos mais recentes sobre hemoculturas positivas, especialmente casos de bacteriemia relacionada com cateter, nos quais as espécies de *Nocardia* realmente eram significativas. A correlação clínica com os resultados laboratoriais sempre é necessária, de forma que as cepas isoladas não sejam descartadas simplesmente como contaminantes laboratoriais ou "difteroides".[147,168]

A apresentação clínica mais comum da nocardiose, especialmente quando é causada por membros do complexo *N. asteroides*, é doença pulmonar no paciente imunossuprimido; a porta de entrada dos microrganismos é por inalação de fragmentos bacterianos suspensos no ar ambiente. A doença extrapulmonar resultante da disseminação da doença pulmonar primária ou de uma infecção localizada pode afetar qualquer parte do corpo, mas ocorre predominantemente na pele, nos tecidos subcutâneos e no sistema nervoso central. Aproximadamente 20% dos pacientes com doença disseminada têm apenas acometimento extrapulmonar.[19] A segunda apresentação mais comum da nocardiose – infecções da pele e dos tecidos moles – é causada mais frequentemente por outras espécies, que não fazem parte do complexo *N. asteroides*. *N. brasiliensis* é uma causa comum de infecções subcutâneas e micetomas na América do Sul e grande parte da América Central. Na década de 1960, 85 a 95% dos micetomas relatados no México foram causados por *N. brasiliensis*.[71] Castro *et al.* observaram que *N. brasiliensis* era certamente o actinomiceto mais comumente isolado dos 41 pacientes atendidos em São Paulo, Brasil, entre os anos de 1978 e 1989.[28] A maioria dos pacientes vinha de áreas rurais da região Nordeste do país e era de agricultores. As infecções significativas da pele e dos tecidos moles por *N. brasiliensis* também foram diagnosticadas em pacientes de Queensland, Austrália, que apresentavam nocardiose.[64] Embora seja encontrada principalmente nos países tropicais, *N. brasiliensis* está entre as espécies de *Nocardia* isoladas mais comumente nos EUA, e é mais prevalente nos estados do sudoeste e do sudeste.[176] Como já foi mencionado, muitos casos relatados de infecção por *N. brasiliensis* são, na verdade, atribuídos a uma espécie recém-identificada conhecida como *N. pseudobrasiliensis*.[90,165,195] *N. brasiliensis* e *N. pseudobrasiliensis* também podem causar doença pulmonar nos pacientes imunocompetentes e imunossuprimidos.[103]

N. otitidiscaviarum (antes conhecida como *N. caviae*) foi isolada do solo de todas as partes do planeta. Esse microrganismo é causa menos comum de nocardiose e isolada com menos frequência do que as outras espécies de *Nocardia*. A distribuição e o significado clínico das outras espécies de *Nocardia* isoladas raramente são menos evidentes, embora os métodos moleculares e a espectrometria de massa usados no processo de identificação possam mudar esse panorama no futuro.[57,193,202]

Infecção pulmonar crônica com ou sem disseminação para outros órgãos é uma das formas mais graves de nocardiose. A patogênese das infecções causadas por espécies de *Nocardia* é por inalação de bactérias suspensas no ar, o que talvez explique a frequência com que são isoladas nos estados secos do sudoeste, assim como também ocorre com as infecções causadas por espécies de *Coccidioides*.[19,167] A doença cutânea (inclusive micetomas actinomicóticos) pode ser causada pela inoculação direta das bactérias depois de traumatismo, inclusive durante jardinagem, passeios descalços, depois de procedimentos estéticos ou cirúrgicos, ou como consequência da doença disseminada.[45,51,167]

As espécies de *Nocardia* são patógenos intracelulares facultativos. Sua capacidade de crescer dentro dos macrófagos e também dos leucócitos polimorfonucleares certamente é importante para sua infecciosidade. Esses microrganismos conseguem viver dentro dos macrófagos porque inibem a fusão do fagossomo com o lisossomo e em razão de sua capacidade de produzir catalase e superóxido-dismutase, que inativam os produtos do sistema das mieloperoxidases destas células fagocíticas. Especialmente os pacientes com doença granulomatosa crônica são suscetíveis à nocardiose grave, assim como às infecções causadas por outras bactérias que produzem catalase.[46] A resposta imune celular é fundamental à erradicação da infecção, conforme foi sugerido por estudos experimentais e pela ocorrência da doença nos pacientes com imunodepressão celular.[11,69] Inicialmente, as infecções causadas por *Nocardia* pareciam estar sub-representadas entre os pacientes infectados pelo HIV; contudo, Beaman *et al.* observaram números crescentes de casos e infecções subnotificadas e demonstraram que as variações geográficas das nocárdias do ambiente, que não correspondem aos focos de infecção pelo HIV, possam explicar em parte quaisquer discrepâncias na incidência.[11]

As células bacterianas das espécies de *Nocardia* geralmente não são detectadas nos cortes histológicos corados com hematoxilina-eosina, mas podem ficar evidentes nas colorações com ácido periódico de Schiff (PAS). Essas bactérias são detectadas muito facilmente com as seguintes colorações histológicas: metenamina de prata de Gomori, Gram-Weigert, Giemsa ou Gram histológico (p. ex., corantes de Brown e Brenn ou Brown-Hopps). Em uma coloração histológica por Gram, esses microrganismos geralmente são bacilos filamentosos ramificados finos em formato de contas. A coloração álcool-ácida de Kinyoun modificada (*i. e.*, coloração álcool-ácida parcial, na qual a descoloração é realizada com solução aquosa de H_2SO_4, em vez de HCl a 3%, que é utilizado comumente com o método de Ziehl-Neelsen) é útil para esfregaços diretos e cortes congelados, enquanto a coloração álcool-ácida de Fite-Ferraco (*i. e.*, também uma coloração álcool-ácida parcial) é recomendada para cortes em parafina.[209,210] Quando se utilizam colorações álcool-ácidas parcial e completa, as espécies de *Nocardia* são parcialmente álcool-acidorresistentes ou totalmente álcool-ácido-negativas, enquanto as espécies *Mycobacterium* são positivas nas colorações álcool-ácidas parcial e completa e *Actinomyces israelii* e outros actinomicetos anaeróbios são negativos nas colorações álcool-ácidas parciais e completas. Outros membros do grupo dos actinomicetos aeróbios (p. ex., *Rhodococcus*, *Gordonia* e *Tsukamurella*) são parcialmente álcool-acidorresistentes ou totalmente negativos. Com todos os actinomicetos aeróbios, o uso da coloração álcool-ácido parcial diretamente nas amostras histológicas e nos espécimes clínicos comumente fornece um indício real de sua álcool-acidorresistência, em comparação com a aplicação da coloração às colônias isoladas *in vitro*, nas quais a propriedade de álcool-acidorresistência pode desvanecer. O Boxe 15.2 descreve o método usado para preparar uma coloração álcool-ácida parcial.

Doença clínica. A doença clínica causada por todas as espécies do gênero *Nocardia* é semelhante. A doença pulmonar pode ser subaguda ou indolente, estendendo-se por alguns dias ou semanas antes que o paciente procure atendimento médico.[19,125] As manifestações clínicas são febre, tosse produtiva com expectoração de escarro mucopurulento espesso, algumas vezes acompanhadas de emagrecimento e fadiga, semelhante a uma doença causada por micobactérias atípicas (exceto *M. tuberculosis*). Em geral, as radiografias do tórax mostram indícios de infiltrados persistentes, com ou sem nódulos arredondados lisos em uma ou mais áreas pulmonares. Em alguns casos, pode haver cavitação do infiltrado ou do nódulo.[19] Alguns pacientes têm broncopneumonia progressiva, consolidação difusa, um ou vários abscessos, derrames pleurais, empiema e trajetos fistulares com acometimento da parede torácica. A reação inflamatória primária é neutrofílica, mas existem descritos casos raros de granulomas.

Boxe 15.2

Coloração álcool-ácida modificada para espécies de *Nocardia*

1. Prepare um esfregaço com os microrganismos retirados do meio de cultura e fixe-o com calor.
2. Irrigue a lâmina com carbolfucsina de Kinyoun por 5 min.
3. Descarte o excesso de corante.
4. Faça a descoloração com solução aquosa de H_2SO_4 a 1%
5. Lave com água da torneira.
6. Faça a contracoloração com azul de metileno por 1 min.
7. Enxágue com água e seque. Exame com lente de imersão em óleo.

A infecção disseminada geralmente começa em um foco pulmonar, mas também pode ocorrer depois de uma infecção primária em qualquer outra parte do corpo. A disseminação bacteriêmica causa infecção de vários órgãos, especialmente cérebro e pele.[19,41,80] Cerca de 45% dos pacientes com nocardiose disseminada têm infecções do sistema nervoso central, geralmente na forma de um ou mais abscessos cerebrais.[7,19,60,113] O prognóstico desses pacientes é desfavorável, com taxa de mortalidade entre 7 e 44% na população em geral e até 85% dos pacientes gravemente imunossuprimidos.[125] Infecções graves causadas por espécies de *Nocardia* foram documentadas em pacientes com doenças neoplásicas[188] ou síndrome de imunodeficiência adquirida[85] e também nos transplantados renais,[207] dentre outros. Os abscessos cerebrais metastáticos, que se desenvolvem em cerca de um terço dos casos, causam cefaleia, náuseas, vômitos, distúrbios do estado mental e depressão do nível de consciência. Também podem ocorrer convulsões, déficits neurológicos focais ou outras anormalidades neurológicas. As hemoculturas e as culturas do líquido cefalorraquidiano (LCR) quase sempre não conseguem demonstrar o agente patogênico (apesar da disseminação hematogênica da bactéria).[53]

As infecções cutâneas provavelmente são subdiagnosticadas porque geralmente são autolimitadas e os exames microbiológicos adequados podem não ser realizados nos pacientes com infecções superficiais.[113] Em geral, as infecções cutâneas primárias evidenciam-se por celulite linfocutânea superficial ou infecções localizadas da face, quando ocorrem em crianças, ou dos membros inferiores em adultos.[19] Quando há disseminação linfangítica para os linfonodos regionais, podem formar-se fístulas clinicamente semelhantes à esporotricose, também conhecidas como nocardiose esporotricoide.[175] A infecção cutânea secundária também pode ser resultante da doença disseminada. Ao contrário da doença pulmonar, os pacientes que desenvolvem doença cutânea primária quase sempre são imunocompetentes. Como já foi mencionado, *N. brasiliensis* e *N. pseudobrasiliensis* estão associadas mais comumente à nocardiose cutânea que os membros do complexo *N. asteroides* e podem infectar pacientes imunocompetentes e imunossuprimidos.[62] Uma espécie do complexo *Nocardia asteroides* identificada mais recentemente – *N. neocaldoneniensis* – foi isolada de um abscesso mandibular de um paciente de 68 anos em tratamento com prednisona e metotrexato para sua artrite reumatoide.[124] Além disso, a lesão cutânea clássica – o micetoma – pode ser causado por fungos verdadeiros (micetomas eumicóticos) ou actinomicetos aeróbios, inclusive espécies de *Nocardia* (micetomas actinomicóticos). (Ver seção *Actinomadura*.)

As espécies de *Nocardia* podem causar esporadicamente bacteriemia nos pacientes com e sem cateteres intravasculares.[2,31] *N. nova* foi o microrganismo isolado mais comumente de pacientes com câncer e causou bacteriemia relacionada com cateter; a existência de uma biopelícula pode sugerir seu mecanismo patogênico.[2]

A nocardiose ocular pode ocorrer nos indivíduos imunocompetentes depois de traumatismos ou como uma complicação pós-operatória. Outra possibilidade é que o olho seja infectado em consequência da doença disseminada de um paciente imunossuprimido. As infecções oculares causadas por *Nocardia* incluem ceratite,[51] uveíte, abscessos da retina ou endoftalmite.

As espécies de *Nocardia* podem causar muitas outras infecções. Pacientes em diálise peritoneal ambulatorial contínua podem desenvolver peritonite, cujas manifestações clínicas são indistinguíveis da que é causada por outras bactérias. Recentemente, *N. veterana* foi isolada do líquido ascítico infectado de um paciente HIV-positivo.[36,69] *Nocardia synovitis* também foi isolada, mas é rara. Existem relatos de infecções causadas por *Nocardia* nos serviços de saúde, assim como surtos raros relatados de infecções nas comunidades. Um desses surtos envolveu *N. cyriacigeorgica*, no qual oito pacientes desenvolveram infecções dos tecidos moles depois da realização de um procedimento cosmético não regulamentado para rejuvenescimento. Todos os oito pacientes necessitaram de internação hospitalar, desbridamento cirúrgico e tratamento antibiótico prolongado.[6]

A frequência das infecções causadas por *Nocardia* nos transplantados de órgãos varia de 0,7 a 3%. Uma revisão de 5.126 transplantes realizados nos EUA detectou infecções por *Nocardia* em 0,6% dos casos. A maioria dos pacientes tinha doença pulmonar, embora 20% tivessem nocardiose disseminada. As incidências de nocardiose entre os receptores de transplante foram as seguintes: pulmão, 3,5%; coração, 2,5%; intestino, 1,3%; rim, 0,2%; e fígado, 0,1%. A espécie envolvida mais comumente era *N. nova*, seguida de *N. farcinica*, *N. asteroides* e *N. brasiliensis*. Sessenta e nove por cento dos pacientes faziam profilaxia com sulfametoxazol-trimetoprima (SXT) e 89% foram tratados com sucesso e curados da nocardiose.[144] Outra revisão dos receptores de transplantes pulmonares de Pittsburgh relatou que 2,1% dos 473 pacientes tiveram infecções causadas por *Nocardia* e a espécie principal envolvida era *N. farcinica*; a mortalidade global foi muito maior que a do estudo publicado por Peleg (40%).[83] Dentre as espécies do complexo *N. asteroides*, *N. farcinica* é comumente mais resistente aos antibióticos e isto poderia explicar a diferença de prevalência.

Espécies de Rhodococcus

Taxonomia e classificação. O gênero *Rhodococcus* constitui um grupo heterogêneo de bactérias diretamente relacionadas com as espécies de *Nocardia*, embora o primeiro não forme as "hifas" aéreas (Figura 15.2) típicas destas últimas (Figura 15.3). Os membros desse grupo de actinomicetos aeróbios são gram-positivos, não formam esporos e geralmente são parcialmente álcool-acidorresistentes. Como o nome indica, o aspecto de todos os membros em condições ambientais predefinidas ou nas colorações específicas pode ser cocoide ou baciliforme. As espécies de *Rhodococcus* estão amplamente disponíveis no ambiente, no solo, nas plantas ou no trato gastrintestinal de vários insetos ou animais. Houve algumas modificações da taxonomia do gênero *Rhodococcus* e algumas das espécies mais antigas foram reclassificadas em outros gêneros, inclusive *Gordonia*, *Dietzia*, *Tsukamurella* e outros.

O termo *Rhodococcus* foi utilizado primeiramente por um botânico alemão (Zopf) em 1891, quando classificava as bactérias e os fungos produtores de pigmentos; estas bactérias específicas formavam colônias de cor rosa-salmão ou vermelha depois de 4 dias de cultura em meios sólidos e suas colônias comumente eram mucoides. O nome do gênero (*Rhodococcus*) foi redefinido em 1977, de forma a incluir os membros do complexo de bactérias "rhodochrous", que

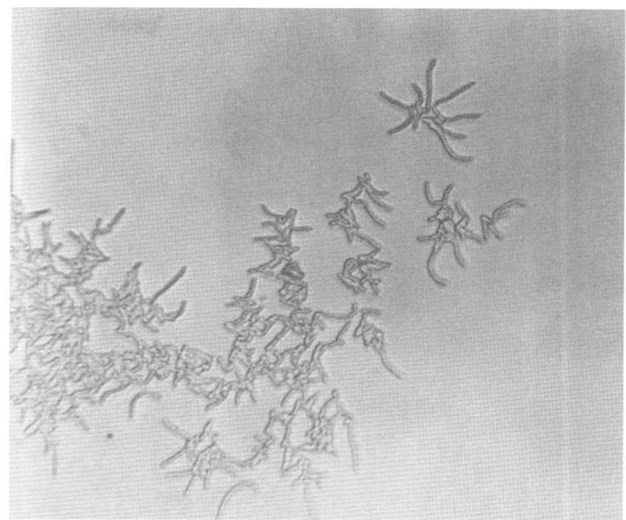

■ **FIGURA 15.2** *Rhodococcus* em ágar com água de torneira. Essa bactéria não forma hifas aéreas.

incluía microrganismos situados evolutivamente em algum ponto entre as espécies nocardioforme e micobacterianas.[214] Algumas das espécies de *Rhodococcus* nunca causaram infecções comprovadas.[125]

O *Rhodococcus equi* (antes conhecido como *Corynebacterium equi* e *Mycobacterium rhodochrous*) é o patógeno humano mais importante desse gênero. Os outros patógenos humanos – *R. erythropolis*, *R. rhodnii* e *R. rhodochrous* – raramente são isolados de espécimes clínicos.[74] As características bioquímicas de *R. equi* incluem a produção de catalase, urease, lipase e fosfatase, mas não de DNase, elastase ou lecitinase. Essas bactérias são parcialmente álcool-acidorresistentes e podem apresentar formas cocoides e bacilares gram-positivas, ou cadeias ramificadas curtas; este grupo não forma hifas aéreas (Figura 15.2). *R. equi* não cresce em lisozima e isto também ajuda a diferenciá-lo das espécies de *Nocardia*. Contudo, como a maioria das espécies do complexo *Nocardia*, ele não hidrolisa caseína, tirosina ou xantina.[214] O Quadro 15.1 *online* descreve esses ensaios de hidrólise, enquanto o Quadro 15.2 *online* explica o teste da lisozima. A Tabela 15.4 apresenta um resumo das características de alguns actinomicetos aeróbios.

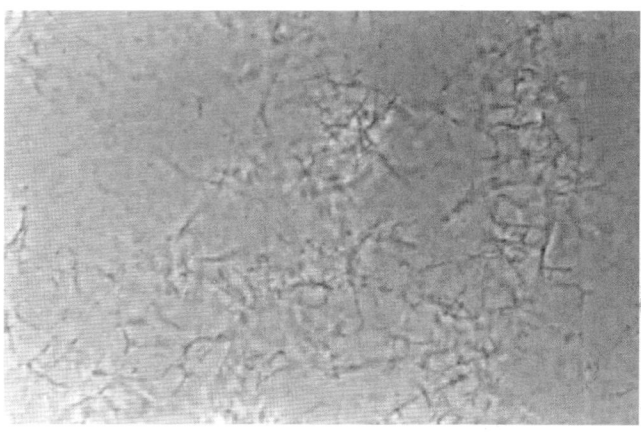

■ **FIGURA 15.3** No ágar com água de torneira, as espécies de *Nocardia* formam hifas aéreas.

Tabela 15.4 Características principais dos actinomicetos aeróbios mais representativos.

Gênero	Colônias	Gram/CAA	Lisozima	Hifas aéreas
Nocardia spp.	Farináceas ou aveludadas, odor de terra ou mofo; inicialmente brancas, depois podem ter qualquer cor, mas geralmente laranja, salmão ou castanho	Bactérias filamentosas ramificadas em formato de contas; reação positiva na coloração álcool-ácida modificada	Crescem	Presentes
Rhodococcus equi	Ásperas, lisas, embora comumente mucoides; a produção de pigmento pode ser tardia, mas geralmente é rosa, vermelho ou laranja	Formas cocoides e bacilares; em geral, reação positiva à coloração álcool-ácida modificada	Não cresce	Consideradas negativas; entretanto, hifas aéreas rudimentares podem ser observadas ao exame microscópico
Gordonia spp.	Ásperas e enrugadas; pigmentos marrom, rosa, laranja e vermelho	Células corineformes curtas (difteroides), sem ramificação; em geral, reação positiva fraca ou negativa na coloração álcool-ácido modificada	Não crescem	Ausentes
Tsukamurella spp.	Colônias pequenas e secas; podem ter pigmento branco ou laranja	Bacilos longos retilíneos ou ligeiramente curvos, isolados ou em pares; sem ramificação; algumas podem formar bacilos mais curtos com aspecto difteroides; a coloração é muito fraca com os corantes álcool-ácidos modificados	Crescem	Ausentes
Dietzia spp.	Colônias amarelas lisas	Cocobacilos ou bacilos sem ramificações; reação negativa na coloração álcool-ácida modificada	Não crescem	Ausentes
Nocardiopsis	Superfície grosseiramente enrugada ou pregueada; pigmento amarelo-esverdeado ou marrom	Hifas aéreas frequentemente são formas cocoides; mais nítidas nas culturas em lâmina; reação negativa na coloração álcool-ácido modificada	Não crescem	Presentes, geralmente em grandes quantidades
Actinomadura spp.	Colônias enrugadas e comumente coriáceas; podem ter quase todos os tipos de pigmentos	Filamentos ramificados, curtos e finos; reação negativa na coloração álcool-ácido	Não crescem	Variáveis; algumas cepas podem ter hifas aéreas
Streptomyces spp.	Colônias liquenoides, coriáceas ou butirosas bem-definidas; podem ser pigmentadas, algumas vezes cinzentas, mas também outras cores, dependendo da espécie	Bacilos filamentares, que às vezes podem formar contas; podem ser semelhantes às espécies de *Nocardia* na coloração pelo Gram; reação negativa na coloração álcool-ácido modificada	Não crescem	Positivas, presentes
Dermatophilus	Ásperas, aglomeradas, opacas ou granulosas; podem aderir ao ágar; pode haver alguma β-hemólise	Filamentos ramificados e células cocoides dispostos longitudinalmente e paralelos às outras cadeias; reação negativa na coloração álcool-ácido modificada	Desconhecida	Positivas, presentes
Segniliparus	Lisas e convexas ou ásperas e enrugadas; geralmente sem pigmento	Bacilar com formas em "V"; sem ramificação; reação positiva na coloração álcool-ácida modificada	Desconhecida	Ausentes
Williamsia	Colônias lisas; vermelhas ou alaranjadas	Bacilos curtos ou cocobacilos; reação negativa na coloração álcool-ácido modificada	Desconhecida	Ausentes

Epidemiologia, patologia e patogênese. *Rhodococcus equi* causa doença pulmonar em potros e outros animais domésticos. Entre 1967 e os primeiros anos da década de 1980, havia relatos de apenas alguns casos de doença humana. A rodococose é uma zoonose e as infecções humanas resultam do contato com animais portadores (p. ex., bovinos, suínos, equinos) ou estrume, provavelmente por via respiratória.[190] *R. equi* causa uma doença pulmonar primária rara e comumente fatal. Na maioria dos casos, as infecções humanas acometem pacientes imunossuprimidos, principalmente os que têm anormalidades da imunidade celular – por exemplo, pacientes com linfoma, doença de Hodgkin, leucemia, AIDS e pós-transplante.[190,214] Em 1994, McNeil e Brown citaram mais de 100 casos de infecção por *R. equi* em pacientes com AIDS e, todos os anos, também são relatados outros casos desta infecção.[59,125,187]

A histopatologia da infecção causada por *Rhodococcus* é singular. Embora os neutrófilos façam parte da reação inflamatória, também há um componente inflamatório crônico proeminente, que consiste basicamente em macrófagos. Essas coleções de histiócitos podem estar intercaladas por microabscessos.[125] Os granulomas caseativos bem-formados, como os que ocorrem na tuberculose, não ocorrem nas infecções por *Rhodococcus*. A malacoplaquia – uma reação histológica típica, na qual são encontradas concreções basofílicas laminares (corpúsculos de Michaelis-Gutmann) entre os macrófagos – foi descrita nos pacientes com infecção pulmonar por *Rhodococcus*.[137,214] Embora possa haver outras causas raras de malacoplaquia pulmonar, esta anormalidade histológica tornou-se quase patognomônica da rodococose pulmonar.

A patogênese das infecções causadas pelo *R. equi* parece ser atribuível à capacidade que esta bactéria tem de persistir dentro dos macrófagos e, por fim, leva-los à destruição impedindo a fusão do fagossomo com o lisossomo e a desgranulação inespecífica dos lisossomos *in vivo*.[153] Além disso, a produção de uma biopelícula foi implicada como fator predisponente à bacteriemia relacionada com cateter, principalmente com os cateteres venosos centrais. A remoção do cateter é importante para o tratamento desses pacientes, além dos antibióticos apropriados.[1] O Boxe 15.3 descreve as opções terapêuticas.

Doença clínica. Clinicamente, as infecções pulmonares causadas por *Rhodococcus* podem ser semelhantes à tuberculose, porque progridem lentamente e podem formar cavidades.[110,170,190] A pneumonia invasiva com formação de cavidades é especialmente comum nos pacientes HIV-positivos com contagens baixas de CD4, nos quais há propensão maior à disseminação da infecção ao cérebro, fígado, baço e outros órgãos.[125,187] A doença clínica é insidiosa com febre ao longo de vários dias ou semanas, mal-estar, dispneia, tosse seca e dor torácica. Existem alguns casos descritos de hemoptise. As radiografias do tórax demonstram um processo infiltrativo com lesões opacas, geralmente no lobo superior do pulmão. A formação de cavidades ocorre quando o paciente não é tratado e alguns casos raros podem formar derrame pleural.[170] Em uma revisão de 272 casos de doença causada por *Rhodococcus* em pacientes HIV-positivos, sangue e escarro foram os espécimes positivos mais comuns.[187]

Um paciente HIV-positivo de 37 anos com pneumonia por *Pneumocystis* desenvolveu abscessos prostáticos e escrotais causados por *R. equi*, que necessitaram de tratamento antibiótico por 6 semanas até a regressão.[121] Pacientes imunossuprimidos HIV-negativos também devem ser considerados em risco de desenvolver infecções pulmonares por *R. equi*, inclusive crianças com leucemia, transplantados (especialmente rins e pulmão) e pacientes em tratamento imunossupressor (inclusive alentuzumabe ou corticosteroides, ou antimetabólitos usados para tratar doenças do tecido conjuntivo).[129,131,214] *R. equi* também foi descrito como causa de bacteriemia, endoftalmite, osteomielite, pleurisia com derrame pleural e infecções de feridas.[153,155,166,187,214] A infecção por essa bactéria é rara nos pacientes imunocompetentes, que têm taxas de mortalidade muito menores. Os pacientes imunocompetentes com rodococose tiveram taxa de

---

Boxe 15.3

Padrões de sensibilidade antimicrobiana habituais das espécies de actinomicetos aeróbios (exceto *Nocardia*)

Rhodococcus equi
Geralmente sensível a eritromicina, aminoglicosídios (gentamicina, tobramicina e amicacina), rifampicina, vancomicina, imipeném e minociclina
Resistente a penicilina, ampicilina e cefalosporinas
Sensibilidade variável às fluoroquinolonas
Existem relatos clínicos de eficácia do tratamento com linezolida

Gordonia spp.
Não existem esquemas recomendados para tratar infecções por *Gordonia* spp. Contudo, o documento M-24-A2 do Clinical and Laboratory Standards Institute (CLSI) recomenda que os seguintes antibióticos possam ser considerados nos testes de sensibilidade primária: amicacina, amoxicilina com ácido clavulânico, ceftriaxona, ciprofloxacino, claritromicina, imipeném, linezolida, minociclina, SXT e tobramicina.
Existem alguns dados baseados em relatos de casos, indicando que as fluoroquinolonas possam ser eficazes.

Tsukamurella
Existem variações quanto à resposta das diferentes espécies de *Tsukamurella* e, quando é necessário fornecer informações quanto ao tratamento, deve-se realizar um teste de sensibilidade com cada cepa isolada.
Em geral, os seguintes antibióticos podem ser recomendados antes que se disponha dos resultados do antibiograma:
  Sensível a amicacina, imipeném, SXT e ciprofloxacino
  Resistente a amoxicilina/clavulanato, ampicilina, eritromicina e minociclina

Streptomyces
Geralmente sensíveis a amicacina, linezolida, imipeném, claritromicina e minociclina
Sensibilidade variável a SXT
Em geral, resistentes a ciprofloxacino, ampicilina e cefalosporinas

Actinomadura
Sensíveis a SXT, eritromicina, linezolida, minociclina, fluoroquinolonas e imipeném
Resistentes a ampicilina

mortalidade de 11%, enquanto os pacientes HIV-positivos tiveram taxa de mortalidade entre 50 e 55% e os pacientes imunossuprimidos HIV-negativos apresentaram mortalidade entre 20 e 25%.[214]

Espécies de Gordonia

Taxonomia e classificação. As espécies de *Gordonia* (conhecidas originalmente como *Gordona* spp.) consistem nos actinomicetos aeróbios descritos primeiramente por Tsukamura e revisados por Stackebrandt *et al.* em 1988.[41] Os membros desse gênero são difíceis de identificar e diferenciar uns dos outros e dos gêneros relacionados sem recorrer aos métodos moleculares mais recentes ou à espectrometria de massa.[41] Essas bactérias podem ter passado despercebidas na literatura mais antiga como "difteroides" contaminantes, ou podem ter sido confundida com os membros dos gêneros *Nocardia* ou *Rhodococcus*.[16]

Em geral, as espécies de *Gordonia* são parcialmente álcool-acidorresistentes, não crescem em lisozima e têm ácidos micólicos com 48 a 66 átomos de carbono. Futuramente, o uso do sequenciamento do DNA ou da espectrometria de massa na identificação desses microrganismos poderá ajudar a identificar as espécies de *Gordonia* e a esclarecer seu papel nas doenças clínicas. Existem 29 espécies com nomes válidos nesse gênero, mas as espécies associadas mais comumente às infecções humanas ou isoladas mais frequentemente dos espécimes clínicos[68,96,149,174] são *Gordonia bronchialis*,[177,205] *G. sputii*,[21] *G. terrae*,[47,68,149] *G. otitidis*[156] e *G. polyisoprenivorans*.[96,192]

Epidemiologia, doença clínica e patogênese. As infecções – mais comumente de bacteriemia associada ao cateter e infecções da pele e dos tecidos moles de pacientes imunocompetentes e imunossuprimidos – têm sido relatadas com frequência crescente em razão do uso dos métodos mais modernos de identificação. A Tabela 15.4 descreve algumas das características diferenciadoras principais entre as espécies de *Gordonia* e outros actinomicetos aeróbios. Ramanan *et al.*[156] revisaram o caso de um paciente com bacteriemia causada por *G. otitidis* e também revisaram outros casos de bacteriemia por *Gordonia* associada aos cateteres. O paciente em questão era um menino de 4 anos com vários problemas médicos, inclusive doença de Hirschsprung, que tinha um cateter de Broviac usado para nutrição parenteral total (NPT). A criança apresentou febre e não conseguia desenvolver-se normalmente. Inicialmente, o paciente foi tratado com amoxicilina, mas quando a espécie de *Gordonia*, identificada preliminarmente como "difteroides gram-positivos", foi isolada de várias hemoculturas em dois episódios diferentes de febre, os antibióticos apropriados foram iniciados para tratar *Gordonia* e as culturas negativaram, quando então o paciente foi curado.[211] Recentemente, Johnson *et al.*[86] descreveram um paciente com infecção pleural e bacteriemia; este paciente não tinha cateteres intravasculares. Isso enfatiza a necessidade de que os médicos e os laboratórios estejam atentos à possibilidade desses microrganismos em qualquer hemocultura, mas especialmente nos pacientes imunossuprimidos. Além disso, existem casos relatados de pneumonia, osteomielite e infecções do sistema nervoso central.[47,174,177] Cinco pacientes pediátricos com bacteriemia associada a cateteres foram revisados em Utah; três foram causados por *G. terrae* e um por *G. otitidis* e outro por *G. bronchialis*. Pesquisadores revisaram outros 15 casos de infecções invasivas por *Gordonia* em pacientes adultos e pediátricos, dos quais 12 estavam relacionadas com cateteres. Doze das 15 infecções revisadas ocorreram em pacientes imunossuprimidos, assim como três dos cinco casos revisados no estudo de Blaschke.[16,68,149] *Gordonia bronchialis* foi descrita como causa de abscessos mamários recidivantes de uma mulher imunocompetente de 43 anos. O exame microscópico da biopsia revelou inicialmente alterações inflamatórias agudas e bactérias gram-positivas intracelulares e extracelulares, sem abscesso. Depois de 2 semanas de tratamento antibiótico ineficaz, formaram-se abscessos dos quais foram drenados 10 mℓ de material purulento. Apesar do tratamento com doxiciclina e das drenagens repetidas, os abscessos recidivaram e isto aparentemente era compatível com outros casos relatados de abscessos causados por *Gordonia*.[205] *G. terrae* foi identificada como causa de mastite granulomatosa depois da colocação de um *piercing* no mamilo. *G. bronchialis* e *G. terrae* são indistinguíveis pelos métodos de identificação fenotípica, mas podem ser diferenciadas por sequenciamento.[86,223] Uma espécie descrita mais recentemente – *G. araii* – foi associada à infecção de dispositivos médicos e isto pode sugerir que, assim como *R. equi*, as cepas de gordônia podem formar uma biopelícula, que explica sua patogenicidade em determinados pacientes e contextos clínicos.[84] O Boxe 15.3 descreve as opções terapêuticas.

Espécies de Tsukamurella

Taxonomia e classificação. As espécies de *Tsukamurella* constituem outro grupo de actinomicetos aeróbios, que têm sido identificados com frequência crescente nos laboratórios clínicos, especialmente com os métodos moleculares mais novos ou a espectrometria de massa. Esses microrganismos foram nomeados primeiramente pelo microbiologista japonês Tsukamura, que descreveu um grupo de actinomicetos que continham ácidos micólicos insaturados de cadeias longas (68 a 70 carbonos). Inicialmente, esse microrganismo foi isolado em 1971 do escarro de um paciente com doença pulmonar semelhante à tuberculose e foi denominado *Gordona aurantiaca*. Mais tarde, o mesmo microrganismo foi descrito como *Rhodococcus aurantiaca*, mas depois do sequenciamento do rDNA 16S em 1988, ficou demonstrado que ele era igual a um microrganismo conhecido como *C. paurometabola* e os dois foram reunidos com um nome novo – *Tsukamurella paurometabola* –, que hoje representa a espécie tipo do gênero.[169] Outras espécies associadas a doença clínica são *T. inchonensis*, *T. pulmonis*, *T. tyrosinosolvens* e a espécie recém-descrita *T. strandjordae*.[95,216,218]

As espécies de *Tsukamurella* são ligeiramente álcool-acidorresistentes quando se utiliza uma coloração parcial, geralmente não formam hifas e podem ocorrer formas de bacilos e cocos, como também se observa com o *R. equi*. Os bacilos da espécie de *Tsukamurella* tendem a ser mais longos que os outros actinomicetos.[95]

Epidemiologia e doença clínica. As infecções causadas por esses microrganismos foram relatadas raramente na forma de doença oportunista de pacientes imunossuprimidos ou portadores de corpos estranhos. Assim como as espécies de *Gordonia*, as espécies de *Tsukamurella* estão associadas mais comumente a bacteriemia e osteomielite associadas a cateteres.[17,108,169,171,173] Estudos demonstraram que a *Tsukamurella* causou ceratite em um paciente que fez transplantes de córnea; a infecção era semelhante à causada por micobactérias de crescimento rápido e foi relatada em 2010 por Tam *et al.*[184] Esses e outros autores lembraram aos leitores que a identificação correta dos agentes etiológicos da ceratite é essencial para a escolha do tratamento apropriado.[178,184] Em uma revisão das infecções causadas por espécies de *Tsukamurella* entre 1997 e 2008, os autores encontraram oito infecções e dois casos de colonização e, em todos eles, os microrganismos foram identificados erroneamente como espécies de *Rhodococcus*, até que o sequenciamento corrigiu as identificações. A *T. tyrosinosolvens* era a espécie mais comum e as infecções causadas mais comumente eram ceratite e bacteriemia, nesta ordem.[114] O Boxe 15.3 descreve as opções terapêuticas.

Um pseudossurto de *Tsukamurella* foi descrito em Hong Kong em 2013, no qual o microrganismo foi isolado simultaneamente de quatro pacientes; os autores concluíram que isto era devido à contaminação laboratorial da tesoura usada para processar os tecidos.[186] A combinação do sequenciamento do rDNA 16S, da eletroforese em gel de campo pulsado e dos testes fenotípicos e metabólicos foi usada para comprovar que todas as cepas isoladas eram idênticas. Quando um pequeno número de casos de infecção causada por uma bactéria isolada raramente ocorre dentro de um período curto em determinado laboratório, deve-se considerar e investigar a possibilidade de um surto ou pseudossurto.

Espécies de Dietzia

As espécies de *Dietzia* são actinomicetos aeróbios e, como os outros descritos anteriormente, também são bacilos grampositivos. Em geral, elas são mais curtas que as espécies de *Tsukamurella*, geralmente não são álcool-ácido-positivas, têm ácidos micólicos de cadeias curtas (34 a 38 carbonos) e não crescem na presença de lisozima. Normalmente, as espécies de *Dietzia* estão presentes no trato intestinal e na cavidade oral de cães, assim como em fontes ambientais como solo e plantas. As colônias podem ser butirosas ou formar pigmento alaranjado. O nome *Dietzia* foi aplicado a esses microrganismos em homenagem a Alma Dietz, uma microbiologista americana.[154] A espécie tipo *D. maris* (antes conhecida como *Rhodococcus maris*) foi isolada da corrente sanguínea de um paciente imunossuprimido, que usava um cateter intravascular de longa permanência;[14] da infecção da bolsa subcutânea de um marca-passo;[146] da infecção de uma prótese de quadril;[150] das lesões cutâneas papilomatosas de um paciente imunocompetente;[87] e de uma ferida causada por mordida de cão.[81] Recentemente, alguns autores propuseram uma espécie nova de *Dietzia* – *D. aurantiaca* – isolada do LCR de uma mulher jovem.[93] No passado, a maioria das espécies de *Dietzia* provavelmente era identificada erroneamente como membros do gênero *Rhodococcus*; com os métodos moleculares, a identificação correta do gênero *Dietzia* tem aumentado.[100,141,151]

Outras bactérias nocardioformes

As espécies de *Segniliparus* são actinomicetos aeróbios baciliformes sem ramificação ou hifas aéreas; elas têm reação fortemente positiva na coloração álcool-ácida parcial e contêm ácidos micólicos com cadeias muito longas (70 a 90 átomos de carbono). As primeiras cepas de *S. rugosus* isoladas de pacientes com fibrose cística foram publicadas em 2007.[24] Em 2001, pesquisadores publicaram um caso de pneumonia causada por *S. rotundus* em um paciente com bronquiectasia não associada à fibrose cística. O tratamento com claritromicina e ciprofloxacino conseguiu erradicar o microrganismo e levou à regressão dos sintomas clínicos.[102]

As espécies de *Williamsia* são actinomicetos aeróbios que se assemelham a bacilos ou cocobacilos gram-positivos curtos com reação negativa na coloração álcool-ácida. Esses microrganismos não formam hifas aéreas e não crescem na presença de lisozima. As paredes celulares contêm ácidos micólicos com 50 a 56 átomos de carbono. *W. muralis* é a espécie mais comumente isolada de fontes ambientais, inclusive superfícies das instalações de uma creche.[92] Esses actinomicetos aeróbios não eram considerados patogênicos, até que recentemente *W. muralis* foi isolada de um espécime obtido por escovação brônquica protegida de uma mulher de 80 anos com pneumonia; esta paciente morreu em razão da pneumonia e não foram isolados outros patógenos significativos.[44] Com o uso crescente das técnicas moleculares e da espectrometria de massa, os laboratórios podem reconhecer mais cepas de *W. muralis*.

Família Streptosporangineae

Espécies de Actinomadura

Taxonomia e classificação. O gênero *Actinomadura* é geneticamente diversificado e foi subdividido em dois grupos supragenéricos.[27,125] Também nesse caso, a terminologia é confusa e está em processo de transição. Goodfellow sugeriu que as espécies de *Actinomadura* devem incluir *A. madurae* e outras espécies semelhantes (inclusive *A. pelletieri*), que geneticamente estão mais relacionadas com o grupo thermomonospora.[73] Por outro lado, o termo "maduromicetos" deveria ser reservado para um grupo natural de bactérias, que inclui *A. pusilla* e microrganismos semelhantes.[73] Em uma perspectiva prática, os patógenos humanos principais – *A. madurae* e *A. pelletieri* – são classificados nesse primeiro grupo. Os membros do gênero *Actinomadura* têm meso-DAP em suas paredes celulares, assim como os outros actinomicetos aeróbios descritos até agora; contudo, a madurose é um carboidrato importante e estas bactérias não têm ácidos micólicos em suas paredes celulares.[41,73] *A. sputii* sp. nov., uma espécie descrita mais recentemente nesse gênero, foi isolada do escarro de um homem de 64 anos.[220] As espécies de *Actinomadura* não têm reação positiva na coloração álcool-ácida, mas podem formar filamentos ramificados curtos. O crescimento na presença de lisozima é variável.

Epidemiologia, doença clínica e patologia. As espécies de *Actinomadura* são microrganismos do solo, que são introduzidos na pele por lesões traumáticas. As infecções são diagnosticadas principalmente nos países tropicais e subtropicais e, em parte, isto pode refletir a propensão maior dos indivíduos que vivem nos climas mais quentes a passar a maior parte do tempo fora de casa com os pés descalços.[125]

Os micetomas são lesões penetrantes crônicas progressivamente destrutivas, que destroem a pele, os tecidos subcutâneos e as estruturas subjacentes, inclusive ossos, músculos e fáscias. Como seria esperado com as infecções causadas por microrganismos do solo, os micetomas tendem a afetar os membros, especialmente os pés. Em muitos casos, a inflamação granulomatosa crônica leva à formação de trajetos fistulares abertos, dos quais são eliminados grânulos (ou grãos). Esses grânulos geralmente medem menos de 1 mm de diâmetro e representam colônias do microrganismo infectante. A cor dos grânulos varia, dependendo do tipo de agente patogênico – por exemplo, micetomas com grânulos brancos. Ao exame microscópico, os grânulos consistem em massas de bactérias filamentosas ou hifas fúngicas embebidas em matriz semelhante ao cimento, que confere a cor detectada ao exame microscópico. Ao exame histopatológico, pode-se observar uma reação imune com proteínas e imunoglobulinas depositadas ao redor das bactérias – condição conhecida como fenômeno de Splendore-Hoeppli. Em muitos casos, fibrose é o resultado final do micetoma, embora não seja tão extensiva quanto a que é observada na actinomicose causada pelo *Actinomyces israelii*. Os micetomas causados pelas espécies de *Actinomadura* comumente afetam os ossos.

Os micetomas são causados por fungos verdadeiros (micetomas eumicóticos) ou por actinomicetos aeróbios (micetomas actinomicóticos). Coloquialmente, o micetoma actinomicótico é descrito algumas vezes como "pé de Madura". A Tabela 15.4 descreve os agentes etiológicos mais comuns e suas características associadas. Em um estudo com 366 cepas de actinomicetos isolados de micetomas e enviados aos CDC (Centers for Disease Control and Prevention) no final da década de 1980, *A. madurae* foi o segundo microrganismo isolado mais comumente, superado apenas pela *N. asteroides* (11,5 *versus* 26%).[127] A maioria das infecções ocorre nos países tropicais, principalmente Índia e Tunísia (*A. madurae*) ou Senegal, Chade e Somália (*A. pelletieri*). Como foi mencionado antes, *Nocardia asteroides* causa infecções em todo o planeta, enquanto *N. brasiliensis* está limitada ao sul dos EUA e às Américas Central e do Sul. Em 2012, uma espécie de *Nocardia* incomum – *N. harenae* – foi descrita como causa de micetomas em dois pacientes do México. Antes do sequenciamento da cepa isolada, supunha-se que fosse *N. brasiliensis*, mas ela era sensível ao imipeném e o tratamento foi eficaz depois de usar uma combinação de amicacina e imipeném seguida de SXT, minociclina e dapsona por 2 anos.[104]

A grande maioria das infecções causadas por *A. madurae* é superficial e pode ser encontrada em qualquer parte do corpo, dependendo de onde o microrganismo penetrou no organismo, mais comumente no pé;[185] contudo, existem casos de micetomas na língua,[133] pescoço, dorso e tórax de dois membros de uma mesma família em Bengala ocidental[119] e região perianal descrita em outro paciente.[30] Um caso incomum foi de um homem que tinha "pé de Madura" há 10 anos, quando desenvolveu lesões na coluna vertebral, parede abdominal e espaço retroperitoneal.[27] Existem casos descritos de infecções sistêmicas de pacientes imunossuprimidos. A peritonite causada por *A. madurae* foi descrita em um paciente que fazia diálise peritoneal contínua.[212] A infecção disseminada por essa bactéria ocorreu em um paciente com AIDS, que também era usuário habitual de heroína.[128] O diagnóstico dos micetomas pode ser difícil em alguns casos, em razão da dificuldade em cultivar o microrganismo envolvido; Liu *et al.*[115] descreveram essas dificuldades em 2008. O Boxe 15.3 relaciona as opções terapêuticas disponíveis.

Espécies de Nocardiopsis

Nocardiopsis dassonvillei, espécie mais importante do gênero, forma cadeias de esporos em zigue-zague dentro de uma estrutura semelhante a uma bainha e tem parede celular do tipo II (*meso*-DAP), sem diagnósticos de açúcares presentes. Os membros do gênero *Nocardiopsis* foram retirados do gênero *Actinomadura* de forma a acomodar outros microrganismos semelhantes, que não tinham o carboidrato típico em suas paredes celulares (madurose). Essas bactérias não têm ácidos micólicos em suas paredes e não são álcool-acidorresistentes, mas podem formar hifas aéreas. Elas não crescem em lisozima.[41] Embora geralmente seja um saprófito do solo, a *N. dassonvillei* foi isolado de animais e raramente das infecções humanas. Quando foi isolado de seres humanos, a infecção principal era micetoma.[70] Recentemente, pesquisadores descreveram um caso de vestibulite nasal causada pela *N. dassonvillei* em um paciente adulto diabético.[164] Em 1997, Yassin *et al.* descreveram o isolamento de uma espécie nova – *N. synnemataformans* – do escarro de um paciente que recebeu transplante renal;[216] o papel dessa nova espécie na doença humana ainda não foi definido.

Estreptomicetos

Espécies de Streptomyces

As espécies de *Streptomyces* são microrganismos do solo, que têm importância considerável nos campos farmacêutico e industrial e são responsáveis pela produção de dois terços dos antibióticos naturais, inclusive estreptomicina. Clinicamente, as espécies de *Streptomyces* – mais de 500 – são responsáveis principalmente por micetomas actinomicóticos. Em um estudo com 366 actinomicetos aeróbios isolados de micetomas clínicos e enviados para serem estudados nos CDC no final da década de 1980, apenas *N. asteroides* e *A. madurae* foram isoladas mais comumente que as espécies de *Streptomyces*.[127] *S. somaliensis*, que pode causar micetomas actinomicóticos, tem distribuição praticamente mundial e foi isolado de pacientes com micetomas na Arábia Saudita, Nigéria, Níger, Sudão, Somália, África do Sul, Venezuela, Índia e México.[125] Uma porcentagem alta dessas infecções envolvia a cabeça e o pescoço, produzindo a condição conhecida como "crânio de Madura". Uma mulher com abscessos actinomicóticos no couro cabeludo causados por espécies de *Streptomyces* também tinha hemoculturas positivas para as mesmas espécies, que foram erradicadas eficazmente com SXT e penicilina.[88] Os grânulos dos micetomas causados por *Streptomyces* são grandes (2 a 4 mm) e castanho-amarelados. *Streptomyces anulatus*, também conhecido como *S. griseus*, é um microrganismo que causa micetomas subcutâneos em felinos e golfinhos e também foi isolado de micetomas humanos.[29]

A maioria das espécies de *Streptomyces* é saprofítica e, quando são isoladas nos laboratórios clínicos, geralmente são consideradas contaminantes dos espécimes clínicos. Entretanto, pesquisadores descreveram algumas infecções humanas não actinomicóticas, especialmente nos pacientes imunossuprimidos.[94] Existem casos descritos de doença pulmonar invasiva em pacientes com AIDS, um paciente esplenectomizado com sarcoidose e outros hospedeiros imunologicamente normais.[48,101,160] Esse microrganismo foi associado à peritonite, provavelmente contraída depois de várias paracenteses de um paciente alcoólico crônico, que se apresentou com febre e dor abdominal; não havia qualquer outro patógeno que pudesse explicar seus sintomas.[43] Um paciente que sofreu traumatismo cerebral perfurante por um objeto maciçamente contaminado com terra desenvolveu abscesso cerebral causado por *Streptomyces* spp.[162] Também existem relatos raros de bacteriemia com ou sem cateteres de longa permanência, que foram atribuídos às espécies de *Streptomyces*.[25,54,65,134] Em um desses pacientes, o uso de uma preparação holística para tratar câncer de mama foi implicado como causa da infecção; embora a ponta do cateter não tivesse o microrganismo patogênico, nenhum outro patógeno foi isolado e os sintomas sistêmicos da paciente desapareceram depois do tratamento para *Streptomyces* spp.[25] Existe descrito um paciente da Arábia Saudita, que desenvolveu endocardite depois da operação de implantação de uma válvula de Carpentier-Edwards para tratar estenose aórtica. Várias hemoculturas foram positivas para *Streptomyces* e o tratamento com alguns antibióticos específicos para a cepa isolada (além da substituição da válvula) foi bem-sucedido.[135] O isolamento repetido de quaisquer actinomicetos aeróbios de amostras estéreis (p. ex., hemocultura) deve ser mais bem-investigado, antes que seja considerado simplesmente como contaminante ou saprófito. O Boxe 15.3 descreve as opções terapêuticas. Com o uso crescente das técnicas moleculares e da espectrometria de massa na identificação bacteriológica e com a ampliação das populações de pacientes imunossuprimidos, é possível que mais infecções desse tipo sejam diagnosticadas e relatadas corretamente.[94,122]

Actinomicetos termofílicos

Os actinomicetos termofílicos causam doença nos seres humanos, mas raramente são encontrados nos laboratórios de microbiologia clínica. Na maioria dos casos, esses microrganismos causam reações alérgicas, em vez de infecções produtivas. Em 1963, Pepys *et al.* definiram o antígeno presente no feno mofado como *Saccharopolyspora rectivirgula*.[145] Em seguida, *Thermoactinomyces vulgaris* foi reconhecido também como alergênio. A doença clínica conhecida como "pulmão de fazendeiro" é um exemplo de pneumonite de hipersensibilidade ou pneumonite alérgica extrínseca causada por esses microrganismos. A doença pode ser crônica e incapacitante, com deterioração da função respiratória até que o patógeno infectante seja erradicado ou evitado. Outras condições semelhantes ocorrem depois da exposição ao adubo, à cana-de-açúcar (bagassose) e aos condicionadores de ar ou ductos de ventilação com mofos. Existem poucas revisões recentes descrevendo apresentação clínica, a epidemiologia e a patologia da pneumonite de hipersensibilidade.[76,80,106] Vários membros dos gêneros *Saccharopolyspora*, *Micropolyspora* (*Faenia*) e *Thermoactinomyces* causam essa doença. A taxonomia desses microrganismos tem passado por diversas alterações ao longo dos anos. O uso das técnicas moleculares de identificação pode permitir que mais cepas desses gêneros sejam reconhecidas e classificadas, de forma a facilitar ainda mais o diagnóstico e o tratamento adequado.[213]

Actinomicetos diversos

Espécies de Dermatophilus

Dermatophilus congolensis é um actinomiceto curioso, que causa uma dermatite exsudativa pustulosa conhecida como dermatofilose. Essa doença também é conhecida como podridão do casco, ceratólise deprimida ou estreptotricose em algumas espécies de animais, inclusive bovinos, ovinos, caprinos, cervídeos, suínos, esquilos e gatos domésticos. Um quadro clínico semelhante foi observado nas infecções humanas, embora esse microrganismo raramente cause doença nos seres humanos.[67] *D. congolensis* foi associado à leucoplaquia pilosa da língua.[22] O mecanismo exato de transmissão não está definido, embora a maioria das infecções ocorra depois do contato direto com materiais infectados e, possivelmente, picadas de ectoparasitas e insetos voadores. As ocupações e profissões que parecem estar em risco especial são basicamente as que envolvem contato extensivo com animais, inclusive veterinários, trabalhadores de abatedouros e caçadores.[5,41] Recentemente, uma jovem de 15 anos fez um passeio a cavalo no campo e desenvolveu dermatite pustulosa causada por um *Dermatophilus*.[23] Os patologistas podem encontrar esses microrganismos dentro dos folículos pilosos ou das camadas de queratina das plantas dos pés na forma de massas de filamentos ramificados não álcool-acidorresistentes.

Tropheryma whipplei

História e taxonomia. Essa bactéria foi o último acréscimo ao grupo dos actinomicetos aeróbios, mas a doença associada (lipodistrofia intestinal, ou doença de Whipple) foi descrita primeiramente por George Whipple em 1907. A bactéria foi identificada nos tecidos infectados por microscopia óptica e eletrônica, mas a natureza do agente etiológico continuou um mistério até 1991, quando Wilson *et al.* usaram amplificação e sequenciamento dos ácidos nucleicos do rDNA 16S com uma biopsia duodenal de um paciente com doença de Whipple para delinear a natureza do agente etiológico.[123] O aspecto morfológico das bactérias nos tecidos não era considerado típico dos bacilos gram-positivos ou gram-negativos, talvez em razão da localização intracelular dos microrganismos.[123] Entretanto, com base na análise molecular, esse microrganismo alinha-se mais claramente com a família dos gram-positivos e está relacionado mais diretamente com os gêneros *Rothia*,[123] *Rhodococcus*, *Arthrobacter* e *Streptomyces* e está mais distante das micobactérias.[208] Menos de 10 anos depois, essa bactéria foi cultivada em fibroblastos humanos[158] e denominada *Tropheryma whipplei* (uma designação corrigida do original *T. whippelii*).[109] Hoje em dia, o genoma do *T. whipplei* está inteiramente sequenciado e isto forneceu informações úteis quanto à sua natureza.[15] O genoma dessa bactéria é surpreendentemente pequeno e demonstra características de outras bactérias intracelulares, que necessitam de aminoácidos externos e têm metabolismo energético deficiente. No entanto, a quantidade de material genético dedicado à codificação de estruturas da superfície é relativamente grande, sugerindo que as interações da parte exterior das bactérias com seu hospedeiro sejam fundamentais à sua sobrevivência. Por fim, há variações genéticas consideráveis (p. ex., variação de fase), que podem ser favoráveis à adaptação às condições intracelulares mutáveis.[15]

Ecologia. O nicho ecológico de *T. whipplei* ainda é desconhecido. Esse microrganismo foi detectado nas fezes humanas e nos esgotos. Ainda não está claro se o excremento humano é uma fonte de infecção dos seres humanos, ou se essas observações resultam simplesmente da excreção da bactéria por indivíduos infectados.[123] *T. whipplei* foi detectado na saliva[182] e nas secreções gástricas humanas[52] com base nos métodos de amplificação do ácido nucleico. Também foi detectada nas biopsias duodenais dos pacientes que não tinham doença de Whipple,[52] embora outros pesquisadores tenham encontrado apenas raramente o DNA dessa bactéria quando não havia indícios de doença clínica.[50,98,120] Por essa razão, é possível que os seres humanos sejam reservatórios dessa bactéria, mas ainda existe muito a ser descoberto. As análises são complicadas por dificuldades potenciais com a especificidade dos métodos de amplificação e com a existência de doença de Whipple extraintestinal sem acometimento claro do intestino.[77]

Doença clínica e patologia. A doença de Whipple é uma infecção multissistêmica crônica rara.[49,123] A tríade clássica dessa infecção consiste em diarreia, emagrecimento e distúrbios da absorção, que refletem a frequência com que o trato gastrintestinal é acometido. Outras estruturas do corpo também são afetadas, especialmente articulações e sistema nervoso central (Boxe 15.4). O coração também pode ser acometido, porque *T. whipplei* é uma causa documentada de endocardite bacteriana com culturas negativas.[58,77]

A patogênese da doença de Whipple não está bem-esclarecida. É provável que anormalidades da imunidade celular e/ou da função dos macrófagos sejam importantes, mas elas parecem ser específicas desse patógeno, porque os pacientes geralmente não são infectados por outros patógenos oportunistas. O *T. whipplei* é um patógeno intracelular facultativo. Como é verdadeiro para essas bactérias, o macrófago é a célula tipicamente afetada pela infecção. Os macrófagos espumosos, que contêm numerosas bactérias dentro de vacúolos, eram responsáveis pelos lácteos amarelos que George Whipple observou no intestino delgado. As bactérias presentes nessas células podem ser coradas pela técnica de PAS, mas ela não é específica. Outras bactérias, especialmente do complexo *Mycobacterium avium*, são PAS-positivas e ocorrem dentro dos macrófagos, principalmente nos pacientes com infecção avançada pelo HIV. *Tropheryma* e *M. avium* podem ser diferenciados com base em uma coloração álcool-ácida, porque o primeiro tem reação negativa nesta técnica. O *Rhodococcus equi* presente nos macrófagos também pode ser incluído no diagnóstico diferencial, mas geralmente se localiza fora do trato intestinal. Por fim, as colorações histológicas imunológicas, a cultura ou a amplificação do ácido nucleico é necessária para esclarecer o diagnóstico. Uma revisão recente da doença de Whipple por Mendolara et al.[4] incluiu um caso incomum, no qual uma menina foi diagnosticada durante uma operação de emergência para obstrução e perfuração gastrintestinais. Nos tecidos extraintestinais, podem ser observados granulomas sarcoides não caseativos.[123] Aparentemente, houve um aumento do número de casos de pacientes com infecção cardíaca por *T. whipplei*, sem qualquer indício de acometimento gastrintestinal.[117,206] Com o uso das técnicas moleculares, inclusive PCR quantitativa aplicada às biopsias de tecidos gastrintestinais para determinar a gravidade da doença subclínica, bem como em razão de alguns projetos de microbioma, o impacto da doença de Whipple e da infecção por *T. whipplei* poderá aumentar e ser entendido com mais detalhes.[50,118]

Diagnóstico laboratorial das infecções causadas por actinomicetos aeróbios

Isolamento primário

N. asteroides e outros actinomicetos aeróbios são bactérias aeróbias capazes de crescer em diversos meios bacteriológicos, inclusive SBA, ágar de infusão de cérebro–coração (BHI; do inglês, *brain-heart inffusion*), ou SBA sem antibióticos. Entretanto, esses microrganismos podem ser inibidos por cloranfenicol, penicilina e estreptomicina presentes nos meios seletivos. Eles também crescem nos meios desenvolvidos para isolar micobactérias. *N. asteroides* cresce bem a 25°C, 35° a 37°C e 42° a 45°C. A incubação em temperaturas mais altas possibilita a cultura de *N. asteroides*, enquanto muitas outras bactérias são inibidas. O crescimento pode demorar de 2 dias a 4 semanas de incubação. Contudo, em muitos casos verdadeiros de infecção, a *Nocardia* pode ser isolada em 5 dias ou menos. O crescimento é facilitado pela incubação em CO_2 a 10%. As espécies de *Nocardia* podem ser isoladas de espécimes contaminados utilizando o meio de Thayer-Martin modificado (TMM).[139] Shawar et al. aproveitaram a capacidade singular dessas bactérias de crescer em parafina como única fonte de carbono para desenvolver um meio seletivo quimicamente definido, que continha parafina depositada em um bastão de vidro revestido e introduzido em caldo sem carbono.[172] Quando as espécies de *Nocardia* estão presentes nesse sistema, o crescimento é evidenciado sobre o bastão e pouco acima da superfície do caldo. Do mesmo modo, Ayyar et al. demonstraram que o ágar de parafina era um meio seletivo de baixo custo para isolar espécies de *Nocardia* e até melhor que o MTM ou a técnica da "isca" de parafina de Shawar.[9]

O meio tamponado com ágar, carvão e extrato de levedura (BCYE; do inglês, *buffered charcoal-yeast extract*), utilizado comumente para isolar espécies de *Legionella* de espécimes respiratórios, também facilita o isolamento das espécies de *Nocardia* do escarro e de outras amostras, que podem estar contaminadas por bactérias mistas.[63,97] O uso do ágar seletivo de BCYE no qual foram acrescentadas polimixina B, anisomicina e vancomicina e o pré-tratamento do espécime com uma lavagem ácida (Quadro 10.1 *online*) aumentaram o índice de isolamento das espécies de *Nocardia* de 8 para 33% no primeiro caso e para 67% no segundo.[97]

Boxe 15.4

Focos extraintestinais da doença de Whipple | Uma análise de 52 casos[a]

Foco extraintestinal	Nº de casos (porcentagem)
Articulações	43 (83)
Sistema nervoso	11 (21)
Pele e mucosas	9 (17)
Coração e vasos sanguíneos	9 (17)
Pulmões e pleura	7 (13)
Olhos	5 (10)

[a]Alguns pacientes tinham vários focos extraintestinais.
Adaptado com base na referência 21.

N. asteroides pode sobreviver ao procedimento de digestão de *N*-acetil-L-cisteína convencional (sem NaOH), que é usado para isolar micobactérias do escarro ou dos lavados brônquicos.[138] Alguns autores recomendaram que as culturas dos espécimes de escarro e lavado broncoalveolar enviados para cultura de *Nocardia* sejam semeadas antes e depois do procedimento de digestão, ainda que esta abordagem duplique o trabalho.

No meio LJ, as colônias frequentemente se desenvolvem dentro de 1 a 2 semanas. Elas podem ter aspecto semelhante ao das micobactérias atípicas (ver Capítulo 19). Contudo, as espécies de *Mycobacterium* não formam hifas aéreas, são fortemente álcool-acidorresistentes e diferem bioquimicamente das nocárdias. Os filamentos ramificados de *Nocardia*, que nem sempre são encontrados nos esfregaços preparados a partir das culturas em meio sólido, podem ser demonstrados ocasionalmente nas culturas em caldo, enquanto as bactérias geralmente não se ramificam, embora alguns bacilos possam ser mais longos.

Diferenciação entre Nocardia e outros gêneros de actinomicetos aeróbios

As infecções humanas causadas pelos gêneros *Streptomyces*, *Nocardiopsis*, *Rhodococcus*, *Actinomadura*, *Gordonia*, *Tsukamurella* e *Dermatophilus* são muito menos comuns que as causadas pelas espécies de *Nocardia*. A Tabela 15.4 descreve algumas características que podem ajudar a diferenciar entre os gêneros de actinomicetos anaeróbios e as espécies de cada gênero. A presença das espécies de *Nocardia* e *Streptomyces* pode ser considerada com base em algumas poucas características. As colônias típicas das espécies de *Nocardia* e *Streptomyces* têm consistência seca a calcária e geralmente são pregueadas ou aglomeradas. As espécies de *Nocardia* comumente apresentam alguma tonalidade de amarelo ou laranja-claro, enquanto as espécies de *Streptomyces* são comumente branco-acinzentadas (Prancha 15.1 A). Esses dois grupos formam colônias com odor de porão com mofo pungente. As colônias do *Rhodococcus equi* não produzem esse odor de mofo e comumente são rosadas ou cor de salmão nos meios de ágar (Prancha 15.1 B). As espécies de *Gordonia* formam colônias ásperas e enrugadas com algum pigmento, enquanto as de *Tsukamurella* comumente formam colônias menores, que são secas, enrugadas e sem pigmentos.

Nos casos típicos, a coloração por gram do material retirado de uma colônia de *Nocardia* ou *Streptomyces* mostra filamentos ramificados delicados com menos de 1 μm de diâmetro (Prancha 15.1 C). As espécies de *Nocardia* são parcialmente álcool-acidorresistentes (*i. e.*, não descoloram quando são tratadas com H_2SO_4 a 1%, mas sim quando se utiliza o descolorante mais ativo HCl nas colorações de Ziehl-Neelsen ou Kinyoun) (Boxe 15.2). Por outro lado, as espécies de *Streptomyces* não são parcialmente álcool-acidorresistentes. A propriedade de álcool-acidorresistência das espécies de *Nocardia* pode ser acentuada pelo cultivo dos microrganismos em determinados meios, inclusive ágar de Middlebrook 7 H11 ou ágar-caseína (ver descrição das técnicas de identificação adiante). Quando um microrganismo desconhecido não é álcool-acidorresistente, o laboratório pode emitir um laudo de "actinomiceto aeróbio não resistente à coloração álcool-ácida", mas este resultado deve ser postergado até que sejam realizadas tentativas apropriadas de intensificar a propriedade de álcool-acidorresistência.

Rhodococcus equi não forma os filamentos longos encontrados nas colônias de *Nocardia* e *Streptomyces*. Eles são cocobacilos gram-positivos, que podem aglomerar-se como letras chinesas, refletindo sua antiga posição taxonômica no gênero *Corynebacterium* (Prancha 15.1 D). As cepas isoladas podem ser parcialmente álcool-acidorresistentes, mas isto depende dos meios de cultura e da idade da colônia (Prancha 15.1 E). Quando *R. equis* cresce em caldos de cultura, o aspecto cocoide das bactérias pode ser mais evidente.

O crescimento em um meio contendo lisozima ajuda a identificar as espécies de *Nocardia* (Tabela 15.4; Quadro 15.2 *online*), principalmente as cepas que têm reação fraca na coloração álcool-ácida. Todas as espécies de *Nocardia* são resistentes à lisozima e crescem em presença deste composto dentro de 5 a 10 dias. Um tubo de controle com caldo de glicerol sem lisozima sempre deve ser inoculado simultaneamente e incluído junto com os controles positivo e negativo. Veja instruções específicas quanto à preparação da lisozima e como realizar o teste no Manual of Clinical Microbiology (2011).[8]

A capacidade singular que várias nocárdias e actinomicetos aeróbios têm de hidrolisar caseína, tirosina, xantina e hipoxantina é uma das bases principais dos protocolos de identificação fenotípica utilizados tradicionalmente nos laboratórios clínicos. Esse procedimento está descrito no Quadro 15.1 *online*. As placas diferenciadas são inoculadas com o microrganismo desconhecido, incubadas por até 3 semanas a 30°C e examinadas quanto à ocorrência de hidrólise. A hidrólise evidencia-se por clareamento do meio ao redor das colônias. A Figura 15.4 ilustra um exemplo de hidrólise de caseína por uma colônia de *Streptomyces* spp. A diferenciação de algumas espécies não pode ser feita unicamente com base na análise da hidrólise. Nesses casos, pode ser necessário caracterizar a capacidade em decompor carboidratos ou de utilizá-los como única fonte de carbono.[132] A diferenciação de alguns membros do complexo *Nocardia* é facilitada pela análise da temperatura de crescimento,[12] pela capacidade de opacificar o meio de Middlebrook 7 H10 ou 7 H11 (Tabela 15.5)[26,61,99] e pelo perfil de sensibilidade antimicrobiana (Tabela 15.6).[33]

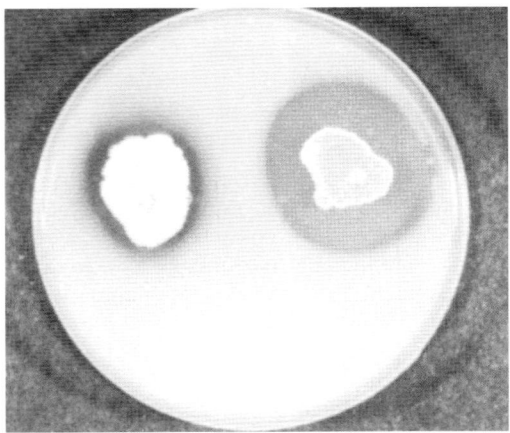

■ **FIGURA 15.4** Placa de ágar-caseína ilustrando a ação hidrolítica de duas espécies de *Streptomyces*.

Tabela 15.5 Testes bioquímicos e fisiológicos para a identificação de alguns actinomicetos aeróbios de importância médica.

Microrganismo	Coloração álcool-ácida modificada	Crescimento em lisozima	Decomposição de					Hidrólise de gelatina
			Caseína	Tirosina	Xantina	Hipoxantina	Urease	
Nocardia asteroides	+	+	–	–	–	–	+	–
Nocardia brasiliensis	+	+	+	+	–	+	+	+
Nocardia otitidiscaviarum (N. caviae)	+	+	–	–	+	+	+	–
Nocardia transvalensis	+	+	–	–	–	+	+	–
Nocardia farcinica	+	+	–	–	–	–	+	–
Nocardia nova	+	+	–	–	–	–	V	–
Nocardia pseudobrasiliensis	+	+	+	+	–	+	+	+
Rhodococcus equi	+	–	DI	–	–	–	DI	DI
Rhodococcus erythropolis	+	+	DI	–	–	–	DI	DI
Rhodococcus rhodnii	+	+	DI	+	–	–	DI	DI
Rhodococcus rhodochrous	+	–	DI	–	–	–	DI	DI
Gordonia bronchialis	+	–	–	–	–	–	DI	DI
Gordonia rubropertincta	+	–	DI	DI	DI	DI	DI	DI
Gordonia sputi	+	–	DI	DI	DI	DI	DI	DI
Gordonia terrae	+	–	DI	DI	DI	DI	DI	DI
Tsukamurella inchonensis	+	+	+	–	–	+	DI	DI
Tsukamurella paurometabola (Rhodococcus aurantiacus)	+	+	–	–	–	–	+	DI
Tsukamurella pulmonis	+	+	–	–	–	–	DI	DI
Tsukamurella strandjordae	+	+	–	–	–	–	DI	DI
Tsukamurella tyrosinosolvens	+	+	–	+	+	+	DI	DI
Tsukamurella wratislaviensis	+	+	DI	+	+	+	DI	DI
Dietzia (Rhodococcus) maris	–	–	–	–	–	–	+	DI
Dermatophilus spp.	–	DI	+	–	–	DI	+	+
Actinomadura madurae	–	–	+	+	–	+	–	+
Actinomadura pelletieri	–	–	+	+	–	+	–	+
Streptomyces somaliensis	–	–	+	+	–	–	–	+
Streptomyces griseus	–	–	+	+	+	+	V	+
Nocardiopsis dassonvillei	–	–	+	+	+	+	+	+

+ = positiva; – = negativa; V = variável; DI = dado indisponível.

Assim como a espectrometria de massa, os métodos moleculares para a identificação específica dos bacilos gram-positivos aeróbios, inclusive os actinomicetos aeróbios, tornam-se mais amplamente disponíveis a cada dia.[20,143,193,194] Mishra et al. elaboraram um esquema para a diferenciação mais detalhada das nocárdias e dos estreptomicetos. As modificações estão apresentadas na Tabela 15.5.[132] A inclusão da utilização de glicose nos tubos de teste ou no sistema do kit foi avaliada para identificar espécies de Nocardia, mas à medida que cresce o número de espécies identificadas deste gênero, é mais difícil identificar as espécies desses microrganismos apenas com base nas técnicas fenotípicas.

A cromatografia de camada fina tem sido útil para a identificação, seja isoladamente ou em combinação com os métodos fenotípicos ou moleculares. As diferenças da composição das paredes celulares são usadas em alguns laboratórios de referência ou de pesquisa com finalidades taxonômicas. A Tabela 15.2 resume os componentes principais das paredes celulares (Figura 15.1). A maioria das bactérias nocardioformes, inclusive Nocardia e Rhodococcus, tem paredes celulares com composição do tipo IV (i. e., os componentes principais são meso-DAP, arabinose e galactose, além dos ácidos micólicos presentes). As espécies de Streptomyces têm paredes celulares do tipo I (i. e., sem

Tabela 15.6 Perfis de sensibilidade *in vitro* das espécies de *Nocardia*.

Padrão farmacológico (PF)/ Espécie	Amica	Ampi	A/C	Carbe	CTX	CFTR	Cipro	Clari	Eritro	Genta	IMI	Cana	Linez	Mino	Sulfa	Tobra
COMPLEXO *N. ASTEROIDES*																
PF I	S	S	S	S	S	S	R	R	R	—	R/S	—	S	S/I	S	—
PF II	S	S	—	S	—	S	S	—	—	R	S	S	S	S/I	S	S
PF III	S	R	R	R	S	S	R	S	S	—	S	—	S	S/I	S	—
PF IV	R	R	S/R	—	S	S	S	R	R	R	S	R	S	S/I	S	R
PF V	S	R	S	—	R	S	R	R	R	R	S	R	S	S/I	R/S	R
PF VI	S	R	R	—	S	S	R	R	R	—	S	S	S	S/I	S	S
N. brasiliensis	S	R	S	S	S/R	S/R	R	R	R	S	R	R	S	S/I	S	S
N. pseudobrasiliensis	S	R	R	S	S/R	S/R	S	S	—	S	R	R	S	S/I	S	S
N. otitidiscavarium	S	R	R	R	R	R	S	—	—	—	R	R	S	—	S	—

PF I = *N. abscessus*; PF II = complexo *N. brevicatena/paucivorans* e grupo inominado; PF III = complexo *N. nova*, que inclui *N. nova/N. veteran/N. africanum/N. kruczkiakiae*; PF IV = *N. transvalensis* (que inclui *N. wallacei*); PF V = *N. farcinica*; PF VI = *N. asteroides sensu stricto* ou complexo *N. asteroides* e *N. cyriacigeorgica* e grupo inominado.
Amica = amicacina; Ampi = ampicilina; A/C = amoxicilina/clavulanato; Carbe = carbenicilina; CTX = cefotaxima; CFTR = ceftriaxona; Cipro = ciprofloxacino; Clari = claritromicina; Eritro = eritromicina; Genta = gentamicina; IMI = imipeném; I = intermediária; Cana = canamicina; Linez = linezolida; Mino = minociclina; R = resistente; S = sensível; Sulfa = sulfametoxazol; Tobra = tobramicina; — = indeterminado ou não é utilizado comumente.
Modificada com base em comunicação pessoal com Barbara Brown-Elliott e Dr. Richard Wallace. Esses são "padrões habituais sujeitos a variações, porque a resistência pode ocorrer com cepas isoladas".

L-DAP e carboidratos de diagnóstico). Além da determinação do tipo de parede celular, outros testes quimiotaxonômicos incluem as análises das menaquinonas, dos ácidos graxos de cadeias longas, dos fosfolipídios e dos ácidos micólicos. Esses testes não são práticos, nem necessários na diferenciação da maioria das cepas de *Nocardia* e *Rhodococcus* isoladas no laboratório de microbiologia clínica. Se for necessário realizar uma identificação definitiva, os microbiologistas podem optar por encaminhar as amostras a um laboratório de referência.

As técnicas de amplificação do ácido nucleico e de sequenciamento do DNA são úteis tanto para a detecção direta dos actinomicetos aeróbios nos espécimes clínicos, como para a identificação das cepas isoladas.[13,42,100,107,111,143,163,181,201–203] Cloud *et al.* sugeriram que o sequenciamento do rDNA 16S seja mais preciso que uma combinação de testes bioquímicos convencionais e perfis de sensibilidade antimicrobiana na identificação das espécies de *Nocardia*.[35] Patel *et al.* utilizaram o sequenciamento parcial do gene rDNA 16S em comparação com os testes bioquímicos, a análise dos ácidos graxos, os testes de sensibilidade antimicrobiana e a análise de restrição do gene 65 *hsp* por PCR para identificar 74 cepas de *Nocardia*; algumas espécies não puderam ser diferenciadas completamente e daí a introdução do termo identificador "complexo", que muitos laboratórios utilizavam.[143] O sequenciamento parcial do rRNA foi usado com sucesso para identificar *R. equi*, diferenciar entre as espécies de *Gordonia* e *Streptomyces* e identificar as bactérias *Actinomadura* no nível de gênero. Os autores encontraram alguma dificuldade com as cepas de *Tsukamurella*.[143] Os métodos moleculares foram usados para identificar *Gordonia*,[16] *Dietzia*,[150,151] *Tsukamurella*[173,186] e *Nocardiopsis dansonvillei*.[13] Assim como qualquer outro método de sequenciamento molecular, a validade dos bancos de dados usados é essencial para a realização das identificações mais precisas.[40,130]

Todos os microbiologistas clínicos têm se tornado bem familiarizados com o uso da espectrometria de massa MALDI-TOF (*matrix-assisted laser desorption/ionization time-of-flight*, em inglês) para identificar bactérias aeróbias e anaeróbias; deste modo, não é surpreendente que a identificação dos actinomicetos aeróbios também possa ser facilitada com o uso desta técnica moderna. Farfour *et al.* usaram o equipamento Bruker MS® com o *software* Andromas® para identificar 659 bacilos gram-positivos aeróbios. Mais de 98% das cepas, inclusive 46 espécies de *Nocardia* e duas cepas de *R. equi*, foram identificadas corretamente ao nível de espécie.[57] Verroken *et al.* demonstraram que a técnica MALDI-TOF poderia ser utilizada com sucesso para identificar espécies de *Nocardia* em menos de uma hora, além de ser um método de baixo custo;[193] Vila *et al.* descreveram o uso da MALDI-TOF para identificar *R. equi* e também espécies de *Corynebacterium* relevantes e *Arcanobacterium hemolyticum*.[194]

É importante que os microbiologistas clínicos estejam familiarizados com esses métodos avançados de identificação, porque eles comumente permitem identificações de microrganismos difíceis de classificar no nível de espécie. Por sua vez, a identificação correta possibilita que o médico tome decisões mais acertadas, que devem resultar na escolha rápida das abordagens terapêuticas apropriadas. Futuramente, será cada vez mais difícil ou até impossível que os laboratórios confiem apenas nos métodos fenotípicos para identificar o número sempre crescente de actinomicetos aeróbios.

Identificação dos actinomicetos termofílicos

Os actinomicetos termofílicos raramente são encontrados no laboratório clínico, porque são microrganismos ambientais que causam doença humana por uma reação alérgica, em vez de infecções ativas.[145] Sua capacidade de crescer sob temperaturas altas é um indicador útil, com base no qual se pode avaliar sua presença nos espécimes ambientais, se isto for necessário. Alguns autores sugeriram protocolos para identificação dessas bactérias.[82,105] Como já foi mencionado, o uso do sequenciamento do rRNA 16S e de outros métodos moleculares para identificar essas bactérias incomuns será maior no futuro.[140,213]

Identificação de Tropheryma whipplei

Esse actinomiceto pode ser cultivado, embora isto seja difícil.[159] Na maioria dos casos, o diagnóstico é firmado com base em critérios clínicos e histológicos e por meio de métodos moleculares. Estudos demonstraram a identificação imuno-histoquímica dessa bactéria em cortes histológicos.[10,112,159] Como alternativa, T. whipplei pode ser detectado por técnicas de amplificação do ácido nucleico.[157] Embora a experiência seja limitada, alguns autores sugeriram que os métodos moleculares possam ser mais úteis que a histologia para monitorar a evolução clínica dos pacientes com doença de Whipple.[157] Ainda que os métodos baseados em PCR sejam recursos diagnósticos importantes, vale lembrar que o DNA de T. whipplei pode ser detectado mesmo quando não há doença clínica evidente.[52,182] O significado desses resultados é duvidoso, mas o diagnóstico dessa doença não deve ser baseado unicamente na detecção molecular do DNA bacteriano. Os resultados de estudos moleculares devem ser correlacionados com os dados clínicos e, se disponíveis, com dados histopatológicos. Hoje em dia, essas técnicas são usadas basicamente nos laboratórios de pesquisa ou de grande porte; os microbiologistas precisam estar atentos à disponibilidade futura de produtos fornecidos no mercado.

Sensibilidade in vitro aos antibióticos e tratamento das infecções das espécies de Nocardia e de outras bactérias relacionadas

Os padrões de sensibilidade antimicrobiana dos actinomicetos aeróbios são úteis aos taxonomistas, microbiologistas clínicos (como indício à identificação de uma cepa isolada) e aos clínicos que tratam dos seus pacientes infectados. A Tabela 15.6 resume os padrões de sensibilidade das diversas espécies de Nocardia. A padronização dos testes de sensibilidade para uso clínico foi publicada pelo CLSI (Clinical and Laboratory Standards Institute) e inclui técnicas para realizar os testes por microdiluição em caldo, assim como parâmetros para interpretar seus resultados.[33] Essas diretrizes devem ser seguidas.

Quando os resultados do teste de sensibilidade às sulfonamidas forem difíceis de interpretar nos testes de microdiluição em caldo e difusão em disco, recomenda-se então o uso do Etest®. Os inóculos usados para realizar testes de sensibilidade com actinomicetos aeróbios devem ser obtidos a partir de um crescimento em placa de ágar-sangue ou soja tripticase, que seja suficiente para se obter uma concentração final de bactérias de aproximadamente $1,0 \times 10^4$ a $5,0 \times 10^4$ unidades formadoras de colônias (UFC)/cavidade. Com algumas espécies de Nocardia, que tendem a formar grumos, deve-se ter o cuidado de emulsificar o inóculo tão bem quanto possível. Os painéis de microdiluição em caldo devem ser incubados em ar ambiente a 35°C ± 2°C por 3 dias; algumas espécies (p. ex., N. nova) podem necessitar de até 5 dias de incubação. Contudo, as culturas de R. equi e de algumas espécies de Tsukamurella podem ser lidas dentro de 24 a 48 horas. O documento publicado pelo CLSI apresenta alguns exemplos de interpretação das cavidades das placas de microtitulação, que devem ser consultados frequentemente, em especial quando o laboratorista ainda não está familiarizado com a técnica para actinomicetos aeróbios. A Tabela 9 do documento do CLSI descreve os pontos de corte para as espécies de Nocardia. No caso de R. equi, recomenda-se que sejam usados os pontos de corte para S. aureus, embora devam ser considerados provisórios, até que sejam obtidos mais dados. A nota de rodapé da Tabela 9 do documento M24-A2 do CLSI refere-se aos pontos de corte fornecidos que devem ser relatados como "provisórios" quanto aos outros actinomicetos aeróbios, enquanto se aguarda a acumulação adicional de mais informações no futuro.[33]

Em 2012, foi publicado um estudo envolvendo vários centros de pesquisa, demonstrando a reprodutibilidade dos testes de sensibilidade para espécies de Nocardia. Além disso, esse estudo forneceu cepas isoladas, que poderiam ser usadas como referência para os laboratórios utilizarem como controle para auferir o sucesso de seus testes de sensibilidade.[37] No caso dos laboratórios que realizam esses testes raramente, é recomendável enviar as cepas isoladas a um laboratório de referência, que tenha experiência significativa com actinomicetos aeróbios, embora se recomende que todos os laboratoristas entendam os métodos e como interpretar seus resultados.

Algumas betalactamases foram caracterizadas em várias espécies de Nocardia e consistem basicamente em penicilinases com menos atividade contra cefalosporinas.[200] O ácido clavulânico pode inibir algumas dessas betalactamases e a combinação dos antibióticos betalactâmicos com inibidores de betalactamase demonstra atividade contra as espécies de Nocardia. As enzimas encontradas na N. farcinica são diferentes das que estão presentes nas outras espécies de Nocardia e são homogêneas, em comparação com a diversidade de betalactamases detectadas em N. brasiliensis.[180,197] Os fármacos preferidos para tratar nocardiose, mesmo nos pacientes imunossuprimidos, ainda são sulfonamidas (p. ex., sulfadiazina, sulfisoxazol e combinações de três sulfonamidas). A combinação SXT é preferida pela maioria dos médicos,[19,198] mas ainda existe discussão se esta combinação é mais eficaz que o uso de apenas uma sulfa.[198] Estudos in vitro podem ser necessários para ajudar a escolher os antibióticos para tratar pacientes alérgicos às sulfonamidas, ou que estejam infectados por N. otitidiscaviarum e algumas espécies do complexo Nocardia, que apresentam sensibilidades inconsistentes às sulfonamidas. Imipeném, minociclina, amicacina e linezolida são opções possíveis, com base nos estudos in vitro e algumas experiências clínicas, além da experiência clínica publicada na literatura.[136]

Como alternativa, pode-se considerar a dessensibilização às sulfonamidas. Recentemente, os CDC publicaram um relatório[189] demonstrando que os dados acumulados em 10 anos de testes indicaram resistência ao sulfametoxazol em 61% das espécies de Nocardia; contudo, um artigo subsequente publicado por Brown-Elliott et al. sugeriu que esses resultados poderiam ser atribuídos a um erro de interpretação dos resultados dos testes in vitro, porque sua revisão dos exames realizados por seis grandes laboratórios dos EUA demonstraram resistência de apenas 2%. A inclusão das cepas para controle da qualidade para corrigir as leituras das bandejas de microtitulação será muito útil.[18] Recentemente, pesquisadores relataram resistência à amicacina entre uma espécie nova de *Nocardia* (*N. amikacinitolerans*).[56] Resistência ao imipeném é comum entre as cepas de *N. brasiliensis*.

Para os pacientes com micetomas, recomenda-se uma combinação de intervenções farmacológicas, geralmente empíricas. Para evitar resistência aos antibióticos e cobrir todas as espécies de *Nocardia* isoladas clinicamente, é preferível usar uma combinação de SXT, amicacina e ceftriaxona ou imipeném para tratar pacientes com doença localizada ou disseminada.[19] Um estudo recente testou as cepas de *Streptomyces* isoladas de pacientes com micetomas e demonstrou que todas eram resistentes ao sulfametoxazol, mas eram sensíveis a novobiocina, doxiciclina e gentamicina.[79] Outros estudos sugeriram o uso das oxalidinonas (p. ex., linezolida) com base nos resultados *in vitro*.[162]

Rhodococcus equi é sensível à vancomicina que, segundo alguns autores, é o antibiótico preferível; a maioria das cepas isoladas é sensível à eritromicina, aminoglicosídios, rifampicina e imipeném e também existem relatos de tratamento eficaz das infecções por *R. equi* com linezolida.[3,116,214] A experiência terapêutica é restrita. Contudo, artigos de revisão recentes sugeriram que uma combinação de desbridamento cirúrgico com antibióticos seria eficaz. Estudos de sinergia *in vitro* foram publicados recentemente com algumas combinações de antibióticos, inclusive macrolídios e rifampicina; contudo, não foi encontrada qualquer relevância clínica correlacionável com os resultados *in vivo*.[66] Quanto ao tratamento das infecções por *Gordonia*, não existem recomendações terapêuticas publicadas. O CLSI não recomenda que os pontos de corte para as espécies de *Nocardia* possam ser usados para outros actinomicetos aeróbios (inclusive *Gordonia*) e recomenda que os testes de sensibilidade para estes últimos microrganismos devam incluir amicacina, amoxicilina-clavulanato, ceftriaxona, ciprofloxacino, claritromicina, imipeném, linezolida, minociclina, SXT e tobramicina.[33,211] Em um artigo recente da China, três espécies de *Tsukamurella* responsáveis por oito infecções apresentaram padrões diferentes de sensibilidade antimicrobiana; a *T. pulmonis* era o microrganismo mais resistente, com concentrações inibitórias mínimas mais altas para clindamicina (> 2 mg/ℓ), eritromicina (2 mg/ℓ) e tetraciclina (8 mg/ℓ), que os valores correspondentes de *T. tyrosinosolvens* e *T. spumae*.[114] Pesquisadores avaliaram a sensibilidade *in vitro* de 24 cepas de *Actinomadura madurae* a uma oxazolidinona nova (DA-7867), ao gatifloxacino, ao moxifloxacino e ao garenoxacino utilizando uma técnica de microdiluição em caldo; o antibiótico mais ativo foi o DA-7867.[191] Um artigo sobre um caso raro de abscesso cerebral causado por espécies de *Streptomyces* inclui informações dos CDC quanto ao uso eficaz de linezolida e amicacina com base nos resultados dos testes de sensibilidade *in vitro*.[162] Um artigo de revisão das infecções invasivas causadas por *Streptomyces* demonstrou que as cepas eram consistentemente sensíveis à amicacina; comumente sensíveis ao imipeném, à claritromicina ou à eritromicina, à minociclina e ao SXT; e não comumente sensível ao ciprofloxacino e à ampicilina.[94] Existem menos informações quanto ao tratamento e aos testes de sensibilidade para os outros actinomicetos aeróbios.

O tratamento recomendado para a doença de Whipple consiste em um esquema prolongado (no mínimo 1 ano) com SXT.[123] Embora fosse utilizado comumente no passado, o tratamento com tetraciclina está associado a um índice inaceitavelmente alto de recidivas. Especialmente aos pacientes em estado grave, deve-se administrar um ciclo inicial de tratamento parenteral com ceftriaxona ou uma combinação de penicilina e estreptomicina, antes de iniciar o tratamento prolongado com SXT.[123]

Comentários finais

Embora não sejam isolados comumente nos laboratórios clínicos e raramente sejam encontrados na prática clínica, quando comparados com outras bactérias aeróbias, os actinomicetos aeróbios constituem um grupo muito diversificado de bactérias que, tradicionalmente, são difíceis de identificar e por isto têm sido identificadas erroneamente, referidas como "indefinidas" ou descartadas como "contaminantes".[168,183] Infelizmente, os métodos fenotípicos convencionais não são suficientes para permitir a identificação de espécies e, em alguns casos, nem mesmo de gêneros de muitas dessas bactérias. Os testes de sensibilidade não são realizados em todos os laboratórios para essas cepas isoladas e, por esta razão, os antibióticos apropriados também não podem ser escolhidos para ajudar o clínico a tomar decisões terapêuticas apropriadas. Contudo, existem boas evidências para acreditar que os métodos moleculares mais modernos e a espectrometria de massa serão muito úteis para superar essas dificuldades. Hoje em dia, apenas alguns laboratórios de referência conseguem realizar esses testes, mas espera-se que isto mude no futuro.

REFERÊNCIAS BIBLIOGRÁFICAS

1. Al Akhrass F, Al Wohoush I, Chaftari AM, et al. *Rhodococcus* bacteremia in cancer patients is mostly catheter related and associated with biofilm formation. PLoS One 2012;7:e32945.
2. Al Akhrass F, Hachem R, Mohamed JA, et al. Central venous catheter-associated *Nocardia* bacteremia in cancer patients. Emerg Infect Dis 2011;17:1651–1658.
3. Allen UD, Niec A, Kerem E, et al. *Rhodococcus equi* pneumonia in a child with leukemia. Pediatr Infect Dis J 1989;8:656–657.
4. Amendolara M, Barbarino C, Bucca D, et al. Whipple's disease infection surgical treatment: presentation of a rare case and literature review. G Chir 2013;34:117–121.
5. Amor A, Enríquez A, Corcuera MT, et al. Is infection by *Dermatophilus congolensis* underdiagnosed? J Clin Microbiol 2011;49:449–451.
6. Apostolou A, Bolcen SJ, Dave V, et al. *Nocardia cyriacigeorgica* infections attributable to unlicensed cosmetic procedures – an emerging health problem? Clin Infect Dis 2012;55:251–253.
7. Arends JE, Stemerding AM, Vorst SP, et al. First report of a brain abscess caused by *Nocardia veterana*. J Clin Microbiol 2011;49:4364–4365.
8. Atlas RM, Snyder JW. Reagents, stains and media: bacteriology. In Versalovic J, Carroll KC, Funke G, et al, eds. Manual of Clinical Microbiology. 10th Ed. Washington, DC: ASM Press, 2011:274–275.
9. Ayyar S, Tendolkar U, Deodhar L, et al. A comparison of three media for isolation of *Nocardia* species from clinical specimens. J Postgrad Med 1992;38:70–72.
10. Baisden BL, Lepidi H, Raoult D, et al. Diagnosis of Whipple disease by immunohistochemical analysis: a sensitive and specific method for the detection of *Tropheryma whipplei* (the Whipple bacillus) in paraffin-embedded tissue. Am J Clin Pathol 2002;118:742–748.
11. Beaman BL, Beaman L. *Nocardia* species: host-parasite relationships. Clin Microbiol Rev 1994;7:213–264.
12. Beaman BL, Burnside J, Edwards B, et al. *Nocardia* infections in the United States, 1972–1974. J Infect Dis 1976;134:286–289.

13. Beau F, Bollet C, Coton T, et al. Molecular identification of a *Nocardiopsis dassonvillei* blood isolate. J Clin Microbiol 1999;37:3366–3368.
14. Bemer-Melchior P, Haloun A, Riegel P, et al. Bacteremia due to *Dietzia maris* in an immunocompromised patient. Clin Infect Dis 1999;29:1338–1340.
15. Bentley SD, Maiwald M, Murphy LD, et al. Sequencing and analysis of the genome of the Whipple's disease bacterium *Tropheryma whipplei*. Lancet 2003;361:637–644.
16. Blaschke AJ, Bendez J, Byington CL, et al. *Gordonia* species: emerging pathogens in pediatric patients that are identified by 16S ribosomal RNA gene sequencing. Clin Infect Dis 2007;45:482–486.
17. Bouza E, Pérez-Parra A, Rosal M, et al. *Tsukamurella*: a cause of catheter-related bloodstream infections. Eur J Clin Microbiol Infect Dis 2009;28:203–210.
18. Brown-Elliott BA, Biehle J, Conville PS, et al. Sulfonamide resistance in isolates of *Nocardia* spp. from a US multicenter survey. J Clin Microbiol 2012;50:670–672.
19. Brown-Elliott BA, Brown JM, Conville PS, et al. Clinical and laboratory features of the *Nocardia* spp. based on current molecular taxonomy. Clin Microbiol Rev 2006;19:259–282.
20. Browns JM, Pham KN, McNeil MM, et al. Rapid identification of *Nocardia farcinica* clinical isolates by a PCR assay targeting a 314-base-pair species-specific DNA fragment. J Clin Microbiol 2004;42:3655–3660.
21. Brust JC, Whittier S, Scully BE, et al. Five cases of bacteraemia due to *Gordonia* species. J Med Microbiol 2009;58:1376–1378.
22. Bunker ML, Chewning L, Wang Se, et al. *Dermatophilus congolensis* and "hairy" leukoplakia. Am J Clin Pathol 1988;89:683–687.
23. Burd EM, Juzych LA, Rudrik JT, et al. Pustular dermatitis caused by *Dermatophilus congolensis*. J Clin Microbiol 2007;45:1655–1658.
24. Butler WR, Sheils CA, Brown-Elliott BA, et al. First isolations of *Segniliparus rugosus* from patients with cystic fibrosis. J Clin Microbiol 2007;4510: 3449–3452.
25. Carey J, Motyl M, Perlman DC. Catheter-related bacteremia due to *Streptomyces* in a patient receiving holistic infusions. Emerg Infect Dis 2001;7:1043–1045.
26. Carson M, Hellyar A. Opacification of Middlebrook agar as an aid in distinguishing *Nocardia farcinica* within the *Nocardia asteroides* complex. J Clin Microbiol 1994;32:2270–2271.
27. Cascio A, Mandraffino G, Cinquegrani M, et al. *Actinomadura pelletieri* mycetoma – an atypical case with spine and abdominal wall involvement. J Med Microbiol 2011;60:673–676.
28. Castro LG, Belda Júnior W, Salebian A, et al. Mycetoma: a retrospective study of 41 cases seen in Sao Paulo, Brazil, from 1978 to 1989. Mycoses 1993;36:89–95.
29. Chander J, Singla N, Handa U. Human cervicofacial mycetoma caused by *Streptomyces griseus*: first case report. J Microbiol Immunol Infect 2013. pii: S1684-1182(12)00244-7.
30. Chávez G, Estrada R, Bonifaz A. Perianal actinomycetoma experience of 20 cases. Int J Dermatol 2002;41:491–493.
31. Christidou A, Maraki S, Scoulica E, et al. Fatal *Nocardia farcinica* bacteremia in a patient with lung cancer. Diagn Microbiol Infect Dis 2004;50:135–139.
32. Chun J, Goodfellow M. A phylogenetic analysis of the genus *Nocardia* with 16S rRNA gene sequences. Int J Syst Bacteriology 1995;45:240–245.
33. Clinical and Laboratory Standards Institute (CLSI). Susceptibility Testing of *Mycobacteria, Nocardiae*, and *other Aerobic Actinomycetes*: Approved Standard. 2nd Ed. CLSI document M24-A2. Clinical and Laboratory Standards Institute, West Valley Road, Wayne, PA, 2011.
34. Clark NM, Braun DK, Pasternak A, et al. Primary cutaneous *Nocardia otitidiscaviarum* infection: case report and review. Clin Infect Dis 1995;20: 1266–1270.
35. Cloud JL, Conville PS, Croft A, et al. Evaluation of partial 16S ribosomal DNA sequencing for identification of *Nocardia* species by using the MicroSeq 500 system with an expanded database. J Clin Microbiol 2004;42:578–584.
36. Conville PS, Brown JM, Steigerwalt AG, et al. *Nocardia veterana* as a pathogen in North American patients. J Clin Microbiol 2003;41:2560–2568.
37. Conville PS, Brown-Elliott BA, Wallace RJ, et al. Multisite reproducibility of the broth microdilution method for susceptibility testing of *Nocardia* species. J Clin Microbiol 2012;50:1270–1280.
38. Conville PS, Brown JM, Steigerwalt AG, et al. *Nocardia kruczakiae* sp. nov., a pathogen in immunocompromised patients and a member of the "*N. nova* complex". J Clin Microbiol 2004;42(11):5139–5145.
39. Conville PS, Brown JM, Steigerwalt AG, et al. *Nocardia wallacei* sp. nov., and *Nocardia blackiae* sp nov., human pathogens and members of the *N. transvalensis* complex. J Clin Microbiol 2008;46:1178–1184.
40. Conville PS, Murray PR, Zelazny AM. Evaluation of the integrated database network system (IDNS) SmartGene software for analysis of 16S rRNA gene sequences for identification of *Nocardia* species. J Clin Microbiol 2010;48:2995–2998.
41. Conville PS, Witebsky FG. *Nocardia, Rhodococcus, Gordonia, Actinomadura, Streptomyces,* and other aerobic actinomycetes. In Versalovic J, Carroll KC, Funke G, et al., eds. Manual of Clinical Microbiology. 10th Ed. Washington, DC: ASM Press, 2011:443–471.
42. Couble A, Rodriguez-Nava V, Perouse de Montclos, et al. Direct detection of *Nocardia* spp. in clinical samples by a rapid molecular method. J Clin Microbiol 2005;4:1921–1924.
43. Datta P, Arora S, Jain R, et al. Secondary peritonitis caused by *Streptomyces viridis*. J Clin Microbiol 2012;50:1813–1814.
44. del Mar Tomas M, Moure R, Nieto JAS, et al. *Williamsia muralis* pulmonary infection. Emerg Infect Dis 2005;11:1324–1325.
45. Dodiuk-Gad R, Cohen E, Ziv M, et al. Cutaneous nocardiosis: report of two cases and review of the literature. Int J Dermatol 2010;49:1380–1385.
46. Dorman SE, Guide SV, Conville PS, et al. *Nocardia* infection in chronic granulomatous disease. Clin Infect Dis 2002;35:390–394.
47. Drancourt M, Pelletier J, Cherif A, et al. *Gordona terrae* central nervous system infection in an immunocompetent patient. J Clin Microbiol 1997;35:379–382.
48. Dunne EF, Burman WJ, Wilson ML. *Streptomyces* pneumonia in a patient with human immunodeficiency virus infection: case report and review of the literature on invasive streptomyces infections. Clin Infect Dis 1998;27:93–96.
49. Durand DV, Lecomte C, Cathébras P, et al. Whipple disease: clinical review of 52 cases: the SNFMI Research Group on Whipple disease. Societe Nationale Francaise de Medecine Interne. Medicine (Baltimore) 1997;76:170–184.
50. Edouard S, Fenollar F, Raoult D. The rise of *Tropheryma whipplei*: a 12-year retrospective study of PCR diagnoses in our reference center. J Clin Microbiol 2012;50:3917–3920.
51. Eggink CA, Wesseling P, Boiron P, et al. Severe keratitis due to *Nocardia farcinica*. J Clin Microbiol 1997;35:999–1001.
52. Ehrbar HU, Bauerfeind P, Dutly F, et al. PCR-positive tests for *Tropheryma whippelii* in patients without Whipple's disease. Lancet 1999;353:2214.
53. Eisenblatter M, Disko U, Stoltenburg-Didinger G, et al. Isolation of *Nocardia paucivorans* from the cerebrospinal fluid of a patient with relapse of cerebral nocardiosis. J Clin Microbiol 2002;40:3532–3534.
54. Ekkelenkamp MB, de Jong W, Hustinx W, et al. *Streptomyces thermovulgaris* bacteremia in Crohn's disease patient [letter]. Emerg Infect Dis 2004;10:1883–1885.
55. Esteban J, Ramos JM, Fernandez-Guerrero ML, et al. Isolation of *Nocardia* sp. from blood cultures in a teaching hospital. Scand J Infect Dis 1994;26:693–696.
56. Ezeoke I, Klenk H, Potter G, et al. *Nocardia amikacinitolerans* sp. nov., an amikacin-resistant human pathogen. Int J Syst Evol Microbiol 2013;69:1056–1061.
57. Farfour E, Leto I, Barberis C, et al. Evaluation of the Andromas matrix-assisted laser desorption ionization-time-of-flight mass spectrometry system for identification of aerobically growing Gram positive bacilli. J Clin Microbiol 2012;50:2702–2707.
58. Fenollar F, Lepidi H, Raoult D. Whipple's endocarditis: review of the literature and comparisons with Q fever, *Bartonella* infection, and blood culture-positive endocarditis. Clin Infect Dis 2001;33:1309–1316.
59. Ferretti F, Boschini A, Iabichino C, et al. Disseminated *Rhodococcus equi* infection in HIV infection despite highly active antiretroviral therapy. BMC Infect Dis 2011;11:343.
60. Flateau C, Jurado V, Lemaitre N, et al. First case of cerebral abscess due to a novel *Nocardia* species in an immunocompromised patient. J Clin Microbiol 2013;51:696–700.
61. Flores M, Desmond E. Opacification of Middlebrook agar as an aid in identification of *Nocardia farcinica*. J Clin Microbiol 1993;31:3040–3041.
62. Garcia-Benitez V, Garcia-Hidalgo L, Archer-Dubon C, et al. Acute primary superficial cutaneous nocardiosis due to *Nocardia brasiliensis*: a case report in an immunocompromised patient. Int J Dermatol 2002;41:712–715.
63. Garrett MA, Holmes HT, Nolte FS. Selective buffered charcoal-yeast extract medium for isolation of nocardiae from mixed cultures. J Clin Microbiol 1992;30:1891–1892.
64. Georghiou PR, Blacklock ZM. Infection with *Nocardia* species in Queensland: a review of 102 clinical isolates. Med J Aust 1992;156:692–697.
65. Ghanem G, Adachi J, Han XY, et al. Central venous catheter-related *Streptomyces* septic thrombosis. Infect Control Hosp Epidemiol 2007;28:599–601.
66. Giguère S, Lee EA, Guldbech KM, et al. In vitro synergy, pharmacodynamics, and postantibiotic effect of 11 antimicrobial agents against *Rhodococcus equi*. Vet Microbiol 2012;160:207–213.
67. Gillum RL, Qadri SM, Al-Ahdal MN, et al. Pitted keratolysis: a manifestation of human dermatophilosis. Dermatologica 1988;177:305–308.
68. Gil-Sande E, Brun-Otero M, Campo-Cerecedo F, et al. Etiological misidentification by routine biochemical tests of bacteremia caused by *Gordonia terrae* infection in the course of an episode of acute cholecystitis. J Clin Microbiol 2006;44:2645–2647.

69. Godreuil S, Didelot MN, Perez C, et al. *Nocardia veterana* isolated from ascetic fluid of a patient with human immunodeficiency virus infection. J Clin Microbiol 2003;41:2768–2773.
70. González-López MA, González-Vela MC, Salas-Venero CA, et al. Cutaneous infection caused by *Nocardiopsis dassonvillei* presenting with sporotrichoid spread. J Am Acad Dermatol 2011;65:e90–e91.
71. Gonzalez Ochoa A. Mycetoma caused by *Nocardia braziliensis* with a note on the isolation of the causative organism from soil. Lab Invest 1962;11:1123.
72. Goodfellow M. Suprageneric classification of actinomycetes. In Holt JG, Williams ST, Sharpe ME, eds. Bergey's Manual of Systematic Bacteriology. Baltimore, MD: Williams & Wilkins, 1989:2333–2339.
73. Goodfellow M. Maduromycetes. In Holt JG, Williams ST, Sharpe ME, eds. Bergey's Manual of Systematic Bacteriology. Baltimore, MD: Williams & Wilkins, 1989:2509–2551.
74. Goodfellow M, Alderson G. The actinomycete-genus *Rhodococcus*: a home for the "rhodochrous" complex. J Gen Microbiol 1977;100:99–122.
75. Goodfellow M, Williams ST. Ecology of actinomycetes. Annu Rev Microbiol 1983;37:189–216.
76. Grunes D, Beasley MB. Hypersensitivity pneumonitis: a review and update of histologic findings. J Clin Pathol 2013;66:888–895.
77. Gubler JG, Kuster M, Dutly F. Whipple endocarditis without overt gastrointestinal disease: report of four cases. Ann Intern Med 1999;131:112–116.
78. Hamid ME, Maldonado L, Sharaf-Eldin G, et al. *Nocardia africana* sp. nov., a new pathogen isolated from patients with pulmonary infections. J Clin Microbiol 2001;39:625–630.
79. Hamid ME. Variable antibiotic susceptibility patterns among *Streptomyces* species causing actinomycetoma in man and animals. Ann Clin Microbiol Antimicrob 2011;10:24.
80. Hirschmann JV, Pipavath SN, Godwin JD. Hypersensitivity pneumonitis: a historical, clinical, and radiologic review. Radiographics 2009;29:1921–1938.
81. Hirvonen JJ, Lepisto I, Mero S, et al. First isolation of *Dietzia cinnamea* from a dog bite wound in an adult patient. J Clin Microbiol 2012;50:4163–4165.
82. Hollick GE, Kurups VP. Isolation and identification of thermophilic actinomycetes associated with hypersensitivity pneumonitis. Lab Med 1983;14:39–44.
83. Husain S, McCurry K, Dauber J, et al. Nocardia infection in lung transplant recipients. J Heart Lung Transplant 2002;21:354–359.
84. Jannat-Khah DP, Halsey ES, Lasker BA, et al. *Gordonia araii* infection associated with an orthopedic device and review of the literature on medical device-associated *Gordonia* infections. J Clin Microbiol 2009;47:499–502.
85. Javaly K, Horowitz HW, Wormser GP. Nocardiosis in patients with human immunodeficiency virus infection: report of 2 cases and review of the literature. Medicine (Baltimore) 1992;71:128–138.
86. Johnson JA, Onderdonk AB, Cosimi LA, et al. *Gordonia bronchialis* bacteremia and pleural infection: case report and review of the literature. J Clin Microbiol 2011;49:1662–1666.
87. Jones AL, Koerner RJ, Natarajan S, et al. *Dietzia papillomatosis* sp. nov., a novel actinomycete isolated from the skin of an immunocompetent patient with confluent and reticulated papillomatosis. Int J Syst Evol Microbiol 2008;58:68–72.
88. Joseph NM, Harish BN, Sistla S, et al. *Streptomyces* bacteremia in a patient with actinomycotic mycetoma. J Infect Dev Ctries 2010;4:249–252.
89. Kageyama A, Poonwan N, Yazawa K, et al. *Nocardia asiatica* sp. nov., isolated from patients with nocardiosis in Japan and clinical specimens from Thailand. Int J Syst Evol Microbiol 2004;54:125–130.
90. Kageyama A, Sato H, Nagata M, et al. First human case of nocardiosis caused by *Nocardia pseudobrasiliensis* in Japan. Mycopathologia 2002;156:187–192.
91. Kageyama A, Torikoe K, Iwamoto M, et al. *Nocardia arthritidis* sp. nov., a new pathogen isolated from a patient with rheumatoid arthritis in Japan. J Clin Microbiol 2004;42:2366–2371.
92. Kampfer P, Andersson MA, Rainey FA, et al. *Williamsia muralis* gen. nov., sp. nov., isolated from the indoor environment of a children's day care centre. Int J Syst Bacteriol 1999;49:681–687.
93. Kämpfer P, Falsen E, Frischmann A, et al. *Dietzia aurantiaca* sp. nov., isolated from a human clinical specimen. Int J Syst Evol Microbiol 2012;62:484–488.
94. Kapadia M, Rolston KV, Han XY. Invasive *Streptomyces* infections: six cases and literature review. Am J Clin Pathol 2007;127:619–624.
95. Kattar MM, Cookson BT, Carlson LC, et al. *Tsukamurella strandjordae* sp. nov., a proposed new species causing sepsis. J Clin Microbiol 2001;39:1467–1476.
96. Kempf VA, Schmalzing M, Yassin AF, et al. *Gordonia polyisoprenivorans* septicemia in a bone marrow transplant patient. Eur J Clin Microbiol Infect Dis 2004;23:226–228.
97. Kerr E, Snell H, Black BL, et al. Isolation of *Nocardia asteroides* from respiratory specimens by using selective buffered charcoal-yeast extract agar. J Clin Microbiol 1992;30:1320–1322.
98. Keita AK, Raoult D, Fenollar F. *Tropheryma whipplei* as a commensal bacterium. Future Microbiol 2013;8:57–71.
99. Kiska DL, Hicks K, Pettit DJ. Identification of medically relevant *Nocardia* species with an abbreviated battery of tests. J Clin Microbiol 2002;40:1346–1351.
100. Koerner RJ, Goodfellow M, Jones AL. The genus *Dietzia*: a new home for some known and emerging opportunist pathogens. FEMS Immunol Med Microbiol 2009;55:296–305.
101. Kofteridis DP, Maraki S, Scoulica E, et al. *Streptomyces* pneumonia in an immunocompetent patient: a case report and literature review. Diagn Microbiol Infect Dis 2007;59:459–462.
102. Koh WJ, Choi GE, Lee SH, et al. First case of *Segniliparus rotundus* pneumonia in a patient with bronchiectasis. J Clin Microbiol 2011;49:3403–3405.
103. Koirala AR, Khanal B, Dhakal SS. *Nocardia brasiliensis* primary pulmonary nocardiosis with subcutaneous involvement in an immunocompetent patient. Indian J Med Microbiol 2011;29:68–70.
104. Kresch-Tronik NS, Carrillo-Casas EM, Arenas R, et al. *Nocardia harenae*, an uncommon causative organism of mycetoma: report on two patients. J Med Microbiol 2012;61:1153–1155.
105. Kurup VP, Fink JN. A scheme for the identification of thermophilic actinomycetes associated with hypersensitivity pneumonitis. J Clin Microbiol 1975;2:55–61.
106. Lacasse Y, Girard M, Cormier Y. Recent advances in hypersensitivity pneumonitis. Chest 2012;142:208–217.
107. Ladron N, Fernández M, Agüero J, et al. Rapid identification of *Rhodococcus equi* by a PCR assay targeting the choE gene. J Clin Microbiol 2003;41:3241–3245.
108. Larkin JA, Lit L, Sinnott J, et al. Infection of a knee prosthesis with *Tsukamurella* species. South Med J 1999;92:831–832.
109. La Scola B, Fenollar F, Fournier PE, et al. Description of *Tropheryma whipplei* gen. nov., sp. nov., the Whipple's disease bacillus. Int J Syst Evol Microbiol 2001;51:1471–1479.
110. Lasky JA, Pulkingham N, Powers MA, et al. *Rhodococcus equi* causing human pulmonary infection: review of 29 cases. South Med J 1991;84:1217–1220.
111. Laurent FJ, Provost F, Boiron P. Rapid identification of clinically relevant *Nocardia* species to genus level by 16S rRNA gene PCR. J Clin Microbiol 1999;37:99–102.
112. Lepidi H, Costedoat N, Piette JC, et al. Immunohistological detection of *Tropheryma whipplei* (Whipple bacillus) in lymph nodes. Am J Med 2002;113:334–336.
113. Lerner PI. Nocardiosis. Clin Infect Dis 1996;22:891–903.
114. Liu CY, Lai CC, Lee MR, et al. Clinical characteristics of infections caused by *Tsukamurella* spp. and antimicrobial susceptibilities of the isolates. Int J Antimicrob Agents 2011;38:534–537.
115. Liu A, Maender JL, Coleman N, et al. Actinomycetoma with negative culture: a therapeutic challenge. Dermatol Online J 2008;14:5.
116. Lopez FA, Johnson F, Novosad DM, et al. Successful management of disseminated *Nocardia transvalensis* infection in a heart transplant recipient after development of sulfonamide resistance: case report and review. J Heart Lung Transplant 2003;22:492–497.
117. Love SM, Morrison L, Appleby C, et al. *Tropheryma whipplei* endocarditis without gastrointestinal involvement. Interact Cardiovasc Thorac Surg 2012;15(1):161–163.
118. Lozupone C, Cota-Gomez A, Palmer BE, et al; Lung HIV Microbiome Project. Widespread colonization of the lung by *Tropheryma whipplei* in HIV infection. Am J Respir Crit Care Med 2013;187:1110–1117.
119. Maiti PK, Bandyopadhyay D, Dey JB, et al. Mycetoma caused by a new red grain mycetoma agent in two members of a family. J Postgrad Med 2003;49:322–324.
120. Maiwald M, von Herbay A, Persing DH, et al. *Tropheryma whippelii* DNA is rare in the intestinal mucosa of patients without other evidence of Whipple disease. Ann Intern Med 2001;134:115–119.
121. Mandarino E, Rachlis A, Towers M, et al. Prostatic abscess due to *Rhodococcus equi* in a patient with acquired immune deficiency syndrome. Clin Microbiol Newslett 1994;16:14–16.
122. Manteca A, Pelaez AI, del Mar Garcia-Suarez M, et al. A rare case of silicone mammary implant infection by *Streptomyces* spp. in a patient with breast reconstruction after mastectomy: taxonomic characterization using molecular techniques. Diagn Microbiol Infect Dis 2009;63:390–393.
123. Marth T, Raoult D. Whipple's disease. Lancet 2003;361:239–246.
124. McGhie T, Fader R, Carpenter J, et al. *Nocardia neocaldoniensis* as a cause of skin and soft tissue infection. J Clin Microbiol 2012;50:3139–3140.
125. McNeil MM, Brown JM. The medically important aerobic actinomycetes: epidemiology and microbiology. Clin Microbiol Rev 1994;7:357–417.
126. McNeil MM, Brown JM, Georghiou PR, et al. Infections due to *Nocardia transvalensis*: clinical spectrum and antimicrobial therapy. Clin Infect Dis 1992;15:453–463.

127. McNeil MM, Brown JM, Jarvis WR, et al. Comparison of species distribution and antimicrobial susceptibility of aerobic actinomycetes from clinical specimens. Rev Infect Dis 1990;12:778–783.
128. McNeil MM, Brown JM, Scalise G, et al. Nonmycetomic *Actinomadura madurae* infection in a patient with AIDS. J Clin Microbiol 1992;30:1008–1010.
129. Meeuse JJ, Sprenger HG, vanAssen S, et al. *Rhodococcus equi* infection after Alemtuzumab therapy for T-cell prolymphocytic leukemia. Emerg Infect Dis 2007;13:1942–1943.
130. Mellmann A, Cloud JL, Andrees S, et al. Evaluation of RIDOM, MicroSeq and Gen Bank services in the molecular identification of *Nocardia* species. Int J Med Microbiol 2003;293:359–370.
131. Menon V, Gottlieb T, Gallagher M, et al. Persistent *Rhodococcus equi* infection in a renal transplant patient: case report and review of the literature. Transpl Infect Dis 2012;14:E126–E133.
132. Mishra SK, Gordon RE, Barnett DA. Identification of nocardiae and streptomycetes of medical importance. J Clin Microbiol 1980;11:728–736.
133. Mohamed el SW, Mohamed el NA, Yousif Bel D, et al. Tongue actinomycetoma due to *Actinomadura madurae*: a rare clinical presentation. J Oral Maxillofac Surg 2012;70:e622–e624.
134. Moss WJ, Sager JA, Dick JD, et al. *Streptomyces bikiniensis* bacteremia. Emerg Infect Dis 2003;9:273–274.
135. Mossad SB, Tomford WJ, Steward R, et al. Case report of *Streptomyces* endocarditis of a prosthetic aortic valve. J Clin Microbiol 1995;33:3335–3337.
136. Moylett EH, Pacheco SE, Brown-Elliott BA, et al. Clinical experience with linezolid for the treatment of *Nocardia* infection. Clin Infect Dis 2003;36:313–318.
137. Mulè A, Petrone G, Santoro A, et al. Pulmonary malacoplakia at early stage: use of polymerase chain reaction for detection of *Rhodococcus equi*. Int J Immunopathol Pharmacol 2012;25:703–712.
138. Murray PR, Heeren RL, Niles AC. Effect of decontamination procedures on recovery of *Nocardia* spp. J Clin Microbiol 1987;25:2010–2011.
139. Murray PR, Niles AC, Heeren RL. Modified Thayer-Martin medium for recovery of *Nocardia* species from contaminated specimens. J Clin Microbiol 1988;26:1219–1220.
140. Neef A, Schäfer R, Beimfohr C, et al. Fluorescence based rRNA sensor systems for detection of whole cells of *Saccharomonospora* spp. and *Thermoactinomyces* spp. Biosens Bioelectron 2003;18:565–569.
141. Niwa H, Lasker BA, Hinrikson HP, et al. Characterization of human clinical isolates of *Dietzia* species previously misidentified as *Rhodococcus equi*. Eur J Clin Microbiol Infect Dis 2012;31:811–820.
142. Ogawa T, Kasahara K, Yonekawa S, et al. *Nocardia beijingensis* pulmonary infection successfully treated with intravenous beta-lactam antibiotics and oral minocycline. J Infect Chemother 2011;17:706–719.
143. Patel JB, Wallace RJ, Brown-Elliott BA, et al. Sequence-based identification of aerobic actinomycetes. J Clin Microbiol 2004;42:2530–2540.
144. Peleg AY, Husain S, Qureshi ZA, et al. Risk factors, clinical characteristics, and outcome of *Nocardia* infection in organ transplant recipients: a matched case-control study. Clin Infect Dis 2007;44:1307–1314.
145. Pepys J, Jenkins PA, Festenstein GN, et al. Farmer's lung: thermophilic actinomycetes as a source of "farmer's lung hay" antigen. Lancet 1963;41:607–611.
146. Perkin S, Wilson A, Walker D, et al. *Dietzia* species pacemaker pocket infection: an unusual organism in human infections. BMJ Case Rep 2012;2012. doi: 10.1136/bcr.10.2011.5011
147. Peters BR, Saubolle MA, Costantino JM. Disseminated and cerebral infection due to *Nocardia farcinica*: diagnosis by blood culture and cure with antibiotics alone. Clin Infect Dis 1996;23:1165–1167.
148. Petersen DL, Hudson LD, Sullivan K. Disseminated *Nocardia caviae* with positive blood cultures. Arch Intern Med 1978;138:1164–1165.
149. Pham AS, De I, Rolston KV, et al. Catheter-related bacteremia caused by the nocardioform actinomycete *Gordonia terrae*. Clin Infect Dis 2003;36:524–527.
150. Pidoux O, Argenson JN, Jacomo V, et al. Molecular identification of a *Dietzia maris* hip prosthesis infection isolate. J Clin Microbiol 2001;39:2634–2636.
151. Pilares L, Aguero J, Vazquez-Boland JA, et al. Identification of atypical *Rhodococcus*-like clinical isolates as *Dietzia* spp., by 16 S rRNA gene sequencing. J Clin Microbiol 2010;48:1904–1907.
152. Pottumarthy S, Limaye AP, Prentice JL, et al. *Nocardia veterana*, a new emerging pathogen. J Clin Microbiol 2003;41:1705–1709.
153. Prescott JF. *Rhodococcus equi*: an animal and human pathogen. Clin Microbiol Rev 1991;4:20–34.
154. Rainey FA, Klatte S, Kroppenstedt RM, et al. *Dietzia*, a new genus including *Dietzia maris* comb. nov., *Rhodococcus maris*. Int J Syst Bacteriol 1995;45:32–36.
155. Rallis G, Dais P, Gkinis G, et al. Acute osteomyelitis of the mandible caused by *Rhodococcus equi* in an immunocompromised patient: a case report and literature review. Oral Surg Oral Med Oral Pathol Oral Radiol 2012;114:e1–e5.
156. Ramanan P, Deziel PJ, Wengenack NL. *Gordonia* bacteremia: a case series and review of the literature. J Clin Microbiol 2013;51:3443.
157. Ramzan NN, Loftus E Jr, Burgart LJ, et al. Diagnosis and monitoring of Whipple disease by polymerase chain reaction. Ann Intern Med 1997;126:520–527.
158. Raoult D, Birg ML, La Scola B, et al. Cultivation of the bacillus of Whipple's disease. N Engl J Med 2000;342:620–625.
159. Raoult D, La Scola B, Lecocq P, et al. Culture and immunological detection of *Tropheryma whippelii* from the duodenum of a patient with Whipple disease. JAMA 2001;285:1039–1043.
160. Riviere E, Neau D, Roux X, et al. Pulmonary streptomyces infection in patient with sarcoidosis. Emerg Infect Dis 2012;18:1907–1909.
161. Rodriguez-Nava V, Couble A, Molinard C, et al. *Nocardia mexicana* sp. nov., a new pathogen isolated from human mycetomas. J Clin Microbiol 2004;42(10):–4530–4535.
162. Rose CE III, Brown JM, Fisher JF. Brain abscess caused by *Streptomyces* infection following penetration trauma: case report and results of susceptibility analysis of 92 isolates of *Streptomyces* species submitted to the CDC from 2000 to 2004. J Clin Microbiol 2008;46:821–823.
163. Roth A, Andrees S, Kroppemstedt RM, et al. Phylogeny of the genus *Nocardia* based on reassessed 16S rRNA gene sequences reveals underspeciation and division of strains classified as *Nocardia asteroides* into three established species and two unnamed taxons. J Clin Microbiol 2003;41:851–856.
164. Rudramurthy M, Sumangala B, Honnavar P, et al. Nasal vestibulitis due to *Nocardiopsis dassonvillei* in a diabetic patient. J Med Microbiol 2012;61:1168–1173.
165. Ruimy R, Riegel P, Carlotti A, et al. *Nocardia pseudobrasiliensis* sp. nov., a new species of *Nocardia* which groups bacterial strains previously identified as *Nocardia brasiliensis* and associated with invasive diseases. Int J Syst Bacteriol 1996;46:259–264.
166. Sandkovsky U, Sandkovsky G, Sordillo EM, et al. *Rhodococcus equi* infection after reduction mammoplasty in an immunocompetent patient. Rev Inst Med Trop Sao Paulo 2011;53:291–294.
167. Saubolle MA, Sussland D. Nocardiosis: review of clinical and laboratory experience. J Clin Microbiol 2003;41:4497–4501.
168. Scharfen J, Buncek M, Jezek P, et al. Filamentous "contaminants" in the mycobacteriology laboratory; their culture, identification and clinical significance. Klin Mikrobiol Infekc Lek 2010;16:48–57.
169. Schwartz MA, Tabel SR, Collier AC, et al. Central venous catheter related bacteremia due to Tsukamurella species in the immunocompromised host: a case series and review of the literature. Clin Infect Dis 2002;35:372–377.
170. Scott MA, Graham BA, Verrall R, et al. *Rhodococcus equi*: an increasingly recognized opportunistic pathogen: report of 12 cases and review of 65 cases in the literature. Am J Clin Pathol 1995;103:649–655.
171. Shapiro CL, Haft RF, Gantz NM, et al. *Tsukamurella paurometabola*: a novel pathogen causing catheter-related bacteremia in patients with cancer. Clin Infect Dis 1992;14:200–203.
172. Shawar RM, Moore DG, LaRocco MT. Cultivation of *Nocardia* spp. on chemically defined media for selective recovery of isolates from clinical specimens. J Clin Microbiol 1990;28:508–512.
173. Sheridan EA, Warwick S, Chan A, et al. *Tsukamurella tyrosinosolvens* intravascular catheter infection identified using 16S ribosomal DNA sequencing. Clin Infect Dis 2003;36:e69.
174. Siddiqui N, Toumeh A, Georgescu C. Tibial osteomyelitis caused by *Gordonia bronchialis* in an immunocompetent patient. J Clin Microbiol 2012;50:3119–3121.
175. Smego RA Jr, Castiglia M, Asperilla MO. Lymphocutaneous syndrome: a review of non-sporothrix causes. Medicine (Baltimore) 1999;78:38–63.
176. Smego RA Jr, Gallis HA. The clinical spectrum of *Nocardia brasiliensis* infection in the United States. Rev Infect Dis 1984;6:164–180.
177. Sng LH, Koh TH, Toney SR, et al. Bacteremia caused by *Gordonia bronchialis* in a patient with sequestrated lung. J Clin Microbiol 2004;42:2870–2871.
178. Stanley T, Crothers L, McCalmont M, et al. The potential misidentification of *Tsukamurella pulmonis* as an atypical *Mycobacterium* species: a cautionary tale. J Med Microbiol 2006;55:475–478.
179. Steingrube VA, Brown BA, Gibson JL, et al. DNA amplification and restriction endonuclease analysis for differentiation of 12 species and taxa of *Nocardia*, including recognition of four new taxa within the *Nocardia asteroides* complex. J Clin Microbiol 1995;33:3096–3101.
180. Steingrube VA, Wallace RJ Jr, Brown BA, et al. Partial characterization of *Nocardia farcinica* beta-lactamases. Antimicrob Agents Chemother 1993;37:1850–1855.
181. Steingrube VA, Wilson RW, Brown BA, et al. Rapid identification of clinically significant species and taxa of aerobic actinomycetes, including *Actinomadura*, *Gordona*, *Nocardia*, *Rhodococcus*, *Streptomyces*, and *Tsukamurella* isolates, by DNA amplification and restriction endonuclease analysis. J Clin Microbiol 1997;35:817–822.
182. Street S, Donoghue HD, Neild GH. *Tropheryma whippelii* DNA in saliva of healthy people. Lancet 1999;354:1178–1179.

183. Sullivan DC, Chapman SW. Bacteria that masquerade as fungi: actinomycosis/nocardia. Proc Am Thorac Soc 2010;7:216–221.
184. Tam PM, Young AL, Cheng L, et al. *Tsukamurella*: an unrecognized mimic of atypical mycobacterial keratitis? The first case report. Cornea 2010;29:362–364.
185. Tilak R, Singh S, Garg A, et al. A case of actinomycotic mycetoma involving the right foot. J Infect Dev Ctries 2009;3:71–73.
186. To KK, Fung AM, Teng JL. Characterization of a *Tsukamurella* pseudo-outbreak by phenotypic tests, 16S rRNA sequencing, pulsed-field gel electrophoresis, and metabolic footprinting. J Clin Microbiol 2013;51:334–338.
187. Topino S, Galati V, Grilli E, et al. *Rhodococcus equi* infection in HIV-infected individuals: case reports and review of the literature. AIDS Patient Care STDS 2010;24:211–222.
188. Torres HA, Reddy BT, Raad II, et al. Nocardiosis in cancer patients. Medicine (Baltimore) 2002;81:388–397.
189. Uhde KB, Pathak S, McCullum I Jr, et al. Antimicrobial-resistant nocardia isolates, United States, 1995–2004. Clin Infect Dis 2010;51:1445–1448.
190. van Etta LL, Filice GA, Ferguson RM, et al. *Corynebacterium equi*: a review of 12 cases of human infection. Rev Infect Dis 1983;5:1012–1018.
191. Vera-Cabrera L, Ochoa-Felix EY, Gonzalez G, et al. In vitro activities of new quinolones and oxazolidinones against *Actinomadura madurae*. Antimicrob Agents Chemother 2004;48:1037–1039.
192. Verma P, Brown JM, Nunez VH, et al. Native valve endocarditis due to *Gordonia polyisoprenivorans*: case report and review of literature of bloodstream infections caused by *Gordonia* species. J Clin Microbiol 2006;44:1905–1908.
193. Verroken A, Janssens M, Berhin C, et al. Evaluation of matrix-assisted laser desorption ionization-time-of-flight mass spectrometry for identification of *Nocardia* species. J Clin Microbiol 2010;48:4015–4021.
194. Vila J, Salas C, Almela M, et al. Identification of clinically relevant *Corynebacterium* spp., *Arcanobacterium hemolyticus*, and *Rhodococcus equi* by matrix assisted laser desorption ionization time-of-flight mass spectrometry. J Clin Microbiol 2012;50:1745–1747.
195. Wallace RJ, Brown BA, Blacklock, et al. New *Nocardia* taxon among isolates of *Nocardia brasiliensis* associated with invasive disease. J Clin Microbiol 1995;33:1528–1533.
196. Wallace RJ, Brown BA, Tsukamura M, et al. Clinical and laboratory features of *Nocardia nova*. J Clin Microbiol 1991;29:2407–2411.
197. Wallace RJ Jr, Nash DR, Johnson WK, et al. Beta-lactam resistance in *Nocardia brasiliensis* is mediated by beta-lactamase and reversed in the presence of clavulanic acid. J Infect Dis 1987;156:959–966.
198. Wallace RJ Jr, Septimus EJ, Williams TW, et al. Use of trimethoprim-sulfamethoxazole for treatment of infections due to *Nocardia*. Rev Infect Dis 1982;4:315–325.
199. Wallace RJ Jr, Steele LC, Sumter G, et al. Antimicrobial susceptibility patterns of *Nocardia asteroides*. Antimicrob Agents Chemother 1988;32:1776–1779.
200. Wallace RJ Jr, Vance P, Weissfeld A, et al. Beta-lactamase production and resistance to beta-lactam antibiotics in *Nocardia*. Antimicrob Agents Chemother 1978;14:704–709.
201. Wang T, Kong F, Chen S, et al. Improved identification of *Gordonia*, *Rhodococcus* and *Tsukamurella* species by 5′-end 16S rRNA gene sequencing. Pathology 2011;43(1):58–63.
202. Wehrhahn MC, Xiao M, Kong F, et al. A PCR-based intragenic spacer region-capillary gel electrophoresis typing method for identification and subtyping of *Nocardia* species. J Clin Microbiol 2012;50:3478–3484.
203. Wellinghausen N, Pietzcker T, Kern WV, et al. Expanded spectrum of *Nocardia* species causing nocardiosis detected by molecular methods. Int J Med Microbiol 2002;292:277–282.
204. Wenger PN, et al. *Nocardia farcinica* sternotomy site infections in patients following open heart surgery. J Infect Dis 1998;178:1539–1543.
205. Werno AM, Anderson TP, Chabers ST, et al. Recurrent breast abscess caused by *Gordonia bronchialis* in an immunocompetent patient. J Clin Microbiol 2005;43:3009–3010.
206. Whistance RN, Elfarouki GW, Vohra HA, et al. A case of *Tropheryma whipplei* infective endocarditis of the aortic and mitral valves in association with psoriatic arthritis and lumbar discitis. J Heart Valve Dis 2011;20:353–356.
207. Wilson JP, Turner HR, Kirchner KA, et al. Nocardial infections in renal transplant recipients. Medicine (Baltimore) 1989;68:38–57.
208. Wilson KH. Detection of culture-resistant bacterial pathogens by amplification and sequencing of ribosomal DNA. Clin Infect Dis 1994;18:958–962.
209. Winn WC Jr., Frable WJ. Infectious diseases. In Silverberg SG, DeLellis RA, Frable WJ, eds. Principles and Practice of Surgical Pathology and Cytopathology. 3rd Ed. New York, NY: Churchill Livingstone, 1997:155–226.
210. Winn WC Jr, Kissane JM. Bacterial infections. In Damjanov I, Linder J, eds. Anderson's Textbook of Pathology. 10th Ed. St. Louis, MO: Mosby, 1995:747–865.
211. Wojewoda C, Sholtis M, Hall GS. *Gordonia* species: a review and update. ASCP Check Sample. January 2013.
212. Wust J, Lanzendörfer H, von Graevenitz A, et al. Peritonitis caused by *Actinomadura madurae* in a patient on CAPD. Eur J Clin Microbiol Infect Dis 1990;9:700–701.
213. Xu J, Rao JR, Millar BC, et al. Improved molecular identification of *Thermoactinomyces* spp. associated with mushroom worker's lung by 16S rDNA sequence typing. J Med Microbiol 2002;51:1117–1127.
214. Yamshchikov AV, Schuetz A, Lyon GM. *Rhodococcus equi* infection. Lancet Infect Dis 2010;10:350–359.
215. Yassin AF, Rainey FA, Burghardt, et al. *Nocardia paucivorans* sp. nov. Int J Syst Evol Microbiol 2000;50(Pt 2):803–809.
216. Yassin AF, Rainey FA, Burghardt J, et al. Description of *Nocardiopsis synnemataformans* sp. nov., elevation of *Nocardiopsis alba* subsp. *prasina* to *Nocardiopsis prasina* comb. nov., and designation of *Nocardiopsis antarctica* and *Nocardiopsis alborubida* as later subjective synonyms of *Nocardiopsis dassonvillei*. Int J Syst Bacteriol 1997;47:983–988.
217. Yassin AF, Rainey FA, Mednrock U, et al. *Nocardia abscessus* sp. nov. Int J Syst Evol Microbiol 2000;50(Pt 4):1487–1493.
218. Yassin AF, Rainey FA, Brzezinka H. *Tsukamurella pulmonis* sp. nov. Int J Syst Bacteriol 1996;46:429–436.
219. Yassin AF, Rainey FA, Steiner U, et al. *Nocardia cyriacigeorgici* sp. nov. Int J Syst Evol Microbiol 2001;51:1419–1423.
220. Yassin AF, Spröer C, Siering C, Klenk HP. *Actinomadura sputi* sp. nov., isolated from the sputum of a patient with pulmonary infection. Int J Syst Evol Microbiol 2010;60:149–153.
221. Yassin AF, Sträubler B, Schumann P, et al. *Nocardia puris* sp. nov. Int J Syst Evol Microbiol 2003;53:1595–1599.
222. Yorke RF, Rouah E. Nocardiosis with brain abscess due to an unusual species, *Nocardia transvalensis*. Arch Pathol Lab Med 2001;127:224–226.
223. Zardawi IM, Jones F, Clark DA, et al. *Gordonia terrae*-induced suppurative granulomatous mastitis following nipple piercing. Pathology 2004;36:275–278.

CAPÍTULO 16
Bactérias Anaeróbias

Introdução às bactérias anaeróbias, 1003
   Classificação das bactérias com base em sua reação ao oxigênio, 1003
   Razões para a anaerobiose, 1004
   Hábitats dos anaeróbios, 1004

Classificação taxonômica e nomenclatura, 1004
   Taxonomia dos bacilos gram-negativos anaeróbios, 1005
   Taxonomia dos bacilos gram-negativos anaeróbios não formadores de esporos (NFE), 1013
   Taxonomia das espécies de *Clostridium*, 1014
   Taxonomia dos cocos gram-positivos e gram-negativos anaeróbios, 1014

Infecções humanas causadas por anaeróbios, 1015
   Considerações gerais, 1015
   Infecções causadas por bacilos gram-negativos anaeróbios, 1017
   Infecções causadas por bacilos gram-positivos anaeróbios NFE, 1020
   Infecções causadas por espécies de *Clostridium*, 1024

Isolamento das bactérias anaeróbias, 1029
   Seleção dos espécimes para cultura, 1029
   Coleta e transporte dos espécimes, 1029
   Hemoculturas para anaeróbios, 1030
   Exame direto do espécime clínico, 1030
   Escolha e utilização dos meios de cultura, 1031

Sistemas para cultivo de bactérias anaeróbias, 1033
   Uso da jarra de anaerobiose, 1033
   Uso de câmara de anaerobiose, 1035
   Uso de Roll-Streak System, 1035
   Uso das bolsas ou sacos anaeróbios, 1035
   Uso da jarra de conservação anaeróbia, 1036

Incubação das culturas para anaeróbios, 1036

Procedimentos de manuseio das culturas para anaeróbios, 1038
   Inspeção e subcultura das colônias, 1038
   Testes de aerotolerância, 1038
   Relato preliminar dos resultados, 1039

Identificação das cepas de anaeróbios, 1039
   Determinação da morfologia das colônias e das características bioquímicas, 1039
   Identificação presuntiva, 1039
   Uso de meios sólidos diferenciais e de testes pontuais, 1040
   Identificação de anaeróbios com base nas características fenotípicas, 1041

Identificação dos grupos específicos de bactérias anaeróbias, 1046
   Níveis de identificação nos diferentes laboratórios, 1046
   Identificação dos bacilos gram-negativos anaeróbios, 1049
   Identificação dos bacilos gram-positivos anaeróbios NFE, 1056
   Identificação das espécies de *Clostridium*, 1063
   Doenças intestinais associadas a *C. difficile* | Epidemiologia e identificação laboratorial, 1069
   Identificação dos cocos anaeróbios, 1074

Controle das doenças causadas por bactérias anaeróbias, 1078
   Comentários sobre sensibilidade antimicrobiana habitual/protocolos de tratamento para anaeróbios, 1078
   Métodos dos testes de sensibilidade antimicrobiana dos anaeróbios, 1080
   Resultados dos testes de sensibilidade por grupos de anaeróbios, 1081
   Comentários sobre os testes de sensibilidade para anaeróbios, 1082

Resumo, 1083

Este capítulo inclui explicações sobre a taxonomia atual e a relevância clínica dos anaeróbios nas infecções humanas; métodos tradicionais para isolamento e identificação das bactérias anaeróbias; métodos não convencionais para identificação dos anaeróbios, inclusive sequenciamento do DNA e *time-of-flight* por dessorção/ionização a *laser* em matriz (MALDI-TOF; do inglês, *matrix-assisted laser desorption/ionization time of flight*); testes de sensibilidade *in vitro*; e tratamento das infecções causadas por anaeróbios. Também foi acrescentado ao capítulo um apêndice, que contém alguns dos métodos fenotípicos mais tradicionais para identificar anaeróbios incluídos nos capítulos anteriores deste livro. Aqui a ênfase principal está na classificação não fenotípica e na identificação dos anaeróbios, mas conservamos os métodos tradicionais na medida do possível, ou fornecemos referências para a identificação presuntiva destas bactérias. Também incluímos atualizações sobre infecções causadas por anaeróbios, inclusive doença de Lemierre, botulismo, tétano, vaginose bacteriana e enterocolite por *C. difficile*. O capítulo conclui com um resumo das alterações recentes dos testes de sensibilidade de alguns anaeróbios específicos.

Introdução às bactérias anaeróbias

Classificação das bactérias com base em sua reação ao oxigênio

Embora tenham sido definidas de várias formas por diversos autores, uma definição operacional prática é que as *bactérias anaeróbias obrigatórias* são as que crescem sem oxigênio livre, mas não conseguem multiplicar-se quando há oxigênio na superfície dos meios sólidos nutricionalmente adequados incubados em ar ambiente ou em uma incubadora de CO_2 (*i. e.*, ar com CO_2 entre 5 e 10%). A quantidade de O_2 de uma incubadora com CO_2, ou de uma jarra de extinção a vela, é considerável (*i. e.*, cerca de 18 a 19%). Na prática, as bactérias anaeróbias são reconhecidas mais comumente no laboratório clínico depois dos testes de aerotolerância com colônias que cresceram nas placas de isolamento primário incubadas em condições de anaerobiose (ver adiante). Desse modo, a maioria dos anaeróbios identificados no laboratório clínico cresce inicialmente em ágar-sangue anaeróbio, ou em um dos meios anaeróbios seletivos, ou ainda em um caldo de enriquecimento incubado em condições anaeróbias, mas não em placas de ágar-sangue ou ágar-chocolate incubadas em anaerobiose ou em uma incubadora com CO_2.

Seria uma simplificação exagerada descrever os anaeróbios como se pudessem ser classificados homogeneamente em um grupo numeroso, assim como dizer que todas as bactérias que crescem em ar ambiente são aeróbias. Por essa razão, vários termos – inclusive *aeróbio obrigatório*, *anaeróbio facultativo*, *microaerófilo*, *anaeróbio aerotolerante* e *anaeróbio obrigatório* (estrito ou moderado) – são usados para subclassificar as bactérias com base em suas reações ao oxigênio. Esses termos refletem um espectro contínuo de bactérias, desde as que não conseguem tolerar oxigênio, até as que dele dependem para crescer.

Os aeróbios obrigatórios (inclusive as espécies de *Mycobacterium* e *Pseudomonas*) requerem oxigênio molecular como aceptor final de elétrons resultando na formação de água e não obtêm energia pelas vias fermentadoras. Contudo, é comum encontrar cepas de *P. aeruginosa* com crescimento escasso nos meios incubados em condições de anaerobiose no laboratório clínico, porque estas bactérias podem usar o nitrato presente no meio como aceptor final de elétrons por meio da respiração anaeróbia em vez de O_2. Por outro lado, o oxigênio molecular varia quanto à sua toxicidade às diversas espécies de bactérias anaeróbias e não é um aceptor final de elétrons destas bactérias. Em geral, os anaeróbios clinicamente significativos obtêm sua energia por meio das vias fermentadoras, nas quais compostos orgânicos (p. ex., ácidos orgânicos, alcoóis e outras moléculas) funcionam como aceptores finais de elétrons.

Os anaeróbios são divididos em dois grupos principais: anaeróbios obrigatórios e anaeróbios aerotolerantes. Os primeiros também são subdivididos em dois grupos com base em sua capacidade de tolerar ou crescer em presença de quantidades pequenas de oxigênio. Os anaeróbios obrigatórios estritos não conseguem crescer nas superfícies dos ágares expostos aos níveis de O_2 acima de 0,5%. Por motivos ainda não completamente esclarecidos, o oxigênio atmosférico é extremamente tóxico para esses microrganismos. Exemplos dessas bactérias são *Clostridium haemolyticum*, *C. novyi* tipo B, *Selenomonas ruminatum* e *Treponema denticola*. O segundo grupo dos anaeróbios obrigatórios – referidos como anaeróbios obrigatórios moderados – é formado pelas bactérias que conseguem crescer quando são expostas aos níveis de oxigênio em torno de 2 a 8% (em média, 3%). Exemplos dessas bactérias são os membros do grupo de *Bacteroides fragilis* e das *Prevotella-Porphyromonas* pigmentadas (*i. e.*, antes conhecido como grupo de *Bacteroides* pigmentados), *Fusobacterium nucleatum* e *C. perfringens*.[299]

O termo *anaeróbio aerotolerante* é usado por alguns microbiologistas para descrever as bactérias anaeróbias que demonstram crescimento limitado ou escasso no ágar cultivado em ar ambiente ou em uma incubadora com CO_2 entre 5 e 10%, mas crescem mais abundantemente em condições de anaerobiose. Exemplos dessas bactérias são *Clostridium carnis*, *C. histolyticum* e *C. tertium*. A maioria dos anaeróbios isolados de espécimes coletados e selecionados adequadamente no laboratório clínico faz parte da categoria dos anaeróbios obrigatórios moderados ou aerotolerantes. Esses microrganismos são mais tolerantes aos efeitos tóxicos do oxigênio que os anaeróbios obrigatórios estritos, mas ainda são destruídos pelo oxigênio, a menos que as condições de anaerobiose sejam mantidas adequadamente durante a coleta e o transporte dos espécimes ao laboratório e também durante as etapas necessárias ao processamento das amostras e ao isolamento e à identificação, que estão descritas mais adiante neste capítulo. Os anaeróbios obrigatórios estritos são raros nas infecções humanas, mas os anaeróbios obrigatórios moderados e estritos são encontrados em vários hábitats não patogênicos (p. ex., trato gastrintestinal [GI] desde a orofaringe até o intestino grosso), como parte da microbiota.

Os anaeróbios facultativos (p. ex., *Escherichia coli* e *Staphylococcus aureus*) crescem em condições de aerobiose e anaerobiose. Esses microrganismos usam oxigênio como aceptor final de elétrons ou, menos comumente, podem obter sua energia por meio das reações de fermentação em condições anaeróbias. Os anaeróbios facultativos que crescem em aerobiose obtêm muito mais energia quando catabolizam por completo uma molécula de glicose em CO_2 e H_2, que quando crescem em condições anaeróbias. As bactérias microaerófilas dependem do oxigênio como aceptor final de oxigênio, embora não cresçam na superfície dos meios sólidos em um incubadora aeróbia (*i. e.*, O_2 a 21%) e cresçam pouquíssimo ou nada em condições de anaerobiose. *Campylobacter jejuni* é um exemplo de bactéria microaerófila, que cresce preferencialmente em O_2 a 5%; a mistura gasosa do ambiente de incubação geralmente utilizada para isolar este microrganismo nos laboratórios clínicos é O_2 a 5%, CO_2 a 10% e N_2 a 85%. As espécies de *Campylobacter* estão descritas em outro capítulo junto com as espécies de *Capnocytophaga*. Na edição atual, nós as retiramos das tabelas deste capítulo, embora elas apareçam nas edições anteriores.

Razões para a anaerobiose

Ao longo dos anos, os bacteriologistas que trabalham no desenvolvimento de meios e sistemas aperfeiçoados para cultivo de anaeróbios têm enfatizado dois fatores limitantes fundamentais, que podem afetar o crescimento dos anaeróbios. O primeiro e mais importante deles é o efeito inibitório do oxigênio atmosférico e seus derivados. O segundo fator limitante em questão é o potencial de oxidação-redução do meio de cultura. Alguns dos anaeróbios obrigatórios mais estritos (p. ex., *Clostridium haemolyticum* e *C. novyi* tipo B) são destruídos quando ficam expostos ao oxigênio atmosférico sobre a bancada aberta do laboratório por 10 minutos ou mais. Por outro lado, a maioria dos anaeróbios obrigatórios moderados isolados das infecções humanas toleram a exposição ao oxigênio por períodos mais longos, ou seja, de 25 minutos a algumas horas. Provavelmente, existem diversas razões pelas quais os anaeróbios apresentam tolerância variável ao oxigênio, mas uma hipótese é que a tolerância de alguns anaeróbios obrigatórios moderados dependa de sua produção das enzimas superóxido-dismutase (SOD), catalases e, possivelmente, peroxidases, que conferem proteção contra os produtos tóxicos da redução do oxigênio.[238,470]

Uma noção muito difundida é que a exposição ao O_2 atmosférico acarreta uma série de reações dentro das células bacterianas – possivelmente mediadas por flavoproteínas –, que resulta na produção do radical superóxido carregado negativamente (O_2^-), peróxido de hidrogênio (H_2O_2) e outros produtos tóxicos da redução do oxigênio.[325] O ânion superóxido e o H_2O_2 podem reagir juntos e formar radicais hidroxila (OH·) livres, que são os oxidantes biológicos mais potentes; também pode haver produção de oxigênio singleto tóxico ($1O_2$) por meio da reação dos ânions superóxido com os radicais hidroxila livres. A SOD catalisa a conversão dos radicais superóxido em peróxido de hidrogênio menos tóxico e oxigênio molecular. A catalase catalisa a conversão do peróxido de hidrogênio para formar água e oxigênio. Estudos demonstraram que várias espécies de anaeróbios obrigatórios moderados aerotolerantes produziam SOD e que o nível desta enzima produzida correlacionava-se com o nível de tolerância ao oxigênio e a virulência da bactéria.[470] Outros estudos não confirmaram essas correlações. Alguns pesquisadores demonstraram que várias espécies de anaeróbios produzem catalase (p. ex., membros do grupo de *Bacteroides fragilis*, *Propionibacterium acnes* e outros), além de SOD, e que alguns anaeróbios relativamente tolerantes ao oxigênio ou aerotolerantes (p. ex., *Clostridium tertium*) não produzem SOD ou catalase. Rolfe et al. observaram que o grau de tolerância ao oxigênio das bactérias anaeróbias estava relacionado com a porcentagem de células bacterianas da população, que sobreviviam à exposição ao oxigênio.[398]

O potencial de oxidação-redução (abreviado como potencial "redox" ou Eh) de um meio de cultura – expresso em volts ou milivolts – é afetado pelo pH (i. e., concentração de íons hidrogênio); deste modo, o potencial redox é expresso comumente no pH neutro (pH de 7,0) como Eh. Os agentes redutores, inclusive tioglicolato e L-cisteína, podem ser acrescentados aos meios de transporte para anaeróbios e a alguns meios de cultura para manter as condições reduzidas (i. e., Eh baixo) do meio. Um potencial redox positivo (p. ex., indicado pela cor rosa do indicador de resazurina de alguns meios, ou pela cor azul do indicador de azul de metileno de outros meios) significa que o meio está oxidado. Na natureza, o limite superior do Eh é de +820 mV, que poderia ser encontrado em alguns ambientes com oxigenação considerável. As condições oxidativas prevalecem nos tecidos humanos saudáveis, que são bem oxigenados e têm suprimento sanguíneo preservado (p. ex., o Eh fica em torno de +150 mV). Por outro lado, o limite inferior do Eh na natureza é de cerca de –420 mV. Um ambiente anaeróbio (p. ex., um abscesso ou tecido necrótico) ou um meio de cultura rico em hidrogênio poderia alcançar esse Eh baixo. O intestino grosso dos seres humanos, que contém quantidades enormes de anaeróbios obrigatórios estritos, tem Eh em torno de –250 mV. Em um estudo excelente publicado por Walden e Hentges,[500] alguns dos conceitos equivocados acerca dos efeitos do Eh nas bactérias anaeróbias foram descartados. Esses autores demonstraram que o oxigênio inibia a multiplicação de *C. perfringens*, *B. fragilis* e *P. magnus*, independentemente se o meio tinha potencial redox negativo (Eh = –50 mV) ou positivo (Eh em torno de +500 mV). Na ausência de O_2, esses microrganismos conseguiam multiplicar-se, mesmo quando o Eh era mantido em +325 mV pelo acréscimo de ferricianida de potássio (um agente oxidante). Com base nesse estudo, os autores chegaram à conclusão prática de que a eliminação do oxigênio do meio de cultura para evitar os efeitos tóxicos do oxigênio provavelmente é mais importante que o estabelecimento de um Eh baixo.[500] Desse modo, obtenção e manutenção rápidas de uma pressão baixa de oxigênio (ou sua ausência completa) são requisitos essenciais ao sucesso do cultivo dos anaeróbios nos sistemas anaeróbios modernos (p. ex., jarras de anaerobiose e caixas enluvadas usadas para incubar anaeróbios no laboratório clínico).

Hábitats dos anaeróbios

As bactérias anaeróbias estão disseminadas no solo, pântanos, sedimentos de lagos e rios, oceanos, esgoto, alimentos e animais. Nos seres humanos, as bactérias anaeróbias normalmente são comuns na cavidade oral ao redor dos dentes, no trato GI (especialmente intestino grosso, onde superam numericamente os coliformes em uma razão de no mínimo 1.000:1), nos orifícios do trato geniturinário (GU) e na pele.[160,217] A maioria desses hábitats anaeróbios têm pressão baixa de oxigênio e Eh reduzido resultante da atividade metabólica dos microrganismos que consomem oxigênio através da respiração. Quando o oxigênio não é reposto, as condições anaeróbias são mantidas no ambiente. O Boxe 6.1 descreve um resumo sucinto dos anaeróbios encontrados comumente na microbiota do corpo humano.

Classificação taxonômica e nomenclatura

Os anaeróbios incluem praticamente todas as configurações morfológicas bacterianas: bacilos gram-negativos; formas curvas, espiraladas e espiroquetas; cocos gram-positivos e gram-negativos; bacilos gram-positivos não formadores de

> **Boxe 16.1**
>
> **Anaeróbios encontrados na microbiota humana**
>
> **Cavidade oral e vias respiratórias superiores**
> Espécies de *Prevotella* pigmentadas; espécies de *Porphyromonas*
> Espécies de *Prevotella* não pigmentadas (p. ex., *P. oralis*)
> Espécies de *Bacteroides* (p. ex., *B. ureolyticus*)
> Espécies de *Fusobacterium* (p. ex., *F. nucleatum*)
> Cocos gram-positivos anaeróbios
> Espécies de *Veillonella*
> Espécies de *Actinomyces* e *Propionibacterium*
>
> **Estômago (durante o jejum)**
> Lactobacilos
>
> **Intestino delgado (segmento proximal)**
> Estreptococos microaerófilos
> Lactobacilos
>
> **Intestino grosso (e íleo terminal)**
> Grupo de *Bacteroides fragilis*
> Espécies de *Porphyromonas*
> Espécies de *Fusobacterium*
> Cocos gram-positivos e gram-negativos anaeróbios – muitas espécies
> Espécies de *Clostridium*
> Espécies de *Eubacterium*
> Espécies de *Eggerthella*
> Espécies de *Bifidobacterium* e gêneros relacionados
> Espécies de *Propionibacterium*
> Outros bacilos gram-positivos anaeróbios
>
> **Trato geniturinário; vagina e cérvice**
> Espécies de *Prevotella* pigmentadas; espécies de *Porphyromonas*
> Espécies de *Prevotella* não pigmentadas
> Espécies de *Bacteroides*
> Cocos gram-positivos anaeróbios
> Espécies de *Eubacterium*
> Espécies de *Eggerthella*
> Espécies de *Clostridium*
> Espécies de *Veillonella*
> Espécies de *Lactobacillus*
> Espécies de *Propionibacterium*
> Espécies de *Mobiluncus*
> Espécies de *Atopobium*
>
> **Uretra (masculina e feminina)**
> Espécies de *Propionibacterium*
> Cocos gram-positivos e gram-negativos anaeróbios
> Espécies de *Bacteroides*
> Espécies de *Prevotella*
> Espécies de *Fusobacterium*
>
> **Pele**
> Espécies de *Propionibacterium*
> Cocos anaeróbios

esporos (NFE); e bactérias formadoras de esporos. Com base nos seus aspectos morfológicos observados nas preparações coradas pelo Gram e na existência ou não de esporos, as bactérias anaeróbias são classificadas em termos gerais como está descrito na Tabela 16.1. Vários gêneros incluídos nessa lista foram encontrados apenas nos hábitats não patogênicos (p. ex., áreas que abrigam microbiota, inclusive cavidade oral, segmento distal do intestino [conforme evidenciado nas fezes], trato GU e pele dos seres humanos ou de vários animais) e não existem relatos indicando que estejam associados às doenças humanas. Alguns desses gêneros não serão mais descritos adiante.

Após a publicação da sexta edição deste livro,[519] houve muito progresso na classificação taxonômica e nomenclatura dos anaeróbios recentemente. Estudos genéticos, utilizando reação da cadeia de polimerase (PCR; do inglês, *polymerase chain reaction*) e sequenciamento do RNA ribossômico (rRNA) 16S, sequenciamento do rDNA 16S, PCR da região intergênica do rRNA 16S-23S e outros métodos moleculares, classificaram os anaeróbios com maior exatidão que a caracterização fenotípica e os métodos genéticos mais antigos e menos sofisticados disponíveis no passado permitiam.[449,450] Esses estudos levaram à descrição de algumas espécies e táxons novos. Em alguns casos, os gêneros nos quais um microrganismo foi colocado podem não estar relacionados com a reação ao Gram, à morfologia de bacilo ou coco, à capacidade de formar esporos, às reações ao oxigênio ou a outras características fenotípicas utilizadas tradicionalmente para classificar os anaeróbios. Felizmente, algumas atualizações taxonômicas excelentes simplificaram a tarefa de manter-se atualizado com as mudanças contínuas da nomenclatura.[158,162,236,237] A Tabela 16.2 oferece um compêndio de alterações taxonômicas compiladas ao longo das últimas décadas com referência às bactérias anaeróbias clinicamente significativas. A Tabela 16.3 relaciona os anaeróbios clinicamente mais importantes e/ou que são encontrados mais comumente nos espécimes selecionados e colhidos adequadamente. Identificações corretas e atualizadas podem ter implicações importantes no que se refere ao prognóstico, tratamento e evolução clínica dos pacientes com doenças infecciosas causadas por anaeróbios.[158,160,162]

Taxonomia dos bacilos gram-negativos anaeróbios

Os bacilos gram-negativos anaeróbios incluem alguns dos anaeróbios patogênicos isolados mais comumente dos espécimes clínicos. As Tabelas 16.1 e 16.2 oferecem um resumo da taxonomia mais recente desse grupo de anaeróbios, embora nem todas as bactérias anaeróbias estejam incluídas, porque muitas não são consideradas clinicamente relevantes ou fazem parte da microbiota humana. Os membros do grupo de *Bacteroides fragilis* constituem uma porcentagem expressiva da microbiota do trato GI, no qual as contagens de bactérias podem chegar a 10^{11} a 10^{12} unidades formadoras de colônias (UFC)/g de fezes; numericamente, os anaeróbios superam em muito os aeróbios (razão > 1.000:1). *B. thetaiotaomicron* e *B. ovatus* são os membros mais comuns do grupo de *B. fragilis* no trato GI. Embora represente apenas cerca de 0,5% da microbiota do intestino grosso humano, *B. fragilis* é a espécie mais comumente envolvida com doença clínica, em razão dos seus fatores de virulência conhecidos.[238] Esse

Tabela 16.1 Classificação dos gêneros de bactérias anaeróbias.

Bacilos gram-negativos (inclusive formas curvas, espiraladas e espiroquetas)	Cocos gram-positivos	Cocos gram-negativos	Bacilos gram-positivos não formadores de esporos	Bacilos gram-positivos formadores de esporos
Alistipes	Anaerococcus[a]	Acidominococcus	Alderreutzia	Clostridium[a,b]
Anaerobiospirillum[a]	Atopobium[b]	Anaeroglobus	Alloscardovia	Desulfomaculum
Bacteroides[a]	Coprococcus	Megasphaera	Anaerofustis	Desulfosporosinus
Barnesiella	Finegoldia[a]	Negativococcus	Anaerostipes	Caloramator[b]
Bilophila[a]	Gallicola[1]	Viellonella[a]	Anaerotruncus	Filifactor[b]
Butyrivibrio[c]	Gemmiger		Actinobaculum	Moorella[b]
Catonella[a]	Murdochiella		Actinomyces[a]	Oxobacter[b]
Desulfuromonas	Peptococcus		Atropobium[a]	Oxalophagus[b]
Desulfovibrio	Peptostreptococcus[a]		Bifidobacterium[a]	
Dialister[a]	Ruminococcus		Bulleidia	
Faecalibacterium	Sarcina		Catabacter	
Fusobacterium[a]	Peptoniphilus[a]		Catenibacterium	
Johnsonella[a]	Staphylococcus[a]		Cryptobacterium	
Jonquetella	Streptococcus[a]		Collinsella	
Leptotrichia	Gemella[a]		Eggerthella[a]	
Megamonas			Eubacterium[a]	
Mitsuokella			Faecalibacterium	
Odoribacter			Gardonibacter	
Parabacteroides[a]			Holdemania	
Paraprevotella[a]			Lachnospira	
Parasutterella[a]			Lactobacillus[a]	
Phocaeicola			Marvinbryantia	
Porphyromonas[a]			Methanobacterium	
Prevotella[a]			Mobiluncus[a]	
Pyramidobacter			Mogibacterium	
Selenomonas			Olsenella	
Sneathia			Oribacterium	
Spirochaeta			Paraeggerthella	
Succinomonas			Parascardovia	
Succinivibrio			Propionibacterium[a]	
Sutterella[a]			Propionimicrobium[a]	
Tannerella[a]			Pseudoramibacter	
Tissierella			Roseburia	
Treponema[d]			Scardovia	
			Shuttleworthia	
			Slackia[a]	
			Solobacterium	
			Turicibacter	
			Varibaculum	

[a]Na maioria dos espécimes clínicos colhidos adequadamente, apenas esses gêneros devem ser considerados pelo microbiologista clínico. Contudo, em situações raras, doenças graves podem ser causadas por *Anaerobiospirillum*,[208] *Leptotrichia*,[156] *Selenomonas*,[278] *Desulfovibrio*[93] ou um dos outros gêneros que não estão citados acima.
[b]O gênero *Clostridium* ainda está sujeito a uma revisão taxonômica significativa. Desse modo, em 1994, Collins et al.[49] sugeriram cinco gêneros novos de anaeróbios formadores de esporos. Com uma única exceção, nenhum deles é reconhecido como patógeno humano. *Filifactor alocis* foi isolado de pacientes com infecções endodônticas.[236]
[c]As espécies de *Butyrivibrio* estão descritas junto com os bacilos gram-negativos no Volume 1 e com os bacilos anaeróbios gram-positivos não formadores de esporos no Volume 2 do *Bergey's Manual*.[153,241] Embora sejam gram-negativos na coloração pelo Gram, algumas cepas têm aspectos atípicos na parede celular gram-positiva à microscopia eletrônica.
[d]As espécies de *Treponema* não estão descritas neste capítulo, mas foram incluídas aqui porque são anaeróbias estritas.
Adaptada e modificada do *Bergey's Manual of Systematic Bacteriology*[153,241] e dos volumes mais recentes do International Journal of Systematic and Evolutionary Microbiology, que contêm numerosas publicações relacionadas com as alterações recentes da taxonomia dos anaeróbios.

Tabela 16.2 Nomes atuais e antigos das bactérias anaeróbias.

Nome atual	Nome antigo – comentários
Bacilos gram-negativos anaeróbios	
Gênero *Bacteroides* – Grupo de *Bacteroides fragilis*[507,a]	
Bacteroides caccae	Microbiota fecal
B. eggerthii	Microbiota fecal – não é comum nas infecções
B. fragilis	Anaeróbio mais comum nas infecções
B. ovatus[370]	Microbiota fecal humana; infecções ocasionais
B. stercoris	Microbiota fecal humana
B. thetaiotaomicron	Depois de *B. fragilis*, é o segundo mais comum nas infecções
B. uniformis	Isolado ocasionalmente dos espécimes clínicos
B. vulgates[370]	Comum na microbiota fecal; isolado ocasionalmente das fezes
B. dorei[22,370]	Espécie nova; isolada raramente do sangue
B. finegoldii[21]	Espécie nova; infecções clínicas ocasionais
B. massiliensis[156]	Espécie nova; isolada raramente do sangue
Também considerados como membros do grupo de *B. fragilis*, mas do gênero *Parabacteroides*	
Parabacteroides distasonis[403]	Infecções humanas; antes conhecido como *B. diatasonis*
P. goldsteinii[403]	Antes conhecido como *B. goldsteinii*; bacteriemia
P. gordonii[19,408]	Espécie nova; isolado de hemoculturas
P. johnsonii[405]	Espécie nova; microbiota fecal
P. merdae[403]	"T4-1", antes conhecido como *B. merdae*; microbiota fecal humana
Outras espécies restantes do gênero *Bacteroides*, mas que não fazem parte do grupo de *Bacteroides fragilis*	
B. coagulans	Raro nos espécimes clínicos
B. galacturonicus	Microbiota fecal humana
B. pectinophilus	Microbiota fecal humana
B. ureolyticus[485,511]	Cavidade oral humana; infecções orais; infecções da cabeça e do pescoço
Gênero *Prevotella*	
P. amni	Espécie nova; infecções geniturinárias (GU)
P. baroniae[131,397]	Espécie nova; cavidade oral; canal radicular infectado e infecções com abscesso dentário
P. bergensis[130]	Espécie nova; infecções da pele e dos tecidos moles
P. bivia[372]	*Bacteroides bivia*; microbiota vaginal; infecções GU
P. buccae	*Bacteroides buccae*; cavidade oral; infecções da cabeça, do pescoço e do tórax; feridas de mordidas humanas
P. buccalis	*Bacteroides buccalis*; cavidade oral
P. copri[213]	Espécie nova; isolados fecais
P. corporis	*Bacteroides corporis*; cavidade oral; infecções GU; pigmentada
P. dentalis[514]	*Mitsuokella dentalis*; *Hallela seregens*; cavidade oral
P. denticola[263]	*Bacteroides denticola*; cavidade oral; cáries; escarro dos pacientes com FC; algumas são pigmentadas
P. disiens[372]	*Bacteroides disiens*; microbiota vaginal e oral; infecções GU
P. enoeca[337]	Cavidade oral
P. heparinolytica[6]	*Bacteroides heparinolytica*; feridas de mordida animal
P. histicola	Espécie nova; algumas são pigmentadas
P. intermedia[427,428]	*Bacteroides intermedius*; infecções da cabeça, do pescoço e do abdome; algumas infecções orais; feridas de mordida humana; pigmentada
P. loescheii[461]	*Bacteroides loescheii*; cavidade oral; pigmentadas; feridas
P. maculosa	Espécie nova
P. marshii[131]	Espécie nova; cavidade oral
P. melaninogenica[263]	*Bacteroides melaninogenica*; pigmentada; infecções da cavidade oral, pulmões, pele e tecidos moles; escarro dos pacientes com FC
P. micans[124]	Espécie nova; cavidade oral; pigmentada
P. multiformis[404]	Espécie nova; não pigmentada; placa gengival
P. multisaccharivorax[397]	Espécie nova; infecções endodônticas
P. nanceiensis[4]	Espécie nova; não pigmentada; alguns espécimes clínicos
P. nigrescens[428,529]	Indistinguível da *P. intermedia*; cavidade oral; algumas infecções orais; pigmentada
P. oralis[6]	*Bacteroides oralis*; cavidade oral; abscessos; osteomielite
P. oris	*Bacteroides oris*; cavidade oral; infecções odontogênicas
P. oulorum	*Bacteroides oulorum*; cavidade oral; *P. oulora*
P. pallens[262]	Espécie nova; pigmentada
P. pleuritidis[406]	Espécie nova; isolada do líquido pleural
P. saccharolytica[132]	Espécie nova; cavidade oral
P. salivae[407]	Espécie nova; cavidade oral; escarro dos pacientes com FC
P. shahii[407]	Espécie nova; cavidade oral; pigmentada
P. stercorea[213]	Espécie nova; isolados fecais
P. tannerae[337]	Espécie nova; cavidade oral; cáries; algumas cepas pigmentadas
P. timonensis[183]	Espécie nova; abscesso mamário
P. veroralis	*Bacteroides veroralis*; cavidade oral
P. zoogleoformans[337]	*Bacteroides zoogleoformans*
Gênero *Porphyromonas*	
P. asaccharolytica[469]	*Bacteroides asaccharolyticus*; alguns espécimes clínicos não orais

(*continua*)

Tabela 16.2 Nomes antigos e atuais das bactérias anaeróbias (*continuação*).

Nome atual	Nome antigo – comentários	Nome atual	Nome antigo – comentários
P. bennonis[466]	Espécie nova; infecções extraorais; feridas e abscessos	*A. putredinis*[388]	*Bacteroides putredinis*; encontrado raramente nas infecções intra-abdominais
***Porphyromonas* spp.**		*Alistipes shahii*[447]	Espécie nova; pigmentada; infecções intra-abdominais
Porphyromonas catoniae[263]	*Oribaculum catoniae*; cavidade oral; não pigmentada; abscesso abdominal	*Anaerobiospirillum succiniproducens*[250,377,472]	Microbiota fecal humana; bacteriemia
P. endodontalis[165]	*Bacteroides endodontalis*; infecções dentárias		
P. gingivalis[47]	*Bacteroides gingivalis*; periodontite e abscessos dentários; infecções extraorais	*Anaerobiospirillum thomasii*[263]	Espécie nova; microbiota fecal humana
P. somerae[467]	Infecções da pele e dos tecidos moles dos membros inferiores, relacionadas com as cepas de *P. levii* semelhantes às humanas	*Anaerostipes caccae*	Espécie nova; microbiota fecal humana
		Anaerorhabdus furcosa	*Bacteroides furcosus*; *Anaerorhabdus furcosus*
P. uenonis[165]	Espécie nova; apendicite; peritonite; úlcera de pressão	*Barnesiella intestinihominis*[341]	Gênero e espécie novos
As espécies seguintes fazem parte da microbiota ou são patógenos dos animais; qualquer uma pode estar envolvida nas infecções das feridas de mordida humana		*Bilophila wadsworthia*[30,484]	Peritonite, apendicite e abscesso cerebral
		Catonella morbi[329,484]	Espécie nova; endocardite de próteses valvares
P. cangingivalis	Cães	*Centipeda periodontii*[115]	Isolados orais
P. canoris	Cães		
P. cansulci	Cães	*Cetobacterium somerae*[164]	Espécie nova; fezes humanas
P. circumdentaria	Gatos		
P. crevivoricanis	Cães	*Desulfovibrio piger*[303]	*Desulfomonas pigra*; fezes humanas
P. gingivicanis	Cães		
P. gulae	Gato, coiote, cães, urso, lobos	*D. desulfuricans*[192,495]	Microbiota fecal
P. levii	Gado	*D. vaginalis*[228]	Microbiota vaginal
P. macacae	*Bacteroides macacae*; macacos e gatos	*Dialister pneumosintes*[135,340]	*Bacteroides pneumosintes*; isolado oral; infecção odontogênica
***Fusobacterium* spp.**[263]		*Faecalibacterium prausnitzii*[333]	*Fusobacterium prausnitizii*; microbiota normal do trato GI; pode ajudar a equilibrar a imunidade no trato GI
F. gonidiaformans	Infecções humanas		
F. mortiferum[98,238]	Infecções humanas		
F. naviforme	Infecções humanas		
F. necrogenes	Microbiota fecal humana; isolada também da cavidade oral	*Filifactor alocis*[193]	*Fusobacterium alocis*; cavidade oral; doença endodôntica
F. necrophorum subesp. *fundiliforme*[24,376,394]	Microbiota humana; espécie virulenta; doença de Lemierre, infecções orais e muitas outras infecções extraorais	*Jonquetella anthropi*[241]	Gênero e espécie novos
		Johnsonella ignava[340]	Gênero e espécie novos; fendas gengivais humanas
F. necrophorum subesp. *necrophorum*[394]	Isolada mais comumente dos animais; menos virulenta das duas subespécies	**Gênero *Leptotrichia***	
		L. amnionii	Espécie nova; líquido amniótico
F. nucleatum[376,465]	Espécie de *Fusobacterium* isolada mais comumente de espécimes clínicos; microbiota normal da cavidade oral e do trato GI	*L. buccalis*[40,198]	*Leptothrix buccalis*; microbiota oral; bacteriemia
		L. goodfellowii[69,146]	Espécie nova; isolada do sangue
F. periodonticum[465]	Cavidade oral; encontrada também no trato GI	*L. hofstadii*[146]	Espécie nova; cavidade oral
F. russii	Microbiota fecal humana	*L. shahii*[146]	Espécie nova; gengivite
F. ulcerans[98]	Espécie nova; úlceras tropicais	*L. trevisanii*[270]	Espécie nova; isolado da cavidade oral; bacteriemia
F. varium[98,376]	Várias infecções humanas		
Outros gêneros de bacilos gram-negativos anaeróbios		*L. wadeii*[146]	Espécie nova; cavidade oral
Alistipes finegoldii[157,388]	Espécie nova; apendicite humana; bacteriemia	**Outros gêneros**	
		Megamonas fumiformis[409]	Gênero e espécie novos; relacionados com a *Sutterella*; fezes humanas
A. onderdonkii[447]	Espécie nova; pigmentada; espécimes intra-abdominais		

Tabela 16.2 Nomes antigos e atuais das bactérias anaeróbias (*continuação*).

Nome atual	Nome antigo – comentários
Odoribacter splanchnicus[210]	Antes conhecido como *Bacteroides splanchnicus*
Oxalobacter formigenes[251]	Colonizador do intestino grosso; reduz os cálculos de oxalato de cálcio
Paraprevotella spp.[342]	Gênero novo; fezes humanas
Parasutterella secunda[343]	Gênero novo; fezes humanas
Phocaeicola abscessus[11]	Gênero e espécie novos; isolada de abscesso cerebral
Pyramidobacter piscolens[133]	Gênero novo; cavidade oral
Pseudoflavonifractor capillosus[70]	Antes conhecido como *Bacteroides capillosus*; raramente isolado de espécies clínicos

Gênero *Selenomonas*[415]

Nome atual	Nome antigo – comentários
S. artemidis	Microbiota oral
S. dianae	Fendas gengivais humanas
S. flueggei	Microbiota oral humana
S. infelix	Fendas gengivais humanas
S. noxia	Fendas gengivais humanas
S. sputigena[415]	Microbiota oral
Sneathia sanguinegens[103]	*Leptotrichia sanguinegens*; bacteriemia; associada à vaginose bacteriana
Sutterella wadsworthensis[336,346,508]	Antes conhecida como *Campylobacter* (*Bacteroides*) *gracilis*; microbiota do trato GI
Tannerella forsythensis[193,396]	*Bacteroides forsythus*; cavidade oral; periodontite
Tissierella praeacuta[151]	*Bacteroides praecutus*

Cocos anaeróbios

Cocos gram-positivos

Nome atual	Nome antigo – comentários
Peptococcus niger	Única espécie do gênero
Peptostreptococcus anaerobius[108,350]	Única espécie do gênero; isolado de muitos espécimes clínicos; endocardite
Anaerococcus prevotii[230,351]	*Peptostreptococcus prevotii*; infecções GU
A. tetradius[351]	*Peptostreptococcus tetradius*; infecções GU
A. hydrogenalis[351]	*Peptostreptococcus hydrogenalis*
A. vaginalis[351]	*Peptostreptococcus vaginalis*; infecções GU
A. lactolyticus[351]	*Peptostreptococcus lactolyticus*; infecções GU
A. murdochii[448]	Espécie nova
A. octavius[351]	*Peptostreptococcus octavius*; microbiota GU; microbiota da pele
Finegoldia magna[170,291,349]	*Peptostreptococcus magnus*; cocos anaeróbios mais comuns nos espécimes clínicos; bacteriemia; endocardite
Gallicola barnesae[148]	*Peptostreptococcus barnesae*
Parvimonas micra[351,396,446]	*Micromonas micros*; *Peptostreptococcus micros*; alguns espécimes clínicos; cavidade oral
Peptoniphilus asaccharolyticus[351]	*Peptostreptococcus asaccharolyticus*; alguns espécimes clínicos
P. gorbachii[448]	Espécie nova
P. harei[351]	*Peptostreptococcus harei*; raramente isolado de espécimes clínicos
P. indolicus[351]	*Peptostreptococcus indolicus*
P. ivorii[351]	*Peptostreptococcus ivorii*; úlcera de perna
P. lacrimalis[351]	*Peptostreptococcus lacrimalis*; abscesso da glândula lacrimal
P. olsenii[448]	Espécie nova

Outros cocos gram-positivos anaeróbios

Nome atual	Nome antigo – comentários
Atopobium parvulum[128]	*Streptococcus parvulus*; cavidade oral; abscessos dentários
Coprococcus catus	Fezes humanas
Coprococcus comes	Fezes humanas
Coprococcus eutactus	Fezes humanas
Murdochiella asaccharolyticus[351,483]	Espécie nova
Sarcina ventriculi	Microbiota GI
Staphylococcus saccharolyticus[8,187,256]	*Peptococcus saccharolyticus*; bacteriemia; plaquetas contaminadas
Staphylococcus aureus subesp. *anaerobius*[141,368]	Abscessos

Cocos gram-negativos

Nome atual	Nome antigo – comentários
Acidaminococcus fermentans[312]	Fezes humanas; raramente isolado de espécimes clínicos
Anaeroglobus geminatus[72]	Espécie nova; microbiota oral e GI
Megasphaera elsdenii[50]	Fezes humanas; endocardite
Megasphaera micronuciformis	Espécie nova
Negativicoccus succinicivorans[94,312]	Espécie nova
Veillonella atypica	Microbiota oral humana; raramente isolada de espécimes clínicos; infecções de próteses articulares
V. dispar	Microbiota humana; isolada raramente de espécimes humanos
V. parvula[41,45,166]	Microbiota humana; espécie mais comum
V. montpellierensis[240]	Espécie nova; raramente isolada de espécimes clínicos

Bacilos gram-positivos anaeróbios não formadores de esporos

***Actinomyces* spp.**

Nome atual	Nome antigo – comentários
A. cardiffensis[203]	Espécie nova; abscessos
A. dentalis[208]	Cavidade oral; abscesso dentário
A. europaeus[174,402]	Espécie nova; abscessos mamários
A. funkei[283]	Espécie nova; amostras clínicas

(*continua*)

Tabela 16.2 Nomes antigos e atuais das bactérias anaeróbias (*continuação*).

Nome atual	Nome antigo – comentários	Nome atual	Nome antigo – comentários
A. georgiae[235]	Fendas gengivais humanas	E. nodatum	Microbiota oral; periodontite
A. gerencseriae[235]	Microbiota periodôntica humana	E. saphenum	Infecções dentárias
A. graevenitzii[774]	Espécie nova; amostras clínicas	E. sulci	*Fusobacterium sulci*
A. hongkongensis[521]	Espécie nova; amostras clínicas	E. tenue[281]	Microbiota oral; bacteriemia
A. israelii[222,365,383,499]	Causa actinomicose	E. yurii	Placa dentária
A. johnsonii[216]	Espécie nova; relacionada com A. naeslundii	**Gênero *Lactobacillus***	
A. massiliensis[392]	Espécie nova; isolado de hemoculturas	L. casei[88,195]	Microbiota normal da boca, vagina e trato GI; alguns espécimes clínicos
A. meyeri[153,200,238]	Infecções da cabeça e do pescoço; abscesso cerebral	L. coleohominis	Espécie nova; anaeróbio facultativo
A. naeslundii[216,235,499]	Pode causar actinomicose; microbiota oral	L. oris	Saliva
A. nasicola[206]	Espécie nova	L. paraplantarum	Espécie nova; microbiota fecal
A. neuii subesp. neuii[175,176,310,497]	Grupo 1 de corineformes dos CDC	L. rhamnosus[68,195]	Microbiota normal da boca, vagina e trato GI; alguns espécimes clínicos
A. neuii subesp. anitratus[175]	Corineformes semelhantes ao grupo 1 dos CDC	**Gênero *Propionibacterium* spp.**	
A. odontolyticus[238,499]	Cavidade oral humana; raramente causa actinomicose	P. acidifaciens[134]	Microbiota oral; associado às infecções dentárias
A. oricola[205]	Espécie nova; abscessos dentários	P. acnes[295,328,371]	Espécie mais comum; microbiota da pele; envolvido em muitas infecções
A. oris[216]	Espécie nova; relacionado com o A. naeslundii	P. avidum[39,331]	Microbiota da pele; raro, mas cresce o número de relatos de infecções clínicas
A. radicidentis[102,247,402,438]	Espécie nova; canais radiculares infectados	P. granulosum[91,360]	
A. radingae[402,526]	Espécie nova; amostras clínicas	P. propionicum[89,438,499,524]	
A. turicensis[402,486,526]	Espécie nova; alguns espécimes clínicos	**Gêneros novos relacionados com as espécies de *Propionibacterium***	
A. urogenitalis[144,357]	Espécie nova; microbiota urogenital	Propionimicrobium lymphophilum[457]	
A. viscosus[235,499]	Cavidade oral humana; alguns casos de actinomicose	**Outros bacilos gram-positivos anaeróbios não formadores de esporos**	
Gêneros relacionados com as espécies de *Actinomyces*		Alloscardovia omnicolens[227,307]	Gênero e espécie novos; relacionada com as espécies de *Bifidobacterium*. Isolada de algumas amostras clínicas
Actinobaculum massiliense[356]	Espécie nova; isolado da urina		
Actinobaculum schaalii[282,356]	Espécie nova; isolado do sangue e da urina	Anaerofustis stercorihominis[499]	Gênero e espécie novos; microbiota fecal
Actinobaculum urinale[204]	Gênero e espécie novos	Anaerotruncus colihominis[499]	Gênero e espécie novos; microbiota fecal; bacteriemia
Varibaculum cambriense[93,207]	Gênero e espécie novos	Atopobium minutum[105,319]	*Lactobacillus minutus*
Gênero *Bifidobacterium* spp.[499]		Atopobium rimae[13,105,128]	*Lactobacillus rimae*; microbiota oral; periodontite; bacteriemia
B. adolescentis	Cavidade oral		
B. breve[307]	Cavidade oral	Atopobium vaginae[85,479]	Espécie nova; associado à vaginose bacteriana
B. dentium[307]	Cavidade oral; envolvido em infecções dentárias	Blautia wexlerae[296]	Espécie nova
B. gallicum[307]	Fezes humanas	Bulleidia extructa[129,260]	Gênero e espécie novos; cavidade oral
B. longum[307]	Cáries dentárias		
B. scardovii[221]	Espécie nova; cavidade oral; cáries dentárias	Catabacter hongkongensis[278,442]	Gênero e espécie novos; bacteriemia
Gênero *Eubacterium*[238,499]		Catenibacterium mitsuokai	Gênero e espécie novos; microbiota fecal
E. brachy	Periodontite		
E. infirmum	Espécie nova; microbiota oral	Collinsella aerofaciens[245]	*Eubacterium aerofaciens*; microbiota fecal; bactéria mais abundante no intestino
E. limosum[145]	Microbiota GI; infecções da pele e dos tecidos moles e do trato GI		
E. minutum	*Eubacterium tardum*	Collinsella stercoris[244]	Espécie nova; microbiota fecal

Tabela 16.2 Nomes antigos e atuais das bactérias anaeróbias (*continuação*).

Nome atual	Nome antigo – comentários	Nome atual	Nome antigo – comentários
Collinsella intestinalis[244]	Espécie nova; microbiota fecal	**Bacilos gram-positivos formadores de esporos**[464]	
Cryptobacterium curtum[353]	*Eubacterium curtum*; cavidade oral; periodontite	*Clostridium aldenense*[502]	Espécie nova; um dos membros do grupo de *C. clostridioforme*
Dorea formicigenerans[471]	*Eubacterium formicigerans*; microbiota fecal	*C. argentinense*[181]	*C. botulinum* tipo G
		C. baratii[181]	*C. paraperfringens, C. perene*; pode produzir toxina botulínica do tipo G
Dorea longicatena	Espécie nova; microbiota fecal	*C. bartlettii*[452]	Espécie nova; microbiota fecal
Eggerthella lenta[238,493,498,499]	*Eubacterium lentum*; bacteriemia; espécie de *Eubacterium/Eggerthella* isolada mais comumente de áreas extraorais	*C. bolteae*[451]	Espécie nova; um dos membros do grupo de *C. clostridioforme*; bacteriemia
Eggerthella sinensis[280]	Espécie nova; bacteriemia	*C. botulinum*[181]	Causa botulismo alimentar, infantil e da ferida; produz toxinas
Flavonifractor plautii[70]	*Clostridium orbiscindens* e *Eubacterium plautii*; microbiota fecal; sangue; feridas abdominais	*C. butyricum*[238,464]	*C. pseudotetanicum*; pode produzir toxina botulínica do tipo G
Holdemania filiformis[617]	Gênero e espécie novos; microbiota fecal	*Clostridium celerecrescens*[48]	
Mobiluncus curtisii[120,185,218,456]	Microbiota vaginal; associado à vaginose bacteriana	*C. citroniae*[502]	Espécie nova; um dos membros do grupo de *C. clostridioforme*
Mogibacterium vescum	Gênero e espécie novos; cavidade oral	*C. clostridioforme*[163]	Uma das muitas espécies do grupo de *C. clostridioforme*; bacteriemia
Mogibacterium diversum	Espécie nova; cavidade oral	*C. hathewayi*[293,461]	Espécie nova; microbiota fecal; um dos membros do grupo de *C. clostridioforme*; bacteriemia e abscesso hepático; sugeriu-se mudar o nome para *Hungatella hathewayi*
Mogibacterium neglectum	Espécie nova; cavidade oral		
Mogibacterium timidum[211]	*Eubacterium timidum*	*C. hiranonis*	Espécie nova; microbiota fecal
		C. hylemonae	Espécie nova; microbiota fecal
Moryella indoligenes[71]	Gênero e espécie novos; provavelmente faz parte da microbiota GI; isolado de abscessos abdominais	*C. innocuum*[424]	Espécie de *Clostridium* comum nas amostras clínicas; bacteriemia
		C. lavalense[121]	Espécie nova; um dos membros do grupo de *C. clostridioforme*
Olsenella profusa[118]	Espécie nova; cavidade oral; periodontite; gengivite	*C. methylpentosum*	Microbiota fecal
Olsenella uli[118,281]	*Lactobacillus uli*; fendas gengivais; periodontite; gengivite; bacteriemia	*C. neonatale*[7]	Espécie nova; isolado de um paciente com enterocolite necrosante
Paraeggerthella hongkongensis[280,525]	*Eggerthella hongkongensis*; bacteriemia	*C. perfringens*[334,463,498]	*C. welchii*; gangrena gasosa; intoxicação alimentar; bacteriemia
Parascardovia denticolens[233]	*Bifidobacterium denticolens*	*C. ramosum*[167]	*Eubacterium filamentosum, Ramibacterium ramosum, Actinomyces ramosus, Eubacterium ramosus*
Pseudoramibacter alactolyticus[439,516]	*Eubacterium alactolyticum*		
Roseburia intestinali[137]	Espécie nova; microbiota fecal	*C. scindens*[143]	Espécie nova; microbiota fecal; abscesso intra-abdominal
Scardovia inopinata[126,233]	*Bifidobacterium inopinatum*; cavidade oral; cáries dentárias	*C. septicum*[253,416]	Bacteriemia; fasciite necrosante
		S. sordellii[15,258,463]	Bacteriemia; fasciite necrosante
Scardovia wiggsiae[126]	Espécie nova; cavidade oral; isolada de feridas	*S. symbiosum*[478]	*Fusobacterium symbiosum*; bacteriemia
		S. tertium[173,330]	Bacteriemia e outras infecções; aerotolerante
Shuttleworthia satelles[127,430,508]	Gênero e espécie novos; cavidade oral; endocardite		
Slackia exigua[211,257,498]	*Eubacterium exiguum*		
Slackia heliotrinireducens[381,498]	*Peptostreptococcus helionitrinireducens*		
Solobacterium moorei[37,246]	Isolado das fezes; bacteriemia		
Turicibacter sanguinis[46]	Espécie nova; bacteriemia		

[a]Por exemplo, hoje em dia, existem mais de 23 espécies no grupo de *B. fragilis*. A maioria dos microrganismos que não estão nesta tabela foi nomeada recentemente e/ou ainda não foi isolada dos espécimes clínicos, nem foi associada às infecções humanas.

A intenção desta tabela não é fornecer uma lista completa. Algumas espécies com significado clínico duvidoso ou inexistente não foram incluídas, especialmente as dos gêneros *Bacteroides, Eubacterium, Lactobacillus* e *Clostridium*.

Algumas espécies que podem ter sido incluídas nas edições anteriores foram retiradas desta edição, inclusive *Propioniferax*, que é um anaeróbio, embora esteja relacionado com as espécies de *Propionibacterium*.

Esta tabela está baseada em informações compiladas principalmente de algumas referências (238, 263, 446 e 499) e do International Journal of Systematic and Evolutionary Microbiology.

Tabela 16.3 Anaeróbios clinicamente mais importantes e/ou isolados mais comumente dos espécimes clínicos.

Bacilos gram-negativos

Grupo de *Bacteroides fragilis* (especialmente *B. fragilis*, *B. thetaiotaomicron*, *B. vulgatus* e *B. ovatus*)

Parabacteroides distasonis

Outros *Bacteroides* (*B. ureolyticus*)

Porphyromonas (especialmente *P. asaccharolytica*, *P. gingivalis* e *P. endodontalis*)

Espécies de *Prevotella* pigmentadas (*P. melaninogenica*, *P. loescheii*, *P. denticola*, *P. tannerae*, *P. intermedia*, *P. nigrescens* e *P. corporis*)

Espécies de *Prevotella* não pigmentadas (grupo de *P. oralis*, *P. oris/buccae*, *P. bivia* e *P. disiens*)

Fusobacterium (especialmente *F. nucleatum*, *F. necrophorum*, *F. mortiferum* e *F. varium*)

Bilophila wadsworthia

Cocos anaeróbios

Cocos gram-positivos (especialmente *Peptostreptococcus anaerobius*, *Finegoldia magna*, *Parvimonas micra*, *Peptoniphilus asaccharolyticus*, *Anaerococcus prevotii*, *Staphylococcus saccharolyticus* e *Atopobium parvulum*)

Cocos gram-negativos (espécies de *Veillonella*)

Bacilos gram-positivos anaeróbios não formadores de esporos

Actinomyces (especialmente *A. israelii*, *A. meyeri*, *A. naeslundii*, *A. odontolyticus*, *A. turicensis*, *A. graevenitzii* e *A. viscosus*)

Atopobium vaginae

Propionibacterium (*P. acnes* e *P. propionicum*)

Bifidobacterium dentium

Eubacterium limosum

Eggerthella lenta

Paraeggerthella spp.

Lactobacillus spp.

Bacilos gram-positivos formadores de esporos (*Clostridium* spp.)

C. perfringens

Grupo de *C. clostridioforme* (especialmente *C. clostridioforme*, *C. hathewayi* e *C. bolteae*, *C. citroniae*, *C. aldenense* e *C. lavalense*)

C. innocuum

C. ramosum

C. difficile

C. bifermentans

C. sporogenes

C. septicum

C. sordellii

C. novyi

C. histolyticum

C. botulinum

C. tetani

C. tertium

---

microrganismo é a causa mais comum de bacteriemia causada por anaeróbios.[58,238,420] No grupo de *B. fragilis*, existem mais de 20 espécies geneticamente relacionadas e também semelhantes em suas características fenotípicas: resistência à bile a 20%, morfologia na coloração pelo Gram e resistência inata e progressiva a grande número de antibióticos. A Tabela 16.2 relaciona as espécies que fazem parte desse grupo. Um grupo do complexo *B. fragilis* (*B. merdae*, *B. goldsteinii* e *B. distasonis*) foi reclassificado no gênero *Parabacteroides*.[263,403] A maioria das espécies de *Bacteroides* que não faziam parte do grupo de *B. fragilis* também foi reclassificada. Embora hoje em dia *B. ureolyticus* ainda continue a fazer parte do gênero *Bacteroides*, existe uma proposta para reclassificá-lo como *Campylobacter ureolyticus*.[485] Muitas das outras espécies que antes estavam classificadas no gênero *Bacteroides* estão incluídas em novos gêneros relacionados na Tabela 16.1. Por exemplo, *B. splanchnicus* foi classificado no gênero *Odoribacter*, enquanto *B. capilosus* agora se chama *Pseudoflavonifractor capilosus* e faz parte de um gênero novo conhecido como *Pseudoflavonifractor*.[70,210]

A partir de 1992, o gênero *Porphyromonas* foi profundamente modificado e hoje inclui no mínimo 16 espécies (Tabela 16.2). Alguns desses microrganismos foram isolados da cavidade oral e podem causar infecções endodônticas. Cinco das espécies de *Porphyromonas* foram isoladas apenas das cavidades orais dos cães (*P. cangingivalis*, *P. canoris*, *P. cansulci*, *P. crevioricanis* e *P. gingivicanis*); uma foi isolada apenas das cavidades orais dos gatos (*P. circumdentaria*); outra foi isolada dos macacos e dos gatos (*P. macacae*, que inclui a espécie antes classificada como *P. salivosa*); uma outra foi encontrada no gado (*P. levii*); uma foi isolada da cavidade oral humana (*P. catoniae*); e a *P. gulae* descrita em 2001 foi isolada de vários animais, inclusive urso, gato, coiote, cão, lobo e macaco.[169,515] Embora sua importância clínica nos seres humanos ainda seja desconhecida, as espécies isoladas das bocas dos animais poderiam ser encontradas presumivelmente nas infecções das feridas causadas por mordidas.[1] Em 1995, Willems e Collins não apenas reclassificaram o *Oribaculum catoniae* como *Porphyromonas catoniae*, como também corrigiram o gênero *Porphyromonas*. De acordo com a descrição reformada deles, hoje estão incluídas algumas espécies que são sacarolíticas (*P. levii*, *P. macacae* e *P. catoniae*); apenas esta última bactéria não produz pigmento.[467,515]

Existem mais de 37 espécies do gênero *Prevotella*, cujo grupo é formado por cepas pigmentadas e não pigmentadas. Essas bactérias constituem a maior parte da microbiota de anaeróbios gram-negativos da cavidade oral, mas também estão envolvidas em algumas infecções orais e extraorais.[263] A Tabela 16.2 relaciona as espécies de *Prevotella* mais comuns.

As espécies de *Fusobacterium* constituem outro gênero comum de bacilos gram-negativos e muitas delas conservaram seus nomes de gênero e espécie; a Tabela 16.2 também inclui algumas espécies de *Fusobacterium* recém-nomeadas.[95] Na coloração pelo Gram, o *Fusobacterium nucleatum* tem a morfologia típica de bacilos longos, finos e pontiagudos (i. e., formato fusiforme) e poucas espécies adicionais também demonstram estas características, embora algumas das espécies formem bacilos mais curtos e algumas morfologias muito bizarras, que são muito distintivas para sua identificação. A virulência das espécies de *Fusobacterium* tem sido reconhecida e relatada com frequência crescente na literatura, como está descrito nas seções dedicadas às infecções humanas.[93,395]

Faecalibacterium prausnitizii é uma bactéria muito comum da microbiota GI e é identificada frequentemente na matéria fecal.[283,333] *Leptotrichia* é um bacilo gram-negativo incomum, cujas células são muito maiores que os outros bacilos gram-negativos anaeróbios; essas bactérias também estão incluídas na descrição subsequente.[40,198] *Bilophila wadsworthia* é muito semelhante ao grupo de *B. fragilis* em sua resistência à bile e sensibilidade aos antibióticos e tem sido identificada com frequência crescente como patógeno, à medida que os métodos de isolamento e identificação são aperfeiçoados. *B. wadsworthia* está descrita com mais detalhes adiante neste capítulo.[30,484] Alguns dos outros gêneros de bacilos gram-negativos anaeróbios não serão mais descritos daqui para frente, mas quando houver referências, elas estarão citadas ao longo do texto ou nas tabelas, de forma que os leitores possam conseguir informações adicionais, caso desejem.

Taxonomia dos bacilos gram-negativos anaeróbios não formadores de esporos (NFE)

Os bacilos gram-positivos NFE constituem um grupo muito heterogêneo de anaeróbios, que geralmente são difíceis de identificar e caracterizar especificamente. Um dos anaeróbios isolados mais comumente – *Propionibacterium acnes* – faz parte desse grupo, assim como os membros do gênero *Actinomyces*, que inclui o patógeno bem conhecido *A. israelii*. Os membros desses dois gêneros compartilham de um traço de "aerotolerância" porque, embora sejam isolados frequentemente em culturas primárias apenas sob condições estritas de anaerobiose, eles comumente crescem muito bem em presença de oxigênio quando são transferidos das placas de cultura primária. As espécies de *Propioniferax*, que compõem um gênero relacionado com as espécies de *Propionibacterium*, na verdade são anaeróbios e não estão incluídos neste capítulo. O *Propionibacterium propionicum*, o *P. acidifaciens* e o *Propionimicrobium lymphophilum* (relacionado com as espécies de *Propionibacterium*) não são aerotolerantes. Para as espécies aerotolerantes dos gêneros *Actinomyces* e *Propionibacterium*, os fármacos como o metronidazol – que são ativos apenas contra anaeróbios – não têm qualquer efeito em seu crescimento; as cepas não aerotolerantes variam quanto à sua resposta ao metronidazol.[100,238,263]

P. acnes é muito comum como componente da microbiota da pele normal, mas pode ter ação patogênica nas infecções nas quais a entrada dos microrganismos na pele é facilitada pela colocação de dispositivos estranhos através ou perto da pele. *Propionibacterium propionicum* (antes conhecido como *Arachnia propionica*) foi implicado na actinomicose e outras infecções, conforme está descrito na seção subsequente.[55]

A. israelii é um bacilo gram-positivo anaeróbio ramificado, que há muitos anos foi associado à doença conhecida como "actinomicose" – uma infecção granulomatosa crônica, que pode afetar as regiões cervicofaciais, torácicas, abdominais ou pélvicas. Na maioria dos casos, essa doença é causada pelo *A. israelii*, *A. gerencseriae* e *A. graevenitzii*. A presença dos "grânulos de enxofre" (massas de bacilos ramificados) evidenciados nos cortes histológicos ou nas colorações pelo Gram dos espécimes clínicos no laboratório de microbiologia é considerada uma marca característica das infecções causadas por estes *Actinomyces*; na verdade, na maioria dos casos a actinomicose é uma infecção polimicrobiana.[55,238,263] Nos últimos anos, houve revisões taxonômicas extensivas no gênero *Actinomyces* (Tabela 16.2). Essas alterações acrescentaram ou incluíram a designação de várias espécies novas, inclusive *A. cardiffensis*,[203] *A. europaeus*,[402] *A. funkei*,[283] *A. georgiae*,[235] *A. gerencseriae*,[235] *A. graevenitzii*,[385] *A. hongkongensis*,[521] *A. nasicola*,[206] *A. neuii*,[175,176,310] *A. oricola*,[205] *A. radicidentis*,[102,247] *A. radingae*,[402,486,526] *A. turicensis*,[402,486,526] e *A. urogenitalis*.[357] Outros gêneros descritos mais recentemente, que também estão relacionados diretamente com o gênero *Actinomyces*, são *Actinobaculum* (p. ex., *Actinobaculum schaalii* e *A. urinale*),[204,282] *Arcanobacterium* (p. ex., *Arcanobacterium bernardiae* e *A. pyogenes*),[386] e *Varibaculum cambriense*.[93,207] Neste capítulo, o gênero *Arcanobacterium* não será mais referido adiante porque não é anaeróbio.

A Tabela 16.2 descreve a taxonomia mais recente dos bacilos gram-positivos anaeróbios não formadores de esporos. Com a utilização dos métodos mais modernos de identificação molecular, muitas bactérias que antes faziam parte dos gêneros *Eubacterium*, *Bifidobacterium* e *Lactobacillus* foram reclassificadas em novos gêneros. O anaeróbio muito comum, *Eubacterium lentum*, foi renomeado e agora se chama *Eggerthella lenta*; hoje em dia, existem no mínimo quatro outras espécies clinicamente significativas do gênero *Eggerthella* ou do gênero *Paraeggerthella* relacionado.[292,493,498,499] A maioria das outras espécies *Eggerthella* foi reclassificada em mais de 11 gêneros/espécies novas, como se pode constatar na Tabela 16.2. A maioria dessas bactérias tem sido isolada da microbiota oral ou fecal, assim como de alguns espécimes clínicos; em alguns casos, elas foram implicadas em doenças como único agente etiológico ou como parte de uma infecção polimicrobiana.[128]

Algumas das espécies que antes faziam parte do gênero *Bifidobacterium* foram reclassificadas nos gêneros *Scardovia*, *Alloscardovia* ou *Parascardovia*; as bactérias *B. breve*, *B. longum*, *B. scardovia* e *B. dentium* ainda fazem parte do gênero *Bifidobacterium*. Todas são componentes da microbiota oral ou GI e podem contribuir para a saúde da cavidade oral ou do trato GI e raramente desempenham um papel patogênico nas cáries dentárias e na periodontite.[482,499]

Os lactobacilos são habitantes comuns da boca, do sistema GI e do trato genital feminino dos seres humanos. Esses microrganismos são usados como marcadores da microbiota vaginal "normal", quando são encontrados nas colorações por Gram (graduadas) de espécimes vaginais fornecidos por mulheres submetidas à triagem para vaginose bacteriana. Alguns dos lactobacilos são anaeróbios estritos, mas outros são facultativos e esta característica pode dificultar seu reconhecimento e sua identificação, a menos que sejam utilizados métodos moleculares mais modernos. As espécies isoladas mais comumente dos espécimes clínicos são *L. rhamnosus* e *L. casei*.[68,195] Como os lactobacilos são acrescentados frequentemente aos probióticos terapêuticos, a possibilidade de que sejam patogênicos aos pacientes imunocompetentes é questionada comumente. Algumas espécies que antes faziam parte do gênero *Lactobacillus* foram reclassificadas e colocadas nos gêneros *Atopobium* – por exemplo, *A. rimae* (antes conhecido como *L. rimae*) e *A. minutum* (antes referido como *L. minutus*).[13,105,319] Dois outros membros desse gênero são *A. parvulum* (antes conhecido como *Streptococcus parvulus*) e *A. vaginae*, que é uma espécie recém-descrita associada a infecções do trato GU, inclusive vaginose bacteriana.[85,479] *Lactobacillus uli* foi reclassificado como *Olsenella uli* e outro membro deste gênero, *O. profusa*. Ambos são anaeróbios microaerotolerantes encontrados na cavidade oral e foram associados às placas dentárias e à doença endodôntica.[118]

Como se pode observar na Tabela 16.2, também existem muitos outros gêneros de bacilos gram-positivos anaeróbios NFE. Alguns deles foram isolados apenas das fezes, sugerindo que possam desempenhar alguma função como microbiota do trato GI. Esses gêneros são *Anaerofustis*, *Anaerostipes*, *Anaerotruncus*, *Catenibacterium*, *Colinsella*, *Dorea*, *Holdemanii* e *Roseburia*. *Mogibacterium* é um gênero novo com espécies encontradas principalmente na cavidade oral; *M. timidum* é o nome novo de *Eubacterium timidum*.[211] Os outros gêneros mais novos, que poderiam ter alguma importância clínica, estão descritos adiante, depois da seção sobre infecções humanas.

Taxonomia das espécies de Clostridium

As espécies de *Clostridium* constituem um grupo de bacilos anaeróbios formadores de esporos, que podem fazer parte da microbiota, especialmente do trato GI; estas bactérias são clinicamente relevantes como causadores de infecções endógenas e exógenas. *Clostridium tetani* é o agente etiológico do tétano; *C. botulinum* causa as diversas formas de botulismo; *C. perfringens* é um dos agentes etiológicos da gangrena gasosa e causa infecções cutâneas necrosantes, além de intoxicações alimentares; *C. difficile* causa uma síndrome de doenças diarreicas, que variam da diarreia associada aos antibióticos (DAA) à colite pseudomembranosa (CPM) e suas complicações associadas. Todos esses microrganismos são anaeróbios estritos, com exceção de *C. perfringens*. Eles formam esporos facilmente nas culturas preparadas a partir de espécimes clínicos, de forma que a identificação da bactéria como uma espécie de *Clostridium* geralmente não é difícil. Como se pode observar na Tabela 16.2, existem muitas outras espécies de *Clostridium* e é provável que outras sejam identificadas com o uso crescente das técnicas moleculares e da espectrometria de massa nos laboratórios clínicos. Uma das espécies isoladas mais comumente – *C. clostridioforme* – hoje é considerada um complexo de microrganismos, que inclui *C. clostridioforme*,[163,518] *C. hathewayi*,[293,461] *C. bolteae*,[451] *C. aldenense*,[502] *C. citroniae*,[502] e *C. lavalense*.[121,518] As espécies de *Clostridium* aerotolerantes, inclusive *C. tertium*, *C. histolyticum* e *C. carnis*, podem ser confundidas facilmente com aeróbios.[173,330,464] Existem espécies de *Clostridium* que foram designadas recentemente e/ou reconhecidas há pouco tempo como patógenos humanos, inclusive *C. disporicum* (um clostrídio incomum que forma esporo duplo) e *C. celerescrescens*, algumas vezes confundido com uma cepa do grupo de *C. clostridioforme*.[48,379] Algumas das espécies de *Clostridium* aparecem nas colorações pelo Gram apenas como bacilos gram-negativos, inclusive *C. ramosum*[167] e *C. symbiosum*;[478] outras cepas gram-negativas foram reclassificadas em outros gêneros diferentes. As espécies de *Clostridium* e os gêneros relacionados formam um grupo complexo de microrganismos responsáveis por um conjunto diversificado de infecções, dentre as quais algumas ainda não foram elucidadas. Além disso, como se pode observar na Tabela 16.1, existem outros gêneros de bacilos gram-positivos anaeróbios formadores de esporos, mas até hoje nenhum deles foi considerado patogênico ou relacionado com quaisquer infecções humanas, com exceção do *Filifactor alocis*, que foi isolado de infecções endodônticas.[437]

Taxonomia dos cocos gram-positivos e gram-negativos anaeróbios

Os cocos anaeróbios fazem parte da microbiota normal da cavidade oral, dos tratos GI e GU e da pele. Como se pode observar na Tabela 16.2, os cocos anaeróbios isolados mais comumente passaram por alterações taxonômicas significativas.[351] Os únicos membros restantes do gênero *Peptostreptococcus*, que antes era o gênero predominante de cocos gram-positivos anaeróbios, são *P. anaerobius* e *P. stomatis*.[350] *P. anaerobius*, *Parvimonas micra* (antes conhecida como *P. micros* e *Micromonas micros*) e *Finegoldia magna* (antes descrita como *Peptostreptococcus magnus*) são os cocos gram-positivos anaeróbios isolados mais comumente hoje em dia.[291,349,351] Quatro espécies que faziam parte do gênero *Peptostreptococcus* agora estão classificadas no gênero *Peptoniphilus* e seis no gênero *Anaerococcus*. Os membros desses gêneros isolados comumente são *Peptoniphilus asaccharolyticus* (antes conhecido como *Peptostreptococcus asaccharolyticus*), que foi isolado da cavidade oral junto com *F. magna*,[348,351] e *Anaerococcus prevotii* (antes referido como *Peptostreptococcus prevotii*), que é um habitante comum dos tratos GI e GU.[230,351,446] Outros gêneros novos que agora abrigam as espécies antes classificadas como *Peptostreptococcus* são *Gallicola*, *Slackia* e *Blautia*. Algumas espécies de cocos gram-positivos anaeróbios recém-nomeadas podem ser encontradas na Tabela 16.2 e incluem *Blautia wexlerae*, *Ruminococcus gauvreauii*, *Anaerococcus murdochii*,[448] *Peptoniphilus* patogênico e *Murdochiella asaccharolytica*.[483] *Atopobium parvulum* é o nome novo da bactéria que antes era conhecida como *Streptococcus parvulum*, um coco gram-positivo anaeróbio que faz parte da microbiota da cavidade oral.[128] É importante ressaltar que os membros do gênero *Atopobium*, que morfologicamente são bacilos e não cocos, estão descritos na seção sobre bacilos gram-positivos. Por fim, duas espécies de *Staphylococcus* são consideradas anaeróbias. Inicialmente, esses microrganismos parecem anaeróbios estritos, mas depois da transferência podem comportar-se como aerotolerantes. Essas bactérias são *Staphylococcus saccharolyticus* (antes conhecido como *Peptostreptococcus saccharolyticus*) e *Staphylococcus anaerobius* subesp. *anaerobius*.[446] A primeira pode ser isolada comumente das culturas de anaeróbios, embora nem sempre seja fácil determinar seu significado clínico. O gênero *Peptococcus* contém apenas uma espécie – *P. niger* –, que raramente é isolada dos espécimes clínicos humanos, e não será mais descrito neste capítulo.

Embora sejam isolados comumente dos espécies clínicos, os cocos gram-negativos anaeróbios geralmente não estão associados a doença clínica. Quando essas bactérias estão associadas a alguma doença, elas geralmente fazem parte de uma infecção polimicrobiana. Hoje em dia, existem seis gêneros (Tabela 16.2) desses anaeróbios, que fazem parte da microbiota humana, dentre os quais as espécies de *Veillonella* são isoladas mais comumente.[72,312,446]

Infecções humanas causadas por anaeróbios

Considerações gerais

Estudos demonstraram que as bactérias anaeróbias causam infecções de quase todos os órgãos e regiões anatômicas do corpo. A Figura 16.1 ilustra algumas das estruturas afetadas mais comumente.[519] A Tabela 16.4 resume a incidência relativa dos anaeróbios nas infecções com base em outros relatos publicados na literatura.[56-60,160,161,238]

A maioria dos abscessos profundos e das lesões necrosantes que envolvem bactérias anaeróbias é polimicrobiana; isto pode incluir aeróbios obrigatórios, anaeróbios facultativos ou microaerófilos como microrganismos coexistentes.[160,161,238] Essas bactérias atuam em condições de traumatismo, estase vascular e/ou necrose tecidual, reduzem a pressão de oxigênio e o Eh dos tecidos e produzem condições favoráveis à propagação dos anaeróbios obrigatórios. Historicamente, as infecções e as doenças causadas por anaeróbios originados de fontes exógenas eram as mais bem conhecidas (Boxe 16.2). Contudo, ao longo das últimas décadas, as infecções anaeróbias endógenas tornaram-se mais comuns. Existem duas explicações prováveis. A primeira é que o isolamento das bactérias anaeróbias nos laboratórios aumentou, de forma que as infecções endógenas não são mais confundidas

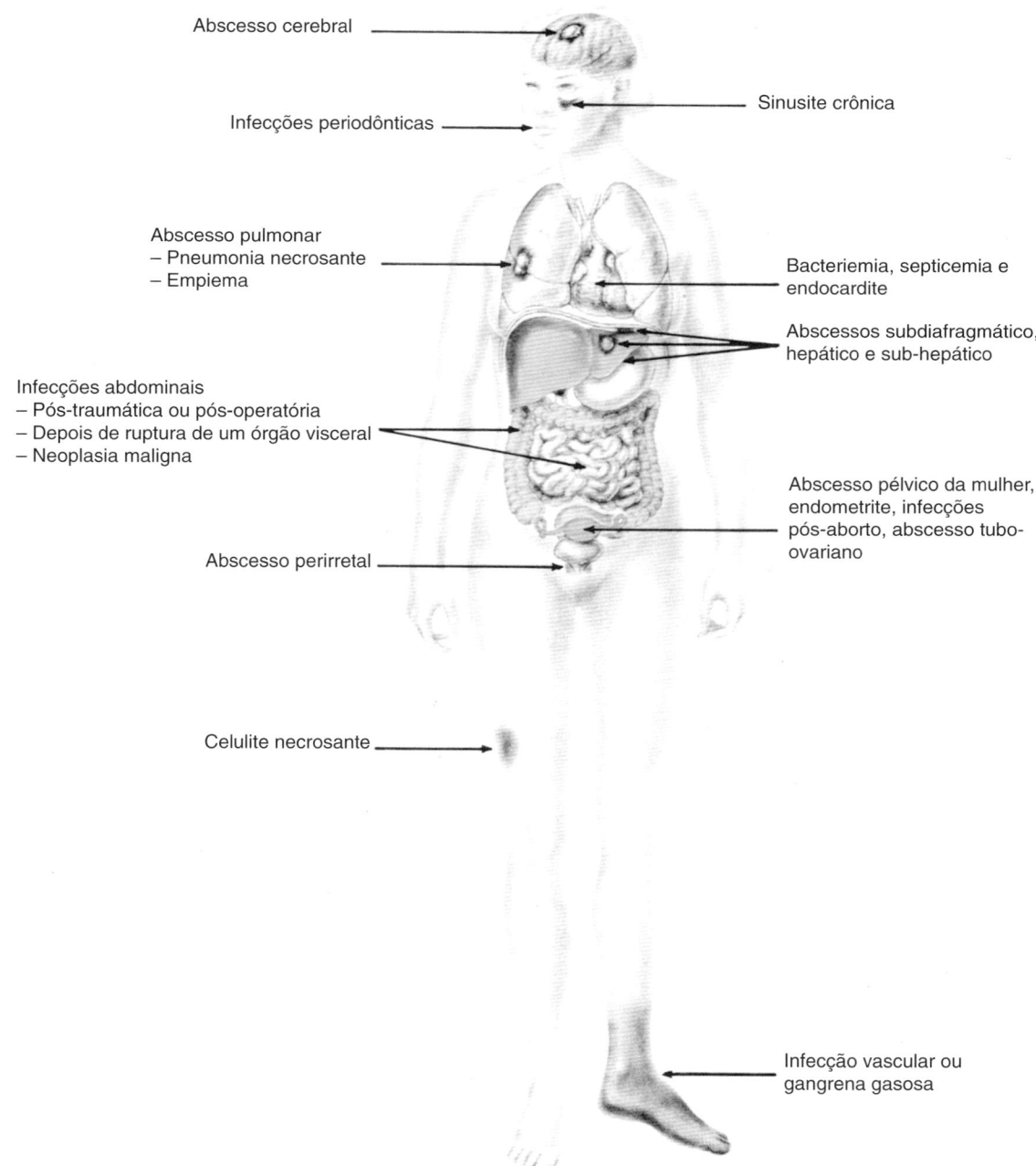

FIGURA 16.1 Locais comuns das infecções causadas por bactérias anaeróbias.

Tabela 16.4 Porcentagens de culturas com isolamento positivo de anaeróbios nas infecções.

Tipo de infecção	Porcentagem (%) de culturas positivas com anaeróbios
Pulmonar	
Pneumonia de aspiração	62 a 93
Abscesso pulmonar	58 a 100
Empiema (torácico)	22 a 36
Bacteriemia	1 a 17[a]
Abscesso cerebral	62 a 83
Sinusite	
Crônica	48 a 100
Aguda	< 10
Dental, oral ou facial	67 a 100
Abdominal[b]	
Intra-abdominal	60 a 100
Abscesso hepático	< 60
Pélvica[c]	50 a 100
Infecções dos tecidos moles	
Feridas de mordidas	50 a 70[d]
Celulite crepitante não clostrídica	75
Gangrena gasosa (clostrídica)	100
Úlceras do pé diabético	50 a 90[e]
Infecções variadas	
Infecções urinárias	< 5[f]
Meningite	< 10

[a]Com base em uma revisão sobre bacteriemia anaeróbia realizada por Brook em 2010.[58] Outros relataram incidências entre 7 e 9% em 2008 e 2013.[155,354]
[b]Varia, dependendo se os pacientes são pós-operatórios ou não.
[c]Varia consideravelmente; doença inflamatória pélvica, < 50%; abscesso pélvico ou do manguito vaginal = 98%; endometrite puerperal = 66%.
[d]Depende se é mordida de animal ou de ser humano.
[e]Depende dos métodos de coleta da amostra para cultura.
[f]Pode alterar-se com a utilização dos métodos moleculares ou outras técnicas novas para detecção direta nos espécimes.
Modificada de Jousimies-Somer et al.[238]

Boxe 16.2

Infecções anaeróbias exógenas

Abortamento séptico
Botulismo das feridas
Botulismo infantil
Botulismo transmitido por alimentos
Celulite crepitante (anaeróbia)
Diarreia nosocomial (adquirida no hospital) causada por *Clostridium difficile*
Gastrenterite causada por *Clostridium perfringens*
Infecções de usuários de drogas injetáveis
Infecções depois de mordidas de animais ou seres humanos
Infecções superficiais benignas
Mionecrose (gangrena gasosa)
Tétano

Boxe 16.3

Infecções anaeróbias endógenas

Abscesso de qualquer órgão
Actinomicose
Artrite séptica
Bacteriemia
Celulites crepitante e não crepitante
Complicações de apendicite ou colecistite
Empiema subdural
Empiema torácico
Endocardite
Endoftalmite, geralmente depois de cirurgia de catarata
Fasciite necrosante
Infecções dentárias e periodôntica
Meningite, geralmente como complicação de um abscesso cerebral comunicante
Osteomielite
Otite média crônica
Peritonite
Pneumonia de aspiração
Pneumonia necrosante
Síndrome de Lemierre (*Fusobacterium necrophorum*: também conhecida como necrobacilose)
Sinusite crônica
Vaginose bacteriana

ou não passam despercebidas como ocorria no passado. A outra é que uma porcentagem maior da população de pacientes tem usado imunossupressores para tratar neoplasias malignas e outras doenças, resultando em populações de indivíduos imunossuprimidos nos quais os componentes da microbiota – inclusive anaeróbios – podem transformar-se em patógenos oportunistas.[160,161] As infecções anaeróbias primárias facilmente se desenvolvem nas áreas de lesão tecidual. A consequência disso pode ser bacteriemia com disseminação metastática das bactérias e formação de abscessos a distância. Em alguns casos, essa cadeia progressiva de eventos leva o paciente ao óbito. O Boxe 16.3 descreve as causas mais comuns de infecções anaeróbias endógenas.

Como seria esperado, a maioria das infecções anaeróbias mais comuns inclui abscessos intra-abdominais, em razão do predomínio dos anaeróbios como microbiota do trato GI; *B. fragilis* é o anaeróbio mais comum nessas infecções, principalmente em razão do papel que sua cápsula desempenha na formação do abscesso.[507] A maioria dos abscessos é polimicrobiana e inclui aeróbios e anaeróbios. Na maioria dos casos, a peritonite causada por alguma violação das barreiras do trato GI (referida comumente como peritonite secundária) é causada por uma combinação de aeróbios (especialmente *E. coli*) e anaeróbios (mais comumente, *B. fragilis*). Um estudo com crianças cujas peritonites resultaram da perfuração do apêndice demonstrou que 81% das culturas peritoneais eram positivas para *E. coli* (quase sempre sensível à amoxicilina/clavulanato) e 54% para anaeróbios (todos sensíveis ao metronidazol). Esse estudo corroborou o uso desses dois antibióticos no tratamento desta doença).[361] Por outro lado, a peritonite bacteriana espontânea raramente é causada por anaeróbios; do mesmo modo, a peritonite associada à diálise peritoneal raramente é uma infecção anaeróbia; contudo, quando isto ocorre, a infecção é mais comumente polimicrobiana e tem prognóstico favorável.[87] Os abscessos hepáticos piogênicos, das quais a maioria tem origem obscura, podem ser causados por uma combinação de aeróbios e anaeróbios. Um estudo demonstrou predomínio de *K. pneumoniae* (45%) e de *E. coli* (32%); contudo, os anaeróbios foram isolados em apenas 9% das culturas positivas.[309]

Os anaeróbios são componentes significativos da cavidade oral e contribuem muito para a patogenia da periodontite e de outras infecções orais/dentárias. Entretanto, as bactérias anaeróbias são patógenos pulmonares incomuns, exceto em determinadas infecções, como pneumonia de aspiração, abscesso pulmonar, pneumonia necrosante e empiema. Devido à contaminação desses espécimes pela microbiota das vias respiratórias superiores, que inclui anaeróbios, os laboratórios não processam para anaeróbios a maioria dos espécimes que são enviados para diagnóstico de pneumonia (*i. e.*, escarro, lavado broncoalveolar e aspirado endotraqueal). A identificação da presença provável de anaeróbios pelas colorações diretas do escarro pelo Gram pode ser muito útil aos médicos que, de outro modo, não suspeitariam de pneumonia de aspiração; quando se espera que o paciente tenha pneumonia de aspiração ou necrosante e o médico solicita identificação dos anaeróbios, é necessário realizar coleta apropriada de espécimes para culturas de anaeróbios, utilizando um dispositivo de coleta de fibra óptica protegida, ou enviar aspirados de tecido pulmonar.[37] A revisão de Bartlett em 2012 sobre infecções pulmonares anaeróbias sugeriu que o líquido pleural e o aspirado obtido por agulha transtorácica eram os melhores espécimes para o isolamento confiável de anaeróbios, tendo em vista que a aspiração transtraqueal não é mais realizada e que os espécimes obtidos por broncoscopia de fibra óptica geralmente não são manuseados de forma adequada.[36] Os anaeróbios envolvidos mais comumente nessas infecções polimicrobianas comuns são *F. nucleatum*, espécies de *Porphyromonas* pigmentadas (< 10%), espécies de *Prevotella* (30 a 50% e, dentre estas, muitas são positivas para betalactamase) e estreptococos anaeróbios. O grupo de *B. fragilis* estava envolvido em menos de 10% das infecções pulmonares.[238] O tratamento desses pacientes consiste em antibióticos que cubram esses anaeróbios e drenagem da área afetada.[36,37]

As infecções da pele e dos tecidos moles são causadas comumente por cocos gram-positivos aeróbios, que predominam na microbiota; contudo, as infecções complicadas da pele e dos tecidos moles podem incluir anaeróbios e resultar de fontes endógenas ou exógenas. As espécies de *Clostridium* (p. ex., *C. perfringens*) predominam nas infecções exógenas; as feridas causadas por mordidas de animais e seres humanos frequentemente envolvem anaeróbios. Uma revisão da microbiologia das feridas causadas por mordidas de cães e gatos, bem como de outros animais mais exóticos, demonstrou que 48% das mordidas de cães resultaram em infecções polimicrobianas, que comumente incluíam anaeróbios, mas estas bactérias isoladamente foram responsáveis por causar doença em apenas um paciente com infecção mista atribuída a *Porphyromonas/Bacteroides* (Prancha 16.2 B). O anaeróbio isolado mais comumente das feridas causadas por mordidas de cães foi *F. nucleatum*, seguido das espécies de *Bacteroides*, *Porphyromonas*, *Prevotella*, *Peptostreptococcus* e *P. acnes*. Nas feridas causadas por mordidas de gatos, 78% tinham infecções aeróbias/anaeróbias mistas e o *F. nucleatum* também foi a bactéria isolada mais comumente. Outros microrganismos isolados incluíram outras espécies de *Fusobacterium*, *Bacteroides* spp., *Porphyromonas*, *Prevotella* e grande variedade de outras espécies anaeróbias.[1]

De acordo com a revisão realizada por Brook em 2010, os anaeróbios foram responsáveis por 1 a 17% dos casos de bacteriemia. Os anaeróbios mais comuns eram *B. fragilis*, seguidos com incidências menores por cocos gram-positivos anaeróbios e espécies de *Clostridium* e *Fusobacterium*.[58] Um estudo de vigilância populacional sobre bacteriemia anaeróbia realizado no Canadá entre 2000 e 2008 detectou incidência de 8,7/100.000 por ano e os microrganismos predominantes eram: *B. fragilis*, *Clostridium* (exceto *perfringens*), *Peptostreptococcus* (inclusive *F. magna*) e *C. perfringens*. Os fatores predisponentes eram sexo masculino, idade avançada e diversas doenças e neoplasias malignas coexistentes; a mortalidade em 30 dias foi de 20%.[354] Na literatura publicada entre as décadas de 1980 e 1990, os anaeróbios foram relatados como causa de 1 a 11% dos casos de endocardite.[413,505] Em uma revisão mais recente das causas anaeróbias ainda incomuns de endocardite, os anaeróbios mais comuns eram estreptococos microaerófilos, *P. acnes*, grupo de *B. fragilis* e *Clostridium* spp.; a mortalidade foi alta e variou de 21 a 43%.[57]

É fundamental isolar e identificar as bactérias anaeróbias, porque estas infecções estão associadas a taxas elevadas de morbimortalidade e o tratamento da infecção varia com a espécie bacteriana envolvida. A antibioticoterapia para determinadas infecções anaeróbias é diferente da que é usada em algumas infecções causadas por bactérias aeróbias ou anaeróbias facultativas.[160,443,444] A intervenção cirúrgica imediata, inclusive com desbridamento dos tecidos necróticos ou amputação de um membro, pode ser extremamente importante, especialmente para os pacientes com gangrena gasosa clostrídica ou abscessos loculados, nos quais os antibióticos não penetram bem até que o exsudato seja drenado.

Infecções causadas por bacilos gram-negativos anaeróbios

Antes de meados da década de 1960, as infecções causadas por clostrídios predominavam. Contudo, nos últimos anos, menos de 15% de todos os anaeróbios eram das espécies de *Clostridium*.[159] Hoje em dia, mais de três quartos dos anaeróbios isolados de espécimes clínicos selecionados adequadamente estão representados pelo grupo de *Bacteroides fragilis*,

Prevotella, Porphyromonas, Fusobacterium, cocos anaeróbios e bacilos gram-positivos anaeróbios NFE (Tabela 16.3).

Os bacilos gram-negativos NFE que mais comumente causam doença e são isolados dos espécimes clínicos fazem parte do grupo de *Bacteroides fragilis* (inclusive espécies de *Parabacteroides*), grupos de *Prevotella-Porphyromonas* (que antes faziam parte dos *Bacteroides* pigmentados) e *Fusobacterium nucleatum*. *B. fragilis*, *B. thetaiotaomicron* e outras espécies do grupo de *B. fragilis* são especialmente comuns. Essas bactérias são particularmente importantes, não apenas porque podem ser isoladas de várias infecções potencialmente fatais, como também em razão de sua resistência à ação da penicilina e seus análogos e de sua resistência a algumas cefalosporinas (inclusive as cefalosporinas de terceira geração) e tetraciclinas; do desenvolvimento de resistência a várias quinolonas; e da resistência crescente à clindamicina.[149,188,190,355,364,443,444,507] Recentemente, Lorber revisou o papel dos anaeróbios (especialmente dos *Bacteroides*) na manutenção da saúde e sua função na doença clínica.[301]

Como foi mencionado antes, os membros do grupo de *Bacteroides fragilis* são responsáveis por várias infecções clínicas, mas a espécie *B. fragilis* é mais prevalente. Alguns fatores de virulência foram demonstrados para explicar virulência e patogenicidade acentuadas dessa bactéria específica: existência de aglutininas e fímbrias, que conferem a capacidade de aderir; proteção contra a reação imune do hospedeiro em razão da existência de uma cápsula para evitar fagocitose; mecanismos para atenuar os efeitos tóxicos do oxigênio; e destruição dos tecidos do hospedeiro por meio da produção de enzimas histiocíticas. *B. fragilis* é responsável mais comumente pelos abscessos intra-abdominais e pela sepse, mas também causa abscessos ginecológicos, infecções da pele e dos tecidos moles, pericardite (secundária à disseminação hematogênica ao coração), bacteriemia comumente associada às neoplasias malignas ou às infecções pós-operatórias e casos raros de endocardite, meningite e artrite séptica.[420,507] Durante algum tempo, a incidência de bacteriemia depois de procedimentos cirúrgicos dos tratos GI e GU era alta e acarretava mortalidade altíssima (até 60%), mas com a profilaxia voltada para os anaeróbios e aeróbios, esta incidência diminuiu. Contudo, a mortalidade associada à infecção por *B. fragilis* pode chegar a 19% ou ser ainda maior quando o paciente tem endocardite, por exemplo.[507] *B. thetaiotaomicron* e *B. ovatus* são outros dois membros do grupo de *Bacteroides fragilis*, que estão envolvidos mais comumente nas infecções anaeróbias que os outros componentes deste grupo (exceto *B. fragilis*); estas duas bactérias representam uma porcentagem significativa da microbiota do trato GI, muito maior que a atribuída a *B. fragilis*. Por essa razão, não é surpreendente que o rompimento da integridade da mucosa GI permita a entrada dessas bactérias e o desenvolvimento subsequente de infecções intra-abdominais. Nos laboratórios clínicos, os bacilos gram-negativos anaeróbios que crescem nos meios seletivos para *B. fragilis* (p. ex., bile-esculina para *Bacteroides*) frequentemente são relatados como "grupo de *B. fragilis*"; por isso, é difícil saber quão comuns são alguns dos outros membros nestas infecções. Futuramente, com o uso crescente dos métodos moleculares e da técnica MALDI-TOF, deve-se esperar que consigamos determinar mais claramente quais espécies realmente estão envolvidas nas infecções clínicas; duas das espécies identificadas mais recentemente com base nas técnicas moleculares – *B. dorei* e *B. finegoldii* – foram identificadas especificamente em hemoculturas.[21,22,263]

Bacteroides ureolyticus – bacilo gram-negativo anaeróbio corrosivo, que ainda permanece como um dos poucos membros que não fazem parte do grupo de *B. fragilis*, ao menos até agora – foi associado à doença periodôntica e foi isolado de um paciente com sinusite, mas o significado disto não foi definido; em casos raros, *B. ureolyticus* foi implicado em infecções extraorais. Existe ao menos um relato de bacteriemia e meningite causada por esse microrganismo.[60,511]

Hoje em dia, alguns de *Bacteroides* pigmentados estão classificados no gênero *Porphyromonas*. Três deles são componentes da microbiota oral, mas também atuam como patógenos locais e causam infecções como periodontite, abscessos dentários e infecções do canal radicular. As espécies orais são *P. gingivalis* (espécie significativa mais comumente isolada), *P. endodontalis* e *P. catoniae* (uma espécie recém-nomeada).[263] Essa última bactéria não foi envolvida com infecções orais, mas foi isolada de um abscesso abdominal.[263] Infecções da pele e dos tecidos moles, inclusive infecções do pé diabético, foram causadas por *P. asaccharolytica*[469] e *P. somerae*.[467] Uma espécie de *Porphyromonas* nova – *P. uenonis* – foi isolada de apendicite, peritonite, úlceras de pressão sacrais, abscessos pilonidais e outras feridas das nádegas e da virilha.[165,466] Outro patógeno oral diretamente relacionado com o gênero *Porphyromonas* é *Tannerella forsythia* (antes conhecida como *Bacteroides forsythus*). Essa bactéria desempenha um papel importante na patogenia da doença periodôntica e também foi isolada de espécimes vaginais de mulheres supostamente portadoras de vaginose bacteriana e de espécimes sinoviais de pacientes com artrite.[193,263,396]

O gênero *Prevotella* tem mais de 37 espécies, que antes estavam classificadas entre as espécies de *Bacteroides* ou foram nomeadas recentemente. Cerca de um terço das cepas é pigmentado, enquanto as restantes não produzem pigmento. A maioria dos membros desse gênero é encontrada como comensais da cavidade oral (Tabela 16.2); contudo, algumas também foram associadas às infecções orais e também extraorais. *P. intermedia* e *P. nigrescens* – espécies orais semelhantes e difíceis de diferenciar com base nas características fenotípicas – são detectadas comumente nos casos de gengivite, infecções do canal radicular, abscessos dentários e outras infecções orodontárias. *P. intermedia* desempenha um papel importante na periodontite.[263] *P. nigrescens* também foi isolada de um paciente com celulite.[529] *Prevotella bivia* e *P. disiens* foram isoladas do sangue, de infecções da cabeça e do pescoço, de infecções dos tratos GU masculino e feminino e de outros focos infecciosos.[263] Um estudo recente detectou contagens bacterianas mais altas de *P. bivia* e *P. disiens* nos pacientes com vaginose bacteriana e gengivite, em comparação com os pacientes com vaginose bacteriana, mas sem gengivite.[372] *P. melaninogenica* (antes conhecida como *B. melaninogenica*) é um anaeróbio oral pigmentado identificado comumente no escarro dos pacientes com fibrose cística, assim como *P. denticola*, *P. oris* e *P. salivae*.[238,263] As espécies *P. bivia*, *P. disiens*, *P. buccae*, *P. denticola* e *P. nigrescens* foram isoladas de infecções da corrente sanguínea.[263,436] Um estudo observacional sobre a incidência e as características dos bacilos gram-negativos isolados de alguns hospitais terciários da Grécia (2005 a 2006) demonstrou que a maioria das infecções era intra-abdominal, pélvica ou da pele e dos tecidos moles; a maioria também era polimicrobiana. As espécies de *Prevotella* foram isoladas mais comumente das infecções das vias respiratórias, das feridas superficiais e dos pacientes diabéticos, em comparação com as espécies de *Bacteroides* (principalmente do grupo de *B. fragilis*), que predominaram nas infecções intra-abdominais e na bacteriemia. Uma porcentagem maior de pacientes com infecções causadas por *Prevotella* spp. foi tratada ambulatorialmente, a maioria com infecções da pele e dos tecidos moles, possivelmente indicando doenças menos graves. A clindamicina foi usada com mais sucesso para tratar *Prevotella* spp. que nos casos em que as infecções incluíam membros do grupo de *B. fragilis*, envolvidos nas infecções intra-abdominais. *Prevotella* spp. mostraram mais resistência ao metronidazol (16%) que as espécies de *Bacteroides* ou *Fusobacterium* (as duas com índice inferior a 1%).[367] Um dos componentes do grupo de *B. fragilis* – *B. ureolyticus* – é um membro importante da microbiota oral, mas tem sido envolvido em infecções orais e sinusais e de infecções da cabeça e dos compartimentos cervicais.[511]

F. nucleatum e *F. necrophorum* são as espécies do gênero *Fusobacterium* isoladas mais comumente. *F. nucleatum* faz parte da microbiota da cavidade oral, junto com *F. periodonticum* e *F. simiae*, mas é responsável pela formação das biopelículas nas bolsas periodônticas e, por isso, está envolvido na patogenia da doença periodôntica. *F. nucleatum* é a espécie encontrada mais comumente nos espécimes clínicos. Recentemente, alguns autores chamaram a atenção para casos graves de infecções sistêmicas causadas por *F. nucleatum* em pacientes com neutropenia e mucosite depois de quimioterapia.[67,150] Junto com outros membros do grupo de *Prevotella-Porphyromonas*, *F. nucleatum* é um dos microrganismos mais comumente envolvidos nas infecções pleuropulmonares anaeróbias (p. ex., pneumonia de aspiração, abscesso pulmonar, pneumonia necrosante e empiema torácico). Além disso, *F. nucleatum* pode causar bacteriemia, abscessos e infecções do trato GI, articulações, cérebro e trato GU.[263] A segunda espécie isolada mais comumente – *F. necrophorum* – é dividida em duas subespécies (*fundiliforme* e *necrophorum*), mas apenas *F. necrophorum* subesp. *fundiliforme* é reconhecida como causa de infecções humanas. Alguns estudos demonstraram que essa última bactéria causou cerca de 20% das faringites agudas, especialmente entre adolescentes e adultos jovens, assim como até 20% dos casos de odinofagia crônica, persistente ou recidivante. *F. necrophorum* subesp. *fundiliforme* pode causar abscessos nos adolescentes, otite média e mastoidite nas crianças, abscessos peritonsilares nos adolescentes e adultos jovens e sinusite nos adultos de 30 a 50 anos.[289,530] Talvez mais significativo seja que essa bactéria é a causa primária da síndrome de Lemierre (uma doença grave e potencialmente fatal), que tem incidência mais alta e morbimortalidade mais grave que até mesmo a febre reumática dos adolescentes e adultos jovens do hemisfério ocidental.[51,56,384,393,394,474]

A síndrome de Lemierre (septicemia pós-anginosa anaeróbia, ou necrobacilose) geralmente começa com faringotonsilite e é seguida de edema e hipersensibilidade unilaterais ao longo do músculo esternocleidomastóideo em consequência da tromboflebite séptica da veia jugular. Essa doença cursa com febre alta e abscessos pulmonares metastáticos. Quando diagnosticada precocemente e tratada adequadamente, a doença responde ao tratamento, mas ainda impõe desafios ao diagnóstico clínico e laboratorial.[51,92]

A síndrome de Lemierre e outras infecções disseminadas causadas pelo *F. necrophorum* foram estudadas retrospectivamente entre 1998 e 2001 na Dinamarca. Os autores encontraram 50 casos, com incidência anual de 14,4 casos por milhão entre pacientes com idades de 15 a 24 anos. A infecção originou-se principalmente de um foco infeccioso orofaríngeo, mas havia outros casos que começaram na orelha, nos seios paranasais ou nos dentes. A mortalidade global foi de 9%. Nos pacientes de mais idade, a síndrome de Lemierre originou-se de focos situados nas partes inferiores do corpo e os pacientes comumente tinham doenças predisponentes, resultando em uma taxa de mortalidade de 26%.[268] Pesquisadores relataram o caso de um paciente imunocompetente com meningite fulminante, subsequentemente a uma otite média causada por *F. necrophorum*, bem como um caso de endocardite em outro paciente jovem adulto.[12,239] Por fim, pesquisadores identificaram *F. necrophorum* por métodos moleculares no abscesso epidural de um senhor idoso.[412]

Fusobacterium prausnitzii, um anaeróbio gram-negativo que representa até 5% da microbiota do trato GI humano e parece ser responsável por equilibrar as reações imunes no intestino, foi reclassificado como *Faecalibacterium prausnitzii*.[333] Há uma revisão recente sobre o significado das espécies de *Fusobacterium* nas infecções graves. Nesse estudo, a incidência das infecções por *Fusobacterium* foi de 0,76 caso/100.000 e o *F. necrophorum* foi a espécie isolada mais comumente. O *F. nucleatum* e o *F. varium* também foram descritos nesse estudo.[376] Essa referência deve ser consultada se o leitor precisar de mais informações sobre a relevância das espécies de *Fusobacterium*.

Entre os gêneros de bacilos gram-negativos anaeróbios descritos mais recentemente, algumas referências estão incluídas nas Tabelas 16.1 e 16.2, mas apenas alguns destes microrganismos são considerados com mais detalhes a seguir. Por exemplo, *Alistipes* spp pigmentadas e resistentes à bile foram relacionadas recentemente com apendicite pediátrica e as espécies deste gênero foram isoladas do sangue, líquido intra-abdominal, abscessos e urina.[263] *Bilophila wadsworthia* – uma bactéria anaeróbia estrita, que é resistente à bile, mas não faz parte do grupo de *B. fragilis* – passou a ser reconhecida como um patógeno humano significativo. Entretanto, o comportamento exigente desse microrganismo pode limitar nossa capacidade de isolá-lo das amostras clínicas e, deste modo, reduzir a frequência do seu reconhecimento nos exames de rotina. Essa bactéria também foi isolada da microbiota fecal. Baron chamou nossa atenção para *B. wadsworthia* em 1997, quando descreveu sua participação nas infecções intra-abdominais polimicrobianas, especialmente apendicite e, mais recentemente, em dois pacientes da Hungria. Um desses pacientes teve mastoidite, enquanto o outro desenvolveu um abscesso cerebral.[29,484] Com a utilização das técnicas de coleta e dos métodos de cultura mais eficazes para isolar anaeróbios e também dos métodos moleculares ou da espectrometria de massa, os laboratórios podem começar a detectar esse patógeno resistente aos antibióticos com mais frequência. O Boxe 16.4 descreve as características da cultura de *B. wadsworthia* e as manifestações clínicas de sua infecção.

Desulfovibrio são bacilos gram-negativos curvos, geralmente móveis, que fazem parte da mesma família de *B. wadsworthia*. As espécies são isoladas das fezes humanas, mas *D. desulfuricans* e *D. fairfieldensis* também foram isoladas de espécimes clínicos, inclusive hemoculturas.[263,495] Assim como *B. wadsworthia*, as espécies de *Desulfovibrio* frequentemente

> **Boxe 16.4**
>
> ### Características da cultura e significado clínico das espécies de *Bilophila*
>
> Bacilos gram-negativos não formadores de esporos, imóveis e pleomórficos; medem 0,7 a 1,1 μm de largura e 1 a 10 μm de comprimento
>
> Crescimento facilitado pelo acréscimo de bile a 20% e piruvato a 1%; cresce lentamente no meio de bile-esculina para *Bacteroides* (BBE); depois de 4 dias de incubação no meio de BBE, as colônias foram descritas com as seguintes características: diâmetro de 1 a 2 mm, circulares, irregulares, umbonadas e translúcidas com centros negros e escuros, ou colônias negras irregulares, ligeiramente convexas e opacas
>
> No ágar para *Brucella*, as colônias desenvolveram-se lentamente (4 a 7 dias) e eram puntiformes, mediam menos de 1 mm de diâmetro e eram circulares, irregulares, translúcidas e acinzentadas
>
> Reação de catalase fortemente positiva (com utilização de H_2O_2 a 15%)
>
> Assacarolíticas
>
> Reação de urease positiva
>
> Betalactamase-negativas (teste da nitrocefin), mas são resistentes aos antibióticos betalactâmicos
>
> **Relevância clínica**: microbiota do trato GI; isoladas comumente dos espécimes humanos quando as condições de cultura são ideais; apendicite perfurada e gangrenosa, infecções abdominais pós-operatórias; bacteriemia[30,263,484]

neutropênicos com neoplasias malignas coexistentes e podem desenvolver algum tipo de mucosite/gengivite. As espécies de *Leptotrichia* foram isoladas do sangue e do líquido peritoneal e ao menos um caso de endocardite também foi atribuído à *L. buccalis*.[40,198] De acordo com alguns estudos, algumas espécies de *Leptotrichia* recém-nomeadas – *L. trevisanii* e *L. goodfellowei* – também foram relatadas com causas de bacteriemia e endocardite dos pacientes imunossuprimidos, respectivamente.[69,270] Além disso, *Sneathia sanguinegens* (antes conhecida como *Leptotrichia sanguinegens*) foi associada à bacteriemia e também à vaginose bacteriana.[103,120] Por fim, as espécies de *Anaerospirillum* – bacilos gram-negativos espiralados e longos – foram relatadas nos pacientes com bacteriemia e diarreia; estes pacientes tinham distúrbios coexistentes, inclusive alcoolismo, câncer, diabetes e dentição precária.[377,472] Recentemente, Kelesidis revisou a patogenicidade e a relevância clínica dessas bactérias.[250]

O Boxe 16.5 fornece informações quanto ao significado clínico de algumas espécies de bacilos gram-negativos anaeróbios, que não foram descritos antes neste capítulo.

Infecções causadas por bacilos gram-positivos anaeróbios NFE

Actinomicose é uma doença infecciosa aguda ou crônica, que se caracteriza por lesões supurativas, abscessos e trajetos fistulares com drenagem. Na maioria dos casos, a doença evidencia-se na forma de actinomicose cervicofacial, torácica, abdominal ou pélvica, mas também pode afetar outras regiões do corpo.[109,186,378,382,401,499] *Actinomyces israelii* é o agente etiológico principal de todas as formas de actinomicose. Outras espécies demonstradas como causa dessa doença, embora sejam encontradas com menos frequência que *A. israelii*, são *A. naeslundii*, *A. odontolyticus*, *A. meyeri*, *A. viscosus*, *A. gerencseriae* e *Propionibacterium propionicum* (antes conhecido como *Arachnia propionica*). Embora sejam isoladas com frequência relativamente baixa dos espécimes clínicos comuns, todas essas espécies são patógenos bem

são difíceis de isolar nos laboratórios sem meios especiais e métodos moleculares disponíveis para sua identificação, mas devem ser mantidas em mente quando um anaeróbio gram-negativo curvo é isolado de hemoculturas.[292]

As espécies de *Leptotrichia* são bacilos gram-negativos grandes, "fusiformes" e imóveis, que fazem parte da microbiota oral. Essas bactérias são isoladas raramente dos espécimes clínicos, mas podem causar doença nos pacientes

> **Boxe 16.5**
>
> ### Significado clínico de alguns bacilos gram-negativos anaeróbios
>
> | Espécie | Significado clínico |
> |---|---|
> | *Alistipes* spp. | Microbiota GI; isoladas de infecções abdominais e da urina[157,447] |
> | *Anaerobiospirillum succiniproducens* | Bacteriemia[250] |
> | *Catonella morbi* | Endocardite[329] |
> | *Dialister pneumosintes* | Infecções endodontogênicas e sinusite[135] |
> | *Filifactor alocis* | Infecções endodônticas[193] |
> | *Leptotrichia* spp. | Bacteriemia;[270] peritonite;[198] endocardite[69] |
> | *Sneathia sanguinegens* | Bacteriemia;[103] associada à vaginose bacteriana |
> | *Sutterella wadsworthensis* | Peritonite; abscessos intra-abdominais; bacteriemia[336] |
> | *Tannerella forsythensis* | Infecções endodônticas[193,396] |
> | *Centipeda* spp.; *Johnsonella* spp.; algumas espécies de *Leptotrichia*; *Pyramidobacter* spp.; *Selenomonas* spp. | Microbiota oral; relatos de casos esporádicos de infecção |
> | *Anaerostipes* spp., *Barnesiella* spp., *Cetobacterium* spp., *Desulfovibrio* spp., *Faecalibacterium prausnitzii*, *Megamonas* spp., *Oxalobacter* spp., *Paraprevotella* spp., *Parasutterella* spp. | Microbiota fecal; relatos de casos esporádicos de infecção |
>
> Dados da referência 263 e de outras referências citadas no boxe.

documentados. Os membros do gênero *Actinomyces* foram descritos primeiramente no século 19; *A. bovis* foi isolado da secreção purulenta eliminada em uma doença conhecida como "mandíbula nodulosa" do gado. A associação entre actinomicose e o uso de um dispositivo intrauterino (DIU) foi reconhecida há muitos anos. Ainda que exista controvérsia quanto à forma como se pode estabelecer esse diagnóstico, a ocorrência de dor abdominal em uma paciente com DIU deve sugerir a possibilidade de actinomicose pélvica.[383] Existem alguns relatos publicados, nos quais os casos de actinomicose foram confundidos com tumores, algumas vezes resultando em ressecções cirúrgicas difíceis e desnecessárias.[365] Algumas das espécies de *Actinomyces*, inclusive *A. odontolyticus* e *A. naeslundii*, fazem parte da microbiota oral e, embora possam estar associadas a doença humana, seu isolamento das vias respiratórias nem sempre significa que estejam envolvidas em quaisquer processos infecciosos. A correlação com o quadro clínico, a demonstração de microrganismos semelhantes a *Actinomyces* na coloração pelo Gram e o isolamento da bactéria de focos estéreis aumentam as chances de que eles desempenhem um papel patogênico.

A. meyeri, ainda que não seja uma causa comum de actinomicose, pode estar associado mais comumente à doença pulmonar que as outras espécies de *Actinomyces* e parece ter predileção por disseminar-se. Um estudo de revisão que envolveu 32 pacientes detectou higiene dentária precária e alcoolismo como fatores predisponentes. Esses pacientes não responderam satisfatoriamente a uma combinação de penicilina e desbridamento cirúrgico.[153] Também foi publicado o caso de um paciente idoso com higiene oral precária, que desenvolveu meningite causada por *A. meyeri*; neste caso, não foram realizadas culturas do líquido cefalorraquidiano (LCR) para anaeróbios, embora tenham sido demonstrados bacilos gram-positivos na coloração pelo Gram e uma hemocultura tenha sido positiva para *A. meyeri*.[200] Com a utilização das técnicas de sequenciamento ou espectrometria de massa, as espécies de *Actinomyces* descritas mais recentemente foram associadas a diversas infecções. *A. europaeus* foi associado a um abscesso mamário, *A. cadiffensis* à septicemia com abscessos pulmonar e hepático e *A. funkei* à endocardite.[203,423,435,506] Um caso publicado por Clarridge et al. ajuda a entender o significado das várias espécies descritas recentemente.[99] Duas espécies descritas mais recentemente – *A. turicensis* e *A. neuii* – são responsáveis por grande variedade de infecções clínicas, inclusive abscesso mamário, endoftalmite, bacteriemia e endocardite.[310,402,497] Embora as espécies novas listadas na Tabela 16.2 tenham sido isoladas de vários espécimes clínicos humanos, ainda não há informações quanto à importância clínica de algumas delas; contudo, quando existem casos relatados, as referências foram incluídas nessa tabela. Dois gêneros novos – *Actinobaculum* e *Varibaculum* – estão relacionados com as espécies de *Actinomyces*. *Actinobaculum* spp. isoladas foram associadas a infecções das vias urinárias e também foram cultivadas a partir do sangue.[204,282,356]

Propionibacterium acnes, durante algum tempo considerado comumente como contaminante quando era isolado dos espécimes clínicos, foi comprovado como patógeno quando é cultivado a partir de amostras estéreis, inclusive líquido ocular dos pacientes com endoftalmite pós-operatória, sangue dos pacientes com endocardite e nas infecções associadas à implantação de próteses cirúrgicas.[295,324,328,501] Essa última condição inclui infecções que se desenvolvem depois de artroplastias do ombro, quadril e joelho, bem como infecções relacionadas com *shunts* do sistema nervoso central.[290,324,501] A associação de *P. acnes* a herniação e infecção dos discos lombares foi demonstrada quando esta bactéria foi isolada dos tecidos dos discos herniados de 38% dos 64 pacientes estudados.[399] Pode ser difícil determinar o significado de *P. acnes* isolado, mas nas infecções verdadeiras esta bactéria é isolada repetidamente, é demonstrada frequentemente nos espécimes corados diretamente pelo Gram e é o único microrganismo isolado do foco infeccioso. A resposta aos antibióticos apropriados também pode desempenhar um papel importante na definição do seu significado clínico.[371] *P. propionicum* (antes conhecido como *Arachnia propionicus*) faz parte da microbiota da cavidade oral, mas também foi associado às infecções dos ductos lacrimais e foi descrito como agente etiológico de infecções pélvicas semelhantes à actinomicose.[499,524] *P. acidifaciens* é um dos componentes da microbiota oral, mas também foi relacionado com cáries dentárias.[134,499] Junto a *P. acnes* e outras espécies de *Propionibacterium*, *P. granulosum* foi associado às infecções que se desenvolvem depois de artroplastia.[331,360] Um bacilo gram-positivo relacionado – *Propionimicrobium lymphophilum* – foi isolado do linfonodo de um paciente com doença de Hodgkin.[457]

As espécies de *Eubacterium* fazem parte da microbiota dos tratos GU e GI normais. Algumas dessas espécies são isoladas raramente dos espécimes clínicos como patógenos significativos. Entretanto, isso pode mudar com os avanços da identificação por métodos moleculares e espectrometria de massa. As Tabelas 16.2 e 16.20 relacionam alguns membros restantes do gênero *Eubacterium*, assim como outros gêneros mais novos. Uma das bactérias isoladas mais comumente de espécimes clínicos – *Eggerthella lenta* (antes conhecida como *Eubacterium lentum*) – foi associada a muitos casos de bacteriemia, seja como patógeno único ou como parte de uma infecção polimicrobiana.[287,292,493] Em uma revisão de 25 pacientes com bacteriemia causada por *E. lenta*, dos quais foi isolado apenas um microrganismo na hemocultura, 52% tinham febre, hipotensão ou leucocitose durante a bacteriemia e em 44% dos casos foi detectada uma fonte abdominal da infecção. A mortalidade chegou a 39% dos pacientes, que morreram dentro de 30 dias depois do diagnóstico.[493] Além disso, *Paraeggerthella hongkongensis* (antes conhecida como *Eggerthella hongkongensis*) e *Eggerthella sinensis* foram descritas recentemente como agentes etiológicos de bacteriemia e, como *E. lenta*, foram associadas a morbimortalidade significativa.[280] *E. lenta* também foi descrita como causa de abscessos cerebrais múltiplos, abscessos hepáticos, pneumonia necrosante e osteomielite em um homem jovem imunocompetente.[410] Em um estudo realizado no Egito, *Eubacterium limosum* representou 6% e *E. lenta* 24% de todos os anaeróbios isolados das infecções de pacientes com leucemia e tumores sólidos; nesse estudo, os anaeróbios em geral foram responsáveis por 5% das infecções dessa população.[145] É possível que a natureza exigente desses bacilos gram-positivos anaeróbios NFE precise ser contornada pelas técnicas de isolamento mais modernas e pelos métodos mais avançados de identificação; o significado destas bactérias pode continuar a crescer e os laboratórios não devem desprezar seu isolamento, especialmente a partir de espécimes estéreis.[281] *Solobacterium moorei*, outro bacilo gram-positivo NFE semelhante às espécies de *Eubacterium*, foi considerado responsável por infecções orais e está associado à halitose. Essa bactéria não é encontrada fora da cavidade oral, mas foi isolada de alguns pacientes com bacteriemia.[246,369] As Tabelas 16.2 e 16.20 descrevem a taxonomia e as características fenotípicas dos outros gêneros de bacilos gram-positivos anaeróbios NFE relacionados com as espécies de *Eubacterium*.

O gênero *Bifidobacterium* passou por algumas alterações taxonômicas e hoje inclui algumas espécies de gêneros recém-nomeados, ou gêneros de anaeróbios semelhantes às espécies de *Bifidobacterium*. Esses microrganismos fazem parte da microbiota normal do trato GI humano e são fisiologicamente importantes para a saúde. Entretanto, eles podem ser encontrados nas infecções polimicrobianas, nas quais seu significado pode ser maior que se pensava antes. *Bifidobacterium dentium* (antes conhecido como *Bifidobacterium eriksonii*) está associado especialmente às cáries dentárias[161,307] e, como outras bifidobactérias (p. ex., *B. longum*, *B. adolescentis* e *B. breve*), raramente é isolado de espécimes clínicos; contudo, esta bactéria pode estar envolvida nas infecções de pacientes imunossuprimidos.[499] Junto com as espécies de *Lactobacillus*, algumas das espécies de *Bifidobacterium* são importantes para o desenvolvimento dos probióticos utilizados na manutenção da saúde nutricional. *B. scardovia* foi causa de infecções urinárias repetidas em pacientes idosos e também foi isolada do sangue e de outros espécimes.[25,499] Os bacilos anaeróbios gram-positivos semelhantes a *Bifidobacterium* spp., hoje classificados em outros gêneros (inclusive *Parascardovia denticolens*, *Scardovia inopinata* e outras espécies de *Scardovia*), foram descritos como patógenos potenciais quando foram isolados de espécimes clínicos, especialmente quando estavam associados às cáries dentárias. O significado dessas bactérias em outras infecções não está definido.[126,233,499] *Alloscardovia omnicolens* é um microrganismo semelhante isolado de várias amostras, inclusive urina, trato GI, sangue, pulmão e aorta, na qual produziu abscessos; aparentemente, esta bactéria tem potencial patogênico.[227,307]

Os lactobacilos são comensais da microbiota humana, mas não estão associados frequentemente a doença clínica. Em casos raros, as espécies de *Lactobacillus* podem causar endocardite, mas ainda não está definida sua patogenicidade quando é isolada das hemoculturas não associadas à endocardite, ou quando é isolada de outras áreas.[68] A análise de *Lactobacillus* spp. isoladas de alguns espécimes ao longo de um período de 5 anos em um hospital francês demonstrou que *L. rhamnosus* era a espécie isolada mais comumente e foi cultivada a partir de hemoculturas de 16 pacientes. A maioria desses pacientes estava imunossuprimida e/ou tinha bacteriemia relacionada com cateteres. Uma revisão envolvendo 45 pacientes publicada na literatura confirmou esses resultados.[195] O potencial patogênico em mais de 200 pacientes com bacteriemia, endocardite e infecções localizadas associadas a *Lactobacillus* foi revisado em 2005. A taxa de mortalidade relatada foi de 30%, embora aparentemente não fosse considerada como mortalidade atribuível. Por essa razão, a bacteriemia causada por *Lactobacillus* pode ser um indicador de doença coexistente grave e/ou um marcador de prognóstico desfavorável a longo prazo. Nesse estudo, a taxa de mortalidade da endocardite associada a *Lactobacillus* foi de 23%. As infecções localizadas nas quais *Lactobacillus* spp. foram isoladas incluíam infecção pulmonar, abscessos, endoftalmite, meningite e infecções de enxertos vasculares, entre outras.[68]

Alguns lactobacilos foram reclassificados. Por exemplo, o *L. uli*, que vive nas fendas gengivais, agora faz parte do gênero *Olsenella*. *O. uli* foi associada à periodontite e à gengivite necrosante.[118] Existe um caso publicado de bacteriemia causada por essa bactéria.[274] *O. profusa* é uma espécie recém-identificada, que também foi encontrada nas fendas gengivais.[118] Outro grupo de microrganismos relacionados com os *Lactobacilli* está classificado agora no gênero *Atopobium*. *A. minutum* (antes conhecido como *L. minutus*) e *A. rimae* (antes referido como *L. rimae*) são encontrados nas fendas gengivais.[105] Uma espécie nova – *A. vaginae* – foi isolada da vagina e está associada às infecções vaginais.[85,479]

Em 1984, Spiegel e Roberts recomendaram o nome *Mobiluncus* para um gênero novo de bacilos anaeróbios gram-negativos ou gram-variáveis NFE, móveis e curvos, que ocorrem isoladamente ou em pares e têm aspecto de "asa de gaivota".[456] Fotografias de microscopia eletrônica revelaram paredes celulares com várias camadas, sem membrana externa e com mais características de parede celular de bactérias gram-positivas do que gram-negativas. No entanto, estes microrganismos tendiam a apresentar aspecto variável na coloração pelo Gram nas culturas jovens e reação gram-negativa nas culturas mais antigas. O nome *Mobiluncus* originou-se dos termos latinos *mobilis* (que significa "capaz de realizar movimento") e *uncus* (que significa "gancho").[456] O potencial patogênico de *Mobiluncus* spp., se houver algum, ainda não está definido. Essas bactérias foram isoladas de pacientes com infecções extragenitais em poucos casos e há um relato de isolamento dessas bactérias de um paciente em sepse grave.[185,218] Esse microrganismo representa um dos diversos gêneros de anaeróbios que colonizam indivíduos saudáveis e doentes.[499] Junto com outros anaeróbios, *Mobiluncus* podem estar presentes nos espécimes vaginais das mulheres com vaginose bacteriana.[219,455]

Vaginose bacteriana. A vaginose bacteriana consiste na proliferação exagerada de várias bactérias, inclusive *Gardnerella vaginalis*, *Mycoplasma hominis*, *Mobiluncus* spp., *Prevotella bivia*, *Prevotella disiens* e outras espécies de *Prevotella*, *Peptostreptococcus anaerobius*, *P. asaccharolyticus*, *P. magnus* e outros cocos anaeróbios e bacilos gram-positivos anaeróbios, inclusive *Propionibacterium* spp.[219,455] Desse modo, a vaginose é uma infecção sinérgica, na qual alguns microrganismos desempenham um papel importante. Segundo artigos publicados,[445,531] o diagnóstico da vaginose bacteriana está baseado na detecção de critérios clínicos e microbiológicos compatíveis. No laboratório, a coloração "quantificada" de Gram tornou-se o padrão de referência desse diagnóstico e avalia a presença predominante e a quantidade de lactobacilos normais em comparação com bacilos gram-negativos e gram-variáveis curtos. A presença das "células indicadoras" típicas ainda é utilizada como um método rápido e prático e pode também ser demonstrada na coloração pelo Gram.[359] Futuramente, o uso de métodos moleculares para identificar os anaeróbios específicos, responsáveis pela síndrome e/ou a presença ou ausência de biomarcadores metabólicos específicos, poderá ser o padrão de referência desse diagnóstico.[78,531] Ensaios moleculares mais novos têm sido usados para avaliar espécimes fornecidos por pacientes supostamente portadores de vaginose bacteriana. Entre os gêneros nomeados mais recentemente de bacilos gram-positivos anaeróbios NFE, *Catabacter hongkongensis* foi isolado de pacientes com bacteriemia e está associado a taxas de mortalidade altas, especialmente nos pacientes com neoplasias malignas coexistentes.[278,442] O significado clínico dos outros gêneros mais novos de bacilos gram-positivos anaeróbios NFE pode ser revisado nas referências citadas na Tabela 16.2, no Boxe 16.6 e em outras tabelas distribuídas ao longo deste capítulo.

Boxe 16.6

Algumas infecções causadas por bacilos gram-positivos anaeróbios não formadores de esporos

Espécie	Significado clínico
Actinomyces spp.	
A. israelii, A. meyeri, A. naeslundii, A. odontolyticus, A. viscous e A. gerencseriae	Actinomicose torácica,[109,186] cervicofacial,[382] abdominal[378] e pélvica[401]
A meyeri, A. funkeii e A. cardiffensis	Bacteriemia[153,203,506]
A. europaeus	Abscesso mamário[435]
A neui	Sepse neonatal;[310] abscessos, endoftalmite. Bacteriemia e endocardite[497]
A. turicensis	Abscesso mamário; bacteriemia[402]
Actinobaculum spp.	Infecções urinárias[204]
Propionibacterium spp.	
P. acnes	Infecções associadas aos *shunts*;[501] endoftalmite depois de cirurgia de catarata;[328] infecções de próteses articulares;[290,324] endocardite[295]
P. propionicum	Infecção semelhante à actinomicose;[524] canaliculite lacrimal[238]
Propionimicrobium lymphophilum	Isolado do linfonodo de um paciente com doença de Hodgkin[457]
P. granulosum	Infecção de artroplastia[360]
Bifidobacterium spp. e gêneros relacionados	Infecções orodentais; envolvidos principalmente como microbiota para manutenção da saúde; usados nos probióticos; algumas espécies estão envolvidas com infecções urinárias e foram isoladas de hemoculturas[307]
Alloscardovia spp., Scardovia spp.	Isoladas de hemoculturas;[307] cáries dentárias[126]
Eubacterium spp. e gêneros relacionados	Bacteriemia;[287] infecções dentárias
Eggerthella spp. e Paraeggerthella spp.	Bacteriemia[280,287,310,493,498]
Catenibacterium spp., Colinsella spp., Dorea spp., Flavonifractor plautii, Holdemania spp.	Microbiota fecal
Cryptobacterium spp., Bulleidia spp., Mogibacterium spp.	Microbiota oral
Pseudoramibacter alactolyticus	Microbiota oral; envolvido nas infecções endodônticas[439]
Slackia exigua	Microbiota oral; infecções de feridas/abscessos[257]
Shuttleworthia satelles	Microbiota oral; endocardite[430]
Solobacterium moorei	Microbiota fecal; bacteriemia[369]
Turicibacter sanguinis	Microbiota fecal; bacteriemia[46]
Lactobacillus spp. e gêneros relacionados	Microbiota vaginal; bacteriemia[68,195]
Atopobium vaginae	Associado à vaginose bacteriana[479]
Atopobium rimae	Infecção oral;[128] bacteriemia[13]
Olsenella spp.	Cavidade oral; gengivite e periodontite[118]
Gêneros novos diversos	
Anaerofustis spp., Blautia wexlerae, Roseburia spp.	Microbiota fecal
Anaerotruncus colihominis	Microbiota fecal; bacteriemia[499]
Catabacter hongkongensis	Bacteriemia[278,442]
Mobiluncus spp.	Associados à vaginose bacteriana;[120] bacteriemia[185,218]
Slackia heliotrinireducens	Abscessos[381]

Esta não é uma lista completa de todas as infecções causadas por esses microrganismos e publicadas na literatura; ver referências aos microrganismos ou às infecções específicas no texto e na Tabela 16.2, caso não estejam referidas aqui.
Adaptado da referência 499 e de outras referências citadas no boxe.

Infecções causadas por espécies de *Clostridium*

As espécies de *Clostridium* são responsáveis por infecções toxigênicas exógenas reconhecidas há muito tempo, inclusive tétano (*C. tetani*), botulismo (*C. botulinum*) e mionecrose ou gangrena gasosa pós-traumática (*C. perfringens, C. septicum, C. histolyticum* e, ocasionalmente, *C. sordellii*). As infecções causadas por *C. tetani* e *C. botulinum* estão descritas em uma seção separada adiante. Hoje em dia, a colite causada pelo *C. difficile* também é uma infecção toxigênica bem conhecida, que resulta da colonização do trato GI, seja no hospital ou na comunidade; esta infecção também está descrita detalhadamente a seguir.[463] *Clostridium* spp. também podem causar infecções adquiridas endogenamente por espécies que fazem parte da microbiota do trato GI ou GU normal, inclusive *C. perfringens*, membros do grupo de *C. clostridioforme, C. ramosum, C. difficile, C. innocuum, C. septicum, C. sordellii* e *C. bifermentans* (Tabelas 16.2 e 16.23). Outras espécies de *Clostridium* são encontradas nas fezes humanas e, na maioria, o significado clínico de quaisquer espécies varia com o contexto clínico. O Boxe 16.7 fornece informações sobre o significado clínico de algumas espécies de *Clostridium*.

O isolamento de uma espécie de *Clostridium* de uma ferida, hemocultura ou outro líquido corporal não tem necessariamente algum significado clínico. *C. perfringens* – clostrídio isolado mais comumente – é um habitante comum do intestino grosso; ele e outros clostrídios contaminam transitoriamente a pele da região perianal e outras superfícies cutâneas. Entretanto, quando *C. perfringens* ou outras espécies de *Clostridium* são isoladas de várias hemoculturas em série de pacientes com sinais de bacteriemia, eles provavelmente têm significado clínico. Na maioria dos casos, *C. septicum, C. tertium, C. sordellii* e os membros do grupo de *C. clostridioforme* (*C. bolteae, C. citroniae, C. clostridioforme, C. aldenense* e *C. hathewayi*) foram associados à bacteriemia, inclusive choque séptico de pacientes com neoplasias malignas ou outras doenças coexistentes.[163,463,464,502,518] Em um estudo sobre bacteriemia anaeróbia realizado no Canadá entre 2000 e 2006, os clostrídios isolados mais comumente de 138 pacientes com bacteriemia causada por *Clostridium* foram *Clostridium perfringens* (42%), *Clostridium septicum* (14%), *Clostridium ramosum* (9%), *Clostridium clostridioforme* (6%) e *Clostridium difficile* (5%).[184] Trinta por cento dos pacientes morreram e a maioria estava em hemodiálise ou tinha neoplasias malignas. Será interessante observar se haverá mudanças nesses achados à medida que mais métodos moleculares (p. ex., sequenciamento do rRNA 16S) forem utilizados para identificar bactérias isoladas da corrente sanguínea.[436,522]

C. perfringens e outras espécies de *Clostridium* envolvidas nas infecções da pele e dos tecidos moles. *C. perfringens* está associado a mionecrose (gangrena gasosa), colecistite gangrenosa, septicemia e hemólise intravascular depois de abortamento e infecções pleuropulmonares anaeróbias. Nos EUA, essa bactéria também é uma causa importante de intoxicação alimentar. Os outros clostrídios associados mais comumente à gangrena gasosa são *C. sordellii, C. septicum* e, ocasionalmente, *C. histolyticum*.[463] A mionecrose clostrídica (gangrena gasosa) é uma condição clínica que consiste em invasão rápida e necrose liquefativa dos músculos, com formação de gás e sinais clínicos de toxemia. A mionecrose clostrídica é uma condição grave, que requer cooperação direta entre o laboratório de microbiologia e a equipe clínica para que o diagnóstico clínico seja confirmado. Os esfregaços corados por Gram do material aspirado da necrose demonstram uma base necrótica com poucas células inflamatórias e presença de bacilos gram-positivos com morfologia semelhante à do *C. perfringens* ou outros clostrídios. Em outras condições, inclusive infecções de feridas simples ou celulite anaeróbia, nas quais também pode haver acumulação de gás nos tecidos, os contornos das células musculares e/ou a presença de granulócitos e bactérias com morfologias mistas nos esfregaços corados pelo Gram podem ser indícios que falam contra o diagnóstico de mionecrose clostrídica.[463,464]

Boxe 16.7

Significado clínico de algumas espécies de *Clostridium*

Espécie	Síndromes clínicas/infecções
C. botulinum A, B, E, F	Botulismo: transmitido por alimentos, das feridas, infantil, colonização do adulto (toxemia), iatrogênico (inalatório)[79,464]
C. argentinense	Produz toxina G de *C. botulinum* e pode causar botulismo[181]
C. baratii e *C. butyricum*	Podem produzir toxina botulínica e causar doença[181]
Grupo de *C. clostridioforme*: *C. aldenense, C. bolteae, C. citroniae, C. clostridioforme, C. hathewayi* e *C. lavalense*	Bacteriemia, abscessos, peritonite[121,163,463,502]
C. perfringens	Gangrena gasosa, fasciite necrosante, intoxicação alimentar; muitas outras infecções da pele e dos tecidos moles[332,463,464]
C. ramosum	Bacteriemia[167]
C. septicum	Bacteriemia;[253,311] fasciite necrosante[416]
C. sordellii	Bacteriemia;[15] infecções pós-aborto;[416] fasciite necrosante[258]
C. tertium	Bacteriemia[330]
C. tetani	Tétano[88,463,464]

Adaptado da referência 464 e de outras referências citadas no boxe.

Em geral, a mionecrose causada pelo C. perfringens é desencadeada por uma lesão por esmagamento com laceração de artérias calibrosas e fraturas expostas dos ossos longos, que são contaminados com esporos da bactéria. Isso também pode ocorrer no abdome ou nos flancos depois de lesões traumáticas (p. ex., feridas provocadas por armas brancas ou tiro de arma de fogo). Alguns pacientes com gangrena gasosa também podem estar infectados por C. perfringens, C. novyi tipo A e C. sordellii depois do uso ilícito de drogas intravenosas pelos usuários de heroína com alcatrão (acetato de heroína).[258,463] C. perfringens produz uma toxina alfa e outra teta (perfringinolisina), que são responsáveis pela patogênese da mionecrose. A toxina alfa tem atividades de fosfolipase C e esfingomielinase e é um agonista plaquetário potente. A formação de trombos obstrui capilares, vênulas e arteríolas e isto diminui a perfusão tecidual e intensifica as condições anaeróbias locais, resultando na destruição rápida dos tecidos e na produção de sinais e sintomas de mionecrose. A toxina teta é uma citolisina, que provoca lise das células humanas e, além disto, modula a reação inflamatória à infecção.[380,463,464]

C. septicum também produz toxina alfa, mas a toxina que ele produz não tem atividade de fosfolipase. Além disso, esse microrganismo produz três outras toxinas: toxina beta (DNase), toxina gama (hialuronidase) e toxina delta (septicolisina, que é uma hemolisina).[380] Todas essas toxinas podem contribuir para a mionecrose, que geralmente ocorre sem história pregressa de traumatismo. C. septicum pode proliferar nos tecidos normais, geralmente depois de bacteriemia. C. sordellii pode produzir até sete toxinas, sendo duas mais virulentas: toxina letal e toxina hemorrágica.[380] A gangrena gasosa pode ocorrer depois de abortos médicos induzidos ou autoprovocados, assim como depois de cesarianas. Com essas infecções ginecológicas, o início do choque e da falência de múltiplos órgãos é muito rápido e a taxa de mortalidade é alta. O diagnóstico precoce da infecção é extremamente importante.[463]

A celulite crepitante (celulite anaeróbia) que ocorre nos pacientes diabéticos afeta os tecidos subcutâneos ou retroperitoneais e pode avançar rapidamente para um quadro fulminante. Ao contrário da mionecrose, os músculos e as fáscias não são afetados. Existem várias referências com detalhes adicionais sobre os clostrídios histotóxicos e a celulite anaeróbia.[59,161,300,463]

Doenças intestinais causadas por C. perfringens. C. perfringens tornou-se a segunda bactéria associada mais comumente às doenças transmitidas por alimentos nos EUA e causa um milhão de infecções a cada ano. Nesse país, a maioria dos surtos de infecção por C. perfringens veiculadas por alimentos inclui cepas que produzem toxina do tipo A.[197,463] A intoxicação alimentar causada por essa bactéria resulta da ingestão de carnes contaminadas de boi, peru, frango ou porco, molhos e outros alimentos contendo grandes quantidades do microrganismo; em geral, os surtos estão associados à ingestão destes produtos em restaurantes ou cozinhas de hotéis.[197] Em geral, os pacientes têm dores abdominais em cólicas dentro de 7 a 15 horas depois de ingerir o alimento suspeito. Na maioria dos casos, há diarreia espumosa "fétida", geralmente sem vômitos ou febre. A doença começa depois que as formas vegetativas viáveis do C. perfringens alcançam o intestino delgado e fazem esporulação. Uma enterotoxina potente produzida no intestino enquanto os esporos são formados causa a diarreia. A doença tende a ser branda e autolimitada e, em geral, os pacientes recuperam-se dentro de 2 a 3 dias depois dos primeiros sinais da doença; as crianças muito pequenas e os indivíduos muito idosos encontram-se em risco maior de desenvolver doença mais grave.[463,464] Os laboratórios podem diagnosticar intoxicação alimentar causada por C. perfringens quando detectam a toxina bacteriana nas fezes, ou com base nos testes usados para determinar as contagens bacterianas fecais. As culturas anaeróbias quantitativas em meios seletivos demonstrando no mínimo 10^5 células do C. perfringens no alimento epidemiologicamente suspeito, ou contagens de esporos demonstrando 10^6 ou mais esporos de C. perfringens por grama de fezes recolhidas dentro de 48 horas depois do início dos sintomas, são realizadas para confirmar o diagnóstico durante a investigação de um surto.[81] Além disso, a sorotipagem da cepa isolada é realizada para determinar se o mesmo sorotipo de C. perfringens está presente no alimento epidemiologicamente suspeito e nas fezes dos pacientes, mas não nos controles. A tipagem sorológica deve ser realizada em laboratórios estabelecidos e equipados satisfatoriamente para efetuar este serviço, inclusive nos CDC (Centers for Disease Control and Prevention).[464] A página da Internet dos CDC contém mais informações sobre C. perfringens e segurança alimentar [www.cdc.gov/foodsafety/Clostridium-perfringens.html].

A enterite necrosante (ECN) causada pelo C. perfringens é muito mais grave que a doença veiculada por alimentos, que foi descrita antes. A ECN caracteriza-se pelo início repentino de cólicas abdominais e distensão abdominal, vômitos, diarreia sanguinolenta, choque causado por distúrbios hidreletrolíticos e inflamação aguda com necrose focal ou generalizada da mucosa intestinal. A doença foi descrita na Alemanha pós-guerra como "Darmbrand" (que significa "intestinos em fogo") e era uma forma grave de enterocolite necrosante com mortalidade associada em torno de 40%. O "ventre de porco" – um tipo de enterite necrosante encontrada principalmente nas crianças que vivem nos planaltos de Papua-Nova Guiné – foi associado à taxa de mortalidade em torno de 30 a 60%.[463] Entre os supostos fatores predisponentes para ECN está a ingestão de quantidades excessivas de alimentos ricos ou alimentos contendo inibidores de tripsina (p. ex., batatas-doces, amendoins) por indivíduos desnutridos. Conforme foi revisado em outro artigo, os C. perfringens dos tipos C e A foram implicados na patogenia dessa doença. A ECN causada pelo C. perfringens foi relatada em muitos países ao redor do mundo, inclusive na Europa e nos EUA entre adultos desnutridos ou portadores de diabetes, hepatopatia alcoólica ou neutropenia.[463] Nos bebês de baixo peso ao nascer, que são mantidos em unidades de cuidados intensivos, a ECN causada pelo C. perfringens (toxina alfa, tipo A) pode ser muito grave, com mortalidade de até 44%.[119,172] A gravidade da ECN demonstra um espectro clinicopatológico. Alguns pacientes podem sobreviver com medidas de suporte e descompressão intestinal; outros podem necessitar de ressecção do segmento intestinal afetado; e outros são inoperáveis e morrem em consequência da necrose gangrenosa extensiva dos intestinos delgado e grosso. O diagnóstico diferencial inclui CPM (esteja ou não associada ao Clostridium difficile), shigelose aguda, doença veiculada por alimento causada por várias bactérias (inclusive Escherichia coli, Campylobacter jejuni e outras), colite ulcerativa aguda e obstrução intestinal (causada por aderências, vólvulo etc.). Nos casos suspeitos, devem ser realizados esforços para cultivar o *C. perfringens* dos tipos A e C (p. ex., hemoculturas, culturas do líquido peritoneal se houver peritonite e cultura do conteúdo intestinal dos espécimes obtidos por ressecção cirúrgica ou necropsia). Também é necessário consultar um laboratório de referência (p. ex., laboratórios de saúde pública dos estados ou CDC), no qual a tipagem da cepa isolada possa ser realizada.

Como foi mencionado antes, o *C. perfringens* é a causa principal da bacteriemia clostrídica encontrada comumente nos pacientes idosos e/ou portadores de doença hepática.[284,463] As infecções do sistema nervoso central são raras, mas esse microrganismo tem causado meningite, meningoencefalite e empiema subdural.[225]

Infecções causadas por diversas espécies de *Clostridium*

Clostridium ramosum. *Clostridium ramosum* é um componente importante da microbiota do intestino grosso e é isolado comumente dos espécimes clínicos colhidos adequadamente, em especial das amostras intra-abdominais obtidas depois de traumatismos. Uma revisão dos casos clínicos demonstrou que, embora *C. ramosum* seja um comensal muito comum do trato GI e seja isolado frequentemente dos espécimes clínicos, sua associação às infecções humanas ainda é muito rara. Esse microrganismo causou infecções óticas nas crianças pequenas e bacteriemia nos pacientes imunossuprimidos.[167] Entretanto, *C. ramosum* pode ser confundido ou passar despercebido facilmente, porque geralmente se apresenta como um bacilo gram-negativo e seus esporos terminais comumente são difíceis de demonstrar.

Clostridium septicum. Embora *Clostridium septicum* não seja encontrado tão frequentemente quanto *C. perfringens*, é muito importante identificá-lo no laboratório clínico. *C. septicum* pode ser isolado das infecções graves e geralmente fatais. Ele pode causar mionecrose com mortalidade entre 67 e 100%. Os fatores predisponentes a essa infecção incluem carcinoma do intestino grosso, diverticulite, cirurgia do trato GI, leucemia, quimioterapia para câncer, radioterapia e AIDS.[463] A bacteriemia causada pelo *C. septicum* está associada às neoplasias malignas coexistentes, especialmente carcinoma do colo ou ceco, carcinoma de mama e neoplasias malignas hematológicas (p. ex., leucemia e linfoma); os laboratórios não devem descartar nem mesmo uma única hemocultura positiva para espécies de *Clostridium* e sempre devem avisar aos médicos quando o *C. septicum* for identificado em uma hemocultura, porque devem ser realizados exames diagnósticos extensivos para excluir anormalidades gastrintestinais nesses pacientes, caso ainda não tenham sido efetuados.[265,311]

Grupo de C. clostridioforme. Os membros do grupo de *C. clostridioforme* são clostrídios isolados frequentemente no laboratório clínico. Como foi mencionado na seção sobre taxonomia, existem ao menos cinco a seis espécies incluídas no grupo descrito na Tabela 16.2, dos quais alguns requerem métodos moleculares para sua identificação definitiva. As espécies diferem quanto à sua virulência e aos seus padrões de sensibilidade antimicrobiana. Esses microrganismos podem fazer parte da microbiota do trato GI e, ocasionalmente, são encontrados no trato GU e como parte da microbiota oral.[163] As manifestações clínicas associadas mais comumente a esse grupo são de bacteriemia e a maioria das espécies do grupo foi descrita na literatura como causa de infecções da corrente sanguínea (ICS), abscessos intra-abdominais, fasciite necrosante e peritonite.[11,34,48,163,451,463,502,518]

Outras espécies de Clostridium. *C. innocuum* é um clostrídio isolado comumente nos laboratórios clínicos e pode causar bacteriemia; em uma revisão sobre bacteriemia clostrídica, foi observado que os pacientes tiveram evolução muito pior quando esta era a espécie infectante, em comparação com os casos de bacteriemia causada por *C. septicum* ou *C. perfringens*.[424] *C. sordellii* foi isolado de pacientes com bacteriemia e, como foi mencionado antes, pode causar infecções da pele e dos tecidos moles, inclusive gangrena gasosa e fasciite necrosante; algumas destas infecções foram associadas ao uso de heroína injetável.[15,463,464] *C. tertium* é uma espécie de *Clostridium* aerotolerante isolada de hemoculturas e foi implicado em bacteriemias, especialmente nos pacientes com neutropenia.[330] Essa bactéria também foi isolada de um paciente com gangrena gasosa, no qual ela foi identificada inicialmente como *Lactobacillus*, em razão de seu crescimento abundante nas placas aeróbias.[173]

Infecções causadas por *C. botulinum* e espécies de *Clostridium* relacionadas. Botulismo é uma doença neuroparalisante potencialmente fatal causada por diferentes toxinas proteicas termolábeis produzidas pelo *C. botulinum*.[294] Embora as diversas cepas do *C. botulinum* produzam sete tipos de toxina (A a G), a maioria dos casos de botulismo humano é causada pelos tipos A, B, E e F. Dentre esses, o tipo F é o menos comum. Os tipos C e D estão associados ao botulismo das aves e dos mamíferos, mas não dos seres humanos. A espécie de *Clostridium* que produz a toxina do tipo G, hoje reclassificada como *Clostridium argentinense*, foi isolada de espécimes de necropsia de alguns pacientes que morreram repentinamente; ainda não está clara a frequência com que os microrganismos que produzem esta toxina causam botulismo nos seres humanos.[294,380,464] Algumas cepas de *C. butyricum* e *C. baratii* também contêm toxinas botulínicas e causam doença.[464] Independentemente do tipo antigênico, a toxina botulínica atua ligando-se às vesículas sinápticas de acetilcolina nas terminações nervosas periféricas, inclusive nas junções neuromusculares. Por fim, quando não são tratados, os pacientes desenvolvem paralisia descendente flácida aguda.[122] A paralisia começa com disfunção bilateral dos nervos cranianos, que acarreta paralisia dos músculos da face, cabeça e garganta. Em seguida, a paralisia desce simetricamente e afeta os músculos do tórax, diafragma e membros. Os pacientes podem morrer em paralisia respiratória, a menos que recebam cuidados respiratórios intensivos apropriados, inclusive respiração artificial; o óbito também pode ser atribuído à pneumonia secundária causada por outros microrganismos, além do *C. botulinum*.[159,294,464]

De acordo com os CDC, anualmente ocorrem cerca de 145 casos de botulismo nos EUA, que representam os cinco tipos diferentes de infecção. O primeiro deles é o botulismo clássico veiculado por alimentos que, nos casos típicos, afeta adultos e resulta da ingestão da toxina pré-formada presente no alimento contaminado; este tipo representa 13% dos casos notificados de botulismo. O segundo tipo – botulismo das feridas – resulta da produção da toxina botulínica *in vivo*, depois da multiplicação do *C. botulinum* em uma ferida infectada; estes casos representam cerca de 20% do total. O terceiro tipo – botulismo infantil – é o mais comum e representa cerca de 65% dos casos notificados nos EUA. Esse tipo de botulismo resulta da multiplicação *in vivo* no interior do trato intestinal dos lactentes. A colonização intestinal do adulto, ou a toxemia do adulto, é o quarto tipo, que é muito raro, embora seja semelhante ao botulismo infantil. O quinto tipo definido pelos CDC é o botulismo iatrogênico causado por uma hiperdose da toxina botulínica e também é muito raro.[80,464] Nesse último grupo, está incluído o "botulismo inalatório" resultante da aerossolização e inalação da toxina botulínica. Esse tipo pode ser considerado como uma ameaça de bioterrorismo e a toxina de *C. botulinum* é classificada como arma potencial de bioterrorismo.[80,464] Os alimentos processados em casa, mais que os alimentos processados comercialmente, foram envolvidos na maioria dos surtos de botulismo veiculado por alimentos. Entre os alimentos implicados mais comumente estão vegetais (p. ex., tomates, suco de tomate, vagem, verduras, pimentas, milho, beterraba e espinafre enlatados em casa), peixes (p. ex., atum processado em casa, salmão defumado, ovas de peixes, atum processado comercialmente, pescada defumada etc.), frutas (creme de maçã enlatado em casa, amoras-pretas) e diversos outros itens alimentares (p. ex., guisados de carne, chili, molho de espaguete, frios etc.). Os sinais e sintomas do botulismo veiculado por alimentos incluem diplopia e/ou borramento visual, ptose palpebral, fala arrastada, dificuldade de engolir, boca seca e fraqueza muscular.[80]

O botulismo infantil foi reconhecido como uma doença clínica diferenciada em 1976. Entre 1976 e 1988, foram diagnosticados 760 pacientes com essa doença.[14,294] O botulismo infantil foi notificado em muitos estados dos EUA, mas o maior número de casos ocorre na Califórnia. A maioria dos casos notificados ao oeste do rio Mississippi é do tipo A; a maioria das notificações ao leste deste rio é do tipo B. A idade dos bebês afetados varia de 6 dias a 11,7 meses e os dois sexos são acometidos com a mesma frequência. Os bebês ingerem esporos (não toxina pré-formada) do solo, da poeira doméstica, do mel ou de alguma outra fonte. Dentro do intestino, o *C. botulinum* multiplica-se e produz toxina. As manifestações clínicas são constipação intestinal (em geral, o primeiro sinal), irritabilidade, dificuldade de mamar e deglutir, alteração do padrão de choro, hipotonia e fraqueza muscular. Por fim, o bebê parece "molengo" e perde o controle postural da cabeça. Em seguida, podem ocorrer ptose, oftalmoplegia, expressão facial flácida, disfagia e outros sinais neurológicos. Por fim, há insuficiência ou parada respiratória, que requer suporte ventilatório. Uma porcentagem pequena dos bebês com botulismo infantil confirmado laboratorialmente morre. O botulismo infantil é responsável por uma porcentagem pequena dos casos da síndrome de morte súbita do lactente.[44]

O diagnóstico do botulismo clássico veiculado por alimentos é confirmado nos laboratórios de referência (p. ex., CDC) com a demonstração da toxina botulínica no soro, nas fezes, no conteúdo gástrico ou no vômito. Além disso, o microrganismo pode ser isolado das fezes.[80,294,464] A detecção da toxina botulínica no alimento implicado epidemiologicamente, com ou sem isolamento do microrganismo, ajuda a confirmar que este alimento esteve envolvido no surto. Cerca de 15 a 20 mℓ de soro e 25 a 50 g de fezes devem ser colhidos para envio ao laboratório de referência apropriado, conforme as orientações do funcionário responsável do setor de saúde pública estadual ou federal, que pode colaborar com a investigação epidemiológica e laboratorial. Nos casos suspeitos de botulismo das feridas, devem ser obtidas amostras de exsudato ou *swabs* retiradas da ferida, além de tecidos (p. ex., espécimes de necropsia) e fezes.

Quando há suspeita de botulismo infantil, deve-se colher soro (2 a 3 mℓ) e a maior quantidade possível de fezes (de preferência, 25 a 50 g) em um recipiente plástico à prova de vazamento, que então devem ser refrigerados ou colocados em uma caixa com gelo para envio. Contudo, em muitos casos ou mesmo na maioria deles, esses bebês têm constipação intestinal nos estágios iniciais da doença e não há fezes disponíveis. Por essa razão, o médico deve decidir se o risco de colher um espécie de *swab* anorretal é clinicamente justificado para que o laboratório isole *C. botulinum* desta fonte. O botulismo das feridas é causado pela infecção de uma ferida pelo *C. botulinum*. Um tipo especial de botulismo das feridas foi atribuído à injeção de heroína com alcatrão. A maioria dos pacientes com esse tipo de botulismo provinha da Califórnia.[532]

Embora nem todos, alguns laboratórios dos departamentos de saúde estaduais fornecem serviços diagnósticos para botulismo. Com a aprovação prévia dos CDC e/ou do laboratório do departamento de saúde estadual local, as amostras podem ser enviadas aos CDC para diagnóstico laboratorial. A confirmação do diagnóstico clínico de botulismo baseia-se na demonstração da toxina botulínica (teste de neutralização em camundongo) no soro ou nas fezes e/ou identificação do *C. botulinum* nas fezes.[80,464] O isolamento e a identificação desse microrganismo são realizados por técnicas bioquímicas em cultura convencional e confirmados pelo teste de neutralização da toxina. A toxina tem sido apenas raramente detectada em soro de bebê infectado. É recomendável que a cultura e o teste para toxina do *C. botulinum* sejam realizados apenas nos laboratórios de referência adequadamente equipados para estes procedimentos especializados. Durante a investigação de uma possível ação terrorista, os materiais potencialmente úteis seriam soro, aspirado gástrico, fezes, amostras ambientais ou *swabs* nasais, que devem ser refrigerados até que possam ser transportados a um laboratório de referência para exame. O leitor interessado pode obter detalhes adicionais nas referências citadas a seguir.[80,464]

Infecções causadas por *C. tetani*. Tétano é uma doença infecciosa causada pelo *C. tetani*. Existe uma vacina eficaz para evitar a doença. Nos países mais desenvolvidos que dispõem de estratégias eficazes de imunização, essa doença é encontrada mais comumente entre os usuários de drogas injetáveis. Nos EUA, a incidência relatada da infecção por *C. tetani* foi de 233 casos entre 2001 e 2008, com média aproximada de 29 casos por ano.[1] A taxa de mortalidade (dos pacientes com evolução conhecida) foi de 13,2%, mas aumentou para 31,3% na faixa etária ≥ 65 anos.[82] O tétano é uma doença dramática, que se caracteriza por contrações espásticas dos músculos voluntários e hiper-reflexia. A doença é causada pelas ações de duas toxinas (tetanolisina e tetanospasmina) produzidas por *C. tetani*.[88,159,464] O tétano guarda algumas semelhanças com a difteria, porque a infecção e o microrganismo permanecem localizados (em geral, uma pequena ferida com perfuração), enquanto a toxina é

---

[1] N. R. T. O número anual médio de casos confirmados de tétano no Brasil é de 340. (Fonte: Ministério da Saúde.)

absorvida e causa os efeitos sistêmicos principais. Os esporos de *C. tetani*, assim como de *C. botulinum*, estão amplamente dispersos no solo e também nos ambientes aquáticos. Em geral, o tétano resulta da contaminação de feridas com perfuração, lacerações ou mesmo de lesões por esmagamento por esporos.[15,88,464] A contaminação fecal do cordão umbilical tem sido a causa da infecção por *C. tetani* em alguns casos de tétano neonatal.[90] O período de incubação varia de 3 a 21 dias. Depois de uma lesão com perfuração localizada, pode haver infecção mista dos planos profundos envolvendo anaeróbios e aeróbios nos tecidos desvitalizados; isto diminui a pressão de oxigênio e reduz o Eh e, deste modo, oferece as condições favoráveis à germinação dos esporos de *C. tetani*, à multiplicação das células vegetativas e à liberação de tetanospasmina depois da autólise das bactérias.[15] A tetanospasmina liga-se às terminações dos nervos motores periféricos e é levada ao longo dos nervos até o sistema nervoso central (SNC). A toxina liga-se aos gangliosídios do SNC e bloqueia os estímulos inibitórios enviados aos neurônios motores. Os pacientes têm espasmos musculares prolongados dos músculos extensores e flexores. A tetanospasmina fixa-se aos locais de ligação das junções mioneurais e, deste modo, inibe a liberação de acetilcolina. Esse processo é semelhante ao da ligação da toxina botulínica às junções mioneurais, com exceção de que os locais de ligação da tetanospasmina e da toxina botulínica são diferentes.[15,122] Como foi mencionado antes, os pacientes com tétano têm contrações musculares espásticas, dificuldade de abrir a mandíbula ("trismo" ou mandíbula travada), um sorriso típico conhecido como "riso sardônico" e contrações dos músculos dorsais, resultando no arqueamento do corpo para trás. Os pacientes ficam extremamente irritáveis e desenvolvem convulsões tetânicas desencadeadas por contrações musculares violentas e dolorosas depois de estímulos mínimos (p. ex., um ruído no ambiente).[15]

A aplicação rotineira das vacinas e da antitoxina tetânica como medidas terapêuticas para feridas e os avanços das práticas obstétricas ajudaram muito a reduzir a incidência da doença e melhorar o prognóstico quando a infecção ocorre. Hoje em dia, 50% das infecções são secundárias à contaminação de feridas (traumáticas ou cirúrgicas) e abscessos, além dos casos associados ao uso de drogas ilícitas injetáveis.[59] O tétano é uma doença de notificação compulsória nos EUA e existem relatos de infecções depois de operações de reparo laparoscópico de hérnias e um caso raro de bacteriemia de um paciente de 87 anos, no qual uma suposta fonte de bactérias endógenas foi reconhecida como causa da doença.[209]

O tétano é uma emergência médica e requer internação hospitalar, tratamento imediato com imunoglobulina antitetânica humana (IGT) (ou antitoxina equina), vacinação contra o tétano e fármacos para controlar os espasmos musculares. Além disso, o plano terapêutico apropriado também inclui cuidados rigorosos com as feridas e antibióticos. O diagnóstico está baseado mais nas manifestações clínicas do que em exames laboratoriais.[88]

Em geral, a ferida antecedente é trivial ou inexpressiva. A coloração direta dos esfregaços pelo Gram e as culturas para anaeróbios do material retirado da ferida frequentemente não conseguem isolar *C. tetani*. Quando é isolado em cultura, esse microrganismo produz esporos terminais arredondados, forma colônias dispersivas ou crescentes no ágar-sangue para anaeróbios, produz quantidades significativas de acetato e butirato com quantidades mínimas de propionato, tem reações negativas de lipase e lecitinase no ágar gema de ovo (EYA; do inglês, *egg yolk agar*) e é assacarolítico (Prancha 16.4 A e B).

Infecções causadas por cocos gram-positivos e gram-negativos anaeróbios. Os cocos anaeróbios encontrados mais comumente nos espécimes clínicos são *Finegoldia magna* (antes conhecida como *Peptostreptococcus magnus*), *Peptostreptococcus anaerobius*, *Peptoniphilus asaccharolyticus* (antes *Peptostreptococcus asaccharolyticus*), *Anaerococcus prevotii* (antes *Peptostreptococcus prevotii*), *Parvimonas micra* (antes *Peptostreptococcus micros* e *Micromonas micros*) e *Streptococcus intermedius*.[446] A Tabela 16.2 descreve as alterações da nomenclatura dos cocos anaeróbios. Restam poucas dúvidas de que os cocos anaeróbios possam ser patogênicos aos seres humanos em determinadas condições clínicas. Esses microrganismos podem ser isolados em cerca de 25% de todas as infecções anaeróbias.[348] Com as doenças pulmonares, até 40% das infecções anaeróbias podem conter um coco anaeróbio gram-positivo, especialmente *F. magna*, *P. micra* ou *P. anaerobius*.[348,351,446] Com exceção de *F. magna*, a maioria das infecções que envolvem cocos gram-positivos anaeróbios é polimicrobiana[446] e está associada a abscessos, desde abscessos cutâneos comuns até abscessos cerebrais potencialmente fatais. Além disso, esses microrganismos também foram isolados de pacientes com bacteriemia, meningite, pneumonia necrosante, abortamento séptico e infecções de úlceras de pressão e outras infecções da pele e dos tecidos moles. *F. magna* é o coco gram-positivo anaeróbio patogênico mais comum isolado em cultura pura. Essa bactéria tem alguns fatores patogênicos, inclusive fatores de adesão, uma cápsula e várias enzimas; alguns estudos demonstraram que ela causa endocardite, mediastinite, infecções articulares sépticas, infecções de próteses implantadas, infecções respiratórias e infecções do pé diabético.[170,252,487] *P. micra* é um patógeno predominantemente oral e está envolvida mais comumente na doença periodôntica. Contudo, essa bactéria foi associada a infecções polimicrobianas dos ossos e das articulações, abscessos cerebrais, septicemia e feridas causadas por mordidas humanas, entre outras.[348] *P. anaerobius* foi isolado de infecções polimicrobianas do abdome, do trato geniturinário e das vias respiratórias. Assim como *P. micra*, *P. anaerobius* também foi associado às infecções orais, inclusive abscessos peritonsilares e abscessos periapicais dos canais radiculares.[396]

Atopobium parvulum (antes conhecido como *Streptococcus parvulus*) foi isolado das culturas orais de pacientes com infecções odontogênicas, embora a contribuição específica desta bactéria para a infecção em geral não esteja definida.[128]

Staphylococcus saccharolyticus é uma espécie estafilocócica anaeróbia coagulase-negativa, que faz parte da microbiota normal da pele. Essa bactéria foi considerada responsável por endocardites de valvas naturais e artificiais. Além disso, *S. saccharolyticus* foi isolado de um paciente com espondilodiscite e também de uma bolsa com concentrado de hemácias armazenadas.[8,187,267] *S. aureus* subesp. *anaerobius* é um estafilococo anaeróbio, que pode causar doenças em animais e seres humanos. Essa bactéria foi isolada de abscessos e identificada como causa de bacteriemia.[141,368]

Os cocos gram-negativos anaeróbios causam infecções com frequência muito menor que os outros cocos anaeróbios ou microaerófilos.[238,446] Existem relatos raros de meningite, osteomielite, infecções de próteses articulares, discite, endocardite e bacteriemia envolvendo principalmente a *V. parvula*.[41,45,94,298,312,316] Em alguns desses casos, o paciente tinha alguma doença coexistente, inclusive infecção periodôntica primária, ou a infecção ocorreu depois de uma intervenção cirúrgica ou outros procedimentos invasivos (p. ex., endoscopia).

O Boxe 16.8 descreve informações quanto ao significado clínico dos cocos anaeróbios. As Tabelas 16.27 e 16.28 descrevem as características para identificação dos cocos gram-positivos e gram-negativos anaeróbios, respectivamente.

Isolamento das bactérias anaeróbias

As etapas envolvidas no diagnóstico laboratorial das infecções bacterianas anaeróbias são semelhantes em vários aspectos aos procedimentos usados com bactérias aeróbias, conforme descrito nos Capítulos 1 e 2. Para isolar bactérias anaeróbias, deve-se dar atenção especial à seleção, à coleta e ao transporte apropriados dos espécimes clínicos. O processamento dos espécimes, a escolha dos meios, os métodos de inoculação e incubação e a inspeção das culturas positivas são procedimentos laboratoriais, que precisam estar sujeitos a um programa de controle da qualidade. A realização incorreta de qualquer etapa pode produzir resultados errôneos e, deste modo, resultar no fornecimento de informações equivocadas ao médico.

Seleção dos espécimes para cultura

Com poucas exceções, todos os materiais obtidos de estruturas que não abrigam uma microbiota autóctone (p. ex., outros líquidos corporais além de urina, exsudatos de abscessos profundos, aspirados obtidos por agulha fina e biopsias de tecidos) devem ser cultivados para bactérias anaeróbias. Contudo, como os anaeróbios vivem normalmente na pele e nas mucosas como parte da microbiota autóctone, os espécimes relacionados na Tabela 16.5 não são aceitáveis para cultura de anaeróbios, porque os resultados não podem ser interpretados.

Tabela 16.5 Espécimes que não devem ser usados nas culturas para bactérias anaeróbias.

Swabs faríngeos ou nasofaríngeos

Swabs gengivais

Escarro ou espécimes de broncoscopia[a]

Conteúdo do estômago e do intestino delgado, fezes, *swabs* retais, secreção de fístulas enterocutâneas, estomas de colostomia[b]

Superfícies das úlceras de pressão, amostras de *swab* das paredes incrustadas de abscessos, mucosas e escaras

Material localizado perto da pele ou das mucosas, além dos que foram citados acima, mas que não foi descontaminado adequadamente

Urina eliminada espontaneamente

Swabs cervicais ou vaginais

[a]A coleta de espécimes broncoscópicos utilizando um broncoscópio de fibra óptica estéril pode ser aceitável para culturas anaeróbias.
[b]Quando há indicação clínica, os espécimes originados dessas fontes podem ajudar a diagnosticar botulismo e doença intestinal causada por *Clostridium difficile* e *C. perfringens*.
Em geral, outros *swabs* além dos que foram citados antes nesta tabela, não devem ser processados para anaeróbios quando são obtidos de feridas, sem conversar antes com a equipe de saúde quanto à necessidade de obter aspirados, líquidos corporais ou amostras de tecidos, sempre que isto for possível. Os *swabs* enviados do centro cirúrgico para cultura de anaeróbios não devem ser processados.

Coleta e transporte dos espécimes

Quando os espécimes são colhidos através da pele ou das mucosas, devem ser adotadas precauções rigorosas de descontaminação adequada das superfícies. Para isso, deve-se realizar esfregação com sabão cirúrgico e, em seguida, aplicar álcool etílico ou isopropílico a 70% e, por fim, tintura de iodo (ou iodopovidona a 10%, Betadine® por 2 minutos ou, mais recentemente, clorexedina). Essas soluções devem ser aplicadas em círculos concêntricos começando do centro. Como alguns pacientes são sensíveis ou alérgicos à tintura de iodo, é importante removê-lo com álcool depois de colher o espécime.

Boxe 16.8

Manifestações clínicas associadas a alguns cocos gram-positivos anaeróbios

Espécie	Infecções clínicas
Finegoldia magna	Bacteriemia e endocardite;[170,487] infecções dos tecidos moles;[252] infecções de próteses articulares[291]
Parvimonas micra	Patógeno predominantemente oral;[348,351,396] feridas causadas por mordidas humanas;[446] osteomielite e infecções de próteses articulares[446]
Peptostreptococcus anaerobius	Bacteriemia e endocardite;[108] isolado de muitos outros espécimes clínicos[446]
Peptoniphilus spp.	Variam entre as espécies, que são isoladas comumente de infecções polimicrobianas e de alguns espécimes clínicos diferentes[351,446]
Anaerococcus spp.	Variam entre as espécies, que são isoladas comumente de infecções polimicrobianas e de alguns espécimes clínicos diferentes[351,448]
A. prevotii	Artrite séptica[230]
Atopobium parvulum	Abscessos dentários[128]
Staphylococcus saccharolyticus	Bacteriemia; endocardite de próteses valvares;[267] concentrado de plaquetas contaminado[8]

Adaptado da referência 243 e de outras referências citadas no boxe.

Sempre que for possível, deve-se usar agulha e seringa para colher espécimes para cultura de anaeróbios. A coleta de espécimes por *swab* não deve ser recomendada, porque eles não permitem recolher uma quantidade suficiente de material e também porque expõe os anaeróbios (quando presentes) ao oxigênio ambiente. Alguns estudos demonstraram que, quando havia material purulento abundante no espécime, a sobrevida nos *swabs* era suficiente e o índice de isolamento aumentava, contando que eles fossem transportados em dispositivos apropriados ao transporte de anaeróbios. De qualquer modo, a coleta de líquidos, aspirados ou biopsias de tecidos é preferível para o isolamento ótimo das bactérias anaeróbias.[96] Depois de colher qualquer espécime, devem ser adotadas precauções especiais para protegê-los contra a exposição ao oxigênio e, acima de tudo, para levá-los imediatamente ao laboratório.

Hemoculturas para anaeróbios

As técnicas de hemocultura devem assegurar o isolamento ideal dos anaeróbios obrigatórios, assim como dos aeróbios e dos anaeróbios facultativos. Antes da década de 1980, os anaeróbios eram encontrados em cerca de 9 a 20% de todos os conjuntos de hemoculturas realizadas em alguns centros médicos.[159] Ao longo das últimas duas ou três décadas, em razão principalmente dos protocolos de profilaxia cirúrgica para procedimentos dos tratos GU e GI, os anaeróbios têm sido responsabilizados por ≤ 5% a 10% das bacteriemias, dependendo das populações específicas de pacientes.[58,155,229,354] Um estudo realizado na Mayo Clinic em 2007 sugeriu a possibilidade de ressurgimento da bacteriemia anaeróbia, enfatizando que as hemoculturas sempre deveriam incluir inoculações em meios aeróbios e anaeróbios. Pode haver diferenças entre a incidência dos anaeróbios nos diversos contextos hospitalares (p. ex., hospitais comunitários *versus* centros médicos de nível terciário), mas as inoculações para anaeróbios devem ser realizadas com todas as hemoculturas como prática rotineira; isto assegura a avaliação ideal dos pacientes, que supostamente tenham bacteriemia.[155,277] Um estudo recente demonstrou prognóstico adverso dos pacientes com bacteriemia por *Bacteroides* resistentes aos antibióticos, reforçando o interesse renovado pelo diagnóstico laboratorial da bacteriemia e a necessidade de realizar testes de sensibilidade antimicrobiana com estas bactérias.[214,355] Em outro estudo com receptores de transplantes de medula óssea, 17% de todas as infecções da corrente sanguínea foram atribuídas aos anaeróbios, dentre os quais o mais comum era *F. nucleatum*, seguido de *Leptotrichia buccalis*, *C. septicum* e *C. tertium*. Nesse grupo, os fatores de risco eram neutropenia e mucosite.[274]

Nunca é demais enfatizar a importância da descontaminação da pele ao redor da área da punção venosa, de forma a assegurar o isolamento ideal dos anaeróbios significativos. A clorexedina parece ser comparável ou mais eficaz que o álcool e a iodopovidona (ou álcool e tintura de iodo) e, hoje em dia, é utilizada como antisséptico cutâneo em alguns centros médicos.[26,332] De forma a assegurar o isolamento máximo dos microrganismos dos pacientes com infecções da corrente sanguínea, o volume da amostra de sangue dos pacientes adultos deve ser de 20 a 30 mℓ por punção venosa.[503] Nos recém-nascidos e nas crianças maiores, geralmente são coletados volumes menores (p. ex., 0,5 mℓ dos bebês; 2 a 5 mℓ das crianças maiores), dependendo do peso do paciente. A coleta de mais que três amostras de sangue por período de 24 horas para diagnosticar um episódio suspeito de bacteriemia não é necessária e nem recomendável a qualquer paciente.[389]

Quando se utilizam sistemas de hemocultura automatizados, os frascos disponíveis atualmente para promover o crescimento das bactérias anaeróbias obrigatórias, assim como das bactérias anaeróbias facultativas, são os seguintes:

Bactec® Plus Anaerobic/F (resina, anaeróbio; até 10 mℓ de sangue)
Bactec® Lytic/10 Anaerobic F (agente lítico; anaeróbio; até 10 mℓ de sangue)
Bactec® Anaerobic F (anaeróbio padrão; até 7 mℓ de sangue)
BacT/Alert® (anaeróbio padrão; até 10 mℓ de sangue
BacT/Alert® FN (FAN, anaeróbio com carvão ativado; até 10 mℓ de sangue)
Versa Trek REDOX 2® Anaerobic Broth (anaeróbio padrão; até 10 mℓ de sangue)

Os sistemas de hemocultura automatizados têm um espaço proximal especial, que contém atmosfera anaeróbia composta de nitrogênio e dióxido de carbono (sem oxigênio). Os frascos aeróbios e anaeróbios devem ser agitados durante a incubação e devem ser incubados a 35°C por 5 dias. Quando um frasco aeróbio ou anaeróbio demonstra indícios de crescimento, devem ser preparadas subculturas para aeróbios e anaeróbios; o ágar-sangue para anaeróbios pode ser usado para estas subculturas, seguidas da incubação em anaerobiose. O uso dos meios de cultura seletivos para a subcultura anaeróbia (p. ex., ágar-sangue para anaeróbios com álcool feniletílico [AFE], ou ágar-sangue com canamicina-vancomicina), além do ágar-sangue não seletivo para anaeróbios, é recomendado para facilitar o isolamento destas bactérias dos pacientes com bacteriemia polimicrobiana. Os anaeróbios podem ser isolados ocasionalmente dos frascos de hemocultura para aeróbios. O sistema de lise/centrifugação (Isolator®; Wampole, Cranbury, NJ) e o sistema de hemocultura Septichek® (Roche, Indianapolis, IN) descritos nos Capítulos 1 e 2 tiveram desempenho abaixo do ideal, em comparação com os sistemas de caldo tradicional e Bactec® de hemocultura para anaeróbios. É recomendável que os laboratórios que utilizam um desses sistemas também usem um método tradicional, ou outro sistema de cultura em caldo automatizado nas hemoculturas para anaeróbios.[238]

Exame direto do espécime clínico

O exame macroscópico do espécime é especialmente útil à avaliação da possível presença de anaeróbios. Embora sejam desagradáveis, os indícios valiosos quanto à presença dessas bactérias são odor fétido, aspecto purulento dos espécimes líquidos e presença de tecido necrótico e gás ou grânulos de enxofre (Prancha 16.2 C).

A importância do exame microscópico dos espécimes clínicos foi enfatizada por vários autores e as informações fornecidas podem oferecer evidência presuntiva imediata quanto à presença de anaeróbios.[238,313] Durante a preparação das lâminas para coloração com Gram, a fixação por metanol é muito melhor que a fixação convencional por calor. Em seguida, deve-se observar e registrar o "pano de fundo" e as características celulares do esfregaço; a reação ao corante de

Gram; o tamanho, a forma e a disposição das bactérias; e a quantidade relativa de microrganismos presentes. Também é importante verificar a existência de esporos, seu formato e sua posição na célula bacteriana e outras características morfológicas distintivas (p. ex., ramificação, filamentos com corpúsculos esféricos, extremidades pontiagudas e formas granulares). Embora a coloração pelo Gram geralmente seja suficiente para determinar as características celulares, a coloração com laranja acridina pode ajudar a detectar bactérias nas hemoculturas e nas culturas, no LCR, no líquido pleural ou articular e nos exsudatos.[269] As Pranchas 16.1, 16.2, 16.3 e 16.4, bem como as Pranchas do Capítulo 1, ilustram a morfologia de vários anaeróbios nas preparações coradas.

Em geral, a presença de várias células epiteliais escamosas sem células inflamatórias nas preparações coradas pelo Gram com material obtido de feridas cutâneas e secreções das vias respiratórias e do trato urogenital indica qualidade insatisfatória, ou seja, espécimes colhidos superficialmente, que geralmente isolam misturas de microrganismos insignificantes da microbiota normal ou contaminantes de superfície. É recomendável limitar a amplitude dos procedimentos de identificação quando os exames de microscopia direta demonstram que as amostras são de má qualidade, porque o valor preditivo destes testes é baixo. Evidentemente, os médicos devem ser notificados oportunamente quanto aos resultados do exame direto e ao problema da qualidade da amostra, antes de descartar as placas de cultura primária. Os microbiologistas devem trabalhar em colaboração direta com os médicos no sentido de melhorar a qualidade e a relevância clínica dos espécimes processados e dos resultados relatados.

Escolha e utilização dos meios de cultura

Conforme está demonstrado nas Tabelas 16.6 e 16.7, os sistemas utilizados para isolar anaeróbios dos espécimes clínicos devem incluir meios seletivos, não seletivos e de enriquecimento. Outros meios também podem ser incluídos ou substituir os que estão relacionados na Tabela 16.6. Por exemplo, o meio de glicose e carne cozida é usado comumente em lugar o meio de tioglicolato enriquecido; o ágar colistina–ácido nalidíxico (CNA; do inglês, *colistin-nalidixic acid*) pode ser usado em lugar do ágar de AFE. O ágar-sangue com paromomicina–vancomicina ou canamicina–vancomicina pode ser usado para o isolamento seletivo dos anaeróbios gram-negativos NFE. O ágar BBE é recomendado para a seleção e a identificação presuntiva do grupo de *Bacteroides fragilis* e também se mostrou útil como meio seletivo para *Bilophila wadsworthia*.[29,238] Os resultados obtidos com as formulações dos meios de semeadura (p. ex., Schaedler, Columbia, *Brucella* ou outros meios) podem não ser inteiramente comparáveis à morfologia e às características de crescimento dos anaeróbios isolados nos meios à base de ágar-sangue para anaeróbios dos CDC (Pranchas 16.1 a 16.4).

O uso de um ágar-sangue não seletivo para anaeróbios contendo hemina, L-cisteína e vitamina K (p. ex., ágar-sangue para *Brucella* ou ágar-sangue dos CDC) é recomendado para o isolamento primário e a subcultura da maioria dos anaeróbios, inclusive algumas bactérias tiol-dependentes ou que requerem aminoácidos contendo enxofre (p. ex., *Fusobacterium nefrophorum*) e estreptococos tiol-dependentes exigentes, que têm sido isolados de pacientes com endocardite. Esse tipo de meio também favorece o crescimento excelente dos anaeróbios estritos *Clostridium novyi* tipo B e *Clostridium haemolyticum*. Esses meios podem ser adquiridos por meio dos principais vendedores especializados. O Quadro 16.1 *online* descreve a fórmula do ágar-sangue para anaeróbios dos CDC. Os meios anaerobicamente esterilizados pré-reduzidos (PRAS; do inglês, *prereduced anaerobically sterilized*) podem ser adquiridos da Anaerobe Systems, CA. Algumas das placas de ágar-sangue para anaeróbios preparadas comercialmente podem ser armazenadas no refrigerador em sacos de celofane pelo menos por 6 semanas, contanto que sejam adotadas precauções para evitar ressecamento. Antes do uso, as placas podem ser pré-reduzidas mantendo-as por 4 a 16 horas em uma jarra de anaerobiose ou uma caixa anaeróbia com luvas (câmara de anaerobiose) com atmosfera contendo 85% de N_2, 10% de H_2 e 5% de CO_2. O meio de tioglicolato enriquecido (BBL-135C com suplementos de hemina e vitamina K_1) é recomendado como *backup* para o meio de cultivo. Esse meio é especialmente útil para cultivar espécies de crescimento lento como *Actinomyces* e *P. acnes*. O caldo de glicose e carne cozida é uma alternativa satisfatória ao meio de tioglicolato enriquecido e é útil para isolar espécies de *Clostridium* pela técnica de seleção dos esporos e como meio de manutenção das culturas anaeróbias em geral.

Em alguns tratados e artigos de referência, os autores descrevem outros meios seletivos destinados à finalidade especial de isolar anaeróbios e estudar a microbiota.[18,238] Alguns cientistas desenvolveram meios específicos para vários anaeróbios exigentes. Smith e Moore descreveram meios seletivos e uma técnica de enriquecimento a frio para facilitar o isolamento das espécies de *Mobiluncus* das amostras vaginais.[441] Eley et al. descreveram um meio diferencial e seletivo para isolar *Bacteroides ureolyticus*.[142] Lee et al. elaboraram um meio seletivo para *Bacteroides fragilis*.[285] Malnick et al. formularam um meio seletivo novo para isolar espécies de *Anaerobiospirillum* das fezes.[308] Existem poucos meios seletivos descritos para isolar *Fusobacterium necrophorum*, especialmente de *swabs* faríngeos e outros espécimes respiratórios para diagnosticar faringite e a síndrome de Lemierre mais grave. *F. necrophorum* pode ser um dos componentes da microbiota oral, de forma que o simples isolamento desta bactéria da orofaringe nem sempre tem significado clínico; um meio seletivo pode ajudar a isolar esta bactéria do meio dos outros componentes da microbiota quando há suspeita de infecção. Estudos demonstraram que o acréscimo de sangue equino para detectar hemólise e o acréscimo de vancomicina e ácido nalidíxico para inibir o crescimento de algumas outras bactérias gram-positivas e gram-negativas da microbiota normal permitem o isolamento de *F. necrophorum* dos *swabs* faríngeos.[24,84] Alguns desses meios seletivos anaeróbios mais novos estão descritos na Tabela 16.7.

O OxyPlate® é um meio disponível no mercado, que pode ser usado para isolar anaeróbios sem a necessidade de usar jarras, câmaras ou bolsas de anaerobiose. Esse sistema consiste em placas de plástico, que são fabricadas e usadas como vedação, de forma que as condições anaeróbias sejam mantidas em seu interior. Uma enzima Oxyrase® (Oxyrase, Inc., Mansfield, OH) incorporada ao meio remove o oxigênio do ágar-sangue PRAS e também do espaço existente acima do meio. Depois de serem inoculadas com os espécimes ou as colônias, as placas são armazenadas em uma incubadora aeróbia comum. Até hoje, foram realizados poucos estudos

Tabela 16.6 Exemplos de meios para isolamento primário de anaeróbios dos espécimes clínicos.

Meio	Ingredientes principais e comentários	Finalidade
Ágar-sangue para anaeróbios dos CDC (AnBAP)	Base de ágar soja tripticase com sangue de carneiro a 5%; suplementado com extrato de levedura, hemina, vitamina K e L-cisteína para os anaeróbios que requerem outros fatores de crescimento (p. ex., *Prevotella melaninogenica*, *Fusobacterium necrophorum* e outros). Outros meios básicos, inclusive ágar-sangue para *Brucella*, infusão de cérebro-coração (BHI), Schaedler e Columbia, promovem o crescimento excelente de alguns anaeróbios, mas a morfologia e outras características tendem a ser diferentes nestes meios	Meio de cultura de ágar-sangue não seletivo para isolamento primário de todos os tipos de anaeróbios encontrados nos espécimes clínicos (ver texto e Pranchas 16.1 a 16.4)
Ágar-sangue de álcool feniletílico para anaeróbios (AFE)	Além de conter os mesmos ingredientes da fórmula do ágar-sangue para anaeróbios dos CDC descrito antes, esse meio tem álcool feniletílico (2,5 g/ℓ). O ágar de AFE inibe as espécies de *Proteus* dispersivas e inibe o crescimento de muitas outras bactérias gram-negativas anaeróbias facultativas, inclusive a maioria das Enterobacteriaceae. O AFE é volátil. As placas devem ser hermeticamente fechadas em celofane ou sacos plásticos e armazenadas a 4°C. Um lote de placas que não consiga mais inibir o véu de *Proteus* deve ser descartado, independentemente da data de vencimento	O meio de AFE facilita o isolamento seletivo dos anaeróbios dos materiais infectados contendo uma mistura de bactérias. Ele também favorece o crescimento adequado da maioria dos anaeróbios gram-positivos e gram-negativos obrigatórios. As bactérias gram-positivas anaeróbias facultativas, inclusive estafilococos, estreptococos, *Bacillus* spp. e bactérias corineformes, também crescem bem nesse meio
Ágar-sangue com canamicina-vancomicina (KV)	Contém a mesma fórmula do ágar-sangue para anaeróbios dos CDC (ver AnBAP acima), mas também inclui 100 mg/ℓ de canamicina e 7,5 mg/ℓ de vancomicina. A canamicina inibe muitos (embora não todos) bacilos gram-negativos anaeróbios facultativos, enquanto a vancomicina inibe as bactérias gram-positivas em geral (inclusive a maioria dos anaeróbios e aeróbios gram-positivos). Nessa concentração, a vancomicina também pode inibir o crescimento de *Porphyromonas* spp.	O meio de KV é útil para o isolamento seletivo da maioria das espécies de *Bacteroides*, *Prevotella*, *Fusobacterium* e *Veillonella* dos espécimes clínicos contendo misturas de bactérias aeróbias e anaeróbias
Ágar-sangue com paromomicina-vancomicina (PV) para anaeróbios	O meio de PV lisado é semelhante à fórmula descrita acima, com exceção de que a paromomicina na concentração de 100 mg/ℓ substitui a canamicina. Também no meio de PV, o sangue é lisado antes de ser acrescentado (por congelamento e descongelamento). O desempenho desse meio é semelhante ao KV, com exceção de que a paromomicina pode inibir alguns outros anaeróbios facultativos resistentes à canamicina, inclusive algumas cepas de *Klebsiella*. Semelhante ao ágar de KV, o meio de PV lisado deve inibir o crescimento das bactérias gram-positivas. O sangue lisado pode facilitar o reconhecimento precoce de *Prevotella* pigmentada	O ágar de PV lisado é um meio excelente para o isolamento primário seletivo dos microrganismos do grupo de *Bacteroides fragilis*, *Prevotella* spp. pigmentadas e não pigmentadas, *Fusobacterium nucleatum*, *F. nefrophorum*, *F. mortiferum*, *Veillonella* e outros anaeróbios gram-negativos obrigatórios não formadores de esporos. Não é necessário usar ambos os meios de KV e PV; em vez disto, é possível escolher um ou outro com base nas preferências do microbiologista
Ágar ciclosserina–cefoxitina–frutose (CCFA)	Base de soja tripticase ou proteose peptona contendo frutose e indicador vermelho neutro. Além disso, a ciclosserina (500 mg/ℓ) e a cefoxitina (16 mg/ℓ) são acrescentadas para inibir a microbiota intestinal. Com 48 h de incubação, *C. difficile* forma colônias rizoides amareladas com 4 mm de diâmetro ou mais, que apresentam estruturas internas cristalinas birrefringentes ("opalescência pontilhada") (Prancha 16.4 F). As colônias de *C. difficile* apresentam fluorescência amarelada quando são examinadas sob luz UV com comprimento de onda longo. Além disso, seu odor é semelhante ao do esterco de cavalo. *C. difficile* é negativo para as atividades de lipase e lecitinase	O CCFA é útil para o isolamento seletivo do *C. difficile* das amostras de fezes ou outros materiais intestinais. Contudo, o crescimento no CCFA não é específico apenas para esta bactéria; por esta razão, a identificação de uma cultura pura também é necessária, uma vez que, com esse meio, é comum encontrar crescimento de espécies da família Enterobacteriaceae, *Bacillus* spp., estafilococos e outros clostrídios
Ágar BBE	O ágar BBE contém digerido de caseína e soja. Hemina, vitamina K_1, bile bovina e gentamicina são incluídas no ágar como fatores seletivos. A bile (*oxgall*) tem ação inibitória para a maioria das bactérias, que não fazem parte do grupo de *B. fragilis*. A hidrólise da esculina ajuda a diferenciar as espécies deste grupo; ao redor das colônias positivas, forma-se uma zona escurecida	O ágar BBE é usado para a seleção e identificação presuntiva dos membros do grupo de *Bacteroides fragilis*, inclusive *Parabacteroides* spp. e *Bilophila wadsworthia*. As bactérias que crescem formam colônias cinzentas, circulares e elevadas com > 10 mm de diâmetro. Também há escurecimento do ágar ao redor das colônias que podem hidrolisar esculina. A maioria dos aeróbios e anaeróbios gram-negativos é inibida nesse meio, assim como as Enterobacteriaceae e outras bactérias aeróbias gram-negativas
Meio de tioglicolato (THIO) enriquecido	O meio de THIO é um meio líquido enriquecido preparado por suplementação da fórmula do meio de tioglicolato BBL-0135C (sem indicador) com hemina e vitamina K_1	Esse meio é um caldo não inibitório especialmente útil para o isolamento primário dos actinomicetos. O THIO também é um suplemento excelente para os meios semissólidos (*i. e.*, ágar) para isolar bactérias de crescimento lento ou exigentes. Esse meio favorece o crescimento adequado de quase todos os anaeróbios encontrados comumente nos espécimes clínicos

Todos os meios descritos nesta tabela estão disponíveis em preparações fornecidas por vários fabricantes.

Tabela 16.7 Outros meios usados para cultivar e selecionar anaeróbios específicos.

Meio	Composição	Finalidade
Ágar-sangue com neomicina para anaeróbios	Ágar TSA suplementado com extrato de levedura, vitamina K_1, hemina, cistina e ágar-sangue de carneiro (SBA) a 5% com neomicina	Inibir a maioria das cepas de *S. aureus* e muitas Enterobacteriaceae
Ágar Forget-Fredette	Digerido de caseína e leite de soja, glicose e azida sódica	Usado para cultivar *Clostridium* spp.
Caldo de digerido de Hartley	Coração bovino, pancreatina, carbonato de sódio e HCl	Usado para cultivar *Actinomyces* spp.
Ágar Lombard Dowell	Digerido de caseína, extrato de levedura, cistina, triptofano, sulfito de sódio, hemina e vitamina K_1	Usado para isolar a maioria dos anaeróbios
Ágar básico McClung-Toabe com gema de ovo	Peptona, glicose e emulsão de gema de ovo	Usado para isolar e cultivar *C. perfringens*
Ágar Shaidi-Ferguson para Perfringens	Triptose, digerido de carne de soja, extrato de levedura, citrato de amônio férrico, sulfito de sódio, emulsão de gema de ovo, canamicina e sulfato de polimixina	Usado para isolar e contar colônias de *C. perfringens*; estas bactérias formam colônias pretas circundadas por um precipitado
Ágar triptose-sulfito-ciclosserina	Triptose, extrato de carne bovina, digerido de carne de soja, extrato de levedura, sulfato de amônio férrico, citrato de amônio férrico, ciclosserina, polimixina B e canamicina	Usado para isolar e contar colônias de *C. perfringens*
Caldo de Wilkens-Chalgren para anaeróbios	Digerido de caseína, gelatina, peptona, extrato de levedura, glicose, piruvato sódico, arginina, hemina e vitamina K_1	Usado para cultivar a maioria dos anaeróbios; também é utilizado nos testes de sensibilidade antimicrobiana
Ágar seletivo para *Fusobacterium*	SBA com josamicina, neomicina e vancomicina	Inibe a maioria dos aeróbios e anaeróbios gram-positivos, bem como muitos outros anaeróbios gram-negativos, exceto espécies de *Fusobacterium*
Meios seletivos para *Fusobacterium necrophorum*[24]	Ágar-sangue de cavalo com ácido nalidíxico e vancomicina	Inibe a maioria das bactérias gram-positivas e alguns aeróbios e anaeróbios gram-negativos; a β-hemólise do sangue de cavalo ajuda a identificar especificamente *F. necrophorum* derivada dos *swabs* faríngeos ou outros espécimes respiratórios quando se suspeita de doença de Lemierre

comparando o uso da OxyPlate® com as técnicas de incubação anaeróbia convencionais. Um estudo com espécimes oculares demonstrou que ele era equivalente à técnica de isolamento de anaeróbios em uma jarra GasPak® e, embora não isolasse necessariamente mais anaeróbios, poderia ser uma alternativa para o laboratório, na medida em que não seriam necessárias câmaras e jarras de anaerobiose.[117,512]

Sistemas para cultivo de bactérias anaeróbias

Estudos comparativos demonstraram que os sistemas descritos a seguir, quando são utilizados adequadamente, foram satisfatórios ao cultivo das bactérias anaeróbias associadas comumente às doenças humanas:[255,400] jarras de esvaziar–substituir; jarras anaeróbias com geradores descartáveis de gás; técnicas utilizando câmara de anaerobiose; e Roll Tube System e Roll-Streak System com meios PRAS. O Boxe 16.9 descreve os princípios gerais necessários para a aquisição dos resultados ideais. Bacic e Smith descreveram métodos apropriados para o cultivo e armazenamento das espécies de *Bacteroides* e, em seu artigo, forneceram informações úteis acerca de alguns dos vários métodos usados para incubar anaeróbios, citando as vantagens e desvantagens destas técnicas.[20]

Uso da jarra de anaerobiose

As jarras de anaerobiose são utilizadas comumente para cultivar bactérias anaeróbias em meios de cultura primária, ou em placas de subcultura. A jarra GasPak® (Becton Dickinson) ilustrada na Figura 16.2 tem sido utilizada há muitos anos nos laboratórios clínicos americanos.[317] A jarra

Boxe 16.9

Princípios necessários ao isolamento ideal de anaeróbios

1. Coleta apropriada dos espécimes clínicos, de acordo com as diretrizes adotadas pelo laboratório.
2. Transferência apropriada e oportuna dos espécimes clínicos ao laboratório.
3. Rotulação adequada, inclusive tipo de espécime e local da coleta.
4. Critérios de rejeição publicados e adotados pelo laboratório.
5. Processamento dos espécimes com exposição mínima ao oxigênio atmosférico.
6. Uso de meios frescos ou pré-reduzidos.
7. Uso de um conjunto de meios seletivos e não seletivos.
8. Uso adequado de um sistema de incubação em anaerobiose.

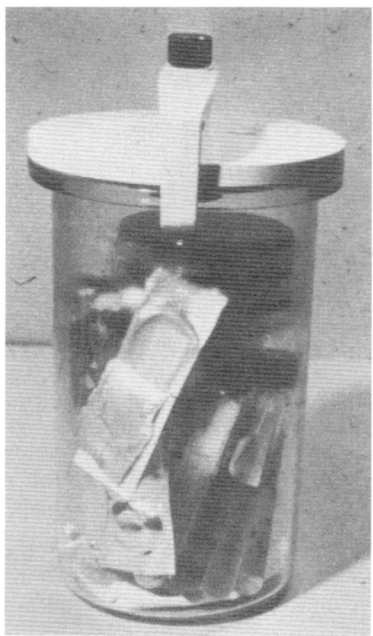

■ **FIGURA 16.2** Sistema anaeróbio GasPak® (Becton Dickinson Microbiology Systems, Cockeysville, MD): a jarra contém placas inoculadas, tubos com caldo, um envelope com gerador de hidrogênio e dióxido de carbono GasPak®, uma fita indicadora com azul de metileno descartável e uma cesta com o catalisador na tampa.

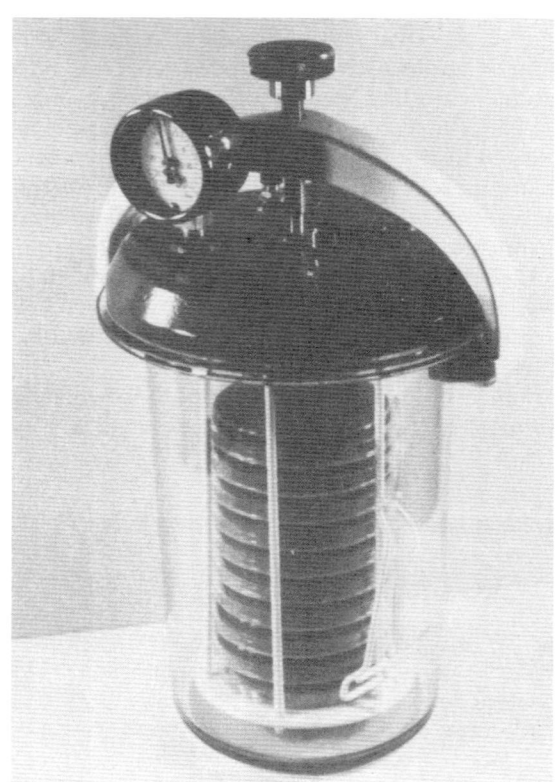

■ **FIGURA 16.3** A jarra de anaerobiose Oxoid® (Oxoid USA, Columbia, MD) consiste em uma jarra de policarbonato de 3,5 ℓ, que é fechada por uma tampa metálica e grampo de metal resistentes. O centro da tampa tem duas válvulas de Schrader e um aferidor de pressão para mais ou menos; as duas válvulas têm a finalidade de facilitar a técnica de esvaziar–substituir (E/S). Também há uma válvula de segurança na tampa, para evitar pressão gasosa extra causada pelo uso incorreto da técnica de E/S. Um sachê contendo um catalisador de baixa temperatura é preso na superfície interna da tampa. Em vez de usar a técnica de E/S, a jarra pode ser utilizada com o *kit* gerador Oxoid® fornecido pelo fabricante.

de anaerobiose Oxoid® (Figura 16.3) tem uma tampa metálica, válvulas de Schrader e calibrador de pressão. Assim como a jarra GasPak®, a jarra Oxoid® pode ser usada como uma jarra de esvaziar–substituir, ou com um gerador descartável de gás. Outros fabricantes de jarras de anaerobiose disponíveis comercialmente são a Hardy Diagnostics (Santa Maria, CA) e a Thermo Fisher Scientific (Waltham, MA), entre outros. O princípio básico das jarras que requerem um catalisador (p. ex., GasPak®) é a remoção do oxigênio da câmara por reação com o hidrogênio acrescentado ao sistema em presença do catalisador. O oxigênio é reduzido em água na seguinte reação: $2H_2 + O_2 + catalisador = 2H_2O$.

As condições anaeróbias podem ser produzidas nos sistemas de jarra pelo gerador de hidrogênio-dióxido de carbono descartável (GasPak®, Oxoid®), ou pela técnica de esvaziar-substituir. Essa última técnica, por meio da qual o ar dentro da jarra é removido e substituído por uma mistura de N_2 a 85%, H_2 a 10% e CO_2 a 5%, é mais econômica que os geradores de gás e assegura o estabelecimento mais rápido das condições anaeróbias. Qualquer recipiente à prova de ar pode ser usado, inclusive uma jarra GasPak® com tampa ventilada, uma jarra de Brewer, uma jarra Oxoid® ou até mesmo uma panela de pressão adaptada.

As condições anaeróbias sempre devem ser monitoradas quando se utilizam as duas técnicas em jarra por inclusão de um indicador de oxidação-redução. As fitas com azul de metileno estão disponíveis no mercado para essa finalidade. Como alternativa, um tubo de ensaio de 13 mm × 100 mm contendo alguns mililitros de uma mistura de glicose-NaHCO_3-azul de metileno pode ser colocado dentro da jarra. O azul de metileno é azul quando está oxidado e clareia quando está reduzido. As alterações de cor ficam em torno de +11,0 mV. Desse modo, quando as condições de anaerobiose são obtidas, a solução indicadora com azul de metileno torna-se progressivamente incolor e assim permanece, contanto que não haja violação de forma a permitir que mais oxigênio entre no sistema. Quando a solução torna-se azul depois de estar incolor, isto indica que as condições anaeróbias não foram mantidas e que os resultados da cultura podem não ser confiáveis.

Mais recentemente, foram introduzidos sistemas geradores de gases para anaerobiose, que não necessitam de catalisador ou acréscimo de água para ativá-los. O AnaeroPack® (Mitsubishi Gas Chemical America, Nova York, NY), por exemplo, absorve oxigênio e produz dióxido de carbono, mas não forma hidrogênio. Esse sistema parece ser uma alternativa excelente ao GasPak® e outros sistemas de incubação anaeróbia mais conhecidos.[114] A Becton Dickinson ainda distribui seu sistema BBL GasPak® tradicional, mas também introduziu o recipiente gerador de gás GasPak EZ® e os GasPak® Generating Pouch Systems, que utilizam um sachê ou uma bolsa, respectivamente, sem necessidade de acrescentar água para gerar as condições de anaerobiose. Outro tipo de sistema sem catalisador disponível no comércio usa limalhas de ferro em um sachê, ao qual se acrescenta água (Anaerocult®, Merck, Darmstadt, Alemanha), resultando em uma atmosfera rica em dióxido de carbono e livre de oxigênio.[238] O leitor pode obter mais informações sobre qualquer um desses produtos nas páginas dos fabricantes na Internet.

Uso de câmara de anaerobiose

A câmara de anaerobiose é um sistema isolado onde se produz anaerobiose, que permite que o microbiologista processe espécimes e realize a maioria das técnicas bacteriológicas para isolar e identificar bactérias anaeróbias sem que haja exposição ao ar. As câmaras de anaerobiose apropriadas ao cultivo de anaeróbios podem ser fabricadas com vários materiais, inclusive aço, plástico acrílico ou fibra de vidro (Figura 16.4). A câmara anaeróbia de plástico vinílico flexível e suas modificações estão disponíveis em vários tamanhos fornecidos por diversos fabricantes, inclusive: Coy Manufacturing (Ann Arbor, MI); A Forma Scientific (Marietta, OH); e Toucan Technologies (Cincinnati, OH), entre outras. As câmaras de anaerobiose, rígidas, "sem luvas" são comercializadas pela Anaerobes Systems (Bactron Anaerobe Chamber and Sheldon Manufacturing [CorneOR®], entre outros. A Figura 16.5 ilustra um exemplo de uma câmara de anaerobiose.

A utilização de uma câmara de anaerobiose certificada é econômica porque permite a utilização dos meios de cultivo convencionais e o custo dos gases para o funcionamento do sistema é mínimo. Depois de instalada, o gasto principal é com a mistura gasosa (nitrogênio a 85%, hidrogênio a 10% e dióxido de carbono a 5%) usada para repor o ar pré-câmara de entrada, quando os materiais são introduzidos dentro da caixa enluvada. Se o leitor precisar de mais informações, pode consultar uma revisão referenciada dos princípios operacionais e do uso apropriado de uma câmara de anaerobiose.[454]

Uso de Roll-Streak System

O Roll-Streak System desenvolvido por W. E. C. Moore et al. do Virginia Polytechnic Institute (VPI) Anaerobe Laboratory[238] é uma modificação da técnica do tubo de rotação elaborada por Hungate et al. para cultivar bactérias anaeróbias obtidas do rúmen bovino e outros animais herbívoros. O equipamento para o sistema de cultura anaeróbia do VPI, inclusive os tubos de Hungate, está disponível no mercado e é fornecido pelo CEB Tech Services (Aberdeen, SD). O Roll-Streak System utiliza meios PRAS preparados em tubos com fechos de borracha. Esse método não é mais utilizado amplamente nos laboratórios clínicos e, por esta razão, não será mais descrito adiante; se o leitor estiver interessado, pode obter mais informações nas edições anteriores deste livro e na página do CEB Tech Services na internet (www.CEBtechservices.com).

Uso das bolsas ou sacos anaeróbios

Anaerobic Bag® (BD Microbiology Systems, Sparks, MD) consiste em um saco plástico transparente (vendido em vários tamanhos, que podem acondicionar de uma a três placas de Petri com 100 mm de diâmetro), um gerador de gás H_2–CO_2 que gera a atmosfera necessária quando se acrescenta água (semelhante ao gerador usado em uma jarra GasPak®), esferas de catalisador de paládio frio e um indicador de resazurina. A bolsa é selada por calor depois da ativação do gerador, de forma a assegurar a manutenção das condições de anaerobiose, de acordo com os mesmos princípios descritos com referência ao sistema da jarra GasPak®.

Por outro lado, a AnaeroPouch® (Mitsubishi, Nova York, NY) e o Anaerocult® (Merck, Darmstadt, Alemanha) produzem condições de anaerobiose por métodos diferentes (sem um catalisador), de forma a remover o oxigênio da atmosfera e formar CO_2. O oxigênio é removido de dentro da bolsa Anaerocult® selada combinando-se pó de ferro para produzir

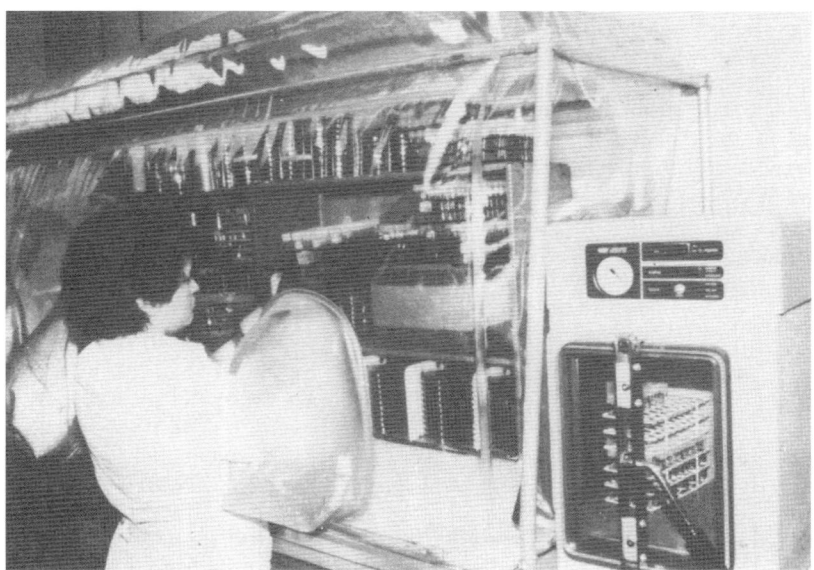

FIGURA 16.4 Câmara de anaerobiose (Coy Laboratory Products, Ann Arbor, MI). Os materiais são introduzidos e retirados da ampla câmara de plástico flexível por meio de uma pré-câmara de entrada automática. As condições de anaerobiose são mantidas por recirculação contínua da atmosfera (N_2 a 85%, H_2 a 10% e CO_2 a 5%) dentro da câmara através de um catalisador de paládio. As culturas são incubadas dentro de uma incubadora isolada dentro da câmara, ou conservando-se toda a câmara a 35°C por utilização de câmaras catalisadoras aquecidas.

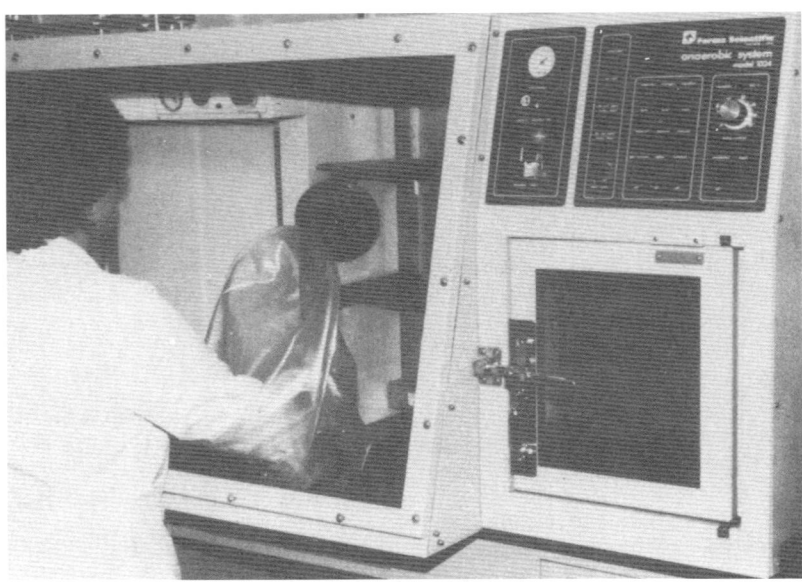

FIGURA 16.5 Câmara de anaerobiose Forma Model 1024 (Forma Scientific, Marietta, OH). Esse sistema dispõe de uma pré-câmara de entrada automática. Durante a operação diária rotineira, o ar atmosférico é borbulhado através de uma solução tamponada de azul de metileno-glicose-HEPES, que facilita o monitoramento de vazamentos de O_2 ou detecta quando o catalisador não funciona adequadamente.

óxidos de ferro. Esses sistemas de bolsas anaeróbias parecem ser alternativas práticas aos sistemas de jarra ou caixa enluvada de anaerobiose para incubar anaeróbios, quando é necessário utilizar apenas algumas placas na incubadora. Outros sistemas de bolsa são o Anaerogen® (Oxoid) e o Anabag® (Hardy Diagnostics). Um estudo realizado a partir de 1990 avaliou as bolsas disponíveis na época e demonstrou que, embora tivessem bom desempenho, a câmara de anaerobiose foi superior para isolar o maior número de anaeróbios.[125] A Figura 16.6 ilustra um exemplo de uma bolsa anaeróbia.

Uso da jarra de conservação anaeróbia

Uma modificação da técnica da jarra de conservação de Martin é um complemento conveniente de baixo custo para os sistemas de anaerobiose em jarra e câmara de anaerobiose, porque permite a semeadura primária, a inspeção das culturas e a subcultura das colônias na própria bancada, com exposição mínima das bactérias anaeróbias ao oxigênio atmosférico.[238,463,468] A Figura 16.7 ilustra a configuração de uma jarra de conservação e o Boxe 16.10 descreve resumidamente seu uso.

Anoxomat®. O Anoxomat® (Mart Microbiology, Lichtenvoorde, Holanda) é um sistema de evacuação/substituição automatizado. Embora seja semelhante em princípios ao procedimento descrito por Whaley e Gorman, estudos demonstraram crescimento um pouco maior quando se utilizou o Anoxomat®, em comparação com os outros sistemas anaeróbios utilizados.[54,429,464]

Incubação das culturas para anaeróbios

Na maioria dos casos, recomendam-se temperaturas entre 35° e 37°C para o isolamento primário das bactérias anaeróbias das amostras clínicas. As placas inoculadas na bancada

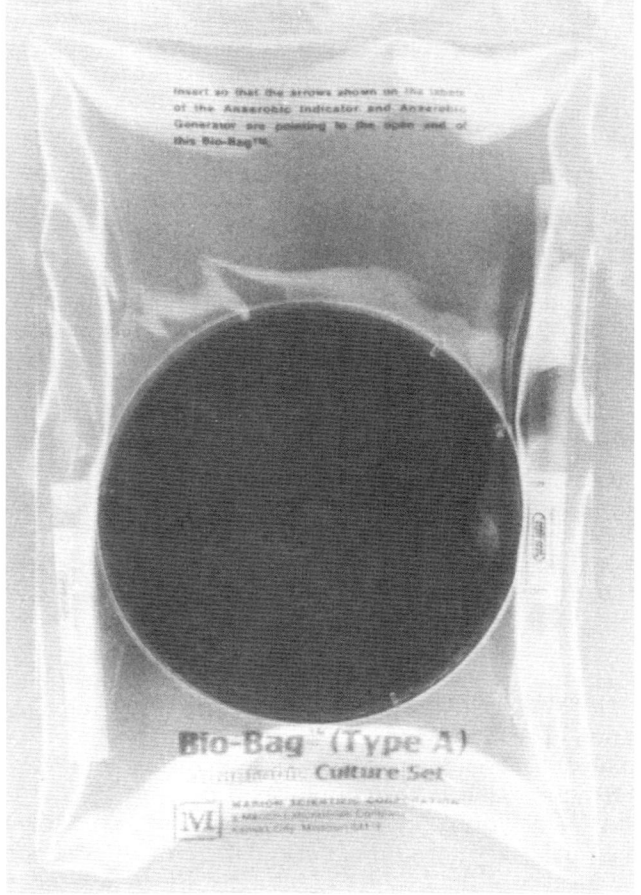

FIGURA 16.6 Anaerobic Bag® Culture Set (Becton Dickinson Microbiology Systems, Sparks, MD). Esse sistema de cultura inclui uma placa de ágar-sangue para anaeróbios dos CDC, que fica embalada dentro de uma bolsa impermeável ao oxigênio. O sistema contém um *kit* gerador de gases e um catalisador frio.

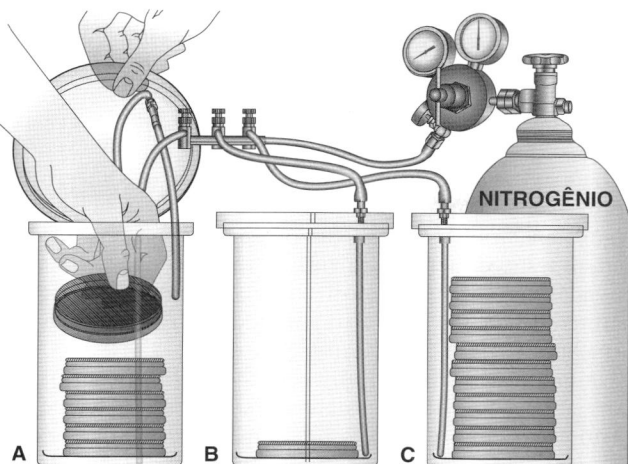

FIGURA 16.7 Ilustração esquemática do sistema da jarra de conservação anaeróbia. A taxa de fluxo do nitrogênio para cada jarra é regulada pelas válvulas de agulha localizadas no coletor (a válvula de três reguladores está disponível nas lojas que vendem suprimentos para aquários). As jarras A, B e C contêm placas não inoculadas, placas com colônias a serem subcultivadas e placas recém-inoculadas, respectivamente.

Boxe 16.10

Técnica da jarra de conservação anaeróbia

1. As três jarras de conservação são utilizadas – a primeira para conservar os meios não inoculados; a segunda para as placas onde estão crescendo as bactérias que devem ser subcultivadas; e a terceira para guardar as placas com meios recém-inoculados, respectivamente.
2. Placas de ágar preparadas comercialmente, ou meios de ágar recém-preparados no laboratório, podem ser usados. Esses meios podem ser conservados no refrigerador por até 6 semanas, desde que estejam embalados em celofane.
3. As placas a serem utilizadas em determinado dia devem primeiramente ser colocadas na caixa enluvada para anaeróbios ou em uma jarra anaeróbia por 4 a 15 horas antes do uso, de forma a reduzir o meio.
4. Conforme a necessidade, os meios reduzidos são colocados na primeira jarra de conservação e ventilados continuamente com um jato suave de N_2.
5. As placas com os meios reduzidos são inoculadas em suas superfícies em ar ambiente, uma de cada vez, e colocadas imediatamente na terceira jarra de conservação, que também é ventilada com N_2. A segunda jarra de conservação é usada para guardar quaisquer placas retiradas da jarra GasPak®, que precisem ser subcultivadas.
6. Quando a jarra contendo as placas recém-inoculadas está cheia, as placas podem ser transferidas para um sistema anaeróbio convencional (p. ex., uma jarra GasPak®) ou para dentro de uma caixa enluvada anaeróbia para incubação a 35°C.

---

e colocadas nas jarras de anaerobiose devem ser incubadas por um período mínimo de 48 horas e reincubadas por mais 2 a 4 dias para permitir que os microrganismos de crescimento lento formem colônias; alguns anaeróbios (p. ex., determinadas espécies de bacilos gram-positivos anaeróbios NFE) crescem muito lentamente e as colônias podem não ser detectadas se as jarras foram abertas antes disso. Além disso, se a jarra foi aberta muito cedo, parte dos microrganismos de crescimento lento podem ser destruídos depois da exposição ao oxigênio. Nas situações de emergência, dois conjuntos de meios de cultura podem ser incubados em duas jarras diferentes – um incubado por 18 a 24 horas e o outro por 3 a 5 dias. Esse procedimento permite o isolamento rápido dos anaeróbios de crescimento rápido na jarra incubada por 18 a 24 horas e, mais tarde, o isolamento das bactérias de crescimento lento nas jarras deixadas em incubação por mais tempo. Quando há suspeita clínica de mionecrose clostrídica, as placas podem ser examinadas a partir de 6 a 12 horas do início da incubação. Entretanto, isso depende do volume do espécime recebido no laboratório e da capacidade de semear mais de um conjunto de placas com ágar.

A exposição prolongada das placas recém-inoculadas ao ar ambiente precisa ser evitada. Alguns anaeróbios encontrados comumente nos espécimes clínicos, inclusive *Peptostreptococcus anaerobius*, podem não conseguir crescer ou demonstrar crescimento tardio quando as placas recém-inoculadas são mantidas em ar ambiente por um curto período de duas horas. Desse modo, se for utilizada a técnica da jarra de conservação, as placas inoculadas devem ser colocadas imediatamente em um sistema anaeróbio (jarra para anaeróbios ou câmara de anaerobiose), de forma a assegurar o cultivo adequado desses anaeróbios.

O meio de tioglicolato enriquecido e o caldo de glicose e carne cozida também devem ser inoculados com as amostras clínicas e incubados em um sistema anaeróbio para assegurar o isolamento máximo dos anaeróbios. Não é necessário ferver os tubos com tioglicolato enriquecido ou caldo de glicose e carne cozida, quando eles são preparados em tubos com tampas de rosca firmemente fechadas e são expostos aos gases dentro de uma câmara para anaeróbios depois da autoclavagem. A menos que o crescimento seja visualmente evidente, as culturas em caldo devem ser conservadas por um período mínimo de 5 a 7 dias, antes que sejam descartadas como negativas, com exceção dos espécimes nos quais *P. acnes* ou as espécies de *Actinomyces* são patógenos comuns. Esses espécies poderiam ser materiais de infecções de próteses articulares implantadas (PAI); amostras de humor aquoso ou espécimes obtidos de pacientes sob suspeita de endoftalmite; culturas de espécimes obtidos durante cirurgia de catarata; amostras de LCR retiradas de *shunts*; e espécimes com pedido para cultura *Actinomyces* spp. e/ou que os espécimes demonstrem conter grânulos de enxofre na coloração pelo Gram.[65,66,224,324,431,499] Existe alguma controvérsia quanto ao período de tempo necessário para a conservação dos caldos quando se considera especificamente o *P. acnes* como patógeno das infecções de próteses articulares, especialmente quando são utilizadas medidas como a sonicação da articulação (exposição ao ultrassom) para preparar o inóculo. Alguns laboratórios poderiam incubar esses caldos por 10 dias, enquanto outros por mais tempo. Os estudos mais recentes enfatizaram a incubação no mínimo por 12 dias, antes de descartar as amostras como negativas. Ainda não está claro se isso também se aplica a todos os espécimes nos quais se suspeita da presença do *P. acnes*, mas provavelmente existem estudos em andamento e publicações nesta área.[65,66,275,419,431,480]

No que se refere ao processamento dos espécimes ortopédicos para cultura em geral, existem estudos a favor do envio de várias amostras ao laboratório para cultura de aeróbios e, possivelmente, anaeróbios também do mesmo local. O princípio que embasa essa prática é que alguns dos microrganismos infectantes fazem parte da microbiota cutânea (especialmente estafilococos coagulase-negativos) e, quando aparecem em três ou mais espécimes, existe probabilidade maior de que sejam os patógenos responsáveis por esta infecção; se eles crescem apenas em um ou dois espécimes retirados do mesmo local, então não é provável que sejam os patógenos responsáveis. Em alguns casos, isso resultou no envio de mais de 8 a 10 amostras do mesmo local, o que provavelmente não é necessário; existem evidências a favor do envio de quatro a cinco amostras do mesmo local.[17,115] A maior parte dos estudos favoráveis a essas práticas foi realizada com infecções ao redor de próteses articulares e artroplastias de revisão. Cada laboratório que recebe essas amostras deve trabalhar com seus colegas ortopedistas para chegar a um acordo quanto ao tipo e à quantidade de amostras aceitáveis. No entanto, não existem dados a favor do envio de várias amostras para culturas de fungos e micobactérias. Muitos estudos foram realizados com técnicas moleculares para identificar diretamente os microrganismos nessas amostras ortopédicas obtidas durante artroplastias de revisão e estas técnicas poderão ser utilizadas com mais frequência no futuro.[261,494]

Procedimentos de manuseio das culturas para anaeróbios

Inspeção e subcultura das colônias

Depois da inoculação, as placas incubadas em atmosferas com CO_2 entre 5 e 10% devem ser examinadas com lupas manuais ou, de preferência, um microscópio de dissecção. Quando são usadas jarras de anaerobiose, é necessário utilizar um sistema de jarra de conservação por ocasião do exame das colônias e da preparação das subculturas, de forma a evitar ao máximo a exposição ao ar das cepas sensíveis ao oxigênio. A câmara de anaerobiose e os sistemas de bolsas anaeróbias descartáveis (Figura 16.6) permitem examinar as colônias na ausência de ar. O uso do microscópio de dissecção estereoscópica durante o exame das colônias é extremamente útil, porque alguns anaeróbios apresentam aspectos singulares em suas colônias. O microscópio de dissecção também é um recurso valioso durante a subcultura das colônias com o objetivo de obter colônias puras. Durante a inspeção das colônias, devem ser registrados quaisquer aspectos diferenciadores no meio, tais como hemólise do ágar-sangue ou clareamento do ágar EYA, bem como as dimensões e os aspectos singulares das colônias. As Pranchas 16.1, 16.2, 16.3 e 16.4 ilustram algumas características das colônias de anaeróbios. Durante o registro das características das colônias, deve-se anotar o seguinte: idade da cultura e tipo de meio; diâmetro em milímetros de cada colônia, além de sua cor, características como superfície (brilhante, fosca), densidade (opaca, translúcida), consistência (butirosa, viscosa, membranosa, quebradiça) e outros aspectos descritivos (ver Capítulos 1 e 2).

Os esfregaços pelo Gram das colônias retiradas de placas incubadas em anaerobiose e em CO_2 também devem ser examinados. Com base apenas no aspecto das colônias e nas suas características microscópicas, não se deve supor que todas as colônias das placas incubadas em um sistema anaeróbio sejam anaeróbios obrigatórios. Embora a morfologia e as características das colônias de alguns anaeróbios sejam comumente distintas, não é possível diferenciar entre alguns anaeróbios facultativos e os anaeróbios obrigatórios sem os testes de aerotolerância, mesmo quando as placas incubadas com CO_2 não mostram crescimento. Os testes de aerotolerância são muito importantes para confirmar que uma bactéria isolada é anaeróbia.

A quantidade de tipos diferentes de colônias nas placas para anaeróbios deve ser determinada e também é necessário fazer uma estimativa semiquantitativa da quantidade de cada tipo (crescimento discreto, moderado ou profuso). Utilizando uma agulha ou uma pipeta de Pasteur estéril, o técnico deve transferir cada colônia diferente para outra placa de ágar-sangue para anaeróbios, de forma a conseguir uma cultura pura, assim como para uma placa de ágar-sangue para aeróbios, com o objetivo de realizar um teste de aerotolerância (descrito adiante). Quando as colônias estão bem separadas na placa de isolamento primário, um tubo com caldo de enriquecimento (p. ex., tioglicolato enriquecido ou caldo de glicose e carne cozida) deve ser inoculado para obter uma fonte de inóculos para os testes diferenciadores. Depois da incubação, os meios devem ser examinados quanto à turbidez ou outros indícios de crescimento. Quando há evidência de crescimento nos meios líquidos, deve-se preparar uma coloração com Gram. Quando os microrganismos aparecem em cultura pura, eles podem ser usados para inocular os meios diferenciais apropriados à identificação das cepas isoladas.

O técnico deve examinar as culturas primárias em tioglicolato enriquecido e caldo de glicose e carne cozida junto com todas as placas de isolamento primário. Se não houver crescimento evidente nas placas de isolamento primário para anaeróbios, ou quando as colônias isoladas não conseguem representar todos os tipos morfológicos encontrados na coloração direta dos espécimes pelo Gram, o caldo (se estiver turvo) deve ser subcultivado em duas placas de ágar-sangue para anaeróbios – uma para incubação anaeróbia e outra incubada em uma incubadora com ar e CO_2 entre 5 e 10%. Como alternativa, uma placa de ágar-chocolate pode ser usada como placa de subcultura a ser incubada na incubadora com ar e CO_2 entre 5 e 10%. Em seguida, essas placas de subcultura são examinadas da mesma forma como foi descrito antes.

Testes de aerotolerância

Cada tipo de colônia retirada da placa de isolamento de anaeróbios deve ser subcultivado em placas de ágar-sangue para aeróbios (CO_2 entre 5 e 10%) e anaeróbios e incubado durante a noite. Em seguida, deve-se avaliar a capacidade que o microrganismo tem de crescer em CO_2 de 5 a 10%, assim como sua preferência (i. e., se ele cresceu em CO_2 de 5 a 10%, se cresceu melhor em condições de anaerobiose ou, por outro lado, se as condições anaeróbias foram preferenciais ao crescimento) (Figura 16.8).

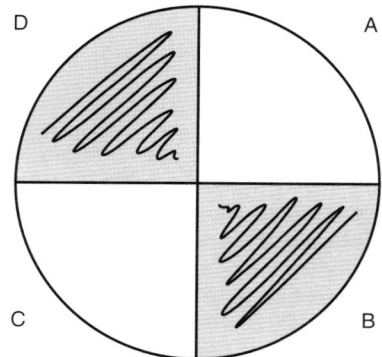

FIGURA 16.8 Técnica de semeadura dos quadrantes, que é utilizada no teste de aerotolerância de quatro cepas de anaeróbios. A placa da esquerda foi incubada em uma jarra de anaerobiose por 18 a 24 horas, enquanto a placa da direita foi incubada em um jarra com vela. As cepas A e C são anaeróbios obrigatórios. A cepa B é um anaeróbio facultativo. A cepa D possivelmente é uma bactéria microaerófila e deve ser testada novamente quanto à sua capacidade de crescer no ar ambiente, em comparação com uma atmosfera contendo CO_2. Uma jarra com vela não é adequada para testar *Campylobacter jejuni*, porque esta espécie cresce preferencialmente em uma atmosfera contendo CO_2 de 5 a 10%, H_2 a 10% e N_2 a 85%.

Relato preliminar dos resultados

Os resultados da coloração direta pelo Gram e as informações quanto à presença provável de anaeróbios devem ser transmitidos aos médicos tão logo seja possível, de forma que o tratamento apropriado possa ser iniciado. Infelizmente, muitas vezes é necessário aguardar um período de 3 dias ou mais, até que esses exames estejam concluídos. Os médicos devem ser avisados de que esse intervalo de tempo não pode ser evitado com alguns anaeróbios de crescimento lento (p. ex., algumas espécies de *Actinomyces* e *Propionibacterium*). Felizmente, a morfologia das colônias e as características morfológicas de algumas bactérias anaeróbias são tão comumente distintas que os relatórios preliminares ou presuntivos podem ser elaborados antes dos testes de aerotolerância. Exemplos dessas bactérias são *Clostridium perfringens*, membros do grupo de *Bacteroides fragilis* e grupo de *Prevotella-Porphyromonas* pigmentadas, entre outras.

Identificação das cepas de anaeróbios

Determinação da morfologia das colônias e das características bioquímicas

Depois de confirmar a presença de anaeróbios com base nos testes de tolerância e de descrever as características morfológicas, a próxima prioridade é identificar as cepas isoladas em cultura pura e notificar os resultados ao médico com a maior rapidez e precisão possíveis. Embora os taxonomistas hoje reconheçam várias centenas de espécies de anaeróbios, a tarefa do microbiologista clínico de identificar estas bactérias não é praticamente tão complexa quanto seria esperado, porque apenas um número relativamente pequeno causa infecções anaeróbias com alguma frequência.[160,238] Hoje em dia, os métodos moleculares e MALDI-TOF são utilizados com a finalidade de reduzir acentuadamente o tempo decorrido até a identificação final.

Identificação presuntiva

Quase todas as cepas clinicamente significativas são anaeróbios obrigatórios moderados ou aerotolerantes e, com alguma prática, não é particularmente difícil isolar e identificar estas bactérias. Além dos microrganismos do grupo de *Bacteroides fragilis*, do grupo de *Prevotella-Porphyromonas* pigmentadas, de *F. nucleatum* e dos cocos anaeróbios que são isolados muito frequentemente, alguns outros anaeróbios menos comuns têm, no entanto, potencial patogênico significativo. Por essa razão, é importante estar familiarizado e ser capaz de reconhecer os seguintes microrganismos: *Actinomyces israelii*, *A. naeslundii*, *A. meyeri*, *Propionibacterium acnes* e *P. propionicum*, dentre os quais todos podem causar doença inflamatória supurativa aguda ou crônica; *Fusobacterium necrophorum*, que pode ser um patógeno extremamente virulento; *C. septicum*, uma bactéria associada comumente ao carcinoma de intestino grosso ou às neoplasias malignas hematológicas quando são isolados de hemoculturas; os clostrídios "histotóxicos" além do *C. perfringens*, que podem causar gangrena gasosa e várias infecções de feridas; *C. difficile*, que é uma causa importante de DAA e colite; e *C. tetani* e *C. botulinum* em razão das doenças que causam.[160,238,464]

Os laboratórios de referência utilizam comumente baterias numerosas de testes para caracterizar as cepas de anaeróbios que lhes são encaminhadas para identificação ou confirmação; estas baterias de testes são semelhantes à que está descrita no Boxe 16.11. Além disso, também têm sido reconhecidas espécies novas com base nos métodos quimiotaxonômicos, sequenciamento do ácido nucleico e MALDI-TOF, que se tornam cada vez mais comuns, especialmente nos laboratórios de referência. Os dados derivados da caracterização das culturas por meio de grande quantidade de testes têm formado bancos de dados valiosos para a compilação de tabelas com características diferenciais, inclusive as que são publicadas pelos CDC, VPI e State University and Wadsworth Anaerobe Laboratories. Contudo, na maioria dos laboratórios clínicos diagnósticos, não é prático

Boxe 16.11

Características essenciais à identificação das bactérias anaeróbias

Relação com O_2 depois da realização dos testes de aerotolerância
Morfologia das colônias: o uso de lupas manuais ou de um microscópio de dissecção é recomendável
   Descrição das bordas, da estrutura interna e das dimensões
   Características fundamentais: pigmento, hemólise, fluorescência, formação de depressões no ágar
   Tempo de incubação até o aparecimento das colônias
Caracterização e morfologia na coloração pelo Gram
   Inclui forma e disposição das células
   Comentários sobre esporos, filamentos, ramificação e coloração irregular
Tipo de crescimento nos meios líquidos
Testes rápidos ou de mancha: crescimento em presença de bile a 20% (BBE); catalase, indol, inibição por polianetol sulfonato de sódio (SPS; do inglês, *sodium polyanethol sulfonate*)
   Placa de EYA para lecitinase e lipase
Testes com discos de antibióticos em potências definidas: vancomicina, canamicina, colistina; algumas vezes, rifampicina
Testes bioquímicos (em geral, no formato de *kit*):
   Hidrólise de amido, esculina e gelatina
   Redução de nitrato
   Fermentação dos principais carboidratos: glicose, arabinose, celobiose, sacarose, lactose e outros
Espectrometria de massa (MALDI-TOF)
Sequenciamento do rRNA 16S
Sensibilidade aos antibióticos, se fizer parte do protocolo do laboratório ou se for solicitada
Opcionais:
   Produtos metabólicos (CLG)
   Eletroforese em gel de poliacrilamida das proteínas solúveis
   Ácidos graxos de cadeia longa da parede celular; menaquinonas
Testes realizados apenas nos laboratórios de referência:
   Toxicidade, neutralização de toxinas, patogenicidade nos animais

---

ou economicamente possível usar um número tão grande de meios diferenciais e determinantes bioquímicos para identificar as cepas isoladas dos espécimes clínicos.

Felizmente, algumas características são especialmente úteis à identificação dos anaeróbios (Quadro 16.2 *online*). Essas características formam a base de uma abordagem prática para identificar anaeróbios isolados comumente no laboratório clínico e outras espécies, que são menos comuns ou são patógenos significativos, ainda que sejam raros.

Uso de meios sólidos diferenciais e de testes pontuais

Várias características importantes à identificação das bactérias anaeróbias podem ser analisadas com culturas puras em ágar-sangue para anaeróbios dos CDC e no meio de tioglicolato enriquecido. Essas características (descritas no Quadro 16.2 *online*) fornecem indícios adicionais para a diferenciação dos anaeróbios em geral. Outras características são avaliadas por meio do uso dos discos de antibióticos diferenciais, que são acrescentados às placas de ágar-sangue com anaeróbios recém-inoculados. O disco de penicilina 2 U, o disco de canamicina com 1.000 mg e o disco de rifampicina com 15 mg (disponíveis com os Becton Dickinson Microbiology Systems) facilitam a diferenciação dos bacilos gram-negativos anaeróbios e outras bactérias anaeróbias. O Quadro 16.3 *online* descreve o método de inoculação e o uso dos discos de potência antibiótica. Os discos de colistina e vancomicina também podem ser extremamente úteis, conforme foi descrito em outro estudo.[238] O teste com disco de polianetol sulfonato de sódio é um método prático para separar *Peptostreptococcus anaerobius* de outros cocos anaeróbios. O teste do disco de nitrato é um método conveniente para demonstrar redução de nitrato durante a investigação de algumas bactérias anaeróbias. Na década de 1980, os microbiologistas Dowell e Lombar e seus colaboradores especializados em anaeróbios desenvolveram três tipos de placas com quadrantes – denominadas Presumpto Plate 1, Plate 2 e Plate 3 – para formar um sistema, que poderia determinar 20 características fenotípicas dos anaeróbios a um custo mínimo. O leitor pode encontrar mais informações sobre o conteúdo, a inoculação e a interpretação dessas placas na Prancha 16.5, assim como nos Quadros 16.2, 16.3, 16.4 e 16.5 *online*. A Presumpto Plate 1® era fornecida pela Remel (hoje Thermoscientific); a empresa Anaerobe Systems (CA) pode preparar meio de EYA e, no passado, preparava outros meios a pedido, mas este autor não conseguiu encontrar alguém que vendesse todas as placas de três quadrantes, na época em que escrevia este capítulo.

O Quadro 16.5 *online* descreve as características que podem ser avaliadas com cada uma das placas de três quadrantes. O Quadro 16.3 *online* contém o método de inoculação em Presumpto (placas de três quadrantes).

Testes com discos de antibióticos em potências definidas

Inibição do crescimento em ágar-sangue para anaeróbios utilizando testes de disco com antibióticos. As zonas de inibição ao redor dos discos com antibióticos são observadas e registradas da seguinte forma:

Penicilina, disco de 2 U: sensível (S) se a zona de inibição do crescimento for > 12 mm de diâmetro; e resistente (R) se for < 12 mm.
Rifampicina, disco de 15 mg: sensível (S) se a zona de inibição do crescimento for > 15 mm; e resistente (R) se for < 12 mm.
Canamicina, disco de 1.000 mg: sensível (S) se a zona de inibição do crescimento for > 12 mm; e resistente (R) se for < 12 mm.

Os testes com disco de antibiótico em potências definidas são especialmente úteis à diferenciação entre os diversos bacilos gram-negativos, de forma a obter uma identificação presuntiva. Contudo, em vista do grande número de anaeróbios identificados hoje em dia por meio dos métodos moleculares e da MALDI-TOF, assim como a resistência crescente evidenciada entre algumas bactérias anaeróbias, a utilidade desses testes pode diminuir. As Tabelas 16.11 e 16.27 fornecem informações sobre como esses testes podem ser utilizados para a identificação presuntiva dos bacilos gram-negativos anaeróbios e dos cocos gram-positivos anaeróbios, respectivamente.

Uso dos testes com disco de SPS e nitrato

(O Quadro 16.3 *online* descreve os métodos de inoculação dos discos de polianetol sulfonato de sódio [SPS; do inglês, *sodium polyanethol sulfonate*] e nitrato.)

Teste com disco de SPS. O técnico deve medir a zona de inibição ao redor do disco de 1 polegada (2,4 cm). Uma zona de inibição > 12 mm é registrada como sensível (S). Esse teste é especialmente útil à identificação de *Peptostreptococcus anaerobius*, mas não serve para realizar testes de sensibilidade com finalidade de orientar o tratamento.

Teste com disco de nitrato. O teste de redução do nitrato é realizado acrescentando-se uma gota do reagente de nitrato A (ácido sulfanílico) e uma gota do reagente de nitrato B (1,6 de ácido de Cleave) ao disco.[238] A coloração rosa ou vermelha indica que o nitrato foi reduzido em nitrito. Quando o disco ficar incolor depois do acréscimo dos reagentes A e B, então polvilhe pó de zinco para confirmar a reação negativa. O aparecimento de cor vermelha depois do acréscimo do pó de zinco confirma que o nitrato ainda está presente no disco (reação negativa).

O ágar-sangue para anaeróbios (ágar para anaeróbios dos CDC e outras fórmulas), os meios seletivos e não seletivos para cultura primária e os meios PRAS estão disponíveis no mercado e são produtos fornecidos pela ThermoScientific Remel Microbiology (www.remel.com), Hardy Diagnostics (www.hardydiagnostics.com), Anaerobe Systems (www.anaerobesystems.com) e BBL Microbiology Systems (www.bd.com). Detalhes sobre a preparação dos meios e dos reagentes podem ser encontrados nas edições anteriores deste livro e em outras publicações.[18,123] Quando são preparados no próprio laboratório, existe a opção de colocar um único meio diferencial em uma placa e não utilizar as placas de Petri com quadrantes. Essa abordagem aumenta a flexibilidade do sistema para os microbiologistas, que poderiam preferir usar outras combinações de testes.

Identificação de anaeróbios com base nas características fenotípicas

Métodos tradicionais. Neste livro, não é possível descrever todos os procedimentos disponíveis para a caracterização bioquímica dos anaeróbios. Os meios em tubos e os meios de cultura para anaeróbios podem ser comprados de alguns fornecedores mencionados anteriormente. Veja mais detalhes sobre o uso dos meios em tubo convencionais nos manuais de laboratório sobre bacteriologia dos anaeróbios.[123,238]

O uso dos meios convencionais em tubos de Hungate ou outros tubos grandes é relativamente demorado e os meios são dispendiosos para preparar ou comprar. Como alternativas aos meios e métodos convencionais, assim como ao sistema Presumpto Quadrant Plate, foram descritos vários outros procedimentos para caracterizar e identificar as cepas isoladas e esquemas de identificação alternativos.[9,238] alguns desses contêm volumes menores dos meios nos recipientes, que podem ser manipulados com rapidez razoável na bancada do laboratório. Uma das abordagens alternativas mais populares é o teste para determinadas características fundamentais das cepas isoladas nos meios de cultura diferenciais (p. ex., ágar BBE). Outra tem sido utilizar discos impregnados com antibióticos ou vários outros compostos químicos para testar a inibição ou estimulação do crescimento. Outra abordagem excelente é usar comprimidos pequenos (p. ex., WEE-TABS®, Key Scientific Products; www.keyscientific.com) para avaliar certas reações de substratos cromogênicos enzimáticos. O WEE-TABS® tem sido usado como teste único ou complementar para diferenciar diversos anaeróbios. Detalhes sobre o seu uso e descrições de vários outros testes usados para caracterizar um anaeróbio isolado estão incluídos no *Wadsworth Anaerobic Bacteriology Manual*,[238] na literatura científica básica na Internet e em outros artigos de revisão.

Microssistemas comerciais para identificação dos anaeróbios. Historicamente, dois *kits* comerciais com micrométodos pré-acondicionados desenvolvidos na década de 1970 continuaram a ser usados nos laboratórios de microbiologia clínica para identificar anaeróbios – ou seja, API-20A® (bioMérieux Vitek) e Minitec® (Becton Dickinson Microbiology Systems). Stargel et al.[460] revisaram a estrutura e o uso desses sistemas, que requerem incubação durante a noite e o uso de bancos de dados manuais ou informatizados para a identificação.

Além disso, vários fabricantes comercializaram *kits* pré-acondicionados, que testam várias enzimas pré-formadas e eliminam a necessidade da incubação durante a noite. A maioria desses sistemas utiliza uma bateria de substratos cromogênicos para testar rapidamente algumas aminopeptidases e glicosidases. Cada sistema requer a preparação de uma suspensão celular grossa retirada da superfície de uma cultura pura em placa. Esses *kits* pré-acondicionados permitem ao microbiologista determinar várias características enzimáticas de uma cultura pura depois da incubação em anaerobiose por 4 horas ou menos. Com exceção do *kit* API-ZYM®,[27,314] todos esses sistemas pré-acondicionados fornecem códigos numéricos, bancos de dados informatizados e tabelas de identificação para ajudar a identificar uma cepa que foi caracterizada por um destes sistemas. Em um estudo dos métodos laboratoriais utilizados nos laboratórios clínicos em 2008, os *kits* para enzimas pré-formadas eram usados por 66% dos laboratórios, enquanto 30% usavam discos com antibióticos em potências definidas (descritos antes) na identificação.[191] A relação de produtos usadas para realizar esses testes é a seguinte:

API ZYM® (bioMérieux Vitek)[314,460]
Crystal® Anaerobe Identification System (Becton Dickinson Microbiology System)[43,79]
MicroScan® Specialty Rapid Anaerobe Panel (Siemens Diagnostics)
RapID-ANA® II (Thermoscientific Remel ou Oxoid Products)[315]
Rapid ID® 32A (bioMérieux Vitek)
Vitek® 2 ANC Card (bioMérieux Vitek).[43,286,391]

Esses *kits* são populares entre os microbiologistas e têm sido amplamente utilizados nos laboratórios de microbiologia diagnóstica. Em geral, seu uso é simples e menos demorado que os métodos convencionais. As descrições detalhadas de cada um desses sistemas – inclusive substratos, procedimentos usados, interpretação dos resultados dos testes – e uma discussão das avaliações de desempenho estão disponíveis em outras publicações ou nas páginas de cada empresa na Internet. Alguns dos microssistemas pré-acondicionados citados antes precisam ser complementados por outros testes para assegurar a identificação precisa e definitiva de alguns grupos de anaeróbios (p. ex., uso do ágar EYA para outros clostrídios além do *C. perfringens*; uso da rapidez de crescimento e do aspecto das colônias nos meios sólidos e líquidos; vários testes complementares adicionais mais a cromatografia líquido-gasosa [CLG] para identificação completa dos bacilos gram-negativos anaeróbios NFE; o uso de bile a 20%, esculina, alguns testes tradicionais de carboidratos para espécies de *Bacteroides*; e finalmente testes adicionais para outros anaeróbios). Evidentemente, ainda assim é necessário examinar e interpretar corretamente as reações ao corante de Gram, considerar a morfologia das colônias e as características microscópicas e incorporar os resultados dos testes de aerotolerância. As culturas puras sempre devem ser usadas quando é necessário diferenciar anaeróbios com base nos sistemas comerciais pré-acondicionados. Quando um *kit* identifica uma espécie rara, não se deve aceitar esta identificação sem repetir os testes com métodos alternativos, ou talvez confirmar em um laboratório de referência quando a cepa é clinicamente significativa.

Determinação dos produtos metabólicos por cromatografia líquido-gasosa. Os produtos metabólicos liberados nos meios de cultura durante o crescimento anaeróbio são características fundamentais das bactérias anaeróbias e algumas bactérias anaeróbias facultativas. Em conjunto com a determinação da relação com o oxigênio, a maioria das bactérias anaeróbias pode ser identificada no nível dos gêneros com base na presença ou ausência de esporos, na reação ao Gram, na morfologia celular e nos resultados da análise da CLG. Essa última técnica aumenta a rapidez e a precisão da identificação e, na verdade, o custo diminui porque se economiza tempo.[338] Entretanto, o uso da CLG em alguns laboratórios clínicos diminuiu muito e, em alguns casos, foi eliminado. Essa técnica ainda é realizada nos laboratórios de referência e pesquisa e, quando necessário, pode-se enviar as cepas isoladas a serem testadas. Exemplos de testes com CLG estão incluídos nas Figuras 16.9 e 16.10, assim como no Quadro 16.6 *online*; informações adicionais também estão disponíveis nas edições anteriores deste livro de texto e, se necessário, nas publicações sobre anaeróbios.[238,519] A definição dos gêneros com base nas reações metabólicas ainda é cientificamente válida, porque os processos metabólicos desses microrganismos são traços geneticamente estáveis ou conservados destas bactérias. Os esquemas apresentados nas Tabelas 16.9 e 16.10 ilustram a utilidade da análise dos produtos metabólicos ácidos na diferenciação dos gêneros de bactérias anaeróbias. Embora a análise por CLG não seja obrigatória na identificação presuntiva do grupo de *B. fragilis*, dos bacilos gram-negativos anaeróbios pigmentados, de *F. nucleatum*, de *C. perfringens*, de *P. anaerobius* e de alguns outros anaeróbios isolados comumente dos espécimes clínicos, ela é necessária para a identificação definitiva de algumas espécies de *Bacteroides* e de *Fusobacterium*, da maioria das espécies de *Actinomyces*, de *Bifidobacterium* e de *Clostridium* (além do *C. perfringens*) de *Eubacterium*, de *Lactobacillus*, de *Propionibacterium* e quase todos os cocos anaeróbios, a menos que se utilizem métodos moleculares ou espectrometria de massa.[238]

Hoje em dia, os equipamentos de cromatografia gasosa são relativamente baratos, seguros, simples de usar, confiáveis e

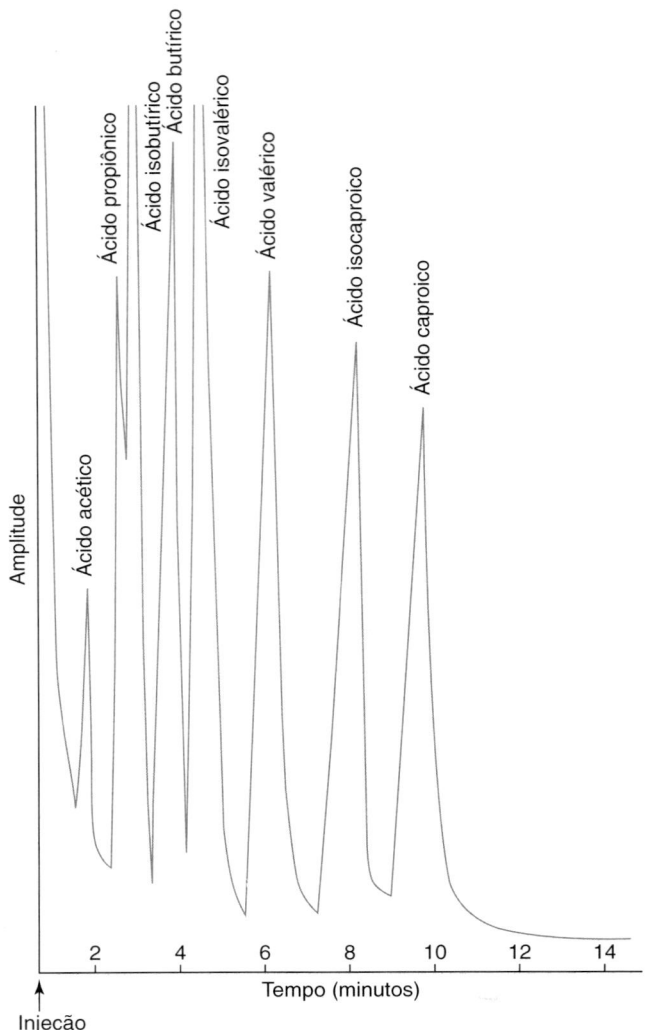

■ **FIGURA 16.9** Cromatograma-padrão típico de ácidos graxos voláteis. O tempo decorrido entre a injeção de um extrato etéreo da solução padronizada e o pico de cada ácido (i. e., o tempo de retenção) é usado para identificar os ácidos. Por exemplo, observe que o tempo de retenção do ácido acético é de 1,8 minuto, enquanto o do ácido valérico é de 6 minutos (equipamento utilizado: Dorhrmann Anabac®, Clinical Analysis Products, Sunnyvale, CA; detector: condutividade térmica; enchimento de coluna: 15%, SP-1220/H_3PO_4 a 1% em 100/120 Chromasorb® W/AW da Supelco, Bellefonte, PA).

disponíveis comercialmente através de várias empresas que fabricam instrumentos científicos. O equipamento e os procedimentos usados para determinar os produtos metabólicos por CLG estão descritos com mais detalhes em outras publicações.[238,338] Os Quadros 16.6 e 16.7 *online* descrevem os procedimentos de inoculação de um equipamento de cromatografia gasosa para detectar ácidos graxos voláteis e não voláteis, respectivamente.

Identificação dos ácidos graxos voláteis. A CLG é usada para identificar ácidos graxos voláteis de cadeias curtas, que são solúveis em éter. Os ácidos relacionados a seguir são identificados por essa técnica: acético, propiônico, isobutírico, butírico, isovalérico, valérico, isocaproico e caproico. O procedimento está explicado no Quadro 16.6 *online*.

Os ácidos graxos voláteis podem ser identificados comparando-se os tempos de eluição dos produtos presentes nos

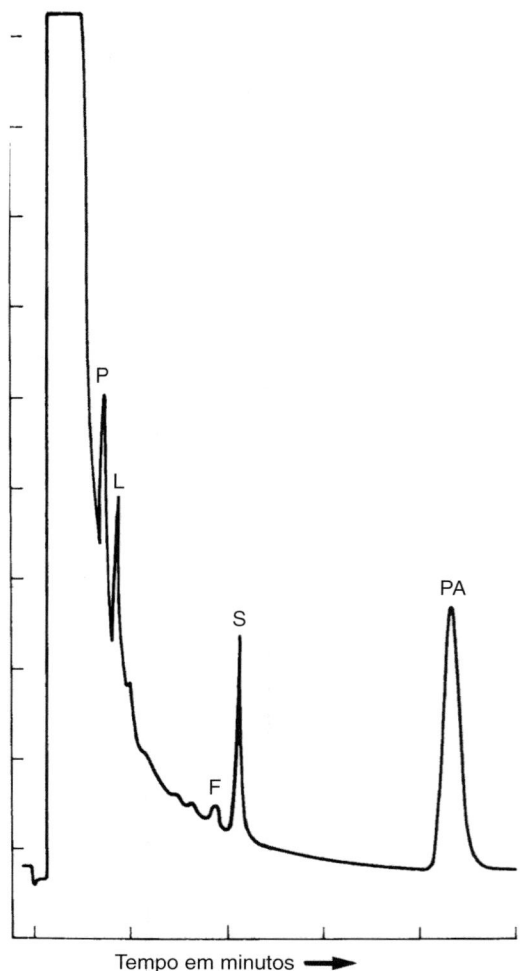

FIGURA 16.10 Um cromatograma-padrão típico de ácidos graxos não voláteis. A coluna foi preenchida com SP.1000 a 10%/H_3PO_4 a 1% em 100/120 Chromasorb® W/AW (Supelco, Bellefonte, PA). P = ácido pirúvico; L = ácido láctico; F = ácido fumárico; S = ácido succínico; PA = ácido fenilacético.

extratos com os tempos correspondentes de uma mistura de ácidos conhecidos (padrão de ácidos graxos voláteis), separados sob as mesmas condições no mesmo dia. A Figura 16.9 ilustra um traçado padronizado representativo.

Identificação dos ácidos não voláteis. Os ácidos pirúvico, láctico, fumárico, succínico, hidrocinâmico e fenilacético não são detectados pelo procedimento de extração em éter para os ácidos graxos voláteis (ver parágrafo anterior). Esses ácidos não voláteis são identificados depois da preparação dos derivados metilados e o procedimento está descrito no Quadro 16.7 *online*. A análise dos extratos em clorofórmio é realizada utilizando as mesmas condições cromatográficas usadas para os ácidos voláteis. A identificação dos ácidos não voláteis ou metilados é realizada comparando-se os tempos de eluição dos produtos presentes nos extratos com os tempos correspondentes dos ácidos conhecidos separados por cromatografia no mesmo dia.

As Tabelas 16.16 e 16.21 relacionam os produtos metabólicos das espécies comuns de bacilos gram-negativos anaeróbios.

Uso dos métodos moleculares e da espectrometria de massa (MALDI-TOF) para identificar bactérias anaeróbias

Uso do sequenciamento do rRNA 16S para identificar anaeróbios. Isoladamente ou em infecções polimicrobianas, os anaeróbios são responsáveis por muitas doenças clínicas e, apesar disto, muitos laboratórios dispõem de poucos recursos para seu isolamento e sua identificação. Os diversos métodos de isolamento de anaeróbios estão descritos neste capítulo, bem como o uso de meios especializados e de incubação prolongada em condições anaeróbias apropriadas para facilitar seu isolamento. A maioria dos laboratórios usa métodos fenotípicos de identificação e isto frequentemente requer períodos mais longos entre o isolamento e a identificação e, em alguns casos, anaeróbios importantes podem passar despercebidos e podem ser confundidos ou identificados incorretamente. O uso de técnicas moleculares (especialmente o sequenciamento do rRNA 16S) tem alterado rapidamente esse cenário e pode, com o tempo, ampliar nosso nível de compreensão quanto à incidência e à relevância dos anaeróbios nas doenças clínicas. Uma questão que ainda precisa ser mais bem estudada é se todos os anaeróbios isolados em uma cultura devem ou não ser caracterizados e descritos no laudo, porque hoje estes microrganismos podem ser identificados com precisão e rapidez; contudo, o uso do sequenciamento pode ampliar nossos conhecimentos acerca dos microrganismos comuns e mais exigentes, inclusive bactérias anaeróbias. Assim como a maioria dos métodos moleculares, a formação de um banco de dados robusto e consistente é crucial à identificação correta e, no que se refere aos anaeróbios, este processo ainda está em seus primórdios. Entretanto, podemos citar vários exemplos, nos quais o uso do sequenciamento resultou na identificação clara dos anaeróbios envolvidos em infecções comuns e menos frequentes.[412,430,442,472,520,523] O sequenciamento tornou-se o método de referência utilizado nos estudos das outras técnicas de identificação (especialmente nos estudos sobre MALDI-TOF em andamento) e dos métodos usados para determinar a taxonomia e a proximidade entre as bactérias anaeróbias.[106,179,279,491] Sua utilização para definir as microbiotas anaeróbias dos tratos GI e GU pode alterar a forma como abordamos a identificação dos anaeróbios nas infecções clínicas, bem como as abordagens terapêuticas às doenças como vaginose bacteriana e infecção recidivante por *C. difficile*.[212,434,504] Quando são utilizadas apenas características fenotípicas para identificar anaeróbios no trato GI, por exemplo, apenas aproximadamente 24% das espécies fecais podem ser descritas, em comparação com a quantidade de espécies que podem ser detectadas pelos métodos moleculares.[238] O mesmo provavelmente se aplica à etiologia das doenças clínicas, nas quais os recursos tradicionais podem não ser suficientes para a identificação definitiva. Estudos demonstraram que o uso de PCR e sequenciamento diretos é vantajoso para os pacientes que estão em tratamento antimicrobiano e para a identificação dos patógenos (inclusive anaeróbios) com necessidades específicas de crescimento.[387]

Uso da espectrometria de massa para identificar anaeróbios. Existem muitos artigos na literatura sobre o uso da MALDI-TOF para identificar bactérias e fungos nos laboratórios de microbiologia clínica. Esse método é uma técnica de ionização suave, que permite a dessorção dos peptídios e das proteínas das colônias bacterianas, bem como de extratos bacterianos em estado natural. É necessária preparação mínima e o tempo decorrido até a identificação pode ser de apenas alguns minutos, em comparação com algumas horas ou até dias necessários para a identificação bioquímica convencional das bactérias. Evidentemente, com alguns anaeróbios os tempos de identificação podem ser muito longos e, em alguns casos, ainda assim ela não é definitiva, especialmente quando a cepa isolada não é encontrada frequentemente no laboratório. O investimento de capital inicial do equipamento de espectrometria de massa pode parecer proibitivo para alguns laboratórios. Entretanto, na maioria dos casos, o custo baixo por identificação – quando comparado com os métodos convencionais – pode ser usado para compensar rapidamente o investimento realizado com o equipamento. Hoje já existem muitos estudos demonstrando a utilidade da MALDI-TOF para identificar anaeróbios (Tabela 16.8). Biswas e Rolain revisaram os estudos publicados, que utilizaram o equipamento da Bruker ou Vitek®, ou ambos; estes autores conseguiram demonstrar precisão > 85% em 10 dos 13 artigos publicados, embora a maioria tenha sido realizada com espécies de anaeróbios mais comuns.[42] A necessidade de dispor de um método confiável de extração antes do teste ainda não foi solucionada.[171,242] A importância dos bancos de dados consistentes foi evidenciada por alguns pesquisadores, não apenas com os anaeróbios, mas também para a maioria dos microrganismos para os quais a MALDI-TOF foi avaliada.[154,242,254,279,318,352,492] Um estudo envolvendo vários centros relatou que mais de 90% dos 651 anaeróbios, que incluíam 11 gêneros diferentes, foram identificados corretamente no nível das espécies utilizando o sistema Vitek® MS, em comparação com o sequenciamento do rRNA 16S; além disto, essas identificações foram realizadas sem necessidade de extração. Houve algumas cepas de bacilos gram-negativos (*Fusobacterium* spp., *B. uniformis* e *Actinomyces* spp.) que não puderam ser identificadas, mas os autores acharam que o sistema assegura precisão geral excelente, com tempo reduzido até a liberação dos resultados.[179] Outro estudo de grande porte realizado na França avaliou a MALDI-TOF com 1.325 anaeróbios e demonstrou que 92,5%

Tabela 16.8 Utilização da MALDI-TOF para a identificação de anaeróbios.

Cepas testadas	Sistema MALDI-TOF utilizado	Comparativo	Resultados	Comentários	Referência/ano
193 *Bacteroides* spp.	Bruker	Rapid® 32A e rRNA 16S	MALDI: ID correta de 87% e concordância de 93% com PCR Rapid® 32A: concordância de 52% das espécies com PCR	Uso fácil, relação custo–benefício favorável e identificação mais rápida que a Rapid® 32A; é preciso ampliar os bancos de dados	111; 2012
152 cepas isoladas clinicamente: 45% de BGP 35% de BGN 20% de cocos	Bruker	ID fenotípica e rRNA 16S	Concordância de 79% de gênero e espécie (usando escore > 2,0) Concordância de 86% de gênero (> 1,8) 92% das espécies de *Actinomyces* foram identificadas corretamente	Mais problemas com a identificação das espécies de *Fusobacterium*; o banco de dados precisa ser ampliado. O meio de BBE foi utilizado com sucesso para isolar algumas cepas	154; 2012
238 cepas isoladas clinicamente	Bruker	rRNA 16S	Com extração: 78% dos gêneros e das espécies, 14% apenas de gênero; 8% com identificação errônea ou indefinida. Sem extração: 66% dos gêneros e das espécies; 20% e 13% de ID incorreta ou indefinida.	O esfregaço direto não foi inferior à extração	171; 2012
290 cepas isoladas clinicamente: 73 *Clostridium* spp. 11 *Bacteroides* spp. 11 *Actinomyces* spp.	Ambos	rRNA 16S	Vitek®: 44 a 49% dos gêneros e das espécies; 12% apenas dos gêneros; ID incorreta de 1,4%; nenhuma ID em 13%. Bruker: 67% dos gêneros e das espécies, ID incorreta em 8%.	O sistema Bruker forneceu mais ID corretas, mas também mais ID incorretas, em comparação com o Vitek® MS O pré-tratamento com ácido fórmico no sistema Bruker aumentou a ID do *C. ramosum* Os bacilos gram-positivos resistentes ao metronidazol apresentaram problemas de ID	242; 2011
544 cepas de 79 espécies: 130 de *P. acnes* 52 de *Fusobacterium* spp. 117 do grupo de *B. fragilis*	Bruker	rRNA 16S	A técnica MALDI-TOF identificou 61% no total. 16/212 cepas sem ID não estavam no banco de dados. Conseguiram identificar 11 microrganismos novos com MALDI-TOF e sequenciamento.	O *P. acnes* foi bem identificado Com o uso da MALDI-TOF e o sequenciamento, os laboratórios ficarão "repletos" de espécies anaeróbias "novas"	276; 2011

(*continua*)

Tabela 16.8 Utilização da MALDI-TOF para a identificação de anaeróbios (*continuação*).

Cepas testadas	Sistema MALDI-TOF utilizado	Comparativo	Resultados	Comentários	Referência/ano
283 cepas isoladas clinicamente: 140 de BGN 73 *Clostridium* spp. 8 *Actinomyces* spp.	Bruker	ID convencional e, depois, rRNA 16S nos casos discordantes	77% identificados no nível dos gêneros e das espécies. 11% no nível dos gêneros. 12% de ID não confiáveis; depois do sequenciamento dos discordantes, 0,7% eram resultados errôneos da MALDI-TOF	Os resultados melhoram quando se utilizam escores de MS mais baixos O *P. acnes* foi bem identificado Os autores discutiram a necessidade de ampliar o banco de dados O estudo descobriu algumas identificações errôneas do grupo de *B. fragilis* com base no método fenotípico	352; 2012
253 cepas isoladas clinicamente: 40% de BGP 27% de BGN 32% de cocos	Bruker	rRNA 16S	71% identificados no nível dos gêneros e das espécies e outros 20% no nível dos gêneros quando se utilizaram os pontos de corte do fabricante ID incorretas em 4% com escore > 2,0 e < 1% com escore > 1,7	Banco de dados ampliado é recomendável; a extração em placa funcionou bem A MALDI-TOF ofereceu um método rápido de baixo custo para identificar anaeróbios	417; 2013
107 cepas de CGP	Vitek®	rRNA 16S e hibridização fluorescente *in situ* (FISH; do inglês, *fluorescence in situ hybridization*)	90% de ID correta; apenas três cepas não puderam ser identificadas	Recurso excelente para identificar grupos filogeneticamente heterogêneos de anaeróbios, inclusive CGP	490; 2011
79 cepas isoladas	Ambos	rRNA 16S	Vitek®: 61% dos gêneros e das espécies; até 71% dos gêneros Bruker: 51% de gêneros e espécies; até 61% de gêneros	Identificações corretas de ambos seriam melhoradas se os organismos que não constam do banco de dados fossem removidos Vitek® apresentou melhor desempenho com CGP e Bruker com o grupo de *B. fragilis*	492; 2011
102 *Prevotella* spp.	Bruker	rRNA 16S	63% identificados apenas de espécies e 73,5% apenas no nível de gêneros Os índices aumentariam para 83% de espécies e 89% de gêneros se o banco de dados fosse ampliado	A identificação das espécies de *Prevotella* foi satisfatória, mas o banco de dados precisa ser ampliado	527; 2012
651 cepas de 11 gêneros	Vitek®	rRNA 16S	> 90% de ID corretas de espécies	Desempenho insatisfatório (nenhuma ID) com alguns *B. uniformis*, *Fusobacterium* sp. e *Actinomyces* spp. Em geral, o sistema teve precisão excelente com tempo curto até a liberação dos resultados	179; 2013
73 cepas (parte de um estudo de grande porte com aeróbios e anaeróbios)	Ambos	rRNA 16S	Vitek®: 75% de gêneros e de espécies 3% mais de um gênero 18% sem identificação Bruker: 62% de gêneros e de espécies 22% mais de um gênero 15% sem identificação	Os dois sistemas tiveram desempenho muito bom, com eficiência equivalente com todas as cepas isoladas *Fusobacterium* spp. não foram bem-identificadas no nível de espécies com o sistema Bruker e o sistema Vitek® identificou erroneamente mais *Bacteroides* spp.	318; 2012
274 cepas isoladas	Ambos	API® 20A; resultados discrepantes com rRNA 16S	Vitek®: 100% identificados de gêneros e de espécies Bruker: 89% identificados de gêneros e de espécies; 10% mais apenas de gêneros e 0,72% de erros de ID	Os dois sistemas tiveram bom desempenho e a MALDI-TOF poderia ser usada como recurso de "primeira linha" para poupar tempo na identificação dos anaeróbios	231; 2013

foram identificados corretamente no nível das espécies, inclusive várias espécies incomuns ou raras. Esses autores entenderam que a técnica MALDI-TOF estava tornando-se "padrão de referência" para a identificação dos anaeróbios no laboratório clínico de rotina.[31]

O uso do sistema de MALDI-TOF da Bruker para identificar 484 anaeróbios (> 75% de espécies *Clostridium* e mais de 70% destas eram *C. difficile*) resultou na identificação correta de 94%, em comparação com a confirmação por sequenciamento do rRNA 16S, com especificidade de 100% para as espécies de *Clostridium* testadas. O desempenho não foi tão bom com as cepas de *Fusobacterium* e com o *P. acnes*; contudo, o pré-tratamento das colônias solucionou o problema na maioria dos casos.[106] Outro estudo usou uma mistura mais diversificada de anaeróbios gram-positivos e gram-negativos e analisou 253 cepas, das quais 71% das espécies foram identificadas corretamente e 92% dos gêneros (em comparação com os métodos fenotípicos e moleculares), com base no sistema Bruker e na extração em placa.[417] Ao menos três estudos comparativos dos dois equipamentos de espectrometria de massa disponíveis no mercado foram publicados na literatura sobre identificação dos anaeróbios: um analisou 290 anaeróbios e demonstrou mais identificações de espécies com o sistema Bruker, do que com o Vitek® MS (67% *versus* 49%), mas o primeiro também produziu mais identificações errôneas (8% *versus* 1%). O sequenciamento foi usado para confirmar as discrepâncias. Os autores concluíram que os dois sistemas eram realmente promissores na identificação dos anaeróbios, mas seus respectivos bancos de dados deveriam ser ampliados para melhorar o desempenho, porque algumas cepas foram identificadas, mas não estavam incluídas nos respectivos bancos de dados; no caso do sistema Bruker, os pontos de corte sugeridos pelo fabricante para a identificação precisaram ser ajustados para obter melhores resultados.[242] O segundo estudo comparativo analisou apenas 79 cepas isoladas clinicamente e encontrou identificações corretas em mais de 61% com os dois sistemas e, como o estudo citado antes, concluiu que os bancos de dados precisavam ser mais ampliados.[492] O terceiro estudo comparativo analisou 274 anaeróbios clinicamente significativos, comparando os resultados da MALDI-TOF com o API® 20AN; os autores conseguiram identificações corretas de 100% com o Vitek® MS e 89% com o Bruker, depois que a confirmação molecular foi efetuada.[231] Um laboratório de grande porte da França comparou as identificações de 1.506 cepas de anaeróbios utilizando métodos fenotípicos convencionais durante um período específico de 11 anos com a técnica MALDI-TOF, por meio da qual foram identificados 1.564 anaeróbios. Quarenta espécies diferentes foram identificadas entre as 1.506 cepas caracterizadas pelos métodos convencionais, enquanto 103 espécies diferentes foram identificadas entre as 1.564 cepas caracterizadas pela MALDI-TOF, ou seja, foi possível identificar mais que o dobro de espécies novas; os autores concluíram que a MALDI-TOF poderia ser usada no lugar dos métodos moleculares, mesmo para identificar patógenos humanos raros, tendo em vista que o estudo também incluiu mais de 280.000 espécies de aeróbios isolados.[422] Existem algumas espécies de anaeróbios (semelhantes aos aeróbios), com as quais a MALDI-TOF pode não ter desempenho tão bom quanto os métodos moleculares, ou até mesmo os métodos fenotípicos, na diferenciação entre as espécies. Por exemplo, um membro recém-descoberto do grupo de *Bacteroides fragilis* (*B. dorei*) não poderia ser diferenciado de *B. ovatus*, *B. vulgatus* e *B. xylanisolvens* com base na MALDI-TOF, mas isto seria possível se fossem utilizados os testes de β-glicosidase e catalase; estas espécies também poderiam ser diferenciadas com base nos métodos de sequenciamento.[370]

Uma vantagem potencial de usar sequenciamento ou MALDI-TOF é a identificação direta dos anaeróbios nos espécimes clínicos por sequenciamento e a identificação mais rápida das cepas com base na técnica MALDI-TOF, de forma a fornecer resultados ainda mais rápidos ao médico. A MALDI-TOF foi avaliada para a identificação dos frascos de hemocultura positiva da marca BacT/Alert® e os resultados foram bons; o intervalo até a liberação dos resultados foi < 24 horas quando se utilizou MALDI-TOF, em contraste com os métodos convencionais.[168,327] A combinação do sequenciamento com a MALDI-TOF certamente continuará a ser utilizada para melhor esclarecer a taxonomia dos microrganismos e provavelmente ajudará a definir a relevância clínica de alguns anaeróbios, que não são identificados facilmente por métodos fenotípicos. É perfeitamente possível que a MALDI-TOF (se for aperfeiçoada conforme foi sugerido) torne-se um recurso rotineiro para a identificação das bactérias anaeróbias, como tem sido para os aeróbios em muitos laboratórios clínicos. Os profissionais que ensinam à nova geração de estudantes de tecnologia médica devem incorporar os métodos tradicionais de identificação a essas técnicas mais novas, de forma que os laboratoristas retenham experiência na interpretação da coloração pelo Gram e da morfologia das colônias, que ainda são habilidades importantes. Em vários aspectos, o melhor método de identificação é uma combinação do "antigo" com o "novo".

Identificação dos grupos específicos de bactérias anaeróbias

Níveis de identificação nos diferentes laboratórios

A Tabela 16.2 apresenta uma atualização abrangente da nomenclatura (nomes antigos e atuais) das bactérias anaeróbias. Felizmente, os anaeróbios mais importantes na prática clínica e/ou que são isolados mais comumente dos espécimes clínicos selecionados e colhidos adequadamente compõem uma lista muito menor (Tabela 16.3). Apenas cerca de 12 a 15 grupos ou de espécies são responsáveis por cerca de 75% ou mais das cepas isoladas de espécimes colhidos adequadamente, ao menos quando se utilizam métodos fenotípicos de identificação. Isso inclui o grupo de *Bacteroides fragilis*, o grupo das *Prevotella-Porphyromonas* pigmentadas, *Fusobacterium nucleatum*, *Peptostreptococcus anaerobius*, *Finegoldia magna* (e algumas outras espécies de cocos anaeróbios), *Propionibacterium acnes*, *Clostridium perfringens*, *C. ramosum* e espécies de *Veillonella*. A equipe do laboratório deve estar familiarizada com esses microrganismos, porque são muito comuns e frequentemente têm significado clínico. Também é especialmente importante que os microbiologistas clínicos conheçam e sejam capazes de reconhecer *Fusobacterium necrophorum*, *Actinomyces israelii*, *Propionibacterium propionicum*, grupo de *C. clostridioforme*, *C. septicum*, *C. difficile*,

C. botulinum, *C. tetani* e algumas outras espécies (descritas adiante neste capítulo), porque estes microrganismos podem ser altamente patogênicos aos pacientes.

Além das considerações quanto à necessidade de estar familiarizado com os anaeróbios comuns e/ou clinicamente significativos, alguns estudos sugeriram que os microbiologistas dos laboratórios clínicos possam optar por limitar a amplitude da identificação destas bactérias, com base nos níveis de capacidade do laboratório.[9] Todos os laboratórios, mesmo os que têm recursos limitados, devem ser capazes de isolar anaeróbios em cultura pura e avaliar as características morfológicas microscópicas e macroscópicas das colônias. Em combinação com os resultados dos testes de aerotolerância, essas informações podem então ser relatadas ao médico na forma de um laudo preliminar. Nos laboratórios que dispõem de recursos para identificar anaeróbios, quando a(s) cepa(s) isolada(s) parece(m) ser clinicamente relevante(s), a identificação deve ser concluída no próprio laboratório e, se isto não for tecnicamente exequível, então devem ser enviadas a um laboratório de referência, que possa concluir a identificação. Os fatores citados a seguir são considerações importantes à determinação do significado clínico dos anaeróbios: um médico experiente tem forte suspeita de que a cepa isolada é o agente etiológico da doença; um esfregaço corado diretamente pelo Gram, obtido de uma ferida ou abscesso, líquido peritoneal ou outra amostra estéril, apresenta indícios de inflamação aguda (i. e., leucócitos polimorfonucleares numerosos, com poucas ou nenhuma célula epitelial escamosa) ou necrose; a coloração direta pelo Gram demonstra um microrganismo, que se correlaciona com os resultados da cultura (p. ex., indícios microscópicos de mionecrose clostrídica, Prancha 16.3 D); grânulos de enxofre sugestivos da presença de actinomicetos (Prancha 16.2 C e D); e outras culturas obtidas de outra parte do corpo, demonstrando o mesmo microrganismo que foi isolado do foco primário (p. ex., as hemoculturas positivas contêm *C. perfringens* em um paciente com mionecrose clostrídica). Mesmo os laboratórios com plena capacidade de realizar a identificação definitiva dos anaeróbios podem optar por limitar a extensão do processamento, quando não há razão clínica para levar a identificação adiante. Por exemplo, quando o laboratório recebe um *swab* cirúrgico rotulado com os dizeres "derramamento fecal no abdome", a cultura e a identificação são desnecessárias porque este espécime provavelmente terá uma mistura previsível de membros das microbiotas aeróbia e anaeróbia. A identificação de qualquer um ou de todos esses microrganismos não teria qualquer utilidade clínica e poderia ser extremamente dispendioso concluir a identificação definitiva de todos os microrganismos isolados.

O segundo nível de investigação dos anaeróbios poderia exigir alguns recursos de identificação, além dos que podem ser disponibilizados nos laboratórios com capacidade limitada. Por exemplo, a diferenciação entre o grupo de *B. fragilis* e outros anaeróbios gram-negativos e a identificação de *C. perfringens* são habilidades que precisam ser conservadas, mesmo nos laboratórios com recursos limitados. As cepas que não puderem ser identificadas com mais precisão no laboratório com recursos limitados e que forem consideradas clinicamente relevantes devem ser transportadas a um laboratório de referência para sua identificação definitiva.

O terceiro nível poderia exigir a capacidade de realizar uma identificação completa de 12 ou mais grupos e das espécies anaeróbias comuns mencionadas antes, com base nas características de crescimento e nos fenótipos definidos por testes rápidos, sistemas de *kits*, CLG, sequenciamento do ácido nucleico e/ou MALDI-TOF. Os detalhes de como a morfologia, as características de crescimento, a aerotolerância, alguns testes focais rápidos, o sistema de placas Presumpto e outros métodos práticos permitem reconhecer e diferenciar esses grupos e espécies estão incluídos no texto a seguir. Os laboratórios capazes de realizar identificações definitivas têm a opção de limitá-las ao nível presuntivo ou preliminar descrito antes, dependendo da qualidade da amostra e da necessidade médica da identificação completa. Os laboratórios capazes de realizar identificação definitiva poderiam incluir os que fazem parte de grandes centros médicos universitários, laboratórios de referência e laboratórios de saúde pública estaduais e federais.

Restam poucas dúvidas de que a identificação definitiva é necessária para definir mais claramente o papel das bactérias anaeróbias nas doenças; fornecer um diagnóstico microbiológico exato, que possa facilitar a seleção ideal dos antibióticos e do tratamento clínico dos pacientes; atender às necessidades de saúde pública (p. ex., diarreia nosocomial causada por *C. difficile*); e ajudar a instruir médicos e microbiologistas clínicos. O nível de identificação dos anaeróbios depende de várias considerações, que diferem entre os laboratórios; não se pode esperar que todos os laboratórios realizem o mesmo nível de complexidade dos exames bacteriológicos para anaeróbios. Entre os fatores que afetam o processo de decisão quanto à amplitude da identificação estão a competência técnica e a experiência dos tecnólogos; o número de profissionais disponíveis; os suprimentos e equipamentos essenciais; a população de pacientes atendidos; e as necessidades dos médicos, que têm a responsabilidade de cuidar dos seus pacientes. Os microbiologistas clínicos devem ser competentes no trabalho que executam e não devem hesitar em usar os serviços dos laboratórios de referência quando precisarem de ajuda para realizar a identificação definitiva, ou para confirmação de referência dos isolados, assim como solicitar testes de sensibilidade antimicrobiana, testes de toxigenicidade, estudos do ácido nucleico ou outros procedimentos clinicamente relevantes. Em outras publicações, há descrições de abordagens adicionais e informações atualizadas sobre identificação dos anaeróbios com base em várias combinações de testes de diversos níveis de complexidade.[238] No futuro, espera-se que muitos laboratórios disponham dos recursos como MALDI-TOF e/ou métodos moleculares de identificação, que poderiam reduzir ainda mais a necessidade rotineira de realizar alguns dos testes bioquímicos mencionados anteriormente e da CLG. Entretanto, quando se trabalha com anaeróbios, ainda é fundamental sempre incluir informações sobre coloração pelo Gram e morfologia das colônias do microrganismo e realizar os testes de aerotolerância necessários para facilitar a confirmação das identificações mais recentes.

As Tabelas 16.9 e 16.10 descrevem os elementos fundamentais à identificação dos gêneros dos bacilos gram-negativos anaeróbios e dos bacilos gram-positivos anaeróbios NFE. A discussão que se segue apresenta informações sobre a identificação laboratorial de cada grupo de anaeróbios.

Tabela 16.9 Diferenciação dos gêneros de bacilos gram-negativos anaeróbios não formadores de esporos (NFE).

I. Imóveis ou móveis com flagelos peritriquiais; bacilos retilíneos ou cocobacilares	
A. A proposta de Shah e Collins[227] inclui apenas as espécies altamente fermentadoras e resistentes à bile, que são semelhantes ao *B. fragilis* (i. e., *B. distasonis*, *B. caccae*, *B. ovatus*, *B. thetaiotaomicron*, *B. merdae*, *B. vulgatus*, *B. uniformis*, *B. eggerthii* e *B. stercoris*). Várias outras espécies também fazem parte deste gênero; são necessários mais estudos para determinar sua posição taxonômica correta (p. ex., *B. capillosus*, *B. coagulans*, *B. cellulosolves*, *B. pectinophilus*, *B. tectum*, *B. ureolyticus* e outros) Até que este último grupo seja reclassificado, este gênero continuará heterogêneo	*Bacteroides*[a]
B. Na maioria dos casos, formam colônias com pigmentação preta; produzem ácidos acético, butírico e succínico, além de quantidades pequenas de ácidos propiônico, isobutírico e isovalérico. Todas são assacarolíticas e indol-positivas	*Porphyromonas*[b]
C. Colônias pigmentadas ou não pigmentadas; são sacarolíticas e inibidas pela bile; geralmente fazem parte da microbiota oral	*Prevotella*[a]
D. Resistentes à bile, catalase-positivas, reduzem nitrato e são urease-positivas	*Bilophila*[b]
E. Encontradas como parte da microbiota humana normal, mas raramente são isoladas de espécimes clínicos adequadamente selecionados	*Alistipes*[c] *Anaerostipes*[c] *Anaerorhabdus*[c] *Catonella*[c] *Cetobacterium*[c] *Dialister*[c] *Faecalibacter*[c] *Fibrobacter*[c] *Johnsonella*[c] *Megamonas*[c] *Mitsuokella*[c] *Oxalobacter*[c] *Sneathia*[c] *Sutterella*[c] *Tannerella*[c] *Tissierella*[c]
F. Encontradas em animais e na natureza	*Dichelobacter*[c] *Pectinatus*[c] *Rikenella*[c] *Roseburia*[c] *Ruminobacter*[c] *Sebaldella*[c]
G. Produzem quantidades expressivas de ácido butírico (mas pouco ou nenhum isoácido) como produto metabólico principal; o ácido succínico não é produzido; todas as espécies são imóveis	*Fusobacterium*[a]
H. Ácido láctico é o único produto significativo; a única espécie – *L. buccalis* – é imóvel	*Leptotrichia*[b]
I. Ácido acético é o produto metabólico ácido principal; produzem sulfureto de hidrogênio; reduzem sulfato; a única espécie – *D. pigra* – é imóvel	*Desulfomonas*[c]
II. Móveis, não formam flagelos peritríquios	
A. Bacilos curvos com flagelos polares monotríquios ou lofotríquios, ou flagelos subpolares; ácido butírico é o produto principal da fermentação	*Butyrivibrio*[b]
B. Ácidos succínico e acético são os produtos principais da fermentação	*Succinimonas*[c]
1. Bacilos retos e curtos ou cocobacilos; flagelo polar único; encontrados no rúmen bovino	*Succinivibrio*[b]
2. Bacilos curvos e helicoidais torcidos com extremidades pontiagudas; motilidade vibratória por um flagelo polar único	*Anaerobiospirillum*[b]
3. Bacilos curvos helicoidais; tufos bipolares de flagelos	*Campylobacter*[d]
C. Microaerófilos; oxidase-positivos, bacilos curvos e espiralados; flagelo polar único, sem bainha flagelar; não fermentam carboidratos; produzem ácido succínico a partir do ácido fumárico	*Wollinella*[e]
D. Ácidos propiônico e acético são os produtos principais da fermentação	
1. Tufos de flagelos no lado côncavo das células com formato de crescente	*Selenomonas*[b]
2. Flagelo polar único; lipolíticos; bacilos curvos	*Anaerovibrio*[b]
3. Flagelos inseridos em uma espiral ao longo da célula	*Centipeda*[c]

[a]Encontradas comumente nos espécimes clínicos.
[b]Encontradas raramente nos espécimes clínicos.
[c]Microbiota humana, ou apenas de outros animais.
[d]*Campylobacter gracilis* é oxidase-negativo e não tem flagelos, mas apresenta "motilidade espasmódica"; ele difere das outras espécies de *Campylobacter* por esses dois aspectos.
[e]*Wolinella succinogenes* foi isolada do rúmen bovino e, hoje em dia, é a única espécie do gênero *Wolinella*. É difícil diferenciá-la dos microrganismos do gênero *Campylobacter*.
Modificada de Winn *et al.*[519] e outras referências citadas em outras partes do capítulo.
Adaptada da Tabela 16.8 de Winn *et al.*[519]

Tabela 16.10 Diferenciação dos gêneros de bacilos gram-positivos anaeróbios.

I. Não produzem endósporos bacterianos	
A. Produzem quantidades significativas de ácidos propiônico e acético; geralmente produzem catalase; bacilos irregulares ou com formato regular, células cocoides; ramificações ocasionais	*Propionibacterium*
B. Produzem ácidos acético e láctico (razão > 1:1); bacilos muito irregulares com formas bífidas e ramificações	*Bifidobacterium*
C. Produzem ácido láctico como produto principal único	
1. Bacilos curtos ou longos e delgados; comumente formam cadeias; bacilos irregulares são incomuns; em geral, crescem no ágar suco de tomate com pH ≤ 4,5 (ver Capítulo 14)	*Lactobacillus*
2. Cocos pequenos e alongados, que ocorrem isoladamente, em pares ou em cadeias curtas	*Atopobium*
D. Produzem quantidades moderadas de ácidos acético, láctico e succínico principal; predominam bacilos irregulares; formas filamentosas com ramificação	*Actinomyces*
E. Produzem misturas dos ácidos acético, butírico e láctico, algumas vezes também ácido fórmico; bacilos difteroides pleomórficos; sacarolíticos	*Eubacterium*
F. Produzem quantidades diminutas de ácido acético e traços de ácidos láctico e succínico; assacarolíticos	*Eggerthella*
G. Produzem quantidades expressivas de ácido acético e quantidade pequena de succinato; bacilos retilíneos a curvos com algumas ramificações ("*Actinomyces-like*")	*Actinobaculum*
H. Acetato e butirato são os únicos produtos metabólicos ácidos; sacarolíticos; bacilos finos	*Anaerotruncus*
I. Produzem quantidades expressivas de lactato com quantidades variadas de ácidos fórmico, acético e succínico; cocobacilos, bacilos difteroides curtos e pleomórficos; anaeróbios facultativos; sacarolíticos; *A. pyogenes* é beta-hemolítico no SBA	*Arcanobacterium*
J. Produzem quantidades moderadas de acetato e lactato e traços de ácido succínico; sacarolíticos; bacilos curtos	*Bulleidia*
K. Produzem ácidos acético, butírico, isobutírico e láctico; sacarolíticos; ocorrem na forma de bacilos curtos em cadeias emaranhadas	*Catenibacterium*
L. Nenhum produto metabólico detectado no caldo de peptona-extrato de levedura-glicose; assacarolíticos; bacilos muito curtos	*Cryptobacterium*
M. Produzem ácidos acético, fórmico e láctico; algumas vezes, traços de ácido succínico; etanol abundante; sacarolíticos; comumente formam cocos pleomórficos ou bacilos curtos; podem ser confundidos com estreptococos ou lactobacilos, mas são diferenciados pela produção abundante de H_2	*Collinsella*
N. Acetato e lactato são os produtos principais, além de quantidades pequenas de succinato; sacarolíticos (reações fracas); bacilos curtos a longos, em pares e cadeias curtas	*Holdemania*
O. Ácido fenilacético é o único produto metabólico formado no caldo de peptona-extrato de levedura-glicose; assacarolíticos; bacilos curtos isolados, em cadeias curtas ou em grumos	*Mogibacterium*
P. Ácidos succínico e acético são os produtos principais da fermentação, com ou sem ácido láctico; oxidase-negativos; bacilos curtos, móveis, com vários flagelos subterminais; ação fermentadora no caldo de peptona-levedura-glicogênio suplementado com soro de coelho	*Mobiluncus*
Q. Produzem formato, acetato, butirato, caproato e H_2; bacilos pleomórficos em pares, semelhantes às aves em voo, ou grumos ou letras chinesas (antes conhecidos como *Eubacterium alactolyticum*)	*Pseudoramibacter*
R. Produzem apenas ácido acético ou nenhum produto metabólico ácido; ocorrem na forma de bacilos, cocos ou cocobacilos em cadeias e grumos	*Slackia*
II. Produzem endósporos bacterianos	*Clostridium*

Adaptada de Winn et al.[519] e outras referências citadas em outras partes deste capítulo.

Identificação dos bacilos gram-negativos anaeróbios

Hoje em dia, as bactérias gram-negativas anaeróbias NFE são classificadas nos gêneros descritos na Tabela 16.1. A Tabela 16.11 descreve as características fundamentais à diferenciação presuntiva (nível 1) desses microrganismos. Apesar de algumas descobertas taxonômicas recentes e excitantes baseadas em estudos de genética molecular, os testes fenotípicos ainda são importantes ao diagnóstico clínico e, na maioria dos laboratórios, precisam ser utilizados para identificar anaeróbios, até que estejam amplamente disponíveis métodos de identificação molecular simples, fáceis de usar e de baixo custo, ou MALDI-TOF para identificar estas bactérias. Desse modo, de forma a identificar cepas isoladas nos laboratórios diagnósticos, os microbiologistas clínicos ainda dependem de características morfológicas fundamentais, reações bioquímicas e fisiológicas e, em muitos casos, sensibilidade ou resistência a determinados antibióticos utilizados nos testes com discos de antibiótico.

Como foi sugerido anteriormente, os primeiros objetivos básicos da identificação deveriam ser determinar se as bactérias anaeróbias estão presentes e realizar seu isolamento em cultura pura. A presença dos bacilos gram-negativos anaeróbios das espécies de *Bacteroides*, *Prevotella*, *Porphyromonas* e *Fusobacterium*, com base na determinação das relações com o oxigênio complementada pelos resultados da coloração pelo Gram e pelas características das colônias, deve ser relatada imediatamente ao médico. A identificação presuntiva ou preliminar do grupo de *B. fragilis* e do grupo de *Prevotella-Porphyromonas*, além de outros bacilos gram-negativos anaeróbios obrigatórios, pode ser realizada com base nas características diferenciais obtidas dos padrões de crescimento (p. ex., crescimento em ágar-sangue, BBE e EYA), fluorescência e alguns testes simples com disco/mancha (Tabela 16.11). As Tabelas 16.12 a 16.16 descrevem outros indícios para a identificação desses grupos, além das características fundamentais das várias espécies.

Tabela 16.11 Identificação presuntiva ou preliminar dos bacilos gram-negativos anaeróbios.

Grupos ou espécies	Crescimento em ágar-bile a 20% (BBE)	Fluorescência vermelha (luz UV)	Colônias marrons ou pretas	PEN (disco de 2 U)	RIF (disco de 15 μg)	CANA (disco de 1 μg)	COL (disco de 10 μg)	Indol	H₂S	Lipase
Grupo de B. fragilis	+	−	−	R	S	R	R	V	−	−
Prevotella/Porphyromonas pigmentadas	−⁺	+	+	S ou Rᵃ	S	R	R	+⁻	−	−⁺
B. ureolyticusᵇ	−	−	−	S	S	S		−	−	−
F. nucleatum	−	−	−	S	S	S	S	+	−	−
F. necrophorum	V	−	−	S	S	S	S	+	+	+
F. mortiferum	+	−	−	R ou S	R	S	S	−	+	−
F. varium	+	−	−	R ou S	R	S	S	V	+	V
Bilophila wadsworthia	+ᶜ	−	−	R	S	S	S	−	+	−

ᵃNesse grupo, existem variações quanto à sensibilidade aos antibióticos e algumas cepas podem ser resistentes.
ᵇB. ureolyticus é urease-positivo e corrói ou produz "depressões" no ágar ao redor das colônias; além disso, as colônias são pequenas, em comparação com as outras bactérias da tabela (< 1 mm de diâmetro).
ᶜNo ágar BBE, B. wadsworthia forma colônias que lembram "feijão-fradinho"; essa bactéria tem reações positivas fortes de catalase e urease.
PEN = penicilina; RIF = rifampicina; CANA = canamicina; COL = colistina; R = resistente; S = sensível; + = positiva; − = negativa; +⁻ = a maioria das cepas é positiva, mas algumas são negativas; −⁺ = a maioria das cepas é negativa, mas algumas são positivas; V = reações variáveis entre as cepas.
Adaptada das referências 178, 238 e 263.

Tabela 16.12 Características dos membros comuns do grupo de *Bacteroides fragilis* e de *Parabacteroides* spp.

Espécie	Indol	Catalase	α-Fucosidase	Fermentação de					
				Arabinose	Celobiose	Ramnose	Salicina	Trealose	Xilano
B. caccae	−	−	+	+	+⁻	+⁻	−⁺	+	−
B. dorei	−	DI	+	+	−	+	−	−	DI
B. eggerthiiᵃ	+	−	−	+	−⁺	+⁻	−	−	+
B. finegoldii	−	DI	−	+	+	+	+	−	DI
B. fragilis	−	+	+	−	−	−⁺	−	−	−
B. massiliensis	−	−	+	−	−	−	−	−	DI
B. ovatus	+	+	+	+	+	+	+	+	+
B. stercoris	+	−	V	−⁺	+	+	−⁺	−	V
B. thetaiotaomicron	+	+	+	+	+	+	−⁺	−	+
B. uniformis	+ᶠ	−⁺	+⁻	+	+	−⁺	+	−	V
B. vulgatus	+	−⁺	+	+	−	+	−	−	−⁺
Parabacteroides distasonis	−	+	−	−⁺	+	V	+	+	−⁺
P. goldsteinii	−	V	−	−	+	+	+	+	−
P. gordonii	−	V	−	+	−	−	−	−	DI
P. johnsonii	−	+	−	+	−	+	−	−	DI
P. merdae	−	−⁺	−	−⁺	V	+	+	+	−

+ = positiva; − = negativa; +⁻ = a maioria das cepas é positiva, mas algumas podem ser negativas; −⁺ = a maioria das cepas é negativa, mas algumas podem ser positivas; +ᶠ = positiva fraca; V = reações variáveis; DI = dados indisponíveis.
ᵃB. eggerthii não fermenta sacarose; todas as outras espécies desta tabela fermentam esse carboidrato.
Todas as cepas crescem em ágar com bile a 20% (ágar BBE).
Adaptada das referências 238, 263 e 519.

Tabela 16.13 Características fenotípicas de *Porphyromonas* spp.

Espécie	Fluorescência	Indol	β-Gal	NAG	Quimo	Relevância clínica
P. asaccharolytica[a]	+	+	–	–	–	Infecções do pé diabético
P. bennonis	–	–	V	+	+	IPTM; feridas de mordidas de animais
P. catoniae	+	–	+	+	+	Infecções orais
P. endodontalis	+	+	–	–	–	Periodontite crônica
P. gingivalis	–	+	–	+	–	Infecções orais e extraorais
P. somerae	F	–	+	+	+	Infecções do pé diabético e outras
P. uenonis	+	+	–	–	–	Infecções orais; apendicite, peritonite, associada à VB

β-gal = β-galactosidase; NAG = N-acetil-β-glicosaminidase; Quimo = produção de quimotripsina; + = reação positiva; – = reação negativa; V = variável; F = reação fraca; IPTM = infecções da pele e dos tecidos moles; VB = vaginose bacteriana.
[a]P. asaccharolytica pode ser lipase-positiva; todas as outras bactérias desta tabela são lipase-negativas.
Todas as espécies de *Porphyromonas* desta tabela são pigmentadas, com exceção de P. catoniae; todas são catalase-negativas, com exceção de algumas cepas de P. bennonis. Essas duas espécies podem produzir quantidades variadas de α-galactosidase. P. catoniae e P. somerae podem ser fermentadores fracos; os demais não são fermentadores.
P. gingivalis e algumas cepas de P. catoniae produzem tripsina.
Adaptada das referências 178, 263, 238 e 519.

Tabela 16.14 Características fenotípicas de *Prevotella* spp.

Espécie	ESC	IND	LIP	GEL	α-Fuco	NAG	Fermentação de Arab	Celo	Lact	Sali	Saca	Importância clínica
Pigmentadas												
P. corporis	–	–	–	+	–	–	–	–	–	–	–	Abscessos do trato GU
P. denticola	+	–	–	+	+	+	–	–	+	–	+	Cáries dentárias; ICS
P. intermedia	–	+	+	+	+	–	–	–	–	–	+	Periodontite; abscessos do trato GU; ICS; abscessos intra-abdominais
P. loeschii	+	–	V	+	+	+	–	+	+	–	+	Cavidade oral
P. melaninogenica	V	–	–	+	–/+	+	–	–	+	–	+	Cavidade oral; feridas de mordida humana; infecções do pé diabético; abscessos retrofaríngeos e peritonsilares
P. micans	–	–					–	+	+	+	+	Cavidade oral
P. nigrescens	–	+	+	+	+	–	–	–	–	–	+	Periodontite; abscessos do trato GU, IPTM; ICS; abscessos intra-abdominais
P. pallens	–	+	–	+	+	–	–	–	–	–	+	Cavidade oral
P. shahii	–	–	–	+	F	–	–	–	+	–	+	Cavidade oral
P. tannerae	–	–	–	+	+	+	–	–	v	–	V	Cavidade oral; cáries dentárias
Não pigmentadas												
P. amnii	+	–	–	–	–	+	DI	–	+	–	–	Abscessos do trato GU feminino
P. baroniae	+	–	F	+	+	–	+	+	+	+	+	Infecções orais
P. bergensis	+	–	–	–	V	+	+	+	+	+	–	IPTM
P. bivia	–	–	–	+	+	+	–	–	+	–	–	Abscessos do trato GU; ICS; infecções do pé diabético
P. buccae	+	–	–	+	+	–	+	+	+	+	+	Infecções odontogênicas; ICS
P. buccalis	+	–	–	–	+	+	+	+	+	+	–	Cavidade oral; foi isolada da urina
P. dentalis	+	–	–	–	–	+	+	+	+	–	F	Cavidade oral
P. disiens	–	–	–	+	–	–	–	–	–	–	–	Abscessos do trato GU; ICS
P. enoeca	V	–	–	+	+	–	–	–	+	–	–	
P. heparinolytica	+	+	–	–	+	+	+	+	+	+	+	Infecções de feridas causadas por mordidas humanas
P. marshii	–	–	–	+	–	–	–	–	–	–	–	
P. multiformis	–	–	–	+	V	+	–	+	+	–	+	

(continua)

Tabela 16.14 Características fenotípicas de *Prevotella* spp (*continuação*).

Espécie	ESC	IND	LIP	GEL	α-Fuco	NAG	Fermentação de					Importância clínica
							Arab	Celo	Lact	Sali	Saca	
P. multisacchari-vorax	+	–	–	+	–	+	V	+	+	V	+	
P. nanceiensis	+	–	–	–	+	+	–	V	+	–	+	Isolada raramente de diferentes espécimes
P. oralis	+	–	–	V	+	+	–	+	+	+	+	
P. oris	+	–	–	V	+	+	+	+	+	+	+	Lesões odontogênicas
P. oulorum	–	–	–	–	+	+	–	–	–	–	–	
P. pleuritidis	–	–	–	+	+	+	–	–	+	–	–	Uma cepa isolada do líquido pleural
P. salivae	+	–	–	–	F	+	+	+	+	+	+	Isolada da saliva
P. timonensis	–	–	–	+	+	+	–	+	+	–	–	Abscessos mamários
P. verroralis	+	–	–	V	+	+	–	+	+	–	+	Cavidade oral
P. zoogleoformans	+	V	–	+	+	+	+	+	+	V	+	Cavidade oral

+ = reação positiva; – = reação negativa; V = variável; F = reação fraca; DI = dados indisponíveis; ESC = hidrólise de esculina; IND = produção de indol; LIP = produção de lipase; GEL = hidrólise de gelatina; α-Fuco = α-fucosidase; NAG = N-acetil-β-glicosaminidase; Arab = arabinose; C Celo = celobiose; Lact = lactose; Sali = salicilina; Saca = sacarose; ICS = infecção da corrente sanguínea; IPTM = infecção da pele e dos tecidos moles.
Existem algumas espécies recém-nomeadas do grupo de *Prevotella* pigmentadas. Recentemente, elas foram isoladas da cavidade oral e não estão incluídas nesta tabela: *P. maculosa, P. saccharolytica* e *P. histicola. P. copri* e *P. stercorea* foram isoladas das fezes humanas, mas não estão incluídas na tabela.
Adaptada das referências 178, 238 e 263.

Tabela 16.15 Características fenotípicas de *Fusobacterium* spp.

Espécie	Bile	IND	LIP	ESC	Conversão em propionato de:		Morfologia à coloração pelo Gram	Morfologia da colônia
					Lactato	Treonina		
F. gonidiaformans	–	+	–	–	–	+	Gonidial	
F. mortiferum	+	–	–	+	–	+	Corpos arredondados; células pleomórficas; comumente descritas como "bizarras"; coloração irregular	Aspecto semelhante ao de ovo frito
F. naviforme		+	–	–	–	–	Formato de barco	Estrutura interna manchada
F. necrophorumam[a]								
subespécie fundiliforme	–[+]	+	–[+]	–	+	+	Cocobacilar; sem extremidades afiladas; alguns filamentos; formas bizarras	Cor creme ou amarela; lisa, arredondada e contínua; pode emitir fluorescência parda sob luz UV; torna o ágar esverdeado
subespécie necrophorum	–[+]	+	+	–	+	+	Pleomórfica; formato de bacilos com extremidades arredondadas e formas bizarras	Opaca, umbonada; pode ser beta-hemolítica; pode emitir fluorescência parda sob luz UV
F. nucleatum	–	+	–	–	–	+	Extremidades finas, afiladas, pontiagudas ou fusiformes	Colônias pontilhadas ou opalescentes; semelhante a miolo de pão; pode tornar o ágar-sangue esverdeado; fluorescência parda sob luz UV
F. periodonticum[b]	–	+	–	–	–	+	Delgada. Células longas	Semelhante às colônias de *F. nucleatum*
F. russii	–	–	–	–	–	–	Extremidades grandes e arredondadas	Colônias lisas
F. ulcerans[c]	+	–	–	–	–	+	Extremidades grandes e arredondadas	Colônias lisas
F. varium[c]	+	+[–]	–[+]	–	–	+	Célula grande com extremidades arredondadas, não afiladas	Ovo frito, mas as colônias são lisas

[a] *F. necrophorum* tem duas espécies, que podem ser encontradas nos seres humanos: *F. necrophorum* subesp. *fundiliforme* é a cepa isolada mais frequentemente dos seres humanos e é a espécie virulenta responsável pela síndrome de Lemierre, sepse pós-angina e muitas outras infecções graves. *F. necrophorum* subesp. *necrophorum* é isolada mais comumente dos animais, inclusive bovinos.
[b] *F. periodonticum* não pode ser diferenciada de *F. nucleatum* por testes bioquímicos; ambas fazem parte da microbiota normal da cavidade oral.
[c] *F. ulcerans* e *F. varium* são muito semelhantes bioquimicamente. Contudo, a primeira é indol-negativa, enquanto a segunda geralmente é indol-positiva. Além disso, *F. ulcerans* não fermenta frutose, enquanto *F. varium* é um fermentador fraco deste açúcar. *F. ulcerans* causa úlceras tropicais.[41c]
+ = positiva; – = negativa; +[–] = a maioria das cepas é positiva, mas algumas podem ter reação negativa; –[+] = a maioria das cepas é negativa, mas algumas podem ter reação positiva.
Adaptada das referências 178, 238 e 263.

Tabela 16.16 Características de outros bacilos gram-negativos anaeróbios.

Espécie	Bile	URE	DEP	FERM	MOT	NIT	Produtos metabólicos finais	Discos	Morfologia
Allistipes spp.	V	+	–	+	–	–	S	R,R,R	Bacilos curtos
Anaerobiospirillum spp.	V	DI	–	+	+	–	A,S	R,S,V	Bacilos longos ou filamentos; espiralados
Bacteroides ureolyticus[a]	–	+	+	–	–	+	A,S	R,S,S	Bacilos curtos
Bilophila wadsworthia[b]	+	+[-]	–	–	+	+	A	R,S,S	Bacilos retilíneos
Desulfovibrio spp.[c]	V	V	–	–	+	V	A	R,S,R	Bacilos curvos
Dialister spp.[d]	–	–	–	–	–	–	A,P	R,S,V	Cocoide
Leptotrichia spp.	–	–[e]	–	+	–	–	L	R,S,S	Pleomórfica; alguns bacilos mais longos; variabilidade entre as espécies
Odoribacter splanchnicus	+[-]	–	–	+	–	–	A,P,S	R,R,R	Pleomórfica, mas bacilar
Phoaceicola abscessus[f]	–	–	–	–	+	–			Cocoides e bacilos
Pseudoflavonifractor capillosus	–[+]	–	–	+[f]	–	–	a,s	R,R,R	Bacilos curtos
Selenomonas spp.	–	–	–	+	+	+[-]	A,P	R,S,V	Bacilos curvos
Sutterella wadsworthensis[a,d,g]	V	–	V	–	–	V	S	R,S,S	Bacilos retilíneos
Tannerella forsythensis	–	Ind	–	–	–	–	A,B,IV,P	R,S,S	Bacilos pleomórficos
Tissierella praecutus	+	–	–	–	+	V	A,B,IV	R,S,S	Bacilos

[a]Essas espécies necessitam de formato e fumarato no meio de cultura para crescer.
[b]B. wadsworthia produz colônias com aspecto de "feijão-fradinho" no ágar BBE.
[c]Desulfovibrio desulfuricans é urease-positiva; outras espécies são negativas.
[d]Essas espécies podem crescer em condições microaerófilas.
[e]Existem relatos raros de cepas positivas.
[f]Embora Sutterella wadsworthensis seja resistente a um disco de bile a 20%, ela geralmente não cresce no ágar BBE.
[g]Dados baseados nos resultados obtidos com uma cepa. Requer mais de 7 dias para começar a crescer.
+ = positiva; – = negativa; +[-] = a maioria das cepas é positiva, mas algumas podem ser negativas; –[+] = a maioria das cepas é negativa, mas algumas podem ser positivas; +[f] = positivas, mas a reação é fraca; A = pico predominante de ácido acético; a = pico insignificante de ácido acético; Bile = crescimento em presença de bile a 20%; FERM = fermentação; se for +, a bactéria fermenta um ou mais carboidratos; IV = pico predominante de ácido isovalérico; L = pico predominante de ácido láctico; MOT = motilidade; NIT = redução de nitrato; P = pico predominante de ácido propiônico; DEP = as colônias corroem ou fazem depressões no ágar; R = resistente; S = sensível; s = pico insignificante de ácido succínico; Ind = indeterminado; URE = produção de urease; V = reações variáveis entre as cepas.
Discos de antibióticos com potências específicas: vancomicina, canamicina e colistina.
Adaptada das referências 178, 238 e 263.

Grupo de Bacteroides fragilis. As bactérias do grupo de B. fragilis são bacilos gram-negativos imóveis com extremidades arredondadas e medem 0,5 a 0,8 mm de diâmetro por 1,5 a 9 mm de comprimento (Prancha 16.1 A).[238,464] As células retiradas da cultura em caldo tendem a ser pleomórficas, comumente com vacúolos; algumas cepas são encapsuladas e isto, conforme foi descrito antes na seção sobre infecções humanas, contribui para a virulência desta espécie (Quadro 16.10 online). No ágar-sangue para anaeróbios dos CDC, as colônias de B. fragilis medem 1 a 4 mm de diâmetro, não são hemolíticas, têm coloração cinzenta, são contínuas e semiopacas com verticilos ou estruturas anulares concêntricas dentro das colônias (Prancha 16.1 B). As colônias das outras espécies desse grupo são semelhantes em forma e tamanho, mas algumas diferem quanto a suas estruturas internas. Duas características fundamentais de todas as espécies do grupo de B. fragilis é sua resistência à bile a 20% e sua capacidade de hidrolisar esculina, daí a utilidade da semeadura primária no ágar BBE, além do ágar-sangue não seletivo. Depois de 18 a 24 horas de incubação no ágar BBE, as colônias do grupo de B. fragilis são grandes e pretas com escurecimento ao seu redor; elas não são hemolíticas no ágar-sangue. Todas essas bactérias são resistentes a penicilina, canamicina, colistina e vancomicina, mas sensíveis ao disco de 15 μg de rifampicina (Tabela 16.11). Todas são sacarolíticas e seus padrões de fermentação dos carboidratos, além da reação de indol, ajudam a diferenciar as diversas espécies. A Tabela 16.12 descreve as características detalhadas das espécies mais comuns do grupo de B. fragilis. Existem cerca de 23 membros desse grupo, que não estão incluídos na Tabela 16.12; estes microrganismos foram isolados das fezes e raramente ou nunca foram identificados em infecções clínicas por meio dos métodos tradicionais. Entretanto, essas bactérias podem ser identificadas nos espécimes clínicos quando são utilizados métodos moleculares para a identificação completa. Em algumas infecções, não é importante identificar a bactéria além do nível de grupo de *B. fragilis*; entretanto, isto também pode mudar, na medida em que as técnicas de MALDI-TOF podem realizar identificações muito rápidas de espécies.

Um gênero de bacilos gram-negativos anaeróbios descrito recentemente – *Parabacteroides* – inclui *P. distasonis*, *P. goldsteinii*, *P. johnsonii*, *P. gordoni* e *P. merdae*; todos eles são indol-negativos e têm reação de α-fucosidase negativa. Esses microrganismos ainda são considerados parte do grupo de *B. fragilis*, ao menos quanto à sua relevância clínica; eles crescem em ágar BBE e hidrolisam esculina.[238,464] *Parabacteroides* estão incluídos na Tabela 16.2 junto com outros membros do grupo de *B. fragilis*.

Bacilos gram-negativos anaeróbios pigmentados. Shah e Collins sugeriram que o gênero *Bacteroides* fique restrito ao grupo de *Bacteroides fragilis* e espécies relacionadas, que fermentam glicose ativamente (pH de 5,4) (fortemente sacarolíticas), crescem em presença de bile a 20% e hidrolisam esculina.[426] Seus produtos metabólicos ácidos principais originados do metabolismo da glicose são ácidos acético e succínico, embora possam ser produzidas quantidades menores de outros ácidos graxos de cadeias curtas.[426] Desse modo, os bacilos gram-negativos anaeróbios que produzem pigmento não são mais classificados no gênero *Bacteroides*. As espécies moderadamente sacarolíticas que produzem pigmentos foram colocadas no gênero *Prevotella*. Em 1988, os *Bacteroides* assacarolíticos pigmentados – todos isolados de seres humanos – foram reclassificados no gênero *Porphyromonas* como *P. asaccharolytica*, *P. gingivalis* e *P. endodontalis* (Quadro 16.10 online) (Prancha 16.1 C e D).[425] Todos são sensíveis à bile a 20%. Hoje em dia, outras espécies de *Porphyromonas* de origem humana são *P. uenonis*, *P. bennonis*, *P. somerae* e *P. catoniae* (não pigmentadas).[263] Com exceção de *P. bennonis* e de *P. gingivalis*, todos emitem alguma fluorescência antes da pigmentação e, exceto pela *P. bennonis*, todos são catalase-negativos. Existem algumas espécies de *Porphyromonas* que foram isoladas apenas de animais; estas são pigmentadas e indol-positivas. Em geral, essas espécies são catalase-positivas, em contraste com as espécies catalase-negativas de origem humana. As espécies animais de *Porphyromonas* que não estão incluídas na Tabela 16.3 são *P. cangingivalis*, *P. canoris*, *P. cansulci*, *P. macacae* e *P. levii*. Algumas delas foram isoladas de feridas causadas por mordidas de animais.[1]

Indícios que permitem a identificação presuntiva dos bacilos gram-negativos anaeróbios do gênero *Porphyromonas* incluem a formação de colônias de cor camurça ou castanho, que emitem fluorescência vermelho-tijolo quando são expostas à luz ultravioleta com comprimento de ondas longo, ou colônias marrom-escuras (a maioria das espécies); inibição do crescimento em presença de vancomicina (*i. e.*, não conseguem crescer no ágar-sangue com canamicina-vancomicina); inibição pela bile; inibição pela penicilina e rifampicina, mas resistência à canamicina; formação de indol e incapacidade (maioria das espécies) de fermentar glicose ou outros carboidratos. A identificação definitiva de *Porphyromonas* no nível de espécie com base nas características fenotípicas é difícil. A Tabela 16.13 descreve algumas características diferenciais fundamentais das espécies assacarolíticas, pigmentadas e catalase-negativas, que estão associadas às doenças humanas. A determinação das atividades enzimáticas por meio do uso de um sistema de testes rápidos em 4 horas (*i. e.*, sistema Rapid ID® 32A ou RapID-ANA® II) é um recurso prático para identificar *Porphyromonas* spp. isoladas dos seres humanos.[116,238,263]

O gênero *Prevotella* consiste em espécies pigmentadas e não pigmentadas descritas na Tabela 16.2. Ao contrário de *Porphyromonas*, todas as espécies de *Prevotella* pigmentadas fermentam glicose e outros carboidratos (Tabela 16.14). Alguns autores enfatizaram que o grupo de *Prevotella* "pigmentado" descrito na Tabela 16.14 pode demorar 2 dias a 3 semanas para produzir pigmento no ágar-sangue para anaeróbios dos CDC, ou mesmo pode não formar colônias pigmentadas. Todas as espécies pigmentadas de *Prevotella* são gelatina-positivas e não fermentam arabinose; com exceção de *P. corporis*, todas fermentam sacarose e produzem α-fucosidase. *Prevotella intermedia* é singular porque forma colônias pretas no ágar-sangue, produz indol, é lipase-positiva no ágar EYA e fermenta sacarose. *Prevotella nigrescens* é uma espécie derivada de um grupo de cepas geneticamente diferente, que antes estavam incluídas na espécie *Prevotella intermedia*.[427] Algumas dessas cepas foram isoladas de pacientes com periodontite, outras de indivíduos saudáveis. Como se pode observar na Tabela 16.14, não existem características fenotípicas que possam diferenciar essas duas espécies. *P. denticola*, *P. loescheii* e algumas cepas de *P. melaninogenica* são as únicas espécies de *Prevotella* pigmentadas esculino-positivas. Como *P. intermedia/nigrescens*, *P. loescheii* pode ser lipase-positiva e é a única espécie de *Prevotella* pigmentada que produz lipase. *P. denticola* demora a produzir pigmento; algumas cepas podem não formar pigmentos, mesmo depois de 3 semanas de incubação. Existem quatro espécies descritas mais recentemente de *Prevotella* sacarolíticas pigmentadas, que podem ser isoladas dos seres humanos: *P. micans*, *P. palens*, *P. shahii* e *P. tannerae*. Todas essas bactérias são esculino-negativas e produzem α-fucosidase. Entre essas quatro espécies, *P. micans* é metabolicamente muito ativa e fermenta celobiose, lactose, salicina e sacarose. *P. shahii* e *P. tannerae* são praticamente indistinguíveis entre si com base nas características fenotípicas. Como se pode observar na Tabela 16.14, *P. palens* é indol-positiva e não fermenta quaisquer outros açúcares além da glicose.

Um problema significativo encontrado na identificação dos membros do grupo de *Prevotella* pigmentado no nível das espécies é que eles frequentemente são exigentes e têm crescimento lento. Essas bactérias podem necessitar de alguma coisa entre 2 dias a 3 semanas completas para produzir pigmento (no ágar-sangue lisado de coelho, ou ágar-sangue lisado de ovelha). Algumas espécies, especialmente *Prevotella intermedia* (e, possivelmente, *P. nigrescens*), atraem interesse clínico especial porque comumente produzem beta-lactamase e podem ser resistentes *in vitro* à penicilina G e outros antibióticos, aos quais outros bacilos gram-negativos pigmentados são sensíveis.[160,238] Antes da pigmentação, as colônias jovens frequentemente emitem fluorescência vermelho-tijolo quando são examinadas sob luz ultravioleta com comprimento de ondas longo (365 nm). Nas preparações coradas pelo Gram, essas bactérias são bacilos gram-negativos cocoides curtos, geralmente com 0,3 a 0,4 mm de diâmetro por 0,6 a 1 mm de comprimento (Prancha 16.1). Para fazer a identificação presuntiva das espécies de *Porphyromonas*

(Prancha 16.2 A) e espécies de *Prevotella* pigmentadas, todas são inibidas pela bile, geralmente (ainda que nem sempre) são sensíveis ao teste com disco de penicilina 2 U, são sensíveis à rifampicina e resistentes à canamicina (Tabela 16.11). As Tabelas 16.13 e 16.14 descrevem outras características úteis à identificação, que também pode ser definida com base nos sistemas de *kits* para atividades enzimáticas.[116]

***Prevotella* spp. não pigmentadas.** Existem mais de 20 espécies de *Prevotella* não pigmentadas, das quais algumas foram identificadas apenas recentemente e, em alguns casos, somente com o uso de métodos moleculares. Nenhuma delas é lipase-positiva e apenas *P. heparinolytica* e algumas cepas de *P. zoogleoformans* são indol-positivas. Com exceção de *P. disiens* e de *P. marshii*, todas as demais fermentam lactose. *P. disiens* e *P. bivia* são dois representantes muito comuns do grupo das espécies de *Prevotella* não pigmentadas. As duas são fenotipicamente semelhantes, com exceção de que a segunda fermenta lactose e é esculino-positiva, enquanto *P. disiens*, não. Do mesmo modo, as reações de α-fucosidase e NAG (*N*-acetil-β-glicosaminidase) são positivas para *P. bivia*, mas negativas para *P. disiens*. *P. bivia* é encontrada no trato urogenital e na boca, enquanto *P. disiens* é isolada comumente do trato urogenital (Tabela 16.14). A Tabela 16.14 descreve as características úteis à diferenciação entre *P. bivia* e *P. disiens* e as outras espécies de *Prevotella*. Além de *Prevotella tannerae*, Moore *et al.* descreveram outra espécie que habita as fendas gengivais humanas (*Prevotella enoeca*) e corrigiram a descrição de *Prevotella zoogleoformans*.[337] Essas duas espécies foram isoladas dos pacientes com periodontite. As características essenciais que ajudam a diferenciar *P. enoeca* das outras espécies de *Prevotella* são sua incapacidade de digerir gelatina e de fermentar sacarose, além do perfil de ácidos graxos da parede celular. A fermentação de celobiose e lactose, a inexistência de pigmentos e seu perfil de ácidos graxos da parede celular são características fundamentais, que ajudam a diferenciar a *P. zoogleoformans* das outras espécies *Prevotella* indol-positivas, especialmente *P. intermedia* e *P. nigrescens*, que têm em comum algumas características fenotípicas, embora não produzam pigmento.[337] Outra alteração taxonômica proposta em 1995 foi a reclassificação da *Hallela seregens* e da *Mitsuokella dentalis* como *Prevotella dentalis*.[514] Isolada dos canais radiculares dentários, as colônias de *P. dentalis* não são pigmentadas e diferem das outras espécies de *Prevotella* por terem um aspecto típico de "gota d'água".

Prevotella buccalis, *P. veroralis* e *P. oralis* eram conhecidas anteriormente como *B. oralis*. Todas elas são inibidas por bile a 20%, são indol-negativas, têm reação positiva de hidrólise da esculina e fermentam vários carboidratos. Quando não conseguem produzir pigmento, *P. denticola* e *P. melaninogenica* podem ser confundidas facilmente com *P. buccalis*, *P. veroralis* e *P. oralis*. Contudo, essas últimas três espécies fermentam celobiose, enquanto *P. denticola* e *P. melaninogenica* são celobiose-negativas. *P. oris* e *P. buccae* foram isoladas de infecções periodônticas e vários outros focos de infecção humana. A produção de ácido a partir da arabinose diferencia *P. oris* e *P. buccae* de *P. oralis*. A fermentação de salicina ajuda a diferenciar *P. buccae* e *P. oris* de *P. buccalis* e *P. veroralis*, que são salicilino-negativas. *P. buccae* tem atividade de β-glicosidase, enquanto *P. oris* não, e isto é uma característica que ajuda a diferenciar estas espécies. As reações obtidas com o sistema RapID-ANA® II também podem ser úteis como complementos aos testes da Tabela 16.13 para ajudar a diferenciar essas espécies.[116]

***Bacteroides ureolyticus*.** O *Bacteroides ureolyticus* (antes conhecido como *B. corrodens*) é um bacilo gram-negativo microaerófilo exigente e relativamente pequeno (cerca de 0,5 mm de diâmetro por 1,5 a 2 mm de comprimento), que produz depressões no ágar-sangue para anaeróbios. As células não formam flagelos e são imóveis. Nos casos típicos, as colônias podem ser de dois tipos: (1) 0,5 a 1 mm de diâmetro depois da incubação por 2 dias ou mais, circulares, convexas e translúcidas com bordas contínuas ou erodidas; ou (2) colônias finas, planas, dispersivas, irregulares e translúcidas, que se estendem para fora a partir de uma área central relativamente elevada. Esse último tipo de colônia forma depressões ou "buracos" na superfície do ágar, que são semelhantes em parte à "corrosão" de uma lâmina de metal marchetada. *B. ureolyticus* é inibida pela penicilina (disco 2 U), rifampicina (disco de 15 mg) e canamicina (disco de 1 mg), não cresce em presença de bile a 20% e é assacarolítica. *Campylobacter gracilis*, antes conhecido como *Bacteroides gracilis*, também é microaerófilo e tem características de crescimento semelhantes às de *B. ureolyticus*. Um teste positivo para urease e hidrólise de gelatina e caseína diferenciam *B. ureolyticus* de *C. gracilis* e de *Campylobacter* spp. fenotipicamente semelhantes e de *Wolinella succinogenes*, que são todas urease-negativas. Hoje em dia, existe uma proposta para transferir *B. ureolyticus* para o gênero *Campylobacter*, *C. ureolyticus*.[485] Se for aceita, as únicas espécies de *Bacteroides* remanescentes com significado clínico seriam os membros do grupo de *B. fragilis*. A 10ª edição do Manual of Clinic Microbiology agora inclui *B. ureolyticus* no capítulo sobre *Campylobacter*, em vez do capítulo sobre anaeróbios.[263] *S. wadsworthensis* é um microrganismo semelhante a *B. ureolyticus* e a *Campylobacter gracilis*. Ela pode produzir depressões semelhantes às de *B. ureolyticus*, mas é urease-negativa e pode crescer em presença de bile a 20%. As outras espécies de *Bacteroides* que não fazem parte do grupo de *B. fragilis* são encontradas apenas raramente nos espécimes clínicos humanos. Veja revisões excelentes sobre seu papel nas infecções e seus perfis de sensibilidade antimicrobiana em Kirby *et al.* e Wexler.[259,507]

Espécies de *Bilophila*. Durante um estudo das bactérias isoladas dos espécimes de apendicite e das fezes humanas, Baron *et al.* isolaram no ágar BBE um bacilo gram-negativo anaeróbio desconhecido e singular.[30] De acordo com a descrição, essa espécie nova apresentava as características descritas no Boxe 16.4. Embora *Bilophila wadsworthia* seja semelhante às espécies do grupo de *B. fragilis* e a algumas espécies de *Fusobacterium*, que crescem em presença de bile a 20%, várias outras características fenotípicas da *B. wadsworthia* são diferentes das evidenciadas neste grupo e entre *Fusobacterium* spp. *Bilophila wadsworthia* difere do grupo de *B. fragilis* por sua incapacidade de fermentar carboidratos, sua produção de urease e sua incapacidade de produzir quantidade expressiva de ácido succínico. A atividade intensa de catalase e a inexistência de ácido butírico produzido são características essenciais, que diferenciam *B. wadsworthia* de *Fusobacterium* spp. Além disso, a primeira é resistente à bile e, no ágar BBE, forma colônias grandes parecidas com as do grupo de *B. fragilis*, mas apresenta aspecto semelhante ao "feijão-fradinho", em vez do escurecimento completo da colônia.[238]

Espécies de *Fusobacterium*. O gênero *Fusobacterium* inclui várias espécies de bacilos gram-negativos anaeróbios NFE, que podem ser diferenciados das espécies de *Bacteroides*, *Prevotella*, *Porphyromonas* e *Leptotrichia* por sua produção de quantidades significativas de ácido butírico, mas não de ácido isobutírico ou isovalérico (Tabela 16.15 e Quadro 16.10 *online*). As espécies de *Bacteroides* e *Porphyromonas* que produzem ácido butírico também formam ácidos isobutírico e isovalérico. Embora o nome *Fusobacterium* possa aparentemente sugerir que todas as fusobactérias sejam "fusiformes" ou "em formato de fuso", apenas algumas têm esta morfologia. Ainda que *F. nucleatum* seja fusiforme, a maioria das outras espécies tem forma bacilar com lados paralelos e extremidades arredondadas (não pontiagudas) (Prancha 16.1 E e G). Além disso, algumas têm aspecto pleomórfico muito bizarro na coloração pelo Gram. Embora cresçam bem no ágar-sangue em condições de anaerobiose, esses microrganismos são facilmente destruídos pela exposição ao ar ambiente. A maioria das espécies é fracamente fermentadora, ou não tem atividade fermentadora.[238,263] Elas são resistentes à vancomicina do disco de antibiótico com potência definida, mas são sensíveis à colistina e à canamicina. A maioria das espécies é sensível à bile, mas *F. mortiferum*, *F. ulcerans* e *F. varium* podem crescer no ágar BBE.[238]

Fusobacterium nucleatum é a espécie mais comum e mais bem-conhecida do gênero. Como já foi mencionado, na coloração pelo Gram essa bactéria é gram-negativa e suas células são fusiformes, longas e delgadas com as extremidades afiladas (Prancha 16.1).[238,263,313] Também há dilatações esféricas encontradas nas células. Em geral, as células medem 5 a 10 μm de comprimento, embora normalmente formas mais curtas também possam ser encontradas. No ágar-sangue para anaeróbios, as colônias medem de 1 a 2 mm de diâmetro, são ligeiramente convexas com bordas suavemente irregulares e têm um pontilhado interno característico, que é referido como "estruturas internas cristalinas"; alguns autores descreveram as colônias de *F. nucleatum* como semelhantes a "miolo de pão" (Prancha 16.1 F). Bioquimicamente, *F. nucleatum* é relativamente inativo (Tabela 16.15).

As células de *F. necrophorum* medem cerca de 0,6 por 5 μm e são pleomórficas, comumente apresentam formas curvas e áreas esféricas dentro das células (Prancha 16.1 G). Assim como *F. mortiferum* (descrito adiante), *F. necrophorum* também forma corpos cocoides livres que, ao exame direto, algumas vezes são semelhantes aos leucócitos degenerados (*i. e.*, restos de neutrófilos). *F. necrophorum* foi subdividido ao menos em duas subespécies: *F. necrophorum* subesp. *fundiliforme* (a cepa mais patogênica) e *F. necrophorum* subesp. *necrophorum*. As colônias têm coloração creme a amarela, são arredondadas e lisas com bordas contínuas (Prancha 16.1 H). Assim como ocorre com *F. nucleatum*, as colônias podem emitir fluorescência sob luz UV e podem tornar o ágar-sangue esverdeado. Em geral, as duas são lipase-positivas no ágar EYA, porém, a reação é mais fraca com a subespécie *fundiliforme*. Ocasionalmente, *F. necrophorum* é confundido com *F. nucleatum*; as avaliações dos *kits* para anaeróbios disponíveis no mercado incluíram pouquíssimas cepas de *F. necrophorum* para que se possa avaliar o desempenho deles. Estudos iniciais com técnicas moleculares ainda não foram concluídos, de forma que a identificação definitiva pode ser difícil. Quando a CLG é utilizada, o ácido butírico predomina, mas isto também se aplica ao gênero *Fusobacterium* e não facilita a diferenciação no nível da espécie.[95,238] As células de *F. mortiferum* medem 0,5 a 2 μm de largura e 2 a 10 μm de comprimento, são extremamente pleomórficas, cocoides ou filamentosas, com dilatações esféricas perto do centro ou uma das extremidades corada irregularmente. No ágar-sangue, as colônias medem 1 a 2 mm de diâmetro e têm aspecto típico de ovo frito com centros opacos elevados e borda plana e translúcida (Tabela 16.15).

Outras espécies de *Fusobacterium* podem ser encontradas raramente em pacientes infectados. *F. ulcerans* é uma bactéria raramente associada às úlceras tropicais e, na coloração pelo Gram, é semelhante a *F. varium*. Contudo, essa última espécie geralmente é indol-positiva e pode ser lipase-positiva, enquanto *F. ulcerans* tem reações negativas nestes dois testes.[98,238,263] Veja outras características dessas e de outras espécies nas referências citadas a seguir.[95,98,238,263,302]

A Tabela 16.16 descreve as características diferenciais de alguns outros bacilos gram-negativos anaeróbios. A Tabela 16.2 inclui referências para alguns dos microrganismos do seu interesse.

Identificação dos bacilos gram-positivos anaeróbios NFE

Incluídos nesse grupo de anaeróbios estão as espécies dos gêneros *Actinomyces*, *Arcanobacterium*, *Bifidobacterium*, *Eggerthella*, *Eubacterium*, *Lactobacillus*, *Propionibacterium*, *Pseudoramibacter* e muitas outras (Quadro 16.11 *online*). A Tabela 16.2 contém uma lista ampla de alterações taxonômicas recentes dessas bactérias. A Tabela 16.10 descreve algumas características diferenciais dos gêneros de bacilos gram-positivos NFE. A morfologia microscópica e as características das colônias de *Actinomyces israelii* e da *Eggerthella lenta* (antes conhecida como *Eubacterium lentum*) estão ilustradas na Prancha 16.2 (16.2 E e F).

A identificação dos bacilos gram-positivos anaeróbios NFE requer a utilização de CLG para analisar seus produtos metabólicos e/ou técnicas de identificação mais novas, inclusive sequenciamento e MALDI-TOF. A morfologia celular de alguns desses microrganismos tende a variar com o tipo de meio de cultura e as condições de crescimento. Apenas com base na morfologia, essas bactérias podem algumas vezes ser confundidas com vários outros gêneros, inclusive *Clostridium*, *Corynebacterium*, *Lactobacillus*, *Leptotrichia*, *Listeria*, *Nocardia*, *Peptostreptococcus* e *Streptococcus*. Desse modo, os resultados da CLG e as características morfológicas analisados em conjunto facilitam a diferenciação rotineira. Às vezes, algumas cepas de bacilos anaeróbios são semelhantes aos cocos, principalmente nas preparações coradas pelo Gram de colônias jovens cultivadas em ágar-sangue. Além disso, alguns estreptococos (p. ex., *S. mutans*, *S. intermedius*, *S. constellatus*), a *Gemella morbillorum* e alguns cocos gram-positivos anaeróbios podem ter aspecto bacilar quando células retiradas das colônias em ágar-sangue são examinadas ao microscópio. Por outro lado, essas últimas bactérias geralmente formam cadeias longas de células no caldo de tioglicolato enriquecido e outros meios líquidos. É importante ressaltar que algumas bactérias gram-positivas tendem a ser gram-negativas à medida que as colônias envelhecem. Além disso, alguns clostrídios (p. ex., *C. perfringens*, *C. ramosum* e *C. clostridioforme*) não produzem esporos nos meios utilizados rotineiramente no laboratório clínico, enquanto outros clostrídios o fazem à medida que as colônias envelhecem. Por isso, as preparações coradas pelo Gram de culturas muito jovens podem facilitar a demonstração da variabilidade da coloração pelo Gram, enquanto o exame dos esfregaços retirados das culturas mais antigas pode facilitar a demonstração dos esporos dos clostrídios.

Espécies de *Actinomyces*. Conforme foi mencionado na seção sobre infecções humanas causadas pelas espécies de *Actinomyces*, *A. israelii* tem sido associado há muitos anos às formas torácica, abdominal e pélvica da actinomicose. Nos esfregaços corados pelo Gram preparados a partir do material retirado das lesões, podem ser detectados grânulos de enxofre típicos, que são microcolônias granulares de microrganismos circundados por exsudato purulento. Existem algumas espécies de *Actinomyces*, assim como *Propionibacterium propionicum*, que são reconhecidos como agentes etiológicos da actinomicose e podem produzir grânulos de enxofre (Quadro 16.11 *online*). As células de *A. israelii* são bacilos gram-positivos, geralmente com 1 μm de diâmetro, mas seu comprimento é extremamente variável. As células podem ser bacilos difteroides curtos, ou filamentos em forma de clave, ramificados ou não (Prancha 16.2). Em geral, as colônias ásperas compostas de bacilos ou filamentos ramificados formam-se lentamente no ágar-sangue. Quando são examinadas em um microscópio de dissecção, as colônias jovens (2 a 3 dias) aparecem como filamentos radiantes finos conhecidos como "colônias de aranha". Quando as colônias têm entre sete e 14 dias, elas geralmente são elevadas, amontoadas, brancas, opacas e brilhantes; as colônias têm bordas irregulares ou lobuladas e, em alguns casos, são referidas como colônias em forma de "dente molar" (Prancha 16.2 F). Contudo, as cepas lisas (cerca de um terço das colônias de *A. israelii*) formam colônias em menos tempo que as ásperas. As cepas lisas podem formar colônias com 1 a 2 mm de diâmetro, circulares, ligeiramente elevadas, brancas, opacas, lisas e brilhantes depois de apenas 2 a 3 dias em incubação. *A. naeslundii* também pode formar colônias ásperas ou lisas. Na maioria dos casos, as colônias de *A. viscosus* medem 0,5 a 2 mm de diâmetro e são contínuas, convexas, acinzentadas e translúcidas. As colônias de *A. odontolyticus* podem produzir coloração vermelha no ágar-sangue, depois de 7 a 14 dias de incubação em anaerobiose, ou depois que as placas são deixadas ao ar ambiente e à temperatura ambiente por vários dias. Como foi mencionado antes, as características das células e das colônias do *Propionibacterium propionicum* são semelhantes às dos outros *Actinomyces*. Hoje em dia, existe uma lista numerosas de outras espécies de *Actinomyces*, como se pode observar nas Tabelas 16.2, 16.17 e 16.18. Algumas espécies formam filamentos ramificados na coloração pelo Gram, que são reconhecidas caracteristicamente como *Actinomyces* sp.; outras parecem mais difteroides e podem ser confundidas com as espécies de *Corynebacterium*. Algumas espécies são muito aerotolerantes e, em alguns casos, parecem mais com aeróbios que anaeróbios. A maioria das espécies de *Actinomyces* é resistente ao metronidazol, mas ligeiramente sensível à penicilina, além de ser sensível a muitos outros antibióticos usados para tratar anaeróbios.

Além da morfologia, das características das colônias e dos produtos metabólicos, outros indícios úteis à identificação dos actinomicetos são sua relação com o oxigênio, o aspecto e a rapidez de crescimento no meio de tioglicolato enriquecido, a produção de indol, a hidrólise de esculina e gelatina, a fermentação de alguns carboidratos, os resultados de vários testes enzimáticos rápidos, o sequenciamento do rRNA 16S e outros métodos moleculares. Veja informações adicionais quanto à caracterização e à identificação das cepas isoladas, além das que estão descritas nas Tabelas 16.17 e 16.18, nas outras referências recomendadas[99,238,414,499]

Espécies de *Propionibacterium* e gêneros relacionados. *Propionibacterium acnes* certamente é o bacilo gram-positivo anaeróbio NFE encontrado mais frequentemente nos espécimes clínicos. *P. avidum* e *P. granulosum* são isolados raramente no laboratório clínico e, em geral, não são clinicamente significativos. As células de *P. acnes* geralmente medem de 0,3 a 1,3 μm de diâmetro por 1 a 10 μm de comprimento.[238] Sua morfologia tem sido descrita repetidamente como difteroides ou formas semelhantes. As células são extremamente pleomórficas e ocorrem com formas e tamanhos variados, desde formas cocoides a bacilos bem definidos. Em geral, as células coram-se irregularmente pela técnica de coloração do Gram. Assim como as corinebactérias, as células de *P. acnes* formam configurações de "letras chinesas", "pássaros voando" e "cerca de piquete", provavelmente em razão das "fraturas" que ocorrem depois que se dividem. Nos casos típicos, *P. acnes* cresce como um anaeróbio obrigatório no meio de isolamento primário. Embora algumas cepas possam crescer quando são incubadas com CO_2, elas geralmente crescem mais em condições de anaerobiose e, por esta razão, são descritas como aerotolerantes ou microaerófilas. As colônias de *P. acnes* no ágar-sangue para anaeróbios medem 1 a 2 mm de diâmetro e são circulares, contínuas, convexas, brilhantes e opacas. Algumas cepas formam uma zona estreita de hemólise. A análise dos produtos metabólicos (ácidos graxos de cadeias curtas) por CLG demonstra a produção de quantidade expressiva de ácido propiônico, quantidades menores de ácido acético e apenas traços de ácido isovalérico [abreviado aP (iv)]. *P. acnes* pode ser reconhecido sem recorrer à CLG quando ele produz indol e catalase. *Actinomyces viscosus*, que tem morfologia semelhante a partir de alguns meios, produz apenas catalase (Quadro 16.11 *online*).

***Propionibacterium propionicum*.** Em 1988, *Arachnia propionica* foi reclassificada como *Propionibacterium propionicum*.[89] No passado, o nome *Arachnia propionica* fora criado para acomodar as bactérias que antes eram conhecidas como *Actinomyces propionicus*. Embora sua patogenicidade e suas características morfológicas sejam semelhantes às de algumas espécies de *Actinomyces*, as primeiras diferem de *Actinomyces* por produzirem ácido propiônico como produto metabólico principal, por seu teor de mureína e na parede celular e pela composição das menaquinonas, que são semelhantes às das espécies de *Propionibacterium*. *P. propionicum* é morfologicamente indistinguível (nos tecidos e nas culturas) de *A. israelii*. Esses dois microrganismos formam bacilos "difteroides" pleomórficos e filamentos ramificados longos (descritos com mais detalhes na seção dedicada às espécies de *Actinomyces*). As duas espécies são microaerófilas a anaeróbias e crescem preferencialmente em condições de anaerobiose. As Tabelas 16.17 e 16.19 apresentam informações específicas quanto às características das espécies de *Propionibacterium* e seu significado clínico em determinados espécimes.

Tabela 16.17 Morfologia de *Actinomyces*, *Propionibacterium* e de outras espécies relacionadas.

Espécie	Morfologia à coloração pelo Gram	Morfologia das colônias	Microbiota normal/relevância clínica
***Actinomyces* spp.**			
A. cardiffensis	Pleomórficos, delgados, bacilos retilíneos a curvos; também formam filamentos ramificados frisados	Colônias puntiformes, convexas e lisas; opacas; cor creme a rosada; não hemolíticas	Alguns espécimes clínicos; bacteriemia; infecções pulmonares
A. dentalis	Células bacilares filamentosas frisadas	Minúsculas, brancas, semelhantes a miolo de pão; podem produzir depressões no ágar	Cavidade oral; abscessos dentários
A. europaeus	Bacilos curtos; sem filamentos ou ramificações	Colônias cinzentas lisas e translúcidas; ligeiramente beta-hemolíticas	Abscessos mamários; ITU
A. funkei	Bacilos curvos e delgados com alguma ramificação	Colônias cinzentas e pequenas, não hemolíticas; com o envelhecimento, parecem um "ovo frito"	Endocardite
A. georgiae	Bacilos curtos, que podem apresentar dilatações; raramente há ramificação	Colônias de 1 mm; circulares, convexas e contínuas; translúcidas; brancas, brilhantes e lisas; algumas cepas podem ser castanhas.	Fendas gengivais; endocardite
A. gerencseriae	Bacilos curtos; filamentosos; ramificações ou contas	Cepas diferentes formam colônias pleomórficas: brancas e circulares; colônias menores transparentes ou translúcidas; opacas e irregulares; "grumosas"	Actinomicose cervicofacial, torácica e abdominopélvica
A. graevenitzii	Bacilos curtos; algumas extremidades dilatadas; alguma ramificação	Colônias opacas; podem aderir ao ágar; podem formar colônias em "dente molar", semelhantes às de *A. israelii*; podem produzir pigmento rosado no ágar-sangue de coelho	Actinomicose cervicofacial, torácica e abdominopélvica
A. hongkongensis	Bacilos retilíneos	Colônias puntiformes não hemolíticas	Isolado de um caso de actinomicose pélvica
A. israelii	Bacilos curtos; ramificações típicas; pleomórficos	Colônias brancas e opacas; tipo "dente molar"	Trato GU; pulmonar; todos os tipos de actinomicose; pericardite, infecções associadas ao DIU
A. johnsonii	Bacilos curtos; ramificações ou "colar de contas"	Colônias branco-acinzentadas; translúcidas	Fendas gengivais
A. massiliensis	Bacilos retilíneos	Colônias circulares, brancas e brilhantes, puntiformes com 48 h	Bacteriemia
A. meyeri	Bacilo curto; ramificações ou "colar de contas" com algumas células dilatadas; baqueteamento	Colônias brancas; anaeróbio estrito	Pulmonar; osteomielite; abscessos; pericardite
A. naeslundii	Bacilos curtos; ramificações ou "colar de contas"	Colônias branco-acinzentadas; translúcidas	Microbiota oral; bacteriemia; infecções associadas ao DIU
A. nasicola	Bacilos com ramificações; pleomórficos; algumas formas cocoides	Colônias puntiformes, brancas ou cinzentas; opacas, brilhantes, convexas e contínuas	Isolado do pus do nariz de um paciente submetido à polipectomia
A. neuii	Formas difteroides e cocoides; em grupos ou em formas de "X" e "Y"	Circulares, lisas, convexas; opacas, brancas, borda contínua; a subesp. *neuii* é α-hemolítica, mas a subesp. *anitratus* não é hemolítica	Infecções associadas ao DIU; abscessos; infecções dos tecidos moles; endoftalmite; endocardite
A. odontolyticus	Bacilos curtos; filamentos ramificados ou "colar de contas"	Colônias lisas e granulosas; podem ter pigmento vermelho-alaranjado	Microbiota oral; bacteriemia; infecções associadas ao DIU; infecções dos tecidos moles da cabeça e do pescoço
A. oricola	Bacilos com filamentos ramificados	Puntiformes, semelhantes ao miolo de pão; brancas; não hemolíticas	Abscesso dentário
A. oris	Bacilos curtos com extremidades baqueteadas	Superfície lisa a granulosa com borda irregular	Cavidade oral

Tabela 16.17 Morfologia de *Actinomyces*, *Propionibacterium* e de outras espécies relacionadas (*continuação*).

Espécie	Morfologia à coloração pelo Gram	Morfologia das colônias	Microbiota normal/relevância clínica
A. radicidentis	Cocoides	Lisas e com pigmento marrom	Cavidade oral; isolado de canais radiculares infectados
A. radingae	Cocoides; pseudorramificação	Colônias pequenas, cinzentas e convexas; butirosas; α-hemolíticas	Abscessos; infecções associadas ao DIU
A. turicensis	Bacilos retilíneos a curvos; pseudorramificação; gram-variável	Brilhantes; opacas; butirosas; descrito originalmente como aerotolerante	Abscessos; infecções associadas ao DIU
A. urogenitalis	Bacilos ligeiramente curvos	Lisas, possivelmente não aderentes com pigmento avermelhado	Isolado do trato GI; actinomicose pélvica; bacteriemia
A. viscosus	Bacilos difteroides curtos com ramificações e frisos	Circulares, convexas e lisas; contínuas; cor branco-creme; macias a mucoides; opacas	Microrganismo da cavidade oral; envolvido em alguns casos de actinomicose
Actinobaculum spp.			
A. massilae	Bacilos retilíneos ou ligeiramente curvos; pode ramificar separadamente ou em grupos	Colônias não hemolíticas de 1 mm	ITU e bacteriemia
A. schaalii	Bacilos retilíneos a ligeiramente curvos; alguma ramificação	Circulares com margens irregulares	ITU; endocardite
A. urinale	Bacilos retilíneos a ligeiramente curvos; sem ramificação evidente	Colônias pequenas (< 1 mm), convexas, lisas, borda contínua; cinzentas ou brancas; fracamente beta-hemolíticas	Isolado da urina
Varibaculum cambriense	Bacilos curtos, retilíneos ou ligeiramente curvos; difteroides	Colônias não hemolíticas e translúcidas, com coloração branco-acinzentada, puntiformes, convexas e contínuas	Infecções da pele e dos tecidos moles; infecções associadas ao DIU
Propionibacterium spp.			
P. acnes	Bacilos curtos pleomórficos; difteroides; alguns podem ter formato de clave; alguns podem ter ramificações aparentes; o termo *difteroides anaeróbios* é usado comumente para descrevê-lo	Colônias jovens com 1 a 2 mm de diâmetro, depois aumentam à medida que envelhecem; circulares, convexas, brancas a branco-acinzentadas; opacas com borda contínua e consistência butirosa	Microbiota cutânea; bacteriemia; endocardite; endoftalmite pós-cirurgia de catarata; infecções de *shunts* e implantes, especialmente implantes do ombro
P. avidum	Não está bem-descrita	Semelhantes à de *P. acnes*; beta-hemolíticas	Abscesso cutâneo
P. granulosum	Não está bem-descrita	Colônias brancas a acinzentadas, lisas e contínuas	Raramente, endocardite
P. propionicum	Bacilos pleomórficos; podem ter ramificações e aspecto semelhante ao das espécies de *Actinomyces*	Colônias semelhantes à de *A. israelii*	Actinomicose cervicofacial, torácica e abdominopélvica; canaliculite lacrimal
Propionimicrobium lymphophilum	Pleomórficos; difteroides; isolados ou em pares, ou cadeias curtas ou grumos; podem ter formas de "X" e "Y"	Colônias brancas e pequenas; puntiformes, circulares, convexas; brilhantes à medida que envelhecem	A primeira cepa isolada clinicamente foi de um linfonodo

Adaptada de várias referências, inclusive 178, 238, 477 e 499.

Tabela 16.18 Características das espécies de *Actinomyces* e outras relacionadas.

Espécie	AERO	CAT	URE	ESC	NIT	Fermentação de MNTL	RAF	NAG	PIG	Ramificação
Actinomyces spp.										
A. cardiffensis	(+)	–	–	–	V	–	V	–	–	+
A. dentalis	–	–	–	+	–	–	+	–	–	–
A. europaeus	+	–	–	V	V	–	–	–	–	–
A. funkei	+	–	–	–	+	–	–	V	–	+ (algumas)
A. georgiae	+	–	–	+	V	–	–	–	–	DI
A. gerencseriae	+	–	–	+	V	V	V	–	–	+
A. graevenitzii	+	–	–	–	V	–	V	+	+[a]	+ (algumas)

(*continua*)

Tabela 16.18 Características das espécies de *Actinomyces* e outras relacionadas (*continuação*).

Espécie	AERO	CAT	URE	ESC	NIT	Fermentação de MNTL	RAF	NAG	PIG	Ramificação
A. hongkongensis	–	–	–	–	–	–	–	–	–	DI
A. israelii	(+)	–	–	+	+	–	+	–	–	+
A. johnsonii	+	V	V	–	+	DI	DI	DI	–	
A. massiliensis	+	–	–	DI	+	–	–	–	–	
A. meyeri	–	–	–	–	V	–	–	+	–	+
A. naeslundii	+	–	+	V	+	–	+	–	–	+
A. nasicola	(+)	–	–	–	–	–	–	+	–	DI
A. neuii	+	+	–	–	V	+	V	–	–	–
A. odontolyticus	+	–	–	V	+	–	–	–	+	+
A. oricola	+	–	–	+	–	–	+	–	–	DI
A. oris	+	V	–	V	+	DI	DI	DI	–	DI
A. radicidentis	+	+	V	+	V	+	+	–	+	DI
A. radingae	+	–	–	+	V	–	V	+	–	Pseudorramificação
A. turicensis	+	–	–	–	–	–	V	–	–	Pseudorramificação
A. urogenitalis	+	–	–	+	+	–	–	+	+	
A. viscosus	+	+	V	V	+	V	+	–	–	+
Actinobaculum spp.										
A. massiliense	+	–	–	–	–	–	+	–	–	Pode ramificar
A. schaalii	+	–	–	–	–	–	–	–	–	Pode ramificar
A. urinale	(+)	–	+	–	–	–	–	–	–	Pode ramificar
Varibaculum cambriense	(+)	–	–	–	+	V	–	–	–	Bacilos curtos

[a]A. graevenitzii forma colônias marrons no ASLC, mas nenhum pigmento no ágar-sangue de *Brucella*; outras espécies de *Actinomyces* que pigmentam no ágar de *Brucella* formam colônias rosadas/castanhas e, no ágar-sangue lisado de coelho (ASLC), produzem colônias mais escuras.
(+) o microrganismo é aerotolerante, mas cresce mais em condições de anaerobiose; + = reação positiva; – = reação negativa; V = algumas cepas são positivas, outras negativas; DI = dados indisponíveis; AERO = aerotolerante, cresce na incubadora com CO_2; CAT = catalase; URE = urease; ESC = hidrólise de esculina; NIT = redução de nitrato; MNTL = fermentação de manitol; RAF = fermentação de rafinose; NAG = N-acetil-β-glicosaminidase; PIG = produção de pigmento; em geral, o pigmento é castanho-rosado nas colônias em ágar-sangue de *Brucella*.
Adaptada das referências 178, 238 e 499.

Tabela 16.19 Características das espécies de *Propionibacterium* e do *Propionimicrobium lymphophilum*.

Espécie	Aerotolerância	CAT	IND	NIT	ESC	Comentários
P. acidifaciens	–	–	–	–	–	Bacilos pleomórficos; colônias circulares, convexas a abauladas, opacas, brancas ou creme; aspecto interno não translúcido
P. acnes	+	+	+	+	–	Bacilos curtos; difteroides
P. avidum	+	+	–	–	+	Bacilos pleomórficos e irregulares; podem ter ramificações discretas
P. granulosum	+	+	–	–	–	Bacilos pleomórficos como ramificações discretas; colônias cinzentas e cremosas
P. propionicum	–	–	–	+	–	Podem ter ramificação na coloração pelo Gram; semelhantes a *A. israelii* quanto às morfologias microscópica e das colônias
Propionibacterium lymphophilum[a]	–	V	–	+	–	Colônias pequenas; circulares, convexas, brancas e brilhantes; bacilos pleomórficos, podem ser difteroides ou claviformes; algumas formas cocoides; dispostos isoladamente, em pares e em cadeias; podem ter formas em "X" e "Y"

[a]P. lymphophilum pode crescer pouco no ágar-bile a 20%; ela é uma bactéria fermentadora.
+ = reação positiva; – = reação negativa; V = reação variável; CAT = catalase; IND = produção de indol; NIT = redução de nitrato; ESC = hidrólise de esculina.
Modificada das referências 178, 238 e 499 e de outras citadas na Tabela 16.2 para cada microrganismo.

Tabela 16.20 Características de *Bifidobacterium* spp. e outras espécies relacionadas, *Eubacterium* spp., *Eggerthella* spp. e de espécies semelhantes a *Eubacterium*.

Espécie	AERO	CAT	IND	NIT	ESC	ADH	Produtos na CLG	Nome anterior	Morfologia
Bifidobacterium spp.	–/+	–	–	–	+	–	A, L		Bacilos com alguma bifurcação ou ramificação em "garfo", geralmente com diâmetro maior que as células das espécies de *Actinomyces* ou *Propionibacterium*
B. scardovii	+	–	–	–	+	–	A, L	Nenhum	Bacilos com alguma curvatura; colônias convexas, brilhantes, com centros brancos densos
Alloscardovia omnicolens	–[a]	–	–	–	+	–	A, L	Gênero e espécie novos	Bacilos curtos e irregulares, isoladamente ou em pares; com ramificação rudimentar; colônias pequenas
Parascardovia denticolens	–	–	–	–	DI	DI	A, L	*Bifidobacterium denticolens*	Bacilos delgados; alguns podem ramificar-se; algumas colônias em forma de "V" são lisas. Convexas, com bordas irregulares; cor branca a creme
Scardovia inopinata	–	–	–	–	DI	–	A, L	*Bifidobacterium inopinatum*	Células cocoides pequenas, isoladas e em pares; colônias lisas, convexas, bordas irregulares; cor branca a creme
Eubacterium spp.	–	–	V	–/+	DI	V	A ou B, L ou AB ou A, B, L		Variável; bacilos retilíneos a cocobacilos; alguns podem ramificar-se. Colônias com algumas morfologias diferentes
Eggerthella lenta[b]	–	+	–	+	–	+	a (l,s)	*Eubacterium lentum*	Bacilos pleomórficos; colônias pontilhadas, que emitem fluorescência vermelha
Eggerthella sinensis	–	+	–	–	DI	+	DI	Espécie nova	
Paraeggerthella hongkongensis	–	+	–	–	DI	+	DI	*Eggerthella hongkongensis*	

[a] O CO_2 promove o crescimento em anaerobiose; não há crescimento em condições aeróbias.
[b] H_2S +; pode crescer em presença de bile a 20%.
A maioria de *Bifidobacterium* spp. fermenta glicose; a maioria de *Eubacterium* spp. não fermenta glicose.
+ = reações positivas; – = reações negativas; –/+ = a maioria das espécies é negativa, mas algumas podem ser positivas; DI = dados indisponíveis; AERO = crescimento em condições aeróbias; CAT = catalase; IND = produção de indol; NIT = redução de nitrato; ESC = hidrólise de esculina; ADH = hidrólise de arginina.
Adaptada das referências 178, 238 e 499.

Eubacterium spp., Eggerthella spp. e gêneros relacionados. A maioria das espécies de *Eubacterium* e dos gêneros relacionados forma pequenas colônias cinzentas no ágar-sangue para anaeróbios e comumente requer ≥ 48 horas para ter crescimento visível detectável (Prancha 16.2 H). Bioquimicamente, as cepas de *Eggerthella lenta* são representadas por bacilos diminutos muito inertes, sem qualquer ramificação; elas têm reação positiva para arginina-di-hidrolase e reação negativa para fosfatase alcalina; são catalase e nitrato-positivas, mas geralmente urease e indol-negativas. São sensíveis à canamicina e à vancomicina, mas resistentes à colistina nos testes com discos de antibióticos (Quadro 16.11 *online*). As espécies de *Eubacterium* são semelhantes, mas podem ser indol-positivas, catalase-negativas e redução do nitrato-negativas (Prancha 16.2 G). *Paraeggerthella hongkongensis* (*i. e.*, nomenclatura nova da bactéria antes conhecida como *Eggerthella hongkongensis*) e *E. sinensis* são semelhantes a *E. lenta*, mas são nitrato-negativas. Existem alguns dados sobre a utilização dos testes API® 20A ou Rapid ID® 32 para identificar essas bactérias.[280] A identificação definitiva requer técnicas de sequenciamento do ácido nucleico ou MALDI-TOF. A Tabela 16.20 descreve a diferenciação fenotípica dessas bactérias.

Espécies de Bifidobacterium e gêneros relacionados. Hoje em dia, existem mais de 30 espécies do gênero *Bifidobacterium* reconhecidas taxonomicamente (Quadro 16.11 *online*). As alterações recentes desse grupo incluem a transferência do *B. inopinatum* para o gênero *Scardovia* nominada como *Scardovia inopinata* e a transferência de *B. denticolens* para o gênero *Parascardovia* – *Parascardovia denticolens*.[233] A morfologia de *B. dentium* é até certo ponto semelhante à dos *Actinomyces*, mas difere por não produzir filamentos ramificados no ágar tioglicolato. Os esfregaços corados pelo Gram com amostras retiradas das culturas em meios sólidos ou caldos demonstram formas difteroides gram-positivas, que são muito mais variadas quanto ao tamanho e à forma que o *P. acnes*. As células variam de formas cocoides a formas longas e geralmente curvas com extremidades dilatadas típicas e/ou formas bífidas, que são produzidas regularmente pelo *B. dentium*. Com o uso dos discos de antibióticos em potências definidas, a maioria de *Bifidobacterium* e dos gêneros relacionados é sensível à canamicina e à vancomicina, mas resistente à colistina. *Alloscardovia omnicolens* tem reações negativas para catalase, arginina-di-hidrolase e redução de nitrato, mas fermenta glicose e alguns outros carboidratos, com exceção de ramnose, sorbitol e manose.[227] Na análise dos produtos metabólicos dos ácidos graxos de cadeias curtas por CLG, as bifidobactérias produzem quantidades expressivas dos ácidos acético e láctico. Veja mais informações sobre as espécies desse grupo e suas características fenotípicas nas Tabelas 16.2 e 16.20.

Espécies de *Lactobacillus*. Embora a maioria das cepas de *Lactobacillus* não seja estritamente anaeróbia, algumas crescem melhor em condições de anaerobiose. Os indícios que facilitam a identificação dos lactobacilos são: crescimento em ágar seletivo de suco de tomate de Rogosa com pH relativamente baixo (Becton Dickinson Microbiology Systems), reação de catalase negativa, tendência a formar cadeias de bacilos gram-positivos relativamente homogêneos e produção de ácido láctico como produto principal, com quantidades pequenas de acetato ou succinato (detectados por meio da CLG). A Tabela 16.21 descreve as características

Tabela 16.21 Características das espécies de *Lactobacillus* e dos gêneros relacionados.

Espécie	AERO	CAT	IND	NIT	ESC	ADH	Fosfatase ácida	β-GAL	FERM	CLG	MORFO	Nome anterior
Lactobacillus spp.	V	−	−	−⁺	+⁻	V	V	V	+	L, a, s	Variável, mas geralmente bacilos com laterais retilíneas; cadeias de bacilos são comuns; não há ramificações	
Olsenella uli	−	−	−	−	+	+	DI	DI	+	L	Bacilos elípticos pequenos isolados, em pares ou cadeias curtas; as colônias medem 1 a 2 mm e são translúcidas a transparentes, convexas e contínuas	*Lactobacillus uli*
O. profusa	−	−	−	−	+	−	DI	DI	+	L	Bacilos elípticos pequenos isolados, em pares e cadeias curtas; colônias circulares, contínuas, cor de creme, opacas	*Lactobacillus profusa*
Atopobium minutum[a]	−	−	−	−	DI	+	−	−	+	a, L, s	Bacilos elípticos pequenos isolados ou em cadeias curtas; colônias puntiformes, convexas, contínuas, cinza, brancas ou amarelas	*Lactobacillus minutus*
A. parvulum	−	−	−	−	V	−	+	+	+	a, L, s	Cocos pequenos isolados, em pares ou em cadeias curtas; alguns podem apresentar dilatações; colônias puntiformes, elevadas, convexas, borda contínua; podem ser brancas ou cinzentas	*Streptococcus parvulus*
A. rimae	−	−	−	−	−	V	V	+	−	+	a, L, s	Bacilos elípticos pequenos, que podem ter dilatações centrais; isolados ou em pares ou cadeias curtas; colônias pequenas, convexas, contínuas, translúcidas ou transparentes	*Lactobacillus rimae*
A. vaginae[b]	−	−	−	−	−	+	+	−	+	a, L, s	Células elípticas muito pequenas, isoladas ou em pares ou cadeias curtas; colônias muito pequenas	Espécie nova

[a]Estudos demonstraram que o *A. minutum* tem um gene que confere resistência à vancomicina.[166e]
[b]Inicialmente, *A. vaginae* foi descrito como um anaeróbio facultativo.[198d]
+ = reação positiva; − = reação negativa; +⁻ = a maioria das cepas é positiva, mas algumas podem ter reações negativas; −⁺ = a maioria das cepas é negativa, mas algumas podem ter reações positivas; a = pico diminuto de ácido acético; L = pico predominante de ácido acético; s = pico diminuto de ácido succínico; V = reações variáveis entre as espécies; AERO = capacidade de crescer em condições de aerobiose; CAT = catalase; IND = produção de indol; NIT = redução de nitrato; ESC = hidrólise de esculina; ADH = arginina-di-hidrolase; FERM = fermentador; β-GAL = β-galactosidase; DI = dados indisponíveis.
Adaptada com base nas referências 178, 238 e 499.

bioquímicas de alguns microrganismos semelhantes aos lactobacilos. Entretanto, a identificação da maioria das espécies de *Lactobacillus* e das bactérias relacionadas além do nível presuntivo é difícil e sua descrição estaria fora dos objetivos deste livro. É importante salientar que muitos lactobacilos são resistentes à vancomicina. Veja informações adicionais sobre identificação e sensibilidade antimicrobiana das espécies de *Lactobacillus* no Capítulo 17.

Espécies de *Mobiluncus*. *Mobiluncus* spp. crescem em vários tipos de meios de cultura não seletivos, inclusive ágar-sangue para anaeróbios (p. ex., infusão de cérebro-coração [BHI; do inglês, *brain heart inffusion*], ágar de *Brucella* e ágar-sangue para anaeróbios dos CDC) e ágar-chocolate. Depois de 3 a 5 dias de incubação, as colônias medem 2 a 4 mm de diâmetro, são incolores, translúcidas, lisas e planas, algumas vezes com aspecto dispersivo. As células medem menos de 0,5 µm de largura por cerca de 1,5 a 3 µm de comprimento. Succinato e acetato são os produtos principais (com ou sem quantidades pequenas de lactato) depois do crescimento em caldo de peptona-extrato de levedura suplementado com glicogênio e soro de coelho a 2%. É difícil diferenciar as duas espécies reconhecidas atualmente – *M. curtisii* e *M. mulieris* – com base nas diferenças morfológicas, reações negativas de indol e catalase, crescimento em presença de arginina, hidrólise de hipurato, redução de nitrato variável e outras características.[238,456]

Outros bacilos gram-positivos anaeróbios NFE. A Tabela 16.2 relaciona algumas das alterações taxonômicas adicionais e os gêneros novos de bacilos gram-positivos anaeróbios NFE descritos antes. A Tabela 16.22 descreve algumas características morfológicas e fenotípicas desses microrganismos, mas a identificação dos bacilos gram-positivos NFE pode ser muito difícil e requer sequenciamento do ácido nucleico ou uma combinação de morfologia, caracterização fenotípica e CLG. Contudo, o único meio de avaliar seu significado clínico é com base em sua identificação correta, na correlação dos resultados das culturas com os achados clinicopatológicos e na publicação das descobertas. Nesse ponto, é importante reconhecer esses microrganismos ao menos no nível dos gêneros nos laboratórios clínicos rotineiros, se for possível, e encaminhar as cepas isoladas que pareçam ser clinicamente significativas aos laboratórios especializados para identificação definitiva.

Identificação das espécies de Clostridium

Considerações gerais. Os bacilos gram-positivos anaeróbios formadores de esporos encontrados nos espécimes clínicos humanos fazem parte do gênero *Clostridium*. Em 1994, Collins et al.,[104] com base nas sequências dos genes do rRNA 16S, demonstraram que o gênero *Clostridium* é extremamente heterogêneo. Por essa razão, Collins et al. nomearam cinco gêneros novos de bacilos formadores de esporos,[104] que são os seguintes: *Caloramator, Filifactor, Moorella, Oxobacter* e *Oxalphagus*. Além disso, os autores sugeriram 11 combinações de espécies novas. Nenhuma das designações desses gêneros e espécies novas eram relevantes às doenças infecciosas humanas. Na época em que este capítulo era escrito, as espécies clinicamente relevantes nomeadas recentemente eram: *Clostridium bartlettii*,[452] *C. bolteae*,[451] *C. hathewayi*[461] e *C. neonatale*.[7] Os artigos originais devem ser consultados se o leitor quiser mais informações sobre seu significado clínico.

Hoje em dia, as espécies de *Clostridium* encontradas na prática clínica variam quanto às suas relações com o oxigênio e suas atividades fisiológicas anabólicas e catabólicas (Quadro 16.12 *online*). Alguns clostrídios (p. ex., *C. haemolyticum* e *C. novyi* tipo B) estão entre os anaeróbios mais estritos. No outro extremo do espectro, *C. histolyticum*, *C. tertium* e *C. carnis* são aerotolerantes e formam colônias nas placas de ágar-sangue para anaeróbios incubada em uma jarra com vela, ou em uma incubadora com CO_2 entre 5 e 10%. No laboratório clínico, algumas vezes é difícil determinar se uma cepa isolada é um *Clostridium* aerotolerante ou um *Bacillus* anaeróbio facultativo. Os clostrídios aerotolerantes raramente formam esporos quando crescem em condições aeróbias e são catalase-negativos, enquanto as espécies do gênero *Bacillus* raramente produzem esporos quando são cultivados em condições anaeróbias e produzem catalase.[238,464] Embora os clostrídios sejam considerados gram-positivos, alguns são gram-negativos na ocasião em que são preparados esfregaços de culturas em crescimento. Por exemplo, *Clostridium ramosum*, *C. symbiosum* e grupo de *C. clostridioforme* geralmente são gram-negativos.

A demonstração dos esporos frequentemente é difícil em algumas espécies, inclusive *C. perfringens*, *C. ramosum* e do grupo de *C. clostridioforme*. Nas espécies esporuladas, as preparações coradas pelo Gram geralmente são suficientes; em geral, os corantes especiais para esporos não proporcionam qualquer vantagem a mais. De forma a promover a formação dos esporos, pode-se aplicar um choque de calor ou uma técnica de seleção de esporos em álcool.[238,264] As Tabelas 16.23 e 16.24 descrevem as características que permitem a identificação da maioria dos clostrídios encontrados nas infecções humanas.

***C. perfringens*.** A Prancha 16.3 C e E ilustra algumas das reações fundamentais para a identificação de *C. perfringens*. A zona dupla de hemólise no ágar-sangue, a produção de lecitinase no meio de EYA e a fermentação intensa do leite de tornassol (ou proteólise do ágar-leite) são típicas dessa espécie. Em geral, as células de *C. perfringens* medem 0,8 a 1,5 µm de diâmetro por 2 a 4 µm de comprimento e têm extremidades rombas (Prancha 16.3 A, B e D). Seu formato é descrito comumente como um vagão de trem. Entretanto, as células examinadas no início do crescimento em caldo de cultura tendem a ser curtas e cocoides, enquanto as culturas mais antigas contêm células mais longas, que podem ser praticamente filamentosas. Depois da incubação do ágar-sangue durante a noite, as colônias geralmente medem 1 a 3 mm de diâmetro, mas podem chegar a medir 4 a 15 mm depois da incubação prolongada. Em geral, as colônias são planas, até certo ponto rizoides e elevadas no centro. Algumas colônias tendem a dispersar, mas não "formam véu". *C. perfringens* é imóvel. Tradicionalmente, o teste de Nagler tem sido usado para identificar esta bactéria; do mesmo modo, o teste do "CAMP Invertido" também é usado. Esses testes não são realizados comumente na prática clínica, mas seus princípios estão revisados no Quadro 16.8 *online*.

Identificação de algumas outras espécies de *Clostridium*. *C. perfringens* certamente é a espécie mais isolada dos espécimes humanos. Entretanto, existem alguns outros clostrídios, que também são isolados de amostras clínicas.

Tabela 16.22 Características dos outros bacilos gram-positivos anaeróbios não formadores de esporos.

Espécie	Área do corpo ou relevância clínica	CAT	IND	NIT	ESC	ADH	FERM	Indícios para a ID	Gram e morfologia das colônias	Denominação antiga
Anaerofustis stercorihominis	Microbiota do trato GI	–	DI	DI	DI	DI	+	Resistente à bile a 20%; CLG = A, B	Bacilos finos em cadeias curtas	Gênero e espécie novos
Anaerotruncus colihominis	Microbiota do trato GI; um caso de bacteriemia		+	–	–	+	+		Bacilos finos	Gênero e espécie novos
Bulleidia extructa	Cavidade oral; infecções de próteses do quadril	–	–	–	–	+	+	Crescimento estimulado em ágar Tween	Bacilos curtos e ligeiramente curvos, isolados e em pares	Gênero e espécie novos
Catabacter hongkongensis	Microbiota do trato GI; alguns casos de bacteriemia	+	–	–	V	–	+	Móveis; sensíveis à canamicina	Bacilos curtos ou cocobacilos	Gênero e espécie novos
Catenibacterium mitsuokai	Microbiota do trato GI	–	DI	–	–	DI	+	+	Bacilos curtos; cadeias emaranhadas longas	Gênero e espécie novos
Colinsella aerofaciens	Microbiota do trato GI	–	–	–	V	V	+	Crescimento estimulado no ágar Tween; H$_2$S +	Formas cocoides ou bacilos curtos em cadeias	*Eubacterium aerofaciens*
Colinsella intestinalis	Microbiota do trato GI	DI	DI	DI	DI	DI	+	NAG +*	Bacilos em cadeias; colônias brancas ou cinzentas no centro com bordas claras	Espécie nova
Colinsella stercoris	Microbiota do trato GI	DI	DI	DI	DI	DI	+	NAG +	Bacilos em cadeias; colônias brancas ou cinzentas no centro com bordas claras	Espécie nova
Cryptobacterium curtum	Microbiota oral; periodontite crônica	–	–	–	–	+	–	Pode descolorir à medida que envelhece	Bacilos curtos; difteroides	*Eubacterium curtum*
Dorea formicigenerans	Microbiota do trato GI	–	–	–	–	DI	+	Produz H$_2$S; crescimento inibido em sal a 6,5%; CLG = a, F, I	Bacilos curtos ou longos em pares e cadeias; as colônias são circulares, irregulares, convexas e opacas; brancas a castanhas, brilhantes e lisas	*Eubacterium formicigenerans*
D. longicatana	Microbiota do trato GI	–	–	–	+	DI	+	Pode descolorir com o envelhecimento	Bacilos curtos ou longos em pares e cadeias longas; colônias opacas, circulares, convexas, contínuas, lisas e pegajosas	
Flavonifractor plautii	Microbiota do trato GI; isolado do sangue e de feridas abdominais; infecções dos tecidos moles	DI	V	–	+	–	+^{f}	Pode tornar-se gram-negativo à medida que envelhece; motilidade variável; produção variável de H$_2$S; sensibilidade baixa à vancomicina; CLG = A, B	Bacilos retilíneos ou ligeiramente curvos isolados ou em pares; colônias pequenas, circulares, convexas, cinzas ou brancas, lisas	*Eubacterium plautii* e algumas cepas de *Clostridium orbiscindens*
Holdemania filiformis	Microbiota do trato GI	–	–	–	+	–	+	Crescimento estimulado pelo ágar Tween; pode ser resistente à bile a 20%; CLG = A, L, S	Células curtas ou mais longas; pode haver dilatações nas células; dispostas em pares e cadeias; as colônias são circulares, convexas e granulosas	Gênero e espécie novos; *Eubacterium*-like

Espécie	Habitat/Fonte							Outras características	Morfologia	Observações
Mobiluncus curtisii	Vagina; associado à vaginose bacteriana	–	–	–	–	–	–	Nas preparações a fresco, apresentam motilidade em saca-rolhas; CLG = S, L, A	Bacilos gram-variáveis curvos	
Mogibacterium spp.					–	–	–	Pode descolorir com o envelhecimento	Baciliforme	
Mogibacterium timidum	Cavidade oral; infecções periodônticas	–	–	–	–	–	–	Crescimento muito lento com formação de colônias minúsculas, mesmo depois de 5 dias	Bacilos curtos; difteroides em grumos; as colônias são redondas, brancas ou cor creme; contínuas, com aspecto rugoso	*Eubacterium timidum*
Moryella indoligenes	Provavelmente, microbiota do trato GI; isolada de abscesso abdominal	+	–	DI	–	+†	–	Indol +	Células "deformadas", isoladas e em pares e cadeias curtas; colônias não hemolíticas e não pigmentadas	Gênero e espécie novos
Pseudoramibacter alactolyticus	Cavidade oral	–	–	–	–	+	–	F, a, B	Bacilos em pares semelhantes a pássaros voando, grumos ou letras chinesas; colônias puntiformes, circulares, lisas ou brilhantes; colônias dos tipos translúcido e opaco	*Eubacterium alactolyticum*
Roseburia spp.	Microbiota do trato GI	–	DI	DI	+	+	–	Produz H$_2$S; gram-variável; móvel	Bacilos pleomórficos finos; colônias translúcidas com bordas contínuas	Gênero e espécie novos
Shuttleworthia satelles	Cavidade oral; um caso de endocardite	–	–	+	+	+	–	CLG = A, B, L	Bacilos curtos ou ligeiramente curvos; difteroides em pares e cadeias curtas; as morfologias das colônias são muito diversificadas; algumas formam colônias-satélites	Gênero e espécie novos
Slackia exigua	Cavidade oral; periodontite	–	–	–	+	–	–	Crescimento estimulado por arginina a 0,5%; pode tornar-se gram-negativa à medida que envelhece	Cocobacilos ou bacilos curtos, isolados ou em grumos; as colônias são circulares, convexas e translúcidas	*Eubacterium exiguum*
Solobacterium moorei	Microbiota do trato GI; alguns casos de bacteriemia; infecções de feridas	–	–	+	+	+	–		Bacilos retilíneos ou ligeiramente curvos, isolados ou em pares	Gênero e espécie novos
Turicibacter sanguinis	Microbiota do trato GI; isolado de hemocultura	–	–	–	–	+	–		Bacilos longos e irregulares em cadeias longas; colônias branco-acinzentadas, convexas, bordas onduladas	Gênero e espécie novos

*Pesquisadores descreveram conjuntos de iniciadores de PCR, que conseguem diferenciar com segurança *C. intestinalis* de *C. stercoris*.[244]
+ = reação positiva; – = reação negativa; +‡ = a maioria das cepas é positiva, mas algumas podem ter reações negativas; –‡ = a maioria das cepas é negativa, mas algumas podem ter reações positivas; V = reações variadas entre as espécies; +† = reações positivas fracas; DI = dados indisponíveis; CAT = catalase; IND = produção de indol; NIT = redução de nitrato; ESC = hidrólise de esculina; ADH = arginina-di-hidrolase; FERM = fermentador; Gram = coloração pelo Gram. Adaptada das referências 178, 238 e 499.

Tabela 16.23 Reações fenotípicas e características das colônias das espécies de *Clostridium*.

Espécie	Gel	Gli	Lec	LIP	IND	URE	ESC	NIT	MOT	Esporos	Colônias[a]
C. aldenense	–	+	DI	DI	+	–	–	–	DI	ST, mas raramente são detectados; α-galactosidase +; β-galactosidase +; coloração gram-negativa; β-NAG –	Faz parte do complexo *C. clostridioforme*; esporos encontrados raramente. As colônias medem 1 a 2 mm e são planas, opacas a brancas, não hemolíticas; isolado do trato GI
C. argitenense	+	–	–	–	–	DI	–	–	DI	ST	Colônias pequenas e não hemolíticas
C. barati	–	+	+	–	–	–	+	–	–	ST; raramente são detectados na coloração pelo Gram	
C. bifermentans	+	+	+	–	+	–	+	–	+	0; ST	Cinzentas; borda irregular; zona estreita de hemólise; **branco-giz** no ágar EYA; podem dispersar ou formar véu; translúcidas a opacas; planas ou elevadas; estruturas internas manchadas
C. bolteae	–	+	–	–	–	DI	–⁺	–	DI	ST, mas raramente são detectados; células em formato de charuto; coloração gram-negativa; podem conter o gene *vanB*; β-NAG –	Faz parte do complexo *C. clostridioforme*
C. botulinum	+	+	–	+	–	DI	V	–	+	ST ou T	Produz hemólise variável
C. butyricum	–	+	–	–	–	–	+	–	+	0; ST	Colônias grandes e irregulares com estruturas internas manchadas ou em mosaico
C. cadaveris	+	+	–	–	+	–	–	–	+	0; T	Brancas a cinzentas; bordas contínuas ou ligeiramente irregulares; elevadas a ligeiramente convexas
C. carnis	–	+	–	–	–	–	+	–	DI	ST	**Aerotolerante**
C. citroniae	–	+	DI	DI	+	–	–	–	–	ST; os esporos raramente são detectados; coloração gram-negativa; β-NAG –	Planas, opacas a brancas, não hemolíticas; faz parte do complexo *C. clostridioforme*
C. clostridioforme	–	+	–	–	–	–	+	–	+	0; ST; células em formato de charuto ou bola de futebol, que podem afilar, mas os esporos raramente são encontrados na coloração pelo Gram; coloração gram-negativa; pode ser betalactamase +	Colônias pequenas; convexas e translúcidas; superfície interna manchada ou em mosaico; quando é exposto ao ar, as colônias podem tornar esverdeada a superfície do ágar-sangue
C. difficile	+	+	–	–	–	–	+	–	+	0, ST ou T	Ligeiramente elevadas; umbonadas com borda filamentosa; translúcida com pontilhado interno cristalino; **fluorescência parda; odor de estábulo de cavalos**
C. hastiforme	+	–	–	–	–	–	–	–⁺	+	T	
C. hathewayi[a]	–	DI	–	–	–	DI	+ᶠ	–	DI	ST; os esporos raramente são encontrados; células em formato de charuto; coloração gram-negativa; bacilos com extremidades não afiladas; β-NAG +; **pode ter o gene vanB**	Colônias não hemolíticas; branco-acinzentadas, convexas e brilhantes com bordas irregulares; faz parte do complexo *C. clostridioforme*
C. histolyticum	+	–	–	–	–	–	–	–	+	0; ST	Colônias lisas ou ásperas; quando são ásperas, têm bordas rizoides; **aerotolerante**
C. innocuum	–	+	–	–	–	–	–	–	–	0; T	Colônias brancas, elevadas e reluzentes; **fluorescência parda**

Espécie	Gel	Gli	Lec	LIP	IND	URE	ESC	MOT	β-NAG	Esporos	Descrição das colônias
C. lavalense	–	+	–	–	–	–	+	–	DI	DI	ST, bacilos grandes com extremidades afiladas; **coloração gram-negativa**; os esporos raramente são detectados; α-galactosidase – e β-galactosidase +; pode ser resistente à vancomicina
C. limosum	+	–	–	–	–	–	–	+	–	ST	Colônias grandes, branco-acinzentadas; não hemolíticas; aderem firmemente ao ágar; faz parte do complexo *C. clostridioforme*
C. novyi, tipo A	+	+	+	+	–	–	–	+	–	O; ST	Cinzentas, translúcidas; superfície irregular; **pode formar zona dupla de hemólise**
C. perfringens[b]	+	+	+	–	–	–	–	–	+[–]	ST; raramente são detectados na coloração pelo Gram	Cinzentas, opacas; planas; bordas um pouco rizoides, mas tendem a disseminar-se e não formar "véu"; **zona dupla de hemólise**
C. putrificum	+	–	–	–	–[+]	–	–	+	+	T ou ST	Não são típicas
C. ramosum	–	+	–	–	–	–	+	–	–	O ou R; T; as células são bacilos finos diversificados	Translúcidas; bordas circulares ou ligeiramente irregulares; convexas; coloração acastanhada no ágar-sangue depois da exposição ao ar; **fluorescência vermelha**
C. septicum	+	+	–	–	–	–	+	+	V	O ou ST	Crescimento semelhante a uma cabeça de Medusa; formam uma película fina, que cobre a superfície do ágar, ("**véu semelhante ao de *Proteus***); colônias cinzentas, planas e brilhantes
C. sordellii	+	+	+	–	+	+	–[+]	+	–	O; ST; esporos livres encontrados comumente	Translúcidas a opacas; planas ou elevadas; podem ter estrutura interna manchada; as colônias podem espalhar-se na superfície do ágar (Prancha 16.4 G e H)
C. sporogenes	+	+	+	+	–	–	+	+	–	O; ST; muitos esporos livres	Centro amarelo-acinzentado elevado; bordas rizoides; as colônias aderem firmemente ao ágar; podem mostrar alguma dispersão ("véu") (Prancha 16.4 C)
C. subterminale	+	–	–	–[+]	–	–	–	–[+]	–	O; SR; raramente são encontrados na coloração pelo Gram	
C. symbiosum	F	+[f]	–	–	–	–	+	–	–	ST; **coloração gram-negativa**; podem ter células em formato de charuto, que formam cadeias; esporos podem ser detectados ou não	Crescimento muito lento; algumas vezes, forma apenas uma película de crescimento (descrita como "crescimento pulverulento")
C. tertium[c]	–	+	–	–	–	–	+	+	–	O; T	Colônias pequenas, translúcidas e reluzentes; **aerotolerantes**
C. tetani	+	–	–	–[f]	V	–	–	–	–	R; T; formato em baqueta de tambor	Translúcidas; cinzentas; bordas irregulares; podem formar uma película fina de crescimento sobre toda a placa; pode ter uma zona estreita de hemólise

[a] Quando há alguma característica singular da espécie, ela está ressaltada em negrito.
[b] Algumas cepas de *C. perfringens* podem ser catalase-positivas; algumas podem ser ligeiramente aerotolerantes.
[c] *C. tertium*, algumas cepas de *C. histolyticum* e *C. carnis* (não incluído nesta tabela) são espécies de *Clostridium* aerotolerantes.
[d] Há uma proposta de renomear *C. hatheway* como *Hungatella hathewayi*.[249]

+ = positiva; – = negativa; –[+] = a maioria das cepas é negativa, mas algumas podem ser positivas; +[–] = a maioria das cepas é positiva, mas algumas podem ser negativas; F = reação fraca; DI = dados indisponíveis; V = reações variáveis; Gel = hidrólise de gelatina; Gli = fermentação de glicose; Lec = lecitinase; LIP = lipase; IND = produção de indol; URE = urease; ESC = hidrólise de esculina; β-NAG = *N*-acetil-β-glicosaminidase; O = formato oval; R = esporos redondos; T = esporos terminais; ST = esporos subterminais; EYA = ágar gema de ovo.
Adaptada das referências 178, 238 e 464.

Tabela 16.24 Características úteis à identificação das espécies de *Clostridium*.

Característica	Espécies
Aerotolerante	*C. carnis, C. histolyticum, C. tertium*
Imóvel[a]	*C. innocuum, C. perfringens, C. ramosum*
Cepas geralmente gram-negativas	Complexo *C. clostridioforme* (*C. clostridioforme, C. aldenense, C. bolteae, C. citroniae, C. hathewayi, C. lavalense*), *C. symbiosum*
Esporos terminais	*C. baratii, C. cadaveris, C. innocuum, C. ramosum, C. tertium, C. tetani* (Prancha 16.4 D)
Esporos imperceptíveis nas colorações	*C. perfringens*, complexo *C. clostridioforme* (ver as espécies acima); *C. symbiosum, C. baratii, C. ramosum, C. citroniae, C. subterminale*
Produção de lecitinase no meio EYA	*C. bifermentans, C. limosum, C. novyi, C. perfringens, C. sordellii, C. subterminale, C. baratii*
Produção de lipase no meio EYA	*C. botulinum, C. novyi* tipo A, *C. sporogenes* (Prancha 16.3 F)
Produção de lecitinase e lipase	*C. novyi* tipo A, *C. sporogenes*
Assacarolíticos e proteolíticos (i. e., hidrólise de gelatina +)	*C. histolyticum, C. limosum, C. subterminale, C. tetani, C. hastiforme*
Urease-positivos	*C. sordellii*,[b] *C. symbiosum* (descrição original)
Não hidrolisam gelatina	*C. butyricum*, complexo *C. clostridioforme, C. paraputrificum, C. baratii, C. ramosum*
Fermentam manitol[c]	*C. difficile, C. innocuum, C. ramosum, C. tertium*
Fermentam ramnose	*C. clostridioforme, C. ramosum, C. sporogenes*
Sacarolíticos e proteolíticos	*C. bifermentans, C. botulinum, C. cadaveris, C. difficile, C. perfringens, C. putrificum, C. septicum, C. sordellii, C. novyi* tipo A, *C. sporogenes, C. symbiosum*
Sacarolíticos, mas não proteolíticos	*C. baratii, C. butyricum, C. clostridioforme, C. innocuum, C. ramosum, C. tertium, C. carnis, C. aldenense, C. bolteae, C. lavalense*

[a]Pode haver outras espécies imóveis de *Clostridium*, descritas mais recentemente.
[b]*C. sordellii* é semelhante a *C. bifermentans*, mas este último é urease-negativo; *C. symbiosum* é gram-negativo e pode ter extremidades afiladas, de forma que é fácil diferenciá-lo de *C. sordellii*.
[c]Existem poucas espécies adicionais predominantemente negativas, mas algumas cepas podem ser positivas: *C. botulinum* Tipos B, E, F; *C. butyricum* e, possivelmente, outras espécies não incluídas na Tabela 16.26.
EYA = ágar-gema de ovo.

As células de *C. ramosus* geralmente medem menos de 0,6 μm de diâmetro por 2 a 5 μm de comprimento, mas são extremamente pleomórficas e algumas vezes formam cadeias curtas ou filamentos longos; algumas cepas são gram-negativas. No ágar-sangue, as colônias comumente medem de 1 a 2 mm de diâmetro, geralmente não são hemolíticas e são ligeiramente irregulares ou circulares, contínuas, suavemente convexas e translúcidas. Nos casos típicos, as cepas de *C. ramosum* são resistentes à rifampicina no teste do disco de 15 mg descrito anteriormente, mas são inibidas pelo disco de penicilina de 2 U e pelo disco de canamicina de 1 mg – semelhante ao que se observa com *F. mortiferum* e *F. varium*. *C. ramosum* é indol-negativo, enquanto *F. mortiferum* e *F. varium* são indol-positivos. Além disso, *C. ramosum* mostra crescimento acentuado em ágar-bile, hidrolisa esculina, mas tem reações negativas de catalase, lipase e lecitinase. Essa bactéria está entre os poucos clostrídios que fermentam manitol. Os produtos metabólicos principais são ácidos acético, láctico e succínico. As células de *C. septicum* geralmente medem cerca de 0,6 μm de largura e 3 a 6 μm de comprimento (Prancha 16.3 H). Elas tendem a ser pleomórficas, algumas vezes formando filamentos finos e longos. A formação de cadeias é comum, bem como os formatos de limão, que se coram intensamente. Os esporos são ovais, subterminais e distendem a célula. Depois de 48 de incubação no ágar-sangue, as colônias medem 2 a 5 mm de diâmetro e são circundadas por uma zona de 1 a 4 mm de hemólise completa; elas são planas, ligeiramente elevadas, cinzentas, brilhantes, semitransparentes e têm bordas rizoides ou acentuadamente irregulares, frequentemente circundadas por uma zona de "véu" (Prancha 16.3 G). As cepas extremamente móveis podem "formar véu" em uma área ampla da placa. O ágar-sangue rígido, que contém ágar entre 4 e 6% em vez da concentração habitual de 1,5%, é usado algumas vezes como meio de semeadura para atenuar esse tipo de dispersão. Algumas características fundamentais de *C. septicum* são hidrolisar gelatina; não produzir indol, lipase ou lecitinase; e fermentar lactose, mas não manitol, ramnose ou sacarose. Os produtos metabólicos principais são ácidos acético e butírico.

O complexo *C. clostridioforme* é formado por no mínimo seis espécies: *C. aldense, C. bolteae, C. citroniae, C. clostridioforme, C. hathewayi* e *C. lavalense*. Todas elas têm coloração predominantemente gram-negativa e são referidas por formar células em formato de charuto. Todas fermentam glicose, mas não hidrolisam gelatina. Três são indol-positivas (*C. aldense, C. citroniae* e *C. lavalense*); duas podem ser esculino-positivas (*C. bolteae* e *C. hathewayi*). *C. hathewayi* é β-NAG-positivo, enquanto os demais são negativos ou têm reação indeterminada. *C. symbiosum* também é gram-negativo e pode ter células em formato de charuto, semelhantes às do complexo *C. clostridioforme*, mas geralmente tem reação positiva (ainda que fraca) da hidrólise de gelatina e é urease-positiva. *C. symbiosum* cresce muito lentamente e, em geral, forma uma película de crescimento na superfície do ágar e, por isto, pode ser diferenciado do complexo *C. clostridioforme*.

C. innocuum – uma espécie de *Clostridium* frequentemente isolada – é um bacilo gram-positivo com esporos ovais terminais; as colônias emitem fluorescência parda sob luz UV similar a *C. difficile*. Contudo, o primeiro microrganismo não é móvel e não hidrolisa a gelatina, enquanto o último deve ser positivo nestes testes bioquímicos. *C. tertium* é a espécie de *Clostridium* aerotolerante isolada mais comumente; forma esporos ovais terminais, é móvel e hidrolisa a esculina.

Doenças intestinais associadas a C. difficile | *Epidemiologia e identificação laboratorial*

Descrição das doenças e epidemiologia. Quando foi isolado inicialmente em 1935, *C. difficile* não parecia ser patogênico para os seres humanos, até que na década de 1970 ele foi implicado como agente etiológico de DAA e CPM.[33,34,464] Pacientes hospitalizados em tratamento com antibióticos frequentemente desenvolvem diarreia autolimitada benigna. *C. difficile* é responsável por 25 a 30% dos casos de DAA.[74] Em geral, a diarreia regride quando o tratamento com o antibiótico desencadeante é interrompido. Em outros casos, os sintomas intestinais podem ser mais graves e a diarreia persiste. Esses pacientes podem ter colite associada aos antibióticos (CAA), que é causada pelo *C. difficile* em 60 a 75% dos casos. A CPM é mais grave e potencialmente fatal e é causada principalmente por *C. difficile*, embora também possa ser causada esporadicamente por *S. aureus* ou outros patógenos.[33,34,139,464] Nos EUA, ocorrem mais de 300.000 casos de DAA, CAA ou CPM causadas por *C. difficile* toxigênico. Um estudo de revisão relatou que os gastos médicos hospitalares, associados às doenças causadas pelo *C. difficile*, eram em torno de US$ 1.000.000 por ano, enquanto outro artigo de revisão sugeriu que os gastos anuais com serviços de saúde nos EUA aproximavam-se de US$ 1 bilhão.[453] A gravidade da doença, assim como as alterações patológicas, são altamente variadas, dependendo se o paciente tem CPM, CAA, DAA ou simplesmente é colonizado pelo *C. difficile*, ou é um portador assintomático. As alterações patológicas associadas a CPM e CAA foram revistas e relatadas adequadamente em outros artigos.[34,35,139] Em um relato sobre óbitos associados à gastrenterite nos EUA entre 1999 e 2007, os CDC mostraram que a mortalidade atribuída a *C. difficile* aumentou cinco vezes (10/1.000.000 pacientes-ano entre 1999 e 2000 para 48/1.000.000 pacientes-ano entre 2006 e 2007). Esse aumento foi estatisticamente significativo. De acordo com esse estudo, a segunda causa infecciosa principal dos óbitos era infecção por norovírus.[201] *C. difficile* também pode ser uma causa rara de abscessos, infecções de feridas, osteomielite, pleurite, peritonite, bacteriemia e infecções do trato urogenital.[323,464]

A doença gastrintestinal associada a *C. difficile* é causada por duas toxinas: a toxina A, que é uma enterotoxina capaz de provocar acumulação de líquidos nos ensaios de alça ileal ligada em coelhos; e toxina B, que é uma citotoxina potente capaz de causar efeitos citopatogênicos em várias linhagens de células em cultura de tecidos.[464] A toxina A também é citotóxica em algumas linhagens celulares, mas não tanto quanto a toxina B nas linhagens utilizadas tradicionalmente para testar esta última toxina.[306] A maioria das cepas de *C. difficile* toxigênico tem os genes para as toxinas A (*tcd*A) e B (*tcd*B). Além disso, existem cepas nas quais há um terceiro gene (*tcd*C), que regula a produção elevada das toxinas de *C. difficile* e, em decorrência, a doença causada é mais grave. Essas cepas hipervirulentas são conhecidas como NAP1/027 ou PCR ribotipo 027 e a toxina é referida como uma toxina binária. Essas últimas cepas hipervirulentas causaram surtos da doença no Canadá, na Europa e nos EUA e existem algumas evidências de que possam ser ativadas pelo uso excessivo de fluoroquinolonas.[326,464] Essas cepas hipervirulentas também foram associadas a índices menores de cura e índices maiores de recidiva.[375] Veja informações adicionais sobre *C. difficile* e suas toxinas nas referências recomendadas a seguir.[33,34,49,64,306,464,496]

C. difficile é onipresente na natureza e foi isolado de solo, água, conteúdos intestinais de vários animais, vagina e uretra humanas e fezes de alguns indivíduos saudáveis (apenas 3% dos voluntários adultos saudáveis). Contudo, essa bactéria é mais prevalente nas fezes de alguns adultos hospitalizados, que não têm diarreia ou colite. Ela foi detectada nas fezes de aproximadamente 13 a 30% dos adultos hospitalizados, mas que não tinham evidência de doença causada por *C. difficile* ou história pregressa de tratamento com antibióticos (colonizados). *C. difficile* toxigênico pode ser encontrado comumente nas fezes de muitos bebês saudáveis e pode persistir como microbiota por períodos longos. Em muitos casos, é difícil avaliar a função patogênica desempenhada pelo *C. difficile* na diarreia infantil das crianças hospitalizadas; em alguns laboratórios, os testes para este microrganismo não são realizados rotineiramente com as fezes dos bebês com idade abaixo de 2 anos.[2] Contudo, alguns bebês com diarreia grave e persistente associada a tratamento antibiótico pregresso tiveram CPM e, nesta ocasião, a citotoxina de *C. difficile* estava presente em suas fezes, sem qualquer outro agente etiológico potencial. Em muitos casos, esses pacientes melhoraram clinicamente com vancomicina oral. Também há algumas questões duvidosas quanto à associação entre o *C. difficile* e a diarreia das crianças com mais de 2 anos de vida, mas artigos de revisão recentes avaliaram isto e podem ser consultados, se surgirem dúvidas no laboratório.[64,344,411] Recentemente, a American Academy of Pediatrics publicou um normativo com informações e recomendações sobre *C. difficile* nas crianças.[418]

A grande maioria dos pacientes com infecções por *C. difficile* foi exposta previamente aos antibióticos, independentemente se foram diagnosticados no hospital ou em um serviço de cuidados crônicos, ou foram atendidos em serviços ambulatoriais quando o diagnóstico foi confirmado. Em um estudo com pacientes que tinham recebido alta recentemente de um hospital de doenças agudas, Chang *et al.* demonstraram que 92% dos pacientes diagnosticados no ambulatório tinham usado antibióticos durante alguma internação hospitalar pregressa e que 65% destes tinham usado antibióticos durante a internação e o acompanhamento ambulatorial.[86] Os antimicrobianos implicados na doença do trato GI associada a *C. difficile* incluem a maioria dos antibióticos; contudo, a doença é mais comum quando clindamicina, cefalosporinas e fluoroquinolonas são ministradas.[33-35,180,464] O leitor pode consultar outras fontes se desejar mais informações sobre as manifestações clínicas e o diagnóstico clínico da DAA, CAA e COM.[33,34,35,101,464]

Coleta e transporte dos espécimes contendo *C. difficile*. Em geral, as amostras de fezes líquidas, semissólidas ou pastosas (cerca de 5 g ou 1.020 mℓ de fezes líquidas) são os espécimes preferidos para realizar os testes. Os espécimes colhidos por *swab* não são adequados, em razão do volume pequeno obtido. As amostras de fezes bem-formadas também são inadequadas para realizar testes diagnósticos, a menos que esteja sendo realizado um estudo epidemiológico com portadores fecais assintomáticos. Outras amostras apropriadas são materiais de biopsia ou conteúdo intestinal recolhido por colonoscopia e fragmentos intestinais afetados (ressecção cirúrgica ou necropsia). Contudo, o conteúdo intestinal ou o material de biopsia realizada durante procedimentos colonoscópicos pode diluir excessivamente a amostra, ou a quantidade obtida pela biopsia pode ser insuficiente para os exames laboratoriais necessários. Entretanto, o exame do material de biopsia é menos sensível que os testes fecais, que são os espécimes preferidos. Recipientes plásticos à prova de vazamento devem ser usados para transportar as amostras. Quando os espécimes vão ser processados pelo laboratório no mesmo dia em que são colhidos, o transporte à temperatura ambiente é suficiente. Quando o espécime chega ao laboratório no final do dia e não pode ser processado para os ensaios que detectam toxinas, senão no dia seguinte, ele pode ser mantido no refrigerador sem perda detectável da atividade citotóxica, mas sempre é importante seguir as instruções fornecidas com qualquer teste laboratorial comercial. Em condições ideais, as amostras não devem permanecer à temperatura ambiente por mais de 2 horas antes de serem semeadas em cultura; quando o processamento da amostra para cultura não puder ser realizado no intervalo de duas horas desde a coleta, ela deve ser refrigerada em condições anaeróbias (frasco ou bolsa de transporte), embora isto possa reduzir a contagem de células vegetativas. Quando os espécimes precisam ser enviados a um laboratório de referência para realizar um ensaio para toxinas, eles devem ser encaminhados em gelo seco e armazenados no laboratório a –70°C, antes do envio. O armazenamento a –20°C não assegura a estabilidade das toxinas. A maioria dos laboratórios migrou para PCR como método de detecção do *C. difficile*. Se esse for o caso, o laboratório deve seguir as recomendações do fabricante quanto ao transporte dos espécimes.

Diagnóstico laboratorial de *C. difficile* toxigênico. Para diagnosticar infecções causadas por *C. difficile*, as amostras de fezes devem ser enviadas ao laboratório para detectar a presença de cepas toxigênicas desta bactéria. Inicialmente, a cultura para isolamento de *C. difficile* toxigênico era o método usado nos laboratórios clínicos no final da década de 1970, quando foi reconhecida pela primeira vez a relação entre esta bactéria e diarreia; a cultura ainda é considerada o "padrão de referência" para sua detecção e é o método referencial para avaliar testes novos. A semeadura das amostras de fezes, com ou sem tratamento prévio com álcool ou choque de calor, no meio seletivo de CCFA (ciclosserina–cefoxitina–frutose) e nos meios não seletivos (ágar-sangue para anaeróbios), é usada para isolar *C. difficile* (Prancha 16.4 E). Em seguida, qualquer cepa de *C. difficile* isolada deve ser testada quanto à produção de toxinas. (Os meios e os métodos de cultura estão descritos adiante.) O ensaio com cultura de células para citotoxina B é o teste realizado mais comumente para determinar se a cepa de *C. difficile* isolada é toxigênica.

Como alternativa, os ensaios diretos com culturas de tecidos para citotoxina B para detectar *C. difficile* toxigênico também poderiam ser realizados diretamente com amostras de fezes, em vez de cultura. Alguns descrevem esse teste como ensaio de neutralização em cultura celular (CCNA; do inglês, *cell culture neutralization assay*). A técnica desses ensaios em cultura de tecidos consiste em inocular os painéis de cultura específicos, que geralmente contêm células epiteliais de McCoy ou células de prepúcio humano, com a amostra de fezes e depois examiná-los em 24 a 48 horas para detectar efeito citopático (ECP) – um arredondamento das células fibroblásticas em consequência da presença da toxina B (Quadro 16.9 *online*). O acréscimo da antitoxina de *C. difficile* em uma câmara que acompanha o *kit* poderia neutralizar a toxina e confirmar que o ECP realmente foi causado especificamente por este microrganismo. Durante muitos anos, o ensaio para citotoxina B pareceu ser equivalente à cultura para detectar *C. difficile* toxigênico; contudo, mais recentemente, com o advento dos métodos de detecção moleculares, a sensibilidade do ensaio para toxina B usado diretamente foi comparada com a da cultura para *C. difficile* toxigênico e foi < 70% com especificidade de 99%, deste modo limitando seu uso como teste primário na maioria das condições.[458] O Quadro 16.9 *online* apresenta informações sobre o procedimento do teste para citotoxina. Os intervalos longos até a liberação dos resultados da cultura e a necessidade de manter testes confirmatórios disponíveis para detectar a toxina nas colônias isoladas têm limitado a utilidade destes testes na maioria dos laboratórios clínicos. Contudo, a cultura é o método usado em epidemiologia, quando há necessidade de realizar testes de sensibilidade antimicrobiana e como método comparativo preferido durante a avaliação de exames mais novos. Os ensaios com cultura de tecidos ainda são realizados em alguns laboratórios para confirmar ensaios mais novos de triagem e com a finalidade de confirmar os resultados da cultura, embora menos frequentemente como testes diagnósticos primários.

Métodos de cultura e identificação das citotoxinas. *C. difficile* pode ser isolado das amostras de fezes por meio da técnica de seleção de esporos (*i. e.*, procedimentos de seleção dos esporos por álcool ou choque térmico) combinada com o uso dos meios de cultura seletivos, como o ágar-sangue de AFE (Remel, Lenexa, KS; ou BD Microbiology Systems) ou o CCFA combinado com o ágar-sangue não seletivo para anaeróbios dos CDC.[464] Descrições detalhadas das técnicas de seleção de esporos por álcool ou choque térmico podem ser encontradas em outro artigo.[238] Quando um desses procedimentos é utilizado, a amostra tratada com álcool ou calor é inoculada no ágar-sangue para anaeróbios e/ou no meio de EYA. Os meios seletivos como o CCFA também podem ser inoculados, porque pode ser mais fácil identificar a morfologia típica, mas não devem ser utilizados isoladamente, uma vez que também poderiam ser excessivamente inibitórios após o tratamento das fezes para reduzir outros microrganismos da microbiota. Existe um terceiro método de tratamento das fezes, que foi descrito mais recentemente e facilita o isolamento de *C. difficile* com utilização de um caldo de taurocolato de sódio para promover a germinação dos esporos. Em dois estudos independentes, os resultados foram superiores aos do pré-tratamento com álcool ou calor antes da semeadura.[16,220] Depois de 48 horas de incubação em condições anaeróbias, as colônias de *C. difficile* em ágar-sangue para anaeróbios não são hemolíticas, medem 2 a 4 mm de diâmetro, são acinzentadas e translúcidas, ligeiramente elevadas, planas e dispersivas com bordas rizoides. Como se pode observar ao exame em microscópio de dissecção, as colônias apresentam aspecto "pontilhado-opalescente" iridescente. *C. difficile* tem reações negativas para lipase e lecitinase no EYA e forma as colônias planas irregulares a circulares típicas com borda rizoide. No CCFA, as colônias têm aspecto de vidro fosco na superfície e pigmentação amarelada a branca. Quando uma lâmpada de luz UV incide nas colônias, elas emitem fluorescência parda. Além disso, há um odor típico de esterco de cavalo (estrebaria), que é atribuído à produção de paracresol (Tabela 16.24). Muitas vezes, quando uma jarra de anaerobiose é aberta, esse odor é detectado imediatamente.[238]

Além da técnica de seleção de esporos, deve-se inocular as fezes não tratadas (ou uma suspensão fecal preparada em diluente tamponado com gelatina) em uma placa com meio de AFE e outra placa com CCFA. Depois da incubação por 48 horas, as colônias de *C. difficile* no meio de AFE são praticamente idênticas às que crescem no ágar-sangue para anaeróbios (descritas antes). O aspecto das colônias de *C. difficile* no CCFA também foi descrito nos parágrafos anteriores e na Tabela 16.24. Os bacilos gram-positivos ou gramvariáveis têm esporos subterminais e são móveis. A análise dos produtos metabólicos revela ácidos acético, propiônico, isobutírico, butírico, isovalérico, valérico e isocaproico. A esculina e a gelatina são hidrolisadas. Os testes de urease, nitrato e urease são negativos. A maioria das cepas fermenta glicose, manitol e manose. As reações de salicina e xilose são variáveis. Depois do isolamento de uma colônia típica de *C. difficile* e da conclusão da identificação fenotípica, é necessário buscar evidências de que a cepa é toxigênica utilizando o ensaio para citotoxina B, ou um método molecular para detectar um ou mais genes das toxinas.

Cientistas desenvolveram dois meios de cultura novos para selecionar cepas de *C. difficile* toxigênico e evitar a necessidade de realizar um ensaio confirmatório para toxinas. Um deles é o chamado "ensaio em placa Cdifftox", descrito por Darkoh *et al.*, no qual o CCFA e o taurocolato de sódio (acrescentado para promover a germinação dos esporos), o sangue e um substrato cromogênico (X-gal) formam uma única placa sobre a qual as cepas de *C. difficile* produzem cor azul e as cepas não toxigênicas formam uma colônia branca. Quando estão presentes, as toxinas clivam o substrato cromogênico no lugar de seu substrato natural (UDP-glicose). Em geral, os resultados da cultura ficam disponíveis em 24 a 48 horas. De acordo com alguns autores, o produto alcançou precisão de 99,8% quando foram testadas 528 cepas retiradas de 50 espécimes positivos nos ensaios de citotoxicidade em cultura.[112] Existe um meio cromogênico produzido comercialmente (chromID® *C. difficile*), que pode detectar esta bactéria em menos de 3 dias. Esse meio foi avaliado em alguns laboratórios e os resultados foram muito bons e ficaram disponíveis mais rapidamente do que poderia ser conseguido com a cultura em CCFA e a detecção de toxinas.[77,140,304,432]

Imunoensaios enzimáticos para detectar toxinas. Em razão da natureza trabalhosa e demorada da cultura e da falta de sensibilidade do ensaio em cultura de tecidos para citotoxina, pesquisadores desenvolveram imunoensaios enzimáticos (IEE) para detectar toxina(s) de *C. difficile*. Os ensaios para detectar toxina A foram introduzidos nos laboratórios clínicos há mais de 20 anos. Esses ensaios eram mais rápidos e consumiam menos tempo que a cultura ou o método de CCNA e forneciam informação adequada em formatos, que permitem testar lotes de amostras, ou um único espécime. Cientistas desenvolveram alguns desses testes em diversos formatos e a maioria foi adaptada aos laboratórios de rotina. Quando foram descobertas algumas cepas negativas para toxina A e positivas para toxina B, pesquisadores desenvolveram alguns produtos de IEE, que detectavam as duas toxinas e foram adotados em muitos laboratórios clínicos para substituir os IEE para toxina A.[243] Com o uso generalizado da PCR e a utilização das culturas como padrão de referência nos estudos comparativos mais recentes, as sensibilidades dos IEE para toxinas A + B foram calculadas em no mínimo 52% e no máximo 81%.[440,510] Em geral, os autores que compararam o IEE ou os ensaios de fluxo lateral para detectar toxinas A e B concluíram que estes ensaios não deveriam ser o único teste realizado rotineiramente para diagnosticar *C. difficile*. Mesmo quando esses ensaios foram avaliados para detectar doença grave *versus* branda, os IEE também foram muito menos sensíveis mesmo para doença grave, que seria aceitável para um teste fecal primário.[226] Embora não sejam sensíveis, a especificidade dos IEE para toxinas é boa (na faixa de 91 a 94%, ou mais). Por isso, esses ensaios podem ser usados para confirmar um resultado positivo em um ensaio para antígenos, por exemplo, ou outros métodos altamente sensíveis, mas menos específicos.[49,138,226] Hoje em dia, os laboratórios não deveriam mais confiar apenas nesses IEE para diagnosticar *C. difficile* toxigênico.

Teste de amplificação do ácido nucleico do C. difficile. Estudos demonstraram consistentemente que a amplificação dos genes *tcdB* ou *tcdA* teve sensibilidade e especificidade satisfatórias, quando foi comparada com a cultura para *C. difficile* toxigênico como padrão de referência.[49,138,362,458] Embora os laboratórios tenham desenvolvido seus próprios ensaios de PCR em tempo real, existem no mercado alguns produtos disponíveis. Há evidências amplas sugerindo que esses métodos moleculares possam aumentar significativamente a sensibilidade em comparação com os IEE e, consequentemente, a incidência do *C. difficile* detectado nas fezes dos pacientes hospitalizados, em alguns casos em mais de 50% com especificidade satisfatória, quando comparada com a cultura.[74,138,297,458,335,366,373] A Tabela 16.25 relaciona alguns dos ensaios disponíveis no mercado americano atualmente e alguns pontos essenciais, quando eles puderem diferir uns dos outros. A Tabela 16.26 descreve os resultados dos estudos publicados, que compararam os NAAT (testes de amplificação do ácido nucleico; do inglês, *nucleic acid amplification test*) utilizados mais comumente de forma isolada, com outros NAAT ou cultura de *C. difficile* toxigênico como "padrão de referência". Um artigo de revisão publicado em 2011 fornece informações excelentes sobre os ensaios de PCR disponíveis comercialmente naquela época; a conclusão dos autores foi que todos os ensaios de NAAT tiveram bom desempenho em comparação com a cultura, mas foram superiores aos IEE e à cultura de tecidos. O tempo necessário até a liberação dos resultados era adequado (45 a 180 minutos) e permitiria a conclusão do laudo no mesmo turno de trabalho.[374] Uma metanálise de 25 estudos realizados para avaliar os métodos de NAAT para detectar *C. difficile*, incluindo mais de 11.000 amostras de fezes que atenderam aos critérios de inclusão, concluiu que a maioria dos laboratórios

Tabela 16.25 Características dos NAAT disponíveis no mercado para detectar *C. difficile* toxigênico.

NAAT	Fabricante	Alvo[a]	Formato	Tempo até o resultado[b] (minutos)
Prodesse ProGastro CD Assay[248,421,458,488]	Hologics, Inc., CA	*tcd*B	Smart Cycler	75 a 90
Gen-Ohm Cdiff Assay[3,248,421,473,488]	BD GeneOhm, CA	*tcd*B	Smart Cycler	180
BD Max[226,288c]	BD GeneOhm, CA	*tcd*B	BD-Max	160
Xpert *C. difficile* Assay[3,199,223,433,510]	Cepheid, CA	*tcd*B	GeneXpert	45
Illumigene[d,23,49,199,271,358]	Meridian Biosciences, Inc.	*tcd*A	Illumigene Instrument	75
Portrait Toxigenic *C. difficile*[63]	Great Basin, WI	*tcd*B	Slide array; Visual: chip readout	60
Simplexa Universal Direct PCR[113,273]	Focus Diagnostic, CA	*tcd*B ≈	3M Integrated Cycler	60
Verigene *C. difficile* Test[76]	Nanosphere, ILL	*tcd*A, *tcd*B, PCR Ribotype 027	Verigene Reader and Processor SP	< 120
Amplivue *C. difficile* Assay[113]	Quidel Corp., CA	*tcd*A	Leitura manual; fluxo lateral em cassete	80

[a]Alvo: gene para a produção da toxina A, B ou C, que é usado como alvo pelo ensaio.
[b]Os tempos de conclusão são os citados na bula do produto e/ou na página de internet do fabricante.
[c]O BD Max® é um formato automatizado do ensaio GeneOhm®.
[d]O ensaio Illumigene® é comumente referido como LAMP, ou *loop amplification*, em inglês.
NAAT = teste de amplificação de ácidos nucleicos.

que forneceram dados acerca de um teste molecular para *C. difficile* usava o BD GeneOhm®, seguido do Cepheid GeneXpert®. Além disso, os laboratórios também usavam um Light Cycler® PCR (Roche Molecular, IND) ou um ProGastro CD® da Hologic. Alguns laboratórios relataram que usavam o ensaio LAMP® da Illumigene, mas não foram incluídos na análise porque os estudos eram muito heterogêneos para que fossem comparados naquela ocasião. Os autores concluíram que os testes moleculares foram altamente precisos na detecção das toxinas de *C. difficile* e que o ensaio LAMP® parecia ser promissor, o que mais tarde foi confirmado.[362]

Frequentemente, existem dúvidas quanto à necessidade de repetir os ensaios moleculares para detectar a presença de *C. difficile*. A utilidade da repetição dos testes para *C. difficile* foi avaliada e, na maioria dos estudos, não se mostrou válida para diagnosticar *C. difficile*; contudo, se forem repetidos, sempre se deve utilizar um método diferente do que foi usado inicialmente. Quando uma coorte de pacientes se mostra inicialmente negativa para *C. difficile* com base em um ensaio altamente sensível (p. ex., um NAAT), a repetição do teste tem mais chances de produzir resultados falso-positivos, que resultados positivos verdadeiros. Além disso, os testes laboratoriais não devem ser realizados como "prova de cura". A regressão da doença associada a *C. difficile* deve ser avaliada clinicamente, independente se a bactéria continua ou não a fazer parte da microbiota do paciente. A Society for Healthcare Epidemiology of America (SHEA) também não recomenda a repetição dos testes para *C. difficile*.[74,101,305]

Teste para antígeno GDH de *C. difficile*. Como alternativa ao uso da PCR com teste primário, existem no mínimo três ensaios disponíveis no mercado, que detectam glutamato-desidrogenase (GDH) – um antígeno comum a *C. difficile* e a outras espécies de *Clostridium*.[73,110,138,390,476] Esses ensaios são extremamente sensíveis, mas não têm especificidade suficiente para *C. difficile* e, por isto, não devem ser usados isoladamente. Contudo, eles podem ser utilizados inicialmente como uma triagem negativa dos pedidos de pesquisa de *C. difficile* nas fezes; quando são positivos, podem ser realizados testes confirmatórios que detectam especificamente toxinas do *C. difficile*, antes de liberar os resultados. O *C. DIFF CHEK-60*® (TechLab, Blacksburg, VA) é um ensaio imunossorvente ligado a enzima (ELISA) em uma placa com 96 câmaras, que pode ser realizado em 60 minutos. A sensibilidade desse ensaio é altíssima (> 99%), conforme foi relatado em muitos estudos; em um deles, apenas 22 das 37 amostras GDH-positivas/citotoxina-positivas foram positivas com um IEE bem conhecido para toxinas A e B (sensibilidade de 59,5%). O valor preditivo positivo do ensaio para GDH foi de apenas 50% e, por esta razão, ele deve ser usado em um esquema algorítmico que inclua um ensaio capaz de confirmar a presença da citotoxina.[183] Hoje em dia, existe no mercado uma combinação do ensaio para o antígeno GDH com IEE para toxina, que é produzido pelo mesmo fabricante que fornece os dois testes simultaneamente; o *C. DIFF Quik Chek Complete*® (TechLab, Blacksburg, VA) é um imunoensaio enzimático em membrana rápido, ao qual a amostra de fezes diluídas é acrescentada e incubada por 15 minutos. A formação de uma linha azul à esquerda da janela de reação indica a presença de GDH, enquanto uma linha azul à direita indica a presença da toxina do *C. difficile*. Estudos demonstraram que o uso do antígeno como triagem negativa seguida de um ensaio para citotoxina B com as amostras positivas produz resultados muito sensíveis com valores preditivos negativos altos em uma abordagem com relação custo–benefício favorável.[390,476] Quando o ensaio para GDH é negativo (e esta etapa geralmente pode ser concluída em menos de 10 minutos), os resultados de um teste negativo para *C. difficile* podem ser relatados imediatamente. Contudo, as cepas não toxigênicas do *C. difficile* também produzem resultados positivos no ensaio para GDH; daí a necessidade de confirmar as amostras de fezes positivas para o antígeno.[75] Conforme foi mencionado antes, isso pode ser conseguido por um IEE para toxina A/B, um ensaio para citotoxina em cultura de tecido, ou PCR.[110,362]

Tabela 16.26 Avaliações dos NAAT disponíveis no mercado para detectar *C. difficile.*[a]

Comparadores	Nº espécimes/ % positivos	Sensibilidade (%)	Especificidade (%)	Valor preditivo positivo (%)	Valor preditivo negativo (%)	REF
GeneOhm						
IEE, GDH/IEE & ProGastro Cd®		100				449
PCR[b] e ProGastro Cd[c]	346/8,4	84	99			230
Quik Chek & ProGastro Cd	200	90	97	90	97	387
Illumigene[c]	139/15	95	100	100	99	44
Xpert, Illumigene & Portrait	549/21	97	99			58
Nenhum comparador	360/12	95	99,7	98	99,4	265
Nenhum comparador	404/10	84	98	90	97	423
Xpert						
Nenhum comparador	253/19	100	95	83	100	398
IEE e PCR[b,e]	138	100	98			468
GeneOhm, Illumigene & Portrait	549/21	100	92			58
Nenhum comparador[c]	566/12	99	81	90	97	101
Illumigene	568/19	100	97			183
Illumigene	200/22	100	100			337
CCNA[c]	220	97	93	72	99	206
ProGastro Cd						
IEE, GDH/IEE & GeneOhm		94				440
PCR[b] e GeneOhm	346/8,4	92	99			230
IEE e CCNA	285/15,7		77	99	94	423
Quik Chek e GeneOhm[d]	200	100	93	83	100	387
Portrait						
GeneOhm, Xpert, Illumigene	549/21	98	93			58
Illumigene						
Vidas IEE	302/29	95	99	98	98	330
IEE e GDH	810	92	98	84	99	20
GeneOhm[c]	139/15	95	97	83	99	44
GeneOhm, XPert & Portrait	549/21	93	95			58
XPert	568/19	84	100			183
Nenhum comparador[e]	141/19	89	98			334
XPert	200/22	83	100			337
CCNA	472	92	99	92	99	249
Verigene						
Cultura direta[f]	1.875/15	99	88	42	99,9	70
Cultura enriquecida	1875/15	91	92,5	68	98	70
Light Cycler						
IEE	200/12	86	97	90	96	404
Simplexa						
Quik Chek[e] e CCNA	342/26	98				251
Amplivue e Illumigene	200	98	100			104
Amplivue						
Simplexa e Illumigene		96	100			104

[a]As culturas para *C. difficile* toxigênico foram usadas como padrão de referência no estudo, a menos que seja indicado em contrário. GeheOhm® (BD, MD); XPert® (Cepheid); ProGastro® Cd (GenProbe, Inc., CA); Portrait® (Great Basin, WI); Illumigene (Meridian Bioscience, Inc.); Light Cycler® (Roche, Ind.); Verigene; Simplexa® (Focus Diag., CA); Amplivue (Quidel Corp.).
[b]A PCR usada foi um ensaio desenvolvido no próprio laboratório.
[c]Cultura realizada apenas com as amostras discordantes.
[d]Fezes congeladas; pacientes pediátricos.
[e]Não foi realizada cultura.
[f]Com finalidade comparativa, foram realizadas duas culturas: uma com CCFA e outra com CCFA contendo taurocolato para promover a germinação dos esporos. O ensaio detecta *tcd*A e *tcd*B e *tcd*C; 24% dos resultados positivos eram cepas hipervirulentas (principalmente do ribotipo 027).
IEE = imunoensaio enzimático para toxina A e/ou B; Quik Chek = combinação dos testes com GDH e IEE para toxina B; CCNA = ensaio de neutralização da citotoxina.

Essa última abordagem ofereceria os níveis mais altos de sensibilidade e especificidade globais para a confirmação em uma etapa. Contudo, muitos laboratórios adotam uma abordagem em três etapas, que é a seguinte: os resultados positivos para GDH são avaliados por um IEE para toxinas A/B; se os dois forem positivos, os resultados são liberados como positivos para *C. difficile* toxigênico, mas se um for negativo, realiza-se um teste confirmatório adicional com PCR ou cultura. Um estudo avaliou o uso de dois ensaios moleculares diferentes para essa confirmação; os dois tiveram desempenho igualmente satisfatório, embora os autores entendessem que um era ligeiramente mais eficiente que outro.[3]

O Biosite Labs também comercializa um ensaio de aglutinação de látex para GDH combinado com um imunoensaio para toxina A. Um estudo examinou 557 amostras de fezes frescas comparando o desempenho desse teste com um imunoensaio para toxinas A/B e um ensaio em cultura de tecido para citotoxina B. A sensibilidade do teste para GDH foi de 97% e a especificidade de 87%. Dezessete por cento das amostras positivas para GDH não foram confirmadas pelo ensaio para toxina A e foi necessário realizar outro teste confirmatório.[322] Entretanto, os autores não usaram cultura ou PCR para *C. difficile* toxigênico como comparador e, por isto, é difícil saber se a sensibilidade foi tão alta quanto relatada, porque a sensibilidade da cultura em tecido – braço comparativo do estudo – não tem sensibilidade tão alta quanto a cultura para *C. difficile* toxigênico e/o PCR. Os laboratórios que dispõem do recurso de realizar PCR rotineiramente em todas as amostras de fezes podem, em vez disto, fazer a amplificação rotineira de todas as amostras a fim de reduzir o número de etapas e, possivelmente, abreviar o tempo até a liberação dos resultados. Essa abordagem pode oferecer os melhores índices de sensibilidade, especificidade, VPN e VPP, em comparação com a cultura para *C. difficile* toxigênico. A SHEA sugeriu que o NAAT parece ser sensível e específico como método de detecção, mas são necessários dados adicionais antes que possa ser endossado como teste primário para todos os laboratórios.[101] O algoritmo com duas ou três etapas tem a vantagem de liberar resultados mais rapidamente, em especial quando se trata de amostras positivas para antígeno e toxinas A/B e de espécimes negativos. Entretanto, é necessário mais tempo para a confirmação adicional das amostras que são positivas para o antígeno GDH, mas negativas no IEE. Em um estudo realizado para examinar os resultados do algoritmo em duas etapas (ensaios para GDH e toxinas A/B), os autores relataram que conseguiram liberar 36% dos resultados positivos para *C. difficile* e 94% dos resultados negativos em 30 minutos. Apenas 13% de sua carga de trabalho foram utilizados para confirmar amostras positivas para GDH e negativas para toxinas A/B, antes de liberar os resultados.[110] Outro estudo utilizou o IEE Premier® para GDH e os resultados positivos foram confirmados por um ensaio LAMP® da Illumigene; a sensibilidade foi de 92%, em comparação com outros algoritmos usados e os autores sugeriram que o ensaio LAMP fosse muito menos dispendioso que os outros métodos de PCR e fosse muito fácil de usar; esses autores não viram qualquer vantagem em usar a abordagem em três etapas.[23]

Profilaxia da infecção por C. difficile. A profilaxia das doenças causadas pelo *C. difficile* é a abordagem mais importante para reduzir sua incidência. Os programas administrativos dos sistemas de saúde que trabalham no sentido de reduzir o uso inadequado dos antibióticos e a adoção de medidas como lavar as mãos, usar produtos de limpeza contendo cloro nos hospitais e outras precauções para controle de infecção visando limitar a disseminação do *C. difficile* são as formas para se conseguir isso.[101,152,272] A utilização de testes apropriados sensíveis e específicos e o cumprimento das diretrizes apropriadas para a coleta e o transporte dos espécimes são procedimentos que os laboratórios podem fazer para participar dos programas de controle e prevenção. A cultura para *C. difficile*, embora não seja um método rotineiro rápido e eficiente para o diagnóstico laboratorial, ainda é um recurso útil aos estudos epidemiológicos, quando a tipagem das cepas e/ou os testes de sensibilidade antimicrobiana podem ajudar a definir um surto e evitar disseminação adicional da doença. Quanto aos testes de rotina, o uso de um algoritmo que inclua um ensaio para o antígeno GDH ou testes de amplificação direta seria uma opção razoável, que os laboratórios devem considerar.[52,110,390,464,488] Pesquisadores realizaram um estudo de custo–benefício com um algoritmo em duas etapas, que consistia em C. DIFF Quik Chek® (um ensaio para GDH mais um IEE) confirmados por um ensaio de PCR quando os dois testes anteriores eram discordantes. Oitenta e seis por cento dos resultados das amostras de fezes puderam ser liberados rapidamente; os 14% restantes exigiram um ensaio de PCR para confirmação dos resultados, antes que fossem liberados. O custo por teste foi de US$ 13,50 quando se utilizou essa abordagem, em comparação com o uso da PCR em todas as amostras, que foi estimado em US$ 26 por teste.[488] O Boxe 16.12 descreve algoritmos potenciais para o processamento das amostras para *C. difficile*. O Boxe 16.13 detalha alguns pontos essenciais, que devem ser lembrados ao manusear pedidos para pesquisa de *C. difficile* toxigênico.

Identificação dos cocos anaeróbios

Cocos gram-positivos anaeróbios. *P. anaerobius* é um coco grande e alongado, que se apresenta em pares e cadeias; as colônias são maiores que as dos outros cocos anaeróbios e têm aspecto branco-acinzentado e opaco. O odor adocicado atribuído à produção de ácido isocaproico e a sensibilidade ao disco de SPS podem ser características diferenciais. *P. anaerobius* tem reações negativas de catalase, indol e urease, mas é positivo para produção de α-glicosidase. Comumente, *Finegoldia magna* e *Parvimonas micra* podem ter aspectos semelhantes nos espécimes clínicos, mas podem ser diferenciadas inicialmente no laboratório por seu tamanho. As células de *P. micra* medem < 0,6 μm e as colônias têm um halo leitoso, que é bem característico; por outro lado, as células de *F. magna* medem > 0,6 μm. Essas duas bactérias têm reações negativas de catalase, produção de indol, α-glicosidase e urease. As colônias de *Peptoniphilus asaccharolyticus* têm odor de mofo e são indol-positivas e isto ajuda a diferenciá-lo dos cocos comuns citados antes. *Staphylococcus saccharolyticus* é um dos poucos cocos gram-positivos anaeróbios capaz de reduzir nitrato; ele também é um pouco aerotolerante nas transferências e aparece em grupos na coloração pelo Gram. *S. saccharolyticus* é coagulase-negativo, embora este teste geralmente não seja realizado com um anaeróbio. Ele também fermenta glicose, lactose e maltose. A Tabela 16.27 descreve

Boxe 16.12

Algoritmos para testar *C. difficile*

A. Realizar PCR em todas as amostras de fezes e relatar os resultados quando estiverem concluídos
   a. Vantagens:
      i. Sensibilidade e especificidade altas
      ii. Tempo relativamente curto até a liberação dos resultados
      iii. Necessidade de realizar apenas um procedimento e controle de qualidade para testar *C. difficile*
   b. Desvantagens: os equipamentos e os reagentes podem ser caros
      i. É importante monitorar problemas de contaminação
      ii. O exame detecta pacientes infectados e portadores assintomáticos
B. Realizar cultura para *C. difficile* toxigênico com todas as amostras de fezes
   a. Vantagens:
      i. Sensibilidade e especificidade altas
      ii. A cepa isolada fica disponível para estudos epidemiológicos, AST ou outros testes
   b. Desvantagens:
      i. Tempo longo até a liberação dos resultados
      ii. Necessidade de usar um ensaio para confirmar que a cepa isolada é toxigênica
      iii. O processamento das amostras para cultura pode ser trabalhoso
C. Algoritmo em duas etapas
   a. 1ª etapa – Fazer um ensaio (p. ex., Quik Chek®), que combine a detecção do antígeno GDH com um IEE para toxinas A/B, ou apenas toxina B
      i. Se os dois forem positivos: liberar o resultado como positivo
      ii. Se os dois forem negativos: liberar o resultado como negativo
      iii. Se for positivo para antígeno e negativo para toxina, realizar outro teste confirmatório
   b. 2ª etapa – Fazer cultura ou PCR para *C. difficile* toxigênico para confirmar sua presença e liberar os resultados de acordo com a reação,
      OU poderia ser adotado um algoritmo em duas etapas: um ensaio para GDH e confirmar os resultados positivos com PCR ou cultura
D. Algoritmo em três etapas
   a. 1ª etapa – Fazer um ensaio para GDH
      i. Se for negativo, liberar o resultado como negativo
      ii. Se for positivo, passar para a próxima etapa
   b. 2ª etapa – Fazer um IEE para toxina B, ou toxinas A/B, ou CCNA
      i. Se for positivo, liberar o resultado como positivo
      ii. Se for negativo, passar para a próxima etapa
   c. 3ª etapa – Fazer PCR ou cultura para *C. difficile* toxigênico e liberar os resultados conforme a reação

Boxe 16.13

Considerações importantes quanto ao processamento dos espécimes com pedidos de pesquisa para *C. difficile* toxigênico

1. Não fazer quaisquer testes diagnósticos com fezes bem-formadas
2. Apenas uma amostra por paciente a cada dia. Se for realizada PCR com todas as amostras, o teste não deve ser repetido
   a. A repetição do teste de PCR para pacientes com resultados positivos de PCR não deve ser realizada como "teste de cura"
   b. A repetição do teste de PCR para pacientes com resultados negativos de PCR não deve ser realizada, a menos que ocorra alguma alteração das condições clínicas, que sugira início recente da doença
3. Os testes devem ser realizados apenas nos casos apropriados: pacientes com diarreia (+ 3 evacuações líquidas em um período de 24 horas)
4. Os *swabs* retais não devem ser usados para diagnosticar *C. difficile* toxigênico, embora possam ser usados em estudos epidemiológicos
5. Um imunoensaio enzimático para toxina A/B não deve ser usado como teste único para *C. difficile*
6. Se for realizado apenas um ensaio de neutralização em cultura de células (CCNA) para *C. difficile* toxigênico, a sensibilidade é menor, quando comparada com a cultura ou PCR para esta bactéria, mas o CCNA é muito específico e pode ser usado para confirmar que a cepa isolada em cultura é toxigênica
7. Quando é realizada apenas PCR em todas as amostras de fezes, o teste detecta portadores assintomáticos e pacientes infectados
8. A cultura para *C. difficile* toxigênico ainda é o padrão de referência (*i. e.*, tem sensibilidade e especificidade mais altas) para isolar este microrganismo, mas requer tempo mais longo até a liberação dos resultados (TDR, tempo de resposta)
   a. A confirmação de que as cepas isoladas são toxigênicas deve ser realizada antes que um resultado seja liberado como positivo
   b. Os meios cromogênicos podem ser usados para reduzir o TDR até o isolamento inicial de *C. difficile*; se os meios forem seletivos para cultura de *C. difficile* toxigênico, isto pode reduzir ainda mais o TDR
9. Nos pacientes que estiveram hospitalizados por mais de 3 dias, a detecção de *C. difficile* toxigênico deve ser a solicitação primária para os casos de diarreia de início recente, que atendam aos critérios citados antes; a positividade das bactérias e dos parasitos patogênicos do trato GI é baixa neste contexto e, em geral, estes pedidos são rejeitados

---

as características diferenciais das espécies encontradas mais comumente. Veja informações adicionais nas referências recomendadas a seguir.[238,351,499] Uma série de sondas fluorescentes baseadas no rRNA 16S tem sido utilizada para identificar com sucesso alguns dos cocos gram-positivos anaeróbios comuns; futuramente, estas sondas poderão ser úteis aos laboratórios clínicos em combinação com outros métodos mais novos.[513]

Cocos gram-negativos anaeróbios. *Veillonella parvula* é o coco gram-negativo anaeróbio encontrado mais comumente. As células medem menos que 0,5 μm e as colônias são pequenas, transparentes a opacas e cinza-amareladas. Algumas são catalase-positivas e são sensíveis à canamicina e à colistina, quando são examinadas com discos de antibióticos em potências definidas. Uma espécie nova – *V. montipelliernsis* – é diferente das outras espécies de *Veillonella*

Tabela 16.27 Características fenotípicas dos cocos gram-positivos anaeróbios.

Espécie	IND	NIT	URE	PYR	FERM Glicose	CLG	Morf. Gram	Morf. das colônias	Nome anterior
Peptostreptococcus anaerobius[a]	–	–	–	–	–	A, IU	Cocos grandes em pares e cadeias; geralmente são muito maiores que os outros cocos	Cinzentas com centro elevado; opacas; não hemolíticas; odor adocicado	Nenhum
Parvimonas micra	–	–	–	+	–	A	Aglomerados, cadeias curtas ou pares; < 6 μm	Pequenas; abauladas; branco-opacas; "halo" castanho-amarelado ao redor das colônias	Micromonas micros, Peptostreptococcus micros
Finegoldia magna	–	–	–	+	–f	A	Pares, cadeias, tétrades e aglomerados; ≥ 6 μm	Colônias pequenas e brancas; algumas podem ser translúcidas	Peptostreptococcus magna
Peptoniphilus spp.									
P. asaccharolyticus	d	–	–	–	–	A, b	Aparecem em grumos; podem por pouco parecer gram-negativos em razão da coloração fraca	Pequenas, brancas a amarelas; convexas; odor de mofo	Peptostreptococcus asaccharolyticus
P. gorbachii	D	–	–	–	–	A, b	Células grandes, > 7 μm; redondas, contínuas, opacas	Cinzentas, planas, convexas; circulares, opacas; borda contínua	Espécie nova
P. harei	d	–	–	–	–	A, b	Tamanho e forma variáveis	Colônias planas e translúcidas	Peptostreptococcus harei
P. indolicus	+	+	–	–	–	A, b	Grumos, semelhantes a P. asaccharolyticus	Colônias pequenas, convexas, brancas a amareladas	Peptostreptococcus indolicus
P. ivorii	–	–	–	–	–	IV	Tamanho variável; em grumos	Convexas, ligeiramente amarelas	Peptostreptococcus ivorii
P. lacrimalis	–	–	–	–	–	A, b	Cadeias curtas ou grumos	Colônias brancas a rosadas	Peptostreptococcus lacrimalis
P. olsenii	D	–	–	–	–	A, b	Cocos maiores; ≥ 7 μm	Cinzentas, planas, convexas; circulares, opacas com um pico central mais branco; borda contínua	Espécie nova
Anaerococcus spp.									
A. hydrogenalis	+	–	d	–	+	B, a	Tamanho variável; tétrades, grumos e cadeias curtas	Branco-acinzentadas; convexas; odor desagradável	Peptostreptococcus hydrogenalis
A. lactolyticus	–	DI	+	–	+	B, a	Cadeias curtas ou grumos	Colônias rosadas a brancas	Peptostreptococcus lactolyticus
A. murdochii	–	–	–	+	+	B, A	Cocos maiores; ≥ 7 μm	Cinzentas com centro mais branco; planas, convexas, circulares, opacas	Espécie nova

Espécie						Morfologia	Colônias	Outro nome
A. octavius	d	DI	−	+f	B, a, c	Aglomerados	Branco-amareladas, brilhantes, elevadas; borda contínua	*Peptostreptococcus octavius*
A. prevotii	−	−+	+	+	B, a	Tamanho variável; grumos e tétrades	Opacas; cinzentas, convexas	*Peptostreptococcus prevotii*
A. tetradius	−	−	+	+f	B, a	Tamanho variável; grumos e tétrades	Opacas; cinzentas, convexas	*Peptostreptococcus tetradius*
A. vaginalis	d	−	−	−	B, a	Tamanho variável; grumos e tétrades	Opacas; cinzentas, convexas	*Peptostreptococcus vaginalis*
Atopobium parvulum[b]	−	DI	DI	+	DI	Cocos alongados; cadeias curtas	Semelhantes aos lactobacilos em ágar	*Streptococcus parvulum*
Staphylococcus spp.								
S. saccharolyticus	DI	+	+	+	A	Aglomerados e tétrades	Pequenas e lisas; não hemolíticas; brilhantes; opacas; coagulase-negativas	*Peptostreptococcus saccharolyticus*
S. aureus subesp. anaerobius	DI	+	DI	+	DI	Aglomerados	Colônias pequenas e brancas	Nenhum
Blautia spp.[c]								
B. producta	−	−	−	+	A	Ovoides; em pares ou cadeias	Cinzentas e brilhantes	*Peptostreptococcus productus*
B. wexlerae	−	DI	+	+	A, S	Cocobacilos	Cinzentas; opacas, umbonadas; borda contínua; esculino-positiva	Espécie nova
Gallicola barnesae	f	DI	−	DI	A, B	Isolados e em pares	DI	*Peptostreptococcus barnesae*
Murdochiella asaccharolyticus	+	−	−	−	L, a, b, s	Pares e cadeias; < 0,6 μm	Branco-acinzentadas; convexas; planas	Espécie nova

[a]*P. anaerobius* é inibido pelo SPS, que está presente na maioria dos frascos de hemocultura. Essa é a única espécie inibida, de forma que isto pode ser usado como característica diferencial.
[b]*Atopobium parvulum* é um gênero de bacilos não formadores de esporos; contudo, outros membros deste gênero são classificados como bacilos não formadores de esporos e estão descritos nessas tabelas.
[c]*Blautia* é um gênero de bacilos não formadores de esporos, que têm mais parentesco com os clostrídios do que com os cocos. *B. wexlerae* e *B. producta* apresentam-se na forma de cocos e estão incluídas aqui, mas outras espécies podem ser consideradas como bacilos e não cocos.
+ = positiva; − = negativa; f = reação fraca; IND = produção de indol; NIT = redução de nitrato; URE = urease; PYR = teste do pirrolidonil-arilamidase; FERM Glicose = fermentação de glicose; CLG = cromatografia líquido-gasosa com caldo de PYG.
Adaptada das referências 178 e 446.

porque é resistente à colistina no teste com discos de antibióticos. As espécies de *Acidaminococcus* são nitrato-negativas e catalase-negativas, mas são fermentadores fracos de carboidratos; as células destas espécies são maiores que as de *Veillonella*. Em geral, as células das espécies de *Megasphaera* medem > 1,7 μm e esta característica é muito diferencial; estes microrganismos são fermentadores, catalase-negativos e nitrato-negativos e este gênero é sensível à vancomicina, enquanto a maioria dos cocos gram-negativos é resistente. Algumas espécies recém-nomeadas – *Negativicoccus* – formam células pequenas (< 0,4 μm) e podem ser microaerófilas. Também são resistentes à colistina no teste com disco de antibiótico. A Tabela 16.28 descreve outras características.

O Boxe 16.14 descreve algumas abordagens úteis à identificação de um anaeróbio isolado no laboratório clínico de rotina. Também existem referências sobre abordagens alternativas, especialmente para a identificação presuntiva ou parcial nas situações em que isto for suficiente.[28,202,238]

Controle das doenças causadas por bactérias anaeróbias

Comentários sobre sensibilidade antimicrobiana habitual/protocolos de tratamento para anaeróbios

O sucesso do controle das doenças causadas por bactérias anaeróbias depende da seleção e do tratamento com os antibióticos apropriados, frequentemente em conjunto com a remoção das bactérias por drenagem de abscessos, eliminação de corpos estranhos, desbridamento dos tecidos necróticos e outros procedimentos cirúrgicos. Durante algum tempo, acreditou-se que a maioria dos anaeróbios tinha padrões de sensibilidade antimicrobiana previsíveis e que a identificação precisa das cepas era tudo que se precisava para prever a sensibilidade de determinada bactéria aos diversos antibióticos. Isso é uma simplificação exagerada. Embora alguns antibióticos sejam eficazes contra quase todas as bactérias anaeróbias (p. ex., carbapenêmicos, piperacilina-tazobactam, ampicilina-sulbactam e metronidazol), existem vários outros antimicrobianos que poderiam ser usados no tratamento, cuja sensibilidade quase sempre é imprevisível. A maioria dos membros do grupo de *B. fragilis* é resistente às penicilinas e cefalosporinas e há resistência crescente à clindamicina. Os genes que conferem resistência a tetraciclina, clindamicina, cefoxitina, carbapenêmicos, cloranfenicol e metronidazol foram detectados em alguns anaeróbios e, em geral, são transferíveis nos experimentos de conjugação *in vitro*.[214,215] O metronidazol ainda é altamente eficaz contra a maioria das bactérias gram-negativas anaeróbias, inclusive para o grupo de *B. fragilis* testado nos EUA, mas a resistência deste antimicrobiano tem surgido entre as cepas deste grupo em outros países.[190,214,215] Um relatório recente dos CDC confirmou o fato de que algumas cepas do grupo de *B. fragilis*, que apresentam resistência ao metronidazol nos EUA, devam ser investigadas quanto à aquisição da infecção fora do país. Os autores descreveram um caso de infecção por um membro do grupo de *B. fragilis* multidrogarresistente (MDR) em um paciente, cujo abscesso intra-abdominal e infecção sanguínea subsequente resultaram de cuidados de saúde recebidos na Índia, antes que o paciente viajasse de volta aos EUA para fazer a investigação diagnóstica e o tratamento.[83] Entretanto, a resistência ao metronidazol é intrínseca entre as espécies de *Actinomyces*, *Propionibacterium* e *Lactobacillus*, em alguns cocos anaeróbios e outros anaeróbios gram-positivos.[190] Embora algumas fluoroquinolonas (especialmente moxifloxacino) inicialmente mostrassem atividade satisfatória contra anaeróbios, a resistência a estes antibióticos desenvolveu-se rapidamente.[190,214] Em uma pesquisa realizada por Snydman *et al.* em 2010, 27% das cepas do *B. fragilis* e 66% dos isolados de *B. vulgatus* eram resistentes ao moxifloxacino, em comparação com um estudo mais antigo, no qual mais de 86% dos anaeróbios testados eram sensíveis a este antibiótico, indicando também a variabilidade da sensibilidade das cepas testadas.[190] As penicilinas e ureidopenicilinas, as cefalosporinas de segunda e terceira gerações e a clindamicina podem ou não ser eficazes contra algumas espécies de bacilos gram-negativos e clostrídios anaeróbios encontrados comumente; a resistência a estes antibióticos pode ser muito variada.[5,214] A resistência aos carbapenêmicos é muito rara entre os anaeróbios; contudo, no Japão – onde o imipeném é muito prescrito – o índice de resistência pode chegar a 3,2%.[215]

Em vista do tempo que demora para isolar e identificar os anaeróbios, o médico assistente geralmente precisa começar o tratamento antibiótico empiricamente, antes que os resultados dos testes de sensibilidade estejam disponíveis. Por essa razão, as tabelas de sensibilidade antimicrobiana e os protocolos terapêuticos publicados na literatura ou mantidos nos hospitais locais e a experiência clínica do médico podem ser a base para a seleção inicial dos antibióticos. Recentemente, foram publicados artigos excelentes com mais informações acerca da seleção dos antibióticos para tratar essas infecções.[182,214,215,232,302] A publicação dos antibiogramas para anaeróbios deve ser elaborada especificamente pelos laboratórios clínicos, mesmo que incluam dados relativos a um período maior que 1 ano, de forma a acumular dados suficientes para validar os resultados. O CLSI (Clinical Laboratory Standards Institute) publicou um documento para ajudar-nos a desenvolver esses antibiogramas e tem publicado estatísticas nacionais relativas à sensibilidade dos anaeróbios.[100] Contudo, existem tantas variações dos padrões de sensibilidade dos anaeróbios clinicamente significativos, que os testes de sensibilidade *in vitro* para cada cepa isolada devem ser realizados algumas vezes para ajudar os médicos a tratar infecções graves, principalmente as que requerem tratamento prolongado (p. ex., abscesso cerebral, endocardite, abscesso pulmonar, infecções articulares, osteomielite, infecções de próteses, enxertos vasculares, bacteriemia recidivante ou refratária, ou infecções resistentes ao tratamento empírico inicial). Recentemente, um estudo das cepas isoladas de infecções do pé diabético e outros processos infecciosos intra-abdominais até demonstrou que não havia diferenças apenas entre os microrganismos isolados, como também diferenças nos padrões de sensibilidade dos anaeróbios semelhantes recuperados de infecções diversas; esta seria outra razão para realizar testes de sensibilidade com as cepas isoladas.[97]

Outra indicação desses testes é quando não há um precedente clínico bem-definido, no qual se possam basear as decisões terapêuticas, porque a identificação do microrganismo é inédita ou é isolada uma bactéria incomum de uma doença geralmente atribuída a outro aeróbio ou anaeróbio.

Tabela 16.28 Características dos cocos gram-negativos anaeróbios.

Espécie	CAT	NIT	FERM Glic	Crescimento microaero	Prod. Gás	Produtos principais na CLG	Teste com disco de antibiótico	Tamanho das células ao Gram (μm)	Comentários	Considerações clínicas
Acidaminococcus spp.[a]	–	–	–	–	+	A, B (P, L)	R, S, S	<1,0 (ovoides e em pares)	Colônias ligeiramente elevadas, bordas contínuas, arredondadas; transparentes. Microbiota do trato GI	Isolada raríssimamente dos espécimes clínicos; significado clínico indefinido
Anaeroglobus spp.	–	–	+[f]	–	–	A, P, IB, B, IV	R, S, S	<1,0 (células ovoides–elipsoides em pares e cadeias curtas)	Colônias circulares, convexas, translúcidas. Microbiota da cavidade oral e do trato GI	Nenhuma
Megasphaera spp.[b]	–	–	+	–	+	A, P, B, V, C	V, S, S	>1,5 (cadeias; podem ser gram-positivas)	Colônias circulares, bordas contínuas, transparentes. Microbiota do trato GI	Descritas como causa de endocardite[50]
Negativicoccus spp.[c]	–	–	–	+	–	A, P	R, S, R	<0,5 (células ovoides)	Colônias pequenas; circulares e convexas; translúcidas. Descritas recentemente	Isoladas de hemoculturas de um paciente com doença coexistente[94]
Veillonella spp.[b,c]	V	+	–	–	+	A, P, (L)	R, S, V[d]	<0,5 (esféricas; pares e cadeias curtas)	Colônias lisas, bordas contínuas, opacas; butirosas, branco-acinzentadas. Microbiota oral e do trato GI; a maioria é isolada comumente	Isoladas de bacteriemia e endocardite, além de outros espécimes clínicos nos quais seu significado era indefinido[94,312]

[a]As espécies de Acidaminococcus podem usar aminoácidos como fonte principal de energia.
[b]Essas espécies podem fermentar lactato.
[c]Essas espécies podem descarboxilar succinato.
[d]V. montpellierensis é resistente ao disco de colistina.
+ = positiva; – = negativa; f = reação fraca; V = algumas cepas são positivas e outras negativas; CAT = catalase; NIT = redução de nitrato; FERM Glic = fermentação de glicose; Prod. Gás = produção de gás. S = sensível; R = resistente. Discos com antibióticos: vancomicina = disco com 5 μg; canamicina = disco com 1.000 μg; colistina = disco com 10 μg.
Adaptada da referência 446.

> **Boxe 16.14**
>
> **Estratégias para identificar bactérias anaeróbias isoladas nos laboratórios de rotina**
>
> 1. Os testes de aerotolerância confirmam a presença de um anaeróbio isolado em cultura pura, ou que parece ser clinicamente relevante, justificando sua identificação (ID) mais acurada.
>   Considerar coloração pelo Gram e análise da morfologia das colônias para agrupar o anaeróbio.
>   Observar os meios seletivos e/ou diferenciais quando for o caso (inclusive BBE e EYA) e realizar os testes com discos de antibióticos.
>   Realizar os testes de um kit de ID disponível no mercado e, se a identificação concordar com os resultados anteriores, considerar este resultado como identificação, especialmente se a cepa for uma espécie bem-conhecida.
>   Se houver CLG disponível, esta técnica pode ser considerada em combinação com as descritas antes.
>   Se o kit de ID disponível no mercado for usado e não for compatível com a coloração pelo Gram e/ou morfologia das colônias e/ou o microrganismo não for uma espécie comum, considerar a descrição do gênero (i. e., certeza até este nível) ou referenciar para sequenciamento ou MALDI-TOF. Essa decisão também pode depender do pedido do médico.
> 2. Os testes de aerotolerância confirmam a presença de um anaeróbio isolado em cultura pura, ou que parece ser clinicamente relevante, justificando a ID mais acurada.
>   Considerar coloração pelo Gram e morfologia das colônias para agrupar o anaeróbio. Observar os meios seletivos e/ou diferenciais, quando for o caso (p. ex., BBE e EYA) e realizar os testes com discos de antibióticos.
>   **OU**
>   Passar diretamente ao sequenciamento do ácido nucleico ou à MALDI-TOF (se estiver disponível), ou encaminhar a um laboratório comercial de referência para realizar este teste.
>   Comparar a ID com a morfologia e relatar o resultado; se for o nome novo de um gênero e uma espécie antiga, descrever o nome novo e colocar o antigo entre parênteses; se for um gênero/espécie sem designação antiga, incluir no relatório qualquer informação sobre este microrganismo, inclusive descrição da morfologia ao Gram e/ou significado clínico potencial.
>   Em qualquer um dos contextos descritos antes, a investigação pode ser estratificada com base na esterilidade ou não do local em que a amostra foi coletada; na obtenção de uma cultura monomicrobiana ou polimicrobiana; e na relevância clínica potencial do microrganismo em questão para o médico. A identificação completa deve ser considerada para as seguintes amostras: espécimes de hemocultura, amostras de LCR (embora sejam raras); e espécimes de endocardite e osteomielite.

Além disso, os microbiologistas clínicos com experiência em anaeróbios são instados a investigar as atividades dos antimicrobianos experimentais e/ou recém-lançados no mercado contra os anaeróbios isolados em seu laboratório hospitalar. Por fim, é preciso monitorar os padrões de sensibilidade dos anaeróbios nos níveis local, regional, nacional e mundial.

Entre os microrganismos para os quais os testes de sensibilidade devem ser considerados, seja em razão de sua virulência ou porque comumente são resistentes a determinados antibióticos, estão os seguintes: grupo de *Bacteroides fragilis*, espécies pigmentadas do grupo de *Prevotella-Porphyromonas*, outras espécies de *Prevotella*, *Fusobacterium mortiferum*, *F. varium* e *F. necrophorum*, *Bilophila*, *Sutterella* e algumas espécies de *Clostridium*. As informações sobre quais antibióticos devem ser testados com determinados anaeróbios ou grupo de anaeróbios podem ser encontradas no documento do CLSI e nos livros de texto, que fornecem informações sobre opções terapêuticas para várias infecções anaeróbias.[32,100,182]

Métodos dos testes de sensibilidade antimicrobiana dos anaeróbios

Hoje em dia, o CLSI recomenda o método de diluição em ágar para os testes de sensibilidade antimicrobiana (TSA) para a maioria dos anaeróbios encontrados rotineiramente nos laboratórios clínicos. Contudo, no caso do grupo de *B. fragilis*, eles também oferecem um método de diluição em caldo como alternativa. No documento mais recente (CLSI M11-A8, 2012), os autores também incluíram um método para testar betalactamases dos anaeróbios isolados.[100] Nesse documento, o TSA é recomendado em situações específicas; no mínimo, os laboratórios devem considerar a realização destes testes (ou enviar as cepas isoladas para laboratórios de referência) para microrganismos isolados de áreas estéreis, especialmente ICS e infecções causadas por anaeróbios incomuns, cuja sensibilidade antimicrobiana é desconhecida. Rotineiramente, deve-se realizar alguns estudos de monitoramento da sensibilidade para rastrear o desenvolvimento de padrões novos de resistência.

O meio recomendado para o teste de diluição em ágar é o ágar *Brucella* suplementado com 5 µg de hemina e 1 µg de vitamina K_1 por mℓ e sangue lisado de carneiro a 5% (v/v). As diluições apropriadas dos antibióticos e do sangue lisado de carneiro são acrescentadas depois da preparação do ágar. As placas com o meio de cultura podem ser armazenadas por até 72 horas entre 2° e 8°C. A inoculação das placas é realizada utilizando um dispositivo de replicação, que inocule de 1 a 2 µℓ da amostra (p. ex., replicador de Steers). Esse ponto de inóculo foi preparado para obter cerca de 10^5 UFC de *B. fragilis* e *B. thetaiotaomicron*, mas pode haver alguma variação nas contagens de colônias de outros microrganismos. Depois de aproximadamente 10 minutos para permitir a absorção do inóculo, as placas são invertidas e incubadas em uma jarra ou câmara de anaerobiose entre 35° e 37°C por 42 a 48 horas. O documento do CLSI inclui imagens das preparações finais e suas interpretações para ajudar na leitura das placas e determinar mais precisamente a CIM de cada cepa isolada. O uso dessas imagens no laboratório é especialmente útil quando se começa a realizar TSA para anaeróbios no laboratório, ou para treinar membros novos da equipe. Com a diluição em ágar, ao menos 30 cepas isoladas podem ser testadas de cada vez e isto torna este método excelente para a realização de estudos de vigilância epidemiológica. No caso da microdiluição em caldo para o grupo de *B. fragilis*, o meio recomendado para isso é o caldo de *Brucella* suplementado com 5 µg/mℓ de hemina, 1 µg/mℓ de vitamina K_1 e sangue de cavalo lisado (5%). Os apêndices do documento publicado pelo CLSI descrevem os métodos para realizar TSA por microdiluição em ágar e caldo.[100] O método da fita de teste por gradiente (Etest®, bioMérieux Vitek) também pode ser usado no TSA e talvez seja mais fácil para o usuário. Os procedimentos necessários a realização desse teste não constam do documento do CLSI, mas podem ser encontrados no manual do fabricante ou na literatura. O procedimento do Etest® e o método de microdiluição em caldo são formas práticas de testar cepas isoladas com um número pequeno de antimicrobianos; estes e outros métodos – inclusive as técnicas de gradiente em espiral – estão revisados detalhadamente em outros artigos.[61,263,266] As técnicas de eluição em disco e difusão de disco em ágar eram utilizadas no passado, mas não devem ser usadas nos testes rotineiros para anaeróbios, apesar de sua conveniência. Com exceção das espécies de *Bacteroides*, a maioria dos outros anaeróbios cresce muito lentamente e, portanto, o método de difusão em disco não é aplicável. As tabelas de interpretação de Bauer-Kirby não foram elaboradas para anaeróbios e não existem tabelas interpretativas baseadas em meios e métodos padronizados para testar anaeróbios por difusão em disco; além disto, há pouca correlação entre as medidas do diâmetro da zona de inibição e os resultados dos testes de diluição por concentração inibitória mínima.[232]

Em 2008, um estudo realizado para saber se os laboratórios de rotina realizavam testes de sensibilidade aos antibióticos para anaeróbios demonstrou que estes testes eram realizados no laboratório por 21% dos laboratórios hospitalares e enviados aos laboratórios de referência por outros 20%. Os testes de sensibilidade eram realizados inicialmente com todas as cepas isoladas de hemocultura nos laboratórios hospitalares (21% no total) e nos laboratórios de referência, mas eram efetuados para apenas 17% das amostras obtidas de áreas estéreis e 14% das cepas isoladas de feridas. O Etest® era realizado mais comumente antes do teste de microdiluição em caldo.[191] Se o leitor quiser mais detalhes sobre os procedimentos recomendados, deve consultar o documento mais recente do CLSI.[100]

Resultados dos testes de sensibilidade por grupos de anaeróbios

Sensibilidade dos bacilos gram-negativos. Os membros do grupo de *B. fragilis* produzem betalactamases e, por esta razão, são resistentes às penicilinas (ampicilina, amoxicilina) e à maioria das cefalosporinas, mas geralmente são sensíveis à ampicilina-sulbactam e à piperacilina-tazobactam. Esses microrganismos sempre são sensíveis ao metronidazol e aos carbapenêmicos (ao menos nos EUA), mas são progressivamente mais resistentes à clindamicina. No número mais recente do National Survey for the Susceptibility do grupo *Bacteroides fragilis* (2005-2007), que acompanha o desenvolvimento de resistência entre este grupo de anaeróbios, os carbapenêmicos e a piperacilina-tazobactam foram novamente considerados os antimicrobianos mais ativos contra anaeróbios, mas houve alguma resistência entre determinados membros deste grupo a outros antibióticos: 21% das cepas de *P. distasonis* eram resistentes à ampicilina-sulbactam e eram as espécies mais resistentes em geral entre as mais de 5.000 cepas isoladas neste estudo; *B. uniformis* e *B. eggerthii* eram resistentes à tigeciclina em aproximadamente 7% dos casos; e 50% das cepas de *B. vulgatus* eram resistentes ao moxifloxacino. Em termos gerais, a resistência das espécies de *Bacteroides* à clindamicina era alta (mais de 40%). Nesse estudo, algumas cepas das espécies de *Bacteroides* eram resistentes ao metronidazol.[444] Os autores sugeriram que o aumento da resistência observada entre alguns membros que não fazem parte do grupo de *B. fragilis* favoreça especificamente a identificação no nível das espécies das cepas do grupo de *B. fragilis*, que nem sempre é oportuna ou possível sem a utilização dos recursos mais modernos de identificação no laboratório de rotina. As tentativas de realizar essa diferenciação devem ser consideradas no mínimo para as cepas isoladas do sangue e de outras áreas estéreis. Em um estudo da sensibilidade *in vitro* dos anaeróbios em oito hospitais da Bélgica, os autores não observaram muitas alterações entre 2011 e 2012, em comparação com outra pesquisa realizada em 2004. Contudo, as espécies de *Prevotella* e de outros bacilos gram-negativos anaeróbios mostravam sensibilidade decrescente à clindamicina – 61% eram sensíveis entre 2011 e 2012, em comparação com 82% em 2004.[528] Além disso, as espécies de *Fusobacterium* apresentaram redução da sensibilidade ao moxifloxacino entre 2011-2012: 71% eram sensíveis, em comparação com 90% em 2004.[528] Os dados obtidos de uma pesquisa realizada em Taiwan mostraram que as porcentagens das cepas sensíveis das espécies de *Bacteroides*, *Prevotella* e/ou *Fusobacterium* a alguns antibióticos, inclusive clindamicina e ampicilina-sulbactam, diminuíram entre 2000 e 2007. Além disso, surgiram algumas cepas resistentes aos carbapenêmicos em todos os três grupos citados.[263] Outro estudo demonstrou que as espécies de *Prevotella* eram resistentes ao metronidazol e isto certamente precisa ser monitorado futuramente, junto com a tendência global à resistência.[345] Os dados relativos à sensibilidade ao metronidazol de cerca de 1.100 anaeróbios analisados em 2001 nos EUA demonstraram que *Bacteroides fragilis*, *B. distasonis*, *B. ovatus*, *B. thetaiotaomicron*, *B. vulgatus* e espécies de *Fusobacterium* e de *Clostridium* estavam entre os grupos que atendiam aos critérios da FDA de sensibilidade > 90% (CIM ≤ 8 μg/mℓ). As espécies de *Eubacterium* e os cocos gram-negativos eram os únicos isolados que não atendiam a esses critérios de sensibilidade.[147]

B. ureolyticus é regularmente sensível a diversas penicilinas, cefalosporinas e outros antibióticos testados (p. ex., clindamicina, cloranfenicol, metronidazol e até aminoglicosídios), enquanto as cepas relacionadas de *C. gracilis* eram comumente resistentes a penicilinas, cefalosporinas e clindamicina.[234]

Sensibilidade dos bacilos gram-positivos anaeróbios NFE. Os bacilos gram-positivos NFE são tão diversificados, que não se pode descrever um padrão único de sensibilidade; em geral, as cepas isoladas são sensíveis às penicilinas (com ou sem combinações com inibidores de betalactamases), ao metronidazol e aos carbapenêmicos, mas são resistentes aos aminoglicosídios e à colistina. Contudo, conforme foi mencionado antes, as espécies de *Actinomyces*, *Propionibacterium* e *Atopobium* e outras cepas mais aerotolerantes de bacilos NFE são resistentes ao metronidazol. Essas espécies e muitas outras são sensíveis à vancomicina e aos outros glicopeptídios, mas também existem exceções notáveis; por exemplo, *Lactobacillus* spp. geralmente são resistentes à vancomicina.[499]

Sensibilidade de *Clostridium* spp., inclusive *C. difficile*. *Clostridium* spp. são geralmente sensíveis às penicilinas e cefalosporinas, ao metronidazol e aos carbapenêmicos e outros antibióticos. Entretanto, isso varia entre as espécies. Em um estudo da sensibilidade das espécies de *Clostridium* entre 2011 e 2012 em oito hospitais da Bélgica, não foram observadas muitas alterações, exceto que a sensibilidade ao moxifloxacino diminuiu de 88 para 66%.[528] A sensibilidade de *C. perfringens* à clindamicina ainda é alta, mas algumas outras espécies de *Clostridium* – inclusive *C. difficile* – podem ser resistentes. *C. difficile* é tratado comumente com vancomicina ou metronidazol. Existem ainda controvérsias sobre qual fármaco é melhor, embora existam estudos demonstrando eficácia equivalente. Contudo, há evidências de que a vancomicina seja mais eficaz que o metronidazol nos casos de doença grave.[533] A sensibilidade *in vitro* não é normalmente avaliada, porque todas as cepas são previsivelmente sensíveis a esses antibióticos e também a algumas penicilinas, cefalosporinas e carbapenêmicos. No antibiograma para bactérias anaeróbias apresentado no Apêndice do documento do CLSI, as cepas de *C. difficile* eram 100% sensíveis ao metronidazol, ampicilina-sulbactam, piperacilina-tazobactam e cefoxitina. Apenas 5% eram sensíveis à clindamicina, enquanto 78% eram sensíveis ao moxifloxacino. Todos eram resistentes à penicilina. As CIM de ertapeném eram muito baixas, mas as cepas eram resistentes ao imipeném e ao meropeném.[100]

Um estudo realizado na Irlanda demonstrou um surto de cepas de *C. difficile* positivas para toxina B e negativas para toxina A, que eram resistentes às fluoroquinolonas, à clindamicina e à claritromicina. As cepas positivas para toxinas A e B – que não estavam envolvidas nesse surto – tinham CIM muito menores para as fluoroquinolonas e eram sensíveis aos macrolídios e à clindamicina.[136] É difícil saber até que ponto esse padrão de sensibilidade é generalizado, porque a maioria dos laboratórios não isola *C. difficile*, nem realiza testes de sensibilidade.

Cerca de 22 a 26% dos pacientes com doença causada pelo *C. difficile* têm ao menos uma recidiva atribuível à recorrência da mesma cepa, ou à reinfecção por outra cepa.[35,75] Nos casos de doença recidivante, outras abordagens que não incluam antibióticos ou em substituição à vancomicina e ao metronidazol foram testadas. Isso incluiu o uso de probióticos, implantes fecais, resinas de permuta iônica para absorver toxinas, imunoterapia com imunoglobulinas intravenosas, uso da levedura *Saccharomyces bourlardii* e vancomicina em doses pulsadas ou reduzidas progressivamente. Observa-se sucesso variado em todas estas medidas complementares.[35,38,194] Em um estudo duplo-cego controlado, a fidaxomicina – um fármaco aprovado recentemente para tratar infecções causadas por *C. difficile* – foi considerada comparável e tão segura quanto a vancomicina.[107,239] Nos pacientes em tratamento para outras infecções além de *C. difficile*, a fidaxomicina foi considerada mais eficaz que a vancomicina na obtenção da cura clínica, sugerindo que a ação deste último antibiótico contra *C. difficile* toxigênico possa diminuir quando se utiliza outro antibiótico ao mesmo tempo.[347] A fidaxomicina não mostra qualquer atividade *in vitro* contra aeróbios ou anaeróbios gram-negativos, ou leveduras.[189] Existe alguma evidência de que fidaxomicina ou vancomicina não sejam eficazes nos pacientes infectados pela cepa hipervirulenta NAP1 de *C. difficile*, em comparação com as infecções causadas por outras cepas.[375]

Sensibilidade dos cocos anaeróbios. A sensibilidade *in vitro* dos cocos anaeróbios aos antimicrobianos foi descrita em alguns artigos de revisão publicados no passado.[348,351] De acordo com as diretrizes recentes, os antibióticos preferidos para o tratamento empírico dos pacientes infectados por cocos anaeróbios são penicilinas (p. ex., penicilina G, ampicilina ou amoxicilina) ou clindamicina.[32,182] Embora não sejam isolados comumente como agentes patogênicos, várias cepas do *P. anaerobius* têm resistência demonstrada à penicilina G.[5] O metronidazol é eficaz contra mais de 90% dos cocos anaeróbios obrigatórios, mas não é ativa contra a maioria das cepas dos estreptococos microaerófilos (p. ex., *Streptococcus intermedius*).[182] Outros antibióticos eficazes *in vitro* contra a maioria dos cocos anaeróbios são cloranfenicol, imipeném, ampicilina-sulbactam, piperacilina-tazobactam e cefoxitina, mas eles são resistentes a cefoperazona, cefotaxima e cefotetana.[5,348] Entre os antimicrobianos que se mostraram promissores contra os cocos gram-positivos anaeróbios estão moxifloxacino, quinupristina-dalfopristina e linezolida.[182,320,446] Um estudo realizado na Holanda sobre sensibilidade de 115 cocos gram-positivos anaeróbios demonstrou certa variabilidade das CIM entre os diversos gêneros testados. Todos eram resistentes à doxiciclina. Dentre os três microrganismos testados mais comumente, *F. magna* teve os valores mais altos de CIM_{90} para penicilina G, amoxicilina-ácido clavulânico, clindamicina, tigeciclina, levofloxacino e moxifloxacino. *P. micra* teve as CIM_{90} mais baixas para levofloxacino, metronidazol, doxiciclina e amoxicilina-ácido clavulânico. *P. harei* teve as CIM_{50} mais altas para levofloxacino e doxiciclina e as CIM_{90} mais baixas para cefoxitina, ertapeném, meropeném e cloranfenicol. Essa cepa pode ser confundida facilmente com *P. asaccharolyticus* e os autores também enfatizam este dado no artigo. Havia uma cepa de *P. micra* resistente ao metronidazol.[489] Um estudo europeu, baseado em dados fornecidos por 10 países quanto à sensibilidade de 299 cocos gram-positivos anaeróbios (predominantemente *F. magna* e *P. micra*), demonstrou sensibilidade geral ao imipeném, à vancomicina, ao metronidazol e à linezolida. Havia pouca resistência (7%) às penicilinas e à clindamicina, principalmente entre as cepas de *F. magna* isoladas do sangue, de abscessos e de infecções dos tecidos moles.[53] *Veillonella* spp. são resistentes a vancomicina e algumas quinolonas. O estudo americano sobre metronidazol mencionado antes não mostrou resistência de alguns cocos anaeróbios a este antibiótico.[147]

Comentários sobre os testes de sensibilidade para anaeróbios

No futuro, com o uso crescente do sequenciamento e do método de MALDI-TOF para identificar anaeróbios e a publicação subsequente dos seus perfis de sensibilidade antimicrobiana, podemos esperar muito mais informações quanto à sensibilidade dos microrganismos recém-nomeados aos antibióticos. Além disso, à medida que sejam desenvolvidos mais métodos moleculares para detectar marcadores específicos de resistência, estes poderão ser usados isoladamente ou em combinação com os testes de sensibilidade mais convencionais. Esses métodos foram usados em um estudo sobre resistência das cepas de *B. fragilis* aos carbapenêmicos na Espanha e demonstraram concordância com o TSA. Os autores concluíram que o TSA deveria ser realizado ao menos periodicamente para detectar o surgimento de resistência.[481] No Apêndice D do documento publicado em 2012 pelo CLSI quanto ao grupo de *B. fragilis* e no Apêndice E quanto aos outros anaeróbios, há um exemplo de antibiograma para anaeróbios, que pode então ser desenvolvido para o uso por médicos e laboratórios, de forma a orientar o tratamento empírico e monitorar os padrões de resistência.[100] A Tabela 16.29 descreve um resumo dos padrões de sensibilidade gerais de alguns anaeróbios, com base nesses dados e também nos artigos citados na tabela com referência às cepas específicas.

Resumo

Primeiramente, grande parte do crédito por este capítulo é conferido (quando aplicável) ao Dr. Stephen Allen, que faleceu em 2013 e deixou um grande vazio na área da bacteriologia dos anaeróbios. Grande parte do que ele escreveu nas edições anteriores deste livro fazia parte do seu trabalho pioneiro ao longo dos anos em que passou na University of Indiana. As Pranchas distribuídas por todo o capítulo e as figuras eram predominantemente suas e de seus colaboradores, inclusive Jean Siders e Linda Marler; todas elas são atribuídas às suas contribuições para esse amplo campo da bacteriologia. Espero apenas que o Dr. Allen não se sinta insatisfeito com os resultados desta 7ª edição. Dr. Allen, você fará muita falta.

A contribuição das bactérias anaeróbias à preservação da saúde e do bem-estar dos seres humanos, bem como seu papel em diversas síndromes infecciosas, continuam a ser bem reconhecidos em microbiologia clínica. Sua taxonomia pode ser complexa e confusa e isto foi apenas ressaltado pelos métodos mais modernos de análise genética e identificação. Em alguns casos, existem discrepâncias entre esses métodos e as abordagens morfológicas e fenotípicas mais tradicionais para identificar e classificar esses microrganismos. Às vezes, pode parecer impossível manter-se atualizado com as alterações da taxonomia. Vivemos uma época na qual o novo e o antigo conflitam e misturam-se, dependendo de nossa perspectiva, mas é importante que todos nós tentemos compreender as diferenças entre os métodos antigos e novos, de forma a desenvolver uma abordagem racional à sua incorporação em nossos laboratórios de rotina. Neste capítulo, os autores procuraram fornecer informações disponíveis nas edições anteriores àqueles que desejam continuar a realizar identificações presuntivas dos anaeróbios utilizando testes de mancha, perfis bioquímicos e até mesmo CLG, que podem ser muito convenientes em situações rotineiras. Contudo, também tentamos delinear as áreas nas quais a identificação completa pode ser necessária e enfatizar que o uso do sequenciamento e/ou das técnicas de MALDI-TOF pode ser necessário. A compreensão dos princípios e dos resultados das técnicas mais novas é tão essencial à bacteriologia dos anaeróbios quanto se tornou na identificação dos aeróbios, fungos e micobactérias.

Este capítulo ampliou a quantidade de informações sobre doenças específicas (p. ex., síndrome de Lemierre), diarreia associada a *C. difficile* e vaginose bacteriana, além de fornecer alguns dados sobre a associação entre microrganismos recém-nomeados e as infecções com as quais estão associados. Os autores descrevem uma combinação de referências

Tabela 16.29 Percentual de sensibilidade de alguns anaeróbios.

Microrganismo	Amp/Sulb	Pip/Tazo	Cefox	Carb	Pen	Clinda	Moxi	Metro
Grupo de *B. fragilis*	86	95	65	> 96	0	Cerca de 50	Cerca de 50	100
B. fragilis	89	98	85	> 96	0	> 60	Cerca de 50	100
Fusobacterium[a]	100	100	100	100	40	100	95	100
Prevotella	98	99	99	100	40	66	59	100
Cocos gram-positivos	98	100	100	100	96	78	82	98
Veillonella	100	61	100	100	57	89	79	86
P. acnes[b]	100	100	100	100	100	100	100	3
C. perfringens	100	100	100	100	100	96	99	100
C. difficile	100	100	100	V[c]	0	5	78	100
C. bifermentans MCM; Stevens	100	100		100	100	100		100
C. clostridioforme MCM; Stevens	75				67	90		100
C. ramosum	100	100		100	100	82		98
C. septicum					100			100
S. sordellii	100				100	94		95
C. tertium	100				100	100		100

[a]*F. nucleatum* e *F. necrophorum*.
[b]As cepas isoladas de *P. acnes* são sensíveis à vancomicina.
[c]*C. difficile* é resistente ao imipeném e ao meropeném, mas as CIM são muito baixas, em comparação ao ertapeném. Os dados relativos a todos os antibióticos referem-se às fontes intestinais, mas não significam que sejam eficazes; todas as CIM da vancomicina são baixas e indicam sensibilidade.
Modificada com base nas referências 100, 463 e 464. Os dados referem-se às porcentagens de sensibilidade.
Amp/Sulb = ampicilina-sulbactam; Pip/Tazo = piperacilina-tazobactam; Cefox = cefoxitina; Carb = carbapenêmicos; Pen = penicilina (ou ampicilina); Clinda = clindamicina; Moxi = moxifloxacino; Metro = metronidazol.

antigas e novas ao longo de todo o capítulo porque, em alguns casos, pode não existir alguma coisa nova, mas os trabalhos clássicos mais antigos precisam ser compartilhados e lembrados. Por fim, os autores tentaram atualizar as informações sobre desenvolvimento de resistência dos anaeróbios aos antibióticos e sua detecção e monitoramento. Nem tudo o que é novo na área da microbiologia dos anaeróbios poderia ser incluído, mas para aqueles que como nós são "viciados" em anaeróbios há muitos anos, os autores esperam que este capítulo ajude a manter vivo este entusiasmo.

REFERÊNCIAS BIBLIOGRÁFICAS

1. Abrahamian FM, Goldstein EJC. Microbiology of animal bite wounds. Clin Microbiol Rev 2011;24:231–246.
2. Adlerberth I, Huang H, Lindberg E, et al. Toxin-producing *Clostridium difficile* strains as long-term gut colonizers in healthy infants. J Clin Microbiol 2014;52:173–179.
3. Agaronov M, Karak SG, Maldonado Y, et al. Comparison of GeneXpert PCR to BD GeneOhm for detecting *C. difficile* toxin gene in GDH positive toxin negative samples. Ann Clin Lab Sci 2012;42:397–400.
4. Alauzet C, Mory F, Carlier JP, et al. *Prevotella nanceiensis* sp. nov., isolated from human clinical samples. Int J Syst Evol Microbiol 2007;57:2216–2220.
5. Aldridge KE, Ashcraft D, Cambre K, et al. Multicenter survey of the changing in vitro antimicrobial susceptibilities of clinical isolates of *Bacteroides fragilis* group, *Prevotella, Fusobacterium, Porphyromonas,* and *Peptostreptococcus* species. Antimicrob Agents Chemother 2001;45:1238–1243.
6. Alexander CJ, Citron DM, Hunt Gerardo S, et al. Characterization of saccharolytic *Bacteroides* and *Prevotella* isolates from infected dog and cat bite wounds in humans. J Clin Microbiol 1997;35:406–411.
7. Alfa MJ, Robson D, Davi M, et al. An outbreak of necrotizing enterocolitis associated with a novel *Clostridium* species in a neonatal intensive care unit. Clin Infect Dis 2002;35:S101–S105.
8. Ali H, Rood IG, deKorte D, et al. Strict anaerobic *Staphylococcus saccharolyticus* isolates recovered from contaminated platelet concentrates fail to multiply during platelet storage. Transfusion 2012;52:916–917.
9. Allen SD, Emery CL, Siders JA. Anaerobic bacteriology. In Truant AL, ed. Manual of Commercial Methods in Clinical Microbiology. Washington, DC: ASM Press, 2002:50–81.
10. Allen SD, Siders JA, Marler LM. Current issues and problems in dealing with anaerobes in the clinical laboratory. Clin Lab Med 1995;15:333–364.
11. Al Masalma M, Raoult D, Roux V. *Phocaeicola abscessus* gen. nov., sp. nov., an anaerobic bacterium isolated from a human brain abscess sample. Int J Syst Evol Microbiol 2009;59:2232–2237.
12. Angelino G, Cantarutti N, Chiurchiù S, et al. Fulminant *Fusobacterium necrophorum* meningitis in an immunocompetent adolescent. Pediatr Emerg Care 2012;28:703–704.
13. Angelakis E, Roux V, Raoult D, et al. Human case of *Atopobium rimae* bacteremia. Emerg Infect Dis 2009;15:354–355.
14. Arnon SS. Human tetanus and human botulism. In Rood JI, McClane BA, Songer JG, et al., eds. The Clostridia: Molecular Biology and Pathogenesis. New York, NY: Academic Press, 1997:95–115.
15. Aronoff DM. *Clostridium novyi, sordellii,* and *tetani*: mechanisms of disease. Anaerobe 2013;24:98–101.
16. Arroyo LG, Rousseau J, Willey BM, et al. Use of a selective enrichment broth to recover *C. difficile* from stool swabs stored under different conditions. J Clin Microbiol 2005;43:5341–5343.
17. Atkins BL, Athanasou N, Deeks JJ, et al. Prospective evaluation of criteria for microbiological diagnosis of prosthetic-joint infection at revision arthroplasty. The OSIRIS Collaborative Study Group. J Clin Microbiol 1998;3610:2932–2939.
18. Atlas RM, Snyder JE. Reagents, stains, and media: bacteriology. In Versalovic J, Carroll KC, Funke G, Jorgensen JH, Landry ML, Warnock DW, eds. Manual of Clinical Microbiology. 10th Ed. Washington, DC: ASM Press, 2011:272–303.
19. Awadel-Kariem FM, Patel P, Kapoor J, et al. First report of *Parabacteroides goldsteinii* bacteraemia in a patient with complicated intra-abdominal infection. Anaerobe 2010;16:223–225.
20. Bacic MK, Smith CJ. Laboratory maintenance and cultivation of *Bacteroides* species. Curr Protoc Microbiol 2008;Chapter 13:Unit 13C.1.
21. Bakir MA, Kitahara M, Sakamoto M, et al. *Bacteroides finegoldii* sp. nov., isolated from human faeces. Int J Syst Evol Microbiol 2006;56:931–935.
22. Bakir MA, Sakamoto M, Kitahara M, et al. *Bacteroides dorei* sp. nov., isolated from human faeces. Int J Syst Evol Microbiol 2006;56:1639–1643.
23. Bamber AI, Fitzsimmons K, Cunniffe JG, et al. Diagnosis of *Clostridium difficile*-associated disease: examination of multiple algorithms using toxin EIA, glutamate dehydrogenase EIA and loop-mediated isothermal amplification. Br J Biomed Sci 2012;69:112–118.
24. Bank S, Nielsen HM, Mathiasen BH, et al. *Fusobacterium necrophorum*—detection and identification on a selective agar. APMIS 2010;118:994–999.
25. Barberis CM, Cittadini RM, Almizara MN. Recurrent urinary tract infections with *Bifidobacterium scardovii*. J Clin Microbiol 2012;50:1086–1088.
26. Barenfanger J, Drake C, Lawhorn J, et al. Comparison of chlorhexidine and tincture of iodine for skin antisepsis in preparation for blood sample collection. J Clin Microbiol 2004;42:2216–2217.
27. Baron EJ.Chapter 47: Approaches to identification of anaerobic bacteria. In Versalovic J, Carroll KC, Funke G, Jorgensen JH, Landry ML, Warnock DL, eds. Manual of Clinical Microbiology. 10th Ed. Washington, DC: ASM Press, 2011:799–802.
28. Baron EJ, Citron DM. Anaerobic identification flowchart using minimal laboratory resources. Clin Infect Dis 1997;25:S143–S146.
29. Baron EJ, Curren M, Henderson G, et al. *Bilophila wadsworthia* isolates from clinical specimens. J Clin Microbiol 1992;30:1882–1884.
30. Baron EJ, Summanen P, Downes J, et al. *Bilophila wadsworthia*, gen. nov. and sp. nov., a unique gram-negative anaerobic rod recovered from appendicitis specimens and human faeces. J Gen Microbiol 1989;135(Pt 12):3405–3411.
31. Barreau M, Pagnier I, La Scola B, et al. Improving the identification of anaerobes in the clinical microbiology laboratory through MALDI-TOF mass spectrometry. Anaerobe 2013;22:123–125.
32. Bartlett JG. Pocket Book of Infectious Disease Therapy, 2005–2006. 13th Ed. Philadelphia, PA: Lippincott Williams & Wilkins, 2005.
33. Bartlett JG. Clinical practice. Antibiotic-associated diarrhea. N Engl J Med 2002;346:334–339.
34. Bartlett JG. *Clostridium difficile*-associated enteric disease. Curr Infect Dis Rep 2002;4:477–483.
35. Bartlett JG. Historical perspectives on studies of *Clostridium difficile* and *C. difficile* infection. Clin Infect Dis 2008;46(Suppl 1):S4–S11.
36. Bartlett JG. Anaerobic bacterial infection of the lung. Anaerobe 2012;18:235–239.
37. Bartlett JG. How important are anaerobic bacteria in aspiration pneumonia: when should they be treated and what is optimal therapy. Infect Dis Clin North Am 2013;27:149–155.
38. Bartlett JG. New drugs for *Clostridium difficile* infection: editorial commentary. Clin Infect Dis 2006;43:428–431.
39. Bentorki AA, Gouri A, Yakhlef A, et al. *Propionibacterium avidum* cutaneous abscess in a young immunocompetent. Ann Biol Clin (Paris) 2013;71:703–706.
40. Bhally HS, Lema C, Romagnoli M, et al. *Leptotrichia buccalis* bacteremia in two patients with acute myelogenous leukemia. Anaerobe 2005;11:350–353.
41. Bhatti MA, Frank MO. *Veillonella parvula* meningitis: case report and review of *Veillonella* infections. Clin Infect Dis 2000;31:839–840.
41c. Adriaans B, Shah H. *Fusobacterium ulcerans* sp. nov. from Tropical Ulcers. Int J Syst Bacteriol 1988;38:477–478.
42. Biswas S, Rolain JM. Use of MALDI-TOF mass spectrometry for identification of bacteria that are difficult to culture. J Microbiol Methods 2013;92:14–24.
43. Blairon L, Maza ML, Wybo I, et al. Vitek 2 ANC card versus BBL Crystal Anaerobe and Rapid ANA II for identification of clinical anaerobic bacteria. Anaerobe 2010;15:355–361.
44. Böhnel H, Behrens S, Loch P, et al. Is there a link between infant botulism and sudden infant death? Bacteriological results obtained in central Germany. Eur J Pediatr 2001;160:623–628.
45. Boo TW, Cryan B, O'Donnell A, et al. Prosthetic valve endocarditis caused by *Veillonella parvula*. J Infect 2005;50:81–83.
46. Bosshard PP, Zbinden R, Altwegg M. *Turicibacter sanguinis* gen. nov., a novel anaerobic, Gram positive bacterium. Int J Syst Evol Microbiol 2002;52:1263–1266.
47. Bostanci N, Belibasakis GN. *Porphyromonas gingivalis*: an invasive and evasive opportunistic oral pathogen. FEMS Microbiol Lett 2012;333(1):1–9.
48. Bouvet P, K'Ouas G, LeCoustumier A, et al. *Clostridium celerecrescens*, often misidentified as "*Clostridium clostridioforme* group" is involved in rare human infections. Diagn Microbiol Infect Dis 2012;74:299–302.

49. Boyanton BL, Sural P, Loomis CB, et al. Loop-mediated isothermal amplification compared to real-time PCR and enzyme immunoassay for toxigenic *Clostridium difficile* detection. J Clin Microbiol 2012;50:640–645.
50. Brancaccio M, Legendre GG. *Megasphaera elsdenii* endocarditis. J Clin Microbiol 1979;10:72–74.
51. Brazier JS. Human infections with *Fusobacterium necrophorum*. Anaerobe 2006;12:165–172.
52. Brazier JS, Borriello SP. Microbiology, epidemiology, and diagnosis of *Clostridium difficile* infection. Curr Top Microbiol Immunol 2000;250:1–33.
53. Brazier J, Chmelar D, Dubreuil L, et al. European surveillance study on antimicrobial susceptibility of Gram-positive anaerobic cocci. Int J Antimicrob Agents 2008;31:316–320.
54. Brazier JS, Smith SA. Evaluation of the Anoxomat: a new technique for anaerobic and microaerophilic clinical bacteriology. J Clin Pathol 1989;42:640–644.
55. Brook I. Actinomycosis: diagnosis and management. South Med J 2008;101:1019–1023.
56. Brook I. Anaerobic bacteriology in upper respiratory tract and head and neck infections: microbiology and treatment. Anaerobe 2012;18:214–220.
57. Brook I. Infective endocarditis caused by anaerobic bacteria. Arch Cardiovasc Dis 2008;101:665–701.
58. Brook I. The role of anaerobic bacteria in bacteremia. Anaerobe 2010;16:183–189.
59. Brook I. Microbiology and management of soft tissue and muscle infections. Int J Surg 2008;6:328–338.
60. Brook I. Microbiology of intracranial abscesses and their associated sinusitis. Arch Otolaryngol Head Neck Surg 2005;131:1017–1019.
61. Brook I, Wexler HM, Goldstein EJ. Antianaerobic antimicrobials: spectrum and susceptibility testing. Clin Microbiol Rev 2013;26:526–546.
62. Buchanan AG. Clinical laboratory evaluation of a reverse CAMP test for presumptive identification of *Clostridium perfringens*. J Clin Microbiol 1982;16:761–762.
63. Buchan BW, Mackey TLA, Daly JA, et al. Multicenter clinical evaluation of the portrait toxigenic *C. difficile* assay for detection of toxigenic *Clostridium difficile* strains in clinical stool specimens. J Clin Microbiol 2012;50:3932–3936.
64. Burnham CA, Carroll KC. Diagnosis of *Clostridium difficile* infection: an ongoing conundrum for clinicians and for clinical laboratories. Clin Microbiol Rev 2013;26:604–630.
65. Butler-Wu SM, Burns EM, Pottinger PS, et al. Optimization of periprosthetic culture for diagnosis of *Propionibacterium acnes* prosthetic joint infection. J Clin Microbiol 2011;49:2490–2495.
66. Butler-Wu SM, Cookson BT. Reply to "Anaerobic thioglycolate broth culture for recovery of *Propionibacterium acnes* from shoulder tissue and fluid specimens." J Clin Microbiol 2013;51:733.
67. Candoni A, Fili C, Trevisan R, et al. *Fusobacterium nucleatum*: a rare cause of bacteremia in neutropenic patients with leukemia and lymphoma. Clin Microbiol Infect 2003;9:1112–1115.
68. Cannon JP, Lee TA, Bolanos JT, et al. Pathogenic relevance of *Lactobacillus*: a retrospective review of over 200 cases. Eur J Clin Microbiol Infect Dis 2005;24:31–40.
69. Caram LB, Linefsky JP, Read KM, et al. *Leptotrichia* endocarditis: report of two cases from the International Collaboration on Endocarditis (ICE) database and review of previous cases. Eur J Clin Microbiol Infect Dis 2008;27:139–143.
70. Carlier JP, Bedora-Faure M, K'ouas G, et al. Proposal to unify *Clostridium orbiscindens* Winter et al. 1991 and *Eubacterium plautii* (Séguin 1928) Hofstad and Aasjord 1982, with description of *Flavonifractor plautii* gen. nov., comb. nov., and reassignment of *Bacteroides capillosus* to *Pseudoflavonifractor capillosus* gen. nov., comb. nov. Int J Syst Evol Microbiol 2010;60:585–590.
71. Carlier JP, K'ouas G, Han XY. *Moryella indoligenes* gen. nov., sp. nov., an anaerobic bacterium isolated from clinical specimens. Int J Syst Evol Microbiol 2007;57:725–729.
72. Carlier JP, Marchandin H, Jumas-Bilak E, et al. *Anaeroglobus geminatus* gen. nov., sp. nov., a novel member of the family Veillonellaceae. Int J Syst Evol Microbiol 2002;52:983–986.
73. Carman RJ, Wickham KN, Chen L, et al. Glutamate dehydrogenase is highly conserved among *Clostridium difficile* ribotypes. J Clin Microbiol 2012;50:1425–1426.
74. Carroll KC. Tests for the diagnosis of *Clostridium difficile* infection: the next generation. Anaerobe 2011;17:170–174.
75. Carroll KC, Bartlett JG. Biology of *Clostridium difficile*: implications for epidemiology and diagnosis. Annu Rev Microbiol 2011;65:501–521.
76. Carroll KC, Buchan BW, Tan S, et al. Multicenter evaluation of the Verigene *Clostridium difficile* nucleic acid assay. J Clin Microbiol 2013;51:4120–4125.
77. Carson KC, Boseiwaqa LV, Thean SK, et al. Isolation of *Clostridium difficile* from faecal specimens—a comparison of chromID *C. difficile* agar and cycloserine-cefoxitin-fructose agar. J Med Microbiol 2013;62:1423–1427.
78. Cartwright CP, Lembke BD, Ramachandran K, et al. Development and validation of a semiquantitative, multitarget PCR assay for diagnosis of bacterial vaginosis. J Clin Microbiol 2012;50:2321–2329.
79. Cavallaro JJ, Wiggs LS, Miller JM. Evaluation of the BBL Crystal Anaerobe identification system. J Clin Microbiol 1997;35:3186–3191.
80. Center for Disease Control and Prevention. Botulism. http://www.bt.cdc.gov/agent/botulism
81. Center for Disease Control and Prevention. *C. perfringens*. www.cdc.gov/foodsafety/Clostridium-perfringens.html
82. Center for Disease Control and Prevention. Tetanus Surveillance - United States, 2001-2008. MMWR Morb Mortal Wkly Rep 2011;60(12):365–369. www.cdc.gov/mmwr/pdf/wk/mm6012.pdf
83. Centers for Disease Control and Prevention (CDC). Multidrug-resistant *Bacteroides fragilis*—Seattle, Washington, 2013. MMWR Morb Mortal Wkly Rep 2013;62:694–696.
84. Centor RM. Expand the pharyngitis paradigm for adolescents and young adults. Ann Intern Med 2009;151:812–815.
85. Chan JF, Lau SK, Curreem SO, et al. First report of spontaneous intrapartum *Atopobium vaginae* bacteremia. J Clin Microbiol 2012;50:2525–2528.
86. Chang HT, Krezolek D, Johnson S, et al. Onset of symptoms and time to diagnosis of *Clostridium difficile*-associated disease following discharge from an acute care hospital. Infect Control Hosp Epidemiol 2007;28:926–931.
87. Chao CT, Lee SY, Yang WS, et al. Peritoneal dialysis peritonitis by anaerobic pathogens: a retrospective case series. BMC Nephrol 2013;14:111.
88. www.cdc.gov/tetanus
89. Charfreitag O, Collins MD, Stackebrandt E. Reclassification of *Arachnia propionica* as *Propionibacterium propionicus* comb. nov. Int J Syst Bacteriol 1988;38:354–357.
90. Chatterjee S, Hemram S, Bhattacharya S, et al. A case of neonatal tetanus presented within 24 hours of life. Trop Doct 2013;43:43–45.
91. Chaudhry R, Dhawan B, Pandey A, et al. *Propionibacterium granulosum*: a rare cause of endocarditis. J Infect 2000;41(3):284.
92. Chirinos JA, Lichstein DM, Garcia J, et al. The evolution of Lemierre syndrome: report of 2 cases and review of the literature. Medicine (Baltimore) 2002;81:458–465.
93. Chu YW, Wong CH, Chu MY, et al. *Varibaculum cambriense* infections in Hong Kong, China, 2006. Emerg Infect Dis 2009;15:1137–1139.
94. Church DL, Simmon KE, Sporina J, et al. Identification by 16S rRNA gene sequencing of *Negativicoccus succinicivorans* recovered from the blood of a patient with hemochromatosis and pancreatitis. J Clin Microbiol 2011;49:3082–3084.
95. Citron DM. Update on the taxonomy and clinical aspects of the genus *Fusobacterium*. Clin Infect Dis 2002;35:S22–S27.
96. Citron DM, Warren YA, Hudspeth MK, et al. Survival of aerobic and anaerobic bacteria in purulent clinical specimens maintained in the Copan Venturi Transystem and Becton Dickinson Port-A-Cul transport systems. J Clin Microbiol 2000;38:892–894.
97. Claros M, Citron DM, Goldstein EJ, et al. Differences in distribution and antimicrobial susceptibility of anaerobes isolated from complicated intra-abdominal infections versus diabetic foot infections. Diagn Microbiol Infect Dis 2013;76:546–548.
98. Claros MC, Papke Y, Kleinkauf N, et al. Characteristics of *Fusobacterium ulcerans*, a new and unusual species compared with *Fusobacterium varium* and *Fusobacterium mortiferum*. Anaerobe 1999;5:137–140.
99. Clarridge JE III, Zhang Q. Genotypic diversity of clinical *Actinomyces* species: phenotype, source, and disease correlation among genospecies. J Clin Microbiol 2002;40:3442–3448.
100. CLSI. Methods for Antimicrobial Susceptibility testing of Anaerobic Bacteria; Approved Standard – 8th Ed. CLSI document M11-A8. Clinical and Laboratory Standards Institute, Wayne, PA, 2012.
101. Cohen SH, Gerding DN, Johnson S, et al. Clinical practice guidelines for *Clostridium difficile* infection in adults: 2010 update by the Society for Healthcare Epidemiology of America (SHEA) and the Infectious Diseases Society of America (IDSA). Infect Control Hosp Epidemiol 2010;31:431–455.
102. Collins MD, Hoyles L, Kalfas S, et al. Characterization of *Actinomyces* isolates from infected root canals of teeth: description of *Actinomyces radicidentis* sp. nov. J Clin Microbiol 2000;38:3399–3403.
103. Collins MD, Hoyles L, Tornqvist E, et al. Characterization of some strains from human clinical sources which resemble "*Leptotrichia sanguinegens*": description of *Sneathia sanguinegens* sp. nov., gen. nov. Syst Appl Microbiol 2001;24:358–361.

104. Collins MD, Lawson PA, Willems A, et al. The phylogeny of the genus *Clostridium*: proposal of five new genera and eleven new species combinations. Int J Syst Bacteriol 1994;44:812-826.
105. Collins MD, Wallbanks S. Comparative sequence analyses of the 16S rRNA genes of *Lactobacillus minutus*, *Lactobacillus rimae* and *Streptococcus parvulus*: proposal for the creation of a new genus *Atopobium*. FEMS Microbiol Lett 1992;74:235-240.
106. Coltella L, Mancinelli L, Onori M, et al. Advancement in the routine identification of anaerobic bacteria by MALDI-TOF mass spectrometry. Eur J Clin Microbiol Infect Dis 2013;32:1183-1192.
107. Comely OA, Crook DW, Esposito R, et al. Fidaxomicin versus vancomycin for infection with *Clostridium difficile* in Europe, Canada and the USA: a double-blind, non-inferiority, randomized controlled trial. Lancet Infect Dis 2012;12(4):281-289.
108. Cone LA, Battista BA, Shaeffer CW Jr. Endocarditis due to *Peptostreptococcus anaerobius*: case report and literature review of peptostreptococcal endocarditis. J Heart Valve Dis 2003;12:411-413.
109. Costiniuk CT, Voduc N, de Souza C. Pulmonary actinomycosis in a male patient with a tracheal bronchus. Can Respir J 2011;18:84-86.
110. Culbreath K. Ager E, Nemeyer RJ, et al. Evolution of testing algorithms at a university hospital for detection of *Clostridium difficile* infections. J Clin Microbiol 2012;50:3073-3076.
111. Culebras E, Rodriguez-Avial I, Betrie C, et al. Rapid identification of clinical isolates of *Bacteroides* species by matrix-assisted-laser-desorption/ionization time-of-flight mass spectrometry. Anaerobe 2012;18:163-165.
112. Darkoh C, DuPont HL, Kaplan HB. Novel one-step method for detection and isolation of active toxin-producing *Clostridium difficile* strains directly from stool samples. J Clin Microbiol 2011;49:4219-4224.
113. Deak E, Miller SA, Humphries RM. Comparison of the Illumigene, Simplexa, and AmpliVue *Clostridium difficile* molecular assays for diagnosis of *C. difficile* infection. J Clin Microbiol 2014;52:960-963.
114. Delaney ML, Onderdonk AB. Evaluation of the AnaeroPack system for growth of clinically significant anaerobes. J Clin Microbiol 1997;35:558-562.
115. Della Valle C, Parvizi J, Bauer TW, et al. Diagnosis of periprosthetic joint infections of the hip and knee. J Am Acad Orthop Surg 2010;18(12):760-770.
116. Dellinger CA, Moore LV. Use of the RapID-ANA System to screen for enzyme activities that differ among species of bile-inhibited *Bacteroides*. J Clin Microbiol 1986;23:289-293.
117. Deschlier EK, Thompson PP, Kowalski RP. Evaluation of the new OxyPlate™ Anaerobic System for the isolation of ocular anaerobic bacteria. Int J Ophthalmol 2012;5:582-585.
118. Dewhirst FE, Paster BJ, Tzellas N, et al. Characterization of novel human oral isolates and cloned 16S rDNA sequences that fall in the family Coriobacteriaceae: description of olsenella gen. nov., reclassification of *Lactobacillus uli* as *Olsenella uli* comb. nov. and description of *Olsenella profusa* sp. nov. Int J Syst Evol Microbiol 2001;51:1797-1804.
119. Dittmar E, Beyer P, Fischer D, et al. Necrotizing enterocolitis of the neonate with *Clostridium perfringens*: diagnosis, clinical course, and role of alpha toxin. Eur J Pediatr 2008;167:891-895.
120. Dols JA, Smit PW, Kort R, et al. Microarray-based identification of clinically relevant vaginal bacteria in relation to bacterial vaginosis. Am J Obstet Gynecol 2011;204:305.e1-e7.
121. Domingo MC, Huletsky A, Boissinot M, et al. *Clostridium lavalense*, sp. noc., a glycopeptides resistant species isolated from human faeces. Int J Syst Evol Microbiol 2009;59:498-503.
122. Dowell VR Jr. Botulism and tetanus: selected epidemiologic and microbiologic aspects. Rev Infect Dis 1984;6:S202-S207.
123. Dowell VR Jr, Lombard GL. Differential agar media for identification of anaerobic bacteria. In Tilton RC, ed. Rapid Methods and Automation in Microbiology. Washington, DC: American Society for Microbiology, 1982:258-262.
124. Downes J, Liu M, Kononen E, et al. *Prevotella micans* sp. nov., isolated from the human oral cavity. Int J Syst Evol Microbiol 2009;59:771-774.
125. Downes J, Mangels JI, Holden J, et al. Evaluation of two single-plate incubation systems and the anaerobic chamber for the cultivation of anaerobic bacteria. J Clin Microbiol 1990;28:246-248.
126. Downes J, Mantzourani M, Beighton D, et al. *Scardovia wiggsiae* sp. nov., isolated from the human oral cavity and clinical material, and emended descriptions of the genus *Scardovia* and *Scardovia inopinata*. Int J Syst Evol Microbiol 2011;61(Pt 1):25-29.
127. Downes J, Munson MA, Radford DR, et al. *Shuttleworthia satelles* gen. nov., sp. nov., isolated from the oral human cavity. Int J Syst Evol Microbiol 2002;52:1469-1475.
128. Downes J, Munson MA, Spratt DA, et al. Characterisation of *Eubacterium*-like strains isolated from oral infections. Med Microbiol 2001;50:947-951.
129. Downes J, Olsvik B, Hiom SJ, et al. *Bulleidia extructa* gen. nov., sp. nov., isolated from the oral cavity. Int J Syst Evol Microbiol 2000;50:379-383.
130. Downes J, Sutcliffe IC, Hofstad T, et al. *Prevotella bergensis* sp. nov., isolated from human infections. Int J Syst Evol Microbiol 2006;56:609-612.
131. Downes J, Sutcliffe I, Tanner AC, et al. *Prevotella marshii* sp. nov. and *Prevotella baroniae* sp. nov., isolated from the human oral cavity. Int J Syst Evol Microbiol 2005;55:1551-1555.
132. Downes J, Tanner AC, Dewhirst FE, et al. *Prevotella saccharolytica* sp. nov., isolated from the human oral cavity. Int J Syst Evol Microbiol 2010;60:2458-2461.
133. Downes J, Vartoukian SR, Dewhirst FE, et al. *Pyramidobacter piscolens* gen. nov., sp. nov., a member of the phylum 'Synergistetes' isolated from the human oral cavity. Int J Syst Evol Microbiol 2009;59:972-980.
134. Downes J, Wade WG. *Propionibacterium acidifaciens* sp. nov., isolated from the human mouth. Int J Syst Evol Microbiol 2009;59:2778-2781.
135. Drago L, Vassena C, Saibene AM, et al. A case of coinfection in a chronic maxillary sinusitis of odontogenic origin: identification of *Dialister pneumosintes*. J Endod 2013;39:1084-1087.
136. Drudy D, Harnedy N, Fanning S, et al. Emergence and control of fluoroquinolone resistant, toxin-A negative, toxin-B positive *Clostridium difficile*. Infect Control Hosp Epidemiol 2007;28:932-940.
137. Duncan SH, Aminov RI, Scott KP, et al. Proposal of *Roseburia faecis* sp. nov., *Roseburia hominis* sp. nov. and *Roseburia inulinivorans* sp. nov., based on isolates from human faeces. Int J Syst Evol Microbiol 2006;56:2437-2441.
138. Eastwood K, Else P, Charlett A, et al. Comparison of nine commercially available *Clostridium difficile* toxin detection assays, a real-time PCR assay for *C. difficile* tcdB, and a glutamate dehydrogenase detection assay to cytotoxin testing and cytotoxigenic culture methods. J Clin Microbiol 2009;47:3211-3217.
139. Eaton SR, Mazuski JE. Overview of severe *Clostridium difficile* infection. Crit Care Clin 2013;29:827-839.
140. Eckert C, Burghoffer B, Lalande V, et al. Evaluation of the chromogenic agar chromID *C. difficile*. J Clin Microbiol 2013;51:1002-1004.
141. Elbir H, Robert C, Nguyen TT, et al. *Staphylococcus aureus* subsp. *anaerobius* strain ST1464 genome sequence. Stand Genomic Sci 2013;9(1):1-13.
142. Eley A, Clarry T, Bennett KW. Selective and differential medium for isolation of *Bacteroides ureolyticus* from clinical specimens. Eur J Clin Microbiol Infect Dis 1989;8:83-85.
143. Elsayed S, Zhang K. Isolation and 16S ribosomal RNA gene sequence-based identification of *Clostridium scindens* from an intra-abdominal abscess. Anaerobe 2006;12:13-16.
144. Elsayed S, George A, Zhang K. Intrauterine contraceptive device-associated pelvic actinomycosis caused by *Actinomyces urogenitalis*. Anaerobe 2006;12:67-70.
145. El-Sharif A, Elkhatib WF, Ashour HM. Nosocomial infections in leukemic and solid-tumor cancer patients: distribution, outcome and microbial spectrum of anaerobes. Future Microbiol 2012;7:1423-1429.
146. Eribe ER, Paster BJ, Caugant DA, et al. Genetic diversity of *Leptotrichia* and description of *Leptotrichia goodfellowii* sp. nov., *Leptotrichia hofstadii* sp. nov., *Leptotrichia shahii* sp. nov. and *Leptotrichia wadei* sp. nov. Int J Syst Evol Microbiol 2004;54:583-592.
147. Erwin ME, Fix AM, Jones RN. Three independent yearly analyses of the spectrum and potency of metronidazole: a multicenter study of 1,108 contemporary anaerobic clinical isolates. Diagn Microbiol Infect Dis 2001;39:129-132.
148. Ezaki T, Kawamura Y, Li N, et al. Proposal of the genera *Anaerococcus* gen. nov., *Peptoniphilus* gen. nov. and *Gallicola* gen. nov. for members of the genus *Peptostreptococcus*. Int J Syst Evol Microbiol 2001;51:1521-1528.
149. Falagas ME, Siakavellas E. *Bacteroides*, *Prevotella*, and *Porphyromonas* species: a review of antibiotic resistance and therapeutic options. Int J Antimicrob Agents 2000;15:1-9.
150. Fanourgiakis P, Vekemans M, Georgala A, et al. Febrile neutropenia and *Fusobacterium* bacteremia: clinical experience with 13 cases. Support Care Cancer 2003;11:332-335.
151. Farrow JA, Lawson PA, Hippe H, et al. Phylogenetic evidence that the gram-negative nonsporulating bacterium *Tissierella (Bacteroides) praecuta* is a member of the *Clostridium* subphylum of the gram-positive bacteria and description of *Tissierella creatinini* sp. nov. Int J Syst Bacteriol 1995;45:436-440.
152. Fawley WN, Underwood S, Freeman J, et al. Efficacy of hospital cleaning agents and germicides against epidemic *Clostridium difficile* strains. Infect Control Hosp Epidemiol 2007;28:920-925.

153. Fazili T, Blair D, Riddell S, et al. *Actinomyces meyeri* infection: case report and review of the literature. J Infect 2012;65:357–361.
154. Fedorko DP, Drake SK, Stock F, et al. Identification of clinical isolates of anaerobic bacteria using matrix-assisted laser desorption ionization time-of-flight mass spectrometry. Eur J Clin Microbiol Infect Dis 2012;31:2257–2262.
155. Fenner L, Widmer AF, Straub C, et al. Is the incidence of anaerobic bacteremia decreasing? Analysis of 114,000 blood cultures over a 10-year period. J Clin Microbiol 2008;46:2432–2434.
156. Fenner L, Roux V, Mallet MN, et al. *Bacteroides massiliensis* sp. nov., isolated from blood culture of a newborn. Int J Syst Evol Microbiol 2005;55(Pt 3):1335–1337.
157. Fenner L, Roux V, Ananian P, et al. *Alistipes finegoldii* in blood cultures from colon cancer patients. Emerg Infect Dis 2007;13:1260–1262.
158. Finegold S. Changes in taxonomy, anaerobes associated with humans, 2001–2004. Anaerobe 2004;10:309–312.
159. Finegold SM. Anaerobic Bacteria in Human Disease. New York, NY: Academic Press, 1977.
160. Finegold SM. Anaerobic bacteria: general concepts. In Mandell GL, Bennett JE, Dolin R, eds. Mandell, Douglas, and Bennett's Principles and Practice of Infectious Diseases. Vol. 2. 5th Ed. Philadelphia, PA: Churchill Livingstone, 2000:2519–2537.
161. Finegold SM, George WL. Anaerobic Infections in Humans. San Diego, CA: Academic Press, 1989.
162. Finegold SM, Song Y, Liu C. Taxonomy: general comments and update on taxonomy of Clostridia and anaerobic cocci. Anaerobe 2002;8:283–285.
163. Finegold SM. Song Y, Liu C, et al. *Clostridium clostridioforme*: a mixture of three clinically important species. Eur J Clin Microbiol Infect Dis 2005;24:319–324.
164. Finegold SM, Vaisanen ML, Molitoris DR, et al. *Cetobacterium somerae* sp. nov. from human feces and emended description of the genus *Cetobacterium*. Syst Appl Microbiol 2003;26:177–181.
165. Finegold SM, Vaisanen ML, Song Y, et al. *Porphyromonas uenonis* sp. nov., pathogen for humans distinct from *P. asaccharolyticus* and *P. endodontalis*. J Clin Microbiol 2004;42:5298–5301.
166. Fisher RG, Denison MR. *Veillonella parvula* bacteremia without an underlying source. J Clin Microbiol 1996;34:3235–3236.
166e. Marvaud JC, Mory F, Lambert T. *Clostridium clostridioforme* and *Atopobium minutum* Clinical Isolates with VanB-Type Resistance in France. J Clin Microbiol 2011;49:3436–3438.
167. Forrester JD, Spain DA. *Clostridium ramosum* bacteremia: case report and literature review. Surg Infect (Larchmt) 2014;15:343–346.
168. Foster AG. Rapid identification of microbes in positive blood cultures by use of the Vitek MS matrix-assisted laser desorption ionization-time of flight mass spectrometry system. J Clin Microbiol 2013;51:3717–3719.
169. Fournier D, Mouton C, Lapierre P, et al. *Porphyromonas gulae* sp. nov., an anaerobic, gram-negative coccobacillus from the gingival sulcus of various animal hosts. Int J Syst Evol Microbiol 2001;51:1179–1189.
170. Fournier PE, La MV, Casalta JP, et al. *Finegoldia magna*, an early post-operative cause of infectious endocarditis: report of two cases and review of the literature. Anaerobe 2008;14:310–312.
171. Fournier R, Wallet F, Grandbastien B, et al. Chemical extraction versus direct smear for MALDI-TOF mass spectrometry identification of anaerobic bacteria. Anaerobe 2012;18:294–297.
172. Frost BL, Caplan MS. Necrotizing enterocolitis: pathophysiology, platelet-activating factor, and probiotics. Semin Pediatr Surg 2013;22:88–93.
173. Fujitani S, Liu CX, Finegold SM, et al. *Clostridium tertium* isolated from gas gangrene wound; misidentified as *Lactobacillus* spp initially due to aerotolerant feature. Anaerobe 2007;13:161–165.
174. Funke G, Alvarez N, Pascual C, et al. *Actinomyces europaeus* sp. nov., isolated from human clinical specimens. Int J Syst Bacteriol 1997;47:687–692.
175. Funke G, Stubbs S, von Graevenitz A, et al. Assignment of human-derived CDC group 1 coryneform bacteria and CDC group 1-like coryneform bacteria to the genus *Actinomyces* as *Actinomyces neuii* subsp. *neuii* sp. nov., subsp. nov., and *Actinomyces neuii* subsp. *anitratus* subsp. nov. Int J Syst Bacteriol 1994;44:167–171.
176. Funke G, von Graevenitz A. Infections due to *Actinomyces neuii* (former "CDC coryneform group 1" bacteria). Infection 1995;23:73–75.
177. Ganeshalingham A, Buckley D, Shaw I, et al. *Bacteroides fragilis* concealed in an infant with *Escherichia coli* meningitis. J Paediatr Child Health 2014;50:78–80.
178. Garcia LS, (ed.). Clinical Microbiology Procedures Handbook. 3rd Ed. Washington, DC: ASM Press, 2010.
179. Garner O, Mochon A, Branda J, et al. Multi-centre evaluation of mass spectrometric identification of anaerobic bacteria using the VITEK MS system. Clin Microbiol Infect 2014;20:335–339.
180. Gerding DN. Clindamycin, cephalosporins, fluoroquinolones, and *Clostridium difficile*-associated diarrhea: this is an antimicrobial resistance problem. Clin Infect Dis 2004;38:646–648.
181. Ghanem FM, Ridpath AC, Moore WE, et al. Identification of *Clostridium botulinum*, *Clostridium argentinense*, and related organisms by cellular fatty acid analysis. J Clin Microbiol 1991;29:1114–1124.
182. Gilbert DN, Moellering RC, Eliopolous GM, et al. Sanford Guide to Antimicrobial Therapy 2013: Pocket-Sized Edition (Guide to Antimicrobial Therapy (Sanford)). 43rd Ed. Sperryville, VA: Antimicrobial Therapy, Inc., 2013.
183. Gilligan PH. Is a two-step glutamate dehydrogenase antigen-cytotoxicity neutralization assay algorithm superior to the premier toxin A and B enzyme immunoassay for laboratory detection of *Clostridium difficile*? J Clin Microbiol 2008;46:1523–1525.
184. Glazunova OO, Launay T, Raoult D, et al. *Prevotella timonensis* sp. nov., isolated from a human breast abscess. Int J Syst Evol Microbiol 2007;57:883–886.
185. Glupczynski Y, Labbe M, Crokaert F, et al. Isolation of *Mobiluncus* in four cases of extragenital infections in adult women. Eur J Clin Microbiol 1984;3:433–435.
186. Godfrey AM, Diaz-Mendoza J, Ray C, et al. Endobronchial actinomycosis after airway stenting. J Bronchology Interv Pulmonol 2012;19:315–318.
187. Godreuil S, Morel J, Darbas H, et al. Unusual case of spondylodiscitis due to *Staphylococcus saccharolyticus*. Joint Bone Spine 2005;72:89–97.
188. Golan Y, McDermott LA, Jacobus NV, et al. Emergence of fluoroquinolone resistance among *Bacteroides* species. J Antimicrob Chemother 2003;52:208–213.
189. Goldstein EJ, Babakhani F, Citron DM. Antimicrobial activities of fidaxomicin. Clin Infect Dis 2012;55:S143–S148.
190. Goldstein EJC, Citron DM. Resistance trends in antimicrobial susceptibility of anaerobic bacteria, Part II. Clin Microbiol Newsl 2011;33:9–15.
191. Goldstein EJ, Citron DM, Goldman PJ, et al. National hospital survey of anaerobic culture and susceptibility methods: III. Anaerobe 2008;14:68–72.
192. Goldstein EJ, Citron DM, Peraino VA, et al. *Desulfovibrio desulfuricans* bacteremia and review of human *Desulfovibrio* infections. J Clin Microbiol 2003;41:2752–2754.
193. Gomes BP, Jacinto RC, Pinheiro ET, et al. Molecular analysis of *Filifactor alocis*, *Tannerella forsythia*, and *Treponema denticola* associated with primary endodontic infections and failed endodontic treatment. J Endod 2006;32:937–940.
194. Gough E, Shaikh H, Manges AR. Systematic review of intestinal microbiota transplantation (fecal bacteriotherapy) for recurrent *Clostridium difficile* infection. Clin Infect Dis 2011;53:994–1002.
195. Gouriet F, Million M, Henri M, et al. *Lactobacillus rhamnosus* bacteremia: an emerging clinical entity. Eur J Clin Microbiol Infect Dis 2012;31:2469–2480.
196. Goyal H, Arora S, Mishra S, et al. Vertebral osteomyelitis and epidural abscesses caused by *Prevotella oralis*: a case report. Braz J Infect Dis 2012;16:594–596.
197. Grass JE, Gould LH, Mahon BE. Epidemiology of foodborne disease outbreaks caused by *Clostridium perfringens*, United States, 1998–2010. Foodborne Pathog Dis 2013;10:131–136.
198. Grollier G, Agius G, Rouffineau J, et al. *Leptotrichia buccalis* isolated from peritoneal fluid of two immunocompromised patients. Clin Microbiol Newsl 1990;12:62–63.
198d. Rodriguez JM, Collins MD, Sjoden B, Falsen E. Characterization of a novel *Atopobium* isolate from the human vagina: description of *Atopobium vaginae* sp. nov. Int J Syst Bacteriol 1999;49:1573–1576.
199. Gyorke CE, Wang S, Leslie JL, et al. Evaluation of *Clostridium difficile* fecal load and limit of detection during a prospective comparison of two molecular tests, the Illumigene *C. difficile* and Xpert *C. difficile*/Epi tests. J Clin Microbiol 2013;51:278–280.
200. Hagiya H, Otsuka F. *Actinomyces meyeri* meningitis: the need for anaerobic cerebrospinal fluid cultures. Intern Med 2014;53:67–71.
201. Hall AJ, Curns AT, McDonald LC, et al. The roles of *Clostridium difficile* and norovirus among gastroenteritis-associated deaths in the United States, 1999–2007. Clin Infect Dis 2012;55:216–223.
202. Hall G. Microbiology Tech Sample No MB-3. Tech Sample. American Society for Clinical Pathologists, 1991.
203. Hall V, Collins MD, Hutson R, et al. *Actinomyces cardiffensis* sp. nov. from human clinical sources. J Clin Microbiol 2002;40:3427–3431.
204. Hall V, Collins MD, Hutson RA, et al. *Actinobaculum urinale* sp. nov., from human urine. Int J Syst Evol Microbiol 2003;53:679–682.
205. Hall V, Collins MD, Hutson RA, et al. *Actinomyces oricola* sp. nov., from a human dental abscess. Int J Syst Evol Microbiol 2003;53:1515–1518.

206. Hall V, Collins MD, Lawson PA, et al. *Actinomyces nasicola* sp. nov., isolated from a human nose. Int J Syst Evol Microbiol 2003;53:1445–1448.
207. Hall V, Collins MD, Lawson PA, et al. Characterization of some *Actinomyces*-like isolates from human clinical sources: description of *Varibaculum cambriensis* gen. nov., sp. nov. J Clin Microbiol 2003;41:640–644.
208. Hall V, Collins MD, Lawson PA, et al. *Actinomyces dentalis* sp. nov., from a human dental abscess. Int J Syst Evol Microbiol 2005;55:427–431.
209. Hallit RR, Afridi M, Sison R, et al. *Clostridium tetani* bacteraemia. J Med Mcirobiol 2013;62:155–156.
210. Hardham JM, King KW, Dreier K, et al. Transfer of *Bacteroides splanchnicus* to *Odoribacter* gen. nov. as *Odoribacter splanchnicus* comb. nov., and description of *Odoribacter denticanis* sp. nov., isolated from the crevicular spaces of canine periodontitis patients. Int J Syst Evol Microbiol 2008;58:103–109.
211. Hashimura T, Sato M, Hoshino E. Detection of *Slackia exigua, Mogibacterium timidum* and *Eubacterium saphenum* from pulpal and periradicular samples using the polymerase chain reaction (PCR) method. Int Endod J 2001;34:463–470.
212. Hayashi H, Sakamoto M, Benno Y. Phylogenetic analysis of the human gut microbiota using 16S rDNA clone libraries and strictly anaerobic culture-based methods. Microbiol Immunol 2002;46:535–548.
213. Hayashi H, Shibata K, Sakamoto M, et al. *Prevotella copri* sp. nov. and *Prevotella stercorea* sp. nov., isolated from human faeces. Int J Syst Evol Microbiol 2007;57:941–946.
214. Hecht DW. Prevalence of antibiotic resistance in anaerobic bacteria: worrisome developments. Clin Infect Dis 2004;39:92–97.
215. Hecht DW. Resistance trends in anaerobic bacteria. Clin Microbiol Newsl 2000;22:41–44.
216. Henssge U, Do T, Radford DR, et al. Emended description of *Actinomyces naeslundii* and descriptions of *Actinomyces oris* sp. nov. and *Actinomyces johnsonii* sp. nov., previously identified as *Actinomyces naeslundii* genospecies 1, 2 and WVA 963. Int J Syst Evol Microbiol 2009;59:509–516.
217. Hentges DJ. The anaerobic microflora of the human body. Clin Infect Dis 1993;16(Suppl 4):S175–S180.
218. Hill DA, Seaton RA, Cameron FM, et al. Severe sepsis caused by *Mobiluncus curtisii* subsp. *curtisii* in a previously healthy female: case report and review. J Infect 1998;37:194–196.
219. Hillier SL. Diagnostic microbiology of bacterial vaginosis. Am J Obstet Gynecol 1993;169:455–459.
220. Hink T, Burnham CAD, Dubberke ER. A systematic evaluation of methods to optimize culture-based recovery of *Clostridium difficile* from stool specimens. Anaerobe 2013;19:39–43.
221. Hoyles L, Inganas E, Falsen E, et al. *Bifidobacterium scardovii* sp. nov., from human sources. Int J Syst Evol Microbiol 2002;52:995–999.
222. Huang C, Al-Essawi T. Actinomycosis of the urinary bladder. Can Urol Assoc J 2013;7:E502–E504.
223. Huang H, Weintraub A, Fang H, et al. Comparison of commercial multiplex real-time PCR to cell cytotoxicity neutralization assay for diagnosis of *Clostridium difficile* infections. J Clin Microbiol 2009;47:3729–3731.
224. Hughes HC, Newnham R, Athanasou N, et al. Microbiological diagnosis of prosthetic joint infections: a prospective evaluation of four bacterial culture media in the routine laboratory. Clin Microbiol Infect 2011;17:1528–1530.
225. Hugelshofer M, Achermann Y, Kovari H, et al. Meningoencephalitis with subdural empyema caused by toxigenic *C. perfringens* type A. J Clin Microbiol 2012;50:3409–3411.
226. Humphries BM, Uslan DZ, Rubin Z. Performance of *Clostridium difficile* toxin enzyme immunoassay and nucleic acid amplifications tests stratified by patient disease severity. J Clin Microbiol 2013;51:869–873.
227. Huys G, Vancanneyt M, D'Haene K, et al. *Alloscardovia omnicolens* gen. nov., sp. nov., from human clinical samples. Int J Syst Evol Microbiol 2007;57:1442–1446.
228. Ichiishi S, Tanaka K, Nakao K, et al. First isolation of *Desulfovibrio* from the human vaginal flora. Anaerobe 2010;16:229–233.
229. Iwata K, Takahashi M. Is anaerobic blood culture necessary? If so, who needs it? Am J Med Sci 2008;336:58–63.
230. Jain S, Bui V, Spencer C, et al. Septic arthritis in a native joint due to *Anaerococcus prevotii*. J Clin Pathol 2008;61(6):775–776.
231. Jamal WY, Shahin M, Rotimi VO. Comparison of two matrix-assisted laser desorption/ionization-time of flight (MALDI-TOF) mass spectrometry methods and API 20AN for identification of clinically relevant anaerobic bacteria. J Med Microbiol 2013;62:540–544.
232. Jenkins SG, Schuetz AN. Current concepts in laboratory testing to guide antimicrobial therapy. Mayo Clin Proc 2012;87:290–308.
233. Jian W, Dong X. Transfer of *Bifidobacterium inopinatum* and *Bifidobacterium denticolens* to *Scardovia inopinata* gen. nov., comb. nov., and *Parascardovia denticolens* gen. nov., comb. nov., respectively. Int J Syst Evol Microbiol 2002;52:809–812.
234. Johnson CC, Reinhardt JF, Edelstein MA, et al. *Bacteroides gracilis*, an important anaerobic bacterial pathogen. J Clin Microbiol 1985;22:799–802.
235. Johnson JL, Moore LV, Kaneko B, et al. *Actinomyces georgiae* sp. nov., *Actinomyces gerencseriae* sp. nov., designation of two genospecies of *Actinomyces naeslundii*, and inclusion of *A. naeslundii* serotypes II and III and *Actinomyces viscosus* serotype II in *A. naeslundii* genospecies 2. Int J Syst Bacteriol 1990;40:273–286.
236. Jousimies-Somer H, Summanen P. Microbiology terminology update: clinically significant anaerobic gram-positive and gram-negative bacteria (excluding spirochetes). Clin Infect Dis 1999;29:724–727.
237. Jousimies-Somer H, Summanen P. Recent taxonomic changes and terminology update of clinically significant anaerobic gram-negative bacteria (excluding spirochetes). Clin Infect Dis 2002;35:S17–S21.
238. Jousimies-Somer HR, Summanen P, Citron DM, et al. Wadsworth-KTL Anaerobic Bacteriology Manual. 6th Ed. Belmont, CA: Star, 2002.
239. Juang P, Hardesty JS. Role of fidaxomicin for the treatment of *Clostridium difficile* infection. J Pharm Pract 2013;26:491–497.
240. Jumas-Bilak E, Carlier JP, Jean-Pierre H, et al. *Veillonella montpellierensis* sp. nov., a novel, anaerobic, gram-negative coccus isolated from human clinical samples. Int J Syst Evol Microbiol 2004;54:1311–1316.
241. Jumas-Bilak E, Carlier JP, Jean-Pierre H, et al. *Jonquetella anthropi* gen. nov., sp. nov., the first member of the candidate phylum 'Synergistetes' isolated from man. Int J Syst Evol Microbiol 2007;57:2743–2748.
242. Justesen US, Holm A, Knudsen E, et al. Species identification of clinical isolates of anaerobic bacteria: a comparison of two matrix-assisted laser desorption ionization-time of flight mass spectrometry systems. J Clin Microbiol 2011;49:4314–4318.
243. Kader HA, Piccoli DA, Jawad AF, et al. Single toxin detection is inadequate to diagnose *Clostridium difficile* diarrhea in pediatric patients. Gastroenterology 1998;115:1329–1334.
244. Kageyama A, Benno Y. Emendation of genus *Collinsella* and proposal of *Collinsella stercoris* sp. nov. and *Collinsella intestinalis* sp. nov. Int J Syst Evol Microbiol 2000;50:1767–1774.
245. Kageyama A, Benno Y, Nakase T. Phylogenetic and phenotypic evidence for the transfer of *Eubacterium aerofaciens* to the genus *Collinsella* as *Collinsella aerofaciens* gen. nov., comb. nov. Int J Syst Bacteriol 1999;49(Pt 2):557–565.
246. Kageyama A, Benno Y. Phylogenetic and phenotypic characterization of some *Eubacterium*-like isolates from human feces: description of *Solobacterium moorei* gen. nov., sp. nov. Microbiol Immunol 2000;44:223–227.
247. Kalfas S, Figdor D, Sundqvist G. A new bacterial species associated with failed endodontic treatment: identification and description of *Actinomyces radicidentis*. Oral Surg Oral Med Oral Pathol Oral Radiol Endod 2001;92:208–214.
248. Karre T, Sloan L, Patel R, et al. Comparison of two commercial molecular assays to a laboratory-developed molecular assay for diagnosis of *Clostridium difficile* infection. J Clin Microbiol 2011;49:725–727.
249. Kaur S, Yawar M, Kumar PA, et al. *Hungatella effluvii* gen. nov., sp. nov., an obligate anaerobic bacterium isolated from effluent treatment plant and reclassification of *Clostridium hathewayi* as *Hungatella hathewayi* gen. nov., comb. nov. Int J Syst Evol Microbiol 2014;64:710–718.
250. Kelesidis T. Bloodstream infection with *Anaerobiospirillum succiniciproducens*: a potentially lethal infection. South Med J 2011;104:205–214.
251. Kelly JP, Curhan GC, Cave DR, et al. Factors related to colonization with *Oxalobacter formigenes* in U.S. adults. J Endourol 2011;25:673–679.
252. Kernéis S, Matta M, Hoï AB, et al. Postoperative mediastinitis due to *Finegoldia magna* with negative blood cultures. J Clin Microbiol 2009;47:4180–4182.
253. Khalid M, Lazarus R, Bowler IC, et al. *Clostridium septicum* sepsis and its implications. BMJ Case Rep 2012;pii:bcr2012006167.
254. Kierzkowska M, Majewska A, Kuthan RT, et al. A comparison of Api 20A vs MALDI-TOF MS for routine identification of clinically significant anaerobic bacterial strains to the species level. J Microbiol Methods 2013;92:209–212.
255. Killgore GE, Starr SE, Del Bene VE, et al. Comparison of three anaerobic systems for the isolation of anaerobic bacteria from clinical specimens. Am J Clin Pathol 1973;59:552–559.
256. Kilpper-Balz R, Schleifer KH. Transfer of *Peptococcus saccharolyticus* Foubert and Douglas to the genus *Staphylococcus*: *Staphylococcus saccharolyticus* (Foubert and Douglas) comb. nov. Zentralbl Bakteriol Parasitenkd Infektionskr Hyg 1981;2:324–331.
257. Kim KS, Rowlinson MC, Bennion R, et al. Characterization of *Slackia exigua* isolated from human wound infections, including abscesses of intestinal origin. J Clin Microbiol 2010;48:1070–1075.

258. Kimura AC, Higa JI, Levin RM, et al. Outbreak of necrotizing fasciitis due to *Clostridium sordellii* among black-tar heroin users. Clin Infect Dis 2004;38:e87–e91.
259. Kirby BD, George WL, Sutter VL, et al. Gram-negative anaerobic bacilli: their role in infection and patterns of susceptibility to antimicrobial agents. I. Little-known *Bacteroides* species. Rev Infect Dis 1980;2:914–951.
260. Kloesel B, Beliveau M, Patel R, et al. Novel *Bulleidia extructa* periprosthetic hip joint infection, United States. Emerg Infect Dis 2013;19:1170–1171. doi:10.3201/eid1907.130078.
261. Kobayashi N, Procop GW, Krebs V, et al. Molecular identification of bacteria from aseptically loose implants. Clin Orthop Relat Res 2008;466:1716–1725.
262. Kononen E, Eerola E, Frandsen EV, et al. Phylogenetic characterization and proposal of a new pigmented species to the genus *Prevotella*: *Prevotella pallens* sp. nov. Int J Syst Bacteriol 1998;48(Pt 1):47–51.
263. Kononen E, Wade WG, Citron DM. *Bacteroides, Porphyromonas, Prevotella, Fusobacterium*, and other anaerobic Gram-negative rods. In Versalovic J, Carroll KC, Funke G, Jorgensen JH, Landry ML, Warnock DL, eds. Manual of Clinical Microbiology. 10th Ed. Washington, DC: ASM Press, 2011:858–880.
264. Koransky JR, Allen SD, Dowell VR Jr. Use of ethanol for selective isolation of spore-forming microorganisms. Appl Environ Microbiol 1978;35:762–765.
265. Koransky JR, Stargel MD, Dowell VR Jr. *Clostridium septicum* bacteremia: its clinical significance. Am J Med 1979;66:63–66.
266. Koru O, Ozyurt M. Determination of antimicrobial susceptibilities of clinically isolated anaerobic bacteria by E-test, ATB-ANA and agar dilution. Anaerobe 2008;14:161–165.
267. Krishnan S, Haglund L, Ashfaq A, et al. Prosthetic valve endocarditis due to *Staphylococcus saccharolyticus*. Clin Infect Dis 1996;22:722–723.
268. Kristensen LH, Prag J. Lemierre's syndrome and other disseminated *Fusobacterium necrophorum* infections in Denmark: a prospective epidemiological and clinical survey. Eur J Clin Microbiol Infect Dis 2008;27:779–789.
269. Kronvall G, Myhre E. Differential staining of bacteria in clinical specimens using acridine orange buffered at low pH. Acta Pathol Microbiol Scand B 1977;85:249–254.
270. Kumagai J, Takiguchi Y, Shono K, et al. Acute myelogenous leukemia with *Leptotrichia trevisanii* bacteremia. Intern Med 2013;52:2573–2576.
271. Lalande V, Barrault L, Wadel S, et al. Evaluation of a loop-mediated isothermal amplification assay for diagnosis of *Clostridium difficile* infections. J Clin Microbiol 2011;49:2714–2716.
272. Landelle C, Verachten M, Legrand P, et al. Contamination of healthcare workers' hands with *Clostridium difficile* spores after caring for patients with *C. difficile* infection. Infect Control Hosp Epidemiol 2014;35:10–15.
273. Landry ML, Ferguson D, Topal J. Comparison of Simplexa universal direct PCR with cytotoxicity assay for diagnosis of *Clostridium difficile* infection: performance, cost, and correlation with disease. J Clin Microbiol 2014;52:275–280.
274. Lark RL, McNeil SA, VanderHyde K, et al. Risk factors for anaerobic bloodstream infections in bone marrow transplant recipients. Clin Infect Dis 2001;33:338–343.
275. Larsen LH, Lange J, Xu Y, et al. Optimizing culture methods for diagnosis of prosthetic joint infections: a summary of modifications and improvements reported since 1995. J Med Microbiol 2012;61:309–316.
276. LaScola B, Fournier PE, Raoult D. Burden of emerging anaerobes in the MALDI-TOF and 16S rRNA sequencing era. Anaerobe 2011;17:106–112.
277. Lassmann B, Gustafson DR, Wood CM, et al. Reemergence of anaerobic bacteremia. Clin Infect Dis 2007;44:895–900.
278. Lau SK, Fan RY, Lo HW, et al. High mortality associated with *Catabacter hongkongensis* bacteremia. J Clin Microbiol 2012;50:2239–2243.
279. Lau SK, Tang BS, Teng JL, et al. Matrix-assisted laser desorption ionization time-of-flight mass spectrometry for identification of clinically significant bacteria that are difficult to identify in clinical laboratories. J Clin Pathol 2014;67:361–366.
280. Lau SK, Woo PC, Woo GK, et al. *Eggerthella hongkongensis* sp. nov. and *Eggerthella sinensis* sp. nov., two novel *Eggerthella* species, account for half of the cases of *Eggerthella* bacteremia. Diagn Microbiol Infect Dis 2004;49:255–263.
281. Lau SK, Woo PC, Fung AM, et al. Anaerobic, non-sporulating, Gram-positive bacilli bacteraemia characterized by 16S rRNA gene sequencing. J Med Microbiol 2004;53:1247–1253.
282. Lawson PA, Falsen E, Akervall E, et al. Characterization of some *Actinomyces*-like isolates from human clinical specimens. Reclassification of *Actinomyces suis* (Soltys and Spratling) as *Actinobaculum suis* comb. nov. and description of *Actinobaculum schaalii* sp. nov. Int J Syst Bacteriol 1997;47:899–903.
283. Lawson PA, Nikolaitchouk N, Falsen E, et al. *Actinomyces funkei* sp. nov., isolated from human clinical specimens. Int J Syst Evol Microbiol 2001;51:853–855.
284. Leal J, Gregson DB, Ross T, et al. Epidemiology of *Clostridium* species bacteremia in Calgary, Canada, 2000–2006. J Infect 2008;57:198–203.
285. Lee K, Baron EJ, Summanen P, et al. Selective medium for isolation of *Bacteroides gracilis*. J Clin Microbiol 1990;28:1747–1750.
286. Lee EH, Degener JE, Welling GW, et al. Evaluation of the Vitek 2 ANC card for identification of clinical isolates of anaerobic bacteria. J Clin Microbiol 2011;49:1744–1749.
287. Lee MR, Huang YT, Liao CH, et al. Clinical and microbiological characteristics of bacteremia caused by *Eggerthella, Paraeggerthella*, and *Eubacterium* species at a university hospital in Taiwan from 2001 to 2010. J Clin Microbiol 2012;50:2053–2055.
288. Le Guern R, Herweigh S, Grandbastien B, et al. Evaluation of a new molecular test, the BD Max Cdiff, for detection of Toxigenic *Clostridium difficile* in fecal samples. J Clin Microbiol 2012;50:3089–3090.
289. Le Monnier A, Jamet A, Carbonnelle E, et al. *Fusobacterium necrophorum* middle ear infections in children and related complications: report of 25 cases and literature review. Pediatr Infect Dis J 2008;27:613–617.
290. Levy PY, Fenollar F, Stein A, et al. *Propionibacterium acnes* postoperative shoulder arthritis: an emerging clinical entity. Clin Infect Dis 2008;46:1884–1886.
291. Levy PY, Fenollar F, Stein A, et al. *Finegoldia magna*: a forgotten pathogen in prosthetic joint infection rediscovered by molecular biology. Clin Infect Dis 2009;49:1244–1247.
292. Liderot K, Larsson M, Borang S, et al. Polymicrobial bloodstream infection with *Eggerthella lenta* and *Desulfovibrio desulfuricans*. J Clin Microbiol 2010;48:3810–3812.
293. Linscott AJ, Flamholtz RB, Shukla D, et al. Fatal septicemia due to *Clostridium hathewayi* and *Campylobacter hominis*. Anaerobe 2005;11:97–98.
294. Lindström M, Korkeala H. Laboratory diagnostics of botulism. Clin Microbiol Rev 2006;19:298–314.
295. List RJ, Sheikh N, Theologou T, et al. *Propionibacterium acnes* endocarditis of a prosthetic aortic valve. Clin Cardiol 2009;32:E46–E47.
296. Liu C, Finegold SM, Song Y, et al. Reclassification of *Clostridium coccoides, Ruminococcus hansenii, Ruminococcus hydrogenotrophicus, Ruminococcus luti, Ruminococcus productus* and *Ruminococcus schinkii* as *Blautia coccoides* gen. nov., comb. nov., *Blautia hansenii* comb. nov., *Blautia hydrogenotrophica* comb. nov., *Blautia luti* comb. nov., *Blautia producta* comb. nov., *Blautia schinkii* comb. nov. and description of *Blautia wexlerae* sp. nov., isolated from human faeces. Int J Syst Evol Microbiol 2008;58:1896–1902.
297. Liu C, Jiang DN, Xiang GM, et al. DNA detection of *Clostridium difficile* infection based on real-time resistance measurement. Genet Mol Res 2013;12:3296–3304.
298. Liu JW, Wu JJ, Wang LR, et al. Two fatal cases of *Veillonella* bacteremia. Eur J Clin Microbiol Infect Dis 1998;17:62–64.
299. Loesche WJ. Oxygen sensitivity of various anaerobic bacteria. Appl Microbiol 1969;18:723–727.
300. Lorber B. Gas gangrene and other *Clostridium*-associated diseases. In Mandell GL, Bennett JE, Dolin R, eds. Mandell, Douglas and Bennett's Principles and Practice of Infectious Diseases. Vol. 2. 5th Ed. Philadelphia, PA: Churchill Livingstone, 2000:2549–2561.
301. Lorber B. What's hot in the anaerobe literature? *Bacteroides* and other nonclostridial anaerobes. Anaerobe 2013;24:87–89.
302. Lorber B. *Bacteroides, Prevotella, Porphyromonas*, and *Fusobacterium* species (and other medically important anaerobic gram-negative bacilli). In Mandell GL, Bennett JE, Dolin R, eds. Mandell, Douglas, and Bennett's Principles and Practice of Infectious Diseases. Vol. 2. 6th Ed. Philadelphia, PA: Elsevier, Churchill Livingstone, 2005:2838–2846.
303. Loubinoux J, Valente FM, Pereira IA, et al. Reclassification of the only species of the genus *Desulfomonas, Desulfomonas pigra*, as *Desulfovibrio piger* comb. nov. Int J Syst Evol Microbiol 2002;52:1305–1308.
304. Luk S, To WK, Ng TK, et al. A cost-effective approach for detection of toxigenic *Clostridium difficile*: toxigenic culture using chromID *Clostridium difficile* agar. J Clin Microbiol 2014;52:671–673.
305. Luo RF, Banaei N. Is repeat PCR needed for diagnosis of *Clostridium difficile* infection? J Clin Microbiol 2010;48:3738–3741.
306. Lyerly DM, Krivan HC, Wilkins TD. *Clostridium difficile*: its disease and toxins. Clin Microbiol Rev 1988;1:1–18.

307. Mahlen SD, Clarridge JE. Site and clinical significance of *Alloscardovia omnivolens* and *Bifidobacterium* species in the clinical laboratory. J Clin Microbiol 2009;47:3289-3293.
308. Malnick H, Williams K, Phil-Ebosie J, et al. Description of a medium for isolating *Anaerobiospirillum* spp., a possible cause of zoonotic disease, from diarrheal feces and blood of humans and use of the medium in a survey of human, canine, and feline feces. J Clin Microbiol 1990;28:1380-1384.
309. Mangukiya DO, Darshan JR, Kanani VK, et al. A Prospective series case study of pyogenic liver abscess: recent trends in etiology and management. Indian J Surg 2012;74:385-390.
310. Mann C, Dertinger S, Hartmann G, et al. *Actinomyces neuii* and neonatal sepsis. Infection 2002;30:178-180.
311. Mao E, Clements A, Feller E. *Clostridium septicum* sepsis and colon carcinoma: report of 4 cases. Case Rep Med 2011;2011:248453.
312. Marchandin H, Teyssier C, Campos J, et al. *Negativicoccus succinicivorans* gen. nov., sp. nov., isolated from human clinical samples, emended description of the family Veillonellaceae and description of *Negativicutes classis* nov., *Selenomonadales* ord. nov. and *Acidaminococcaceae* fam. nov. in the bacterial phylum *Firmicutes*. Int J Syst Evol Microbiol 2010;60:1271-1279.
313. Marler LM, Siders JA, Allen SD. Direct Smear Atlas: A Monograph of Gram-Stained Preparations of Clinical Specimens. Philadelphia, PA: Lippincott Williams & Wilkins, 2001.
314. Marler L, Allen S, Siders J. Rapid enzymatic characterization of clinically encountered anaerobic bacteria with the API ZYM system. Eur J Clin Microbiol 1984;3:294-300.
315. Marler LM, Siders JA, Wolters LC, et al. Evaluation of the new RapID-ANA II system for the identification of clinical anaerobic isolates. J Clin Microbiol 1991;29:874-878.
316. Marriott D, Stark D, Harkness J. *Veillonella parvula* discitis and secondary bacteremia: a rare infection complicating endoscopy and colonoscopy. J Clin Microbiol 2007;45:672-674.
317. Martin WJ. Practical method for isolation of anaerobic bacteria in the clinical laboratory. Appl Microbiol 1971;22:1168-1171.
318. Martiny D, Busson L, Wybo I, et al. Comparison of the Microflex LT and Vitek MS systems for routine identification of bacteria by matrix-assisted laser desorption ionization-time of flight mass spectrometry. J Clin Microbiol 2012;50:1313-1325.
319. Marvaud JC, Mory F, Lambert T. *Clostridium clostridioforme* and *Atopobium minutum* clinical isolates with vanB-type resistance in France. J Clin Microbiol 2011;49:3436-3438.
320. Mascini EM, Verhoef J. Anaerobic cocci. In Mandell GL, Bennett JE, Dolin R, eds. Mandell, Douglas, and Bennett's Principles and Practice of Infectious Diseases. Vol. 2. Philadelphia, PA: Elsevier, Churchill, Livingstone, 2005:2847-2849.
321. Mascini EM, Verhoef J. Anaerobic gram-positive nonsporulating bacilli. In Mandell GL, Bennett JE, Dolin R, eds. Mandell, Douglas, and Bennett's Principles and Practice of Infectious Diseases. Vol. 2. Philadelphia, PA: Elsevier, Churchill Livingstone, 2005:2849-2852.
322. Massey V, Gregson DB, Chagla AH, et al. Clinical usefulness of components of the Triage immunoassay, enzyme immunoassay for toxins A and B, and cytotoxin B tissue culture assay for the diagnosis of *Clostridium difficile* diarrhea. Am J Clin Pathol 2003;119:45-49.
323. Mattila E, Arkkila P, Mattila PS, et al. Extraintestinal *Clostridium difficile* infections. Clin Infect Dis 2013;57:e148-e153.
324. Matsen FA, Butler-Wu S, Carofino BC, et al. Origin of *Propionibacterium* in surgical wounds and evidence-based approach for culturing *Propionibacterium* from surgical sites. J Bone Joint Surg Am 2013;95:e1811-e1817.
325. McCord JM, Keele BB Jr, Fridovich I. An enzyme-based theory of obligate anaerobiosis: the physiological function of superoxide dismutase. Proc Natl Acad Sci U S A 1971;68:1024-1027.
326. McDonald LC, Killgore GE, Thompson A, et al. An epidemic toxin gene variant strain of *Clostridium difficile*. N Engl J Med 2005;353:2433-2441.
327. Meex C, Neuville F, Descy J, et al. Direct identification of bacteria from BacT/ALERT anaerobic positive blood cultures by MALDI-TOF MS: MALDI Sepsityper kit versus an in-house saponin method for bacterial extraction. J Med Microbiol 2012;61:1511-1516.
328. Meisler DM, Palestine AG, Vastine DW, et al. Chronic *Propionibacterium* endophthalmitis after extracapsular cataract extraction and intraocular lens implantation. Am J Ophthalmol 1986;102:733-739.
329. Menon T, Naveen Kumar V. *Catonella morbi* as a cause of native valve endocarditis in Chennai, India. Infection 2012;40:581-582.
330. Miller DL, Brazer S, Murdoch D, et al. Significance of *Clostridium tertium* bacteremia in neutropenic and nonneutropenic patients: review of 32 cases. Clin Infect Dis 2001;32:975-978.
331. Million M, Roux F, Cohen Solal J, et al. Septic arthritis of the hip with *Propionibacterium avidum* bacteremia after intraarticular treatment for hip osteoarthritis. Joint Bone Spine 2008;75:356-358.
332. Mimoz O, Karim A, Mercat A, et al. Chlorhexidine compared with povidone-iodine as skin preparation before blood culture: a randomized, controlled trial. Ann Intern Med 1999;131:834-837.
333. Miquel S, Martín R, Rossi O, et al. *Faecalibacterium prausnitzii* and human intestinal health. Curr Opin Microbiol 2013;16:255-261.
334. Miyamoto K, Li J, McClane BA. Enterotoxigenic *Clostridium perfringens*: detection and identification. Microbes Environ 2012;27:343-349.
335. Moehring RW, Lofgren ET, Anderson DJ. Impact of change to molecular testing for *Clostridium difficile* infection on healthcare facility-associated incidence rates. Infect Control Hosp Epidemiol 2013;34:1055-1061.
336. Molitoris E, Wexler HM, Finegold SM. Sources and antimicrobial susceptibilities of *Campylobacter gracilis* and *Sutterella wadsworthensis*. Clin Infect Dis 1997;25(Suppl 2):S264-S265.
337. Moore LV, Johnson JL, Moore WE. Descriptions of *Prevotella tannerae* sp. nov. and *Prevotella enoeca* sp. nov. from the human gingival crevice and emendation of the description of *Prevotella zoogleoformans*. Int J Syst Bacteriol 1994;44:599-602.
338. Moore WEC. Chromatography for the clinical laboratory: all you wanted to know (and possibly more). API Species 1980;4:21-28.
339. Moore C, Addison D, Wilson JM, et al. First case of *Fusobacterium necrophorum* endocarditis to have presented after the 2nd decade of life. Tex Heart Inst J 2013;40:449-452.
340. Moore LV, Moore WE. *Oribaculum catoniae* gen. nov., sp. nov.; *Catonella morbi* gen. nov., sp. nov.; *Hallella seregens* gen. nov., sp. nov.; *Johnsonella ignava* gen. nov., sp. nov.; and *Dialister pneumosintes* gen. nov., comb. nov., nom. rev., anaerobic gram-negative bacilli from the human gingival crevice. Int J Syst Bacteriol 1994;44:187-192.
341. Morotomi M, Nagai F, Sakon H, et al. *Dialister succinatiphilus* sp. nov. and *Barnesiella intestinihominis* sp. nov., isolated from human faeces. Int J Syst Evol Microbiol 2008;58:2716-2720.
342. Morotomi M, Nagai F, Sakon H, et al. *Paraprevotella clara* gen. nov., sp. nov. and *Paraprevotella xylaniphila* sp. nov., members of the family 'Prevotellaceae' isolated from human faeces. Int J Syst Evol Microbiol 2009;59:1895-1900.
343. Morotomi M, Nagai F, Watanabe Y. *Parasutterella secunda* sp. nov., isolated from human faeces and proposal of Sutterellaceae fam. nov. in the order Burkholderiales. Int J Syst Evol Microbiol 2011;61:637-643.
344. Morris O, Tebruegge M, Pallett A, et al. *Clostridium difficile* in children: a review of existing and recently uncovered evidence. Adv Exp Med Biol 2013;764:57-72.
345. Mory F, Carlier JP, Alauzet C, et al. Bacteremia caused by a metronidazole resistant *Prevotella* sp. strain. J Clin Microbiol 2005;43:5380-5383.
346. Mukhopadhya I, Hansen R, Nicholl CE, et al. A comprehensive evaluation of colonic mucosal isolates of *Sutterella wadsworthensis* from inflammatory bowel disease. PLoS One 2011;6:e27076.
347. Mullane KM, Miller MA, Weiss K, et al. Efficacy of fidaxomicin versus vancomycin as therapy for *Clostridium difficile* infection in individuals taking concomitant antibiotics for other concurrent infections. Clin Infect Dis 2011;53:440-447.
348. Murdoch DA. Gram-positive anaerobic cocci. Clin Microbiol Rev 1998;11:81-120.
349. Murdoch DA, Shah HN. Reclassification of *Peptostreptococcus magnus* (Prevot 1933) Holdeman and Moore 1972 as *Finegoldia magna* comb. nov. and *Peptostreptococcus micros* (Prevot 1933) Smith 1957 as *Micromonas micros* comb. nov. Anaerobe 1999;5:555-559.
350. Murdoch DA, Shah HN, Gharbia SE, et al. Proposal to restrict the genus *Peptostreptococcus* (Kluyver & van Niel 1936) to *Peptostreptococcus anaerobius*. Anaerobe 2000;6:257-260.
351. Murphy EC, Frick IM. Gram-positive anaerobic cocci—commensals and opportunistic pathogens. FEMS Microbiol Rev 2013;37:520-553.
352. Nagy E, Becker S, Kostrzewa M, et al. The value of MALDI-TOF MS for the identification of clinically relevant anaerobic bacteria in routine laboratories. J Med Microbiol 2012;61:1393-1400.
353. Nakazawa F, Poco SE, Ikeda T, et al. *Cryptobacterium curtum* gen. nov., sp. nov., a new genus of gram-positive anaerobic rod isolated from human oral cavities. Int J Syst Bacteriol 1999;49:1193-1200.

354. Ngo JT, Parkins MD, Gregson DB, et al. Population-based assessment of the incidence, risk factors, and outcomes of anaerobic bloodstream infections. Infection 2013;41:41–48.
355. Nguyen MH, Yu VL, Morris AJ, et al. Antimicrobial resistance and clinical outcome of *Bacteroides* bacteremia: findings of a multicenter prospective observational trial. Clin Infect Dis 2000;30:870–876.
356. Nielsen HL, Søby KM, Christensen JJ, et al. *Actinobaculum schaalii*: a common cause of urinary tract infection in the elderly population. Bacteriological and clinical characteristics. Scand J Infect Dis 2010;42:43–47.
357. Nikolaitchouk N, Hoyles L, Falsen E, et al. Characterization of *Actinomyces* isolates from samples from the human urogenital tract: description of *Actinomyces urogenitalis* sp. nov. Int J Syst Evol Microbiol 2000;50(Pt 4):1649–1654.
358. Norén T, Alriksson I, Andersson J, et al. Rapid and sensitive loop-mediated isothermal amplification test for *Clostridium difficile* detection challenges cytotoxin B cell test and culture as gold standard. J Clin Microbiol 2011;49:710–711.
359. Nugent RP, Krohn MA, Hillier SL. Reliability of diagnosing bacterial vaginosis is improved by a standardized method of gram stain interpretation. J Clin Microbiol 1991;29:297–301.
360. Nystrom LM, Wyatt CM, Noiseux NO. Arthroplasty infection by *Propionibacterium granulosum* treated with reimplantation despite ongoing purulent-appearing fluid collection. J Arthroplasty 2013;28:198.e5–e8.
361. Obinwa O, Casidy M, Flynn J. The microbiology of bacterial peritonitis due to appendicitis in children. Ir J Med Sci 2014;183:585–591.
362. O'Horo JC, Jones A, Sternke M, et al. Molecular techniques for diagnosis of *Clostridium difficile* infection: systematic review and meta-analysis. Mayo Clin Proc 2012;87:643–651.
363. Ota KV, McGowan KL. *Clostridium difficile* testing algorithms using glutamate dehydrogenase antigen and *C. difficile* toxin enzyme immunoassays with *C. difficile* nucleic acid amplification testing increase diagnostic yield in a tertiary pediatric population. J Clin Microbiol 2012;50:1185–1188.
364. Oteo J, Aracil B, Alos JI, et al. High prevalence of resistance to clindamycin in *Bacteroides fragilis* group isolates. J Antimicrob Chemother 2000;45:691–693.
365. Oztekin K, Akercan F, Yucebilgin MS, et al. Pelvic actinomycosis in a postmenopausal patient with systemic lupus erythematosus mimicking ovarian malignancy: case report and review of the literature. Clin Exp Obstet Gynecol 2004;31:154–157.
366. Pancholi P, Kelly C, Raczkowski M, et al. Detection of toxigenic *Clostridium difficile*: comparison of the cell culture neutralization, Xpert *C. difficile*, Xpert *C. difficile*/Epi, and Illumigene *C. difficile* assays. J Clin Microbiol 2012;50:1331–1335.
367. Papaparaskevas J, Katsandri A, Pantazatou A, et al. Epidemiological characteristics of infections caused by *Bacteroides*, *Prevotella*, and *Fusobacterium* species: a prospective observational study. Anaerobe 2011;17:113–117.
368. Peake SL, Peter JV, Chan L, et al. First report of septicemia caused by an obligately anaerobic *Staphylococcus aureus* infection in a human. J Clin Microbiol 2006;44:2311–2313.
369. Pedersen RM, Holt HM, Justesen US. *Solobacterium moorei* bacteremia: identification, antimicrobial susceptibility, and clinical characteristics. J Clin Microbiol 2011;49:2766–2768.
370. Pedersen RM, Marmolin ES, Justesen US. Species differentiation of *Bacteroides dorei* from *Bacteroides vulgatus* and *Bacteroides ovatus* from *Bacteroides xylanisolvens*–back to basics. Anaerobe 2013;24:1–3.
371. Perry A, Lambert P. *Propionibacterium acnes*: infection beyond the skin. Expert Rev Anti Infect Ther 2011;9:1149–1156.
372. Persson R, Hitti J, Verhelst R, et al. The vaginal microflora in relation to gingivitis. BMC Infect Dis 2009;9:6. doi:10.1186/1471-2334-9-6.
373. Peterson LR, Manson RU, Paule SM, et al. Detection of toxigenic *Clostridium difficile* in stool samples by real-time polymerase chain reaction for the diagnosis of *C. difficile*-associated diarrhea. Clin Infect Dis 2007;45:1152–1160.
374. Peterson LR, Mehta MS, Patel PA, et al. Laboratory testing for *Clostridium difficile* infection: light at the end of the tunnel. Am J Clin Pathol 2011;136:372–380.
375. Petrella LA, Sambol SP, Cheknis A, et al. Decreased cure and increased recurrence rates for *Clostridium difficile* infection caused by the epidemic *C. difficile* BI strain. Clin Infect Dis 2012;55:351–357.
376. Pett E, Saeed K, Dryden M. *Fusobacterium* species infections: clinical spectrum and outcomes at a district general hospital. Infection 2014;42:363–370.
377. Pienaar C, Kruger AJ, Venter EC, et al. *Anaerobiospirillum succiniciproducens* bacteraemia. J Clin Pathol 2003;56:316–318.
378. Pitot D, De Moor V, Demetter P, et al. Actinomycotic abscess of the anterior abdominal wall: a case report and literature review. Acta Chir Belg 2008;108:471–473.
379. Plassart C, Mauvais F, Heurte J, et al. First case of intra-abdominal infection with *Clostridium disporicum*. Anaerobe 2013;19:77–78.
380. Popoff MR, Bouvet P. Genetic characteristics of toxigenic Clostridia and toxin gene evolution. Toxicon 2013;75:63–89.
381. Pukall R, Lapidus A, Nolan M, et al. Complete genome sequence of *Slackia heliotrinireducens* type strain (RHS 1). Stand Genomic Sci 2009;1:234–241.
382. Pulverer G, Schutt-Gerowitt H, Schaal KP. Human cervicofacial actinomycoses: microbiological data for 1997 cases. Clin Infect Dis 2003;37:490–497.
383. Quercia R, Bani Sadr F, Cortez A, et al. Genital tract actinomycosis caused by *Actinomyces israëlii*. Med Mal Infect 2006;36:393–395.
384. Ramirez S, Hild TG, Rudolph CN, et al. Increased diagnosis of Lemierre syndrome and other *Fusobacterium necrophorum* infections at a Children's Hospital. Pediatrics 2003;112:e380.
385. Ramos CP, Falsen E, Alvarez N, et al. *Actinomyces graevenitzii* sp. nov., isolated from human clinical specimens. Int J Syst Bacteriol 1997;47:885–888.
386. Ramos CP, Foster G, Collins MD. Phylogenetic analysis of the genus *Actinomyces* based on 16S rRNA gene sequences: description of *Arcanobacterium phocae* sp. nov., *Arcanobacterium bernardiae* comb. nov., and *Arcanobacterium pyogenes* comb. nov. Int J Syst Bacteriol 1997;47:46–53.
387. Rantakokko-Jalava K, Nikkari S, Jalava J, et al. Direct amplification of rRNA genes in diagnosis of bacterial infections. J Clin Microbiol 2000;38:32–39.
388. Rautio M, Eerola E, Väisänen-Tunkelrott ML, et al. Reclassification of *Bacteroides putredinis* (Weinberg et al., 1937) in a new genus *Alistipes* gen. nov., as *Alistipes putredinis* comb. nov., and description of *Alistipes finegoldii* sp. nov., from human sources. Syst Appl Microbiol 2003;26:182–188.
389. Reller LB, Murray PR, MacLowry JD. Cumitech IA, Blood Cultures II. Washington, DC: American Society for Microbiology, 1982.
390. Reller ME, Lema CA, Perl TM, et al. Yield of stool culture with isolate toxin testing versus a two-step algorithm including stool toxin testing for detection of toxigenic *Clostridium difficile*. J Clin Microbiol 2007;45:3601–3605.
391. Rennie RP, Brosnikoff C, Turnbull LA, et al. Multicenter evaluation of the Vitek 2 Anaerobe and *Corynebacterium* identification card. J Clin Microbiol 2008;46:2646–2651.
392. Renvoise A, Raoult D, Roux V. *Actinomyces massiliensis* sp. nov., isolated from a patient blood culture. Int J Syst Evol Microbiol 2009;59:540–544.
393. Riordan T, Wilson M. Lemierre's syndrome: more than a historical curiosa. Postgrad Med J 2004;80:328–334.
394. Riordan T. Human infection with *Fusobacterium necrophorum* (Necrobacillosis), with a focus on Lemierre's syndrome. Clin Microbiol Rev 2007;20:622–659.
395. Roberts GL. Fusobacterial infections: an underestimated threat. Br J Biomed Sci 2000;57:156–162.
396. Rocas IN, Siqueira JF. Root canal microbiota of teeth with chronic apical periodontitis. J Clin Microbiol 2008;46:3599–3606.
397. Rô as IN, Siqueira JF Jr. Prevalence of new candidate pathogens *Prevotella baroniae*, *Prevotella multisaccharivorax* and as-yet-uncultivated Bacteroidetes clone X083 in primary endodontic infections. J Endod 2009;35(10):1359–1362.
398. Rolfe RD, Hentges DJ, Campbell BJ, et al. Factors related to the oxygen tolerance of anaerobic bacteria. Appl Environ Microbiol 1978;36:306–313.
399. Rollason J, McDowell A, Albert HB, et al. Genotypic and antimicrobial characterisation of *Propionibacterium acnes* isolates from surgically excised lumbar disc herniations. Biomed Res Int 2013;2013:530382.
400. Rosenblatt JE, Fallon A, Finegold SM. Comparison of methods for isolation of anaerobic bacteria from clinical specimens. Appl Microbiol 1973;25:77–85.
401. Russo TA. Agents of actinomycosis. In Mandell GL, Bennett JE, Dolin R, eds. Mandell, Douglas, and Bennett's Principles and Practice of Infectious Diseases. Vol. 2. Philadelphia, PA: Churchill Livingstone, 2000:2645–2654.
402. Sabbe LJ, Van De Merwe D, Schouls L, et al. Clinical spectrum of infections due to the newly described *Actinomyces* species *A. turicensis*, *A. radingae*, and *A. europaeus*. J Clin Microbiol 1999;37:8–13.
403. Sakamoto M, Benno Y. Reclassification of *Bacteroides distasonis*, *Bacteroides goldsteinii* and *Bacteroides merdae* as *Parabacteroides distasonis* gen. nov., comb. nov., *Parabacteroides goldsteinii* comb. nov. and *Parabacteroides merdae* comb. nov. Int J Syst Bacteriol 2006;56:1599–1605.
404. Sakamoto M, Huang Y, Umeda M, et al. *Prevotella multiformis* sp. nov., isolated from human subgingival plaque. Int J Syst Evol Microbiol 2005;55:815–819.
405. Sakamoto M, Kitahara M, Benno Y. *Parabacteroides johnsonii* sp. nov., isolated from human faeces. Int J Syst Evol Microbiol 2007;57:293–296.

406. Sakamoto M, Ohkusu K, Masaki T, et al. *Prevotella pleuritidis* sp. nov., isolated from pleural fluid. Int J Syst Evol Microbiol 2007;57:1725–1728.
407. Sakamoto M, Suzuki M, Huang Y, et al. *Prevotella shahii* sp. nov. and *Prevotella salivae* sp. nov., isolated from the human oral cavity. Int J Syst Evol Microbiol 2004;54:877–883.
408. Sakamoto M, Suzuki N, Matsunaga N, et al. *Parabacteroides gordonii* sp. nov., isolated from human blood cultures. Int J Syst Evol Microbiol 2009;59:2843–2847.
409. Sakon H, Nagai F, Morotomi M, et al. *Sutterella parvirubra* sp. nov. and *Megamonas funiformis* sp. nov., isolated from human faeces. Int J Syst Evol Microbiol 2008;58:970–975.
410. Salameh A, Klotz SA, Zangeneh TT. Disseminated infection caused by *Eggerthella lenta* in a previously healthy young man: a case report. Case Rep Infect Dis 2012;2012:517637.
411. Sammons JS, Toltzis P, Zaoutis TE. *Clostridium difficile* infection in children. JAMA Pediatr 2013;167:567–573.
412. Sanmillán JL, Pelegrín I, Rodríguez D, et al. Primary lumbar epidural abscess without spondylodiscitis caused by *Fusobacterium necrophorum* diagnosed by 16S rRNA PCR. Anaerobe 2013;23:45–47.
413. Sapico FL, Sarma RJ. Infective endocarditis due to anaerobic and microaerophilic bacteria. West J Med 1982;137:18–23.
414. Sarkonen N, Kononen E, Summanen P, et al. Phenotypic identification of *Actinomyces* and related species isolated from human sources. J Clin Microbiol 2001;39:3955–3961.
415. Sawada S, Kokeguchi S, Nishimura F, et al. Phylogenetic characterization of *Centipeda periodontii, Selenomonas sputigena* and *Selenomonas* species by 16S rRNA gene sequence analysis. Microbios 1999;98:133–140.
416. Schade VL, Roukis TS, Haque M. *Clostridium septicum* necrotizing fasciitis of the forefoot secondary to adenocarcinoma of the colon: case report and review of the literature. J Foot Ankle Surg 2010;49:159.e1–e8.
417. Schmitt BH, Cunningham SA, Dailey AL, et al. Identification of anaerobic bacteria by Bruker Biotyper matrix-assisted laser desorption ionization time-of-flight mass spectrometry with on-plate formic acid preparation. J Clin Microbiol 2013;51:782–786.
418. Schutze GE, Willoughby RE; Committee on Infectious Diseases; American Academy of Pediatrics. *Clostridium difficile* infection in infants and children. Pediatrics 2013;131:196–200.
419. Schwotzer N, Wahl P, Fracheboud D, et al. Optimal culture incubation time in orthopedic device-associated infections: a retrospective analysis of prolonged 14-day incubation. J Clin Microbiol 2014;52:61–66.
420. Sears CL. In celebration of Sydney M. Finegold, M.D.: *Bacteroides fragilis* in the colon: the good and the bad. Anaerobe 2012;18:192–196.
421. Selvaraju SB, Gripka M, Estes K, et al. Detection of toxigenic *Clostridium difficile* in pediatric stool samples: an evaluation of Quik Check Complete Antigen assay, BD GeneOhm Cdiff PCR, and ProGastro Cd PCR assays. Diagn Microbiol Infect Dis 2011;71:224–229.
422. Seng P, Abat C, Rolain JM, et al. Identification of rare pathogenic bacteria in a clinical microbiology laboratory: impact of matrix-assisted laser desorption ionization-time of flight mass spectrometry. J Clin Microbiol 2013;51:2182–2194.
423. Seo JY, Yeom JS, Ko KS. *Actinomyces cardiffensis* septicemia: a case report. Diagn Microbiol Infect Dis 2012;73:86–88.
424. Shah M, Bishburg E, Baran DA, et al. Epidemiology and outcomes of clostridial bacteremia at a tertiary-care institution. ScientificWorldJournal 2009;9:144–148.
425. Shah HN, Collins DM. Proposal for re-classification of *Bacteroides asaccharolyticus, Bacteroides gingivalis,* and *Bacteroides endodontalis* in a new genus, *Porphyromonas*. Int J Syst Bacteriol 1988;38:128–131.
426. Shah HN, Collins DM. Proposal to restrict the genus *Bacteroides* (Castellani and Chalmers) to *Bacteroides fragilis* and closely related species. Int J Syst Bacteriol 1989;39:85–87.
427. Shah HN, Gharbia SE. Biochemical and chemical studies on strains designated *Prevotella intermedia* and proposal of a new pigmented species, *Prevotella nigrescens* sp. nov. Int J Syst Bacteriol 1992;42:542–546.
428. Shah HN, Gharbia SE. Proposal of a new species *Prevotella nigrescens* sp. nov. among strains previously classified as *Pr. intermedia*. FEMS Immunol Med Microbiol 1993;6:97.
429. Shahin M, Jamal W, Verghese T, et al. Comparative evaluation of anoxomat and conventional anaerobic GasPak jar systems for the isolation of anaerobic bacteria. Med Princ Pract 2003;12:81–86.
430. Shah NB, Suri RM, Melduni RM, et al. *Shuttleworthia satelles* endocarditis: evidence of non-dental human disease. J Infect 2010;60:491–493.
431. Shannon SK, Mandrekar J, Gustafson, DR, et al. Anaerobic thioglycolate broth culture for recovery of *Propionibacterium acnes* from shoulder tissue and fluid specimens. J Clin Microbiol 2013;51:731–732.
432. Shin BM, Lee EJ. Comparison of chromID agar and *Clostridium difficile* selective agar for effective isolation of *C. difficile* from stool specimens. Ann Lab Med 2014;34:15–19.
433. Shin S, Kim M, Kim M, et al. Evaluation of the Xpert *Clostridium difficile* assay for the diagnosis of *Clostridium difficile* infection. Ann Lab Med 2012;32:355–358.
434. Shipitsyna E, Roos A, Datcu R, et al. Composition of the vaginal microbiota in women of reproductive age—sensitive and specific molecular diagnosis of bacterial vaginosis is possible? PLoS One 2013;8:e60670.
435. Silva WA, Pinheiro AM, Johns B, et al. Breast abscess due to *Actinomyces europaeus*. Infection 2011;39:255–258.
436. Simmon KE, Mirrett S, Reller LB, et al. Genotypic diversity of anaerobic isolates from bloodstream infections. J Clin Microbiol 2008;46:1596–1601.
437. Siqueira JF Jr, Rocas IN. Detection of *Filifactor alocis* in endodontic infections associated with different forms of periradicular diseases. Oral Microbiol Immunol 2003;18:263–265.
438. Siqueira JF Jr, Rocas IN. Polymerase chain reaction detection of *Propionibacterium propionicus* and *Actinomyces radicidentis* in primary and persistent endodontic infections. Oral Surg Oral Med Oral Pathol Oral Radiol Endod 2003;96:215–222.
439. Siqueira JF Jr, Rô as IN. *Pseudoramibacter alactolyticus* in primary endodontic infections. J Endod 2003;29(11):735–738.
440. Sloan LM, Duresko BJ, Gustafson DR, et al. Comparison of real-time PCR for detection of the *tcdC* gene with four toxin immunoassays and culture in diagnosis of *Clostridium difficile* infection. J Clin Microbiol 2008;46:1996–2001.
441. Smith HJ, Moore HB. Isolation of *Mobiluncus* species from clinical specimens by using cold enrichment and selective media. J Clin Microbiol 1988;26:1134–1137.
442. Smith K, Pandey SK, Ussher JE. Bacteraemia caused by *Catabacter hongkongensis*. Anaerobe 2012;18:366–368.
443. Snydman DR, Jacobus NV, McDermott LA, et al. National survey on the susceptibility of *Bacteroides fragilis* group: report and analysis of trends for 1997–2000. Clin Infect Dis 2002;35:S126–S134.
444. Snydman DR, Jacobus NV, McDermott LA, et al. Lessons learned from the anaerobe survey: historical perspective and review of the most recent data (2005–2007). Clin Infect Dis 2010;50:S26–S33.
445. Sobel JD. Bacterial vaginosis. Annu Rev Med 2000;51:349–356.
446. Song Y, Finegold SM. *Peptostreptococcus, Finegoldia, Anaerococcus, Peptoniphilus, Veillonella,* and other anaerobic cocci. In Versalovic J, Carroll KC, Funke G, Jorgensen JH, Landry ML, Warnock DL, eds. Manual of Clinical Microbiology. 10th Ed. Washington, DC: ASM Press, 2011:803–816.
447. Song Y, Könönen E, Rautio M, et al. *Alistipes onderdonkii* sp. nov. and *Alistipes shahii* sp. nov., of human origin. Int J Syst Evol Microbiol 2006;56:1985–1990.
448. Song Y, Liu C, Finegold SM. *Peptoniphilus gorbachii* sp. nov., *Peptoniphilus olsenii* sp. nov., and *Anaerococcus murdochii* sp. nov. isolated from clinical specimens of human origin. J Clin Microbiol 2007;45(6):1746–1752.
449. Song Y, Liu C, McTeague M, et al. 16S ribosomal DNA sequence-based analysis of clinically significant gram-positive anaerobic cocci. J Clin Microbiol 2003;41:1363–1369.
450. Song Y, Liu C, Molitoris D, et al. Use of 16S-23S rRNA spacer-region (SR)-PCR for identification of intestinal clostridia. Syst Appl Microbiol 2002;25:528–535.
451. Song Y, Liu C, Molitoris DR, et al. *Clostridium bolteae* sp. nov., isolated from human sources. Syst Appl Microbiol 2003;26:84–89.
452. Song YL, Liu CX, McTeague M, et al. *Clostridium bartlettii* sp. nov., isolated from human faeces. Anaerobe 2004;10:179–184.
453. Song X, Bartlett JG, Speck K, et al. Rising economic impact of *Clostridium difficile*-associated disease in adult hospitalized patient population. Infect Control Hosp Epidemiol 2008;29:823–828.
454. Speers AM, Cologgi DL, Reguera G. Anaerobic cell culture. Curr Protoc Microbiol 2009;Appendix 4:Appendix 4F. doi: 10.1002/9780471729259.mca04fs12
455. Spiegel CA. Bacterial vaginosis. Clin Microbiol Rev 1991;4:485–502.
456. Spiegel CA, Roberts M. *Mobiluncus* gen. nov., *Mobiluncus cutisii* subsp. *curtisii* sp. nov., and *Mobiluncus mulieris* sp. nov., curved rods from the human vagina. Int J Syst Bacteriol 1984;34:177–184.
457. Stackebrandt E, Schumann P, Schaal KP, et al. *Propionimicrobium* gen. nov., a new genus to accommodate *Propionibacterium lymphophilum* (Torrey 1916) Johnson and Cummins 1972, 1057AL as *Propionimicrobium lymphophilum* comb. nov. Int J Syst Evol Microbiol 2002;52:1925–1927.

458. Stamper PD, Alcabase R, Aird D, et al. Comparison of a commercial real-time PCR assay for *tcdB* detection to a cell culture cytotoxicity assay and toxigenic culture for direct detection of toxin-producing *Clostridium difficile* in clinical samples. J Clin Microbiol 2009;47:373–378.
459. Stamper PD, Babiker W, Alcabase R, et al. Evaluation of a new commercial TaqMan PCR assay for direct detection of the *Clostridium difficile* toxin B gene in clinical stool specimens. J Clin Microbiol 2009;47:3846–3850.
460. Stargel MD, Lombard GL, Dowell VR Jr. Alternative procedures for identification of anaerobic bacteria. Am J Med Technol 1978;44:709–722.
461. Steer T, Collins MD, Gibson GR, et al. *Clostridium hathewayi* sp. nov., from human faeces. Syst Appl Microbiol 2001;24:353–357.
462. Steingruber I, Bach CM, Czermak B, et al. Infection of a total hip arthroplasty with *Prevotella loeschii*. Clin Orthop Relat Res 2004;418:222–224.
463. Stevens DL, Aldape MJ, Bryant AE. Life threatening clostridial infections. Anaerobe 2012;18:254–259.
464. Stevens DL, Bryant AE, Berger A, et al. *Clostridium*. In Versalovic J, Carroll KC, Funke G, Jorgensen JH, Landry ML, Warnock DL, eds. Manual of Clinical Microbiology. 10th Ed. Washington, DC: ASM Press, 2011:834–857.
465. Strauss J, White A, Ambrose C, et al. Phenotypic and genotypic analyses of clinical *Fusobacterium nucleatum* and *Fusobacterium periodonticum* isolates from the human gut. Anaerobe 2008;14:301–309.
466. Summanen PH, Lawson PA, Finegold SM. *Porphyromonas bennonis* sp. nov., isolated from human clinical specimens. Int J Syst Evol Microbiol 2009;59:1727–1732.
467. Summanen PH, Durmaz B, Väisänen ML, et al. *Porphyromonas somerae* sp. nov., a pathogen isolated from humans and distinct from *Porphyromonas levii*. J Clin Microbiol 2005;43:4455–4459.
468. Summanen PH, McTeague M, Vaisanen ML, et al. Comparison of recovery of anaerobic bacteria using the Anoxamat®, anaerobic chamber, and GasPak® jar systems. Anaerobe 1999;5:5–9.
469. Takeda K, Kenzaka T, Morita Y, et al. A rare case of Lemierre`s syndrome caused by *Porphyromonas asaccharolytica*. Infection 2013;41:889–892.
470. Tally FP, Goldin BR, Jacobus NV, et al. Superoxide dismutase in anaerobic bacteria of clinical significance. Infect Immun 1977;16:20–25.
471. Taras D, Simmering R, Collins MD, et al. Reclassification of *Eubacterium formicigenerans* Holdeman and Moore 1974 as *Dorea formicigenerans* gen. nov., comb. nov., and description of *Dorea longicatena* sp. nov., isolated from human faeces. Int J Syst Evol Microbiol 2002;52:423–428.
472. Tee W, Korman TM, Waters MJ, et al. Three cases of *Anaerobiospirillum succiniproducens* bacteremia confirmed by 16S rRNA gene sequencing. J Clin Microbiol 1998;36:1209–1213.
473. Tehres G, Urban E, Soki J, et al. Comparison of a rapid molecular method, BD GeneOhm Cdiff assay, to the most frequently used laboratory tests for detection of toxin producing *Clostridium difficile* in diarrheal feces. J Clin Microbiol 2009;47:3478–3481.
474. Thatcher P. Hepatic abscesses caused by *Fusobacterium necrophorum* as part of the Lemierre syndrome. J Clin Gastroenterol 2003;37:196–197.
475. Thilesen CM, Nicolaidis M, Lökebö JE, et al. *Leptotrichia amnionii*, an emerging pathogen of the female urogenital tract. J Clin Microbiol 2007;45:2344–2347.
476. Ticehurst JR, Aird DZ, Dam LM, et al. Effective detection of toxigenic *Clostridium difficile* by a two-step algorithm including tests for antigen and cytotoxin. J Clin Microbiol 2006;44:1145–1149.
477. Tille PM, ed. Bailey & Scott's Diagnostic Microbiology. 13th Ed. St. Louis, MO: Elsevier Mosby, 2014.
478. Toprak NU, Ozcan ET, Pekin T, et al. Bacteraemia caused by *Clostridium symbiosum*: case report and review of the literature. Indian J Med Microbiol 2014;32:92–94.
479. Trama JP, Pascal KE, Zimmerman J, et al. Rapid detection of *Atopobium vaginae* and association with organisms implicated in bacterial vaginosis. Mol Cell Probes 2008;22:96–102.
480. Trampuz A, Piper KE, Jacobson MJ, et al. Sonication of removed hip and knee prostheses for diagnosis of infection. N Engl J Med 2007;357:654–663.
481. Treviño M, Areses P, Peñalver MD, et al. Susceptibility trends of *Bacteroides fragilis* group and characterisation of carbapenemase-producing strains by automated REP-PCR and MALDI TOF. Anaerobe 2012;18:37–43.
482. Turroni F, Ribbera A, Foroni E, et al. Human gut microbiota and bifidobacteria: from composition to functionality. Antonie Van Leeuwenhoek 2008;94:35–50.
483. Ulger-Toprak N, Liu C, Summanen PH, et al. *Murdochiella asaccharolytica* gen. nov., sp. nov., a Gram-stain-positive, anaerobic coccus isolated from human wound specimens. Int J Syst Evol Microbiol 2010;60:1013–1016.
484. Urban E, Hortobagyi A, Szentpali K, et al. Two intriguing *Bilophila wadsworthia* cases from Hungary. J Med Microbiol 2004;53:1167–1169.
485. Vandamme P, Debruyne L, De Brandt E, et al. Reclassification of *Bacteroides ureolyticus* as *Campylobacter ureolyticus* comb. nov., and emended description of the genus *Campylobacter*. Int J Syst Evol Microbiol 2010;60:2016–2022.
486. Vandamme P, Falsen E, Vancanneyt M, et al. Characterization of *Actinomyces turicensis* and *Actinomyces radingae* strains from human clinical samples. Int J Syst Bacteriol 1998;48(Pt 2):503–510.
487. van der Vorm ER, Dondorp AM, van Ketel RJ, et al. Apparent culture-negative prosthetic valve endocarditis caused by *Peptostreptococcus magnus*. J Clin Microbiol 2000;38:4640–4642.
488. Vasoo S, Stevens J, Portillo L, et al. Cost-effectiveness of a modified two-step algorithm using a combined glutamate dehydrogenase/toxin enzyme immunoassay and real-time PCR for the diagnosis of *Clostridium difficile* infection. J Microbiol Immunol Infect 2014;47:75–78.
489. Veloo AC, Welling GW, Degener JE. Antimicrobial susceptibility of clinically relevant Gram-positive anaerobic cocci collected over a three-year period in the Netherlands. Antimicrob Agents Chemother 2011;55:1199–1203.
490. Veloo AC, Erhard M, Welker M, et al. Identification of Gram-positive anaerobic cocci by MALDI-TOF mass spectrometry. Syst Appl Microbiol 2011;34:58–62.
491. Veloo AC, Welling GW, Degener JE. The identification of anaerobic bacteria using MALDI-TOF. Anaerobe 2011;17:211–212.
492. Veloo AC, Knoester M, Degener JE, et al. Comparison of two matrix-assisted laser desorption ionization-time-of-flight mass spectrometry methods for the identification of clinically relevant anaerobic bacteria. Clin Microbiol Infect 2011;17:1501–1506.
493. Venugopal AA, Szpunar S, Johnson LB. Risk and prognostic factors among patients with bacteremia due to *Eggerthella lenta*. Anaerobe 2012;18:475–478.
494. Vergidis P, Patel R. Novel approaches to the diagnosis, prevention, and treatment of medical device-associated infections. Infect Dis Clin North Am 2012;26:173–186.
495. Verstreken I, Laleman W, Wauters G, et al. *Desulfovibrio desulfuricans* bacteremia in an immunocompromised host with a liver graft and ulcerative colitis. J Clin Microbiol 2012;50:199–201.
496. Voth DE, Ballard JD. *Clostridium difficile* toxins: mechanism of action and role of disease. Clin Microbiol Rev 2005;18:247–263.
497. Von Graevenitz A. *Actinomyces neuii*: review of an unusual infectious agent. Infection 2011;39:97–100.
498. Wade WG, Downes J, Dymock D, et al. The family *Coriobacteriaceae*: reclassification of *Eubacterium exiguum* (Poco et al. 1996) and *Peptostreptococcus heliotrinreducens* (Lanigan 1976) as *Slackia exigua* gen. nov., comb. nov. and *Slackia heliotrinireducens* gen. nov., comb. nov., and *Eubacterium lentum* (Prevot 1938) as *Eggerthella lenta* gen. nov., comb. nov. Int J Syst Bacteriol 1999;49(Pt 2):595–600.
499. Wade WG, Kononen E. *Propionibacterium, Lactobacillus, Actinomyces*, and other non-spore-forming, anaerobic Gram-positive rods. In Versalovic J, Carroll KC, Funke G, Jorgensen JH, Landry ML, Warnock DL, eds. Manual of Clinical Microbiology. 10th Ed. Washington, DC: ASM Press, 2011:817–833.
500. Walden WC, Hentges DJ. Differential effects of oxygen and oxidation-reduction potential on the multiplication of three species of anaerobic intestinal bacteria. Appl Microbiol 1975;30:781–785.
501. Walti LN, Conen A, Coward J, et al. Characteristics of infections associated with external ventricular drains of cerebrospinal fluid. J Infect 2013;66:424–431.
502. Warren YA, Tyrrell KL, Citron DM, et al. *Clostridium aldenense* sp. nov. and *Clostridium citroniae* sp. nov. isolated from human clinical infection. J Clin Microbiol 2006;44:2416–2422.
503. Washington JA II, Ilstrup DM. Blood cultures: issues and controversies. Rev Infect Dis 1986;8:792–802.
504. Weingarden AR, Chen C, Bobr A, et al. Microbiota transplantation restores normal fecal bile acid composition in recurrent *Clostridium difficile* infection. Am J Physiol Gastrointest Liver Physiol 2014;306:G310–G319.
505. Westblom TU, Gorse GJ, Milligan TW, et al. Anaerobic endocarditis caused by *Staphylococcus saprophyticus*. J Clin Microbiol 1990;28:2818–2819.
506. Westling K, Lidman C, Thalme A. Tricuspid valve endocarditis caused by a new species of *Actinomyces*: *A. funkei*. Scand J Infect Dis 2002;34:206–207.
507. Wexler HM. *Bacteroides*: the good, the bad and the nitty-gritty. Clin Microbiol Rev 2007;20:593–621.
508. Wexler HM, Reeves D, Summanen PH, et al. *Sutterella wadsworthensis* gen. nov., sp. nov., bile-resistant microaerophilic *Campylobacter gracilis*-like clinical isolates. Int J Syst Bacteriol 1996;46:252–258.

509. Whaley DN, Wiggs LS, Miller PH, et al. Use of Presumpto Plates to identify anaerobic bacteria. J Clin Microbiol 1995;33:1196–1202.
510. Whang DH, Joo SY. Evaluation of the diagnostic performance of the Xpert *Clostridium difficile* assay and its comparison with the toxin A/B enzyme-linked fluorescent assay and in-house real-time PCR assay used for the detection of toxigenic *C. difficile*. J Clin Lab Anal 2014;28:124–129.
511. Wieringa JW, Wolfs TF, van Houten MA. Grisel syndrome following meningitis and anaerobic bacteremia with *Bacteroides ureolyticus*. Pediatr Infect Dis J 2007;26:970–971.
512. Wiggs LS, Cavallaro JJ, Miller JM. Evaluation of the Oxyrase OxyPlate anaerobe incubation system. J Clin Microbiol 2000;38:499–507.
513. Wildeboer-Veloo AC, Harmsen HJ, Welling GW, et al. Development of 16S rRNA-based probes for the identification of Gram-positive anaerobic cocci isolated from human clinical specimens. Clin Microbiol Infect 2007;13:985–992.
514. Willems A, Collins MD. 16S rRNA gene similarities indicate that *Hallella seregens* (Moore and Moore) and *Mitsuokella dentalis* (Haapsalo et al.) are genealogically highly related and are members of the genus *Prevotella*: emended description of the genus *Prevotella* (Shah and Collins) and description of *Prevotella dentalis* comb. nov. Int J Syst Bacteriol 1995;45:832–836.
515. Willems A, Collins MD. Reclassification of *Oribaculum catoniae* (Moore and Moore 1994) as *Porphyromonas catoniae* comb. nov. and emendation of the genus *Porphyromonas*. Int J Syst Bacteriol 1995;45:578–581.
516. Willems A, Collins MD. Phylogenetic relationships of the genera *Acetobacterium* and *Eubacterium* sensu stricto and reclassification of *Eubacterium alactolyticum* as *Pseudoramibacter alactolyticus* gen. nov., comb. nov. Int J Syst Bacteriol 1996;46:1083–1087.
517. Willems A, Moore WE, Weiss N, et al. Phenotypic and phylogenetic characterization of some *Eubacterium*-like isolates containing a novel type B wall murein from human feces: description of *Holdemania filiformis* gen. nov., sp. nov. Int J Syst Bacteriol 1997;47:1201–1204.
518. Williams OM, Brazier J, Peraino V, et al. A review of three cases of *Clostridium aldenense* bacteremia. Anaerobe 2010;16:475–477.
519. Winn W, Allen S, Janda W, et al., eds. Koneman's Color Atlas and Textbook of Diagnostic Microbiology. 7th Ed. Philadelphia, PA: Lippincott Williams & Wilkins, 2006.
520. Woo PC, Chung LM, Teng JL, et al. In silico analysis of 16S ribosomal RNA gene sequencing-based methods for identification of medically important anaerobic bacteria. J Clin Pathol 2007;60:576–579.
521. Woo PC, Fung AM, Lau SK, et al. *Actinomyces hongkongensis* sp. nov. a novel *Actinomyces* species isolated from a patient with pelvic actinomycosis. Syst Appl Microbiol 2003;26:518–522.
522. Woo PC, Lau SK, Teng JL, et al. Then and now: use of 16S rDNA gene sequencing for bacterial identification and discovery of novel bacteria in clinical microbiology. Clin Microbiol Infect 2008;14:908–934.
523. Woo PC, Ng KH, Lau SK, et al. Usefulness of the MicroSeq 500 16S ribosomal DNA-based bacterial identification system for identification of clinically significant bacterial isolates with ambiguous biochemical profiles. J Clin Microbiol 2003;41:1996–2001.
524. Wunderink HF, Lashley EE, van Poelgeest MI, et al. Pelvic actinomycosis-like disease due to *Propionibacterium propionicum* after hysteroscopic removal of an intrauterine device. J Clin Microbiol 2011;49:466–468.
525. Wurdemann D, Tindall BJ, Pukall R, et al. *Gordonibacter pamelaeae* gen. nov., a new member of the Coriobacteriaceae isolated from a patient with Crohn's disease, and reclassification of *Eggerthella hongkongensis* Lau et al. 2006 as *Paraeggerthella hongkongensis* gen. nov., comb. nov. Int J Syst Evol Microbiol 2009;59:1405–1415.
526. Wust J, Stubbs S, Weiss N, et al. Assignment of *Actinomyces pyogenes*-like (CDC coryneform group E) bacteria to the genus *Actinomyces* as *Actinomyces radingae* sp. nov. and *Actinomyces turicensis* sp. nov. Lett Appl Microbiol 1995;20:76–81.
527. Wybo I, Soetens O, DeBel A, et al. Species identification of clinical *Prevotella* isolates by matrix-assisted laser desorption ionization-time of flight mass spectrometry. J Clin Microbiol 2012;4:1415–1418.
528. Wybo I, Van den Bossche D, Soetens O, et al. Fourth Belgian multicentre survey of antibiotic susceptibility of anaerobic bacteria. J Antimicrob Chemother 2014;69:155–161.
529. Yang JJ, Kwon TY, Seo MJ, et al. 16S ribosomal RNA identification of *Prevotella nigrescens* from a case of cellulitis. Ann Lab Med 2013;33:379–382.
530. Yarden-Bilavsky H, Raveh E, Livni G, et al. *Fusobacterium necrophorum* mastoiditis in children—emerging pathogen in an old disease. Int J Pediatr Otorhinolaryngol 2013;77:92–96.
531. Yeoman CJ, Thomas SM, Miller ME, et al. A multi-omic systems-based approach reveals metabolic markers of bacterial vaginosis and insight into the disease. PLoS One 2013;8:e56111.
532. Yuan J, Inami G, Mohle-Boetani J, et al. Recurrent wound botulism among injection drug users in California. Clin Infect Dis 2011;52:862–866.
533. Zar FA, Bakkanagari SR, Moorthi KM, et al. A comparison of vancomycin and metronidazole for the treatment of *Clostridium difficile*-associated diarrhea, stratified by disease severity. Clin Infect Dis 2007;45:302–307.153.

CAPÍTULO 17
Testes de Sensibilidade Antimicrobiana

Evolução e disseminação da resistência aos antibióticos, 1095

Mecanismos de ação das classes principais de antibióticos, 1096

Bases genéticas da resistência às classes principais de antibióticos, 1101

Mecanismos da resistência bacteriana aos antibióticos, 1103
 Impedimento do acesso ao alvo, 1103
 Inativação do antibiótico por destruição ou modificação, 1109
 Modificação do local-alvo, 1115
 Vias alternativas (bypass) como mecanismo de resistência, 1118

Mecanismo da resistência bacteriana a vários antibióticos, 1118

Orientação laboratorial de testes de sensibilidade a antimicrobianos, 1118

Métodos dos testes de sensibilidade antimicrobiana, 1121
 Padronização dos métodos dos testes de sensibilidade antimicrobiana, 1123

Procedimentos dos testes de sensibilidade antimicrobiana, 1130
 Métodos dos testes de sensibilidade por difusão, 1130
 Teste de sensibilidade antimicrobiana por diluição, 1134
 Sistemas automatizados, 1139
 Escolha do teste, 1142

Detecção dos tipos específicos de resistência antimicrobiana, 1144
 Testes para betalactamases, 1144

Detecção da resistência das bactérias gram-positivas, 1145
 Estafilococos, 1145

Enterococos, 1151
 Resistência aos betalactâmicos, 1151
 Níveis altos de resistência aos aminoglicosídios, 1152
 Sensibilidade reduzida à vancomicina, 1152
 Resistência de enterococos aos agentes antimicrobianos mais novos, 1155

Estreptococos, 1155
 Streptococcus pneumoniae, 1155
 Outros estreptococos do grupo viridans, 1157
 Estreptococos beta-hemolíticos, 1158

Bactérias gram-positivas exigentes, 1159

Detecção de resistência das bactérias gram-negativas, 1159
 Haemophilus influenzae e *Haemophilus parainfluenzae*, 1159
 Bactérias gram-negativas exigentes, 1160
 Enterobacteriaceae, 1163

Bactérias gram-negativas não fermentadoras, 1171
 P. aeruginosa (e outras pseudômonas), 1171
 Acinetobacter baumannii, 1173
 Testes de sensibilidade das cepas isoladas da fibrose cística, 1174

Agentes bacterianos usados em bioterrorismo, 1176

Notificação da sensibilidade antimicrobiana, 1176
 Formatação dos laudos de sensibilidade antimicrobiana, 1176
 Notificação dos antibióticos clinicamente relevantes, 1177
 Notificação seletiva dos antibióticos, 1177

Publicação do antibiograma cumulativo, 1178

Uso racional dos antibióticos, 1181

Perspectivas futuras, 1183

Evolução e disseminação da resistência aos antibióticos

Antibiótico é um composto derivado da natureza ou sintetizado quimicamente, que atua nas bactérias inibindo suas funções bioquímicas normais (i. e., síntese da parede celular, síntese de proteínas, replicação/transcrição do DNA, ou respiração celular). Por sua vez, as bactérias desenvolveram vários mecanismos para aumentar sua resistência à ação dos antibióticos prescritos comumente e alguns tipos de resistência espalharam-se por todo o planeta, a tal ponto que a eficácia de muitos fármacos e até mesmo de algumas classes farmacológicas tem sido rapidamente reduzida. O desenvolvimento rápido de alguns tipos de resistência aos antibióticos é uma das ameaças principais à medicina moderna e à saúde pública da atualidade.[340] Sem uma aceleração do desenvolvimento de antimicrobianos novos eficazes contra alguns tipos de microrganismos resistentes aos antibióticos (MRA), o avanço da medicina moderna será retardado em razão do risco de um desfecho clínico adverso atribuído às infecções causadas por estes microrganismos.[66,101,257,562,614]

É extraordinário que tenhamos saído de um dos maiores avanços da medicina no século XX – a descoberta da penicilina – para essa situação mundial atual estabelecida ao longo de várias décadas. Em 1928, Alexander Fleming observou que uma cepa do *Penicillium notatum* produzia uma substância bacteriolítica difusível capaz de destruir bactérias (Figura 17.1).[196] A descoberta da penicilina e sua fabricação com pureza suficiente para ser usada como fármaco humano prenunciou o advento da era moderna dos antibióticos. A produção de penicilina era limitada e extremamente dispendiosa durante a Segunda Guerra Mundial, mas outros antibióticos foram descobertos e os perfis antimicrobianos de vários microrganismos foram estabelecidos. A estreptomicina foi descoberta em 1943 em razão do interesse de Waksman pelos microrganismos do solo[645] e a gramicidina e a tirocidina foram descobertas pouco depois. A clortetraciclina (aureomicina) também foi descoberta por Duggar nos Laboratórios Lederle (Pearl River, NY) em 1944. Desde essa época, a indústria farmacêutica desenvolveu grande quantidade de fármacos antimicrobianos (Tabela 17.1), mas infelizmente a capacidade e a exequibilidade de produzir compostos novos não têm acompanhado o ritmo de desenvolvimento de alguns tipos de resistência aos antibióticos.[257,614]

Apesar do otimismo inicial de que os antimicrobianos pudessem erradicar as infecções bacterianas, não demorou muito para que surgissem cepas de bactérias resistentes depois da introdução e da prescrição clínica dos antibióticos novos. O desenvolvimento rápido dos diversos tipos de resistência aos antibióticos tem sido facilitado pela prescrição inadequada e pelo uso excessivo destes fármacos "salva-vidas", tanto em medicina humana quanto veterinária, bem como na criação animal. Recentemente, vários órgãos de saúde pública e grupos médicos publicaram diretrizes quanto à prescrição sensata dos antibióticos, em vista do reconhecimento recente de que os recursos quimioterápicos devem ser administrados com sabedoria para controlar o desenvolvimento e a disseminação da resistência aos antibióticos.[155,340,365,521,522,614]

Desse modo, os testes de sensibilidade antimicrobiana para os patógenos detectados na prática clínica passaram a ser uma necessidade médica, de forma a permitir a prescrição do tratamento eficaz. Entretanto, é importante enfatizar que os testes de sensibilidade aos antimicrobianos têm como função precípua orientar o médico, não garantir que determinada combinação de antibióticos será terapeuticamente eficaz. Os laboratórios de microbiologia clínica podem ser muito valiosos aos médicos. No caso das espécies *Klebsiella*, por exemplo, eles podem avaliar as interações *in vitro* entre um micróbio isolado e os antimicrobianos que seriam apropriados ao tratamento de uma infecção *in vivo*. Os dados fornecidos pelo laboratório também ajudam o médico a decidir se a dose selecionada de um antibiótico é adequada para produzir níveis eficazes no foco infeccioso. Este capítulo descreve os procedimentos realizados nos testes de sensibilidade antimicrobiana rotineiros para bactérias aeróbias e anaeróbias facultativas. Os testes antimicrobianos para bactérias anaeróbias, micobactérias e fungos estão descritos nos Capítulos 16, 19 e 21, respectivamente.

Mecanismos de ação das classes principais de antibióticos

Os antibióticos têm como função inibir ou bloquear algum processo celular essencial e, deste modo, controlar a proliferação das bactérias (*i. e.*, ação bacteriostática) ou destruí-las definitivamente (*i. e.*, ação bactericida). A Figura 17.2 compara os efeitos de dois antibióticos – um bacteriostático e outro bactericida – em uma cultura de bactérias com crescimento logarítmico. A maioria das classes principais de antibióticos usados em medicina humana é derivada de produtos naturais, mas três classes são sintéticas, inclusive sulfas, fluoroquinolonas e, mais recentemente, oxazolidinona. O desenvolvimento de antibióticos novos que possam ser disponibilizados é um processo árduo e dispendioso. Diversas etapas devem ser seguidas de forma a desenvolver antibióticos novos.[257,614] Primeiramente, testa-se um conjunto de cepas bacterianas patogênicas, inclusive as que desenvolveram resistência clinicamente importante, utilizando o composto novo para determinar seu espectro de atividade e sua potência. Em seguida, esse composto é testado em animais com infecção invasiva induzida para determinar a eficácia do fármaco. Por fim, o composto novo pode então ser usado nas experiências clínicas de primeira fase e são comparados com a eficácia dos antibióticos disponíveis para tratar infecções causadas por bactérias sensíveis e resistentes. Durante os testes com animais e antes que os fármacos sejam utilizados nos seres humanos, também são definidos os efeitos tóxicos potenciais de cada composto.

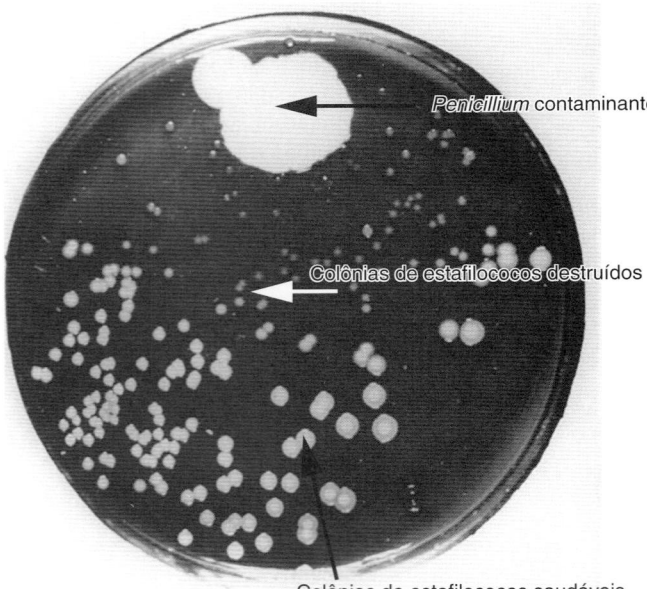

FIGURA 17.1 Descoberta de Fleming da ação do antibiótico penicilina produzido pelo fungo *Penicillium*. Os estafilococos que cresciam ao redor do fungo, que havia contaminado a cultura, estavam sendo destruídos pelo antibiótico. As colônias de estafilococos que proliferavam à distância do fungo não eram afetadas.

Tabela 17.1 Classes principais de antimicrobianos e suas atividades antibacterianas.

Classe	Subclasses principais	Fármacos incluídos	Mecanismo de ação	Espectro de atividade
Penicilinas	Penicilina	Penicilina G, penicilina V, penicilina procaína, penicilina benzatina	Inibem a síntese da parede celular ligando-se às PBP da parede celular. Inibem a formação de ligações cruzadas	Bactérias aeróbias gram-positivas, inclusive estreptococos e enterococos. Hoje em dia, a maioria dos estafilococos é resistente. Anaeróbios sensíveis (*Clostridium, Peptoniphilus, Finegoldia, Peptostreptococcus, Fusobacterium, Pasteurella*), *Treponema pallidum* (sífilis) e *Borrelia* (doença de Lyme)
	Aminopenicilinas	Amoxicilina, ampicilina	Igual ao da penicilina	Igual ao da penicilina, mas o espectro gram-negativo também inclui *H. influenzae* betalactamase negativo, alguns gêneros de Enterobacteriaceae (*Proteus mirabilis, E. coli, Salmonella, Shigella*), mas a sensibilidade deve ser confirmada antes do uso
	Ureidopenicilinas	Azlocilina, mezlocilina, piperacilina	Igual ao da penicilina	Atividade mais ampla contra gram-negativos, inclusive a maioria das Enterobacteriaceae. A piperacilina é eficaz contra *P. aeruginosa*
	Carboxipenicilinas	Carbenicilina, ticarcilina	Igual ao da penicilina	Atividade mais ampla contra gram-negativos, mas raramente são usadas. A ticarcilina é eficaz contra enterococos
	Penicilinas resistentes às penicilinases	Cloxacilina, dicloxacilina, meticilina, nafcilina, oxacilina	Igual ao da penicilina	Usadas para tratar infecções graves causadas por *S. aureus* sensível à meticilina. Nenhuma atividade contra enterococos e bactérias gram-negativas ou anaeróbias
Combinações de betalactâmico e inibidor de betalactamase		Amoxicilina-ácido clavulânico Ampicilina-sulbactam Ceftarolina-avibactam Ceftazidima-avibactam Piperacilina-tazobactam Ticarcilina-ácido clavulânico	Recuperam a atividade do betalactâmico primário por inibição da atividade da betalactamase por ligação do inibidor ao local ativo da enzima	O acréscimo de um inibidor de betalactamase amplia o espectro do antibiótico primário. A ticarcilina-ácido clavulânico é eficaz contra algumas cepas da *S. maltophilia*. A amoxicilina-ácido clavulânico tem atividade ampla contra aeróbios e anaeróbios orais, que causam infecções de feridas de mordida. A ampicilina-sulbactam é eficaz contra espécies de *Acinetobacter* resistentes a vários antibióticos. A piperacilina-tazobactam tem espectro ampliado contra bactérias gram-negativas (inclusive *P. aeruginosa*), MSSA e alguns anaeróbios (inclusive *B. fragilis*)
Cefalosporinas (cefêmicos)	Primeira geração	*Parenterais*: cefalotina, cefazolina e cefapirina *Orais*: cefalexina, cefradina, cefradoxila	Inibem a síntese da parede celular ligando-se às PBP da parede celular. Inibem formação de ligações cruzadas	Bactérias gram-positivas, inclusive MSSA, estreptococos beta-hemolíticos (A, B, C e G); espécies de *Klebsiella* e algumas cepas de *E. coli* e *P. mirabilis*, mas a sensibilidade deve ser confirmada antes de usar estes antibióticos
	Segunda geração	*Parenterais*: cefamandol, cefonicida, cefuroxima *Orais*: cefaclor, cefdinir, cefprozila, cefuroxima		Atividade ampliada contra gram-negativos, com certa perda da eficácia contra gram-positivos, em comparação com os cefêmicos de primeira geração. A cefuroxima têm atividade satisfatória contra patógenos respiratórios adquiridos na comunidade (MSSA, *H. influenzae* e *S. pneumoniae*)
	Terceira geração	*Parenterais*: cefoperazona, cefotaxima, ceftazidima, ceftizoxima, ceftriaxona *Orais*: cefpodoxima, ceftibuteno, cefditoreno, cefetamete		Atividade ampliada contra gram-negativos, em comparação com os cefêmicos de 2ª geração. A ceftazidima tem menos atividade contra gram-positivos, mas é o único fármaco eficaz contra *P. aeruginosa*. Cefotaxima/ceftriaxona: ambas penetram mais facilmente no SNC para tratar patógenos que causam meningite bacteriana. Atividade adequada contra estreptococos e moderada contra MSSA. A cefixima e o ceftibuteno são os mais eficazes contra gram-negativos dentre as cefalosporinas orais, mas nenhum deles é muito eficaz contra gram-positivos. A cefpodoxima e o cefdinir são mais ativos contra gram-positivos, inclusive estafilococos e estreptococos

(*continua*)

Tabela 17.1 Classes principais de antimicrobianos e suas atividades antibacterianas (*continuação*).

Classe	Subclasses principais	Fármacos incluídos	Mecanismo de ação	Espectro de atividade
	Quarta geração	*Parenteral*: cefepima *Oral*: cefixima		A cefepima é altamente eficaz contra gram-negativos, inclusive *P. aeruginosa* e espécies de *Enterobacter*. A atividade contra gram-positivos é semelhante à da ceftriaxona/cefotaxima
	Cefamicinas	Cefoxitina, cefotetana, cefmetazol		Atividades ampliadas contra gram-negativos e anaeróbios, útil para profilaxia de cirurgias obstétrico-ginecológicas e colorretais. Alguma resistência do *B. fragilis* torna esses antibióticos insatisfatórios para o tratamento primário das infecções intra-abdominais e pélvicas
	Cefalosporinas eficazes contra MRSA	*Parenterais*: ceftarolina, ceftobiprol		Únicas cefalosporinas com atividade contra MRSA. A ceftarolina também é eficaz contra patógenos que causam PAC. No Canadá e na Europa, mas não nos EUA, o ceftobiprol foi aprovado para uso clínico
Monobactâmicos		*Parenteral*: aztreonam	Igual ao das cefalosporinas	Ativos contra a maioria das bactérias gram-negativas, inclusive *P. aeruginosa*. Ineficazes contra bactérias gram-positivas ou anaeróbios
Penêmicos	Carbapenêmicos	*Parenterais*: doripeném, ertapeném, imipeném, meropeném, razupeném	Igual ao das cefalosporinas	Espetro muito amplo de atividade contra a maioria das bactérias gram-positivas e gram-negativas e anaeróbios. O ertapeném não é eficaz contra enterococos, espécies de *Acinetobacter* ou *P. aeruginosa*
	Penêmicos	*Parenteral*: sulopeném *Oral*: faropeném	Igual ao das cefalosporinas	Semelhante ao dos carbapenêmicos
Aminociclitóis		Espectinomicina	Igual ao dos aminoglicosídios	Usados para tratar infecções genitais causadas por cepas sensíveis de *N. gonorrhoeae*
Aminoglicosídios		Amicacina, gentamicina, canamicina, netilmicina, plazomicina, estreptomicina, tobramicina	Inibem a síntese de proteínas ligando-se à subunidade 30S do ribossomo bacteriano	Ativos contra a maioria dos bacilos gram-negativos aeróbios, *Nocardia* (amicacina), patógenos usados em bioterrorismo (*Brucella* [estreptomicina], *Francisella tularensis* [estreptomicina], *Yersinia pestis* [estreptomicina]) e algumas micobactérias, mas a atividade é variável e depende do fármaco. Ação sinérgica com alguns betalactâmicos e vancomicina para tratar enterococos (gentamicina e estreptomicina), *P. aeruginosa* e alguns outros gram-negativos e estafilococos, mas estes fármacos não são usados isoladamente para tratar infecções por gram-positivos
Ansamicinas		Rifampicina	Inibem a síntese de proteínas ligando-se à subunidade β da RNA-polimerase dependente do DNA	Ativa contra micobactérias e estafilococos
Inibidores da via do folato		Sulfonamidas, trimetoprima, sulfametoxazol-trimetoprima (SXT)	Interferem com a síntese do ácido fólico nas etapas subsequentes dessa via	Espectro amplo de atividade contra gram-negativos, inclusive algumas Enterobacteriaceae, *H. influenzae*, *Moraxella catarrhalis* e *Stenotrophomonas*, mas não contra *P. aeruginosa*. Atividade moderada contra estafilococos, inclusive cepas coagulase-negativas e MRSA, mas são ineficazes contra estreptococos do grupo A ou enterococos. Também são eficazes para tratar *Listeria monocytogenes*, *Nocardia* e *Pneumocystis jiroveci* (PJP)
Glicopeptídios	Glicopeptídio	*Parenteral*: vancomicina	Inibem a síntese da parece celular em uma etapa anterior aos betalactâmicos	Ativa contra estafilococos, inclusive cepas coagulase-negativas e MRSA, enterococos sensíveis e *S. pneumoniae*, incluindo-se cepas altamente resistentes à penicilina. Ineficaz contra *Lactobacillus*, *Leuconostoc*, *Actinomyces* e VRE. Também é eficaz contra anaeróbios gram-positivos e a preparação oral é usada para tratar diarreia causada por *C. difficile*

Tabela 17.1 Classes principais de antimicrobianos e suas atividades antibacterianas (*continuação*).

Classe	Subclasses principais	Fármacos incluídos	Mecanismo de ação	Espectro de atividade
	Lipoglicopeptídios	Dalbavancina, oritavancina, teicoplanina, telvancina, ramoplanina	Igual ao da vancomicina	Semelhante ao da vancomicina
Lincosamidas		*Parenteral* e *oral*: clindamicina	Inibem a síntese de proteínas ligando-se à subunidade 50S do ribossomo bacteriano	Ativa contra bactérias gram-positivas aeróbias e anaeróbias, inclusive espécies de *Actinomyces*, *Clostridium* (exceto *C. difficile*), *Peptostreptococcus*, estafilococos e estreptococos do grupo A, mas a resistência tem crescido
Lipopeptídios		*Parenteral*: daptomicina	Inibe as sínteses de ácidos nucleicos e proteínas causando despolarização rápida da membrana celular bacteriana e entrada de íons potássio	Eficaz contra gram-positivos aeróbios, inclusive MRSA, estreptococos do grupo A e VRE
	Polimixinas	Colistina, polimixina B	Danificam a permeabilidade da membrana celular bacteriana	Espectro amplo de atividade contra bactérias gram-negativas aeróbias
Macrocíclicos		Fidoxomicina	Inibe a síntese proteica por bloqueio da RNA-polimerase	Eficaz contra bactérias gram-positivas, especialmente *Clostridium difficile*
Macrolídios		*Parenterais e orais*: eritromicina (composto original dos outros macrolídios) *Orais*: azitromicina, claritromicina, diritromicina, eritromicina	Inibem a síntese de proteínas ligando-se à subunidade 50S do ribossomo bacteriano.	Eficazes contra bactérias gram-positivas, inclusive estreptococos beta-hemolíticos, cepas sensíveis de *S. pneumoniae* e algumas cepas de MSSA. Ativos contra infecções atípicas, inclusive *Bordetella pertussis*, *Campylobacter jejuni*, *T. pallidum*, *Ureaplasma*, *M. pneumoniae*, *Legionella*, espécies de *Chlamydia* e algumas micobactérias. Azitromicina e claritromicina são mais ativas contra *H. influenzae* e micobactérias que a eritromicina
	Cetolídio	*Oral*: telitromicina	Igual ao dos macrolídios	Semelhante ao dos macrolídios, exceto que tem atividade mais ampla contra *S. pneumoniae*, inclusive cepas resistentes à penicilina
	Fluorocetolídio	Solitromicina	Igual ao dos macrolídios	Semelhante ao da telitromicina. Primeiro fluorocetolídio em desenvolvimento
Nitrofuranos		*Oral*: nitrofurantoína	Os metabólitos altamente ativos danificam o DNA bacteriano	Eficaz contra gram-negativos entéricos e enterococos, que causam infecção urinária. A sensibilidade deve ser testada antes do uso
Nitroimidazóis		*Parenterais* ou *orais*: metronidazol, tinidazol	Danificam o DNA bacteriano formando ânions radicais	Espectro amplo de atividade contra anaeróbios
Oxazolidinonas		*Parenterais* ou *orais*: linezolida, tedizolida	Inibem a síntese de proteínas por inibição da composição do ribossomo bacteriano	A linezolida é usada para tratar infecções graves causadas por MRSA. A tedizolida é uma oxazolidinona de 2ª geração em fase de experimentação clínica para tratar infecções causadas por MRSA
Fenicóis		*Parenteral*: cloranfenicol	Inibem a síntese de proteínas por inibição da atividade de peptidiltransferase do ribossomo bacteriano	Espectro amplo de atividade bacteriostática contra bactérias gram-positivas e gram-negativas, inclusive anaeróbios
Ácido pseudomônico		*Tópico*: mupirocina	Inibe as sínteses de proteínas e RNA do *S. aureus*	Ativa contra bactérias gram-positivas, inclusive MRSA
Quinolonas	Quinolonas	Cinoxacino, garenoxacino, ácido nalidíxico	Inibem a síntese dos ácidos nucleicos ligando-se às DNA-topoisomerases II e IV	Compostos primários dos quais se originaram as fluoroquinolonas

(*continua*)

Tabela 17.1 Classes principais de antimicrobianos e suas atividades antibacterianas (*continuação*).

Classe	Subclasses principais	Fármacos incluídos	Mecanismo de ação	Espectro de atividade
	Fluoroquinolonas	*Parenterais* ou *orais*: ciprofloxacino, finafloxacino, gatifloxacino, gemifloxacino, levofloxacino, grapafloxacino, lomefloxacino, moxifloxacino *Orais*: norfloxacino, ofloxacino	Igual ao das quinolonas	Ativas contra a maioria dos bacilos gram-negativos aeróbios, inclusive Enterobacteriaceae, *H. influenzae* e estafilococos. O ciprofloxacino é mais ativo contra *P. aeruginosa*, mas é pouco eficaz contra *S. pneumoniae*. Levofloxacino, moxifloxacino e gemifloxacino têm atividade satisfatória contra bactérias gram-positivas, inclusive *S. pneumoniae* e patógenos atípicos que causam PAC (*Chlamydophila pneumoniae*, *M. pneumoniae* e *Legionella*). O ciprofloxacino também é usado como profilaxia pós-exposição ao antraz inalatório. O levofloxacino foi aprovado para tratar antraz inalatório. O moxifloxacino e gemifloxacino também têm alguma eficácia contra anaeróbios, mas não são os fármacos preferidos para infecções graves. O norfloxacino é eficaz contra gram-negativos entéricos que causam infecção urinária, mas não tem qualquer atividade contra enterococos ou *P. aeruginosa*. O uso do norfloxacino é restrito em alguns países em razão dos seus efeitos colaterais
Esteroides	Fusidanos	*Tópico*: ácido fusídico	Inibem a síntese de proteínas impedindo a renovação do fator G de alongamento do ribossomo bacteriano	O espectro gram-positivo inclui estafilococos, estreptococos beta-hemolíticos e corinebactérias. Algumas cepas de MRSA ainda são sensíveis, mas podem desenvolver resistência durante o tratamento
Estreptograminas		*Parenterais*: quinupristina-dalfopristina	Os dois fármacos têm ação sinérgica, bloqueando a síntese de proteínas por ligação à subunidade 50S do ribossomo bacteriano	Eficazes contra cocos gram-positivos, inclusive *E. faecium* resistente à vancomicina e MRSA. São menos ativos contra *E. faecalis*
Tetraciclinas		*Parenterais* ou *orais*: doxiciclina, minociclina. *Oral*: tetraciclina	Inibem a síntese de proteínas ligando-se à subunidade 30S do ribossomo bacteriano	Têm alguma atividade contra gram-negativos, mas são menos ativas contra gram-positivos, embora seja comum encontrar resistência; por isso, a sensibilidade deve ser testada antes do uso. Eficazes contra alguns patógenos que causam pneumonia atípica (*Chlamydophila*, *M. pneumoniae*), *Rickettsia*, *Borrelia burgdorferi* (estágio inicial), *Helicobacter pylori*, *Vibrio*, *Brucella*, *Treponema pallidum* e algumas micobactérias. A minociclina é eficaz contra MRSA, *Stenotrophomonas* e *M. marinum*
	Glicilciclinas	*Parenteral*: tigeciclina	Igual ao das tetraciclinas	Espectro ampliado de atividade, em comparação com as tetraciclinas. A atividade contra gram-positivos inclui MRSA e VRE. O espectro de atividade gram-negativa é amplo (Enterobacteriaceae, espécies de *Acinetobacter*, *Stenotrophomonas*, *Haemophilus* e *Moraxella*), mas não inclui *P. aeruginosa* ou *Proteus*. Também tem atividade adequada contra micobactérias e anaeróbios
Fosfomicinas		*Oral*: fosfomicina	Inibem a biogênese da parede celular como mimetizador do fosfoenolpiruvato (FEP), bloqueando então a ação da MurA na catalisação do peptidoglicano	Eficaz contra *E. coli* e espécies de *Klebsiella*, que produzem betalactamases de espectro ampliado

Adaptada em parte do Glossário I, tabelas suplementares, CLSI M100-S23[121] e M100-S24.[122]
VRE = enterococos resistentes à vancomicina; PAC = pneumonia adquirida na comunidade; PBP = proteínas de ligação das penicilinas; MRSA = *Staphylococcus aureus* resistente à meticilina; MSSA = *Staphylococcus aureus* sensível à meticilina (do inglês, *methicillin-susceptible* S. aureus); SNC = sistema nervoso central.

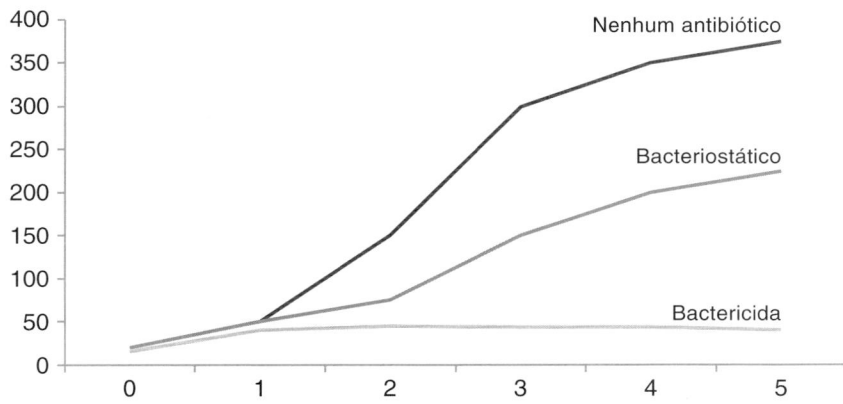

■ **FIGURA 17.2** Ações bacteriostática e bactericida dos antibióticos no crescimento bacteriano. As curvas de crescimento bacteriano comparam os seguintes aspectos: (1) cultura em crescimento sem antibióticos presentes; (2) cultura em crescimento com um antibiótico bacteriostático; e (3) cultura em crescimento com um antibiótico bactericida.

Os antibióticos utilizados em medicina humana são agrupados em classes principais baseadas em seus mecanismos de ação. A Tabela 17.1 descreve as classes principais de antibióticos disponíveis, seus alvos estruturais e seus espectros de atividade. Apesar dos esforços intensivos em pesquisas para desvendar os mecanismos de ação dos antibióticos nas bactérias patogênicas, existem apenas quatro alvos principais: (1) inibição da biossíntese da parede celular, (2) inibição da síntese de proteínas, (3) inibição da replicação e reparação do DNA e (4) inibição da biossíntese da coenzima folato. Por essa razão, a resistência aos antibióticos desenvolve-se por três mecanismos principais: (1) destruição do antibiótico por uma enzima produzida pela bactéria, (2) impermeabilidade e/ou efluxo celular, ou (3) alteração de um dos alvos de ação do antibiótico. A Figura 17.3 oferece uma ilustração esquemática de cada um desses mecanismos de ação e desenvolvimento de resistência aos antibióticos. A descrição detalhada da estrutura bioquímica e do mecanismo de ação de cada antibiótico estaria além do escopo deste capítulo. Os leitores interessados devem consultar o livro *Mandell's Principles and Practice of Infectious Diseases*,[370] assim como vários outros textos e revisões sobre o assunto.[79,135,646]

Bases genéticas da resistência às classes principais de antibióticos

De forma a entender os mecanismos da resistência bacteriana, é necessário compreender a fisiologia das bactérias, a farmacologia dos antimicrobianos e a biologia molecular dos agentes infecciosos. As bactérias são incrivelmente resistentes e adaptam-se rapidamente para desenvolver resistência quando são submetidas à pressão seletiva dos antibióticos usados. Uma descoberta fascinante e intrigante foi a comprovação de que alguns antibióticos provocam aumentos transitórios da taxa de mutação bacteriana.[48] Desse modo, os antibióticos podem não apenas atuar como seletores de clones resistentes aos antibióticos, como também como promotores primários da resistência previamente inexistente.

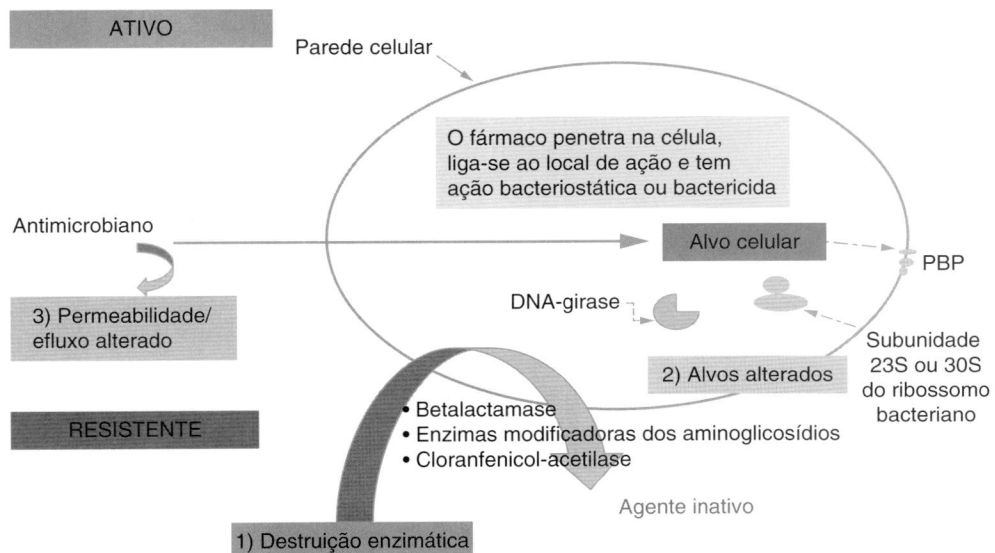

■ **FIGURA 17.3** Mecanismos principais de desenvolvimento da resistência bacteriana aos antimicrobianos.

Os genes que codificam a resistência podem estar localizados no cromossomo ou em um elemento extracromossômico conhecido como plasmídio. Os plasmídios são fragmentos circulares de DNA, que atuam independentemente do cromossomo. O significado prático dessa diferença é que o DNA cromossômico é relativamente estável, enquanto o DNA plasmidial é transferido facilmente de uma cepa para outra, de uma espécie para outra, ou mesmo de um gênero para outro. A Tabela 17.2 descreve as variáveis envolvidas na transferência horizontal dos genes bacterianos, enquanto a Figura 17.4 ilustra vários mecanismos de transferência. Além disso, a ligação dos genes de resistência a vários antibióticos a um plasmídio permite a transferência maciça de determinantes de resistência, que caracterizam algumas bactérias com resistência recém-desenvolvida.[37,533,585,684]

As bactérias podem resistir aos efeitos dos antibióticos por mutação cromossômica ou expressão induzível de um gene cromossômico latente. Contudo, na maioria dos casos, as bactérias permutam informações genéticas e transferem um ou mais genes de resistência aos antibióticos por vários mecanismos. Conjugação é o mecanismo mais comum pelo qual os genes de resistência são transferidos.

Na maioria dos casos, os genes de resistência aos antibióticos são carreados em plasmídios como parte de um elemento genético transponível conhecido como transpóson ou "gene saltitante".[134,510,546,574,675] Os transpósons conseguem entrar nos plasmídios transmissíveis ou nos cromossomos e, em seguida, bloquear a transferência horizontal conjugativa para outras espécies bacterianas relacionadas ou até mesmo diferentes. O resultado pode ser um mosaico de material genético originado do doador e das bactérias receptoras.[366] A conjugação com transferência de plasmídio é particularmente comum entre Enterobacteriaceae, *Pseudomonas* e espécies anaeróbias.[78,99,162,211,283,366] Estudos também demonstraram a transferência dos determinantes de resistência aos antibióticos através de uma barreira significativa entre as bactérias gram-positivas e gram-negativas,[133] mas o contrário não é comum. Por exemplo, a disseminação de resistência pode ocorrer entre estafilococos e enterococos e entre Enterobacteriaceae e *Pseudomonas* ou anaeróbios, inclusive *Bacteroides*.[19,69,596,621,651]

Os transpósons, plasmídios ou cromossomos bacterianos podem conter um íntegron (Figura 17.4), que é um sistema em duas etapas de captura e disseminação dos

Tabela 17.2 Variáveis da expressão e transferência da resistência bacteriana.

Característica	Variável	Comentários
Localização	Cromossômica	Estabilidade genética; expressão geralmente constitutiva
	Extracromossômica	Plasmídios mobilizados facilmente para a transferência de uma célula bacteriana para outra
	Transpóson	Transfere material genético entre o cromossomo e o plasmídio, ou entre bactérias
Transferência	Conjugação	Por plasmídios (fator R) ou um transpóson
	Transdução	Transferência por meio de um bacteriófago
	Transformação	Transferência direta do DNA entre espécies compatíveis
Expressão	Constitutiva	Produzida com ou sem exposição a um estímulo
	Induzível	Produzida apenas depois da exposição a um estímulo
	Constitutiva-induzível	Produzida em nível baixo sem estímulo; aumenta acentuadamente depois de um estímulo

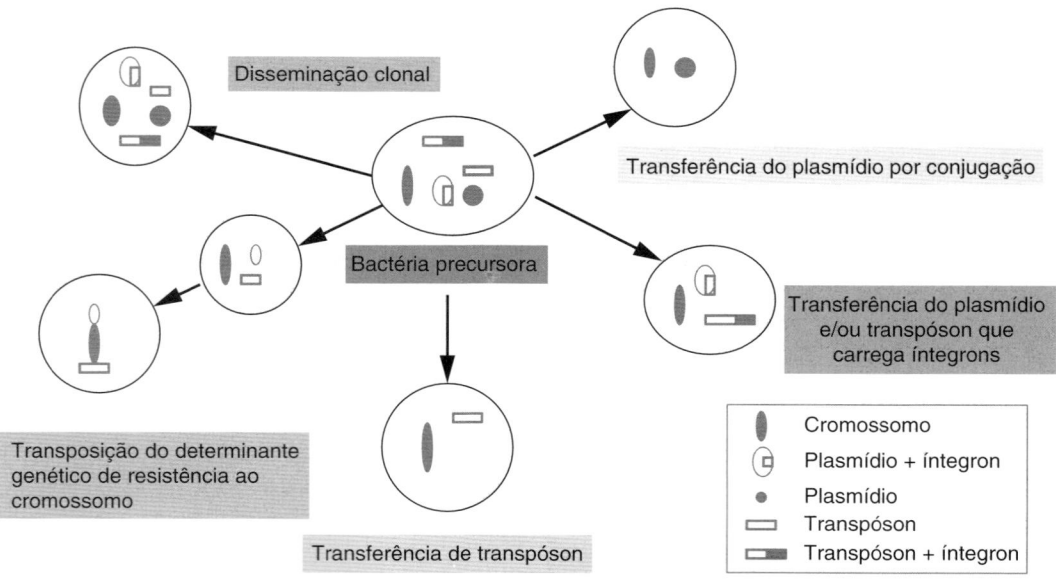

FIGURA 17.4 Transferência horizontal dos determinantes de resistência bacteriana.

genes bacterianos descoberto inicialmente em relação com a resistência aos antibióticos.[128,215,228,229,381,350-532] O íntegron consiste em um primeiro componente genético que codifica uma recombinase local-específica, além de um local específico para recombinação, enquanto os fragmentos de DNA conhecidos como "cassetes de genes", que podem ser incorporados ou misturados, constituem o segundo componente (Figura 17.5). Os íntegrons também contêm uma integrase (*int1*) semelhante à que é encontrada no bacteriófago, seguida de um local *attI* para reconhecimento da integrase e integração dos cassetes e um promotor para ativar sua expressão. Uma sequência repetida situada nas laterais dos cassetes codificados pela sequência *attC* (também conhecida como 59-be) permite a integração do íntegron ao local *attI*, bem como a excisão e a transferência horizontal subsequente dos genes. Como um cassete de íntegrons pode codificar vários genes de resistência a diversas classes de antibióticos, a transferência genética horizontal por este mecanismo é um meio muito eficaz para que a bactéria dissemine rapidamente seus determinantes de resistência polimicrobiana.

Os genes de resistência aos antibióticos podem ser expressos de forma ininterrupta, independentemente da exposição a um antibiótico, ou podem ser induzíveis e, neste caso, sua expressão ocorre apenas quando o antimicrobiano está presente (*i. e.*, durante o tratamento com um antibiótico). A betalactamase estafilocócica (penicilinase) é um exemplo de enzima induzível.[511] Essa enzima está presente em um plasmídio e não é produzida, a menos que as bactérias sejam expostas a um antibiótico betalactâmico (p. ex., penicilina), quando então começam a produzir betalactamase. Algumas betalactamases das bactérias gram-negativas estão localizadas no cromossomo e são produzidas constitutivamente, mas podem ser induzidas para produzir quantidades ainda maiores da enzima, quando são expostas a um antibiótico betalactâmico.

Por fim, alguns mecanismos de resistência são expressos homogeneamente, enquanto outros têm expressão heterogênea. A expressão homogênea ou uniforme de um fator de resistência facilita a detecção de resistência aos antibióticos no laboratório. Contudo, quando apenas uma porcentagem pequena das bactérias expressa o mecanismo de resistência (expressão heterogênea ou heterorresistência), erros de amostragem podem dificultar a detecção da resistência no laboratório.

Mecanismos da resistência bacteriana aos antibióticos

A Tabela 17.3 e a Figura 17.3 resumem os mecanismos pelos quais as bactérias expressam resistência. A atividade dos antimicrobianos é diminuída por três mecanismos principais: (1) impedimento do acesso ao alvo, (2) inativação do composto por destruição ou modificação e (3) alteração do local-alvo do antibiótico.[76,419,646] A inativação dos antimicrobianos pelas betalactamases bacterianas e as enzimas inativadoras dos aminoglicosídios são os mecanismos mais comuns, por meio dos quais as bactérias desenvolvem resistência a estas duas classes de antibióticos. A impermeabilidade ou o efluxo celular, que impede o transporte do antibiótico até seu local de ação intracelular, também ocorre com os betalactâmicos, os aminoglicosídios e as tetraciclinas.[419] A modificação do local de ação de um antibiótico é o mecanismo principal de resistência às fluoroquinolonas, aos macrolídios e aos antagonistas da síntese do folato, mas também ocorre com os betalactâmicos.[419] Contudo, é importante enfatizar desde o início que quase todos os mecanismos de resistência podem ser encontrados na maioria das bactérias e que, em muitos casos, vários mecanismos estão presentes em um único microrganismo (Tabela 17.4).

Impedimento do acesso ao alvo

A acumulação dos antimicrobianos no seu local de ação na célula bacteriana é o resultado final do transporte para dentro da célula, da inativação durante o processo de transporte e da eliminação do antibiótico pela célula. De forma a entender o transporte das moléculas ao local de atividade, é preciso considerar as diferenças estruturais entre as bactérias gram-positivas e gram-negativas. As bactérias são procariotas e, tanto nas gram-positivas quanto nas gram-negativas, a membrana celular é circundada pela parede celular e o citoplasma contém ácidos nucleicos, ribossomos e outros componentes celulares (Figura 17.6). A parede celular

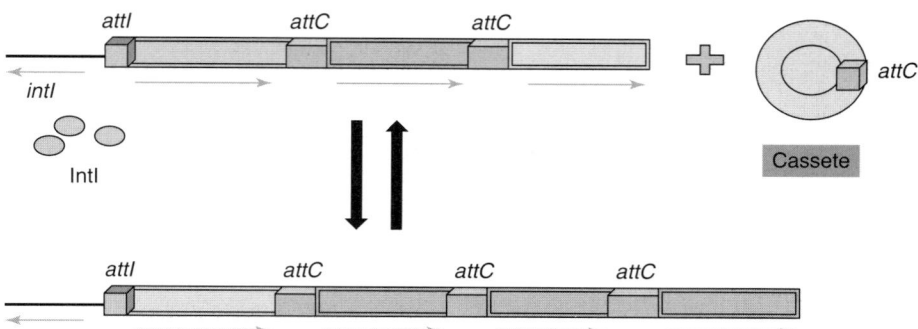

■ **FIGURA 17.5** Os íntegrons carreiam vários determinantes de resistência aos antimicrobianos. Os íntegrons que ocorrem naturalmente usam recombinação local-específica para armazenar, expressar e transferir genes. Os íntegrons consistem em um gene de recombinase e um local de recombinação *attI* (local de fixação do íntegron), dentro do qual pode ser incorporado um cassete genético circular contendo uma *attC* (local de fixação dos cassetes). Em posição proximal ao *attI*, também há um promotor potente, que permite que os cassetes de genes sejam transcritos em mRNA. Os cassetes podem ser deletados por recombinação entre pares de locais *attC*, ou por recombinação entre uma *attC* e um local *attI*. Desse modo, a ordem dos genes de um íntegron pode ser alterada por excisão e reintegração do cassete excisado dentro do *attI*. (Adaptada com base nas referências 215 e 381.)

Tabela 17.3 Mecanismos de resistência bacteriana aos antimicrobianos.

Mecanismo	Classe do antimicrobiano	Exemplos
Inativação enzimática	Betalactâmicos	Betalactamases; penicilinases; cefalosporinases; carbapenemases
	Aminoglicosídios	Enzimas modificadoras dos aminoglicosídios
Receptores alterados	Betalactâmicos	Alterações das proteínas de ligação da penicilina (PBP)
	Alterações dos ribossomos	Tetraciclina; eritromicina; aminoglicosídios
	Alterações da DNA-girase	Fluoroquinolonas
	Alterações das enzimas bacterianas	Sulmetoxazol; trimetoprima
Transporte alterado dos antibióticos	Porinas	Bactérias gram-negativas; influxo reduzido
	Redução da força motriz proteica	Aminoglicosídios e bactérias gram-negativas; influxo reduzido
	Transporte ativo do fármaco de dentro para fora das células bacterianas	Tetraciclina; eritromicina; efluxo ativo

Tabela 17.4 Mecanismo(s) da resistência antimicrobiana das bactérias clinicamente significativas.

Tipo de bactéria	Classe do antibiótico	Mecanismo(s) de ação	Outro(s) mecanismo(s)
Staphylococcus spp.	Penicilinas	Betalactamase (penicilinase)	Alteração das proteínas de ligação da penicilina (PBP)
	Penicilinas resistentes às penicilinases	Alteração das PBP (genes *mecA* e *mecB*)	Limítrofe: PBP alteradas; meticilinase; hiperprodução de betalactamase
	Fluoroquinolonas	Refluxo ativo; DNA-girase alterada	Transporte reduzido através da membrana
	Eritromicina e/ou clindamicina	Alterações dos alvos ribossômicos (constitutivas ou induzíveis)	Efluxo ativo da eritromicina
	Glicopeptídios	Alterações das proteínas de ligação à parede celular	Aquisição de um gene *vanA/B* (rara até hoje)
S. pneumoniae	Betalactâmicos	Alteração da parede celular; PBP com afinidade baixa	
	Eritromicina e/ou clindamicina	Alterações dos alvos ribossômicos (gene *erm*) (constitutivas ou induzíveis)	Efluxo ativo da eritromicina
Enterococcus spp.	Betalactâmicos	Alteração da parede celular; PBP com afinidade baixa	Betalactamase
	Aminoglicosídios	Intrínseco; transporte reduzido através da membrana	Alterações dos locais de ligação ribossômicos
		Nível alto: enzimas modificadoras dos aminoglicosídios (EMA)	
	Glicopeptídios	Alterações das proteínas de ligação à parede celular	
H. influenzae	Penicilinas	Betalactamase (penicilinase)	Alterações das PBP
	Sulfametoxazol-trimetoprima (SXT)	Alterações dos alvos enzimáticos	
	Cloranfenicol	Cloranfenicol-acetiltransferase	Alteração do transporte através da membrana
N. gonorrhoeae	Penicilinas	Betalactamase (penicilinase)	Alterações das PBP
	Cefalosporinas	Alterações das PBP	Alteração do transporte através da membrana
	Fluoroquinolonas	Alterações da DNA-girase	Alteração do transporte através da membrana externa
	Tetraciclina	Efluxo ativo	
	Espectinomicina	Alteração do alvo ribossômico	EMA

(*continua*)

Tabela 17.4 Mecanismo(s) da resistência antimicrobiana das bactérias clinicamente significativas (*continuação*).

Tipo de bactéria	Classe do antibiótico	Mecanismo(s) de ação	Outro(s) mecanismo(s)
Enterobacteriaceae	Betalactâmicos	Betalactamases; difusão reduzida ou alteração das porinas	Alterações das PBP; força motriz proteica reduzida; betalactamases de espectro estendido (ESBL); carbapenemases (p. ex., KPC, NDM etc.)
	Aminoglicosídios	EMA; difusão reduzida ou alteração das porinas	
	Fluoroquinolonas	Alteração da DNA-girase	Alteração do transporte através da membrana externa
	Tetraciclina	Efluxo ativo	
	SXT	Alterações dos alvos enzimáticos	
Pseudomonas spp.	Betalactâmicos	Betalactamases; difusão reduzida ou alteração das porinas	PBP alteradas; força motriz proteica baixa; metalobetalactamases (MBL) (p. ex., VIM, IMP etc.)
	Aminoglicosídios	EMA; difusão reduzida ou alteração das porinas	
	Fluoroquinolonas	Alteração da DNA-girase	Alteração do transporte através da membrana externa
Acinetobacter spp.	Betalactâmicos	Betalactamases; difusão reduzida ou alteração das porinas	Alterações das PBP; força motriz proteica baixa; carbapenemases (p. ex., enzimas OXA)
	Aminoglicosídios	EMA; difusão reduzida ou alteração das porinas	
	Fluoroquinolonas	Alteração da DNA-girase	Alteração do transporte através da membrana externa

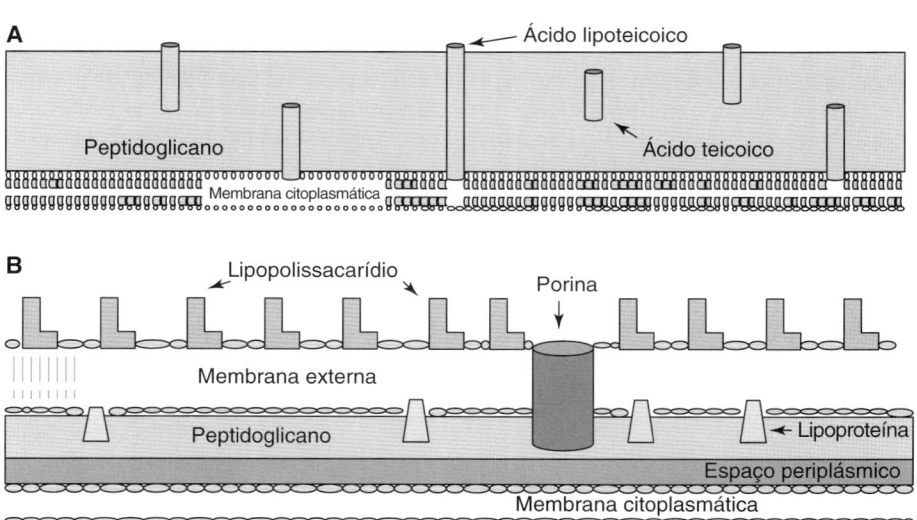

■ **FIGURA 17.6** Paredes celulares das bactérias gram-positivas e gram-negativas. **A.** A parede celular dos gram-positivos é formada por uma lâmina de peptidoglicanos (PG) dispostos em várias camadas espessas na superfície externa da membrana citoplasmática. Os ácidos teicoicos estão ligados e embebidos nos PG, enquanto as lipoproteínas estão ligadas a uma camada praticamente única de PG. **B.** A parede celular de gram-negativos é composta de uma membrana externa ligada à camada de lipoproteína por uma única camada fina de PG. Os PG estão localizados dentro do espaço periplásmico formado entre as membranas interna e externa. A membra externa inclui porinas, que permitem a passagem de moléculas hidrofílicas pequenas através da membrana, bem como moléculas de lipopolissacarídios que se estendem para o espaço extracelular. (Adaptada de Cabeen MT, Jacobs-Wagner C. Bacterial cell shape. Nat Rev Microbiol 2005;3:601-610.)

é significativamente diferente nas bactérias gram-positivas, em comparação com a das espécies gram-negativas. As bactérias gram-positivas têm uma membrana celular simples com parede celular externa espessa, que é composta de peptidoglicanos entrelaçados com ácido lipoteicoico (Figuras 17.6 e 17.7). No caso dos betalactâmicos e dos antibióticos glicopeptídios, o transporte até o local de ação não é um problema com as espécies gram-positivas, porque seus alvos – proteínas de ligação da penicilina (PBP; do inglês, *penicillin-binding proteins*) da parede celular – estão prontamente acessíveis e a membrana plasmática não precisa ser transposta.

A parede celular das bactérias gram-negativas é muito mais complexa e é formada de uma membrana plasmática interna e uma membrana celular externa, entre as quais se localiza o espaço periplásmico que contém uma camada fina de peptidoglicanos (Figuras 17.6 e 17.7). A membrana externa (ME) das bactérias gram-negativas não desempenha apenas uma função protetora importante, mas a permeabilidade desta camada também tem impacto significativo na sensibilidade dos microrganismos aos antibióticos que têm alvos intracelulares. Há várias revisões excelentes publicadas sobre a permeabilidade da ME e a resistência aos antibióticos.[152,233,441,485] A ME é formada por uma bicamada assimétrica de fosfolipídio e lipopolissacarídios (LPS), estes últimos localizados na camada mais externa. A composição dos fosfolipídios da ME é semelhante à da membrana citoplasmática, ou seja, é constituída basicamente por fosfatidiletanolamina com quantidades menores de fosfatidilglicerol e cardiolipina.[152] Essa bicamada lipídica é impermeável às moléculas polares grandes. O LPS é formado por três partes: (1) cadeias de ácidos graxos hidrofóbicos contendo lipídio A (um fosfolipídio à base de glicosamina), (2) um oligossacarídio central curto e (3) um polissacarídio distal, ou antígeno O.[501] Essas estruturas das cepas de *E. coli* têm comprimentos variados (p. ex., as mutantes R ou "rugosas", ou os quimiotipos Ra a Re, têm oligossacarídios com comprimentos variados, enquanto as mutantes "rugosas profundas" têm um centro truncado e as cepas "lisas" têm um antígeno O intacto), porque apenas a parte interna do LPS – que consiste em lipídio A e duas moléculas de ácido 3-desoxi-D-mano-octo-2-ulsônico ligados ao oligossacarídio central – é necessária ao crescimento.[501] Também existe grande número de tipos diferentes de proteínas na ME, inclusive a lipoproteína (Lpp) mureína, OmpA e várias porinas gerais de difusão. Em conjunto, a Lpp e a OmpA desempenham uma função estrutural na manutenção do formato da célula.

Porinas. A entrada dos compostos na célula bacteriana é controlada em grande parte pelas porinas, que são "poros" ou canais abertos cheios de água, que se estendem através da ME e permitem o transporte ativo das moléculas hidrofílicas (Figuras 17.6 e 17.8).[425,427,428,441,681] As porinas das bactérias gram-negativas foram caracterizadas e classificadas de acordo com sua estrutura funcional (monomérica ou trimérica), sua atividade (inespecíficas ou canal específico/poro seletivo) e sua regulação e expressão.[152,425,427,428,681] As porinas clássicas produzidas por *E. coli* foram mais bem-estudadas e isto constituiu a base dos estudos das outras porinas das espécies gram-negativas. *E. coli* produz três porinas triméricas principais: (1) um canal de porina grande conhecido como proteína F da ME (OmpF), (2) um canal de porina pequena conhecida como proteína C da ME (OmpC) e (3) PhoE.[681] O terceiro canal conhecido como PhoE é produzido pelas cepas mutantes, que não têm OmpF e OmpC, mas este canal não parece ser importante para o transporte dos antimicrobianos.[427] A PhoE seleciona fosfato e ânions inorgânicos, enquanto as outras duas porinas triméricas regulam os cátions.[428,441,681] A maioria das proteínas das porinas envolvidas no transporte dos antibióticos em outras bactérias gram-negativas entéricas também faz parte das famílias das OmpC e OmpF clássicas e comporta-se de forma semelhante às de *E. coli*. Contudo, *P. aeruginosa* e *A. baumannii* têm pouca sensibilidade intrínseca aos betalactâmicos, em razão da permeabilidade reduzida de sua **ME**. *P. aeruginosa* tem um pequeno número de porinas diferentes conhecidas como OprD, que têm propriedades diferentes, quando comparadas com as das outras **Enterobacteriaceae**.[356] Imipeném é o único antibiótico ao qual a resistência de *P. aeruginosa* ocorre por alteração do transporte da membrana. Entretanto, em alguns casos, o imipeném consegue entrar, não por meio da proteína principal da porina, mas por uma proteína transportadora específica conhecida como OprD.[499,500] Contudo, aparentemente, a presença da classe C de betalactamases cromossômicas é necessária para resistência e alteração das proteínas da porina.[354] ***A. baumannii***, *Neisseria gonorrhoeae* e outras espécies gram-negativas também utilizam porinas diferentes das clássicas.[189,439]

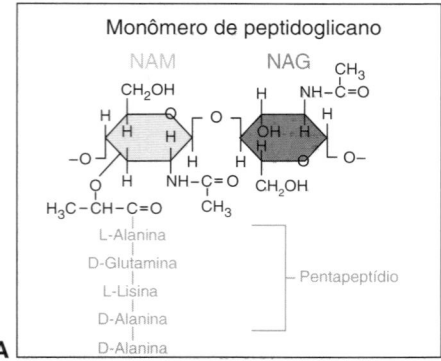 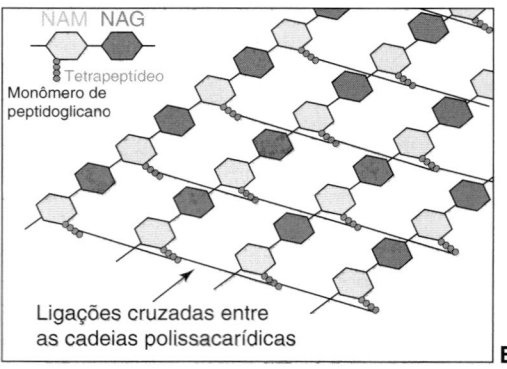

■ **FIGURA 17.7** Estrutura do peptidoglicano da parede celular bacteriana. **A.** O peptidoglicano (PG) é composto de cadeias de monômeros de PG (NAG-NAM-tetrapeptídio). **B.** Os monômeros de PG reúnem-se para formar cadeias que, por sua vez, combinam-se por meio de ligações cruzadas entre os tetrapeptídios para conferir-lhes resistência. (Cortesia de Gary E. Kaiser.)

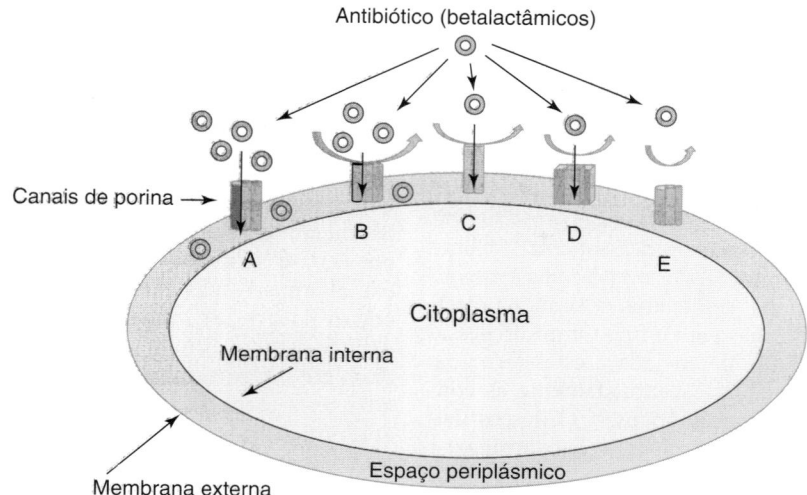

FIGURA 17.8 Efeitos das mutações das porinas na permeabilidade da parede celular bacteriana aos antimicrobianos. **A.** Síntese normal da porina com entrada do betalactâmico no espaço periplásmico. **B.** Síntese reduzida da porina natural com diminuição do acesso do betalactâmico ao espaço periplásmico. **C.** Síntese normal de uma porina com canal estreito com passagem restrita do betalactâmico para o espaço periplásmico. **D.** Síntese normal da porina mutante com redução da entrada do betalactâmico para o espaço periplásmico. **E.** Síntese normal da porina natural com um bloqueador do canal, de forma que o antibiótico não consiga atravessar o espaço periplásmico. (Adaptada com base na referência 441.)
Ilustração esquemática das diversas modificações das porinas, que conferem resistência simultânea a vários betalactâmicos. O comprimento das setas retas reflete o nível de penetração dos betalactâmicos por meio dos canais de porina. As setas curvas ilustram o impedimento da captação, que ocorre com as diversas modificações das porinas: (1) expressão reduzida das porinas; (2) canal de porina restrito: uma alteração do tipo de porina expressa; e (3) porina mutante: uma mutação ou modificação, que desorganiza as propriedades funcionais de um canal de porina. Moléculas bloqueadoras das porinas também podem reduzir o acesso dos antibióticos. (Reproduzida, com autorização, de Pages JM, James CE, Winterhalter M. The porin and the permeating antibiotic: a selective diffusion barrier in gram-negative bacteria. Nat Rev Microbiol 2008;6:893-903.)

Com alguns antibióticos que têm alvos intracelulares, o transporte eficiente através da ME das bactérias entéricas é fundamental à sua ação eficaz. Os fármacos hidrofílicos pequenos (p. ex., betalactâmicos) usam as porinas para acessar o interior da célula, enquanto os compostos hidrofóbicos (p. ex., macrolídios) conseguem difundir-se diretamente através da bicamada lipídica. Fatores como a carga da molécula e a hidrofobicidade do composto desempenham um papel importante no transporte dos antibióticos através da ME (Figura 17.8). As moléculas polares negativas atravessam a ME mais lentamente que as moléculas polares positivas ou os íons dipolares (ou *zwitterions*, i. e., compostos com cargas positivas e negativas equilibradas). As cargas negativas provavelmente levam o antibiótico a "desligar-se" à medida que atravessa o canal de porina carregado negativamente. A exclusão dos compostos hidrofóbicos do ambiente aquoso da porina pode explicar a ineficácia dos antibióticos hidrofóbicos como a meticilina contra bactérias gram-negativas. Do mesmo modo, os antibióticos betalactâmicos com cadeias laterais volumosas (p. ex., mezlocilina, piperacilina e cefoperazona) também não atravessam a membrana facilmente. Em um estudo, o "melhor desempenho" entre os antibióticos betalactâmicos foi alcançado pelo imipeném, que é um composto hidrofílico zwitteriônico com estrutura muito compacta.[109] Alguns autores sugeriram que a explicação para a sensibilidade do *Enterobacter cloacae* ao imipeném, apesar de sua resistência às cefalosporinas de terceira geração, seja a acessibilidade ampliada deste antibiótico aos seus alvos, que é mediada por seu transporte rápido (provavelmente, por meio de vários canais de porina).[454]

Contudo, as espécies gram-negativas desenvolveram mutações na expressão ou composição das porinas de sua ME como meio de conferir resistência aos antibióticos e um grande número de cepas que apresentam este tipo de resistência tem sido caracterizado.[441] A influência do equilíbrio entre expressão das porinas e sensibilidade aos betalactâmicos foi bem-ilustrada por um caso interessante publicado por Medeiros et al.[389] Duas cepas de *Salmonella enterica* sorovar. Typhimurium desenvolveram resistência completa a todas as cefalosporinas, enquanto o paciente estava em tratamento. Embora as cepas originais fossem sensíveis às cefalosporinas, os autores isolaram uma cepa com resistência a estes antibióticos de uma amostra da ferida, pouco depois de iniciar o tratamento com cefalexina. As duas cepas não tinham atividade ampliada aos betalactâmicos, mas estudos adicionais mostraram um desequilíbrio na osmorregulação da síntese das porinas nos descendentes clonais da cepa original (pré-tratamento). A osmorregulação da síntese das porinas pela cepa originalmente sensível era normal, com as porinas OmpC e OmpF presentes em condições de osmolalidade baixa, mas apenas a porina OmpC estava presente em condições de hiperosmolalidade. A expressão da porina OmpC parece ser favorecida *in vivo*, em razão das condições de osmolalidade alta dos tecidos do paciente. Contudo, a cepa resistente expressava apenas porinas OmpF em condições de osmolaridade baixa, enquanto a síntese dos dois tipos de porina era reprimida em condições de osmolaridade alta. A modificação da expressão das porinas pode ocorrer progressivamente durante a exposição *in vivo* às concentrações subinibitórias de um antibiótico betalactâmico ou, como neste caso, pode ser totalmente reprimida, resultando no desaparecimento do canal de OmpC e em resistência de nível alto em razão da impermeabilidade celular total.

A permuta completa das porinas também pode ocorrer durante o tratamento antimicrobiano de cepas com fenótipo de porinas alteradas, que conferem resistência. Um estudo com cepas de *K. pneumoniae* isoladas durante o tratamento dos pacientes demonstrou que a porina do tipo OmpF (OmpK35) foi substituída por uma porina do tipo OmpC (OmpK36), cujo diâmetro do canal era pequeno.[240] Como as cepas que expressam OmpK35 são muito mais sensíveis aos betalactâmicos (cefepima, cefotetana, cefotaxima e cefpiroma), a permuta das porinas para o tipo OmpK36 dessas cepas conferia sensibilidade diferenciada a estes fármacos e, na maioria dos casos, reduzia acentuadamente as concentrações intracelulares dos antibióticos.[240] O desenvolvimento de resistência aos betalactâmicos (cefalosporinas) e ao imipeném também foi relatado durante o tratamento de *E. aerogenes* com este último antibiótico. A resistência apareceu dentro de 5 dias depois de iniciar o tratamento com antibiótico e a cepa isolada depois do tratamento tinha passado por uma permuta para o tipo de porina OmpK36.[53] Esses estudos demonstraram que um fenótipo resistente em razão da perda ou permuta das porinas pode aparecer durante o tratamento com antibióticos. As porinas também podem passar por mutações sucessivas, resultando em níveis progressivamente mais altos de resistência aos antibióticos. Um estudo longitudinal de 2 anos com cepas de *E. coli* isoladas de pacientes em tratamento com esquemas antibióticos complexos de longa duração demonstrou que fluoroquinolonas, cefalosporinas e carbapenêmicos eram claramente afetados por esse mecanismo.[362] As cepas isoladas do fígado e das hemoculturas mostraram redução longitudinal dos níveis de resistência aos antibióticos e todas elas tinham duas mutações (D18E e S274F) na porina OmpC, que provavelmente resultaram em redução da entrada dos antibióticos. As mutações das porinas também foram descritas nas cepas de *E. aerogenes* isoladas clinicamente, que tinham níveis altos de resistência aos betalactâmicos.[368]

Além dos antibióticos betalactâmicos, outros antimicrobianos também podem depender dos canais de porina para entrar na célula bacteriana. A resistência ao cloranfenicol, que geralmente é causada por degradação enzimática, também pode ser mediada por alterações das proteínas das porinas das bactérias entéricas[620] e de *Haemophilus influenzae*.[83] Do mesmo modo, a resistência de *Serratia marcescens* aos aminoglicosídios pode ser mediada por alterações das proteínas das porinas, embora o mecanismo principal de resistência seja degradação enzimática.[220] A resistência às fluoroquinolonas, que é mediada principalmente por alterações da estrutura da enzima-alvo, também pode ser causada por modificações das proteínas da membrana.[541]

Em algumas bactérias, também há uma segunda barreira à permeabilidade dos antibióticos que precisam entrar no citoplasma bacteriano. A travessia dessa segunda membrana é conseguida por um processo que requer gasto de energia e uma carga negativa mínima no citoplasma – força motriz proteica – de forma a "puxar" os aminoglicosídios para dentro do citoplasma. Esse mecanismo de transporte foi demonstrado nas bactérias gram-positivas[378] e gram-negativas.[77] Pesquisadores descreveram Enterobacteriaceae mutantes, que eram resistentes aos antimicrobianos *in vitro* porque tinham deficiências nesse mecanismo de transporte, mas seu significado clínico não estava claro.[534] Essas variantes pareciam formar colônias pequenas nos meios de ágar, mas podiam voltar à morfologia normal das colônias.

Bombas de efluxo. As bombas de efluxo são mecanismos naturais, que as bactérias utilizam para excretar um soluto ao exterior da célula. Biologicamente, os mecanismos de transporte ativo são úteis para remover várias substâncias potencialmente tóxicas, dentre as quais os antimicrobianos podem até nem ser os mais importantes.[468,545] Entretanto, em algumas cepas bacterianas sensíveis, as bombas de efluxo podem ser induzidas por um substrato antibiótico e ter suas funções naturais subvertidas para bombear rapidamente o fármaco para o exterior da célula; deste modo, a bactéria torna-se resistente às ações intracelulares desse antibiótico. A resistência antimicrobiana das cepas mutantes com bombas de efluxo ativadas pode ser atribuída à ampliação da expressão das proteínas que as compõem, ou à mutação das proteínas em consequência de substituições de aminoácidos, que tornam mais eficiente a eliminação de um substrato.[342,426,467,468,545,680] As bombas de efluxo específicas exportam um substrato, mas outras transportam vários substratos diferentes, inclusive antibióticos de diversas classes. As bombas de efluxo desse último tipo estão associadas à multidrogarresistência (MDR) de várias classes de antibióticos mais importantes.[426,468,545] De qualquer forma, o efeito é a redução das concentrações intracelulares dos antimicrobianos, de forma que suas concentrações nunca alcancem níveis suficientemente altos para exercer atividade antimicrobiana eficaz. As bombas de efluxo são codificadas por genes cromossômicos ou plasmidiais (p. ex., gene *tet* de resistência às tetraciclinas e gene *qac* de resistência aos compostos de amônio quaternário).[467] Estruturalmente, as proteínas das bombas de efluxo têm 12 regiões que se estendem de uma extremidade à outra da membrana (transmembrana) e, quando combinadas com estudos genômicos, elas são usadas para identificar as proteínas envolvidas no efluxo de vários antibióticos.[467,680] As bombas de efluxo também podem atuar em conjunto com outros mecanismos de resistência da célula bacteriana e conferir resistência absoluta a determinada classe de antibióticos, mais comumente às fluoroquinolonas.[436]

Os microrganismos que têm genomas grandes contêm mais genes para codificar bombas de efluxo e as bombas que conferem resistência a múltiplos fármacos podem ser encontradas no mesmo microrganismo, inclusive os sistemas Acr das Enterobacteriaceae ou os sistemas Mex da *P. aeruginosa*.[545,467] Cinco famílias de bombas de efluxo foram descritas (Figura 17.9).[342,426,467,468,545,680] Cada uma dessas famílias codifica bombas de efluxo que conferem resistência a vários fármacos, incluindo extrusão de compostos tóxicos e vários antibióticos (MATE; do inglês, *multidrug and toxic compound extrusion*); superfamília de facilitadores principais (MFS; do inglês, *major facilitator superfamily*); multidrogarresistência estafilocócica (SMR; do inglês, *staphylococcal multiresistance*); divisão de resistência da divisão de nodulação (RND; do inglês, *resistance nodulation division*); e cassete de ligação de ATP (ABC; do inglês, *ATP binding cassette*). Embora os transportadores de ABC estejam localizados nos genomas de bactérias patogênicas, até hoje o *Lactococcus lactis* LmrA é o único microrganismo no qual foi demonstrada resistência por essa superfamília de bombas de efluxo.[638]

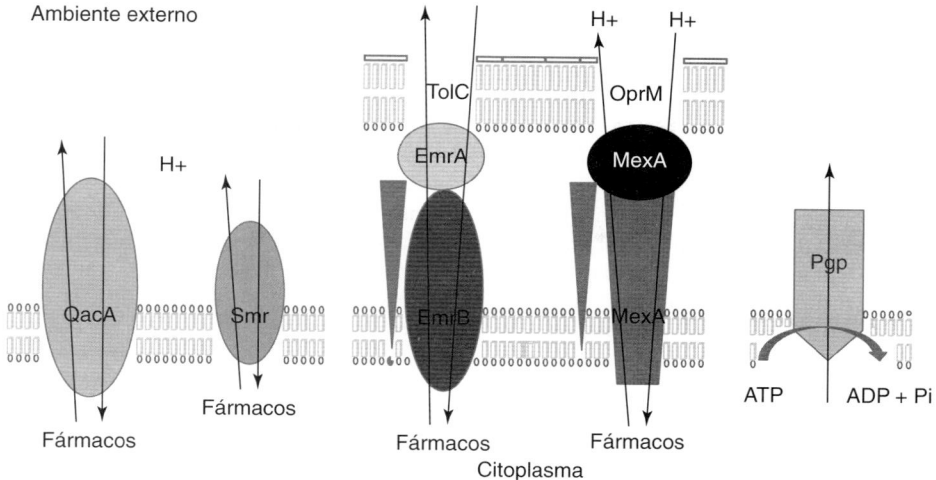

■ **FIGURA 17.9** Ilustrações esquemáticas das bombas de efluxo. Qac e Smr representam as bombas encontradas nas bactérias gram-positivas. EmrAB e MexAB-OprM são as bombas presentes nas bactérias gram-negativas. A glicoproteína P (Pgp) está presente nas células dos mamíferos e representa uma superfamília de bombas com cassetes de ligação ao ATP. ADP = difosfato de adenosina; Pi = fosfato inorgânico. (Adaptada das referências 467 e 545.)

A família RND constitui o sistema de bombas de efluxo mais importante em *E. coli* e em outras bactérias gram-negativas. Essas bombas têm estrutura tripartite. Os três componentes são uma proteína transportadora (efluxo) na membrana interna (AcrB), uma proteína acessória periplásmica (AcrA) e um canal de proteínas (TolC) na membrana externa (OMP; do inglês, *outer-membrane major protein*).[322] Estudos genômicos demonstraram que os genes das bombas de efluxo das diversas espécies bacterianas são muito semelhantes, inclusive AcrB/AcrB da *E. coli*, MexB/MexB da *P. aeruginosa*, CmeB/CmeB do *Campylobacter jejuni* e MtrD/MtrD da *Neisseria gonorrhoeae*.[467] Nas outras espécies gram-negativas, as bombas de efluxo da família RND desempenham função semelhante às que foram demonstradas em *E. coli*. Nessa bactéria, o transportador AcrB capta seu substrato do interior da bicamada fosfolipídicas ou do citoplasma e o transporta ao interior do meio celular externo com a colaboração da TolC.[183,322,342] A interação cooperativa da AcrB e TolC é facilitada pela AcrA.[322] As bombas de efluxo RND foram subsequentemente caracterizadas em algumas outras espécies gram-negativas, inclusive *P. aeruginosa* (i. e., MexAB-OprM, MexXY-OprM, MexCD-OprJ e MexEF-OprN),[467,486,545] *S. enterica* sorovar. Typhimurium[80] e outras Enterobacteriaceae, como *E. aerogenes*,[491] espécies de *Klebsiella*,[383] *Serratia marcescens*,[328] *Morganella morganii*,[535] *Proteus mirabilis*,[633] além de *Helicobacter pylori*[633] e *H. influenzae*.[540] As bombas de efluxo RND usam gradiente de prótons através da membrana celular bacteriana para expor uma molécula do fármaco para cada íon hidrogênio usado.[452] As bombas de efluxo MATE MDR usam força motriz protônica e gradientes de íons sódio para exportar substratos. Esse tipo de transportador foi descrito em algumas bactérias patogênicas diferentes, *P. aeruginosa* (PmpM),[244] *E. cloacae*,[245] *A. baumannii*, *Clostridium difficile* (CdeA),[172] *S. aureus* (MepA),[384] *Bacteroides thetaiotaomicron* (BexA),[396] *Brucella melitensis* (NorMI),[65] *Haemophilus influenzae* (HmrM),[673] *Vibrio cholerae* (McrM e VcnA)[35] e *Vibrio parahaemolyticus* (NorM).[108] Nas bactérias gram-positivas e gram-negativas, também atuam várias bombas de efluxo importantes para o desenvolvimento de resistência às fluoroquinolonas e estes transportadores fazem parte da família MFS. Estudos demonstraram que a NorA de *Staphylococcus aureus* causa resistência às fluoroquinolonas.[213] Nos estudos com cepas de *S. pneumoniae* isoladas clinicamente, a bomba de efluxo pmrA também conferia resistência às fluoroquinolonas.[465,466] Recentemente, pesquisadores caracterizam uma bomba de efluxo mediada por plasmídio (QepA), que confere resistência de alto nível às fluoroquinolonas em *E. coli* e outras bactérias gram-negativas.[99,100] O efluxo produzido por esses dois transportadores também utiliza a força motriz protônica através da membrana celular.

O mecanismo de efluxo dependente de energia é uma defesa bacteriana importante contra as tetraciclinas,[387] as mais novas glicilciclinas[151] e os macrolídios[219] – três grupos de antibióticos que interferem com a síntese de proteínas nos ribossomos. Do mesmo modo, a remoção do antibiótico é um mecanismo de resistência dos estafilococos às fluoroquinolonas, que interferem com a DNA-girase.[213] Estudos também demonstraram que os aminoglicosídios são substratos de algumas bombas de efluxo para vários antibióticos, inclusive os membros das cinco superfamílias de transportadores bacterianos.[286] A resistência dos bacilos gram-negativos a alguns antibióticos foi atribuída inicialmente à dificuldade de acesso dos fármacos ao interior da célula bacteriana, em razão de seu tamanho, hidrofobicidade ou carga. Pesquisadores demonstraram que a eliminação ativa desses antibióticos do interior da célula bacteriana era igualmente importante, porque as bombas podem excretar compostos químicos (inclusive antimicrobianos) diretamente para o meio extracelular, de onde sua reentrada é restrita.[342,426,467,468,545,680]

Inativação do antibiótico por destruição ou modificação

Betalactamases. As betalactamases constituem uma família de enzimas produzidas pelas bactérias, que variam quanto ao seu espectro de atividade contra a classe de antibióticos betalactâmicos. As betalactamases são a causa principal da resistência bacteriana a esses antibióticos. Hoje em dia, existem descritas betalactamases capazes de inativar um ou mais antibióticos betalactâmicos, ou toda a classe destes antibióticos. Essas enzimas bacterianas inativam essa classe importante de antibióticos clivando a ligação amida do anel betalactâmico de quatro carbonos (Figura 17.10).[90] Uma das primeiras betalactamases descobertas foi uma penicilinase, que confere aos estafilococos resistência às penicilinas;[511] contudo, mais recentemente, pesquisadores caracterizam betalactamases de espectro estendido em bactérias entéricas, que podem inativar um espectro amplo de penicilinas e cefalosporinas.[90,285,450] Graças às técnicas moleculares, os genes que codificam as betalactamases de algumas cepas clínicas resistentes aos betalactâmicos foram sequenciados e as sequências dos seus aminoácidos foram deduzidas (G. Jacoby e K. Bush, http://www.lahey.org/Studies/). Até 2009, a quantidade de sequências proteicas singulares das betalactamases passava de 890 e este número provavelmente aumentará, à medida que continuem a ser estudadas mais cepas bacterianas.[90,281,285,450,497] A especificidade de uma betalactamase para determinado antibiótico betalactâmico é um determinante importante da eficiência com que a enzima hidrolisa e inativa o fármaco. Uma mutação pontual de um ou mais aminoácidos pode alterar a especificidade da molécula, quando ocorre em uma área estruturalmente crítica da enzima,[49,88,90] resultando no desenvolvimento rápido de resistência aos betalactâmicos, mesmo aos que foram colocados mais recentemente no mercado.

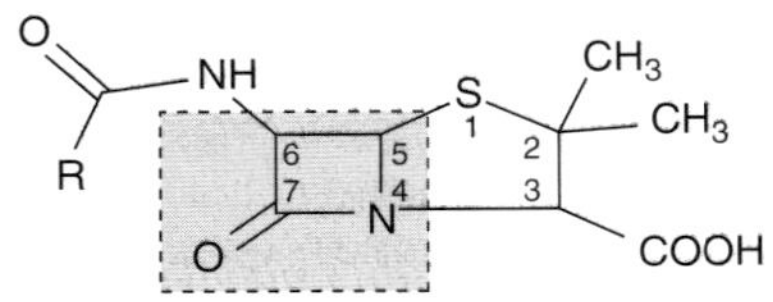

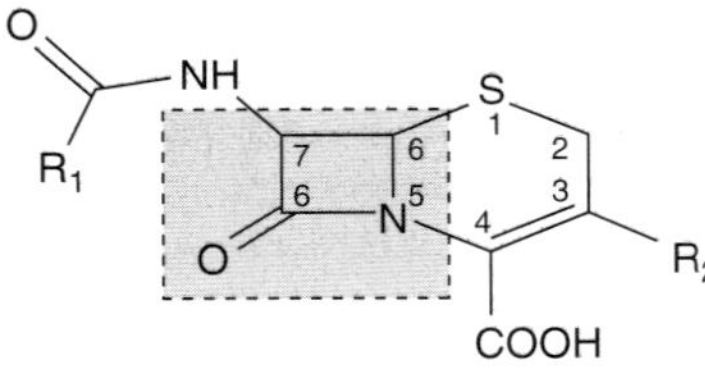

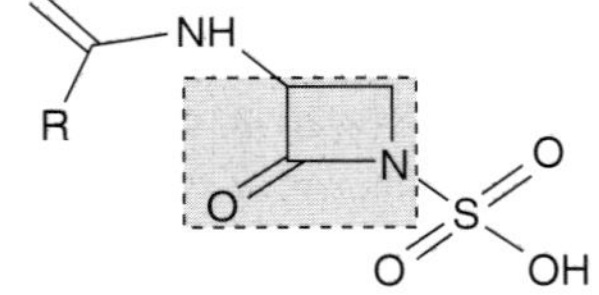

As bactérias produziam naturalmente betalactamases antes da introdução de um substrato antibiótico relevante. Dois grupos de pesquisadores apresentaram evidências a favor do conceito de que a função fisiológica das betalactamases seja reestruturar o peptidoglicano durante o crescimento da célula bacteriana.[43,624] Esses autores descobriram que a síntese da betalactamase era induzida pela presença dos antibióticos betalactâmicos e dos precursores da parede celular no ambiente externo, ressaltando a semelhança estrutural entre a penicilina e a terminação dipeptídica D-alanina-D-alanina das cadeias do peptidoglicano. Hoje em dia, não restam dúvidas de que as betalactamases e as PBP têm a mesma origem evolucionária, ainda que distante.[566] Essas duas classes de compostos precisam interagir com os antibióticos betalactâmicos de forma a desempenhar suas funções. Sequências de aminoácidos semelhantes foram demonstradas em PBP com pesos moleculares grandes e pequenos e em alguns tipos de betalactamase. Pesquisadores também evidenciaram semelhanças de conformação e estrutura tridimensional entre as betalactamases e PBP e algumas destas proteínas desempenham função de betalactamase fraca.[388,423] Além disso, o mecanismo de ação das betalactamases e da PBP-transpeptidase é a clivagem de uma ligação amida por um mecanismo acil-enzimático.[88]

Os esquemas de classificação funcional das betalactamases também incluem a possibilidade de que estas enzimas sejam bloqueadas por diversos inibidores.[85,87,90,353] Ácido clavulânico, sulbactam e tazobactam são os três inibidores da atividade das betalactamases utilizados na medicina clínica. Esses compostos são semelhantes aos antibióticos betalactâmicos e podem ligar-se às betalactamases, seja reversível ou irreversivelmente, impedindo a destruição do antibiótico.[353] Embora esses inibidores enzimáticos precisem ser semelhantes aos betalactâmicos de forma que possam desempenhar suas funções, eles têm pouca atividade antibacteriana intrínseca.[85] Entretanto, quando um inibidor de betalactamase é combinado com um antibiótico betalactâmico potente, a presença do inibidor restaura parcial ou completamente a atividade bactericida do antibiótico. Todos os três inibidores são eficazes contra a penicilinase estafilocócica, mas têm eficácia variável contra as enzimas cromossômicas das bactérias gram-negativas. O clavulanato e o tazobactam são mais ativos que o sulbactam contra as betalactamases mediadas por plasmídios das bactérias gram-negativas, inclusive as betalactamases de espectro estendido,[453] mas não há diferença significativa entre as atividades inibitórias do clavulanato e do tazobactam (Tabela 17.5). Algumas betalactamases, como as carbapenemases da classe A (p. ex., KPC-2) são resistentes ou inibidas apenas parcialmente pela atividade de todos esses três inibidores.[310] O clavulanato é um indutor mais eficiente das betalactamases AmpC da classe C/grupo 1 que o tazobactam ou o sulbactam.

Pesquisadores desenvolveram vários esquemas de classificação das betalactamases para agrupar estas enzimas complexas e diversificadas, resultando em certa confusão de nomenclatura. Um dos primeiros esquemas de classificação útil foi proposto por Richmond e Sykes,[512] mas a quantidade

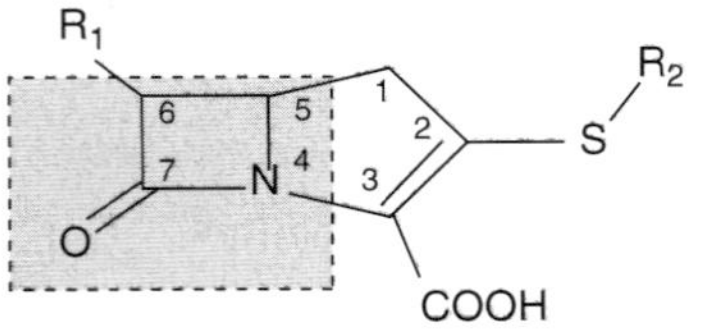

■ **FIGURA 17.10** Estrutura dos grupos principais de antibióticos betalactâmicos – o anel betalactâmico está circundado por linhas tracejadas. (Reproduzida, com autorização, de Robtsovam MY, Ulyashova MM, Bachmann TT et al. Multiparametric determination of genes and their point mutations for identification of betalactamases. Biochemistry (Moscow) 2010;75:1628-1649.)

Tabela 17.5 Classificação comparada das betalactamases segundo Bush-Jacoby com o sistema de classificação molecular de Ambler.[a]

Bush-Jacoby (2010)[a]	Classe molecular de Ambler	Enzimas	Local ativo	Substrato(s) antibiótico(s)	Inibidores enzimáticos[b]	Presentes em
Grupo 1 Cefalosporinase	C	AmpC, ACT-1, CMY-2, FOX-1, MIR-1	Serina	Hidrolisa cefalosporinas, inclusive cefamicinas	PBA, DPA, cloxacilina	Enterobacteriaceae, espécies de Acinetobacter
Grupo 1e Cefalosporinase	C	GC1, CMY-37	Serina	Aumenta a hidrólise da ceftazidima e de outros oximino-betalactâmicos	Não é inibida pelo CV do TZ	Enterobacteriaceae
Grupo 2a Penicilinases	A	PC1	Serina	Aumenta a hidrólise da penicilina	CV ou TZ	S. aureus
Grupo 2b Penicilinases	A	TEM-1, TEM-2, SHV-1	Serina	Penicilina, cefalosporinas de 1ª geração	CV ou TZ	Enterobacteriaceae
Grupo 2be ESBL	A	TEM-3, SHV-2, CTX-Ms, PER-1, VEB-1	Serina	Aumenta a hidrólise de oximino-betalactâmicos[c]	CV ou TZ	E. coli, Klebsiella pneumoniae, K. oxytoca, P. mirabilis, Salmonella spp., Kluyvera spp. (CTX-Ms)
Grupo 2ber ESBL	A	TEM-50	Serina	Aumenta a hidrólise de oximino-betalactâmicos[c] + resistência aos inibidores	Não são inibidas pelo CV ou TZ	Enterobacteriaceae
Grupo 2d	D	OXA-01, OXA-10		Hidrólise da cloxacilina ou oxacilina	Variável com CV ou TZ	Enterobacteriaceae
Grupo 2de ESBL	D	OXA-11, OXA-15	Serina	Hidrólise da cloxacilina ou oxacilina + oximino-betalactâmicos[c]	Variável com CV ou TZ	P. aeruginosa
Grupo 2df Carbapenemase	D	OXA-23, OXA-48	Serina	Hidrolisa carbapenêmicos	Variável com CV ou TZ	A. baumannii, Enterobacteriaceae
Grupo 2e ESBL	A	CepA	Serina	Hidrolisa cefalosporinas	CV, mas não aztreonam	Proteae
Grupo 2f Carbapenemases	A	KPC-2, SME-1, IMI-1	Serina	Hidrolisa carbapenêmicos, oximino-cefalosporinas[c] e cefamicinas[d]	Variável com CV ou TZ	Enterobacteriaceae
Grupo 3 Metalocarbapenemases	B	IMP-1, VIM-2, IND-1, L1	Zinco	Hidrólise dos carbapenêmicos, mas não dos monobactâmicos	EDTA	P. aeruginosa, A. baumannii
Grupo 4	Não está incluído	Desconhecido				

[a]Classificação de Bush-Jacoby atualizada, adaptada com base na referência 90.
[b]Inibidores de betalactamase: PBA = ácido fenilborônico; DPA = ácido dipicolínico; CV = ácido clavulânico; TZ = tazobactam; EDTA = ácido etilenodiaminotetracético.
[c]Oximinocefalosporinas = cefotaxima, ceftazidima, ceftriaxona, cefepima, aztreonam.
[d]Cefamicinas = cefoxitina e cefotetana.

e a variedade de enzimas aumentaram além do escopo deste esquema. Um esquema mais moderno baseado na estrutura molecular, conforme proposto por Ambler,[9] incluía necessariamente apenas as enzimas que foram bem-caracterizadas. Mais tarde, Bush-Jacoby-Medeiros desenvolveram um esquema de classificação das betalactamases, que integra as características funcionais e moleculares.[91] Recentemente, Bush e Jacoby publicaram uma atualização do seu sistema de classificação das betalactamases baseado no alinhamento das classificações estruturais e funcionais; este sistema está resumido e é comparado com o esquema molecular de Ambler na Tabela 17.5.[90] Também foi necessário acrescentar a esse esquema os subgrupos funcionais novos, em razão da identificação e ampliação das principais famílias de betalactamases; variantes continuam sendo identificadas regularmente.[90] Assim como ocorria nos sistemas de classificação funcionais anteriores, as enzimas foram agrupadas com base em sua capacidade de hidrolisar classes de betalactâmicos específicos e nas propriedades de inativação dos inibidores de betalactamase (ácido clavulânico, sulbactam e tazobactam). Como algumas betalactamases foram descritas apenas com base em uma sequência proteica, com pouca descrição funcional, Bush e Jacoby sugeriram um conjunto de critérios estruturais e funcionais para a caracterização científica das enzimas recém-descobertas.[90] O Boxe 17.1 apresenta algumas considerações educacionais sobre as betalactamases e também contém uma descrição sucinta de cada um dos três grupos de enzimas funcionais, bem como dos seus subgrupos.

Cefalosporinases do grupo 1. As enzimas classe C de Ambler e grupo 1 de Bush-Jacoby são basicamente cefalosporinases (constitutivas ou induzíveis) presentes nos cromossomos de muitas Enterobacteriaceae e algumas outras poucas bactérias gram-negativas.[281] As enzimas mediadas por plasmídios do grupo 1 (p. ex., CMY, FOX, MIR, ACT e DHA) são conhecidas há cerca de 20 anos, mas as enzimas CMY (1 a 50) são encontradas mais comumente nas cepas isoladas da prática clínica.[281] As betalactamases AmpC são ativas principalmente contra as cefalosporinas e, em geral, são resistentes à inibição pelo ácido clavulânico e ativas contra as cefamicinas como cefoxitina e cefotetana (*i. e.*, estes antibióticos são resistentes). Além disso, essas enzimas têm grande afinidade pelo aztreonam (valores de Ki de apenas 1 a 2 nM), o que as diferencia das cefalosporinases de classe A.[89,281] Também foram descritas exceções a esse perfil de atividade habitual das enzimas AmpC, inclusive uma enzima nova, AAC-1, encontrada em uma cepa de *K. pneumoniae* que não era ativa contra cefoxitina;[32] uma enzima nova que conseguia inibir o ácido clavulânico ou o tazobactam e foi isolada em *E. coli* e *K. pneumoniae*;[23,666] e uma enzima nova em *E. coli*, que apresentava resistência à cefotaxima, mas não à ceftazidima.[683] Também pode haver resistência aos carbapenêmicos (especialmente ertapeném) em cepas gram-negativas que produzem níveis altos da betalactamase AmpC, além de demonstrar perda de porinas OM.[64,284,494] A expressão da AmpC em algumas bactérias, inclusive *Serratia marcescens*, *Citrobacter freundii*, *Enterobacter* spp., *Morganella* spp., *Providencia* spp., *Acinetobacter baumannii* e *Pseudomonas aeruginosa* é constitutiva em níveis baixos, mas é induzível pela exposição a alguns betalactâmicos (amoxicilina, ampicilina, imipeném e ácido clavulânico).[281,352,653]

As enzimas do subgrupo 1e são variantes recém-descritas das enzimas do grupo 1 – conhecidas como cefalosporinases de espectro estendido – que têm atividade mais acentuada contra ceftazidima e outros oximino-betalactâmicos, em razão das substituições de aminoácidos causadas por mutações.[433] A produção de níveis altos desse tipo de enzima em combinação com uma mutação das porinas pode conferir resistência clinicamente significativa aos carbapenêmicos.[369] Várias enzimas novas desse subgrupo foram descritas recentemente, inclusive CMY-37 em *Citrobacter freundii*, CMY-10 em *Enterobacter cloacae* e CMY-19 da *E. coli*.[90]

Serina betalactamases do grupo 2. Esse é o grupo mais numeroso de betalactamases e inclui as classes moleculares A e D. O aumento explosivo da quantidade de enzimas do grupo funcional 2 ao longo das últimas duas décadas é atribuído à descoberta e à identificação crescente das betalactamases de espectro estendido (ESBL; do inglês, *extended-spectrum β-lacta*) em todo o mundo. As penicilinases do subgrupo 2a têm espectro limitado de atividade contra a benzilpenicilina e os derivados das penicilinas e são as betalactamases principais dos cocos gram-positivos, inclusive estafilococos e enterococos (menos comumente).[90] Essas enzimas têm atividade hidrolíticas fraca contra as cefalosporinas, carbapenêmicos ou monobactâmicos, exceto que hidrolisam facilmente o nitrocefin. A maioria dessas enzimas é cromossômica, embora algumas penicilinases estafilocócicas possam ser carreadas em um plasmídio, e todas as enzimas do subgrupo 2a são inibidas pelo ácido clavulânico e tazobactam.

As betalactamases do subgrupo 2b incluem as enzimas TEM-1, TEM-2 e SHV-1, que são algumas das betalactamases mediadas por plasmídios mais comuns identificadas há várias décadas.[90] Essas enzimas hidrolisam rapidamente as penicilinas e as cefalosporinas de 1ª geração (inclusive cefaloridina e cefalotina) e são fortemente inibidas por ácido clavulânico e tazobactam. As betalactamases do subgrupo 2be são ESBL. As características dessas ESBL estão resumidas na Tabela 17.5. Essas enzimas de espectro amplo não apenas retêm atividade contra penicilinas e cefalosporinas semelhantes às enzimas do subgrupo 2b, como também hidrolisam um ou mais oximino-betalactâmicos (p. ex., cefotaxima, ceftazidima e aztreonam). Inicialmente, as ESBL

Boxe 17.1

Principais pontos pedagógicos sobre as betalactamases

- Cada enzima mostra afinidade diferente pelos vários antibióticos betalactâmicos
    - As penicilinases decompõem os antibióticos do grupo das penicilinas
    - As cefalosporinases decompõem os antibióticos da classe das cefalosporinas
    - As betalactamases de espectro estendido hidrolisam a maioria dos betalactâmicos, exceto carbapenêmicos
    - As carbapenemases hidrolisam os carbapenêmicos
- Os diversos sistemas de classificação das betalactamases diferenciam estas enzimas com base em sua estrutura (Ambler) ou estrutura e função (Bush)
- Várias betalactamases de tipos diferentes podem estar presentes e ser expressas na mesma cepa, especialmente entre as bactérias gram-negativas:
    - Enterobacteriaceae – cepas com AMBAS betalactamases: uma AmpC + uma betalactamase de espectro ampliado (ESBL; do inglês, *extended-spectrum β-lactamase*)
    - *P. aeruginosa* – cepas com AMBAS betalactamases: uma AmpC + uma MBL
    - *Acinetobacter baumannii* – cepas com TRÊS: uma betalactamase AmpC + MBL + enzima(s) OXA
- A aquisição de um cassete de genes com íntegrons contendo um ou mais genes que codificam betalactamases resulta frequentemente em resistência a vários antibióticos, porque estes determinantes carregam outros genes de resistência antimicrobiana (p. ex., fluoroquinolonas, aminoglicosídeos etc.)
- As bactérias multidrogarresistentes (MDR) frequentemente utilizam diversos mecanismos de resistência, que lhes conferem o fenótipo resistente final
    - Betalactamase + mutação de porinas, que reduzem a permeabilidade da parede celular
    - Betalactamase + sistema de efluxo, que bombeia o antibiótico para fora da célula

desenvolveram-se em razão das substituições de aminoácidos das enzimas TEM-1, TEM-2 e SHV-1, que são inibidas pelo ácido clavulânico.[90,496] Mais recentemente, pesquisadores descreveram um grupo de ESBL que cresce rapidamente – as chamadas enzimas CTX-M –, que quase certamente se originaram e estão relacionadas com as betalactamases cromossômicas das espécies de *Kluyvera*.[51] A maioria das enzimas CTX-M hidrolisa cefotaxima com mais eficiência que a ceftazidima e algumas também conseguem hidrolisar outros substratos betalactâmicos, inclusive cefpima.[450] As enzimas CTX-M são inibidas pelo tazobactam e, em menor grau, pelo ácido clavulânico.[90] Outras ESBL encontradas com menos frequência fazem parte de PER, VEB e outras famílias (Tabela 17.5).[217,477,489] As enzimas do subgrupo 2br são betalactamases de espectro estendido, que conservam a atividade do subgrupo 2b, mas também desenvolveram resistência ao ácido clavulânico e outros inibidores de betalactamase relacionados. Embora as enzimas TEM (TEM-30 e TEM-31) e algumas enzimas SHV (SHV-10 e outras) tenham sido caracterizadas funcionalmente nesse grupo, nenhuma enzima CTX-M descoberta até hoje apresenta este perfil de atividade.[90] Outro subgrupo de enzimas 2b – as betalactamases do subgrupo 2ber – foram descritas como CMT (TEM mutante complexa) (*i. e.*, TEM-50) e todas estão classificadas na família TEM. As enzimas CMT combinam o espectro estendido com resistência modesta à inibição pelo ácido clavulânico.[90]

As penicilinases do subgrupo 2c hidrolisam carbenicilina ou ticarcilina quase tão rapidamente quanto benzilpenicilina, mas têm taxas de hidrólise mais fracas contra cloxacilina ou oxacilina. Essas enzimas são facilmente inibidas por tazobactam e ácido clavulânico. Recentemente, pesquisadores descreveram algumas enzimas novas desse subgrupo, porque esses dois antibióticos não estão mais disponíveis para uso clínico. Mais recentemente, pesquisadores descreveram a carbenicilinase de espectro ampliado RTG-4 (CARB-10) em *Acinetobacter baumannii*, que tem atividade contra cefpima e cefpiroma.[488]

As betalactamases do subgrupo 2d hidrolisam cloxacilina ou oxacilina e, por esta razão, são conhecidas como enzimas OXA. Essas enzimas estão na classe molecular D e podem ou não ser inibidas pelo ácido clavulânico ou tazobactam. Hoje em dia, as enzimas OXA constituem a segunda família mais numerosa de betalactamases (Tabela 17.5). Recentemente, pesquisadores descreveram um subgrupo novo de enzimas OXA (subgrupo 2de) em *P. aeruginosa* isolada na França e na Turquia.[90,450] Essas enzimas (p. ex., OXA-11 e OXA-15) evoluíram da OXA-10 por substituições de aminoácidos, conservaram a atividade do subgrupo 2d e têm espectro ampliado, que inclui os oximino-betalactâmicos (p. ex., ceftazidima), mas não os carbapenêmicos.[90] Outro subgrupo novo de enzimas OXA – designado como subgrupo 2df – tem atividade hidrolíticas contra os carbapenêmicos, embora sua ação seja fraca contra alguns substratos destes antibióticos.[648] A maioria dessas enzimas é cromossômica e foi caracterizada a partir de *A. baumannii*,[648] mas também foram descritas algumas enzimas OXA codificadas por plasmídios nas Enterobacteriaceae (p. ex., OXA-23 e OXA-48).[478] Nos casos típicos, as betalactamases OXA 2df não são inibidas pelo ácido clavulânico.

As cefalosporinases do subgrupo 2e podem ser confundidas no laboratório clínico com as enzimas AmpC do grupo 1 ou ESBL, porque são encontradas em bactérias gram-negativas semelhantes e têm perfis de resistência comparáveis. Contudo, hoje em dia esse grupo está referido às cefalosporinases cromossômicas induzíveis dos *Proteus*. Essas enzimas podem ser diferenciadas quando se demonstra afinidade baixa pelo aztreonam e inibição pelo ácido clavulânico.[86]

As betalactamases do subgrupo 2f são serinas carbapenemases da classe molecular A, que hidrolisam basicamente carbapenêmicos e são mais inibidas pelo tazobactam que pelo ácido clavulânico. A maioria dessas enzimas é cromossômica e inclui a família SME e também as betalactamases IMI-1 e NMC-1.[430,495,498] Mais recentemente, as serinas carbapenemases codificadas por plasmídios, inclusive as enzimas KPC e algumas GES, surgiram nesse subgrupo e têm se disseminado rapidamente em todo o mundo.[63] As carbapenemases KPC carreadas pela *Klebsiella pneumoniae*[l] causaram surtos hospitalares significativos, principalmente na região leste dos EUA.[63,495]

Metalobetalactamases (MBL) do grupo 3. As MBL formam um grupo singular de betalactamases, que têm um íon zinco no seu local ativo (Tabela 17.5). Essas metaloenzimas hidrolisam os carbapenêmicos, mas são pouco ativas na hidrólise dos monobactâmicos.[647] Elas não são inibidas pelo tazobactam ou ácido clavulânico, mas são prontamente inibidas pelo EDTA (ácido etilenodiaminotetracético), ácido dipicolínico ou 1,10-o-fenantrolina.[373] Hoje em dia, existem dois subgrupos funcionais propostos, dos quais o principal é o subgrupo 3a, que inclui a família principal de enzimas plasmidiais IMP e VIM (subclasse B1) descrita mundialmente em *P. aeruginosa* e também em membros da família Enterobacteriaceae.[498,647] Essas enzimas têm sequências de aminoácidos semelhantes, que atuam como ligantes para as duas moléculas de zinco em seu local ativo e conferem atividade hidrolíticas ampla.[90] Várias outras enzimas MBL foram acrescentadas ao subgrupo 3a, inclusive a MBL L1 de *Stenotrophomonas maltophilia* e as MBL da subclasse B3 (*i. e.*, CAU-1, GOB-1 e FEZ-1), porque têm perfis de substratos com espectro amplo semelhante (*i. e.*, taxas altas de hidrólise de penicilina, cefalosporina e carbapenêmico, mas não para os antibióticos monobactâmicos); contudo, estas enzimas diferem quanto à sequência de aminoácidos envolvidos na ligação do íon zinco em seus locais de ação.[90] Por outro lado, as MBL do subgrupo 3b hidrolisam preferencialmente carbapenêmicos, de forma que não são detectadas quando se utiliza um substrato de cefalosporina cromogênico (*i. e.*, nitrocefin) para testar a atividade de betalactamase.[495] Essas enzimas também são mais ativas quando apenas um dos locais de ligação do zinco está ocupado. As MBL cromossômicas das espécies de *Aeromonas* são um exemplo de metaloenzimas do subgrupo 3b.[678]

Enzimas modificadoras dos aminoglicosídios. Os aminoglicosídios contêm um núcleo (um anel de aminociclitol, que pode ser estreptidina ou 2-desoxistreptamina) e dois

---

[l] N. R. T.: *K. pneumoniae* produtora de carbapenemases tornou-se amplamente disseminada no Brasil na última década, e a produção de KPC é atualmente o mecanismo de resistência mais frequente nas cepas resistentes aos carbapenêmicos (96,2%). Até a presente data, a variante KPC2 é a única reportada no Brasil. Outra carbapenemase importante, a NDM (*New Delhi metallo-β-lactamase*), foi detectada no Brasil em 2013. A presença desta enzima foi relatada em diferentes estados brasileiros, contudo, não está disseminada amplamente. (Sampaio JLM, Gales AC. *Braz J Microbiol* 2016;47 Supl 1:31-7. v. 47 DOI: 10.1016/j.bjm.2016.10.002.)

ou mais açúcares ligados por pontes glicosídicas ao núcleo. Os aminoglicosídios são moléculas naturais produzidas pelos actinomicetos. Os derivados semissintéticos produzidos pelos *Streptomyces* são marcados com o sufixo "cina" e incluem netilmicina, sisomicina, gentamicina, isepamicina, dibecacina e amicacina.[503] Os derivados originados do *Micromonospora* são assinalados pelo sufixo "micina" e incluem estreptomicina, canamicina, neomicina, tobramicina e paramomicina.[503] Esses antibióticos ligam-se à subunidade 30S do ribossomo bacteriano e isto torna o ribossomo indisponível para a tradução, resultando na inibição da síntese de proteínas e na morte da célula.[324,503] A maior parte da resistência aos aminoglicosídios resulta da inativação do fármaco por enzimas bacterianas intracelulares modificadoras, embora as bombas de efluxo e as alterações do local de ação também contribuam em menor grau.[286,503] A amicacina não é inativada pelas enzimas comuns que inativam a gentamicina e a tobramicina, em razão das diferenças estruturais entre esses dois fármacos. Contudo, todos os antibióticos aminoglicosídios estão sujeitos à inativação por uma dessas enzimas.[286,503,618] As enzimas modificadores dos aminoglicosídios catalisam a modificação de grupos –OH ou –NH_2 do núcleo da 2-desoxistreptamina ou das moléculas de açúcar e podem ser fosfotransferases (APH), acetiltransferases (AAC) ou nucleotidiltransferases (ANT) (Figura 17.11).[359,503,618] Essas enzimas estão presentes em quase todos os tipos de bactérias em razão do surgimento contínuo de novas variantes enzimáticas, que podem utilizar um número crescente de substratos antibióticos, além do fato de que seus genes codificadores podem passar por transferência horizontal como parte dos íntegrons, dos cassetes de genes, dos transpósons ou dos plasmídios conjugativos.[618] A nomenclatura das diversas enzimas que modificam os aminoglicosídios é confusa, porque o sistema original utilizava apenas letras.[435] Hoje em dia, a maioria dos cientistas usa um identificador de três letras para descrever a atividade, seguido do local de modificação entre parênteses (**classe**), de um numeral romano para o perfil de resistência (**subclasse**) e de uma letra minúscula como identificador individual (*i. e.*, as enzimas **AAC[6']** I são designadas como **AAC[6']-Ib** a **AAC[6']-Iaf**).[550] O número de enzimas modificadoras dos aminoglicosídios descritas até hoje é amplo e sua descrição estaria além dos propósitos deste capítulo, mas os leitores interessados podem consultar várias revisões excelentes.[286,503,618]

As acetiltransferases dos aminoglicosídios (AAC) fazem parte da superfamília de proteínas *N*-acetiltransferases relacionadas com a GCN5 (GNAT) e catalisam a acetilação de um dos quatro grupos amino (–NH_2) do fármaco. AAC são classificadas com base em sua especificidade da transferência do grupo acetila da molécula do aminoglicosídio e catalisam a acetilação nas posições 1 [AAC (1)], 3 [AAC (3)], 2' [AAC (2')] ou 6' [AAC (6')] (Figura 17.11). Todos os tipos de enzimas AAC foram encontrados predominantemente nas bactérias gram-negativas, embora alguns também tenham sido observados nos actinomicetos [AAC(1)], micobactérias [AAC(2')] e gram-positivos [AAC(6')].[503] AAC(6') são

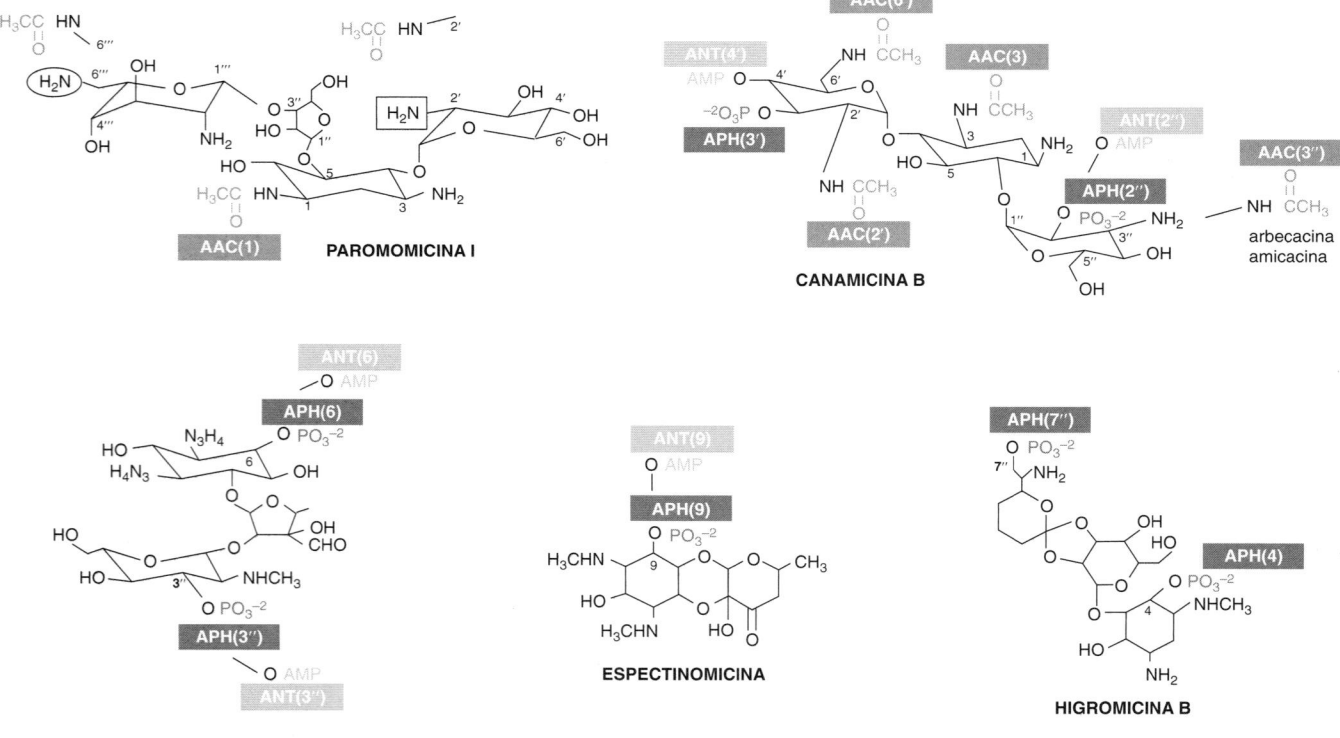

■ **FIGURA 17.11** Ações das enzimas modificadoras de aminoglicosídios em agentes antimicrobianos comuns representativos de aminoglicosídios e modificação de locais pelas enzimas AAC, ANT e APH. A figura ilustra um exemplo de cada tipo de modificação em um dos substratos. O quadrado e a elipse nas posições 2' e 6' da paromomicina I indicam que esta molécula é preferencialmente acetilada na posição 1. Canamicina, estreptomicina, espectinomicina e higromicina B podem ser modificadas em diversas posições. (Adaptada com base na referência 503.)

as enzimas encontradas mais frequentemente nas bactérias gram-negativas e também nas gram-positivas e seus genes foram localizados nos cromossomos e nos plasmídios, comumente como parte dos elementos genéticos transferíveis. As duas subclasses principais de enzimas AAC(6') diferem quanto sua atividade contra amicacina e gentamicina C1. As enzimas AAC(6')-I têm atividade alta contra amicacina e gentamicina C1a e C2, mas pouca atividade contra gentamicina C1. As enzimas AAC (6')-II catalisam a acetilação de todos os três tipos de gentamicina, mas não mostram atividade contra a amicacina. A AAC(6')-Ib é a acetiltransferase clinicamente mais relevante e é responsável pela resistência à amicacina e outros aminoglicosídios de várias bactérias gram-negativas, inclusive *Acinetobacter*, e membros das famílias Enterobacteriaceae, Pseudomonadaceae e Vibrionaceae.[503] Recentemente, pesquisadores também descreveram uma classe nova de enzimas AAC, que também utiliza as fluoroquinolonas como substratos e foi designada como AAC(6')-Ib-cr porque provavelmente se originou da AAC(6')-Ib por modificação de apenas dois aminoácidos (Trp102Arg e Asp179Tyr). Desse modo, a transferência horizontal do determinante da AAC(6')-Ib-cr confere resistência de alto nível aos antibióticos das classes dos aminoglicosídios e das fluoroquinolonas.[523,576] Em vista do ritmo acelerado da descoberta de novas enzimas modificadoras de aminoglicosídios do tipo AAC, é provável que muitas outras ainda sejam descritas no futuro. ANT catalisam a transferência de um grupo AMP do ATP para um grupo –OH da molécula do aminoglicosídio e, deste modo, inativam o fármaco original. Existem descritas cinco classes de ANT capazes de catalisar a adenilação nas posições 6[ANT(6)], 9[ANT(9)], 4'[ANT(4')], 2"[ANT(2")] e 3"[ANT (3")], mas apenas a ANT(4') tem duas subclasses (I e II).[678] Diversos tipos de enzimas ANT são encontrados geralmente nas bactérias gram-positivas, inclusive *Enterococcus, Staphylococcus* e *Bacillus*.[107,503,631] Entretanto, ANT(4')-IIa foi identificada nos plasmídios das *Pseudomonas* e Enterobacteriaceae,[282] enquanto um transpóson carreador de ANTI(4')-IIb foi descrito em uma cepa de *P. aeruginosa*.[136] APH catalisam a transferência de um grupo fosfato à molécula do aminoglicosídio. As classes e subclasses das enzimas APH são as seguintes: APH(4)-I, APH(6)-I, APH(9)-I, APH(3')-I a VII, APH(2')-I a IV, APH(3")-I e APH(7")-I.[503] Os diversos tipos de enzimas APH são encontrados principalmente nas espécies gram-negativas, inclusive *P. aeruginosa, S. maltophilia, A. baumannii, K. pneumoniae, C. jejuni* e *Legionella pneumophila*, mas os determinantes da APH(3')-1c também estão distribuídos entre as espécies de *Corynebacterium*.[136,282,437,503,632]

Embora os aminoglicosídios tenham caído em descrédito clínico em razão de seu perfil de toxicidade intrínseca e da disponibilidade de outros antibióticos potentes ativos contra bactérias gram-negativas, a resistência crescente a um ou mais dos aminoglicosídios também contribuiu com a redução de seu uso. A resistência aos aminoglicosídios desenvolveu-se em taxas epidêmicas nos hospitais de todo o mundo, desde sua introdução na prática clínica.[203,204,676] Miller *et al.* resumiram os resultados de vários estudos e encontraram variações ao longo do tempo e entre as regiões geográficas.[395] Aparentemente, nesse estudo e em outros mais recentes, havia uma correlação da resistência com os padrões de utilização dos antibióticos.[5,664] Hoje em dia, algumas enzimas modificadoras dos aminoglicosídios das bactérias gram-negativas tornaram-se tão amplamente distribuídas, que determinados fármacos (p. ex., canamicina) não são mais utilizados e outros (p. ex., estreptomicina) são reservados para condições clínicas específicas. O índice de resistência aos outros aminoglicosídios, como a gentamicina e a tobramicina, também variam amplamente entre as diversas regiões. Mesmo a amicacina, que é a menos suscetível à inativação, pode tornar-se ineficaz por outros mecanismos (p. ex., bombas de efluxo), principalmente na *Pseudomonas aeruginosa*.[400]

Outras enzimas. Várias outras classes importantes de antibióticos podem ser inativadas pelas enzimas bacterianas. No caso do cloranfenicol, a enzima acetiltransferase é responsável pela maior parte da resistência clínica.[201] Um mecanismo sutil de resistência às tetraciclinas é inativação enzimática.[602] A resistência das bactérias gram-positivas aos antibióticos macrolídios e lincosamídios pode ser atribuída a vários mecanismos isolados ou combinados, inclusive inativação enzimática, alteração dos alvos ribossômicos ou efluxo ativo.[332] Alguns genes da rRNA-metilase (*erm*) foram identificados e causam metilação do componente 23S rRNA da subunidade 50S do ribossomo, que inclui bases essenciais de adenina no domínio funcional da peptidiltransferase.[522] O fenótipo MLSB (resistência cruzada aos macrolídios, lincosamidas e estreptogramina B) conferido pelos genes *erm* está disperso entre as bactérias gram-positivas e gram-negativas e confere resistência a todos os macrolídios (inclusive claritromicina e azitromicina), lincosamídios (**clindamicina**) e estreptograminas (quinupristina-dalfopristina).

Modificação do local-alvo

A alteração dos locais-alvo, nos quais os antibióticos atuam, é um mecanismo comum de resistência. A maioria dos locais de ação dos antibióticos nas células bacterianas também desempenha funções essenciais no crescimento microbiano e/ou nos sistemas metabólicos. As mutações no local-alvo, portanto, devem ocorrer de modo que a bactéria consiga escapar da ação antimicrobiana, mas que a função celular normal continue sem interrupção. Frequentemente, as mutações bacterianas que resultam em redução da sensibilidade a uma ou mais classes principais de antibióticos causam não apenas modificação irreversível da estrutura-alvo, mas também acarretam outras alterações celulares para compensar a alteração do local-alvo (*i. e.*, acréscimo de genes novos). Esta seção apresenta uma descrição sucinta dos tipos mais importantes de modificações dos alvos bacterianos, que resultam em resistência clinicamente significativa a uma ou mais classes de antibióticos.

Proteínas de ligação da penicilina. Uma das alterações clinicamente mais relevantes dos alvos bacterianos, que ocorreu principalmente nas bactérias gram-positivas, foi a aquisição de uma estrutura de transpeptidase alterada, de forma que os betalactâmicos tenham ligação não covalente reduzida por uma reação de acilação em seu local de ação.[200] As cepas de *S. aureus* resistentes à meticilina (MRSA; do inglês, *methicillin-resistant* S. aureus) têm níveis altos de resistência à meticilina e a outros antibióticos betalactâmicos, em consequência da aquisição e expressão do gene *mec*A.[628] Esse gene codifica uma PBP2a alterada (*i. e.*, também conhecida como PBP2'), que faz parte de um grupo de transpeptidases envolvidas na síntese da parede celular das bactérias.[237,239] A exposição dos estafilococos sensíveis à meticilina a este antibiótico induziu uma alteração da PBP2, resultando na variante PBP2a; as variantes que perderam resistência não continham a proteína de ligação alterada.[239] Em seguida, pesquisadores demonstraram que o gene *mecA* era carreado em um elemento genético grande conhecido como *mec* do cassete cromossômico estafilocócico (**SCCmec**), que é carreado pelo cromossomo e integrado perto da origem da replicação.[255] *S. aureus* adquiriu mais provavelmente o SCC*mec* por transferência horizontal de uma espécie de *Staphylococcus* coagulase-negativa. Até hoje, existem descritos 11 tipos diferentes de SCC*mec*, que são designados de I a XI, além de diversas variantes.[255,625] Os diferentes tipos de SCC*mec* codificam outros genes de resistência aos antibióticos e seu tamanho varia de 21 a 67 kb.

Recentemente, pesquisadores europeus também descreveram cepas de MRSA em fontes animais e humanas, que portavam um novo homólogo do gene *mecA*, que originalmente era conhecido como $mecALGA_{251}$ porque foi descoberto na cepa LG251, mas hoje é designado como gene *mecC*.[205,553] O gene *mecC* tem homologia de apenas 69% com o gene *mecA* e também produz uma PBP2a muito diferente da que é codificada pelo gene *mecA*.[276]

A resistência do *S. pneumoniae* aos antibióticos betalactâmicos também é atribuída à perda de afinidade pelas PBP. A resistência à penicilina ocorre por alteração da PBP2b, enquanto a resistência às cefalosporinas de terceira geração é atribuída às alterações estruturais da PBP1a e da PBP2x.[225,323,412] O mecanismo da alteração da estrutura da PBP de *S. pneumoniae* é diferente do que foi descrito no *S. aureus*. As alterações de diversas PBP resultam em um processo em várias etapas, que culminam no aumento progressivo da resistência em razão de reações de recombinação entre os genes das PBP de *S. pneumoniae* e os genes de outras espécies estreptocócicas diretamente relacionadas, por meio de um processo de permutas transformacionais de informação genética entre estas bactérias muito semelhantes.[125,170] Os eventos de recombinação genética bem-sucedidos resultam em um mosaico de estruturas genéticas dos genes *PenA* e *PenB*, que codificam a resistência à penicilina desse microrganismo por alterações de PBP.

Os enterococos também desenvolvem resistência aos antibióticos glicopeptídios porque elaboram PBP com afinidade intrinsecamente baixa.[17,334] *Enterococcus faecium* e *Enterococcus faecalis* usam várias PBP como alvos para ligação dos betalactâmicos. A aquisição de um ou dois *clusters* relacionados – conhecidos como VanA e VanB – pelos enterococos confere resistência de alto nível aos antibióticos glicopeptídios, que é atribuída à produção exagerada de PBP5 de baixa afinidade (PBP5fm) com capacidade reduzida de ligação de betalactâmicos.[20,319] Os *clusters* VanA e VanB estão localizados em transpósons e plasmídios e são transferidos horizontalmente dos enterococos para outras espécies bacterianas. O *cluster* Van codifica enzimas, que produzem um precursor modificado do peptidoglicano com terminação de D-Alanil-D-Lactato (D-Ala-D-Lac), em vez de D-Ala-D-Ala.[20,319,334,335] A alça peptídica da PBP5fm mutante e *Enterococcus* é mais rígida que a das PBP com alta afinidade de ligação aos betalactâmicos e o local ativo contém um resíduo de valina hidrofóbica, que também poderia dificultar o acesso aos betalactâmicos. As estruturas das PBP parecem ser semelhantes às de PBP2a de baixa afinidade das cepas de MRSA. Os *clusters* VanB são constituídos por três genes, que aparentemente se originam das bactérias que produzem glicopeptídios, inclusive: (1) os genes *VanH* ou *Van* H_B, que codificam uma desidrogenase capaz de reduzir o piruvato em D-lactato; (2) os genes *VanA* ou *VanB*, que codificam uma ligase que sintetiza D-Ala-D-Lac; e (3) os genes *VanX* ou *Van* X_B, que codificam uma D-dipeptidase capaz de hidrolisar a D-Ala-D-Ala preexistente.[334,634] A resistência dos enterococos aos glicopeptídios é induzida em presença da vancomicina ou da teicoplanina e um sistema regulador de dois componentes (VanRS e $VanR_BS_B$) controla a expressão dos genes *Van*.[20,334,335] Outros grupos de genes que conferem resistência aos glicopeptídios foram caracterizados em *E. faecium*, inclusive VanD, VanE e VanM, enquanto os *clusters* VanG e VanN também podem ocorrer em *E. faecalis*.[57,394,429,672] *Enterococcus casseliflavus* e *Enterococcus gallinarum* são intrinsecamente resistentes em razão da presença de um *cluster* VanC.[111,336]

As cepas de *S. aureus* com sensibilidade reduzida à vancomicina, ou de *S. aureus* com sensibilidade intermediária e resistência absoluta à vancomicina (VISA/VRSA), foram isoladas inicialmente no Japão em 1997 e tinham concentrações inibitórias mínimas (CIM) de 8 μg/mℓ (i. e., também eram conhecidas como *S. aureus* com sensibilidade intermediária aos glicopeptídios, ou GISA [do inglês, *glycopeptide-intermediate S. aureus*]).[253,567] Essas cepas apresentavam várias alterações da parede celular, em comparação com as cepas controle, inclusive um aumento da espessura da parede bacteriana. A porcentagem aumentada de peptidoglicano provém dos peptídios, que contém resíduos de glutamina não aminada que acarretam redução das ligações cruzadas entre os peptidoglicanos.[253,607] Por isso, uma quantidade menor de antibiótico glicopeptídio alcança os local-alvo da parede celular de cepas VISA/VRSA, porque a parede celular mais espessa retém as moléculas do antibiótico, antes que possa chegar à membrana citoplasmática.[140] Em 2002, pesquisadores identificaram um mecanismo novo de resistência de alto nível à vancomicina em uma cepa de MRSA com CIM de 32 μg/mℓ.[235] Essa cepa havia adquirido o *cluster* de genes VanA dos enterococos, mas também tinha um cassete de genes SCC*mecA* e, juntos, estes genes codificam várias alterações da composição do peptidoglicano da bactéria, que confeririam resistência de alto nível aos glicopeptídios. Até hoje, os relatos de resistência à vancomicina entre *S. aureus* e as cepas de MRSA têm sido isolados,[560,612] mas uma disseminação deste tipo de resistência no futuro poderia ter consequências clínicas graves.

Pesquisadores também descreveram resistência aos betalactâmicos atribuída às alterações das PBP de outras bactérias. No Japão, algumas cepas do *H. influenzae* eram resistentes aos betalactâmicos em razão da aquisição do gene *ftsI*, que codificava mutações em PBP3.[241,379] Os estreptococos não tolerantes do grupo A mostram ligação reduzida da penicilina à PBP3, ligação aumentada à PBP5 e substituição da PBP2 por uma nova PBP2a', que tem afinidade diminuída para a ligação à penicilina.[174] A afinidade da PBP3 pela penicilina também é reduzida nas cepas de *Listeria monocytogenes* com sensibilidade reduzida ao imipeném e à penicilina.[635] Várias cepas de bactérias gram-negativas, que têm afinidade reduzida à PBP2 pelo imipeném, *P. mirabilis*, *P. aeruginosa* e *A. baumannii* foram caracterizadas.[36,212,420] A resistência de *Helicobacter pylori* à amoxicilina também foi atribuída às mutações do gene *pbp1*.[451]

DNA-girase. A resistência às fluoroquinolonas é conferida principalmente por mutações cromossômicas de duas enzimas envolvidas na síntese do DNA, DNA-girase e topoisomerase IV. DNA-girase produz regiões superespiraladas negativas no DNA bacteriano em frente à forquilha de replicação. Esse complexo enzimático é composto de duas subunidades (uma subunidade GyrA e duas GyrB), que são codificadas por seus respectivos genes *gyrA* e *gyrB*. A topoisomerase IV separa os cromossomos descendentes interligados depois da replicação. Na maioria das bactérias, o complexo dessa enzima é formado por duas subunidades ParC e duas subunidades ParE, que são codificadas por seus respectivos genes *parC* e *parE*. Em *S. aureus*, a topoisomerase IV é codificada por duas subunidades conhecidas como GrlA e GrlB.[543] As fluoroquinolonas ligam-se aos complexos enzimáticos da **DNA**–**DNA**-girase ou topoisomerase e acarretam alterações de conformação destas enzimas, que resultam no bloqueio da replicação do **DNA** e na introdução de falhas no **DNA** de dupla-hélice.[262] Mutações do gene *gyrA*, que alteram a subunidade GyrA da **DNA**-girase, ocorrem em uma região da proteína altamente conservada entre as diversas espécies bacterianas e que é conhecida como região determinante da resistência às fluoroquinolonas (**QRDR**) e que especifica o local ativo da enzima (*i. e.*, entre os aminoácidos 67 e 106).[261] Duas mutações conhecidas dos genes *nalC* e *nalD* da subunidade B da **DNA**-girase resultam em substituições de aminoácidos na parte central da molécula entre as posições 426 e 447, conferindo um nível moderado de resistência ao ácido nalidíxico; até agora, estas mutações foram detectadas apenas raramente em cepas isoladas da prática clínica.[261] Por essa razão, o nível de resistência às fluoroquinolonas pode diferir de acordo com o local de mutação e o aminoácido é substituído em um determinado isolado clínico.

Nas bactérias gram-negativas, a resistência de alto nível às fluoroquinolonas é atribuída geralmente às mutações da subunidade GyrA. Embora ocorram alterações da subunidade GyrB (*i. e.*, mutações do gene *gyrB*), elas são muito menos comuns que as mutações da subunidade GyrA e produzem níveis mais baixos de resistência às fluoroquinolonas que as mutações no gene *gyrA*. As mutações codificadas pelo gene *gyrA* causam alterações na parte da subunidade GyrA, que se liga ao DNA durante a replicação (*i. e.*, local ativo) e resultam em resistência das Enterobacteriaceae aos antibióticos em razão da redução da afinidade pelo complexo DNA–DNA-girase alterado.[262,551,654] Nas bactérias gram-negativas, a topoisomerase IV funciona como alvo secundário das fluoroquinolonas e as mutações dos genes *ParC* e *ParE* são menos comuns.[262]

Embora tenham sido descritas mutações nos genes *ParC* ou *ParE*, que resultam em alteração do complexo formado pela enzima topoisomerase IV e pelo DNA de *E. coli*, mutações coexistentes no gene *gyrA* de algumas cepas causam alto nível de resistência às fluoroquinolonas.[262,380,551] As mutações da enzima topoisomerase IV são mais comuns nas bactérias gram-positivas, principalmente *S. aureus* e *S. pneumoniae*, nas quais as alterações de uma das subunidades podem acarretar altos níveis de resistência às fluoroquinolonas. Entretanto, as mutações nos genes *ParC* ou *GrlA* de *S. aureus* são mais frequentes que as mutações em *ParE* ou *GrlB* desta bactéria.[260,304,305] Mecanismos semelhantes conferem resistência das bactérias gram-positivas às fluoroquinolonas. Mutações em *ParC* diminuem a afinidade do complexo DNA-topoisomerase IV pelos antibióticos.[62,260,405]

O desenvolvimento e a identificação de vários mecanismos de resistência mediada por plasmídios às fluoroquinolonas, principalmente entre as bactérias gram-negativas, são preocupantes.[99,380,523] Inicialmente, a resistência mediada por plasmídios às fluoroquinolonas foi descrita inicialmente em isolados de *K. pneumoniae*, em consequência da aquisição de um gene *qnr*, que conferia níveis altos de resistência ao ciprofloxacino (*i. e.*, CIMs de até 32 μg/mℓ).[524] Resistência aos antibióticos foi atribuída a um gene *qnrA1* mediado por plasmídio, que codificava a proteína QnrA1 – uma proteína pentapeptídica repetida, que atua protegendo a DNA-girase da ligação das fluoroquinolonas. Desde então, foram identificadas cinco outras proteínas QnrA variantes (Qnr2 a Qnr6) e três outros determinantes bacterianos *qnr* mediados por plasmídios, que têm em comum alguma semelhança com o gene *qnrA1* (*i. e.*, *qnrB1*, *qnrC1* e *qnrS1*).[99] A prevalência dos genes *qnr* entre as bactérias gram-negativas foi calculada na faixa de 1 a 5%.[99] Até hoje, pesquisadores descreveram dois outros mecanismos principais mediados por plasmídios, que também conferem níveis altos de resistência às fluoroquinolonas, inclusive a enzima modificadora dos aminoglicosídios acetiltransferase AAC(6')-Ib-cr (ver Enzimas modificadoras dos aminoglicosídios)[523] e a bomba de efluxo QepA relacionada com o sistema MFS (ver Bombas de efluxo).[99]

Outros locais-alvo. A resistência à ação dos antibióticos que bloqueiam a síntese de proteínas por meio da ligação às subunidades 50S do ribossomo bacteriano (p. ex., macrolídios, lincosídios e estreptogramina B) também pode ocorrer por alteração do local-alvo. A mutação do componente 23S rRNA da subunidade 50S, que fica perto das regiões nas quais ocorre resistência à metilação, também está associada independentemente à resistência aos macrolídios de algumas espécies bacterianas.[332] A alteração das proteínas L4 e L22 da subunidade 50S, assim como as mutações de seu componente 23S rRNA, foram descritas em *S. pneumoniae*.[61,93]

Oxazolidinonas (*i. e.*, linezolida) também inibem a síntese de proteínas por ligação à subunidade 50S do ribossomo bacteriano, assim como por inibição da formação do complexo de iniciação e da translocação da peptidil-tRNA do local A para o P.[60] Recentemente, a resistência à linezolida foi descrita tanto em *S. aureus* e em cepas de *Enterococcus* resistente à vancomicina (VRE; do inglês, *vancomycin-resistant* Enterococcus) em razão da mutação da subunidade 23S rRNA, que resulta na redução da afinidade do antibiótico por seu local de ação.[391,492]

A rifampicina é um antibiótico importante usado para tratar infecções por *Mycobacterium tuberculosis* e *H. pylori* e como fármaco adjuvante em combinação com outros antibióticos para tratar infecções invasivas causadas por *S. aureus*. A rifampicina atua na RNA-polimerase codificada pelo gene *rpoB*. Mutações, inserções e deleções pontuais desenvolvem-se rapidamente na subunidade β dessa enzima, principalmente quando os pacientes são tratados apenas com esse antibiótico.[11,248,249,519]

A resistência de *S. aureus* e *S. pneumoniae* à trimetoprima ocorre por mutação do gene *dhfr*, resultando na modificação da enzima di-hidrofolato-redutase e na redução da afinidade do antibiótico por sua enzima-alvo.[270,271,544] Muitos tipos diferentes de genes transferíveis que conferem resistência à trimetoprima, localizados em íntegrons, transpósons e plasmídios, também foram descritos em bactérias gram-negativas.[33,476,643,650]

Por fim, a resistência aos antibióticos mupirocina e ácido fusídico usados para reduzir número de bactérias da pele e das mucosas devido a *S. aureus* também ocorre por modificação dos locais de ação. Níveis altos de resistência de *S. aureus* à mupirocina (i. e., CIM de 512 μg/mℓ) dependem da aquisição do gene *mupA*, que causa alterações da enzima-alvo (isoleucil-tRNA-sintetase).[129] Mais recentemente, pesquisadores descreveram um novo gene *mupB*, que conferia a *S. aureus* níveis altos de resistência à mupirocina, mas a tRNA-sintetase classe I tinha pouca semelhança com os produtos do gene *mupA* ou *ileS*.[547] Por outro lado, níveis baixos de resistência à mupirocina ocorrem quando existem mutações pontuais do gene *ileS*, que codifica a isoleucil-tRNA-sintetase cromossômica.[10] O ácido fusídico também bloqueia a síntese de proteínas dos estafilococos por inibição da função do fator de alongamento (EF-G). Cepas de *S. aureus* resistentes ao ácido fusídico têm mutações pontuais dentro do gene *fusA* cromossômico, que codifica o EF-G.[321,626]

Vias alternativas (bypass) como mecanismo de resistência

As bactérias também podem tornar-se resistentes à ação de antibióticos específicos quando desenvolvem uma via metabólica alternativa para as funções normais, que pode originar do escape da ação destes fármacos. O exemplo clinicamente mais importante de um mecanismo de *bypass* é a capacidade de ocorrer naturalmente o uso de compostos como ácido fólico por isolados de *Enterococcus* para crescer, *in vivo*, apesar da presença de sulfametoxazol-trimetoprima (SXT).[221,685] Essas cepas podem ser aparentemente sensíveis *in vitro*, embora não respondam ao antibiótico *in vivo*. Com o acréscimo de ácido fólico ao meio de cultura, o resultado do teste *in vitro* pode ser convertido de sensível a resistente. Por essa razão, os enterococos não devem ser testados com SXT. Pesquisadores também descreveram enterococos, que tinham desenvolvido um mecanismo alternativo de síntese da parede celular resultando em um processo diferente de ligação cruzada dos componentes de peptidoglicano, que evitava os locais de ação dos antibióticos betalactâmicos e glicopeptídios.[137]

Mecanismo da resistência bacteriana a vários antibióticos

As bactérias desenvolveram mecanismos de multirresistência, e um ou mais mecanismos de resistência semelhantes ou diferentes são encontrados nos patógenos resistentes a vários antibióticos. Diversas bactérias gram-negativas são exemplos marcantes de multirresistência aos antibióticos, incluindo *P. aeruginosa*, *A. baumannii* e *Salmonella* spp., nas quais a panresistência é encontrada atualmente em algumas cepas em razão da existência de cassetes de genes íntegrons com genes que conferem resistência a vários antibióticos e codificam uma ou mais betalactamases, enzimas modificadores dos aminoglicosídios e determinantes de resistência às fluoroquinolonas, às tetraciclinas e aos desinfetantes.[476,487,643]

Outro mecanismo de defesa sinérgico extremamente eficiente das bactérias gram-negativas é a combinação da produção de betalactamase com a redução da permeabilidade da ME ou o aumento da extrusão do fármaco presente dentro da célula. *P. aeruginosa* talvez seja o melhor exemplo de como essa combinação de mecanismos de resistência pode ser encontrada na mesma cepa.[619] *S. marcescens* é outro exemplo de uma bactéria, que normalmente produz níveis baixos de uma betalactamase AmpC, mas geralmente é sensível às cefalosporinas de terceira geração e aos carbapenêmicos. Quando esse microrganismo produz quantidades excessivas de betalactamase no espaço periplásmico e também têm redução da permeabilidade da ME, a cepa torna-se altamente resistente à ação destes antibióticos importantes.[246]

Orientação laboratorial de testes de sensibilidade a antimicrobianos

Os laboratórios de microbiologia clínica desempenham um papel fundamental na orientação da prescrição de antimicrobianos para o tratamento eficaz, não apenas das infecções invasivas graves dos pacientes hospitalizados, como também para uma variedade ampla de infecções que acometem pacientes ambulatoriais. O objetivo principal dos testes de sensibilidade a antimicrobianos é fornecer resultados precisos da ação antibacteriana de um conjunto de antibióticos disponíveis contra uma bactéria patogênica a partir de testes *in vitro*, de modo a determinar seu "antibiograma" ou perfil de sensibilidade e prever a eficácia *in vivo* de determinado fármaco ou esquema de antibióticos utilizado para tratar um paciente. A segunda função dos testes de sensibilidade antimicrobiana é monitorar a eficácia do tratamento, embora, os testes de sensibilidade aos antimicrobianos devam ser realizados de forma que se obtenha um perfil *in vitro* exato para cada fármaco testado contra a cepa isolada. Os testes também devem ser realizados de forma que os resultados fiquem disponíveis aos médicos em tempo hábil.[603] A identificação rápida das cepas cultivadas facilita a elaboração de laudos com os resultados dos testes de sensibilidade antimicrobiana no tempo ideal e, hoje em dia, pode ser realizada no mesmo dia utilizando um método rápido de amplificação dos ácidos nucleicos,[603] ou um dos sistemas bioquímicos automatizados disponíveis no mercado[303,347,536,615,667] ou pela técnica *time-of-flight* por dessorção/ionização a *laser* em matriz (MALDI-TOF; do inglês, *matrix-assisted laser desorption/ionization time of flight*).[94,413,563] A inoculação imediata de um sistema automatizado de sensibilidade antimicrobiana também pode fornecer resultados rápidos e permitir a liberação do perfil de sensibilidade de uma cepa isolada no mesmo dia.

A liberação rápida dos resultados dos testes de sensibilidade a antimicrobianos é importante para todos os pacientes com infecção, mas especialmente para os que se encontram em estado crítico. O Boxe 17.2 descreve como se pode melhorar os resultados clínicos do tratamento imediato com

> **Boxe 17.2**
>
> **Liberação rápida dos resultados dos testes de sensibilidade a antimicrobianos como forma de melhorar a evolução clínica**
>
> - Melhora o prognóstico do paciente
> - Reduz as taxas de mortalidade
> - Diminui o número de exames diagnósticos solicitados, inclusive:
>   - Exames laboratoriais
>   - Exames diagnósticos de imagem
> - Abrevia a duração da internação na UTI
> - Reduz o número de dias no respirador
> - Diminui as prescrições de antibióticos inadequados
> - Abrevia a duração da internação hospitalar
> - Reduz o custo total da internação hospitalar

antibióticos apropriados aos pacientes com infecções invasivas graves. Por outro lado, a prescrição de antibióticos inadequados está associada à redução da qualidade da assistência prestada e ao aumento dos custos dos serviços de saúde. Por exemplo, estudos com pacientes internados em UTI com choque séptico causado por bacteriemia demonstraram que 20% usaram inicialmente esquemas antibióticos empíricos inadequados (*i. e.*, antibióticos ineficazes contra as bactérias infectadas, em razão de resistência intrínseca ou adquirida), resultando em redução do índice de sobrevivência a um quinto (*i. e.*, 52% dos pacientes sobreviveram quando usaram esquemas antibióticos empíricos apropriados, em comparação com 10,3% dos que utilizaram esquemas antibióticos empíricos inadequados [$p < 0{,}0001$].[327] Outro estudo também demonstrou que os atrasos na detecção e na liberação dos resultados das infecções hematogênicas aumentavam a duração e os custos das internações hospitalares.[34] Resultados semelhantes também foram demonstrados com outros tipos de infecções invasivas, inclusive peritonite bacteriana e pneumonias adquiridas na comunidade ou no hospital, ou associadas ao uso de respirador.[147,208,422] Embora os médicos precisem prescrever inicialmente antibióticos de espectro amplo, que possam cobrir todos os tipos de patógenos potenciais, o laboratório de microbiologia clínica também deve ser capaz de acelerar a liberação dos resultados dos testes de sensibilidade a antimicrobianos, de forma a facilitar o tratamento precoce com o melhor esquema terapêutico.

Vários estudos demonstraram claramente que a liberação rápida dos resultados dos testes de sensibilidade antimicrobiana pode influenciar o prognóstico da infecção dos pacientes, abreviar as internações hospitalares e facilitar a escolha apropriada dos esquemas de antibióticos, resultando em reduções dos custos e possivelmente reduzindo o desenvolvimento de resistência antimicrobiana em razão da exposição das bactérias às concentrações inadequadas ou subinibitórias dos antibióticos.[603] Doern *et al.* realizaram uma das primeiras avaliações do impacto clínico da liberação "rápida" dos resultados.[161] Durante 1 ano, as bactérias isoladas foram testadas por um método rápido disponível no mercado (grupo rápido) ou pelos métodos tradicionais incubados por uma noite (grupo convencional). Nos grupos rápido e convencional, os intervalos médios até a liberação dos resultados foram de 11,3 e 19,6 horas, respectivamente.

A duração da internação hospitalar foi comparável nos dois grupos, mas o grupo rápido apresentou melhoras significativas dos fatores descritos no Boxe 17.2.

Um estudo subsequente das cepas isoladas por hemocultura demonstrou uma correlação estatística entre o prolongamento do intervalo da coleta das hemoculturas até a notificação inicial dos resultados com o prolongamento da internação hospitalar.[34] Nesse caso, o efeito detectado foi atribuído à detecção mais rápida das cepas que causaram bacteriemia por meio de instrumentos que avaliam continuamente o crescimento nos frascos de hemocultura. Estudos mais recentes confirmaram que a detecção e a liberação mais rápidas dos resultados dos testes de sensibilidade produzem efeitos aditivos ou mesmo sinérgicos. Estudos recentes realizados pelos laboratórios de microbiologia clínica da Europa confirmaram e ampliaram esses resultados iniciais. Eveillard *et al.* demonstraram que a provisão de um serviço de identificação e testes de sensibilidade antimicrobiana em regime de 24 horas (inclusive durante a noite) resultou na iniciação mais precoce do tratamento antibiótico em 22,6% dos pacientes e em alguma alteração para esquemas eficazes com espectro mais exíguo em outros 5,3% dos pacientes.[184] Galar *et al.* compararam dois grupos de pacientes hospitalizados com infecções bacterianas: um grupo-controle, no qual os resultados da microbiologia ficaram disponíveis no dia seguinte ao das análises; e um grupo de intervenção, no qual os resultados ficaram prontos no mesmo dia das análises.[202] Embora os índices de mortalidade não fossem significativamente diferentes entre esses dois grupos de pacientes, a liberação mais rápida dos resultados da identificação e dos testes de sensibilidade antimicrobiana foi associada a reduções significativas da duração da internação hospitalar e dos custos totais dos cuidados prestados aos pacientes com infecções de feridas ou das vias urinárias ou abscessos, mas não para os pacientes com bacteriemia.[202]

A Tabela 17.6 resume os procedimentos dos testes de sensibilidade antimicrobiana e inclui uma descrição sucinta de cada teste e informações sobre eles. Por motivo de conveniência, os testes podem ser divididos em dois grupos: (1) testes que *preveem* a eficácia do tratamento e (2) testes que *monitoram* a eficácia do tratamento.

Existem vários tipos de testes de sensibilidade antimicrobiana para prever a eficácia dos antibióticos. Os dois métodos de referência são as técnicas de diluição em caldo e diluição em ágar. Ambos se destinam a quantificar a concentração mais baixa de um antimicrobiano, que inibe o crescimento visível do microrganismo *in vitro*, também referida como CIM. O teste realizado mais comumente nos laboratórios de microbiologia clínica de pequeno e grande portes, para orientar o tratamento antimicrobiano, é a técnica de difusão em disco (teste de Kirby-Bauer), na qual as interpretações clínicas são derivadas das correlações com o teste de referência (Quadro 17.1 *online*). Contudo, cresce progressivamente o número de laboratórios que utilizam um teste miniaturizado (teste de microdiluição em caldo) ou um sistema automatizado disponível no mercado. O teste de microdiluição em caldo tornou-se tão comum e foi tão bem estudado, que passou a ser o padrão de referência para muitos pesquisadores (Quadro 17.2 *online*).

Hoje em dia, existem disponíveis no mercado várias opções de testes de sensibilidade antimicrobiana, inclusive placas de CIM disponíveis comercialmente (caldo, tanto

Tabela 17.6 Diretrizes para os testes de sensibilidade antimicrobiana.

Procedimento	Espécime	Definição	Interpretação
Testes que preveem a eficácia do tratamento			
Concentração inibitória mínima (CIM)	Cepa isolada	Menor concentração do fármaco capaz de inibir crescimento visível	CIM
Difusão em disco	Cepa isolada	Diâmetro do halo de inibição ao redor do disco impregnado com antibiótico	O diâmetro do halo de inibição aproxima-se da CIM
Difusão em gradiente (fita de Etest®)	Cepa isolada	Leitura no ponto de intersecção do halo de inibição com a régua da fita	CIM
Cálculo da curva de crescimento (p. ex., Vitek® 2)	Cepa isolada	CIM calculada com base no crescimento do microrganismo em presença do antibiótico	CIM gerada por computador
Testes que monitoram a eficácia do tratamento			
Detecção molecular	Cepa isolada	Detecção molecular do(s) gene(s) de resistência aos antibióticos ou seus produtos (*i. e.*, mecA do *S. aureus*, genes Van dos enterococos etc.)	Cepa positiva ou negativa
Concentração bactericida mínima	Cepa isolada	Menor concentração do antibiótico capaz de destruir 99,9% do inóculo	Prevê o nível de atividade bactericida
Títulos bactericidas do soro	Níveis máximo (pico) e mínimo (vale) no soro, cepa isolada	Diluição do soro capaz de destruir 99,9% do inóculo. Raramente são dosados; não há indicação para este teste, exceto em alguns casos de endocardite	Prevê a resposta ao esquema antibiótico em uso
Níveis dos antimicrobianos	Níveis máximo (pico) e mínimo (vale) no soro	Concentração (em μg/mℓ) do antibiótico no soro pouco antes de administrar uma dose (nível mínimo) e 15 a 20 min depois de administrar uma dose (nível de pico)	Nível máximo = indicador terapêutico. Nível mínimo = indicador de efeitos tóxicos
Teste de sinergia dos antibióticos	Cepa isolada	Prevê efeitos antagonistas, neutros ou aditivos de dois ou mais antibióticos combinados. Raramente é realizado, exceto com cepas isoladas do trato respiratório isoladas de pacientes com fibrose cística	Atividade aditiva prevê efeito sinérgico

congelado como desidratado), análises de crescimento monitoradas por computador e testes de difusão por gradiente (Quadro 17.3 *online*). Com finalidades de discussão deste capítulo, esses métodos estão incluídos na designação "testes de diluição" ou "testes de CIM".

Os demais testes suplementares usados para monitorar a atividade bactericida de um esquema terapêutico específico raramente são realizados hoje em dia e, por esta razão, a descrição destes procedimentos estaria além dos propósitos deste capítulo. O monitoramento dos níveis máximos e mínimos dos antibióticos específicos (*i. e.*, aminoglicosídeos e vancomicina) geralmente é realizada nos laboratórios de bioquímica clínica. O leitor interessado pode consultar várias referências excelentes, que detalham os métodos necessários à realização dos testes bactericidas mínimos, testes de sinergia dos antibióticos e testes bactericidas séricos.[113,116,469] Nas seções subsequentes deste capítulo, há uma descrição sucinta da aplicação dos testes de sinergia dos antibióticos às cepas respiratórias multidrogarresistentes isoladas dos pacientes com fibrose cística.

A abordagem mais útil para avaliar a adequação do tratamento antimicrobiano de algumas infecções é monitorar os resultados clínicos descritos no Boxe 17.2. Por fim, a resposta do paciente ao tratamento e sua "cura" são os objetivos do tratamento antibiótico; quando for solicitado, pode ser necessário que o laboratório demonstre por culturas repetidas que o microrganismo infectante foi erradicado (cura bacteriológica) ou persiste (falência bacteriológica).

Infelizmente, a cura bacteriológica nem sempre assegura um resultado clínico bem-sucedido.

Um dos objetivos dos microbiologistas tem sido e deve continuar a ser a realização de testes padronizados *in vitro*, que possam ser reproduzidos de 1 dia para outro e entre os diversos laboratórios. Sem reprodutibilidade, não há base científica para a notificação precisa dos resultados dos testes de sensibilidade antimicrobiana, nos quais o tratamento possa ser baseado. Infelizmente para muitos pacientes, estudos de vigilância detectaram um número alto de erros graves de desempenho laboratorial nos testes de sensibilidade antimicrobiana, seja em razão de erros internos no desempenho ou nas normas e procedimentos dos testes ou, comumente, de falhas metodológicas para detectar com precisão um fenótipo de resistência específico.[132,156,382,575,587,613] Embora a padronização das variáveis descritas aqui seja necessária à reprodutibilidade dos testes de sensibilidade antimicrobiana, o resultado dos testes *in vitro* é, na melhor das hipóteses, uma previsão da resposta de determinado paciente ao tratamento.

Os fatores que determinam o desfecho de um processo infeccioso são complexos e, em muitos casos, não são contemplados completamente pelos testes *in vitro*.[278,652] Os limiares farmacocinético (PK; do inglês, *pharmacokinetic*) e farmacodinâmico (PD; do inglês, *pharmacodynamics*) (PK/PD) de determinado antibiótico também afetam a evolução clínica da infecção tratada[175,194] e, cada vez mais, os pontos de corte dos testes de sensibilidade antimicrobiana relevantes são baseados nas doses apropriadas de um antibiótico, que são calculadas com base nos dados de PK/PD disponíveis para determinado fármaco antimicrobiano.[121,122,278,333] Com base nos dados de PK/PD, o CLSI (Clinical and Laboratory Standards Institute) introduziu uma interpretação "dose-sensibilidade dependente" (ou interpretação SDD; do inglês, *susceptible-dose dependent*) dos testes de sensibilidade antibacteriana, embora tenha sido aplicada à interpretação dos resultados dos testes de sensibilidade antifúngica há muitos anos.[122] A categoria SDD significa que a sensibilidade de uma cepa isolada depende do esquema posológico usado pelo paciente. No passado, a interpretação SDD incluía um resultado intermediário, mas este conceito geralmente não era evidente ou compreendido pelos médicos. Quando o laboratório relata que a cepa isolada tem CIM ou diâmetro do halo que equivale a um resultado SDD, é necessário usar um esquema posológico que resulte em exposição a níveis mais altos do fármaco, que a dose usada para estabelecer o limite de corte para sensibilidade (*i. e.*, os médicos devem usar o esquema posológico máximo aprovado de forma a alcançar o efeito terapêutico adequado contra uma cepa SDD. Por exemplo, o CLSI recomendou recentemente que descrição da categoria SDD em vez de "intermediária" ao notificar os resultados da sensibilidade das cepas de Enterobacteriaceae à cefepima, porque existem vários esquemas posológicos aprovados para este antibiótico. Um relatório de SDD para uma cepa de Enterobacteriaceae indica ao médico que ele deva prescrever doses mais altas de cefepima (*i. e.*, acima de 1 g a cada 12 horas) para tratar infecções causadas por esta cepa, quando a CIM de cefepima é de 4 ou 8 μg/mℓ, ou o halo de inibição é de 19 a 24 mm.[122]

As defesas inflamatórias e imunes do paciente também podem ser essenciais a uma evolução clínica favorável. É evidente que as concentrações subideais dos antimicrobianos (abaixo da concentração necessária para destruir a bactéria) podem ampliar a capacidade de que os fagócitos englobem e destruam um microrganismo infectante.[215,583] A penetração dos antimicrobianos nos focos infecciosos é outra variável importante, que não pode ser avaliada *in vitro*. Concentrações altas de um antimicrobiano podem ser alcançadas nas estruturas em que são excretadas do corpo, geralmente urina ou bile. Por outro lado, concentrações baixas em comparação com as do soro podem ser detectadas nas estruturas como líquido prostático, osso ou líquido cefalorraquidiano. No caso do cloranfenicol ou da clindamicina, a excreção ocorre basicamente por meio das vias biliares e uma quantidade mínima do fármaco aparece na urina. O contrário aplica-se a outros antibióticos como nitrofurantoína e norfloxacino, que não alcançam níveis eficazes em outras estruturas além das vias urinárias.

A ineficácia de alguns antimicrobianos (p. ex., aminoglicosídios) no tratamento das infecções causadas por *Legionella*, apesar de sua atividade excelente *in vitro*, provavelmente é causada pela penetração insatisfatória dos antibióticos nos macrófagos, onde as bactérias proliferam.[4,234] Em outros casos, a fisiologia bacteriana é um determinante significativo (p. ex., *bypass* metabólico dos efeitos de SXT nos enterococos). Algumas infecções, especialmente as que são causadas por bactérias anaeróbias obrigatórias, são sinérgicas; isto é, as bactérias dependem umas das outras para sua sobrevivência.[377,528] Essas infecções podem ser curadas por fármacos ineficazes contra algumas das bactérias infectantes, contanto que os participantes fundamentais sejam erradicados.[72,529] Considerando todos os fatores que afetam o desfecho de uma infecção, é fundamental que o laboratório forneça aos médicos o "histórico" do antimicrobiano, de forma a orientá-los na escolha do tratamento antibiótico adequado. Estudos clínicos bem planejados demonstraram uma correlação entre desfecho clínico e adequação do tratamento.[147,327] Por isso, os médicos devem correlacionar os resultados dos testes de sensibilidade antimicrobiana com sua experiência clínica, de forma a escolher os esquemas terapêuticos para seus pacientes com infecções semelhantes.

A seção subsequente descreve os métodos usados para realizar os testes de sensibilidade antimicrobiana com patógenos bacterianos isolados comumente. O texto também realça as limitações dos procedimentos atuais, assim como as bactérias para as quais não existem testes padronizados ou diretrizes de interpretação, que ajudam a esclarecer as razões por que não se deve estabelecer uma correlação absoluta nestes casos entre os resultados do laboratório e o desfecho clínico.

Métodos dos testes de sensibilidade antimicrobiana

Os métodos para avaliar a atividade inibitória dos antimicrobianos foram padronizados principalmente para as bactérias aeróbias, que crescem bem depois da incubação durante a noite em ar ambiente e têm perfis de sensibilidade imprevisíveis.[114,117,121,122] Nesta seção, descrevemos as tendências de sensibilidade reduzida e os procedimentos especiais para a detecção confiável dos tipos específicos de resistência entre as bactérias aeróbias isoladas comumente. As bactérias exigentes, que crescem mais lentamente ou exigem suplementos nutricionais ou atmosféricos, requerem procedimentos de teste especializados e devem ser testadas com uso criterioso de cepas bacterianas de controle, de forma a demonstrar a inexistência de efeitos inibitórios do método sobre a cepa isolada.[114] O teste de difusão em disco pode ser modificado para esses microrganismos, contanto que o procedimento tenha sido validado por comparação com testes de referência e experiência clínica.[114]

Os microbiologistas devem resistir às solicitações dos médicos para estender os procedimentos padronizados além dos seus limites estabelecidos. Algumas vezes, os laboratórios são solicitados a realizar testes de sensibilidade injustificáveis, que não forneceriam um resultado válido (p. ex., teste dos enterococos com SXT), ou testes de sensibilidade com cepas para as quais não existem diretrizes de interpretação estabelecidas. A Tabela 17.7 resume várias situações nas quais os testes de sensibilidade antimicrobiana devem ser realizados, mas seus resultados podem ou não ser relatados. Algumas dessas questões são analisadas com mais detalhes nas seções pertinentes deste capítulo.

Apenas as cepas que causam infecções devem ser testadas. As bactérias isoladas de um líquido corporal normalmente estéril geralmente são patogênicas. Quando a bactéria potencialmente patogênica é isolada de uma área que abriga microbiota colonizadora (p. ex., vias respiratórias superiores ou pele), a cultura deve ser perscrutada com mais cuidado, antes que seja realizado um teste de sensibilidade, principalmente quando estão presentes várias espécies bacterianas.

Tabela 17.7 Situações nas quais os testes de sensibilidade antimicrobiana não devem ser realizados e/ou seus resultados não devem ser relatados.

Categoria	Antibiótico(s)	Microrganismo(s)	Local	Ação	Justificativa
Sensibilidade previsível	Penicilina/oxacilina	S. aureus S. pneumoniae Estreptococos beta-hemolíticos (S. pyogenes, S. agalactiae etc.)	Todos	Não testar outros betalactâmicos	Os resultados desses fármacos principais preveem sensibilidade aos outros betalactâmicos
Identificação do microrganismo e confirmação do TSA necessárias	Varia de acordo com o microrganismo envolvido	Veja M100-S24, no apêndice A	Todos	Confirmar ID e TSA para o fenótipo resistente listado, de acordo com o microrganismo	O fenótipo resistente não é comum na maioria das instituições (p. ex., S. aureus I ou R à vancomicina, Enterobacteriaceae I ou R aos carbapenêmicos etc.)
Resistência intrínseca[a]	Varia de acordo com o microrganismo envolvido	Veja M100-S24, no apêndice B	Todos	Não realizar testes com os fármacos listados, de acordo com a espécie	Alguns fármacos podem ser descritos como R, dependendo do microrganismo envolvido
Resistência in vitro imprevisível	Cefalosporinas	Enterococcus spp.; Listeria monocytogenes	Todos	Não realizar o teste	Os resultados podem gerar confusão
	Aminoglicosídios (dose baixa)	Enterococcus spp.	Todos	Não realizar o teste	Testes com doses altas para sinergia; os resultados podem gerar confusão
	Clindamicina; trimetoprima; SXT	Enterococcus spp.	Todos	Não realizar o teste	Os resultados podem gerar confusão
	Todos os antibióticos betalactâmicos	Staphylococcus spp. resistentes à oxacilina	Todos	Não realizar o teste, ou relatar como R	Os resultados do TSA não preveem a eficácia clínica e geram confusão
	Salmonella spp.; Shigella spp.	Todos	Todos		
Antimicrobiano não se acumula no foco da infecção	Cefalosporinas de 1ª e 2ª gerações; clindamicina; macrolídios; tetraciclinas; fluoroquinolonas; antibióticos orais	Todos; inclusive S. pneumoniae	LCR	Não realizar o teste	Os antimicrobianos não penetram no LCR ou não se acumulam em concentrações terapêuticas através da barreira hematencefálica
	Cloranfenicol; tigeciclina	Todos	Vias urinárias	Não realizar o teste	O antibiótico não é excretado na urina
	Daptomicina	Todos	Vias respiratórias inferiores	Não realizar o teste	O antibiótico é inibido pelo surfactante pulmonar
	Norfloxacino; nitrofurantoína	Todos	Exceto urina	Não realizar o teste	O antibiótico não alcança níveis terapêuticos em outras estruturas, exceto vias urinárias
Lactentes e crianças	Fluoroquinolonas, tetraciclinas	Todos	Todos	Realizar o teste, mas não relatar o resultado, a menos que seja solicitado	Esses antibióticos podem estar contraindicados para lactentes e crianças pequenas[b]
Gestantes e nutrizes	Todos os antibióticos que estão contraindicados	Todos	Todos	Realizar o teste e relatar os antibióticos seguros[b]	

[a]Veja M100-S4 no apêndice B. A resistência intrínseca é definida como resistência inerente ou inata (não adquirida), que se reflete nos padrões antimicrobianos naturais de todos ou quase todos os representantes de uma espécie. A resistência intrínseca é tão comum, que os testes de sensibilidade são desnecessários. Por exemplo, as espécies de *Citrobacter* e muitas outras Enterobacteriaceae são intrinsecamente resistentes à ampicilina.[122]
[a]Veja Tabelas 1A, 1B e 1C do M100-S24 quanto aos fármacos que devem ser testados e seus resultados relatados.
Adaptada com base na referência 122.

O exame de um esfregaço corado pelo Gram pode documentar a inclusão de células epiteliais escamosas, que sugerem contaminação das secreções colonizadas, ou inexistência de neutrófilos segmentados, que indica ausência de uma reação inflamatória. Nos casos em que o microbiologista não pode determinar a conveniência de um teste de sensibilidade, é recomendável conversar com o médico solicitante.

Infelizmente, a lista das bactérias que têm perfis de sensibilidade consistentemente previsíveis tem diminuído e isto requer alterações das recomendações do CLSI quanto à utilização de antibióticos específicos como substitutos para prever a sensibilidade a uma classe farmacológica. A prevalência das cepas de *Haemophilus influenzae* e *Neisseria gonorrhoeae* produtoras de betalactamases é tão alta, que a sensibilidade aos análogos da penicilina não pode ser prevista.[256,601] A resistência aos betalactâmicos, aminoglicosídios e fluoroquinolonas também se disseminou entre outros tipos de bactérias gram-negativas, inclusive Enterobacteriaceae, *Acinetobacter* e *Pseudomonas*.[380,400,487,619] Recentemente, o CLSI alterou suas recomendações quanto aos testes substitutos para cepas urinárias isoladas de pacientes com infecções urinárias não complicadas, em razão da modificação dos perfis de resistência das Enterobacteriaceae às cefalosporinas.[122] Hoje em dia, o CLSI recomenda a utilização de cefazolina em vez de cefalotina como representante das cefalosporinas de 1ª geração, de forma a prever com mais segurança a sensibilidade das cepas de Enterobacteriaceae isoladas da urina aos fármacos orais (i. e., cefadroxila, cefalexina, cefpodoxima e loracarbef). Outras cefalosporinas como cefpodoxima, cefdinir e axetil cefuroxima também podem ser testadas separadamente conforme a necessidade, porque algumas cepas podem ser sensíveis a estes antibióticos, embora sejam resistentes nos testes com cefazolina. Os pneumococos relativamente resistentes à penicilina (i. e., CIM de 0,12 a 1,0 µg/mℓ) ou têm resistência alta a este antibiótico (i. e., CIM > 1,0 µg/mℓ) são cada vez mais comuns nos EUA.[160,290] As cepas de pneumococos isoladas de infecções graves devem ser testadas quanto à resistência, porque os *Streptococci pneumoniae* com resistência a vários antibióticos como betalactâmicos, macrolídios e fluoroquinolonas têm sido isolados com frequência crescente.[193,490] Embora as cepas de *Streptococcus pyogenes* e *Streptococcus agalactiae* isoladas da prática clínica ainda sejam sensíveis à penicilina, a resistência aos antibióticos macrolídios tornou-se comum entre estas duas espécies importantes.[269,314,444] A vancomicina tornou-se a base do tratamento das infecções gram-positivas invasivas graves atribuídas à transmissão nosocomial e em razão do surgimento das cepas de MRSA adquiridas na comunidade;[148,623] contudo, o uso crescente deste antibiótico que, mais tarde, resultou no aparecimento do VRE, também se tornou um problema hospitalar significativo.[17] A resistência dos estafilococos à vancomicina também existe.[253] Em algumas regiões, pesquisadores relataram resistência crescente à ampicilina e níveis altos de resistência aos aminoglicosídios, com perda de sinergia entre um antibiótico que atua na parede celular e um aminoglicosídio.[16] Essas tendências de resistência antimicrobiana de algumas bactérias patogênicas significa que os laboratórios clínicos precisam tornar os testes de sensibilidade antimicrobiana mais rotineiros, de forma que os médicos sejam capazes de prescrever tratamentos específicos, mesmo para os tipos comuns de infecções ambulatoriais.

Restam poucas condições clínicas nas quais a sensibilidade ou resistência ainda pode ser prevista e os testes rotineiros não estão indicados. Embora as recidivas bacteriológicas e/ou clínicas das infecções possam ocorrer por outras razões além da resistência aos antibióticos – inclusive penetração inadequada do fármaco no foco infeccioso e reinoculação – a resistência antimicrobiana deve ser excluída pelos testes das cepas isoladas quando a resposta clínica não é a que seria esperada (i. e., uma possível falência terapêutica) ou quando o paciente tem uma ou mais alergias aos antibióticos relacionados. Ainda que *Streptococcus pyogenes* continue sensível à penicilina, existem casos documentados de falência terapêutica na faringite bacteriana aguda com um macrolídios quando a cepa era resistente.[41] Recentemente, pesquisadores também publicaram um caso de falência terapêutica depois da profilaxia antibiótica intraparto rotineira, que foi causado por estreptococos do grupo B resistentes aos macrolídios e resultou em infecção neonatal.[110] Os microbiologistas devem estar cientes das tendências da resistência antimicrobiana dos patógenos, não apenas de suas respectivas localizações geográficas, como também mundialmente, de forma que os testes de sensibilidade antimicrobiana das espécies bacterianas previamente sensíveis possam ser implementados rotineiramente, quando for apropriado.

Padronização dos métodos dos testes de sensibilidade antimicrobiana

Ao longo das últimas décadas, o avanço mais importante das diretrizes laboratoriais referidas aos testes de sensibilidade antimicrobiana foi atribuído à elaboração e publicação dos procedimentos padronizados pelo CLSI (www.clsi.org) dos EUA, pelo EUCAST (European Committee Consensus on Antimicrobial Susceptibility Testing) da Europa e por outros grupos,[II] que têm sido amplamente adotados. Os métodos descritos neste capítulo estão em conformidade com as recomendações do CLSI,[114,117,121,122] mas os leitores podem acessar as páginas do EUCAST (www.eucast.org), da BSAC (British Society for Antimicrobial Chemotherapy; www.bsac.org.uk), do Instituto Alemão de Normatização (Deutsches Institut für Normung; www.DIN.de) e do CA-SFM (Committé Antibiogramme – Société Française de Microbiologie; www.ca-sfm.org) para comparar os métodos publicados por esses outros grupos. É importante que os procedimentos revisados e as recomendações atuais sejam prontamente divulgados e adotados na prática de todos os laboratórios clínicos. A adesão de uma instituição ao CLSI assegura o recebimento oportuno de todas as recomendações revisadas e novas. Os parâmetros descritos a seguir são alguns dos aspectos importantes dos testes de sensibilidade antimicrobiana, que têm sido padronizados.

[II]N. R. T.: No Brasil, temos o BrCAST, um comitê designado conjuntamente por Sociedade Brasileira de Análises Clínicas, Sociedade Brasileira de Infectologia, Sociedade Brasileira de Microbiologia e Sociedade Brasileira de Patologia Clínica e Medicina Laboratorial. O BrCAST tem como principal objetivo determinar e rever periodicamente pontos de corte para interpretação dos testes de sensibilidade aos antimicrobianos para uso clínico e com finalidade epidemiológica, além de propor à Agência Nacional de Vigilância Sanitária (Anvisa) a sua implementação nos laboratórios clínicos em todo o Brasil. (Disponível em: http://brcast.org.br)

Meio de cultura. O caldo de Müeller-Hinton (MHB; do inglês, *Müeller-Hinton broth*) e o ágar de Müeller-Hinton (MHA; do inglês, *Müeller-Hinton agar*) foram selecionados para testar bactérias aeróbias e anaeróbias facultativas. Essas preparações foram padronizadas de forma a atingir resultados altamente reproduzíveis nos testes de sensibilidade e, nos casos típicos, contêm infusão de carne bovina desidratada, digerido ácido de caseína e amido de milho.[122,480] O ágar fundido e resfriado deve ser derramado rotineiramente sobre as placas, tão logo seja possível depois da mistura e, em geral, 20 a 25 mℓ do ágar fundido em uma placa de 90 mm são usados para alcançar a profundidade máxima do ágar de 3 a 4 mm.

Contudo, o meio de Müeller-Hinton também contém ágar – um composto natural preparado a partir das algas vermelhas da classe Rhodophyceae.[331] O ágar é composto basicamente de polissacarídios, agarose e agaropectina. Inicialmente, havia variações na composição dos ágares dos diversos fabricantes e até mesmo entre os lotes produzidos pela mesma empresa, dependendo da fonte das algas. A difusão dos compostos químicos também pode ser afetada pela presença de íons sulfato, que alteram a carga dos polissacarídios. Concentrações variáveis de cátions também causavam efeito significativo na atividade dos aminoglicosídios contra *P. aeruginosa*.[141,508] A maior parte dos problemas de variação entre os lotes de MHA foi contornada pela elaboração de um padrão de referência, de forma que os fabricantes forneçam maior reprodutibilidade.[480]

Limitações. A maioria dos patógenos cresce satisfatoriamente no MHA e este meio tem efeitos inibitórios mínimos nas sulfonamidas, na trimetoprima e na tetraciclina. Em alguns lotes desse ágar, existem quantidades grandes de timidina. Alguns microrganismos podem usar timidina como *bypass* do mecanismo de ação da trimetoprima e proliferar, mesmo que tenham resistência inata a este antibiótico. Os enterococos são especialmente afetados e as colônias isoladas podem surgir dentro do halo estabelecido de inibição ao redor dos discos contendo trimetoprima.

A profundidade do ágar também pode afetar os resultados dos testes de sensibilidade antimicrobiana, especialmente quando a profundidade é excessiva.[298]

Meio especiais e aditivos. Algumas bactérias requerem a utilização de meios especializados ou de aditivos para assegurar seu crescimento adequado. Na maioria dos casos, acrescenta-se sangue (em geral, sangue de carneiro ou cavalo) ao MHA na concentração de 5%, com a finalidade de promover o crescimento adequado das espécies *Streptococcus* (inclusive *S. pneumoniae*), estreptococos beta-hemolíticos, *Neisseria meningitidis*, espécies de *Campylobacter* e *Helicobacter pylori*.[114,121,122,302] Entretanto, quando é necessário testar a atividade das sulfonamidas, o uso de MHA suplementado com sangue equino é preferível em razão de seus níveis baixos de antagonistas. As espécies de *Haemophilus* requerem hemina (fator X) e/ou dinucleotídio de nicotinamida-adenina (NAD, ou fator V) para crescer.[301] Um meio especialmente formulado (*Haemophilus* Test Medium, ou **HTM**) contendo hematina, **NAD** e extrato de leveduras como suplementos, foi desenvolvido e é recomendado pelo CLSI para testagem rotineira do *Haemophilus influenzae*.[121,122] As vantagens do HTM são clareza visual e confiabilidade dos testes com SXT.[301] Contudo, alguns pesquisadores tiveram problemas com o desempenho do HTM, tanto preparado comercialmente quando no próprio serviço.[392] Ágar-chocolate ou HTM também pode ser usado para testar espécies de *Haemophilus* e outras bactérias exigentes do grupo "HACEK" (i. e., *Aggregatibacter, Cardiobacterium, Eikenella* ou *Kingella*), bem como espécies de *Pasteurella* e *Moraxella*, quando não se consegue crescimento adequado utilizando CAMHA suplementado com sangue de carneiro a 5%.[114,121,122]

As bactérias antes conhecidas como "estreptococos nutricionalmente deficientes" – *Abiotrophia* e *Granulicatella* – requerem piridoxal para crescer. MHA com sangue de cavalo a 5% e piridoxal a 0,001% favorece o crescimento desses gêneros, de forma que os resultados possam ser interpretados.[114,298] *Neisseria gonorrhoeae* deve ser testada com ágar GC, ao qual se acrescenta um suplemento definido de crescimento livre de cisteína (concentração de 1%) depois da autoclavagem.[121,122]

O MHA simples não contém cloreto de sódio (NaCl). A detecção de resistência de algumas cepas de estafilococos às penicilinas semissintéticas (i. e., oxacilina, nafcilina, meticilina) é facilitada com o acréscimo de NaCl a 2% ao meio usados nos testes de sensibilidade por diluição.[121,122]

pH. Os testes de sensibilidade antimicrobiana são realizados em meios com pH padronizado em níveis fisiológicos. O pH dos meios deve oscilar entre 7,2 e 7,4 à temperatura ambiente. O pH dos meios de caldo pode ser testado diretamente com um eletrodo de medição do pH, enquanto os meios de ágar podem ser testados macerando-se uma quantidade suficiente do ágar, de forma que a ponta do eletrodo possa ser submersa, permitindo-se que uma parte do ágar solidifique ao redor do eletrodo, ou utilizando-se um eletrodo de superfície adequadamente calibrado.

Limitações. Variação expressiva do pH do meio utilizado no teste pode alterar a atividade dos antibióticos aminoglicosídios, macrolídios e tetraciclinas. As tetraciclinas são mais ativas em condições ácidas, mas alguns antibióticos (p. ex., aminoglicosídios e macrolídios, inclusive eritromicina) são menos eficazes em condições ácidas que no pH neutro. Por outro lado, os betalactâmicos como a penicilina e as cefalosporinas atuam bem em uma faixa ampla de pH. Em muitos casos, o pH oscila em faixas não fisiológicas nos focos das infecções purulentas (p. ex., meningite bacteriana[578] ou abscessos)[243] e o pH da urina também pode variar de alcalino a ácido. Por isso, em condições ideais, as condições em que são realizados os testes de sensibilidade antimicrobiana *in vitro* deveriam talvez refletir as condições *in vivo* encontradas pelos antibióticos em situações clínicas específicas (i. e., exsudatos inflamatórios ácidos, urina etc.), em vez das que estão presentes nos meios de cultura laboratorial.

Soro. Os antibióticos variam acentuadamente quanto ao grau com que se ligam às proteínas. Na corrente sanguínea, a fração livre do antibiótico está em equilíbrio com a fração ligada às proteínas séricas. Os níveis dos antibióticos livres e ligados às proteínas podem ser determinados, mas não está claro qual destes parâmetros é mais útil. O método do **CLSI** não inclui o acréscimo de soro, em razão da dificuldade de padronizar o produto e da incerteza quanto à forma de interpretar os resultados.

Limitações. No laboratório, podem ser obtidos valores diferentes com os antibióticos que se ligam amplamente às proteínas, caso seja acrescentado soro ao meio. Perl *et al.*

estudaram o efeito do soro sobre 11 antibióticos de amplo espectro utilizados para tratar infecções nosocomiais causadas por bacilos gram-negativos.[458] Os resultados foram idênticos com 9 dos 11 antibióticos. Apenas com a ceftriaxona (ligação proteica > 95%) e a cefoperazona (ligação proteica de 90%) houve diferenças significativas quando foi acrescentado soro ao procedimento padronizado.

Concentração de cátions. Os meios de caldo e ágar variam expressivamente quanto às concentrações dos cátions bivalentes. Por convenção, os testes de sensibilidade antimicrobiana são realizados em condições fisiológicas. O **MHA** tem concentrações muito pequenas de cátions bivalentes, mas é ajustado às concentrações fisiológicas (20 a 35 mg/mℓ de Mg^{2+} e 50 a 100 mg/ℓ de Ca^{2+}) durante a produção. Na verdade, alguns lotes do **MHA** podem ter concentração anormalmente alta de cátions, de forma que são produzidos halos de inibição exíguos quando *P. aeruginosa* é testada com aminoglicosídios. Esses lotes podem ser identificados por meio do teste das cepas de referência com reatividade conhecida e devem ser descartados.

Limitações. A concentração dos cátions bivalentes Ca^{2+} e Mg^{2+} afeta os resultados dos testes de sensibilidade, quando são testadas algumas combinações de espécies bacterianas e antibióticos.[508] Com certas combinações de bactérias e antimicrobianos – especialmente *Pseudomonas aeruginosa* e aminoglicosídios –, a concentração dos cátions bivalentes, principalmente cálcio (Ca^{2+}) e magnésio (Mg^{2+}), tem efeito profundo no resultado dos testes de sensibilidade. Com a variação das concentrações desses cátions, os resultados podem variar de sensível a resistente,[141,508] em razão das alterações do transporte do antibiótico através da membrana celular. O mecanismo pelo qual a concentração de cátions afeta a atividade de *Pseudomonas aeruginosa*, por exemplo, pode envolver a permeabilidade da parede celular bacteriana.[78] O LPS da parede celular dessa bactéria forma ligações cruzadas com os cátions bivalentes e confere estabilidade. Quando os microrganismos são cultivados em meios com deficiência de cátions, a permeabilidade da parede celular aos antibióticos aminoglicosídios e outros compostos aumenta. Por essa razão, essas bactérias são mais sensíveis à ação dos aminoglicosídios, resultando em CIM artificialmente baixas ou halos de inibição erroneamente pequenos.

A atividade da daptomicina também varia acentuadamente com as alterações da concentração de cálcio nos meios de teste e os níveis fisiológicos deste cátion são necessários para a interpretação precisa dos resultados dos testes em meios sólidos.[30,199,292]

Níveis altos de íons zinco também podem reduzir a atividade dos carbapenêmicos e, também neste caso, o efeito é mais acentuado nas bactérias gram-negativas, principalmente *P. aeruginosa*.[21,145]

Condições ambientais. As condições e a duração da incubação do teste devem ser estabelecidas corretamente, de forma a obter resultados precisos. Os testes de sensibilidade antimicrobiana são incubados rotineiramente em ar ambiente a 35°C. O ágar ou caldo é incubado em uma incubadora em atm ambiente. A incubadora com CO_2 não deve ser usada nos testes de rotina. O ácido carbônico produzido na superfície do ágar ou do caldo pode reduzir o pH e, deste modo, afetar a atividade antibacteriana de alguns antibióticos, conforme foi explicado antes. Nos laboratórios menores que dispõem apenas de uma incubadora com CO_2, é aceitável colocar as placas ou os tubos dos testes de sensibilidade em uma jarra vedada para evitar o acesso do CO_2 durante a incubação.

As placas e os tubos devem ser incubados rotineiramente a 35°C. Com temperaturas mais altas, a detecção dos estafilococos resistentes à oxacilina é dificultada. Quando há suspeita de resistência à oxacilina, mas esta não fica evidente a 35°C, as placas ou os tubos podem ser incubados a 30°C.

Os tempos de incubação variam, dependendo do sistema de teste utilizado. O tempo de incubação recomendado para os sistemas convencionais de difusão em disco é de 16 a 18 horas, enquanto para os testes de diluição é de 16 a 20 horas. Entretanto, os testes realizados para determinar as CIM da oxacilina e da vancomicina contra os estafilococos e a CIM da vancomicina contra enterococos devem ser incubados por 24 horas completas.

Inóculo. Em geral, o inóculo é preparado a partir de uma cultura em caldo, que foi incubada por quatro a seis horas, quando se acredita que o crescimento esteja em sua fase logarítmica. Várias colônias de aspecto semelhante devem ser escolhidas para o teste para reduzir a variação das populações bacterianas. A densidade da suspensão é ajustada para aproximadamente 10^8 unidades formadoras de colônias (UFC) por mililitro, comparando-se sua turbidez com um padrão de 0,5 de $BaSO_4$ de McFarland. O padrão é preparado acrescentando-se 0,5 mℓ de $BaCl_2$ a 0,048 M (p/v de $BaCl_2$:H_2O de 1,175%) a 99,5 mℓ de NH_2SO_4 a 0,36 N. Alíquotas de 4 a 6 mℓ do padrão de turbidez do sulfato de bário são distribuídas nos tubos com tampas de rosca do mesmo tamanho, que são vedados firmemente e armazenados à temperatura ambiente no escuro. Como alternativa, o padrão de 0,5 de McFarland é preparado utilizando-se partículas de látex, que podem ser compradas de vários fornecedores comerciais (*i. e.*, ThermoScientific [Remel], KS, Lenexa) para calibrar a turbidez. Os nefelômetros podem ser usados para determinar a turbidez. O grau de opacidade do caldo é comparado comumente com o padrão, examinando-se os dois contra um fundo branco, no qual foram desenhadas linhas pretas. Os ajustes adicionais do inóculo dependem do tipo de teste realizado. Como alternativa, alguns dispositivos disponíveis no mercado para preparar um inóculo padronizado funcionam bem.[24,29]

Quando o microrganismo é exigente ou o tempo não permite uma incubação por quatro a seis horas, o método da suspensão direta das colônias pode ser realizado para calibrar o inóculo. Em resumo, as colônias jovens podem ser retiradas da superfície da placa com ágar, que foi incubado durante a noite e é diluído até a densidade adequada. Esse método é recomendado quando os estafilococos são testados quanto à resistência à meticilina e quando são realizados testes com *Streptococcus pneumoniae* e *Haemophilus influenzae*.

Quando se utiliza um padrão de McFarland para preparar o inóculo, a densidade do padrão deve ser verificada utilizando um espectrofotômetro com trajeto de luz de 1 cm e cuvetas pareadas. A absorbância do padrão 0,5 de McFarland a 625 nm deve variar de 0,08 a 0,10. Mensalmente, o padrão deve ser substituído ou avaliado quanto à adequação.[117] Embora não seja essencial, é útil documentar periodicamente a quantidade de microrganismos do inóculo por inoculação de diluições sequenciais da suspensão em placas de ágar.

Limitações. A quantidade de bactérias nos pacientes infectados varia acentuadamente, de forma que o inóculo padronizado utilizado no laboratório representa uma aproximação razoável, em vez de uma reprodução das condições *in vivo*. Com algumas combinações de bactérias e antimicrobianos, o inóculo é extremamente importante para determinar a sensibilidade *in vitro* – o chamado efeito do inóculo.[181,397,496,594] A inativação enzimática dos antibióticos betalactâmicos (inclusive penicilinas e cefalosporinas) é um mecanismo importante de resistência bacteriana. Essas enzimas sempre são expressas por algumas bactérias, mas nas condições apropriadas, sua produção pode ser induzida pela presença do antibiótico. Quando contagens baixas de *Staphylococcus aureus* produtor de betalactamase induzível são incubadas *in vitro* com penicilina, o inóculo pode ser destruído antes que a enzima seja produzida em quantidades suficientes para ser detectada.[418,629] Contudo, *in vivo*, as contagens altas de bactérias presentes no foco infeccioso produzem a betalactamase, que inativa o antibiótico. As betalactamases induzíveis também podem não ser detectadas em Enterobacteriaceae, caso se utilize um inóculo pequeno em razão das interações da membrana gram-negativa com a enzima.[351,496] Os estafilococos também desenvolvem heterorresistência, por meio da qual apenas uma fração pequena das bactérias da colônia expressa betalactamase, principalmente em presença de uma penicilina semissintética como a meticilina. O MRSA com resistência intermediária à vancomicina também é heterorresistente e a capacidade de detectar este tipo de resistência é acentuadamente influenciada pelo inóculo.[526] Por essa razão, o uso de um inóculo pequeno pode "perder" esse tipo de resistência, porque as células portadoras do fenótipo resistente podem não ser selecionadas.

Agentes antimicrobianos. Os pós dos antimicrobianos-padrão usados nos testes de diluição precisam ser "puros" e devem ser fornecidos pelo fabricante (Sigma Chemical Co.) ou pela US Phamacopeia em Rockville, MD. Os pós de referência são padronizados por um ensaio de atividade antimicrobiana. Por exemplo, o rótulo pode indicar que o pó contém 1.075 mg do composto químico ativo em cada 1.000 mg de pó. A quantidade de pó pesada precisa ser ajustada à atividade de cada lote. Os frascos não devem ser retirados da farmácia hospitalar, porque podem conter aditivos e não foram testados quanto à atividade biológica. Os antimicrobianos devem ser armazenados em um exsicador recomendado para cada composto. Alguns antimicrobianos, especialmente os que fazem parte da classe dos betalactâmicos, são mais estáveis sob temperaturas abaixo de –20°C. As suspensões do antimicrobiano devem ser armazenadas a –20°C ou menos, de preferência a –70°C; elas não devem ser recongeladas depois da dispensação. O imipeném é especialmente afetado pelo congelamento e descongelamento,[661] e deve ser reconstituído toda vez que for preparado um lote de placas ou tubos. Também não se deve usar um *freezer frost-free*, porque ocorrem ciclos repetidos de congelamento e descongelamento.

Os discos impregnados com antimicrobianos devem ser armazenados a –20°C ou menos em condição seca (anidra). Com base nas diretrizes estabelecidas pela FDA (Food and Drug Administration), os fabricantes de discos com antimicrobianos devem controlar cuidadosamente a concentração dos antibióticos do disco na faixa de 60 a 120% da concentração declarada; em geral, a variação real é consideravelmente menor. Uma quantidade pequena em uso pode ser mantida sob temperaturas alcançadas pelo refrigerador em um dessecador. Antes de abrir o dessecador, os discos sempre devem estar à temperatura ambiente, de forma que a condensação da umidade do ar não reidrate parcialmente os discos. O uso de um lote de discos danificados resultou na detecção de resistência falsa e errônea do *Staphylococcus aureus* à oxacilina.[56]

Seleção dos antimicrobianos. A seleção final dos antimicrobianos para o formulário hospitalar deve ser decidida em colaboração com os membros da equipe médica. Contudo, os laboratórios devem seguir as diretrizes do **CLSI** antes de decidir quais antibióticos devem ser testados e relatados primariamente, ou relatados apenas em casos selecionados, de acordo com as definições descritas na Tabela 17.8 para os grupos de antibióticos A, B, C ou U. As designações específicas das diferentes classes farmacológicas de acordo com esses grupos de testagem e notificação estão descritas nas tabelas com os microrganismos específicos publicadas pelo **CLSI**[121,122] e estão resumidas nas normas M100-S23 e M100-S24 para as bactérias não exigentes da Tabela 1A, para as bactérias exigentes na Tabela 1B e para as bactérias anaeróbias na Tabela 1C.[121,122] As recomendações do **CLSI** quanto a testagem em série (**seletiva**) e a notificação dos resultados estão descritas sucintamente nas seções seguintes deste capítulo, lembrando que as questões são complexas e variam entre as diversas instituições. Não é necessário testar cada antimicrobiano da lista, contanto que o microrganismo seja sensível a todos ou à maioria dos antibióticos dos grupos A e B. Entretanto, os padrões de uso dos antimicrobianos e a incidência dos tipos importantes de resistência bacteriana em cada comunidade devem ser conhecidos e considerados, antes de escolher quais antimicrobianos devem ser testados. Os laboratórios podem fazer distinções entre os antimicrobianos testados rotineiramente e os antibióticos cujos resultados são transmitidos rotineiramente aos médicos. Como os sistemas automatizados permitem realizar testes de sensibilidade com alguns fármacos a mais para a maioria dos patógenos, que os incluídos nos grupos A e B do **CLSI**, devem ser adotadas normas e procedimentos laboratoriais quanto à notificação sequencial rotineira dentro de determinada classe farmacológica.[121,122]

Vários antimicrobianos podem ser terapeuticamente equivalentes em alguns casos, porque cobrem um espectro semelhante de atividade antimicrobiana. Contudo, os resultados dos testes de sensibilidade *in vitro* de uma cepa específica a um antibiótico podem não prever a sensibilidade *in vitro* a outros antimicrobianos deste grupo; na verdade, esses antimicrobianos são equivalentes, mas não têm necessariamente a mesma eficácia contra todas as cepas isoladas. Cada fármaco do grupo considerado terapeuticamente útil deve ser testado. Os laboratórios também precisam testar mais antibióticos da mesma classe farmacológica, de forma a estabelecer o fenótipo de resistência de um microrganismo (p. ex., *E. coli* resistente ao ertapeném, mas sensível a todos os outros carbapenêmicos). Por outro lado, os resultados dos testes *in vitro* com alguns antimicrobianos podem ser aplicados aos "parentes próximos", de forma que não seja necessário testar cada fármaco do grupo; algumas destas situações estão detalhadas nas Tabela 17.7 e 17.21.[114,117,121,122]

Tabela 17.8 Grupos de antimicrobianos recomendados pelo CLSI para testes e relatórios.

Grupo	Categoria	Tipo de antimicrobiano
A	Teste e relatório obrigatórios	Todos os fármacos devem ser testados e seus resultados relatados
B	Teste obrigatório, relatório seletivo	Todos os fármacos devem ser testados, mas seus resultados relatados apenas seletivamente: 1. O fármaco principal da mesma classe é resistente 2. O paciente tem alergia referida a um ou mais fármacos principais 3. Os resultados sempre são relatados quando a infecção acomete áreas específicas ou tem fonte específica (i. e., uma cefalosporina de 3ª geração para cepas isoladas do LCR) 4. Falência do tratamento inicial 5. Infecção polimicrobiana ou disseminada envolvendo várias áreas do corpo 6. Recurso epidemiológico para controlar infecções
C	Teste suplementar, relatório seletivo	Testar e notificar problemas de resistência específica, ou em pacientes com alergia declarada aos fármacos do grupo A e/ou B, ou quando ocorrem infecções incomuns
U	Suplementares	Testar apenas as cepas isoladas da urina
O	Outros	Os antimicrobianos estão indicados para o grupo de microrganismos, mas não são candidatos à testagem e ao relato rotineiro dos resultados nos EUA
Inv.	Experimentais	Os antimicrobianos são experimentais para o grupo de microrganismos, ou seja, ainda não foram aprovados pela FDA para uso nos EUA

Adaptada com base na referência 122.

Cepas de referência. O laboratório de microbiologia clínica precisa adquirir e estocar bactérias de controle de qualidade gram-positivas e gram-negativas para monitorar o desempenho dos testes de sensibilidade antimicrobiana. As cepas de referência para controle de qualidade (CQ) foram selecionadas e padronizadas para o controle de qualidade dos testes de sensibilidade e produzem reações reprodutíveis de desempenho esperado com o teste (Tabela 17.9). As cepas ideais de controle de qualidade têm parâmetros de sensibilidade na faixa intermediária das concentrações dos antimicrobianos testados e apresentam tendências mínimas de alterar os padrões de sensibilidade ao longo do tempo. Essas cepas de referência devem ser armazenadas em condições que evitem a possibilidade de mutação. Elas podem ser conservadas congeladas (abaixo de –20°C ou, de preferência, abaixo de –60°C) depois de sua suspensão com um estabilizador como sangue total desfibrinado, soro de feto bovino a 50% em caldo bacteriológico, ou glicerol a 10% em caldo. Alternativamente, essas cepas podem ser liofilizadas. Para o armazenamento por um período curto, as bactérias podem ser cultivadas em ágar de soja e digerido ácido de caseína e armazenadas entre 2° e 8°C. Os tubos inclinados frescos devem ser preparados a cada 2 semanas e uma nova cultura de estoque deve ser obtida quando ocorrem resultados anômalos. Uma subcultura fresca deve ser preparada a cada dia que a cepa de controle for usada. Existem publicações descrevendo os procedimentos de reconstituição das culturas em estoque.[117]

Os microrganismos para CQ podem ser obtidos da American Type Culture Collection (ATCC; 12301 Parklawn Drive, Rockville, MD 20852) na forma de frascos desidratados e congelados e os testes específicos de CQ devem ser realizados com a(s) cepa(s) de controle recomendada(s) da ATCC. As empresas ThermoScientific (Remel, Lenexa, Kansas) (Bacti-Disks®) e Difco Laboratories (Detroit, Michigan) (Bactrol Disks®) fornecem culturas desidratadas em discos de papel, que se mantêm estáveis a 4°C por até 1 ano. As culturas em disco de papel podem ser facilmente transferidas de um frasco e cultivadas em caldo por 4 a 6 horas, antes de serem semeadas nos meios sólidos para realizar testes de CQ.

Controle de qualidade. O controle de qualidade (CQ) rigoroso é importante para os testes de sensibilidade a antimicrobianos, porque um número expressivo de variáveis pode afetar seus resultados. Vários métodos são utilizados comumente para testar a sensibilidade das bactérias isoladas a diversos antimicrobianos, inclusive difusão em disco, diluição em ágar e macrodiluição-microdiluição em caldo. O CLSI publicou diretrizes extensivas de CQ, que descrevem os métodos de CIM por difusão em disco[118,121,122] e diluição em ágar-caldo.[117,121,122] Os laboratórios devem seguir essas diretrizes, de forma que sejam obtidos resultados confiáveis com os testes de sensibilidade antimicrobiana; além disto, os procedimentos devem ser atualizados, à medida que os padrões do CSLI são revisados. O CSLI estabeleceu as regras de um plano de CQ de 20 a 30 dias para os testes de sensibilidade antimicrobiana (Tabela 17.10).[120] Entretanto, a partir de 2013,[121] o CLSI alterou o esquema recomendado (realizar CQ diário rotineiro por 20 a 30 dias consecutivos de testes) para um novo plano de CQ 3 × 5 dias, antes de adotar um esquema de testes de CQ semanais, contanto que os resultados dos testes diários estejam dentro dos limites recomendados para determinada combinação de fármaco/microrganismo (i. e., antibiótico/bactéria) e determinado método de teste (Tabela 17.11). Na fase inicial do plano de CQ 3 × 5 dias, três cepas replicadas são testadas por 5 dias (15 resultados) e os testes não precisam ser realizados se 0 ou 1/15 resultados estiverem fora da faixa; em seguida, pode-se adotar o esquema de CQ semanal. Entretanto, se 2 ou 3 resultados em 15 estiverem fora da faixa durante a fase inicial de testes, deve-se então iniciar uma segunda fase de testes de CQ diários utilizando outras três cepas replicadas e testadas por 5 dias (15 resultados). O CQ diário pode ser interrompido se 2 a 3/30 resultados da segunda fase de testes estiverem fora da faixa. As vantagens de adotar um plano de CQ 3 × 5 dias, em comparação com o esquema recomendado anteriormente

Tabela 17.9 Cepas para controle de qualidade TSA.

Tipo de teste	Finalidade	Cepa[a]
Difusão em disco	• Testes em geral; cepa sensível para ágar de triagem VAN • Monitorar lotes do ágar de Müeller-Hinton quanto aos compostos inibitórios nos testes com sulfas, TMP ou SXT	• *Staphylococcus aureus* (ATCC 25923) • *Enterococcus faecalis* (ATCC 29212 ou ATCC 33186)
Microdiluição em caldo	• Testes em geral • Usadas em combinação com *S. aureus* (ATCC 29213) para controlar testes de triagem em ágar-sal com OXA • Testes em laboratórios de referência para cepas isoladas	• *Staphylococcus aureus* (ATCC 29213) • *Staphylococcus aureus* (ATCC 43300) • *Helicobacter pylori* (ATCC 43504)
Difusão em disco ou microdiluição em caldo	• Testes em geral; sensibilidade à VAN e sinergia com aminoglicosídios em dose alta (HDA) • Testes em geral e controle de qualidade, inclusive betalactâmicos • Controle de inibidores de betalactamase; usadas em combinação com *E. coli* (ATCC 25922) para combinações de betalactâmicos/inibidores de betalactamases • Controle dos testes para betalactamases de espectro ampliado • Testes em geral • Testes em geral • Testes em geral	• *E. faecalis* (ATCC 29212) (VAN S e HDA S) + *E. faecalis* (ATCC 51299) (VAN R e HDA R) • *Escherichia coli* (ATCC 25922) • *Escherichia coli* (ATCC 35218) • *Klebsiella pneumoniae* (ATCC 700603) • *Pseudomonas aeruginosa* (ATCC 27853) • *Haemophilus influenzae* (ATCC 49247) (AMP R e betalactamase negativo) + *H. influenzae* (ATCC 49766) (AMP S e mais reprodutível com alguns betalactâmicos que o ATCC 49247) • *Streptococcus pneumoniae* (ATCC 49619)
Diluição em ágar e difusão em disco	• Testes em geral	• *Neisseria gonorrhoeae* (ATCC 49226)

[a]ATCC = American Type Culture Collection; VAN = vancomicina; OXA = oxacilina; TMP = trimetoprima; SXT = sulfametoxazol-trimetoprima.
Adaptada com base no CLSI M100-S24,[122] M07-A9[117] e M2-A11.[118]

Tabela 17.10 Desempenho e frequência do plano de controle de qualidade diário por 20 a 30 dias dos testes de sensibilidade a antimicrobianos.

Tipo de teste	Abordagem	Frequência	Teste de validação inicial	Critérios da ação corretiva	Comentários
Difusão ou diluição em disco	CQ diário	Diariamente	Nenhum	Mais de 1 resultado em 20 testes consecutivos fora do controle	Passar ao esquema de testes semanais se menos de 2/20 ou < 4/30 testes consecutivos para cada fármaco estiverem fora do controle
Difusão ou diluição em disco	Semanal	Semanalmente ou a cada alteração dos componentes reagentes ou método	Testar todas as cepas de controle por 20 a 30 dias consecutivos; passar ao esquema de testes semanais quando os resultados atenderem aos critérios descritos para o CQ diário	Qualquer resultado fora do controle	Os antimicrobianos novos precisam ser validados. Os testes semanais são apropriados apenas para os fármacos testados rotineiramente. Os fármacos testados algumas vezes precisam ser testados no dia em que são usados
Testes de triagem em ágar	Diária	Diariamente	Nenhum	Mais de 1 resultado em 10 testes consecutivos fora do controle	Os testes diários precisam ser realizados quando a triagem é efetuada com frequência menor que 1 vez/semana, ou o fármaco a ser testado é lábil (p. ex., teste de triagem do *S. aureus* com OXA)
Testes de triagem em ágar	Semanal	Semanalmente ou a cada alteração dos componentes do reagente ou do método	Testar todas as cepas de controle por 20 a 30 dias de testes consecutivos; passar para o esquema semanal quando os resultados atenderem aos critérios descritos para o CQ diário, ou testes de difusão ou diluição em disco	Qualquer resultado fora do controle	Os antimicrobianos novos precisam ser validados. Os testes semanais são apropriados apenas para os fármacos testados rotineiramente. Os fármacos testados algumas vezes devem ser testados no dia em que são usados

CQ = controle de qualidade; OXA = oxacilina.
Adaptada com base na referência 120.

Tabela 17.11 Plano de controle de qualidade replicado (3 × 5 dias) para testes de sensibilidade a antimicrobianos diários para cada combinação de cepa de CQ e fármaco I Critérios de aceitação e ação recomendada.

Número fora da faixa com os testes iniciais (baseados em 15 replicações)	Conclusão a partir dos testes iniciais (baseados em 15 replicações)	Número fora da faixa depois da repetição dos testes (baseados em todas as 30 replicações)	Conclusão depois da repetição dos testes
0 a 1	PCQ bem-sucedido. Passar aos testes de CQ semanais.	DI	DI
2 a 3	Testar outras três replicações por 5 dias.	2 a 3	PCQ bem-sucedido. Pode passar aos testes de CQ semanais.
≥ 4	PCQ falhou; investigar e adotar medidas corretivas apropriadas. Continuar CQ de cada teste diariamente.	≥ 4	PCQ falhou. Investigar e adotar medidas corretivas apropriadas. Continuar CQ de cada teste diariamente.

PCQ = plano de controle de qualidade; CQ = controle de qualidade; DI = dados indisponíveis.
Adaptada com base no CLSI M100-S23,[121] Tabela 3C.

de testes de CQ consecutivos por 20 a 30 dias, são eficiência maior, conclusão em um período de tempo mais curto e detecção mais rápida dos problemas de CQ. O CQ semanal dos testes de sensibilidade antimicrobiana para cada combinação de fármaco/microrganismo deve ser realizado sempre que for adotado um sistema de testes novos; sempre que for testado um fármaco novo; e sempre que determinadas variáveis dos testes forem modificadas, conforme estão delineados nas Tabelas 3C e 4F do CLSI M100-S23.[121] Até hoje, essa alteração da frequência dos testes de CQ não foi publicada nas regulamentações do CSLI e, por isso, não foi adotada pelos órgãos de acreditação dos laboratórios (*i. e.*, CMS, CAP) dos EUA. A partir de 2013,[121] o CLSI também alterou a frequência dos testes para as cepas reconhecidamente negativas (sensíveis) e positiva (resistentes) em discos, placas de ágar usadas na diluição em ágar, ou câmaras ou tubos isolados usados nos métodos de diluição – ou seja, da rotina de cepas de controles de ambas, para testes apenas da cepa positiva com cada nova remessa/lote/envio dos materiais de teste. A Tabela 17.12 descreve a frequência do CQ quando

Tabela 17.12 Frequência do controle de qualidade quando são efetuadas modificações nos sistemas dos testes de sensibilidade a antimicrobianos.

Frequência exigida do CQ	Discos	Meios (placas de ágar preparadas)	Preparação do inóculo	Medição dos halos	Aparelhos/*softwares* (p. ex., leitor de halo automatizado)
1 dia	Uso de remessa ou número de lote novo, ou outro fabricante	Uso de remessa ou número de lote novo			Conserto de instrumento que afeta os resultados de TSA. Dependendo da extensão do reparo (p. ex., componente crítico, como dispositivo fotográfico), testes adicionais podem ser apropriados por 5 dias
5 dias		Usar um fabricante novo	Conversão da preparação/padronização do inóculo ao uso de um dispositivo que tenha CQ intrínseco (p. ex., converter o ajuste visual da turbidez para o uso de um dispositivo fotométrico, para o qual seja fornecido um procedimento de CQ)		Atualização do *software* que afete os resultados de TSA. Monitorar todos os fármacos, não apenas os que foram afetados pela modificação do *software*
PCQ replicado 15 vezes, ou PCQ de 20 a 30 dias	Acréscimo de um antimicrobiano novo ao sistema existente		Conversão da preparação/padronização do inóculo para um método que dependa da técnica do usuário (p. ex., conversão do ajuste visual da turbidez para outro método que não esteja baseado em um dispositivo fotométrico)	Alteração do método de medição dos halos (p. ex., conversão das determinações manuais dos halos para um leitor de halo automatizado). Também devem ser realizados estudos de verificação interna	

TSA = teste de sensibilidade a antimicrobianos; PCQ = plano de controle de qualidade; CQ = controle de qualidade.
Adaptada com base no CLSI M100-S23, Tabela 3C.[121]

são efetuadas modificações nos sistemas de testes antimicrobianos do esquema de 20 a 30 dias para um plano de CQ 3 × 5 dias. Além disso, o CLSI também tem recomendações descritas para solucionar os problemas com os testes de CQ (Boxe 17.3) e as ações corretivas apropriadas, que devem ser adotadas quando os parâmetros de CQ não são atendidos (Tabela 17.13).

Garantia da qualidade e testes de proficiência. Os laboratórios devem monitorar os erros dos testes de sensibilidade antimicrobiana e classificá-los como muito importantes, significativos ou de importância secundária. Os resultados errôneos podem ser detectados antes de sua liberação, seja por um tecnólogo astuto ou pelo microbiologista clínico, ou pelas regras de inteligência artificial incorporadas a um sistema automatizado, que assinala os resultados que precisam ser verificados. A comparação do resultado errôneo ou inesperado para determinado microrganismo pode alertar o microbiologista para um problema em potencial nos resultados da identificação e/ou testes de sensibilidade. A Tabela 17.7 resume alguns desses indícios. Teste acidental com culturas mistas é uma causa comum de erros; a inclusão de uma placa "pura" no teste de sensibilidade é essencial, mas a pureza aparente da colônia testada não é garantia absoluta de pureza.

Todos os erros de testes, interpretação ou notificação dos resultados de sensibilidade antimicrobiana devem ser monitorados como um dos principais indicadores de qualidade do processo complexo por inteiro. Todos os laboratórios devem estabelecer como meta ter um número mínimo de erros, mas todos eles devem ser investigados para identificar e corrigir a causa básica, de forma que não se repitam. Os técnicos devem ser altamente treinados e habilitados não apenas para realizar os procedimentos dos testes, mas também identificar as situações nas quais um teste deve ser repetido em razão dos resultados supostamente errôneos. As normas e os procedimentos do laboratório também devem definir claramente os perfis de resistência antimicrobiana específica dos patógenos principais, que exigem testes adicionais ou confirmatórios antes que os resultados sejam liberados, conforme está descrito adiante neste capítulo.

Os laboratórios que realizam testes de sensibilidade antimicrobiana também devem participar de um programa de avaliação da proficiência, como o que é oferecido pelo CAP (College of American Pathologists),[III] de acordo com a exigência da lei federal, de forma a melhorar o desempenho e fornecer dados adicionais úteis à avaliação dos resultados dos testes de sensibilidade em nível nacional.[464] Os programas de proficiência dirigidos também têm sido implementados com sucesso.[608]

Procedimentos dos testes de sensibilidade antimicrobiana

Métodos dos testes de sensibilidade por difusão

Teste de sensibilidade por difusão em disco. Os testes de sensibilidade por difusão em disco foram padronizados nos EUA com base nos estudos de Bauer, Kirby et al. (Quadro 17.1 *online*).[118,121,122] Esse método ainda é amplamente utilizado porque é fácil de realizar e tem custo menor, quando é comparado com os outros métodos. Ao contrário das técnicas de diluição, o valor da CIM não é derivado, mas o diâmetro do halo de inibição pelo antibiótico é comparado com os valores de CIM da mesma cepa, de forma a prever o nível de sensibilidade. O teste de difusão em disco deve ser realizado estritamente de acordo com os métodos padronizados e descritos pelo CLSI.[118,121,122] Quando o teste é realizado corretamente, as bordas do halo de inibição devem estar bem definidos e fáceis de medir.

Descrição do método. A Figura 17.12 ilustra princípio básico do teste padronizado de sensibilidade por difusão em disco. Todos os métodos de difusão em disco estão baseados na difusão de um antibiótico liberado pelo ágar a partir de um disco impregnado. Outros autores publicaram anteriormente uma descrição teórica detalhada dos princípios da formação do halo de inibição com esse método e, neste capítulo, oferecemos apenas um esboço sucinto.[28,296] Os discos têm diâmetro padronizado de 6 mm e são produzidos de forma a conter uma quantidade definida do fármaco a ser testado. O CLSI recomenda que os discos fiquem espaçados sobre a placa de ágar, de forma que haja um intervalo de 24 mm entre os centros de dois discos para assegurar que não haja superposição dos halos de inibição. O intervalo entre a inoculação do ágar com as bactérias e a aplicação do disco com antibiótico não deve ser maior que 15 minutos, porque a difusão começa logo depois da sua aplicação na superfície do meio. Logo que o disco impregnado com antibiótico entra em contato com a superfície úmida do ágar, a água é absorvida pelo papel de filtro e o antimicrobiano difunde-se para dentro do meio circundante. A taxa de extração do antimicrobiano para fora

---

Boxe 17.3

Ações corretivas para testes de sensibilidade antimicrobiana fora do controle

Causa do erro
Evidente (p. ex., cepa-controle errada, temperatura errada, contaminação)
- Retestar no dia em que o QC falhar, até que o resultado esteja sob controle; em seguida, proceder como se houvesse um erro desconhecido.

OU

Desconhecida:
- A Tabela 17.12 resume as possíveis explicações da falha do CQ
- Depois de adotar alterações (*i. e.*, reagentes novos) que poderiam ser problemáticas, avançar para a validação
- Testar o antibiótico que falhou por 5 dias consecutivos
- Realizar testes adicionais se os resultados estiverem fora do controle
- Continuar os testes diários, até que o problema seja resolvido
- Passar a realizar testes semanais quando os resultados estiverem sob controle
- Deixar de relatar quaisquer antibióticos que estiverem fora do controle, até que o problema esteja resolvido.

[III] N. R. T.: No Brasil, a Sociedade Brasileira de Patologia Clínica (SBPC) e a Sociedade Brasileira de Análises Clínicas (SBAC) têm um programa de proficiência.

Tabela 17.13 Correção dos problemas de controle de qualidade dos testes de sensibilidade a antimicrobianos.[a]

Alterações encontradas	Problemas possíveis	Medidas corretivas[b]
CIM muito altas ou dimensões de halos muito pequenas (cepas muito resistentes)	1. Inóculo muito grande 2. Deterioração do antimicrobiano 3. Alteração da cepa de CQ 4. Ágar muito fundo 5. Leitura incorreta dos resultados	1. Verificar e ajustar os inóculos, se for necessário 2. Verificar a potência dos discos ou o pó; tentar um lote novo 3. Testar o estoque novo de cepa de CQ 4. Verificar a profundidade do ágar 5. Repetir com vários examinadores
CIM muito baixas ou dimensões de halos muito grandes (cepas muito sensíveis)	1. Inóculo muito pequeno 2. Antimicrobiano muito potente 3. Troca da cepa de CQ 4. Ágar muito fino 5. Leitura incorreta dos resultados	1. Verificar e ajustar o inóculo, se for necessário 2. Verificar a potência dos discos ou pó; tentar um lote novo 3. Testar o estoque novo de cepa de CQ 4. Verificar a profundidade do ágar 5. Repetir com vários examinadores
Resultados para *Pseudomonas* e aminoglicosídios fora do controle	Concentração de cátions alterada	Usar caldo suplementado com cátions ou tentar um lote diferente do ágar
Aminoglicosídios e macrolídios resistentes; tetraciclina muito sensível	Meio muito ácido	Verificar o pH dos meios
Aminoglicosídios e macrolídios resistentes; tetraciclina muito resistente	Meio muito alcalino	Verificar o pH dos meios
CIM para trimetoprima muito altas, ou dimensões de halos muito pequenas; resultados difíceis de ler	Excesso de timidina no meio	Testar o meio com *Enterococcus faecalis* (ATCC 29212); acrescentar timidina-fosforilase ou sangue equino lisado
Gerais	*Cepa de CQ*: uso de uma cepa de CQ errada; armazenamento inadequado; conservação inadequada (p. ex., uso da mesma cultura operacional por mais de 1 mês); contaminação; perda de viabilidade; alterações dos microrganismos (p. ex., mutação, perda de plasmídio)	Usar uma nova cepa de CQ e verificar todas as condições do teste
	Suprimentos do teste: condições inadequadas de armazenamento ou envio; contaminação; volume inadequado de caldo nos tubos ou câmaras; uso de painéis (p. ex., rachados, com vazamento), placas, cartões ou tubos danificados; uso de materiais vencidos (*i. e.*, discos)	Usar reagentes e suprimentos novos e verificar todas as condições do teste
	Procedimento do teste: uso de temperatura ou condições de incubação erradas; suspensões de inóculos preparadas ou ajustadas incorretamente; inóculo preparado a partir de uma placa incubada por tempo inadequado; inóculos preparados a partir de meios seletivos ou diferenciais contendo antibióticos ou outros compostos que inibem o crescimento; uso de reagentes ou suprimentos complementares errados; leitura ou interpretação incorreta dos resultados do teste; erro de transcrição.	Verificar todas as condições do teste e a leitura e o registro dos resultados do teste
	Equipamento: não funciona adequadamente ou descalibrado (*i. e.*, pipetas)	Verificar o CQ de todos os equipamentos e realizar manutenção conforme a necessidade; substituir se continuar a apresentar falha de funcionamento

[a]Adaptada com base no M100-S23, Tabela 4G.[121]
[b]Todos os resultados, fora do controle requererão retestagem e os resultados não devem ser divulgados até que o CQ esteja novamente sob controle (ver Tabelas 17.10 e 17.11). CQ = controle de qualidade; ATCC = American Type Culture Collection.

do disco é maior que sua difusão para o meio externo, de forma que a concentração da área situada imediatamente em contato com o disco pode ser maior que a do próprio disco. Contudo, à medida que a distância do disco aumenta, há redução logarítmica da concentração do antimicrobiano. Quando a placa foi previamente inoculada com uma suspensão de bactérias, o crescimento simultâneo dos microrganismos ocorre na superfície do ágar. Quando é alcançada uma massa crítica de células bacterianas, a atividade inibitória do antimicrobiano é superada e as colônias começam a crescer. O tempo necessário para chegar à massa crítica de células (tempo crítico; 4 a 10 horas com as bactérias comumente testadas) é típico de cada espécie, mas é influenciado pela composição do meio e pela temperatura da incubação. A extensão lateral da difusão antimicrobiana antes de chegar ao tempo crítico é determinada pela profundidade do ágar,

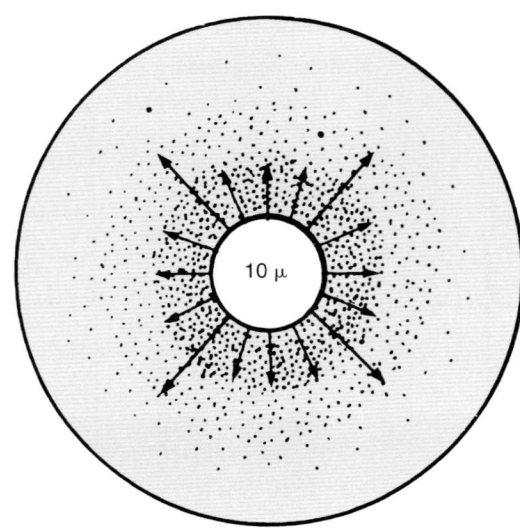

FIGURA 17.12 Princípio da difusão dos antibióticos no ágar. A concentração do antibiótico diminui à medida que aumenta a distância do disco.

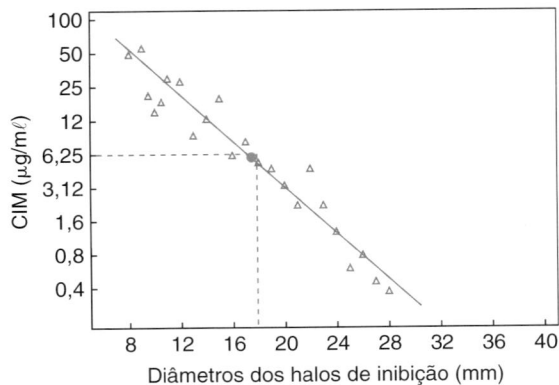

FIGURA 17.13 Protótipo de uma curva de regressão comparando as CIM em microgramas por mililitro com o halo em milímetros. Cada triângulo representa a CIM (*eixo vertical*) e o halo de inibição (*eixo horizontal*) de uma única cepa.

porque a difusão ocorre em três dimensões. Os pontos nos quais a massa crítica de células é alcançada aparecem como um círculo bem-definido com margem de crescimento bacteriano, enquanto o meio do disco forma o centro do círculo quando o teste é realizado adequadamente (Figura 17.12). A concentração do antimicrobiano difundido nessa interface de bactérias em crescimento e microrganismos inibidos é conhecida como concentração crítica e aproxima-se da CIM determinada pelos testes de diluição (ver Métodos que utilizam meios líquidos, adiante). Embora o cálculo direto da concentração inibitória não seja realizado na prática, a CIM pode realmente ser calculada com precisão razoável quando as características de difusão do antimicrobiano e de crescimento bacteriano são conhecidas.[28]

Interpretação dos resultados. O diâmetro do halo observado em um teste de difusão em disco é comparada com os padrões interpretativos fornecidos pelo CLSI.[118,121,652] Os tamanhos dos diâmetros dos halos de inibição, derivados dos testes de uma grande variedade de cepas, são correlacionados com as CIM conhecidas das espécies testadas. Desta forma, os critérios de corte interpretativos para os diâmetros dos halos classificados como "sensível", "intermediário" e "resistente" são definidos. A Figura 17.13 ilustra um protótipo de uma curva de regressão, que demonstra essa relação. Inúmeras cepas foram testadas contra um único antimicrobiano pela técnica de difusão em disco e pelo método de diluição. Cada triângulo representa os resultados dos dois testes para uma única cepa. A linha de regressão foi traçada ao longo de alguns pontos separados. Quando a linha de regressão é traçada, pode-se inferir uma CIM aproximada com base em qualquer diâmetro do halo. Nesse exemplo, o halo de 18 mm corresponde à CIM de 6,25 µg/mℓ; a Figura 17.14 ilustra o limite de corte do teste de diluição em caldo.

As diretrizes de interpretação do teste de difusão em disco permitem ao usuário fazer aproximações da CIM para cada um dos antimicrobianos listados, com os diâmetros halos determinados pela técnica de difusão em disco. Desse modo, um antimicrobiano que produzisse halo de inibição com diâmetro maior que 18 mm teria, teoricamente, uma CIM inferior a 6,25 µg/mℓ e o microrganismo seria considerado sensível. Por outro lado, uma cepa que produzisse zona de inibição menor que 18 mm seria considerada resistente. Na prática, as curvas de regressão não são definidas com tanta clareza e pode-se formar uma com 2 a 4 mm, por meio da qual não é possível determinar se o microrganismo é sensível ou resistente. A sensibilidade das cepas que produzem halos de inibição nessa faixa é classificada como intermediária. Nos estudos realizados no final da década de 1950,

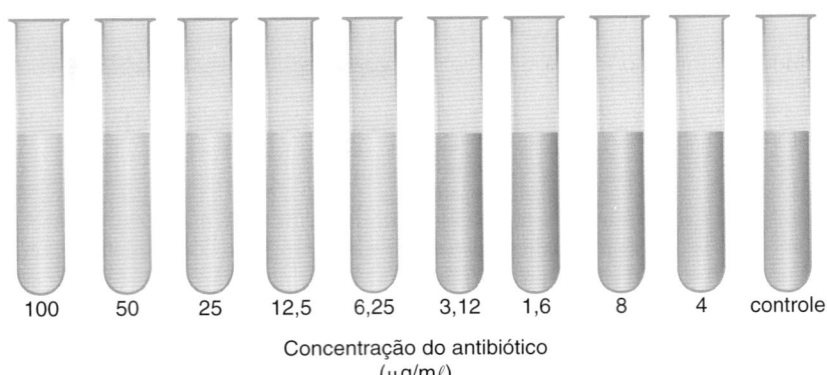

FIGURA 17.14 Teste de sensibilidade por diluição em caldo. A CIM do teste ilustrado aqui é de 6,25 µg/mℓ.

Bauer, Perry e Kirby demonstraram pela primeira vez que as cepas bacterianas testadas com determinado antibiótico tendiam a estar nas categorias de resistentes ou sensíveis; apenas uma porcentagem pequena (5% ou menos) estavam na faixa intermediária.[31]

As situações nas quais o tecnólogo precisa aprender a interpretar corretamente os resultados duvidosos estão relacionadas no Boxe 17.4 e ilustradas nas Figuras 17.15 a 17.18.

Controle de qualidade. Os objetivos do CQ dos testes de difusão em disco são monitorar o desempenho do meio e dos discos e a precisão do procedimento de teste utilizando cepas bacterianas de referência padronizadas. A competência do operador para realizar o procedimento do teste, inclusive a leitura do diâmetro do halo de inibição e sua interpretação, também é avaliada. Os controles devem ser testados rotineiramente usando os métodos e a frequência de testagem estabelecidos pelo CLSI.[118,121,122] O CQ deve ser realizado todas as vezes que for usado um novo lote de discos ou ágar. O CLSI também estabeleceu os limites dos diâmetros dos halos aceitáveis para as cepas utilizadas no CQ;[118,121,122] estes limites fornecem uma base para medir a precisão do teste. As cepas de referência recomendadas pelo CLSI para o CQ dos testes de difusão em disco para bactérias aeróbias são: *E. coli* ATCC 25923, *E. faecalis* ATCC 29212, *P. aeruginosa* ATCC 27853, *S. aureus* ATCC 25923 e *E. coli* ATCC 35218. Essa última cepa de *E. coli* é usada como controle apenas para as

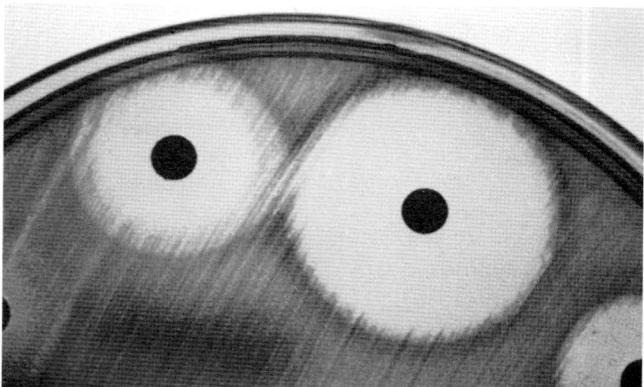

■ **FIGURA 17.15** Fotografia de uma placa de sensibilidade antimicrobiana utilizando uma espécie de *Proteus* como microrganismo testado. Observe a formação do "véu" para dentro do halo de inibição nas bordas periféricas. O segundo halo externo de inibição do crescimento deve ser usada para medir o diâmetro do halo.

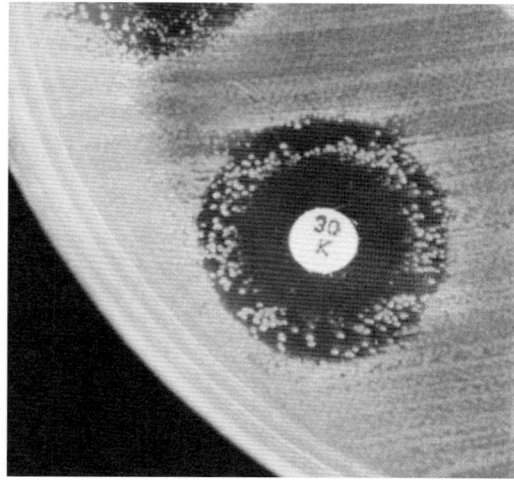

■ **FIGURA 17.16** Placa de sensibilidade antimicrobiana na qual as colônias resistentes à canamicina crescem dentro do halo de inibição; testes bioquímicos devem ser realizados para determinar se a cepa resistente é um mutante das bactérias testadas, ou se representa uma outra espécie crescendo em cultura mista.

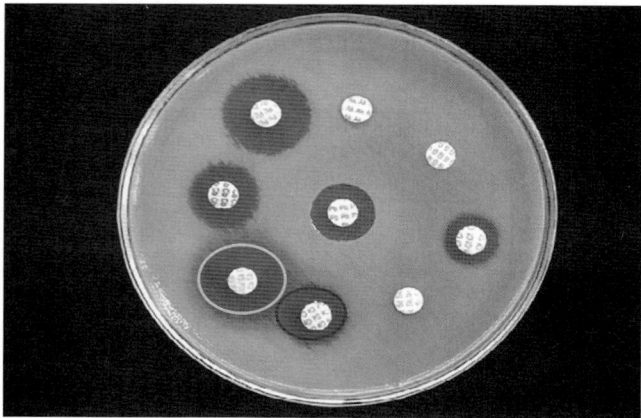

■ **FIGURA 17.17** Colocação incorreta dos discos: isto demonstra a dificuldade de medir os diâmetros quando há superposição dos halos de inibição adjacentes, ou quando os halos se estendem além da margem externa do ágar. Nesse caso, formam-se halos ovais ou elípticos e é difícil decidir onde medir o halo. O teste deve ser repetido com espaçamento correto dos discos.

Boxe 17.4

Como solucionar problemas da leitura dos testes de difusão em disco

- O diâmetro é "lido" na região mais larga da borda externa do halo circular de inibição
  - O diâmetro não deve incluir colônias puntiformes ou crescimento "nebuloso"
  - As espécies de *Proteus* e outras bactérias móveis podem espalhar-se (formar o véu) quando crescem na superfície do ágar, resultando em crescimento "nebuloso" dentro do halo de inibição, que deve ser ignorado; o técnico deve "ler" a borda externa (Figura 17.15)
  - É importante verificar a pureza da cultura e realizar testes de sensibilidade separados sobre as colônias puntiformes da zona de inibição; estas colônias não devem ser ignoradas ao determinar a CIM, porque elas podem representar uma subpopulação mais resistente (Figura 17.16)
  - O técnico deve ignorar o crescimento na borda externa ao "ler" os resultados do disco de sulfonamida; o halo nítido com inibição < 80% deve ser lido como diâmetro do halo
  - Halos de superposição podem ocorrer quando os discos não são aplicados corretamente sobre o ágar; o teste deve ser repetido com a aplicação mais cuidadosa dos discos, de forma que as bordas externas do halo possam ser "lidas" corretamente (Figura 17.17)
  - Os testes devem ser repetidos quando a placa não foi semeada corretamente, resultando em halos com bordas irregulares (Figura 17.18)
  - Ao testar bactérias beta-hemolíticas, o técnico deve avaliar o halo de inibição e ignorar a área de hemólise.

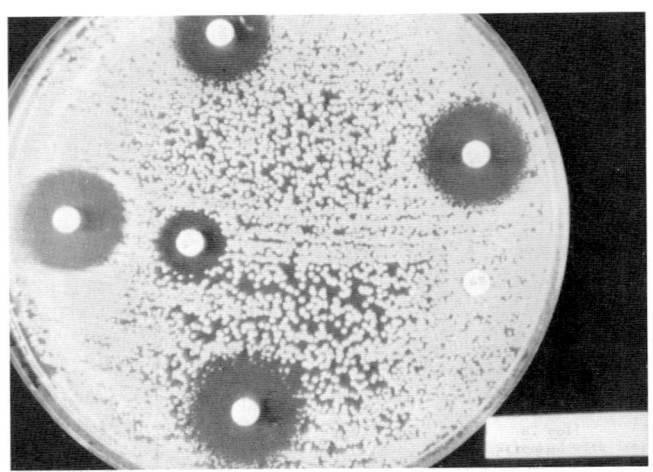

FIGURA 17.18 Placa de sensibilidade antimicrobiana semeada incorretamente, demonstrando crescimento desigual. As bordas dos halos de inibição não são bem-definidos e isto dificulta a medição precisa.

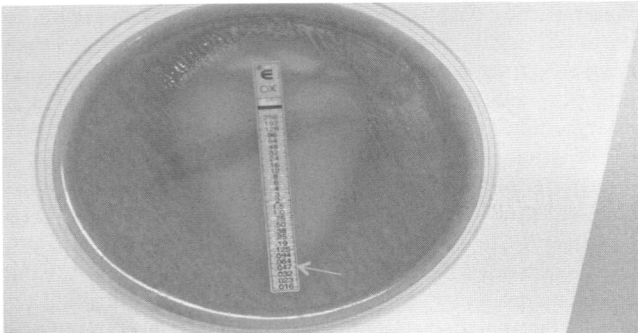

FIGURA 17.19 Etest® de oxacilina-*S. pneumoniae*. CIM = 0,47 μg/mℓ (S). (Cortesia de Calgary Laboratory Services.)

combinações de inibidores de betalactamase contendo ácido clavulânico, sulbactam ou tazobactam. A Tabela 17.14 é um exemplo de um quadro usado para registrar os resultados do CQ semanal do teste de difusão em disco utilizando um dos microrganismos de controle padronizados (neste caso, *E. coli* ATCC 25922).

Limitações. O teste de Bauer-Kirby,[31] conforme a modificação do CLSI, foi aceito nos EUA como técnica padronizada para a realização dos testes de sensibilidade antimicrobiana por difusão em disco e fornece informações precisas, contanto que seja realizado de acordo com as diretrizes publicadas.[118,121,122] O teste deve ser aplicado apenas para as espécies bacterianas que foram detalhadamente avaliadas. As bactérias que crescem lentamente, necessitam de nutrientes especiais ou requerem CO_2 ou condições anaeróbias para crescer não devem ser testadas, a menos que a validade do procedimento esteja comprovada.[114,115]

Teste de sensibilidade por difusão em gradiente. O teste de sensibilidade por difusão em gradiente, ou *epsilometer test* (Etest®) foi desenvolvido pela AB Biodisk na Suécia (Quadro 17.3 *online*). Embora o Etest® agora seja propriedade da bioMérieux, ele ainda é comercializado com o mesmo nome comercial. O Etest® consiste em tiras impregnadas com antimicrobianos, que são colocadas na superfície do ágar e baseiam-se no mesmo princípio do teste de difusão em disco, mas os valores de CIM são obtidos aplicando-se um gradiente do antibiótico a ser testado ao longo da fita. O gradiente do antibiótico da fita é produzido aplicando-se 15 concentrações diferentes do fármaco em fileiras repetidas de um número crescente de pequenos pontos (www.biomerieux-diagnostics.com). A aplicação da tira sobre o meio com o inóculo faz com que o antibiótico difunda-se para dentro do meio circundante em concentração alta em uma extremidade da tira e concentração baixa na outra extremidade. A CIM é lida em uma escala linear impressa na lateral superior da tira, onde o halo de inibição do crescimento intercepta a borda da tira (Figura 17.19). Quando as tiras são colocadas sobre o ágar de "cabeça para baixo" (ou seja, o lado impregnado não fica em contato com o ágar), as determinações das CIM provavelmente são incorretas.[231] Entretanto, o fabricante indica que uma fita colocada de "cabeça para baixo" pode ser recolocada sem problemas, caso o erro seja detectado imediatamente.

Os mesmos fatores que afetam o teste de sensibilidade antimicrobiana por difusão em disco também se aplicam ao Etest®. A difusão dos antimicrobianos começa logo depois da colocação da tira que, por esta razão, não pode ser movida depois que a superfície impregnada tiver tocado no ágar. Uma placa mal-semeada pode formar um halo de inibição irregular no ponto da CIM. A mobilidade das espécies de *Proteus* e as colônias mutantes dentro do halo de inibição podem ser problemáticas com o Etest®, assim como com a técnica de difusão em disco.

Desde que foi introduzido, o Etest® foi testado com uma variedade muito grande de bactérias e este método produz resultados semelhantes aos dos outros testes convencionais de CIM (métodos de diluição em ágar ou caldo).[84,96,509,613] Entretanto, apesar da simplicidade de configuração do Etest®, em comparação com os outros métodos, o custo de cada tira com antibiótico torna este método menos atraente para testar vários antimicrobianos contra microrganismos que crescem bem com um dos procedimentos de diluição ou difusão em disco. O Etest® tem valor inestimável para testar antimicrobianos altamente seletivos contra bactérias exigentes, que não crescem bem nos outros métodos de teste (p. ex., *Streptococcus pneumoniae*[604] ou estreptococos *viridans*);[398] para confirmar a CIM de determinada combinação de antibiótico/bactéria testada inicialmente por outro método;[613] e para detectar ou confirmar tipos específicos de resistência antimicrobiana (*i. e.*, ESBL, MBL, VISA/VRSA), conforme está descrito adiante (ver Detecção dos tipos específicos de resistência antimicrobiana).[518,573,598]

Quando utilizam o Etest®, os laboratórios devem seguir todos os princípios e práticas de CQ descritos no início deste capítulo com referência ao teste de difusão em disco. Além das questões gerais comuns a todos os testes de sensibilidade antimicrobiana, as recomendações específicas para solucionar problemas do Etest® estão resumidas no Boxe 17.5. A Tabela 17.15 descreve o exemplo de um quadro de CQ semanal para o teste de difusão por gradiente (Etest®) com *S. pneumoniae* (ATCC 49619).

Teste de sensibilidade antimicrobiana por diluição

Teste de sensibilidade antimicrobiana por diluição em ágar. O método de diluição em ágar é a técnica de referência

Tabela 17.14 Quadro de controle de qualidade semanal para um teste de difusão em disco com *Escherichia coli* ATCC 25922.

ÁGAR DE MÜELLER-HINTON SIMPLES   Ano:_____

E. coli
ATCC 25922   Data (dia/mês)
                                  Inicial

                                  Diâmetro do halo em mm

Lembrar de registrar o n. do lote do Disco & Meio e a data de vencimento no form. CLSI nº MI3811

Antimicrobiano	Disco	Diâmetro (mm)
AMOX/ÁCIDO CLAVULÂNICO	AMC 30	18 a 24
AMICACINA	AK 30	19 a 26
AMPICILINA	AMP 10	16 a 22
AZTREONAM	ATM 30	28 a 36
CEFAZOLINA	KZ 30	21 a 27
CEFEPIMA	FEP 30	31 a 37
CEFIXIMA	CFM 5	23 a 27
CEFOTAXIMA	CTX 30	29 a 35
CEFOXITINA	FOX	23 a 29
CEFTAZIDINA	CAZ 30	25 a 32
CEFTRIAXONA	CRO 30	29 a 35
CEFUROXIMA	CXM 30	20 a 26
CEFALOTINA	KF 30	15 a 21
CIPROFLOXACINO	CIP 5	30 a 40
COTRIMOXAZOL	SXT 25	23 a 29
ERTAPENÉM	ETP 10	29 a 36
FOSFOMICINA	FOT 200	22 a 30
GENTAMICINA	CN 10	19 a 26
IMIPENÉM	IPM 10	26 a 32
MEROPENÉM	MEM 10	28 a 34
NITROFURANTOÍNA	F300	20 a 25
NORFLOXACINO	NOR 10	28 a 35
PIP/TAZOBACTAM	TZP 110	24 a 30
TETRACICLINA	TE 30	18 a 25
TOBRAMICINA	TOB 10	18 a 26

Revisão semanal:

Revisão mensal do supervisor: Relatar imediatamente ao supervisor os resultados fora do controle

Adaptada com autorização de Calgary Laboratory Services Manual (CQ).

para realizar testes de sensibilidade com meio sólido. Esse método foi adaptado com sucesso ao uso rotineiro em laboratórios de grande porte, que testam apenas determinadas concentrações do antimicrobiano em questão. Embora apresentemos a seguir uma descrição sucinta do método, o teste de diluição em ágar é realizado principalmente pelos laboratórios de referência. Uma suspensão padronizada de bactérias é inoculada em uma série de placas de ágar, cada uma contendo uma concentração diferente do antimicrobiano que, em conjunto, abrangem a faixa terapêutica do fármaco.[135] Por exemplo, quando a faixa terapêutica de determinado antimicrobiano é de 2 a 12 μg/mℓ, pode-se utilizar uma série de placas com ágar contendo 1, 4, 8, 16 e 32 μg/mℓ do antibiótico para determinar a sensibilidade do microrganismo a ser testado. Quando o microrganismo cresce nas primeiras três placas, mas não na que contém 16 μg/mℓ do antimicrobiano, então o valor estabelecido para a CIM é de 16 μg/mℓ.

De forma a facilitar o teste para grande número de cepas isoladas, um equipamento conhecido como replicador de Steers é usado para inocular placas grandes de diluição em ágar com 32 a 26 orifícios cortados no ágar. Esses orifícios são dispostos de modo que, quando a placa de semeadura está corretamente alinhada dentro da guia na base do replicador, cada pino de inoculação da cabeça móvel do equipamento encaixa exatamente dentro dos orifícios. Cada orifício da placa de semeadura forma um receptáculo, dentro do qual podem ser colocadas diversas suspensões bacterianas.

Boxe 17.5

Como solucionar problemas de leitura dos testes Etest®

- A CIM é igual ao ponto de intersecção no qual a elipse intercepta a régua da tira:
  - O halo de inibição inclui as colônias puntiformes e o crescimento "nebuloso" dentro do halo de inibição
  - O técnico deve verificar a pureza da cultura quando existem colônias puntiformes no halo de inibição; estas colônias não devem ser ignoradas durante a determinação da CIM
  - A placa deve ser inclinada ou o técnico deve usar uma lupa de aumento para visualizar as colônias puntiformes e as áreas "nebulosas" de crescimento, especialmente com enterococos, pneumococos e espécies de *Stenotrophomonas*. Uma área de crescimento "nebuloso" deve ser incluída no cálculo do halo de inibição, mas o "véu" produzido pelas espécies de *Proteus* deve ser ignorado
  - Com o teste em bactérias beta-hemolíticas, o técnico deve avaliar o halo de inibição e ignorar a área de hemólise
  - Se houver um efeito paradoxal (inibição com CIM baixa e recrescimento com CIM mais altas), a leitura da CIM deve ser feita com base no halo de inibição total final
  - Os antibióticos bacteriostáticos (p. ex., SXT) podem permitir crescimento com borda difusa e mal definida; a leitura da CIM deve ser realizada na área com inibição de 80% (da mesma forma que no teste de difusão em disco)
  - Durante os testes de combinações de betalactâmicos com inibidores de betalactamase, o inibidor pode ter atividade intrínseca e formar uma elipse ampliada nas áreas mais baixas do CIM. O técnico deve extrapolar a elipse superior de inibição para calcular a CIM
  - Um efeito de "depressão" na faixa mais baixa de CIM pode ocorrer quando há resistência indutiva aos macrolídios, formando uma elipse com um mamilo alongado na extremidade. O técnico deve extrapolar a curvatura da elipse primária para determinar a CIM
  - O técnico deve ignorar uma linha fina de crescimento ao longo da parte inferior da tira – fenômeno causado por microrganismos que crescem dentro de um túnel de água ao longo da tira
  - Quando o halo de inibição intercepta a fita entre duas marcações, o técnico deve considerar o valor mais alto. Do mesmo modo, quando o halo de inibição intercepta a tira em posições ligeiramente diferentes nos dois lados, o valor mais alto deve ser considerado
  - Quando a CIM produzida pela tira está entre os números do esquema de diluição clássica dupla (no qual se baseiam todas as recomendações padronizadas), o técnico deve arredondar o "valor" para cima, ou seja, para a próxima diluição dupla. Por exemplo, uma CIM de 1,5 $\mu g/m\ell$ deve ser relatada como 2,0 $\mu g/m\ell$.

Adaptado de Etest Technical Guide: Etest for MIC determination, AB Biodisk, Solna, Suécia.

Tabela 17.15 Quadro de controle de qualidade semanal para determinação da CIM (Etest®) de *Streptococcus pneumoniae* (ATCC 49619).

O LOTE DE MHA Nº EXPIRA EM:_____		DATA/HORA DA MONTAGEM:_____	
DATA: RECEBIDO EM:_____		INICIAIS:_____	
DATA:_____		DATA DA LEITURA:_____	
		INICIAIS:_____	
Streptococcus pneumoniae ATCC 49619			
DATA DE VENCIMENTO DO LOTE Nº DO ETEST®:		VALOR DA CIM ($\mu g/m\ell$)	Revisão semanal
AMPICILINA (AMP)	0,016 a 256 $\mu g/m\ell$	> 0,03 a 0,25[a]	
Lote nº:	Vencimento:		
CEFOTAXIMA (CT)	0,016 a 256 $\mu g/m\ell$	0,03 a 0,12	
Lote nº:	Vencimento:		
CEFTRIAXONA (TX)	0,002 a 32 $\mu g/m\ell$	0,03 a 0,12	
Lote nº:	Vencimento:		
PENICILINA (PG)	0,016 a 256 $\mu g/m\ell$	0,25 a 1	
Lote nº:	Vencimento:		
VANCOMICINA (VA)	0,016 a 256 $\mu g/m\ell$	0,12 a 0,5	
Lote nº:	Vencimento:		
ERITROMICINA (EM)	0,016 a 256 $\mu g/m\ell$	0,03 a 0,12	
Lote nº:	Vencimento:		
LEVOFLOXACINO	0,002 a 32 $\mu g/m\ell$	0,5 a 2	
Lote nº:	Vencimento:		
SULFAMETOXAZOL-TRIMETOPRIMA	0,002 a 32 $\mu g/m\ell$	0,12 a 1,0	
Lote nº:	Vencimento:		
AMOXICILINA	0,016 a 256 $\mu g/m\ell$	0,03 a 0,12	
Lote nº:	Vencimento:		
Revisão CQ/AQ Mensal:			

[a] Usa os limites de corte do CLSI, conforme definido no M100-S24.[122]
Adaptada com autorização de Calgary Laboratory Services Microbiology Manual (manual de sensibilidade antimicrobiana).

As placas do teste de diluição em ágar inoculadas são incubadas a 35°C por 18 horas. A Figura 17.20 ilustra placas de diluição em ágar prontas para serem interpretadas. Observe que os microrganismos sensíveis à concentração do antimicrobiano contido em determinada placa de ágar não formam um círculo de crescimento no local da inoculação, enquanto os que são resistentes formam colônias circulares. As placas de ágar são marcadas com uma grade, de forma que cada microrganismo possa ser identificado por um número e os resultados sejam transferidos a uma folha de registro.

Teste de sensibilidade por macrodiluição em caldo. O teste de sensibilidade antimicrobiana por macrodiluição em caldo estava entre os primeiros métodos desenvolvidos por Fleming e ainda serve como técnica de referência.[196] Diluições sequenciais do antimicrobiano são produzidas inicialmente no meio líquido e depois se acrescenta uma suspensão bacteriana padronizada. A Figura 17.14 mostra uma ilustração esquemática do teste de microdiluição em caldo com 10 tubos, que contém CAMHB geralmente com volume de 1 a 2 mℓ. As quantidades do antimicrobiano são diluídas sequencialmente em nove desses tubos, começando de uma concentração alta de 100 µg/mℓ até chegar à concentração de 0,4 µg/mℓ. O tubo de número 10 serve como controle de crescimento e não contém o antimicrobiano. Todos os 10 tubos são inoculados com uma suspensão padronizada dos microrganismos a serem testados e incubados a 35°C por 18 horas. Ao final do período de incubação, os tubos são examinados visualmente quanto à turbidez; os cinco tubos à esquerda estão claros, enquanto os cinco da direita estão opacos (Figura 17.14). A turbidez indica que o crescimento bacteriano não foi inibido pela concentração do antimicrobiano contido no meio. O limite de corte da inibição do crescimento está entre os tubos 5 e 6, ou entre 6,25 e 3,12 µg/mℓ do antimicrobiano. Esse limite representa a CIM (i. e., a **CIM** está em algum nível entre 6,25 e 3,12 µg/mℓ), que é definida como a concentração mais baixa do antimicrobiano (em microgramas por mililitro) capaz de impedir o crescimento da bactéria *in vitro*. Contudo, por convenção, a **CIM** é interpretada como a concentração do antimicrobiano contido no primeiro tubo da série, que inibe o crescimento visível. Desse modo, no exemplo ilustrado nessa figura, a **CIM** é de 6,25 µg/mℓ.

Em razão do aumento expressivo do número de antibióticos testados simultaneamente contra os patógenos isolados da prática clínica, o método de macrodiluição em caldo não é mais utilizado nos laboratórios clínicos. Em seu lugar, utiliza-se o teste de microdiluição em caldo, que é uma adaptação do método de macrodiluição com um volume muito menor do meio líquido, conforme está descrito adiante.

Teste de sensibilidade por microdiluição em caldo. Em princípio, o desempenho do método de microdiluição em caldo é semelhante ao da técnica de macrodiluição, com exceção de que a sensibilidade dos microrganismos aos antimicrobianos é determinada em uma série de câmaras de microtubos, que são moldadas em uma placa de plástico (Quadro 17.2 *online*).[210,296] O desenvolvimento do método de microdiluição permite que um número grande de bactérias seja testado contra um painel de antimicrobianos de forma simples e pouco dispendiosa.

Descrição do método. A microdiluição em caldo tem sido amplamente utilizada com finalidades experimentais e clínicas e é o método de referência internacional usado para determinar as CIM pelo EUCAST (www.EUCAST.org/clinical-breakpoints) e pelo CLSI.[117,121,122] Os testes de microdiluição em caldo são descritos como uma técnica de microdiluição porque o volume final dos meios líquidos é de apenas 50 µℓ. O caldo de Müeller-Hinton (MHB) é o meio líquido mais utilizado e amplamente avaliado para realizar testes de sensibilidade antimicrobiana por diluição e foi escolhido como método de referência internacional pelo EUCAST (www.EUCAST.org) e pelo CLSI.[117,121,122] Cada placa pode conter 80, 96 ou mais microcâmaras, dependendo da quantidade e das concentrações dos antimicrobianos que precisem ser incluídos no painel do teste de sensibilidade. Os painéis de microdiluição em caldo disponíveis no mercado (sistemas Pasco®, painéis MicroScan®, Sensititre® e placas TREK®), que contêm diluições sequenciais horizontais padronizadas dos diferentes antibióticos nas microcâmaras da placa, assim como a automação da incubação e da leitura das placas (sistema MicroScan®, sistema Sensititre®, permitem

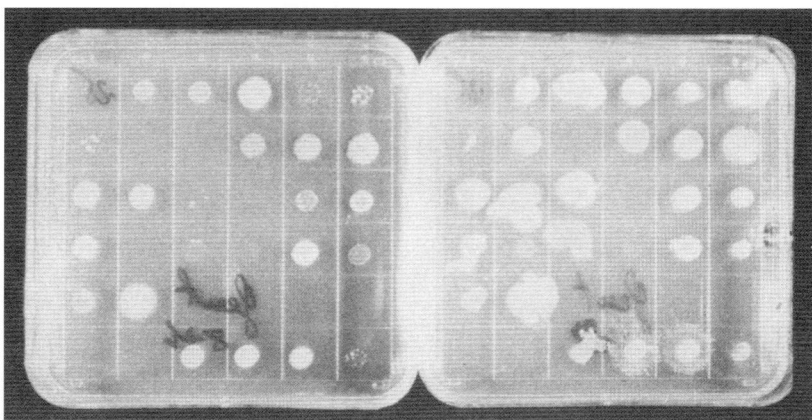

■ **FIGURA 17.20** Placas do teste de sensibilidade antimicrobiana por diluição em ágar foram inoculadas com várias espécies bacterianas utilizando um replicador de Steers. Os microrganismos sensíveis foram inibidos pela concentração do antibiótico contido na placa e não havia crescimento evidente nos pontos de inoculação; os microrganismos resistentes formaram colônias bem-definidas de crescimento bacteriano.

que os laboratórios clínicos determinem rápida e simultaneamente as CIM de grande quantidade de fármacos contra um único patógeno.

As placas contendo os antimicrobianos precisam estar congeladas a –20°C ou menos, até que sejam utilizadas. As placas preparadas e congeladas podem ser fornecidas por várias empresas comerciais. O armazenamento de grandes quantidades de microplacas congeladas pode ser difícil em alguns laboratórios. Nesses casos, podem ser adquiridas placas que contêm antimicrobianos liofilizados. A reidratação das câmaras acrescenta uma etapa ao procedimento, mas a validade de conservação ampliada das placas congeladas-desidratadas tem valor inestimável, especialmente aos laboratórios que realizam poucos testes com estes painéis. Os sistemas de diluição em caldo congelados e liofilizados tiveram bom desempenho, em comparação com os métodos de referência.[226,474,604,685] Poucos laboratórios dispõem de recursos para produzir suas próprias placas para realizar testes em seus pacientes e alguns estudos mostraram que as placas produzidas no próprio local são menos confiáveis e reproduzíveis nos diferentes laboratórios, que os sistemas disponíveis no mercado.[209] Entretanto, alguns dos sistemas comerciais não tiveram bom desempenho em determinadas situações, conforme está descrito adiante.

Interpretação dos resultados. Antes da leitura das CIM para as cepas isoladas da prática clínica, as câmaras de controle de crescimento devem ser examinadas quanto à viabilidade do microrganismo e à pureza do inóculo. Em geral, os resultados dos testes de microdiluição em caldo geralmente são definidos com facilidade (Figura 17.21). O exame da microplaca é facilitado pelo uso de um espelho de visualização. Em alguns casos, observam-se falhas de crescimento em algumas câmaras adjacentes às outras que apresentam crescimento. Quando este dado é observado em uma única câmara, a interpretação do resultado não é alterada; a câmara onde não houve crescimento pode ser ignorada. Entretanto, o problema deve ser investigado, e o teste, repetido quando este fenômeno é múltiplo e ocorre em uma diluição crítica para determinar a sensibilidade da cepa, ou várias cepas demonstram o mesmo fenômeno.

As diretrizes interpretativas descritas pelo CLSI devem ser relatadas junto com ou em substituição aos valores reais das CIM.[117,121,122] O CLSI publicou diretrizes diferentes para interpretar os resultados dos testes de sensibilidade por diluição para bactérias exigentes.[114]

Controle de qualidade. Os objetivos da realização do CQ dos testes de diluição são os mesmos dos testes de difusão em disco. Existem padrões internacionais de desempenho aceitável dos equipamentos usados nos testes de sensibilidade, inclusive os painéis de microdiluição em caldo.[121,122] Um princípio fundamental do CQ dos testes de diluição em caldo é a utilização das cepas bacterianas de referência, que são geneticamente estáveis e têm CIM esperadas para cada antimicrobiano a ser testado. Uma série de diluições deve incluir no mínimo duas concentrações acima e abaixo da CIM preestabelecida para os microrganismos de referência. O CLSI estabeleceu limites de CQ para os testes de sensibilidade por diluição;[117,121,122] um resultado de CQ inaceitável é aquele que fica fora destes limites publicados. As cepas de referência recomendadas pelo CLSI para o CQ dos testes de diluição para bactérias aeróbias são: *E. coli* ATCC 25922, *E. faecalis* ATCC 29212, *P. aeruginosa* ATCC 27853 e *S. aureus* ATCC 29213. A cepa de *E. coli* ATCC 35218 produtora de betalactamase é recomendada apenas para testar combinações de penicilinas com inibidores de betalactamases. O Boxe 17.6 descreve os problemas comuns que podem ocorrer com o teste de sensibilidade por diluição em caldo e também suas explicações.

Boxe 17.6

Ensaios de microdiluição em caldo: problemas e soluções

- A CIM é definida como a menor diluição com a qual o crescimento é inibido na câmara
  1. Quando as CIM são menores que as esperadas – o inóculo pode ser muito pequeno. Repita o teste utilizando um padrão de turbidez de 0,5 de McFarland ou um dispositivo padronizado. Verifique as etapas de preparação do inóculo e o procedimento de inoculação.
  2. Quando as CIM são maiores ou menores que as esperadas – a composição do caldo de Müeller-Hinton cátion-ajustado pode não ser a ideal. Verifique o pH e a concentração de cálcio dos meios preparados "em casa". Use outro lote de meios preparados comercialmente, ou um lote alternativo de painéis vendidos no mercado.
  3. Quando as CIM são maiores que as esperadas – o inóculo pode ser excessivo. Repita o teste utilizando um padrão de turbidez de 0,5 de McFarland ou um dispositivo padronizado. Verifique as etapas de preparação do inóculo e o procedimento de inoculação.
  4. Quando aparecem câmaras com falhas de crescimento – isso pode ser causado por vários problemas:
     a. Verifique se houve contaminação.
     b. O painel pode ter sido inoculado incorretamente, ou o inóculo pode ter sido misturado inadequadamente.
     c. A concentração do fármaco nas câmaras pode não ser exata.
     d. O volume de caldo nas câmaras pode não ser exato.
  5. Quando os valores de várias CIM são muito altos ou muito baixos – isso pode indicar a possibilidade de um erro de leitura/transcrição. Refaça todas as leituras e repita os testes usando outro lote do produto.

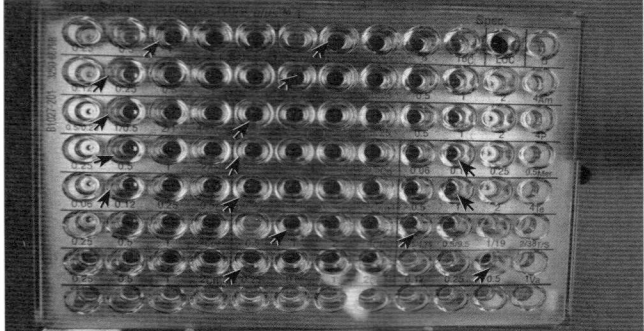

FIGURA 17.21 Painel de testes de microdiluição comercial para *S. pneumoniae*. As setas indicam as câmaras nas quais o limite de CIM para cada fármaco pode ser lido. (Cortesia de Calgary Laboratory Services.)

Os testes de controle de qualidade dos testes de sensibilidade antimicrobiana por diluição devem ser realizados diariamente, até que o plano de CQ descrito na Tabela 17.10 (plano de 20 a 30 dias) e na Tabela 17.11 (plano de 3 × 5 dias) esteja concluído.[121] Os testes de CQ semanais podem ser iniciados quando no máximo 3 dos 30 resultados dos testes consecutivos para cada combinação de antibiótico-bactéria estiverem fora dos limites aceitáveis. Contudo, quando apenas uma CIM está fora da faixa aceitável, os testes diários devem então ser reiniciados, a menos que seja identificada e corrigida a causa de erro (i. e., condições de teste inadequadas, inóculo errado, contaminação). Além disso, cada nova remessa e lote de placas vendidas no mercado precisa passar por testes de CQ, antes que seja colocado em uso. A Tabela 17.16 é um exemplo de um quadro para registrar os resultados dos testes de CQ diários/semanais para um painel de microdiluição em caldo (MicroScan®) usando um dos microrganismos de controle padronizado, como a *P. aeruginosa* (ATTC 27853).

Sistemas automatizados

Os sistemas automatizados disponíveis no mercado para realizar testes de sensibilidade antimicrobiana têm sido amplamente utilizados desde a década de 1990. Os sistemas automatizados possibilitam intervalos menores até a liberação dos resultados e permitem gerar grande número de resultados com menos trabalho que os métodos manuais. Os resultados automatizados são altamente reproduzíveis e o desenvolvimento de *softwares* ágeis possibilita a interpretação interna dos resultados utilizando regras especializadas incorporadas ao sistema, além da capacidade de reter e analisar grande volume de dados relativos à sensibilidade. Embora a maioria dos laboratórios de grande porte tenha adquirido um sistema automatizado, o custo financeiro alto dos equipamentos e dos insumos necessários, quando comparado com os métodos manuais, tem impedido sua implementação nos serviços de menor porte. Esses sistemas também não conseguem testar todos os tipos de patógenos encontrados e alguns estudos detectaram problemas quando se utilizam cepas que têm fenótipos de resistência incomuns ou tipos de resistência difíceis de detectar.[296] Os principais sistemas geralmente têm bom desempenho quando comparados com os métodos de referência, embora os laboratórios devam estar cientes das limitações do seu sistema automatizado específico e realizar confirmação manual e/ou molecular dos tipos específicos de resistência detectados pelo sistema (ver Detecção dos tipos específicos de resistência antimicrobiana, adiante). Esta seção revisa resumidamente o sistema automatizado atual aprovado para uso pela FDA nos EUA. Os leitores podem consultar a Seção 5.17 do *Clinical Microbiology Procedures Handbook* (manual de procedimentos de microbiologia clínica) se quiserem uma revisão mais detalhada da avaliação dos sistemas de sensibilidade antimicrobiana automatizados disponíveis no mercado.[407]

Vitek® 2. O sistema Vitek® 2 (bioMérieux) tem sido utilizado nos EUA desde 2000 (Figura 17.22). O equipamento-padrão contém 64 câmaras em cartões que têm uma a seis concentrações de 9 a 20 antimicrobianos. Vitek® 2XL, um equipamento maior, tem capacidade para 120 cartões. O sistema também operacionaliza painéis de identificação de bactérias gram-positivas e gram-negativas ao mesmo tempo que os testes de sensibilidade são realizados. Embora o inóculo bacteriano inicial e a diluição dos microrganismos a serem testados devam ser preparados manualmente, todas as outras etapas são automatizadas. O Vitek® 2 requer tempo médio de preparação de 1,5 minuto por cepa analisada.[407] Cada Smart Carrier Station tem um leitor de código de barras e acondiciona até 15 cartões. Um *chip* de memória do cassete captura e transfere os dados escaneados para a unidade de leitura-incubação. A robótica do equipamento movimenta o cassete carregado através das estações sucessivas para leitura dos códigos de barra, preparação da diluição do teste e inoculação e selagem dos cartões antes de sua colocação no carrossel de 6 cartões para incubação. Cada cartão é lido por uma estação óptica a cada 15 minutos e a quantidade de luz transmitida é inversamente proporcional ao grau de crescimento alcançado. O Vitek® 2 faz análise computadorizada do crescimento nos cartões plásticos para calcular uma CIM. Em alguns casos, o cálculo da CIM depende da identificação da bactéria. A precisão adicional oferecida pela correlação computadorizada do padrão de crescimento com a identificação é contrabalançada pela incerteza quanto ao resultado do teste de sensibilidade quando a identificação ainda é desconhecida ou não pode ser fornecida pelo sistema com certeza suficiente. O Vitek® 2 Advanced Expert System analisa os padrões das CIM e detecta os fenótipos da maioria dos microrganismos testados. O sistema de gerenciamento de informações do Vitek® 2 Observa permite que os resultados dos testes de sensibilidade sejam armazenados, de forma que possam ser analisados e formatados em laudos definidos pelo usuário, inclusive a emissão de relatórios cumulativos.

Ligozii *et al.* relataram que o tempo necessário à obtenção dos resultados dos testes de sensibilidade dos cocos gram-positivos com o sistema Vitek® 2 variou de 6 a 17 horas, dependendo da espécie.[343] Os resultados para *S. aureus* demoraram 8 horas, enquanto para estafilococos coagulase-negativos eram mais demorados (11 horas). Os resultados para estreptococos do grupo B e enterococos demoraram 9 horas, mas os do *S. pneumoniae* eram ligeiramente mais demorados (9 horas). O Vitek® 2 também produz resultados rápidos (3,3 a 17,5 horas) nos testes de sensibilidade para Enterobacteriaceae; as cepas isoladas de hemoculturas foram comparadas satisfatoriamente com os métodos manuais.[348]

MicroScan® Walkaway SI. O MicroScan® Walkaway (Dade Behring) é o equipamento automatizado disponível no mercado há mais tempo e começou a ser utilizado nos EUA nos primeiros anos da década de 1990 (Figura 17.23). Todos os painéis utilizados nesse equipamento são bandejas de microdiluição convencionais com 96 câmaras, que incluem painéis de CIM para diversos antimicrobianos e painéis combinados com câmaras para identificação e testes de sensibilidade. Também estão disponíveis painéis combinados com limites de corte que fornecem, além das câmaras de identificação, uma faixa limitada de diluições para determinar se uma cepa é sensível, intermediária ou resistente a um antibiótico. Os sistemas MicroScan® convencional e Walkaway rápido disponibilizam painéis em formato congelado e liofilizado. O equipamento Walkaway está disponível em dois tamanhos, que acomodam 40 ou 96 painéis. O sistema MicroScan® utiliza microdiluição em caldo para determinar a CIM. Depois da inoculação

Tabela 17.16 Quadro de controle de qualidade (CQ) semanal para um painel de testes de microdiluição em caldo (MicroScan®) para *Pseudomonas aeruginosa* (ATCC 27853).

OBSERVAÇÃO: CQ SEMANAL & PARA CADA LOTE NOVO

MÉTODO: Painel de Microdiluição   TIPO DE PAINEL: MIC 38

Nº Lote do Painel (Data de Validade):

Nº Lote do Líquido de Inoculação (Data de Validade):

Painel para gram-negativos

PUREZA DA PLACA Verificada:

MICRORGANISMO: *P. aeruginosa* ATTC nº 27853

Data de abertura/iniciais:	Controle de crescimento				Data da leitura/iniciais:						
Crescimento negativo		<=2, Am	4 (>128)	8	16 >	<=2, Ctz	4 (>16)	8	16 >	<=8, 16 >	CF (>64)
<=16, Pi	32 (<=8)	64 >	<=8, P/T	16 (<=8)	32	64 >	<=8, C	16 > (>16)	LOC	<=8, A/S	16 > (>32)
<=4, Azt	8 (2-8)	16 >	<=4, Crm	8 (>16)	16	<=0,5, Cp	1 (<=0,25-1)	2 >	<=1, Lvx	2 (<=0,5-4)	4 >
<=1, Caz	2	4	8 (<=1-4)	16 >					8 > (8-128)	<=32, Fd	64 > (>64)
0,25/4, Caz/CA	2/4	<=8, Cfx	16 > (>16)	<=1, Gm	2 (1-4)	4	8 >	<=4, Te	16 (<=8-32)	32	64 >
<=2, Cft	8 (8-32)	16	32 >	<=4, Ak	8 (<=2-8)	16	32 >	<=8, Tim	8 (8->32)	16	32 >
0,5, Cft/CA	4/4	<=16, Ctn	32 > (>32)	<=1, To	2	4	8 > (<=0,5-1)	<=4, Cax	4 (<2-4)	8	16 >
<=1, Imp	2 (1-4)	4	8 >	<=1, Mer	2 (<=1)	4	8 >	<=2, Cpe <=1, Etp	2 (2->4)	4 >	<=2, T/S (>=8)

Revisão semanal do CQ:

Revisão mensal da AQ/CQ

Adaptada com autorização de Calgary Laboratory Services.

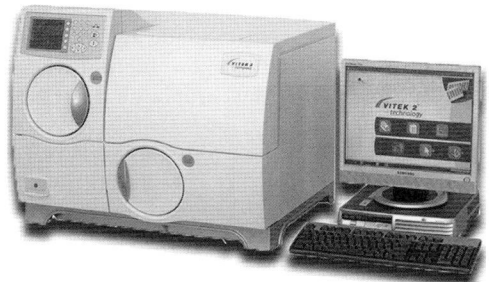

■ **FIGURA 17.22** Sistema automatizado Vitek® 2 para realizar testes de sensibilidade (www.biomerieux-diagnostics/VITEK-2).

e da incubação durante a noite (*i. e.*, 4,5 a 15 horas), o sistema MicroScan® convencional faz a leitura dos painéis por turbometria (sistema MicroScan® convencional), enquanto o equipamento Walkaway usa um sistema de detecção de fluorescência, que permite a identificação e a realização dos testes de sensibilidade para alguns microrganismos no mesmo dia.

O sistema Walkaway é basicamente um incubador-leitor de placas semiautomatizado ligado a um computador e uma impressora. A preparação inicial do inóculo é realizada manualmente e, em seguida, um dispositivo manual (RENOK) é usado para reidratar e inocular os painéis. A versão SI mais nova do equipamento Walkaway também automatizou o acréscimo dos reagentes às câmaras de identificação. A robótica incorporada ao equipamento movimenta as placas sob um fotômetro central (MicroScan®) ou um fluorômetro (Walkaway) de leitura. O sistema de gerenciamento de dados LabPro® interpreta os resultados, gera relatórios e armazena dados para análise e emissão de relatórios epidemiológicos. O laboratório também pode adquirir um sistema LabPro® avançado, que contém algoritmos para interpretação e notificação baseadas em regras especializadas.

Embora o sistema Walkaway tenha desempenho clínico comparável ao de outros sistemas automatizados, a testagem dos painéis utilizando este equipamento é mais trabalhosa que um sistema totalmente automatizado. Em razão da quantidade de painéis que precisam ser testados, o aparelho MicroScan® produz mais dejetos perigosos que os equipamentos Vitek® 2 e BD Phoenix®.

BD Phoenix®. O sistema BD Phoenix® (Becton Dickenson Diagnostics, Baltimore, MD) começou a ser utilizado nos EUA em 2004 (Figura 17.24). O equipamento tem a maior capacidade dentre todos os sistemas automatizados (*i. e.*, 100 painéis), com exceção do Vitek® 2XL. O sistema fornece valores reais de CIM, em vez de cálculos derivados, além de permitir o teste com grande número de antibióticos. Cada bandeja plástica contém 126 câmaras divididas entre o lado de identificação (51 câmaras) e o lado de sensibilidade (85 câmaras), que acondicionam de 16 a 22 antimicrobianos. Um estudo relatou tempo médio de preparação de 3 minutos por cepa analisada pelo sistema BD Phoenix®.[407] Um indicador redox (azul) é acrescentado ao inóculo bacteriano durante a preparação e a suspensão é derramada no lado do teste de sensibilidade do painel e selada. Códigos de barra individualizados são usados para identificar cada painel de testes. O equipamento lê os painéis a cada 20 minutos. A turbidez é avaliada como indicador de crescimento e uma alteração colorimétrica (para a cor rosa) é o indicador de redox. O sistema BD Phoenix® tem um *software* especializado (BCXpert®) e um *software* de gerenciamento de dados (BD EpiCenter®) para interpretar os valores de CIM de acordo com as diretrizes do CLSI e regras de notificação. Os dados são armazenados no equipamento e analisados de forma a emitir relatórios epidemiológicos.

Em um estudo, o sistema BD Phoenix® alcançou tempo de liberação dos resultados um pouco menor para a maioria dos tipos de bactérias, que o Vitek® 2, mas necessitou de mais tempo para liberar os resultados de Enterobacteriaceae, que este último.[407]

Limitações. Os sistemas automatizados têm suas limitações individuais, especialmente no que se refere à descrição dos fenótipos de resistência incomuns (ver Detecção dos tipos específicos de resistência antimicrobiana, adiante). O CQ dos resultados dos testes de sensibilidade automatizados tem sido difícil e praticamente ainda não foi padronizado. As cepas de referência padronizadas devem ser testadas no equipamento depois da realização da manutenção de rotina. Os laboratórios também devem validar produtos novos com

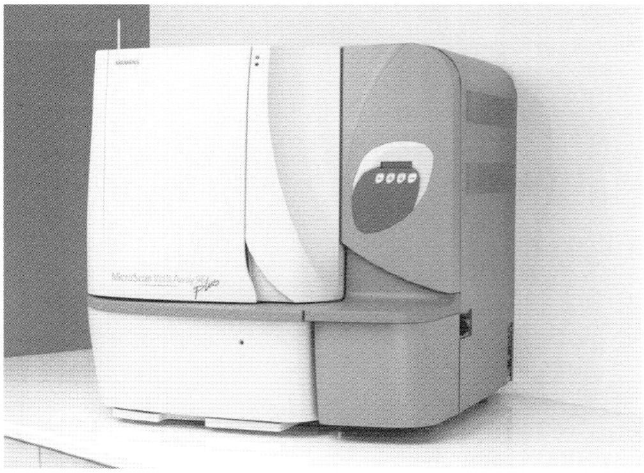

■ **FIGURA 17.23** Sistema MicroScan® Walkaway com ID e teste de sensibilidade antimicrobiana automatizados (www.healthcare.siemens.com/microbiology-testing/microscan-sistems/walkaway-plus-system).

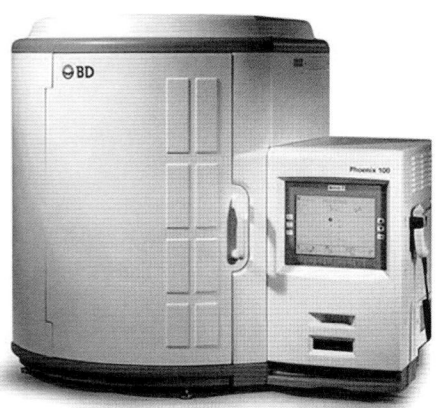

■ **FIGURA 17.24** Sistema BD Phoenix® de ID e teste de sensibilidade antimicrobiana automatizados (www.bd.com/ds/productcenter/is-phoenix.asp).

recursos de novos testes ou aperfeiçoados (*i. e.*, capacidade de detectar tipos específicos de fenótipos resistentes) e a validação também deve ser realizada a cada *upgrade* do *software* do sistema, inclusive o acréscimo de novas regras de notificação especializadas.

Escolha do teste

A Tabela 17.17 apresenta um resumo detalhado dos métodos dos testes de sensibilidade recomendados pelo CLSI para alguns microrganismos. Embora o teste de difusão em disco seja amplamente utilizado, principalmente nos laboratórios menores ou que enfrentam limitações de recursos, alguns antibióticos não podem ser testados confiavelmente contra determinados microrganismos, conforme está descrito nas diretrizes do CLSI[118,121,122] e, mais adiante, na seção sobre detecção de resistência antimicrobiana de patógenos importantes. Os testes de sensibilidade antimicrobiana por diluição fornecem informações mais quantitativas e podem ser aplicados a uma gama mais ampla de bactérias que os testes de difusão. Para avaliar os testes de sensibilidade e comparar os diversos métodos, a maioria dos pesquisadores utiliza as seguintes definições para determinar os níveis de erro

- Erro muito significativo: caracterização de uma cepa resistente como sensível
- Erro significativo: caracterização de uma cepa sensível como resistente
- Erro pouco significativo: caracterização de uma cepa sensível ou resistente como intermediária, ou caracterização de uma cepa intermediária como sensível ou resistente.

Tabela 17.17 Resumo dos métodos dos testes de sensibilidade antimicrobiana para alguns microrganismos.

Microrganismo	Método	Condições do teste (meio/inóculo/incubação)	Comentários
Staphylococcus spp.	Microdiluição em caldo	CAMHB ou MHA/DCS/35°C em ar ambiente por 16 a 20 h	Usar testes moleculares para o gene *mecA*; confirmar as cepas VAN I/R
	Diluição em ágar (teste de referência)	CAMHB ou MHA mais NaCl a 2% para OXA, MET ou NF/DCS/35°C em ar ambiente por 24 h	
	OXA – triagem em ágar-sal	MHA com NaCl a 4%/DCS/35°C em ar ambiente por 24 h	Alguns laboratórios utilizam Chromagar®
	Difusão em disco	MHA/DCS/35°C em ar ambiente por 16 a 20 h para OZA, MET ou NF	Confirmar VAN I/R por um método de CIM; não detecta bem nível baixo de resistência
	Difusão em gradiente (Etest®)	MHA ou MHA com NaCl a 2% para OXA, MET ou NF/DCS em caldo/35°C em ar ambiente por 16 a 20 h para OXA, MET ou NF	Incubar por 48 h para detectar SCN resistente à OXA
Enterococcus spp.	Microdiluição em caldo; diluição em ágar	CAMHB; MHA/método de crescimento ou DCS/35°C em ar ambiente por 16 a 20 h; 24 h para VAN	Confirmar cepas VAN R; realizar teste para betalactamase
	Difusão em disco	MHA/método de crescimento ou DCS/35°C em ar ambiente por 16 a 20 h; 24 h para VAN	
	Difusão em gradiente (Etest®)	MHA/método de crescimento ou DCS/35°C em ar ambiente por 16 a 20 h; 24 h para VAN	
Enterococcus spp., HLAR	Microdiluição em caldo; diluição em ágar	Caldo ou ágar BHI; GM 500 µg ou STR 1.000 µg/mℓ (caldo) ou 2.000 µg/mℓ (ágar)/método de crescimento ou DCS (inóculo de microdiluição padronizado); 10 µℓ pingados na superfície do ágar/35°C em ar ambiente por 24 h; reincubar para STR por mais 24 h, se for sensível	Realizar apenas para isolados invasivos
	Difusão em disco	MHA/disco de GM com 120 µg ou disco de STR com 300 µg/método de crescimento ou DCS/35°C em ar ambiente por 16 a 20 h	Confirmar resultados do HLAR com um método de CIM
	Difusão em gradiente	MHA; tiras com doses altas de GM e STR/suspensão em caldo até padrão 0,5 a 1,0 de McFarland/35°C em ar ambiente por 48 h	
Enterococcus spp., VAN-resistente	Diluição em ágar	MHA; método de crescimento com 6 µg/mℓ de VAN ou DCS; inóculo de microdiluição padronizado; 1 a 10 µℓ pingados na superfície do ágar	Muitos laboratórios usam Chromagar®
Streptococcus pneumoniae	Microdiluição em caldo	CAMHB com sangue equino lisado a 2 a 5% (v/v)/DCS/35°C em ar ambiente por 20 a 24 h	A triagem com disco de OXA para sensibilidade à PEN pode ser realizada como teste preliminar

(*continua*)

Tabela 17.17 Resumo dos métodos dos testes de sensibilidade antimicrobiana para alguns microrganismos (*continuação*).

Microrganismo	Método	Condições do teste (meio/inóculo/incubação)	Comentários
Outras espécies de *Streptococcus*	Difusão em disco	MHA com sangue de carneiro a 5%/DCS/35°C em ar ambiente por 20 a 24 h	A difusão em disco não é confiável com alguns antimicrobianos; este é o teste de CIM recomendado para bactérias isoladas do SNC
	Difusão em gradiente	MHA com sangue de carneiro a 5%/DCS em caldo/35°C em CO_2 por 20 a 24 h	Usar um inóculo com padrão de 1,0 de McFarland, se a camada bacteriana for esparsa
	Microdiluição em caldo	CAMHB com sangue equino lisado a 2 a 5% (v/v)/DCS/35°C em ar ambiente por 20 a 24 h	
	Diluição em ágar	MHA com sangue de carneiro a 5% (v/v)/DCS/35°C em ar ambiente por 20 a 24 h/CO_2 se for necessário ao crescimento	Usar sangue equino lisado se for realizar um teste com sulfonamida
	Difusão em gradiente	MHA com sangue de carneiro a 5%/DCS em caldo/35°C em CO_2 a 5% por 20 a 24 h	Usar um inóculo com padrão de 1,0 de McFarland para as cepas mucoides
Listeria spp.	Microdiluição em caldo	CMHB mais sangue equino lisado a 2 a 5%/DCS/35°C em ar ambiente por 16 a 20 h	Para AMP e PEN ≤ 2 μg/mℓ (sensível); as cepas resistentes não são caracterizadas
Haemophilus spp.	Microdiluição em caldo	Caldo de HTM/DCS/35°C em CO_2 a 5% por 20 a 24 h	
	Difusão em disco	Caldo de HTM/DCS/35°C em CO_2 a 5% por 20 a 24 h	
	Difusão em gradiente	HTM ou MHA com hemoglobina a 1% e Isovitalex® a 1% (BBL) se for validada contra CLSI/DCS em caldo/35°C em ar ambiente por 24 h	
Neisseria gonorrhoeae	Diluição em ágar	Ágar base de GC com suplemento de crescimento definido a 1% (ver texto)/DCS/35°C em CO_2 a 5% por 20 a 24 h	Realizar teste para betalactamase
	Difusão em disco	Ágar base de GC com suplemento de crescimento definido a 1% (ver texto)/DCS/35°C em CO_2 a 5% por 20 a 24 h	Não é necessário usar um meio sem cisteína; realizar teste para betalactamase
	Difusão em gradiente	Ágar base de GC com suplemento de crescimento definido a 1% (ver texto)/DCS/35°C em CO_2 a 5% por 20 a 24 h	
Neisseria meningitidis	Microdiluição em caldo	CAMHB mais sangue equino lisado a 2 a 5% (v/v)/DCS/35°C em ar ambiente por 16 a 20 h	
	Diluição em ágar	MHA mais sangue de carneiro a 5% (v/v)/DCS/35°C em ar ambiente por 16 a 20 h	Usar sangue lisado de equino a 2 a 5% (v/v) em vez de sangue de carneiro se forem realizados testes com sulfonamidas
	Difusão em gradiente	MHA mais sangue de carneiro a 5%, ou MHA mais hemoglobina a 1% e Isovitalex® a 1% (BBL)/CDS/35°C em CO_2 a 5% por 18 a 24 h	
Vibrio cholerae	Microdiluição em caldo; diluição em ágar	CAMHB; MHA/método de crescimento ou DCS/35°C em ar ambiente por 16 a 20 h	
	Difusão em disco	MHA/método de crescimento ou DCS/35°C em ar ambiente por 16 a 18 h	

CAMHB = caldo de Müeller-Hinton cátion-ajustado; MHA = ágar de Müeller-Hinton; CIM = concentração inibitória mínima; DCS = suspensão direta de colônias; VAN = vancomicina; S = sensível; I = intermediária; R = resistente; OXA = oxacilina; MET = meticilina; NF = nafcilina; BHI = infusão de cérebro–coração; GM = gentamicina; STR = estreptomicina; HLAR = nível alto de resistência aos aminoglicosídios; SNC = sistema nervoso central; AMP = ampicilina; PEN = penicilina; HTM = meio de teste para *Haemophilus*; GC = *Neisseria gonorrhoeae*.
Adaptada com base das instruções de uso do Etest®, bioMérieux; e nas referências 114, 117, 118, 121 e 122.

Detecção dos tipos específicos de resistência antimicrobiana

Testes para betalactamases

Vários métodos são usados para detectar rápida e confiavelmente a existência de algumas betalactamases. Os testes para betalactamases estão baseados na detecção dos produtos finais da hidrólise do anel betalactâmico, que são visualizados por meio de um substrato cromogênico. Embora três métodos de reação diferentes sejam utilizados, inclusive métodos para cefalosporinas, iodométrico, acidométricos e cromogênico, este último foi amplamente adotado por sua facilidade de uso e sensibilidade para as espécies bacterianas para as quais o teste é recomendado. Existe uma publicação com descrições detalhadas de cada um desses métodos.[39]

O teste cromogênico para cefalosporinas é realizado semeando uma alçada de uma colônia sobre um disco de nitrocefin (Cefinase®; BD Diagnostic Systems, Sparks, MD) que, em seguida, é colocado em uma placa de Petri fechada para evitar ressecamento rápido. Os microrganismos que têm betalactamase alteram a cor do disco de amarelo para vermelho (Figura 17.25). Em geral, a reação ocorre dentro de 30 segundos, mas a leitura final dos testes é realizada depois de 15 minutos.

Um teste positivo correlaciona-se com resistência de algumas espécies bacterianas aos betalactâmicos específicos, inclusive: (1) *H. influenzae* (amoxicilina, ampicilina), (2) *M. catarrhalis* (amoxicilina, ampicilina), (3) *N. gonorrhoeae* (amoxicilina, ampicilina e penicilina), (4) *Staphylococcus* spp. (amoxicilina, ampicilina, penicilina, mezlocilina ou cloxacilina e ticarcilina ou piperacilina) e (5) *Enterococcus* spp. (ampicilina, amoxicilina, penicilina, piperacilina). Entretanto, devem ser adotadas precauções especiais para assegurar que a produção de betalactamase pelas espécies de *Staphylococcus* tenha sido induzida antes da realização do teste de sensibilidade, conforme está descrito adiante. Com outros microrganismos, a produção de betalactamase não se correlaciona diretamente com a resistência aos betalactâmicos, que podem ser usados para tratar estas infecções; os testes descritos a seguir não devem ser usados com bactérias gram-negativas aeróbias, inclusive Enterobacteriaceae ou *P. aeruginosa*.

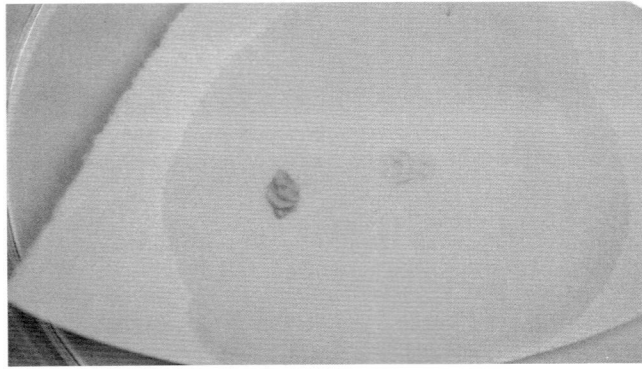

FIGURA 17.25 Teste do nitrocefin positivo para detecção de betalactamase em *S. aureus*. (Cortesia do Calgary Laboratory Services.)

Nos EUA, a vigilância epidemiológica demonstra que 30 a 40% de isolados clínicos de *Haemophilus influenzae* são resistentes à ampicilina/amoxicilina porque produzem betalactamases e os índices mais altos deste tipo de resistência ocorrem com as cepas que não podem ser tipadas.[280] Um estudo mais recente com isolados clínicos pediátricos demonstrou que cerca de 40% das cepas de *H. influenzae* não tipáveis isoladas de infecções graves também produziam betalactamases.[236] Um teste para betalactamase deve ser realizado com todas as cepas clinicamente significativas, de forma a detectar rapidamente resistência à ampicilina ou à amoxicilina. Contudo, as cepas não produtoras de betalactamase e resistentes à ampicilina/amoxicilina (BLNAR; do inglês, *betalactamase nonproducing, ampicillin/amoxicillin-resistant*), que também tem uma PBP3 alterada, podem ser detectadas por um teste de sensibilidade por difusão ou diluição.[275] As cepas de *H. influenzae* isoladas de áreas/espécimes estéreis, que produzem infecções clinicamente significativas, devem passar por todos os testes de sensibilidade, conforme descrito mais adiante neste capítulo.

A maioria das cepas clinicamente significativas de *M. catarrhalis* produz betalactamases. O CLSI continua a recomendar que os laboratórios façam um teste para betalactamase com todas as cepas isoladas, mas que os testes de sensibilidade completos devem ser efetuados com as bactérias isoladas de infecções invasivas.[121,122] Os estudos recentes de vigilância epidemiológica das cepas isoladas do trato respiratório de diversas regiões geográficas demonstraram que *M. catarrhalis* desenvolveu resistência crescente às cefalosporinas de segunda geração (cefaclor, cefprozila, cefuroxima), tetraciclinas, macrolídios e SXT.[462,538,649]

Os estafilococos podem requerer indução de forma a assegurar a precisão da detecção da produção de betalactamases. Nessa espécie de bactérias, a produção de betalactamases é responsável pela maior parte da resistência à penicilina e aos antibióticos relacionados, mas as cefalosporinas ou as penicilinas resistentes às betalactamases (p. ex., meticilina e nafcilina) não são inativadas por essas penicilinases, a menos que sejam produzidas em grande quantidade. O teste para betalactamase estafilocócica não deve ser relatado como negativo, a menos que tenha sido realizado com a exposição da cepa isolada a um agente indutor (i. e., oxacilina ou cefoxitina). Os testes de CIM por microdiluição usando penicilina também podem não detectar a presença de betalactamase, porque o inóculo relativamente pequeno utilizado nestes testes geralmente produz apenas quantidades pequenas da enzima. Entretanto, a presença de uma betalactamase pode ser inferida quando a CIM da penicilina para uma cepa de estafilococos é maior que 0,25 μg/mℓ. As espécies de *Staphylococcus* com CIM de penicilina menores que 0,03 μg/mℓ são consideradas sensíveis. As cepas cujas CIM oscilam entre esses dois limites (0,06 ou 0,12 μg/mℓ) devem ser testadas quanto à presença de uma betalactamase, antes que os resultados sejam liberados. O uso do crescimento bacteriano proveniente de uma câmara que contém um antibiótico da classe das penicilinas ou de uma borda de um halo de inibição ao redor de um disco contendo um destes antibióticos pode induzir a atividade enzimática e facilitar a detecção da betalactamase. Os resultados dos testes com penicilina podem ser extrapolados à ampicilina.

As cefalosporinas de primeira geração e as penicilinas resistentes às penicilinases (meticilina, nafcilina, oxacilina, dicloxacilina etc.) têm um anel betalactâmico modificado, que resiste à digestão enzimática pelas betalactamases estafilocócicas. Contudo, esses antibióticos são inativados *in vitro* por uma cepa que produz quantidades grandes de penicilinase. Em geral, essas cepas de *S. aureus* mostram resistência limítrofe à oxacilina (CIM de 4 μg/mℓ; também conhecidos como BORSA em inglês, ou *borderline oxacillin resistance S. aureus*), mas continuam sensíveis aos outros antimicrobianos utilizados comumente.[291] Por outro lado, as cepas de MRSA resistentes à oxacilina em razão da produção de proteínas de ligação à penicilina alteradas geralmente têm CIM de oxacilina ≥ 4 μg/mℓ e, nos casos típicos, são multidrogarresistentes às outras classes de antimicrobianos, conforme está descrito adiante. O significado clínico das cepas BORSA tem sido limitado às infecções superficiais da pele e dos tecidos moles. Kernodle *et al.* descreveram um grupo dessas cepas de *Staphylococcus aureus* de determinado fagotipo, que causava infecções de feridas clinicamente significativas.[313]

Os níveis altos de resistência dos enterococos às penicilinas também podem ser detectados por um teste de nitrocefin. Um teste de nitrocefin positivo indica resistência a todas as penicilinas sensíveis às penicilinases (*i. e.*, ampicilina, amoxicilina, piperacilina). A betalactamase, que se assemelha à que é produzida pelos estafilococos, é carreada por um plasmídio,[409] mas os plasmídios dos enterococos e dos estafilococos não são semelhantes.[651] As cepas de *Enterococcus faecalis* que produzem betalactamase e também mostram níveis altos de resistência aos aminoglicosídios tornaram-se epidêmicas em algumas instituições.[17,527] Quando o teste com disco de nitrocefin não é realizado com essas cepas, a resistência aos antibióticos betalactâmicos pode passar despercebida. Em um estudo realizado por Tenover *et al.* com laboratórios de New Jersey, as cepas de *E. faecalis* produtoras de betalactamases foram reconhecidas como resistentes à penicilina por apenas 66% dos 76 participantes e à ampicilina por apenas alguns laboratórios (8%). Apenas três dos 76 laboratórios reconheceram que a cepa produzia betalactamase, enfatizando a importância de realizar um teste para betalactamase com os enterococos, especialmente quando são isolados de áreas estéreis.[611] A combinação de piperacilina com tazobactamo é eficaz contra os enterococos produtores de betalactamase[438] e esta associação pode ter efeito sinérgico com a gentamicina, contanto que a cepa do enterococo não apresente nível alto de resistência aos aminoglicosídios, conforme está descrito adiante.

Detecção da resistência das bactérias gram-positivas

Estafilococos

Estafilococos resistentes a meticilina (e oxacilina)

Detecção fenotípica. Os estafilococos são os agentes etiológicos mais comuns das infecções nosocomiais diagnosticadas em todo o mundo. As espécies *Staphylococcus* resistentes às penicilinas semissintéticas (*i. e.*, meticilina, nafcilina, oxacilina e cloxacilina) transformaram-se em uma ameaça grave nos contextos ambulatoriais e hospitalares de assistência à saúde.[317,374,688] Em todo o mundo, as porcentagens de MRSA isolados da prática clínica variam de menos de 1 a 3% na Holanda e na Dinamarca; níveis intermediários em torno de 20 a 30% nos países como Alemanha e Canadá; e níveis altos de 50 a 60% no Japão e nos EUA.[557,579,581] Como a maioria dos dados relativos à vigilância epidemiológica do MRSA provém de cepas isoladas em hospitais, a incidência real das infecções ambulatoriais adquiridas na comunidade causadas por esta bactéria é desconhecida na maioria das regiões.

Em razão dos problemas globais encontrados nos serviços de atendimento a pacientes agudos, que são causados pelos MRSA adquiridos nas comunidades e nos hospitais, alguns países adotaram a triagem universal ou direcionada dos pacientes por ocasião da internação. Embora as cepas de MRSA cresçam rapidamente nos meios não seletivos rotineiros, o ágar cromogênico tem sido amplamente utilizado nos laboratórios clínicos na triagem rápida da presença destes microrganismos com finalidade de vigilância epidemiológica e identificação nos espécimes clínicos. Existem várias fórmulas de ágar, que contêm substratos cromogênicos e vários inibidores e combinam o crescimento primário com a detecção seletiva do MRSA, inclusive MRSA ID® (bioMérieux), MRSA Select® (BioRad), CHROMagar® MRSA (BD Diagnostics) e Denim Blue® (Oxoid) (Figura 17.26).[195,414] Entretanto, alguns ágares cromogênicos não favorecem o crescimento de todas as cepas de MRSA, mas o disco de cefoxitina pode ser colocado nos meios cromogênicos ou não seletivos como método alternativo para facilitar a detecção desta bactéria por meio do seu crescimento ao redor do disco.[247] No entanto, poucos estudos compararam o desempenho dos ágares cromogênicos com os testes de sensibilidade secundários das cepas ou a detecção do gene *mec*A. Flayhart *et al.* demonstraram que o CHROMagar® MRSA isolou 95,2% das cepas de MRSA e teve especificidade de 99,7%, em comparação com as seguintes sensibilidades e especificidades dos outros métodos: 94,4% e 96,7% com a técnica de CIM por microdiluição em caldo com oxacilina; 94,3% e 96,7% com o ágar de triagem para oxacilina; e 93,7% e 98,5% com o teste de aglutinação em látex para PBP2'; 95% e 98,1% com o teste de difusão em disco de cefoxitina; e 95,1% e 98,1% com a reação da cadeia de polimerase (PCR; do inglês, *polymerase chain reaction*) para *mec*A.[195] As jurisdições de saúde com taxas altas de MRSA também têm adotado ensaios rápidos de PCR em tempo real disponíveis no mercado, em substituição aos métodos baseados em cultura,

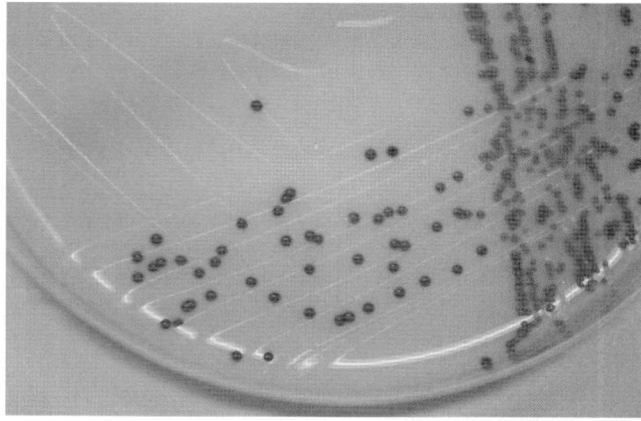

■ **FIGURA 17.26** Colônias de MRSA crescendo no ágar Denim Blue® (Oxoid). (Cortesia de Calgary Laboratory Services.)

em razão de sua sensibilidade mais alta e ao tempo muito menor necessário à liberação dos resultados (ver Detecção do gene *mec*A, adiante)

O CLSI define resistência de *S. aureus* à oxacilina quando se tem um CIM ≥ 4 µg/mℓ[121,122] e todas as cepas que atendem a esta definição são classificadas como "MRSA", mesmo que a meticilina não seja mais utilizada para testar bactérias no laboratório ou como agente terapêutico. Embora vários outros mecanismos de resistência possam resultar na classificação como MRSA (i. e., nível alto de produção de betalactamase [BORSA] ou produção de PBP modificadas [MOD-PBP] afinidade reduzida à penicilina), a grande maioria das cepas isoladas clinicamente com esse tipo de resistência adquiriu o gene *mec*A, que codifica a PBP2a com afinidade reduzida de ligação aos antibióticos (ver Mecanismos de resistência).[146,239,628] As cepas de MRSA com um gene *mec*A podem ser homogêneas ou heterogêneas quanto à sua expressão deste fenótipo de resistência. A detecção precisa de cepas heterogêneas é especialmente difícil, porque algumas células são sensíveis, enquanto outras são resistentes (i. e., nos casos típicos apenas 1×10^4 a 1×10^8 células de uma população expressam o gene *mec*A).[238] Por essa razão, os estafilococos que contêm o gene *mec*A com expressão heterogênea podem passar despercebidos quando se utiliza apenas o nível de corte estabelecido para a CIM, porque podem ter CIM limítrofes entre 2 e 4 µg/mℓ, ou podem ser confundidos com cepas com resistência limítrofe em razão de algum outro mecanismo (i. e., BORSA quando o teste para betalactamase também é positivo). A Tabela 17.18 descreve vários cenários, que podem ser encontrados no laboratório clínico quando se realiza a triagem de *S. aureus* quanto à resistência à oxacilina. Em geral, as cepas de MRSA com um gene *mec*A também são resistentes a vários fármacos de uma ou mais classes de antimicrobianos. Por essa razão, o perfil do antibiograma geral de uma cepa isolada clinicamente também é usado como indício adicional importante desse tipo de mecanismo de resistência. Contudo, na maioria dos casos, a detecção molecular do gene *mec*A é a forma mais rápida de determinar se a cepa realmente é *mec*A-positiva, porque erros de identificação e descrição do resultado poderiam ter consequências epidemiológicas e clínicas potencialmente graves.

Os testes de sensibilidade antimicrobiana para a detecção confiável do MRSA devem ser realizados utilizando um método de CIM. A microdiluição em caldo é o método de referência para detectar resistência de *S. aureus* à oxacilina e, com a maioria das cepas, demonstra confiavelmente os pontos de corte recomendados pelo CLSI.[121,122] A partir de 2013,[121] o CLSI eliminou o uso do teste com disco de oxacilina para espécies de *Staphylococcus*. Estudos demonstraram que a cefoxitina era um substituto mais sensível que a oxacilina para detectar MRSA, em razão de sua indução mais confiável do gene *mec*A.[121,122,525,559,592] Um estudo de grande porte envolvendo vários laboratórios e os CDC (Centers for Disease Control and Prevention) também avaliou se o ponto de corte da CIM por microdiluição em caldo com cefoxitina poderia correlacionar-se com a presença do gene *mec*A nos estafilococos.[70] Utilizando os pontos de corte ≤ 4 µg/mℓ para as cepas *mec*A-negativas e ≥ 6 ou 8 µg/mℓ para as cepas *mec*A-positivas, a sensibilidade e a especificidade (em comparação com a presença do gene *mec*A do *S. aureus* com 18 horas de incubação) foram de 99,7 a 100% quando se utilizaram três tipos de CAMHB. Para os estafilococos coagulase-negativos isolados em 24 horas de incubação, os pontos de corte de ≤ 2 µg/mℓ (*mec*A-negativos) e ≥ 4 µg/mℓ (*mec*A-positivos) conferiram sensibilidades e especificidades de 94 a 99% e 69 a 80%, respectivamente. Os métodos rotineiros de difusão em disco podem ser usados para realizar o teste com disco de cefoxitina (30 µg) para cepas de *S. aureus*; neste caso, um diâmetro do halo ≥ 20 mm é interpretado como sensível à oxacilina, enquanto valores ≤ 19 mm são considerados resistentes. Desse modo, um teste de triagem por microdiluição em caldo usando os pontos de corte para cefoxitina do CLSI para *S. aureus* seria um método alternativo altamente confiável para detectar MRSA.[121,122] Contudo, esse método parece ser menos confiável com algumas espécies de estafilococos coagulase-negativos.

MHA suplementado com cloreto de sódio a 2% e 6 µg de oxacilina, meticilina ou nafcilina por mililitro é o método de triagem em ágar recomendado pelo CLSI.[121,122] As colônias são incubadas durante a noite em ágar não seletivo e transferidas para o caldo soja tripticase de forma a produzir uma suspensão com padrão de 0,5 de McFarland. Em seguida, a placa é inoculada em um quadrante ou uma área de 10 a 15 mm de diâmetro utilizando um *swab* de algodão ou uma alça de 1 µℓ. A resistência à oxacilina é sugerida quando há crescimento de mais de uma colônia na placa, depois da incubação a 35°C por 24 horas. O CQ das placas de triagem com oxacilina é realizada utilizando *S. aureus* ATTC 29213 (cepa sensível) e *S. aureus* ATCC 43330 (cepa resistente).

A padronização dos testes para estafilococos coagulase-negativos tem sido mais difícil, em vista das variações entre algumas espécies agrupadas sob este termo genérico. Os pontos de corte do teste de microdiluição em caldo para diagnosticar resistência à oxacilina dos estafilococos coagulase-negativos foram reduzidos pelo CLSI em 1999, em

Tabela 17.18 Fenótipos possíveis de resistência de *S. aureus* à oxacilina.

Cenário	Resultados do Vitek® Oxacillin	Resultados da triagem com disco de cefoxitina (30 µg)	Perfil de resistência aos outros antibióticos
1	Resistente	Resistente	Multidrogarresistente aos antibióticos[a]
2	Sensível	Sensível	Multidrogarresistente aos antibióticos[a]
3	Resistente	Resistente	R aos betalactâmicos,[b] mas S a todos os outros antibióticos
4	Sensível Resistente	Resistente Sensível	Resultados discrepantes entre o teste com oxacilina e a triagem com cefoxitina

[a]Resistente a dois dos seguintes: gentamicina, tetraciclina, clindamicina ou eritromicina. [b]Resistente a penicilina, oxacilina e cefazolina.

vista da preocupação de que as cepas *mec*A-positivas não estivessem sendo detectadas confiavelmente (Tabela 17.19). Embora esses critérios revisados tenham aumentado a detecção de algumas espécies (*i. e.*, *S. epidermidis*, *S. haemolyticus* e *S. hominis*), eles eram menos específicos para outras espécies (*i. e.*, *S. saprophyticus* e *S. lugdenensis*), de forma que os métodos de CIM e disco indicavam resistência, mas as cepas não tinham um gene *mec*A.[191,224] Em 2005, o CLSI recomendou que os pontos de corte dos testes de CIM e disco para *S. aureus* fossem usados para interpretar resistência de *S. lugdenensis*.[119] Como também ocorre com o *S. aureus*, o teste com disco de cefoxitina (30 μg) substituiu o teste com disco de oxacilina (1 μg) na detecção segura do *S. lugdenensis* e outros estafilococos coagulase-negativos e *mec*A-positivos.[121,122] Os pontos de corte recomendados com o teste do disco de cefoxitina (30 μg) para *S. lugdenensis* são os mesmos de *S. aureus*, mas os diâmetros dos halos são maiores para todas as outras espécies de estafilococos coagulase-negativos, ou seja, valores ≥ 25 mm são considerados resistentes e ≤ 24, sensíveis (Tabela 17.20).

Detecção do gene mecA. O padrão de referência para confirmar resistência fenotípica à oxacilina das cepas de estafilococos isoladas da prática clínica é a detecção do gene *mec*A utilizando um teste de aglutinação do látex e/ou métodos de detecção molecular disponíveis no mercado. A Tabela 17.18 descreve os cenários encontrados comumente na prática clínica quando se realizam testes de resistência do *S. aureus* à oxacilina, que justificam esta confirmação.

Um teste de aglutinação do látex, que detectava rapidamente PBP2' como indicador do MRSA foi desenvolvimento originalmente no Japão.[417] Hoje existem vários métodos de aglutinação do látex disponíveis no mercado, que podem ser realizados rapidamente com grande quantidade de cepas, mas apenas o teste MRSA-Screen® (Deika-Seiken Co. Ltd. Tóquio, Japão) e o teste PBP2'® (Oxoid Ltd., Basingstoke, Reino Unido) foram aprovados pela FDA para uso nos EUA. Esses dois testes usam aglutinação do látex para detectar a presença da PBP2a alterada (PBP2) como evidência da presença do gene *mec*A. Um teste de aglutinação do látex em lâmina também pode diferenciar o MRSA das cepas de *S. aureus* com resistência limítrofe à oxacilina.[361]

Tabela 17.19 Limites do CLSI (CIM em μg/mℓ) para a sensibilidade das espécies de *Staphylococcus* a oxacilina e vancomicina.

Antibiótico	Espécie	S	I	R
Oxacilina	*S. aureus*	≤ 2	–	≥ 4[a]
Oxacilina	*S. lugdenensis*	≤ 2	–	≥ 4
Oxacilina	Outros SCN	≤ 0,25	–	≥ 0,5
Vancomicina	*S. aureus*	≤ 2	4 a 8[b]	≥ 16
Vancomicina	*S. lugdenensis*	≤ 4	8 a 16	≥ 32
Vancomicina	Outros SCN	≤ 4	8 a 16	≥ 32

[a]Relatar como MRSA – enviar cepa isolada com CIM > 4 μg/mℓ a um laboratório de referência.
[b]hVISA/VRSA – enviar as cepas isoladas com CIM > 8 μg/mℓ a um laboratório de referência.
S = sensível; I = sensibilidade intermediária; R = resistente; SCN = estafilococos coagulase-negativos.
Adaptada com base na referência 122.

Tabela 17.20 Limites dos diâmetros dos halos para triagem da sensibilidade à cefoxitina (discos com 30 μg), segundo o CLSI.

Espécie	S	I	R
S. aureus	≥ 22 mm	–	≤ 21 mm[b]
S. lugdenensis	≥ 22 mm	–	≤ 21 mm
Outros SCN	≥ 25 mm	–	≤ 24 mm

[a]Adaptada com base na referência 122.
[b]Relatado como MRSA.
S = sensível; I = sensibilidade intermediária; R = resistente; SCN = estafilococos coagulase-negativos.

O teste MRSA-Screen® deve ser usado apenas para testar *S. aureus*, com o qual foi extensivamente estudado e mostrou ter sensibilidade e especificidade altas na detecção precisa da resistência codificada pelo gene *mec*A.[593] Contudo, o teste MRSA-Screen® não teve bom desempenho com cepas coagulase-negativas testadas diretamente e exigia aumentos do volume do inóculo ou do tempo de incubação ou, em alguns casos, indução com oxacilina ou cefoxitina para que houvesse detecção segura.[677] Os estafilococos coagulase-negativos, inclusive *S. lugdenensis*, são testados utilizando-se microrganismos cultivados ao redor de um disco com oxacilina (1 μg) ou cefoxitina (30 μg). O teste PBP2'® da Oxoid pode ser usado com todas as cepas de estafilococos, mas também deve ser realizada indução com cefoxitina ou oxacilina quando são testadas cepas coagulase-negativas. Até hoje, foram realizados poucos estudos clínicos comparativos com o teste PBP2' da Oxoid.

Alguns laboratórios de microbiologia clínica de porte maior têm utilizado testes de PCR desenvolvidos internamente para confirmar a presença do gene *mec*A. Os testes de PCR próprios para detectar esse gene também incluem os genes *nuc* e *coa* como um marcador específico, que permite a identificação simultânea de *S. aureus*.[75] Pesquisadores desenvolveram um ensaio quádruplo, que diferencia simultaneamente *S. aureus* de estafilococos coagulase-negativos utilizando como marcadores rRNA 16S e o gene *nuc*, que também detecta resistência à meticilina (*mec*A) e mupirocina (*mup*A).[687] Outros ensaios para detecção de MRSA por PCR também utilizam outros genes marcadores dos estafilococos (*i. e.*, *fem*A, *fem*B, *sa*442 e *orf*X) e, dentre estes, a estrutura de leitura aberta (*orf*X) – quando o cromossomo *mec* do cassete estafilocócico (SCCmec) incorpora-se ao cromossomo de *S. aureus* – foi explorada comercialmente para desenvolver vários ensaios de detecção rápida, conforme estão descritos adiante.[95] A Figura 17.27 ilustra a detecção por PCR em tempo real dos genes *nuc* e *mec*A de uma cepa de *S. aureus* isolada de hemocultura, que apresentava um perfil de resistência fenotípica Regra 1, de acordo com a Tabela 17.18.[178] Essa cepa foi confirmada como *S. aureus* em razão da presença do gene *nuc* e como MRSA pela existência do gene *mec*A.

Entretanto, o desenvolvimento comercial recente das plataformas de teste rápido tornou a detecção do gene *mec*A por PCR em tempo real disponível para a maioria dos laboratórios. Os leitores podem consultar várias revisões recentes excelentes, se quiserem uma descrição detalhada de todos os testes moleculares rápidos disponíveis atualmente para

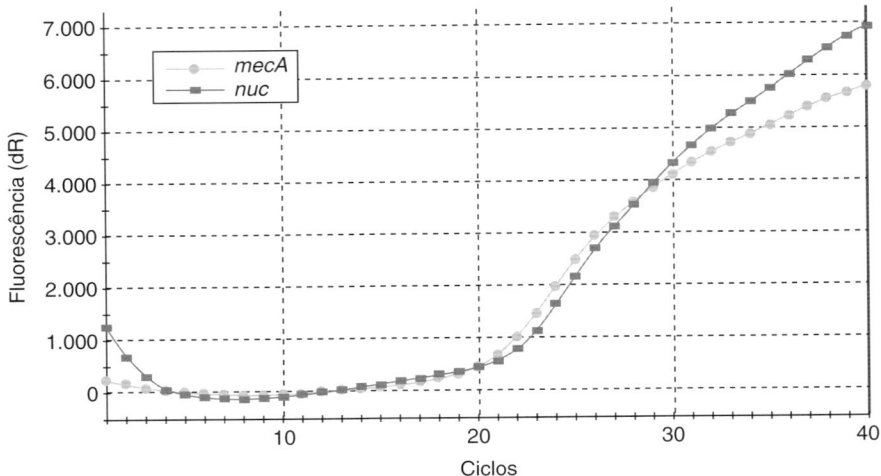

FIGURA 17.27 PCR em tempo real para detectar o gene *mec*A do *S. aureus*. (Cortesia de Calgary Laboratory Services.)

detectar MRSA, mas aqui apresentamos apenas uma descrição sucinta dos dois ensaios comerciais disponíveis hoje em dia nos EUA.[27,95,442,579] O ensaio BD GeneOhm® MRSA (antes conhecido como ensaio IDI-MRSA) (BD GeneOhm, San Diego, CA) foi o primeiro teste comercial de PCR em tempo real aprovado pela FDA para detectar MRSA em *swabs* nasais utilizados em vigilância epidemiológica. Esse ensaio múltiplo utiliza sondas moleculares dirigidas contra vários alvos dentro dos genes *orf*X e SCC*mec*, de forma a detectar e identificar simultaneamente resistência e diferenciar entre o *S. aureus* sensível à meticilina e o MRSA e também as cepas de estafilococos coagulase-negativas portadoras do gene *mec*A.[95] Inicialmente, o ensaio BD GeneOhm® foi avaliado por Huletsky *et al.* enquanto era IDI®[267] e alguns estudos clínicos subsequentes demonstraram resultados semelhantes. As faixas globais de sensibilidade, especificidade, VPP e VPN foram as seguintes, respectivamente: 84,3 a 100%; 93,5 a 99%; 61,1 a 94%; e 97 a 99,7%.[95,144,186,363,449,568] O índice alto de resultados falso-positivos desse teste (*i. e.*, até 5%) é atribuído ao fato de que algumas cepas de *S. aureus* *mec*A-negativas ainda carregam um fragmento do elemento SCC*mec* perto do local de inserção.[95,554] Contudo, estudos demonstraram que esse ensaio detectava confiavelmente vários genótipos do SCC*mec* em grande número de cepas bem caracterizadas isoladas nos EUA e em Taiwan.[59]

O segundo teste aprovado pela FDA foi o ensaio GeneXpert® MRSA (Cepheid Diagnostics, Inc., Sunnyvale, CA).[27] Esse ensaio também usa como alvo o local de inserção do SCC*mec*. As faixas gerais de desempenho do teste publicadas pela empresa fabricante foram as seguintes: sensibilidade: 86,3 a 96,5%; especificidade: 90,4 a 94,9%; VPP: 80,5 a 90,4%; e VPN: 96,6 a 99,7%.[95] Embora algumas avaliações clínicas recentes do ensaio GeneXpert® tenham relatado desempenho melhor ainda,[13,259,337] alguns estudos detectaram índice alto de resultados falso-negativos (7,7 a 12,9%), novamente em razão das cepas de *S. aureus* que têm um elemento de SCC*mec*, que é *mec*A-negativo.[12,554] O ensaio GeneXpert® MRSA é fácil de realizar em uma plataforma de acesso randômico totalmente automatizada, que requer processamento mínimo dos espécies e fornece resultados em 90 a 120 minutos. Brenwald *et al.* demonstraram que esse ensaio teve desempenho comparável, quando foi realizado como teste diagnóstico à beira do leito, em comparação com os testes realizados no laboratório, mas os resultados ficavam prontos mais de 10 horas antes do que os efetuados à beira do leito.[67]

Em razão da inexistência de homologia entre as sequências de nucleotídios do gene *mec*C e *mec*A, pode ser difícil para os laboratórios diagnósticos detectar as cepas de *S. aureus* que carregam o determinante *mec*C utilizando ensaios de PCR comerciais ou próprios baseados no gene *mec*A. O teste de aglutinação do látex, que detecta PBP2a, também não detecta as cepas de *S. aureus* portadoras do gene *mec*C, em razão da estrutura alterada da PBP. Contudo, Skov *et al.* demonstraram que a cefoxitina utilizada no método do EUCAST detectava confiavelmente as cepas de *S. aureus* *mec*C-positivas.[559] As versões comerciais mais recentes dos ensaios de detecção do MRSA por PCR em tempo real precisam usar iniciadores destinados a detectar os genes *mec*A e *mec*C, porque este tipo de resistência pode ser mais generalizado que se demonstrou antes. Um desses ensaios foi lançado no sistema BD Max® (BD, Sparks, MD).

Notificação dos resultados. Existem evidências clínicas de que as cepas de *S. aureus* resistentes à oxacilina não respondem *in vivo* ao tratamento com cefalosporinas; recentemente, a mesma correlação foi sugerida para *S. epidermidis*. A partir de 2013,[121] o CLSI eliminou os limites de corte para todos os betalactâmicos testados com as espécies de *Staphylococcus* (exceto penicilina, oxacilina/cefoxitina) e acrescentou ceftarolina – um antibiótico cefêmico com atividade anti-MRSA, que deveria ser testado e notificado seletivamente com as cepas de MRSA. Essa decisão baseou-se no fato de que os limites de corte nunca foram avaliados extensivamente com alguns betalactâmicos para as espécies de *Staphylococcus* e os resultados dos testes com penicilina e oxacilina podem ser usados para prever a sensibilidade às penicilinas suscetíveis às penicilinases e às penicilinas resistentes às penicilinases, respectivamente. A Tabela 17.21 descreve as recomendações atuais do CLSI quanto à notificação dos resultados da sensibilidade das espécies de *Staphylococcus* aos betalactâmicos, com base apenas nos resultados dos testes com penicilina e oxacilina/cefoxitina. Os laboratórios também devem ter protocolos para a realização dos testes de

Tabela 17.21 Previsão da sensibilidade de *S. aureus* aos betalactâmicos com base nos resultados dos testes com penicilina/oxacilina.

Penicilina	Oxacilina (cefoxitina)	Previsão
S	S	*Sensível a:* • Todas as penicilinas • Combinações de betalactâmico/inibidor de betalactamase • Cefêmicos • Carbapenêmicos
R	S	*Resistente às:* • Penicilinas suscetíveis às penicilinases *Sensível às:* • Penicilinas resistentes às penicilinases • Combinações de betalactâmicos/inibidores de betalactamase • Cefêmicos • Carbapenêmicos
R	R	*Resistente a:* • Todos os betalactâmicos, exceto cefêmicos com atividade anti-MRSA (p. ex., ceftarolina)

Adaptada com base na referência 122.

sensibilidade ampliados com outros antibióticos para cepas multidrogarresistentes. Esses protocolos devem incluir critérios para referenciamento das cepas multidrogarresistentes a um laboratório de referência para confirmar os testes de sensibilidade e realizar genotipagem molecular. O Infection Prevention and Control e/ou outros órgãos de saúde pública devem ser notificados imediatamente dos pacientes com infecções suspeitas ou confirmadas por MRSA detectado em amostras clínicas ou espécimes de vigilância epidemiológica.

Sensibilidade reduzida dos estafilococos à vancomicina. O uso crescente da vancomicina quase certamente resultou no problema cada vez mais comum de sensibilidade reduzida dos estafilococos a este antibiótico. Hoje em dia, a incidência de sensibilidade reduzida à vancomicina entre as cepas de *S. aureus* ainda é baixa em alguns países como EUA (< 1%)[556] e inexistente em outros.[393] Recentemente, Howden *et al.* publicaram uma revisão excelente sobre o assunto.[264] Embora esse problema tenha sido detectado em outras espécies de estafilococos além do *S. aureus*, o surgimento do VISA (*S. aureus* com sensibilidade intermediária à vancomicina; do inglês, *vancomycin intermediate S. aureus*) e, mais recentemente, do VRSA (*vancomycin resistance S. aureus*, ou *S. aureus* resistente à vancomicina, em tradução livre) é extremamente preocupante, em razão da possibilidade de ocorrer transmissão nosocomial destas cepas e da mortalidade alta que certamente resultaria disto.[97,556,665] As infecções invasivas causadas por *S. aureus* são comuns e, hoje em dia, existem poucos fármacos disponíveis para tratar eficazmente estas infecções em razão do VISA/VRSA.[325,556,660] GISA e *S. aureus* resistentes aos glicopeptídios (GRSA; do inglês, *glycopeptide resistance S. aureus*) também são termos usados para descrever estas cepas de *S. aureus*, porque elas também mostram resistência aos outros antibióticos glicopeptídios, inclusive teicoplanina.[605]

O MRSA com sensibilidade reduzida à vancomicina foi relatado inicialmente por Hiramatsu *et al.* em 1997.[254] O mecanismo de resistência expressa heterogeneamente nos testes iniciais por microdiluição em caldo conferia uma CIM considerada sensível, mas um subgrupo de células testadas tinha sensibilidade intermediária, de acordo com os critérios do CLSI de CIM entre 4 e 8 µg/mℓ. Semelhante à resistência dos estafilococos à oxacilina, a sensibilidade reduzida à vancomicina pode ser expressa homogeneamente ou as cepas podem ser heterorresistentes (*i. e.*, designadas como hVISA/VRSA).[264] Por outro lado, as cepas VRSA adquiriram um gene *van*A dos enterococos e expressam continuamente níveis altos de resistência (*i. e.*, CIM ≥ 32 µg/mℓ).[612]

Detecção fenotípica. A detecção das cepas hVISA/VRSA tem sido especialmente difícil e ainda não existe um método ideal, que seja altamente sensível e fácil de realizar. A Tabela 17.22 resume o desempenho dos métodos utilizados para detectar as cepas hVISA/VRSA. O método de referência para detectar essas cepas é o perfil de análise populacional – área sob a curva de cálculo (PAP-AUC) – que requer uma análise populacional para determinar a porcentagem das bactérias que são resistente em cada série de valores de CIM.[264] Um inóculo convencional de uma cultura em caldo cultivada durante a noite é semeado nas placas de ágar com infusão de cérebro–coração (BHI; do inglês, *brain-heart infusion*) contendo concentrações crescentes de vancomicina (0,5 a 4 µg/mℓ). As contagens das placas são colocadas em gráfico para calcular a porcentagem de células resistentes à vancomicina em cada diluição. Wootton *et al.* demonstraram que as razões de concentrações da PAP-AUC entre 0,9 e 1,3 indicavam hVISA/VRSA, enquanto uma razão < 0,9 sugeria sensibilidade.[669] O método da PAP-AUC, mesmo em suas versões mais eficientes, é muito trabalhoso para ser realizado rotineiramente em um laboratório clínico com grande quantidade de cepas para analisar.

Microdiluição em caldo ainda é o método recomendado para detectar hVISA/VRSA. Em 2007, o CLSI reduziu seu limite de corte para a faixa de sensibilidade intermediária à vancomicina para 4 a 8 µg/mℓ, em vista da ineficácia deste antibiótico para tratar infecções graves causadas por cepas hVISA/VRSA com CIM = 4 µg/mℓ.[121,122] As cepas de *S. aureus* com CIM ≤ 4 µg/mℓ são consideradas sensíveis, enquanto as que têm CIM ≥ 16 µg/mℓ são resistentes. O EUCAST não define uma faixa intermediária de sensibilidade

Tabela 17.22 Capacidade dos diferentes métodos de detectar sensibilidade do *S. aureus* à vancomicina.

CIM de vancomicina (µg/mℓ)	Método de CIM	Método de difusão em disco[a]	Triagem em ágar com vancomicina
≤ 2 (S)	Sim	Não	Sim
4 (I)	Sim	Não	Variável
8 (I)	Sim	Não	Sim
16 (R)	Sim	Não	Sim
≥ 32	Sim	Sim	Sim

[a]Cepas com diâmetro do halo ≥ 7 mm devem ser retestadas utilizando um método de CIM.
Adaptada com base na referência 122.

do *S. aureus*, mas o limite de corte para resistência a este antibiótico foi reduzido em 2009 para uma CIM > 2 μg/mℓ, que está na faixa superior da distribuição das CIM para as cepas naturais (www.eucast.org/clinical-breakpoints). As cepas de *S. aureus* com CIM alta para vancomicina (*i. e.*, ≥ 8 μg/mℓ) devem ser enviadas a um laboratório de referência para testes confirmatórios. Os laboratórios que não realizam rotineiramente microdiluição em caldo como método principal dos testes de sensibilidade antimicrobiana podem preferir usar este método para confirmar hVISA/VRSA nas cepas clínicas com CIM alta para vancomicina utilizando outro método, conforme está descrito adiante. Alternativamente, alguns laboratórios realizam testes de microdiluição com todas as cepas de *S. aureus* invasiva, mas usam outro método de sensibilidade para testar as cepas não invasivas (*i. e.*, feridas superficiais).

Embora tenham sido descritos estafilococos coagulase-negativos com sensibilidade reduzida à vancomicina, até hoje não foram encontradas cepas positivas para o gene *van*A. Os limites de corte do teste de microdiluição em caldo com vancomicina para estafilococos coagulase-negativos ainda são mais altos que os do *S. aureus*; as cepas sensíveis são definidas por CIM ≤ 4 μg/mℓ, as intermediárias por CIM de 8 a 16 μg/mℓ e as resistentes por CIM ≥ 32 μg/mℓ.[121,122] As cepas de estafilococos coagulase-negativos com CIM alta de vancomicina (≥ 32 μg/mℓ) devem ser enviadas a um laboratório de referência para testes confirmatórios adicionais.

Outros métodos de triagem são usados para detectar hVISA/VRSA, inclusive uma placa de triagem com ágar BHI contendo 5 ou 6 μg/mℓ de vancomicina, que é semelhante ao método original usado por Hiramatsu[254,273] e também é utilizada na triagem de resistência dos enterococos à vancomicina, conforme está descrito adiante. Uma gotícula de 10 μℓ com suspensão da cepa no padrão de 0,5 de McFarland é usada para produzir uma mancha de 10 a 15 mm de diâmetro na placa com BHI. Mais de uma colônia ou crescimento discreto na placa depois de 24 horas de incubação é considerado positivo e é uma evidência presuntiva da presença de VISA/VRSA ou VRSA. Entretanto, devem ser realizados testes confirmatórios utilizando um método de CIM, seja microdiluição ou um Etest®.

As tiras de vancomicina do Etest® são utilizadas isoladamente ou em combinação com uma tira de teicoplanina (*i. e.*, macro-Etest® ou MET).[393,517] Contudo, as tiras de Etest® para detectar resistência aos glicopeptídios (DRG) foram desenvolvidas recentemente para detectar hVISA/VRSA. As tiras de DRG do Etest® foram pouco avaliadas clinicamente até hoje, mas uma comparação recente deste método com a análise de curva (PAP-AUC) demonstrou desempenho abaixo do ideal.[517] Os métodos de Etest® são conhecidos por produzir resultados mais altos de CIM com vancomicina, que a microdiluição em caldo e, por esta razão, pode ser relatada "falsa resistência" quando estes métodos são utilizados, caso não sejam realizados testes confirmatórios. As cepas de *S. aureus* com CIM alta (≥ 8 μg/mℓ) no Etest® devem ser encaminhadas a um laboratório de referência (*i. e.*, CDC nos EUA) para testes confirmatórios.

Os testes de difusão em disco não são confiáveis e não diferenciam entre as cepas VISA/VRSA e as cepas naturais e não devem ser utilizados com esta finalidade. Por essa razão, recentemente, o CLSI eliminou os critérios de triagem com disco de vancomicina para detectar VISA/VRSA.[122]

Os laboratórios que utilizam sistemas automatizados de testagem de sensibilidade também não conseguem detectar hVISA/VRSA, a menos que sejam realizados outros testes confirmatórios com as cepas de *S. aureus* que apresentam CIM de vancomicina ≥ 2 μg/mℓ.[587] Do mesmo modo, as cepas de *S. aureus* com CIMs de vancomicina entre 1,5 e 2,0 μg/mℓ – com base no macro-Etest®, devem ser submetidas a um teste de microdiluição em caldo.

Notificação dos resultados. O isolamento do hVISA/VRSA é considerado um problema urgente de saúde pública e controle de infecções. Como as cepas de hVISA/VRSA frequentemente são multidrogarresistentes, os testes de sensibilidade ampliados com fármacos alternativos (p. ex., linezolida, daptomicina, fluoroquinolonas, rifampicina, tigeciclina e ceftarolina) das cepas invasivas devem ser realizados e notificados rotineiramente. Os laboratórios devem ter protocolos para a realização dos testes de sensibilidade ampliados com outros antibióticos para cepas multidrogarresistentes, ou encaminhar imediatamente a cepa a um laboratório de referência, no qual estes testes possam ser realizados. Os critérios para o encaminhamento das cepas multidrogarresistentes a um laboratório de referência para testes confirmatórios de sensibilidade e genotipagem molecular devem ser incluídos no protocolo do laboratório. Os casos nos quais se suspeita ou foi confirmada a presença de hVISA/VRSA detectado em amostras de vigilância epidemiológica ou espécimes clínicos devem ser notificados imediatamente ao Infection Prevention and Control e/ou órgãos de saúde pública.

Resistência induzível à clindamicina. A resistência dos estafilococos aos macrolídios é mediada pelo efluxo ativo dos antibióticos do interior das células bacterianas (***msr*A**) ou modificação dos alvos ribossômicos (em geral, *erm*A ou *erm*C).[344] A modificação ribossômica pode ser expressa constitutivamente ou é induzível.[135] A resistência à eritromicina é detectada mais facilmente que a resistência à clindamicina. As cepas sensíveis a esse primeiro antibiótico são seguramente sensíveis à clindamicina, mas o contrário não é necessariamente verdadeiro.

As cepas de estafilococos que expressam resistência constitutiva à eritromicina e à clindamicina acarretam poucas dificuldades, porque são detectadas como resistentes nos testes *in vitro*. Contudo, quando a resistência é induzível, pode haver uma discrepância entre os resultados dos testes de sensibilidade à eritromicina e à clindamicina (Tabela 17.23). A resistência aos macrolídios com 14 e 15 elementos (p. ex., eritromicina) é induzida mais facilmente que a resistência aos macrolídios com 16 elementos e aos lincosamídios (p. ex., clindamicina). Há evidências de que a resistência induzível à clindamicina seja clinicamente significativamente não apenas nos estafilococos, como também nos estreptococos beta-hemolíticos e no *S. pneumoniae*.[300,341,390] O CLSI recomenda a realização de um teste de indução, antes de soltar o resultado de que as cepas de *S. aureus* isoladas são sensíveis à clindamicina, quando há discrepância entre as sensibilidades à eritromicina e à clindamicina (*i. e.*, a eritromicina é resistente, mas a clindamicina é sensível).[121,122] Com outros estafilococos, estreptococos beta-hemolíticos e *S. pneumoniae*, o teste de indução com clindamicina deve ser realizado apenas quando for solicitado.[121,122] O teste do disco duplo (halo D) para resistência induzível à clindamicina está baseado

Tabela 17.23 Perfis fenotípicos de resistência aos macrolídios/lincosamídios.

Mecanismo	Gene de resistência	Eritromicina	Clindamicina
Efluxo	msrA	R	S Teste de halo D (–)
Modificação ribossômica	ermA ou ermC	R	S→R (induzível) Teste de halo D (+)
Modificação ribossômica	ermA ou ermC	R	R (constitutiva) Teste de halo D (–)

msrA = resistência ao macrolídio estreptogramina (tipo B); erm = resistência à eritromicina por ribossomo-metilase (MLS$_B$).

no princípio de que a eritromicina é um indutor potente do gene *erm* (*i. e.*, tipo MLS$_B$).[192,295] Quando os discos contendo eritromicina (15 μg) e clindamicina (2 μg) são colocados perto (*i. e.*, 15 a 26 mm de distância entre os dois) e a resistência é induzida pela eritromicina, o halo de inibição ao redor do disco de clindamicina é distorcido. O achatamento resultante do halo de inibição produz uma configuração em forma de "D" e indica resistência induzível à clindamicina (Figura 17.28). Como alternativa, um teste de microdiluição em caldo ao qual são acrescentados 1 μg/mℓ de eritromicina e 0,5 μg/mℓ de clindamicina pode ser usado para detectar resistência induzível dos estreptococos beta-hemolíticos e de *S. pneumoniae* à clindamicina.[55,121,122] Esse padrão indica resistência induzível e, por isso, a cepa deve ser descrita como resistente à clindamicina.

Notificação dos resultados. As cepas que apresentam resultado positivo no teste de halo D, ou que mostram indução no teste de microdiluição em caldo, devem ser relatadas como resistentes à clindamicina. Também deve ser acrescentado um comentário ao laudo dizendo: "Essa cepa é considerada resistente à clindamicina com base na detecção de resistência induzível a este antibiótico".[121,122] Quando não há resistência induzível à clindamicina (*i. e.*, resultado negativo no teste de halo D), a cepa pode ser relatada como sensível a este antibiótico com base no resultado do teste de sensibilidade *in vitro*. Os laboratórios também devem ter protocolos para a realização dos testes de sensibilidade antimicrobiana ampliados com outros antibióticos para cepas multidrogarresistentes. Esse protocolo deve incluir critérios para encaminhamento das cepas multidrogarresistentes a um laboratório de referência para realizar testes de sensibilidade e genotipagem molecular confirmatórios. O Infection Prevention and Control e/ou os órgãos de saúde pública devem ser notificados imediatamente dos casos suspeitos ou confirmados de infecção por MRSA detectado em amostras de vigilância epidemiológica ou espécimes clínicos.

Enterococos

Há décadas, a base fundamental do tratamento antimicrobiano das infecções invasivas causadas por enterococos tem sido combinações de um fármaco que atue na parede celular (p. ex., um betalactâmico ou vancomicina) e um aminoglicosídio.[17,520] Embora os enterococos frequentemente sejam tolerantes aos efeitos dos betalactâmicos e sejam intrinsecamente resistentes aos aminoglicosídios (*i. e.*, CIM na faixa de 8 a 256 μg/mℓ), a atividade bactericida sinérgica é resultado da combinação desses fármacos porque o antibiótico que atua na parede celular permite que o aminoglicosídio entre na célula, onde atua no seu alvo ribossômico. Contudo, essa abordagem terapêutica tem sido profundamente enfraquecida ao longo dos últimos 50 anos, incialmente em razão do desenvolvimento de resistência às penicilinas e, mais recentemente, pela incidência crescente de VRE[98] e pelo desenvolvimento de níveis altos de resistência aos aminoglicosídios; deste modo, a ação bactericida sinérgica contra os enterococos não pode ser mais facilmente alcançada.[17] Esse tema foi revisado recentemente por vários autores.[216,258,657] Mais recentemente, pesquisadores também demonstraram resistência de enterococos aos antibióticos mais novos, inclusive linezolida e daptomicina (apelidadas de "antibióticos de último recurso"), especialmente entre as cepas de *E. faecium*.[15,18,197]

Vários outros fatores somaram-se para resultar na situação atual, a de precisar tratar rotineiramente infecções graves causadas por enterococos multidrogarresistentes nos hospitais de todo o mundo.[15,17,250,658] No final da década de 1970, os enterococos isolados nos EUA eram predominantemente da espécie *E. faecalis*. Desde então, *E. faecium* tornou-se a espécie predominante isolada dos pacientes hospitalizados e, hoje em dia, é superada apenas pelo *S. aureus* como causa de infecções hospitalares.[17] Em comparação com *E. faecalis*, a existência de resistência à ampicilina e à vancomicina é muito mais comum em *E. faecium*.[250] Essa "troca das espécies enterocócicas" ocorreu basicamente em razão do uso crescente da vancomicina e de outros antibióticos de espectro amplo (p. ex., cefalosporinas de terceira geração), somado às medidas insatisfatórias de controle das infecções.[17,198] Também há evidências para transmissão das cepas de *Enterococcus* multidrogarresistente de seres humanos, animais e fontes ambientais.[142,166,657]

Resistência aos betalactâmicos

Algumas cepas de enterococos, especialmente *Enterococcus faecium*, são intrinsecamente resistentes aos antibióticos betalactâmicos, porque têm proteínas de ligação com afinidade baixa por estes fármacos. Em geral, a ampicilina é mais eficaz que a penicilina *in vitro* e é o antibiótico preferido para os enterococos sensíveis. As cefalosporinas sempre são

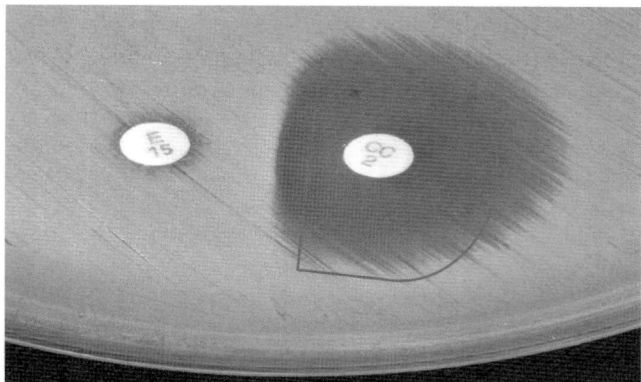

FIGURA 17.28 Teste de halo D para avaliar resistência induzível à clindamicina. (Cortesia de Calgary Laboratory Services.)

ineficazes contra os enterococos e não devem ser testadas. A detecção da produção de betalactamases nas espécies de *Enterococcus* está descrita na seção anterior sobre Testes para betalactamases.

Níveis altos de resistência aos aminoglicosídios

Nos enterococos, os níveis altos de resistência adquirida aos aminoglicosídios (HLR; do inglês, *high-level resistance*) resultam em CIMs muito acima da concentração normal testada nos laboratórios clínicos (p. ex., ≥ 2.000 µg/mℓ de estreptomicina e ≥ 500 µg/mℓ de gentamicina). A detecção de HLR dos enterococos aos aminoglicosídios é importante, porque essas cepas não são inibidas sinergicamente pelo tratamento combinado com antibióticos betalactâmicos.[404] Embora estudos para prever o sinergismo entre aminoglicosídio e um agente que atua na parede celular seja um trabalho intensivo, eles eram usados; hoje em dia, são utilizados vários métodos de triagem no laboratório clínico. Entretanto, *E. faecium* é intrinsecamente resistente à ação sinérgica entre tobramicina, netilmicina, canamicina ou amicacina e um antibiótico que atua na parede celular; por esta razão, não é necessário realizar testes *in vitro*. O teste de sinergia é realizado apenas para detectar HLR *E. faecium* ou *E. faecalis* à gentamicina e/ou estreptomicina.[408] A seguir, descrevemos resumidamente os métodos usados comumente para detectar HLR nos enterococos.

Alguns laboratórios clínicos usam um sistema automatizado de microdiluição em caldo como triagem para HLR. As concentrações de 1.000 µg/mℓ de estreptomicina e 500 µg/ℓ de gentamicina são usadas como limites de corte recomendados.[121,122,590] Como alternativa, também é possível usar um painel de microdiluição em caldo (Pasco®, MicroScan®) com meios de BHI suplementados com concentrações semelhantes desses antibióticos em duas câmaras de sinergia para aminoglicosídios.[595] O mesmo inóculo padronizado é usado como um painel de CIM rotineiro para gram-positivos (i. e., 5×10^5 UFC/mℓ). Depois da incubação por 24 horas no mínimo, qualquer crescimento é considerado indício de resistência. Pode ser necessário incubar novamente as placas por mais 24 horas quando não há crescimento com estreptomicina depois do período de incubação inicial.

Placas de diluição em ágar também são preparadas utilizando meios de BHI suplementados com as mesmas concentrações de gentamicina (500 µg), mas com concentração de estreptomicina duas vezes maior (2.000 µg) que as usadas nos testes de microdiluição para HLR.[117,121,122] As placas de diluição em ágar para o teste de HLR podem ser adquiridas no mercado. Uma suspensão com padrão de 0,5 de McFarland é preparada e 10 µℓ são pingados para produzir um inóculo final de 10^6 UFC por mancha. As placas devem ser incubadas por 24 horas em ar ambiente, antes que a leitura seja realizada, enquanto as placas com estreptomicina devem ser reincubadas por mais 24 horas se não houver crescimento depois do período de incubação inicial. O crescimento de uma única colônia nas placas de diluição em ágar indica resistência. O teste de difusão em disco convencional é realizado utilizando discos de antibiótico com concentrações altas de gentamicina (120 µg) ou estreptomicina (300 µg).[408] A resistência é definida por um halo ≤ 6 mm (nenhuma halo de inibição), enquanto a sensibilidade é definida por um diâmetro de halo < 10 mm. As cepas com diâmetros de halos entre 7 e 9 mm devem ser testadas por métodos de diluição em ágar ou microdiluição, porque algumas cepas de enterococos com HLR têm CIM apenas moderadamente elevadas.[408] Vários estudos comparativos dos métodos de testagem de HLR das cepas de *Enterococcus* demonstraram concordância quase absoluta entre os discos de potência alta, os painéis de microdiluição disponíveis no mercado e uma placa de "sinergia" por diluição em ágar vendida no mercado.[408,590,595]

Sensibilidade reduzida à vancomicina

Os métodos de sensibilidade antimicrobiana por diluição podem ser usados para detectar confiavelmente VRE (fenótipos *van*A ou *van*B) ou níveis baixos de resistência intrínseca à vancomicina (CIM entre 2 e 32 µg/mℓ), que estão associados a *E. gallinarum* ou *E. casseliflavus* (fenótipo *van*C). Nos casos típicos, *E. faecium* ou *E. faecalis* portadores de um gene *van*A têm CIM alta de vancomicina (≥ 64 µg/mℓ) e CIM de teicoplanina ≥ 16 µg/mℓ, enquanto as cepas que têm um gene *van*B mostram CIM de vancomicina mais baixas (16 a 512 µg/mℓ) e continuam sensíveis à teicoplanina (Tabela 17.24). No passado, alguns laboratórios usavam o teste de triagem por diluição em ágar com vancomicina para detectar VRE.[588] As placas de ágar contêm meios de BHI suplementados com 6 µg/mℓ de vancomicina. Uma suspensão bacteriana com padrão de 0,5 de McFarland é usada para formar uma mancha com 10 a 15 mm de diâmetro na placa, resultando em um inóculo final de 10^5 a 10^6 células por mancha. A formação de mais de uma colônia ou de crescimento "nebuloso" indica resistência. As placas de BHI-vancomicina para triagem também podem crescer espécies de *Enterococcus* portadoras de um gene *van*C, mas estas podem ser identificadas facilmente por métodos fenotípicos. Nos casos típicos, *E. casseliflavus* forma colônias pigmentadas amarelas, enquanto esta bactéria e também *E. gallinarum* fermentam metil-α-D-glicopiranosídio (MGP) a 1% e a maioria das cepas é imóvel. Placas de triagem por diluição em ágar contendo 6 µg/mℓ de vancomicina podem ser compradas no mercado por meio de vários fornecedores.

Sistemas automatizados também podem ser usados para detectar resistência dos enterococos aos glicopeptídios, mas os laboratórios devem estar cientes dos problemas de detecção descritos.[277,636] Versões recentes de todos os sistemas de microdiluição automatizados (i. e., Vitek® 2, BD Phoenix® e MicroScan®) aperfeiçoaram sua capacidade de detectar VRE, inclusive de níveis baixos de resistência intrínseca, mas isto

Tabela 17.24 Limites de corte padronizados pelo CLSI (CIM em µg/mℓ) para as espécies de *Enterococcus*.

Antibiótico	S	I	R
Penicilina ou ampicilina	≤ 8	–	≥ 16
Vancomicina	≤ 4	8 a 16[a]	≥ 32[b]
Teicoplanina	≤ 8	16	≥ 32[b]

[a]VRE com sensibilidade reduzida – genótipo VanB se for (S) à teicoplanina.
[b]VRE com nível alto de resistência – genótipo VanA se for (R) à teicoplanina.
S = sensível; I = sensibilidade intermediária; R = resistente.
Adaptada com base na referência 122.

nem sempre foi assim.[176,572] Inicialmente, os sistemas Vitek® Legacy e MicroScan® apresentaram problemas na detecção de níveis moderados (vanB) e baixos (vanC) de resistência dos enterococos à vancomicina. Tenover et al. avaliaram 10 sistemas disponíveis no mercado para detectar VRE usando um método de microdiluição em caldo como padrão para testar 50 cepas de referência.[610] Embora um teste de triagem por diluição em ágar tenha detectado VRE com precisão, ocorreram mais erros de importância secundária com o teste de difusão em disco e erros muito importantes ocorreram com os sistemas Vitek® Legacy (10,3%) e MicroScan® (20,7%); este último sistema também produziu alguns erros importantes (13,3%). Estudos recentes também mostraram que os sistemas automatizados podem apresentar problemas na detecção das cepas específicas de VRE. Recentemente, Abele-Horn et al. realizaram um estudo de validação clínica da versão 4.01 do software do Vitek® 2 e demonstraram que o sistema conseguiu identificar corretamente 114 (94,2%) das cepas de enterococos no nível das espécies e classificou corretamente 119 (98,3%) no nível do genótipo de resistência aos glicopeptídios (i. e., genótipo VanA, VanB ou VanC).[3] Seis cepas de E. faecium portadores de um gene vanA e uma cepa de E. casseliflavus (i. e., gene VanC) foram identificadas com discriminação baixa e exigiram testes adicionais. Uma cepa VanA foi classificada erroneamente como VanB, porque o sistema não detectou resistência à teicoplanina, enquanto uma cepa de E. faecium sensível aos glicopeptídios foi classificada incorretamente como tipo VanA (i. e., resistente à vancomicina e à teicoplanina). Recentemente, Raponi et al. também compararam a capacidade de detectar resistência aos glicopeptídios e à linezolida em 30 cepas de E. faecium isoladas clinicamente por meio dos seguintes métodos: Vitek® 2, BD Phoenix®, Etest®, microdiluição em caldo e testes de difusão em disco.[505] Todas as cepas foram submetidas à genotipagem molecular para detectar a existência de genes de resistência vanA e vanB e a mutação G2576T do rRNA 23S, que confere resistência à linezolida. Os índices de resistência à teicoplanina variaram de 3% (Vitek® 2) a 57,6% (BD Phoenix®), enquanto os de resistência à vancomicina variaram de 56,7% (Vitek® 2) a 86,7% (BD Phoenix®). Apenas duas das 25 cepas que reconhecidamente tinham um gene vanA foram identificadas definitivamente como fenótipo VanA. Apenas uma cepa tinha a mutação G2576T, mas não carregava o gene vanA; o teste de difusão em disco, o teste de microdiluição em caldo e o sistema Vitek® 2 demonstraram resistência (CIM > 8 µg/mℓ), mas os sistemas BD Phoenix® e Etest® emitiram resultados indicando sensibilidade (CIM ≤ 4 µg/mℓ). Esses estudos ressaltam a necessidade de realizar mais comparações dos sistemas de testes automatizados de sensibilidade por diluição com uma gama mais ampla de cepas de VRE caracterizadas por métodos moleculares.

Os testes de difusão em disco não são confiáveis como métodos de diluição e, para evitar erros, devem ser realizados estritamente de acordo com os métodos padronizados.[118] Os testes de difusão em disco devem ser incubados por 24 horas completas e interpretados sob luz transmitida. As cepas de VRE portadoras de um gene vanB podem passar despercebidas, a menos que o halo de inibição seja examinado cuidadosamente para detectar uma borda difusa. Alguns estudos demonstraram que o desempenho das tiras do Etest® foi equivalente aos dos testes de diluição em ágar e microdiluição em caldo.[610] Entretanto, de acordo com um estudo recente, o Etest® não conseguiu detectar quatro cepas de E. faecium, que tinham o gene vanB confirmado.[506] Grabsch et al. também demonstraram que um Etest® com vancomicina realizado no MHA ou BHI padronizado não conseguiu detectar repetidamente uma cepa de E. faecium com vanB2 (CIM ≤ 4 µg/mℓ) durante um surto hospitalar.[223] Os resultados do Etest® melhoraram quando o MHA ou o ágar BHI foi suplementado com 1 g/ℓ de bile bovina e as placas foram incubadas por 48 horas completas, antes da realização das leituras. É necessário realizar estudos adicionais para avaliar esses meios como forma de aumentar a detecção inicial das cepas de VRE com fenótipo de resistência baixa nos laboratórios em que a detecção do gene vanB por PCR não é exequível.

Notificação dos resultados. Os resultados dos testes de sensibilidade à penicilina e/ou ampicilina, da sensibilidade à vancomicina e da triagem para HLR à gentamicina e estreptomicina devem ser relatados para todas as cepas de E. faecium e E. faecalis isoladas de pacientes com infecções invasivas graves. Além disso, os laboratórios devem ter protocolos para a realização dos testes de sensibilidade ampliada das cepas invasivas multidrogarresistentes aos outros antibióticos (i. e., daptomicina, linezolida). Esse protocolo deve incluir critérios para encaminhar as cepas multidrogarresistentes a um laboratório de referência para a realização dos testes de sensibilidade confirmatórios e genotipagem molecular. O Infection Prevention and Control e/ou os órgãos de saúde pública devem ser notificados imediatamente dos casos suspeitos ou confirmados de VRE detectados em amostras de vigilância epidemiológica ou espécimes clínicos.

Detecção molecular dos genes de resistência à vancomicina. Os testes moleculares dos enterococos são necessários para detectar um gene de resistência à vancomicina e diferenciar o(s) tipo(s) de gene(s) presente(s). Além dos genótipos mais comuns de resistência à vancomicina descritos antes (i. e., vanA, vanB e vanC), também foram relatados vários outros grupos de genes que conferem resistência à vancomicina (i. e., vanD, vanE, vanG, vanL e vanM).[2,58,154,672] Esses últimos genes são detectados raramente em cepas isoladas clinicamente e foram descobertos quando a fenotipagem rotineira identificou a cepa como resistente à vancomicina, mas os testes moleculares mostraram que os grupos de genes vanA ou vanB não estavam presentes. É provável que continuem a ser descobertos novos grupos de genes de resistência à vancomicina, na medida em que outros estudos documentaram prevalência alta dos genes de resistência aos glicopeptídios (i. e., vanB, vanD e vanG) na microbiota humana fecal, que não estavam associados aos enterococos.[164] Em um estudo subsequente, esses pesquisadores identificaram grupos de genes semelhantes ao vanD e vanG em uma espécie de Ruminococcus.[165] Recentemente, também foram detectadas clinicamente cepas de Clostridium clostridioforme e Atopobium minutum portadoras de um grupo de genes vanB.[376] Outras bactérias gram-positivas da microbiota intestinal humana, especialmente anaeróbios, podem constituir uma reserva abundante de genes de resistência à vancomicina.

Pesquisadores desenvolveram vários métodos laboratoriais multiplex, que utilizam PCR e PCR em tempo real para detectar primariamente os grupos de genes vanA e vanB, cuja importância clínica é enorme (Figura 17.29).[179,443,461] A detecção molecular dos genes vanC1, vanC2 e vanC3

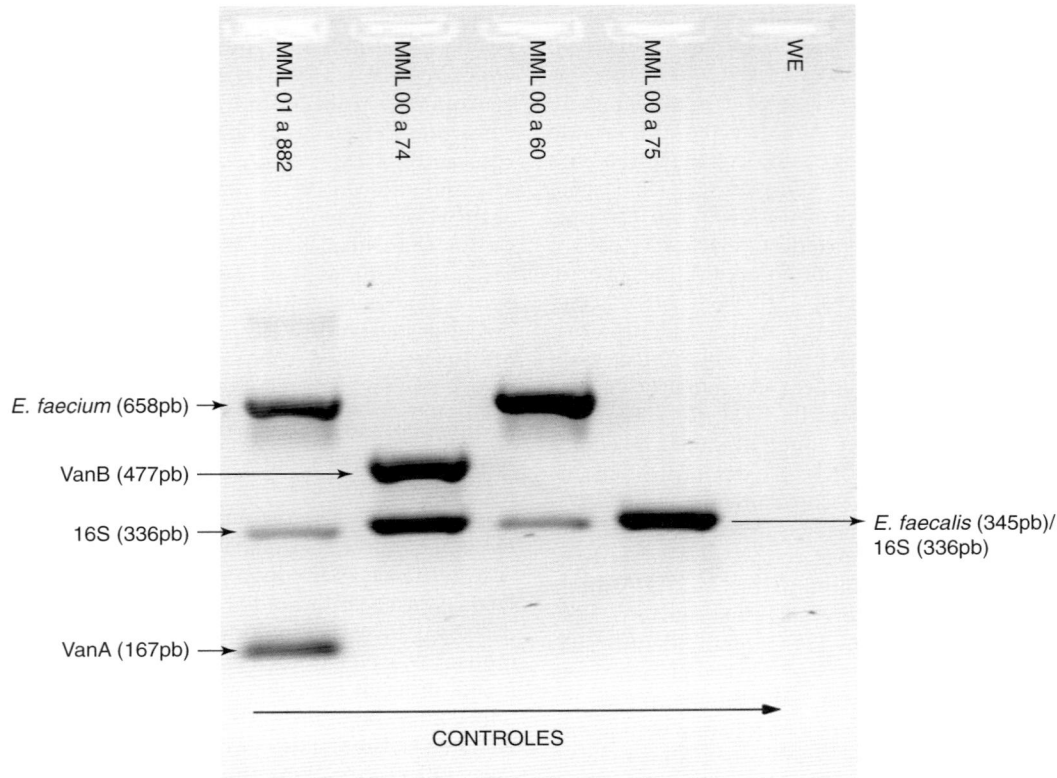

■ **FIGURA 17.29** PCR multiplex rápida para diferenciar *E. faecium*/*E. faecalis* e detectar a existência de genes que conferem resistência à vancomicina (*van*A e *van*B). (Cortesia de Calgary Laboratory Services.)

também pode identificar definitivamente *E. gallinarum* e diferenciar entre *E. casseliflavus* e *E. flavescens*.[111] Ensaios moleculares específicos também podem ser realizados para detectar outros genes associados à resistência à vancomicina.

Entretanto, o desenvolvimento comercial recente das plataformas de teste rápido tornou disponível à maioria dos laboratórios a detecção por PCR em tempo real dos genes *van*A/B diretamente a partir dos espécimes clínicos (*i. e.*, *swabs* retais e amostras de fezes). As avaliações clínicas iniciais de dois ensaios aprovados nos EUA pela FDA estão descritas sucintamente a seguir. O ensaio BD GeneOhm® VanR (BD GeneOhm, San Diego, CA) é um teste de PCR em tempo real, que amplifica alvos específicos dos genes *van*A e/ou *van*B. O ensaio VanR utiliza um SmartCycler® (Cepheid, Sunnyvale, CA). Stamper *et al.* compararam o desempenho do ensaio VanR com a cultura seletiva usando ágar BEAV (ágar bile-esculina com azida e vancomicina) com 6 μg/mℓ de vancomicina e caldo de BEAV com 8 μg/mℓ de vancomicina para detectar VRE em *swabs* retais e amostras de fezes.[569] Em termos gerais, o ensaio VanR teve sensibilidade de 96,6% e especificidade de 87% e houve vários resultados falso-positivos com a parte do ensaio referida ao gene *Van*B. Embora a sensibilidade do ensaio com *swabs* retais (98,3%) fosse maior que com amostras de fezes (95,4%), as especificidades foram semelhantes com os dois tipos de espécime. Quando foi usado isoladamente para detectar resistência mediada pelo gene *Van*A, o ensaio VanR teve sensibilidade, especificidade, VPP e VPN de 94,4%, 96,4%, 91,3% e 97,7%, respectivamente. Recentemente, um estudo também relatou desempenho semelhante com o ensaio VanR quando testou 1.786 amostras, inclusive um conjunto de 50 cepas de referência reconhecidamente portadoras dos genótipos *van*A-G.[659] Embora a sensibilidade global fosse de 93,1%, a especificidade menor (87%) foi atribuída principalmente aos resultados positivos falsos para o gene *van*B.

O ensaio GeneXpert® *van*A/*van*B (Cepheid Diagnostics, Inc., Sunnyvale, CA) também é um teste de PCR em tempo real, que detecta os genes *van*A e *van*B. Uma avaliação desse teste com 804 amostras de *swab* retal em comparação com a cultura em meio enriquecido[54] demonstrou que, embora o ensaio molecular tivesse sensibilidade e VPN altos (100%), sua especificidade (85,4%) e VPP (8,7%) foram mais baixos em razão dos testes falso-positivos, especialmente para o gene *van*B. Outro estudo mais recente comparou os métodos de cultura direta e em meio enriquecido para detectar VRE por meio do ensaio GeneXpert® *van*A/*van*B e relatou sensibilidade, especificidade, VPP e VPN de 96,4%, 93%, 92% e 96,9%, respectivamente.[375] O ensaio GeneXpert® para VRE é fácil de realizar em uma plataforma de acesso randômico completamente automatizada, que requer processamento mínimo das amostras e fornece resultados em 90 a 120 minutos.

Os laboratórios que não dispõem do recurso de realizar testes moleculares podem considerar a adoção de um método de cultura baseada em ágar cromogênico para detectar VRE diretamente dos *swabs* retais ou das amostras de fezes (Figura 17.30). Um estudo comparou dois meios cromogênicos (Chromagar® VRE e chromID® VRE) para a detecção direta de VRE nas amostras de fezes, depois de uma etapa de enriquecimento durante a noite e incubação das placas

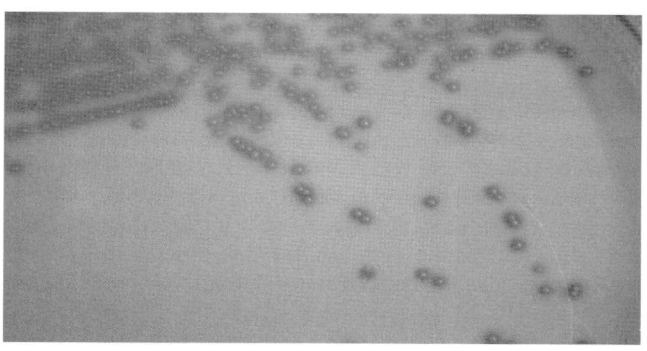

FIGURA 17.30 *E. faecium* positivo para o gene *van*A cultivado em VRESelect® (Bio-Rad). (Cortesia de Calgary Laboratory Services.)

por 48 horas.[456] Esses dois meios tiveram sensibilidade alta (98,2%) e especificidades comparáveis de 96,5% e 97,5%, respectivamente. Recentemente, o BBL CHROMagar® VanRE (CVRE) (BD Diagnostic Systems, Baltimore, MD) também foi comparado com as placas de BEAV como método de triagem para colonização por VRE e os autores relataram sensibilidade, especificidade, VPP e VPN de 98,6%, 99,1%, 95,9% e 99,7%, respectivamente.[306] O ágar CVRE também teve melhor desempenho na detecção do VRE em um estudo com 517 *swabs* de vigilância epidemiológica, quando foi comparado com as placas de BEAV, e teve sensibilidade, especificidade, VPP e VPN de 99,1%, 94,8%, 84,2% e 99,7%, respectivamente.[570] Outra formulação de ágar cromogênico (Spectra® VRE, Remel, Lenexa, KS) também foi muito mais sensível (98,2%) e específico (99,3%) que a placa de BEAV nos testes com *swabs* retais.[460] Atualmente, apenas um estudo comparou a triagem de VRE por PCR com um método de cultura em meio com ágar para este microrganismo e, no total, testou 8.815 amostras de *swab* retal.[548] O VRE foi isolado de 8,4% das amostras, enquanto a PCR detectou esta bactéria em 8,9% dos espécimes analisados. Em termos gerais, a PCR teve sensibilidade, especificidade, VPP e VPN de 98,2%, 99,6%, 95,7% e 99,8%, respectivamente, mas nenhuma amostra *van*B-positiva foi incluída nesse estudo.

Resistência de enterococos aos agentes antimicrobianos mais novos

Linezolida e daptomicina são os agentes mais novos utilizados com frequência crescente para tratar infecções invasivas graves causadas por MRSA e VRE. Os laboratórios devem ter um protocolo para a realização dos testes de sensibilidade ampliados dessas cepas isoladas de infecções graves a esses antibióticos, ou quando estes testes forem solicitados. Quando os testes de sensibilidade a esses antibióticos não podem ser realizados no próprio laboratório, a cepa deve ser enviada imediatamente a um laboratório de referência para confirmação e testes de sensibilidade adicionais. Embora a resistência à linezolida ainda seja rara no MRSA e no VRE, os laboratórios devem estar preparados para identificar estas bactérias porque, como seria esperado, o risco aumentado de adquirir uma cepa resistente à linezolida foi associado ao uso de antibióticos e à duração do tratamento.[542] Os limites de corte da linezolida foram publicados com referência aos métodos de difusão em disco (30 μg) e microdiluição. Entretanto, quando se utiliza um método com disco de linezolida (30 μg), os halos de difusão do disco devem ser examinados sob luz transmitida. Se não for encontrado um halo nítido ou a cepa for resistente, deve-se realizar um método de CIM na repetição do teste. As tiras de Etest® para linezolida também são comparáveis aos resultados da microdiluição em caldo com MRSA e VRE, mas os resultados das CIM podem ser ligeiramente mais altos.

Uma condição semelhante ocorre com a daptomicina, para a qual foram relatadas ainda poucas cepas de *S. aureus* e VRE resistentes, mas quando elas surgem, o paciente comumente já foi exposto a este antibiótico, algumas vezes por períodos longos de tratamento. A daptomicina tem sido utilizada com frequência crescente para tratar infecções invasivas, inclusive bacteriemia e endocardite causadas por MRSA ou VRE, contanto que o paciente não tenha pneumonia, porque o surfactante inativa este antibiótico. De acordo com uma revisão recente, o teste *in vitro* de sensibilidade antimicrobiana à daptomicina requer a presença de níveis padronizados de cálcio total (50 μg/mℓ quando se utilizam sais de cloreto de cálcio).[320] O teste de difusão em disco não é confiável por essa razão e não deve ser usado nos testes de sensibilidade à daptomicina com espécies de *Staphylococcus* ou *Enterococcus*. As tiras do Etest® para daptomicina podem ser usados com o MHA suplementado com cálcio, no qual a concentração deste cátion foi ajustada ao nível apropriado. A atividade *in vitro* da daptomicina na tira do Etest® depende da quantidade fixada de cálcio (40 μg/mℓ) presente na fita, assim como da quantidade de cálcio no ágar. Um dos estudos mais amplos com 1.800 cepas de *S. aureus*, inclusive MRSA, demonstrou que o índice global de concordância entre o Etest® para daptomicina e o teste de microdiluição foi de 82,4%, mas as CIM do Etest® eram 0,5 a 1,0 $\log_2$ mais altas que as da diluição.[537] Os índices de concordância das CIM do Etest® apresentam variações ainda mais amplas (66,7 a 100%).[292,320]

Estreptococos

Streptococcus pneumoniae

Sensibilidade reduzida à penicilina. O tratamento padronizado para infecções pneumocócicas tem sido penicilina há décadas e os testes de sensibilidade não eram recomendados, porque as cepas continuavam sensíveis. Contudo, recentemente surgiram cepas de *S. pneumoniae* altamente resistentes à penicilina e pesquisadores têm relatado infecções invasivas graves com frequência crescente, que são atribuídas aos clones multidrogarresistentes transmitidos em todo o mundo. Estudos recentes de vigilância epidemiológica realizados nos EUA demonstraram que as cepas de *S. pneumoniae* multidrogarresistentes (*i. e.*, resistentes a duas ou mais classes de antibióticos, inclusive betalactâmicos, macrolídios, tetraciclina e SXT, mas raramente fluoroquinolonas) estão disseminadas; em geral, 20% das cepas isoladas eram multidrogarresistentes, enquanto as prevalências das cepas com sensibilidade intermediária à penicilina (CIM de 0,1 a 1 μg/mℓ) e resistência à penicilina (CIM ≥ 2 μg/mℓ) eram de 17,9% e 14,6%, respectivamente.[516]

Os dados de sorotipagem dos pneumococos que causaram infecções não invasivas e doença invasiva em 2008-2009 e 2010-2011, com base em mais de 43 centros dos EUA, em comparação com os dados referidos à vacina pré-conjugada (PCV7) (1999-2000) e à vacina pós-conjugada (2004-2005), demonstraram que a prevalência de PCV e sorotipos pneumocócico diminuíram de 64% das cepas invasivas e 50% das cepas não invasivas em 1999-2000 para 3,8% e 4,2%, respectivamente, no período de 2004-2005.[516] Embora o uso da vacina pneumocócica conjugada heptavalente (PVP7) tenha reduzido drasticamente a incidência da doença pneumocócica invasiva (DPI) das crianças e dos adultos, a DPI ainda ocorre nas faixas etárias extremas (< 2 anos ou ≥ 65 anos) e nos pacientes com comorbidades e/ou imunodeficiência, porque a vacina confere apenas proteção limitada contra os mais de 90 sorotipos de S. pneumoniae, que reconhecidamente causam doença humana.[326,599] Além disso, nos EUA e em todo o mundo têm surgido sorotipos específicos de S. pneumoniae (i. e., 19A, 3, 6C e 7F), que podem apresentar virulência acentuada e resistência antimicrobiana ampliada e não estão cobertos pela vacina pneumocócica conjugada (PVP7) administrada às crianças até 2010.[227,290,345,655] Entre 1998 e 2005, a incidência de DPI pediátrica causada pelo sorotipo 19A nos EUA aumentou de 0,8 caso por 100.000 para 2,5 casos por 100.000, coincidindo diretamente com o aumento da DPI causada por cepas 19A resistentes à penicilina (i. e., de 6,7 para 35%), que fazem parte de um clone mundial em expansão rápida (complexo clonal 320).[599] A partir de 2010, quando a vacina pneumocócica 13-valente (PCV13) foi introduzida nos EUA, o aumento do sorotipo 19A cessou e a prevalência de outros sorotipos predominantes incluídos nesta vacina (3, 6C e 7F) também permaneceu estável entre 2008-2009 e 2010-2011.[599] Outros fatores que comprovadamente facilitaram a seleção das cepas de pneumococos resistentes foram a disseminação de alguns clones internacionais e a frequência com que os antibióticos orais são utilizados na comunidade.[349]

O mecanismo da resistência dos pneumococos à penicilina por alteração das PBP está descrito na seção intitulada Mecanismos da resistência bacteriana aos antibióticos. *Streptococcus pneumoniae* não produz betalactamases. A resistência à penicilina ocorre em vários sorogrupos e entre diversas cepas, que podem ser diferenciadas pela tipagem molecular,[515] mas um número relativamente pequeno de clones constitui a fonte predominante das cepas multidrogarresistentes.[671] Os pneumococos resistentes à penicilina também mostram sensibilidade reduzida a outros antibióticos betalactâmicos.[74] Alguns betalactâmicos (i. e., carbapenêmicos, cefotaxima, ceftriaxona e cefpiroma) são mais ativos *in vitro* contra pneumococos resistentes à penicilina que este último antibiótico, enquanto outros fármacos (i. e., ampicilina, cefdinir, cefuroxima, cefoperazona, azlocilina, mezlocilina, piperacilina, cefalotina e cefamandol) demonstram atividade ligeiramente menor. Oxacilina, cefixima, ceftizoxima, cefetamet, cefaclor, ceftazidima, cefoxitina, cefonicida e latamoxefe têm pouquíssima atividade contra as cepas de S. pneumoniae resistentes à penicilina. O mecanismo da resistência a esses outros antibióticos betalactâmicos também consiste em uma alteração das proteínas de ligação da penicilina.[406] Contudo, os resultados dos testes de sensibilidade à penicilina não podem ser usados para prever a sensibilidade aos outros antibióticos betalactâmicos, porque as cepas com genes mosaicos das PBP podem ter CIM de penicilina baixas (< 1 µg/mℓ) e CIM de cefotaxima altas (2 a 32 µg/mℓ), ou CIM de penicilina baixas (1 a 2 µg/mℓ), mas CIM de amoxicilina mais altas (4 a 8 µg/mℓ).[163,385]

A resistência de S. pneumoniae à penicilina e às outras classes de antimicrobianos tem consequências clínicas importantes no que se refere ao tratamento eficaz das infecções graves, inclusive pneumonia adquirida na comunidade, empiema, meningite e outras infecções invasivas.[290,599] A vancomicina deve ser prescrita aos casos suspeitos ou confirmados de DPI com meningite causada por cepas altamente resistentes à penicilina; além disto, a multirresistência de S. pneumoniae também resultou no aumento drástico do uso do levofloxacino para tratar pneumonias adquiridas na comunidade.

Detecção fenotípica da resistência à penicilina. O método de difusão em disco ainda é a técnica de triagem principal usada pela maioria dos laboratórios para detectar resistência à penicilina em S. pneumoniae.[591] Esse método é altamente sensível com essa bactéria, mas não diferencia entre as cepas com resistência intermediária e as que são resistentes com base na determinação da CIM, de acordo com a fonte da bactéria e a formulação de penicilina em uso (Tabela 17.25). O método de difusão em disco recomendado pelo CLSI para detectar resistência à penicilina incorpora um disco com 1 µg de oxacilina.[118,121,122] Swenson et al. demonstraram que a oxacilina era um previsor mais confiável de sensibilidade à penicilina que a meticilina.[591] As cepas com diâmetros de halo ≤ 19 mm não devem ser relatadas como resistentes à penicilina, antes que sejam realizados testes confirmatórios por outro método de CIM.[121,122] O teste de CIM por diluição ou difusão em gradiente deve ser realizado rotineiramente com as cepas de S. pneumoniae invasivo isolado de líquidos e tecidos estéreis e do sangue. Embora o CLSI tenha publicado um método de diluição em ágar, que utiliza MHA com sangue a 5%, um estudo recente mostrou que esta técnica produziu CIMs menores, em comparação com a microdiluição em caldo.[686] O teste de microdiluição em caldo é considerado o método de CIM de referência para avaliar S. pneumoniae. Vários sistemas disponíveis no mercado produzem painéis de microdiluição para realizar testes de CIM com S. pneumoniae (p. ex., PASCO® Strep Plus, Trek Sensititre®). Os painéis da Trek Sensititre® têm desempenho satisfatório, apenas com erros de importância secundária com penicilina, ceftriaxona e meropeném, de acordo com estudos recentes comparando um conjunto de cepas de S. pneumoniae, que consistia em uma seleção de cepas que atendiam aos critérios do CLSI.[686] As primeiras avaliações também tinham demonstrado que os painéis de

Tabela 17.25 Limites padronizados pelo CLSI (CIM em µg/mℓ) para *S. pneumoniae*.

Antibiótico	Fonte	S	I	R
Penicilina V	Meningite	≤ 0,06	–	≥ 0,12
Penicilina V	Exceto meningite	≤ 2	4	≥ 8
Penicilina oral (V)	–	≤ 0,06	0,21 a 1	≥ 2
Cefalosporina(s) de 3ª geração	Meningite	≤ 0,5	1	≥ 2
Cefalosporina(s) de 3ª geração	Exceto meningite	≤ 1	2	≥ 4

S = sensível; I = sensibilidade intermediária; R = resistente.
Adaptada com base na referência 122.

microdiluição de outros fabricantes forneciam resultados confiáveis, exceto quando testavam SXT.[226,398] A vantagem principal dessa abordagem é que é possível determinar as CIM de uma cepa única cepa com muitos antibióticos.

Em razão da natureza exigente de *S. pneumoniae*, as cepas devem ser cultivadas em MHA suplementado com sangue de carneiro a 5%, de forma a assegurar crescimento suficiente para a realização do Etest®. As placas também podem ser incubadas com CO_2, caso isto seja necessário para conseguir crescimento da cepa. O CQ desses testes deve incluir cepas de pneumococos reconhecidamente resistentes, além das bactérias de controle padronizadas. A Figura 17.19 ilustra os resultados de um Etest® de penicilina com uma cepa altamente resistente isolada do LCR. Estudos demonstraram que o Etest® é um método confiável para testagem de resistência geral de *S. pneumoniae* à penicilina e às cefalosporinas de espectro amplo, embora possam ocorrer erros de importância secundária com penicilina (9,5%) e cefotaxima (5,4%).[297] Hashemi *et al.* observaram que o Etest® produz CIM mais altas que as do teste de microdiluição,[242] mas que não houve relatos subsequentes de falsa resistência.

Em 2008, o CLSI alterou os limites para interpretação e notificação das CIM da penicilina parenteral e de outros betalactâmicos usados comumente para tratar *S. pneumoniae*, dependendo se a cepa é isolada do líquido cefalorraquidiano (*i. e.*, meningite) ou de outras fontes (*i. e.*, exceto meningite) (Tabela 17.25). Clinicamente, os limites das CIM das preparações orais e parenterais de penicilina também são diferentes. A razão dessa alteração era não superestimar a resistência do *S. pneumoniae* ao tratar infecções localizadas invasivas (*i. e.*, pneumonia ou bacteriemia), que não tinham disseminado e causado meningite.[656] O uso de um conjunto único de limites de corte para todas as cepas invasivas de *S. pneumoniae*, independentemente da sua fonte (*i. e.*, meningite e outras fontes), estava desestimulando o uso eficaz da penicilina nos casos em que a cepa apresentasse resistência intermediária, mas não tivesse níveis altos de resistência. Embora os pacientes com pneumonia causada por cepas relativamente resistentes de *S. pneumoniae* respondam ao tratamento com penicilina, a meningite não pode ser tratada eficazmente porque as concentrações do antibiótico são mais baixas no líquido cefalorraquidiano.[591] As cepas com CIM > 4,0 μg/mℓ provavelmente não respondem ao tratamento com penicilina para qualquer condição clínica. Os efeitos epidemiológicos previsíveis da adoção de limites de CIM diferenciados para a penicilina oral têm incluído incidência mais baixa de resistência das cepas de *S. pneumoniae* resistentes não isoladas de meningite, mas também o aumento da incidência da resistência à penicilina entre as cepas que causam meningite.[103,274]

As diretrizes atuais do CLSI também incluem novos limites baseado na CIM e nos dados de PK/PD para doxiciclina, além de limites revisados para tetraciclina.[121,122] Esse último fármaco é uma opção para tratar pneumonia adquirida na comunidade, mas algumas cepas de *S. pneumoniae* podem ser resistentes às tetraciclinas, ainda que sensíveis à doxiciclina.[371]

Sensibilidade reduzida aos macrolídios e lincosamídios. A resistência do *S. pneumoniae* aos macrolídios e à clindamicina tem aumentado nos últimos anos, basicamente em razão da pressão seletiva gerada pelo uso dos antibióticos orais.[287,290] Em *S. pneumoniae* e outros estreptococos do grupo viridans, a resistência aos macrolídios é atribuída ao efluxo do fármaco para fora da célula por ação do gene *mef*A,[584] que é controlado constitutivamente e confere um fenótipo típico de resistência à eritromicina, mas sensibilidade à clindamicina. Cepas de *S. pneumoniae* com resistência induzível à clindamicina (*i. e.*, MLSB atribuída à existência de um gene *erm*) também têm sido isoladas com frequência crescente.[192] Hoje em dia, o CLSI recomenda a realização de um teste para resistência induzível à clindamicina (*i. e.*, um teste com disco de halo D, ou um teste de microdiluição em caldo) a pedido, quando se trata de cepas de *S. pneumoniae* com perfil de antibiograma demonstrando resistência à eritromicina, mas sensibilidade à clindamicina.[121,122]

Notificação dos resultados. Quando a cepa de *S. pneumoniae* isolada não é causa de meningite e a CIM de penicilina é ≤ 0,06 μg/mℓ e o antibiótico betalactâmico em questão está incluído no CLSI M100-S23 e na Tabela 2G do M100-S24, o laboratório pode extrapolar o resultado da sensibilidade à penicilina para outros antibióticos betalactâmicos.[121,122] Assim como os estafilococos, as cepas de pneumococos que demonstram resistência induzível à clindamicina devem ser relatadas como resistentes; as cepas que não apresentam resistência intrínseca e induzível à clindamicina podem ser referidas como sensíveis. A resistência aos outros macrolídios pode ser inferida com base no resultado da eritromicina.[121,122] Existem casos relatados de falência terapêutica quando um macrolídio foi usado para tratar infecção causada por *S. pneumoniae* de uma cepa que apresentava resistência *in vitro*.[279] A doxiciclina pode ser relatada rotineiramente nos casos de infecção das vias respiratórias inferiores por *S. pneumoniae*, quando este fármaco faz parte do painel de testes e as partes interessadas concordam que ela deva ser relatada, ou este fármaco pode ser testado e relatado seletivamente a pedido do médico.

Outros estreptococos do grupo viridans

Além do *S. pneumoniae*, muitos outros estreptococos do grupo viridans (VGS; do inglês, *viridans group streptococci*) podem causar infecções invasivas graves, especialmente bacteriemia e endocardite. A resistência ampliada dos VGS à penicilina provavelmente foi transferida das cepas de pneumococos.[171] A sensibilidade reduzida à penicilina entre as cepas de VGS isoladas da prática clínica varia de 20% a aproximadamente 40%.[232,288,679] Assim como os pneumococos, VGS com sensibilidade reduzida à penicilina geralmente são mais sensíveis às cefalosporinas de terceira e quarta gerações.[463] A resistência à penicilina é atribuída às alterações das proteínas de ligação da penicilina (*i. e.*, PBP2b e PBP2x).[185] As alterações das PBP acarretam resistência a outros antibióticos betalactâmicos em várias espécies de VGS, inclusive *S. mitis*, *S. sanguis* e *S. oralis*.[185] Vários estudos recentes sobre bacteriemia causada por VGS demonstraram níveis altos de multirresistência aos antibióticos (*i. e.*, sensibilidade reduzida a clindamicina, tetraciclina, eritromicina e ceftriaxona), que são típicos das cepas com sensibilidade reduzida à penicilina.[182,232,288,679] Especialmente as cepas de *S. mitis* isoladas do sangue de pacientes com câncer tinham índices altos de resistência à penicilina (28%) e também eram resistentes às fluoroquinolonas e outras classes de antibióticos.[171] A exposição pregressa aos antibióticos era um fator de risco significativo para o isolamento dos VGS resistentes nas infecções da corrente sanguínea.[232,679] Em um estudo sobre VGS isolados da orofaringe normal, os autores detectaram frequentemente resistência a eritromicina, tetraciclina e quinupristina-dalfopristina; contudo, estas cepas mostravam resistência ao levofloxacino e ao moxifloxacino com frequência muito menor.[549] Até hoje, a resistência à vancomicina não foi demonstrada nos VGS resistentes à penicilina e este ainda é o antibiótico preferido para tratar infecções invasivas causadas por cepas resistentes à penicilina.

O teste de difusão em disco não é confiável para detectar resistência à penicilina ou aos carbapenêmicos e não deve ser usado para testar VGS. Esse método pode ser usado para testar a sensibilidade aos outros betalactâmicos e às outras classes de antibióticos.[118] Os painéis de microdiluição ou as tiras do Etest® devem ser usados para determinar a CIM de penicilina para as cepas invasivas de VGS isolados de líquidos e tecidos estéreis e do sangue.[121,122] Os resultados da sensibilidade *in vitro* obtidos com o Etest® correlacionaram-se bem com o teste de diluição em ágar com penicilina e cefalosporinas, mas tiveram desempenho um pouco inferior com vancomicina para testar outras espécies de VGS.[399] Os laboratórios que realizam apenas testes de difusão em disco devem ter protocolos e procedimentos para encaminhamento imediato das cepas invasivas de VGS com sensibilidade reduzida a penicilina ou vancomicina a um laboratório de referência para realizar testes de CIM confirmatórios.

Estreptococos beta-hemolíticos

Essa seção refere-se às cepas piogênicas formadoras de colônias grandes de estreptococos com antígenos do grupo A (GAS; do inglês, *streptococci with group A antigen*; ou *S. pyogenes*), C ou G e às cepas com antígenos do grupo B (GBS; do inglês, *group B β-hemolytic streptococci*; ou *S. agalactiae*). A penicilina e a ampicilina ainda são os antibióticos preferidos para tratar infecções causadas por estreptococos beta-hemolíticos. Os testes de sensibilidade rotineiros à penicilina e outros betalactâmicos aprovados para tratar infecções estreptocócicas piogênicas não precisam ser realizados, porque as outras espécies beta-hemolíticas resistentes (i. e., CIM de penicilina > 0,12 μg/mℓ e CIM de ampicilina > 0,25 μg/mℓ) são raras.[121,122] Contudo, em razão da natureza potencialmente fatal das infecções invasivas causadas por estreptococos beta-hemolíticos, os laboratórios devem realizar rotineiramente testes de sensibilidade antimicrobiana com as cepas invasivas isoladas de líquidos e tecidos estéreis e do sangue. As cepas de estreptococos beta-hemolíticos que comprovadamente não são sensíveis aos antibióticos betalactâmicos devem ser identificadas novamente, retestadas e, se forem confirmadas, encaminhadas imediatamente a um laboratório de saúde pública para confirmação.[99,122]

A resistência dos estreptococos beta-hemolíticos aos macrolídios e à clindamicina tem aumentado, especialmente dos GAS e GBS. As cepas resistentes à eritromicina e sensíveis à clindamicina podem ter um mecanismo de MLS$_B$ induzível e, por esta razão, deve-se realizar um teste para resistência induzível à clindamicina, de acordo com os métodos do CLSI (i. e., um teste em disco duplo (teste D) ou um teste de microdiluição em caldo com 1 μg/mℓ de eritromicina e 0,5 μg/mℓ de clindamicina na mesma câmara de teste).[121,122] Se não for demonstrada resistência intrínseca ou induzível, a cepa pode ser relatada como sensível à clindamicina. Pesquisadores também descreveram cepas de GAS e GBS com níveis altos de resistência às fluoroquinolonas.[315,513] Para os pacientes alérgicos à penicilina, as opções terapêuticas orais podem ser cada vez mais restritas. Vancomicina é o fármaco preferido para tratar infecções causadas por estreptococos beta-hemolíticos nos pacientes alérgicos à penicilina e não existem relatos de resistência.

A resistência do GAS aos macrolídios e à clindamicina é mediada principalmente por um mecanismo de efluxo, mas a metilação ribossômica (i. e., um mecanismo relacionado com a MLS$_B$ expressa constitutivamente ou induzível) atribuída à presença de um gene *erm* que tem se tornado progressivamente mais comum; recentemente, tem aumentado o número de estudos descrevendo resistência induzível à clindamicina entre os GAS.[390,504] Durante os anos de 2002 e 2003, foram obtidas 1.885 cepas de GAS de 45 centros médicos americanos (85% eram cepas isoladas da faringe) e a distribuição do fenótipo de resistência aos macrolídios era o seguinte: MLS$_B$, 56% das cepas (induzível, 47%; constitutiva, 9%; e resistência apenas aos macrolídios, 44%).[514] O mecanismo mais comum de resistência dos GBS é por uma metilase ribossômica (*erm*A ou *erm*B), mas uma porcentagem pequena das cepas pode expressar resistência por um mecanismo de efluxo ativo, seja isoladamente ou em combinação com a metilase.[150,493]

Os laboratórios devem realizar testes de sensibilidade com os estreptococos do grupo A isolados de *swabs* faríngeos e estreptococos do grupo B isolados de *swabs* retais/vaginais com finalidade de triagem epidemiológica das gestantes próximas do parto, quando há indícios de que as pacientes têm alergia à penicilina e/ou quando houve indicação de falência terapêutica com um betalactâmico. Relatos de casos recentes documentaram o insucesso da quimioprofilaxia periparto com clindamicina para evitar transmissão dos GBS da mãe ao bebê.[47] As falências terapêuticas na faringite bacteriana também podem resultar da penetração inadequada do antibiótico nas criptas das tonsilas e tecidos adenóideos, ou em razão da infecção por uma cepa de GAS resistente aos macrolídios.[360] Nesses contextos clínicos, os testes de sensibilidade antimicrobiana a outros fármacos como eritromicina, clindamicina e levofloxacino são apropriados.

Quando o teste é realizado pelo método de difusão em disco, os discos de penicilina (10 U) ou ampicilina (10 μg) podem ser usados para prever a sensibilidade; o uso dos discos de oxacilina, conforme são usados com os pneumococos, não é recomendado.[121,122] Os estreptococos beta-hemolíticos que apresentam um padrão de sensibilidade dissociada aos macrolídios e à clindamicina (i. e., resistentes à eritromicina, mas sensíveis à clindamicina) devem ser submetidos a um teste de resistência induzível à clindamicina, de acordo com os métodos propostos pelo CLSI (i. e., teste de halo D ou microdiluição em caldo com 1 μg/mℓ de eritromicina e 0,5 μg/mℓ de clindamicina na mesma câmara de teste).[121,122]

Notificação dos resultados. Os antibióticos alternativos como eritromicina e clindamicina devem ser relatados com as cepas de GAS isoladas da faringe quando os pacientes têm alergia à penicilina. Embora todos os GBS isolados de *swabs* vaginais/retais devam ser testados quanto à sensibilidade à eritromicina, de acordo com as diretrizes recentes dos CDC para GBS, este antibiótico não deve mais ser usado como quimioprofilaxia periparto[642] e os laboratórios não devem relatar os resultados. Contudo, o resultado do teste com eritromicina ajuda os laboratórios a identificar as cepas de GBS, que podem ter resistência induzível à clindamicina, de forma que os testes de sensibilidade *in vitro* à eritromicina devem ser mantidos. As culturas de *swabs* retais/vaginais para GBS devem ter um comentário acrescentado indicando que a sensibilidade à penicilina e outros antibióticos betalactâmicos pode ser presumida, mas que o laboratório deve ser consultado se for necessário realizar testes com outros antibióticos (clindamicina e vancomicina) quando o paciente tem alergia à penicilina. A cepa deve ser relatada como resistente à clindamicina se o teste para resistência induzível for positivo e pode-se acrescentar um comentário dizendo que a cepa é supostamente resistente à clindamicina com base na detecção de resistência induzível a este antibiótico.[121,122]

Bactérias gram-positivas exigentes

As espécies de *Abiotrophia* e *Granulicatella*, antes conhecidas como estreptococos nutricionalmente deficientes, podem causar infecções invasivas, especialmente bacteriemia e endocardite. Essas bactérias são muito exigentes e podem ser difíceis de cultivar e identificar com base nas técnicas bioquímicas. A identificação definitiva pode ser conseguida por sequenciamento parcial dos genes do rRNA 16S. Em razão da natureza exigente dessas cepas, os testes de sensibilidade antimicrobiana também podem ser difíceis, a menos que se consiga crescimento adequado. O CLSI recomenda o teste de microdiluição usando CAMHB suplementado com sangue equino lisado a 2 a 5% e cloridrato de piridoxal a 0,0001% (1 $\mu g/m\ell$) e incubado a 35°C em ar ambiente ou incubação a 35°C em CO_2 por um intervalo completo de 24 a 48 horas.[114] Algumas cepas também podem crescer mais no ágar-chocolate com suplementação de cisteína, que é incubado em CO_2 por 24 a 48 horas. Os laboratórios que não conseguem crescimento adequado para realizar os testes de sensibilidade, ou que não realizam testes de microdiluição, devem encaminhar essas cepas a um laboratório de referência.

As espécies de *Corynebacterium* têm perfis de sensibilidade variáveis[190] e têm sido reconhecidas com frequência crescente como patógenos emergentes importantes. Essas bactérias são causas importantes de infecções invasivas de próteses articulares e valvas cardíacas artificiais, assim como de infecções de cateteres centrais e eletrodos de marca-passo. As espécies de *Corynebacterium* são bactérias exigentes, que crescem mais em presença de sangue. Algumas espécies como *C. striatum* ou *C. jeikeium* são multidrogarresistentes, de forma que os testes de sensibilidade devem ser realizados com as cepas isoladas em cultura pura de espécimes e tecidos estéreis, próteses, cateteres centrais e sangue. O CLSI recomenda a realização de um teste de microdiluição utilizando MHB cátion-ajustado suplementado com sangue equino lisado a 2 a 5%, que deve ser incubado a 35°C em ar ambiente por um intervalo completo de 24 a 48 horas.[528]

A *Listeria monocytogenes* é um patógeno importante veiculado por alimentos e causa diarreia, bacteriemia e meningite, especialmente nos pacientes imunossuprimidos. As espécies de *Listeria* são intrinsecamente resistentes às cefalosporinas. O CLSI recomenda a realização de testes de sensibilidade à ampicilina e ao SXT com as cepas invasivas de *Listeria*.[114] Estudos recentes de vigilância clínica da sensibilidade aos antibióticos e estudos da indústria alimentícia demonstraram que as espécies de *Listeria* ainda são sensíveis a esses antibióticos, com exceção de cepas raras com sensibilidade reduzida à SXT.[364,507] O método de microdiluição deve ser usado para testar cepas invasivas de *L. monocytogenes* utilizando CAMHB suplementado com sangue equino lisado a 2 a 5%, que deve ser incubado a 35°C em ar ambiente por 24 a 48 horas.[114]

A resistência à vancomicina é detectada comumente entre os gêneros *Leuconostoc*, *Pediococcus* e *Lactobacillus*.[589] Esses gêneros não são patógenos comuns, mas ocasionalmente causam bacteriemia e septicemia. A resistência à vancomicina pode ser um indício útil à identificação correta, porque os estreptococos – com os quais esses gêneros podem ser confundidos – sempre são sensíveis à vancomicina. O CLSI recomenda que esses gêneros sejam testados pelo método de microdiluição usando CAMHB suplementado com sangue equino lisado a 2 a 5%, que deve ser incubado a 35°C em ar ambiente (*Leuconostoc*, *Pediococcus*) ou CO_2 (*Lactobacillus* spp.) por um intervalo completo de 24 a 48 horas.[114]

Detecção de resistência das bactérias gram-negativas

Haemophilus influenzae e Haemophilus parainfluenzae

Recentemente, Tristram *et al.* revisaram a resistência de *H. influenzae* aos antibióticos.[622] Os testes de sensibilidade devem ser realizados com *Haemophilus influenzae* e cepas de *Haemophilus parainfluenzae* isoladas de líquidos e tecidos estéreis e do sangue. Conforme descrito antes neste capítulo, um teste para betalactamase também deve ser realizado. O CLSI recomenda que as cepas invasivas sejam testadas com ampicilina, uma cefalosporina de terceira geração, meropeném, SXT e cloranfenicol. Embora esse último antibiótico raramente seja utilizado hoje em dia, a resistência ao cloranfenicol não era comum entre as cepas de *H. influenzae* (0,5%) analisadas por um estudo colaborativo nacional, quando era prescrito comumente para tratar infecções invasivas graves.[159] O cloranfenicol ainda está disponível como antibiótico alternativo, que pode ser usado para tratar infecções invasivas graves de pacientes com alergias graves aos outros antibióticos, ou em razão da existência de uma cepa de *H. influenzae* multidrogarresistente. Embora as cepas de *H. influenzae* BLNAR ainda sejam raras nos EUA, Japão e Europa detectaram o surgimento de um clone de *H. influenzae* com níveis baixos de sensibilidade reduzida à ampicilina (*i. e.*, CIM de ampicilina entre 0,5 e 4 $\mu g/m\ell$), atribuída à alteração da PBP3 em consequência de mutações do gene *ftsI*.[25,379,622]

Outros antibióticos como amoxicilina-clavulanato, uma cefalosporina de segunda geração e uma fluoroquinolona podem ser testados com cepas que causam pneumonia. As cefalosporinas de primeira geração têm pouca atividade contra *Haemophilus influenzae* e não precisam ser testadas. As cefalosporinas de segunda geração (p. ex., cefamandol e cefuroxima) são ativas *in vitro* contra espécies de *Haemophilus*, mas podem ter sensibilidade reduzida em razão da produção de betalactamases ou da alteração da PBP3 em consequência de mutações do gene *ftsI*.[577] As cefalosporinas de terceira geração (p. ex., ceftriaxona) ainda são consistentemente eficazes contra *H. influenzae*.

O método de difusão em disco deve ser usado com placas de HTM incubadas a 35°C por 20 a 24 horas. A preparação correta do inóculo é muito importante para os testes com espécies de *Haemophilus*. Conforme está descrito no CSI M02-11, deve-se utilizar o método direto alternativo de padronização da suspensão bacteriana a partir de uma cultura mantida durante a noite.[118] A suspensão com padrão 0,5 de McFarland contém cerca de 1 a 4×10^8 UFC/mℓ. Uma concentração mais alta do inóculo pode causar falsos resultados de resistência a alguns antibióticos betalactâmicos, especialmente quando são testadas cepas de *H. influenzae* produtoras de betalactamases.[121,122] Os diâmetros dos halos devem ser medidos a olho nu. O crescimento fraco na borda do halo, que pode ser detectado apenas com ampliação, deve ser ignorado. Os agonistas presentes nos meios podem favorecer o crescimento das espécies de *Haemophilus* testadas com SXT utilizando o método de difusão em disco. O CLSI recomenda que o crescimento discreto (20% ou menos da camada de crescimento) seja ignorado durante a leitura do halo.[121,122]

O método de microdiluição é recomendado para determinar as CIM das espécies de *Haemophilus*. Contudo, Jorgensen et al. demonstraram correlação satisfatória entre o Etest® e os testes de microdiluição padronizados para *Haemophilus influenzae*.[299] Outro estudo com cinco métodos de sensibilidade antimicrobiana diferentes para *H. influenzae* também demonstrou desempenho geralmente aceitável destes testes utilizados comumente.[214] Entretanto, o Etest® ou o teste de difusão em disco pode não detectar algumas cepas de *H. influenzae* BLNAR e devem ser realizados testes confirmatórios utilizando o método de microdiluição em caldo.[40,206,434]

Notificação dos resultados. As cepas de *H. influenzae* **BLNAR** devem ser consideradas resistentes aos outros antibióticos betalactâmicos (amoxicilina-clavulanato, ampicilina-sulbactam, cefaclor, cefamandol, cefetamete, cefonicida, ceprozil, cefuroxima, loracarbefe e piperacilina-tazobactam), apesar da sensibilidade *in vitro* de algumas cepas.[121,122] Embora o cloranfenicol e/ou uma fluoroquinolona possam ser testados, os resultados devem ser relatados apenas em situações selecionadas.

Bactérias gram-negativas exigentes

As bactérias do grupo HACEK, que inclui as espécies *Aggregatibacter* (antes conhecidas como *Haemophilus aphrophilus*, *Haemophilus paraphrophilus* e *Haemophilus segnis* e *Actinobacillus actinomycetemcomitans*), *Cardiobacterium*, *Eikenella* e *Kingella*, podem causar infecções invasivas, inclusive bacteriemia e endocardite. Os microrganismos desse grupo são agentes patogênicos comuns da periodontite, especialmente as espécies de *Aggregatibacter*.[14] *Eikenella corrodens* também é um patógeno comum das infecções causadas por mordidas humanas e caninas. As espécies do grupo HACEK comumente produzem betalactamases e estas cepas devem ser relatadas como resistentes à ampicilina.[14] As bactérias desse grupo são muito exigentes e seu crescimento é lento nos meios rotineiros, inclusive ágar-sangue e ágar-chocolate incubados em CO_2. Em razão da natureza exigente dessas cepas, os testes de sensibilidade também são difíceis, a menos que se consiga crescimento suficiente. O CLSI recomenda o teste de microdiluição usando CAMHB suplementado com sangue equino lisado a 2 a 5%, que deve ser incubado a 35°C em CO_2 por 24 a 48 horas completas.[114] Os limites do CLSI para os carbapenêmicos são mais altos com as espécies *Aggregatibacter* (CIM ≤ 4 µg/mℓ indica sensibilidade, 8 µg/mℓ significa sensibilidade intermediária e ≥ 16 µg/mℓ indica resistência), que com as outras bactérias do grupo HACEK (CIM ≤ 0,5 µg/mℓ é sensível, 1 µg/mℓ é intermediária e ≥ 2 µg/mℓ é resistente).[114]

Pasteurella multocida é o patógeno mais comum nas infecções causadas por mordidas de gato e pode disseminar-se e causar osteomielite ou bacteriemia. As espécies de *Pasteurella* são bactérias exigentes e exigem meios suplementados com sangue para que tenham crescimento adequado. Penicilina ou ceftriaxona é o antibiótico preferido, mas os pacientes com alergia à penicilina podem precisar usar outros antibióticos como uma fluoroquinolona, uma tetraciclina, um macrolídio ou SXT. O teste de difusão em disco é realizado com MHA suplementado com sangue de carneiro a 5%, que é incubado a 35°C em ar ambiente por 24 horas.[114] Os testes de CIM por microdiluição são realizados com CAMHA contendo sangue equino lisado a 2,5 a 5% e devem ser incubados em condições semelhantes ao método de difusão em disco. O método de difusão em gradiente não parece ser tão confiável quanto as outras técnicas de CIM.[410]

Moraxella. A *Moraxella catarrhalis* é uma causa importante de infecções respiratórias e sua disseminação pode causar bacteriemia e focos infecciosos em outros locais. Essa bactéria cresce bem no ágar-sangue cultivado em ar ambiente. O teste de microdiluição em caldo deve ser realizado com as cepas invasivas. O CAMHB é utilizado no teste de microdiluição e as placas são incubadas em ar ambiente a 35°C por 20 a 24 horas. O CLSI recomenda o método de difusão em disco apenas para testar a sensibilidade à amoxicilina-clavulanato, aos macrolídios, à tetraciclina e à SXT.[121,122] Para testar a sensibilidade às cefalosporinas, deve-se utilizar um método de microdiluição.

Neisseria

Neisseria gonorrhoeae. O gonococo (GC) mostra uma tendência a desenvolver rapidamente resistência aos antibióticos. As opções de tratamento para infecções causadas por *N. gonorrhoeae* têm se tornado extremamente escassas em todo o mundo, em razão da disseminação crescente das cepas de gonococos resistentes a sulfonamidas, tetraciclinas, penicilinas, fluoroquinolonas e, mais recentemente, cefalosporinas.[256] As cepas de gonococos produtores de penicilinase (PPNG; do inglês, *penicillinase-producing* Neisseria gonorrhoeae) foram detectadas inicialmente na Ásia em meados da década de 1970,[421,502] mas rapidamente se espalharam.[104] Essa betalactamase assemelha-se à enzima TEM encontrada nos bacilos entéricos e no *Haemophilus influenzae*. Por essa razão, todas as cepas de GC devem ser testadas quanto à produção de betalactamases, conforme descrito antes neste capítulo. Pouco tempo depois, surgiram cepas de GC que eram negativas para betalactamases, mas resistentes à penicilina em razão das alterações das PBP; deste então, estas cepas têm produzido infecções esporádicas e epidêmicas.[169,188] Dez anos depois, cepas de GC com níveis altos de resistência à tetraciclina mediada por plasmídios foram notificadas nos

EUA.[318] Em meados da década de 1980, as fluoroquinolonas tornaram-se os antibióticos preferidos para tratar infecções gonocócicas. Contudo, a partir de abril de 2007, os CDC excluíram essa classe de antibióticos da lista dos fármacos recomendados para tratar infecções gonocócicas, tendo em vista a incidência alta de cepas resistentes (13,3%) detectadas em amostras de vigilância epidemiológica.[105] As cepas de GC resistentes à azitromicina têm sido relatadas com frequência crescente em algumas regiões do Sudeste Asiático[329] e, recentemente, pesquisadores também relataram a primeira cepa isolada nos EUA.[308]

As diretrizes para tratamento das doenças sexualmente transmissíveis nos EUA, publicadas em 2010 pelos CDC, recomendavam o uso de cefixima oral ou ceftriaxona IM para tratar infecções gonocócicas genitais ou retais sem complicações, porque mesmo as cepas multidrogarresistentes continuavam generalizadamente sensíveis.[670] Contudo, a resistência às cefalosporinas tem aumentado rapidamente em todo o mundo, inclusive nos EUA.[102] As cepas de GC com CIM de cefixima altas (≥ 0,25 mg/dℓ) aumentaram drasticamente de 0,1% em 2006 para 17% em 2011, especialmente nos estados do oeste (de 0,2 para 3,6%) e entre homens que têm relações sexuais com homens (0,2 para 4,7%).[107] A porcentagem de cepas de GC com CIM de ceftriaxona alta (≥ 0,25 mg/ℓ) também aumentou (0,05 a 0,5%) no mesmo período, com os mesmos padrões geográficos e epidemiológicos. A base genética da sensibilidade reduzida às cefalosporinas dessas cepas é atribuída a uma combinação de várias mutações cromossômicas do gene *pen*A, que codifica um mosaico de PBP2 alterada; do gene *pen*B, que dificulta o acesso do antibiótico pelo canal PorB1b da membrana externa; e do gene *mtr*R, um repressor da bomba codificada pelo Mtr CDE.[346,630] Os índices de cura clínica são menores (85 a 95%) nas infecções causadas por cepas de GC com sensibilidade reduzida às cefalosporinas, em comparação com as cepas sensíveis (i. e., > 95%). Em razão do aumento dos relatos de falência terapêutica da cefixima nos casos de infecção gonocócica causada por cepas com CIM altas para este antibiótico,[6] os CDC não recomendam mais o uso de cefalosporinas orais para tratá-las, exceto quando não for possível usar uma cefalosporina IM.[106] Atualmente, o tratamento combinado com ceftriaxona (250 mg IM) e azitromicina (1 g VO em dose única) ou doxiciclina (100 mg VO, 2 vezes/dia, por 7 dias) deve ser usado para tratar infecções gonocócicas sem complicações. Esse esquema não trata apenas GC, mas também *Chlamydia trachomatis*. Os pacientes alérgicos à penicilina devem receber uma dose mais alta de azitromicina (2 g) ou espectinomicina, quando estiver confirmado que a cepa é sensível. Também é necessário realizar um teste de cura para detectar falência terapêutica quando os sistemas persistirem e/ou for obtida uma cultura positiva para GC ≥ 72 horas e/ou for obtido um teste de amplificação do ácido nucleico (NAAT; do inglês, *nucleic acid amplification test*) positivo ≥ 7 dias depois de concluir o tratamento.[106]

A cultura e os testes de sensibilidade de *N. gonorrhoeae* devem ser realizados nos casos de falência terapêutica. Doern e Jones revisaram os testes de sensibilidade antimicrobiana para GC pelos métodos de difusão em disco ou diluição em ágar.[158] Os testes de difusão em disco são realizados com ágar base para GC adicionado de suplemento de crescimento definido a 1%. O meio isento de cisteína não é necessário para o teste de difusão em disco e o ágar-chocolate enriquecido não é recomendado.[118,121,122] As placas do teste de sensibilidade da *N. gonorrhoeae* devem ser incubadas a 36° ± 1°C (sem passar de 37°C) em CO_2 a 5% por 20 a 24 horas. Diâmetros de halos ≤ 26 mm com o disco de penicilina (10 U) indicam resistência, enquanto diâmetros ≤ 19 mm sugerem produção de betalactamase. Contudo, a detecção de betalactamases pelo método do nitrocefin é preferível para avaliar esse mecanismo de resistência. O CLSI também desenvolveu critérios de interpretação dos testes de sensibilidade por difusão em disco para cepas de GC contra tetraciclina, fluoroquinolonas e espectinomicina.[118,121,122] A resistência à tetraciclina mediada por plasmídios é sugerida por um diâmetro de halo ≤ 19 mm ao redor de um disco de tetraciclina com 30 mg; estas cepas devem ser avaliadas por um teste de diluição. O CLSI definiu os limites de corte da sensibilidade às cefalosporinas de terceira geração parenterais (i. e., ceftriaxona, cefotaxima e ceftazidima) e aos cefêmicos orais (p. ex., cefixima). Contudo, as cepas de GC com sensibilidade reduzida às cefalosporinas (i. e., diâmetro de halo menor que o limite definido como sensível) devem ser retestadas pelo método de diluição em ágar.

A Tabela 17.26 descreve os critérios do CLSI para a interpretação das CIM de *N. gonorrhoeae*. Os testes de diluição em ágar são realizados usando ágar de GC suplementado depois da autoclavagem com um suplemento de crescimento definido a 1% (1,1 g de L-cisteína, 0,03 g de cloridrato de guanina, 3 mg de cloridrato de tiamina, 13 mg de ácido para-aminobenzoico [PABA], 0,01 g de vitamina B_{12}, 0,1 g de cocarboxilase, 0,25 g de NAD, 1,0 g de adenina, 10 g de L-glutamina, 100 g de glicose, 0,02 g de nitrato férrico em 1 ℓ de H_2O). A cisteína não deve ser incluída quando carbapenêmicos ou clavulanato forem testados.[114] Estudos demonstraram que o Etest® teve boa correlação com as técnicas de diluição em ágar para cepas que não produziam betalactamase,[637] mas a resistência não pode ser detectada nas cepas que produzem betalactamase,[682] enfatizando a necessidade de realizar um teste para produção de betalactamase com todas as cepas.

Notificação dos resultados. Nos EUA, os pacientes com infecção gonocócica são tratados empiricamente com base nas diretrizes terapêuticas publicadas pelos CDC para tratar doenças sexualmente transmissíveis.[670] As atualizações das diretrizes dos CDC estão baseadas em dados de vigilância epidemiológica originados dos testes de sensibilidade antimicrobiana das cepas de GC isoladas localmente. Os laboratórios clínicos também devem encaminhar as cepas de GC

Tabela 17.26 Limites de corte padronizados pelo CLSI (CIM em μg/mℓ) para *N. gonorrhoeae*.

Antibiótico	S	I	R
Penicilina	≤ 0,06	0,12 a 1	≥ 2
Tetraciclina	≤ 0,25	0,5 a 1	≥ 2
Cefixima	≤ 0,25	–	–
Ceftriaxona	≤ 0,25	–	–
Ciprofloxacino	≤ 0,06	0,12 a 0,5	≥ 1
Espectinomicina	≤ 32	64	≥ 128

S = sensível; I = sensibilidade intermediária; R = resistente.
Adaptada com base na referência 122.

a um laboratório de saúde pública para realizar testes confirmatórios, especialmente as que apresentam sensibilidade reduzida a uma ou mais classes principais de antibióticos. Qualquer cepa de GC isolada dos casos de falência terapêutica também deve ser encaminhada a um laboratório de referência.

Neisseria meningitidis. *N. meningitidis* causa doença meningocócica invasiva e é uma causa importante de bacteriemia e meningite. Embora existam vacinas eficazes para os sorotipos A, C, Y e W-135, a vacinação é realizada apenas em grupos selecionados e nem todos os sorotipos estão incluídos como imunógenos (p. ex., sorotipo B). O tratamento eficaz imediato das infecções meningocócicas invasivas é fundamental, porque elas podem causar mortalidade alta, apesar do uso dos antibióticos apropriados. Em vista de sua sensibilidade universal, a penicilina é o antibiótico preferido para tratar infecções invasivas causadas por *N. meningitidis*, mas a resistência relativa tem aumentado em todo o mundo, embora ainda existam controvérsias quanto ao seu significado clínico.[38,73,222] Entretanto, as cepas de *N. meningitidis* com sensibilidade reduzida à penicilina ainda são sensíveis às cefalosporinas de terceira geração, que são os antibióticos preferidos para tratar meningite bacteriana. A incidência de sensibilidade reduzida à penicilina (CIM ≥ 0,125 μg/mℓ) nesses estudos recentes de vigilância epidemiológica realizados no Brasil, na Europa e no Canadá variou de 13 a 21,5%. Brown *et al.* demonstraram que os pacientes com taxas de mortalidade mais altas por doença meningocócica invasiva eram infectados pelas cepas do sorotipo C ou B, enquanto as cepas dos sorotipos Y e W-135 representavam a maioria dos casos de sensibilidade reduzida à penicilina.[73] As alterações da estrutura da PBP2 codificada pelo gene *pen*A são responsáveis pela maioria dos casos de sensibilidade reduzida de *N. meningitidis* à penicilina. Estudos demonstraram que as cepas de *N. meningitidis* resistentes à penicilina tinham mosaico de genes *pen*A e que a estrutura variável provinha da transferência das espécies de *Neisseria* comensais.[616] A modificação da PBP2 causa alterações da estrutura do peptidoglicano da parede celular bacteriana, que resultam em redução da afinidade de ligação à penicilina. Vários pesquisadores demonstraram que essas alterações diminuíam a sensibilidade à penicilina com o transcorrer do tempo, com aumento gradativo da CIM, em vez de uma conversão rápida ao estado resistente.[38,616] A transferência de betalactamases mediada por plasmídio para a *Neisseria meningitidis* também foi documentada, mas estas cepas ainda são raras.[157] Os laboratórios devem ser capazes de determinar com exatidão as CIMs de penicilina, ampicilina e cefalosporinas de terceira geração (p. ex., ceftriaxona e cefotaxima) com as cepas invasivas de meningococos.[121,122,639] Além disso, os testes de sensibilidade antimicrobiana ao cloranfenicol podem ser indicados para tratar doença meningocócica invasiva dos pacientes com alergia grave à penicilina, ou quando surge nível alto de resistência à penicilina na *N. meningitidis*, que inviabiliza a possibilidade de usar betalactâmicos.

Todos os testes de sensibilidade antimicrobiana com *N. meningitidis* devem ser realizados em uma cabine de segurança biológica do nível 2 (CBS-2) ou, de preferência, do nível 3 (CSB-3), com adoção das práticas de nível 3, inclusive equipamento de proteção pessoal. Os aerossóis produzidos e a exposição da equipe do laboratório fora da CSB-3 aumenta o risco de que os membros da equipe do laboratório adquiram infecção por *N. meningitidis*, que está associada à taxa de mortalidade de 50%.[121,122] O método de difusão em disco não é confiável para realizar testes de sensibilidade da *N. meningitidis* à ampicilina ou ampicilina; os métodos de CIM devem ser realizados para testar esta bactéria.[294] O CLSI publicou os diâmetros de halos do teste de difusão em disco para determinar sensibilidade ou resistência às cefalosporinas de terceira geração e ao meropeném.[121,122] O método de referência do CLSI para o teste de sensibilidade de *N. meningitidis* é microdiluição usando CAMHB suplementado com sangue equino lisado (2,5 a 5%). Contudo, a maioria dos laboratórios clínicos confia no método de diluição em ágar usando MHA suplementado com sangue de carneiro a 5%, ou utiliza a técnica do Etest® antibiótico com este mesmo meio.[639] Um estudo avaliou o uso da diluição em ágar e do Etest® com várias formulações de meios (MHA; MHA suplementado com sangue de carneiro a 5%; e MHA suplementado com sangue-chocolate) utilizando a metodologia padronizada pelos laboratórios de referência regionais e nacionais de 14 países.[640] Os índices de concordância geral de cada combinação de antibiótico/método/meio, definida pela porcentagem dos laboratórios com um resultado dentro de uma diluição do valor modal, foram de 90,6% com a diluição de ágar e o Etest®. Contudo, a concordância entre esse grupo de laboratórios de referência variou de 98,2 a 69,7% e apenas seis laboratórios demonstraram concordância acima de 90%, embora ficasse acima de 80% nos 11 laboratórios restantes. Um fato mais preocupante foi que nesses laboratórios a capacidade de detecção da sensibilidade reduzida da *N. meningitidis* à penicilina variou de 100 a 18,2%, indicando que, mesmo com uma metodologia padronizada, os laboratórios podem enfrentar dificuldade para realizar testes de sensibilidade precisos com essa bactéria importantíssima.

Os laboratórios também precisam estar habilitados a testar com precisão os antimicrobianos usados na profilaxia dos contatos dos pacientes com doença meningocócica invasiva, inclusive azitromicina, uma fluoroquinolona, rifampicina, SXT e minociclina. Com essa finalidade, o CLSI publicou os limites de corte das CIMs e os diâmetros dos halos correspondentes, mas as diretrizes específicas acerca dos testes de sensibilidade com o propósito de orientar o tratamento clínico não estão definidas. Recentemente, Jorgensen *et al.* realizaram testes de sensibilidade com uma coleção de 442 cepas isoladas clinicamente em 15 países testadas com 16 antimicrobianos como primeira etapa essencial à definição dos limites de corte dos testes de sensibilidade específicos para *N. meningitidis*.[293] Nessa coleção de cepas isoladas, as CIM altas de penicilina e ampicilina foram de 14,3% e 8,6%, respectivamente; nenhuma cepa produzia betalactamase. Entre os fármacos usados profilaticamente, o índice de resistência à SXT foi o mais alto (21%), mas a resistência a todos os outros antibióticos era rara ou inexistente. Em seguida, Burgess *et al.* usaram a modelagem da PK-PD e as CIM de 15 antibióticos derivados dos seus testes realizados anteriormente com base naquela coleção ampla de culturas internacionais (*i. e.*, 442 cepas isoladas clinicamente) para definir limites de corte da sensibilidade antimicrobiana de *N. meningitidis*.[82] O limite de corte da PK-PD foi definido como a CIM na qual o nível-alvo calculado era ≥ 95% da concentração do soro e do LCR e os valores relatados constituem os primeiros estudos em seres humanos a definir especificamente os parâmetros dessa bactéria.

Notificação dos resultados. As cepas meningocócicas invasivas isoladas de líquidos (p. ex., LCR) e tecidos estéreis ou do sangue devem ser testadas rotineiramente com penicilina e/ou ampicilina, cefalosporinas de terceira geração (ceftriaxona ou cefotaxima), rifampicina e ciprofloxacino (ou outra fluoroquinolona).[121,122] Além disso, o meropeném e o cloranfenicol podem ser testados e seus resultados relatados por solicitação do serviço de doenças infecciosas ou outros médicos em situações clínicas específicas. O isolamento da *N. meningitidis* deve ser notificado imediatamente ao Infection Control and Prevention e aos órgãos de saúde pública, de forma que seja realizado o rastreio dos contatos e a administração de antibióticos profiláticos para evitar casos secundários.

Enterobacteriaceae

Betalactamases. Esta seção descreve os métodos usados atualmente para detectar betalactamases de *E. coli*, espécies de *Klebsiella* e outros gêneros da família das Enterobacteriaceae. O CLSI estabeleceu limites de corte das CIM e dos diâmetros dos halos (conforme estão no M100-S20, 2010) para prever as interpretações de sensibilidade e resistência e detectar betalactamases de espectro ampliado, enzimas AmpC ou enzimas do grupo das carbapenemases, bem como identificar um mecanismo de resistência específica por betalactamase (p. ex., ESBL tipo CTX-M, carbapenemase da *Klebsiella pneumoniae* [KPC], metalobetalactamase de Nova Délhi [NDM] etc.), de acordo com a necessidade da prática clínica. Contudo, a circulação dessas cepas em um serviço de saúde de uma região geográfica específica ou de todo o mundo exige estudos adicionais para identificar o(s) mecanismo(s) específico(s) em ação em Enterobacteriaceae, que reconhecidamente são multidrogarresistentes aos betalactâmicos e às outras classes de antibióticos. Essas enzimas são carreadas em plasmídios, que frequentemente conferem resistência a outros antimicrobianos, inclusive aminoglicosídios, tetraciclina e sulfonamidas; por esta razão, a detecção de padrões incomuns de resistência também pode ser um indício de que existem betalactamases de espectro ampliado.[450] Os métodos moleculares para detectar os tipos específicos de betalactamases encontradas comumente nas Enterobacteriaceae estão descritos resumidamente nesta seção.

Betalactamases de espectro estendido. As ESBL são detectadas principalmente em *Klebsiella pneumoniae* ou em *Escherichia coli*. Embora também ocorram em outras Enterobacteriaceae, inclusive em espécies de *Enterobacter* e *Citrobacter*, a detecção das ESBL é mais difícil porque outros tipos de betalactamases (especialmente enzimas AmpC) estão presentes comumente nestes gêneros.[281,450] Em 2010, o CLSI revisou os limites de corte das CIM e dos diâmetros dos halos correspondentes das cefalosporinas (i. e., inclusive cefazolina, cefotaxima, ceftazidima, ceftizoxima e ceftriaxona) e do aztreonam. O EUCAST também revisou seus critérios em 2010, mas os limites de corte e os diâmetros dos halos correspondentes são um pouco diferentes. Esses limites de novos cortes foram estabelecidos depois de revisar as propriedades farmacocinéticas/farmacodinâmicas (PK-PD) desses fármacos, alguns dados clínicos limitados e a distribuição atual das CIM das Enterobacteriaceae clinicamente relevantes, inclusive as que produzem ESBL. Se os laboratórios tiverem adotado os novos limites de corte das CIM descritos na Tabela 17.27 ou os diâmetros dos halos revisados para o teste de sensibilidade em disco com esses fármacos, então os testes confirmatórios não serão mais necessários antes de relatar os resultados da sensibilidade das Enterobacteriaceae. Os limites revisados desses antibióticos estão baseados nos esquemas posológicos de cada fármaco, conforme delineado pelo CLSI na Tabela 2A do documento M100-S20-22.[120] Esses esquemas posológicos são necessários para alcançar os níveis plasmáticos dos fármacos nos adultos com funções renal e hepática normais e os laboratórios que adotam esses critérios devem fornecer essa informação aos seus parceiros principais (i. e., médicos especialistas em doenças infecciosas, farmacêuticos, profissionais do serviço de controle das infecções e suas respectivas comissões).

Um estudo recente comparou os limites revisados do CLSI com os limites do EUCAST para detectar ESBL em 236 cepas clínicas bem caracterizadas, inclusive 118 cepas produtoras de ESBL, utilizando o teste de disco duplo (TDD) modificado com cefpodoxima, ceftriaxona, cefepima, cefotaxima EUCAST (5 μg/disco), ceftazidima EUCAST (10 μg/disco), cefotaxima CLSI (20 μg/disco) e ceftazidima CLSI (30 μg/disco).[483] A sinergia antimicrobiana também foi documentada com base nos TDD modificados entre o disco de ácido clavulânico e os discos de cefalosporinas do CLSI e do EUCAST. Em termos gerais, a sensibilidade (99,2%) dos limites de corte para cefotaxima do EUCAST e do CLSI foi semelhante. O limite de resistência à ceftazidima do EUCAST não detectou 27 cepas produtoras de ESBL, mas o CLSI também deixou passar 41 delas. Os limites de resistência à cefpodoxima do EUCAST foram mais sensíveis que os do CLSI (100% *versus* 98,3%). Um TDD modificado com clavulanato e cefepima alcançou sensibilidade geral mais alta (96,6%) dentre todas as combinações testadas e esta combinação de discos também teve sensibilidade (100%) e especificidade (97,4%) excelentes com as cepas que também produziam uma enzima AmpC.

Notificação dos resultados. O uso dos limites de CIM e dos diâmetros dos halos revisados pelo CLSI para cefalosporinas e aztreonam permite que os laboratórios relatem o resultado obtido com cada antibiótico betalactâmico; não é mais necessário alterar os resultados "sensíveis" às

Tabela 17.27 Limites de corte padronizados pelo CLSI (CIM em μg/mℓ) antigos (M100-S19) e revisados (M100-S20) de cefalosporinas e aztreonam para Enterobacteriaceae.

Antibiótico	Antigos (M100-S19)			Revisados (M100-S20)		
	S	I	R	S	I	R
Cefazolina	≤ 8	16	≥ 32	≤ 2	4	≥ 8
Cefotaxima	≤ 8	16 a 32	≥ 64	≤ 1	2	≥ 4
Ceftriaxona	≤ 8	16 a 32	≥ 64	≤ 1	2	≥ 4
Ceftazidima	≤ 8	16	≥ 32	≤ 4	8	≥ 16
Ceftizoxima	≤ 8	16 a 32	≥ 64	≤ 1	2	≥ 4
Aztreonam	≤ 8	16	≥ 32	≤ 4	8	≥ 16

S = sensível; I = sensibilidade intermediária; R = resistente.
Adaptada com base no CLSI M100-S19 (2009) e M100-S20 (2010).

penicilinas, às cefalosporinas ou ao aztreonam para os resultados "resistentes", conforme ocorre quando se utilizam os limites "antigos", bem como realizar os testes confirmatórios secundários para ESBL descritos adiante. Os parceiros do laboratório precisam saber que os limites de CIM revisados para Enterobacteriaceae aumentam a detecção de resistência, independentemente do mecanismo envolvido. Como algumas ESBL hidrolisam algumas cefalosporinas, mas não outras, os laboratórios provavelmente relatam resultados discrepantes dos testes de sensibilidade de algumas cepas, que produzem esse tipo de enzima (i. e., a E. coli produtora de **ESBL** pode ter uma **CIM** de resistência à cefotaxima, mas pode ser sensível às outras cefalosporinas de terceira geração). Quando o laboratório adota os limites revisados, as partes interessadas podem inicialmente solicitar testes para algumas cepas específicas, de forma a determinar o mecanismo de resistência aos betalactâmicos.

Em muitos laboratórios, uma etapa que dificulta a adoção imediata dessas alterações dos limites de corte tem sido a demora da adaptação dos sistemas de testes automatizados de sensibilidade a antimicrobianos a estes limites mais baixos para cefalosporinas específicas e aztreonam. Apesar da revisão dos limites vigentes pelo CLSI, a FDA precisa revisar os dados para determinar os efeitos clínicos que essas alterações podem ter na indicação de uso desses antibióticos e na segurança dos pacientes. Até que a FDA aprove as alterações dos limites de corte desses antibióticos, as empresas que fabricam sistemas automatizados não podem alterar seus sistemas. Até agora, a FDA ainda não aprovou essas alterações, os sistemas automatizados de testagem de sensibilidade antimicrobiana ainda não foram alterados e muitos laboratórios continuam a realizar a triagem de E. coli e Klebsiella spp. produtoras de ESBL utilizando os limites de corte "antigos" do CLSI (Tabela 17.27) e, em seguida, realizam testes confirmatórios para ESBL, conforme descrito adiante.

Os laboratórios que ainda não adotaram as alterações revisadas dos limites para selecionar cefalosporinas ou aztreonam precisam ainda realizar testes confirmatórios com as cepas suspeitas de produzir ESBL, de acordo com o teste de triagem recomendado pelo CLSI. Os testes rotineiros de difusão em disco e CIM, que utilizam os limites "antigos" descritos na Tabela 17.27, nem sempre conseguem identificar as cepas que produzem ESBL. A Tabela 17.28 resume as recomendações "antigas" do CLS para triagem de ESBL nas espécies de Klebsiella, Escherichia coli e Proteus mirabilis. Nos casos típicos, as cepas produtoras de ESBL apresentam níveis altos de resistência a um ou mais antibióticos testados na triagem (p. ex., aztreonam, cefotaxima, cefpodoxima, ceftriaxona, ceftazidima), mas continuam sensíveis às cefamicinas (i. e., cefoxitina ou cefotetana). Contudo, isoladamente, nenhum antibiótico usado na triagem detecta todos os tipos de ESBL, de forma que o uso de vários fármacos na triagem aumenta sua sensibilidade. A cefpodoxima tem mais tendência a detectar a produção de ESBL, mas mesmo com os limites revisados, este indicador pode ser menos específico para E. coli.[609]

A confirmação fenotípica da existência de uma ESBL baseia-se no fato de que estas enzimas são inibidas pelo composto inibidor (ácido clavulânico). Todos os testes fenotípicos disponíveis atualmente, que estão resumidos na Tabela 17.28, estão baseadas na ampliação da atividade do betalactâmico (cefotaxima, ceftazidima) quando ele é testado com ácido clavulânico, em comparação com o teste realizado apenas com o antibiótico betalactâmico. Antes que os testes de detecção estivessem disponíveis no mercado, os laboratórios dependiam da combinação do teste com betalactâmicos/ácido clavulânico usando os métodos do TDD ou da microdiluição em caldo, conforme as recomendações do CLSI (Figuras 17.31 e 17.32). Esses métodos podem ser usados para detectar ESBL de Klebsiella oxytoca, K. pneumoniae, E. coli e P. mirabilis, mas não foram validados para outras espécies de Enterobacteriaceae. Pesquisadores descreveram outro método de TDD modificado, que detecta confiavelmente ESBL em outros gêneros de Enterobacteriaceae, mas o uso rotineiro deste método no laboratório clínico pode ser exigente, principalmente em vista de sua interpretação difícil.

O TDD utiliza discos com 10 µg e sem ácido clavulânico (Figura 17.31). O resultado do teste é considerado positivo para produção de ESBL quando o diâmetro do halo de um dos betalactâmicos aumenta em ≥ 5 mm em presença do ácido clavulânico. Os tipos de substratos (antibióticos) usados, as concentrações dos fármacos nos discos e a posição dos discos sobre os meios podem afetar o desempenho do TDD. Todo teste desse tipo deve incluir a cepa recomendada como CQ, ou seja, K. pneumoniae ATCC 700623 produtora

Tabela 17.28 Testes confirmatórios para Enterobacteriaceae produtoras de ESBL.

Método	Comentários	Leitura e interpretação do halo	Ilustração
Teste de disco duplo (TDD)	A colocação dos discos é fundamental; pode ser necessário um intervalo de 20 a 30 mm	Aumento do halo de inibição à frente do disco que contém inibidor de betalactamase (ácido clavulânico) em ≥ 5 mm	Figura 17.31
Microdiluição	Painel comercial com câmaras contendo cefotaxima e ceftazidima, com e sem ácido clavulânico	Redução da CIM em ≥ 8 vezes (três duplicações das diluições)	Figura 17.32
Etest® para ESBL	A tira contém betalactâmico em uma extremidade e betalactâmico + ácido clavulânico na outra	Redução da CIM em ≥ 8 vezes em presença do inibidor de betalactamase	Figura 17.33
Vitek® 2, BD Phoenix®, MicroScan® para ESBL	Detecção automatizada das ESBL	Redução da CIM calculada em presença do inibidor de betalactamase	Figuras 17.22, 17.23 e 17.24
PCR multiplex	Diferencia o tipo de ESBL existente (i. e., TEM, SHV, CTX-M etc.)	Positivo para uma ou mais enzimas	Figura 17.34

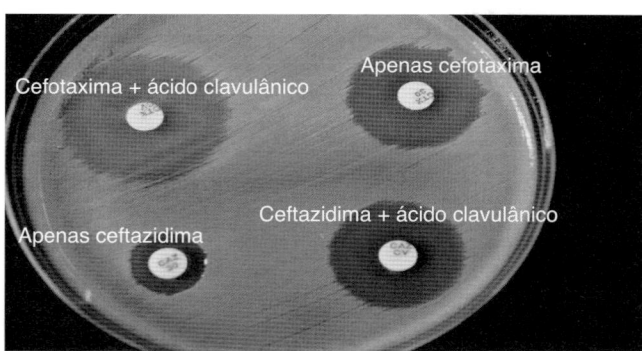

■ **FIGURA 17.31** Teste confirmatório de disco duplo para *K. pneumoniae* produtora de uma ESBL (tipo CTX-M 15). (Cortesia de Calgary Laboratory Services.)

com a redução da distância entre os discos de cefalosporinas e clavulanato. O acréscimo de um disco de cefepima (cefalosporina de quarta geração), que é inativada mais lentamente pelas cefalosporinases do que pela ESBL, facilita a detecção de sinergia com clavulanato, quando também há produção excessiva de uma cefalosporinase.[309,580] A resistência à cefoxitina (cefamicinas) indica a existência de uma enzima AmpC.[281]

Também existem no mercado *kits* de discos que detectam simultaneamente a presença de ESBL e enzimas AmpC nas espécies de Enterobacteriaceae. Donaldson *et al.* compararam o cartão Vitek® 2 AST N-054 com o teste de difusão em disco MASTdiscs® ID ESBL (MAST Group Inc., Bootle, UK) para detectar a produção de ESBLs em 137 cepas bem caracterizadas de *E. coli* isoladas de espécimes clínicos.[167] O teste com discos MAST detectou corretamente a presença de ESBL em 135 cepas de *E. coli* (98,5%; IC de 95%: 94,5 a 99,9), enquanto o cartão Vitek® detectou ESBL em apenas 93 (67,9%; IC de 95%: 59,7 a 75,1). Recentemente, o método de detecção com 4 discos MASTdiscs® ID AmpC e ESBL foi comparado com um teste de sinergia com discos duplos para detectar a produção de ESBL em 241 *swabs* retais.[339] Dentre os 41 *swabs* retais comprovadamente positivos para a produção de ESBL, o teste MASTdisc® detectou 20 (49%) *versus* 12 (29%) com base no teste de sinergia com discos duplos ($p = 0{,}013$), depois de apenas 24 horas de incubação. O teste MASTdisc® também confirmou um número significativamente maior de *swabs* retais negativas para produção de ESBL (183 [88%] *versus* 158 [76%]; $p < 0{,}001$) e teve um índice muito menor de resultados inconclusivos (46 [18%] *versus* 79 [32%]) depois de 24 horas de incubação. Um teste combinado com quatro discos para a detecção simultânea da

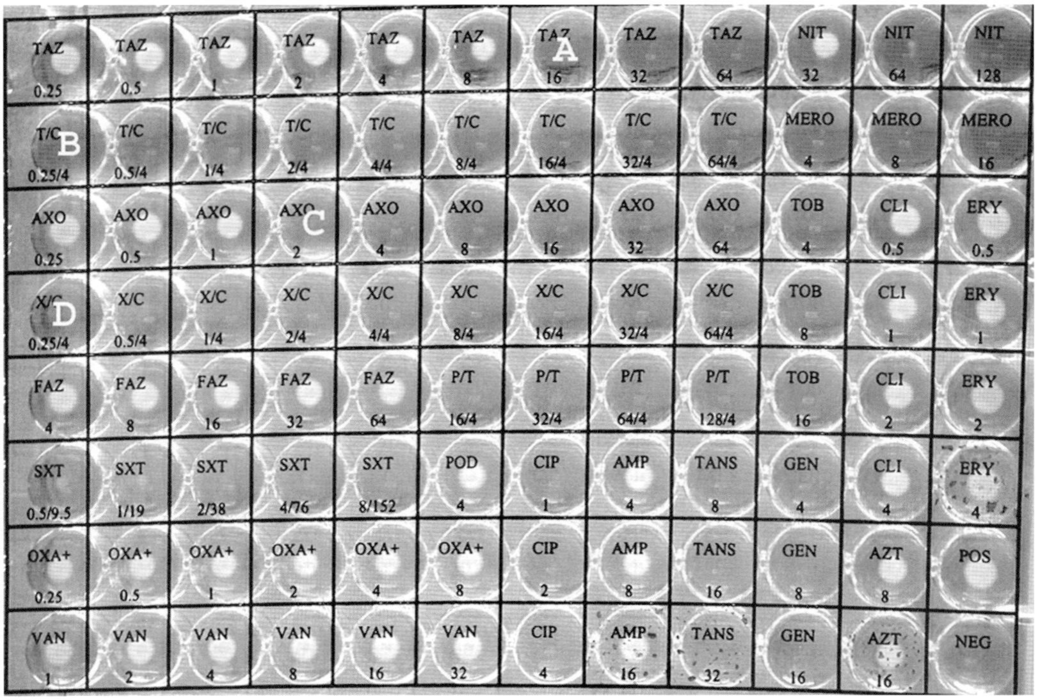

de ESBL; o CLSI publicou as faixas dos diâmetros dos halos aceitos para esta cepa. Com o teste de microdiluição em caldo, as mesmas duas cefalosporinas de terceira geração são testadas isoladamente e com 4 μg de ácido clavulânico. Uma redução igual ou maior que oito vezes (três duplicações das diluições) na CIM com o teste combinado de betalactâmico/ácido clavulânico por câmara de teste, em comparação com a câmara contendo apenas o betalactâmico, indica a existência de uma ESBL.

Pesquisadores desenvolveram um TDD modificado, que detecta simultaneamente todos os tipos de betalactamases (*i. e.*, ESBL, enzimas AMPC e produção excessiva de cefalosporinase) das Enterobacteriaceae e pode facilitar a detecção de uma ESBL nas cepas em que existem várias enzimas em funcionamento.[173,473] A sensibilidade do TDDM foi ampliada

■ **FIGURA 17.32** Teste de CIM para produção de ESBL por uma cepa de *Escherichia coli*. A CIM de ceftazidima para essa cepa era de 16 μg/mℓ (**A**); quando foi combinada com ácido clavulânico, a CIM passou a ser ≤ 0,25 μg/mℓ (**B**). A CIM de ceftriaxona para essa cepa era de 2 μg/mℓ (**C**); em presença do ácido clavulânico, a CIM passou a ser ≤ 0,25 μg/mℓ (**D**). Desse modo, nos dois casos, houve uma redução de mais de quatro vezes na CIM em presença do ácido clavulânico, demonstrando a presença de uma ESBL.

produção de ESBL e enzima AmpC em Enterobacteriaceae também pode ser adquirido da Rosco Diagnostica, Tasstrup, DK (www.rosco.dk). Embora os testes de sinergia com discos duplos (TDD) modificados, preparados comercialmente ou produzidos no próprio laboratório, não sejam realizados rotineiramente nos laboratórios clínicos, eles podem ajudar a diferenciar os mecanismos de resistência enzimática operantes, quando não se dispõe de testes moleculares.

Nordmann et al. também desenvolveram um teste bioquímico rápido (ESBL NDP®) para detectar ESBL em Enterobacteriaceae.[431] Esse teste bioquímico está baseado na detecção in vitro da hidrólise de uma cefalosporina (cefotaxima), que é inibida pelo acréscimo de um inibidor de betalactamase (tazobactamo). A atividade da ESBL é evidenciada por uma alteração de cor (vermelho para amarelo) do indicador de pH (vermelho fenol), em consequência da produção de ácido carboxílico resultante da hidrólise da cefotaxima, que é bloqueada pelo acréscimo do tazobactamo (teste positivo). A avaliação do teste ESBL NDP® para detectar produção de ESBL em cepas cultivadas (215 produziam ESBL e 40 não produziam estas enzimas) demonstrou que o teste teve sensibilidade e especificidade de 92,6% e 100%, respectivamente. Algumas cepas produtoras de ESBL ($n = 16$), que ainda eram sensíveis à cefotaxima, não foram detectadas. A sensibilidade desse teste para detectar cepas que produziam CTX-M foi de 100%. O teste ESBL NDP® pode ser concluído em menos de uma hora e mostrou uma razão de custo–benefício favorável, em comparação com os métodos convencionais para detectar ESBL, que ainda são demorados e requerem 24 a 48 horas antes que o resultado possa ser relatado. O teste ESBL NDP® está em processo de comercialização e estará disponível pela bioMérieux (www.bioMérieux.com).

Embora alguns laboratórios confiem em sistemas automatizados (p. ex., Vitek® 2, BD Phoenix® etc.) ou no teste de difusão em gradiente com fita do Etest® (Figura 17.33) para testar e relatar a existência de uma ESBL, os métodos de detecção disponíveis no mercado não foram amplamente validados por outros métodos. Embora as primeiras avaliações dos métodos disponíveis no mercado indicassem que eles fossem confiáveis para detectar ESBL,[350,565] dados mais recentes não foram tão favoráveis. Recentemente, pesquisadores da Holanda publicaram um estudo envolvendo vários centros de pesquisa com todos os métodos de confirmação da produção de ESBL recomendados hoje em dia.[475] Vinte laboratórios enviaram 443 amostras de Enterobacteriaceae com teste de triagem positivo para ESBL (i. e., CIM de cefotaxima e/ou ceftazidima > 1 μg/mℓ), assim como os resultados dos seus testes confirmatórios (74% de E. coli, 12% de E. cloacae, 8% de K. pneumoniae, 3% de P. mirabilis e 2% de K. oxytoca). Todas as cepas usadas nesse estudo tinham genes de ESBL detectados como método de referência. Em termos gerais, o índice de detecção exata das ESBL pelos laboratórios locais utilizando um método fenotípico foi de 88% com VPP de 70%. Contudo, o VPP variou, dependendo do método utilizado (Vitek® 2: 69%; BD Phoenix®: 68%; TDD, 92%) e da espécie analisada (95% com K. pneumoniae versus 27% com K. oxytoca). Em geral, a combinação do TDD para confirmação da ESBL também foi mais específica que as tiras de Etest® para ESBL (91% versus 61%), mas o VPP do TDD foi menor com algumas espécies (P. mirabilis: 33%; e K. oxytoca: 38%, embora o VPN destas cepas fosse de 100%). Os testes de confirmação da ESBL também foram

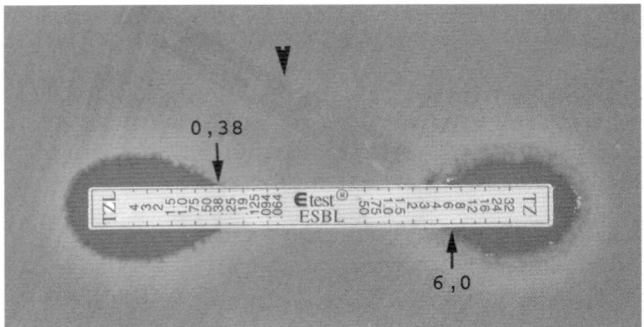

■ **FIGURA 17.33** Tira de Etest® para demonstrar a produção de ESBL por uma cepa de *Klebsiella pneumoniae*. A CIM de ceftazidima (TZ) para essa cepa era de 6 μg/mℓ. (Observe que o halo de inibição intercepta a fita mais perto da marca de 4 μg/mℓ no lado inferior, mas a interseção estava no ponto de 6 μg/mℓ no lado superior; por esta razão, o valor maior foi registrado.) Na outra extremidade da tira, a CIM de ceftazidima para essa cepa em presença de ácido clavulânico era de 0,38 μg/dℓ. A redução da CIM é quatro vezes maior, indicando a existência de uma enzima ESBL nessa cepa. Note a impressão produzida pela fita na camada bacteriana (*ponta de seta*), quando ela foi aplicada inicialmente de "cabeça para baixo" sobre a placa; como este lado impregnado com o antibiótico não tocou no ágar, foi possível recolocar a tira e continuar o teste.

lidos e interpretados corretamente em 93% dos casos. Esses dados sugeriram que os testes confirmatórios para a produção de ESBL, independentemente do método usado, possa ser um procedimento exigente, que requer instrução ampliada dos tecnólogos para facilitar sua interpretação. Em termos gerais, o TDD teve o melhor desempenho com as espécies mais comuns (*E. coli* e *K. pneumoniae*), mas o VPP baixo dos sistemas automatizados e das tiras de Etest® para ESBL indicou que um método molecular para detectar o gene que codifica a(s) enzima(s) presente(s) em determinada cepa é a única forma definitiva de detectar todos os tipos de ESBL nas Enterobacteriaceae.

Notificação dos resultados. As cepas de *E. coli*, as espécies de *Klebsiella* e *P. mirabilis* produtoras de ESBL devem ser relatados como bactérias resistentes à penicilina, com exceção das combinações de betalactâmicos com inibidor de betalactamase (amoxicilina/clavulanato e piperacilina/tazobactamo), bem como a todas as cefalosporinas, exceto as cefamicinas (cefoxitina e cefotetana). Os laboratórios também encontram cepas de Enterobacteriaceae com teste de triagem positivo para ESBL, mas com resultado negativo no teste confirmatório. Os laboratórios devem ter normas e procedimentos para o encaminhamento das cepas multidrogarresistentes a um laboratório de referência para detecção molecular dos genes de betalactamases, em razão das limitações dos métodos fenotípicos existentes (i. e., nem todos os tipos de ESBL são detectadas e provavelmente também há uma enzima AmpC). Outros mecanismos de resistência, inclusive a existência de outro tipo de betalactamase que não é inibida pelo ácido clavulânico (i. e., enzima AmpC da família TEM ou SHV), ou porinas alteradas, também podem atuar e afetar os resultados do teste confirmatório para ESBL.

Detecção molecular da ESBL. Alguns pesquisadores desenvolveram e avaliaram iniciadores para detectar enzimas TEM, SHV, OXA, CTX-M e GES das bactérias gram-negativas.[471,609] Também foram desenvolvidos ensaios de PCR convencional e PCR em tempo real, que utilizam iniciadores de uma ou mais enzimas ESBL e, recentemente, começaram a ser usados vários formatos multiplex novos (inclusive *microarrays*) para detectar simultaneamente um painel numeroso de betalactamases.[126,143,338] A Figura 17.34 demonstra os resultados de uma PCR multiplex típica para detectar ESBL do tipo CTX-M de *E. coli*. Embora o CLSI não recomende mais a realização de testes confirmações para detectar ESBL, os métodos fenotípicos e moleculares podem ser necessários para adotar medidas apropriadas de controle de infecções e definir um surto hospitalar.[455,664] Recentemente, Polsfuss *et al.* publicaram uma abordagem diagnóstica, que combina a triagem para ESBL com confirmação subsequente por método fenotípico e PCR multiplex para detectar o tipo CTX-M e de PCR multiplex com sequenciamento para os tipos TEM e SHV, antes de relatar que uma cepa é "ESBL-positiva".[481] Esse artigo inclui um fluxograma diagnóstico abrangente, que os laboratórios podem querer consultar quando precisarem confirmar que a ESBL é o mecanismo da resistência.

Detecção de enzimas AmpC (betalactamases). Embora a detecção das enzimas AmpC possa ser importante com finalidades epidemiológicas e clínicas, hoje não existem ensaios recomendados para detectar confiavelmente essas enzimas, de acordo com as diretrizes publicadas quanto aos testes de sensibilidade antimicrobiana (CLSI ou EUCAST). As enzimas AmpC cromossômicas induzíveis são encontradas em Enterobacteriaceae do grupo de gêneros "SPICE", que inclui *Serratia marcescens*, *Proteus mirabilis* indol-positivo, *Citrobacter freundii* e *Enterobacter cloacae*.[281] Essas enzimas conferem resistência ampla aos betalactâmicos, inclusive às combinações de betalactâmicos/inibidores de betalactamase como piperacilina/tazobactam. Mais recentemente, os determinantes de multirresistência foram transferidos para os plasmídios de outros gêneros, inclusive espécies de *Klebsiella* e *Salmonella*, *E. coli* e *P. mirabilis*.[281] As cepas portadoras de uma enzima AmpC, que também têm mutações na estrutura de suas porinas, também podem ser resistentes aos carbapenêmicos.[571] Entretanto, as cepas portadoras de uma enzima AmpC mediada por plasmídio geralmente são resistentes às cefamicinas como cefoxitina ou cefotetana (CIM ≥ 32 μg/mℓ) e isto é um indício de sua presença.[281,472] Contudo, a resistência às cefalosporinas de segunda geração não é um teste definitivo, porque outros mecanismos de resistência podem estar operantes (*i. e.*, estrutura alterada ou perda de porinas).

As bactérias gram-negativas que produzem grandes quantidades de enzima AmpC têm resultado positivo nos testes de triagem para ESBL, mas sua presença não é confirmada por outros testes. Os leitores podem consultar uma revisão excelente publicada por Jacoby *e al.* sobre todos os métodos usados para detectar enzimas AmpC,[281] embora com descrição sucinta dos que são usados na prática clínica. Pesquisadores desenvolveram testes diagnósticos para detectar enzimas AmpC, que utilizam um inibidor enzimático (p. ex., 48-1220, LN-2-128, EDTA, cloxacilina e vários derivados do ácido borônico),[45] mas apenas o ácido 3-amino-fenilborônico (PBA) está disponível no mercado. Um inconveniente de utilizar métodos baseados em inibidores para detectar enzimas AmpC é que podem ocorrer resultados falso-positivos atribuídos às enzimas KPC.[45] Yagi *et al.* desenvolveram um TDD, que acrescenta 300 μg de PBA aos discos contendo ceftazidima ou cefotaxima.[674] Assim como ocorre com o TDD para ESBL descrito antes, um aumento ≥ 5 mm do halo de inibição ao redor dos discos de betalactâmico/ácido borônico – em comparação com o disco que contém apenas o antibiótico – detectava confiavelmente os tipos de AmpC presentes, mas não as cepas com ESBL ou carbapenemases. Recentemente, Pitout *et al.* descreveram uma modificação do método do TDD, que utiliza discos de cefotetana contendo PBA para detectar enzimas AmpC mediadas por plasmídios nas espécies de *Klebsiella*, *E. coli*, *Salmonella* spp. e *P. mirabilis*.[472] Esse estudo testou 126 cepas controle e 29.840 cepas clínicas não repetidas, que inicialmente foram submetidas à triagem de resistência à cefoxitina seguida da confirmação por um TDD de cefotetana. O total de 623 (2%) cepas foram consideradas resistentes no teste de triagem e 332 (52%) eram AmpC-positivas. A cloxacilina (200 μg) também pode ser usada como inibidor de AmpC em um teste de discos duplos usando cefotetana (30 μg).[600] Também existem vários métodos disponíveis no mercado, inclusive um TDD e um teste com 4 discos para detectar simultaneamente as enzimas AmpC e ESBL (MASTdiscs® ID, MAST Group Ltd., Bootle, UK; e Rosco Diagnostica, Dinamarca) e as fitas de Etest® para AmpC (que contêm cefotetana em uma extremidade e cefotetana-cloxacilina na outra). A Figura 17.35 ilustra um teste de sinergia com discos duplos, que utiliza discos apenas com cefpodoxima

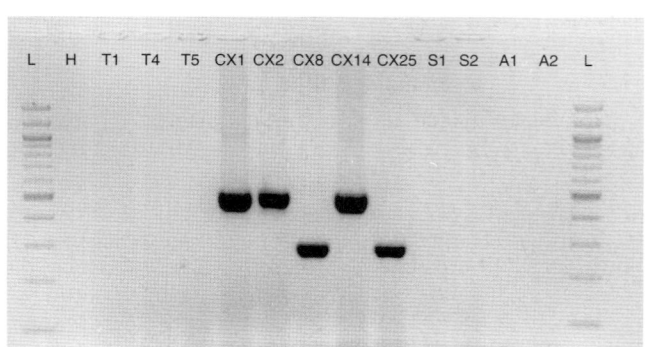

FIGURA 17.34 PCR multiplex para determinar o tipo de ESBL da *E. coli*. H;H20, T1; TEM-3, T4; TEM-10, T5; TEM-50, CX1; CTX-M-1, CX2; CTX-M-2, CX8; CTX-M-8, CX14; CTX-M-14, CX25; CTX-M-25, S1, SHV-2, S2; SHV-7, A1; NMC-A, A2; KPC-1. (Cortesia de Calgary Laboratory Services.)

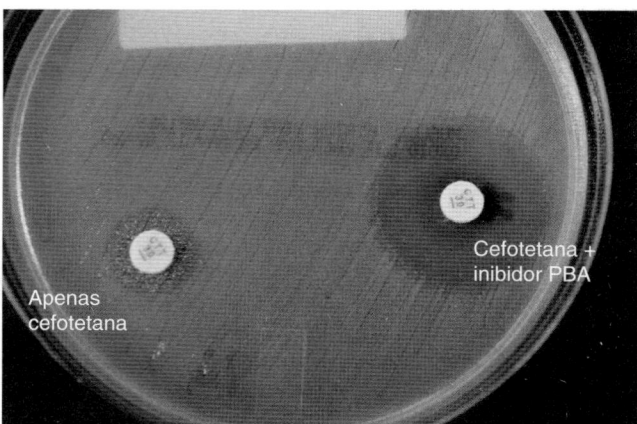

FIGURA 17.35 Confirmação da presença de uma enzima AmpC na *E. coli* usando um teste de discos duplos. (Cortesia de Calgary Laboratory Services.)

suplementados com PBA como inibidor das enzimas AmpC. A fita de Etest® para AmpC contém um gradiente de concentrações de cefotetana na primeira metade e cefotetana com cloxacilina na segunda metade; as razões de CIMs ≥ 8 entre a extremidade apenas com cefotetana e a que contém cefotetana com cloxacilina são consideradas sugestivas da existência de uma enzima AmpC. Uma avaliação recente do Etest® para AmpC comparou os dois métodos de TDD e demonstrou que todos os três testes confirmatórios conseguiram detectar mais de 90% das cepas produtoras de AmpC, que haviam sido caracterizadas por métodos moleculares.[459]

Hoje em dia, os métodos de detecção moleculares são o "padrão de referência" da detecção e caracterização definitivas das enzimas AmpC. Em razão das inúmeras enzimas AmpC presentes em bactérias gram-negativas e do fato de que os testes fenotípicos não conseguem diferenciar entre os determinantes genéticos cromossômicos e/ou mediados por plasmídios, a PCR multiplex é usada para detectar resistência deste último tipo. Estudos demonstraram que uma PCR multiplex com seis pares de iniciadores detectou confiavelmente a maioria das enzimas AmpC mediadas por plasmídios, exceto a betalactamase CFE-1.[457] Entretanto, um sétimo conjunto de iniciadores pode ser usado para detectar essa última enzima.[416] Polsfuss *et al.* publicaram recentemente uma abordagem diagnóstica abrangente para a detecção confiável das Enterobacteriaceae produtoras de enzimas AmpC, que consiste na triagem inicial para resistência à cefoxitina, seguida do teste confirmatório pelo método TDD – que inclui cefotetana/cloxacilina – e, por fim, da PCR multiplex para AmpC mediadas por plasmídios e/ou sequenciamento dos promotores dos genes das AmpC para detectar mutações cromossômicas destes promotores.[482] No entanto, essa análise molecular extensiva pode não ser exequível em muitos laboratórios, mas o desenvolvimento comercial de um ensaio de *microarray* automatizado poderia permitir a detecção confiável e o monitoramento dos determinantes de resistência por AmpC com finalidades epidemiológicas.

Notificação dos resultados. Os relatórios de sensibilidade devem ser baseados nos limites de corte do **CLSI** para as cefalosporinas e o aztreonam; hoje não é mais necessário alterar os resultados dos betalactâmicos para "resistentes" quando se obtém um resultado de "sensível" *in vitro* com a utilização dos métodos recomendados para os testes de sensibilidade. Entretanto, Enterobacteriaceae comprovadamente portadoras de uma enzima AmpC com base nos métodos fenotípicos e/ou moleculares devem ser relatadas como resistentes às penicilinas e todas as cefalosporinas (exceto as de quarta geração, inclusive cefepima), incluindo-se as combinações de betalactâmicos e inibidores de betalactamases.

Detecção de carbapenemases (Enterobacteriaceae). O problema de Enterobacteriaceae produtoras de carbapenemases tem aumentado em todo o mundo. Como se pode observar nas Tabelas 17.29 e 17.30, as enzimas betalactamases específicas das classes moleculares A, B e D têm atividade de carbapenemases. As Enterobacteriaceae portadoras das enzimas KPC (*K. pneumoniae*), SME (*S. marcescens*), NDM (*E. coli, Klebsiella* spp.) e OXA, que estão amplamente distribuídas entre algumas espécies, são importantes sob o ponto de vista clínico. De acordo com o CLSI, a detecção das carbapenemases está baseada em limites revisados das CIM e dos diâmetros dos halos correspondentes, que foram publicados inicialmente em 2010. A Tabela 17.30 compara os limites de CIM "antigos" e revisados dos antibióticos carbapenêmicos para Enterobacteriaceae. Esses limites de corte novos foram estabelecidos depois da revisão das propriedades farmacocinéticas/farmacodinâmicas (PK-PD) desses fármacos, de alguns dados clínicos limitados e da distribuição atual das CIM das espécies de Enterobacteriaceae clinicamente relevantes, inclusive das que produzem carbapenemases. Os limites revisados pelo CLSI dos carbapenêmicos e dos diâmetros dos halos no teste de difusão em disco foram estabelecidos para detectar a maioria das cepas de Enterobacteriaceae produtoras de carbapenemases. Quando se detecta resistência aos carbapenêmicos (*i. e.*, CIM de meropeném ≥ 1,0 μg/mℓ), o CLSI não recomenda mais a realização de um teste fenotípico confirmatório (CLSI M100-20 a 22).[120] Nos laboratórios que continuam a utilizar os limites "antigos" do CLSI para CIM para carbapenêmicos (Tabela 17.31), é necessário realizar um teste fenotípico confirmatório antes de relatar que a cepa é resistente aos carbapenêmicos (CLSI M100-S20-22). Um Teste de Hodge Modificado (THM) pode ser realizado para confirmar a presença de carbapenemases da classe A (*i. e.*, KPC), conforme está descrito na Tabela 2A do CLSI M100-S22. Pasteran *et al.* descreveram modificações do

Tabela 17.29 Classificação molecular das betalactamases das bactérias gram-negativas.

Classe	Local ativo	Exemplos
A	Serina Betalactamases sensíveis aos inibidores	TEM-1, SHV-1, KPCs, OXY e a maioria das ESBL, inclusive os tipos CTX-M
B	Zinco Metalobetalactamases	Metaloenzimas; VIM, IMP, SPM, NDM, GIM, SIM
C	Betalactamases resistentes aos inibidores	Enzimas AmpC
D	Betalactamases ativas contra oxacilina, que podem ser sensíveis aos inibidores	OXA (inclusive fenótipos raros de ESBL), PSE

Adaptada com base na referência 122.

Tabela 17.30 Betalactamases com atividade de carbapenemase.

Classe da betalactamase[a]	Bactérias gram-negativas nas quais a enzima foi detectada	Exemplos
A	*K. pneumoniae* Enterobacteriaceae	KPC, SME, NMC-A, IMI, PER, GES, SFO, SFC, IBC
B	Enterobacteriaceae *P. aeruginosa* *A. baumannii*	Metalobetalactamases (MBL) inibidas por EDTA (IMP, VIM, NDM), SPM, SIM, GIM
D	Enterobacteriaceae *A. baumannii*	OXA, PSE

[a]Nenhuma classe de enzimas C tem atividade de carbapenemase.
Adaptada com base nas referências 90 e 285.

Tabela 17.31 Limites de corte padronizados pelo CLSI (CIM em μg/mℓ) antigos (M100-S19) e revisados (M100-S20) de carbapenêmicos para a família Enterobacteriaceae.

Antibiótico	Antigos (M100-S19)			Revisados (M100-S20)		
	S	I	R	S	I	R
Doripeném	DI	DI	DI	≤ 1	2	≥ 4
Ertapeném	≤ 2	4	≥ 8	≤ 0,25	0,5	≥ 1
Imipeném	≤ 4	8	≥ 16	≤ 1	2	≥ 4
Meropeném	≤ 4	8	≥ 16	≤ 1	2	≥ 4

S = sensível; I = sensibilidade intermediária; R = resistente.
Adaptada com base no CLSI M100-S19 e CLSI M100-S20. Veja os limites revisados do teste de difusão em disco no CLSI M100-S20.

método do THM com o acréscimo de ácido borônico (que inibe as carbapenemases da classe A e as enzimas AmpC) e oxacilina (um inibidor das enzimas AmpC), que alcançaram sensibilidade (> 90%) e especificidade (100%) altas na diferenciação entre as carbapenemases da classe A (KPC, GES, SME, IMI e NMC-A) e as outras classes de betalactamases (ESBL, enzimas AmpC e MBL).[448] A Figura 17.36 ilustra os resultados de um THM positivo. Contudo, a Tabela 2A do CLSI M100-S22 indica que é importante reconhecer que nem todas as cepas de Enterobacteriaceae produtoras de carbapenemases produzem testes positivos; além disto, resultados positivos no THM podem ser encontrados com cepas que têm outros mecanismos de resistência aos carbapenêmicos, além da produção de carbapenemases (Tabela 17.32). Hoje em dia, não existem testes validados pelo CLSI para confirmar a existência de uma metalobetalactamase em Enterobacteriaceae. As cepas de Enterobacteriaceae com resistência demonstrada aos carbapenêmicos devem ser encaminhadas a um laboratório de referência para realizar testes confirmatórios.

A Tabela 17.32 descreve os testes fenotípicos confirmatórios recomendados para detectar as carbapenemases das classes A, B e D de Enterobacteriaceae e seu potencial de produzir resultados positivos falsos em razão da existência de outras betalactamases. Cohen, Stuart *et al.* publicaram recentemente diretrizes para a triagem fenotípica e a confirmação das carbapenemases nas Enterobacteriaceae.[127] Além do THM, podem ser usadas várias combinações de TDD, que se baseiam apenas nos testes da sensibilidade aos carbapenêmicos e na presença de um inibidor de carbapenemase específico. Pesquisadores desenvolveram vários tipos diferentes de TDD para detectar MBL, que usam discos de meropeném (10 μg) suplementados com ácido dipicolônico (DPA) como inibidor enzimático, ou discos de imipeném (10 μg) suplementados com EDTA como inibidor enzimático (Figura 17.37). Outros TDD foram desenvolvidos para detectar carbapenemases da classe A e utilizam discos de meropeném (10 μg) suplementados com ácido borônico e discos de meropeném (10 μg) suplementados com oxacilina para ajudar a diferenciar a presença de uma enzima AmpC.[218] O Carba NP TEST II identifica a produção de carbapenemases nas Enterobacteriaceae e espécies de *Pseudomonas* e também diferencia entre as enzimas das classes A,

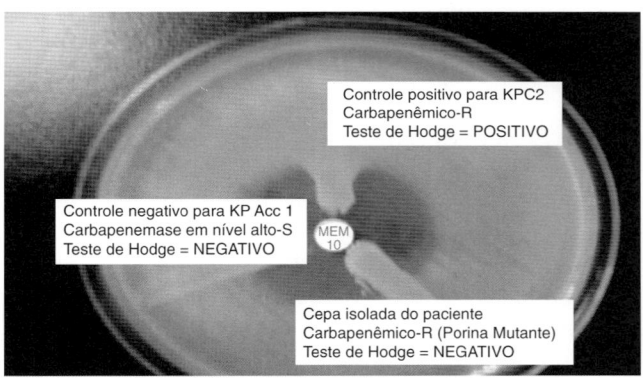

■ **FIGURA 17.36** Teste de Hodge modificado para detecção de carbapenemase KPC de *K. pneumoniae*. (Cortesia de Calgary Laboratory Services.)

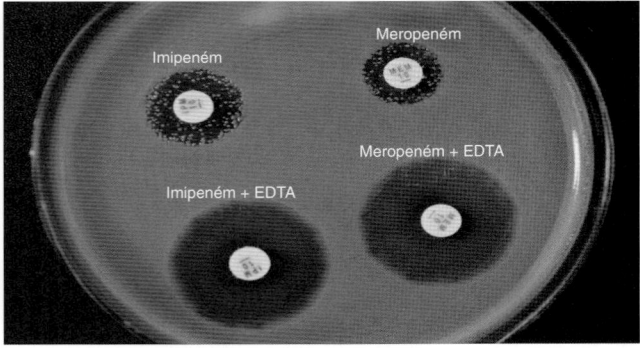

■ **FIGURA 17.37** Teste confirmatório de disco duplo para detectar carbapenemase NDM de *K. pneumoniae*. (Cortesia de Calgary Laboratories Service.)

Tabela 17.32 Detecção das carbapenemases e outras betalactamases de Enterobacteriaceae e bactérias gram-negativas não fermentadoras com base nos testes fenotípicos confirmatórios.

Teste	Classe A	Classe B	Classe D	AmpC + mutação das porinas	ESBL + mutação das porinas
Hodge modificado	+	+	+	+/–	+/–
Meropeném + PBA	+	–	–	+/–	–
Meropeném + cloxacilina	–	–	–	+/–	–
Meropeném + DPA	–	+	–	–	–
Imipeném + EDTA	–	+	–	–	–

Adaptada com base na referência 127.

B e D.[168] Esse teste está baseado na detecção de acidificação, que ocorre com a hidrólise do imipeném, combinada com tazobactamo e EDTA como inibidores. O teste Carba NP II pode ser realizado rapidamente e tem sensibilidade e especificidade relatadas de 100%,[168] mas ainda não está disponível no mercado. Pesquisadores também descreveram métodos de triagem baseados em ágar, que têm bom desempenho na detecção das enzimas dos tipos MBL e KPC; nestes testes, os discos de carbapenêmicos são colocados sobre o MHA impregnado com o inibidor (EDTA, PBA e cloxacilina) e também diferenciam outros tipos de betalactamases.[42] Em vista das limitações dos testes fenotípicos e da grande diversidade de genes que codificam carbapenemases,[498] as análises moleculares são consideradas o "padrão de referência" dos métodos de detecção. A confirmação genotípica é realizada por PCR multiplex para detectar carbapenemases e sequenciamento dos genes que as codificam.[432,586] A Cepheid desenvolveu e lançou no mercado ensaios de PCR em tempo real (Xpert MDRO®) para a triagem rápida e precisa dos pacientes quanto à presença de bactérias entéricas portadoras dos genes de resistência às carbapenemases bla_{KPC}, bla_{NDM} e bla_{VIM}.[606] A avaliação do ensaio Xpert® MDRO comparado com a cultura com enriquecimento em caldo e o sequenciamento dos genes-alvo demonstrou detecção extremamente confiável das enzimas KPC e VIM nas amostras clínicas, assim como desempenho semelhante na detecção da enzima NDM em espécimes fecais "batizados".

Notificação dos resultados. As espécies de Enterobacteriaceae devem ser relatadas como resistentes aos carbapenêmicos com base nos limites de CIM revisados pelo CLSI e os diâmetros de halos correspondentes ao teste de difusão em disco. As cepas de Enterobacteriaceae com resistência demonstrada aos carbapenêmicos devem ser encaminhadas a um laboratório de referência para realizar testes confirmatórios. Os laboratórios devem ter normas e procedimentos para a realização dos testes de sensibilidade ampliados com outros antibióticos (tigeciclina, colistina) para cepas multidrogarresistentes e/ou enviar imediatamente a um laboratório de referência, onde estes testes possam ser realizados em caráter de urgência.

Detecção de resistência das espécies de *Salmonella* às fluoroquinolonas. Salmonelose é uma das causas principais de enterocolite bacteriana transmitida por via orofecal através da ingestão de água ou alimentos contaminados. Algumas estimativas sugeriram que as salmonelas não tifoides causam aproximadamente 1 milhão de casos de enterocolite bacteriana por ano e que os casos de infecção invasiva não são raros, especialmente entre os lactentes com menos de 1 ano de vida, idosos e pacientes imunossuprimidos (*i. e.*, HIV, receptores de transplantes etc.).[139,367] Febre entérica é uma doença grave com bacteriemia causada pela *Salmonella enterica* sorotipos Typhi e Paratyphi, que ocorre principalmente nos países subdesenvolvidos com padrões precários de higiene e saneamento, mas também é uma causa frequente de febre dos viajantes que retornam aos países desenvolvidos.[7,447] O tratamento com antibióticos para salmonelose é essencial a esses pacientes, mas estudos recentes comprovaram o aumento da resistência antimicrobiana de *S.* Typhi e das salmonelas não tifoides aos agentes terapêuticos essenciais.[138,558] As diretrizes atuais da OMS (2003) recomendam o uso das fluoroquinolonas como tratamento preferido para os casos de febre entérica não complicada nos adultos (www.who.org). A sensibilidade reduzida de *S.* Typhi às fluoroquinolonas (CIM de 0,12 a 1 µg/mℓ) e as infecções extraintestinais causadas por salmonelas são preocupantes, porque os índices de resposta ao ciprofloxacino não são satisfatórios nestas cepas.[138] A maior parte da resistência das espécies de *Salmonella* às fluoroquinolonas era atribuída a várias mutações de um único par de bases do gene da DNA-girase.[52] Contudo, um estudo recente envolvendo 13 países europeus com cepas de *Salmonella* e *E. coli* isoladas de animais, seres humanos, alimentos e ambiente demonstrou que os genes de resistência às fluoroquinolonas mediados por plasmídios (PMQR; do inglês, *plasmid mediated fluoroquinolone resistance gene*) estavam presentes em 59% das cepas de *Salmonella*.[641]

Os métodos recomendados anteriormente pelo CLSI podem não ser os ideais para detectar cepas de *Salmonella* resistentes às fluoroquinolonas, tendo em vista a aquisição de um gene de PMQR, principalmente nas cepas que adquiriram os determinantes aac(6')-1B-cr. O teste com ácido nalidíxico é usado na triagem para resistência das salmonelas às fluoroquinolonas e é um método confiável com as cepas que têm sensibilidade reduzida em razão de uma ou mais mutações dos genes da DNA-girase (*gyr*A, *gyr*B). Contudo, deve-se realizar um teste de CIM com *S.* Typhi e cepas de *Salmonella* isoladas de focos extraintestinais, de forma a ampliar a detecção das cepas portadoras de um gene de resistência às fluoroquinolonas mediada por plasmídio.[121,122]

Atualmente, o CLSI recomenda que os testes de sensibilidade sejam realizados com as salmonelas tifoides (*S.* Typhi e *Salmonella* Paratyphi A-C) e cepas isoladas de focos intestinais e extraintestinais.[121,122] Contudo, os testes de sensibilidade rotineiros não estão indicados para as espécies de *Salmonella* não tifoides isoladas de fontes intestinais, porque a enterocolite é uma doença autolimitada das crianças e dos adultos saudáveis. A Tabela 17.33 descreve as diretrizes revisadas do CLSI para testar a sensibilidade das Enterobacteriaceae às fluoroquinolonas utilizando o método de difusão em disco ou uma técnica de CIM. Os limites de CIM do CLSI para testar a sensibilidade de Enterobacteriaceae às fluoroquinolonas, com exceção da *S.* Typhi e isolados de *Salmonella* extraintestinais, não foram alterados. Entretanto, o CLSI reduziu os limites de CIM e os diâmetros dos halos correspondentes dos testes com fluoroquinolonas (ciprofloxacino, levofloxacino e ofloxacino) para *S.* Typhi e isolados de *Salmonella* extraintestinais, de forma a ampliar a detecção das cepas que possam ter adquirido PMQR.[268] Os limites revisados para o ciprofloxacino também devem ser usados para testar as cepas de salmonelas entéricas correspondentes isoladas de pacientes com febre entérica ou salmonelose invasiva. Contudo, dentre os sistemas de testes de sensibilidade antimicrobiana disponíveis no mercado, apenas o Etest® incorporou os novos limites do CLSI para as fluoroquinolonas. Por essa razão, o CLSI recomenda que o ácido nalidíxico continue a ser usado para detectar sensibilidade reduzida das espécies *Salmonella* às fluoroquinolonas, até que os laboratórios possam adotar os critérios interpretativos de resistência ao ciprofloxacino, levofloxacino e ofloxacino.[121,122]

Notificação dos resultados. Apenas as cepas fecais dos isolados de *Salmonella* e *Shigella* testadas com resistência à ampicilina, a uma fluoroquinolona e ao SXT devem ser relatadas rotineiramente. As cepas extraintestinais também

Tabela 17.33 Limites de corte propostos pelo CLSI para CIM e o diâmetro do halo de ciprofloxacino para Enterobacteriaceae e *Salmonella* Typhi e isolados de *Salmonella* extraintestinais.

Antibiótico	Difusão em disco			CIM		
	S	I	R	S	I	R
Enterobacteriaceae e isolados de *Salmonella*						
Ácido nalidíxico	≥ 19	14 a 18	≤ 13	≤ 16	–	≥ 32
Ciprofloxacino	≥ 21	16 a 20	≤ 15	≤ 1	2	≥ 4
Levofloxacino	≥ 17	14 a 16	≤ 13	≤ 2	4	≥ 8
Isolados de *Salmonella* extraintestinais						
Ciprofloxacino	≥ 31	21 a 30	≤ 20	≤ 0,06	0,12 a 0,5	≥ 1

[a]A *S.* Typhi e os isolados de *Salmonella* extraintestinais devem ser testados com ciprofloxacino utilizando os critérios revisados. O ácido nalidíxico pode não detectar todos os mecanismos de resistência às fluoroquinolonas e as cepas consideradas resistentes ao ácido nalidíxico podem estar associadas a falência terapêutica ou resposta retardada dos pacientes com infecções extraintestinais tratadas com fluoroquinolonas.
S = sensível; I = sensibilidade intermediária; R = resistente. Adaptada com base nas referências 121 e 122.

devem ser testadas com uma cefalosporina de terceira geração e seus resultados relatados, enquanto o cloranfenicol também pode ser testado e relatado a pedido.[121,122] O CLSI também recomenda que os laboratórios que continuam a realizar triagem para resistência às fluoroquinolonas usando apenas ácido nalidíxico devam acrescentar um comentário em seu relatório, que indique que as cepas resistentes a este antibiótico podem estar associadas à falência terapêutica ou à resposta retardada nos pacientes com salmonelose extraintestinal tratada com fluoroquinolonas.[121,122] Cefalosporinas de primeira e segunda gerações, cefamicinas e aminoglicosídios não são eficazes clinicamente para tratar infecções por *Salmonella* spp. e não devem ser relatadas, embora possam parecer sensíveis nos testes *in vitro*. As cepas de *Salmonella* multidrogarresistentes devem ser encaminhadas imediatamente a um laboratório de saúde pública ou outro laboratório de referência para realizar sorotipagem e testes de sensibilidade antimicrobiana ampliados com base em um método de CIM.

Bactérias gram-negativas não fermentadoras

P. aeruginosa e outras pseudômonas, além de *Stenotrophomonas maltophilia*, do complexo *Burkholderia cepacia* e de *Acinetobacter baumannii*, são as bactérias gram-negativas não fermentadoras isoladas mais comumente em todo o mundo. Os membros desse grupo constituem uma ameaça importante e singular, porque têm distribuição ubíqua nos ambientes de saúde, causam infecções oportunistas nos pacientes em estado crítico e/ou imunossuprimidos e frequentemente são multidrogarresistentes (*i. e.*, resistentes a 3 ou mais classes de antibióticos).[307,357,386] Os pacientes com fibrose cística também são colonizados comumente por *P. aeruginosa* e/ou menos frequentemente pelo complexo *B. cepacia* e as cepas multidrogarresistentes aumentam o índice de falência inicial do tratamento e o agravamento da infecção, além de reduzir a sobrevivência destes pacientes.[289,446] Nesta seção, descrevemos resumidamente os desafios laboratoriais da detecção dos problemas de resistência que emerge entre esse grupo de bactérias não fermentadoras.

P. aeruginosa (e outras pseudômonas)

As cepas de *P. aeruginosa* multidrogarresistentes a várias classes de antibióticos desenvolveram-se recentemente em razão de várias mutações, que hiper-regulam a betalactamase AmpC e as bombas de efluxo; diminuem a permeabilidade da parede bacteriana por meio de alterações ou perda das porinas; e conferem resistência às fluoroquinolonas por alteração do seu local de ação (DNA-girase).[355] Entretanto, em algumas regiões do planeta, também circulam amplamente alguns clones de *P. aeruginosa*, que adquiriram resistência mediada por plasmídios a várias classes de antibióticos; esta resistência é carreada em um cassete de genes das integrinas, que codifica metalobetalactamases e várias enzimas modificadoras dos aminoglicosídios (p. ex., *P. aeruginosa* produtora de MBL).[130,316,330] Como se pode observar nas Tabelas 17.29 e 17.30, as MBL-betalactamases da classe B são carbapenemases (*i. e.*, enzimas dos tipos IMP, VIM, GIM, SIM e SPM), que contêm zinco em seu local ativo e podem ser inibidas pelo EDTA.[647] Em algumas regiões, têm ocorrido surtos hospitalares associados a mortalidade alta dos pacientes infectados, em razão das poucas opções que restam para tratar infecções causadas por *P. aeruginosa* produtoras de MBL.[445] Os laboratórios devem ser capazes de detectar confiavelmente cepas de *P. aeruginosa* produtoras de MBL, de forma que o tratamento antimicrobiano apropriado e as medidas de controle de infecções possam ser iniciados imediatamente.

As diretrizes do CLSI (M100-S22) revisaram recentemente os limites das CIM da piperacilina e da ticarcilina com ou sem um inibidor de betalactamase para *P. aeruginosa*, igualando-as às CIM de Enterobacteriaceae, com exceção de diferenças discretas nos diâmetros dos halos correspondentes do teste de difusão em disco.[120] Recentemente, Tam *et al.* estudaram a mortalidade causada pela bacteriemia associada à *P. aeruginosa* com sensibilidade reduzida à piperacilina/tazobactam (PTZ) (CIM de 32 a 64 μg/mℓ), mas que eram relatadas como cepas sensíveis com base nos limites anteriorrecomendados pelo CLSI (Tabela 17.34); sete pacientes foram tratados empiricamente com esta combinação.[597] A mortalidade em 30 dias foi de 85,5% no grupo tratado com PTZ e 22,2% nos grupos-controle, que receberam outros

Tabela 17.34 Limites de corte anteriores (M100-S21) e revisados (M100-S22) padronizados pelo CLSI (CIM em μg/mℓ) para betalactâmicos/inibidores de betalactamase e carbapenêmicos testados contra *P. aeruginosa*.

Antibiótico	Anteriores (M100-S21)			Revisados (M100-S22)		
	S	I	R	S	I	R
Doripeném[a]	DI	DI	DI	≤ 2	4	≥ 8
Imipeném[b]	≤ 4	8	≥ 16	≤ 2	4	≥ 8
Meropeném[b]	≤ 4	8	≥ 16	≤ 2	4	≥ 8
Piperacilina	≤ 64	–	≥ 128	≤ 16/4	32 a 64	≥ 128/4
Piperacilina/tazobactam	≤ 64/4	–	≥ 128/4	< 16/4	32/4 a 64/4	≥ 128/4
Ticarcilina	≤ 64	–	≥ 128	≤ 16	32 a 64	≥ 128
Ticarcilina/clavulanato	≤ 64/4	–	≥ 128/2	≤ 16/2	32/4 a 64/4	≥ 128/2

[a]Os critérios de interpretação da sensibilidade de *P. aeruginosa* ao doripeném estão baseados no esquema posológico de 500 mg a cada 8 horas.
[b]Os critérios de interpretação da sensibilidade de *P. aeruginosa* ao imipeném estão baseados no tratamento com doses altas frequentes (1 g a cada 6 a 8 horas).
S = sensível; I = sensibilidade intermediária; R = resistente.
Adaptada com base no CLSI M100-S21 (2011) e M100-S22 (2012).[120]

antibióticos ($p = 0,004$). Com a análise de múltiplas variáveis e depois dos ajustes quanto às diferenças de idade e escore APACHE II, A sensibilidade reduzida à PTZ e o uso empírico deste fármaco também continuaram a ser os fatores de risco principais para mortalidade. Esses pesquisadores sugeriram que os limites anteriores do CLSI quanto à sensibilidade da *P. aeruginosa* à PTZ eram muito altos, porque cepas com níveis intermediários de resistência eram interpretadas como sensíveis. O CLSI definiu originalmente limites mais altos de ticarcilina, piperacilina e suas respectivas combinações com inibidores de betalactamases, que os recomendados para Enterobacteriaceae, porque as indicações limitadas na bula do produto aprovado pela FDA dizia que ele deveria ser usado em combinação com um aminoglicosídio. Contudo, os limites revisados pelo CLSI referem-se ao uso desses antibióticos sem aminoglicosídios e com um esquema posológico de no mínimo 3 g a cada seis horas.[120]

Detecção de *P. aeruginosa* produtora de MBL. Em 2012, o CLSI também revisou os limites de CIM e dos diâmetros dos halos correspondentes dos testes de sensibilidade da *P. aeruginosa* aos carbapenêmicos (doripeném, imipeném e meropeném).[56,120] Esses limites novos foram estabelecidos depois da revisão das propriedades PK/PD desses antibióticos, de alguns dados clínicos e da distribuição vigente das CIM para as cepas clinicamente relevantes de *P. aeruginosa*, inclusive as cepas produtoras de MBL-betalactamases. Os testes confirmatórios tornam-se desnecessários antes da notificação dos resultados dos testes de sensibilidade de *P. aeruginosa* aos carbapenêmicos quando os laboratórios adotam os novos limites de CIM, ilustrados na Tabela 17.34, ou os diâmetros dos halos revisados do teste de difusão em disco com esses antibióticos. Os limites revisados desses antibióticos estão baseados nos esquemas posológicos específicos publicados na Tabela 2B-1 do CLSI M100-S-20 a 22.[120] Essas doses dos antibióticos são necessárias para alcançar níveis plasmáticos necessários em adultos com funções hepática e renal normais. Os laboratórios que utilizam estes critérios devem informar seus parceiros importantes (*i. e.*, especialistas em doenças infecciosas, farmacêuticos, profissionais do serviço de controle de infecções e suas respectivas comissões).

Embora possa ser realizado um THM semelhante ao teste confirmatório descrito antes para detectar carbapenemases da classe B (*i. e.*, KPC) com base na Tabela 2A do CLSI M100-S22 (Figura 17.36),[120] seu desempenho não é satisfatório na confirmação da existência de uma MBL. Pasteran *et al.* descreveram modificações do método de THM com incorporação de ácido borônico (inibe as carbapenemases da classe A e as enzimas AmpC) e oxacilina (inibe as enzimas AmpC), que alcançaram sensibilidade (> 90%) e especificidade (100%) altas para diferenciar entre as carbapenemases da classe A (KPC, GES, SME, IMI e NMC-A) e outras classes de betalactamases (ESBL, enzimas AmpC e MBL).[448] Contudo, um resultado positivo no THM pode ocorrer com as cepas de *P. aeruginosa*, em razão da existência de outros mecanismos de resistência aos carbapenêmicos, além da produção de carbapenemase (Tabela 17.32). Hoje em dia, não existem testes fenotípicos validados pelo CLSI para confirmar a presença de uma metalobetalactamase em *P. aeruginosa*. As cepas que demonstram resistência aos carbapenêmicos devem ser encaminhadas a um laboratório de referência para realizar testes confirmatórios.

A Tabela 17.32 descreve os testes fenotípicos confirmatórios recomendados para detectar carbapenemases das classes A, B e D nas Enterobacteriaceae e bactérias gram-negativas não fermentadoras e seu potencial de resultados falso-positivos em razão da existência de outras betalactamases. Além do THM, podem ser usadas várias combinações de TDDs, que se baseiam nos testes de sensibilidade apenas aos carbapenêmicos e também destes antibióticos combinados com inibidores de betalactamases. Pesquisadores desenvolveram vários tipos diferentes de TDD para detectar MBL, mas o uso dos discos de meropeném (10 μg) ou imipeném (10 μg) suplementados com EDTA como inibidor enzimático parece funcionar bem (Figura 17.38).[207] O Carba NP TEST II identifica a produção de carbapenemases nas Enterobacteriaceae e nas espécies de *Pseudomonas* e diferencia as enzimas das classes A, B e D.[168] Esse teste está baseado na detecção de acidificação, que ocorre com a hidrólise do imipeném, assim como no acréscimo de tazobactamo e EDTA como inibidores. O teste Carba NP II pode ser realizado rapidamente e tem sensibilidade e

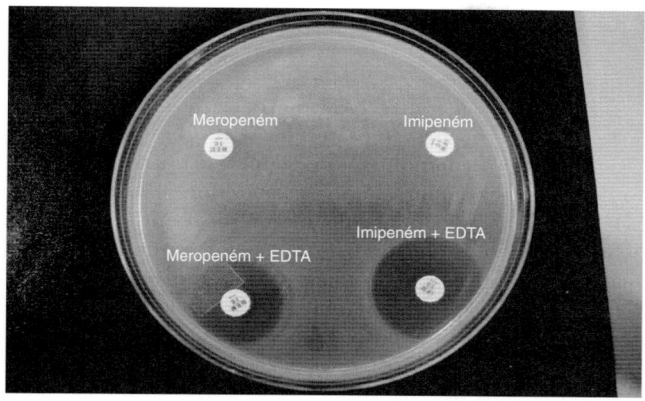

FIGURA 17.38 Teste confirmatório com discos duplos para detectar MBL-carbapenemase em *P. aeruginosa*. (Cortesia de Calgary Laboratory Services.)

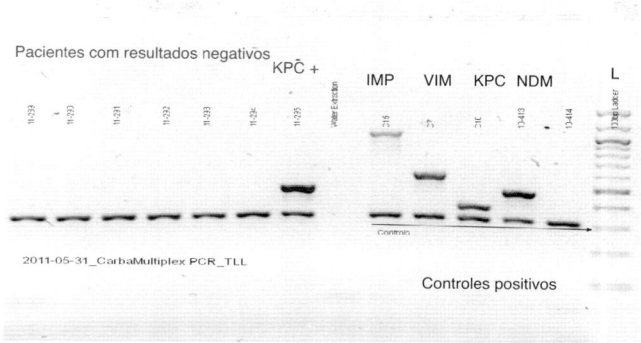

FIGURA 17.40 PCR multiplex para detectar carbapenemases. (Cortesia de Calgary Laboratory Services.)

especificidade relatadas de 100%,[168] mas ainda não está disponível no mercado. Também foram descritos métodos de triagem baseados em ágar, que mostram bom desempenho na detecção de MBL quando os discos com carbapenêmicos são colocados sobre o MHA impregnado com inibidor (EDTA, PBA, cloxacilina); estes métodos também diferenciam os outros tipos de betalactamases.[42] Também é possível usar um Etest® para MBL, que tem imipeném em uma extremidade da tira e imipeném com EDTA na outra (Figura 17.39). Entretanto, em razão das limitações dos testes fenotípicos e da grande diversidade de genes que codificam carbapenemases, a análise molecular é considerada o "padrão de referência" como método de detecção. A confirmação genotípica é realizada com uma PCR multiplex para detectar carbapenemases e sequenciamento dos genes que as codificam (Figura 17.40).[177] A Cepheid desenvolveu ensaios de PCR em tempo real (Xpert® MDRO) para triagem rápida e precisa dos pacientes quanto à presença de carbapenemases (i. e., enzimas KPC ou NDM) nas bactérias entéricas e também da enzima VIM (i. e., metalobetalactamase) na *P. aeruginosa*.[606] A avaliação do ensaio Xpert® MDRO comparou a cultura com enriquecimento em caldo e o sequenciamento dos genes alvos e demonstrou a detecção altamente confiável das enzimas VIM nas amostras clínicas.

Notificação dos resultados. *P. aeruginosa* deve ser relatada como resistente aos carbapenêmicos com base nos limites de CIM revisados pelo CLSI e seus diâmetros dos halos correspondentes no teste de difusão em disco. Os laboratórios devem ter normas e procedimentos para realizar testes de sensibilidade ampliados com antibióticos alternativos (tigeciclina, colistina) para cepas multidrogarresistentes e/ou encaminhar imediatamente as cepas a um laboratório de referência, no qual estes testes possam ser realizados sem demora.

Acinetobacter baumannii

Acinetobacter baumannii é um patógeno oportunista, que tem surgido como causa importante de pneumonia nosocomial, principalmente pneumonias associadas ao uso de respiradores por pacientes de UTI com bacteriemia e sepse relacionada com queimaduras.[312] Essa bactéria também tende a ser disseminada, resultando em surtos nosocomiais em razão de sua resistência ao dessecamento e da resistência intrínseca aos desinfetantes.[50,411] *A. baumannii* deixou de

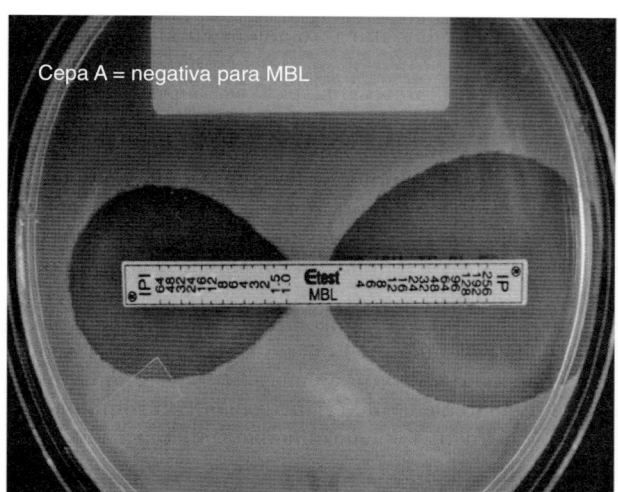

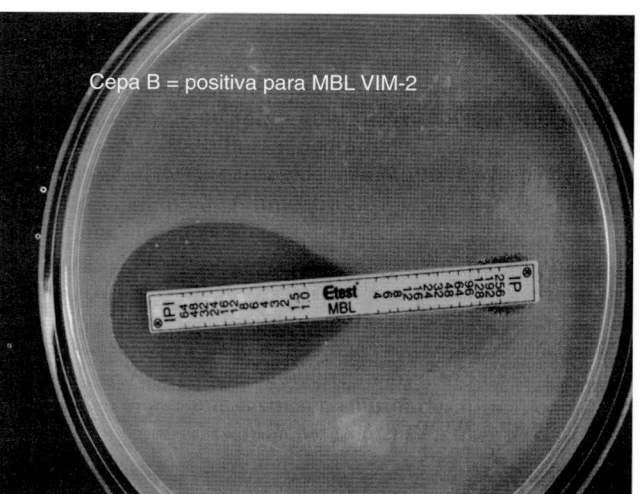

FIGURA 17.39 Etest® confirmatório para MBL em *P. aeruginosa* com uma enzima VIM-2. (Cortesia de Calgary Laboratory Services.)

ser uma bactéria sensível à maioria dos antibióticos há três décadas e a situação mundial atual é que algumas cepas são panresistentes a quase todos os antimicrobianos disponíveis, inclusive carbapenêmicos, colistina e tigeciclina. *A. baumannii* resistente aos carbapenêmicos e as cepas panresistentes constituem riscos significativos à saúde dos pacientes de alguns hospitais, porque a mortalidade é previsivelmente mais alta nos casos de infecções graves causadas por estas cepas.[312]

Quase todas as cepas de *A. baumannii* são resistentes às oximinocefalosporinas, principalmente em razão de uma betalactamase AmpC cromossômica intrínseca, embora pesquisadores tenham relatado um surto de grandes proporções causado por cepas produtoras de ESBL (tipo VEB-1) na França.[411] Ainda que a enzima AmpC seja expressa constitutivamente apenas em nível baixo, a inserção proximal de uma sequência promotora ISAab1 originada do gene da betalactamase pode exacerbar sua expressão.[627] As penicilinases clássicas da família TEM-1 também estão disseminadas em *Acinetobacter* spp.[358] Todas os isolados de *A. baumannii* também carregam o gene de enzimas semelhantes à OXA-51 e a carbapenemase intrínseca da classe molecular D, que apresenta nível baixo de expressão; por estas razões, esses isolados parecem ser sensíveis aos carbapenêmicos. Contudo, o nível alto de resistência às carbapenemases pode ser "permutado" por um mecanismo semelhante ao que foi descrito antes com referência às enzimas AmpC. Alguns clones de *A. baumannii* foram transferidos pelas vítimas que voltaram aos hospitais tanto nos EUA como no Reino Unido e agora são endêmicos.[123,662] Vários outros clones virulentos de *A. baumannii* portadores de outras carbapenemases OXA surgiram ao menos em três grupos (OXA-23-*like*, OXA-(24)-40-*like* e OXA-58) e agora estão amplamente disseminados em diferentes regiões do mundo.[124,479,668] Um motivo de preocupação é relato mais recente de uma cepa de *A. baumannii* produtora de NDM-1 isolada de um paciente repatriado do Egito para a República Tcheca.[265] Embora existam poucas opções para o tratamento de *A. baumannii* resistente às carbapenemases, colistina e tigeciclina têm sido utilizadas.[312] Contudo, a colistina é o fármaco preferido para tratar infecções causadas por *A. baumannii* produtor de carbapenemase, porque a tigeciclina alcança níveis séricos subideais e a bactéria pode tornar-se resistente durante o tratamento. Recentemente, uma cepa de *A. baumannii* resistente à tigeciclina (tipificado como clone epidêmico OXA-23) foi isolada no Reino Unido de um paciente em tratamento; a resistência era mediada por um mecanismo de efluxo mediado pelo Ade-ABC.[263] Cepas de *A. baumannii* resistentes à colistina também foram descritas inicialmente na República Tcheca em 1999, mas se espalharam amplamente desde então.[92] A resistência dessa bactéria à colistina pode ser difícil de detectar no laboratório clínico, porque é comum haver heterorresistência.

Os laboratórios podem usar microdiluição ou difusão em disco para realizar testes de sensibilidade para *A. baumannii*. As diferenças expressivas que existiam na sensibilidade aos carbapenêmicos quando se utilizavam as diretrizes do EUCAST (www.eucast.org) ou do CLSI foram eliminadas. Atualmente, o CLSI recomenda diâmetros de halos para *A. baumannii* testado com carbapenêmicos e limites de CIM menores, que são muito semelhantes ou idênticos aos utilizados pelo EUCAST (Tabela 17.35).[121,122] Métodos fenotípicos confirmatórios semelhantes podem ser usados para detectar uma carbapenemase do tipo MBL em *A. baumannii*, conforme foi descrito antes com referência a *P. aeruginosa*, inclusive um THM e um TDD usando discos com meropeném e imipeném, com ou sem EDTA. Atualmente, não existem métodos validados pelo CLSI para detectar confiavelmente a existência de uma carbapenemase do tipo OXA no *A. baumannii*. A detecção das enzimas do tipo OXA depende da demonstração do determinante bla_{OXA} por método moleculares e do sequenciamento do gene.[668]

Testes de sensibilidade das cepas isoladas da fibrose cística

Os pacientes com fibrose cística (FC) têm colonização pulmonar crônica por uma microbiota complexa composta de várias bactérias gram-negativas não fermentadoras, inclusive *P. aeruginosa*, *Stenotrophomonas maltophilia*, complexo *Burkholderia cepacia*, *Achromobacter xyloxidans* e outras espécies bacterianas. Alguns desses colonizadores simultâneos também são intrinsecamente resistentes aos antibióticos[22,71] e, no caso de *P. aeruginosa*, a resistência aumenta depois da exposição repetida aos antibióticos de espectro amplo usados durante os agravamentos da doença.[180] Em alguns pacientes com FC, o grupo de *S. anginosus* também pode representar patógenos emergentes importantes.[555] Durante a coleta de amostras pulmonares, principalmente durante as exacerbações da doença, a maioria dos pacientes tem um ou mais morfotipos de *P. aeruginosa* isolados dos espécimes das vias respiratórias inferiores (i. e., escarro e lavado broncoalveolar). Esforços amplos e muitos recursos laboratórios são despendidos para isolar e realizar os testes de sensibilidade para cada cepa isolada do pulmão dos pacientes com FC, mas isto está longe de ser uma ciência exata. Por exemplo, os limites do CLSI, que foram elaborados para tratamento com antibióticos parenterais, podem não prever com precisão a sensibilidade de *P. aeruginosa* a alguns fármacos administrados por via inalatória.[401] Embora

Tabela 17.35 Comparação dos limites anteriores e atuais padronizados pelo CLSI *versus* os limites do EUCAST (CIM em μg/mℓ) para as espécies de *Acinetobacter*.

Antibiótico	Anteriores			Atuais			EUCAST		
	S ≤	I	R ≥	S ≤	I	R ≥	S ≤	I	R >
Doripeném	–	–	–	2	4	8	1	–	4
Imipeném	4	8	16	2	4	8	2	–	8
Meropeném	4	8	16	2	4	8	2	–	8

S = sensível; I = sensibilidade intermediária; R = resistente.
Adaptada com base nas referências 121 e 122.

as diretrizes e os métodos recomendados pelo CLSI devam ser usados para interpretar os resultados dos testes realizados com cada espécie isolada, estes resultados nem sempre preveem claramente a evolução clínica dos pacientes com FC por várias razões, conforme está descrito adiante.[272]

A microbiota complexa que habita os pulmões dos pacientes com FC localiza-se principalmente em biofilmes e não como formas planctônicas. Estudos realizados em biofilmes de *P. aeruginosa* nas vias respiratórias dos pacientes com FC demonstraram claramente que o tratamento antimicrobiano rigoroso restringe, mas não erradica a infecção do foco inflamatório original.[44] Métodos para testar a sensibilidade dos biofilmes (BST) foram desenvolvidos e foram avaliados recentemente em um estudo randomizado envolvendo vários centros de pesquisa para determinar os resultados clínicos de um esquema antimicrobiano baseado nos resultados do BST, em comparação com os testes de sensibilidade convencionais.[402] Os grupos estudados não apresentaram diferença significativa quanto às reduções médias das contagens bacterianas do escarro, ou aos aumentos médios do volume expiratório forçado em 1 segundo (VEF_1), mas o número de pacientes avaliados foi pequeno. É necessário avaliar quantidades maiores de pacientes por meio de um estudo clínico bem planejado, antes de descartar o valor preditivo dos métodos de BST nesse contexto médico singular.

Como *P. aeruginosa* e outras bactérias gram-negativas não fermentadoras frequentemente também são multidrogarresistentes, a maioria dos pacientes com FC é tratada empiricamente com combinações de antibióticos administrados em preparações parenterais e inalatórias pulmonares. Por essa razão, laboratórios especializados desenvolveram métodos para realizar testes de sinergia bactericida com combinações de antibióticos (SBCA) para cepas isoladas de pacientes com FC, de forma a determinar qual esquema combinado pode ter atividade sinérgica ou aditiva. Entretanto, apenas um estudo randomizado duplo-cego controlado foi concluído recentemente para avaliar as evoluções clínicas dos pacientes com FC tratados com antibióticos baseados nos testes de sensibilidade convencionais *versus* SBCA.[1] O tratamento antibiótico dirigido pelo SBCA não melhorou os resultados bacteriológicos ou clínicos, em comparação com os métodos convencionais dos testes de sensibilidade.

A maioria dos laboratórios clínicos que realizam testes de sensibilidade rotineiros com cepas pulmonares isoladas dos pacientes com FC utiliza os métodos convencionais. Os testes de sensibilidade convencionais para cepas de *P. aeruginosa* isoladas dos pacientes com FC são particularmente difíceis, porque estas bactérias têm um fenótipo intensamente mucoide e, em geral, não crescem o suficiente para obter um resultado válido, a menos que a incubação seja ampliada por um período completo de 48 horas. Quando o teste de difusão em disco foi comparado com um método de diluição em ágar, os autores não detectaram correlação satisfatória quando as cepas mucoides foram testadas com alguns antibióticos, embora as classes interpretativas tivessem concordância adequada entre os dois métodos.[84] Por essas razões, o teste de difusão em disco não é recomendado como teste de sensibilidade. Embora o Etest® (AB Biodisk, Solna, Suécia) tenha mostrado correlação adequada com o método de microdiluição em um estudo com cepas mucoides e não mucoides, embora tenha havido um número pequeno de erros, mas muito significativos.[84] Um estudo recente comparou o método de difusão em disco do CLSI e o Etest® com a microdiluição em caldo para testar uma coorte numerosa de cepas isoladas de pacientes com e sem fibrose cística.[62] Os autores detectaram um índice inaceitável de erros muito significativos e significativos com vários antimicrobianos testados contra cepas isoladas de pacientes com e sem FC, quando se utilizou o método de difusão em disco ou o Etest®.

O método de microdiluição em caldo ou diluição em ágar deve ser usado para testar cepas isoladas dos pacientes com FC, embora possa ser necessário comparar vários métodos quando ocorrem discrepâncias significativas no perfil de sensibilidade de uma cepa isolada de duas consultas intercaladas do mesmo paciente. Os métodos de referência também podem não ser confiáveis para todas as cepas isoladas do mesmo paciente. Embora a microdiluição em caldo fosse comparada favoravelmente com uma técnica de referência de diluição em ágar para *Pseudomonas aeruginosa*, os autores obtiveram resultados conflitantes com frequência significativamente maior nas cepas isoladas de pacientes com FC, que nos outros grupos de pacientes.[539] Recentemente, os cartões Vitek® 2 para bactérias gram-negativas não fermentadoras e o *software* versão 4.02 foram validados para uso clínico rotineiro como teste de sensibilidade para bacilos gram-negativos não fermentadores isolados de pacientes com FC.[440] Os índices de concordância geral e explícita do teste de sensibilidade Vitek® 2 foram de 97,6% e 92,9%, respectivamente. Uma comparação direta do sistema BD Phoenix® com o sistema MicroScan® Walkaway como teste de sensibilidade para bactérias gram-negativas não fermentadoras demonstrou concordância global de 89,1% e, embora não tenham ocorrido erros muito significativos, os índices de erros significativos e pouco significativos foram de 0,5% e 7,7%, respectivamente.[561]

As espécies do complexo *B. cepacia* e *S. maltophilia* têm níveis altos de resistência intrínseca a várias classes principais de antibióticos. As espécies do complexo *B. cepacia* são intrinsecamente resistentes aos aminoglicosídios e às polimixinas. O efluxo ativo também causa resistência às fluoroquinolonas, ao cloranfenicol e à trimetoprima, enquanto a existência de betalactamases induzíveis combinadas com PBP alteradas confere resistência à maioria dos betalactâmicos.[22,484] Por essa razão, os limites de CIM do CLSI estão disponíveis apenas para minociclina, ceftazidima, meropeném e SXT. *S. maltophilia* é intrinsecamente resistente aos betalactâmicos em razão da existência de duas betalactamases, uma das quais é uma metaloenzimas (L1) que confere resistência ao imipeném. A resistência ampla aos aminoglicosídios e às fluoroquinolonas também se deve à permeabilidade reduzida através da membrana externa (ME).[71] Desse modo, os critérios de CIM do CLSI estão disponíveis apenas para SXT, minociclina, ceftazidima, ticarcilina-clavulanato e fluoroquinolonas. Embora alguns laboratórios não realizem rotineiramente testes de sensibilidade com cepas do complexo *B. cepacia* ou *S. maltophilia* isoladas dos pacientes com FC, exceto com SXT (fármaco preferido nestes casos), a resistência crescente a este antibiótico impõe a necessidade de realizar testes mais amplos.[22,617] Todos os antibióticos recomendados pelo CLSI devem ser testados e relatados para qualquer um desses microrganismos isolados dos pacientes com exacerbações pulmonares da FC. As cepas de *S. maltophilia* isoladas dos pacientes com FC e hipersensibilidade a SXT, ou consideradas resistentes a este antibiótico, também devem ser testadas com tigeciclina e colistina.[187,403]

Em alguns casos, pode ser necessário testar *S. maltophilia* com colistina utilizando diluição em ágar, porque a microdiluição em caldo e o Etest® têm índices altos de erros significativos.[403] Restam poucos antibióticos eficazes para tratar infecções causadas pelo complexo *B. cepacia* quando há resistência à SXT, mas os betalactâmicos usados isoladamente ou em combinação com outros antibióticos podem formar esquemas mais eficazes.[22]

Agentes bacterianos usados em bioterrorismo

Embora o CLSI tenha publicado diretrizes relativas aos testes de sensibilidade dos agentes bacterianos que podem ser usados em bioterrorismo (*i. e.*, *Bacillus anthracis*, *Yersinia pestis*, *Francisella tularensis*, *Burkholderia mallei*, *Burkholderia pseudomallei* e *Brucella* spp.), os órgãos de saúde pública devem ser notificados imediatamente, tão logo estas bactérias sejam identificadas presuntivamente; a confirmação de sua identidade e os testes de sensibilidade são exequíveis apenas nos laboratórios de saúde pública ou de referência.[114] Sempre que houver possibilidade de dispersão por aerossol enquanto se trabalha com esses microrganismos no laboratório clínico, deve-se utilizar uma cabine BSL-3 e suas práticas de contenção aplicáveis, inclusive equipamento de proteção individual.

Notificação da sensibilidade antimicrobiana

A comunicação clara e oportuna dos resultados dos testes antimicrobianos é uma etapa fundamental do processo dos testes de sensibilidade microbiana. O Boxe 17.7 relaciona alguns dos princípios clínicos, que devem dirigir a elaboração de normas e procedimentos dos testes e da notificação seletiva dos antimicrobianos com base em espécies clínicos e todas as locais/fontes. Essas diretrizes gerais podem ser aplicadas à implementação de protocolos detalhados de notificação dos patógenos específicos isolados de diferentes locais/fontes, bem como a sequência ou a notificação seletiva dos fármacos de determinada classe de antibióticos com base no perfil de sensibilidade da cepa isolada. Os laboratórios desempenham um papel fundamental no direcionamento do uso apropriado dos antibióticos. Tempo e esforços significativos devem ser despendidos com a elaboração de normas e procedimentos, que assegurem que os laboratórios forneçam orientações apropriadas e eficazes em todos os contextos clínicos. Esta seção descreve a formatação, a notificação seletiva e a geração de comentários acerca dos laudos, que ajudem a desenvolver estes procedimentos.

Formatação dos laudos de sensibilidade antimicrobiana

Os resultados dos testes de sensibilidade antimicrobiana devem ser relatados em um formato padronizado. Os laboratórios menores, que relatam seus resultados manualmente, devem usar um formulário padronizado, um formato de transcrição e tinta de uma cor que possa ser bem legível quando o relatório é impresso para ser enviado por fax. A maioria dos laboratórios utiliza um sistema de informação laboratorial (SIL) para gerar os laudos com resultados dos testes de sensibilidade. Cada laboratório deve decidir quanto ao formato dos laudos dos testes de sensibilidade durante a implementação do sistema. Embora a maioria dos sistemas permita a notificação dos resultados quantitativos (*i. e.*, valor do diâmetro do halo ou da CIM) e sua interpretação com

---

Boxe 17.7

Diretrizes para a notificação dos antibióticos

- O CLSI determinou que os antibióticos do grupo A (teste e laudo primários) devam ser testados e relatados rotineiramente
- Os laudos dos testes de sensibilidade antimicrobiana **devem incluir** uma interpretação para cada antibiótico (S, I ou R)
- Os antibióticos aos quais o paciente é alérgico **não devem ser incluídos no laudo**
- Os antibióticos específicos que são potencialmente tóxicos para recém-nascidos, bebês e crianças pequenas **não devem ser relatados** (*i. e.*, SXT, cloranfenicol e fluoroquinolonas)
- Os antibióticos que não atravessam a barreira hematencefálica **não devem ser relatados** quando a fonte das cepas isoladas for líquido cefalorraquidiano
- O CLSI determinou que os fármacos do grupo U (apenas para tratamento de infecções urinárias) **só devem ser relatados** quando as cepas forem exclusivamente isoladas de urina
- As normas e os procedimentos da notificação sequencial dos antibióticos de cada classe farmacológica devem ser seguidos e baseados nos seguintes fatores:
  - Local/fonte da infecção
  - Perfil de resistência da cepa isolada
  - Formulário de antibióticos disponíveis e diretrizes de uso recomendadas
- Com os fármacos dos grupos B e C do CLSI, os testes das cepas com painéis de antibióticos ampliados devem ser realizados rotineiramente nas seguintes situações:
  - O paciente é alérgico a um ou mais fármacos do grupo A
  - Os fármacos do grupo A não estão em seu formulário ou
  - O microrganismo isolado é multidrogarresistente a um ou mais fármacos do grupo A e/ou cepa multidrogarresistente ($\geq$ 3 classes de antibióticos)
  - A pedido do médico
- Normas e procedimentos para o teste desenvolvido internamente ou encaminhamento imediato a um laboratório de referência devem ser implementados para confirmar a identificação da cepa isolada e o mecanismo da resistência das cepas multidrogarresistentes.

os adjetivos sensível (S), intermediário (I) e resistente (R), a maioria das partes interessadas necessita apenas do resultado interpretativo para escolher o tratamento apropriado. O resultado quantitativo nunca deve ser transmitido sem uma interpretação, porque a maioria dos médicos não está familiarizada com as diretrizes interpretativas do CLSI e não tem tempo de procurar e interpretar valores quantitativos para cada fármaco testado com cada cepa. Na maioria dos casos, o formato preferido do laudo é o que inclui apenas os resultados da interpretação (S, I ou R) para cada fármaco testado com cada patógeno isolado de determinado espécime. Entretanto, o laboratório deve ser capaz de fornecer resultados quantitativos aos médicos que os solicitam, principalmente aos que trabalham no serviço de doenças infecciosas.

O laudo também deve relatar claramente os resultados dos testes de sensibilidade antimicrobiana com identificação do patógeno, de forma que não haja confusão clínica quanto a quais resultados estão referidos a quais cepa isolada. O laudo deve ser formato de forma que os antibióticos e os resultados interpretativos estejam alinhados para os diversos patógenos isolados de uma amostra polimicrobiana. Além disso, os laboratórios devem assegurar que o formato do laudo seja mantido sem alterações, quando ele é enviado por uma interface eletrônica entre o SIL e o sistema de informações de um hospital ou consultório médico. Erros no formato de notificação dos resultados ou confusão do médico na leitura de um laudo complexo com resultados dos testes de sensibilidade podem ser uma causa importante de prescrição inadequada dos antibióticos.

Notificação dos antibióticos clinicamente relevantes

Os testes de sensibilidade antimicrobiana devem ser realizados e testados apenas com os microrganismos considerados patogênicos. Na maioria dos casos, a notificação de uma cepa com o resultado dos seus testes de sensibilidade indica ao médico que o laboratório considera este microrganismo clinicamente significativo e que possa ser necessário tratamento. Por isso, a notificação dos antibióticos testados com bactérias comensais resulta na prescrição inadequada dos antibióticos.

Os métodos automatizados de microdiluição em caldo permitem que o laboratório teste muito mais antibióticos que os necessários aos laudos rotineiros. As diretrizes do CLSI devem ser seguidas para orientar a notificação dos fármacos apropriados com base no microrganismo e no local/fonte da infecção (Tabelas 17.7 e 17.8).[114,121,122] Antibióticos não recomendados para notificação com microrganismos específicos não devem ser relatados automaticamente, mesmo que um sistema ou painel automatizado tenha gerado os resultados dos testes in vitro (Tabela 17.7). As Tabelas 17.7 e 17.21 também as situações nas quais um antibiótico substituto pode ser usado para prever a sensibilidade aos outros fármacos de uma classe farmacológica (i. e., betalactâmicos). A seguir, descrevemos alguns exemplos desse tipo de notificação inadequada dos antibióticos. Embora a SXT esteja incluída em alguns painéis de testes para bactérias gram-negativas não fermentadoras, este fármaco não deve ser relatado com referência a P. aeruginosa. As Enterobacteriaceae que reconhecidamente têm uma betalactamase do tipo AmpC devem ter os resultados da ampicilina suprimidos, independentemente do resultado dos testes de sensibilidade in vitro. A SXT e a clindamicina também não devem ser relatadas com referência aos enterococos. Os laudos dos testes de sensibilidade antimicrobiana devem ser parcial ou completamente auditados por microbiologistas clínicos e/ou médicos e farmacêuticos, de forma a assegurar que as normas de notificação dos antibióticos de cada laboratório sejam seguidas.

Apenas os antibióticos apropriados para cada local/fonte de infecção devem ser incluídos no laudo dos testes de sensibilidade. Isso significa que um painel de antibióticos significativamente diferente deve ser testado e potencialmente relatado quando se tratam de cepas invasivas isoladas de líquidos e tecidos estéreis e de hemoculturas, quando comparado com as cepas isoladas de infecções localizadas. Os antibióticos que podem ser usados por via parenteral são relatados para cepas isoladas de infecções invasivas, porque o uso de um fármaco oral não seria clinicamente aceitável no início do tratamento. Os fármacos orais incluídos no grupo U do CLSI para tratar infecção urinária localizada devem ser notificados apenas quando se trata de cepas isoladas por urocultura. Os fármacos ativos apenas nas vias urinárias não devem ser relatados com referência aos microrganismos isolados de outros locais. Os antimicrobianos que não penetram no foco infeccioso não devem ser relatados com referência aos microrganismos isolados daquele local. Por exemplo, a tigeciclina não penetra bem nas vias urinárias e não deve ser relatada com referência às cepas isoladas de urocultura. A daptomicina não funciona bem nos pulmões porque é inativada pelo surfactante e este antibiótico não deve ser relatado com referência a uma cepa de MRSA isolada dos espécimes das vias respiratórias inferiores. Do mesmo modo, as cefalosporinas de primeira e segunda gerações não atravessam a barreira hematencefálica e não devem ser relatadas com referência ao Streptococcus pneumoniae isolado de LCR; neste contexto clínico, o CLSI recomenda o teste e a notificação de resultados obtidos com penicilina, cefotaxima, ceftriaxona, meropeném e vancomicina.[121,122]

Também existem alguns princípios gerais, que devem ser seguidos clinicamente para a notificação seletiva dos antibióticos usados em populações específicas de pacientes (Boxe 17.7). Os laudos com os antibióticos testados devem ser adaptados aos fármacos apropriados ao paciente. Quando o laboratório sabe que há história clínica de alergia a um ou mais antibióticos específicos, a notificação destes fármacos deve ser suprimida para este paciente. Por exemplo, a penicilina não deve ser incluída no laudo dos testes para estreptococos beta-hemolíticos isolados de um paciente com alergia alegada à penicilina. Alguns antibióticos como as fluoroquinolonas também não devem ser prescritos aos bebês e às crianças pequenas e, por isto, a notificação rotineira destes fármacos deve ser suprimida. Por fim, alguns antibióticos podem ser teratogênicos ou tóxicos para as gestantes, especialmente no primeiro trimestre.[415] Os laboratórios podem decidir suprimir a notificação desses antibióticos quando há indicação de que a paciente é gestante.

Notificação seletiva dos antibióticos

Os laboratórios devem testar e relatar apenas os antibióticos disponíveis no formulário local definido em colaboração com os membros da equipe médica e da farmácia. Desse modo, os laboratórios devem consultar os profissionais especializados da área, inclusive médicos especialistas em doenças infecciosas e farmacêuticos, de forma a decidir quais resultados dos testes de sensibilidade antimicrobiana devem ser notificados rotineiramente com referência a determinada cepa e/ou local/fonte de infecção e quais devem ser suprimidos. A finalidade da notificação seletiva dos antibióticos é preservar a utilidade clínica dos antibióticos mais novos ou de espectro amplo, quando a cepa isolada é sensível a um grupo menos amplo de antibióticos. Alguns laboratórios também podem optar por relatar o custo por dose, seja no laudo dos testes de sensibilidade, ou como parte de uma orientação geral quanto ao tratamento antibiótico. Em geral, os antibióticos que estão disponíveis há mais tempo têm custos menores e a notificação seletiva também é medida que assegura uma relação custo-benefício favorável. Além das regras quanto aos testes de sensibilidade fornecidas e assinaladas pelos sistemas automatizados de microdiluição em caldo, os laboratórios também podem incorporar regras ao *software* de inteligência artificial do equipamento ou do SIL, de forma a facilitar que a notificação dos antibióticos seja ajustada às normas locais.

A Tabela 17.36 demonstra uma norma de notificação seletiva dos antibióticos para *S. aureus* isolado de hemocultura ou de uma amostra do sistema nervoso central (SNC). No caso de uma cepa totalmente sensível, o laudo poderia incluir apenas os fármacos primários citados. Entretanto, quando se trata de uma cepa de MRSA, também pode ser liberada uma notificação ampliada com os fármacos mais novos, inclusive linezolida e daptomicina. A Tabela 17.37 demonstra um padrão de notificação seletiva dos antibióticos para Enterobacteriaceae isoladas de um foco/fonte não urinária. No caso de uma cepa totalmente sensível, o laudo poderia incluir apenas os fármacos primários citados. Contudo, quando se trata de cepas mais resistentes, os antibióticos secundários também poderiam ser notificados e, no caso de uma bactéria multidrogarresistente ou panresistente, o laudo também poderia incluir os fármacos mais seletivos, dependendo do local/fonte da infecção. As normas de testagem e notificação seletivas devem ser revisadas continuamente e atualizadas clinicamente à medida que as tendências de resistência antimicrobiana se modifiquem, ou que o formulário do laboratório seja alterado.

Publicação do antibiograma cumulativo

A maioria das decisões clínicas quanto à prescrição inicial dos antibióticos é tomada empiricamente, porque a decisão não pode esperar o isolamento e a conclusão dos testes de identificação da bactéria. Com a finalidade de melhorar a adequação da prescrição empírica enquanto se aguarda um lado detalhado dos testes de sensibilidade, o conhecimento dos padrões de sensibilidade local é fundamental. Os relatórios de sensibilidade antimicrobiana cumulativos de várias localizações devem ser compilados e publicados anualmente, mas as atualizações mais frequentes também podem ser fornecidas às unidades de tratamento intensivo. Embora os bancos de dados de vigilância epidemiológica nacionais monitorem as tendências importantes de resistência das principais espécies bacterianas patogênicas,[101] seus resultados podem não refletir exatamente o que acontece no nível local, principalmente na prática ambulatorial.[230]

O CLSI publicou recomendações quanto à metodologia e ao formato da compilação dos sumários cumulativos de sensibilidade antimicrobiana (i. e., antibiograma).[112,252] A Tabela 17.38 resume as recomendações para a preparação e a utilização do antibiograma cumulativo. O Boxe 17.8 descreve resumidamente vários fatores que devem ser levados em consideração. Quando se dispõe de uma rede local ou acesso compartilhado a um arquivo eletrônico, a postagem

Tabela 17.36 Notificação seletiva de agentes antimicrobianos para *S. aureus* isolado de hemocultura ou do sistema nervoso central.

Antibióticos	Primários	Secundários	Seletivos	Comentários
Penicilina	X		X	Se for sensível, o resultado não deve ser liberado sem um teste para betalactamase. Pode ser liberado apenas por solicitação do médico.
Oxacilina	X			O resultado do teste com OXA pode ser baseado no resultado com cefoxitina. Se for R, então a cefazolina é R. Relatar outros antibióticos secundários e seletivos.
Cefazolina	X			Testar e relatar todas as cepas isoladas. Relatar como S se a cepa for sensível à OXA.
Vancomicina	X		X	Testar todas as cepas isoladas. Pode relatar os resultados em MSSA apenas para pacientes alérgicos aos betalactâmicos e quando as cepas são MRSA.
SXT		X		Não relatar nos laudos das cepas isoladas do SNC.
Tetraciclina		X	X	Não relatar nos laudos das cepas isoladas do SNC. Relatar apenas com as cepas de MRSA isoladas de hemoculturas. Não relatar quando os pacientes são crianças e gestantes.
Linezolida			X	Testar e relatar as cepas de MRSA.
Daptomicina			X	Testar as cepas de MRSA. Relatar apenas a pedido dos médicos infectologistas.
Ceftarolina			X	Testar e notificar as cepas de MRSA. Relatar apenas a pedido dos médicos infectologistas.

Tabela 17.37 Notificação seletiva de antimicrobianos para Enterobacteriaceae isoladas de diferentes amostras, exceto urina.

Antibióticos	Primários	Secundários	Seletivos	Comentários
Ampicilina	X			Se for I/R, realizar teste com AMX/CLA.
Amoxicilina-clavulanato		X		Se for I/R à AMP, realizar o teste. Relatar seletivamente, de acordo com o local da infecção. Não relatar para cepas isoladas do SNC.
Piperacilina-tazobactam		X		Se for I/R à AMP, realizar o teste. Relatar seletivamente, de acordo com o local da infecção. Não relatar para cepas isoladas do SNC.
Cefazolina	X			Se for I/R, relatar I/R à AMP. Não relatar para cepas isoladas do SNC.
Gentamicina	X			Se for I/R, realizar teste com tobramicina.
Tobramicina		X		Se for I/R, realizar teste com amicacina.
Cefoxitina	X			Realizar teste de triagem para betalactamase tipo AmpC. Não relatar.
Ceftriaxona	X			Se for I/R com *E. coli*, *Klebsiella* ou *P. mirabilis*, a bactéria pode ser produtora de ESBL.
Ceftazidima	X			Se for I/R com *E. coli*, *Klebsiella* ou *P. mirabilis*, a bactéria pode ser produtora de ESBL.
SXT	X			Não relatar para cepas isoladas do SNC.
Meropeném	X			Se for I/R, a cepa pode ser produtora de carbapenemase.
Ciprofloxacino	X			Relatar apenas cepas isoladas por hemocultura. Não relatar se os pacientes forem crianças.
Colistina			X	Testar e relatar cepas multidrogarresistentes.
Tigeciclina			X	Testar e relatar cepas multidrogarresistentes. Não relatar para cepas isoladas por hemocultura.

Tabela 17.38 Recomendações do CLSI M39-A3 para elaboração e uso do antibiograma cumulativo.

Recomendações	Comentários
Utilizar o CLSI M39-A2 para compilar o antibiograma.	Devem ser usadas as diretrizes publicadas, porque os dados serão utilizados para orientar o tratamento empírico inicial.
Analisar e publicar os dados, ao menos uma vez por ano.	Volume de amostras pequenas pode não ser apropriado para um perfil de antibiograma adequado.
Incluir cepas isoladas da prática clínica, não amostras de vigilância epidemiológica.	As cepas isoladas das amostras de vigilância epidemiológica podem distorcer os dados (*i. e.*, elas tendem a ser mais resistentes).
Incluir os resultados apenas dos fármacos testados rotineiramente.	Quando alguns fármacos incluídos no antibiograma cumulativo são testados apenas com determinadas cepas, os dados são distorcidos.
Incluir a primeira cepa isolada do paciente no período analisado, independentemente da área do corpo do qual a amostra foi obtida ou o padrão do TSA.	Quando as cepas isoladas repetidamente não são eliminadas da análise, a porcentagem de cepas sensíveis na maioria dos casos é menor que quando as cepas repetidas são eliminadas.
Calcular a porcentagem de cepas sensíveis. Não incluir a porcentagem de cepas com sensibilidade intermediária.	A porcentagem de cepas sensíveis com determinada combinação específica de fármaco-patógeno é afetada pelas práticas de cultura, população de pacientes, práticas de coleta dos espécimes e normas dos testes de sensibilidade antimicrobiana. Como os dados são usados para orientar o tratamento empírico inicial, devem ser incluídos apenas os fármacos aos quais as bactérias são sensíveis.
No caso do *Streptococcus pneumoniae*, calcular e relatar a porcentagem de cepas sensíveis e de cepas com sensibilidade intermediária à penicilina; calcular e relatar a porcentagem de cepas sensíveis à cefotaxima ou à ceftriaxona com base nos limites de sensibilidade para meningite e outras infecções.	Isso facilita a escolha do tratamento antibiótico empírico com base no local/fonte da infecção; os limites do CLSI M100-S23 diferem quanto a penicilina, cefotaxima ou ceftriaxona, dependendo do diagnóstico.[280]
No caso dos estreptococos do grupo viridans, calcular e relatar as porcentagens de cepas sensíveis e com sensibilidade intermediária à penicilina.	Além da porcentagem de cepas sensíveis à penicilina (p. ex., 80%), incluir a porcentagem de cepas com sensibilidade I em nota de rodapé (p. ex., "Dentre os 20% de cepas não sensíveis, 15% tinham sensibilidade intermediária [CIM de 0,25 a 2 μg/mℓ] e 5% eram resistentes [CIM de 4 μg/mℓ] à penicilina").
No caso do *Staphylococcus aureus*, calcular e relatar a porcentagem de cepas sensíveis de todos os estafilococos isolados, assim como do subgrupo de MRSA.	Algumas cepas de MRSA têm porcentagem mais baixa de S aos antibióticos antiestafilocócicos não betalactâmicos que as cepas de MSSA.

Adaptada do CLSI M39-A3 e da referência 252.

Boxe 17.8

Diretrizes para a compilação de um relatório cumulativo de sensibilidade antimicrobiana

- Os resultados duplicados devem certamente ser excluídos; apenas a primeira cepa isolada de determinada bactéria de cada paciente em determinado período (p. ex., 1 ano) deve ser incluída na análise, independentemente das outras características das cepas
- Se for possível, as cepas de clones relacionados associadas aos surtos devem ser excluídas de forma a não distorcer o perfil do antibiograma de determinado patógeno
- Os fármacos dos grupos A e B para cada microrganismo devem ser incluídos; devem ser excluídos os antibióticos testados seletivamente
- Diferenciar o perfil do antibiograma cumulativo para as cepas importantes com base nas infecções invasivas *versus* localizadas e/ou das fontes dos espécimes para todos os locais e grupos de pacientes
- Compilar os perfis de antibiograma relativos aos diversos setores da instituição (*i. e.*, UTI *versus* enfermarias do hospital) e dos diferentes locais da mesma região (*i. e.*, hospitais diferentes *versus* ambulatórios) se houver um número suficiente de cepas isoladas para isso
- Analisar separadamente os dados relativos às cepas isoladas de idosos (*i. e.*, instituições de cuidados crônicos) e pacientes adultos e pediátricos hospitalizados, de forma a detectar diferenças nas tendências de resistência desses grupos de pacientes
- É importante usar um formato conciso, que permita acesso o e a leitura fáceis aos médicos e às outras partes interessadas (*i. e.*, preferencialmente relatórios eletrônicos)
- Os dados devem ser atualizados a intervalos regulares; anualmente, deve ser publicado um antibiograma cumulativo, ou a intervalos mais frequentes no caso das UTI.

da planilha é uma forma conveniente de assegurar acesso em geral. Em alguns casos, pode-se fazer um *download* das informações para um computador pessoal. A seguir, demonstramos dois exemplos de antibiogramas no formato CLSI M39-A2 de um grande hospital terciário de doenças agudas (Figura 17.41) e de todos os ambulatórios locais (Figura 17.42) de um serviço de saúde pública canadense de abrangência ampla (www.calgarylabservices.com). Também pode ser útil fornecer cópias impressas e eletrônicas aos médicos; um formato útil seria um cartão de bolso, que pode ser levado pelo médico e/ou baixado para um dispositivo eletrônico para acesso imediato.

Alberta Health Services / Calgary Laboratory Services
Padrões de sensibilidade percentual aos antibióticos | Foothills Hospital
Janeiro-dezembro de 2014
Dados derivados dos testes de sensibilidade rotineiros realizados por Calgary Laboratory Services.

	n	Penicilina	Amoxicilina/ ampicilina	Cloxacilina	Pipe/tazo	Ticar/clavu	Cefalexina (urina)	Cefazolina	Ceftriaxona	Cefuroxima	Ceftazidima	Clindamicina	Eritromicina	SXT	Norfloxacino (urina)	Ciprofloxacino	Levofloxacino	Nitrofurantoína (urina)	Vancomicina	Gentamicina	Tobramicina	Tetraciclina
Enterococcus faecalis	428	100																100	99			
Enterococcus faecium	139	16																18	50			
Staphylococcus aureus	561			81				81				81	72	98					100	99		97
Staphylococcus coag. neg.	165			34				34				63	33	59					100	74		
Streptococcus anginosus, grupo	85	100										87	84									
Streptococcus, exceto *anginosus*	30	77										97	57									
Streptococcus do grupo A♦	104	100										88	88									
Streptococcus pneumoniae Meningite	54	92							96										100			
Streptococcus pneumoniae Exceto meningite	54	100							100			93	83	100		100						
Citrobacter spp.	46													87	100	100		91		98		
*Enterobacter aerogenes**	36													100	100	100		6		100		
*Enterobacter cloacae**	149													91	99	99		18		97		
Escherichia coli	1.127		43		95		85	87						78	78	78		93		90		
Haemophilus influenzae	87		80							99				75								
Klebsiella oxytoca	68				88		83	93						99	99	97		82		99		
Klebsiella pneumoniae	295				97		94	95						89	97	97		33		99		
*Morganella morganii**	34													76	82	82				82		
Proteus mirabilis	82		65				91	93						78	86	87				93		
Pseudomonas aeruginosa	188				92						88					83				91	93	
*Serratia marcescens**	45													98	98	98				98		
Stenotrophomonas maltophilia◊	87					49					41			98			89					

**Em geral, esses microrganismos produzem betalactamases induzíveis, que são responsáveis pela ineficácia do tratamento com cefalosporinas de 3ª geração, apesar da sensibilidade *in vitro*.

♦ Os testes de sensibilidade não são realizados rotineiramente. Os resultados são baseados em todas as cepas de GSA isoladas das culturas de secreções faríngeas em Calgary Laboratory Services (CLS), quando os testes de sensibilidade foram solicitados com finalidades terapêuticas.

◊ Os resultados relativos a *Stenotrophomonas maltophilia* representam a população geral de pacientes internados e testados no CLS.

Observação: A porcentagem de cepas sensíveis de cada combinação de antibiótico-bactéria foi gerada incluindo-se a primeira cepa de cada microrganismo isolada de determinado paciente. No antibiograma, foram incluídas apenas as espécies com 30 cepas isoladas no mínimo.

Observação: Quanto a alguma cepa não incluída aqui, por favor, consulte o antibiograma da Comunidade.

■ **FIGURA 17.41** Antibiograma cumulativo de um hospital terciário de grande porte. (Cortesia de Calgary Laboratory Services.)

Alberta Health Services — Calgary Laboratory Services

Padrões de sensibilidade percentual aos antibióticos | Comunidade de Calgary
Janeiro-dezembro de 2013
Dados derivados dos testes de sensibilidade rotineiros realizados por Calgary Laboratory Services.

	n	Penicilina ♦	Ampicilina/ amoxicilina	Cloxacilina	Pipe/tazo	Cefalotina/ cefalexina	Cefazolina	Ceftriaxona	Cefuroxima	Ceftazidima	Clindamicina	Eritromicina	SXT	Norfloxacino (Urina)	Ciprofloxacino	Levofloxacino	Nitrofurantoína	Vancomicina	Gentamicina	Tobramicina	Sinergia com Genta †	Tetraciclina
Streptococcus anginosus, grupo	93	100									87	79										
Streptococcus do grupo A #	210	100									94	89										
Enterococcus faecalis	250		100														98	100			81	
Enterococcus spp. ¥	1345		99												84		97	100			84	
Staphylococcus aureus	2932	0		81			81				83	70	94					100	99			95
Staphylococcus coag. neg.	281	13		78			78				80	73	85					100	95			
Streptococcus pneumoniae ‡♦	125	81						79			76	61				100						
Citrobacter freundii, complexo*	223												91	94	94		92		97			
*Citrobacter kosari**	195												99	100	100		61		100			
*Enterobacter aerogenes**	174												99	99	99		8		100			
*Enterobacter cloacae**	283												92	99	99		21		99			
Escherichia coli	16.641		50		98	65	93	95					78	88	88		95		93			
Haemophilus influenzae	101		79					100					74									
Klebsiella oxytoca	257				96	81	82	96					99	100	100		80		100			
Klebsiella pneumoniae	1.415				98	96	97	98					94	98	98		38		98			
*Monganella morganii**	75									96			73	89	88				91			
Proteus mirabilis	499		81				91	93	97				85	96	96				93			
Pseudomonas aeruginosa	351				96					89					89					90	97	
*Serratia marcescens**	64												98	100	100				95			
Stenotrophomonas maltophilia	57												100			84						

† Sinergia com antibióticos que atuam na parede celular, prevista com base na sensibilidade a 500 mg/ℓ de gentamicina.
* Em geral, esses microrganismos produzem betalactamases induzíveis, que são responsáveis pela ineficácia das cefalosporinas de 3ª geração, apesar da sensibilidade *in vitro*.
# Os testes de sensibilidade não são realizados rotineiramente.
¥ Isolados da urina. Espécies indeterminadas.
♦ As sensibilidades dos pneumococos à penicilina e à ceftriaxona estão baseadas nos limites para meningite.
≈ Veja antibiogramas para pacientes hospitalizados.
Observação: A porcentagem de cepas sensíveis de cada combinação de antibiótico-bactéria foi gerada incluindo-se a primeira cepa de cada microrganismo isolada de determinado paciente. No antibiograma, foram incluídas apenas as espécies com 30 cepas isoladas no mínimo.

■ **FIGURA 17.42** Antibiograma cumulativo dos serviços de atendimento comunitários de um departamento regional de saúde amplo. (Cortesia de Calgary Laboratory Services.)

Uso racional dos antibióticos

Uso racional dos antibióticos significa a utilização prudente e eficaz destes fármacos por profissionais de saúde, inclusive o uso do fármaco mais apropriado administrado na dose certa e pela via certa, administrado por um período suficiente para tratar a infecção de determinado paciente. O uso inadequado dos antibióticos, inclusive utilização excessiva ou indevida (p. ex., dose abaixo da ideal), é um fator contribuinte significativo para os aumentos rápidos da resistência antimicrobiana e dos custos da assistência à saúde, bem como de evoluções insatisfatórias dos pacientes.[101,131,372] Os antibióticos também não estão isentos de riscos e os pacientes podem ter complicações adversas relacionadas com o fármaco usado e/ou desenvolvimento de diarreia causada por *C. difficile*. As comissões do programa para o uso racional dos antibióticos (ASP; do inglês, *antibiotic stewardship program*) funcionam como uma subcomissão multidisciplinar especializada dos programas de Farmácia & Terapêutica (F&T) dos hospitais, cujos objetivos são os seguintes: determinar o formulário e antibióticos, melhorar a evolução clínica dos pacientes; e reduzir os custos evitando o uso inadequado dos antibióticos. Recentemente, a Infectious Disease Society of America (IDSA) publicou diretrizes para a elaboração de um ASP hospitalar.[153] A equipe principal da comissão multidisciplinar ASP deve incluir, no mínimo, um médico especialista em doenças infecciosas e um farmacêutico clínico com treinamento em doenças infecciosas, que deve dirigir o programa. Em condições ideais, também devem ser incluídos um microbiologista clínico, um especialista em sistemas de informação e um profissional do departamento de controle de infecções. A colaboração dos membros da comissão ASP com o departamento de controle de infecções e com a F&T é essencial. A administração do hospital também deve apoiar e colaborar com o ASP, de forma que sejam alocados os recursos necessários à implementação dos diversos componentes do programa. Semelhante aos programas de controle de infecções, o ASP funciona dentro do hospital sob os auspícios de um programa de controle de qualidade nas áreas de segurança dos pacientes e gerenciamento de riscos. Devem ser definidas expectativas específicas para o ASP (inclusive resultados clínicos e financeiros) e a infraestrutura necessária deve ser provida para que seja monitorada prospectivamente o uso dos antibióticos e monitorados os parâmetros de qualidade. A criação de bancos de dados do laboratório e dos serviços de saúde interligados permite avaliar as intervenções nos processos e os parâmetros de evolução como um indicador de qualidade rotineiro. Sem acesso a um prontuário médico eletrônico, a compilação e a avaliação dos resultados do programa são mais difíceis.

A Tabela 17.39 descreve os diversos componentes de um ASP eficaz, que deve ser implementado em parte ou completamente, dependendo das normas, das necessidades e dos recursos locais.[153] Entretanto, as estratégias ideais de prevenção e controle da resistência antimicrobiana hospitalar ainda não foram totalmente definidas, porque existem poucos estudos randomizados controlados sobre as diversas intervenções. No mínimo, um ASP deve monitorar ativamente o índice de resistência dos principais microrganismos (*i. e.*, MRSA, VRE, bactérias gram-negativas multidrogarresistentes), adotar estratégias para reduzir o uso inadequado dos antibióticos e trabalhar em colaboração direta com o programa de controle de infecções com o objetivo de evitar a disseminação secundária da resistência. A maioria dos médicos não recebe treinamento adequado para diagnosticar doenças infecciosas e prescrever antibióticos. Por essa razão, educação é um dos componentes mais essenciais de um ASP.

O laboratório de microbiologia clínica desempenha um papel de apoio fundamental aos programas de controle de infecções e uso racional dos antibióticos no hospital. Como foi descrito antes neste capítulo, a identificação precisa e oportuna dos principais patógenos bacterianos e dos perfis de resistência antimicrobiana clinicamente importantes são essenciais à eficácia desses dois programas de garantia de qualidade. A elaboração do(s) antibiograma(s) local(is) com dados referidos à sensibilidade de cada patógeno também é crucial ao desenvolvimento de recomendações terapêuticas apropriadas ao tratamento empírico de vários tipos de infecção. A genotipagem das cepas resistentes aos antibióticos importantes com o objetivo de monitorar a disseminação clonal também é uma função essencial do laboratório. Embora não seja necessária ao cuidado rotineiro dos pacientes, a caracterização molecular dos mecanismos específicos de resistência dos patógenos importantes é um requisito fundamental do sucesso da vigilância epidemiológica e da investigação de surtos. Por exemplo, a tipagem molecular de todas as cepas de MRSA em determinada jurisdição de saúde pode

Tabela 17.39 Componentes essenciais de um programa de uso racional dos antibióticos (ASP).

Componentes	Estratégias	Comentários
Monitoramento da resistência antimicrobiana	Auditoria prospectiva do uso dos antibióticos e *feedback* aos médicos que os prescrevem.	Reduz o uso inadequado dos antibióticos. O monitoramento deve ser realizado rotineiramente nas instituições que utilizam restrições ao formulário para determinar se a alteração da prescrição de antibióticos alternativos está aumentando a resistência.
Intervenções farmacêuticas	Restrição ao formulário e exigências de pré-autorização para fármacos específicos	Causam reduções significativas do uso dos antibióticos e dos custos. Podem ser benéficas a uma resposta multifacetária a um surto nosocomial. O benefício a longo prazo no controle da resistência antimicrobiana não está confirmado.
	Formulários de prescrição dos antibióticos	Diminui o consumo de antibióticos por meio de bloqueios automáticos das prescrições e da exigência de alterações da parte dos médicos. Também podem facilitar a implementação das diretrizes práticas.
	Otimização das doses	Os ajustes das doses com base nas características dos pacientes, nos agentes etiológicos e no local da infecção, assim como nas características de PK/PD do fármaco, são essenciais.
	Conversão do tratamento parenteral ao oral	Plano sistemático de conversão ao tratamento oral, quando a condição do paciente permite; isto pode reduzir a duração da internação e os custos da assistência à saúde.
Promoção do uso adequado dos antibióticos	Educação é essencial para influenciar as práticas de prescrição e aumenta a aceitação das outras estratégias.	A educação sem intervenção ativa tem eficácia apenas mínima na mudança de comportamentos.
	Desenvolvimento e implementação de diretrizes de prática multidisciplinar e processos clínicos	As diretrizes e os processos clínicos que incorporam a microbiologia e os padrões de resistência locais podem melhorar a utilização dos antibióticos. A adoção das diretrizes é facilitada pela educação e pelo *feedback* quanto ao uso dos antibióticos.
Laboratório de microbiologia	• Fornece resultados da cultura e dos testes de sensibilidade específicos do paciente • Fornece dados cumulativos acerca da sensibilidade aos antimicrobianos (*i. e.*, antibiograma)	Melhora o tratamento do paciente e facilita o controle das infecções pelo programa eficaz de vigilância epidemiológica da resistência. Ajuda os médicos a escolher o tratamento antimicrobiano empírico inicial e facilita o controle de infecções no programa de vigilância epidemiológica eficaz da resistência.
Programa de controle de infecções	Trabalho em colaboração com um programa eficaz de controle de infecções	Evita disseminação secundária da resistência

Adaptada com base na referência 112.

determinar se as cepas são adquiridas nos hospitais ou nas comunidades, ou se são adquiridas nas comunidades, mas endêmicas em determinado serviço de saúde em razão da disseminação secundária.[149] Do mesmo modo, a investigação epidemiológica da disseminação da *E. coli* produtora de ESBL em um departamento de saúde regional amplo identificou as viagens à Ásia como uma das causas principais da introdução e da disseminação desta bactéria como causa de infecções urinárias.[470]

Os microbiologistas clínicos devem fazer parte de um ASP efetivo e assegurar que os procedimentos laboratoriais sejam adotados para fornecer os diversos tipos de apoio citados. Em especial, os testes de sensibilidade antimicrobiana e os procedimentos de notificação dos resultados devem ser revisados anualmente e as diretrizes atualizadas do CLSI devem ser adotadas imediatamente, de forma a detectar com precisão os tipos de resistência emergentes.

Perspectivas futuras

A tecnologia moderna pode ser usada progressivamente para detectar rapidamente os tipos específicos de resistência entre os patógenos bacterianos principais. Recentemente, estudos demonstraram que a atividade de carbapenemase de Enterobacteriaceae, *P. aeruginosa* e *A. baumannii* poderia ser detectada rapidamente (quatro horas) por meio da espectrometria MALDI-TOF.[81,266,311] Essa técnica tem diversas vantagens sobre os outros métodos convencionais para detectar resistência aos carbapenêmicos (inclusive os métodos fenotípicos e a PCR), porque consegue detectar níveis baixos desta atividade enzimática a um custo reduzido, mesmo quando o tipo de enzima em determinada cepa era desconhecido. MALDI-TOF poderia ser usada para detectar resistência causada por outros tipos de enzimas desses patógenos bacterianos importantes.

A detecção molecular dos vários determinantes de resistência utilizando um ensaio de *microarray* Luminex xMAP® (Luminex, Texas) também é exequível, embora a etapa limitante seja a identificação de todos os genes possivelmente envolvidos nos vários tipos de resistência. Um ensaio Luminex tem sido usado para detectar resistência de *Campylobacter jejuni* e de isolados de *Salmonella* às fluoroquinolonas.[26,564] Recentemente, também foram lançados no mercado outros sistemas de PCR multiplex moleculares para a identificação simultânea e rápida das principais bactérias gram-positivas e gram-negativas, bem como dos genes de resistência antimicrobiana mais importantes. O Verigene® Gram-positive Blood Culture Test (Nanosphere Inc., Northbrook, Ill) foi aprovado recentemente pela FDA para a identificação rápida (*i. e.*, cerca de 90 minutos) de patógenos isolados em hemocultura e inclui a detecção dos genes *mec*A e *van*A/B (www.nanosphere.us/product/gram-positive-blood-cultures).[582,663] O tempo necessário para preparação das amostras, inoculação do cartucho de teste e à colocação do cartucho dentro do leitor Verigene® e do equipamento de processamento SP é mínimo. As avaliações recentes desse ensaio demonstraram grau elevado de precisão global, em comparação com os métodos rotineiros de hemocultura para a identificação rápida dos patógenos; o uso deste ensaio pode permitir que o tratamento antibiótico apropriado seja iniciado mais rapidamente para tratar bactérias resistentes. O teste Biofire FilmArray® é um ensaio de PCR multiplex aprovado pela FDA, que incorpora a preparação de amostras, a amplificação, a detecção e a análise em um único sistema (www.filmarray.com/the-panels). Hoje em dia, o painel de identificação de hemocultura FilmeArray® testa um total de 27 alvos, inclusive 24 patógenos e três genes de resistência antimicrobiana associados à bacteriemia. Esse teste de identificação rápida pode reconhecer os patógenos bacterianos detectados mais comumente e duas espécies de *Candida* em uma hemocultura positiva dentro de aproximadamente uma hora, com tempo reduzido de manuseio. Atualmente, existem na literatura poucos estudos publicados comparando o FilmArray® BCID com as hemoculturas rotineiras ou outros métodos moleculares.[8,46]

A tecnologia mais moderna permite reduções expressivas do intervalo entre a coleta da amostra clínica e a liberação dos resultados da identificação das cepas clinicamente relevantes e sua sensibilidade antimicrobiana, em comparação com a cultura rotineira e a identificação fenotípica seguida dos testes de sensibilidade antimicrobiana. A redução do tempo necessário à realização dos exames microbiológicos, principalmente dos pacientes com infecções invasivas graves (*i. e.*, bacteriemia), poderá finalmente melhorar sua evolução clínica, porque o tratamento antibiótico apropriado poderá ser iniciado no menor tempo possível e os custos médicos subsequentes poderão ser reduzidos em razão das internações hospitalares mais breves.

REFERÊNCIAS BIBLIOGRÁFICAS

1. Aaron SD, Vandemheen KL, Ferris W, et al. Combination antibiotic susceptibility testing to treat exacerbations of cystic fibrosis associated with multiresistant bacteria: a randomised, double-blind, controlled clinical trial. Lancet 2005;366:463–471.
2. Abadia-Patino L, Christiansen K, Bell J, et al. VanE-type vancomycin-resistant *Enterococcus faecalis* clinical isolates from Australia. Antimicrob Agents Chemother 2004;48:4882–4885.
3. Abele-Horn M, Hommers L, Trabold R, et al. Validation of VITEK 2 version 4.01 software for detection, identification, and classification of glycopeptide-resistant enterococci. J Clin Microbiol 2006;44:71–76.
4. Abu Khweek A, Fernandez Davila NS, Caution K, et al. Biofilm-derived *Legionella pneumophila* evades the innate immune response in macrophages. Front Cell Infect Microbiol 2013;3:18.
5. Adukauskiene D, Vitkauskaite A, Skrodeniene E, et al. Changes in antibiotic resistance level of nosocomial *Pseudomonas aeruginosa* isolates in the largest university hospital of Lithuania. Medicina (Kaunas) 2011;47:278–283.
6. Allen VG, Mitterni L, Seah C, et al. *Neisseria gonorrhoeae* treatment failure and susceptibility to cefixime in Toronto, Canada. JAMA 2013;309:163–170.
7. Al-Mashhadani M, Hewson R, Vivancos R, et al. Foreign travel and decreased ciprofloxacin susceptibility in *Salmonella enterica* infections. Emerg Infect Dis 2011;17:123–125.
8. Altun O, Almuhayawi M, Ullberg M, Ozenci V. Clinical evaluation of the FilmArray blood culture identification panel in identification of bacteria and yeasts from positive blood culture bottles. J Clin Microbiol 2013;51(12):41330–41336.
9. Ambler RP. The structure of beta-lactamases. Philos Trans R Soc Lond B Biol Sci 1980;289:321–331.
10. Antonio M, McFerran N, Pallen MJ. Mutations affecting the Rossman fold of isoleucyl-tRNA synthetase are correlated with low-level mupirocin resistance in *Staphylococcus aureus*. Antimicrob Agents Chemother 2002;46:438–442.
11. Ao W, Aldous S, Woodruff E, et al. Rapid detection of rpoB gene mutations conferring rifampin resistance in *Mycobacterium tuberculosis*. J Clin Microbiol 2012;50:2433–2440.
12. Arbefeville SS, Zhang K, Kroeger JS, et al. Prevalence and genetic relatedness of methicillin-susceptible *Staphylococcus aureus* isolates detected by the Xpert MRSA nasal assay. J Clin Microbiol 2011;49:2996–2999.
13. Arcenas RC, Spadoni S, Mohammad A, et al. Multicenter evaluation of the LightCycler MRSA advanced test, the Xpert MRSA Assay, and MRSASelect directly plated culture with simulated workflow comparison for the detection

14. Ardila CM, Granada MI, Guzman IC. Antibiotic resistance of subgingival species in chronic periodontitis patients. J Periodontal Res 2010;45:557–563.
15. Arias CA, Contreras GA, Murray BE. Management of multidrug-resistant enterococcal infections. Clin Microbiol Infect 2010;16:555–562.
16. Arias CA, Murray BE. Emergence and management of drug-resistant enterococcal infections. Expert Rev Anti Infect Ther 2008;6:637–655.
17. Arias CA, Murray BE. The rise of the Enterococcus: beyond vancomycin resistance. Nat Rev Microbiol 2012;10:266–278.
18. Arias CA, Panesso D, McGrath DM, et al. Genetic basis for in vivo daptomycin resistance in enterococci. N Engl J Med 2011;365:892–900.
19. Arthur M, Brisson-Noel A, Courvalin P. Origin and evolution of genes specifying resistance to macrolide, lincosamide and streptogramin antibiotics: data and hypotheses. J Antimicrob Chemother 1987;20:783–802.
20. Arthur M, Depardieu F, Gerbaud G, et al. The VanS sensor negatively controls VanR-mediated transcriptional activation of glycopeptide resistance genes of Tn1546 and related elements in the absence of induction. J Bacteriol 1997;179:97–106.
21. Atmaca S. Effect of zinc concentration in Mueller-Hinton agar on susceptibility of *Pseudomonas aeruginosa* to meropenem. J Med Microbiol 1998;47:653.
22. Avgeri SG, Matthaiou DK, Dimopoulos G, et al. Therapeutic options for *Burkholderia cepacia* infections beyond co-trimoxazole: a systematic review of the clinical evidence. Int J Antimicrob Agents 2009;33:394–404.
23. Babini GS, Danel F, Munro SD, et al. Unusual tazobactam-sensitive AmpC beta-lactamase from two *Escherichia coli* isolates. J Antimicrob Chemother 1998;41:115–118.
24. Baker CN, Thornsberry C, Hawkinson RW. Inoculum standardization in antimicrobial susceptibility testing: evaluation of overnight agar cultures and the Rapid Inoculum Standardization System. J Clin Microbiol 1983;17:450–457.
25. Barbosa AR, Giufre M, Cerquetti M, et al. Polymorphism in ftsI gene and beta-lactam susceptibility in Portuguese *Haemophilus influenzae* strains: clonal dissemination of beta-lactamase-positive isolates with decreased susceptibility to amoxicillin/clavulanic acid. J Antimicrob Chemother 2011;66:788–796.
26. Barco L, Lettini AA, Dalla Pozza MC, et al. Fluoroquinolone resistance detection in *Campylobacter coli* and *Campylobacter jejuni* by Luminex xMAP technology. Foodborne Pathog Dis 2010;7:1039–1045.
27. Baron EJ, Tenover FC. Methicillin-resistant *Staphylococcus aureus* diagnostics: state of the art. Expert Opin Med Diagn 2012;6:585–592.
28. Barry A. Procedure for testing antimicrobial agents in agar medium: theoretical considerations. In Lorian V, ed. Antibiotics in Laboratory Medicine. 2nd Ed. Baltimore, MA: Williams & Wilkins, 1986:1–26.
29. Barry AL, Badal RE, Hawkinson RW. Influence of inoculum growth phase on microdilution susceptibility tests. J Clin Microbiol 1983;18:645–651.
30. Barry AL, Fuchs PC, Brown SD. In vitro activities of daptomycin against 2,789 clinical isolates from 11 North American medical centers. Antimicrob Agents Chemother 2001;45:1919–1922.
31. Bauer AW, Kirby WM, Sherris JC, et al. Antibiotic susceptibility testing by a standardized single disk method. Am J Clin Pathol 1966;45:493–496.
32. Bauernfeind A, Schneider I, Jungwirth R, et al. A novel type of AmpC beta-lactamase, ACC-1, produced by a *Klebsiella pneumoniae* strain causing nosocomial pneumonia. Antimicrob Agents Chemother 1999;43:1924–1931.
33. Bean DC, Livermore DM, Hall LM. Plasmids imparting sulfonamide resistance in *Escherichia coli*: implications for persistence. Antimicrob Agents Chemother 2009;53:1088–1093.
34. Beekmann SE, Diekema DJ, Chapin KC, et al. Effects of rapid detection of bloodstream infections on length of hospitalization and hospital charges. J Clin Microbiol 2003;41:3119–3125.
35. Begum A, Rahman MM, Ogawa W, et al. Gene cloning and characterization of four MATE family multidrug efflux pumps from *Vibrio cholerae* non-O1. Microbiol Immunol 2005;49:949–957.
36. Bellido F, Veuthey C, Blaser J, et al. Novel resistance to imipenem associated with an altered PBP-4 in a *Pseudomonas aeruginosa* clinical isolate. J Antimicrob Chemother 1990;25:57–68.
37. Bennett PM. Plasmid encoded antibiotic resistance: acquisition and transfer of antibiotic resistance genes in bacteria. Br J Pharmacol 2008;153(Suppl 1):S347–S357.
38. Bertrand S, Carion F, Wintjens R, et al. Evolutionary changes in antimicrobial resistance of invasive *Neisseria meningitidis* isolates in Belgium from 2000 to 2010: increasing prevalence of penicillin nonsusceptibility. Antimicrob Agents Chemother 2012;56:2268–2272.
39. Bethel CD. β-Lactamase tests. In Hindler J, ed. Clinical Microbiology Procedures Handbook. 3rd Ed. Washington, DC: ASM Press, 2010:5.3-1–5.3-6.
40. Billal DS, Hotomi M, Yamanaka N. Can the Etest correctly determine the MICs of beta-lactam and cephalosporin antibiotics for beta-lactamase-negative ampicillin-resistant *Haemophilus influenzae*? Antimicrob Agents Chemother 2007;51:3463–3464.
41. Bingen E, Leclercq R, Fitoussi F, et al. Emergence of group A streptococcus strains with different mechanisms of macrolide resistance. Antimicrob Agents Chemother 2002;46:1199–1203.
42. Birgy A, Bidet P, Genel N, et al. Phenotypic screening of carbapenemases and associated beta-lactamases in carbapenem-resistant Enterobacteriaceae. J Clin Microbiol 2012;50:1295–1302.
43. Bishop RE, Weiner JH. Coordinate regulation of murein peptidase activity and AmpC beta-lactamase synthesis in *Escherichia coli*. FEBS Lett 1992;304:103–108.
44. Bjarnsholt T, Jensen PO, Fiandaca MJ, et al. *Pseudomonas aeruginosa* biofilms in the respiratory tract of cystic fibrosis patients. Pediatr Pulmonol 2009;44:547–558.
45. Black JA, Thomson KS, Buynak JD, et al. Evaluation of beta-lactamase inhibitors in disk tests for detection of plasmid-mediated AmpC beta-lactamases in well-characterized clinical strains of *Klebsiella spp*. J Clin Microbiol 2005;43:4168–4171.
46. Blaschke AJ, Heyrend C, Byington CL, et al. Rapid identification of pathogens from positive blood cultures by multiplex polymerase chain reaction using the FilmArray system. J Clin Microbiol 2012;74:349–355.
47. Blaschke AJ, Pulver LS, Korgenski EK, et al. Clindamycin-resistant group B Streptococcus and failure of intrapartum prophylaxis to prevent early-onset disease. J Pediatr 2010;156:501–503.
48. Blazquez J. Hypermutation as a factor contributing to the acquisition of antimicrobial resistance. Clin Infect Dis 2003;37:1201–1209.
49. Blazquez J, Morosini MI, Negri MC, et al. Single amino acid replacements at positions altered in naturally occurring extended-spectrum TEM beta-lactamases. Antimicrob Agents Chemother 1995;39:145–149.
50. Bogaerts P, Naas T, Wybo I, et al. Outbreak of infection by carbapenem-resistant *Acinetobacter baumannii* producing the carbapenemase OXA-58 in Belgium. J Clin Microbiol 2006;44:4189–4192.
51. Bonnet R. Growing group of extended-spectrum β-lactamases: the CTX-M enzymes. Antimicrob Agents Chemother 2004;48:1–14.
52. Booker BM, Smith PF, Forrest A, et al. Application of an in vitro infection model and simulation for reevaluation of fluoroquinolone breakpoints for *Salmonella enterica* serotype typhi. Antimicrob Agents Chemother 2005;49:1775–1781.
53. Bornet C, Davin-Regli A, Bosi C, et al. Imipenem resistance of *Enterobacter aerogenes* mediated by outer membrane permeability. J Clin Microbiol 2000;38:1048–1052.
54. Bourdon N, Berenger R, Lepoultier R, et al. Rapid detection of vancomycin-resistant enterococci from rectal swabs by the Cepheid Xpert vanA/vanB assay. Diagn Microbiol Infect Dis 2010;67:291–293.
55. Bowling JE, Owens AE, McElmeel ML, et al. Detection of inducible clindamycin resistance in beta-hemolytic streptococci by using the CLSI broth microdilution test and erythromycin-clindamycin combinations. J Clin Microbiol 2010;48:2275–2277.
56. Boyce JM, Lonks JR, Medeiros AA, et al. Spurious oxacillin resistance in *Staphylococcus aureus* because of defective oxacillin disks. J Clin Microbiol 1988;26:1425–1427.
57. Boyd DA, Du T, Hizon R, et al. VanG-type vancomycin-resistant *Enterococcus faecalis* strains isolated in Canada. Antimicrob Agents Chemother 2006;50:2217–2221.
58. Boyd DA, Willey BM, Fawcett D, et al. Molecular characterization of *Enterococcus faecalis* N06-0364 with low-level vancomycin resistance harboring a novel D-Ala-D-Ser gene cluster, vanL. Antimicrob Agents Chemother 2008;52:2667–2672.
59. Boyle-Vavra S, Daum RS. Reliability of the BD GeneOhm methicillin-resistant *Staphylococcus aureus* (MRSA) assay in detecting MRSA isolates with a variety of genotypes from the United States and Taiwan. J Clin Microbiol 2010;48:4546–4551.
60. Bozdogan B, Appelbaum PC. Oxazolidinones: activity, mode of action, and mechanism of resistance. Int J Antimicrob Agents 2004;23:113–119.
61. Bozdogan B, Bogdanovich T, Kosowska K, et al. Macrolide resistance in *Streptococcus pneumoniae*: clonality and mechanisms of resistance in 24 countries. Curr Drug Targets Infect Disord 2004;4:169–176.
62. Bradbury RS, Tristram SG, Roddam LF, et al. Antimicrobial susceptibility testing of cystic fibrosis and non-cystic fibrosis clinical isolates of *Pseudomonas aeruginosa*: a comparison of three methods. Br J Biomed Sci 2011;68:1–4.
63. Bradford PA, Bratu S, Urban C, et al. Emergence of carbapenem-resistant *Klebsiella* species possessing the class A carbapenem-hydrolyzing KPC-2 and inhibitor-resistant TEM-30 β-lactamases in New York City. Clin Infect Dis 2004;39:55–60.

64. Bradford PA, Urban C, Mariano N, et al. Imipenem resistance in *Klebsiella pneumoniae* is associated with the combination of ACT-1, a plasmid-mediated AmpC beta-lactamase, and the foss of an outer membrane protein. Antimicrob Agents Chemother 1997;41:563–569.
65. Braibant M, Guilloteau L, Zygmunt MS. Functional characterization of *Brucella melitensis* NorMI, an efflux pump belonging to the multidrug and toxic compound extrusion family. Antimicrob Agents Chemother 2002;46:3050–3053.
66. Braine T. Race against time to develop new antibiotics. Bull World Health Organ 2011;89:88–89.
67. Brenwald NP, Baker N, Oppenheim B. Feasibility study of a real-time PCR test for meticillin-resistant *Staphylococcus aureus* in a point of care setting. J Hosp Infect 2010;74:245–249.
68. Brisse S, Fluit AC, Wagner U, et al. Association of alterations in ParC and GyrA proteins with resistance of clinical isolates of *Enterococcus faecium* to nine different fluoroquinolones. Antimicrob Agents Chemother 1999;43:2513–2516.
69. Brisson-Noel A, Arthur M, Courvalin P. Evidence for natural gene transfer from gram-positive cocci to *Escherichia coli*. J Bacteriol 1988;170:1739–1745.
70. Broekema NM, Van TT, Monson TA, et al. Comparison of cefoxitin and oxacillin disk diffusion methods for detection of mecA-mediated resistance in *Staphylococcus aureus* in a large-scale study. J Clin Microbiol 2009;47:217–219.
71. Brooke JS. *Stenotrophomonas maltophilia*: an emerging global opportunistic pathogen. Clin Microbiol Rev 2012;25:2–41.
72. Brook I, Ledney GD. The treatment of irradiated mice with polymicrobial infection caused by *Bacteroides fragilis* and *Escherichia coli*. J Antimicrob Chemother 1994;33:243–252.
73. Brown EM, Fisman DN, Drews SJ, et al. Epidemiology of invasive meningococcal disease with decreased susceptibility to penicillin in Ontario, Canada, 2000 to 2006. Antimicrob Agents Chemother 2010;54:1016–1021.
74. Brueggemann AB, Pfaller MA, Doern GV. Use of penicillin MICs to predict in vitro activity of other beta-lactam antimicrobial agents against *Streptococcus pneumoniae*. J Clin Microbiol 2001;39:367–369.
75. Brukner I, Oughton M, Giannakakis A, et al. Significantly improved performance of a multitarget assay over a commercial SCCmec-based assay for methicillin-resistant *Staphylococcus aureus* screening: applicability for clinical laboratories. J Mol Diagn 2013;15:577–580.
76. Bryan LE. General mechanisms of resistance to antibiotics. J Antimicrob Chemother 1988;22(Suppl A):1–15.
77. Bryan LE, Kwan S. Roles of ribosomal binding, membrane potential, and electron transport in bacterial uptake of streptomycin and gentamicin. Antimicrob Agents Chemother 1983;23:835–845.
78. Bryan LE, Van Den Elzen HM. Effects of membrane-energy mutations and cations on streptomycin and gentamicin accumulation by bacteria: a model for entry of streptomycin and gentamicin in susceptible and resistant bacteria. Antimicrob Agents Chemother 1977;12:163–177.
79. Bryskier A. Antimicrobial Agents: Antibacterials and Antifungals, American Society for Microbiology, Washington, DC, 2005.
80. Buckley AM, Webber MA, Cooles S, et al. The AcrAB-TolC efflux system of *Salmonella enterica* serovar Typhimurium plays a role in pathogenesis. Cell Microbiol 2006;8:847–856.
81. Burckhardt I, Zimmermann S. Using matrix-assisted laser desorption ionization-time of flight mass spectrometry to detect carbapenem resistance within 1 to 2.5 hours. J Clin Microbiol 2011;49:3321–3324.
82. Burgess DS, Frei CR, Lewis Ii JS, et al. The contribution of pharmacokinetic-pharmacodynamic modelling with Monte Carlo simulation to the development of susceptibility breakpoints for *Neisseria meningitidis*. Clin Microbiol Infect 2007;13:33–39.
83. Burns JL, Mendelman PM, Levy J, et al. A permeability barrier as a mechanism of chloramphenicol resistance in *Haemophilus influenzae*. Antimicrob Agents Chemother 1985;27:46–54.
84. Burns JL, Saiman L, Whittier S, et al. Comparison of agar diffusion methodologies for antimicrobial susceptibility testing of *Pseudomonas aeruginosa* isolates from cystic fibrosis patients. J Clin Microbiol 2000;38:1818–1822.
85. Bush K. Beta-lactamase inhibitors from laboratory to clinic. Clin Microbiol Rev 1988;1:109–123.
86. Bush K. Characterization of beta-lactamases. Antimicrob Agents Chemother 1989;33:259–263.
87. Bush K. Classification of beta-lactamases: groups 2c, 2d, 2e, 3, and 4. Antimicrob Agents Chemother 1989;33:271–276.
88. Bush K. The evolution of beta-lactamases. Ciba Found Symp 1997;207:152–163; discussion 63–66.
89. Bush K, Freudenberger JS, Sykes RB. Interaction of aztheronam and related monobactams with beta-lactamases from gram-negative bacteria. Antimicrob Agents Chemother 1982;22:414–420.
90. Bush K, Jacoby GA, Medeiros AA. A functional classification scheme for beta-lactamases and its correlation with molecular structure. Antimicrob Agents Chemother 1995;39:1211–1233.
91. Bush K, Jacoby GA. Updated functional classification of beta-lactamases. Antimicrob Agents Chemother 2010;54:969–976.
92. Cai Y, Chai D, Wang R, et al. Colistin resistance of *Acinetobacter baumannii*: clinical reports, mechanisms and antimicrobial strategies. J Antimicrob Chemother 2012;67:1607–1615.
93. Canu A, Malbruny B, Coquemont M, et al. Diversity of ribosomal mutations conferring resistance to macrolides, clindamycin, streptogramin, and telithromycin in *Streptococcus pneumoniae*. Antimicrob Agents Chemother 2002;46:125–131.
94. Carbonnelle E, Grohs P, Jacquier H, et al. Robustness of two MALDI-TOF mass spectrometry systems for bacterial identification. J Microbiol Methods 2012;89:133–136.
95. Carroll KC. Rapid diagnostics for methicillin-resistant *Staphylococcus aureus*: current status. Mol Diagn Ther 2008;12:15–24.
96. Carroll KC, Cohen S, Nelson R, et al. Comparison of various in vitro susceptibility methods for testing *Stenotrophomonas maltophilia*. Diagn Microbiol Infect Dis 1998;32:229–235.
97. Casapao AM, Leonard SN, Davis SL, et al. Clinical outcomes in patients with heterogeneous vancomycin-intermediate *Staphylococcus aureus* (hVISA) bloodstream infection. Antimicrob Agents Chemother. Epub June 24, 2013.
98. Cattoir V, Leclercq R. Twenty-five years of shared life with vancomycin-resistant enterococci: is it time to divorce? J Antimicrob Chemother 2013;68:731–742.
99. Cattoir V, Nordmann P. Plasmid-mediated quinolone resistance in gram-negative bacterial species: an update. Curr Med Chem 2009;16:1028–1046.
100. Cattoir V, Poirel L, Nordmann P. Plasmid-mediated quinolone resistance pump QepA2 in an *Escherichia coli* isolate from France. Antimicrob Agents Chemother 2008;52:3801–3804.
101. Center for Diseases Control and Prevention (CDC). Antibiotic Resistance Threats in the United States, Center for Diseases Control and Prevention, Atlanta, GA, 2013.
102. Centers for Disease Control and Prevention (CDC). Cephalosporin susceptibility among *Neisseria gonorrhoeae* isolates – United States, 2000–2010. MMWR Morb Mortal Wkly Rep 2011;60:873–877.
103. Centers for Disease Control and Prevention (CDC). Effects of new penicillin susceptibility breakpoints for *Streptococcus pneumoniae* – United States, 2006–2007. MMWR Morb Mortal Wkly Rep 2008;57:1353–1355.
104. Centers for Disease Control (CDC). Global distribution of penicillinase-producing *Neisseria gonorrhoeae* (PPNG). MMWR Morb Mortal Wkly Rep 1982;31:1–3.
105. Centers for Disease Control and Prevention (CDC). Update to CDC's sexually transmitted diseases treatment guidelines, 2006: fluoroquinolones no longer recommended for treatment of gonococcal infections. MMWR Morb Mortal Wkly Rep 2007;56:332–336.
106. Centers for Disease Control and Prevention (CDC). Update to CDC's Sexually transmitted diseases treatment guidelines, 2010: oral cephalosporins no longer a recommended treatment for gonococcal infections. MMWR Morb Mortal Wkly Rep 2012;61:590–594.
107. Cerda P, Goni P, Millan L, et al. Detection of the aminoglycosidestreptothricin resistance gene cluster ant(6)-sat4-aph(3′)-III in commensal viridans group streptococci. Int Microbiol 2007;10:57–60.
108. Chen J, Morita Y, Huda MN, et al. VmrA, a member of a novel class of Na(+)-coupled multidrug efflux pumps from *Vibrio parahaemolyticus*. J Bacteriol 2002;184:572–576.
109. Chow JW, Shlaes DM. Imipenem resistance associated with the loss of a 40 kDa outer membrane protein in *Enterobacter aerogenes*. J Antimicrob Chemother 1991;28:499–504.
110. Church D, Carson J, Gregson D. Point prevalence study of antibiotic susceptibility of genital group B streptococcus isolated from near-term pregnant women in Calgary, Alberta. Can J Infect Dis Med Microbiol 2012;23:121–124.
111. Clark NC, Teixeira LM, Facklam RR, et al. Detection and differentiation of vanC-1, vanC-2, and vanC-3 glycopeptide resistance genes in enterococci. J Clin Microbiol 1998;36:2294–2297.
112. Clinical and Laboratory Standards Institute (CLSI). Analysis and Presentation of Cumulative Antimicrobial Susceptibility Test Data; Approved Guidelines. 4th Ed. M39-A4, Vol. 34, No. 2, Clinical and Laboratory Standards Institute, Wayne, PA, 2014.
113. Clinical and Laboratory Standards Institute (CLSI). Methodology for the Serum Bactericidal Test; Approved Guideline. M2-A Vol. 19 No. 17, Clinical and Laboratory Standards Institute, Wayne, PA, 1999.
114. Clinical and Laboratory Standards Institute (CLSI). Methods for Antimicrobial Dilution and Disk Susceptibility Testing of Infrequently Isolated or

Fastidious Bacteria; Approved Guideline. 2nd Ed. M45-A2 Vol. 30 No. 18, Clinical and Laboratory Standards Institute, Wayne, PA, 2010.
115. Clinical and Laboratory Standards Institute (CLSI). Methods for Antimicrobial Susceptibility Testing of Anaerobic Bacteria; Approved Standard. 8th Ed. M11-A8, Vol. 32 No. 5, Clinical and Laboratory Standards Institute, Wayne, PA, 2012.
116. Clinical and Laboratory Standards Institute (CLSI). Methods for Determining Bactericidal Activity of Antimicrobial Agents; Approved Guideline. M21-6, Vol. 19 No. 18, Clinical and Laboratory Standards Institute, Wayne, PA, 1999.
117. Clinical and Laboratory Standards Institute (CLSI). Methods for Dilution Antimicrobial Susceptibility Tests for Bacteria That Grow Aerobically; Approved Standard. 9th Ed. M07-09 Vol. 32 No. 2, Clinical and Laboratory Standards Institute, Wayne, PA, 2012.
118. Clinical and Laboratory Standards Institute (CLSI). Performance Standards for Antimicrobial Disk Susceptibility Tests; Approved Standard. 11th Ed. M02-A11 Vol. 32 No. 1, Clinical and Laboratory Standards Institute, Wayne, PA, 2012.
119. Clinical and Laboratory Standards Institute (CLSI). Performance Standards for Antimicrobial Susceptibility Testing; 15th Informational Supplement. M100-S15, Vol. 25 No. 1, Clinical and Laboratory Standards Institute, Wayne, PA.
120. Clinical and Laboratory Standards Institute (CLSI). Performance Standards for Antimicrobial Susceptibility Testing; 22nd Informational Supplement. M100-S22, Vol. 32 No. 3, Clinical and Laboratory Standards Institute, Wayne, PA, 2012.
121. Clinical and Laboratory Standards Institute (CLSI). Performance Standards for Antimicrobial Susceptibility Testing. 23rd Informational Supplement. M100-S23 Vol 33 No. 1, Clinical and Laboratory Standards Institute, Wayne, PA, 2013.
122. Clinical and Laboratory Standards Institute (CLSI). Performance Standards for Antimicrobial Susceptibility Testing. 23rd Informational Supplement. M100-S24 Vol 34 No. 1, Clinical and Laboratory Standards Institute, Wayne, PA, 2014.
123. Coelho JM, Turton JF, Kaufmann ME, et al. Occurrence of carbapenem-resistant *Acinetobacter baumannii* clones at multiple hospitals in London and Southeast England. J Clin Microbiol 2006;44:3623–3627.
124. Coelho J, Woodford N, Afzal-Shah M, et al. Occurrence of OXA-58-like carbapenemases in *Acinetobacter spp.* collected over 10 years in three continents. Antimicrob Agents Chemother 2006;50:756–758.
125. Coffey TJ, Dowson CG, Daniels M, et al. Genetics and molecular biology of beta-lactam-resistant pneumococci. Microb Drug Resist 1995;1:29–34.
126. Cohen Stuart J, Dierikx C, Al Naiemi N, et al. Rapid detection of TEM, SHV and CTX-M extended-spectrum beta-lactamases in Enterobacteriaceae using ligation-mediated amplification with microarray analysis. J Antimicrob Chemother 2010;65:1377–1381.
127. Cohen Stuart J, Leverstein-Van Hall MA. Guideline for phenotypic screening and confirmation of carbapenemases in Enterobacteriaceae. Int J Antimicrob Agents 2010;36:205–210.
128. Collis CM, Hall RM. Expression of antibiotic resistance genes in the integrated cassettes of integrons. Antimicrob Agents Chemother 1995;39:155–162.
129. Cookson BD. The emergence of mupirocin resistance: a challenge to infection control and antibiotic prescribing practice. J Antimicrob Chemother 1998;41:11–18.
130. Cornaglia G, Akova M, Amicosante G, et al. Metallo-beta-lactamases as emerging resistance determinants in Gram-negative pathogens: open issues. Int J Antimicrob Agents 2007;29:380–388.
131. Cosgrove SE. The relationship between antimicrobial resistance and patient outcomes: mortality, length of hospital stay, and health care costs. Clin Infect Dis 2006;42(Suppl 2):S82–S89.
132. Counts JM, Astles JR, Tenover FC, et al. Systems approach to improving antimicrobial susceptibility testing in clinical laboratories in the United States. J Clin Microbiol 2007;45:2230–2234.
133. Courvalin P. Transfer of antibiotic resistance genes between gram-positive and gram-negative bacteria. Antimicrob Agents Chemother 1994;38:1447–1451.
134. Courvalin P, Carlier C. Tn1545: a conjugative shuttle transposon. Mol Gen Genet 1987;206:259–264.
135. Courvalin P, Leclercq R, Rice LB. Antibiogram. Washington, DC: American Soceity for Microbiology, 2009.
136. Coyne S, Courvalin P, Galimand M. Acquisition of multidrug resistance transposon Tn6061 and IS6100-mediated large chromosomal inversions in *Pseudomonas aeruginosa* clinical isolates. Microbiology 2010;156:1448–1458.
137. Cremniter J, Mainardi JL, Josseaume N, et al. Novel mechanism of resistance to glycopeptide antibiotics in *Enterococcus faecium*. J Biol Chem 2006;281:32254–32262.
138. Crump JA, Kretsinger K, Gay K, et al. Clinical response and outcome of infection with *Salmonella enterica* serotype Typhi with decreased susceptibility to fluoroquinolones: a United States foodnet multicenter retrospective cohort study. Antimicrob Agents Chemother 2008;52:1278–1284.
139. Crump JA, Medalla FM, Joyce KW, et al. Antimicrobial resistance among invasive nontyphoidal Salmonella enterica isolates in the United States: National Antimicrobial Resistance Monitoring System, 1996 to 2007. Antimicrob Agents Chemother 2011;55:1148–1154.
140. Cui L, Ma X, Sato K, et al. Cell wall thickening is a common feature of vancomycin resistance in *Staphylococcus aureus*. J Clin Microbiol 2003;41:5–14.
141. D'Amato RF, Thornsberry C, Baker CN, et al. Effect of calcium and magnesium ions on the susceptibility of *Pseudomonas* species to tetracycline, gentamicin polymyxin B, and carbenicillin. Antimicrob Agents Chemother 1975;7:596–600.
142. da Costa PM, Loureiro L, Matos AJ. Transfer of multidrug-resistant bacteria between intermingled ecological niches: the interface between humans, animals and the environment. Int J Environ Res Pub Health 2013;10:278–294.
143. Dallenne C, Da Costa A, Decre D, et al. Development of a set of multiplex PCR assays for the detection of genes encoding important beta-lactamases in Enterobacteriaceae. J Antimicrob Chemother 2010;65:490–495.
144. Dalpke AH, Hofko M, Zimmermann S. Comparison of the BD Max methicillin-resistant *Staphylococcus aureus* (MRSA) assay and the BD GeneOhm MRSA achromopeptidase assay with direct- and enriched-culture techniques using clinical specimens for detection of MRSA. J Clin Microbiol 2012;50:3365–3367.
145. Daly JS, Dodge RA, Glew RH, et al. Effect of zinc concentration in Mueller-Hinton agar on susceptibility of *Pseudomonas aeruginosa* to imipenem. J Clin Microbiol 1997;35:1027–1029.
146. Daum RS, Ito T, Hiramatsu K, et al. A novel methicillin-resistance cassette in community-acquired methicillin-resistant *Staphylococcus aureus* isolates of diverse genetic backgrounds. J Infect Dis 2002;186:1344–1347.
147. Davey PG, Marwick C. Appropriate vs. inappropriate antimicrobial therapy. Clin Microbiol Infect 2008;14(Suppl 3):15–21.
148. David MZ, Daum RS. Community-associated methicillin-resistant *Staphylococcus aureus*: epidemiology and clinical consequences of an emerging epidemic. Clin Microbiol Rev 2010;23:616–687.
149. Davis SL, Rybak MJ, Amjad M, et al. Characteristics of patients with healthcare-associated infection due to SCCmec type IV methicillin-resistant *Staphylococcus aureus*. Infect Control Hosp Epidemiol 2006;27:1025–1031.
150. De Mouy D, Cavallo JD, Leclercq R, et al. Antibiotic susceptibility and mechanisms of erythromycin resistance in clinical isolates of *Streptococcus agalactiae*: French multicenter study. Antimicrob Agents Chemother 2001;45:2400–2402.
151. Dean CR, Visalli MA, Projan SJ, et al. Efflux-mediated resistance to tigecycline (GAR-936) in *Pseudomonas aeruginosa* PAO1. Antimicrob Agents Chemother 2003;47:972–978.
152. Delcour AH. Outer membrane permeability and antibiotic resistance. Biochim Biophys Acta 2009;1794:808–816.
153. Dellit TH, Owens RC, McGowan JE Jr, et al. Infectious Diseases Society of America (IDSA) and the Society for Healthcare Epidemiology of America (SHEA) guidelines for developing an institutional program to enhance antimicrobial stewardship. Clin Infect Dis 2007;44:159–177.
154. Depardieu F, Bonora MG, Reynolds PE, et al. The vanG glycopeptide resistance operon from *Enterococcus faecalis* revisited. Mol Microbiol 2003;50:931–948.
155. Di Pentima MC, Chan S, Hossain J. Benefits of a pediatric antimicrobial stewardship program at a children's hospital. Pediatrics 2011;128:1062–1070.
156. Diekema DJ, Lee K, Raney P, et al. Accuracy and appropriateness of antimicrobial susceptibility test reporting for bacteria isolated from blood cultures. J Clin Microbiol 2004;42:2258–2260.
157. Dillon JR, Pauze M, Yeung KH. Spread of penicillinase-producing and transfer plasmids from the gonococcus to *Neisseria meningitidis*. Lancet 1983;1:779–781.
158. Doern GV, Jones RN. Antimicrobial susceptibility testing of *Haemophilus influenzae, Branhamella catarrhalis*, and *Neisseria gonorrhoeae*. Antimicrob Agents Chemother 1988;32:1747–1753.
159. Doern GV, Jorgensen JH, Thornsberry C, et al. National collaborative study of the prevalence of antimicrobial resistance among clinical isolates of *Haemophilus influenzae*. Antimicrob Agents Chemother 1988;32:180–185.
160. Doern GV, Richter SS, Miller A, et al. Antimicrobial resistance among *Streptococcus pneumoniae* in the United States: have we begun to turn the corner on resistance to certain antimicrobial classes? Clin Infect Dis 2005;41:139–148.
161. Doern GV, Vautour R, Gaudet M, et al. Clinical impact of rapid in vitro susceptibility testing and bacterial identification. J Clin Microbiol 1994;32:1757–1762.

162. Doi Y, Paterson DL. Detection of plasmid-mediated class C β-lactamases. Int J Infect Dis 2007;11:191-197.
163. Doit C, Loukil C, Fitoussi F, et al. Emergence in france of multiple clones of clinical *Streptococcus pneumoniae* isolates with high-level resistance to amoxicillin. Antimicrob Agents Chemother 1999;43:1480-1483.
164. Domingo MC, Huletsky A, Giroux R, et al. High prevalence of glycopeptide resistance genes vanB, vanD, and vanG not associated with enterococci in human fecal flora. Antimicrob Agents Chemother 2005;49:4784-4786.
165. Domingo MC, Huletsky A, Giroux R, et al. vanD and vanG-like gene clusters in a *Ruminococcus* species isolated from human bowel flora. Antimicrob Agents Chemother 2007;51:4111-4117.
166. Donabedian SM, Thal LA, Hershberger E, et al. Molecular characterization of gentamicin-resistant Enterococci in the United States: evidence of spread from animals to humans through food. J Clin Microbiol 2003;41:1109-1113.
167. Donaldson H, McCalmont M, Livermore DM, et al. Evaluation of the VITEK 2 AST N-054 test card for the detection of extended-spectrum beta-lactamase production in *Escherichia coli* with CTX-M phenotypes. J Antimicrob Chemother 2008;62:1015-1017.
168. Dortet L, Poirel L, Nordmann P. Rapid identification of carbapenemase types in Enterobacteriaceae and *Pseudomonas spp.* by using a biochemical test. Antimicrob Agents Chemother 2012;56:6437-6440.
169. Dougherty TJ, Koller AE, Tomasz A. Penicillin-binding proteins of penicillin-susceptible and intrinsically resistant *Neisseria gonorrhoeae*. Antimicrob Agents Chemother 1980;18:730-737.
170. Dowson CG, Coffey TJ, Spratt BG. Origin and molecular epidemiology of penicillin-binding-protein-mediated resistance to beta-lactam antibiotics. Trends Microbiol 1994;2:361-366.
171. Dowson CG, Hutchison A, Woodford N, et al. Penicillin-resistant viridans streptococci have obtained altered penicillin-binding protein genes from penicillin-resistant strains of *Streptococcus pneumoniae*. Proc Natl Acad Sci U S A 1990;87:5858-5862.
172. Dridi L, Tankovic J, Petit JC. CdeA of *Clostridium difficile*, a new multidrug efflux transporter of the MATE family. Microb Drug Resist 2004;10:191-196.
173. Drieux L, Brossier F, Sougakoff W, et al. Phenotypic detection of extended-spectrum beta-lactamase production in Enterobacteriaceae: review and bench guide. Clin Microbiol Infect 2008;14(Suppl 1):90-103.
174. Dundar G, Babacan KF. Penicillin tolerance in group A streptococci. Adv Exp Med Biol 1997;418:457-459.
175. Duszynska W. Pharmacokinetic-pharmacodynamic modelling of antibiotic therapy in severe sepsis. Anaesthesiol Intensive Ther 2012;44:158-164.
176. Eisner A, Gorkiewicz G, Feierl G, et al. Identification of glycopeptide-resistant enterococci by VITEK 2 system and conventional and real-time polymerase chain reaction. Diagn Microbiol Infect Dis 2005;53:17-21.
177. Ellington MJ, Kistler J, Livermore DM, et al. Multiplex PCR for rapid detection of genes encoding acquired metallo-beta-lactamases. J Antimicrob Chemother 2007;59:321-322.
178. Elsayed S, Chow BL, Hamilton NL, et al. Development and validation of a molecular beacon probe-based real-time polymerase chain reaction assay for rapid detection of methicillin resistance in *Staphylococcus aureus*. Arch Pathol Lab Med 2003;127:845-849.
179. Elsayed S, Hamilton N, Boyd D, et al. Improved primer design for multiplex PCR analysis of vancomycin-resistant *Enterococcus spp.* J Clin Microbiol 2001;39:2367-2368.
180. Emerson J, McNamara S, Buccat AM, et al. Changes in cystic fibrosis sputum microbiology in the United States between 1995 and 2008. Pediatr Pulmonol 2010;45:363-370.
181. Eng RH, Smith SM, Cherubin C. Inoculum effect of new beta-lactam antibiotics on *Pseudomonas aeruginosa*. Antimicrob Agents Chemother 1984;26:42-47.
182. Ergin A, Eser OK, Hascelik G. Erythromycin and penicillin resistance mechanisms among viridans group streptococci isolated from blood cultures of adult patients with underlying diseases. New Microbiol 2011;34:187-193.
183. Eswaran J, Koronakis E, Higgins MK, et al. Three's company: component structures bring a closer view of tripartite drug efflux pumps. Curr Opin Struct Biol 2004;14:741-747.
184. Eveillard M, Lemarie C, Cottin J, et al. Assessment of the usefulness of performing bacterial identification and antimicrobial susceptibility testing 24 h a day in a clinical microbiology laboratory. Clin Microbiol Infect 2010;16:1084-1089.
185. Farber BF, Eliopoulos GM, Ward JI, et al. Multiply resistant viridans streptococci: susceptibility to beta-lactam antibiotics and comparison of penicillin-binding protein patterns. Antimicrob Agents Chemother 1983;24:702-705.
186. Farley JE, Stamper PD, Ross T, et al. Comparison of the BD GeneOhm methicillin-resistant *Staphylococcus aureus* (MRSA) PCR assay to culture by use of BBL CHROMagar MRSA for detection of MRSA in nasal surveillance cultures from an at-risk community population. J Clin Microbiol 2008;46:743-746.
187. Farrell DJ, Sader HS, Jones RN. Antimicrobial susceptibilities of a worldwide collection of *Stenotrophomonas maltophilia* isolates tested against tigecycline and agents commonly used for *S. maltophilia* infections. Antimicrob Agents Chemother 2010;54:2735-2737.
188. Faruki H, Kohmescher RN, McKinney WP, et al. A community-based outbreak of infection with penicillin-resistant *Neisseria gonorrhoeae* not producing penicillinase (chromosomally mediated resistance). N Engl J Med 1985;313:607-611.
189. Fernandez-Cuenca F, Smani Y, Gomez-Sanchez MC, et al. Attenuated virulence of a slow-growing pandrug-resistant *Acinetobacter baumannii* is associated with decreased expression of genes encoding the porins CarO and OprD-like. Int J Antimicrob Agents 2011;38:548-549.
190. Fernandez-Roblas R, Adames H, Martin-de-Hijas NZ, et al. *In vitro* activity of tigecycline and 10 other antimicrobials against clinical isolates of the genus *Corynebacterium*. Int J Antimicrob Agents 2009;33:453-455.
191. Ferreira RB, Iorio NL, Malvar KL, et al. Coagulase-negative staphylococci: comparison of phenotypic and genotypic oxacillin susceptibility tests and evaluation of the agar screening test by using different concentrations of oxacillin. J Clin Microbiol 2003;41:3609-3614.
192. Fiebelkorn KR, Crawford SA, McElmeel ML, et al. Practical disk diffusion method for detection of inducible clindamycin resistance in *Staphylococcus aureus* and coagulase-negative staphylococci. J Clin Microbiol 2003;41:4740-4744.
193. File TM Jr. Clinical implications and treatment of multiresistant *Streptococcus pneumoniae* pneumonia. Clin Microbiol Infect 2006;12(Suppl 3):31-41.
194. Fish DN, Kiser TH. Correlation of pharmacokinetic/pharmacodynamic-derived predictions of antibiotic efficacy with clinical outcomes in severely ill patients with *Pseudomonas aeruginosa* pneumonia. Pharmacotherapy 2013;33:1022-1034.
195. Flayhart D, Hindler JF, Bruckner DA, et al. Multicenter evaluation of BBL CHROMagar MRSA medium for direct detection of methicillin-resistant *Staphylococcus aureus* from surveillance cultures of the anterior nares. J Clin Microbiol 2005;43:5536-5540.
196. Fleming A. Classics in infectious diseases: on the antibacterial action of cultures of a *Penicillium*, with special reference to their use in the isolation of *B. influenzae* by Alexander Fleming. [Reprinted from the British Journal of Experimental Pathology 10:226-236, 1929]. Rev Infect Dis 1980; 2:129-139.
197. Frasca KL, Schuster MG. Vancomycin-resistant enterococcal meningitis in an autologous stem cell transplant recipient cured with linezolid. Transpl Infect Dis 2013;15:E1-E4.
198. Fridkin SK, Edwards JR, Courval JM, et al. The effect of vancomycin and third-generation cephalosporins on prevalence of vancomycin-resistant enterococci in 126 U.S. adult intensive care units. Ann Intern Med 2001;135:175-183.
199. Fuchs PC, Barry AL, Brown SD. Evaluation of daptomycin susceptibility testing by Etest and the effect of different batches of media. J Antimicrob Chemother 2001;48:557-561.
200. Fuda C, Suvorov M, Vakulenko SB, et al. The basis for resistance to β-lactam antibiotics by penicillin-binding protein 2a of methicillin-resistant *Staphylococcus aureus*. J Biol Chem 2004;279:40802-40806.
201. Gaffney DF, Cundliffe E, Foster TJ. Chloramphenicol resistance that does not involve chloramphenicol acetyltransferase encoded by plasmids from gram-negative bacteria. J Gen Microbiol 1981;125:113-121.
202. Galar A, Yuste JR, Espinosa M, et al. Clinical and economic impact of rapid reporting of bacterial identification and antimicrobial susceptibility results of the most frequently processed specimen types. Eur J Clin Microbiol Infect Dis 2012;31:2445-2452.
203. Galimand M, Lambert T, Courvalin P. Emergence and dissemination of a new mechanism of resistance to aminoglycosides in Gram-negative bacteria: 16S rRNA methylation. Euro Surveill 2005;10:E050127.2.
204. Galimand M, Sabtcheva S, Courvalin P, et al. Worldwide disseminated armA aminoglycoside resistance methylase gene is borne by composite transposon Tn1548. Antimicrob Agents Chemother 2005;49:2949-2953.
205. Garcia-Alvarez L, Holden MT, Linsay H, et al. Methicillin-resistant *Staphylococcus aureus* with a novel mecA homologue in human and bovine popultations in the UK and Denmark: a descriptive study. Lancet Infect Dis 2011;11:595-603.
206. Garcia-Cobos S, Campos J, Roman F, et al. Low beta-lactamase-negative ampicillin-resistant *Haemophilus influenzae* strains are best detected by testing amoxicillin susceptibility by the broth microdilution method. Antimicrob Agents Chemother 2008;52:2407-2414.
207. Garey KW, Vo QP, Larocco MT, et al. Prevalence of type III secretion protein exoenzymes and antimicrobial susceptibility patterns from bloodstream

isolates of patients with *Pseudomonas aeruginosa* bacteremia. J Chemother 2008;20:714-720.
208. Gauzit R, Pean Y, Barth X, et al. Epidemiology, management, and prognosis of secondary non-postoperative peritonitis: a French prospective observational multicenter study. Surg Infect (Larchmt) 2009;10:119-127.
209. Gavan TL, Jones RN, Barry AL. Evaluation of the Sensititre system for quantitative antimicrobial drug susceptibility testing: a collaborative study. Antimicrob Agents Chemother 1980;17:464-469.
210. Gavan TL, Town MA. A microdilution method for antibiotic susceptibility testing: an evaluation. Am J Clin Pathol 1970;53:880-885.
211. Gay K, Robicsek A, Strahilevitz J, et al. Plasmid-mediated quinolone resistance in non-Typhi serotypes of *Salmonella enterica*. Clin Infect Dis 2006;43:297-304.
212. Gehrlein M, Leying H, Cullmann W, et al. Imipenem resistance in *Acinetobacter baumanii* is due to altered penicillin-binding proteins. Chemotherapy 1991;37:405-412.
213. Gibbons S, Oluwatuyi M, Kaatz GW. A novel inhibitor of multidrug efflux pumps in *Staphylococcus aureus*. J Antimicrob Chemother 2003;51:13-17.
214. Giger O, Mortensen JE, Clark RB, et al. Comparison of five different susceptibility test methods for detecting antimicrobial agent resistance among *Haemophilus influenzae* isolates. Diagn Microbiol Infect Dis 1996;24:145-153.
215. Gillings M, Boucher Y, Labbate M, et al. The evolution of class 1 integrons and the rise of antibiotic resistance. J Bacteriol 2008;190:5095-5100.
216. Gilmore MS, Lebreton F, van Schaik W. Genomic transition of enterococci from gut commensals to leading causes of multidrug-resistant hospital infection in the antibiotic era. Curr Opin Microbiol 2013;16:10-16.
217. Girlich D, Poirel L, Nordmann P. PER-6, an extended-spectrum beta-lactamase from *Aeromonas allosaccharophila*. Antimicrob Agents Chemother 2010;54:1619-1622.
218. Giske CG, Gezelius L, Samuelsen O, et al. A sensitive and specific phenotypic assay for detection of metallo-beta-lactamases and KPC in *Klebsiella pneumoniae* with the use of meropenem disks supplemented with aminophenylboronic acid, dipicolinic acid and cloxacillin. Clin Microbiol Infect 2011;17:552-556.
219. Goldman RC, Capobianco JO. Role of an energy-dependent efflux pump in plasmid pNE24-mediated resistance to 14- and 15-membered macrolides in *Staphylococcus epidermidis*. Antimicrob Agents Chemother 1990;34:1973-1980.
220. Goldstein FW, Gutmann L, Williamson R, et al. *In vivo* and *in vitro* emergence of simultaneous resistance to both beta-lactam and aminoglycoside antibiotics in a strain of *Serratia marcescens*. Ann Microbiol (Paris) 1983;134A:329-337.
221. Goodhart GL. *In vivo* vs. *in vitro* susceptibility of enterococcus to trimethoprim-sulfamethoxazole. A pitfall. JAMA 1984;252:2748-2749.
222. Gorla MC, de Paiva MV, Salgueiro VC, et al. Antimicrobial susceptibility of *Neisseria meningitidis* strains isolated from meningitis cases in Brazil from 2006 to 2008. Enferm Infecc Microbiol Clin 2011;29:85-89.
223. Grabsch EA, Chua K, Xie S, et al. Improved detection of vanB2-containing *Enterococcus faecium* with vancomycin susceptibility by Etest using oxgall supplementation. J Clin Microbiol 2008;46:1961-1964.
224. Gradelski E, Valera L, Aleksunes L, et al. Correlation between genotype and phenotypic categorization of staphylococci based on methicillin susceptibility and resistance. J Clin Microbiol 2001;39:2961-2963.
225. Grebe T, Hakenbeck R. Penicillin-binding proteins 2b and 2x of *Streptococcus pneumoniae* are primary resistance determinants for different classes of beta-lactam antibiotics. Antimicrob Agents Chemother 1996;40:829-834.
226. Guthrie LL, Banks S, Setiawan W, et al. Comparison of MicroScan MICroSTREP, PASCO, and Sensititre MIC panels for determining antimicrobial susceptibilities of *Streptococcus pneumoniae*. Diagn Microbiol Infect Dis 1999;35:267-273.
227. Hackel M, Lascols C, Bouchillon S, et al. Serotype prevalence and antibiotic resistance in *Streptococcus pneumoniae* clinical isolates among global populations. Vaccine 2013;31:4881-4887.
228. Hall RM, Collis CM. Antibiotic resistance in gram-negative bacteria: the role of gene cassettes and integrons. Drug Resist Updat 1998;1:109-119.
229. Hall RM, Collis CM. Mobile gene cassettes and integrons: capture and spread of genes by site-specific recombination. Mol Microbiol 1995;15:593-600.
230. Halstead DC, Gomez N, McCarter YS. Reality of developing a community-wide antibiogram. J Clin Microbiol 2004;42:1-6.
231. Hamilton-Miller JM, Shah S, Yam TS. Errors arising from incorrect orientation of E test strips. J Clin Microbiol 1995;33:1966-1967.
232. Han XY, Kamana M, Rolston KV. Viridans streptococci isolated by culture from blood of cancer patients: clinical and microbiologic analysis of 50 cases. J Clin Microbiol 2006;44:160-165.
233. Hancock RE. The bacterial outer membrane as a drug barrier. Trends Microbiol 1997;5:37-42.
234. Harada T, Tanikawa T, Iwasaki Y, et al. Phagocytic entry of *Legionella pneumophila* into macrophages through phosphatidylinositol 3,4,5-trisphosphate-independent pathway. Biol Pharm Bull 2012;35:1460-1468.
235. Haraga I, Nomura S, Fukamachi S, et al. Emergence of vancomycin resistance during therapy against methicillin-resistant *Staphylococcus aureus* in a burn patient – importance of low-level resistance to vancomycin. Int J Infect Dis 2002;6:302-308.
236. Harrison CJ, Woods C, Stout G, et al. Susceptibilities of *Haemophilus influenzae*, *Streptococcus pneumoniae*, including serotype 19A, and *Moraxella catarrhalis* paediatric isolates from 2005 to 2007 to commonly used antibiotics. J Antimicrob Chemother 2009;63:511-519.
237. Hartman B, Tomasz A. Altered penicillin-binding proteins in methicillin-resistant strains of *Staphylococcus aureus*. Antimicrob Agents Chemother 1981;19:726-735.
238. Hartman BJ, Tomasz A. Expression of methicillin resistance in heterogeneous strains of *Staphylococcus aureus*. Antimicrob Agents Chemother 1986;29:85-92.
239. Hartman BJ, Tomasz A. Low-affinity penicillin-binding protein associated with beta-lactam resistance in *Staphylococcus aureus*. J Bacteriol 1984;158:513-516.
240. Hasdemir UO, Chevalier J, Nordmann P, et al. Detection and prevalence of active drug efflux mechanism in various multidrug-resistant *Klebsiella pneumoniae* strains from Turkey. J Clin Microbiol 2004;42:2701-2706.
241. Hasegawa K, Yamamoto K, Chiba N, et al. Diversity of ampicillin-resistance genes in *Haemophilus influenzae* in Japan and the United States. Microb Drug Resist 2003;9:39-46.
242. Hashemi FB, Schutze GE, Mason EO Jr. Discrepancies between results by E-test and standard microbroth dilution testing of *Streptococcus pneumoniae* for susceptibility to vancomycin. J Clin Microbiol 1996;34:1546-1547.
243. Hays RC, Mandell GL. PO$_2$, pH, and redox potential of experimental abscesses. Proc Soc Exp Biol Med 1974;147:29-30.
244. He GX, Kuroda T, Mima T, et al. An H(+)-coupled multidrug efflux pump, PmpM, a member of the MATE family of transporters, from *Pseudomonas aeruginosa*. J Bacteriol 2004;186:262-265.
245. He GX, Thorpe C, Walsh D, et al. EmmdR, a new member of the MATE family of multidrug transporters, extrudes quinolones from *Enterobacter cloacae*. Arch Microbiol 2011;193:759-765.
246. Hechler U, van den Weghe M, Martin HH, et al. Overproduced beta-lactamase and the outer-membrane barrier as resistance factors in *Serratia marcescens* highly resistant to beta-lactamase-stable beta-lactam antibiotics. J Gen Microbiol 1989;135:1275-1290.
247. Hedin G, Fang H. Evaluation of two new chromogenic media, CHROMagar MRSA and S. aureus ID, for identifying *Staphylococcus aureus* and screening methicillin-resistant S. aureus. J Clin Microbiol 2005;43:4242-4244.
248. Heep M, Odenbreit S, Beck D, et al. Mutations at four distinct regions of the rpoB gene can reduce the susceptibility of *Helicobacter pylori* to rifamycins. Antimicrob Agents Chemother 2000;44:1713-1715.
249. Heep M, Rieger U, Beck D, et al. Mutations in the beginning of the rpoB gene can induce resistance to rifamycins in both *Helicobacter pylori* and *Mycobacterium tuberculosis*. Antimicrob Agents Chemother 2000;44:1075-1077.
250. Hegstad K, Mikalsen T, Coque TM, et al. Mobile genetic elements and their contribution to the emergence of antimicrobial resistant *Enterococcus faecalis* and *Enterococcus faecium*. Clin Microbiol Infect 2010;16(6):541-554.
251. Herrera-Insua I, Perez P, Ramos C, et al. Synergistic effect of azithromycin on the phagocytic killing of *Staphylococcus aureus* by human polymorphonuclear leukocytes. Eur J Clin Microbiol Infect Dis 1997;16:13-16.
252. Hindler JF, Stelling J. Analysis and presentation of cumulative antibiograms: a new consensus guideline from the Clinical and Laboratory Standards Institute. Clin Infect Dis 2007;44:867-873.
253. Hiramatsu K. Vancomycin-resistant *Staphylococcus aureus*: a new model of antibiotic resistance. Lancet Infect Dis 2001;1:147-155.
254. Hiramatsu K, Hanaki H, Ino T, et al. Methicillin-resistant *Staphylococcus aureus* clinical strain with reduced vancomycin susceptibility. J Antimicrob Chemother 1997;40:135-136.
255. Hiramatsu K, Katayama Y, Yuzawa H, et al. Molecular genetics of methicillin-resistant *Staphylococcus aureus*. Int J Med Microbiol 2002;292:67-74.
256. Hoban DJ, Doern GV, Fluit AC, et al. Worldwide prevalence of antimicrobial resistance in *Streptococcus pneumoniae*, *Haemophilus influenzae*, and *Moraxella catarrhalis* in the SENTRY Antimicrobial Surveillance Program, 1997-1999. Clin Infect Dis 2001;32(Suppl 2):S81-S93.
257. Hogberg LD, Heddini A, Cars O. The global need for effective antibiotics: challenges and recent advances. Trends Pharmacol Sci 2010;31:509-515.

258. Hollenbeck BL, Rice LB. Intrinsic and acquired resistance mechanisms in enterococcus. Virulence 2012;3:421–433.
259. Hombach M, Pfyffer GE, Roos M, et al. Detection of methicillin-resistant *Staphylococcus aureus* (MRSA) in specimens from various body sites: performance characteristics of the BD GeneOhm MRSA assay, the Xpert MRSA assay, and broth-enriched culture in an area with a low prevalence of MRSA infections. J Clin Microbiol 2010;48:3882–3887.
260. Hooper DC. Fluoroquinolone resistance among Gram-positive cocci. Lancet Infect Dis 2002;2:530–538.
261. Hooper DC. Mechanisms of action and resistance of older and newer fluoroquinolones. Clin Infect Dis 2000;31(Suppl 2):S24–S28.
262. Hooper DC. Mechanisms of fluoroquinolone resistance. Drug Resist Updat 1999;2:38–55.
263. Hornsey M, Ellington MJ, Doumith M, et al. AdeABC-mediated efflux and tigecycline MICs for epidemic clones of *Acinetobacter baumannii*. J Antimicrob Chemother 2010;65:1589–1593.
264. Howden BP, Davies JK, Johnson PD, et al. Reduced vancomycin susceptibility in *Staphylococcus aureus*, including vancomycin-intermediate and heterogeneous vancomycin-intermediate strains: resistance mechanisms, laboratory detection, and clinical implications. Clin Microbiol Rev 2010;23:99–139.
265. Hrabak J, Stolbova M, Studentova V, et al. NDM-1 producing *Acinetobacter baumannii* isolated from a patient repatriated to the Czech Republic from Egypt, July 2011. Euro Surveill 2012;17.
266. Hrabak J, Walkova R, Studentova V, et al. Carbapenemase activity detection by matrix-assisted laser desorption ionization-time of flight mass spectrometry. J Clin Microbiol 2011;49:3222–3227.
267. Huletsky A, Giroux R, Rossbach V, et al. New real-time PCR assay for rapid detection of methicillin-resistant *Staphylococcus aureus* directly from specimens containing a mixture of staphylococci. J Clin Microbiol 2004;42:1875–1884.
268. Humphries RM, Fang FC, Aarestrup FM, et al. In vitro susceptibility testing of fluoroquinolone activity against *Salmonella*: recent changes to CLSI standards. Clin Infect Dis 2012;55:1107–1113.
269. Huovinen P. Macrolide-resistant group a streptococcus – now in the United States. N Engl J Med 2002;346:1243–1245.
270. Huovinen P. Resistance to trimethoprim-sulfamethoxazole. Clin Infect Dis 2001;32:1608–1614.
271. Huovinen P, Sundstrom L, Swedberg G, et al. Trimethoprim and sulfonamide resistance. Antimicrob Agents Chemother 1995;39:279–289.
272. Hurley MN, Ariff AH, Bertenshaw C, et al. Results of antibiotic susceptibility testing do not influence clinical outcome in children with cystic fibrosis. J Cyst Fibros 2012;11:288–292.
273. Ike Y, Arakawa Y, Ma X, et al. Nationwide survey shows that methicillin-resistant *Staphylococcus aureus* strains heterogeneously and intermediately resistant to vancomycin are not disseminated throughout Japanese hospitals. J Clin Microbiol 2001;39:4445–4451.
274. Imohl M, Reinert RR, van der Linden M. New penicillin susceptibility breakpoints for *Streptococcus pneumoniae* and their effects on susceptibility categorisation in Germany (1992–2008). Int J Antimicrob Agents 2009;34:271–273.
275. Inoue S, Watanuki Y, Miyazawa N, et al. High frequency of β-lactamase-negative, ampicillin-resistant strains of *Haemophilus influenzae* in patients with chronic bronchitis in Japan. J Infect Chemother 2010;16:72–75.
276. Ito T, Hiramatsu K, Tomasz A, et al. Guidelines for reporting novel mecA gene homologues. Antimicrob Agents Chemother 2012;56:4997–4999.
277. Iwen PC, Kelly DM, Linder J, et al. Revised approach for identification and detection of ampicillin and vancomycin resistance in *Enterococcus* species by using MicroScan panels. J Clin Microbiol 1996;34:1779–1783.
278. Jacobs MR. Combating resistance: application of the emerging science of pharmacokinetics and pharmacodynamics. Int J Antimicrob Agents 2007;30(Suppl 2):S122–S126.
279. Jacobs MR. In vivo veritas: in vitro macrolide resistance in systemic *Streptococcus pneumoniae* infections does result in clinical failure. Clin Infect Dis 2002;35:565–569.
280. Jacobs MR, Bajaksouzian S, Windau A, et al. Susceptibility of *Streptococcus pneumoniae*, *Haemophilus influenzae*, and *Moraxella catarrhalis* to 17 oral antimicrobial agents based on pharmacodynamic parameters: 1998-2001 U S Surveillance Study. Clin Lab Med 2004;24:503–530.
281. Jacoby GA. AmpC β-lactamases. Clin Microbiol Rev 2009;22:161–182.
282. Jacoby GA, Blaser MJ, Santanam P, et al. Appearance of amikacin and tobramycin resistance due to 4′-aminoglycoside nucleotidyltransferase [ANT(4′)-II] in gram-negative pathogens. Antimicrob Agents Chemother 1990;34:2381–2386.
283. Jacoby GA, Gacharna N, Black TA, et al. Temporal appearance of plasmid-mediated quinolone resistance genes. Antimicrob Agents Chemother 2009;53:1665–1666.
284. Jacoby GA, Mills DM, Chow N. Role of beta-lactamases and porins in resistance to ertapenem and other beta-lactams in *Klebsiella pneumoniae*. Antimicrob Agents Chemother 2004;48:3203–3206.
285. Jacoby GA, Munoz-Price LS. The new beta-lactamases. N Engl J Med 2005;352:380–391.
286. Jana S, Deb JK. Molecular understanding of aminoglycoside action and resistance. Appl Microbiol Biotechnol 2006;70:140–150.
287. Jenkins TC, Sakai J, Knepper BC, et al. Risk factors for drug-resistant *Streptococcus pneumoniae* and antibiotic prescribing practices in outpatient community-acquired pneumonia. Acad Emerg Med 2012;19:703–706.
288. Johannsen KH, Handrup MM, Lausen B, et al. High frequency of streptococcal bacteraemia during childhood AML therapy irrespective of dose of cytarabine. Pediatr Blood Cancer 2013;60:1154–1160.
289. Jones AM, Dodd ME, Govan JR, et al. *Burkholderia cenocepacia* and *Burkholderia multivorans*: influence on survival in cystic fibrosis. Thorax 2004;59:948–951.
290. Jones RN, Jacobs MR, Sader HS. Evolving trends in *Streptococcus pneumoniae* resistance: implications for therapy of community-acquired bacterial pneumonia. Int J Antimicrob Agents 2010;36:197–204.
291. Jorgensen JH. Mechanisms of methicillin resistance in *Staphylococcus aureus* and methods for laboratory detection. Infect Control Hosp Epidemiol 1991;12:14–19.
292. Jorgensen JH, Crawford SA. Assessment of two commercial susceptibility test methods for determination of daptomycin MICs. J Clin Microbiol 2006;44:2126–2129.
293. Jorgensen JH, Crawford SA, Fiebelkorn KR. Susceptibility of *Neisseria meningitidis* to 16 antimicrobial agents and characterization of resistance mechanisms affecting some agents. J Clin Microbiol 2005;43:3162–3171.
294. Jorgensen JH, Crawford SA, Fulcher LC, et al. Multilaboratory evaluation of disk diffusion antimicrobial susceptibility testing of *Neisseria meningitidis* isolates. J Clin Microbiol 2006;44:1744–1754.
295. Jorgensen JH, Crawford SA, McElmeel ML, et al. Detection of inducible clindamycin resistance of staphylococci in conjunction with performance of automated broth susceptibility testing. J Clin Microbiol 2004;42:1800–1802.
296. Jorgensen JH, Ferraro MJ. Antimicrobial susceptibility testing: a review of general principles and contemporary practices. Clin Infect Dis 2009;49:1749–1755.
297. Jorgensen JH, Ferraro MJ, McElmeel ML, et al. Detection of penicillin and extended-spectrum cephalosporin resistance among *Streptococcus pneumoniae* clinical isolates by use of the E test. J Clin Microbiol 1994;32:159–163.
298. Jorgensen JH, Hindler JF. New consensus guidelines from the Clinical and Laboratory Standards Institute for antimicrobial susceptibility testing of infrequently isolated or fastidious bacteria. Clin Infect Dis 2007;44:280–286.
299. Jorgensen JH, Howell AW, Maher LA. Quantitative antimicrobial susceptibility testing of *Haemophilus influenzae* and *Streptococcus pneumoniae* by using the E-test. J Clin Microbiol 1991;29:109–114.
300. Jorgensen JH, McElmeel ML, Fulcher LC, et al. Evaluation of disk approximation and single-well broth tests for detection of inducible clindamycin resistance in *Streptococcus pneumoniae*. J Clin Microbiol 2011;49:3332–3333.
301. Jorgensen JH, Redding JS, Maher LA, et al. Improved medium for antimicrobial susceptibility testing of *Haemophilus influenzae*. J Clin Microbiol 1987;25:2105–2113.
302. Jorgensen JH, Swenson JM, Tenover FC, et al. Development of interpretive criteria and quality control limits for broth microdilution and disk diffusion antimicrobial susceptibility testing of *Streptococcus pneumoniae*. J Clin Microbiol 1994;32:2448–2459.
303. Junkins AD, Lockhart SR, Heilmann KP, et al. BD Phoenix and Vitek 2 detection of mecA-mediated resistance in *Staphylococcus aureus* with cefoxitin. J Clin Microbiol 2009;47:2879–2882.
304. Kaatz GW, Seo SM. Mechanisms of fluoroquinolone resistance in genetically related strains of *Staphylococcus aureus*. Antimicrob Agents Chemother 1997;41:2733–2737.
305. Kaatz GW, Seo SM, Ruble CA. Mechanisms of fluoroquinolone resistance in *Staphylococcus aureus*. J Infect Dis 1991;163:1080–1086.
306. Kallstrom G, Doern CD, Dunne WM Jr. Evaluation of a chromogenic agar under development to screen for VRE colonization. J Clin Microbiol 2010;48:999–1001.
307. Karlowsky JA, Jones ME, Thornsberry C, et al. Stable antimicrobial susceptibility rates for clinical isolates of *Pseudomonas aeruginosa* from the 2001–2003 tracking resistance in the United States today surveillance studies. Clin Infect Dis 2005;40(Suppl 2):S89–S98.
308. Katz AR, Komeya AY, Soge OO, et al. *Neisseria gonorrhoeae* with high-level resistance to azithromycin: case report of the first isolate identified in the United States. Clin Infect Dis 2012;54:841–843.

309. Kaur J, Chopra S, Sheevani, et al. Modified double disc synergy test to detect ESBL production in urinary isolates of *Escherichia coli* and *Klebsiella pneumoniae*. J Clin Diagn Res 2013;7:229–233.
310. Ke W, Bethel CR, Papp-Wallace KM, et al. Crystal structures of KPC-2 β-lactamase in complex with 3-NPBA and PSR-3-226. Antimicrob Agents Chemother 2012;56(5):2713–2718.
311. Kempf M, Bakour S, Flaudrops C, et al. Rapid detection of carbapenem resistance in *Acinetobacter baumannii* using matrix-assisted laser desorption ionization-time of flight mass spectrometry. PLoS One 2012;7:e31676.
312. Kempf M, Rolain JM. Emergence of resistance to carbapenems in *Acinetobacter baumannii* in Europe: clinical impact and therapeutic options. Int J Antimicrob Agents 2012;39:105–114.
313. Kernodle DS, Classen DC, Stratton CW, et al. Association of borderline oxacillin-susceptible strains of *Staphylococcus aureus* with surgical wound infections. J Clin Microbiol 1998;36:219–222.
314. Kimura K, Matsubara K, Yamamoto G, et al. Active screening of group B streptococci with reduced penicillin susceptibility and altered serotype distribution isolated from pregnant women in Kobe, Japan. Jpn J Infect Dis 2013;66:158–160.
315. Kimura K, Nagano N, Nagano Y, et al. High frequency of fluoroquinolone- and macrolide-resistant streptococci among clinically isolated group B streptococci with reduced penicillin susceptibility. J Antimicrob Chemother 2013;68:539–542.
316. Kitao T, Tada T, Tanaka M, et al. Emergence of a novel multidrug-resistant *Pseudomonas aeruginosa* strain producing IMP-type metallo-beta-lactamases and AAC(6′)-Iae in Japan. Int J Antimicrob Agents 2012;39:518–521.
317. Klevens RM, Morrison MA, Nadle J, et al. Invasive methicillin-resistant *Staphylococcus aureus* infections in the United States. JAMA 2007;298:1763–1771.
318. Knapp JS, Zenilman JM, Biddle JW, et al. Frequency and distribution in the United States of strains of *Neisseria gonorrhoeae* with plasmid-mediated, high-level resistance to tetracycline. J Infect Dis 1987;155:819–822.
319. Knox JR, Pratt RF. Different modes of vancomycin and d-alanyl-d-alanine peptidase binding to cell wall peptide and a possible role for the vancomycin resistance protein. Antimicrob Agents Chemother 1990;34:1342–1347.
320. Koeth LM, Thorne GM. Daptomycin *in vitro* susceptibility methodology: a review of methods, incluidng determination of calcium in testing media. Clin Microbiol Newslett 2010;32(21):161–169.
321. Koripella RK, Chen Y, Peisker K, et al. Mechanism of elongation factor-G-mediated fusidic acid resistance and fitness compensation in *Staphylococcus aureus*. J Biol Chem 2012;287:30257–30267.
322. Koronakis V, Eswaran J, Hughes C. Structure and function of TolC: the bacterial exit duct for proteins and drugs. Annu Rev Biochem 2004;73:467–489.
323. Kosowska K, Jacobs MR, Bajaksouzian S, et al. Alterations of penicillin-binding proteins 1A, 2X, and 2B in *Streptococcus pneumoniae* isolates for which amoxicillin MICs are higher than penicillin MICs. Antimicrob Agents Chemother 2004;48:4020–4022.
324. Kotra LP, Haddad J, Mobashery S. Aminoglycosides: perspectives on mechanisms of action and resistance and strategies to counter resistance. Antimicrob Agents Chemother 2000;44:3249–3256.
325. Krause KM, Blais J, Lewis SR, et al. *In vitro* activity of telavancin and occurrence of vancomycin heteroresistance in isolates from patients enrolled in phase 3 clinical trials of hospital-acquired pneumonia. Diagn Microbiol Infect Dis 2012;74:429–431.
326. Krzysciak W, Pluskwa KK, Jurczak A, et al. The pathogenicity of the *Streptococcus* genus. Eur J Clin Microbiol Infect Dis 2013;32:1361–1376.
327. Kumar A, Ellis P, Arabi Y, et al. Initiation of inappropriate antimicrobial therapy results in a fivefold reduction of survival in human septic shock. Chest 2009;136:1237–1248.
328. Kumar A, Worobec EA. Cloning, sequencing, and characterization of the SdeAB multidrug efflux pump of *Serratia marcescens*. Antimicrob Agents Chemother 2005;49:1495–1501.
329. Lahra MM. Surveillance of antibiotic resistance in *Neisseria gonorrhoeae* in the WHO Western Pacific and South East Asian Regions, 2010. Commun Dis Intell Q Rep 2012;36:95–100.
330. Laupland KB, Parkins MD, Church DL, et al. Population-based epidemiological study of infections caused by carbapenem-resistant *Pseudomonas aeruginosa* in the Calgary Health Region: importance of metallo-beta-lactamase (MBL)-producing strains. J Infect Dis 2005;192:1606–1612.
331. Lawrence RM, Hoeprich PD. Totally synthetic medium for susceptibility testing. Antimicrob Agents Chemother 1978;13:394–398.
332. Leclercq R. Mechanisms of resistance to macrolides and lincosamides: nature of the resistance elements and their clinical implications. Clin Infect Dis 2002;34:482–492.
333. Leclercq R, Canton R, Brown DF, et al. EUCAST expert rules in antimicrobial susceptibility testing. Clin Microbiol Infect 2013;19:141–160.
334. Leclercq R, Courvalin P. Resistance to glycopeptides in enterococci. Clin Infect Dis 1997;24:545–554; quiz 55–56.
335. Leclercq R, Derlot E, Duval J, et al. Plasmid-mediated resistance to vancomycin and teicoplanin in *Enterococcus faecium*. N Engl J Med 1988;319:157–161.
336. Leclercq R, Dutka-Malen S, Duval J, et al. Vancomycin resistance gene vanC is specific to *Enterococcus gallinarum*. Antimicrob Agents Chemother 1992;36:2005–2008.
337. Lee S, Park YJ, Park KG, et al. Comparative evaluation of three chromogenic media combined with broth enrichment and the real-time PCR-based Xpert MRSA assay for screening of methicillin-resistant *Staphylococcus aureus* in nasal swabs. Ann Lab Med 2013;33:255–260.
338. Leinberger DM, Grimm V, Rubtsova M, et al. Integrated detection of extended-spectrum-beta-lactam resistance by DNA microarray-based genotyping of TEM, SHV, and CTX-M genes. J Clin Microbiol 2010;48:460–471.
339. Lemaitre N, Loiez C, Pastourel N, et al. [Detection of extended-spectrum ss-lactamase-producing Enterobacteriaceae in rectal swabs with the Mastdiscs ID AmpC ssLSE detection set]. Pathol Biol (Paris) 2012;60:e41–e44.
340. Leung E, Weil DE, Raviglione M, et al. The WHO policy package to combat antimicrobial resistance. Bull World Health Organ 2011;89:390–392.
341. Lewis JS 2nd, Jorgensen JH. Inducible clindamycin resistance in Staphylococci: should clinicians and microbiologists be concerned? Clin Infect Dis 2005;40:280–285.
342. Li XZ, Nikaido H. Efflux-mediated drug resistance in bacteria: an update. Drugs 2009;69:1555–1623.
343. Ligozzi M, Bernini C, Bonora MG, et al. Evaluation of the VITEK 2 system for identification and antimicrobial susceptibility testing of medically relevant gram-positive cocci. J Clin Microbiol 2002;40:1681–1686.
344. Lina G, Quaglia A, Reverdy ME, et al. Distribution of genes encoding resistance to macrolides, lincosamides, and streptogramins among staphylococci. Antimicrob Agents Chemother 1999;43:1062–1066.
345. Linares J, Ardanuy C, Pallares R, et al. Changes in antimicrobial resistance, serotypes and genotypes in *Streptococcus pneumoniae* over a 30-year period. Clin Microbiol Infect 2010;16:402–410.
346. Lindberg R, Fredlund H, Nicholas R, et al. *Neisseria gonorrhoeae* isolates with reduced susceptibility to cefixime and ceftriaxone: association with genetic polymorphisms in penA, mtrR, porB1b, and ponA. Antimicrob Agents Chemother 2007;51:2117–2122.
347. Ling TK, Liu ZK, Cheng AF. Evaluation of the VITEK 2 system for rapid direct identification and susceptibility testing of gram-negative bacilli from positive blood cultures. J Clin Microbiol 2003;41:4705–4707.
348. Ling TK, Tam PC, Liu ZK, et al. Evaluation of VITEK 2 rapid identification and susceptibility testing system against gram-negative clinical isolates. J Clin Microbiol 2001;39:2964–2966.
349. Link-Gelles R, Thomas A, Lynfield R, et al. Geographic and temporal trends in antimicrobial nonsusceptibility in *Streptococcus pneumoniae* in the post-vaccine era in the United States. J Infect Dis 2013;208:1266–1273.
350. Linscott AJ, Brown WJ. Evaluation of four commercially available extended-spectrum beta-lactamase phenotypic confirmation tests. J Clin Microbiol 2005;43:1081–1085.
351. Livermore DM. Beta-lactamases: quantity and resistance. Clin Microbiol Infect 1997;3(Suppl 4):S10-S19.
352. Livermore DM. Clinical significance of beta-lactamase induction and stable derepression in gram-negative rods. Eur J Clin Microbiol 1987;6:439–445.
353. Livermore DM. Determinants of the activity of beta-lactamase inhibitor combinations. J Antimicrob Chemother 1993;31(Suppl A):9–21.
354. Livermore DM. Interplay of impermeability and chromosomal beta-lactamase activity in imipenem-resistant *Pseudomonas aeruginosa*. Antimicrob Agents Chemother 1992;36:2046–2048.
355. Livermore DM. Multiple mechanisms of antimicrobial resistance in *Pseudomonas aeruginosa*: our worst nightmare? Clin Infect Dis 2002;34:634–640.
356. Livermore DM, Davy KW. Invalidity for *Pseudomonas aeruginosa* of an accepted model of bacterial permeability to beta-lactam antibiotics. Antimicrob Agents Chemother 1991;35:916–921.
357. Livermore DM, Hope R, Brick G, et al. Non-susceptibility trends among *Pseudomonas aeruginosa* and other non-fermentative Gram-negative bacteria from bacteraemias in the UK and Ireland, 2001-06. J Antimicrob Chemother 2008;62(Suppl 2):ii55–ii63.
358. Livermore DM, Woodford N. The beta-lactamase threat in Enterobacteriaceae, *Pseudomonas* and *Acinetobacter*. Trends Microbiol 2006;14:413–420.
359. Llano-Sotelo B, Azucena EF Jr, Kotra LP, et al. Aminoglycosides modified by resistance enzymes display diminished binding to the bacterial ribosomal aminoacyl-tRNA site. Chem Biol 2002;9:455–463.
360. Logan LK, McAuley JB, Shulman ST. Macrolide treatment failure in streptococcal pharyngitis resulting in acute rheumatic fever. Pediatrics 2012;129:e798–e802.

361. Louie L, Matsumura SO, Choi E, et al. Evaluation of three rapid methods for detection of methicillin resistance in *Staphylococcus aureus*. J Clin Microbiol 2000;38:2170–2173.
362. Low AS, MacKenzie FM, Gould IM, et al. Protected environments allow parallel evolution of a bacterial pathogen in a patient subjected to long-term antibiotic therapy. Mol Microbiol 2001;42:619–630.
363. Lucke K, Hombach M, Hug M, et al. Rapid detection of methicillin-resistant *Staphylococcus aureus* (MRSA) in diverse clinical specimens by the BD GeneOhm MRSA assay and comparison with culture. J Clin Microbiol 2010;48:981–984.
364. Lyon SA, Berrang ME, Fedorka-Cray PJ, et al. Antimicrobial resistance of Listeria monocytogenes isolated from a poultry further processing plant. Foodborne Pathog Dis 2008;5:253–259.
365. MacDougall C, Polk RE. Antimicrobial stewardship programs in health care systems. Clin Microbiol Rev 2005;18:638–656.
366. Maiden MC. Horizontal genetic exchange, evolution, and spread of antibiotic resistance in bacteria. Clin Infect Dis 1998;27(Suppl 1):S12–S20.
367. Majowicz SE, Musto J, Scallan E, et al. The global burden of nontyphoidal *Salmonella* gastroenteritis. Clin Infect Dis 2010;50:882–889.
368. Mallea M, Chevalier J, Bornet C, et al. Porin alteration and active efflux: two in vivo drug resistance strategies used by *Enterobacter aerogenes*. Microbiology 1998;144(Pt 11):3003–3009.
369. Mammeri H, Nordmann P, Berkani A, et al. Contribution of extended-spectrum AmpC (ESAC) beta-lactamases to carbapenem resistance in *Escherichia coli*. FEMS Microbiol Lett 2008;282:238–240.
370. Mandell G, Douglas R, Bennett J, eds. Principles and Practice of Infectious Diseases. 7th Ed. Philadelphia, PA: Churchill Livingstone Elsevier, 2010.
371. Mandell LA, Wunderink RG, Anzueto A, et al. Infectious Diseases Society of America/American Thoracic Society consensus guidelines on the management of community-acquired pneumonia in adults. Clin Infect Dis 2007;44(Suppl 2):S27–S72.
372. Maragakis LL, Perencevich EN, Cosgrove SE. Clinical and economic burden of antimicrobial resistance. Expert Rev Anti Infect Ther 2008;6:751–763.
373. Marchiaro P, Tomatis PE, Mussi MA, et al. Biochemical characterization of metallo-beta-lactamase VIM-11 from a *Pseudomonas aeruginosa* clinical strain. Antimicrob Agents Chemother 2008;52:2250–2252.
374. Maree CL, Daum RS, Boyle-Vavra S, et al. Community-associated methicillin-resistant *Staphylococcus aureus* isolates causing healthcare-associated infections. Emerg Infect Dis 2007;13:236–242.
375. Marner ES, Wolk DM, Carr J, et al. Diagnostic accuracy of the Cepheid GeneXpert vanA/vanB assay ver. 1.0 to detect the vanA and vanB vancomycin resistance genes in *Enterococcus* from perianal specimens. Diagn Microbiol Infect Dis 2011;69:382–389.
376. Marvaud JC, Mory F, Lambert T. *Clostridium clostridioforme* and *Atopobium minutum* clinical isolates with vanB-type resistance in France. J Clin Microbiol 2011;49:3436–3438.
377. Mastropaolo MD, Evans NP, Byrnes MK, et al. Synergy in polymicrobial infections in a mouse model of type 2 diabetes. Infect Immun 2005;73:6055–6063.
378. Mates SM, Eisenberg ES, Mandel LJ, et al. Membrane potential and gentamicin uptake in *Staphylococcus aureus*. Proc Natl Acad Sci U S A 1982;79:6693–6697.
379. Matic V, Bozdogan B, Jacobs MR, et al. Contribution of beta-lactamase and PBP amino acid substitutions to amoxicillin/clavulanate resistance in beta-lactamase-positive, amoxicillin/clavulanate-resistant *Haemophilus influenzae*. J Antimicrob Chemother 2003;52:1018–1021.
380. Matsumura Y, Yamamoto M, Nagao M, et al. Association of fluoroquinolone resistance, virulence genes, and IncF plasmids with extended-spectrum-β--lactamase-producing *Escherichia coli* sequence type 131 (ST131) and ST405 clonal groups. Antimicrob Agents Chemother 2013;57:4736–4742.
381. Mazel D. Integrons: agents of bacterial evolution. Nat Rev Microbiol 2006;4:608–620.
382. Mazzariol A, Aldegheri M, Ligozzi M, et al. Performance of Vitek 2 in antimicrobial susceptibility testing of *Pseudomonas aeruginosa* isolates with different mechanisms of β-lactam resistance. J Clin Microbiol 2008;46:2095–2098.
383. Mazzariol A, Zuliani J, Cornaglia G, et al. AcrAB efflux system: expression and contribution to fluoroquinolone resistance in *Klebsiella spp*. Antimicrob Agents Chemother 2002;46:3984–3986.
384. McAleese F, Petersen P, Ruzin A, et al. A novel MATE family efflux pump contributes to the reduced susceptibility of laboratory-derived *Staphylococcus aureus* mutants to tigecycline. Antimicrob Agents Chemother 2005;49:1865–1871.
385. McDougal LK, Rasheed JK, Biddle JW, et al. Identification of multiple clones of extended-spectrum cephalosporin-resistant *Streptococcus pneumoniae* isolates in the United States. Antimicrob Agents Chemother 1995;39:2282–2288.
386. McGowan JE Jr. Resistance in nonfermenting gram-negative bacteria: multidrug resistance to the maximum. Am J Med 2006;119:S29–S36; discussion S62–S70.
387. McMurry L, Petrucci RE Jr, Levy SB. Active efflux of tetracycline encoded by four genetically different tetracycline resistance determinants in *Escherichia coli*. Proc Natl Acad Sci U S A 1980;77:3974–3977.
388. Medeiros AA. Evolution and dissemination of beta-lactamases accelerated by generations of beta-lactam antibiotics. Clin Infect Dis 1997;24(Suppl 1):S19–S45.
389. Medeiros AA, O'Brien TF, Rosenberg EY, et al. Loss of OmpC porin in a strain of *Salmonella typhimurium* causes increased resistance to cephalosporins during therapy. J Infect Dis 1987;156:751–757.
390. Megged O, Assous M, Weinberg G, et al. Inducible clindamycin resistance in beta-hemolytic streptococci and *Streptococcus pneumoniae*. Isr Med Assoc J 2013;15:27–30.
391. Meka VG, Pillai SK, Sakoulas G, et al. Linezolid resistance in sequential *Staphylococcus aureus* isolates associated with a T2500A mutation in the 23S rRNA gene and loss of a single copy of rRNA. J Infect Dis 2004;190:311–317.
392. Mendelman PM, Wiley EA, Stull TL, et al. Problems with current recommendations for susceptibility testing of *Haemophilus influenzae*. Antimicrob Agents Chemother 1990;34:1480–1484.
393. Mendes RE, Sader HS, Deshpande LM, et al. Characterization of baseline methicillin-resistant *Staphylococcus aureus* isolates recovered from phase IV clinical trial for linezolid. J Clin Microbiol 2010;48:568–574.
394. Meziane-Cherif D, Saul FA, Haouz A, et al. Structural and functional characterization of VanG D-Ala:D-Ser ligase associated with vancomycin resistance in *Enterococcus faecalis*. J Biol Chem 2012;287:37583–37592.
395. Miller GH, Sabatelli FJ, Hare RS, et al. The most frequent aminoglycoside resistance mechanisms – changes with time and geographic area: a reflection of aminoglycoside usage patterns? Aminoglycoside Resistance Study Groups. Clin Infect Dis 1997;24(Suppl 1):S46–S62.
396. Miyamae S, Ueda O, Yoshimura F, et al. A MATE family multidrug efflux transporter pumps out fluoroquinolones in *Bacteroides thetaiotaomicron*. Antimicrob Agents Chemother 2001;45:3341–3346.
397. Miyazaki H, Horii T, Nagura O, et al. Effect of the inoculum size on carbapenem susceptibilities of β-lactamase-negative, ampicillin-resistant *Haemophilus influenzae*. Curr Microbiol 2009;58:18–24.
398. Mohammed MJ, Tenover FC. Evaluation of the PASCO strep plus broth microdilution antimicrobial susceptibility panels for testing *Streptococcus pneumoniae* and other Streptococcal species. J Clin Microbiol 2000;38:1713–1716.
399. Mokaddas EM, Salako NO, Philip L, et al. Discrepancy in antimicrobial susceptibility test results obtained for oral streptococci with the Etest and agar dilution. J Clin Microbiol 2007;45:2162–2165.
400. Morita Y, Tomida J, Kawamura Y. Primary mechanisms mediating aminoglycoside resistance in the multidrug resistant *Pseudomonas aeruginosa* clinical isolate PA7. Microbiology 2012;154(Pt 4):1071–1083.
401. Morosini MI, Garcia-Castillo M, Loza E, et al. Breakpoints for predicting *Pseudomonas aeruginosa* susceptibility to inhaled tobramycin in cystic fibrosis patients: use of high-range Etest strips. J Clin Microbiol 2005;43:4480–4485.
402. Moskowitz SM, Emerson JC, McNamara S, et al. Randomized trial of biofilm testing to select antibiotics for cystic fibrosis airway infection. Pediatr Pulmonol 2011;46:184–192.
403. Moskowitz SM, Garber E, Chen Y, et al. Colistin susceptibility testing: evaluation of reliability for cystic fibrosis isolates of *Pseudomonas aeruginosa* and *Stenotrophomonas maltophilia*. J Antimicrob Chemother 2010;65:1416–1423.
404. Munita JM, Arias CA, Murray BE. Enterococcal endocarditis: can we win the war? Curr Infect Dis Rep 2012;14:339–349.
405. Munoz R, De La Campa AG. ParC subunit of DNA topoisomerase IV of *Streptococcus pneumoniae* is a primary target of fluoroquinolones and cooperates with DNA gyrase A subunit in forming resistance phenotype. Antimicrob Agents Chemother 1996;40:2252–2257.
406. Munoz R, Dowson CG, Daniels M, et al. Genetics of resistance to third-generation cephalosporins in clinical isolates of *Streptococcus pneumoniae*. Mol Microbiol 1992;6:2461–2465.
407. Munro S, Mulder RM, Farnham SM, et al. Evaluating antimicrobial susceptibility test systems. In Hindler J, ed. Clinical Microbiology Procedures Handbook. 3rd Ed. Washington, DC: ASM Press, 2010:5.17.1–5.17.11.
408. Murdoch DR, Mirrett S, Harrell LJ, et al. Comparison of microscan broth microdilution, synergy quad plate agar dilution, and disk diffusion screening methods for detection of high-level aminoglycoside resistance in enterococcus species. J Clin Microbiol 2003;41:2703–2705.
409. Murray BE, Church DA, Wanger A, et al. Comparison of two beta-lactamase-producing strains of *Streptococcus faecalis*. Antimicrob Agents Chemother 1986;30:861–864.

410. Mushtaq S, Warner M, Cloke J, et al. Performance of the Oxoid M.I.C.Evaluator Strips compared with the Etest assay and BSAC agar dilution. J Antimicrob Chemother 2010;65:1702–1711.
411. Naas T, Coignard B, Carbonne A, et al. VEB-1 extended-spectrum beta-lactamase-producing *Acinetobacter baumannii*, France. Emerg Infect Dis 2006;12:1214–1222.
412. Nagai K, Davies TA, Jacobs MR, et al. Effects of amino acid alterations in penicillin-binding proteins (PBPs) 1a, 2b, and 2x on PBP affinities of penicillin, ampicillin, amoxicillin, cefditoren, cefuroxime, cefprozil, and cefaclor in 18 clinical isolates of penicillin-susceptible, -intermediate, and -resistant pneumococci. Antimicrob Agents Chemother 2002;46:1273–1280.
413. Nagy E, Becker S, Kostrzewa M, et al. The value of MALDI-TOF MS for the identification of clinically relevant anaerobic bacteria in routine laboratories. J Med Microbiol 2012;61:1393–1400.
414. Nahimana I, Francioli P, Blanc DS. Evaluation of three chromogenic media (MRSA-ID, MRSA-Select and CHROMagar MRSA) and ORSAB for surveillance cultures of methicillin-resistant *Staphylococcus aureus*. Clin Microbiol Infect 2006;12:1168–1174.
415. Nahum GG, Uhl K, Kennedy DL. Antibiotic use in pregnancy and lactation: what is and is not known about teratogenic and toxic risks. Obstet Gynecol 2006;107:1120–1138.
416. Nakano R, Okamoto R, Nakano Y, et al. CFE-1, a novel plasmid-encoded AmpC beta-lactamase with an ampR gene originating from *Citrobacter freundii*. Antimicrob Agents Chemother 2004;48:1151–1158.
417. Nakatomi Y, Sugiyama J. A rapid latex agglutination assay for the detection of penicillin-binding protein 2′. Microbiol Immunol 1998;42:739–743.
418. Nannini EC, Stryjewski ME, Singh KV, et al. Inoculum effect with cefazolin among clinical isolates of methicillin-susceptible *Staphylococcus aureus*: frequency and possible cause of cefazolin treatment failure. Antimicrob Agents Chemother 2009;53:3437–3441.
419. Neu HC. Overview of mechanisms of bacterial resistance. Diagn Microbiol Infect Dis 1989;12:109S–116S.
420. Neuwirth C, Siebor E, Duez JM, et al. Imipenem resistance in clinical isolates of *Proteus mirabilis* associated with alterations in penicillin-binding proteins. J Antimicrob Chemother 1995;36:335–342.
421. Ng WS, Chau PY, Ling J, et al. Penicillinase-producing *Neisseria gonorrhoeae* isolates from different localities in South East Asia. Susceptibility to 15 antibiotics. Br J Vener Dis 1983;59:232–236.
422. Nicasio AM, Eagye KJ, Kuti EL, et al. Length of stay and hospital costs associated with a pharmacodynamic-based clinical pathway for empiric antibiotic choice for ventilator-associated pneumonia. Pharmacotherapy 2010;30:453–462.
423. Nicholas RA, Strominger JL. Relations between beta-lactamases and penicillin-binding proteins: beta-lactamase activity of penicillin-binding protein 5 from *Escherichia coli*. Rev Infect Dis 1988;10:733–738.
424. Nikaido H. Antibiotic resistance caused by gram-negative multidrug efflux pumps. Clin Infect Dis 1998;27(Suppl 1):S32–S41.
425. Nikaido H. Outer membrane barrier as a mechanism of antimicrobial resistance. Antimicrob Agents Chemother 1989;33:1831–1836.
426. Nikaido H, Pages JM. Broad-specificity efflux pumps and their role in multidrug resistance of Gram-negative bacteria. FEMS Microbiol Rev 2012;36:340–363.
427. Nikaido H, Rosenberg EY. Porin channels in *Escherichia coli*: studies with liposomes reconstituted from purified proteins. J Bacteriol 1983;153:241–252.
428. Nikaido H, Vaara M. Molecular basis of bacterial outer membrane permeability. Microbiol Rev 1985;49:1–32.
429. Nomura T, Tanimoto K, Shibayama K, et al. Identification of VanN-type vancomycin resistance in an *Enterococcus faecium* isolate from chicken meat in Japan. Antimicrob Agents Chemother 2012;56:6389–6392.
430. Nordmann P. Trends in β-lactam resistance among Enterobacteriaceae. Clin Infect Dis 1998;27(Suppl 1):S100–S106.
431. Nordmann P, Dortet L, Poirel L. Rapid detection of extended-spectrum-beta-lactamase-producing Enterobacteriaceae. J Clin Microbiol 2012;50:3016–3022.
432. Nordmann P, Gniadkowski M, Giske CG, et al. Identification and screening of carbapenemase-producing Enterobacteriaceae. Clin Microbiol Infect 2012;18:432–438.
433. Nordmann P, Mammeri H. Extended-spectrum cephalosporinases: structure, detection and epidemiology. Future Microbiol 2007;2:297–307.
434. Norskov-Lauritsen N, Ridderberg W, Erikstrup LT, et al. Evaluation of disk diffusion methods to detect low-level beta-lactamase-negative ampicillin-resistant *Haemophilus influenzae*. APMIS 2011;119:385–392.
435. Novick RP, Clowes RC, Cohen SN, et al. Uniform nomenclature for bacterial plasmids: a proposal. Bacteriol Rev 1976;40:168–189.
436. Oethinger M, Kern WV, Jellen-Ritter AS, et al. Ineffectiveness of topoisomerase mutations in mediating clinically significant fluoroquinolone resistance in *Escherichia coli* in the absence of the AcrAB efflux pump. Antimicrob Agents Chemother 2000;44:10–13.
437. Okazaki A, Avison MB. Aph(3′)-IIc, an aminoglycoside resistance determinant from *Stenotrophomonas maltophilia*. Antimicrob Agents Chemother 2007;51:359–360.
438. Okhuysen PC, Singh KV, Murray BE. Susceptibility of beta-lactamase-producing enterococci to piperacillin with tazobactam. Diagn Microbiol Infect Dis 1993;17:219–224.
439. Olesky M, Hobbs M, Nicholas RA. Identification and analysis of amino acid mutations in porin IB that mediate intermediate-level resistance to penicillin and tetracycline in *Neisseria gonorrhoeae*. Antimicrob Agents Chemother 2002;46:2811–2820.
440. Otto-Karg I, Jandl S, Muller T, et al. Validation of Vitek 2 nonfermenting gram-negative cards and Vitek 2 version 4.02 software for identification and antimicrobial susceptibility testing of nonfermenting gram-negative rods from patients with cystic fibrosis. J Clin Microbiol 2009;47:3283–3288.
441. Pages JM, James CE, Winterhalter M. The porin and the permeating antibiotic: a selective diffusion barrier in Gram-negative bacteria. Nat Rev Microbiol 2008;6:893–903.
442. Palavecino EL. Rapid methods for detection of MRSA in clinical specimens. Methods Mol Biol 2014;1085:71–83.
443. Palladino S, Kay ID, Costa AM, et al. Real-time PCR for the rapid detection of vanA and vanB genes. Diagn Microbiol Infect Dis 2003;45:81–84.
444. Panda B, Iruretagoyena I, Stiller R, et al. Antibiotic resistance and penicillin tolerance in ano-vaginal group B streptococci. J Matern Fetal Neonatal Med 2009;22:111–114.
445. Parkins MD, Pitout JD, Church DL, et al. Treatment of infections caused by metallo-beta-lactamase-producing *Pseudomonas aeruginosa* in the Calgary Health Region. Clin Microbiol Infect 2007;13:199–202.
446. Parkins MD, Rendall JC, Elborn JS. Incidence and risk factors for pulmonary exacerbation treatment failures in patients with cystic fibrosis chronically infected with *Pseudomonas aeruginosa*. Chest 2012;141:485–493.
447. Parry CM, Vinh H, Chinh NT, et al. The influence of reduced susceptibility to fluoroquinolones in *Salmonella enterica* serovar Typhi on the clinical response to ofloxacin therapy. PLoS Negl Trop Dis 2011;5:e1163.
448. Pasteran F, Mendez T, Guerriero L, et al. Sensitive screening tests for suspected class A carbapenemase production in species of Enterobacteriaceae. J Clin Microbiol 2009;47:1631–1639.
449. Patel PA, Ledeboer NA, Ginocchio CC, et al. Performance of the BD GeneOhm MRSA achromopeptidase assay for real-time PCR detection of methicillin-resistant *Staphylococcus aureus* in nasal specimens. J Clin Microbiol 2011;49:2266–2268.
450. Paterson DL, Bonomo RA. Extended-spectrum beta-lactamases: a clinical update. Clin Microbiol Rev 2005;18:657–686.
451. Paul R, Postius S, Melchers K, et al. Mutations of the *Helicobacter pylori* genes rdxA and pbp1 cause resistance against metronidazole and amoxicillin. Antimicrob Agents Chemother 2001;45:962–965.
452. Paulsen IT. Multidrug efflux pumps and resistance: regulation and evolution. Curr Opin Microbiol 2003;6:446–451.
453. Payne DJ, Cramp R, Winstanley DJ, et al. Comparative activities of clavulanic acid, sulbactam, and tazobactam against clinically important beta-lactamases. Antimicrob Agents Chemother 1994;38:767–772.
454. Pechere JC. Why are carbapenems active against *Enterobacter cloacae* resistant to third generation cephalosporins? Scand J Infect Dis Suppl 1991;78:17–21.
455. Peirano G, Costello M, Pitout JD. Molecular characteristics of extended-spectrum beta-lactamase-producing Escherichia coli from the Chicago area: high prevalence of ST131 producing CTX-M-15 in community hospitals. Int J Antimicrob Agents 2010;36:19–23.
456. Peltroche-Llacsahuanga H, Top J, Weber-Heynemann J, et al. Comparison of two chromogenic media for selective isolation of vancomycin-resistant enterococci from stool specimens. J Clin Microbiol 2009;47:4113–4116.
457. Perez-Perez FJ, Hanson ND. Detection of plasmid-mediated AmpC beta-lactamase genes in clinical isolates by using multiplex PCR. J Clin Microbiol 2002;40:2153–2162.
458. Perl TM, Pfaller MA, Houston A, et al. Effect of serum on the in vitro activities of 11 broad-spectrum antibiotics. Antimicrob Agents Chemother 1990;34:2234–2239.
459. Peter-Getzlaff S, Polsfuss S, Poledica M, et al. Detection of AmpC beta-lactamase in *Escherichia coli*: comparison of three phenotypic confirmation assays and genetic analysis. J Clin Microbiol 2011;49:2924–2932.
460. Peterson JF, Doern CD, Kallstrom G, et al. Evaluation of Spectra VRE, a new chromogenic agar medium designed to screen for vancomycin-resistant

Enterococcus faecalis and *Enterococcus faecium*. J Clin Microbiol 2010; 48:4627–4629.
461. Petrich A, Luinstra K, Page B, et al. Effect of routine use of a multiplex PCR for detection of vanA- and vanB- mediated enterococcal resistance on accuracy, costs and earlier reporting. Diagn Microbiol Infect Dis 2001;41:215–220.
462. Pfaller MA, Farrell DJ, Sader HS, et al. AWARE Ceftaroline Surveillance Program (2008–2010): trends in resistance patterns among *Streptococcus pneumoniae*, *Haemophilus influenzae*, and *Moraxella catarrhalis* in the United States. Clin Infect Dis 2012;55(Suppl 3):S187–S193.
463. Pfaller MA, Jones RN. *In vitro* evaluation of contemporary beta-lactam drugs tested against viridans group and beta-haemolytic streptococci. Diagn Microbiol Infect Dis 1997;27:151–154.
464. Pfaller MA, Jones RN. Performance accuracy of antibacterial and antifungal susceptibility test methods: report from the College of American Pathologists Microbiology Surveys Program (2001–2003). Arch Pathol Lab Med 2006;130:767–778.
465. Piddock LJ, Johnson MM, Simjee S, et al. Expression of efflux pump gene pmrA in fluoroquinolone-resistant and -susceptible clinical isolates of *Streptococcus pneumoniae*. Antimicrob Agents Chemother 2002;46:808–812.
466. Piddock LJ, Johnson MM. Accumulation of 10 fluoroquinolones by wild-type or efflux mutant *Streptococcus pneumoniae*. Antimicrob Agents Chemother 2002;46:813–820.
467. Piddock LJ. Clinically relevant chromosomally encoded multidrug resistance efflux pumps in bacteria. Clin Microbiol Rev 2006;19:382–402.
468. Piddock LJ. Multidrug resistance efflux pumps – not just for resistance. Nat Rev Microbiol 2006;4:629–636.
469. Pillai SK, Moellering RC Jr, Eliopoulos GM. Antimicrobial combinations. In Lorian V, ed. Antibiotics in Laboratory Medicine. 5th Ed. Philadelphia, PA: Lippincott Williams & Wilkins, 2005:365–440.
470. Pitout JD, Gregson DB, Church DL, et al. Community-wide outbreaks of clonally related CTX-M-14 beta-lactamase-producing *Escherichia coli* strains in the Calgary health region. J Clin Microbiol 2005;43:2844–2849.
471. Pitout JD, Hamilton N, Church DL, et al. Development and clinical validation of a molecular diagnostic assay to detect CTX-M-type beta-lactamases in Enterobacteriaceae. Clin Microbiol Infect 2007;13:291–297.
472. Pitout JD, Le PG, Moore KL, et al. Detection of AmpC beta-lactamases in *Escherichia coli*, *Klebsiella spp.*, *Salmonella spp.* and *Proteus mirabilis* in a regional clinical microbiology laboratory. Clin Microbiol Infect 2010;16:165–170.
473. Pitout JD, Reisbig MD, Venter EC, et al. Modification of the double-disk test for detection of Enterobacteriaceae producing extended-spectrum and AmpC beta-lactamases. J Clin Microbiol 2003;41:3933–3935.
474. Pitz AM, Yu F, Hermsen ED, et al. Vancomycin susceptibility trends and prevalence of heterogeneous vancomycin-intermediate *Staphylococcus aureus* in clinical methicillin-resistant *S. aureus* isolates. J Clin Microbiol 2011;49:269–274.
475. Platteel TN, Cohen Stuart JW, de Neeling AJ, et al. Multi-centre evaluation of a phenotypic extended spectrum beta-lactamase detection guideline in the routine setting. Clin Microbiol Infect 2013;19:70–76.
476. Poirel L, Carrer A, Pitout JD, et al. Integron mobilization unit as a source of mobility of antibiotic resistance genes. Antimicrob Agents Chemother 2009;53:2492–2498.
477. Poirel L, Docquier JD, De Luca F, et al. BEL-2, an extended-spectrum β-lactamase with increased activity toward expanded-spectrum cephalosporins in *Pseudomonas aeruginosa*. Antimicrob Agents Chemother 2010;54:533–535.
478. Poirel L, Heritier C, Tolun V, et al. Emergence of oxacillinase-mediated resistance to imipenem in *Klebsiella pneumoniae*. Antimicrob Agents Chemother 2004;48:15–22.
479. Poirel L, Nordmann P. Carbapenem resistance in *Acinetobacter baumannii*: mechanisms and epidemiology. Clin Microbiol Infect 2006;12:826–836.
480. Pollock HM, Barry AL, Gavan TL, et al. Selection of a reference lot of Mueller-Hinton agar. J Clin Microbiol 1986;24:1–6.
481. Polsfuss S, Bloemberg GV, Giger J, et al. Evaluation of a diagnostic flow chart for detection and confirmation of extended spectrum beta-lactamases (ESBL) in Enterobacteriaceae. Clin Microbiol Infect 2012;18:1194–1204.
482. Polsfuss S, Bloemberg GV, Giger J, et al. Practical approach for reliable detection of AmpC beta-lactamase-producing Enterobacteriaceae. J Clin Microbiol 2011;49:2798–2803.
483. Polsfuss S, Bloemberg GV, Giger J, et al. Comparison of European Committee on Antimicrobial Susceptibility Testing (EUCAST) and CLSI screening parameters for the detection of extended-spectrum beta-lactamase production in clinical Enterobacteriaceae isolates. J Antimicrob Chemother 2012;67:159–166.
484. Poole K. Multidrug efflux pumps and antimicrobial resistance in *Pseudomonas aeruginosa* and related organisms. J Mol Microbiol Biotechnol 2001;3:255–264.
485. Poole K. Outer membranes and efflux: the path to multidrug resistance in Gram-negative bacteria. Curr Pharm Biotechnol 2002;3:77–98.
486. Poole K, Tetro K, Zhao Q, et al. Expression of the multidrug resistance operon mexA-mexB-oprM in *Pseudomonas aeruginosa*: mexR encodes a regulator of operon expression. Antimicrob Agents Chemother 1996;40:2021–2028.
487. Post V, White PA, Hall RM. Evolution of AbaR-type genomic resistance islands in multiply antibiotic-resistant *Acinetobacter baumannii*. J Antimicrob Chemother 2010;65:1162–1170.
488. Potron A, Poirel L, Croize J, et al. Genetic and biochemical characterization of the first extended-spectrum CARB-type β-lactamase, RTG-4, from *Acinetobacter baumannii*. Antimicrob Agents Chemother 2009;53:3010–3016.
489. Potron A, Poirel L, Elhag K, et al. VEB-6 extended-spectrum beta-lactamase-producing *Proteus mirabilis* from Sultanate of Oman. Int J Antimicrob Agents 2009;34:493–494.
490. Pottumarthy S, Fritsche TR, Sader HS, et al. Susceptibility patterns of *Streptococcus pneumoniae* isolates in North America (2002–2003): contemporary in vitro activities of amoxicillin/clavulanate and 15 other antimicrobial agents. Int J Antimicrob Agents 2005;25:282–289.
491. Pradel E, Pages JM. The AcrAB-TolC efflux pump contributes to multidrug resistance in the nosocomial pathogen *Enterobacter aerogenes*. Antimicrob Agents Chemother 2002;46:2640–2643.
492. Prystowsky J, Siddiqui F, Chosay J, et al. Resistance to linezolid: characterization of mutations in rRNA and comparison of their occurrences in vancomycin-resistant enterococci. Antimicrob Agents Chemother 2001;45:2154–2156.
493. Puopolo KM, Klinzing DC, Lin MP, et al. A composite transposon associated with erythromycin and clindamycin resistance in group B Streptococcus. J Med Microbiol 2007;56:947–955.
494. Quale J, Bratu S, Gupta J, et al. Interplay of efflux system, ampC, and oprD expression in carbapenem resistance of *Pseudomonas aeruginosa* clinical isolates. Antimicrob Agents Chemother 2006;50:1633–1641.
495. Queenan AM, Bush K. Carbapenemases: the versatile β-lactamases. Clin Microbiol Rev 2007;20:440–458, table of contents.
496. Queenan AM, Foleno B, Gownley C, et al. Effects of inoculum and beta-lactamase activity in AmpC- and extended-spectrum beta-lactamase (ESBL)-producing *Escherichia coli* and *Klebsiella pneumoniae* clinical isolates tested by using NCCLS ESBL methodology. J Clin Microbiol 2004;42:269–275.
497. Queenan AM, Shang W, Flamm R, et al. Hydrolysis and inhibition profiles of beta-lactamases from molecular classes A to D with doripenem, imipenem, and meropenem. Antimicrob Agents Chemother 2010;54:565–569.
498. Queenan AM, Shang W, Schreckenberger P, et al. SME-3, a novel member of the *Serratia marcescens* SME family of carbapenem-hydrolyzing β-lactamases. Antimicrob Agents Chemother 2006;50:3485–3487.
499. Quinn JP, Darzins A, Miyashiro D, et al. Imipenem resistance in *Pseudomonas aeruginosa* PAO: mapping of the OprD2 gene. Antimicrob Agents Chemother 1991;35:753–755.
500. Quinn JP, Dudek EJ, DiVincenzo CA, et al. Emergence of resistance to imipenem during therapy for *Pseudomonas aeruginosa* infections. J Infect Dis 1986;154:289–94.
501. Raetz CR, Whitfield C. Lipopolysaccharide endotoxins. Annu Rev Biochem 2002;71:635–700.
502. Rajan VS, Thirumoorthy T, Tan NJ. Epidemiology of penicillinase-producing *Neisseria gonorrhoeae* in Singapore. Br J Vener Dis 1981;57:158–161.
503. Ramirez MS, Tolmasky ME. Aminoglycoside modifying enzymes. Drug Resist Updat 2010;13:151–171.
504. Raney PM, Tenover FC, Carey RB, et al. Investigation of inducible clindamycin and telithromycin resistance in isolates of beta-hemolytic streptococci. Diagn Microbiol Infect Dis 2006;55:213–218.
505. Raponi G, Ghezzi MC, Gherardi G, et al. Analysis of methods commonly used for glycopeptide and oxazolidinone susceptibility testing in *Enterococcus faecium* isolates. J Med Microbiol 2010;59:672–678.
506. Rathe M, Kristensen L, Ellermann-Eriksen S, et al. Vancomycin-resistant *Enterococcus spp.*: validation of susceptibility testing and in vitro activity of vancomycin, linezolid, tigecycline and daptomycin. APMIS 2010;118:66–73.
507. Reis CM, Barbosa AV, Rusak LA, et al. Antimicrobial susceptibilities of *Listeria monocytogenes* human strains isolated from 1970 to 2008 in Brazil. Rev Soc Bras Med Trop 2011;44:173–176.
508. Reller LB, Schoenknecht FD, Kenny MA, et al. Antibiotic susceptibility testing of *Pseudomonas aeruginosa*: selection of a control strain and criteria for magnesium and calcium content in media. J Infect Dis 1974;130:454–463.
509. Rhomberg PR, Jones RN. Evaluations of the Etest for antimicrobial susceptibility testing of *Legionella pneumophila*, including validation of the imipenem and sparfloxacin strips. Diagn Microbiol Infect Dis 1994;20:159–162.
510. Rice LB. Tn916 family conjugative transposons and dissemination of antimicrobial resistance determinants. Antimicrob Agents Chemother 1998;42:1871–1877.

511. Richmond MH, Parker MT, Jevons MP, et al. High penicillinase production correlated with multiple antibiotic resistance in *Staphylococcus aureus*. Lancet 1964;1:293–296.
512. Richmond MH, Sykes RB. The beta-lactamases of gram-negative bacteria and their possible physiological role. Adv Microb Physiol 1973;9:31–88.
513. Richter SS, Diekema DJ, Heilmann KP, et al. Fluoroquinolone resistance in *Streptococcus pyogenes*. Clin Infect Dis 2003;36:380–383.
514. Richter SS, Heilmann KP, Beekmann SE, et al. Macrolide-resistant *Streptococcus pyogenes* in the United States, 2002–2003. Clin Infect Dis 2005;41:599–608.
515. Richter SS, Heilmann KP, Coffman SL, et al. The molecular epidemiology of penicillin-resistant *Streptococcus pneumoniae* in the United States, 1994–2000. Clin Infect Dis 2002;34:330–339.
516. Richter SS, Heilmann KP, Dohrn CL, et al. Changing epidemiology of antimicrobial-resistant *Streptococcus pneumoniae* in the United States, 2004–2005. Clin Infect Dis 2009;48:e23–e33.
517. Richter SS, Satola SW, Crispell EK, et al. Detection of *Staphylococcus aureus* isolates with heterogeneous intermediate-level resistance to vancomycin in the United States. J Clin Microbiol 2011;49:4203–4207.
518. Riederer K, Shemes S, Chase P, et al. Detection of intermediately vancomycin-susceptible and heterogeneous *Staphylococcus aureus* isolates: comparison of Etest and Agar screening methods. J Clin Microbiol 2011;49:2147–2150.
519. Rigouts L, Gumusboga M, de Rijk WB, et al. Rifampin resistance missed in automated liquid culture system for *Mycobacterium tuberculosis* isolates with specific rpoB mutations. J Clin Microbiol 2013;51:2641–2545.
520. Robbins WC, Tompsett R. Treatment of enterococcal endocarditis and bacteremia; results of combined therapy with penicillin and streptomycin. Am J Med 1951;10:278–299.
521. Roberts RR, Hota B, Ahmad I, et al. Hospital and societal costs of antimicrobial-resistant infections in a Chicago teaching hospital: implications for antibiotic stewardship. Clin Infect Dis 2009;49:1175–1184.
522. Roberts MC, Sutcliffe J, Courvalin P, et al. Nomenclature for macrolide and macrolide-lincosamide-streptogramin B resistance determinants. Antimicrob Agents Chemother 1999;43:2823–2830.
523. Robicsek A, Jacoby GA, Hooper DC. The worldwide emergence of plasmid-mediated quinolone resistance. Lancet Infect Dis 2006;6:629–640.
524. Rodriguez-Martinez JM, Pascual A, Garcia I, et al. Detection of the plasmid-mediated quinolone resistance determinant qnr among clinical isolates of *Klebsiella pneumoniae* producing AmpC-type beta-lactamase. J Antimicrob Chemother 2003;52:703–706.
525. Rohrer S, Tschierske M, Zbinden R, et al. Improved methods for detection of methicillin-resistant *Staphylococcus aureus*. Eur J Clin Microbiol Infect Dis 2001;20:267–270.
526. Rose WE, Leonard SN, Rossi KL, et al. Impact of inoculum size and heterogeneous vancomycin-intermediate *Staphylococcus aureus* (hVISA) on vancomycin activity and emergence of VISA in an *in vitro* pharmacodynamic model. Antimicrob Agents Chemother 2009;53.805–807.
527. Rosvoll TC, Lindstad BL, Lunde TM, et al. Increased high-level gentamicin resistance in invasive *Enterococcus faecium* is associated with aac(6′)Ie-aph(2″)Ia-encoding transferable megaplasmids hosted by major hospital-adapted lineages. FEMS Immunol Med Microbiol 2012;66:166–176.
528. Rotstein OD, Kao J. The spectrum of *Escherichia coli* – *Bacteroides fragilis* pathogenic synergy in an intraabdominal infection model. Can J Microbiol 1988;34:352–357.
529. Rotstein OD, Pruett TL, Simmons RL. Lethal microbial synergism in intra-abdominal infections. *Escherichia coli* and *Bacteroides fragilis*. Arch Surg 1985;120:146–151.
530. Rowe-Magnus AD, Davies J, Mazel D. Impact of integrons and transposons on the evolution of resistance and virulence. Curr Top Microbiol Immunol 2002;264:167–188.
531. Rowe-Magnus DA, Guerout AM, Ploncard P, et al. The evolutionary history of chromosomal super-integrons provides an ancestry for multiresistant integrons. Proc Natl Acad Sci U S A 2001;98:652–657.
532. Rowe-Magnus DA, Mazel D. The role of integrons in antibiotic resistance gene capture. Int J Med Microbiol 2002;292:115–125.
533. Rubens CE, McNeill WF, Farrar WE Jr. Evolution of multiple-antibiotic-resistance plasmids mediated by transposable plasmid deoxyribonucleic acid sequences. J Bacteriol 1979;140:713–719.
534. Rusthoven JJ, Davies TA, Lerner SA. Clinical isolation and characterization of aminoglycoside-resistant small colony variants of *Enterobacter aerogenes*. Am J Med 1979;67:702–706.
535. Ruzin A, Keeney D, Bradford PA. AcrAB efflux pump plays a role in decreased susceptibility to tigecycline in *Morganella morganii*. Antimicrob Agents Chemother 2005;49:791–793.
536. Sader HS, Fritsche TR, Jones RN. Accuracy of three automated systems (MicroScan WalkAway, VITEK, and VITEK 2) for susceptibility testing of *Pseudomonas aeruginosa* against five broad-spectrum beta-lactam agents. J Clin Microbiol 2006;44:1101–1104.
537. Sader HS, Rhomberg PR, Jones RN. Nine-hospital study comparing broth microdilution and Etest method results for vancomycin and daptomycin against methicillin-resistant *Staphylococcus aureus*. Antimicrob Agents Chemother 2009;53:3162–3165.
538. Sahm DF, Brown NP, Thornsberry C, et al. Antimicrobial susceptibility profiles among common respiratory tract pathogens: a GLOBAL perspective. Postgrad Med 2008;120:16–24.
539. Saiman L, Burns JL, Whittier S, et al. Evaluation of reference dilution test methods for antimicrobial susceptibility testing of *Pseudomonas aeruginosa* strains isolated from patients with cystic fibrosis. J Clin Microbiol 1999;37:2987–2991.
540. Sanchez L, Pan W, Vinas M, et al. The acrAB homolog of *Haemophilus influenzae* codes for a functional multidrug efflux pump. J Bacteriol 1997;179:6855–6857.
541. Sanders CC, Sanders WE Jr, Goering RV, et al. Selection of multiple antibiotic resistance by quinolones, beta-lactams, and aminoglycosides with special reference to cross-resistance between unrelated drug classes. Antimicrob Agents Chemother 1984;26:797–801.
542. Santayana EM, Grim SA, Janda WM, et al. Risk factors and outcomes associated with vancomycin-resistant *Enterococcus* infections with reduced susceptibilities to linezolid. Diagn Microbiol Infect Dis 2012;74:39–42.
543. Schmitz FJ, Fluit AC, Brisse S, et al. Molecular epidemiology of quinolone resistance and comparative *in vitro* activities of new quinolones against European *Staphylococcus aureus* isolates. FEMS Immunol Med Microbiol 1999;26:281–287.
544. Schmitz FJ, Perdikouli M, Beeck A, et al. Resistance to trimethoprim-sulfamethoxazole and modifications in genes coding for dihydrofolate reductase and dihydropteroate synthase in European *Streptococcus pneumoniae* isolates. J Antimicrob Chemother 2001;48:935–936.
545. Schweitzer HP. Efflux as a mechanism of resistance to antimicrobials in *Pseudomonas aeruginosa* and related bacteria: unanswered questions. Genet Mol Res 2003;2(1):48–62.
546. Scott JR, Churchward GG. Conjugative transposition. Annu Rev Microbiol 1995;49:367–397.
547. Seah C, Alexander DC, Louie L, et al. MupB, a new high-level mupirocin resistance mechanism in *Staphylococcus aureus*. Antimicrob Agents Chemother 2012;56:1916–1920.
548. Seo JY, Kim PW, Lee JH, et al. Evaluation of PCR-based screening for vancomycin-resistant enterococci compared with a chromogenic agar-based culture method. J Med Microbiol 2011;60:945–949.
549. Seppala H, Haanpera M, Al-Juhaish M, et al. Antimicrobial susceptibility patterns and macrolide resistance genes of viridans group streptococci from normal flora. J Antimicrob Chemother 2003;52:636–644.
550. Shaw KJ, Rather PN, Hare RS, et al. Molecular genetics of aminoglycoside resistance genes and familial relationships of the aminoglycoside-modifying enzymes. Microbiol Rev 1993;57:138–163.
551. Shigemura K, Tanaka K, Yamamichi F, et al. Does mutation in gyrA and/or parC or efflux pump expression play the main role in fluoroquinolone resistance in *Escherichia coli* urinary tract infections?: A statistical analysis study. Int J Antimicrob Agents 2012;40:516–520.
552. Shlaes DM, Gerding DN, John JF Jr, et al. Society for Healthcare Epidemiology of America(SHEA) and Infectious Diseases Society of America (IDSA) Joint Committee on the prevention of antimicrobial resistance: guidelines for the prevention of antimicrobial resistance in hospitals. Infect Control Hosp Epidemiol 1997;18:275–291.
553. Shore AC, Deasy EC, Slickers P, et al. Detection of staphylococcal cassette chromosome mec type XI carrying highly divergent mecA, mecI, mecRI, blaZ, and ccr genes in human clinical isolates of clonal complex 130 methicillin-resistant *Staphylococcus aureus*. Antimicrob Agents Chemother 2011;55:3765–3773.
554. Shore AC, Rossney AS, O'Connell B, et al. Detection of staphylococcal cassette chromosome mec-associated DNA segments in multiresistant methicillin-susceptible *Staphylococcus aureus* (MSSA) and identification of *Staphylococcus epidermidis* ccrAB4 in both methicillin-resistant S. *aureus* and MSSA. Antimicrob Agents Chemother 2008;52:4407–4419.
555. Sibley CD, Sibley KA, Leong TA, et al. The *Streptococcus milleri* population of a cystic fibrosis clinic reveals patient specificity and intraspecies diversity. J Clin Microbiol 2010;48:2592–2594.
556. Sievert DM, Rudrik JT, Patel JB, et al. Vancomycin-resistant *Staphylococcus aureus* in the United States, 2002–2006. Clin Infect Dis 2008;46:668–674.
557. Simor AE, Louie L, Watt C, et al. Antimicrobial susceptibilities of health care-associated and community-associated strains of methicillin-resistant

Staphylococcus aureus from hospitalized patients in Canada, 1995 to 2008. Antimicrob Agents Chemother 2010;54:2265-2268.
558. Sjolund-Karlsson M, Joyce K, Blickenstaff K, et al. Antimicrobial susceptibility to azithromycin among *Salmonella enterica* isolates from the United States. Antimicrob Agents Chemother 2011;55:3985-3989.
559. Skov R, Larsen AR, Kearns A, et al. Phenotypic detection of mecC--MRSA: cefoxitin is more reliable than oxacillin. J Antimicrob Chemother 2014;69(1):133-135.
560. Smith TL, Pearson ML, Wilcox KR, et al. Emergence of vancomycin resistance in *Staphylococcus aureus*. Glycopeptide-Intermediate *Staphylococcus aureus* Working Group. N Engl J Med 1999;340:493-501.
561. Snyder JW, Munier GK, Johnson CL. Direct comparison of the BD phoenix system with the MicroScan WalkAway system for identification and antimicrobial susceptibility testing of Enterobacteriaceae and nonfermentative gram-negative organisms. J Clin Microbiol 2008;46:2327-2333.
562. So AD, Gupta N, Brahmachari SK, et al. Towards new business models for R&D for novel antibiotics. Drug Resist Updat 2011;14:88-94.
563. Sogawa K, Watanabe M, Sato K, et al. Use of the MALDI BioTyper system with MALDI-TOF mass spectrometry for rapid identification of microorganisms. Anal Bioanal Chem 2011;400:1905-1911.
564. Song Y, Roumagnac P, Weill FX, et al. A multiplex single nucleotide polymorphism typing assay for detecting mutations that result in decreased fluoroquinolone susceptibility in *Salmonella enterica* serovars Typhi and Paratyphi A. J Antimicrob Chemother 2010;65:1631-1641.
565. Spanu T, Sanguinetti M, Tumbarello M, et al. Evaluation of the new VITEK 2 extended-spectrum beta-lactamase (ESBL) test for rapid detection of ESBL production in Enterobacteriaceae isolates. J Clin Microbiol 2006;44:3257-3262.
566. Spratt BG, Cromie KD. Penicillin-binding proteins of gram-negative bacteria. Rev Infect Dis 1988;10:699-711.
567. Srinivasan A, Dick JD, Perl TM. Vancomycin resistance in staphylococci. Clin Microbiol Rev 2002;15:430-438.
568. Stamper PD, Cai M, Howard T, et al. Clinical validation of the molecular BD GeneOhm StaphSR assay for direct detection of *Staphylococcus aureus* and methicillin-resistant *Staphylococcus aureus* in positive blood cultures. J Clin Microbiol 2007;45:2191-2196.
569. Stamper PD, Cai M, Lema C, et al. Comparison of the BD GeneOhm VanR assay to culture for identification of vancomycin-resistant enterococci in rectal and stool specimens. J Clin Microbiol 2007;45:3360-3365.
570. Stamper PD, Shulder S, Bekalo P, et al. Evaluation of BBL CHROMagar VanRE for detection of vancomycin-resistant Enterococci in rectal swab specimens. J Clin Microbiol 2010;48:4294-4297.
571. Stapleton PD, Shannon KP, French GL. Carbapenem resistance in *Escherichia coli* associated with plasmid-determined CMY-4 beta-lactamase production and loss of an outer membrane protein. Antimicrob Agents Chemother 1999;43:1206-1210.
572. Stefaniuk E, Baraniak A, Gniadkowski M, et al. Evaluation of the BD Phoenix automated identification and susceptibility testing system in clinical microbiology laboratory practice. Eur J Clin Microbiol Infect Dis 2003;22:479-485.
573. Steward CD, Mohammed JM, Swenson JM, et al. Antimicrobial susceptibility testing of carbapenems: multicenter validity testing and accuracy levels of five antimicrobial test methods for detecting resistance in Enterobacteriaceae and *Pseudomonas aeruginosa* isolates. J Clin Microbiol 2003;41:351-358.
574. Stokes HW, Elbourne LD, Hall RM. Tn1403, a multiple-antibiotic resistance transposon made up of three distinct transposons. Antimicrob Agents Chemother 2007;51:1827-1829.
575. Stone ND, O'Hara CM, Williams PP, et al. Comparison of disk diffusion, VITEK 2, and broth microdilution antimicrobial susceptibility test results for unusual species of Enterobacteriaceae. J Clin Microbiol 2007;45:340-346.
576. Strahilevitz J, Jacoby GA, Hooper DC, et al. Plasmid-mediated quinolone resistance: a multifaceted threat. Clin Microbiol Rev 2009;22:664-689.
577. Straker K, Wootton M, Simm AM, et al. Cefuroxime resistance in non-beta--lactamase *Haemophilus influenzae* is linked to mutations in ftsI. J Antimicrob Chemother 2003;51:523-530.
578. Strausbaugh LJ, Sande MA. Factors influencing the therapy of experimental *Proteus mirabilis* meningitis in rabbits. J Infect Dis 1978;137:251-260.
579. Sturenburg E. Rapid detection of methicillin-resistant *Staphylococcus aureus* directly from clinical samples: methods, effectiveness and cost considerations. Ger Med Sci 2009;7:Doc06.
580. Sturenburg E, Sobottka I, Noor D, et al. Evaluation of a new cefepime-clavulanate ESBL Etest to detect extended-spectrum beta-lactamases in an Enterobacteriaceae strain collection. J Antimicrob Chemother 2004;54:134-138.
581. Styers D, Sheehan DJ, Hogan P, et al. Laboratory-based surveillance of current antimicrobial resistance patterns and trends among *Staphylococcus aureus*: 2005 status in the United States. Ann Clin Microbiol Antimicrob 2006;5:2.

582. Sullivan KV, Turner NN, Roundtree SS, et al. Rapid detection of Gram-positive organisms by use of the Verigene Gram-positive blood culture nucleic acid test and the BacT/Alert Pediatric FAN system in a multicenter pediatric evaluation. J Clin Microbiol 2013;51:3579-3584.
583. Sultan N, Cirak MY, Erbas D. Synergistic effect of cefepime on the phagocytic killing of *Staphylococcus aureus* by human polymorphonuclear leucocytes and the determination of this effect by means of nitrite production. Microbios 2000;103:97-106.
584. Sutcliffe J, Tait-Kamradt A, Wondrack L. *Streptococcus pneumoniae* and *Streptococcus pyogenes* resistant to macrolides but sensitive to clindamycin: a common resistance pattern mediated by an efflux system. Antimicrob Agents Chemother 1996;40:1817-1824.
585. Svara F, Rankin DJ. The evolution of plasmid-carried antibiotic resistance. BMC Evol Biol 2011;11:130.
586. Swayne RL, Ludlam HA, Shet VG, et al. Real-time TaqMan PCR for rapid detection of genes encoding five types of non-metallo- (class A and D) carbapenemases in Enterobacteriaceae. Int J Antimicrob Agents 2011;38:35-38.
587. Swenson JM, Anderson KF, Lonsway DR, et al. Accuracy of commercial and reference susceptibility testing methods for detecting vancomycin-intermediate *Staphylococcus aureus*. J Clin Microbiol 2009;47:2013-2017.
588. Swenson JM, Clark NC, Ferraro MJ, et al. Development of a standardized screening method for detection of vancomycin-resistant enterococci. J Clin Microbiol 1994;32:1700-1704.
589. Swenson JM, Facklam RR, Thornsberry C. Antimicrobial susceptibility of vancomycin-resistant *Leuconostoc*, *Pediococcus*, and *Lactobacillus* species. Antimicrob Agents Chemother 1990;34:543-549.
590. Swenson JM, Ferraro MJ, Sahm DF, et al. Multilaboratory evaluation of screening methods for detection of high-level aminoglycoside resistance in enterococci. National Committee for Clinical Laboratory Standards Study Group on Enterococci. J Clin Microbiol 1995;33:3008-3018.
591. Swenson JM, Hill BC, Thornsberry C. Screening pneumococci for penicillin resistance. J Clin Microbiol 1986;24:749-752.
592. Swenson JM, Lonsway D, McAllister S, et al. Detection of mecA-mediated resistance using reference and commercial testing methods in a collection of *Staphylococcus aureus* expressing borderline oxacillin MICs. Diagn Microbiol Infect Dis 2007;58:33-39.
593. Swenson JM, Williams PP, Killgore G, et al. Performance of eight methods, including two new rapid methods, for detection of oxacillin resistance in a challenge set of *Staphylococcus aureus* organisms. J Clin Microbiol 2001;39:3785-3788.
594. Syriopoulou VP, Scheifele DW, Sack CM, et al. Effect of inoculum size on the susceptibility of *Haemophilus influenzae* b to beta-lactam antibiotics. Antimicrob Agents Chemother 1979;16:510-513.
595. Szeto S, Louie M, Low DE, et al. Comparison of the new MicroScan Pos MIC Type 6 panel and AMS-Vitek Gram Positive Susceptibility Card (GPS-TA) for detection of high-level aminoglycoside resistance in *Enterococcus* species. J Clin Microbiol 1991;29:1258-1259.
596. Tally FP, Cuchural GJ Jr. Antibiotic resistance in anaerobic bacteria. J Antimicrob Chemother 1988;22(Suppl A):63-71.
597. Tam VH, Gamez EA, Weston JS, et al. Outcomes of bacteremia due to *Pseudomonas aeruginosa* with reduced susceptibility to piperacillin-tazobactam: implications on the appropriateness of the resistance breakpoint. Clin Infect Dis 2008;46:862-867.
598. Tan J, Pitout JD, Guttman DS. New and sensitive assay for determining *Pseudomonas aeruginosa* metallo-beta-lactamase resistance to imipenem. J Clin Microbiol 2008;46:1870-1872.
599. Tan TQ. Pediatric invasive pneumococcal disease in the United States in the era of pneumococcal conjugate vaccines. Clin Microbiol Rev 2012;25:409-419.
600. Tan TY, Ng LS, He J, et al. Evaluation of screening methods to detect plasmid-mediated AmpC in *Escherichia coli*, *Klebsiella pneumoniae*, and *Proteus mirabilis*. Antimicrob Agents Chemother 2009;53:146-149.
601. Tapsall JW, Limnios EA, Abu Bakar HM, et al. Surveillance of antibiotic resistance in *Neisseria gonorrhoeae* in the WHO Western Pacific and South East Asian regions, 2007-2008. Commun Dis Intell Q Rep 2010;34:1-7.
602. Taylor DE, Chau A. Tetracycline resistance mediated by ribosomal protection. Antimicrob Agents Chemother 1996;40:1-5.
603. Tenover FC. Potential impact of rapid diagnostic tests on improving antimicrobial use. Ann N Y Acad Sci 2010;1213:70-80.
604. Tenover FC, Baker CN, Swenson JM. Evaluation of commercial methods for determining antimicrobial susceptibility of *Streptococcus pneumoniae*. J Clin Microbiol 1996;34:10-14.
605. Tenover FC, Biddle JW, Lancaster MV. Increasing resistance to vancomycin and other glycopeptides in *Staphylococcus aureus*. Emerg Infect Dis 2001;7:327-332.

606. Tenover FC, Canton R, Kop J, et al. Detection of colonization by carbapenemase-producing gram-negative bacilli in patients by use of the Xper MDRO assay. J Clin Microbiol 2013;51(11):3780–3787.
607. Tenover FC, Lancaster MV, Hill BC, et al. Characterization of staphylococci with reduced susceptibilities to vancomycin and other glycopeptides. J Clin Microbiol 1998;36:1020–1027.
608. Tenover FC, Mohammed MJ, Stelling J, et al. Ability of laboratories to detect emerging antimicrobial resistance: proficiency testing and quality control results from the World Health Organization's external quality assurance system for antimicrobial susceptibility testing. J Clin Microbiol 2001;39:241–250.
609. Tenover FC, Raney PM, Williams PP, et al. Evaluation of the NCCLS extended-spectrum beta-lactamase confirmation methods for *Escherichia coli* with isolates collected during Project ICARE. J Clin Microbiol 2003;41:3142–3146.
610. Tenover FC, Swenson JM, O'Hara CM, et al. Ability of commercial and reference antimicrobial susceptibility testing methods to detect vancomycin resistance in enterococci. J Clin Microbiol 1995;33:1524–1527.
611. Tenover FC, Tokars J, Swenson J, et al. Ability of clinical laboratories to detect antimicrobial agent-resistant enterococci. J Clin Microbiol 1993;31:1695–1699.
612. Tenover FC, Weigel LM, Appelbaum PC, et al. Vancomycin-resistant *Staphylococcus aureus* isolate from a patient in Pennsylvania. Antimicrob Agents Chemother 2004;48:275–280.
613. Tenover FC, Williams PP, Stocker S, et al. Accuracy of six antimicrobial susceptibility methods for testing linezolid against staphylococci and enterococci. J Clin Microbiol 2007;45:2917–2922.
614. Theuretzbacher U. Accelerating resistance, inadequate antibacterial drug pipelines and international responses. Int J Antimicrob Agents 2012;39:295–299.
615. Thomson KS, Cornish NE, Hong SG, et al. Comparison of Phoenix and VITEK 2 extended-spectrum-β-lactamase detection tests for analysis of *Escherichia coli* and *Klebsiella* isolates with well-characterized β-lactamases. J Clin Microbiol 2007;45:2380–2384.
616. Thulin S, Olcen P, Fredlund H, et al. Total variation in the penA gene of *Neisseria meningitidis*: correlation between susceptibility to beta-lactam antibiotics and penA gene heterogeneity. Antimicrob Agents Chemother 2006;50:3317–3324.
617. Toleman MA, Bennett PM, Bennett DM, et al. Global emergence of trimethoprim/sulfamethoxazole resistance in *Stenotrophomonas maltophilia* mediated by acquisition of sul genes. Emerg Infect Dis 2007;13:559–565.
618. Tolmasky ME. Aminoglycoside-modifying enzymes: characteristics, localization, and dissemination. In Bonomo RW, Tolmasky ME, eds. Enzyme-Mediated Resistance to Antibiotics: Mechanisms, Dissemination, and Prospects for Inhibition. Washington, DC: ASM Press, 2007: 35–52.
619. Tomas M, Doumith M, Warner M, et al. Efflux pumps, OprD porin, AmpC β-lactamase, and multiresistance in *Pseudomonas aeruginosa* isolates from cystic fibrosis patients. Antimicrob Agents Chemother 2010;54:2219–2224.
620. Toro CS, Lobos SR, Calderon I, et al. Clinical isolate of a porinless *Salmonella typhi* resistant to high levels of chloramphenicol. Antimicrob Agents Chemother 1990;34:1715–1719.
621. Trieu-Cuot P, Carlier C, Courvalin P. Conjugative plasmid transfer from *Enterococcus faecalis* to *Escherichia coli*. J Bacteriol 1988;170:4388–4391.
622. Tristram S, Jacobs MR, Appelbaum PC. Antimicrobial resistance in *Haemophilus influenzae*. Clin Microbiol Rev 2007;20:368–389.
623. Tsuji BT, Rybak MJ, Cheung CM, et al. Community- and health care-associated methicillin-resistant *Staphylococcus aureus*: a comparison of molecular epidemiology and antimicrobial activities of various agents. Diagn Microbiol Infect Dis 2007;58:41–47.
624. Tuomanen E, Lindquist S, Sande S, et al. Coordinate regulation of beta-lactamase induction and peptidoglycan composition by the amp operon. Science 1991;251:201–204.
625. Turlej A, Hryniewicz W, Empel J. Staphylococcal cassette chromosome mec (Sccmec) classification and typing methods: an overview. Pol J Microbiol 2011;60:95–103.
626. Turnidge J, Collignon P. Resistance to fusidic acid. Int J Antimicrob Agents 1999;12(Suppl 2):S35–S44.
627. Turton JF, Ward ME, Woodford N, et al. The role of ISAba1 in expression of OXA carbapenemase genes in *Acinetobacter baumannii*. FEMS Microbiol Lett 2006;258:72–77.
628. Ubukata K, Nonoguchi R, Matsuhashi M, et al. Expression and inducibility in *Staphylococcus aureus* of the mecA gene, which encodes a methicillin-resistant *S. aureus*-specific penicillin-binding protein. J Bacteriol 1989;171:2882–2885.
629. Uete T, Matsuo K. Synergistic enhancement of *in vitro* antimicrobial activity of cefmetazole and cefotiam, cefamandole or cefoperazone in combination against methicillin-sensitive and -resistant *Staphylococcus aureus*. II. Effect of inoculum size. Jpn J Antibiot 1995;48:563–570.
630. Unemo M, Golparian D, Nicholas R, et al. High-level cefixime- and ceftriaxone-resistant *Neisseria gonorrhoeae* in France: novel penA mosaic allele in a successful international clone causes treatment failure. Antimicrob Agents Chemother 2012;56:1273–1280.
631. Vakulenko SB, Donabedian SM, Voskresenskiy AM, et al. Multiplex PCR for detection of aminoglycoside resistance genes in enterococci. Antimicrob Agents Chemother 2003;47:1423–1426.
632. Vakulenko SB, Mobashery S. Versatility of aminoglycosides and prospects for their future. Clin Microbiol Rev 2003;16:430–450.
633. van Amsterdam K, Bart A, van der Ende A. A *Helicobacter pylori* TolC efflux pump confers resistance to metronidazole. Antimicrob Agents Chemother 2005;49:1477–1482.
634. Van Bambeke F, Chauvel M, Reynolds PE, et al. Vancomycin-dependent *Enterococcus faecalis* clinical isolates and revertant mutants. Antimicrob Agents Chemother 1999;43:41–47.
635. Van de Velde S, Carryn S, Van Bambeke F, et al. Penicillin-binding proteins (PBP) and Lmo0441 (a PBP-like protein) play a role in beta-lactam sensitivity of *Listeria monocytogenes*. Gut Pathog 2009;1:23.
636. van Den Braak N, Goessens W, van Belkum A, et al. Accuracy of the VITEK 2 system to detect glycopeptide resistance in enterococci. J Clin Microbiol 2001;39:351–353.
637. Van Dyck E, Smet H, Piot P. Comparison of E test with agar dilution for antimicrobial susceptibility testing of *Neisseria gonorrhoeae*. J Clin Microbiol 1994;32:1586–1588.
638. van Veen HW, Venema K, Bolhuis H, et al. Multidrug resistance mediated by a bacterial homolog of the human multidrug transporter MDR1. Proc Natl Acad Sci U S A 1996;93:10668–10672.
639. Vazquez JA. Resistance testing of meningococci: the recommendations of the European Monitoring Group on Meningococci. FEMS Microbiol Rev 2007;31:97–100.
640. Vazquez JA, Arreaza L, Block C, et al. Interlaboratory comparison of agar dilution and Etest methods for determining the MICs of antibiotics used in management of *Neisseria meningitidis* infections. Antimicrob Agents Chemother 2003;47:3430–3434.
641. Veldman K, Cavaco LM, Mevius D, et al. International collaborative study on the occurrence of plasmid-mediated quinolone resistance in *Salmonella enterica* and *Escherichia coli* isolated from animals, humans, food and the environment in 13 European countries. J Antimicrob Chemother 2011;66:1278–1286.
642. Verani JR, McGee L, Schrag SJ. Prevention of perinatal group B streptococcal disease –revised guidelines from CDC, 2010. MMWR Recomm Rep 2010;59:1–36.
643. Vo AT, van Duijkeren E, Gaastra W, et al. Antimicrobial resistance, class 1 integrons, and genomic island 1 in *Salmonella* isolates from Vietnam. PLoS One 2010;5:e9440.
644. Vojtova V, Kolar M, Hricova K, et al. Antibiotic utilization and *Pseudomonas aeruginosa* resistance in intensive care units. New Microbiol 2011;34:291–298.
645. Waksman SA, Bugie E. Strain specificity and production of antibiotic substances. II. Aspergillus flavus-oryzae group. Proc Natl Acad Sci U S A 1943;29:282–288.
646. Walsh C. Antibiotics: Actions, Origins, Resistance, American Society for Microbiology, Washington, DC, 2003.
647. Walsh TR, Toleman MA, Poirel L, et al. Metallo-β-lactamases: the quiet before the storm? Clin Microbiol Rev 2005;18:306–325.
648. Walther-Rasmussen J, Hoiby N. OXA-type carbapenemases. J Antimicrob Chemother 2006;57:373–383.
649. Wang H, Chen M, Xu Y, et al. Antimicrobial susceptibility of bacterial pathogens associated with community-acquired respiratory tract infections in Asia: report from the Community-Acquired Respiratory Tract Infection Pathogen Surveillance (CARTIPS) study, 2009–2010. Int J Antimicrob Agents 2011;38:376–383.
650. Wang M, Guo Q, Xu X, et al. New plasmid-mediated quinolone resistance gene, qnrC, found in a clinical isolate of *Proteus mirabilis*. Antimicrob Agents Chemother 2009;53:1892–1897.
651. Wanger AR, Murray BE. Comparison of enterococcal and staphylococcal β-lactamase plasmids. J Infect Dis 1990;161:54–58.
652. Washington JA 2nd. Discrepancies between *in vitro* activity of and *in vivo* response to antimicrobial agents. Diagn Microbiol Infect Dis 1983;1:25–31.
653. Weber DA, Sanders CC. Diverse potential of beta-lactamase inhibitors to induce class I enzymes. Antimicrob Agents Chemother 1990;34:156–158.
654. Weigel LM, Steward CD, Tenover FC. gyrA mutations associated with fluoroquinolone resistance in eight species of Enterobacteriaceae. Antimicrob Agents Chemother 1998;42:2661–2667.
655. Weil-Olivier C, van der Linden M, de Schutter I, et al. Prevention of pneumococcal diseases in the post-seven valent vaccine era: a European perspective. BMC Infect Dis 2012;12:207.

656. Weinstein MP, Klugman KP, Jones RN. Rationale for revised penicillin susceptibility breakpoints versus *Streptococcus pneumoniae*: coping with antimicrobial susceptibility in an era of resistance. Clin Infect Dis 2009;48:1596–1600.
657. Werner G, Coque TM, Franz CM, et al. Antibiotic resistant enterococci-tales of a drug resistance gene trafficker. Int J Med Microbiol 2013;303:360–379.
658. Werner G, Coque TM, Hammerum AM, et al. Emergence and spread of vancomycin resistance among enterococci in Europe. Euro Surveill 2008;13.
659. Werner G, Serr A, Schutt S, et al. Comparison of direct cultivation on a selective solid medium, polymerase chain reaction from an enrichment broth, and the BD GeneOhm VanR Assay for identification of vancomycin-resistant enterococci in screening specimens. Diagn Microbiol Infect Dis 2011;70:512–521.
660. Werth BJ, Vidaillac C, Murray KP, et al. Novel combinations of vancomycin plus ceftaroline or oxacillin against methicillin-resistant vancomycin-intermediate *Staphylococcus aureus* (VISA) and heterogeneous VISA. Antimicrob Agents Chemother 2013;57:2376–2379.
661. White RL, Kays MB, Friedrich LV, et al. Pseudoresistance of *Pseudomonas aeruginosa* resulting from degradation of imipenem in an automated susceptibility testing system with predried panels. J Clin Microbiol 1991;29:398–400.
662. Wisplinghoff H, Edmond MB, Pfaller MA, et al. Nosocomial bloodstream infections caused by *Acinetobacter* species in United States hospitals: clinical features, molecular epidemiology, and antimicrobial susceptibility. Clin Infect Dis 2000;31:690–697.
663. Wojewoda CM, Sercia L, Navas M, et al. Evaluation of the Verigene Gram-positive blood culture nucleic acid test for rapid detection of bacteria and resistance determinants. J Clin Microbiol 2013;51:2072–2076.
664. Woksepp H, Jernberg C, Tarnberg M, et al. High-resolution melting-curve analysis of ligation-mediated real-time PCR for rapid evaluation of an epidemiological outbreak of extended-spectrum-beta-lactamase-producing *Escherichia coli*. J Clin Microbiol 2011;49:4032–4039.
665. Wong SS, Ng TK, Yam WC, et al. Bacteremia due to *Staphylococcus aureus* with reduced susceptibility to vancomycin. Diagn Microbiol Infect Dis 2000;36:261–268.
666. Wong-Beringer A, Hindler J, Loeloff M, et al. Molecular correlation for the treatment outcomes in bloodstream infections caused by *Escherichia coli* and *Klebsiella pneumoniae* with reduced susceptibility to ceftazidime. Clin Infect Dis 2002;34:135–146.
667. Woodford N, Eastaway AT, Ford M, et al. Comparison of BD Phoenix, Vitek 2, and MicroScan automated systems for detection and inference of mechanisms responsible for carbapenem resistance in Enterobacteriaceae. J Clin Microbiol 2010;48:2999–3002.
668. Woodford N, Ellington MJ, Coelho JM, et al. Multiplex PCR for genes encoding prevalent OXA carbapenemases in *Acinetobacter spp*. Int J Antimicrob Agents 2006;27:351–353.
669. Wootton M, MacGowan AP, Walsh TR, et al. A multicenter study evaluating the current strategies for isolating *Staphylococcus aureus* strains with reduced susceptibility to glycopeptides. J Clin Microbiol 2007;45:329–332.
670. Workowski KA, Berman S. Sexually transmitted diseases treatment guidelines, 2010. MMWR Recomm Rep 2010;59:1–110.
671. Wyres KL, Lambertsen LM, Croucher NJ, et al. The multidrug-resistant PMEN1 pneumococcus is a paradigm for genetic success. Genome Biol 2012;13:R103.
672. Xu X, Lin D, Yan G, et al. vanM, a new glycopeptide resistance gene cluster found in *Enterococcus faecium*. Antimicrob Agents Chemother 2010;54(11):4643–4647.
673. Xu XJ, Su XZ, Morita Y, et al. Molecular cloning and characterization of the HmrM multidrug efflux pump from *Haemophilus influenzae* Rd. Microbiol Immunol 2003;47:937–943.
674. Yagi T, Wachino J, Kurokawa H, et al. Practical methods using boronic acid compounds for identification of class C beta-lactamase-producing *Klebsiella pneumoniae* and *Escherichia coli*. J Clin Microbiol 2005;43:2551–2558.
675. Yamamoto T, Tanaka M, Baba R, et al. Physical and functional mapping of Tn2603, a transposon encoding ampicillin, streptomycin, sulfonamide, and mercury resistance. Mol Gen Genet 1981;181:464–469.
676. Yamane K, Wachino J, Doi Y, et al. Global spread of multiple aminoglycoside resistance genes. Emerg Infect Dis 2005;11:951–953.
677. Yamazumi T, Furuta I, Diekema DJ, et al. Comparison of the Vitek gram-positive susceptibility 106 card, the MRSA-Screen latex agglutination test, and mecA analysis for detecting oxacillin resistance in a geographically diverse collection of clinical isolates of coagulase-negative staphylococci. J Clin Microbiol 2001;39:3633–3636.
678. Yang Y, Bush K. Biochemical characterization of the carbapenem-hydrolyzing beta-lactamase AsbM1 from *Aeromonas sobria* AER 14M: a member of a novel subgroup of metallo-β-lactamases. FEMS Microbiol Lett 1996;137:193–200.
679. Yap RL, Mermel LA, Maglio J. Antimicrobial resistance of community-acquired bloodstream isolates of viridans group streptococci. Infection 2006;34:339–341.
680. Yoshida H, Bogaki M, Nakamura S, et al. Nucleotide sequence and characterization of the *Staphylococcus aureus* norA gene, which confers resistance to quinolones. J Bacteriol 1990;172:6942–6949.
681. Yoshimura F, Nikaido H. Diffusion of beta-lactam antibiotics through the porin channels of *Escherichia coli* K-12. Antimicrob Agents Chemother 1985;27:84–92.
682. Young H, Moyes A, Hood A. Penicillin susceptibility testing of penicillinase producing *Neisseria gonorrhoeae* by the E test: a need for caution. J Antimicrob Chemother 1994;34:585–588.
683. Yu WL, Ko WC, Cheng KC, et al. Institutional spread of clonally related *Serratia marcescens* isolates with a novel AmpC cephalosporinase (S4): a 4-year experience in Taiwan. Diagn Microbiol Infect Dis 2008;61:460–467.
684. Yurtsev EA, Chao HX, Datta MS, et al. Bacterial cheating drives the population dynamics of cooperative antibiotic resistance plasmids. Mol Syst Biol 2013;9:683.
685. Zervos MJ, Schaberg DR. Reversal of the *in vitro* susceptibility of enterococci to trimethoprim-sulfamethoxazole by folinic acid. Antimicrob Agents Chemother 1985;28:446–448.
686. Zhang SX, Rawte P, Brown S, et al. Evaluation of CLSI agar dilution method and Trek Sensititre broth microdilution panel for determining antimicrobial susceptibility of *Streptococcus pneumoniae*. J Clin Microbiol 2011;49:704–706.
687. Zhang K, Sparling J, Chow BL, et al. New quadriplex PCR assay for detection of methicillin and mupirocin resistance and simultaneous discrimination of *Staphylococcus aureus* from coagulase-negative staphylococci. J Clin Microbiol 2004;42:4947–4955.
688. Zinn CS, Westh H, Rosdahl VT. An international multicenter study of antimicrobial resistance and typing of hospital *Staphylococcus aureus* isolates from 21 laboratories in 19 countries or states. Microb Drug Resist 2004;10:160–168.hopedic device-associated infections: a retrospective analysis of prolonged 14-day incubation. J Clin Microbiol 2014;52:61–66.
689. Sears CL. In celebration of Sydney M. Finegold, M.D.: *Bacteroides fragilis* in the colon: the good and the bad. Anaerobe 2012;18:192–196.

CAPÍTULO 18
Mycoplasma e *Ureaplasma*

Introdução, 1198

Taxonomia de micoplasmas e ureaplasmas, 1199

Fatores de virulência dos micoplasmas isolados de seres humanos, 1202

Importância clínica dos micoplasmas humanos, 1204
  Mycoplasma pneumoniae, 1204
  Mycoplasma hominis e *Ureaplasma urealyticum*, 1206
  Mycoplasma genitalium, 1211
  Mycoplasma fermentans, 1213
  Mycoplasma penetrans, 1217
  Mycoplasma pirum, 1218
  Mycoplasma primatum, 1218
  Mycoplasma salivarium, 1218
  Mycoplasma spermatophilum, 1218
  Infecções humanas causadas por micoplasmas de origem animal, 1219

  Espécies hemotróficas de *Mycoplasma*, 1219

Cultura de micoplasmas humanos a partir de amostras clínicas, 1220
  Considerações gerais, 1220
  Coleta das amostras, 1220
  Meios de transporte, 1221
  Meios de cultura para micoplasmas, 1221
  Isolamento e identificação de *Mycoplasma pneumoniae*, 1222
  Detecção de *Mycoplasma pneumoniae* por outros métodos que não a cultura, 1223
  Isolamento e identificação dos micoplasmas genitais, 1224
  Detecção dos micoplasmas genitais por outros métodos que não a cultura, 1226
  Sistemas comerciais de cultura de *Mycoplasma*, 1227

  Isolamento de micoplasmas em meios de cultura de rotina, 1228

Testes sorológicos para o diagnóstico das infecções por *Mycoplasma pneumoniae*, 1228

Testes sorológicos para micoplasmas genitais, 1231

Sensibilidade aos agentes antimicrobianos e tratamento das infecções por *Mycoplasma*, 1232
  Tratamento de *M. pneumoniae* e dos micoplasmas genitais, 1232
  Métodos de teste de sensibilidade de micoplasmas, 1235

Diagnóstico e tratamento das infecções por *Mycoplasma* hemotrófico em animais, 1235

Vacinas e prevenção das infecções por *Mycoplasma*, 1236

Introdução

Os micoplasmas e os ureaplasmas são os microrganismos que diferem de outras bactérias pela ausência de uma parede celular rígida. As células individuais são apenas delimitadas por uma única membrana trilaminar. Além disso, a quantidade de material genético que constitui o genoma desses microrganismos é muito pequena (aproximadamente 500 kb). Esses microrganismos possuem capacidade limitada de biossíntese, e, em consequência, a cultura dos micoplasmas e dos ureaplasmas exige um meio enriquecido que contenha precursores para a biossíntese de ácidos nucleicos, proteínas (inclusão de peptona basal e extrato de levedura) e lipídios (o soro é frequentemente incluído). Com efeito, um dos principais critérios empregados na classificação taxonômica desses microrganismos é a necessidade do complexo de lipídio colesterol no meio de crescimento para determinados micoplasmas e microrganismos semelhantes a micoplasmas.[472,505] Todas as espécies de *Mycoplasma* produzem trifosfato de adenosina (ATP) por meio de fosforilação em nível de substrato, realizada pela ácido fosfoglicérico quinase e piruvato quinase, duas enzimas da via glicolítica que se estende da glicose até o piruvato.[392] Essas duas enzimas parecem constituir a principal fonte da maior parte do ATP sintetizado pelos microrganismos da classe Mollicutes.

Esses microrganismos são muito menores do que a maioria das bactérias e têm a capacidade de atravessar os filtros biológicos. *M. hominis* (MH) e *Ureaplasma* spp. são células cocoides com cerca de 0,5 μm de diâmetro, enquanto *M. pneumoniae* aparece como células fusiformes, medindo cerca de 1 a 2 μm de comprimento e 0,1 a 0,2 μm de diâmetro.[524] O tempo de geração desses microrganismos varia de 1 a 1,5 hora para *Ureaplasma* spp. e MH até cerca de 6 horas para *M. pneumoniae*. Existem também espécies mais fastidiosas que recentemente foram isoladas de doenças clínicas em seres humanos, como *M. genitalium*, que possui um tempo de geração de aproximadamente 16 horas.[524] A ausência de uma parede celular bacteriana típica contendo peptidoglicano torna esses microrganismos insensíveis aos agentes antimicrobianos ativos contra a parede celular, como as penicilinas e as cefalosporinas. Em consequência, o isolamento desses microrganismos a partir de amostras clínicas pode ter implicações terapêuticas significativas.

Os micoplasmas e os ureaplasmas têm sido isolados de seres humanos, animais, aves, insetos e plantas, e novas espécies estão sendo continuamente identificadas e descritas na literatura taxonômica.[505] Algumas espécies também possuem uma existência de vida livre no solo e na água. Os micoplasmas que colonizam os seres humanos pertencem ao gênero *Mycoplasma* e ao gênero *Ureaplasma*; este último contém micoplasmas capazes de hidrolisar a ureia. Várias espécies do gênero *Mycoplasma* e duas espécies do gênero *Ureaplasma*, *U. urealyticum* (UU) e *U. parvum*, são encontradas em amostras clínicas humanas. Para simplificar, o termo *Ureaplasma* spp. será empregado neste capítulo para referir-se a esses micoplasmas genitais, em lugar dos nomes específicos das espécies. Entretanto, MH, *M. genitalium* e *M. fermentans* serão discutidos como espécies separadas.

Com a exceção de *M. pneumoniae*, o papel dos outros micoplasmas – especificamente MH, UU e *U. parvum* – na doença humana tem sido controverso. *M. pneumoniae* constitui uma causa bem-reconhecida de pneumonia atípica, enquanto MH, UU e *U. parvum* estão associados principalmente a colonização e infecção do trato genital em adultos e a colonização e doença do trato respiratório em recém-nascidos.[121,435] Essas espécies estão associadas a uma ampla variedade de condições patológicas e são implicadas como agentes etiológicos dessas condições. Entretanto, essas mesmas espécies também podem ser isoladas de indivíduos assintomáticos, sugerindo que eles podem se comportar principalmente como patógenos oportunistas.[321,323,324] *M. genitalium* foi isolado do trato genital e do trato respiratório, e o seu papel como agente sexualmente transmitido, provocando uretrite não gonocócica, não causada por clamídias (NGNCU; do inglês, *nongonococcal, nonchlamydial urethritis*) e outras infecções do trato genital está sendo atualmente elucidado.[23,312,509] Entretanto, a sua presença e comportamento no trato respiratório não estão bem-esclarecidos. Outras espécies de *Mycoplasma* são encontradas como parte da microbiota da boca, particularmente nas áreas gengivais ao redor dos dentes. No final da década de 1980, outro "novo" micoplasma, denominado na época "*M. incognitus*", foi identificado em amostras de necropsia de pacientes com AIDS, sugerindo que esse microrganismo poderia causar infecção oportunista ou representar um cofator sexualmente transmissível que influenciaria a progressão da doença.[290,345] Posteriormente, esse microrganismo foi identificado como cepa do micoplasma fastidioso, *M. fermentans*. Vários outros micoplasmas descritos recentemente foram isolados de pacientes infectados pelo HIV, e essas descobertas estimularam um renovado interesse pelos fatores de virulência dos micoplasmas, bem como pelos métodos empregados para a sua detecção e identificação.[546] Neste capítulo, serão considerados os micoplasmas humanos, com ênfase na importância clínica de *M. pneumoniae* e dos micoplasmas genitais (MH, UU e *M. genitalium*), bem como nos métodos empregados para o isolamento, a identificação e os testes de sensibilidade dessas bactérias no laboratório clínico.

Taxonomia de micoplasmas e ureaplasmas

O primeiro relato publicado sobre o gênero *Mycoplasma* apareceu em 1898, pelos cientistas franceses Nocard e Roux que descreveram um microrganismo incomum associado à pleuropneumonia bovina contagiosa.[418] Os micoplasmas envolvidos na infecção humana só foram descritos em 1942, quando Eaton *et al.* isolaram um agente filtrável de amostras de escarro de pacientes com "pneumonia atípica". O termo *agente de Eaton* foi posteriormente empregado para referir-se a esses pequenos microrganismos que, a princípio, foram considerados partículas virais. Em 1962, o agente de Eaton foi isolado em culturas acelulares, demonstrando que se tratava, de fato, de uma bactéria que não possuía uma parede celular e tinha exigências específicas para o seu crescimento em cultura.[418]

Os micoplasmas e os ureaplasmas são classificados na classe Mollicutes (Boxe 18.1). O termo Mollicutes significa "pele suave", para referir-se à ausência de uma parede celular bacteriana rígida. A análise de sequências do RNA ribossômico (rRNA) revelou que os microrganismos da classe *Mollicutes* estão mais estreitamente relacionados com as bactérias gram-positivas e seus parentes mais próximos são os estreptococos.[407,418] A classe Mollicutes contém 4 ordens (Mycoplasmatales, Entomoplasmatales, Acholeplasmatales e Anaeroplasmatales; Boxe 18.1), 5 famílias, 8 gêneros e > 150 espécies, das quais cerca de 16 foram isoladas de espécimes humanos.[524] A ordem Entomoplasmatales foi criada para acomodar as famílias Entomoplasmataceae e Spiroplasmataceae. Os gêneros *Entomoplasma* e *Mesoplasma* da família Entomoplasmataceae são encontrados em insetos e plantas.[506] O gênero *Entomoplasma* é constituído por espécies que necessitam de esterol e cujo crescimento ótimo ocorre a 30°C, enquanto o gênero *Mesoplasma* contém espécies que não necessitam de colesterol, mas que crescem melhor a 30°C, em meios isentos de colesterol e de soro suplementados com Tween 80 (0,04%). A família Spiroplasmataceae inclui um único gênero, *Spiroplasma*, constituído por formas espiraladas de *Mollicutes*, que exigem a presença de colesterol para o seu crescimento e que são encontradas em plantas e em insetos. Os membros da ordem Acholeplasmatales não necessitam de esteróis para o seu crescimento e são encontrados predominantemente em plantas, em animais e em insetos.[16,511] A presença desses microrganismos em tecidos animais é documentada pela ocorrência de acoleplasmas como contaminantes em meios de cultura de tecido suplementados com soro animal.[16] Foram isoladas duas espécies, *Acholeplasma laidlawii* e *Acholeplasma oculi*, de seres humanos.[314,400,536] *A. laidlawii* está imunologicamente relacionado com *M. pneumoniae* e *M. genitalium*.[72] Como não há necessidade de compostos de esterol para o seu crescimento, os acoleplasmas podem ser cultivados em meios isentos de soro exógeno. A ordem Anaeroplasmatales compreende uma única família (Anaeroplasmataceae), contendo dois gêneros, *Anaeroplasma* e *Asteroleplasma*.[506] Esses dois gêneros são estritamente anaeróbios no seu metabolismo. As espécies de *Anaeroplasma* necessitam de colesterol para o seu crescimento, o que não ocorre com os membros do gênero *Asteroleplasma*. Ambos os gêneros são encontrados no rúmen de bovinos e ovinos. Na atualidade, a família

Boxe 18.1
Taxonomia do filo Firmicutes, classe Mollicutes

Ordem	Família	Gênero	Esteroides necessários para o crescimento	Hábitat	Comentários
Mycoplasmatales	Mycoplasmataceae	Mycoplasma	Sim	Seres humanos, animais	Crescimento ótimo a 35° a 37°C; metabolizam a glicose ou a arginina ou ambas
		Ureaplasma	Sim	Seres humanos, animais	Crescimento ótimo a 35° a 37°C; metabolizam a ureia
		"Eperythrozoon" (atualmente membros do gênero Mycoplasma)		Animais, incluindo primatas	Bactérias parasitas sem parede celular, não cultiváveis, encontradas na superfície da membrana dos eritrócitos
		"Haemobartonella" (atualmente membros do gênero Mycoplasma)		Animais; foi levantada a possibilidade de infecções em seres humanos	Bactérias parasitas sem parede celular, não cultiváveis, encontradas na superfície da membrana dos eritrócitos
Entomoplasmatales	Entomoplasmataceae	Entomoplasma	Sim	Insetos, plantas	Crescimento ótimo a 30°C
		Mesoplasma	Não	Insetos, plantas	Crescimento ótimo a 30°C; crescimento em meio isento de soro, com 0,04% de Tween 80
	Spiroplasmataceae	Spiroplasma	Sim	Insetos, plantas	Crescimento ótimo a 30° a 37°C
Acholeplasmatales	Acholeplasmataceae	Acholeplasma	Não	Animais, insetos, plantas	Crescimento ótimo a 30° a 37°C
Anaeroplasmatales	Anaeroplasmataceae	Anaeroplasma	Sim	Rúmen de bovinos e ovinos	Anaeróbio
		Asteroleplasma	Não	Rúmen de bovinos e ovinos	Anaeróbio

Mycoplasmataceae inclui os micoplasmas hemotróficos que eram anteriormente classificados no gênero Eperythrozoon e no gênero Haemobartonella (Boxe 18.1). Esses microrganismos parasitam a superfície dos eritrócitos de vários animais.

Os membros da ordem Mycoplasmatales necessitam de esteróis, como o colesterol, para a sua cultura *in vitro*. A única família dessa ordem – Mycoplasmataceae – contém dois gêneros: *Mycoplasma* e *Ureaplasma*. O gênero *Mycoplasma* é constituído por mais de 100 espécies, cujo hábitat é amplamente variável, com grande variedade de plantas e animais, incluindo mamíferos, insetos, aves e répteis, que podem existir como comensais, parasitas e/ou patógenos.[320,505,517] As espécies de *Mycoplasma* que foram isoladas de seres humanos estão relacionadas no Boxe 18.2. *Mycoplasma hominis*, *M. genitalium*, *M. fermentans*, *M. primatum*, *M. spermatophilum* e *M. penetrans* são isolados principalmente do trato genital humano, enquanto *M. pneumoniae*, *M. salivarium*, *M. orale*, *M. buccale*, *M. faucium* e *M. lipophilum* podem ser isolados do trato respiratório humano. *M. salivarium* é encontrado em fissuras gengivais e pode desempenhar um papel em determinados tipos de doença periodontal. *M. orale*, *M. faucium*, *M. buccale* e *M. lipophilum* são considerados parte da microbiota das vias respiratórias superiores e não são patogênicos. *M. genitalium* despertou muito interesse científico nesses últimos anos como agente etiológico da uretrite não gonocócica (NGU; do inglês, *nongonococcal urethritis*) aguda e crônica e de várias outras infecções do trato genital.[312,517] *M. fermentans* foi isolado pela primeira vez do trato urogenital humano, e postula-se que possa desempenhar um papel na uretrite, na artrite reumatoide e na progressão da infecção pelo HIV. Essa espécie é idêntica a "*M. incognitus*", que foi isolado de pacientes com AIDS (ver discussão adiante).[413] *M. penetrans*, uma espécie adicionada recentemente ao gênero, foi isolada da urina de paeientes com AIDS e, à semelhança de *M. fermentans*, pode atuar primariamente como agente infeccioso oportunista em hospedeiros imunocomprometidos. O nicho ecológico de *M. pirum* nos seres humanos é incerto.

À semelhança de outras bactérias, os micoplasmas isolados de materiais clínicos humanos diferem em certas características fenotípicas, que são utilizadas para o seu isolamento e a sua identificação (Tabela 18.1). *M. pneumoniae*

Boxe 18.2

Micoplasma e Ureaplasma isolados de seres humanos

Espécie	Local(is) comum(ns) de isolamento	Comentários (ou seja, outros locais de isolamento, doenças associadas)
Mycoplasma pneumoniae	Trato respiratório, trato genital (muito raro), aspirado de líquido articular (muito raro)	Pneumonia, bronquite, bronquiolite, faringite, crupe; meningoencefalite; raros isolados do trato genital e de aspirados de líquido articular
Mycoplasma orale	Orofaringe e nasofaringe	Nenhuma associação a doenças; tem sido isolado de medula óssea e linfonodos de casos de leucemia
Mycoplasma salivarium	Orofaringe e nasofaringe	Nenhuma associação a doenças; importância questionável na doença periodontal; raros isolados de colo uterino/vagina e de articulações artríticas
Mycoplasma buccale	Orofaringe e nasofaringe	Nenhuma associação a doenças
Mycoplasma faucium	Orofaringe e nasofaringe	Nenhuma associação a doenças
Mycoplasma lipophilum	Orofaringe e nasofaringe	Nenhuma associação a doenças
Mycoplasma spermatophilum	Colo uterino, espermatozoides	Nenhuma associação a doenças
Mycoplasma primatum	Orofaringe e nasofaringe, uretra feminina	Nenhuma associação a doenças; isolado do umbigo
Mycoplasma hominis	Trato geniturinário feminino, orofaringe	Hemoculturas (septicemia pós-parto), vaginose bacteriana e outras infecções do trato genital, amostras de derrame pulmonar e pleural, infecções de transplante de órgãos e tecidos, infecções de feridas cirúrgicas, infecções associadas a próteses, infecções neonatais, amnionite
Mycoplasma genitalium	Trato geniturinário, orofaringe	Alguns casos de uretrite não gonocócica e não causada por clamídias; o seu papel na infecção do trato respiratório não é conhecido; a sua presença no líquido articular (rara) provavelmente resulta de bacteriemia e semeadura dos espaços articulares
Mycoplasma fermentans	Trato geniturinário, trato respiratório	Linfócitos do sangue periférico e urina de pacientes com AIDS; articulações artríticas; medula óssea; possível papel na patogênese da infecção pelo HIV
Mycoplasma penetrans	Trato geniturinário, urina	Urina de pacientes com AIDS, possível papel na patogênese do HIV; agente infeccioso oportunista
Mycoplasma pirum	Sangue (raro)	Linfócitos do sangue periférico; contaminante de células em cultura tecidual de origem humana; papel anteriormente proposto na patogênese do HIV
Ureaplasma urealyticum	Trato geniturinário; orofaringe, vias respiratórias inferiores, tecido placentário	Vias respiratórias inferiores, sangue (sepse neonatal), líquido cefalorraquidiano, locais cirúrgicos; possível papel na uretrite não gonocócica; infecções do trato genital, infecções neonatais
Ureaplasma parvum	Trato geniturinário	Infecções do trato genital

fermenta a glicose, com formação de produtos finais ácidos, enquanto MH utiliza a arginina, com formação de produtos finais básicos. A cultura desses microrganismos depende da utilização de meios com ágar e caldo especiais, que são enriquecidos com fatores necessários ao crescimento dos micoplasmas, além de substratos específicos para o crescimento, como glicose e arginina. As cepas de M. pneumoniae são antigenicamente homogêneas, com apenas uma sorovariante reconhecida, e todas as cepas apresentam uma composição semelhante de rRNA. O número de sorovariantes diferentes de MH não é conhecido, porém foram demonstrados padrões heterogêneos de rRNA.[71,563] Além de certas semelhanças ultraestruturais, foram descritas reatividades sorológicas cruzadas e homologias genéticas entre M. pneumoniae e M. genitalium.[72,280,564]

O gênero Ureaplasma inclui micoplasmas que são especificamente capazes de hidrolisar a ureia. Atualmente, o gênero contém sete espécies: UU, U. parvum, U. diversum, U. gallorale, U. felinum, U. cati e U. canigenitalium.[19,167,168,194,249,438] Ureaplasma era anteriormente conhecido como "cepa T" de micoplasma, em virtude do pequeno tamanho ("T" para referir-se a "tiny" minúsculo) de suas colônias em meios sólidos.[438] Antes de 1999, foram descritos 14 sorotipos de UU em seres humanos, primatas não humanos e outros animais. Esses 14 sorotipos foram definidos pela sua reatividade em um painel de antissoros policlonais.[19,405] Esses sorotipos foram agrupados em duas biovariantes: a biovariante 1, constituída pelos sorotipos 1, 3, 6 e 14, e a biovariante 2, incluindo os sorotipos 2, 4, 5 e 7 a 13.[166] Os membros dessas duas biovariantes também apresentam diferenças em outras propriedades,

Tabela 18.1 Características para a identificação de espécies de *Mycoplasma* e *Ureaplasma* isoladas de espécimes humanos.

Local de isolamento / Espécie	Utilização de			pH ótimo	Tempo para o isolamento	Crescimento em			Sorovariantes
	Glicose	Arginina	Ureia			Ar	CO_2	Anaerobiose	
Trato respiratório									
Mycoplasma pneumoniae	+	–	–	6,5 a 7,5	4 a 21 dias	4+	4+	1+	1
Mycoplasma salivarium	–	+	–	6,0 a 7,0	2 a 5 dias	2+	DI	4+	1
Mycoplasma orale	–	+	–	7,0	4 a 10 dias	2+	DI	4+	1
Trato genital									
Mycoplasma hominis	–	+	–	5,5 a 8,0	1 a 5 dias	4+	4+	4+	Desconhecidas
Ureaplasma urealyticum/ U. parvum	–	–	+	5,5 a 6,5	1 a 4 dias	4+	4+	4+	14
Mycoplasma fermentans	+	+	–	7,0	4 a 21 dias	2+	DI	4+	1
Tratos respiratório/genital									
Mycoplasma genitalium	+	–	–	7,0	LENTO	2+	3 a 4+	1+	Desconhecidas
Acholeplasma laidlawii	+	–	–	6,0 a 8,0	1 a 5 dias	4+	4+	4+	1

+ = positivo; – = negativo; DI = dados indisponíveis.

incluindo polimorfismos no comprimento dos fragmentos de restrição, perfis de proteínas celulares na eletroforese em gel de poliacrilamida e sensibilidade a sais de manganês.[19,166,399,405,463] Dentro das biovariantes, a análise do rRNA com sondas de ácidos nucleicos demonstrou uma homologia significativa da sequência de nucleotídios entre sorotipos constituintes. A porcentagem de hibridização DNA–DNA entre os sorotipos 1, 3 e 6 da biovariante 1 foi de 91 a 92%, enquanto a dos sorotipos 2, 4, 5, 7 e 8 da biovariante 2 variou de 69 a 97%. Entretanto, anticorpos monoclonais desenvolvidos contra os sorotipos da biovariante 1 também reagiram em *Western immunoblots* com isolados clínicos da biovariante 2, indicando uma considerável reatividade cruzada antigênica entre os sorotipos policlonalmente definidos.[64] Técnicas de reação da cadeia de polimerase (PCR; do inglês, *polymerase chain reaction*) para a detecção do rRNA 16S específico da biovariante foram desenvolvidas e empregadas para examinar as cepas de referência e os isolados clínicos, de modo a estabelecer a existência de relações entre biovariantes e doenças específicas associadas a UU.[406,491] Em 1998, as biovariantes 1 e 2 de UU foram formalmente classificadas como *Ureaplasma parvum* e *Ureaplasma urealyticum*, respectivamente.[248]

As outras espécies de *Ureaplasma* são encontradas exclusivamente em animais. *U. diversum* (três sorovariantes) é encontrado nos tratos respiratório e genital de bovinos e ovinos; trata-se do agente etiológico de infecções maternas e fetais nesses animais, incluindo amnionite, aborto, baixo peso ao nascimento, pneumonia e morte neonatais.[194] *U. gallorale* (uma sorovariante) é uma espécie não patogênica encontrada no trato respiratório de galináceos e outras aves domésticas.[19,225,249] Duas espécies – *U. felinum* e *U. cati* – foram isoladas do trato respiratório de gatos domésticos sadios.[167] *U. canigenitalium*, a espécie mais recentemente descrita, foi isolada de culturas de amostras da cavidade oral, nasal e do prepúcio de cães, e inclui quatro sorovariantes.[168] Além dessas sete espécies formalmente descritas, foram também relatados isolados genética e antigenicamente distintos de ureaplasmas de aves, suínos, símios, bovinos e caprinos/ovinos, porém esses microrganismos ainda não receberam classificação de espécie ou denominações definitivas.[19,169]

Fatores de virulência dos micoplasmas isolados de seres humanos

Mycoplasma e *Ureaplasma* são bactérias principalmente associadas à mucosa, que residem nos tratos respiratório e urogenital do hospedeiro, em estreita associação com células epiteliais, apesar de sua localização extracelular.[195] Foram descobertos potenciais fatores de virulência nos micoplasmas patogênicos de seres humanos, e foram sugeridos alguns mecanismos propostos passíveis de explicar a sua patogenicidade. Esses mecanismos incluem competição por precursores bioquímicos, adesão às células, fusão com as membranas celulares, invasão celular e citoxicidade.[418] *M. pneumoniae* possui uma organela de fixação, que consiste em uma extensão afilada em dos polos da célula que apresenta um *core* elétron-denso e um "botão" terminal.[256,432] Essas estruturas fazem parte do citoesqueleto do micoplasma, que é constituído por uma rede de várias proteínas. Na ponta da organela de fixação, existe uma proteína de 169 kDa associada à membrana, denominada P1, que é a principal citoadesina que medeia a aderência de *M. pneumoniae* às células do hospedeiro.[206,524] Após a aderência, a fixação de P1 induz ciliostase, inflamação local e destruição tecidual, que é mediada adicionalmente pela liberação de peróxido.[524] Além da P1, outras proteínas de membrana que estão associadas à citoaderência incluem P30, P116 e HMW1-3. A ocorrência de alterações ou a ausência dessas proteínas torna *M. pneumoniae* avirulento.[418] Como a citoaderência representa a primeira etapa necessária para a infecção de superfície de mucosas suscetíveis, essas proteínas atuam como verdadeiros fatores de virulência nesse microrganismo. Os indivíduos infectados por *M. pneumoniae* produzem uma vigorosa resposta humoral contra a adesina P1, sugerindo que as proteínas adesinas purificadas podem ser úteis em testes sorológicos para o diagnóstico de infecções por *M. pneumoniae*.[109,205,206] As alterações citopáticas podem estar relacionadas com o dano local após a citoaderência das proteínas de *M. pneumoniae*. Além disso, *M. pneumoniae* pode penetrar nas membranas celulares e invadir as células do hospedeiro. Ocorre liberação de enzimas hidrolíticas e metabólitos citolíticos diretamente dentro da célula após a fixação e a invasão do microrganismo.[409,561] Existe também uma literatura substancial sobre a indução de múltiplas citocinas (interleucinas, interferona, fator de necrose tumoral [TNF] e fatores de estimulação de colônias) em consequência da infecção por *M. pneumoniae*, bem como sobre o papel dessas citocinas na patogênese e nos mecanismos da doença causada por micoplasmas.[354,418,560]

Foi identificado outro fator de virulência possível, designado como MPN372, que pode ser responsável pela lesão das células das vias respiratórias e por outras sequelas associadas a infecções por *M. pneumoniae* em seres humanos. MPN372 provoca extensa vacuolização e, finalmente, morte celular das células de mamíferos, incluindo padrões distintos e progressivos de citopatologia em cortes histológicos de anéis traqueais que foram infectados por *M. pneumoniae* virulento e mantidos em cultura de órgãos.[228] *M. pneumoniae* escapa da resposta imune do hospedeiro em virtude de sua sobrevida no interior das células hospedeiras, plasticidade fenotípica e mimetismo molecular. Além disso, *M. pneumoniae* pode induzir uma depressão transitória da função dos linfócitos T e depleção das células T CD4+ do hospedeiro.[418]

Foram também demonstradas proteínas de citoaderência em MH, responsáveis pelo início da colonização e infecção. P50 e P100, dois polipeptídios de MH localizados na superfície, atuam na aderência dessa espécie a células eucariotas.[178] MH liga-se também a glicolipídios sulfatados, sendo dependente do tempo, da temperatura e da dose, podendo o processo ser inibido por meio de incubação prévia do microrganismo com sulfato de dextrana de alto peso molecular.[369] A ligação da proteína recombinante P50 a células HeLa também é inibida por dextranas de alto peso molecular, indicando que a proteína de citoaderência P50 liga-se a sulfatídios na membrana da célula hospedeira.[244] Verifica-se a presença de glicopeptídios sulfatados e outros glicoconjugados em altas concentrações no trato urogenital humano de ambos os sexos, e a interação específica de MH com essas moléculas pode ajudar a explicar o tropismo de MH pelo tecido urogenital. A lipoproteína de citoaderência P100 de MH também possui um domínio de ligação ao substrato para o transporte de peptídios através da membrana celular.[179]

As cepas de MH também possuem outra proteína associada à aderência e exposta à superfície, denominada antígeno Vaa (associado a aderência variável), que é codificado por seis tipos distintos de genes *vaa*.[43,44] A expressão desses genes pode ser ativada ou desativada, e foi postulado que essa capacidade promove a disseminação dos microrganismos de uma célula para outra.[569]

UU também produz uma variedade de fatores associados à virulência. Os isolados de UU produzem três enzimas fosfolipases (A1, A2 e C), que estão localizadas na membrana plasmática.[103] Essas enzimas hidrolisam fosfolipídios, com liberação de ácido araquidônico. Como UU está associado à ocorrência de amnionite e a morbidade e mortalidade perinatais (*i. e.*, abortos espontâneos, prematuridade, natimortos), foi postulado que a infecção do trato genital feminino pode desencadear uma sequência de eventos patológicos relacionados com a produção de fosfolipases.[121] A liberação de ácido araquidônico das membranas amnióticas pode levar à produção de prostaglandinas, o que pode desencadear trabalho de parto prematuro.[29] Foi também constatado que UU induz a produção de citocinas inflamatórias (*i. e.*, TNF-α, interleucina-6 [IL-6]) em linhagens celulares de macrófagos tanto humanos quanto murinos e estimula a liberação de óxido nítrico por macrófagos alveolares cultivados.[274,276] A liberação extensa dessas citocinas pode contribuir para a resposta inflamatória e para a patologia da doença pulmonar crônica observada em prematuros com muito baixo peso ao nascimento. Foi também demonstrado que UU induz apoptose nas células epiteliais e macrófagos do pulmão humano; a morte celular foi impedida pelo uso de anticorpos anticlonais anti-TNF-α.[275] Esses dados sugerem que a infecção pulmonar por UU nesses recém-nascidos pode estar envolvida no comprometimento crônico dos tecidos pulmonares tanto direta quanto indiretamente pela produção de citocinas inflamatórias, as quais desempenham um papel reconhecido na doença pulmonar crônica de lactentes prematuros.[251,504] As três fosfolipases descritas anteriormente também podem contribuir para a doença pulmonar fetal relacionada com a infecção do trato respiratório por UU.[417] Tanto MH quanto UU também produzem proteases de imunoglobulina A (IgA), que podem facilitar a invasão da mucosa por meio de hidrólise da IgA da mucosa.[229]

M. fermentans, *M. penetrans* e *M. pirum* foram associados à ocorrência de doença em indivíduos sadios e em pacientes com AIDS. Esses microrganismos foram implicados como agentes oportunistas ou como cofatores, contribuindo para a patologia e a patogênese da doença relacionada com o HIV.[345] Os mecanismos envolvidos nessas funções postuladas incluem ativação específica do sistema imune celular, produção de superantígenos que estimulam a liberação de várias linfocinas e citocinas imunomoduladoras e geração de radicais livres, os quais contribuem para o estresse oxidativo observado na infecção pelo HIV. Todos esses micoplasmas "associados à AIDS" utilizam a glicose e hidrolisam a arginina. A arginina desaminase dos micoplasmas pode causar depleção de arginina nos macrófagos infectados. A arginina é um precursor de uma molécula que está diretamente envolvida na citotoxicidade mediada por macrófagos; por conseguinte, a depleção de arginina em consequência de infecção por micoplasmas pode resultar em diminuição da citotoxicidade dos macrófagos. Os micoplasmas também liberam nucleases no meio de crescimento, que degradam os ácidos nucleicos das células hospedeiras, gerando precursores para a síntese de seus próprios ácidos nucleicos. *M. fermentans*, *M. penetrans* e *M. pirum* também são capazes de invadir as células e de sobreviver como patógenos intracelulares.[84] A associação desses microrganismos com locais intracelulares de linfócitos e macrófagos ajuda a explicar o isolamento desses microrganismos, particularmente *M. fermentans*, do sangue de pacientes com e sem AIDS.

Importância clínica dos micoplasmas humanos

Mycoplasma pneumoniae

M. pneumoniae é um patógeno respiratório frequente em crianças, bem como em adultos. Esse microrganismo infecta as vias respiratórias superiores e inferiores e constitui uma das numerosas causas do processo pneumônico denominado pneumonia atípica; outras causas de pneumonia atípica incluem diversos vírus (p. ex., vírus influenza, vírus sincicial respiratório, adenovírus), fungos (p. ex., *Pneumocystis jirovecii*) e bactérias (p. ex., *Chlamydophila pneumoniae*, *Legionella pneumophila*).[42,132,450] *M. pneumoniae* é transmitido de uma pessoa para outra pela transferência de perdigotos no ar contendo os microrganismos, sendo a transmissão facilitada pela tosse ou pelo espirro. Cerca de 20% dos casos de pneumonia adquirida na comunidade que exige internação são causados por *M. pneumoniae*; todavia, esses casos representam apenas 3 a 10% de todas as infecções por *M. pneumoniae*, devido ao desenvolvimento de traqueobronquite ou de infecções menores das vias respiratórias superiores, e não de pneumonia, na maioria dos indivíduos infectados, ou pelo fato de que essas infecções permanecem assintomáticas.[132,418,453,455,524] O período de incubação é de 1 a 3 semanas, porém podem ocorrer sintomas dentro de apenas 4 dias após a infecção.[418] Em um relato de Seattle, WA, em 1977, as taxas de infecção por *M. pneumoniae* variaram de 2% nos anos endêmicos até 35% nos anos epidêmicos, com ocorrência de epidemias a cada 4 a 7 anos. As crianças de 5 a 9 anos desenvolvem mais pneumonia do que os adolescentes de 15 a 19 anos.[137] Em populações fechadas (p. ex., acampamentos de verão, bases militares, escolas e dormitórios nas universidades), *M. pneumoniae* pode ser responsável por surtos de pneumonia. As crianças com menos de 3 anos de idade tendem a apresentar infecções das vias respiratórias superiores, enquanto a traqueobronquite ou a pneumonia desenvolve-se, com mais frequência, em crianças com mais idade e em adultos. É interessante assinalar que os estudos conduzidos em populações pediátricas não demonstraram nenhum papel de *M. pneumoniae* na meningite aguda ou na otite média acompanhada de derrame.[252,459] As infecções causadas por *M. pneumoniae* são, em sua maioria, relativamente leves e consistem em faringite, traqueobronquite, bronquiolite e crupe; até um quinto das infecções é, na realidade, assintomática.[132]

Em geral, a doença não é sazonal e pode ocorrer o ano inteiro; entretanto, a incidência de doença manifesta é habitualmente maior no final do outono e no inverno, quando os jovens retornam às escolas. Entretanto, em um estudo realizado na China, foi constatado que a incidência é maior durante o verão, em comparação com *C. pneumoniae*, que não exibe uma ocorrência sazonal.[63]

Os sintomas iniciais da doença leve por *M. pneumoniae* consistem em faringite, tosse e sibilos, de modo que a infecção pode ser confundida com asma. As infecções respiratórias fulminantes são raras, porém pode haver desenvolvimento de infecção grave exigindo internação em indivíduos idosos e pacientes imunocomprometidos, podendo resultar em morte.[316,383,418] Para uma revisão histórica mais recente de *M. pneumoniae* e a sua importância na doença clínica, ver Cunha.[82]

Após exposição em hospedeiros suscetíveis, o microrganismo fixa-se às células epiteliais do trato respiratório e multiplica-se. Os microrganismos podem ser isolados em culturas durante o período de incubação e por várias semanas durante e após a doença clínica, mesmo na presença de anticorpos específicos. Depois de um período de incubação de 2 a 3 semanas, a manifestação clínica da pneumonia por micoplasma é habitualmente insidiosa, mais do que abrupta, com aparecimento gradual de sintomas constitucionais e pulmonares, que simulam a influenza. Observa-se a ocorrência de febre de 38 a 39°C em poucos dias na maioria dos pacientes, com aparecimento de calafrios, mal-estar, cefaleia, faringite, congestão nasal e tosse seca não produtiva no início da evolução clínica. Com frequência, a contagem de leucócitos está normal ou apenas discretamente elevada. Em 5 a 10% dos pacientes, observa-se o desenvolvimento de sintomas progressivos das vias respiratórias inferiores; o escarro torna-se mais mucoide ou mucopurulento, e pode-se detectar a presença de sangue no escarro. Nesse estágio, os esfregaços de amostra de escarro corados pelo método de Gram habitualmente revelam quantidades pequenas a moderadas de leucócitos polimorfonucleares, sem microrganismos. Com o início dos sintomas pulmonares, o paciente pode queixar-se de estar com resfriado forte ou "gripe"; contudo, continua tendo uma vida relativamente normal, daí o uso da expressão "pneumonia deambulatória" para referir-se a essa doença. No exame de tórax, são habitualmente detectados roncos localizados e estertores dispersos, e os achados nas radiografias de tórax são compatíveis com broncopneumonia difusa, acometendo, em geral, múltiplos lobos do pulmão, sem nenhuma consolidação. Na pneumonia por *M. pneumoniae*, os padrões radiográficos do tórax variam amplamente e podem revelar infiltrados pneumônicos peribrônquicos, atelectasia, nódulos e linfadenopatia hilar. Em geral, os achados radiológicos mostram-se mais extensos do que o sugerido pelo exame físico do paciente. Os derrames pleurais são relativamente raros na pneumonia por micoplasma, sendo observados em até 20% dos pacientes.[379] Outras complicações pleuropulmonares, como pneumotórax e abscesso pulmonar, também são incomuns. Todavia, houve um relato de uma criança de 10 anos de idade com história de febre e tosse de 15 dias de duração, que não respondeu a amoxicilina e ceftriaxona para suposta doença pneumocócica, que apresentou uma rápida resposta quando tratada com claritromicina; as evidências sorológicas sugeriram uma infecção por *M. pneumoniae* com abscesso pulmonar.[268] Foram descritos alguns outros pacientes com abscessos pulmonares, e, à semelhança desse paciente no qual a terapia com macrolídios foi retardada, houve progressão da doença causada por *M. pneumoniae*.

Em geral, a pneumonia por *M. pneumoniae* é autolimitada e ocorre resolução da maioria dos sintomas constitucionais dentro de 3 a 10 dias sem terapia antimicrobiana.

As anormalidades nas radiografias de tórax em geral regridem mais lentamente, e a resolução completa pode levar 10 dias até 6 semanas. Apesar da terapia antimicrobiana adequada, pode haver também recorrências e recidivas da pneumonia. Utilizando métodos sorológicos e técnicas de detecção molecular, vários estudos atuais demonstraram que *M. pneumoniae* pode desempenhar um papel significativo na asma aguda e crônica em crianças e adultos, exacerbações da doença pulmonar obstrutiva crônica, particularmente em indivíduos idosos, e síndrome de desconforto respiratório do adulto.[34,131,255,332,524,552] Dados disponíveis também sugerem que *M. pneumoniae* pode estar implicado na síndrome torácica aguda, uma doença semelhante à pneumonia, que se manifesta em pacientes com doença falciforme.[360]

As infecções respiratórias causadas por *M. pneumoniae* estão associadas a uma ampla variedade de manifestações extrapulmonares, incluindo sintomas neurológicos, cardíacos, dermatológicos, musculoesqueléticos, hematológicos e gastrintestinais.[156,502,532] Até 25% dos pacientes com infecção por *M. pneumoniae* podem apresentar complicações dermatológicas. Observa-se mais comumente a ocorrência de eritema multiforme maior (síndrome de Stevens–Johnson), que se manifesta como lesões vesiculares em áreas mucocutâneas do corpo,[272,412,418] vários tipos de erupções maculares, morbiliformes e vesiculares; eritema bolhoso multiforme e eritema nodoso.[66,272,428] Em um caso, um paciente com vasculite urticariforme por *M. pneumoniae* foi confundido com doença de Still do adulto no Reino Unido; entretanto, felizmente para o paciente, uma vez iniciado o tratamento adequado, ele se recuperou.[110] O mecanismo da doença cutânea e mucosa não é conhecido, porém postula-se que seja devido a uma lesão vascular por imunocomplexos ou a mecanismos autoimunes.[418] Em adultos e pacientes pediátricos com mucosite, a infecção por *M. pneumoniae* deve ser incluída no diagnóstico diferencial.[130]

Podem ocorrer manifestações cardiovasculares em até 10% dos pacientes, incluindo defeitos de condução, arritmia cardíaca, pericardite, tamponamento e insuficiência cardíaca congestiva.[236,335,419] Foi descrita a ocorrência de miopericardite em uma criança que apresentou febre, letargia, oligúria e dispneia.[376]

As manifestações do sistema nervoso central (SNC) constituem as complicações extrapulmonares mais comuns das infecções por *M. pneumoniae*. Em uma taxa de até 10%, pacientes com infecções sorologicamente confirmadas, que exigem internação, podem desenvolver complicações neurológicas, mais comumente encefalite e meningoencefalite, seguidas de polirradiculite e meningite asséptica.[156,418] *M. pneumoniae* constitui uma importante causa de encefalite em crianças, particularmente nas menores de 10 anos de idade, sendo frequente a necessidade de internação em unidade de terapia intensiva. Um estudo envolvendo crianças com encefalite aguda documentou a ocorrência de infecção por *M. pneumoniae* em 31% dos pacientes, sendo *M. pneumoniae* a causa provável da encefalite em pelo menos 7% dos casos, com base nos resultados de PCR para líquido cefalorraquidiano (LCR) e testes sorológicos positivos.[36,537] A mielite transversa aguda também ocorre em consequência de infecção por *M. pneumoniae*, incluindo casos associados à síndrome de Guillain–Barré; essa situação é mais comum em indivíduos < 35 anos de idade.[156,418,447,500] A patogênese das complicações do SNC não está totalmente elucidada. Pode resultar da invasão direta das bactérias, particularmente em pacientes com início precoce de encefalite, como sugeriu a presença de *M. pneumoniae* encontrados pela PCR do LCR.[269,354,503] Entretanto, é provável que ocorram síndromes neurológicas pós-infecciosas por meio de um mecanismo autoimune induzido pela infecção micoplasmial e/ou por meio de eventos tromboembólicos que levam a microangiopatia, vasculite cerebral e desmielinização em áreas perivasculares no SNC.[31,35,156,354,386,503] As complicações graves do SNC desse último tipo foram associadas a acidentes vasculares encefálicos após infecção aguda por *M. pneumoniae*.[372,454]

As complicações urológicas e hepatobiliares manifestam-se na forma de nefrite aguda e hepatite colestática, respectivamente.[155,448] Foi descrita a ocorrência de síndrome hemolítico-urêmica (SHU) em um menino de 1 ano de idade como complicação da doença respiratória causada por *M. pneumoniae*.[144] Um artigo publicado na China descreveu aumento da soroprevalência na infecção por *M. pneumoniae* em pacientes com hepatite C submetidos a hemodiálise.[260]

As complicações oculares descritas em associação à infecção por *M. pneumoniae* incluem edema do disco do nervo óptico, atrofia do nervo óptio, papilite óptica, exsudação da retina, hemorragia e uveíte bilateral.[340,415,547] Foram também relatados vários tipos de complicações hematológicas (*i. e.*, anemia hemolítica secundária à formação de crioaglutininas, coagulopatia intravascular, neutropenia, trombocitopenia, hemoglobinúria paroxística a frio), que podem resultar da produção de anticorpos e autoanticorpos específicos dirigidos contra pulmão, tecidos, cardiolipina e tecidos musculares.[62,65,92]

Os estados de imunodeficiência humoral e celular também predispõe os indivíduos a uma doença mais grave por *M. pneumoniae* e por outros micoplasmas.[132,375,408] Os indivíduos com hipogamaglobinemia podem sofrer episódios repetidos de pneumonia por *M. pneumoniae* e têm dificuldade em eliminar o microrganismo do trato respiratório, apesar do tratamento adequado. *M. pneumoniae* persiste na maioria dos indivíduos com infecção do trato respiratório durante alguns meses após a infecção, enquanto esses microrganismos podem permanecer por vários anos em um paciente com hipogamaglobinemia.[524] Com frequência, esses pacientes apresentam sintomas graves das vias respiratórias superiores e inferiores, com observação de pouco ou nenhum infiltrado na radiografia de tórax; além disso, apresentam complicações significativas, incluindo exantemas, dor articular, artrite séptica e osteomielite.[224,263,485,489] *M. pneumoniae* também pode causar doença grave em pacientes cujas condições anulam a imunidade celular, incluindo infecção pelo HIV e doença falciforme.[217,243,360,375] Um ensaio de PCR em amostras broncoalveolares foi positivo para *M. pneumoniae* em um paciente de 10 anos de idade submetido a transplante renal, que apresentava sintomas respiratórios crônicos e uma nova lesão expansiva no lobo superior do pulmão. A criança respondeu de modo satisfatório ao tratamento com macrolídios.[430]

Embora as artralgias constituam manifestação comum da infecção por micoplasmas, a artrite definitiva, com culturas positivas de amostras de líquido articular, foi relatada, porém é considerada muito rara.[61,88] Entretanto, as infecções articulares têm sido associadas a muitas espécies de *Mycoplasma*, incluindo *M. pneumoniae*. *M. pneumoniae* e *M. salivarium* foram encontrados no líquido sinovial de pacientes com artrite em um estudo conduzido no Reino Unido, mas não no líquido que se formou após lesão traumática. *M. fermentans* também tem sido encontrado em infiltrados celulares de articulações inflamadas.[223] Além disso, mais recentemente, a PCR e o sequenciamento levaram à detecção de *M. pneumoniae* em infecções de próteses articulares.[161] Com ensaios laboratoriais mais aprimorados para a detecção de *Mycoplasma* sp., a identificação de *M. pneumoniae* pode aumentar nessas situações clínicas.

A infecção disseminada e fulminante por *M. pneumoniae* com comprometimento multissistêmico é rara, porém foi relatada. Kountouras et al. descreveram um homem de 50 anos de idade previamente saudável, que apresentou desconforto respiratório progressivo, meningite asséptica, hepatite colestática, insuficiência renal e coagulação intravascular disseminada.[253] A infecção por *M. pneumoniae* foi diagnosticada por métodos sorológicos; o paciente foi tratado com eritromicina e teve uma recuperação sem complicações. Takiguchi et al. descreveram um caso clínico de uma mulher de 64 anos de idade, previamente saudável, que desenvolveu desconforto respiratório progressivo, com infiltrados alveolares bilaterais disseminados na radiografia de tórax.[467] Em seguida, houve desenvolvimento de síndrome de desconforto respiratório agudo e coagulação intravascular disseminada. Foi estabelecido um diagnóstico sorológico de infecção por *M. pneumoniae*. Apesar da terapia intensiva com agentes antimicrobianos e corticosteroides, da ventilação mecânica, da hemodiálise e da plasmaférese, a paciente morreu de falência múltipla de órgãos. De modo semelhante, Koletsky e Weinstein descreveram um caso de infecção disseminada por *M. pneumoniae* rapidamente fatal em uma mulher de 30 anos de idade, durante o qual a paciente desenvolveu doença respiratória grave, pneumonia, colapso cardiovascular e insuficiência renal depois de uma evolução clínica de 9 dias.[246] Infelizmente, a paciente faleceu 24 horas após a sua internação. Na necropsia, o microrganismo foi isolado dos pulmões, dos rins e do cérebro. O exame histopatológico revelou pneumonia consolidada bilateral e coagulação intravascular disseminada.

Em certas ocasiões, *M. pneumoniae* pode ser isolado de locais extrapulmonares incomuns além daqueles citados anteriormente. Goulet et al. isolaram *M. pneumoniae* de amostras do trato urogenital de 22 mulheres no decorrer de um período de 2 anos.[145] Além disso, o microrganismo foi isolado da uretra de um dos três parceiros sexuais de uma mulher que abrigava o microrganismo no trato genital. *M. pneumoniae* também foi isolado de um abscesso tuboovariano.[495] Foi relatada uma associação com a doença de Kawasaki em quatro crianças italianas, nas quais a sorologia confirmou a presença de infecção por *M. pneumoniae*; entretanto, não houve nenhuma outra evidência de relação causal.[520]

Mycoplasma hominis e Ureaplasma urealyticum

Tanto MH quanto UU podem ser isolados do trato genital de homens e mulheres assintomáticos.[321,323,324] As publicações de McCormack et al., em 1972 e 1986, demonstraram que as taxas de colonização por MH e UU em homens variaram de 0 a 13% e de 3 a 56%, respectivamente.[321,322] Os mesmos autores relataram que, em mulheres, as taxas de colonização vaginal por MH e UU variaram de 0 a 31% e de 8,5 a 77,5%, respectivamente, dependendo da idade, da raça, da experiência sexual e do nível socioeconômico.[321,322,324] As taxas de colonização do trato genital de homens e mulheres estão relacionadas com a atividade sexual, e os indivíduos com múltiplos parceiros sexuais têm mais tendência a ser colonizados. Por conseguinte, a epidemiologia da aquisição do microrganismo sugere que esses micoplasmas são provavelmente transmitidos sexualmente. Evidências adicionais de transmissão sexual são sugeridas por taxas de isolamento muito mais baixas entre mulheres que utilizam métodos contraceptivos de barreira.[324] Com base nesses dados, é evidente que esses microrganismos são excessivamente prevalentes, em particular no trato genital inferior de mulheres sexualmente ativas.

No decorrer dos últimos anos, tanto UU quanto MH foram implicados em uma variedade de condições clínicas, principalmente relacionadas com colonização e infecção do trato genital inferior, infecções do trato genital superior em mulheres e, raramente, infecção do trato genital superior e prostatite em homens.[121,170,209,381] Foi postulado que ambos desempenham um papel na endometrite precoce e tardia, na corioamnionite e na ruptura prematura das membranas.[106,121,151] A presença de UU no trato genital, em particular, foi associada estatisticamente a prematuridade, lactentes com baixo peso ao nascimento e infertilidade.[124,151,170,230] Estudos controlados sobre a patogênese dos micoplasmas genitais são complicados, visto que ambos os microrganismos exibem alta prevalência em adultos assintomáticos sexualmente ativos. Para complicar ainda mais as questões de etiologia, os micoplasmas genitais frequentemente são isolados em cultura, juntamente com outros patógenos reconhecidos do trato genital, como *Chlamydia trachomatis* e *Neisseria gonorrhoeae*.[330] Essas associações dificultam estabelecer se uma determinada condição patológica é atribuível exclusivamente à presença de micoplasmas genitais. Um excelente exemplo desse dilema é a afecção clínica denominada vaginose bacteriana. MH é frequentemente isolado de mulheres com essa infecção.[182,234,259] Entretanto, sabe-se hoje que a vaginose bacteriana resulta de uma complexa interação de bactérias aeróbias e anaeróbias. O papel dos micoplasmas genitais nessa doença ainda não foi elucidado nem definido, e não foi comprovada a existência de uma relação causal entre MH e a vaginose bacteriana. Os estudos realizados sobre a patogenicidade dos micoplasmas genitais são ainda mais complicados pelo isolamento dos microrganismos durante ou após a administração de agentes antimicrobianos no tratamento de outros patógenos do trato genital.[79] A terapia antimicrobiana contra esses outros microrganismos pode atuar na seleção de micoplasmas resistentes aos agentes utilizados (p. ex., penicilinas e cefalosporinas). Após o isolamento de micoplasmas de cultura de amostra genital ou de um local de infecção, torna-se difícil atribuir um papel etiológico aos microrganismos no contexto da administração prévia ou atual de antibióticos.

MH e UU foram isolados de hemoculturas de mulheres com febre puerperal.[94,121,123,261,325,353] Aproximadamente 10% das mulheres com febre pós-parto ou pós-aborto, MH ou UU são isolados em hemoculturas.[524] Em alguns casos, essas bactérias podem ser isoladas com outros microrganismos do trato genital, o que também complica a definição do papel etiológico dos micoplasmas genitais. A bacteriemia pós-parto resulta da ascensão dos microrganismos da vagina para o endométrio, onde esses microrganismos provocam endometrite. A infecção das membranas placentárias e do líquido amniótico por micoplasmas ocorre mais frequentemente em mulheres colonizadas que sofrem ruptura prematura das membranas fetais e trabalho de parto prematuro ou prolongado.[136] A partir desses locais, os microrganismos penetram na corrente sanguínea durante e após o trabalho de parto vaginal ou cesariana. Foi também documentada a ocorrência de bacteriemia por UU como complicação em mulheres submetidas a histerectomia.[90]

O isolamento de micoplasmas, particularmente UU, do trato genital inferior de mulheres grávidas está associado a vários desfechos adversos da gravidez, incluindo parto de lactentes com baixo peso ao nascimento. Em um estudo conduzido por Kass et al., as mulheres cujos tratos genitais estavam colonizados por UU e que apresentaram uma resposta de anticorpos de quatro vezes ou mais contra o microrganismo apresentaram uma taxa de 30% de lactentes com baixo peso ao nascimento, enquanto apenas 7,3% das mulheres colonizadas que não apresentaram essa resposta humoral tiveram lactentes com baixo peso ao nascimento.[230] Além disso, essa resposta humoral foi sorotipo-específica, sugerindo que a taxa adicional de baixo peso ao nascimento estava relacionada com infecção recente por um novo sorotipo de UU, diferente do sorotipo ou dos sorotipos já presentes na vagina. Um estudo que examinou a relação entre duas biovariantes de UU e os desfechos da gravidez constatou que a biovariante *urealyticum* estava associada a desfechos mais adversos em termos de peso ao nascimento, idade gestacional e parto prematuro, em comparação com a biovariante *U. parvum*.[1] Ensaios clínicos terapêuticos com tetraciclina ou com eritromicina resultaram em diminuição das taxas de lactentes com baixo peso ao nascimento, implicando que a erradicação dos micoplasmas (ou de outros microrganismos sensíveis) do trato genital pode ter um efeito benéfico e direto sobre determinados desfechos adversos da gravidez.[230,486] Artigos de revisão sobre a associação dos micoplasmas com desfechos adversos durante a gravidez são recomendados para aqueles interessados em uma leitura adicional.[262,487]

Pode-se demonstrar a ocorrência de infecções amnióticas por UU em mulheres assintomáticas com membranas fetais intactas, e, com frequência, essas infecções estão associadas a desfechos adversos da gravidez.[57,152,193,565] UU tem a capacidade de desencadear uma intensa resposta inflamatória tecidual, sem sintomas associados; as evidências sorológicas de uma resposta humoral a esses microrganismos e o isolamento simultâneo de ureaplasmas do sangue dessas pacientes parecem confirmar a possibilidade de infecções amnióticas silenciosas.[57,138] Gray et al. estudaram dois grupos de mulheres grávidas assintomáticas com a mesma idade materna, idade gestacional e indicações para amniocentese.[152] Foram efetuadas culturas de amostras de amniocentese transabdominal para micoplasmas. Entre as 86 mulheres no grupo *Ureaplasma*-negativo, houve uma incidência de 1,2% de abortos espontâneos durante o segundo trimestre de gravidez e uma taxa de prematuridade de 9,3%, para uma taxa global de desfechos adversos de 10,5%. Entretanto, a taxa de desfechos adversos (seis abortos espontâneos e dois partos prematuros) entre as oito mulheres no grupo *Ureaplasma*-positivo alcançou 100%, representando um risco 8,6 vezes maior de desfechos adversos. Um lactente prematuro sobreviveu, porém com complicação da doença da membrana hialina. O exame histológico do tecido placentário das oito mulheres infectadas revelou corioamnionite em todas elas, e todas as sete amostras de tecido pulmonar dos lactentes revelaram pneumonia. Foi constatado o crescimento de UU em culturas de quatro de cinco amostras de placenta e três de cinco amostras de tecido pulmonar fetal.[152] Horowitz et al. também mostraram que 50% de seis mulheres com culturas positivas de líquido amniótico para UU no segundo trimestre tiveram desfechos adversos da gravidez, em comparação com 12% de 123 mulheres com culturas negativas do líquido amniótico.[193] Em outro estudo que examinou a colonização endocervical por UU e as respostas sorológicas ao microrganismo, Horowitz et al. constataram que a colonização cervical, quando associada a títulos elevados contra UU, identificou uma população de mulheres com risco de complicações durante a gravidez.[191,192] Eschenbach fez uma revisão das evidências sobre a contribuição do UU nos desfechos adversos da gravidez e concluiu que, embora a presença de UU no trato genital inferior não estivesse associada a parto prematuro, a presença do microrganismo no córion e no âmnion esteve fortemente associada a evidências histológicas de corioamnionite e fracamente associada a parto prematuro como desfecho.[124] Embora se tenha bem estabelecido que as mulheres sadias colonizadas por MH no trato genital habitualmente dão à luz lactentes colonizados sadios, MH também tem sido associado, em certas ocasiões, à ocorrência de corioamnionite, aborto, natimortos e morte fetal intrauterina.[331]

Em alguns casos, foi constatado que a infecção placentária por ureaplasmas contribui *a priori* para a ocorrência subsequente de endometrite, ruptura prematura das membranas e trabalho de parto prematuro. A colonização da placenta possibilita a infecção do endométrio, a partir do qual os microrganismos podem ter acesso à corrente sanguínea. O isolamento de UU e de MH do tecido endometrial após o parto estabeleceu que micoplasmas e ureaplasmas podem constituir causas prováveis de endometrite de início precoce e tardio em alguns casos. A endometrite pós-parto constitui uma importante complicação da gravidez e ocorre mais frequentemente após cesariana do que pós-parto vaginal. Em um estudo, ocorreu endometrite em 28% das mulheres com presença de UU no córion e no âmnion por ocasião do parto por cesariana, em comparação com apenas 8,4% quando as culturas foram negativas e 8,8% quando foram identificadas bactérias diferentes de UU.[15] Esses pesquisadores concluíram que a colonização corioamniótica por UU em mulheres com membranas intactas e parto por cesariana constituía um preditor independente de endometrite subsequente. Em um ensaio clínico randomizado subsequente de profilaxia antimicrobiana de espectro ampliado com agentes ativos contra UU em mulheres com parto por cesariana, foi constatada uma redução da frequência de endometrite pós-parto.[14] Embora tenha sido sugerida por alguns estudos, não foi demonstrada nenhuma relação causal de modo inequívoco entre micoplasmas genitais e ocorrência de doença inflamatória pélvica (DIP; salpingite).[121,279,435,462]

Devido às taxas elevadas de colonização dos micoplasmas genitais tanto em homens quanto em mulheres, esses microrganismos também foram avaliados quanto à sua relação com infertilidade involuntária. Embora alguns estudos tenham sugerido um possível papel desses microrganismos na infertilidade, não existe nenhuma prova definitiva indicando que eles provoquem infertilidade masculina ou feminina.[471] MH foi encontrado em 1,3%, UU em 20%, *N. gonorrhoeae* em 0,4%, e *C. trachomatis* em 2,2% de 230 mulheres submetidas a avaliação para infertilidade nos EUA.[202] Em um estudo realizado em 2002 de 50 mulheres inférteis e 46 mulheres férteis, MH foi isolado do trato genital de 8% das mulheres inférteis, porém não foi isolado das mulheres do grupo-controle.[128] UU foi isolado de 56% das mulheres inférteis e de 39% das mulheres-controle; essa diferença não foi estatisticamente significativa, porém os autores sugeriram a possível existência de uma associação entre infertilidade e UU. Em um estudo de 92 parceiros assintomáticos de casais inférteis, 12 (13%) homens apresentaram UU no ejaculado. Nesse caso também, os pesquisadores sugeriram que UU possa desempenhar algum papel na infertilidade, na ausência de outras condições.[273] Foi constatado que UU *in vitro* adere aos espermatozoides, resultando em redução significativa de sua motilidade e causando alterações das membranas celulares, o que pode sugerir um papel do UU *in vivo* na infertilidade.[364] Entretanto, outro estudo realizado não constatou nenhuma diferença na qualidade dos espermatozoides de homens com e sem culturas positivas para MH ou UU, conforme avaliado pela densidade, vitalidade, motilidade e morfologia dos espermatozoides.[13] Mais recentemente, um estudo conduzido na Itália com homens não selecionados que procuraram uma clínica de infertilidade mostrou uma prevalência elevada de infecção por UU e MH e demonstrou que a presença desses microrganismos estava associada a uma porcentagem maior de pacientes com parâmetros anormais dos espermatozoides. Dos 250 homens inférteis, 16% tiveram culturas positivas para UU e 4% apresentaram culturas contendo MH.[414]

UU pode desempenhar um papel no aborto espontâneo, em virtude de sua capacidade de causar corioamnionite; entretanto, à semelhança das outras condições descritas anteriormente, ainda não foi obtida nenhuma prova definitiva. Joste *et al.* obtiveram culturas e examinaram a histopatologia de amostras de 42 abortos espontâneos durante o primeiro trimestre, 21 abortos eletivos no primeiro trimestre e 32 partos prematuros no terceiro trimestre, 11 dos quais apresentam culturas positivas para UU.[226] Entre as amostras obtidas dos abortos espontâneos durante o primeiro trimestre, 26% apresentaram culturas positivas para ureaplasmas, ao passo que nenhuma das amostras de 21 abortos eletivos foi positiva para UU. As evidências histológicas de corioamnionite não exibiram nenhuma correlação com as culturas positivas das amostras de abortos espontâneos, porém demonstraram uma correlação com as culturas positivas para UU nos 11 partos prematuros durante o terceiro trimestre. Esses pesquisadores postularam que as alterações iniciais causadas pela infecção por UU, além da corioamnionite histologicamente evidente, podem ser responsáveis pela patogênese dos abortos espontâneos relacionados com a infecção por ureaplasmas.[226] Um estudo conduzido na Bélgica, de 1989 a 1994, constatou a existência de uma forte associação entre a vaginose bacteriana e o aborto.[107] Após uma análise multivariada, MH e UU, mas não outros microrganismos, mantiveram uma associação significativa com o risco aumentado de aborto. Por outro lado, outro estudo publicado em 2004 não verificou nenhuma associação entre abortos no primeiro trimestre e a presença de micoplasmas ou ureaplasmas nas amostras de placenta expelida.[319]

Foi também relatada a ocorrência de infecções do trato urinário causadas por micoplasmas em mulheres grávidas. É difícil determinar o significado dos micoplasmas em amostras de urina coletadas com assepsia em mulheres, devido à provável contaminação da amostra por microrganismos que colonizam a vagina e a parte distal da uretra. Savige *et al.* procederam à coleta de aspirados vesicais suprapúbicos para cultura de 72 mulheres grávidas sadias e 51 mulheres com pré-eclâmpsia.[425] UU foi isolado da urina de 7% das mulheres sadias e de 20% daquelas com pré-eclâmpsia. Em um estudo subsequente de bacteriúria em 340 mulheres grávidas, a presença de UU na urina durante o primeiro trimestre demonstrou ter uma correlação com o desenvolvimento de pré-eclâmpsia durante o primeiro trimestre de gravidez.[141] Entre as 21 mulheres que desenvolveram pré-eclâmpsia, 29% tinham ureaplasmas na urina durante o primeiro trimestre, em comparação com apenas 10% das pacientes que não desenvolveram pré-eclâmpsia. Por conseguinte, a probabilidade de desenvolver pré-eclâmpsia foi três vezes maior nas mulheres que apresentaram ureaplasmas na urina no início da gravidez, em comparação com as mulheres que tiveram culturas negativas. Embora os mecanismos envolvidos na patogênese da pré-eclâmpsia ainda não tenham sido esclarecidos, foi sugerido que os ureaplasmas, à semelhança de outras bactérias envolvidas na bacteriúria, também podem contribuir para os desfechos adversos da gravidez. Em outro estudo de micoplasmas realizado em 48 mulheres com sintomas de infecção crônica do trato urinário, 23 (48%) apresentaram culturas positivas (22 UU e 1 MH).[393] Após a instituição da terapia específica, as culturas de todas as mulheres tornaram-se negativas, e 91% das mulheres infectadas tiveram alívio dos sintomas crônicos. Esses pesquisadores concluíram que, após descartar a probabilidade de agentes comuns responsáveis por infecções urológicas, de anormalidades anatômicas e disfunções neurológicas, convém obter culturas para micoplasmas, com quimioterapia antimicoplasmática específica subsequente, antes de considerar outros procedimentos diagnósticos.[393] Um estudo conduzido na Grécia examinou 153 mulheres não grávidas com sintomas miccionais crônicos e constatou que 52% dessas mulheres tiveram UU isolado de amostras de uretra, vagina ou urina, enquanto 3,3% apresentaram isolamento tanto de MH quanto de UU. Após tratamento das supostas infecções causadas por MH/UU, 92% das mulheres apresentaram culturas negativas para MH/UU, e todas tiveram melhora significativa dos sintomas após o tratamento.[18]

Os micoplasmas genitais têm sido associados à NGNCU. *C. trachomatis* é o agente etiológico bem estabelecido responsável por 30 a 50% dos casos de uretrite aguda não atribuível a *N. gonorrhoeae*. Foi também estabelecida uma associação significativa entre a NGNCU e *Mycoplasma genitalium*, que pode responder por 15 a 25% dos casos de NGNCU aguda.[96,97,186] Apesar da realização de vários estudos, o papel de UU na uretrite masculina não está totalmente esclarecido. Embora dados anteriores tenham sugerido que UU constitua o agente etiológico em alguns casos de NGNCU, não se sabe qual a proporção de infecções causadas por esse microrganismo; até mesmo quando o microrganismo está presente na uretra de homens sintomáticos, seu papel como agente etiológico não foi estabelecido. Estudos de homens sintomáticos tratados com antibióticos com atividade diferencial entre *C. trachomatis* e UU e culturas realizadas em homens com sintomas persistentes de uretrite após terapia antigonocócica e contra clamídias sugerem que alguns casos de NGU são causados por UU.[79,476] O uso de abordagens moleculares altamente sensíveis, juntamente com as respostas sorológicas, já forneceu informações mais completas acerca do papel de UU na NGU. Um estudo conduzido por Horner et al. constatou que UU não está associado à NGNCU aguda em uma análise multivariada, porém foi associado à NGNCU crônica, que foi definida para o estudo como a ocorrência de uretrite dentro de 30 a 92 dias após o início do tratamento.[187,188] Esses pesquisadores concluíram que os ureaplasmas representam uma provável causa de NGNCU crônica que ocorre após o tratamento. Um estudo conduzido no Japão, em 2004, relatou a existência de uma associação significativa entre UU e NGNCU e sugeriu que a presença de U. parvum na uretra pode refletir uma colonização, e não uma infecção.[99] Outros estudos recentes utilizando técnicas moleculares sensíveis estabeleceram que UU está associado a alguns casos de NGNCU e que U. parvum é observado mais frequentemente em infecções assintomáticas, embora alguns pacientes com U. parvum possam ser sintomáticos.[395,567] A relação entre MH e NGNCU está muito menos definida nos homens, e não foi constatado que esteja envolvida em mulheres com síndrome uretral.[524]

O papel do MH e do UU na etiologia da prostatite crônica foi investigado por muitos pesquisadores. Utilizando técnicas clássicas para localizar infecções na próstata, diversos pesquisadores documentaram a presença de UU como agente responsável por uma pequena proporção de casos de prostatite crônica.[365,366,381,449] Em um estudo realizado na Croácia, em 2002, UU foi o único agente isolado do líquido prostático de 2,54% de 276 pacientes com infecção crônica de próstata.[449] Em um estudo conduzido no Japão, UU foi isolado de secreções do líquido prostático de 18 de 143 pacientes com prostatite.[366] O tratamento anti-Ureaplasma específico erradicou os microrganismos e levou à resolução dos sintomas, sugerindo que UU foi o agente etiológico nesses pacientes. UU constitui uma causa rara de epididimite; foi relatado um único caso de infecção, em que os microrganismos foram isolados do aspirado do epidídimo em associação a uma elevação significativa dos títulos de anticorpos específicos.[209] Em um estudo realizado na Rússia, em 2011, baseado na PCR, foi constatado que homens com prostatite crônica abrigam o MH com uma incidência três vezes maior que a dos homens com hiperplasia prostática benigna, não havendo nenhuma evidência da presença do microrganismo nos homens sem doença prostática. Além disso, o estudo detectou títulos mais elevados de anticorpo anti-MH e níveis aumentados do antígeno prostático específico (PSA; do inglês, prostate-specific antigen) em pacientes positivos para MH. Os autores acreditam que o MH possa ser potencialmente empregado como marcador de doença prostática inicial e como alvo para prevenção e tratamento melhores.[21]

Os lactentes nascidos de mães colonizadas por micoplasmas genitais também são frequentemente colonizados. Em estudos de pesquisa, 18 a 45% dos recém-nascidos de mães colonizadas também estavam colonizados por MH, com obtenção de culturas positivas a partir de amostras de material de garganta, trato genital ou urina.[106,121] A taxa de transmissão vertical de UU varia de 18 a 55% entre lactentes a termo e de 29 a 55% entre prematuros.[416] A colonização normalmente diminuiu depois de cerca de 3 meses de idade. Além disso, foi constatada a ocorrência de colonização em menos de 10% das crianças de mais idade e adultos sem atividade sexual.[524] Syrogiannopoulos et al. efetuaram culturas de material de garganta, olhos e vagina de 193 lactentes a termo nascidos de mulheres com colonização vaginal por UU.[465] Desses lactentes, 107 (55%) apresentaram UU em pelo menos um dos locais de cultura. Nesses lactentes, a colonização pode persistir por períodos prolongados, sem qualquer efeito prejudicial para a criança. Neste último estudo mencionado, 68%, 33% e 37% dos lactentes com colonização na garganta, nos olhos e na vagina, respectivamente, por ocasião do nascimento ainda permaneciam colonizados no acompanhamento realizado com 3 meses de idade. Entre as crianças com colonização do trato respiratório, não foi constatado nenhum aumento na incidência de doenças relacionadas em comparação com as crianças que não apresentaram colonização nesse local. Em um estudo conduzido em Israel, 24% de 99 lactentes prematuros estavam colonizados por micoplasmas; UU foi isolado de 21 lactentes enquanto MH foi isolado de três.[204] Neste estudo, a taxa de colonização exibiu uma correlação inversa com a idade gestacional; 80% dos lactentes com menos de 28 semanas de gestação apresentaram colonização, em contraste com 17,9% dos lactentes com 28 a 36 semanas de gestação.[204] Dos 27 lactentes que exigiram suporte ventilatório nesse estudo, UU foi isolado das secreções das vias respiratórias inferiores em 22%. Os ureaplasmas podem invadir o saco amniótico e induzir uma resposta inflamatória, resultando em corioamnionite, trabalho de parto prematuro e lesão pulmonar neonatal. A capacidade de UU e de MH de causar pneumonia, bacteriemia e meningite em recém-nascidos não pode ser mais questionada.[537] As pesquisas futuras para prevenção de prematuridade devem ser direcionadas para a identificação e a localização de microrganismos específicos, juntamente com ensaios clínicos de antibióticos específicos para estabelecer quais dessas intervenções podem melhorar os resultados desses lactentes a longo prazo.[537]

Diversos estudos sugeriram que UU está associado a doença pulmonar crônica, displasia broncopulmonar, hipertensão pulmonar persistente e infecção sistêmica em lactentes prematuros.[32,56,58] Na atualidade, estudos prospectivos e estudos de modelos animais demonstraram a existência de uma relação significativa entre a infecção das vias respiratórias por UU e o desenvolvimento de doença pulmonar crônica do recém-nascido.[80,410] Cassell et al. constataram que o isolamento de UU da traqueia de lactentes com peso abaixo de 1.000 g, que também necessitavam de suporte ventilatório, foi associado ao desenvolvimento de displasia broncopulmonar e condições associadas (p. ex., doença da membrana hialina, persistência do canal arterial e pneumonia).[56] Em um estudo subsequente realizado por Crouse et al., foi constatado que os lactentes com baixo peso ao nascimento, com desconforto respiratório e isolamento de UU em culturas de material de traqueia, tinham mais tendência a apresentar displasia e evidências de pneumonia na radiografia de tórax do que os lactentes sem UU.[80] A colonização da nasofaringe ou da traqueia de lactentes prematuros por UU também está associada a uma contagem elevada de leucócitos no sangue periférico.[367] Sanchez e Regan constataram que, entre lactentes colonizados com ureaplasmas no trato respiratório, 30% desenvolveram doença pulmonar crônica exigindo suporte ventilatório mecânico, enquanto apenas

8% dos recém-nascidos não colonizados apresentaram doença do trato respiratório.[417] Foi documentada a ocorrência de infecção da corrente sanguínea por UU em recém-nascidos, e essas infecções frequentemente estão associadas a infecções coexistentes do trato respiratório.[32,49,528] Essas infecções sistêmicas estão associadas a infecção do trato urinário, ruptura prematura ou prolongada das membranas, trabalho de parto prematuro, corioamnionite, baixo peso ao nascimento e presença de anomalias congênitas e asfixia perinatal no recém-nascido.[528] A patogênese dessa síndrome no recém-nascido foi corroborada por modelos animais e reflete tanto a natureza dessas bactérias como agentes oportunistas quanto o estado de imunocomprometimento do lactente prematuro.[531] Estudos realizados com culturas de fibroblastos pulmonares de recém-nascidos demonstraram que a infecção por UU in vitro induz a liberação de citocinas por essas células, sugerindo a atuação das citocinas na patogênese da displasia broncopulmonar na prematuridade.[457] Os estudos sorológicos realizados indicam que o recém-nascido ou o feto com infecção sistêmica por UU gera respostas de IgM e IgG anti-*Ureaplasma* específicas contra sorovariantes, fornecendo evidências adicionais para o potencial patogênico desses microrganismos.[398]

Vários relatos e estudos também demonstraram que tanto UU quanto MH podem ser isolados esporadicamente do SNC como causa de meningite silenciosa ou clinicamente sintomática no período neonatal.[518] Foram descritos vários casos de infecções do SNC por MH no recém-nascido, e a maioria delas ocorreu em prematuros para os quais foi documentada uma ruptura prolongada das membranas, embora tenham sido descritos casos em lactentes a termo.[11,326,531,550] Em um estudo prospectivo de 100 lactentes prematuros, Waites et al. isolaram UU do LCR de oito lactentes e MH do LCR de cinco lactentes.[529] Entre os lactentes com infecção causada por UU, seis sofreram hemorragia intraventricular, três apresentaram hidrocefalia e três morreram. Nenhum dos lactentes com infecção por MH veio a falecer, e apenas um deles apresentou sinais neurológicos de meningite. Entretanto, Gilbert e Drew comunicaram um caso de meningite causada por MH em um lactente prematuro que apresentou uma evolução crônica, com desenvolvimento de hemorragia intraventricular.[140] Em todos esses lactentes, foi difícil erradicar os microrganismos com terapia antimicrobiana. Em um estudo de 318 lactentes predominantemente a termo com sinais de suspeita de sepse ou de meningite, nascidos principalmente de mulheres de baixo risco, MH foi isolado do LCR de nove lactentes, enquanto UU foi isolado do LCR de cinco lactentes.[528] Desses 14 lactentes infectados, 12 recuperaram-se sem nenhum tratamento, e 2 faleceram. Desses dois lactentes, um com MH morreu de sepse por *Haemophilus influenzae*, enquanto o outro, infectado por UU, sofreu hemorragia intraventricular. Esse estudo sugeriu que os micoplasmas são mais comuns nas infecções neonatais do SNC do que se acreditava anteriormente. Foi descrito um caso de meningite por MH após neurocirurgia em um adulto; a detecção foi realizada pela PCR do LCR, visto que a cultura e outras técnicas não moleculares não foram suficientes para estabelecer o diagnóstico.[264] Embora as infecções do SNC por MH habitualmente sofram resolução espontânea, os ureaplasmas aparentemente podem desencadear uma resposta inflamatória associada à hemorragia intraventricular.[176]

Além das infecções do SNC, os micoplasmas, em particular MH, também têm sido isolados de outras infecções extragenitais tanto em crianças quanto em adultos. MH adquirido no período perinatal foi isolado de abscessos subcutâneos do couro cabeludo, no local de lesões causadas por fórceps ou monitor, infecções da conjuntiva e linfonodos submandibulares no recém-nascido.[47,143,396] MH também foi isolado em múltiplas hemoculturas de uma criança de 10 meses de idade que havia sofrido queimaduras graves.[87] Nos adultos, MH tem sido cultivado de pacientes com uma ampla variedade de infecções, incluindo bacteriemia, infecções de feridas pós-operatórias e pós-histerectomia, hematomas, artrite séptica, empiema associado a aspiração, tromboflebite séptica, peritonite, abscessos periorbitários, abscessos intra-abdominais e retroperitoneais e abscessos cerebrais.[48,75,137,177,242,271,309,317,327,340,341,380,402] Foi constatada a ocorrência de bacteriemia e de infecção pós-operatória da incisão esternal por MH em pacientes após cirurgia cardiotorácica.[347,352,451] Em outro relato de infecção de ferida esternal por MH, UU também foi isolado.[390] Foi relatada a ocorrência de endocardite de prótese valvar por MH, e tanto MH quanto UU foram isolados de tecidos pericárdicos e líquidos de pacientes com derrames pericárdicos.[40,135,236]

Os pacientes com essas infecções tinham história de cirurgia cardíaca recente (p. ex., cirurgia de revascularização do miocárdio, substituição de valva da aorta, transplante cardíaco devido a miocardiopatia dilatada idiopática) ou estavam imunocomprometidos (p. ex., lúpus eritematoso sistêmico [LES], doença pulmonar obstrutiva crônica).[236] MH também foi isolado de infecção de ferida cirúrgica após inserção de prótese mamária de silicone.[420]

MH e UU podem comportar-se como agentes infecciosos oportunistas em pacientes com doenças de base ou condições debilitantes como hipogamaglobulinemia, doença de Hodgkin, LES, transplante renal, doença cardíaca, linfoma, artrite reumatoide e traumatismo grave.[75,227,306,339,342,370,378,480,497] Em um paciente, foi relatada a ocorrência de peri-hepatite associada a um abscesso perinéfrico por MH, que se desenvolveu 4 meses após transplante renal.[53] Em um paciente australiano imunocompetente nos demais aspectos, foi identificada a presença de um abscesso parafaríngeo após infecção aguda pelo vírus Epstein-Barr.[235] Foi relatada a ocorrência de artrite séptica por MH e UU em pacientes com hipogamaglobulinemia, neoplasias malignas hematológicas, traumatismo maciço, bacteriemia pós-parto, LES e imunodeficiência variável comum; é provável que essa entidade clínica ocorra após disseminação hematológica dos espaços articulares.[51,75,225,497] Em 1994, Kane et al. descreveram o primeiro caso de infecção do trato respiratório com hemorragia alveolar difusa causada por MH; o paciente era um receptor de transplante de medula óssea.[227] MH foi isolado de hematomas peri-hepáticos pós-operatórios, que se formaram no abdome de um receptor de transplante de fígado 1 mês após a cirurgia de transplante.[208] Tanto MH quanto UU foram isolados de um hematoma retroperitoneal 12 dias após transplante de fígado em uma mulher de 45 anos de idade com insuficiência hepática fulminante.[160] Ocorreram também infecções de próteses articulares por MH, e foram também relatadas infecções de feridas por MH após cirurgia de redução de mandíbula fraturada e após cesariana.[451] Em um paciente imunocomprometido na Alemanha, uma infecção dupla por MH resistentes a antibióticos e por *U. parvum* evoluiu de uma artrite séptica para uma infecção disseminada fatal.[307] A ocorrência de infecções nas áreas da cabeça, do pescoço e do tórax, bem como em tecidos contíguos ao trato genital, pode refletir a presença desses microrganismos nos tratos respiratório e urogenital adjacentes, respectivamente.[341,402] Por exemplo, Kayser e Bhend comunicaram um caso de uma mulher de 45 anos de idade com infecção de tecido mole paraespinal e intervertebral, que surgiu 16 dias após ter sido submetida a histerectomia abdominal.[233]

MH também tem sido isolado da urina de pacientes com infecção pelo HIV. Em um estudo conduzido por Chirgwin et al., na State University of New York, em Brooklyn, MH foi isolado de 18% das amostras de urina obtidas de 180 indivíduos HIV-positivos e de 21% das amostras de urina de 38 indivíduos HIV-negativos.[68] Nesse estudo, foram isolados 30 outros micoplasmas que utilizam glicose apenas a partir dos indivíduos HIV-positivos.[68] A inibição do crescimento com antissoros específicos de espécie possibilitou a identificação de 18 desses isolados: 14 foram identificados como *M. fermentans* e 4, como *M. pirum*. Os 12 isolados restantes não foram viáveis em subcultura.

Mycoplasma genitalium

Em 1981, Tully et al. isolaram um micoplasma anteriormente não descrito e inusitadamente fastidioso de amostras de uretra de 2 de 13 homens homossexuais com NGNCU.[509] Embora várias tentativas subsequentes de isolar esse novo microrganismo tenham falhado, foram obtidos vários isolados do mesmo microrganismo de amostras urogenitais na China.[304] Em 1983, essa nova espécie foi denominada *M. genitalium*.[510] A análise ultraestrutural desses isolados indicou que o novo microrganismo compartilhava diversas características com *M. pneumoniae*. Essas características incluem a morfologia das células individuais semelhante a um frasco afilado e a presença de uma estrutura apical especializada, que facilita a aderência dos microrganismos às células teciduais, aos eritrócitos e a materiais inertes, como plástico e vidro.[510] *M. genitalium* possui uma proteína de 140 kDa específica de espécie, denominada P140, que é um correspondente estrutural e funcional da proteína citoadesina P1 de 170 kDa de *M. pneumoniae*.[346] As variantes não aderentes de *M. genitalium* apresentam uma alteração da adesina P140 ou perderam a molécula de adesina associada à membrana.[334] *M. genitalium* e *M. pneumoniae* contêm uma proteína de reatividade cruzada de 43 kDa, que também pode ser detectada em isolados de *Acholeplasma laidlawii*.[72] Esses epítopos antigênicos compartilhados provavelmente são responsáveis pelas reações sorológicas cruzadas observadas com *M. genitalium* na maioria dos testes para anticorpos contra *M. pneumoniae*, incluindo fixação do complemento (FC), ensaios de imunofluorescência indireta e testes de inibição metabólica e de inibição do crescimento utilizando antissoros heterólogos.[85,86,280] Os estudos de hibridização do DNA mostraram que os dois microrganismos possuem homologia de sequência de nucleotídios de 6,5 a 8,1%, e este último valor reflete, provavelmente, os genes que codificam as proteínas antigênicas de reação cruzada.[280,564] Outras sequências de genes são, na verdade, exclusivas das duas espécies, fornecendo evidências de que *M. pneumoniae* e *M. genitalium* são espécies distintas.[510] A partir da década de 1990, foram conduzidos muitos estudos implicando *M. genitalium* em síndromes do trato reprodutor masculino e feminino. Como é muito difícil obter uma cultura desses microrganismos em laboratórios de rotina, e a sorologia não é frequentemente útil para o diagnóstico, é necessário recorrer à PCR e a outros métodos moleculares para melhorar a detecção na pesquisa e no diagnóstico.[312] Em um estudo conduzido por Taylor-Robinson et al., foram detectadas elevações dos títulos de anticorpos contra *M. genitalium* em 4 de 14 pacientes com NGU e em 2 de 17 pacientes sem uretrite, porém apenas 1 dos 4 pacientes que apresentaram soroconversão teve uma cultura positiva.[478] A incapacidade de isolar o microrganismo em estudos de uretrite provavelmente refletiu a falta de disponibilidade de técnicas adequadas para uma cultura confiável dessa espécie fastidiosa. Para superar os problemas inerentes de cultura, outros pesquisadores usaram sondas de ácido nucleico específicas de espécie, preparadas a partir do DNA genômico de *M. genitalium*, com ou sem PCR simultaneamente.[185] Esses pesquisadores detectaram o microrganismo em 14% dos homens com uretrite gonocócica, em 10% dos homens com uretrite por clamídias, em 14 a 28% dos homens com NGU e em 13 a 23% dos homens com NGNCU. Além disso, em um estudo, foi detectado o DNA de *M. genitalium* em 27% de 37 homens com uretrite recorrente ou persistente. Todavia, o microrganismo também foi detectado em 6 a 12% dos homens sem sintomas do trato geniturinário nesses estudos. A presença desse microrganismo no trato urogenital masculino foi independente da detecção de *Chlamydia trachomatis* em muitos desses estudos, embora outros tenham sugerido uma incidência aumentada com a infecção por *C. trachomatis*.[206,207,216,218,219] Utilizando técnicas de PCR, um dos grupos de pesquisa anteriores não conseguiu detectar *M. fermentans*, *M. penetrans* ou *M. pirum* em amostras uretrais de pacientes com NGNCU.[95] Esses pesquisadores concluíram que *M. genitalium* foi o agente etiológico em muitos casos de NGNCU, o que também foi confirmado pela resposta clínica dos homens infectados ao tratamento com doxiciclina.[186]

Diversos estudos utilizando técnicas moleculares estabeleceram agora a incidência de *M. genitalium* como agente etiológico da NGU aguda e NGNCU. Estima-se que entre 18,4 e 45,5% de todos os casos de NGNCU em homens sejam causados por esse microrganismo, e que a sua persistência na uretra após terapia antimicrobiana esteja associada à NGU persistente ou recorrente.[97,212,310,333,484,501] As abordagens moleculares para a detecção de *M. genitalium* incluem ensaios de PCR convencionais e em tempo real, que amplificam o gene de adesina específico de *M. genitalium* (MgPa) ou regiões específicas de espécie do gene rRNA 16S.[100,119,215,566] O uso de ensaios de PCR em tempo real para a detecção de *M. genitalium* em amostras de urina da primeira micção proporcionou resultados quantitativos, mostrando que a carga de microrganismos *M. genitalium* nessas amostras de homens sintomáticos são muito maiores do que aquelas observadas em homens assintomáticos. As cargas de microrganismos em homens com NGU positiva para *M. genitalium* foram suprimidas durante a terapia com levofloxacino, e os pacientes tornaram-se assintomáticos. Após o tratamento, a resolução dos sintomas foi frequente, porém os microrganismos permaneceram detectáveis na uretra. O reaparecimento de sintomas foi associado a um aumento da carga de microrganismos em pacientes cujo tratamento fracassou. Esses estudos sugeriram que a terapia antimicrobiana que leva à eliminação dos microrganismos do trato genital é necessária para o tratamento da uretrite associada a *M. genitalium*, de modo a evitar a recidiva subsequente da NGNCU.[100]

Recentemente, Blanchard *et al.* publicaram a evolução de *M. genitalium* e relataram que *M. genitalium*, MH e *Ureaplasma parvum* compartilham um genoma central de cerca de 250 genes codificadores de proteínas, que correspondem a seu metabolismo celular basal; além disso, constataram também uma notável diferença nas vias de geração de energia. Concluíram que *M. genitalium* é um microrganismo sexualmente transmitido associado à NGU em homens e a várias síndromes inflamatórias do trato reprodutor nas mulheres, com cervicite, DIP e infertilidade.[37] Em uma revisão de 34 estudos conduzida por Manhart *et al.*, em uma publicação dos Centers for Disease Control and Prevention (CDC) em 2011, "Sexually Transmitted Guidelines", que incluiu > 7.100 homens entre 1993 e 2011, utilizando a PCR como método de detecção, foi concluído que *M. genitalium* pode, de fato, causar uretrite aguda. Vinte e oito dos 34 estudos foram conduzidos em países com recursos, incluindo os EUA, e quatro deles foram da China e da África. Em todos os estudos, 13% dos homens com NGU foram positivos para *M. genitalium* (faixa de incidência de 5 a 42%), e, em 11 estudos que incluíram dados de NGNCU, 25% foram positivos, com uma faixa de 10 a 38%.[312] Taylor-Robinson *et al.*, descreveram a patogênese proposta de *M. genitalium* em um artigo de revisão.[486] Foi utilizado um sistema modelo de células epiteliais endocervicais humanas para demonstrar que a infecção por *M. genitalium* pode ativar as vias de defesa celular do hospedeiro e as vias de inflamação.[329]

Alguns estudos tiveram como objetivo detectar e avaliar a importância de *M. genitalium* no trato genital feminino.[22,481] Em um estudo conduzido em uma clínica especializada em doenças sexualmente transmissíveis (DST) em Londres, *M. genitalium* foi detectado por PCR em amostras do trato genital de 18% de 57 mulheres.[374] Outro estudo, realizado em Copenhague, relatou a detecção de *M. genitalium* em amostras endocervicais de 5 de 74 mulheres.[219] Nenhum desses estudos abordou a associação desses isolados com a presença de doença. Embora não se disponha de evidências definitivas sobre a patogenicidade de *M. genitalium* no trato genital feminino, as evidências indiretas sugerem que ele também pode estar envolvido em infecções do trato genital tanto inferior quanto superior. Em um estudo conduzido no Japão, foi identificada a presença de *M. genitalium* em 7,8% de 64 mulheres com cervicite purulenta, e estudos conduzidos nos EUA constataram que, uma vez excluídas as infecções causadas por gonococos e clamídias, as pacientes com cervicite purulenta tiveram uma tendência de mais três vezes a apresentar *M. genitalium* no colo do útero, em comparação com aquelas sem cervicite purulenta.[313,514] Em um estudo que comparou a prevalência de *M. genitalium*, *C. trachomatis*, *N. gonorrhoeae* e *T. vaginalis* em adolescentes do sexo feminino, utilizando a amplificação por mediação da transcrição, *M. genitalium* foi detectado em 22% das adolescentes, em comparação com a detecção de *C. trachomatis* em 24% e apresentou menor prevalência em comparação com os outros dois microrganismos. *M. genitalium* não teve nenhuma associação a sintomas vaginais ou cervicais; entretanto, foi constatada maior incidência de *M. genitalium* na presença de *C. trachomatis* e com história de contato sexual recente.[198] De modo semelhante, Casin *et al.* examinaram 170 mulheres com sintomas do trato genital atendidas em uma clínica de DST em Paris e não encontraram nenhuma correlação entre a cervicite mucopurulenta e a presença de *M. genitalium*, embora 38% das mulheres tivessem resultados positivos de PCR para *M. genitalium* em um ou mais locais do trato genital (habitualmente na vagina).[55] Um estudo mais recente de 261 mulheres na Nova Zelândia também mostrou não haver nenhuma correlação entre os sintomas clínicos de cervicite e a detecção de *M. genitalium* em *swabs* endocervicais (prevalência de 8,4%), de modo que os pesquisadores concluíram que a apresentação de cervicite não deve levar necessariamente a um rastreamento para *M genitalium*.[368] Embora haja controvérsia contínua sobre a associação de *M. genitalium* com a ocorrência de doença genital clínica em mulheres, um estudo recente procedeu a uma revisão das evidências epidemiológicas em mais de 27.000 mulheres com faixa de prevalência de *M. genitalium* de 2 a 7% e demonstrou uma forte correlação entre a presença de *M. genitalium* e infecções do trato genital inferior (uretrite, cervicite e secreção vaginal), bem como evidências convincentes de inflamação do trato genital superior (*i. e.*, DIP e infertilidade).[328] Na publicação dos CDC citada anteriormente, foram também analisados os dados disponíveis sobre cervicite e uretrite. Nos 14 estudos de cervicite, 57% constataram a existência de uma associação, o que não ocorreu com 43%. Entretanto, verificaram que os estudos que haviam usado apenas critérios clínicos para decisões relativas ao diagnóstico tiveram menos probabilidade de identificar uma associação com *M. genitalium*, em comparação com os estudos que definiram a cervicite pela presença de ≥ 30 leucócitos por campo de grande aumento. No grupo dos CDC, a conclusão foi a de que existem evidências para sustentar a hipótese de *M. genitalium* pode causar cervicite, embora os dados sejam divergentes nesse aspecto. Apenas alguns estudos abordaram a uretrite na mulher. Nesses estudos, foi detectada a presença de *M. genitalium* em 4 a 9% das mulheres com uretrite. A conclusão foi de que *M. genitalium* pode causar uretrites femininas, porém os dados atuais são muito limitados para tirar qualquer conclusão definitiva.[312]

Existem também evidências de que *M. genitalium* esteja envolvido na endometrite e na DIP aguda. Os estudos neurológicos documentaram títulos elevados de anticorpos contra *M. genitalium* em algumas mulheres com DIP, que não era atribuível a *Neisseria gonorrhoeae*, *Chlamydia trachomatis* ou MH; estudos experimentais em chimpanzés demonstraram a capacidade do *M. genitalium* de causar doença do trato genital superior e inferior nesse modelo animal.[344,479] Os estudos sorológicos também sugerem que a infecção por *M. genitalium* pode constituir um fator de risco independente na patogênese de um processo inflamatório que pode levar à cicatrização dos tecidos uterinos, resultando em infertilidade.[73] Em um estudo conduzido em Nairóbi, no Quênia, em 115 mulheres que apresentavam dor pélvica persistente, foi constatado que 16% de 58 mulheres com confirmação histológica de endometrite foram PCR-positivas para *M. genitalium* no colo do útero, no endométrio ou em ambos os locais.[76] Em outro estudo conduzido em Londres, 13% de 45 mulheres com DIP apresentaram evidências de *M. genitalium* na endocérvice com base na PCR, em comparação com nenhum caso do grupo-controle.[446] Um estudo conduzido nos EUA mostrou que 682 mulheres com suspeita de endometrite e DIP foram tratadas com cefoxitina e doxiciclina;

as pacientes positivas na PCR para *M. genitalium* tiveram risco maior de falha a curto prazo e mais tendência a desenvolver dor pélvica recorrente e DIP, bem como infertilidade e diminuição das gestações e nascimentos vivos. Os autores sugerem que o esquema antimicrobiano recomendado não é adequado para pacientes com endometrite causada por *M. genitalium*.[159] A associação de *M. genitalium* com DIP e sequelas reprodutivas subsequentes, independentemente da infecção por *C. trachomatis* e *N. gonorrhoeae*, foi confirmada em um artigo de revisão que examinou os estudos nos quais foram usados métodos de detecção com PCR.[158] A publicação de Manhart dos CDC apresentou uma revisão de nove estudos, examinando a associação com DIP por meio de sorologia ou PCR; todavia, em muitos dos estudos, a ausência de um grupo de controle negativo foi um fator limitante. A sua conclusão foi a de que os dados fornecem algum suporte para a existência de uma relação; entretanto, no momento atual, os dados permanecem divergentes.[312] Taylor-Robinson (2011) apontou *M. genitalium* como causa potencial de desfechos adversos na gravidez e é da opinião de que, se ele fosse detectado, a paciente deveria ser tratada em virtude de seu potencial patogênico.[486] Entretanto, na revisão de Manhart, com base em cinco estudos publicados, foi sugerido que *M. genitalium* não é comum em mulheres que apresentam nascimentos prematuros, pelo menos nos países com recursos, e os dados dos países mais pobres em recursos são controversos. Nessa mesma revisão, não houve evidências suficientes dos poucos estudos que implicaram *M. genitalium* em casos de gravidez ectópica.[312]

Em 1988, Baseman *et al.* isolaram *M. genitalium*, juntamente com *M. pneumoniae* de 4 de 16 amostras congeladas obtidas das vias respiratórias superiores de recrutas militares durante um ensaio clínico de vacina para *M. pneumoniae*, em 1974 e 1975.[23] O papel de *M. genitalium* na doença do trato respiratório não está bem-esclarecido, porém foi sugerido que a associação com *M. pneumoniae* pode resultar em uma infecção sinérgica, causando pneumonia mais grave ou podendo contribuir para a patogênese das complicações extrapulmonares da infecção por *M. pneumoniae*.[212] A presença de *M. genitalium* no trato respiratório, com ou sem *M. pneumoniae*, e a reatividade cruzada imunológica entre os dois microrganismos podem não apenas complicar o processo infeccioso nos indivíduos coinfectados, mas também afetar a resposta imunológica à infecção. Por conseguinte, essas interações podem interferir na interpretação dos testes sorológicos que são frequentemente utilizados para estabelecer o diagnóstico das infecções por *M. pneumoniae*. O uso de ensaios de PCR específicos de espécie para *M. pneumoniae* e *M. genitalium* pode fornecer uma solução aos problemas clínicos e de diagnóstico, evitando a necessidade de cultura desses microrganismos e esclarecendo as respostas imunes de reatividade cruzada que ocorrem com esses microrganismos.[200]

Além dos tratos respiratório e genital, *M. genitalium* também foi isolado de aspirados de líquido articular de pacientes com artrite. *M. genitalium* foi detectado por meio de análise por PCR na articulação do joelho de um homem de 25 anos de idade com síndrome de Reiter, bem como na articulação do joelho de um homem de 58 anos de idade com artrite reumatoide soronegativa.[482] Tanto *M. pneumoniae* quanto *M. genitalium* foram detectados em uma amostra de líquido da articulação de um paciente com hipogamaglobulinemia e poliartrite após um surto de pneumonia por micoplasma.[507]

M. genitalium também foi associado à infecção pelo HIV, porém não na extensão observada com outras espécies, como *M. fermentans* e *M. penetrans*. Montagnier e Blanchard detectaram *M. genitalium* por PCR no sangue de um paciente com AIDS, em 1993.[345] Entretanto, uma pesquisa realizada em 1996 sobre a presença de seis espécies de *Mycoplasma* em células mononucleares do sangue periférico (CMSP) de 154 pacientes soropositivos para HIV, 40 pacientes soronegativos para HIV tratados em clínicas de DST e 40 doadores de sangue soronegativos para HIV não conseguiu detectar *M. genitalium* por PCR em nenhum desses indivíduos.[254] Outra pesquisa de micoplasmas na urina de 15 crianças soropositivas para HIV, conduzida em 1999, identificou apenas uma única amostra positiva para *M. genitalium* em 1 de 9 crianças infectadas pelo HIV apresentando doença grave pelo HIV.[199] *M. genitalium* também foi detectado por meio de PCR em amostras uretrais e retais de homens homossexuais com e sem NGNCU.[483] Em um estudo australiano sobre a prevalência dos micoplasmas genitais em mulheres tratadas em clínicas de DST, utilizando um método de PCR para detecção, foi detectada a presença de *M. genitalium* em apenas 4% de 527 mulheres, em comparação com uma prevalência de 17%, 14% e 52% respectivamente, para MH, UU e *U. parvum*. Nesse estudo, *M. genitalium* foi associado significativamente a mulheres que eram HIV-positivas e a mulheres que apresentaram sintomas de cervicite, em comparação com os outros micoplasmas. Esses autores recomendaram o rastreamento de rotina para *M. genitalium* em mulheres HIV-positivas e/ou que apresentam sintomas de cervicite.[305]

Mycoplasma fermentans

M. fermentans é uma espécie de *Mycoplasma* humano fastidioso, que tem sido identificado como contaminante de cultura de tecido há muitos anos.[515] O aumento no uso de linfócitos e macrófagos humanos em pesquisas imunológicas e virais foi provavelmente responsável pelo reconhecimento desse microrganismo como contaminante de cultura tecidual. *M. fermentans* foi detectado por meio de PCR em amostras de saliva de indivíduos saudáveis e também foi detectado nos tratos geniturinário e respiratório de seres humanos.[67,439] Em estudo conduzido em Londres, que utilizou PCR, *M. fermentans* foi pesquisado em *swabs* de material de garganta e amostras de urina de estudantes universitários saudáveis e de pacientes com imunodeficiências congênitas.[7] Vinte e sete por cento dos estudantes que forneceram amostras de material de garganta e de urina tinham *M. fermentans* em pelo menos uma das amostras. *M. fermentans* foi detectado em um *swab* de garganta e em três amostras de urina de 19 pacientes com imunodeficiências congênitas. Um modelo de *hamster* demonstrou a capacidade de duas cepas diferentes de *M. fermentans* e de uma cepa de *M. pneumoniae* de causar pneumonite intersticial, sugerindo o potencial patogênico de *M. fermentans* na doença respiratória e, talvez, em outras infecções crônicas em seres humanos.[559]

Em 1986, o interesse por *M. fermentans* como patógeno humano foi estimulado quando Lo *et al.*, no Armed Forces Institute of Pathology (AFIP) e nos National Institutes of Health (NIH) comunicaram o isolamento de um novo micoplasma, provisoriamente denominado *M. incognitus*, do tecido de sarcoma de Kaposi (SK) de pacientes com AIDS.[281,290,291] Utilizando técnicas imuno-histoquímicas com anticorpos monoclonais dirigidos contra esse novo agente, Lo et al. detectaram antígenos de *M. incognitus* no timo, no fígado, no baço, nos linfonodos e no tecido cerebral de pacientes com AIDS, bem como no tecido placentário de mulheres grávidas com AIDS.[284] A histopatologia dos tecidos infectados revelou uma variedade de respostas; em alguns tecidos, não foi observada nenhuma alteração histológica, ao passo que, em outros, foi constatada a ocorrência de necrose fulminante com inflamação. A inoculação intraperitoneal desse agente em quatro macacos *Trachypithecus cristatus* provocou uma síndrome de debilitação e morte dentro de 7 a 9 meses.[294,296] Esses mesmos pesquisadores também descreveram seis pacientes, de seis regiões geográficas diferentes, que apresentaram doença aguda semelhante à gripe e uma síndrome de febre persistente, linfadenopatia, diarreia e falência de múltiplos órgãos, levando à morte dentro de 1 a 7 semanas. As necropsias revelaram necrose fulminante dos linfonodos, dos pulmões, do fígado, das glândulas suprarrenais, do coração e dos tecidos cerebrais. As técnicas imuno-histoquímicas e a microscopia eletrônica revelaram a presença de antígenos de micoplasma nas áreas de necrose, e uma sonda de DNA específica marcada detectou o material genético desse agente nos tecidos infectados.[283] Nenhum desses pacientes estava infectado pelo HIV-1 ou HIV-2. Os perfis de hibridização de ácidos nucleicos, o mapeamento de endonuclease de restrição e as análises antigênicas indicaram que *M. incognitus* não era um micoplasma novo, porém uma cepa de *M. fermentans*, um micoplasma "não patogênico" fastidioso encontrado no trato genital.[54,413]

Subsequentemente, foi constatado que a cepa "*incognitus*" *M. fermentans* estava associada a outra histopatologia em pacientes com AIDS. Bauer et al. examinaram os tecidos renais de 15 pacientes com AIDS e obtiveram evidências, pela microscopia óptica, de nefropatia associada à AIDS.[24] Os tecidos desses pacientes exibiram reações de imunofluorescência com anticorpos monoclonais específicos contra a cepa *incognitus* de *M. fermentans* nas células epiteliais e endoteliais glomerulares, nas membranas basais glomerulares, nas células epiteliais e cilindros tubulares e em células intersticiais mononucleares. Foram também observadas estruturas de micoplasma à microscopia imunoeletrônica em tecidos renais desses pacientes. Os tecidos renais de pacientes com AIDS sem comprometimento renal e de pacientes não infectados pelo HIV, com e sem nefropatia, não revelaram nenhum microrganismo ao exame histopatológico.[24] Ainsworth et al. também descreveram um paciente com nefropatia associada ao HIV, no qual foi detectada a presença de *M. fermentans* nos tecidos renais por PCR quando a nefropatia tornou-se clinicamente evidente; 18 meses depois, com a evolução da doença e a deterioração da função renal, a PCR detectou *M. fermentans* na urina, na garganta e no sangue periférico do paciente.[8] Foi também detectado o DNA do *M. fermentans* em amostras de linfonodos de 4 de 7 pacientes com AIDS.[423] Lo et al. descreveram a ocorrência de síndrome de desconforto respiratório fulminante associada a *M. fermentans* em três pacientes sem AIDS; os estudos de imuno-histoquímica e de microscopia eletrônica revelaram evidências dos microrganismos nos pulmões e no fígado desses pacientes.[295] Foi também documentada a ocorrência de infecção disseminada por *M. fermentans* em pacientes HIV-positivos com linfoma não Hodgkin.[5]

Outros pesquisadores também relataram a associação da cepa *incognitus* de *M. fermentans* com doença de evolução fatal em pacientes sem AIDS. Macon et al. descreveram o caso de um homem homossexual de 35 anos de idade com SK e linfoma de células T, que apresentou uma contagem de células CD4 periféricas de 43 por milímetro cúbico.[308] Subsequentemente, esse paciente desenvolveu pneumonia por *Pneumocystis* e infecção criptocócica disseminada, que foram fatais. Os múltiplos imunoensaios enzimáticos (IEE) e *Western immunoblots* para anticorpos dirigidos contra HIV-1, HIV-2, vírus linfotrópico de células T humanas (HTLV)-I e HTLV-II foram negativos, assim como as culturas para retrovírus e estudos de PCR por transcrição reversa. Foi documentada a presença de infecção sistêmica por *M. fermentans* por meio de métodos imuno-histoquímicos e de PCR em amostras de tecido pré-morte e pós-morte. Beecham et al. comunicaram um caso semelhante em um homem de 28 anos de idade não imunocomprometido e previamente saudável, que apresentou uma história de febre, dor abdominal, diarreia, exantema e dispneia de 7 dias de duração. Foi detectada a presença de *M. fermentans* em amostras de biopsia de medula óssea por PCR e microscopia eletrônica.[27] Em outro relato de um homem soronegativo para HIV e previamente saudável, com sintomas semelhantes aos da AIDS de febre, mal-estar, perda de peso, diarreia e necrose hepática e esplênica extensa, o tratamento com doxiciclina (300 mg/dia VO, durante 6 semanas) resultou em regressão dos sintomas e recuperação total.[282] Esses estudos sugerem que *M. fermentans* ou uma cepa específica dessa espécie pode constituir um patógeno sistêmico em pacientes não infectados pelo HIV.

Com o uso da tecnologia da PCR, Dawson et al. detectaram *M. fermentans* em 23% de 43 amostras de sedimento urinário de pacientes com nefropatia associada à AIDS.[89] Algumas dessas amostras de urina tiveram uma cultura positiva para MH e/ou UU. Nenhuma das 50 amostras de sedimento urinário de 50 pacientes saudáveis e HIV-negativos foi positiva para *M. fermentans* em cultura ou por meio de PCR, embora se tenha observado o crescimento de UU em 23 amostras, bem como o desenvolvimento de MH em uma amostra.[89] Katseni et al. examinaram amostras de sangue, de material de garganta e de urina de 117 pacientes HIV-positivos e de 73 pacientes soronegativos para HIV atendidos em uma clínica de DST em Londres.[231] *M. fermentans* foi detectado por PCR em 10% das amostras de células mononucleares do sangue periférico, em 23% das amostras de material de garganta e em 8% das amostras de urina de pacientes HIV-positivos. Entre os 73 pacientes HIV-soronegativos, *M. fermentans* foi detectado em 9%, 20% e 6% das amostras de CMSP, garganta e urina, respectivamente. Hawkins et al., dos NIH, detectaram sequências de DNA de *M. fermentans* em 11% das amostras de sangue de 55 pacientes HIV-soropositivos, porém em nenhuma amostra de 26 indivíduos HIV-soronegativos de baixo risco.[172] Na França, Bebear et al. efetuaram culturas e PCR de amostras de material de garganta, endocérvice, uretra, urina e CMSP de 105 indivíduos HIV-positivos.[25] Embora as culturas e os ensaios de PCR para *M. pneumoniae* e *M. genitalium* tenham sido negativos, *M. fermentans* foi detectado por PCR em pelo menos uma amostra de um dos locais em 26,7% dos 105 pacientes. A presença de *M. fermentans* nesses pacientes não foi associada ao estágio da doença pelo HIV, à carga viral ou à contagem de células CD4.

M. fermentans tem a capacidade de invadir ativamente células em cultura, uma propriedade anteriormente não associada a espécies de *Mycoplasma*. Embora uma cepa de referência e a cepa *incognitus* de *M. fermentans* tenham demonstrado a capacidade de invadir células HeLa, as cepas *incognitus* de *M. fermentans* foram mais invasivas quando testadas em culturas celulares de amostras de traqueia. Foi possível observar a presença intracelular da cepa *incognitus*, enquanto a cepa de referência só foi encontrada aderindo apenas entre células.[456,488] A infecção intranasal de ratos e a cultura subsequente de tecido traqueal desses animais também revelaram a localização intracelular desses microrganismos nas células em cultura.[456] A cepa *incognitus* de *M. fermentans* e as outras cepas de *M. fermentans* causam ciliostasia e citopatologia em culturas de amostras de traqueia, porém a extensão e a gravidade da citopatologia variaram de modo considerável de uma cepa para outra. Os estudos realizados em animais também indicam que a imunossupressão pode permitir o crescimento e a proliferação de *M. fermentans*. A administração intravenosa da cepa *incognitus* de *M. fermentans* matou camundongos desnudos BALB/c, mas não camundongos BALB/c imunocompetentes.[477]

Embora alguns pesquisadores tenham observado diferenças entre a cepa *incognitus* de *M. fermentans* e outras cepas de *M. fermentans*, outros pesquisadores não verificaram nenhuma diferença. Sasaki *et al.* compararam a cepa *incognitus* original com três outros isolados de referência e clínicos de *M. fermentans*. A análise do polimorfismo de tamanho de fragmento de restrição do DNA dessas cepas mostrou padrões semelhantes em gel e perfis *immunoblot* de proteínas celulares, indicando um alto grau de homogeneidade antigênica entre as quatro cepas examinadas. A exposição de CMSP a esses micoplasmas resultou em aumento significativo na produção de IL-1β, IL-6 e TNF-α; esse aumento foi observado após exposição a todas as quatro cepas de *M. fermentans* e não se limitou apenas à cepa *incognitus*. Por fim, a exposição de CMSP infectadas pelo HIV a qualquer uma das cepas de *M. fermentans* resultou em aumento de 1,8 a 4,3 vezes na atividade da transcriptase reversa e em uma elevação de 3,3 a 7,0 vezes na produção do antígeno p24 em culturas. Esses pesquisadores concluíram que a cepa *incognitus* de *M. fermentans* não foi a única, em comparação com outras cepas de *M. fermentans*.[422]

Na atualidade, diversos pesquisadores estão examinando o papel de *M. fermentans* e de outros micoplasmas como cofatores que afetam a progressão da doença associada ao HIV.[6,190] Estudos *in vitro* de células CEM (uma linhagem de células de tumor linfoblastoide T enriquecida com CD4) infectadas pelo HIV revelaram que o tratamento das células com análogos das tetraciclinas ou com fluoroquinolonas foi capaz de inibir a produção de efeitos citopáticos induzidos pelo vírus, sem inibir a replicação e a produção da progênie viral.[266,363] Estudos subsequentes demonstraram, de fato, que *M. fermentans* atua de modo sinérgico com o HIV-1 em células linfoblastoides e promonocíticas para provocar morte celular; essa capacidade também foi demonstrada em outras espécies de *Mycoplasma*, incluindo *M. penetrans*, *M. pirum* e *M. arginini*.[267,292] Phillips *et al.* mostraram que a fixação dos micoplasmas a linfócitos infectados pelo HIV estava associada a locais de brotamento do vírus, levando esses pesquisadores a supor que a fixação dos micoplasmas pode desencadear ou intensificar a produção da progênie viral pelas células infectadas.[387] Foram propostos vários mecanismos pelos quais os micoplasmas, como *M. fermentans*, podem atuar como cofatores ou como imunomoduladores na produção de doença associada ao HIV.[345] A ativação dos linfócitos estimula a replicação do HIV, e certas espécies de *Mycoplasma*, incluindo *M. fermentans* e *M. penetrans*, possuem a capacidade de comportar-se como ativadores policlonais de linfócitos tanto B quanto T.[127,203,460] *M. fermentans* tem a capacidade de induzir *in vitro* a produção de linfocinas (i. e., TNF-α, IL-1 e IL-6) em vários tipos celulares (i. e., monócitos, macrófagos, astrócitos e células gliais).[133,350,351] Muhlradt e Frisch isolaram e purificaram parcialmente uma substância, que denominaram material de alto peso molecular derivado de micoplasma (MDHM; do inglês, *high-molecular-weight material*), associada à membrana, que continha lipídios e existia em uma forma agregada quando purificada.[349] A presença de MDHM em quantidades da ordem de nanogramas por mililitro ativa os macrófagos, que liberam óxido nítrico, IL-6 e TNF. Outro grupo de pesquisadores identificou um antígeno de *M. fermentans* hidrofóbico, de 48 kDa, associado à membrana, porém distinto do MDHM, que também estimula a secreção de TNF e de IL-1 por monócitos em cultura.[250] *M. fermentans* também pode produzir superantígenos que se ligam diretamente às proteínas do complexo principal de histocompatibilidade (MHC; do inglês, *major histocompatibility complex*), estimulando, assim, a ativação dos linfócitos T. Foi também constatado que outra lipoproteína derivada de *M. fermentans*, denominada lipopeptídio ativador de macrófagos 2 (MALP-2), induz a liberação de citocinas pró-inflamatórias, quimiocinas e óxido nítrico por macrófagos peritoneais de camundongos.[232] *M. fermentans* também aumenta a apoptose das células T induzida pela concanavalina A.[441] Alguns pesquisadores propuseram que a produção de peróxido e de radicais livres pelos micoplasmas ou a produção de enzimas que inativam a catalase intracelular normal podem induzir a expressão de genes do HIV e ativar a replicação viral. Os peróxidos e outras espécies reativas de oxigênio induzem a expressão dos genes do HIV *in vitro* por meio de transativação de regiões promotoras virais e contribuem para a morte celular programada.[265] A cepa *incognitus* de *M. fermentans* é capaz de fundir-se com células T com linfócitos do sangue periférico.[105] A liberação de componentes do micoplasma nessas células pode afetar diretamente as funções normais dos linfócitos. Além disso, a fusão das membranas do micoplasma e dos linfócitos pode modificar significativamente a estrutura ou a orientação de diversos receptores na superfície do linfócito, alterando consequentemente a liberação, a indução ou a produção de diversas linfocinas. Essas alterações fundamentais na estrutura e na função dos linfócitos podem influenciar fixação, integração e expressão dos genes do HIV. Tanto *M. fermentans* quanto *M. penetrans* também possuem fosfolipase C associada à membrana, que pode induzir uma resposta inflamatória, causar dano à membrana das células hospedeiras e ativar a cascata do ácido araquidônico.[440]

M. fermentans também pode desempenhar um papel na infecção do trato genital. Em 1989, *M. fermentans* foi detectado nos tecidos placentários de duas mulheres com AIDS.[284] Blanchard *et al.* utilizaram culturas e métodos de PCR para examinar a presença de *M. genitalium* e de *M. fermentans* no trato genital de adultos sexualmente ativos e no líquido amniótico de mulheres com membranas fetais intactas que se submeteram a cesariana.[38] *M. genitalium* foi detectado por PCR, mas não em culturas de 11% de 94 homens e 87 mulheres com sintomas clínicos de NGU ou cervicite, porém não foi detectado por nenhum desses métodos em 232 amostras de líquido amniótico. Por outro lado, *M. fermentans* não foi detectado por nenhum dos métodos nas amostras urogenitais, porém foi detectado por PCR em 4 das 232 amostras de líquido amniótico, sugerindo que o microrganismo pode ser transmitido por via transplacentária. É interessante assinalar que 2 das 4 pacientes com resultados positivos de PCR para *M. fermentans* tinham evidências histológicas de corioamnionite, sugerindo que *M. fermentans* também pode ser um patógeno do trato genital.[38]

M. fermentans também foi implicado na artrite reumatoide e em outras doenças reumáticas.[189,222] Em um estudo conduzido em Londres, em 1996, *M. fermentans* foi detectado em PCR em amostras de líquido sinovial de 21% de 38 pacientes com artrite reumatoide, de 20% de 10 pacientes com espondiloartropatia, de 20% de 5 pacientes com artrite psoriática e de 13% de 31 pacientes com afecções artríticas não classificadas.[427] A caracterização genotípica dos isolados de amostras de líquido sinovial de pacientes com artrite não revelou nenhuma característica singular; alguns foram relacionados com a cepa tipo *M. fermentans* American Type Culture Collection (ATCC), enquanto outros foram relacionados com cepas isoladas de culturas de tecidos como contaminantes.[426] *M. fermentans, M. salivarium* ou ambos foram detectados por meio de PCR em amostras de líquido sinovial de aspirados da articulação temporomandibular de pacientes com osteoartrite destrutiva da mandíbula.[544] Acredita-se que essa condição resulte da ação de proteases e citocinas sobre a cartilagem articular da mandíbula. Watanabe *et al.* sugeriram que a presença de micoplasmas na articulação temporomandibular provoca lesão da sinóvia e da cartilagem em consequência de suas atividades enzimáticas e da capacidade reconhecida dos micoplasmas de estimular a liberação de citocinas das células imunes efetoras.[544] Em estudo realizado em 2000, *M. fermentans* foi detectado por PCR no líquido sinovial de 88% de 26 pacientes com artrite reumatoide. Sete de 8 pacientes com uma variedade de outros tipos de artrite inflamatória também foram positivos para *M. fermentans*.[189] Estudo publicado em 2001 também identificou a presença de DNA de *M. fermentans* no líquido sinovial de 17% de 35 pacientes com artrite reumatoide, de 25% de 44 pacientes com artrite soronegativa indiferenciada e de 17% de 24 pacientes com artrite psoriática.[142] Mais recentemente, *M. fermentans* foi identificado por meio de culturas ou PCR em 23% de amostras de sangue obtidas de 87 pacientes com artrite reumatoide, e, no mesmo estudo, foi constatada maior incidência de anticorpos IgG e IgM contra um antígeno de *M. fermentans* nesses pacientes artríticos, em comparação com controles saudáveis.[139]

À semelhança de muitos outros microrganismos, a infecção por *M. fermentans* foi investigada quanto à sua relação com a síndrome de fadiga crônica (SFC). Utilizando ensaios baseados em PCR para *M. fermentans*, MH e *M. penetrans*, Choppa *et al.* examinaram as CMSP de 100 pacientes com SFC.[70] *M. fermentans*, MH e *M. penetrans* foram detectados em 32%, 9% e 6% nas CMSP de 100 pacientes SFC, respectivamente, enquanto foram detectados em 8%, 3% e 2% dos controles saudáveis, respectivamente. Um estudo subsequente conduzido pelo mesmo grupo de pesquisadores detectou a presença de *M. fermentans* nas CMSP de 36% de 50 pacientes com SFC típica, conforme definição dos CDC, de 32% de 50 pacientes com SFC atípica e 8% de 50 indivíduos de controle saudáveis.[521] Nasralla, Haier e Nicolson utilizaram métodos de PCR para detectar *M. fermentans, M, pneumoniae, M. penetrans* e MH em amostras de sangue de 91 pacientes com SFC e/ou síndromes de fibromialgia.[355] Entre 91 indivíduos, 59%, 48%, 31% e 20% foram positivos para *M. pneumoniae, M. fermentans*, MH e *M. penetrans*, respectivamente. Dos 91 indivíduos, 53% apresentaram evidências moleculares de infecção da corrente sanguínea por múltiplas espécies de *Mycoplasma*. Em uma investigação em 261 pacientes com SFC e 36 voluntários sadios, foi detectada a presença de infecção da corrente sanguínea por pelo menos uma espécie de *Mycoplasma* utilizando um teste de PCR forense em 68,6% dos pacientes com SFC e em 5,6% dos voluntários saudáveis.[361] MH foi detectado em 36,8%, seguido de *M. fermentans* e *M. pneumoniae* em 25,7% e 25,7%, respectivamente. Foi detectada a ocorrência de infecção de múltiplas espécies de *Mycoplasma* em 17% dos pacientes com SFC. Embora esses estudos tenham mostrado uma elevada taxa de infecção por espécies de *Mycoplasma* em pacientes com SFC, não há evidências definitivas de que esses micoplasmas sejam os agentes etiológicos da SFC. O desenvolvimento de ensaios sensíveis e o aprimoramento das técnicas de cultura para esses microrganismos certamente deverão permitir a elucidação da história natural e a realização de estudos de tratamento.

Foi também postulado que *M. fermentans* desempenhou um papel na doença observada entre veteranos da Operação Tempestade do Deserto. Foi conduzido um estudo sorológico entre veteranos da Guerra do Golfo Pérsico e em recrutas não em combate, utilizando amostras de soro antes e depois da guerra. Foi documentada a ocorrência de infecções por *M. fermentans* nessa população de militares tanto antes quanto depois da guerra; todavia, essas infecções foram independentes do combate no Golfo Pérsico, indicando que os dados epidemiológicos e sorológicos não sustentaram um papel do *M. fermentans* na doença observada em veteranos da Guerra do Golfo.[153] Um estudo semelhante, conduzido pelo AFIP, também concluiu não haver nenhuma evidência sorológica de uma associação entre a infecção causada por *M. fermentans* e a "Doença da Guerra do Golfo".[289]

Mesmo com sua história epidemiológica relativamente curta, porém fascinante, e a intensidade das investigações realizadas por vários grupos de pesquisadores, o papel de *M. fermentans* na patogênese do HIV, em DST, na artrite reumatoide, na SFC e em outras condições permanece desconhecido. Embora os métodos moleculares facilitem a detecção de sequências gênicas específicas dos microrganismos, a falta de técnicas de cultura confiáveis complica os estudos que podem incluir vários métodos de tratamento. *M. fermentans* foi isolado de culturas de amostras de líquido articular; todavia, com frequência, não se sabe se os ensaios moleculares estão detectando microrganismos viáveis ou não viáveis. Os estudos moleculares realizados mostraram que *M. fermentans* é genotipicamente heterogêneo, conforme evidenciado pela presença de elementos semelhantes a sequências de inserção em vários locais do DNA, resultando em variações entre cepas e dentro de uma mesma cepa.[391] Nos estudos em que o microrganismo se desenvolveu com sucesso em meio SP-4, os testes bioquímicos delinearam quatro grupos fenotípicos, com base na utilização de arginina, glicose, frutose e N-acetil-glicosamina.[373] A análise fenotípica e genotípica sistemática de isolados M. fermentans obtidos de uma variedade de amostras clínicas e condições pode ajudar a definir a patogenicidade e a patogênese das infecções por M. fermentans, bem como o papel desempenhado por esse microrganismo em várias situações clínicas.

Mycoplasma penetrans

Em 1991, Lo et al. no AFIP, em Washington, DC, comunicaram o isolamento de uma nova espécie de Mycoplasma a partir do trato urogenital de homens homossexuais que apresentavam infecção pelo HIV.[287] Esse microrganismo exibiu características morfológicas singulares, incluindo um corpo celular em forma de frasco, composto de dois compartimentos: um contendo grânulos grosseiros e frouxamente agrupados, compatíveis com estruturas ribossômicas, e o outro menor e afilado, contendo grânulos finos densamente acondicionados.[286] Esse microrganismo fermentava a glicose e hidrolisava a arginina, mas não a ureia, exigia colesterol para o seu crescimento e podia ser cultivado em meio SP-4. Além disso, tinha a capacidade de aderir a células de mamíferos e invadi-las ativamente.[285] Foram observados microrganismos intracelulares no interior de vesículas delimitadas por membrana, com ruptura subsequente e necrose da célula. Essa nova espécie foi denominada Mycoplasma penetrans.[286,424] Dois estudos separados, que investigaram a prevalência de micoplasmas genitais em homens e mulheres da Nigéria, demonstraram a presença de M. penetrans em pequenos números, em comparação com outros micoplasmas genitais. Foi realizada a cultura de M. penetrans a partir de três amostras vaginais. Nesse estudo, 81% das espécies de Mycoplasma isoladas consistiram em MH e 13% em M. fermentans, em comparação com 6% de M. penetrans. Um isolado de M. penetrans foi obtido de amostras de sêmen de homens que procuraram ajuda com queixa de infertilidade; nesse estudo, 24% das espécies de Mycoplasma consistiram em MH, 10% em M. fermentans e 5% em M. penetrans.[3,4]

Os estudos soroepidemiológicos documentaram uma alta frequência de anticorpos dirigidos contra M. penetrans em indivíduos infectados pelo HIV.[93,149,512,540] Wang et al. verificaram que 35,4% das amostras de soro de 444 pacientes infectados pelo HIV-1 foram positivas para anticorpos contra M. penetrans.[540] Entre 234 homens com AIDS, 41,5% foram soropositivos; em comparação, 20,3% de 118 indivíduos infectados pelo HIV-1 e assintomáticos também foram soropositivos. Apenas um de 384 doadores de sangue HIV-negativos apresentou anticorpos contra M. penetrans. É interessante assinalar que 40% de 85 amostras de soro armazenadas de pacientes com "GRID" (imunodeficiência relacionada a gays; do inglês, gay-related immunodeficiency), uma expressão empregada no início da década de 1980 para descrever a AIDS, também foram positivas para anticorpos anti-M. penetrans. Entre 336 amostras de soro obtidas em clínicas especializadas em DST no sul da Califórnia, no Brooklyn e em Milwaukee, apenas três foram positivas para anticorpos contra M. penetrans. Nenhuma das 178 amostras de soro obtidas de indivíduos soronegativos para HIV-1, porém com outras doenças ou distúrbios imunológicos (p. ex., pacientes submetidos a diálise ou pacientes com LES, artrite reumatoide, esclerose múltipla, leucemia, linfoma e outros tipos de câncer), foi positiva para anticorpos contra M. penetrans.[540] Em outros estudos soroepidemiológicos realizados pelo mesmo grupo de pesquisadores, foram encontradas taxas elevadas de anticorpos contra micoplasmas em homens homossexuais HIV-1-positivos tanto sintomáticos quanto assintomáticos, porém em apenas 1% de 308 amostras de usuários de substâncias intravenosas e em apenas 0,6% de 165 amostras de pacientes com hemofilia, com ou sem infecção pelo HIV-1, sugerindo que M. penetrans pode ser sexualmente transmitido.[541] Grau et al. relataram achados muito semelhantes quanto à presença de anticorpos contra M. penetrans em um estudo conduzido na França.[149] Esses pesquisadores verificaram que a sorologia positiva para M. penetrans está associada à infecção pelo HIV-1 e a práticas sexuais de alto risco entre homens homossexuais; nesses pacientes, a soroprevalência aumentou com a progressão da doença relacionada com a AIDS. No início da década de 1990, alguns pesquisadores descreveram uma relação epidemiológica entre a presença de anticorpos contra M. penetrans e o desenvolvimento de SK. Lo et al. examinaram a soroprevalência de M. penetrans em uma coorte de 33 homens homossexuais HIV-soropositivos e 31 homens homossexuais HIV-soronegativos, que foram recrutados para estudo de história natural da AIDS na Cidade de Nova York, em 1984.[288] O exame de amostras de soro armazenadas em 1984 a 1985 revelou que 45,5% dos homens HIV-positivos e 22,5% dos homens HIV-negativos tinham anticorpos contra M. penetrans, sugerindo que esse microrganismo estava circulando como provável agente sexualmente transmissível no início da epidemia da AIDS e que não estava necessariamente associado à infecção pelo HIV. Durante os 8 anos subsequentes, foi constatado o desenvolvimento de SK em nove homens; sete deles eram positivos para anticorpos contra M. penetrans. A soropositividade basal para M. penetrans foi estatisticamente associada ao desenvolvimento subsequente de SK, e, entre os homens HIV-positivos, o SK teve mais tendência a acometer homens com sorologia basal positiva para M. penetrans. Esses pesquisadores concluíram que a infecção por M. penetrans pode atuar como cofator com o HIV no desenvolvimento subsequente do SK.[81,288,541] Entretanto, outros pesquisadores não encontraram nenhuma associação entre a infecção por M. penetrans e o SK, que, hoje em dia, está reconhecidamente associado à infecção pelo herpes-vírus humano tipo 8.[149]

O uso de técnicas moleculares sensíveis para a detecção direta de M. penetrans mostrou que esse microrganismo pode estar envolvido em infecções crônicas de células e/ou tecidos, além das células mononucleares do sangue. Kovacic et al. utilizaram ensaios de PCR específicos para M. pneumoniae, M. fermentans, M. genitalium, M. pirum, M. penetrans e MH, a fim de investigar a presença desses microrganismos em CMSP de indivíduos infectados ou não infectados pelo HIV-1.[254] Apenas M. fermentans foi detectado em 5,8% de 154 pacientes HIV-soropositivos e em 11,1% dos pacientes HIV-soronegativos. Esses pesquisadores sugeriram que o trato urogenital constitui o provável nicho ecológico desse microrganismo, visto que ele foi originalmente isolado de amostras de urina e detectado por meio de PCR em amostras de urina em pacientes soropositivos para anticorpos contra M. penetrans.[149,286,287] Foi também relatada a ocorrência de bacteriemia por *M. penetrans* em pacientes não infectados pelo HIV com síndrome de anticorpo antifosfolipídio.[558]

O papel exato de *M. penetrans* na patogênese da infecção pelo HIV não é conhecido. A maioria dos trabalhos realizados concentrou-se no suposto papel desse microrganismo como cofator na progressão da doença associada ao HIV. Sasaki *et al.*, no Institut Pasteur, demonstraram que *M. penetrans* era capaz de ativar os linfócitos T humano a sofrer blastogênese, seguida de proliferação celular e expressão de marcadores de ativação de superfície celular.[421] Esses fenômenos foram observados com linfócitos de doadores saudáveis e de pacientes infectados pelo HIV tanto sintomáticos quanto assintomáticos. A caracterização dos linfócitos ativados pela exposição a *M. penetrans* mostrou que os linfócitos que expressam CD4 ou CD8 sofreram blastogênese em consequência dessa expressão. A atividade de ativação foi associada exclusivamente a células de *M. penetrans*, e não a sobrenadantes de culturas. Em células linfoides cultivadas, a infecção pelo *M. penetrans* estimula a liberação de TNF-α e intensifica a replicação do HIV-1 coinfectante.[203] Estudos sorológicos longitudinais também demonstraram cargas virais mais elevadas de HIV e declínios mais rápidos das contagens de células CD4 em pacientes com títulos de anticorpos anti-*M. penetrans* persistentemente elevados ou crescentes, sugerindo a existência de uma associação entre a infecção ativa por *M. penetrans* e a progressão da doença pelo HIV.[150]

Foi constatado que *M. penetrans* liga-se à IgA sérica humana e IgA secretora, mas não à IgG. Os autores dessa pesquisa sugeriram que essa ligação pode proporcionar um mecanismo de defesa a *M. penetrans*, evitando a sua eliminação por anticorpos IgA quando estabelecem a infecção.[348]

Mycoplasma pirum

Apesar de ter sido descrito pela primeira vez em 1985, *M. pirum* só recentemente atraiu alguma atenção por ser outro micoplasma associado à AIDS, juntamente com *M. fermentans* e *M. penetrans*. Antes do estabelecimento dessa associação, *M. pirum* só tinha sido isolado de culturas de células como suposto microrganismo contaminante; entretanto, as linhagens celulares a partir das quais foi isolado eram de origem humana, e, hoje em dia, acredita-se que esse micoplasma possa ter ocorrido naturalmente nos tecidos cultivados.[102] *M. pirum* foi isolado de CMSP de um paciente com infecção pelo HIV e foi detectado por PCR em células mononucleares do sangue de indivíduos HIV-soropositivos.[147] À semelhança de *M. fermentans*, os efeitos citopáticos *in vitro* associados ao HIV também são intensificados pela presença de *M. pirum*, levando à sugestão de que, à semelhança de *M. fermentans*, *M. pirum* pode atuar como cofator na patogênese de condições relacionadas com o HIV.[345]

M. pirum está estreitamente relacionado com *M. penetrans* e *M. pneumoniae*; à semelhança desses outros dois micoplasmas, possui morfologia em forma de frasco e uma "extremidade" por meio da qual o microrganismo pode se fixar ao vidro ou ao plástico. A proteína adesina semelhante a P1 de *M. pirum* foi caracterizada, bem como o gene que a codifica.[494] Após a sua fixação, *M. pirum* é capaz de invadir ativamente as células, à semelhança de *M. fermentans* e *M. penetrans*.[475] Existem pesquisas em andamento para definir mais detalhadamente a interação de *M. pirum* e de outros micoplasmas com células humanas e para investigar o papel desses microrganismos, se houver algum, na patogênese da doença associada ao HIV.

Mycoplasma primatum

M. primatum é um habitante comum da cavidade oral e trato urogenital de macacos cercopitecídeos e foi isolado pela primeira vez desses animais em 1971.[101] Foi constatado que as cepas isoladas de tecidos de macacos, em 1971, assemelham-se aos micoplasmas não classificados que foram isolados de um umbigo infectado e da vagina de uma mulher em 1955.[411] Um reexame dos microrganismos isolados de macacos e isolados não classificados humanos revelou que todos são idênticos. Esse micoplasma utiliza arginina, necessita de soro ou colesterol para o seu crescimento e é negativo para a fermentação da glicose, urease, hemólise, atividade de hemadsorção e redução do tetrazólio. Esses microrganismos isolados de seres humanos/primatas receberam a denominação de *M. primatum*. Até o momento, esse micoplasma não foi associado a infecções nem a doenças clínicas.

Mycoplasma salivarium

M. salivarium é mais frequentemente isolado do trato respiratório e reside em placas dentárias e em sulcos gengivais.[122] Com mais frequência, tem sido associado à periodontite, porém foi isolado de articulações e outros locais estéreis de pacientes com hipo- ou agamaglobulinemia e também foi encontrado em um abscesso submassetérico em uma mulher idosa.[154,452] Na Dinamarca, em 2011, foram descritos dois pacientes com abscesso cerebral, em que foi atribuído papel etiológico a *M. salivarium*. Ambos eram homens, de 53 e 39 anos de idade, e apresentaram sinais e sintomas de doença do SNC; a TC revelou um abscesso no lobo parieto-occipital e lobo temporal, respectivamente. O homem de 53 anos de idade tinha história pregressa de tuberculose, dentição precária e abuso prévio de álcool. Procurou assistência com queixa de dispneia, cefaleia e comprometimento da coordenação dos membros de 3 semanas de duração. O homem de 39 anos de idade não tinha nenhuma história pregressa de qualquer doença. O aspirado desses abscessos revelou a presença de *M. salivarium* tanto nas culturas quanto na PCR; os abscessos também continham uma associação de aeróbios e anaeróbios orais. Em ambos os casos, o tratamento consistiu em uma associação de penicilina, metronidazol e moxifloxacino. O paciente de mais idade teve melhor evolução do que o mais jovem, que apresentou déficits neurológicos e problemas associados por até 6 meses após o tratamento.[371]

Mycoplasma spermatophilum

M. spermatophilum é uma espécie anaeróbia de *Mycoplasma* recentemente descrita, que foi isolada de cinco amostras de espermatozoides e de um único espécime endocervical obtidos de seis pacientes atendidos em uma clínica de tratamento de infertilidade.[181] Em cultura, essa espécie anaeróbia obrigatória cresce melhor entre 35 e 37°C e produz uma hemolisina que provoca lise dos eritrócitos de cobaia, de ovinos e seres humanos. As colônias exibem o aspecto típico de ovo frito em meio de ágar. Essa espécie necessita de esteróis para o seu crescimento e não utiliza glicose nem hidrolisa a arginina ou a ureia; não é ainda reconhecida como patógeno humano.

Infecções humanas causadas por micoplasmas de origem animal

M. arginini é um dos poucos micoplasmas encontrados em diversos hospedeiros animais, incluindo ovinos e caprinos (tecidos respiratório e ocular), bovinos (trato respiratório, sangue, úbere, olhos e trato urogenital) e felinos (trato respiratório). Esses animais podem ou não apresentar sintomas patológicos, porém o papel desses microrganismos nas doenças animais permanece desconhecido. Yechouran *et al.* relataram o caso de um homem de 64 anos de idade com linfoma não Hodgkin de estágio IVB que desenvolveu pneumonia complicada por septicemia fatal causada por *M. arginine*. Esse paciente tinha hipogamaglobulinemia e havia sido tratado com prednisona.[562] Antes de sua internação, trabalhava em um matadouro, onde sacrificava ovinos, vacas e frangos. *M. arginini* cresceu em três hemoculturas: uma amostra de escovado brônquico, uma amostra de lavado broncoalveolar (LBA) e a ponta de um cateter de Swan-Ganz. O teste sensibilidade do microrganismo, utilizando um procedimento de diluição em caldo, demonstrou que era sensível a tetraciclina, doxiciclina e ciprofloxacino, porém resistente a eritromicina e estreptomicina. Esse padrão de sensibilidade também foi observado em isolados de *M. arginini* obtidos de animais. Os autores da publicação desse caso sugeriram que o paciente tinha contraído a infecção pela inalação de aerossóis contaminados no matadouro. *M. arginini* também foi isolado juntamente com *U. urealyticum* de um homem húngaro de 23 anos de idade saudável nos demais aspectos, com fasciite eosinofílica manifestada na forma de lesões cutâneas esclerodermiformes generalizadas, que progrediram durante 19 meses. Foi realizada uma hemocultura para *M. arginini*, e a PCR específica de espécie foi positiva a partir de uma amostra de biopsia de pele. Não foi fornecido dado sobre qualquer contato com animais.[444]

Armstrong *et al.* relataram um caso de infecção pulmonar por *M. canis* em uma mulher que estava recebendo terapia antineoplásica para carcinoma metastático de colo do útero.[17] O mesmo microrganismo foi isolado do trato respiratório de outros membros da família e do cão da família; todos apresentaram infecções das vias respiratórias superiores ao mesmo tempo. Bonilla *et al.* também relataram um caso de artrite séptica do quadril esquerdo e do joelho direito causada por *M. canis* em uma mulher com imunodeficiência variável comum.[45] A paciente tinha história de exposição a gatos. Apesar do desbridamento cirúrgico e do tratamento com doxiciclina, houve desenvolvimento de osteomielite crônica disseminada no quadril, exigindo artroplastia de quadril.

Espécies hemotróficas de Mycoplasma

As espécies de *Haemobartonella* e de *Eperythrozoon* são bactérias semelhantes a micoplasmas, que aderem à superfície dos eritrócitos de várias espécies de vertebrados, onde crescem.[258] Até pouco tempo, esses microrganismos eram classificados na ordem Rickettsiales, visto que se assemelham a riquétsias quanto a tamanho, propriedades tintoriais e transmissão de um animal para outro por artrópodes vetores. Na superfície dos eritrócitos, essas bactérias aparecem como pequenas estruturas cocoides, em forma de bacilo ou anel, de coloração azul a púrpura quando coradas pelo método Wright-Giemsa ou pelo laranja de acridina.[41] Fenotipicamente, as espécies de *Eperythrozoon* formam estruturas em forma de anel sobre a superfície dos eritrócitos e, com frequência, podem não estar fixadas aos eritrócitos, aparecendo na forma livre no plasma. Por outro lado, as espécies de *Haemobartonella* não formam estruturas em forma de anel e raramente são observadas no estado livre. A arbitrariedade da diferenciação fenotípica dessas duas espécies foi reconhecida há algum tempo e levou à sua reclassificação recente (ver adiante). Essas bactérias não são cultiváveis em meios bacteriológicos padrões e são mantidas em laboratórios de pesquisa por passagem seriada em seus hospedeiros animais. As infecções causadas por espécies de *Eperythrozoon* e *Haemobartonella* em animais são habitualmente assintomáticas e podem persistir em uma forma latente durante vários anos; acredita-se que os microrganismos sejam removidos da circulação pelo baço.[311] Devido a fatores predisponentes que não estão totalmente elucidados (*i. e.*, estresse etc.), microrganismos podem reaparecer em grande número na corrente sanguínea. Em alguns animais, verifica-se o desenvolvimento de anemia crônica sutil, ou pode ocorrer anemia hemolítica evidente, grave e, com frequência, fatal.[336,337] Por exemplo, os micoplasmas hemotróficos felinos bem-estudados habitualmente não provocam doença em animais naturalmente infectados, mas podem causar anemia em gatos infectados pelo vírus da leucemia felina (FeLV) e podem acelerar o desenvolvimento de doenças mieloproliferativas induzidas pelo FeLV.[464] Os micoplasmas hemotróficos são transmitidos de um animal para outro por vários artrópodes hematófagos, incluindo piolhos, carrapatos, moscas, pulgas e mosquitos.

Ao serem descobertas, as várias espécies de *Haemobartonella* e *Eperythrozoon* foram denominadas de acordo com o hospedeiro primariamente infectado, embora a gama de hospedeiros das várias espécies não seja realmente conhecida. Em meados da década de 1990, as espécies reconhecidas de *Haemobartonella* e *Eperythrozoon* foram *H. canis* (caninos), *H. felis* (gatos), *H. muris* (roedores), *E. coccoides* (camundongos), *E. ovis* (ovinos), *E. suis* (suínos), *E. parvum* (porcos) e *E. wenyonii* (gado). Em 1997, foram investigadas as sequências do gene rRNA 16S de *H. felis, H. muris, E. suis* e *E. wenyonii*. Foi demonstrado que essas bactérias não tinham nenhuma relação filogenética com as riquétsias, porém estavam mais estreitamente relacionadas com membros do gênero *Mycoplasma*.[359,403] Em 2001, essas quatro espécies foram removidas da ordem Rickettsiales, família Anaplasmataceae, e foram incluídas na categoria "*Candidatus*" no gênero *Mycoplasma* com os nomes de "*Candidatus* Mycoplasma haemofelis", "*Candidatus* Mycoplasma haemomuris", "*Candidatus* Mycoplasma haemosuis" e "*Candidatus* Mycoplasma wenyonii".[221,357,469] A categoria "*Candidatus*" é habitualmente reservada para novos táxons incompletamente descritos. Por esse motivo, a Judicial Commission do International Committee on the Systematics of the Prokaryotes estabeleceu que, ao substituir os nomes de microrganismos validamente publicados pela categoria "*Candidatus*" taxonomicamente relegada, os nomes originais perderiam a sua posição, visto que não haveria nenhum nome novo ou substituto para acrescentar à Approved List of Bacterial Names. Em consequência, todas as espécies que receberam nova denominação na categoria "*Candidatus*" foram revistas ao eliminar a categoria "*Candidatus*" e ao renomeá-las como novas espécies no gênero *Mycoplasma*.[358] Por ocasião em que essa opinião foi publicada, foram descritas três outras espécies de "*Candidatus*" – "*Candidatus* Mycoplasma haemodidelphidis", "*Candidatus* Mycoplasma haemolamae" e "*Candidatus* Mycoplasma haemominutum" – como bactérias hemotróficas a partir de gambás, alpacas e gatos com infecção natural, respectivamente.[338] Em consequência, as espécies anteriores de *Eperythrozoon* e *Haemobartonella* são agora classificadas no gênero *Mycoplasma*, com os nomes de *M. haemofelis* (gatos), *M. haemomuris* (camundongo), *M. haemosuis* (suínos), *M. wenyonii* (gado), *M. ovis* (ovinos e caprinos), *M. haemolamae* (lhamas), *M. haemocanis* (caninos), *M. haemodidelphidis* (gambás) e "*Candidatus* M. haemominutum".[356,357,470] Em seu conjunto, esses micoplasmas hemofílicos receberam o nome trivial de "hemoplasmas".

Cultura de micoplasmas humanos a partir de amostras clínicas

Considerações gerais

Os micoplasmas de origem humana podem ser divididos em três grupos, com base na utilização de três substratos: glicose, arginina e ureia (Tabela 18.1). Dependendo da espécie de *Mycoplasma* que está sendo investigada, um meio basal enriquecido com peptona, contendo extrato de levedura e soro, é suplementado com um desses três substratos, com um indicador de pH (habitualmente vermelho de fenol). *M. pneumoniae* metaboliza a glicose e produz ácido láctico, resultando em mudança para pH ácido. MH metaboliza a arginina, com produção de amônia e mudança de pH de neutro para alcalino. De modo semelhante, UU produz a enzima urease que hidrolisa ureia a amônia, resultando em desvio de pH alcalino. *M. fermentans* produz ácido a partir da glicose e também metaboliza a arginina.

As amostras para o isolamento de micoplasmas, particularmente dos micoplasmas genitais de crescimento mais rápido, são rotineiramente semeadas em meios de ágar sólido e em algum tipo de meio de enriquecimento de caldo seletivo/diferencial. Muitas formulações de meios em caldo utilizadas para o isolamento de micoplasmas são difásicas, com meio contendo ágar no fundo de um tubo recoberto com caldo de composição semelhante. Os meios para isolamento de micoplasmas também contêm antibióticos (p. ex., ampicilina, penicilina, polimixina B e anfotericina) para inibir bactérias e fungos contaminantes.

Os micoplasmas de origem humana diferem quanto ao pH ideal para o seu crescimento e quanto às condições atmosféricas necessárias para o isolamento bem-sucedido de amostras clínicas (Tabela 18.1). Os meios de isolamento para *M. pneumoniae* são tamponados em um pH inicial de cerca de 7,8, enquanto o meio de crescimento para MH é inicialmente tamponado em pH neutro (7,0). O UU tem o seu crescimento ideal em um ambiente com pH ligeiramente ácido, de modo que o meio de isolamento primário para essa espécie é tamponado em um pH próximo de 6,0. A temperatura ideal para o crescimento de micoplasmas é de 35 a 37°C. *M. pneumoniae* e MH crescem bem em ar atmosférico ou em uma atmosfera com 95% de nitrogênio e 5% de dióxido de carbono. UU tende a ser capnofílico, com ocorrência de crescimento ótimo desse microrganismo em uma atmosfera com 10 a 20% de dióxido de carbono e 80 a 90% de nitrogênio. Um meio de ágar semeado diretamente com a amostra ou com subculturas de caldos deve ser incubado nas condições apropriadas anteriormente descritas; um meio em caldo pode ser sempre incubado em condições aeróbias.

Em geral, os meios em caldo são semeados com 0,1 a 0,2 mℓ da amostra contida no líquido de transporte. As placas de ágar são semeadas com uma quantidade semelhante, e o inóculo é espalhado sobre a superfície do ágar com um bastão de vidro curvo esterilizado. As placas de ágar são seladas com tira de celofane permeável ao ar para impedir o ressecamento do ágar. Os meios para isolamento de *M. pneumoniae* devem ser incubados por um período de até 4 semanas antes do relatório final da cultura. As culturas para micoplasmas genitais devem ser incubadas por 7 a 8 dias; a maioria das culturas positivas em caldo é detectada depois de 5 dias de incubação. Os meios difásicos são comparados com tubos coincubados dos mesmos meios semeados com meio de transporte estéril e tubos semeados com cepas de controle de micoplasma para detectar diferenças sutis de cor ou turvação. As culturas devem ser examinadas diariamente à procura de alterações sutis, visto que os microrganismos morrem rapidamente após o seu crescimento e uso dos substratos. Se for detectada visualmente uma cultura potencialmente positiva em meio difásico, o caldo deve ser repicado em meio de ágar sólido, como ágar SP-4 ou ágar diferencial A7 (ver discussão adiante).

A identificação dos micoplasmas exige o reconhecimento de colônias típicas em meios sólidos diretamente semeados com a amostra ou com uma alça de meio em caldo de um meio difásico presuntivamente positivo. As colônias em meio ágar podem ser examinadas diretamente com aumento de 30× a 100×, com luz de incidência periférica de modo a observar a morfologia e as características de crescimento. Podem-se utilizar corantes supravitais, como a coloração de Dienes, para caracterizar de modo mais detalhado as colônias e diferenciá-las de artefatos. Vários testes de identificação podem ser realizados diretamente em meio sólido, como o teste de hemadsorção para a identificação presuntiva de *M. pneumoniae*, ou a utilização de substratos, como arginina ou ureia, mais um indicador de vermelho de fenol, pode ser incorporada no ágar para uma avaliação direta da utilização de substratos e, portanto, identificação presuntiva. Os meios para cultura de micoplasmas das vias respiratórias e genitais e os procedimentos de identificação para *M. pneumoniae* e UU estão apresentados de modo detalhado nos Quadros 18.1 a 18.6 *online*.

Coleta das amostras

M. pneumoniae pode ser isolado das amostras das vias respiratórias tanto superiores quanto inferiores, incluindo *swabs* de garganta, *swabs* de nasofaringe, lavado de garganta, escarro, aspirado traqueal e transtraqueal, broncoscopia, LBA e amostras de tecido pulmonar. O microrganismo pode ser isolado dessas amostras durante a evolução da doença e por um certo período de tempo após a obtenção da recuperação sintomática. Os micoplasmas são muito suscetíveis ao calor e ao ressecamento, de modo que os meios de cultura devem ser semeados o mais cedo possível após a coleta, ou devem-se utilizar meios de transporte para preservar a sua viabilidade se houver qualquer atraso antecipado no processamento. Podem-se utilizar meios de cultura preparados em pequenos frascos ou em tubos de transporte adquiridos para transporte das amostras em *swab*; outras amostras (p. ex., escarro, tecido, lavado) podem ser transportadas rapidamente ao laboratório em recipientes estéreis com tampa de rosca. As amostras devem ser sempre homogeneizadas; todavia, a esputolisina ou outros tratamentos químicos para a liquefação do escarro podem ser tóxicos para os micoplasmas, de modo que o seu uso deve ser evitado.

Os micoplasmas genitais podem ser isolados a partir de uma variedade de amostras, incluindo amostras de *swabs* de uretra, vagina e colo do útero, secreções prostáticas, sêmen, urina, sangue, outros líquidos corporais (LCR, líquido amniótico, secreções do trato respiratório, líquido sinovial, líquido pericárdico) e tecidos (p. ex., lavado e biopsia do endométrio, tecido placentário ou amniótico, tecido fetal ou de aborto, biopsias de tuba uterina, biopsia uterina, biopsias de feridas, tecido retal). As amostras de *swab* devem ser obtidas utilizando *swabs* de dácron, alginato de cálcio ou poliéster, com haste de plástico ou de alumínio. Os *swabs* com hastes de madeira não devem ser usados, visto que a própria madeira pode ser tóxica. Deve-se evitar o contato da superfície dos *swabs* com soluções antissépticas, cremes, géis ou lubrificantes. As amostras de *swab* não podem secar e devem ser colocadas imediatamente em um meio de transporte ou meio de cultura após a sua coleta. Outros líquidos corporais e amostras de biopsia tecidual devem ser colocados em recipientes esterilizados. Não se deve utilizar soro fisiológico para umedecer as amostras de tecido, visto que isso pode provocar lise dos microrganismos. No laboratório, as amostras de tecido devem ser fragmentadas em meio de transporte esterilizado para produzir uma suspensão a 10% (p/v) e diluídas seriadamente de 10 a 100 vezes. Isso é necessário para evitar a inibição do crescimento dos micoplasmas por materiais orgânicos, como hemoglobina, fosfolipídios tóxicos, anticorpos ou complemento, que podem estar presentes na amostra de tecido. Em seguida, essas diluições são usadas para semear os meios de crescimento.

As amostras de sangue podem ser cultivadas para micoplasmas por meio de semeadura de meios de crescimento em uma proporção de uma parte de sangue para nove partes de caldo (diluição 1:10). A quantidade ideal para cultura é de pelo menos 10 mℓ de sangue de pacientes adultos. De modo ideal, o meio de crescimento não deve conter sulfonato de polianetol sódico (SPS), que inibe o crescimento de espécies de *Mycoplasma*, mas deve consistir em um meio especificamente formulado para os micoplasmas (ver adiante). O meio em caldo semeado deve ser repicado de maneira cega, visto que os instrumentos de hemocultura automáticos e de monitoramento contínuo podem não ser capazes de detectar o crescimento dos micoplasmas.[524,525]

Meios de transporte

Os micoplasmas são muito suscetíveis a condições ambientais adversas, de modo que as amostras devem ser colocadas em meios de transporte ou de crescimento apropriados tão logo seja realizada a coleta. Pode-se utilizar uma variedade de meios de transporte para a cultura de micoplasmas genitais, incluindo caldo de soja tripticase com 0,5% de albumina sérica bovina, caldo 2SP (10% de soro fetal bovino inativado pelo calor, com 0,2 M de sacarose em 0,02 M de tampão fosfato, com pH de 7,2) ou vários tipos de meios de crescimento para micoplasma (p. ex., SP-4, caldo 10B de Shepard). Em geral, são adicionados antibióticos e agentes antifúngicos (penicilina, 100.000 unidades/mℓ; polimixina B, 5.000 mg/mℓ; anfotericina B, 2 mg/mℓ, em concentrações finais) para diminuir a contaminação por outras bactérias e fungos. As amostras devem ser transportadas imediatamente ao laboratório e podem ser mantidas por até 24 horas a 4°C antes de serem semeadas em meios de crescimento. Se houver um atraso além desse prazo, a amostra deve ser congelada a –70°C. Antes de realizar a cultura, essas amostras devem ser rapidamente descongeladas em banho-maria a 37°C. As amostras de urina para cultura devem ser centrifugadas, e o sedimento deve ser diluído a 1:1 com meio de transporte antes do congelamento. Os estabilizadores de proteínas no meio de transporte impedem a perda da viabilidade dos microrganismos, que pode ocorrer se as amostras de urina forem congeladas sem essa medida de proteção.

Meios de cultura para micoplasmas

Foram descritos na literatura vários tipos de meios em caldo e ágar para a cultura de *M. pneumoniae* e dos micoplasmas genitais.[524] Todos apresentam uma fonte de soro, bem como glicose, arginina e/ou ureia, e um indicador de pH também é incluído para meios destinados a detectar micoplasmas genitais. O caldo SP-4 e o caldo ou ágar de Hayflick são excelentes para o crescimento de *M. pneumoniae*, MH e outras cepas de *Mycoplasma* spp. de crescimento lento.[508,524] O caldo 10B de Shephard e o ágar A8 são adequados para MH e *Ureaplasma* spp.[524] Para *M. pneumoniae*, recomenda-se frequentemente um meio difásico, em lugar de caldo ou ágar apenas. Um desses meios recomendado pelos CDC para o isolamento de *M. pneumoniae* é o meio difásico com azul de metileno-glicose. Esse meio contém caldo e ágar PPLO (microrganismos semelhantes aos da pleuropneumonia), extrato de levedura e suplementos séricos, bem como glicose, azul de metileno e vermelho de fenol. O azul de metileno no meio inibe o crescimento de outros micoplasmas humanos que podem ser encontrados no trato respiratório, tornando o meio seletivo para *M. pneumoniae*. Durante o crescimento de *M. pneumoniae*, o meio torna-se mais ácido, e o vermelho de fenol passa de uma cor salmão para amarelo. Ao mesmo tempo, os microrganismos reduzem o azul de metileno, que passa de azul para incolor. Por conseguinte, a coloração da fase de caldo muda de púrpura para verde ou amarelo-esverdeado, enquanto a fase de ágar passa de uma cor púrpura para amarelo ou amarelo-alaranjado. Esse meio pode ser usado juntamente com o meio de ágar glicose para micoplasma. As colônias isoladas diretamente nesse meio ou a partir de subculturas de caldo positivo são então examinadas e submetidas a procedimentos de identificação. Os componentes e as fórmulas dos meios para isolamento de *M. pneumoniae* são fornecidos no Quadro 18.4 *online*.

Em um estudo comparativo conduzido por Tully *et al.*, o meio SP-4 difásico isolou *M. pneumoniae* em 69 de 200 amostras que foram negativas quando cultivadas por outros métodos "padrões".[508] À semelhança do meio difásico com azul de metileno-glicose, o crescimento é detectado pela viragem do indicador vermelho de fenol de vermelho para amarelo, indicando a produção de ácido a partir da glicose.

Podem-se utilizar meios de ágar e caldo SP-4 para o isolamento de MH se for adicionada arginina em lugar de glicose.

Como MH e UU metabolizam substratos diferentes e diferem quanto ao pH para o seu crescimento ideal, muitos laboratórios empregam dois tipos de meios de ágar para cultura dos micoplasmas. Além disso, formulações de ágar e caldo difásicos de cada tipo de meio podem ser semeadas para o isolamento ótimo dos micoplasmas. Os meios utilizados para o isolamento de MH devem ser tamponados em pH neutro (7,0). Algumas formulações também podem conter arginina como substrato de crescimento, e tanto a turvação do meio quanto a mudança de cor do indicador vermelho de fenol para a faixa alcalina são utilizadas para detectar o crescimento do microrganismo. Os meios usados para o isolamento de UU são tamponados em pH mais baixo (5,5 a 6,0) e contêm ureia como substrato de crescimento. Estes últimos meios também podem ser mais seletivos para UU pela inclusão de lincomicina, visto que os ureaplasmas são resistentes a esse fármaco, enquanto as cepas de MH são sensíveis. As formulações dos meios para o isolamento dos micoplasmas genitais são apresentadas no Quadro 18.5 online.

Vários outros meios foram descritos na literatura para o isolamento e a identificação dos micoplasmas genitais. Os meios em caldo incluem o meio de urease U-9 descrito por Shepard e Lunceford, o caldo de azul de bromotimol, o caldo Boston S-2 e o meio SP-4 usado para o isolamento dos micoplasmas do trato respiratório, que é suplementado com arginina e ureia.[434,436,437,443,524,555] O caldo Boston S-2 é um meio singular que contém um meio de base enriquecido, soro de cavalo, extrato de levedura, vermelho de fenol como indicador, L-cisteína, ureia e penicilina. O crescimento de UU é detectado pelo aparecimento de uma cor rosada no meio, enquanto o crescimento de MH é indicado por uma cor rosa-salmão pálida a laranja ou pelo aparecimento de leve turvação. O meio ágar diferencial A7 de Shepard e várias modificações (p. ex., A7B e A8) são particularmente úteis, visto que tanto MH quanto UU crescem adequadamente nessas formulações e podem ser facilmente diferenciados um do outro pela morfologia das colônias e pela detecção direta de formação de urease pela última espécie (ver discussão adiante).[434,436,437] Conforme descrito adiante, a identificação presuntiva de MH e a identificação definitiva de UU habitualmente podem ser obtidas com esses meios, sem a necessidade de outros testes ou reagentes.

Isolamento e identificação de Mycoplasma pneumoniae

Em geral, o crescimento de *M. pneumoniae* a partir de amostras clínicas é detectado pela capacidade desses microrganismos de produzir ácido a partir da glicose.[91] O meio difásico com azul de metileno-glicose, que é semeado com 0,2 mℓ da amostra, é incubado a 35°C. Os tubos são examinados diariamente à procura de mudança de cor e aparecimento de turvação por um período de até 4 semanas. O aparecimento de turvação macroscópica e a viragem ácida ou alcalina do indicador em < 5 dias resultam geralmente de contaminação bacteriana. Tão logo se observe mudança de cor no meio, o caldo deve ser repicado em meio de ágar apropriado (p. ex., ágar SP-4) e incubado em ar por 5 a 7 dias. O exame microscópico da superfície do ágar com objetiva de baixo aumento revela a formação de pequenas colônias dos microrganismos.

Na ausência de uma mudança óbvia de cor no meio difásico, deve-se efetuar uma subcultura cega em meios de ágar depois de 1 a 3 semanas de incubação. A Figura 18.1 fornece um esquema geral para o isolamento de *M. pneumoniae*.

As colônias esféricas e glicolíticas que crescem em SP-4 ágar, por exemplo, a partir de uma amostra do trato respiratório entre 4 e 20 dias podem ser consideradas de modo presuntivo como *M. pneumoniae*. *M. genitalium* pode assemelhar-se às colônias de *M. pneumoniae*, porém necessita de mais de 20 dias para seu crescimento, enquanto *Acholeplasma* spp. pode simular a atividade glicolítica de *M. pneumoniae* em ágar SP-4, porém irá crescer em menos de 4 dias, e as colônias formadas terão uma aparência de "ovo frito", que não é uma característica de *M. pneumoniae*. Para confirmar colônias com suspeita de *M. pneumoniae*, podem-se utilizar as técnicas de sequenciamento por PCR ou de epifluorescência, quando disponíveis.[524] As colônias também podem ser identificadas especificamente como *M. pneumoniae* com o uso de um ensaio de hemadsorção (Quadro 18.2 online), teste de redução do tetrazólio (Quadro 18.6 online), ou uso de anticorpos específicos para inibir o crescimento do microrganismo.[91,524] No ensaio de hemadsorção, o ágar SP-4 é recoberto com 5% de eritrócitos lavados de cobaia, com incubação durante 30 minutos e lavagem com solução salina esterilizada duas a três vezes; em seguida, as colônias na superfície do ágar são examinadas ao microscópio à procura de aderência dos eritrócitos. Um resultado positivo confirma a presença de *M. pneumoniae*; *M. genitalium*, embora também seja positivo, é muito mais fastidioso e ainda não estaria presente no período de 4 a 20 dias durante o qual aparecem as colônias de *M. pneumoniae*.[524] O teste de redução do tetrazólio baseia-se na capacidade peculiar de *M. pneumoniae* de reduzir o composto trifenil tetrazólio incolor no composto formazana, de cor vermelha. Para efetuar o teste, a superfície do ágar é recoberta com trifenil tetrazólio, com incubação a 35°C durante 1 hora; nesse período de tempo, as colônias, se forem de *M. pneumoniae*, irão assumir uma cor avermelhada; com incubação mais prolongada, as colônias podem assumir uma cor púrpura a negra. O teste do tetrazólio pode ser realizado até mesmo após o exame das colônias com o procedimento de hemadsorção.[524] Os métodos para a realização desses testes podem ser encontrados nas referências 91 e 524; o uso desses testes limita-se habitualmente a laboratórios de referência.

Apesar de ser considerado o procedimento de referência, o teste de inibição do crescimento para a identificação de *M. pneumoniae* requer anticorpos específicos; além disso, é um procedimento que necessita de mais tempo para a sua realização, de modo que não é frequentemente utilizado como teste confirmatório. Uma cultura em caldo do microrganismo supostamente *M. pneumoniae* é diluída a 1:50 a 1:500 e espalhada sobre a superfície do ágar à qual são acrescentadas tiras de papel de filtro impregnadas com anticorpos anti-*M. pneumoniae*. Após incubação, a observação de uma inibição do crescimento ao redor das tiras de papel indica a presença de *M. pneumoniae*. Deve-se utilizar soro de animal normal como controle negativo.[524] Todos esses testes confirmatórios podem ser úteis, entretanto, como a cultura para *M. pneumoniae* é considerada menos sensível do que as técnicas moleculares para a detecção desse microrganismo, é duvidoso que eles possam ser amplamente empregados nos laboratórios clínicos de rotina.[433]

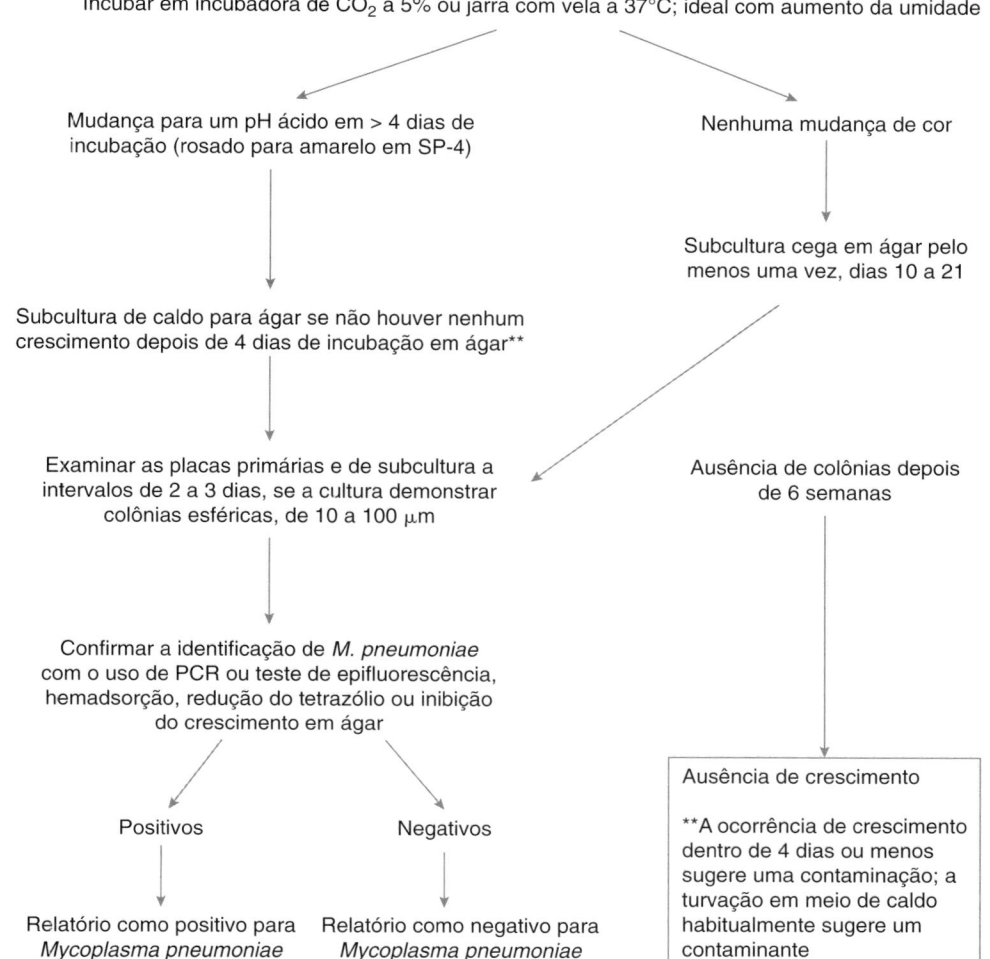

FIGURA 18.1 Protocolo para o isolamento de *Mycoplasma* a partir de amostras do trato respiratório.

Detecção de Mycoplasma pneumoniae por outros métodos que não a cultura

Devido ao crescimento lento de *M. pneumoniae*, métodos de detecção direta, que não dependem do crescimento do microrganismo, continuam sendo desenvolvidos. Esses métodos têm incluído ensaios de captura de antígeno, imunofluorescência direta, análise por *immunoblot* e métodos com sondas de ácido nucleico.[245,300,315,524] Em geral, esses testes carecem, em sua maioria, de sensibilidade suficiente para serem clinicamente úteis e foram substituídos, em grande parte, por técnicas moleculares baseadas na amplificação de ácido nucleico. Por esse motivo, não serão mais discutidos neste capítulo.

Antes do desenvolvimento dos métodos baseados na amplificação, foi projetada uma sonda de DNA direta radiomarcada para o diagnóstico de infecções do trato respiratório por micoplasmas. A sonda de DNA de *M. pneumoniae* (Gen-Probe, San Diego, CA) hibridiza com o rRNA 16S do microrganismo e utiliza um marcador radioativo I^{125} para gerar um sinal de detecção. Tilton *et al.* compararam a sonda de DNA com a cultura e constataram que a sonda tinha sensibilidade de 100% e especificidade de 98%, quando comparada com a cultura.[498] Dular *et al.* relataram que a sonda apresentou sensibilidade e especificidade de 89%, em comparação com a cultura.[115] Em ambas as publicações, os autores ressaltaram os aspectos práticos da sonda como sendo uma abordagem rápida, sensível e oportuna para o diagnóstico, visto que os resultados com a sonda estão disponíveis em cerca de 2 horas, enquanto a cultura necessita de várias semanas. Apesar dessas vantagens, o teste Gen-Probe foi retirado do mercado em 1992.

Desde 1989, foram desenvolvidos vários métodos moleculares para a detecção de *M. pneumoniae* em uma variedade de tipos de amostra, incluindo PCR aninhada (*nested*) e *seminested*, ensaios de PCR multiplex, amplificação baseada na sequência do ácido nucleico (NASBA; do inglês, *nucleic acid sequence-based amplification*), Qb-replicase e PCR em tempo real.[300,516] Os tipos de amostras usados incluem escarro, *swabs* de garganta, aspirados nasofaríngeos e traqueais, LBA, aspirado transtorácico com agulha, tecido pulmonar fixado e biopsia pulmonar a céu aberto. Os principais alvos gênicos desses ensaios incluem o gene da adesina P1, rRNA 16S específico de espécie, genes do óperon da

ATPase de micoplasma e o gene *tuf*, que codifica o fator de alongamento 2, um fator que atua na síntese de proteínas em nível do mRNA ribossômico.[50,184,247,299-301,303,499,542,548,549] Desde o início, vários pesquisadores projetaram sondas específicas de espécie para *M. pneumoniae*, com base em sequência do rRNA 16S específico de *M. pneumoniae* e constaram que a amplificação e a detecção subsequente dessas sequências em amostras clínicas por sonda eram mais sensíveis do que a cultura.[300,499,519] Com o uso da tecnologia da PCR, Narita *et al.* detectaram o DNA específico de *M. pneumoniae* em 4 de 6 amostras de LCR e em 3 de 4 amostras de soro de pacientes com infecção do SNC por *M. pneumoniae* clínica e sorologicamente confirmada.[356a] Um estudo dos CDC de surtos de infecções respiratórias por *M. pneumoniae* na comunidade analisou os resultados de ensaios com PCR e sorológicos e concluiu que nenhuma abordagem isoladamente é suficiente, devendo ambas ser utilizadas para melhorar o isolamento de *M. pneumoniae*, particularmente na ausência de outros patógenos.[496]

Além dos ensaios simples para a detecção de *M. pneumoniae*, estão sendo desenvolvidos ensaios multiplex capazes de detectar *M. pneumoniae*, *Chlamydophila pneumoniae* e, em alguns deles, *Legionella pneumophila*, de modo a proporcionar uma abordagem abrangente e sensível ao diagnóstico das causas mais comuns de pneumonia bacteriana atípica.[77,297,548] Nilsson *et al.* compararam um PCR para a detecção de *M. pneumoniae* na orofaringe com ensaios sorológicos e verificaram que a PCR é mais sensível, particularmente nos estágios iniciais da infecção. O DNA permaneceu nas amostras durante algum tempo após a sua detecção, conforme esperado. No mesmo estudo, o estado de portador assintomático de *M. pneumoniae*, quando detectado por PCR, foi baixo, mesmo quando o teste foi realizado durante um surto.[362] O uso de dois ensaios de PCR no LBA de 50 pacientes internados em um estudo conduzido na Itália foi concordante com a detecção de *C. pneumoniae* em 100% das vezes e de *M. pneumoniae* em 98% dos casos. Os resultados positivos estiveram de acordo com a suspeita clínica de infecção adquirida na comunidade em muitos casos, e, na infecção aguda, os testes moleculares concordaram totalmente com o achado de anticorpos IgM específicos contra um ou ambos os patógenos.[389] A Tabela 18.2 fornece informações sobre os ensaios de PCR que foram desenvolvidos e as avaliações correspondentes. Além disso, estão disponíveis artigos de revisão comparando os métodos para o diagnóstico de *M. pneumoniae*.[298,299,522,524,535] Na maioria dos casos, a cultura é menos sensível do que a PCR, porém os métodos sorológicos (discutidos adiante) ainda desempenham um papel, juntamente com os métodos moleculares, para uma detecção ótima das infecções causadas por *M. pneumoniae*.[108]

Isolamento e identificação dos micoplasmas genitais

Os micoplasmas que podem ser isolados do trato genital incluem MH, *M. genitalium*, *M. fermentans* e UU. MH e UU são cultivados com facilidade e crescem habitualmente dentro de 1 a 5 dias, enquanto *M. genitalium* e *M. fermentans* apresentam um crescimento muito mais lento, e a sua presença é mais difícil de detectar em cultura. Além disso, os sistemas de cultura atualmente empregados para o isolamento dos micoplasmas genitais podem não sustentar o crescimento ótimo dessas espécies. Tendo em vista essas considerações, os micoplasmas genitais, além de MH e UU, geralmente não são cultivados de modo rotineiro a partir de amostras do trato genital.

É extremamente difícil isolar *M. genitalium* com o uso de métodos baseados em cultura. Jensen *et al.* comunicaram o isolamento bem-sucedido de *M. genitalium* a partir de amostras do trato genital.[216] De 11 amostras, 9 apresentaram propagação bem-sucedida em culturas de células Vero a partir de amostras uretrais positivas por PCR, obtidas de pacientes com uretrite. O crescimento em cultura de células Vero foi monitorado por PCR. Desses nove isolados, seis foram adaptados por passagem seriada para o seu crescimento em meio Friis, um meio de crescimento completo contendo solução de sais balanceada de Hanks, caldo de infusão de cérebro-coração (BHI; do inglês, *brain heart inffusion*), extrato de levedura "caseiro" e até 20% (v/v) de soro de cavalo. Esses seis isolados exigiram 1 a 19 passagens seriadas em culturas de células Vero antes que pudessem se adaptar ao crescimento em caldo, e 2 a 6 passagens em caldo antes do aparecimento de colônias visíveis em meio de ágar com formulação semelhante àquela do caldo. Nessa publicação, os autores ressaltaram que, embora o desenvolvimento de um meio capaz de sustentar o crescimento de *M. genitalium* tenha representado um importante avanço, os métodos de PCR foram essenciais para a detecção inicial e o monitoramento do crescimento nas culturas. Foram desenvolvidas técnicas moleculares que são altamente sensíveis e específicas para a detecção de *M. genitalium* em amostras do trato genital e amostras de urina de primeira micção, e esses ensaios deverão se tornar mais amplamente disponíveis no futuro.[100,118-120,214,215,458,538,566-568]

Para a cultura de MH e UU, as amostras adequadas recebidas em meios de transporte são semeadas em meios de caldo e ágar. Para o diagnóstico de infecções das vias urinárias inferiores por micoplasmas, os *swabs* uretrais podem ser ideais, em comparação com amostras de urina ou *swabs* vaginais.[197] Em um estudo realizado em mulheres com sintomas de cervicite, os *swabs* vaginais foram preferidos aos *swabs* endocervicais para o isolamento de *M. genitalium*.[343] Os espécimes-tipo colhidos corretamente são essenciais para um isolamento ótimo dos microrganismos. Em geral, efetua-se a semeadura em estrias de cerca de 0,2 mℓ da amostra em meio de ágar e coloca-se a mesma quantidade em caldo. O caldo pode ser incubado em condições aeróbias a 35°C, porém as placas devem ser incubadas com CO_2 ou em jarra com vela. UU e MH também podem ser isolados em condições anaeróbias. Os meios semeados devem ser examinados diariamente com aumento de 40×, utilizando uma iluminação oblíqua para a observação das formas das colônias de MH em "ovo frito" ou as pequenas colônias densas de UU. Em caldo M, MH produz uma leve turvação, além de mudança de cor. Em caldo U, UU tende a produzir uma ligeira mudança de cor no início da incubação, sem turvação distinta ou evidente. Em ambos os casos, é necessário efetuar subculturas nesses momentos, de modo a assegurar o isolamento de bactérias viáveis, visto que ocorre uma rápida redução da viabilidade dos microrganismos com a elevação do pH em consequência da utilização e depleção dos substratos. À semelhança das placas de culturas primárias, as placas de subcultura devem ser examinadas diariamente. A maioria dos isolados de MH e UU irá crescer dentro de 5 a 7 dias. Se não for detectado nenhum crescimento nas places primárias

Tabela 18.2 Métodos moleculares para a detecção de *M. pneumoniae*.

Nome da PCR ou tipo	Microrganismos-alvo	Método/amostras	Resultados	Referência
Pro-Pneumo-1	*M. pneumoniae* *C. pneumoniae*	PCR em tempo real Prodesse	146 amostras; sensibilidade de 100% e especificidade de 98% para *M. pneumoniae* vs. cultura	180
PCR em tempo real baseada em Scorpion	*M. pneumoniae*	PCR em tempo real e sonda unimolecular	388 amostras; melhor resultado do que a PCR convencional quando ambas foram comparadas com sorologia	104
PCR em tempo real	*M. pneumoniae* *C. pneumoniae*	Molecular Beacons: amostras de material de garganta e nasofaringe (NF)	Sensibilidade de 100% e especificidade de 98% para *M. pneumoniae* em 120 amostras de material de garganta e nasofaringe, em comparação com a PCR convencional	157
Comparação da NASBA simplex, NASBA multiplex e PCR convencional	*M. pneumoniae* *C. pneumoniae* *L. pneumophila*	NASBA	251 amostras das vias respiratórias; para *M. pneumoniae*, a sensibilidade foi de 78% para a PCR convencional vs. 100% para a NASBA simplex ou multiplex	297
NucliSens EasyMag/EasyQ (NASBA, bioMérieux) vs. MagNA Pure/PCR em tempo real (Roche)	*M. pneumoniae* *C. pneumoniae*	NASBA vs. PCR em tempo real de Roche	A sensibilidade e a especificidade para *M. pneumoniae* foram equivalentes, enquanto o sistema NASBA demonstrou ter maior sensibilidade para *C. pneumoniae*	33
PCR em tempo real microfluídica (Advanced Liquid Logic, NC)	*M. pneumoniae*	Sondas de hidrólise (*i. e.*, TaqMan) e iniciadores (*primers*); swabs de nasofaringe	O método de PCR em tempo real microfluídica foi equivalente à PCR em tempo real convencional; considerado mais barato e mais conveniente	553
Ensaio de Detecção ACE PneumoBacter (Seeplex PneumoBacter; Seegene) vs. Ensaio para Pneumonia Atípica com Sonda ProbeTec ET (APA; Becton Dickinson)	*M. pneumoniae* *C. pneumoniae* *L. pneumophila*	Comparação de amostras de escarro e swabs NF	Concordância de 100% para CP e LP em PneumoBacter e APA. Ambos os ensaios demonstraram uma sensibilidade de 95% e especificidade de 100% nas amostras de escarro, porém uma sensibilidade de apenas 38% e especificidade de 94% para as amostras de nasofaringe	69
Ensaio de amplificação isotérmica mediada por alça colorimétrica (LAMP, China)	*M. pneumoniae*	Isolados e amostras clínicas	Sensibilidade e especificidade de 100% nos estudos analíticos; o ensaio LAMP teve um bom desempenho em comparação com a PCR convencional para a detecção de *M. pneumoniae* em amostras clínicas	570

ou nas subculturas em caldo depois desse período de tempo, a cultura pode ser descrita como negativa para micoplasmas genitais. É aconselhável congelar alíquotas dos caldos positivos a −70°C se forem encontrados problemas com a viabilidade dos microrganismos em culturas em ágar diretas ou subculturas. A Figura 18.2 fornece um esquema geral para o isolamento dos micoplasmas genitais.

A identificação dos micoplasmas genitais é, em geral, muito fácil e direta. As colônias de MH crescem em 1 a 5 dias, exibem a morfologia típica em ovo frito e medem habitualmente 50 a 300 fm de diâmetro. As colônias podem ser coradas com o corante de Dienes (Quadro 18.1 *online*) para ajudar a sua visualização (Prancha 18.1 B). Não há necessidade de outros procedimentos de identificação, visto que os microrganismos arginino-positivos de crescimento rápido que exibem a morfologia típica das colônias consistem invariavelmente em MH. Pode ser difícil diferenciar as pequenas colônias de UU de vários artefatos, como células de mamíferos e restos celulares ou materiais presentes no soro. Devido a esses problemas, é preciso confirmar as colônias com suspeita de UU. Essa confirmação é obtida ao avaliar a capacidade de UU de hidrolisar a ureia. Se o meio ágar U, que contém ureia e vermelho de fenol, for utilizado, as colônias de *Ureaplasma* suspeitas estarão circundadas por um halo vermelho.

A suspeita de colônias UU também pode ser confirmada pelo teste com cloreto de manganês-ureia (Quadro 18.3 *online*). Nesse teste, uma placa de ágar contendo colônias em crescimento é recoberta com uma solução aquosa de ureia com (1%) e 0,8% (p/v) de cloreto de manganês. A hidrólise da ureia pela urease libera grupos hidroxila a partir da água, e esses grupos oxidam o cloreto de manganês a óxido de manganês insolúvel, o qual provoca, por sua vez, a deposição de um precipitado marrom-dourado nas colônias dentro de poucos minutos.

O meio de ágar diferencial A7 de Shepard e suas modificações, o ágar A7B e o ágar A8, possuem a ureia e o reagente para a detecção da hidrólise de ureia incorporados no meio, de modo que não é necessário recobrir a placa com cloreto de manganês.[434,436,437] O ágar A7 contém sulfato de manganês como agente precipitante, juntamente com penicilina (1.000 U/mℓ) e anfotericina B (2,5 mg/mℓ). O ágar diferencial A7B é idêntico ao ágar A7, exceto pela adição de poliamina dicloridrato de putrescina (10 mM) para intensificar o

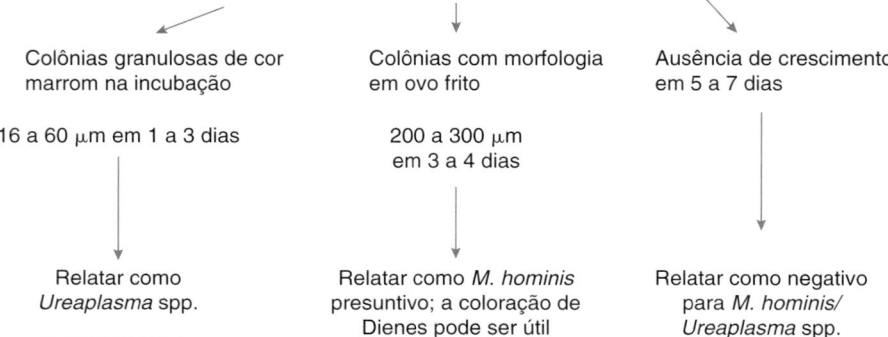

FIGURA 18.2 Protocolo para o isolamento de *Mycoplasma hominis* e *Ureaplasma urealyticum* a partir de amostras genitais.

crescimento de *Ureaplasma* e a produção de precipitado nas colônias. O ágar diferencial A8 incorpora cloreto de cálcio (1 mM) como cátion divalente indicador para detectar a formação de amônia a partir da ureia, bem como colistina (7,5 mg/mℓ), ampicilina (1 mg/mℓ) e anfotericina B (2,5 mg/mℓ). Em todas as três formulações de meios (i. e., ágares diferenciais A7, A7B e A8), as colônias de MH conservam a morfologia característica de colônias em ovo frito depois de 1 a 3 dias. As colônias de UU aparecem dentro de 1 a 3 dias e medem 15 a 50 μm de diâmetro (dependendo de sua densidade). As colônias de UU em ágares A7 e A7B exibem uma cor marrom-escura, em virtude do acúmulo de óxido de manganês na colônia, enquanto as colônias em ágar diferencial A8 têm uma cor dourada a marrom-clara (Prancha 18.1 B). Diversas avaliações comparativas dos meios A7, A7B e A8 indicaram que eles provavelmente constituem os meios de ágar de escolha para a cultura de micoplasmas genitais e, quando utilizados com um meio em caldo apropriado (p. ex., caldo com azul de brontimol, caldo Boston), proporcionam o maior rendimento de culturas positivas.[388,555] Como as características de crescimento de UU nesses meios são singulares, não há necessidade de outros testes. Ambos os ágares comerciais A7 e A8 estão disponíveis no comércio fornecidos por Remel Laboratories (Thermoscientific).

A identificação definitiva de MH pode ser obtida por inibição do crescimento com o uso de antissoros específicos. Foi também publicado um método de imunoperoxidase indireto para a identificação de micoplasmas.[201] Esse método produz resultados comparáveis aos do procedimento de inibição do crescimento com antissoro. Foram desenvolvidos procedimentos semelhantes, utilizando técnicas de imunofluorescência e de imunoperoxidase, para uso em estudos de micoplasmas em animais, nos quais podem ser encontradas diferentes espécies de *Mycoplasma* com tropismos teciduais semelhantes em cultura mista.[30]

Detecção dos micoplasmas genitais por outros métodos que não a cultura

Foram também examinados métodos que não utilizam a cultura quanto à sua capacidade de detectar micoplasmas genitais. Hirai et al. desenvolveram um teste com anticorpo fluorescente indireto (AFI) para a identificação direta de MH em amostras vaginais.[183] A coloração de células Vero infectadas por outras espécies de *Mycoplasma*, incluindo *M. orale*, *M. salivarium* e *M. fermentans*, demonstrou que o procedimento de AFI é específico para MH. O teste de AFI foi comparado com a cultura de amostras vaginais coletadas de 193 mulheres saudáveis. Entre 22 amostras com cultura positiva, 17 foram positivas no teste de AFI. É interessante assinalar que 48 de 171 amostras que foram negativas em culturas forneceram um resultado positivo com o teste de AFI, sugerindo que esse método foi mais sensível do que a cultura. Esses pesquisadores também demonstraram que a localização de agregados granulosos observados nas células do epitélio vaginal coradas pelo Papanicolaou correspondia, com frequência, às áreas do esfregaço coradas com os reagentes de AFI específicos para MH.[183]

A tecnologia das sondas foi inicialmente explorada para a detecção de *M. genitalium* em amostras urogenitais, visto que é muito difícil isolar esse microrganismo em cultura. Há uma reatividade cruzada antigênica reconhecida entre

M. genitalium e *M. pneumoniae*, bem como semelhanças nas sequências de determinados nucleotídios entre esses microrganismos. Por conseguinte, foi necessário construir sondas de ácidos nucleicos para *M. genitalium*, de modo a excluir as sequências de nucleotídios compartilhadas com *M. pneumoniae*, a fim de se evitar a obtenção de resultados falso-positivos.[564] Essas sondas de DNA cuidadosamente construídas foram utilizadas juntamente com técnicas de amplificação de genes e PCR para detectar sequências de nucleotídios específicas de *M. pneumoniae* e *M. genitalium* diretamente em amostras clínicas.[219] Em um estudo, 10 de 150 amostras genitais obtidas de oito pacientes (três homens e cinco mulheres) foram positivas para *M. genitalium*.[219] Esses resultados foram confirmados por testes de hibridização *Southern blot*, visto que não foram realizadas culturas.

Foram também desenvolvidos ensaios moleculares para a detecção e a identificação específica de MH e UU em amostras do trato genital, no líquido amniótico e em amostras do trato respiratório de recém-nascidos.[302,458,568] Os ensaios de PCR para MH utilizaram sequências de rRNA 16S específicas de MH como alvo para amplificação e detecção, enquanto ensaios semelhantes para UU empregaram sequências de rRNA 16S específicas do microrganismo, as sequências em banda múltipla (MB; do inglês, *multiple band*) do gene de antígeno ou sequências do gene da urease.[39,207,491] Alguns desses testes têm a capacidade de detectar até uma única unidade formadora de colônias (UFC) em amostras do trato urogenital de adultos e de líquido amniótico, bem como de aspirado endotraqueal de recém-nascidos. Teng *et al.* examinaram 50 amostras clínicas (8 amostras de *swabs* uretrais, 8 amostras de urina, 12 amostras de *swabs* endocervicais, 8 amostras de líquido prostático e 14 amostras de sêmen) por meio de cultura e PCR.[490] As culturas foram positivas para cinco amostras, e outras quatro amostras produziram alterações apropriadas de pH em caldo, porém não houve crescimento na subcultura em meio de ágar (positivas "duvidosas"). A PCR foi positiva em todas as cinco amostras com cultura positiva, em todas as quatro amostras positivas duvidosas e em três amostras adicionais (uma de líquido prostático e duas endocervicais) cuja cultura foi negativa. Foi utilizada uma PCR de faixa estendida para a detecção de MH em um paciente com endocardite de prótese valvar de início tardio e cultura negativa; a administração de agentes antimicrobianos dirigidos contra MH teve sucesso na cura desse paciente.[210] Um ensaio *blot* de linha reversa baseado na PCR, com capacidade de detectar simultaneamente 14 uropatógenos de amostras de urina, foi considerado sensível, específico, de execução simples e barato. Inclui alvos para MH, UU, *U. parvum* e *M. genitalium*.[330] Foi constatado que uma PCR específica de gênero para MH, *M. genitalium* e UU foi mais sensível do que a cultura em 210 pacientes com suspeita de infecções por micoplasmas genitais. Quarenta por cento dos pacientes foram positivos para um ou mais micoplasmas genitais em cultura *versus* 57% com PCR. Além disso, 11% das amostras demonstraram estar coinfectadas por *Mycoplasma* spp. e UU por meio de PCR.[12] Cientistas na França compararam uma PCR em tempo real quantitativa dirigida para o gene *yidC*, que codifica uma proteína de membrana, a translocase, com cultura quantitativa de MH em 153 amostras urogenitais. A sensibilidade clínica da PCR foi mais alta do que a cultura (45 resultados positivos por cultura *vs.* 55 por PCR), a especificidade analítica alcançou 100%, e o limite de detecção da PCR foi de 7 cópias/$\mu\ell$. A quantificação nas 45 amostras positivas tanto em cultura quanto na PCR teve uma boa correlação.[129] Um ensaio de PCR Bio-Rad demonstrou ter uma excelente sensibilidade e especificidade para a detecção simultânea de *C. trachomatis*, *N. gonorrhoeae* e *M. genitalium* em amostras urogenitais de 658 homens e mulheres sintomáticos e assintomáticos, em comparação com um ensaio de PCR em tempo real com sonda de hidrólise para a detecção de *C. trachomatis*, cultura de *N. gonorrhoeae* e ensaio de PCR desenvolvido no laboratório para detecção de *M. genitalium*.[270] Foi também descrito um ensaio de PCR tempo real para a detecção de *M. genitalium*, bem como para a identificação de marcadores de resistência aos macrolídios.[213] Os métodos de PCR têm sido usados para detectar uma sequência de DNA exclusiva em *M. fermentans*, que aparece repetitivamente no genoma do microrganismo, enquanto os métodos empregados para a detecção de MH, *M. penetrans* e *M. pirum* identificam sequências nucleotídicas singulares no rRNA 16S dessas espécies.[147,148,539] Embora os métodos sorológicos e genéticos tenham sugerido que *M. fermentans* representa um grupo homogêneo de microrganismos, as cepas associadas à AIDS, os isolados em culturas de células e outros isolados clínicos de *M. fermentans* podem ser diferenciados entre si por espectrometria de massa por pirólise.[165] Todos os isolados de *M. fermentans* foram detectados por amplificação de uma região de 206 pares de bases conservada da sequência de inserção IS1550. A amplificação do gene de lipopeptídio de ativação de macrófagos (*malp*) também é capaz de identificar todas as cepas de *M. fermentans* e fornece outra opção para identificação.[2]

Sistemas comerciais de cultura de Mycoplasma

Os sistemas Mycotrim® RS e Mycotrim® Triphasic em frasco (Irvine Scientific, Irvine, CA) são sistemas disponíveis no comércio, que vêm sendo utilizados extensamente para a cultura de *M. pneumoniae* e dos micoplasmas genitais, respectivamente. O sistema Mycotrim® RS consiste em um frasco contendo uma camada de meio de ágar glicose enriquecido contendo o indicador vermelho de fenol em um lado e caldo de composição semelhante. Trinta minutos antes da inoculação com a amostra, são acrescentados aos frascos discos saturados com antibióticos e acetato de tálio, de modo que haja tempo suficiente para a eluição dos antimicrobianos dos discos e sua difusão no ágar. Utiliza-se uma pipeta para adicionar as amostras líquidas e semear a superfície do ágar em "estrias". As amostras em *swab* são semeadas com rotação do *swab* sobre a superfície do ágar. O frasco é incubado com ágar voltado para cima durante 2 semanas a 35 a 37°C. Depois de 3 dias, efetua-se uma reinoculação do ágar manipulando o frasco, de modo que o caldo recubra parte da fase do ágar. O crescimento é inicialmente indicado pela viragem do indicador de vermelho para amarelo-alaranjado, sem turvação perceptível. A identificação definitiva é feita colocando-se o frasco sobre a platina de um microscópio óptico com o ágar voltado para cima e examinando a superfície do ágar à procura de colônias de micoplasmas. Esse exame pode ser realizado com ou sem a adição de um corante vital, como o corante de Dienes.

O caldo Mycotrim® GU contém arginina, ureia e vermelho de fenol como indicador. Esse caldo é inoculado com

0,1 mℓ da amostra e incubado a 35°C em condições aeróbias. Observa-se o meio à procura de mudança da cor do indicador para um pH mais alcalino; subcultura em meio sólido, como ágar diferencial A7 ou A8; e incubação subsequente, possibilitando o isolamento e a identificação de MH e UU.

O sistema em frasco Mycotrim® Triphasic flask (anteriormente denominado sistema Mycotrim® GU) é um sistema difásico que contém ágar diferencial A8 modificado com cloreto de cálcio em um frasco de cultura de tecido e um meio de caldo contendo arginina, ureia e vermelho de fenol como indicador. Antes da semeadura, são acrescentados discos impregnados com antibióticos, e aguarda-se a eluição dos antibióticos dos discos e a sua difusão na fase de ágar. O frasco é inoculado com 0,10 mℓ da amostra, e a mistura caldo-amostra é colocada sobre a fase de ágar. O frasco é incubado a 35°C em condições aeróbias. Efetua-se a subcultura do ágar deixando o caldo sobre parte da fase do ágar depois de 24 horas de incubação. Com o aparecimento de uma mudança de cor do indicador vermelho de fenol de amarelo para alaranjado ou vermelho-alaranjado, a fase do ágar é examinada ao microscópio à procura das colônias típicas de MH em ovo frito ou das pequenas colônias de UU marrons coradas pelo óxido de cálcio. As culturas são examinadas diariamente e incubadas durante 7 dias.

Os primeiros estudos constataram uma boa correlação do sistema Mycotrim® GU em comparação com métodos de cultura convencionais utilizando caldo de arginina, caldo de ureia, ágar de glicose e ágar diferencial A7B.[46,388,551] Nos laboratórios que realizam uma quantidade modesta de pesquisa de micoplasmas, parece que o caldo Mycotrim® GU combinado com um meio de ágar diferencial e o sistema de frasco Mycotrim® Triphasic são bastante equivalentes, embora os componentes no procedimento "convencional" possam ser mais baratos. Outro sistema disponível no comércio para o isolamento, a identificação e o teste de sensibilidade de MH e UU é o MYCOFAST® US (Wescor, Utah) e o MYCOFAST® EvolutioN 3 (Elitech Microbiology, Signes, França). Esse kit comercial vem com um meio de transporte especial para amostras e uma bandeja de plástico para semear as amostras em meios contendo ureia e arginina, que são metabolizadas na presença de micoplasmas genitais. Existem cavidades para cada microrganismo e cavidades que contêm antibióticos, que são usadas para a diferenciação dos dois microrganismos. Estudos de vigilância usaram esses meios com sucesso no laboratório para a detecção sensível de MH e UU.[414]

Isolamento de micoplasmas em meios de cultura de rotina

Em geral, M. pneumoniae e UU são mais fastidiosos nas suas exigências para crescimento do que MH. Este último microrganismo é uma das espécies isoladas com mais frequência de locais além do trato genital, como o sangue, feridas e líquido articular. Por conseguinte, em certas ocasiões, MH pode ser isolado em meios de cultura bacteriológicos de rotina. O microbiologista clínico deve ser capaz de reconhecer esses microrganismos nessas condições aquém de ideais. MH tem a capacidade de crescer em meios enriquecidos, como ágar Columbia CNA e ágar chocolate, enquanto cresce menos adequadamente em ágar-sangue à base de soja tripticase.[377] Os microrganismos crescem melhor em condições anaeróbias, com crescimento menos rápido em meio enriquecido com CO_2 e condições aeróbias. O crescimento dos micoplasmas pode não ser evidente, mesmo após incubação prolongada (i. e., 72 a 96 horas), dependendo das condições de incubação e do número de microrganismos presentes. As colônias de MH são extremamente pequenas e podem ser detectadas apenas como "película" ou "salpico" na superfície do ágar quando examinadas com luz incidente refletida forte. O exame desse tipo de crescimento é facilitado pelo uso de um microscópio de dissecção. É difícil coletar as colônias com uma alça bacteriológica, e elas não se coram pelo método de Gram.

As colônias suspeitas de serem micoplasmas em meio de ágar de rotina podem ser replicadas seccionando um bloco do ágar-sangue ou esfregando o lado que apresenta crescimento sobre a superfície de um meio de cultura para micoplasma, como ágar diferencial A7. Outro bloco deve ser removido de modo asséptico e imerso em meio de caldo, como caldo H ou caldo Boston. Em seguida, as subculturas em caldo e em ágar são incubadas e processadas, conforme descrito anteriormente. O exame da morfologia das colônias, juntamente com a velocidade de crescimento e a avaliação das condições ideais de incubação para o crescimento, possibilita a identificação presuntiva das espécies.

Em certas ocasiões, MH também pode ser isolado de hemoculturas, particularmente em mulheres com febre puerperal. Se houver suspeita de bacteriemia por MH, o procedimento ideal é semear o sangue em meio sem SPS à cabeceira do paciente. A incubação das culturas deve ser prolongada, e devem-se efetuar subculturas em meio de ágar apropriado e meio em caldo para o isolamento de micoplasmas, além de ágar CNA, a intervalos frequentes. O sangue para o isolamento de micoplasmas deve ser semeado diretamente no meio de cultura para esses microrganismos. O sangue deve ser diluído a 1:10 com meio de crescimento; por conseguinte, a cultura de um volume substancial de sangue pode exigir vários frascos de meios de cultura.

Testes sorológicos para o diagnóstico das infecções por *Mycoplasma pneumoniae*

Tendo em vista a disponibilidade limitada de cultura, as dificuldades técnicas inerentes a técnicas de cultura e ao tempo necessário para a obtenção dos resultados de cultura, o diagnóstico de infecção por M. pneumoniae é frequentemente estabelecido por uma combinação de achados clínicos, moleculares e sorológicos. O diagnóstico estabelecido apenas em bases clínicas é difícil, visto que muitos outros processos pulmonares, particularmente aqueles causados por vírus, podem se manifestar de modo semelhante. Além disso, a persistência de M. pneumoniae no trato respiratório por períodos variáveis de tempo após a resolução do processo mórbido complica a interpretação dos resultados positivos dos métodos de detecção moleculares e baseados no crescimento. Como M. pneumoniae possui antígenos lipídicos e proteicos que promovem o desenvolvimento de anticorpos habitualmente dentro de 1 semana após o início da infecção, os testes sorológicos têm sido usados para o estabelecimento do diagnóstico.[522] Na maioria dos casos, os títulos na fase aguda e na fase convalescente são mais benéficos, e os resultados de um único ensaio nem sempre fornecem uma correlação acurada com a infecção atual. O teste sorológico mais amplamente utilizado para o diagnóstico de infecção por *M. pneumoniae* tem sido o teste de FC; entretanto, devido a uma reatividade cruzada com outros microrganismos, incluindo *M. genitalium*, e à incapacidade de distinguir entre classes de anticorpos, esse teste foi substituído, em grande parte, por métodos alternativos.

Na atualidade, dispõe-se no comércio de métodos sorológicos que utilizam abordagens de imunofluorescência, aglutinação de partículas e IEE. A Tabela 18.3 fornece uma lista de vários ensaios disponíveis no comércio que utilizam esses formatos e, quando disponíveis, as referências sobre a metodologia e/ou avaliação. *M. pneumoniae* Antibody Test System (Zeus Scientific, Branchburg, NJ) utiliza a imunofluorescência indireta para a detecção separada de IgG e IgM específicas contra *M. pneumoniae*. Em uma avaliação desse ensaio, o AFI para IgM específica contra *M. pneumoniae* foi comparado com a PCR, a cultura e o teste de FC para o diagnóstico de infecção por micoplasmas.[108] Com base na positividade da cultura e da FC como critérios para um diagnóstico positivo de infecção, a sensibilidade do teste de AFI para IgM foi de 78%, e a sua especificidade, de 92%. Nesse estudo, o valor preditivo do AFI positivo para IgM foi de apenas 57%. Em outra avaliação, o AFI para IgM teve sensibilidade e especificidade de 89% e 99%, respectivamente. Esse estudo utilizou resultados de consenso para definição de positividade verdadeira como resultados positivos em dois outros ensaios de IEE ou FC, juntamente com achados clínicos.[10]

IEE para a detecção de anticorpos específicos contra *M. pneumoniae* passaram a ser mais amplamente usados em laboratórios clínicos e de referência. Foram realizadas diversas avaliações, e os leitores são incentivados a revê-las quando considerarem o uso de um desses ensaios.[28,468,493,524,534] Os *kits* de IEE de microtitulação disponíveis incluem o sistema de teste de anticorpos IgG/IgM contra *Mycoplasma pneumoniae* (Remel Thermoscientific), o IEE para IgM anti-*Mycoplasma pneumoniae* ImmunoWELL® (GenBio, San Diego, CA), o IEE para IgM anti-*Mycoplasma* Zeus (Zeus Scientific, Inc.), o IEE para IgM e IgG anti-*Mycoplasma* Platelia® (Bio-Rad), o ensaio ETI-*M. pneumoniae* IgM/IgG (Savyon Diagnostics, Israel) e outros listados na Tabela 18.3.

Alguns ensaios detectam separadamente IgM e IgG, enquanto outro realizam a detecção simultânea de ambas. Os produtos EPI-MP de Savyon Diagnostics oferecem ensaios para IgM, IgG e IgA separadamente. Dois ensaios, o Meridian ImmunoCard® e o sistema de teste de anticorpos IgG/IgM Remel® MP, oferecem um formato à base de membrana para IEE. Os outros ensaios IEE utilizam uma

Tabela 18.3 Ensaios sorológicos para a detecção de *M. pneumoniae*.

Nome	Formato	Imunoglobulina detectada	Antígeno	Fabricante	Referências
Sistema de anticorpo contra *M. pneumoniae* (MP)	Ensaio de imunofluorescência indireta (IFA)	IgM e IgG separadamente	Substrato antigênico ou colônias em lâmina	Zeus Scientific, Inc. (Branchburg, NJ)	3, 524, 534
Teste de aglutinação em gelatina Serodia® Myco II	Aglutinação de partículas	IgM e IgG simultaneamente		Fujirebio & Fujirebio America; distribuído no Japão e fora do Japão por Bayer (Europa, Canadá, Austrália)	20, 27, 524
SEROFAST®	Aglutinação de partículas	IgM e IgG simultaneamente		International Microbiology	524
ETI-MP IgM ou IgG	IEE, formato de microtitulação com 96 cavidades	IgM, IgG e IgA separadamente	Proteína P1 de MP	Savyon Diagnostics Ltd., Israel	28, 468, 524
ImmunoCard®	IEE baseado em membrana	IgM apenas	Antígeno de MP	Meridian Diagnostics, Cincinnati	10, 28, 318, 468, 493, 524, 534
Sistema de teste de anticorpos IgG/IgM contra *M. pneumoniae*	IEE baseado em membrana	IgM e IgG simultaneamente	Proteína citadesina de MP	Remel Thermoscientific	468, 493, 524, 534
Sistema de testes de ELISA para IgG e IgM anti-*Mycoplasma*	IEE com tiras separadas	IgM e IgG separadamente	*M. pneumoniae* inativado	Zeus Scientific, Inc. (Branchburg, NJ)	468, 524, 534
IgM e IgG anti-*M. pneumoniae* GenBio ImmunoWELL®	IEE, formato de microtitulação com 96 cavidades	IgM e IgG separadamente	Antígeno glicolipídico de MP	Alexon-Trend, Inc. (Ramsey, MN)	28, 468, 493, 524, 534
IgG e IgM Platelia®	IEE, tiras separadas	IgG e IgM separadamente	Ultrassonicado de cultura de MP	Bio-Rad	28, 524

Esta lista não inclui todos os ensaios comerciais disponíveis para teste sorológico de anticorpos anti-*M. pneumoniae*, porém apresenta os mais comumente mencionados em textos e para os quais existem avaliações realizadas.

placa de microtitulação de 96 cavidades (p. ex., GenBio ImmunoWELL®) ou tiras separadas (p. ex., Savyon® EPI-MP e Platelia®). Todos os ensaios de IEE variam no tipo de antígeno utilizado na fase sólida. Os antígenos empregados nesses ensaios incluem culturas de *M. pneumoniae* ultrassonicadas solubilizadas e purificadas (p. ex., Platelia®), glicolipídios purificados de *M. pneumoniae* (p. ex., ensaio ImmunoWELL®), ou antígenos proteicos de membrana purificados, que incluem a citadesina P1 imunodominante de *M. pneumoniae* (p. ex., ensaios ETI) como antígeno predominante na fase sólida. A especificidade do teste de IgM por IEE melhora quando se emprega um método de captura de IgM. Em uma avaliação comparativa de vários ensaios de IgM, foi observada uma especificidade de 100% apenas para o IEE para IgM Platelia®, que utiliza a captura de IgM (i. e., a fase sólida é recoberta por anticorpos anti-IgM), enquanto os ensaios que utilizam a absorção de IgG ou outros métodos de remoção de IgG pra a detecção de IgM apresentam especificidades que variam de 90% (i. e., ImmunoWELL® IgM) até 25% (ETI-*M. pneumoniae* IgM) apenas.[384] Em geral, os ensaios para IgM são mais sensíveis e específicos quando são utilizadas amostras de soro de crianças, visto que os adultos podem não produzir uma resposta significativa de IgM.[442,543] Além disso, como a população de adultos tende a incluir indivíduos que apresentam IgG anti-*M. pneumoniae* específica residual de infecções pregressas ou subclínicas, é importante testar amostras pareadas de soro obtidas a intervalos de 1 a 3 semanas para documentar uma elevação de quatro vezes ou mais nos títulos de anticorpos, determinando, assim, a presença de infecções agudas em adultos.[513] Um estudo recente conduzido na Bélgica avaliou 10 ensaios sorológicos para a medição da IgA, IgM e/ou IgG em 120 pacientes sorologicamente positivos para *M. pneumoniae* ou positivos para outros agentes causadores de pneumonia intersticial. O desempenho dos ensaios para IgG foi precário; o desempenho geral entre ensaios não foi satisfatório. Os autores sugeriram a necessidade de aprimoramentos nesses ensaios sorológicos, particularmente no tocante às determinações da IgG.[52]

Uma das vantagens dos ensaios IEE ligados à membrana é a obtenção mais rápida dos resultados, que habitualmente estão disponíveis em questão de minutos *versus* horas necessárias para os formatos de microtitulação. Por exemplo, as avaliações do sistema de teste de anticorpos IgG/IgM anti-*M. pneumoniae* Remel® revelaram um IEE de 5 minutos para a detecção qualitativa simultânea dos anticorpos dirigidos contra *M. pneumoniae*. Thacker e Talkington avaliaram esse teste com 50 amostras pareadas de soro e constataram que o teste Remel® detectou anticorpos em três amostras com títulos de FC de 32 e foi positivo para todas as amostras com títulos de FC de 64 ou mais, exceto uma.[443] Outra avaliação desse sistema relatou uma sensibilidade de 91% e uma especificidade de 91%, com valores preditivos positivos e negativos correspondentes de 87% e 93%, respectivamente.[126] O ensaio para IgM anti-*Mycoplasma* Meridian ImmunoCard® (Meridian Biosciences, Cincinnati, OH) é um IEE qualitativo de 10 minutos, baseado em membrana, em que o soro do teste reage com extratos de antígeno de *M. pneumoniae* impregnados em papel de filtro. Esse ensaio não exige a separação da IgM ou a remoção da IgG do soro antes da sua realização. As avaliações desse ensaio sugerem que o teste ImmunoCard® é mais sensível do que outros testes sorológicos para a detecção de baixos níveis de anticorpos IgM.[10,117,318,468,493] Em uma avaliação do ensaio utilizando amostras de 40 pacientes pediátricos, todas as amostras de soro de fase aguda foram positivas com ImmunoCard®, enquanto os testes de FC e aglutinação de partículas foram positivos em 30% e 77,5% das amostras, respectivamente.[318] Em outra avaliação comparativa com 64 amostras de soro de fase aguda de adultos, o ImmunoCard® detectou a presença de IgM específica em 46% das amostras, enquanto o teste de FC, o IEE Remel® e o IEE para IgM ImmunoWELL® detectaram anticorpos em 38%, 41% e 23% das amostras, respectivamente.[493] Uma terceira avaliação que utilizou 145 amostras de soro de fase aguda de crianças relatou uma sensibilidade, especificidade e valores preditivos positivos e negativos de 85%, 97%, 93% e 93%, respectivamente, em comparação com os IEE de microtitulação de IgM Remel® e Zeus.[117] As avaliações do ensaio para IgM anti-*Mycoplasma* ImmunoCard® sugerem que esse teste rápido é altamente confiável para estabelecer um diagnóstico de infecção recente por *M. pneumoniae* tanto em crianças quanto em adultos.[543] Um método *immunoblotting* mais recente para o diagnóstico sorológico de *M. pneumoniae* foi desenvolvido na Alemanha utilizando um novo conjunto de antígenos, e os resultados de um estudo que avaliou o ensaio demonstraram que 92% dos pacientes positivos para PCR também foram positivos com esse método *immunoblot*, com especificidade de 93 a 100%.[116]

Foram também comercializados ensaios de aglutinação de micropartículas para a detecção de anticorpos contra *M. pneumoniae*. O teste de IgG/IgM Serodyne® Color Vue (Serodyne, Indianapolis, IN) utiliza partículas de látex recobertas com antígeno lipídico de *M. pneumoniae*, enquanto o teste Serodia® Myco II (Fujirebio, Tóquio, Japão) também utiliza partículas de gelatina sensibilizadas de modo semelhante. Thacker e Talkington avaliaram o teste de aglutinação passiva de 40 minutos de Serodyne® e constataram que ele é menos sensível do que o IEE Remel®; apenas 68% do pacientes com pneumonia por micoplasma conseguiram ser sorologicamente diagnosticados com esse kit, em comparação com 94% e 96% dos casos diagnosticados com os testes de FC e Remel®, respectivamente.[492] Lieberman *et al.* avaliaram o teste de aglutinação em gelatina de Serodia® Myco II e encontraram uma sensibilidade, especificidade e valores preditivos de testes positivos e negativos de 48,1%, 86,9%, 49,3% e 86,3%, respectivamente.[277] Outros pesquisadores também observaram especificidade inadequada do ensaio de aglutinação de partículas Serodia® Myco II, em comparação com um IEE de captura IgM-específico e AFI para IgM.[20]

A purificação e o sequenciamento da adesina P1 de *M. pneumoniae* e o reconhecimento de epítopos imunodominantes de P1 e de outras moléculas de superfície celular podem permitir a produção de peptídios sintáticos capazes de ser utilizados como antígenos específicos e quimicamente definidos em testes sorológicos futuros para *M. pneumoniae*.[206] Suni *et al.* avaliaram um novo método de IEE (IgG, IgA e IgM contra *M. pneumoniae*, Thermolabsystems, Helsinki, Finlândia), em que o antígeno de fase sólida é enriquecido para o antígeno proteico de citoaderência P1 de *M. pneumoniae*.[461] Quando comparado com os IEE ImmunoWELL® e Platelia®, a sensibilidade e a especificidade desse teste foram de 100% e 96,5 a 100%, respectivamente. Outro grupo investigou o desempenho de dois novos IEE em comparação com o teste de FC. Em um dos ensaios, a fase sólida continha o antígeno P1 recombinante; no outro, a fase sólida continua o antígeno p116 recombinante.[109] Ambos os antígenos possuem antigenicidade demonstrável e desencadeiam a formação de anticorpos específicos nos pacientes infectados.[113,114,196] Em um desses estudos, foi constatado que os ensaios com antígenos recombinantes apresentaram uma boa concordância com o teste de FC, exibindo o IEE com P1 recombinante a melhor discriminação entre amostras positivas e negativas.[109] O uso de epítopos antigênicos específicos de espécie em testes sorológicos para a infecção por *M. pneumoniae* pode ajudar a eliminar os resultados sorológicos falso-positivos em consequência de infecções do trato respiratório ou do trato urogenital por *M. genitalium*, visto que esses microrganismos possuem antígenos de reação cruzada.[280]

O diagnóstico sorológico por meio de detecção dos níveis de IgA anti-*M. pneumoniae* também foi investigado como possível método para o diagnóstico de infecção por *M. pneumoniae*. Watkins-Riedel et al. avaliaram um método de IEE para IgA de 3 horas (*kit* SeroMP-IgA®; Savyon Diagnostics, Ashdod, Israel) e o compararam com o ensaio de aglutinação de micropartículas (Serodia® Myco II; Fujirebio), com o teste de FC, com um IEE específico para IgM (*kit* SeroMP-IgM®; Savyon Diagnostics), e com o IEE para IgM rápido ImmunoCard® (Meridian Diagnostics) em amostras de soro de fase aguda de 23 pacientes com pneumonia por *M. pneumoniae*.[545] O ensaio para IgA apresentou uma sensibilidade de 96 a 100% e uma especificidade de 91 a 100%. A sensibilidade dos outros ensaios variou de 87 a 91%. Durante o andamento desse estudo, os pesquisadores observaram uma tendência dos pacientes mais jovens a apresentar níveis mais elevados de IgM do que os adultos, enquanto os adultos tiveram uma tendência a apresentar níveis elevados de anticorpos IgA. Esse ensaio parece resolver duas das inconveniências reconhecidas da sorologia para *Mycoplasma*: a sensibilidade e a especificidade comparativamente mais baixas do teste de FC e a presença inconsistente de IgM específica contra *M. pneumoniae* em pacientes adultos infectados. Um teste de antígeno mais recente, que utiliza uma série de antígenos multiplexados de imunofluorescência automática (InoDiag®, França), foi comparado com a cultura-padrão, os testes de antígeno ou os testes baseados na PCR para o diagnóstico de seis agentes etiológicos da pneumonia atípica, incluindo *M. pneumoniae*. A sensibilidade alcançou 100% e a especificidade foi de 98% para a detecção de IgM nas 19 amostras de soro de pacientes ≤ 30 anos de idade positivos para *M. pneumoniae* pelo ensaio imunossorvente ligado a enzima (ELISA) Meridian.[146] Outros pesquisadores sugeriram que, em pacientes jovens, a obtenção de um único título elevado de IgM pode indicar a presença de infecção aguda, embora a soroconversão seja definitivamente mais específica.[384] Esse ensaio InoDiag® permite um rápido tempo de execução (15 minutos), evita os problemas de especificidade associados ao AFI e pode ser potencialmente usado em estudos epidemiológicos, visto que podem ser utilizados vários valores de pontos de corte em populações com diferentes prevalências e incidências.[146]

Um teste sorológico inespecífico, que é frequentemente utilizado para corroborar o diagnóstico de infecção por *M. pneumoniae*, consiste na produção de crioaglutininas. Esses anticorpos IgM reagem no frio com antígenos eritrocitários humanos tipo I. Esses anticorpos são produzidos dentro de 2 semanas após a infecção por *M. pneumoniae* e podem persistir por um período de até 5 meses. O antígeno I, cuja estrutura se assemelha a alguns determinantes antigênicos da membrana glicolipídica de *M. pneumoniae*, é inativado pela α-glicosidase, e a ligação das crioaglutininas a essas células é inibida pela galactose.[78,211,418,556] Além disso, quando os eritrócitos que contêm o antígeno I são submetidos a extração com clorofórmio-metanol, obtém-se a extração de um antígeno que fixa o complemento na presença de anticorpos anti-*M. pneumoniae*.[556] À semelhança de outros testes sorológicos, uma elevação de quatro vezes nos títulos de crioaglutininas, na presença de doença clínica compatível, sugere a existência de infecção por *M. pneumoniae*. Entretanto, apenas cerca de 50 a 60% dos indivíduos infectados por *M. pneumoniae* serão positivos para crioaglutininas, e várias outras condições podem provocar elevações das crioaglutininas, incluindo mononucleose infecciosa, caxumba, influenza, rubéola, infecção pelo vírus sincicial respiratório, infecções por adenovírus, doença vascular periférica e psitacose. Por conseguinte, a especificidade desse ensaio não é ótima.[418]

Testes sorológicos para micoplasmas genitais

Foram também investigados métodos sorológicos para o diagnóstico de infecções causadas por MH. As proteínas de membrana associadas a lipídios (LAMP; do inglês, *lipid-associated membrane proteins*) constituem um importante grupo de proteínas de superfície celular, que são altamente antigênicas e que atuam como principais alvos na resposta imune contra micoplasmas.[263] Foram identificadas LAMP em várias espécies de *Mycoplasma*, incluindo *M. salivarium*, *M. penetrans*, *M. pirum* e *M. genitalium*. Esses antígenos têm sido usados em ensaios sorológicos para avaliar pacientes com vários tipos de infecções.[538,540,541] Os anticorpos dirigidos contra esses antígenos LAMP parecem ser altamente específicos quanto à espécie, sem nenhuma reação cruzada aparente com os de outras espécies. Foram também utilizados anticorpos dirigidos contra antígenos de LAMP para delinear sorotipos de MH. Em um estudo recente, os perfis de antigenicidade e de anticorpos de 14 cepas diferentes de MH foram comparados por meio de eletroforese em gel de poliacrilamida–dodecil sulfato de sódio (SDS–PAGE; do inglês, *sodium dodecyl sulfate–polyacrylamide gel electrophoresis*) e *Western immunoblot*.[293] As LAMP dessas 14 cepas apresentaram perfis de SDS–PAGE semelhantes, e a análise por *immunoblot* mostrou que essas proteínas eram altamente imunogênicas quando testadas com soro de pacientes infectados. Esses pesquisadores também demonstraram que o soro de 28 de 31 pacientes HIV-positivos com amostras de cultura de urina positivas para MH reagiu com cada um dos 14 isolados diferentes de MH no *Western immunoblot*. Esses estudos mostraram que as LAMP de qualquer isolado de MH podem ser utilizadas como antígeno-alvo em um teste de IEE para a detecção de anticorpos contra MH. Esse IEE derivado de LAMP foi utilizado para demonstrar que a prevalência de anticorpos específicos contra MH era significativamente maior entre pacientes atendidos em clínicas para DST (prevalência de 67,8%) do que entre doadores de sangue saudáveis (prevalência de 34,4%) e que a infecção por MH ocorre em uma idade muito mais jovem nas mulheres do que nos homens. Esses IEE para a detecção de anticorpos séricos contra MH são ensaios de pesquisa que não estão amplamente disponíveis.

Foram também avaliados métodos sorológicos como meio de estabelecer a presença de infecção por UU. Esses métodos incluem técnicas de IEE, com estratos sônicos purificados do microrganismo como antígeno de fase sólida, ou técnicas de *Western immunoblot*, em que os antígenos são preparados a partir do crescimento de sorovariantes de UU representativas em cultura, com lise dos microrganismos com SDS, separação dos antígenos por eletroforese e transferência dos antígenos para papel de nitrocelulose. Um estudo examinou a presença de UU no líquido amniótico, juntamente com a resposta sorológica documentada por IEE em mulheres no terceiro trimestre de gravidez, que foram submetidas a amniocentese para indicações genéticas, em mulheres internadas para trabalho de parto prematuro com membranas fetais intactas e em mulheres com ruptura prematura das membranas fetais.[192] Embora a prevalência da infecção por UU tenha sido de 2,9%, 4,3% e 17,8%, respectivamente, nesses três grupos, as prevalências correspondentes de anticorpos foram de 50%, 86% e 57%. Esses pesquisadores constataram que a incidência de desfechos adversos da gravidez – parto prematuro, baixo peso ao nascimento ou morte fetal – foi significativamente maior em mulheres que apresentaram uma resposta imune contra UU.[192] Em outro estudo conduzido pelo mesmo grupo, 30% das mulheres com endometrite pós-parto apresentaram sorologia positiva no IEE para UU, em comparação com 6% do grupo de controle.[60] Um estudo sorológico de mulheres e lactentes utilizando *immunoblots* para IgM e IgA específicas contra UU constatou que 4,5% dos lactentes nascidos com menos de 30 semanas de gestação, menos de 1,7% dos lactentes nascidos entre 30 e 34 semanas de gestação e nenhum dos lactentes nascidos com 35 semanas ou mais apresentaram anticorpos IgM ou IgA específicos detectáveis, sugerindo um possível papel da resposta imune no desfecho da gravidez.[83] Esses estudos sorológicos podem ajudar a esclarecer o papel da resposta imune específica ao UU na patogênese da infecção e fornecer informações para o desenvolvimento de testes sorológicos sensíveis e específicos, de modo a ampliar as abordagens diagnósticas de cultura e técnicas moleculares no laboratório clínico. À semelhança de MH, os testes sorológicos para UU não estão amplamente disponíveis e são utilizados principalmente em pesquisas.

Sensibilidade aos agentes antimicrobianos e tratamento das infecções por *Mycoplasma*

Tratamento de M. pneumoniae e dos micoplasmas genitais

A pneumonia atípica causada por *M. pneumoniae* é geralmente tratada com tetraciclina ou com um macrolídio, incluindo eritromicina, azitromicina ou claritromicina. Embora o microrganismo ainda possa estar presente nas vias respiratórias superiores durante e após o tratamento, as manifestações clínicas da infecção geralmente melhoram, e os infiltrados observados na radiografia de tórax desaparecem habitualmente durante a terapia. Recentemente, foram descritos na literatura métodos padronizados para a realização de testes de sensibilidade *in vitro* usando microdiluição em ágar e caldo, incluindo parâmetros de controle de qualidade, e dispõe-se de um documento do Clinical Laboratory Standards Institute (CLSI) que fornece métodos e interpretação dos resultados de testes de sensibilidade para *M. pneumoniae*, MH e *Ureaplasma* spp.[74,530,534] Sem esses padrões, os testes eram limitados a alguns laboratórios de referência. Se a prevalência aos fármacos habituais usados no tratamento se tornar mais prevalente, e se métodos moleculares continuarem sendo desenvolvidos para a detecção de infecções causadas por micoplasmas, podem-se efetuar até mais solicitações para testes de sensibilidade. Com a padronização atual dos testes de sensibilidade, é necessário então saber onde esses testes estão disponíveis.[74,530] O Boxe 18.3 fornece uma visão geral dos fármacos habituais aos quais vários micoplasmas são sensíveis e resistentes. Informações mais específicas sobre o tratamento específico de cada microrganismo e da doença que ele pode causar podem ser encontradas em muitas das referências incluídas na tabela e nesta seção do capítulo.

Todos os micoplasmas são inerentemente resistentes aos antibióticos betalactâmicos (p. ex., penicilinas e cefalosporinas), glicopeptídios (p. ex., vancomicina), bem como a sulfonamidas, trimetoprima, polimixinas, ácido nalidíxico e rifampicina.[474,524] As cepas de *M. pneumoniae* são habitualmente sensíveis a uma ampla variedade de fármacos antimicrobianos, incluindo as quinolonas (*i. e.*, ciprofloxacino, levofloxacino, ofloxacino, gemifloxacino, moxifloxacino), clindamicina, lincomicina, tetraciclina, doxiciclina, minociclina e macrolídios (*i. e.*, eritromicina, azitromicina claritromicina) e estreptomicina.[111,164,237,474,524,526,527]

A resistência aos macrolídios foi relatada em muitos países, incluindo os EUA.[9,26,397] A maior parte da resistência tem sido observada em crianças. Em um estudo de 49 pacientes com pneumonia por *M. pneumoniae*, de 2007 a 2010, a incidência de resistência aos macrolídios foi de 8,2%. O tratamento de escolha aos pacientes que apresentam resistência aos macrolídios é tetraciclina ou fluoroquinolonas.[557] Simmons *et al.* detectaram a presença de biofilmes em certas cepas de *M. pneumoniae*, que podem conferir essa resistência aos macrolídios e comprometer a resposta imune do hospedeiro, impedindo consequentemente um tratamento efetivo das infecções.[445] Um artigo de revisão sobre a patogênese e a detecção de *M. pneumoniae* fornece mais informações sobre a resistência a antibióticos nos EUA.[523]

A maioria dos isolados de MH e UU mostra-se sensível às tetraciclinas. As cepas de MH também são habitualmente sensíveis a clindamicina e linfomicina, porém são inerentemente resistentes à eritromicina e a outros macrolídios (*i. e.*, azitromicina). Além disso, pode ocorrer resistência induzível aos macrolídios, como a eritromicina, em MH.[382] As cepas de UU são habitualmente sensíveis à eritromicina e à azitromicina, mas não à clindamicina e à lincomicina. O crescimento de MH e de UU também é inibido pelo cloranfenicol, pela estreptomicina e gentamicina, mas não pelos agentes ativos contra a parede celular (p. ex., cefalotina, ampicilina e vancomicina). Em meados da década de 1970 até o início da década de 1980, foram isoladas cepas de ambas as espécies que mostraram resistência à tetraciclina; essas cepas possuíam um determinante genético de resistência a agentes antimicrobianos (transpóson), denominado *tetM*.[404,524] Foram também descritas cepas de UU que são resistentes ou

Boxe 18.3
Padrões habituais de sensibilidade de *Mycoplasma* e *Ureaplasma*

Microrganismo	Habitualmente sensível	Resistente ou habitualmente resistente	Comentário
M. pneumoniae	Macrolídios Fluoroquinolonas Tetraciclinas	Penicilinas Cefalosporinas Glicopeptídios SXT Rifampicina Ácido nalidíxico Polimixinas	Foi observada uma resistência de alto nível aos macrolídios em muitos países.[9,26,385,397,524,554,557]
M. hominis	Tetraciclinas Fluoroquinolonas Clindamicina Cloranfenicol Estreptomicina Gentamicina	Penicilinas Cefalosporinas Glicopeptídios Macrolídios (resistência intrínseca e induzida) SXT Rifampicina Ácido nalidíxico Polimixinas	Resistência ocasional às fluoroquinolonas, com mutações na DNA girase/topoisomerases[524]
Ureaplasma spp.	Macrolídios Fluoroquinolonas Tetraciclinas Cloranfenicol Estreptomicina Gentamicina	Penicilinas Cefalosporinas Glicopeptídios Clindamicina SXT Rifampicina Ácido nalidíxico Polimixinas	Raramente se observa resistência de alto nível aos macrolídios, embora já tenha sido detectada.[524] Resistência ocasional às fluoroquinolonas com mutações na DNA girase/topoisomerases.[112,524]
M. fermentans	Tetraciclinas Clindamicina Cloranfenicol Fluoroquinolonas	Penicilinas Cefalosporinas Glicopeptídios Macrolídios Aminoglicosídios SXT Rifampicina Ácido nalidíxico Polimixinas	Existe alguma variedade na literatura quanto à atividade *in vitro* dos macrolídios e dos aminoglicosídios.
M. genitalium	Macrolídios Tetraciclinas (porém ocorreram falhas terapêuticas com as tetraciclinas) Clindamicina Fluoroquinolonas	Penicilinas Cefalosporinas Glicopeptídios Macrolídios SXT Rifampicina Ácido nalidíxico Polimixinas	A resistência aos macrolídios pode ser induzida.[524] Resistência ocasional às fluoroquinolonas com mutações na DNA girase/topoisomerases.[524]

SXT = sulfametoxazol-trimetoprima.
A maior parte dessa informação, a não ser que tenha referências específicas, foi obtida das referências 524 e 534.

que apresentam sensibilidade intermediária à eritromicina e aos macrolídios mais recentes.[524] A resistência global a numerosos agentes antimicrobianos foi demonstrada em um estudo recente de 290 isolados de MH e 179 isolados UU na Alemanha, utilizando uma diluição em ágar ou método Etest® de 1999 a 2008. A doxiciclina continua sendo o fármaco mais ativo entre as tetracicilinas testadas. Embora até 13% das cepas de MH tenham sido resistentes à doxiciclina, apenas 1 a 3% dos isolados de UU foram resistentes.[257] Os macrolídios continua sendo o fármaco de escolha para o tratamento das infecções por UU que não acometem o SNC em recém-nascidos. A eritromicina é usada com muito menos frequência em crianças de mais idade e em adultos, devido à disponibilidade de macrolídios mais recentes, como a azitromicina e a claritromicina. Ainda não foi determinado se essa conduta irá se tornar o padrão nos recém-nascidos, substituindo a eritromicina.[533] As infecções do SNC por esses microrganismos em recém-nascidos são mais bem tratadas com tetraciclina.[533] Em geral, as cepas de UU são menos sensíveis às quinolonas do que *M. pneumoniae* ou MH.[239–241] Krausse *et al.* constataram a eficácia do ofloxacino contra ambas as espécies, porém apenas 30% das cepas de UU foram sensíveis ao ciprofloxacino, em comparação com 70% das cepas de MH.[257] Em geral, os micoplasmas são mais sensíveis às fluoroquinolonas mais recentes *in vitro*, em comparação com agentes mais antigos, como o ofloxacino.[524]

O tratamento das infecções por *M. genitalium* ainda não foi padronizado, nem os métodos disponíveis para teste de sensibilidade. Os macrolídios são recomendados, particularmente a azitromicina em dose única; as tetraciclinas são responsáveis por um grande número de fracassos terapêuticos, mesmo sem a demonstração de qualquer resistência adquirida. O perfil de sensibilidade de *M. genitalium* a agentes antimicrobianos parece ser semelhante ao de *M. pneumoniae*, visto que os isolados dessa espécie mostram-se sensíveis às tetraciclinas e a uma variedade de macrolídios.[473,474] Renaudin *et al.* determinaram a sensibilidade de sete isolados de *M. genitalium*, utilizando o método de diluição em ágar e a compararam com a sensibilidade de três cepas de *M. pneumoniae*.[401] Ambas as espécies mostraram-se sensíveis aos macrolídios (i. e., eritromicina, espiramicina, roxitromicina, azitromicina e claritromicina), clindamicina, tetraciclina, doxiciclina, minociclina e fluoroquinolonas (i. e., ofloxacino, ciprofloxacino, lomefloxacino, esparfloxacino).[98] Entretanto, foi descrita a ocorrência de resistência adquirida aos macrolídios e às fluoroquinolonas, levando ao fracasso terapêutico.[37,312,466] Apesar da sensibilidade *in vitro* de *M. genitalium* às tetraciclinas, vários estudos realizados mostraram que a terapia com tetraciclina frequentemente está associada a fracassos do tratamento. Um estudo conduzido por Johannison *et al.* constatou que 62% de 13 homens com uretrite por *M. genitalium* tratados com tetraciclina durante 10 dias ainda abrigavam o microrganismo na uretra por ocasião do acompanhamento.[220] Em outro estudo, todos os sete homens com uretrite por *M. genitalium* tratados com doxiciclina continuaram apresentando uretrite durante o acompanhamento.[186] Em um estudo de tratamento comparando as tetraciclinas e a azitromicina, todos os seis pacientes que foram tratados com azitromicina foram negativos para *M. genitalium* por PCR após o tratamento, enquanto 63% de 16 pacientes tratados com tetraciclina ainda apresentaram resultados positivos da PCR para *M. genitalium* após o tratamento.[125] A presença dos microrganismos no trato urogenital, com ou sem sintomas concomitantes, após tratamento com esses fármacos pode estar diretamente relacionada com a dose e com a duração do tratamento. De acordo com as diretrizes de tratamento para DST, a azitromicina para o tratamento uretrite é administrada em dose única de 1 g.[59] Os pacientes com uretrite por *M. genitalium* que foram tratados com azitromicina de acordo com essas recomendações tiveram respostas clínicas parciais e permaneceram positivos para *M. genitalium* por PCR dentro de 1 semana após concluir o tratamento.[134] Em um estudo de NGU em 293 homens homossexuais na Carolina do Norte, em 2012, a persistência de *M. genitalium* após o tratamento foi observada em 44% dos pacientes inicialmente positivos, em comparação com 12% daqueles que persistiram depois de 4 semanas de terapia para a infecção por *C. trachomatis*. Foi constatada uma persistência de *M. genitalium* de 66% em homens tratados com doxiciclina *versus* 33% naqueles que receberam tratamento com azitromicina.[431]

Com o uso de um método modificado de diluição em caldo com meio SP-4, Hayes *et al.* determinaram a sensibilidade da cepa *incognitus* de *M. fermentans* a agentes antimicrobianos, juntamente com cepas de referência de *M. fermentans* (i. e., cepa PG18 [ATCC 19989]) e de *M. pneumoniae* (ATCC 15531).[173,175] Conforme esperado, todos os três micoplasmas mostraram-se resistentes aos fármacos ativos contra a parede celular (p. ex., penicilina, ampicilina). Tanto a cepa PG18 quanto a cepa *incognitus* de *M. fermentans* exibiram resistência à eritromicina (concentração inibitória mínima [CIM] média da eritromicina de 31,2 mg/mℓ e 43,0 mg/mℓ, respectivamente), enquanto *M. pneumoniae* mostrou-se sensível à eritromicina (CIM média de 0,0073 mg/mℓ). A cepa *incognitus* de *M. fermentans* foi sensível à tetraciclina, doxiciclina, clindamicina, lincomicina, cloranfenicol e ciprofloxacino. Ambas as cepas de *M. fermentans* testadas nesse estudo apresentaram resistência aos aminoglicosídios (i. e., gentamicina, canamicina, estreptomicina e neomicina), enquanto *M. pneumoniae* foi sensível. As CIM dos aminoglicosídios para a cepa *incognitus* de *M. fermentans* foram superiores a 1.000 mg/mℓ para todos os quatro fármacos, enquanto a CIM da gentamicina, canamicina, estreptomicina e neomicina para a cepa PG18 foram 15,6, 20,8, 18,2 e 52,1 mg/mℓ, respectivamente. A realização subsequente de teste de sensibilidade a agentes antimicrobianos em 24 isolados adicionais de *M. fermentans* também revelou que essa espécie é resistente à eritromicina e aos aminoglicosídios.[173] Esse estudo subsequente também documentou que apenas o ciprofloxacino e o levofloxacino exerceram um efeito bactericida significativo.[173]

Utilizando uma técnica de diluição modificada com caldo de Hayflick, Hannon examinou várias cepas de *M. fermentans* isoladas de infecções humanas e de células de cultura de tecido.[162] Essas cepas foram muito mais sensíveis à azitromicina do que à eritromicina ou à claritromicina. A clindamicina e vários outros congêneres da tetraciclina também exibiram uma boa atividade contra as cepas de *M. fermentans*, embora as concentrações micoplasmacidas tenham sido várias vezes maiores do que as concentrações inibitórias do antibiótico. Esse estudo também demonstrou que as cepas de *M. fermentans* isoladas durante a década de 1960 em meios acelulares eram sensíveis aos aminoglicosídios, enquanto os isolados humanos recentes e as cepas obtidas de células de cultura tecidual foram frequentemente resistentes a um único ou a vários aminoglicosídios, com CIM desses fármacos ultrapassando 500 mg/mℓ. A azitromicina foi mais ativa contra cepas de *M. fermentans* do que a eritromicina ou a claritromicina.[162]

Em um estudo subsequente, Hannon examinou a sensibilidade de várias cepas de *M. fermentans* aos aminoglicosídios, incluindo três isolados associados à AIDS (incluindo uma cepa *incognitus*), seis isolados recentes do trato respiratório, um isolado associado à leucemia de 1962 e oito isolados de culturas de tecido.[163] Dois dos três isolados associados à AIDS e todos os isolados do trato respiratório não associados à AIDS mostraram-se sensíveis aos seis aminoglicosídios testados, enquanto a cepa *incognitus* de *M. fermentans* e todos os isolados recentes de cultura de tecido demonstraram uma alta resistência a todos os seis fármacos, com CIM superior a 250 mg/mℓ. A cepa isolada de cultura de tecido de medula óssea de um paciente com leucemia, em 1962, foi altamente resistente à estreptomicina (CIM, > 250 mg/mℓ), porém sensível aos outros cinco aminoglicosídios. Esses resultados foram compatíveis com os estudos anteriores de Hannon, estabelecendo que *M. fermentans incognitus* era a única cepa humana das nove examinadas que demonstrou resistência a múltiplos aminoglicosídios.[162] Utilizando um ensaio de inibição metabólica com macrodiluição, Poulin *et al.* examinaram a sensibilidade de vários micoplasmas associados à AIDS a agentes antimicrobianos, incluindo *M. fermentans* (uma cepa estoque, dois isolados clínicos de pacientes com AIDS e a cepa "*incognitus*"), *M. penetrans* (uma cepa) e *M. pirum* (uma cepa).[394] Todos os isolados mostraram-se sensíveis a azitromicina, claritromicina, clindamicina, doxiciclina, ofloxacino e tetraciclina. As cepas de *M. fermentans* e *M. pirum* demonstraram resistência à eritromicina, enquanto *M. penetrans* foi sensível. Hayes *et al.* testaram nove cepas de *M. penetrans* por um procedimento de diluição em caldo.[174] Todas as cepas foram sensíveis a azitromicina, cloranfenicol, ciprofloxacino, clindamicina, doxiciclina, eritromicina, levofloxacino, lincomicina e tetraciclina, porém foram resistentes a gentamicina e estreptomicina.

Métodos de teste de sensibilidade de micoplasmas

A difusão de disco em ágar não constitui um método aceitável para testes de sensibilidade *in vitro* dos micoplasmas. Foram descritos métodos de diluição em ágar e de diluição em caldo para teste de sensibilidade dos micoplasmas a agentes antimicrobianos, bem como métodos de Etest®.[74,524] Os meios SP-4 ou de Hayflick, com pH de 7,3 a 7,4, são recomendados para testar MH ou *M. pneumoniae*. O caldo 10B, o Bromthymol Blue Broth ou o ágar A8 podem ser usados para *Ureaplasma* spp.; o teste é realizado em pH de 6,0 a 6,5 para avaliar UU. Para diluição em série, diluições duplas de agentes antimicrobianos são incorporadas ao meio de ágar, e a semeadura é efetuada utilizando um replicador de Steer para a aplicação de um inóculo de 30 a 300 UFC por ponto de inóculo. Esse inóculo é determinado pela semeadura em placas de alíquotas de diluição de 10 vezes de uma cultura em caldo em triplicado, contagem das colônias e diluição apropriada da suspensão dos microrganismos, de modo que o replicador libere 30 a 300 UFC por ponto. As placas são incubadas ao ar a 35 a 37°C durante 4 dias (UU), 5 dias (MH) ou 14 dias (*M. pneumoniae*). O crescimento pode ser intensificado para UU se o meio for incubado com aumento de CO_2.[74,524]

Para a microdiluição em caldo, os agentes antimicrobianos são solubilizados e diluídos em bandejas de microtitulação, com meio de caldo apropriado contendo vermelho de fenol como indicador, de modo a obter uma faixa de concentrações do fármaco. O inóculo deve ser preparado a partir de culturas que estão na fase de crescimento exponencial, em que o número de microrganismos é geralmente próximo de 10^7 UFC/mℓ para os ureaplasmas e de 10^8 a 10^9 UFC/mℓ para os micoplasmas que formam grandes colônias, que também são expressas em unidades de mudança de cor (CCU; do inglês, *color-changing units*) por mililitro. Adiciona-se um inóculo de 10^4 a 10^5 UFC (CCU) do microrganismo em cada uma das cavidades de microtitulação contendo as diluições dos antimicrobianos; a seguir, as placas são tampadas e incubadas em condições aeróbias, a 35° a 37°C. As bandejas de microtitulação são examinadas diariamente até observar-se uma mudança de cor, devido a uma alteração do pH no controle de crescimento sem fármaco. A CIM é definida como a menor concentração do agente antimicrobiano em que o metabolismo dos microrganismos é inibido o suficiente para impedir a mudança de cor do meio (devido ao indicador de pH) quando o controle sem fármaco exibe mudança de cor. Para UU, o crescimento habitualmente é observado na cavidade de controle depois de 24 horas, enquanto o crescimento de MH habitualmente necessita de 48 horas. Em geral, as cepas de *M. pneumoniae* necessitam de 4 a 8 dias de incubação antes da observação de alguma mudança na cavidade de controle. Tanto na diluição em ágar quanto na diluição em caldo, devem-se incluir cepas com sensibilidades conhecidas e CIM reprodutíveis com a realização do teste como controles externos.[74,524] Dispõe-se de alguns produtos comerciais disponíveis para antibiograma de micoplasmas, incluindo *Mycoplasma* IST® (bioMérieux), *Mycoplasma* SIR® (Bio-Rad), MYCOFAST® All IN (Unipath, UK) e MYCOKIT-ATB® (PBS Orgenics), porém esses produtos só estão atualmente disponíveis na Europa.[524]

Em todos esses procedimentos de determinação de sensibilidade, podem surgir problemas relacionados com as características biológicas dos microrganismos e com o próprio método. Os problemas biológicos incluem a possibilidade de culturas mistas (p. ex., micoplasmas e ureaplasmas) e a coexistência de populações sensíveis e resistentes na mesma cultura. Este último problema só pode ser detectado em sistemas baseados em diluição em ágar, visto que as colônias que crescem em meios contendo antibióticos podem ser diretamente reidentificadas por meio de hidrólise da ureia e métodos sorológicos. Os problemas relacionados com a metodologia, incluindo a falta de um meio padrão para a realização do teste, discrepâncias relacionadas com o pH necessário para o crescimento ideal dos micoplasmas *versus* atividade antibiótica ótima, dificuldade na padronização do tamanho do inóculo, falta de padronização do tempo e das condições de incubação e falta de um ponto de corte padronizado de sensibilidade, foram em grande parte superados com as publicações de documentos como Cumitech e CLSI 43-A.[74,238,524] Os testes de sensibilidade para micoplasmas continuarão sendo realizados principalmente em laboratórios de referência e em instituições de maior porte, com interesse especial em pesquisa na terapia das infecções por micoplasmas genitais.

Diagnóstico e tratamento das infecções por *Mycoplasma* hemotrófico em animais

Os membros antigos dos gêneros *Eperythrozoon* e *Haemobartonella* não crescem em cultura, de modo que o diagnóstico baseia-se no exame de esfregaços de sangue corados por corantes do tipo Romanowsky, incluindo corantes de Giemsa, May-Grünwald-Giemsa, Wright–Giemsa ou laranja de acridina.[336,337,469] Como esses microrganismos exibem uma parasitemia cíclica, em que podem ser rapidamente removidos do sangue, o exame de múltiplos esfregaços de sangue obtidos de amostras coletadas durante o período de 24 horas aumenta a probabilidade de um diagnóstico positivo em um hospedeiro clinicamente compatível. Os esfregaços de sangue devem ser preparados imediatamente após a coleta da amostra, utilizando sangue não anticoagulado ou sangue coletado em tubos heparinizados; o anticoagulante ácido etilenodiaminotetracético (EDTA) pode causar a separação dos microrganismos da membrana eritrocitária à qual estão fixados, dificultando o diagnóstico microscópico.[336,469] Os microrganismos aparecem como formas cocoides, de 0,5 a 0,8 mm de diâmetro, aderentes à superfície dos eritrócitos. Em geral, são encontrados na periferia dos eritrócitos e podem aparecer isoladamente ou em pares, grupos e cadeias. Na coloração fluorescente com laranja de acridina, os microrganismos aparecem com uma cor laranja a verde-amarelado brilhante. Foram também desenvolvidos ensaios moleculares e sorológicos para os micoplasmas hemotróficos; todavia, esses ensaios não estão amplamente disponíveis.[469] Todas as espécies parecem ser sensíveis às tetraciclinas e resistentes aos agentes antimicrobianos beta-lactâmicos. O tratamento com eritromicina proporciona um controle efetivo da infecção aguda, porém não elimina consistentemente a infecção dos animais.[336]

Vacinas e prevenção das infecções por *Mycoplasma*

Houve várias tentativas de desenvolvimento de vacinas inativadas para a prevenção da infecção por *M. pneumoniae*. Uma revisão sistemática e uma metanálise da literatura até 2009 foram publicadas por Linchevski et al.[278] Esses pesquisadores encontraram uma eficácia de 46 a 52% contra a infecção por *M. pneumoniae*, dependendo da abordagem utilizada, com poucos efeitos adversos identificados. De modo geral, relataram que a vacina era capaz de reduzir as taxas de pneumonia e de *M. pneumoniae* especificamente em cerca de 40% e sugeriram o desenvolvimento subsequente dessas vacinas, particularmente para as populações de alto risco.[278] Uma vacina de DNA P1-C fundida com a subunidade B da enterotoxina termolábil de *Escherichia coli* demonstrou maior eficácia na proteção de camundongos contra a infecção por *M. pneumoniae*.[571] As estratégias para criar proteínas quiméricas derivadas de regiões da adesina funcional de *Mycoplasma pneumoniae* para o desenvolvimento de uma vacina também demonstraram ter eficácia em modelos de animais.[171,429]

REFERÊNCIAS BIBLIOGRÁFICAS

1. Abele-Horn M, Wolff C, Dressel P, et al. Association of *Ureaplasma urealyticum* biovars with clinical outcomes for neonates, obstetric patients, and gynecological patients with pelvic inflammatory disease. J Clin Microbiol 1997;35:1199–1202.
2. Afshar B, Pitcher D, Nicholas RA, et al. An evaluation of PCR methods to detect strains of *Mycoplasma fermentans*. Biologicals 2008;36:117–121.
3. Agbakoba NR, Adetosoye AI, Adewole IF. Presence of *Mycoplasma* and *Ureaplasma* species in the vagina of women of reproductive age. West Afr J Med 2007;26:28–31.
4. Agbakoba NR, Adetosoye AI, Ikechebelu JI. Genital mycoplasmas in semen samples of males attending a tertiary care hospital in Nigeria: any role in sperm count reduction? Niger J Clin Pract 2007;10:169–173.
5. Ainsworth JG, Easterbrook PJ, Clarke J, et al. An association of disseminated *Mycoplasma fermentans* in HIV-1 positive patients with non-Hodgkin's lymphoma. Int J STD AIDS 2001;12:499–504.
6. Ainsworth JG, Hourshid S, Easterbrook PJ, et al. *Mycoplasma* species in rapid and slow HIV progressors. Int J STD AIDS 2000;11:76–79.
7. Ainsworth JG, Hourshid S, Webster AD, et al. Detection of *Mycoplasma fermentans* in healthy students and patients with congenital immunodeficiency. J Infect 2000;40:138–140.
8. Ainsworth JG, Katseni V, Hourshid S, et al. *Mycoplasma fermentans* and HIV-associated nephropathy. J Infect 1994;29:323–326.
9. Akaike H, Miyashita N, Kubo M, et al; Atypical Pathogen Study Group. *In vitro* activities of 11 antimicrobial agents against macrolide-resistant *Mycoplasma pneumoniae* isolates from pediatric patients: results from a multicenter surveillance study. Jpn J Infect Dis 2012;65:535–538.
10. Alexander TS, Gray LD, Kraft JA, et al. Performance of meridian immunocard *Mycoplasma* test in a multicenter clinical trial. J Clin Microbiol 1996;34:1180–1183.
11. Alonso-Vega C, Wauters N, Vermeylen D, et al. A fatal case of *Mycoplasma hominis* meningoencephalitis in a full-term newborn. J Clin Microbiol 1997;35:286–287.
12. Amirmozafari N, Mirnejad R, Kazemi B, et al. Comparison of polymerase chain reaction and culture for detection of genital Mycoplasmain clinical samples from patients with genital infections. Saudi Med J 2009;30:1401–1405.
13. Andrade-Rocha FT. *Ureaplasma urealyticum* and *Mycoplasma hominis* in men attending for routine semen analysis: prevalence, incidence by age and clinical settings, influence on sperm characteristics, relationship with leukocyte count and clinical value. Urol Int 2003;71:377–381.
14. Andrews WW, Hauth JC, Cliver SP, et al. Randomized clinical trial of extended spectrum antibiotic prophylaxis with coverage for *Ureaplasma urealyticum* to reduce post-cesarean delivery endometritis. Obstet Gynecol 2003;101:1183–1189.
15. Andrews WW, Shah SR, Goldenberg RL, et al. Association of post-cesarean delivery endometritis with colonization of the chorioamnion by *Ureaplasma urealyticum*. Obstet Gynecol 1995;85:509–514.
16. Angulo AF, Reijgers R, Brugman J, et al. *Acholeplasma vituli* sp. nov., from bovine serum and cell cultures. Int J Syst Evol Microbiol 2000;50:1125–1131.
17. Armstrong D, Yu BH, Yagoda A, et al. Colonization of humans by *Mycoplasma canis*. J Infect Dis 1971;124:607–609.
18. Baka S, Kouskouni E, Antonopoulou S, et al. Prevalence of *Ureaplasma urealyticum* and *Mycoplasma hominis* in women with chronic urinary symptoms. Urology 2009;74:62–66.
19. Barile MF. DNA homologies and serologic relationships among ureaplasmas from various hosts. Pediatr Infect Dis 1986;5:S296–S299.
20. Barker CE, Sillis M, Wreghitt TG. Evaluation of serodia myco II particle agglutination test for detecting *Mycoplasma pneumoniae* antibody: comparison with mu-capture ELISA and indirect immunofluorescence. J Clin Pathol 1990;43:163–165.
21. Barykova YA, Logunov DY, Shmarov MM, et al. Association of *Mycoplasma hominis* infection with prostate cancer. Oncotarget 2011;2:289–297.
22. Baseman JB, Cagle M, Korte JE, et al. Diagnostic assessment of *Mycoplasma genitalium* in culture-positive women. J Clin Microbiol 2004;42:203–211.
23. Baseman JB, Dallo SF, Tully JG, et al. Isolation and characterization of *Mycoplasma genitalium* strains from the human respiratory tract. J Clin Microbiol 1988;26:2266–2269.
24. Bauer FA, Wear DJ, Angritt P, et al. *Mycoplasma fermentans* (incognitus strain) infection in the kidneys of patients with acquired immunodeficiency syndrome and associated nephropathy: a light microscopic, immunohistochemical, and ultrastructural study. Hum Pathol 1991;22:63–69.
25. Bebear C, deBarbeyrac B, Clerc MT, et al. Mycoplasmas in HIV-1 seropositive patients. Lancet 1993;341:758–758.
26. Bébéar C, Pereyre S, Peuchant O. *Mycoplasma pneumoniae*: susceptibility and resistance to antibiotics. Future Microbiol 2011;6:423–431.
27. Beecham HJ III, Lo SC, Lewis DE, et al. Recovery from fulminant infection with *Mycoplasma fermentans* (incognitus strain) in non-immunocompromised host. Lancet 1991;338:1014–1015.
28. Beersma MF, Driven K, vanDam AP, et al. Evaluation of 12 commercial tests and complement fixation test for *M. pneumoniae*-specific immunoglobulin G (IgG) and IgM antibodies with PCR as gold standard. J Clin Microbiol 2005;43:2277–2285.
29. Bejar R, Curbelo V, Dairs C, et al. Premature labor: bacterial sources of phospholipase. Obstet Gynecol 1981;57:479–482.
30. Bencina D, Bradbury JM. Combination of immunofluorescence and immunoperoxidase techniques for serotyping mixtures of *Mycoplasma* species. J Clin Microbiol 1992;30:407–410.
31. Bencina D, Dove P, Mueller-Premru M, et al. Intrathecal synthesis of specific antibodies in patients with invasion of the central nervous system by *Mycoplasma pneumoniae*. Eur J Clin Microbiol Infect Dis 2000;19:521–530.
32. Benstein BD, Crouse DT, Shanklin DR, et al. *Ureaplasma* in lung. 2. Association with bronchopulmonary dysplasia in premature newborns. Exp Mol Pathol 2003;75:171–177.
33. Béssède E, Renaudin H, Clerc M, et al. Evaluation of the combination of the NucliSENS easyMAG and the EasyQ applications for the detection of

Mycoplasma pneumoniae and *Chlamydia pneumoniae* in respiratory tract specimens. Eur J Clin Microbiol Infect Dis 2010;29:187–190.
34. Biscardi S, Lorrot M, Marc E, et al. *Mycoplasma pneumoniae* and asthma in children. Clin Infect Dis 2004;38:1341–1346.
35. Bitnun A, Ford-Jones E, Blaser S, et al. *Mycoplasma pneumoniae* encephalitis. Semin Pediatr Infect Dis 2003;14:96–107.
36. Bitnum A, Ford-Jones EL, Petric M, et al. Acute childhood encephalitis and *Mycoplasma pneumoniae*. Clin Infect Dis 2001;32:1674–1684.
37. Blanchard A, Bébéar C. The evolution of *Mycoplasma genitalium*. Ann N Y Acad Sci 2011;1230:E61–E64.
38. Blanchard A, Hamrick W, Duffy L, et al. Use of the polymerase chain reaction for detection of *Mycoplasma fermentans* and *Mycoplasma genitalium* in the urogenital tract and amniotic fluid. Clin Infect Dis 1993;17(Suppl 1):S272–S279.
39. Blanchard A, Hentschel J, Duffy L, et al. Detection of *Ureaplasma urealyticum* by polymerase chain reaction in the urogenital tracts of adults, in amniotic fluid, and in the respiratory tract of newborns. Clin Infect Dis 1993;17(Suppl 1):S148–S153.
40. Blasco M, Torres L, Marco ML, et al. Prosthetic valve endocarditis caused by *Mycoplasma hominis*. Eur J Clin Microbiol Infect Dis 2000;19:638–640.
41. Bobade PA, Nash AS. A comparative study of the efficiency of acridine orange and some romanowsky staining procedures in the demonstration of *Haemobartonella felis* in feline blood. Vet Parasitol 1987;26:169–172.
42. Bochud PY, Moser F, Erard P, et al. Community-acquired pneumonia: a prospective outpatient study. Medicine (Baltimore) 2001;80:75–87.
43. Boesen T, Emmersen J, Jensen LT, et al. The *Mycoplasma hominis vaa* gene displays a mosaic gene structure. Mol Microbiol 1998;29:97–100.
44. Boesen T, Fedosova NU, Kjeldgaard M, et al. Molecular design of *Mycoplasma hominis* vaa adhesin. Protein Sci 2001;10:2577–2596.
45. Bonilla HF, Chenoweth CE, Tully JG, et al. *Mycoplasma felis* septic arthritis in a patient with hypogammaglobulinemia. Clin Infect Dis 1997;24:222–225.
46. Broitman NL, Floyd CM, Johnson CA, et al. Comparison of commercially available media for detection and isolation of *Ureaplasma urealyticum* and *Mycoplasma hominis*. J Clin Microbiol 1992;30:1335–1337.
47. Brooker RJ, Eason JD, Solimano A. *Mycoplasma* surgical wound infection in a neonate. Pediatr Infect Dis J 1994;13:751–752.
48. Brunner S, Frey-Rindova P, Altwegg M, et al. Retroperitoneal abscess and bacteremia due to *Mycoplasma hominis* in a polytraumatized man. Infection 2000;28:46–48.
49. Brus F, Van Waarde WM, Schoots C, et al. Fatal ureaplasmal pneumonia and sepsis in a newborn infant. Eur J Pediatr 1991;150:782–783.
50. Buck GE, O'Hara LC, Summersgill JT. Rapid, sensitive detection of *Mycoplasma pneumoniae* in simulated specimens by DNA amplification. J Clin Microbiol 1992;30:3280–3283.
51. Burdge DR, Reid GD, Reeve CF, et al. Septic arthritis due to dual infection with *Mycoplasma hominis* and *Ureaplasma urealyticum*. J Rheumatol 1988;15:366–368.
52. Busson L, Van den Wijngaert S, Dahma H, et al. Evaluation of 10 serological assays for diagnosing *Mycoplasma pneumoniae* infection. Diagn Microbiol Infect Dis 2013;762:133–137.
53. Camara B, Mouzin M, Ribes D, et al, Perihepatitis and perinephric abscess due to *Mycoplasma hominis* in a kidney transplant patient. Exp Clin Transplant 2007;5:708–709.
54. Campo L, Larocque P, La Malfa T, et al. Genotypic and phenotypic analysis of *Mycoplasma fermentans* strains isolated from different host tissues. J Clin Microbiol 1998;36:1371–1377.
55. Casin I, Vexiau-Robert D, De La Salmoniere P, et al. High prevalence of *Mycoplasma genitalium* in the lower genitourinary tract of women attending a sexually transmitted disease clinic in Paris, France. Sex Transm Dis 2002;29:353–359.
56. Cassell GH, Waites KB, Crouse DT, et al. Association of *Ureaplasma urealyticum* of the lower respiratory tract with chronic lung disease and death in very-low-birth-weight infants. Lancet 1988;2:240–244.
57. Cassell GH, Waites KB, Gibbs RS, et al. Role of *Ureaplasma urealyticum* in amnionitis. Pediatr Infect Dis 1986;5:S247–S252.
58. Castro-Alcaraz S, Greenberg EM, Bateman DA, et al. Patterns of colonization with *Ureaplasma urealyticum* during neonatal intensive care unit hospitalization of very low birth weight infants with the development of chronic lung disease. Pediatric 2002;110:1–7.
59. Centers for Disease Control and Prevention. Sexually transmitted disease treatment guidelines 2002. Morbid Mortal Weekly Rep 2002;51(RR-6):1–78.
60. Chaim W, Horowitz S, David JB, et al. *Ureaplasma urealyticum* in the development of postpartum endometritis. Eur J Obstet Gynecol Reprod Biol 2003;109:145–148.
61. Chaudhry R, Nisar N, Malhotra P, et al. Polymerase chain reaction confirmed *Mycoplasma pneumoniae* arthritis: a case report. Indian J Pathol Microbiol 2003;46:433–436.
62. Chen CJ, Juan CJ, Hsu ML, et al. *Mycoplasma pneumoniae* infection presenting as neutropenia, thrombocytopenia, and acute hepatitis in a child. J Microbiol Immunol Infect 2004;37:128–130.
63. Chen Z, Ji W, Wang Y, et al. Epidemiology and associations with climatic conditions of *Mycoplasma pneumoniae* and *Chlamydophila pneumoniae* infections among Chinese children hospitalized with acute respiratory infections. Ital J Pediatr 2013;39:34.
64. Cheng X, Naessens A, Lauwers S. Identification of serotype 1-, 3-, and 6-specific antigens of *Ureaplasma urealyticum* by using monoclonal antibodies. J Clin Microbiol 1994;32:1060–1062.
65. Cherry JD. Anemia and mucocutaneous lesions due to *Mycoplasma pneumoniae* infections. Clin Infect Dis 1993;17(Suppl 1):S47–S51.
66. Cherry JD, Hurwitz ES, Welliver RC. *Mycoplasma pneumoniae* infections and exanthems. J Pediatr 1975;87:369–371.
67. Chingbingyong MI, Hughes CV. Detection of *Mycoplasma fermentans* in human saliva with a polymerase chain reaction-based assay. Arch Oral Biol 1996;41:311–314.
68. Chirgwin KD, Cummings MC, DeMeo LR, et al. Identification of mycoplasmas in urine from persons infected with human immunodeficiency virus. Clin Infect Dis 1993;17(Suppl 1):S264–S266.
69. Cho MC, Kim H, An D, et al. Comparison of sputum and nasopharyngeal swab specimens for molecular diagnosis of *Mycoplasma pneumoniae*, *Chlamydophila pneumoniae*, and *Legionella pneumophila*. Ann Lab Med 2012;32:133–138.
70. Choppa PC, Vojdani A, Tagle C, et al. Multiplex PCR for the detection of *Mycoplasma fermentans*, *M. hominis*, and *M. penetrans* in cell cultures and blood samples of patients with chronic fatigue syndrome. Mol Cell Probes 1998;12:301–308.
71. Christiansen G, Andersen H. Heterogeneity among *Mycoplasma hominis* strains as detected by probes containing parts of ribosomal ribonucleic acid genes. Int J Syst Bacteriol 1988;38:108–115.
72. Cimolai N, Bryan LE, To M, et al. Immunological cross-reactivity of a *Mycoplasma pneumoniae* membrane-associated protein antigen with *Mycoplasma genitalium* and *Acholeplasma laidlawii*. J Clin Microbiol 1987;25:2136–2139.
73. Clausen HF, Fedder J, Drasbek M, et al. Serological investigation of *Mycoplasma genitalium* in infertile women. Hum Reprod 2001;16:1866–1874.
74. Clinical and Laboratory Standards Institute. Methods for antimicrobial susceptibility testing for human *Mycoplasmas*: Approved guideline. CLSI document M43-A. Wayne, PA: Clinical and Laboratory Standards Institute, 2011.
75. Clough W, Cassell GH, Duffy LB, et al. Septic arthritis and bacteremia due to *Mycoplasma* resistant to antimicrobial therapy in a patient with systemic lupus erythematosus. Clin Infect Dis 1992;15:402–407.
76. Cohen CR, Manhart LE, Bukusi EA, et al. Association between *Mycoplasma genitalium* and acute endometritis. Lancet 2002;359:765–766.
77. Corsaro D, Valassina M, Venditti D, et al. Multiplex PCR for rapid and differential diagnosis of *Mycoplasma pneumoniae* and *Chlamydia pneumoniae* in respiratory infections. Diagn Microbiol Infect Dis 1999;35:105–108.
78. Costea N, Yakulis VJ, Heller P. The mechanism of induction of cold agglutinins by *Mycoplasma pneumoniae*. J Immunol 1971;106:598–604.
79. Coufalik ED, Taylor-Robinson D, Csonka GW. Treatment of nongonococcal urethritis with rifampicin as a means of defining the role of *Ureaplasma urealyticum*. Br J Vener Dis 1979;55:36–43.
80. Crouse DT, Odrezin GT, Cutter GR, et al. Radiographic changes associated with tracheal isolation of *Ureaplasma urealyticum* from neonates. Clin Infect Dis 1993;17(Suppl 1):S122–S130.
81. Cuccuru MA, Cottoni F, Fiori PL, et al. PCR analysis of *Mycoplasma fermentans* and *M. penetrans* in classic Kaposi's sarcoma. Acta Derm Venereol 2005;85:459–460.
82. Cunha CB. The first atypical pneumonia: the history of the discovery of *Mycoplasma pneumoniae*. Infect Dis Clin North Am 2010;24:1–5.
83. Cunningham CK, Bonville CA, Hagen JH, et al. Immunoblot analysis of anti-*Ureaplasma urealyticum* antibody in pregnant women and newborn infants. Clin Diagn Lab Immunol 1996;3:487–492.
84. Dallo SF, Baseman JB. Intracellular DNA replication and long-term survival of pathogenic mycoplasmas. Microb Pathog 2000;29:301–309.
85. Dallo SF, Chavoya A, Su CJ, et al. DNA and protein sequence homologies between the adhesins of *Mycoplasma genitalium* and *Mycoplasma pneumoniae*. Infect Immun 1989;57:1059–1065.
86. Dallo SF, Horten JR, Su CJ, et al. Homologous regions shared by adhesin genes of *Mycoplasma pneumoniae* and *Mycoplasma genitalium*. Microb Pathog 1989;6:69–73.
87. Dan M, Tyrrell DLJ, Stemke GW, et al. *Mycoplasma hominis* septicemia in a burned infant. J Pediatr 1981;99:743–745.
88. Davis CP, Cochran S, Lisse J, et al. Isolation of *Mycoplasma pneumoniae* from synovial fluid samples in a patient with pneumonia and polyarthritis. Arch Intern Med 1988;148:969–970.

89. Dawson MS, Hayes MM, Wang RY, et al. Detection and isolation of *Mycoplasma fermentans* from urine of human immunodeficiency virus type 1-infected patients. Arch Pathol Lab Med 1993;117:511–514.
90. Daxboeck F, Iro E, Tamussino K, et al. Bacteremia with *Mycoplasma hominis* and *Ureaplasma urealyticum* in patients undergoing hysterectomy. Eur J Clin Microbiol Infect Dis 2003;22:608–611.
91. Daxboeck F, Krause R, Wenisch C. Laboratory diagnosis of *Mycoplasma pneumoniae* infection. Clin Microbiol Infect 2003;9:263–273.
92. Daxboeck F, Zedtwitz-Liebenstein K, Burgmann H, et al. Severe hemolytic anemia and excessive leukocytosis masking *Mycoplasma pneumoniae*. Ann Hematol 2001;80:180–182.
93. De Cordova CM, Takei K, Rosenthal C, et al. Evaluation of IgG, IgM, and IgA antibodies to *Mycoplasma penetrans* detected by ELISA and immunoblot in HIV-1-infected and STD patients in Sao Paolo, Brazil. Microb Infect 1999;1:1095–1101.
94. DeGirolami PC, Madoff S. *Mycoplasma hominis* septicemia. J Clin Microbiol 1982;16:566–567.
95. Deguchi T, Gilroy CB, Taylor-Robinson D. Failure to detect *Mycoplasma fermentans*, *Mycoplasma penetrans*, or *Mycoplasma pirum* in the urethra of patients with acute nongonococcal urethritis. Eur J Clin Microbiol Infect Dis 1996;15:169–171.
96. Deguchi T, Komeda H, Yasuda M, et al. *Mycoplasma genitalium* in nongonococcal urethritis. Int J STD AIDS 1995;6:144–145.
97. Deguchi T, Maeda SI. *Mycoplasma genitalium*: another important pathogen of nongonococcal urethritis. J Urol 2002;167:1210–1217.
98. Deguchi T, Maeda SI, Tamaki M, et al. Analysis of the *gyrA* and *parC* genes of *Mycoplasma genitalium* detected in first-pass urine of men with non-gonococcal urethritis before and after fluoroquinolone treatment. J Antimicrob Chemother 2001;48:735–748.
99. Deguchi T, Yoshida T, Miyazawa T, et al. Association of *Ureaplasma urealyticum* (biovar 2) with non-gonococcal urethritis. Sex Transm Dis 2004;31:192–195.
100. Deguchi T, Yoshida T, Yokoi S, et al. Longitudinal quantitative detection by real-time PCR of *Mycoplasma genitalium* in first-pass urine of men with recurrent nongonococcal urethritis. J Clin Microbiol 2002;40:3854–3856.
101. Del Giudice RA, Carski TR, Barile MF, et al. Proposal for classifying human strain navel and related simian mycoplasmas as *Mycoplasma primatum* sp. n. J Bacteriol 1971;108:439–445.
102. Del Giudice RA, Tully JG, Rose DL, et al. *Mycoplasma pirum* sp. nov., a terminal structured mollicute from cell cultures. Int J Syst Bacteriol 1985;35:285–291.
103. De Silva NS, Quinn PA. Endogenous activity of phospholipases A and C in *Ureaplasma urealyticum*. J Clin Microbiol 1986;23:354–359.
104. Di Marco E, Cangemi G, Filippetti M, et al. Development and clinical validation of a real-time PCR using a uni-molecular scorpion-based probe for the detection of *Mycoplasma pneumoniae* in clinical isolates. New Microbiol 2007;30:415–421.
105. Dimitrov DS, Franzoso G, Salman M, et al. *Mycoplasma fermentans* (incognitus strain) cells are able to fuse with T lymphocytes. Clin Infect Dis 1993;17(Suppl 1):S305–S308.
106. Dinsmoor MJ, Ramamurthy RS, Gibbs RS. Transmission of genital mycoplasmas from mother to neonate in women with prolonged membrane rupture. Pediatr Infect Dis J 1989;8:843–847.
107. Donders GG, Van Bulck B, Caudron J, et al. Relationship of bacterial vaginosis and mycoplasmas to the risk of spontaneous abortion. Am J Obstet Gynecol 2000;183:431–437.
108. Dorigo-Zetsma JW, Zaat SA, Wertheim-van Dillen PM, et al. Comparison of PCR, culture, and serological tests for diagnosis of *Mycoplasma pneumoniae* respiratory tract infection in children. J Clin Microbiol 1999;37:14–17.
109. Drasbek M, Nielsen PK, Persson K, et al. Immune response to *Mycoplasma pneumoniae* P1 and P116 in patients with atypical pneumonia analyzed by ELISA. BMC Microbiol 2004;4:1–10.
110. Dua J, Nandagudi A, Sutcliffe N. *Mycoplasma pneumoniae* infection associated with urticarial vasculitis mimicking adult-onset still's disease. Rheumatol Int 2012;32:4053–4056.
111. Duffy LB, Crabb D, Searcey K, et al. Comparative potency of gemifloxacin, new quinolones, macrolides, tetracycline, and clindamycin against *Mycoplasma spp*. J Antimicrob Chemother 2000;45(Suppl 1):29–33.
112. Duffy LB, Glass J, Hall G, et al. Fluoroquinolone resistance in *Ureaplasma parvum* in the United States. J Clin Microbiol 2006;44:1590–1591.
113. Duffy MF, Walker ID, Browning GF. The immunoreactive 116 kDa surface protein of *M. pneumoniae* is encoded in an operon. Microbiology 1997;143:3391–3402.
114. Duffy MF, Whithear KG, Noormohammadi AH, et al. Indirect enzyme-linked immunosorbent assay for detection of immunoglobulin G reactive with a recombinant protein expressed from the gene encoding the 116-kilodalton protein of *Mycoplasma pneumoniae*. J Clin Microbiol 1999;37:1024–1029.
115. Dular R, Kajioka R, Kasatiya S. Comparison of gen-probe commercial kit and culture technique for the diagnosis of *Mycoplasma pneumoniae* infection. J Clin Microbiol 1988;26:1068–1069.
116. Dumke R, Strubel A, Cyncynatus C, et al. Optimized serodiagnosis of *Mycoplasma pneumoniae* infections. Diagn Microbiol Infect Dis 2012;73:200–203.
117. Dunn JJ, Malan AK, Evans J, et al. Rapid detection of *Mycoplasma pneumoniae* IgM antibodies in pediatric patients using ImmunoCard *Mycoplasma* compared to conventional immunoassays. Eur J Clin Microbiol Infect Dis 2004;23:412–414.
118. Dupin N, Bijaoui G, Schwarzinger M, et al. Detection and quantitation of *Mycoplasma genitalium* in male patients with urethritis. Clin Infect Dis 2003;37:602–605.
119. Dutro SM, Hebb JK, Garub CA, et al. Development and performance of a microwell-plate-based polymerase chain reaction assay for *Mycoplasma genitalium*. Sex Transm Dis 2003;30:756–763.
120. Eastick K, Leeming JP, Caul EO, et al. A novel polymerase chain reaction assay to detect *Mycoplasma genitalium*. J Clin Pathol Mol Pathol 2003;56:25–28.
121. Embree J. *Mycoplasma hominis* in maternal and fetal infections. Ann NY Acad Sci 1988;549:56–64.
122. Engel LD, Kenny GE. *Mycoplasma salivarium* in human gingival sulci. J Periodontal Res 1970;5:163–171.
123. Eschenbach DA. *Ureaplasma urealyticum* as a cause of postpartum fever. Pediatr Infect Dis 1986;5:S258–S261.
124. Eschenbach DA. *Ureaplasma urealyticum* and premature birth. Clin Infect Dis 1993;17(Suppl 1):S100–S106.
125. Falk L, Fredlund H, Jensen JS. Tetracycline treatment does not eradicate *Mycoplasma genitalium*. Sex Transm Dis 2003;79:318–319.
126. Fedorko DP, Emery DD, Franklin SM, et al. Evaluation of a rapid enzyme immunoassay system for serologic diagnosis of *Mycoplasma pneumoniae* infection. Diagn Microbiol Infect Dis 1996;23:85–88.
127. Feng SH, Lo SC. Induced mouse spleen B-cell proliferation and secretion of immunoglobulin by lipid-associated membrane proteins of *Mycoplasma fermentans* incognitus and *Mycoplasma penetrans*. Infect Immun 1994;62:3916–3921.
128. Fenkci V, Yilmazer M, Aktepe OC. Have *Ureaplasma urealyticum* and *Mycoplasma hominis* infections any significant effect on women infertility? Infect Med 2002;10:220–223.
129. Ferandon C, Peuchant O, Janis C, et al. Development of a real-time PCR targeting the *yidC* gene for detection of *Mycoplasma hominis* and comparison with quantitative culture. Clin Microbiol Infec 2011;17:155–159.
130. Figueira-Coelho J, Lourenco S, Pires AC, et al. *Mycoplasma pneumoniae*-associated mucositis with minimal skin manifestations. Am J Clin Dermatol 2008;9:399–403.
131. Fischman RA, Marschall KE, Kislak JW, et al. Adult respiratory distress syndrome caused by *Mycoplasma pneumoniae*. Chest 1978;74:471–473.
132. Foy HM. Infections caused by *Mycoplasma pneumoniae* and possible carrier state in different populations of patients. Clin Infect Dis 1993;17(Suppl 1):S37–S46.
133. Gallily R, Salman M, Tarshis M, et al. *Mycoplasma fermentans* (incognitus strain) induces TNFa, and IL-1 production by human monocytes and murine macrophages. Immunol Lett 1992;34:27–30.
134. Gambini D, Decleva I, Lupica L, et al. *Mycoplasma genitalium* in males with nongonococcal urethritis: prevalence and clinical efficacy of eradication. Sex Transm Dis 2000;27:226–229.
135. García-de-la-Fuente C, Miñambres E, Ugalde E, et al. Post-operative mediastinitis, pleuritis and pericarditis due to *Mycoplasma hominis* and *Ureaplasma urealyticum* with a fatal outcome. J Med Microbiol 2008;57:656–657.
136. Gauthier DW, Meyer WJ, Bieniarz A. Expectant management of premature rupture of membranes with amniotic fluid cultures positive for *Ureaplasma urealyticum* alone. Am J Obstet Gynecol 1994;170:587–590.
137. Geissdorfer W, Schorner C, Lohoff M. Systemic *Mycoplasma hominis* infection in a patient immunocompromised due to combined transplantation of kidney and pancreas. Eur J Clin Microbiol Infect Dis 2001;20:511–512.
138. Gibbs RS, Cassell GH, Davis JK, et al. Further studies on genital mycoplasmas in intra-amniotic infection: blood cultures and serologic response. Am J Obstet Gynecol 1986;154:717–726.
139. Gil C, Rivera A, Bañuelos D, et al. Presence of *Mycoplasma fermentans* in the bloodstream of Mexican patients with rheumatoid arthritis and IgM and IgG antibodies against whole microorganism. BMC Musculoskelet Disord 2000;10:97.
140. Gilbert GL, Drew JH. Chronic *Mycoplasma hominis* infection complicating severe intraventricular hemorrhage in a premature neonate. Pediatr Infect Dis J 1988;7:817–818.
141. Gilbert GL, Garland SM, Fairley KF, et al. Bacteriuria due to ureaplasmas and other fastidious organisms during pregnancy: prevalence and significance. Pediatr Infect Dis 1986;5:S239–S243.

142. Gilroy CB, Keat A, Taylor-Robinson D. The prevalence of *Mycoplasma fermentans* in patients with inflammatory arthritides. Rheumatology (Oxford) 2001;40:1355–1358.
143. Glaser JB, Engelberg M, Hammerschlag M. Scalp abscess associated with *Mycoplasma hominis* infection complicating intrapartum monitoring. Pediatr Infect Dis 1983;2:468–470.
144. Godron A, Pereyre S, Monet C, et al. Hemolytic uremic syndrome complicating *Mycoplasma pneumoniae* infection. Pediatr Nephrol 2013;28:2057–2060.
145. Goulet M, Dular R, Tully JG, et al. Isolation of *Mycoplasma pneumoniae* from the human urogenital tract. J Clin Microbiol 1995;33:2823–2825.
146. Gouriet F, Levy PY, Drancourt M, et al. Comparison of the new InoDiag automated fluorescence multiplexed antigen microarray to the reference technique in the diagnosis of atypical pneumonia. Clin Microbiol Infect 2008;14:119–127.
147. Grau O, Kovacic R, Griffais R, et al. Development of a selective and sensitive polymerase chain reaction assay for the detection of *Mycoplasma pirum*. FEMS Microbiol Lett 1993;106:327–334.
148. Grau O, Kovacic R, Griffais, et al. Development of PCR-based assays for the detection of two human mollicute species: *Mycoplasma penetrans* and *Mycoplasma hominis*. Mol Cell Probes 1994;8:139–148.
149. Grau O, Slizewicz B, Tuppin P, et al. Association of *Mycoplasma penetrans* with human immunodeficiency virus infection. J Infect Dis 1995;172:672–681.
150. Grau O, Tuppin P, Slizewicz B, et al. A longitudinal study of seroreactivity against *Mycoplasma penetrans* in HIV-infected homosexual men: association with disease progression. AIDS Res Hum Retroviruses 1998;14:661–667.
151. Gravat MG, Eschenbach DA. Possible role of *Ureaplasma urealyticum* in preterm premature rupture of the fetal membranes. Pediatr Infect Dis 1986;5:S253–S257.
152. Gray DJ, Robinson HB, Malone J, et al. Adverse outcome in pregnancy following amniotic fluid isolation of *Ureaplasma urealyticum*. Prenat Diagn 1992;12:111–117.
153. Gray GC, Kaiser KS, Hawksworth AW, et al. No serologic evidence of an association found between Gulf War service and *Mycoplasma fermentans* infection. Am J Trop Med Hyg 1999;60:752–757.
154. Grisold AJ, Hoenigl M, Leitner E, et al. Submasseteric abscess caused by *Mycoplasma salivarium* infection. J Clin Microbiol 2008;46:3860–3862.
155. Grullich C, Baumert TF, Blum HE. Acute *Mycoplasma pneumoniae* infection presenting as cholestatic hepatitis. J Clin Microbiol 2003;41:514–515.
156. Guleira R, Nisar N, Chwla TC, et al. *Mycoplasma pneumoniae* and central nervous system complications: a review. J Lan Clin Med 2005;146:55–63.
157. Gullsby K, Storm M, Bondeson K. Simultaneous detection of *Chlamydophila pneumoniae* and *Mycoplasma pneumoniae* by use of molecular beacons in a duplex real-time PCR. J Clin Microbiol 2008;46:727–731.
158. Haggerty CL, Taylor BD. *Mycoplasma genitalium*: an emerging cause of pelvic inflammatory disease. Infect Dis Obstet Gynecol 2011;2011:959816.
159. Haggerty CL, Totten PA, Astete SG, et al. Failure of cefoxitin and doxycycline to eradicate endometrial *Mycoplasma genitalium* and the consequence for clinical cure of pelvic inflammatory disease. Sex Transm Infect 2008;84:338–342.
160. Haller M, Forst H, Ruckdeschel G, et al. Peritonitis due to *Mycoplasma hominis* and *Ureaplasma urealyticum* in a liver transplant recipient. Eur J Clin Microbiol Infect Dis 1993;10:172.
161. Han Z, Burnham CA, Clohisy J, et al. *Mycoplasma pneumoniae* periprosthetic joint infection identified by 16S ribosomal RNA gene amplification and sequencing: a case report. J Bone Joint Surg Am 2011;93:e103.
162. Hannan PC. Antibiotic susceptibility of *Mycoplasma fermentans* strains from various sources and the development of resistance to aminoglycosides *in vitro*. J Med Microbiol 1995;42:421–428.
163. Hannan PC. Observations on the possible origin of Mycoplasma fermentans incognitu strain on antibiotic sensitivity tests. J Antimicrob Chemother 1997;39:25–30.
164. Hannan PC. Comparative susceptibilities of various AIDS-associated and human urogenital tract mycoplasmas and strains of *Mycoplasma pneumoniae* to 10 classes of antimicrobial agents *in vitro*. J Med Microbiol 1998;47:1115–1122.
165. Hannan PC, Kearns AM, Sisson PR, et al. Differentiation of strains of *Mycoplasma fermentans* from various sources by pyrolysis mass spectrometry. J Med Microbiol 1997;46:348–353.
166. Harasawa R, Dybvig K, Watson HL, et al. Two genomic clusters among 14 serovars of *Ureaplasma urealyticum*. Syst Appl Microbiol 1991;14:393–396.
167. Harasawa R, Imada Y, Ito M, et al. *Ureaplasma felinum* sp. nov. and *Ureaplasma cati* sp. nov. isolated from the oral cavities of cats. Int J Syst Bacteriol 1990;40:45–51.
168. Harasawa R, Imada Y, Kotani H, et al. *Ureaplasma canigenitalium* sp. nov., isolated from dogs. Int J Syst Bacteriol 1993;43:640–644.
169. Harasawa R, Stephens EB, Koshimizu K, et al. DNA relatedness among established *Ureaplasma* species and unidentified feline and canine serogroups. Int J Syst Bacteriol 1990;40:52–55.
170. Harrison HR. Cervical colonization with *Ureaplasma urealyticum* and pregnancy outcome: prospective studies. Pediatr Infect Dis 1986;5(Suppl 6):S266–S269.
171. Hausner M, Schamberger A, Naumann W, et al. Development of protective anti-*Mycoplasma* pneumoniae antibodies after immunization of guinea pigs with the combination of a P1-P30 chimeric recombinant protein and chitosan. Microb Pathog 2013;64:23–32.
172. Hawkins RE, Rickman LS, Vermund SH, et al. Association of mycoplasma and human immunodeficiency virus infection: detection of amplified *Mycoplasma fermentans* DNA in blood. J Infect Dis 1992;165:581–585.
173. Hayes MM, Foo HH, Kotani H, et al. *In vitro* antibiotic susceptibility testing of different strains of *Mycoplasma fermentans* isolated from a variety of sources. Antimicrob Agents Chemother 1993;37:2500–2503.
174. Hayes MM, Foo HH, Timenetsky J, et al. *In vitro* antibiotic susceptibility testing of clinical isolates of *Mycoplasma penetrans* from patients with AIDS. Antimicrob Agents Chemother 1995;39:1386–1387.
175. Hayes MM, Wear DJ, Lo SC. *In vitro* antimicrobial susceptibility testing for the newly identified AIDS-associated mycoplasma. Arch Pathol Lab Med 1991;115:464–466.
176. Heggie AD, Jacobs MR, Butler VT, et al. Frequency and significance of isolation of *Ureaplasma urealyticum* and *Mycoplasma hominis* from cerebrospinal fluid and tracheal aspirate specimens from low birth weight infants. J Pediatr 1994;124:956–961.
177. Henao-Martínez AF, Young H, Nardi-Korver JJ, et al. *Mycoplasma hominis* brain abscess presenting after a head trauma: a case report. J Med Case Rep 2012;6:253.
178. Henrich B, Feldmann RC, Hadding U. Cytoadhesins of *Mycoplasma hominis*. Infect Immun 1993;61:2945–2951.
179. Henrich B, Hoppe M, Kitzerow A, et al. The adherence-associated lipoprotein P100, encoded by an *opp* operon structure, functions as the oligopeptide-binding domain OppA of a putative oligopeptide transport system in *Mycoplasma hominis*. J Bacteriol 1999;181:4873–4878.
180. Higgins RR, Lombos E, Tang P, et al. Verification of the ProPneumo-1 assay for the simultaneous detection of *Mycoplasma pneumoniae* and *Chlamydophila pneumoniae* in clinical respiratory specimens. Ann Clin Microbiol Antimicrob 2009;8:10.
181. Hill AC. *Mycoplasma spermatophilum*, a new species isolated from human spermatozoa and cervix. Int J Syst Bacteriol 1991;41:229–233.
182. Hill GB, Livengood CH. Bacterial vaginosis–associated microflora and effects of topical intravaginal clindamycin. Am J Obstet Gynecol 1994;171:1198–1204.
183. Hirai Y, Kanatani T, Ono M, et al. An indirect immunofluorescence method for detection of *Mycoplasma hominis* in vaginal smears. Microbiol Immunol 1991;35:831–839.
184. Honda J, Yano T, Kusaba M, et al. Clinical use of capillary PCR to diagnose *Mycoplasma pneumoniae*. J Clin Microbiol 2000;38:1382–1384.
185. Hooton TM, Roberts MC, Roberts PL, et al. Prevalence of *Mycoplasma genitalium* determined by DNA probe in men with urethritis. Lancet 1988;1:266–268.
186. Horner PJ, Gilroy CB, Thomas BJ, et al. Association of *Mycoplasma genitalium* with acute non-gonococcal urethritis. Lancet 1993;342:582–585.
187. Horner PJ, Thomas B, Gilroy CB, et al. Role of *Mycoplasma genitalium* and *Ureaplasma urealyticum* in acute and chronic nongonococcal urethritis. Clin Infect Dis 2001;32:995–1003.
188. Horner PJ, Thomas B, Gilroy C, et al. Antibodies to Chlamydia trachomatis heat-shock protein 60 kDa and detection of *Mycoplasma genitalium* and *Ureaplasma urealyticum* are associated independently with chronic nongonococcal urethritis. Sex Transm Dis 2003;30:129–133.
189. Horowitz S, Evinson B, Borer A, et al. *Mycoplasma fermentans* in rheumatoid arthritis and other inflammatory arthritides. J Rheumatol 2000;27:2747–2752.
190. Horowitz S, Horowitz J, Hou L, et al. Antibodies to *Mycoplasma fermentans* in HIV-positive heterosexual patients: seroprevalence and association with AIDS. J Infect 1998;36:79–84.
191. Horowitz S, Horowitz J, Mazor M, et al. *Ureaplasma urealyticum* cervical colonization as a marker of pregnancy complications. Int J Gynecol Obstet 1995;48:15–19.
192. Horowitz S, Mazor M, Horowitz J, et al. Antibodies to *Ureaplasma urealyticum* in women with intraamniotic infection and adverse pregnancy outcome. Acta Obstet Gynecol Scand 1995;74:132–136.
193. Horowitz S, Mazor M, Romero R, et al. Infection of the amniotic cavity with *Ureaplasma urealyticum* in the midtrimester of pregnancy. J Reprod Med 1995;40:375–379.
194. Howard CJ, Gourley RN. Proposal for a second species within the genus *Ureaplasma, Ureaplasma diversum* sp. nov. Int J Syst Bacteriol 1982;32:446–452.

195. Hu PC, Collier AM, Baseman JB. Surface parasitism by *Mycoplasma pneumoniae* of respiratory epithelium. J Infect Dis 1977;145:1328–1343.
196. Hu PC, Huang CH, Collier AM, et al. Demonstration of antibodies to *Mycoplasma pneumoniae* attachment protein in human sera and respiratory secretions. Infect Immun 1983;41:437–439.
197. Humburg J, Frei R, Wight E, et al. Accuracy of urethral swab and urine analysis for the detection of *Mycoplasma hominis* and *Ureaplasma urealyticum* in women with lower urinary tract symptoms. Arch Gynecol Obstet 2012;285:1049–1053.
198. Huppert JS, Mortensen JE, Reed JL, et al. *Mycoplasma genitalium* detected by transcription-mediated amplification is associated with *Chlamydia trachomatis* in adolescent women. Sex Transm Dis 2008;35:250–254.
199. Hussain AI, Robson WLM, Kelley R, et al. *Mycoplasma penetrans* and other mycoplasmas in urine of human immunodeficiency virus-positive children. J Clin Microbiol 1999;37:1518–1523.
200. Hyman HC, Yogev D, Razin S. DNA probes for detection of *Mycoplasma pneumoniae* and *Mycoplasma genitalium*. J Clin Microbiol 1987;25:726–728.
201. Imada Y, Uchida I, Hashimoto K. Rapid identification of mycoplasmas by indirect immunoperoxidase test using small square filter paper. J Clin Microbiol 1987;25:17–21.
202. Imudia AN, Detti L, Puscheck EE, et al. The prevalence of *Ureaplasma urealyticum*, *Mycoplasma hominis*, *Chlamydia trachomatis* and *Neisseria gonorrhoeae* infections and the rubella status of patients undergoing an initial infertility evaluation. J Assist Reprod Genet 2008;25:43–46.
203. Iyama K, Ono S, Kuwano K, et al. Induction of tumour necrosis factor-α (TNFα) and enhancement of HIV-1 replication in the J22HL60 cell line by *Mycoplasma penetrans*. Microbiol Immunol 1996;40:907–914.
204. Izraeli S, Samra Z, Sirota L, et al. Genital *Mycoplasmas* in preterm infants: prevalence and clinical significance. Eur J Pediatr 1991;150:804–807.
205. Jacobs E, Buchholz A, Kleinman B, et al. Use of adherence protein of *Mycoplasma pneumoniae* as antigen for enzyme-linked immunosorbent assay (ELISA). Isr J Med Sci 1987;23:709–712.
206. Jacobs E, Pilatschek A, Gerstenecker B, et al. Immunodominant epitopes of the adhesin of *Mycoplasma pneumoniae*. J Clin Microbiol 1990;28:1194–1197.
207. Jacobs E, Vonski M, Stemke GW, et al. Identification of *Ureaplasma* biotypes. Med Microbiol Lett 1994;3:31–35.
208. Jacobs F, Van de Stadt J, Gelin M, et al. *Mycoplasma hominis* infection of perihepatic hematomas in a liver transplant recipient. Surgery 1992;111:98–100.
209. Jalil N, Doble A, Gilchrist C, et al. Infection of the epididymis by *Ureaplasma urealyticum*. Genitourin Med 1988;62:367–368.
210. Jamil HA, Sandoe JA, Gascoyne-Binzi D, et al. Late-onset prosthetic valve endocarditis caused by *Mycoplasma hominis*, diagnosed using broad-range bacterial PCR. J Med Microbiol 2012;61:300–301.
211. Janney FA, Lee LT, Howe C. Cold hemagglutinin cross-reactivity with *Mycoplasma pneumoniae*. Infect Immun 1978;22:29–30.
212. Jensen JS. *Mycoplasma genitalium*: the aetiological agent of urethritis and other sexually transmitted diseases. Eur Acad Dermatol Venereol 2004;18:1–11.
213. Jensen JS. Protocol for the detection of *Mycoplasma genitalium* by PCR from clinical specimens and subsequent detection of macrolide resistance-mediating mutations in region V of the 23S rRNA gene. Methods Mol Biol 2012;903:129–139.
214. Jensen JS, Bjornelius E, Dohn B, et al. Use of TaqMan 5′ nuclease real-time PCR for quantitative detection of *Mycoplasma genitalium* DNA in males with and without urethritis who were attendees at a sexually-transmitted disease clinic. J Clin Microbiol 2004;42:683–692.
215. Jensen JS, Borre MB, Dohn B. Detection of *Mycoplasma genitalium* by PCR amplification of the 16S rRNA gene. J Clin Microbiol 2003;41:261–266.
216. Jensen JS, Hansen HT, Lind K. Isolation of *Mycoplasma genitalium* strains from the male urethra. J Clin Microbiol 1996;34:286–291.
217. Jensen JS, Heilmann C, Valerius NH. *Mycoplasma pneumoniae* infection in a child with AIDS. Clin Infect Dis 1994;19:207.
218. Jensen JS, Orsum R, Dohn B, et al. *Mycoplasma genitalium*: a cause of male urethritis? Genitourin Med 1993;69:265–269.
219. Jensen JS, Uldum SA, Sondergard-Andersen J, et al. Polymerase chain reaction for detection of *Mycoplasma genitalium* in clinical samples. J Clin Microbiol 1991;29:46–50.
220. Johannisson G, Enstrom Y, Lowhagen GB, et al. Occurrence and treatment of *Mycoplasma genitalium* in patients visiting STD clinics in Sweden. Int J STD AIDS 2000;11:324–326.
221. Johansson KE, Tully JG, Bolske G, et al. *Mycoplasma caviopharyngis* and *Mycoplasma fastidiosum*, the closest relatives to *Eperythrozoon* spp. and *Haemobartonella* spp. FEMS Microbiol Lett 1999;174:321–326.
222. Johnson S, Sidebottom D, Bruckner F, et al. Identification of *Mycoplasma fermentans* in synovial fluid samples from arthritis patients with inflammatory disease. J Clin Microbiol 2000;38:90–93.
223. Johnson SM, Bruckner F, Collins D. Distribution of *Mycoplasma pneumoniae* and *Mycoplasma salivarium* in the synovial fluid of arthritis patients. J Clin Microbiol 2007;45:953–957.
224. Johnston CL, Webster AD, Taylor-Robinson D, et al. Primary late-onset hypogammaglobulinemia associated with inflammatory polyarthritis and septic arthritis due to *Mycoplasma pneumoniae*. Ann Rheum Dis 1983;42:108–110.
225. Jorup-Ronstrom C, Ahl T, Hammarstrom L, et al. Septic osteomyelitis and polyarthritis with *Ureaplasma* in hypogammaglobulinemia. Infection 1989;17:301–303.
226. Joste NE, Kundsin RB, Genest DR. Histology and *Ureaplasma urealyticum* culture in 63 cases of first trimester abortion. Am J Clin Pathol 1994;102:729–732.
227. Kane JR, Shenep JL, Krance RA, et al. Diffuse alveolar hemorrhage associated with *Mycoplasma hominis* respiratory tract infection in a bone marrow transplant recipient. Chest 1994;105:1891–1892.
228. Kannan TR, Baseman JB. ADP-ribosylating and vacuolating cytotoxin of *Mycoplasma pneumoniae* represents unique virulence determinant among bacterial pathogens. Proc Natl Acad Sci U S A 2006;103:6724–6729.
229. Kapatais-Zoumbos K, Chandler DKF, Barile MF. Survey of immunoglobulin A protease activity among selected species of *Ureaplasma* and *Mycoplasma*: specificity for host immunoglobulin A. Infect Immun 1985;47:704–709.
230. Kass EH, Lin JS, McCormack WM. Low birth weight and maternal colonization with genital mycoplasmas. Pediatr Infect Dis 1986;5:S279–S281.
231. Katseni VL, Gilroy CB, Ryait BK, et al. *Mycoplasma fermentans* in individuals seropositive and seronegative for HIV-1. Lancet 1993;341:271–273.
232. Kaufmann A, Muhlradt PF, Gemsa D, et al. Induction of cytokines and chemokines in human monocytes by *Mycoplasma fermentans*-derived lipoprotein MALP-2. Infect Immun 1999;67:6303–6308.
233. Kayser S, Bhend HJ. Lumbar pain caused by *Mycoplasma* infection. Infection 1992;20:97–98.
234. Keane FE, Thomas BJ, Gilroy CB, et al. The association of *Mycoplasma hominis*, *Ureaplasma urealyticum* and *Mycoplasma genitalium* with bacterial vaginosis: observations on heterosexual women and their male partners. Int J STD AIDS 2000;11:356–360.
235. Kennedy KJ, Prince S, Makeham T. *Mycoplasma hominis*-associated parapharyngeal abscess following acute Epstein-Barr virus infection in a previously immunocompetent adult. J Clin Microbiol 2009;47:3050–3052.
236. Kenney RT, Li JS, Clyde WA Jr, et al. *Mycoplasma* pericarditis: evidence of invasive disease. Clin Infect Dis 1993;17(Suppl 1):S58–S62.
237. Kenny GE, Cartwright FD. Susceptibility of *Mycoplasma pneumoniae* to several new quinolones, tetracycline, and erythromycin. Antimicrob Agents Chemother 1991;35:587–589.
238. Kenny GE, Cartwright FD. Effect of pH, inoculum size, and incubation time on the susceptibility of *Ureaplasma urealyticum* to erythromycin *in vitro*. Clin Infect Dis 1993;17(Suppl):215–218.
239. Kenny GE, Cartwright FD. Susceptibilities of *Mycoplasma hominis*, *Mycoplasma pneumoniae*, and *Ureaplasma urealyticum* to a new quinolone, OPC 17116. Antimicrob Agents Chemother 1993;37:1726–1727.
240. Kenny GE, Cartwright FD. Susceptibilities of *Mycoplasma hominis*, *M. pneumoniae*, and *Ureaplasma urealyticum* to GAR-936, dalfopristin, dirithromycin, evernimicin, gatifloxacin, linezolid, moxifloxacin, quinupristin-dalfopristin, and telithromycin compared to their susceptibilities to reference macrolides, tetracyclines, and quinolones. Antimicrob Agents Chemother 2001;45:2604–2608.
241. Kenny GE, Hooten TM, Roberts MC, et al. Susceptibilities of genital mycoplasmas to the newer quinolones as determined by the agar dilution method. Antimicrob Agents Chemother 1989;33:103–107.
242. Kersten RC, Haglund L, Kulwin DR, et al. *Mycoplasma hominis* orbital abscess. Arch Ophthalmol 1995;113:1096–1097.
243. Kho SH, Hajia M, Storey CC, et al. Influenza-like episodes in HIV-positive patients: the role of viral and "atypical" infections. AIDS 1998;12:751–757.
244. Kitzerow A, Hadding U, Henrich B. Cyto-adherence studies of the adhesion P50 of *Mycoplasma hominis*. J Med Microbiol 1999;48:485–493.
245. Kok TW, Vrkanis G, Marmion BP, et al. Laboratory diagnosis of *Mycoplasma pneumoniae* infection. I. Direct detection of antigen in respiratory exudates by enzyme immunoassay. Epidemiol Infect 1988;101:669–684.
246. Koletsky RJ, Weinstein AJ. Fulminant *Mycoplasma pneumoniae* infection. Am Rev Respir Dis 1980;122:491–496.
247. Kong F, Gordon S, Gilbert GL. Rapid cycle PCR for detection and typing of *Mycoplasma pneumoniae* in clinical specimens. J Clin Microbiol 2000;38:4253–4259.
248. Kong F, James G, Ma Z, et al. Phylogenetic studies of *Ureaplasma urealyticum*: support for the establishment of a new species, *Ureaplasma parvum*. Int J Syst Bacteriol 1999;4:1879–1889.
249. Koshimizu K, Harasawa R, Pan IJ, et al. *Ureaplasma gallorale* sp. nov. from the oropharynx of chickens. Int J Syst Bacteriol 1987;37:333–338.

250. Kostyal DA, Butler GH, Beezhold DH. A 48-kilodalton *Mycoplasma fermentans* membrane protein induces cytokine secretion by human monocytes. Infect Immun 1994;62:3793–3800.
251. Kotecha S, Wilson L, Wangoo A, et al. Increase in interleukin (IL)-1-b and IL-6 in bronchoalveolar lavage fluid obtained from infants with chronic lung disease of prematurity. Pediatr Res 1996;40:250–256.
252. Kotikoski MJ, Kleemola M, Palmu AA. No evidence of *Mycoplasma pneumoniae* in acute myringitis. Pediatr Infect Dis J 2004;23:465–466.
253. Kountouras D, Deutsch M, Emmanuel T, et al. Fulminant *Mycoplasma pneumoniae* infection with multi-organ involvement: a case report. Eur J Intern Med 2003;14:329–331.
254. Kovacic R, Launay V, Tuppin P, et al. Search for the presence of six *Mycoplasma* species in peripheral blood mononuclear cells of subjects seropositive and seronegative for human immunodeficiency virus. J Clin Microbiol 1996;34:1808–1810.
255. Kraft M, Cassell GH, Henson JE, et al. Detection of *Mycoplasma pneumoniae* in the airways of adults with chronic asthma. Am J Respir Crit Care Med 1998;158:998–1001.
256. Krause DC, Balish MF. Structure, function, and assembly of the terminal organelle of *Mycoplasma pneumoniae*. FEMS Microbiol Lett 2001;198:1–7.
257. Krausse R, Schubert S. In-vitro activities of tetracyclines, macrolides, fluoroquinolones and clindamycin against *Mycoplasma hominis* and *Ureaplasma* spp. isolated in Germany over 20 years. Clin Microbiol Infect 2010;16:1649–1655.
258. Kreier JP, Ristic M. Genus III: *Haemobartonella*; Genus IV. *Eperythrozoon*. In Krieg NR, Holt JG, eds. Bergey's Manual of Systematic Bacteriology. Vol. 1. Baltimore, MD: Williams & Wilkins, 1984:724–729.
259. Krohn MA, Hillier SL, Nugent RP, et al. The genital flora of women with intraamniotic infection. J Infect Dis 1995;171:1475–1480.
260. Kung CM, Wang RH, Wang HL. High prevalence of Mycoplasma pneumoniae in hepatitis C virus-infected hemodialysis patients. Clin Lab 2012;58:1037–1043.
261. Lamey JR, Eschenbach DA, Mitchell SH, et al. Isolation of mycoplasmas and bacteria from the blood of postpartum women. Am J Obstet Gynecol 1982;143:104–112.
262. Larsen B, Hwang J. *Mycoplasma, Ureaplasma*, and adverse pregnancy outcomes: a fresh look. Infect Dis Obstet Gynecol 2010;pii:521921.
263. LaScola B, Michel G, Raoult D. Use of amplification and sequencing of the 16S rRNA gene to diagnose *Mycoplasma pneumoniae* osteomyelitis in a patient with hypogammaglobulinemia. Clin Infect Dis 1997;24:1161–1163.
264. Lee EH, Winter HL, van Dijl JM, et al. Diagnosis and antimicrobial therapy of *Mycoplasma hominis* meningitis in adults. Int J Med Microbiol 2012;302:289–292.
265. LeGrand-Poels S, Vaira D, Pincemail J, et al. Activation of human immunodeficiency virus type 1 by oxidative stress. AIDS Res Human Retroviruses 1990;6:1389–1397.
266. Lemaitre M, Guetard D, Henin Y, et al. Protective activity of tetracycline analogs against the cytopathic effect of the human immunodeficiency viruses in CEM cells. Res Virol 1990;141:5–16.
267. Lemaitre M, Henin Y, Destouesse F, et al. Role of mycoplasma infection in the cytopathic effect induced by human immunodeficiency virus type 1 in infected cell lines. Infect Immun 1992;60:742–748.
268. Leonardi S, del Giudice MM, Spicuzza L, et al. Lung abscess in a child with *Mycoplasma pneumoniae* infection. Eur J Pediatr 2010;169:1413–1415.
269. Leonardi S, Pavne P, Rotolo N, et al. Stroke in two children with *Mycoplasma pneumoniae*. A casual or causal relationship? Pediatr Infect Dis J 2005;24:843–844.
270. Le Roy C, Le Hen I, Clerc M, et al. The first performance report for the Bio-Rad Dx CT/NG/MG assay for simultaneous *Chlamydia trachomatis, Neisseria gonorrhoeae* detection of and *Mycoplasma genitalium* in urogenital samples. J Microbiol Methods 2012;89:193–197.
271. Levi N, Prag J, Jensen JS, et al. Surgical infections with *Mycoplasma*: a brief review. JR Coll Surg Edinb 1997;41:107–109.
272. Levy M, Shear NH. *Mycoplasma pneumoniae* infection and Stevens-Johnson syndrome: report of eight cases and review of the literature. Clin Pediatr (Phila) 1991;30:42–49.
273. Levy R, Layani-Milon MP, D'Estaing G, et al. Screening for *Chlamydia trachomatis* and *Ureaplasma urealyticum* infection in semen from asymptomatic male partners of infertile couples prior to *in vitro* fertilization. Int J Androl 1999;22:113–118.
274. Li YH, Brauner A, Jonsson B, et al. *Ureaplasma urealyticum*-induced production of proinflammatory cytokines by macrophages. Pediatr Res 2000;48:114–119.
275. Li YH, Chen M, Brauner A, et al. *Ureaplasma urealyticum* induces apoptosis in human lung epithelial cells and macrophages. Biol Neonate 2002;82:166–173.
276. Li YH, Yan ZQ, Jensen JS, et al. Activation of nuclear factor kB and induction of inducible nitric oxide synthase by *Ureaplasma urealyticum* in macrophages. Infect Immun 2000;68:7087–7093.
277. Lieberman D, Lieberman D, Horowitz S, et al. Microparticle agglutination versus antibody-capture enzyme immunoassay for diagnosis of community-acquired *Mycoplasma pneumoniae* pneumonia. Eur J Clin Microbiol Infect Dis 1995;14:577–584.
278. Linchevski I, Klement E, Nir-Paz R. *Mycoplasma pneumoniae* vaccine protective efficacy and adverse reactions—Systematic review and meta-analysis. Vaccine 2009;27:2437–2446.
279. Lind K, Kristensen GB, Bollerup AC, et al. Importance of *Mycoplasma hominis* in acute salpingitis assessed by culture and serological tests. Genitourin Med 1985;61:185–189.
280. Lind K, Lindhardt BO, Schutten HJ, et al. Serological cross-reactions between *Mycoplasma genitalium* and *Mycoplasma pneumoniae*. J Clin Microbiol 1984;20:1036–1043.
281. Lo SC. Isolation and identification of a novel virus from patients with AIDS. Am J Trop Med Hyg 1986;35:675–676.
282. Lo SC, Buchholz CL, Wear DJ, et al. Histopathology and doxycycline treatment in a previously healthy non-AIDS patient systemically infected with *Mycoplasma fermentans* (incognitus strain). Mod Pathol 1991;6:750–754.
283. Lo SC, Dawson MS, Newton PB, et al. Association of the virus-like infectious agent originally reported in patients with AIDS with acute fatal disease in previously healthy non-AIDS patients. Am J Trop Med Hyg 1989;41:364–376.
284. Lo SC, Dawson MS, Wong DM, et al. Identification of *Mycoplasma incognitus* infection in patients with AIDS: an immunohistochemical, *in situ* hybridization and ultrastructural study. Am J Trop Med Hyg 1989;41:601–616.
285. Lo SC, Hayes MM, Kotani H, et al. Adhesion onto and invasion into mammalian cells by *Mycoplasma penetrans*: a newly isolated mycoplasma from patients with AIDS. Mod Pathol 1993;6:276–280.
286. Lo SC, Hayes MM, Tully JG, et al. *Mycoplasma penetrans* sp. nov., from the urogenital tract of patients with AIDS. Int J Syst Bacteriol 1992;42:357–364.
287. Lo SC, Hayes MM, Wang RY, et al. Newly discovered mycoplasma isolated from patients infected with HIV. Lancet 1991;338:1415–1418.
288. Lo SC, Lange M, Wang R, et al. Development of Kaposi's sarcoma is associated with serologic evidence of *Mycoplasma penetrans* infection: retrospective analysis of a prospective cohort study of homosexual men. First National Conference on Human Retroviruses and Related Infections, Program and Abstracts. 1993:67. Abstract 504.
289. Lo SC, Levin L, Ribas J, et al. Lack of serological evidence for *Mycoplasma fermentans* infection in Army Gulf War veterans: a large scale case-control study. Epidemiol Infect 2000;125:609–616.
290. Lo SC, Shih JW, Newton PB, et al. Virus-like infectious agent (VLIA) is a novel pathogenic mycoplasma: *Mycoplasma incognitus*. Am J Trop Med Hyg 1989;41:586–600.
291. Lo SC, Shih JW, Yang NY, et al. A novel virus-like infectious agent in patients with AIDS. Am J Trop Med Hyg 1989;40:213–226.
292. Lo SC, Tsai S, Benish JR, et al. Enhancement of HIV-1 cytocidal effects on CD4+ lymphocytes by the AIDS-associated mycoplasma. Science 1991;251:1074–1076.
293. Lo SC, Wang RY, Grandinetti T, et al. *Mycoplasma hominis* lipid-associated membrane protein antigens for effective detection of *M. hominis*-specific antibodies in humans. Clin Infect Dis 2003;36:1246–1253.
294. Lo SC, Wang RY, Newton PB, et al. Fatal infection of silver leaf monkeys with a virus-like infectious agent (VLIA) derived from a patient with AIDS. Am J Trop Med Hyg 1989;40:399–409.
295. Lo SC, Wear DJ, Green SL, et al. Adult respiratory distress syndrome with or without systemic disease associated with infections due to *Mycoplasma fermentans*. Clin Infect Dis 1993;17(Suppl 1):S259–S263.
296. Lo SC, Wear DJ, Shih JW, et al. Fatal systemic infections of nonhuman primates by *Mycoplasma fermentans* (incognitus strain). Clin Infect Dis 1993;17(Suppl):S283–S288.
297. Loens K, Beck T, Ursi D, et al. Evaluation of different nucleic acid amplification techniques for the detection of *M. pneumoniae, C. pneumoniae* and *Legionella* spp. in respiratory specimens from patients with community-acquired pneumonia. Microbiol Methods 2008;73:257–262.
298. Loens K, Goossens H, Leven M. Acute respiratory infection due to *Mycoplasma pneumoniae*: current status of diagnostic methods. Eur J Clin Microbiol Infect Dis 2010;29:1055–1069.
299. Loens K, Ieven M, Ursi D, et al. Application of NucliSens basic kit for the detection of *Mycoplasma pneumoniae* in respiratory specimens. J Microbiol Methods 2003;54:127–130.
300. Loens K, Ursi D, Goossens H, et al. Molecular diagnosis of *Mycoplasma pneumoniae* respiratory tract infections. J Clin Microbiol 2003;41:4915–4923.
301. Loens K, Ursi D, Ieven M, et al. Detection of *Mycoplasma pneumoniae* in spiked clinical samples by nucleic acid sequence-based amplification. J Clin Microbiol 2002;40:1339–1345.

302. Luki N, Lebel P, Boucher M, et al. Comparison of polymerase chain reaction assay with culture for detection of genital mycoplasmas in perinatal infections. Eur J Clin Microbiol Infect Dis 1998;17:255-263.
303. Luneberg E, Jensen TS, Frosch M. Detection of *M. pneumoniae* by PCR and nonradioactive hybridization in microtiter plates. J Clin Microbiol 1993;31:1088-1094.
304. Luo D, Xu W, Chiang G, et al. Isolation and identification of *Mycoplasma genitalium* from high risk populations of sexually transmitted diseases in China. Chin Med J (Engl) 1999;112:489-492.
305. Lusk MJ, Konecny P, Naing ZW, et al. *Mycoplasma genitalium* is associated with cervicitis and HIV infection in an urban Australian STI clinic population. Sex Transm Infect 2011;87:107.
306. Luttrell LM, Kanj SS, Corey R, et al. *Mycoplasma hominis* septic arthritis: two case reports and review. Clin Infect Dis 1994;19:1067-1070.
307. MacKenzie CR, Nischik N, Kram R, et al. Fatal outcome of a disseminated dual infection with drug-resistant Mycoplasma hominis and Ureaplasma parvum originating from a septic arthritis in an immunocompromised patient. Int J Infect Dis 2010;14(Suppl 3):e307-e309.
308. Macon WR, Lo SC, Poiesz BJ, et al. Acquired immunodeficiency syndrome -like illness associated with systemic *Mycoplasma fermentans* infection in a human immunodeficiency virus-negative homosexual man. Hum Pathol 1993;24:554-558.
309. Madoff S, Hooper DC. Nongenitourinary tract infections caused by *Mycoplasma hominis* in adults. Rev Infect Dis 1988;10:602-613.
310. Maeda SI, Tamaki M, Kojima K, et al. Association of *Mycoplasma genitalium* persistence in the urethra with recurrence of nongonococcal urethritis. Sex Transm Dis 2001;28:472-476.
311. Maede Y. Sequestration and phagocytosis of *Haemobartonella felis* in the spleen. Am J Vet Res 1979;40:691-695.
312. Manhart LE, Broad JM, Golden MR. *Mycoplasma genitalium*: should we treat and how? Clin Infect Dis 2011;53(Suppl 3):S129-S142.
313. Manhart LE, Critchlow CW, Holmes KK, et al. Mucopurulent cervicitis and *Mycoplasma genitalium*. J Infect Dis 2003;187:650-657.
314. Markham JG, Markham NP. *Mycoplasma laidlawii* in human burns. J Bacteriol 1964;98:827-828.
315. Marmion BP, Worswick J, Kok TW, et al. Experience with newer techniques for the laboratory detection of *Mycoplasma pneumoniae* infection: adelaide, 1978-1992. Clin Infect Dis 1993;17(Suppl 1):S90-S99.
316. Marston BJ, Plouffe JF, File TM, et al. Incidence of community-acquired pneumonia requiring hospitalization. Arch Intern Med 1997;157:1709-1718.
317. Martinez OV, Chan J, Cleary T, et al. *Mycoplasma hominis* septic thrombophlebitis in a patient with multiple trauma: a case report and literature review. Diagn Microbiol Infect Dis 1989;12:193-196.
318. Matas L, Dominguez J, DeOry F, et al. Evaluation of Meridian ImmunoCard Mycoplasma test for the detection of *Mycoplasma pneumoniae*-specific IgM in paediatric patients. Scand J Infect Dis 1998;30:289-293.
319. Matovina M, Husnjak K, Milutin N, et al. Possible role of bacterial and viral infections in miscarriages. Fertil Steril 2004;81:662-669.
320. McAuliffe L, Ellis RJ, Ayling RD, et al. Differentiation of *Mycoplasma* species by 16S ribosomal DNA PCR and denaturing gradient gel electrophoresis fingerprinting. J Clin Microbiol 2003;41:4844-4847.
321. McCormack WM. *Ureaplasma urealyticum*: ecologic niche and epidemiologic considerations. Pediatr Infect Dis 1986;5:S232-S233.
322. McCormack WM, Almeida PC, Bailey PE, et al. Sexual activity and vaginal colonization with genital mycoplasmas. JAMA 1972;221:1375-1377.
323. McCormack WM, Lee YH, Zinner SH. Sexual experience and urethral colonization with genital mycoplasmas: a study in normal men. Ann Intern Med 1973;78:696-698.
324. McCormack WM, Rosner B, Alpert S, et al. Vaginal colonization with *Mycoplasma hominis* and *Ureaplasma urealyticum*. Sex Transm Dis 1986;13:67-70.
325. McCormack WM, Rosner B, Lee YH, et al. Isolation of genital mycoplasmas from blood obtained shortly after vaginal delivery. Lancet 1975;1:596-599.
326. McDonald JC, Moore DL. *Mycoplasma hominis* meningitis in a premature infant. Pediatr Infect Dis J 1989;7:795-798.
327. McDonald MI, Moore JO, Harrelson JM, et al. Septic arthritis due to *Mycoplasma hominis*. Arthritis Rheum 1983;26:1044-1047.
328. McGowin CL, Anderson-Smits C. *Mycoplasma genitalium*: an emerging cause of sexually transmitted disease in women. PLoS Pathog 2011;7:e1001324.
329. McGowin CL, Radtke AL, Abraham K, et al. *Mycoplasma genitalium* infection activates cellular host defense and inflammation pathways in a 3-dimensional human endocervical epithelial cell model. J Infect Dis 2013;207:1857-1868.
330. McKechnie ML, Kong F, Gilbert GL. Genital *Mycoplasma* identification simultaneous direct identification of genital microorganisms in voided urine using multiplex PCR-based reverse line blot assays. Methods Mol Biol 2013;943:229-245.
331. Meis JF, van Kuppeveld FJ, Kreme JA, et al. Fatal intrauterine infection associated with *Mycoplasma hominis*. Clin Infect Dis 1992;15:753-754.
332. Meloni F, Paschetto E, Mangiarotti P, et al. Acute *Chlamydia pneumoniae* and *Mycoplasma pneumoniae* infections in community-acquired pneumonia and exacerbations of COPD or asthma: therapeutic considerations. J Chemother 2004;16:70-76.
333. Mena L, Wang X, Mroczkowski TF, et al. *Mycoplasma genitalium* infections in asymptomatic men and men with urethritis attending a sexually transmitted diseases clinic in New Orleans. Clin Infect Dis 2002;35:1167-1173.
334. Mernaugh GR, Dallo SF, Holt SC, et al. Properties of adhering and nonadhering populations of *Mycoplasma genitalium*. Clin Infect Dis 1993;17(Suppl 1):S69-S78.
335. Meseguer MA, Perez-Molina JA, Fernandez-Bustamante J, et al. *Mycoplasma pneumoniae* pericarditis and cardiac tamponade in a ten-year-old girl. Pediatr Infect Dis J 1996;15:829-831.
336. Messick JB. New perspectives about hemotrophic mycoplasma (formerly *Haemobartonella* and *Eperythrozoon* species) infections in dogs and cats. Vet Clin North Am Small Anim Pract 2003;33:1453-1465.
337. Messick JB. Hemotrophic mycoplasmas (hemoplasmas): a review and new insights into pathogenic potential. Vet Clin Pathol 2004;33:2-13.
338. Messick JB, Walker PG, Raphael W, et al. 'Candidatus' mycoplasma haemodidelphis' sp. nov., "candidatus mycoplasma haemolanae" sp. nov., and *Mycoplasma haemocanis* comb. nov., haemotrophic parasites from a naturally infected opossum (*Didelphis virginiana*), alpaca (*Lama pacos*) and dog (*Canis familiaris*): phylogenetic and secondary structural relatedness of their 16S sRNA genes to other mycoplasmas. Int J Syst Evol Microbiol 2002;52:693-698.
339. Meyer RD, Clough W. Extragenital *Mycoplasma hominis* infections in adults: emphasis on immunosuppression. Clin Infect Dis 1993;17(Suppl 1):S243-S249.
340. Milla E, Zografos L, Piguet B. Bilateral optic papillitis following *Mycoplasma pneumoniae* pneumonia. Ophthalmologica 1998;212:344-346.
341. Miranda C, Alados JC, Molina JM, et al. Posthysterectomy wound infection: a review. Diagn Microbiol Infect Dis 1993;17:41-44.
342. Miranda C, Carazo C, Banon R, et al. *Mycoplasma hominis* infection in three renal transplant patients. Diagn Microbiol Infect Dis 1990;13:329-331.
343. Mobley VL, Hobbs MM, Lau K, et al. *Mycoplasma genitalium* infection in women attending a sexually transmitted infection clinic: diagnostic specimen type, coinfections, and predictors. Sex Transm Dis 2012;39:706-709.
344. Moller BR, Taylor-Robinson D, Furr PM. Serological evidence implicating *Mycoplasma genitalium* in pelvic inflammatory disease. Lancet 1984;1:1102-1103.
345. Montagnier L, Blanchard A. Mycoplasmas as cofactors in infection due to human immunodeficiency virus. Clin Infect Dis 1993;17(Suppl 1):S309-S315.
346. Morrison-Plummer J, Lazzell A, Baseman JB. Shared epitopes between *Mycoplasma pneumoniae* major adhesin protein P1 and a 140-kilodalton protein of *Mycoplasma genitalium*. Infect Immun 1987;55:49-56.
347. Mossad SB, Rehm SJ, Tomford KW, et al. Sternotomy infection with *Mycoplasma hominis*: a cause of "culture-negative" wound infection. J Cardiovasc Surg (Torino) 1996;37:505-509.
348. Moussa A, Nir-Paz R, Rottem S. Binding of IgA by *Mycoplasma penetrans*. Israel Curr Microbiol 2009;58:360-365.
349. Muhlradt PF, Frisch M. Purification and partial biochemical characterization of a *Mycoplasma fermentans*-derived substance that activates macrophages to release nitric oxide, tumor necrosis factor, and interleukin-6. Infect Immun 1994;62:3801-3807.
350. Muhlradt PF, Quentmeier H, Schmitt E. Involvement of interleukin-1 (IL-1), IL-6, IL-2, and IL-4 in generation of cytolytic T cells from thymocytes stimulated by a *Mycoplasma fermentans*-derived product. Infect Immun 1991;59:3962-3968.
351. Muhlradt PF, Schade U. MDHM, a macrophage-stimulatory product of *Mycoplasma fermentans*, leads to in vitro interleukin-1 (IL-1), IL-6, tumor necrosis factor, and prostaglandin production and is pyrogenic in rabbits. Infect Immun 1991;59:3969-3974.
352. Myers PO, Khabiri E, Greub G, et al. *Mycoplasma hominis* mediastinitis after acute aortic dissection repair. Interact Cardiovasc Thorac Surg 2010;11:857-858.
353. Naessens A, Foulen W, Breynaert J, et al. Postpartum bacteremia and placental colonization with genital mycoplasmas and pregnancy outcome. Am J Obstet Gynecol 1989;160:647-650.
354. Narita M. Pathogenesis of extrapulmonary manifestations of *Mycoplasma pneumoniae* infection with special reference to pneumonia. J Infect Chemother 2010;16:162-169.
355. Nasralla M, Haier J, Nicolson GL. Multiple mycoplasmal infections detected in blood of patients with chronic fatigue syndrome and/or fibromyalgia syndrome. Eur J Clin Microbiol Infect Dis 1999;18:859-865.
356. Neimark H, Hoff B, Ganter M. *Mycoplasma ovis* comb. nov. (formerly *Eperythrozoon ovis*), an epierythrocytic agent of haemolytic anaemia in sheep and goats. Int J Syst Evol Microbiol 2004;54:365-371.

356a. Narita M, Yamada S. Two distinct patterns of Central Nervous System Complications Due to *Mycoplasma pneumoniae* Infection. Clin Infect Dis 2001;33:916.
357. Neimark H, Johansson KE, Rikihisa Y, et al. Proposal to transfer some members of the genera *Haemobartonella* and *Eperythrozoon* to the genus *Mycoplasma* with descriptions of "candidatus mycoplasma haemofelis," "candidatus mycoplasma haemomuris," "candidatus mycoplasma haemosuis," and "candidatus mycoplasma weyonii". Int J Syst Evol Microbiol 2001;51:891–899.
358. Neimark H, Johansson KE, Rikihisa Y, et al. Revision of haemotrophic *Mycoplasma* species names. Int J Syst Evol Microbiol 2002;52:683.
359. Neimark H, Kocan KM. The cell wall-less rickettsia *Eperythrozoon wenyonii* is a mycoplasma. FEMS Microbiol Lett 1997;156:287–291.
360. Neumayr L, Lennette E, Kelly D, et al. *Mycoplasma* disease and acute chest syndrome in sickle cell disease. Pediatrics 2003;112:87–95.
361. Nijs J, Nicolson GL, De Becker P, et al. High prevalence of *Mycoplasma* infections among European chronic fatigue syndrome patients: examination of four *Mycoplasma* species in blood of chronic fatigue syndrome patients. FEMS Immunol Med Microbiol 2002;34:209–214.
362. Nilsson AC, Björkman P, Persson K. Polymerase chain reaction is superior to serology for the diagnosis of acute *Mycoplasma pneumoniae* infection and reveals a high rate of persistent infection. BMC Microbiol 2008;8:93.
363. Nozaki-Renard J, Iino T, Sato Y, et al. A fluoroquinolone (DR-3355) protects human lymphocyte cell lines from HIV-1-induced cytotoxicity. AIDS 1990;4:1283–1286.
364. Nunez-Calonge R, Caballero P, Redondo C, et al. *Ureaplasma urealyticum* reduces sperm motility and induces membrane alterations in human spermatozoa. Hum Reprod 1998;13:2756–2761.
365. Ohkawa M, Yamaguchi K, Tokunaga S, et al. *Ureaplasma urealyticum* in the urogenital tract of patients with chronic prostatitis or related symptomatology. Br J Urol 1993;72:918–921.
366. Ohkawa M, Yamaguchi K, Tokunaga S, et al. Antimicrobial treatment for chronic prostatitis as a means of defining the role of *Ureaplasma urealyticum*. Urol Int 1993;51:129–132.
367. Ohlsson A, Wang E, Vearncombe M. Leukocytes counts and colonization with *Ureaplasma urealyticum* in preterm neonates. Clin Infect Dis 1993;17(Suppl 1):S144–S147.
368. Oliphant J, Azariah S. Cervicitis: limited clinical utility for the detection of *Mycoplasma genitalium* in a cross-sectional study of women attending a New Zealand sexual health clinic. Sex Health 2013;10:263–267.
369. Olson LD, Gilbert AA. Characteristics of *Mycoplasma hominis* adhesion. J Bacteriol 1993;175:3224–3227.
370. Orange GV, Jones M, Henderson IS. Wound and perinephric haematoma infection with *Mycoplasma hominis* in a renal transplant recipient. Nephrol Dial Transplant 1993;8:1395–1396.
371. Orsted I, Gersten JB, Schonheyder HC, et al. *Mycoplasma salivarium* isolated from brain abscesses. Clin Microbiol Infect 2011;17:1047–1049.
372. Ovetchkine P, Brugieres P, Seradj A, et al. An 8-year-old boy with acute stroke and radiological signs of cerebral vasculitis after recent *Mycoplasma pneumoniae* infection. Scand J Infect Dis 2002;34:307–309.
373. Ozcan SA, Miles R. Biochemical diversity of *Mycoplasma fermentans* strains. FEMS Microbiol Lett 1999;176:177–181.
374. Palmer HM, Gilroy CB, Claydon EJ, et al. Detection of *Mycoplasma genitalium* in the genitourinary tract of women by the polymerase chain reaction. Int J STD AIDS 1991;2:261–263.
375. Parides GC, Bloom JW, Ampel NM, et al. *Mycoplasma* and *Ureaplasma* in bronchoalveolar lavage specimens from immunocompromised hosts. Diagn Microbiol Infect Dis 1988;9:55–57.
376. Park IH, Choi du Y, Oh YK, et al. A case of acute myopericarditis associated with *Mycoplasma pneumoniae* infection in a child. Korean Circ J 2012;42:709–713.
377. Pasculle AW. Recognition of *Mycoplasma hominis* in routine bacteriology specimens. Clin Microbiol Newslett 1988;10:145–148.
378. Pastural M, Audard V, Bralet MP, et al. *Mycoplasma hominis* infection in renal transplantation. Nephrol Dial Transplant 2002;17:495–496.
379. Patra PK, Thirunavukkarasu AB. Unusual complication of *Mycoplasma pneumoniae* in a five-year-old child. Australas Med J 2013;6:73–74.
380. Payan DG, Seigal N, Madoff S. Infection of a brain abscess by *Mycoplasma hominis*. J Clin Microbiol 1981;14:571–573.
381. Peeters MF, Polak-Vogelzang AA, Debruyne FM, et al. Role of mycoplasmas in chronic prostatitis. Yale J Med Biol 1983;6:551.
382. Pereyre S, Gonzalez P, de Barbeyrac B, et al. Mutations in 23S rRNA account for intrinsic resistance to macrolides in *Mycoplasma hominis* and *Mycoplasma fermentans* and for acquired resistance in *M. hominis*. Antimicrob Agents Chemother 2002;46:3142–3150.
383. Perez CR, Leigh MW. *Mycoplasma pneumoniae* as the causative agent for pneumonia in the immunocompromised host. Chest 1991;100:860–861.
384. Petitjean J, Vabret A, Gouarin S, et al. Evaluation of four commercial immunoglobulin G (IgG)- and IgM-specific enzyme immunoassays for diagnosis of *Mycoplasma pneumoniae* infections. J Clin Microbiol 2002;40:165–171.
385. Peuchant O, Menard A, Renaudin H, et al. Increased macrolide resistance of *Mycoplasma pneumoniae* in France directly detected in clinical specimens by RT-PCR and melting curve analysis. J Antimicrob Chemother 2009;64:52–58.
386. Pflausler B, Engelhardt K, Kampfl A, et al. Post-infectious central and peripheral nervous system diseases complicating *Mycoplasma pneumoniae* infection: report of three cases and review of the literature. Eur J Neurol 2002;9:93–96.
387. Phillips DM, Pearce-Pratt R, Tan X, et al. Association of human mycoplasmas with HIV-1 and HTLV-I in human lymphocytes. AIDS Res Hum Retroviruses 1992;8:1863–1868.
388. Phillips LE, Goodrich KH, Turner RM, et al. Isolation of *Mycoplasma* species and *Ureaplasma urealyticum* from obstetrical and gynecological patients by using commercially available medium formulations. J Clin Microbiol 1986;24:377–379.
389. Pignanelli S, Shurdhi A, Delucca F, et al. Simultaneous use of direct and indirect diagnostic techniques in atypical respiratory infections from *Chlamydophila pneumoniae* and *Mycoplasma pneumoniae*. J Clin Lab Anal 2009;23(4):206–209.
390. Pigrau C, Almirante B, Gasser I, et al. Sternotomy infection due to *Mycoplasma hominis* and *Ureaplasma urealyticum*. Eur J Clin Microbiol Infect Dis 1995;14:597–598.
391. Pitcher D, Hilbocus J. Variability in the distribution and composition of insertion-like sequences in strains of *Mycoplasma fermentans*. FEMS Microbiol Lett 1998;160:101–109.
392. Pollack JD, Jones MA, Williams MV. The metabolism of AIDS-associated mycoplasmas. Clin Infect Dis 1993;17(Suppl 1):S267–S271.
393. Potts JM, Ward AM, Rackley RR. Association of chronic urinary symptoms in women and *Ureaplasma urealyticum*. Urology 2000;55:486–489.
394. Poulin SA, Perkins RE, Kundsin RB. Antibiotic susceptibilities of AIDS-associated mycoplasmas. J Clin Microbiol 1994;32:1101–1103.
395. Povlsen K, Bjornelius E, Lidbrink P, et al. Relationship of *Ureaplasma urealyticum* biovar 2 to nongonococcal urethritis. Eur J Clin Microbiol Infect Dis 2002;21:97–101.
396. Powell DA, Miller K, Clyde WA. Submandibular adenitis in a newborn caused by *Mycoplasma hominis*. Pediatrics 1979;63:798–799.
397. Principi N, Esposito S. Macrolide-resistant *Mycoplasma pneumoniae*: its role in respiratory infection. J Antimicrob Chemother 2013;68:506–511.
398. Quinn PA, Gillan JE, Markestad T, et al. Intrauterine infection with *Ureaplasma urealyticum* as a cause of fatal neonatal pneumonia. Pediatr Infect Dis 1985;4:538–543.
399. Razin S, Harasawa R, Barile MF. Cleavage patterns of the mycoplasma chromosome, obtained by using restriction endonucleases, as indicators of genetic relatedness among strains. Int J Syst Bacteriol 1983;33:201–206.
400. Razin S, Michmann J, Shimshoni Z. The occurrence of mycoplasma (pleuropneumonia-like organisms, PPLO) in the oral cavity of dentulous and edentulous subjects. J Dent Res 1964;43:402–405.
401. Renaudin H, Tully JG, Bebear C. In vitro susceptibilities of *Mycoplasma genitalium* to antibiotics. Antimicrob Agents Chemother 1992;36:870–872.
402. Ridgway EJ, Allen KD. *Mycoplasma hominis* abscess secondary to respiratory tract infection. J Infect 1994;29:207–210.
403. Rikihisa Y, Kawahara M, Wenyon B, et al. Western immunoblot analysis of *Haemobartonella muris* and comparison of 16S rRNA gene sequences of *H. muris*, *H. felis*, and *Eperythrozoon suis*. J Clin Microbiol 1997;35:823–829.
404. Roberts MC, Kenny GE. Dissemination of the *tetM* tetracycline resistance determinant to *Ureaplasma urealyticum*. Antimicrob Agents Chemother 1986;29:350–352.
405. Robertson JA, Stemke GW. Expanded serotyping scheme for *Ureaplasma urealyticum* strains isolated from humans. J Clin Microbiol 1982;9:673–678.
406. Robertson JA, Vekris A, Bebear C, et al. Polymerase chain reaction using 16S rRNA gene sequences distinguishes the two biovars of *Ureaplasma urealyticum*. J Clin Microbiol 1993;31:824–830.
407. Rogers MJ, Simmons J, Walker RT, et al. Construction of the mycoplasma evolutionary tree from 5S RNA sequence data. Proc Natl Acad Sci USA 1995;82:1160–1164.
408. Roifman CM, Rao CP, Lederman HM, et al. Increased susceptibility to mycoplasma infections in patients with hypogammaglobulinemia. Am J Med 1986;80:590–594.
409. Rottem S. Interaction of mycoplasmas with host cells. Physiol Rev 2003;83:417–432.
410. Rudd PT, Waites KB, Duffy LB, et al. *Ureaplasma urealyticum* and its possible role in pneumonia during the neonatal period and infancy. Pediatr Infect Dis 1986;5:S288–S291.

411. Ruiter N, Wentholt HM. Isolation of a pleuropneumonia-like organism from a skin lesion associated with a fusospirochetal flora. J Invest Dermatol 1955;24:31–34.
412. Sadler JP, Gibson J. *Mycoplasma pneumoniae* infection presenting as Stevens-Johnson syndrome: a case report. Dent Update 1997;24:367–368.
413. Saillard C, Carle P, Bove JM, et al. Genetic and serologic relatedness between *Mycoplasma fermentans* strains and a mycoplasma recently identified in tissues of AIDS and non-AIDS patients. Res Virol 1990;141:385–395.
414. Salmeri M, Valenti D, La Vignera S, et al. Prevalence of *Ureaplasma urealyticum* and *Mycoplasma hominis* infection in unselected infertile men. J Chemother 2012;24:81–86.
415. Salzman MB, Sood SK, Slavin ML. Ocular manifestations of *Mycoplasma pneumoniae* infection. Clin Infect Dis 1992;14:1137–1139.
416. Sanchez PJ. Perinatal transmission of *Ureaplasma urealyticum*: current concepts based on review of the literature. Clin Infect Dis 1993;17(Suppl 1):S107–S111.
417. Sanchez PJ, Regan JA. *Ureaplasma urealyticum* colonization and chronic lung disease in low birth weight infants. Pediatr Infect Dis J 1988;7:542–546.
418. Sanchez-Vargas FM, Gomez-Duarte OG. *Mycoplasma pneumoniae* – an emerging extra-pulmonary pathogen. Clin Microbiol Infect 2008;14:105–115.
419. Sands MJ Jr, Rosenthal R. Progressive heart failure and death associated with *Mycoplasma pneumoniae* pneumonia. Chest 1982;81:763–765.
420. Sanyal D, Thurston C. *Mycoplasma hominis* infection of a breast prosthesis. J Infect 1991;23:210–211.
421. Sasaki T, Blanchard A, Watson HL, et al. *In vitro* influence of *Mycoplasma penetrans* on activation of peripheral T lymphocytes from healthy donors or human immunodeficiency virus-infected individuals. Infect Immun 1995;63:4277–4283.
422. Sasaki T, Sasaki Y, Kita M, et al. Evidence that Lo's mycoplasma (*Mycoplasma fermentans*) is not a unique strain among *Mycoplasma fermentans* strains. J Clin Microbiol 1992;30:2435–2440.
423. Sasaki Y, Honda M, Naitou M, et al. Detection of *Mycoplasma fermentans* DNA from lymph nodes of acquired immunodeficiency syndrome patients. Microb Pathog 1994;17:131–135.
424. Sasaki Y, Ishikawa J, Yamashita A, et al. The complete genomic sequence of *Mycoplasma penetrans*, an intracellular bacterial pathogen in humans. Nucleic Acids Res 2002;30:5293–5300.
425. Savige JA, Gilbert GL, Fairley KF, et al. Bacteriuria due to *Ureaplasma urealyticum* and *Gardnerella vaginalis* in women with preeclampsia. J Infect Dis 1983;148:605–607.
426. Schaeverbeke T, Clerc M, Lequen L, et al. Genotypic characterization of seven strains of *Mycoplasma fermentans* isolated from synovial fluids of patients with arthritis. J Clin Microbiol 1998;36:1226–1231.
427. Schaeverbeke T, Gilroy CB, Bebear C, et al. *Mycoplasma fermentans*, but not *M. penetrans*, detected by PCR assays in synovium from patients with rheumatoid arthritis and other rheumatic disorders. J Clin Pathol 1996;49:824–828.
428. Schalock PC, Brennick JB, Dinulos JG. *Mycoplasma pneumoniae* infection associated with bullous erythema multiforme. J Amer Acad Dermatol 2005;52:705–706.
429. Schurwanz N, Jacobs E, Dumke R. Strategy to create chimeric proteins derived from functional adhesin regions of *Mycoplasma pneumoniae* for vaccine development. Infect Immun 2009;7711:5007–5015.
430. Schwerk N, Hartmann C, Baumann U, et al. Chronic *Mycoplasma pneumoniae* infection in a child after renal transplantation. Paediatr Transplant 2010;14:E26–E29.
431. Seña AC, Lensing S, Rompalo A, et al. *Chlamydia trachomatis, Mycoplasma genitalium*, and *Trichomonas vaginalis* infections in men with nongonococcal urethritis: predictors and persistence after therapy. J Infect Dis 2012;206:357–365.
432. Seto S, Miyata M. Attachment organelle formation represented by localization of cytadherence proteins and formation of the electron-dense core in wild-type and mutant strains of *Mycoplasma pneumoniae*. J Bacteriol 2003;185:1082–1091.
433. She RC, Thurber A, Hymas WC, et al. Limited utility of culture for *Mycoplasma pneumoniae* and *Chlamydophila pneumoniae* for diagnosis of respiratory tract infections. J Clin Microbiol 2010;48:3380–3382.
434. Shepard MC. Culture media for ureaplasmas. In Razin S, Tully JG, eds. Methods in Mycoplasmatology. Vol. 1. New York, NY: Academic Press, 1983:137–146.
435. Shepard MC. *Ureaplasma urealyticum*: overview with emphasis on fetal and maternal infections. Ann NY Acad Sci 1988;549:48–55.
436. Shepard MC, Combs RS. Enhancement of *Ureaplasma urealyticum* growth on a differential agar medium (A7B) by a polyamine, putrescine. J Clin Microbiol 1979;10:931–933.
437. Shepard MC, Lunceford CD. Differential agar medium (A7) for identification of *Ureaplasma urealyticum* (human T mycoplasmas) in primary cultures of clinical material. J Clin Microbiol 1976;3:613–625.
438. Shepard MC, Lunceford CD, Ford DK, et al. *Ureaplasma urealyticum* gen. nov., sp. nov.: proposed nomenclature for the human (T-strain) mycoplasmas. Int J Syst Bacteriol 1974;24:160–171.
439. Shibata K, Kaga M, Kudo M, et al. Detection of *Mycoplasma fermentans* in saliva sampled from infants, preschool and school children, adolescents, and adults by a polymerase chain reaction-based assay. Microbiol Immunol 1999;43:521–525.
440. Shibata KI, Sasaki T, Watanabe T. AIDS-associated mycoplasmas possess phospholipase C in the membrane. Infect Immun 1995;63:4174–4177.
441. Shibata KI, Watanabe T. *Mycoplasma fermentans* enhances concanavalin A-induced apoptosis of mouse splenic T cells. FEMS Immunol Med Microbiol 1997;17:103–109.
442. Sillis M. The limitations of IgM assays in the serological diagnosis of *Mycoplasma pneumoniae* infections. J Med Microbiol 1990;33:253–258.
443. Sillis M. Genital mycoplasmas revisited: an evaluation of a new culture medium. Br J Biomed Sci 1993;50:89–91.
444. Silló P, Pintér D, Ostorházi E, et al. Eosinophilic Fasciitis associated with *Mycoplasma arginini* infection. J Clin Microbiol 2012;50:1113–1117.
445. Simmons WL, Daubenspeck JM, Osborne JD, et al. Type 1 and type 2 strains of *Mycoplasma pneumoniae* form different biofilms. Microbiology 2013;159:737–747.
446. Simms I, Eastick K, Mallinson H, et al. Associations between *Mycoplasma genitalium, Chlamydia trachomatis* and pelvic inflammatory disease. J Clin Pathol 2003;56:616–618.
447. Simpkins A, Strickland SM, Oliver J, et al. Complete resolution of advanced *Mycoplasma pneumoniae* encephalitis mimicking brain mass lesions: report of two pediatric cases and review of literature. Neuropathology 2012;32:91–99.
448. Siomou E, Kollios KD, Papadimitriou P, et al. Acute nephritis and respiratory tract infection caused by *Mycoplasma pneumoniae*: case report and review of the literature. Pediatr Infect Dis J 2003;22:1103–1106.
449. Skerk V, Schonwald S, Krhen I, et al. Aetiology of chronic prostatitis. Int J Antimicrob Agents 2002;19:471–474.
450. Smith LG. *Mycoplasma pneumoniae* and its complications. Infect Dis Clin North Am 2010;24:57–60.
451. Smyth EG, Weinbren MJ. *Mycoplasma hominis* sternal wound infection and bacteremia. J Infect 1993;26:315–319.
452. So AK, Furr PM, Taylor-Robinson D, et al. Arthritis caused by *Mycoplasma salivarium* in hypogammaglobulinemia. Br Med J 1983;286:762–763.
453. Sørensen CM, Schønning K, Rosenfeldt V. Clinical characteristics of children with *Mycoplasma pneumoniae* infection hospitalized during the Danish 2010-2012 epidemic. Dan Med J 2013;60:A4632.
454. Sotgui S, Pugliatti M, Rosati G, et al. Neurological disorders associated with *Mycoplasma pneumoniae* infection. Eur J Neurol 2003;10:165–168.
455. Spuesens EB, Fraaij PL, Visser EG, et al. Carriage of *Mycoplasma pneumoniae* in the upper respiratory tract of symptomatic and asymptomatic children: an observational study. PLoS Med 2013;10:e1001444.
456. Stadtlander CTK-H, Watson HL, Simecka JW, et al. Cytopathogenicity of *Mycoplasma fermentans* (including strain incognitus). Clin Infect Dis 1993;17(Suppl 1):S289–S301.
457. Stancombe BB, Walsh WF, Derdak S, et al. Induction of human neonatal pulmonary fibroblast cytokines by hyperoxia and *Ureaplasma urealyticum*. Clin Infect Dis 1993;7(Suppl 1):S154–S157.
458. Stellrecht KA, Woron AM, Mishrik NG, et al. Comparison of multiplex PCR assay with culture for detection of genital mycoplasmas. J Clin Microbiol 2004;42:1528–1533.
459. Storgaard M, Tarp B, Ovesen T, et al. The occurrence of *Chlamydia pneumoniae, Mycoplasma pneumoniae*, and herpesviruses in otitis media with effusion. Diagn Microbiol Infect Dis 2004;48:97–99.
460. Stuart PM. Mycoplasmal induction of cytokine production and major histocompatibility complex expression. Clin Infect Dis 1993;17(Suppl 1):S187–S191.
461. Suni J, Vainionpaa R, Tuuminen T. Multicenter evaluation of the novel enzyme immunoassay based on P1-enriched protein for the detection of *Mycoplasma pneumoniae* infection. J Microbiol Methods 2001;47:65–71.
462. Sweet RL. Colonization of the endometrium and fallopian tubes with *Ureaplasma urealyticum*. Pediatr Infect Dis 1986;5:S244–S246.
463. Swenson CE, VanHamont J, Dunbar BS. Specific protein differences among strains of *Ureaplasma urealyticum* as determined by two-dimensional gel electrophoresis and a sensitive silver stain. Int J Syst Bacteriol 1983;33:417–421.
464. Sykes JE. Feline hemotropic mycoplasmosis (feline hemobartonellosis). Vet Clin North Am Small Anim Pract 2003;33:773–789.
465. Syrogiannopoulos GA, Kapatais-Zoumbos K, Decavalas GO, et al. *Ureaplasma urealyticum* colonization of full term infants: perinatal acquisition and persistence during early infancy. Pediatr Infect Dis J 1990;9:236–240.
466. Tagg KA, Jeoffreys NJ, Couldwell DL, et al. Fluoroquinolone and Macrolide Resistance-Associated Mutations in *Mycoplasma genitalium*. J Clin Microbiol 2013;51:2245–2249.

467. Takiguchi Y, Shikama N, Aotsuka N, et al. Fulminant *Mycoplasma pneumoniae* pneumonia. Intern Med 2001;40:345–348.
468. Talkington DF, Shott S, Fallon MT, et al. Analysis of eight commercial enzyme immunoassay tests for detection of antibodies to Mycoplasma *pneumoniae* in human serum. Clin Diagn Lab Immunol 2004;11:862–867.
469. Tasker S, Helps CR, Day MJ, et al. Use of real-time PCR to detect and quantify *Mycoplasma hemofelis* and "candidatus Mycoplasma haemominutum." J Clin Microbiol 2003;41:439–441.
470. Tasker S, Lappin MR. *Haemobartonella felis*: recent developments in diagnosis and treatment. J Feline Med Surg 2002;4:3–11.
471. Taylor-Robinson D. Evaluation of the role of *Ureaplasma urealyticum* in infertility. Pediatr Infect Dis 1986;5:S262–S265.
472. Taylor-Robinson D. Infections due to species of *Mycoplasma* and *Ureaplasma*: an update. Clin Infect Dis 1996;23:671–684.
473. Taylor-Robinson D. *Mycoplasma genitalium*: an up-date. Int J STD AIDS 2002;13:145–151.
474. Taylor-Robinson D, Bebear C. Antibiotic susceptibilities of mycoplasmas and treatment of mycoplasmal infections. J Antimicrob Chemother 1997;40:622–630.
475. Taylor-Robinson D, Davies HA, Sarathchandra P, et al. Intracellular location of mycoplasmas in cultured cells demonstrated by immunocytochemistry and electron microscopy. Int J Exp Pathol 1991;72:705–714.
476. Taylor-Robinson D, Evans RT, Coufalik ED, et al. Effect of short-term treatment of non-gonococcal urethritis with minocycline. Genitourin Med 1986;62:19–21.
477. Taylor-Robinson D, Furr PM. Models of infection due to mycoplasmas, including *Mycoplasma fermentans*, in the genital tract and other sites in mice. Clin Infect Dis 1993;17(Suppl 1):S280–S282.
478. Taylor-Robinson D, Furr PM, Hanna NF. Microbiological and serological study of non-gonococcal urethritis with special reference to *Mycoplasma genitalium*. Genitourin Med 1985;61:319–324.
479. Taylor-Robinson D, Furr PM, Tully JG, et al. Animal models of *Mycoplasma genitalium* urogenital infection. Isr J Med Sci 1987;23:561–564.
480. Taylor-Robinson D, Furr PM, Webster ADB. *Ureaplasma urealyticum* in the immunocompromised host. Pediatr Infect Dis 1986;5:S236–S238.
481. Taylor-Robinson D, Gilroy CB, Hay PE. Occurrence of *Mycoplasma genitalium* in different populations and its clinical significance. Clin Infect Dis 1993;17(Suppl 1):S66–S68.
482. Taylor-Robinson D, Gilroy CB, Horowitz S, et al. *Mycoplasma genitalium* in the joints of two patients with arthritis. Eur J Clin Microbiol Infect Dis 1994;13:1066–1068.
483. Taylor-Robinson D, Gilroy CB, Keane FE. Detection of several *Mycoplasma* species at various anatomical sites of homosexual men. Eur J Clin Microbiol Infect Dis 2003;22:291–293.
484. Taylor-Robinson D, Gilroy CB, Thomas BJ, et al. *Mycoplasma genitalium* in chronic non-gonococcal urethritis. Int J STD AIDS 2004;15:21–25.
485. Taylor-Robinson D, Gumpel JM, Hill A, et al. Isolation of *Mycoplasma pneumoniae* from the synovial fluid of a hypogammaglobulinaemic patient in a survey of patients with inflammatory polyarthritis. Ann Rheum Dis 1978;37:180–182.
486. Taylor-Robinson D, Jensen JS. *Mycoplasma genitalium*: from Chrysalis to multicolored butterfly. Clin Microbiol Rev 2011;24:498–514.
487. Taylor-Robinson D, Lamont RF. Mycoplasmas in pregnancy. BJOG 2011;118:164–174.
488. Taylor-Robinson D, Sarathchandra P, Furr PM. *Mycoplasma fermentans*-HeLa cell interactions. Clin Infect Dis 1993;17(Suppl 1):S302–S304.
489. Taylor-Robinson D, Webster ADB, Furr PM, et al. Prolonged persistence of *Mycoplasma pneumoniae* in a patient with hypogammaglobulinemia. J Infect 1980;2:171–175.
490. Teng K, Li M, Yu W, et al. Comparison of PCR with culture for detection of *Ureaplasma urealyticum* in clinical samples from patients with urogenital infections. J Clin Microbiol 1994;32:2232–2234.
491. Teng LJ, Zheng X, Glass JI, et al. *Ureaplasma urealyticum* biovar specificity and diversity are encoded in multiple-banded antigen gene. J Clin Microbiol 1994;32:1464–1469.
492. Thacker WL, Talkington DF. Comparison of two rapid commercial tests with complement fixation for serologic diagnosis of *Mycoplasma pneumoniae* infections. J Clin Microbiol 1995;33:1212–1214.
493. Thacker WL, Talkington DF. Analysis of complement fixation and commercial enzyme immunoassays for detection of antibodies to *Mycoplasma pneumoniae* in human serum. Clin Diagn Lab Immunol 2000;7:778–780.
494. Tham TN, Ferris S, Bahraoui E, et al. Molecular characterization of the P1-like adhesin gene from *Mycoplasma pirum*. J Bacteriol 1994;176:781–788.
495. Thomas M, Jones M, Ray S, et al. *Mycoplasma pneumoniae* in a tubo-ovarian abscess. Lancet 1975;2:774–775.
496. Thurman KA, Walter ND, Schwartz SB, et al. Comparison of laboratory diagnostic procedures for detection of *Mycoplasma pneumoniae* in community outbreaks. Clin Infect Dis 2009;48:1244–1249.
497. Ti TY, Dan M, Stemke GW, et al. Isolation of *Mycoplasma hominis* from the blood of men with multiple trauma and fever. JAMA 1982;247:60–61.
498. Tilton RC, Dias F, Kidd H, et al. DNA probe versus culture for detection of *Mycoplasma pneumoniae* in clinical specimens. Diagn Microbiol Infect Dis 1988;10:109–112.
499. Tjhie JH, van Kuppeveld FJM, Roosendaal R, et al. Direct PCR enables detection of *Mycoplasma pneumoniae* in patients with respiratory tract infections. J Clin Microbiol 1994;32:11–16.
500. Topcu Y, Bayram E, Karaoglu P, et al. Coexistence of myositis, transverse myelitis, and Guillain Barré syndrome following *Mycoplasma pneumoniae* infection in an adolescent. J Pediatr Neurosci 2013;8:59–63.
501. Totten PA, Schwartz MA, Sjostrom KE, et al. Association of *Mycoplasma genitalium* with nongonococcal urethritis in heterosexual men. J Infect Dis 2003;183:269–276.
502. Tsiodras S, Kelesidis I, Kelesidis T et al. Central nervous system manifestations of *Mycoplasma pneumoniae* infections. J Infect 2005;51:343–354.
503. Tsiodras S, Kelesidis T, Kelesidis I, et al. *Mycoplasma pneumoniae* associated myelitis: a comprehensive review. Eur J neurol 2006;13:112–124.
504. Tullus K, Noack GW, Burman LG, et al. Elevated cytokine levels in transbronchial aspirate fluids from ventilator treated neonates with bronchopulmonary dysplasia. Eur J Pediatr 1996;155:112–116.
505. Tully JG. Mollicute–host interrelationships: current concepts and diagnostic implications. In Tully JG, Razin S, eds. Molecular and Diagnostic Procedures in Mycoplasmology. Vol 2. San Diego, CA: Academic Press, 1996:1–21.
506. Tully JG, Bove JM, Laigret F, et al. Revised taxonomy of the Class *Mollicutes*: proposed elevation of a monophyletic cluster of arthropod-associated mollicutes to ordinal rank (*Entomoplasmatales* ord. nov.), with provision for familial rank to separate species with non-helical morphology (*Entomoplasmataceae* fam. nov.) from helical species (*Spiroplasmataceae*), and emended descriptions of the order *Mycoplasmatales*, Family *Mycoplasmataceae*. Int J Syst Bacteriol 1993;43:378–385.
507. Tully JG, Rose DL, Baseman JB, et al. *Mycoplasma pneumoniae* and *Mycoplasma genitalium* mixture in synovial fluid isolate. J Clin Microbiol 1995;33:1851–1855.
508. Tully JG, Rose DL, Whitcomb RF, et al. Enhanced isolation of *Mycoplasma pneumoniae* from throat washings with a newly modified culture medium. J Infect Dis 1979;139:478–482.
509. Tully JG, Taylor-Robinson D, Cole RM, et al. A newly discovered mycoplasma in the human genital tract. Lancet 1981;1:1288–1291.
510. Tully JG, Taylor-Robinson D, Rose DL, et al. *Mycoplasma genitalium*, a new species from the human genital tract. Int J Syst Bacteriol 1983;33:387–396.
511. Tully JG, Whitcomb RF, Rose DL, et al. *Acholeplasma brassicae* sp. nov. and *Acholeplasma palmae* sp. nov., two non-sterol-requiring mollicutes from plant surfaces. Int J Syst Bacteriol 1994;44:680–684.
512. Tuppin P, Delamare O, Launay V, et al. High prevalence of antibodies to *Mycoplasma penetrans* in human immunodeficiency virus-seronegative and seropositive populations in Brazzaville, Congo. Clin Diagn Lab Immunol 1997;4:787–788.
513. Uldum SA, Sondergard-Andersen J, Jensen JS, et al. Evaluation of a commercial enzyme immunoassay for detection of *Mycoplasma pneumoniae* specific immunoglobulin G antibodies. Eur J Clin Microbiol Infect Dis 1990;9:221–223.
514. Uno M, Deguchi T, Komeda H, et al. *Mycoplasma genitalium* in the cervices of Japanese women. Sex Transm Dis 1997;24:284–286.
515. Uphoff CC, Drexler HG. Comparative PCR analysis for detection of mycoplasma infections in continuous cell lines. In Vitro Cell Dev Biol 2002;38:79–85.
516. Ursi D, Ieven M, Noordhoek GT, et al. An interlaboratory comparison for the detection of *Mycoplasma pneumoniae* in respiratory samples by the polymerase chain reaction. J Microbiol Methods 2003;53:289–294.
517. Uuskula A, Kohl PK. Genital mycoplasmas, including *Mycoplasma genitalium*, as sexually transmitted agents. Int J STD AIDS 2002;13:79–85.
518. Valencia GB, Banzon F, Cummings M, et al. *Mycoplasma hominis* and *Ureaplasma urealyticum* in neonates with suspected infection. Pediatr Infect Dis J 1993;12:571–573.
519. Van Kuppeveld FJ, Johansson KE, Galama JM, et al. 16S rRNA based polymerase chain reaction compared with culture and serological methods for diagnosis of *Mycoplasma pneumoniae* infection. Eur J Clin Microbiol Infect Dis 1994;13:401–405.
520. Vitale EA, La Torre F, Calcagno G, et al. *Mycoplasma pneumoniae*: a possible trigger of Kawasaki disease or a mere coincidental association? Report of the first four Italian cases. Minerva Pediatr 2010;62:605.
521. Vojdani A, Choppa PC, Tagle C, et al. Detection of *Mycoplasma* genus and *Mycoplasma fermentans* by PCR in patients with chronic fatigue syndrome. FEMS Immunol Med Microbiol 1998;22:355–365.
522. Waites KB. What's new in diagnostic testing and treatment approaches for *Mycoplasma pneumoniae* infections in children? Adv Exp Med Biol 2011;719:47–57.

523. Waites KB, Balish MF, Atkinson TP. New insights into the pathogenesis and detection of *Mycoplasma pneumoniae* infections. Future Microbiol 2008;3:635–648.
524. Waites KB, Bebear CM, Robertson JA, et al. Cumitech 34: Laboratory Diagnosis of *Mycoplasma* Infections. Coordinating ed, Nolte FS. Washington, DC: American Society for Microbiology, 2001.
525. Waites KB, Canupp KC. Evaluation of BacT/ALERT system for detection of *Mycoplasma hominis* in simulated blood cultures. J Clin Microbiol 2001;39:4328–4331.
526. Waites KB, Crabb DM, Duffy LB. *In vitro* activities of ABT-773 and other antimicrobials against human mycoplasmas. Antimicrob Agents Chemother 2003;47:39–42.
527. Waites KB, Crabb DM, Duffy LB. Comparative *in vitro* susceptibilities and bactericidal activities of investigational fluoroquinolone ABT-492 and other antimicrobial agents against human mycoplasmas and ureaplasmas. Antimicrob Agents Chemother 2003;47:3973–3975.
528. Waites KB, Crouse DT, Cassell GH. Systemic neonatal infection due to *Ureaplasma urealyticum*. Clin Infect Dis 1993;17(Suppl 1):S131–S135.
529. Waites KB, Duffy LB, Crouse DT, et al. Mycoplasmal infections of cerebrospinal fluid in newborn infants from a community hospital population. Pediatr Infect Dis J 1990;9:241–245.
530. Waites KB, Duffy LB, Bébéar CM, et al. Standardized methods and quality control limits for agar and broth microdilution susceptibility testing of Mycoplasma *pneumoniae*, Mycoplasma*hominis*, and *Ureaplasma urealyticum*. J Clin Microbiol 2012;50:3542–3547.
531. Waites KB, Katz B, Schelonka RL. Mycoplasmas and ureaplasmas as neonatal pathogens. Clin Microbiol Rev 2005;18:757–789.
532. Waites KB, Schelonka RL, Xiao L, et al. Congenital and opportunistic infections: *Ureaplasma* species and *Mycoplasma hominis*. Semin Fetal Neonatal Med 2009;14:190–199.
533. Waites KB, Talkington DF. *Mycoplasma pneumoniae* and its role as a human pathogen. Clin Microbiol Rev 2004;17:607–728.
534. Waites KB, Taylor-Robinson D. *Mycoplasma* and *Ureaplasma*. In Versalovic J, Carroll KC, Funke G, et al., eds. Manual of Clinical Microbiology. 10th Ed. Washington, DC: ASM Press, 2011.
535. Waites KB, Thacker WL, Talkington DF. The value of culture and serology for detection of *Mycoplasma pneumoniae* infections in the clinical laboratory in the age of molecular diagnostics. Clin Microbiol Newsl 2001;23:123–129.
536. Waites KB, Tully JG, Rose DL, et al. Isolation of *Acholeplasma oculi* from human amniotic fluid in early pregnancy. Curr Microbiol 1987;15:327–327.
537. Wang IJ, Lee PI, Huang LM, et al. The correlation between neurological evaluations and neurological outcome in acute encephalitis: a hospital-based study. Eur J Paediatr Neurol 2007;11:63–69.
538. Wang RY, Grandinetti T, Shih JW, et al. *Mycoplasma genitalium* infection and host antibody response in patients infected by HIV, patients attending STD clinics and in healthy blood donors. FEMS Immunol Med Microbiol 1997;19:237–245.
539. Wang RY, Hu WS, Dawson MS, et al. Selective detection of *Mycoplasma fermentans* by polymerase chain reaction and by using a nucleotide sequence within the insertion sequence-like element. J Clin Microbiol 1992;30:245–248.
540. Wang RY, Shih JW, Grandinetti T, et al. High frequency of antibodies to *Mycoplasma penetrans* in HIV-infected patients. Lancet 1992;340:1312–1316.
541. Wang RY, Shih JW, Weiss SH, et al. *Mycoplasma penetrans* infection in male homosexuals with AIDS: high seroprevalence and association with Kaposi's sarcoma. Clin Infect Dis 1993;17:724–729.
542. Waring AL, Halse TA, Csiza CK, et al. Development of a genomics-based PCR assay for detection of *Mycoplasma pneumoniae* in a large outbreak in New York State. J Clin Microbiol 2001;39:1385–1390.
543. Waris ME, Toikka P, Saarinen T, et al. Diagnosis of *Mycoplasma pneumoniae* pneumonia in children. J Clin Microbiol 1998;36:3155–3159.
544. Watanabe T, Shibata K, Yoshikawa T, et al. Detection of *Mycoplasma salivarium* and *Mycoplasma fermentans* in synovial fluids of temporomandibular joints of patients with disorders in the joints. FEMS Immunol Med Microbiol 1998;22:241–246.
545. Watkins-Riedel T, Stanek G, Daxboeck F. Comparison of SeroMP-IgA with four other commercial assays for serodiagnosis of *Mycoplasma pneumoniae* pneumonia. Diagn Microbiol Infect Dis 2001;40:21–25.
546. Webster D, Windsor H, Ling C, et al. Chronic bronchitis in immunocompromised patients: association with a novel *Mycoplasma* species. Eur J Clin Microbiol Infect Dis 2003;22:530–534.
547. Weinstein O, Shneck M, Levy J, et al. Bilateral acute anterior uveitis as a presenting symptom of *Mycoplasma pneumoniae* infection. Can J Ophthalmol 2006;415:594–595.
548. Welti M, Jaton K, Altwegg M, et al. Development of a multiplex, real-time quantitative PCR assay to detect *Chlamydia pneumoniae, Legionella pneumophila* and *Mycoplasma pneumoniae* in respiratory tract secretions. Diagn Microbiol Infect Dis 2004;45:85–95.
549. Winchell JM, Mitchell SL. Detection of *Mycoplasma pneumoniae* by real-time PCR. Methods Mol Biol 2013;943:149–158.
550. Wolthers KC, Kornelisse RF, Platenkamp GJ, et al. A case of *Mycoplasma hominis* meningo-encephalitis in a full-term infant: rapid recovery after start of treatment with ciprofloxacin. Eur J Pediatr 2003;162:514–516.
551. Wood JC, Lu RM, Peterson EM, et al. Evaluation of Mycotrim-GU for isolation of *Mycoplasma* species and *Ureaplasma urealyticum*. J Clin Microbiol 1985;22:789–792.
552. Wood PR, Hill VL, Burks ML, et al. *Mycoplasma pneumoniae* in children with acute and refractory asthma. Ann Allergy Asthma Immunol 2013;110:328–334.
553. Wulff-Burchfield E, Schell WA, Eckhardt AE, et al. Microfluidic platform versus conventional real-time polymerase chain reaction for the detection of *Mycoplasma pneumoniae* in respiratory specimens. Diagn Microbiol Infect Dis 2010;671:22–29.
554. Xiao L, Atkinson J, Hagood C, et al. Emerging macrolide resistance in *M. pneumoniae* in children: detection and characterization of resistant isolates. Pediatr Infect Dis 2009;28:693–698.
555. Yajko DM, Balston E, Wood D, et al. Evaluation of PPLO, A7B, E, and NYC agar media for the isolation of *Ureaplasma urealyticum* and *Mycoplasma* species from the genital tract. J Clin Microbiol 1984;19:73–76.
556. Yakulis VJ, Costea N, Heller P. α-Galactoside determinants of the I-antigen. Proc Soc Exp Biol Med 1966;121:812–816.
557. Yamada M, Buller R, Bledsoe S, et al. Rising rates of macrolide-resistant *Mycoplasma pneumoniae* in the central United States. Pediatr Infect Dis J 2012;31:409–410.
558. Yanez A, Cedillo L, Neyrolles O, et al. *Mycoplasma penetrans* bacteremia and primary anti-phospholipid syndrome. Emerg Infect Dis 1999;5:164–167.
559. Yáñez A, Martínez-Ramos A, Calixto T, et al. Animal model of *Mycoplasma fermentans* respiratory infection. BMC Res Notes 2013;6:9.
560. Yang J, Hooper WC, Phillips DJ, et al. Cytokines in *Mycoplasma pneumoniae* infections. Cytokine Growth Factor Rev 2004;15:157–168.
561. Yavlovich A, Tarchis M, Rotem S. Internalization and intracellular survival of *Mycoplasma pneumoniae* by non-phagocytic cells. FEMS Microbiol Lett 2004;233:241–246.
562. Yechouron A, Lefebvre J, Robson HG, et al. Fatal septicemia due to *Mycoplasma arginini*: a new human zoonosis. Clin Infect Dis 1992;15:434–438.
563. Yogev D, Halachmi D, Kenny GE, et al. Distinction of species and strains of mycoplasmas (*Mollicutes*) by genomic DNA fingerprints with an rRNA probe. J Clin Microbiol 1988;26:1198–1201.
564. Yogev D, Razin S. Common deoxyribonucleic acid sequences in *Mycoplasma genitalium* and *Mycoplasma pneumoniae* genomes. Int J Syst Bacteriol 1986;36:426–430.
565. Yoon BH, Romero R, Kom M, et al. Clinical implications of detection of *Ureaplasma urealyticum* in the amniotic cavity with the polymerase chain reaction. Am J Obstet Gynecol 2000;183:1130–1137.
566. Yoshida T, Degeuchi T, Ito M, et al. Quantitative detection of *Mycoplasma genitalium* from first-pass urine of men with urethritis and asymptomatic men in real-time PCR. J Clin Microbiol 2002;40:1451–1455.
567. Yoshida T, Maeda SI, Degeuchi T, et al. Phylogeny-based rapid identification of mycoplasmas an ureaplasmas from urethritis patients. J Clin Microbiol 2002;40:105–110.
568. Yoshida T, Maeda SI, Deguchi T, et al. Rapid detection of *Mycoplasma genitalium, Mycoplasma hominis, Ureaplasma parvum,* and *Ureaplasma urealyticum* organisms in genitourinary samples by PCR-microtiter plate hybridization assay. J Clin Microbiol 2003;41:1850–1855.
569. Zhang Q, Wise KS. Localized reversible frameshift mutation in an adhesin genes confers a phase-variable adherence phenotype in mycoplasma. Mol Microbiol 1997;25:859–869.
570. Zhao F, Liu Z, Gu Y, et al. Detection of *Mycoplasma pneumoniae* by colorimetric loop-mediated isothermal amplification. Acta Microbiol Immunol Hung 2013;60:1–9.
571. Zhu C, Wang S, Hu S, et al. Protective efficacy of a Mycoplasma pneumoniae P1C DNA vaccine fused with the B subunit of Escherichia coli heat-labile enterotoxin. Can J Microbiol 2012;586:802–810.

CAPÍTULO 19
Micobactérias

Tendências da tuberculose clínica, 1248
  Incidência global da tuberculose, 1248
  Populações de risco de infecção por *Mycobacterium tuberculosis* e tuberculose ativa, 1248
  Doença rapidamente progressiva, 1248
  Medidas de controle da infecção e vigilância epidemiológica, 1248

O laboratório clínico, 1249
  Como otimizar a detecção e a identificação das micobactérias, 1249
  Segurança no laboratório, 1249

Coleta dos espécimes, 1249
  Espécimes respiratórios, 1249
  Hemoculturas, 1249
  Outros espécimes, 1250

Técnicas laboratoriais para isolar e identificar micobactérias, 1250
  Preparação do espécime, 1251
  Digestão e descontaminação, 1251
  Centrifugação, 1253
  Espécimes de medula óssea, tecidos e líquidos corporais, 1254
  Coloração de BAAR, 1254

Cultura de espécimes para micobactérias em meios sólidos, 1256
  Meios à base de ovos, 1256
  Meios à base de ágar, 1256
  Meios seletivos, 1257
  Temperatura de incubação, 1257

Métodos rápidos para estabelecer o diagnóstico, 1258
  Esfregaços para pesquisa de BAAR, 1258
  Sistemas de cultura em caldo, 1258
  Cromatografia líquido-gasosa e cromatografia líquida de alta *performance*, 1260
  Amplificação de ácidos nucleicos, 1260

Identificação das micobactérias por métodos convencionais, 1261
  Temperatura ideal de isolamento e taxas de crescimento, 1261
  Produção de pigmento, 1262
  Acúmulo de niacina, 1262
  Redução dos nitratos a nitritos, 1263
  Hidrólise do Tween 80, 1264
  Atividade de catalase, 1264
  Atividade de arilsulfatase, 1264
  Atividade de urease, 1264
  Pirazinamidase, 1264
  Captação de ferro, 1264
  Inibição do crescimento pela hidrazida de ácido tiofeno-2-carboxílico, 1264
  Crescimento com cloreto de sódio a 5%, 1264
  Crescimento no meio de MacConkey, 1264

Classificação das micobactérias, 1265
  Identificação laboratorial das micobactérias e suas síndromes clínicas relacionadas, 1265
  Revisão das espécies de *Mycobacterium* | Aspectos laboratoriais e correlações clínicas, 1266

Detecção e identificação das micobactérias por métodos moleculares, 1280
  Métodos de amplificação de sinais, 1280
  Métodos de amplificação de ácidos nucleicos, 1281
  Análises pós-amplificação, 1283

Testes de sensibilidade antimicrobiana, 1286
  Complexo *Mycobacterium tuberculosis*, 1286
  Micobactérias não tuberculosas, 1289

Os métodos e os algoritmos usados para cultivar, detectar, identificar e testar a sensibilidade das micobactérias foram significativamente alterados ao longo das últimas décadas. Nesse período, foram introduzidas várias técnicas novas voltadas para a detecção direta do complexo *M. tuberculosis* (CMTB) nos espécimes clínicos por amplificação de ácidos nucleicos, o isolamento mais eficaz das micobactérias presentes nas amostras clínicas, a identificação rápida destes microrganismos por meio de técnicas moleculares e a determinação rápida dos perfis de sensibilidade aos antimicrobianos. Embora a busca por pesquisa pura no campo da biologia molecular seja parte integrante dessa evolução, a força motivadora para a equipe do laboratório clínico é realizar em intervalos ainda menores a identificação das espécies e a definição dos perfis de sensibilidade aos antimicrobianos. Na medida em que os procedimentos moleculares saem dos laboratórios de pesquisa para transformarem-se em produtos comerciais, alguns dos quais já foram aprovados pela FDA (Food and Drug Administration), hoje é possível diagnosticar tuberculose e ter uma noção preliminar da sensibilidade antimicrobiana em alguns dias – ou, incrivelmente, dentro de algumas horas – em vez de semanas.

Tendências da tuberculose clínica

Incidência global da tuberculose

De acordo com a Organização Mundial da Saúde (OMS),[371] o impacto mundial da tuberculose (TB) tem diminuído lentamente ao longo dos últimos anos, mas ainda é alto. Em 2012, estima-se que houve 8,6 milhões (variação: 8,3 a 9,0 milhões) de casos novos de TB em todo o mundo, dos quais 500 mil ocorreram em crianças, 2,9 milhões em mulheres e 1,1 milhão em pacientes HIV-positivos. Desse total, 450.000 foram causados por *M. tuberculosis* multidrogarresistentes (tuberculose resistente a múltiplos fármacos, ou MDR-TB). Cinquenta e oito por cento do total de casos da doença ocorreram no Sudeste Asiático e nas regiões do Pacífico Oeste; 28% no continente africano; e porcentagens muito menores em outras regiões do planeta: 8% na região leste do Mediterrâneo, 4% na Europa e 3% nas Américas. Os cinco países com maior número de casos eram Índia, China, África do Sul, Indonésia e Paquistão. Os índices mais baixos estavam referidos aos EUA, Canadá, Europa ocidental, Japão, Austrália e Nova Zelândia. Nesse mesmo ano, estima-se que 1,3 milhão de pessoas morreram de TB e, entre elas, 320.000 estavam infectadas pelo HIV e 170.000 tinham MDR-TB.

Em 2013, foram notificados 9.588 casos novos de TB nos EUA (incidência: 3 casos por 100.000 habitantes), representando uma redução de 4,2% em comparação com o ano anterior.[43] A incidência da doença entre os estrangeiros era cerca de 13% maior que nos americanos nascidos no país, enquanto os índices entre os asiáticos não hispânicos eram praticamente 26 vezes maiores que nos indivíduos brancos não hispânicos. Mais de metade dos casos (51,3%) ocorreu em quatro estados: Califórnia, Texas, Nova York e Flórida. Em 2012 (ano mais recente, no qual os resultados dos testes de sensibilidade antimicrobiana estão completos), foram notificados 86 casos de MDR-TB e 88,4% deles ocorreram em estrangeiros.

Populações de risco de infecção por *Mycobacterium tuberculosis* e tuberculose ativa

As populações de risco mais alto de infecção por *M. tuberculosis* são:

- Contatos diretos dos pacientes com TB ativa suspeita ou confirmada
- Estrangeiros provenientes de áreas com incidência alta de TB ativa (p. ex., Ásia, África)
- Indivíduos que visitam áreas com prevalência alta de TB ativa
- Residentes e funcionários que vivem em condições de aglomeração, cujos clientes têm risco alto de TB ativa (p. ex., instituições correcionais, abrigos para moradores de rua)
- Profissionais de saúde que cuidam de pacientes de risco alto de TB ativa
- Usuários de drogas ilícitas ou alcoólicos.

Entre os fatores que aumentam o risco de progressão da infecção para TB ativa estão os seguintes:

- Coinfecção pelo HIV, que é o fator de risco mais importante para progressão para TB ativa entre pacientes com infecção latente por *M. tuberculosis*
- Idade < 5 anos
- Tratamento imunossupressor (p. ex., antagonistas do fator α de necrose tumoral, corticosteroides sistêmicos)
- Infecção recente (nos últimos 2 anos) por *M. tuberculosis*
- História de TB ativa não tratada (ou tratada inadequadamente)
- Silicose, diabetes melito, insuficiência renal crônica, leucemia, linfoma, cânceres de cabeça e pescoço, ou carcinoma de pulmão
- Gastrectomia ou *bypass* jejunoileal
- Peso < 90% do peso corporal ideal
- Tabagismo ou uso abusivo de álcool ou drogas.

Doença rapidamente progressiva

As infecções recém-adquiridas por *M. tuberculosis* nem sempre seguem a evolução clássica lentamente progressiva da doença secundária. A TB progressiva primária (ou tipo miliar rapidamente progressiva) pode ocorrer nos pacientes gravemente imunossuprimidos, inclusive aidéticos. Nesses casos, a progressão da doença é calculada em semanas, em vez de meses ou anos. A replicação rápida das micobactérias nos focos infecciosos resulta não apenas em contagens altas de microrganismos nestas áreas, como também na disseminação miliar e nas falências terapêuticas potenciais secundárias à carga incontrolável de micobactérias e, possivelmente, ao surgimento de cepas multidrogarresistentes.

Medidas de controle da infecção e vigilância epidemiológica

É importante adotar medidas para assegurar que os pacientes altamente suspeitos de ter TB sejam colocados imediatamente em ambientes para evitar dispersão veiculada pelo ar (*i. e.*, precauções respiratórias). A equipe hospitalar envolvida diretamente no cuidado de pacientes com TB tem risco alto de infecção e deve adotar procedimentos de isolamento e usar roupas protetoras e máscaras com alta capacidade de filtração. Os profissionais do laboratório que manuseiam amostras clínicas fornecidas por pacientes com TB também estão sujeitos a adquirir essa infecção, mas podem trabalhar seguramente com estes espécimes quando adotam precauções universais e processam as amostras em cabines de segurança biológica (CSB) com fluxo laminar. Os sistemas de ventilação dos hospitais e das instalações com aglomeração (p. ex., prisões, instituições asilares e abrigos urbanos para moradores de rua), nos quais têm sido relatados surtos de TB, devem ficar sob controle rigoroso. Nardell *et al.*[221] demonstraram que a qualidade insatisfatória do ar contribuía para a infecção veiculada pelo ar nos prédios construídos com sistemas de ductos de ventilação, que liberavam uma mistura inadequada de ar externo. Entretanto, os problemas ainda persistem em situações insuspeitas, inclusive o surto de TB entre os clientes de um bar local, conforme foi relatado por Kline *et al.*[163] Nesse relato, o caso inicial era um morador de rua, que era frequentador assíduo do bar e teve um intervalo assintomático longo até o diagnóstico de sua doença. O consumo alto de álcool por essa população de clientes também pode ter contribuído para o índice alto de infecciosidade.

O laboratório clínico

Como otimizar a detecção e a identificação das micobactérias

A prática tradicional de esperar que apareçam colônias bacterianas no ágar sólido, identificar as espécies usando apenas testes bioquímicos e realizar os testes de sensibilidade antimicrobiana apenas nos meios sólidos é muito demorada. As decisões quanto aos procedimentos e testes que serão realizados no próprio laboratório e os que serão terceirizados por um laboratório de referência qualificado devem ser definidas no contexto de cada comunidade de saúde. Em alguns contextos de prática, as atividades realizadas no próprio laboratório podem ser limitadas aos testes rápidos, inclusive a triagem dos esfregaços para bacilos álcool-acidorresistentes (BAAR) ou inoculação dos meios de cultura e identificação provisória das cepas isoladas. Outros procedimentos, também definidos pela equipe de saúde da localidade, podem ser realizados mais convenientemente em um laboratório de referência. Uma equipe de profissionais de saúde, inclusive médicos, especialistas de laboratório e pessoal de apoio, deve ser estabelecida para determinar como as abordagens diagnósticas deverão ser coordenadas. O diagnóstico precoce e a introdução imediata do tratamento adequado são os ingredientes principais para assegurar a cura do paciente infectado, evitar desenvolvimento de cepas resistentes e (no caso da TB) interromper a cadeia de transmissão interpessoal.

Segurança no laboratório

O manuseio descuidado dos materiais biológicos infectantes, inclusive amostras clínicas, coloca a equipe do laboratório em risco de infecção. Qualquer atividade que possa gerar aerossóis deve ser realizada em uma CSB classe I ou II. A liquefação e a concentração das amostras de escarro podem ser realizadas sem riscos na bancada exposta quando os espécimes são tratados primeiramente com NaOH em uma CSB classe I ou II (conforme está descrito adiante neste capítulo). As práticas de biossegurança do nível 3 (BSL3) são necessárias aos laboratórios que semeiam e manipulam culturas para *M. tuberculosis* ou *M. bovis*.

O espaço da área de BSL3, que inclui a CSB e a centrífuga, deve ter paredes e superfícies de trabalho impermeáveis, fluxo de ar direcionado (com pressão mais baixa no laboratório) e isolamento de ar por porta dupla para evitar refluxo do ar. O ar proveniente da área de BSL3 deve ser circulado por filtros de ar de alta eficiência na separação de partículas (HEPA; do inglês, *high-efficiency particulate air*) e levado diretamente ao exterior. Os laboratórios e as coifas devem estar equipados com manômetros para monitorar a pressão do ar.

Como os equipamentos e os braços dos trabalhadores colocados dentro de uma CSB podem desorganizar o fluxo laminar e desviar o ar contaminado para fora da câmara, qualquer profissional que trabalhe na CSB com fluxo laminar e na área de BSL3 também deve usar equipamentos de proteção individual, inclusive uma máscara respiratória. Os profissionais devem realizar testes anuais para assegurar que as máscaras respiratórias estejam bem adaptadas. Aventais descartáveis devem ser usados sobre um capote lavável (as roupas de uso pessoal fora do laboratório não devem ser usadas na área de BSL3, porque podem ser contaminadas), além de luvas, gorros e protetores de calçados para completar os acessórios de proteção individual, porque podem ocorrer esguichos acidentais. As roupas de proteção devem ser removidas e colocadas em um saco para autoclavagem quando o trabalho na área de BSL3 for concluído.

O diretor de cada laboratório deve definir até que ponto podem ser exigidas reformas do espaço atual do laboratório. As reformas podem custar milhares de dólares e, em alguns contextos, sua razão de custo-benefício pode ser impraticável. Nesses casos, deve-se tomar uma decisão quanto a se as culturas para micobactérias poderiam ser realizadas mais eficientemente em outro serviço, por exemplo, um laboratório de referência que possa adotar os padrões recomendados.

Coleta dos espécimes

As micobactérias podem ser isoladas de várias amostras clínicas, inclusive espécimes respiratórios (escarro, lavados brônquicos, líquido de lavagem broncoalveolar e biopsias brônquicas); urina, fezes, sangue ou líquido cefalorraquidiano; biopsias de tecidos; e material aspirado por agulha de praticamente qualquer tecido ou órgão profundo. Os espécimes que possam conter microbiota bacteriana devem ser processados tão logo seja possível depois da coleta, de modo a atenuar a proliferação excessiva dos contaminantes das amostras.

Espécimes respiratórios

As amostras de escarro colhidas por expectoração ou nebulização ultrassônica são obtidas mais facilmente logo depois que o paciente acorda pela manhã, quando as micobactérias estão presentes em concentrações mais altas. As coletas de 24 horas não são recomendadas, porque a amostra contendo concentração mais alta de micobactérias é diluída desproporcionalmente pelas amostras subsequentes com poucos microrganismos; além disto, as chances de que haja proliferação excessiva de bactérias e fungos durante o processo de coleta prolongada são significativamente maiores.

Em geral, a liberação irregular e intermitente das micobactérias presentes nas úlceras das mucosas ou nas cavidades loculadas para o lúmen brônquico é responsável pelo padrão irregular de isolamento destes microrganismos das secreções respiratórias. Especialmente as culturas obtidas dos pacientes com TB pulmonar ou renal podem ser positivas um dia e negativas no outro; por isso, devem ser obtidas três amostras de escarro das primeiras horas da manhã de 3 dias consecutivos, de forma a aumentar as chances de isolamento das micobactérias. Todos os espécimes devem ser transportados imediatamente ao laboratório e mantidos sob refrigeração se não forem processados de imediato.

Hemoculturas

Vários métodos podem ser usados para isolar micobactérias das hemoculturas. Berlin et al.[21] descreveram o uso de um sistema bifásico, que utiliza albumina-ácido oleico 7H11 como fase de ágar e infusão cérebro-coração (BHI; do inglês, *brain-heart infusion*) como fase de caldo. As culturas positivas para o complexo *Mycobacterium avium* (CMA) foram obtidas em apenas 6 a 8 dias. Contudo, Agy et al.[3] relataram que apenas 43,8% das hemoculturas dos pacientes com hemoculturas comprovadamente positivas foram isoladas utilizando um sistema bifásico semelhante. Estudos demonstraram que a utilização do sistema de hemocultura por lise-centrifugação (ISOLATOR®; Wampole, Alere, Waltham, MA) aumentou a positividade e abreviou o tempo necessário ao isolamento das micobactérias das hemoculturas.[97,191] O tubo de lise-centrifugação contém um anticoagulante e um agente desintegrador para romper os eritrócitos e neutrófilos. Desse modo, as micobactérias intracelulares são liberadas no meio de cultura, que também é enriquecido pela desintegração das hemácias. Depois da centrifugação do tubo, o eluato é descartado e o sedimento é transferido para os meios de cultura apropriados.

O primeiro sistema semiautomatizado que poderia ser usado para cultivar micobactérias a partir do sangue foi o BACTEC® 460 (Becton Dickinson, Sparks, MD).[3,76,313,344,361] A detecção dos frascos positivos para micobactérias baseava-se na detecção de $^{14}CO_2$ radioativo liberado no frasco de hemocultura depois do metabolismo do ácido palmítico marcado com 1-[^{14}C], que estava incluído no caldo de cultura. Esse sistema não é mais referendado pelo fabricante e, por esta razão, não será mais considerado aqui.

Existem várias opções mais modernas disponíveis no mercado para hemocultura de micobactérias e algumas contêm agentes citolíticos para facilitar a liberação destes microrganismos presentes nos fagócitos. Isso inclui o Versa-Trek® (antes conhecido como ESP® Culture System II, Trek Diagnostic), o BACTEC® MYCO/F lytic (BD Diagnostic Systems) e o frasco MB/BacT® (bioMérieux), todos descritos com mais detalhes adiante neste capítulo.

Qualquer que seja o sistema de hemocultura utilizado, a norma de obter rotineiramente no mínimo dois conjuntos de cultura pode não ter relação custo–benefício favorável para pacientes suspeitos de ter micobacteriemia.[311] Do total de 1.047 hemoculturas para micobactérias obtidas de 273 pacientes com infecção disseminada pelo CMA, Stone et al.[311] demonstraram que apenas um dos dois frascos era positivo em apenas 4 das 98 culturas positivas (4%). Em 85% dos casos, os dois frascos eram negativos e em 11% os dois eram positivos. Desse modo, é recomendado como rotina que seja obtida apenas uma hemocultura para diagnosticar micobacteriemia e que seja solicitada outra cultura apenas quando houver evidência clínica conclusiva de infecção disseminada.

Outros espécimes

Em determinados pacientes com AIDS, a concentração de micobactérias (especialmente do CMA) pode ser suficientemente alta no trato intestinal inferior para que sejam isoladas em cultura. Kiehn et al.[153] descreveram em linhas gerais um procedimento para processar amostras de fezes para cultura de micobactérias:

- As amostras de fezes são recolhidas em um recipiente limpo (não necessariamente estéril) com tampa firmemente encaixada, como se faz com as coproculturas rotineiras para bactérias
- Primeiramente, prepara-se um esfregaço direto com pequena quantidade do espécime, que então é corado para BAAR
- Quando os esfregaços são negativos para BAAR, a amostra não é mais processada
- Quando aparecem BAAR nos esfregaços, prepara-se uma suspensão de 1 g de fezes em 5 mℓ do caldo de Middlebrook 7H9 ou equivalente, que então é submetida ao mesmo processo de digestão–descontaminação com NaOH usado nas amostras de escarro (descrito adiante).

Alguém poderia questionar o significado de detectar micobactérias nas amostras de fezes. Em um estudo de 89 pacientes com enteropatia associada à AIDS em Lusaka, Zâmbia, Conlon et al.[56] demonstraram que a diarreia crônica não estava relacionada com a presença de micobactérias nos espécimes fecais. Por outro lado, Chin et al.[46] mostraram que o isolamento do CMA das amostras de fezes previa o desenvolvimento de doença disseminada.

As amostras normalmente estéreis enviadas para cultura de micobactérias (p. ex., líquido cefalorraquidiano, líquido sinovial e outros líquidos corporais) não precisam ser descontaminadas antes da cultura. O processamento pode começar com centrifugação (conforme está descrito adiante) e alíquotas do sedimento são transferidas para os meios de cultura apropriados. As amostras de pouco volume podem ser acrescentadas diretamente ao caldo e incubadas.

Amostras de urina de jato médio (no mínimo, 40 mℓ), colhidas por técnica limpa na primeira micção da manhã, devem ser obtidas e colocadas em um recipiente estéril por 3 dias consecutivos. As amostras acumuladas de 24 horas não são aceitáveis. Embora esses espécimes possam ser processados em alguns casos sem descontaminação, a necessidade de descontaminação deve ser baseada na experiência de cada laboratório. Quando houver dúvida quanto à necessidade de descontaminar, a amostra pode ser conservada sob refrigeração até que os resultados das culturas bacterianas rotineiras estejam disponíveis no dia seguinte.

Os tecidos e os materiais obtidos por biopsia de tecidos devem ser colocados em um volume pequeno de caldo 7H9 ou 7H11 como meio de conservação. Dependendo do tamanho e do tipo de material obtido, a amostra deve ser triturada em pequeno volume de caldo com um almofariz e pilão, separando-se alíquotas desta suspensão para transferência aos meios de cultura apropriados.

Praticamente não há indicação para colher material para cultura de micobactérias com um *swab*, porque a composição hidrofóbica da parede celular lipídica destes microrganismos impede a transferência das micobactérias do *swab* para o meio de cultura aquoso. O ideal é descartar esses espécimes para cultura de micobactérias. Contudo, quando o laboratório recebe um *swab* e não é possível obter outro material para cultura, a ponta do *swab* deve ser colocada diretamente na superfície do meio de cultura ou dentro de um tubo contendo cerca de 5 mℓ de caldo 7H9 e incubada por 6 a 8 semanas.

Técnicas laboratoriais para isolar e identificar micobactérias

A técnica laboratorial convencional para diagnosticar infecções causadas por micobactérias consiste na caracterização fenotípica das colônias cultivadas em meio sólido, seguida de uma bateria de testes bioquímicos. Entretanto, esse processo é muito demorado e frequentemente não permite a identificação precisa. Hoje em dia, recomenda-se uma combinação de testes fenotípicos e ensaios moleculares para a identificação rápida das micobactérias, especialmente para identificar CMTB.

Os esfregaços devem ser preparados a partir do material enviado e devem ser corados com um corante fluorescente (apenas auramina O, ou este corante combinado com rodamina B). Alguns laboratórios preferem confirmar os resultados positivos com um corante à base de carbolfucsina (Ziehl-Neelsen ou Kinyoun), mas isso não é necessário. Contudo, algumas micobactérias de crescimento rápido podem não ser coradas com um corante de fluorocromo; por esta razão, quando houver suspeita de infecção por uma destas micobactérias, deve-se considerar a coloração dos esfregaços do espécime com um corante à base de carbolfucsina.

O escarro e os outros espécimes contaminados são tratados inicialmente com N-acetil-L-cisteína e hidróxido de sódio (NALC-NaOH) por um procedimento de digestão–descontaminação para concentrar quaisquer micobactérias que possam estar presentes. Hoje em dia, recomenda-se que todas as amostras de escarro e outros espécimes digeridos sejam inoculados em caldos de cultura, além de um meio sólido (meio de Löwenstein-Jensen [LJ] ou ágar Middlebrook). Quando se detecta crescimento de micobactérias, deve-se realizar um teste molecular para identificar CMTB logo que a concentração de microrganismos ultrapassar o limiar de sensibilidade do ensaio.

Preparação do espécime

A concentração alta de lipídios da parede celular da maioria das micobactérias torna estes microrganismos mais resistentes à destruição por soluções ácidas e alcalinas que as outras bactérias possivelmente presentes no espécime. Por essa razão, as amostras que provavelmente contêm microbiota bacteriana mista são tratadas com um agente descontaminante para reduzir a proliferação bacteriana excessiva e liquefazer o muco. Depois do tratamento com um agente descontaminante por um intervalo cuidadosamente controlado, o ácido ou álcali usado é neutralizado e a mistura é centrifugada em alta velocidade para concentrar as micobactérias.

Digestão e descontaminação

Algumas soluções descontaminantes, inclusive hidróxido de sódio a 6%, são tão fortes que podem destruir ou danificar seriamente as micobactérias, a ponto de crescerem apenas muito lentamente, ou não mostrarem qualquer crescimento. A redução da concentração da solução descontaminante ácida ou alcalina facilita o isolamento das micobactérias em cultura, mas geralmente ao custo de permitir crescimento excessivo dos contaminantes na cultura. A exposição dos espécimes ao NaOH concentrado ao ácido oxálico a 5% ou a outros agentes descontaminantes deve ser cuidadosamente cronometrada para evitar danos químicos exagerados às células micobacterianas.

O uso de agentes descontaminante suaves – como fosfato trissódico (FTS) isoladamente ou combinado com cloreto de benzalcônio (Zephiran®; Winthrop Laboratories, Nova York, NY) – é comum em alguns laboratórios. Os espécimes que contêm grande quantidade de *M. tuberculosis* podem resistir à ação desses agentes por períodos longos (p. ex., durante a noite) e não é necessário controlar cuidadosamente o tempo de exposição. Os espécimes tratados com TSP-Zephiran® devem ser inoculados em um meio de cultura à base de ovo para neutralizar a ação inibitória do Zephiran® no crescimento micobacteriano. Quando se utilizam meios à base de ágar, a neutralização do Zephiran® pode ser conseguida com o acréscimo de lecitina. O Boxe 19.1 descreve o procedimento padronizado de digestão–descontaminação desenvolvido por Kubica et al.[172]

Em geral, o HCl ou NaOH concentrado é usado para neutralizar os agentes descontaminantes. Em razão da potência dessas soluções, algumas vezes é difícil alcançar um patamar final neutro. Uma vantagem do método que usa NALC é que o acréscimo de um volume expressivo da solução-tampão de fosfato torna menos provável a ocorrência de variações acentuadas do pH. O acréscimo da solução-tampão serve para "lavar" o espécime, diluir substâncias tóxicas e reduzir a densidade do espécime, de forma que a centrifugação seja mais eficaz para sedimentar os microrganismos.

A Tabela 19.1 descreve outros agentes usados para descontaminar e concentrar os espécimes, além de comentários sobre seu uso.[292,304] Cada microbiologista deve escolher os agentes usados em seu laboratório com base na quantidade e nos tipos de amostras recebidas e no tempo e na equipe técnica disponível para processar os espécimes. Como está demonstrado na Tabela 19.1, o ditiotreitol também é um agente mucolítico eficaz quando é usado com NaOH a 2%. O cloreto de cetilapirídio também foi recomendado para descontaminar espécimes, principalmente os que são enviados por correio para regiões distantes do local da coleta.[304] O Quadro 19.1 *online* descreve o procedimento de digestão–descontaminação com mais detalhes.

Ratnam et al. descreveram um procedimento simplificado com acetilcisteína-álcali, que combina as etapas de descontaminação e concentração com a inoculação do espécime nos meios de cultura seletivos (contendo antibióticos; descrito mais adiante neste capítulo).[262] Os espécimes são misturados com a solução de NALC-NaOH em um agitador de vórtice e, sem qualquer demora ou acréscimo de solução-tampão ou água aos espécimes digeridos, a mistura é centrifugada a 3.000 g por 15 minutos. O sobrenadante é decantado e o sedimento é suspenso em 1 a 2 mℓ do tampão fosfato (0,067 M, pH de 5,3). Se for necessário ou exequível, a concentração de NaOH da solução pode ser reduzida dos 2% habituais para 1,5%. Esse método elimina duas etapas: o tempo de descontaminação por 15 a 20 minutos depois da digestão das amostras e o acréscimo do tampão fosfato ou água. Além disso, o procedimento elimina a possibilidade de que os espécimes vazem pela tampa ou escorram na superfície externa do tubo, quando se acrescenta diluente depois da mistura em vórtice e, deste modo, diminui as chances de contaminação cruzada. De acordo com esses autores,[262] a atividade destrutiva mais acentuada das micobactérias ocorre nos primeiros minutos de exposição ao líquido digestor alcalino e, dependendo da espécie, cerca de 10^4 micobactérias podem ser destruídas. A eliminação da etapa de digestão inicial não causou quaisquer efeitos negativos no isolamento das micobactérias. Na verdade, em alguns casos, o acréscimo do tampão fosfato ou de água realmente dificultou o isolamento em razão da dissolução mais acentuada da matéria particulada nos espécimes. A tolerância ao álcali não foi um achado consistente entre as espécies e cepas micobacterianas testadas, ou seja, as micobactérias de crescimento rápido

Boxe 19.1

Procedimento-padrão de digestão–descontaminação desenvolvido por Kubica *et al.* nos CDC (Centers for Disease Control and Prevention)[172]

1. Prepare a solução digestiva de acetilcisteína-álcali da seguinte forma: misture 50 mℓ de citrato trissódico a 2,94% a 3 H_2O (0,1 M) com 50 mℓ de NaOH a 4%. A essa solução, acrescente 0,5 g de *N*-acetil-L-cisteína (NALC) em pó, pouco antes do uso. O NaOH (que se torna uma solução a 2% depois da mistura em partes iguais com o espécime) atua como agente descontaminante. Em alguns casos, a concentração do NaOH precisa ser aumentada para 3% (solução original a 6%) nos climas quentes ou antes de tratar espécimes de pacientes com cavidades pulmonares volumosas associadas à contaminação bacteriana persistente. A NALC é um agente mucolítico sem atividade bactericida, que liquefaz o muco rompendo as pontes dissulfídricas. As micobactérias são liberadas quando o muco é liquefeito, tornando mais fácil concentrá-las por centrifugação em alta velocidade.
2. Use tubos plásticos de centrífuga de 50 mℓ com tampas firmemente adaptadas para processar todos os espécimes. Acrescente a mistura de NALC-digestor em um volume igual ao do espécime. Nos casos típicos, o volume do espécime usado varia de 10 a 15 mℓ. Aperte a tampa de rosca.
3. Homogeneíze a mistura com um agitador de vórtice por 15 a 20 segundos, ou até que esteja bem misturada; deixe "descansar" à temperatura ambiente por 15 a 20 minutos, girando os tubos periodicamente. É importante atentar cuidadosamente para que o tempo dessa digestão não passe de 20 minutos, porque os espécimes "tratados excessivamente" diminuem o número de culturas positivas.
4. Depois da etapa de digestão–descontaminação, acrescente o tampão fosfato com pH de 6,8 (preferível em água estéril) até a borda superior do tubo. Misture bem. O tampão fosfato torna as variações acentuadas de pH menos prováveis e também serve para "lavar" o espécime, diluir e neutralizar substâncias tóxicas e reduzir a densidade do espécime, de forma que a centrifugação seja mais eficaz para sedimentar os microrganismos.
5. Concentre o espécime por centrifugação entre 2.000 e 3.000 *g* por 15 a 20 min. Uma centrífuga refrigerada pode ser usada em velocidades mais altas para aumentar a positividade das micobactérias.
6. Depois da centrifugação, decante cuidadosamente todo o sobrenadante dentro de um recipiente à prova de borrifos contendo um desinfetante fenólico. Limpe a borda do tubo com um chumaço de algodão embebido em fenol a 5%. Acrescente pequena quantidade (1 a 2 mℓ) da solução-tampão de fosfato com pH de 6,8 e ressuspenda o sedimento com uma pipeta de Pasteur.
7. Prepare esfregaços para coloração em lâminas de microscópio limpas, de preferência com um corante de fluorocromo. Use um bastão aplicador estéril ou uma alça bacteriológica flambada com diâmetro de 3 mm e esfregue uma parte do sedimento sobre uma área de 1 × 2 cm. Se a quantidade de sedimento for muito pequena, postergue a preparação dos esfregaços até a próxima etapa (*i. e.*, acréscimo de albumina). Acrescente 1 mℓ de albumina bovina estéril a 0,2%.
8. Inocule o concentrado nos meios de cultura sólidos e líquidos apropriados.

Tabela 19.1 Agentes usados comumente para descontaminação e concentração dos espécimes.

Agente	Comentários
N-acetil-L-cisteína com NaOH a 2%	Solução descontaminante suave com o agente mucolítico NALC para liberar as micobactérias retidas no muco. A exposição ao NaOH deve ser limitada a 15 min.
Ditiotreitol com NaOH a 2%[a]	Agente mucolítico muito eficaz quando usado com NaOH a 2%. O nome comercial do ditiotreitol é Sputolysin®. O reagente é mais caro que a NALC. A exposição ao NaOH deve ser limitada a 15 min.
Fosfato trissódico a 13% com cloreto de benzalcônio (Zephiran®)	Preferido pelos laboratórios que não conseguem controlar cuidadosamente o tempo de exposição à solução descontaminante. Os espécimes tratados com FTS-Zephiran® devem ser inoculados em um meio de cultura à base de ovo para neutralizar a inibição do crescimento pelo Zephiran®. Quando são utilizados meios à base de ágar, a neutralização do Zephiran® deve ser realizada com acréscimo de lecitina.
NaOH a 4%	Solução tradicional de descontaminação e concentração. O tempo de exposição deve ser cuidadosamente controlado, de forma a não passar de 15 min. O NaOH a 4% tem ação mucolítica e facilita a concentração por centrifugação.
Fosfato trissódico a 13%	Pode ser usado para descontaminar espécimes quando o tempo de exposição pode ser rigorosamente controlado. Não é tão eficaz quanto a mistura de FTS-Zephiran®.
Ácido oxálico a 5%	Mais útil para processar espécimes que contêm *Pseudomonas aeruginosa* como contaminante.
Cloreto de cetilapirídio a 1% com NaCl a 2%[b]	Eficaz como solução descontaminante para amostras de escarro enviadas das clínicas ambulatoriais pelos correios. Os bacilos da tuberculose sobrevivem 8 dias em trânsito, sem perda significativa.

[a]Ver referência 292.
[b]Ver referência 304.

eram mais sensíveis a um pH alto. Com a redução ou a eliminação do tempo de tratamento padronizado de 15 a 20 minutos, ou com a diminuição da concentração de NaOH na solução digestiva (dos 2% habituais para 1,5% ou 1%), os efeitos adversos podem ser facilmente contornados.

Em razão do surgimento das cepas multidrogarresistentes de *M. tuberculosis*, os testes laboratoriais rápidos para definir os perfis de sensibilidade são úteis. Alguns dos testes novos para identificar os perfis de resistência antimicrobiana estão baseados nos métodos de amplificação de ácidos nucleicos. Por isso, pode ser necessário armazenar os espécimes ou os concentrados digeridos para realizar testes de bancada subsequentes, ou para enviar as amostras a um laboratório de referência distante. Em alguns casos, pode ser recomendável inativar a contagiosidade desses espécimes nos estágios iniciais de processamento, de forma a reduzir o risco biológico dos profissionais do laboratório. Williams et al.[358] demonstraram que a fixação com etanol dos sedimentos de escarro contendo *M. tuberculosis* ajudou a tornar as bactérias inviáveis, ao mesmo tempo que preservava a integridade do DNA genômico em condições apropriadas aos testes com técnicas de reação da cadeia de polimerase (PCR; do inglês, *polymerase chain reaction*). Nesse estudo, as amostras de 0,25 mℓ de sedimento do escarro foram diluídas com 0,583 mℓ de etanol a 100% para levar a concentração final de etanol a 70%. Os autores recomendaram a conservação das amostras tratadas por etanol a 4°C, quando o teste de PCR não é realizado imediatamente. Zwadyk et al.[381] revisaram vários métodos para tornar os espécimes seguros para a realização de testes adicionais e introduziram a técnica de aquecimento das amostras a 100°C por 30 minutos em água fervente ou forno de ar forçado, que destrói e desintegra as micobactérias e libera fragmentos de DNA curtos apropriados à amplificação.

Centrifugação

Rickman e Moyer chamaram a atenção para a importância de controlar cuidadosamente a força centrífuga durante o processo de isolamento das micobactérias dos espécimes clínicos, principalmente na correlação dos esfregaços positivos para BAAR com as culturas positivas para micobactérias.[266] O foco desse estudo foi entender as características físicas singulares conferidas às micobactérias pelo teor lipídico alto da parede celular (até 30% do peso seco). Os lipídios produzem o efeito de tornar a densidade dos microrganismos muito baixa. Quando as micobactérias são sedimentadas ao máximo durante a centrifugação do espécime, a densidade do líquido de suspensão deve ser mantida no nível mais baixo possível e a força centrífuga aplicada ao espécime deve ser a mais alta exequível. A sensibilidade de isolamento das micobactérias por cultura foi maior à medida que a força centrífuga relativa (FCR) era aumentada de 1.260 para 3.000 g (Tabela 19.2).[266,381] Quando a FCR foi aumentada para 3.800 g, houve aumento de duas vezes (40% para 82%) na correlação entre os esfregaços positivos e as culturas positivas, ou aumento acima de três vezes quando a FCR era de apenas 1.260 g.

A avaliação subsequente do índice de isolamento das micobactérias das amostras de escarro semeadas com concentração conhecida de microrganismos depois da centrifugação confirmou que ele aumentava com o tempo e a velocidade de centrifugação.[261] Entretanto, os índices de isolamento dessas amostras experimentais não foram significativamente menores quando se utilizou a FCR de 2.074 g por 20 minutos (de 67% para 71%), em comparação com os índices de recuperação com FCR de 3.005 g e 3.895 g por 15 minutos (de 76% para 80%). A sensibilidade dos esfregaços ácidorresistentes de 25.000 espécimes processados com FCR de 3.800 g por 20 minutos foi de 71%. Contudo, a sensibilidade ainda era de 69% com base em outros 30.000 espécimes processados de forma semelhante, mas com FCR de 2.000 g. Os autores concluíram que os índices reais de isolamento de micobactérias viáveis dos espécimes clínicos depende do método de tratamento e das diferenças de tolerância ao álcali de cada cepa e espécie de micobactéria. Desse modo, embora a centrifugação a FCR de 3.000 g por 15 minutos possa ser ideal para o isolamento de micobactérias dos espécimes clínicos, as chances de isolamento não são significativamente reduzidas nos laboratórios que dispõem de centrífugas de menor custo, que alcançam no máximo 2.074 g apenas, contanto que o tempo seja aumentado para 20 minutos. Com as forças de centrifugação produzidas com FCR de 3.000 g ou mais, os tubos de centrífuga de vidro ou plástico podem colapsar e precisam ser colocados em recipientes lacrados. Além disso, as velocidades altas geram calor considerável e as centrífugas refrigeradas podem ser necessárias quando a velocidade de 3.000 g é ultrapassada.

As centrífugas usadas no processamento dos espécimes que possam conter micobactérias devem estar equipadas com recipientes de centrífuga de 50 ou 250 mℓ com tampas à prova de dispersão de aerossóis, que possam ser adaptados para conter tubos de centrífuga de 50 mℓ. Essas centrífugas não devem ter sistemas de ventilação para o meio externo, em razão do perigo de fluxo de ar reverso através do respiradouro durante vendavais. Devem ser adotadas precauções para evitar ruptura espontânea das membranas de tensão superficial líquida durante a inoculação das culturas em caldo ou das amostras líquidas. Quando essa membrana formada, por exemplo, dentro de uma alça de inoculação rompe-se,

Tabela 19.2 Efeito do aumento da força centrífuga nos resultados dos esfregaços e nas culturas para micobactérias.

	Força centrífuga relativa (g)		
	1.260	3.000	3.800
Esfregaços positivos	1,8%	4,5%	9,6%
Culturas positivas	7,1%	11,2%	11,6%
Correlação entre esfregaços/culturas positivos	25%	40%	82%

Adaptada com base na referência 266.

gotículas podem ser produzidas e, em consequência, aerossóis podem ser produzidos e suspensos no ar por períodos longos. Essas transferências devem ser realizadas em uma câmara de segurança biológica.

Espécimes de medula óssea, tecidos e líquidos corporais

Em geral, as biopsias de medula óssea e de outros tecidos não são contaminadas por outros microrganismos, de forma que podem ser homogeneizadas e inoculadas diretamente nos meios de cultura sem usar uma solução descontaminante. Os materiais de trajetos fistulares ou outras lesões cutâneas que supostamente contêm micobactérias são cultivados preferencialmente retirando-se um volume pequeno de tecido ou líquido de drenagem. As biopsias por agulha fina também são realizadas com frequência crescente para retirar material para cultura de tecidos de várias lesões subcutâneas e viscerais profundas. Em um estudo com 390 pacientes, nos quais amostras de biopsia por agulha foram obtidas para diagnosticar casos suspeitos de linfadenite tuberculosa, o índice global de positividade dos esfregaços foi de 23,6% e a positividade das culturas foi de 35%.[257] As lesões caseosas tinham mais chances de produzir culturas positivas (40%) do que as não caseosas (9%).

Os espécimes líquidos (p. ex., líquido cefalorraquidiano [LCR], derrame pleural, líquido peritoneal etc.) devem ser centrifugados, corados para BAAR e inoculados diretamente nos meios de cultura sólidos e caldo. As amostras de líquido pleural podem ser diluídas com tampão para reduzir a densidade e, deste modo, facilitar a sedimentação das micobactérias.

Coloração de BAAR

Em razão de seu teor lipídico alto, as paredes celulares da micobactérias têm a capacidade singular de ligar-se ao corante de fucsina, de forma que ele não é removido (descoloração) pelo ácido–álcool. Essa reação à coloração ácida rápida das micobactérias, combinada com suas dimensões e formas características, é um recurso valioso para o diagnóstico imediato de infecções e para o monitoramento do tratamento das micobacterioses. A presença de BAAR no escarro, somada à história de tosse crônica e emagrecimento com anormalidades radiográficas compatíveis (p. ex., infiltrado no lobo superior com ou sem formação de cavidade), deve ser considerada TB, até que se prove o contrário.

Algumas estimativas sugeriram que, quando se utilizam técnicas de concentração padronizadas, sejam necessários cerca de 10.000 BAAR por mililitro de escarro para que sejam detectados pela microscopia rotineira. Os pacientes com doença extensiva disseminam grandes quantidades de micobactérias e há correlação direta entre um esfregaço BAAR-positivo e uma cultura positiva para micobactérias. Alguns pacientes têm doença mínima ou menos disseminada e, neste grupo, a correlação entre os esfregaços positivos e as culturas positivas pode ser de apenas 25 a 40%.

Os esfregaços corados para BAAR também são úteis para avaliar a resposta ao tratamento. Depois de iniciar o tratamento com fármacos antimicobacterianos, as culturas podem negativar antes dos esfregaços, sugerindo que os microrganismos não sejam viáveis, mas ainda possam ligar-se ao corante. Com a continuação do tratamento, mais micobactérias são destruídas e menos são disseminadas, de forma que a contagem da quantidade de microrganismos no escarro durante o tratamento pode fornecer um parâmetro objetivo inicial para avaliar a resposta. Quando o número de microrganismos não diminui depois de iniciar o tratamento, deve-se considerar a possibilidade de resistência aos fármacos e devem ser obtidos outros espécimes para cultura e testes de sensibilidade.

Existem dois tipos de corantes álcool–ácidos utilizados comumente (Tabela 19.3):

- Corante de fluorocromo: auramina O, com ou sem outro fluorocromo (rodamina)
- Corantes de carbolfucsina: uma mistura de fucsina com fenol (ácido carbólico)
  - Ziehl-Neelsen (corante "quente")
  - Kinyoun (corante "frio").

Os corantes carbolfucsina e auramina O utilizados nessas técnicas funcionam ligando-se aos ácidos micólicos da parede celular das micobactérias. Os esfregaços corados pela técnica da carbolfucsina devem ser examinados com uma objetiva de imersão em óleo. Isso limita a área total de uma lâmina, que pode ser examinada em determinada unidade de tempo. Ao contrário das colorações com carbolfucsina, os esfregaços corados pela técnica da auramina O podem ser examinados com uma objetiva de 25× e isto amplia o campo de visão e reduz o tempo necessário para vasculhar determinada área da lâmina. Os esfregaços corados com fluorocromo requerem uma fonte luminosa intensa, seja uma lâmpada de vapor de mercúrio de 1.200 W, ou uma luz azul forte com filtro de isotiocianato de fluoresceína (FITC).

As bactérias coradas pelo fluorocromo têm coloração amarelo-brilhante ou vermelho-alaranjado contra um fundo escuro e isto permite que a lâmina seja examinada sob aumento menor, sem perder sensibilidade. O contraste nítido entre as micobactérias de cores vivas e o fundo escuro oferece uma vantagem inequívoca durante o exame da lâmina (Prancha 19.1 A). Entre as modificações do corante de fluorocromo (auramina O) está o acréscimo da rodamina, que confere um aspecto dourado às células, ou o uso de laranja de acridina como contracorante, resultando em um fundo vermelho a alaranjado. Reações falso-positivas podem ser atribuídas à fluorescência dos tecidos inespecíficos ou dos restos celulares, que podem ser confundidos com bacilos ao exame com uma objetiva de 25×. A objetiva de 40× deve ser usada para confirmar quaisquer formas suspeitas. As células micobacterianas mortas também se coram com rodamina e auramina, resultando nos casos de esfregaço positivo com cultura negativa. Também é importante lembrar dessa possibilidade quando se utilizam esfregaços preparados com corantes álcool–ácidos para avaliar a eficácia do tratamento – a presença de BAAR nos esfregaços corados com fluorocromos não significa necessariamente falência terapêutica. Os esfregaços corados com fluorocromo podem ser corados depois com carbolfucsina, mas o contrário não é possível.

Com o uso da carbolfucsina, os BAAR coram-se em vermelho-brilhante contra um fundo azulado ou esverdeado, dependendo do contracorante utilizado (Prancha 19.1 B). Teoricamente, embora as técnicas de Ziehl-Neelsen e Kinyoun sejam iguais, a experiência de alguns microbiologistas tem sido que a primeira é mais sensível para detectar microrganismos que se coram suavemente, em especial

Tabela 19.3 Técnica da coloração ácida rápida.

Procedimento de Ziehl-Neelsen	Procedimento a frio de Kinyoun	Procedimento de fluorocromo auramina
Carbolfucsina: dissolver 3 g de fucsina básica em 10 mℓ de etanol a 90 a 95%. Acrescentar 90 mℓ de solução aquosa de fenol a 5%.	**Carbolfucsina**: dissolver 4 g de fucsina básica em 20 mℓ de etanol a 90 a 95% e, em seguida, acrescentar 100 mℓ da solução aquosa de fenol a 9% (9 g de fenol em 100 mℓ de água destilada).	**Auramina fenólica**: dissolver 0,1 g de auramina O em 10 mℓ de etanol a 90 a 95% e, em seguida, acrescentar uma solução de 3 g de fenol em 87 mℓ de água destilada. Conservar o corante em um frasco âmbar.
Ácido–álcool: acrescentar *lentamente* 3 mℓ de HCl concentrado em 97 mℓ de etanol a 90 a 95% nesta sequência. A solução pode ficar quente!	**Ácido–álcool**: acrescentar *lentamente* 3 mℓ de HCl concentrado em 97 mℓ de etanol a 90 a 95% nesta sequência. A solução pode ficar quente!	**Ácido–álcool**: acrescentar 0,5 mℓ de HCl concentrado em 100 mℓ de etanol a 79%.
Contracorante de azul de metileno: dissolver 0,3 g de cloreto de azul de metileno em 100 mℓ de água destilada.	**Contracorante de azul de metileno**: dissolver 0,3 g de cloreto de azul de metileno em 100 mℓ de água destilada.	**Permanganato de potássio**: dissolver 0,5 g de permanganato de potássio em 100 mℓ de água destilada.
Procedimento Cobrir um esfregaço seco fixado por calor com um retângulo diminuto (2 × 3 cm) de papel-filtro. Pingar 5 a 7 gotas do corante de carbolfucsina sobre o papel-filtro completamente umedecido. Aquecer a lâmina coberta pelo corante até borbulhar, mas não deixar que seque. O aquecimento pode ser realizado com um queimador a gás ou sobre um suporte elétrico de coloração elétrica. Retirar o papel com pinça, lavar a lâmina com água e escorrer. Descorar com ácido–álcool, até que não apareça mais corante na água de lavagem (2 min). Realizar contracoloração com azul de metileno (1 a 2 min). Enxaguar, deixar escorrer e secar ao ar (1 a 2 min). Examinar com objetiva de imersão em óleo de 100×. As micobactérias são coradas em vermelho, enquanto o fundo é azul-claro.	**Procedimento** Cobrir um esfregaço seco fixado por calor com um retângulo diminuto (2 × 3 cm) de papel-filtro. Pingar 5 a 7 gotas do corante de carbolfucsina sobre o papel-filtro completamente umedecido. Deixar "descansar" por 5 min. Acrescentar mais corante, se o papel secar. Não lavar! Remover o papel com pinça, levar a lâmina com água e deixar escorrer. Descorar com ácido–álcool, até que não apareça mais corante na água de lavagem (2 min). Realizar contracoloração com azul de metileno (1 a 2 min). Enxaguar, deixar escorrer e secar ao ar (1 a 2 min). Examinar com objetiva de imersão em óleo de 100×. As micobactérias são coradas em vermelho, enquanto o fundo é azul-claro.	**Procedimento** Cobrir um esfregaço seco fixado por calor com carbol-auramina e aguardar a coloração por 15 min. Não aquecer ou cobrir com papel-filtro. Enxaguar com água e deixar escorrer. Descorar com ácido–álcool (2 min). Enxaguar com água e deixar escorrer. Inundar o esfregaço com permanganato de potássio por no mínimo 2 e no máximo 4 min. Enxaguar com água de torneira. Deixar escorrer. Examinar com objetiva de 25 × usando uma lâmpada de vapor de mercúrio e filtro BG-12, ou uma luz azul forte. As micobactérias são coradas em amarelo-alaranjado contra um fundo escuro.

algumas micobactérias de crescimento rápido. A propriedade de álcool-acidorresistência é atribuída à cápsula cerosa espessa que circunda as micobactérias. Para que a carbolfucsina aquosa penetre na cera, a cápsula precisa ser "amolecida". Isso é conseguido com calor na técnica de Ziehl-Neelsen, algo muito semelhante a derreter uma película de parafina sob os raios aquecidos do sol. O corante que penetra na parede celular amolecida pelo calor liga-se aos ácidos micólicos; em seguida, quando as células micobacterianas esfriam depois da remoção do calor, a cera endurece novamente e protege o corante ligado da ação do descorante ácido–álcool ("ácido rápido"). Com a técnica "fria" de Kinyoun, um agente ativo na superfície celular é usado para aumentar a permeabilidade do corante através da cápsula cerosa; contudo, a reconstituição desta película pode ser parcial, permitindo que a maior parte ou todo o corante ligado seja extraído pelo descorante ácido–álcool. Evidentemente, as células micobacterianas que têm uma cápsula cerosa fina são mais sensíveis à descoloração, como pode ser o caso de algumas cepas de crescimento rápido. O Quadro 19.2 *online* descreve a técnica de coloração à base de carbolfucsina.

Um inconveniente possível das colorações com fluorocromo é sua sensibilidade menor para detectar micobactérias de crescimento rápido. Uribe-Botero *et al.*,[330] que utilizaram a coloração com auramina-rodamina de Truant em aspirados de medula óssea e biopsias processados rotineiramente, relataram sucesso considerável na detecção das micobactérias com esta técnica. Nesse estudo, os autores estudaram 51 espécimes de medula óssea obtidos de 47 pacientes HIV-positivos e detectaram micobactérias em 72% dos casos. Quando a coloração fluorescente era positiva, o valor preditivo positivo da cultura de micobactérias era de 87%. McCarter e Robinson examinaram 782 amostras de escarro primárias examinadas aleatoriamente pela técnica de auramina-rodamina, tanto à temperatura ambiente quanto a 37°C, e observaram que as preparações coradas à temperatura ambiente detectaram apenas 87,5% dos esfregaços positivos; 43,3% dos esfregaços tinham mais BAAR nos esfregaços corados a 37°C, mas apenas 13,3% dos esfregaços corados à temperatura ambiente tinham mais BAAR.[199] Os autores concluíram que a coloração a 37°C com essa técnica facilita a detecção dos BAAR. No que se refere aos esfregaços preparados por citocentrifugação *versus* técnica convencional de concentração com NALC-NaOH, Woods *et al.*[369] não detectaram aumento da detecção de BAAR em 844 amostras de escarro citocentrifugado e corado com auramina O, em comparação com o método de concentração tradicional com NALC-NaOH.

O corante de fluorocromo tem a vantagem de ser mais sensível, em comparação com a técnica da carbolfucsina, tendo em vista que uma área significativamente maior pode ser examinada por unidade de tempo com esta primeira abordagem. Alguns profissionais usam a técnica do fluorocromo com finalidades de pesquisa e, em seguida, confirmam seus resultados reexaminando a preparação depois da descoloração e coloração repetida pelo método da carbolfucsina; contudo, conforme dissemos antes, isto não é necessário. A introdução dos iluminadores de luz azul com custo relativamente baixo tornou a microscopia de fluorescência disponível aos laboratórios clínicos, nos quais a detecção e o isolamento de micobactérias são oferecidos como um de seus serviços.[250] Nos laboratórios que não podem adquirir iluminadores de alto custo, o uso do adaptador ultravioleta (UV) ParaLens® (Becton Dickinson, Sparks, MD) – um epiluminador portátil e leve de baixo custo – oferece uma possibilidade alternativa. Patterson et al.[232] detectaram sensibilidade e especificidade comparáveis na detecção de BAAR fluorescentes utilizando o adaptador UV ParaLens®, em comparação com os esfregaços corados pelo método de Kinyoun.

As recomendações da American Lung Association quanto à descrição das micobactérias observadas nos esfregaços corados pelas técnicas ácidas rápidas (Tabela 19.4) são seguidas por muitos laboratórios para assegurar consistência entre os tecnólogos de cada laboratório e uniformidade dos resultados entre dois ou mais laboratórios. Os Quadros 19.2 e 19.3 *online* apresentam um resumo das técnicas à base de carbolfucsina e fluorocromo para corar micobactérias.

Cultura de espécimes para micobactérias em meios sólidos

O isolamento das micobactérias dos meios de cultura à base de ágar não foi satisfatório, quando foram realizadas as primeiras tentativas no século XIX. Por meio de experimentações, descobriu-se que um meio de cultura contendo ovos (clara e gema), farinha de batata, glicerol e sais solidificados por aquecimento a 85° a 90°C por 30 a 45 minutos era propício ao isolamento de *M. tuberculosis*. O processo de solidificação do meio contendo proteínas por ação do calor é conhecido como inspissação ("coagulação"). Um meio de cultura "coagulado" está mais sujeito à liquefação em razão dos efeitos das enzimas proteolíticas produzidas pelas bactérias contaminantes que outro meio solidificado por acréscimo de ágar. Contudo, logo depois se descobriu que o uso de corantes de anilina (p. ex., verde malaquita ou violeta cristal) no meio ajudava a controlar as bactérias contaminantes. A concentração do corante deve ser cuidadosamente controlada; quando a concentração é muito alta, o crescimento das micobactérias também pode ser inibido, além das bactérias contaminantes. Verde malaquita em diversas concentrações é o corante acrescentado mais comumente aos meios de cultura não seletivos (Tabela 19.5).

Meios à base de ovos

A Tabela 19.5 relaciona os meios de cultura à base de ovos para isolamento de micobactérias. O meio de LJ é usado comumente em muitos laboratórios de diagnóstico clínico;

Tabela 19.4 Método de descrição da quantidade de BAAR detectados nos esfregaços corados.[a]

Quantidade de BAAR encontrados	Método dos CDC	Resultado
0	Negativo	–
1 a 2/300 campos	Número encontrado[b]	±
1 a 9/100 campos	Número médio/100 campos	1+
1 a 9/10 campos	Número médio/10 campos	2+
1 a 9/campo	Número médio/campo	3+
Mais de 9/campo	Mais de 9/campo	4+

[a]Exame supostamente com ampliação de 800× a 1.000×. As ampliações menores que 800× devem ser referidas claramente. Quando um microscopista utiliza um método consistente de exame dos esfregaços, as comparações relativas de várias amostras devem ser fáceis para o médico, independentemente da ampliação utilizada. Para igualar as quantidades de bacilos encontrados sob ampliação menor que 800× com os números observados ao exame com objetiva de imersão em óleo, as contagens devem ser ajustadas da seguinte forma: para ampliações em torno de 650×, divida o número por 2; em torno de 450×, divida a contagem por 4; em torno de 250×, divida o número por 10; por exemplo, se forem encontrados 8 bacilos por 10 campos sob ampliação de 450×, a contagem sob ampliação de 1.000× seria equivalente a cerca de 2/10 campos (8 ÷ 4).
[b]As contagens menores que 3/3.000 campos sob ampliação de 800× a 1.000× não são consideradas positivas; outro espécime deve ser processado (ou outro esfregaço deve ser preparado com a mesma amostra), se estiver disponível.
Adaptada com base na American Thoracic Society. Diagnostic standards and classification of tuberculosis and other mycobacterial Diseases. *Am Rev Respir Dis* 1981;123:343-358.[I]
[I]N. R. T. No Brasil, a Anvisa padronizou o relatório da descrição da leitura de lâminas de BAAR observadas com objetiva (100×) de imersão em óleo.

Número de bacilos (objetiva 100×)	Resultado
Não foram encontrados BAAR em 100 campos observados	Negativo
Presença de 1 a 9 BAAR em 100 campos observados	Relatar o número
Presença de menos de 1 BAAR por campo em 100 campos examinados	+
Presença de 1 a 10 BAAR por campo em 50 campos examinados	++
Presença de mais de 10 BAAR por campo em 20 campos examinados	+++

Fonte: *Microbiologia clínica para o controle de infecção relacionada à assistência à saúde*. Módulo 5. Tecnologias em serviços de saúde: descrição dos meios de cultura empregados nos exames microbiológicos. Agência Nacional de Vigilância Sanitária. 2013.

este meio tem menos ação inibitória sobre o crescimento das micobactérias que o meio de Petragnani, que é usado basicamente para isolar micobactérias dos espécimes profundamente contaminados por bactérias. Por outro lado, o meio da American Thoracic Society (ATS), que contém apenas 0,02 g/100 mℓ de verde malaquita, tem menos ação inibitória no crescimento das micobactérias.

Meios à base de ágar

Durante a década de 1950, Cohen e Middlebrook desenvolveram uma série de meios de cultura definidos para laboratórios de pesquisa e laboratórios clínicos. Esses meios eram preparados com sais e compostos químicos definidos; alguns tinham ágar, mas todos exigiam o acréscimo de albumina para que houvesse crescimento ideal das micobactérias. Os meios de Middlebrook que contêm ágar são transparentes

Tabela 19.5 Meios não seletivos para isolamento de micobactérias.

Meio	Componentes	Inibidor	Meio	Componentes	Inibidor
Löwenstein-Jensen	Ovos (clara + gema) coagulados, sais definidos, glicerol, farinha de batata	Verde malaquita, 0,0025 g/100 mℓ	Middlebrook 7H10	Sais definidos, vitaminas, cofatores, ácido oleico, albumina, catalase, glicerol, dextrose	Verde malaquita, 0,025 g/100 mℓ
Petragnani	Ovos (gema + clara) coagulados, gema de ovo, leite integral, batata, farinha de batata, glicerol	Verde malaquita, 0,052 g/100 mℓ	Middlebrook 7H11	Sais definidos, vitaminas, cofatores, ácido oleico, albumina, catalase, glicerol, hidrolisado de caseína a 0,1%	Verde malaquita, 0,0025 g/100 mℓ
Meio da American Thoracic Society	Gemas de ovos frescos coagulados, farinha de batata, glicerol	Verde malaquita, 0,02 g/100 mℓ			

e geralmente permitem a detecção imediata do crescimento de micobactérias, quando comparados com os outros meios. Isso é atribuído parcialmente à inclusão de biotina e catalase para estimular a revitalização dos bacilos danificados existentes nos espécimes clínicos. A albumina também é acrescentada para ligar-se às quantidades tóxicas de oleato e outros compostos, que poderiam ser liberados pela hidrólise espontânea do Tween 80. A albumina não parece ser metabolizada pelos bacilos da tuberculose.

Os meios de cultura de Middlebrook utilizados hoje em dia são os meios de ágar 7H10 e 7H11, que são usados para isolamento e testes de sensibilidade antimicrobiana.[367] O meio 7H11 difere do 7H10 apenas por conter hidrolisado de caseína a 0,1%, um aditivo que aumenta a velocidade e o grau de crescimento das micobactérias resistentes à isoniazida (INH).[54] Esses dois meios contêm verde malaquita, mas em quantidade 10 vezes menor que a utilizada geralmente nos meios à base de ovo, explicando em parte a incidência mais alta de contaminação, quando comparados com os meios à base de ovos.

Outra vantagem de usar o ágar Middlebrook é que os micobacteriologistas experientes comumente podem realizar a identificação presuntiva de *M. tuberculosis* e outros grupos de micobactérias dentro de 10 dias, por meio do exame das microcolônias iniciais formadas no ágar e pela observação de alguns aspectos morfológicos bem-definidos.[277] Fotografias de microscopia das microcolônias representativas estão ilustradas na Prancha 19.1 C (*M. tuberculosis*) e na Prancha 19.2 A e B (complexo *M. avium*).

Embora praticamente todos os meios de cultura produzam mais crescimento e colônias maiores de micobactérias quando são incubados com CO_2 de 5 a 10%, os meios de Middlebrook requerem absolutamente incubação capneica para que tenham desempenho adequado (Figura 19.1). A exposição dos meios 7H10 e 7H11 à luz forte, ou seu armazenamento a 4°C por mais de 4 semanas, pode causar deterioração e liberação de formaldeído – um composto químico que causa inibição potente das micobactérias.[211]

Meios seletivos

Os meios de cultura contendo antimicrobianos são usados para suprimir fungos e bactérias contaminantes e seu uso pode facilitar o isolamento das micobactérias. Embora alguns antimicrobianos sejam conhecidos por sua capacidade de reduzir a contaminação, eles também podem inibir o crescimento das micobactérias. Por essa razão, os tempos de exposição devem ser cuidadosamente controlados. A Tabela 19.6 descreve os nomes e os componentes de vários meios seletivos.

O meio seletivo descrito por Gruft consiste no meio de LJ acrescido de penicilina, ácido nalidíxico e RNA.[110] Mais tarde, Petran descreveu um meio seletivo contendo ciclo-heximida, lincomicina e ácido nalidíxico para controlar fungos e bactérias contaminantes.[238] Por meio de variações das concentrações desses fármacos, o meio pode ser preparado usando como base o meio de LJ ou 7H10.

O meio seletivo 7H11 é uma modificação do meio de ágar com ácido oleico, descrito originalmente por Mitchison.[213] Esse meio foi desenvolvido originalmente para ser usado com espécimes de escarro, sem usar um agente descontaminante. O meio de Mitchison contém carbenicilina, polimixina, lactato de trimetoprima e anfotericina B. McClatchy sugeriu reduzir a concentração da carbenicilina de 100 mg/mℓ para 50 mg/mℓ e usar o meio 7H11 em vez do ágar de ácido oleico.[200] Ele chamou essa modificação de meio 7H11 seletivo, ou S7H11. Com o uso do meio S7H11 em base LJ e 7H11, o isolamento das micobactérias é facilitado, principalmente quando o meio S7H11 é usado com a técnica de descontaminação por NALC-NaOH a 1%.

Temperatura de incubação

Diversas espécies de micobactérias demonstram depender da temperatura de incubação para seu crescimento ideal.

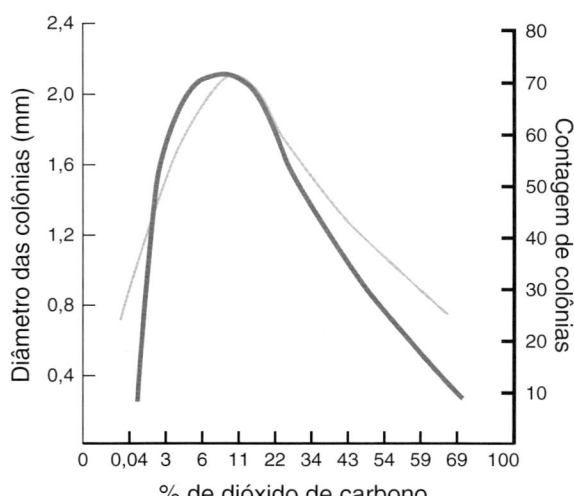

■ **FIGURA 19.1** Efeito do CO_2 no crescimento (diâmetro e contagem de colônias) de *M. tuberculosis* depois do isolamento primário do escarro. (Reproduzida de David HL. Bacteriology of the mycobacterioses. DHEW Publication No. [CDC] 76-8316, Atlanta, GA: Centers for Disease Control and Prevention, Mycobacteriology Branch, 1976.)

Tabela 19.6 Meios seletivos para o isolamento de micobactérias.

Meio	Componentes	Inibidor	Meio	Componentes	Inibidor
Modificação de Gruft do meio de Löwenstein-Jensen	Ovos (gema + clara) coagulados, sais definidos, glicerol, farinha de batata, RNA (5 mg/100 mℓ)	Verde malaquita, 0,025 g/100 mℓ Penicilina, 50 U/mℓ Ácido nalidíxico, 35 mg/mℓ	Middlebrook 7H10	Sais definidos, vitaminas, cofatores, ácido oleico, albumina, catalase, glicerol, glicose	Verde malaquita, 0,0025 g/100 mℓ Ciclo-heximida, 360 µg/mℓ Lincomicina, 2 µg/mℓ Ácido nalidíxico, 20 µg/mℓ
Löwenstein-Jensen	Ovos (gema + clara) coagulados, sais definidos, glicerol, farinha de batata	Verde malaquita, 0,025 mg/100 mℓ Ciclo-heximida, 400 µg/mℓ Lincomicina, 2 µg/mℓ Ácido nalidíxico, 35 µg/mℓ	7H11 seletivo (meio de Mitchison)	Sais definidos, vitaminas, cofatores, ácido oleico, albumina, catalase, glicerol, glicose, hidrolisado de caseína	Carbenicilina, 50 µg/mℓ Anfotericina B, 10 µg/mℓ Polimixina B, 200 U/mℓ Lactato de trimetoprima, 20 µg/mℓ

As espécies que tendem a causar infecções da pele (p. ex., micobactérias de crescimento rápido, *M. marinum*, *M. ulcerans* e *M. haemophilum*) crescem melhor na temperatura da pele (30° a 32°C). *M. tuberculosis* cresce mais abundantemente a 37°C, mas cresce pouco ou nada sob temperatura de 30° ou 42° a 45°C (temperatura corporal das aves). *Mycobacterium xenopi*, uma espécie isolada comumente como causa de infecções humanas, cresce melhor a 42°C e foi implicado como contaminante ambiental do sistema de água quente de um hospital de grande porte.[109]

O isolamento ideal das diversas espécies de micobactérias depende da incubação de ao menos uma parte do espécime concentrado sob uma temperatura que mais provavelmente promova o crescimento destas espécies. O ajuste da incubadora de 30° a 32°C deve ser usado com todos os espécimes obtidos das lesões da pele ou dos tecidos subcutâneos. Quando não houver uma incubadora com ajuste de 30° a 32°C disponível, os espécimes poderão ser conservados em uma caixa fechada com temperatura monitorada, que é colocada em uma área protegida das correntes de ar quente ou frio. A temperatura da caixa deve ser mantida entre 24° e 25°C e registrada diariamente. Uma incubadora regulada a 42°C pode ser útil ao isolamento de *M. xenopi*, embora este microrganismo cresça a 37°C.

As micobactérias crescem mais em uma atmosfera com CO_2 de 3 a 11%. O uso de CO_2 é obrigatório quando se utiliza o meio de Middlebrook 7H11. Entretanto, quando o problema é falta de espaço na incubadora para manter as culturas, elas podem ser retiradas da atmosfera com CO_2 depois de 7 a 10 dias, porque os microrganismos estarão na fase logarítmica de crescimento e serão menos dependentes de CO_2. Por motivos ainda parcialmente esclarecidos, as micobactérias não crescem bem nas jarras de extinção à vela. A concentração de CO_2 das incubadoras deve ser monitorada diariamente e devem ser mantidos registros da temperatura e do nível de CO_2 da incubadora.

Métodos rápidos para estabelecer o diagnóstico

Esfregaços para pesquisa de BAAR

Um dos métodos mais práticos e prontamente disponíveis para abreviar o tempo decorrido até o diagnóstico da TB é aumentar a FCR aplicada aos espécimes clínicos, de forma a aumentar a sedimentação das micobactérias repletas de lipídios.[266] A correlação mais direta entre esfregaços positivos e as culturas positivas tornou o exame de um esfregaço corado para pesquisa de BAAR um pouco mais confiável como indicador de infecção micobacteriana. Em uma revisão dos fatores que afetam a utilidade clínica da microscopia para pesquisa de BAAR, Lipsky concluiu que, quando os resultados de todos os espécimes de cada paciente são considerados conjuntamente, o esfregaço álcool–ácido tem valor preditivo alto e ainda é um dos testes mais rápidos para detectar infecções micobacterianas.[188]

Sistemas de cultura em caldo

De forma a assegurar o isolamento ideal das micobactérias, recomenda-se inocular os espécimes em um sistema de caldo e um meio sólido.[317] Os sistemas de caldo são mais sensíveis que os meios sólidos e permitem crescimento mais rápido. O primeiro sistema à base de caldo para crescimento e detecção de micobactérias foi o sistema radiométrico semiautomatizado BACTEC® TB460. Alguns estudos demonstraram que, em comparação com os meios de cultura sólidos convencionais, o BACTEC® TB460 era mais sensível (i. e., resultava no isolamento de mais micobactérias) e reduzia em vários dias o tempo necessário à detecção de crescimento.[13,35,65,66,82,216,268,290] O BACTEC® TB460 também conseguia diferenciar o CMTB das micobactérias não tuberculosas (MNT) utilizando p-nitro-α-acetilamino-β-hidroxipropiofenona, que inibe o crescimento dos microrganismos do CMTB.[108] As desvantagens desse sistema são o uso de agulhas (com o risco potencial de causar contaminação cruzada)[58,219] e a necessidade de descartar o material radioativo utilizado. Como o fabricante não referencia mais o uso do BACTEC® TB460, ele não será mais citado daqui em diante. Quase todos os laboratórios que utilizavam esse sistema substituíram-no por um dos sistemas de caldo não radiométricos automatizados descritos a seguir.

Mycobacteria Growth Indicator Tube Systems (MGIT®). O MGIT® (BD Diagnostic) é um tubo de vidro com fundo arredondado, que contém como base o caldo de Middlebrook 7H9 modificado. Um composto fluorescente está embebido em silicone no fundo do tubo. Esse composto é sensível ao oxigênio dissolvido no caldo; isto é, a presença de oxigênio no meio não inoculado serve para impedir a emissão de luz fluorescente. À medida que as micobactérias em crescimento ativo consomem o oxigênio dissolvido, a fluorescência é revelada e pode ser detectada manualmente por exame do tubo sob luz UV com comprimento de ondas longo (lâmpada de Wood). O crescimento também pode ser detectado quando se observa turbidez heterogênea ou grãos ou flocos diminutos no meio de cultura.

O sistema MGIT® pode ser usado para cultivar quase todos os tipos de espécime, exceto sangue e urina. De forma a assegurar seu desempenho ideal, deve-se acrescentar ao caldo o suplemento de crescimento OADC (ácido oleico, albumina, dextrose e catalase) e uma mistura de antibióticos (PANTA; polimixina B, anfotericina B, ácido nalidíxico, trimetoprima e azlocilina). A mistura de antibióticos inibe o crescimento das bactérias contaminantes. O suplemento OADC fornece ácido oleico, que é um estimulante metabólico importante para as micobactérias; albumina para ligar-se aos ácidos graxos livres tóxicos; dextrose como fonte de energia; e catalase para destruir os peróxidos tóxicos, que possam estar presentes no meio. Depois de acrescentar o suplemento e a mistura PANTA, o tubo é inoculado com 0,5 mℓ do espécime ou do seu concentrado; acrescentar mais que 0,5 mℓ do espécime pode afetar negativamente o desempenho do teste. A tampa é recolocada e os ingredientes são misturados invertendo-se o tubo várias vezes. Para a leitura manual, os tubos são colocados em uma incubadora a 37°C e são "lidos" em dias alternados, começando no segundo dia depois da inoculação. Os tubos são lidos sob uma lâmpada de Wood, colocando-os com a mistura de teste entre um controle positivo (solução de sulfeto de sódio) e um negativo (tubo MGIT® não inoculado). Enquanto o examina os tubos em busca de uma coloração laranja-brilhante no fundo dos tubos positivos, o técnico deve usar óculos de proteção UV; um reflexo alaranjado também pode ser detectado no menisco. Os tubos positivos são corados para BAAR, de preferência utilizando a técnica da carbolfucsina. Os tubos negativos são devolvidos à estante da incubadora e examinados novamente a intervalos regulares por até 6 semanas.

Hanna et al.[117] usaram o sistema MGIT® para testar 193 espécimes (44 pacientes) obtidos de várias partes do corpo quanto à presença das espécies de Mycobacterium. Os autores estudaram as concentrações nos escarros de 32 pacientes, dos quais ao menos um esfregaço para BAAR era positivo. As culturas pelo sistema MGIT® foram positivas em 31 (CMTB, 25; CMA, 4; e M. haemophilum, 2) pacientes. Os tubos MGIT® foram positivos em mais três pacientes com esfregaços negativos; houve um resultado falso-negativo em um paciente com pouquíssimos BAAR no esfregaço. O tempo médio até a detecção foi de 10,4 dias (variação: de 4 a 26). As duas cepas de M. haemophilum foram isoladas por acréscimo de um disco X (hemina) ao tubo MGIT® e sua incubação a 30°C.

Em vez da leitura manual dos tubos, eles podem ser colocados em um equipamento como o MGIT 960 ou 320. Esses dois equipamentos são sistemas não radiométricos automatizados, que usam os tubos MGIT® e sensores para detectar fluorescência interpretada visualmente na versão manual descrita antes. O sistema acomoda 960 (ou 320) tubos de plástico, que são monitorados continuamente. Vários estudos demonstraram que as características de desempenho foram comparáveis às do BACTEC® TB460 e/ou outros sistemas automatizados.[64,117,118,130,183,230,248,272,323,354,355]

Sistema de detecção de micobactérias MB/BacT ALERT®.

O MB/BacT ALERT® é um sistema automatizado para detectar crescimento de micobactérias, cujo desenho é semelhante ao sistema de hemocultura BacT/Alert®. Os frascos de MB/BacT contêm caldo de Middlebrook 7H9 enriquecido em uma atmosfera de CO_2, nitrogênio e oxigênio a vácuo. Por essa razão, esses frascos fornecem condições nutricionais e ambientais apropriadas ao isolamento das espécies de Mycobacterium encontradas mais comumente nos espécimes clínicos que no sangue. Pouco antes do uso, acrescenta-se a cada frasco um suplemento antibiótico (anfotericina B, azlocilina, ácido nalidíxico, polimixina B, trimetoprima) e fatores de crescimento registrados comercialmente pelo proprietário para promover o crescimento das espécies de Mycobacterium e evitar a proliferação de bactérias contaminantes, que possam sobreviver aos procedimentos de descontaminação e concentração. O fundo de cada frasco com caldo é adaptado a um sensor permeável a gás, cuja cor muda de verde-escuro para amarelo-brilhante quando há produção de CO_2 no caldo pelo metabolismo das micobactérias. Os frascos são colocados com o fundo voltado para cima dentro de células separadas na câmara de incubação e a luz refletida é usada para monitorar continuamente a formação de CO_2 pelas micobactérias.

Assim como o MGIT® 960, as características de desempenho do MB/BacT ALERT® são melhores que as obtidas com o uso apenas dos meios sólidos[98] e são comparáveis às do sistema BACTEC® TB460 e/ou outros sistemas de cultura e detecção totalmente automatizados.[65,230,246]

VersaTREK® (antes conhecido como ESP® Culture System III).

O sistema VersaTREK® (Thermo Scientific) é uma adaptação do seu sistema de hemocultura. Quando é colocado em uma gaveta especial existente no módulo de incubação, cada frasco de cultura é conectado a um sensor, que consiste em um encaixe plástico, uma agulha retrocedida e uma membrana hidrofóbica. Desse modo, cada frasco é monitorado continuamente (a cada 24 minutos) quanto a qualquer alteração da pressão de gás produzida pela atividade metabólica dos microrganismos no frasco de cultura. As alterações significativas de pressão são sinalizadas com base na taxa de consumo de oxigênio pelo metabolismo microbiano, dentro do espaço morto do frasco de cultura.

Os frascos contêm um meio de cultura líquido (VersaTREK® Myco Broth), um suplemento de crescimento, um suplemento antibiótico e esponjas de celulose. As esponjas fornecem uma plataforma para o crescimento das micobactérias, que simula os alvéolos pulmonares.

Estudos iniciais demonstraram que o ESP® MYCO System era uma opção aceitável para o cultivo e a detecção das micobactérias originadas de todos os tipos de espécimes, inclusive sangue.[319,368] Mais tarde, Williams-Bouyer et al.[359] compararam o ESP® Culture System II com o BACTEC® MGIT 960 e o Middlebrook 7H11 e o ágar seletivo 7H11, examinando 3.151 amostras no total. Os índices de isolamento de todas as micobactérias foram de 71,2% com o ESP® II, 63,9% com o MGIT 960 e 61,8 com os meios de Middlebrook, Entretanto, com exceção do M. gordonae, os índices de isolamento das demais micobactérias foram de 70,2%, 72,6% e 66,3%, respectivamente. Essas diferenças não eram estatisticamente significativas.

Com as cepas isoladas por esses dois sistemas automatizados, os tempos médios até a detecção de todas as micobactérias e membros do complexo *M. tuberculosis* foram, respectivamente, de 15,8 e 17,4 dias (ESP® II) e 12,5 e 11,9 dias (BACTEC® MGIT 960) (P < 0,05). Sinais falso-positivos ocorreram menos comumente com as culturas no BACTEC® MGIT 960 (23 [0,7%]), em comparação com as culturas no ESP® II (84 [2,7%]) ($p < 0,01$).

BACTEC® MYCO/F LYTIC. O frasco de hemocultura BACTEC® MYCO/F LYTIC contém um agente lítico para liberar as micobactérias fagocitadas pelos leucócitos. O frasco é incubado e monitorado automaticamente, como também ocorre com outros frascos de hemocultura BACTEC®. Além das micobactérias em crescimento, o BACTEC® MYCO/F LYTIC é um sistema de cultura adequado para bactérias e fungos que possam estar presentes na corrente sanguínea.[93,335] Em uma comparação direta de alguns produtos disponíveis no mercado, Crump et al.[65] avaliaram o desempenho dos sistemas BACTEC® 13A (BD Diagnostic), BACTEC® MYCO/F LYTIC (BD Diagnostic), BacT/ALERT® MB (bioMérieux) e ISOLATOR® 10 lise-centrifugação (Wampole Laboratories) para detectar micobactérias em adultos. Dos 600 pacientes testados, 85 (14%) eram positivos para CMA e 9 (2%) tinham outras espécies de micobactérias. Dentre os 26 conjuntos completos (três frascos e um tubo) e preenchidos adequadamente (5 ± 1 mℓ), dos quais foi isolado CMA, o BACTEC® 13A foi positivo para 19 (73%), o BACTEC® MYCO/F LYTIC foi positivo para 21 (81%), o BacT/ALERT® MB foi positivo para 22 (85%) e o ISOLATOR® 10 foi positivo para 21 (81%). Dentre as seis comparações dois a dois possíveis, os tempos médios até a detecção para isolamento do CMA de cada frasco dos conjuntos adequadamente pareados foram de 13,5 dias para o BACTEC® 13A versus 12,8 dias para o MYCO/F LYTIC com 33 dos 340 pares; 14,1 dias para o BACTEC® 13A versus 11,6 dias para o BacT/ALERT® MB com 38 dos 380 pares; 12,6 dias para o BACTEC® 13A versus 20,0 dias para o ISOLATOR® 10 com 26 dos 261 pares; 12,8 para o BACTEC® MYCO/F LYTIC versus 11,0 dias para o BacT/ALERT® MB com 33 dos 340 pares; 13,2 dias para o BACTEC® MYCO/F LYTIC versus 20,4 dias para o ISOLATOR® 10 com 24 dos 230 pares; e 9,9 dias para o BacT/ALERT® MB versus 19,0 dias para o ISOLATOR® 10 com 24 dos 257 pares. Os autores não detectaram diferenças significativas de positividade entre os sistemas. Contudo, houve diferenças nos tempos médios até a detecção. O tempo de detecção foi mais curto com o BacT/ALERT® MB, seguido do BACTEC® MYCO/F LYTIC e BACTEC® 13A e, por último, o ISOLATOR® 10. Os autores observaram que os sistemas monitorados continuamente (BACTEC® MYCO/F LYTIC e BacT/ALERT® MB) foram tão sensíveis e, no geral, mais rápidos para detectar bacteriemia por CMA que os sistemas ISOLATOR® 10 manual convencional e BACTEC® 13A. Outros autores também demonstraram que esse método foi superior aos tradicionais.[196]

Cromatografia líquido-gasosa e cromatografia líquida de alta performance

As análises dos ácidos graxos celulares de cadeias longas por cromatografia líquido-gasosa (GLC; do inglês, *gas-liquid chromatography*) são realizadas para facilitar a caracterização das micobactérias. O método líquido-gasoso de pirólise de Reiner, no qual os ácidos micólicos de cadeias longas são decompostos em produtos de clivagem típicos, está limitado principalmente aos laboratórios de pesquisa.[263] Tisdall desenvolveu um método de GLC para saponificar os microrganismos em NaOH metanólico, que permite a identificação correta da maioria das espécies micobacterianas com base nos traçados cromatográficos e nas características das colônias.[320] Guerrant et al.[111] usaram a metanólise ácida para isolar ésteres metílicos dos ácidos micólicos das células bacterianas – um método que não é apenas menos demorado que as técnicas de saponificação, como também é mais sensível para detectar contagens baixas de micobactérias. Com essa técnica, pode-se utilizar um volume de apenas 1 mm de microrganismos e o tempo total de análise é menor que duas horas.

O sistema comercial aprovado pela FDA conhecido como MIDI Sherlock® Microbial Identification System (Microbial ID, Newark, DE), que consiste em um 1100 HPLC® e um computador, é um método rápido e confiável de confirmação das culturas de micobactérias. O sistema computadorizado inclui uma biblioteca de 40 perfis lipídicos da parede celular das espécies de *Mycobacterium* mais importantes no contexto médico, que foram obtidos de cepas adquiridas da ATCC (American Type Culture Collection) e também incluem várias cepas isoladas da prática clínica. O uso da espectrometria de massa íons-negativa para detectar ácido tuberculosteárico nos espécimes clínicos também é promissor na detecção rápida das micobactérias nos espécimes em laboratórios que dispõem dos equipamentos necessários.[177]

A cromatografia líquida de alta *performance*, que utiliza detecção de fluorescência (CLAP-FL) dos ésteres 6,7-dimetoxicumarínicos do ácido micólico, tem sido usada para a identificação rápida de *M. tuberculosis* e *M. avium* diretamente de amostras de escarro com esfregaços positivos corados por fluorocromo e culturas BACTEC® 12B com crescimento inicial. Em um estudo de 132 amostras de escarro positivas para *M. tuberculosis* e 48 espécimes positivos para CMA, CLAP-FL fez identificações diretas com sensibilidades de 56,8% e 33,3%, respectivamente.[147] Quando se utilizou a CLAP-FL para testar culturas crescidas em frascos de BACTEC® 12B, as sensibilidades foram de 99% e 94,3%. A especificidade foi de 100% nessas duas avaliações. Cage também identificou corretamente 117 das 126 micobactérias (93%) no nível de espécies, que foram cultivadas no meio BACTEC® 12B suplementado com ácido oleico.[37] Glickman et al.[100] produzem um arquivo informatizado com os padrões de perfis dos ácidos micólicos típicos de 45 espécies de *Mycobacterium*. Com a utilização deste sistema para avaliar 1.333 cepas representativas de 24 espécies de *Mycobacterium*, foi possível identificar 97% das cepas corretamente (o índice de precisão da identificação do *M. tuberculosis* foi de 99,85%; do CMA, 98%). Desse modo, para os laboratórios que dispõem do equipamento e utilizam sistemas de reconhecimento informatizado dos padrões, as micobactérias podem ser identificadas com precisão e rapidez utilizando os dados cromatográficos gerados pela CLAP. Esses sistemas competem diretamente com os métodos baseados em ácidos nucleicos para a identificação rápida das micobactérias.

Amplificação de ácidos nucleicos

Os testes de amplificação de ácidos nucleicos (NAAT; do inglês, *nucleic acid amplification test*) para detecção direta do CMTB nos espécimes clínicos foram lançados no mercado em meados e final da década de 1990.⁶² Esses ensaios, que estão descritos detalhadamente mais adiante neste capítulo, têm valor agregado significativo nos testes para micobactérias. Os resultados positivos permitem o diagnóstico e o tratamento mais precoces da TB, reduzem o período de contagiosidade e possibilitam prognóstico mais favorável; os resultados negativos podem eliminar investigações desnecessárias dos contatos. Contudo, esses ensaios têm limitações, de forma que os resultados devem ser interpretados com cautela. Sua sensibilidade é menor que a das culturas e, por esta razão, um resultado negativo não exclui o diagnóstico de TB; resultados falso-positivos são possíveis; e eles aumentam os gastos do laboratório.

Os CDC (Centers for Disease Control and Prevention) publicaram as seguintes recomendações quanto ao uso dos NAAT para diagnosticar TB. Todos os médicos e programas de controle da TB devem ter acesso a um NAAT para detecção direta do CMTB e estes ensaios devem ser a prática padronizada para pacientes suspeitos de ter esta doença. O NAAT deve ser realizado no mínimo em uma amostra respiratória de cada paciente suspeito de TB, porque um único resultado positivo pode reforçar este diagnóstico e todos os espécimes com resultados negativos devem ser testados para a presença de inibidores. O tempo entre a coleta da amostra e o resultado do NAAT deve ser o menor possível, de preferência na faixa de 48 horas; os laboratórios que realizam um destes ensaios devem participar de um programa de avaliação da competência.

Identificação das micobactérias por métodos convencionais

Embora as indicações atuais das técnicas moleculares representem o padrão para a identificação das micobactérias isoladas em cultura, os métodos convencionais ainda são úteis e estão descritos resumidamente a seguir. Os Quadros 19.1 a 19.15 *online* apresentam uma descrição detalhada dos princípios, reagentes, procedimentos e interpretação de várias técnicas laboratoriais, inclusive métodos de digestão–descontaminação, além de testes bioquímicos (incluídos na Tabela 19.7). O uso dos ensaios moleculares – inclusive análises por sondas de ácido nucleico – está descrito separadamente.

Temperatura ideal de isolamento e taxas de crescimento

Cada espécie de *Mycobacterium* tem uma temperatura ideal de crescimento e faixas de tempo necessário ao seu isolamento em cultura (Tabela 19.7). O tempo decorrido até o isolamento varia, dependendo do tipo de meio utilizado – o intervalo médio até o isolamento das micobactérias em meios à base de ovos é de cerca de 21 dias, mas varia de apenas 3 a 5 dias, até 60 dias, dependendo das espécies e da quantidade de micobactérias presentes no espécime clínico. Em geral, o tempo necessário ao isolamento em meios sólidos é mais curto (vários dias) quando se utiliza o ágar 7H10 ou 7H11, contanto que se utilize a técnica de observação microscópica das microcolônias (descrita adiante). O uso da cultura à base de caldo abrevia consideravelmente os tempos de isolamento.⁶⁶,¹⁶⁰,²⁶⁸

Qualquer meio de cultura não seletivo padronizado pode ser usado para avaliar o tempo de crescimento, seja nas partes inclinadas dos tubos ou nas placas de Petri. Uma colônia bem isolada do microrganismo testado deve ser subcultivada em caldo 7H9 contendo Tween 80 e incubada por vários dias, ou até que o meio fique ligeiramente turvo. O caldo é diluído a 1:100 e os riscos para isolamento são realizados no meio de teste, seja nas partes inclinadas do tubo ou nas placas de Petri, de forma a obter colônias isoladas. Para determinar a taxa de crescimento com precisão, é necessário usar um inóculo suficientemente diluído para produzir colônias isoladas. Um inóculo com grandes quantidades de micobactérias de crescimento lento pode formar uma colônia visível dentro de alguns dias e isto pode dar uma impressão falsa quanto à taxa de crescimento. Culturas estocadas de *M. tuberculosis* com taxas de crescimento conhecidas devem ser usadas como controle das micobactérias de crescimento lento; do mesmo modo, culturas estocadas de *M. fortuitum* podem ser usadas como controle para comparar micobactérias de crescimento rápido.

As placas de Petri com ágar 7H10 ou equivalente são preferíveis ao uso dos meios em tubo, porque o aspecto das microcolônias em desenvolvimento pode ser estudado por um microscópio de dissecção ou de baixo aumento. Com experiência, a avaliação da morfologia dessas microcolônias pode ser útil à exclusão de algumas micobactérias e pode resultar na classificação preliminar de outras. Runyon publicou diretrizes com base nas quais as microcolônias das diversas espécies de micobactérias podem ser diferenciadas pelos profissionais que adquiriram experiência com essa abordagem.²⁷⁷

Koneman *et al.* do laboratório de microbiologia clínica da University of Illinois, Chicago, conseguiram detectar as microcolônias de 29 espécies de *Mycobacterium* isoladas de amostras clínicas de escarro com esfregaços positivos, que foram cultivadas em ágar 7H10 depois de 6,1 dias em média (variação: 3 a 12 dias), em comparação com os intervalos médios de isolamento usando métodos visuais padronizadas (32,4 dias com meio de LJ e 27,9 dias com ágar 7H11) (comunicação pessoal). O tempo médio até a detecção dessas 29 cepas isoladas foi de 5,8 dias com o sistema BACTEC® utilizando frascos 12B radiométricos. Os resultados desse estudo indicaram que as micobactérias podem ser detectadas por observação das microcolônias no mesmo intervalo curto possibilitado pelo sistema BACTEC®. O método das microcolônias também permite avaliar a morfologia das colônias, fornecendo informações não oferecidas pelo sistema BACTEC® e ajudam a fazer a caracterização presuntiva inicial de uma espécie de *Mycobacterium* ainda indefinida. Se forem utilizadas sondas no processo de identificação, esses dados morfológicos poderiam ser usados para facilitar a seleção das sondas. Em um estudo que avaliou o intervalo até a detecção, o tempo médio de detecção das microcolônias de *M. tuberculosis* foi de 11 dias no ágar Middlebrook 7H11, enquanto foi de 16 dias com os frascos de MB/BacT® e de 19,5 dias com o meio de LJ.⁹⁸

Conforme mencionado antes, algumas espécies de *Mycobacterium* – inclusive *M. marinum* e a maioria das micobactérias de crescimento rápido – crescem melhor sob temperaturas ligeiramente abaixo da temperatura corporal central. Isso também pode estar associado ao fato de que as doenças causadas por esses microrganismos, especialmente

Tabela 19.7 Características diferenciais de micobactérias.

	Temperatura ideal de isolamento (tempo até o crescimento)	Pigmentação do crescimento		Teste da niacina	Redução de nitrato	Hidrólise do Tween 80 – 10 dias
		Claro	Escuro			
M. tuberculosis	37°C (12 a 25 dias)	Caramelo	Caramelo	+	+	V
M. africanum	37°C (31 a 42 dias)	Caramelo	Caramelo	V	V	–
M. bovis	37°C (24 a 40 dias)	Caramelo	Caramelo	V	–	–
M. ulcerans	32°C (28 a 60 dias)	Caramelo	Caramelo	–	–	–
M. kansasii	37°C (10 a 20 dias)	Amarelo	Caramelo	–	+	+
M. marinum	30°C (5 a 14 dias)	Amarelo	Caramelo	V	–	+
M. simiae	37°C (7 a 14 dias)	Amarelo	Caramelo	+	–	+/–
M. asiaticum	37°C (10 a 21 dias)	Amarelo	Caramelo	–	–	+
M. szulgai	37°C (12 a 25 dias)	Amarelo a alaranjado	Amarelo – 37°C Caramelo – 25°C	–	+	V
M. scrofulaceum	37°C (10 dias)	Amarelo	Amarelo	–	–	–
M. gordonae	37°C (10 dias)	Amarelo a alaranjado	Amarelo	–	–	+
M. thermoresistible	45°C (7 dias)	Amarelo	Amarelo	–	+	+
M. flavescens	37°C (7 a 10 dias)	Amarelo	Amarelo	–	+	+
M. xenopi	42°C (14 a 28 dias)	Amarelo	Amarelo			
Complexo M. avium	37°C (10 a 21 dias)	Caramelo a amarelo-claro	Caramelo a amarelo-claro	–	–	–
M. haemophilum	30°C (14 a 21 dias)	Cinza	Cinza			
M. malmoense	37°C (21 a 28 dias)	Caramelo	Caramelo	–	–	+
M. shimoidei	37°C (14 a 28 dias)	Caramelo	Caramelo	–	–	+
M. genavense	37°C (14 a 28 dias)	Caramelo	Caramelo	–	–	+
M. celatum	37°C (14 a 28 dias)	Caramelo	Caramelo a amarelo	–	–	–
M. gasti	37°C (10 a 21 dias)	Caramelo	Caramelo	–	–	+
Complexo M. terrae	37°C (10 a 21 dias)	Caramelo	Caramelo	–	V	+
M. triviale	37°C (10 a 21 dias)	Caramelo	Caramelo	–	+	+
M. fortuitum	32°C (3 a 5 dias)	Caramelo	Caramelo	–	+	V
M. chelonae	28°C (3 a 5 dias)	Caramelo	Caramelo	V	–	V
M. abscessus	32°C (3 a 5 dias)	Caramelo	Caramelo	–	–	V
M. smegmatis	32°C (3 a 5 dias)	Amarelo	Amarelo	–	+	+

+ = positiva; – = negativa; V = variável; espaços em branco = pouco ou nenhum dado.

M. marinum, afetam mais comumente os membros, que são ligeiramente mais frios que a temperatura corporal central. Por essa razão, os laboratórios devem incubar as culturas para micobactérias obtidas de espécimes clínicos que possam conter estes microrganismos (p. ex., biopsias de pele dos membros) a 30° a 32°C.

Produção de pigmento

Determinar se uma espécie de Mycobacterium desconhecida é capaz de formar colônias pigmentadas no escuro (escotocromógenas) ou apenas depois da exposição à luz (fotocromógenas) não é muito útil à identificação final das espécies, mas pode ajudar a reduzir as possibilidades (Quadro 19.5 online). M. tuberculosis não produz pigmento, além de uma coloração ligeiramente acastanhada, mesmo depois de ser exposto à luz. A Tabela 19.7 descreve outras espécies de Mycobacterium capazes de produzir pigmentos (Prancha 19.2 C a E).

Acúmulo de niacina

Todas as micobactérias produzem niacina, mas apenas o M. tuberculosis, o M. simiae e algumas cepas do M. africanum, M. bovis, M. marinum e M. chelonae não contêm a enzima necessária para converter a niacina em ribonucleotídio de niacina. Desse modo, a avaliação se houve acúmulo de

	Catalase		Arilsulfatase, 3 dias	Urease	Pirazinamidase	Captação de ferro	Crescimento em		
	Semi-quantitativa	pH 7,0; 68°C					T2H (1 mg/mℓ)	NaCl a 5%, 28°C	Ágar MacConkey
M. tuberculosis	<45	–	–	+	+	–	+	–	–
M. africanum	>45	–	–	V	–	–	+	–	–
M. bovis	<45	–	–	+	–	–	–	–	–
M. ulcerans	>45	+	–	V	–	–	+	–	–
M. kansasii	>45	+	–	+	+	–	+	–	–
M. marinum	>45	–	V	+	+	–	+	–	–
M. simiae	>45	+	–	+	–	–	+	–	–
M. asiaticum	>45	+	–	–	–	–	+	–	–
M. szulgai	>45	+	–	+	–	–	+	–	–
M. scrofulaceum	>45	+	–	+	V	–	+	–	–
M. gordonae	>45	+	–	–	V	–	+	–	–
M. thermoresistible	>45	+	–	+	–	–	+	+	–
M. flavescens	>45	+	–	+	+	–	+	V	–
M. xenopi	<45	+	+	–	+	–	+	–	–
Complexo M. avium	<45	–	–	–	+	–	+	–	V
M. haemophilum	<45	–	–	–	+	–	+	–	–
M. malmoense	<45	V	–	V	V	–	+	–	–
M. shimoidei	<45	–	–	–	+	–	+	–	–
M. genavense	>45	+	–	+	+	–	+	–	–
M. celatum	<45	+	+	–	+	–	+	–	–
M. gastri	<45	–	–	+	–	–	+	–	–
Complexo M. terrae	>45	+	+	–	V	–	+	–	V
M. triviale	>45	+	V	–	V	–	+	+	–
M. fortuitum	>45	+	+	+	+	+	+	+	+
M. chelonae	>45	+	+	+	+	–	+	–	–
M. abscessus	>45	+	+	+	+	–	+	+	+
M. smegmatis	>45	+	–			+	+	–	

niacina no meio de cultura é um teste diferencial valioso para identificar estas espécies micobacterianas, principalmente *M. tuberculosis* (Quadro 19.10 *online*). Pesquisadores desenvolveram tiras de papel-filtro impregnadas com reagentes, que eliminam a necessidade de usar brometo de cianogênio (uma substância altamente tóxica), que era necessário ao método descrito originalmente para realizar este teste. O aparecimento de cor amarela no meio de teste incubado com uma fita reagente indica acúmulo de niacina e teste positivo (Prancha 19.1 D). É essencial que ocorra crescimento suficiente no meio primário à base de ovos; caso contrário, o risco de obter resultados falso-negativos aumenta.

Redução dos nitratos a nitritos

Apenas algumas espécies de micobactérias, especialmente *M. tuberculosis*, produzem nitrorredutase, que catalisa a redução do nitrato a nitrito. O aparecimento de cor vermelha depois de acrescentar ácido sulfanílico e *N*-naftiletilenodiamina a um extrato da cepa a ser identificada indica a presença de nitrito e caracteriza um teste positivo (Quadro 19.11 *online*). O teste deve ser realizado cuidadosamente usando três culturas de controle – uma que reconhecidamente causa reação positiva forte, uma que produz reação positiva fraca e a última com reação negativa. Além de reforçar a identificação de *M. tuberculosis*, o teste de redução do nitrato também é fundamental para a identificação de *M. kansasii* e *M. szulgai* (Tabela 19.7 e Prancha 19.1 E).

Hidrólise do Tween 80

Tween 80® é o nome comercial de um detergente, que pode ser útil na identificação das micobactérias que produzem uma lipase que decompõe este composto em ácido oleico e sorbitol polioxietilado. Esse teste ajuda a identificar *M. kansasii*, que pode produzir reação positiva em apenas 3 a 6 horas. Duas micobactérias escotocromógenas que formam colônias aparentemente semelhantes – *M. gordonae* (positivo) e *M. scrofulaceum* (negativo) – podem ser diferenciadas por meio do teste de hidrólise do Tween 80. A Tabela 19.7 descreve as reações de hidrólise do Tween 80 por outras micobactérias; o procedimento deste teste está descrito detalhadamente no Quadro 19.14 *online* e a Prancha 19.2 G ilustra uma reação positiva.

Atividade de catalase

A maioria das micobactérias produz catalase; contudo, nem todas as espécies conseguem produzir reações positivas depois do aquecimento da cultura a 68°C por 20 minutos (catalase termoestável). A maioria das cepas de *M. tuberculosis* e outros membros do CMTB não produzem catalase termoestável, com exceção de algumas cepas resistentes à INH, com as quais os resultados desse teste são especialmente valiosos como marcador substituto em potencial. A atividade de catalase é avaliada por um método semiquantitativo pela determinação da altura alcançada pela coluna de bolhas produzidas pelo acréscimo de peróxido de hidrogênio às colônias em crescimento de uma cultura em tubo (Quadro 19.6 *online*). Para realizar esse teste, o meio de LJ deve ser derramado no tubo em posição vertical para formar uma superfície nivelada, em vez de inclinada. Essa superfície é profusamente inoculada com o microrganismo a ser testado e incubada por 14 dias, antes de acrescentar o reagente peróxido de hidrogênio. O teste é considerado positivo quando a coluna mede mais de 45 mm (Prancha 19.2 H). Uma avaliação rápida da existência de atividade de catalase pode ser realizada acrescentando-se algumas gotas do peróxido de hidrogênio às colônias cultivadas na superfície do ágar Middlebrook 7H10 e observando-se a efervescência imediata das bolhas (Prancha 19.2 I).

Atividade de arilsulfatase

A determinação da atividade enzimática da arilsulfatase micobacteriana ajuda a diferenciar as micobactérias de crescimento rápido das micobactérias não fotocromógenas do grupo III (Prancha 19.2 J). *M. marinum*, *M. kansasii*, *M. szulgai* e *M. xenopi* também produzem quantidades pequenas dessa enzima. Entretanto, essas espécies de crescimento mais lento não produzem enzima suficiente para causar uma reação claramente positiva. O aparecimento de cor vermelho no meio de teste indica a formação de fenolftaleína livre e caracteriza uma reação positiva (Quadro 19.4 *online*).

Atividade de urease

A avaliação da atividade de urease é um teste importante para diferenciar *M. scrofulaceum* (positivo) de *M. gordonae* (negativo). Além disso, esse teste ajuda a diferenciar *M. gastri* (positivo) de outros membros do grupo III de micobactérias não cromógenas (Tabela 19.7). Para avaliar se determinada espécie de micobactéria produz urease, deve-se inocular o microrganismo em água destilada contendo um concentrado à base de ureia, ou usar discos de papel-filtro contendo ureia, que então são acrescentados à água destilada. O Quadro 19.15 *online* descreve os detalhes do teste de urease, utilizado para identificar as espécies de *Mycobacterium* (Prancha 19.2 K).

Pirazinamidase

O teste de pirazinamidase é especialmente útil para diferenciar *M. bovis* (reação positiva fraca à niacina) de *M. tuberculosis*, ainda que muitas outras micobactérias sejam positivas (Tabela 19.7). Pirazinamidase é uma enzima que desamina a pirazinamida (PZA) e produz ácido pirazinoico, que forma uma faixa vermelha no meio de cultura.[345] O Quadro 19.12 *online* descreve os detalhes desse teste, enquanto a Prancha 19.2 L ilustra a reação final do teste.

Captação de ferro

As micobactérias de crescimento rápido têm algumas semelhanças. A capacidade demonstrada pelo *M. fortuitum* de captar sais de ferro solúveis do meio de cultura e produzir uma coloração marrom-ferruginosa quando se acrescenta solução aquosa de citrato de ferro amoniacal a 20% é uma característica útil, que diferencia este microrganismo do grupo de *M. chelonae/M. abscessus*, que não têm esta propriedade (Quadro 19.9 *online*).

Inibição do crescimento pela hidrazida de ácido tiofeno-2-carboxílico

A hidrazida de ácido tiofeno-2-carboxílico (T2H) inibe seletivamente o crescimento de *M. bovis*, enquanto a maioria das outras micobactérias – inclusive *M. tuberculosis* – pode crescer em um meio contendo este composto. Essa característica é especialmente útil para diferenciar determinadas cepas de *M. bovis* (Quadro 19.8 *online* e Prancha 19.1 F). Por exemplo, 30% das cepas BCG (bacilo de Calmette-Guérin) de *M. bovis* podem ter reação fraca à niacina, enquanto outras podem ser redutores fracos de nitrato, às vezes tornando um pouco difícil a diferenciação entre estas cepas e *M. tuberculosis* por estes testes.

Crescimento com cloreto de sódio a 5%

A capacidade de proliferar em um meio de cultura à base de ovos contendo NaCl a 5%, quando é incubado a 28°C, é uma propriedade compartilhada por *M. triviale* e por algumas cepas de *M. flavescens*, *M. fortuitum* e *M. abscessus* (Tabela 19.7). Outras micobactérias não toleram essa concentração salina alta. Existem no mercado tubos com partes inclinadas contendo meio de LJ e NaCl a 5%. Esse teste não pode ser realizado em um meio à base de ágar (Quadro 19.13 *online*).[171]

Crescimento no meio de MacConkey

O ágar MacConkey, do qual a violeta cristal foi suprimida, promove a proliferação das micobactérias de crescimento rápido. Contudo, a maioria das outras espécies de *Mycobacterium* não consegue crescer nesse meio. O Quadro 19.7 online detalha o procedimento desse teste.

Classificação das micobactérias

Em geral, a demonstração de que um microrganismo indefinido é "álcool-acidorresistente" é o primeiro indício de que ele possa ser uma micobactéria. Álcool-acidorresistência é uma expressão usada para descrever as bactérias que resistem à descoloração por álcool acidificado, depois que foram coradas com carbolfucsina. Algumas espécies de bactérias, especialmente *Nocardia* e *Rhodococcus*, retêm a carbolfucsina apenas quando se utiliza um agente descolorante menos potente, como um ácido inorgânico em concentração baixa (p. ex., H_2SO_4 a 1% ou HCl a 1%). Essas bactérias são descritas como "parcialmente álcool-acidorresistentes".

No final da década de 1950, na medida em que outras espécies de micobactérias além de *M. tuberculosis* eram isoladas com frequência crescente na prática médica, Runyon propôs o agrupamento destes microrganismos "atípicos" com base em sua taxa de crescimento e produção de pigmento (Boxe 19.2). Contudo, o termo "atípico" realmente não é apropriado, porque esses microrganismos simplesmente são diferentes do CMTB. Os termos preferíveis são MNT e micobactérias diferentes do CMTB (MOTT; do inglês, *mycobacteria other than tuberculosis*). Os avanços de nossos conhecimentos em genética, estrutura celular e propriedades fenotípicas anômalas das espécies micobacterianas antigas e recém-identificadas ampliaram nosso entendimento além de simplesmente agrupar as espécies com base no sistema de classificação tradicional de Runyon. Além disso, algumas cepas de *M. kansasii*, por exemplo, são pigmentadas no escuro ou não pigmentadas (ou seja, qualificando-se para o grupo II ou III de Runyon, respectivamente). Por isso, pode haver confusão quando se toma como base esses critérios fenotípicos. Desse modo, Woods e Washington sugeriram uma classificação clínica das micobactérias (Boxe 19.3), que foi aperfeiçoada a partir de uma sugestão publicada antes por Wolinski.[364,370]

No entanto, para o microbiologista treinado tradicionalmente, a separação entre CMTB e MNT e a classificação preliminar deste último em um dos quatro grupos de Runyon ainda serve como orientação inicial esclarecedora. O fato de que algumas cepas de *M. kansasii* (geralmente fotocromógeno) podem ser não pigmentadas ou até escotocromógenas e ainda que *M. szulgai* seja escotocromógeno a 37°C, mas fotocromógeno a 25°C (certamente criando uma exceção ao esquema de Runyon) não sugere que as orientações antigas devam ser totalmente descartadas, mas sim que a variabilidade fenotípica destes microrganismos deva ser reconhecida e incorporada aos esquemas de identificação convencionais.

Identificação laboratorial das micobactérias e suas síndromes clínicas relacionadas

A identificação das micobactérias pelos métodos tradicionais requer paciência, familiaridade com os parâmetros de cada característica diferencial e um conjunto de cepas de controle. Além disso, o processo é demorado e comumente não permite a identificação exata no nível das espécies. Nem todos os laboratórios devem ter capacidade de identificar todas as micobactérias no nível das espécies. O número de pacientes com TB em determinado hospital dos EUA não é grande e pode ser prudente usar os serviços de um laboratório de referência para realizar identificação definitiva e testes de sensibilidade das cepas clinicamente importantes isoladas no laboratório de nível básico. O diretor de cada laboratório precisa determinar a extensão dos serviços oferecidos para atender às necessidades da prática médica local.

Boxe 19.3

Esquema de classificação de Woods e Washington, versão atualizada

Espécies potencialmente patogênicas aos seres humanos
Complexo *M. avium*
M. kansasii
Micobactérias de crescimento rápido: grupo de *M. fortuitum*, grupo de *M. chelonae/M. abscessus*
M. scrofulaceum
M. xenopi
M. szulgai
M. malmoense
M. simiae
M. genavense
M. marinum
M. ulcerans
M. haemophilum
M. celatum

Micobactérias saprofíticas que raramente causam doença nos seres humanos
M. gordonae
M. asiaticum
M. terrae
M. triviale
M. shimoidei
M. gastri
M. nonchromogenicum
M. paratuberculosis

Espécies com taxa de crescimento intermediária
M. flavescens

Outras espécies de crescimento rápido
M. thermoresistible
M. neoaurum
Grupo de *M. smegmatis*
Grupo de *M. mucogenicum*
M. mageritense
M. wolinskyi

Boxe 19.2

Esquema de classificação de Runyon para as micobactérias não tuberculosas

Grupo I: fotocromógenas
Grupo II: escotocromógenas
Grupo III: não fotocromógenas
Grupo IV: micobactérias de crescimento rápido

Revisão das espécies de Mycobacterium | Aspectos laboratoriais e correlações clínicas

Embora o diagnóstico presuntivo de TB pulmonar possa ser estabelecido com base na história clínica, nos sintomas referidos, no exame físico, nas evidências radiográficas da doença e na presença de BAAR no escarro, o diagnóstico definitivo depende do isolamento do agente etiológico em cultura ou da demonstração de sua presença pelos métodos de amplificação de ácidos nucleicos. Hoje em dia, existem várias MNT reconhecidas como patógenos importantes e cada uma tem potencial diversificado de causar doença e, em alguns casos, perfis singulares de sensibilidade aos fármacos antimicobacterianos, que precisam ser definidos por exames laboratoriais. Grande variedade de espécies de *Mycobacterium* pode ser isolada de focos extrapulmonares. As características das culturas em laboratório e as manifestações de algumas micobacterioses humanas (Boxe 19.4 e Tabela 19.8) estão descritas resumidamente nos parágrafos subsequentes e nos Quadros de correlações clínicas.

Complexo Mycobacterium tuberculosis. Os membros do CMTB são as únicas micobactérias importantes para a saúde pública e, por esta razão, constituem o foco principal da identificação nos laboratórios clínicos (Quadro de correlações clínicas 19.1).

Mycobacterium tuberculosis. Tradicionalmente, ensinava-se que as cepas clássicas de *M. tuberculosis* podiam ser diferenciadas fenotipicamente de *M. bovis*, *M. microti* e *M. africanum*. Contudo, várias linhas de evidência como as análises dos extratos antigênicos, os epítopos-alvo para anticorpos monoclonais e os estudos da relação entre antigenicidade e DNA sugerem que *M. tuberculosis*, *M. bovis*, *M. microti* e *M. africanum* representem uma única espécie que, hoje em dia, são agrupados sob o termo geral de CMTB.

Alguns testes relativamente simples são necessários para identificar a maioria dos membros do CMTB. A seguir, há uma relação das características fenotípicas por meio das quais a identidade de *M. tuberculosis* pode ser estabelecida:

- Formação de colônias não pigmentadas, rugosas, cor caramelo-claro depois de 14 a 28 dias de incubação a 37°C com meio de LJ ou Middlebrook (Prancha 19.1 G e H)
- Desenvolvimento de microcolônias depois de 5 a 10 dias de incubação no ágar Middlebrook 7H10 ou 7H11, com formação de cordões serpentiformes atribuídos à produção do "fator corda" (Prancha 19.1 C e H)
- Acúmulo de niacina (Prancha 19.1 D). *M. simiae*, algumas cepas de *M. bovis* e cepas ocasionais de *M. marinum* e de *M. chelonae* também podem ser niacino-positivos; por isso, essa característica deve ser utilizada junto com outras propriedades
- Redução dos nitratos em nitritos (Prancha 19.1 E)
- Capacidade de crescer em presença de T2H (Prancha 19.1 F)
- Atividade de catalase ausente.

Nos esfregaços corados com carbolfucsina, a morfologia celular típica de *M. tuberculosis* é de um bacilo fino e ligeiramente curvo medindo 0,3 a 0,6 por 1 a 4 nm, que se cora intensamente em vermelho (reação ácida rápida forte) com aspecto frisado (Prancha 19.1 B). Nos esfregaços preparados a partir de culturas, geralmente é difícil dispersar os bacilos que parecem formar aglomerados irregulares ou faixas paralelas. Os cordões típicos podem ser demonstrados nas preparações obtidas das culturas em caldo, nas quais os agregados de BAAR formam cordões serpentiformes longos. Na coloração pelo Gram, as micobactérias podem apresentar-se como bacilos gram-positivos frisados. Os frisos representam a coloração heterogênea do bacilo. A presença de uma espécie de *Mycobacterium* também pode ser considerada nas colorações por Gram quando são encontrados bacilos que se coram fracamente ou não são corados e estão circundados por um halo claro (Prancha 19.1 I). O corante violeta cristal do reagente de Gram não penetra na espessa parede lipídica cerosa das micobactérias, que podem parecer frisadas ou praticamente uma imagem negativa contra o fundo realçado pelo contracorante.

Mycobacterium bovis. Mycobacterium bovis (Quadro de correlações clínicas 19.2) pode ser diferenciado das colorações clássicas de *M. tuberculosis* pelas seguintes características:

- A maioria das cepas é niacino-negativa
- Os nitratos não são reduzidos a nitritos
- Não há produção de pirazinamidase
- Inibição seletiva do crescimento pelo T2H; *M. bovis* não cresce no meio contendo T2H.

As cepas humanas clássicas têm taxas de crescimento muito lentas e formam colônias com aspecto "disgônico" no meio de LJ. A maioria das cepas cresce melhor no meio de LJ que no ágar Middlebrook 7H11 ou seus equivalentes. O meio mais favorável ao crescimento de *M. bovis* contém

---

Boxe 19.4

Espécies de *Mycobacterium* | Ordem de frequência

Complexo *Mycobacterium tuberculosis*

Fotocromógenas
- *M. kansasii*
- *M. marinum*
- *M. simiae*
- *M. asiaticum*

Escotocromógenas
- *M. scrofulaceum*
- *M. szulgai* (fotocromógeno à temperatura ambiente)
- *M. xenopi*
- *M. celatum*
- *M. gordonae*

Não fotocromógenas
- Complexo *M. avium*
- *M. paratuberculosis*
- *M. terrae*, *M. gastri* e *M. triviale*
- *M. shimoidei*
- *M. malmoense*
- *M. haemophilum*

Micobactérias de crescimento rápido
- Grupo de *M. fortuitum*
- Grupo de *M. chelonae/M. abscessus*
- Patógenos humanos raros

Outras micobactérias
- *M. ulcerans*
- *M. genavense*

Tabela 19.8 Nomenclatura de algumas micobactérias.

Nome verdadeiro da espécie	Patogenicidade humana relativa	Equivalente aos grupos de Runyon	Nome comum aceitável	Comentários
M. tuberculosis	+++		Bacilo da tuberculose humana	Causa tuberculose humana – altamente contagioso.
M. bovis	+++		Bacilo da tuberculose bovina	Causa tuberculose humana e bovina; as cepas avirulentas são usadas nas vacinas de bacilos de Calmette-Guérin (BCG).
M. ulcerans	+++			Causa infecções cutâneas nas regiões tropicais.
M. africanum	+++			Encontrado no norte e no centro da África.
M. kansasii	+++	Fotocromógeno I		Raramente não é pigmentado ou é escotocromógeno.
M. marinum	+++	Fotocromógeno I		Causa infecções cutâneas, geralmente associadas à exposição à água.
M. simiae	++	Fotocromógeno I		A fotorreatividade pode ser instável; niacino-positivo.
M. genavense	++			Requer micobactina J para crescer nos meios sólidos. Tende a causar doença disseminada nos pacientes com AIDS.
M. asiaticum	++	Fotocromógeno I		Assemelha-se a M. simiae, mas se difere antigenicamente.
M. scrofulaceum	++	Escotocromógeno II		Pode causar linfadenite cervical.
M. szulgai	+++	Fotocromógeno I a 25°C Escotocromógeno II a 37°C		Associado a doenças pulmonar e extrapulmonar crônicas; composição singular de lipídios da parede celular.
M. xenopi	++	Escotocromógeno II		Cresce lentamente, melhor a 42°C; pode contaminar sistemas de água quente.
M. celatum	+	Indefinido (ver texto)		Tendência a causar infecções respiratórias nos pacientes com AIDS. Muito semelhante a M. xenopi.
M. gordonae	Rara	Escotocromógeno II	Bacilo da água de torneira	Raramente é patogênico aos seres humanos.
M. thermoresistible	0	Escotocromógeno II		Cresce a 52°C. Não é um patógeno humano comprovado.
Complexo M. avium	+++	Não fotocromógeno III[a]	Bacilo de Battey	Pode causar infecção disseminada nos pacientes com AIDS.
M. terrae	Rara	Não fotocromógeno III	Bacilo do rabanete	Pode ser muito semelhante a M. triviale.
M. shimoidei	+			Semelhante ao complexo M. terrae. Casos raros de infecções pulmonares.
M. triviale	0/+	Não fotocromógeno III	Bacilo V	
M. malmoense	+++	Não fotocromógeno III		Micobactéria de crescimento lento, geralmente causa doença pulmonar.
M. haemophilum	+++	Não fotocromógeno III		Causa lesões cutâneas, geralmente em pacientes imunossuprimidos.
Grupo de M. fortuitum	++	Grupo IV de crescimento rápido		Causa principalmente infecções cutâneas; pode causar doença pulmonar e infecção nosocomial.
M. chelonae	++	Grupo IV de crescimento rápido		Pode causar infecções cutâneas, principalmente nos pacientes com imunossupressão celular.
M. abscessus	++	Grupo IV de crescimento rápido		Causa principalmente infecções cutâneas. Pode causar doença pulmonar nos pacientes com doença respiratória crônica ou fibrose cística.

[a]As cepas isoladas dos pacientes com AIDS podem produzir pigmento amarelo-claro à medida que envelhecem.

Quadro de correlações clínicas 19.1 *Mycobacterium tuberculosis.*

Nos casos típicos, a tuberculose começa nos pulmões, que podem desenvolver infiltrados difusos, finamente nodular, especialmente nas regiões apicais dos lobos superiores, mas também dispersos para outros focos na forma miliar ou como tuberculose exsudativa progressiva (Prancha 19.3 A). As lesões cavitárias localizadas principalmente nas regiões apicais dos lobos superiores são comuns e alguns pacientes podem desenvolver um tuberculoma solitário (ou "lesão em moeda"), que pode fazer parte de um complexo de Ghon antigo (Prancha 19.3 B e C). A forma disseminada ou miliar da infecção ocorre em alguns pacientes, geralmente com desnutrição, imunossupressão ou outras doenças debilitantes crônicas. Com base no polimorfismo de comprimento dos fragmentos de restrição por PCR, Jereb et al.[143] conseguiram identificar a fonte de um surto de *M. tuberculosis* entre 10 receptores de transplantes renais de um hospital, que era um único paciente exposto depois do transplante em outro hospital, antes de sua transferência. Nos receptores de transplante renal recém-infectados, o tempo médio de incubação até o início da tuberculose foi de 7,5 semanas. Esse relato ilustra como as técnicas moleculares podem ajudar a detectar fontes localizadas de tuberculose, de forma que o isolamento imediato possa ser adotado para evitar transmissão hospitalar da doença.

A reativação da tuberculose, ou forma adulta, é um processo inflamatório lentamente progressivo, que afeta os pulmões e caracteriza-se por inflamação granulomatosa, que pode erodir para dentro dos brônquios (Prancha 19.3 D). Quando uma cavidade rompe, grandes quantidades de bacilos da tuberculose são espalhadas para os focos intrapulmonares recém-estabelecidos e também podem ser expectoradas quando a cavidade rompe para dentro de um brônquio, com potencial de infectar outros contatos próximos. Tosse, emagrecimento, febre baixa, dispneia e dor torácica são os sinais e sintomas clínicos habituais da tuberculose pulmonar progressiva crônica. Essa é uma descrição do que se conhece como tuberculose secundária ou de reativação. Nos pacientes com AIDS, a doença é mais semelhante à tuberculose progressiva primária e caracteriza-se por menos fibrose focal e necrose caseosa, progressão mais rápida e disseminação miliar envolvendo praticamente qualquer órgão do corpo.

A meningite tuberculosa é relativamente rara nos EUA. Os pacientes podem ter cefaleia, alteração do estado mental ou, raramente, progridem com manifestações clínicas de meningismo grave. Na maioria dos casos, ao menos um dos três parâmetros laboratoriais do líquido cefalorraquidiano está alterado: aumento da contagem de células, geralmente com linfocitose; redução dos níveis de glicose; ou elevação das concentrações de proteínas, embora qualquer um destes parâmetros possa estar normal. Os BAAR podem ser identificados nos espécimes centrifugados de cerca de 40% dos pacientes, mas este índice de positividade aumenta com a quantidade de exames realizados no LCR. Patologicamente, o acometimento das meninges é mais acentuado na base do crânio, onde as alterações macroscópicas variam de opacificação difusa até a presença de exsudato gelatinoso espesso acumulado principalmente nas áreas que recobrem a ponte e as áreas adjacentes ao quiasma óptico (Prancha 19.3 E).

Tradicionalmente, a bacteriemia de *M. tuberculosis* era considerada rara; contudo, em um estudo de 285 pacientes com tuberculose confirmada por cultura, dos quais também foram obtidas amostras para hemocultura, Bouza et al.[28] demonstraram que 50 (14%) tinham bacteriemia. Dentre esses, 81% estavam infectados pelo HIV. Em 14 pacientes, sangue foi o primeiro espécime do qual os microrganismos foram isolados. Em seu estudo de 517 pacientes com infecções sanguíneas possivelmente adquiridas nas comunidades da África Subsaariana, Archibald et al.[7] demonstraram que, dentre 145 pacientes com infecção comprovada da corrente sanguínea (81% eram HIV-positivos), o patógeno isolado mais comumente foi *M. tuberculosis* (39% dos casos).

Nos EUA, a maioria das cepas de *M. tuberculosis* isoladas de pacientes que não estão em tratamento é sensível aos fármacos tuberculostáticos primários e responde ao tratamento recomendado com quatro fármacos. Os testes de sensibilidade das micobactérias estão descritos mais adiante neste capítulo.

Quadro de correlações clínicas 19.2 *Mycobacterium bovis.*

Nos casos típicos, *Mycobacterium bovis* causa tuberculose bovina, mas também pode infectar outros animais, inclusive cães, gatos, porcos, coelhos, alces, veados e, possivelmente, algumas aves de rapina. Fanning e Edwards investigaram 446 contatos de seres humanos com alces domesticados em Alberta, Canadá, dos quais 81 tinham reação cutânea positiva a *M. bovis*.[84] Dentre esses casos, 50 tinham entrado em contato com animais cultura-positivos, inclusive um paciente com infecção pulmonar ativa por *M. bovis* diagnosticada por uma amostra de escarro positiva. Por meio dos ensaios de identidade de DNA (*DNA fingerprinting*) utilizando IS*6110* como marcador genético, Van Soolingen et al.[334] conseguiram determinar quais cepas de *M. bovis* causaram infecções humanas na Argentina e foram transmitidas do gado, enquanto as cepas que causaram doença humana em pacientes que viviam na Holanda foram contraídas de outros animais exceto gado (vários animais silvestres e de zoológico). Em algumas regiões da Escócia e da Europa oriental, nas quais a criação de gado de corte e leiteiro ainda é o principal meio de subsistência, *M. bovis* ainda pode ser responsável por aproximadamente 39% dos casos de tuberculose.[357] A tuberculose pulmonar bovina transmitida aos seres humanos é muito semelhante àquela causada pelo *M. tuberculosis*.

Na época em que os seres humanos ordenhavam fisicamente as vacas com frequência maior que hoje em dia, as infecções cutâneas dos dedos das mãos eram comuns e comumente causavam osteomielite e osteoartrite nos dedos (Prancha 19.3 F). Urina é um espécime comum do qual *M. bovis* é isolado nos laboratórios clínicos, porque a cepa do BCG é usada para irrigar a bexiga como estimulante imunológico para tratar carcinoma vesical. Essa possibilidade deve ser considerada quando se isola uma micobactéria de crescimento lento das amostras de urina. Em alguns pacientes, a cepa BCG utilizada não é totalmente atenuada e pode causar cistite.

piruvato a 0,4% sem glicerol. Nos casos típicos, as colônias apresentam cor caramelo-clara, são baixas e pequenas e podem parecer lisas ou rugosas no meio contendo ovos. No ágar Middlebrook 7H11, as colônias são muito finas e comumente mostram poucos ou nenhum cordão (aspecto "semelhante a gotas de água"). Essas colônias também podem ser semelhantes às formas disgônicas dos microrganismos do CMA. Entretanto, os membros do CMA são catalase-positivos a 68°C, não produzem urease e são pirazinamidase-positivos. Quando se acrescenta piruvato ao meio de cultura, as colônias podem formar cordões serpentiformes semelhantes a *M. tuberculosis* eugônico.

Nas regiões altamente endêmicas do mundo, as cepas BCG de *M. bovis* usadas como vacina simulam *M. tuberculosis* porque são "eugônicas" ou crescem mais rapidamente (3 a 4 semanas no meio de LJ), têm aspecto rugoso e cor caramelo-clara e, em alguns casos, acumulam niacina. Entretanto, essas cepas ainda são sensíveis ao T2H e podem ser diferenciadas por esta característica. A morfologia microscópica das células de *M. bovis* nos esfregaços ácido–álcool não é distinta.

Fotocromógenos

Mycobacterium kansasii. *M. kansasii* é uma causa importante de doença pulmonar clínica, radiológica e histopatologicamente semelhante à tuberculose (Quadro de correlações clínicas 19.3). Entretanto, a doença pulmonar causada por *M. kansasii* não tem as mesmas implicações à saúde pública que a TB e não é transmitida de um paciente a outro. Originalmente conhecido como "bacilo amarelo" depois que foi descrito pela primeira vez por Buhler e Pollak em 1953, *M. kansasii* é uma micobactéria fotocromógena classificada no grupo I de Runyon. Embora ocorram infecções por esse microrganismo em todos os estados americanos, a maioria dos casos é notificada nos estados do sul (Texas, Louisiana e Flórida), do meio-oeste (Illinois) e na Califórnia. Os homens são infectados mais comumente que as mulheres (razão aproximada de 3:1), mas a doença não é comum em crianças. A doença extrapulmonar na forma de peritonite em paciente com diálise peritoneal ambulatorial contínua (CAPD; do inglês, *continuous ambulatory peritoneal dialysis*) é muito menos comum que a doença pulmonar, mas foi descrita.[95]

▶ Aspectos laboratoriais. As cepas típicas de *M. kansasii* crescem a taxas praticamente iguais ou ligeiramente mais rápidas que *M. tuberculosis* a 37°C. A dependência da luz para produzir um pigmento amarelo visível (Prancha 19.2 C) e a formação de cristais avermelhados de caroteno com a incubação prolongada são dois aspectos característicos de *M. kansasii*. Nos casos típicos, as colônias mostram aspecto intermediário entre completamente rugosas e inteiramente lisas; contudo, algumas cepas são totalmente rugosas ou lisas. Em geral, as microcolônias típicas têm centros elevados

---

Quadro de correlações clínicas 19.3 *Mycobacterium kansasii.*

O quadro clínico mais comum é de doença pulmonar crônica semelhante à tuberculose que, nos casos clássicos, afeta os lobos superiores. A maioria dos pacientes têm indícios de cavitação com retrações fibróticas e a doença é lentamente progressiva. As infecções extrapulmonares ou disseminadas são menos frequentes, embora tenham sido relatados casos de linfadenite semelhante à escrófula (TB linfática), infecções cutâneas semelhantes à esporotricose, osteomielite, infecções dos tecidos moles e tenossinovite. Dillon *et al.*,[74] em particular, descreveram a destruição progressiva das estruturas profundas do punho e da mão, que pode ocorrer nos casos de tenossinovite. A doença disseminada pode ocorrer nos pacientes com imunossupressão profunda e foi descrita em pacientes com AIDS. Jacobson e Isenberg descreveram uma infecção causada pelo *M. kansasii* em um paciente aidético, que se apresentou com pneumonite intersticial granulomatosa, mas relataram que apenas 0,2% dos pacientes com AIDS tinham coinfecções por este microrganismo.[138] Contudo, em seu estudo referido a Louisiana (uma região endêmica do *M. kansasii*), Valainis *et al.*[332] acompanharam por 60 meses pacientes atendidos em dois centros de referência de Nova Orleans e demonstraram que 31,9% dos indivíduos HIV-positivos tinham coinfecção por *M. kansasii*. Em um estudo retrospectivo de 35 pacientes de Kansas City, a incidência da infecção por *M. kansasii* nos pacientes com AIDS era três vezes maior que a das infecções por *M. tuberculosis*.[12] O tratamento padrão para infecções por *M. kansasii* inclui isoniazida, rifampicina e etambutol, mas a rifampicina é o mais importante. Um esquema alternativo igualmente eficaz é rifampicina, etambutol e claritromicina.

Nos pacientes aidéticos, as infecções por *M. kansasii* geralmente ocorrem quando as contagens de linfócitos CD4 estão abaixo de 50/$\mu\ell$ e, em muitos casos, ocorrem complicações graves potencialmente fatais. Levine e Chaisson revisaram 19 pacientes com coinfecção por *M. kansasii* e HIV, dos quais 14 tinham apenas infecções pulmonares, três apresentavam doença pulmonar e extrapulmonar e dois tinham apenas infecções extrapulmonares.[184] Todos os pacientes com infecção pulmonar apresentaram febre com tosse por no mínimo 2 semanas. As radiografias do tórax mostravam infiltrados localizados nos lobos superiores, infiltrados intersticiais difusos ou lesões cavitárias com paredes finas, ou uma combinação destas lesões. Alguns autores descreveram outras infecções por *M. kansasii* em pacientes com AIDS.[124,294] Em um paciente, foram demonstrados granulomas caseosos na parede intestinal e nos linfonodos mesentéricos com acúmulo de histiócitos espumosos semelhantes aos da doença de Whipple. Giladi *et al.* descreveram um caso de peritonite por *M. kansasii* associada ao cateter peritoneal de uma mulher de 62 anos em CAPD, provavelmente o primeiro caso deste tipo.[337] Tortoli *et al.*[328] isolaram um grupo de cepas de *M. kansasii*, que não formavam híbridos no teste AccuProbe® (Gen-Probe, San Diego, CA) de identificação em cultura de *M. kansasii* e estava claramente associado ao grau de imunossupressão. Isso sugere que possam ser necessários outros testes de identificação para as cepas negativas no teste AccuProbe®.

Existem relatos de cepas de *M. kansasii* resistentes à rifampicina. Wallace *et al.* descreveram 36 pacientes dos quais eles isolaram *M. kansasii* resistente à rifampicina e 90% já tinham sido tratados com este fármaco.[340] Entretanto, a maioria dos pacientes respondeu ao esquema de quatro fármacos com base nos testes de sensibilidade *in vitro* e culturas de escarro, que se tornaram negativas em 90% dos pacientes tratados depois de um intervalo médio de 11 semanas.

e cordões curvilíneos de bacilos nas bordas externas mais finas, que podem ser confundidos com os cordões serpentiformes de *M. tuberculosis*. Além da fotocromogenicidade, as características fenotípicas pelas quais se pode confirmar a identidade de *M. kansasii* são:

- Hidrólise rápida do Tween 80 (dentro de 3 dias)
- Redução forte de nitratos em nitrito
- Reação de catalase rápida, inclusive no teste a 68°C
- Atividade de pirazinamidase forte.

Em casos menos frequentes, podem ser encontradas cepas escotocromógenas ou não cromógenas, inclusive algumas cepas com atividade fraca de catalase. Nas preparações álcool–ácidas, as células de *M. kansasii* são tipicamente longas e largas e apresentam faixas ou barras transversais bem-definidas (Prancha 19.2 M), provavelmente devido à utilização dos lipídios do meio de cultura. Embora os micobacteriologistas experientes possam estabelecer uma identificação presuntiva com base na coloração álcool–ácida, outros testes são necessários antes que se possa fazer a identificação definitiva.

Mycobacterium marinum. Em 1926, enquanto estudava doenças infecciosas dos peixes de água salgada, Aronson descobriu uma nova espécie de *Mycobacterium*, mais tarde denominada *Mycobacterium marinum* ("do mar").[8,346] Esse microrganismo também era conhecido como *M. platypoecilus* em razão das infecções detectadas nos peixes placoides mexicanos e também como *M. balnei* (nome referido a banhos ou spas). Todos são o mesmo microrganismo (Quadro de correlações clínicas 19.4). A exposição à água geralmente é o indício da história clínica, que sugere o agente etiológico da doença.[87]

▶ Aspectos laboratoriais. Quando é isolado dos espécimes clínicos, *M. marinum* cresce preferencialmente entre 30° e 32°C, mas também pode crescer a 37°C, ainda que não tanto. Em geral, as subculturas crescem melhor a 37°C que a cultura inicial do espécime clínico. As colônias aparecem dentro de 8 a 14 dias; as colônias que crescem no escuro podem não ser pigmentadas. Quando são expostas à luz, as colônias formam um pigmento amarelo forte e podem ser enrugadas e ásperas, ou lisas e hemisféricas, principalmente quando são cultivadas nos meios de Middlebrook 7H10 ou 7H11 (que contêm ácido oleico e albumina). Ao exame microscópico, as células de *M. marinum* são bacilos relativamente longos com barras transversais frequentes.

A fotocromogenicidade e o crescimento preferencial entre 30° e 32°C são indícios iniciais para a identificação de *M. marinum*. Outras características pelas quais se pode estabelecer a identificação definitiva são as seguintes:

- Algumas cepas podem acumular niacina
- Os nitratos não são reduzidos a nitritos
- O Tween 80 é hidrolisado
- Urease-positiva
- Pirazinamidase-positiva
- Não há produção de catalase termoestável.

Mycobacterium simiae. Weiszfeiler e Karczag nomearam *M. simiae* em 1969,[350] em reconhecimento ao primeiro isolamento deste microrganismo 4 anos antes por Karassova et al.[349] de macacos *Macaca rhesus* importados da Índia para a Hungria (Quadro de correlações clínicas 19.5). Mais tarde, *M. simiae* foi considerado idêntico a uma cepa niacino-positiva de uma micobactéria do grupo III isolada em Cuba por Valdivia et al. de pacientes com tuberculose pulmonar. Os autores denominaram essa micobactéria *M. habana*, a qual, como posteriormente demonstrado, era *M. simiae*.

▶ Aspectos laboratoriais. As colônias de *M. simiae* desenvolvem-se dentro de 2 a 3 semanas nos meios à base de ovos e, nos casos típicos, são lisas. A maioria das cepas é fotocromógena. A exposição prolongada à luz pode ser necessária às cepas isoladas que não produzem pigmento. As reações bioquímicas essenciais à identificação desse microrganismo são as seguintes:

- Acúmulo de niacina
- Hidrólise do Tween 80 (pode ser lenta e necessitar de mais de 10 dias)
- Atividade acentuada de catalase termoestável.

A reprodutibilidade baixa das reações com algumas cepas podem dificultar até certo ponto a identificação com base nos testes convencionais.

Mycobacterium asiaticum. Em vários aspectos, *Mycobacterium asiaticum* é fenotipicamente semelhante a *M. gordonae*; ambos têm atividade intensa de catalase, hidrolisam Tween 80 e são negativos para urease e redução de nitrato.[346] Contudo, *M. asiaticum* é fotocromógeno, enquanto *M. gordonae* é escotocromógeno. *M. asiaticum* também é bioquimicamente semelhante a *M. simiae*, com exceção de que é niacino-negativo. *M. asiaticum* tem um perfil singular de rRNA 16S e isto justifica sua classificação como espécie diferente.[309]

Quadro de correlações clínicas 19.4 *Mycobacterium marinum.*

Nos casos típicos, as infecções por *M. marinum* afetam a pele e, em geral, ocorrem quando a pele traumatizada fica em contato com água doce inadequadamente clorada ou água salgada (p. ex., piscinas, aquários de peixes tropicais, torres de resfriamento da água). Fisher relatou infecções cutâneas em três salva-vidas e citaram estas infecções como risco ocupacional.[50] Hoyt et al.[129] descreveram várias infecções dos tecidos profundos e tenossinovite destrutiva em pescadores da região de Chesapeake Bay. Várias outras citações de infecções cutâneas profundas, geralmente das mãos e comumente associadas às atividades aquáticas (p. ex., limpar peixes), incluem pacientes com tenossinovite, artrite e bursite e outros com osteomielite.[16,50,131]

Também podem ocorrer lesões cutâneas semelhantes à esporotricose, com disseminação central ao longo dos vasos linfáticos originados de uma área ulcerada no foco de inoculação primária; contudo, nos casos mais típicos, as lesões são nódulos subcutâneos dolorosos, avermelhados ou vermelho-azulados, que geralmente afetam o cotovelo, joelho, dedo do pé ou da mão ("granuloma da piscina"). Essas lesões têm sido confundidas com nódulos reumatoides.[9]

O tratamento antimicrobiano está descrito adiante neste capítulo.

Quadro de correlações clínicas 19.5 *Mycobacterium simiae.*

Existem relativamente poucos relatos de infecção humana por *M. simiae*. Relatos isolados de infecções pulmonares foram publicados em França, Israel, Tailândia e EUA.[185] Esses autores relataram o caso de um homem aidético de 43 anos, que desenvolveu infecção micobacteriana disseminada. Os microrganismos foram isolados de sangue, líquido jejunal e biopsias do duodeno e do reto. Embora tenham sido relatados alguns casos adicionais de infecção por *M. simiae* em pacientes com AIDS, esta coinfecção não é comum e não serve como marcador.[236] A experiência dos israelenses com *M. simiae* é curiosa, porque 399 cepas foram isoladas de 287 pacientes no período de 1975 a 1981, principalmente de habitantes da planície costeira de Tel Aviv.[179] A maioria das cepas isoladas era de comensais relacionados com fontes de água da região. Algumas infecções pulmonares ocorreram nos pacientes dos quais essa micobactéria foi isolada várias vezes, geralmente como complicação de doenças pulmonares crônicas preexistentes.

Também existem relatos de doença disseminada com acometimento renal depois da infecção pulmonar.[275]

Existem relatos raros de infecção humana na literatura. O primeiro indício de que esse microrganismo poderia ser patogênico foi um relato publicado na Austrália por Blacklock.[24] Dois dos cinco pacientes tinham doença pulmonar cavitária progressiva; três não mostravam evidência de doença pulmonar progressiva; e as cepas isoladas do escarro pareciam representar colonização secundária. O primeiro caso de infecção pulmonar causada por *M. asiaticum* publicado nos EUA foi de um homem de 62 anos, que vivia em Los Angeles.[316] Também foram relatadas quatro cepas isoladas na Flórida.[102] Dawson et al.[69] descreveram o isolamento do *M. asiaticum* do líquido aspirado da bolsa olecraniana de um paciente com infecção pós-operatória. A infecção regrediu com drenagem, trocas regulares dos curativos e imobilização, sem necessidade de usar antimicrobianos.

Escotocromógenos

Mycobacterium scrofulaceum. O nome *scrofulaceum* dessa espécie é derivado de *scrofula* ("escrófula", ou linfadenite micobacteriana). Essa micobactéria foi denominada em 1956 por Prissick e Mason em referência à forma mais comum da doença causada por este microrganismo, ou seja, linfadenite cervical das crianças[253] (Quadro de correlações clínicas 19.6). Entretanto, *M. scrofulaceum* não é a única micobactéria que pode causar linfadenite cervical. Gill et al.[96] revisaram 16 casos de crianças com essa doença, cuja etiologia era *M. scrofulaceum* em seis casos, *M. tuberculosis* em quatro e CMA em quatro.[96]

Kirschner et al.[162] isolaram grandes quantidades de *M. scrofulaceum* das águas de pântanos de várias regiões da Geórgia, West Virginia e Virgina, indicando que as fontes hídricas ambientais provavelmente estejam ligadas à incidência mais alta de infecções escrofulosas diagnosticadas nestas áreas. Concentrações altas dessas micobactérias foram detectadas na água morna com pH baixo, teores reduzidos de oxigênio dissolvido, níveis altos de zinco solúvel e concentrações elevadas de ácidos húmico e fúlvico.

▶ Aspectos laboratoriais. As colônias de *M. scrofulaceum* crescem lentamente (4 a 6 semanas) em diversas temperaturas (25°C, 31°C e 37°C). Os microrganismos formam colônias, que geralmente são lisas, de consistência amanteigada e globoides com pigmentação variando entre amarelo-claro e laranja-escuro (Prancha 19.2 D). A produção de pigmento não depende da luz e, por esta razão, *M. scrofulaceum* está incluído entre os escotocromógenos do grupo II de Runyon.

As reações bioquímicas principais que caracterizam esse microrganismo são:

- Incapacidade de hidrolisar Tween 80
- Incapacidade de reduzir nitratos em nitritos
- Teste positivo para catalase a 68°C
- Urease-positiva.

Mycobacterium szulgai. *M. szulgai*, descrito oficialmente como espécie em 1972 por Marks et al.,[194] tem seu nome em homenagem ao microbiologista polonês T. Szulg. A característica singular dessa espécie é a produção de pigmento dependente da temperatura. Quando é cultivado a 37°C, *M. szulgai* é escotocromógeno, enquanto se torna fotocromógeno quando é cultivado à temperatura ambiente (25°C). Por essa razão, para avaliar a fotocromogenicidade de uma cepa desconhecida de *M. szulgai*, as placas expostas à luz

---

Quadro de correlações clínicas 19.6 *Mycobacterium scrofulaceum.*

Linfadenite é a apresentação clínica clássica da infecção por *M. scrofulaceum*, que afeta mais comumente crianças com idades de 18 meses a 7 anos (uma faixa etária na qual ocorrem violações das barreiras mucosas durante a erupção dos dentes). Em seguida, as taxas de incidência mais altas ocorrem nos adultos jovens com dentes molares cortantes. A linfadenite é unilateral e acomete os linfonodos da cadeia cervical alta adjacente à mandíbula ou retroauricular (Prancha 19.3 G e H). Em geral, os linfonodos drenam na superfície da pele e não causam complicações, exceto pelos graus variados de retrações fibróticas residuais nas áreas de penetração superficial dos trajetos fistulares. A doença afeta comumente crianças saudáveis, a dor geralmente é mínima e não há sinais e sintomas constitucionais. A colonização da boca e da faringe pelo microrganismo parece ser a origem da infecção. A incidência alta dessa doença entre as crianças pequenas parece estar relacionada com a violação das gengivas durante as erupções dos dentes, época em que o sistema imune ainda é relativamente imaturo. A doença localizada é mais bem tratada por incisão e drenagem cirúrgica dos linfonodos afetados.

devem ser incubadas à temperatura ambiente e não a 37°C. O pigmento escotogênico produzido sob temperatura mais alta afasta qualquer chance de detectar qualquer pigmento fotogênico que possa ser produzido (Quadro 19.5 *online* e Quadro de correlações clínicas 19.7).

▶ Aspectos laboratoriais. O crescimento é relativamente rápido e as colônias rugosas ou lisas desenvolvem-se dentro de 2 semanas a 37°C. Pode ser detectado um pigmento alaranjado, que é intensificado com a exposição à luz suave. Nos esfregaços álcool–ácidos, as células de *M. szulgai* aparecem como bacilos moderadamente longos, alguns com barras transversais semelhantes a *M. kansasii*.

As reações bioquímicas essenciais à identificação de *Mycobacterium szulgai* são as seguintes:

- Hidrólise lenta do Tween 80
- Redução de nitratos em nitritos
- Atividade de catalase positiva
- Intolerância ao NaCl a 5%.

Mycobacterium xenopi. M. xenopi (*Xenopus*, um gênero de sapo) foi isolado primeiramente de um sapo africano. Poças de água quente e fria, inclusive tanques de armazenamento de água e geradores de água quente dos hospitais, são fontes potenciais de infecções nosocomiais (Quadro de correlações clínicas 19.8). Embora não fosse considerado patogênico no passado, o *M. xenopi* foi incriminado em várias infecções.[326] Wolinski relatou infecções por *M. xenopi* em 50 pacientes, principalmente na Inglaterra, França, Dinamarca, Áustria e EUA.[364] Os pássaros que frequentam as regiões costeiras da Grã-Bretanha constituem um reservatório importante.

▶ Aspectos laboratoriais. As colônias de *M. xenopi* têm crescimento lento, são pequenas e verticais e produzem pigmento amarelo típico, embora algumas cepas não sejam pigmentadas. O crescimento é mais rápido a 42°C que a 37°C, mas não ocorre a 25°C. Embora estivesse incluído entre as micobactérias não fotocromógenas no passado, as colônias amarelas intensamente pigmentadas encontradas no isolamento primário sugerem que *M. xenopi* possa ser classificado mais apropriadamente entre os escotocromógenos. As colônias tendem a ser rugosas e pode haver um micélio aéreo evidente. O exame das microcolônias jovens

Quadro de correlações clínicas 19.7
Mycobacterium szulgai.

Maloney et al.[193] publicaram sua experiência com três pacientes portadores de infecções causadas por *M. szulgai* e revisaram 24 casos publicados anteriormente na literatura. Infecções pulmonares ocorreram em dois terços desses casos e as radiografias do tórax demonstraram doença apical unilateral ou bilateral com formação de cavidades semelhantes à tuberculose (*M. tuberculosis*). Também existem o relato de um paciente com infecção pulmonar persistente causada pelo *M. szulgai*.[55] Febre, tosse, hemoptise e emagrecimento eram sinais e sintomas comuns. As infecções extrapulmonares por *M. szulgai* citados nessa revisão incluíam bursite olecraniana, tenossinovite, síndrome do túnel do carpo, osteomielite e doença cutânea localizada.

Quadro de correlações clínicas 19.8
Mycobacterium xenopi.

A maioria das infecções humanas causadas por *M. xenopi* são pulmonares e semelhantes às que são detectadas nos pacientes infectados por *M. tuberculosis*, *M. kansasii* ou CMA. As anormalidades radiográficas incluem condensações multinodulares, cavidades e fibrose. Em geral, as infecções acometem pacientes com doença pulmonar preexistente ou condições predisponentes, inclusive alcoolismo, neoplasias malignas e diabetes melito. Contreras et al. revisaram 89 pacientes adultos com infecções pulmonares e demonstraram que *M. xenopi* era o segundo microrganismo isolado mais frequentemente (38% dos casos).[57] Do mesmo modo, em uma revisão das culturas positivas para micobactérias não tuberculosas (exceto CMA e *M. gordonae*), isoladas de 86 pacientes atendidos no State University of New York Health Sciences Center no Brooklyn, os autores demonstraram que o *M. xenopi* foi a espécie isolada mais comumente (33 pacientes).[291] A maioria dessas cepas foi isolada dos espécimes respiratórios de pacientes com AIDS. Outro estudo também relatou o isolamento de 28 cepas de *M. xenopi* dos pacientes que viviam na província de Ontário, Canadá.[299] Em 19 pacientes, a cepa isolada não foi considerada significativa; nove cepas foram isoladas de homens de meia-idade com outras doenças pulmonares crônicas. Na província de Ontário, *M. xenopi* tem sido a segunda micobactéria não tuberculosa isolada mais comumente, superada apenas pelo CMA.

Em geral, a disseminação intrapulmonar ocorre nos pacientes aidéticos; nos casos de doença disseminada, *M. xenopi* também pode ser isolado do material aspirado da medula óssea.[10] As infecções causadas por essa micobactéria não são comuns nos pacientes HIV-positivos. Em dois homens HIV-positivos com infecção pulmonar sintomática, os autores relataram sudorese noturna, tosse e dor pleurítica.[139] Esse microrganismo cresceu nas culturas de vários espécimes respiratórios obtidos de cada paciente. Os dois pacientes melhoraram com tratamento com vários antimicrobianos. Também existe o relato de infecção pulmonar em um receptor de 39 anos com aloenxerto.[347] Outros autores publicaram casos de infecções extrapulmonares isoladas nos ossos, linfonodos, epidídimo, trajetos fistulares e prótese de articulação temporomandibular.[364] Há relatos de infecções da coluna lombar: um destes pacientes era uma mulher imunocompetente de 77 anos, que desenvolveu um abscesso paravertebral.[254,258] Um surto de infecções pulmonares foi relatado em 13 pacientes de um conjunto habitacional de Praga, República Tcheca.[301] A fonte dessas infecções parecia ser o sistema de abastecimento de água da localidade, porque os microrganismos foram isolados da água das torneiras de cinco apartamentos. Tortoli et al. revisaram as características microbiológicas de 64 cepas de *M. xenopi* isoladas de pacientes que viviam em Florença, Itália, durante um período de 15 anos.[326] A homogeneidade das características bioquímicas e de cultura e dos perfis de sensibilidade antimicrobiana dessas cepas sugeriram que possa existir um foco endêmico na região de Florença.

cultivadas no ágar 7H10 demonstra um aspecto típico de "ninho de pássaro", com projeções semelhantes a gravetos. Ramificações e extensões filamentosas aparecem nas colônias mais antigas. Ao exame microscópico, os esfregaços álcool–ácidos contêm bacilos filamentosos longos, que são afilados nas duas extremidades e tendem a formar paliçadas.

As reações bioquímicas essenciais à identificação de *Mycobacterium xenopi* são as seguintes:

- Crescimento ideal a 42°C
- Pigmento escotocromógeno amarelo
- Sem acúmulo de niacina
- Redução de nitratos negativa
- Produção de catalase apenas a 68°C
- Arilsulfatase-positivo
- Pirazinamidase-positivo.

Mycobacterium celatum. O nome *M. celatum* foi proposto para essa espécie de *Mycobacterium* por Butler *et al.*[36] O grupo de Runyon mais apropriado para o *M. celatum* ainda não foi definido. A primeira cepa isolada foi descrita como não cromatógena; contudo, outros pesquisadores demonstraram que as cepas isoladas produziam um pigmento amarelo fraco no escuro. *M. celatum* é muito semelhante fenotipicamente a *M. xenopi* e difere apenas por seu crescimento escasso a 45°C, pela formação de colônias grandes no ágar 7H10 e pela produção de quantidades mínimas do ácido graxo 2-docanosol. *M. celatum* pode ter reação cruzada com CMTB quando se utiliza o teste AccuProbe® (Gen-Probe, San Diego, CA) com sonda de DNA marcada com éster de acridina; embora tenha sido descrito, este problema ainda não foi resolvido.[36] *M. celatum* foi isolado de espécimes respiratórios e, menos frequentemente, do sangue, das fezes e do líquido cefalorraquidiano obtidos de pacientes que residiam em diversas regiões geográficas, inclusive EUA, Finlândia e Somália. Essa micobactéria pode causar doença grave (pulmonar e disseminada) nos pacientes com AIDS.[247] No relato inicial de Butler *et al.*, cerca de um terço das cepas foi isolado de pacientes aidéticos.[36] Haase *et al.*[114] descreveram um caso de linfadenite cervical unilateral (semelhante à escrófula) em uma criança imunocompetente.

Mycobacterium gordonae. *Mycobacterium gordonae* raramente causa infecções humanas, mas pode ser a micobactéria mais frequentemente isolada nos laboratórios de microbiologia clínica (Quadro de correlações clínicas 19.9).

Esse microrganismo está presente principalmente nos ambientes aquáticos, o que explica sua designação alternativa como *M. aquae*, ou "bacilo da água de torneira".

▶ Aspectos laboratoriais. *Mycobacterium gordonae* é escotocromógeno e pode ser facilmente reconhecido por suas colônias lisas com pigmentação amarelo-alaranjada intensa, que se formam depois de 7 dias de incubação a 37°C (Prancha 19.2 E). *M. gordonae* hidrolisa Tween 80 e produz catalase termoestável, não produz urease e não reduz nitratos em nitritos. Por também ser escotocromógeno, *M. flavescens* é uma micobactéria que pode ser confundida fenotipicamente com *M. gordonae*; contudo, o primeiro tem atividade de urease e reduz nitratos em nitritos, duas características não demonstradas por *M. gordonae*. *M. flavescens* é um comensal dos seres humanos e não causa doença conhecida.

Micobactérias não fotocromógenas

Complexo Mycobacterium avium. As cepas de *M. avium* e de *M. intracellulare* – referidas comumente como CMA – estão amplamente distribuídas nas águas, no solo, nos mamíferos e nas aves. Nos seres humanos, esses microrganismos inicialmente eram considerados pouco patogênicos e uma causa rara de doença (Quadro de correlações clínicas 19.10). Contudo, a epidemia de AIDS demonstrou a patogenicidade dessas micobactérias nos pacientes com depressão da imunidade mediada por linfócitos T.[102]

Os membros do CMA podem ser isolados de muitas fontes ambientais, inclusive estuários de rios, piscinas, solo, poeira doméstica, plantas e roupas de cama. As fontes naturais de água, inclusive água potável, acarretam algum risco de infecção humana por esses microrganismos.[337] As águas com salinidade moderada (salinidade entre 1 e 2%), que têm acidez relativamente alta (pH entre 4,5 e 6,5) e estão localizadas em altitudes mais baixas, são ideais à propagação dos microrganismos do CMA.[31] As infecções humanas causadas pelo CMA podem ocorrer depois da ingestão de água e alimentos contaminados (o trato intestinal parece ser o foco primário da infecção dos pacientes HIV-positivos) ou da inalação dos microrganismos contidos nos aerossóis aquosos. Wendt *et al.*[352] detectaram o CMA em gotículas de 0,7 a 3,3 μm suspensas acima das superfícies de água doce, ou seja, suficientemente pequenas para alcançar os espaços alveolares; estes microrganismos podem ser altamente concentrados nas correntes de ar que emanam das interfaces da água do mar com o ar. Embora aves, suínos e outras espécies de aves e animais sejam infectados e excretem esses

---

Quadro de correlações clínicas 19.9 *Mycobacterium gordonae.*

Na maioria dos casos, *Mycobacterium gordonae* é um contaminante. É importante realizar uma revisão cuidadosa das manifestações clínicas e histopatológicas do paciente e, se possível, repetir o isolamento do microrganismo antes de atribuir a doença do paciente a *M. gordonae*. Existem vários casos isolados de infecções causadas por esse microrganismo, inclusive meningite secundária à invasão de *shunts* ventriculoatriais, doença hepatoperitoneal, endocardite de uma prótese de valva aórtica, lesões cutâneas da mão e, possivelmente, pacientes com doença pulmonar.[370] Também existem casos publicados de doença disseminada, infecções dos tecidos moles, infecções crônicas do trato urinário e peritonite de um paciente em diálise peritoneal.[140,141,348,378] Contudo, Wayne e Sramek, depois de revisarem alguns dos supostos casos de infecções por *M. gordonae* publicados antes, alertaram que não havia descrições dos microrganismos e correlações clínicas convincentes em muitos casos publicados nesses artigos e que ainda existe dúvida quanto à patogenicidade real desta micobactéria.[346] Quando *M. gordonae* é isolado de espécimes clínicos, cada cepa deve ser cuidadosamente identificada e deve ser realizada uma correlação clínica cuidadosa para determinar o significado clínico de um microrganismo que, na maioria dos casos, é um contaminante.

Quadro de correlações clínicas 19.10 — Complexo *Mycobacterium avium*.

As condições que predispõem as pessoas a desenvolver infecções pulmonares causadas por CMA incluem: doença pulmonar obstrutiva crônica, independentemente da causa primária; bronquiectasia; aspiração crônica ou pneumonias recidivantes; tuberculose; pneumoconioses; fibrose cística; e carcinoma broncogênico.[107,149,156] A doença pulmonar também pode acometer mulheres pós-menopausa sem condições predisponentes, a chamada síndrome de Lady Windermere em referência à personagem vitoriana de Oscar Wilde, que tinha o hábito peculiar de suprimir sua tosse. Nos pacientes imunocompetentes, as manifestações pulmonares da doença causada pelo CMA são semelhantes às da tuberculose pulmonar (*M. tuberculosis*): tosse, fadiga, emagrecimento, febre baixa e sudorese noturna. As anormalidades radiográficas incluem nódulos solitários ou infiltrados mais difusos, mas também pode ocorrer doença cavitária, embora menos frequentemente que na tuberculose.

O surto mais expressivo da doença causada pelo CMA nas últimas décadas tem ocorrido nos pacientes com AIDS. Em uma revisão da doença causada pelo CMA em pacientes HIV-positivos antes do uso generalizado do tratamento antirretroviral altamente ativo (HAART; *highly active antirretroviral therapy*), os autores demonstraram que esta doença geralmente era disseminada e ocorria nos estágios finais da infecção pelo HIV.[190] O risco de desenvolver essa doença entre os pacientes com AIDS e contagens de linfócitos CD4 menores que 50 é alto (45% dentro do primeiro ano depois do diagnóstico).[46] Quando esses microrganismos foram isolados do escarro ou do trato gastrintestinal, 60% dos pacientes tinham doença disseminada. A doença disseminada caracteriza-se por febre intermitente, sudorese, fraqueza, anorexia e emagrecimento em progressão relativamente rápida. Alguns pacientes podem ter dor abdominal ou diarreia com má absorção. O acometimento pulmonar significativo não era frequente, apesar do isolamento dos membros do CMA das amostras de escarro. Mais de 90% dos pacientes com doença disseminada têm bacteriemia e os microrganismos são detectados nos monócitos circulantes; por isso, as hemoculturas para micobactérias são recomendadas para isolar os microrganismos desses pacientes. Um estudo relatou contagens de colônias de até 10^6 unidades formadoras de colônias (UFC)/mℓ, embora contagens na faixa de 10^1 a 10^2 sejam mais comuns.[365]

Em um estudo sobre infecções micobacterianas de 94 pacientes com AIDS, cerca de 25% dos indivíduos infectados pelo CMA tinham doença pulmonar significativa, em contraste com 83% dos pacientes infectados por *M. tuberculosis* e doença pulmonar.[215] Além disso, o diagnóstico de tuberculose clássica precedeu o diagnóstico de infecção pelo HIV em dois terços dos pacientes, em contraste com a doença causada pelo CMA, que era a complicação secundária da AIDS em todos os pacientes estudados. Os membros do CMA também foram isolados dos pacientes com AIDS e meningite tuberculosa, reiterando a importância de considerar alguns patógenos coexistentes nos pacientes que chegam ao estágio de imunossupressão.[137] O isolamento desses microrganismos do líquido cefalorraquidiano indicava doença disseminada e o prognóstico deste grupo de pacientes não era favorável. Contudo, a doença disseminada associada ao CMA tornou-se muito menos comum desde a introdução do HAART para tratar a infecção pelo HIV.

As alterações histológicas típicas encontradas nos cortes de tecidos corados com hematoxilina-eosina dos pacientes com AIDS e doença disseminada por CMA são agregados de macrófagos espumosos repletos de bacilos álcool-acidorresistentes, que se assemelham às células da hanseníase associadas às infecções por *M. leprae* (Pranchas 19.2 P; 19.3 I e J) ou à doença de Whipple quando há acometimento do trato gastrintestinal. Os pacientes com evidência histológica de acometimento gastrintestinal (e pulmonar) sempre têm doença disseminada.[46] A ingestão de água ou alimentos contaminados certamente poderia ser o mecanismo de transmissão principal. A histologia da doença localizada associada ao CMA dos pacientes sem AIDS inclui inflamação necrosante e/ou granulomas, com ou sem necrose caseativa.

Nas crianças, os membros do CMA também podem causar linfadenite cervical semelhante à escrófula.[159,175] Woods e Washington citaram várias outras infecções causadas pelo CMA, inclusive sinovite granulomatosa, doença do trato geniturinário, lesões cutâneas, osteomielite, meningite e úlceras do intestino grosso.[370]

microrganismos nas fezes, que podem permanecer viáveis por períodos longos no solo, a transmissão dos animais aos seres humanos é rara e a transmissão entre os seres humanos não foi comprovada.[136]

O CMA tem distribuição mundial; contudo, existem áreas endêmicas nas regiões geográficas temperadas, inclusive EUA, Canadá, Grã-Bretanha, Europa, Holanda e Japão.[136] Os membros do CMA são as micobactérias não tuberculosas (MNT) associadas mais comumente a doença humana. Quando a infecção pelo HIV foi reconhecida pela primeira vez, o aumento global da incidência das infecções causadas pelo CMA acompanhou a incidência dos casos de AIDS. Por exemplo, dentre 161.074 pacientes com AIDS notificados aos CDC até dezembro de 1990, houve mais de 12.000 casos de infecções causadas por MNT; em 96% destes pacientes, o agente etiológico era um dos membros do CMA.[128] A infecção pelo HIV é o fator de risco principal das infecções disseminadas causadas por essas micobactérias;[224] contudo, a incidência das infecções disseminadas pelo CMA entre os pacientes HIV-positivos diminuiu drasticamente desde a introdução do tratamento antirretroviral altamente ativo (HAART; *highly active antirretroviral therapy*). O CMA também é uma causa importante de doença pulmonar crônica, que geralmente acomete três grupos de pacientes: portadores de doenças pulmonares preexistentes com lesões fibrocavitárias apicais; mulheres pós-menopausa com bronquiectasia e opacidades nodulares; e pacientes com fibrose cística.

▶ **Aspectos laboratoriais.** Os membros do CMA podem formar três tipos de colônias: (1) lisas, opacas e abauladas; (2) lisas, transparentes e planas; e (3) rugosas (Prancha 19.2 N e O). As cepas isoladas dos pacientes com AIDS geralmente formam colônias da variante lisa, transparente e plana, de acordo com as análises das microcolônias (Prancha 19.2 A e B). Alguns autores acreditam que essas colônias transparentes e planas sejam mais virulentas que as cepas que formam outros tipos de colônias.[63,280,286,312] Embora *M. avium* tenha sido classificado originalmente no grupo III de Runyon (micobactérias não cromógenas), na experiência de alguns autores certas cepas isoladas dos pacientes com AIDS tinham graus variados de pigmentação amarela, que se tornava mais intensa à medida que envelheciam. Entretanto, Doern et al.[76] demonstraram que a maioria de suas cepas não era pigmentada. Stormer e Falkingham mostraram que as cepas isoladas dos pacientes HIV-positivos não eram pigmentadas e tinham mais tendência a ser resistentes aos antimicrobianos, em comparação com as cepas pigmentadas.[312]

O exame microscópico dos esfregaços álcool–ácidos demonstra células, que geralmente são curtas e têm formato cocobacilar. Nas fases iniciais da cultura e em determinadas condições, podem ser encontrados bacilos longos e finos. Em geral, a coloração é homogênea, ou seja, não há formação de faixas ou riscas. Fenotipicamente, as cepas do CMA são mais bem caracterizadas por um conjunto de reações negativas (Tabela 19.7). Esses microrganismos não produzem catalase termoestável e podem crescer nos meios contendo T2H; todas as outras reações bioquímicas são negativas. Com a disponibilidade de uma sonda de ácido nucleico para confirmação dos resultados da cultura dos membros do CMA, o tempo maior necessário à realização da identificação das espécies pelos métodos convencionais não mais se justifica. Embora seja comum utilizar sondas combinadas para CMA, em alguns casos pode ser importante determinar se o agente etiológico é *M. avium* ou *M. intracellulare*, porque alguns autores sugeriram que a doença causada pelo primeiro parece ser mais grave que a atribuída ao segundo.[375]

A maioria das cepas do CMA é resistente aos fármacos tuberculostáticos usados comumente. O mecanismo da resistência está baseado na impermeabilidade da parede celular.[260] A síntese de enzimas que inativam aminoglicosídios e antibióticos peptídicos não foi demonstrada, embora algumas cepas produzam betalactamases.[214] O efeito surfactante do Tween 80 na parede celular pode potencializar o efeito de alguns antimicrobianos; o etambutol também altera a permeabilidade da membrana celular e isto explica por que este fármaco pode atuar sinergicamente no sentido de potencializar os efeitos de alguns outros fármacos tuberculostáticos.[126] O acréscimo dos macrolídios aos esquemas terapêuticos melhorou drasticamente o prognóstico dos pacientes com doença causada pelo CMA.

***Mycobacterium paratuberculosis* e doença de Crohn.** Hermon-Taylor et al.[123] citaram o estudo de um cirurgião de Glasgow (T. K. Dalziel), que publicou uma descrição detalhada da enterite crônica humana e propôs que a doença seja causada pelos mesmos microrganismos responsáveis pela doença de Johne, um distúrbio intestinal ulcerativo associado a diarreia crônica do gado. A doença de Johne é conhecida desde 1895 e acreditava-se que estivesse associada a um BAAR, que poderia ser detectado nos tecidos dos animais infectados; contudo, naquela época, não foi possível cultivar este microrganismo. Entretanto, poucos anos depois, uma micobactéria de crescimento lento foi finalmente isolada da mucosa intestinal dos animais infectados, que era conhecida inicialmente como bacilo de Johne e depois foi denominada *M. paratuberculosis*.

Em 1984, enquanto trabalhavam com Hermon-Taylor e seus colegas do St. George's Hospital em Londres, Chiodini et al.[48] relataram o isolamento de uma espécie de *Mycobacterium* desconhecida extremamente exigente de três pacientes com doença de Crohn. Depois de esforços consideráveis, esses pesquisadores identificaram o microrganismo como membro do grupo III de Runyon diretamente relacionado com os complexos *M. avium* e *M. paratuberculosis*. Vários casos adicionais ligando *M. paratuberculosis* à doença de Crohn foram publicados nos EUA, Holanda, Austrália e França.[47] Outra evidência de que a micobactéria da doença de Crohn e *M. paratuberculosis* sejam o mesmo microrganismo provém de outro estudo ainda não publicado pelo grupo do St. George's Hospital, que demonstrou fragmentos de restrição do DNA idênticos entre estes dois grupos de microrganismos.[201]

Gitnick et al. relataram o isolamento de micobactérias exigentes (inclusive *M. paratuberculosis*) de cinco dentre 82 espécimes intestinais retirados cirurgicamente de 27 pacientes com doença de Crohn em atividade.[99] Essas cepas precisaram de 4 a 8 meses para crescer em cultura e esse pode ser um dos motivos pelos quais tais microrganismos não são isolados nos laboratórios clínicos. Prantera et al.[251] forneceram evidência indireta da associação entre doença de Crohn e *M. paratuberculosis*, demonstrando níveis séricos altos de anticorpo antimicobacteriano detectado nos pacientes depois do tratamento bem-sucedido com dapsona – um fenômeno semelhante ao que é observado depois do tratamento dos casos clássicos de TB. Com PCR e uma parte da sequência de inserção IS*900* de *M. paratuberculosis* como sonda, Sanderson et al.[282] conseguiram identificar o DNA deste microrganismo em 65% dos espécimes de biopsia dos pacientes com doença de Crohn, em comparação com apenas 4,3% dos pacientes com colite ulcerativa e 12,5% dos indivíduos saudáveis, respectivamente. Do mesmo modo, Fidler et al.[86] demonstraram que o material obtido dos granulomas dos tecidos da doença de Crohn (31 espécimes de biopsia do estudo) tinha tendência muito maior de amplificar o DNA específico de *M. paratuberculosis* por PCR, que os tecidos sem doença de Crohn (10 biopsias de pacientes com colite ulcerativa utilizados como controles negativos). Se as micobactérias realmente causam doenças intestinais, abordagens terapêuticas novas (especialmente doença de Crohn) podem ser utilizadas. Essa associação não foi comprovada com base nos postulados de Koch (ver um comentário sobre paratuberculose em Cocito et al.).[53]

***Mycobacterium terrae*, *M. gastri* e *M. triviale*.** Esses microrganismos também são micobactérias não fotocromógenas de crescimento lento que, no passado, geralmente não eram reconhecidas como patógenos, mas raramente são encontradas nos laboratórios clínicos (Quadro de correlações clínicas 19.11). Essas micobactérias podem ser diferenciadas com base nas características descritas na Tabela 19.7. As colônias de *M. triviale* podem ser semelhantes às do CMA ou, em alguns casos, podem ser tão ásperas que são confundidas com os bacilos da tuberculose; contudo, estas cepas são niacino-negativas e podem crescer nos meios contendo NaCl a 5%. *M. triviale* também hidrolisa o Tween 80 em 5 dias, enquanto os membros do CMA são Tween-negativos. *M. gastri* e *M. terrae* também são espécies não fotocromógenas, que também podem precisar ser diferenciadas em alguns casos (Tabela 19.7). *M. terrae* também é conhecido como "bacilo do rábano", porque foi isolado inicialmente de lavados deste legume. As colônias de *M. terrae* tendem a ser mais lisas que as colônias ásperas de *M. triviale*.

***Mycobacterium shimoidei*.** Em 1988, Imaeda et al.,[135] com base em estudos de homologia do DNA, estabeleceram oficialmente *M. shimoidei* como espécie diferente. Desde a

Quadro de correlações clínicas 19.11 — *Mycobacterium terrae* e *Mycobacterium triviale*.

Embora no passado fossem considerados como um complexo, *M. terrae* e *M. triviale* também podem ser descritos separadamente. Com base nos estudos de Woods e Washington, essas micobactérias foram incriminadas em várias infecções humanas: artrite séptica causada por *M. triviale* em um bebê; sinovite e osteomielite causadas por *M. terrae* em um homem jovem com pancitopenia de Fanconi; e, possivelmente, infecção disseminada por *M. terrae* em uma mulher jovem com tuberculose miliar no passado.[370] Pesquisadores relataram vários casos de infecção pulmonar causada por *M. terrae*.[173,321] Krishner et al. descreveram o caso de um paciente e citaram seis casos publicados anteriormente de infecções respiratórias.[168] Peters e Morice descreveram um caso de infecção pulmonar de uma mulher de 64 anos com carcinoma de ovário, que apresentou infiltrados miliares nas radiografias de tórax e também tinha erupção cutânea nos membros.[235] As lesões pulmonares e cutâneas regrediram depois de 6 semanas de tratamento com isoniazida, rifampicina e pirazinamida, apesar da "resistência" aparente a estes fármacos com base nos testes de sensibilidade *in vitro*. Petrini et al.[240] relataram o caso de um paciente com tenossinovite da mão causada por *M. terrae*. O tendão e a bainha tendínea estavam edemaciados e tinham inflamação crônica, granulomas e necrose ao exame histológico. A tenossinovite causada por esse microrganismo também foi descrita no dedo de um pescador de meia-idade, que sofreu feridas por perfuração enquanto manuseava as barbatanas de uma perca-prateada.[167]

descrição do primeiro caso, outras infecções clínicas causadas por *M. shimoidei* também foram relatadas. Esse microrganismo foi descrito como causa de infecções pulmonares dos pacientes que viviam na Austrália e na Alemanha; este último paciente adquiriu esta infecção como complicação da silicose crônica.[346] Fenotipicamente, *M. shimoidei* difere dos membros do complexo *M. terrae* pelas reações de catalase negativa e β-galactosidase positiva e de *M. malmoense* pela reação de fosfatase ácida positiva. Contudo, como as reações de β-galactosidase e fosfatase ácida raramente são realizadas nos laboratórios clínicos, a identificação dessa espécie com base nas propriedades fenotípicas é difícil.

Mycobacterium malmoense. Em 1977, Schroder e Juhlin isolaram uma nova espécie de *Mycobacterium* de quatro pacientes com doença pulmonar.[288] Os autores denominaram esse microrganismo de *Mycobacterium malmoense*, em referência à cidade sueca de Malmo, na qual os pacientes viviam. Também existem relatos dessa doença na Escócia.[90] *M. malmoense* foi isolado de pacientes americanos: 12 cepas por Good et al. em 1980[103] e 4 pacientes com doença pulmonar crônica por Albers et al., dos quais dois desenvolveram doença progressiva[6] (Quadro de correlações clínicas 19.12).

▶ **Aspectos laboratoriais.** Nos casos típicos, esse microrganismo cresce lentamente. Algumas cepas são detectadas depois de apenas 2 a 3 semanas de incubação a 37°C; contudo, outras podem necessitar de até 12 semanas até que as colônias sejam visíveis. Essa necessidade de incubação prolongada – maior que o período usado na maioria dos laboratórios clínicos – pode resultar em subdetecção. As colônias típicas de *M. malmoense* são branco-acinzentadas, lisas, brilhantes, opacas e abauladas. Elas são incolores e a exposição à luz não produz pigmento. Nos esfregaços álcool-ácidos, *M. malmoense* tem a forma de bacilos cocoides ou bacilos curtos sem faixas transversais.

As reações bioquímicas essenciais para a identificação de *Mycobacterium malmoense* são as seguintes:

- Não há acúmulo de niacina
- Não há redução de nitratos em nitritos
- Hidrólise positiva de Tween 80
- Produção de catalase a 68°C
- Pirazinamidase-positiva.

Mycobacterium haemophilum. Sompolinsky et al.[306] foram os primeiros a isolar *M. haemophilum* em 1978 de uma lesão subcutânea de um paciente israelense com doença de

Quadro de correlações clínicas 19.12 — *Mycobacterium malmoense*.

Nas últimas décadas, *M. malmoense* tem sido relatado com frequência crescente como patógeno pulmonar. Nos casos típicos, a infecção acomete pacientes com doenças pulmonares coexistentes, geralmente homens de meia-idade com pneumoconioses.[379] Em geral, as anormalidades radiológicas são indistinguíveis da tuberculose. Jenkins e Tsukamora[142] descreveram dois casos de linfadenite cervical, enquanto Warren et al.[343] publicaram o caso de um paciente americano com doença pulmonar crônica. Albers et al.[6] acreditam que as infecções por *M. malmoense* possam ser subnotificadas, porque algumas cepas requerem incubação por 8 a 12 semanas ou mais, antes que ocorra crescimento visível – um período mais longo que o tempo durante o qual as culturas são conservadas na maioria dos laboratórios. Simultaneamente, é importante usar um meio de cultura em caldo, que passou a ser o padrão de cultura para micobactérias, de forma a aumentar a positividade das cepas de crescimento especialmente lento.[125] Outros casos relatados incluem linfadenite de uma menina de 5 anos, infecção cutânea séptica de um paciente com tricoleucemia e vários casos de infecção em pacientes HIV-positivos.[39,51,60,244,360] Em um paciente, a infecção foi tratada eficazmente com etambutol, cicloserina e isoniazida, apesar da multirresistência nos testes de sensibilidade *in vitro*.[39] A inexistência de uma correlação clara entre os testes de sensibilidade *in vitro* e a resposta clínica foi descrita há mais de 10 anos.[13] Na experiência desses autores, a omissão do etambutol do esquema terapêutico, mesmo que tenha mostrado resistência nos testes *in vitro*, foi responsável por uma resposta insatisfatória ao tratamento.

Hodgkin (Quadro de correlações clínicas 19.13). Como o nome da espécie sugere, *M. haemophilum* requer hemoglobina ou hemina para proliferar. Ágar-chocolate, ágar Columbia com sangue de carneiro a 5%, ágar Mueller-Hinton com suplemento de Fildes ou meio de LJ contendo citrato de ferro amoniacal a 2% é apropriado para o isolamento desse microrganismo. McBride *et al.*[198] relataram sucesso em isolar *M. haemophilum* utilizando um meio que continha base de Casman, sangue de carneiro aquecido a 5% e violeta cristal. Em vista da chance remota de isolar esse microrganismo na maioria dos laboratórios dos EUA, o uso de uma fita de fator X na área de inoculação do ágar 7H10 – conforme foi sugerido por Vadney e Hawkins – é uma alternativa aceitável nos casos suspeitos.[331]

A maioria das infecções afeta a pele e os tecidos subcutâneos, possivelmente como um reflexo da propensão desse microrganismo de proliferar sob temperatura mais baixa.[169] Gupta *et al.*[113] descreveram um paciente com AIDS, que desenvolveu osteomielite e infecção cutânea e foi tratado eficazmente com minociclina. Kiehn *et al.* publicaram quatro casos de pacientes imunossuprimidos, dos quais dois tinham AIDS e dois eram receptores de transplantes de medula óssea alogênica.[154] Em razão das necessidades singulares de hemina e temperatura mais baixa para seu crescimento ideal, esses autores sugeriram que *M. haemophilum* deva ser considerado quando os espécimes fornecidos por pacientes imunossuprimidos com doença inexplicável não isolem micobactérias nas condições habituais de cultura, ou quando são encontrados BAAR nos esfregaços.[314]

▶ Aspectos laboratoriais. O crescimento ideal ocorre entre 28° e 32°C; algumas cepas crescem a 20°C, mas o crescimento é mínimo ou inexistente a 37°C. O crescimento é estimulado pela incubação em atmosfera com CO_2 a 10%. As colônias típicas podem ser ásperas ou lisas depois de 2 a 4 semanas de incubação a 32°C no meio à base de ovos ou no ágar 7H10 (suplementado com hemina ou na superfície do qual se coloca uma "tira X", conforme foi descrito antes). Essa micobactéria não produz pigmento, mesmo depois de ficar exposta à luz. Ao exame microscópico, as células são curtas, curvas e fortemente álcool-acidorresistentes, sem faixas ou listras. *M. haemophilum* também é bioquimicamente inerte e a única reação de pirazinamidase é a única positiva dentre todos os testes convencionais usados comumente para identificar micobactérias.

Micobactérias de crescimento rápido

Grupo de Mycobacterium fortuitum e grupo de M. chelonae/M. abscessus. As micobactérias de crescimento rápido são microrganismos terrestres e aquáticos onipresentes, que contaminam suprimentos de água, inclusive reagentes e soluções líquidas usadas nos hospitais. As manifestações clínicas das infecções causadas por essas bactérias estão descritas no Quadro de correlações clínicas 19.14. As espécies de micobactérias de crescimento rápido que mais comumente causam doença nos seres humanos pertencem ao grupo de *M. fortuitum* (especialmente *M. fortuitum*) e grupo de *M. chelonae/M. abscessus* (principalmente *M. chelonae* e *M. abscessus* subesp. *abscessus* [antes conhecido como *M. abscessus*]). As espécies que fazem parte do grupo de *M. fortuitum* são as seguintes: *M. fortuitum, M. peregrinum, M. senegalense, M. setense, M. septicum, M. porcinum, M. houstonense, M. boenickei, M. brisbanense* e *M. neworleansense*. A identificação no nível de espécies requer técnicas moleculares, mas na maioria dos casos não tem muito significado clínico; contudo, sua identificação pode ser útil em estudos epidemiológicos. As espécies do grupo de *M. chelonae/M. abscessus* são: *M. chelonae, M. immunogenum, M. abscessus* subesp. *abscessus* (antes referido como *M. massiliense* e *M. bolletii*) e *M. salmoniphilum*. No passado, o complexo *M. chelonae/M. abscessus* era relatado nos laudos dos laboratórios. Contudo, a diferenciação entre *M. chelonae* e *M. abscessus* subesp. *abscessus* é recomendada porque este último é mais resistente aos antimicrobianos.[33,68,283,373]

▶ Aspectos laboratoriais. Por definição, as micobactérias são classificadas como microrganismos de crescimento rápido quando proliferam em um meio sólido dentro de 7 dias depois da subcultura. As colônias jovens são lisas e hemisféricas, geralmente com consistência butirosa ou cerosa. Nos casos típicos, as colônias do grupo de *M. fortuitum* e do grupo de *M. chelonae/M. abscessus* não são pigmentadas, mas podem parecer amareladas (encardidas) ou cor de creme claro (Prancha 19.2 Q). No ágar Middlebrook 7H11 ou no ágar de glicerol-farinha de milho, *M. fortuitum* pode formar extensões filamentosas ramificadas nas colônias de 1 a 2 dias. Algumas cepas formam colônias mais rugosas com hifas aéreas curtas, que são mais bem-demonstradas sob um estereomicroscópio. *M. chelonae* não forma essas extensões filamentosas.

As micobactérias descritas antes geralmente conseguem proliferar no ágar MacConkey sem violeta cristal. Além disso, elas formam colônias lisas e abauladas, que podem

---

Quadro de correlações clínicas 19.13 *Mycobacterium haemophilum.*

Nódulos subcutâneos dolorosos, áreas de inflamação e/ou úlceras que podem transformar-se em abscessos e fístulas com drenagem são apresentações clínicas comuns da infecção por *M. haemophilum*. Rogers *et al.*[271] relataram casos de doença disseminada em pacientes com AIDS, nos quais havia várias lesões cutâneas nos membros superiores, nas mãos e nos pés. Em um estudo com 13 pacientes infectados por *M. haemophilum* e provenientes de 7 hospitais metropolitanos de Nova York, as manifestações clínicas eram lesões cutâneas disseminadas, bacteriemia e invasão dos ossos, das articulações, dos vasos linfáticos e dos pulmões.[89] Os autores desse estudo ressaltaram que as técnicas inadequadas de cultura podem retardar os resultados ou produzir resultados falso-negativos, levando ao não estabelecimento do diagnóstico pelo laboratório. É possível que as infecções sejam mais comuns que se pensava, em razão dessas dificuldades de cultivar o microrganismo.

M. haemophilum também foi isolado dos punhos e dos tornozelos de pacientes com tenossinovite grave e de uma lesão cutânea, um linfonodo e um dos olhos de um homem, que foi o primeiro caso de infecção por *M. haemophilum* publicado no Canadá. O segundo paciente era uma menina canadense de 3 anos com linfadenite, que também foi incluída nesse estudo.[192,318] Os pacientes com linfopenia têm risco especialmente alto de desenvolver essas infecções; estudos demonstraram que diálise renal e tratamento com corticosteroides predispõem às infecções por *M. haemophilum*.[105,217]

Quadro de correlações clínicas 19.14 Micobactérias de crescimento rápido.

O grupo de *M. fortuitum* e o grupo de *M. chelonae/M. abscessus* são as micobactérias de crescimento rápido (MCR) mais importantes na prática clínica. Diversas infecções foram associadas a esses microrganismos, inclusive infecções da pele e dos tecidos subcutâneos (que são as mais comuns), ossos, pulmões, sistema nervoso central, próteses de valvas cardíacas e doença disseminada.[34,89,370,297] Wallace e Brown revisaram 100 cepas de *M. chelonae* isoladas da pele, dos tecidos subcutâneos e dos ossos ao longo de um período de 10 anos.[339] As apresentações mais comuns eram infecções cutâneas (53%), celulite localizada ou osteomielite (35%) e infecções associadas aos cateteres (12%). Os fatores de risco predisponentes às infecções eram transplantes de órgãos, artrite reumatoide e outras doenças autoimunes e traumatismo, inclusive procedimentos médicos invasivos. Anteriormente, Wallace et al.[341] tinham revisado 125 infecções humanas causadas por MCR. Cinquenta e nove por cento desses casos envolviam a pele e os tecidos subcutâneos (p. ex., infecções de feridas pós-operatórias, traumatismo acidental e injeções com agulhas contaminadas).

Os surtos hospitalares de infecções cutâneas por *M. fortuitum* foram associados à exposição a um aparelho contaminado e à contaminação de um equipamento de desinfecção automatizada de broncoscópios.[91,178] Também há o relato de uma síndrome cutânea clinicamente bem-diferenciada, que estava associada à infecção causada por um dos membros do então chamado complexo *M. chelonae* (naquela época, *M. abscessus* não era diferenciado rotineiramente de *M. chelonae*) entre receptores de transplantes renais, que consistia em lesões nodulares dolorosas e renitentes nos membros.[59] A disseminação esporotricoide dessas infecções pode ocorrer nos pacientes imunossuprimidos e raramente a infecção cutânea por MCR pode ser atribuída à extensão da doença disseminada.[77,218] As infecções cutâneas causadas por essas micobactérias também foram associadas às tintas de tatuagem.[252]

Existem relatos de vários outros quadros clínicos causados pelas MCR. Pesquisadores relataram casos de ceratite em usuários de lentes de contato rígidas e gelatinosas.[30,151] A maioria dessas infecções ocorre depois de traumatismos e o tratamento com antibióticos tópicos geralmente não é eficaz; por esta razão, pode ser necessário realizar ceratoplastia para conseguir a cura. Alguns autores sugeriram que os esfregaços álcool–ácidos preparados com raspados da córnea devam ser realizados em todos os pacientes com úlceras crônicas da córnea.[265] Os pacientes em diálise peritoneal ambulatorial contínua também estão sujeitos a desenvolver peritonite causada por MCR.[49,81,164,204,307] Por essa razão, é recomendável realizar culturas para micobactérias nos pacientes com peritonite associada à diálise peritoneal ambulatorial contínua, quando as culturas rotineiras não conseguem demonstrar microrganismos. As MCR devem ser consideradas quando os esfregaços corados pelo Gram preparados a partir de espécimes retirados do líquido peritoneal ou dos líquidos de diálise mostram o que parecem ser bacilos gram-positivos difteroides ou em forma de contas mal caracterizados. Em geral, o paciente é curado rapidamente com a remoção do cateter, a drenagem das coleções líquidas e o uso de antimicrobianos apropriados.

As MCR podem causar pneumonia e as infecções pulmonares causadas por *M. abscessus* são especialmente graves.[341] Essas micobactérias são ubíquas em muitas fontes de água e podem colonizar as vias respiratórias dos pacientes com mecanismos de defesa locais comprometidos, debilitados ou imunossuprimidos, ou que são portadores de doença pulmonar obstrutiva crônica de longa duração. Burns et al.[35] estudaram um surto de culturas de escarro positivas para *M. fortuitum* entre 16 pacientes tratados em uma enfermaria de reabilitação de alcoólicos. A eletroforese em campo pulsado dos fragmentos grandes produzidos por enzimas de restrição do DNA genômico revelou que as 16 cepas isoladas eram idênticas. Os autores demonstraram que a origem da contaminação era uma torneira ligada aos canos de abastecimento de água dos chuveiros usados por estes pacientes; nenhum caso adicional ocorreu depois que os chuveiros foram desligados e descontaminados.

Existem vários relatos de infecções associadas aos cateteres causadas por MCR. Raad et al.[255] revisaram 15 pacientes com câncer infectados – nove por *M. fortuitum* e seis por *M. chelonae*. Quatro pacientes com bacteriemia e infecções dos cateteres recuperaram-se depois da remoção do cateter e a introdução imediata do tratamento antibiótico. A bacteriemia recidivou em sete pacientes nos quais os cateteres foram mantidos e que foram tratados apenas com antibióticos. Os pacientes com infecções do túnel do cateter subcutâneo precisaram ser tratados cirurgicamente para curar a infecção. Os pacientes com micobacteriemia estão sujeitos a desenvolver endocardite infecciosa, principalmente se tiverem uma prótese valvar ou malformações valvares.

As infecções por *Mycobacterium chelonae* também foram descritas nos pacientes com neutropenia febril, que é um fator de risco desta doença.[202]

Outras infecções causadas por MCR são: otite média por *M. chelonae* em razão da transferência dos microrganismos entre os pacientes por instrumentos contaminados; aortite depois da substituição da valva aórtica; infecções da ferida esternal; endocardite; infecções associadas a um *bypass* cardíaco; hepatite; sinovite; abscesso retroperitoneal como complicação de uma ferida causada por projétil de arma de fogo no flanco; e infecção disseminada por *M. fortuitum* em um paciente com AIDS.[133,189,270,287,300,351,370] Infecções pós-traumáticas dos tecidos moles por *Mycobacterium smegmatis* foram descritas em um homem de 21 anos e uma mulher de 29 anos, que se envolveram em dois acidentes automobilísticos diferentes.[223] O primeiro paciente apresentou uma lesão com drenagem na perna esquerda e linfadenopatia inguinal, enquanto a última tinha uma área subcutânea de celulite com drenagem crônica na parte posterolateral da coxa. Os autores também citaram 12 casos de infecções por *M. smegmatis* publicados na literatura, descartando quaisquer dúvidas de que este microrganismo não seja patogênico. Por fim, mais tarde, Newton e Weiss demonstraram que *M. smegmatis* era a causa de uma pneumonia de aspiração.[222]

As MCR variam quanto à sua sensibilidade *in vitro* aos antimicrobianos. Por exemplo, a maioria das cepas do grupo de *M. fortuitum* é sensível a sulfametoxazol-trimetoprima (SXT), enquanto quase todos os membros do grupo de *M. chelonae/M. abscessus* são resistentes. A maioria dos componentes do grupo de *M. fortuitum*, o grupo de *M. smegmatis* e *M. mucogenicum* são sensíveis ao imipeném; a maioria das cepas de *M. chelonae* é sensível à tobramicina; e a maioria das cepas de *M. abscessus* é sensível à amicacina. De acordo com as diretrizes do CLSI (Clinical and Laboratory Standards Institute), os testes de sensibilidade antimicrobiana devem ser realizados com todas as cepas de MCR clinicamente significativas.[367]

ter pigmentação ligeiramente rosada (Prancha 19.2 R). Elas também podem crescer no ágar-sangue de carneiro (SBA; do inglês, *sheep blood agar*) comum e, inicialmente, formam colônias puntiformes minúsculas (Prancha 19.2 S). Os microbiologistas devem ficar atentos a essa possibilidade e preparar colorações álcool–ácidas, além da coloração pelo Gram, para que possam fazer a identificação correta.

Ao exame microscópico das preparações coradas com reagentes álcool–ácidos, as micobactérias geralmente são pleomórficas e variam de formas filamentosas longas a bacilos curtos e grossos. Nos casos típicos, não há ramificação ou esta é rudimentar; em alguns casos, as células podem ser esféricas ou inchadas com corpos ovoides que não se coram em uma das extremidades. Algumas cepas de *M. fortuitum* podem crescer dentro de 48 horas no SBA a 5% comum. As células micobacterianas apresentam-se como bacilos gram-positivos filamentosos delgados e curtos, que se coram fracamente (Prancha 19.2 T).

Silcox *et al.*[297] identificaram as seguintes características, que indicam que uma cepa isolada pertença ao grupo das micobactérias de crescimento rápido:

- Álcool-acidorresistência
- Nenhum pigmento produzido
- Crescimento em meios sólidos em menos de 7 dias sob temperatura ideal
- Atividade de arilsulfatase presente em 3 dias
- Crescimento a 28°C no ágar MacConkey especial (sem violeta cristal).

A identificação precisa das micobactérias de crescimento rápido requer métodos moleculares (descritas adiante neste capítulo).

Patógenos humanos incomuns. Entre as micobactérias de crescimento rápido que infrequente ou raramente causam doença nos seres humanos estão os membros do grupo de *M. mucogenicum* (*M. mucogenicum*, *M. auagnense* e *M. phocaicum*), *M. mageritense*, *M. wolinskyi*, micobactérias de crescimento rápido e pigmentação precoce (*M. neoaurum*, *M. canariasense* e *M. cosmeticum*) e micobactérias de crescimento rápido pigmentadas como *M. smegmatis*, *M. goodie* e *M. thermoresistible* (esta última tem a capacidade singular de crescer a 52°C). A raridade dos relatos descrevendo doenças causadas por *M. thermoresistible* nos seres humanos indica que a exposição seja mínima, ou que este microrganismo seja pouquíssimo virulento. Weitzman *et al.* relataram um caso de infecção por essa micobactéria em uma mulher imunossuprimida com febre, tosse e emagrecimento.[351] As radiografias mostraram doença pulmonar cavitárias. *M. thermoresistible* foi isolado do escarro e de um espécime obtido por broncoscopia. O exame histológico de uma biopsia de pulmão mostrou numerosos abscessos e granulomas com células gigantes de Langhans. Wolfe e Moore descreveram uma mulher com infecção mamária adquirida depois de uma mamoplastia de ampliação.[363]

Outras micobactérias

Mycobacterium ulcerans. A maioria das infecções causadas por *M. ulcerans* foi relatada na África Central e Ocidental, Malásia, Nova Guiné, Guiana, México e Austrália (Quadro de correlações clínicas 19.15). O nome "úlcera de Bairnsdale" é usado para descrever as lesões cutâneas causadas pelas infecções por *M. ulcerans* em referência à cidade australiana na qual este microrganismo foi isolado pela primeira vez por Alsop e Searls na década de 1930.[256] A maioria das infecções humanas ocorre nas regiões tropicais depois de incursões humanas nas florestas tropicais.[120] Alguns autores sugeriram que as micobactérias sejam transportadas do solo para os sistemas lacustres de drenagem, onde se multiplicam ao longo de alguns meses ou anos. Os seres humanos são infectados por esses microrganismos presentes nos estuários contaminados.

▶ **Aspectos laboratoriais.** *M. ulcerans* cresce preferencialmente a 33°C, mas não há qualquer crescimento a 37°C. Cerca de 6 a 12 semanas depois, surgem colônias ásperas, ligeiramente acastanhadas ou não pigmentadas, convexas a planas, com contornos irregulares, que comumente se assemelham às colônias de *M. tuberculosis*. Ao exame microscópico, as células álcool-acidorresistentes são moderadamente longos e baciliformes, sem formação de faixas ou contas. *M. ulcerans* é biologicamente inerte e, dentre todos os testes usados para identificar micobactérias, apenas a atividade de catalase termoestável é positiva.

Mycobacterium genavense. *M. genavense* é uma MNT não pigmentada de crescimento lento, isolada raramente, e causa infecções nos pacientes com AIDS. Essa micobactéria foi reconhecida primeiramente por Boettger *et al.*,[27] que descobriram um padrão singular utilizando o DNA extraído das micobactérias cultivadas nos meios de hemocultura BACTEC® 13A. Os fragmentos dos genes amplificados foram sequenciados diretamente e os perfis eletroforéticos foram determinados em gel de agarose a 0,8% corado com

---

Quadro de correlações clínicas 19.15 *Mycobacterium ulcerans.*

Nos casos típicos, a infecção causada por *M. ulcerans* – também conhecida como úlcera de Buruli – evidencia-se na forma de um "furúnculo" ou nódulo sob a pele dos membros inferiores, que geralmente se desenvolve na área de um traumatismo progresso. Depois de algumas semanas, essa lesão transforma-se em uma úlcera superficial que não cicatriza e tem base necrótica. Em geral, as lesões são indolores, a menos que sejam infectadas secundariamente por bactérias. Algumas lesões podem ser muito graves com necrose coagulativa avascular estendendo-se aos planos profundos de gordura subcutânea.[134] Também podem formar-se nódulos satélites, que depois ulceram.

Essa doença foi descrita ao menos em 33 países localizados na África, América do Sul e Pacífico ocidental. Embora Delaporte *et al.*[72] tenham relatado um dos primeiros casos de infecção por *M. ulcerans* em um paciente com AIDS, ela não é um marcador desta doença. A úlcera de Buruli é uma das 17 doenças tropicais negligenciadas. Essa infecção é progressiva e causa morbidade, limitações físicas e desfiguração significativas. Até 80% dos pacientes parecem ser curáveis se forem tratados com antimicrobianos apropriados. Veja informações atualizadas sobre úlcera de Buruli na página da Organização Mundial da Saúde (www.who.int/topics/mycobacterium_ulcerans/en/).

brometo de etídio. Os autores estudaram 16 cepas com um perfil de sequência de DNA singular e denominaram oficialmente os microrganismos como *M. genavense* em referência a um paciente aidético de 28 anos, que vivia em Genebra e do qual foi isolado pela primeira vez. Mais tarde, utilizando ensaios para sequenciamento do gene do rRNA 16S extraído das micobactérias não identificadas isoladas de 15 hemoculturas obtidas de sete pacientes com AIDS, Coyle et al.[61] também confirmaram a identidade de *M. genavense* como uma espécie diferente. O padrão das sequências era muito semelhante ao de *M. simiae*, mas as manifestações clínicas (febre, emagrecimento, diarreia, hepatosplenomegalia e anemia), a resposta ao tratamento e os achados à necropsia eram mais sugestivos das infecções por CMA.[22] Ao exame histopatológico, a infecção dos pacientes HIV-positivos por *M. genavense* causa lesões caracterizadas por massas de histiócitos espumosos e granulomas maldefinidos, cujo desenvolvimento depende da reatividade imunológica do hospedeiro.[197] Em uma série de necropsias, os órgãos afetados comumente eram intestino delgado, baço, fígado e linfonodos; os pulmões, o miocárdio e os rins não eram afetados e este padrão de distribuição era semelhante ao observado nos pacientes com doença disseminada causada por um dos membros do CMA.

Embora as primeiras cepas tenham sido isoladas de espécimes obtidos de pacientes com AIDS na Suíça, infecções disseminadas causadas por *M. genavense* também foram descritas em outros países da Europa, nos EUA e na Austrália.[27,234] Essa distribuição geográfica pode refletir a conscientização mais ampla dos profissionais de saúde quanto a essa espécie nova, em vez de áreas endêmicas selecionadas. *M. genavense* pode não ser diagnosticado porque cresce apenas nos meios de cultura em caldo ou em um meio sólido ao qual se acrescentou micobactina J (que não está disponível na maioria dos laboratórios clínicos) e requer incubação prolongada.

Detecção e identificação das micobactérias por métodos moleculares

Nos últimos anos, a maioria dos laboratórios de micobacteriologia clínica abandonou a tarefa tediosa e demorada de realizar testes bioquímicos para identificação definitiva das espécies de micobactérias isoladas em cultura. Com frequência crescente, os métodos baseados em biologia molecular são usados nos laboratórios clínicos para identificar as espécies de *Mycobacterium* isoladas em cultura. Por exemplo, o uso dos ensaios com sondas de ácidos nucleicos praticamente substituiu os testes bioquímicos convencionais usados para identificar CMTB, CMA, *M. kansasii* e *M. gordonae*.[78,82,152,180,206,220,264,284,327]

Existem quatro aplicações principais para as técnicas moleculares disponíveis nos laboratórios clínicos:

- Confirmação das culturas das cepas isoladas de espécimes clínicos por meio de sondas de DNA
- Identificação das micobactérias por meio do sequenciamento do DNA ou outras técnicas moleculares
- Detecção direta do CMTB nos espécimes respiratórios e extrapulmonares utilizando ensaios de amplificação de ácidos nucleicos
- Tipagem das espécies de *Mycobacterium* por perfis de DNA e técnicas de tipagem.

A literatura médica relativa ao diagnóstico molecular aplicado à identificação das micobactérias é vasta. Embora os métodos moleculares usados nos diversos laboratórios de micobacteriologia variem, quase todos eles usam até certo ponto as técnicas de diagnóstico molecular. O estudo dessas técnicas também possibilita o entendimento fundamental da biologia básica das micobactérias e ajuda a determinar a melhor aplicação das técnicas mais modernas, quando são introduzidas no laboratório clínico. A detecção e a caracterização das micobactérias por métodos moleculares podem ser classificadas em técnicas baseadas em amplificação e técnicas sem amplificação. Depois da amplificação, o(s) produto(s) podem ser analisados por sequenciamento do DNA para obter informações quanto à identidade do microrganismo ou por outras técnicas ou por tipagem. Os elementos mais importantes dessas aplicações estão descritos a seguir.

Métodos de amplificação de sinais

Sondas de ácido nucleico. As sondas de ácido nucleico foram a primeira tecnologia à base de ácidos nucleicos a ser utilizada rotineiramente no laboratório de microbiologia clínica para identificar micobactérias em culturas positivas. Essas sondas não isotópicas foram desenvolvidas primeiramente e lançadas no mercado pela Gen-Probe (hoje Hologic, San Diego, CA). A precisão, a sensibilidade e a especificidade dessas sondas são muito altas quando são usadas para identificar micobactérias em cultura.[78,104,152,180,206,220,284] As sondas de ácidos nucleicos estão disponíveis para identificar membros de CMTB, CMA, *M. kansasii* e *M. gordonae*. Também existem sondas separadas para *M. avium* e *M. intracellulare*, que podem ser usadas quando a diferenciação destas duas micobactérias é necessária.

Em resumo, essa tecnologia usa sondas de DNA de hélice simples marcadas com éster de acridina, que formam híbridos com o RNA ribossômico (rRNA) liberado pela micobactéria em teste por ação de um agente lítico, calor e sonicação. O RNA ribossômico é um alvo genético útil à identificação desses microrganismos, porque comumente contém sequências de assinatura e está presente nas células e nas culturas em grandes quantidades em razão da proliferação das micobactérias (i. e., amplificação biológica). A sonda de DNA e o rRNA formam híbridos de acordo com o princípio tradicional do pareamento de pares de bases de Watson e Crick, resultando em um complexo estável de DNA–RNA. Depois da inativação da sonda não hibridizada, efetua-se uma etapa de geração de sinais, que produz luz detectada por um instrumento. A luz produzida é proporcional à quantidade de sondas presentes e utiliza-se um limiar predeterminado para aferir a positividade. As duas horas necessárias para identificar as espécies para as quais existem sondas genéticas disponíveis representam um avanço significativo, quando comparadas com o processo de identificação por meio dos métodos tradicionais.[206,284] Os *kits* disponíveis no mercado têm validade longa e isto também amplia sua utilidade em um grande número de laboratórios.

Uma vantagem reconhecida desde o início foi o uso dessas sondas nas culturas em caldo positivas que, que maioria dos casos, isolam micobactérias com menos tempo que os meios sólidos.[82,152,237,264] No esforço por reduzir ainda mais o tempo necessário à detecção, Forbes et al.[88] usaram a amplificação por PCR para detectar M. tuberculosis isolado nos caldos de cultura BACTEC® 12B. Com a utilização da PCR, os frascos de BACTEC® 12B positivos poderiam ser avaliados quando o índice de crescimento (IC) chegasse a 10, abreviando o tempo de incubação necessário a que este índice alcançasse 100 ou mais. Nesse estudo, o uso da PCR resultou no tempo médio de detecção de M. tuberculosis de 9 dias, em comparação com os 14 dias necessários quando se utilizavam sondas de ácido nucleico aplicadas nas subculturas em BACTEC® 12B em meios sólidos. A detecção de cordões nas colorações álcool–ácidas preparadas a partir das culturas em caldo com sinais positivos pode ser usada para selecionar imediatamente o ensaio para CMTB.[148]

Métodos de amplificação de ácidos nucleicos

Aplicações disponíveis no mercado. Em casos raros, a carga de microrganismos no espécime clínico é suficientemente grande para conseguir a detecção por uma sonda genética quimioluminescente. Entretanto, na maioria dos casos, esse método é pouco sensível para uso direto nas amostras clínicas. Quando a identificação das micobactérias é tentada diretamente nos espécimes clínicos, recomenda-se um ensaio à base de amplificação de ácidos nucleicos. No final da década de 1990, dois ensaios de amplificação de ácidos nucleicos disponíveis no mercado para detectar membros do CMTB foram aprovados pela FDA para aplicação nas amostras respiratórias. Esses dois testes – ensaio de PCR para M. tuberculosis Amplicor® (Roche Diagnostics, Indianapolis, IN) e teste Amplified *Mycobacterium tuberculosis* Direct (AMTD®), que utiliza amplificação mediada por transcrição – foram aprovados para uso nos espécimes clínicos com esfregaços positivos, enquanto apenas este último foi aprovado para amostras respiratórias com esfregaços negativos. Isso representou o ponto culminante de vários estudos de desenvolvimento e pesquisas de campo ao longo de vários anos, resultando nos produtos que são padronizados e desenvolvidos de forma a atenuar os problemas de contaminação por DNA estranho e inibição das reações de amplificação pelos inibidores endógenos. Os ensaios de amplificação de ácidos nucleicos funcionam bem nos espécimes com esfregaços positivos, mas, como seria esperado, a sensibilidade é menor com as amostras respiratórias com esfregaços negativos, em comparação com as técnicas de cultura.[20,25,67,73,132,228,241,242,281,303,338]

A revisão de todos os estudos publicados por outros pesquisadores ao longo da evolução das aplicações do AMTD e PCR nos testes diretos com espécimes para identificar micobactérias estaria além dos propósitos deste capítulo, mas existem muitos estudos nesta linha. Nos parágrafos seguintes, descrevemos alguns dos estudos de cada uma dessas tecnologias aprovadas pela FDA.

Uma das primeiras pesquisas de campo com o teste AMTD® da Gen-Probe (hoje Hologic, San Diego, CA) foi publicada por Jonas et al. em 1993.[146] Em um estudo com 758 sedimentos de escarro processado, dos quais 119 (16%) eram positivos para M. tuberculosis, o ensaio da Gen-Probe alcançou sensibilidade, especificidade, valor preditivo positivo e valor preditivo negativo de 82%, 99%, 97% e 96%, respectivamente; estes valores eram comparáveis aos resultados obtidos com cultura e melhores que os fornecidos pelas análises dos esfregaços.

Miller et al.[209] realizaram um estudo retrospectivo de três espécimes respiratórios diferentes de cada um dos 250 pacientes avaliados por meio do AMTD® e compararam os resultados com os obtidos por microscopia, cultura e revisão dos prontuários clínicos. Desses pacientes, 198 (dos quais foram recolhidos 594 espécimes) eram negativos para M. tuberculosis com base nas culturas e nos critérios clínicos, enquanto 52 eram positivos (156 amostras). A especificidade global do AMTD® foi de 98,5%. Dentre 156 espécimes obtidos dos pacientes com TB, os microrganismos foram isolados de 142 (91%), a microscopia das preparações álcool–ácidas foi positiva em 105 (67,3%) e o AMTD® foi positivo em 142 (91%). Quando todos os três espécimes de cada paciente foram testados, o AMTD® detectou todos os 52 pacientes positivos para TB.

Em um estudo com 938 espécimes respiratórios, Pfyffer et al.[242] demonstraram que o teste AMTD® teve sensibilidade de 93,9%, especificidade de 97,6%, valor preditivo positivo de 80,7% e valor preditivo negativo de 99,3%, depois da resolução dos resultados discrepantes com base na revisão dos prontuários. Esses autores concluíram que o AMTD® foi altamente sensível e específico para detectar membros do CMTB no intervalo de algumas horas. Contudo, os resultados de outro estudo foram menos encorajadores.[25] Dentre 617 espécimes das vias respiratórias, 590 eram negativos com base na cultura e no AMTD®. Vinte e uma culturas (3,4%) isolaram M. tuberculosis; destas, 15 (71,4%) foram detectadas pelo teste AMTD® e seis não foram identificadas. M. tuberculosis não cresceu nas culturas de seis espécimes AMTD®-positivos (28,6%) obtidos de três pacientes em tratamento para TB. Desse modo, a sensibilidade, a especificidade, o valor preditivo positivo e o valor preditivo negativo do AMTD® foram de 71,4%, 99%, 99% e 71,4%, respectivamente. Esses autores consideraram o teste fácil de realizar e altamente específico, mas teve sensibilidade baixa. Eles sugeriram que a inclusão de um controle de amplificação interno possa ser útil.

Vuorinen et al.[338] realizaram estudos comparando o desempenho do produto da Gen-Probe com o teste Amplicor® para M. tuberculosis (Roche Molecular Diagnostics, Indianapolis, IN), antes da aprovação deste último ensaio pela FDA. Esses autores testaram 256 espécimes respiratórios obtidos de 243 pacientes quanto à presença do CMTB por meio do AMTD® e do PCR Roche Amplicor® *Mycobacterium tuberculosis* Test (Amplicor® PCR). Em comparação com os resultados das culturas realizadas simultaneamente, as sensibilidades da coloração, do AMTD® e do Amplicor® PCR foram de 80,8%, 84,6% e 84,6%, respectivamente. As especificidades desses três testes foram de 99,1%, 98,7% e 99,1%, respectivamente. A conclusão desses autores foi de que os dois métodos de amplificação de ácidos nucleicos foram rápidos, sensíveis e específicos para detectar M. tuberculosis nas amostras respiratórias.

A seguir, apresentamos breves resumos de alguns outros estudos com o teste PCR Roche Amplicor® *Mycobacterium tuberculosis*. Ichiyama et al.,[12] em um estudo paralelo de 422 amostras de escarro obtidas de 170 pacientes com infecções micobacterianas, também demonstraram que o sistema AMTD® e o Amplicor® *Mycobacterium* tiveram desempenho igualmente satisfatório, com concordância de 98,7%. D'Amato et al.[67] avaliaram o teste Roche Amplicor® em 985 espécimes fornecidos por 372 pacientes. Em comparação com as culturas e o diagnóstico clínico, a sensibilidade, a especificidade, o valor preditivo positivo e o valor preditivo negativo foram de 66,7%, 99,6%, 91,7% e 97,7%, respectivamente, valores comparáveis aos resultados das culturas. Os autores citaram a grande vantagem de dispor dos resultados do teste em cerca de 6,5 horas depois da chegada das amostras ao laboratório. Wobeser et al.[362] demonstraram que o ensaio Amplicor® PCR alcançou sensibilidade, especificidade, valor preditivo positivo e valor preditivo negativo de 79, 99, 93 e 98%, respectivamente, em um estudo de 1.480 amostras clínicas obtidas de 1.155 pacientes. Nos espécimes com esfregaços positivos, a sensibilidade foi de 98%, em comparação com 59% com os espécimes esfregaço-negativos. A sensibilidade e a especificidade dos espécimes que apresentavam IC positivo no sistema BACTEC® 460 foram de 98 e 100%, respectivamente. Em um estudo com 68 crianças com tuberculose em vários estágios, Delacourt et al.[71] mostraram que a PCR foi positiva em 83,3% das 199 amostras obtidas das crianças com doença em atividade, mas também em 38,9% das crianças assintomáticas.

Em 2012, a FDA aprovou o uso nos EUA de um terceiro ensaio de amplificação de ácidos nucleicos – o teste Xpert® MTB/RIF (Cepheid, Sunnyvale, CA). Esse ensaio tem dois componentes: (1) um cartucho plástico, que contém líquido para processamento das amostras e soluções-tampão de PCR e reagentes de PCR em tempo real liofilizados; e (2) o equipamento GeneXpert®, que processa as amostras e realiza o teste de PCR em tempo real automaticamente. Esse ensaio detecta simultaneamente *M. tuberculosis* e a resistência à rifampicina por amplificação da PCR de um fragmento de 81 pb do gene *rpoB* deste microrganismo e a pesquisa subsequente de mutações associadas à resistência à rifampicina. O controle interno é um ensaio de sinalização molecular hemi-*nested* para detectar DNA do *Bacillus globigii*. Como espécimes aprovados temos o escarro *in natura* e sedimentos concentrados preparados a partir do escarro. O tempo total de processamento manual é menor que 5 minutos por espécime e os resultados ficam disponíveis em menos de 2 horas. Nos testes de amostras de escarro, a sensibilidade *versus* cultura foi de 98 a 100% com as amostras esfregaço-positivas para BAAR e de 69 a 72% com as amostras esfregaço-negativas.[26,121,380] A especificidade do ensaio nesses dois estudos foi de 100%.

Outro ensaio de amplificação para CMTB – *M. tuberculosis* BD ProbeTec® (BD Diagnostic) – está disponível para uso fora dos EUA e não foi aprovado pela FDA. Essa ensaio usa amplificação por deslocamento de faixa e é usado para detectar diretamente membros do CMTB nas amostras respiratórias, assim como nas culturas positivas.[15,18,342] Barrett et al.[15] estudaram espécimes respiratórios diretos de 205 pacientes com probabilidade alta de ter TB. Dentre os 109 pacientes com TB comprovada por cultura, 101 foram positivos no teste BD ProbeTec®, resultando na sensibilidade de 92,7%. Nesse estudo, houve três reações falso-positivas em pacientes infectados por MNT e a especificidade foi de 96%.

O uso dos produtos disponíveis no mercado não impede que os usuários encontrem problemas com a adoção e a utilização do teste. As recomendações dos fabricantes devem ser seguidas rigorosamente e os padrões de controle de qualidade precisam ser aplicados rigidamente. Esses testes não substituem as culturas. Ainda existem casos em que membros do CMTB são isolados em cultura, mas não são detectados pelos métodos moleculares. Além disso, a descrição do perfil molecular completo de todos os determinantes de resistência ainda não está completa, de forma que os testes de sensibilidade fenotípicos precisam ser realizados. Os métodos de cultura devem ser realizados em paralelo para cada espécime recebido, as manifestações clínicas de cada paciente devem ser monitoradas cuidadosamente e a comunicação entre o laboratório e os médicos de atenção primária deve ser mantida ao longo de todo o processo. Com todas essas ressalvas em mente, a capacidade de diagnosticar casos novos de TB em fase inicial tem impacto significativo no tratamento e no controle da infecção, reduzindo a transmissão da doença para outras pessoas.

Ensaios de PCR desenvolvidos pelos laboratórios, inclusive PCR em tempo real. Além dos ensaios aprovados pela FDA, existem vários ensaios de amplificação de ácidos nucleicos desenvolvidos por laboratórios (antes conhecidos como "testes caseiros"). Embora não sejam aprovados para uso pela FDA, esses testes podem ser recursos diagnósticos importantes nas mãos dos usuários capacitados. A possibilidade de abreviar a detecção e a identificação dos membros do CMTB e talvez outras espécies de *Mycobacterium* diretamente em vários espécimes clínicos para algumas horas, em vez de dias e semanas, torna esses ensaios atraentes. Em geral, o custo dos ensaios de amplificação desenvolvido por laboratórios é consideravelmente menor que o dos produtos disponíveis no mercado, mas a validação adequada dos ensaios cabe ao usuário do teste.

Nolte et al.[226] desenvolveram um dos primeiros ensaios de PCR para diagnóstico rápido da TB pulmonar; nesse artigo, os autores descreveram informações básicas importantes, que poderiam ser interessantes para aqueles que desejam aprender mais sobre desenvolvimento e implementação de um ensaio de PCR. Alguns dos problemas potenciais que precisam ser considerados quando se utilizam ensaios de amplificação de ácidos nucleicos são a inibição da amplificação e a reprodutibilidade do teste. Essas questões foram analisadas em um estudo publicado por Noordhoek et al. envolvendo vários laboratórios.[227] Os autores circularam 200 amostras de escarro, saliva e água contendo quantidades conhecidas de células da cepa BCG do *M. bovis*, além de controles negativos por análise de PCR, entre sete laboratórios que usavam a sequência de inserção IS*6110* como alvo da amplificação do DNA. Cada laboratório utilizava seu próprio protocolo de pré-tratamento, extração do DNA e detecção do produto da amplificação. Níveis altos de resultados positivos falsos (variação de 3 a 20%) com PCR foram detectados nos laboratórios participantes, com valor extremo de 77% em um laboratório. Esse desempenho relativamente ruim resultou da falta de monitoramento de cada etapa do procedimento e realça a necessidade do controle de qualidade rigoroso durante todas as etapas do ensaio. Além disso, a inibição da amplificação e a notificação incorreta dos resultados negativos falsos podem ser problemas com a PCR.

Por isso, o uso de um controle de amplificação interno ou a documentação e o monitoramento do índice de resultados falso-negativos de um ensaio são necessários para a acreditação laboratorial pelo College of American Pathologists para os laboratórios que utilizam esses testes.

A amplificação de ácidos nucleicos em tempo real é um método mais rápido para realizar PCR ou outras técnicas de amplificação, no qual a amplificação e a detecção ocorrem na mesma câmara de reação. A câmara é fechada e isto reduz significativamente a contaminação dos amplicons no laboratório. Existem vários ensaios desenvolvidos para a detecção rápida de M. tuberculosis, que utilizam a maioria dos formatos disponíveis.

Pesquisadores descreveram ensaios que utilizam o sistema LightCycler® (Roche Diagnostics, Indianapolis, IN). Alguns desses são específicos para M. tuberculosis e usam um conjunto único de sondas de transferência de energia por ressonância de fluorescência (FRET; do inglês, *fluorescence resonance energy transfer*).[166,208] Miller et al.[208] estudaram 135 espécimes BAAR-positivos, dos quais 105 isolaram M. tuberculosis. O ensaio LightCycler® e o teste Amplicor® M. tuberculosis PCR com os quais o FRET foi comparado detectaram 103 dos 105 espécimes positivos, resultando em sensibilidade de 98,1% para cada um. Os autores também estudaram 232 frascos de cultura BacT/Alert® MP com espécimes respiratórios, dos quais 114 eram positivos para M. tuberculosis. Todas as culturas positivas foram detectadas pelo ensaio LightCycler®.

Shrestha et al.[295] usaram outra abordagem e desenvolveram um ensaio de PCR de faixa estendida para detectar todas as micobactérias, mas para diferenciar M. tuberculosis das MNT com base na análise da curva de dissolução pós-amplificação. Depois de concluir a amplificação, as curvas de dissolução podem ser geradas por alguns tipos de ensaio de amplificação em tempo real. Os ensaios que utilizam sondas FRET produzem curvas de dissolução muito bem-definidas, que distinguem diferenças de até um único nucleotídio nos locais de hibridização da sonda. Shrestha et al. utilizaram essa propriedade para diferenciar M. tuberculosis das MNT utilizando 186 cepas isoladas por cultura e 50 amostras clínicas com culturas positivas para M. tuberculosis. Os ensaios LightCycler® e Amplicor® M. tuberculosis PCR com os quais ele foi comparado detectaram 48 dos 50 espécimes positivos.

Os resultados dos ensaios de PCR em tempo real são intrinsecamente quantitativos e, quando são utilizados com padrões, é possível determinar a quantidade exata de um microrganismo. Kramme et al.[165] descreveram um ensaio de PCR em tempo real, que não apenas detectava a presença do microrganismo, como também conseguia fornecer um indício quanto à quantidade presente. Do mesmo modo, Rondini et al.[274] desenvolveram um ensaio baseado em hidrólise de sondas (*i. e.*, um ensaio de Taqman) para detectar outro micobactéria patogênica cutânea importante – o M. ulcerans.

Análises pós-amplificação

Ensaios de hibridização reversa em linhas. Em vários aspectos, a hibridização reversa é semelhante ao *Southern blot* tradicional, na qual a reação de hibridização da sonda com o amplicon ocorre em nitrocelulose ou um substrato semelhante. Com essa tecnologia, as sequências-alvo são primeiramente amplificadas por PCR usando iniciadores biotinilados. As diversas sondas são imobilizadas em uma fita de nitrocelulose e o produto amplificado é aplicado na fita, que é o inverso de um *Southern blot*. Na área de hibridização das sondas com o amplicon, formam-se linhas. Quando esse padrão é comparado com um modelo-chave, é possível interpretar os resultados dessa reação (Figura 19.2). As vantagens sobre o *Southern blot* tradicional são que o exame avalia diversas sondas simultaneamente e não é necessário usar radioisótopos.

A tecnologia de hibridização reversa está disponível comercialmente na forma de ensaios de sondas em linhas para identificação rápida das micobactérias. Esses ensaios têm desempenho melhor quando utilizam colônias em meio sólido ou caldo obtido de uma cultura líquida positiva, embora seja possível realizar testes diretos em espécimes com esfregaços BAAR-positivos. A primeira versão do ensaio de hibridização reversa era o teste LiPA Mycobacteria® (Innogenetics). Esse ensaio utilizava uma PCR de faixa estendida dirigida contra a região intergênica 16S-23S e sondas para CMTB, CMA e as seguintes espécies de micobactérias: M. avium, M. intracellulare, M. kansasii, grupo de M. chelonae, M. gordonae, M. xenopi e M. scrofulaceum. Miller et al.[210] estudaram 60 cepas clínicas de micobactérias isoladas de 59 pacientes utilizando esse produto e não encontraram discrepâncias

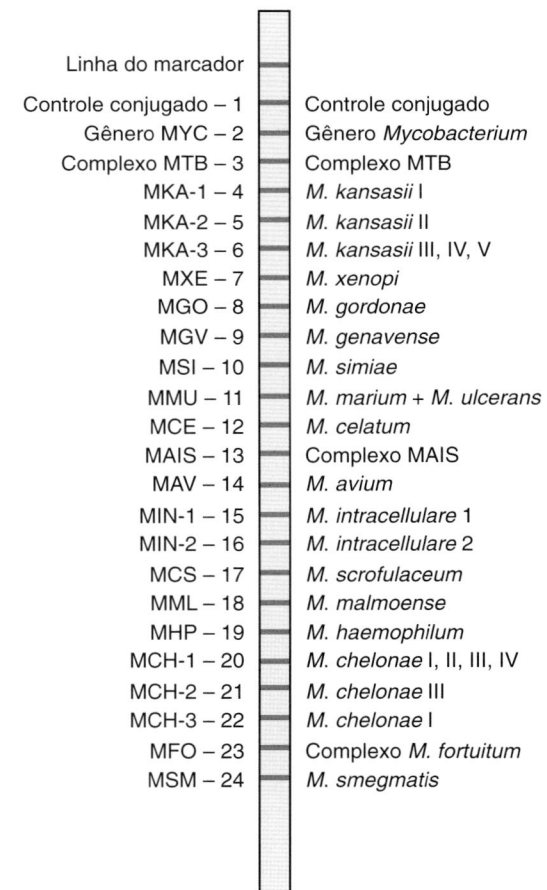

■ **FIGURA 19.2** Ensaio de hibridização reversa INNO-LiPA® MYCOBACTERIA V2 (Innogenetics, Gent, Bélgica). Essa fita contém uma linha de controle conjugada e sondas de hibridização para identificar micobactérias no nível do gênero e obter informações sobre 16 espécies diferentes. (Fotografia retirada da bula do produto comercial.)

com a identificação laboratorial rotineira da maioria das cepas, embora algumas não tenham sido identificadas no nível das espécies. Entre as cepas testadas, 26 eram membros do CMTB, 9 *M. avium*, 3 CMA, 3 *M. kansasii*, 4 *M. gordonae* e 5 do grupo de *M. chelonae*. As amostras desses pacientes tinham reações positivas para CMA e, em seguida, foram confirmadas também para *M. intracellulare* por análise do polimorfismo de comprimento dos fragmentos de restrição (RFLP; do inglês, *restriction fragment length polymorphism*) por PCR. Outras sete espécies micobacterianas foram identificadas apenas no nível de gênero (*Mycobacterium* spp.); seis delas eram *M. fortuitum* e uma era *M. szulgai*. Vários outros grupos de pesquisadores avaliaram esse produto e obtiveram resultados semelhantes e, durante sua realização, os autores encontraram alguns problemas de pouca importância, que levaram ao desenvolvimento de uma versão nova aperfeiçoada.[315,324,325] A PCR seguida de hibridização reversa também é usada diretamente nos espécimes clínicos com resultados excelentes nas amostras esfregaço-positivas.[145] A versão mais nova – INNO-LiPA® Mycobacteria v2 – ampliou para 16 o número de espécies micobacterianas identificáveis. Tortoli *et al.*[324] testaram 197 micobactérias pertencentes a 81 táxons com esse produto e obtiveram especificidade e sensibilidade de 100% com 20 das 23 sondas. As sondas específicas para o complexo *M. fortuitum*, para o grupo CMA-*M. scrofulaceum* e para o *M. intracellulare* tipo 2 apresentaram reatividade cruzada com várias micobactérias isoladas raramente dos espécimes clínicos. A sensibilidade global foi de 100% e a especificidade global foi de 94,4%.

Outros estudos também demonstraram que os ensaios de hibridização reversa são úteis à detecção dos determinantes genéticos da resistência aos diversos fármacos tuberculostáticos.[4,42,70,144,293,305] Assim como a identificação das espécies, a detecção dos determinantes genéticos de resistência também pode ser realizada diretamente nos espécimes clínicos.[144] Embora o desempenho seja satisfatório, especialmente com a rifampicina, a sensibilidade e a especificidade ficam abaixo de 100% e, por esta razão, os testes de sensibilidade baseados em um método fenotípico ainda precisam ser realizados.

Sequenciamento do DNA. Hoje em dia, o sequenciamento do DNA para analisar um produto amplificado é um método comum de análise pós-amplificação. Embora seja útil, essa tecnologia é mais complexa que a hibridização simples com sondas e frequentemente requer que o usuário tenha experiência com um *software* de alinhamento e edição das sequências e bancos de dados genéticos. A análise dessas regiões variáveis intercaladas entre as regiões conservadas, que funcionam como locais de hibridização de iniciadores de faixa estendida, tornou-se um recurso poderoso na identificação dos microrganismos.[29,94,101,106,176,259,289,372]

O sequenciamento tradicional do DNA, também conhecido como sequenciamento de Sanger, era realizado no passado apenas nos laboratórios de pesquisa, mas se tornou corriqueiro em muitos laboratórios de patologia molecular e microbiologia molecular. Esses métodos são utilizados com sucesso para identificar bactérias, micobactérias, nocárdias e fungos. Os genes que codificam as subunidades ribossômicas desses microrganismos são os alvos genéticos utilizados mais comumente na identificação baseada no sequenciamento.

Essa tecnologia tem revolucionado a identificação laboratorial dos microrganismos de crescimento lento, inclusive micobactérias e nocárdias.[52,115,150,203,233,239] Uma das regiões do complexo de genes 16S mais úteis à identificação das micobactérias consiste na região hipervariável A. Essa região tem sido usada para realizar a identificação rápida e precisa, baseada no sequenciamento da maioria das micobactérias comuns clinicamente relevantes.[75,119] Além disso, ela também é usada para ajudar a identificar e diferenciar as cepas mais difíceis de caracterizar.[308] Essa região também tem sido utilizada com sucesso para identificar a maioria das micobactérias clinicamente relevantes por meio do pirosequenciamento.[14]

O MicroSeq® (Applied Biosystems, Inc. [ABI], Foster City, CA) é um sistema disponível no mercado para identificar microrganismos com base no sequenciamento do DNA. Depois do isolamento em cultura, realiza-se uma PCR usando os iniciadores fornecidos. Em seguida, a sequência é determinada por sequenciamento baseado em capilares da ABI e o produto é submetido a uma pesquisa em um banco de dados genéticos, que é mantido e atualizado pelo fabricante. Hall *et al.*[115] estudaram esse banco de dados usando 59 cepas da ATCC e 328 cepas isoladas da prática clínica. Com base naquilo que se conhece como escore de distância < 1%, o sistema baseado em sequenciamento identificou corretamente 98,3% (58 das 59) cepas da ATCC no grupo ou complexo certo e 90,1% (219 das 243) das cepas isoladas da prática clínica. Entre as cepas restantes com escores de distância > 1%, 41,1% (35 de 85) foram identificadas no nível das espécies, complexos ou grupos corretos, enquanto 15,3% (13 de 85) foram identificadas no nível de espécies. O fato mais significativo é que os autores se referiram a intervalo menor que 24 horas para identificar as micobactérias, uma observação fenomenal quando se considera o tempo necessário para a identificação baseada nos métodos fenotípicos tradicionais.

Os genes *rpoB*, *hsp* e *tuf* também têm sido usados com sucesso como alvos genéticos para a identificação de várias bactérias com base no sequenciamento.[79,80,150,174,229,231,267] O gene *rpoB*, que codifica a RNA-polimerase dependente do DNA, foi utilizado por vários grupos de pesquisa para identificar micobactérias.[157,158,181,329] O sequenciamento desse alvo genético é popular, porque não permite apenas identificar os microrganismos, mas também fornece informações sobre a sensibilidade das cepas à rifampicina.[305,306]

Análise de *microarray*. Os *microarrays* – dispositivos conhecidos comumente como *chips* genéticos – têm sido amplamente utilizados com fins experimentais e também são usados para identificar micobactérias e detectar determinantes genéticos de resistência. Troesch *et al.*[329] descreveram o uso de um *microarray*, que examinava duas regiões genéticas (rDNA 16S e gene *rpoB*). Com esse *microarray*, os autores estudaram 70 micobactérias representativas de 27 espécies diferentes e 15 cepas de *M. tuberculosis* resistentes à rifampicina e conseguiram identificar 26 das 27 espécies e todos os mutantes resistentes. Os *microarrays* são muito promissores, mas são dispendiosos e hoje ainda são experimentais.

Tipagem das cepas e perfil de DNA. O advento das técnicas moleculares permitiu análises de cepas específicas de *M. tuberculosis* com finalidades epidemiológicas. A sequência de inserção IS*6110* foi identificada especificamente como alvo de uma sonda de DNA a ser usada na análise de perfil molecular.[40,41] O IS*6110* era conservado em todas as cepas de *M. tuberculosis* estudadas e estava presente em grandes quantidades de cópias. A técnica de perfil molecular específica descrita consistia na digestão do DNA genômico pela endonuclease de restrição *Bam*HI, seguida da separação dos fragmentos por eletroforese em gel de agarose e transferência dos fragmentos de DNA para uma membrana de náilon com hibridização da membrana pelos segmentos de DNA clonado, que representavam duas partes diferentes do IS*6110*.

Vários pesquisadores utilizaram a sequência de inserção IS*6110* como alvo para realizar estudos epidemiológicos. Yang et al.[377] compararam os padrões de perfil molecular de 68 cepas micobacterianas isoladas de pacientes HIV-positivos com TB da região de Dar es Salaam na Tanzânia com 66 cepas isoladas de pacientes HIV-negativos que viviam na mesma região. Os autores observaram 101 padrões de perfil molecular entre esse grupo de pacientes e o nível de diversidade era igual entre os dois. Dentre essas cepas, 8,8% mostraram resistência a no mínimo um fármaco, novamente sem qualquer tendência à concentração entre um desses grupos. Em um estudo dos padrões de perfil molecular do IS*1610* de *M. tuberculosis* isolado de 64 pacientes da Polinésia Francesa, os autores identificaram 11 grupos diferentes.[322] A concentração das cepas com padrões idênticos foi evidenciada em alguns grupos familiares, indicando que a transmissão ativa desempenha um papel significativo na reativação da doença nessa região geográfica. Do mesmo modo, em um estudo subsequente, os autores demonstraram um grau elevado de semelhança dos padrões do perfil do IS*6110* entre indivíduos com graus de parentesco próximo.[376] Na Groelândia, um dos grupos prevalentes definidos pelo IS*6110* representava 91% dos 245 casos de TB na Dinamarca encontrados durante o mesmo período. Esses casos foram atribuídos a um grupo de imigrantes da Groelândia, que viviam em uma pequena região geográfica definida da Dinamarca.

Van Soolingen et al.[334] detectaram 43 padrões diferentes de perfil do IS*6110* de 153 cepas de *M. bovis* isoladas do gato e dos seres humanos da Holanda e da Argentina, de vários animais dos zoológicos alemães, de um parque florestal da Arábia Saudita e de focas e gatos doentes da Argentina. As cepas que apresentavam apenas uma banda eram típicas das que foram isoladas do gado. Das 20 cepas humanas isoladas na Argentina, 18 apresentavam uma única banda (semelhante à encontrada nas cepas do gado), sugerindo claramente a transmissão dos bovinos aos seres humanos. Os padrões de perfil molecular das cepas de *M. bovis* isolados na Holanda eram difusos, exceto pelos padrões semelhantes de cinco pacientes, dos quais todos viviam em Amsterdã e três eram da mesma família. Cave et al.[40] demonstraram que os padrões de polimorfismo de comprimento do fragmento IS*6110* entre seis cepas de *M. bovis* isoladas de um paciente e 42 cepas de *M. tuberculosis* isoladas de 18 pacientes mantiveram-se estáveis ao longo de um período de 8 meses a 4,5 anos e não foram modificados pelas alterações dos perfis de resistência antimicrobiana. Esses estudos ilustram a utilidade das análises por endonuclease de restrição para estudos epidemiológicos da TB humana e animal.

Vários outros elementos repetitivos do DNA foram usados como marcadores por grande número de pesquisadores para tipar as cepas de *M. tuberculosis* e outras espécies de *Mycobacterium*. Hermans et al.[122] descobriram um inserto de DNA micobacteriano complexo-específico, que formava híbridos especificamente com o DNA das cepas do CMTB. Um fragmento não repetitivo com 158 pb dessa sequência foi amplificado por PCR e usado na detecção seletiva direta das micobactérias do CMTB no líquido pleural, nos lavados brônquios e nas biopsias com limite de sensibilidade inferior a 20 células (cerca de 10^3 células em uma amostra de escarro). Wiid et al.[356] usaram o oligonucleotídio GTG5 como marcador para identificar cepas de *M. tuberculosis*, que consideraram ser útil nos casos em que algumas cepas deste microrganismo tinham pouco ou nenhum elemento de inserção (p. ex., IS*6110*). Friedman et al.[92] usaram a amplificação por PCR de segmentos de DNA localizados entre duas cópias dos elementos repetitivos IS*6110* e a sequência repetitiva polimórfica rica em GC. Um segmento de 439 pb amplificado por PCR do gene da proteína do choque térmico (HSP; do inglês, *heat-shock protein*) de 65 kDa foi usado para desenvolver padrões de RFLP de várias espécies de *Mycobacterium* de crescimento rápido, inclusive *M. fortuitum*, *M. chelonae*, *M. smegmatis* e *M. mucogenicum*.[310] Em um estudo, o elemento de sequência de inserção repetitiva IS*1245* foi usado em cepas isoladas de animais e de seres humanos de *M. avium*.[112] Em outro estudo, as sequências de inserção repetitivas IS*1311* e IS*900* foram usadas como sondas de DNA para avaliar o RFLP de 75 cepas isoladas clinicamente de *M. avium*.[273] Dois marcadores, dos quais um codifica uma proteína de 40 kDa (p40) e a sequência de inserção IS*901*-IS*902*, foram usados como marcadores moleculares na tipagem de 184 cepas de CMA isoladas em estudos de campo.[5]

A separação por eletroforese em campo pulsado dos fragmentos de restrição produzidos por digestão do DNA cromossômico foi usada na tipagem de 16 cepas de *M. haemophilum*, das quais 12 apresentaram padrões semelhantes, inclusive seis do mesmo hospital.[374] Essa técnica também foi usada para identificar pacientes infectados por mais de uma cepa do CMA.[302] O DNA polimórfico amplificado randômico (RAPD; do inglês, *random amplified polymorphic DNA*, também conhecido como PCR de iniciadores arbitrários) foi usado em um estudo com vários iniciadores para determinar quais tinham mais poder discriminativo para fornecer perfis reprodutíveis na tipagem das cepas de *M. tuberculosis*.[187] Essa técnica também foi utilizada para tipar cepas de *M. tuberculosis*, usando como marcador uma região amplificada por PCR que separava os genes que codificam o rRNA 16S e 23S.[1] Esses autores citaram a tipagem molecular por RAPD como um método mais rápido e tecnicamente menos exigente que as outras técnicas de tipagem molecular. Além disso, são necessárias quantidades menores de DNA que outros métodos, permitindo a análise mais rápida de cepas primárias jovens de *M. tuberculosis*.

Kirschner et al.[161] desenvolveram "bibliotecas" de perfis de fragmentos de restrição das subunidades 16S do rRNA extraído de várias espécies de *Mycobacterium*, que já tinham sido caracterizadas por testes bioquímicos ou sondas de ácido nucleico. O perfil específico produzido por uma endonuclease de restrição de uma espécie de *Mycobacterium* desconhecida pode ser comparado facilmente com os perfis da "biblioteca", fornecendo um método rápido de identificação precisa sem necessidade de culturas. Do mesmo modo, Avaniss-Aghajani et al.[11] desenvolveram um método para identificar cepas de micobactérias diretamente de amostras de água e espécimes clínicos. A PCR era primeiramente para amplificar uma parte da subunidade pequena (SSU; do inglês, *small-subunit*) do rRNA de 13 espécies diferentes de micobactérias usando um iniciador de PCR 5' que carreava um marcador fluorescente para permitir a detecção do produto amplificado. O produto da PCR era digerido por endonucleases de restrição e os tamanhos dos fragmentos de restrição marcados eram determinados por um sequenciador de DNA automatizado. Pesquisadores desenvolveram uma "biblioteca" de fragmentos de restrição 5' produzidos por cinco endonucleases de restrição, que podem classificar 20 espécies de *Mycobacterium*. Cada espécie tem um comprimento do fragmento de restrição 5' singular para cada endonuclease específica, cujas seleções podem ser usadas para identificar espécies desconhecidas. As vantagens dessa técnica sobre os métodos de PCR rápida incluem custo menor e possibilidade de caracterizar várias espécies de *Mycobacterium* e detectar mais de uma espécie na mesma amostra.

Os métodos de tipagem das cepas também é usado para detectar cepas resistentes do *M. tuberculosis*. Em estudos diferentes, Whelen et al.[353] e Felmlee et al.[85] usaram métodos singulares para detectar mutações da subunidade beta da RNA-polimerase de *M. tuberculosis* (*rpoB*) e identificar mutações associadas mais comumente à resistência à rifampicina. No estudo de um surto de MDR-TB na cidade de Nova York, Plikaytis et al.[249] usaram um ensaio de PCR multiplex direcionado a uma repetição direta do IS*6110* com sequência interveniente de 556 pb (NTF-1) para identificar os pacientes que estavam infectados pelas cepas de *M. tuberculosis* que eles denominaram cepas "W" multidrogarresistentes. Esse ensaio identificou corretamente todas as 48 cepas W de *M. tuberculosis* entre o total de 193 cepas estudadas. Esses estudos indicam o grau de sofisticação alcançado pelas técnicas moleculares e as aplicações práticas nas quais elas são usadas.

Testes de sensibilidade antimicrobiana

Complexo Mycobacterium tuberculosis

A necessidade de dispor de testes de sensibilidade rápidos e precisos para CMTB é essencial, em razão do surgimento de cepas multidrogarresistentes. Os testes de sensibilidade devem ser realizados com a primeira cepa do CMTB isolada de qualquer paciente e devem ser repetidos depois de 3 meses de tratamento adequado, quando as culturas continuam positivas. Os testes iniciais devem incluir todos os fármacos principais: INH em concentração crítica, rifampicina, etambutol e PZA.

Proporção em ágar é o método de referência para testar a sensibilidade do CMTB a INH, rifampicina e etambutol. As concentrações recomendadas no ágar Middlebrook TH10 são as seguintes: INH, 0,2 μg/mℓ; rifampicina, 1,0 μg/mℓ; e etambutol, 5,0 μg/mℓ. Contudo, a proporção em ágar não pode ser usado para testar PZA. Além disso, esse método não é rápido e os resultados são relatados depois da incubação por 3 semanas, caso haja crescimento suficiente. De forma a assegurar a detecção de resistência no menor prazo possível, recomenda-se usar um método em caldo com tempo de incubação curto.[367] Os CDC sugerem que os laboratórios de microbiologia esforcem-se para relatar os resultados dos testes iniciais dentro de 15 a 30 dias depois do recebimento dos espécimes no laboratório.[317] Em condições ideais, os resultados dos testes de sensibilidade aos fármacos principais devem estar disponíveis dentro de 7 a 14 dias depois do isolamento do CMTB. Os fármacos de segunda linha (Tabela 19.9) devem ser testados quando uma cepa é resistente à rifampicina ou a dois dos outros fármacos principais. As cepas resistentes apenas à INH também devem ser testadas quanto à sensibilidade aos outros fármacos de segunda linha, caso o tratamento pretendido inclua uma fluoroquinolona.[367]

A frequência dos mutantes resistentes em uma cultura de bacilos da tuberculose foi estimada em cerca de $1:10^5$ células resistentes à INH e $1:10^6$ bactérias resistentes à estreptomicina. Quando os dois fármacos (*i. e.*, INH e estreptomicina) são considerados em conjunto, a incidência de resistência é de $1:10^{11}$, ou seja, a soma das duas consideradas separadamente. O conhecimento da incidência dos mutantes torna-se importante porque estudos demonstraram que os pacientes com uma cavidade pulmonar aberta podem ter uma população bacilar total entre 10^7 e 10^9 micobactérias. Por isso, quando esses pacientes são tratados com um único agente tuberculostático, suas culturas podem demonstrar rapidamente o surgimento de uma cepa resistente a este fármaco e, por esta razão, o tratamento é ineficaz. Consequentemente, os pacientes com TB sempre devem ser tratados inicialmente com os quatro fármacos principais citados antes. A falta de adesão do paciente a esse esquema pode resultar no desenvolvimento de um bacilo resistente aos fármacos específicos (Figura 19.3). Depois de acompanhar um grupo de pacientes coinfectados por *M. tuberculosis* e HIV, Nolan demonstrou que a falta de adesão ao tratamento para tuberculose era a razão principal das falências terapêuticas.[225] A falta de adesão também pode contribuir para a falência terapêutica e o surgimento de resistência antimicrobiana.

Um segundo princípio dos testes de sensibilidade do CMTB está baseado na correlação entre a resposta clínica ao tratamento e o resultado dos testes de sensibilidade *in vitro*. Quando mais de 1% dos bacilos da tuberculose presentes são

Tabela 19.9 Tuberculostáticos de segunda linha e concentrações recomendadas no ágar Middlebrook 7H10.

Fármaco	Concentração (μg/mℓ)
Isoniazida	1,0
Etambutol	10,0
Amicacina	4,0
Capreomicina	10,0
Etionamida	5,0
Canamicina	5,0
Levofloxacino	1,0
Moxifloxacino	0,5
Ofloxacino	2,0
Ácido *p*-aminosalicílico	2,0
Rifabutina	0,5
Estreptomicina	2,0 e 10,0

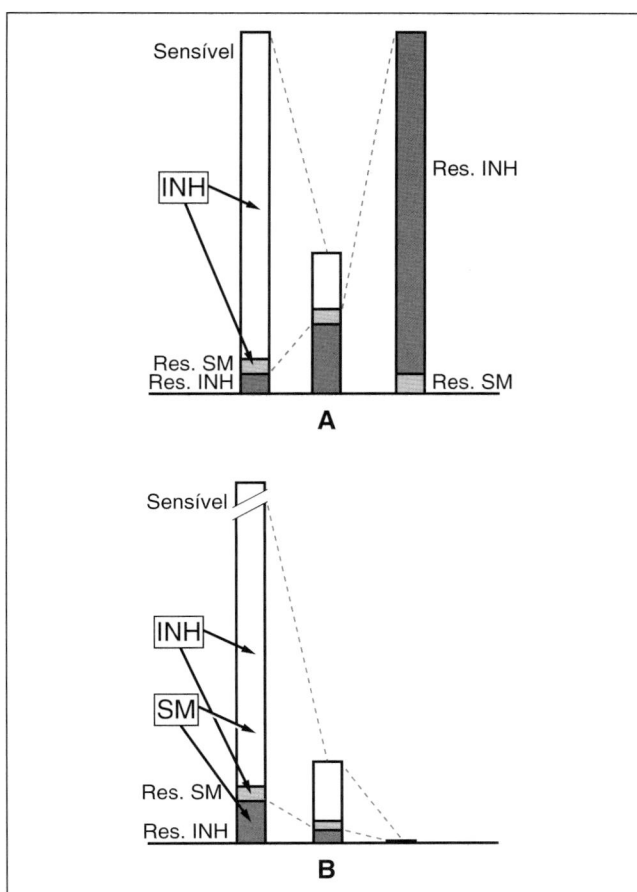

FIGURA 19.3 Desenvolvimento de resistência antimicrobiana das micobactérias ao tratamento com um e com dois fármacos. **A.** O paciente é tratado apenas com isoniazida (INH). Embora a quantidade menor de mutantes resistentes à estreptomicina seja inibida pela INH, as cepas mutantes resistentes à INH são refratárias e, com o tempo, representam a maior parte da população. Isso representa uma falência terapêutica. **B.** O paciente é tratado com estreptomicina e INH. Os mutantes resistentes à estreptomicina são inibidos pela INH, enquanto os mutantes resistentes à INH são inibidos pela estreptomicina. Desse modo, nenhuma dessas cepas mutantes pode proliferar descontroladamente e o tratamento é bem-sucedido. (Reproduzida com base em Crofton J. Some principles in the chemotherapy of bacterial infections. BMJ 1969;2:209-212.)

resistentes a um fármaco *in vitro*, o tratamento com este fármaco não é clinicamente eficaz. Por isso, os métodos usados nos testes de sensibilidade antimicrobiana das micobactérias devem ser capazes de determinar a porcentagem de bacilos sensíveis e resistentes a determinado fármaco, ou fornecer resultados equivalentes quando os métodos são comparados. Quando se utiliza o método de proporção em ágar, o inóculo deve ser ajustado de forma que o número de mutantes naturalmente resistentes não leve erroneamente o técnico do laboratório a interpretar a cultura como resistente. Pela mesma razão, deve haver um número suficiente de colônias na placa, de forma que a incidência de resistência microbiana na faixa de 1% possa ser determinada. Isso é conseguido mais facilmente quando 100 a 300 unidades formadoras de colônias (UFC) estão presentes em cada quadrante da placa de Petri subdividida em quatro. Para determinar a incidência de resistência, pode ser necessário inocular dois conjuntos de placas com testes de sensibilidade, do qual o segundo é preparado com uma diluição de 100 vezes do inóculo usado na primeira placa.

O método de proporção em ágar é realizado em placas de Petri de plástico divididas em quatro quadrantes. As placas podem ser compradas no mercado ou preparadas no próprio laboratório. Cinco mililitros do meio com ágar são colocados em cada quadrante, o primeiro sem qualquer antimicrobiano para funcionar como controle de crescimento e os outros três com concentrações variadas do fármaco a ser testado. A base pode ser ágar Middlebrook, 7H10 ou 7H11.[367] Discos de papel contendo quantidades específicas dos agentes tuberculostáticos são aplicados em cada quadrante e o meio de ágar sem antimicrobiano é dispensado em cada quadrante. Alternativamente, o meio de ágar pode ser preparado com o fármaco em forma líquida. Uma cepa de referência de *M. tuberculosis* – H37Rv (ATCC 27294) – sensível a todos os fármacos tuberculostáticos principais e secundários é recomendada como controle de qualidade da proporção em ágar e dos métodos preferíveis de testagem de sensibilidade em caldo.

O primeiro teste de sensibilidade antimicrobiana baseado em caldo para CMTB foi o equipamento BACTEC® 460 acoplado a uma "coifa de TB". A base desse teste em caldo é a detecção radiométrica do ^{14}C liberado do meio líquido 7H12 contendo ácido palmítico marcado com $1-[^{14}C]$ por ação metabólica das micobactérias.[268,205,366,296,207] O equipamento BACTEC® 460 revolucionou os testes de sensibilidade antimicrobiana para CMTB, mas não é mais referendado pelo fabricante e, por isso, não será mais considerado a seguir.

Em 2002, a FDA aprovou o sistema MGIT® 960 (descrito antes neste capítulo) não radiométrico totalmente automatizado para testar sensibilidade do CMTB a INH, rifampicina, etambutol, PZA e estreptomicina (um fármaco de segunda linha). Alguns estudos demonstraram que o desempenho do sistema MGIT® ao testar os fármacos principais é comparável ao do BACTEC® 460 radiométrico e do método de proporção em caldo, enquanto o tempo necessário até a obtenção dos resultados é semelhante ao do BACTEC® 460.[2,17,127,170,243,278,285] Embora o MGIT® 960 não tenha sido aprovado pela FDA para testar outros fármacos de segunda linha além da estreptomicina, vários pesquisadores validaram seu desempenho com esta finalidade.[170,127,186,269,279]

O sistema MGIT® usa um protocolo de teste em duas camadas: INH, rifampicina e etambutol estão na primeira camada e PZA é testada separadamente. O inóculo pode ser preparado a partir de um meio sólido ou líquido. De forma a assegurar a precisão e a reprodutibilidade dos resultados, é essencial que as recomendações do fabricante sejam seguidas rigorosamente. Um conjunto de testes de sensibilidade antimicrobiana do sistema MGIT® inclui um tubo de controle de crescimento sem fármacos e tubos contendo os antimicrobianos. Quando o IC do tubo de controle de crescimento chega a 400 dentro de 4 a 13 dias, o sistema sinaliza a conclusão do teste e interpreta os resultados da seguinte forma: uma cepa é considerada resistente a um fármaco quando o IC do tubo contendo este antimicrobiano é > 100; ela é considerada sensível quando o IC é ≤ 100. O teste é inválido quando o IC do tubo de controle chega a 400 em menos de 4 dias ou mais de 13 dias; isto indica que o inóculo é muito volumoso ou contém contaminantes, ou é insuficiente.

O teste para PZA no sistema MGIT® difere ligeiramente do teste para os outros três fármacos principais. A preparação do inóculo e a interpretação dos resultados são as mesmas, mas o caldo do tubo MGIT® com PZA tem pH reduzido, contém um suplemento separado e o tubo de controle de crescimento com PZA é inoculado com uma diluição de 1:10 do inóculo no tubo contendo este antimicrobiano. O desempenho do sistema MGIT® no teste para PZA parece ser inferior ao dos outros fármacos principais.[44,45] Aparentemente, há um problema de resistência falsa que, com base nos resultados de um estudo, poderia ser corrigida pela redução do inóculo de 0,5 para 0,25 mℓ.[245] Alguns pesquisadores sugeriram que uma combinação de teste baseado em cultura e sequenciamento do gene *pncA* possa ser uma abordagem mais confiável para avaliar sensibilidade ou resistência à PZA.[298]

O sistema VersaTREK® de monitoramento contínuo totalmente automatizado, conforme foi descrito antes neste capítulo para demonstrar crescimento e detectar micobactérias, também foi aprovado pela FDA para testar sensibilidade do CMTB a todos os fármacos principais. Assim como o sistema MGIT®, o inóculo pode ser preparado a partir de um meio em caldo (VersaTREK® Myco ou ágar 7H9) ou sólido (meio de LJ ou ágar 7H10/7H11). Os frascos inoculados contendo os fármacos e o frasco sem qualquer antimicrobiano são colocados no aparelho, que monitora automaticamente o crescimento a cada 24 h. Um teste de sensibilidade é válido quando o crescimento no frasco de controle é detectado dentro de 3 a 10 dias depois da inoculação. Os frascos contendo antimicrobianos são monitorados por 3 dias depois da positivação do frasco de controle. Uma cepa é considerada resistente a determinado fármaco quando o crescimento no frasco contendo antimicrobiano é detectado ≤ 3 dias depois da detecção de crescimento no frasco de controle. Uma cepa é considerada sensível quando não há crescimento no frasco contendo antimicrobiano, ou quando o crescimento é detectado > 3 dias depois de sua detecção no frasco de controle. Estudos demonstraram concordância satisfatória entre o sistema VersaTREK® Myco, BACTEC® 460, MGIT® 960 e método de proporção em ágar.[19,83,276]

Outro método baseado em caldo para testar sensibilidade do CMTB é o TREK Sensititre MYCOTB® MIC com 96 câmaras por placa, que inclui os fármacos principais (exceto PZA) e os de segunda linha. Quando os autores escreviam este capítulo, esse teste não havia sido aprovado pela FDA e, por isso, era utilizado apenas com finalidade experimental. O inóculo é preparado a partir das colônias cultivadas em um meio sólido e os resultados ficam disponíveis dentro de 10 a 21 dias depois da inoculação da placa. Em comparação com o método de proporção em ágar, o desempenho desse sistema é satisfatório a excelente, com concordância categórica de 94 a 100% em um estudo e de 80 a 99% em outro.[116,182] Esse método tem a vantagem de testar simultaneamente fármacos principais e de segunda linha e não requer um equipamento para interpretar os resultados. Contudo, ele não inclui PZA, um inconveniente principal, e o tempo necessário para a liberação dos resultados é maior que os dos sistemas automatizados em caldo.

Em vista da importância da detecção rápida da TB resistente, pesquisadores desenvolveram vários métodos moleculares para detectar mutações associadas à resistência. Esses métodos podem ser usados para testar culturas positivas (caldo ou colônias) ou espécimes BAAR-positivos no esfregaço. Entretanto, a resistência antimicrobiana pode ser causada por outras mutações diferentes das que são detectadas por esses métodos; por esta razão, a impossibilidade de detectar uma mutação não significa necessariamente que a cepa seja fenotipicamente sensível.

Os métodos moleculares podem ser divididos entre os que estão baseados em sondas (p. ex., ensaio GeneXpert® MTB/RIF da Cepheid, que utiliza sinais moleculares; e os ensaios MTBDR*plus*® e MTBDR*sl*® da HAIN, que usam sondas em linhas) e os que estão baseados em sequências (p. ex., sequenciamento de Sanger e pirossequenciamento). Os métodos baseados em sonda detectam a presença ou ausência de mutações, enquanto os métodos baseados no sequenciamento fornecem sequências das cepas selvagens ou mutantes. As mutações nem sempre estão associadas à resistência antimicrobiana; por isso, a detecção de uma mutação por um método baseado em sondas pode não significar resistência fenotípica em todos os casos. Além disso, como nem todos os mecanismos de resistência são conhecidos, a impossibilidade de detectar uma mutação não exclui definitivamente resistência. Portanto, embora os métodos moleculares forneçam rapidamente informações úteis, todos são coadjuvantes e não substituem os testes de sensibilidade antimicrobiana fenotípicos.

O ensaio GeneXpert® MTB/RIF já foi descrito neste capítulo. A resistência à rifampicina é detectada quando o exame demonstra a existência de uma ou mais mutações da região determinante de resistência à rifampicina de 81 pb no gene *rpoB*. O desempenho desse ensaio na detecção de *M. tuberculosis* em espécimes clínicos foi descrito anteriormente. Com respeito à detecção da resistência de *M. tuberculosis* à rifampicina, Zeka *et al.*[380] demonstraram concordância total com o método de proporção em ágar para 89 dos 429 espécimes com culturas positivas para este microrganismo: 88 eram sensíveis e um era resistente. Marlowe *et al.*[195] testaram 217 espécimes, dos quais 130 tinham culturas positivas para *M. tuberculosis*. Todos os 130 eram sensíveis à rifampicina no método de microdiluição em caldo, mas três eram inicialmente resistentes com base no GeneXpert®. As culturas em meio líquido dos três espécimes com resultados discrepantes foram retestadas pelo GeneXpert®: duas eram sensíveis e uma continuou resistente.

Os ensaios de sondas da HAIN, que utiliza hibridização reversa para detectar mutações, não foram aprovados pela FDA para uso diagnóstico nos EUA, mas têm sido usados em vários outros países. Os ensaios MTBDR*plus*® e MTBDR*sl*® incluem sondas para os tipos selvagens e sondas para várias mutações encontradas frequentemente. A ausência de uma banda do tipo selvagem indica a existência de uma mutação. A coexistência de uma banda mutante sugere que haja uma mutação específica na cepa/amostra. A ausência das bandas dos tipos selvagem e mutante indica a existência de uma mutação, mas não fornece informações acerca do tipo de mutação. O desempenho desses ensaios varia, dependendo do fármaco, mas é melhor com a rifampicina e as quinolonas. Com esses dois ensaios, a especificidade (sensível ao fármaco com base no ensaio com sondas em linhas e nos testes de sensibilidade antimicrobiana fenotípicos) é ≥ 95% e, com exceção da rifampicina, é maior que a sensibilidade (resistente ao fármaco com base no ensaio com sondas em linhas e nos testes fenotípicos de sensibilidade antimicrobiana).[155,212,333]

Pesquisadores dos CDC avaliaram o sequenciamento do DNA para detectar resistência aos fármacos principais e de segunda linha em 314 cepas de *M. tuberculosis*.[38] Os testes fenotípicos foram realizados pelo método de proporção em ágar, exceto para PZA, que foi testada com BACTEC® 460 ou MGIT® 960. Os *loci* genéticos examinados foram as regiões determinantes de resistência dos genes *rpoB*, *embB* e *gyrA*, os promotores dos genes *inhA* e *eis*, as regiões dos genes *katG* e *rrs* com mutações estabelecidas e as estruturas de leitura aberta completas dos genes *tlyA* e *pncA*. As especificidades dos fármacos principais foram de 86% para *pncA* (PZA), 93% para *embB* (etambutol), 94% para *rpoB* (rifampicina) e 100% para *katG*, *inhA* e *katG* + *inhA* (INH). As sensibilidades foram de 97% (*rpoB*), 91% (*katG* + *inhA*), 85% (*pncA*) e 79% (*embB*). As sensibilidades e as especificidades dos fármacos de segunda linha foram de 82 e 98% para ciprofloxacino e ofloxacino (*gyrA*), 86,5 e 96% para canamicina (*rrs* ou *eis*), 90 e 99% para amicacina (*rrs*) e 61 e 87% para capreomicina (*rrs* e/ou *tlyA*).

Micobactérias não tuberculosas

Para testar a sensibilidade antimicrobiana das MNT, o CLSI (Clinical and Laboratory Standards Institute) recomenda a realização de testes com as cepas isoladas da prática clínica pelo método de microdiluição usando caldo de Mueller-Hinton cátion-ajustado com OADC ou OAD a 5% e estabelece as diretrizes para CMA, *M. kansasii* (que também se aplicam às outras MNT não exigentes de crescimento lento), *M. marinum* e micobactérias de crescimento rápido.[367] As recomendações gerais estão descritas nos parágrafos seguintes, mas o documento CLSI M24[367] deve ser consultado para conhecer os detalhes específicos. O laudo do exame deve incluir a concentração inibitória mínima (CIM) e uma interpretação. Os testes de controle de qualidade devem ser realizados com cada lote novo de placas com 96 câmaras e, a partir de então, semanalmente ou a cada vez que o teste for realizado a intervalos menores que 1 semana.

Quanto aos testes de sensibilidade do CMA, o único fármaco principal recomendado na época em que o autor escrevia este capítulo era claritromicina. Contudo, os estudos publicados por Brown-Elliott et al.[32] apoiam também a realização dos testes para amicacina. Os fármacos de segunda linha, que podem ser úteis em determinados casos, são moxifloxacino e linezolida. Embora etambutol, rifampicina, rifabutina e estreptomicina sejam úteis na prática clínica, não há correlação entre os resultados dos testes de sensibilidade *in vitro* e a evolução clínica dos pacientes com infecções por CMA tratadas com estes fármacos. Por isso, os resultados dos testes de sensibilidade com esses antimicrobianos não devem ser relatados. Se for possível, as colônias da variante translúcida devem ser selecionadas para esses testes porque são consideradas mais virulentas e mais resistentes aos antimicrobianos. As placas devem ser incubadas em ar ambiente a 35° a 37°C e examinadas no 7º dia. Se não houver crescimento suficiente, as placas são reincubadas e examinadas novamente entre os 10º e 14º dias. O parâmetro final é turbidez visível. A cepa recomendada para o controle de qualidade é *M. avium* ATCC 700898, mas outra alternativa aceitável é *M. marinum* ATCC 927. Os testes de sensibilidade devem ser repetidos quando as culturas continuam positivas depois de 3 meses de tratamento dos pacientes com doença disseminada e 6 meses para os pacientes com doença pulmonar crônica.

O tratamento-padrão para doença pulmonar causada por *M. kansasii* consiste em rifampicina, INH e etambutol, mas a rifampicina é essencial ao sucesso do tratamento. Outro esquema igualmente eficaz é rifampicina, etambutol e claritromicina. O CLSI recomenda que todas as cepas isoladas inicialmente de *M. kansasii* sejam testadas quanto à sensibilidade à rifampicina ou, se for considerado outro esquema alternativo, à rifampicina e à claritromicina.[367] O teste de sensibilidade de *M. kansasii* à INH não é recomendado, porque os resultados *in vitro* não se correlacionam com a evolução clínica e, por esta razão, poderiam transmitir a impressão equivocada de resistência. As placas de microdiluição são incubadas a 35° a 37°C em ar ambiente por 7 a 14 dias. Os microrganismos aceitáveis para o CQ são *M. kansasii* ATCC 12478, *M. marinum* ATCC 927 e *Enterococcus faecalis* ATCC 29212. As cepas clínicas de *M. kansasii* resistentes à rifampicina (CIM ≥ 1 μg/mℓ) devem ser testadas quanto à sensibilidade a rifabutina, etambutol, claritromicina (se não tiver sido testada inicialmente como fármaco principal), amicacina, ciprofloxacino, sulfametoxazol-trimetoprima (SXT), linezolida e moxifloxacino. Os testes com estreptomicina também devem ser considerados; contudo, os limites de sensibilidade e resistência não estão estabelecidos e, por isso, o laudo deve incluir apenas a CIM.

Os testes rotineiros da sensibilidade de *M. marinum* não são recomendados, porque as cepas isoladas são consistentemente sensíveis a rifampicina, etambutol, doxiciclina/minociclina, SXT e claritromicina. Contudo, quando um paciente não responde ao tratamento apropriado depois de vários meses e continua a ter cultura positiva, os testes de sensibilidade devem ser considerados. As placas de microdiluição são incubadas a 28° a 30°C por 7 dias. Os fármacos testados são rifampicina, claritromicina, amicacina, doxiciclina ou minociclina, ciprofloxacino, moxifloxacino e SXT.

O tratamento das infecções da pele e dos tecidos subcutâneos causadas por micobactérias de crescimento rápido deve incluir claritromicina (se a cepa isolada for sensível) e ao menos um outro fármaco selecionado com base nos resultados dos testes de sensibilidade. Os antimicrobianos que devem ser testados são amicacina, cefoxitina (até 256 μg/mℓ), ciprofloxacino, claritromicina, doxiciclina ou minociclina, imipeném, linezolida, moxifloxacino, SXT e tobramicina.[367] A tobramicina é usada para tratar infecções causadas por *M. chelonae*, mas não as infecções devidas a *M. abscessus* ou ao grupo de *M. fortuitum*. As placas de microdiluição são incubadas a 28° a 30°C em ar ambiente por 72 horas. Quando não houver crescimento suficiente depois disso, as placas devem ser examinadas novamente no 4º e 5º dias. Essa é a última leitura para todos os fármacos, com exceção da claritromicina. De forma a assegurar a detecção da resistência induzível aos macrolídios, as câmaras de claritromicina devem ser "lidas" nos dias 7 e 10 e novamente no 14º dia, a menos que a cepa seja resistente em uma leitura anterior. A CIM é a menor concentração de um antibiótico capaz de inibir completamente crescimento visível, com exceção de SXT, contra o qual as micobactérias de crescimento rápido demonstram arraste. Com esse fármaco, a CIM corresponde à inibição de 80% do crescimento. A cepa recomendada para o CQ é

M. peregrinum ATCC 700686, embora as alternativas aceitáveis sejam *Staphylococcus aureus* ATCC 29213, *Pseudomonas aeruginosa* ATCC 17853 e *E. faecalis* ATCC 29212.

Embora a técnica de microdiluição em caldo seja considerada o método preferido para testar micobactérias de crescimento rápido, o Etest® (bioMérieux) pode ser uma opção viável. Biehle et al.[23] realizaram ensaios de Etest® com 100 cepas isoladas clinicamente de micobactérias de crescimento rápido para seis fármacos: amicacina, cefoxitina, ciprofloxacino, claritromicina, doxiciclina e imipeném. Esses autores demonstraram concordância de 85% entre os resultados do Etest® e as CIM por diluição em ágar com uma diluição log_2 e concordância de 97% com duas diluições log_2. Os índices de erros significativos e insignificantes foram de 2,2 e 11,7%, respectivamente; não houve erros muito significativos (definidos pelos autores como discordância de três diluições log_2 ou mais). A concordância entre os laboratórios com as CIM do Etest® determinadas em dois laboratórios independentes foi de 81% na faixa de uma diluição log_2 e de 92% na faixa de duas diluições log_2. Esses dados sugeriram que o Etest® possa ser um método alternativo razoável para avaliar a sensibilidade antimicrobiana das micobactérias de crescimento rápido, mas é necessário realizar mais estudos para testar todos os fármacos recomendados pelo CLSI e comparar seus resultados com o método de microdiluição em caldo.

REFERÊNCIAS BIBLIOGRÁFICAS

1. Abed Y, Davin-Regli A, Bollet C, et al. Efficient discrimination of *Mycobacterium tuberculosis* strains by 16S-23S spacer region-based random amplified polymorphic DNA analysis. J Clin Microbiol 1995;33:1418-1420.
2. Adjers-Koskela K, Katila ML. Susceptibility testing with the manual mycobacterium growth indicator tube (MGIT) and the MGIT 960 system provides rapid and reliable verification of multidrug-resistant tuberculosis. J Clin Microbiol 2003;41:1235-1239.
3. Agy MB, Wallis CK, Plorde JJ, et al. Evaluation of four mycobacterial blood culture media: BACTEC 13A, Isolator/BACTEC 12B, Isolator/Middlebrook agar and biphasic medium. Diagn Microbiol Infect Dis 1989;12:303-308.
4. Ahmad S, Mokaddas E, Fares E. Characterization of *rpoB* mutations in rifampin-resistant clinical *Mycobacterium tuberculosis* isolates from Kuwait and Dubai. Diagn Microbiol Infect Dis 2002;44:245-252.
5. Ahrens P, Giese SB, Klausen J, et al. Two markers, IS901-IS902 and p40, identified by PCR and by using monoclonal antibodies in *Mycobacterium avium* strains. J Clin Microbiol 1995;33:1049-1053.
6. Albers WM, Chandler KW, Solomon DA, et al. Pulmonary disease caused by *Mycobacterium malmoense*. Am Rev Respir Dis 1987;135:1375-1378.
7. Archibald LK, den Dulk MO, Pallangyo KJ, et al. Fatal *Mycobacterium tuberculosis* bloodstream infections in febrile hospitalized adults in Dar es Salaam, Tanzania. Clin Infect Dis 1998;26:290-296.
8. Aronson; JD. Spontaneous tuberculosis in salt water fish. J Infect Dis 1926;39:315-320.
9. Aubrey M, Fam AG. A case of clinically unsuspected *Mycobacterium marinum* infection. Arthritis Rheum 1987;30:1317-1318.
10. Ausina V, Barrio J, Luquin M, et al. *Mycobacterium xenopi* infections in AIDS. Ann Intern Med 1988;109:927-928.
11. Avaniss-Aghajani E, Jones K, Holtzman A, et al. Molecular technique for rapid identification of mycobacteria. J Clin Microbiol 1996;34:98-102.
12. Bamberger DM, Driks MR, Gupta MR, et al. *Mycobacterium kansasii* among patients infected with human immunodeficiency virus in Kansas City. Clin Infect Dis 1994;18:395-400.
13. Banks J, Jenkins PA, Smith AP. Pulmonary infection with *Mycobacterium malmoense*—a review of treatment and response. Tubercle 1985;66:197-203.
14. Bao JR, Master RN, Schwa DA, et al. Identification of acid-fast bacilli using pyrosequencing analysis. Diagn Microbiol Infect Dis: 2010;67:234-238.
15. Barrett A, Magee JG, Freeman R. An evaluation of the BD ProbeTec ET system for the direct detection of *Mycobacterium tuberculosis* in respiratory samples. J Med Microbiol 2002;51:895-898.
16. Beckman EN, Pankey GA, McFarland GB. The histopathology of *Mycobacterium marinum* synovitis. Am J Clin Pathol 1985;83:457-462.
17. Bémer P, Palicova F, Rüsch-Gerdes S, et al. Multicenter evaluation of the fully-automated BACTEC Mycobacteria Growth Indicator Tube 960 system for susceptibility testing of *Mycobacterium tuberculosis*. J Clin Microbiol 2002;40:150-154.
18. Bergmann JS, Woods GL. Clinical evaluation of the BDProbeTec strand displacement amplification assay for rapid diagnosis of tuberculosis. J Clin Microbiol: 1998;36:2766-2768.
19. Bergmann JS, Woods GL. Evaluation of the ESP culture system II for testing susceptibilities of *Mycobacterium tuberculosis* isolates to four primary antituberculous drugs. J Clin Microbiol: 1998;36:2940-2943.
20. Bergmann JS, Yuoh G, Fish G, et al. Clinical evaluation of the enhanced Gen-Probe Amplified Mycobacterium Tuberculosis Direct Test for rapid diagnosis of tuberculosis in prison inmates. J Clin Microbiol 1999;37:1419-1425.
21. Berlin OG, Zakowski P, Bruckner DA, et al. New biphasic culture system for isolation of mycobacteria from blood cultures of patients with the acquired immunodeficiency syndrome. J Clin Microbiol 1984;20:572-574.
22. Berman SM, Kim RC, Haghighat D, et al. *Mycobacterium genavense* infection presenting as a solitary brain mass in a patient with AIDS: case report and review. Clin Infect Dis 1994;19:1152-1154.
23. Biehle JR, Cavalieri SJ, Saubolle MA, et al. Evaluation of Etest for susceptibility testing of rapidly growing mycobacteria. J Clin Microbiol 1995;33:1760-1764.
24. Blacklock ZM, Dawson DJ, Kane DW, et al. *Mycobacterium asiaticum* as a potential pulmonary pathogen for humans. A clinical and bacteriological review of 5 cases. Am Rev Respir Dis 1983;127:241-244.
25. Bodmer T, Gurtner A, Schopfer K, et al. Screening of respiratory tract specimens for the presence of *Mycobacterium tuberculosis* by using the Gen-Probe Amplified Mycobacterium tuberculosis Direct Test. J Clin Microbiol 1994;32:1483-1487.
26. Boehme CC, Nabeta P, Hillemann D, et al. Rapid molecular detection of tuberculosis and rifampin resistance. N Engl J Med 2010;363:1005-1015.
27. Bottger EC, Teske A, Kirschner P, et al. Disseminated *Mycobacterium genavense* infection in patients with AIDS. Lancet 1992;340:76-80.
28. Bouza E, Diaz-Lopez MD, Moreno S, et al. *Mycobacterium tuberculosis* bacteremia in patients with and without human immunodeficiency virus infection. Arch Intern Med 1993;153:496-500.
29. Boye K, Hogdall E, Borre M. Identification of bacteria using two degenerate 16S rDNA sequencing primers. Microbiol Res 1999;154:23-26.
30. Broadway DC, Kerr-Muir M, Eykyn SJ, et al. *Mycobacterium chelonei* keratitis: a case report and review of previously reported cases. Eye (Lond) 1994;8:134-142.
31. Brooks RW, Parker BC, Gruft H, et al. Epidemiology of infection by nontuberculous mycobacteria. V. Numbers of eastern United States soils and correlation with soil characteristics. Am Rev Respir Dis 1984;130:630-633.
32. Brown-Elliott BA, Iakhiaeva E, Griffith DE, et al. In vitro activity of amikacin against isolates of *Mycobacterium avium* complex with proposed MIC breakpoints and finding of a 16S rRNA gene mutation in treated isolates. J Clin Microbiol: 2013;51:3389-3394.
33. Brown-Elliott BA, Wallace RJ Jr. Clarithromycin resistance to *Mycobacterium abscessus*. J Clin Microbiol 2001;39:2745-2746.
34. Brown-Elliott BA, Wallace RJ Jr. Clinical and taxonomic status of pathogenic nonpigmented or late-pigmenting rapidly growing mycobacteria. Clin Microbiol Rev 2002;15:716-746.
35. Burns DN, Wallace RJ Jr, Schultz ME, et al. Nosocomial outbreak of respiratory tract colonization with *Mycobacterium fortuitum*: demonstration of the usefulness of pulsed-field gel electrophoresis in an epidemiologic investigation. Am Rev Respir Dis 1991;144:1153-1159.
36. Butler WR, O'Conner SP, Yakrus MA, et al. Cross-reactivity of genetic probe for detection of *Mycobacterium tuberculosis* with newly described species *Mycobacterium celatum*. J Clin Microbiol 1994;32:536-538.
37. Cage GD. Direct identification of *Mycobacterium* species in BACTEC 7H12B medium by high-performance liquid chromatography. J Clin Microbiol 1994;32:521-524.
38. Campbell PJ, Morlock GP, Sikes RD, et al. Molecular detection of mutations associated with first- and second-line drug resistance compared with conventional drug susceptibility testing of *Mycobacterium tuberculosis*. Antimicrob Agents Chemother. 2011;55:2032-2041.
39. Castor B, Juhlin I, Henriques B. Septic cutaneous lesions caused by *Mycobacterium malmoense* in a patient with hairy cell leukemia. Eur J Clin Microbiol Infect Dis 1994;13:145-148.
40. Cave MD, Eisenach KD, McDermott PF, et al. IS6110: conservation of sequence in the *Mycobacterium tuberculosis* complex and its utilization in DNA fingerprinting. Mol Cell Probes 1991;5:73-80.
41. Cave MD, Eisenach KD, Templeton G, et al. Stability of DNA fingerprint pattern produced with IS6110 in strains of *Mycobacterium tuberculosis*. J Clin Microbiol 1994;32:262-266.
42. Cavusoglu C, Hilmioglu S, Guneri S, et al. Characterization of *rpoB* mutations in rifampin-resistant clinical isolates of *Mycobacterium tuberculosis*

from Turkey by DNA sequencing and line probe assay. J Clin Microbiol 2002;40:4435–4438.
43. Centers for Disease Control and Prevention. Trends in tuberculosis—United States, 2013. MMWR Morb Mortal Wkly Rep 2014;63:229–233.
44. Chang LS, Yew WW, Zhang Y. Pyrazinamide susceptibility testing in *Mycobacterium tuberculosis*: a systematic review with meta-analysis. Antimicrob Agents Chemother 2011;55:4499–4505.
45. Chedore P, Bertucci L, Wolfe J, et al. Potential for erroneous results indicating resistance when using the Bactec MGIT 960 system for testing susceptibility of *Mycobacterium tuberculosis* to pyrazinamide. J Clin Microbiol: 2010;48:300–301.
46. Chin DP, Hopewell PC, Yajko DM, et al. *Mycobacterium avium* complex in the respiratory or gastrointestinal tract and the risk of *M. avium* complex bacteremia in patients with human immunodeficiency virus infection. J Infect Dis 1994;169:289–295.
47. Chiodini RJ. Crohn's disease and the mycobacterioses: a review and comparison of two disease entities. Clin Microbiol Rev 1989;2:90–117.
48. Chiodini RJ, van Kruiningen HJ, Merkal RS, et al. Characteristics of an unclassified *Mycobacterium* species isolated from patients with Crohn's disease. J Clin Microbiol 1984;20:966–971.
49. Choi CW, Cha DR, Kwon YJ, et al. *Mycobacterium fortuitum* peritonitis associated with continuous ambulatory peritoneal dialysis. Korean J Intern Med 1993;8:25–27.
50. Chow SP, Ip FK, Lau JH, et al. *Mycobacterium marinum* infection of the hand and wrists. J Bone Joint Surg Am 1987;69:1161–1168.
51. Claydon EJ, Coker RJ, Harris JR. *Mycobacterium malmoense* infection in HIV positive patients. J 1991;23:191–194.
52. Cloud JL, Conville PS, Croft A, et al. Evaluation of partial 16S ribosomal DNA sequencing for identification of *Nocardia* species by using the MicroSeq 500 system with an expanded database. J Clin Microbiol 2004;42:578–584.
53. Cocito C, Gilot P, Coene M, et al. Paratuberculosis. Clin Microbiol Rev 1994;7:328–345.
54. Cohn ML, Waggoner RF, McClatchy JK. The 7H11 medium for the cultivation of mycobacteria. Am Rev Respir Dis 1968;98:295–296.
55. Collazos J, Diaz F, Rodriguez J, et al. Persistent lung infection due to *Mycobacterium szulgai*. Tuber Lung Dis 1993;74:412–413.
56. Conlon CP, Brandon HM, Luo NP, et al. Faecal mycobacteria and their relationship to HIV-related enteritis in Lusaka, Zambia. AIDS 1989;3:539–541.
57. Contreras MA, Cheung OT, Sanders DE, et al. Pulmonary infections with nontuberculous mycobacteria. Am Rev Respir Dis 1988;137:149–152.
58. Conville PS, Witebsky FG. Inter-bottle transfer of mycobacteria by the BACTEC 460. Diagn Microbiol Infect Dis 1989; 12:401–405.
59. Cooper JF, Lichtenstein MJ, Graham BS, et al. *Mycobacterium chelonae*: a cause of nodular skin lesions with a proclivity for renal transplant recipients. Am J Med 1989;86:173–177.
60. Cowling P, Glover S, Reeves DS. *Mycobacterium malmoense* type II bacteremia contributing to death in a patient with AIDS. Int J STD AIDS 1992;3:445–446.
61. Coyle MB, Carlson L, Wallis CK, et al. Laboratory aspects of *Mycobacterium genavense*, a proposed species isolated from AIDS patients. J Clin Microbiol 1992;30:3206–3212.
62. Crawford JT. New technologies in the diagnosis of tuberculosis. Semin Respir Infect 1994;9:62–70.
63. Crowle AJ, Tsang AY, Vatter AE, et al. Comparison of 15 laboratory and patient-derived strains of *Mycobacterium avium* for ability to infect and multiply in cultured human macrophages. J Clin Microbiol 1986;24:812–821.
64. Cruciani M, Scarparo C, Malena M, et al. Meta-analysis of BACTEC MGIT 960 and BACTEC 460 TB, with or without solid media, for detection of mycobacteria. J Clin Microbiol: 2004;42:2321–2325.
65. Crump JA, Tanner DC, Mirrett S, et al. Controlled comparison of BACTEC 13A, MYCO/F LYTIC, BacT/ALERT MB, and ISOLATOR 10 systems for detection of mycobacteremia. J Clin Microbiol 2003;41:1987–1990.
66. D'Amato JJ, Collins MT, Rothlauf MV, et al. Detection of mycobacteria by radiometric and standard plate procedures. J Clin Microbiol 1983;17:1066–1073.
67. D'Amato RF, Wallman AA, Hochstein LH, et al. Rapid diagnosis of pulmonary tuberculosis by using Roche AMPLICOR *Mycobacterium tuberculosis* PCR test. J Clin Microbiol 1995;33:1832–1834.
68. Daley CL, Griffith DE. Pulmonary disease caused by rapidly growing mycobacteria. Clin Chest Med 2002;23:623–632, vii.
69. Dawson DJ, Blacklock ZM, Ashdown LR, et al. *Mycobacterium asiaticum* as the probable causative agent in a case of olecranon bursitis. J Clin Microbiol 1995;33:1042–1043.
70. de Oliveira MM, da Silva Rocha A, Cardoso Oelemann M, et al. Rapid detection of resistance against rifampicin in isolates of *Mycobacterium tuberculosis* from Brazilian patients using a reverse-phase hybridization assay. J Microbiol Methods 2003;53:335–342.
71. Delacourt C, Poveda JD, Chureau C, et al. Use of polymerase chain reaction for improved diagnosis of tuberculosis in children. J Pediatr 1995;126(5, Pt 1):703–709.
72. Delaporte E, Alfandari S, Piette F. *Mycobacterium ulcerans* associated with infection due to the human immunodeficiency virus. Clin Infect Dis 1994;18:839.
73. Della-Latta P, Whittier S. Comprehensive evaluation of performance, laboratory application, and clinical usefulness of two direct amplification technologies for the detection of *Mycobacterium tuberculosis* complex. Am J Clin Pathol 1998;110:301–310.
74. Dillon J, Millson C, Morris I. *Mycobacterium kansasii* infection of the wrists and hand. Br J Rheumatol 1990;29:150–153.
75. Dobner P, Feldmann K, Rifai M, et al. Rapid identification of mycobacterial species by PCR amplification of hypervariable 16S rRNA gene promoter region. J Clin Microbiol 1996;34:866–869.
76. Doern GV, Westerling JA. Optimum recovery *of Mycobacterium avium* complex from blood specimens of human immunodeficiency virus-positive patients by using small volumes of isolator concentrate inoculated into BACTEC 12B bottles. J Clin Microbiol 1994;32:2576–2577.
77. Drabick JJ, Duffy PE, Samlaska CP, et al. Disseminated *Mycobacterium chelonei* subspecies chelonei infection with cutaneous and osseous manifestations. Arch Dermatol 1990;126:1064–1067.
78. Drake TA, Hindler JA, Berlin OG, et al. Rapid identification of *Mycobacterium avium* complex in culture using DNA probes. J Clin Microbiol 1987;25:1442–1445.
79. Drancourt M, Raoult D. rpoB gene sequence-based identification of *Staphylococcus* species. J Clin Microbiol 2002;40:1333–1338.
80. Drancourt M, Roux V, Fournier PE, et al. rpoB gene sequence-based identification of aerobic Gram-positive cocci of the genera *Streptococcus, Enterococcus, Gemella, Abiotrophia*, and *Granulicatella*. J Clin Microbiol 2004;42:497–504.
81. Dunmire RB III, Breyer JA. Nontuberculous mycobacterial peritonitis during continuous ambulatory peritoneal dialysis: case report and review of diagnostic and therapeutic strategies. Am J Kidney Dis 1991;18:126–130.
82. Ellner PD, Kiehn TE, Cammarata R, et al. Rapid detection and identification of pathogenic mycobacteria by combining radiometric and nucleic acid probe methods. J Clin Microbiol 1988;26:1349–1352.
83. Espasa M, Salvadó M, Vincente E, et al. Evaluation of the VersaTREK system compared to the Bactec MGIT 960 system for first-line drug susceptibility testing of *Mycobacterium tuberculosis*. J Clin Microbiol: 2012;50:488–491.
84. Fanning A, Edwards S. *Mycobacterium bovis* infection in human beings in contact with elk (Cervus elaphus) in Alberta, Canada. Lancet 1991;338:1253–1255.
85. Felmlee TA, Liu Q, Whelen AC, et al. Genotypic detection of *Mycobacterium tuberculosis* rifampin resistance: comparison of single-strand conformation polymorphism and dideoxy fingerprinting. J Clin Microbiol 1995;33:1617–1623.
86. Fidler HM, Thurrell W, Johnson NM, et al. Specific detection of *Mycobacterium paratuberculosis* DNA associated with granulomatous tissue in Crohn's disease. Gut 1994;35:506–510.
87. Fisher AA. Swimming pool granulomas due to *Mycobacterium marinum*: an occupational hazard of lifeguards. Cutis 1988;41:397–398.
88. Forbes BA, Hicks KE. Ability of PCR assay to identify *Mycobacterium tuberculosis* in BACTEC 12B vials. J Clin Microbiol 1994;32:1725–1728.
89. Fowler J, Mahlen SD. Localized cutaneous infections in immunocompetent individuals due to rapidly growing mycobacteria. Arch Pathol Lab Med: 2014;138:1106–1109.
90. France AJ, McLeod DT, Calder MA, et al. *Mycobacterium malmoense* infections in Scotland: an increasing problem. Thorax 1987;42:593–595.
91. Fraser VJ, Jones M, Murray PR, et al. Contamination of flexible fiberoptic bronchoscopes with *Mycobacterium chelonae* linked to an automated bronchoscope disinfection machine. Am Rev Respir Dis 1992;145:853–855.
92. Friedman CR, Stoeckle MY, Johnson WD Jr, et al. Double-repetitive-element PCR method for subtyping *Mycobacterium tuberculosis* clinical isolates. J Clin Microbiol 1995;33:1383–1384.
93. Fuller DD, Davis TE Jr, Denys GA, et al. Evaluation of BACTEC MYCO/F Lytic medium for recovery of mycobacteria, fungi, and bacteria from blood. J Clin Microbiol 2001;39:2933–2936.
94. Gauduchon V, Chalabreysse L, Etienne J, et al. Molecular diagnosis of infective endocarditis by PCR amplification and direct sequencing of DNA from valve tissue. J Clin Microbiol 2003;41:763–766.
95. Giladi M, Lee BE, Berlin OG, et al. Peritonitis caused by *Mycobacterium kansasii* in a patient undergoing continuous ambulatory peritoneal dialysis. Am J Kidney Dis 1992;19:597–599.

96. Gill MJ, Fanning EA, Chomyc S. Childhood lymphadenitis in a harsh northern climate; due to atypical mycobacteria. Scand J Infect Dis 1987;19:77–83.
97. Gill VJ, Park CH, Stock F, et al. Use of lysis-centrifugation (Isolator) and radiometric (BACTEC) blood culture systems for the detection of mycobacteremia. J Clin Microbiol 1985;22:543–546.
98. Gil-Setas A, Torroba L, Fernandez JL, et al. Evaluation of the MB/BacT system compared with Middlebrook 7H11 and Lowenstein-Jensen media for detection and recovery of mycobacteria from clinical specimens. Clin Microbiol Infect 2004;10:224–228.
99. Gitnick G, Collins J, Beaman B, et al. Preliminary report on isolation of mycobacteria from patients with Crohn's disease. Dig Dis Sci 1989;34:925–932.
100. Glickman SE, Kilburn JO, Butler WR, et al. Rapid identification of mycolic acid patterns of mycobacteria by high-performance liquid chromatography using pattern recognition software and a Mycobacterium library. J Clin Microbiol 1994;32:740–745.
101. Goldenberger D, Kunzli A, Vogt P, et al. Molecular diagnosis of bacterial endocarditis by broad-range PCR amplification and direct sequencing. J Clin Microbiol 1997;35:2733–2739.
102. Good RC. Opportunistic pathogens in the genus *Mycobacterium*. Annu Rev Microbiol 1985;39:347–369.
103. Good RC, Snider DE. Isolation of non-tuberculous mycobacteria in the United States. J Infect Dis 1980;146:829–833.
104. Gotto M, Oka S, Okuzumi K, et al. Evaluation of acridinium-ester-labeled DNA probes for identification of *Mycobacterium tuberculosis* and *Mycobacterium avium-intracellulare* complex in culture. J Clin Microbiol 1991;29:2473–2476.
105. Gouby A, Branger B, Oules R, et al. Two cases of *Mycobacterium haemophilum* infections in a renal dialysis unit. J Med Microbiol 1988;25:299–300.
106. Greisen K, Loeffelholz M, Purohit A, et al. PCR primers and probes for the 16S rRNA gene of most species of pathogenic bacteria, including bacteria found in cerebrospinal fluid. J Clin Microbiol 1994;32:335–351.
107. Griffith DE, Aksamit T, Brown-Elliott BA, et al. An official ATS/IDSA statement: diagnosis, treatment, and prevention of nontuberculous mycobacterial diseases. Am J Respir Crit Care Med 2007;175:367–416.
108. Gross WM, Hawkins JE. Radiometric selective inhibition tests for differentiation of *Mycobacterium tuberculosis, Mycobacterium bovis*, and other mycobacteria. J Clin Microbiol 1985;21:565–568.
109. Gross WM, Hawkins JE, Murphy B. *Mycobacterium xenopi* in clinical specimens. I. Water as a source of contamination. Am Rev Respir Dis 1976;113:78 [abstract].
110. Gruft H. Isolation of acid-fast bacilli from contaminated specimens. Health Lab Sci 1971;8:79–82.
111. Guerrant GO, Lambert MA, Moss CW. Gas-chromatographic analysis of mycolic acid cleavage products in mycobacteria. J Clin Microbiol 1981;13:899–907.
112. Guerrero C, Bernasconi C, Burki D, et al. A novel insertion element from *Mycobacterium avium*, IS1245, is a specific target for analysis of strain relatedness. J Clin Microbiol 1995; 33:304–307.
113. Gupta I, Kocher J, Miller AJ, et al. *Mycobacterium haemophilum* osteomyelitis in an AIDS patient. N J Med 1992;89:201–202.
114. Haase G, Skopnik H, Batge S, et al. Cervical lymphadenitis caused by *Mycobacterium celatum*. Lancet 1994;344:1020–1021.
115. Hall L, Doerr KA, Wohlfiel SL, et al. Evaluation of the MicroSeq system for identification of mycobacteria by 16S ribosomal DNA sequencing and its integration into a routine clinical mycobacteriology laboratory. J Clin Microbiol 2003;41:1447–1453.
116. Hall L, Jude KP, Clark SL, et al. Evaluation of the Sensititre Myco TB plate for susceptibility testing of the *Mycobacterium tuberculosis* complex against first- and second-line agents. J Clin Microbiol 2012;50:3732–3734.
117. Hanna BA, Ebrahimzadeh A, Elliott LB, et al. Multicenter evaluation of the BACTEC MGIT 960 system for recovery of mycobacteria. J Clin Microbiol 1999;37:748–752.
118. Hanna BA, Walters SB, Kodsi SE, et al. Detection of *Mycobacterium tuberculosis* directly from patient specimens with the mycobacteria growth indicator tube; a new rapid method. Presented at the American Society for Microbiology Annual meeting, Las Vegas, 1994.
119. Han XY, Pham AS, Tarrand JJ, et al. Rapid and accurate identification of mycobacteria by sequencing hypervariable regions of the 16S ribosomal RNA gene. Am J Clin Pathol 2002;118:796–801.
120. Hayman J. Postulated epidemiology of *Mycobacterium ulcerans* infection. Int J Epidemiol 1991;20:1093–1098.
121. Helb D, Jones M, Story E, et al. Rapid detection of *Mycobacterium tuberculosis* and rifampin resistance by use of on-demand, near-patient technology. J Clin Microbiol 2010;48:229–237.
122. Hermans PW, Schuttema, AR, Van Soolsingen D, et al. Specific detection of *Mycobacterium tuberculosis* complex strains by polymerase chain reaction. J Clin Microbiol 1990;28:1204–1213.
123. Hermon-Taylor J, Moss M, Tizard M, et al. Molecular biology of Crohn's disease mycobacteria. Baillieres Clin Gastroenterol 1990;4:23–42.
124. Hirasuna JD. Disseminated *Mycobacterium kansasii* infection in the acquired immunodeficiency syndrome (AIDS). Ann Intern Med 1987;107:784.
125. Hoffner SE, Henriques B, Petrini B, et al. *Mycobacterium malmoense*: an easily missed pathogen. J Clin Microbiol 1991;29:2673–2674.
126. Hoffner SE, Kratz M, Olsson-Liljequist B, et al. In-vitro synergistic activity between ethambutol and fluorinated quinolones against *Mycobacterium avium* complex. J Antimicrob Chemother 1989;24:317–324.
127. Horne DJ, Pinto LM, Arentz M, et al. Diagnostic accuracy and reproducibility of WHO-endorsed phenotypic drug susceptibility testing methods for first-line and second-line anti-tuberculosis drugs: a systematic review and meta-analysis. J Clin Microbiol 2013;51:393–401.
128. Horsburgh CR Jr, Chin DP, Yajko DM, et al. Environmental risk factors for acquisition of *Mycobacterium avium* complex in persons with human immunodeficiency virus infection. J Infect Dis 1994;170:362–367.
129. Hoyt RE, Bryant JE, Glessner SF, et al. *Mycobacterium marinum* infections in a Chesapeake Bay community. VA Med 1989;116:467–470.
130. Huang TS, Chen CS, Lee SS, et al. Comparison of the BACTEC MGIT 960 and BACTEC 460TB systems for detection of mycobacteria in clinical specimens. Ann Clin Lab Sci 2001;31:279–283.
131. Hurst LC, Amadio PC, Badalamente MA, et al. *Mycobacterium marinum* infections of the hand. J Hand Surg Am 1987;12:428–435.
132. Ichiyama S, Iinuma Y, Tawada Y, et al. Evaluation of the Gen-Probe amplified *Mycobacterium tuberculosis* direct test and Roche PCR-Microwell plate hybridization method (Amplicor *Mycobacterium*) for direct detection of mycobacteria. J Clin Microbiol 1996;34:130–133.
133. Idemyor V, Cherubin CE. Retroperitoneal abscess caused by *Mycobacterium chelonae* and treatment. Ann Pharmacother 1993;27:178–179.
134. Igo JD, Murphy DP. *Mycobacterium ulcerans* infection in Papua New Guinea: correlation of clinical, histological and microbiologic features. Am J Trop Med Hyg 1988;38:391–392.
135. Imaeda T, Broslawski G, Imaeda S. Genomic relatedness among mycobacterial species by nonisotopic blot hybridization. Int J Syst Bacteriol 1988;38:151–156.
136. Inderlied CB, Kemper CA, Bermudez LE. The *Mycobacterium avium* complex. Clin Microbiol Rev 1993;6:266–310.
137. Jacob CN, Henein SS, Heurich AE, et al. Nontuberculous mycobacterial infection of the central nervous system in patients with AIDS. South Med J 1993;86:638–640.
138. Jacobson MA, Isenberg WM. *M. kansasii* diffuse pulmonary infection in a patient with acquired immune deficiency syndrome. Am J Clin Pathol 1989;91:236–238.
139. Jacoby HM, Jivas TM, Kaminski DA, et al. *Mycobacterium xenopi* infection masquerading as pulmonary tuberculosis in two patients infected with the human immunodeficiency virus. Clin Infect Dis 1995;20:1399–1401.
140. Jarikre LN. Case report: disseminated *Mycobacterium gordonae* infection in an immunocompromised host. Am J Med Sci 1991;302:382–384.
141. Jarikre LN. *Mycobacterium gordonae* genitourinary disease. Genitourin Med 1992;68:445–446.
142. Jenkins PA, Tsukamura M. Infections with *Mycobacterium malmoense* in England and Wales. Tubercle 1979;60:71–76.
143. Jereb JA, Burwen DR, Dooley SW, et al. Nosocomial outbreak of tuberculosis in a renal transplant unit: application of a new technique for restriction fragment length polymorphism analysis of *Mycobacterium tuberculosis* isolates. J Infect Dis 1993;168:1219–1224.
144. Johansen IS, Lundgren B, Sosnovskaja A, et al. Direct detection of multidrug-resistant *Mycobacterium tuberculosis* in clinical specimens in low- and high-incidence countries by line probe assay. J Clin Microbiol 2003;41:4454–4456.
145. Johansen IS, Lundgren BH, Thyssen JP, et al. Rapid differentiation between clinically relevant mycobacteria in microscopy positive clinical specimens and mycobacterial isolates by line probe assay. Diagn Microbiol Infect Dis 2002;43:297–302.
146. Jonas V, Alden MJ, Curry JI, et al. Detection and identification of *Mycobacterium tuberculosis* directly from sputum sediments by amplification of rRNA. J Clin Microbiol 1993;31:2410–2416.
147. Jost KC Jr, Dunbar DF, Barth SS, et al. Identification of *Mycobacterium tuberculosis* and *M. avium* complex directly from smear-positive sputum specimens and BACTEC 12B cultures by high-performance liquid chromatography with fluorescence detection and computer-driven pattern recognition models. J Clin Microbiol 1995;33:1270–1277.

148. Kaminski DA, Hardy DJ. Selective utilization of DNA probes for identification of *Mycobacterium* species on the basis of cord formation in primary BACTEC 12B cultures. J Clin Microbiol 1995;33:1548–1550.
149. Kasperbauer SH, Daley CL. Diagnosis and treatment of infections due to *Mycobacterium avium* complex. Semin Respir Care Med 2008;29:569–576.
150. Khamis A, Colson P, Raoult D, et al. Usefulness of *rpoB* gene sequencing for identification of *Afipia* and *Bosea* species, including a strategy for choosing discriminative partial sequences. Appl Environ Microbiol 2003;69:6740–6749.
151. Khooshabeh R, Grange JM, Yates MD, et al. A case report of *Mycobacterium chelonae* keratitis and a review of mycobacterial infections of the eye and orbit. Tuber Lung Dis 1994;75:377–382.
152. Kiehn TE, Edwards FF. Rapid identification using a specific DNA probe of *Mycobacterium avium* complex from patients with acquired immunodeficiency syndrome. J Clin Microbiol 1987;25:1551–1552.
153. Kiehn TE, Edwards FF, Brannon P, et al. Infections caused by *Mycobacterium avium* complex in immunocompromised patients: diagnosis by blood culture and fecal examination, antimicrobial susceptibility tests, and morphological and seroagglutination characteristics. J Clin Microbiol 1985;21:168–173.
154. Kiehn TE, White M, Pursell KJ, et al. A cluster of four cases of *Mycobacterium haemophilum* infection. Eur J Clin Microbiol Infect Dis 1993;12:114–118.
155. Kiet VS, Lan NT, An DD, et al. Evaluation of the MTBDRsl test for detection of second-line-drug resistance in *Mycobacterium tuberculosis*. J Clin Microbiol 2010:2934–2939.
156. Kilby JM, Gilligan PH, Yankaskas JR, et al. Nontuberculous mycobacteria in adult patients with cystic fibrosis. Chest 1992;102:70–75.
157. Kim BJ, Lee SH, Lyu MA, et al. Identification of mycobacterial species by comparative sequence analysis of the RNA polymerase gene (*rpoB*). J Clin Microbiol 1999;37:1714–1720.
158. Kim BJ, Lee KH, Park BN, et al. Differentiation of mycobacterial species by PCR-restriction analysis of DNA (342 base pairs) of the RNA polymerase gene (*rpoB*). J Clin Microbiol 2001;39:2102–2109.
159. Kinsella JP, Culver K, Jeffry RB, et al. Otomastoiditis caused by *Mycobacterium avium-intracellulare*. Pediatr Infect Dis J 1986;6:289–291.
160. Kirihara JM, Hillier SL, Coyle MB. Improved detection times for *Mycobacterium avium* complex and *Mycobacterium tuberculosis* with the BACTEC radiometric system. J Clin Microbiol 1985;22:841–845.
161. Kirschner P, Springer B, Vogel U, et al. Genotypic identification of mycobacteria by nucleic acid sequence determination: report of a 2-year experience in a clinical laboratory. J Clin Microbiol 1993;31: 2882–2889.
162. Kischner RA Jr, Parker BC, Falkinham JO III. Epidemiology of infection by nontuberculous mycobacteria. *Mycobacterium avium*, *Mycobacterium intracellulare*, and *Mycobacterium scrofulaceum* in acid, brown-water swamps of the southeastern United States and their association with environmental variables. Am Rev Respir Dis 1992;145:271–275.
163. Kline SE, Hedemark LL, Davies SF. Outbreak of tuberculosis among regular patrons of a neighborhood bar. N Engl J Med 1995;333:222–227.
164. Kolmos HJ, Brahm M, Bruun B. Peritonitis with *Mycobacterium fortuitum* in a patient on continuous ambulatory peritoneal dialysis. Scand J Infect Dis 1992;24:801–803.
165. Kramme S, Bretzel G, Panning M, et al. Detection and quantification of *Mycobacterium leprae* in tissue samples by real-time PCR. Med Microbiol Immunol (Berl) 2004;193:189–193.
166. Kraus G, Cleary T, Miller N, et al. Rapid and specific detection of the *Mycobacterium tuberculosis* complex using fluorogenic probes and real-time PCR. Mol Cell Probes 2001;15:375–383.
167. Kremer LB, Rhame FS, House JH. *Mycobacterium terrae* tenosynovitis. Arthritis Rheum 1988;31: 932–934.
168. Krisher KK, Kallay MC, Nolte FS. Primary pulmonary infection caused by *Mycobacterium terrae* complex. Diagn Microbiol Infect Dis 1988;11:171–175.
169. Kristjansson M, Bieluch VM, Byeff PD. *Mycobacterium haemophilum* infection in immunocompromised patients: case report and review of the literature. Rev Infect Dis 1991;13:906–910.
170. Kruuner A, Yates MD, Drobniewski FA. Evaluation of MGIT 960-based antimicrobial testing and determination of critical concentrations of first- and second-line antimicrobial drugs with drug-resistant clinical strains of *Mycobacterium tuberculosis*. J Clin Microbiol 2006;44:811–818.
171. Kubica GP. Differential identification of mycobacteria. VII. Key features for identification of clinically significant mycobacteria. Am Rev Respir Dis 1973;107:9–21.
172. Kubica GP, Gross WM, Hawkins JE, et al. Laboratory services for mycobacterial diseases. Am Rev Respir Dis 1975;112:783–787.
173. Kuze F, Mitsouka A, Chiba W, et al. Chronic pulmonary infection caused by *M. terrae* complex: a resected case. Am Rev Respir Dis 1983;128:561–565.
174. Kwok AY, Su SC, Reynolds RP, et al. Species identification and phylogenetic relationships based on partial HSP60 gene sequences within the genus *Staphylococcus*. Int J Syst Bacteriol 1999;49(Pt 3):1181–1192.
175. Lai KK, Stottmeier KD, Sherman IH, et al. Mycobacterial cervical lymphadenopathy: relation of etiologic agents to age. JAMA 1984;251:1286–1288.
176. Lang S, Watkin RW, Lambert PA, et al. Evaluation of PCR in the molecular diagnosis of endocarditis. J Infect 2004;48:269–275.
177. Larsson L, Odham G, Westerdahl G, et al. Diagnosis of pulmonary tuberculosis by selected-ion monitoring: improved analysis of tuberculostearate in sputum using negative-ion mass spectrometry. J Clin Microbiol 1987;25:893–896.
178. Laussucq S, Baltsch AL, Smith RP, et al. Nosocomial *Mycobacterial fortuitum* colonization from a contaminated ice machine. Am Rev Respir Dis 1988;138:891–894.
179. Lavy A, Yoshpe-Purer Y. Isolation of *Mycobacterium simiae* from clinical specimens in Israel. Tubercle 1982;63:279–285.
180. Lebrun L, Espinasse F, Poveda JD, et al. Evaluation of nonradioactive DNA probes for identification of mycobacteria. J Clin Microbiol 1992;30:2476–2478.
181. Lee H, Bang HE, Bai GH, et al. Novel polymorphic region of the *rpoB* gene containing *Mycobacterium* species-specific sequences and its use in identification of mycobacteria. J Clin Microbiol 2003;41:2213–2218.
182. Lee J, Armstrong DT, Ssengooba W, et al. Sensititre MYCO TB plate for testing *Mycobacterium tuberculosis* susceptibility to first- and second-line drugs. Antimicrob Agents Chemother 2014;58:11–18.
183. Leitritz L, Schubert S, Bücherl B, et al. Evaluation of BACTEC MGIT 960 and BACTEC 460TB systems for recovery of mycobacteria from clinical specimens of a university hospital with low incidence of tuberculosis. J Clin Microbiol 2001;39:3764–3767.
184. Levine B, Chaisson RE. *Mycobacterium kansasii*: a cause of treatable pulmonary disease associated with advanced human immunodeficiency virus (HIV) infection. Ann Intern Med 1991;114:861–868.
185. Levy-Frebault V, Pangon B, Bure A, et al. *Mycobacterium simiae* and *Mycobacterium avium-intracellulare* mixed infection in acquired immune deficiency syndrome. J Clin Microbiol 1987;25:154–157.
186. Lin S-Y, Desmond E, Bonato D, et al. Multicenter evaluation of BACTEC MGIT 960 system for second-line drug susceptibility testing of *Mycobacterium tuberculosis* complex. J Clin Microbiol 2009;47:3630–3634.
187. Linton CJ, Jalal H, Leeming JP, et al. Rapid discrimination of *Mycobacterium tuberculosis* strains by random amplified polymorphic DNA analysis. J Clin Microbiol 1994;32:2169–2174.
188. Lipsky BA, Gates J, Tenover FC, et al. Factors affecting the clinical value of microscopy for acid-fast bacilli. Rev Infect Dis 1984;6:214–222.
189. Lowry PW, Jarvis WR, Oberle AD, et al. *Mycobacterium chelonae* causing otitis media in an ear nose and throat practice. N Engl J Med 1988;31:978–982.
190. MacDonell KB, Glassroth J. Mycobacterium avium complex and other nontuberculous mycobacteria in patients with HIV infection. Semin Respir Infect 1989;4:123–132.
191. Macher AM, Kovacs JA, Gill V, et al. Bacteremia due to *Mycobacterium avium-intracellulare* in the acquired immunodeficiency syndrome. Ann Intern Med 1983;99:782–785.
192. Males BM, West TE, Bartholomew WR. *Mycobacterium haemophilum* infection in a patient with acquired immune deficiency syndrome. J Clin Microbiol 1987;25:186–190.
193. Maloney JM, Gregg CR, Stephens DS, et al. Infections caused by *Mycobacterium szulgai* in humans. Rev Infect Dis 1987;9:1120–1126.
194. Marks J, Jenkins PA, Tsukamura M. *Mycobacterium szulgai*—a new pathogen. Tubercle 1972;53:210–214.
195. Marlowe EM, Novak-Weekley SM, Cumpio J, et al. Evaluation of the Cepheid Xpert MTB/RIF assay for direct detection of *Mycobacterium tuberculosis* complex in respiratory specimens. J Clin Microbiol: 2011;49:1621–1623.
196. Martinez-Sanchez L, Ruiz-Serrano J, Bouza E, et al. Utility of the BACTEC Myco/F lytic medium for the detection of mycobacteria in blood. Diagn Microbiol Infect Dis 2000;38:223–226.
197. Maschek H, Gerogii A, Schmidt R, et al. *Mycobacterium genavense*. Autopsy findings in three patients. Am J Clin Pathol 1994;101:95–99.
198. McBride JA, McBride MM, Wolf JE Jr, et al. Evaluation of commercial blood-containing media for cultivation of *Mycobacterium haemophilum*. Am J Clin Pathol 1992;98:282–286.
199. McCarter YS, Robinson A. Detection of acid-fast bacilli in concentrated primary specimen smears stained with rhodamine-auramine at room temperature and at 37 degrees C. J Clin Microbiol 1994;32:2487–2489.
200. McClatchy JK, Waggoner RF, Kanes W, et al. Isolation of mycobacteria from clinical specimens by use of selective 7H11 medium. Am J Clin Pathol 1976;65:412–415.
201. McFadden JJ, Butcher PD, Chiodini R, et al. Crohn's disease-isolated mycobacteria are identical to *Mycobacterium paratuberculosis*, as determined by DNA probes that distinguish between mycobacterial species. J Clin Microbiol 1987;25:796–801.

202. McWhinney PH, Yates M, Prentice HG, et al. Infection caused by *Mycobacterium chelonae*: a diagnostic and therapeutic problem in the neutropenic patient. Clin Infect Dis 1992;14:1208–1212.
203. Mellmann A, Cloud JL, Andrees S, et al. Evaluation of RIDOM, MicroSeq, and Genbank services in the molecular identification of *Nocardia* species. Int J Med Microbiol 2003;293:359–370.
204. Merlin TL, Tzamaloukas AH. *Mycobacterium chelonae* peritonitis associated with continuous ambulatory peritoneal dialysis. Am J Clin Pathol 1989;91:717–720.
205. Middlebrook G, Reggiardo Z, Tigertt WD. Automatable radiometric detection of growth of *Mycobacterium tuberculosis* in selective media. Am Rev Respir Dis 1977;115:1066–1069.
206. Middleton AM, Chadwick MV, Gaya H. Detection of *Mycobacterium tuberculosis* in mixed broth cultures using DNA probes. Clin Microbiol Infect 1997;3:668–671.
207. Miller MA, Thibert L, Desjardins F, et al. Testing of susceptibility of *Mycobacterium tuberculosis* to pyrazinamide: comparison of Bactec method with pyrazinamidase assay. J Clin Microbiol 1995;33:2468–2470.
208. Miller N, Cleary T, Kraus G, et al. Rapid and specific detection of *Mycobacterium tuberculosis* from acid-fast bacillus smear-positive respiratory specimens and BacT/ALERT MP culture bottles by using fluorogenic probes and real-time PCR. J Clin Microbiol 2002;40:4143–4147.
209. Miller N, Hernandez SG, Cleary TJ. Evaluation of Gen-Probe Amplified Mycobacterium tuberculosis Direct Test and PCR for direct detection of *Mycobacterium tuberculosis* in clinical specimens. J Clin Microbiol 1994;32:393–397.
210. Miller N, Infante S, Cleary T. Evaluation of the LiPA MYCOBACTERIA assay for identification of mycobacterial species from BACTEC 12B bottles. J Clin Microbiol 2000;38:1915–1919.
211. Miliner RA, Stottmeier KD, Kubica GP. Formaldehyde: a photothermal activated toxic substance produced in Middlebrook 7H10 medium. Am Rev Respir Dis 1969;99:603–607.
212. Mitaral S, Kato S, Ogata H, et al. Comprehensive multicenter evaluation of a new line probe assay kit for identification of Mycobacterium species and detection of drug-resistant *Mycobacterium tuberculosis*. J Clin Microbiol 2012;50:884–890.
213. Mitchison DA, Allen BW, Carrol L, et al. A selective oleic acid albumin agar medium for tubercle bacilli. J Med Microbiol 1972;5:165–175.
214. Mizuguchi Y, Ogawa M, Odou T. Morphological changes induced by beta-lactam antibiotics in *Mycobacterium avium-intracellulare* complex. Antimicrob Agents Chemother 1985;27:541–547.
215. Modilevsky T, Sattler FR, Barnes PF. Mycobacterial disease in patients with human immunodeficiency virus infection. Arch Intern Med 1989;149:2201–2205.
216. Morgan MA, Horstmeier CD, DeYoung DR, et al. Comparison of a radiometric method (BACTEC) and conventional culture media for recovery of mycobacteria from smear negative specimens. J Clin Microbiol 1983;18:384–388.
217. Moulsdale MT, Harper JM, Thatcher GN, et al. Infection by *Mycobacterium haemophilum*, a metabolically fastidious acid-fast bacillus. Tubercle 1983;64:29–36.
218. Murdoch ME, Leigh IM. Sporotrichoid spread of cutaneous *M. chelonei* infection. Clin Exp Dermatol 1989;14:309–312.
219. Murray PR. Mycobacterial cross-contamination with the modified BACTEC 460 TB system. Diagn Microbiol Infect Dis 1991;14:33–35.
220. Musial CE, Tice LS, Stockman L, et al. Identification of mycobacteria from culture by using the Gen-Probe rapid diagnostic system for *Mycobacterium avium* complex and *Mycobacterium tuberculosis* complex. J Clin Microbiol 1988;26:2120–2123.
221. Nardell EA, Keegan J, Cheney SA, et al. Airborne infection: theoretical limits of protection achievable by building ventilation. Am Rev Respir Dis 1991;144:302–306.
222. Newton JA Jr, Weiss PJ. Aspiration pneumonia caused by *Mycobacterium smegmatis*. Mayo Clin Proc 1994;69:296.
223. Newton JA Jr, Weiss PJ, Bowler WA, et al. Soft-tissue infection due to *Mycobacterium smegmatis*: report of two cases. Clin Infect Dis 1993;16:531–533.
224. Nightingale SD, Byrd LT, Southern PM, et al. Incidence of *Mycobacterium avium-intracellulare* complex bacteremia in human immunodeficiency virus-positive patients. J Infect Dis 1992;165:1082–1085.
225. Nolan CM. Failure of therapy for tuberculosis in human immunodeficiency virus infection. Am J Med Sci 1992;304:168–173.
226. Nolte FS, Metchock B, McGowan JE Jr, et al. Direct detection of *Mycobacterium tuberculosis* in sputum by polymerase chain reaction and DNA hybridization. J Clin Microbiol 1993;31:1777–1782.
227. Noordhoek GT, Kolk AH, Bjune G, et al. Sensitivity and specificity of PCR for detection of *Mycobacterium tuberculosis*: a blind comparison study among seven laboratories. J Clin Microbiol 1994;32:277–284.
228. O'Sullivan CE, Miller DR, Schneider PS, et al. Evaluation of Gen-Probe amplified Mycobacterium tuberculosis direct test by using respiratory and non-respiratory specimens in a tertiary care center laboratory. J Clin Microbiol 2002;40:1723–1727.
229. Pai S, Esen N, Pan X, et al. Routine rapid *Mycobacterium* species assignment based on species-specific allelic variation in the 65-kilodalton heat shock protein gene (hsp65). Arch Pathol Lab Med 1997;121:859–864.
230. Parrish N, Dionne K, Sweeney A, et al. Differences in time to detection and recovery of *Mycobacterium* spp. between the MGIT 960 and the BacT/ALERT MB automated culture systems. Diagn Microbiol Infect Dis: 2009; 63:342–345.
231. Patel JB, Leonard DG, Pan X, et al. Sequence-based identification of *Mycobacterium* species using the MicroSeq 500 16S rDNA bacterial identification system. J Clin Microbiol 2000;38:246–251.
232. Patterson KV, McDonald CL, Miller BF, et al. Use of UV ParaLens adapter for detection of acid-fast organisms. J Clin Microbiol 1995;33:239–241.
233. Pauls RJ, Turenne CY, Wolfe JN, et al. A high proportion of novel mycobacteria species identified by 16S rDNA analysis among slowly growing AccuProbe-negative strains in a clinical setting. Am J Clin Pathol 2003;120:560–566.
234. Perchere M, Opravil M, Wald A, et al. Clinical and epidemiologic features of infection with *Mycobacterium genavense*. Swiss HIV Cohort Study. Arch Intern Med 1995;155:400–404.
235. Peters EJ, Morice R. Miliary pulmonary infection caused by *Mycobacterium terrae* in an autologous bone marrow transplant patient. Chest 1991;100:1449–1450.
236. Peters M, Schurmann D, Mayr AC, et al. Immunosuppression and mycobacteria other than *Mycobacterium tuberculosis*: results from patients with and without HIV infection. Epidemiol Infect 1989;103:293–300.
237. Peterson EM, Lu R, Floyd C, et al. Direct identification of *Mycobacterium tuberculosis, Mycobacterium avium,* and *Mycobacterium intracellulare* from amplified primary cultures in BACTEC media using DNA probes. J Clin Microbiol 1989;27:1543–1547.
238. Petran EI, Vera HD. Media for selective isolation of mycobacteria. Health Lab Sci 1971;8:225–230.
239. Petrini B. 16S rDNA sequencing in the species identification of nontuberculous mycobacteria. Scand J Infect Dis 2003;35:519–520.
240. Petrini B, Svartengren G, Hoffner SE, et al. Tenosynovitis of the hand caused by *Mycobacterium terrae*. Eur J Clin Microbiol Infect Dis 1989;8:722–724.
241. Pfaller MA. Application of new technology to the detection, identification, and antimicrobial susceptibility testing of mycobacteria. Am J Clin Pathol 1994;101:329–337.
242. Pfyffer GE, Kissling P, Wirth R, et al. Direct detection of *Mycobacterium tuberculosis* complex in respiratory specimens by a target-amplified test system. J Clin Microbiol 1994;32:918–923.
243. Pfyffer GE, Palicova F, Rüsch-Gerdes S. Testing of susceptibility of *Mycobacterium tuberculosis* to pyrazinamide with the nonradiometric BACTEC MGIT 960 system. J Clin Microbiol 2002;40:1670–1674.
244. Piersimoni C, Felici L, Penati V, et al. *Mycobacterium malmoense* in Italy. Tuber Lung Dis 1995;76:171–172.
245. Piersimoni C, Mustazzolu A, Giannoni F, et al. Prevention of false resistance results obtained in testing the susceptibility of *Mycobacterium tuberculosis* to pyrazinamide with the BACTEC MGIT 960 system using a reduced inoculum. J Clin Microbiol 2013;51:291–294.
246. Piersimoni C, Scarparo C, Callegaro A, et al. Comparison of MB/Bact alert 3D system with radiometric BACTEC system and Löwenstein-Jensen medium for recovery and identification of mycobacteria from clinical specimens: a multicenter study. J Clin Microbiol: 2001;39:651–657.
247. Piersimoni C, Tortoli E, de Lalla F, et al. Isolation of *Mycobacterium celatum* from patients infected with human immunodeficiency virus. Clin Infect Dis 1997;24:144–147.
248. Pinheiro MD, Ribeiro MM. Comparison of the Bactec 460TB system and the Bactec MGIT 960 system in recovery of mycobacteria from clinical specimens. Clin Microbiol Infect 2000;6:171–173.
249. Plikaytis BB, Marden JL, Crawford JT, et al. Multiplex PCR assay specific for multidrug-resistant strain W of *Mycobacterium tuberculosis*. J Clin Microbiol 1994;32:1542–1546.
250. Pollock HM, Wieman EJ. Smear results in the diagnosis of mycobacteriosis using blue light fluorescence microscopy. J Clin Microbiol 1977;5:329–331.
251. Prantera C, Bothamley G, Levenstein S, et al. Crohn's disease and mycobacteria: two cases of Crohn's disease with high anti-mycobacterial antibody levels cured by dapsone therapy. Biomed Pharmacother 1989;43:295–299.
252. Preda VA, Maley M, Sullivan JR. *Mycobacterium chelonae* infection in a tattoo site. Med J Aust 2009;190:278–279.
253. Prissick FH, Mason AM. Cervical lymphadenitis in children caused by chromogenic Mycobacteria. Can Med Assoc J 1956;75:798–803.

254. Prosser AJ. Spinal infection with *Mycobacterium xenopi*. Tubercle 1986;67:229–232.
255. Raad II, Vartivarian S, Khan A, et al. Catheter-related infections caused by the *Mycobacterium fortuitum* complex: 15 cases and review. Rev Infect Dis 1991;13:1120–1125.
256. Radford A. *Mycobacterium ulcerans* in Australia. Aust N Z J Med 1975;5:162–169.
257. Radhika S, Gupta SK, Chakrabarti A, et al. Role of culture for mycobacteria in fine-needle aspiration diagnosis of tuberculous lymphadenitis. Diagn Cytopathol 1989;5:260–262.
258. Rahman MA, Phongsathorn V, Hughes T, et al. Spinal infection by *Mycobacterium xenopi* in a non-immunosuppressed patient. Tuber Lung Dis 1992;73:392–395.
259. Rantakokko-Jalava K, Nikkari S, Jalava J, et al. Direct amplification of rRNA genes in diagnosis of bacterial infections. J Clin Microbiol 2000;38:32–39.
260. Rastogi N, Frehel C, Ryter A, et al. Multiple drug resistance in *Mycobacterium avium*: is the wall architecture responsible for the exclusion of antimicrobial agents? Antimicrob Agents Chemother 1981;20:666–677.
261. Ratnam SM, March SB. Effect of relative centrifugal force and centrifugation time on sedimentation of mycobacteria in clinical specimens. J Clin Microbiol 1986;23:582–585.
262. Ratnam SM, Stead FA, Howes M. Simplified acetylcysteine-alkali digestion-decontamination procedure for isolation of mycobacteria from clinical specimens. J Clin Microbiol 1987;25:1428–1432.
263. Reiner E. Identification of bacterial strains by pyrolysis-gas-liquid chromatography. Nature 1965;206:1272–1273.
264. Reisner BS, Gatson AM, Woods GL. Use of Gen-Probe AccuProbes to identify *Mycobacterium avium* complex, *Mycobacterium tuberculosis* complex, *Mycobacterium kansasii*, and *Mycobacterium gordonae* directly from BACTEC TB broth cultures. J Clin Microbiol 1994;32:2995–2998.
265. Richardson P, Crawford GJ, Smith DW, et al. *Mycobacterium chelonae* keratitis. Aust N Z J Ophthalmol 1989;17:195–196.
266. Rickman TW, Moyer NP. Increased sensitivity of acid fast smears. J Clin Microbiol 1980;11:618–620.
267. Ringuet H, Akoua-Koffi C, Honore S, et al. hsp65 sequencing for identification of rapidly growing mycobacteria. J Clin Microbiol 1999;37:852–857.
268. Roberts GD, Goodman NL, Heifets L, et al. Evaluation of the BACTEC radiometric method for recovery of mycobacteria and drug susceptibility testing of *Mycobacterium tuberculosis* from acid-fast smear positive specimens. J Clin Microbiol 1983;18:689–696.
269. Rodrigues C, Jani J, Shenai S, et al. Drug susceptibility testing of *Mycobacterium tuberculosis* against second-line drugs using the Bactec MGIT 960 system. Int J Tuberc Lung Dis 2008;12:1449–1455.
270. Rodriquez-Barradas MC, Clarridge J, Darouiche R. Disseminated *Mycobacterium fortuitum* disease in an AIDS patient. Am J Med 1992;93:473–474.
271. Rogers PL, Walker RE, Lane HC, et al. Disseminated *Mycobacterium haemophilum* infection in two patients with the acquired immunodeficiency syndrome. Am J Med 1988;84:640–642.
272. Rohner P, Ninet B, Benri AM, et al. Evaluation of the Bactec 960 automated nonradiometric system for isolation of mycobacteria from clinical specimens. Eur J Clin Microbiol Infect Dis 2000;19:715–717.
273. Roiz MP, Palenque E, Guerrero C, et al. Use of restriction fragment length polymorphism as a genetic marker for typing *Mycobacterium avium* strains. J Clin Microbiol 1995;33:1389–1391.
274. Rondini S, Mensah-Quainoo E, Troll H, et al. Development and application of real-time PCR assay for quantification of *Mycobacterium ulcerans* DNA. J Clin Microbiol 2003;41:4231–4237.
275. Rose HD, Dorff GJ, Lauwasser M, et al. Pulmonary and disseminated *Mycobacterium simiae* infection in humans. Am Rev Respir Dis 1982;126:1110–1113.
276. Ruiz P, Zerolo FJ, Casal MJ. Comparison of susceptibility testing of *Mycobacterium tuberculosis* using the ESP culture system II with that using the BACTEC method. J Clin Microbiol: 2000;38:4663–4664.
277. Runyon EH. Identification of mycobacterial pathogens utilizing colony characteristics. Am J Clin Pathol 1970;54:578–586.
278. Rüsch-Gerdes S, Domehl C, Nardi G, et al. Multicenter evaluation of the mycobacteria growth indicator tube for testing susceptibility of *Mycobacterium tuberculosis* to first-line drugs. J Clin Microbiol 1999;37:45–48.
279. Rüsch-Gerdes S, Pfyffer GE, Casal M, et al. Multicenter laboratory validation of the Bactec MGIT 960 techniques for testing susceptibilities of *Mycobacterium tuberculosis* to classical second-line drugs and new antimicrobials. J Clin Microbiol 2006;44:688–692.
280. Saito H, Tomioka H. Susceptibilities of transparent, opaque, and rough colonial variants of *Mycobacterium avium* complex to various fatty acids. Antimicrob Agents Chemother 1988;32:400–402.
281. Salfinger M, Hale YM, Driscoll JR. Diagnostic tools in tuberculosis. Present and future. Respiration 1998;65:163–170.
282. Sanderson JD, Moss MT, Tizard ML, et al. *Mycobacterium paratuberculosis* DNA in Crohn's disease tissue. Gut 1992;33:890–896.
283. Sanguinetti M, Ardito F, Fiscarelli E, et al. Fatal pulmonary infection due to multidrug-resistant *Mycobacterium abscessus* in a patient with cystic fibrosis. J Clin Microbiol 2001;39:816–819.
284. Scarparo C, Piccoli P, Rigon A, et al. Direct identification of mycobacteria from MB/BacT alert 3D bottles: comparative evaluation of two commercial probe assays. J Clin Microbiol 2001;39:3222–3227.
285. Scarparo C, Ricordi P, Ruggiero G, et al. Evaluation of the fully automated BACTEC MGIT 960 system for testing susceptibility of *Mycobacterium tuberculosis* to pyrazinamide, streptomycin, isoniazid, rifampin, and ethambutol and comparison with the radiometric BACTEC 460TB. J Clin Microbiol 2004;42:1109–1114.
286. Schaefer WB, Davis CL, Cohn ML. Pathogenicity of transparent, opaque and rough variants of *Mycobacterium avium* in chickens and mice. Am Rev Respir Dis 1970;102:499–506.
287. Schlossberg D, Aaron T. Aortitis caused by *Mycobacterium fortuitum*. Arch Intern Med 1991;151:1010–1011.
288. Schroder KH, Juhlin I. *Mycobacterium malmoense* sp. nov. Int J Syst Bacteriol 1977;27:241–246.
289. Schuurman T, de Boer RF, Kooistra-Smid AM, et al. Prospective study of use of PCR amplification and sequencing of 16S ribosomal DNA from cerebrospinal fluid for diagnosis of bacterial meningitis in a clinical setting. J Clin Microbiol 2004;42:734–740.
290. Sewell DL, Rashad AL, Rourke WJ, et al. Comparison of the Septi-Chek AFB and BACTEC systems and conventional culture for recovery of mycobacteria. J Clin Microbiol 1993;31:2689–2691.
291. Shafer RW, Sierra MF. *Mycobacterium xenopi*, *Mycobacterium fortuitum*, *Mycobacterium kansasii*, and other nontuberculous mycobacteria in an area of endemicity for AIDS. Clin Infect Dis 1992;15:161–162.
292. Shah RR, Dye WE. The use of dithiothreitol to replace N-acetyl-L-cysteine for routine sputum digestion-decontamination for the culture of mycobacteria. Am Rev Respir Dis 1966;94:454.
293. Sharma M, Sethi S, Mishra B, et al. Rapid detection of mutations in rpoB gene of rifampicin resistant *Mycobacterium tuberculosis* strains by line probe assay. Indian J Med Res 2003;117:76–80.
294. Sherer R, Sable R, Sonnenberg M, et al. Disseminated infection with *Mycobacterium kansasii* in the acquired immunodeficiency syndrome. Ann Intern Med 1986;105:710–712.
295. Shrestha NK, Tuohy MJ, Hall GS, et al. Detection and differentiation of *Mycobacterium tuberculosis* and nontuberculous mycobacterial isolates by real-time PCR. J Clin Microbiol 2003;41:5121–5126.
296. Siddiqi SH, Hawkin JE, Laszlo A. Interlaboratory drug susceptibility testing of *Mycobacterium tuberculosis* by a radiometric procedure and two conventional methods. J Clin Microbiol 1985;22:919–923.
297. Silcox VA, Good RC, Floyd MM. Identification of clinically significant *Mycobacterium fortuitum* complex isolates. J Clin Microbiol 1981;14:686–691.
298. Simons SO, van Ingen J, van der Laan T, et al. Validation of *pncA* gene sequencing in combination with the Mycobacterial Growth Indicator Tube method to test susceptibility of *Mycobacterium tuberculosis* to pyrazinamide. J Clin Microbiol: 2012;50:428–434.
299. Simor AE, Salit IE, Vellend H. Role of *Mycobacterium xenopi* in human disease. Am Rev Respir Dis 1984;129:435–438.
300. Singh M, Bofinger A, Cave G, et al. *Mycobacterium fortuitum* endocarditis in a patient with chronic renal failure on hemodialysis. Pathology 1992;24:197–200.
301. Slosarek M, Kubin M, Jaresova M. Water-borne household infections due to *Mycobacterium xenopi*. Cent Eur J Public Health 1993;1:78–80.
302. Slutsky AM, Arbeit RD, Barber TW, et al. Polyclonal infections due to *Mycobacterium avium* complex in patients with AIDS detected by pulsed-field gel electrophoresis of sequential clinical isolates. J Clin Microbiol 1994;32:1773–1778.
303. Smith MB, Bergmann JS, Harris SL, et al. Evaluation of the Roche AMPLICOR MTB assay for the detection of *Mycobacterium tuberculosis* in sputum specimens from prison inmates. Diagn Microbiol Infect Dis 1997;27:113–116.
304. Smithwick RW, Stratigos CB, David HL. Use of cetylpyridinium chloride and sodium chloride for the decontamination of sputum specimens that are transported to the laboratory for the isolation of *Mycobacterium tuberculosis*. J Clin Microbiol 1975;1:411–413.
305. Somoskovi A, Song Q, Mester J, et al. Use of molecular methods to identify the *Mycobacterium tuberculosis* complex (MTBC) and other mycobacterial species and to detect rifampin resistance in MTBC isolates following

growth detection with the BACTEC MGIT 960 system. J Clin Microbiol 2003;41:2822–2826.
306. Sompolinsky D, Lagziel A, Naveh D, et al. *Mycobacterium haemophilum* sp. nov., a new pathogen of humans. Int J Syst Bacteriol 1978;28:67–75.
307. Soriano F, Rodriquez-Tudela JL, Gomez-Garces JL, et al. Two possibly related cases of *Mycobacterium fortuitum* peritonitis associated with continuous ambulatory peritoneal dialysis. Eur J Clin Microbiol Infect Dis 1989;8:895–897.
308. Springer B, Stockman L, Teschner K, et al. Two-laboratory collaborative study on identification of mycobacteria: molecular versus phenotypic methods. J Clin Microbiol 1996;34:296–303.
309. Stahl DA, Urbance JW. The division between fast- and slow-growing species corresponds to natural relationships among the mycobacteria. J Bacteriol 1990;172:116–124.
310. Steingrube VA, Gibson JL, Brown BA, et al. PCR amplification and restriction endonuclease analysis of a 65-kilodalton heat shock protein gene sequence for taxonomic separation of rapidly growing mycobacteria. J Clin Microbiol 1995;33:149–153.
311. Stone BL, Cohn DL, Kane MS, et al. Utility of paired blood cultures and smears in diagnosis of disseminated *Mycobacterium avium* complex infections in AIDS patients. J Clin Microbiol 1994;32:841–842.
312. Stormer RS, Falkingham JO III. Differences in antimicrobial susceptibility of pigmented and unpigmented colonial variants of *Mycobacterium avium*. J Clin Microbiol 1989;27:2459–2465.
313. Strand CL, Epstein C, Verzosa S, et al. Evaluation of a new blood culture medium for mycobacteria. Am J Clin Pathol 1989;91:316–318.
314. Straus WL, Ostroff SM, Jernigan DB, et al. Clinical and epidemiologic characteristics of *Mycobacterium haemophilum*, an emerging pathogen in immunocompromised patients. Ann Intern Med 1994;120:118–125.
315. Suffys PN, da Silva Rocha A, de Oliveira M, et al. Rapid identification of Mycobacteria to the species level using INNO-LiPA Mycobacteria, a reverse hybridization assay. J Clin Microbiol 2001;39:4477–4482.
316. Taylor LQ, Williams AJ, Santiago S. Pulmonary disease caused by *Mycobacterium asiaticum*. Tubercle 1990;71:303–305.
317. Tenover FC, Crawford JT, Huebner RE, et al. The resurgence of tuberculosis: is your laboratory ready? J Clin Microbiol 1993;31:767–770.
318. Thibert L, Lebel F, Martineau B. Two cases of *Mycobacterium haemophilum* infection in Canada. J Clin Microbiol 1990;28:621–623.
319. Tholcken CA, Huang S, Woods GL. Evaluation of the ESP Culture System II for recovery of mycobacteria from blood specimens collected in isolator tubes. J Clin Microbiol: 1997;35:2681–2682.
320. Tisdall PA, Roberts GD, Anhalt JP. Identification of clinical isolates of mycobacteria with gas-liquid chromatography alone. J Clin Microbiol 1979;10:506–514.
321. Tonner JA, Hammond MD. Pulmonary disease caused by *Mycobacterium terrae* complex. South Med J 1989;82:1279–1282.
322. Torrea G, Levee G, Grimont P, et al. Chromosomal DNA fingerprinting analysis using the insertion sequence IS6110 and the repetitive element DR as strain-specific markers for epidemiological study of tuberculosis in French Polynesia. J Clin Microbiol 1995;33:1899–1904.
323. Tortoli E, Cichero P, Piersimoni C, et al. Use of BACTEC MGIT 960 for recovery of mycobacteria from clinical specimens: multicenter study. J Clin Microbiol 1999;37:3578–3582.
324. Tortoli E, Mariottini A, Mazzarelli G, et al. Evaluation of INNO-LiPA MYCOBACTERIA v2: improved reverse hybridization multiple DNA probe assay for mycobacterial identification. J Clin Microbiol 2003;41:4418–4420.
325. Tortoli E, Nanetti A, Piersimoni C, et al. Performance assessment of new multiplex probe assay for identification of mycobacteria. J Clin Microbiol 2001;39:1079–1084.
326. Tortoli E, Simonetti MT, Labardi C, et al. *Mycobacterium xenopi* isolation from clinical specimens in the Florence area: review of 46 cases. Eur J Epidemiol 1991;7:677–681.
327. Tortoli E, Simonetti MT, Lacchini C, et al. Evaluation of a commercial DNA probe assay for the identification of *Mycobacterium kansasii*. Eur J Clin Microbiol Infect Dis 1994;13:264–267.
328. Tortoli E, Simonetti MT, Lacchini C, et al. Tentative evidence of AIDS-associated biotype of *Mycobacterium kansasii*. J Clin Microbiol 1994;32:1779–1782.
329. Troesch A, Nguyen H, Miyada CG, et al. *Mycobacterium* species identification and rifampin resistance testing with high-density DNA probe arrays. J Clin Microbiol 1999;37:49–55.
330. Uribe-Botero G, Prichard JG, Kaplowitz HJ. Bone marrow in HIV infections: a comparison of fluorescent staining and cultures in the detection of mycobacteria. Am J Clin Pathol 1989;91:313–315.
331. Vadney FS, Hawkins JE. Evaluation of a simple method for growing *Mycobacterium haemophilum*. J Clin Microbiol 1985;22:884–885.
332. Valainis GT, Cardona LM, Greer DL. The spectrum of *Mycobacterium kansasii* disease associated with HIV-1 infected patients. J Acquir Immune Defic Syndr 1991;4:516–520.
333. van Ingen J, Simons S, de Zwaan R, et al. Comparative study on genotypic and phenotypic second-line drug resistance testing of *Mycobacterium tuberculosis* complex isolates. J Clin Microbiol 2010;48:2749–2753.
334. van Soolingen D, de Haas PE, Haagsma J, et al. Use of various genetic markers in differentiation of *Mycobacterium bovis* strains from animals and humans and for studying epidemiology of bovine tuberculosis. J Clin Microbiol 1994;32:2425–2433.
335. Vetter E, Torgerson C, Feuker A, et al. Comparison of the BACTEC MYCO/F Lytic bottle to the isolator tube, BACTEC Plus Aerobic F/bottle, and BACTEC Anaerobic Lytic/10 bottle and comparison of the BACTEC Plus Aerobic F/bottle to the Isolator tube for recovery of bacteria, mycobacteria, and fungi from blood. J Clin Microbiol 2001;39:4380–4386.
336. Viader-Salvado JM, Luna-Aguirre CM, Reyes-Ruiz JM, et al. Frequency of mutations in *rpoB* and codons 315 and 463 of katG in rifampin- and/or isoniazid-resistant *Mycobacterium tuberculosis* isolates from northeast Mexico. Microb Drug Resist 2003;9:33–38.
337. von Reyn CF, Maslow JN, Barber TW, et al. Persistent colonization of potable water as a source of *Mycobacterium avium* infection in AIDS. Lancet 1994;343:1137–1141.
338. Vuorinen P, Miettinen A, Vuento R, et al. Direct detection of *Mycobacterium tuberculosis* complex in respiratory specimens by Gen-Probe Amplified Mycobacterium tuberculosis Direct Test and Roche Amplicor Mycobacterium tuberculosis Test. J Clin Microbiol 1995;33:1856–1859.
339. Wallace RJ Jr, Brown BA, Onyi GO. Skin, soft tissue, and bone infections due to *Mycobacterium chelonae chelonae*: importance of prior corticosteroid therapy, frequency of disseminated infections, and resistance to oral antimicrobials other than clarithromycin. J Infect Dis 1992;166:405–412.
340. Wallace RJ Jr, Dunbar D, Brown BA, et al. Rifampin-resistant *Mycobacterium kansasii*. Clin Infect Dis 1994;18:736–743.
341. Wallace RJ Jr, Swenson JM, Silcox VA, et al. Spectrum of disease due to rapidly growing mycobacteria. Rev Infect Dis 1983;5:657–679.
342. Wang SX, Sng LH, Tay L. Preliminary study on rapid identification of *Mycobacterium tuberculosis* complex isolates by the BD ProbeTec ET system. J Med Microbiol 2004;53(Pt 1):57–59.
343. Warren NG, Body BA, Silcox VA, et al. Pulmonary disease due to *Mycobacterium malmoense*. J Clin Microbiol 1984;20:245–247.
344. Wasilauskas B, Morrell R Jr. Optimum recovery of *Mycobacterium avium* complex from blood specimens of human immunodeficiency virus-positive patients by using small volumes of isolator concentrate inoculated into BACTEC 12B bottles. J Clin Microbiol 1995;33:784–785.
345. Wayne LG. Simple pyrazinamidase and urease tests for routine identification of mycobacteria. Am Rev Respir Dis 1974;109:147–151.
346. Wayne LG, Sramek HA. Agents of newly recognized or infrequently encountered mycobacterial diseases. Clin Microbiol Rev 1992;5:1–25.
347. Weber J, Mettang T, Staerz E, et al. Pulmonary disease due to *Mycobacterium xenopi* in a renal allograft patient. Rev Infect Dis 1989;11:964–969.
348. Weinberger M, Berg SL, Feuerstein IM, et al. Disseminated infection with *Mycobacterium gordonae*: report of a case and critical review of the literature. Clin Infect Dis 1992;14:1229–1239.
349. Weissfeiler J, Karassova V, Holland J. Atypical mycobacteria in monkeys. Acta Microbiol Acad Sci Hung 1964;11:403–407.
350. Weiszfeiler JG, Karczag E. Synonymy of *Mycobacterium simiae* Karasseva et al. 1965 and *Mycobacterium habana* Valdivia et al. Int J Syst Bacteriol 1976;26:474–477.
351. Weitzman I, Osadczyi K, Corrado ML, et al. *Mycobacterium thermoresistible*: a new pathogen for humans. J Clin Microbiol 1981;14:593–595.
352. Wendt SL, George KL, Parker BC, et al. Epidemiology of infection by nontuberculous mycobacteria. III. Isolation of potentially pathogenic mycobacteria from aerosols. Am Rev Respir Dis 1980;122:259–263.
353. Whelen AC, Felmlee TA, Hunt JM, et al. Direct genotypic detection of *Mycobacterium tuberculosis* rifampin resistance in clinical specimens by using single-tube heminested PCR. J Clin Microbiol 1995;33:556–561.
354. Whyte T, Cormican M, Hanahoe E, et al. Comparison of BACTEC MGIT 960 and BACTEC 460 for culture of Mycobacteria. Diagn Microbiol Infect Dis 2000;38:123–126.
355. Whyte T, Hanahoe B, Collins T, et al. Evaluation of the BACTEC MGIT 960 and MB Bac/T systems for routine detection of *Mycobacterium tuberculosis*. J Clin Microbiol 2000;38:3131–3132.
356. Wiid IJ, Werely C, Beyers N, et al. Oligonucleotide (GTS)5 as a marker for *Mycobacterium tuberculosis* strain identification. J Clin Microbiol 1994;32:1318–1321.
357. Wilkins EG, Griffiths RJ, Roberts C. Pulmonary tuberculosis due to *Mycobacterium bovis*. Thorax 1986;41:685–687.

358. Williams DL, Gillis TP, Dupree WG. Ethanol fixation of sputum sediments for DNA-based detection of *Mycobacterium tuberculosis*. J Clin Microbiol 1995;33:1558–1561.
359. Williams-Bouyer N, Yorke R, Lee HI, et al. Comparison of the BACTEC MGIT 960 and ESP culture system II for growth and detection of mycobacteria. J Clin Microbiol 2000;38:4167–4170.
360. Willocks L, Leen C, Brettle RP, et al. Isolation of *Mycobacterium malmoense* from HIV-positive patients. J Infect 1993;26:345–346.
361. Witebsky FG, Keiser J, Conville P, et al. Comparison of BACTEC 13A medium and DuPont Isolator for detection of mycobacteremia. J Clin Microbiol 1988;26:1501–1505.
362. Wobeser WL, Krajden M, Conly J, et al. Evaluation of Roche Amplicor PCR assay for *Mycobacterium tuberculosis*. J Clin Microbiol 1996;34:134–139.
363. Wolfe JM, Moore DF. Isolation of *Mycobacterium thermoresistible* following augmentation of mammaplasty. J Clin Microbiol 1992;30:1036–1038.
364. Wolinski E. Nontuberculous mycobacteria and associated diseases. Am Rev Respir Dis 1979;119:107–159.
365. Wong B, Edwards FF, Kiehn TE, et al. Continuous high-grade *Mycobacterium avium-intracellulare* bacteremia in patients with the acquired immune deficiency syndrome. Am J Med 1985;78:35–40.
366. Woodley CL. Evaluation of streptomycin and ethambutol concentrations for susceptibility testing of *Mycobacterium tuberculosis* by radiometric and conventional procedures. J Clin Microbiol 1986;23:385–386.
367. Woods GL, Brown-Elliott; BA, Desmond EP, et al. Susceptibility testing of mycobacteria, nocardiae, and other aerobic actinomycetes: approved standard. Wayne, PA: National Committee for Clinical Laboratory Standards, 2003.
368. Woods GL, Fish G, Plaunt M, et al. Clinical evaluation of Difco ESP culture system II for growth and detection of mycobacteria. J Clin Microbiol 1997;35:121–124.
369. Woods GL, Pentony E, Boxley MJ, et al. Concentration of sputum by cytocentrifugation for preparation of smears for detection of acid-fast bacilli does not increase sensitivity of the fluorochrome stain. J Clin Microbiol 1995;33:1915–1916.
370. Woods GL, Washington JA II. Mycobacteria other than *Mycobacterium tuberculosis*: review of microbiologic and clinical aspects. Rev Infect Dis 1987;9:275–294.
371. World Health Organization. Global tuberculosis report, 2013. http://www.who.int/tb/publications/global_report/en/
372. Xu J, Millar BC, Moore JE, et al. Employment of broad-range 16S rRNA PCR to detect aetiological agents of infection from clinical specimens in patients with acute meningitis—rapid separation of 16S rRNA PCR amplicons without the need for cloning. J Appl Microbiol 2003;94:197–206.
373. Yakrus MA, Hernandez SM, Floyd MM, et al. Comparison of methods for Identification of *Mycobacterium abscessus* and *M. chelonae* isolates. J Clin Microbiol 2001;39:4103–4110.
374. Yakrus MA, Straus WL. DNA polymorphisms detected in *Mycobacterium haemophilum* by pulsed-field gel electrophoresis. J Clin Microbiol 1994;32:1083–1084.
375. Yamori S, Tsukumura M. Comparison of prognosis of pulmonary diseases caused by *Mycobacterium avium* and by *Mycobacterium intracellulare*. Chest 1992;102:89–90.
376. Yang ZH, de Haas PE, van Soolingen D, et al. Restriction fragment length polymorphism *Mycobacterium tuberculosis* strains isolated from Greenland during 1992: evidence of tuberculosis transmission between Greenland and Denmark. J Clin Microbiol 1994;32:3018–3025.
377. Yang ZH, Mtoni I, Chonde M, et al. DNA fingerprinting and phenotyping of *Mycobacterium tuberculosis* isolates from human immunodeficiency virus (HIV)-seropositive and HIV-seronegative patients in Tanzania. J Clin Microbiol 1995;33:1064–1069.
378. Zala L, Nunziker T, Braathen LR. Chronic cutaneous infection caused by *Mycobacterium gordonae*. Dermatology 1993;187:301–302.
379. Zaugg M, Salfinger M, Opravil M, et al. Extrapulmonary and disseminated infections due to *Mycobacterium malmoense*: case report and review. Clin Infect Dis 1993;16:540–549.
380. Zeka AN, Tasbakan S, Cavusoglu C. Evaluation of the GeneXpert MTB/RIF assay for rapid diagnosis of tuberculosis and detection of rifampin resistance in pulmonary and extrapulmonary specimens. J Clin Microbiol 2011;49:4138–4141.
381. Zwadyk P Jr, Down JA, Myers N, et al. Rendering of mycobacteria safe for molecular diagnostic studies and development of a lysis method for strand displacement amplification and PCR. J Clin Microbiol 1994;32:2140–2146.

CAPÍTULO 20
Infecções Causadas por Espiroquetas

Espiroquetas, 1298
    Taxonomia, 1298
    Treponemas, 1299
Sífilis, 1300
    Treponema pallidum, 1300
Treponematose endêmica, 1306
    Treponema pertenue, 1306
    Treponema endemicum, 1307
    Treponema carateum, 1307

Diagnóstico laboratorial das treponematoses, 1307
***Borrelia*, 1321**
    Taxonomia, 1321
Doença de Lyme, 1321
    Borrelia burgdorferi sensu lato, 1322
Febre recorrente, 1337

Epidemiologia, 1337
Doença clínica, 1338
Diagnóstico laboratorial, 1338
***Leptospiras*, 1339**
    Leptospirose, 1340
Febre da mordida de rato (FMR ou *sodoku*), 1344
    Spirillum minus, 1344

Espiroquetas

Os patógenos humanos classificados como *espiroquetas* causam doenças com forte impacto em todo o mundo, mas a confirmação laboratorial destas infecções pode ser difícil porque alguns microrganismos são cultivados apenas *in vivo* e outros ainda não podem ser cultivados no laboratório clínico. Embora o diagnóstico laboratorial das infecções causadas por espiroquetas tenha sido baseado historicamente nos testes sorológicos do hospedeiro, os métodos moleculares têm sido aperfeiçoados progressivamente de forma a aumentar sua sensibilidade de detecção. O foco deste capítulo são as manifestações clínicas e o diagnóstico laboratorial das infecções causadas por *Treponema*, *Borrelia*, *Leptospira* e *Spirillum*. Há séculos, a infecção causada pelo *Treponema pallidum* subespécie *pallidum* – agente etiológico da sífilis – é uma doença sexualmente transmissível (DST) importante que, nos últimos 15 anos do século 20, passou por um ressurgimento dramático, em parte devido à coinfecção pelo HIV.[128,215,514] Por outro lado, *Borrelia burgdorferi sensu lato* – agente etiológico da doença de Lyme – foi descoberta há apenas 25 anos, mas depois se tornou o agente etiológico mais comum das espiroquetoses diagnosticadas nos EUA[75,80] e algumas regiões da Europa, nas quais os carrapatos vetores do gênero *Ixodes* vivem e desempenham um papel significativo na transmissão dos espiroquetas dos animais aos seres humanos.[440,441] A febre recorrente transmitida por carrapatos (FRTC) causada pelas espécies de *Borrelia*, a leptospirose causada pelas espécies de *Leptospira* e a febre da mordida de rato (FMR) causada pelo *Spirillum minus* também são doenças zoonóticas clássicas adquiridas pelo contato com reservatórios animais, especialmente em razão da exposição ocupacional.[36,125,127]

Taxonomia

Os espiroquetas fazem parte de um grupo bem-definido de bactérias gram-negativas longas e retorcidas em forma de hélices, resultando em células com formato espiralado que medem 0,1 a 3,0 μm de diâmetro e 5 a 120 μm de comprimento (Figura 20.1).[345] Os espiroquetas são quimioeterotróficos e móveis em razão de um mecanismo singular.[87,345] Esses microrganismos são extremamente móveis por ação dos endoflagelos, que lhes conferem seu formato serpentiforme típico (saca-rolhas) e seus movimentos oscilantes. Os espiroquetas têm filamentos axiais, que consistem em organelas semelhantes a flagelos circundados por uma bainha externa e que circundam em forma de espiral ao redor da parede celular da bactéria e facilitam seus movimentos rotacionais serpentiformes rápidos, mesmo nos líquidos altamente viscosos.[177,231,345] Os filamentos axiais estão fixados à parede celular por discos de inserção situados na extremidade da célula.[231,345] Além de suas características metabólicas fenotípicas, a quantidade de filamentos axiais e discos de inserção é usada para diferenciar *grosso modo* os gêneros que fazem parte da família Spirochaetaceae.[345] Os treponemas (*Treponema*) são microrganismos delgados com espirais apertadas (6 a 10 filamentos axiais ligados por um único disco de inserção), as borrélias (*Borrelia*) são mais espessas e têm espirais mais frouxas (30 a 40 filamentos axiais ligados por dois discos de inserção) e as leptospiras (*Leptospira*) são muito semelhantes a *Borrelia*, com exceção de que têm extremidades em forma de gancho (dois filamentos axiais ligados por 3 a 5 discos de inserção).[320,345] Contudo, o gênero *Spirillum* tem um flagelo externo que lhes confere motilidade.

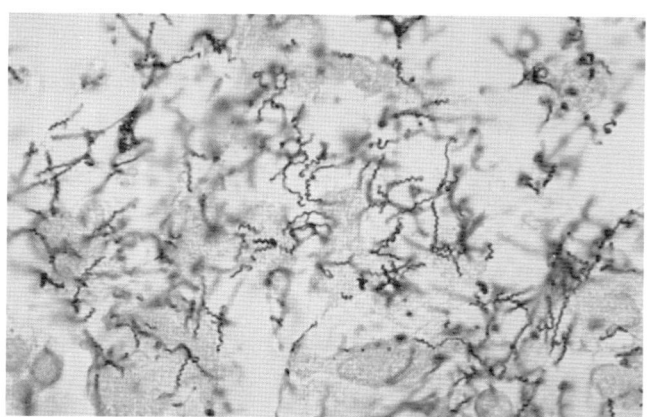

FIGURA 20.1 Espiroquetas de *T. pallidum*. (Cortesia de www.Glown.com.) (Esta figura encontra-se reproduzida em cores no Encarte.)

A Tabela 20.1 descreve a classificação das bactérias que fazem parte do filo Spirochaetes. Todos os patógenos humanos das espécies dos gêneros *Treponema*, *Borrelia* e *Leptospira* são classificados na ordem Spirochaetales e fazem parte das famílias Spirochaetaceae e Leptospiraceae.[345] *Brevinema andersonii* infecta musaranhos de cauda curta (*Blarina brevicauda*) e camundongos de patas brancas (*Peromyces leucopus*),[108] enquanto *Cristispira* foi encontrada em vários organismos aquáticos, inclusive moluscos de água doce.[346] *Spirochaeta* são espiroquetas de vida livre encontrados nos ambientes aquáticos ou marinhos.[345] *S. plicatilis* foi encontrado nos sedimentos dos mares profundos, enquanto *S. americana* é uma bactéria haloalcafílica estritamente anaeróbia, que se desenvolve nas águas salgadas alcalinas (semelhante à água sanitária) e profundas do lago Mono na Califórnia.[197,346]

Algumas espécies de *Brachyspira* (*Serpulina*) da família Brachyspiraceae são agentes etiológicos importantes de doenças diarreicas dos seres humanos, dos animais e das aves.[345] *B. aalborgi* infecta apenas seres humanos e primatas superiores.[49,196,424] *B. pilosicoli* causa espiroquetose intestinal e diarreia nos porcos e pode ser transmitida aos seres humanos por via orofecal.[424] A maioria dos casos de espiroquetose do intestino grosso ocorre nos países em desenvolvimento e a espiroquetose colônia humana causada por *B. pilosicoli* ou *B. aalborgi* evidencia-se por diarreia, sangramento retal e cólicas abdominais.[424,475] *B. hyodysenteriae* causa disenteria nos suínos, enquanto *B. alvinipulli* é um patógeno intestinal de galináceos.[424] A espécie típica do gênero *Leptonema* é *L. illini*, que foi retirada do gênero *Leptospira* por sua estrutura singular e pela composição das bases do seu DNA.[345,346] A patogenicidade de *L. illini* ainda não foi definida.

Outras espécies novas de espiroquetas podem ser encontradas e são potencialmente patogênicas aos seres humanos e animais. Recentemente, vários espiroquetas novos foram isolados dos mosquitos e das moscas negras na República Checa e o sequenciamento do gene do rRNA 16S demonstrou que elas diferem da *B. burgdorferi sensu lato*, assim como dos outros membros descritos da ordem Spirochaetales.[420] Muitos outros espiroquetas "não cultiváveis" ainda não foram descobertos e classificados. A diversidade filogenética e a patogenicidade dos espiroquetas continuará a aumentar, à medida que pesquisadores estudem a microbiota do trato gastrintestinal dos mamíferos, das aves e dos insetos, além dos ambientes marinhos.

Treponemas

A Tabela 20.2 descreve os quatro patógenos humanos principais do gênero *Treponema*.[345,346] Embora nenhuma das

Tabela 20.1 Classificação dos espiroquetas.

Microrganismo	Região geográfica	Doença
Ordem Spirochaetales		
Família Spirochaetaceae		
Gênero I: *Spirochaeta*		
Gênero IV: *Treponema*		
T. pallidum subespécie *pallidum*	Distribuição mundial	Sífilis, sífilis congênita, neurossífilis
T. pallidum subespécie *pertenue*	Ásia tropical, África, Américas Central e do Sul	Framboesia (bouba)
T. pallidum subespécie *endemicum*	África, Sudeste Asiático, Oriente Médio, Iugoslávia	Sífilis não venérea endêmica
T. carateum	Américas Central e do Sul	Pinta
T. denticola e outros espiroquetas orais semelhantes ao *T. pallidum*	Distribuição mundial	Gengivite necrosante, infecção odontogênicas
Gênero V: *Borrelia*		
Borrelia burgdorferi/afzelli	EUA, Europa	Doença de Lyme, eritema migratório crônico, neuroborreliose
Borrelia hermsii/duttoni/parkeri	Distribuição mundial	Febre recorrente transmitida por carrapato
Borrelia recurrentis	América do Sul, Europa, África, Ásia	Febre recorrente transmitida por piolho
Família Leptospiraceae		
Leptospira interrogans	Distribuição mundial	Leptospirose

Adaptada da referência 345.

Tabela 20.2 Transmissão dos espiroquetas.

Microrganismo	Transmissão
T. pallidum	Infecção sexualmente transmissível Transmissão vertical maternoinfantil Transfusão sanguínea (apenas seres humanos)
T. pertenue	Contato direto com a pele (apenas seres humanos)
T. carateum	Contato direto com a pele (apenas seres humanos)
T endemicum	Contato direto com mucosas (apenas seres humanos)
B. recurrentis	Hospedeiro: ser humano, vetor: piolho-humano (*Pediculus humanus humanus*)
B. hermsii/duttoni/parkeri	Hospedeiros: roedores, primatas e seres humanos; vetor: carrapato (*Ornithodoros, Rhipicephalus*)
B. burgdorferi/afzelli	Hospedeiros: roedores e cervídeos; vetor: carrapato (*Ixodes*)
L. interrogans	Hospedeiros: ratos; água contaminada

subespécies de *Treponema pallidum* esteja geneticamente relacionada, elas causam doenças muito bem-definidas. Nenhuma foi cultivada indefinidamente *in vitro*. *T. pallidum* subespécie *pallidum* (daqui em diante referido como *T. pallidum*) é o patógeno "venéreo" principal entre os espiroquetas transmitidos por relação sexual. *Treponema pallidum* subespécie *pertenue* (daqui em diante referida como *T. pertenue*) não é sexualmente transmissível e causa uma doença cutânea conhecida como framboesia ou bouba, que difere da sífilis em muitos aspectos.[226] O genoma inteiro de *T. pallidum* da cepa Nichols (isolada em 1912) foi sequenciado pela primeira vez em 1998,[155] mas o sequenciamento recente do genoma completo e a anotação da cepa Chicago deste microrganismo (isolada em 1951), que tem sido amplamente utilizada nas pesquisas sobre sífilis, demonstrou diferenças importantes entre as cepas.[162] O alinhamento do genoma de *T. pertenue* com o de *T. pallidum* demonstra homologia quase completa entre esses dois espiroquetas.[179] Um estudo descreveu a diferença de um único nucleotídio do gene que codifica uma proteína de 19 kDa, mas a imunorreatividade desta proteína era a mesma nas duas subespécies.[321,322] A sífilis endêmica (bejel) é causada por *T. pallidum* subespécie *endemicum* (daqui em diante referido como *T. endemicum*), enquanto *T. pallidum* subespécie *carateum* (daqui em diante denominado *T. carateum*) causa a doença conhecida como pinta.[15,226] Os genomas dessas subespécies importantes de *Treponema* ainda não foram sequenciados.

Os espiroquetas também são componentes importantes da microbiota oral humana; as únicas quatro espécies cultivadas são *Treponema denticola*, *Treponema pectinovorum*, *Treponema socranskii* e *Treponema vincentii*, mas diversos outros espiroquetas orais fazem parte da microbiota e provavelmente são patógenos oportunistas importantes da doença periodôntica.[95,112] Recentemente, o projeto microbiota oral humano demonstrou que cerca de 8% da diversidade total são representados por até 49 táxons de treponemas orais do gênero *Spirochaetes*: 11 espécies nomeadas; 3 táxons cultivados, mas ainda inominados; e 35 táxons ainda não cultivados ou nomeados.[112] Estudos demonstraram que a espécie típica *T. denticola* fixa-se aos fibroblastos da gengiva humana, às proteínas da membrana basal e a outros substratos, causando efeitos citotóxicos e morte celular.[85] Junto com outros anaeróbios, *T. denticola* pode disseminar-se da cavidade oral e implantar-se nas placas ateroscleróticas.[70]

Sífilis

Treponema pallidum

T. pallidum, agente etiológico da sífilis venérea, é conhecido como patógeno abominável há 500 anos, embora a origem desta infecção ainda não esteja definida.[107,303,384] A sífilis não parecia ser uma doença proeminente até o século 16. Fornaciari *et al.*[153] estudaram uma múmia da Renascença, que continha estruturas identificadas como *T. pallidum* com base nas técnicas de imunofluorescência e microscopia eletrônica. Alguns pesquisadores acreditam que Colombo e seus marinheiros levaram a doença para a Europa quando voltaram do Novo Mundo (Caribe e América do Sul),[385] enquanto outros acreditam que a urbanização espalhou a sífilis endêmica na Europa.[107,384,472] Uma pandemia conhecida como "*Great Pox*" (nome arcaico da sífilis, enquanto o vírus da varíola causava "*Small Pox*") ocorreu na Europa pouco depois que Colombo retornou das Américas, mas também ocorreu simultaneamente com a ampliação da circulação dos exércitos e da população na Europa.[472] As anormalidades ósseas atribuídas à sífilis foram descritas em esqueletos do Novo Mundo,[385] mas lesões semelhantes também foram relatadas em esqueletos pré-colombianos do Velho Mundo. Estudos filogenéticos recentes das sequências de *Treponema* disponíveis parecem apoiar a hipótese da importação da sífilis do Novo Mundo.[179] Uma dúvida mais interessante é como a divergência limitada entre as espécies e subespécies de *Treponema* acarreta as diferenças da patogênese destes microrganismos. Uma análise de *microarray* do genoma amplo e o mapeamento por restrição do genoma inteiro de *T. pallidum* (cepa Nichols) em comparação com *T. paraluiscuniculi* (cepa Cuniculi A) demonstrou que esse espiroqueta diretamente relacionado (agente etiológico da espiroquetose venérea dos coelhos) tinha poucas diferenças de sequência, que afetavam principalmente os genes *tpr* ou outros adjacentes.[171] É possível que a evolução dos genes do *locus tpr* seja responsável basicamente pelas diferenças das manifestações patológicas e da suscetibilidade dos hospedeiros.[171,231,461]

Epidemiologia. Os treponemas são inoculados e penetram no corpo através de uma falha da pele ou da mucosa. Por essa razão, a sífilis pode ser transmitida por contato sexual,[378] inoculação direta no sistema vascular pelo uso compartilhado de agulhas ou transfusões,[84] contato cutâneo direto com lesões infectadas ou transferência transplacentária dos espiroquetas (Tabela 20.2).[231] Entretanto, o contato sexual com um indivíduo infectado no estágio inicial da sífilis (estágio I ou II) é o mecanismo mais comum de propagação da doença.[77,185] Em geral, os homens são diagnosticados no estágio primário, enquanto a lesão primária geralmente passa despercebida nas mulheres, que são diagnosticadas na fase latente inicial, a menos que façam triagem para sífilis por alguma outra razão (p. ex., gravidez).[240] Em média, um terço dos pacientes é infectado por contato sexual com um paciente infectado, mas o risco varia e pode ser mais alto.[231,393] A sífilis congênita (SC) é adquirida por transmissão dos treponemas ao feto por meio da placenta.[74,256,296] A triagem realizada pelos serviços modernos de transfusão sanguínea tornou extremamente rara a transmissão da sífilis por este mecanismo. Estudos experimentais com voluntários humanos demonstrou que a DI_{50} (quantidade de microrganismos necessária para infectar 50% dos indivíduos expostos) de *T. pallidum* era de apenas 57 espiroquetas.[273] Pouco depois da inoculação, os espiroquetas espalham-se por todo o corpo e, por fim, podem causar a doença. O período de incubação varia de 3 a 90 dias, mas o intervalo médio é de 3 semanas.[231]

Prevalência da sífilis, grupos de risco e coinfecção pelo HIV. Apesar da introdução do tratamento eficaz para a infecção por *T. pallidum* e dos programas de prevenção, a disseminação sexual da sífilis ainda é um problema[382] e os índices têm aumentado nos EUA.[171] Embora este capítulo descreva os dados epidemiológicos americanos, tendências semelhantes de aumento dos casos de sífilis primária e secundária (P&S) – especialmente entre os homens que têm relações sexuais com homens (HSH) – têm sido observadas em muitas outras regiões geográficas.[214,239,431,470,503] A Figura 20.2 descreve a prevalência global dos casos de sífilis P&S e latente notificados aos CDC (Centers for Disease Control and Prevention, Atlanta, GA) desde 1941 (quando a vigilância epidemiológica foi iniciada) até 2012.[71] Antes da introdução do tratamento com penicilina em 1941, a incidência da sífilis oscilava em torno de 350 a 400 casos por 100.000 americanos.[71] Embora o tratamento eficaz e os programas de busca de casos seguida do tratamento dos contatos dos pacientes infectados tenham reduzido e estabilizado os índices da sífilis há várias décadas, a meta de erradicar esta doença nunca foi alcançada.[389] Entre 1981 e 1989, houve uma epidemia de sífilis nos EUA, quando a incidência dos casos de sífilis P&S entre heterossexuais e populações minoritárias aumentou de 13,7 para 18,4 casos por 100.000 habitantes (um aumento de 34%).[379] Durante a década de 1990, a incidência da sífilis P&S diminuiu novamente em razão da adoção de medidas eficazes de controle em todos os grupos étnicos e raciais.[71] A partir de 2001, a incidência da sífilis começou a aumentar novamente, especialmente em razão da disseminação da doença entre HSH que não adotam práticas sexuais seguras.[41,56,71,89] Entre 2008 e 2012, a incidência da doença aumentou em todos os grupos étnicos e raciais, com exceção dos índios americanos/nativos do Alasca (Figura 20.3).[71] Em termos gerais, a taxa de incidência dos casos de sífilis P&S entre negros em 2012 era 6,1 vezes maior que entre a população branca: 16,4 casos por 100.000 entre os negros e 2,7 casos por 100.000 entre os caucasianos.[71] Em 2012, os índices mais altos ocorreram entre os homens negros de 20 a 24 anos (96,7/100.000), seguidos pelos homens negros de 25 a 29 anos (89,2/100.000).[71] As tendências da incidência de sífilis entre os homens negros jovens são preocupantes, em razão da incidência alta da infecção pelo HIV nesta população.[79] Tendências semelhantes foram observadas entre as mulheres negras de 20 a 24 anos; este grupo teve a incidência mais alta entre as mulheres (19,1 casos/100.000 mulheres).[71] Em 2012, os índices foram 17 vezes maior entre as mulheres negras de 20 a 24 anos, que entre as mulheres brancas da mesma faixa etária.[71]

Entre 2008 e 2012, a incidência da sífilis P&S aumentou 40,9% entre os hispânicos (de 2,4 para 2,9 casos/100.000), 17,8% entre os índios americanos/nativos do Alasca (de 2,9 para 3,4 casos/100.000), 21,4% entre os brancos (2,4 para 2,9/100.000) e 55% entre os asiáticos (de 1,4 para 2,1/100.000).[71] Os índices caíram 0,7% nesse período entre pessoas negras (de 17,1 para 16,9 casos/100.000).[71]

Os índices de SC aumentaram 18% durante o período de 2006 a 2008. Esse aumento foi seguido de um período de declínio, durante o qual a incidência dessa doença diminuiu

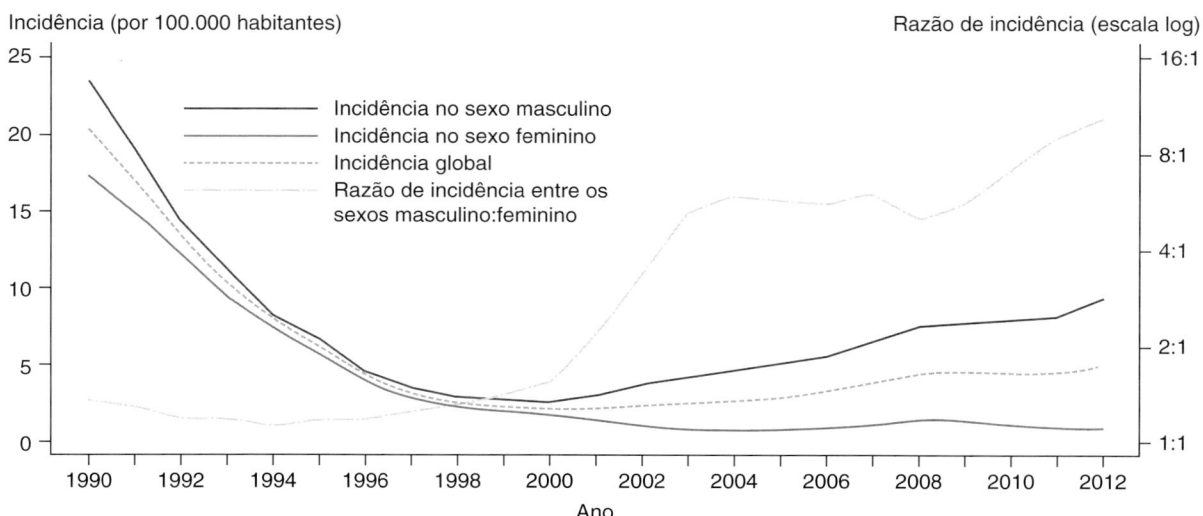

■ **FIGURA 20.2** Distribuição dos casos de sífilis por sexo, EUA (1994 a 2012). (Adaptada com autorização da referência 71.)

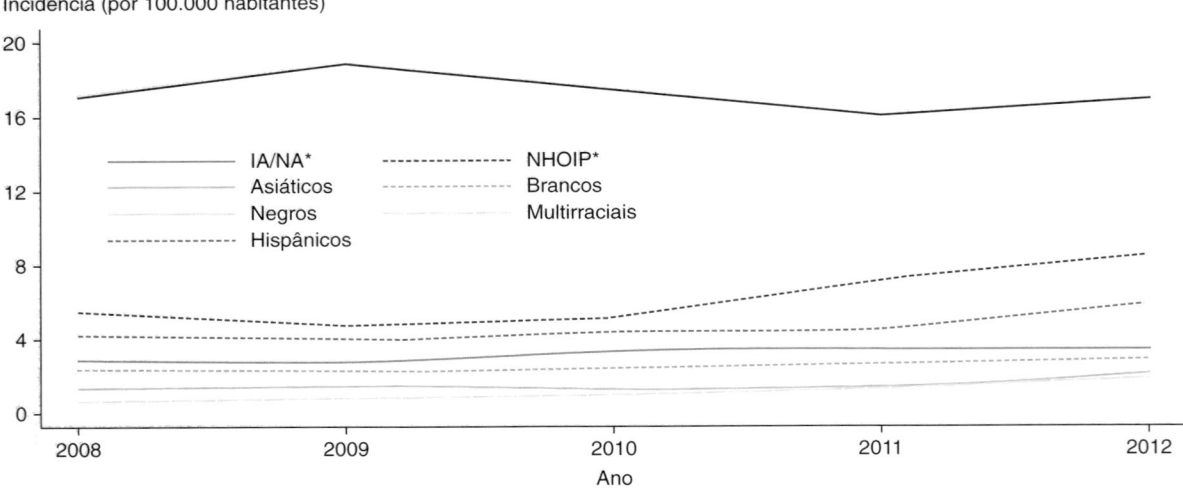

FIGURA 20.3 Distribuição dos casos de sífilis por etnia, EUA (1994-2012). (Adaptada com autorização da referência 71.) (Esta figura encontra-se reproduzida em cores no Encarte.)

em 25% entre 2009 a 2012 (*i. e.*, uma redução de 10,4 para 7,8 casos/100.000).[71] As taxas mais altas de SC ainda ocorrem nos estados do sul, mas estes índices diminuíram de 16,7/100.000 em 2008 para 12,7/100.000 em 2012.[71] Um fato interessante é que houve redução significava da incidência de SC em Porto Rico; em 2008, houve 17,5 casos/100.000, enquanto em 2012 este índice declinou para apenas 2,2 casos/100.000.[71] Os índices globais de aquisição da sífilis pelas mulheres em idade reprodutiva devem ser controlados de forma a suprimir essa tendência crescente da SC. O acesso precoce à assistência pré-natal para as mulheres de todas as raças/etnias é necessário, de forma que a triagem da sífilis contribua para a prevenção da transmissão maternofetal.

Além da idade e da raça/etnia, vários outros fatores foram associados inequivocamente aos índices mais altos de transmissão da sífilis nos EUA e nas outras partes do mundo. *T. pallidum* e HIV interagem de várias formas.[470,513,514] Alguns autores sugeriram que as úlceras genitais de diversas etiologias facilitam a aquisição da infecção pelo HIV.[439,471] Nos indivíduos saudáveis, os testes sorológicos sempre são reativos durante a fase secundária da sífilis, mas a imunossupressão causada pelo HIV pode afetar a reação sorológica a esta última doença.[514] Reações biológicas falso-positivas dos testes não treponêmicos também são comuns nos pacientes HIV-positivos, principalmente quando estão coinfectados pelo vírus da hepatite C (VHC).[16,417] Haas *et al*.[175] avaliaram a sensibilidade dos testes treponêmicos como marcador de sífilis preexistente em um coorte de 109 homens homossexuais infectados pelo HIV, que tinham história comprovada de sífilis tratada. Os indivíduos que faziam tratamento antirretroviral mantinham a reatividade aos testes treponêmicos, mas 7% dos homens sintomáticos que tinham infecção subclínica pelo HIV e 38% dos homens com doença associada ao HIV perderam sua reatividade a esses antígenos.[175] Além do FTA-ABS, pode ser necessário usar outros testes confirmatórios para diagnosticar sífilis na população HIV-positiva, quando o teste inicial é negativo.[136] Embora os médicos devam estar cientes da possibilidade de ocorrerem reações sorológicas incomuns nos pacientes HIV-positivos, a interpretação dos testes sorológicos treponêmicos e não treponêmicos para sífilis é a mesma que a recomendada para indivíduos sem infecção pelo HIV.[71]

Os pacientes infectados pelo HIV têm mais tendência a apresentar-se com sífilis secundária e cancros persistentes que os indivíduos HIV-negativos.[513,514] Alguns especialistas documentaram que a epidemia do HIV tem sido acompanhada de um aumento do risco de desenvolver neurossífilis.[152,468] Outros autores também relataram uma correlação entre as anormalidades do líquido cefalorraquidiano (LCR) compatíveis com neurossífilis e doença avançada causada pelo HIV.[277,279] Vários pesquisadores relataram a ineficácia do tratamento da sífilis nos pacientes HIV-positivos.[161,166,198]

Profilaxia e controle. As abordagens epidemiológicas tradicionais usadas para controlar a sífilis incluem notificação de todos os casos aos órgãos de saúde pública que, em seguida, fazem a busca dos contatos e a notificação dos parceiros sexuais. O tratamento ativo de todos os casos confirmados laboratorialmente e o acompanhamento descrito antes também são fundamentais para interromper a cadeia de transmissão. Entretanto, isoladamente, as abordagens epidemiológicas tradicionais mostram-se insuficientes[69] e os recursos de transmissão eletrônica têm sido utilizados com frequência crescente para comunicar-se com e orientar os indivíduos em risco de adquirir a doença, bem como ampliar a notificação dos parceiros dentro das redes sociais.[220,221,291] Os testes para sífilis também devem ser realizados em todos os pacientes com diagnóstico de HIV ou outra DST.[71] A epidemiologia molecular também deve facilitar a busca dos contatos e a identificação dos grupos transmissores. Contudo, em várias aplicações relatadas da epidemiologia molecular, diversos subtipos genéticos foram identificados em determinadas regiões geográficas.[278,281]

A erradicação da SC requer estratégias adicionais para reduzir a transmissão maternoinfantil. As consequências gestacionais adversas da sífilis podem ser evitadas pela detecção precoce das infecções maternas por meio dos programas de triagem pré-natal e tratamento imediato das mulheres com sorologia positiva.[256] Embora os EUA e quase todos os outros países tenham normas vigentes recomendando a triagem universal para sífilis durante a gestação, existem obstáculos significativos em alguns contextos de atenção à saúde, que limitam a eficácia da triagem e do tratamento.[71,516] Isso é especialmente aplicável a algumas populações de risco mais alto, inclusive pacientes de classes socioeconômicas mais baixas, usuários de drogas injetáveis e alguns grupos étnico-raciais.[71] Em geral, essas mulheres têm acesso limitado aos serviços clínicos de pré-natal imediato, não apenas nos países mais pobres,[230,576] mas também nos países desenvolvidos que não asseguram cobertura universal dos serviços de saúde. O tratamento também pode ser retardado quando os resultados laboratoriais não são transmitidos oportunamente, ou quando as gestantes precisam viajar para outra área para buscar tratamento específico para sífilis.[304] Embora sejam colhidos dados sobre triagem da sífilis materna e casos de SC, o acesso aos serviços de saúde e o fornecimento de tratamento oportuno também devem ser assegurados de forma a detectar deficiências nos programas existentes.

Doença clínica e tratamento. A sífilis é conhecida como "o grande imitador" porque suas manifestações clínicas complexas e variadas podem simular muitas outras doenças.[349] Sir William Osler, um dos pais da medicina moderna, afirmou em 1891: "Conheça a sífilis em todas as suas manifestações e relações e todas as outras doenças clínicas ser-lhe-ão acrescentadas." Embora a sífilis não tratada seja uma infecção sistêmica progressiva crônica, existem alguns estágios clínicos sobrepostos e até certo ponto arbitrários, que são usados para orientar a investigação diagnóstica, o tratamento e o acompanhamento médico (Tabela 20.3).

Início da doença (estágios I e II)

▶ Sífilis primária (estágio I). O primeiro sinal da sífilis é a formação de uma lesão ulcerada primária conhecida como cancro no local de inoculação, que resulta de uma resposta inflamatória intensa. Inicialmente, o paciente desenvolve uma pápula endurecida indolor e eritematosa localizada que, em seguida, evolui depois de alguns dias com necrose da superfície da pele e formação de um cancro típico.[86,421] O cancro típico é uma úlcera indolor com exsudatos mínimos e base limpa e lisa com bordas firmes, elevadas e bem-definidas. Entretanto, as lesões infectadas secundariamente apresentam eritema circundante e são dolorosas e purulentas. Os pacientes suspeitos de ter sífilis devem passar por um exame físico completo de todas as superfícies cutâneas e mucosas de forma a detectar um cancro primário. Em geral, o cancro solitário localiza-se na genitália dos homens (i. e., mais comumente na glande, sulco coronal e prepúcio do pênis) e das mulheres (i. e., lábios vaginais, fúrcula vaginal e períneo) normais sob outros aspectos.[10,86,421] As lesões extragenitais são detectadas em menos de 2% dos casos e são encontradas principalmente na cavidade oral e no lábio, embora tenham sido descritas outras localizações (i. e., dedos, membros, tronco, mamilos e pálpebras).[8,365] Os HSH podem ter várias úlceras e sintomas de infecção anorretal, inclusive dor retal e lesões papulonodulosas em torno da região perianal.[363,382,514] O diagnóstico da sífilis pode ser retardado, especialmente nas mulheres com lesões vaginais ou endocervicais, HSH com lesões anais típicas ou pacientes com úlceras não erosivas.[302,421,437] A base do cancro contém espiroquetas, que podem ser detectadas visualmente depois da raspagem da lesão e da preparação de um esfregaço por microscopia em campo escuro ou imunofluorescência direta.[195,235] Na mesma época da formação do cancro, o paciente pode ter linfadenopatia regional bilateral indolor com linfonodos firmes e de consistência de borracha, mas isto nem sempre ocorre. O cancro cicatriza em 3 a 6 semanas (variação: 1 a 12 semanas).

▶ Sífilis secundária (estágio II). Cerca de 50% dos pacientes com sífilis primária não tratada desenvolvem sinais e sintomas do segundo estágio dentro de 6 a 8 semanas depois do aparecimento do cancro, enquanto a outra metade passa diretamente à fase latente. Os pacientes coinfectados pelo HIV podem ter sintomas sobrepostos das fases primária e

Tabela 20.3 Definição dos estágios da sífilis.

Estágio	Duração	Manifestações clínicas
Período de incubação	3 semanas (9 a 90 dias)	
Sífilis primária (estágio I)	6 semanas	Formação do cancro na área de inoculação; infecção localizada
Sífilis secundária (estágio II)	Meses	Várias erupções cutâneas, lesões das mucosas, linfadenopatia generalizada, acometimento dos órgãos internos, disseminação hematogênica
Latente inicial	< 1 ano (CDC), < 2 anos (OMS)	Sorologia positiva, fase assintomática
Latente tardia	> 1 ano (CDC), > 2 anos (OMS)	Sorologia positiva, fase assintomática
Sífilis terciária	Anos (1 a 50)	Sífilis benigna tardia (nódulos granulomatosos, placas psoriasiformes, gomas, sífilis tuberosserpiginosa). Acometimento gomoso de vários órgãos, sífilis cardiovascular, neurossífilis
Neurossífilis	Anos	
Inicial (estágio II da sífilis latente)		Meningite sifilítica aguda, sífilis meningovascular (sintomática ou assintomática), neurossífilis gomosa
Tardia (sífilis terciária, também conhecida como "metassífilis"		Neurossífilis parenquimatosa tardia (tabe dorsal, paresia generalizada)

OMS = Organização Mundial da Saúde; CDC = Centers for Disease Control and Prevention.
Adaptada de Syphilis – Physician's Pocket Guide, Centers for Disease Control and Prevention (CDC).

secundária da doença.²¹⁵ O estágio secundário é a fase mais "florida" da doença e é resultante da disseminação hematogênica de *T. pallidum*. A maioria dos pacientes apresenta erupção generalizada, que pode ser maculosa, maculopapulosa, papuloescamosa ou pustulosa, mas não vesicular.²³⁶ Os pacientes HIV-positivos comumente têm evolução secundária mais grave, com variações pustulosas, granulomatosas ou nodulosas mais extensivas.²³⁶,⁵¹⁴ Nos casos típicos, a erupção da sífilis afeta tronco, face, extremidades e palmas das mãos e plantas dos pés. Os exantemas palmoplantares podem tornar-se hiperceratóticos (*clavi syphilitici*), enquanto as lesões ao redor da linha do couro cabeludo formam um padrão semelhante ao de uma coroa (*corona veneris*).²³⁶ Nas áreas intertriginosas úmidas, podem ser encontradas placas branco-acinzentadas úmidas e amplas conhecidas como condilomas planos (*condylomata lata*), que estão repletos de espiroquetas detectados pela raspagem das lesões e pela preparação de esfregaços por microscopia em campo escuro ou imunofluorescência direta.¹⁹⁵,²³⁵ Do mesmo modo, as lesões infecciosas conhecidas como placas mucosas desenvolvem-se nas mucosas. Os pacientes podem ter queda dos cabelos ou adelgaçamento dos supercílios.

Os sinais e sintomas sistêmicos são febre, mal-estar, odinofagia, cefaleia, mialgias e linfadenopatia generalizada. Quase todos os órgãos podem ser afetados pela sífilis secundária, mas a distribuição mais comum ocorre nos olhos (uveíte), orelhas (surdez repentina), alguns órgãos viscerais (hepatite, nefrite) e sistema nervoso central (meningite).⁴²¹ Embora a infecção do sistema nervoso central (SNC) ocorra em qualquer estágio da sífilis, isto é mais comum na fase secundária.³⁹⁰ A meningite asséptica evidencia-se por cefaleia e sinais de meningismo. Entretanto, os espiroquetas foram cultivados do LCR de pacientes sem qualquer evidência de inflamação e doença clínica.²⁶⁴ Nos casos típicos, a sífilis secundária regride espontaneamente depois de 4 a 12 semanas, mas podem ocorrer recidivas nos pacientes não tratados dentro de 1 ano depois das primeiras manifestações clínicas. Os pacientes coinfectados pelo HIV podem ter recaídas, apesar do tratamento.³⁹

Doença latente e tardia (estágio III)

▶ Sífilis latente. Depois dos estágios primário/secundário, a doença torna-se latente e caracteriza-se por sorologia positiva para sífilis em pacientes assintomáticos. Os pacientes nos quais as manifestações clínicas da sífilis primária e/ou secundária passaram despercebidas e não foram tratados podem continuar a ter infecção assintomática, até que surjam sinais e sintomas da sífilis terciária. Os órgãos de saúde pública dividem esse período arbitrariamente em estágios de latência inicial e tardio. Os CDC dos EUA definem o estágio de latência inicial por infecção com duração menor que 1 ano, enquanto a infecção que persiste por mais de 1 ano é classificada como estágio de latência tardio; neste estágio, o paciente não é mais considerado contagioso.⁷¹ Embora a Organização Mundial da Saúde (OMS) considere que a linha divisória entre os estágios de latência inicial e tardio da sífilis seja 2 anos, estas subdivisões geralmente não são possíveis na prática clínica e as duas fases de latência são tratadas da mesma forma. Nos pacientes com infecção latente, a neurossífilis deve ser excluída e uma punção lombar precisa ser realizada nos pacientes que apresentam sintomas neurológicos, oftálmicos ou otológicos, especialmente quando há coinfecção pelo HIV.⁷¹,⁴⁷⁰,⁵¹⁴

▶ Sífilis tardia (estágio III). Cerca de um terço dos pacientes não tratados evolui para o estágio tardio ou sífilis terciária. Esse estágio da doença raramente é diagnosticado nos países desenvolvidos, mas em razão da coinfecção pelo HIV, têm sido diagnosticados casos em todo o mundo.⁴⁷⁰,⁵¹⁴ As três apresentações diferentes da sífilis terciária são: "benigna" tardia, cardiovascular e neurossífilis.

▶ Sífilis "benigna" tardia. Essa apresentação ocorre em 50% dos casos de sífilis. A maioria dos pacientes apresenta várias lesões cutâneas, mas a formação das lesões granulomatosas inespecíficas (conhecidas como gomas) ocorre em cerca de 15% dos pacientes não tratados. A formação dos granulomas indica uma reação imune celular bem desenvolvida. As gomas podem destruir os tecidos circundantes à medida que crescem;³⁷⁷ clinicamente, as gomas são massas destrutivas que podem desenvolver-se em quase todos os órgãos e podem ser confundidas inicialmente com carcinomas.

Sífilis cardiovascular. A aortite sifilítica ocorre em cerca de 1% dos pacientes não tratados, é causada pela inflamação dos pequenos vasos que irrigam a aorta (endarterite sifilítica) e acomete principalmente o segmento ascendente da aorta.⁴²¹ Duas complicações são possíveis: aneurisma aórtico e dilatação do anel aórtico causando insuficiência e regurgitação do sangue pela valva aórtica. Os aneurismas aórticos podem dilatar até alcançar dimensões que causam erosão do esterno, quando se tornam perceptíveis sob a pele do tórax.

Neurossífilis. O intervalo entre a doença primária e as complicações neurológicas é de 5 a 10 anos no caso da sífilis meningovascular, 15 a 20 anos para a paresia generalizada e 25 a 30 anos para o tabe dorsal. A sífilis neurovascular tardia pode ser sintomática ou assintomática.³⁹⁰ A doença assintomática caracteriza-se por anormalidades do LCR sem quaisquer sinais ou sintomas. Em geral, o LCR apresenta pleocitose, níveis altos de proteínas ou concentrações baixas de glicose. Um teste sorológico positivo no LCR – em geral, VDRL (Venereal Disease Research Laboratory) – define esse estágio da doença, embora os espiroquetas possam ser demonstrados raramente por cultura ou métodos moleculares.²³⁵,²⁷⁴,²⁷⁶,¹ A infecção sintomática é meningovascular ou parenquimatosa, mas há superposição significativa destas duas categorias. A sífilis meningovascular é semelhante à meningite asséptica do estágio secundário. Qualquer nervo craniano pode ser afetado pela inflamação e o paciente pode apresentar surdez ou déficits visuais. A doença parenquimatosa pode afetar os neurônios do cérebro ou da medula espinal. O acometimento cerebral evidencia-se por diversos distúrbios neuropsiquiátricos, inclusive alterações físicas como paralisia e transtornos psiquiátricos como ilusões de grandeza ("paresia geral do insano"). As colunas posteriores (tratos sensoriais) da medula espinal são afetadas preferencialmente e isto causa dores intensas e incapacidade de perceber estímulos sensoriais provenientes dos membros. A doença conhecida como tabe dorsal inclui marcha "tabética" típica e deformidades dos joelhos (articulações de Charcot), que são causadas pelo déficit de propriocepção e supressão do *feedback* que permite o uso apropriado da força durante a ambulação.

---

[1] N.R.T.: Teste de infectividade em coelhos (RIT; do inglês, *rabbit infectivity testing*), realizado em monocamada de cultura de células epiteliais de coelho cauda de algodão cultivadas em condições atmosféricas com oxigênio a 1,5%.

Os pacientes coinfectados pelo HIV podem estar mais sujeitos a ter complicações neurológicas, mesmo nos estágios iniciais da sífilis,[470,477,514] e também podem ter índices mais altos de falência terapêutica com os esquemas recomendados atualmente.[470] Na coinfecção por sífilis e HIV, os pacientes têm anormalidades liquóricas e clínicas compatíveis com neurossífilis e contagem de CD4 ≤ 350 células/mℓ e/ou título de RPR (reagina plasmática rápida) ≥ 1:32.[514]

▸ Tratamento. Recentemente, os CDC publicaram diretrizes gerais quanto ao tratamento das DST, inclusive sífilis.[71] Penicilina G administrada por via parenteral é o antibiótico preferido para tratar todos os estágios da sífilis. Os esquemas usados para tratar sífilis dos pacientes HIV-negativos também são eficazes para evitar neurossífilis dos pacientes HIV-positivos.[71] A penicilina benzatina administrada por via intramuscular (IM) é recomendada para tratar adultos e crianças com diagnóstico de sífilis, independentemente de sua sorologia para HIV, contanto que não tenham acometimento do SNC. Os adultos com sífilis primária ou secundária confirmada devem ser tratados com penicilina G benzatina em dose IM única de 2,4 milhões de unidades, enquanto os lactentes e as crianças devem receber uma dose única de 50.000 unidades/kg por via IM, mas a dose total administrada não pode ser maior que a dose do adulto (i. e., 2,4 milhões de unidades).[71] Embora a sífilis latente não seja sexualmente transmissível, os pacientes também devem ser tratados nesse estágio da doença para evitar complicações. Os adultos com sífilis latente inicial devem ser tratados com dose única de penicilina G benzatina de 2,4 milhões de unidades por via IM, enquanto os lactentes e as crianças devem receber 50.000 unidades/kg por via IM em dose única, mas a dose total administrada não deve ser maior que a dose do adulto (i. e., 2,4 milhões de unidades).[71] Os adultos com sífilis latente tardia de duração indefinida devem ser tratados com doses mais altas de penicilina G benzatina: 7,2 milhões de unidades no total, administradas em três doses de 2,4 milhões de unidades por via IM a intervalos de 1 semana. Do mesmo modo, as crianças com sífilis nesse estágio devem receber três doses semanais de 50.000 unidades/kg por via IM, sem ultrapassar a dose do adulto (no total, 150.000 unidades/kg, ou no máximo 7,2 milhões de unidades).[71]

Quando os pacientes têm indícios de acometimento neurológico (p. ex., disfunção cognitiva, déficits sensoriais ou motores, sintomas oftálmicos ou auditivos, paralisias dos nervos cranianos e sinais e sintomas de meningite) ou doença ocular sifilítica (p. ex., uveíte, neurorretinite e neurite óptica), deve-se realizar um exame do LCR. Todos os pacientes com neurossífilis e/ou oftalmopatia sifilítica devem ser tratados com penicilina G cristalina aquosa na dose de 18 a 24 milhões de unidades ao dia (3 a 4 milhões de unidades por via IV a cada quatro horas ou em infusão contínua) por 10 a 14 dias.[71]

Os pacientes com sífilis primária e secundária e alergia grave à penicilina podem ser tratados com um dos esquemas alternativos.[71] A eficácia dos antibióticos alternativos à penicilina no tratamento da sífilis latente não está bem demonstrada. Os pacientes (exceto gestantes) com diagnóstico de sífilis em estágio latente inicial devem responder aos esquemas antibióticos alternativos recomendados para os estágios mais iniciais da doença, mas devem ser acompanhados cuidadosamente por exame clínico e testes sorológicos depois de concluir o tratamento. Os pacientes com sífilis latente tardia devem ser tratados com penicilina depois da dessensibilização.[71] As gestantes também devem ser dessensibilizadas e tratadas com o esquema de penicilina apropriado para esse estágio da infecção.

Sífilis congênita. A SC ocorre quando a infecção fetal por *T. pallidum* é adquirida da mãe com sífilis não tratada (ou tratada inadequadamente). Como a maioria dos lactentes em risco de SC pode ser facilmente identificada por um teste sorológico positivo da mãe,[493] é lamentável que os índices de SC estejam aumentando inexoravelmente desde 1983, assim como ocorre na população em geral.[71,74,120] A infecção transplacentária é mais provável durante o estágio primário ou secundário da sífilis (Prancha 20.1 A), mas os espiroquetas podem infectar o feto em qualquer fase da gravidez. Nas gestantes que não são tratadas, os índices estimados de transmissão vertical variam de 70 a 100% no caso da sífilis primária, 67% com a sífilis secundária e 40 a 83% para a sífilis latente inicial.[35] As gestantes com sífilis latente tardia também podem transmitir a infecção, mas o índice é baixo (10%).[35] A infecção também pode ser transmitida durante o parto das mulheres com lesões genitais em atividade, quando há um intervalo curto (menos de 4 semanas) entre o tratamento e o nascimento.[35,71] Os sinais e sintomas da SC podem ocorrer em qualquer época durante os primeiros 2 anos de vida, mas raramente depois do 3º ao 4º mês após o nascimento. Os casos de SC inicial incluem fetos mortos em consequência da infecção intrauterina.[493] Em algumas regiões a SC é a causa mais comum de hidropisia não imune (uma doença placentária que causa morte fetal).[28] Embora a probabilidade de desenvolver doença clínica aumente à medida que a gravidez avança, mais de 50% de todos os bebês infectados são assintomáticos ao nascer e os sinais e sintomas dos lactentes sintomáticos podem ser inespecíficos. A apresentação clínica mais comum da SC inicial é de bebês prematuros e de baixo peso ao nascer (10 a 40% dos casos), hepatomegalia e/ou esplenomegalia (33 a 100% dos pacientes), erupção cutânea semelhante às lesões da sífilis secundária (40%) e deformidade da tíbia ("canelas de sabre") ou dos dentes ("molares de amora") (75 a 100%) com alterações radiológicas associadas, entre outras alterações.[254,497] Pseudoparalisia, angústia respiratória, sangramento, anemia e febre podem ocorrer com a SC inicial.[149,497] A SC tardia pode ocorrer quando o diagnóstico não é estabelecido no período neonatal e nos primeiros anos da infância. Os casos de SC tardia são diagnosticados depois da idade de 2 anos e os sinais e sintomas clínicos estão referidos principalmente aos ossos, dentes e sistema nervoso.[208,294,497] A SC pode ser evitada por meio da triagem clínica de todas as gestantes para sífilis. Nas populações de risco alto, os soros das mães e dos recém-nascidos devem ser testados sorologicamente para anticorpos contra *T. pallidum* por ocasião do nascimento. O sangue do cordão não é tão confiável quanto o soro neonatal.[90]

▸ Tratamento. A interpretação dos testes sorológicos reativos para sífilis dos lactentes pode ser difícil, em razão da transferência placentária dos anticorpos IgG treponêmicos e não treponêmicos ao feto. Os lactentes em risco de contrair SC devem ser tratados, mesmo quando não é possível estabelecer o diagnóstico laboratorial definitivo em razão das limitações dos testes disponíveis (ver Diagnóstico laboratorial das treponematoses). Por essa razão, as decisões terapêuticas devem ser baseadas em vários fatores, inclusive: (1) diagnóstico materno de sífilis; (2) eficácia do tratamento materno; (3) existência de evidências clínicas ou laboratoriais, ou exames de imagens sugestivos de SC pós-natal; e (4) comparação dos títulos sorológicos não treponêmicos da mãe (por ocasião do parto) e do bebê utilizando o mesmo teste realizado pelo mesmo laboratório. As diretrizes publicadas no documento dos CDC sobre os diversos esquemas terapêuticos que usam diversas preparações de penicilina, de acordo com uma combinação desses fatores estão claramente definidas;[71] além disto, uma descrição detalhada dos diversos contextos clínicos, as avaliações recomendadas em cada caso e os tratamentos indicados estaria além dos propósitos deste capítulo.[II]

Resposta humoral, perfil sorológico e imunidade. *T. pallidum* é conhecido como "patógeno camuflado" porque sua membrana externa contém poucas proteínas e, deste modo, há poucos alvos antigênicos na superfície celular reconhecíveis pelas células imunes ou pelos anticorpos do hospedeiro. Vários estudos com animais e seres humanos enfatizaram as respostas dos anticorpos IgG e IgM a *T. pallidum*.[263] Algumas lipoproteínas da membrana (p. ex., TpN47, TpN17 e TpN15) são responsáveis basicamente pelos efeitos inflamatórios da infecção por esse espiroqueta.[231,263] A TPN47 é altamente imunogênica e ativa as células endoteliais, enquanto a TpN17 e a TpN15 estimulam reações humorais.[30] Vários antígenos recombinantes, inclusive as proteínas Tp0453, Tp92 e Gpd, também estimulam respostas humorais séricas à infecção por *T. pallidum*.[483] Os anticorpos IgM e IgG antitreponêmicos podem ser detectados a partir do 3º dia depois do início do cancro da sífilis primária.[23] As respostas humorais iniciais são dirigidas contra a TpN47 e algumas proteínas flagelares e, mais tarde, às proteínas TpN15 e TpN17.[231] As reações específicas da IgG3 antitreponêmica são acentuadas na sífilis secundária e podem formar-se imunocomplexos depois da ligação dos anticorpos IgG1 ou IgG3 aos antígenos de *T. pallidum*.[29]

Nos pacientes com sífilis, ocorrem padrões comuns de reatividade sorológica com a produção de anticorpos das classes IgM e IgG.[23,231] A produção do anticorpo IgM antitreponêmico começa cerca de 14 dias depois da exposição e antes do aparecimento do cancro e seus títulos aumentam continuamente por 10 a 12 dias, mas depois declinam progressivamente. A produção da IgG antitreponêmica e dos anticorpos não treponêmicos começa cerca de 14 dias depois da formação da IgM e do aparecimento do cancro, mas os anticorpos IgG persistem por anos depois da infecção primária, independentemente do tratamento. Quando um paciente tem sífilis latente não tratada, a produção de IgM é acentuadamente reduzida, mas a produção de IgG é acentuada. Os pacientes que estão em estágio ainda mais avançado da doença têm redução mais profunda da IgM (i. e., reação fraca ou inexistente) e variação mais ampla da quantidade de antígenos reativos à IgG, em comparação com os pacientes com sífilis latente inicial.[23]

O sistema imune celular desempenha um papel importante na resistência à infecção recidivante por *T. pallidum*. Nos seres humanos, existem evidências claras de que a imunidade a *T. pallidum* seja parcial ou tardia em seu desenvolvimento.[231] Os adolescentes que tiveram sífilis congênita e os voluntários que relataram sífilis natural no passado foram reinfectados. A probabilidade de que ocorra reinfecção diminui com a ampliação do tempo decorrido desde a infecção primária.[231] Há um período de resistência parcial, no qual a reinfecção pode ocorrer sem formação de um cancro. No estágio tardio, o paciente é totalmente imune à reinfecção.

Treponematose endêmica

As doenças treponêmicas endêmicas nas regiões tropicais são framboesia (bouba), pinta e bejel, que são causadas por diferentes espécies de *Treponema* (Tabela 20.1). Todas essas doenças têm manifestações cutâneas marcantes, afetam principalmente crianças e são disseminadas por escassez de roupas, higiene precária, condições de vida em aglomerações e difícil acesso aos serviços de saúde. Os aspectos clínicos e epidemiológicos dessas doenças interessantes foram revisados em outros artigos e, neste capítulo, são descritos apenas resumidamente.[15,226]

Treponema pertenue

Framboesia (ou bouba) causada por *T. pertenue* é a treponematose não venérea mais comum (Tabela 20.1).[15] Essa doença é endêmica nas regiões tropicais com chuvas torrenciais e temperaturas anuais de 27°C ou mais altas, inclusive África central e outras áreas do subcontinente indiano, América do Sul e Sudeste Asiático. A framboesia é uma doença crônica que acomete mais comumente crianças com menos de 15 anos. Os treponemas são inoculados pelo contato com lesões cutâneas expostas, mais comumente escoriações ou mordidas.[15,138,226] A doença tem estágios primário, secundário e terciário (Tabela 20.2). A framboesia primária começa com uma lesão sentinela (úlcera pruriginosa indolor com crosta cor de mel), que se forma em 2 a 4 semanas depois da inoculação, comumente nas nádegas ou nos membros inferiores. O estágio secundário da framboesia começa várias semanas a meses depois e as estruturas acometidas predominantemente são pele e ossos.[15,138] Os pacientes desenvolvem várias "boubas secundárias" na pele ao redor de orifícios como boca e nariz, mas depois se espalham por todo o corpo e ulceram e secretam treponemas contagiosos. A regressão da área central dessas lesões assemelha-se a uma infecção fúngica e, por esta razão, também é conhecida como "tinha boubosa". O paciente pode desenvolver "marcha de caranguejo" em consequência da formação de placas hiperceratóticas nas palmas e nas plantas, enquanto a "paroníquia piânica" é causada pela máculas e pápulas hiperceratóticas que se formam dentro das pregas ungueais.[138] A periostite e a osteíte

---

[II] N. R. T. No ano de 2016, foram notificados 87.593 casos de sífilis adquirida, 37.436 casos de sífilis em gestantes e 20.474 casos de sífilis congênita – entre eles, 185 óbitos – no Brasil, que passa por um período de aumento dos casos de sífilis nos últimos anos. Entre os anos de 2010 e 2016, a taxa de incidência de sífilis congênita e as taxas de detecção de sífilis em gestante por mil nascidos vivos aumentaram cerca de três vezes, passando de 2,4 para 6,8 e de 3,5 para 12,4 casos por mil nascidos vivos, respectivamente. A sífilis adquirida, cuja notificação compulsória foi implantada em 2010, teve sua taxa de detecção aumentada de 2,0 casos por 100 mil habitantes em 2010 para 42,5 casos por 100 mil habitantes em 2016. Em comparação com o ano de 2015, observou-se um aumento de 14,7% na taxa de detecção em gestantes, acompanhado do aumento de 4,7% na incidência de sífilis congênita e do aumento de 26,8% na incidência de sífilis adquirida. (Fonte: *Boletim Epidemiológico*. Secretaria de Vigilância em Saúde. Ministério da Saúde, Brasil. Disponível em http://www.aids.gov.br/pt-br/pub/2017/boletim-epidemiologico-de-sifilis-2017.)

causam dor intensa nas mãos, nos pés e nos membros. O espessamento periosteal pode ser palpável e as radiografias simples demonstram alterações ósseas iniciais.[138] A framboesia terciária ocorre em 10% dos pacientes dentro de 5 a 10 anos depois da inoculação. As sequelas da infecção cutânea crônica são destrutivas e deformantes. Os nódulos gomosos subcutâneos difusos formam úlceras cutâneas necróticas grandes, que cicatrizam por fibrose e causam contraturas.[15] A osteíte destrutiva causa a deformidade do nariz em sela, uma rinofaringite conhecida como gangosa ou arqueamento das tíbias ("canelas de sabre").[138,226] As estruturas periarticulares são as áreas afetadas mais comumente pelas gomas ósseas e manifestação singular da framboesia terciária é a formação de gondou causada pela exostose do maxilar paranasal.[138] Os treponemas endêmicos raramente acometem o SNC, embora a framboesia avançada possa causar atrofia do nervo óptico.[299] A penicilina benzatina cura a doença, mas podem ser necessários vários meses até que a lesão regrida. Os anticorpos contra T. pertenue são indistinguíveis dos que são produzidos contra T. pallidum.

Treponema endemicum

A sífilis endêmica é causada por T. endemicum (ver Tabela 20.1).[15] Os beduínos árabes chamavam essa doença de bejel. Essa doença treponêmica está limitada geograficamente aos climas áridos e secos da península árabe, ao Sahel (margem sul do deserto do Saara) e ao sul da África e ainda não foi erradicado em razão da higiene precária nas áreas rurais.[138,226] O bejel tem distribuição familiar e acomete principalmente crianças de 2 a 15 anos. Vários estudos sorológicos demonstraram que a soropositividade variava de 7,5 a 27% das crianças dessas regiões.[138] O bejel é semelhante à sífilis venérea em sua apresentação e evolução clínica. As lesões cutâneas primárias consistem em pápulas ou úlceras minúsculas indolores sobre as mucosas oral e nasofaríngea. Os espiroquetas são transmitidos pelo contato oral direto, ou pelo contato oral com alimentos, copos ou utensílios de cozinha contaminados (Tabela 20.2). O bejel não é diagnosticado antes de 3 a 6 meses depois da exposição (durante o estágio secundário), porque as lesões orais primárias não são perceptíveis visualmente. Em seguida, os pacientes desenvolvem erupção maculopapulosa, papuloescamosa ou anular não pruriginosa difusa e surgem lesões novas dentro das cavidades oral e nasofaríngea, que comumente se estendem inferiormente e causam laringite.[138,226] Osteíte e periostite também são sinais marcantes do bejel secundário. A fase latente ocorre dentro de 6 a 9 meses e é muito mais breve que a da framboesia. O bejel terciário começa dentro de apenas 6 meses depois da regressão dos primeiros sintomas e caracteriza-se por nódulos cutâneos gomosos, que progridem e formam escaras despigmentadas não contraídas com bordas escuras. A destruição da nasofaringe é atribuída à necrose e à infecção secundária com retrações fibróticas das gomas, resultando na formação de gangosa.[138,226] O bejel raramente causa alterações ósseas marcantes típicas da framboesia terciária, mas as gomas ósseas podem ser evidenciadas nas radiografias simples e a maioria dos pacientes tem artralgia e dores ósseas causadas pela periostite. A melhoria das condições nutricionais e a garantia de acesso mais rápido ao tratamento antibiótico eficaz podem atenuar a evolução do bejel, de forma que a única manifestação da doença pode ser dor nos membros causada pela periostite.[138]

Penicilina benzatina é o tratamento preferido. A melhoria das condições higiênicas e sanitárias pode evitar a doença. Os pacientes com sífilis endêmica formam anticorpos, que mostram reatividade cruzada com T. pallidum.

Treponema carateum

T. carateum é o agente etiológico da pinta e provavelmente é o mais antigo dos treponemas humanos.[15] A pinta é a menos grave das treponematose não venéreas e causa apenas lesões cutâneas papuloescamosas ou ulcerativas, que comumente formam áreas despigmentadas.[138,226] Essa doença está limitada ao hemisfério ocidental e ainda é endêmica nas regiões do México (estados de Oaxaca, Guerrero, Michoacán e Chiapas) e nas Américas Central e do Sul (especialmente na região oeste da Amazônia brasileira) (Tabela 20.1). Não existem dados sorológicos recentes sobre essa doença nessas regiões. Como outras treponematose endêmicas, a pinta acomete principalmente crianças com menos de 15 anos.[138,226] Os treponemas são transmitidos mais facilmente pelo contato cutâneo direto (Tabela 20.2). Cerca de 1 a 8 semanas depois da inoculação, o paciente desenvolve uma lesão cutânea primária (lesão primária). Um pequeno número de pápulas ou máculas eritematosas expande e coalesce formando uma placa não ulcerada, descamativa e não pruriginosa circundada por um halo avermelhado.[138] A lesão primária é encontrada nas áreas expostas dos membros inferiores e contém grandes quantidades de treponemas. Cerca de 3 a 5 anos depois da inoculação, o paciente desenvolve uma erupção cutânea secundária com lesões espalhadas e difusas semelhantes à lesão primária (as chamadas "pintas").[138] Em seguida, o desenvolvimento das pintas avança e regride por 2 a 4 anos, quando as lesões podem mudar de cor e formar áreas coalescentes mais amplas, que causam despigmentação extensiva. Depois de mais 3 a 10 anos, ocorrem alterações pigmentares cutâneas generalizadas semelhantes ao vitiligo sobre as proeminências ósseas.[138] Os espiroquetas podem ser detectados nos cortes histológicos das biopsias da pele hipopigmentadas da fase tardia, mas estas lesões tardias não são contagiosas.

Penicilina benzatina é o tratamento mais adequado. A pinta não causa efeitos crônicos na saúde em geral, mas a desfiguração estética é considerável. Os antissoros obtidos dos pacientes com pinta têm reatividade cruzada com os antígenos específico se T. pallidum.[281]

Diagnóstico laboratorial das treponematoses

Os métodos tradicionais do diagnóstico laboratorial da sífilis foram detalhadamente revisados por Larsen et al.,[235] mas os laboratórios clínicos alteraram mais recentemente o algoritmo de triagem utilizando como teste inicial os imunoensaios enzimáticos (IEE) treponêmicos mais sensíveis disponíveis no mercado, a imunoquimioluminescência e ensaios imunocromatográficos rápidos.[81] Essa seção descreve os testes disponíveis atualmente para diagnosticar sífilis, a capacidade dos vários métodos laboratoriais de detectar infecção em todos os diversos estágios da doença, o uso e os resultados do algoritmo dos testes em sequência invertida e a utilização dos métodos moleculares.

Cultura. Antes do desenvolvimento dos testes sorológicos, cultura era o padrão de referência para diagnosticar sífilis, mas hoje é realizada apenas como uma abordagem experimental (Tabela 20.4). Os tecidos testiculares de coelhos foram utilizados primeiramente por Noguchi (1911)[319] para cultivar 10 cepas diferentes do *T. pallidum* em cultura pura (*i. e.*, teste de infecciosidade em coelho [RIT]). Muito tempo depois, Fieldsteel *et al.*[146] também propagaram a cepa Nichols virulenta de *T. pallidum* em monocamada de cultura de células epiteliais de coelho cauda de algodão cultivadas em condições atmosféricas com oxigênio a 1,5%. O RIT era usado para diagnosticar infecção fetal intrauterina por inoculação do líquido amniótico em coelhos.[311] Hoje em dia, os métodos de detecção moleculares suplantaram o uso do RIT, mas um estudo recente demonstrou que a reação da cadeia de polimerase (PCR; do inglês, *polymerase chain reaction*) foi menos sensível à detecção de *T. pallidum* em amostras de soro neonatal, em razão da existência de inibidores de PCR nas amostras clínicas.[194]

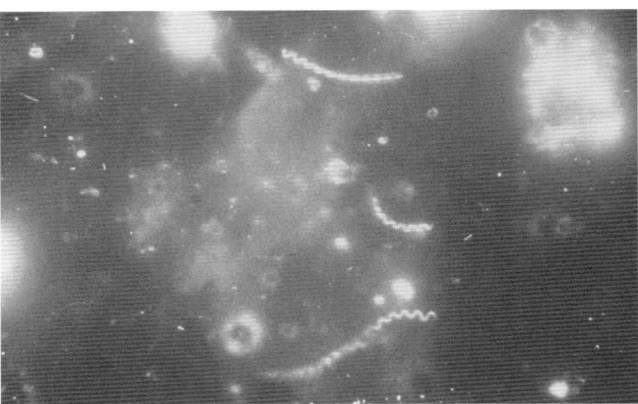

■ **FIGURA 20.4** Exame em campo escuro positivo para *Treponema pallidum*.

Microscopia. Tradicionalmente, o diagnóstico da sífilis primária inicial baseava-se na detecção direta dos espiroquetas nos exsudatos das lesões cutâneas em atividade (*i. e.*, cancro primário) utilizando microscopia em campo escuro (MCE) ou exame histológico direto dos tecidos (Quadro 20.1 *online*). A demonstração dos espiroquetas (*i. e.*, microrganismos espiralados com extremidades pontiagudas, que demonstram motilidade espiral rápida) por MCE do material raspado da superfície de um cancro confirma o diagnóstico da sífilis primária. A MCE tem limite de resolução menor que a microscopia em campo brilhante (0,1 μm *versus* 0,2 μm), de forma que os espiroquetas porventura presentes podem ser detectados facilmente como microrganismos espiralados luminosos contra um fundo escuro (Figura 20.4). O exame das lesões orais ou retais não é recomendado em razão da presença frequente de espiroquetas saprofíticos nestas áreas. As lesões cutâneas e viscerais da sífilis secundária também podem conter grandes quantidades de espiroquetas, que podem ser demonstradas por MCE dos raspados ou impressões de cortes histológicos. A MCE também é usada para detectar infecções fetais quando demonstram espiroquetas no líquido amniótico, mas a amostra deve ser fresca e examinada imediatamente.[194] Em razão das necessidades de transporte, o teste de MCE não é exequível e, por esta razão, não está amplamente disponível nos laboratórios clínicos. As amostras devem ser examinadas imediatamente depois da coleta, de forma a detectar espiroquetas móveis viáveis; além disso, devem ser examinados três espécimes colhidos sequencialmente, antes que possa ser liberado um resultado negativo. Contudo, algumas clínicas de DST ainda realizam o exame de MCE no próprio laboratório, como forma de detectar pacientes com sífilis em fases iniciais.

É difícil corar *T. pallidum* utilizando corantes laboratoriais rotineiros, mas um corante à base de anticorpos fluorescentes diretos (AFD) monoclonais facilita a detecção dos espiroquetas nas lesões cutâneas iniciais (Prancha 20.1 B).[204,235] Em termos gerais, a MCE e a coloração com AFD têm sensibilidade de 74 a 86% e 73 a 100% e especificidade de 85 a 100% e 80 a 100%, respectivamente.[235] Para realizar o teste com anticorpo fluorescente direto para *T. pallidum* (AFD-TP), o material de uma lesão ou tecido é colhido da mesma forma descrita para o exame em campo escuro, com exceção de que o material é deixado secar sobre a lâmina (Quadro 20.1 *online*). Como alternativa, os esfregaços secos ou os próprios exsudatos podem ser enviados a um laboratório de referência; nestes casos, os exsudatos são colhidos em tubos capilares e depois selados e conservados a 4°C para transporte. O método da imunofluorescência direta também é eficaz para diagnosticar infecções por *T. pertenue* e *T. pallidum*.[351]

Hook *et al.*[195] usaram anticorpos policlonais para *T. pallidum* e demonstraram treponemas fluorescentes em 30 pacientes com sífilis primária, dos quais 29 também tiveram exames em campo escuro positivos. Mais recentemente, Cummings *et al.*[100] compararam a MCE e a coloração com AFD monoclonal com um ensaio imunossorvente ligado a enzima em fase sólida inicial para detectar *T. pallidum* nos exsudatos das lesões de 188 pacientes, dos quais 64 (34%) tinham lesões de sífilis primária diagnosticada por um destes métodos. Embora a MCE e o IIE inicial fossem positivos em

Tabela 20.4 Cultura dos espiroquetas.

Microrganismo	In vivo	In vitro
T. pallidum	Testículo de coelho; hamsteres; cobaias	Nenhum
T. pertenue	Testículo de coelho; hamsteres; cobaias	Nenhum
T. endemicum	Testículo de coelho; hamsteres; cobaias	Nenhum
T. carateum	Nenhum	Nenhum
B. recurrentis	Vários	Meio de Kelly modificado
Borrelia spp.	Vários	Meio de Kelly modificado
B. burgdorferi	Vários	Meio de Kelly modificado
L. interrogans	Vários	Meio de Fletcher; meio de Korthof; meio Tween80-albumina

55 (85,9%) e 52 (81,3%) e dos 64 pacientes, respectivamente, o AFD detectou a presença de *T. pallidum* em 59 (92,2%) dos casos. O teste de AFD pode produzir reações falso-positivas, mesmo quando se utiliza um anticorpo monoclonal altamente específico para testar lesões orais, porque os espiroquetas da cavidade oral têm reatividade cruzada com os antígenos de *T. pallidum* e são encontrados nos pacientes com gengivite necrosante.[376]

O diagnóstico dos estágios iniciais da sífilis pode ser difícil nos pacientes coinfectados pelo HIV ou outros pacientes imunossuprimidos, porque os títulos dos anticorpos podem ser tão baixos a ponto de não serem detectáveis e podem gerar resultados falso-negativos. A sífilis pode ser diagnosticada por biopsia das lesões cutâneas, mas os aspectos morfológicos típicos comumente não estão presentes.[134,207,423] Tradicionalmente, os espiroquetas presentes nos tecidos fixados por formalina são detectados por um dos vários corantes de impregnação com prata, inclusive os métodos de Steiner, Warthin-Starry ou Dieterle (Prancha 20.1 A).[482] Em alguns casos, é difícil interpretar as colorações de prata em razão da coloração intensa de fundo.[193] Nos casos apropriados, a demonstração dos espiroquetas nos cortes histológicos constitui evidência presuntiva de sífilis, mas não definitiva. A imuno-histoquímica com utilização de um anticorpo de fluoresceína aumenta a especificidade e sensibilidade. Ito *et al*.[204] demonstraram *T. pallidum* em tecidos fixados por formalina usando antissoros policlonais ou anticorpos monoclonais depois do tratamento com hidróxido de amônio ou tripsina para expor os locais antigênicos. Mais recentemente, a PCR tradicional e a PCR em tempo real têm sido usadas para facilitar a detecção de *T. pallidum* nas biopsias de tecidos.[31]

Sorologia. A maioria dos casos de sífilis é diagnosticada por sorologia e depois confirmada por um segundo teste sorológico ou outro método, inclusive *Western blot* ou, mais recentemente, um ensaio imunocromatográfico rápido ou PCR em tempo real. Os testes sorológicos para sífilis podem ser treponêmicos ou não treponêmicos e incluem os IEE enzimáticos mais novos disponíveis no mercado, que têm características singulares que os tornam úteis para diversas finalidades. A Tabela 20.5 descreve o desempenho geral dos diversos testes usados para diagnosticar sífilis, dependendo do estágio da doença.[412] O US Public Health Service publicou procedimentos padronizados para a realização dos testes não treponêmicos e treponêmicos tradicionais[235] e as instruções do fabricante devem ser seguidas durante a realização de um ensaio para sífilis disponível no mercado.

Testes não treponêmicos. Os anticorpos não treponêmicos dirigidos contra um lipídio tecidual conhecido como cardiolipina começam a ser produzidos no estágio mais

Tabela 20.5 Sensibilidade e especificidade dos testes sorológicos para sífilis.

Teste	Primária	Secundária	Latente	Tardia	Especificidade
Testes NTP[a]					
VDRL	78 (74 a 87)	100	96 (88 a 100)	71 (37 a 94)	98 (96 a 99)
TRUST	85 (77 a 86)	100	98 (95 a 100)	DI	99 (98 a 99)
RPR	86 (77 a 99)	100	98 (95 a 100)	73	98 (93 a 99)
Testes TP iniciais[a,b]					
MHA-TP	76 (69 a 90)	100	97 (97 a 100)	94	99 (98 a 100)
TPPA	88 (86 a 100)	100	100	DI	96 (95 a 100)
TPHA[c]	86	100	100	99	96
FTA-ABS	84 (70 a 100)	100	100	96	97 (94 a 100)
IAS					
ELISA para IgG[d]	100	100	100	DI	100
IEE para IgM[e]	93	85	64	DI	DI
ICE[f]	77	100	100	100	99
Ensaio de ICL					
CLIA[g]	98	100	100	100	99

[a]Veja referência 235.
[b]Veja referência 368.
[c]Lesinski J, Krach J, Kadziewicz E. Specificity, sensitivity, and diagnostic value of the TPHA test. Br J Vener Dis 1974;50:334-340.
[d]Castro R, Prieto ES, Santo I, et al. Evaluation of a enzyme immunoassay technique for detection of antibodies against Treponema pallidum. J Clin Micribiol 2003;41:250-253.
[e]Lefevre JC, Bertrand MA, Bauriavud R. Evaluation of the CAPTIA enzyme immunoassays for detection of immunoglobulins G and M to *Treponema pallidum* in syphilis. J Clin Microbiol 1990;28:1704-1707.
[f]Veja referência 509.
[g]Veja referência 510.
NTP = não treponêmicos; VDRL = Venereal Disease Research Laboratory; TRUST = teste do vermelho de toluidina com soro não aquecido; RPR = reagina plasmática rápida; TP = testes treponêmicos; MHA-TP = ensaio de microaglutinação para *T. pallidum*; TPPA = aglutinação de partículas de *T. pallidum*; TPHA = ensaio de hemaglutinação para *T. pallidum*; FTA-ABS = ensaio de absorção de anticorpo treponêmico fluorescente; IEE = imunoensaios enzimáticos; ELISA = ensaio imunossorvente ligado a enzima; ICE = IEE de captura imune; ICL = imunoquimioluminescência; CLIA = ensaio de quimiluminescência (do inglês, *chemiluminescence assay*); DI = dados indisponíveis.

avançado da sífilis primária, quando o cancro aparece (*i. e.*, 21 dias depois da inoculação), mas a soroconversão pode ocorrer até 6 semanas depois da infecção.[235] Essa associação foi reconhecida no início do século 20 e foi a base para o desenvolvimento de vários testes de fixação de complemento.[227] A ligação da cardiolipina e de outros lipídios do hospedeiro ao espiroqueta pode convertê-los em imunógenos.[344] Hoje em dia, existem três testes disponíveis nos EUA, que utilizam uma forma sintética de cardiolipina ligada a complexos com lecitinas e colesterol como antígeno; estes testes estão baseados na floculação depois da reação com anticorpos IgM e IgG e são os seguintes: (1) VDRL, (2) RPR e (3) teste do vermelho de toluidina com soro não aquecido (TRUST; do inglês, *toluidine red unheated serum test*).[68,235] Todos esses testes não treponêmicos são realizados manualmente, porque nenhum se adapta aos métodos atuais de automação. Os testes não treponêmicos eram usados na triagem inicial dos pacientes para sífilis, mas hoje são realizados mais comumente como testes confirmatórios secundários, de acordo com os algoritmos de testes mais modernos (Figura 20.5) (ver Algoritmo de testes invertido).

O teste VDRL foi o primeiro teste não treponêmico introduzido para testar soros e ainda é o único teste sorológico para sífilis, que pode ser realizado no LCR e é mundialmente aceito para diagnosticar neurossífilis. Plasma e sangue do cordão não devem ser usados, porque podem ocorrer reações limítrofes.[235] O teste VDRL é um pouco mais difícil de realizar, em razão da precisão necessária para preparar o antígeno. A interrupção da fabricação dos frascos necessários à preparação do antígeno do VDRL também estimulou a busca por uma alternativa aceitável.[358] A Figura 20.6 ilustra alguns exemplos de reações do VDRL. O Quadro 20.2 *online* resume o procedimento desse teste.

O teste da RPR é um ensaio de floculação adaptado a um formato de cartão (Figura 20.7). Esse procedimento está descrito no Quadro 20.3 *online*. A visibilidade da floculação é facilitada pela incorporação de partículas associadas ao carvão. O teste da RPR é realizado com amostras de soro, mas não foi validado para testar LCR. Também nesse caso, plasma e sangue de cordão não devem ser usados porque existe a possibilidade de ocorrerem reações limítrofes.[235] Em vista da simplicidade do teste da RPR, a maioria dos laboratórios realiza este ensaio como teste de triagem não treponêmico principal. O ensaio TRUST é realizado da mesma forma que o teste com cartão de RPR, mas o antígeno está baseado no

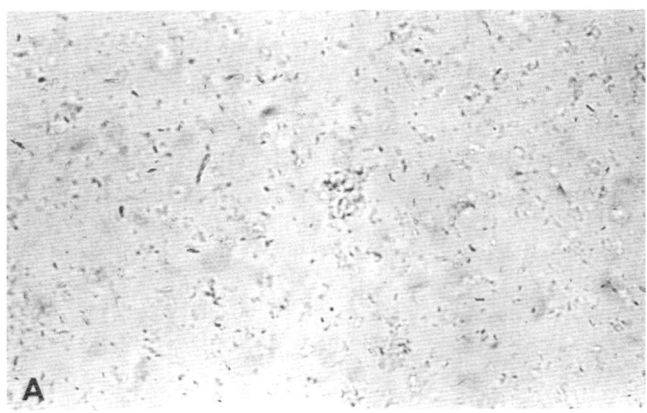
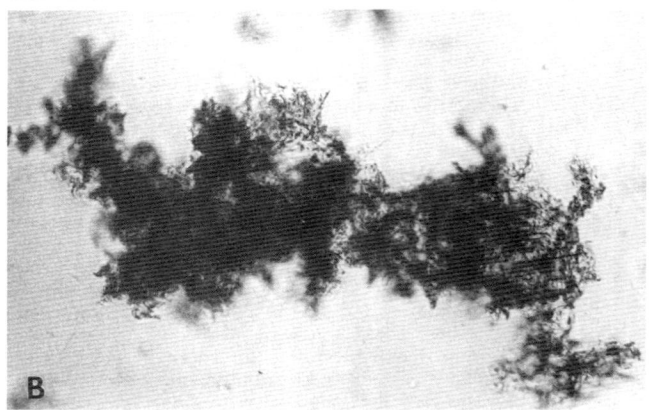

FIGURA 20.6 Teste VDRL: as reações deste teste são avaliadas visualmente. **A.** Soro não reativo. As partículas do antígeno do VDRL são homogêneas e estão livremente dispersas, sem formação de grumos. **B.** Soro reativo: as partículas de antígeno do VDRL estão fortemente aglutinadas por esse soro sifilítico. As partículas separadas agregaram-se em feixes e grumos grandes (×100). (Cortesia de Burton Wilcke, PhD, e Mary Celotti.)

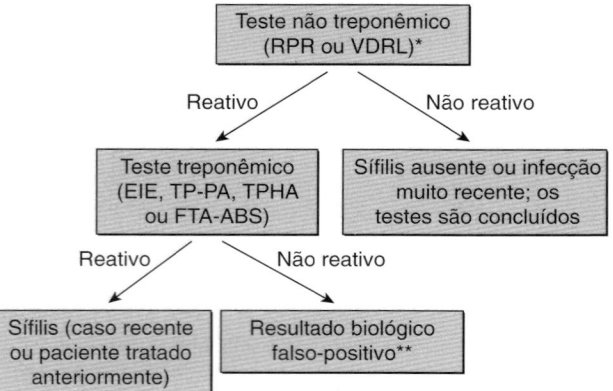

*Quando o teste não treponêmico é qualitativamente reativo, deve-se em seguida determinar seu título quantitativo. **Os resultados biológicos falso-positivos (BFP; do inglês, *biologic false positive*) dos testes não treponêmicos podem ocorrer nos indivíduos idosos ou portadores de doença autoimune, usuários de drogas intravenosas, vacinação recente ou algumas infecções.

FIGURA 20.5 Algoritmo convencional de testes para sífilis usado no passado.

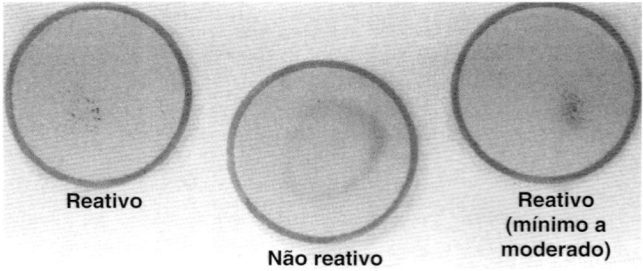

FIGURA 20.7 Teste de cartão RPR: as reações nesse cartão são lidas a olho nu, sob iluminação incandescente. Esse cartão de controle inclui soros Reativo (R), Fracamente reativo (F) e Não reativo (N). O antígeno VDRL modificado é visualizado mediante formação de complexos com partículas associadas ao cartão. As partículas de antígeno associadas ao cartão são dispersadas de modo uniforme e distribuídas igualmente no soro não reativo e formam grumos grosseiros. O soro com atividade mínima a moderada produz pequenos agregados e grumos de partículas de antígeno VDRL e associadas ao cartão.

que é usado no VDRL. Além disso, o ácido etilenodiaminotetracético (EDTA), o cloreto de colina e o pigmento vermelho de toluidina são acrescentados para produzir uma reação de floculação visível.[352] Esse ensaio também tem características de desempenho semelhantes às do teste da RPR (Tabela 20.5).

Os testes não treponêmicos são afetados pelo tratamento antimicrobiano e, por esta razão, os títulos quantitativos basais permitem monitorar a resposta ao tratamento.[235,23] Os resultados de qualquer teste positivo devem ser titulados até uma diluição final estabelecida. Além disso, os soros dos pacientes com grandes quantidades de anticorpos podem produzir um fenômeno de pró-zona, que acarreta resultados negativos falsos. Quando esse fenômeno ocorre, as concentrações relativamente altas dos anticorpos em relação com os antígenos impedem que haja precipitação ou floculação. Frequentemente, os resultados causados pelo fenômeno da pró-zona são marcados pelo aspecto "grosseiro" do antígeno floculado. Qualquer soro que produza esse aspecto grosseiro deve ser titulado. Além disso, o soro deve ser diluído e retestado quando há forte suspeita clínica de que um paciente tenha sífilis, apesar dos resultados negativos dos testes. Na população em geral, a frequência das reações de pró-zona é muito baixa e a diluição rotineira do soro não tem relação custo–benefício satisfatória.[132]

Falência terapêutica é outra possibilidade a ser considerada quando o título de anticorpo não treponêmico não diminui progressivamente conforme seria esperado depois da finalização do ciclo de tratamento com antibiótico. Três meses depois do tratamento antitreponêmico, o título dos anticorpos deve diminuir ao menos quatro vezes. Nos pacientes que são tratados nos estágios avançados da sífilis, ou que são reinfectados, podem ser detectados títulos que declinam muito lentamente ou se mantêm estáveis. Alguns desses "persistentes crônicos" podem manter testes não treponêmicos positivos por toda sua vida.

Os testes não treponêmicos têm sensibilidade de 70 a 99%, dependendo do estágio da doença (Tabela 20.5).[412] Os testes não treponêmicos podem ser negativos nos estágios iniciais da sífilis e a sorologia deve ser repetida em 7 dias, 1 mês e 3 meses depois do resultado negativo de um paciente sob suspeita de ter sífilis. Durante a fase secundária da doença, a sensibilidade do VDRL ou da RPR fica em torno de 100%. A sífilis tardia, especialmente quando foi tratada, também não pode ser diagnosticada por um teste não treponêmico, porque o título dos anticorpos finalmente declina a níveis indetectáveis (Tabelas 20.5 e 20.6).[368,412]

Tabela 20.6 Interpretação dos testes sorológicos para sífilis.

Testes não treponêmicos	Testes treponêmicos	Interpretação provável
Positivos	Positivos	Sífilis, framboesia ou pinta
Positivos	Negativos	Falso-positivo (ausência de sífilis)
Negativos	Positivos	Sífilis primária ou latente; sífilis, framboesia ou pinta tratada no passado, ou ainda não tratada
Negativos	Negativos	Ausência de sífilis; período de incubação da sífilis

Adaptada da referência 368.

A especificidade insuficiente (98%; variação de 93 a 99%) dos testes não treponêmicos limita seu uso como exame de triagem, principalmente nas populações com prevalência baixa de sífilis (Tabela 20.5). Reações biológicas falso-positivas ocorrem não apenas nos pacientes portadores de outras infecções treponêmicas, como também nos indivíduos que apresentam outras doenças inflamatórias, inclusive infecções virais que podem estimular a produção transitória de anticorpos, bem como gravidez, idade avançada, câncer e distúrbios autoimunes (Tabela 20.7).[368] Reações biológicas falso-positivas também foram relatadas entre usuários de drogas intravenosas – uma população em risco mais alto de contrair sífilis[188,218] – e pacientes com sorologia positiva para HIV e vírus da hepatite C.[16,514] Em razão dessa limitação, testes não treponêmicos positivos devem ser confirmados por um teste treponêmico. Contudo, os testes treponêmicos também podem ter resultados falso-negativos nos pacientes imunossuprimidos ou coinfectados pelo HIV.[215]

Testes treponêmicos. Os testes treponêmicos detectam anticorpos direcionados contra os antígenos de superfície de *T. pallidum*, mas seus títulos não se correlacionam diretamente com a atividade ou o estágio da doença. Quando são positivos, esses testes assim permanecem por muitos anos, independentemente de o paciente ser ou não tratado (Tabelas 20.5 e 20.6). Por essa razão, os testes treponêmicos não podem ser usados para monitorar a resposta ao tratamento, ou para detectar recidiva ou reinfecção dos pacientes tratados no passado. Além disso, os testes treponêmicos podem ter reações cruzadas nos pacientes com treponematoses endêmicas (framboesia e pinta) e, deste modo, não podem ser usados para diferenciar entre os pacientes com sífilis e outras infecções por espiroquetas (Tabela 20.6). Os testes treponêmicos tradicionais (FTA-ABS e TTPA) são usados

Tabela 20.7 Causas de resultados falso-positivos dos testes sorológicos para sífilis.

Testes não treponêmicos	Testes treponêmicos
Idade avançada	Idade avançada
Dependência de drogas psicoativas/UDIV	Dependência de drogas psicoativas/UDIV
Imunizações	Imunizações
Imunoglobulinas anormais	Imunoglobulinas anormais (hiperglobulinemia)
Gravidez	Gravidez
Infecções sistêmicas: endocardite bacteriana, brucelose, cancroide, varicela, hepatite, mononucleose infecciosa, hanseníase, linfogranuloma venéreo, sarampo, caxumba, pinta, pneumonia pneumocócica, riquetsiose, tuberculose, pneumonia viral, framboesia	Infecções sistêmicas: brucelose, herpes genital, mononucleose infecciosa, leptospirose, hanseníase, doença de Lyme, malária, pinta, febre recorrente, framboesia
Outras doenças inflamatórias: púrpura trombocitopênica idiopática, câncer, poliarterite nodosa, artrite reumatoide, lúpus eritematoso sistêmico, tireoidite, colite ulcerativa, vasculite	Outras doenças inflamatórias: cirrose, esclerodermia, lúpus eritematoso sistêmico, tireoidite

Adaptada da referência 368.
UDIV = usuário de drogas intravenosas.

basicamente para confirmar a reatividade de um teste não treponêmico, ou como exames diagnósticos para pacientes com sífilis tardia e resultados negativos dos testes treponêmicos. Entretanto, mais recentemente, foram lançados do mercado vários formatos de imunoensaios treponêmicos altamente sensíveis, que têm sido usados com frequência crescente na triagem das populações com prevalência baixa de sífilis.

O primeiro ensaio treponêmico desenvolvido foi o teste de imobilização de T. pallidum (ITP), no qual a motilidade dos treponemas virulentos vivos era inibida pela presença de um anticorpo específico.[295] Em razão dos problemas técnicos associados a esse ensaio e do seu custo, outros formatos de teste foram desenvolvidos progressivamente ao longo dos últimos 60 anos. Entre os formatos de testes disponíveis hoje em dia para detectar antígenos específicos de T. pallidum estão os imunoensaios enzimáticos e particulados mais antigos, os imunoensaios enzimáticos lançados mais recentemente no mercado (inclusive alguns ensaios de quimioluminescência, que incorporam antígenos recombinantes) e ensaios imunocromatográficos utilizados em regiões com escassez de recursos.[129,130,139,176,412] Esta seção descreve resumidamente os princípios básicos de cada um desses tipos de testes, inclusive seu desempenho e suas limitações.

Testes treponêmicos tradicionais. Os testes treponêmicos mais antigos foram usados durante várias décadas para confirmar o diagnóstico de sífilis nos pacientes com resultados positivos nos testes não treponêmicos, mas hoje estes ensaios são utilizados principalmente como exames de referência, desde a introdução dos IEE altamente sensíveis para triagem da sífilis (Figura 20.5; veja Algoritmo de testes invertido). Os quatro testes treponêmicos utilizados nos EUA são os seguintes: ensaio de absorção de anticorpo treponêmico fluorescente (FTA-ABS), teste de aglutinação de partículas de T. pallidum (TPPA; do inglês, T. pallidum *particle agglutination*) (Fujirebio Inc., Japão), o ensaio de microaglutinação para T. pallidum (MHA-TP) (Fujirebio Inc., Japão) e o ensaio de hemaglutinação para T. pallidum (TPHA; do inglês, T. pallidum *hemagglutination*).[235] O MHA-TP utiliza eritrócitos de carneiro sensibilizados e recobertos por T. pallidum (cepa de Nichols), que aglutinam com os anticorpos IgM e IgG antitreponêmicos. O TPHA é um ensaio de microaglutinação para anticorpos IgM e IgG. Os ensaios MHA-TP e TPHA são menos sensíveis que os outros testes treponêmicos para diagnosticar sífilis inicial (Tabela 20.5) e todas as reações duvidosas precisam ser confirmadas por outro teste treponêmico (i. e., FTA-ABS).[462] Por essa razão, esses dois primeiros testes foram substituídos pelos ensaios treponêmicos mais sensíveis. Os testes treponêmicos continuam positivos por toda a vida, exceto nos pacientes com sífilis primária diagnosticada e tratada;[235] por esta razão, estes testes não podem ser usados para monitorar os efeitos do tratamento.

O teste FTA-ABS é um ensaio qualitativo de imunofluorescência indireta, que requer o pré-tratamento das amostras de soro com um absorvente para remover anticorpos inespecíficos (Quadro 20.4 *online*). Esse ensaio utiliza T. pallidum imobilizados, que se ligam aos anticorpos IgM e IgG fluorescentes. Originalmente, o teste utilizava iluminação em campo escuro, mas o método de coloração dupla – que também utiliza um anticorpo antitreponêmico da classe IgG conjugado com a rodamina como contracorante contrastante – facilita a localização dos espiroquetas. Os desempenhos dos métodos do FTA-ABS tradicional e de coloração dupla são semelhantes.[375] O teste FTA-ABS é mais sensível que o MHA-TP, TPHA ou testes não treponêmicos para detectar anticorpos no estágio inicial da sífilis, mas todos estes testes são melhores para diagnosticar pacientes em estágios mais avançados (Tabela 20.5). Nos pacientes com sífilis secundária, o teste FTA-ABS tem sensibilidade em torno de 100%. O teste FTA-ABS tem especificidade alta, que pode ser aumentada pela absorção dos soros testados com um espiroqueta não patogênico (p. ex., cepa Reiter de T. phagedenis).[22,202] Alguns autores estimaram que 1% da população normal tenha resultado falso-positivo no teste FTA-ABS. Embora os resultados falso-positivos não sejam comuns com esse teste, pacientes com lúpus eritematoso sistêmico ou outras doenças do tecido conjuntivo e outras infecções podem ter uma reação de coloração pontilhada incomum.[229] Reações cruzadas também podem ocorrer com outros treponemas patogênicos.[22] As reações falso-positivas podem ocorrer mesmo com esse teste muito específico, quando o FTA-ABS é usado na triagem das populações com prevalência baixa de sífilis.

Como o TPPA é menos dispendioso e sua realização é menos complexa que o teste FTA-ABS, o primeiro é o teste treponêmico tradicional usado mais comumente. O ensaio de TPPA é um teste de aglutinação quantitativa para detectar anticorpos contra T. pallidum no soro ou no plasma. O TPPA usa o mesmo antígeno treponêmico que o MHA-TP, mas, em vez de eritrócitos, utiliza partículas de gel coloridas sensibilizadas com antígeno de T. pallidum, deste modo eliminando as reações falso-positivas nas amostras de plasma.[235] O TPPA é tão sensível quanto o teste FTA-ABS na sífilis primária, mas não pode ser usado para monitorar a resposta ao tratamento (Tabela 20.5).

▸ **Imunoensaios enzimáticos (IEE).** A partir da década de 1970, cientistas desenvolveram imunoensaios enzimáticos altamente sensíveis e específicos para sífilis.[485] O primeiro IEE disponível no mercado para diagnosticar sífilis detectava anticorpos antitreponêmicos da classe IgG usando uma placa de microtitulação com anticorpos de T. pallidum natural revestindo as câmaras de teste.[508] Esse IEE inicial tinha sensibilidade de 98,4% e especificidade de 99,3% em comparação com os testes de referência (FTA-ABS e TPPA). A Tabela 20.8 descreve os antígenos treponêmicos, os anticorpos usados como alvos e o desempenho confirmado dos vários testes de IEE treponêmicos disponíveis atualmente no mercado, assim como as faixas estimadas dos valores preditivos positivos baseados na prevalência da sífilis na população americana.[412] Hoje em dia, os testes de IEE para sífilis disponíveis no mercado utilizam principalmente um ou mais antígenos treponêmicos recombinantes (Tp15, Tp17 e/ou Tp47), embora alguns deles ainda usem antígenos naturais. Os testes de IEE que utilizam antígenos naturais ou apenas um antígeno recombinante podem ser menos sensíveis, mas isto não foi confirmado com grandes números de amostras. Por exemplo, um IEE de captura imune (ICE® Syphilis; Abbott Murex), que utiliza os antígenos recombinantes TpN15, TpN17 e TPN47 teve sensibilidade mais alta que o CAPTIA SelectSyph-G® (Centocor), que usa antígenos naturais (99% *versus* 91,4%; $p < 0,01$).[509]

Esses ensaios têm sido adotados com frequência crescente como testes primários para triagem de sífilis nos laboratórios clínicos, porque os IEE têm desempenho comparável ao dos

Tabela 20.8 Antígenos treponêmicos, anticorpos-alvo e desempenho de vários testes treponêmicos e seus valores preditivos positivos estimados com base na prevalência da sífilis na população americana (variação de 0,7 a 4%).

Teste	Fabricante	Antígenos treponêmicos	Anticorpos-alvo treponêmicos	Testes de referência	Sensibilidade (%)	Especificidade (%)	VPP (%)
Testes rápidos							
Syphilis fast[a]	Diesse	Recombinantes (TpN15, TpN17, TpN47)	IgM, IgG	VDRL, TPHA, FTA-ABS	95,6	99,9	87,1 a 97,5
Determine Syphilis TP[b]	Abbott Laboratories	TpN47 recombinante	IgM, IgG, IgA	TPHA, TPPA	97,2	94,1	10,4 a 40,7
Espline TP[b]	Fujirebio	Recombinantes (TpN15, TpN17, TpN47)	IgM, IgG, IgA	TPHA, TPPA	97,7	93,4	9,4 a 38,1
SD Bioline Syphilis 3.0[b]	Standard Diagnostics	Recombinantes (TpN15, TpN17, TpN47)	IgM, IgG, IgA	TPHA, TPPA	95,0	94,9	11,6 a 43,7
Imunoensaios enzimáticos							
BioElisa Syphilis 3.0[c]	Biokit	Tipo natural	IgG	TPHA, FTA-ABS	99,5	99,4	53,9 a 87,4
CAPTIA Syphilis-G[d]	Trinity Biotech	Tipo natural	IgG	FTA-ABS	96,7	98,3	28,6 a 70,3
Eti-syphilis G[e]	Diasorin	Tipo natural	IgG	RPR, MHA-TP, FTA-ABS	99,4	100	58,4 a 89,2[f]
Trep-Chek IgG EIA[g]	Phoenix Biotech	Recombinante (não especificados)	IgG	RPR, VDRL, TTPA, FTA-ABS	85,3	95,6	12,0 a 44,7
Syphilis EIA II[h]	Newmarket Laboratories	Recombinantes (TpN15, TpN17, TpN47)	IgM, IgG	TPHA, TTPA	99,1	100	58,3 a 89,2[f]
Syphilis Total[h]	Bio-Rad	Recombinantes (TpN15, TpN17, TpN47)	IgM, IgG	TPHA, TTPA	97,4	100	57,9 a 89,0[f]
Enzywell Syphilis Screen Recombinant[h]	Diesse	Recombinantes (TpN15, TpN17, TpN47)	IgM, IgG	TPHA, TPPA	98,2	100	58,1 a 89,1[f]
Imunoquimioluminescência							
LIASON Chemiluminescence Assay[i]	Diasorin	TpN17 recombinante	IgM, IgG	RPR, TPPA	95,8	99,1	42,9 a 81,6
Architect Chemiluminescence Asay[j]	Abbott Laboratories	Recombinantes (TpN15, TpN17, TpN47)	IgM, IgG	VDRL, TPPA	98,4	99,1	43,5 a 82,0

[a]Young H, Moyes A, de Ste Croix I et al. A new recombinant antigen latex agglutination test (Syphilis Fast) for the rapid serological diagnosis of syphilis. Int J STD AIDS 1998;9:196-200.
[b]World Health Organization. The sexually transmitted diagnostics initiative (SDI): special programme for research and training in tropical diseases (TDr). Geneva, Switzerland; 2003.
[c]Veja referência 129.
[d]Halling VW, Jones MF, Bestrom JE et al. Clinical comparison of the *Treponema pallidum* CAPTIA syphilis-G enzyme immunoassay with the fluorescente treponemal antibody absorption immunoglobulin G assay for syphilis testing. J Clin Microbiol 1999;37:3233-3234.
[e]Castro R, Pietro ES, Santo I et al. Evaluation of an enzyme immunoassay technique for detection of antibodies against *Treponema pallidum*. J Clin Microbiol 2003;41:250-253.
[f]VPP calculado com base em uma estimativa inferior de 99,5% em virtude dos intervalos de confiança de 95% em torno das especificidades relatadas.
[g]Tsang RS, Martin IE, Lau A et al. Serological diagnosis of syphilis: comparison of the Trep-Chek IgG enzyme immunoassay with other screening and confirmatory tests. FEMS Immunol Med Microbiol 2007;51:118-124.
[h]Veja referência 92.
[i]Veja referência 224.
[j]Veja referência 510.
IEE = imunoensaio enzimático; FTA-ABS = ensaio de absorção de anticorpo treponêmico fluorescente; MHA-TP = ensaio de micro-hemaglutinação; TPHA = ensaio de hemaglutinação para *Treponema pallidum*; TPPA = aglutinação de partículas para *T. pallidum*.
Adaptada da referência 412.

testes treponêmicos tradicionais (FTA-ABS e TPPA), mas são realizados por sistemas automatizados, que permitem testar um volume maior de amostras utilizando o mesmo tempo de um tecnólogo. A maioria dos testes de IEE detecta anticorpos IgM e IgG contra um ou mais antígenos de T. pallidum e, por esta razão, não é capaz de diferenciar os pacientes com sífilis tratada ou não. Embora tenham sido realizadas algumas avaliações do desempenho de cada IEE em comparação com os testes de referência, estes estudos utilizaram métodos de referência e algoritmos de testes diferentes, dificultando comparações diretas destes ensaios. Existem publicados apenas alguns estudos que avaliaram vários IEE diferentes usando antígenos naturais ou recombinantes de T. pallidum para detectar anticorpos antitreponêmicos das classes IgG e IgM na mesma população de pacientes. Cole et al.[92] compararam 15 ensaios sorológicos (10 IEE disponíveis no mercado versus quatro testes de TPHA e um kit de TPPA) para diagnosticar sífilis usando o mesmo painel de espécimes, que incluía 114 amostras de soro e plasma dos pacientes com sífilis (40 com sífilis primária, 43 com a forma secundária, 19 com infecção latente inicial e 12 com sífilis latente tardia) e 249 amostras de doadores de sangue não selecionados. As sensibilidades dos 10 testes de IEE (Trepanostika TP Recombinant®, bioMérieux; Syphilis EIA II®, Newmarket Laboratories; Abbott Murex ICE Syphilis®; Enzygost Syphilis®, Dade Behring; Diesse Enzywell Syphilis®; Biokit Bioelisa Syphilis 3.0®; Bio-Rad Syphilis Total®, Omega Pathozyme Syphilis; Mercia Syphilis®, Microgen Bioproducts; Trinity Biotech CAPTIA Syphilis) e dos cinco kits de TPHA/TPPA variaram de 93,9% a 99,1% e, em geral, os IEE alcançaram sensibilidades mais altas para detectar sífilis em estágio inicial. Apenas o Trinity® Biotech EIA e três testes de TPHA não conseguiram detectar as amostras fornecidas por pacientes com sífilis secundária não tratada. Todos os espécimes fornecidos por pacientes em todos os outros estágios da doença foram detectados por todos os outros ensaios. Todos os kits alcançaram especificidade final de 100%, com exceção do Abbott Murex® ICE Syphilis e dos testes Biokit® TPHA, que foram repetidamente reativos com alguns espécimes negativos, de acordo com os testes complementares.

Recentemente, Binnicker et al.[37] compararam o desempenho de sete ensaios treponêmicos (BioPlex 2200 Syphilis IgG®, Bio-Rad; Zeus Scientific FTA-ABS; aglutinação de partículas Serodia TP® [Fujirebio Diagnostics]; Trep-Sure EIA® [Phoenix Biotech]; Trep-Chek® EIA [Phoenix Biotech]; Trep-ID® EIA [Phoenix Biotech] e Treponema ViraBlot IgG® [Viramed Biotech] usando 303 amostras de soro enviadas a um laboratório de referência para detecção da sífilis. Todas as amostras desse estudo também foram testadas por um ensaio de RPR e um testes treponêmico de Western blot para IgM (Viramed VirBlot®). Em comparação com um "painel de testes consensual" (definido por concordância entre 4 dos 7 testes treponêmicos) utilizado como padrão de referência, os sete ensaios avaliados tiveram desempenho comparável com concordância variando de 95,7% (IC de 95%: 92,7 a 97,5%) para o Trep-Sure® EIA até 99,3% (IC de 95%: 97,5 a 99,9%) para o Trep-ID® EIA. Apesar do desempenho geral desses ensaios, todos produziram resultados discordantes. Por exemplo, quando os resultados do FTA-ABS foram comparados com o painel consensual, houve três amostras discordantes (FTA-ABS positivos e painel-negativo).[37] Uma dessas amostras também era positiva no ensaio Trep-Sure®, mas negativa em todos os outros testes, inclusive RPR e ensaios para IgM; os resultados do teste FTA-ABS foram interpretados como provavelmente falso-positivos.[37] Nesse estudo, os resultados discrepantes não poderiam ser correlacionados com o quadro clínico ou a história de tratamento, porque as amostras enviadas não continham informações clínicas.

Embora a maioria dos testes de IEE disponíveis no mercado para diagnosticar sífilis tenha desempenho comparável, os laboratórios devem validar seus ensaios específicos para determinar suas limitações, inclusive a possibilidade de resultados positivos e negativos falsos na população a ser testada. As amostras de soro positivas no imunoensaio treponêmico, mas negativas no teste de RPR, devem ser analisadas por um segundo teste treponêmico diferente do primeiro utilizado.

▶ Ensaios de imunoquimioluminescência. Hoje em dia, existem dois ensaios de imunoquimioluminescência disponíveis no mercado em sistemas automatizados de alta produtividade (Tabela 20.8). Esses ensaios usam micropartículas paramagnéticas recobertas com antígenos recombinantes de T. pallidum, que detectam anticorpos monoclonais humanos das classes IgM e IgG marcados. O ensaio LIASON® (Diasorin) usa o antígeno TpN17, enquanto o Architect Syphilis Chemiluminescence Assay® (CLIA, Abbott) inclui os antígenos recombinantes Tp15, Tp17 e Tp47. Esses ensaios são muito sensíveis para detectar sífilis em estágio inicial, mas, como os outros testes treponêmicos, não conseguem diferenciar infecções recentes, remotas ou previamente tratadas causadas por espiroquetas. Recentemente, Young et al. testaram 129 soros de casos de sífilis não tratada caracterizados sorologicamente e 1.107 soros enviados para testes rotineiros de sífilis. O ensaio Architect® Syphilis e o TPPA alcançaram concordância completa em todas as infecções não tratadas com sensibilidade de 98,4% – um valor significativamente mais alto que o do IEE de imunocaptura Murex® ICE, o imunoensaio para IgM ou o teste VDRL.[510] Além disso, a diferença de sensibilidade entre o ensaio Architect® Syphilis e o ensaio Murex® ICE foi atribuída à detecção mais sensível dos casos de sífilis no estágio primário (97,5% versus 77,2%; $p < 0,001$), mas a especificidade foi maior com o Murex® ICE (99,9%) que com o ensaio Architect® (99,1%) ($p = 0,016$).[510] Recentemente, Knight et al.[224] demonstraram características de desempenho semelhantes com o ensaio LIASON® e o IEE CAPTIA Syphilis-G® quando usaram um algoritmo de testes, que também incluía os ensaios de RPR e TPPA. Como teste de triagem, o ensaio LIASON® comprado com o IEE demonstrou níveis de concordância dentro do algoritmo dos testes, respectivamente: 94,1% e 100% com 51 amostras de pacientes com sífilis primária ou secundária; 93,2% e 98,7% com 999 amostras enviadas ao laboratório para testes rotineiros de sífilis; 84,5% e 94,0% com 200 amostras de pacientes HIV-positivos; e 94,3% e 98,3% com 992 amostras de adultos aparentemente saudáveis.[224] Como teste confirmatório, o ensaio LIASON® alcançou concordância de 99% com o IEE em 204 amostras RPR-positivas. Depois da resolução com outro teste de TTPA e do descarte de uma amostra inadequada, a concordância foi de 100% nas 203 amostras restantes. No grupo inteiro de 2.645 amostras, a sensibilidade relativa global foi de 95,8% e a especificidade relativa de 99,1%.[224]

Os ensaios CLIA® alcançaram sensibilidade excelente como testes de triagem para sífilis em diversas populações de pacientes, inclusive grupos específicos com índices alegadamente altos de resultados falso-positivos com os testes não treponêmicos. Entretanto, em razão de sua especificidade um pouco menor, em comparação com alguns IEE (Tabela 20.8), pode ser necessário um aumento pequeno dos testes confirmatórios para excluir resultados falso-positivos em algumas populações de pacientes.

▶ Testes rápidos. Testes rápidos comerciais realizados no local de atendimento de pacientes supostamente com sífilis são promissores como triagem desta doença e têm sido usados com frequência crescente nos contextos de recursos escassos, nos quais os outros ensaios treponêmicos podem não estar prontamente disponíveis no local. Os ensaios rápidos para sífilis estão disponíveis na forma de testes de aglutinação, que utilizam partículas de látex recobertas com antígenos treponêmicos, ou tiras imunocromatográficas (ICS; do inglês, *immunochromatographic strips*), nas quais uma linha colorida indica reação positiva (Figura 20.8). Esses ensaios foram desenvolvidos para atender aos critérios ASSURE (*Affordable, Sensitive, Specific, User-friendly, Rapid/robust, Equipment-free and Delivered*; do inglês, Acessível, Sensível, Específico, Fácil de usar, Robusto/rápido e sem Equipamento) estabelecidos pela OMS para contextos com poucos recursos. A maioria dos testes rápidos pode ser armazenada à temperatura ambiente, é fácil de realizar porque requer treinamento mínimo e nenhum equipamento e pode fornecer resultados visuais em menos de 30 minutos. Outra vantagem desse formato é que o teste pode ser realizado com sangue total, soro ou plasma.

Atualmente, existem disponíveis no mercado mais de 20 testes rápidos para sífilis, mas até agora nenhum foi aprovado para uso nos EUA. A OMS, os CDC e outros órgãos de saúde pública avaliaram vários testes rápidos, a maioria no formato

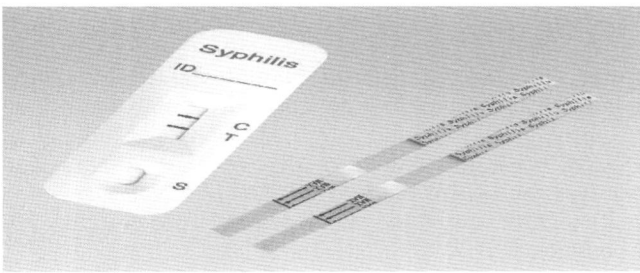

■ **FIGURA 20.8** TP Syphilis Test Card – Positive Syphilis Rapid Test® (Boson; LumiQuick, EUA). Esse teste anti-TP rápido utiliza um dispositivo de teste cromatográfico de fluxo lateral em formato de cassete. Os antígenos recombinantes conjugados com ouro coloidal (Au-Ag) correspondentes aos antígenos do TP (P47, P45, P17, P15) são imobilizados a seco na extremidade da tira de membrana de nitrocelulose. Os antígenos do TP são fixados à Zona de Teste (T) e os anticorpos anti-TP de coelho são ligados à Zona de Controle (C). Quando a amostra é acrescentada, ela migra por difusão capilar e reidrata o conjugado de ouro. Quando estão presentes em uma amostra, os anticorpos para TP (anti-TP) ligam-se aos antígenos do conjugado de ouro e formam partículas. Essas partículas continuam a migrar ao longo da tira até a Zona de Teste (T), onde são capturadas pelos antígenos do TP, que formam uma linha vermelha visível. Quando não há anticorpos anti-TP na amostra, não se forma uma linha vermelha na Zona de Teste (T). O conjugado de ouro continua a migrar sozinho, até que é capturado na Zona de Controle (C) pelo anti-TP de coelho, agregando-se em uma linha vermelha, que indica a validade do teste. A formação de duas bandas coloridas "C" e "T" dentro da "janela de resultado" indica reação positiva, enquanto só uma faixa "C" indica resultado negativo.

de TIC. Bronzan *et al.*[48] avaliaram a triagem rápida para sífilis neonatal na África do Sul usando um ICS em comparação com o teste de RPR realizado no local e os testes de RPR e TPHA efetuados em um laboratório e demonstraram que 79/1.250 (6,4%) das mulheres tinham sífilis, de acordo com o laboratório de referência. Os testes com ICS realizados no local de atendimento permitiram que um número maior de gestantes fosse diagnosticado e tratado corretamente para sífilis (89,4% *versus* 63,9% com o RPR realizado no local e 60,8% com o teste RPR/TPHA efetuado no laboratório). A RPR local teve pouca sensibilidade (71,4%) para sífilis com títulos altos, enquanto o exame realizado no laboratório de referência resultou no menor número de retorno das pacientes para fazer tratamento. Em outro estudo, esses pesquisadores também demonstraram que a triagem pré-natal local usando um ICS também alcançou razão custo-benefício favorável.[38]

Embora tenham sido realizadas poucas análises sistemáticas dos testes rápidos na prática clínica, avaliações clínicas e estudos laboratoriais *in vitro* sugeriram que os testes treponêmicos rápidos tenham sensibilidades e especificidades semelhantes às dos testes não treponêmicos tradicionais (RPR). Recentemente, pesquisadores publicaram metanálise de grande porte sobre testes de sífilis usando ICS para detectar anticorpos para *T. pallidum*, porque este formato de teste foi avaliado em mais contextos clínicos que os outros tipos de dispositivos.[476] Tucker *et al.*[476] reuniram dados clínicos de mais de 22.000 testes com ICS usando sangue total, plasma ou sangue da ponta do dedo em clínicas de DST e pré-natal durante 15 estudos diferentes. Os testes para sífilis com ICS alcançaram sensibilidade alta (mediana: 0,86; variação interquartil de 0,75 a 0,94) e especificidade mais alta (0,99; variação de 0,99 a 0,98), em comparação com o teste de triagem não treponêmico (RPR).[476]

Mais recentemente, cientistas desenvolveram vários testes imunocromatográficos rápidos, que detectam simultaneamente anticorpos treponêmicos e não treponêmicos. Recentemente, os CDC avaliaram um dispositivo imunocromatográfico produzido pela Chembio Diagnostics Systems Inc. (Medford, NY).[67] Esse dispositivo contém duas tiras de membrana de nitrocelulose perpendiculares, ambas contidas dentro de um cassete plástico que permite a colocação independente da amostra (uma tira) e o conjugado de reagentes detectores (segunda tira), que consiste em partículas de ouro coloidal conjugadas com a proteína A e o anticorpo anti-IgM humana (Figura 20.9). Esse ensaio foi usado pelos CDC para testar 1.601 amostras de soro conservadas e os resultados foram comparados com os ensaios de RPR e TPPA.[67] Em comparação com o teste de RPR, o teste dual rápido alcançou concordância reativa de 98,4% quando os títulos de RPR eram ≥ 1:2 e concordância não reativa de 98,6%. Em comparação com o ensaio de TPPA, as concordâncias reativa e não reativa da linha treponêmica foram de 96,5% e 95,5%, respectivamente.

Esses dados e os resultados de outros estudos dos testes rápidos sugerem que estes ensaios possam ser usados no diagnóstico sorológico da sífilis nas clínicas de cuidados básicos ou nos contextos de recursos escassos para aumentar o índice de tratamentos nos locais em que os pacientes provavelmente não voltam para buscar seus resultados laboratoriais.[476] É necessário realizar estudos adicionais para avaliar os ICS e outros testes rápidos para sífilis em pacientes com

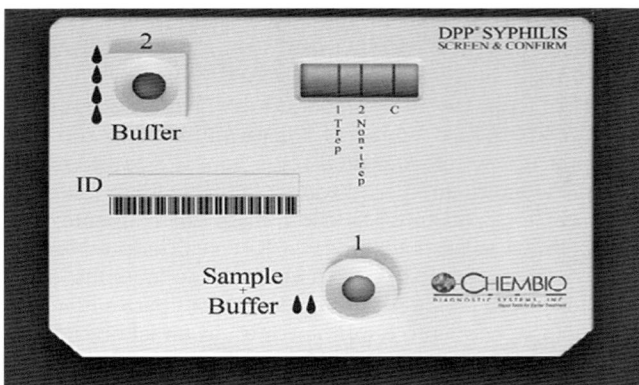

FIGURA 20.9 Rapid Syphilis Test – Chembio's Dual Path Platform Technology. O antígeno recombinante de *T. pallidum* (T1) e o antígeno sintético não treponêmico (T2) estão ligados à fase sólida da membrana, enquanto uma terceira linha serve como controle do teste. A hidratação dos reagentes conjugados da segunda câmara provoca migração ao longo da segunda tira até a zona de teste, onde os anticorpos contra os antígenos treponêmicos e não treponêmicos são detectados e interpretados visualmente na "janela" do cassete na forma de linhas de cor vermelha/magenta dentro de 15 minutos.

sífilis primária e HIV-positivos, antes que estes testes sejam utilizados amplamente nos programas mundiais de triagem desta doença.[476]

▶ *Immunoblots.* Os *immunoblots* também são usados principalmente como testes confirmatórios para sífilis.[63] Uma vantagem dessa tecnologia é que o antígeno purificado pode ser usado como substrato e o padrão de reatividade dos soros pode ser usado para definir positividade. Entretanto, quando os critérios para definir resultados positivos não são padronizados, a variação de interpretação entre os laboratórios pode causar problemas diagnósticos. Os ensaios de *Western blot* (*immunoblot*) para detectar anticorpos contra *T. pallidum* foram desenvolvidos originalmente para usar microrganismos inteiros (*T. pallidum* – cepa de Nichols) como antígeno[114,324,388] e detectavam os antígenos de superfície principais deste microrganismo (TpN15, TpN17, TpN44.5 e TpN47). A sensibilidade de um dos primeiros ensaios de *immunoblot* para detectar anticorpos da classe IgM em 14 recém-nascidos sintomáticos foi de 92%, enquanto apenas 83% dos 12 recém-nascidos assintomáticos, nos quais a infecção por sífilis foi demonstrada mais tarde, foram detectados pelo *Western blotting*.[388]

Em seguida, os ensaios de *immunoblot* tornaram-se disponíveis no mercado como testes confirmatórios para anticorpos contra *T. pallidum* e têm desempenho semelhante como teste multiparamétrico único, em comparação com um teste confirmatório incluindo vários ensaios sorológicos. O INNO-LIA® Syphilis Kit (Innogenetics NV, Ghent, Bélgica) é um imunoensaio em linha (LIA; do inglês, *line immunoassay*), que utiliza três proteínas imunodominantes da membrana (TpN15, TpN17 e TpN47) derivadas de *T. pallidum* (cepa Nichols) e um peptídio sintético (TmpA) derivado da proteína A transmembrana.[130,176,232] Além dos antígenos da sífilis, linhas de controle são usadas para uma avaliação semiquantitativa dos resultados e para confirmar que os reagentes e a amostra foram acrescentados. A Figura 20.10 ilustra o *layout* da tira do INNO-LIA® Syphilis Kit. O algoritmo de interpretação desse ensaio de *immunoblot* foi otimizado para leitura visual utilizando um conjunto de amostras positivas e negativas conhecidas. A Figura 20.10 ilustra vários padrões representativos de reatividade do INNO-LIA® Syphilis Kit. Em resumo, uma amostra é negativa para anticorpos contra *T. pallidum* quando não aparece qualquer banda, ou quando há uma banda isolada com intensidade mínima igual a 0,5. Quando há várias bandas com intensidade mínima igual a 0,5, a amostra é considerada positiva. O resultado é considerado indeterminado quando há uma única banda visível com intensidade mínima igual a 1. Ebel et al.[130] demonstraram sensibilidade de 99,6% (intervalo de confiança [IC] de 95%: 98,5% a 99,9%) e especificidade de 99,5 (IC de 95%: 98,1 a 99,9%) com esse ensaio de *immunoblot*, em comparação com o resultado dos testes consensuais (i. e., resultados dos ensaios sorológicos clássicos e da história clínica). Seis dos sete espécimes com resultados indeterminados, quando foram utilizados ensaios sorológicos clássicos, tiveram resultados positivos no INNO-LIA® Sypyilis Kit. Em outro estudo com 289 soros com sorologia negativa, 219 apresentaram sorologia positiva e 23, resultados indeterminados com base nos testes sorológicos. O ensaio INNO-LIA® teve sensibilidade e especificidade de 100% (292/219) e 99,3% (286/288), respectivamente; além disso, o INNO-LIA® obteve um número significativamente maior de resultados corretos que os ensaios de FTA-ABS (IgG) ou TPHA.[176]

Recentemente, pesquisadores avaliaram outros ensaios de *immunoblot* e *Western blot* para detectar anticorpos contra *T. pallidum*. Dois ensaios de *immunoblot* com IgG (*kit* de teste Treponema ViraBlot® [Viralab, Inc., Oceanside,

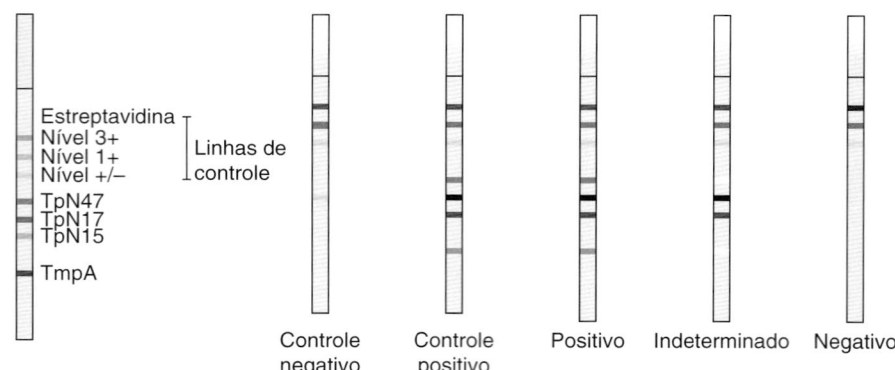

FIGURA 20.10 Ensaio de *immunoblot* INNO-LIA® Syphilis Kit. (Adaptada de INNOGENETICS e das referências 176 e 232.)

CA] e *immunoblot* em linha para IgG de *Treponema pallidum* [Genzyme ViroTech, GmbH, Russelsheim, Alemanha]) e um ensaio de *Western blot* com IgG (sistema de teste em tira para *T. pallidum* IgG Marblot® [MarDx Diagnostics, Inc., Calsbad, CA]) foram comparados. Os testes estudados foram RPR, FTA-ABS e TPPA em 200 amostras, enviadas a um laboratório de referência, que recebe uma porcentagem alta de amostras FTA-ABS inconclusivas dos laboratórios de triagem primária.[492] Os níveis de concordância dos ensaios Viramed, Virotech e MarDx foram de 97,0%, 96,4% e 99,4% e os índices de concordância das amostras inconclusivas ao FTA-ABS e resolvidas pelo TPPA foram de 91,7%, 83,3% e 69,4%, respectivamente. O desempenho dos dois ensaios de *Western blot* (ensaio de *Western blot* para IgG [sistema de teste em fita de *T. pallidum* IgG Marblot® (MarDx Diagnostic, Inc., Carlsbad, CA)] e INNO-LIA® Syphilis Kit) também foi comparado com o IEE Murex ICE Syphilis e os testes FTA-ABS e TPPA para diagnóstico sorológico da sífilis em 135 pacientes atendidos em uma clínica de higiene social (39 com sífilis primária, 20 em estágio secundário, 19 em estágio latente inicial e 58 com duração desconhecida) de Hong Kong.[232] O teste de LIA alcançou sensibilidade global de 94,1% (IC de 95%: 88,7 a 97%), enquanto a do ensaio MarDx foi de 65,2% (IC de 95%: 56,8 a 72,7%), mas os dois ensaios de *Western blot* alcançaram especificidade de 100%. O teste de LIA teve concordância positiva com os resultados consensuais com os outros ensaios (IEE, FTA-ABS e TPPA) de 98,5% (IC de 95%: 94,5 a 99,6%), enquanto a do ensaio MarDx foi significativamente menor, ou seja, 68,2% (IC de 95%: 59,8 a 75,6%). Portanto, os ensaios de *Western blot* e *immunoblot*, portanto, também são testes treponêmicos precisos, que podem confirmar os testes recomendados atualmente no algoritmo para sífilis, mas alguns ensaios podem ser melhores que os demais para confirmar os resultados dos outros tipos de ensaios treponêmicos. Hoje em dia, o ensaio de *immunoblot* ViraBlot e o ensaio de *Western blot* INNO-LIA® têm o melhor desempenho como testes confirmatórios. Contudo, a quantidade e a qualidade dos testes de *immunoblot* e *Western blot* provavelmente serão ampliadas, à medida que aumentem nossos conhecimentos sobre a reação imune a outros antígenos proteicos de *T. pallidum*.[231,438]

Sífilis congênita. Uma revisão excelente dos testes diagnósticos usados para detectar SC dos recém-nascidos oferece uma visão geral do uso atual e do desempenho dos vários ensaios, inclusive os IEE e os ensaios de *immunoblot* e PCR mais recentes.[190] O diagnóstico sorológico da SC ainda é difícil porque os resultados dos testes laboratoriais podem ser indeterminados no período neonatal, em razão da presença de anticorpos maternos (IgG); por esta razão, isoladamente nenhum teste pode ser usado para confirmar o diagnóstico. Os testes não treponêmicos têm pouca utilidade no diagnóstico da SC em razão da sensibilidade muito baixa (4 a 13%) do título de VDRL/RPR do soro de um bebê, que é ao menos quatro vezes maior (duas ou mais diluições) acima do soro materno por ocasião do nascimento.[443] Entretanto, quando os testes de VDRL/RPR tornam-se negativos antes da idade de 6 meses em um bebê que foi tratado, o diagnóstico de SC pode ser excluído.[190] A neurossífilis também pode ser confirmada nos lactentes com SC sintomática pela existência de anormalidades do LCR, inclusive pleocitose, proteínas aumentadas e VDRL reativo no LCR.[294]

A detecção da IgM antitreponêmica específica ainda é o teste inicial mais sensível para diagnosticar SC.[348] Ao contrário dos anticorpos da classe IgG, que atravessam a placenta e entram na circulação fetal, as imunoglobulinas da classe M não atravessam a placenta, de forma que a detecção de anticorpos IgM antitreponêmicos específicos no recém-nascido indica infecção intrauterina.[9] Herremans et al.[190] resumiram o desempenho relatado dos diferentes tipos de ensaios para IgM nos recém-nascidos em risco ou com SC sintomática ou assintomática e nos bebês saudáveis. Hoje em dia, existem três métodos usados para detectar IgM antitreponêmica específica nos recém-nascidos para diagnosticar sífilis, inclusive: (1) 19S FTA-ABS, (2) *immunoblots* para IgM e (3) IEE para IgM. Como a reatividade dos anticorpos a alguns antígenos de *T. pallidum* pode ocorrer nos soros normais, o teste de FTA-ABS para IgM 19S inclui o fracionamento do soro (separação da fração IgG materna da fração IgM 19S fetal) para obter especificidade de IgM, antes de realizar o teste de FTA-ABS.[217,459] Nos casos clínicos de SC, a sensibilidade do teste FTA-ABS 19S variou de 72 a 77% com especificidade de 100%. Rosen e Richardson demonstraram desempenho satisfatório com um ensaio experimental, mas encontraram problemas quando foram usados reagentes disponíveis no mercado.[383] Algumas crianças assintomáticas de baixo risco tiveram resultados falso-positivos para IgM quando se utilizou esse ensaio.[383] As reações falso-positivas ocorrem quando antiglobulinas (p. ex., fatores reumatoides ou anticorpos anti-idiótipos) estão presentes no soro fetal. A reação falso-negativa também pode ocorrer em razão das quantidades excessivas de anticorpos IgG, que bloqueiam os locais antigênicos. Por isso, o teste FTA-ABS 19S é mais específico e, deste modo, pode ser usado como método confirmatório, mas sua sensibilidade menor em comparação com a do ensaio de FTA-ABS impede seu uso como teste de triagem.

Vários IEE para IgM foram avaliados no diagnóstico da SC. A sensibilidade (88 a 100%) e a especificidade (100%) desses ensaios são altas e os testes positivos para IgM são detectados em 3 a 7% dos bebês assintomáticos em risco de SC.[190] O IEE CAPTIA Syphilis-M EIA® (Trinity Biotech) detecta apenas anticorpos antitreponêmicos da classe IgM e foi aprovado pela FDA (Food and Drug Administration) para diagnosticar SC e também pode ser usado para diagnosticar sífilis primária, em razão de sua sensibilidade alta.[241,502] Embora tenham sido realizados poucos estudos comparando os IEE para IgM disponíveis no mercado com os *immunoblots* para IgM, estes últimos podem ser ligeiramente mais sensíveis ao diagnóstico da SC. Em termos gerais, 21/25 (84%) dos bebês com *immunoblot* para IgM positivo também tiveram resultado positivo no IEE para IgM e houve dois resultados falso-negativos no teste de IEE dos pacientes com apenas uma faixa de antígenos no *immunoblot*.[189] Outro estudo com 97 pares de mães–bebês demonstrou que 18 eram positivos no teste de *immunoblot* para IgM (7 bebês tinham SC), enquanto o IEE para IgM foi positivo apenas em 14 lactentes (5 bebês tinham SC, enquanto dois tiveram resultados falso-positivos e um teve *immunoblot* negativo).[371] Nesse estudo, o teste não treponêmico (RPR) também se mostrou inferior a um teste treponêmico para IgM no diagnóstico da SC.[371]

A proteína de 47 kDa é um dos imunógenos principais da SC que estimula a produção dos anticorpos IgM no recém-nascido e que também pode ser detectado no sangue fetal.[388] Sanchez et al.[388] usaram o ensaio de *Western blot* para detectar um antígeno de 47 kDa, que não estava presente nos controles e estava relacionado com infecção intrauterina. As reações de *immunoblot* para IgM são consideradas positivas nos bebês quando aparece uma ou mais faixas reativas de 47, 45, 30 e 15/17 kDa.[190] No LCR, qualquer banda reativa de IgM nas faixas 47 e 15,5 é considerada positiva.[294] O *immunoblot* para IgM é muito eficaz para confirmar SC nos bebês sintomáticos e tem sensibilidade entre 83 e 100% e especificidade de 100%.[189,190] Nos lactentes assintomáticos em risco de SC, 4 a 22% podem ter um *immunoblot* para IgM reativo, mas a especificidade ainda é alta.[190] A sensibilidade do *immunoblot* para detectar anticorpos IgM em 14 recém-nascidos sintomáticos foi de 92%, enquanto 83% dos 12 bebês assintomáticos que depois tiveram o diagnóstico confirmado foram detectados pelo teste de *Western blot*.[293] Vinte e sete dos 30 (90%) bebês não infectados foram caracterizados corretamente.[293] Dobson et al.[114] demonstraram reatividade aos antígenos proteicos de 47 e 37 kDa nos soros dos bebês com infecção congênita. Embora o fator reumatoide possa teoricamente causar problemas no ensaio de *immunoblot*, sua eliminação dos soros não alterou os resultados.

Os testes sequenciais ainda são um componente importante no monitoramento laboratorial da SC. Quando o bebê ou a mãe é soropositiva para IgM por ocasião do nascimento, o tratamento deve ser iniciado e devem ser programados testes de acompanhamento com 1, 2, 3, 6 e 12 meses depois do parto para avaliar a resposta ao tratamento. Com tratamento adequado, os testes sorológicos (VDRL/RPR e IgM) dos lactentes sintomáticos declinam dentro de 3 meses e negativam em 6 meses. Os testes treponêmicos são menos eficazes para monitorar a resposta ao tratamento, porque os bebês podem ter níveis persistentemente altos de IgG materna até a idade de 15 meses.[190] Contudo, os lactentes com teste treponêmico persistentemente reativo com 18 meses de vida pode ter SC se o teste de VDRL-RPR ainda for reativo e devem ser reavaliados.

Métodos moleculares. As técnicas moleculares têm sido utilizadas com frequência crescente para detectar espiroquetas diretamente nos tecidos e líquidos corporais. Pesquisadores têm concentrado sua atenção nas infecções intrauterinas e no SNC, porque os métodos sorológicos não são apropriados a estes problemas clínicos importantes.[172,323] As sondas de DNA não são suficientemente sensíveis, de forma que os esforços têm sido concentrados nas técnicas de amplificação (p. ex., PCR).

T. pallidum foi detectado eficazmente nos espécimes por PCR dirigida a diversas regiões dos genes deste microrganismo.[83,172] O gene de *T. pallidum* que codifica uma proteína de 47 kDa foi usado como alvo na maioria dos estudos com PCR, mas o gene da DNA-polimerase I pode ser um alvo mais sensível.[255]

Alguns estudos demonstraram que a detecção de *T. pallidum* por PCR do líquido amniótico, soro neonatal e LCR é um método alternativo moderadamente sensível (76 a 86%) com especificidade de 100% para diagnosticar SC, em comparação com o RIT.[172] Embora a PCR deva ser mais sensível que RIT, a presença de inibidores nas amostras clínicas pode causar resultados falso-negativos, especialmente com LCR. O DNA treponêmico parece ser estável no líquido espinal e, por esta razão, os resultados negativos provavelmente não refletem a deterioração dos ácidos nucleicos presentes nos espécimes.[487] A detecção de *T. pallidum* por PCR ajudou a confirmar o diagnóstico de SC dos bebês nascidos de mães com sífilis.[294] Nesse estudo, os espiroquetas foram detectados no LCR de 17 dos 76 bebês sem exposição prévia aos antibióticos com base no teste de infecciosidade em coelhos;[294] A maioria desses bebês (16/17) tinha exame clínico anormal e/ou anormalidades radiográficas ou laboratoriais sugestivas de SC. Em termos gerais, os melhores previsores de infecção do SNC eram resultados positivos no teste de *immunoblot* para IgM e na PCR com soro, sangue ou LCR.

A PCR foi também usada para detectar *T. pallidum* nos tecidos fixados por formalina e inclusos em parafina. Genest et al.[159] desenvolveram um ensaio de PCR para detectar o antígeno de membrana treponêmica de 47 kDa e avaliaram o desempenho deste teste usando 49 amostras de placentas fixadas por formalina e inclusas em parafina (38 de mães com sorologia positiva para sífilis e 11 com sorologia negativa) em comparação com a histopatologia e a coloração de Steiner. A PCR estava relacionada significativamente com os resultados da histopatologia placentária, indicando o diagnóstico de SC e a detecção dos espiroquetas pela coloração de Steiner, mas também detectou alguns casos adicionais com histologia negativa. Behrhof et al.[31] desenvolveram um ensaio de PCR *seminested* dirigida contra o gene da DNA-polimerase I e compararam esta abordagem com a imuno-histoquímica e a coloração pela prata (Dieterle) para detectar *T. pallidum* em 36 amostras de biopsia de pele de pacientes com diagnóstico clínico e/ou sorológico de sífilis. Vinte espécimes de biopsia de pele tinham *T. pallidum*; 17 eram positivas pela imuno-histoquímica, 14 tiveram reações positivas com a PCR e apenas 9 foram detectados pela coloração de Dieterle. A PCR era altamente dependente da qualidade da amostra de tecido e da integridade do DNA, mas foi positiva em todos os casos, exceto um depois da exclusão das amostras de má qualidade, inclusive três casos negativos nos outros métodos.

Existem poucos estudos publicados comparando os resultados dos ensaios de PCR com a sorologia. Bruisten et al.[53] usaram como alvo um gene da proteína de membrana básica (bmp) em um ensaio de PCR incorporado à base de gel e compararam os resultados com os que foram obtidos por RPR, TPHA e FTA-ABS em uma coorte de 364 pacientes atendidos em clínicas de DST da Holanda. O ensaio de PCR teve correlação de 96% com os outros métodos, mas apenas 12 pacientes foram detectados por este método, 7 pacientes foram detectados por sorologia e apenas 3 foram diagnosticados por PCR e sorologia. Palmer et al.[340] usaram um ensaio de PCR à base de gel para detectar o gene da lipoproteína de membrana integral de 47 kDa em 98 pacientes de clínicas de DST da Inglaterra e compararam os resultados com a sorologia (RPR, TPPA/TPHA e IEE para IgM e IgG). Embora a PCR alcançasse sensibilidade de 94,7% e especificidade de 98,6% na detecção da sífilis primária, a sensibilidade caiu para 80% em comparação com a sorologia para detectar sífilis secundária, quase certamente porque houve erro de amostragem ou insensibilidade do ensaio de PCR.[340] Mais recentemente, pesquisadores têm enfatizado o desenvolvimento de ensaios confiáveis de PCR em tempo real para detectar *T. pallidum* em vários espécimes clínicos. Leslie et al.[242] desenvolveram um ensaio de PCR em tempo real dirigido contra o gene *pol*A de *T. pallidum* (TpPCR), com sensibilidade analítica de 1,75 cópia-alvo por reação. Os resultados da TpPCR foram comparados com a sorologia de 301 pacientes e este ensaio teve concordância de 95%, com sensibilidade de 80,39% e especificidade de 98,40%, mas houve discrepâncias em 14 pacientes (10 tinham sorologia positiva, mas reações de PCR negativas; 4 tinham sorologia negativa, mas reações de PCR positivas). Também nesse caso, a insensibilidade do ensaio de PCR foi atribuída aos tempos incorretos ou aos locais de coleta. Um ensaio de PCR em tempo real dirigido contra o gene da proteína de 47 kDa de *T. pallidum* foi usado para diagnosticar sífilis em uma coorte de 74 pacientes com e sem infecção pelo HIV, que tinham sífilis em diversos estágios (primária [n = 26], secundária [n = 40] e latente) detectada por testes de várias amostras de sangue, *swabs* das lesões e/ou amostras de urina e LCR.[158] Em termos gerais, a sensibilidade da PCR (independentemente do tipo de amostra) foi de 65% no estágio primário e 53% no secundário, mas os casos de sífilis latente não foram detectados. Os autores não encontraram qualquer diferença nos resultados da sorologia ou da PCR dos pacientes HIV-positivos. Recentemente, o desempenho de um ensaio de PCR em tempo real dirigido contra o gene *polA* de *T. pallidum* foi comparado com o diagnóstico de sífilis estabelecido em uma clínica de DST (inclusive um resultado de DFM), que atendeu 716 pacientes com sífilis primária e 113 pacientes com sífilis secundária.[191] Para os pacientes com sífilis primária, o ensaio de PCR teve sensibilidade de 72,8%, especificidade de 95,5%, valor preditivo positivo de 89,2% e valor preditivo negativo de 95%. Contudo, para os pacientes com sífilis secundária, a sensibilidade da PCR em tempo real foi muito menor (43%), em comparação com os resultados da biopsia de pele ou mucosa acrescidos de um título de RPR ≥ 1:8.[191]

Os ensaios de PCR multiplex (ou *microarrays*) em tempo real podem ser a melhor abordagem ao diagnóstico abrangente da infecção por *T. pallidum* e outros patógenos, que reconhecidamente causam doença ulcerativa genital. Suntoke *et al.*[465] desenvolveram dois ensaios de PCR duplex em tempo real para detectar *Haemophilus ducreyi* (agente etiológico do cancroide), *T. pallidum* e herpes-vírus simples (VHS) tipos 1 e 2 e utilizaram estes testes para detectar estes patógenos em *swabs* de úlceras retirados de 100 pacientes sintomáticos da área rural de Uganda. Dentre os 100 *swabs* analisados de 43 pacientes HIV-positivos e 57 HIV-negativos, 71% eram positivos para um ou mais patógenos causadores de DST com base na PCR em tempo real (61% para VHS-2, 5% para *T. pallidum*, 3% para VHS-1, 1% para *H. ducreyi* e 1% para coinfecção por *H. ducreyi*/VHS-2). Um ensaio de PCR em tempo real dirigido contra o gene da proteína de membrana de 47 kDa de *T. pallidum* era multiplex com um ensaio de PCR em tempo real para VHS-1/2 preexistente e foi usado para testar 692 amostras de pacientes atendidos em clínicas de doenças geniturinárias de Glasgow.[404] Dentre as 692 amostras, 139 eram positivas para VHS-1, 136 para VHS-2, 15 para sífilis e 1 para sífilis e VHS-1. Todos os casos positivos para sífilis na PCR foram confirmados por um segundo ensaio de PCR e este método foi mais sensível que o DFM e o teste sorológico para diagnosticar sífilis primária e casos inesperados de sífilis, quando havia suspeita de que o VHS era a causa das úlceras genitais. A detecção multiplex de *T. pallidum* e do HIV também foi realizada utilizando um *microarray* de DNA visual baseado na coloração de prata marcada com ouro e combinada com uma PCR assimétrica multiplex.[467] Essa técnica de detecção genética visual detectou com precisão HIV e *T. pallidum* em 169 amostras clínicas, em comparação com o IEE e a PCR em tempo real de fluorescência quantitativa.[467]

Com base no sucesso inicial desses métodos "caseiros" de detecção molecular, é provável que ensaios de detecção multiplex capazes de detectar simultaneamente *T. pallidum* e outros patógenos importantes das DST sejam desenvolvidos (p. ex., ensaio de microcontas da Luminex) e comercializados para estabelecer o diagnóstico rápido, confiável e eficiente da sífilis e das coinfecções dos pacientes dos grupos de risco.

Algoritmo de testes invertido. A abordagem laboratorial tradicional à triagem dos pacientes para sífilis tem sido primeiramente realizar um teste não treponêmico (VDRL ou RPR) e, em seguida, usar sequencialmente um teste treponêmico em razão de sua especificidade supostamente mais alta para confirmar os resultados positivos do VDRL ou RPR, ou testar os pacientes com teste não treponêmico negativo quando há forte suspeita clínica de sífilis. Contudo, a especificidade supostamente "mais alta" de alguns testes treponêmicos é unicamente um artefato de seu uso como testes confirmatórios depois de realizar um teste não treponêmico.[180] Quando os testes são comparados individualmente como procedimento sorológico inicial, o VDRL (um teste não treponêmico) na verdade é tão específico ou mais que o FTA-ABS (um teste treponêmico).[234]

Em razão da disponibilidade no mercado de testes de IEE automatizados e altamente sensíveis para IgG e IgM da sífilis, recentemente os laboratórios clínicos têm adotado progressivamente um algoritmo em sequência invertida dos testes para sífilis, que inverte a ordem com que os testes treponêmicos e não treponêmicos são realizados. As vantagens clínicas dessa abordagem são que os resultados dos testes podem estar disponíveis no mesmo dia e que os anticorpos antitreponêmicos específicos são detectados mais precocemente durante a evolução da infecção e, por esta razão, facilitam a detecção dos casos de sífilis primária. Com esse algoritmo novo de testes, os testes são interrompidos quando o teste de IEE treponêmico não é reativo, mas um IEE treponêmico reativo justifica a realização de um teste não treponêmico para determinação do título ou de outros exames, quando o VDRL/RPR não é reativo. Todos os algoritmos novos geram uma combinação de resultados (i. e., IEE treponêmico reativo, mas VDRL/RPR negativo), que não eram obtidos pela sequência de exames tradicional. Um estudo recente realizado pelos CDC sobre a utilização do algoritmo mais recente de triagem para sífilis avaliou as discrepâncias enfatizadas dos testes laboratoriais e as práticas de notificação dos resultados, que podem complicar ainda mais a interpretação das combinações de resultados possíveis, dependendo do estágio da doença e do tratamento pregresso (Figura 20.11).[81] Os pesquisadores revisaram os dados relativos a 116.822 espécimes testados durante os anos de 2005 e 2006 em quatro laboratórios da cidade de Nova Iorque utilizando os algoritmos para testes para sífilis, que começavam com um IEE treponêmico.[81] No total, 6.548 (6%) dos espécimes foram reativos a um teste de IEE treponêmico e a maioria (99%) foi testada secundariamente por RPR, enquanto as amostras não reativas (94%) não foram submetidas a outros testes.[81] Quarenta e quatro por cento das 6.548 amostras foram confirmadas como positivas pelo teste de RPR, enquanto os espécimes restantes não foram reativos.[81] Os pacientes com resultados positivos nos dois testes (IEE + RPR) eram casos novos ou antigos de sífilis, dependendo do título do teste de RPR,

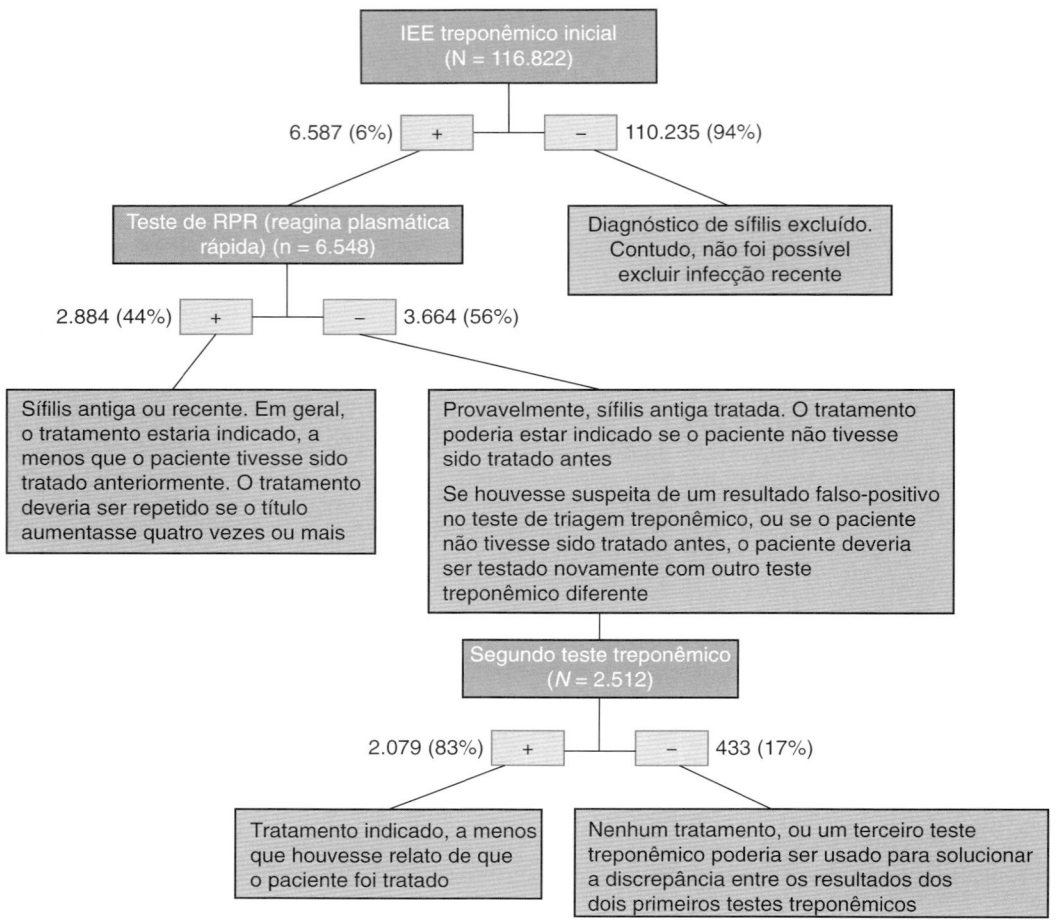

FIGURA 20.11 Sequência invertida do algoritmo de triagem para sífilis. (Adaptada da referência 81.)

como segue: (a) o título de RPR não aumentou quatro vezes e nenhum tratamento adicional foi necessário; (b) o título de RPR aumentou quatro vezes e o tratamento precisou ser repetido. Os pacientes com resultados positivos no teste de IEE, mas com RPR negativo, tinham sífilis em estágio inicial, sífilis antiga ou previamente tratada, ou reação falso-positiva do IEE. Os testes de IEE treponêmico falso-positivos podem ser esclarecidos realizando-se outro teste treponêmico diferente (TPPA, FTA-ABS) ou um *immunoblot* com sensibilidade alta (i. e., INNO-LIA®).[81] Embora apenas 69% das 3.644 amostras (IEE + com RPR −) tenham sido testadas com um segundo teste treponêmico, 83% das 2.528 amostras testadas por outro método treponêmico foram positivas.[81] É importante ressaltar que esses pacientes deveriam ser estagiados e tratados, a menos que fosse possível comprovar que tinham recebido tratamento para sífilis no passado. Os pacientes restantes (17%), que tinham resultados discrepantes entre o IEE reativo inicial e o segundo teste treponêmico, poderiam ser considerados resultados falso-positivos pelo laboratório, mas estes pacientes deveriam ser revisados clinicamente para definir se seria necessário realizar um terceiro teste treponêmico para solucionar a discrepância.

Apenas dois estudos avaliaram a relação de custo–benefício do algoritmo invertido na triagem para sífilis. Uma análise de decisão em coorte foi usada para estimar os custos e efeitos esperados, inclusive consultas de acompanhamento e tratamento desnecessário com a abordagem tradicional (primeiro um teste não treponêmico) ou com o algoritmo mais novo de testes para sífilis (primeiro um teste treponêmico), no sistema de saúde americano.[333] Para uma coorte de 200.000 pacientes (1.000 infecções recentes e 10.000 infecções antigas), os custos totais foram de US$ 1 milhão (primeiro um teste treponêmico) e US$ 4 milhões (primeiro um teste não treponêmico). A abordagem que utiliza primeiramente um teste treponêmico resultou no tratamento de mais 118 pacientes (986 *versus* 868) e em um aumento expressivo do número de pacientes que foram tratados desnecessariamente (964 *versus* 38), ou que precisaram ser acompanhados (11.450 *versus* 3.756). As razões de custo–benefício estimadas foram de US$ 1.671 (primeiro um teste treponêmico) e US$ 1.621 (primeiro um teste não treponêmico) por caso tratado. Uma análise de custo–benefício canadense comparou a abordagem tradicional (primeiro um teste não treponêmico) à triagem para sífilis com o algoritmo mais novo, que utiliza um IEE treponêmico inicial e o *immunoblot* INNO-LIA® para sífilis (IEE + IL) como teste confirmatório dos resultados reativos do IEE.[91] A razão de incremento do custo–benefício foi de 461 dólares canadenses por diagnóstico correto adicional (custo menor e eficácia maior) quando se utilizou o algoritmo IEE + IL, em comparação com RPR + TPPA/FTA-ABS como triagem e diagnóstico da sífilis.[91]

Borrelia

Taxonomia

Hoje em dia, o gênero *Borrelia* é constituído de 37 espécies e várias delas são patogênicas para os seres humanos e os animais domésticos (Tabela 20.9). As espécies de *Borrelia* são bactérias espiraladas, que medem 0,2 a 0,5 μm de diâmetro e 8 a 20 μm de comprimento com 3 a 10 espirais frouxas.[27] A maioria tem 15 a 30 flagelos periplásmicos, mas algumas cepas de *B. burgdorferi* têm apenas 7 a 11 (ver Prancha 20.1 C, D e F). *B. burgdorferi* e outras espécies cultivadas *in vitro* são microaerófilas (Tabela 20.9). Essas bactérias coram-se bem com Giemsa, mas na coloração pelo Gram elas não são gram-negativas, nem gram-positivas.[27,40] *Borrelia* spp. patogênicas aos seres humanos são transmitidas por insetos vetores, sejam piolhos ou carrapatos (Tabela 20.2). As borrélias que causam febre recorrente diferem das que estão associadas à doença de Lyme por seus vetores artrópodes.[27] Os carrapatos de corpos macios da família Argasidae (gênero *Ornithodoros*) ou os piolhos (*Pediculus humanus*) são os vetores biológicos das borrélias que causam febre recorrente, enquanto as borrélias da doença de Lyme limitam-se aos carrapatos de corpos duros da família Ixodidae. A febre recorrente transmitida por piolhos (FRTP) é causada pela *B. recurrentis*, a FRTC é devida a várias espécies e a doença de Lyme é atribuída a *B. burgdorferi* e espécies relacionadas. Os espiroquetas do gênero *Borrelia* também infectam animais, especialmente roedores, mas algumas espécies ainda não foram associadas a qualquer doença.[27]

Borrelia spp. têm genomas singulares, que consistem em um cromossomo linear pequeno (cerca de 1.000 kb) e plasmídios lineares e circulares com teores muito baixos (cerca de 30%) de G+C. Os dados genômicos originados do sequenciamento do gene *rrs* (gene do rRNA 16S) e o gene *flagellin* demonstram a classificação filogenética e a taxonomia das espécies de *Borrelia* que causam febre recorrente. (Ver a página do Pathosystems Resource Integration Center em www.patricbrc.org).[156,367] O gênero *Borrelia* inclui três grupos principais: (1) complexo *Borrelia* de Lyme (agentes etiológicos da doença de Lyme), (2) *Borrelia* do Novo Mundo (agentes da FRTC) e (3) *Borrelia* do Velho Mundo (inclusive *B. recurrentis*, transmitida por piolhos).

Doença de Lyme

Na década de 1970, a doença de Lyme foi reconhecida clinicamente nos EUA como um distúrbio inflamatório multissistêmico de pele, articulações, coração e SNC,[451] embora tenha existido uma longa história de estudos anteriores realizados na Europa (resumidos no Boxe 20.1).[445,446] Pesquisadores da Yale University relataram que uma epidemia de artrite estava ocorrendo entre os moradores de várias comunidades ao redor de Connecticut, no mínimo a partir de 1972, quando foram investigados vários casos de artrite incomum em crianças.[451] A artrite de Lyme quase sempre era precedida de uma erupção cutânea muito bem-definida – uma pápula eritematosa que se desenvolvia rapidamente em uma lesão anular compatível com eritema migratório (EM) crônico[450] e

Tabela 20.9 Características das genomoespécies patogênicas da *Borrelia burgdorferi sensu lato*.

Espécie	Crescimento	Vetor(es)	Doença	Distribuição
Genomoespécies *B. burgdorferi sensu stricto*[a]	Microaerófilas	Família Ixodidae (carrapatos de corpo rígido)	Doença de Lyme	
B. burgdorferi	Microaerófila	*Ixodes scapularis*	Doença de Lyme	EUA
B. burgdorferi	Microaerófila	*I. pacificus*	Doença de Lyme	EUA
B. burgdorferi	Microaerófila	*I. ricinus*	Doença de Lyme	Europa
B. garinii	Microaerófila	*I. ricinus, I. persulcatus*	Doença de Lyme	Eurásia
B. afzelii	Microaerófila	*I. ricinus, I. persulcatus*	Doença de Lyme	Eurásia
B. valaisiana	Microaerófila	*I. ricinus*	Doença de Lyme	Eurásia
B. lusitaniae	Microaerófila	*I. ricinus*	Doença de Lyme	Europa (Portugal), norte da África, Ásia
B. bissettii	Microaerófila	*I. scapularis, I. pacificus*	Doença de Lyme	EUA e Europa
B. spielmanii	Microaerófila	*I. ricinus*	Doença de Lyme	Europa
B. japonica	Microaerófila	*I. ovatus*	Doença de Lyme	Japão
B. tanukii	Microaerófila	*I. tanukii, I. ovatus*	Doença de Lyme	Japão
B. turdae	Microaerófila	*I. tardus*	Doença de Lyme	Japão
B. sinica	Microaerófila	*I. ovatus*	Doença de Lyme	China
B. andersonii	Microaerófila	*I. dentatus*	Doença de Lyme	EUA
B. carolinensis	Microaerófila	*I. minor*	Desconhecida	EUA
B. californiensis	Microaerófila	Desconhecido	Desconhecida	EUA

[a]*B. burgdorferi, B. garinii* e *B. afzelii* são os agentes etiológicos mais comuns da borreliose de Lyme.
Adaptada das referências 354 e 441.

> **Boxe 20.1**
>
> **Estudos europeus sobre doença de Lyme**
>
> 1921 a 1923: Afzelius na Suécia e Lipschütz na Áustria descreveram o eritema migratório crônico. Mais tarde, a lesão cutânea atrófica crônica, descrita por Herxheimer em 1902, foi reconhecida como parte do mesmo processo
>
> 1944: Bannwarth descreveu um tipo de radiculite crônica, algumas vezes precedida de eritema com meningite linfocítica crônica e neurite craniana ou periférica. Mais tarde, a doença foi associada aos carrapatos
>
> 1948: Lennhoff demonstrou a presença de espiroquetas na lesão do eritema migratório crônico
>
> 1951: Hollström descreveu o tratamento bem-sucedido do eritema migratório crônico com penicilina

que havia sido descrita antes na Europa, especialmente nos países escandinavos. Embora uma picada de carrapato tenha sido relatada em apenas um dos primeiros casos registrados em Connecticut, o tipo de lesão primária e o fato de que os casos iniciais ocorreram no verão e no início do outono sugeriam um vetor artrópode. Recentemente, pesquisadores publicaram várias revisões sobre doença de Lyme[142,275,312,444] e Sood revisou as páginas da internet com informações clínicas relevantes.[433,434]

Borrelia burgdorferi sensu lato

B. burgdorferi é a mais comprida e fina das borrélias. Análises moleculares demonstraram que esse espiroqueta está relacionado a outras espécies de *Borrelia*,[391] mas que não tem praticamente qualquer semelhança com as espécies de *Treponema* e *Leptospira*.[203,210] Várias genomoespécies são reconhecidas como patógenos humanos bem-definidos dentro do complexo *B. burgdorferi* (*B. burgdorferi sensu lato*): *B. burgdorferi sensu stricto* tem distribuição mundial, enquanto as outras espécies patogênicas *B. garinii*, *B. afzelii* e, raramente, *B. spielmanii* também foram isoladas na Europa,[110,441] Ásia[181] e outras regiões do mundo.[25] *B. garinii* é isolada mais comumente do LCR[331] e parece estar associada à neuroborreliose,[117] enquanto *B. afzelii* está associada mais comumente à artrite e à doença cutânea crônica – acrodermatite crônica atrófica (ACA).[117,446,460,480] Na Europa, uma porcentagem significativa dos carrapatos *I. ricinus* está infectada por mais de um membro do complexo *B. burgdorferi*.[369,370,435] As cepas encontradas nos EUA são relativamente homogêneas e conformam-se à definição de *B. burgdorferi sensu stricto*.[257] A homogeneidade imunológica da maioria das cepas americanas foi demonstrada por análises dos anticorpos borrelicidas *in vitro*.[260] Entretanto, entre as cepas de *B. burgdorferi sensu stricto*, alguns pesquisadores notaram variação mais ampla das cepas dos EUA que das cepas europeias.[11,12] Uma descoberta potencialmente significativa dos estudos sobre homogeneidade genética foi a demonstração de variações mais amplas de *B. burgdorferi* quando os produtos de amplificação retirados das lesões cutâneas foram comprados com os espiroquetas isolados das mesmas lesões, sugerindo que as técnicas modernas de cultura possam selecionar determinados tipos genéticos.[258]

Um número crescente de outras genomoespécies tem sido documentado como parte do complexo *B. burgdorferi sensu lato*,[354,441] mas ainda não está claro até que ponto elas estão relacionadas com doenças humanas. Existem evidências de ação patogênica humana de *B. lusitaniae* e *B. valaisiana* que, de acordo com alguns estudos, causam poucos casos de borreliose de Lyme (BL) na Europa, Ásia e norte da África.[102,164] Além disso, uma doença humana semelhante à doença de Lyme foi associada a um espiroqueta não cultivável conhecido como *B. lonestari*, assim denominado em referência ao fato de que foi encontrado em *Amblyoma americanum*, o "carrapato-estrela solitária".[206,396] Essa espécie pode ser responsável por muitos casos da doença de Lyme diagnosticados no sudeste dos EUA.[19,163,484]

Ciclo de vida. *B. burgdorferi* é transmitida aos seres humanos pelos carrapatos *Ixodes*, mas seu ciclo de vida também envolve várias outras espécies de animais (Figura 20.12).[200] Na maioria dos casos, o carrapato é infectado pelos espiroquetas do gênero *Borrelia* quando se alimenta de um hospedeiro infectado durante seu estágio larvário.[354] Os ciclos de vida de *B. burgdorferi*[442] e de *Babesia microti*[436] na natureza são mantidos por alguns roedores pequenos, especialmente camundongos de patas brancas (*Peromyscus leucopus*) na América do Norte e ratos do campo (*Apodemus sylvaticus*), rato de pescoço amarelo (*Apodemos flavicolis*) e ratazana branca (*Clethrionomys glareolus*) na Europa;[12,354] todos estes animais mantêm parasitemia ou espiroquetemia assintomática. Também foram identificadas aves nos dois lados do Atlântico, que são reservatórios de *B. burgdorferi sensu lato*.[354] O veado de cauda branca é importante para a sobrevivência do carrapato. Embora os veados não estejam envolvidos diretamente na transmissão da infecção, a redução das populações destes animais diminui a quantidade de carrapatos vetores e, consequentemente, a incidência da infecção é reduzida.[200,442] Embora a interação dos carrapatos com os camundongos e os veados geralmente ocorra nas áreas rurais, a doença de Lyme também pode ser adquirida nas cidades das regiões endêmicas.[58]

Os carrapatos ixodídeos passam por três estágios bem-definidos durante seu ciclo de vida de 2 anos. Os carrapatos alimentam-se no final do verão na forma de larvas e no ano seguinte nas formas de ninfas (início da primavera) e adultos (final do verão).[354,355] Uma refeição de sangue é necessária às mudas de larva para ninfa e desta para as formas adultas, assim como para a oviposição (deposição de ovos) pela fêmea adulta. O estágio mais eficaz para a transmissão de doenças pelo carrapato é o de ninfa, que é mais comum no final da primavera e início do verão, quando ocorre a maioria dos casos de doença humana. A transmissão da doença pelas ninfas também depende do seu tamanho diminuto, que lhes permite passar despercebidas por mais tempo que os carrapatos adultos. As formas de larvas e ninfas são tão pequenas, que muitos pacientes não se lembram de terem sido picados. Entretanto, para que ocorra transmissão da doença, um carrapato precisa alimentar-se de um roedor infectado. *B. burgdorferi* não é transmitida verticalmente dos genitores para a prole, de forma que os estágios larvários dos carrapatos que não se alimentaram de um hospedeiro infectado não são infectados e não podem transmitir a infecção. Como os carrapatos-machos adultos raramente se alimentam nos seres humanos, porque não dependem de uma refeição de sangue, a transmissão da infecção por esta via não é provável.

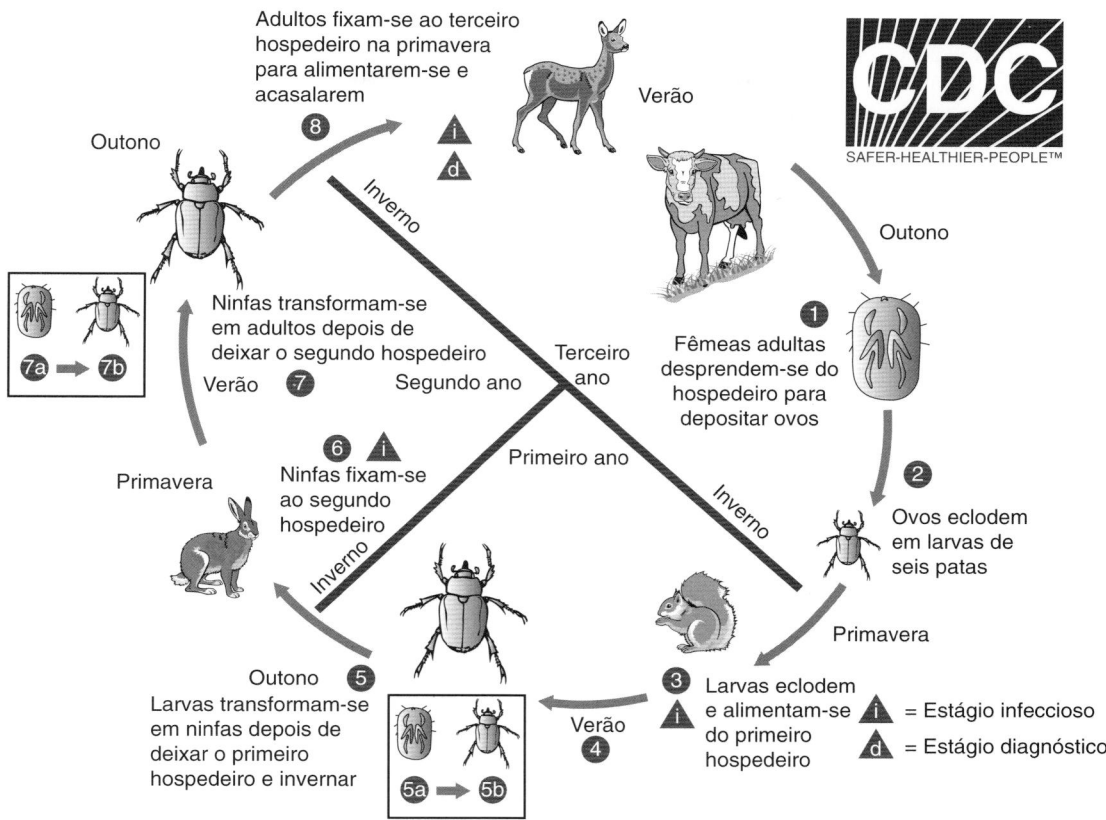

FIGURA 20.12 Ciclo de vida dos carrapatos *Ixodes* nos EUA.

Patogênese. O espiroqueta causador da doença de Lyme foi descoberto em 1982,[60] descrito como espécie nova e denominado *Borrelia burgdorferi* em 1984 em homenagem ao pesquisador principal.[61,211,391] Burgdorfer *et al.*[60] isolaram um espiroqueta do carrapato vetor implicado, demonstraram que os espiroquetas causavam lesões cutâneas nos coelhos e que o soro dos pacientes com artrite de Lyme continha anticorpos contra esses microrganismos. Em seguida, Steere *et al.*[448] conseguiram isolar esse espiroqueta do sangue, das lesões cutâneas ou do LCR dos pacientes infectados, assim como dos carrapatos. Pouco depois, os espiroquetas foram isolados das lesões do EM e dos pacientes com síndrome de Bannwarth (i. e., meningite linfocítica crônica com polirradiculite) na Europa.[32,361]

Entretanto, a doença de Lyme provavelmente tem circulado há muito mais tempo. O exame retrospectivo dos carrapatos *Ixodes ricinus* preservados nos museus húngaros e austríacos em 1884 e 1888, respectivamente, documentou a presença do DNA de um membro do complexo *B. burgdorferi*.[287] Do mesmo modo, sequências de *ospA* de *B. burgdorferi* foram demonstradas por técnicas moleculares em camundongos de patas brancas, que tinham sido capturados em Massachusetts em 1894.[280] Portanto, focos americanos e europeus da doença de Lyme existiram independentemente há no mínimo 100 anos.

O sequenciamento completo do genoma de *B. burgdorferi* elucidou a patogênese da doença de Lyme.[154] Grande parte do genoma codifica lipoproteínas, dentre as quais as proteínas da superfície externa são as mais estudadas. As proteínas da superfície externa A e C são especialmente importantes para a biologia da doença de Lyme. A composição antigênica da membrana externa altera-se drasticamente quando os carrapatos ixodídeos infectados ingurgitam com sangue. Estudos com animais demonstraram que OspA e OspB desempenham funções importantes na persistência dos espiroquetas dentro do carrapato.[313,337,504] *ospA* é expresso predominantemente no intestino intermediário dos carrapatos, onde é responsável pela adesão ao epitélio por meio de um receptor do carrapato conhecido como receptor de OspA do carrapato (TROSPA; do inglês, *tick receptor for OspA*).[338] Os níveis altos de TROSPA permitem que os espiroquetas persistam no intestino do inseto entre as refeições de sangue. Depois que o carrapato ingere sangue, os espiroquetas migram pela hemocele até as glândulas salivares. Nesse processo, a expressão do gene *ospA* é hiporregulada e ocorre um aumento drástico na quantidade de OspC produzida.[337,339] Embora o animal desenvolva imunidade celular e humoral contra vários antígenos, a resposta humoral inicial predominante é dirigida contra a OspC. A expressão acentuada do gene *salp*15, que codifica uma proteína da glândula salivar de 15 kDa induzida pela ingestão de sangue, protege os espiroquetas da destruição mediada por anticorpos.[394] A proteína Salp15 inibe a ativação dos linfócitos T ligando-se ao correceptor CD4,[14] inibe a destruição da *B. burgdorferi* mediada pelo complemento[395] e facilita a ligação à OspC. Essa última proteína também é um determinante importante da doença clínica, porque algumas variantes são encontradas apenas nos carrapatos, enquanto outras foram associadas a doença limitada ou localizada, ou causam infecções mais disseminadas e graves.[410,411] Lin *et al.*[252] demonstraram que as cepas de *B. burgdorferi sensu stricto* predominantes no sudeste dos EUA tinham variantes da OspC, que não estavam associadas à doença invasiva; isto pode explicar a escassez relativa de casos bem-documentados da doença de Lyme clássica nesta região.

Epidemiologia. A distribuição mundial da doença de Lyme correlaciona-se com a distribuição dos carrapatos vetores ixodídeos nas diferentes regiões geográficas. *Ixodes scapularis*, *I. ricinus* e *I. persulcatus* são os vetores mais importantes da BL em todo o mundo.[200,354,435] Nas regiões nordeste e centro-norte dos EUA, o vetor geralmente é *I. scapularis* (Prancha 20.1 E), enquanto *I. pacificus* abriga os espiroquetas nos estados do noroeste americano.[449] Essas espécies têm algumas características em comum e também são conhecidas como carrapatos de patas pretas ou carrapato dos veados. Tem havido controvérsia quanto à nomenclatura dos carrapatos de patas pretas encontrados no leste dos EUA, mas *I. dammini* é considerado sinônimo de *I. scapularis* pela maioria dos pesquisadores.[330,436] Os carrapatos dos veados do leste (*I. scapularis* e outros carrapatos do complexo *I. ricinus*) podem ser infectados simultaneamente pela *B. burgdorferi* e outros patógenos, inclusive *Babesia microti* e *Anaplasma phagocytophilum* (agente etiológico da anaplasmose granulocítica humana [AGH] reconhecida mais recentemente). Por essa razão, essas outras infecções transmitidas por carrapatos seguem uma distribuição semelhante à de BL.[58] Como seria esperado, a coinfecção por várias combinações de *B. microti*, *A. phagocytophilum* e *B. burgdorferi* também ocorre em porcentagens de até 39% dos casos.[13] No leste dos EUA, a babesiose e a BL ocorrem mais comumente juntas e são responsáveis por cerca de 80% de todas as coinfecções diagnosticadas.[13] Nos estados de Connecticut e Wisconsin, a coinfecção por AGH e BL é muito menos comum e ocorre em apenas 3 a 15% dos pacientes.[13] Na Europa, *I. ricinus* é o vetor mais comum, enquanto *I. persulcatus* é o artrópode hospedeiro principal na Eurásia e algumas regiões da Ásia.[66,99,354,435] Uma doença clínica semelhante à artrite de Lyme foi descrita na Austrália,[386] mas ainda que os carrapatos (*I. holocyclus* e *I. cornuatus*) causem paralisia em cães e outros mamíferos,[432] nenhuma espécie de carrapatos ixodídeos portadores do complexo *B. burgdorferi sensu lato* foi identificada até hoje, apesar de testes extensos com carrapatos por cultura e PCR.[386]

Outros fatores ambientais também afetam a ocorrência da doença humana em determinada região geográfica. Embora exista um ciclo enzoótico de infecção por *B. burgdorferi* nos carrapatos *I. spinalpus* e nos ratos do campo do norte do Colorado, a doença de Lyme não é endêmica nesta região.[289] A localização remota dessa região pode dificultar o contato dos seres humanos com essa espécie de carrapatos e esta é a explicação provável para a inexistência de infecções humanas. A doença de Lyme também está presente no nordeste do Pacífico,[52] onde o vetor é *I. pacificus*, mas os casos são muito menos frequentes que nos estados do centro-norte e nordeste. O ciclo de vida diferente dos carrapatos *Ixodes* nos hospedeiros animais correspondentes é uma explicação possível. Nos estados do centro e leste, o camundongo de patas brancas é o reservatório animal principal, no qual os espiroquetas proliferam facilmente e são transmitidos aos carrapatos famintos. Por outro lado, os carrapatos dos estados do Pacífico alimentam-se de lagartos, nos quais as borrélias não se multiplicam bem, limitando a intensidade da infecção das populações de carrapatos.[52] Os lagartos também produzem uma substância química borrelicida ainda desconhecida, que pode limitar a proliferação e a transmissão por este reservatório de espiroquetas. Uma situação semelhante ocorre nos estados do sudeste, nos quais os carrapatos *I. scapularis* também se alimentam preferencialmente dos lagartos em vez dos camundongos; isto também pode contribuir para a raridade relativa da doença de Lyme clássica nesta região.

Também na Europa, a existência de determinados roedores em certas regiões geográficas aumenta a transmissão da neuroborreliose de Lyme. Estudos demonstraram que a presença do arganaz comestível (*Glis glis*) amplifica a transmissão dos espiroquetas na Europa central.[284] Os camundongos de listras negras também parecem ser um reservatório importante de roedores na Europa central e são responsáveis pela abundância de carrapatos *I. ricinus* infectados por espiroquetas, enquanto os lagartos não são infectados.[286] As ninfas dos carrapatos *Ixodes* também podem alimentar-se de ratos das áreas urbanas, de forma que a presença de ratos infectados pode aumentar o risco de adquirir doença de Lyme entre os moradores e também visitantes.[285] A intensidade da transmissão dos espiroquetas em determinadas regiões da Europa central parece estar diretamente relacionada com a existência de populações de roedores e inversamente com a de lagartos.

Nos EUA, a doença de Lyme é a infecção transmitida por vetores mais comumente notificada (Figura 20.13). Nas regiões endêmicas, a probabilidade de adquirir doença de Lyme depois de uma picada de carrapato varia cerca de 0,012 a 0,05.[266] Em algumas regiões dos EUA, a frequência da infecção dos carrapatos pode chegar a 75%[177] e, de acordo com estudos de campo publicados, a quantidade de espiroquetas existentes nos carrapatos adultos varia de várias centenas a milhares.[26,27,80,99] O estudo epidemiológico detalhado de várias regiões endêmicas documentou a magnitude do problema. Em Fire Island, Nova York, 0,7 a 1,2% dos residentes de verão desenvolveram doença sintomática.[178] Anticorpos foram desenvolvidos em quatro (3,1%) das 129 pessoas estudadas sorologicamente no início e no fim do verão, mas apenas duas desenvolveram sintomas. Em Great Island, Massachusetts, a doença de Lyme afetou cerca de 3% da população anualmente e, durante o período de 4 anos de

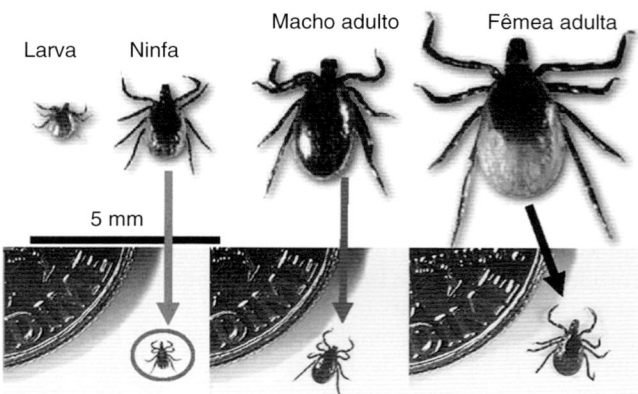

■ **FIGURA 20.13** Estágios dos carrapatos ixodídeos (reproduzida, com autorização, de www.permatreat.com).

estudo, 16% da população desenvolveram esta doença.[457] Em retrospecto, o primeiro caso ocorreu em 1962. A razão entre os casos clínicos e subclínicos foi estimada em 1:1.

Assim como a sífilis, a infecção por *B. burgdorferi* pode ser transmitida da mãe ao bebê,[74,415,416,501] mas todas as consequências da infecção congênita ainda não foram definidas. Embora nenhum caso da doença de Lyme tenha sido associado às transfusões sanguíneas,[501] *B. burgdorferi* causa espiroquetemia[167,490] e os microrganismos sobrevivem por períodos longos nos concentrados de hemácias estocados. Por essa razão, os pacientes em tratamento para doença de Lyme não devem doar sangue. Os critérios de elegibilidade específicos para doação de sangue por pacientes que concluíram um ciclo de tratamento antibiótico para doença de Lyme ou outras infecções graves estão descritos na página www.redcrossblood.org/donating-blood/eligibility-requirements.

Nos EUA, as definições de casos para fins de vigilância epidemiológica incluem critérios clínicos e laboratoriais para a notificação da doença de Lyme.[20] A presença dos seguintes critérios clínicos define um caso de doença de Lyme: (1) EM com diâmetro ≥ 5 cm diagnosticado por um médico ou (2) no mínimo uma manifestação tardia objetiva (*i. e.*, musculoesquelética, cardiovascular ou neurológica) com confirmação laboratorial da infecção por *B. burgdorferi*.[20] A confirmação laboratorial requer o seguinte: (1) isolamento de *B. burgdorferi* de um espécime clínico ou (2) demonstração de níveis diagnósticos de anticorpos IgM ou IgG para *B. burgdorferi* no soro ou no LCR.[20]

Com base no National Notifiable Disease Surveillance System, foram notificados 248.074 casos da doença de Lyme entre 1992 e 2006.[20] Durante esse período de 15 anos, o número anual de casos praticamente duplicou de 9.908 em 1992 para 19.931 casos em 2006 (Figura 20.14). Embora tenham sido notificados casos em quase todos os estados americanos, a distribuição geográfica dos casos é altamente concentrada (93%) nas regiões nordeste e centro-norte, enquanto uma porcentagem muito menor ocorre na Costa Oeste (Figura 20.15). A incidência foi mais alta entre as crianças de 5 a 14 anos e 53% de todos os casos da doença de Lyme ocorreram no sexo masculino. A maioria dos pacientes que se apresentaram com EM referiu que a doença começara em junho e julho, em comparação com apenas 37% dos pacientes com artrite.

Na Europa, a doença de Lyme também é a infecção transmitida por carrapatos mais comumente notificada.[440] Estimativas recentes demonstraram que a BL apresenta um gradiente de incidências crescentes do oeste para o leste, com taxas de incidência mais altas na Europa central (p. ex., Eslovênia, 155/100.000) e mais baixas na Inglaterra (0,7/100.000) e na Irlanda (0,6/100.000). Também há um gradiente de incidências decrescentes do sul ao norte da Escandinávia e do norte ao sul da Itália, Espanha e Grécia.[253] A BL também foi notificada em todos os países do hemisfério norte, inclusive repúblicas da ex-União Soviética.[109]

Com base em dados experimentais, os carrapatos *Ixodes* precisam permanecer fixados por no mínimo 24 horas para transmitir eficientemente os espiroquetas.[356] Durante as primeiras 12 horas depois da fixação, o corpo do carrapato continua plano, mas depois de alimentar-se por 24 horas, a parte posterior do corpo da ninfa começa a estender-se e cerca de 5% dos carrapatos infectados transmitem espiroquetas nesse período. Depois de 48 horas alimentando-se, a parte posterior está completamente distendida e parece opalescente; cerca de 50% dos carrapatos infectados transmitem espiroquetas neste período. Depois de 4 dias, quase todos os carrapatos infectados transmitem espiroquetas e, neste ponto, os insetos são opacos e tão abarrotados que seu corpo é tão espesso quanto largo.[288] As tentativas de cultivar espiroquetas da pele imediatamente depois da remoção de um carrapato infectado em uma região endêmica foram bem-sucedidas em apenas dois dos 48 pacientes estudados e, nestes dois casos, os carrapatos tinham permanecido fixados por cerca de 24 horas.[33]

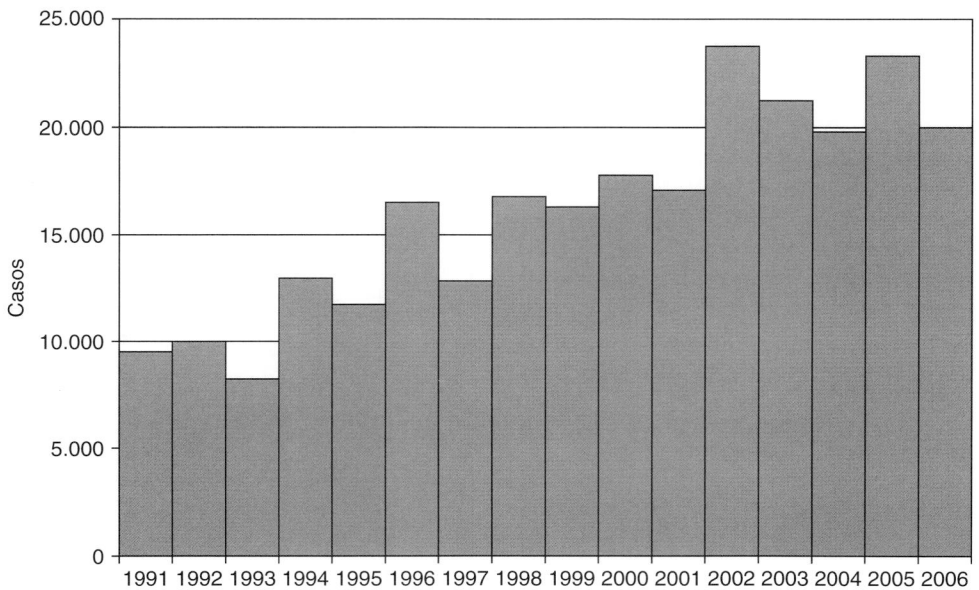

■ **FIGURA 20.14** Número de casos notificados da doença de Lyme, EUA (1991 a 2006). (Adaptada das referências 80 e 457.)

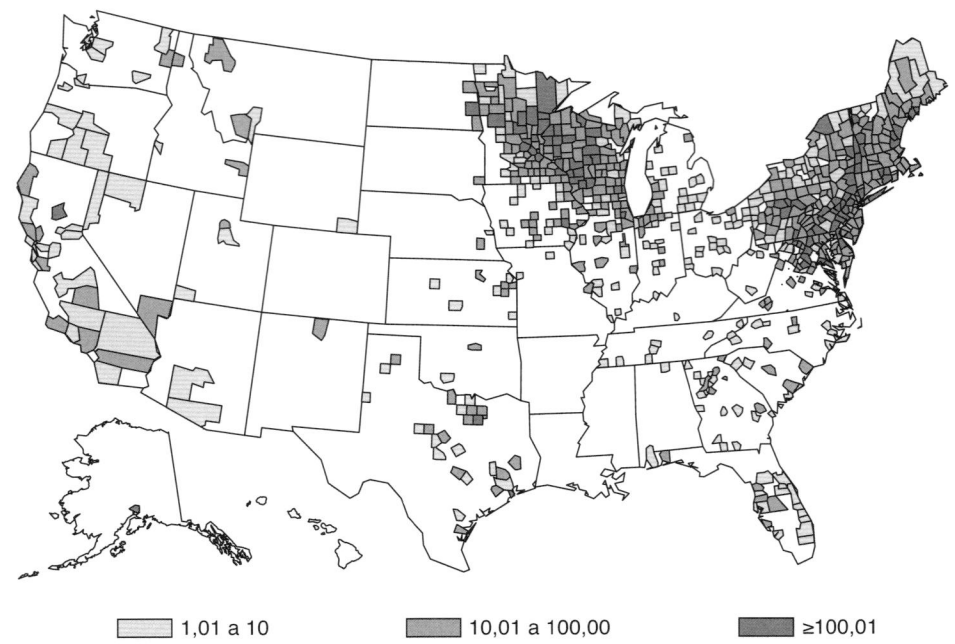

■ **FIGURA 20.15** Distribuição dos casos da doença de Lyme, EUA (2006). (Adaptada das referências 80 e 457.)

A determinação do grau de ingurgitação do carrapato é uma avaliação subjetiva. Uma medida mais objetiva do ingurgitamento dos carrapatos foi sugerida como "índice escutal".[137,356] Esse índice está baseado no fato de que o corpo de uma ninfa ou fêmea adulta dilata à medida que ela ingere sangue, mas o escudo (*scutum*) rígido não se altera. Desse modo, a razão entre escudo e corpo é um indicador grosseiro do grau de ingurgitamento. A necessidade de ter uma refeição prolongada antes da transmissão é explicada por vários fatores: os espiroquetas precisam passar do intestino intermediário para dentro da hemocele e daí para as glândulas salivares e hiporregular a produção de OspA e hiper-regular a síntese de OspC.[337,339]

O período de incubação entre a inoculação por uma picada de carrapato e o início dos sintomas clínicos geralmente é de 1 a 2 semanas, mas a variabilidade é ampla e pode ser muito mais curta (alguns dias) ou muito mais longa (até meses ou anos). A menos que os pacientes se apresentem com infecção localizada inicial e uma lesão cutânea clássica, o diagnóstico da doença de Lyme pode ser difícil, porque alguns dos sinais e sintomas mais tardios são inespecíficos e podem ocorrer com outras doenças.

Profilaxia. A melhor medida disponível para prevenir infecções transmitidas por carrapatos é evitar exposição aos vetores artrópodes.[501] Entretanto, a exposição aos carrapatos é inevitável nas regiões endêmicas da doença de Lyme, porque a maioria das pessoas contrai a infecção nos quintais arborizados de suas casas. Outras medidas recomendadas para reduzir o risco de infecção são usar camisas de mangas compridas e calças longas e aplicar repelentes de insetos, mas alguns estudos controlados não demonstraram a eficácia dos repelentes. O exame rotineiro de toda a superfície do corpo depois de expor-se ao ar livre e a remoção imediata dos carrapatos fixados também são medidas recomendadas. Os carrapatos devem ser imediatamente removidos por inteiro (se possível) usando pinças de pontas finas, de forma a segurar firmemente o inseto o mais próximo possível da pele e, em seguida, puxar cuidadosamente para cima. A impossibilidade de remover as partes bucais do carrapato não é desastrosa, porque os espiroquetas alojam-se nas glândulas salivares. Não é recomendável usar fósforos acessos, esmalte de unha, geleia de vaselina ou outros instrumentos de tortura. Depois de remover o carrapato, a área deve ser limpa com um antisséptico (http://www.cdc.gov/ncidod/dvbid/lyme/prevent.htm).

O uso rotineiro de antibióticos profiláticos para evitar doença de Lyme depois de uma picada de carrapato detectada não é recomendável.[501] Des Vignes *et al.*[111] estudaram a transmissão de *B. burgdorferi* pelos carrapatos infectados removidos dos pacientes de uma região endêmica. Os carrapatos removidos foram alimentados em camundongos, que depois foram examinados para verificar se estavam infectados. Os autores estimaram que o índice de transmissão global por esses carrapatos infectados foi de 4,6%. Magid *et al.*[266] realizaram uma análise de decisão para avaliar os resultados, os custos e a relação de custo–benefício de três estratégias alternativas de tratamento da doença de Lyme dos pacientes picados por carrapatos ixodídeos nas regiões endêmicas. O tratamento empírico dos pacientes não foi considerado justificável quando o risco de desenvolver a doença era menor que 0,01.[266] A fixação prolongada de um carrapato que se alimentava do hospedeiro em uma região endêmica aumenta as chances de transmissão da doença e o tratamento empírico está indicado quando a probabilidade de adquirir infecção por *B. burgdorferi* é igual ou maior que 0,036.[266] Embora a preservação do carrapato possa permitir seu exame e sua confirmação como um membro de *Ixodes*, a detecção de *B. burgdorferi* por cultura ou métodos moleculares não se correlaciona necessariamente com o desenvolvimento da doença de Lyme. Embora a duração da fixação do vetor e o grau de ingurgitamento medido pelo índice escutal tenham sido considerados previsores da transmissão de *B. burgdorferi*,[137,356] o teste de PCR no carrapato não prevê transmissão.

Uma dose única de doxiciclina administrada nas primeiras 72 horas depois da picada de *I. scapularis* é tão eficaz quanto os esquemas mais longos de antibiótico para evitar o desenvolvimento subsequente da doença de Lyme.[307] Em comparação com um placebo, a eficácia do tratamento foi de 87%. Uma única dose de doxiciclina pode ser oferecida aos adultos (200 mg) e às crianças com mais de 8 anos de idade (4 mg/kg, até 200 mg) quando os seguintes critérios são atendidos: (1) o carrapato pode ser identificado confiavelmente como uma ninfa ou um adulto da espécie *I. scapularis* que, segundo se estima, ficou fixado por um período ≥ 36 horas com base no grau de ingurgitamento do carrapato com sangue ou na certeza quanto à hora da exposição ao inseto; (2) a profilaxia pode ser iniciada nas primeiras 72 horas desde que o carrapato foi removido; (3) dados ecológicos indicam que o índice de infecção local desses carrapatos por *B. burgdorferi* seja ≥ 20% (*i. e.*, algumas regiões de New England, regiões dos estados do médio Atlântico e regiões de Minnesota e Wisconsin); e (4) não há contraindicação ao tratamento com doxiciclina.[501] A decisão de prescrever profilaxia não deve ser empírica, porque os efeitos colaterais do antibiótico – ainda que sejam brandos – foram mais comuns nos pacientes que usaram uma dose única de doxiciclina que nos indivíduos que receberam placebo.

A GlaxoSmithKline desenvolveu uma vacina recombinante (LY-MErix®) contra doença de Lyme baseada na proteína A da superfície externa (OspA) de *B. burgdorferi*, que foi aprovada pela FDA em 1998. Dois estudos controlados usaram a vacina LY-MErix® em mais de 100.000 pessoas e demonstraram que ela conferiu imunidade a *Borrelia* em 49 a 68% dos indivíduos vacinados no primeiro ano depois de duas doses; o índice de eficácia aumentou para 76 a 92% depois da aplicação de uma terceira dose no segundo ano.[419,455] Para manter a eficácia, poderia ser necessário aplicar reforços periódicos. A OspA foi escolhida como antígeno imunizante porque os anticorpos borrelicidas potencialmente produzidos poderiam destruir os espiroquetas nas glândulas salivares do carrapato e/ou no local da picada, antes que houvesse disseminação da infecção. Um simpósio de revisão nacional recomendou que o uso da vacina seja limitado aos indivíduos de 15 a 70 anos, que foram expostos em áreas de risco alto ou moderado por um período de tempo considerável. Embora os efeitos colaterais da vacina parecessem mínimos nos estudos originais, surgiram relatos de efeitos colaterais autoimunes nos indivíduos vacinados, que desencadearam uma investigação pelos órgãos americanos FDA e CDC. Os pesquisadores não encontraram qualquer ligação entre a vacina e esses problemas de saúde. A viabilidade comercial da LYMErix® foi anulada depois dos temores publicados de efeitos colaterais da vacina e sua fabricação foi suspensa em fevereiro de 2002. Atualmente, a única vacina disponível para doença de Lyme é para cães (Novibac® Lyme, Intervet/Schering-Plough Animal Health) e está baseada nos antígenos OspA e OspC. Novas vacinas humanas também estão em fase de estudo e utilizam como imunógenos a proteína C da membrana externa (OspC) e uma glicoproteína.[395]

Doença clínica. A infecção por *B. burgdorferi sensu stricto*, *B. afzelii* ou *B. garinii* causa doença multissistêmica com ampla variedade de sintomas inespecíficos e específicos. Embora a progressão geral da doença seja semelhante e possa ser dividida em três estágios clínicos nos EUA e na Europa, as manifestações clínicas de cada estágio podem ser diferentes, dependendo da região geográfica do paciente e da espécie de *Borrelia* envolvida (Tabela 20.10). Os dois primeiros estágios da doença ocorrem semanas ou meses depois da infecção, enquanto o terceiro estágio (tardio) começa vários meses ou anos depois. Também pode haver algum grau de superposição dos estágios da doença de Lyme. Nos pacientes europeus, as manifestações clínicas da doença têm elementos característicos, que não são encontrados tão comumente ou não ocorrem absolutamente nos pacientes americanos,[335,442] principalmente no que se refere ao desenvolvimento da doença do SNC e das manifestações cutâneas crônicas. Isso é atribuído ao fato de que, na Europa, a infecção é causada principalmente por *B. garinii*, que é altamente neurotrópica. Por outro lado, a infecção amplamente disseminada parece ser mais comum nos EUA que na Europa. Como foi

Tabela 20.10 Diferenças entre as neuroborrelioses de Lyme (NBL) europeia e americana.

Manifestações clínicas	NBL americana	NBL europeia
Subespécie de *Borrelia* envolvida	*B. burgdorferi sensu stricto*	*B. garinii* na maioria dos casos; ocasionalmente, *B. afzelii*
Porcentagem de NBL entre todos os casos da doença de Lyme	< 10%	> 35%
Lesões múltiplas de eritema migratório	Comuns	Incomuns
Radiculite dolorosa	Rara (< 10%)	Comum (> 50%)
Apresentação com meningite "asséptica"	Maioria	Minoria
Acometimento dos nervos cranianos	VII; outros muito raramente	Geralmente VII, mas outros podem ser afetados
Manifestação cutânea crônica associada (linfocitoma ou ACA)	Nunca	Comum
Associada à artrite de Lyme	Comum	Quase nunca
Encefalomielorradiculite crônica	Muito rara (< 0,1% dos casos de NBL)	Mais frequente, mas incomum (< 3% dos casos de NBL)
Produção intratecal de anticorpos	Minoria dos casos	Comum (> 50%)

ACA = acrodermatite crônica atrófica.
Adaptada da referência 442.

mencionado antes, pesquisadores detectaram diferenças clínicas entre pacientes infectados em Nova York por *B. burgdorferi sensu stricto* e pacientes eslovenos infectados por *B. afzelii*. Existem várias revisões detalhadas publicadas sobre as manifestações clínicas da BL.[306,415,416,446,447,501]

Como foi descrito antes, o diagnóstico clínico da doença de Lyme quando não há lesões cutâneas patognomônicas pode ser difícil em razão da natureza vaga das queixas de alguns pacientes, principalmente durante os estágios mais avançados da doença ou na fase que se segue à doença de Lyme (dores musculoesqueléticas, mal-estar, cefaleia, fadiga e sintomas neurológicos inespecíficos, inclusive distúrbios do sono). Em uma clínica universitária especializada em doença de Lyme, 38% das crianças tiveram diagnóstico equivocado e 8% não foram diagnosticadas.[141] Vinte e cinco por cento dos pacientes que tiveram diagnósticos incorretos depois foram tratados inadequadamente. Em um estudo sobre exames diagnósticos realizados por um plano de saúde pré-pago da Califórnia, apenas 19% dos testes laboratoriais foram solicitados porque os médicos suspeitavam da doença de Lyme.[250] No total, 60% dos testes foram solicitados como parte de uma bateria de exames para pacientes com queixas vagas. Em uma região na qual a doença de Lyme não é comum, essa solicitação indiscriminada de exames apenas acentua as limitações intrínsecas dos testes diagnósticos para BL (descritas na próxima seção) e agrava o problema dos diagnósticos positivos falsos.

Estágio inicial da doença (estágio I). O sinal clínico clássico da infecção localizada inicial por *B. burgdorferi* é uma erupção circular que aumenta circunferencialmente e é conhecida como eritema crônico migratório (*i. e.*, EM).[105,416,454] Essa lesão clássica desenvolve-se no local da picada do carrapato, de forma que o EM pode ser encontrado em diversas áreas anatômicas e com dimensões variadas. Algumas estimativas sugeriram que o EM ocorra na maioria dos pacientes infectados. Sinais e sintomas gripais como cefaleia, dores musculares, febre e mal-estar também podem ocorrer.[140,416] Em Nova Jersey, o EM desenvolveu-se em 93% dos pacientes e cerca de 50% tinham sintomas sistêmicos, inclusive linfadenopatia regional.[45] Do mesmo modo, 90% das crianças infectadas em Connecticut apresentavam erupção cutânea.[160]

Nos casos típicos, a erupção é eritematosa e pode ser "quente", mas geralmente é indolor. Em geral, o EM é descrito como uma erupção com formato de "olho de boi", porque a parte mais interna é vermelho-escura e endurecida, enquanto a parte mais externa é eritematosa, mas a parte central é clara (Figura 20.16). Pesquisadores enfatizam o edema periférico com clareamento central da lesão, mas eritema homogêneo ou central era mais característico em uma série ampla de casos confirmados por microscopia.[425] O clareamento central era mais comum nos pacientes eslovenos infectados por *B. afzelii* que nos nova-iorquinos infectados pela *B. burgdorferi sensu stricto*.[460] O espiroqueta é cultivado mais facilmente do EM durante a infecção inicial, ou pode ser detectado em cerca de 40% dos espécimes de biopsia corados por impregnação em prata.

Infecção disseminada inicial (estágio II). O segundo estágio da doença de Lyme resulta da disseminação dos espiroquetas por todo o corpo.[447] O EM pode formar-se em outras áreas do corpo, além do local da picada de carrapato original. Os pacientes europeus também podem apresentar-se com linfocitoma cutâneo, um nódulo arroxeado

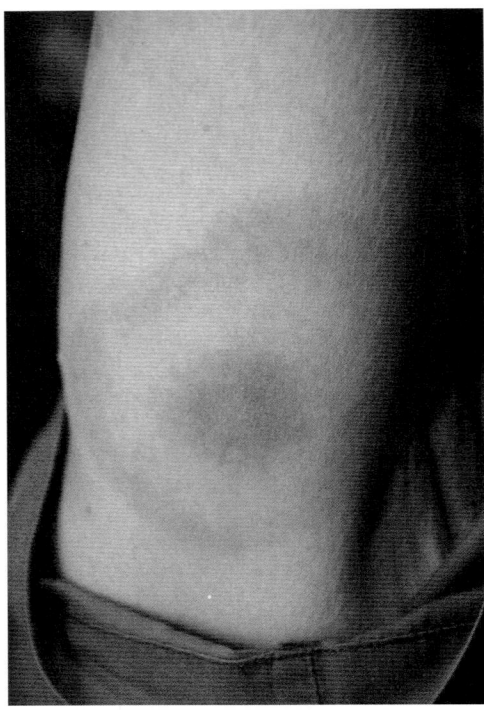

■ **FIGURA 20.16** Eritema migratório (EM) – doença de Lyme. (Cortesia de www.microbewik.kenyon.edu/Borrelia.) (Esta figura encontra-se reproduzida em cores no Encarte.)

bem-demarcado, que geralmente se desenvolve na face, no lobo da orelha, no mamilo ou no escroto.[440] Nos pacientes que não são tratados, inflamação oligoarticular assimétrica aguda e grave[453] e manifestações clínicas de neuroborreliose são sinais e sintomas comuns da infecção disseminada inicial.[334] Bowen *et al*.[44] detectaram artrite em 26% dos seus pacientes, meningite em 10% e paralisias dos nervos cranianos em 8%. A meningite pode parecer purulenta. Os pacientes com neuroborreliose também podem ter sinais e sintomas de meningorradiculoneurite (síndrome de Bannwarth) e encefalite branda, embora alterações do estado mental sejam o único sintoma relatado em alguns casos de infecção inicial do SNC.[332,334] Além disso, a borreliose disseminada também pode causar hepatite aguda, miocardite aguda com bloqueio atrioventricular e infecção ocular.

Infecção persistente tardia (estágio III). Nos EUA, a fase crônica da doença de Lyme caracteriza-se principalmente por artrite crônica e, menos comumente, sintomas persistentes referidos ao sistema nervoso.[442] Por outro lado, os pacientes europeus infectados por *B. afzelii* ou *B. garinii* apresentam lesões cutâneas crônicas (ACA associada à infecção por *B. afzelii*), sintomas neurológicos crônicos e artrite crônica (Tabela 20.11).[440,442] A frequência e a gravidade dos episódios repetidos de artrite diminuem a cada ano, mas alguns pacientes desenvolvem sinovite crônica e limitações físicas irreversíveis.

Tratamento. Em geral, o tratamento antibiótico imediato nos estágios iniciais da doença de Lyme é eficaz para controlar os sintomas e evitar progressão da infecção. A Infectious Diseases Society of America publicou diretrizes práticas.[250] Nos estágios mais avançados da doença, a utilidade do tratamento antibiótico não é tão evidente.[222,501]

Tabela 20.11 Manifestações clínicas e abordagem diagnóstica recomendada para diagnosticar borreliose de Lyme na prática clínica rotineira.

	Exame diagnóstico principal	Exame diagnóstico complementar	Manifestações clínicas confirmatórias
Eritema migratório			
Diagnóstico baseado na história e na inspeção visual da lesão cutânea[a]	Testes laboratoriais desnecessários, ou recomendados quando a lesão é típica. Testes sorológicos das fases aguda e de convalescença[b] recomendados aos pacientes com lesões atípicas[c]	Cultura ou PCR de um espécime obtido por biopsia de pele	Picada de carrapato na região; linfadenopatia regional nos pacientes americanos
Linfocitoma (manifestação rara)			
Nódulo ou placa vermelho-azulada indolor, mais comum nas crianças (especialmente na orelha) que nos adultos	Os testes sorológicos[b] geralmente são negativos por ocasião da apresentação; se forem negativos, testar os soros da fase de convalescença (2 a 6 semanas depois)	Cultura ou PCR de um espécime obtido por biopsia de pele	Picada de carrapato na região; eritema migratório recente ou coexistente
Neuroborreliose de Lyme			
Adultos: meningorradiculite, meningite e paralisia facial periférica; raramente encefalite e mielite; muito raramente vasculite cerebral. Crianças: meningite e paralisia facial periférica	Pleocitose no LCR e produção intratecal de anticorpos contra *Borrelia burgdorferi sensu lato*[d]. Os testes sorológicos[b] geralmente são positivos por ocasião da apresentação; se forem negativos, os soros da fase de convalescença devem ser testados (2 a 6 semanas depois)	Detecção de *Borrelia* de Lyme por cultura ou PCR do líquido cefalorraquidiano. Produção intratecal de IgM, IgG e IgA totais	Eritema migratório recente ou coexistente
Borreliose de Lyme cardíaca (manifestação rara)			
Início agudo com distúrbios da condução atrioventricular, arritmias e miocardite ou pericardite em alguns casos. Outros diagnósticos devem ser excluídos	Os testes sorológicos[b] geralmente são positivos por ocasião da apresentação; se forem negativos, os soros da fase de convalescença devem ser testados (2 a 6 semanas depois)	Nenhum recomendado	Eritema migratório ou distúrbios neurológicos (ou ambos) recentes ou coexistentes
Manifestações oculares (raras)			
Conjuntivite, uveíte, papilite, episclerite, ceratite	Testes sorológicos[b]	Detecção de *B. burgdorferi sensu lato* por cultura ou PCR do líquido ocular	Outras manifestações bem definidas da borreliose de Lyme no passado ou atualmente
Artrite de Lyme			
Episódios repetidos de artrite, ou inflamação articular persistente de uma ou mais articulações. Outros diagnósticos devem ser excluídos	Testes sorológicos[b]. Como regra geral, as concentrações séricas dos anticorpos da classe IgG são altas	Análises do líquido sinovial. Detecção de *B. burgdorferi sensu lato* por PCR do líquido ou tecido sinovial	História pregressa de outras manifestações bem-definidas da borreliose de Lyme
Acrodermatite atrófica crônica			
Lesões vermelho-azuladas ou vermelhas de longa duração, geralmente nas superfícies externas dos membros; edema endurecido inicial; por fim, as lesões tornam-se atróficas	Testes sorológicos[b]. Como regra geral, as concentrações séricas dos anticorpos da classe IgG são altas	Histologia. Cultura ou PCR de um espécime obtido por biopsia de pele	História pregressa de outras manifestações bem definidas da borreliose de Lyme

[a]Quando a lesão tem menos de 5 cm de diâmetro, o paciente deve ter história de picada de carrapato, intervalo mínimo de 2 dias entre a picada e o aparecimento da lesão e erupção expansiva no local da picada do carrapato.
[b]É recomendável realizar testes sorológicos pareados, mas o primeiro teste e os ensaios de *immunoblot* incorporam com frequência crescente os mesmos peptídios ou antígenos imunodominantes recombinantes de *Borrelia burgdorferi sensu lato* – ainda não está bem claro se a realização de um segundo ensaio de *immunoblot* aumenta a especificidade global dos testes sorológicos.
[c]Como regra geral, as amostras iniciais e de acompanhamento devem ser testadas em paralelo para evitar erros de interpretação causados por variações entre ensaios diferentes.
[d]Nos casos iniciais, anticorpos específicos produzidos no espaço intratecal ainda podem ser indetectáveis.
Adaptada da referência 442.

Resposta humoral, perfil sorológico e imunidade. *B. burgdorferi sensu lato* expressa várias proteínas de superfície em resposta ao seu ambiente.[200] Estudos recentes de análise dos perfis de expressão genética por *microarray* demonstraram que esse microrganismo expressa diferentemente diversos genes apenas entre os hospedeiros mamíferos e que antígenos diferentes são expressos em cada estágio da BL.[200,327] Além disso, a composição antigênica também é diferente entre as espécies de *B. burgdorferi sensu lato*.[7] Por essa razão, a composição antigênica complexa desses microrganismos dificulta a escolha de determinados antígenos para os ensaios sorológicos diagnósticos dessa doença e a seleção dos antígenos afeta o desempenho dos testes sorológicos dos pacientes que se apresentam em diferentes estágios da infecção.[7,499] Alguns dias depois da infecção, ocorrem reações fortes de IgM e IgG contra as proteínas flagelar conhecida como flagelina ou FlaB (41 kDa) e da bainha externa do flagelo FlaA, bem como a alguns dos antígenos imunodominantes da BL em estágio inicial.[4,5] Contudo, esses antígenos têm forte reatividade cruzada contra outros antígenos bacterianos e epítopos dos tecidos dos mamíferos,[261] de forma que os testes que utilizam estas proteínas são pouco específicos. Outro antígeno imunodominante encontrado no estágio inicial da infecção é a proteína OspC codificada por plasmídio (21 a 25 kDa). Esse antígeno é heterogêneo entre as espécies de *B. burgdorferi sensu lato*,[5,495] mas as regiões conservadas do epítopo dessa proteína permitiram o desenvolvimento de um peptídio sintético, que contém os 10 aminoácidos C-terminais conservados da OspC (pepC10).[282,336] A proteína BmpA (39 kDa) também é imunogênica e é codificada por um gene localizado dentro do *cluster bmp* (genes *BmpA* a *BmpD*).[55] Em razão da heterogeneidade das sequências da proteína BmpA das diversas espécies de *B. burgdorferi sensu lato*, esse antígeno tem pouca utilidade diagnóstica.[55] Uma lipoproteína exposta na superfície e codificada pelo plasmídio linear lp-28-1 de *B. burgdorferi* B31, que foi designada proteína expressa da sequência Vmp-*like* (VlsE) (34 a 35 kDa), é conservada entre a espécie *B. burgdorferi sensu lato* e é altamente imunogênica; isto a tornou viável como antígeno imunodominante amplamente reativo para diagnosticar BL.[237,251] Por fim, existem vários outros antígenos expressos no hospedeiro mamífero, que têm sido utilizados com finalidade diagnóstica, inclusive os antígenos P35/BBK32 (47 kDa), P37 e P66.[147,270] Esses antígenos estão presentes nos carrapatos durante uma refeição de sangue[147] e também são encontrados nos estágios iniciais da infecção humana, assim como os antígenos imunodominantes altamente específicos.[270]

A detecção de anticorpos da classe IgM ou IgG contra um ou mais antígenos da *B. burgdorferi sensu lato* depende da duração da infecção, das manifestações da BL e do tipo e da fonte do antígeno usado. Quando se utilizam *immunoblots* (*Western blot*) para IgM, a quantidade de antígenos detectados e a potência da reação imune de acordo com a intensidade das bandas são mais expressivos nos espécimes obtidos de pacientes sintomáticos com EM, nos indivíduos com várias lesões de EM, ou nos pacientes com EM há mais de 2 semanas.[7] Os pacientes com neuroborreliose de Lyme em estágio inicial também desenvolvem uma resposta imune acentuada e ampliada.[5] Por outro lado, os pacientes assintomáticos com apenas uma lesão de EM presente há menos de 2 semanas têm reação imune fraca e menos ampliada. Os anticorpos podem ser indetectáveis nos estágios iniciais, mas geralmente estão presentes depois de várias semanas.

A reação à proteína OspA tende a ser tardia, mas pode ser detectada em título baixo ou em complexos com os espiroquetas nos estágios iniciais da infecção quando são utilizadas técnicas especiais.[397] Uma reação à proteína OspC ou ao antígeno flagelina menos específico ocorre mais comumente com os soros da fase inicial.[269] De forma a assegurar sensibilidade máxima no estágio inicial da doença de Lyme, pesquisadores recomendam o uso de um ensaio para IgM, seja por técnicas de imunofluorescência[297] ou *immunoblot*.[4] Os títulos de IgM específica podem permanecer elevados durante toda a evolução da doença e mesmo alguns anos depois do tratamento, de forma que a positividade para IgM não pode ser usada para definir infecção aguda.[194] A coleta de uma segunda amostra dentro de 8 a 14 dias depois da primeira foi recomendada para documentar a soroconversão dos pacientes com doença de Lyme em estágio inicial. Quando os testes detectam apenas IgM 1 mês ou mais depois da infecção, os resultados destes testes provavelmente são falso-positivos.

A maioria dos pacientes com infecção por *B. burgdorferi* tem reação imune eficaz, que lhes confere proteção contra reinfecção por uma cepa semelhante. Embora seja aparentemente rara, existem exemplos bem-documentados de reinfecção por uma cepa nova de *B. burgdorferi* (determinada por análise molecular das cepas isoladas sequencialmente) em pacientes tratados anteriormente para EM.[326] Ainda não está claro se as reinfecções ocorrem depois da doença natural não tratada.

A infecção sintomática não ocorre nos animais silvestres, mas os animais domésticos podem desenvolver doença.[148,267] Kornblatt et al.[228] descreveram cães com artrite de Lyme. Duray descreveu a histopatologia da doença de Lyme.[122]

Diagnóstico laboratorial. Existem várias revisões detalhadas excelentes sobre diagnóstico laboratorial da doença de Lyme.[7,372,494] Os testes sorológicos que comprovam a presença de anticorpos específicos dirigidos contra um ou mais antígenos das borrélias ainda constituem a abordagem principal usada para diagnosticar BL, embora também possa ser diagnosticada por cultura dos espiroquetas e demonstração destes microrganismos nos tecidos por meio de técnicas imunológicas ou moleculares. O Boxe 20.2 resume a eficácia global comparativa das várias técnicas laboratoriais utilizadas para diagnosticar doença de Lyme em 47 pacientes com EM.

As recomendações relativas aos métodos diagnósticos publicadas por um grupo de trabalho consensual reunido em 1997[478] foram atualizadas recentemente,[501,233] mas não houve modificações consideráveis. O paciente deve fazer um teste para doença de Lyme apenas quando a probabilidade pré-teste baseada na história de exposição e nos sintomas clínicos variar de 0,2 a 0,8.[478] Entretanto, pode ser difícil determinar a probabilidade pré-teste de determinado paciente, em razão da natureza inespecífica dos seus sintomas (i. e., fadiga, artralgia, cefaleia). O uso indiscriminado dos testes diagnósticos para BL em pacientes não selecionados com probabilidade pré-teste baixa detecta mais resultados falso-positivos que casos clínicos reais.[7] Os testes para BL em pacientes com EM clássico não são necessários, porque estudos demonstraram que apenas o tratamento empírico tem relação

> **Boxe 20.2**
>
> **Exames laboratoriais realizados em 47 pacientes adultos com eritema migratório**
>
> | Exame laboratorial | Positividade diagnóstica (%) |
> |---|---|
> | PCR quantitativa na biopsia de pele | 80,9 |
> | Testes sorológicos pareados com amostras da fase de convalescença | 66,0 |
> | Nested-PCR convencional | 63,8 |
> | Cultura de espécimes de pele | 51,1 |
> | Hemocultura | 44,7 |
> | Teste sorológico de amostras da fase aguda | 40,4 |
>
> Adaptado da referência 325.

custo-benefício mais favorável em vista da sensibilidade baixa dos ensaios para anticorpos nesse estágio inicial da infecção.[316] Mesmo depois de mais de três décadas de experiência, a solicitação inadequada dos testes diagnósticos para BL e os resultados equivocados levando ao tratamento antibiótico desnecessário ainda são problemáticos.[3,7,150,305,347,364]

Detecção direta. Esta seção descreve os vários testes laboratoriais que detectam e identificam o espiroqueta *B. burgdorferi sensu lato* em espécimes biológicos, assim como nos carrapatos vetores, nos reservatórios hospedeiros, nos animais inoculados experimentalmente e nas amostras de tecidos e líquidos corporais de pacientes com BL. Hoje em dia, existem quatro abordagens diferentes usadas para a detecção direta de infecção por *B. burgdorferi*, que são as seguintes: exame microscópico, detecção de antígenos específicos, cultura do microrganismo *in vitro* e análise molecular dos ácidos nucleicos específicos do microrganismo. Dentre esses métodos, a detecção microscópica direta e os testes de captura de antígenos têm pouca utilidade prática no laboratório clínico, de forma que serão descritos apenas resumidamente.

Detecção morfológica. Quantidades muito pequenas de espiroquetas estão distribuídas heterogeneamente nas amostras clínicas e isto torna a detecção microscópica de *B. burgdorferi* nos tecidos muito insensível na maioria dos estágios da doença.[7,106,123] A morfologia dos espiroquetas também é variada e pode ser difícil diferenciá-los dos tecidos do hospedeiro nos cortes histológicos.[123] Embora as técnicas de impregnação em prata (Warthin-Starry, Steiner ou Dieterle)[106] corem *B. burgdorferi* e sejam usadas para detectar este microrganismo nos tecidos, este método de coloração é altamente inespecífico e pode detectar qualquer tipo de bactéria. Por essa razão, é necessário usar antissoros específicos para confirmar a identificação dos espiroquetas nos espécimes clínicos. O exame microscópico é usado principalmente para detectar *B. burgdorferi* nos carrapatos vetores durante pesquisas de campo ou estudos de vigilância epidemiológica.

Ensaios para detecção de antígenos. Existem no mercado dois tipos de ensaios para detecção de antígenos, inclusive ensaio imunossorvente ligado a enzima (ELISA) com captura de antígeno e *Western blot* reverso. Embora esses ensaios sejam realizados facilmente no laboratório clínico, eles não devem ser usados no diagnóstico laboratorial dos casos de BL suspeitos ou em atividade, em vista de seu desempenho e sua reprodutibilidade insatisfatórios.[7,97,223] Klempner *et al.*[223] realizaram testes para antígenos da doença de Lyme na urina de 10 controles saudáveis e encontraram resultados discrepantes com alíquotas do mesmo espécime em oito casos e resultados consistentemente falso-positivos em dois outros. Problemas semelhantes foram encontrados quando se utilizou um ensaio de captura antigênica para detectar antígenos de *B. burgdorferi* em amostras de LCR dos pacientes com quadro suspeito de BL.[96]

Cultura. A cultura de *B. burgdorferi* foi o primeiro método de detecção utilizado e ainda é o padrão de referência no diagnóstico laboratorial da BL. Esse microrganismo é isolado por meio de uma modificação acelular do meio de Kelly para espiroquetas, que foi desenvolvido por Barbour[26] (Tabela 20.11 e Boxe 20.3), embora tenham sido adotadas várias modificações deste meio com o transcorrer dos anos.[357] Os meios preparados atualmente, inclusive o meio de Barbour-Stoenner-Kelly II (BSK II) (Boxe 20.3), demonstram crescimento e isolamento mais fáceis dos espiroquetas com inóculos menores e menos tempo. O processo é relativamente fácil quando os carrapatos infectados são triturados e semeados em cultura (ver Prancha 20.1 E). A preparação de uma subcultura do caldo para o ágar resulta na formação de colônias de espiroquetas com morfologia variada.

> **Boxe 20.3**
>
> **Meio de Barbour-Stoenner-Kelly para cultura de *Borrelia burgdorferi* (meio BSK II)**
>
> 1. Limpe toda a vidraria com detergentes, enxágue completamente com água destilada de vidraria e coloque no autoclave
> 2. Em 900 mℓ de água destilada para vidraria, acrescente 100 mℓ do concentrado 10× do meio CMRL 1066 sem glutamina
> 3. Acrescente ao concentrado 10× do CMRL 1066 na seguinte ordem:
>   5 g de Neopeptone® (Difco Laboratories, Detroit, MI)
>   60 g de albumina sérica bovina, fração V (Miles Laboratories, Elkhart, IN; No. 81-003)
>   2 g de Yeastolate® (Difco)
>   6 g de ácido *N*-2-hidroxietilpiperazina-*N*-2-etanossulfônico (HEPES®; Sigma Chemical Co., St. Louis, MO)
>   5 g de glicose
>   0,7 g de citrato de sódio
>   0,8 g de piruvato de sódio
>   0,4 g de *N*-acetilglicosamina (Sigma)
>   2,2 g de bicarbonato de sódio
> 4. Ajuste o pH do meio a 20 a 25°C para 7,6 com NaOH 1N
> 5. Acrescente 200 mℓ de gelatina a 7% (Difco) dissolvida em água fervente
> 6. Esterilize por filtração como pressão de ar (nitrocelulose 0,2 fm, Millipore Corp., Bedford, MA). Armazene o meio a 4°C
> 7. Antes de usar, acrescente soro de coelho não aquecido ("traço-hemolisado"; Pel-Freez Biologicals, Inc., Rogers, AR) até a concentração final de 6%
> 8. Coloque em tubos ou frascos de vidro ou poliestireno. Encha os recipientes até 50 a 90% da capacidade e tampe firmemente
>
> Da referência 26.

A cultura é mais eficaz nos estágios iniciais da doença de Lyme, mas raramente é positiva nos estágios mais avançados. *B. burgdorferi sensu lato* pode ser cultivada a partir de líquidos corporais (*i. e.*, LCR, sangue, líquido sinovial) e biopsias de tecidos (*i. e.*, lesões cutâneas, inclusive EM, ACA e linfocitoma borrelial e, raramente, tecidos cardíacos) dos pacientes com BL.[7] Entretanto, mesmo no estágio primário, os espiroquetas foram isolados das lesões cutâneas de apenas 51% e do sangue de apenas 45% dos 47 pacientes adultos com diagnóstico clínico de doença de Lyme.[325] Em geral, *B. burgdorferi sensu lato* não pode ser isolada em culturas das lesões cutâneas do EM de pacientes em tratamento com antibiótico. A positividade parece ser maior quando as lesões são grandes e numerosas, como ocorre no estágio disseminado secundário da doença.[298] O sangue citratado deve ser semeado em cultura e os tubos incubados a 34° a 37°C no escuro. Depois da incubação por 2 a 3 semanas, as culturas são examinadas por microscopia de campo escuro ou microscopia de fluorescência utilizando o corante de fluorocromo laranja de acridina ou um anticorpo fluorescente específico.[372] A identidade de quaisquer microrganismos espiralados detectados precisa ser confirmada como *B. burgdorferi sensu lato* demonstrando sua reatividade aos reagentes monoclonais específicos ou detecção de sequências de DNA específicas por PCR.

Detecção molecular. Revisões detalhadas dos métodos de amplificação molecular usados no diagnóstico da doença de Lyme foram publicadas por Schmidt,[392] Dumler[119] e, mais recentemente, Aguero-Rosenfeld.[3,7] Os métodos baseados em PCR são usados principalmente para diagnosticar BL, seja PCR convencional, *nested*-PCR, PCR quantitativa, PCR competitiva ou, cada vez mais, PCR em tempo real. Os alvos usados mais comumente na PCR são genes cromossômicos de *B. burgdorferi*, inclusive *rrs*, *flaB*, *recA* e *p66*, assim como o gene *ospA* derivado de plasmídios.[3,392] O desempenho dos ensaios de PCR para *B. burgdorferi sensu lato* depende da seleção do gene-alvo e do conjunto de iniciadores usados na amplificação. Os ensaios de detecção molecular da doença de Lyme não foram amplamente adotados pelos laboratórios clínicos em razão de seu desempenho variável com os diversos espécimes clínicos, sua confiabilidade reduzida em razão da possibilidade de contaminação das amostras, sua sensibilidade mais baixa depois da administração de antibióticos e as dificuldades da interpretação clínica de um resultado positivo. Como a quantidade de espiroquetas presentes nos tecidos ou líquidos corporais dos pacientes infectados é pequena, a coleta, o transporte e a preparação imediata do DNA a partir das amostras clínicas são fundamentais à obtenção de resultados consistentes e confiáveis com PCR. Os testes de amplificação para *B. burgdorferi* também estão sujeitos a resultados falso-positivos atribuíveis à contaminação cruzada ou às sequências de ácidos nucleicos compartilhadas por outros microrganismos.[300,392] Os testes de amplificação completamente validados para *B. burgdorferi* estão disponíveis apenas por encaminhamento dos espécimes clínicos específicos (*i. e.*, sangue e LCR) a um laboratório de referência.

As técnicas de amplificação demonstraram sensibilidade mais alta que a cultura ou a detecção morfológica na pele das lesões do EM,[375] no sangue periférico e no líquido articular.[333] O índice de detecção do DNA de *B. burgdorferi* por PCR nas lesões do EM varia de 36 a 88%.[7] Nos EUA, as biopsias de pele obtidas de pacientes com EM durante uma pesquisa de fase III com vacina foram positivas em 64% dos casos.[455] Na Europa, o DNA de *B. burgdorferi* foi detectado em 54 a 100% das biopsias de pele obtidas de pacientes com ACA, dependendo das sequências-alvo usadas na detecção.[7] Em geral, a sensibilidade da PCR para detectar DNA de *B. burgdorferi sensu lato* nas amostras de sangue, plasma ou soro dos pacientes com EM e doença de Lyme disseminada inicial é baixa e desprezível nos pacientes com síndromes pós-doença de Lyme. O DNA de *Borrelia* foi detectado retrospectivamente nos soros de 14 dos 76 pacientes (18,4%) com EM[167] e o número de sintomas clínicos era o previsor independente mais potente de espiroquetemia. Aparentemente, a espiroquetemia dos pacientes com doença de Lyme aguda é escassa e intermitente.[490] Entretanto, nenhum dos 78 pacientes com síndromes pós-doença de Lyme, mesmo nos 39 casos com *immunoblot* (*Western blot*) para IgG positivo, teve o DNA de espiroquetas detectado por PCR nas amostras de sangue.[222] A detecção do DNA da *B. burgdorferi* por PCR no líquido sinovial alcançou sensibilidade satisfatória no diagnóstico da artrite de Lyme.[7,318,362] Em um estudo realizado nos EUA, 75 pacientes (85%) com artrite de Lyme tiveram PCR positiva para *B. burgdorferi* no líquido sinovial e, dentre 73 pacientes que não tinham sido tratados ou que fizeram ciclos incompletos de tratamento antibiótico, 95% tiveram PCR positiva.[318] Esse estudo também demonstrou variabilidade ampla de sensibilidade da PCR, dependendo do conjunto de iniciadores utilizados.

Os pacientes americanos e europeus com ampla variedade de sintomas neurológicos tiveram seus espécimes de LCR testados por PCR específica para *B. burgdorferi*.[119,238,317,318,331] Apesar da demonstração de que o DNA do espiroqueta pode ser encontrado no LCR de alguns pacientes com sintomas neurológicos,[262] a interpretação de um resultado de PCR positiva no LCR pode ser difícil, em razão da falta de uma definição padronizada para apoiar o diagnóstico clínico da neuroborreliose de Lyme. O exame do LCR dos pacientes com EM detectou DNA de *Borrelia* em 8 dos 12 pacientes estudados, dentre os quais quatro não tinham anormalidades ou sintomas neurológicos. A sensibilidade da PCR no LCR dos pacientes com doença neurológica sintomática também é pequena.[238] Em um estudo realizado nos EUA, a sensibilidade da PCR no LCR foi de 38% nos casos de neuroborreliose inicial e de 25% nos casos avançados, respectivamente; os resultados da PCR não foram afetados pela administração pregressa de antibióticos.[317] Estudos semelhantes realizados na Europa demonstraram que a PCR no LCR foi positiva apenas nos pacientes com BL e pleocitose liquórica.[331] Os resultados da detecção molecular na urina também foram desanimadores.[119] Bergmann *et al.* elaboraram recomendações para aumentar a positividade dos testes de PCR na urina.[34]

Os ensaios de PCR em tempo real foram validados com vários espécimes clínicos.[17,259,398] A vantagem principal dos ensaios de PCR em tempo real é sua capacidade de quantificar o número de espiroquetas nas amostras clínicas. Um ensaio de PCR em tempo real foi usado para detectar DNA do gene *recA* em 80% dos 50 pacientes americanos com EM e a quantidade de espiroquetas variou de 10 a 11.000 (média = 2.462) em uma amostra de biopsia de pele de 2 mm.[259] A PCR em tempo real também foi usada para quantificar os espiroquetas presentes no líquido sinovial e nas biopsias de membrana sinovial dos pacientes com artropatia de Lyme.[398]

Embora a PCR seja altamente sensível para detectar DNA de *B. burgdorferi* nas biopsias de pele dos pacientes com EM, os ensaios de amplificação não agregam valor significativo ao diagnóstico precoce da doença de Lyme, porque estes testes raramente são necessários, considerando-se que a lesão cutânea é patognomônica. O diagnóstico da BL disseminada pode ser facilitado pelo ensaio de PCR no líquido ou tecido sinovial dos pacientes com artrite de Lyme e, menos comumente, por meio da PCR no LCR dos pacientes com quadro sugestivo de neuroborreliose. A detecção do DNA de *Borrelia* no LCR, apesar de sua sensibilidade baixa, pode ser útil em razão da dificuldade de interpretar os anticorpos presentes no sistema nervoso central. Entretanto, a especificidade de um teste molecular pode ser aumentada por uma avaliação inicial do paciente quanto à existência de anticorpos específicos para *Borrelia*, que sempre devem estar presentes no soro dos pacientes com doença nos estágios mais avançados; este tipo de triagem poderia aumentar a probabilidade pré-teste das amostras testadas e melhorar o desempenho do ensaio.

Sorologia. Como os métodos para a detecção direta de *B. burgdorferi sensu lato* nos espécimes clínicos tem sensibilidade baixa e seu uso não é exequível nos laboratórios clínicos, os métodos de detecção de anticorpos ainda são a abordagem laboratorial principal usada para confirmar o diagnóstico clínico da BL. O desenvolvimento de ensaios sorológicos precisos e confiáveis para diagnosticar BL é difícil em razão da quantidade de antígenos expressos diferenciadamente nos carrapatos e nos hospedeiros mamíferos (ver resposta humoral, perfil sorológico e imunidade). As diferenças antigênicas entre as espécies de *B. burgdorferi sensu lato* também significam que os *kits* de teste devam ser modificados, dependendo da região geográfica na qual a infecção é adquirida (*i. e.*, EUA ou Europa).[7] Por fim, os testes sorológicos foram pouco validados nos pacientes que tiveram seu diagnóstico clínico de BL confirmado por cultura como método de referência; por esta razão, a sorologia também tem diversas limitações diagnósticas, que estão descritas adiante.

▶ Ensaios de anticorpos imunofluorescentes. Os primeiros ensaios sorológicos eram testes de anticorpos imunofluorescentes diretos (AID), que usavam espiroquetas cultivados e fixados em lâminas de vidro, seguidos de diluição do soro do paciente, absorção dos anticorpos inespecíficos, acréscimo de anticorpos marcados com isotiocianato de fluoresceína e, por fim, detecção da existência de anticorpos por microscopia de fluorescência.[272] Os títulos positivos de 1:256 ou 1:128 para IgG e IgM, respectivamente, são considerados sugestivos de BL. Em razão da subjetividade da interpretação da microscopia de fluorescência, esse ensaio foi modificado para usar antígenos fixados a uma membrana (FIAX) com grau de fluorescência detectada por um sistema automatizado. Embora os testes de AID,[272] imunoensaio de fluorescência quantitativa[350] e fluoroimunoensaio[184] tenham sido usados, eles foram substituídos pelos IEE em razão de seu desempenho e eficiência mais satisfatórios atribuídos à sua automação.

▶ Imunoensaios enzimáticos. Os testes sorológicos com sangue periférico devem ser realizados em todos os pacientes que preenchem os critérios de um caso suspeito de BL. Como se pode observar na Figura 20.17, os CDC recomendam a abordagem de testes pareados para diagnosticar doença em atividade e infecções pregressas.[78] Um IEE altamente sensível ou, menos comumente, um teste de AID, deve ser usado como teste inicial seguido de um *immunoblot* (*Western blot*). Os soros negativos não precisam ser testados outra vez, mas os soros de convalescença (colhidos 4 semanas depois do primeiro) devem ser obtidos quando há indicação clínica. Quando um paciente com quadro suspeito de BL em estágio inicial tem sorologia negativa, a sorologia deve ser repetida pelo teste de amostras pareadas de soro das fases aguda e de convalescença. Todos os espécimes positivos

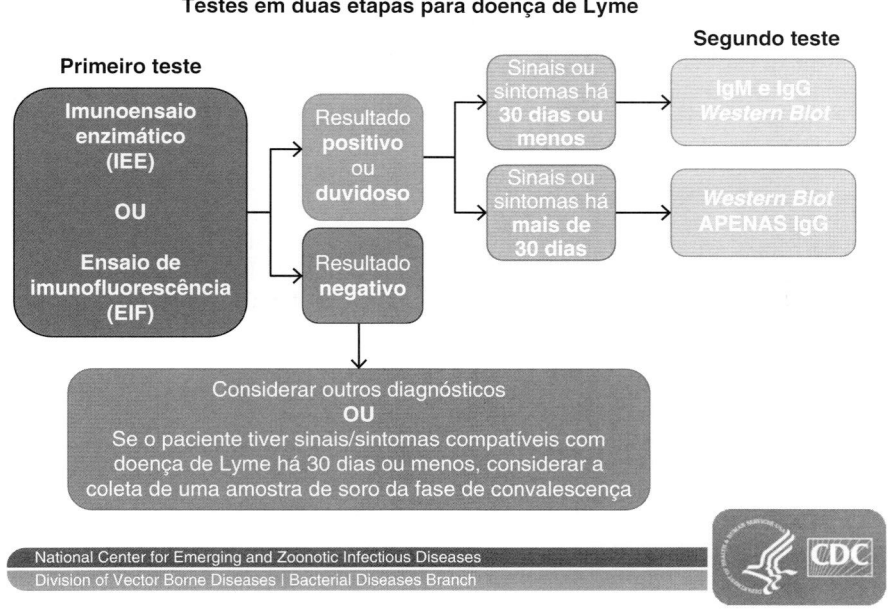

FIGURA 20.17 Algoritmo com os testes diagnósticos para doença de Lyme.

ou inconclusivos de acordo com o teste de IEE ou AID inicial devem ser confirmados por um *immunoblot* (*Western blot*) padronizado. Para os pacientes que se apresentam na fase inicial da doença (i. e., nas primeiras 4 semanas depois do início da doença), devem ser realizados *Western immunoblots* para IgM e IgG. Um teste positivo para IgM não deve ser usado isoladamente para diagnosticar doença em atividade nos pacientes com sintomas de duração mais longa, em razão da probabilidade alta de um resultado falso-positivo nestes casos.[78] Uma reação forte pelo *Western immunoblot* para IgG específica contra antígenos de *B. burgdorferi* deve ser detectada nas amostras de soro dos pacientes com doença de Lyme disseminada ou em estágio avançado (ver *Immunoblots*).[78] O exame do LCR para detectar a produção intratecal de anticorpos também deve ser realizado para diagnosticar neuroborreliose de Lyme, embora os pacientes europeus tenham índices de positividade mais altos que os americanos. Essa discrepância pode ser explicada pelas diferenças entre as espécies de *B. burgdorferi sensu lato* que causam BL nesses continentes. A positividade da produção intratecal de anticorpos detectados no LCR é medida pelo índice liquórico/sérico de anticorpos contra *B. burgdorferi sensu lato* e a existência de títulos mais altos de anticorpos no LCR em comparação com o sangue periférico (i. e., índice de anticorpos = razão de densidades ópticas do LCR/soro > 1,3), além de pleocitose no LCR, comprova infecção do sistema nervoso.[440,496,501,512] Contudo, em vista de algumas dificuldades encontradas na análise sorológica do sangue periférico, essas abordagens devem ser reservadas aos laboratórios de referência experientes, que tenham documentado a precisão dos seus testes.[73]

Nos EUA, existem mais de 70 ensaios sorológicos aprovados pela FDA para diagnosticar doença de Lyme, mas poucos ou nenhum destes testes foi padronizado por um painel de soros bem caracterizados. A situação é semelhante na Europa, onde os imunoensaios foram modificados para aumentar a detecção de *B. burgdorferi sensu stricto*, *B. afzelii* e *B. garinii*. Com o uso desses ensaios, os índices de detecção global dos anticorpos séricos não são ideais para a doença em estágio inicial (i. e., 20 a 50% dos casos detectados) e nos estágios de disseminação inicial da doença (i. e., 70 a 90% dos casos diagnosticados). Contudo, no estágio tardio da doença, quase todos os pacientes com doença de Lyme têm testes positivos.[7,494] Pesquisadores demonstraram variabilidade considerável entre os ensaios em razão da composição antigênica diferente e principalmente no que se refere à detecção confiável de anticorpos da classe IgM.[5] A maioria dos primeiros testes de IEE lançados no mercado para diagnosticar BL usa combinações de antígenos de células sonicadas de *B. burgdorferi sensu lato*, de forma a detectar os anticorpos mais frequentes das classes IgG e IgM. Em razão da falta de padronização dos antígenos, há problemas graves de reprodutibilidade e precisão desses testes de IEE, acentuando as dificuldades do diagnóstico clínico. Em um programa de avaliação de competência, cerca de 21% dos participantes não conseguiram reconhecer a presença do anticorpo em títulos de 1:512 ou mais.[24] Com as concentrações de anticorpos mais baixas, cerca de 55% dos participantes não conseguiram definir as amostras de soro como positivas. Por outro lado, o índice de resultados falso-positivos chegou a 7% com um conjugado polivalente e até 27% com um conjugado de IgG. A reprodutibilidade dos resultados obtidos quando o mesmo soro foi examinado como um teste em diferentes ocasiões também ficou aquém do ideal. Esses problemas encontrados nos testes de competência também foram realçados por um estudo realizado em um centro de referência para doença de Lyme, no qual 45% dos pacientes referenciados com diagnóstico errôneo de doença de Lyme tinham testes sorológicos positivos para *B. burgdorferi*, que não pôde ser confirmado no laboratório de referência.[456] Além disso, em um único laboratório, apenas 16,3% dos resultados positivos do IEE puderam ser confirmados por um ensaio de *immunoblot*.[101]

A especificidade dos testes de IEE para *B. burgdorferi* também não é satisfatória, principalmente nos pacientes com outras infecções, exposições a outros patógenos que causam doenças infecciosas, ou distúrbios imunológicos. Reações cruzadas com vários patógenos infecciosos foram detectadas nos soros dos pacientes suspeitos de ter doença de Lyme. Os soros dos pacientes com outras borrelioses, infecções treponêmicas, infecção pelo HIV ou vírus Epstein-Barr e riquetsioses podem reagir nos ensaios para *B. burgdorferi*.[268,308,366] Os relatos de reações cruzadas com antissoros para *Leptospira* são controversos. Embora ocorram reações cruzadas com antígenos treponêmicos específicos, o teste de VDRL não é positivo nos pacientes com doença de Lyme. De acordo com um estudo, as reações inespecíficas concentravam-se na classe de anticorpos IgG2 em muitos casos.[414] Kaell et al.[212] também demonstraram níveis mais altos de anticorpos contra *B. burgdorferi* em 13 dos 30 pacientes (43%) com endocardite não causada por espiroquetas, quase certamente atribuídos à reatividade cruzada. Nesse grupo, a especificidade da sorologia para doença de Lyme foi de apenas 60%. Quando foram realizados ensaios de *immunoblot*, apenas um paciente apresentou um padrão de reatividade sugestiva de exposição pregressa aos espiroquetas. A sorologia para doença de Lyme também pode ser falso-positiva nos pacientes com outras doenças imunes multissistêmicas, inclusive lúpus eritematoso sistêmico.[491]

Por essas razões, os resultados da sorologia para doença de Lyme devem ser interpretados no contexto da história de risco de exposição a carrapatos e do conjunto de sintomas e manifestações clínicas iniciais e subsequentes. Os resultados positivos da sorologia com testes de IEE quase sempre são fáceis de interpretar quando o paciente tem lesões cutâneas patognomônicas, mas sua interpretação pode ser difícil quando o quadro clínico é atípico ou os sintomas referidos são vagos. Steere[445] descreveu casos nos quais havia evidência sorológica de exposição a *B. burgdorferi*, mas a BL não estava mais ativa e os sintomas do paciente tinham outras causas. A história de imunização com a vacina de proteína de superfície externa OspA para doença de Lyme também pode produzir resultados positivos no teste de IEE dirigido a este antígeno, mas o *Western blot* não apresenta um número suficiente de bandas para confirmar infecção aguda (ver *Immunoblots*).[6]

Com a finalidade de aumentar a sensibilidade da detecção da doença em fase inicial (estágios I e II) e a especificidade geral dos testes sorológicos, os ensaios sorológicos desenvolvidos mais recentemente para diagnosticar doença de Lyme utilizam um antígeno peptídico purificado, recombinante ou sintético para detectar IgM, IgG ou anticorpos polivalentes para *B. burgdorferi*. Entretanto, de acordo com uma revisão detalhada realizada por Aguero-Rosenfeld,[3,7] um único antígeno não teve desempenho suficiente para permitir a substituição do algoritmo de testes em dois níveis. Vários imunoensaios que utilizam antígenos peptídicos recombinantes foram avaliados, mas até hoje poucos estudos compararam esses testes de IEE mais novos com o algoritmo de testes em dois níveis.[46,47] A Tabela 20.12 apresenta um resumo do desempenho de alguns antígenos peptídicos recombinantes avaliados para detectar uma reação sorológica contra *B. burgdorferi* durante os diversos estágios da BL nos EUA e na Europa. Os antígenos recombinantes usados até hoje são proteínas da superfície externa – principalmente OspC[270,282,336,342] –, a parte interna da flagelina (P41) e também a FlaA,[213,270,343] a BBK32,[186] a DbpA[187] e a VlsE.[18,271,360] Nos EUA, os ensaios de OspC recombinante têm melhor desempenho no diagnóstico dos pacientes com BL em estágio inicial quando os testes são realizados para detectar anticorpos da classe IgM,[336] mas o mesmo não ocorre com os pacientes europeus.[342] Os ensaios de VlsE recombinantes também têm sensibilidade comparável à dos ensaios de OspC recombinante durante o estágio inicial da doença, mas são mais sensíveis para diagnosticar neuroborreliose ou doença no estágio avançado.[18,271] A avaliação dos antígenos recombinantes DbpA e BBK32 na Europa demonstrou sensibilidade alta para detectar anticorpos da classe IgG em pacientes com neuroborreliose ou doença nos estágios avançados e, embora o antígeno BBK32 também tivesse sensibilidade alta (74 a 100%) na detecção de anticorpos em qualquer estágio da doença, inclusive EM, este epítopo detecta anticorpos da classe IgM.[186,187]

Os imunoensaios baseados em peptídios incluem dois peptídios – pepC10 (região da OspC) e C6 (região variável da VlsE ou IR6) – altamente conservados pelas diferentes espécies de *B. burgdorferi sensu lato* que, segundo alguns estudos, são antígenos proteicos imunodominantes.[18,47,360,452] Uma vantagem importante do uso desses peptídios bem-estudados é que eles têm menos reatividade cruzada que os antígenos inteiros. O peptídio pepC10 liga-se preferencialmente aos anticorpos da classe IgM e, embora a sensibilidade deste teste nos pacientes com EM ou neuroborreliose em estágio inicial seja semelhante à do seu antígeno OspC original, as especificidades relatadas são muito mais altas com o ensaio peptídico.[18] Uma limitação importante do peptídio pep10 é que ele não detecta anticorpos nos pacientes com BL avançada.[282] Os ensaios de peptídio C6 têm sensibilidade alta em todos os estágios da BL e, nos pacientes com EM, sua sensibilidade foi muito maior que a dos ensaios de VlsE recombinante.[271] Contudo, Bacon *et al.*[18] demonstraram que o ensaio de VlsE recombinante era melhor que um ensaio de peptídio C6 ou uma abordagem de testes em dois níveis para detectar anticorpos da classe IgG em pacientes com neuroborreliose aguda. Todos os pacientes foram diagnosticados pelo ensaio de VlsE, em comparação com apenas 9/15 (69%) com o ensaio de C6 para anticorpos da classe IgG e 13/15 (87%) com a abordagem em dois níveis. Recentemente, Burbelo *et al.* também compararam o desempenho de um imunoensaio de peptídio C6 com o uso de uma proteína sintética – designada VOVO –, que consistia em uma sequência

Tabela 20.12 Alguns antígenos peptídicos e recombinantes usados para detectar IgM, IgG ou anticorpos polivalentes contra *B. burgdorferi*.

Antígeno peptídico recombinante	País	Faixa de positividade (%) no estágio da BL indicado									Referências
		EM			Neurológica			Tardia			
		IgM	IgG	Poliv.	IgM	IgG	Poliv.	IgM	IgG	Poliv.	
OspC	EUA	41–73	35–43								100, 102, 183, 184, 241
	Europa	35–44	5–35		47–53	6–33		7–53	3–60		144, 196, 244, 275
pepC10	EUA	40–53			53			9			15
	Europa	36	5		45	8		0	0		196
Fragmento interno P41	EUA	43–53	35–52								183, 184
	Europa				49	34–60					119, 144, 273
VlsE	EUA	19–40	44–63	63	73	100	100	39	97	87	15, 161, 185
Região 6 invariável (Ir-6, peptídio C6)	EUA										
	Aguda		45–74			60–95			94–100		15, 171, 255
	Convalescença		70–90			64			83–98		122, 169
	Europa		87								
FlaA (37 kDa)	EUA	45–68	15								104
	Europa	27			58	74		37	79		246
DbpA	Europa	9	17			100			93–98		122, 123
BBK32	Europa	13	74–100			100			96–100		122, 123, 160
P66	EUA	80	24		50	57		35–63	75–100		228

Poliv. = imunoensaio enzimático polivalente.
Adaptada da referência 7.

de peptídios antigênicos repetidos (VlsE-OspC-VlsE-OspC) para diagnosticar doença de Lyme. A análise de um grupo independente de amostras de soro (n = 139) demonstrou que o teste em sistema de imunoprecipitação com luciferase e VOVO alcançou desempenho semelhante ao do ensaio de peptídio C6.[59] Recentemente, pesquisadores desenvolveram e utilizaram outra proteína de superfície (BBK07) para avaliar a reatividade dos soros de seres humanos e cães com doença de Lyme.[94] Embora os testes de IEE com peptídios de superfície BBK07 tenham sensibilidade global menor que os ensaios de pepC10 ou peptídio C6 para detectar doença de Lyme humana em estágio inicial, um subgrupo de amostras de soro era reativo aos peptídios BBK07, ainda que não conseguissem reagir aos peptídios VlsE ou OspC. O peptídio BBK07 pode ser outro marcador sorodiagnóstico potencialmente útil como teste complementar para doença de Lyme.

Progressivamente, o uso de uma combinação de antígenos peptídicos ou recombinantes nos imunoensaios sorológicos tem sido avaliada na esperança de aumentar o índice de detecção da doença de Lyme nos estágios mais precoces. Bacon *et al.* compararam o uso do VlsE recombinante para detectar anticorpos das classes IgG e IgM, do peptídio pepC10 para detectar anticorpos da classe IgM e do peptídio C6 para detectar anticorpos da classe IgG, em comparação com a abordagem em duas etapas. O melhor desempenho foi associado ao uso dos ensaios de C6 (IgG) e pepC10 (IgM) para testar 280 soros de pacientes com BL (78% foram detectados *versus* 68% quando se utilizou uma abordagem em duas etapas), principalmente nos pacientes com EM (63% foram detectados, em comparação como apenas 38% quando se utilizou uma abordagem em duas etapas). Recentemente, Porwancher *et al.*[360] estudaram o uso de um imunoensaio multiplex em microesferas para dosar simultaneamente os anticorpos para VslE (IgG) e pepC10 (IgM) recombinantes e compararam seu desempenho com um *immunoblot* (*Western blot*) realizado com as mesmas amostras de 82 pacientes com doença em estágio inicial (47 no estágio I ou II da doença), 34 pacientes depois de usar antibiótico e um grande número de controles negativos. Em comparação com o *Western blotting*, o ensaio multiplex foi igualmente específico, mas muito mais sensível como teste para diagnosticar doença de Lyme.[360] De forma, para determinar a abordagem sorológica ideal para diagnosticar essa doença, é necessário realizar mais estudos combinados utilizando painéis sorológicos padronizados e quantidades maiores de pacientes.

▶ *Immunoblots.* Com a finalidade de aumentar a especificidade da sorologia para BL, da mesma forma que a abordagem usada no diagnóstico sorológico da infecção pelo HIV, recomenda-se que todos os ensaios de ELISA positivos sejam confirmados por um *Western immunoblot* (Figura 20.18). Em um estudo retrospectivo, Dressler *et al.*[118] desenvolveram critérios para os *immunoblots* positivos. O índice de discriminação mais alto foi conseguido quando a detecção de duas das oito bandas de IgM mais comuns (18, 21, 28, 37, 41, 45, 58 e 93 kDa) era exigida como critério de positividade para doença em estágio inicial e a detecção de cinco das 10 bandas mais comuns de IgG (18, 21, 28, 30, 39, 41, 45, 58, 66 e 93 kDa) era necessária para diagnosticar a doença com algumas semanas de evolução. A aplicação desses critérios a mais de 300 pacientes no estudo prospectivo resultou em sensibilidade de 32% e especificidade de 100% para o teste de IgM. A sensibilidade e a especificidade do teste de IgG

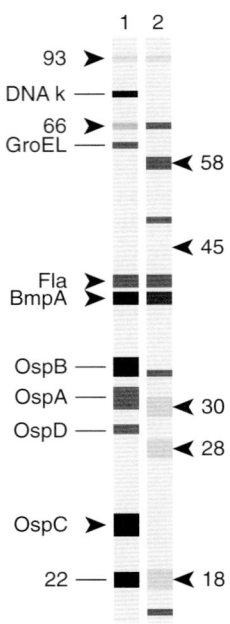

■ **FIGURA 20.18** *Immunoblot* confirmatório para doença de Lyme. *Western blot* positivo. A tira (1) demonstra antígenos das borrélias, contra os quais os pacientes com doença de Lyme desenvolveram anticorpos. A tira (2) realça os antígenos das borrélias aos quais um paciente com doença de Lyme reagia, confirmando este diagnóstico de acordo com os critérios de interpretação dos *immunoblots* sugeridos pelos CDC. (Cortesia do Centers for Disease Control and Prevention, EUA.)

foram de 83% e 95%, respectivamente. Engstrom *et al.* sugeriram critérios ligeiramente diferentes.[135] Seus critérios de positividade dos *immunoblots* para IgM incluíam a detecção de no mínimo duas das seguintes proteínas: 24 (OspC), 39 e 41 (flagelina) kDa. As sensibilidades dos *immunoblots* para IgG e IgM em 55 pacientes com EM comprovado foram de 58,5% e 54,6%, respectivamente, por ocasião do diagnóstico e de 100% depois de mais 8 a 12 dias. Ma *et al.*[265] enfatizaram a importância de um anticorpo contra o antígeno de 39 kDa para estabelecer o diagnóstico específico.

Atualmente, os CDC e a Association of State and Territorial Public Health Laboratory Directors recomendam os critérios de IgM de Engstrom e os critérios de IgG de Dressler. Com a utilização desses critérios, Aguero-Rosenfeld e coaboradores[6] detectaram *immunoblots* positivos para IgM por ocasião do primeiro exame em 43% de um grupo de 46 pacientes com EM e cultura positiva e em 84% destes pacientes depois de 8 a 14 dias. Embora 89% dos pacientes tenham desenvolvido anticorpos para *B. burgdorferi*, os *immunoblots* para IgG foram positivos com base nos critérios recomendados em apenas 22% dos soros da fase de convalescença. Depois de 1 ano, 38% dos *immunoblots* para IgM ainda eram positivos. Os anticorpos IgM reativos aos antígenos de 39, 58, 60, 66 e 93 kDa foram detectados mais comumente no primeiro mês depois do diagnóstico e estes pesquisadores sugeriram que a presença destas bandas possa ajudar a sugerir infecção recente dos pacientes de áreas endêmicas.

Hilton *et al.*[192] sugeriram o acréscimo de outros dois antígenos aos critérios de positividade para IgG: antígenos de 31 kDa (OspA) e 34 kDa (OspB). Dentre 136 pacientes avaliados para doença de Lyme, 4 (8%) teriam sido considerados positivos se fosse incluídos apenas dois antígenos nos critérios. Esses quatro pacientes tinham EM ou artrite e viviam em zonas endêmicas. É evidente que os critérios para a interpretação dos *immunoblots* ainda estão em fase de definição.

Os ajustes finos dos critérios de positividade dos testes sorológicos certamente continuarão, mas a confirmação de um resultado questionável ou indeterminado em um imunoensaio enzimático deve ser buscada realizando-se um *immunoblot* em um laboratório experiente. Contudo, Wormser et al.[500] observaram que os aspectos confirmatórios dos *immunoblots* são reduzidos porque estes dois ensaios não são completamente independentes.

Febre recorrente

Febre recorrente é uma doença clínica bem definida, que provavelmente foi reconhecida por Heródoto na Grécia antiga. Existem duas formas dessa doença: (1) FRTP epidêmica e (2) FRTC endêmica. As borrélias que causam febre recorrente variam quanto aos seus antígenos da superfície externa, resultando na exposição repetida do sistema imune do hospedeiro a um novo episódio de espiroquetemia, que provoca febre.[436] A Tabela 20.13 compara e contrasta as características epidemiológicas, ecológicas e clínicas. Existem várias revisões relativas ao tema[125,54,145,168] e, em diversas regiões do mundo, a FRTC tem surgido como uma doença importante transmitida por vetores.[374,400,401]

Epidemiologia

O agente etiológico da FRTP é *Borrelia recurrentis*. Os espiroquetas são transmitidos aos seres humanos pelo contato com a hemolinfa de um piolho-humano (*Pediculus humanus*) infectado.[54] O piolho é esmagado quando o indivíduo coça o corpo e isto libera a hemolinfa do inseto, que então é inoculada na pele ou nas mucosas do hospedeiro. O piolho-do-corpo humano parasita apenas seres humanos e *B. recurrentis* não é transmitida verticalmente às gerações subsequentes de piolhos. O espiroqueta pode ser mantido pela transmissão do piolho ao ser humano e deste de volta a outro inseto do mesmo tipo. O piolho mantém-se infectado por todo o seu ciclo de vida. A FRTP epidêmica ocorre somente sob condições de privação extrema, em que há aglomerações e condições sanitárias precárias, assim como também ocorre com o tifo transmitido por piolhos. Existem relatos de surtos na África, no Oriente Médio e na Ásia, mas recentemente não há ocorrências de surtos no Novo Mundo. Durante a primeira metade do último século, as epidemias ocorriam praticamente a cada 20 anos. Nos últimos anos, a Etiópia é o foco geográfico principal da doença.[464] Os viajantes que retornam aos países desenvolvidos ocasionalmente importam a FRTP para os EUA.

FRTC tem distribuição mundial. Nos EUA, a doença é endêmica nos estados do oeste, no sul de British Columbia e nas regiões planas do México.[124,125,126] Alguns carrapatos de corpo macio da família Argasidae (espécies de *Ornithodoros*) são portadores de borrélias bem-conhecidas. Embora a maioria dos casos de FRTC ocorra depois de picadas de carrapato, as borrélias também são transmitidas pelo uso de drogas injetáveis, transfusão de sangue e acidentes com funcionários de laboratórios, inclusive mordida de um macaco infectado.[125] Nos EUA, os taxonomistas tentam usar o mesmo nome para um carrapato e seu espiroqueta associado. Desse modo, *O. hermsii* é o vetor de *B. hermsii*, *O. turicata* é o vetor de *B. turicatae* e *O. parkeri* é o vetor de *B. parkeri*.[145] *O. turicata* é muito maior que *O. hermsii* e tem mamilos cônicos bem-definidos e projeções dorsais no segmento distal das patas dianteiras. Os carrapatos *Ornithodoros* têm um ciclo de vida semelhante, mas vivem em nichos ecológicos e hospedeiros diferentes. Seu ciclo de vida inclui ovos, larvas simples e várias ninfas sucessivas até se transformarem em insetos adultos. Todos os estágios nos quais o inseto é obrigado a alimentar-se podem transmitir espiroquetas quando obtêm rapidamente uma refeição de sangue, enquanto permanecem fixados por 15 a 90 minutos. Os carrapatos alimentam-se à noite quando seus hospedeiros naturais ou acidentais estão dormindo. As fêmeas dos carrapatos de corpo mole depositam ninhadas de ovos depois de cada refeição de sangue e isto prolonga drasticamente sua longevidade, em comparação com os carrapatos de corpo rígido.

As características epidemiológicas da FRTC dependem dos hábitats do vetor local. *O. hermsii* é o vetor mais comum e *B. hermsii* é a borrélia mais comum na Califórnia, no noroeste do Pacífico e no Canadá.[125,126] *O hermsii* vive nos restos de árvores mortas e parasita esquilos terrestres, esquilos das árvores e esquilos norte-americanos (*chipmunks*) que vivem nas proximidades dos lagos de água doce, que comumente têm banheiros rústicos para turistas. *O. parkeri* vive em cavernas e covas dos esquilos terrestres e cães-de-pradarias nos estados do oeste americano. *B. parkeri* é um patógeno relativamente incomum dos seres humanos, em vista da inacessibilidade de seu vetor. *O. turicata* vive em cavernas e covas

Tabela 20.13 Características da febre recorrente.

Característica	Transmitida por piolhos	Transmitida por carrapatos
Epidemiologia	Epidêmica	Geralmente endêmica
Agente etiológico	*B. recurrentis*	Vários; nos EUA, *B. hermsii*, *B. turicatae* e *B. parkeri*
Vetor	*Pediculus humanus* subesp. *humanus*	Vários; nos EUA, *Ornithodoros hermsii*, *O. turicatae* e *O. parkeri*
Duração média do primeiro episódio	5,5 dias	3,1 dias
Duração média (variação) do intervalo assintomático	9,25 dias (3 a 27)	6,8 dias (1 a 63)
Número médio (variação) de recidivas	3 (0 a 13)	1 (0 a 3 ou mais)
Duração média da recidiva	1,9 dia	2,5 dias

Adaptada das referências 54, 125, 145, 168.

de animais dos estados do oeste dos EUA, México e América do Sul, mas também é encontrado em contato mais próximo com os seres humanos quando vivem sob as fundações das casas do Texas. *O. parkeri* é encontrado em covas, ninhos de roedores e cavernas das regiões áridas e campinas existentes em grande parte do oeste americano. Até hoje, a transmissão da febre recorrente depois da picada de *O. parkeri* é rara.[125] As borrélias transmitidas por carrapatos têm um nicho ecológico bem estabelecido e sua erradicação é praticamente impossível. O espiroqueta pode ser transmitido de uma geração à outra de carrapatos, sem intervenção de um hospedeiro vertebrado. Estudos demonstraram que *O. turicata* sobrevive em estado de inanição por até 5 anos e a sobrevivência das borrélias (sem perda de infecciosidade) nos carrapatos foi relatada por até 12 anos.[126]

A maior parte dos casos de FRTC é endêmica e acomete pessoas desafortunadas que vivem ou visitam uma área endêmica na qual vivem os carrapatos *Ornithodoros* e tornam-se hospedeiros acidentais. Entretanto, nas condições propícias, também pode ocorrer doença epidêmica. Em 1968, houve um surto de FRTC entre 42 meninas e meninos escoteiros acampados perto de Spokane, Washington.[469] Um dos 42 escoteiros expostos desenvolveu doença clínica. Em 9 pacientes, foi possível calcular o período de incubação exato porque eles ficaram expostos por apenas uma noite (média de 6,9 dias; variação de 3 a 9 dias). O índice de infecção foi mais alto entre os que dormiram em abrigos abandonados que entre os que dormiram em barracas; esta tendência também foi observada por Horton e Blaser no Colorado.[199] Os autores ressaltaram a "justiça poética" em razão da concentração da doença entre os escoteiros-mestres e os escoteiros mais idosos, que se apropriaram dos abrigos e deixaram os "piores lugares" para os escoteiros mais jovens.

Nas regiões em que não há espiroquetas autóctones que causam febre recorrente, a importância da doença das áreas endêmicas impõe um desafio diagnóstico.[93] A infecção transmitida por carrapatos é mais provável que a infecção transmitida por piolhos entre os turistas que visitam a África. Os parasitologistas devem ter em mente esse possível diagnóstico quando examinarem material coletado para a detecção de parasitas da malária.

Doença clínica

O quadro clínico dos dois tipos de febre recorrente é semelhante. O período de incubação médio da FRTC é de 7 dias (variação: 4 a 18 dias ou mais).[125] A Tabela 20.13 ressalta as diferenças entre a frequência e a duração das recidivas. Os carrapatos *Ornithodoros* alimentam-se de seres humanos muito raramente e por períodos curtos. Por essa razão, a maioria dos pacientes não se recorda de ter sido picada por um carrapato. As manifestações clínicas da FRTC foram descritas por Dworkin *et al.*[124] em um número relativamente grande de casos adquiridos no noroeste dos EUA e no sudoeste do Canadá. Nos casos típicos, a doença começa repentinamente com febre alta (em geral, em torno de 40°C), calafrios intensos, *delirium*, dores musculares intensas e dores osteoarticulares. Os pacientes podem ter hepatosplenomegalia, hipersensibilidade local e icterícia. As complicações neurológicas, inclusive meningite linfocítica e paralisia facial, são semelhantes às que são causadas pela infecção por *B. burgdorferi*.[65] As apresentações incomuns dessa infecção são irite, uveíte, iridociclite, paralisia dos nervos cranianos e outros déficits neurológicos focais, ruptura do baço, miocardite e síndrome de angústia respiratória aguda (SARA).[124,125] Entretanto, essa última complicação foi descrita mais comumente nos casos de FRTC relatados mais recentemente.[72] O primeiro episódio de FRTC dura 3 dias (variação: 12 horas a 17 dias) e, nos casos típicos, termina repentinamente.[168] Em geral, a FRTP persiste por mais tempo (5,5 dias; variação: 4 a 10 dias). Os casos fatais da FRTC são raríssimos, mas a FRTP não tratada tem mortalidade mais alta (5%).[168] Um surto de FRTP entre os militares da Etiópia depois do término da guerra civil ofereceu uma oportunidade de revisar suas manifestações clínicas.[43] A taxa de mortalidade foi de 3,6% e 1,8% dos pacientes desenvolveram doença recrudescente. O intervalo médio entre o primeiro episódio e a primeira recidiva é de 7 dias para FRTC e 9 dias para FRTP.[168] Quando ocorrem recidivas, cada ciclo tende a ser menos grave que o anterior, mas o paciente geralmente tem indisposição e mal-estar, embora não tenha febre entre os episódios. Alguns podem desenvolver erupção cutânea durante o primeiro episódio, mas isto não ocorre nas recidivas. Embora a penicilina seja eficaz para tratar borrélias, tetraciclina ou eritromicina é mais eficaz para eliminar os espiroquetas. Reações de Jarisch-Herxheimer (JH) podem ocorrer durante o tratamento; em uma epidemia de FRTP na Etiópia, 43% dos pacientes tiveram esta complicação. O tratamento com penicilina em doses baixas causa recidivas mais frequentes, mas menos reações de JH que o tratamento com tetraciclina ou penicilina em doses mais altas.[405] A administração de paracetamol e hidrocortisona modificou as alterações dos sinais vitais durante a reação de JH, mas não suprimiu os tremores violentos que ocorrem.[62] Os aumentos transitórios dos níveis do fator de necrose tumoral e das interleucinas 6 e 8 correlacionam-se temporalmente com a reação,[314] embora nem todos os pesquisadores tenham conseguido detectar elevações destas citocinas. O controle dos vetores também é essencial à erradicação da infecção epidêmica transmitida por piolhos.[464]

Diagnóstico laboratorial

Detecção e isolamento. A confirmação laboratorial da febre recorrente baseia-se na detecção ou no isolamento dos espiroquetas do sangue de pacientes durante a doença febril (Prancha 20.1 C). Em muitos casos, o diagnóstico é firmado no laboratório de hematologia, porque o quadro clínico pode ser enigmático para os médicos que não estão acostumados com a doença. Horton e Blaser[199] relataram um caso no qual os espiroquetas passaram despercebidos ao *scanner* diferencial automatizado, mas foram detectados por um tecnólogo sagaz que fez a revisão da lâmina. Ao contrário dos outros espiroquetas, as borrélias que causam febre recorrente são bem-coradas pelos corantes ácidos de anilina, inclusive os corantes de Wright e Giemsa. Os espiroquetas são microrganismos finos, ondulantes ou nitidamente retorcidos, que se mostram mais visíveis quando estão localizados entre as hemácias (Prancha 20.1 C).[40] Felsenfeld[145] recomenda que a coloração com corante de Wright seja seguida da aplicação de uma solução de violeta cristal a 1% por 10 a 30 segundos.

A sensibilidade da detecção das borrélias pela coloração dos esfregaços de sangue periférico durante um episódio febril foi estimada em 70%. Entretanto, não é provável que os espiroquetas sejam detectados quando o paciente está em remissão durante os intervalos sem febre entre as crises, embora as borrélias ainda estejam presentes no corpo. Assim como para a malária, devem ser preparados esfregaços finos e grossos porque, em alguns casos, os espiroquetas são detectados apenas por meio do exame de um esfregaço espesso.[40] Existe um anticorpo monoclonal para identificar *B. hermsii* nos esfregaços de sangue periférico, mas ele não é amplamente utilizado.[399]

Outra opção que pode ser utilizada é a análise quantitativa do sobrenadante leucoplaquetário, que é muito mais sensível (100 ×) que o exame de um esfregaço espesso. Goldschmid e Mahomed[165] usaram uma técnica de micro-hematócrito por centrifugação para concentrar as borrélias dentro e acima do sobrenadante leucoplaquetário. Embora a técnica de análise do sobrenadante não seja amplamente utilizada, sua utilidade foi confirmada por um estudo realizado na África ocidental, que incluiu o isolamento de *B. corcidurae*.[481] Sciotto et al.[403] usaram a técnica de coloração com laranja acridina fluorescente para demonstrar borrélias nos esfregaços de sangue periférico (Prancha 20.1 D). A técnica de fluorescência aumenta expressivamente a visibilidade dos espiroquetas.

As borrélias que causam febre recorrente também podem ser cultivadas a partir do sangue de um paciente com utilização de uma modificação[26] do meio de Kelly para borrélias,[219] mas o isolamento não é um teste diagnóstico exequível na maioria dos laboratórios clínicos, porque as culturas precisam ser examinadas ao microscópio de campo escuro dentro de 2 a 6 semanas depois da inoculação.

Sorologia. A confirmação da FRTC por meio da sorologia é conseguida quando há elevação de quatro vezes nos títulos de anticorpos entre as amostras das fases aguda e de convalescença, ou quando uma única amostra de soro da fase de convalescença é reativa. Entretanto, apenas alguns laboratórios de referência fazem sorologia para diagnosticar febre recorrente, porque as borrélias precisam ser cultivadas para que possam ser usadas com um AFID e para produzir grandes quantidades de lisados de células inteiras para uso nos ensaios de ELISA. Um título de AID entre 1:128 e 1:256 ou mais é considerado positivo. Os resultados dos testes de ELISA são relatados frequentemente como um valor de absorvência (i. e., 0,85) depois do teste com uma diluição. As amostras positivas à triagem por meio dos testes de AID ou ELISA devem ser confirmadas por *immunoblot* para determinar o padrão de reatividade aos outros antígenos específicos das borrélias que causam febre recidivante. Em razão da reatividade cruzada com a proteína flagelina, os pacientes podem ter resultados falso-positivos na sorologia para febre recorrente quando também têm testes reativos para outras espécies de espiroquetas. Cerca de 5% dos pacientes têm reação positiva no teste VDRL. Os pacientes com febre recorrente também podem ter sorologia positiva para doença de Lyme.[124]

Com a finalidade de aumentar a sensibilidade e a especificidade dos testes sorológicos, uma proteína imunorreativa – fosfodiesterase do glicerolfosforildiéster (GlpQ) – foi identificada nas borrélias que causam febre recorrente, mas não nas que causam doença de Lyme ou no agente etiológico da sífilis.[359,402] Embora a proteína GlpQ recombinante não esteja amplamente disponível, ela foi usada recentemente em um *immunoblot* para confirmar FRTC causada por *B. hermsii* em um paciente exposto nas montanhas próximas do condado de Los Angeles, Califórnia, EUA.[401]

Métodos moleculares. A análise dos carrapatos é realizada por meio de técnicas de amplificação do ácido nucleico das borrélias e pela análise subsequente das sequências desses ácidos nucleicos para identificar e caracterizar as borrélias. Os métodos moleculares foram usados para identificar e caracterizar *B. hermsii* isolada de seis carrapatos do condado de Los Angeles depois da confirmação da infecção humana do paciente mencionado antes.[401] Métodos já descritos de PCR e análise da sequência do DNA foram usados para caracterizar vários genes, inclusive os do rRNA 16S, da proteína B flagelar (*fla*B), da girase B (*gyr*B), da *glp*Q e da proteína variável do carrapato (*vtp*). Entretanto, técnicas semelhantes não têm sido amplamente utilizadas para diagnosticar doença humana.

Leptospiras

O gênero *Leptospira*, junto com os gêneros *Leptonema* e *Turneria*, faz parte da família Leptospiraceae. As leptospiras são bacilos helicoidais móveis estritamente aeróbios com extremidades típicas em forma de gancho, que medem 0,1 mm de diâmetro e 6 a 12 mm de comprimento. Esses microrganismos são gram-negativos e coram apenas fracamente com os corantes de anilina. A microscopia em campo escuro deve ser realizada para detectar *Leptospira* em lâminas sem coloração (Figura 20.18). Originalmente, havia apenas duas espécies de *Leptospira* reconhecidas, que podiam ser separadas com base nos testes bioquímicos: *L. interrogans sensu lato*, que incluía todas as espécies patogênicas para os seres humanos; e *L. biflexa sensu lato*, que abarcava todas as espécies saprofíticas ambientais. Em seguida, as leptospiras foram subdivididas em sorovariantes com base na aglutinação depois da absorção cruzada com antissoros homólogos direcionados aos epítopos dos antígenos lipopolissacarídicos (LPS) expostos na superfície.[113] *L. biflexa sensu lato* inclui mais de 60 sorovariantes diferentes, enquanto *L. interrogans sensu lato* contém mais de 260 sorovariantes. Uma única sorovariante pode ser encontrada em várias espécies. Com finalidade de classificação epidemiológica, as sorovariantes e as espécies de *Leptospira* antigenicamente relacionadas também são reunidas em sorogrupos. A cepa patogênica típica é *L. interrogans* sorovar. Icterohaemorrhagiae[209] e a doença clínica que ela causa é leptospirose. Várias revisões, algumas publicadas na literatura mais antiga, refletem o estado de conhecimento em algumas regiões.[1,131,143,182,183,225,243,290]

Estudos da homologia do DNA entre as sorovariantes das leptospiras[505] identificaram as genomoespécies, cujo número aumenta mundialmente à medida que são descobertas outras espécies singulares.[1,243,244] A Tabela 20.14 descreve as genomoespécies reconhecidas hoje em dia e os sorogrupos correspondentes das leptospiras. Recentemente, a taxonomia de *Leptospira* foi modificada quando se decidiu conferir *status* de espécie às genomoespécies 1, 3, 4 e 5 descritas anteriormente. Atualmente, existem 13 espécies de *Leptospira* patogênicas reconhecidas, que são as seguintes: *L. interrogans, L. alexanderi, L. alstonii* (genomoespécie 1), *L. borgpetersenii, L. inadai, L. fainei, L, kirchneri, L. licerasiae, L. noguchi, L. santarosai, L. terpstrae* (genomoespécie

Tabela 20.14 Genomoespécies e sorogrupos das leptospiras.

Genomoespécies	Sorogrupos
L. interrogans	Icterohaemorrhagiae, Canicola, Pomona, Australis, Autumnalis, Pyrogenes, Grippotyphosa, Djasiman, Hebdomadis, Sejroe, Bataviae, Ranarum, Louisiana, Mini, Sarmin
L. noguchii	Panama, Autumnalis, Pyrogenes, Louisiana, Bataviae, Tarassovi, Australis, Shermani, Djasiman, Pomona
L. santarosai	Shermani, Hebdomadis, Tarassovi, Pyrogenes, Autumnalis, Bataviae, Mini, Grippotyphosa, Sejroe, Pomona, Javanica, Sarmin, Cynopteri
L. meyeri	Ranarum, Semaranga, Sejroe, Mini, Javanica
L. wolbachii[a]	Codice
L. biflexa[a]	Semaranga, Andamana
L. fainei	Hurstbridge
L. borgpetersenii	Javanica, Ballum, Hebdomadis, Sejroe, Tarassovi, Mini, Celledoni, Pyrogenes, Bataviae, Australis, Autumnalis
L. kirschneri	Grippotyphosa, Autumnalis, Cynopteri, Hebdomadis, Australis, Pomona, Djasiman, Canicola, Icterohaemorrhagiae, Bataviae
L. weilii	Celledoni, Icterohaemorrhagiae, Sarmin, Javanica, Mini, Tarassovi, Hebdomadis, Pyrogenes, Manhao, Sejroe
L. inadia	Lyme, Shermani, Icterohaemorrhagiae, Tarassovi, Manhao, Canicola, Panama, Javanica
L. parva[a]	Turneria
L. alexanderi	Manhao, Hebdomadis, Javanica, Mini

[a]Até hoje, não existem sorogrupos patogênicos associados a essa espécie.
Adaptada da referência 113.

3), *L. weilii* e *L. wolffii* – todas contendo mais de 260 sorovariantes. As espécies de *Leptospira* saprofíticas são *L. biflexa*, *L. meyeri*, *L. yanagawae* (genomoespécie 5), *L. kmetyi*, *L. vantheilii* (genomoespécie 4) e *L. wolbachii* – todas abrangendo mais de 60 sorovariantes.

Hoje em dia, existem sequências genômicas inteiras publicadas de no mínimo seis cepas de *Leptospira*, inclusive duas sorovariantes (Lai e Copenhagen) de *L. interrogans*, duas cepas de *L. borgpetersenii* sorovar. Hardjo e duas cepas de *L. biflexa* sorovar. Patoc.[57,309,353,373] Essas análises revelaram alguns aspectos singulares da genética das leptospiras e têm permitido identificar diversos genes de virulência das cepas patogênicas em comparação com as saprofíticas. O genoma é constituído de dois cromossomos circulares e há certo grau de homologia entre as sorovariantes patogênicas, apesar das diferenças de especificidade dos hospedeiros.[309] As comparações de duas espécies patogênicas e uma saprofítica identificaram 2.052 genes, que constituem o genoma nuclear das leptospiras, sugerindo uma origem comum a todas as *Leptospira* patogênicas e saprofíticas.[1] A comparação dos genomas de *L. interrogans* e *L. borgpetersenii* também demonstrou um grau elevado de plasticidade e recombinação genômica em escala ampla com um número muito maior de pseudogenes, sequências de inserção e resquícios genéticos que na cepa saprofítica.[57] *L. interrogans* também tem um número muito maior de genes (cerca de 500), que codificam proteínas com funções desconhecidas, reforçando a hipótese de que as leptospiras tenham fatores de virulência singulares, que não foram identificados em outros espiroquetas ou bactérias. As leptospiras têm mais de 70 genes com uma suposta função regulatória, um número muito maior que o encontrado nos outros espiroquetas; alguns destes genes permitem que *Leptospira* sobreviva por períodos longos no hospedeiro e no ambiente externo.[309] Em especial, três sistemas de toxina-antitoxina podem controlar a regulação dos genes durante os períodos de estresse nutricional.[515] *L. borgpetersenii* pode ter perdido as funções de alguns genes, porque as sorovariantes saprofíticas das leptospiras não sobrevivem no ambiente e têm ciclos mais estritos de transmissão entre hospedeiros diferentes.[57]

A transmissão das leptospiras aos seres humanos ocorre por contato direto ou indireto com a urina de um animal infectado, ou com água ou solo contaminado. Em geral, as leptospiras entram no corpo por meio de pequenos cortes ou abrasões, ou pelo contato com as mucosas (p. ex., conjuntivas) ou a pele úmida. Durante a fase bacteriêmica inicial da doença, os espiroquetas circulam na corrente sanguínea por até 7 dias. Quando o hospedeiro produz uma reação humoral, os microrganismos são eliminados do sangue. Contudo, nos casos graves, as leptospiras podem penetrar e disseminar-se rapidamente no corpo, estabelecendo colonização persistente dos túbulos renais. Os mecanismos patogênicos que causam a leptospirose e os danos aos tecidos do hospedeiro não foram esclarecidos, embora seja provável que as leptospiras migrem pelas junções intercelulares. Toxina(s) de leptospiras ou seus componentes celulares tóxicos provavelmente estão envolvidos no desenvolvimento dos sintomas. A lesão do endotélio dos pequenos vasos sanguíneos causa isquemia localizada do órgão, que desencadeia necrose tubular renal, lesão pulmonar, destruição hepatocelular e inflamação das meninges, miocárdio, músculos e placenta.[103,104,169,406,511]

Leptospirose

Leptospirose é uma doença sistêmica dos seres humanos e dos animais. Embora fosse descrita comumente como síndrome de Weil na literatura mais antiga, muitos outros nomes também foram aplicados a esta doença (*i. e.*, febre canícula, febre nanukayami, febre dos 7 dias, amarelão dos apanhadores de ratos, febre de Fort Bragg, icterícia negra e febre pré-tibial).[243] Adolf Weil foi o primeiro a relatar um caso de "febre íctero-hemorrágica" em 1886, quando o paciente teve infecção aguda com esplenomegalia, icterícia e nefrite.[131] Os espiroquetas *Leptospira* foram observados inicialmente em cortes de tecido renal de necropsia, em 1907. Como causa de doença febril, a leptospirose não é diagnosticada corretamente em todo o mundo, mas recentemente os especialistas mundiais demonstraram que esta zoonose é uma doença negligenciada, que tem impacto significativo na saúde dos países pobres das regiões tropicais.

Epidemiologia. A leptospirose é uma zoonose causada por espiroquetas, que tem ressurgido mundialmente em razão de epidemias urbanas em comunidades pobres dos países industrializados e das nações economicamente limitadas. As leptospiras têm distribuição mundial e infectam alguns tipos de animais domésticos e silvestres. Os seres humanos tornam-se hospedeiros "finais" incidentais, porque não há transmissão dos seres humanos aos animais ou para outros pacientes. A maioria dos casos humanos ocorre nos países tropicais, porque os espiroquetas estão mais adaptados para sobreviver em condições quentes e úmidas. Por essa razão, a leptospirose é uma doença sazonal dos climas temperados e, nestas regiões, ela ocorre no verão ou no outono.

Ratos domésticos infectados por cepas de leptospiras patogênicas foram associados classicamente a essa doença, mas os animais domésticos (especialmente cães, gado e porcos) podem ser infectados como hospedeiros incidentais, assim como os seres humanos. Raposas, guaxinins, cangambás, musaranhos e porcos-espinho estão entre alguns dos diversos animais silvestres do mundo, que também podem ser portadores de leptospiras. Em geral, os hospedeiros animais são assintomáticos e não produzem anticorpos, apesar da infecção avassaladora. Contudo, várias sorovariantes diferentes de leptospiras podem ser abrigadas por um único gênero animal e uma única sorovariante pode estar associada a mais de um tipo de animal hospedeiro. O gado leiteiro pode ser infectado pelas sorovariantes Pomona e Hardjo, os porcos pela sorovariante Bratislava, Tarassovi ou Pomona e os cães pela Canicola.[243]

Um fator fundamental à persistência e à epidemiologia da leptospirose é o estado de portador renal dos animais infectados. As leptospiras têm propensão a colonizar a superfície das células epiteliais dos túbulos renais proximais. Os espiroquetas são excretados na urina do hospedeiro em concentrações altas, seja contínua ou intermitentemente, mas sobrevivem mais facilmente na urina alcalina.

A leptospirose apresenta padrões epidemiológicos diferentes nas zonas urbanas e rurais pobres dos países economicamente limitados, em comparação com as populações mais abastadas destes mesmos países. Em todo o mundo, a leptospirose é adquirida por exposição ambiental à água ou aos alimentos contaminados, seja em razão de ocupação, atividades da vida diária ou recreação. A leptospirose associada à exposição ocupacional concentra-se entre pessoas que trabalham em sistemas de esgoto, abatedouros e áreas agrícolas, principalmente agricultores de subsistência nas plantações de cana-de-açúcar e arroz dos países pobres.[243] Entre os fatores epidemiológicos associados à leptospirose no Havaí estavam captação das águas de chuva para uso doméstico, contato com gado e sua urina, ou manuseio de tecidos animais.[216] A partir da década de 1970, houve apenas alguns caos da doença atribuída à exposição ocupacional nos EUA.

Mais recentemente, a leptospirose tem sido diagnosticada com frequência crescente como um problema urbano mundial. A migração dramática das populações rurais pobres para comunidades urbanas faveladas e o número crescente de desabrigados nos centros urbanos geraram condições ecológicas favoráveis à transmissão da doença pelos roedores. A leptospirose urbana foi reconhecida inicialmente nas populações de desabrigados das cidades do interior americano. Surtos anuais de leptospirose também são relatados nas comunidades urbanas pobres do Brasil, da Índia e de outras regiões do mundo durante o mesmo período sazonal de chuvas torrenciais.

A leptospirose também é um risco entre as pessoas abastadas que praticam atividades recreativas em áreas endêmicas, principalmente as que participam de esportes extremos em áreas remotas. Por essa razão, a importação da doença deve ser considerada nos viajantes que apresentam doença febril.[479] A leptospirose foi associada à atividade de canoagem.[418] Uma epidemia da doença ocorreu durante um triatlo em Illinois, que incluía uma exposição breve às águas de uma lagoa,[205] assim como entre praticantes de *rafting* em corredeiras da Costa Rica.[76] Os participantes de uma certame de Eco-Desafio em Bornéu também contraíram leptospirose aguda durante a corrida, porque entraram em contato com as águas do rio Segama durante as atividades de canoagem, exploração de cavernas e natação.[82]

A doença epidêmica também pode ocorrer depois de inundações ou exposição a alguma outra fonte de água transmissível. Um surto numeroso de "febre hemorrágica" ocorreu depois das inundações das regiões rurais da Nicarágua em 1995, quando 2.259 moradores desenvolveram doença febril e 15 morreram em consequência de hemorragias pulmonares graves.[474] No Brasil, anualmente são notificados mais de 10.000 casos de leptospirose grave em consequência de epidemias urbanas associadas às estações chuvosas em favelas das áreas urbanas pobres.[380,III] Surtos numerosos e graves também têm ocorrido na Índia depois de monções ou ciclones.[407,408] Na Itália, houve um surto atribuído a um porco-espinho infectado por leptospiras, que ficou preso em um reservatório de água.[64] Vários surtos transmitidos pela água também ocorreram nos EUA.[507] Um surto de leptospirose transmitida pela água também ocorreu em Illinois e foi atribuído a um lago contaminado; teoricamente, uma estiagem aumentou o risco de exposição às fezes de animais infectados.[205]

Um surto pequeno atribuído à exposição ao solo contaminado também ocorreu em um subúrbio de St. Louis, Missouri.[144] *Leptospira interrogans* sorovar. Icterohaemorrhagiae foi isolada dos ratos e dos animais domésticos, assim como do solo dos jardins das residências. Alguns cães dos quais foram isoladas leptospiras tinham sido imunizados com vacinas para leptospirose disponíveis no mercado.

Doença clínica. Nos seres humanos, a gravidade da leptospirose varia, dependendo de alguns fatores relativos ao hospedeiro e da sorovariante infectante das leptospiras. A leptospirose clássica é uma doença bifásica, que consiste em uma fase bacteriêmica inicial de 1 semana e uma fase imune secundária evidenciada pela produção de anticorpos,

---

[III] N. R. T. No Brasil, os casos notificados e confirmados de Leptospirose de 2000 a 2017, segundo o Ministério da Saúde, variaram de 4.208, em 2000 a 2.003 em 2017. Os dados mostram uma média de 3.628,06 casos confirmados por ano. Fonte: Sinan/SVS/MS. http://portalarquivos2.saude.gov.br/images/pdf/2017/setembro/18/Casos-Leptospirose.pdf

disseminação dos espiroquetas aos tecidos (especialmente túbulos renais) e excreção das leptospiras na urina. Depois de um intervalo assintomático de 1 a 3 dias, começa a fase imune da infecção. As leptospiras são eliminadas rapidamente do sangue e do LCR e tem início um processo inflamatório. Durante a segunda semana da doença, 90% dos pacientes apresentam pleocitose no LCR, mas apenas a metade destes tem sinais e sintomas de meningite asséptica.

A leptospirose começa repentinamente com febre, cefaleia, mialgia, mal-estar, congestão conjuntival e, ocasionalmente, uma erupção transitória. Os pacientes podem ter erupções cutâneas maculosas, maculopapulosas, urticariformes ou hemorrágicas. Uma erupção pré-tibial típica acompanhou uma epidemia de infecção por L. interrogans sorovar. Autumnalis e foi descrita como febre de Fort Bragg. Essa erupção pré-tibial também ocorreu com infecções causadas por outras sorovariantes. Embora os sintomas sejam incapacitantes no estágio inicial, a maioria dos pacientes recupera-se sem desenvolver complicações, que ocorrem com as formas mais graves da doença. As manifestações graves da doença podem ocorrer durante infecções causadas por qualquer sorovariante patogênica, mas a doença mais branda geralmente é causada pela sorovariante Hardjo e outras.[1] Apesar da recuperação sintomática, os pacientes podem continuar a ter fraqueza, fadiga e depressão por algumas semanas ou meses depois da doença inicial.

Em geral, as infecções causadas pelas sorovariantes Icterohaemorrhagiae, Copenhageni, Lai e outras estão associadas à doença grave.[1] Embora a maioria dos pacientes com leptospirose seja assintomática ou tenha doença branda, o ônus acarretado pela doença em todo o mundo é grande em razão das formas graves da leptospirose, da síndrome de Weil (icterícia, insuficiência renal aguda e hemorragia) e da síndrome de hemorragia pulmonar grave (SHPG). Os pacientes com essa última síndrome têm mortalidade alta (> 50%), enquanto mais de 10% dos pacientes com síndrome de Weil também vão a óbito. Os adultos de mais idade (> 30 a 40 anos) estão mais sujeitos a óbito.[103,104] Vários estudos também demonstraram que insuficiência renal aguda, insuficiência respiratória, hipotensão, arritmias e alterações do estado mental são marcadores prognósticos independentes de mortalidade.[121]

Inicialmente, a leptospirose causa um tipo de insuficiência renal aguda não oligúrica e hipopotassêmica singular que, se for diagnosticada precocemente, pode ser tratada com reposição de volume e potássio.[406] A SHPG causada pela leptospirose geralmente se evidencia na forma de SARA, infiltrados pulmonares e hemoptise, que pode ser detectada apenas durante a intubação.[169] A quantidade de leptospiras nos pulmões dos pacientes com SHPG é extremamente grande, mesmo que poucos espiroquetas tenham sido detectados pela necropsia, sugerindo que seja uma complicação mediada por mecanismos imunes.

As gestantes com leptospirose, independentemente se têm a forma branda ou grave da doença, estão em risco de desenvolver infecção intrauterina e morte fetal. Não existem relatos de transmissão congênita da leptospirose da mãe ao bebê.

Os pacientes com leptospirose grave comumente necessitam de cuidados intensivos para sobreviver, inclusive suporte ventilatório e diálise. Como existem relatos de reação de Jarisch-Herxheimer depois do tratamento da leptospirose, deve-se ter cuidado ao prescrever antibióticos aos pacientes com doença branda autolimitada.[133] Entretanto, as justificativas para tratar com antibióticos pacientes com a doença grave têm sido revistas.[488] Estudos clínicos realizados na Tailândia também demonstraram eficácia equivalente dos tratamentos com ceftriaxona, cefotaxima e doxiciclina, em comparação com penicilina.[466]

A imunidade humoral à leptospirose, que é mediada pela produção de anticorpos específicos, desenvolve-se nos seres humanos e nos animais. O LPS é o antígeno principal reconhecido pelos soros dos pacientes convalescentes e, depois das infecções naturais, a imunidade limita-se às sorovariantes que tenham LPS antigenicamente semelhante.[2] Estudos recentes também demonstraram que os camundongos dependiam da integridade das vias de ativação TRL2 e TRL4 para controlar uma infecção fatal.[88]

Diagnóstico laboratorial. O diagnóstico da leptospirose deve ser confirmado laboratorialmente, em razão da ampla variação das manifestações clínicas desta doença. Embora a cultura estabeleça o diagnóstico definitivo, ela raramente é realizada porque é demorada e não está amplamente disponível. A leptospirose também pode ser diagnosticada pela detecção dos microrganismos nos espécimes clínicos, ou pela demonstração dos antígenos ou ácidos nucleicos, mas a sorologia ainda é o método diagnóstico principal. Anticorpos monoclonais foram usados para detectar antígenos das leptospiras na urina dos pacientes da Tailândia, mas não existem testes de antígenos disponíveis no mercado e, por esta razão, esta abordagem não será discutida.[387]

Detecção direta. As leptospiras podem ser detectadas no exame microscópico do sangue, do LCR ou da urina, mas os espiroquetas no sangue podem ser demonstrados apenas durante a fase bacteriêmica inicial da doença. Alguns autores recomendaram a centrifugação dos espécimes de sangue heparinizado ou oxalado em velocidades baixas para remover elementos celulares e, em seguida, em velocidade alta para concentrar as leptospiras. O exame de microscopia em campo escuro pode ser tentado, mas as leptospiras devem estar em concentrações altas (10^4/mℓ) para que possam ser visualizadas.[486] A falta de especificidade também é um problema da microscopia em campo escuro, porque fibrilas ou extrusões das hemácias podem ser confundidas com os espiroquetas. Embora os exames do LCR e da urina tenham chances um pouco menores de conter artefatos que possam produzir resultados falso-positivos, os mesmos inconvenientes aplicam-se a estes exames.[426] A coloração à base de prata com o corante de Warthin-Starry tem sido amplamente usada no exame histológicos dos tecidos. A coloração imuno-histoquímica também pode ser realizada em um laboratório de referência (i. e., CDC).[511]

Cultura. As leptospiras podem ser isoladas do sangue, dialisado peritoneal e LCR durante a primeira semana da doença. Durante a fase imune da doença, os microrganismos desaparecem do sangue e do LCR, mas as leptospiras são excretadas na urina por até 1 mês (Prancha 20.1 G). Os meios de cultura comerciais utilizados mais comumente são o meio semissólido de Fletcher (Difco, BD Diagnostic Systems, Sparks, MD) e o meio semissólido de albumina sérica bovina e Tween 80 (ácido oleico) (Ellinghausen-McCullough-Johnson-Harris [EMJH, Difco]), que contém 200 μg de 5-fluoruracila. É recomendável que ao menos quatro tubos de 10 mℓ com meios de cultura de dois lotes diferentes sejam inoculados com o espécime clínico. Para isolar as sorovariantes exigentes, pode-se acrescentar também soro de coelho estéril a 0,4 a 1,0% ao meio de albumina sérica bovina e Tween 80. É necessário inocular apenas volumes pequenos (50 μℓ) de sangue ou urina, porque os volumes maiores introduzem substâncias que podem interferir com a cultura. Os meios devem ser inoculados com uma a duas gotas da amostra clínica por tubo. Quando o procedimento não pode ser realizado à beira do leito, o sangue heparinizado ou oxalado pode ser enviado ao laboratório. Um coágulo triturado também pode ser inoculado, mas o sangue citratado pode causar inibição. Quando a urina é testada, o pH deve ser neutralizado imediatamente por bicarbonato de sódio e uma amostra não diluída e uma diluição em 10 vezes devem ser inoculadas. Quando se utiliza LCR, deve-se inocular 0,5 a 5,0 mℓ.

As culturas são incubadas no escuro a 28 a 30°C por 6 a 12 semanas e examinados semanalmente por microscopia de campo escuro para detectar a presença de espiroquetas (Figura 20.19). O crescimento comumente demora várias semanas, mas ocorre em muito menos tempo no meio de EMJH. Nos casos típicos, as leptospiras formam uma faixa localizada 0,5 a 1,0 cm abaixo da superfície dos meios semissólidos, que é conhecida como anel de Dinger (Prancha 20.1 H).

Palmer et al.[341] demonstraram que os sistemas de hemocultura disponíveis no mercado apresentaram variações em sua capacidade de manter a viabilidade dos espiroquetas. Em geral, a combinação de uma hemocultura aeróbia com temperatura de incubação de 30°C acentua a viabilidade das leptospiras por até 1 semana em alguns sistemas. Entretanto, um sinal positivo gerado pelo sistema de hemocultura automatizado provavelmente não ocorre com uma amostra do paciente, porque os microrganismos não proliferam nos meios convencionais.

A identificação das leptospiras isoladas em cultura deve ser realizada com métodos de absorção e aglutinação cruzada de forma a determinar a sorovariante.[113] As cepas isoladas devem ser enviadas a um laboratório de referência, que mantém um banco numeroso de antissoros para essa finalidade. A identificação das genomoespécies também deve ser realizada por meio de análises das sequências dos genes do rRNA 16S ou de outros genes.[301]

Sorologia. A leptospirose é diagnosticada principalmente por detecção de anticorpos com base em testes sorológicos. Os pacientes começam a produzir anticorpos em torno do final dos primeiros 7 dias da doença.

▸ Teste de microaglutinação. O padrão de referência dos ensaios sorológicos ainda é o teste de microaglutinação (MAT; do inglês, *microagglutination test*), no qual suspensões de antígenos das leptospiras são colocados a reagir com soros.[473] O MAT é realizado misturando-se os soros dos pacientes com culturas de leptospiras a uma razão de 1:1, incubando-se a mistura por 2 a 4 horas a 30°C ou à temperatura ambiente e, em seguida, examinando-se a preparação ao microscópio de campo escuro para determinar se houve aglutinação. A reação é positiva quando a porcentagem de leptospiras livres é menor que 50%, em comparação com uma suspensão usada como controle. A diluição mais alta do soro em que há aglutinação de 50%, em comparação com a mistura de controle, define o título final. Embora geralmente seja considerado sorovariante-específico, o MAT é sorogrupo-específico. Apenas alguns laboratórios de referência realizam esse teste, porque sua realização e interpretação são complexas. Além disso, a sensibilidade do MAT é baixa na fase aguda e é necessário colher soros pareados para confirmar leptospirose. A dificuldade de manter grandes quantidades de culturas de *Leptospira* é evidente. As leptospiras inativadas por formalina são usadas como uma adaptação prática, mas têm sensibilidade um pouco menor. Um número grande de antígenos precisa ser testado com os soros e a OMS recomenda 19 sorovariantes ou 16 sorogrupos. A cepa que apresenta título mais alto no MAT é considerada a sorovariante (sorogrupo) infectante, mas estudos demonstraram que este teste não é um previsor preciso neste sentido.[245,430] Os soros podem ser triados utilizando antígenos leptospirais sorogrupo-específicos disponíveis no mercado por meio de um teste de macroaglutinação, mas as reações positivas devem ser confirmadas pelo MAT em um laboratório de referência.

Em geral, um título ≥ 1:100 no MAT é considerado evidência de infecção progressa. Os CDC sugeriram um título > 1:200 com uma única amostra como evidência presuntiva de leptospirose em um paciente com doença clínica compatível, mas nas áreas endêmicas outros especialistas sugeriram título de 1:800 ou 1:1.600 como limites mais precisos. Os títulos podem alcançar níveis extremamente altos e demoram meses ou anos para diminuir, de forma que o título não pode ser usado para definir infecção recente.[380,381]

▸ Outros testes sorológicos. Pesquisadores desenvolveram outros testes de detecção de anticorpos que permitem a triagem rápida, mas assim como MAT, sua sensibilidade é insatisfatória durante os estágios iniciais da infecção e alguns deles também podem ter precisão baixa nas áreas endêmicas de leptospirose.[21,127,243,246,247,428,429,489] Existem publicações

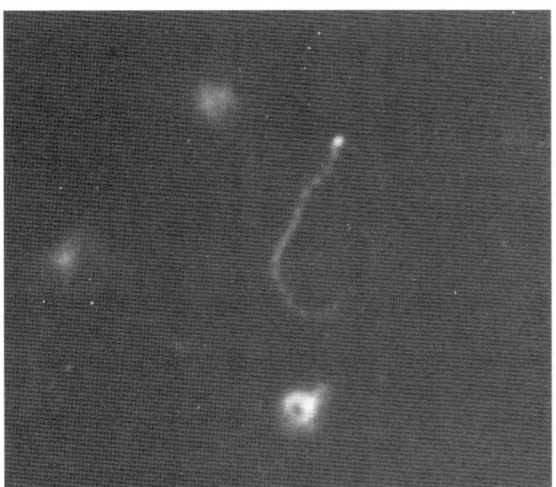

FIGURA 20.19 Exame em campo escuro da cultura de *Leptospira interrogans*. As espirais retorcidas, que não estão demonstradas claramente nesta imagem, aparecem como áreas claras e escuras alternadas. A extremidade superior muito brilhante do microrganismo pode representar a ponta em forma de gancho, que algumas leptospiras têm. Os examinadores inexperientes podem facilmente confundir as leptospiras com restos celulares e artefatos presentes nos espécimes clínicos. Ampliação de 1.000×. (Fotografia de microscopia cedida por cortesia de David Miller, DVM, MS.)

detalhadas dos estudos com outros testes sorológicos.[243,473] Há estudos publicados com técnicas como aglutinação de látex,[413,428] teste de fita,[174,409,427,506] imunoensaios enzimáticos,[21,127,246] hemaglutinação indireta (HAI)[243,247] e ensaios de fluxo lateral,[413,429] mas alguns destes testes não foram extensivamente avaliados. Esses ensaios contêm antígenos LPS derivados da sorovariante Patoc de *Leptospira biflexa* não patogênica[283] e detectam anticorpos IgM e/ou IgG dirigidos contra os LPS de todas as sorovariantes patogênicas em razão da reatividade cruzada com o LPS da sorovariante Patoc. Um ensaio de HAI desenvolvido pelos CDC foi aprovado pela FDA. Esse ensaio de HAI utiliza hemácias sensibilizadas para detectar anticorpos IgM e IgG e estudos iniciais demonstraram que alcançou sensibilidade de 92% e especificidade de 95%, em comparação com o MAT.[463] Contudo, em estudos mais recentes, o ensaio de HAI foi positivo em apenas 44% dos soros da fase aguda obtidos cerca de 5 dias depois do início dos sintomas.[249] Mais recentemente, Hull-Jackson et al.[201] avaliaram um teste de aglutinação de látex disponível no mercado utilizando um banco de soros bem caracterizados, que incluía 40 pacientes com leptospirose, além de realizar um estudo prospectivo dos pacientes consecutivos internados no hospital com alguma doença febril aguda. Embora a sensibilidade do teste de aglutinação de látex fosse semelhante nos dois grupos de pacientes, a especificidade foi consideravelmente menor quando se utilizou o banco de soros bem-caracterizados (81%) *versus* durante o estudo prospectivo (98%). Esse estudo demonstrou que os testes mais recentes para leptospirose precisam ser avaliados e validados em populações diferentes, antes que sejam adotados para uso rotineiro.

Os pacientes com leptospirose também formam anticorpos contra vários outros antígenos proteicos, dos quais alguns estão presentes na fase aguda da doença.[115,173] A caracterização de um ou mais antígenos levou ao desenvolvimento de ensaios diagnósticos baseados em proteínas recombinantes para leptospirose, mas estudos demonstraram que as sensibilidades dos testes de IEE baseados nas proteínas rLipL41 e rOmoL1 foram variáveis.[115,151,310] Outros estudos demonstraram que proteínas semelhantes às imunoglobulinas para *Leptospira* (Lig, ou seja, proteínas da membrana externa) são mais apropriadas para diagnosticar doença em estágio inicial utilizando um ensaio de *immunoblot*, que os ensaios à base de *Leptospira* inteira ou testes como proteínas recombinantes.[98] Outros antígenos usados recentemente em ensaios diagnósticos baseados em proteínas recombinantes são: testes de IEEL com Lp29, MPL17, MPL21 e LipL21;[315,329] ensaio em fita com LipL32;[42] e aglutinação de látex e imunoensaio de fluxo contínuo com LipL32.[413] Testes diagnósticos rápidos e mais precisos para leptospirose são necessários nas áreas endêmicas, de forma que possam detectar esta doença na fase aguda. A identificação e a utilização de outros antígenos proteicos imunogênicos conservados entre as leptospiras patogênicas permitirão o desenvolvimento de testes de um número crescente de testes rápidos com esta finalidade.

Detecção molecular. Vários genes são utilizados como alvos da amplificação do DNA das leptospiras por meio da PCR, principalmente para diagnosticar a doença em sua fase aguda. Embora a PCR tenha sido usada experimentalmente, poucos métodos foram avaliados para uso diagnóstico.[50,51,170,292] Merien et al.[292] amplificaram um fragmento de 331 pb do gene *rrs* (rRNA 16S) das leptospiras patogênicas e não patogênicas. Dois conjuntos de iniciadores – G1/G2 para o gene *secY* e B61I/64II para o gene da flagelina – foram incluídos no manual da OMS.[498] Os iniciadores G1/G2 não amplificam todas as sorovariantes patogênicas e isto requer o uso de um ensaio multiplex.[170] Esses dois conjuntos de iniciadores foram usados clinicamente para detectar DNA das leptospiras em soro, urina, humor aquoso, LCR e tecidos obtidos à necropsia dos pacientes com leptospirose.[243,473] Mais recentemente, vários alvos (*i. e.*, genes *rrs*, *lig*A e B, *lip32*, *secY* e *locus* genômico LA0322 da sorovariante Lai) foram usados para desenvolver ensaios de PCR em tempo real usando sondas de hidrólise (*i. e.*, Taq-Man) e fluorescência verde SYBR.[248,422,458,473]

Febre da mordida de rato (FMR ou *sodoku*)

A FMR é uma zoonose bacteriana que ocorre depois de mordidas de ratos seguidas da inoculação de um ou dos microrganismos da microbiota oral do animal. Esse termo é usado para descrever duas doenças diferentes com agentes microbianos diversos. Nos EUA, a doença é causada por *Streptobacillus moniliformis*, um bacilo álcool-acidorresistente gram-negativo imóvel, filamentar e altamente pleomórfico, enquanto a maioria dos casos registrados na Ásia é causada pelo *Spirillum minus*, um espiroqueta oral. Esta seção descreve a FMR causada por este último microrganismo (ou *sodoku*), que é o nome pelo qual a doença é conhecida na Ásia.

Spirillum minus

S. minus é um espiroqueta gram-negativo com formato espiralado e dimensões de 0,2 a 0,5 mm de largura e 1,7 a 5,0 mm de comprimento. Essa bactéria mostra mobilidade ativa acentuada por ação dos feixes bipolares de flagelos e seis espirais, que lhe conferem seu aspecto espiralado. *S. minus* foi descrito inicialmente como agente etiológico da FMR em 1916, ou seja, 30 anos depois que as bactérias espiraladas conhecidas como "*Spirillum minor*" foram isoladas dos montículos úmidos de sangue de ratos-silvestres.[157] Antes de sua descrição definitiva como *S. minus* em 1924, esse microrganismo também aparecia com vários outros nomes na literatura mais antiga.[157]

A FMR causada por *S. minus* é uma infecção comum na Ásia, mas raramente ocorre nos EUA. A frequência dessa doença está relacionada com a intensidade dos contatos entre ratos, outros roedores e seres humanos. Embora a infecção seja rara mundialmente, a FMR ainda é um risco nas áreas em que há exposição aos roedores. Alguns casos ocorreram entre crianças e adolescentes que estiveram em contato com camundongos silvestres, ou pessoas que criavam esquilos da Mongólia (gerbilos) como animais de estimação.[157] Ratos também são mantidos como animais de estimação, de forma que os funcionários de *pet shops* e proprietários de roedores também podem adquirir essa doença.[328] Não existem casos documentados de transmissão de um ser humano a outro. Uma a 4 semanas depois da mordida, tem início uma doença sistêmica evidenciada por calafrios, cefaleia, vômitos e febre. O local da mordida, que já cicatrizou nesta ocasião, ulcera e forma uma lesão semelhante a um cancro e o paciente também tem linfadenite regional e erupção maculopapulosa manchada, que pode afetar as palmas e as plantas. Em contraste com a forma estreptobacilar da FMR, a *sodoku* raramente causa poliartrite. A febre recorrente com periodicidade a cada 2 a 3 dias pode estender-se por semanas, meses ou anos quando os pacientes não são tratados. As complicações são endocardite, miocardite, meningite, nefrite, hepatite e esplenomegalia.[157]

Spirillum minus não pode ser cultivado em meios artificiais e pouco se sabe sobre as características genotípicas ou fenotípicas deste microrganismo. A inoculação em animais ainda é a única forma de isolar *S. minus* e não existem testes sorológicos disponíveis. Cerca de 50% dos pacientes com FMR também têm sorologia positiva falsa para sífilis. Os espiroquetas podem ser evidenciados visualmente no sangue, nos exsudatos ou nos tecidos corados por Giemsa ou Wright ou examinados ao microscópio de campo escuro.

REFERÊNCIAS BIBLIOGRÁFICAS

1. Adler B, de la Pena Moctezuma A. *Leptospira* and leptospirosis. Vet Microbiol 2010;140:287–296.
2. Adler B, Faine S. The antibodies involved in the human immune response to leptospiral infection. J Med Microbiol 1978;11:387–400.
3. Aguero-Rosenfeld ME. Lyme disease: laboratory issues. Infect Dis Clin North Am 2008;22:301–313.
4. Aguero-Rosenfeld ME, Nowakowski J, Bittker S, et al. Evolution of the serologic response to *Borrelia burgdorferi* in treated patients with culture-confirmed erythema migrans. J Clin Microbiol 1996;34:1–9.
5. Aguero-Rosenfeld ME, Nowakowski J, McKenna DF, et al. Serodiagnosis in early Lyme disease. J Clin Microbiol 1993;31:3090–3095.
6. Aguero-Rosenfeld ME, Roberge J, Carbonaro CA, et al. Effects of OspA vaccination on Lyme disease serologic testing. J Clin Microbiol 1999;37:3718–3721.
7. Aguero-Rosenfeld ME, Wang G, Schwartz I, et al. Diagnosis of lyme borreliosis. Clin Microbiol Rev 2005;18:484–509.
8. Alam F, Argiriadou AS, Hodgson TA, et al. Primary syphilis remains a cause of oral ulceration. Br Dent J 2000;189:352–354.
9. Alford CA Jr, Polt SS, Cassady GE, et al. Gamma-M-fluorescent treponemal antibody in the diagnosis of congenital syphilis. N Engl J Med 1969;280:1086–1091.
10. Anderson J, Mindel A, Tovey SJ, et al. Primary and secondary syphilis, 20 years' experience. 3: diagnosis, treatment, and follow up. Genitourin Med 1989;65:239–243.
11. Anderson JF, Magnarelli LA, LeFebvre RB, et al. Antigenically variable *Borrelia burgdorferi* isolated from cottontail rabbits and Ixodes dentatus in rural and urban areas. J Clin Microbiol 1989;27:13–20.
12. Anderson JF. Epizootiology of *Borrelia* in *Ixodes* tick vectors and reservoir hosts. Rev Infect Dis 1989;11(Suppl 6):S1451–S1459.
13. Anderson JM, Swanson KI, Schwartz TR, et al. Mammal diversity and infection prevalence in the maintenance of enzootic *Borrelia burgdorferi* along the western Coastal Plains of Maryland. Vector Borne Zoonotic Dis 2006;6:411–422.
14. Anguita J, Ramamoorthi N, Hovius JW, et al. Salp15, an *Ixodes scapularis* salivary protein, inhibits CD4(+) T cell activation. Immunity 2002;16:849–859.
15. Antal GM, Lukehart SA, Meheus AZ. The endemic treponematoses. Microbes Infect 2002;4:83–94.
16. Augenbraun M, French A, Glesby M, et al. Hepatitis C virus infection and biological false-positive syphilis tests. Sex Transm Infect 2010;86:97–98.
17. Babady NE, Sloan LM, Vetter EA, et al. Percent positive rate of Lyme real-time polymerase chain reaction in blood, cerebrospinal fluid, synovial fluid, and tissue. Diagn Microbiol Infect Dis 2008;62:464–466.
18. Bacon RM, Biggerstaff BJ, Schriefer ME, et al. Serodiagnosis of Lyme disease by kinetic enzyme-linked immunosorbent assay using recombinant VlsE1 or peptide antigens of *Borrelia burgdorferi* compared with 2-tiered testing using whole-cell lysates. J Infect Dis 2003;187:1187–1199.
19. Bacon RM, Gilmore RD Jr, Quintana M, et al. DNA evidence of *Borrelia lonestari* in *Amblyomma americanum* (Acari: Ixodidae) in southeast Missouri. J Med Entomol 2003;40:590–592.
20. Bacon RM, Kugeler KJ, Mead PS. Surveillance for Lyme disease—United States, 1992-2006. MMWR Surveill Summ 2008;57:1–9.
21. Bajani MD, Ashford DA, Bragg SL, et al. Evaluation of four commercially available rapid serologic tests for diagnosis of leptospirosis. J Clin Microbiol 2003;41:803–809.
22. Baker-Zander SA, Lukehart SA. Antigenic cross-reactivity between *Treponema pallidum* and other pathogenic members of the family Spirochaetaceae. Infect Immun 1984;46:116–121.
23. Baker-Zander SA, Roddy RE, Handsfield HH, et al. IgG and IgM antibody reactivity to antigens of *Treponema pallidum* after treatment of syphilis. Sex Transm Dis 1986;13:214–220.
24. Bakken LL, Case KL, Callister SM, et al. Performance of 45 laboratories participating in a proficiency testing program for Lyme disease serology. JAMA 1992;268:891–895.
25. Baranton G, Postic D, Saint Girons I, et al. Delineation of *Borrelia burgdorferi* sensu stricto, *Borrelia garinii* sp. nov., and group VS461 associated with Lyme borreliosis. Int J Syst Bacteriol 1992;42:378–383.
26. Barbour AG. Isolation and cultivation of Lyme disease spirochetes. Yale J Biol Med 1984;57:521–525.
27. Barbour AG, Hayes SF. Biology of *Borrelia* species. Microbiol Rev 1986;50:381–400.
28. Barton JR, Thorpe EM Jr, Shaver DC, et al. Nonimmune hydrops fetalis associated with maternal infection with syphilis. Am J Obstet Gynecol 1992;167:56–58.
29. Baughn RE, Jorizzo JL, Adams CB, et al. Ig class and IgG subclass responses to *Treponema pallidum* in patients with syphilis. J Clin Immunol 1988;8:128–139.
30. Baughn RE, McNeely MC, Jorizzo JL, et al. Characterization of the antigenic determinants and host components in immune complexes from patients with secondary syphilis. J Immunol 1986;136:1406–1414.
31. Behrhof W, Springer E, Brauninger W, et al. PCR testing for *Treponema pallidum* in paraffin-embedded skin biopsy specimens: test design and impact on the diagnosis of syphilis. J Clin Pathol 2008;61:390–395.
32. Berger BW, Clemmensen OJ, Ackerman AB. Lyme disease is a spirochetosis. A review of the disease and evidence for its cause. Am J Dermatopathol 1983;5:111–124.
33. Berger BW, Johnson RC, Kodner C, et al. Cultivation of *Borrelia burgdorferi* from human tick bite sites: a guide to the risk of infection. J Am Acad Dermatol 1995;32:184–187.
34. Bergmann AR, Schmidt BL, Derler AM, et al. Importance of sample preparation for molecular diagnosis of Lyme borreliosis from urine. J Clin Microbiol 2002;40:4581–4584.
35. Berman SM. Maternal syphilis: pathophysiology and treatment. Bull World Health Organ 2004;82:433–438.
36. Bharti AR, Nally JE, Ricaldi JN, et al. Leptospirosis: a zoonotic disease of global importance. Lancet Infect Dis 2003;3:757–771.
37. Binnicker MJ, Jespersen DJ, Rollins LO. Treponema-specific tests for serodiagnosis of syphilis: comparative evaluation of seven assays. J Clin Microbiol 2011;49:1313–1317.
38. Blandford JM, Gift TL, Vasaikar S, et al. Cost-effectiveness of on-site antenatal screening to prevent congenital syphilis in rural eastern Cape Province, Republic of South Africa. Sex Transm Dis 2007;34:S61–S66.
39. Blank LJ, Rompalo AM, Erbelding EJ, et al. Treatment of syphilis in HIV-infected subjects: a systematic review of the literature. Sex Transm Infect 2011;87:9–16.
40. Blevins SM, Greenfield RA, Bronze MS. Blood smear analysis in babesiosis, ehrlichiosis, relapsing fever, malaria, and Chagas disease. Cleve Clin J Med 2008;75:521–530.
41. Blocker ME, Levine WC, St Louis ME. HIV prevalence in patients with syphilis, United States. Sex Transm Dis 2000;27:53–59.
42. Boonyod D, Poovorawan Y, Bhattarakosol P, et al. LipL32, an outer membrane protein of *Leptospira*, as an antigen in a dipstick assay for diagnosis of leptospirosis. Asian Pac J Allergy Immunol 2005;23:133–141.
43. Borgnolo G, Denku B, Chiabrera F, et al. Louse-borne relapsing fever in Ethiopian children: a clinical study. Ann Trop Paediatr 1993;13:165–171.
44. Bowen GS, Griffin M, Hayne C, et al. Clinical manifestations and descriptive epidemiology of Lyme disease in New Jersey, 1978 to 1982. JAMA 1984;251:2236–2240.
45. Bowen GS, Schulze TL, Parkin WL. Lyme disease in New Jersey, 1978-1982. Yale J Biol Med 1984;57:661–668.
46. Branda JA, Aguero-Rosenfeld ME, Ferraro MJ, et al. 2-tiered antibody testing for early and late Lyme disease using only an immunoglobulin G blot with the addition of a VlsE band as the second-tier test. Clin Infect Dis 2010;50:20–26.
47. Branda JA, Linskey K, Kim YA, et al. Two-tiered antibody testing for Lyme disease with use of 2 enzyme immunoassays, a whole-cell sonicate enzyme immunoassay followed by a VlsE C6 peptide enzyme immunoassay. Clin Infect Dis 2011;53:541–547.
48. Bronzan RN, Mwesigwa-Kayongo DC, Narkunas D, et al. On-site rapid antenatal syphilis screening with an immunochromatographic strip improves case detection and treatment in rural South African clinics. Sex Transm Dis 2007;34:S55–S60.

49. Brooke CJ, Riley TV, Hampson DJ. Comparison of prevalence and risk factors for faecal carriage of the intestinal spirochaetes *Brachyspira aalborgi* and *Brachyspira pilosicoli* in four Australian populations. Epidemiol Infect 2006;134:627–634.
50. Brown PD, Gravekamp C, Carrington DG, et al. Evaluation of the polymerase chain reaction for early diagnosis of leptospirosis. J Med Microbiol 1995;43:110–114.
51. Brown PD, Levett PN. Differentiation of *Leptospira* species and serovars by PCR-restriction endonuclease analysis, arbitrarily primed PCR and low-stringency PCR. J Med Microbiol 1997;46:173–181.
52. Brown RN, Lane RS. Lyme disease in California: a novel enzootic transmission cycle of *Borrelia burgdorferi*. Science 1992;256:1439–1442.
53. Bruisten SM, Cairo I, Fennema H, et al. Diagnosing genital ulcer disease in a clinic for sexually transmitted diseases in Amsterdam, The Netherlands. J Clin Microbiol 2001;39:601–605.
54. Bryceson AD, Parry EH, Perine PL, et al. Louse-borne relapsing fever. Q J Med 1970;39:129–170.
55. Bryksin AV, Godfrey HP, Carbonaro CA, et al. *Borrelia burgdorferi* BmpA, BmpB, and BmpD proteins are expressed in human infection and contribute to P39 immunoblot reactivity in patients with Lyme disease. Clin Diagn Lab Immunol 2005;12:935–940.
56. Buchacz K, Klausner JD, Kerndt PR, et al. HIV incidence among men diagnosed with early syphilis in Atlanta, San Francisco, and Los Angeles, 2004 to 2005. J Acquir Immune Defic Syndr 2008;47:234–240.
57. Bulach DM, Zuerner RL, Wilson P, et al. Genome reduction in *Leptospira borgpetersenii* reflects limited transmission potential. Proc Natl Acad Sci U S A 2006;103:14560–14565.
58. Bunnell JE, Price SD, Das A, et al. Geographic information systems and spatial analysis of adult *Ixodes scapularis* (Acari: Ixodidae) in the Middle Atlantic region of the U.S.A. J Med Entomol 2003;40:570–576.
59. Burbelo PD, Issa AT, Ching KH, et al. Rapid, simple, quantitative, and highly sensitive antibody detection for Lyme disease. Clin Vaccine Immunol 2010;17:904–909.
60. Burgdorfer W, Barbour AG, Hayes SF, et al. Lyme disease-a tick-borne spirochetosis? Science 1982;216:1317–1319.
61. Burgdorfer W. Discovery of the Lyme disease spirochete and its relation to tick vectors. Yale J Biol Med 1984;57:515–520.
62. Butler T, Jones PK, Wallace CK. *Borrelia recurrentis* infection: single-dose antibiotic regimens and management of the Jarisch-Herxheimer reaction. J Infect Dis 1978;137:573–577.
63. Byrne RE, Laska S, Bell M, et al. Evaluation of a *Treponema pallidum* western immunoblot assay as a confirmatory test for syphilis. J Clin Microbiol 1992;30:115–122.
64. Cacciapuoti B, Ciceroni L, Maffei C, et al. A waterborne outbreak of leptospirosis. Am J Epidemiol 1987;126:535–545.
65. Cadavid D, Barbour AG. Neuroborreliosis during relapsing fever: review of the clinical manifestations, pathology, and treatment of infections in humans and experimental animals. Clin Infect Dis 1998;26:151–164.
66. Cao WC, Zhao QM, Zhang PH, et al. Prevalence of *Anaplasma phagocytophila* and *Borrelia burgdorferi* in *Ixodes persulcatus* ticks from northeastern China. Am J Trop Med Hyg 2003;68:547–550.
67. Castro AR, Esfandiari J, Kumar S, et al. Novel point-of-care test for simultaneous detection of nontreponemal and treponemal antibodies in patients with syphilis. J Clin Microbiol 2010;48:4615–4619.
68. Castro AR, Morrill WE, Shaw WA, et al. Use of synthetic cardiolipin and lecithin in the antigen used by the venereal disease research laboratory test for serodiagnosis of syphilis. Clin Diagn Lab Immunol 2000;7:658–661.
69. Cates W Jr, Rothenberg RB, Blount JH. Syphilis control. The historic context and epidemiologic basis for interrupting sexual transmission of *Treponema pallidum*. Sex Transm Dis 1996;23:68–75.
70. Cavrini F, Sambri V, Moter A, et al. Molecular detection of *Treponema denticola* and *Porphyromonas gingivalis* in carotid and aortic atheromatous plaques by FISH: report of two cases. J Med Microbiol 2005;54:93–96.
71. Centers for Disease Control and Prevention. 2012 Sexually Transmitted Diseases Surveillance. Syphilis. http://www.cdc.gov/std/stats12/syphilis.htm
72. Centers for Disease Control and Prevention. Acute respiratory distress syndrome in persons with tickborne relapsing fever—three states, 2004–2005. MMWR Morb Mortal Wkly Rep 2007;56:1073–1076.
73. Centers for Disease Control and Prevention. Caution regarding testing for Lyme disease. MMWR Morb Mortal Wkly Rep 2005;54:125.
74. Centers for Disease Control and Prevention. Congenital syphilis—United States, 2003–2008. MMWR Morb Mortal Wkly Rep 2010;59:413–417.
75. Centers for Disease Control and Prevention. Lyme disease—United states, 2003–2005. MMWR Morb Mortal Wkly Rep 2007;56:573–576.
76. Centers for Disease Control and Prevention. Outbreak of leptospirosis among white-water rafters—Costa Rica, 1996. MMWR Morb Mortal Wkly Rep 1997;46:577–579.
77. Centers for Disease Control and Prevention. Primary and secondary syphilis—United States, 2003–2004. MMWR Morb Mortal Wkly Rep 2006;55:269–273.
78. Centers for Disease Control and Prevention. Recommendations for test performance and interpretation from the Second National Conference on serologic diagnosis of Lyme disease. MMWR Morb Mortal Wkly Rep 1995;44:590–591.
79. Centers for Disease Control and Prevention. Results of the expanded HIV testing initiative—25 jurisdictions, United States, 2007–2010. MMWR Morb Mortal Wkly Rep 2011;60:805–810.
80. Centers for Disease Control and Prevention. Surveillance for Lyme disease—United States, 1992–2006. MMWR Surveill Summ 2008;57:1–9.
81. Centers for Disease Control and Prevention. Syphilis testing algorithms using treponemal tests for initial screening—four laboratories, New York City, 2005–2006. MMWR Morb Mortal Wkly Rep 2008;57:872–875.
82. Centers for Disease Control and Prevention. Update: outbreak of acute febrile illness among athletes participating in Eco-Challenge-Sabah 2000-Borneo, Malaysia, 2000. JAMA 2001;285:728–730.
83. Centurion-Lara A, Castro C, Shaffer JM, et al. Detection of *Treponema pallidum* by a sensitive reverse transcriptase PCR. J Clin Microbiol 1997;35:1348–1352.
84. Chambers RW, Foley HT, Schmidt PJ. Transmission of syphilis by fresh blood components. Transfusion 1969;9:32–34.
85. Chan EC, McLaughlin R. Taxonomy and virulence of oral spirochetes. Oral Microbiol Immunol 2000;15:1–9.
86. Chapel TA. The variability of syphilitic chancres. Sex Transm Dis 1978;5:68–70.
87. Charon NW, Greenberg EP, Koopman MB, et al. Spirochete chemotaxis, motility, and the structure of the spirochetal periplasmic flagella. Res Microbiol 1992;143:597–603.
88. Chassin C, Picardeau M, Goujon JM, et al. TLR4- and TLR2-mediated B cell responses control the clearance of the bacterial pathogen, *Leptospira interrogans*. J Immunol 2009;183:2669–2677.
89. Chesson HW, Sternberg M, Leichliter JS, et al. Changes in the state-level distribution of primary and secondary syphilis in the USA, 1985–2007. Sex Transm Infect 2010;86(Suppl 3):58–62.
90. Chhabra RS, Brion LP, Castro M, et al. Comparison of maternal sera, cord blood, and neonatal sera for detecting presumptive congenital syphilis: relationship with maternal treatment. Pediatrics 1993;91:88–91.
91. Chuck A, Ohinmaa A, Tilley P, et al. Cost effectiveness of enzyme immunoassay and immunoblot testing for the diagnosis of syphilis. Int J STD AIDS 2008;19:393–399.
92. Cole MJ, Perry KR, Parry JV. Comparative evaluation of 15 serological assays for the detection of syphilis infection. Eur J Clin Microbiol Infect Dis 2007;26:705–713.
93. Colebunders R, De Serrano P, Van Gompel A, et al. Imported relapsing fever in European tourists. Scand J Infect Dis 1993;25:533–536.
94. Coleman AS, Rossmann E, Yang X, et al. BBK07 immunodominant peptides as serodiagnostic markers of Lyme disease. Clin Vaccine Immunol 2011;18:406–413.
95. Colombo AP, Boches SK, Cotton SL, et al. Comparisons of subgingival microbial profiles of refractory periodontitis, severe periodontitis, and periodontal health using the human oral microbe identification microarray. J Periodontol 2009;80:1421–1432.
96. Coyle PK, Deng Z, Schutzer SE, et al. Detection of *Borrelia burgdorferi* antigens in cerebrospinal fluid. Neurology 1993;43:1093–1098.
97. Coyle PK, Schutzer SE, Deng Z, et al. Detection of *Borrelia burgdorferi*-specific antigen in antibody-negative cerebrospinal fluid in neurologic Lyme disease. Neurology 1995;45:2010–2015.
98. Croda J, Ramos JG, Matsunaga J, et al. *Leptospira* immunoglobulin-like proteins as a serodiagnostic marker for acute leptospirosis. J Clin Microbiol 2007;45:1528–1534.
99. Crowder CD, Matthews HE, Schutzer S, et al. Genotypic variation and mixtures of Lyme *Borrelia* in *Ixodes* ticks from North America and Europe. PLoS One 2010;5:e10650.
100. Cummings MC, Lukehart SA, Marra C, et al. Comparison of methods for the detection of *Treponema pallidum* in lesions of early syphilis. Sex Transm Dis 1996;23:366–369.
101. Cutler SJ, Wright DJ. Predictive value of serology in diagnosing Lyme borreliosis. J Clin Pathol 1994;47:344–349.
102. da Franca I, Santos L, Mesquita T, et al. Lyme borreliosis in Portugal caused by *Borrelia lusitaniae*? Clinical report on the first patient with a positive skin isolate. Wien Klin Wochenschr 2005;117:429–432.

103. Daher EF, Lima RS, Silva Junior GB, et al. Clinical presentation of leptospirosis: a retrospective study of 201 patients in a metropolitan city of Brazil. Braz J Infect Dis 2010;14:3–10.
104. Daher EF, Silva GB Jr, Karbage NN, et al. Predictors of oliguric acute kidney injury in leptospirosis. A retrospective study on 196 consecutive patients. Nephron Clin Pract 2009;112:c25–c30.
105. Dandache P, Nadelman RB. Erythema migrans. Infect Dis Clin North Am 2008;22:235–60, vi.
106. De Koning J, Bosma RB, Hoogkamp-Korstanje JA. Demonstration of spirochaetes in patients with Lyme disease with a modified silver stain. J Med Microbiol 1987;23:261–267.
107. de Melo FL, de Mello JC, Fraga AM, et al. Syphilis at the crossroad of phylogenetics and paleopathology. PLoS Negl Trop Dis 2010;4:e575.
108. Defosse DL, Johnson RC, Paster BJ, et al. *Brevinema andersonii* gen. nov., sp. nov., an infectious spirochete isolated from the short-tailed shrew (*Blarina brevicauda*) and the white-footed mouse (*Peromyscus leucopus*). Int J Syst Bacteriol 1995;45:78–84.
109. Dekonenko EJ, Steere AC, Berardi VP, et al. Lyme borreliosis in the Soviet Union: a cooperative US-USSR report. J Infect Dis 1988;158:748–753.
110. Demaerschalck I, Ben Messaoud A, De Kesel M, et al. Simultaneous presence of different *Borrelia burgdorferi* genospecies in biological fluids of Lyme disease patients. J Clin Microbiol 1995;33:602–608.
111. des Vignes F, Piesman J, Heffernan R, et al. Effect of tick removal on transmission of *Borrelia burgdorferi* and *Ehrlichia phagocytophila* by *Ixodes scapularis* nymphs. J Infect Dis 2001;183:773–778.
112. Dewhirst FE, Chen T, Izard J, et al. The human oral microbiome. J Bacteriol 2010;192:5002–5017.
113. Dikken H, Kmety E. Serological typing methods of leptospires. Methods Microbiol 1978;11:259–307.
114. Dobson SR, Taber LH, Baughn RE. Recognition of *Treponema pallidum* antigens by IgM and IgG antibodies in congenitally infected newborns and their mothers. J Infect Dis 1988;157:903–910.
115. Dong H, Hu Y, Xue F, et al. Characterization of the ompL1 gene of pathogenic *Leptospira* species in China and cross-immunogenicity of the OmpL1 protein. BMC Microbiol 2008;8:223.
116. Doungchawee G, Kositanont U, Niwetpathomwat A, et al. Early diagnosis of leptospirosis by immunoglobulin M immunoblot testing. Clin Vaccine Immunol 2008;15:492–498.
117. Dressler F, Ackermann R, Steere AC. Antibody responses to the three genomic groups of *Borrelia burgdorferi* in European Lyme borreliosis. J Infect Dis 1994;169:313–318.
118. Dressler F, Whalen JA, Reinhardt BN, et al. Western blotting in the serodiagnosis of Lyme disease. J Infect Dis 1993;167:392–400.
119. Dumler JS. Molecular diagnosis of Lyme disease: review and meta-analysis. Mol Diagn 2001;6:1–11.
120. Dunn RA, Webster LA, Nakashima AK, et al. Surveillance for geographic and secular trends in congenital syphilis—United States, 1983–1991. MMWR CDC Surveill Summ 1993;42:59–71.
121. Dupont H, Dupont-Perdrizet D, Perie JL, et al. Leptospirosis: prognostic factors associated with mortality. Clin Infect Dis 1997;25:720–724.
122. Duray PH. Clinical pathologic correlations of Lyme disease. Rev Infect Dis 1989;11(Suppl 6):S1487–S1493.
123. Duray PH. Histopathology of clinical phases of human Lyme disease. Rheum Dis Clin North Am 1989;15:691–710.
124. Dworkin MS, Anderson DE Jr, Schwan TG, et al. Tick-borne relapsing fever in the northwestern United States and southwestern Canada. Clin Infect Dis 1998;26:122–131.
125. Dworkin MS, Schwan TG, Anderson DE Jr. Tick-borne relapsing fever in North America. Med Clin North Am 2002;86:417–433, viii–ix.
126. Dworkin MS, Schwan TG, Anderson DE Jr, et al. Tick-borne relapsing fever. Infect Dis Clin North Am 2008;22:449–468.
127. Eapen CK, Sugathan S, Kuriakose M, et al. Evaluation of the clinical utility of a rapid blood test for human leptospirosis. Diagn Microbiol Infect Dis 2002;42:221–225.
128. Eaton M. Syphilis and HIV: old and new foes aligned against us. Curr Infect Dis Rep 2009;11:157–162.
129. Ebel A, Bachelart L, Alonso JM. Evaluation of a new competitive immunoassay (BioElisa Syphilis) for screening for *Treponema pallidum* antibodies at various stages of syphilis. J Clin Microbiol 1998;36:358–361.
130. Ebel A, Vanneste L, Cardinaels M, et al. Validation of the INNO-LIA syphilis kit as a confirmatory assay for *Treponema pallidum* antibodies. J Clin Microbiol 2000;38:215–219.
131. Edwards GA, Domm BM. Human leptospirosis. Medicine (Baltimore) 1960;39:117–156.
132. el-Zaatari MM, Martens MG, Anderson GD. Incidence of the prozone phenomenon in syphilis serology. Obstet Gynecol 1994;84:609–612.
133. Emmanouilides CE, Kohn OF, Garibaldi R. Leptospirosis complicated by a Jarisch-Herxheimer reaction and adult respiratory distress syndrome: case report. Clin Infect Dis 1994;18:1004–1006.
134. Engelkens HJ, ten Kate FJ, Judanarso J, et al. The localisation of treponemes and characterisation of the inflammatory infiltrate in skin biopsies from patients with primary or secondary syphilis, or early infectious yaws. Genitourin Med 1993;69:102–107.
135. Engstrom SM, Shoop E, Johnson RC. Immunoblot interpretation criteria for serodiagnosis of early Lyme disease. J Clin Microbiol 1995;33:419–427.
136. Erbelding EJ, Vlahov D, Nelson KE, et al. Syphilis serology in human immunodeficiency virus infection: evidence for false-negative fluorescent treponemal testing. J Infect Dis 1997;176:1397–1400.
137. Falco RC, Fish D, Piesman J. Duration of tick bites in a Lyme disease-endemic area. Am J Epidemiol 1996;143:187–192.
138. Farnsworth N, Rosen T. Endemic treponematosis: review and update. Clin Dermatol 2006;24:181–190.
139. Fears MB, Pope V. Syphilis fast latex agglutination test, a rapid confirmatory test. Clin Diagn Lab Immunol 2001;8:841–842.
140. Feder HM Jr, Gerber MA, Krause PJ, et al. Early Lyme disease: a flu-like illness without erythema migrans. Pediatrics 1993;91:456–459.
141. Feder HM Jr, Hunt MS. Pitfalls in the diagnosis and treatment of Lyme disease in children. JAMA 1995;274:66–68.
142. Feder HM Jr, Johnson BJ, O'Connell S, et al. A critical appraisal of "chronic Lyme disease". N Engl J Med 2007;357:1422–1430.
143. Feigin RD, Anderson DC. Human leptospirosis. CRC Crit Rev Clin Lab Sci 1975;5:413–467.
144. Feigin RD, Lobes LA Jr, Anderson D, et al. Human leptospirosis from immunized dogs. Ann Intern Med 1973;79:777–785.
145. Felsenfeld O. Borreliae, human relapsing fever, and parasite-vector-host relationships. Bacteriol Rev 1965;29:46–74.
146. Fieldsteel AH, Cox DL, Moeckli RA. Cultivation of virulent *Treponema pallidum* in tissue culture. Infect Immun 1981;32:908–915.
147. Fikrig E, Feng W, Barthold SW, et al. Arthropod- and host-specific Borrelia burgdorferi bbk32 expression and the inhibition of spirochete transmission. J Immunol 2000;164:5344–5351.
148. Fikrig E, Magnarelli LA, Chen M, et al. Serologic analysis of dogs, horses, and cottontail rabbits for antibodies to an antigenic flagellar epitope of *Borrelia burgdorferi*. J Clin Microbiol 1993;31:2451–2455.
149. Fiumara NJ, Lessell S. The stigmata of late congenital syphilis: an analysis of 100 patients. Sex Transm Dis 1983;10:126–129.
150. Fix AD, Strickland GT, Grant J. Tick bites and Lyme disease in an endemic setting: problematic use of serologic testing and prophylactic antibiotic therapy. JAMA 1998;279:206–210.
151. Flannery B, Costa D, Carvalho FP, et al. Evaluation of recombinant *Leptospira* antigen-based enzyme-linked immunosorbent assays for the serodiagnosis of leptospirosis. J Clin Microbiol 2001;39:3303–3310.
152. Flood JM, Weinstock HS, Guroy ME, et al. Neurosyphilis during the AIDS epidemic, San Francisco, 1985–1992. J Infect Dis 1998;177:931–940.
153. Fornaciari G, Castagna M, Tognetti A, et al. Syphilis in a Renaissance Italian mummy. Lancet 1989;2:614.
154. Fraser CM, Casjens S, Huang WM, et al. Genomic sequence of a Lyme disease spirochaete, *Borrelia burgdorferi*. Nature 1997;390:580–586.
155. Fraser CM, Norris SJ, Weinstock GM, et al. Complete genome sequence of *Treponema pallidum*, the syphilis spirochete. Science 1998;281:375–388.
156. Fukunaga M, Okada K, Nakao M, et al. Phylogenetic analysis of *Borrelia* species based on flagellin gene sequences and its application for molecular typing of Lyme disease borreliae. Int J Syst Bacteriol 1996;46:898–905.
157. Gaastra W, Boot R, Ho HT, et al. Rat bite fever. Vet Microbiol 2009; 133:211–228.
158. Gayet-Ageron A, Ninet B, Toutous-Trelluu L, et al. Assessment of a real-time PCR test to diagnose syphilis from diverse biological samples. Sex Transm Infect 2009;85:264–269.
159. Genest DR, Choi-Hong SR, Tate JE, et al. Diagnosis of congenital syphilis from placental examination: comparison of histopathology, Steiner stain, and polymerase chain reaction for *Treponema pallidum* DNA. Hum Pathol 1996;27:366–372.
160. Gerber MA, Shapiro ED, Burke GS, et al. Lyme disease in children in southeastern Connecticut. Pediatric Lyme Disease Study Group. N Engl J Med 1996;335:1270–1274.
161. Ghanem KG, Moore RD, Rompalo AM, et al. Antiretroviral therapy is associated with reduced serologic failure rates for syphilis among HIV-infected patients. Clin Infect Dis 2008;47:258–265.

162. Giacani L, Jeffrey BM, Molini BJ, et al. Complete genome sequence and annotation of the *Treponema pallidum* subsp. pallidum Chicago strain. J Bacteriol 2010;192:2645–2646.
163. Goddard J, Sumner JW, Nicholson WL, et al. Survey of ticks collected in Mississippi for *Rickettsia*, *Ehrlichia*, and *Borrelia* species. J Vector Ecol 2003;28:184–189.
164. Godfroid E, Min Hu C, Humair PF, et al. PCR-reverse line blot typing method underscores the genomic heterogeneity of *Borrelia valaisiana* species and suggests its potential involvement in Lyme disease. J Clin Microbiol 2003;41:3690–3698.
165. Goldsmid JM, Mahomed K. The use of the microhematocrit technic for the recovery of *Borrelia duttonii* from the blood. Am J Clin Pathol 1972;58:165–169.
166. Gonzalez-Lopez JJ, Guerrero ML, Lujan R, et al. Factors determining serologic response to treatment in patients with syphilis. Clin Infect Dis 2009;49:1505–1511.
167. Goodman JL, Bradley JF, Ross AE, et al. Bloodstream invasion in early Lyme disease: results from a prospective, controlled, blinded study using the polymerase chain reaction. Am J Med 1995;99:6–12.
168. Goubau PF. Relapsing fevers. A review. Ann Soc Belg Med Trop 1984;64:335–364.
169. Gouveia EL, Metcalfe J, de Carvalho AL, et al. Leptospirosis-associated severe pulmonary hemorrhagic syndrome, Salvador, Brazil. Emerg Infect Dis 2008;14:505–508.
170. Gravekamp C, Van de Kemp H, Franzen M, et al. Detection of seven species of pathogenic leptospires by PCR using two sets of primers. J Gen Microbiol 1993;139:1691–1700.
171. Gray RR, Mulligan CJ, Molini BJ, et al. Molecular evolution of the tprC, D, I, K, G, and J genes in the pathogenic genus *Treponema*. Mol Biol Evol 2006;23:2220–2233.
172. Grimprel E, Sanchez PJ, Wendel GD, et al. Use of polymerase chain reaction and rabbit infectivity testing to detect *Treponema pallidum* in amniotic fluid, fetal and neonatal sera, and cerebrospinal fluid. J Clin Microbiol 1991;29:1711–1718.
173. Guerreiro H, Croda J, Flannery B, et al. Leptospiral proteins recognized during the humoral immune response to leptospirosis in humans. Infect Immun 2001;69:4958–4968.
174. Gussenhoven GC, van der Hoorn MA, Goris MG, et al. LEPTO dipstick, a dipstick assay for detection of *Leptospira*-specific immunoglobulin M antibodies in human sera. J Clin Microbiol 1997;35:92–97.
175. Haas JS, Bolan G, Larsen SA, et al. Sensitivity of treponemal tests for detecting prior treated syphilis during human immunodeficiency virus infection. J Infect Dis 1990;162:862–866.
176. Hagedorn HJ, Kraminer-Hagedorn A, De Bosschere K, et al. Evaluation of INNO-LIA syphilis assay as a confirmatory test for syphilis. J Clin Microbiol 2002;40:973–978.
177. Hampp EG, Scott DB, Wyckoff RW. Morphologic characteristics of certain cultured strains of oral spirochetes and *Treponema pallidum* as revealed by the electron microscope. J Bacteriol 1948;56:755–769.
178. Hanrahan JP, Benach JL, Coleman JL, et al. Incidence and cumulative frequency of endemic Lyme disease in a community. J Infect Dis 1984;150:489–496.
179. Harper KN, Ocampo PS, Steiner BM, et al. On the origin of the treponematoses: a phylogenetic approach. PLoS Negl Trop Dis 2008;2:e148.
180. Hart G. Syphilis tests in diagnostic and therapeutic decision making. Ann Intern Med 1986;104:368–376.
181. Hashimoto Y, Kawagishi N, Sakai H, et al. Lyme disease in Japan. Analysis of *Borrelia* species using rRNA gene restriction fragment length polymorphism. Dermatology 1995;191:193–198.
182. Heath CW Jr, Alexander AD, Galton MM. Leptospirosis in the United States. Analysis of 483 cases in man, 1949, 1961. N Engl J Med 1965;273:915–922 concl.
183. Heath CW Jr, Alexander AD, Galton MM. Leptospirosis in the United States. N Engl J Med 1965;273:857–864 contd.
184. Hechemy KE, Harris HL, Wethers JA, et al. Fluoroimmunoassay studies with solubilized antigens from *Borrelia burgdorferi*. J Clin Microbiol 1989;27:1854–1858.
185. Heffelfinger JD, Swint EB, Berman SM, et al. Trends in primary and secondary syphilis among men who have sex with men in the United States. Am J Public Health 2007;97:1076–1083.
186. Heikkila T, Seppala I, Saxen H, et al. Recombinant BBK32 protein in serodiagnosis of early and late Lyme borreliosis. J Clin Microbiol 2002;40:1174–1180.
187. Heikkila T, Seppala I, Saxen H, et al. Species-specific serodiagnosis of Lyme arthritis and neuroborreliosis due to *Borrelia burgdorferi* sensu stricto, *B. afzelii*, and *B. garinii* by using decorin binding protein A. J Clin Microbiol 2002;40:453–460.
188. Hernandez-Aguado I, Bolumar F, Moreno R, et al. False-positive tests for syphilis associated with human immunodeficiency virus and hepatitis B virus infection among intravenous drug abusers. Valencian Study Group on HIV Epidemiology. Eur J Clin Microbiol Infect Dis 1998;17:784–787.
189. Herremans M, Notermans DW, Mommers M, et al. Comparison of a *Treponema pallidum* IgM immunoblot with a 19S fluorescent treponemal antibody absorption test for the diagnosis of congenital syphilis. Diagn Microbiol Infect Dis 2007;59:61–66.
190. Herremans T, Kortbeek L, Notermans DW. A review of diagnostic tests for congenital syphilis in newborns. Eur J Clin Microbiol Infect Dis 2010;29:495–501.
191. Heymans R, van der Helm JJ, de Vries HJ, et al. Clinical value of *Treponema pallidum* real-time PCR for diagnosis of syphilis. J Clin Microbiol 2010;48:497–502.
192. Hilton E, Devoti J, Sood S. Recommendation to include OspA and OspB in the new immunoblotting criteria for serodiagnosis of Lyme disease. J Clin Microbiol 1996;34:1353–1354.
193. Hoang MP, High WA, Molberg KH. Secondary syphilis: a histologic and immunohistochemical evaluation. J Cutan Pathol 2004;31:595–599.
194. Hollier LM, Harstad TW, Sanchez PJ, et al. Fetal syphilis: clinical and laboratory characteristics. Obstet Gynecol 2001;97:947–953.
195. Hook EW III, Roddy RE, Lukehart SA, et al. Detection of *Treponema pallidum* in lesion exudate with a pathogen-specific monoclonal antibody. J Clin Microbiol 1985;22:241–244.
196. Hookey JV, Barrett SP, Reed CS, et al. Phylogeny of human intestinal spirochaetes inferred from 16S rDNA sequence comparisons. FEMS Microbiol Lett 1994;117:345–349.
197. Hoover RB, Pikuta EV, Bej AK, et al. *Spirochaeta americana* sp. nov., a new haloalkaliphilic, obligately anaerobic spirochaete isolated from soda Mono Lake in California. Int J Syst Evol Microbiol 2003;53:815–821.
198. Horberg MA, Ranatunga DK, Quesenberry CP, et al. Syphilis epidemiology and clinical outcomes in HIV-infected and HIV-uninfected patients in Kaiser Permanente Northern California. Sex Transm Dis 2010;37:53–58.
199. Horton JM, Blaser MJ. The spectrum of relapsing fever in the Rocky Mountains. Arch Intern Med 1985;145:871–875.
200. Hovius JW, van Dam AP, Fikrig E. Tick-host-pathogen interactions in Lyme borreliosis. Trends Parasitol 2007;23:434–438.
201. Hull-Jackson C, Glass MB, Ari MD, et al. Evaluation of a commercial latex agglutination assay for serological diagnosis of leptospirosis. J Clin Microbiol 2006;44:1853–1855.
202. Hunter EF, Russell H, Farshy CE, et al. Evaluation of sera from patients with Lyme disease in the fluorescent treponemal antibody-absorption test for syphilis. Sex Transm Dis 1986;13:232–236.
203. Hyde FW, Johnson RC. Genetic relationship of lyme disease spirochetes to *Borrelia*, *Treponema*, and *Leptospira* spp. J Clin Microbiol 1984;20:151–154.
204. Ito F, Hunter EF, George RW, et al. Specific immunofluorescent staining of pathogenic treponemes with a monoclonal antibody. J Clin Microbiol 1992;30:831–838.
205. Jackson LA, Kaufmann AF, Adams WG, et al. Outbreak of leptospirosis associated with swimming. Pediatr Infect Dis J 1993;12:48–54.
206. James AM, Liveris D, Wormser GP, et al. *Borrelia lonestari* infection after a bite by an *Amblyomma americanum* tick. J Infect Dis 2001;183:1810–1814.
207. Jeerapaet P, Ackerman AB. Histologic patterns of secondary syphilis. Arch Dermatol 1973;107:373–377.
208. Jensen HB. Congenital syphilis. Semin Pediatr Infect Dis 1999;10:183–194.
209. Johnson RC. Faine AS. Leptospira Noguchi 1917. In Krieg NR, Holt JG, eds. Bergey's Manual of Systemic Bacteriology. Baltimore, MD: Williams & Wilkins, 1984:62–67.
210. Johnson RC, Hyde FW, Rumpel CM. Taxonomy of the Lyme disease spirochetes. Yale J Biol Med 1984;57:529–537.
211. Johnson RC, Schmid GP, Hyde FW, et al. *Borrelia burgdorfer* sp. nov.: etiological agent of Lyme disease. Int J Syst Bacteriol 1984;34:496–497.
212. Kaell AT, Redecha PR, Elkon KB, et al. Occurrence of antibodies to *Borrelia burgdorferi* in patients with nonspirochetal subacute bacterial endocarditis. Ann Intern Med 1993;119:1079–1083.
213. Kaiser R, Rauer S. Advantage of recombinant borrelial proteins for serodiagnosis of neuroborreliosis. J Med Microbiol 1999;48:5–10.
214. Karp G, Schlaeffer F, Jotkowitz A, et al. Syphilis and HIV co-infection. Eur J Intern Med 2009;20:9–13.
215. Karumudi UR, Augenbraun M. Syphilis and HIV: a dangerous duo. Expert Rev Anti Infect Ther 2005;3:825–831.
216. Katz AR, Ansdell VE, Effler PV, et al. Leptospirosis in Hawaii, 1974-1998: epidemiologic analysis of 353 laboratory-confirmed cases. Am J Trop Med Hyg 2002;66:61–70.

217. Kaufman RE, Olansky DC, Wiesner PJ. The FTA-ABS (IgM) test for neonatal congenital syphilis: a critical review. J Am Vener Dis Assoc 1974;1:79–84.
218. Kaufman RE, Weiss S, Moore JD, et al. Biological false positive serological tests for syphilis among drug addicts. Br J Vener Dis 1974;50:350–353.
219. Kelly R. Cultivation of *Borrelia hermsi*. Science 1971;173:443–444.
220. Klausner JD, Levine DK, Kent CK. Internet-based site-specific interventions for syphilis prevention among gay and bisexual men. AIDS Care 2004;16:964–970.
221. Klausner JD, Wolf W, Fischer-Ponce L, et al. Tracing a syphilis outbreak through cyberspace. JAMA 2000;284:447–449.
222. Klempner MS, Hu LT, Evans J, et al. Two controlled trials of antibiotic treatment in patients with persistent symptoms and a history of Lyme disease. N Engl J Med 2001;345:85–92.
223. Klempner MS, Schmid CH, Hu L, et al. Intralaboratory reliability of serologic and urine testing for Lyme disease. Am J Med 2001;110:217–219.
224. Knight CS, Crum MA, Hardy RW. Evaluation of the LIAISON chemiluminescence immunoassay for diagnosis of syphilis. Clin Vaccine Immunol 2007;14:710–713.
225. Ko AI, Goarant C, Picardeau M. *Leptospira*: the dawn of the molecular genetics era for an emerging zoonotic pathogen. Nat Rev Microbiol 2009;7:736–747.
226. Koff AB, Rosen T. Nonvenereal treponematoses: yaws, endemic syphilis, and pinta. J Am Acad Dermatol 1993;29:519–535; quiz 536–538.
227. Kolmer JA. The serology of syphilis with special reference to cardiolipin and Kolmer antigens. Am J Med Technol 1949;15:293–298.
228. Kornblatt AN, Urband PH, Steere AC. Arthritis caused by *Borrelia burgdorferi* in dogs. J Am Vet Med Assoc 1985;186:960–964.
229. Kraus SJ, Haserick JR, Lantz MA. Fluorescent treponemal antibody-absorption test reactions in lupus erythematosus. N Engl J Med 1970;282:1287–1290.
230. Kwiek JJ, Mwapasa V, Alker AP, et al. Socio-demographic characteristics associated with HIV and syphilis seroreactivity among pregnant women in Blantyre, Malawi, 2000–2004. Malawi Med J 2008;20:80–85.
231. Lafond RE, Lukehart SA. Biological basis for syphilis. Clin Microbiol Rev 2006;19:29–49.
232. Lam TK, Lau HY, Lee YP, et al. Comparative evaluation of the INNO-LIA syphilis score and the MarDx *Treponema pallidum* immunoglobulin G Marblot test assays for the serological diagnosis of syphilis. Int J STD AIDS 2010;21:110–113.
233. Lantos PM, Charini WA, Medoff G, et al. Final report of the Lyme disease review panel of the Infectious Diseases Society of America. Clin Infect Dis 2010;51:1–5.
234. Larsen SA, Hambie EA, Pettit DE, et al. Specificity, sensitivity, and reproducibility among the fluorescent treponemal antibody-absorption test, the microhemagglutination assay for *Treponema pallidum* antibodies, and the hemagglutination treponemal test for syphilis. J Clin Microbiol 1981;14:441–445.
235. Larsen SA, Steiner BM, Rudolph AH. Laboratory diagnosis and interpretation of tests for syphilis. Clin Microbiol Rev 1995;8:1–21.
236. Lautenschlager S. Cutaneous manifestations of syphilis: recognition and management. Am J Clin Dermatol 2006;7:291–304.
237. Lawrenz MB, Hardham JM, Owens RT, et al. Human antibody responses to VlsE antigenic variation protein of *Borrelia burgdorferi*. J Clin Microbiol 1999;37:3997–4004.
238. Lebech AM, Hansen K, Brandrup F, et al. Diagnostic value of PCR for detection of *Borrelia burgdorferi* DNA in clinical specimens from patients with erythema migrans and Lyme neuroborreliosis. Mol Diagn 2000;5:139–150.
239. Leber A, MacPherson P, Lee BC. Epidemiology of infectious syphilis in Ottawa. Recurring themes revisited. Can J Public Health 2008;99:401–405.
240. Lee CB, Brunham RC, Sherman E, et al. Epidemiology of an outbreak of infectious syphilis in Manitoba. Am J Epidemiol 1987;125:277–283.
241. Lefevre JC, Bertrand, Andreo M, et al. Evaluation of an IgM antibody capture enzyme immunoassay Captia Syphilis-M in treated and untreated syphilis. J Chemother 1989;1:898–899.
242. Leslie DE, Higgins N, Fairley CK. Dangerous liaisons—syphilis and HIV in Victoria. Med J Aust 2008;188:676–677.
243. Levett PN. Leptospirosis. Clin Microbiol Rev 2001;14:296–326.
244. Levett PN. Sequence-based typing of leptospira: epidemiology in the genomic era. PLoS Negl Trop Dis 2007;1:e120.
245. Levett PN. Usefulness of serologic analysis as a predictor of the infecting serovar in patients with severe leptospirosis. Clin Infect Dis 2003;36:447–452.
246. Levett PN, Branch SL. Evaluation of two enzyme-linked immunosorbent assay methods for detection of immunoglobulin M antibodies in acute leptospirosis. Am J Trop Med Hyg 2002;66:745–748.
247. Levett PN, Branch SL, Whittington CU, et al. Two methods for rapid serological diagnosis of acute leptospirosis. Clin Diagn Lab Immunol 2001;8:349–351.
248. Levett PN, Morey RE, Galloway RL, et al. Detection of pathogenic leptospires by real-time quantitative PCR. J Med Microbiol 2005;54:45–49.
249. Levett PN, Whittington CU. Evaluation of the indirect hemagglutination assay for diagnosis of acute leptospirosis. J Clin Microbiol 1998;36:11–14.
250. Ley C, Le C, Olshen EM, et al. The use of serologic tests for Lyme disease in a prepaid health plan in California. JAMA 1994;271:460–463.
251. Liang FT, Steere AC, Marques AR, et al. Sensitive and specific serodiagnosis of Lyme disease by enzyme-linked immunosorbent assay with a peptide based on an immunodominant conserved region of *Borrelia burgdorferi* VlsE. J Clin Microbiol 1999;37:3990–3996.
252. Lin T, Oliver JH Jr, Gao L. Genetic diversity of the outer surface protein C gene of southern *Borrelia* isolates and its possible epidemiological, clinical, and pathogenetic implications. J Clin Microbiol 2002;40:2572–2583.
253. Lindgren E, Jaenson TGT. Lyme borreliosis in Europe: influences of climate and climate change, epidemiology, ecology and adaptation measures.: WHO Regional Office for Europe; 2006. Report No.: 92890229.
254. Liu CC, So WC, Lin CH, et al. Congenital syphilis: clinical manifestations in premature infants. Scand J Infect Dis 1993;25:741–745.
255. Liu H, Rodes B, Chen CY, et al. New tests for syphilis: rational design of a PCR method for detection of *Treponema pallidum* in clinical specimens using unique regions of the DNA polymerase I gene. J Clin Microbiol 2001;39:1941–1946.
256. Liu JB, Hong FC, Pan P, et al. A risk model for congenital syphilis in infants born to mothers with syphilis treated in gestation: a prospective cohort study. Sex Transm Infect 2010;86:292–296.
257. Liveris D, Gazumyan A, Schwartz I. Molecular typing of *Borrelia burgdorferi* sensu lato by PCR-restriction fragment length polymorphism analysis. J Clin Microbiol 1995;33:589–595.
258. Liveris D, Varde S, Iyer R, et al. Genetic diversity of *Borrelia burgdorferi* in lyme disease patients as determined by culture versus direct PCR with clinical specimens. J Clin Microbiol 1999;37:565–569.
259. Liveris D, Wang G, Girao G, et al. Quantitative detection of *Borrelia burgdorferi* in 2-millimeter skin samples of erythema migrans lesions: correlation of results with clinical and laboratory findings. J Clin Microbiol 2002;40:1249–1253.
260. Lovrich SD, Callister SM, Lim LC, et al. Seroprotective groups of Lyme borreliosis spirochetes from North America and Europe. J Infect Dis 1994;170:115–121.
261. Luft BJ, Dunn JJ, Dattwyler RJ, et al. Cross-reactive antigenic domains of the flagellin protein of *Borrelia burgdorferi*. Res Microbiol 1993;144:251–257.
262. Luft BJ, Steinman CR, Neimark HC, et al. Invasion of the central nervous system by *Borrelia burgdorferi* in acute disseminated infection. JAMA 1992;267:1364–1367.
263. Lukehart SA, Baker-Zander SA, Sell S. Characterization of the humoral immune response of the rabbit to antigens of *Treponema pallidum* after experimental infection and therapy. Sex Transm Dis 1986;13:9–15.
264. Lukehart SA, Hook EW III, Baker-Zander SA, et al. Invasion of the central nervous system by *Treponema pallidum*: implications for diagnosis and treatment. Ann Intern Med 1988;109:855–862.
265. Ma B, Christen B, Leung D, et al. Serodiagnosis of Lyme borreliosis by western immunoblot: reactivity of various significant antibodies against *Borrelia burgdorferi*. J Clin Microbiol 1992;30:370–376.
266. Magid D, Schwartz B, Craft J, et al. Prevention of Lyme disease after tick bites. A cost-effectiveness analysis. N Engl J Med 1992;327:534–541.
267. Magnarelli LA, Anderson JF, Johnson RC. Analyses of mammalian sera in enzyme-linked immunosorbent assays with different strains of *Borrelia burgdorferi* sensu lato. J Wildl Dis 1995;31:159–165.
268. Magnarelli LA, Anderson JF, Johnson RC. Cross-reactivity in serological tests for Lyme disease and other spirochetal infections. J Infect Dis 1987;156:183–188.
269. Magnarelli LA, Fikrig E, Padula SJ, et al. Use of recombinant antigens of *Borrelia burgdorferi* in serologic tests for diagnosis of lyme borreliosis. J Clin Microbiol 1996;34:237–240.
270. Magnarelli LA, Ijdo JW, Padula SJ, et al. Serologic diagnosis of Lyme borreliosis by using enzyme-linked immunosorbent assays with recombinant antigens. J Clin Microbiol 2000;38:1735–1739.
271. Magnarelli LA, Lawrenz M, Norris SJ, et al. Comparative reactivity of human sera to recombinant VlsE and other *Borrelia burgdorferi* antigens in class-specific enzyme-linked immunosorbent assays for Lyme borreliosis. J Med Microbiol 2002;51:649–655.
272. Magnarelli LA, Meegan JM, Anderson JF, et al. Comparison of an indirect fluorescent-antibody test with an enzyme-linked immunosorbent assay for serological studies of Lyme disease. J Clin Microbiol 1984;20:181–184.
273. Magnuson HJ, Thomas EW, Olansky S, et al. Inoculation syphilis in human volunteers. Medicine (Baltimore) 1956;35:33–82.

274. Marangoni A, Moroni A, Tridapalli E, et al. Antenatal syphilis serology in pregnant women and follow-up of their infants in northern Italy. Clin Microbiol Infect 2008;14:1065–1068.
275. Marques A. Chronic Lyme disease: a review. Infect Dis Clin North Am 2008;22:341–360, vii–viii.
276. Marra CM, Critchlow CW, Hook EW III, et al. Cerebrospinal fluid treponemal antibodies in untreated early syphilis. Arch Neurol 1995;52:68–72.
277. Marra CM, Maxwell CL, Smith SL, et al. Cerebrospinal fluid abnormalities in patients with syphilis: association with clinical and laboratory features. J Infect Dis 2004;189:369–376.
278. Marra CM, Sahi SK, Tantalo LC, et al. Enhanced molecular typing of *Treponema pallidum*: geographical distribution of strain types and association with neurosyphilis. J Infect Dis 2010;202:1380–1388.
279. Marra CM, Tantalo LC, Sahi SK, et al. CXCL13 as a cerebrospinal fluid marker for neurosyphilis in HIV-infected patients with syphilis. Sex Transm Dis 2010;37:283–287.
280. Marshall WF III, Telford SR III, Rys PN, et al. Detection of *Borrelia burgdorferi* DNA in museum specimens of *Peromyscus leucopus*. J Infect Dis 1994;170:1027–1032.
281. Martin IE, Tsang RS, Sutherland K, et al. Molecular typing of *Treponema pallidum* strains in western Canada: predominance of 14d subtypes. Sex Transm Dis 2010;37:544–548.
282. Mathiesen MJ, Christiansen M, Hansen K, et al. Peptide-based OspC enzyme-linked immunosorbent assay for serodiagnosis of Lyme borreliosis. J Clin Microbiol 1998;36:3474–3479.
283. Matsuo K, Isogai E, Araki Y. Occurrence of [--> 3)-beta-D-Manp-(1 --> 4)-beta-D-Manp-(1 -->]n units in the antigenic polysaccharides from Leptospira biflexa serovar patoc strain Patoc I. Carbohydr Res 2000;328:517–524.
284. Matuschka FR, Eiffert H, Ohlenbusch A, et al. Amplifying role of edible dormice in Lyme disease transmission in central Europe. J Infect Dis 1994;170:122–127.
285. Matuschka FR, Endepols S, Richter D, et al. Risk of urban Lyme disease enhanced by the presence of rats. J Infect Dis 1996;174:1108–1111.
286. Matuschka FR, Fischer P, Heiler M, et al. Capacity of European animals as reservoir hosts for the Lyme disease spirochete. J Infect Dis 1992;165:479–483.
287. Matuschka FR, Ohlenbusch A, Eiffert H, et al. Antiquity of the Lyme-disease spirochaete in Europe. Lancet 1995;346:1367.
288. Matuschka FR, Spielman A. Risk of infection from and treatment of tick bite. Lancet 1993;342:529–530.
289. Maupin GO, Gage KL, Piesman J, et al. Discovery of an enzootic cycle of *Borrelia burgdorferi* in *Neotoma mexicana* and *Ixodes spinipalpis* from northern Colorado, an area where Lyme disease is nonendemic. J Infect Dis 1994;170:636–643.
290. McBride AJ, Athanazio DA, Reis MG, et al. Leptospirosis. Curr Opin Infect Dis 2005;18:376–386.
291. McFarlane M, Kachur R, Klausner JD, et al. Internet-based health promotion and disease control in the 8 cities: successes, barriers, and future plans. Sex Transm Dis 2005;32:S60–S64.
292. Merien F, Perolat P, Mancel E, et al. Detection of Leptospira DNA by polymerase chain reaction in aqueous humor of a patient with unilateral uveitis. J Infect Dis 1993;168:1335–1336.
293. Meyer MP, Eddy T, Baughn RE. Analysis of western blotting (immunoblotting) technique in diagnosis of congenital syphilis. J Clin Microbiol 1994;32:629–633.
294. Michelow IC, Wendel GD Jr, Norgard MV, et al. Central nervous system infection in congenital syphilis. N Engl J Med 2002;346:1792–1798.
295. Miller JL, Slatkin MH, Lupton ES, et al. Studies on the value of the TPI test in the diagnosis of syphilis. Am J Syph Gonorrhea Vener Dis 1952;36:559–565.
296. Miller R, Karras DJ. Commentary. Update on emerging infections: news from the Centers for Disease Control and Prevention. Congenital syphilis—United States 2003-2008. Ann Emerg Med 2010;56:296–297.
297. Mitchell PD, Reed KD, Aspeslet TL, et al. Comparison of four immunoserologic assays for detection of antibodies to *Borrelia burgdorferi* in patients with culture-positive erythema migrans. J Clin Microbiol 1994;32:1958–1962.
298. Mitchell PD, Reed KD, Vandermause MF, et al. Isolation of *Borrelia burgdorferi* from skin biopsy specimens of patients with erythema migrans. Am J Clin Pathol 1993;99:104–107.
299. Mohamed KN. Late yaws and optic atrophy. Ann Trop Med Parasitol 1990;84:637–639.
300. Molloy PJ, Persing DH, Berardi VP. False-positive results of PCR testing for Lyme disease. Clin Infect Dis 2001;33:412–413.
301. Morey RE, Galloway RL, Bragg SL, et al. Species-specific identification of *Leptospiraceae* by 16S rRNA gene sequencing. J Clin Microbiol 2006;44:3510–3516.
302. Muldoon EG, Hogan A, Kilmartin D, et al. Syphilis consequences and implications in delayed diagnosis: five cases of secondary syphilis presenting with ocular symptoms. Sex Transm Infect 2010;86:512–513.
303. Mulligan CJ, Norris SJ, Lukehart SA. Molecular studies in *Treponema pallidum* evolution: toward clarity? PLoS Negl Trop Dis 2008;2:e184.
304. Munkhuu B, Liabsuetrakul T, Chongsuvivatwong V, et al. One-stop service for antenatal syphilis screening and prevention of congenital syphilis in Ulaanbaatar, Mongolia: a cluster randomized trial. Sex Transm Dis 2009;36:714–720.
305. Murray T, Feder HM Jr. Management of tick bites and early Lyme disease: a survey of Connecticut physicians. Pediatrics 2001;108:1367–1370.
306. Murray TS, Shapiro ED. Lyme disease. Clin Lab Med 2010;30:311–328.
307. Nadelman RB, Nowakowski J, Fish D, et al. Prophylaxis with single-dose doxycycline for the prevention of Lyme disease after an *Ixodes scapularis* tick bite. N Engl J Med 2001;345:79–84.
308. Naesens R, Vermeiren S, Van Schaeren J, et al. False positive Lyme serology due to syphilis: report of 6 cases and review of the literature. Acta Clin Belg 2011;66:58–59.
309. Nascimento AL, Ko AI, Martins EA, et al. Comparative genomics of two *Leptospira interrogans* serovars reveals novel insights into physiology and pathogenesis. J Bacteriol 2004;186:2164–2172.
310. Natarajaseenivasan K, Vijayachari P, Sharma S, et al. Serodiagnosis of severe leptospirosis: evaluation of ELISA based on the recombinant OmpL1 or LipL41 antigens of *Leptospira interrogans* serovar autumnalis. Ann Trop Med Parasitol 2008;102:699–708.
311. Nathan L, Bohman VR, Sanchez PJ, et al. In utero infection with *Treponema pallidum* in early pregnancy. Prenat Diagn 1997;17:119–123.
312. Nau R, Christen HJ, Eiffert H. Lyme disease—current state of knowledge. Dtsch Arztebl Int 2009;106:72–81; quiz 2, I.
313. Neelakanta G, Li X, Pal U, et al. Outer surface protein B is critical for *Borrelia burgdorferi* adherence and survival within *Ixodes* ticks. PLoS Pathog 2007;3:e33.
314. Negussie Y, Remick DG, DeForge LE, et al. Detection of plasma tumor necrosis factor, interleukins 6, and 8 during the Jarisch-Herxheimer Reaction of relapsing fever. J Exp Med 1992;175:1207–1212.
315. Neves FO, Abreu PA, Vasconcellos SA, et al. Identification of a novel potential antigen for early-phase serodiagnosis of leptospirosis. Arch Microbiol 2007;188:523–532.
316. Nichol G, Dennis DT, Steere AC, et al. Test-treatment strategies for patients suspected of having Lyme disease: a cost-effectiveness analysis. Ann Intern Med 1998;128:37–48.
317. Nocton JJ, Bloom BJ, Rutledge BJ, et al. Detection of *Borrelia burgdorferi* DNA by polymerase chain reaction in cerebrospinal fluid in Lyme neuroborreliosis. J Infect Dis 1996;174:623–627.
318. Nocton JJ, Dressler F, Rutledge BJ, et al. Detection of *Borrelia burgdorferi* DNA by polymerase chain reaction in synovial fluid from patients with Lyme arthritis. N Engl J Med 1994;330:229–234.
319. Noguchi H. Method for the pure cultivation of pathogenic *Treponema pallidum* (Spirochaeta pallida). J Exp Med 1911;14:99–108.
320. Noguchi H. Morphological characteristics and nomenclature of Leptospira (Spirochaeta) icterohaemorrhagiae (Inada and Ido). J Exp Med 1918;27:575–592.
321. Noordhoek GT, Cockayne A, Schouls LM, et al. A new attempt to distinguish serologically the subspecies of *Treponema pallidum* causing syphilis and yaws. J Clin Microbiol 1990;28:1600–1607.
322. Noordhoek GT, Hermans PW, Paul AN, et al. *Treponema pallidum* subspecies pallidum (Nichols) and *Treponema pallidum* subspecies pertenue (CDC 2575) differ in at least one nucleotide: comparison of two homologous antigens. Microb Pathog 1989;6:29–42.
323. Noordhoek GT, Wolters EC, de Jonge ME, et al. Detection by polymerase chain reaction of *Treponema pallidum* DNA in cerebrospinal fluid from neurosyphilis patients before and after antibiotic treatment. J Clin Microbiol 1991;29:1976–1984.
324. Norgard MV, Selland CK, Kettman JR, et al. Sensitivity and specificity of monoclonal antibodies directed against antigenic determinants of *Treponema pallidum* Nichols in the diagnosis of syphilis. J Clin Microbiol 1984;20:711–717.
325. Nowakowski J, Schwartz I, Liveris D, et al. Laboratory diagnostic techniques for patients with early Lyme disease associated with erythema migrans: a comparison of different techniques. Clin Infect Dis 2001;33:2023–2027.
326. Nowakowski J, Schwartz I, Nadelman RB, et al. Culture-confirmed infection and reinfection with *Borrelia burgdorferi*. Ann Intern Med 1997;127:130–132.
327. Ohnishi J, Piesman J, de Silva AM. Antigenic and genetic heterogeneity of *Borrelia burgdorferi* populations transmitted by ticks. Proc Natl Acad Sci U S A 2001;98:670–675.

328. Ojukwu IC, Christy C. Rat-bite fever in children: case report and review. Scand J Infect Dis 2002;34:474–477.
329. Oliveira TR, Longhi MT, de Morais ZM, et al. Evaluation of leptospiral recombinant antigens MPL17 and MPL21 for serological diagnosis of leptospirosis by enzyme-linked immunosorbent assays. Clin Vaccine Immunol 2008;15:1715–1722.
330. Oliver JH Jr, Owsley MR, Hutcheson HJ, et al. Conspecificity of the ticks Ixodes scapularis and I. dammini (Acari: Ixodidae). J Med Entomol 1993;30:54–63.
331. Ornstein K, Berglund J, Bergstrom S, et al. Three major Lyme Borrelia genospecies (Borrelia burgdorferi sensu stricto, B. afzelii and B. garinii) identified by PCR in cerebrospinal fluid from patients with neuroborreliosis in Sweden. Scand J Infect Dis 2002;34:341–346.
332. Oschmann P, Dorndorf W, Hornig C, et al. Stages and syndromes of neuroborreliosis. J Neurol 1998;245:262–272.
333. Owusu-Edusei K Jr, Hoover KW, Tao G. Estimating the direct outpatient medical cost per episode of primary and secondary syphilis in the United States: insured population perspective, 2003-2007. Sex Transm Dis 2011;38:175–179.
334. Pachner AR, Steere AC. The triad of neurologic manifestations of Lyme disease: meningitis, cranial neuritis, and radiculoneuritis. Neurology 1985;35:47–53.
335. Pachner AR, Steiner I. Lyme neuroborreliosis: infection, immunity, and inflammation. Lancet Neurol 2007;6:544–552.
336. Padula SJ, Dias F, Sampieri A, et al. Use of recombinant OspC from Borrelia burgdorferi for serodiagnosis of early Lyme disease. J Clin Microbiol 1994;32:1733–1738.
337. Pal U, de Silva AM, Montgomery RR, et al. Attachment of Borrelia burgdorferi within Ixodes scapularis mediated by outer surface protein A. J Clin Invest 2000;106:561–569.
338. Pal U, Li X, Wang T, et al. TROSPA, an Ixodes scapularis receptor for Borrelia burgdorferi. Cell 2004;119:457–468.
339. Pal U, Yang X, Chen M, et al. OspC facilitates Borrelia burgdorferi invasion of Ixodes scapularis salivary glands. J Clin Invest 2004;113:220–230.
340. Palmer HM, Higgins SP, Herring AJ, et al. Use of PCR in the diagnosis of early syphilis in the United Kingdom. Sex Transm Infect 2003;79:479–483.
341. Palmer MF, Zochowski WJ. Survival of leptospires in commercial blood culture systems revisited. J Clin Pathol 2000;53:713–714.
342. Panelius J, Lahdenne P, Heikkila T, et al. Recombinant OspC from Borrelia burgdorferi sensu stricto, B. afzelii and B. garinii in the serodiagnosis of Lyme borreliosis. J Med Microbiol 2002;51:731–739.
343. Panelius J, Lahdenne P, Saxen H, et al. Recombinant flagellin A proteins from Borrelia burgdorferi sensu stricto, B. afzelii, and B. garinii in serodiagnosis of Lyme borreliosis. J Clin Microbiol 2001;39:4013–4019.
344. Panghorn MC. Further studies on cardiolipin and lecithin. Annu Rep N Y State Dept Health Division Lab Res 1946;1:18–20.
345. Paster B, Phylum XV. Spirochaetes Garrity and Holt 2001. In Krieg NR, Staley JT, Brown DR, Hedlund BP, Paster BJ, Ward NL, Ludwig W, Whitman WB, eds. Bergey's Manual of Systemic Bacteriology:The Bacteroidetes, Spirochaetes, Tenericutes (Mollicutes), Acidobacteria, Fibrobacteres, Fusobacteria, Dictyoglomi, Gemmatimonadetes, Lentisphaerae, Verrucomicrobia, Chlamydiae, and Planctomycetes. New York, NY: SpringerLink, 2010:471–566.
346. Paster BJ, Dewhirst FE. Phylogenetic foundation of spirochetes. J Mol Microbiol Biotechnol 2000;2:341–344.
347. Patel R, Grogg KL, Edwards WD, et al. Death from inappropriate therapy for Lyme disease. Clin Infect Dis 2000;31:1107–1109.
348. Pedersen NS, Sheller JP, Ratnam AV, et al. Enzyme-linked immunosorbent assays for detection of immunoglobulin M to nontreponemal and treponemal antigens for the diagnosis of congenital syphilis. J Clin Microbiol 1989;27:1835–1840.
349. Peeling RW, Hook EW III. The pathogenesis of syphilis: the Great Mimicker, revisited. J Pathol 2006;208:224–232.
350. Pennell DR, Wand PJ, Schell RF. Evaluation of a quantitative fluorescence immunoassay (FIAX) for detection of serum antibody to Borrelia burgdorferi. J Clin Microbiol 1987;25:2218–2220.
351. Perine PL, Nelson JW, Lewis JO, et al. New technologies for use in the surveillance and control of yaws. Rev Infect Dis 1985;7(Suppl 2):S295–S299.
352. Pettit DE, Larsen SA, Harbec PS, et al. Toluidine red unheated serum test, a nontreponemal test for syphilis. J Clin Microbiol 1983;18:1141–1145.
353. Picardeau M, Bulach DM, Bouchier C, et al. Genome sequence of the saprophyte Leptospira biflexa provides insights into the evolution of Leptospira and the pathogenesis of leptospirosis. PLoS One 2008;3:e1607.
354. Piesman J, Gern L. Lyme borreliosis in Europe and North America. Parasitology 2004;129(Suppl):S191–S220.
355. Piesman J, Mather TN, Dammin GJ, et al. Seasonal variation of transmission risk of Lyme disease and human babesiosis. Am J Epidemiol 1987;126:1187–1189.
356. Piesman J, Mather TN, Sinsky RJ, et al. Duration of tick attachment and Borrelia burgdorferi transmission. J Clin Microbiol 1987;25:557–558.
357. Pollack RJ, Telford SR III, Spielman A. Standardization of medium for culturing Lyme disease spirochetes. J Clin Microbiol 1993;31:1251–1255.
358. Pope V, Castro A. Replacement for 30-milliliter flat-bottomed, glass-stoppered, round bottles used in VDRL antigen preparation. J Clin Microbiol 1999;37:3053–3054.
359. Porcella SF, Raffel SJ, Schrumpf ME, et al. Serodiagnosis of Louse-Borne relapsing fever with glycerophosphodiester phosphodiesterase (GlpQ) from Borrelia recurrentis. J Clin Microbiol 2000;38:3561–3571.
360. Porwancher RB, Hagerty CG, Fan J, et al. Multiplex immunoassay for Lyme disease using VlsE1-IgG and pepC10-IgM antibodies: improving test performance through bioinformatics. Clin Vaccine Immunol 2011;18:851–859.
361. Preac Mursic V, Wilske B, Schierz G, et al. Repeated isolation of spirochetes from the cerebrospinal fluid of a patient with meningoradiculitis Bannwarth. Eur J Clin Microbiol 1984;3:564–565.
362. Priem S, Burmester GR, Kamradt T, et al. Detection of Borrelia burgdorferi by polymerase chain reaction in synovial membrane, but not in synovial fluid from patients with persisting Lyme arthritis after antibiotic therapy. Ann Rheum Dis 1998;57:118–121.
363. Quinn TC, Lukehart SA, Goodell S, et al. Rectal mass caused by Treponema pallidum: confirmation by immunofluorescent staining. Gastroenterology 1982;82:135–139.
364. Qureshi MZ, New D, Zulqarni NJ, et al. Overdiagnosis and overtreatment of Lyme disease in children. Pediatr Infect Dis J 2002;21:12–14.
365. Ramoni S, Cusini M, Boneschi V, et al. Primary syphilis of the finger. Sex Transm Dis 2010;37:468.
366. Raoult D, Hechemy KE, Baranton G. Cross-reaction with Borrelia burgdorferi antigen of sera from patients with human immunodeficiency virus infection, syphilis, and leptospirosis. J Clin Microbiol 1989;27:2152–2155.
367. Ras NM, Lascola B, Postic D, et al. Phylogenesis of relapsing fever Borrelia spp. Int J Syst Bacteriol 1996;46:859–865.
368. Ratnam S. The laboratory diagnosis of syphilis. Can J Infect Dis Med Microbiol 2005;16:45–51.
369. Rauter C, Hartung T. Prevalence of Borrelia burgdorferi sensu lato genospecies in Ixodes ricinus ticks in Europe: a metaanalysis. Appl Environ Microbiol 2005;71:7203–7216.
370. Rauter C, Oehme R, Diterich I, et al. Distribution of clinically relevant Borrelia genospecies in ticks assessed by a novel, single-run, real-time PCR. J Clin Microbiol 2002;40:36–43.
371. Rawstron SA, Mehta S, Bromberg K. Evaluation of a Treponema pallidum-specific IgM enzyme immunoassay and Treponema pallidum western blot antibody detection in the diagnosis of maternal and congenital syphilis. Sex Transm Dis 2004;31:123–126.
372. Reed KD. Laboratory testing for Lyme disease: possibilities and practicalities. J Clin Microbiol 2002;40:319–324.
373. Ren SX, Fu G, Jiang XG, et al. Unique physiological and pathogenic features of Leptospira interrogans revealed by whole-genome sequencing. Nature 2003;422:888–893.
374. Richter D, Schlee DB, Matuschka FR. Relapsing fever-like spirochetes infecting European vector tick of Lyme disease agent. Emerg Infect Dis 2003;9:697–701.
375. Riggsbee JH, Lamke, CL. An evaluation of the double-staining procedure for the fluorescent treponemal antibody-absorption (FTA-ABS) test. Lab Med 1981;12:232–234.
376. Riviere GR, Wagoner MA, Baker-Zander SA, et al. Identification of spirochetes related to Treponema pallidum in necrotizing ulcerative gingivitis and chronic periodontitis. N Engl J Med 1991;325:539–543.
377. Rodriguez S, Teich DL, Weinman MD, et al. Gummatous syphilis: a reminder. J Infect Dis 1988;157:606–607.
378. Rolfs RT, Goldberg M, Sharrar RG. Risk factors for syphilis: cocaine use and prostitution. Am J Public Health 1990;80:853–857.
379. Rolfs RT, Nakashima AK. Epidemiology of primary and secondary syphilis in the United States, 1981 through 1989. JAMA 1990;264:1432–1437.
380. Romero EC, Bernardo CC, Yasuda PH. Human leptospirosis: a twenty-nine-year serological study in Sao Paulo, Brazil. Rev Inst Med Trop Sao Paulo 2003;45:245–248.
381. Romero EC, Caly CR, Yasuda PH. The persistence of leptospiral agglutinins titers in human sera diagnosed by the microscopic agglutination test. Rev Inst Med Trop Sao Paulo 1998;40:183–184.
382. Rompalo AM, Joesoef MR, O'Donnell JA, et al. Clinical manifestations of early syphilis by HIV status and gender: results of the syphilis and HIV study. Sex Transm Dis 2001;28:158–165.

383. Rosen EU, Richardson NJ. A reappraisal of the value of the IgM fluorescent treponemal antibody absorption test in the diagnosis of congenital syphilis. J Pediatr 1975;87:38–42.
384. Rothschild BM. History of syphilis. Clin Infect Dis 2005;40:1454–1463.
385. Rothschild BM, Calderon FL, Coppa A, et al. First European exposure to syphilis: the Dominican Republic at the time of Columbian contact. Clin Infect Dis 2000;31:936–941.
386. Russell RC, Doggett SL, Munro R, et al. Lyme disease: a search for a causative agent in ticks in south-eastern Australia. Epidemiol Infect 1994;112:375–384.
387. Saengjaruk P, Chaicumpa W, Watt G, et al. Diagnosis of human leptospirosis by monoclonal antibody-based antigen detection in urine. J Clin Microbiol 2002;40:480–489.
388. Sanchez PJ, McCracken GH Jr, Wendel GD, et al. Molecular analysis of the fetal IgM response to *Treponema pallidum* antigens: implications for improved serodiagnosis of congenital syphilis. J Infect Dis 1989;159:508–517.
389. Satcher D. From the CDC: syphilis elimination: history in the making—closing remarks. Sex Transm Dis 2000;27:66–67.
390. Scheck DN, Hook EW III. Neurosyphilis. Infect Dis Clin North Am 1994;8:769–795.
391. Schmid GP, Steigerwalt AG, Johnson SE, et al. DNA characterization of the spirochete that causes Lyme disease. J Clin Microbiol 1984;20:155–158.
392. Schmidt BL. PCR in laboratory diagnosis of human *Borrelia burgdorferi* infections. Clin Microbiol Rev 1997;10:185–201.
393. Schober PC, Gabriel G, White P, et al. How infectious is syphilis? Br J Vener Dis 1983;59:217–219.
394. Schuijt TJ, Hovius JW, van Burgel ND, et al. The tick salivary protein Salp15 inhibits the killing of serum-sensitive *Borrelia burgdorferi* sensu lato isolates. Infect Immun 2008;76:2888–2894.
395. Schuijt TJ, Hovius JW, van der Poll T, et al. Lyme borreliosis vaccination: the facts, the challenge and the future. Trends Parasitol 2011;27:40–47.
396. Schulze TL, Bowen GS, Bosler EM, et al. *Amblyomma americanum*: a potential vector of Lyme disease in New Jersey. Science 1984;224:601–603.
397. Schutzer SE, Coyle PK, Dunn JJ, et al. Early and specific antibody response to OspA in Lyme disease. J Clin Invest 1994;94:454–457.
398. Schwaiger M, Peter O, Cassinotti P. Routine diagnosis of *Borrelia burgdorferi* (sensu lato) infections using a real-time PCR assay. Clin Microbiol Infect 2001;7:461–469.
399. Schwan TG, Gage KL, Karstens RH, et al. Identification of the tick-borne relapsing fever spirochete *Borrelia hermsii* by using a species-specific monoclonal antibody. J Clin Microbiol 1992;30:790–795.
400. Schwan TG, Policastro PF, Miller Z, et al. Tick-borne relapsing fever caused by *Borrelia hermsii*, Montana. Emerg Infect Dis 2003;9:1151–1154.
401. Schwan TG, Raffel SJ, Schrumpf ME, et al. Tick-borne relapsing fever and *Borrelia hermsii*, Los Angeles County, California, USA. Emerg Infect Dis 2009;15:1026–1031.
402. Schwan TG, Schrumpf ME, Hinnebusch BJ, et al. GlpQ: an antigen for serological discrimination between relapsing fever and Lyme borreliosis. J Clin Microbiol 1996;34:2483–2492.
403. Sciotto CG, Lauer BA, White WL, et al. Detection of *Borrelia* in acridine orange-stained blood smears by fluorescence microscopy. Arch Pathol Lab Med 1983;107:384–386.
404. Scott LJ, Gunson RN, Carman WF, et al. A new multiplex real-time PCR test for HSV1/2 and syphilis: an evaluation of its impact in the laboratory and clinical setting. Sex Transm Dis 2010;86:537–539.
405. Seboxa T, Rahlenbeck SI. Treatment of louse-borne relapsing fever with low dose penicillin or tetracycline: a clinical trial. Scand J Infect Dis 1995;27:29–31.
406. Seguro AC, Lomar AV, Rocha AS. Acute renal failure of leptospirosis: nonoliguric and hypokalemic forms. Nephron 1990;55:146–151.
407. Sehgal SC, Murhekar MV, Sugunan AP. Outbreak of leptospirosis with pulmonary involvement in north Andaman. Indian J Med Res 1995;102:9–12.
408. Sehgal SC, Sugunan AP, Vijayachari P. Outbreak of leptospirosis after the cyclone in Orissa. Natl Med J India 2002;15:22–23.
409. Sehgal SC, Vijayachari P, Sharma S, et al. LEPTO Dipstick: a rapid and simple method for serodiagnosis of acute leptospirosis. Trans R Soc Trop Med Hyg 1999;93:161–164.
410. Seinost G, Dykhuizen DE, Dattwyler RJ, et al. Four clones of *Borrelia burgdorferi* sensu stricto cause invasive infection in humans. Infect Immun 1999;67:3518–3524.
411. Seinost G, Golde WT, Berger BW, et al. Infection with multiple strains of *Borrelia burgdorferi* sensu stricto in patients with Lyme disease. Arch Dermatol 1999;135:1329–1333.
412. Sena AC, White BL, Sparling PF. Novel *Treponema pallidum* serologic tests: a paradigm shift in syphilis screening for the 21st century. Clin Infect Dis 2010;51:700–708.
413. Senthilkumar T, Subathra M, Phil M, et al. Rapid serodiagnosis of leptospirosis by latex agglutination test and flow-through assay. Indian J Med Microbiol 2008;26:45–49.
414. Seppala IJ, Kroneld R, Schauman K, et al. Diagnosis of Lyme borreliosis: non-specific serological reactions with *Borrelia burgdorferi* sonicate antigen caused by IgG2 antibodies. J Med Microbiol 1994;40:293–302.
415. Shapiro ED, Gerber MA. Lyme disease. Clin Infect Dis 2000;31:533–542.
416. Shapiro ED. Lyme disease. Adv Exp Med Biol 2008;609:185–195.
417. Sharma M, Wanchu A, Biswal M, et al. Syphilis serology in human immunodeficiency virus patients: a need to redefine the VDRL test cut-off for biological false-positives. J Med Microbiol 2010;59:130–131.
418. Shaw RD. Kayaking as a risk factor for leptospirosis. Mo Med 1992;89:354–357.
419. Sigal LH, Zahradnik JM, Lavin P, et al. A vaccine consisting of recombinant *Borrelia burgdorferi* outer-surface protein A to prevent Lyme disease. Recombinant Outer-Surface Protein A Lyme Disease Vaccine Study Consortium. N Engl J Med 1998;339:216–222.
420. Sikutova S, Halouzka J, Mendel J, et al. Novel spirochetes isolated from mosquitoes and black flies in the Czech Republic. J Vector Ecol 2010;35:50–55.
421. Singh AE, Romanowski B. Syphilis: review with emphasis on clinical, epidemiologic, and some biologic features. Clin Microbiol Rev 1999;12:187–209.
422. Slack A, Symonds M, Dohnt M, et al. Evaluation of a modified Taqman assay detecting pathogenic *Leptospira spp.* against culture and *Leptospira*-specific IgM enzyme-linked immunosorbent assay in a clinical environment. Diagn Microbiol Infect Dis 2007;57:361–366.
423. Smith EB, Bartruff JK, Blanchard V. Skin biopsy in cases of secondary syphilis. Br J Vener Dis 1970;46:426.
424. Smith JL. Colonic spirochetosis in animals and humans. J Food Prot 2005;68:1525–1534.
425. Smith RP, Schoen RT, Rahn DW, et al. Clinical characteristics and treatment outcome of early Lyme disease in patients with microbiologically confirmed erythema migrans. Ann Intern Med 2002;136:421–428.
426. Smith TF, Wold AD, Fairbanks VF, et al. Pseudospirochetes, a cause of erroneous diagnoses of leptospirosis. Am J Clin Pathol 1979;72:459–463.
427. Smits HL, Ananyina YV, Chereshsky A, et al. International multicenter evaluation of the clinical utility of a dipstick assay for detection of *Leptospira*-specific immunoglobulin M antibodies in human serum specimens. J Clin Microbiol 1999;37:2904–2909.
428. Smits HL, Chee HD, Eapen CK, et al. Latex based, rapid and easy assay for human leptospirosis in a single test format. Trop Med Int Health 2001;6:114–118.
429. Smits HL, Eapen CK, Sugathan S, et al. Lateral-flow assay for rapid serodiagnosis of human leptospirosis. Clin Diagn Lab Immunol 2001;8:166–169.
430. Smythe LD, Wuthiekanun V, Chierakul W, et al. The microscopic agglutination test (MAT) is an unreliable predictor of infecting Leptospira serovar in Thailand. Am J Trop Med Hyg 2009;81:695–697.
431. Snowden JM, Konda KA, Leon SR, et al. Recent syphilis infection prevalence and risk factors among male low-income populations in coastal Peruvian cities. Sex Transm Dis 2010;37:75–80.
432. Song S, Shao R, Atwell R, et al. Phylogenetic and phylogeographic relationships in *Ixodes holocyclus* and *Ixodes cornuatus* (Acari: Ixodidae) inferred from COX1 and ITS2 sequences. Int J Parasitol 2011;41:871–880.
433. Sood SK, Salzman MB, Johnson BJ, et al. Duration of tick attachment as a predictor of the risk of Lyme disease in an area in which Lyme disease is endemic. J Infect Dis 1997;175:996–999.
434. Sood SK. Effective retrieval of Lyme disease information on the Web. Clin Infect Dis 2002;35:451–464.
435. Sorouri R, Ramazani A, Karami A et al. Isolation and characterization of *Borrelia burdorferi* strains from *Ixodes ricinus* ticks in the southern England. Bioimpacts 2015;5(2):71-78.
436. Spach DH, Liles WC, Campbell GL, et al. Tick-borne diseases in the United States. N Engl J Med 1993;329:936–947.
437. Sperling LC, Hicks K, James WD. Occult primary syphilis: the nonerosive chancre. J Am Acad Dermatol 1990;23:514–515.
438. Stamm LV, Dallas WS, Ray PH, et al. Identification, cloning, and purification of protein antigens of *Treponema pallidum*. Rev Infect Dis 1988;10(Suppl 2):S403–S407.
439. Stamm WE, Handsfield HH, Rompalo AM, et al. The association between genital ulcer disease and acquisition of HIV infection in homosexual men. JAMA 1988;260:1429–1433.
440. Stanek G, Fingerle V, Hunfeld KP, et al. Lyme borreliosis: clinical case definitions for diagnosis and management in Europe. Clin Microbiol Infect 2011;17:69–79.
441. Stanek G, Reiter M. The expanding Lyme Borrelia complex—clinical significance of genomic species? Clin Microbiol Infect 2011;17:487–493.

442. Stanek G, Wormser GP, Gray J, et al. Lyme borreliosis. Lancet 2012;379:461–473.
443. Starling SP. Syphilis in infants and young children. Pediatr Ann 1994;23:334–340.
444. Steere AC. Lyme borreliosis in 2005, 30 years after initial observations in Lyme Connecticut. Wien Klin Wochenschr 2006;118:625–633.
445. Steere AC. Lyme disease. N Engl J Med 1989;321:586–596.
446. Steere AC. Lyme disease. N Engl J Med 2001;345:115–125.
447. Steere AC, Bartenhagen NH, Craft JE, et al. The early clinical manifestations of Lyme disease. Ann Intern Med 1983;99:76–82.
448. Steere AC, Grodzicki RL, Kornblatt AN, et al. The spirochetal etiology of Lyme disease. N Engl J Med 1983;308:733–740.
449. Steere AC, Malawista SE. Cases of Lyme disease in the United States: locations correlated with distribution of *Ixodes dammini*. Ann Intern Med 1979;91:730–733.
450. Steere AC, Malawista SE, Hardin JA, et al. Erythema chronicum migrans and Lyme arthritis. The enlarging clinical spectrum. Ann Intern Med 1977;86:685–698.
451. Steere AC, Malawista SE, Snydman DR, et al. Lyme arthritis: an epidemic of oligoarticular arthritis in children and adults in three connecticut communities. Arthritis Rheum 1977;20:7–17.
452. Steere AC, McHugh G, Damle N, et al. Prospective study of serologic tests for lyme disease. Clin Infect Dis 2008;47:188–195.
453. Steere AC, Schoen RT, Taylor E. The clinical evolution of Lyme arthritis. Ann Intern Med 1987;107:725–731.
454. Steere AC, Sikand VK. The presenting manifestations of Lyme disease and the outcomes of treatment. N Engl J Med 2003;348:2472–2474
455. Steere AC, Sikand VK, Meurice F, et al. Vaccination against Lyme disease with recombinant *Borrelia burgdorferi* outer-surface lipoprotein A with adjuvant. Lyme Disease Vaccine Study Group. N Engl J Med 1998;339:209–215.
456. Steere AC, Taylor E, McHugh GL, et al. The overdiagnosis of Lyme disease. JAMA 1993;269:1812–1816.
457. Steere AC, Taylor E, Wilson ML, et al. Longitudinal assessment of the clinical and epidemiological features of Lyme disease in a defined population. J Infect Dis 1986;154:295–300.
458. Stoddard RA, Gee JE, Wilkins PP, et al. Detection of pathogenic *Leptospira* spp. through TaqMan polymerase chain reaction targeting the LipL32 gene. Diagn Microbiol Infect Dis 2009;64:247–255.
459. Stoll BJ, Lee FK, Larsen S, et al. Clinical and serologic evaluation of neonates for congenital syphilis: a continuing diagnostic dilemma. J Infect Dis 1993;167:1093–1099.
460. Strle F, Nadelman RB, Cimperman J, et al. Comparison of culture-confirmed erythema migrans caused by *Borrelia burgdorferi* sensu stricto in New York State and by *Borrelia afzelii* in Slovenia. Ann Intern Med 1999;130:32–36.
461. Strouhal M, Smajs D, Matejkova P, et al. Genome differences between *Treponema pallidum* subsp. pallidum strain Nichols and *T. paraluiscuniculi* strain Cuniculi A. Infect Immun 2007;75:5859–5866.
462. Su SJ, Huang S, Chung CY, et al. Evaluation of the equivocal test results of *Treponema pallidum* haemagglutination assay. J Clin Pathol 1990;43:166–167.
463. Sulzer CR, Jones WL. Leptospirosis: Methods in Laboratory Diagnosis. Atlanta, GA: Department of Health, Education and Welfare; 1978.
464. Sundnes KO, Haimanot AT. Epidemic of louse-borne relapsing fever in Ethiopia. Lancet 1993;342:1213–1215.
465. Suntoke TR, Hardick A, Tobian AA, et al. Evaluation of multiplex real-time PCR for detection of *Haemophilus ducreyi*, *Treponema pallidum*, herpes simplex virus type 1 and 2 in the diagnosis of genital ulcer disease in the Rakai District, Uganda. Sex Transm Infect 2009;85:97–101.
466. Suputtamongkol Y, Niwattayakul K, Suttinont C, et al. An open, randomized, controlled trial of penicillin, doxycycline, and cefotaxime for patients with severe leptospirosis. Clin Infect Dis 2004;39:1417–1424.
467. Tang J, Zhou L, Gao W, et al. Visual DNA microarrays for simultaneous detection of human immunodeficiency virus type-1 and *Treponema pallidum* coupled with multiplex asymmetric polymerase chain reaction. Diagn Microbiol Infect Dis 2009;65:372–378.
468. Taylor MM, Aynalem G, Olea LM, et al. A consequence of the syphilis epidemic among men who have sex with men (MSM): neurosyphilis in Los Angeles, 2001–2004. Sex Transm Dis 2008;35:430–434.
469. Thompson RS, Burgdorfer W, Russell R, et al. Outbreak of tick-borne relapsing fever in Spokane County, Washington. JAMA 1969;210:1045–1050.
470. Thurnheer MC, Weber R, Toutous-Trellu L, et al. Occurrence, risk factors, diagnosis and treatment of syphilis in the prospective observational Swiss HIV Cohort Study. AIDS 2010;24:1907–1916.
471. Tobian AA, Quinn TC. Herpes simplex virus type 2 and syphilis infections with HIV: an evolving synergy in transmission and prevention. Curr Opin HIV AIDS 2009;4:294–299.
472. Tognotti E. The rise and fall of syphilis in Renaissance Europe. J Med Humanit 2009;30:99–113.
473. Toyokawa T, Ohnishi M, Koizumi N. Diagnosis of acute leptospirosis. Expert Rev Anti Infect Ther 2011;9:111–121.
474. Trevejo RT, Rigau-Perez JG, Ashford DA, et al. Epidemic leptospirosis associated with pulmonary hemorrhage-Nicaragua, 1995. J Infect Dis 1998;178:1457–1463.
475. Tsinganou E, Gebbers JO. Human intestinal spirochetosis—a review. Ger Med Sci 2010;8:Doc01.
476. Tucker JD, Bu J, Brown LB, et al. Accelerating worldwide syphilis screening through rapid testing: a systematic review. Lancet Infect Dis 2010;10:381–386.
477. Tucker JD, Li JZ, Robbins GK, et al. Ocular syphilis among HIV-infected patients: a systematic analysis of the literature. Sex Transm Infect 2011;87:4–8.
478. Tugwell P, Dennis DT, Weinstein A, et al. Laboratory evaluation in the diagnosis of Lyme disease. Ann Intern Med 1997;127:1109–1123.
479. van Crevel R, Speelman P, Gravekamp C, et al. Leptospirosis in travelers. Clin Infect Dis 1994;19:132–134.
480. van Dam AP, Kuiper H, Vos K, et al. Different genospecies of *Borrelia burgdorferi* are associated with distinct clinical manifestations of Lyme borreliosis. Clin Infect Dis 1993;17:708–717.
481. van Dam AP, van Gool T, Wetsteyn JC, et al. Tick-borne relapsing fever imported from West Africa: diagnosis by quantitative buffy coat analysis and in vitro culture of *Borrelia crocidurae*. J Clin Microbiol 1999;37:2027–2030.
482. Van Orden AE, Greer PW. Modification of the Dieterle spirochete stain. J Histotechnol 1977;1:51–53.
483. Van Voorhis WC, Barrett LK, Lukehart SA, et al. Serodiagnosis of syphilis: antibodies to recombinant Tp0453, Tp92, and Gpd proteins are sensitive and specific indicators of infection by *Treponema pallidum*. J Clin Microbiol 2003;41:3668–3674.
484. Varela AS, Luttrell MP, Howerth EW, et al. First culture isolation of *Borrelia lonestari*, putative agent of southern tick-associated rash illness. J Clin Microbiol 2004;42:1163–1169.
485. Veldkamp J, Visser AM. Application of the enzyme-linked immunosorbent assay (ELISA) in the serodiagnosis of syphilis. Br J Vener Dis 1975;51:227–231.
486. Vijayachari P, Sugunan AP, Umapathi T, et al. Evaluation of darkground microscopy as a rapid diagnostic procedure in leptospirosis. Indian J Med Res 2001;114:54–58.
487. Villanueva AV, Podzorski RP, Reyes MP. Effects of various handling and storage conditions on stability of *Treponema pallidum* DNA in cerebrospinal fluid. J Clin Microbiol 1998;36:2117–2119.
488. Vinetz JM. A mountain out of a molehill: do we treat acute leptospirosis, and if so, with what? Clin Infect Dis 2003;36:1514–1515.
489. Wagenaar JF, Falke TH, Nam NV, et al. Rapid serological assays for leptospirosis are of limited value in southern Vietnam. Ann Trop Med Parasitol 2004;98:843–850.
490. Wallach FR, Forni AL, Hariprashad J, et al. Circulating *Borrelia burgdorferi* in patients with acute Lyme disease: results of blood cultures and serum DNA analysis. J Infect Dis 1993;168:1541–1543.
491. Weiss NL, Sadock VA, Sigal LH, et al. False positive seroreactivity to *Borrelia burgdorferi* in systemic lupus erythematosus: the value of immunoblot analysis. Lupus 1995;4:131–137.
492. Welch RJ, Litwin CM. Evaluation of two immunoblot assays and a Western blot assay for the detection of antisyphilis immunoglobulin g antibodies. Clin Vaccine Immunol 2010;17:183–184.
493. Wendel GD. Gestational and congenital syphilis. Clin Perinatol 1988;15:287–303.
494. Wilske B. Diagnosis of lyme borreliosis in Europe. Vector Borne Zoonotic Dis 2003;3:215–227.
495. Wilske B, Jauris-Heipke S, Lobentanzer R, et al. Phenotypic analysis of outer surface protein C (OspC) of *Borrelia burgdorferi* sensu lato by monoclonal antibodies: relationship to genospecies and OspA serotype. J Clin Microbiol 1995;33:103–109.
496. Wilske B, Schierz G, Preac-Mursic V, et al. Intrathecal production of specific antibodies against *Borrelia burgdorferi* in patients with lymphocytic meningoradiculitis (Bannwarth's syndrome). J Infect Dis 1986;153:304–314.
497. Woods CR. Syphilis in children: congenital and acquired. Semin Pediatr Infect Dis 2005;16:245–257.
498. World Health Organization. Human Leptospirosis: Guidance for Diagnosis, Surveillance, and Control. Geneva, Switzerland: World Health Organization, 2003.
499. Wormser GP, Aguero-Rosenfeld ME, Nadelman RB. Lyme disease serology: problems and opportunities. JAMA 1999;282:79–80.

500. Wormser GP, Carbonaro C, Miller S, et al. A limitation of 2-stage serological testing for Lyme disease: enzyme immunoassay and immunoblot assay are not independent tests. Clin Infect Dis 2000;30:545–548.
501. Wormser GP, Dattwyler RJ, Shapiro ED, et al. The clinical assessment, treatment, and prevention of lyme disease, human granulocytic anaplasmosis, and babesiosis: clinical practice guidelines by the Infectious Diseases Society of America. Clin Infect Dis 2006;43:1089–1134.
502. Woznicova V, Valisova Z. Performance of CAPTIA SelectSyph-G enzyme-linked immunosorbent assay in syphilis testing of a high-risk population: analysis of discordant results. J Clin Microbiol 2007;45:1794–1797.
503. Wu J, Huang J, Xu D, et al. Infection status and risk factors of HIV, HBV, HCV, and syphilis among drug users in Guangdong, China—a cross-sectional study. BMC Public Health 2010;10:657.
504. Yang XF, Pal U, Alani SM, et al. Essential role for OspA/B in the life cycle of the Lyme disease spirochete. J Exp Med 2004;199:641–648.
505. Yasuda PH, Steigerwalt AG, Sulzer KR, et al. Deoxyribonucleic acid relatedness between serogroups and serovars in the family *Leptospiraceae* with proposals for seven new *Leptospira* species. Int J Syst Bacteriol 1987;37:407–415.
506. Yersin C, Bovet P, Smits HL, et al. Field evaluation of a one-step dipstick assay for the diagnosis of human leptospirosis in the Seychelles. Trop Med Int Health 1999;4:38–45.
507. Yoder JS, Hlavsa MC, Craun GF, et al. Surveillance for waterborne disease and outbreaks associated with recreational water use and other aquatic facility-associated health events—United States, 2005–2006. MMWR Surveill Summ 2008;57:1–29.
508. Young H, Moyes A, McMillan A, et al. Screening for treponemal infection by a new enzyme immunoassay. Genitourin Med 1989;65:72–78.
509. Young H, Moyes A, Seagar L, et al. Novel recombinant-antigen enzyme immunoassay for serological diagnosis of syphilis. J Clin Microbiol 1998;36:913–917.
510. Young H, Pryde J, Duncan L, et al. The Architect Syphilis assay for antibodies to *Treponema pallidum*: an automated screening assay with high sensitivity in primary syphilis. Sex Transm Infect 2009;85:19–23.
511. Zaki SR, Shieh WJ. Leptospirosis associated with outbreak of acute febrile illness and pulmonary haemorrhage, Nicaragua, 1995. The Epidemic Working Group at Ministry of Health in Nicaragua. Lancet 1996;347:535–536.
512. Zbinden R, Goldenberger D, Lucchini GM, et al. Comparison of two methods for detecting intrathecal synthesis of *Borrelia burgdorferi*-specific antibodies and PCR for diagnosis of Lyme neuroborreliosis. J Clin Microbiol 1994;32:1795–1798.
513. Zetola NM, Engelman J, Jensen TP, et al. Syphilis in the United States: an update for clinicians with an emphasis on HIV coinfection. Mayo Clin Proc 2007;82:1091–1102.
514. Zetola NM, Klausner JD. Syphilis and HIV infection: an update. Clin Infect Dis 2007;44:1222–1228.
515. Zhang YX, Li J, Guo XK, et al. Characterization of a novel toxin-antitoxin module, VapBC, encoded by *Leptospira interrogans* chromosome. Cell Res 2004;14:208–216.
516. Zhou H, Chen XS, Hong FC, et al. Risk factors for syphilis infection among pregnant women: results of a case-control study in Shenzhen, China. Sex Transm Infect 2007;83:476–480.

CAPÍTULO 21
Micologia

Introdução, 1355

Pacientes em risco de infecções fúngicas, 1356
Sinais e sintomas gerais sugestivos de infecção fúngica, 1356

Classificação clínica das infecções fúngicas, 1357
Termos comuns em micologia, 1358

Abordagem laboratorial ao diagnóstico das infecções fúngicas, 1358
Coleta e transporte dos espécimes, 1362
Processamento do espécime, 1362
Exame direto, 1362
Preparação de lâminas com colônias isoladas em cultura, 1365
Seleção e inoculação dos meios de cultura, 1365
Incubação das culturas para fungos, 1368

Abordagem laboratorial para a identificação presuntiva de fungos isolados, 1369
Identificação ampliada de gênero/espécie no laboratório, 1371

Zigomicetos (glomeromicetos) e zigomicose (glomeromicose), 1371
Gêneros principais dos zigomicetos, 1371
Histopatologia das infecções causadas por zigomicetos, 1375

Fungos hialinos e hialo-hifomicoses, 1375
Espécies de *Aspergillus* e aspergilose, 1377
Outros fungos septados hialinos, 1382
Gêneros de fungos filamentosos hialinos que produzem conídios em cadeias, 1384
Identificação dos fungos hialinos que produzem conídios em grupos, 1385
Identificação dos gêneros de hialo-hifomicetos que produzem conídios isolados, 1387

Identificação dos dermatófitos, 1391
Identificação das espécies de *Microsporum*, 1392
Identificação de espécies de *Trichophyton*, 1393
Diagnóstico por outras técnicas exceto cultura, 1396

Fungos dimórficos, 1397
Blastomyces dermatitidis e blastomicose, 1398
***Coccidioides immitis, Coccidioides posadasii* e coccidioidomicose, 1401**
Histoplasma capsulatum e histoplasmose, 1403
Complexo *Sporothrix schenckii* e esporotricose, 1407
Paracoccidioides brasiliensis e paracoccidioidomicose, 1410

Fungos demácios, 1412
Agentes etiológicos das feo-hifomicoses, 1412
Macroconídios com septos longitudinais e transversais (muriformes), 1413
Macroconídios com septos transversais, 1414
Diversos fungos demácios de crescimento moderado a rápido, 1415
Fungos demácios de crescimento lento, 1417

Identificação laboratorial das leveduras, 1421
Espécies de *Candida* e candidíase, 1421
Espécies que não produzem hifas verdadeiras, 1427
Espécies que produzem hifas verdadeiras, 1431
Identificação laboratorial dos fungos com componentes hialinos e demácios, 1432
Identificação laboratorial dos "fungos negros", 1433

Sistemas disponíveis comercialmente para identificar fungos, 1433
Testes de sensibilidade aos antifúngicos, 1434

Fungos incomuns, 1435
Pneumocystis jirovecii, 1435
Microsporídeos, 1435

Diagnóstico sorológico das doenças fúngicas, 1437

Introdução

O diagnóstico de uma infecção fúngica requer esforços colaborativos do médico, anatomopatologista e microbiologista. A equipe médica é responsável por reconhecer os sinais e sintomas das infecções fúngicas e colher e transportar adequadamente os espécimes ao laboratório. É importante que os clínicos transmitam suas considerações clínicas ao microbiologista, quando suspeitam de determinados tipos de infecção fúngica para os quais podem ser necessários procedimentos especiais. Por exemplo, quando o clínico suspeita de zigomicose, técnicas mais delicadas de processamento dos espécimes devem ser usadas. O cirurgião patologista e o citopatologista devem estar atentos às reações teciduais sugestivas de uma infecção fúngica e devem ser capazes de reconhecer elementos fúngicos nos cortes de tecidos corados. O micologista é responsável por utilizar as técnicas laboratoriais necessárias à detecção e ao isolamento ideais dos fungos em cultura; realizar uma identificação precisa; e efetuar os testes de sensibilidade aos antimicóticos, quando isto for necessário.

Pacientes em risco de infecções fúngicas

A seguir, estão enumerados os grupos de pacientes imunossuprimidos:

- Pacientes com infecção avançada pelo HIV
- Receptores de transplantes de órgãos, principalmente durante o período de imunossupressão pós-transplante[201]
- Pacientes com neoplasias malignas, principalmente leucemia e linfoma, ou durante os ciclos de quimioterapia
- Pacientes com várias doenças imunes e metabólicas debilitantes, inclusive lúpus eritematoso sistêmico (LES) e outras doenças do colágeno vascular, diabetes melito, disgamaglobulinemia e uso abusivo de álcool ou drogas IV
- Pacientes tratados com corticosteroides, fármacos citotóxicos, antibióticos (tratamento crônico) e moduladores mais novos do sistema imune (p. ex., inibidores do fator α de necrose tumoral).

Também estão em risco indivíduos que viajam para ou vivem em regiões do mundo nas quais as infecções fúngicas são reconhecidamente endêmicas. Os participantes de atividades ou ocupações que os colocam em contato direto com animais ou seres humanos infectados e/ou materiais contaminados estão sujeitos a adquirir infecções fúngicas.

Sinais e sintomas gerais sugestivos de infecção fúngica

Os primeiros sintomas que levam à suspeita de uma infecção fúngica comumente são atípicos, vagos e inespecíficos e isto reduz as chances de que o diagnóstico correto seja estabelecido. Febre baixa, sudorese noturna, emagrecimento, adinamia, fadiga aos mínimos esforços, tosse e dor torácica são queixas iniciais comuns. As doenças fúngicas profundas ou disseminadas podem ser semelhantes a algumas infecções ou doenças como tuberculose, brucelose, sífilis, sarcoidose e câncer metastático. O exame cuidadoso da pele e das mucosas sempre deve ser realizado, porque as infecções sistêmicas comumente causam lesões mucocutâneas

- Lesões ulceradas do intestino, laringe, faringe, órgãos genitais e língua podem complicar a histoplasmose disseminada em até 50% dos casos
- Pacientes com blastomicose podem ter inicialmente lesões verrucosas ou pustulosas na pele, ou granulomas ulcerados nas mucosas, inclusive na laringe,[72] no esôfago e na cavidade oral (incluindo-se língua)[201]
- A coccidioidomicose dos pacientes em imunossupressão profunda pode evidenciar-se por lesões cutâneas maculosas ou papulosas, ou meningite basilar esofinofílica.[227]

A Tabela 21.1 descreve os sinais, sintomas e agentes etiológicos prováveis das micoses pulmonares. A Tabela 21.2 relaciona os sinais, sintomas e agentes etiológicos prováveis das micoses extrapulmonares.

Tabela 21.1 Sinais e sintomas das micoses pulmonares.

Tipo de infecção	Sinais e sintomas
Generalizada	Síndrome transitória semelhante à influenza ou pneumonia localizada em um lobo do pulmão, ou disseminada para outros lobos. Tosse, produção mínima de escarro, dispneia, taquipneia, hemoptise. Dor torácica, comumente do tipo pleurítico. Estertores ou roncos e atrito pleural detectáveis à ausculta. Radiografias torácicas demonstrando infiltrados pulmonares pequenos e linfadenopatia hilar, ou opacidades mais difusas e confluentes.
Broncopulmonar alérgica	Sinais e sintomas típicos de asma: tosse seca, sibilos e sensação de aperto no peito. Broncospasmo transitório. Atelectasia segmentar causada pelo tamponamento dos bronquíolos por muco. Cristais de Charcot-Leyden e eosinófilos no escarro; eosinofilia no sangue periférico. Reação de hipersensibilidade cutânea positiva aos antígenos das espécies de *Aspergillus*. Concentração sérica alta de IgE e anticorpos IgG anti-*Aspergillus*.
Bola fúngica	Crescimento de uma colônia de fungos dentro de uma cavidade preexistente. Hemoptise, apesar de haver pouca ou nenhuma invasão das paredes da cavidade. Disseminação é rara, mesmo nos pacientes tratados com corticosteroides.
Invasiva	Sinais e sintomas de pneumonia aguda. Febre baixa oscilante. Tosse seca ou produtiva; geralmente há dor torácica. Dispneia e falta de ar progressivas. Hemoptise pode indicar infarto e necrose parenquimatosa. Radiografias do tórax podem mostrar infiltrado difuso irradiado do hilo, fibrose nodular fina, abscessos multifocais ou formação de cavidades, dependendo da espécie de fungo envolvida. Os indícios sugestivos de patógenos específicos são: Fibrose tipo "semente de painço": histoplasmose Lesão esférica periférica: coccidioidomicose Lesões cavitárias: histoplasmose, aspergilose e outras causas de hialo-hifomicose ou coccidioidomicose.

Tabela 21.2 Sinais, sintomas e agentes etiológicos prováveis das micoses extrapulmonares.

Tipo de infecção	Sinais e sintomas
Cutânea	Lesões descamativas superficiais – variáveis quanto a tamanho, forma e cor – no tórax ou dorso: tinha versicolor causada pela infecção por *Malassezia furfur*. Lesões descamativas pruriginosas conhecidas como tinha ou "micose de pele": dermatofitose. Lesões fungoides exofíticas, hiperceratóticas, crostosas e espessadas conhecidas como favos: *Trichophyton tonsurans*, *T. violaceum* e *T. schoenleinii*. Lesões descamativas ou crostosas limitadas às áreas intertriginosas úmidas da pele sugerem infecções por leveduras: *Candida albicans*. Infecção pustulosa subcutânea primária no local de inoculação com disseminação proximal e evolução para úlceras cutâneas secundárias ao longo do trajeto dos vasos linfáticos: complexo *Sporothrix schenckii*. Pústulas, úlceras ou trajetos fistulosos que não cicatrizam: doenças disseminadas causadas por fungos dimórficos e micetomas secundários a vários fungos patogênicos. Lesões purpúreas e cistos subcutâneos; feo-hifomicose. Lesões hemorrágicas, coloridas e fungiformes: cromoblastomicose.
SNC	Início insidioso com cefaleias, cuja frequência e intensidade aumentam, acompanhada de náuseas, irritabilidade e perda da destreza motora: criptococose. Meningite e meningoencefalite: zigomicose, principalmente nos pacientes diabéticos. Abscessos cerebrais: *Cladophialophora bantiana*, outros fungos demácios; espécies de *Aspergillus*.
Vias urinárias	Pielite e pielonefrite associadas ao tratamento prolongado com antibióticos, corticosteroides, imunossupressores e antineoplásicos e ao uso de cateteres de longa permanência para drenagem urinária, especialmente nas mulheres idosas: candidíase. Piúria discreta, dor abdominal baixa, aumento da frequência urinária: cistite não bacteriana das mulheres de meia-idade: *Candida glabrata*.
Oculares	Conjuntivite, infecções da córnea, ceratoconjuntivite: espécies de *Fusarium*, *Aspergillus*, *Cladosporium/Cladophialophora*, *Acremonium*, *Bipolaris* e outras. Infecções intraoculares, geralmente depois de traumatismo ou cirurgia ocular: *Candida albicans*, espécies de *Aspergillus* ou zigomicetos.
Endocardite	Febre baixa, sopros cardíacos, ecocardiograma positivo: espécies de *Candida*, *Aspergillus*, *Paecilomyces* e outras.
Sinusite	Dor e hiperemia cutânea faciais, cefaleia, febre baixa, evidência radiográfica de opacificação de um seio paranasal ou níveis hidroaéreos: *Aspergillus fumigatus*, espécies de *Alternaria*, complexo *Pseudallescheria boydii* e outros.

Anormalidades laboratoriais inespecíficas como elevação da velocidade de hemossedimentação, aumento do nível de proteína C reativa, aumentos das gamaglobulinas ou elevações brandas e persistentes dos neutrófilos e/ou monócitos do sangue periférico podem ser indícios iniciais de uma infecção fúngica.

Classificação clínica das infecções fúngicas

As infecções fúngicas são classificadas comumente com base na localização do processo infeccioso e podem ser superficiais, subcutâneas ou sistêmicas (ou profundas). Embora essa classificação geral ainda seja útil, é importante reconhecer que, nos pacientes com imunossupressão profunda, fungos que normalmente são superficiais podem causar infecções subcutâneas e os que se localizam nos planos subcutâneos podem causar doença disseminada. Além disso, os fungos considerados patógenos incomuns ou até mesmo contaminantes habituais podem causar doença quando a resposta imune está suprimida. Os termos descritos a seguir permitem uma comunicação mais clara entre os clínicos e os micologistas.

Classicamente, os termos *sistêmica* e *profunda* referem-se a um grupo de infecções fúngicas causadas por microrganismos que podem ser muito virulentos intrinsecamente, que podem invadir os planos de tecidos e órgãos profundos e que têm a capacidade de disseminar-se amplamente por todo o corpo. Nos casos clássicos, esses termos são usados comumente para descrever infecções causadas pelos fungos dimórficos. Os fungos dimórficos são os que existem na forma de bolor no ambiente (*i. e.*, com a incubação à temperatura ambiente) e como leveduras ou fungos leveduriformes quando estão no corpo do hospedeiro. Com exceção dos *Coccidioides*, todos os fungos são termicamente dimórficos, ou seja, a levedura ou a forma leveduriforme pode ser demonstrada incubando-se a cultura do fungo a 35° a 37°C (*i. e.*, temperatura corporal). Hoje em dia, em razão da ampliação das populações de pacientes imunossuprimidos, alguns fungos antes considerados apenas "sapróbios" ou "contaminantes" agora causam doenças sistêmicas. Um exemplo clássico é o fungo hialino *Penicillium marneffei*, que causa uma infecção reticuloendotelial disseminada nos pacientes com AIDS no Sudeste Asiático, que se assemelha clínica e patologicamente à histoplasmose.

Hoje em dia, o termo *oportunista* é usado para descrever os fungos que podem ser encontrados no ambiente ou como parte de nossa microbiota comensal e normalmente não causam infecção, embora sejam capazes de infectar os hospedeiros quando as condições mudam (*i. e.*, quando surge a oportunidade). Em geral, esses fungos têm virulência baixa ou limitada. Entre as condições que favorecem as infecções oportunistas estão alterações da microbiota das mucosas (p. ex., os antibióticos suprimem as bactérias e facilitam o desenvolvimento de candidíase); imunossupressão (p. ex., a zigomicose invasiva dos pacientes com diabetes melito mal controlado); materiais estranhos (p. ex., infecções dos cateteres intravasculares de longa permanência por *Candida*); e fatores físicos (p. ex., esporotricose depois da inoculação traumática).

As espécies de *Aspergillus* e *Candida* e os membros do grupo dos zigomicetos (i. e., fungos que causam mucormicose) são os três grupos de fungos que causam a maioria das infecções oportunistas. Entretanto, conforme foi mencionado anteriormente, qualquer fungo é potencialmente patogênico para os hospedeiros em imunossupressão profunda. Isso inclui diversos gêneros de fungos hialinos intensamente pigmentados (i. e., demácios) encontrados comumente, que antes eram considerados apenas contaminantes.

Hialo-hifomicose é o termo geral para infecções invasivas causadas pelos fungos hialinos e geralmente é usado antes da identificação do agente etiológico, enquanto o termo geral para infecções invasivas causadas pelos fungos demácio é *feo-hifomicose*.[5,6] Quando o agente etiológico é conhecido, pode-se utilizar então a terminologia específica da infecção, por exemplo, aspergilose ou fusariose. Também poderíamos dizer, por exemplo, que a doença de determinado paciente era uma hialo-hifomicose causada por *Pseudallescheria*. O ponto mais importante quanto a toda essa terminologia é a comunicação. Isso porque, quando o agente etiológico não é conhecido, deve-se utilizar antifúngicos de espectro mais amplo, mas quando o agente etiológico está definido, pode-se ajustar o tratamento à doença específica.

Termos comuns em micologia

Alguns termos adicionais precisam ser definidos. O próprio termo *micologia* é originado da palavra grega *mykes*, que é o correspondente direto do termo latino *fungus* que, por sua vez, parece ser uma modificação da palavra grega *sponges*, da qual se originou o termo atual "esponja". Ainda existe controvérsia em torno dos membros do grupo tradicionalmente referido como *zigomicetos*. Taxonomicamente, esses fungos foram transferidos do filo Zygomycota para o filo Glomeromycota, mas isto é problemático porque os termos *zigomicose* e *mucormicose* estão muito arraigados à prática médica e à literatura científica para descrever as doenças causadas por estes fungos. Os clínicos poderiam ignorar o que significa glomeromicose se este termo fosse utilizado generalizadamente no futuro imediato. Alguns continuariam a usar zigomicose, até que a terminologia mais nova estivesse mais bem reconhecida. Isso é compreensível, porque o objetivo dos laudos do micologista médico é comunicar ao médico a causa da doença, de forma que o paciente possa receber tratamento apropriado. Por fim, no que se refere ao termo *zigomicetos*, o termo *hifas asseptadas* também se tornou muito arraigado à prática e literatura médicas, embora esta expressão não esteja tecnicamente correta, porque podem ocorrer septações raras. Portanto, o termo hifas paucisseptadas (i. e., com poucas septações) ou mucoráceas é preferível. Isso é importante, porque a incapacidade de reconhecer as hifas dos zigomicetos em razão da existência de septações raras poderia levar a uma decisão terapêutica inadequada, porque os zigomicetos são naturalmente resistentes ao voriconazol. No passado, era comum usar o termo **anamórfico** para descrever o fungo que demonstrava apenas estruturas reprodutivas assexuadas, enquanto o termo **teleomórfico** podia ser usado se houvesse estruturas reprodutivas sexuadas. Isso também era profundamente confuso para nossos colegas clínicos e poderia contribuir para os erros médicos. Felizmente, com a análise genômica generalizada da maioria desses microrganismos, hoje a melhor conduta prática é referir-se ao fungo por um único nome. Essa foi uma contribuição real dos métodos moleculares para a micologia médica. A continuidade da aplicação das técnicas moleculares deverá definir mais claramente a posição taxonômica real dos fungos com importância médica e espera-se que isto não acarrete muitas reclassificações, que frequentemente geram confusão.

Os fungos estão classificados em seu próprio reino (Fungos) em razão das características singulares a este grupo, bem como à inexistência das características presentes nos outros organismos. Os fungos são **eucariotos** (i. e., têm um núcleo circundado por membrana, assim como organelas como retículo endoplasmático, aparelho de Golgi e mitocôndrias). Além disso, os fungos têm paredes celulares rígidas compostas de quitina (N-acetil-D-glicosamina ligada por pontes glicosídicas β1-4) e mananos (polímeros de glicose em pontes glicosídicas α ou β). Esses componentes da parede celular adsorvem vários corantes e isto permite a utilização de corantes especiais, pelos quais eles podem ser identificados nas lâminas de laboratório e nos cortes histológicos.

Os fungos que existem predominantemente na forma de células isoladas (especialmente em um ambiente líquido) e que se reproduzem por germinação são conhecidos como **leveduras**. Os fungos com várias células, que formam um micélio filamentoso e estão mais adaptados a crescer na superfície ou dentro de um substrato sólido, são conhecidos como **bolores**. Os fungos reproduzem-se por meio da formação de **esporos**, que podem ser derivados de processos sexuados ou assexuados. Os esporos encontrados mais comumente no laboratório são derivados assexuadamente e são conhecidos como **conídios**. Existem diversos tipos de esporos ou conídios, que podem ser derivados diretamente do micélio vegetativo, inclusive **artrósporos, clamidósporos** e **blastósporos**, ou de corpos frutificantes especiais (**conidióforos**). A morfologia, a disposição e o mecanismo de derivação dos esporos são critérios importantes, com base nos quais podem ser realizadas algumas identificações de gêneros e espécies. O Boxe 21.1 descreve alguns termos adicionais usados na investigação laboratorial dos fungos.

Abordagem laboratorial ao diagnóstico das infecções fúngicas

Quando um fungo é reconhecido em cultura, a identificação presuntiva/definitiva é realizada com base no exame visual da morfologia da colônia em conjunto com as análises microscópicas de uma preparação direta a fresco. Quando é possível apenas uma identificação presuntiva, pode ser recomendável conversar com o médico responsável para determinar se há necessidade de uma identificação completa no nível de gênero ou espécie.

Embora a maioria das identificações dos fungos seja baseada principalmente na avaliação da morfologia da colônia e nos aspectos microscópicos, testes bioquímicos básicos podem ser necessários para diferenciar gêneros ou espécies muito semelhantes. Existem ensaios com sondas de ácido nucleico disponíveis para a identificação definitiva dos fungos

Boxe 21.1

Termos úteis à investigação dos fungos

A unidade microscópica fundamental de um fungo é a estrutura filiforme conhecida como *hifa*. Várias hifas combinam-se para formar uma trama de crescimento conhecida como *micélio*. As hifas que são subdivididas em células independentes por meio de paredes transversais relativamente abundantes (ou septos) são conhecidas como *septadas*; as hifas que têm pouquíssimas septações (*i. e.*, os zigomicetos) são *pauciseptadas*. Em alguns casos, não se observam septações em determinada preparação e, por esta razão, as hifas são descritas como *assepadas*, quando na verdade são *pauciseptadas*. As pseudo-hifas formam-se por alongamento das células das leveduras em germinação (*i. e.*, *blastoconídios*) e apresentam constrições em forma de salsicha entre os segmentos (Figura 21.1).

A parte do micélio que se estende para dentro do substrato do meio de cultura e é responsável por absorver água e nutrientes é descrita como *micélio vegetativo*; a parte que se projeta acima do substrato é o *micélio aéreo*, também conhecido como *micélio reprodutivo* porque os esporos ou os corpos frutificantes que contêm os conídios (*i. e.*, *conidióforos*) originam-se desta parte do micélio.

A identificação e a classificação tradicionais dos fungos estão baseados principalmente nas diferenças morfológicas entre as estruturas reprodutivas e a forma pela qual os esporos ou conídios são formados a partir das células especializadas conhecidas como *células conidiógenas*.

Três tipos gerais de reprodução são observados comumente nas espécies de fungos clinicamente importantes: esporulação *vegetativa*, esporulação *aérea* e esporulação *sexuada*.

Reprodução vegetativa

Três tipos de esporos ou conídios podem formar-se diretamente a partir do micélio vegetativo: *blastoconídios*, *clamidoconídios* e *artroconídios*. O termo *esporo* deve ser tecnicamente reservado para os elementos reprodutivos que se formam por meiose (*i. e.*, reprodução sexuada), inclusive ascósporos, oósporos ou zigósporos, enquanto os que se formam por mitose (*i. e.*, reprodução assexuada) são definidos como *conídios*. O termo *endósporo* também é usado para as estruturas produzidas assexuadamente dentro da esférula de um membro de espécies de *Coccidioides*.

Os *blastoconídios* são as formas germinativas mais conhecidas, que são constituídas tipicamente pelas leveduras. Uma marca de germinação (disjuntor) frequentemente persiste no ponto do qual o conídio desprendeu-se.

Os *clamidoconídios* (clamidósporos) são formados a partir de células preexistentes nas hifas, que se tornam espessadas e comumente alargadas. Embora *clamidoconídios* seja o termo correto, a palavra *clamidósporos* também é usada comumente. Os clamidósporos podem ser encontrados dentro (*intercalares*), ao longo da superfície lateral (*sésseis*) ou na ponta (*terminais*) das hifas. Esse tipo de conidiação é típica de *C. albicans*.

Os *artroconídios* também se desenvolvem a partir de células preexistentes das hifas, que se tornam alargadas e espessadas. Esse tipo de conidiação é típica da forma fúngica de *Coccidioides immitis* e das espécies de *Geotrichum*, dentre outras.

Reprodução aérea

Os corpos frutificantes especializados, que emanam das hifas e estendem-se a partir da superfície do micélio, originam diversos conídios. Os corpos frutificantes podem formar sacos fechados conhecidos como *esporângios*, dentro dos quais são produzidos os esporos denominados *esporangiósporos*. (Observação: eles são referidos como esporangiósporos, mesmo que sejam derivados assexuadamente, o que constitui uma exceção à regra descrita antes.) O segmento especializado da hifa que sustenta o esporângio é conhecido como *esporangióforo* (o sufixo "foro" [do grego *phoros*] significa "portar") (Figura 21.2). Esse tipo de esporulação é típico dos *zigomicetos*. Muitos outros fungos produzem corpos frutificantes sofisticados, que originam os conídios (termo originado de uma palavra que significa "poeira"). O segmento especializado da hifa que sustenta uma cabeça frutificante contendo conídios é descrito como *conidióforo* (Figura 21.2).

O conidióforo pode formar células conhecidas como *métulas* que, por sua vez, formam segmentos produtores de conídios referidos como *fiálides*. Essa capacidade de ramificar-se em métulas e fiálides é típica do corpo frutificante digitiforme das espécies de *Penicillium*. Por definição, as fiálides são células conidiogênicas, que produzem conídios a partir de uma área dentro do seu ápice e não aumentam em largura ou comprimento durante a conidiogênese. Isso contrasta com a formação dos *anelídeos*, nos quais a ponta da célula conidiogênica estende-se e contrai-se alternadamente quando os conídios são formados, resultando em uma série de cicatrizes ou anéis. Os conídios de *Scopulariopsis* spp. e *Exophiala* spp., por exemplo, são *aneloconídios*; isto é, formam-se em sequência basipetal, na qual a parte conidiogênica de cada conídio alonga-se quando se forma um novo conídio, mas depois contrai para formar uma *marca anular*, *anel* ou *colarete* na base truncada. Os conídios podem ser carregados isoladamente, em cadeias longas (*catenuladas*), ou em grupos firmemente ligados. *Acropetal* é o termo usado para descrever o processo de formação de cadeias, no qual cada conídio novo é derivado em sequência do seu precedente, de forma que a célula mais jovem está na ponta (p. ex., espécies de *Penicillium*). Por outro lado, a *esporulação basipetal* é aquela na qual cada conídio novo forma-se na base da cadeia e empurra todos os outros conídios da cadeia para frente, de forma que a célula mais antiga está na ponta (p. ex., espécies de *Paecilomyces*).

Os conídios unicelulares minúsculos, geralmente carregados diretamente nos lados das hifas ou sustentados por um conidióforo filiforme, são conhecidos como *microconídios*, em contraste com os *macroconídios* pluricelulares muito maiores, que assumem diversas formas e tamanhos. Um macroconídio pluricelular dividido por septações longitudinais e transversais, conferindo-lhe um aspecto de mosaico, é o chamado *dictiósporo* ou, mais comumente, macroconídio *muriforme*. O termo *aleuriósporo* descreve um conídio (em geral, um macroconídio) que está ligado às hifas por uma célula de sustentação, que fratura quando o conídio é liberado (p. ex., *Microsporum canis*). A demonstração de um aleuriósporo unicelular produzido pelas hifas vegetativas submersas é importante para a identificação de *Aspergillus terreus*.

(continua)

Esporulação sexuada

A esporulação sexuada requer a fusão e a recombinação nucleares de duas células haploides especializadas férteis (*i. e.*, células sexuadas formadas por meiose). Quando as células reprodutivas são formadas pela fusão de células morfologicamente idênticas – geralmente da mesma hifa (homotálica) – o esporo é conhecido como *zigósporo*, que é típico dos *zigomicetos*. Quando as células reprodutivas em fusão são originadas de duas células diferentes – em geral, derivadas de segmentos diferentes das hifas – o esporo resultante é conhecido como *oósporo* (Figura 21.3).

Os esporos sexuados de vários membros da classe Ascomycetes mencionados antes, que são importantes na perspectiva médica, são conhecidos como *ascósporos*. Por exemplo, algumas cepas das espécies de *Aspergillus*, especialmente dos grupos de *A. nidulans* e *A. glaucus*, formam estruturas saculares grandes e fechadas conhecidas como *cleistotécios* que, por sua vez, contêm estruturas saculares menores descritas como *ascos* (Figura 21.3). Dentro de cada asco existem quatro ascósporos, que são os produtos da divisão meiótica. Além das espécies de *Aspergillus*, outros fungos clinicamente importantes nos quais a esporulação sexuada pode ocorrer são as espécies de *Saccharomyces* e os membros do complexo *Pseudallescheria boydii* (Figura 21.3).

A forma sexuada de um fungo é conhecida como *teleomórfica*, em contraste com o termo *anamórfica*, que se refere às diversas formas reprodutivas assexuadas ou às estruturas produzidas por um fungo incompleto (inclusive fiálides, anelídeos, cadeias ramificadas etc.). A abordagem tradicional de atribuir diferentes nomes anamórficos e teleomórficos quando os estados assexuado e sexuado são conhecidos tem sido modificada, porque hoje é possível atribuir definitivamente um fungo a um gênero e uma espécie com base em análises genéticas. Por essa razão, espera-se que a nomenclatura da micologia seja menos confusa no futuro.

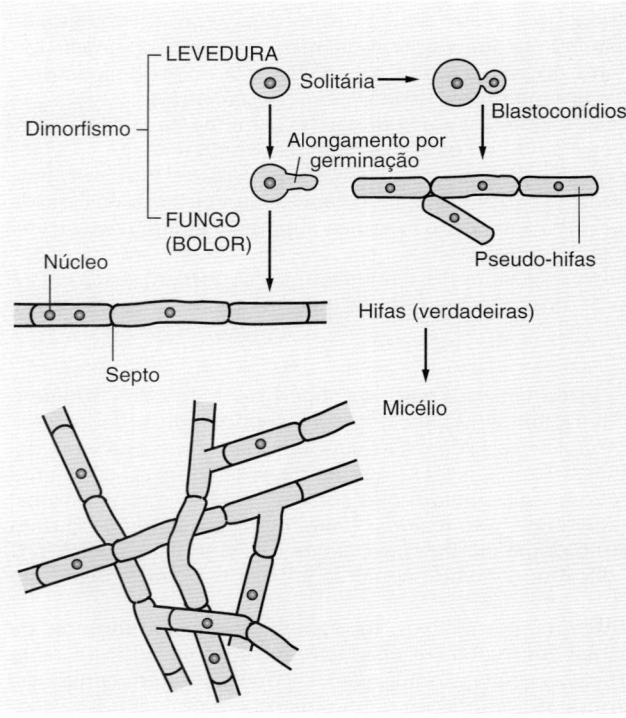

■ **FIGURA 21.1** Esboços ilustrando as estruturas básicas dos fungos.

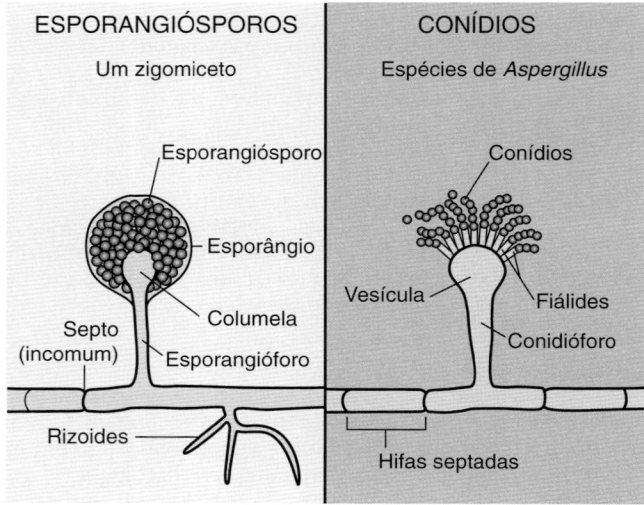

■ **FIGURA 21.2** Esboços ilustrando as estruturas reprodutivas assexuadas complexas de um zigomiceto e de *Aspergillus*.

Principles and Procedures for Detection of Fungi in Clinical Specimens – Direct Examination and Culture; Approved Guideline (M54-A).[49]

A identificação laboratorial definitiva de um fungo isolado com base nas características das colônias e nos aspectos microscópicos está descrita mais adiante neste capítulo. A fase analítica começa com a realização do exame direto, que pode fornecer a primeira evidência definitiva de uma infecção fúngica. Depois disso, a cultura é examinada para verificar se houve crescimento. Também devem ser adotados procedimentos para estabelecer diretrizes de investigação de um fungo isolado desconhecido, que devem incluir a seleção apropriada dos testes diferenciais (quando necessários) para estabelecer a identificação no nível de gênero/espécie. Os parágrafos subsequentes detalham esses passos.

Quando apropriado, também incluímos seções descrevendo resumidamente outros métodos que não exigem cultura e são usados para estabelecer a identidade de determinada espécie de fungo usando anticorpo, antígeno e técnicas moleculares. O sequenciamento dos ácidos nucleicos é

patogênicos dimórficos encontrados comumente na América do Norte. Também existem testes sorológicos e testes para detecção de antígenos de alguns fungos; em alguns casos, estes testes são usados para facilitar o diagnóstico, avaliar o estado de uma micose previamente diagnosticada, ou determinar a eficácia do tratamento. Por essa razão, neste capítulo apresentamos diretrizes que ajudam o micologista a realizar essas diversas tarefas, que ampliam as observações laboratoriais e incluem avaliações de parâmetros clínicos e critérios histopatológicos, que devem ser combinados para chegar a um diagnóstico definitivo. Além disso, existem diretrizes do Clinical and Laboratory Standards Institute (CLSI) sobre o assunto:

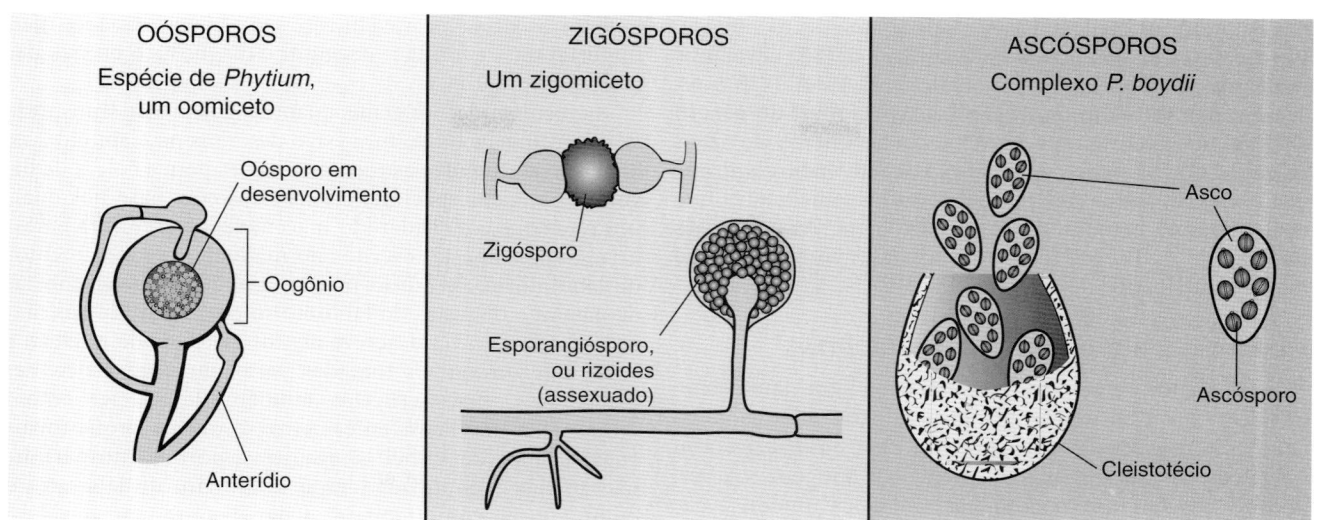

FIGURA 21.3 Esboços ilustrando as estruturas da reprodução sexuada.

uma opção para os fungos difíceis de identificar, principalmente os que não fazem esporulação. Antes de enviar essas amostras para a identificação baseada no sequenciamento, é recomendável assegurar que elas realmente parecem ser responsáveis pela condição patológica do paciente. Essas técnicas são oferecidas mais comumente nos serviços acadêmicos e nos laboratórios de referência.[116] Nesse contexto, em vista das exigências de experiência técnica e do custo da instrumentação e dos suprimentos, essa tecnologia não é realizada nos laboratórios menores, nos quais são efetuadas apenas as práticas básicas. Contudo, a identificação por espectrometria de massa introduzida mais recentemente tem se tornado rotineira na identificação em muitos laboratórios, em vista de sua razão de custo–benefício favorável. Estudos demonstraram que esses métodos têm bom desempenho na identificação das leveduras e os protocolos para fungos filamentosos têm sido elaborados.

Provavelmente, o sistema disponível no mercado utilizado mais comumente para a identificação baseada no sequenciamento dos fungos tem sido o MicroSeq® D2 Large-Subunit rDNA Sequencing Kit da empresa Applied Biosystems (Foster City, CA). Um estudo sobre o uso do sequenciamento dos ácidos nucleicos para identificar leveduras demonstrou que 98% das 19 espécies *Candida* diferentes isoladas no laboratório clínico foram identificadas corretamente, em comparação com a identificação pelos métodos fenotípicos.[115] O sequenciamento do DNA identificou 32 espécies isoladas de leveduras, que pertenciam a nove gêneros, inclusive *Trichosporon*, *Cryptococcus* e outros. Cerca de 81% foram identificadas corretamente e a razão principal da maioria das identificações equivocadas foi a falta de dados na "biblioteca" contendo as sequências de algumas leveduras. Alguns desses problemas foram solucionados depois desses estudos iniciais. É importante reconhecer que a qualidade da identificação depende basicamente da qualidade do banco de dados com as sequências, porque a geração das sequências de DNA de alta qualidade geralmente não é mais uma dificuldade técnica. Outra opção é utilizar os bancos de dados públicos; embora sejam informativos, estes bancos de dados não são adequadamente regulamentados e, por esta razão, os profissionais que adotam esta abordagem devem revisar a qualidade da sequência, as credenciais do laboratório que submeteu a sequência e, sempre que possível, usar esta informação em conjunto com as características fenotípicas. A SmartGene (www.smartgene.com) oferece acesso gratuito ao seu banco de dados regulamentado e esta também é uma opção.

A identificação dos fungos filamentosos tem sido mais difícil que a identificação das leveduras. Em outro estudo realizado na Mayo Clinic para avaliar a utilidade do sequenciamento na identificação dos fungos, o sequenciamento dos ácidos nucleicos identificou corretamente 234 (67,5%) fungos isolados no nível do gênero ou da espécie.[116] As identificações errôneas foram atribuídas principalmente a uma lista incompleta de sequências no banco de dados. Cada laboratório pode formar um banco de dados próprios com sequências, ou comprar seu acesso aos bancos de dados regulamentados, ampliando enormemente a precisão do seu desempenho. Essa tecnologia é muito promissora no sentido de simplificar a identificação das leveduras e dos fungos filamentosos isolados de espécimes clínicos, assim como de outros fungos importantes para a indústria e a agricultura. O CLSI publicou o documento *Interpretative Criteria for Identification of Bacteria and Fungi by DNA Target Sequencing; Approved Guideline (MM18-A)*, que é extremamente necessário para os profissionais que trabalham em bancada nesta área. Ainda não está claro até que ponto a identificação baseada em sequenciamento será incorporada ao laboratório de rotina, mas é provável que continue a ser um método que permite a caracterização definitiva dos fungos.

A MALDI-TOF (*time-of-flight* por dessorção/ionização a *laser* em matriz; do inglês, *matrix-assisted laser desorption/ionization time of flight*) é uma técnica de espectrometria de massa, que foi introduzida em muitos laboratórios na forma de um dos dois equipamentos aprovados pela FDA. Esses dois aparelhos contêm bibliotecas aprovadas pela FDA para identificar leveduras, mas ainda não existem bibliotecas aprovadas para identificar fungos filamentosos. Assim como as bactérias, essa técnica – na maioria dos casos – é rápida, precisa e pouco dispendiosa. A abordagem tradicional usada para identificar leveduras (i. e., testes bioquímicos, assimilações e morfologia em ágar fubá) tem sido alterada nos laboratórios que validaram e adotaram essa tecnologia. Westblade *et al.* avaliaram uma coleção de 852 leveduras clinicamente importantes por meio da MALDI-TOF e relataram que 96,6% foram identificadas no nível do gênero e 96,1% no nível de espécies. O sequenciamento do DNA da região D2 foi usado como padrão de referência comparativo.[287] Outros autores relataram resultados semelhantes, que demonstraram a utilidade dessa tecnologia. As aplicações utilizáveis com fungos filamentos ainda estão em processo de desenvolvimento.

Coleta e transporte dos espécimes

Existem alguns parâmetros pré-analíticos importantes para o isolamento ideal dos fungos das amostras clínicas. Uma falha em qualquer um deles poderia levar ao insucesso ou à demora em isolar o agente patogênico que, por sua vez, poderia resultar em consequências clínicas indesejáveis. Os parâmetros pré-analíticos importantes começam com a norma de realizar culturas apenas dos pacientes nos quais se suspeita de infecções micóticas. Depois de determinar esse requisito, a coleta adequada dos espécimes é fundamental. O uso de *swabs* não é adequado para detectar infecções causadas por fungos filamentosos, porque a amostragem é inadequada e não é possível dissociar as hifas dos tecidos humanos que estão invadindo. O próximo parâmetro a ser considerado são as condições subideais de transporte e/ou processamento dos espécimes, que podem resultar em perda de viabilidade. Os espécimes devem ser levados ao laboratório imediatamente. Os espécimes que não são processados imediatamente devem ser conservados à temperatura ambiente. *Cryptococcus neoformans*, *Histoplasma capsulatum* e *Blastomyces dermatitidis* não sobrevivem bem nos espécimes resfriados ou congelados. Várias espécies de fungos, inclusive as que foram mencionadas antes e as espécies de *Aspergillus*, podem ser isoladas de amostras que estiveram em trânsito por até 16 dias, contanto que não sequem; por esta razão, sempre devem ser realizados esforços no sentido de isolar fungos, mesmo que o processamento demore.[244]

Recipientes de transporte estéreis e vedados devem ser usados com todos os espécimes líquidos ou úmidos. Raspados de pele, fragmentos de unha e cabelos ou pelos podem ser transportados secos dentro de um envelope, uma placa de Petri ou outro recipiente conveniente. De forma a impedir a proliferação de bactérias comensais possivelmente presentes nos espécimes não estéreis, que possam demorar a ser processados ou enviados a um laboratório de referência, pode-se acrescentar penicilina (20 U/mℓ), estreptomicina (100.000 mg/mℓ) ou cloranfenicol (0,2 mg/mℓ) à amostra. As instruções para embalagem e rotulação correta dos espécimes para envio por frete ou correios estão descritas no Capítulo 2.

Médicos, enfermeiros, equipe da enfermaria e tecnólogos do laboratório precisam trabalhar em conjunto no sentido de desenvolver protocolos que assegurem a coleta adequada e o transporte imediato dos espécimes enviados para cultura de fungos. A escolha dos dispositivos de coleta e recipientes de transporte apropriados, a colocação de rótulos que incluam informações pertinentes sobre o paciente e o estabelecimento de um mecanismo de comunicação para pedidos especiais provavelmente são as considerações mais importantes, de forma a assegurar o diagnóstico preciso das infecções fúngicas.

As recomendações gerais quanto à coleta e ao transporte dos espécimes para cultura estão descritas no Capítulo 2. A Tabela 21.3 descreve as recomendações para a coleta de diversos tipos de espécime. Os critérios com base nos quais um espécime é considerado inaceitável para cultura e descartado devem estar escritos no manual de procedimentos do laboratório. Essa informação também deve ser constar do catálogo de testes do laboratório e transmitida aos médicos. O Boxe 21.2 descreve alguns critérios de rejeição e ações que devem ser tomadas para manusear espécimes inaceitáveis. Esses critérios também devem ser entendidos pelos médicos, enfermeiros e outros profissionais encarregados de colher as amostras, porque isto permite não apenas economizar tempo e dinheiro do laboratório de micologia, como também evitar demora inaceitável no estabelecimento do diagnóstico. Critérios especiais devem ser estabelecidos para cada contexto de prática, de forma a adaptar-se à prática no contexto local. Com experiência, o profissional que coleta o espécime pode fazer uma avaliação preliminar do material obtido e, se necessário, colher imediatamente uma segunda amostra.

Processamento do espécime

Em seguida, depois do transporte imediato do espécime e do seu recebimento pelo laboratório, é importante que as amostras sejam inoculadas nos meios de cultura primária apropriados para fungos. Depois de ser recebido no laboratório, o espécime deve ser examinado tão logo seja possível. Como foi mencionado antes, as amostras em *swab* não são apropriadas ao isolamento de fungos. Contudo, elas são aceitáveis para o isolamento de leveduras dos pacientes com candidíase das mucosas (p. ex., moniliase ou candidíase vulvovaginal). Sempre que for possível, deve-se enviar material aspirado ou biopsias de tecidos, porque estes espécimes são ideais. Nos casos apropriados, as lâminas a fresco ou os esfregaços diretos devem ser preparados e uma parte da amostra é transferida para os meios de cultura apropriados para fungos. Quando são enviadas amostras de tecidos, é fundamental que fragmentos de tecido sejam colocados e empurrados para dentro dos meios de ágar para aumentar as chances de isolamento. O processamento adequado dos espécimes é essencial ao isolamento final dos fungos e não deve ser negligenciado ou delegado a profissionais com treinamento mínimo. A Tabela 21.4 descreve algumas recomendações adicionais para o processamento e o exame direto das amostras clínicas.

Exame direto

É altamente recomendável que a maioria dos espécimes enviados para cultura de fungos seja submetida a um exame microscópico direto. Isso pode fornecer ao médico o primeiro indício definitivo de uma infecção fúngica. Além disso, isso pode facilitar a seleção dos meios de cultura apropriados, mas na prática a inoculação dos meios de cultura geralmente é realizada simultaneamente à preparação das lâminas para exame direto. As lâminas com KOH/calcoflúor provavelmente são as preparações diretas mais comumente usadas, embora os

Tabela 21.3 Recomendações quanto à coleta de espécimes para cultura de fungos.

Espécime	Procedimento recomendado
Escarro	Depois de enxaguar a boca, deve-se colher uma amostra das primeiras horas da manhã, mas antes do desjejum. Os pacientes devem ser instruídos a bochechar vigorosamente a boca com água, imediatamente antes de expectorar 15 a 30 g de escarro em um recipiente estéril com tampa de rosca. A indução do escarro com uma suspensão de solução salina aquecida em aerossol pode ser necessária quando o paciente não consegue fornecer uma amostra adequada.
Broncoscopia	Escovados brônquicos, biopsias ou líquidos de lavado broncoalveolar devem ser transportados imediatamente ao laboratório em recipientes estéreis vedados. O caldo de Middlebrook 7H11 é usado em alguns laboratórios como meio de transporte, porque as micobactérias também são preservadas.
Líquido cefalorraquidiano	O maior volume possível de LCR deve ser usado para cultura de fungos. Quando o processamento precisa ser postergado, as amostras devem ser mantidas à temperatura ambiente, porque o LCR é um meio de cultura líquido adequado, no qual os elementos fúngicos podem sobreviver até que sejam replicados em outra cultura.
Urina	A primeira urina da manhã é preferível, mas amostras colhidas em qualquer hora do dia também são aceitáveis. Os espécimes devem ser colhidos por técnica asséptica, colocados em recipientes com tampa de rosca e enviados imediatamente para processamento. Caso seja provável um atraso de mais de duas horas antes do processamento, a amostra de urina deve ser refrigerada a 4°C para inibir a proliferação excessiva das bactérias de crescimento rápido.
Secreções prostáticas	Algumas micoses profundas, especialmente blastomicose e menos comumente histoplasmose ou coccidioidomicose, podem infectar a próstata. Primeiramente, a bexiga deve ser esvaziada e, em seguida, a próstata é massageada. As secreções devem ser inoculadas diretamente nos meios de cultura apropriados para fungos; além disto, 5 a 10 mℓ de urina devem ser colhidos em um recipiente separado.
Exsudatos	A pele que recobre as lesões pustulosas deve ser desinfetada e os exsudatos aspirados por uma agulha e seringa estéreis. O material aspirado deve ser colocado dentro de um recipiente de transporte para espécimes estéreis e a seringa com agulha devem ser descartadas em um recipiente de biossegurança apropriado (*i. e.*, "objetos perfurocortantes"). A seringa com agulha não deve ser enviada ao laboratório, porque isto representaria um risco ocupacional. A biopsia da lesão pode ser necessária quando o material aspirado não permite isolar fungos.
Pele, unhas e cabelos (ou pelos)	Primeiramente, limpe a pele a ser examinada com álcool a 70% para remover as bactérias contaminantes da superfície. Colha amostras da margem eritematosa periférica em crescimento das lesões "micóticas" raspando com a lateral de uma lâmina de microscópio de vidro ou com a borda de uma lâmina de bisturi. As unhas infectadas devem ser removidas sob a placa ungueal para obter material amolecido do leito ungueal. Se isso não for possível, raspe a superfície da unha antes de colher raspados das partes mais profundas. Os cabelos (ou pelos) devem ser retirados das áreas de descamação ou alopecia, ou das que mostram fluorescência quando são examinadas sob uma lâmpada ultravioleta de Wood (comprimento de ondas longo).
Biopsias de tecidos	As biopsias de tecidos das áreas suspeitas de infecção devem ser transportadas em gaze estéril umedecida com solução salina fisiológica estéril sem bacteriostático em um recipiente com tampa de rosca. O espécime não deve ser congelado e não se deve permitir que seque antes da cultura. Quando a biopsia de tecido não é dividida em dois para que uma metade seja enviada para exame histopatológico, deve-se enviar uma segunda amostra de biopsia retirada ao lado da primeira para esta finalidade.
Sangue	As hemoculturas tradicionais são suficientes para isolar a maioria das leveduras. Contudo, uma hemocultura para fungos que utilize sistemas de lise-centrifugação, como o Isolator® (Wampole Laboratories, Cranbury, NJ), é altamente recomendável, principalmente para isolar *H. capsulatum*.

laboratórios que não dispõem de um microscópio de fluorescência possam fazer preparações com KOH e microscopia convencional. A vantagem do primeiro método é facilitar a detecção dos elementos fúngicos, que emitem fluorescência brilhante quando são corados com branco calcoflúor. Com essas duas preparações, o KOH serve para dissolver as células humanas, que não têm paredes celulares.

Nos contextos em que a prevalência do HIV é alta, a coloração com nanquim ainda é útil. Embora essa técnica de exame direto não seja tão sensível quanto o teste para antígeno criptocócico, ela é rápida, pouco dispendiosa e pode ser altamente específica quando é realizada por um microscopista experiente. O exame de cortes congelados de tecidos retirados durante procedimentos cirúrgicos também é uma modalidade de exame direto. Todos esses métodos oferecem a oportunidade de fornecer resultados rápidos ao clínico, que podem ser traduzidos em administração mais rápida do tratamento antifúngico e prognósticos mais favoráveis para os pacientes.

Quando são identificados elementos fúngicos no exame direto, deve-se realizar uma tentativa de caracterizar as estruturas presentes com mais detalhes. A notificação desses elementos simplesmente como "elementos fúngicos" tem pouquíssima utilidade para o clínico. Esse resultado deve ser notificado apenas quando não for possível caracterizar mais detalhadamente as estruturas presentes. Se esse for o caso, deve-se considerar o parecer de um microscopista mais experiente. O microscopista que realiza o exame direto deve tentar caracterizar os elementos fúngicos como leveduras em germinação, leveduras com pseudo-hifas e/ou hifas verdadeiras, hifas septadas hialinas, hifas demácias ou hifas mucoráceas (*i. e.*, hifas paucisseptadas largas). Quando são

Boxe 21.2

Critérios de rejeição de espécimes

Situação: Nenhuma identificação do paciente no recipiente, ou discrepância entre a informação que consta do pedido e o rótulo do recipiente.
Ação: Devolver a quem enviou para solucionar o problema.

Situação: Amostra de escarro com > 25 células epiteliais escamosas por campo de pequeno aumento (*i. e.*, critérios de rejeição das amostras respiratórias enviadas para cultura de bactérias).
Ação: Os critérios de rejeição dos espécimes enviados para cultura de bactérias não se aplicam às amostras para isolamento de fungos. Os fungos patogênicos podem ser isolados desses espécimes quando houver contaminantes orais, contanto que seja utilizado um meio de cultura seletivo contendo antibiótico, o que é recomendável.

Situação: O *swab* recebido está ressecado ou o material colhido não tem volume suficiente.
Ação: Instrua a pessoa que enviou o espécime a colher uma segunda amostra, se for possível. Como regra geral, os espécimes em *swab* não são apropriados ao isolamento de fungos, com exceção das leveduras das superfícies mucosas (p. ex., vagina) e devem ser rejeitados, exceto em condições excepcionais. Em vez disso, pode ser necessário realizar aspiração profunda ou biopsia da área afetada, dependendo da condição clínica.

Situação: A amostra foi enviada em um recipiente inadequado ou em condições impróprias (evidência de ressecamento, extravasamento ou falta de esterilidade).
Ação: Notifique a pessoa que enviou o espécime de que as chances de obter resultados relevantes são reduzidas. Se não for possível obter uma segunda amostra adequada, processe o espécime enviado, mas indique no laudo final que a qualidade do espécime foi comprometida e que o resultado pode ser interpretado apenas no contexto das condições clínicas.

Situação: O laboratório recebeu um espécime de urina ou escarro de 24 horas.
Ação: É importante estar claro no protocolo de rejeição que as amostras de escarro ou urina de 24 horas não são ideais para o isolamento e a identificação de fungos. As chances de contaminação por bactérias e fungos ambientais são altas e isto pode confundir os resultados subsequentes. Estabeleça no protocolo que devem ser colhidas amostras das primeiras horas da manhã em 3 dias sucessivos. Como também ocorre com a cultura para isolamento de micobactérias, os fungos tendem a proliferar a intervalos intermitentes e isto torna as chances de isolamento muito maiores quando são colhidas amostras sucessivas ao longo de 3 dias.

Tabela 21.4 Recomendações para o processamento e o exame direto dos espécimes enviados ao laboratório.

Espécimes respiratórios	O sistema de graduação da qualidade do escarro (descrito no Capítulo 2) não pode ser aplicado aos espécimes enviados para cultura de fungos. Escolha as partes mais purulentas ou pontilhadas de sangue da amostra. Quando o espécime é altamente viscoso, ele deve ser homogeneizado acrescentando-se um volume pequeno de *N*-acetil-L-cisteína à amostra. NaOH ou outras substâncias digestoras usadas para processar espécimes para isolamento de micobactérias não devem ser usados antes das culturas para fungos. Prepare uma lâmina com o espécime homogeneizado para exame microscópico direto e inocule cerca de 0,5 mℓ de cada amostra nos meios de cultura a serem utilizados.
	Como as secreções respiratórias comumente são contaminadas por bactérias, devem ser usados meios de cultura contendo antibióticos. É recomendável usar uma combinação de um ágar não seletivo (p. ex., ágar de flocos de batata) e um ágar inibitório (p. ex., infusão de cérebro–coração [BHI] com cloranfenicol e ciclo-heximida).
Líquido cefalorraquidiano	As amostras de LCR podem ser centrifugadas a 1.500 a 2.000 g por 20 min e o sedimento pode ser inoculado na superfície dos meios de cultura não inibitórios (p. ex., ágar batata dextrose). Se o volume disponível for maior que 2 mℓ de LCR, deve-se preferencialmente filtrar a amostra por um filtro de membrana de 0,45 µm. Coloque o lado filtrado do papel de filtro com sua superfície em contato com o meio de cultura apropriado. O papel deve ser reposicionado em outras áreas do meio usando pinças estéreis em dias alternados. Se o volume de líquido for muito pequeno, inocule diretamente três a quatro gotas diretamente no meio de cultura com ágar.
	Lâminas coradas com nanquim (nigrosina é um substituto aceitável) podem ser preparadas quando houver suspeita de *Cryptococcus neoformans*, mas o teste para antígeno criptocócico é preferível por ser uma alternativa mais sensível. Para preparar a lâmina a fresco, misture uma gota do sedimento centrifugado ou um volume pequeno do material retirado da superfície da mucosa com uma gota de nanquim sobre uma lâmina de microscópio. Em seguida, coloque a lamínula e faça um exame microscópico a fresco para detectar a presença de leveduras encapsuladas em processo de germinação.
Urina	Centrifugue cerca de 10 mℓ da amostra de urina e, em seguida, inocule 0,5 mℓ do sedimento em um ágar não inibitório (p. ex., ágar batata dextrose) e um ágar inibitório (p. ex., ágar de infusão BHI contendo cloranfenicol e ciclo-heximida). Podem ser preparadas lâminas a fresco para exame direto ao microscópio para detectar leveduras ou hifas, mas isto raramente é realizado na prática.
Pele, unhas e cabelos (pelos)	Escamas de pele, raspados de unha e cabelos (pelos) devem ser examinados depois do tratamento com KOH. A lâmina com KOH é preparada por emulsificação da amostra com uma gota de KOH a 10% sobre uma lâmina de microscópio. A finalidade do KOH é limpar quaisquer escamas ou membranas celulares presentes, que possam ser confundidas com os elementos das hifas. A limpeza pode ser acelerada aquecendo-se suavemente a mistura sobre um bico de Bunsen ou, mais comumente, em um aquecedor de lâminas. Em seguida, aplique a lamínula e examine o espécime para detectar a presença de hifas estreitas e homogêneas, que caracteristicamente se quebram e formam artroconídios. A demonstração das hifas é facilitada com o acréscimo de branco calcoflúor ao reagente de hidróxido de potássio e pelo exame com um microscópio de fluorescência equipado com filtros de comprimentos de onda apropriados. Com cabelos ou pelos, a disposição dos esporos em forma de mosaicos pode ser demonstrada na superfície da haste (infecção do ectótrix) ou fragmentos de hifas e artroconídios podem ser demonstrados em seu interior (infecção do endótrix).

(*continua*)

Tabela 21.4 Recomendações para o processamento e o exame direto dos espécimes enviados ao laboratório (*continuação*).

	As escamas de pele, os raspados de unha ou os cabelos (pelos) devem ser colocados diretamente na superfície do meio de cultura, por exemplo, ágar com infusão BHI com cloranfenicol ou ciclo-heximida (disponível no mercado como ágar Mycosel® ou Microbiotic®). Com um fio de inoculação reto, mergulhe alguns dos fragmentos sob a superfície do ágar. Examine as áreas inoculadas a intervalos frequentes, de forma a detectar a formação de colônias na superfície. Mantenha as culturas por no mínimo 30 dias antes de descartá-las como negativas.
Tecidos	Ao processar tecidos para isolar fungos, deve-se evitar o uso de um pilão e almofariz ou um triturador de tecidos. As formas de hifas podem ser destruídas facilmente pela trituração, dificultando o isolamento de microrganismos viáveis em cultura, principalmente quando estão presentes hifas paucisseptadas de um zigomiceto. Em vez disso, corte os tecidos em cubos de 1 mm com tesoura ou uma lâmina de bisturi estéril e coloque os fragmentos diminutos dentro do ágar, submergindo-os ligeiramente abaixo da superfície com uma agulha de inoculação. Uma amostra de 5 a 10 mℓ de homogeneizado de tecidos, de medula óssea ou de um espécime líquido deve ser colocada na superfície dos meios de cultura apropriados. Meios de cultura não seletivos, sem antibióticos, como ágar de flocos de batata são adequados, porque esses espécimes geralmente são estéreis e não é necessária inibição com antibióticos.
Sangue	Os frascos de hemocultura disponíveis no mercado para isolamento de bactérias do sangue são adequados para isolar leveduras associadas às infecções da corrente sanguínea (p. ex., espécies de *Candida*). O Wampole® Isolator Blood Culture System (Alere) é recomendável para detectar *H. capsulatum*. Os fungos filamentosos raramente são isolados nas hemoculturas, com exceção das espécies de *Fusarium*.

encontradas formas fúngicas especializadas, como as esférulas de *Coccidioides* ou o botão de base larga e as paredes celulares de contorno duplo do *Blastomyces dermatitidis*, estas estruturas devem ser descritas, porque permitem o diagnóstico definitivo com base no exame direto do espécime.

Preparação de lâminas com colônias isoladas em cultura

Os quatro métodos usados comumente no exame microscópico dos fungos filamentosos (*i. e.*, bolores) são preparação *tease mount* (preparações úmidas entre lâmina e lamínula com um fragmento pequeno do fungo, no qual as hifas são separadas), preparação *dig mount* (preparações úmidas entre lâmina e lamínula com um fragmento pequeno do fungo retirado da profundidade do meio de cultura), preparação em fita de celofane e técnica de microlâmina.[153] A preparação *tease mount* (Figura 21.4) é realizada colhendo-se hifas superficiais ou aéreas e conidióforos com uma alça ou gancho. A preparação *dig mount* raramente é usada porque, como o próprio nome indica, a alça ou gancho é usado para escavar o micélio que está submerso, de forma a demonstrar as estruturas produzidas nessa área (inclusive aleuroconídios). A preparação em fita de celofane (Figura 21.5) usa esse tipo de fita para tocar nas hifas aéreas e nos conidióforos, que ficam aderidos ao papel e podem então ser examinados ao microscópio. Por fim, a técnica de cultura em microlâmina (Figura 21.6) geralmente é reservada para os casos em que não se pode identificar um fungo usando os métodos descritos antes, mas é considerada importante na prática clínica. Esse método consiste em cultivar o fungo diretamente em lâminas de vidro, que permitem a avaliação de sua morfologia microscópica com interferência mecânica mínima.

De qualquer forma, uma parte da colônia do fungo é preparada com uma gota do corante azul de anilina em lactofenol (azul algodão) em uma lâmina de vidro e examinada ao microscópio. A seguir, descrevemos as técnicas da preparação de *tease mount* (Boxe 21.3), preparação em fita de celofane (Boxe 21.4) e cultura em microlâmina (Boxe 21.5). O Boxe 21.1 descreve outros termos usados na investigação laboratorial dos fungos.

Seleção e inoculação dos meios de cultura

A bateria de meios de cultura para isolar fungos dos espécimes clínicos não precisa ser sofisticada. Embora o índice de isolamento possa ser aumentado até certo ponto quando se utilizam vários meios de cultura, as considerações como custo, armazenamento, espaço na incubadora e demandas de tempo dos tecnólogos geralmente exigem uma abordagem mais conservadora na maioria dos laboratórios.

Três tipos gerais de meios de cultura são essenciais para assegurar o isolamento primário de todos os fungos clinicamente significativos presentes nas amostras clínicas. Um meio não deve ser seletivo (p. ex., ágar batata dextrose, flocos de batatas ou infusão cérebro–coração [BHI; do inglês, *brain heart inffusion*]). Esse tipo de meio não permite apenas

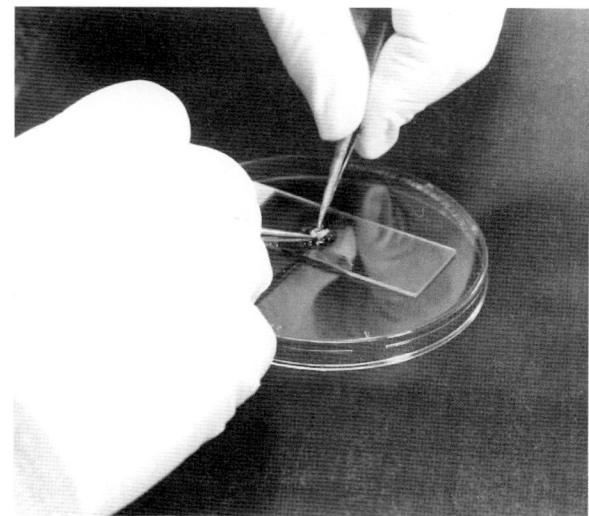

■ **FIGURA 21.4** Preparação *tease mount*, ilustrando a dissecção do fragmento de uma colônia com agulhas em uma gota de azul de anilina em lactofenol, antes da colocação da lamínula. Essas preparações devem ser realizadas dentro de uma cabine de segurança biológica (CSB).

1366 Diagnóstico Microbiológico

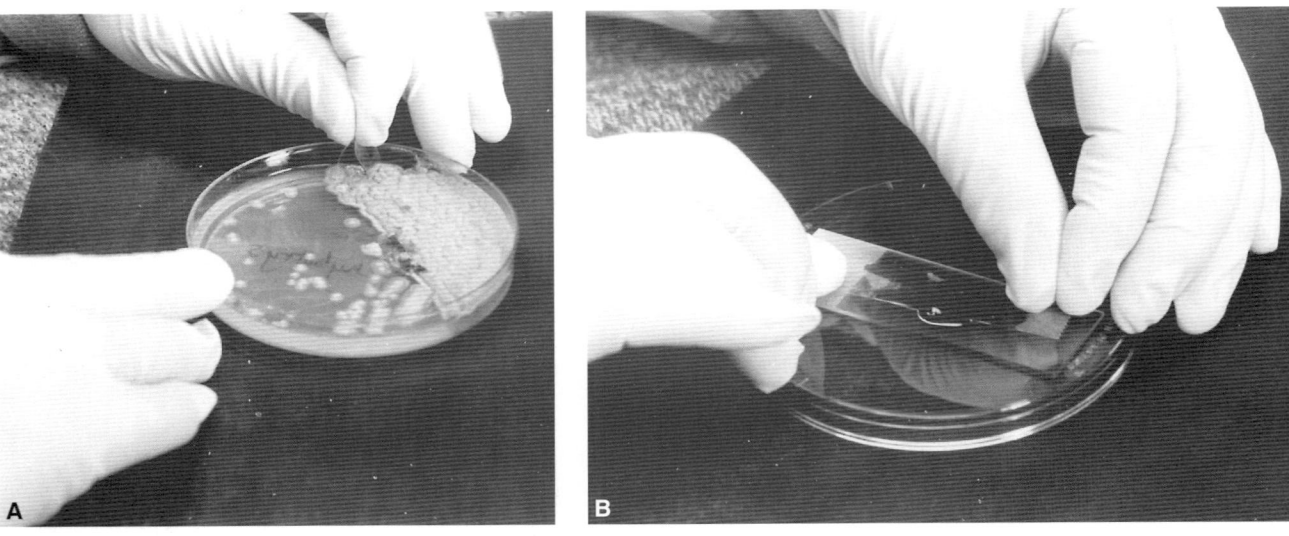

■ **FIGURA 21.5 A.** Preparação de uma fita transparente: a superfície aderente da fita é pressionada contra a superfície da colônia de fungos. **B.** Preparação de uma fita transparente: estiramento da fita inoculada sobre uma gota de azul de anilina em lactofenol na superfície de uma lâmina de microscópio. Essas preparações devem ser realizadas dentro de uma CSB.

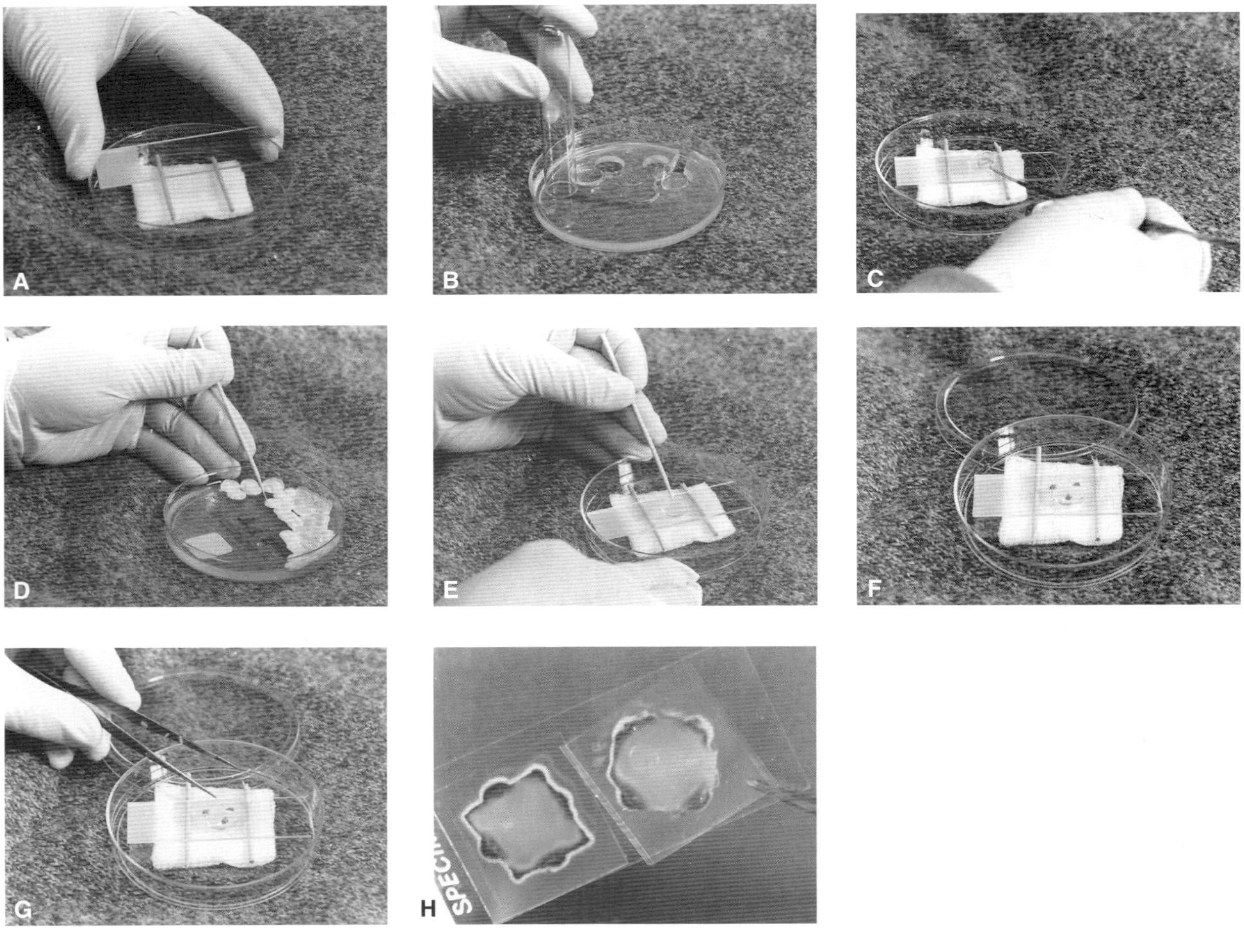

■ **FIGURA 21.6** Série de fotografias demonstrando a preparação de uma microcultura. Veja detalhes no Boxe 21.5. Essas preparações devem ser realizadas dentro de uma CSB.

Boxe 21.3

Procedimento | Preparação de *tease mount*

- Com um par de agulhas de dissecção ou bastões aplicadores pontiagudos, escave uma parte pequena da colônia a ser examinada, incluindo partes do ágar sob a superfície
- Coloque o fragmento da colônia em uma lâmina de microscópio com uma gota de azul de anilina em lactofenol, rasgue e separe a colônia com as agulhas de dissecção (Figura 21.4) e cubra com a lamínula
- A aplicação de pressão suave na superfície da lamínula com a ponta de borracha de um lápis pode facilitar a dispersão da montagem, principalmente quando houver fragmentos diminutos de ágar presentes
- Examine a preparação ao microscópio, primeiramente com a objetiva de baixa ampliação (10×) e depois com a objetiva de grande ampliação (40×), ou sob imersão em óleo (100×), se for necessário. A microscopia de imersão em óleo geralmente não é necessária, mas ajuda a detectar anelídios
- A laceração da colônia frequentemente rompe as estruturas frutificantes delicadas dos bolores filamentosos e, em alguns casos, dificulta a observação das configurações típicas dos esporos ou as inserções das hifas, que são necessárias à identificação definitiva. Nesses casos, pode ser necessário realizar uma preparação com fita transparente ou uma cultura em microlâmina

Boxe 21.4

Procedimento | Preparação em fita de celofane

- O método da fita de celofane ou fita transparente para preparação das culturas para exame microscópico geralmente é útil porque as configurações conidiais dos bolores filamentosos mais delicados são mais bem-preservadas
- Pressione a superfície aderente da fita de papel celofane limpa e não congelada suave e firmemente contra a superfície da colônia, de forma a arrancar uma parte do micélio aéreo (Figura 21.5 A). Esse procedimento sempre deve ser realizado sob uma CSB. O técnico sempre deve usar luvas, mas ainda assim deve ter o cuidado de não tocar na superfície das colônias e contaminar as luvas
- A preparação é realizada colocando-se uma gota do corante azul de anilina em lactofenol sobre uma lâmina de microscópio
- Fixe uma ponta da fita à superfície da lâmina adjacente à gota do corante
- Estique a fita sobre o corante e abaixe-a suavemente, de forma que o micélio seja permeado pelo corante (Figura 21.5 B)
- Puxe a fita esticada e grude a extremidade oposta na lâmina, na medida do possível evitando a formação de bolhas de ar
- Em razão do uso de luvas, pode ser necessária alguma prática para retirar a superfície aderente da fita
- Em seguida, a preparação pode ser examinada ao microscópio da mesma forma como foi descrito antes para a preparação de *tease mount*, com exceção de que o uso de imersão em óleo geralmente é menos satisfatório em razão da interferência causada pela fita de celofane
- O método da fita transparente é barato, rápido, simples de fazer e, com poucas exceções, permite a realização de identificações precisas.

Boxe 21.5

Procedimento | Técnica de cultura em microlâmina

A técnica de cultura em microlâmina é recomendada nos casos em que nem a preparação em *tease mount* nem a preparação em lâmina transparente permite uma identificação precisa, ou quando são desejáveis preparações permanentes em lâmina para estudo adicional ou uso por estudantes. Embora sua realização seja até certo ponto tediosa, podem ser obtidas preparações de alta qualidade, nas quais as estruturas e as configurações dos esporos são magnificamente preservadas. A técnica é a seguinte:

1. Coloque um pedaço redondo de papel-filtro ou gaze plana no fundo de uma placa de Petri estéril. Coloque um par de bastonetes de vidro fino ou aplicadores cortados no comprimento certo para cobrir a parte superior do papel-filtro e servir como suporte para a lâmina de microscópio de vidro de 7,5 × 2,5 (Figura 21.6 A).
2. Coloque um bloco ou pedaço de ágar fubá ou ágar batata dextrose (BDA) (Figura 21.6 B) na superfície da lâmina de microscópio (Figura 21.6 C). Dois blocos separados por cerca de 2,5 cm podem ser colocados na mesma lâmina de microscópio, se for necessário mais de uma montagem.
3. Inocule as bordas do fragmento de ágar em três ou quatro pontos com uma parte pequena da colônia a ser estudada, utilizando um fio ou a ponta de uma agulha de dissecção (Figura 21.6 D e E).
4. Aqueça suavemente a lamínula passando-a rapidamente pela chama de um bico de Bunsen e coloque-a imediatamente sobre a superfície do bloco de ágar inoculado. O aquecimento da lamínula produz vedação firme entre a parte inferior da lamínula e a superfície do ágar, que é ligeiramente derretido pelo vidro quente.
5. Pipete um volume pequeno de água dentro do fundo da placa de Petri de forma a saturar o papel-filtro ou a gaze. Coloca a tampa da placa de Petri e incube o conjunto à temperatura ambiente (ou 30°C) por 3 a 5 dias.
6. Quando o crescimento parecer visualmente maduro (Figura 21.6 F), a lamínula pode ser suavemente retirada da superfície do ágar com um par de pinças, tendo-se o cuidado de não romper o micélio aderido à superfície inferior da lamínula (Figura 21.6 G).
7. Coloque a lamínula sobre uma pequena gota de azul de anilina em lactofenol aplicada na superfície de uma segunda lâmina de vidro de 7,5 × 2,5 cm (Figura 21.6 H). A preparação pode ser preservada para estudo subsequente cobrindo as bordas externas da lamínula com solução de montagem ou esmalte de unha incolor. Essa atividade deve ser realizada sob uma CSB.
8. Depois de retirar a lamínula do bloco (ou dos blocos) de ágar, o próprio bloco pode ser removido desprendendo-o da lâmina de vidro com um aplicador. Esse procedimento é realizado sobre um recipiente contendo líquido de descontaminação com fenol a 5%, dentro da qual os blocos com ágar são colocados. O micélio que fica aderido à superfície da lâmina de vidro original depois de remover o bloco também pode ser corado com azul de anilina em lactofenol e coberto com uma lamínula, servindo como segunda preparação corada. Aqui também, a preparação pode ser preservada para exame subsequente cobrindo-se as bordas da lamínula com líquido de montagem ou esmalte de unha incolor, conforme foi descrito antes.

o crescimento de quase todas as espécies de fungos clinicamente relevantes, como também favorece o crescimento de algumas bactérias. O uso do ágar Sabouraud dextrose como meio de isolamento primário não é recomendado, porque ele não é suficientemente enriquecido para isolar algumas espécies patogênicas exigentes, principalmente a maioria dos fungos dimórficos. Em vez disso, recomenda-se usar ágar de flocos de batata, ágar batata dextrose, ágar inibitório de bolores ou uma combinação do ágar Sabouraud dextrose com ágar de infusão BHI.[153] O ágar Sabouraud dextrose é suficiente para isolar dermatófitos dos espécimes cutâneos ou leveduras das culturas de mucosa. O uso do ágar Mycosel® ou Mycobiotic®, que consiste basicamente em ágar Sabouraud dextrose com ciclo-heximida e cloranfenicol acrescentados, pode ser considerado para isolar dermatófitos.

O ágar V8 ou o ágar de folha de cravo são meios de cultura pobres em glicose, que são úteis para preparar subculturas de fungos isolados em meios enriquecidos e promover a esporulação típica. O ágar de Czepak tem sido utilizado tradicionalmente para preparar subculturas das espécies de *Aspergillus*, quando a morfologia da colônia não é típica e considera-se importante identificar uma cepa isolada desconhecida.

Para isolar fungos dimórficos mais exigentes, inclusive *Blastomyces dermatitidis* e *H. capsulatum*, deve-se considerar o uso de uma base de ágar enriquecido, inclusive ágar inibitório de bolores, BHI ou infusão BHI com ágar de Sabouraud. A Tabela 21.5 descreve os meios usados mais comumente para isolar fungos, os componentes principais de cada fórmula e as aplicações específicas de cada um.

A utilização dos meios secundários contendo antibióticos antibacterianos deve ser reservada para cultura de fungos presentes em espécimes clínicos obtidos de áreas anatômicas normalmente contaminadas por microbiota bacteriana. O acréscimo de um ou mais antibióticos, inclusive penicilina (20 U/mℓ), estreptomicina (40 U/mℓ), gentamicina (5 mg/mℓ) ou cloranfenicol (16 mg/mℓ) pode ser realizado para inibir o crescimento das bactérias. A expressão "ágar inibitório de bolores" talvez não seja apropriada, porque na verdade ele contém antibióticos antibacterianos que inibem a proliferação das bactérias (i. e., não inibe o crescimento dos bolores).

Assim como a proliferação bacteriana excessiva pode interferir com o isolamento dos fungos patogênicos de crescimento lento, os contaminantes fúngicos de crescimento rápido também podem proliferar exageradamente em uma placa de cultura e interferir ou inibir o isolamento dos fungos patogênicos de crescimento mais lento. Esse terceiro tipo de meio contém ciclo-heximida (Acti-Dione®) na concentração de 0,5 mg/mℓ, que é acrescentada para evitar a proliferação excessiva de alguns bolores ambientais de crescimento rápido. Quando um meio contendo ciclo-heximida é incluído na bateria de meios para cultura de fungos, então sempre é obrigatório usar também um meio não seletivo em paralelo. Os fungos patogênicos oportunistas como *Cryptococcus neoformans* e *Aspergillus fumigatus* são parcial ou totalmente inibidos pela ciclo-heximida e poderiam passar despercebidos, quando fosse utilizado apenas um meio contendo este fármaco na cultura para fungos. Os meios contendo ciclo-heximida são especialmente úteis para culturas de fungos dermatófitos e dimórficos. Esses meios são particularmente úteis para culturas de dermatófitos, porque alguns espécimes (p. ex., unhas) podem conter microbiota fúngica transitória, que poderia proliferar excessivamente e obscurecer a presença dos dermatófitos. Do mesmo modo, alguns patógenos dimórficos (p. ex., *H. capsulatum*) têm crescimento lento e poderiam ser suplantados pelos esporos indesejáveis de uma espécie contaminante (p. ex., *Aspergillus niger*). A presença da ciclo-heximida poderia inibir o crescimento do fungo contaminante e permitir que o fungo patogênico cresça.

Também nesse caso, sempre que se utiliza ciclo-heximida, é essencial paralelamente incluir um meio semelhante sem este fármaco. Isso ocorre porque a doença do paciente pode, na verdade, ser causada por uma espécie de fungo sensível à ciclo-heximida e, quando se utiliza apenas um meio contendo este fármaco, o resultado da cultura poderia ser falso-negativo.

Incubação das culturas para fungos

Hoje em dia, recomenda-se que todas as culturas para fungos sejam incubadas a uma temperatura controlada de 30°C. A prática mais antiga de incubar um segundo conjunto de

Tabela 21.5 Meios de cultura para fungos mais comumente usados e suas indicações.

Meios de cultura	Ingredientes essenciais	Indicações de uso
Ágar de infusão BHI	Infusões de cérebro de bezerro e coração de boi; proteose peptona, NaCl, fosfato dissódico e ágar. (Ciclo-heximida e cloranfenicol podem ser acrescentados para o isolamento seletivo dos dermatófitos e bolores dimórficos.)	Isolamento primário dos fungos saprofíticos e dimórficos
Ágar inibitório de bolores	Triptona, extrato de carne, extrato de leveduras, dextrose, amido, dextrina, cloranfenicol, gentamicina e tampões salinos	Isolamento primário de fungos de espécimes que contêm microbiota bacteriana
Ágar Mycosel® e Mycobiotic®	Fitona peptona, dextrose, ágar, ciclo-heximida, cloranfenicol	Isolamento primário dos dermatófitos e fungos dimórficos
Ágar Sabouraud dextrose com infusão BHI	Flocos de batata, dextrose e ágar	Isolamento primário dos fungos saprofíticos e dimórficos, principalmente cepas exigentes
Ágar dextrose de Sabouraud	Dextrose, neopeptona, ágar	Embora seja o meio utilizado tradicionalmente, ele não é ideal. Os fungos crescem bem no meio, mas não esporulam bem em razão da concentração alta de glicose
Ágar de flocos de batata	Flocos de batata, dextrose, ágar	Isolamento primário dos fungos saprofíticos e dimórficos, principalmente cepas exigentes de crescimento lento

placas a 35°C para isolar leveduras dos fungos dimórficos não tem relação de custo-benefício favorável e também é desnecessária, em vista dos métodos moleculares disponíveis atualmente para confirmar fungos patogênicos dimórficos. Do mesmo modo, a prática antiga de tentar converter os fungos isolados suspeitos de serem bolores dimórficos em sua forma de levedura foi praticamente substituída pelos ensaios com sondas de ácido nucleico ou por outros métodos moleculares. O ensaio com sondas de ácido nucleico pode ser realizado logo que as colônias sejam visualizadas nos meios de isolamento primário, antes da observação da esporulação típica nos casos em que se suspeita de doenças causadas por esses fungos.

Todas as culturas de fungos devem ser incubadas por 30 dias no mínimo, antes que sejam descartadas como negativas, mesmo que as placas pareçam contaminadas por bactérias ou outros fungos. Por exemplo, as colônias de *H. capsulatum* podem ser detectadas crescendo na superfície das colônias de *Candida albicans* ou no topo de bolores contaminantes.

A escolha de usar tubos ou placas de cultura é opcional. Alguns laboratórios pouco movimentados, cujos profissionais podem não estar familiarizados com o manuseio de fungos, ou nos quais os espaços na incubadora ou nas áreas de armazenamento podem ser concorridos, têm optado por usar tubos. Os tubos de cultura grandes (150 × 25 mm) com tampas rosqueáveis são recomendados. Os meios de cultura devem ser derramados em faixas inclinadas espessas, de forma a evitar desidratação durante o período prolongado de incubação. Depois da inoculação do meio, a tampa não deve ficar muito apertada, porque o ambiente anaeróbio que logo se forma inibe o crescimento dos fungos. A tampa deve ser suficientemente apertada, de forma que não se desprenda e caia, mas não muito a ponto de estar totalmente apertada (*i. e.*, ela deve "sacolejada" quando é suavemente agitada). A facilidade do transporte das culturas em tubos é outra vantagem. A desvantagem principal é a dificuldade de preparar lâminas coradas para exame microscópico. O uso dos tubos diminuiu significativamente nos últimos anos, provavelmente em razão dessa última desvantagem.

Ao contrário dos tubos, as placas de Petri têm a vantagem de oferecer uma superfície mais ampla de crescimento, resultando em separação mais nítida das colônias e tornando mais fácil examinar as culturas e preparar subculturas. As colônias de fungos em cultura mista são mais fáceis de separar e trabalhar individualmente. As preparações de *tease mount* ou de fita transparente são realizadas mais eficientemente com as culturas em placas e isto pode aumentar as chances de alcançar uma identificação mais rápida. Como as culturas em placas podem desidratar durante o período longo de incubação, elas podem ser colocadas em um saco de poliéster umedecido e selado, ou a borda da placa de Petri pode ser selada com fita permeável ao oxigênio. Quando uma incubadora é utilizada apenas para as culturas de fungos, colocar na prateleira do fundo um recipiente plano aberto com água ajuda a fornecer umidade necessária ao isolamento ideal. Contudo, o recipiente com água deve ser lavado rotineiramente de forma a controlar o crescimento de bolores ambientais na água.

Abordagem laboratorial para a identificação presuntiva de fungos isolados

Quando o exame visual de uma placa de cultura detecta crescimento de um provável fungo, várias características da colônia podem ser avaliadas para determinar a qual grupo principal pertence o fungo isolado. A Tabela 21.6, que está baseada na observação das culturas primárias de fungos incubados a 30°C, oferece um guia para a identificação dos gêneros e das espécies dos fungos clinicamente importantes com base na morfologia e nas características microscópicas das cepas isoladas na prática clínica. Quando o fungo isolado forma um micélio aéreo cotonoso ou lanuginoso, deve-se considerar uma dentre as diversas espécies de bolores. Quando o bolor cresce rapidamente, não apresenta uma borda externa e preenche a placa de Petri dentro de 48 a 72 horas, deve-se considerar a presença de um *zigomiceto* (Painel 21.1 no fim deste capítulo).

Os bolores que crescem dentro de 3 a 5 dias, têm bordas bem-definidas e são brancos ou tom pastel na superfície, frequentemente com periferia branca de crescimento recente, quase certamente pertencem ao grupo dos fungos hialinos septados. O Painel 21.2 descreve os elementos fundamentais para a identificação dos bolores hialinos septados, enquanto o Painel 21.3 descreve com mais detalhes a identificação dos bolores isolados de raspados de pele, aparas de unha ou cabelos (ou pelos), que podem ser dermatófitos.

Uma das espécies dimórficas deve ser considerada quando se formam bolores que geralmente têm crescimento mais lento (7 a 14 dias) e formam micélio aéreo em favos de mel delicados e, em geral, são brancos ou acinzentados. Os bolores dimórficos encontram-se em sua forma filamentosa quando são incubados à temperatura ambiente (25° a 30°C) e na forma de leveduras à temperatura corporal (35° a 37°C). Com o isolamento inicial, as colônias de alguns bolores dimórficos podem ter focos de leveduras quando são incubadas a 30°C; estes focos tornam-se mais inteiramente filamentosos com o tempo, mas é importante reconhecer este processo para evitar erros de identificação. Os fungos dimórficos podem ser convertidos, algumas vezes com dificuldade, da forma de bolor para a de levedura com a incubação de uma subcultura em ágar enriquecido a 35° a 37°C; contudo, como foi mencionado antes, este procedimento raramente é realizado em razão da disponibilidade dos métodos moleculares. O Painel 21.4 ilustra a abordagem à identificação das espécies dos fungos dimórficos.

Um dos bolores demácios deve ser considerado quando as colônias formam micélio cinza-escuro ou negro, que é definido mais facilmente quando se examina o inverso marrom ou preto da colônia. O Painel 21.5 descreve a identificação dos gêneros e das espécies dos fungos saprofíticos de crescimento mais rápido, que fazem parte deste grupo. O Painel 21.6 ilustra os elementos essenciais à identificação das espécies demácias patogênicas de crescimento mais lento, que estão associadas à cromoblastomicose e ao micetoma.

Quando a colônia tem aspecto liso, cremoso, viscoso ou pastoso, deve-se considerar a presença de uma levedura. Veja no Painel 21.7 os elementos para a identificação dos gêneros e das espécies de leveduras mais comuns e das que são encontradas menos comumente, inclusive as espécies semelhantes às leveduras que formam artroconídios e produzem micélio aéreo baixo e as "leveduras negras".

Tabela 21.6 Identificação dos fungos clinicamente importantes, crescimento inicial a 30°C.

Colônias de fungos hialinos			Fungos demácios	Colônias de Leveduras	Colônias Leveduriformes
Crescimento em menos de 3 dias Hifas largas e paucisseptadas **Suspeitar de zigomicetos**: *Rhizopus* *Mucor* *Rhizomucor* *Lichtheimia* *Syncephalastrum* *Circinella* *Cunninghamella*	Crescimento em 3 a 5 dias Hifas hialinas e septadas **Suspeitar de fungos que causam hialo-hifomicose**: **Conídios em cadeia**: *Aspergillus* *Penicillium* *Paecilomyces/Purpureocillium* *Scopulariopsis* **Conídios em grupo**: *Acremonium* *Fusarium* *Trichoderma* *Gliocladium* **Conídios únicos**: Complexo *Pseudallescheria boydii* *Chrysosporium* *Sepedonium*	Crescimento em 3 a 5 dias Colônias geralmente granulosas e pigmentadas; hifas septadas e hialinas **Suspeitar de dermatófitos** **Gênero *Microsporum*** **Comuns**: *Microsporum canis* *Microsporum gypseum* **Incomuns**: *Microsporum audouinii* *Microsporum nanum* **Gênero *Trichophyton*** **Comuns**: *Trichophyton rubrum* *Trichophyton mentagrophytes* *Trichophyton tonsurans* *Trichophyton verrucosum* **Incomuns**: *Trichophyton violaceum* *Trichophyton schoenleinii* **Gênero *Epidermophyton*** *Epidermophyton floccosum*	Crescimento em mais de 5 dias Hifas hialinas e delgadas Crescimento em ágar com ciclo-heximida Formam leveduras quando são incubadas a 35°C, exceto as espécies de *Coccidioides* **Suspeitar de fungos dimórficos**: *Blastomyces dermatitidis* *Coccidioides* spp. *Histoplasma capsulatum* Complexo *Sporothrix schenckii* *Paracoccidioides brasiliensis*	Crescimento em mais de 5 dias; Colônia escura; inverso preto; hifas castanho-douradas e septadas **Suspeitar dos fungos que causam cromoblastomicose ou micetoma** **Esporulação tipo *Cladosporium***: *Cladophialophora carrionii* *Cladophialophora bantianum* **Esporulação tipo *Phialophora***: *Phialophora verrucosa* *Pleurostomophora richardsiae* *Exophiala* spp. **Esporulação tipo *Acrotheca***: *Fonsecaea pedrosoi* *Fonsecaea compacta* Crescimento em 3 a 5 dias Colônia escura; inverso preto; hifas castanho-douradas e septadas **Suspeitar dos fungos que causam feo-hifomicose** **Conídios muriformes**: *Alternaria* *Ulocladium* *Stemphylium* *Epicoccum* **Conídios divididos apenas por septos transversais**: *Curvularia* *Bipolaris (Drechslera)* *Exserohilum* **Formam picnídios**: *Phoma* *Chaetomium* **Conídios únicos**: *Scedosporium prolificans*	Crescimento de 2 a 5 dias Colônias lisas, pastosas ou mucoides: **Suspeitar de leveduras** **Comuns**: *Candida albicans* *Candida* spp. *Cryptococcus neoformans* Outras espécies de *Cryptococcus* *Rhodotorula* spp. **Incomuns**: *Hansenula anomala* *Malassezia* spp. *Saccharomyces cerevisiae* **Leveduras pretas**: *Exophiala werneckii* **Leveduras dos fungos dimórficos (incubação a 35°C)**	Crescimento em 2 a 5 dias Colônias leveduriformes com micélio aéreo baixo Produzem artroconídios **Suspeitar de**: *Geotrichum candidum* *Trichosporon* spp. *Blastoschizomyces capitus*
Veja características de identificação no Painel 21.1	Veja características de identificação no Painel 21.2	Veja características de identificação no Painel 21.3	Veja características de identificação no Painel 21.4	Veja características de identificação no Painel 21.5 / Veja características de identificação no Painel 21.6	Veja características de identificação no Painel 21.7

Depois de realizar as observações iniciais descritas na Tabela 21.6 e o fungo isolado tiver sido colocado entre um dos grupos referidos nessa tabela, são necessários testes adicionais para chegar à identificação final do gênero/espécie utilizando os seguintes critérios microscópicos:

- Se forem observadas hifas, determinar sua estrutura
  - Septada ou cenocítica (*i. e.*, paucisseptadas/asseptadas)
  - Ramificada (em caso positivo, com quais ângulos) ou não ramificada
  - Pigmentada ou não pigmentada
  - De largura uniforme ou desigual
  - Composta de artroconídios ou pseudo-hifas
- Determinar a estrutura e a derivação dos corpos frutificantes
  - Definir o tipo de conidiação
  - Determinar o tamanho, a forma e a configuração dos conídios
- Verificar a existência de estruturas diagnósticas especiais: picnídios, cleistotécios, células de Hülle
- Se forem observadas apenas leveduras
  - Observar seu tamanho, forma e configuração
  - Verificar a existência ou inexistência de uma cápsula
  - Determinar o tipo de blastoconidiação – as células descendentes são isoladas ou múltiplas?
- A Tabela 21.7 descreve diretrizes adicionais para a identificação presuntiva dos fungos com base no exame microscópico dos espécimes clínicos.

Identificação ampliada de gênero/espécie no laboratório

A Tabela 21.6 também pode ser usada para definir a extensão com que as identificações dos gêneros e das espécies são necessárias na maioria das condições clínicas. Como praticamente todos os fungos filamentosos isolados em cultura pura de áreas corporais normalmente estéreis podem ser patógenos oportunistas, as correlações clínicas são recomendáveis antes de descartar o fungo isolado como insignificante. As identificações das espécies não precisam ir além das que estão relacionadas no algoritmo; outros fungos isolados e não identificados especificamente devem ser relatados com os nomes apropriados do gênero e (se tiver aspecto típico) da espécie (p. ex., *Aspergillus fumigatus* e espécies de *Fusarium*).

Como as leveduras são isoladas comumente como comensais da pele e dos espécimes respiratórios, a investigação definitiva deve ser limitada e realizada apenas quando há indicação clínica. As leveduras clinicamente significativas isoladas dos tecidos (principalmente se forem encontrados elementos fúngicos em cortes histológicos corados) e dos líquidos corporais e aspirados normalmente estéreis devem ser identificadas nos níveis do gênero e da espécie. Isso pode ser realizado facilmente com os métodos disponíveis no mercado. A identificação de determinadas espécies (p. ex., *Candida krusei*) prevê resistência a alguns antifúngicos, inclusive derivados imidazólicos. As cepas isoladas de *swabs* ou feridas superficiais devem ser avaliadas quanto ao seu significado clínico. Os critérios com base nos quais os fungos incluídos na Tabela 21.6 podem ser identificados estão descritos a seguir. A descrição dos critérios de identificação mais detalhados para os diversos fungos seguirá a ordem das colunas da Tabela 21.6, com referências aos Painéis 21.1 a 21.7 localizados no final deste capítulo.

Zigomicetos (glomeromicetos) e zigomicose (glomeromicose)

Gêneros principais dos zigomicetos

Os fungos que fazem parte do filo Zygomycota passaram por uma reclassificação taxonômica e atualmente são conhecidos como *Glomeromycota*. Por tradição, a terminologia

Tabela 21.7 Identificação presuntiva dos fungos com base no exame microscópico direto do material obtido de espécimes clínicos.

Observações presuntivas da microscopia direta	Identificação
Hifas relativamente pequenas (3 a 6 μm) com tamanho homogêneo, que se ramificam dicotomicamente em ângulos de 45° com septos transversais bem-definidos	*Aspergillus* spp. ou outros bolores hialinos (p. ex., *Fusarium* ou *Pseudallescheria*)
Hifas de tamanho irregular (6 a 50 μm), em forma de fitas e paucisseptadas	Zigomicetos: *Rhizopus*, *Mucor*, *Lichtheimia*
Hifas pequenas (2 a 3 μm) e regulares, alguma ramificação com artrósporos retangulares em alguns casos; encontradas apenas na pele, nos raspados de unha e nos cabelos (pelos)	Grupo dos dermatófitos: *Microsporum* spp. *Trichophyton* spp. *Epidermophyton* spp.
Hifas com diâmetro homogêneo (3 a 6 μm), paredes paralelas, ramificação irregular, septadas, castanho-douradas escuras	Fungos demácios
Hifas com pontos de constrição bem-demarcados, semelhantes a salsichas ligadas (pseudo-hifas) com leveduras em germinação (blastóporos) em muitos casos	*Candida* spp.
Leveduras esféricas e de tamanho irregular (5 a 20 μm), classicamente com uma cápsula polissacarídica espessa (nem todas as células parecem encapsuladas), com um ou mais botões ligados por uma constrição estreita	*Cryptococcus neoformans* *Cryptococcus* spp.
Leveduras pequenas em germinação, tamanho relativamente homogêneo (3 a 5 μm), com um único botão ligado por uma base estreita, no meio extracelular ou dentro dos macrófagos	*Histoplasma capsulatum*, *Candida glabrata* e outras leveduras pequenas
Leveduras grandes (8 a 20 μm) com células aparentando ter paredes espessas com contorno duplo e um único botão ligado por uma base larga	*Blastomyces dermatitidis*
Esférulas grandes, de tamanho irregular (10 a 50 μm) e paredes espessas, das quais algumas contêm endósporos arredondados pequenos (2 a 4 μm)	*Coccidioides* spp.

antiga é conservada aqui, porque ela é utilizada comumente na prática médica. Os fungos desse grupo estão amplamente distribuídos como habitantes ambientais do solo, esterco e matéria vegetal, mas são encontrados mais comumente nos bolores do pão. Em geral, os seres humanos são infectados por inalação dos esporos suspensos no ar, embora a ingestão de alimentos contaminados possa causar doença gastrintestinal primária. A inoculação direta e a contaminação de feridas podem causar infecções cutâneas primárias. A maioria dos zigomicetos tem tendência à invasão das paredes dos vasos sanguíneos pelas hifas (i. e., angioinvasão) depois do estabelecimento da infecção primária e, em muitos casos, resultam na disseminação de trombos micóticos e formação de focos metastáticos em alguns órgãos. Além disso, esses fungos podem ser levados ao longo dos nervos que circundam os conjuntivos frouxos (i. e., perineuro) como forma de disseminação local da infecção.

Os zigomicetos importantes sob o ponto de vista médico são separados em duas ordens: Mucorales e Entomophthorales.[159] Os fungos dessa primeira ordem são encontrados mais comumente na clínica médica. Os seis membros da ordem *Mucorales*, que estão descritos nesta seção e conforme aparecem no Painel 21.1 são *Rhizopus* spp., *Mucor* spp., *Lichtheimia* (antes *Absidia*) spp., *Syncephalastrum* spp., *Circinella* spp. e *Cunninghamella* spp. Esses fungos podem ser identificados com base nos critérios descritos nessa tabela. *Rhizomucor pusillus, Saksenae vasiformis, Apophysomyces elegans* e os fungos entomoftoromicóticos (*Conidiobolomyces coronatus* e *Basidiobolobus* spp.) raramente são encontrados nos laboratórios clínicos e não serão mais mencionados aqui.

Como está demonstrado no Painel 21.1, o primeiro indício ao diagnóstico da zigomicose é o isolamento de uma colônia de crescimento rápido no meio de cultura primária para fungos, geralmente nas primeiras 48 a 72 horas, com superfície do ágar coberta por um micélio lanuginoso que se estende de uma borda à outra da placa de Petri; estes fungos também são conhecidos como "levantadores de tampa" em razão do seu crescimento rápido (Prancha 21.1 A e B). O exame microscópico de uma lâmina preparada com material retirado da colônia demonstra hifas largas com largura irregular, que se assemelham a fitas. As hifas são paucisseptadas (i. e., as septações são raras) e podem ser asseptadas em determinado campo microscópico (Figura 21.7). Com as espécies encontradas mais comumente (p. ex., *Rhizopus* e *Mucor*), os esporos conhecidos como esporangiósporos são produzidos em estruturas saculares denominadas esporângios (Figura 21.8). Depois da detecção e da caracterização dos esporângios, o microscopista deve verificar a presença ou ausência de estruturas radiculares conhecidas como rizoides (Figura 21.9).

A identificação no nível do gênero, que é a única coisa necessária na prática clínica, pode então ser realizada com base nos critérios descritos no Painel 21.1; a seguir, apresentamos as descrições e as citações das figuras de referência.

Espécies de Rhizopus. O elemento fundamental à identificação das espécies de *Rhizopus* é a formação e a localização das estruturas radiculares bem definidas conhecidas como **rizoides**. Os rizoides derivados caracteristicamente das hifas situadas imediatamente na base dos esporangióforos são conhecidos como "**nodosos**" (Figura 21.10). Os esporangióforo das espécies de *Rhizopus* podem medir até 1.000 μm e

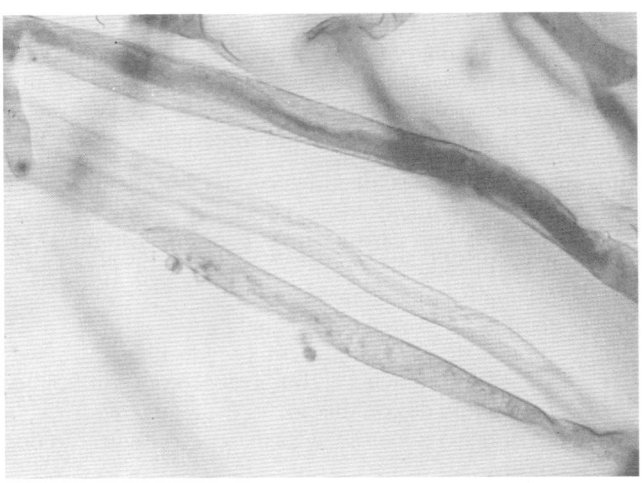

FIGURA 21.7 Fotomicrografia das hifas das espécies de zigomicetos que são largas e semelhantes a fitas. Observe o citoplasma claro e a inexistência de septos nesse campo.

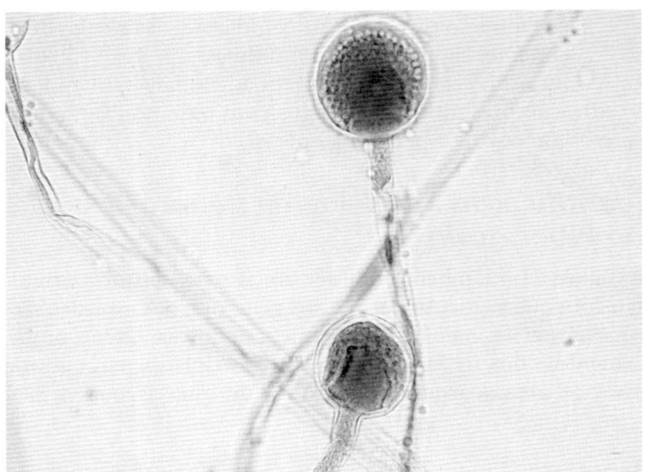

FIGURA 21.8 Fotomicrografia de um esporângio de espécie de *Mucor*, que é a estrutura reprodutiva assexuada formada por muitos zigomicetos.

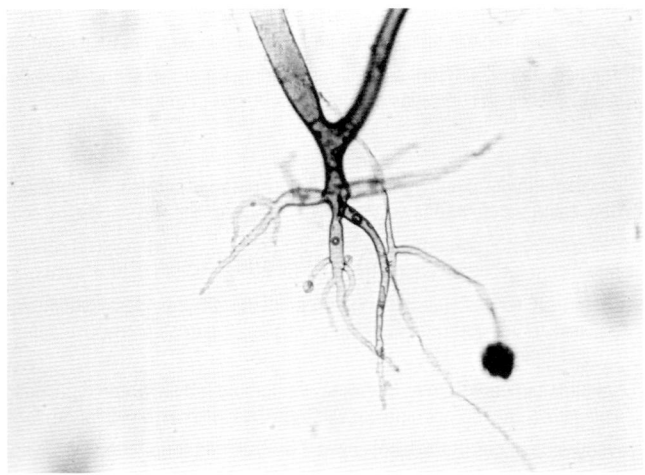

FIGURA 21.9 Fotomicrografia dos rizoides radiculares de espécie de *Rhizopus*, que são um aspecto diferenciador importante dos zigomicetos.

terminam em uma columela côncava, que se estende adentro do esporângio sacular. O colapso do esporângio pós-maduro semelhante a um guarda-chuva pode ser observado mais claramente na imagem ampliada da Figura 21.11. Esse colapso, que é observado comumente com uma característica secundária das culturas mais antigas, é especialmente útil para facilitar a identificação preliminar quando os rizoides não estão bem-desenvolvidos.

Lichtheimia (anteriormente considerada uma espécie). As espécies de *Lichtheimia* têm em comum com as espécies de *Rhizopus* a formação dos rizoides. Contudo, os rizoides das espécies de *Lichtheimia* diferem porque geralmente são mais delicados e originam-se das hifas situadas entre os conidióforos, uma derivação conhecida como "**internodoso**" (Figura 21.12). Os esporangióforos podem ramificar. Um aspecto secundário importante, principalmente nas cepas em que os rizoides não são bem-desenvolvidos, é a expansão funicular do conidióforo terminal formando uma estrutura conhecida como **apófise** (Figura 21.13).

Espécies de Syncephalastrum. As espécies de *Syncephalastrum* diferem dos outros zigomicetos quanto à forma e à configuração dos esporângios. Em vez de ter a forma de um esporângio esférico, as espécies de *Syncephalastrum* produzem **merosporângios**, que são cilíndricos e estão dispostos como "pétalas de margarida" ao redor de uma columela esférica relativamente curta (10 a 50 μm) (Figura 21.14). Os esporangióforos estão alinhados um depois do outro em paralelo dentro de cada merosporângio. Com ampliação baixa, esse aspecto é semelhante ao de *Aspergillus flavus*; contudo, quando a morfologia da colônia, a estrutura das hifas e os detalhes do corpo frutificante são analisados detalhadamente, a diferenciação é fácil. Em alguns casos, esses fungos formam rizoides rudimentares.

Espécies de Circinella. O elemento identificador fundamental das espécies de *Circinella* é a curvatura posterior bem-definida dos esporangióforos. Os esporangióforos emergem lateralmente das hifas, curvam-se imediatamente em direção contrária e terminam em um esporângio

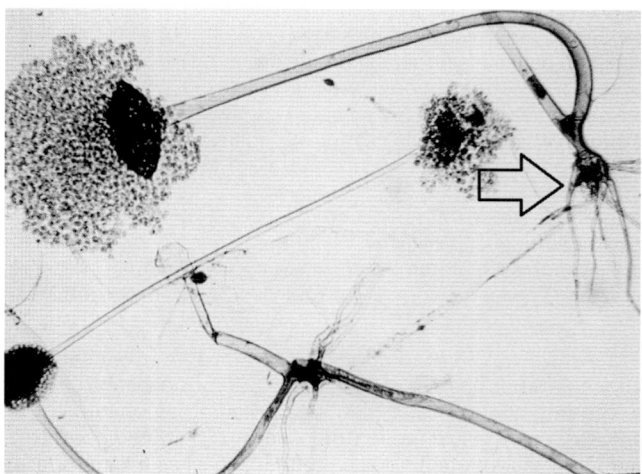

■ **FIGURA 21.10** Fotomicrografia da estrutura frutificante das espécies de *Rhizopus*. Os rizoides (*seta*) do *Rhizopus* ocorrem na base do esporangióforo, razão pela qual são descritos como "nodosos" em sua localização. Nessa preparação, os esporangióforos tinham rompido e liberado os esporangiósporos.

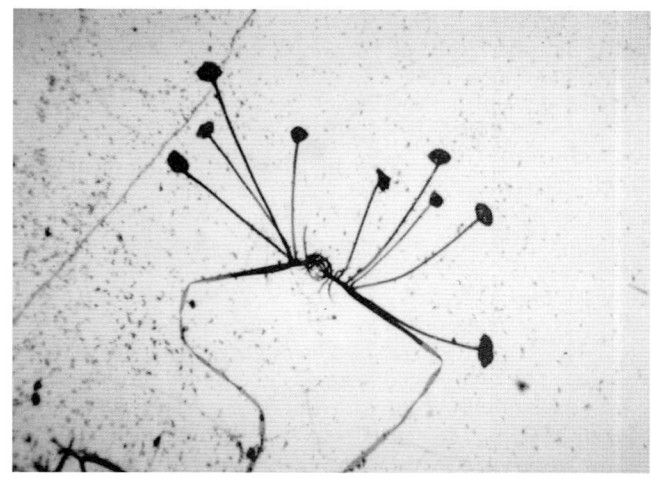

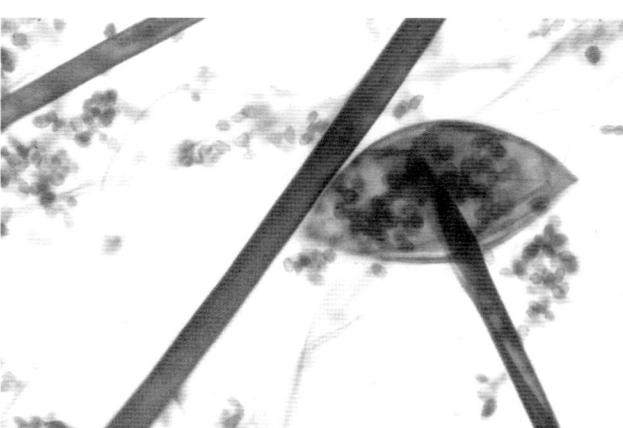

■ **FIGURA 21.11** Visão ampliada de um esporângio pós-maduro de espécie de *Rhizopus* ilustrando o colapso típico semelhante a um guarda-chuva.

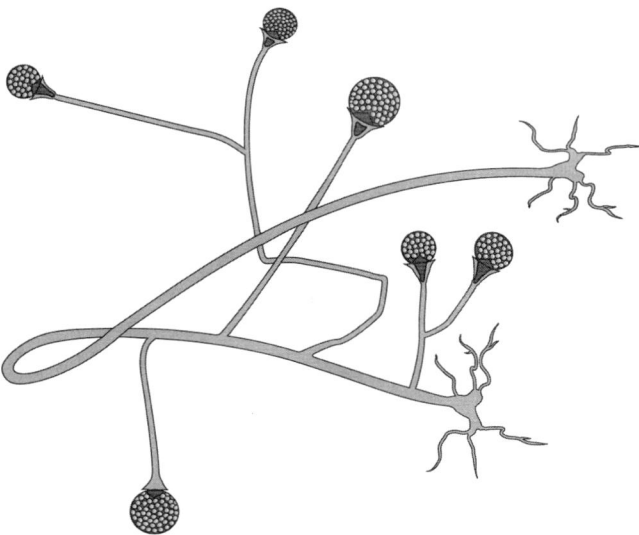

■ **FIGURA 21.12** Fotomicrografia e esboço da estrutura frutificante de espécie de *Lichtheimia*, ilustrando a derivação intermodal típica dos conidióforos. Observe a localização intermodal dos rizoides (*i. e.*, não na base do esporangióforo).

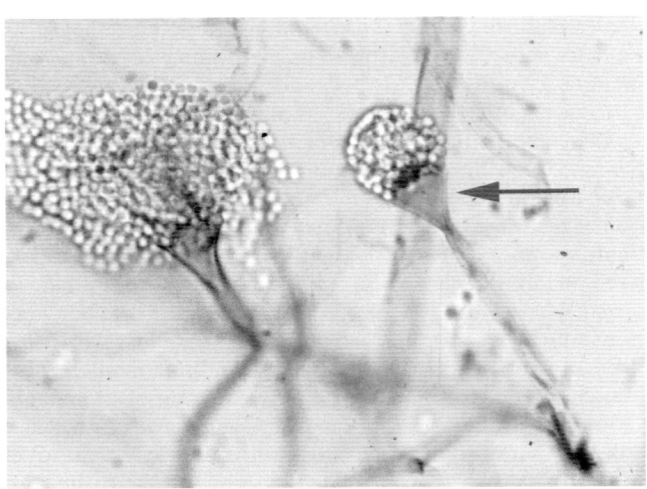

FIGURA 21.13 Amplificação maior da apófise (*seta*) de espécie de *Lichtheimia*, que é uma expansão funicular da extremidade distal de um esporangióforo.

globoso, que geralmente é preenchido com esporangiósporos marrons (Figura 21.15). As espécies de *Circinella* não formam rizoides.

Espécies de Cunninghamella. A esporulação das espécies de *Cunninghamella* difere dos outros zigomicetos porque produz esporos esféricos especializados conhecidos como **esporangíolos**, que emergem da superfície de uma columela globosa grande; ao contrário dos outros zigomicetos descritos até aqui, estes esporos não ficam presos dentro de um esporângio (Figura 21.16). Um **dentículo** filiforme minúsculo pode ser detectado sob ampliação maior e conecta cada esporangíolo a uma área da columela.

Espécies de Mucor. A identificação das espécies de *Mucor* frequentemente é realizada depois da exclusão de todos os outros zigomicetos descritos antes. As espécies de *Mucor* não formam rizoides. Os esporangióforos derivam-se separadamente do micélio e podem ser ramificados ou não. Cada esporangióforo termina em uma columela ligeiramente bulbosa, que se estende para dentro de um esporângio esférico

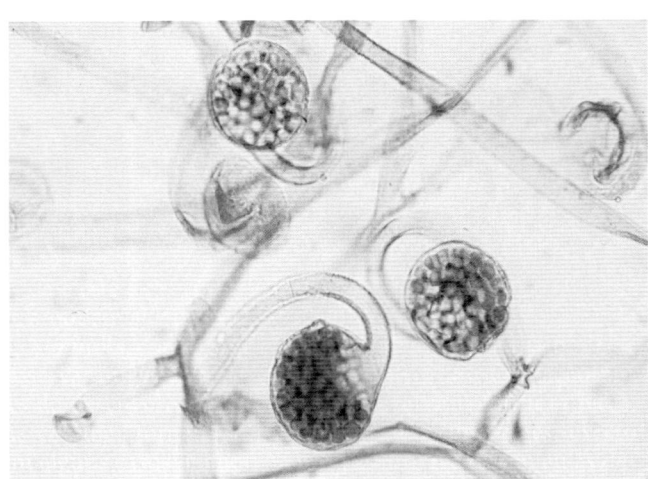

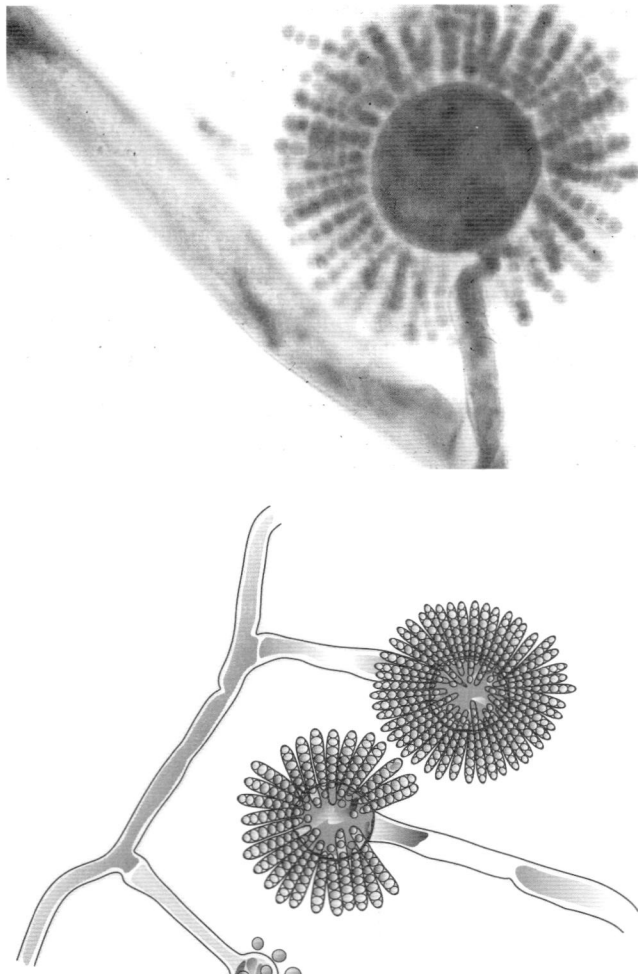

FIGURA 21.14 Fotomicrografia e esboço da estrutura frutificante das espécies de *Syncephalastrum*, ilustrando os esporângios irradiando-se ao redor de uma columela esférica. Com amplificação baixa, essa configuração pode ser confundida com a de uma espécie de *Aspergillus* pelo micologista inexperiente.

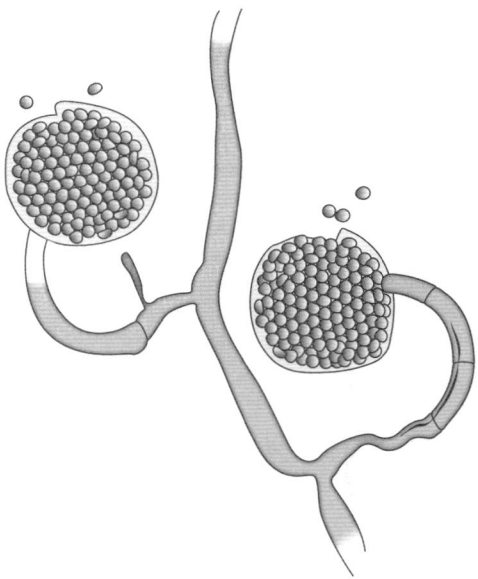

FIGURA 21.15 Fotomicrografia e esboço da estrutura frutificante das espécies de *Circinella*, ilustrando a curvatura posterior típica dos esporangióforos.

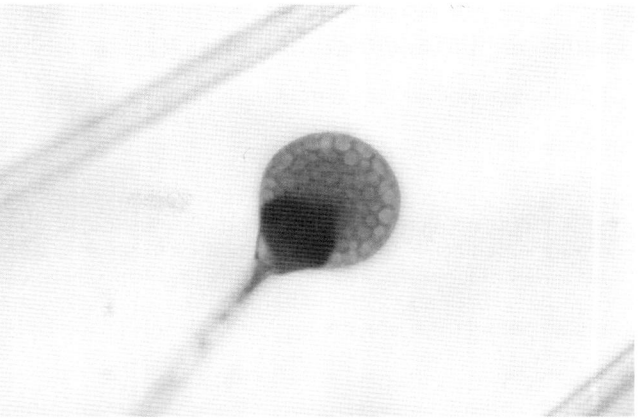

FIGURA 21.17 Fotomicrografia da estrutura frutificante das espécies de *Mucor*. Observe que não há rizoides. Os esporangióforos terminam em uma columela globosa dentro dos esporângios, que contêm os esporangiósporos.

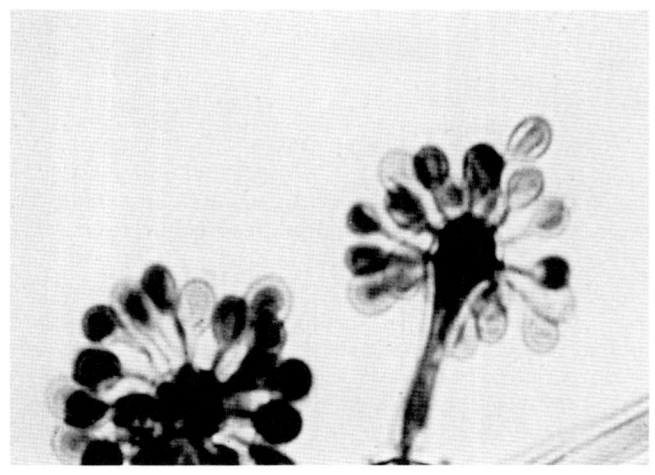

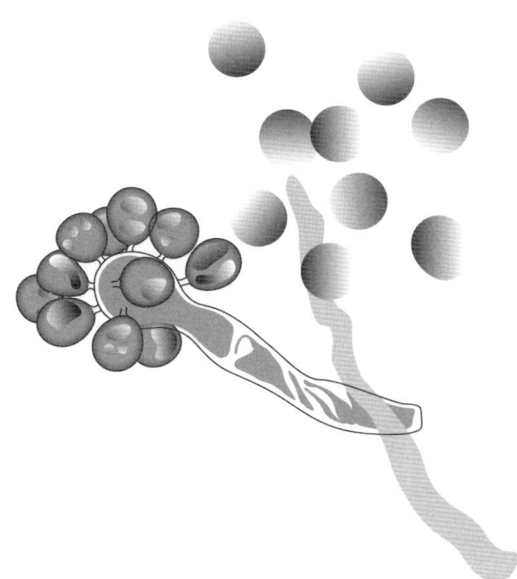

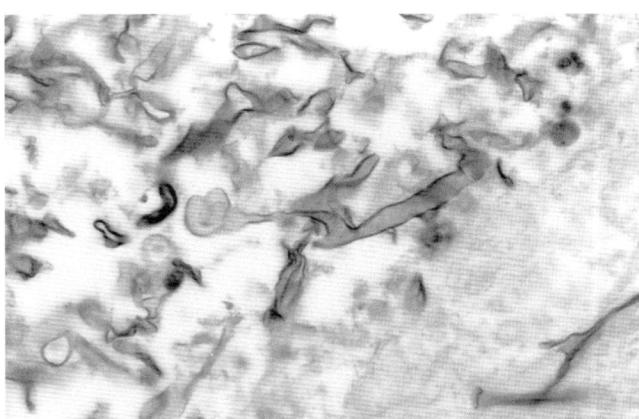

FIGURA 21.18 Fotomicrografia de um corte histológico, ilustrando as hifas paucisseptadas-asseptadas grandes, fragmentadas, largas com dimensões irregulares, que são típicas das espécies de zigomicetos (H&E, 400×).

FIGURA 21.16 Fotomicrografia e esboço da estrutura frutificante das espécies de *Cunninghamella*, ilustrando os esporangíolos esféricos originados da superfície de uma columela globosa.

com parede lisa (Figura 21.17). Os esporangiósporos são esféricos ou elipsoides e podem ser hialinos ou pigmentados em castanho-amarelado.

Histopatologia das infecções causadas por zigomicetos

Nos cortes histológicos, as hifas paucisseptadas-asseptadas largas (semelhantes a fitas) dos zigomicetos geralmente são diferentes das hifas dos outros fungos filamentosos. As hifas variam de 3 a 25 μm em largura, suas paredes não são paralelas e comumente tendem a quebrar-se em fragmentos pequenos (Figura 21.18). Em geral, as hifas não se coram bem com o corante ácido periódico de Schiff (PAS) ou prata metenamina de Gomori (GMS) para fungos. Nos casos típicos, a reação dos tecidos subjacentes é purulenta e hifas intactas e fragmentadas geralmente são detectadas entre os neutrófilos e restos neutrofílicos. Septos ocasionais podem ser detectados e isto explica por que se prefere o termo hifas "paucisseptadas" em vez de "asseptadas". Alguns autores sugeriram o termo mais recente **hifas mucoráceas** para descrever as hifas desses fungos. Os zigomicetos também mostram predileção por invadir os vasos sanguíneos e causar infartos hemorrágicos; esta é uma das razões pelas quais os tecidos infectados geralmente parecem chamuscados ou queimados. Esses fungos comumente se estendem ao longo do perineuro como mecanismo de invasão local. Além da zigomicose invasiva, esses fungos também podem formar uma bola fúngica nas cavidades do corpo; nestes locais, os corpos frutificantes típicos completos com esporângios e esporangiósporos podem ser detectados ocasionalmente.

O Quadro de correlações clínicas 21.1 descreve as síndromes clínicas causadas pelos zigomicetos.

Fungos hialinos e hialo-hifomicoses

Ajello[6] cunhou originalmente o termo "hialo-hifomicose" para representar um grupo de infecções fúngicas oportunistas causadas por vários bolores saprofíticos de crescimento

Quadro de correlações clínicas 21.1 Zigomicose.

Os fungos classificados como zigomicetos estão amplamente distribuídos nos ambientes como solo, estrume e matéria vegetal. Em geral, os seres humanos são infectados pelas vias respiratórias superiores quando inalam esporos suspensos no ar, embora a ingestão de alimentos contaminados possa causar doença gastrintestinal primária ou a inoculação direta das lacerações traumáticas da pele e das mucosas possa causar infecção mucocutânea primária. A tendência demonstrada por essas hifas de invadir as paredes dos vasos sanguíneos depois da infecção primária causa disseminação dos trombos micóticos e formação de focos metastáticos em alguns órgãos.

Na maioria dos casos, as zigomicoses ocorrem como infecções oportunistas dos pacientes imunossuprimidos. Entre os fatores de risco do hospedeiro estão diabetes melito (especialmente durante os períodos de acidose), neutropenia, tratamento imunossupressor prolongado (p. ex., depois de um transplante de medula óssea),[60] uso prolongado de antibióticos e violação da integridade da barreira cutânea em consequência de traumatismo, feridas cirúrgicas, picadas de agulha ou queimaduras.[233] Esses autores também sugeriram que a doença angioinvasiva seja uma complicação comum, resultando em trombose vascular, infarto dos tecidos afetados e destruição dos tecidos por ação de proteases, lipases e micotoxinas. A liberação dos trombos micóticos dos focos primários pode causar doença disseminada. As formas da doença mais comumente encontradas são rinocerebral, pulmonar, cutânea e disseminada.

Uma revisão publicada por Prabhu e Patel[226] reiterou a maior parte dos fatores de risco mencionados antes. Em particular, os autores mencionaram que neoplasias malignas hematológicas, transplante de medula óssea ou células-tronco periféricas, neutropenia, transplantes de órgãos sólidos, diabetes melito com ou sem cetoacidose, uso excessivo de corticosteroides e tratamento com desferrioxamina para sobrecarga de ferro eram as condições predisponentes à infecção. A ênfase é voltada para a redução das taxas de mortalidade alta, que podem chegar a 100%, dependendo das doenças coexistentes. O prognóstico favorável depende do diagnóstico precoce, do tratamento da condição clínica subjacente, da intervenção cirúrgica (quando necessária) e do tratamento com anfotericina B. As preparações lipídicas com doses altas de anfotericina B e o uso de oxigênio hiperbárico são estratégias específicas com utilidade potencialmente comprovada no tratamento da zigomicose, conforme foi demonstrado por Gonzalez, Rinaldi e Sugar.[103] Um fato extremamente importante é que esses fungos são intrinsecamente resistentes ao voriconazol. *Rhizopus* é o gênero de zigomicetos isolado mais comumente nas culturas de materiais de feridas humanas, seguido das espécies de *Mucor*. Outros zigomicetos são encontrados menos comumente. As espécies de *Cunninghamella* são encontradas incomumente nos laboratórios clínicos. No entanto, vários relatos de casos indicam que esse microrganismos tenham sido isolados como agentes etiológicos de todas as formas mais comuns de zigomicose – doenças rinocerebral, pulmonar, cutânea e disseminada. Kontoyianis et al.[155] descreveram os fatores clínicos que comumente predispõem às infecções por *Cunninghamella bertholetiae*, ou seja, tratamento progresso com corticosteroides, granulocitopenia grave prolongada e diabetes melito. Febre e pneumonia eram as apresentações clínicas mais comuns nessa série de pacientes, geralmente indicando doença disseminada. As infecções por *Cunninghamella* geralmente têm progressão rápida e, na maioria dos casos publicados na literatura, a evolução quase sempre é fatal. Tratamento agressivo com anfotericina B, ressecção dos tecidos infectados e controle da doença subjacente podem reverter essa tendência.

Doença rinocerebral

Em geral, esse tipo de infecção começa com sinusite, que progride para doença invasiva local com edema das pálpebras, proptose, anestesia malar e oftalmoplegia interna e externa. Em alguns casos, a infecção progride rapidamente, embora também tenham sido descritas formas crônicas lentamente progressivas.[121] Alguns pacientes podem expelir secreção nasal sanguinolenta, espessa e escura; o material desbridado do seio paranasal pode parecer escuro e hemorrágico em razão da invasão vascular e do infarto. Meningite e cerebrite podem ocorrer por disseminação direta e geralmente são fatais. A doença cerebral localizada não é comum e ocorre mais frequentemente nos usuários de drogas IV.[187] Nenoff et al.[97] relataram um caso de infecção cerebral ascendente em um paciente pós-transplante, que desenvolveu amaurose (cegueira) total bilateral. Também existem relatos de doença cerebral nos pacientes aidéticos provavelmente relacionada com o uso de drogas injetáveis. Confusão e transtornos do humor são os sinais iniciais mais comuns do acometimento cerebral. Lesões expansivas e abscessos cerebrais são encontrados nos dependentes químicos. Quando ocorrem sintomas cerebrais, o processo comumente evolui ao óbito em pouco tempo. Também podem ocorrer infecções não invasivas com formação de bolas fúngicas nos seios paranasais.

Doença pulmonar

As radiografias podem demonstrar infiltrados nodulares finos ou difusos e maldefinidos.[193] A **formação de bolas fúngicas** em lesões cavitárias naturais ou pós-infecciosas preexistentes também pode ocorrer. Dor torácica, hemoptise e tosse produtiva com expectoração de escarro purulento ou sanguinolento são manifestações clínicas comuns. Em geral, a doença pulmonar subaguda é intrabrônquica e há formação de tampões de mucina. A pleura pode ser afetada em alguns casos. As infecções pulmonares ocorrem nos pacientes imunossuprimidos, inclusive receptores de transplantes de pulmão.

Doença cutânea

Em geral, a doença cutânea é secundária a traumatismos com contaminação por terra,[277] ocorre nos pacientes com queimaduras[56] e ocasionalmente em razão da implantação direta por bandagens Elastoplast®.[214] Em alguns casos, o acometimento dos tecidos subcutâneos por disseminação hematogênica pode complicar a doença disseminada. Nesses pacientes, podem ser encontradas lesões como placas violáceas pequenas ou celulite, ulceração e gangrena. Recentemente, os zigomicetos da ordem Entomophthorales foram citados em casos de doença subcutânea, principalmente em crianças e adultos jovens das regiões tropicais ou subtropicais. Gugnani[105] revisou as infecções causadas por *Basidiobolus ranarum*, que se evidenciam por lesões granulomatosas flutuantes, principalmente nas pernas e no tronco, que são causadas por traumatismo cutâneo e/ou picadas de insetos. Iodeto de potássio, anfotericina B e derivados azólicos têm sido usados com sucesso no tratamento desses casos.

(continua)

Doença disseminada
Quase todos os órgãos podem ser afetados quando a doença dissemina-se dos focos infecciosos primários dos pulmões, seios paranasais e trato gastrintestinal.[235] Os pacientes infectados mais comumente são imunossuprimidos em razão da idade (crianças muito pequenas ou indivíduos muito idosos), tratamento imunossupressor ou doenças coexistentes como neoplasias malignas hematológicas (especialmente durante os períodos de leucopenia profunda), diabetes melito e lúpus eritematoso.[133] Embora não seja uma doença que defina AIDS, a zigomicose disseminada é mais provável nos pacientes HIV-positivos, conforme foi demonstrado na revisão de Van den Saffele e Boelaert.[280] A disseminação metastática é atribuída à tendência que as hifas têm de invadir os vasos sanguíneos, resultando em tromboses e desprendimento dos trombos micóticos para a circulação. A zigomicose também foi descrita em pacientes com sobrecarga de ferro, especialmente os que fazem hemodiálise e são tratados com desferrioxamina.[26] A proliferação de alguns microrganismos, inclusive zigomicetos, é favorecida pela concentração alta de ferro. A relação entre zigomicose e tratamento com desferrioxamina está baseada na ação quelante primária deste fármaco, resultando na elevação da concentração local de ferro, que estimula a proliferação dos fungos.

rápido. Ele acreditava que esse termo poderia ser menos confuso para os médicos que a utilização dos nomes específicos como peniciliose, pecilomicose, fusariose e outros. Entretanto, desde então, os profissionais dos laboratórios tornaram-se mais competentes para realizar a identificação no nível de gênero de vários fungos incluídos nesse grupo e os médicos adquiriram mais experiência com as aplicações clínicas dos laudos laboratoriais, que referem os nomes dos gêneros ou das espécies dos fungos hialinos mais comumente isolados. Os laboratórios devem realizar a identificação dos agentes etiológicos da hialo-hifomicose por meio da cultura. É importante diferenciar esses fungos, uma vez que hoje existem mais opções de antifúngicos sistêmicos que antes e que alguns destes fungos são resistentes à anfotericina B. A identificação baseada em cultura é especialmente importante, porque *Aspergillus* spp. e outros bolores hialinos podem parecer semelhantes nos cortes histológicos. Cada micologista precisa determinar a extensão com que deve descrever as identificações no nível do gênero/espécie, de forma a atender melhor às necessidades dos médicos aos quais prestam serviços.

Espécies de Aspergillus e aspergilose

As espécies de *Aspergillus* são descritas comumente como um subgrupo separado de fungos hialinos, em vista de sua ubiquidade na natureza e da frequência com que são isolados nos laboratórios clínicos como agentes etiológicos das micoses. As espécies de *Aspergillus* estão amplamente distribuídas na natureza e são encontradas no solo, na vegetação em decomposição e em vários tipos de matéria orgânica. A inalação de poeira contendo esporos é o mecanismo de infecção mais comum nos seres humanos, causando sinusite ou doença broncopulmonar. Schubert[249] descreveu três formas invasivas (necrosante aguda, invasiva crônica e invasiva granulomatosa) e duas não invasivas (bola fúngica e infecção fúngica alérgica) de rinossinusite fúngica.

O índice de infecção pode aumentar durante os períodos de construção de prédios, principalmente nas zonas ao redor dos hospitais, razão pela qual é importante controlar a emissão de poeira das áreas de construção para as áreas de atendimento aos pacientes. A propósito, existe o relato de um surto de aspergilose ocorrido há alguns anos entre pacientes com câncer, que foi relacionado com a operação de proteção contra incêndio nas dependências do hospital.[4] Estudos de vigilância epidemiológica sempre devem incluir a obtenção de amostras dos filtros de ar do hospital, que comumente revelam contagens altas de esporos fúngicos.[258] Em especial, os ductos de ventilação podem ser contaminados por impurezas e fragmentos de matéria vegetal, que são transportados suspensos no ar das áreas de revolvimento do solo e das vegetações rasteiras.[208] A incidência da aspergilose nosocomial está diretamente relacionada com a contagem média de esporos suspensos no ar ambiente, que é mais alta quando são liberadas "minidescargas" de esporos no ar em razão do revolvimento das roupas contaminadas ou da poeira contaminada acumulada nos pisos ou outras superfícies durante as operações de limpeza.[232] Os pacientes imunossuprimidos ou que estão em tratamento com imunossupressores, especialmente os receptores de transplantes de medula óssea e órgãos sólidos e os portadores de neoplasias malignas hematológicas, são especialmente suscetíveis à infecção. Por essa razão, algumas instituições optaram por utilizar filtros HEPA (*high efficiency particulate arrestance*; do inglês, ou filtros com alta eficiência na separação de partículas) para filtrar o ar que entra nos quartos dos pacientes em imunossupressão profunda.

Detecção no laboratório. As espécies de *Aspergillus* isoladas mais comumente nos laboratórios clínicos são *Aspergillus fumigatus*, *A. flavus*, *A. niger* e *A. terreus*. A maioria das infecções graves é causada por *A. fumigatus*.[161] *A. nidulans* também é mencionado nesta seção porque a maioria das cepas produz facilmente formas sexuadas ou telomórficas em cultura. Essas formas (conhecidas como cleistotécios) envolvem os ascósporos em forma de limão, derivados por meiose.

Morfologia das colônias. As colônias das espécies de *Aspergillus* podem ser consideradas nas culturas quando um fungo cresce dentro de 3 a 5 dias e apresenta bordas externas bem-definidas (i. e., periferia branca na área de crescimento em expansão). O aspecto descrito a seguir pode variar, dependendo do meio de cultura utilizado. As colônias novas podem ter consistência cotonosa; contudo, à medida que envelhecem, a superfície torna-se mais granulosa em razão da formação dos conídios. A seguir, há descrições das colônias cultivadas no ADS e as características de cada espécie citada antes.

Características microscópicas. Ao exame microscópico, as espécies de *Aspergillus* caracterizam-se pela formação de **hifas septadas hialinas** homogêneas com diâmetro de 4 a 6 μm e paredes paralelas. A **ramificação dicotômica em ângulo de 45°**, que é tão característica do micélio invasivo encontrado nos cortes histológicos, é detectada menos comumente nas preparações microscópicas derivadas das placas de cultura. Um segmento especializado da hifa, conhecido como **célula podal**, serve como base de origem do **conidióforo** (Figura 21.19). Os conidióforos terminam em uma **vesícula dilatada**, de cuja base se origina uma (**unisseriada**) ou duas (**bisseriada**) fileiras de células. As **fiálides** originam-se diretamente da vesícula de um conidióforo unisseriado, enquanto no conidióforo bisseriado há uma fileira interna de células conhecidas como **métulas**, que se originam da vesícula e, por sua vez, formam as fiálides. As fiálides são as **células conidiogênicas**, que formam as cadeias de conídios pigmentados (Figura 21.20). O comprimento, a largura e a textura (*i. e.*, áspera ou lisa) dos conidióforos; o tamanho e o contorno da vesícula; a presença/ausência de métulas (*i. e.*, unisseriada *versus* bisseriada); a disposição das fiálides; e a cor e o tamanho dos conídios são aspectos usados para realizar a identificação das espécies. A existência de outras "estruturas especiais" que podem ser produzidas por algumas espécies de *Aspergillus* ajuda a identificar essas espécies. Isso inclui os cleistotécios (Figura 21.21) mencionados antes, assim como as células de Hülle e os aleuroconídios.

Aspergillus fumigatus. As colônias de *A. fumigatus* são granulosas ou cotonosas e geralmente mostram alguma tonalidade de pigmentação azul ou azul-esverdeada (Prancha 21.1 C).

Ao exame microscópico, há uma fileira única de fiálides, que cobre o terço superior de uma vesícula em forma de clave (Figura 21.22). Os conídios são esféricos, geralmente lisos e dispostos em padrão colunar. Os conidióforos são relativamente longos (300 a 500 μm) e, conforme foi mencionado antes, cada qual se origina de um segmento especializado de uma hifa septada, que é conhecido como célula podal (Figura 21.19).

Aspergillus flavus. As colônias de *A. flavus* são granulosas ou lanuginosas e mostram alguma tonalidade de pigmentação amarela, verde-amarelado ou castanho-amarelado (Prancha 21.1 D).

Ao exame microscópico, as fiálides cobrem toda a vesícula e os conídios estão dispostos em uma configuração que, segundo alguns, assemelha-se à disposição das pétalas de uma margarida. Os conidióforos podem ser unisseriados ou bisseriados (Figura 21.23). Os conidióforos podem

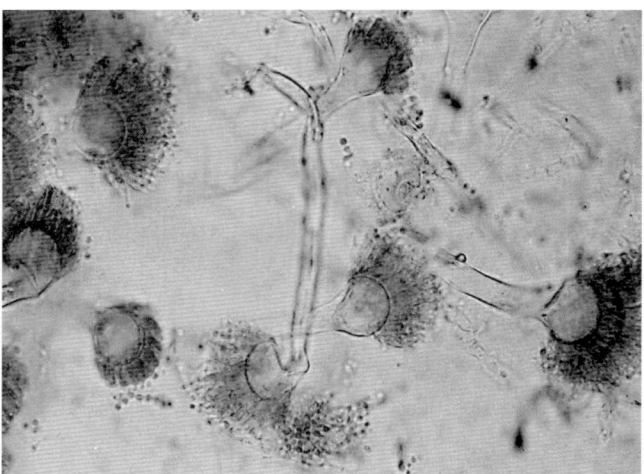

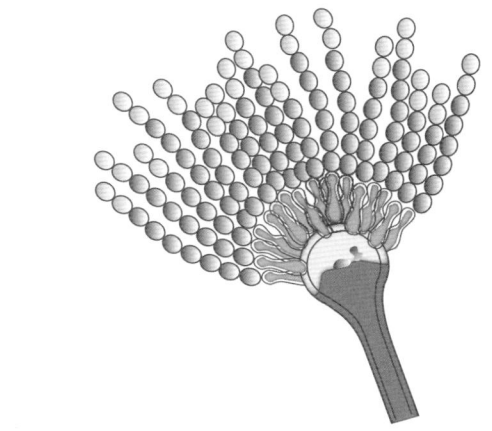

■ **FIGURA 21.20** Fotomicrografia e esboço de uma cabeça frutificante genérica de uma espécie de *Aspergillus*, ilustrando a vesícula dilatada que dá origem às fiálides, das quais se originam os conídios produzidos.

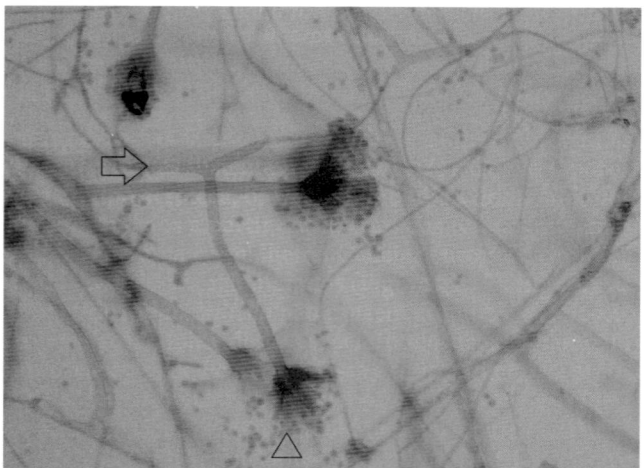

■ **FIGURA 21.19** Fotomicrografia de uma espécie de *Aspergillus* (*ponta de seta*), neste caso do corpo frutificante da espécie *Aspergillus nidulans*. O conidióforo (*i. e.*, o aspergilo neste caso) derivava-se de uma célula podal (*seta*).

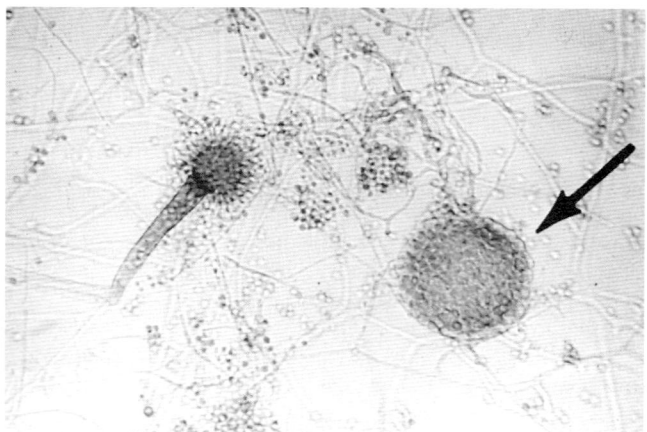

■ **FIGURA 21.21** Fotomicrografia de um cleistotécio (*seta*) do *Aspergillus glaucus*, ilustrando a forma sexuada ou telomórfica de reprodução. À esquerda, há uma cabeça frutificante anamórfica típica (*i. e.*, um aspergilo).

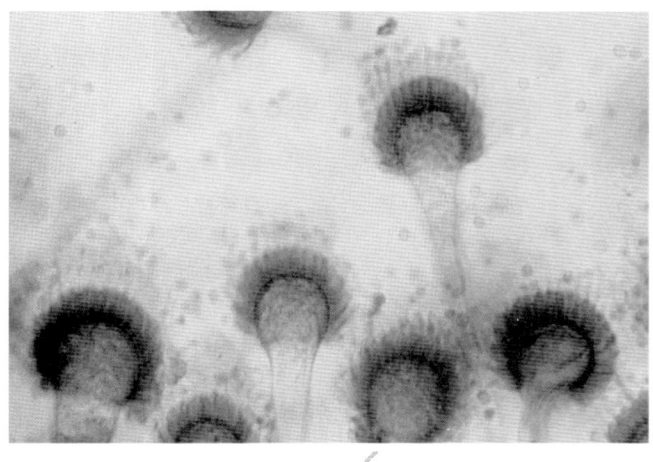

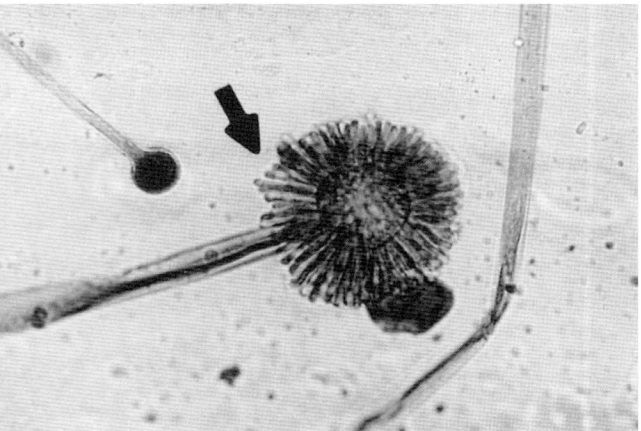

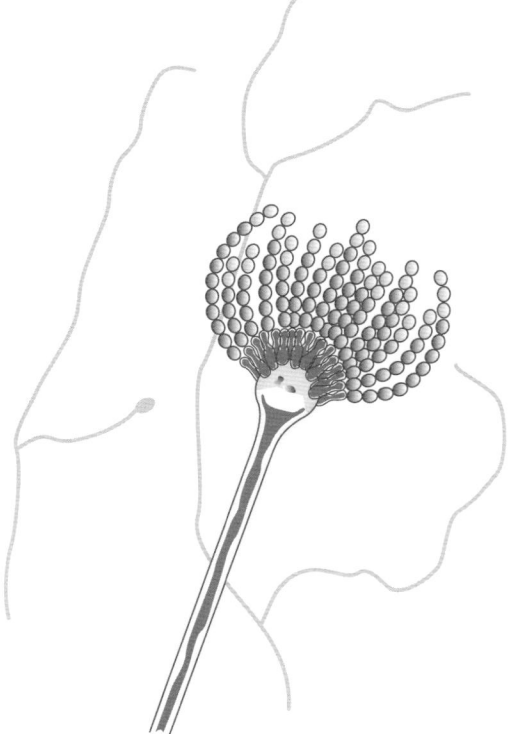

■ **FIGURA 21.22** Fotomicrografia e esboço da estrutura frutificante de *Aspergillus fumigatus*, ilustrando a fileira única de fiálides derivada da metade superior de uma vesícula, da qual se originam as cadeias de conídios.

■ **FIGURA 21.23** Fotomicrografia e esboço da estrutura frutificante de *Aspergillus flavus*, ilustrando uma vesícula esférica central que sustenta uma fileira dupla de fiálides derivadas de toda a superfície.

ser relativamente longos (500 a 800 μm). O segmento dos conidióforos proximais à vesícula é nitidamente enrugado e esta é uma característica essencial usada para identificar essa espécie. Os conídios são esféricos, lisos ou ligeiramente enrugados à medida que envelhecem e têm pigmentação castanho-amarelada.

Aspergillus niger. A superfície de uma colônia madura de *A. niger* é recoberta por um agregado denso de conídios cor de azeviche, que conferem um aspecto salpicado típico (Prancha 21.1 E). O inverso da colônia tem coloração caramelo ou cinza-amarelado, em contraste com a pigmentação preto-marrom-escuro dos fungos demácios descritos adiante.

Ao exame microscópico, geralmente há conidiação profusa com agregados densos de cadeias curtas e simples de conídios ásperos (equinulados) de cor azeviche. Toda a superfície da vesícula fica coberta (Figura 21.24 A). Os conidióforos de *A. niger* são bisseriados e a vesícula é globosa (Figura 21.24 B e C).

Aspergillus terreus. As colônias de *A. terreus* são granulosas, radialmente rugosas e cor de canela, marrom ou castanho-alaranjado (Prancha 21.1 F). Essa cor não é encontrada comumente e, por esta razão, quando ocorre deve sugerir presença de *A. terreus*, que não deve ser confundido com outras espécies por motivos terapêuticos.

Os corpos frutificantes (i. e., conidióforos) de *A. terreus* são semelhantes aos de *A. fumigatus*, porque as fiálides cobrem os dois terços superiores da vesícula. Contudo, o exame mais detalhado revela que as vesículas de *A. terreus* são menores, que as fiálides são muito mais longas e que o conidióforo é bisseriado; entretanto, as fiálides e as métulas são até certo ponto interdigitantes, obscurecendo a linha de separação entre as duas células (Figura 21.25). A identificação definitiva do *A. terreus* pode ser conseguida pela demonstração dos aleuroconídios esféricos, que se originam diretamente das hifas abaixo da superfície; uma preparação de *dig mount* é realizada para demonstrar estas estruturas (Figura 21.26).

Aspergillus nidulans. *Aspergillus nidulans* raramente é isolado nos laboratórios clínicos, mas uma descrição sucinta está incluída aqui porque esta espécie comumente produz estruturas reprodutivas sexuadas (cleistotécios e ascósporos) em cultura, que estão descritas adiante. Em geral, as colônias

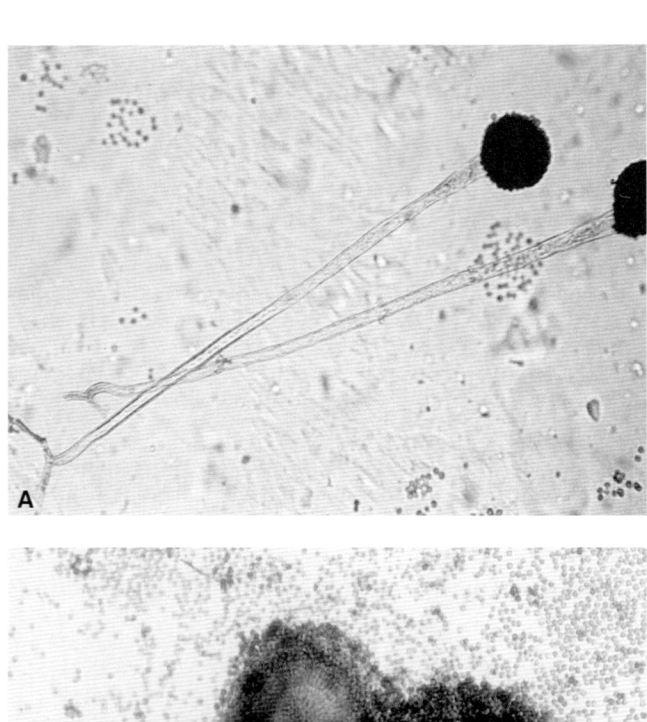
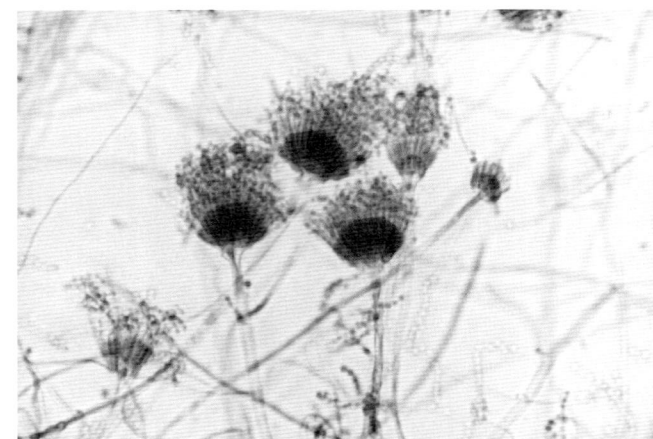
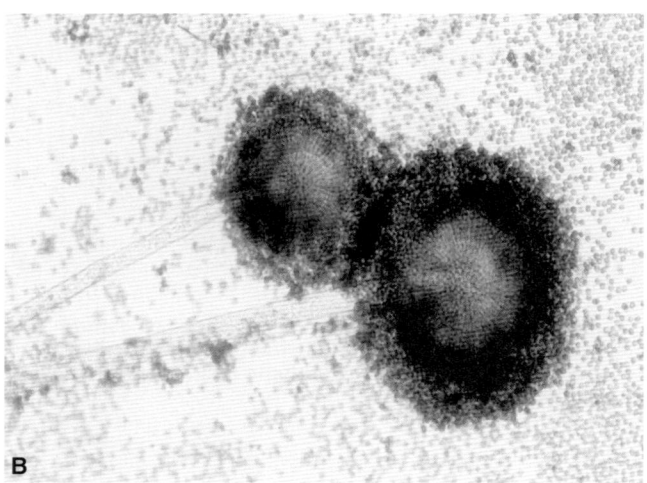
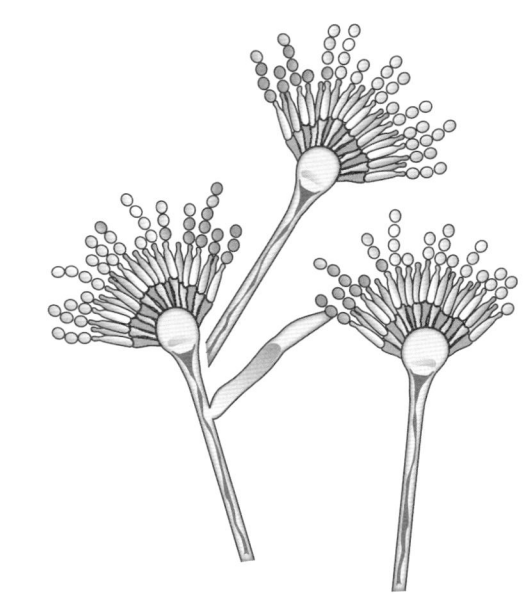

■ **FIGURA 21.25** Fotomicrografias e esboço da estrutura frutificante de *Aspergillus terreus* demonstrando os conidióforos, que terminam em uma vesícula dilatada, de cuja metade superior origina-se uma fileira dupla de esterigmas que produzem as cadeias de conídios.

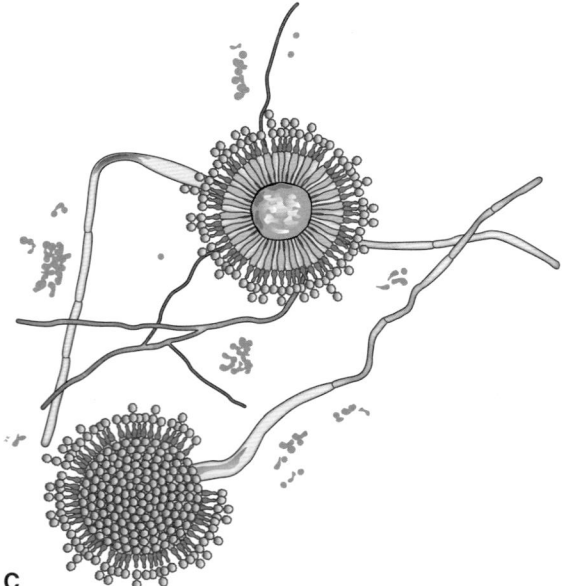

■ **FIGURA 21.24** Essas fotomicrografias (**A, B**) e o esboço (**C**) de *A. niger* demonstram os conidióforos longos típicos desta espécie (**A**). Em geral, a conidiação é densa e origina-se ao redor de toda a vesícula (**B**). A estrutura bisseriada dos conidióforos é demonstrada mais claramente no esboço (**C**) que nas fotografias reais.

são brancas ou branco-acinzentadas, de consistência cotonosa ou granulosa e podem ter rugas radiais (Prancha 21.2 G). À medida que são produzidos cleistotécios nas colônias maduras, pode-se observar um efeito de pontilhado escuro. ***Aspergillus glaucus*** é outra espécie de *Aspergillus*, que deve ser considerada quando aparecem cleistotécios e ascósporos. A colônia de *A. glaucus* geralmente é cotonosa ou granulosa e tem pigmentação matizada verde e amarela (Prancha 21.1 H).

Os aspergilos que pertencem à classe Ascomycetes podem realizar recombinação sexuada por meio da união de duas células derivadas por meiose (*i. e.*, haploides). A estrutura reprodutiva sexuada que ocorre nesses e em outros fungos clinicamente importantes consiste em estruturas esféricas sem um poro ou orifício, que são conhecidas como **cleistotécios** (Figura 21.27). No interior de cada cleistotécio, existem incontáveis ascos, cada qual contendo quatro ou oito **ascósporos**. Além dos cleistotécios, algumas cepas também formam corpos hialinos esféricos conhecidos como células

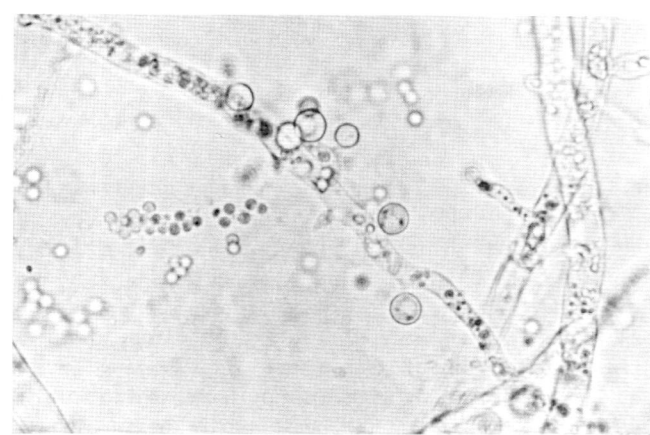

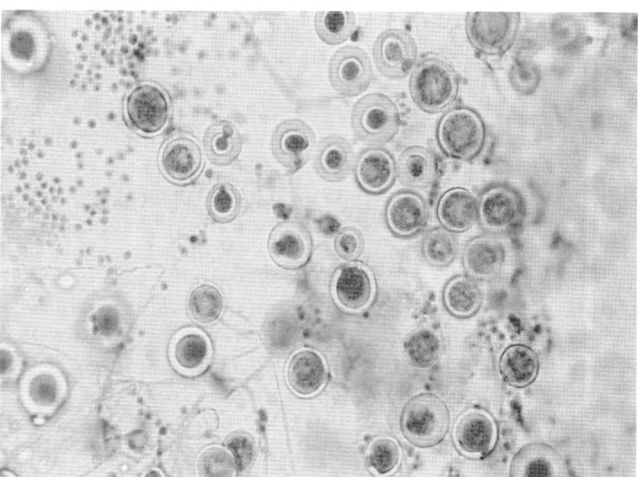

■ **FIGURA 21.28** Fotomicrografia de alguns grupos de células de Hülle hialinas e esféricas com paredes finais, que são produzidas por *Aspergillus nidulans*.

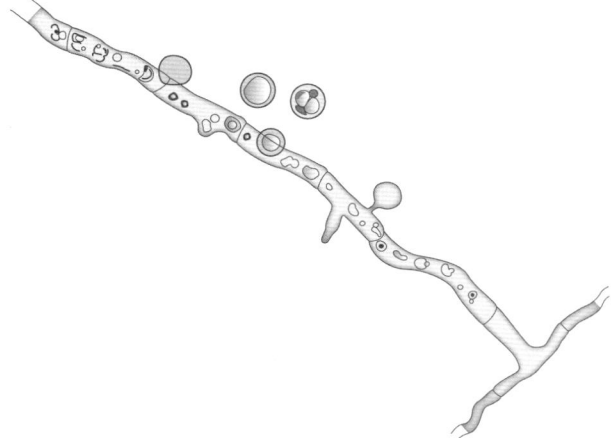

■ **FIGURA 21.26** Fotomicrografia e esboço de um micélio vegetativo subsuperficial de *Aspergillus terreus*, ilustrando os aleuroconídios esféricos típicos desta espécie.

possíveis às que podem produzir estas estruturas. Nos espécimes clínicos, os cleistotécios ou as células de Hülle não são encontrados comumente.

Histopatologia. Nos cortes histológicos ou nas preparações citológicas, as hifas das espécies de *Aspergillus* são tipicamente hialinas, septadas e regulares em seu contorno e têm paredes paralelas. Em média, as hifas medem 3 a 6 μm de diâmetro e são divididas por septos transversais (Figura 21.29). A ramificação dicotômica regular ocorre com um ângulo aproximado de 45°. Embora essas características ajudem a diferenciar essas hifas das que são formadas pelos zigomicetos, elas não ajudam a diferenciar entre as espécies de *Aspergillus* e outros agentes etiológicos das hialo-hifomicoses invasivas, inclusive espécies de *Fusarium* ou membros do complexo *Pseudallescheria boydii*. Em geral, as hifas das espécies de *Aspergillus* são detectáveis nos cortes corados por hematoxilina e eosina (H&E), mas são mais realçadas quando se utilizam os corantes PAS e GMS. A reação histológica dos hospedeiros imunocompetentes infectados por esses fungos pode ser

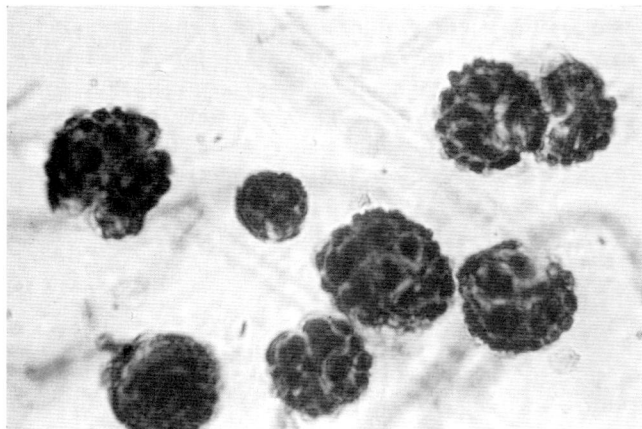

■ **FIGURA 21.27** Fotomicrografia de vários cleistotécios de *Aspergillus nidulans*; estas estruturas semelhantes a sacos contêm os ascósporos.

de Hülle; estas estruturas são os corpos esféricos volumosos da Figura 21.28. A função exata das células de Hülle é desconhecida. Contudo, a demonstração da presença dessas células é semelhante à detecção dos cleistotécios, porque sua presença limita a identificação das espécies de *Aspergillus*

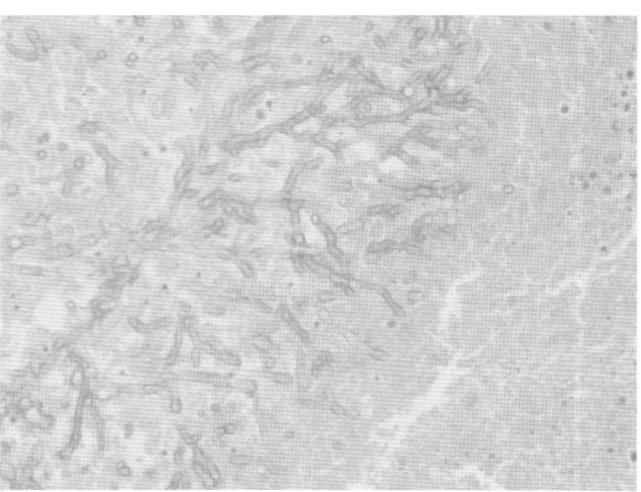

■ **FIGURA 21.29** As hifas de *Aspergillus fumigatus* com ramificação dicotômica foram demonstradas em tecidos necróticos desse paciente com aspergilose invasiva.

inicialmente purulenta, mas pode tornar-se granulomatosa em alguns estados patológicos. Nos pacientes com imunossupressão profunda, nos quais as infecções são mais prováveis, a invasão dos tecidos pelas hifas está associada a uma reação celular mínima ou nula, dependendo do grau de neutropenia. Nesses casos, necrose tecidual pode ser a única reação à invasão. Assim como os zigomicetos e outros fungos, as espécies de *Aspergillus* mostram predileção especial por invadir vasos sanguíneos e causar trombose e infartos hemorrágicos.

Quando uma colônia de fungos cresce, geralmente de forma não invasiva dentro de uma cavidade preexistente (p. ex., um seio paranasal, uma via respiratória bronquiectásica ou um cisto pulmonar congênito ou inflamatório), a lesão é conhecida como "bola fúngica". Em muitos casos, as hifas parecem amorfas e não se coram bem. As cabeças frutificantes com vesículas bem-formadas e cadeias de conídios podem ser encontradas dentro das cavidades, que se comunicam com os brônquios abertos expostos ao ar (Figura 21.30). O revestimento da cavidade geralmente é preservado e não há evidência de extensão para os tecidos circundantes. Embora qualquer fungo filamentoso possa formar uma bola fúngica, *Aspergillus niger* é identificado como uma causa comum desta lesão. A presença de conídios negros e ásperos (equinulados) é um indício da presença desse fungo quando há esporulação. Além disso, *A. niger* produz ácido oxálico como subproduto metabólico e os cristais de oxalato birrefringentes, que podem ter um "molhe de trigo", são encontrados ocasionalmente. É importante que a morfologia exata dos cristais seja confirmada, porque outros tipos de cristais podem ser produzidos por outros fungos.

A aspergilose broncopulmonar é uma doença cujo nome realmente não é apropriado, na medida em que outros fungos além dos *Aspergillus*, assim como os actinomicetos aeróbios, causam esta doença. A aspergilose broncopulmonar é causada pela inalação de grandes quantidades desses microrganismos. A suspensão dos fragmentos de hifas e das bactérias filamentosas em aerossóis ocorre quando o material (p. ex., milho ou grãos colhidos) no qual estes microrganismos estão proliferando é revolvido. Os brônquios e os bronquíolos do paciente comumente são dilatados e preenchidos com material mucinoso viscoso, no qual ficam retidos restos celulares, alguns eosinófilos, neutrófilos dispersos, linfócitos, plasmócitos, cristais de Charcot-Leyden e fragmentos de hifas ou bactérias. Com essa doença, não há invasão dos tecidos.

Diagnóstico por meio de outras técnicas exceto cultura. O ensaio para o antígeno galactomanana é um ensaio imunossorvente ligado a enzima (ELISA) tipo sanduíche, que atualmente está disponível em alguns laboratórios de referência. Esse ensaio oferece um meio para detectar e monitorar os níveis circulantes de galactomanana.[185] Embora vários estudos experimentais e clínicos tenham demonstrado variações de sensibilidade e especificidade desse teste, quando é usado da forma correta este ensaio representa um avanço significativo na detecção precoce da aspergilose invasiva dos pacientes em risco de desenvolver doença disseminada. Hoje em dia, pesquisadores têm estudado os fatores que podem afetar a liberação do antígeno de *Aspergillus*, a composição do epítopo que reage com o anticorpo monoclonal usado no ELISA, sua difusão a partir do foco da infecção e a forma como ele se liga às substâncias presentes no sangue. Esse ensaio é mais bem-utilizado para *monitorar* os níveis de galactomanana no sangue dos pacientes em risco, em vez de tentar usá-lo como teste diagnóstico isolado. O monitoramento dos níveis do antígeno permite ao médico acompanhar as tendências e reduzir as chances de atuar com base em uma única reação positiva falsamente elevada.

Musher *et al.*[195] avaliaram o desempenho do ensaio para galactomanana (GM EIA®, Bio-Rad, Benicia, CA) para detectar o antígeno ou DNA do *Aspergillus* no líquido do lavado broncoalveolar obtido dos pacientes com aspergilose pulmonar invasiva (API). No estudo com 47 pacientes portadores de API e 46 pacientes de controle, o ensaio GM EIA® teve sensibilidade de 76% e especificidade de 94%. Esses autores citaram o custo relativamente baixo, a facilidade de processamento e os resultados rápidos fornecidos por esse ensaio quando se utiliza a broncoscopia como alternativa viável para uma biopsia invasiva de forma a estabelecer o diagnóstico de aspergilose invasiva, principalmente nos pacientes com risco alto. Do mesmo modo, Hayden *et al.*[122] demonstraram que a antigenemia da galactomanana precedia as evidências clínicas, microbiológicas e radiológicas da aspergilose invasiva dos pacientes oncológicos pediátricos.

O Quadro de correlações clínicas 21.2 descreve as diversas apresentações clínicas da aspergilose.

Outros fungos septados hialinos

Características das colônias. O Painel 21.2 descreve alguns outros fungos hialo-hifomicetos septados hialinos importantes. A presença desses fungos pode ser considerada quando as culturas isolam colônias cotonosas, lanuginosas ou granulosas com crescimento rápido (3 a 5 dias), que geralmente se evidenciam com várias cores na superfície, comumente na tonalidade pastel. Nos casos típicos, as colônias são contínuas e têm uma borda externa, com exceção das espécies de *Gliocladium* e *Trichoderma*, cujas colônias crescem de borda a borda na superfície, formando uma "camada" verde ou amarela. As colônias parecem mais ou menos granulosas na superfície, dependendo do grau de esporulação. O inverso dos bolores hialinos tem coloração cinza-clara ou caramelo.

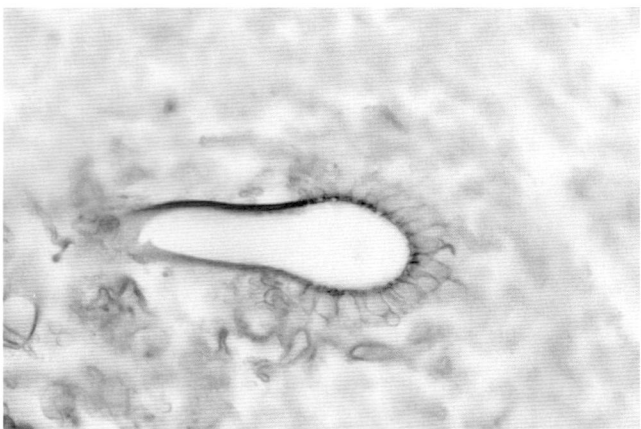

FIGURA 21.30 Essa fotomicrografia de uma bola fúngica causada por um *Aspergillus* ilustra um aspergilo típico com o conidióforo terminando em uma vesícula em forma de clave, na superfície da qual se originam as fiálides. (Coloração com H&E, 400×.)

Quadro de correlações clínicas 21.2 Aspergilose.

A aspergilose pode causar síndromes clínicas bem-definidas, que afetam vários órgãos ou sistemas do corpo: pulmonar, disseminada, sistema nervoso central, cutânea, endocárdica e naso-orbital. A aspergilose pulmonar é a forma mais comum, porque os conídios infectantes geralmente têm acesso ao corpo por inalação. Três categorias gerais são usadas para descrever o acometimento dos pulmões pelas espécies de *Aspergillus*: (1) bola fúngica, (2) aspergilose broncopulmonar alérgica e (3) aspergilose invasiva, que também pode ser subclassificada.[254]

Essas formas clínicas da doença pulmonar são entidades bem-definidas, mas a aspergilose invasiva poderia desenvolver-se da primeira, dependendo em grande parte do estado imunológico do paciente. A aspergilose disseminada, que ocorre mais comumente nos pacientes com imunossupressão grave, geralmente começa como API. A disseminação pode afetar qualquer órgão do corpo, inclusive cérebro, com formação de um abscesso cerebral micótico.

Bola fúngica

Bola fúngica é uma massa de hifas (*i. e.*, micélio) formadas por um ou mais fungos, que proliferam de forma saprofítica dentro de uma cavidade preexistente. As lesões pulmonares cavitárias antigas causadas pela tuberculose são as áreas favoritas de crescimento nas regiões em que a prevalência desta última doença é alta. As cavidades dos seios paranasais, as vias respiratórias patologicamente dilatadas (*i. e.*, bronquiectásicas) e o canal auditivo externo também são focos nos quais podem formar-se bolas fúngicas. Diversos fungos podem causar uma bola fúngica, mas as espécies de *Aspergillus* – especialmente *A. niger* – são agentes etiológicos bem-conhecidos. Uma bola fúngica causada por uma espécie de *Aspergillus* pode ser descrita como aspergiloma. Curiosamente, em alguns casos o fungo pode proliferar além de seu suprimento sanguíneo saprofítico e morrer; deste modo, a bola fúngica detectada pelo cirurgião patologista ou encontrada no exame direto pode não crescer em cultura. Quando o fungo está presente em uma cavidade que se comunica com ar ambiente, pode haver conidiação; por esta razão, o aspergiloma pode ser identificado definitivamente em bases morfológicas quando se demonstra uma cabeça frutificante de *Aspergillus*.

Na maioria dos casos, a bola fúngica fica confinada à cavidade e não há invasão do parênquima circundante. De qualquer forma, o histopatologista deve examinar todos os tecidos associados de forma a confirmar que não houve invasão. É importante ressaltar que Nolan et al.[200] alertaram que os aspergilomas não devem ser considerados lesões benignas, pois existem relatos de hemoptise intermitente ou exsanguinante; além disto, a erosão para dentro das estruturas adjacentes pode causar morbidade ou morte.

Aspergilose broncopulmonar alérgica

O termo "aspergilose broncopulmonar alérgica" não é um termo apropriado, porque a doença geralmente é causada pela inalação de vários actinomicetos aeróbios e fungos, que podem ou não incluir espécies de *Aspergillus*. As marcas características da doença são inflamação peribronquiolar, infiltrados de eosinófilos e cristas de Charcot-Leyden retidos dentro de tampões de mucina expectorados nas amostras de escarro. Lee et al.[162] sugeriram que os seguintes critérios podem ser usados para diagnosticar aspergilose broncopulmonar alérgica: obstrução brônquica transitória, eosinofilia no sangue periférico, reatividade cutânea ao antígeno de *A. fumigatus*, anticorpos séricos precipitantes contra *A. fumigatus*, IgE sérica total elevada, história de infiltrados pulmonares, níveis altos de IgE e IgG séricas contra *A. fumigatus* e bronquiectasia proximal.

Nos casos de aspergilose broncopulmonar, os níveis de IgE e IgG contra *Aspergillus fumigatus* podem estar elevados no soro e nos espécimes de lavado broncoalveolar. As espécies de *Aspergillus* que mais comumente causam doença broncopulmonar alérgica são *A. flavus* e *A. fumigatus*.

Aspergilose pulmonar invasiva

Essa doença ocorre quase exclusivamente nos pacientes imunossuprimidos ou neutropênicos, principalmente nos portadores de leucemias e linfomas.[283] Em geral, a doença evidencia-se como pneumonia (tosse, febre, sinais de angústia respiratória). A invasão pleural pode causar dor torácica e atrito pleural. Em razão da tendência a que as hifas crescentes invadam os vasos sanguíneos, pode ocorrer doença disseminada com dispersão metastática para o sistema nervoso central e outros órgãos.

Embora *Aspergillus fumigatus* e, menos comumente, *Aspergillus flavus* sejam as duas espécies mais comumente envolvidas,[161] *Aspergillus terreus* foi incriminado recentemente. Woods e Goldsmith[303] publicaram quatro casos de doença disseminada causada por *A. terreus* e revisaram outros cinco pacientes descritos na literatura médica. Em uma revisão mais recente das infecções invasivas por *A. terreus*, Iwen et al.[134] encontraram 13 casos publicados na literatura, dos quais 10 morreram depois da disseminação a distância da doença. A maioria das cepas envolvidas era resistente à anfotericina B.

Aspergilose disseminada

Como as espécies de *Aspergillus* têm propensão a invadir os vasos sanguíneos, a disseminação generalizada a praticamente qualquer tecido ou órgão ainda é uma possibilidade real em todos os pacientes com doença localizada. Denning e Stephens,[67] em uma revisão de mais de 2.000 casos de aspergilose acumulados na literatura, demonstraram que a aspergilose dos receptores de transplantes de medula óssea era especialmente devastadora, com taxa de mortalidade de 94% dos casos publicados, apesar do tratamento. O índice global de resposta ao tratamento com anfotericina B em todos os casos revisados por esse estudo foi de 55%.

Ho e Yuen[127] sugeriram que a taxa de mortalidade alta causada pela aspergilose invasiva entre os receptores de transplantes de medula óssea seja a demora em estabelecer o diagnóstico, porque a reação inflamatória está atenuada pela imunossupressão.

Embora a AIDS não seja considerada propriamente um fator de risco para API, os fatores de risco subjacentes – inclusive leucopenia, tratamento com corticosteroides e uso de drogas IV – colocam estes pacientes em risco especialmente alto. Em um estudo com pacientes aidéticos portadores de aspergilose, que foram revisados por Singh et al.,[259] 79% tinham um ou mais desses fatores de risco predisponentes conhecidos. Na maioria dos casos, a aspergilose invasiva ocorre nos estágios mais avançados da AIDS, quando a contagem de células $CD4^+$ é baixa e seu

(continua)

prognóstico é sombrio quando é diagnosticada. Apenas o diagnóstico precoce pode melhorar o prognóstico.[144]

Entre as diversas condições patológicas associadas às infecções por *Aspergillus* está a otite externa ("orelha de nadador", uma inflamação local crônica do canal auditivo, que se caracteriza por prurido, dor e descamação) que, na maioria dos casos, é causada por *A. niger*. A maioria dos casos pode ser curada com antifúngicos tópicos e evitando-se exposição à água. A sinusite causada por *Aspergillus*, que comumente é indistinguível das sinusites virais, bacterianas ou alérgicas e ocorre nos pacientes imunossuprimidos ocorreu, no mínimo, em 29 casos relatados desde 1987.[47] Existem relatos de vários casos isolados de aspergilose envolvendo quase todos os sistemas do corpo e, nestes estudos, as condições predisponentes mais comuns eram neutropenia prolongada, neoplasias malignas hematológicas, traumatismo ou cirurgia da coluna vertebral e tratamento prolongado com corticosteroides.

Embora no passado muitos desses fungos fossem considerados saprófitos inofensivos, ao longo das últimas décadas surgiram vários bolores hialinos causadores de infecções fúngicas oportunistas, que causam morbidade e mortalidade significativas. Os pacientes em risco de adquirir infecções por esses fungos são os mesmos que estão mais sujeitos à aspergilose invasiva, ou seja, pacientes com doenças coexistentes graves e imunossupressão. Essas infecções emergentes não estão diretamente relacionadas com o sucesso médico no controle ou na cura de algumas doenças, mas com as intervenções terapêuticas que causam imunossupressão transitória ou irreversível. Alguns exemplos são os quimioterápicos que causam supressão da medula óssea, os esquemas imunossupressores usados para controlar rejeição nos pacientes submetidos a transplantes e uma classe mais nova de imunomoduladores (p. ex., inibidores do fator α de necrose tumoral) usados para controlar ou suprimir a inflamação associada às doenças como artrite reumatoide, entre outras. Os fungos oportunistas que causam doença nesse contexto são espécies de *Fusarium*, *Acremonium* e *Paecilomyces*, membros do complexo *Pseudallescheria boydii* e *Scedosporium prolificans*, dentre outros.

Os fungos hialinos clinicamente importantes e a maioria dos bolores isolados nos laboratórios clínicos são divididos em três subgrupos, dependendo se os conídios são: (1) produzidos em cadeias de fiálides, (2) produzidos em grupos originados dos conidióforos ou (3) originados separada e diretamente das hifas (Painel 21.2). Nos parágrafos seguintes, há descrições de cada um desses subgrupos.

Gêneros de fungos filamentosos hialinos que produzem conídios em cadeias

Os bolores hialinos descritos a seguir caracterizam-se pela formação de conídios em cadeias (Painel 21.2).

Espécies de *Penicillium*. As colônias das espécies de *Penicillium* são granulosas e contínuas e, em geral, os fungos encontrados mais comumente produzem superfícies coloridas em várias tonalidades de verde, embora algumas vezes sejam encontradas variantes amarelas e castanho-amareladas (Prancha 21.2 A). A cor é um aspecto importante para a diferenciação entre esses microrganismos e as espécies de *Paecilomyces*, que podem formar um conidióforo semelhante a um exame superficial; estes últimos fungos não formam colônias verdes. A grande maioria de *Penicillium* spp. isoladas consiste em contaminantes. É importante identificar com precisão essas duas espécies para finalizar a cultura e diferenciar estes fungos das espécies de *Paecilomyces*, que podem ser patogênicas. Estudos demonstraram que uma espécie de *Penicillium* – *Penicillium marneffei* – era patogênica nos pacientes com AIDS. Essa espécie é um patógeno dimórfico, que produz uma forma semelhante às leveduras no corpo humano e uma infecção semelhante à histoplasmose disseminada nessa população específica. Essa espécie está limitada geograficamente ao Sudeste Asiático e produz um pigmento cor de vinho tinto, que se difunde dentro do ágar (Prancha 21.2 B). A identidade dos fungos que supostamente são *P. marneffei* pode ser confirmada pela demonstração de dimorfismo térmico ou por métodos moleculares.

Ao exame microscópico, todas as espécies de *Penicillium* formam "**penicílios**" (estruturas semelhantes a escovas). Essas estruturas representam um conidióforo com produção terminal de métulas primárias e fiálides secundárias, das quais as últimas formam cadeias de conídios (Figura 21.31). É importante ressaltar que as pontas das fiálides são rombas, em contraste com as fiálides longas e afiladas produzidas pelas espécies de *Paecilomyces* e *Purpureocillium*. Os conídios são esféricos, têm tamanho homogêneo e coram-se uniformemente, representando um tipo **acropetal** de conidiação, no qual conídios idênticos são produzidos sequencialmente nas pontas dos conídios pré-formados (Boxe 21.1).

Espécies de *Paecilomyces* e *Purpureocillium*. No passado, esses dois fungos eram incluídos no gênero *Paecilomyces*, mas depois a espécie *lilacinus* foi reclassificada no gênero recém-criado *Purpureocillium*. As colônias das espécies de *Paecilomyces* geralmente são de cor caramelo, castanho ou marrom-claro, enquanto as de *Purpureocillium lilacinus* (como seria esperado) são roxo-claro. A superfície das colônias desses fungos tende a ser muito granulosa, em razão da formação de incontáveis conídios (Prancha 21.2 C).

Dois aspectos microscópicos importantes ajudam a identificar as espécies de *Paecilomyces* e *Purpureocillium*. As pontas das fiálides desses microrganismos tendem a ser **longas e afiladas** e terminam em uma ponta aguda, em contraste com as extremidades rombas das fiálides produzidas pelas espécies de *Penicillium* (Figura 21.32). Em segundo lugar, os conídios são ovais a elípticos, têm tamanho irregular e coloração heterogênea, representando a conidiação **basipetal** na qual cada novo conídio é formado diretamente da ponta da fiálides e empurra o conídio anterior para frente. Por essa razão, os conídios "mais antigos" situados nas pontas são maiores e coram-se mais intensamente que os produzidos anteriormente.

Espécies de *Scopulariopsis*. Existem duas espécies de *Scopulariopsis* clinicamente importantes: uma espécie demácia, *S. brumptii*, e outra hialina, *S. brevicaulis*, ambas descritas nesta seção. Nos casos típicos, as colônias têm coloração

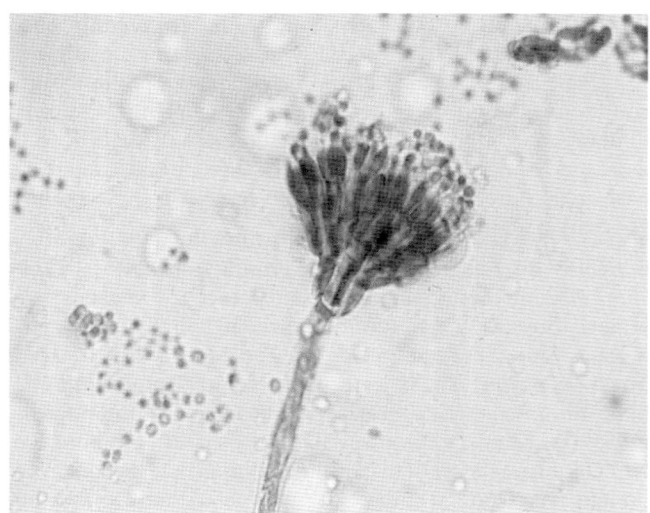

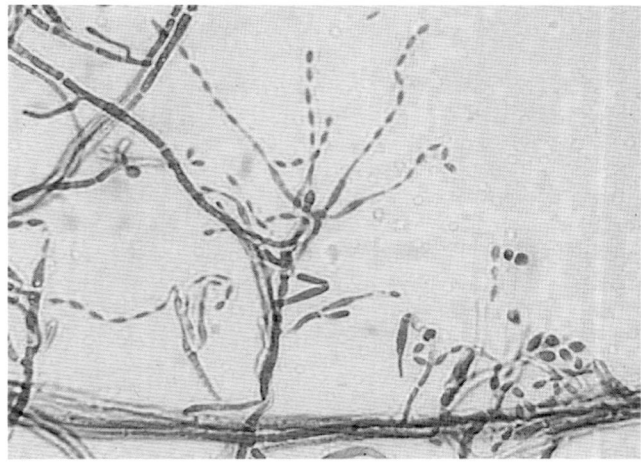

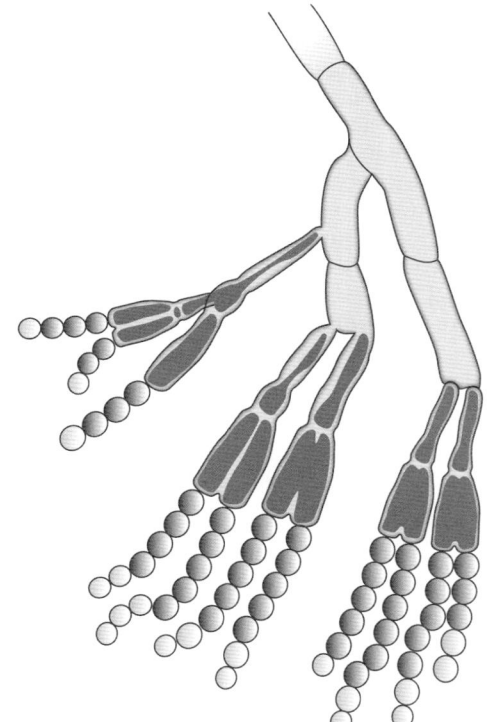

■ **FIGURA 21.31** Fotomicrografia e esquema da estrutura frutificante das espécies de *Penicillium*, ilustrando as fiálides ramificadas das quais se originam as cadeias de conídios esféricos.

■ **FIGURA 21.32** Fotomicrografia e esboço da estrutura frutificante das espécies de *Paecilomyces*, demonstrando as fiálides longas e afiladas, de cujas pontas emergem as cadeias de conídios elípticos. Observação: o conídio terminal geralmente é ligeiramente maior que os demais.

castanho-amarelado ou caramelo, são granulosas e formam rugas radiais que se originam do centro para a periferia (Prancha 21.2 D).

A identificação das espécies de *Scopulariopsis* pode ser realizada ao exame microscópio por observação do tamanho e da morfologia dos conídios. Os conídios são duas a três vezes maiores que os das espécies de *Penicillium* e *Paecilomyces* e são absolutamente esféricos, com exceção da presença de uma base plana ou truncada bem-definida. Os conídios estão dispostos em cadeias, com a base truncada de cada conídio sucessivo ligada à terminação arredondada do conídio anterior (Figura 21.33). Inicialmente, os conídios são lisos; contudo, à medida que a colônia amadurece, a parede externa torna-se nitidamente enrugada (**equinulada**). A focalização nítida da objetiva do microscópio pode demonstrar uma conexão semelhante a um bacilo entre dois conídios adjacentes. A formação dos conídios das espécies de *Scopulariopsis* é **anelogênica**, ou seja, quando cada novo conídio é produzido, ele deixa para trás uma parte da base truncada espessada ou cicatriz, que é conhecida como **anelídio**. Quando se forma um novo conídio, ele empurra o anterior para frente e assim se forma uma cadeia de conídios.

Identificação dos fungos hialinos que produzem conídios em grupos

Esse grupo de fungos hialinos caracteriza-se pela formação de conídios em grupos. Os conídios podem ser alongados ou elípticos, como os das espécies de *Acremonium* e *Fusarium*, ou esféricos como os das espécies de *Gliocladium* e *Trichoderma*. Entre essas quatro, as espécies de *Fusarium* são singulares porque produzem microconídios e macroconídios. O Painel 21.2 descreve as características que permitem diferenciar essas três espécies.

Espécies de *Acremonium*. As colônias de *Acremonium* spp. geralmente parecem menos lanuginosas ou granulosas que as dos outros fungos hialinos, mas em vez disto têm aspecto

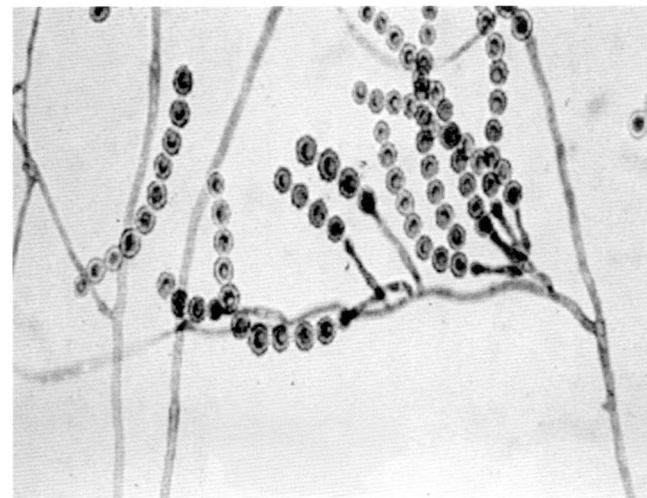

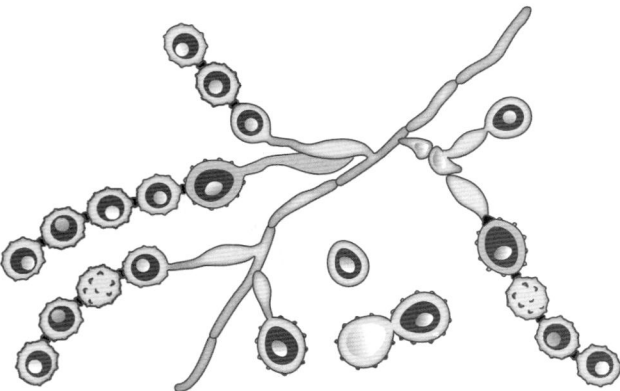

■ **FIGURA 21.33** Fotomicrografia e esboço da estrutura frutificante das espécies de *Scopulariopsis*, ilustrando as cadeias de aneloconídios típicos, esféricos e grandes.

Ao exame microscópico, os conídios de *Acremonium* spp. são alongados a esféricos e estão dispostos em grupos frouxos (Figura 21.34). Cada grupo origina-se da ponta de um conidióforo longo, delgado e delicado, que termina em uma ponta romba. Um aspecto importante para a identificação das espécies de *Acremonium* é a existência de um septo na base do conidióforo afilado (*i. e.*, um septo basal). Esses fungos não formam macroconídios.

Espécies de *Fusarium*. Existem muitas espécies de *Fusarium* e, dentre estas, algumas são patógenos vegetais. Na maioria dos casos, não foram realizadas tentativas de identificação no nível das espécies. É importante a identificação imediata, porque elas são agentes etiológicos importantes da hialo-hifomicose (*i. e.*, fusariose) em pacientes imunossuprimidos. Em geral, as colônias são cotonosas ou lanuginosas e têm coloração pastel bem-definida; a superfície das colônias podem ter cor de lavanda, rosa, vermelho mais escuro ou magenta. Nos casos típicos, o inverso das colônias também tem alguma pigmentação (Prancha 21.2 F).

Dentre os fungos filamentosos hialinos revisados aqui, *Fusarium* spp. são singulares porque produzem **microconídios** e **macroconídios**. Os microconídios são semelhantes aos produzidos pelas espécies de *Acremonium*. O aspecto fundamental usado para identificar *Fusarium* spp. são os macroconídios longos, falciformes e pluricelulares; dentro dos macroconídios, septos transversais separam as células umas das outras (Figura 21.35). A focalização exata da célula hilar revela uma extensão filiforme, que a designa como "**célula podal**". A presença de uma célula podal ajuda a diferenciar entre *Fusarium* spp. (presente) e *Cylindrocarpon* spp. (ausente); este último microrganismo é um fungo do solo encontrado raramente nos laboratórios clínicos.

Espécies de *Gliocladium*. As colônias das espécies de *Gliocladium* são verdes ou amarelo-esverdeadas e estendem-se de uma borda à outra da placa de ágar formando um "gramado" de crescimento sem bordas definidas. Em geral, a superfície é pulvínula (Prancha 21.2 H).

Ao exame microscópio, os conídios esféricos de tamanho homogêneo das espécies de *Gliocladium* também formam grupos coesos e parecem semelhantes aos que são produzidos pelas espécies de *Trichoderma* (ver adiante).

liso, glabro ou cotonoso porque produzem micélios muito delicados. As colônias podem ser brancas ou apresentar várias tonalidades de verde ou amarelo-pastel claro (Prancha 21.2 E).

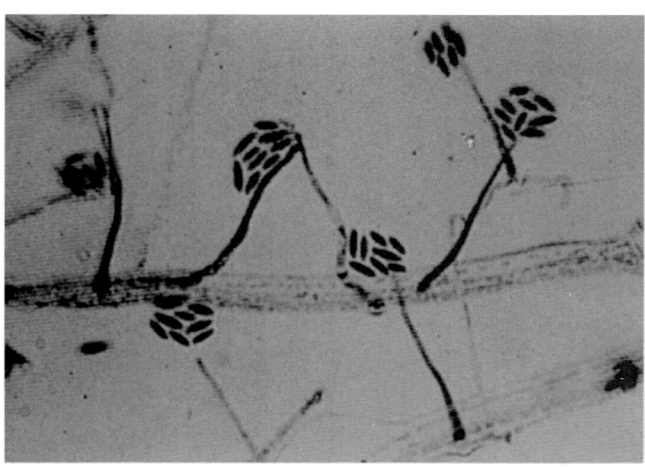

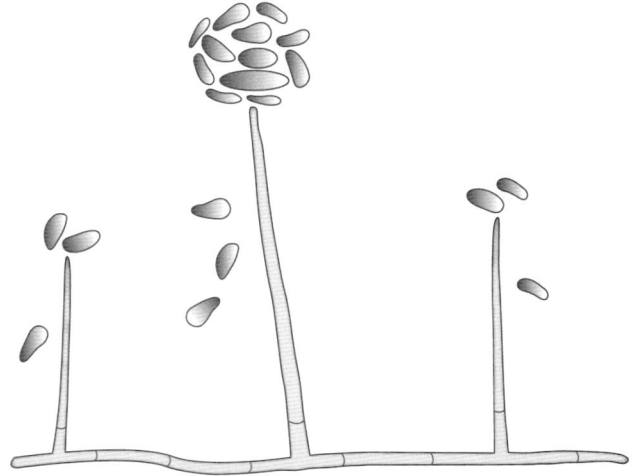

■ **FIGURA 21.34** Fotomicrografia e esquema da estrutura frutificante das espécies de *Acremonium*, ilustrando o conidióforo delicado que sustenta um grupo frouxo de conídios elípticos dispostos em um padrão "difteroide".

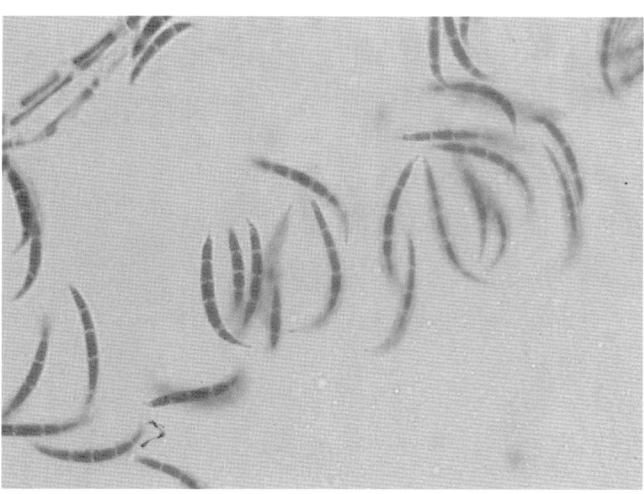 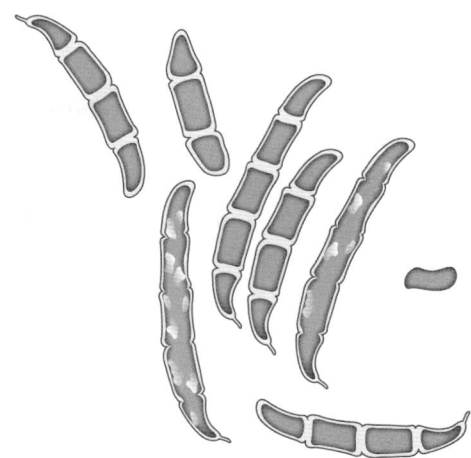

■ **FIGURA 21.35** Fotomicrografia e esboço dos macroconídios longos pluricelulares em forma de canoa, que são típicos das espécies de *Fusarium*.

Entretanto, ao contrário de *Trichoderma* spp., nas quais cada conídio origina-se da ponta de um único conidióforo, o grupo de conídios produzidos pelas espécies de *Gliocladium* é sustentado nas pontas de três ou quatro conídios afilados sobre o que parece ser uma estrutura de penicílios rudimentar (Figura 21.36).

Espécies de *Trichoderma*. As colônias são semelhantes às das espécies de *Gliocladium* e também formam um "gramado" granuloso de crescimento, que se estende de uma borda à outra da placa de ágar. As cores tendem a ser amarelo e verde.

Ao exame microscópico, os conídios das espécies de *Trichoderma* têm tamanho homogêneo e são esféricos em grupos compactos (Figura 21.37). Os conídios aderem uns aos outros na ponta do conidióforo. Embora as espécies de *Gliocladium* produzam massa de esporos semelhante, os esporos formados pelas espécies de *Trichoderma* estão localizados nas pontas de cada fiálide afilada. Ainda que geralmente sejam menores, alguns parecem semelhantes aos esporos das espécies de *Paecilomyces*, porque o conidióforo origina-se lateralmente das hifas.

Identificação dos gêneros de hialo-hifomicetos que produzem conídios isolados

Durante muitos anos, acreditou-se que *Pseudallescheria boydii* fosse a forma sexuada ou telomórfica de *Scedosporium apiospermum*. Entretanto, assim como vários outros grupos de fungos, a análise das sequências de DNA dos genes taxonomicamente importantes preencheu as lacunas da taxonomia baseada unicamente nos aspectos morfológicos. Hoje em dia, está claro que existem vários microrganismos diferentes dentro do grupo que chamaremos de complexo *Pseudallescheria boydii*. Esse grupo forma colônias com a coloração chamada "cinza rato-doméstico". O inverso pode ser caramelo a castanho-claro e escure com o tempo. A morfologia das colônias dos outros fungos analisados aqui (i. e., *Chrysosporium* e outros) não é bem-definida. Em geral, essas colônias são contínuas, brancas a cinzentas, lisas a ligeiramente granulosas e, em geral, rugosas. O exame microscópico é necessário à diferenciação dos gêneros, conforme está descrito adiante. Esse grupo de fungos hialinos

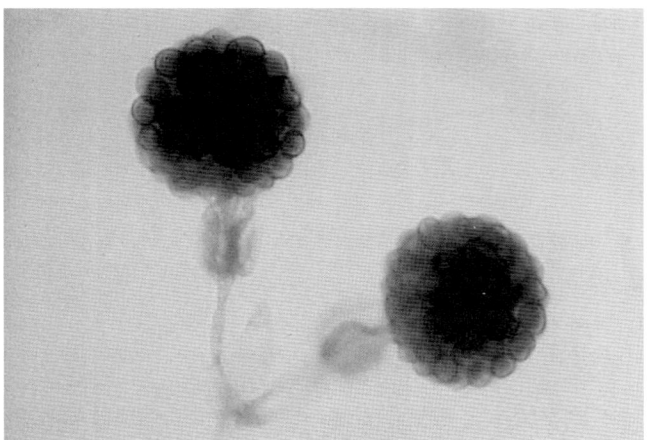 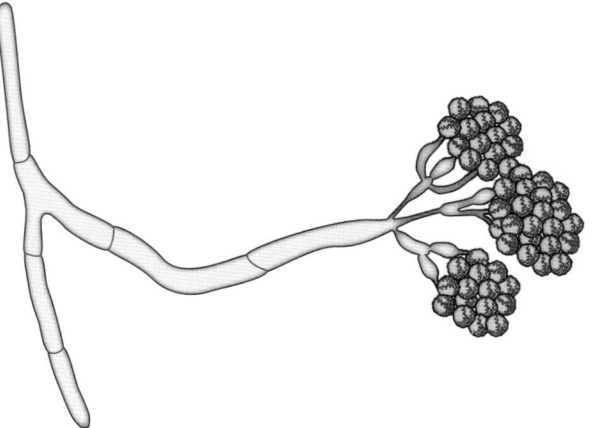

■ **FIGURA 21.36** Fotomicrografia e esboço da estrutura frutificante das espécies de *Gliocladium*, ilustrando as fiálides digitiformes que sustentam grupos compactos de conídios esféricos.

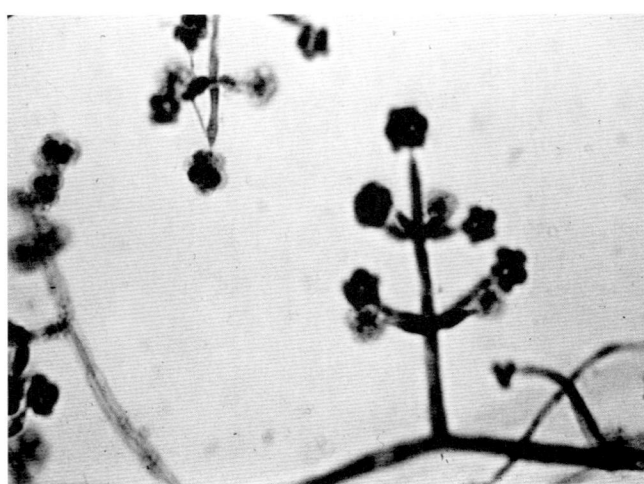
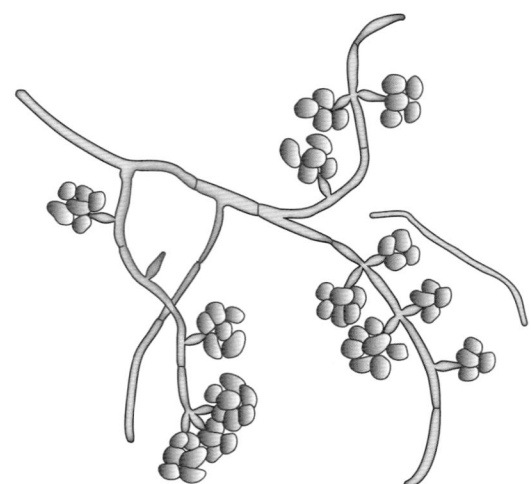

■ **FIGURA 21.37** Fotomicrografia e esboço da estrutura frutificante das espécies de *Trichoderma*, ilustrando as fiálides afiladas localizadas lateralmente, que sustentam os grupos de conídios esféricos.

caracteriza-se pela formação de conídios isolados nas pontas de cada conidióforo retilíneo ou ramificado. O Painel 21.2 descreve os aspectos microscópicos singulares de cada uma dessas espécies.

Complexo *Pseudallescheria boydii*. Os membros do complexo *Pseudallescheria boydii* são agentes infecciosos importantes nos pacientes imunossuprimidos. Curiosamente, também há uma relação com episódios de quase afogamento. Ao exame microscópico, há hifas septadas hialinas, das quais se originam conidióforos retilíneos maldefinidos. Os membros do complexo *P. boydii* produzem conídios de 3 a 5 μm, finos, piriformes a ovoides e com paredes lisas nas pontas dos conidióforos não ramificados (Figura 21.38). É importante ressaltar que os conidióforos não são dilatados na base ou "inflados", que é um aspecto típico de uma variante demácia de *Scedosporium* (*S. prolificans*) (Figura 21.39). Os conídios maduros produzem pigmentação escura à medida que envelhecem e, deste modo, resultam nas colônias cinza rato-doméstico descritas antes. Na verdade, as pontas dos conidióforos estendem-se quanto é produzido um esporo e há formação de anelídios, que são difíceis de identificar à microscopia óptica, embora sejam facilmente evidentes nas fotografias de microscopia de varredura. A anelidioconidiação também forma uma extremidade achatada na ponta menor dos conídios piriformes. Em algumas cepas, pode haver agrupamentos paralelos de conidióforos formando o gráfio anamórfico (Figura 21.40). Os conídios desprendidos podem aparecer isoladamente ou em agregados frouxos.

Espécies de *Chrysosporium*. As colônias das espécies de *Chrysosporium* não são típicas. Depois de 2 a 4 dias de incubação, as colônias são brancas a cinzentas, cotonosas ou lanuginosas. Ao exame microscópico, os conídios são esféricos, subglobosos a piriformes e emergem separadamente das pontas dos conidióforos laterais longos; estes conídios são muito semelhantes aos de *Blastomyces dermatitidis* (Figura 21.41). As bases dos conídios podem parecer achatadas e retraídas em razão da aneloconidiação. Em geral, as colônias de *Chrysosporium* spp. crescem mais rapidamente que as de *B. dermatitidis*; em contraste com este último fungo, elas não crescem nos meios de cultura seletivos contendo ciclo-heximida; e, ao contrário de *B. dermatitidis*, elas não podem ser convertidas para a forma de levedura depois da

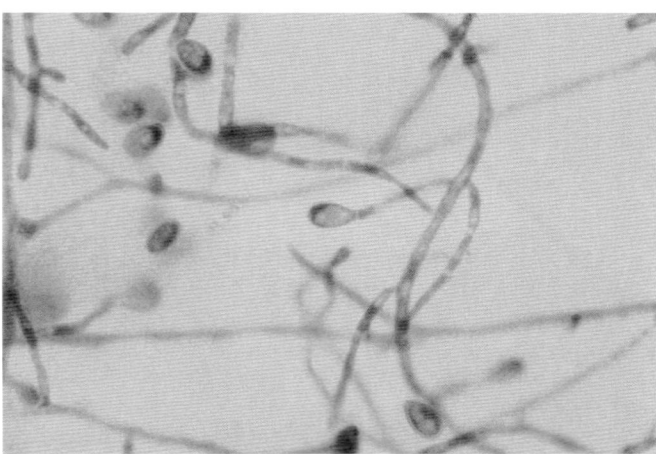
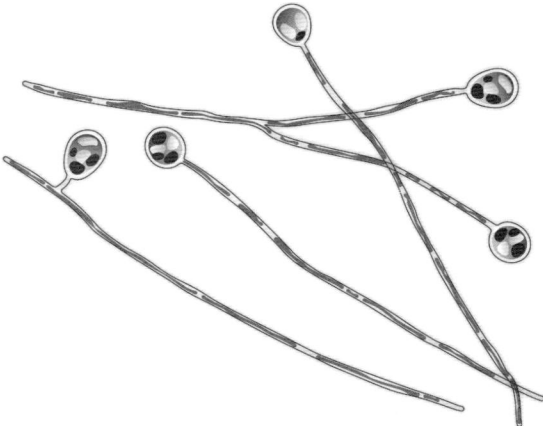

■ **FIGURA 21.38** Fotomicrografia e esboço dos conidióforos longos, retilíneos e delicados, cada qual sustentando um único conídio oval escuro, que é típico dos membros do complexo *P. boydii*.

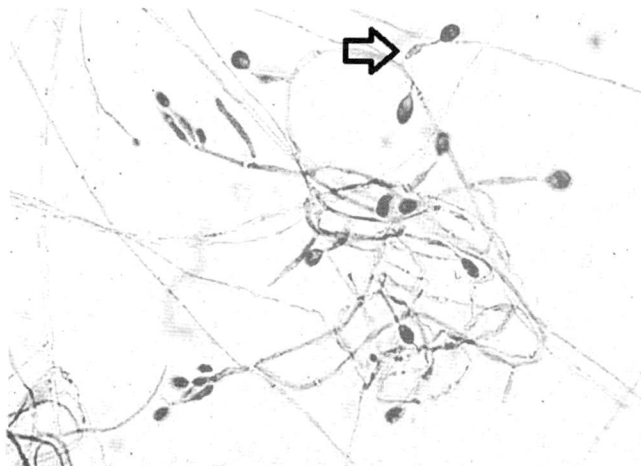

FIGURA 21.39 Fotomicrografia dos conídios do *Scedosporium prolificans*, ilustrando a dilatação urceolada (em forma de urna) típica da base do conidióforo (*seta*).

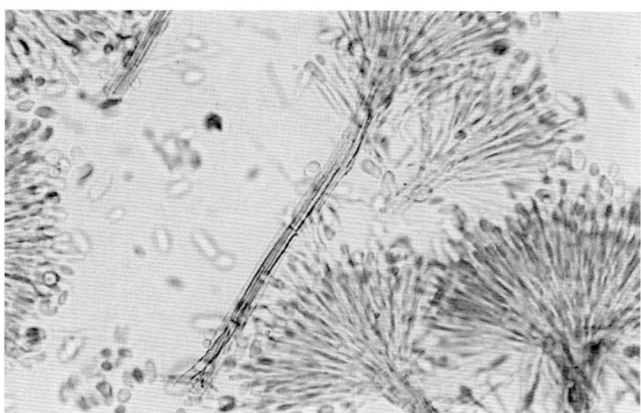

FIGURA 21.40 Fotomicrografia do gráfio anamórfico de um membro do complexo *P. boydii*, que está disposto em feixes em forma de leque semelhantes a feixes de trigo. (Cortesia do Dr. Glenn Roberts, PhD.)

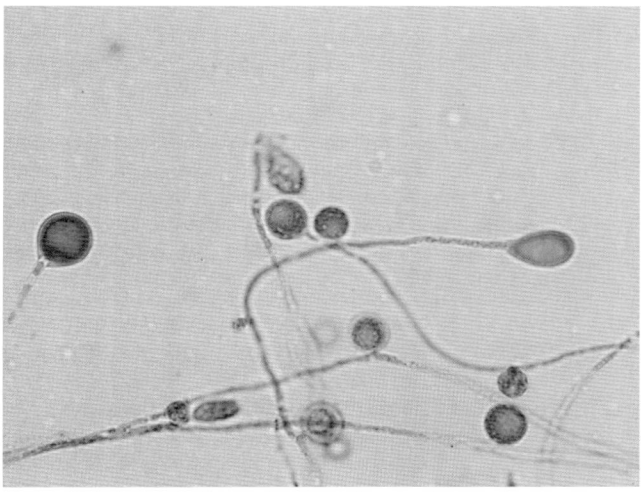

FIGURA 21.41 Fotomicrografia das espécies de *Chrysosporium*, ilustrando os conídios esféricos a ovais, cada qual sustentado por um conidióforo curto e reto ("pirulitos"). Esse fungo assemelha-se morfologicamente aos membros do complexo *Pseudallescheria boydii* e ao *Blastomyces dermatitidis*.

incubação a 35° a 37°C. Na prática, os ensaios com sondas de ácido nucleico ou outros métodos moleculares (p. ex., sequenciamento do DNA) podem ser realizados nos extratos das colônias para excluir a possibilidade de *B. dermatitidis* e reforçar a identidade da espécie de *Chrysosporium*.

Espécies de *Sepedonium*. As colônias das espécies de *Sepedonium* são semelhantes às das espécies de *Chrysosporium* descritas antes e as duas não podem ser diferenciadas visualmente. Ao exame microscópico, a observação de macroconídios esféricos, grandes e com pontas rombas (semelhantes aos de *H. capsulatum*) é um aspecto típico (Figura 21.42). As colônias de *Sepedonium* spp. crescem mais rapidamente que as de *H. capsulatum*; ao contrário deste último, esse fungo é inibido nos meios seletivos contendo ciclo-heximida; e *Sepedonium* spp. não podem ser convertidas em forma de leveduras depois da incubação de 35° a 37°C. Conídios ovais menores originados separadamente dos conidióforos curtos também podem ser observados com algumas cepas, mas não são comuns. Esses microconídios alongados ajudam a diferenciar *Sepedonium* spp. de *H. capsulatum*, que forma microconídios esféricos. Na prática, utiliza-se uma sonda de DNA ou outro método molecular (p. ex., sequenciamento do DNA) para excluir a possibilidade de *H. capsulatum* e reforçar a identificação do fungo como uma espécie de *Sepedonium*.

Espécies de *Beauveria*. *Beauveria* é um patógeno humano muito raro. Entretanto, é um patógeno tão importante dos insetos, tendo sido responsável pela morte de incontáveis bichos-da-seda e pelo declínio da indústria da seda, que Louis Pasteur foi chamado a investigar. As colônias têm superfície cotonosa branca. O inverso da colônia é caramelo-claro. Ao exame microscópico, os microconídios globosos minúsculos agregam-se densamente ao redor do conidióforo delicado, curto e dilatado, que se dobra em forma de zigue-zague perto da ponta. Essa configuração de "joelho dobrado" é conhecida como **geniculada** (Figura 21.43). Cada conídio origina-se em um plano e, depois disto, o conidióforo gira antes de portar outro conídio em outro plano e assim por diante. Por essa razão, esse tipo de conidiação forma conídios em todos os lados do conidióforo – uma configuração conhecida como **simpodial**.

O Quadro de correlações clínicas 21.3 descreve as diversas manifestações clínicas das infecções oportunistas causadas pelos fungos hialinos.

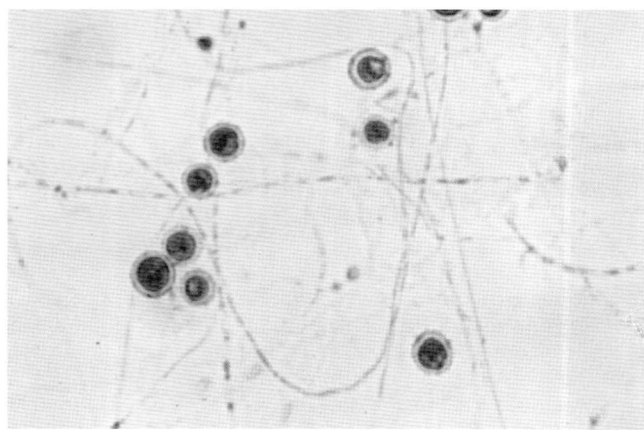

FIGURA 21.42 Fotomicrografia ilustrando os conídios esféricos, grandes e finamente equinulados típicos das espécies de *Sepedonium*.

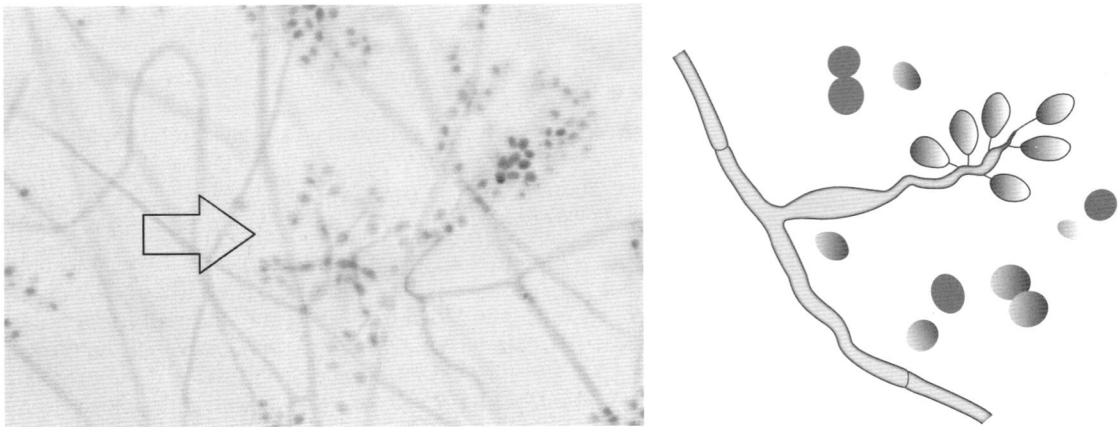

FIGURA 21.43 Fotomicrografia e esboço ilustrando os conidióforos delicados em zigue-zague de *Beauveria* spp., nos quais cada dentículo sustenta um único conídio ovalado.

Quadro de correlações clínicas 21.3 | Hialo-hifomicoses.

Micetoma, onicomicose[106] e ceratite micótica[160] são as infecções causadas mais comumente por esse grupo de fungos filamentosos. Esses fungos filamentosos também podem causar outras infecções, inclusive sinusite com ou sem formação de bolas fúngicas, meningite, osteomielite, endocardite e otomicose. Rippon[235] resumiu algumas dos casos publicados na literatura mais antiga.

As espécies de *Aspergillus* são os agentes etiológicos mais comuns da hialo-hifomicose e estão descritas no Quadro de correlações clínicas 21.2. Em seguida, as espécies de *Fusarium* e os membros do complexo *P. boydii* são as causas mais comuns de doença invasiva dos pacientes imunossuprimidos, mas é importante lembrar que qualquer fungo pode causar doença na população com imunossupressão profunda.

Vajpayee et al.[278] demonstraram que as espécies de *Fusarium* eram a causa mais comum de ceratite micótica de 156 pacientes com doença ulcerosa micótica da córnea que, na maioria dos casos, complica a conjuntivite alérgica e o uso simultâneo de antibióticos e corticosteroides. Nielsen et al.[198] publicaram uma revisão abrangente sobre taxonomia, micologia, aspectos laboratoriais e síndromes clínicas associadas às espécies de *Fusarium*. Esses autores também citaram as espécies de *Fusarium* como causa mais comum de ceratite micótica nos EUA, geralmente depois de traumatismo da córnea associado ao implante ocular de fragmentos vegetais ou fragmentos do solo durante atividades ao ar livre. A ceratite micótica foi detectada em 4 a 27% dos usuários de lentes de contato e as espécies de *Fusarium* foram isoladas mais comumente.[296] Low et al.[173] publicaram um caso de ceratite causada por *Beauveria*, que foi curada por dissecção profunda. As condições predisponentes são cuidados inadequados com as lentes de contato, coexistência de infecção córnea subjacente (p. ex., infecção por herpes simples) e uso prolongado de corticosteroides e antibióticos tópicos.

Em um estudo retrospectivo de 10 anos (1986 a 1995) dos pacientes com neoplasias malignas hematológicas, Boutati e Anaissie[29] encontraram casos de infecção disseminada por espécies de *Fusarium* em 43 pacientes: 40 com doença disseminada e 3 com infecção pulmonar invasiva. Embora o tratamento farmacológico tenha sido eficaz em 13 desses pacientes, a recuperação da infecção geralmente ocorreu apenas quando a mielossupressão e a neutropenia regrediram. Krcmery et al.[157] descreveram o isolamento das espécies de *Fusarium* da corrente sanguínea dos pacientes com várias neoplasias malignas.

As infecções cutâneas podem ser causadas pela penetração direta da pele por matéria vegetal contaminada. O autor deste comentário atuou como consultor em um caso não publicado de micetoma pós-traumático causado por *Fusarium* em uma mulher de 35 anos. Inicialmente, a biopsia superficial da lesão isolou uma espécie de *Alternaria* sensível à anfotericina B nos testes *in vitro*. Como não houve melhora da paciente com o tratamento introduzido, foi realizada uma biopsia mais profunda, da qual foi isolada uma cepa da espécie de *Fusarium* resistente à anfotericina B. A doença regrediu quando a paciente foi tratada com itraconazol.

Os membros do complexo *Pseudallescheria boydii*, que inclui *Scedosporium apiospermum*, estão entre os agentes etiológicos mais comuns de micetomas subcutâneos diagnosticados nos EUA. A presença de grânulos esféricos macios a firmes, brancos a amarelados, sugere esse microrganismo, mas esta característica não é específica. As infecções pulmonares causadas pelo complexo *P. boydii* geralmente são semelhantes às de *Aspergillus* spp. e as hifas têm aspecto semelhante nos cortes histológicos corados. Além de causar doença nos pacientes imunossuprimidos, as infecções causadas pelo complexo *P. boydii* também estão associadas aos episódios de quase afogamento. Outras infecções revisadas detalhadamente por Rippon[235] são sinusite (inclusive com formação de bolas fúngicas), meningite, osteomielite, endocardite, ceratite micótica, endoftalmite e otomicose. Perez et al.[217] descreveram um paciente com abscesso cerebral causado pela *Pseudallescheria boydii*, que estava associado a um cateter venoso central infectado. Tamm et al.[271] relataram infecções por *P. boydii* em sete receptores de transplantes de pulmão, que desenvolveram infecções pulmonares. Esse fungo foi documentado em espécimes de LBA de todos os sete pacientes e todos tinham problemas associados às vias respiratórias, inclusive estenose isquêmica precoce das vias aéreas em um caso e síndrome de bronquiolite obliterante nos outros seis. O tratamento combinado com itraconazol e fluconazol não conseguiu erradicar a

(continua)

infecção. Quatro dos sete pacientes morreram em consequência da bronquiolite obliterante grave dentro de 3 a 35 meses depois do diagnóstico.

Scedosporium prolificans (antes conhecido como *S. inflatum*) é um fungo demácio, mas está incluído aqui porque é morfologicamente semelhante a *P. boydii* e aos outros membros deste complexo. Salkin et al.[241] relataram 15 casos de infecções humanas. Wilson et al.[300] acrescentaram mais 11 casos de infecção por *Scedosporium prolificans* publicados na literatura, quase todos envolvendo pacientes que tiveram traumatismo com perfuração ou procedimentos cirúrgicos. *Scedosporium* spp., especialmente *S. prolificans*, foram consideradas resistentes a anfotericina B, miconazol, cetoconazol e outros antimicóticos; esta é uma razão importante para a diferenciação entre elas e *Aspergillus* spp. Contudo, Pickles et al.[225] relatam casos bem-sucedidos de cura usando fluconazol e os novos derivados triazólicos são ainda mais promissores.

Alvarez et al.[10] relataram um surto nosocomial de quatro infecções fatais por *Scedosporium prolificans* em pacientes com neutropenia grave resultante da quimioterapia para leucemia. As infecções ocorreram sequencialmente em um período de 1 mês em dois quartos, durante a fase de reconstrução do hospital, quando os pacientes ficaram provisoriamente abrigados em uma unidade hematológica. Os autores concluíram que, embora não tenha sido possível isolar *S. proliferans* dos quartos dos pacientes ou dos corredores adjacentes, a evidência circunstancial sugeria um surto nosocomial. Simarro et al.[257] relataram duas infecções semelhantes relacionadas. Os dois pacientes foram internados na enfermaria hematológica em quartos adjacentes durante as obras de construção do hospital. Depois de um episódio pregresso de sepse bacteriana na fase neutropênica, que melhorou com tratamento antibiótico, as condições respiratórias dos dois pacientes pioraram e ambos tiveram dispneia aguda, um deles com infiltrado pulmonar. Algumas horas depois, os dois pacientes morreram. As hemoculturas foram positivas para *S. prolificans*. De Battle et al.[64] descreveram um paciente com leucemia, que desenvolveu infecção disseminada por *S. prolificans* durante o período de neutropenia induzida pela quimioterapia. *S. prolificans* foi isolado de quatro hemoculturas. Pela necropsia, os autores encontraram infecção fúngica disseminada com várias tromboses micóticas intravasculares nos pulmões, fígado, baço e outros órgãos. Os autores fizeram um apelo para que todos os esforços sejam envidados para proteger os pacientes com leucemia da invasão por fungos saprofíticos durante o período de neutropenia induzida pela quimioterapia.

Vários outros fungos hialinos podem causar doença nos hospedeiros suscetíveis. Chan et al.[40] relataram casos de peritonite associada à diálise peritoneal, que foram causados por *Paecilomyces variotii* em dois pacientes. Ambos tinham usado vários antibióticos para tratar peritonite bacteriana, que provavelmente contribuíram para o desenvolvimento da infecção oportunista por *Paecilomyces*.

Infecções causadas por espécies de *Paecilomyces* também foram relatadas por Chan-Tack et al.[41] (fungemia de um adulto receptor de transplante de medula óssea), Gucalp et al.[104] (sinusite resistente à anfotericina B em um adulto imunossuprimido), Okhravi et al.[204] (endoftalmite depois de ceratoplastia perfurante) e Westenfeld et al.[288] (um paciente com infecção subcutânea e bursite pré-patelar). Castro et al.[37] relataram um caso de infecção subcutânea profunda do antebraço esquerdo por *Purpureocillium lilacinum* (antes conhecido como *Paecilomyces lilacinus*) em um receptor de transplante de rim, que respondeu ao tratamento com griseofulvina oral. Esses autores revisaram 42 casos de micoses humanas causadas por *Paecilomyces* spp., geralmente associadas a implantes de próteses ou à imunossupressão. A diferenciação desses fungos microscopicamente semelhantes é importante, porque a maioria das cepas do *P. lilacinus* é resistente à anfotericina B, enquanto a maioria das cepas de *P. variotii* é sensível.

Existem relatos de que *Scopulariopsis* spp. causaram infecções das unhas, dos tecidos subcutâneos e dos pulmões.[274] Phillips et al.[224] descreveram vários pacientes com micoses por *S. brevicaulis* envolvendo unhas dos pododáctilos de um receptor de transplante de medula óssea alogênica. Outras infecções citadas foram pneumonite de hipersensibilidade, formação de bola fúngica no pulmão e infecções subcutâneas profundas dos pacientes imunossuprimidos. Entre as diversas infecções causadas por *Scopulariopsis* spp. estão os casos de sinusite fúngica invasiva publicados por Ellison et al.[79] e Jabor et al.,[135] este último envolvendo destruição nasal invasiva de um paciente imunocompetente; um caso fatal de endocardite de prótese valvar associada a *S. brevicaulis* publicado por Migrino et al.;[186] e um paciente com infecção subcutânea recidivante, que ocorreu 6 anos depois do transplante de fígado e foi relatado por Sellier et al.[251]

Schell e Perfect[247] descreveram um paciente com neutropenia, que desenvolveu infecção disseminada causada por *Acremonium strictum*. Nesse caso, o fungo foi isolado das hemoculturas depois do isolamento anterior dos espécimes fecais, sugerindo que o trato gastrintestinal fosse o foco primário da infecção.

Identificação dos dermatófitos

Os dermatófitos formam um grupo de fungos bem diferenciados, que infectam a pele, os cabelos (ou pelos) e as unhas dos seres humanos e animais, nos quais causam diversas infecções cutâneas conhecidas coloquialmente como "tinhas". Qualquer fungo isolado em cultura dos espécimes descritos como pele, unha ou cabelos (ou pelos) deve ser avaliado para determinar se é um dermatófito. Entretanto, é importante estar atento ao fato de que outros fungos patogênicos, inclusive bolores dimórficos, também podem afetar a pele e mostrar características como hifas estreitas e delicadas e resistência à ciclo-heximida, que também são encontradas nos dermatófitos. Além disso, alguns fungos ambientais saprofíticos podem ser isolados, especialmente das unhas. Determinar o papel patogênico desses fungos é difícil, porque eles poderiam ser contaminantes ou agentes etiológicos da infecção. O isolamento repetido desses fungos, a exclusão da presença de um dermatófito e a demonstração da forma invasiva no exame histopatológico poderiam ser evidências a favor de que a onicomicose seja causada pelo fungo.

O exame direto de uma preparação com KOH/branco calcoflúor facilita a detecção direta dos dermatófitos. A demonstração de segmentos de hifas típicas nas escamas cutâneas examinadas diretamente (Figura 21.44) ou de invasão do ectótrix ou do endótrix dos pelos infectados é um indício preliminar útil (Figura 21.45).

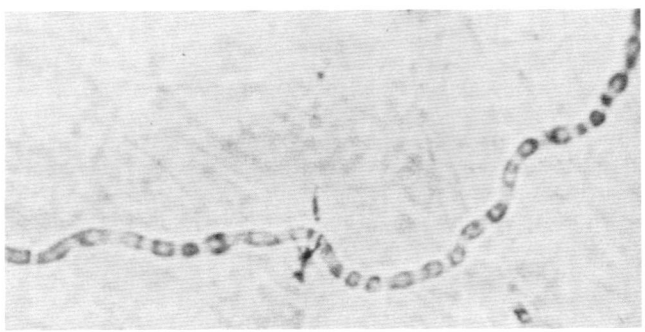

■ **FIGURA 21.44** Fotomicrografia de uma preparação com KOH de um raspado de pele, ilustrando um segmento de hifa de um dermatófito. Observe que o fragmento da hifa estava dividido em artroconídios minúsculos (imersão em óleo, 1.000×).

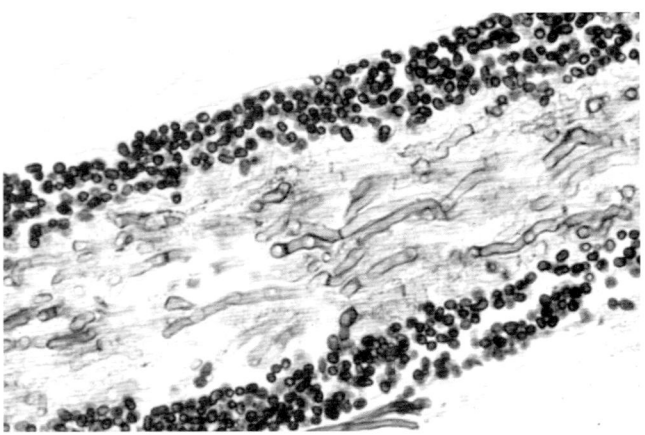

■ **FIGURA 21.45** Fotomicrografia de um corte longitudinal da haste de um pelo de um paciente com dermatofitose. Observe a invasão do endótrix por hifas septadas ao centro com os conídios na periferia (coloração com GMS, 400×).

As colônias de várias isolados de dermatófitos variam consideravelmente quanto às taxas de crescimento, à morfologia e à produção de pigmentos, em alguns casos inclusive entre a mesma espécie. Por essa razão, a designação dos gêneros e das espécies depende da observação das características microscópicas. Em alguns casos, a identificação no nível de espécie, principalmente quando se trata de *Trichophyton* spp., não é possível sem testes biofísicos/bioquímicos complementares. Embora seja interessante sob o ponto de vista epidemiológico, a identificação neste nível não é necessária ao tratamento. Entretanto, existem algumas características das colônias, que podem ser úteis na identificação de determinadas espécies; quando for apropriado, estas características serão descritas adiante. A Prancha 21.4 ilustra alguns exemplos de colônias de dermatófitos. As espécies com importância médica mais comumente isoladas nos laboratórios clínicos são *Microsporum canis*, *Microsporum gypseum*, *Trichophyton mentagrophytes*, *Trichophyton rubrum*, *Trichophyton tonsurans*, *Trichophyton verrucosum* e *Epidermophyton floccosum*.

Em um estudo sobre infecções dermatofíticas realizado nos EUA por Weitzman,[286] o *Trichophyton tonsurans* foi a espécie mais isolada (44,5%), seguida de *Trichophyton rubrum* (41,3%) e, menos comumente, *Trichophyton mentagrophytes* (8,5%), *Microsporum canis* (3,5%) e *Epidermophyton floccosum* (1,1%).

Os dermatófitos são divididos em três gêneros: *Microsporum*, *Trichophyton* e *Epidermophyton*, com base principalmente nas diferenças de morfologia microscópica e tipos de esporulação. O Painel 21.3 ilustra uma abordagem útil à identificação dos gêneros e das espécies dos dermatófitos.

O gênero **Microsporum** caracteriza-se pela produção de alguns macroconídios e poucos ou nenhum microconídio. Os macroconídios são pluricelulares, têm paredes espessas e apresentam uma parede celular grossa, equinulada ou verrucosa. As identificações das espécies estão baseadas nas diferenças morfológicas dos macroconídios. Quando estão presentes, os microconídios são pequenos, hialinos e em forma de elíptica ou de gota e prendem-se diretamente às laterais das hifas.

O gênero **Trichophyton** caracteriza-se pela produção de alguns microconídios e poucos ou nenhum macroconídio. Em contraste com *Microsporum* spp., os macroconídios (quando são produzidos) têm paredes finas e lisas. O tamanho e a disposição dos microconídios são importantes para a identificação no nível de espécie. A produção de pigmento, a atividade de urease, a capacidade de penetrar nos pelos e os padrões de crescimento diferenciados nos meios de cultura com e sem tiamina e niacina (ágares diferenciais para *Trichophyton*) também são usados para concluir a identificação de espécies.

O gênero **Epidermophyton** caracteriza-se pela formação de macroconídios claviformes, com paredes lisas e duas a quatro células, que se originam separadamente das hifas ou, mais comumente, em grupos de dois ou três. A ausência dos microconídios é essencial à identificação do gênero *Epidermophyton*.

Identificação das espécies de Microsporum

Microsporum canis. *Microsporum canis* é um dermatófito zoofílico. Em geral, a infecção é contraída dos animais domésticos da família. O crescimento é rápido em 3 a 5 dias. Inicialmente, as colônias são brancas e sedosas, mas depois produzem pigmento amarelo-limão nas suas bordas periféricas (Prancha 21.4 A). O inverso da colônia torna-se castanho-amarelado à medida que ela amadurece.

Ao exame microscópico, podem ser encontrados macroconídios e microconídios, embora os primeiros predominem. Um aspecto típico do *Microsporum canis* é a formação de macroconídios pluricelulares fusiformes, que são pontiagudos e podem ser ligeiramente torcidos para um lado na ponta (Figura 21.46). Microconídios esparsos podem ser originados diretamente das laterais das hifas. Nas infecções dos cabelos (ou pelos), grupos mosaicos de microconídios desenvolvem-se no exterior da haste (**ectótrix**).

Microsporum gypseum. *Microsporum gypseum* é um dermatófitos geofílico e as infecções geralmente são contraídas pelo contato com terra. O crescimento é rápido (3 a 5 dias). As colônias são planas, inicialmente brancas, mas depois se tornam castanho-claras a castanho-avermelhadas à medida que amadurecem (Prancha 21.4 B). A superfície torna-se açucarada ou granulosa à medida que os conídios são produzidos.

Os macroconídios de *M. gypseum* geralmente são mais numerosos que os de *M. canis*, são menos fusiformes e têm pontas arredondadas (Figura 21.47). A história de exposição

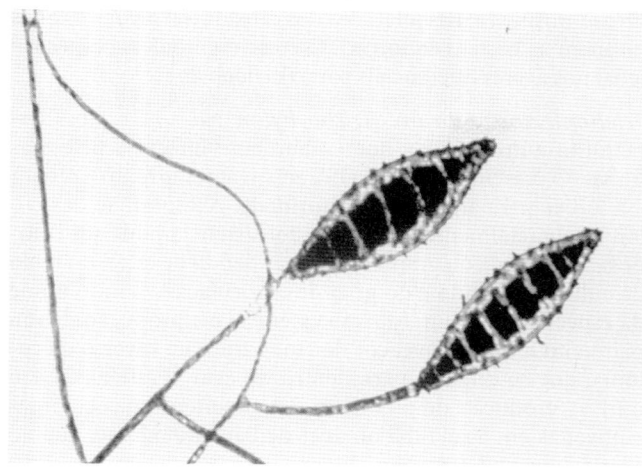

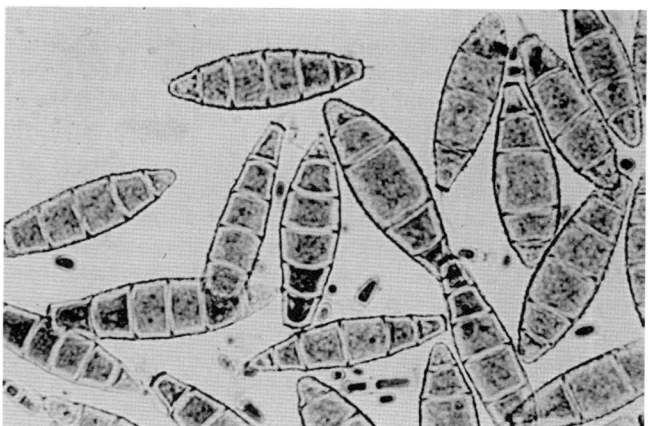

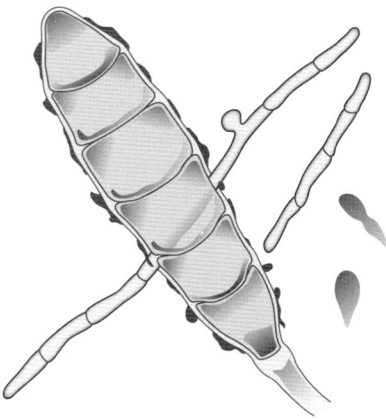

FIGURA 21.47 Fotomicrografia e esboço de um macroconídio pluricelular de *Microsporum gypseum*, ilustrando a parede equinulada espessa, as septações transversais e a terminação arredondada da célula.

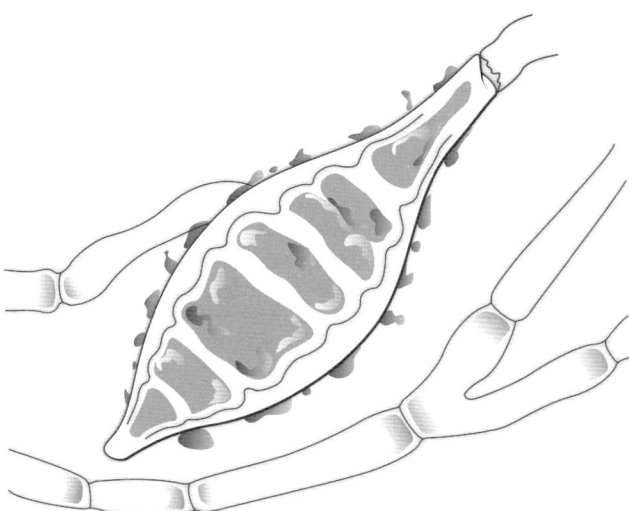

FIGURA 21.46 Fotomicrografia e esboço de um macroconídio pluricelular do *Microsporum canis*, ilustrando o formato fusiforme, a parede equinulada espessa, as separações transversais e a ponta afilada.

à terra e, possivelmente, a animais infectados e também a morfologia das colônias podem ajudar na identificação diferencial.

Microsporum nanum. *Microsporum nanum* é um dermatófitos zoofílico associado aos porcos e é uma causa relativamente rara de dermatofitose.[236] As colônias de *M. nanum* crescem rapidamente em 3 a 5 dias. A superfície é cotonosa, incialmente branca, mas depois cor de caramelo, tornando-se vermelho-acastanhado na superfície inversa. À medida que as colônias amadurecem, podem aparecer tufos na superfície.

Ao exame microscópico, geralmente são observados macroconídios ovalados a claviformes com duas a três células. Em uma avaliação superficial, os macroconídios produzidos podem ser semelhantes aos de *Epidermophyton floccosum*. As paredes celulares são finamente verrucosas (Figura 21.48), em contraste com os conídios de *E. floccosum*, que têm paredes lisas. Os microconídios claviformes cilíndricos e pequenos (3 a 5 mm) originam-se das laterais das hifas e esta característica também é importante para a diferenciação entre *M. nanum* e *E. floccosum*.

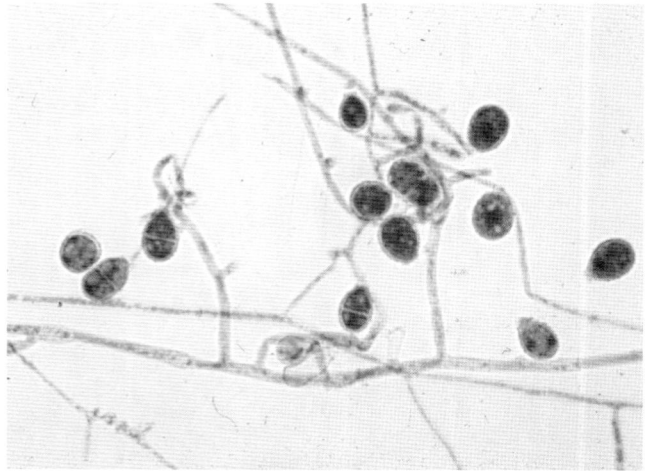

FIGURA 21.48 Fotomicrografia dos macroconídios de *Microsporum nanum*. Eles diferem dos macroconídios de *E. floccosum* porque têm duas células e paredes equinuladas espessas.

Identificação de espécies de Trichophyton

Trichophyton mentagrophytes. *Trichophyton mentagrophytes* é um dermatófito zoofílico e a infecção pode ser contraída de diversos tipos de animais. O crescimento é relativamente rápido, com maturação em 3 a 5 dias. Podem ser observados dois tipos de colônias: cotonosas ou granulosas. As variantes cotonosas são inicialmente brancas, mas podem tornar-se cremosas a castanhas à medida que amadurecem. Em geral, há uma área central elevada de hifas estéreis semelhantes a teias de aranha. A periferia e o inverso da colônia podem ser rosados a castanhos (Prancha 21.4 D). As variantes granulosas formam colônias planas dispersivas com superfície ligeira ou grosseiramente granular. As colônias são inicialmente brancas ou amarelo-desbotado, mas depois se tornam de castanhas a marrons. Também pode ser observado um pigmento vermelho semelhante ao de *T. rubrum*; contudo, a pigmentação nunca é tão intensa quanto a de *T. mentagrophytes*, principalmente quando as colônias são cultivadas simultaneamente em ágar fubá ou ágar de batata dextrose (Prancha 21.4 F).

Os microconídios tendem a formar grupos semelhantes a cachos de uvas soltas (*en grappe*) (Figura 21.49). Nos casos típicos, não aparecem macroconídios, ou estes estão presentes em quantidades reduzidas e são mais comuns nas culturas granulosas. Quando estão presentes, os macroconídios são longos, pluricelulares, em forma de charuto, com paredes lisas finas. As hifas e os clamidósporos espiralados são observados comumente nas hifas vegetativas. A maioria das cepas é urease-positiva e, nas infecções dos cabelos (ou pelos), as hifas invadem as hastes (**endótrix**). O crescimento dessa espécie é igual nos ágares diferenciais para *Trichophyton*.

Trichophyton rubrum. *Trichophyton rubrum* é um dermatófito antropofílico, que comumente infecta a pele e as unhas. O crescimento no ADS é relativamente lento e requer 4 a 7 dias para alcançar a maturidade. A superfície das colônias é inicialmente branca e a consistência pode ser cotonosa, aveludada ou granulosa, dependendo da cepa, do meio de cultura utilizado e do grau de esporulação. Com o nome da espécie indica, um aspecto essencial é a produção de um pigmento hidrossolúvel cor de vinho tinto no inverso da colônia, que se difunde para dentro do ágar (Prancha 21.4 E e F). A produção de pigmento é mais intensa nas colônias cultivadas em ágar fubá ou ágar de batata dextrose, que no ágar Sabouraud dextrose.

Ao exame microscópico, os microconídios de *T. rubrum* tendem a ter formato de gota (piriforme) e geralmente estão distribuídos em um dos lados das faixas de hifas, formando o aspecto de "pássaros pousados em uma cerca", em vez do agrupamento solto observado com *T. mentagrophytes* (Figura 21.50). Os macroconídios pluricelulares podem ser observados raramente; quando estão presentes, eles são alongados e têm formato de charuto com paredes finas e lisas semelhantes aos que são produzidos por *T. mentagrophytes*. Essa espécie não produz urease e as hastes dos pelos (ou cabelos) não são invadidas no teste de penetração ou *hair-baiting*. Essa espécie cresce igualmente nos ágares diferenciais para *Trichophyton*.

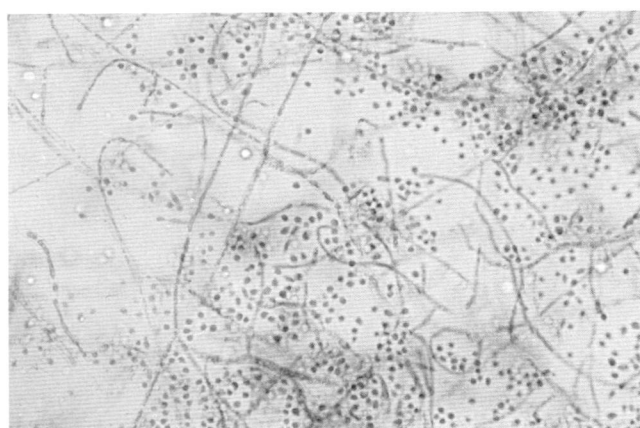

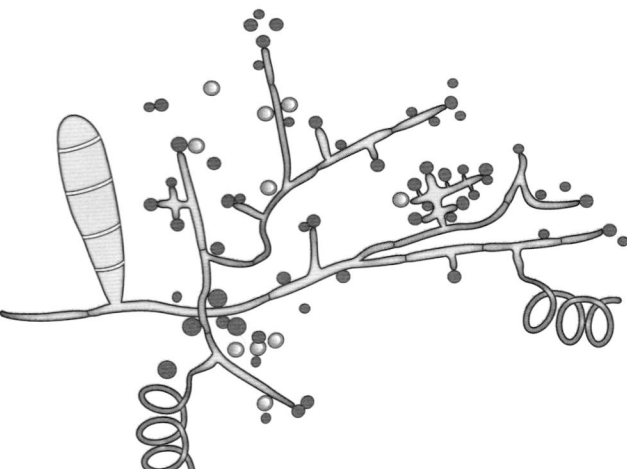

FIGURA 21.49 Fotomicrografia e esboço das formas microscópicas de *Trichophyton mentagrophytes*, ilustrando os conídios esféricos minúsculos dispostos em grupos soltos.

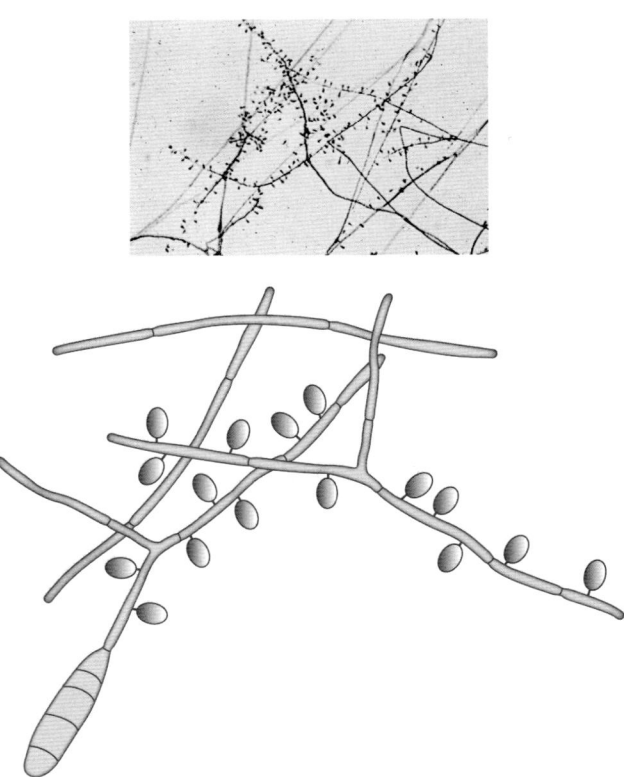

FIGURA 21.50 Fotomicrografia e esboço das formas microscópicas de *Trichophyton rubrum*, ilustrando a formação dos conídios minúsculos nas superfícies laterais das hifas, com padrão semelhante a "pássaros pousados em uma cerca".

Trichophyton tonsurans. *Trichophyton tonsurans* é um dermatófito antropomórfico, que causa infecções das unhas, da pele e do couro cabeludo. O crescimento é lento e requer 7 a 10 dias para alcançar a maturidade. As colônias têm superfície granulosa típica cor de caramelo, com formação de rugas radiais profundas à medida que amadurecem (Prancha 21.4 G). A identificação pode ser confirmada pela demonstração do crescimento insatisfatório no ágar 1 para *Trichophyton*, que é deficiente em tiamina; a tiamina é um requisito absoluto ao crescimento de *T. tonsurans*. O crescimento é satisfatório no ágar 4 para *Trichophyton*, que contém tiamina.

Ao exame microscópico, os microconídios geralmente são bem-definidos. Seu tamanho pode variar consideravelmente e as formas alongadas, claviformes ou grandes e abalonadas podem estar misturadas com microconídios ovais menores em forma de gotas (Figura 21.51). Os macroconídios raramente são observados nas cepas isoladas no laboratório.

Trichophyton verrucosum. *Trichophyton verrucosum* é um fungo zoofílico, que causa infecção no gado. Embora seja transmitido por contato direto, também pode ser veiculado por objetos contaminados. O fungo pode infectar a pele, os pelos e as unhas. O crescimento é lento e requer 7 a 14 dias para alcançar a maturidade. O crescimento não é satisfatório no ágar 1 para *Trichophyton*, que é deficiente em tiamina e inositol. Contudo, o crescimento pode ocorrer nos ágares 2, 3 e 4 para *Trichophyton*, todos contendo tiamina, inositol ou ambos. As colônias são inicialmente pequenas, circulares, planas e lisas, ou depois felpudas e brancas a amarelo-claras.

Ao exame microscópico, a esporulação geralmente é fraca. Hifas do tipo em chifres podem ser observadas e outro aspecto típico é a formação de numerosos clamidósporos, geralmente dispostos em cadeias (Figura 21.52). Os macroconídios são raros, mas bem definidos quando estão presentes. Eles são pluricelulares, têm paredes finas e lisas e são finos com uma configuração de "vagem" ou "rabo de rato". Quando estão presentes, os microconídios são pequenos, piriformes e originados diretamente das superfícies laterais das hifas.

Epidermophyton floccosum. *Epidermophyton floccosum* é um dermatófito antropofílico e uma causa importante da tinha crural (coceira de jóquei) e tinha do pé (pé de atleta). As colônias crescem rapidamente em 3 a 5 dias, inicialmente são branco-acinzentadas e depois produzem um pigmento verde-cáqui bem-definido quando amadurecem. Tiras de hifas branco-amareladas podem ser observadas irradiando-se do centro para a periferia da colônia (Prancha 21.4 H). Com o amadurecimento adicional, a superfície torna-se granulosa à medida que são produzidos conídios.

E. floccosum **nunca produz microconídios** e este é um aspecto fundamental. Desse modo, quando são observados microconídios na cultura de um dermatófito desconhecido, pode-se eliminar a possibilidade de que seja *E. floccosum*. Em geral, os **macroconídios** são produzidos em grandes quantidades, geralmente são claviformes e têm três a cinco células e paredes finas e lisas (Figura 21.53). Em muitos casos, os macroconídios formam grupos de três ou quatro. Nos casos típicos, os clamidoconídios estão presentes, especialmente nas culturas mais antigas.

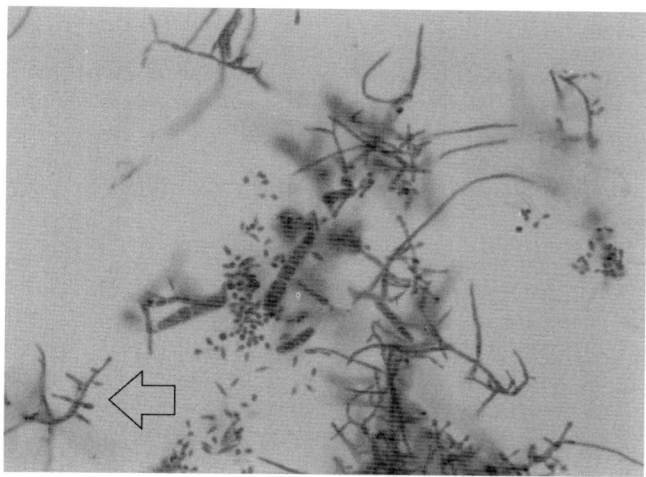

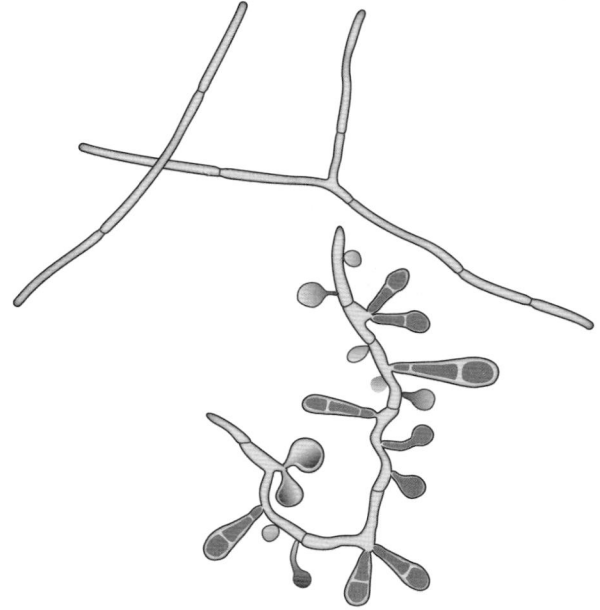

■ **FIGURA 21.51** Fotomicrografia e esboço dos microconídios claviformes e esféricos de *T. tonsurans*, soltos e fixados às laterais das hifas delicadas (*seta*). Além disso, nessa preparação há vários macroconídios com paredes finas e lisas.

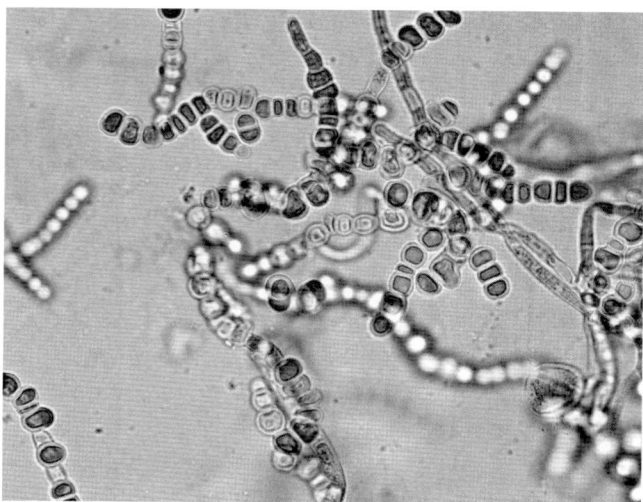

■ **FIGURA 21.52** Fotomicrografia demonstrando o aspecto microscópico das cadeias de clamidósporos típicos do *Trichophyton verrucosum*.

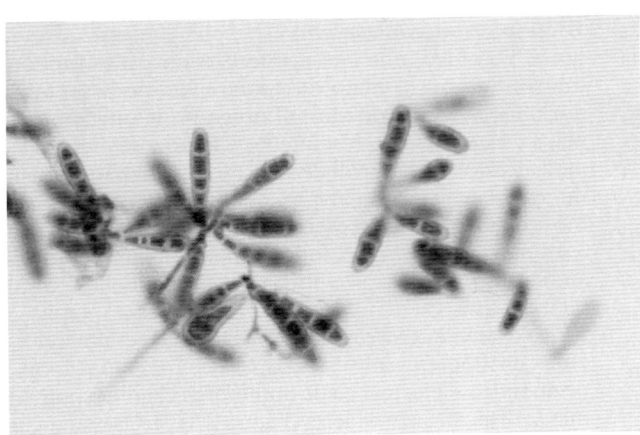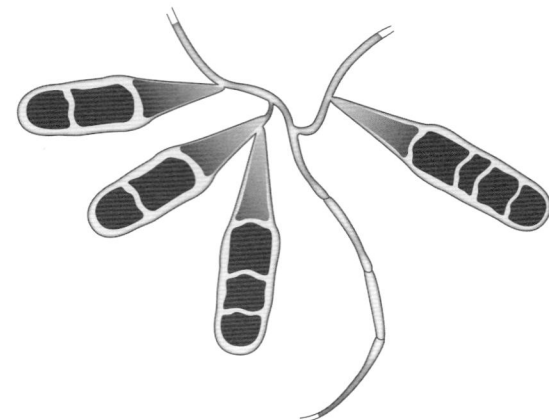

FIGURA 21.53 Fotomicrografia e esboço de um grupo de macroconídios cilíndricos alongados de *Epidermophyton floccosum* com paredes lisas e septos transversais. Esse fungo não produz microconídios.

Diagnóstico por outras técnicas exceto cultura

Existem descritos ensaios diagnósticos moleculares para detectar dermatófitos, mas eles não têm sido ampla e comumente utilizados. Por isso, o escopo desta seção é limitado. Liu *et al.*[167] usaram arbitrariamente reação da cadeia de polimerase (PCR; do inglês, *polymerase chain reaction*) com iniciadores e conseguiram identificar até 20 das 25 espécies ou subespécies de dermatófitos analisados. Embora o uso dessa tecnologia raramente possa ser necessário, aqui citamos uma referência para os casos em que se necessita de uma definição mais precisa.

O Quadro de correlações clínicas 21.4 descreve as manifestações clínicas das várias infecções causadas pelos dermatófitos.

Quadro de correlações clínicas 21.4 Dermatófitos.

Tinha do couro cabeludo (*tinea capitis*), tinha do corpo (*tinea corpora*), tinha do pé (*tinea pedis*) e tinha crural (*tinea cruris*) são os nomes utilizados para descrever os diversos tipos de infecção por dermatófitos. O termo *onicomicose* refere-se às infecções das unhas. Com o advento do tratamento antifúngico oral mais eficaz, a identificação laboratorial dos dermatófitos é realizada menos comumente hoje em dia. Na maioria dos contextos de prática médica, as preparações de KOH ou KOH/branco calcoflúor com escamas de pele, raspados de unha ou pelos (cabelos) são examinadas para detectar as hifas típicas, que tendem a partir-se em artroconídios. O tratamento geralmente é instituído sem realizar cultura quando o exame direto demonstra elementos fúngicos e o exame é realizado no consultório médico (*i. e.*, microscopia realizada pelo médico). Embora a grande maioria das infecções seja superficial, existem relatos de doença localmente invasiva, que é mais provável nos pacientes com disfunção do sistema imune.[250]

O termo "tinha" data da Idade Média e refere-se aos orifícios circulares das roupas, que são produzidos pela traça dos tecidos – um aspecto semelhante ao das lesões cutâneas anulares produzidas pelos fungos dermatófitos. Hoje em dia, esse termo é usado para descrever as diversas síndromes clínicas causadas por dermatófitos. As tinhas também são comuns nos cães, gatos, cavalos, gado e outros animais, constituindo uma fonte para as infecções zoofílicas em seres humanos. A seguir, há um resumo sucinto dos diversos tipos clínicos de tinha.

Tinea capitis – tinha do couro cabeludo
Podem ser observados vários tipos de infecção:

1. Tinha em placas cinzentas, que é uma infecção transmissível do ectótrix das crianças causada pelo *Microsporum audouinii* ou *M. canis*.
2. Infecção inflamatória do ectótrix por *T. mentagrophytes* de origem animal.
3. Tinha em pontos pretos, que é uma infecção do endótrix, na qual os pelos infectados degeneram e desprendem-se da superfície cutânea, formando o que parecem ser pontos pretos; é causada pelo *T. tonsurans*.
4. Massas exofíticas fungiformes (quérions) produzidos pelo *T. tonsurans*, ou infecções favosas causadas pelo *T. schoenleinii* (na Escandinávia e no norte da Europa) e pelo *T. violaceum* (no sul da Europa mediterrânea).

Durante os últimos 50 anos, *T. tonsurans* substituiu *T. audouinii* como agente etiológico principal da *tinea capitis* nos EUA e na Europa ocidental.[76,107,299] As infecções por *T. tonsurans* são contagiosas, conforme se evidenciou em um surto de *tinea corporis* entre profissionais de saúde de uma enfermaria de reabilitação em regime de internação, que adquiriram a doença de um paciente infectado.[166] A contagiosidade de *T. tonsurans* tornou-se um problema entre os jovens que praticam lutas competitivas. Como as lesões parecem um pouco diferentes em um subgrupo de lutadores jovens, em comparação com a população pediátrica em geral, o termo *"tinea gladiatorum"* tem sido usado para descrever este tipo de infecção.[152] *Tinea capitis* é adquirida mais comumente por contato direto com um paciente infectado, ou com vários objetos contaminados; o estado

(continua)

de portador assintomático nos adultos pode contribuir para a persistência da infecção em determinado contexto.[19] Em um estudo sobre dermatofitose de 202 crianças residentes do Kuwait, al-Fouzan et al.[7] demonstraram que a *tinea capitis* era a infecção mais comum e que *M. canis* era a espécie mais prevalente (96% dos pacientes deste estudo). Embora na maioria dos pacientes infectados a doença permaneça confinada à superfície da pele, alguns relatos indicaram que o fungo possa invadir os tecidos mais profundos dos pacientes imunossuprimidos. King et al.[148] descreveram uma infecção papulosa subcutânea em um receptor de transplante de rim, no qual os elementos fúngicos invasivos foram encontrados em uma biopsia profunda da pele. Do mesmo modo, a penetração subcutânea profunda dos nódulos eritematosos do couro cabeludo e da face foi observada em um paciente com AIDS.

Tinea corporis – tinha do corpo

As lesões anulares típicas da pele das partes lisas do corpo, que apresentam bordas hemorrágicas dispersivas, são causadas mais comumente por *T. rubrum*, *T. mentagrophytes* e *T. tonsurans*. Esse último microrganismo tem sido isolado com frequência crescente como agente etiológico da *tinea corporis* nos EUA. *T. rubrum* está especialmente bem-adaptado para sobreviver na superfície da pele e causa infecções crônicas, que comumente se estendem por toda a vida do paciente.[58] As mananas de *T. rubrum* parecem ser mais aptas para suprimir as reações imunes celulares que as de outros fungos, deste modo, modulando a resposta do hospedeiro e permitindo sua sobrevivência. *T. rubrum* também pode sobreviver fora do corpo humano na forma de esporos em escamas cutâneas desprendidas e isto facilita a transmissão interpessoal em vários hábitats humanos. Ocasionalmente, as infecções causadas por *M. canis* zoofílico e por *T. gypseum* geofílico são diagnosticadas na prática clínica.

Tinea barbae – tinha da região da barba

Essa infecção zoofílica é diagnosticada mais comumente nos trabalhadores de fazendas e laticínios. *T. mentagrophytes* é o agente etiológico mais comume isolado das infecções humanas e as lesões tendem a ser inflamatórias. *Trichophyton verrucosum* também está associado comumente à *tinea barbae* adquirida do couro do gado leiteiro. Sabota et al.[239] relataram infecções por *T. verrucosum* em cinco pacientes, dos quais três tinham *tinea barbae* pustulosa grave e dois apresentaram erupções nos antebraços. Todos os cinco pacientes eram criadores de gado leiteiro. Uma preparação de KOH demonstrou hifas e as culturas isolaram *T. verrucosum* em todos os três casos. *T. verrucosum* pode causar *tinea barbae* pustulosa nos fazendeiros, que pode ser confundida pelos médicos com infecção por *Staphylococcus aureus*, inclusive os especialistas em doenças infecciosas. A resposta à pergunta simples "Você trabalha em uma fazenda de gado leiteiro?" pode sugerir a possibilidade de infecção por *T. verrucosum* no contexto clínico apropriado.

Tinea cruris – tinha da região inguinal

As lesões tendem a ser circinadas e serpiginosas com bordas inflamatórias e vesiculares progressivas, causadas mais comumente por *Epidermophyton floccosum*. Essa infecção pode alcançar proporções epidêmicas nos atletas, soldados e tripulantes de navios, que podem compartilhar o uso de toalhas, roupas de cama e roupas pessoais.

Tinea pedis – tinha dos pés (pé de atleta)

Essa é a infecção fúngica mais comum nos seres humanos e, nos casos típicos, evidencia-se por lesões cutâneas pruriginosas, descamativas ou exsudativas nas plantas dos pés e/ou entre os dedos do pé. As infecções são mais comuns nos meses quentes e úmidos. *T. mentagrophytes*, *T. rubrum* e *E. floccosum* são as espécies de dermatófitos isoladas mais comumente. A quantidade maior de queratina nas plantas dos pés e nas palmas das mãos torna estas duas áreas seletivamente vulneráveis à infecção por *T. mentagrophytes* e outros dermatófitos. A capacidade de *T. rubrum* sobreviver na forma de esporos nas escamas cutâneas desprendidas torna essas áreas hiperceratóticas especialmente vulneráveis às infecções transmitidas por toalhas contaminadas, pisos de vestiários e outros hábitats humanos.

Tinea unguium – tinha das unhas

Tinea unguium é o termo usado para descrever o acometimento das unhas por fungos dermatófitos e deve ser diferenciado da onicomicose, que se refere às infecções ungueais causadas por grande variedade de fungos, inclusive não dermatófitos como *Scopulariopsis*, entre muitos outros. A *tinea unguium* começa na borda lateral ou distal da lâmina ungueal e causa inflamação paroniquial. À medida que a lesão progride, a unha torna-se espessada e quebradiça e há acumulação de restos queratinizados subungueais. Os dermatófitos associados mais comumente são *T. rubrum* e *T. mentagrophytes*.

Em um estudo de 100 casos consecutivos em pacientes diabéticos, Lugo-Somolinos e Sanchez[174] não encontraram incidência mais alta de dermatofitoses, em comparação com uma população de controle. Algum tipo de dermatofitose foi detectado em 31% dos pacientes diabéticos e 33% do grupo de controle. Desse modo, ao contrário da noção popular, o diabetes melito aparentemente não predispõe às dermatofitoses.

Fungos dimórficos

Os fungos dimórficos constituem um subgrupo dos bolores hialinos e, em geral, são analisados separadamente porque têm características singulares. Em primeiro lugar, eles são dimórficos, ou seja, existem na forma de bolor no ambiente ("incubação à temperatura ambiente"), enquanto produzem leveduras ou formas leveduriformes durante as infecções (i. e., in situ no corpo humano). Com exceção das espécies de *Coccidioides*, todos esses fungos são termicamente dimórficos (i. e., produzem leveduras ou formas leveduriformes quando são incubados a 35° a 37°C). A forma de bolor é produzida no nicho ambiental do fungo e produz conídios infecciosos. Os seres humanos e os animais são infectados predominantemente por inalação dos conídios suspensos no ar de todos os fungos patogênicos dimórficos, com exceção de *Sporothrix schenckii*, que causa principalmente infecção por implantação traumática direta. Quando estão no corpo (i. e., à temperatura de 35° a 37°C), os conídios adquirem a forma de leveduras, ou esférulas quando o patógeno infectante é uma espécie de *Coccidioides*. Com exceção de *Sporothrix schenckii*, os fungos patogênicos dimórficos são causas importantes de infecções "profundas" nos seres humanos. A gravidade da infecção é determinada principalmente pelo microrganismo infectante, pelo local da infecção e pelas consequências da doença, pelo estado imunológico do hospedeiro e pela disponibilidade e instituição imediata do tratamento antibiótico.

As espécies com importância médica revisadas neste capítulo são as seguintes:

Blastomyces dermatitidis
Coccidioides immitis/C. posadasii
Histoplasma capsulatum
Complexo *Sporothrix schenckii*
Paracoccidioides brasiliensis

Com exceção das espécies de *Coccidioides*, as colônias formadas por esses fungos geralmente têm crescimento lento (10 a 30 dias) quando são isoladas no meio de cultura primário a partir de espécimes clínicos. Nos casos em que a quantidade de fungos do espécime clínico é grande, o crescimento pode ser detectado dentro de 4 a 7 dias. O crescimento das espécies de *Coccidioides* é suficientemente rápido, de forma que se pode observar crescimento muito delicado nas primeiras 24 a 72 horas de incubação das placas de ágar-sangue comuns a 35°C. Isso constitui um risco aos bacteriologistas; por esta razão, todas as placas de cultura que contenham um bolor devem ser manuseadas dentro de uma CSB. A 30°C, que é a temperatura habitual de incubação nos laboratórios, as colônias formam um bolor com micélio delicado, sedoso, filiforme ou semelhante a uma teia de aranha. Em alguns casos, podem surgir áreas focais leveduriformes, principalmente durante as fases iniciais de crescimento ou quando os fungos são isolados em meios contendo sangue (Prancha 21.5 A). Nos casos típicos, as colônias são branco-acinzentadas ou de cor caramelo, embora algumas cepas possam ter coloração amarelo-pastel clara com tonalidade rosada. As colônias de *S. schenckii* podem ter aspecto escurecido, que aumenta à medida que se prolonga a incubação. Os fungos dimórficos em geral também são capazes de proliferar nos meios de cultura contendo ciclo-heximida e este é um elemento valioso, que ajuda a diferenciar entre estes fungos e os bolores filamentosos saprofíticos, inclusive seus semelhantes ambientais, que crescem pouco ou nada nestes meios.

Quando se tenta converter os bolores a leveduras (i. e., a temperatura de incubação é aumentada para 35° a 37°C), pode-se observar um estágio de transformação espinhosa, antes do desenvolvimento das colônias leveduriformes típicas (Prancha 21.5 C). Quando a conversão a leveduras está concluída, as colônias podem ter aspecto leveduriforme pastoso, são lisas, geralmente contínuas e têm pigmentação branca a amarelo-clara (Prancha 21.5 E). Embora seja demonstrável, a conversão das culturas de bolores a leveduras raramente é tentada na maioria dos laboratórios; a confirmação das cepas suspeitas geralmente é realizada por meio das sondas de ácidos nucleicos ou outros métodos moleculares disponíveis no mercado.

Mesmo antes da produção dos conídios, pode-se suspeitar de um dos fungos dimórficos ao exame microscópico quando se observam hifas septadas hialinas muito delicadas e há crescimento nos meios contendo ciclo-heximida. Em muitos casos, as hifas alinham-se em feixes paralelos. O próximo passo da identificação no nível de espécies é baseado no exame microscópico das colônias isoladas em cultura, tendo como base seu tamanho, forma, posição e derivação dos conídios. Em geral, a confirmação é realizada com o uso de uma sonda de ácidos nucleicos específicos ou outro método molecular (p. ex., sequenciamento do DNA). Também é possível realizar a identificação com base na morfologia das leveduras ou das formas leveduriformes observadas nos cortes histológicos corados. Os parágrafos subsequentes descrevem os critérios usados para identificar os fungos dimórficos específicos.

Blastomyces dermatitidis e blastomicose

Blastomyces dermatitidis é um fungo encontrado no solo e na vegetação em decomposição. O fungo é endêmico nos estados próximos aos vales dos rios Mississippi e Ohio (Kentucky, Arkansas, Mississippi, North Carolina, Tennessee, Louisiana, Illinois e Wisconsin).[21,150] Em contraste com a histoplasmose, na qual a extensão da zona endêmica foi mapeada claramente com base nos testes cutâneos positivos, as regiões da blastomicose são determinadas apenas com base na detecção de casos individuais, porque não há um teste cutâneo sensível.[62] Os seres humanos supostamente adquirem a infecção por inalação de conídios suspensos no ar, possivelmente em consequência da dispersão mecânica dos bolores. Um paciente contraiu blastomicose depois de espalhar esterco, que provavelmente continha o bolor. A blastomicose também é uma doença dos animais, com incidência alta de infecção nos cães.

Detecção no laboratório. Nos casos típicos, as colônias crescem lentamente na cultura primária (10 a 30 dias), exceto nos casos de infeção profusa, quando pode ocorrer crescimento na primeira semana. À temperatura de 30°C, as colônias formam bolores branco-acinzentados a caramelo-claros com micélios delicados, sedosos ou filiformes (Prancha 21.5 B). O crescimento ocorre nos meios contendo ciclo-heximida e este é um aspecto diferencial importante dos fungos que podem ter aspectos morfológicos semelhantes aos de *Blastomyces*. Com a conversão à forma de leveduras, pode-se observar um estágio espinhoso durante a transformação, antes do desenvolvimento das colônias leveduriformes típicas. As colônias tornam-se lisas e mais leveduriformes, exceto em alguns casos quando há protrusão aérea de espículas delicadas (Prancha 21.5 C).

Ao exame microscópico dos bolores, as hifas são delicadas (cerca de 2 μm de diâmetro), hialinas e septadas. Conídios esféricos a ovais medindo de 1 a 4 μm de diâmetro emergem separadamente das pontas dos conidióforos longos ou curtos (alguns acham que são semelhantes a "pirulitos") (Figura 21.54). Os conídios dos sapróbios terrestres das espécies de *Chrysosporium* têm aspecto semelhante ao exame microscópico. É importante reconhecer que o exame microscópico das colônias de *Blastomyces* muito jovens podem conter resquícios das formas de leveduras, que não foram totalmente convertidas à fase de bolor.

Depois da conversão ao estágio de leveduras, as colônias cultivadas a 35°C em ágar enriquecido são pequenas, contínuas, ligeiramente convexas, lisas e podem ter pigmentação amarelo desbotado ou caramelo. Ao exame microscópico, as leveduras são grandes (10 a 15 μm) e, nos casos típicos, têm um único botão ligado por uma base larga (Figura 21.55). Essas leveduras em germinação com bases largas também podem ser observadas nos cortes histológicos, comumente quando há uma reação inflamatória piogranulomatosa (Figura 21.56, à esquerda). Essas formas podem ser confundidas nos cortes histológicos com os endósporos e as esférulas imaturas de *Coccidioides immitis*, que podem estar

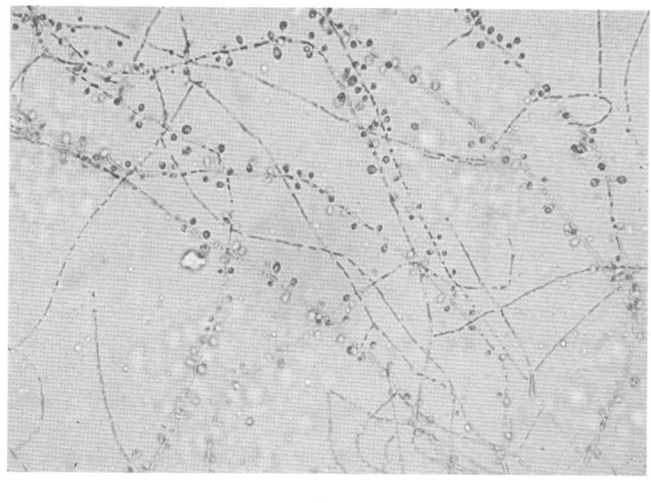
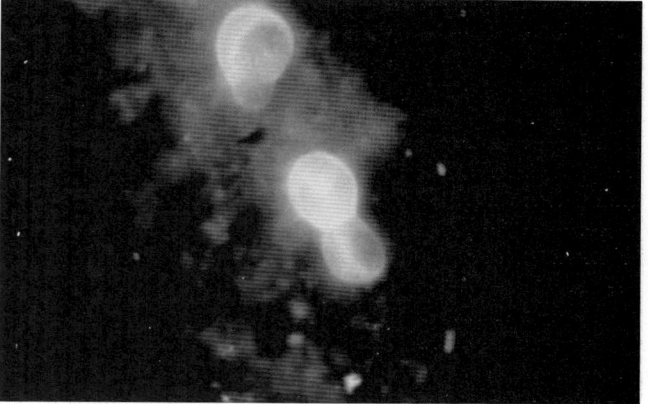
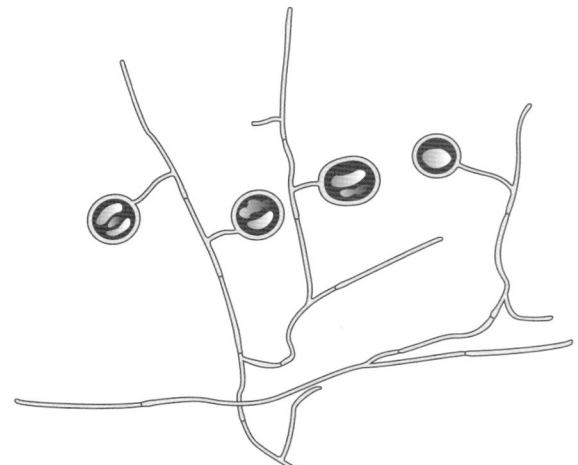
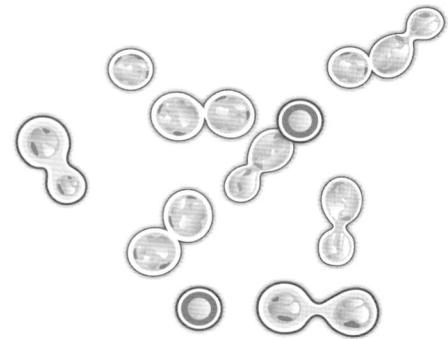

■ **FIGURA 21.54** Fotomicrografia e esboço dos pequenos conídios isolados de *Blastomyces dermatitidis*, que estão ligados às hifas por conidióforos curtos e delicados.

■ **FIGURA 21.55** Fotomicrografia e esboço das leveduras grandes do *Blastomyces dermatitidis*, das quais algumas produzem um botão com base larga.

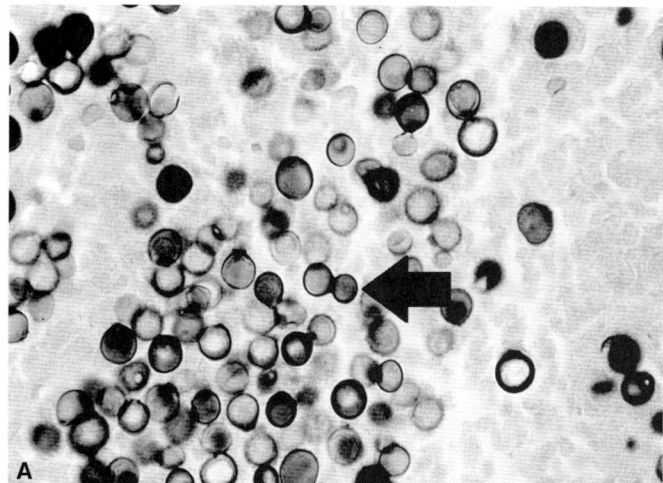
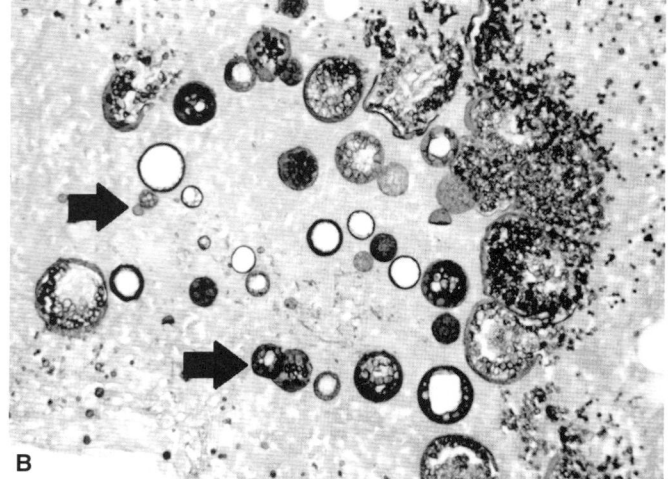

■ **FIGURA 21.56 A**. Fotomicrografia de um corte histológico corado com GMS, ilustrando os grupos frouxos de leveduras de *Blastomyces dermatitidis* coradas em tom escuro, algumas com um botão com base larga típica (*seta*). **B**. Fotomicrografia de um corte histológico corado com H&E demonstrando pequenas esférulas imaturas vazias de *Coccidioides immitis*, além das formas maduras contendo endósporos. As esférulas vazias situadas lado a lado podem assemelhar-se às formas germinativas com bases largas de *B. dermatitidis* (*setas*).

posicionados um ao lado do outro. Entretanto, a formação dos endósporos dentro das esférulas permite a identificação definitiva de *C. immitis* (Figura 21.56, à direita).

Diagnóstico por outras técnicas exceto cultura. Isoladamente, os testes sorológicos para detectar anticorpos não são considerados suficientes para estabelecer o diagnóstico da blastomicose. Contudo, um teste positivo é útil para esclarecer o diagnóstico diferencial de um paciente com quadro suspeito de blastomicose. Os ensaios de imunodifusão e fixação de complemento são positivos em apenas cerca de 25% dos casos confirmados. Os imunoensaios enzimáticos (IEE) são mais sensíveis que o teste de imunodifusão (ID), mas são menos específicos. Pesquisadores descreveram um surto numeroso originado da mesma fonte, no qual a sensibilidade do IEE (77%) foi maior que a da ID (28%) ou da fixação de complemento (FC; 9%), mas sua especificidade foi menor (92%), em comparação com os índices de 100% com a ID e a FC.[73]

A pesquisa do antígeno de *Blastomyces* na urina pode ser usada como teste diagnóstico complementar. Em um estudo, esse teste detectou antigenúria em 92,9% dos pacientes com blastomicose, inclusive 89,3% com a forma disseminada e 100% com a apresentação pulmonar da doença.[74] Outros líquidos corporais também podem ser apropriados à pesquisa desse antígeno, que pode ser detectado no soro, líquido cefalorraquidiano (LCR) e líquido de lavado broncoalveolar (LBA). A detecção do antígeno em LBA pode aumentar a sensibilidade diagnóstica nos pacientes com doença pulmonar, principalmente nos casos mais brandos. A detecção do antígeno em LCR pode ajudar a estabelecer o diagnóstico de meningite causada por *Blastomyces*, porque as leveduras não são detectadas nos exames diretos e as culturas são negativas em aproximadamente 50% dos casos. A persistência do antígeno durante o tratamento pode indicar falência terapêutica e uma recidiva da doença pode ser detectada quando os níveis do antígeno aumentam em duas a três vezes.[74] Embora Connolly *et al.*[55] tenham considerado esse ensaio altamente sensível e específico, eles também relataram que os testes para pesquisa de antígeno de *Blastomyces* na urina tiveram reatividade cruzada em 95,6% dos casos com histoplasmose. O Quadro de correlações clínicas 21.5 descreve as manifestações clínicas da blastomicose.

Quadro de correlações clínicas 21.5 Blastomicose.

Davies e Sarosi[62,63] classificaram as manifestações clínicas da blastomicose da seguinte forma:

1. Forma assintomática, geralmente detectada apenas durante surtos.
2. Doença gripal de curta duração semelhante às outras infecções das vias respiratórias superiores.
3. Doença semelhante à pneumonia bacteriana com início agudo de febre alta, infiltrados lobares e tosse produtiva.
4. Doença respiratória subaguda ou crônica com complexo sintomático semelhante ao da tuberculose ou câncer de pulmão e imagens radiográficas de infiltrados fibronodulares ou lesões expansivas.
5. Infecções fulminantes associadas à síndrome de angústia respiratória do adulto (SARA) com febre alta, infiltrados difusos e insuficiência respiratória progressiva.

Na prática clínica, a blastomicose quase sempre começa nos pulmões com a forma pulmonar primária da doença, na qual pneumonia é a apresentação clínica inicial mais comum.[30] A pneumonia pode ser de curta duração e semelhante às pneumonias bacterianas, ou pode evoluir para uma forma mais indolente; em alguns casos, a pneumonia pode ser progressiva e grave. Mais comumente, os sinais e sintomas regridem espontaneamente depois de uma síndrome gripal de curta duração. Tosse seca, febre baixa, emagrecimento, sudorese noturna, dor torácica pleurítica e mialgias podem ser os sinais e sintomas principais dos estágios iniciais da infecção aguda. Dor torácica localizada e persistente, emagrecimento, sudorese noturna e mal-estar podem indicar progressão a uma forma mais crônica da doença.

Estudos demonstraram que o estado do Mississippi tinha prevalência alta de blastomicose.[163] Mesmo nessa região endêmica na qual os médicos estão conscientizados, o diagnóstico da blastomicose era difícil de estabelecer. A blastomicose foi considerada corretamente ao exame inicial de apenas 18% dos 123 pacientes avaliados no Centro Médico da University of Mississippi, em Jackson.[164] Pneumonia inespecífica (40%), tumores malignos (16%) e tuberculose (14%) foram os erros diagnósticos mais frequentes. O índice de suspeita inicial aumentou para 64% apenas quando havia também acometimento da pele. Esses erros diagnósticos frequentemente levaram a intervenções cirúrgicas desnecessárias, atrasos do tratamento ou administração de antibióticos ineficazes por meses. Imunossupressão (25% dos pacientes) e diabetes melito (22% dos casos) eram as condições predisponentes mais comuns.

As gestantes raramente contraem blastomicose.[165] Nessa revisão, o risco fetal era maior que o materno. Dentre 20 bebês nascidos de mães com blastomicose, apenas 2 (10%) tinham infecção transplacentária e os dois morreram. Além do fato de que nenhum dos 18 bebês nascidos de mães infectadas morreu em razão da doença, também não houve progressão e 14 foram completamente curados e quatro outras mulheres tiveram regressão expressiva da doença depois do parto.

Os ossos são locais comuns em casos de infecção extrapulmonar. Na literatura mais antiga, Farr *et al.*[85] descreveram um paciente com osteomielite do osso temporal secundária à infecção por *B. dermatitidis*, que se evidenciou por otite média serosa. Em um estudo realizado por MacDonald *et al.*[176] com 17 pacientes, as metáfises dos ossos longos e os ossos pequenos foram afetados mais comumente. As lesões metafisárias tendiam a ser excêntricas, bem-demarcadas e osteolíticas. Mais recentemente, Hadjupavlou *et al.*[109] relataram um paciente com blastomicose da coluna lombar, que causou deformidade incapacitante grave. Os autores enfatizaram a importância do tratamento agressivo imediato para evitar deformidade e incapacidade.

O trato geniturinário, especialmente a próstata, o epidídimo e os rins; o cérebro com formação de abscessos localizados; os linfonodos; e as glândulas suprarrenais também eram focos de infecção extrapulmonar nos casos encontrados na literatura mais antiga por Chung e Bennett.[160] As manifestações clínicas geralmente eram de epididimite e prostatite inespecíficas e o diagnóstico precisa

(continua)

ser estabelecido com base na demonstração dos fungos no material de biopsia, que podem passar despercebidos quando não há um grau elevado de suspeita.

Blastomyces pode disseminar-se para a pele e outros locais com epitélio escamoso. Um estudo publicado por Hanson et al.[120] com dois pacientes que desenvolveram blastomicose laríngea, que foi diagnosticada incorretamente como carcinoma espinocelular, é preocupante. Em um desses pacientes, esse erro diagnóstico resultou em radioterapia e laringectomia. No segundo caso, embora o diagnóstico clínico de carcinoma espinocelular da glote tenha sido estabelecido, as leveduras em germinação de *Blastomyces* foram identificadas em um espécime de biopsia. A revisão da literatura em língua inglesa demonstrou que a blastomicose pode ser confundida clínica e microscopicamente com carcinoma espinocelular.

Reder et al.[229] revisaram uma série numerosa de casos de blastomicose diagnosticados na Mayo Clinic. O acometimento da pele e das mucosas (inclusive da laringe) era muito comum, geralmente com manifestações clínicas e histopatológicas semelhantes às dos carcinomas espinocelulares bem-diferenciados. Em geral, o acometimento da pele ou das mucosas indica doença sistêmica e, em muitos casos, estas podem ser as lesões detectadas inicialmente. O diagnóstico da blastomicose deve ser incluído no diagnóstico diferencial de qualquer paciente com lesões cutâneas que não cicatrizam e fatores de risco associados como viver em uma região endêmica e trabalhar em atividades que exijam contato frequente com a terra.[16] Uma ou várias pápulas ou pústulas ulceradas, geralmente na face, nas mãos ou nos segmentos distais dos membros inferiores, podem transformar-se lentamente em um granuloma verrucoso ulcerado com borda serpiginosa progressiva. As lesões cutâneas primárias que se formam nos locais das lesões com perfuração da pele não se disseminam sistemicamente.

A blastomicose não é considerada uma das infecções que definem AIDS; no entanto, em alguns contextos de prática médica, tem sido observado um aumento marcante da incidência e da gravidade da doença entre os pacientes imunossuprimidos.[289] A doença é especialmente progressiva nos pacientes com AIDS, principalmente quando a contagem de células CD4 diminui a menos de 200/mℓ.[213] Fraser et al.[92] estudaram simultaneamente dois amigos (um com AIDS) que haviam sido infectados pela mesma cepa de *B. dermatitidis* (comprovada pela análise por endonuclease de restrição). O paciente aidético desenvolveu blastomicose pulmonar grave, progressiva e fatal, apesar do tratamento agressivo com fluconazol e anfotericina B; seu amigo HIV-negativo respondeu muito bem ao mesmo tipo de tratamento. Os autores concluíram que a imunidade celular desempenha um papel fundamental na progressão da doença dos pacientes com blastomicose.

Um estudo interessante é a revisão dos prontuários de 123 pacientes com diagnóstico de blastomicose no centro médico da University of Mississippi, que teve como objetivo determinar a utilidade das preparações a fresco, da citologia, da histologia e da cultura no diagnóstico desta doença fúngica.[164] O agente etiológico foi detectado por citologia em 56,1% dos casos e em 71,8% dos casos respiratórios. A preparação a fresco alcançou o segundo índice mais alto de sensibilidade na detecção do fungo (37,4%); a histologia ficou em terceiro lugar (32,5%). As culturas foram positivas em 64,2% de todos os pacientes, mas estabeleceram o diagnóstico inicial em apenas 3,2% de todos os casos. Havia acometimento pulmonar em 87% dos pacientes, lesões cutâneas em 20%, acometimento ósseo em 15% e invasão do sistema nervoso central em 3%. Também existem casos relatados de disseminação com doença intraocular.[172]

Coccidioides immitis, Coccidioides posadasii e coccidioidomicose

As espécies de *Coccidioides* são endêmicas nas regiões áridas e semiáridas como os desertos. Hoje em dia, existem duas espécies conhecidas do gênero *Coccidioides*: *C. immitis* e *C. posadasii*. A primeira é endêmica na Califórnia (p. ex., em San Joaquin Valley), enquanto *C. posadasii* é a espécie encontrada nas demais regiões (p. ex., regiões do sul do Arizona e partes do México). Essas espécies são morfologicamente indistinguíveis e podem ser diferenciadas apenas quando se utilizam métodos moleculares avançados. *Coccidioides* é um fungo dimórfico, mas é um dos patógenos dimórficos nos quais o dimorfismo não se deve unicamente às diferenças de temperatura (i. e., ele não é termicamente dimórfico). Os micélios crescem nos desertos quentes, nos quais as temperaturas subsuperficiais altas são ideais à sua propagação. As hifas são ramificadas e fragmentam-se em artroconídios separados quando o solo é revolvido. Esses artroconídios são minúsculos, leves e facilmente levados pelos ventos nas nuvens de areia e pó. Quando são inalados, esses artroconídios escapam das defesas físicas das vias respiratórias superiores e chegam às regiões mais profundas da árvore brônquica. Dentro dos alvéolos, os artroconídios transformam-se em esférulas com paredes espessas que, quando amadurecem, estão cheias de endósporos. As esférulas contendo endósporos são as formas diagnósticas vistas nos cortes histológicos corados.

Em casos raros, as hifas podem ser encontradas nos cortes histológicos, principalmente quando a área afetada estava exposta ao ar. Hagman et al.[110] relataram cinco casos de coccidioidomicose, nos quais foram encontradas hifas nos tecidos cerebrais ou no líquido espinal. Esses autores sugeriram a hipótese de que a presença de material estranho no sistema nervoso central desses pacientes estivesse associada à conversão morfológica à forma saprofítica.

A incidência da coccidioidomicose nas áreas endêmicas é variável, em parte devido às condições climáticas; houve aumentos da incidência da doença em 1991 e 1992, durante períodos alternados nos quais chuvas copiosas foram seguidas de estiagens.[38] O revolvimento do solo também foi associado ao aumento da incidência da doença; houve um aumento acentuado da incidência também depois do terremoto de Simi Valley.[211] Kirkland e Fierer[149] estimaram que esse surto custou mais de US 66 milhões em despesas médicas diretas e tempo de afastamento do trabalho, apenas no condado de Kern, Califórnia. Nas regiões endêmicas, deve-se atentar especialmente aos rancheiros, fazendeiros, trabalhadores da construção civil e outros profissionais envolvidos em atividades ao ar livre, que requerem exposição direta à poeira e ao solo. Os arqueólogos que participam de escavações em áreas endêmicas estão especialmente sujeitos a adquirir essa infecção.

A coccidioidomicose ainda é um problema crescente no sudoeste dos EUA.[12] Um fato relacionado é o aumento simultâneo de pacientes com imunossupressão celular, principalmente os indivíduos infectados pelo HIV, os pacientes submetidos a transplantes alogênicos e outros que utilizam fármacos imunossupressores.[276] Logan et al.[169] relataram que a coccidioidomicose ainda é a micose endêmica mais comum nos EUA, em grande parte devido ao aumento dos transplantes de órgãos sólidos. Esses autores citaram as seguintes condições como fatores que aumentam o risco de adquirir coccidioidomicose por esses pacientes: doenças renais e hepáticas, supressão dos linfócitos T por fármacos usados para evitar rejeição e ativação de vírus imunomoduladores, inclusive citomegalovírus. Curiosamente, 50% dos pacientes que desenvolveram coccidioidomicose durante o primeiro ano depois do transplante foram considerados casos de reativação da infecção adquirida no passado, em vez de infecção recente.

Além dos pacientes imunossuprimidos, os indivíduos de pele escura, as gestantes e os descendentes de filipinos estão mais sujeitos a desenvolver doença disseminada. As pessoas que viajam para regiões endêmicas também estão em risco de infecção, que pode manifestar-se depois de seu retorno às regiões não endêmicas.[86] Por essa razão, a história de viagem ainda é um elemento importante da história clínica. Os pacientes com coccidioidomicose aguda que buscam atendimento médico provavelmente têm manifestações pulmonares, inclusive pneumonia, cavidades e nódulos. Um coccidioma inativo antigo pode ser detectado nas radiografias de tórax rotineiras e pode ser removido para excluir câncer. Portanto, a coccidioidomicose é uma doença com importância nacional. Os médicos de qualquer região devem estar especialmente atentos a essa possibilidade e devem obter uma história detalhada de viagens dos pacientes que apresentam sinais e sintomas pulmonares, de forma a evitar atrasos de diagnóstico e tratamento.

Detecção no laboratório. A morfologia das colônias de C. immitis varia, mas geralmente formam micélios branco-acinzentados, delicados e semelhantes a uma teia de aranha. Quando esse fungo é cultivado em ágar contendo sangue, as colônias podem ter coloração verde-escura ou preta nas áreas em que os pigmentos da hemoglobina foram adsorvidos (Prancha 21.5 F). É importante tomar cuidado extremo ao examinar as culturas suspeitas desse fungo, porque os artroconídios são facilmente carregados pelo ar. É especialmente importante que os bacteriologistas examinem inicialmente suas lâminas com a tampa no lugar, de forma a assegurar que não haja um fungo em crescimento, porque C. immitis cresce com rapidez suficiente para ser isolado nos meios bacteriológicos de rotina nos primeiros dias em que estas placas são examinadas.

Ao exame microscópico, nos bolores cultivados a 30°C, as hifas são delicadas e todas as outras células das hifas vegetativas tornam-se artroconídios em forma de barril. As células situadas entre os artroconídios – ou células disjuntoras – são células vegetativas mortas. Essas células aparecem como espaços vazios entre os artroconídios. O padrão alternante de artroconídios, células disjuntoras, artroconídios etc. confere

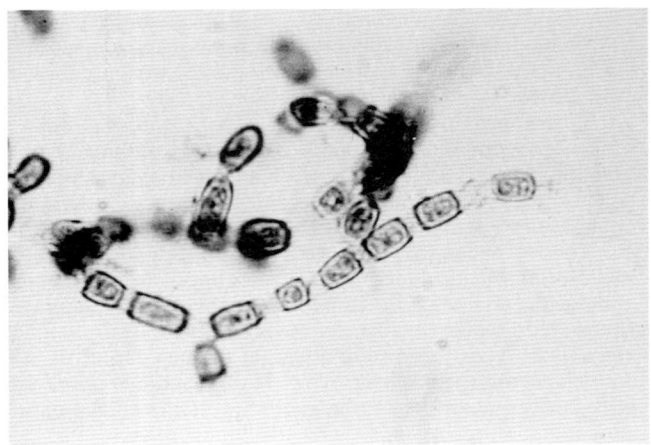

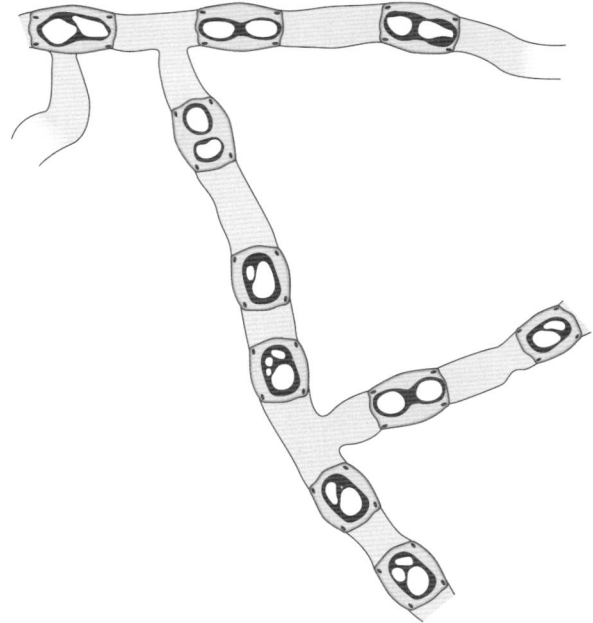

■ **FIGURA 21.57** Fotomicrografia e esboço das hifas do *Coccidioides immitis*, ilustrando os artroconídios alternantes típicos em forma de barril, onde cada célula é separada por espaços vazios que se coram palidamente (i. e., células disjuntoras).

um padrão de coloração alternado (Figura 21.57). As espécies de *Malbranchia* e *Gymnoascus* são fungos saprofíticos, que podem ser morfologicamente semelhantes a *Coccidioides*; contudo, estas espécies são inibidas pela ciclo-heximida, ao contrário deste último; *Coccidioides* não é termicamente dimórfico e, por esta razão, a confirmação da sua identidade geralmente é conseguida por análises com sondas genéticas ou algum outro método molecular.

C. immitis não produz uma forma de levedura verdadeira. Como foi mencionado antes, as formas diagnósticas observadas nos cortes histológicos são esférulas com diâmetros entre 20 e 200 μm que, quando estão maduras, estão cheias de endósporos medindo 2 a 4 μm de diâmetro (Figura 21.58).

O Quadro de correlações clínicas 21.6 descreve as manifestações clínicas da coccidioidomicose.

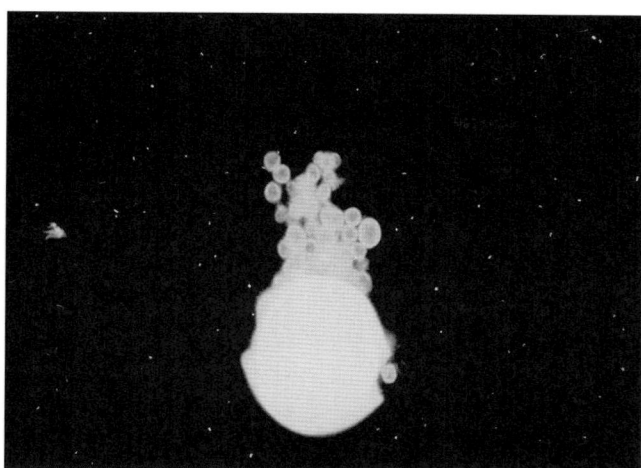

FIGURA 21.58 Fotomicrografia de uma esférula do *Coccidioides* descarregando seus endósporos.

Histoplasma capsulatum e histoplasmose

Causada pelo fungo dimórfico *Histoplasma capsulatum*, a histoplasmose é uma causa comum de doença fúngica sistêmica nos EUA. Também é a micose sistêmica mais comum dos pacientes aidéticos e uma das doenças que definem AIDS.[188] Nos EUA, as regiões endêmicas principais de histoplasmose são as bacias de drenagem dos vales dos rios St. Lawrence, Ohio, Mississippi e Missouri, nas quais uma porcentagem alta da população tem teste cutâneo positivo, indicando infecção pregressa. A histoplasmose também ocorre na América Central.

Casos autóctones isolados foram descritos na Europa – Alemanha, Bélgica, Holanda, Austrália, Itália e Dinamarca.[34,54,207] *H. capsulatum* é o fungo dimórfico com distribuição geográfica mais ampla.

Os micélios de *H. capsulatum* desenvolvem-se nos solos úmidos, quentes e ricos em nitrogênio e outros compostos orgânicos, inclusive os que são formados pela acumulação

Quadro de correlações clínicas 21.6 Coccidioidomicose.

Depois da exposição aos artroconídios de *Coccidioides*, a maioria dos pacientes desenvolve uma síndrome semelhante à influenza, que é conhecida como "febre do vale". Na maioria dos casos, a infecção fica limitada aos pulmões e é autolimitada, ou seja, regride dentro de algumas semanas ou meses, mesmo sem tratamento.[96] Sessenta por cento dos indivíduos infectados são assintomáticos; alguns indivíduos com teste cutâneo positivo não se lembram de ter desenvolvido sintomas. Os pacientes sintomáticos apresentam um quadro de infecção aguda das vias respiratórias inferiores de curta duração, com graus variados de tosse, expectoração, dor torácica, febre e artralgia. Uma síndrome semelhante à pneumonia bacteriana não é comum, embora tenham sido descritos dois casos deste tipo.[171] Por fim, 2 a 5% dos pacientes infectados desenvolvem doença pulmonar crônica com sequelas. As anormalidades residuais comuns são lesões esféricas ("moedas") ou granulomas sólidos ou cavitários, que geralmente se localizam na periferia do parênquima pulmonar.

Com base no estudo original de Fish et al.,[89] depois refinado por Minamoto e Rosenberg,[188] existem seis tipos de doença tendo como base as manifestações clínicas principais:

Grupo 1, doença pulmonar focal – infiltrados alveolares localizados; nódulos pulmonares bem-definidos, sólidos ou cavitários; linfadenopatia hilar.
Grupo 2, doença pulmonar difusa – síndrome clínica semelhante à infecção por *Pneumocystis jirovecii*.
Grupo 3, coccidioidomicose cutânea – geralmente associada à doença pulmonar com pápulas, pústulas, nódulos, abscessos subcutâneos úlceras e/ou granulomas verrucosos.
Grupo 4, meningite – pleocitose do LCR com predomínio de linfócitos, mas possivelmente com contagens aumentadas de eosinófilos, níveis baixos de glicose e concentrações elevadas de proteínas.
Grupo 5, doença disseminada – acometimento dos linfonodos extratorácicos (inguinais, na maioria dos casos) ou do fígado; os casos de disseminação a distância descritos mais comumente incluíam rins, tireoide, coração, hipófise, esôfago e pâncreas.
Grupo 6, sorologia positiva para coccidioidomicose sem um foco clínico de infecção.

Nas regiões endêmicas, a infecção pelo HIV também é um fator de risco para coccidioidomicose mais grave.[12] Em um estudo realizado por Singh et al.[260] com 91 pacientes coinfectados pelo HIV e *C. immitis*, os sinais e sintomas mais comuns eram febre, calafrios, emagrecimento e sudorese noturna. A taxa de mortalidade foi de 60% nesse grupo com doença pulmonar difusa e contagens de linfócitos CD4 < 510/$\mu\ell$ – ambos previsores independentes de morte. Os títulos sorológicos para antígeno coccidioidal eram positivos em apenas dois terços (68%) desses pacientes, enquanto 23% tinham resultados negativos. A porcentagem mais alta de reações sorológicas negativas falsas ocorreu no grupo de pacientes com doença pulmonar invasiva progressiva.

Antoniskis et al.[15] relataram que dois dos oito pacientes de seu estudo com coinfecção pelo HIV e coccidioidomicose eram repetidamente soronegativos e concluíram que a histopatologia e a cultura ainda eram os métodos mais confiáveis para estabelecer o diagnóstico nos pacientes aidéticos. Por outro lado, Arguinchona et al.[17] demonstraram que os indivíduos assintomáticos com títulos positivos no teste de FC sérico tinham coccidioidomicose em atividade. Com referência à precisão das biopsias de tecidos, dentre 54 pacientes com coccidioidomicose estudados por diTomasso et al.,[68] a biopsia transbrônquica teve sensibilidade de 100% no estabelecimento do diagnóstico rápido, em contraste com o exame citológico do líquido brônquico ou do líquido de lavagem broncoalveolar, que confirmou o diagnóstico em apenas 34% dos casos.

A relação entre risco elevado de desenvolver coccidioidomicose disseminada e gravidez ainda é controvertida. Wack et al.[282] contrariando alguns estudos anteriores nos quais a coccidioidomicose gestacional foi considerada uma doença devastadora com mortalidade alta, detectaram apenas 10 pacientes entre 47.120 gestantes que viviam em Tucson, Arizona. A infecção regrediu em sete dessas gestantes, nas quais a coccidioidomicose foi diagnosticada durante o primeiro ou segundo trimestre; duas das três gestantes que foram diagnosticadas no terceiro trimestre tiveram doença progressiva. A melhoria dos cuidados médicos e a introdução do tratamento antifúngico em uma fase relativamente precoce da evolução da

(continua)

> coccidioidomicose podem explicar a taxa de mortalidade mais baixa entre as gestantes, em comparação com a que foi relatada no passado.
>
> Embora a coccidioidomicose seja uma doença basicamente pulmonar, Arnold et al.[18] detectaram doença disseminada com envolvimento da pele, tecidos subcutâneos, ossos, articulações e meninges em cerca de 0,5 a 1,0% dos pacientes infectados. Em uma revisão de 47 casos publicados na literatura, esses autores demonstraram que quase todas as manifestações referidas à cabeça e ao pescoço dos pacientes com coccidioidomicose disseminada envolviam a pele, com predileção pela região central da face. Em muitos casos, as lesões tendiam a ser múltiplas, inclusive com lesões potencialmente fatais das vias respiratórias. Os casos relatados por Truett e Crum[275] de prostatite coccidioidal servem como lembrete de que os fungos devem ser incluídos no diagnóstico diferencial de doenças nas quais seriam os menos esperados. Nos pacientes relatados nesse estudo, os sinais e sintomas por ocasião da apresentação inicial eram piúria estéril persistente, prostatite e doença granulomatosa da próstata.

maciça de excrementos de aves ou morcegos. Poleiros de pássaros, galinheiros, cavernas ou construções antigas frequentadas por morcegos são as áreas associadas à infecção. Os pacientes com infecção avançada pelo HIV (i. e., AIDS) ou que estão com imunossupressão profunda por alguma outra razão devem ser instruídos a evitar essas áreas na medida do possível. O revolvimento dessas áreas por demolições ou ações de limpeza podem expor os seres humanos a grandes quantidades de conídios suspensos no ar. Três grandes surtos de histoplasmose em Indianápolis (estado de Indiana) e região metropolitana foram descritos em 1978 por ocasião da demolição de um parque de diversão; em 1980 durante a construção de uma piscina; e em 1988 a 1993 durante o período de construção de um amplo complexo de tênis.[298]

Durante um desses surtos, Williams et al.[298] detectaram antígeno em 92, 21 e 39% dos pacientes com as formas disseminada, pulmonar crônica e autolimitada da doença, respectivamente. Os autores concluíram que os testes para antígeno sérico são muito úteis aos pacientes com manifestações clínicas de infecção disseminada, ou durante o primeiro mês da doença dos indivíduos com acometimento pulmonar grave, quando os testes sorológicos para anticorpos podem ser negativos.

Detecção no laboratório. Nos casos típicos, os bolores de *H. capsulatum* têm a taxa de crescimento mais lenta dentre os fungos dimórficos e geralmente demoram entre 10 e 30 dias para crescer. Em situações raras, as culturas preparadas com espécimes contendo concentrações muito altas desse fungo podem apresentar crescimento a partir do 5º dia de incubação. As colônias são cotonosas e podem formar micélios delicados semelhantes a teias de aranha ou pelos; inicialmente, as colônias são brancas, mas podem tornar-se cinza ou castanho-acinzentado à medida que amadurecem (Prancha 21.5 D).

Ao exame microscópico, as estruturas diagnósticas encontradas nos bolores são macroconídios grandes e espiculados/enrugados (i. e., tuberculados), que medem 10 a 20 μm de diâmetro (Figura 21.59). Nas culturas mais jovens, podem ser detectados microconídios ovais pequenos originados de conidióforos pequenos semelhantes a de *B. dermatitidis*. Os aspectos microscópicos da espécie de *Sepedonium* são semelhantes, mas este fungo é inibido pela ciclo-heximida e teria resultado negativo na análise por sonda genética para *H. capsulatum*.

As colônias de leveduras de *H. capsulatum*, sejam cultivadas a partir das culturas primárias incubadas a 37°C ou depois da conversão da forma de bolor, geralmente são lisas, branco-amareladas e um pouco brilhantes com consistência pastosa (Prancha 21.5 E).

Ao exame microscópico, as leveduras de *H. capsulatum* são pequenas (2 a 4 μm de diâmetro) e podem apresentar um único botão unipolar. Nos cortes histológicos, as leveduras comumente aparecem agrupadas dentro de um macrófago ou mantêm esta configuração depois que o macrófago morre. Em alguns casos, as leveduras estão circundadas por um espaço vazio, que parece ser uma cápsula (Figura 21.60).

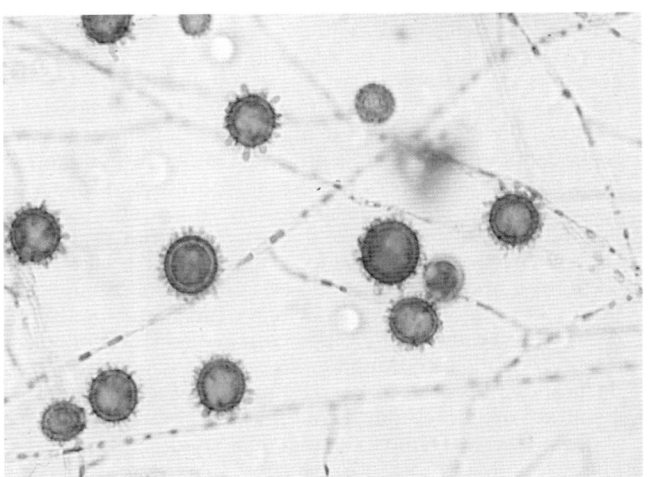

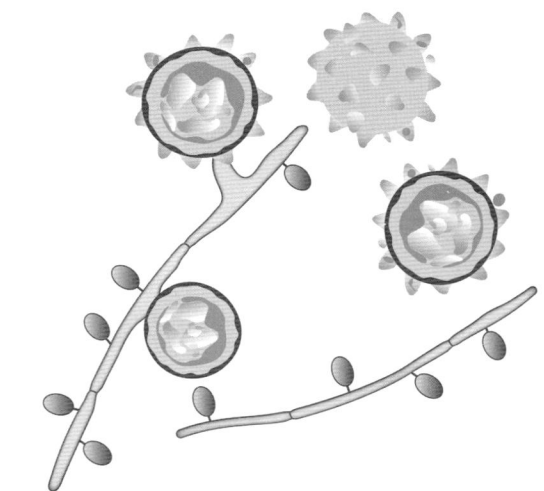

■ **FIGURA 21.59** Fotomicrografia e esboço ilustrando a forma de bolor de *Histoplasma capsulatum* com macroconídios tuberculados (i. e., espiculados) grandes e esféricos.

Na verdade, isso não é uma cápsula, mas sim um artefato de retração causado pelo processamento dos tecidos, mas é responsável pelo nome atribuído a essa espécie de fungo (*H. capsulatum*). A reação inflamatória de base é granulomatosa nos pacientes imunocompetentes. Os granulomas podem ser necrosantes ou não necrosantes. Pode haver formação de cavidades com a progressão da doença, que clínica e radiologicamente se assemelha à tuberculose. Os pacientes em imunossupressão profunda, especialmente quando há imunossupressão de linfócitos T, podem não conseguir gerar uma reação granulomatosa. Nesses pacientes, as leveduras de *H. capsulatum* são detectadas nos histiócitos e nos macrófagos dispersos por todo o sistema reticuloendotelial.

Em geral, é difícil converter a forma de bolor de *H. capsulatum* em sua forma de levedura em cultura. Por isso, o teste com sonda de ácido nucleico ou outros métodos moleculares são recomendados para confirmar a identificação definitiva. O teste com sonda de ácido nucleico é relativamente fácil de realizar e requer crescimento mínimo (*i. e.*, pode ter resultados precisos no primeiro dia depois do aparecimento de crescimento inicial na cultura). As culturas não precisam ser maturadas ou ter desenvolvido conídios para que esse teste seja realizado. Huffnagle e Gander[132] estudaram 95 fungos em fase de bolor, inclusive 41 cepas de *H. capsulatum*, demonstrando especificidade e sensibilidade de 100%. Padhye et al.[209] identificaram corretamente 103 das 105 culturas de *H. capsulatum* usando uma sonda de DNA de fita simples quimioluminescente marcada com éster de acridínio (Accu-Probe®; Gene Probe, San Diego, CA), que era complementar ao rRNA das formas de bolor do *H. capsulatum*. Do mesmo modo, Hall et al.[114] identificaram corretamente 53 das 54 cepas de *H. capsulatum* e Stockman et al.[264] demonstraram sensibilidade e especificidade de 100% em seu estudo com 86 cepas de *H. capsulatum* e 154 outros fungos aleatórios, também utilizando o ensaio AccuProbe®. A idade da cultura, o meio de isolamento e o estado morfológico não afetaram os resultados, indicando que é possível realizar a identificação antes que sejam produzidos esporos característicos.

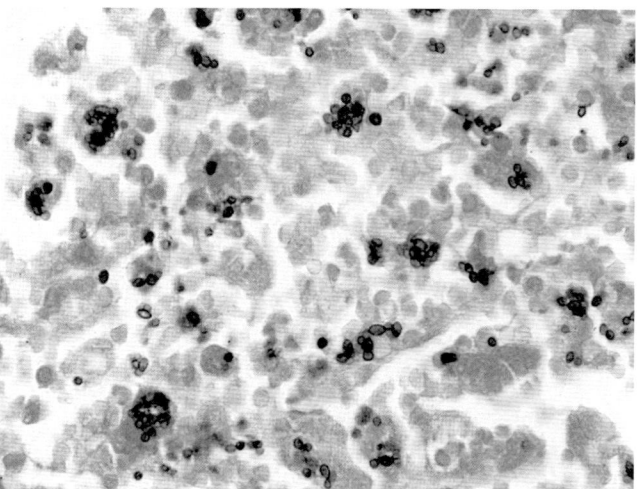

FIGURA 21.60 Fotomicrografia de um corte histológico demonstrando macrófagos com grupos frouxos de leveduras pseudoencapsuladas intracitoplasmáticas (2 a 3 μm de diâmetro) de *Histoplasma capsulatum*, que se coram em tom mais escuro (coloração de GMS, 400×).

O diagnóstico da histoplasmose pode ser estabelecido ou reforçado pela identificação de leveduras intracelulares pequenas em processo de germinação nos cortes histológicos ou esfregaços corados. Blumenfeld et al.[25] conseguiram identificar microrganismos intracitoplasmáticos nos esfregaços de lavado broncoalveolar corados por Diff-Quik® e Papanicolaou. Estudos subsequentes dos cortes histológicos corados com prata metenamina detectaram leveduras intracelulares e confirmaram que eram *H. capsulatum*. Entretanto, recomenda-se cautela porque outras leveduras (p. ex., *C. glabrata*) têm o mesmo aspecto morfológico. Nesses casos, o tipo de reação inflamatória presente é útil porque sugere o patógeno mais provável. *C. glabrata* desencadeia uma reação neutrofílica, enquanto o *H. capsulatum* forma granulomas nos pacientes imunocompetentes e é encontrado dentro dos histiócitos dos pacientes gravemente imunossuprimidos.

Diagnóstico por outras técnicas exceto cultura. Os métodos moleculares – especialmente as sondas de ácido nucleico disponíveis no mercado – ainda são utilizados comumente para confirmar a identificação de *H. capsulatum* isolado em cultura.[294] Alguns têm utilizado essas sondas com todos os isolados suspeitos, antes da esporulação, na tentativa de reduzir o tempo da identificação. PCR fúngica de espectro amplo com sequenciamento do DNA e PCR de ciclo rápido espécie-específica são métodos moleculares alternativos, que podem ser usados para confirmar as cepas isoladas suspeitas. Esses métodos também são usados com sucesso para detectar *Histoplasma* diretamente nos espécimes clínicos. Os testes sorológicos para anticorpos anti-*Histoplasma* são úteis aos pacientes com quadro suspeito de histoplasmose. Os testes sorológicos são positivos em mais de 90% dos pacientes com as formas cavitárias ou disseminadas de histoplasmose. Entretanto, esses testes sorológicos são menos sensíveis nos pacientes imunossuprimidos (50 a 80%), dos quais alguns podem não formar anticorpos. O teste para anticorpo também tem a desvantagem de exigir uma demora de 4 a 6 semanas, até que os pacientes produzam títulos de anticorpo suficientemente alto para que sejam detectados. Os títulos dos anticorpos anti-*Histoplasma* também podem estar elevados nos pacientes com blastomicose, coccidioidomicose e paracoccidioidomicose.[293]

O teste de FC utilizando antígenos das leveduras e dos micélios é mais sensível que o teste de ID. Nos casos de histoplasmose pulmonar aguda, o teste de FC é positivo com títulos mínimos de 1:8 em 90% dos pacientes, enquanto no teste de imunodifusão as bandas M estão presentes em cerca de 76% e as bandas H em 23% dos casos.[73] Títulos na faixa de 1:8 a 1:16 podem ser resquícios de uma infecção pregressa. Um título isolado de 1:32 ou um aumento de quatro vezes ou mais no título confirma o diagnóstico de histoplasmose em atividade. A imunodifusão não tem sensibilidade suficiente e, por esta razão, outros testes sorológicos são recomendados.

Radioimunoensaio e imunoensaio enzimático também não podem ser recomendados, embora os anticorpos possam ser detectados em menos tempo e em uma porcentagem mais alta dos pacientes. Esses ensaios não estão bem-padronizados e sua quantificação e interpretação são difíceis. A especificidade também é baixa, com índices relativamente altos de resultados falso-positivos nos pacientes com outras infecções fúngicas ou micobacterianas.[293]

A detecção de antígeno é um teste útil para diagnosticar histoplasmose, principalmente a forma disseminada dos pacientes imunossuprimidos. A avaliação desse antígeno na urina dos pacientes com histoplasmose tem sensibilidade mais alta, quando comparada com sua pesquisa no soro. Por essa razão, urina é o espécime preferível para esse teste. Em um estudo com 226 pacientes de 18 anos ou mais, nos quais o antígeno de *H. capsulatum* foi detectado nas amostras de urina por radioimunoensaio, Fojtasek et al.[90] demonstraram que 85% tinham doença disseminada e 15% apresentavam doença pulmonar autolimitada, quando ao menos um outro teste padronizado confirmatório era positivo. O uso desse teste com outros tipos de espécime, inclusive amostras de lavado broncoalveolar, também foi avaliado. O antígeno de *H. capsulatum* foi detectado nos líquidos de lavado broncoalveolar de 19 dentre 27 pacientes (70,3%) com histoplasmose pulmonar estudados por Wheat et al.[291] Hoje em dia, o teste para antígeno de *Histoplasma* na urina é usado comumente nos casos suspeitos de histoplasmose. O Quadro de correlações clínicas 21.7 descreve as diversas manifestações clínicas da histoplasmose.

Quadro de correlações clínicas 21.7 Histoplasmose.

A maioria dos pacientes com histoplasmose melhora depois de uma doença pulmonar aguda com gravidade variável, que se evidencia por febre, cefaleia, calafrios, tosse e dor torácica. Na maioria dos casos, os pacientes têm uma doença semelhante à influenza, que regride sem tratamento. Também pode haver progressão para pneumonia e crescimento dos linfonodos mediastínicos. Menos de 1% dos pacientes podem desenvolver doença pulmonar crônica caracterizada por tosse persistente, febre baixa e episódios ocasionais de hemoptise. Os adultos podem desenvolver lesões cavitárias, ou um ou mais "histoplasmomas" calcificados, espessos e laminados podem ser demonstrados nas radiografias do tórax. Existem relatos de formação de granuloma mediastínico seguido de mediastinite fibrosante, mas o papel etiológico de *H. capsulatum* nesta doença ainda é controvertido.[181] Dispneia, hemoptise, pneumonia pós-obstrutiva e obstrução da veia cava superior são complicações associadas. A fibrose intensa observada nesses casos torna difícil um procedimento cirúrgico. Kilburn e McKinsey[147] descreveram uma complicação rara de derrame pleural e fibrose pericárdica. Mais tarde, esse paciente desenvolveu pericardite constritiva confirmada pela necropsia. Como *H. capsulatum* é um microrganismo intracelular obrigatório, que vive nos macrófagos do sistema reticuloendotelial, pode haver graus variados de hepatomegalia, esplenomegalia e linfadenopatia nos pacientes com a doença disseminada aguda e crônica, que geralmente ocorre nos hospedeiros imunossuprimidos.

Histoplasmose disseminada progressiva
A histoplasmose disseminada progressiva é uma doença que define AIDS e é a primeira manifestação clínica de 50 a 75% dos pacientes aidéticos com histoplasmose.[245,292] As manifestações clínicas são febre, fadiga e emagrecimento – este último evidenciado na forma de uma doença consumptiva.[112] Nightingale et al.[199] detectaram prevalência de histoplasmose de 4% dos 980 pacientes aidéticos de Dallas, Texas; os exames dos esfregaços periférico e da medula óssea estabeleceram o diagnóstico em 88% dos casos. Hoje em dia, o teste para antígeno de *Histoplasma* na urina pode ser usado e alcança sensibilidade alta nesses casos (*i. e.*, doença disseminada). Além disso, Huang et al.[131] descreveram cinco pacientes com histoplasmose disseminada e AIDS; todos tinham fungemia e três morreram dentro de 4 semanas depois da confirmação do diagnóstico. O uso do sistema de lise-centrifugação Isolator® é recomendado para as hemoculturas dos pacientes com quadro suspeito de fungemia por *H. capsulatum*.

Nos casos típicos, a existência de AIDS torna a histoplasmose refratária ao tratamento. Kurtin et al.[158] revisaram espécimes de sangue periférico e medula óssea de 13 pacientes com AIDS e histoplasmose disseminada. Anemia, leucopenia e trombocitopenia foram detectadas em 12, 10 e 7 pacientes, respectivamente. Cinco pacientes tinham fungos circulantes nos esfregaços de sangue ou nas preparações de sobrenadante plasmático, geralmente associados à presença de eritroblastos circulantes e monocitopenia absoluta grave. Os espécimes de medula demonstraram um dentre quatro padrões morfológicos: (1) nenhuma evidência morfológica de infecção; (2) granulomas bem-definidos; (3) agregados linfo-histiocíticos; ou (4) infiltrados difusos de macrófagos.

A lise-centrifugação para isolar microrganismos das hemoculturas e culturas dos aspirados de medula óssea ou espécimes respiratórios, quando combinada com o exame morfológico da medula óssea, do esfregaço de sangue periférico e das secreções respiratórias, geralmente confirma o diagnóstico.[194]

Outro sistema afetado pela histoplasmose nos pacientes com AIDS é o sistema nervoso central, que pode caracterizar-se por meningite crônica, lesões cerebrais ou medulares expansivas semelhantes a neoplasias malignas, ou encefalite e um caso incomum de sinusite relatado por Butt e Carreon.[13,33,290]

Wheat et al.[290] detectaram manifestações referidas ao SNC em 10 a 20% dos pacientes com histoplasmose disseminada e mostraram que esse fungo pode causar meningite crônica sem outros indícios de disseminação em determinados casos. Nesse estudo, as manifestações clínicas mais frequentes eram lesões expansivas do cérebro ou da medula óssea, semelhantes às neoplasias malignas ou aos abscessos e encefalite.

Trato gastrintestinal
A histoplasmose do trato gastrintestinal, que geralmente afeta o intestino delgado, pode causar úlceras ou massas semelhantes à doença intestinal inflamatória ou aos carcinomas.[42] O trato gastrintestinal é afetado secundariamente em 70 a 90% dos casos de histoplasmose disseminada, mas o acometimento primário destas estruturas não é detectado frequentemente.[266] Jain et al.[136] descreveram o caso de um homem de 67 anos, que apresentava diarreia crônica refratária ao tratamento convencional. Os exames mostraram que ele tinha infecção isolada do intestino grosso por *H. capsulatum* e foi tratado com itraconazol.

Também existem relatos de pacientes com histoplasmose na orofaringe, cujas lesões podem ser confundidas com carcinoma por ocasião da apresentação inicial,[126] principalmente quando as pregas vocais são afetadas. Sataloff et al.,[246] em uma revisão da literatura, encontraram menos de 100 casos de histoplasmose confundida com carcinoma de laringe, desde que foi publicado o primeiro caso em 1952. Talvez mais importante, Economopoulou

(*continua*)

et al.[75] revisaram 20 casos publicados na literatura sobre histoplasmose oral dos pacientes HIV-positivos e, em alguns casos, as lesões orais pareciam ser a única ou principal manifestação da doença.

Embora a histoplasmose disseminada tenha chamado a atenção da comunidade médica no início da epidemia de HIV, antes do uso do tratamento antirretroviral altamente ativo (HAART; *highly active antirretroviral therapy*), esta doença é encontrada menos comumente nos países desenvolvidos, que podem fornecer o tratamento necessário aos pacientes HIV-positivos. Um risco recente de desenvolver histoplasmose disseminada é atribuído ao uso aprovado e generalizado dos agentes imunomoduladores (*i. e.*, os chamados "agentes biológicos"). Esses fármacos, que são usados por pacientes com artrite reumatoide, doença intestinal inflamatória e psoríase, incluem etanercepte, adalimumabe e infliximabe. A modulação do sistema imune desses pacientes, além de facilitar o controle de sua doença coexistente, aumenta seu risco de desenvolver infecções fúngicas disseminadas e tuberculose.[276]

Histoplasmose cutânea

As lesões cutâneas podem ser a primeira manifestação da histoplasmose em 10% dos pacientes com doença disseminada. Pápulas eritematosas ou hiperpigmentadas, pústulas, foliculite, lesões eczematosas, eritema multiforme e erupções semelhantes à rosácea são as manifestações dermatológicas mais comuns.[289] Chalub *et al.*[39] descreveram quatro pacientes com histoplasmose disseminada e AIDS. Os autores observaram várias lesões maculopapulosas eritematosas pequenas (até 3 mm de diâmetro) nos membros, na face e no tronco, comumente centradas em torno dos folículos pilosos. Essas lesões pareciam semelhantes às que são causadas pelo molusco contagioso. Ao exame histológico, os autores encontraram infiltrados perivasculares com leucocitoclasia proeminente, ausência de macrófagos reativos e inexistência de granulomas e microrganismos livres na derme, nas estruturas intraneurais e nos apêndices cutâneos.

Histoplasmose geniturinária

Embora as infecções fúngicas do trato geniturinário sejam mais comuns na blastomicose, existem relatos de lesões geniturinárias associadas à histoplasmose. Kahn e Thommes[139] relataram o caso de um paciente com orquite e epididimite granulomatosas volumosas com necrose caseativa. Friskel *et al.* relataram dois outros casos.[93]

Histoplasmose ocular

A síndrome da histoplasmose ocular foi revisada por Ciulla *et al.*[46] A tríade clássica consiste em escaras coroides atróficas bem-definidas na mácula ou periferia média (manchas tipo histoplasmose), atrofia peripapilar e neovascularização da coroide. Uma complicação significativa é perda grave da visão central.

Septicemia

Embora a septicemia causada por fungos não seja comum, a oportunidade de estabelecer o diagnóstico precoce pode ser perdida quando são utilizadas técnicas de hemocultura inadequadas. Paya *et al.*[215] demonstraram que o uso dos tubos de hemocultura de lise-centrifugação era a técnica ideal para isolar leveduras de *H. capsulatum* do sangue dos pacientes com quadro suspeito de doença disseminada, aumentando significativamente a positividade das culturas e abreviando o tempo necessário ao isolamento. A superioridade desse sistema também é apoiada pelas observações de Murray[194] que, em um estudo de 182 fungos isolados de todos os tipos, demonstrou que *H. capsulatum* foi isolado apenas no sistema de lise-centrifugação. O diagnóstico precoce é importante, porque a disseminação pode ocorrer rapidamente e levar ao óbito os pacientes imunossuprimidos.

Complexo Sporothrix schenckii e esporotricose

Análises das sequências dos ácidos nucleicos demonstraram que os fungos classificados tradicionalmente como *Sporothrix schenckii* formam, na verdade, um grupo de microrganismos morfologicamente semelhantes.[179] A diferenciação desses fungos não é necessária para o tratamento da doença, de forma que o uso do termo "complexo" é aceitável, até que esta diferenciação seja necessária. Os membros do complexo *Sporothrix schenckii* (daqui em diante referido simplesmente como *S. schenckii*) são fungos distribuídos em todo o planeta e vivem no solo e na matéria vegetal, principalmente no musgo esfagno, em lascas de madeira e espinhos de roseira. Quando conseguem acesso aos tecidos subcutâneos, geralmente por inoculação traumática, esses fungos causam esporotricose, que é uma infecção crônica dos seres humanos e dos animais silvestres e domésticos. Os seres humanos são infectados quando o fungo penetra na pele dos indivíduos que manuseiam substâncias contaminadas. A infecção caracteriza-se pela formação de lesões nodulares na pele e nos tecidos subcutâneos que, se não forem tratadas, resultam na invasão da circulação linfática (doença linfocutânea). As fístulas de drenagem dos focos da infecção subcutânea podem desenvolver-se nos casos crônicos. A disseminação é rara, mas pode ocorrer nos pacientes imunossuprimidos com invasão de ossos, músculos, sistema nervoso central e pulmões. O acometimento pulmonar isolado também é raro, mas ocorreu depois da inalação dos conídios presentes em substâncias maciçamente contaminadas.

Algumas ocupações colocam os trabalhadores em risco elevado de infecção. Hajjeh *et al.*[113] descreveram um surto de esporotricose em trabalhadores de um viveiro florestal da Flórida. Nove dos 65 trabalhadores (14%) envolvidos com a produção de topiários de esfagno (musgo) desenvolveram esporotricose linfocutânea. O risco estava diretamente relacionado com a duração do trabalho com esfagno, principalmente com a atividade de encher topiários e nos trabalhadores com menos experiência de jardinagem. Os profissionais que usavam luvas estavam protegidos.

Dooley *et al.*[71] relataram um surto interessante. Em um período de 5 anos, cinco pacientes que residiam em Oklahoma desenvolveram esporotricose cutânea, dos quais quatro tinham conservado fardos de feno em uma casa assombrada de Halloween. O quinto paciente aparentemente contraiu a doença enquanto visitava essa casa. Desse modo, o contato com o feno pode também ser um fator de risco.

Pappas *et al.* descreveram uma região de endemicidade alta da esporotricose.[212] Em uma região remota das montanhas do centro-sul do Peru, 238 pacientes com esporotricose confirmada por cultura foram diagnosticados em um período de 3 anos. A incidência de esporotricose nessa região foi calculada entre 48 e 60 casos por 100.000 habitantes, com incidência mais alta entre as crianças de 7 a 14 anos. A região mais afetada era a pele da face. Clinicamente, a doença limitava-se à pele e aos tecidos subcutâneos em todos os casos.[1]

Detecção no laboratório. O crescimento de *Sporothrix schenckii* em cultura geralmente ocorre dentro de 3 a 5 dias de incubação a 30°C, embora colônias leveduriformes lisas possam desenvolver-se a partir de 36 a 48 horas no ágar-sangue de carneiro (SBA; do inglês, *sheep blood agar*) a 5% incubado a 35°C. Em alguns casos, o crescimento inicial que ocorre a 30°C pode parecer células leveduriformes, porque a conversão plena de leveduras a micélio ainda não ocorreu. Essas leveduras podem ser alongadas com extremidade ligeiramente afilada, semelhante ao fungo *Ustilago* que causa uma doença no milho. A morfologia das colônias varia, dependendo do meio utilizado e da presença ou ausência de sangue no meio. Em geral, as colônias são lisas e podem tornar-se duras, enrugadas ou pregueadas. Quando as colônias estão maduras, o fungo forma micélios aéreos delicados, escuros e frisados. Inicialmente, a cor é branco-acinzentada, mas pode tornar-se caramelo, castanha ou preto-acastanhada à medida que a colônia amadurece (Prancha 21.5 G). As colônias tornam-se nitidamente leveduriformes quando são incubadas a 35° a 37°C e podem adquirir coloração marrom-escura ou preta quando estão maduras (Prancha 21.5 H).

A identificação pode ser realizada ao exame microscópico quando os bolores formam hifas septadas delicadas, das quais se originam conídios lisos e ovais medindo 2 a 4 μm de diâmetro. As hifas e os conídios geralmente são hialinos, mas algumas variantes podem intensificar sua pigmentação com o transcorrer do tempo. Os conídios estão ligados por uma estrutura filiforme delicada (*i. e.*, dentículo) ao conidióforo. Com a regulagem exata do foco do microscópio e a utilização de uma objetiva de imersão em óleo, é possível observar as inserções filiformes típicas entre os conídios e o conidióforo (das quais se originou o nome dessa espécie). O estudo publicado por Sigler et al.[255] inclui fotomicrografias excelentes ilustrando esse aspecto microscópico. Os conídios de *S. schenckii* estão dispostos lateralmente ao longo das hifas ou em grupos semelhantes a uma margarida na ponta de um conidióforo retilíneo delicado (*i. e.*, morfologia de florezinhas) (Figura 21.61).

As leveduras de *S. schenckii* medem 2 a 4 μm de diâmetro e podem ser esféricas, ovais ou elípticas, geralmente com um único botão germinativo (Figura 21.62). Essas estruturas podem ser observadas em uma biopsia de pele, ao exame direto (*i. e.*, KOH/branco calcoflúor) ou depois da conversão térmica de micélios a fungos. O aspecto mais útil à identificação microscópica das leveduras de *S. schenckii* é a demonstração de formas ovais alongadas (*i. e.*, corpos de charuto),

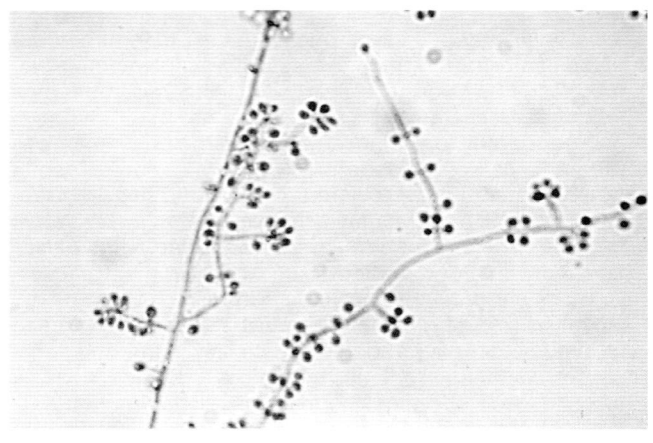

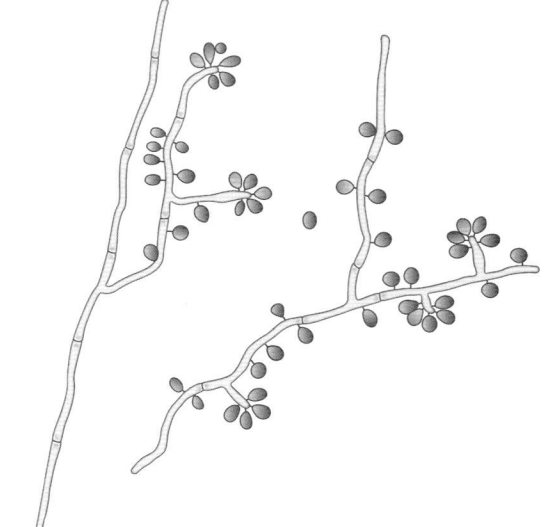

■ **FIGURA 21.61** Fotomicrografia e esboço do bolor de *Sporothrix schenckii*, ilustrando as hifas delicadas e o agrupamento em forma de margarida dos conídios ovais pequenos originados das superfícies laterais ou das pontas dos conidióforos retilíneos.

que medem 3 × 10 μm. Essas leveduras podem ser difíceis de detectar nos cortes de tecidos humanos corados com H&E e, por esta razão, quando há suspeita de esporotricose com base na reação inflamatória presente, deve-se realizar uma coloração com prata metenamina. Essa coloração demonstra uma mistura de leveduras esféricas com células leveduriformes elípticas mais características (Figura 21.63).

Diagnóstico por outras técnicas exceto cultura. As técnicas não baseadas em cultura não são utilizadas rotineiramente no diagnóstico da esporotricose. Embora tenham sido desenvolvidos ensaios moleculares, eles não são usados rotineiramente. A aplicação das técnicas sorológicas mostrou-se minimamente útil ao diagnóstico dessa doença. Os testes de aglutinação de látex foram utilizados no passado com pouco sucesso, principalmente para diagnosticar infecções cutâneas primárias, nas quais os resultados geralmente eram negativos. Títulos de aglutinação de 1:80 ou mais eram úteis para diagnosticar infecções extracutâneas em atividade.[61]

O Quadro de correlações clínicas 21.8 descreve as manifestações clínicas da esporotricose.

---

[1] N. R. T. No Brasil, entre 1998 e 2011, a esporotricose foi diagnosticada em mais de 4.000 seres humanos e 3.704 gatos no Rio de Janeiro. O agente etiológico mais prevalente e principal patógeno da esporotricose felina foi uma das espécies do complexo *S. schenckii, S. brasiliensis*. (ACO Souza, CP Taborda. Epidemiology of dimorphic fungi. *Reference Module in Life Sciences*. Elsevier, 2017. Disponível em http://dx.doi.org/10.1016/B978-0-12-809633-8.12056-4.)

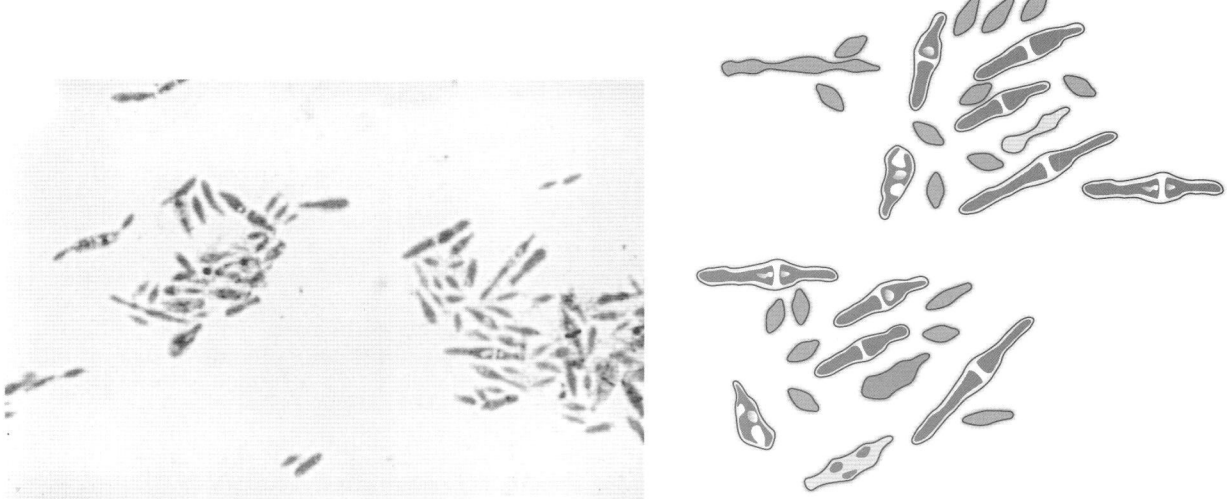

■ **FIGURA 21.62** Fotomicrografia e esboço da levedura de *Sporothrix schenckii* demonstrando células leveduriformes bicelulares alongadas, algumas com formato de "corpo de charuto".

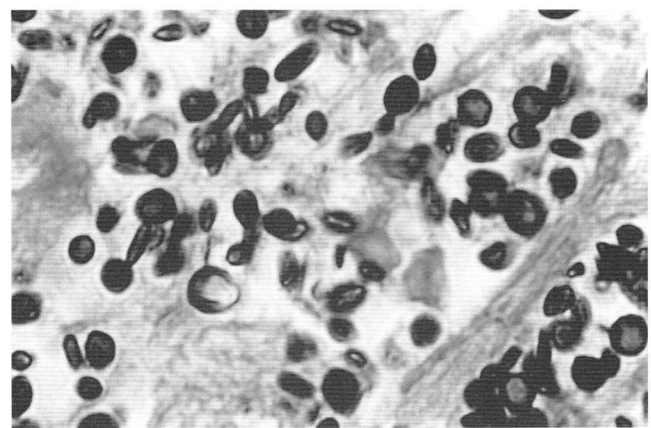

■ **FIGURA 21.63** Fotomicrografia da biopsia de um paciente com esporotricose, demonstrando numerosas leveduras esféricas a ovais de *Sporothrix schenckii*, das quais algumas apresentavam botões bicelulares alongados em forma de charuto (coloração com prata metenamina, grande aumento).

Quadro de correlações clínicas 21.8 Esporotricose.

Nos EUA, as infecções fúngicas subcutâneas são causadas mais comumente por algum membro do complexo *Sporothrix schenckii*.[11] Estudos de sequenciamento do DNA demonstraram que algumas espécies morfologicamente semelhantes constituem o que antes se conhecia como "*Sporothrix schenckii*".[188] Embora a diferenciação desses microrganismos seja possível, o termo "complexo" é preferível porque todos produzem uma doença semelhante e não há diferenças quanto ao tratamento.

A forma mais comum de esporotricose é linfocutânea. A formação de uma pústula pequena, vermelha e indolor em um dos membros, combinada com o aparecimento de várias lesões pustulosas ou ulceradas secundárias dispostas linearmente ao longo dos vasos linfáticos proximais, é suficiente para suspeitar desse diagnóstico. A pústula primária pode crescer lentamente, ulcerar e eliminar pequena quantidade de exsudato serossanguinolento. Também podem ser detectados graus variados de celulite com inflamação e eritema dos tecidos subcutâneos circundantes. As lesões-satélites secundárias apresentam-se inicialmente como placas eritematoides verrucosas ou placas descamativas, que comumente se transformam em úlceras, também com eliminação de material exsudativo purulento. O diagnóstico geralmente é tardio, porque a colonização bacteriana secundária pode ser confundida com o agente etiológico primário. As superinfecções bacterianas também podem confundir o aspecto macroscópico.

Nos pacientes com doença progressiva, a infecção pode disseminar-se para articulações, bainhas dos tendões, bursas, ossos e músculos.[302] Purvis *et al*.[228] relataram o caso de um paciente com artrite poliarticular bilateral dos punhos e cotovelos. Embora artrite não seja uma manifestação comum da esporotricose, esse relato sugere um espectro mais amplo da doença que pode ser causada por esse fungo.[43]

(continua)

Artrite esporotricótica não é uma doença comum. Howell e Toohey[129] descreveram as anormalidades encontradas em 13 pacientes com artrite esporotricótica tratados nos hospitais da região de Wichita. A apresentação típica era de um paciente febril com articulação ligeiramente edemaciada e quente, mas sem eritema. Nesse estudo, houve acometimento de 17 articulações, inclusive 10 joelhos, três articulações interfalangianas, um cotovelo, uma articulação intercarpal e uma articulação metatarsofalangiana. A maioria dos pacientes era de homens de meia-idade e havia ingestão significativa de álcool em 77% dos casos. Wang et al.[284] descreveram um paciente com bursite pré-patelar causada por *Sporothrix schenckii*. A infecção persistiu, apesar do tratamento com itraconazol e a cura ocorreu apenas depois da excisão cirúrgica da bursa.

A esporotricose pulmonar primária é rara. Contudo, England e Hochholzer[80] relataram esporotricose pulmonar primária em oito pacientes depois da inalação de conídios suspensos no ar, uma ocorrência geralmente rara. Tosse, expectoração e febre baixa são os sintomas iniciais comuns.

Nos pacientes imunossuprimidos, a esporotricose pode ter apresentação atípica, com a doença tendendo a tornar-se disseminada e generalizada. A doença cutânea que começa com lesões localizadas pode disseminar-se para outras estruturas além da pele, inclusive com disseminação para meninges em um caso publicado, que é uma apresentação também encontrada por esse autor.[70] O diagnóstico pode ser difícil quando a esporotricose apresenta-se inicialmente com fungemia e doença disseminada.[9] Embora a esporotricose localizada seja uma doença inofensiva, que responde bem ao tratamento, esses autores atenderam pacientes imunossuprimidos com doença potencialmente fatal e difícil de tratar, necessitando de tratamento prolongado com fármacos possivelmente tóxicos, inclusive anfotericina B. O tratamento recomendado consiste em reverter a imunossupressão e administrar fármacos antifúngicos.

Paracoccidioides brasiliensis e paracoccidioidomicose

Paracoccidioidomicose é uma infecção fúngica granulomatosa sistêmica subaguda ou crônica progressiva causada pelo fungo termicamente dimórfico *Paracoccidioides brasiliensis*. A forma micelial desse fungo vive no solo e a infecção pulmonar dos seres humanos ocorre por inalação dos conídios microscópicos (4 μm de diâmetro). As infecções cutâneas e mucocutâneas ocorrem por inoculação direta de materiais contaminados pelos esporos. Na América do Sul, 80% das infecções ocorrem no Brasil, seguido em ordem de incidência de casos por Colômbia e Venezuela; também existem áreas endêmicas no sul do México e em todos os países da América Central, exceto Belize e Nicarágua.[32,II]

É difícil estimar a taxa de prevalência global da paracoccidioidomicose, porque as infecções ocorrem comumente nos países pobres com infraestrutura limitada de saúde pública. Embora tenham sido realizadas estimativas de um milhão pacientes infectados ou mais, muitos casos não são notificados ou continuam sem diagnóstico. Botteon et al.[28] estudaram dois grupos de doadores de sangue. Um grupo consistia em doadores que viviam em uma zona rural na qual a paracoccidioidomicose é endêmica, enquanto o outro era formado por residentes das áreas urbanas de São Paulo. Os estudos sorológicos demonstraram que 21% dos 700 pacientes das áreas rurais endêmicas tinham evidências de doença atual ou pregressa, enquanto apenas 0,9% dos 350 pacientes das áreas urbanas tinham sorologia positiva. Desse modo, considerando uma população de aproximadamente 207 milhões, mesmo que se utilizasse a taxa de prevalência urbana mais baixa de paracoccidioidomicose, bem mais de 1,8 milhão de pacientes apenas do Brasil estariam infectados.

Os países das ilhas do Caribe, as Guianas e o Chile não têm casos notificados da doença. Nas regiões endêmicas, a maioria das infecções ocorre nas áreas ao redor das florestas tropicais úmidas. A doença acomete mais comumente adultos com mais de 30 anos, é rara nas crianças e é mais frequente nos homens que nas mulheres (razão global de 15:1). Embora a maioria dos pacientes seja de agricultores, também existem relatos de infecção de pacientes com rara exposição direta ao solo e à vegetação, conforme indicado pelo estudo citado anteriormente. Os indivíduos da raça branca são mais suscetíveis às infecções que os índios americanos nativos; as infecções mais graves tendem a ocorrer nos imigrantes que chegam às regiões endêmicas.[32]

Detecção no laboratório. As colônias têm aspecto semelhante às do *Blastomyces dermatitidis*. Elas têm crescimento lento a 30°C (10 a 20 dias para alcançar maturidade), são branca-acinzentadas e formam micélios sedosos ou filiformes delicados.

Quando é incubado entre 25° e 30°C, *P. brasiliensis* cresce muito lentamente durante 10 a 30 dias e forma bolores sedosos brancos a castanho-acinzentados. A identificação e a diferenciação com outros bolores com aspecto semelhante podem ser realizadas ao exame microscópico, observando-se as hifas septadas hialinas delicadas, que constituem a base do micélio. Os conídios ovais não pigmentados (2 a 4 μm) originam-se separadamente dos conidióforos curtos e finos por inserções diretas nas hifas (padrão de "pirulito"), semelhante aos que são formados por *Blastomyces dermatitidis* (Figura 21.64).

A identificação pode ser confirmada pela conversão do bolor à forma de levedura, que é conseguida por inoculação de um fragmento pequeno da colônia de fungos no ágar de infusão BHI enriquecido. Entretanto, a conversão à forma de leveduras é lenta. As leveduras genitoras de *P. brasiliensis*

[II]N. R. T. A paracoccidioidomicose é a micose sistêmica mais comum na América Latina. Levantamentos epidemiológicos usando testes cutâneos com paracoccidioidina demonstraram taxas positivas variando de 2 a 82% no Brasil, até 77% na população rural da Colômbia, e 10,2 a 19,7% na Venezuela, além de 1,6 a 10,7% na Argentina. No Brasil, entre 1996 e 2006 a enfermidade foi responsável por 51,2% das infecções fúngicas sistêmicas e ocupou a 10ª posição entre as doenças infecciosas de alta mortalidade. Estima-se que a incidência anual varie de 10 a 30 casos por milhão de pessoas e a mortalidade varie de 1,4 a 1,65 óbito por milhão de habitantes, sendo a maior causa de morte entre as micoses sistêmicas. Entre 1930 e 2012, mais de 15.000 casos de paracoccidioidomicose foram relatados, mas esse número reflete apenas parcialmente a prevalência da doença na América Latina. Por isso, a paracoccidioidomicose é considerada um grave problema de saúde e, ao mesmo tempo, uma doença negligenciada. Sua epidemiologia é subestimada devido a várias dificuldades, como a não obrigatoriedade de notificação de casos, a ausência de surtos epidêmicos e a baixa capacidade de diagnóstico laboratorial. (ACO Souza, CP Taborda. Epidemiology of dimorphic fungi. *Reference Module in Life Sciences*. Elsevier, 2017. Disponível em http://dx.doi.org/10.1016/B978-0-12-809633-8.12056-4.)

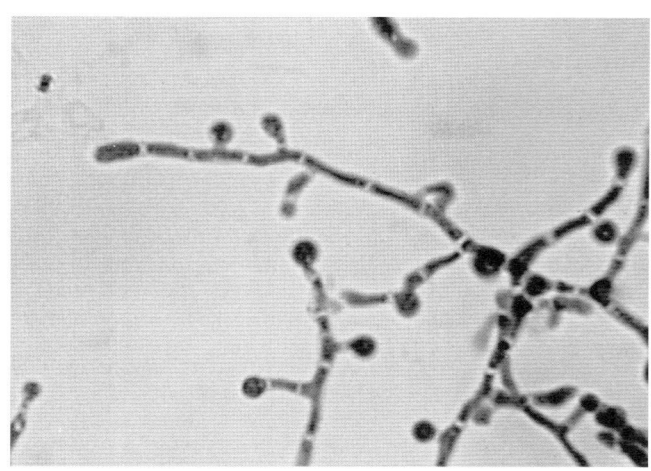

■ **FIGURA 21.64** Fotomicrografia do bolor de *Paracoccidioides brasiliensis*, ilustrando os conídios esféricos pequenos e lisos originados das laterais e das terminações dos conidióforos curtos derivados das hifas septadas.

observadas em cultura geralmente medem 6 a 15 μm de diâmetro, mas podem crescer mais. Elas podem ser diferenciadas das leveduras de *B. dermatitidis*, que têm o mesmo tamanho, pela existência de vários botões com bases estreitas (i. e., em contraste com as formas germinativas únicas com bases largas de *B. dermatitidis*). Embora não exista uma sonda genética no mercado para identificar *P. brasiliensis*, as sondas disponíveis para a identificação de *B. dermatitidis* têm reação cruzada com este primeiro fungo e podem ser usadas em combinação com outros indícios para confirmar sua identidade.

A mesma forma de levedura está presente nos tecidos dos pacientes infectados. Por essa razão, o diagnóstico da paracoccidioidomicose pode ser estabelecido mais rapidamente pela demonstração direta nos espécimes clínicos das leveduras esféricas (10 a 30 μm) de paredes espessas com vários botões germinativos, cada qual ligado por um botão de base estreita, que foi comparado a um "timão de navio" (Figura 21.65). Essas leveduras podem ser observadas nas preparações de KOH/branco calcoflúor. Em alguns casos, as células descendentes germinadas podem formar cadeias curtas. Nos cortes histológicos, a inflamação de fundo geralmente é granulomatosa a piogranulomatosa (i. e., inflamação granulomatosa misturada com quantidades variadas de leucócitos polimorfonucleares). As leveduras são detectadas mais facilmente nos cortes histológicos corados com PAS ou GMS.

Diagnóstico por outras técnicas exceto cultura. O teste do exoantígeno, que foi aperfeiçoado por Camargo et al.,[35] é um método disponível para confirmar a identificação das cepas isoladas em cultura. As técnicas de imunofluorescência indireta, os ensaios imunoenzimáticos e os métodos moleculares são usados por pesquisadores para firmar o diagnóstico da paracoccidioidomicose. As abordagens imunológicas ao diagnóstico dessa doença foram revisadas por Brummer et al. e de Camargo.[32,65] Os níveis de IgG sérica continuam elevados ao menos por 1 ano depois da infecção.

Mendes-Giannini et al.[184] demonstraram anticorpos IgG, IgA e IgM específicos para um antígeno de 43 kDa de *Paracoccidioides brasiliensis* nos pacientes com paracoccidioidomicose e também demonstraram que a redução dos títulos durante o tratamento estava relacionada com a melhora

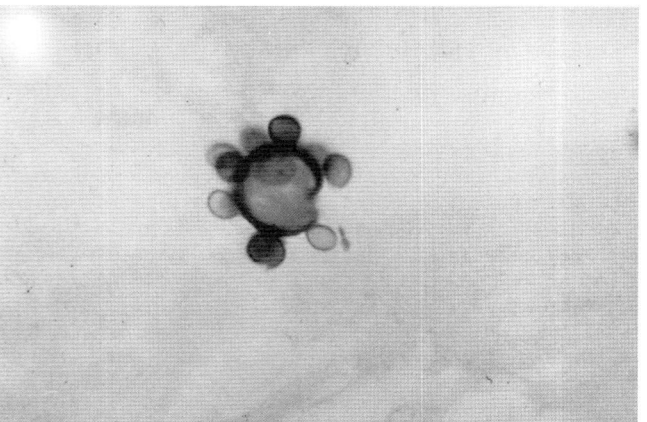

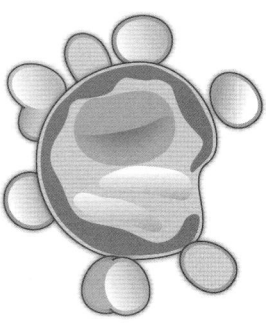

■ **FIGURA 21.65** Fotomicrografia e esboço da levedura de *Paracoccidioides brasiliensis*, ilustrando a levedura central grande, que origina vários botões formando um "timão de navio".

sintomática. Gomez et al.,[102] usando um anticorpo monoclonal dirigido contra as leveduras de *Paracoccidioides brasiliensis*, conseguiram desenvolver um teste de inibição por ELISA capaz de detectar quantidades pequenas do antígeno circulante no soro dos pacientes com doença em atividade. Dentre 46 pacientes com paracoccidioidomicose, 37 tinham testes positivos (80,4%).

Os ensaios de detecção de antígenos são usados para diagnosticar paracoccidioidomicose. A detecção dos antígenos gp43 e gp70 de *Paracoccidioides* é o alvo desses ensaios.[65] Além de detectar esses antígenos no sangue, esses ensaios também foram avaliados nas amostras de líquido cefalorraquidiano e lavado broncoalveolar. A natureza quantitativa ou semiquantitativa desses ensaios permite analisar a tendência dos níveis dos antígenos; depois do tratamento eficaz, os antígenos devem declinar ou desaparecer.

Métodos moleculares também são usados para diagnosticar paracoccidioidomicose. Sandu et al.[242] desenvolveram uma sonda de DNA com 14 bases específicas para a terminação 5' das sequências do gene ribossômico 28S de *P. brasiliensis*. Com a adoção de um protocolo diagnóstico uniforme, que consistia na lise celular comum e nos procedimentos de purificação do DNA seguidos de amplificação por PCR, esses autores demonstraram a diferenciação seletiva entre *P. brasiliensis* e 47 outras espécies de fungos representativos de 25 gêneros. PCR e outros métodos moleculares oferecem uma abordagem alternativa para estabelecer o diagnóstico da paracoccidioidomicose.

O Quadro de correlações clínicas 21.9 descreve as manifestações clínicas da paracoccidioidomicose.

Quadro de correlações clínicas 21.9 Paracoccidioidomicose.

Com a inalação de poeira contaminada por esporos, os conídios microscópicos (4 μm de diâmetro) alcançam os segmentos distais do parênquima pulmonar, onde se transformam em leveduras que podem ficar confinadas no local, ou podem propagar-se e disseminar-se para órgãos distais dos pacientes com doença disseminada progressiva. Nos pacientes imunossuprimidos, o crescimento local é mais lento e a infecção pode terminar sem formação de uma lesão. Brummer et al.[32] dividiram os casos sintomáticos de paracoccidioidomicose em dois grupos gerais: (1) forma juvenil aguda ou subaguda e (2) forma adulta crônica.

Forma juvenil aguda ou subaguda
A forma juvenil da doença representa apenas 3 a 5% de todas as infecções e acomete principalmente crianças ou adultos jovens, dos quais a maioria é imunossuprimida. A evolução da doença é relativamente rápida (semanas a meses) e caracteriza-se por acometimento difuso do sistema reticuloendotelial. Hepatosplenomegalia, linfadenopatia e hiperplasia da medula óssea são manifestações clínicas comuns. A disfunção da medula óssea pode ser tão grave a ponto de simular uma doença linfoproliferativa.[170] As biopsias dos órgãos ou tecidos afetados frequentemente demonstra algumas leveduras em processo de proliferação ativa, mesmo que não haja formação de granulomas. Com essa forma da doença, os pulmões raramente são afetados, embora os microrganismos possam ser detectados nas secreções respiratórias. Em alguns casos, os linfonodos mesentéricos podem hipertrofiar muito a ponto de causar obstrução intestinal. O prognóstico da forma juvenil da doença não é bom.

Forma adulta crônica
Cerca de 90% dos pacientes têm essa forma da doença, que afeta mais comumente homens adultos. Curiosamente, o nível alto de estrogênio das mulheres pré-menopausa inibe a conversão dos micélios em leveduras, que é necessária à infecção; isto explica em parte as diferenças observadas na incidência da doença entre os homens e as mulheres. A paracoccidioidomicose é lentamente progressiva, tende a ficar confinada basicamente nos pulmões e pode demorar meses ou anos para desenvolver-se plenamente. Os pulmões são acometidos em mais de 90% dos casos e, em muitos pacientes, a doença pulmonar é a única manifestação da infecção. As lesões pulmonares detectadas nas radiografias do tórax podem ser nodulares, infiltrativas, fibróticas ou cavitárias e localizam-se preferencialmente nos lobos inferiores dos pulmões.[170] Tosse, expectoração de escarro e dispneia são os sintomas comuns, que comumente estão associados a febre intermitente, emagrecimento e anorexia. Em muitos casos, as manifestações clínicas e radiológicas são semelhantes às da tuberculose. A doença crônica pode ser branda, moderada ou grave, dependendo das condições gerais e do estado imune do paciente; fibrose grave causando doença pulmonar obstrutiva crônica e *cor pulmonale* são sequelas fatais.

Brummer et al.[32] citaram vários casos de acometimento extrapulmonar, inclusive infecções dos olhos, sistema nervoso central, ossos e trato genital. Sant'Anna et al.[243] revisaram as manifestações clínicas de sete pacientes com doença laríngea. Todos eram homens de meia-idade, principalmente agricultores. Disfonia, disfagia, dispneia e tosse eram os sintomas iniciais principais. Em todos esses casos, a primeira impressão diagnóstica era carcinoma.

A paracoccidioidomicose e outras infecções causadas por fungos dimórficos também podem afetar a cavidade oral.[8,100] Almeida et al.[8] relataram que as infecções fúngicas (micoses) orais adquiriram importância especial desde o advento da infecção pelo HIV, assim como em razão do aumento fenomenal das viagens internacionais com exposição mais ampla às infecções endêmicas das regiões tropicais. Almeida et al. também descreveram 21 pacientes argentinos, que viviam na província de Corrientes e desenvolveram manifestações orais da infecção por *Paracoccidioides brasiliensis*. Com exceção de um caso, todos os pacientes tinham acometimento pulmonar demonstrável. A administração prolongada de itraconazol curou esses pacientes. Os autores enfatizaram a importância do diagnóstico e tratamento imediatos para evitar destruição extensiva dos tecidos. O acompanhamento prolongado desses pacientes também é obrigatório, tendo em vista que o índice de recidivas é alto.

As manifestações clínicas detectadas em 27 pacientes aidéticos descritos por Goldani e Sugar[101] eram de uma infecção indolente ou de doença rapidamente progressiva. A doença disseminada era a forma mais comum e os focos infecciosos envolviam os pulmões, a pele e os linfonodos. Febre persistente, linfadenopatia, hepatosplenomegalia e lesões cutâneas eram as manifestações observadas mais comumente. O diagnóstico é estabelecido preferencialmente por exame direto e cultura do escarro, biopsias de pele e aspiração de linfonodos. Como foi mencionado antes, os ensaios de PCR desses espécimes são promissores e podem ampliar acentuadamente nossa capacidade de confirmar o diagnóstico. Cerca de 50% dos pacientes desse estudo morreram, apesar do tratamento antifúngico agressivo.

Severo et al.[252] descreveram um caso de acometimento do trato genital masculino de um índio brasileiro e revisaram outros 18 pacientes publicados na literatura brasileira. Manns et al.[177] relataram o caso de um homem de 59 anos, que desenvolveu paracoccidioidomicose mais de 15 anos depois de mudar-se da América do Sul. Médicos de todo o mundo devem ter essa infecção em mente ao avaliarem pacientes com história de viagem compatível e manifestações pulmonares ou cutaneomucosas sugestivas dessa doença, além de emagrecimento e outras queixas constitucionais.

Fungos demácios
Agentes etiológicos das feo-hifomicoses

Em contraste com o grupo de fungos hialinos, que não têm paredes celulares pigmentadas, existe um segundo grupo numeroso de fungos saprofíticos geneticamente heterogêneos, que produzem melanina e pigmentos semelhantes em suas paredes celulares. Isso resulta na formação de hifas acentuadamente pigmentadas. A superfície das colônias e seu inverso são nitidamente escuros com tonalidade cinzenta, marrom ou preta. O exame da superfície inversa da colônia fornece a melhor indicação da natureza hialina ou demácia de um bolor, porque alguns fungos hialinos (p. ex., *Aspergillus niger*) formam esporos pretos, embora sejam hialinos.

O termo feo-hifomicoses (do grego *phaeo* = escuro, cinzento) é atribuído às infecções fúngicas causadas por esse grupo de fungos demácios. O conceito de "feo-hifomicose" foi proposto primeiramente por Ajello et al.[6] em 1986, de forma a "abranger todas as infecções de natureza cutânea, subcutânea e sistêmica causadas por fungos hifomicetosos, que se desenvolvem nos tecidos do hospedeiro na forma de elementos miceliais septados e demácios com paredes espessas". Desse modo, conforme foi descrito originalmente, o termo *feo-hifomicose* era usado para descrever uma condição histopatológica, em vez de representar qualquer doença clínica específica ou espécies de fungos identificados nas culturas em laboratório.[66,234] Esse termo passou a ser usado como equivalente demácio de hialo-hifomicose (*i. e.*, um termo genérico para infecção micótica invasiva causada por um fungo demácio). Cromoblastomicose e micetoma são entidades clínicas bem-definidas e diferentes das feo-hifomicoses. A cromoblastomicose é causada por vários fungos demácios, enquanto os micetomas são atribuídos a bactérias e fungos hialinos ou demácios. A seguir, descreveremos alguns agentes etiológicos das feo-hifomicoses, da cromoblastomicose e dos micetomas.

Detecção no laboratório. Em sentido mais amplo, esses fungos demácios produzem colônias cinza-escuras, marrons ou pretas com superfície lanuginosa ou aveludada. Como foi mencionado antes, o inverso das colônias é acentuadamente pigmentado, porque isto representa a camada de hifas demácias. Embora a morfologia das colônias não seja distintiva desse grupo de fungos e o exame microscópico seja necessário à identificação do gênero/espécie, o tipo de colônia (*i. e.*, lanuginosa *versus* aveludada) fornece um indício quanto às possibilidades prováveis. Por exemplo, as espécies de *Alternaria*, *Bipolaris* e de *Curvularia* produzem colônias lanuginosas, enquanto as espécies de *Fonsecae*, *Phialophora* e *Cladosporium/Cladophialophora* formam colônias aveludadas. A Prancha 21.3 A a D ilustra exemplos de colônias de fungos demácios com crescimento mais rápido. Em geral, os agentes etiológicos da cromoblastomicose e do micetoma formam colônias aveludadas e pequenas com crescimento mais lento.

Ao exame microscópico, os fungos demácios formam micélios marrom-escuros compostos de hifas homogêneas com paredes paralelas e septações bem demarcadas. O pigmento pode não ser evidente em algumas espécies nas fases iniciais do crescimento, mas se desenvolve com a incubação por mais tempo. A seguir, estão relacionados os gêneros de fungos de crescimento rápido (*i. e.*, colônias lanuginosas), que produzem macroconídios pluricelulares corados intensamente: *Alternaria*, *Ulocladium*, *Stemphylium*, *Epicoccum*, *Bipolaris*, *Drechslera*, *Curvularia* e *Exserohilum*.

A identificação desses fungos pode ser simplificada separando-os primeiramente em dois grupos gerais baseados na morfologia dos conídios: (1) Macroconídios (*i. e.*, conídios pluricelulares) que apresentam septações longitudinais e perpendiculares (*i. e.*, septos transversais) em relação com o eixo longitudinal do conídio. Em geral, esses conídios também têm septações oblíquas e são referidos comumente como muriformes. (2) Macroconídios que contêm apenas septações perpendiculares (*i. e.*, transversais) em relação com o eixo longitudinal do conídio.

Macroconídios com septos longitudinais e transversais (muriformes)

Os gêneros de fungos desse grupo com importância médica são os seguintes:

- Espécies de *Alternaria*
- Espécies de *Ulocladium*
- Espécies de *Stemphylium*
- Espécies de *Epicoccum*

Espécies de *Alternaria*. A formação de cadeias curtas de macroconídios pluricelulares grandes com paredes lisas, que são separados por septos transversais e longitudinais (muriformes), são típicas das espécies de *Alternaria*. Os macroconídios têm formato de baquetas de tambor, com a ponta alongada de um conídio em contato com a extremidade romba e arredondada do próximo (Figura 21.66). Na maioria dos casos, esses fungos são contaminantes e apenas raramente causam infecções nos seres humanos. Na verdade, esses fungos causam doença tão raramente, que se recomenda enfaticamente confirmar as evidências histopatológicas correspondentes à infecção, antes de considerar a iniciação do tratamento.

Espécies de *Ulocladium*. As espécies de *Ulocladium* também produzem macroconídios muriformes; contudo, os conídios destes fungos são mais esféricos que os das espécies de *Alternaria*. Eles não formam cadeias, mas se originam dos conidióforos curtos, retorcidos como "joelhos dobrados" ou **geniculados** (Figura 21.67). Esses conidióforos são formados circunferencialmente (*i. e.*, ao redor), que é uma **derivação simpodial**. Essa conidiação geniculada simpodial é um tipo de conidiogênese encontrada também com outros fungos demácios.

Espécies de *Stemphylium*. Os macroconídios muriformes produzidos pelas espécies de *Stemphylium* são aparentemente semelhantes aos das espécies de *Ulocladium*. Contudo, uma inspeção mais cuidadosa demonstra que eles são ligeiramente constritos na região intermediária do conídio, conferindo-lhe um aspecto de "número 8". Além disso, os macroconídios originam-se separadamente do ápice de um conidióforo curto e retilíneo (*i. e.*, não há conidiação

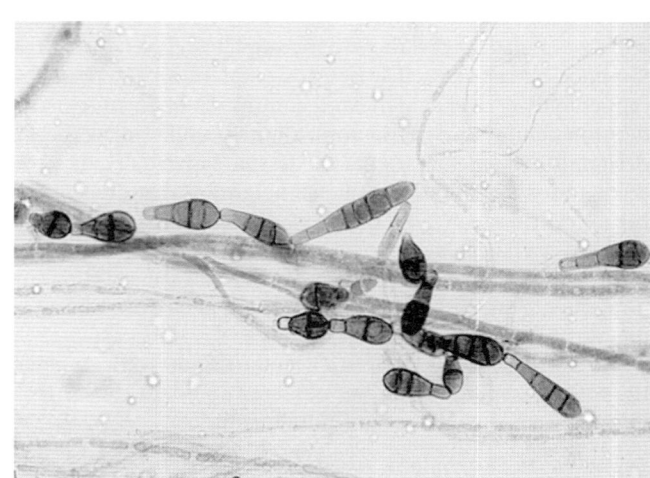

■ **FIGURA 21.66** Fotomicrografia de uma cadeia curta de macroconídios muriformes intensamente corados, que são típicos das espécies de *Alternaria*.

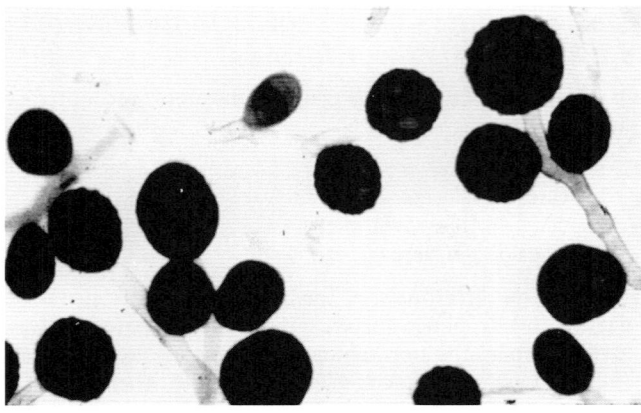

■ **FIGURA 21.67** Fotomicrografia dos macroconídios muriformes intensamente corados, derivados dos conidióforos geniculados típicos das espécies de *Ulocladium*.

geniculada simpodial observada com a espécie *Ulocladium*). O segmento terminal do conidióforo é dilatado e comumente mais pigmentado que o restante do conidióforo (Figura 21.68).

Espécies de *Epicoccum*. Nos casos típicos, as hifas de *Epicoccum* formam ramificações primárias e secundárias repetidas nos focos de conidiação, produzindo massas conhecidas como **esporodóquios**. Os conidióforos claviformes curtos originam-se dessas massas e sustentam macroconídios pluricelulares muriformes esféricos a ligeiramente claviformes, que podem ser enrugados na superfície, conferindo-lhes um aspecto verruciforme escurecido (Figura 21.69). Uma característica importante das colônias desse fungo é a produção de um pigmento amarelo, que se difunde para dentro do ágar.

Macroconídios com septos transversais

Espécies de *Bipolaris*. A característica diferencial das espécies de *Bipolaris* é a produção de macroconídios pluricelulares elípticos a ovais com paredes espessas e superfícies lisas; estas estruturas são produzidas por conidiação geniculada simpodial, conforme foi descrito antes (Figura 21.70). A inspeção detalhada desses conídios nas preparações coradas (p. ex., azul algodão de lactofenol) demonstra que as septações entre as células do conídio são incompletas. Essas estruturas são conhecidas como distosseptos e, quando presentes, geralmente é possível evidenciar a continuidade do citoplasma de uma célula do conídio com a outra célula adjacente. A designação *Bipolaris* origina-se de sua capacidade de produzir tubos germinativos, que se **originam das duas (*i. e.*, bi) extremidades (*i. e.*, polares) dos macroconídios**, que crescem em paralelo com o eixo longitudinal da célula. Essas estruturas podem ser demonstradas quando são examinados diretamente em lâminas preparadas com água ou solução salina dos conídios incubados a 25°C por 8 a 24 horas.

As espécies de *Bipolaris* são agentes importantes de ceratite fúngica seguida de lesões oculares e podem causar feo-hifomicose nos pacientes imunossuprimidos.

Espécies de *Drechslera*. As espécies de *Drechslera* também formam macroconídios pluricelulares cilíndricos por conidiação geniculada simpodial indistinguível da que ocorre com as espécies de *Bipolaris*. Os conídios têm contornos

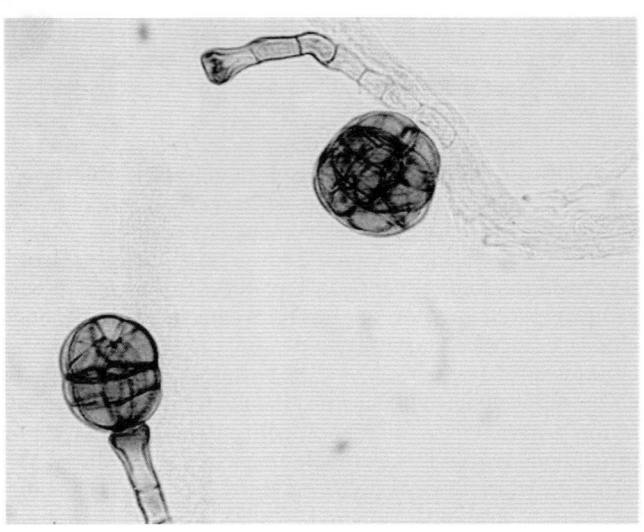

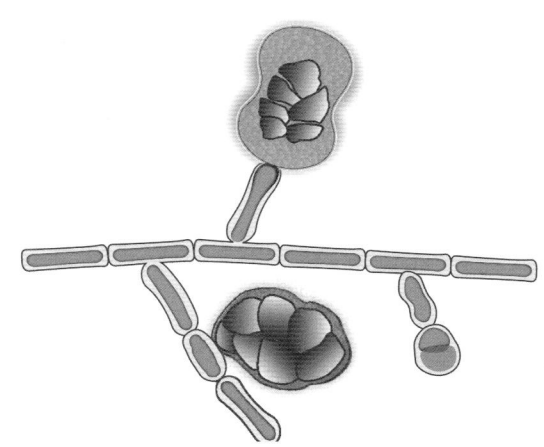

■ **FIGURA 21.68** Fotomicrografia e esboço dos macroconídios muriformes caracteristicamente sustentados na ponta de um conidióforo curto e retilíneo "bola de algodão em um bastão", que é típico de espécies de *Stemphylium*.

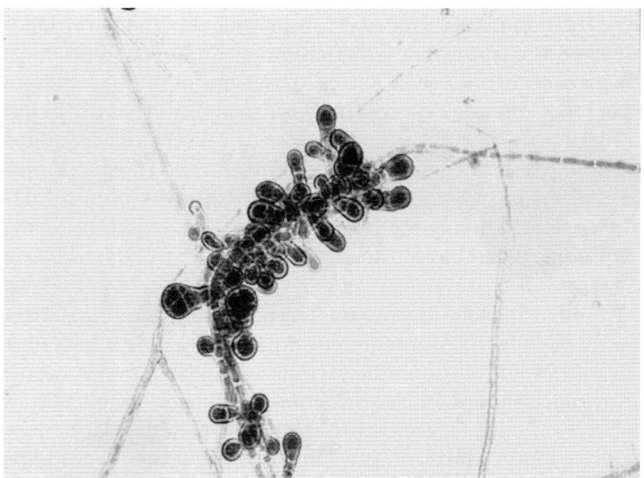

■ **FIGURA 21.69** Fotomicrografia dos macroconídios imaturos e maduros de espécies de *Epicoccum* que, nos casos típicos, originam-se de grupos frouxos conhecidos como esporodóquios.

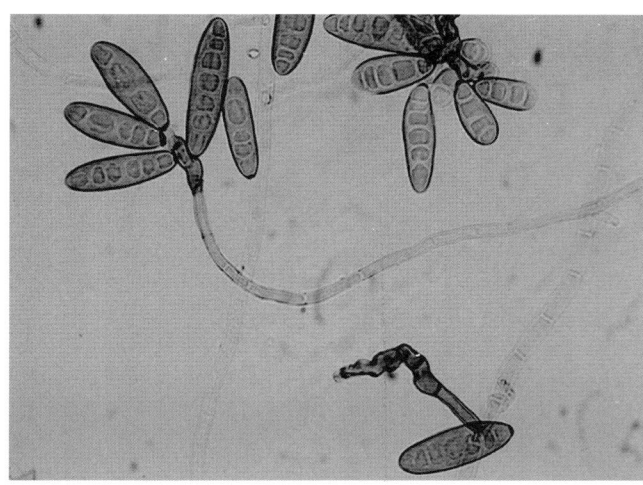

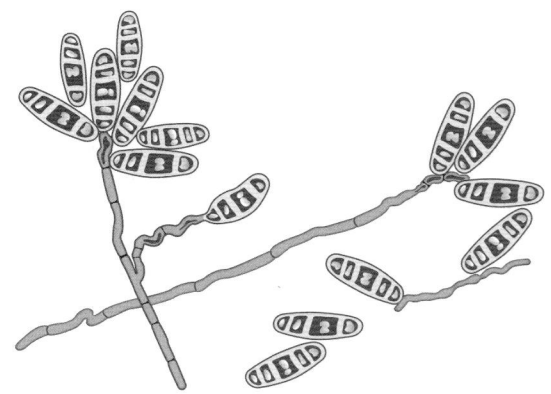

■ **FIGURA 21.70** Fotomicrografia e esboço dos macroconídios pluricelulares cilíndricos com paredes espessas, que são típicos das espécies de *Bipolaris*.

arredondados sem saliências na célula basal. O teste do tubo germinativo é usado para diferenciar entre esses fungos e as espécies de *Bipolaris*. Nas lâminas preparadas com solução salina, um tubo germinativo pode ser produzido por qualquer célula do conídio pluricelular. A busca microscópica pelos conídios germinativos demonstra alguns nas áreas em que o tubo germinativo origina-se de uma célula interna, em vez de apenas das células terminais. Esses tubos germinativos são facilmente reconhecidos, porque se estendem em **ângulos retos ao eixo longitudinal** do conídio.

As espécies de *Drechslera* são muito raras na prática clínica e não são causas importantes de doença nos seres humanos, mas estão descritas aqui em razão de suas semelhanças morfológicas com os conídios do *Bipolaris*. A grande maioria dos fungos isolados que produzem conídios morfologicamente compatíveis com as espécies de *Bipolaris* ou *Drechslera* é identificada como membro deste primeiro gênero.

Espécies de *Curvularia*. Os macroconídios das espécies de *Curvularia* são fáceis de reconhecer porque têm quatro a cinco células separadas por septos transversais originados por conidiação geniculada simpodial. A segunda célula da extremidade terminal (*i. e.*, extremidade não hilar) do contínuo continua a crescer depois que as outras pararam, conferindo um formato curvilíneo ao conídio que, de acordo com alguns autores, assemelha-se a um bumerangue (Figura 21.71). As espécies de *Curvularia* são uma causa importante de feo-hifomicose e podem causar sinusite fúngica alérgica.

Espécies de *Exserohilum*. Os conídios das espécies de *Exserohilum* são semelhantes aos das espécies de *Bipolaris*, com exceção de que são mais longos, têm mais células por conídio e, nos casos típicos, têm um **hilo saliente e proeminente estendido** a partir da célula hilar (Figura 21.72). Embora essa espécie não seja uma causa comum de doença humana, em 2014 houve uma contaminação significativa de um lote de metilprednisolona injetável por *Exserohilum* originada do ambiente. Esse produto foi distribuído em todo o país e causou infecção em muitos pacientes.[154]

Diversos fungos demácios de crescimento moderado a rápido

Existem três gêneros de fungos incluídos nesta seção principalmente porque não estão bem caracterizados em outras partes do livro. Essas espécies são *Nigrospora*, *Phoma* e *Chaetomium*. As duas últimas podem ser confundidas uma com a outra e, por esta razão, deve-se atentar cuidadosamente para as características que as diferenciam.

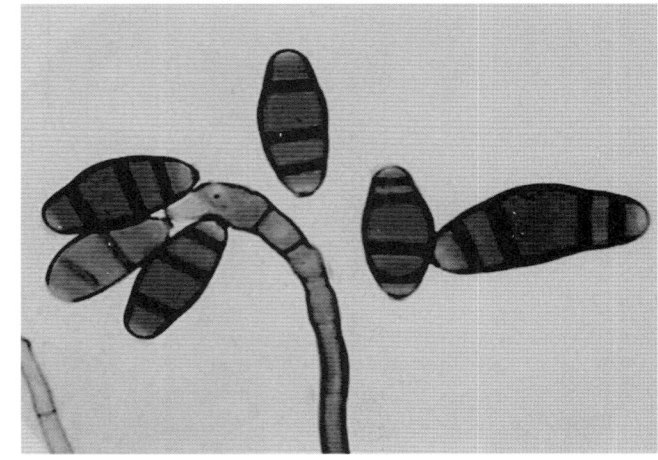

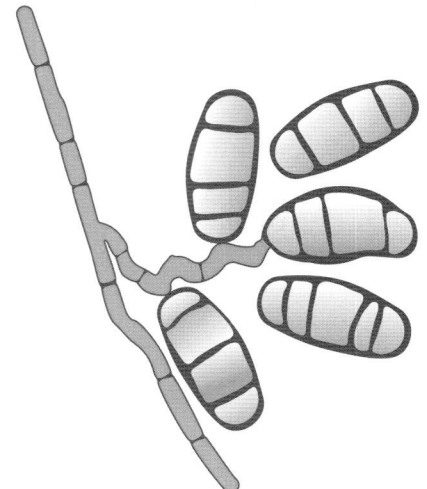

■ **FIGURA 21.71** Fotomicrografia e esboço dos macroconídios pluricelulares corados intensamente, divididos por septos transversais e retorcidos em razão do crescimento exagerado da célula situada perto da extremidade terminal, um aspecto característico das espécies de *Curvularia*.

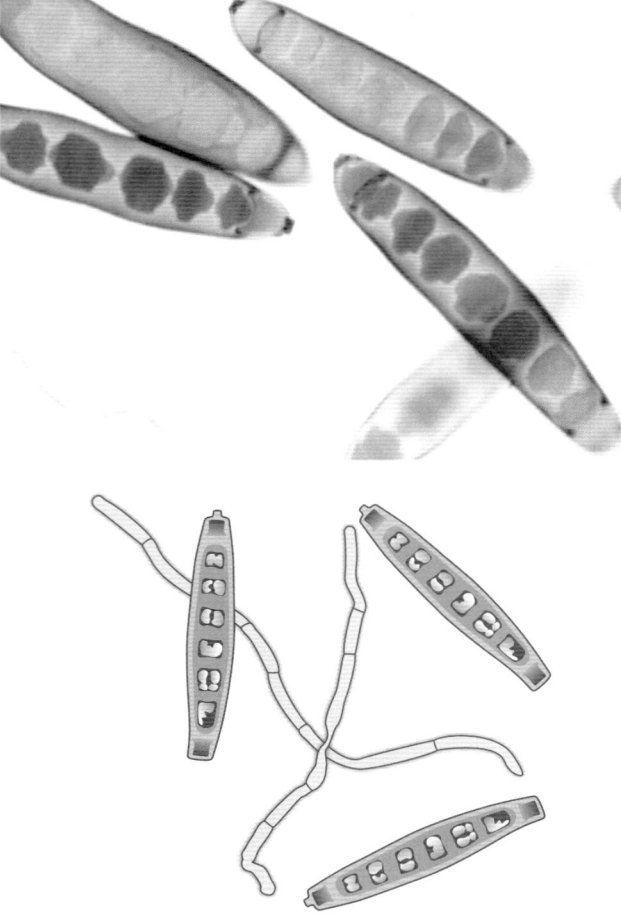

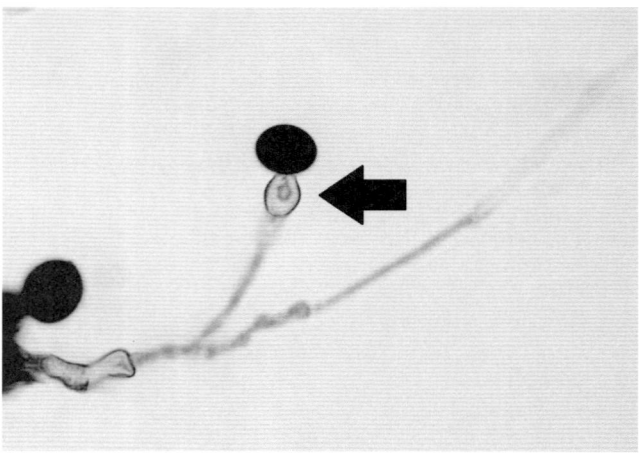

■ **FIGURA 21.73** Essa fotomicrografia de *Nigrospora* demonstra um conídio preto-azeviche sustentado por um conidióforo bulboso.

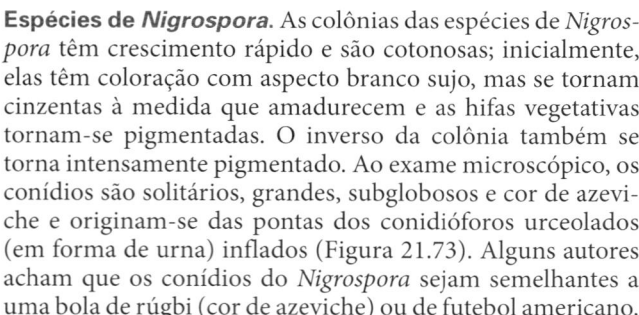

■ **FIGURA 21.72** Fotomicrografia e esboço dos macroconídios longos em forma de lápis das espécies de *Exserohilum*, que se caracterizam por uma protrusão terminal originada da célula hilar.

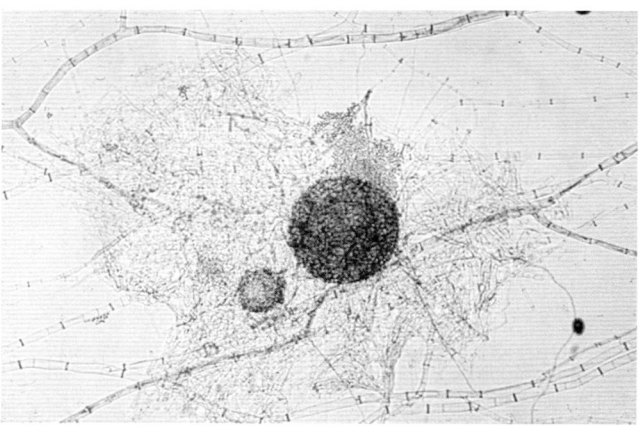

■ **FIGURA 21.74** Fotomicrografia de um picnídio sacular grande de espécie de *Phoma*, com conídios hialinos minúsculos dispersos ao fundo.

Espécies de *Nigrospora*. As colônias das espécies de *Nigrospora* têm crescimento rápido e são cotonosas; inicialmente, elas têm coloração com aspecto branco sujo, mas se tornam cinzentas à medida que amadurecem e as hifas vegetativas tornam-se pigmentadas. O inverso da colônia também se torna intensamente pigmentado. Ao exame microscópico, os conídios são solitários, grandes, subglobosos e cor de azeviche e originam-se das pontas dos conidióforos urceolados (em forma de urna) inflados (Figura 21.73). Alguns autores acham que os conídios do *Nigrospora* sejam semelhantes a uma bola de rúgbi (cor de azeviche) ou de futebol americano.

Espécies de *Phoma*. As colônias das espécies de *Phoma* têm coloração caramelo a marrom-escuro e espalham-se na superfície com bordas externas mal definidas. A consistência é mais lisa que cotonosa porque as hifas aéreas não se desenvolvem bem. Ao exame microscópico, geralmente são observadas estruturas saculares coriáceas negras com paredes lisas, que são conhecidas como **picnídios** (Figura 21.74). Dentro dos picnídios, existem incontáveis conídios hialinos unicelulares cilíndricos, fusiformes ou esféricos, que se originam por reprodução assexuada e são liberados por um orifício ou ostíolo. Como os picnídios podem parecer semelhantes aos cleistotécios produzidos pelas espécies de *Aspergillus* e *Chaetomium* e por outros fungos teleomórficos, é preciso determinar se os esporos contidos são conídios, no caso das espécies de *Phoma*, ou são ascósporos maiores que se coram intensamente e são típicos dos fungos ascosporogênicos. Essa diferenciação pode ser realizada com preparações em fita de celofane pressionando-se suavemente a superfície da fita com a ponta de um lápis sobre a estrutura sacular desconhecida, enquanto ela é examinada com a objetiva de varredura de um microscópio, até que se rompa. A liberação de um conídio unicelular conforme descrita antes confirma a identidade da espécie de *Phoma*.

Espécies de *Chaetomium*. As colônias de *Chaetomium* spp. são inicialmente brancas, mas podem tornar-se amarelas, verde-amareladas ou cor de cobre à medida que amadurecem. Pontos escuros aparecem com a formação dos cleistotécios. Ao exame microscópico, podem ser observadas hifas septadas, além de setas grandes (*i. e.*, elementos espiculados semelhantes a hifas) que se estendem da parede dos cleistotécios saculares. A palavra "setas" é derivada do termo latino que quer dizer "cerdas"; estas estruturas podem ser retilíneas, espiraladas ou curvilíneas. Alguns acreditam que a combinação dessas estruturas seja semelhante às patas esticadas de uma aranha (Figura 21.75).

Fungos demácios de crescimento lento

Os fungos demácios de crescimento lento são responsáveis por vários tipos de infecções, inclusive feo-hifomicoses, cromoblastomicose e micetoma. As feo-hifomicoses foram descritas antes e, por isso, a cromoblastomicose e o micetoma são analisados a seguir.

Cromoblastomicose é uma infecção da pele e dos tecidos subcutâneos. Clinicamente, essa doença caracteriza-se pela formação de vegetações verrucosas multicoloridas, enrugadas e elevadas, que se espalham mais comumente nas superfícies dorsais dos pés e dos segmentos inferiores das pernas. Esses fungos penetram na pele por feridas traumáticas e lesões com perfuração. As formas diagnósticas são corpos muriformes amarelo-claro a marrom, ovais a esféricos, que se reúnem em grupos. Septações internas são detectadas em algumas dessas formas leveduriformes; contudo, não há germinação. Essas estruturas são conhecidas como corpos escleróticos ou, mais coloquialmente, moedas de cobre (*copper pennies*) (Figura 21.76). As anormalidades histológicas comuns são microabscessos e nódulos granulomatosos (i. e., uma reação piogranulomatosa), acantose extrema e hiperplasia pseudoepiteliomatosa com graus variados de fibrose e retrações fibróticas.

A cromoblastomicose é causada por um grupo de fungos demácios de crescimento lento, que fazem parte dos gêneros *Cladophialophora/Cladosporium*, *Phialophora* e *Fonsecae*.[77] Micetoma é uma infecção localizada principalmente nos tecidos subcutâneos, na qual há formação de um abscesso ou uma massa granulomatosa com trajetos fistulares que chegam à superfície da pele. O micetoma é uma massa tumeficada, que danifica os tecidos por erosão e compressão, em vez de invasão. Os micetomas podem ser causados por bactérias (i. e., micetoma eubacteriano) ou fungos (i. e., micetoma eumicótico). Em muitos casos, há eliminação de material purulento contendo grânulos ou elementos microbianos por esses trajetos fistulares, que também é observado

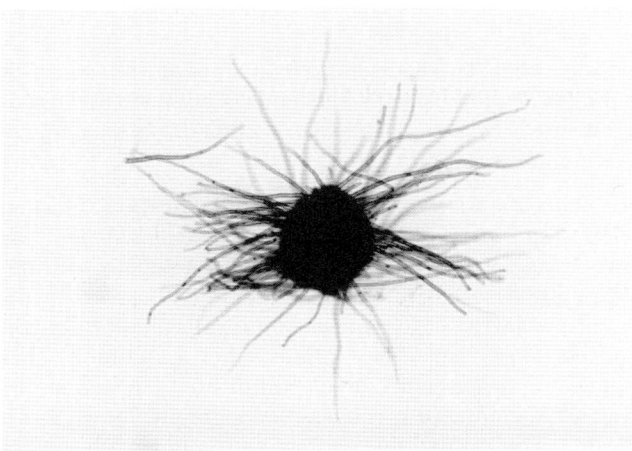

■ **FIGURA 21.75** Fotomicrografia do picnídio aracneiforme de uma espécie de *Chaetomium*.

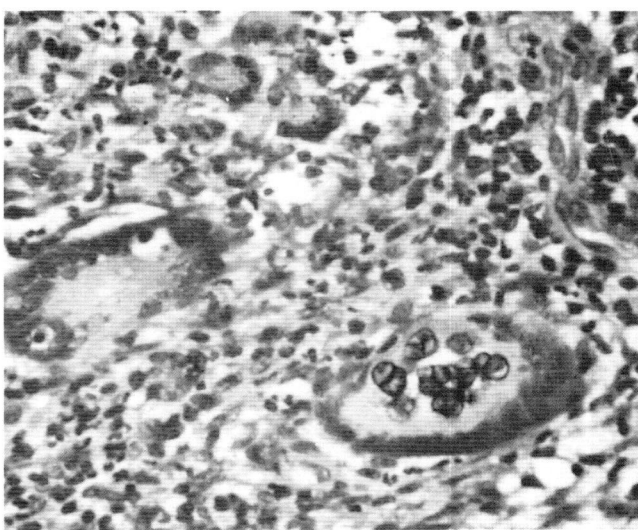

■ **FIGURA 21.76** Fotomicrografia de um corte histológico de um paciente com cromoblastomicose subcutânea. Observe a inclusão de vários corpos escleróticos esféricos dentro da célula gigante localizada no quadrante inferior direito do campo de visão (H&E, 400×).

ao exame direto e nos cortes histológicos. Os grãos são brancos quando o micetoma eumicótico é causado por um fungo hialino, mas são marrons ou pretos quando o micetoma eumicótico é devido a um bolor demácio.

As seguintes espécies de fungos demácios de crescimento lento são os agentes etiológicos mais comuns da cromoblastomicose, do micetoma e de outras infecções micóticas profundas:

- *Cladophialophora (Cladosporium) carrionii*
- *Cladophialophora (Xylohypha) bantiana*
- *Phialophora verrucosa*
- *Pleurostomophora (Phialophora) richardsiae*
- *Fonsecaea pedrosoi*
- *Exophiala* spp.

A diferenciação de cada uma das espécies relacionadas antes depende da observação das diferenças fundamentais no tipo de conidiação, estrutura dos conidióforos e fiálides ou anelídios e morfologia e disposição dos conídios.

Os agentes etiológicos da cromoblastomicose são as espécies de *Cladophialophora*, que se reproduzem por conidiação típica de *Cladosporium*, algumas vezes complementada pela formação de fiálides. Com a esporulação típica do *Cladosporium*, conídios de cor escura são formados em cadeias ramificadas longas, cada qual separado por uma cicatriz delicada conhecida como disjuntor (Figura 21.77). *Phialophora verrucosa* é outro agente etiológico da cromoblastomicose, que se reproduz por esporulação típica de *Phialophora*. Esse fungo caracteriza-se pela formação de fiálides isoladas, que são urceoladas (em forma de urna) ou longas e afiladas. As fiálides, cujo comprimento varia de 4 a 7 μm, originam-se diretamente das superfícies laterais das hifas. Nos casos típicos, a parte terminal é alongada, simulando a ponta de uma garrafa de refrigerante. Os conídios esféricos a ovais e amarelos são produzidos dentro de cada fiálide e agregam-se em grupos semelhantes a bolas no orifício terminal. Esses conídios podem desprender-se

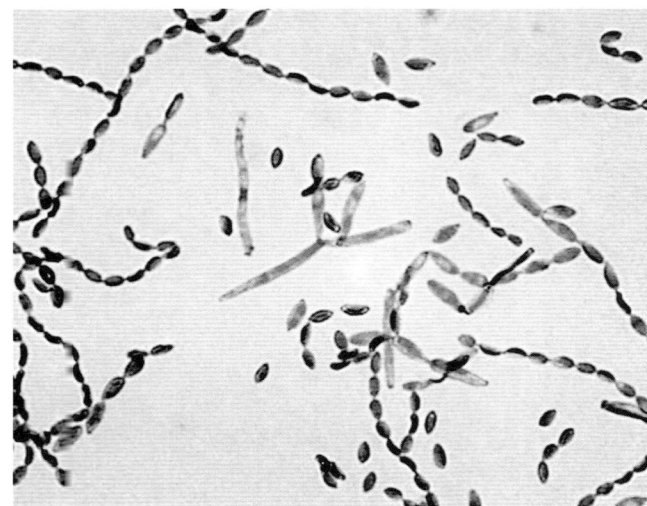

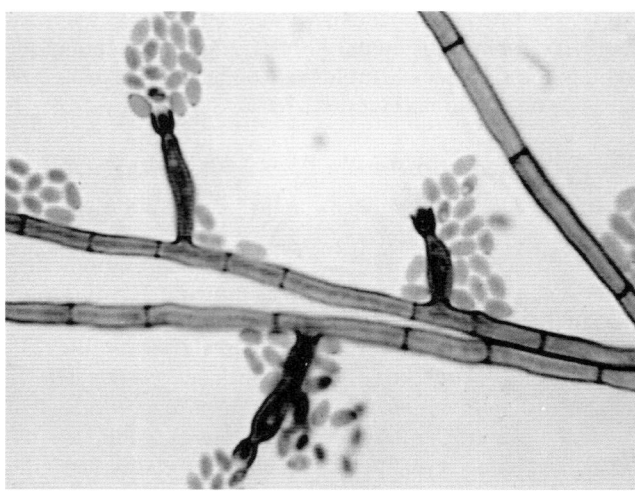

FIGURA 21.78 Fotomicrografia da esporulação típica de *Phialophora*, ilustrando os conidióforos urceolados curtos, cada qual com uma "boca" estreita semelhante à ponta de uma garrafa de refrigerante, a partir da qual os conídios esféricos são produzidos e dispostos em grupos frouxos na ponta.

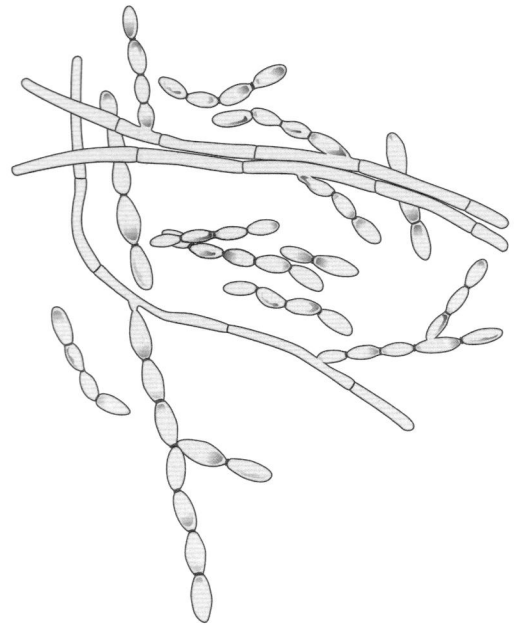

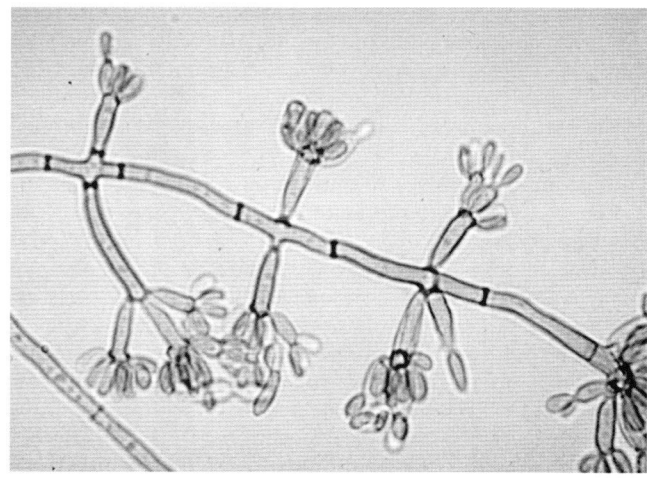

FIGURA 21.77 Fotomicrografia e esboço ilustrando a esporulação típica do *Cladosporium*, na qual cadeias de conídios elípticos estão ligadas por disjuntores de cor escura.

FIGURA 21.79 Fotomicrografia da esporulação do tipo acroteca, na qual cadeias curtas de conídios elípticos são produzidas simpodialmente a partir das extremidades dos conidióforos.

e agregar-se nas laterais das fiálides e ao longo das hifas adjacentes que as sustentam (Figura 21.78). Com a esporulação do tipo acroteca, os ramos simpodiais dos conidióforos são formados a partir das laterais das hifas, simulando os dentes de uma cremalheira. Cadeias curtas de conídios originam-se desses aglomerados (Figura 21.79). Embora as espécies de *Rhinocladiella* não causem cromoblastomicose, a esporulação típica desta espécie pode ocorrer também com as espécies de *Fonsecaea*. Essa é uma variante da esporulação do tipo acroteca, na qual os conídios são produzidos isolada, direta e lateralmente nas superfícies das hifas (Figura 21.80). É importante ressaltar que, além da esporulação típica de *Fonsecaea* spp., espécies de *Fonsecae* também podem produzir esporulação típica como as espécies de *Cladosporium*, *Phialophora* e *Rhinocladiella*. Esses microrganismos são conhecidos como fungos polimórficos, porque produzem diversas configurações morfológicas. Os conídios de uma espécie semelhante encontrada menos comumente – *Fonsecaea compacta* – estão dispostos em grupos compactos.

Espécies de *Cladophialophora/Cladosporium*. Existem várias espécies de *Cladosporium* e *Cladophialophora*. As duas mais comuns ou importantes sob a perspectiva médica estão descritas com mais detalhes. *Cladosporium carrionii* produz hifas livremente ramificadas, que originam cadeias longas de conídios elípticos de cor escura. As chamadas "células-escudo" são os pontos nos quais há ramificação. Os conídios e as células-escudo frequentemente têm cicatrizes ou disjuntores, que são mais pigmentados que o restante das hifas ou dos conídios e representam os pontos de inserção prévia (Figura 21.77).

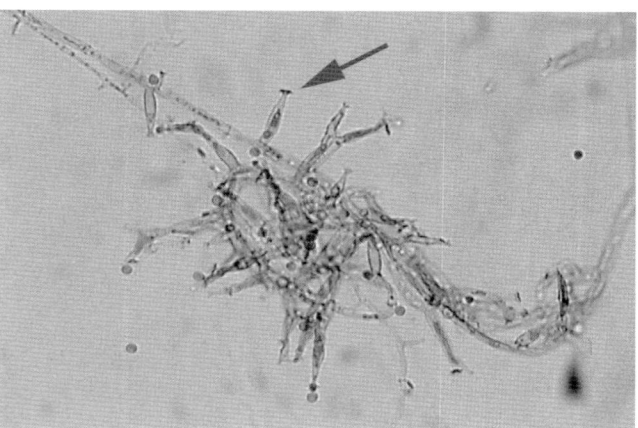

■ **FIGURA 21.81** Fotomicrografia dos conidióforos longos do *Pleurostomophora richardsiae*, ilustrando as pontas terminais típicas em forma de pires das fiálides.

Os conídios hialinos esféricos a elípticos originam-se de grupos compactos nas pontas dessas fiálides e são mantidos colados por um material mucinoso. Esses conídios também podem desprender-se e formar agregados nas superfícies laterais das fiálides.

Scedosporium prolificans. *Scedosporium prolificans* (*inflatum*) é uma causa rara, mas importante de feo-hifomicose nos seres humanos, principalmente nos grupos de pacientes imunossuprimidos. Ao exame microscópico, esse fungo pode ser confundido com os membros do complexo *P. boydii*. A morfologia das colônias desse microrganismo é mais nitidamente demácia, com superfície comumente verdeoliva, em contraste claro com as colônias de cor cinza ratodoméstico de *P. boydii* (Prancha 21.2 G).

Espécies de *Exophiala*. Existem algumas espécies de *Exophiala*, das quais algumas têm as características fenotípicas de *E. jeanselmei*, razão pela qual estão incluídas no complexo *E. jeanselmei*. Outra espécie de *Exophiala* morfologicamente idêntica e que pode ser diferenciada por suas características biofísicas é *E. dermatitidis* (antes conhecida como *Wangiella dermatitidis*. Essas duas espécies comumente formam colônias leveduriformes úmidas a mucoides no meio de cultura para isolamento inicial. O exame microscópico cuidadoso detecta células leveduriformes. Contudo, ao exame mais acurado, fica evidente que não há germinação verdadeira e, em vezes disto, essas são as formas unicelulares que se reproduzem por aneloconidiação (i. e., estes fungos produzem anelídios em vez de fiálides). Com a incubação mais prolongada, a colônias transformam-se de úmidas e leveduriformes em um bolor aveludado. Os fungos produzem conidióforos longos e afilados, que se originam das hifas em ângulos retos ou obtusos. As pontas dos conidióforos parecem ser acentuadamente pontiagudas em razão da formação progressiva dos anelídios (Figura 21.82). Os anéis ou anelídios podem ser observados sob a ponta afilada da fiálide quando o microscópio é focalizado com precisão e a luz do condensador é diminuída.[160] O Quadro de correlações clínicas 21.10 descreve as manifestações clínicas da feo-hifomicose, da cromoblastomicose e do micetoma.

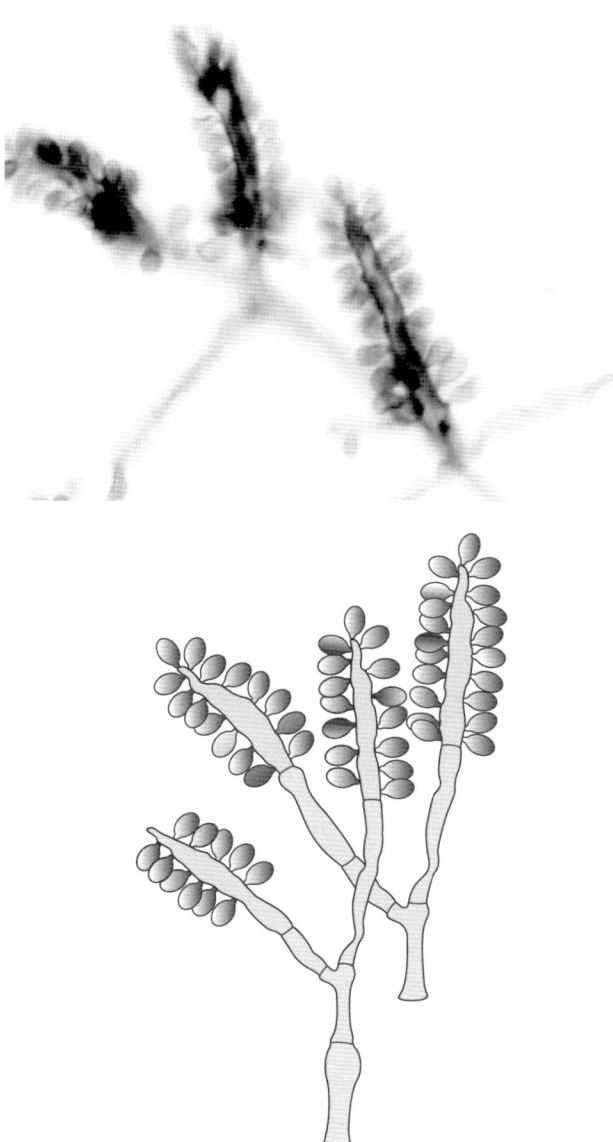

■ **FIGURA 21.80** Fotomicrografia e esboço da esporulação típica de *Rhinocladiella*, na qual os conídios elípticos originam-se direta e lateralmente de fileiras compactas derivadas das laterais do conidióforo.

Cladophialophora bantiana **(antes conhecida como *Xylohypha* ou *Phialophora bantianum*).** Essa espécie, muito semelhante também, forma conídios por esporulação típica de *Cladosporium*; contudo, as cadeias de conídios são muito longas, com até 30 células cada uma, produzindo conídios não pigmentados sem disjuntores. *Cladophialophora bantiana* cresce a 42°C e não liquefaz gelatina, duas características adicionais pelas quais ele pode ser diferenciado de *Cladophialophora carrionii*, que não mostra estas propriedades.

***Pleurostomophora* (*Phialophora*) *richardsiae*.** Ao contrário das fiálides estreitas em forma de garrafa de *Phialophora verrucosum*, as fiálides de *Pleurostomophora richardsiae* são planas e em forma de pires (Figura 21.81). *Pleurostomophora richardsiae* é um fungo isolado comumente de cistos feo-hifomicóticos e pode causar feo-hifomicose invasiva.

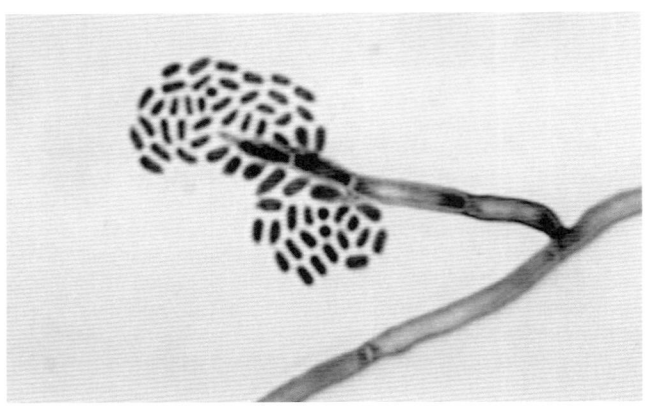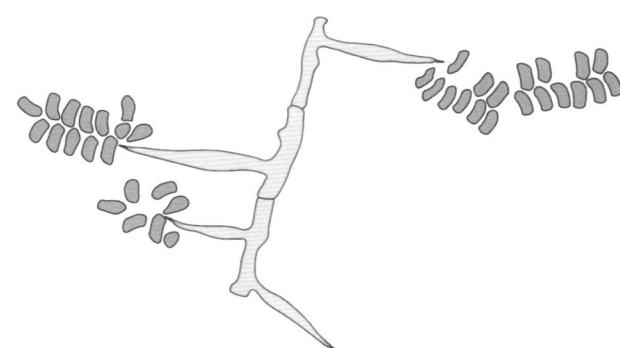

FIGURA 21.82 Fotomicrografia e esboço de espécie de *Exophiala*, ilustrando os conidióforos longos e afilados que emergem das pontas e dos quais são liberados aneloconídios alongados dispostos em grupos frouxos.

Quadro de correlações clínicas 21.10 — Feo-hifomicose, cromoblastomicose e micetoma eumicótico.

Micetoma eumicótico

Brandt e Warnock[31] dos CDC publicaram uma revisão sobre a epidemiologia, as manifestações clínicas e o tratamento das infecções causadas por esses fungos demácios. Os autores listaram como patógenos humanos mais importantes desse grupo as seguintes espécies: *Alternaria*, *Bipolaris*, *Cladophialophora bantiana*, *Curvularia*, *Exophiala*, *Fonsecaea pedrosoi*, *Madurella*, *Phialophora*, *Scedosporium prolificans*, *Scytalidium dimidiatum* e *Exophiala dermatitidis*. Eles também descreveram esses como microrganismos disseminados no ambiente e encontrados no solo, na madeira e nos restos vegetais em decomposição. As infecções cutâneas, subcutâneas e córneas associadas a esses fungos demácios ocorrem em todo o mundo, mas são mais comuns nos climas tropicais e subtropicais. Na maioria dos casos, a infecção é resultante da implantação traumática dos fungos na pele ou outros tecidos. A maioria dos casos progressivos ocorre nos pacientes imunossuprimidos. Os autores também citaram os fungos demácios como causas importantes de sinusite invasiva e sinusite micótica alérgica, que se desenvolve mais comumente depois da inalação dos conídios infectantes.

Feo-hifomicose

Feo-hifomicose é uma infecção micótica invasiva causada por um fungo demácio ou feoide. Embora infecção cerebral seja a forma mais importante da feo-hifomicose sistêmica, outras infecções profundas localizadas como artrite e endocardite também são relatadas. A infecção disseminada não é comum, mas a incidência é mais alta na população imunossuprimida. *Scedosporium prolificans* é uma causa importante de infecção disseminada dos pacientes imunossuprimidos e é difícil de erradicar, porque é multidrogarresistente. Na literatura médica recente, têm sido publicadas literalmente centenas de casos isolados de infecções fúngicas causadas por espécies saprofíticas de fungos demácios com crescimento rápido. O espaço aqui disponível permite apenas citar alguns exemplos. As três manifestações clínicas mais comuns da feo-hifomicose causada pelos fungos saprofíticos são ceratite, sinusite e onicomicose.

Como exemplo de ceratite, Wilhelmus e Jones[297] publicaram sua experiência laboratorial com o isolamento e a identificação das espécies de *Curvularia* como causa de ceratite ao longo de um período de 30 anos. Os prontuários de 32 pacientes também estavam disponíveis para análises. Os autores descobriram que traumatismo (geralmente com plantas ou sujeira) era o fator de risco de 50% dos casos. A maioria dos pacientes (69%) foi infectada durante os meses quentes e úmidos do verão ao longo da Costa do Golfo dos EUA. Os sinais e sintomas por ocasião da apresentação variaram de infiltrados coriáceos superficiais da córnea central à ulceração supurativa da córnea periférica.

Sinusite também é uma infecção causada comumente pelos fungos demácios. Com base na literatura mais antiga, Adam et al.[2] relataram nove casos de sinusite evidenciada como rinite alérgica ou polipose nasal causada pelas espécies de *Bipolaris* e *Exserohilum*. Fernandez et al.[87] publicaram os resultados derivados de uma pesquisa da literatura sobre infecções pediátricas por *Curvularia* e, dos 16 casos identificados, 13 tinham sinusite alérgica – uma forma singular de sinusite, na qual a história de asma ou pólipos nasais era a condição predisponente. Nessa revisão, os pacientes geralmente eram adolescentes imunocompetentes com sintomas persistentes (em geral, mais de 3 semanas).

A onicomicose causada pelas espécies de *Alternaria* tem sido relatada com frequência crescente, especialmente nos pacientes imunossuprimidos. Romano et al.[237] publicaram nove casos de onicomicose causada pela *Alternaria alternata* diagnosticados na Toscana, Itália. O diagnóstico foi firmado com base nos exames micológicos repetidos de microscopia direta e cultura. Na maioria dos casos, as manifestações clínicas principais eram distrofia e hiperqueratose subungueal distal de uma ou mais unhas dos pés ou das mãos. Sete pacientes foram tratados com itraconazol oral, que foi eficaz em seis casos. É importante ressaltar que as infecções ungueais crônicas podem funcionar como foco de disseminação dos fungos não dermatofíticos nos pacientes imunossuprimidos.

Alguns fungos demácios são neurotrópicos, inclusive *Cladophialophora bantiana*, *Ramichloridium* (*Rhinocladiella*) *mackenziei*, *Ochroconis gallopava* e *Exophiala dermatitidis*. Embora tenham ocorrido infecções em pacientes imunossuprimidos, a feo-hifomicose cerebral é mais comum nos indivíduos imunocompetentes, que podem ou não ter fatores de risco evidentes.[69] Revankar et al.[230] revisaram 101 casos de feo-hifomicose do sistema nervoso central comprovados por cultura, que foram publicados na literatura de língua inglesa entre 1966 e 2002. Os autores observaram que a espécie isolada mais comumente era *Cladophialophora bantiana*. As taxas de mortalidade eram altas entre esses

(continua)

pacientes relatados, independentemente do estado imune. O tratamento não foi padronizado, embora a combinação de anfotericina B e derivados triazólicos novos (p. ex., posaconazol) com uma abordagem clinicocirúrgica agressiva possa aumentar os índices de sobrevivência.

Cromoblastomicose
A cromoblastomicose é uma doença disseminada nas regiões tropicais da América do Sul e ocorre mais comumente nos agricultores de plantações e trabalhadores do sexo masculino. Silva et al.[256] revisaram 325 casos notificados na região da bacia do rio Amazonas no Brasil. Os dados obtidos revelaram que a média de idade dos pacientes afetados variava de 41 a 70 anos, dos quais 93,2% eram homens. Os agricultores representavam 86,1% do total. Lesões dos membros inferiores (pernas e pés) foram detectadas em 80,7% dos casos. Em 24% dos pacientes (78 casos), o agente etiológico foi isolado e identificado por meio de culturas. O fungo *Fonsecaea pedrosoi* foi detectado em 77 pacientes e o *Phialophora verrucosa* em apenas um. Resultados semelhantes foram publicados por Minotto et al.,[189] que realizou um estudo com 100 pacientes residentes no Rio Grande do Sul, Brasil. Também nesse caso, os pacientes eram predominantemente do sexo masculino (razão de 4:1); a maioria era de agricultores da raça branca, cujas idades variavam de 50 a 59 anos. Na maioria dos casos, lesões verrucosas graves desenvolveram-se nos membros inferiores, com intervalo médio de 14 anos entre o início da doença e o diagnóstico clínico. Em 16% dos casos, a doença estava relacionada com ferimentos causados por espinhos. As análises estatísticas demonstraram recrudescência da doença em 43% dos casos, apesar do tratamento utilizado. O fungo *Fonsecaea pedrosoi* foi isolado de 96% dos pacientes e o *Phialophora verrucosa* de 4% dos casos.

Como foi mencionado antes, esses fungos conseguem penetrar no corpo mais comumente por inoculação traumática. Por exemplo, Wortman[304] descreveu o caso de um paciente com cromoblastomicose causada simultaneamente por *Fonsecaea pedrosoi* e *Nocardia brasiliensis* como complicação de uma lesão traumática com perfuração da pele.

Micetoma
O termo micetoma refere-se a uma infecção subcutânea, na qual os tecidos ficam acentuadamente edemaciados com formação de trajetos fistulares penetrantes profundos, que erodem a superfície da pele e eliminam material purulento. Os pés (pé de Madura) e as mãos são acometidos mais comumente e tornam-se acentuadamente edemaciados e deformados nos casos graves. Os micetomas têm duas causas principais – bactérias que fazem parte da família dos Actinomycetales (espécies de *Actinomyces*, *Nocardia* e *Streptomyces*) e fungos (micetomas eumicóticos), principalmente o fungo demácio *Exophiala jeanselmei* e o bolor hialino *Pseudallescheria boydii* nos casos esporádicos diagnosticados nos EUA.

O micetoma é encontrado mais comumente em outras partes do mundo, principalmente no leste e oeste da África. A história de lesão pregressa é comum. Os membros inferiores tendem a ser acometidos na maioria dos casos, enquanto os membros superiores e outras regiões do corpo (inclusive região glútea, lombar, submandibular e facial) são afetados menos comumente.

A descrição, há muitos anos, das manifestações clínicas de um micetoma por Thammayya et al.,[273] que se desenvolveu em um paciente que também viveu na Índia, ainda é um clássico desta doença: "a perna e o pé direitos estavam irregularmente edemaciados, duros, indolores e insensíveis e tinham algumas pápulas pequenas e trajetos fistulares recobrindo toda a área edemaciada. O segmento distal da tíbia e os ossos do pé também estavam afetados.

A secreção eliminada por esses nódulos e trajetos fistulares continha grânulos marrom-escuros, macios, vermiculares, em forma de crescente ou irregulares, medindo 0,5 a 2,0 mm e eram compostos basicamente de células esféricas edemaciadas com 4 a 8 μm de diâmetro e algumas hifas de 2,5 a 3,0 μm de diâmetro."

Pesquisadores também detectaram incidência relativamente alta no Japão. Murayama et al.[191] descreveram o caso de uma mulher de 34 anos com LES, que desenvolveu um micetoma na perna. Em uma revisão concomitante da literatura sobre infecções por *Exophiala jeanselmei* no Japão, esses autores encontraram referências de 54 casos (24 homens e 30 mulheres). Cinquenta dessas infecções (21 homens e 29 mulheres, uma alteração curiosa da razão entre os sexos masculino e feminino) foram causadas por fungos demácios. Cerca de 50% desses pacientes tinham doenças coexistentes e as lesões afetavam principalmente os membros.

Identificação laboratorial das leveduras

As espécies de leveduras monomórficas com importância médica encontradas mais comumente no laboratório de microbiologia clínica são:

- *C. albicans* e outras espécies de *Candida*
- Espécies de *Trichosporon*
- Espécies de *Rhodotorula*
- Espécies de *Saccharomyces*
- *Wickerhamomyces* (*Hansenula/Pichia*) *anomalus*
- *Malassezia furfur*.

Espécies de Candida e candidíase

As espécies de *Candida* são as leveduras isoladas mais comumente dos espécimes clínicos. Com base nos dados relativos a 180 hospitais americanos participantes do sistema NNIS (National Nosocomial Infections Surveillance), entre janeiro de 1980 e abril de 1990 foram isolados e notificados 27.200 fungos associados às infecções nosocomiais nos EUA. Dentre esses, 19.621 (72,1%) eram espécies de *Candida*.[137] Entre os fatores que predispõem a essa frequência alta de infecções fúngicas estão:

- Imunossupressão associada à quimioterapia e aos transplantes de células-tronco e órgãos sólidos
- Internações hospitalares prolongadas
- Cateterização vascular
- Administração prolongada de antibacterianos de espectro amplo.

Em uma revisão dos pacientes com candidíase nosocomial, Wright e Wenzel[305] citaram queimaduras, suporte respiratório artificial, colonização por espécies de *Candida* e transfusões repetidas como fatores de risco adicionais. Esses autores citaram um estudo nacional realizado em 1996 entre os hospitais participantes, que foi realizado no âmbito do programa SCOPE (Surveillance and Control of Pathogens of Epidemiologic Importance), demonstrando que as espécies de *Candida* ficaram atrás apenas das espécies de *Staphylococcus* como causa mais frequente de septicemia entre pacientes hospitalizados.

Os pacientes com câncer, especialmente leucemia e outros distúrbios linfoproliferativos nos quais as contagens de leucócitos do sangue periférico são reduzidas, também estão mais sujeitos a essas infecções. Kalin e Petrini[141] citaram o aumento da mortalidade dos pacientes com leucemia por infecções fúngicas, que passou de 5% antes da era dos antibióticos para a frequência atual de 40%. As espécies de *Candida* foram isoladas mais comumente como agentes etiológicos principais. Embora não esteja relacionada diretamente com as infecções fúngicas, idade avançada também contribui para as taxas mais altas de morbimortalidade. Por exemplo, a candidíase mucocutânea do idoso – inclusive monilíase e estomatite da dentadura – estava comumente associada à irritação mecânica local da mucosa oral.[124]

No extremo oposto do espectro etário, bebês recém-nascidos em estado crítico também têm risco mais alto de adquirir infecções fúngicas nos hospitais, que acometem principalmente o sistema nervoso central. Outras condições que predispõem às infecções causadas por leveduras são defesas imunes alteradas por deficiência proteica ou produção anormal de anticorpos, supressão da flora bacteriana normal, gravidez e diabetes melito ou outras doenças metabólicas crônicas.

As espécies de *Candida* são identificadas por vários métodos, inclusive teste do tubo germinativo, uso de meios cromogênicos, teste de assimilação bioquímica, morfologia em ágar de farinha de milho e, cada vez mais, métodos moleculares e espectrometria de massa.

Os esforços realizados pelo CLSI resultaram na padronização dos testes de sensibilidade *in vitro* aos antifúngicos. Isso tornou possível determinar o grau de resistência das leveduras isoladas.[220,231] As aplicações do E-test® também proporcionaram aos laboratórios clínicos a possibilidade de determinar os perfis de sensibilidade a determinados antifúngicos.[221,222] O Quadro de correlações clínicas 21.11 (*C. albicans*) e o Quadro de correlações clínicas 21.12 (outras espécies de *Candida*) descrevem as manifestações clínicas essenciais da candidíase.

Quadro de correlações clínicas 21.11 Candidíase (*Candida albicans*).

Na maioria dos casos, a candidíase humana é causada por *Candida albicans*. A germinação rápida nos tecidos depois da inoculação a partir da corrente sanguínea; a produção de proteases, adesinas que se ligam às proteínas da matriz extracelular e receptores que se ligam ao complemento; e a permuta fenotípica são os fatores de virulência mais importantes, que contribuem para essa infecciosidade alta.[57,202] McCullough[182] e Pfaller[219] revisaram a história, a taxonomia, a epidemiologia e os fatores de virulência da *Candida albicans*. As manifestações clínicas da infecção por *Candida albicans* são basicamente de três tipos: mucocutâneas, cutâneas e sistêmicas.

Candidíase mucocutânea

A candidíase das mucosas acomete mais comumente a cavidade oral e o canal vaginal. A candidíase oral, também conhecida como monilíase (um termo derivado da palavra latina *monilia*, que significa "colar"), é uma das manifestações clínicas mais comuns da candidíase humana. Essa infecção evidencia-se por placas ou áreas esbranquiçadas na mucosa oral e na língua[20] que, nos casos de infecção mais grave, podem coalescer e formar uma membrana. Essas placas aderem firmemente ao epitélio e, quando são retiradas, expõe uma base eritematosa e edemaciada. O diagnóstico pode ser firmado por observação ao microscópio das pseudo-hifas e dos blastoconídios típicos em preparações coradas pelo Gram com esfregaços preparados com algum exsudato (Figura 21.89). A alteração da microbiota depois do tratamento prolongado com antibióticos, o pH baixo das secreções salivares dos recém-nascidos, a hipertrofia das papilas linguais ("língua pilosa negra") e a glossite crônica são fatores predisponentes.[25] Hoje em dia, a candidíase oral é reconhecida como uma doença que define AIDS e desenvolve-se em quase 100% dos pacientes aidéticos.[270]

Embora os casos clássicos sejam causados pela *Candida albicans*, outra espécie muito semelhante, *Candida dubliniensis*, também pode causar monilíase.[180,203,267]

As mucosas da traqueia e dos brônquios e praticamente qualquer segmento do trato alimentar podem abrigar infecções por *Candida*, que mais comumente constituem extensões da doença orofaríngea. Existem casos relatados de esofagite, gastrite, enterite e doença perianal. A junção gastresofágica é uma área especialmente comum de acometimento das infecções por *Candida*. O pH local baixo pode explicar essa predisposição, principalmente nos pacientes com neoplasias malignas hematológicas. Disfagia, dor retroesternal, sangramento gastrintestinal alto e náuseas são os sintomas associados. A candidíase esofágica também pode ser uma extensão da monilíase orofaríngea, principalmente nos recém-nascidos.

Candidíase cutânea

As infecções da pele comumente acometem as áreas intertriginosas úmidas, inclusive as membranas interdigitais das mãos e dos pés, a região inframamária, as axilas e as dobras da virilha. A infecção das unhas propriamente ditas é conhecida como onicomicose, ou paroníquia quando há acometimento das dobras de pele que circundam as unhas. A dermatite das fraldas é uma infecção comum nos recém-nascidos. A candidíase mucocutânea crônica é uma infecção oportunista da pele e das mucosas, que está associada a várias anomalias genéticas envolvendo disfunção leucocitária ou do sistema endócrino. Displasia tímica com ou sem hipogamaglobulinemia, hipoparatireoidismo e doença granulomatosa crônica – esta última atribuída a uma anormalidade das mieloperoxidases dos fagócitos, que impedem a destruição pós-fagocítica das leveduras – estão entre as condições predisponentes.[235]

Candidíase disseminada

A candidíase sistêmica é uma doença relativamente rara e ocorre principalmente como evento terminal dos pacientes com doenças imunossupressoras neoplásicas debilitantes (p. ex., crise blástica da leucemia) e depois de transplantes

(continua)

de órgãos, principalmente durante a síndrome de rejeição aguda. Abi-Said[1] revisou as doenças associadas à candidíase hematogênica.

Candidíase das vias urinárias

Essa apresentação é relativamente rara e pode ser evidenciada por cistite (causada mais comumente por *Candida glabrata*) e pielonefrite, seja por infecção ascendente originada da bexiga ou por disseminação hematogênica a partir de um foco infeccioso primário distante.

Ao exame histológico dos glomérulos, que provavelmente constituem um ambiente propício ao crescimento em razão do pH baixo produzido pelas trocas iônicas de Na^+ e H^+, podem ser detectados agregados de pseudo-hifas e blastoconídios. Hoje em dia, *Candida glabrata* está em segundo ou terceiro lugar como causa mais comum de infecções superficiais (orais, esofágicas, vaginais ou urinárias) ou sistêmicas causadas por *Candida*, conforme foi demonstrado por Fidel et al.[88] O surgimento de *C. glabrata* como patógeno nosocomial pode estar relacionado com a resistência parcial ou completa ao fluconazol, que tem sido utilizado eficazmente para tratar outras infecções micóticas. Zmierczak et al.[30] descreveram um paciente com artrite recidivante crônica por *C. glabrata*, que inicialmente afetou o tornozelo direito. Um ano depois do tratamento bem-sucedido, a infecção recidivou no joelho esquerdo; esta recidiva provavelmente foi devida à disseminação hematogênica.

Fungemia e endocardite

Candida albicans é a causa mais comum de fungemia e, em geral, representa cerca de 50 a 60% dos fungos isolados. Os casos restantes são causados principalmente por outras espécies, dentre as quais a mais frequente é *C. glabrata*. A maioria dos casos de fungemia está associada ao uso de um dispositivo de acesso intravascular. Na maioria dos casos, a endocardite causada por *Candida* ocorre nos pacientes com doença valvar preexistente, principalmente depois de episódios de septicemia associado ao uso de cateteres de longa permanência, infusões intravenosas prolongadas e drogas injetáveis ilícitas. Hogevik e Alestig[128] publicaram uma revisão de sete pacientes com endocardite diagnosticados no oeste da Suécia. Em quatro casos, as infecções estavam associadas à colocação de próteses valvares; em três pacientes, houve acometimento das valvas naturais. Em razão da mortalidade alta, os autores enfatizaram a necessidade do diagnóstico precoce, do tratamento antifúngico imediato e da intervenção cirúrgica de emergência quando a ultrassonografia demonstra que não houve melhora.

A maioria das cepas de *C. albicans* pode ser isolada nos frascos de hemocultura da maioria dos sistemas disponíveis no mercado. Marcelis et al.[178] relataram que os meios de cultura contendo resina (especificamente, os autores usaram o meio BACTEC® PLUS de resina em alto volume de sangue) pode aumentar o índice de isolamento, principalmente dos pacientes tratados com antifúngicos.

Meningite por *Candida*

Essa condição rara é causada pela disseminação da infecção a partir de focos localizados no trato gastrintestinal ou respiratório, êmbolos sépticos liberados das valvas cardíacas infectadas, traumatismo ou complicação de um procedimento neurocirúrgico. Em uma revisão retrospectiva de 21 pacientes com isolamento de espécies de *Candida* do líquido cefalorraquidiano depois de procedimentos neurocirúrgicos, Geers e Gordon[97] demonstraram que 86% destes pacientes tinham dispositivos de derivação (*shunts*) cefalorraquidianos de longa permanência. Gelfand et al.[98] publicaram casos de superinfecção depois de meningite bacteriana aguda dos adultos que tiveram traumatismo ou intervenção cirúrgica do sistema nervoso central. Os autores sugeriram que qualquer paciente com meningite bacteriana que não melhore com antibióticos apropriados devam ser examinados para avaliar superinfecção por *Candida*, principalmente quando são utilizados cateteres de longa permanência.

Quadro de correlações clínicas 21.12 Infecções causadas por outras espécies de *Candida* (exceto *C. albicans*).

Além de *C. albicans*, outras espécies de *Candida* também fazem parte da microbiota normal das superfícies mucocutâneas e cutâneas. Em uma revisão de 1.591 infecções por *Candida* publicadas em 37 estudos, Wingard[301] demonstrou que as outras espécies exceto *C. albicans* foram responsáveis por 46% das infecções sistêmicas. *Candida tropicalis* causou 25% das infecções, *C. glabrata* 8%, *C. parapsilosis* 7% e *C. krusei* 4%. Com base nesses relatos, os pacientes com leucemia tinham mais tendência a serem infectados por *C. albicans* ou *C. tropicalis*, enquanto os receptores de transplantes de medula óssea tendiam a serem infectados por *C. krusei* ou *C. lusitaniae*.

Em um estudo semelhante, Wright e Wenzel[305] demonstraram que *Candida albicans* foi isolada de 58% das infecções nosocomiais, *C. tropicalis* de 25%, *C. parapsilosis* de 15%, *C. glabrata* de 6% e a *C. lusitaniae* de 2%. *C. tropicalis* e *C. parapsilosis* foram isoladas mais comumente de pacientes com neutropenia, que tinham linfoma ou leucemia, *C. parapsilosis* de recém-nascidos que receberam soluções de hiperalimentação e *C. glabrata* de pacientes pós-operatórios, que tiveram tumores sólidos removidos. As espécies de *Candida* exceto *C. albicans* são encontradas comumente, de forma que é importante que os laboratórios mantenham competência em sua capacidade de identificar corretamente estas espécies.[52]

Em uma revisão ampla dos fungos patogênicos novos e emergentes, Hazen avaliou o que na época eram considerados 30 patógenos fúngicos emergentes isolados de 168 pacientes.[123] Embora entre as outras espécies de *Candida* (exceto *C. albicans*), algumas estivessem aumentando – *C. glabrata* (principalmente as que foram isoladas de hemocultura), *C. krusei*, *C. guilliermondii*, *C. lipolytica* e *C. kefyr* (antes conhecida como *C. pseudotropicalis*) – Hazen também mencionou o surgimento e o aumento significativo da incidência dos fungos patogênicos como *Malassezia*, *Rhodotorula*, *Wickerhamomyces* (*Hansenula/Pichia*) *anomalus* e *Trichosporon*, assim como espécies não *Candida*, isoladas de espécimes clínicos, com várias citações de relatos de casos específicos de infecções causadas por estes microrganismos.

Diversas causas foram propostas para explicar o surgimento súbito de espécies de fungos patogênicos como agentes etiológicos de infecções invasivas, inclusive o uso dos antibióticos de espectro amplo e dos antineoplásicos;

(*continua*)

a administração generalizada de vancomicina; a cateterização intravenosa; e o número crescente de pacientes com neutropenia e imunossupressão. O uso generalizado do fluconazol pode explicar a redução relativa do índice de isolamento de *C. albicans* das hemoculturas, em comparação com as outras espécies de *Candida*.

A contaminação cruzada pelas equipes hospitalares também pode explicar os aumentos das infecções fúngicas em determinados ambientes. Por exemplo, uma pesquisa com funcionários de um hospital realizada por Strausbaugh *et al.*[265] revelou que 70% dos enfermeiros e outros profissionais que trabalhavam em outros setores do hospital eram portadores de leveduras em suas mãos e, dentre elas, as espécies isoladas mais comumente foram *Rhodotorula* e *C. parapsilosis*. Nesse sentido, os bebês recém-nascidos manuseados repetidamente pela equipe de enfermagem representam outra população suscetível à candidíase.[145] Veja uma revisão completa sobre a patologia clínica da *C. parapsilosis* no estudo publicado por Weems.[285]

O Painel 21.7 descreve um roteiro para a identificação laboratorial dessas leveduras. As leveduras clinicamente mais importantes crescem dentro de 36 a 72 horas nas culturas em SBA, ágar batata dextrose e a maioria dos meios de isolamento primário não seletivos. Nos casos típicos, as colônias são brancas ou branco-amareladas e têm consistência lisa ou pastosa (Prancha 21.6 A). Quando uma cultura apresenta colônias compatíveis com uma das leveduras monomórficas, tradicionalmente o primeiro passo é determinar se o microrganismo isolado tem capacidade de produzir um tubo germinativo. Quando o teste do tubo germinativo é positivo, então a identificação presuntiva de *C. albicans* pode ser relatada e geralmente não é necessário realizar exames adicionais. É fato que *C. dubliniensis* também pode produzir um tubo germinativo. Se for necessário diferenciar entre *C. albicans* e *C. dubliniensis*, então outros testes serão necessários, mas na maioria dos casos as leveduras que produzem um tubo germinativo são relatadas simplesmente como *C. albicans*.

Tubo germinativo. O tubo germinativo é definido como uma extensão filamentosa originada de uma levedura, que mede cerca de metade da largura e três a quatro vezes o comprimento da célula progenitora (Figura 21.83). O tubo germinativo verdadeiro produzido por *C. albicans* não têm constrição no colo (*i. e.*, a base na qual a extensão conecta-se com a célula progenitora). O tubo germinativo é a fase inicial da produção de hifas verdadeiras e não apresenta a constrição na base, que é típica das pseudo-hifas. *C. tropicalis* é conhecida por produzir um pseudotubo germinativo, que pode ser confundido com um tubo germinativo verdadeiro se o examinador não atentar para a base da extensão da hifa. O Boxe 21.6 descreve o teste do tubo germinativo. Como já foi mencionado, a identificação presuntiva de *C. albicans* pode ser estabelecida quando há produção de tubos germinativos. Nem todas as cepas de *C. albicans* formam estas estruturas; por esta razão, quando não há um tubo germinativo, a cultura deve ser encaminhada para testes bioquímicos e inoculada em uma placa com ágar fubá. No final do período de incubação, a preparação em ágar fubá é examinada ao microscópio para detectar a presença de clamidósporos e blastoconídios espaçados regularmente que, quando estão presentes, também permitem a identificação presuntiva da *C. albicans* (Figura 21.84).

Boxe 21.6

Teste do tubo germinativo

1. Um fragmento pequeno da colônia da levedura isolada a ser testada deve ser suspenso em um tubo de ensaio contendo 0,5 ml de plasma ou soro humano ou de coelho.
2. O tubo de ensaio é incubado a 35°C, no máximo por duas horas.
3. Uma gota da suspensão de sorolevedura é colocada em uma lâmina de microscópio, coberta com uma lamínula e examinada ao microscópio para detectar a presença de tubos germinativos (Figura 21.83).
4. O teste não é válido se for examinado depois de duas horas.

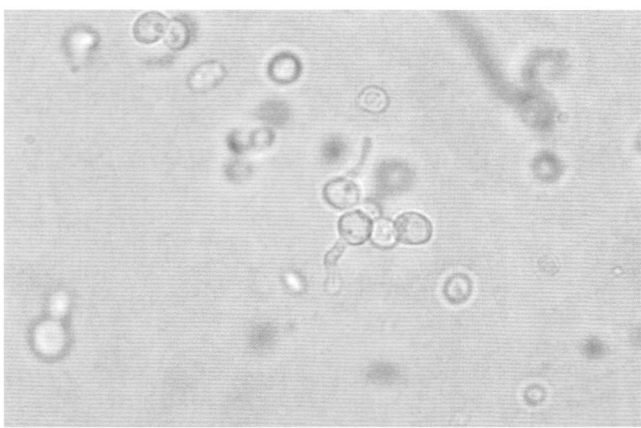

■ **FIGURA 21.83** Fotomicrografia de um tubo germinativo típico de *C. albicans* (imersão em óleo).

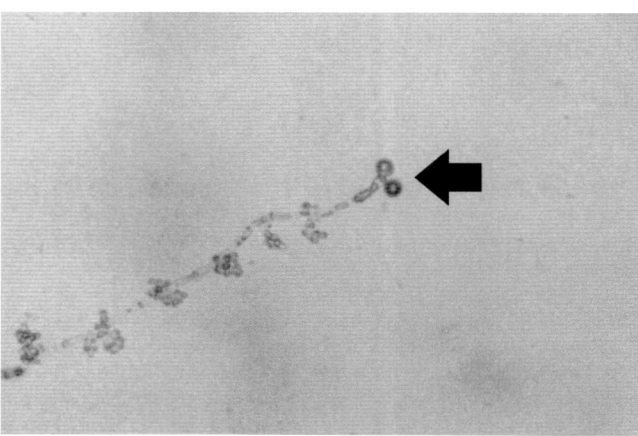

■ **FIGURA 21.84** Essa preparação de *C. albicans* em ágar fubá demonstra clamidósporos (*seta*) e agrupamentos regulares de blastoconídios.

Preparações em ágar fubá. O Boxe 21.7 descreve a preparação da cultura em ágar fubá.

Vejamos novamente o Painel 21.7. Quando há pseudo-hifas e blastoconídios, pode-se estabelecer a identidade presuntiva das espécies de *Candida*. Em geral, os padrões diferentes de crescimento nas preparações em ágar fubá são suficientemente característicos para realizar a identificação presuntiva da espécie.

Padrões de crescimento das leveduras no ágar fubá. Ao examinar o padrão de crescimento em uma preparação com ágar fubá, deve-se determinar inicialmente se há pseudo-hifas. A demonstração de pseudo-hifas e blastoconídios classifica um fungo isolado desconhecido no gênero *Candida*. A maioria das infecções humanas é causada por *C. albicans*. Contudo, com o aumento dos casos de imunossupressão relacionada com transplantes de órgãos e outras condições semelhantes e o surgimento dos fungos patogênicos oportunistas, não se pode ignorar o isolamento de outras espécies de *Candida* (exceto *C. albicans*) em cultura pura ou predominante de sangue ou outros espécimes obtidos de áreas estéreis do corpo. A correlação clínica cuidadosa é necessária para determinar se o laboratório deve realizar uma investigação mais detalhada. Os padrões de crescimento no ágar fubá são úteis à identificação presuntiva e funcionam como um controle de qualidade para as identificações das espécies realizadas pelos biocódigos indicados pelos sistemas de *kits* e aparelhos automatizados. Como nenhum dos padrões de crescimento no ágar fubá é diagnóstico (com exceção da produção de clamidósporos por *C. albicans*), os testes de assimilação de carboidratos ou os resultados derivados de um dos sistemas de identificação de leveduras disponíveis no comércio são necessários, antes que se possa relatar uma identificação conclusiva.

Quando a identificação presuntiva não é possível com base na observação da preparação em ágar fubá, os testes de redução dos nitratos, atividade de urease, assimilação de inositol e produção de ácido cafeico (usando uma placa com ágar de sementes de níger [*Guizotia abyssinica*] ou um teste com tira de papel-filtro) – assim como os estudos de assimilação de carboidratos – ajudam a diferenciar essas várias espécies. Embora esses testes possam ser realizados pelas técnicas convencionais, os *kits* de identificação de leveduras pré-acondicionados ou os sistemas automatizados são usados atualmente na maioria dos laboratórios. Nos casos raros em que é necessário consultar os perfis de assimilação de carboidratos, o leitor pode consultar as Tabelas 19.8, 19.9 e 19.10 da quinta edição deste livro.

Boxe 21.7

Técnica de inoculação do ágar fubá e Tween 80

1. Faça três sulcos paralelos separados por 1 cm de largura na superfície do ágar fubá e mantenha o fio de inoculação a um ângulo de aproximadamente 45°C.
2. Coloque uma lamínula na superfície do ágar de forma a cobrir uma parte dos sulcos de inoculação.
3. Incube as placas inoculadas a 30°C por 24 a 48 horas. Ao final do período de incubação, examine ao microscópio através da lamínula e observe o padrão de crescimento.

CHROMagar®. O CHROMagar® (um meio de cultura diferencial cromogênico) tem sido utilizado em muitos laboratórios para facilitar o isolamento e a identificação presuntiva de determinadas espécies de fungos clinicamente importantes, especialmente *C. albicans*. A observação da morfologia das colônias e os padrões característicos de cor são usados para diferenciar as espécies de fungos, principalmente quando são encontrados em culturas mistas. *C. albicans* produz colônias verde-amareladas a verde-azuladas bem características.

Ainscough e Kibbler[3] avaliaram a relação de custo-benefício e a economia de tempo do CHROMagar® em comparação com o ágar de Sabouraud com dextrose. Os autores detectaram sensibilidade global de 95,2% no estudo de 21 leveduras isoladas de 298 amostras clínicas dos pacientes com neutropenia e dos aidéticos. Nesse estudo, o CHROMagar® alcançou sensibilidade e especificidade de 100% com *C. albicans*. Esse meio mostrou ser a abordagem mais econômica e menos demorada para conseguir a cultura inicial e a identificação presuntiva das leveduras isoladas. Os autores também recomendaram a inoculação direta para hemoculturas quando eram detectadas leveduras ao exame microscópico.

Candida albicans. Dois padrões de crescimento no ágar fubá ajudam a identificar *C. albicans*: (1) formação de clamidósporos e/ou (2) blastoconídios que se reúnem em grupos densos distribuídos homogeneamente entre as pseudo-hifas (Figura 21.84). Uma revisão desses padrões de crescimento no ágar fubá é especialmente útil para a identificação das cepas com teste de tubo germinativo negativo.

O crescimento das colônias de *C. albicans* também pode levar à identificação presuntiva. Em geral, as bordas das colônias mais antigas apresentam espículas irradiadas em padrão de explosão estelar (Prancha 21.6 B).

Quando o teste do tubo germinativo é negativo e não são encontrados clamidósporos na preparação de ágar fubá, a cultura provavelmente isolou outra levedura diferente de *C. albicans*. Embora aproximadamente 5% das cepas de *C. albicans* não formem tubos germinativos, seria muito raro encontrar uma que não produzisse clamidósporos. Como se pode observar no Painel 21.7, o próximo passo é observar os padrões de crescimento no ágar fubá para obter a identificação presuntiva das outras espécies de *Candida*. Repetindo, é importante revisar os padrões de crescimento no ágar fubá como controle de qualidade das identificações das espécies realizadas pelos *kits* comerciais e sistemas automatizados, quando se trata destas outras espécies de *Candida* (exceto *C. albicans*) isoladas comumente, que estão descritas a seguir.

Candida glabrata. Hoje em dia, *Candida glabrata* é o nome aceito desse microrganismo, que causa infecções urinárias e representa cerca de 20% de todas as leveduras isoladas dos espécimes de urina.[94] Também foram descritos casos de endocardite[36] e infecção generalizada[125] causados por *C. glabrata*. Esse fungo assimila glicose e trealose e este padrão de assimilação ajuda a estabelecer sua identidade no laboratório.

As colônias de *C. glabrata* crescem mais lentamente que as das outras leveduras e, em geral, precisam de 48 a 72 horas para formar-se. Desse modo, quando é isolada uma levedura de crescimento mais lento no ágar-sangue semeado com espécimes clínicos (principalmente urina), *Candida*

(*Torulopsis*) *glabrata* forma pequenas colônias lisas, contínuas, convexas e brilhantes (Prancha 21.6 E); ao exame microscópico, este microrganismo deve ser considerado quando aparecem leveduras com diâmetro homogêneo (2 a 3 mm) e um único botão germinativo, sem formação de pseudo-hifas. Nas preparações de ágar fubá, as células de *C. glabrata* estão dispostas em grupos relativamente coesos, sem separação ou variação de tamanho, conforme se observa com as espécies de *Cryptococcus* (Figura 21.85).

Candida tropicalis. *Candida tropicalis* forma pseudo-hifas com blastoconídios formados separadamente ou em pequenos grupos irregulares nos pontos de constrição ao longo das pseudo-hifas (Figura 21.86). Como esse padrão não é específico, pode ser necessário usar testes de assimilação dos carboidratos ou algum dos sistemas de identificação de leveduras.

Candida parapsilosis. Nas preparações de ágar fubá, um aspecto essencial à identificação presuntiva de *C. parapsilosis* é a detecção de várias áreas focais de crescimento ao redor de linhas raiadas, formando o que se conhece coloquialmente como padrão de "artemísia" (Figura 21.87). Quando esse padrão é encontrado, ele corresponde consistentemente com os códigos de identificação obtidos por meio dos sistemas comerciais.

Candida kefyr. Nesse caso, o elemento fundamental para a identificação é a produção abundante de blastoconídios alongados a retangulares, que formam grupos entrelaçados frouxos comparáveis à configuração de "toras em um rio" (Figura 21.88). A *C. krusei* também produz um padrão semelhante, com exceção de que os pontos de derivação estão agrupados sequencialmente como galhos de uma árvore. Os testes de assimilação dos carboidratos podem ser necessários à diferenciação dessas duas espécies.

Outras espécies de Candida patogênicas emergentes. A identificação definitiva das outras espécies de *Candida* exceto *C. albicans* é importante à detecção das cepas patogênicas emergentes, especialmente as que adquiriram resistência aos fármacos antifúngicos.[202] *Candida krusei* tem resistência demonstrada ao fluconazol.[301] *Candida dubliniensis*, que fenotipicamente é muito semelhante à *C. albicans* (principalmente as cepas isoladas de pacientes com moniliíase orofaríngea), pode ter adquirido resistência induzida ao

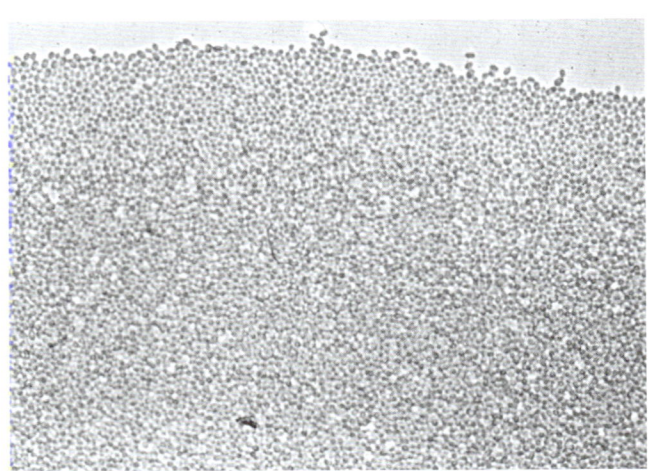

■ **FIGURA 21.85** Fotomicrografia de uma preparação em ágar fubá com *Candida glabrata*, ilustrando os grupos compactos de pequenas leveduras homogêneas, que não estão separadas por material capsular.

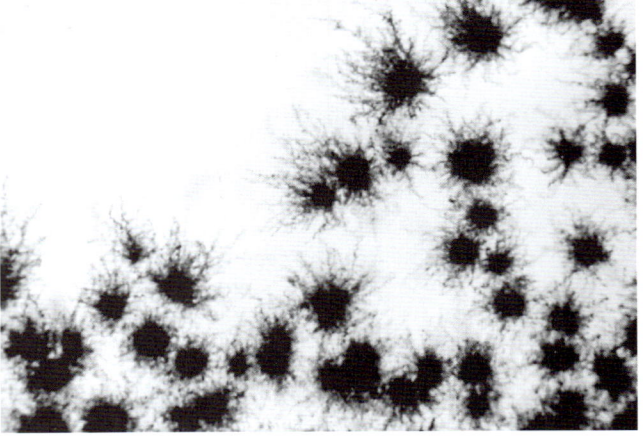

■ **FIGURA 21.87** Fotomicrografia de uma preparação em ágar fubá de *Candida parapsilosis*, ilustrando a formação característica das "colônias aracneiformes ou em padrão de artemísia" como se fossem satélites ao longo de linhas riscadas.

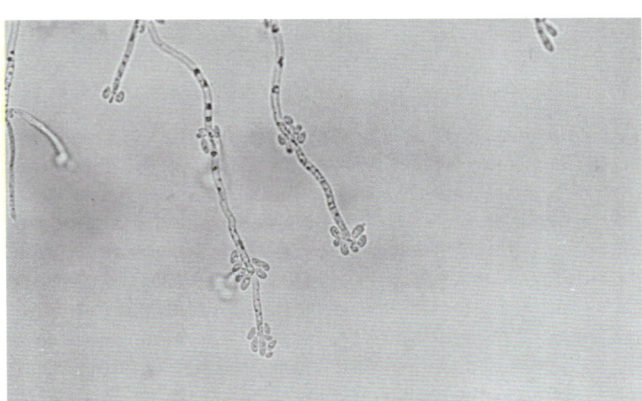

■ **FIGURA 21.86** Fotomicrografia de uma preparação em ágar fubá de *Candida tropicalis*, ilustrando a produção discreta de conídios dispostos irregularmente ao longo das hifas.

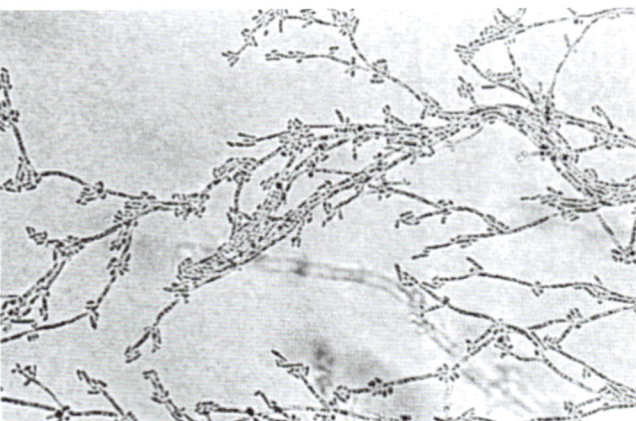

■ **FIGURA 21.88** Fotomicrografia de uma preparação em ágar fubá, ilustrando a configuração de "toras em um rio" dos blastoconídios típicos de *Candida kefyr*.

fluconazol.[180] Ainda não está claro se esses mecanismos de resistência são adquiridos em razão das pressões seletivas ou se são inatos porque, quando são testados números grandes de isolados de *C. dubliniensis*, o perfil de resistência é semelhante ao de *C. albicans*. As características descritas a seguir ajudam a diferenciar *C. dubliniensis* de *C. albicans*:

- Impossibilidade de crescer a 45°C
- Produção mais abundante de clamidósporos (ver Figura 21.89)
- Características de crescimento nos meios especiais
- Perfil de assimilação dos carboidratos
- Sequência do DNA ou padrão da MALDI-TOF
- Teste do tubo germinativo positivo, mas resultados negativos nos testes de PNA FISH (hibridização fluorescente *in situ* [do inglês, *fluorescence in situ hybridization*] com sondas peptídicas de ácido nucleico) para *Candida albicans*.

Algumas cepas de *Candida lusitaniae* têm apresentado resistência esporádica à anfotericina B por um mecanismo de transformação das colônias previamente sensíveis.[306] Também nesses casos, não está claro se essa resistência é adquirida ou induzível, porque a maioria das cepas de *C. lusitaniae* é sensível à anfotericina B.

Espécies que não produzem hifas verdadeiras

Entre as espécies que não formam hifas no ágar fubá estão incluídas *Cryptococcus*, *Candida glabrata*, *Rhodotorula* e *Saccharomyces*. As leveduras das espécies de *Cryptococcus* são esféricas, com dimensões variadas e amplamente separadas por material capsular. As leveduras de *Candida glabrata* são menores, com dimensões homogêneas e tendência a formar grupos compactos. As características desse gênero estão descritas com mais detalhes adiante, além das características que permitem diferenciar outros gêneros encontrados menos comumente, inclusive *Rhodotorula*, *Saccharomyces*, *Wickerhamomyces* (*Hansenula/Pichia*) *anomalus* e *Malassezia*. Algumas cepas de *Candida* spp. podem formar apenas pseudo-hifas rudimentares, ou nenhuma afinal; por esta razão, as preparações em ágar fubá devem ser obtidas de todas as colônias suspeitas para *Candida* spp.

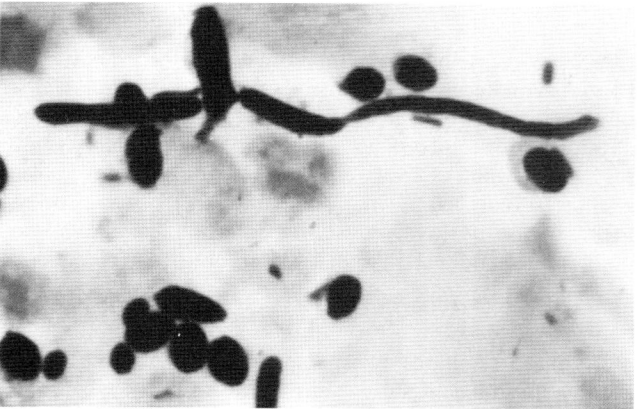

FIGURA 21.89 Fotomicrografia do escarro corado pelo Gram demonstrando pseudo-hifas e blastoconídios em germinação, que são típicos das espécies de *Candida* (coloração pelo Gram, 1.000×).

***Cryptococcus neoformans* e criptococose.** O isolamento de *Cryptococcus neoformans* dos espécimes clínicos sempre deve ser considerado significativo, até que se prove o contrário. Até o início da epidemia de AIDS nos primeiros anos da década de 1980, a incidência da criptococose nos EUA era baixa (cerca de 300 casos por ano). A maioria desses casos ocorria nos pacientes com imunodeficiências celulares, especialmente pacientes com doença de Hodgkin.[156] Hoje em dia, *C. neoformans* é um dos membros de um grupo seleto de microrganismos, que causam infecção nos pacientes aidéticos, e representa 6 a 13% dos casos, dependendo do local de residência.[190] Em algumas regiões da África Subsaariana, a incidência da criptococose entre os pacientes com AIDS pode chegar a 15% ou mais.[188]

Dentre os criptococos, a espécie *Cryptococcus neoformans* é responsável pela maioria das infecções humanas. Essa espécie é um fungo encapsulado e tem seu hábitat natural no solo. O solo contaminado por fezes de pombos, galináceos ou perus – nos quais o pH é alcalino e a concentração de nitrogênio é alta – promove especialmente a replicação desse fungo. As leveduras podem ser suspensas no ar das nuvens de poeira produzidas durante inundações ou processos de limpeza e escavações. Por essa razão, trabalhadores de fazendas de criação de aves, jardineiros de parques urbanos frequentados por estorninhos e outras aves e espeleologistas (que podem explorar cavernas infestadas por morcegos) estão particularmente sujeitos a adquirir essa infecção. Os pacientes imunossuprimidos, principalmente os aidéticos, são instruídos a não participar dessas atividades. Nos casos em que a exposição imediata não é evidente, o início da criptococose aguda pode representar a manifestação de infecções latentes.

A síntese da cápsula é um determinante significativo de virulência, porque constitui um mecanismo de adesão às mucosas e de proteção contra a fagocitose, tanto durante o trânsito na corrente sanguínea quanto nos focos infecciosos.[119] *Cryptococcus neoformans* tem tropismo especial pelo sistema nervoso central e, em muitos casos, a meningite é a forma inicial de manifestação clínica. A produção do pigmento melanina também é um determinante de virulência, porque protege o fungo da ação destrutiva dos oxidantes. A produção de proteinases, manoproteínas e metabólitos de poliol é responsável pela invasão e a destruição celular observadas nos focos infecciosos.

Cryptococcus neoformans pode ser considerado quando uma levedura forma colônias nitidamente mucoides. Entretanto, é importante salientar que nem todas as cepas produzem cápsulas evidentes. As cepas com cápsulas evidentes frequentemente desencadeiam uma reação granulomatosa mais exuberante, conforme se observa nos cortes histológicos, em contraste com a necrose de liquefação, que está associada mais comumente à invasão por cepas pouco encapsuladas. Em geral, o crescimento torna-se evidente dentro de 36 a 72 horas em SBA a 5% e na maioria dos outros meios de isolamento primário (Prancha 21.6).

Ao exame microscópico, a identificação das espécies de *Cryptococcus* pode ser realizada pela demonstração de leveduras esféricas com diâmetros irregulares (4 a 10 μm) circundadas por uma cápsula polissacarídica espessa (as células podem chegar a medir 20 μm de diâmetro se a cápsula for incluída na medição). Nas preparações em ágar fubá, não há produção de pseudo-hifas e as leveduras esféricas com dimensões variadas ficam separadas umas das outras pelos espaços formados pelo material capsular (Figura 21.90). As leveduras encapsuladas, geralmente com um único botão germinativo ligado por uma faixa filiforme, também podem ser demonstradas nas preparações com tinta nanquim (Figura 21.91). Em razão de sua sensibilidade baixa, a técnica de coloração com tinta nanquim é realizada menos comumente com os espécimes de líquido cefalorraquidiano enviados aos laboratórios clínicos e tem sido substituída pelos testes mais sensíveis de detecção dos antígenos criptocócicos.

Uma cultura suspeita de C. neoformans pode ser confirmada pela demonstração da produção de ácido cafeico, seja pela formação de um pigmento vermelho-marrom no ágar de "alpiste" (Prancha 21.6 D) ou por inoculação direta de uma tira de papel-filtro impregnado com reagente com um fragmento da colônia desconhecida e observação de um pigmento negro.

Embora outras espécies de Cryptococcus possam ser isoladas dos seres humanos, seu papel como agentes etiológicos de infecções ainda é desconhecido. As manifestações clínicas dessas infecções variam de lesões cutâneas até fungemia. A maioria dos casos de fungemia não associada a C. neoformans é adquirida nos hospitais, geralmente por pacientes com neutropenia associada ao uso de cateteres intravasculares de longa permanência.[138] Esses autores também descreveram dois casos de fungemia causada por Cryptococcus laurentii e alertaram que a maioria das outras espécies de Cryptococcus (exceto C. neoformans) é resistente ao fluconazol e à flucitosina, em comparação com a maioria das cepas de C. neoformans; por esta razão, a identificação da espécie torna-se necessária nos casos clinicamente relevantes.

Diagnóstico por outras técnicas exceto cultura. Os ensaios de detecção de antígeno nas amostras de líquido cefalorraquidiano são usados mais comumente para estabelecer o diagnóstico da meningite criptocócica e praticamente substituíram a consagrada técnica de coloração com tinta nanquim, que é menos sensível. O material capsular serve como reagente, resultando na reação de aglutinação com os reagentes usados nesses ensaios.[91] Hoje em dia, os ensaios de aglutinação de látex produzidos por várias empresas são confiáveis, fáceis de realizar e suficientemente sensíveis e específicos para que sejam adotados pela maioria dos laboratórios de micologia clínica. Nenhum equipamento especial é necessário e o método do teste é fácil. Reações falso-positivas podem ser atribuídas ao uso de recipientes de transporte de espécimes inadequados e à contaminação por desinfetantes ou sabões.[23] O líquido de sinérese das placas de ágar pode contaminar as agulhas de inoculação durante a retirada de amostras das colônias, levando a resultados positivos falsos, de forma que o uso desses ensaios para identificar as cepas isoladas não é recomendado. O Quadro de correlações clínicas 21.13 contém mais informações sobre a criptococose.

Espécies de *Rhodotorula*.

As espécies de *Rhodotorula* são fungos ambientais, que podem fazer parte da microbiota humana e são isolados das fezes e da urina. Em geral, o isolamento desse fungo das secreções respiratórias tem pouco significado. Esses fungos são isolados de cortinas de banheiro, argamassa de banheiras e escovas de dentes. No passado, as infecções causadas por esses microrganismos eram raras; hoje em dia, *Rhodotorula mucilaginosa* (antes conhecida como *R. rubra*) e *R. glutinis* são isoladas como patógenos oportunistas. Na maioria dos casos, a fungemia está associada aos cateteres colonizados ou às soluções intravenosas contaminadas.[44,146] Septicemia associada aos cateteres de longa permanência, meningite e peritonite dos pacientes em diálise peritoneal contínua estão entre as infecções causadas raramente por esses fungos.

A observação de uma colônia leveduriforme com pigmentação vermelha ou vermelho-alaranjado (Prancha 21.6 F) indica mais provavelmente espécies de *Rhodotorula*. A morfologia microscópica não é diagnóstica. Esses fungos não formam pseudo-hifas e, pelo contrário, podem ser observadas leveduras ovais em processo de germinação em grupos frouxos irregulares. A maioria das cepas é rapidamente urease-positiva. Os estudos de assimilação são usados mais comumente para a diferenciação no nível das espécies.

Espécies de *Saccharomyces*.

As colônias desenvolvem-se dentro de 36 a 48 horas e são branco-acinzentadas e pastosas com rugas irregulares. O aspecto das colônias não é específico e os testes de assimilação dos carboidratos são usados mais comumente para confirmar sua identidade. A incapacidade de assimilar celobiose e xilose ajuda a diferenciar entre as espécies de *Saccharomyces* e outras espécies bioquimicamente relacionadas.

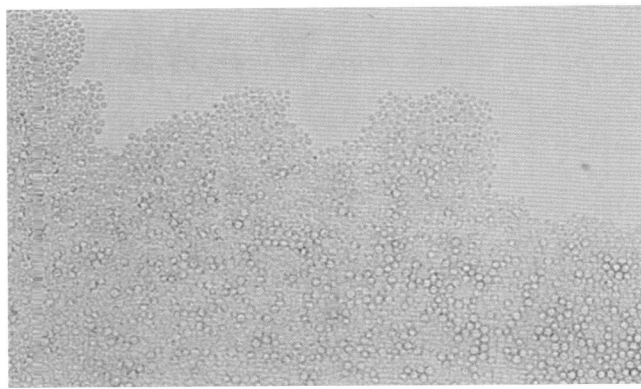

FIGURA 21.90 Fotomicrografia de uma preparação em ágar fubá com *Cryptococcus neoformans*, ilustrando as leveduras esféricas com diâmetros irregulares separadas pelo material polissacarídico. Alguns micologistas acham que esse aspecto seja semelhante ao de "contas de vidro".

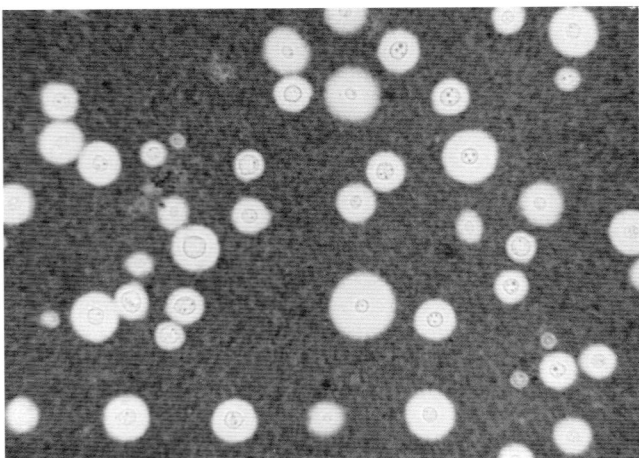

FIGURA 21.91 Fotomicrografia de uma preparação com tinta nanquim, ilustrando as leveduras esféricas encapsuladas com diâmetros variados de *Cryptococcus neoformans*.

Quadro de correlações clínicas 21.13 Criptococose.

A criptococose ocorre nos pacientes imunocompetentes e imunossuprimidos. A maioria dos pacientes imunocompetentes nunca toma conhecimento de que estão infectados, a menos que um criptococoma nodular seja demonstrado nas radiografias do tórax. Os pacientes imunossuprimidos não podem desenvolver uma reação granulomatosa capaz de conter a infecção e disseminação ao sistema nervoso central por meio da circulação sanguínea ocorre e causa meningite ou meningoencefalite.[138] A seguir, descrevemos as diversas manifestações clínicas da criptococose, que é uma doença que define AIDS; os testes para HIV sempre devem ser considerados quando *C. neoformans* é isolado dos espécimes clínicos ou quando os testes de detecção de antígeno são positivos.

Embora sejam raras, outras espécies de *Cryptococcus* (exceto *C. neoformans*) também podem causar fungemia e doença disseminada.[138] Mais recentemente, *Cryptococcus gattii* surgiu como agente etiológico de meningite criptocócica dos pacientes imunocompetentes.

Sistema nervoso central

A doença do sistema nervoso central pode ocorrer com ou sem indícios de infecção de outros órgãos. O início dos sintomas pode ser insidioso e os únicos indícios podem ser cefaleias brandas, lapsos de memória ou alterações da personalidade. Alguns pacientes também podem ter febre baixa. À medida que a doença progride, os pacientes têm sinais e sintomas sugestivos de meningite – isto é, rigidez de nuca, hipersensibilidade na região cervical e testes positivos de flexão do joelho e da perna (sinais de Brudzinski e Kernig). Nos pacientes com granulomas criptocócicos localizados, podem ocorrer sinais e sintomas como paralisia, hemiparesia e crises epilépticas jacksonianas. Borramento visual, diplopia, oftalmoplegia, fala arrastada e instabilidade da marcha geralmente são as manifestações clínicas de uma lesão expansiva (criptococoma). Em geral, edema da papila é um sinal de hipertensão intracraniana. Emagrecimento, mal-estar, febre persistente, náuseas, vômitos e tontura podem ocorrer à medida que a doença avança. Nos casos progressivos fulminantes ou fatais, as alterações do estado mental podem ser graves (agitação, irritabilidade, confusão mental, alucinações e psicose) e evoluir para *delirium*, coma e finalmente morte. O exame do líquido cefalorraquidiano pode demonstrar contagens altas de linfócitos, níveis baixos de glicose e proteínas aumentadas. O início espontâneo da criptococose do SNC é uma doença que define AIDS. Paradoxalmente, em razão da imunossupressão induzida pelo HIV nos pacientes com AIDS, pode haver quantidades enormes de leveduras no LCR, mas sinais e sintomas relativamente mínimos. Isso ocorre porque a resposta inflamatória é responsável basicamente pela sintomatologia clínica.

Criptococose pulmonar

Aparentemente, *Cryptococcus* tem acesso ao corpo por meio dos pulmões, embora a pneumonia criptocócica seja muito rara, em comparação com a meningite. No entanto, o paciente pode ter pneumonia localizada ou difusa. Sweeney *et al.*[268] descreveram as anormalidades clínicas de um menino de 10 anos com histiocitoma fibroso maligno dos ossos e um nódulo pulmonar, que se demonstrou ser secundário à infecção por *C. neoformans*. Esse diagnóstico foi sugerido pelo aparecimento de uma lesão pulmonar na tomografia computadorizada. A doença pulmonar criptocócica é diagnosticada comumente quando se realiza um exame de imagem por qualquer outra razão. Zhu *et al.*[308] também relataram quatro casos de criptococose pulmonar em pacientes HIV-negativos, que estava associada à meningite criptocócica. Novamente, todos os quatro pacientes não tinham sinais sugestivos de doença pulmonar.

A história natural, as manifestações clínicas, o diagnóstico e o tratamento da criptococose pulmonar primária foram descritos detalhadamente em uma revisão de 41 pacientes publicada por Kerking *et al.*[143] Esse grupo conseguiu estabelecer o diagnóstico quando as radiografias do tórax anormais foram associadas ao isolamento de *C. neoformans* das secreções respiratórias e/ou quando detectaram microrganismos mucicarmino-positivos com aspecto típico nos cortes histológicos de tecidos pulmonares. A maioria dos pacientes desse estudo tinha condições predisponentes à infecção criptocócica: tratamento imunossupressor (28/41), diabetes melito (20/41), neoplasias malignas hematológicas ou linforreticulares (12/41), transplante renal recente (10/41), doenças do tecido conjuntivo ou outra doença subjacente (5/41). Sete pacientes não tinham anormalidades coexistentes detectáveis. Mais de 50% dos pacientes tinham sinais e sintomas constitucionais como febre e mal-estar. Dor torácica, dispneia, emagrecimento e sudorese noturna em diversas combinações foram detectadas em 25 a 30% dos casos. Apenas sete pacientes referiam tosse. Sete pacientes eram assintomáticos e foram examinados apenas porque tinham anormalidades nas radiografias do tórax. As anormalidades radiográficas observadas foram lesões tumorais bem-delimitadas, infiltrados alveolares ou intersticiais, abscessos com níveis hidroaéreos ou lesões cavitárias (7/41), lesões esféricas isoladas e várias opacidades arredondadas e pequenas.

A maioria dos pacientes com exposição respiratória a *Cryptococcus* desenvolve infecção subclínica, que resulta na formação de um criptococoma. Isso é evidenciado pelo fato de que a incidência de criptococomas é muito maior que a incidência da pneumonia criptocócica, que leva o paciente a buscar atendimento médico. O criptococoma pode ser detectado anos depois da infecção primária por meio de exames radiológicos solicitados por alguma outra razão. A aspiração ou a excisão da "lesão em moeda" é necessária para excluir câncer. Outras causas infecciosas desse diagnóstico diferencial clinicorradiológico são histoplasmomas, coccidioma e tuberculose.

Criptococose cutânea

A infecção criptocócica primária da pele é rara e, em geral, a doença cutânea é manifestação da infecção sistêmica.[111] Murakawa *et al.*[190] relataram que, em sua instituição, 5,9% dos pacientes tratados com infecção criptocócica e AIDS também tinham lesões cutâneas. Esses autores descreveram diversos tipos de lesão – pápulas umbilicadas, nódulos e placas violáceas, as primeiras semelhantes ao molusco contagioso e as últimas mais parecidas com sarcoma de Kaposi. Nessa revisão, as lesões foram detectadas mais comumente na cabeça e no pescoço. Pema *et al.*[216] publicaram uma comparação das manifestações clínicas da criptococose cutânea dos pacientes nos estágios pré-AIDS e de AIDS. Como foi mencionado, embora seja rara, a doença cutânea primária pode ocorrer. Hamann *et al.*[117] publicaram o caso de um homem australiano de 75 anos com celulite criptocócica no braço direito. Em retrospecto, podemos imaginar se esse paciente poderia ter

(continua)

infecção por *C. gattii*, que é uma espécie criptocócica morfológica e bioquimicamente semelhante a *C. neoformans* e causa doença em pacientes imunocompetentes.

Criptococose disseminada

C. neoformans produz material capsular, que ajuda o fungo a resistir à fagocitose pelos neutrófilos segmentados e fagócitos mononucleares. Esses fungos podem ser amplamente disseminados no corpo humano. Nos pacientes com doença disseminada, quase todos os órgãos ou sistemas podem ser afetados. O comportamento neurotrópico desse fungo determina que geralmente ocorra um componente meníngeo e, como foi mencionado antes, a disseminação na pele é comum nesses casos. Minamoto e Rosenberg[188] relataram que a prostatite criptocócica persistiu depois do tratamento aparentemente bem-sucedido de 29% dos homens com doença disseminada e funciona como reservatório para recidivas subsequentes. Liu[168] reuniu da literatura 40 pacientes com osteomielite criptocócica que, em 75% dos casos, estava limitada a um único osso. As vértebras foram acometidas mais comumente. Sarcoidose, tuberculose e tratamento anterior com corticosteroide eram os fatores predisponentes principais da criptococose desses pacientes. A miosite criptocócica foi descrita raramente e, na maioria dos casos, ocorre nos pacientes HIV-positivos, embora também possa afetar pacientes imunossuprimidos por outras razões. Por exemplo, O'Neill *et al.*[206] descreveram um caso de miosite em um receptor de transplante cardíaco em tratamento imunossupressor. A doença hepática primária pode predispor à peritonite criptocócica, embora a infecção do peritônio seja rara.[263] As infecções criptocócicas das vias urinárias também não são frequentes.[261] Quando o *C. neoformans* é isolado das vias urinárias, deve-se realizar uma investigação para doença disseminada.

A morfologia microscópica também não é característica. Grupos frouxos de leveduras ovais e grandes em processo de germinação são observados nas preparações em ágar de farinha de milho. Quando as colônias crescem no ágar nutricionalmente pobre para isolar ascósporos – que contém acetato de potássio, extrato de levedura, glicose, água e água destilada – a identidade pode ser confirmada pela demonstração dos ascósporos. Depois de incubar uma placa inoculada por 7 a 10 dias, pode-se preparar um esfregaço retirado de uma das colônias isoladas e corado com um corante álcool-ácido. Em seguida, o examinador deve buscar ascósporos, que são células esféricas grandes com paredes espessas e pigmento vermelho nítido na preparação álcool-ácida (Prancha 21.6 H).

Saccharomyces cerevisiae – a levedura comum de "padeiro" ou "cervejeiro" – comumente coloniza as mucosas dos seres humanos, mais geralmente não é considerado patogênico. Na literatura mais antiga, existem alguns casos publicados de pacientes imunossuprimidos com fungemia.[45,83,198,272] Oliver *et al.*[205] descreveram três receptores de transplantes de medula óssea em uma unidade de hematologia, que desenvolveram infecções invasivas por *S. cerevisiae*. Dois desses pacientes morreram. A genotipagem das cepas invasivas e colonizadoras demonstrou uma cepa indistinguível nos pacientes que tinham sido internados na unidade de tratamento intensivo na mesma época, sugerindo infecção cruzada.

***Wickerhamomyces anomalus* (antes conhecido como *Hansenula anomala*).** *Wickerhamomyces anomalus*, um fungo raramente isolado nos laboratórios clínicos, está incluído aqui porque, assim como as espécies de *Saccharomyces*, também forma ascósporos álcool-ácidos observados em uma coloração álcool-ácida. Os ascósporos de *Wickerhamomyces* diferem dos que são produzidos por *Saccharomyces* porque são achatados em um dos lados, em vez de esféricos, com bordas externas bem-definidas ou um "lábio" na base plana, simulando o chapéu-coco de um policial inglês (Figura 21.92). Alguns equipamentos de identificação automatizados identificam esse fungo pelo nome anamórfico *Candida pelliculosa*. Existem relatos isolados de infecção em pacientes imunossuprimidos, geralmente associado ao uso de cateteres de longa permanência. Murphy e Buchanan[192] relataram 52 recém-nascidos que estavam colonizados pela então chamada *Hansenula anomala*, dos quais alguns tinham evidência de infecção sistêmica. Ma *et al.*[175] publicaram o caso de um bebê prematuro com osteomielite estafilocócica, que desenvolveu fungemia por *Wickerhamomyces anomalus* pouco antes de iniciar o tratamento com o antibiótico teicoplanina. O lactente ficou curado depois de 10 dias de tratamento antifúngico. Kalenic *et al.*[140] relataram um surto recente de infecção por *W. anomalus* em oito adultos internados em uma unidade de tratamento intensivo pós-operatório. A fonte das infecções e a via de transmissão não foram identificadas. Quando se pesquisa a literatura médica sobre esse ou quaisquer outros fungos cuja nomenclatura foi modificada, é importante lembrar de pesquisar os nomes antigo e atual destes microrganismos, assim como seus nomes anamórficos.

Espécies de *Malassezia*. O isolamento de alguns desses microrganismos em cultura pode ser difícil, porque existe um subgrupo de espécies de *Malassezia* que requer ácidos graxos de cadeias longas para que possa crescer. Quando o isolamento desses fungos é esperado com base na história clínica, deve-se acrescentar algumas gotas de óleo de oliva à superfície da placa de SBA imediatamente depois da inoculação. Em alguns laboratórios de micologia, a prática tem sido recobrir as placas

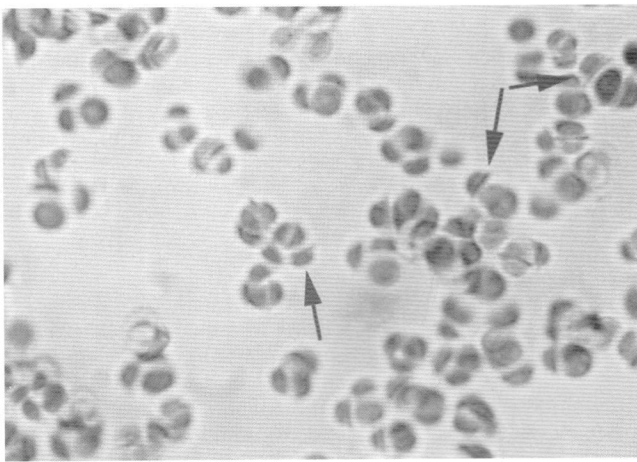

FIGURA 21.92 Fotomicrografia de uma preparação corada com corante álcool-ácido demonstrando leveduras álcool-acidorresistentes de *Wickerhamomyces anomalus* (i. e., *Candida pelliculosa*) com seu aspecto típico semelhante a um chapéu-coco dos policiais ingleses (completo com aba) (*setas*).

de ágar preparadas a partir de todas as hemoculturas recebidas da enfermaria de cuidados intensivos neonatais, porque os recém-nascidos tratados com nutrição parenteral total estão mais sujeitos à septicemia por *Malassezia*.[59] Esses fungos crescem bem e formam colônias de leveduras pequenas por baixo das gotículas de óleo (Prancha 21.6 G). Ao exame microscópico, o fungo retirado da placa apresenta-se como leveduras pequenas em processo de germinação, isoladas e em grupos frouxos. Em geral, a levedura em germinação tem morfologia de um "pino de boliche" e, em muitos casos, há um "colarete" detectável na base do botão germinativo.

No passado, quando uma cepa de *Malassezia* era lipofílica, ela era descrita como *M. furfur*, mas, quando não era lipofílica, o termo usado era *M. pachydermatis*. Entretanto, com a disponibilidade do sequenciamento do DNA, descobriu-se que na verdade havia algumas espécies em cada um desses grupos. Para simplificar e facilitar o processo de identificação das espécies clínicas e porque não existem diferenças quanto ao tratamento para cada espécie, as espécies lipidiodependentes são referidas como "complexo" *M. furfur*, enquanto as espécies lipidioindependentes são referidas como "complexo" *M. pachydermatis*.

Os membros do complexo *Malassezia furfur* são leveduras lipofílicas e comensais comuns da pele. Esses microrganismos causam uma infecção cutânea superficial conhecida como tinha versicolor. Essa doença resulta na formação de lesões descamativas da pele, principalmente no tórax e no dorso, algumas vezes espalhadas para o pescoço, a face e os braços. As lesões são planas, com contornos irregulares e podem ter pigmentação marrom ou castanha, mas geralmente se evidenciam por placas brancas de descoloração, especialmente nas áreas expostas à luz solar. Os elementos fúngicos dessas lesões emitem fluorescência vermelho-tijolo quando são examinados sob luz ultravioleta com comprimento de onda longo (lâmpada de Wood). O exame direto dos raspados de pele demonstra hifas e leveduras esféricas em processo de germinação com 3 a 5 μm de diâmetro (conhecidas coloquialmente como "espaguete com almôndegas") e formação de um colarete bem definido na borda entre as células genitora e descendente. É importante salientar que a morfologia da lesão é diferente da que se observa na placa de cultura (ver parágrafos anteriores), na qual não há formação de hifas.

Infecções sistêmicas e septicemia também foram relatadas, mais comumente associadas aos cateteres vasculares profundos, principalmente dos pacientes em hiperalimentação parenteral prolongada com soluções contendo suplementos lipídicos. Rosales *et al*.[238] descreveram o caso de um bebê com peso muito baixo ao nascer, que estava recebendo nutrição parenteral e infusão lipídica no espaço subaracnóideo e desenvolveu meningite por *Malassezia furfur*. Algumas emulsões usadas na hiperalimentação parenteral são ricas em ácidos graxos de cadeias longas. Esse microambiente é ideal à promoção do crescimento dos fungos lipofílicos endógenos, que estão presentes na superfície da pele. O cateter viola as barreiras de defesa da pele, pela qual os fungos que proliferam na superfície podem ter acesso à corrente sanguínea.

Espécies que produzem hifas verdadeiras

Existem três microrganismos que geralmente são considerados juntos porque têm semelhanças morfológicas e dificuldade de diferenciação. Esses fungos são *Geotrichum*, *Trichosporon* spp. e *Blastoschizomyces capitatus*. As colônias desses fungos são brancas ou cor de creme e inicialmente são leveduriformes. Contudo, pouco depois do isolamento e à medida que produzem hifas verdadeiras e artroconídios, elas desenvolvem uma superfície sedosa e delicada. Os aspectos morfológicos e bioquímicos são usados na diferenciação.

Nas preparações em ágar fubá, esses microrganismos produzem leveduras, as pseudo-hifas e as hifas verdadeiras. As hifas verdadeiras transformam-se em artroconídios em algumas áreas. Morfologicamente, *Geotrichum candidum* frequentemente produz um único tubo germinativo em um dos ângulos do artroconídios, simulando um taco de hóquei (Figura 21.93). Por outro lado, as espécies de *Trichosporon* frequentemente formam blastoconídios originados dos dois ângulos de um artroconídios, simulando as "orelhas de coelho" (Figura 21.94). *Blastoschizomyces capitatus* forma grupos de aneloconídios, que são achatados no ponto de conexão.

Bioquimicamente, as espécies de *Trichosporon* são urease-positivas e frequentemente são resistentes à ciclo-heximida, mas há variações entre as cepas quanto aos resultados deste último teste. *Geotrichum candidum* é urease-negativo e sensível à ciclo-heximida. *Blastoschizomyces capitatus* é resistente à ciclo-heximida e não produz urease.

O Quadro de correlações clínicas 21.14 descreve as manifestações clínicas das infecções causadas por esses fungos.

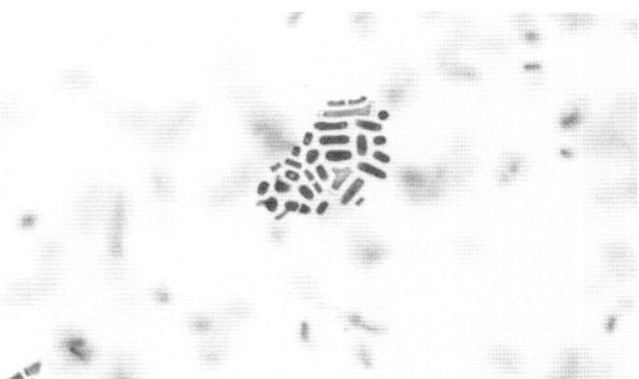

■ **FIGURA 21.93** Fotomicrografia de *Geotrichum candidum* ilustrando artroconídios, dos quais alguns demonstram uma extensão típica semelhante ao tubo germinativo a partir de um dos seus ângulos, simulando um "taco de hóquei".

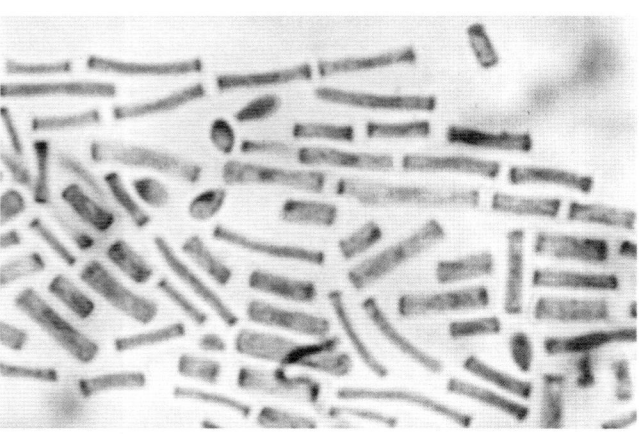

■ **FIGURA 21.94** Fotomicrografia de uma espécie de *Trichosporon*, ilustrando artroconídios, dos quais alguns têm blastoconídios germinativos típicos originados dos dois ângulos, simulando "orelhas de coelho".

Quadro de correlações clínicas 21.14 — Leveduras e fungos leveduriformes que produzem artroconídios.

Tricosporonose

As espécies de *Trichosporon* passaram por uma reclassificação significativa com base no sequenciamento do DNA. *Trichosporon beigelii* não é mais reconhecido como espécie, mas é importante lembrar dessa nomenclatura antiga quando se realiza uma pesquisa na literatura. Hoje em dia, existem algumas espécies de *Trichosporon* reconhecidas, dentre as quais as mais importantes clinicamente são *T. asahii, T. mucoides, T. cutaneum, T. inkin* e *T. ovoides*. Essas últimas três espécies são causas importantes da piedra (tinha) branca. A pele pode ser portadora desse fungo, principalmente ao redor do ânus. A piedra branca é uma infecção dos pelos do couro cabeludo, do corpo ou da região púbica, que se evidencia por pequenos nódulos ou concreções bem-delimitadas nas hastes dos pelos. Cada nódulo contém hifas fúngicas retorcidas, que podem ser facilmente observadas nas preparações diretas com KOH/branco calcoflúor e das quais os microrganismos podem ser isolados facilmente. Em muitos casos, a infecção pode ser erradicada simplesmente raspando os pelos; apenas em casos raros é necessário usar derivados azólicos tópicos ou sistêmicos para erradicar a infecção.

A doença disseminada, mais comumente de origem endógena, representa disseminação dos focos de colonização cutânea ou gastrintestinal e pode desenvolver-se nos pacientes imunossuprimidos, nos quais é fatal em alguns casos.[82] Hoy et al.[130] revisaram 19 casos de infecção disseminada por *Trichosporon* (referidos como *T. beigelii*, mas provavelmente *T. asahii*) em pacientes com várias doenças neoplásicas tratados no M. D. Anderson Hospital em Houston ao longo de 10 anos. Nesse grupo de pacientes, a apresentação clínica mais comum era de uma doença febril inespecífica ou pneumonia. Três quartos desses pacientes morreram; conforme foi descrito em outro artigo, diagnóstico não foi considerado antes da morte em 25% dos casos examinados à necropsia. Outras espécies de *Trichosporon* podem causar infecção invasiva, principalmente nos pacientes com neoplasias malignas hematológicas.[142]

O estudo de Sweet e Reed[269] indicou que os recém-nascidos não sejam imunes à doença disseminada. Yoss et al.[307] demonstraram que os bebês de baixo peso ao nascer eram especialmente suscetíveis, uma situação muito preocupante porque a maioria das infecções deste grupo é fatal.

Infelizmente, em muitos casos o diagnóstico é tardio porque a doença pode não ser reconhecida ou porque o microrganismo não é rapidamente identificado no laboratório. É importante que os microbiologistas reconheçam os artroconídios típicos nas preparações em ágar fubá como indício inicial para a identificação e a realização dos testes confirmatórios apropriados.

Trichosporon asahii é urease-positivo, com reação rápida e altamente sacarolítico, produzindo ácidos a partir da maioria dos carboidratos. Como nota de precaução, as espécies de *Trichosporon* compartilham determinantes antigênicos com *Cryptococcus neoformans*; por esta razão, o soro e o líquido cefalorraquidiano dos pacientes com doença disseminada podem ter reações falso-positivas no teste de aglutinação de látex para criptococose.

Geotricose

As infecções disseminadas por *Geotrichum candidum* são encontradas com menos frequência. Existem relatos de casos isolados de infecção disseminada por esse fungo e dois pacientes com leucemia aguda.[248] Um desses pacientes entrou em insuficiência renal 3 dias antes de morrer. Os glomérulos estavam entupidos de segmentos de hifas de *Geotrichum candidum*. O outro paciente descrito por Andre et al.[14] era uma jovem tratada para hepatoblastoma. Depois das complicações associadas às infecções bacterianas secundárias, essa paciente sobreviveu a um ciclo de 5 semanas de tratamento com anfotericina B intravenosa, seguido de 6 meses de tratamento com itraconazol oral. Embora os esquemas terapêuticos usados nos pacientes com infecção disseminada por *Geotrichum* não estejam padronizados, recomenda-se usar doses altas de itraconazol e anfotericina B lipossômica.[248]

Ainda que existam relatos de pacientes com pneumonia causada por espécies de *Geotrichum*, o isolamento deste microrganismo das secreções respiratórias geralmente se deve à contaminação ou à colonização comensal e devem ser excluídas outras causas da doença. *G. candidum* assimila apenas glicose, galactose e xilose que, com exceção desta última, constituem um padrão semelhante ao de *T. capitatus*. A maioria das cepas de *Geotrichum* é urease-negativa e isto ajuda a diferenciá-las das espécies de *Trichosporon*.

Blastosquizomicose

As infecções causadas por *Blastoschizomyces capitatus* são raras. Em geral, elas ocorrem nos pacientes com doenças coexistentes significativas e são mais comuns na população imunossuprimida. Birrenbach et al.[22] publicaram sua experiência com cinco pacientes infectados por *B. capitatus*. Três estavam imunossuprimidos em consequência da quimioterapia para leucemia, enquanto dois tinham imunossupressão secundária a transplantes de rim. Três dos pacientes tinham fungemia, enquanto o fungo foi isolado do líquido peritoneal de um e da urina do outro. Todos os três pacientes com fungemia tinham acometimento pulmonar, um também apresentava lesões cerebral e o terceiro também desenvolveu lesões no fígado, baço, pele e cérebro. Os três pacientes com fungemia morreram, um fato comum na medida em que as infecções por *B. capitatus* estão associadas a uma taxa de mortalidade alta.

Identificação laboratorial dos fungos com componentes hialinos e demácios

Aureobasidium pullulans e Hormonema dematioides. O *Aureobasidium* e o *Hormonema* formam colônias castanhas úmidas e lisas nos estágios iniciais do isolamento, mas depois se tornam mais escuras e mais semelhantes aos bolores à medida que a incubação é prolongada. Ao exame microscópico, esses fungos formam hifas demácias grandes e escuras, que comumente se assemelham aos artroconídios, mas também produzem hifas septadas hialinas. Incontáveis conídios hialinos elípticos unicelulares pequenos são produzidos a partir dos botões germinativos originados dos centros de cada segmento da hifa (Figura 21.95). Existem relatos casos esporádicos de feo-hifomicoses cutâneas causadas pelo *Aureobasidium pullulans*.[240] Bolignano e Criseo[27] descreveram um caso raro de infecção fúngica nosocomial disseminada atribuída a *Aureobasidium pullulans* var. *melanigenum* em um paciente com traumatismos graves. Gupta e Elewski[108] publicaram o caso de um homem de 50 anos com úlcera de córnea infectada por esse microrganismo. Esse paciente desenvolveu esclerite 5 dias depois da cirurgia, mas ficou assintomático depois do tratamento antifúngico com desbridamento cirúrgico e crioterapia. É aceitável finalizar a identificação como uma cepa do complexo *Aureobasidium/Hormonema* quando fica difícil determinar a identidade definitiva, porque estes microrganismos geralmente são contaminantes. A diferenciação é possível quando se encontra conidiação sincrônica *versus* assincrônica e, mais facilmente, quando são produzidos conídios apenas pelas hifas hialinas ou pelas células hialinas e demácias. *Aureobasidium* faz conidiação sincrônica e os conídios originam-se apenas das células hialinas. Por outro lado, *Hormonema* faz conidiação assincrônica e os conídios originam-se das células hialinas e demácias.

Identificação laboratorial dos "fungos negros"

Hortaea (Phaeoannellomyces) werneckii. O gênero "*Phaeoannellomyces*" foi criado em 1985 por McGinnis *et al.*[183] para "acomodar os fungos negros, que se caracterizam pela formação de leveduras que funcionam como anelídios" (*phaeo* = escuro; *annello* = anelídios; *myces* = fungo).

Infelizmente, esse fungo primorosamente denominado foi reclassificado taxonomicamente no gênero *Hortaea*.

Ao exame microscópico, *Hortaea werneckii* produz leveduras bicelulares. A célula descendente é formada a partir de uma extensão da célula genitora que, em seguida, contrai-se para formar uma cicatriz (anelídio), que se assemelha a um septo intensamente corado separando as duas células (Figura 21.96). Engleberg *et al.*[81] descreveram um paciente com cisto feo-hifomicótico causado por esse fungo ou outro semelhante. Mais comumente, esse fungo é identificado como causa da *tinea negra*, que é uma infecção fúngica das palmas das mãos. As células leveduriformes dessa espécie são unicelulares e, à medida que amadurecem, podem formar paredes escuras grossas e pseudo-hifas.

Ainda existe controvérsia sobre esse grupo de microrganismos,[160] que são morfologicamente semelhantes aos microrganismos leveduriformes negros encontrados nas culturas jovens das espécies de *Exophiala* (descritas anteriormente).

Sistemas disponíveis comercialmente para identificar fungos

Empresas introduziram no mercado vários *kits* pré-acondicionados para identificar fungos.[281] Esses sistemas mudam com o transcorrer do tempo, à medida que são desenvolvidos

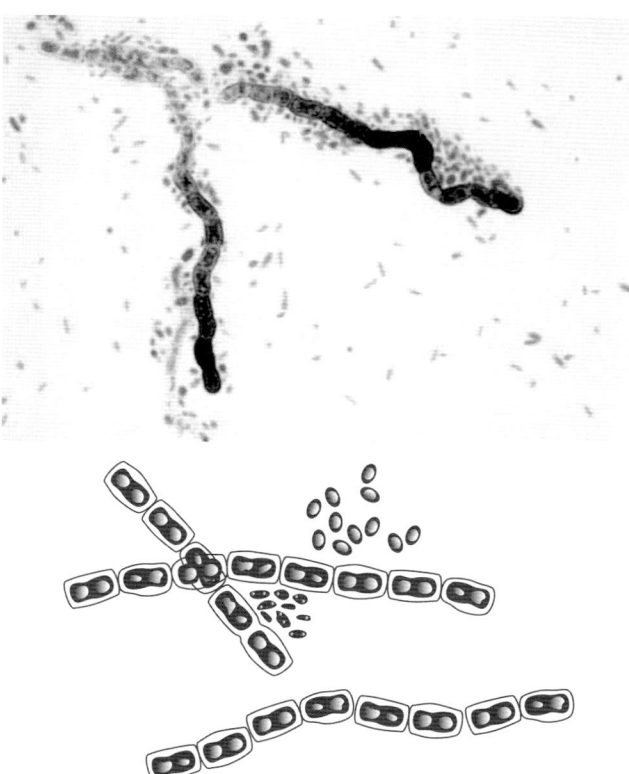

■ **FIGURA 21.95** Fotomicrografia e esboço do aspecto microscópico de *Aureobasidium pullulans*, ilustrando as cadeias de células grandes, que se coram intensamente e são semelhantes aos artroconídios com pequenos conídios hialinos ao fundo.

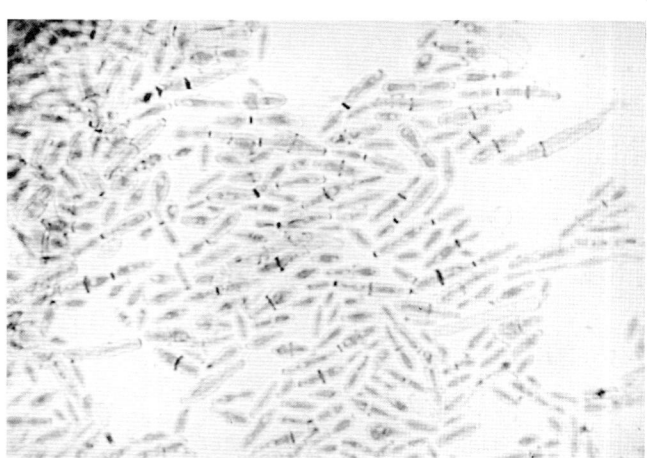

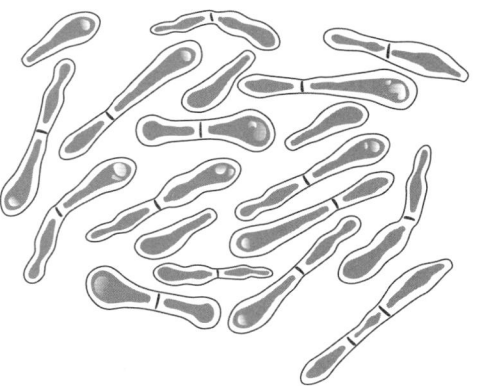

■ **FIGURA 21.96** Fotomicrografia e esboço das leveduras do *Hortaea werneckii* demonstrando as células leveduriformes duplas, alongadas e separadas por uma barra transversal intensamente corada e bem definida.

produtos mais novos e aperfeiçoados. Mais recentemente, a espectrometria de massa MALDI-TOF foi introduzida no mercado e existem dois sistemas excelentes aprovados pela FDA para identificar fungos. Embora os custos iniciais sejam um pouco mais altos com a espectrometria de massa que com os outros sistemas de identificação, este valor é coberto em pouquíssimo tempo em razão da economia com os gastos dos reagentes. Outra vantagem do método MALDI-TOF é o tempo mais curto necessário à identificação, que poderia ter um impacto na evolução clínica.

O uso de todos esses sistemas requer habilidades técnicas e familiaridade suficiente com cada teste realizado, de forma a conseguir interpretações precisas. Em todos os casos, as instruções do fabricante devem ser seguidas rigorosamente. O diretor ou supervisor de cada laboratório deve pesar os fatores como custo, disponibilidade e suprimentos, validade de conservação e estabilidade dos reagentes, adaptabilidade ao fluxo de trabalho e necessidades específicas dos serviços clínicos, antes de tomar uma decisão quanto à adoção desses sistemas no seu próprio laboratório.

Testes de sensibilidade aos antifúngicos

A Subcomissão sobre Testes da Sensibilidade aos Antifúngicos do CLSI estabeleceu métodos padronizados e reprodutíveis para a testar a sensibilidade dos fungos aos fármacos antifúngicos.[196,223,220,2331] O estabelecimento desses padrões laboratoriais, especialmente para os fungos, permitiu desenvolver diretrizes valiosas para o tratamento antifúngico com correlação mais direta com a evolução clínica.[99] Existem padrões estabelecidos para os testes de sensibilidade pelo método de diluição em caldo (M27-A2) para fungos, difusão em disco para leveduras (M44-A) e diluição em caldo para fungos filamentosos (M38-A).[48-51,55]

Em um estudo comparativo dos testes de sensibilidade ao fluconazol, Sewell et al. demonstraram que o "Etest" Epsilometer® (bioMérieux) teve desempenho comparável ao dos métodos de referência, com concordância geral de 84% e identificação de até 90% das espécies de Candida, com exceção da C. tropicalis (56%). Nesse estudo, Candida (Torulopsis) glabrata também alcançou valores comparativamente baixos (34%).

O Etest® usa uma tira de plástico contendo um gradiente contínuo definido do fármaco antimicrobiano, que é colocado na superfície de uma placa de ágar, depois de ser semeada homogeneamente com um inóculo contendo uma concentração padronizada das leveduras a serem testadas (Figura 21.97). A tira de plástico libera o antifúngico ao ágar circundante, produzindo um aumento logarítmico da concentração do antibiótico – na faixa de apenas 0,002 μg/mℓ até 256 μg/mℓ – dependendo do antifúngico que é testado. Colombo et al.[53] publicaram detalhes do procedimento do Etest®, inclusive o meio de teste recomendado, a preparação do inóculo padronizado, as etapas do procedimento e a leitura do teste. Esse estudo também incluiu resultados do Etest® de 200 fungos isolados, em comparação com os métodos padronizados para vários antifúngicos específicos. Os índices de concordância essencial entre os dois métodos na faixa de ± 1 diluição foram de 71% com cetoconazol, 80% com fluconazol e 84% com itraconazol. Desde a publicação desse artigo, a utilização de um meio padronizado (RMPI 1640), a leitura final em 48 horas e outros ajustes

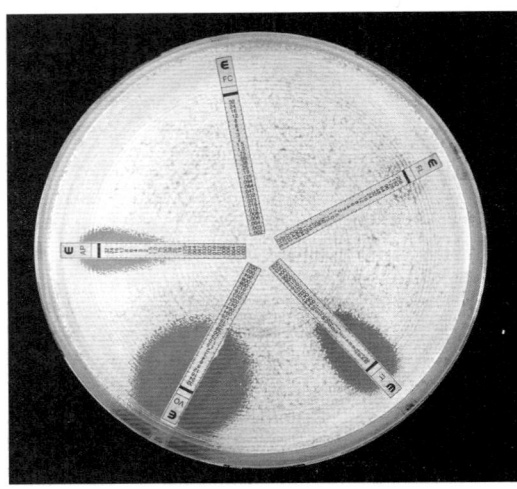

FIGURA 21.97 Fotomicrografia de uma placa com ágar demonstrando um Etest®. Várias tiras de difusão por gradiente foram colocadas na superfície da cultura de *Candida kruzei*. As interpretações das CIM das tiras quando a leitura começa em sentido horário com o fluconazol na posição de 11h são: FL (fluconazol), > 256 μg/mℓ; FC (flucitosina), > 32 μg/mℓ; IT (itraconazol), 0,38 μg/mℓ; VO (voriconazol), 0,38 μg/mℓ e AP (anfotericina B), 2 μg/mℓ.

aumentaram o índice de concordância essencial a ponto de tornar o Etest® um método alternativo para a realização dos testes de sensibilidade antifúngica com a maioria das espécies de fungos. Como foi mencionado antes, como o Etest® é menos trabalhoso e fácil de realizar, atualmente os testes de sensibilidade realizados no próprio laboratório estão ao alcance de muitos laboratórios de microbiologia clínica. Alguns têm utilizado o Etest® para bolores.

Em um estudo envolvendo várias instituições, Pfaller et al.[221] demonstraram nível alto de reprodutibilidade do método de concentração inibitória mínima (CIM) do Etest® entre quatro instituições participantes. Cada laboratório participante recebeu subculturas de duas cepas de Candida da American Type Culture Collection (ATCC) como controle de qualidade (CQ) (C. parapsilosis ATCC 22019 e C. krusei ATCC 6258), tiras do Etest® e placas com ágar RPMI suficientes para realizar 20 testes replicados com cada um dos cinco antifúngicos – anfotericina B, fluconazol, flucitosina, itraconazol e cetoconazol. Em quase todas as combinações de fármaco/fungo testadas, os autores observaram uma distribuição muito exígua (na faixa de 98 a 100% das CIM) dentro de uma faixa de três diluições. As discrepâncias seletivas dos resultados entre o Etest® e o método convencional para flucitosina e fluconazol contra C. krusei estavam relacionadas com o crescimento diferente entre o ágar do Etest® enriquecido com glicose e o caldo sem suplemento usado no teste de macrodiluição em caldo de referência.

O Etest® detectou uma subpopulação resistente de cepas, que não foi detectada pelo método de referência. Depois de analisar todos os dados, os autores concluíram que o estudo demonstrou os níveis excelentes de concordância entre os laboratórios e no mesmo laboratório com os dois métodos, confirmando também a utilidade do Etest® para determinar os perfis de sensibilidade aos antifúngicos. Essa padronização dos métodos de teste, o estabelecimento dos parâmetros interpretativos de algumas combinações de fármaco-fungo e a reprodutibilidade dos resultados entre os laboratórios clínicos e no mesmo laboratório fornecem as bases com as quais os resultados clínicos podem ser comparados.[84]

A motivação para incorporar os testes de sensibilidade antifúngica *in vitro* aos laboratórios clínicos vai além de estabelecer os perfis de resistência de determinado fungo. O desenvolvimento de resistência aos antifúngicos tem se tornado um problema cada vez mais preocupante. Por exemplo, com o uso mais difundido do fluconazol, aumentaram os relatos de resistência das espécies de *Candida* e do *Cryptococcus neoformans* a este fármaco.[279] Peyron *et al.*[218] demonstraram que o Etest® é o método ideal para discriminar entre as cepas de *C. lusitaniae* resistentes e sensíveis à anfotericina B. A redução da sensibilidade ao itraconazol foi demonstrada com algumas cepas de *Aspergillus fumigatus*. A resistência aos derivados azólicos também foi demonstrada nas cepas de *C. albicans* isoladas de pacientes com AIDS, provavelmente em consequência do uso disseminado destes fármacos para tratar candidíases (moniliase) oral. A resistência intrínseca de *Candida krusei* aos imidazólicos e o desenvolvimento de resistência de *Candida glabrata* a este grupo de antifúngicos também são problemáticos. White *et al.*[295] publicaram uma revisão dos fatores clínicos, celulares e moleculares responsáveis pelo desenvolvimento das cepas resistentes, especialmente de *C. albicans*. Esse estudo serve como introdução para os profissionais que desejam obter mais informações. Mais recentemente, o CLSI publicou os limites espécie-específicos dos fungos encontrados mais comumente, acerca dos quais existem dados adequados, além dos valores de corte epidemiológicos; estes últimos refletem a distribuição da sensibilidade natural a determinado fármaco. Esses dois representam avanços em nossa capacidade de administrar tratamentos mais individualizados aos nossos pacientes. Em resumo, torna-se fundamental que os laboratórios de microbiologia clínica forneçam dados quanto à sensibilidade antifúngica *in vitro*, de forma a orientar o uso mais apropriado dos antifúngicos mais novos, assim como para detectar esses padrões emergentes de resistência.

Fungos incomuns

Pneumocystis jirovecii

Como o nome do gênero sugere, *Pneumocystis jirovecii* originalmente foi classificado como um parasita. Entretanto, com base nas análises das sequências do DNA, esse microrganismo está geneticamente mais relacionado com os fungos e, por esta razão, foi reclassificado como um fungo ascosporogênico. Além disso, estudos demonstraram que a espécie que infecta seres humanos (*Pneumocystis jirovecii*) é diferente da que infecta ratos (*P. carinii*) e esta é outra razão para a mudança de nomenclatura. Entre os critérios assinalados por Hadley e Ng[121] sobre a reclassificação desse microrganismo estão os seguintes:

- Existem semelhanças ultraestruturais entre as paredes celulares do cisto de *P. jirovecii* e as dos outros fungos
- As cristas mitocondriais de *P. jirovecii* são lamelares, enquanto os protozoários têm cristas tubulares
- As formas císticas que contêm corpúsculos intracísticos são semelhantes aos ascósporos formados pelos Ascomicetos
- Existe homologia acentuada dos domínios mais conservados do gene do rDNA, em comparação com os dos Ascomicetos
- O gene da β-tubulina tem homologia de 89 a 91% com o mesmo gene de alguns fungos filamentosos
- *P. jirovecii* tem proteínas diferentes para as atividades de timidilato-sintetase e di-hidrofolato-redutase, enquanto os protozoários produzem uma única proteína bifuncional
- As subunidades 1, 2, 3 e 6 da NADH-desidrogenase, a subunidade II do citocromo-oxidase, e uma subunidade pequena do rRNA têm homologia média de 60% com os fungos, mas de apenas 20% com os protozoários.

A pneumocistose foi reconhecida nos primeiros anos da epidemia do HIV como uma pneumonia bilateral rapidamente progressiva que, em muitos casos, contribuía para a morte dos pacientes. Embora as infecções causadas por esse microrganismo tenham sido reconhecidas antes da epidemia do HIV, elas eram raras. Havia relatos de infecções incomuns nos pacientes com comorbidades como câncer e desnutrição grave. Hoje em dia, a pneumocistose também é diagnosticada nos pacientes com outros distúrbios imunossupressores secundários à quimioterapia ou à imunossupressão para controlar rejeição de transplantes ou autoimunidade. Nos pacientes com imunossupressão mais grave, os alvéolos terminais dos pulmões são preenchidos por um material espumoso, que se evidencia como "infiltrados em vidro fosco" nas radiografias do tórax. Nos pacientes com graus mais brandos de imunossupressão ou durante a reconstituição do seu sistema imune, esses microrganismos aparecem dentro de granulomas; nestes casos, o patologista deve ter o cuidado de não confundir as formas císticas de *Pneumocystis* com o fungo *H. capsulatum*, que é morfologicamente semelhante.

Até recentemente, a avaliação morfológica dos espécimes respiratórios era fundamental ao diagnóstico e ainda é realizada comumente na maioria dos laboratórios. As opções de coloração inespecíficas são os corantes Diff-Quik®, branco calcoflúor, azul de toluidina e GMS. Com exceção do primeiro, todos os outros baseiam-se na detecção da forma cística do microrganismo e alguns revelam os corpúsculos intracísticos típicos com formato de parênteses. As colorações de imunofluorescência também podem ser usadas. Embora esses corantes sejam úteis, estudos realizados na Cleveland Clinic demonstraram que eles são significativamente menos sensíveis que a PCR, que pode despontar como padrão diagnóstico novo.

Microsporídeos

Os microrganismos do filo Microsporidia não se coram bem com a maioria dos corantes. O corante de Weber[284a] e o corante de Ryan[238a] têm sido utilizados com sucesso nos laboratórios clínicos. Os CDC (Centers for Disease Control and Prevention) desenvolveram o corante cromótropo R para corar esse grupo de microrganismos. Com esse corante, a concentração do componente cromótropo 2R foi aumentada 10 vezes para facilitar sua penetração nas formas fúngicas diminutas. É importante preparar um esfregaço fino utilizando acerca de 10 $\mu\ell$ da suspensão de fezes não concentradas e fixadas com formalina a 10% em uma lâmina de vidro (a formalina concentrada pode ser usada, mas a quantidade de microrganismos – que não se concentram bem – por campo não aumenta expressivamente). A técnica rápida do cromótropo com Gram quente é uma opção rápida, confiável e simples de fazer.[194] Com o uso dessa técnica, primeiramente é realizada uma coloração rotineira com Gram em um esfregaço fino, mas em vez de safranina, a lâmina é colocada em um corante azo[III] (cromótropo) aquecido (50° a 55°C) por um minuto no mínimo. Os esporos dos microsporídios aparecem como estruturas ovoides violeta intensamente coradas contra um fundo verde-claro. Em cada procedimento de coloração, deve-se incluir uma lâmina de controle contendo esporos de microsporídios retirados de um espécime preservado em formalina a 10%. Esse controle fornece uma base de referência para diferenciar os esporos verdadeiros de outras estruturas aparentemente semelhantes. Essas colorações estão descritas com mais detalhes adiante.

Os microsporídios são parasitas intracelulares obrigatórios suficientemente singulares para que sejam classificados em um filo independente (Microsporidia).[169] A característica singular dos microsporídios é a formação de esporos, que contêm um mecanismo de extrusão tubular complexo (i. e., o túbulo ou filamento polar), por meio do qual o material infectante ("esporoplasma") é injetado dentro das células do hospedeiro. Isso ocorre quando uma célula hospedeira apropriada estimula o esporo do microsporídio (p. ex., alterações do pH e da concentração iônica do conteúdo intestinal, no caso dos microsporídios intestinais). Com o estímulo apropriado, o túbulo retorcido é evertido e penetra na célula do hospedeiro. Dentro da célula, ocorre replicação assexuada dentro de um vacúolo parasitóforo ou no citoplasma, dependendo da espécie. Por fim, os microsporídios são liberados da célula em estado plenamente funcional e prontos para infectar a próxima célula do hospedeiro.

Mais de 140 gêneros e 1.200 espécies são classificados nesse grupo coletivo denominado Microsporidia. Esses parasitas unicelulares microscópicos causam doenças em vários hospedeiros não humanos, inclusive insetos, peixes, roedores de laboratório, coelhos, animais de pelo e primatas.[24] Os microsporídios são eucariotos verdadeiros (talvez originados de um ramo muito primitivo desse filo) e têm um núcleo, um envelope nuclear e uma série de membranas intracitoplasmáticas. Dentro desse filo, 15 gêneros causam doença nos seres humanos. Entre eles, as espécies mais importantes são *Encephalitozoon*, *Nosema*, *Pleistophora* e *Enterocytozoon*. Um gênero mais antigo com importância médica – *Septata* – foi reclassificado como *Encephalitozoon*. A diferenciação das espécies é praticamente impossível com base na microscopia óptica. Classicamente, essa diferenciação é realizada por meio da morfologia ultraestrutural baseada na microscopia eletrônica de transmissão. Estudos moleculares também são importantes para a caracterização definitiva.

Identificação laboratorial. O diagnóstico da microsporidiose pode ser estabelecido quando os esporos dos microsporídeos são identificados nas fezes, conforme foi descrito antes, ou nos tecidos embebidos em parafina e fixados com formalina. Embora os cortes histológicos corados com H&E possam demonstrar grupos de microsporídeos intracelulares, eles são detectados mais facilmente nas preparações histológicas coradas pelo Gram. Esses microrganismos também podem ser detectados nos cortes histológicos corados por PAS, prata (GMS), corantes álcool-ácidos ou Giemsa. Os esporos aparecem dentro dos enterócitos intestinais e, nos casos típicos, estão localizados entre o núcleo da célula e o lúmen intestinal. Nas preparações coradas com PAS, pode-se observar um grânulo PAS-positivo na extremidade anterior de cada esporo. Esses grânulos aparecem como pontos intensamente corados quando se utiliza o corante de Giemsa. Garcia publicou várias fotomicrografias demonstrando esses esporos.[102]

A microscopia eletrônica ainda é o padrão de referência morfológico. A identificação dos esporos com um túbulo polar é típica em todos os gêneros. Os membros do gênero *Encephalitozoon* ficam fechados dentro de uma vesícula limitante semelhante a um fagossomo produzido pelo hospedeiro (i. e., vacúolo parasitóforo). As espécies de *Enterocytozoon* e *Nosema* desenvolvem-se em contato direto com o citoplasma da célula hospedeira, sem qualquer vesícula limitante; as espécies de *Nosema* são diferenciadas pela existência de dois núcleos encostados um no outro.[24]

Na maioria dos casos, o diagnóstico laboratorial é estabelecido no setor de parasitologia clínica pela demonstração dos esporos em preparações de espécimes fecais corados.

Os microsporídios têm as seguintes características:

- Os esporos são minúsculos, ou seja, variam de 1,5 a 2,5 × 2,5 a 4,0 μm
- Os esporos são ovais a cilíndricos e têm paredes espessas, que os tornam resistentes ao ambiente e difíceis de corar
- O aspecto diferenciador fundamental é uma faixa transversal que se cora em rosa no centro das células (Prancha 22.4 H).
- Os esporos não se coram bem com H&E, mas podem ser demonstrados mais claramente com Gram, corante álcool-ácido, PAS, Giemsa e um corante tricrômico modificado
- Os esporos são gram-positivos e álcool-acidorresistentes; nas colorações por PAS, observa-se um grânulo anterior PAS-positivo
- O corante desenvolvido por Weber et al.[284a] pode ser enfaticamente recomendado para detectar esporos dos microsporídeos nos materiais aspirados do duodeno e nas fezes (Boxe 21.8).

DeGirolami et al.[65a] demonstraram que o corante tricrômico modificado de Weber e os corantes fluorocromos Uvitex® 2B foram igual e altamente sensíveis, em comparação com as biopsias de duodeno para detectar esporos dos microsporídeos nos esfregaços preparados com material de biopsia por aspiração duodenal de 43 pacientes. Ryan et al.[238a] descreveram um corante modificado, no qual o ácido fosfotunguístico tem sua concentração reduzida para 0,25 g/dℓ e a anilina azul é usada no lugar do verde rápido como contracorante. Cada procedimento de coloração demora 90 minutos e a escolha entre os corantes de Weber e Ryan é questão de preferência pessoal. Kokoskin et al.[152a] demonstraram que a realização da coloração a uma temperatura de 50°C e a redução do tempo de coloração para 10 minutos resultou em preparações mais intensas e fáceis de interpretar. Como os esporos dos microsporídeos são muito pequenos e podem ser semelhantes às bactérias ou às leveduras diminutas, sempre é necessário preparar uma coloração com material de controle positivo quando se utilizam esses corantes.

[III]N. R. T. Cromótropo 2R (1%), *fast green* (0,15%) e ácido fosfotúngstico (0,25%). (Moura H et al. 1997. *Archives of Pathology & Laboratory Medicine.*)

> **Boxe 21.8**
>
> **Corante de Weber para detectar esporos dos microsporídeos nos espécimes de fezes[284a]**
>
> 1. Prepare lâminas para exame de microscopia óptica das fezes utilizando uma alíquota de 10 μℓ de fezes líquidas não concentradas com formalina a 10% (razão de 12:3) e espalhe uma camada fina sobre uma área de 45 × 25 mm².
> 2. Fixe as lâminas em metanol por cinco minutos.
> 3. Core por 90 minutos com o corante à base de cromótropo de Weber. Para preparar o corante, misture:
>   - Cromótropo 2R (Harleco, Gibbstown, NJ), 6,0 g
>   - Verde rápido (Allied Chemical & Dye, New York), 0,15 g
>   - Ácido fosfotungístico, 0,70 g
>   - Deixe os ingredientes a decantar por 30 minutos em 3 mℓ de ácido acético glacial. Em seguida, misture com 100 mℓ de água destilada.
> 4. Depois da coloração, enxágue as lâminas em solução álcool-ácido (4,5 mℓ de ácido acético e 995,5 de álcool etílico a 90%) por 10 segundos e, por fim, enxágue rapidamente com álcool a 85%.
> 5. Desidrate sucessivamente os esfregaços em:
>   - Álcool a 95% por 5 minutos
>   - Álcool a 100% por 10 minutos
>   - Hemo-De® (substituto do xileno, Fisher Scientific) por 10 minutos.
> 6. Examine 100 campos de imersão em óleo de cada lâmina (tempo aproximado de leitura: 10 minutos). Busque por esporos cilíndricos pequenos (1 a 4 μm), que se coram em vermelho-rosado vivo.

Embora todas as espécies de microsporídeos possam causar infecções disseminadas e os microrganismos possam ser encontrados em vários órgãos, inclusive fígado, rins e cérebro, *Enterocytozoon bieneusi* é a espécie que tende a infectar preferencialmente os enterócitos da mucosa do intestino delgado, especialmente dos pacientes com AIDS.[91] Contudo, conforme foi revisado por Pol et al.,[225a] vários relatos de casos indicam que *E. bieneusi* possa colonizar o epitélio do ducto biliar e causar colangite. Nos pacientes com AIDS, a prevalência estimada da infecção intestinal por microsporídeos pode chegar a 12%,[163] ou ainda mais se forem utilizadas técnicas especiais, inclusive citocentrifugação, detecção por anticorpos fluorescentes e sorologia. *Encephalitozoon cuniculi* está associado mais comumente às infecções disseminadas, com predileção por infectar o cérebro e os rins. *Nosema corneum* foi detectado em vários casos de ceratoconjuntivite;[32] contudo, *Encephalitozoon cuniculi* e *Encephalitozoon hellem* também foram isolados das córneas e das conjuntivas dos pacientes aidéticos com ceratoconjuntivite.[73] Conjuntivite, esclerite, sensação de corpo estranho e borramento visual são sintomas iniciais comuns. Curiosamente, as infecções da córnea comumente não têm inflamação significativa, mesmo que as contagens de microrganismos sejam altas, até mesmo nos pacientes imunocompetentes.

Os profissionais experientes podem conseguir identificar os esporos intracitoplasmáticos minúsculos (2 μm de diâmetro) típicos nos cortes histológicos corados de biopsia intestinal. Os esporos são demonstrados mais facilmente quando se utilizam os corantes histológicos de Gram e Brown-Brenn ou Brown-Hopps, ou as preparações de toque coradas por Giemsa. Esses microrganismos também podem ser detectados nos cortes plásticos semifinos corados com azure de metileno II com fucsina básica ou azul de toluidina como contracorante.[24] Sempre devem ser preparadas simultaneamente lâminas de controle positivas quando se utilizam esses corantes. Os esporos também são demonstrados no LCR e na urina por meio da microscopia óptica de imunofluorescência. A raridade das infecções confirmadas causadas por esses microrganismos, especialmente nos países mais ricos que dispõem de tratamento eficaz contra a infecção pelo HIV, torna o diagnóstico difícil.

Aldras et al.[6a] demonstraram a superioridade da detecção dos esporos dos microsporídeos nas fezes dos pacientes aidéticos por meio dos corantes de anticorpo imunofluorescentes diretos, utilizando antissoros policlonais para *E. cuniculi* e *E. hellem* e anticorpos monoclonais dirigidos contra *E. hellem*. Do mesmo modo, Zierdt et al.[309] usaram vários antissoros policlonais de coelho e camundongo dirigidos contra os esporos de *E. cuniculi* e *Encephalitozoon hellem* em um ensaio de anticorpo fluorescente indireto para identificar eficazmente os esporos dos microsporídeos em 11 das 12 amostras fecais examinadas, além de detectar o antígeno nos líquidos do duodeno e intestino grosso e nas preparações de toque das biopsias duodenais. Franzen et al.[91a] utilizaram com sucesso a amplificação do DNA microsporídeo por PCR em seis espécimes de biopsia duodenal reconhecidamente positivos para detectar um fragmento de DNA com 353 pb específico de *Enterocytozoon bieneusi*. Esses autores sugeriram que a PCR possa ser uma técnica útil para diagnosticar microsporidiose nos pacientes HIV-positivos. Na verdade, o diagnóstico molecular com iniciadores de PCR espécie-específicos provavelmente é o padrão de referência para detectar e identificar as espécies de *Microsporidia*.[59] Uma dificuldade com a abordagem diagnóstica molecular dos microsporídeos é que os ensaios baseados em PCR são espécie-específicos (i. e., pesquisadores ainda não desenvolveram um teste universal para todas as espécies de microsporídeos). Uma abordagem é testar as espécies mais comuns, lembrando que resultados negativos não excluem microsporidiose causada por uma espécie que não foi incluída no ensaio.

O tratamento eficaz da microsporidiose é difícil. O tratamento das infecções intestinais causadas pelo *Enterocytozoon bieneusi* com pirimetamina, metronidazol ou sulfametoxazol-trimetoprima (SXT) pode ser eficaz. De Groote et al.[65b] relataram o tratamento bem-sucedido dos pacientes aidéticos usando albendazol, nos casos em que a PCR foi usada para estabelecer o diagnóstico precoce. Para uma revisão mais abrangente sobre microsporidiose humana, inclusive mais de 250 referências, veja Weber et al.,[284b] que introduziu várias opções diagnósticas que, no futuro, facilitarão os estudos sobre incidência, fatores de risco, origens da infecção, mecanismos de transmissão, manifestações clínicas, patogênese e tratamento desse patógeno emergente.

Diagnóstico sorológico das doenças fúngicas

Em geral, a sorologia para fungos é realizada nos laboratórios de referência. Os procedimentos consagrados como os testes de precipitina em tubo, imunodifusão, aglutinação de látex e FC foram substituídos pelas tecnologias mais novas e sensíveis. Entre essas técnicas, a FC e a imunodifusão ainda são utilizadas comumente. As técnicas de IEE que utilizam anticorpos monoclonais espécie-específicos têm sido usadas mais amplamente nos laboratórios de micologia clínica.[118]

Como regra geral, as reações sorológicas espécie-específicas com títulos de 1:32 ou mais indicam doença; contudo, a demonstração de aumentos dos títulos em quatro vezes ou mais entre as amostras colhidas com intervalo de 3 semanas pode ser mais significativa.[61] Títulos inferiores a 1:32 ou que não aumentam em quatro vezes entre as amostras pareadas geralmente indicam infecção em estágio inicial ou reatividade cruzada inespecífica com outros antígenos. No entanto, os resultados de todos os testes sorológicos devem ser considerados presuntivos e precisam ser correlacionados com as manifestações clínicas e microbiológicas.

Os anticorpos da classe IgM são detectados comumente cerca de 2 semanas depois da aquisição da doença e indicam infecção recente. Em geral, os anticorpos IgM não são mais detectáveis depois de 6 meses. Os anticorpos da classe IgG aparecem pouco depois do pico de IgM, não alcançam níveis de pico senão 6 a 12 semanas depois e podem permanecer elevados por alguns meses depois da infecção. Desse modo, um único título alto de IgG não pode ser usado para diferenciar entre infecção recente ou remota. O uso dos ensaios para IgM e IgG tem sido ampliado e pode ajudar a diferenciar as infecções recentes e remotas.

As técnicas sorológicas que não se baseiam em cultura e os métodos moleculares aplicáveis aos vários tipos de infecções fúngicas foram revisadas nas seções respectivas. Hoje em dia, as atenções têm sido voltadas aos ensaios sensíveis desenvolvidos para detectar diretamente antígenos dos fungos nos espécimes clínicos e nos líquidos biológicos, comumente permitindo a liberação dos resultados no mesmo dia. Os avanços contínuos realizados no campo do diagnóstico molecular tornam obrigatório que os diretores e supervisores dos laboratórios de micologia clínica examinem atentamente a literatura médica atual para determinar quais dessas técnicas podem ser aplicáveis a cada contexto clínico específico.[151] A seguir, estão descritas as alterações dos nomes taxonômicos propostos ou confirmados para os fungos com importância médica. A nomenclatura tradicional foi conservada em grande parte ao longo de todo este capítulo, mas os leitores devem estar cientes dessas mudanças (Tabela 21.8).

Tabela 21.8 Alterações dos nomes taxonômicos dos fungos com importância médica.

Nome antigo	Nome novo
Bipolaris australiensis	Curvularia tsudae
Bipolaris hawaiiensis	Curvularia hawaiiensis
Bipolaris spicifera	Curvularia spicifera
Blastoschizomyces capitatus	Saprochaete capitata
Cunninghamella bertholletiae	Cunninghamella elegans
Geotrichum candidum	Dipodascus geotrichum
Madurella grisea	Trematosphaeria grisea
Ochroconis constricta	Scolecobasidium constrictum
Ochroconis gallopava	Verruconis gallopava
Paecilomyces lilacinus	Purpureocillium lilacinum
Paecilomyces variotii	Paecilomyces divaricatus
Penicillium marneffei	Talaromyces marneffei
Rhizopus oryzae	Rhizopus arrhizus
Scedosporium prolificans	Lomentospora prolificans

Indícios preliminares sugestivos dos zigomicetos

- Colônias crescem rapidamente com bordas maldefinidas, preenchendo a placa de Petri dentro de 48 a 72 horas
- A superfície das colônias tem consistência lanuginosa e pode tornar-se pontilhada à medida que são produzidos esporângios
- As hifas têm diâmetros irregulares, são largas, semelhantes a fitas e asseptadas a paucisseptadas
- Os esporangiósporos originam-se dentro dos esporângios saculares esféricos ou cilíndricos e são sustentados nas pontas dos esporangióforos

Formação de rizoides radiculares

Sim

Os esporangióforos originam-se de nódulos	Os esporangióforos originam-se entre os nódulos. Apófises proeminentes em forma de chama
Espécies de Rhizopus	**Espécies de Lichtheimia**

Não

Conídios esféricos originados da superfície de um esporângio globoso	Esporângios originados de esporângios cilíndricos, que se irradiam em padrão de pétalas de margarida da superfície de uma columela esférica	Esporângios amplamente curvados posteriormente sobre si próprios	Esporangióforos geralmente ramificados sem dilatação, onde o esporângio misturam-se
Espécies de Cunninghamella	**Espécies de Syncephalastrum**	**Espécies de Circinella**	**Espécies de Mucor**

■ **PAINEL 21.1** Algoritmo demonstrando a identificação do gênero *Zygomicetes*.

Indícios preliminares sugestivos de um fungo hialino

- Colônias crescem rapidamente, cotonosas a granulosas, brancas ou com tonalidades variadas de cor pastel
- As hifas são estreitas, septadas e hialinas com paredes paralelas

Conídios em grupos

Colônias que se espalham e formam uma cobertura verde sem limites definidos; bolas de conídios esféricos sustentados por fiálides digitiformes afiladas	Colônias que se espalham e formam uma cobertura verde ou amarela, sem limites definidos; as bolas de conídios esféricos originam-se lateralmente das pontas das fiálides afiladas
Espécies de Gliocladium	**Espécies de Trichoderma**

Conídios formados separadamente

Colônias cinzentas (cor de rato doméstico) e cotonosas; conídios elípticos, que escurecem à medida que amadurecem, originam-se das pontas dos conidióforos delicados	Colônias branco-acinzentadas e cotonosas; conídios elípticos não pigmentados originam-se das pontas dos conidióforos delicados, que se assemelham aos do *Blastomyces dermatitidis*	Colônias branco-acinzentadas e cotonosas; macroconídios esféricos grandes com paredes ásperas, semelhantes aos de *Histoplasma capsulatum*	Colônias branco-acinzentadas e cotonosas; conídios elípticos pequenos em grupos frouxos, cada um ligado por um denticulo delicado a um conidióforo geniculado
Complexo Pseudallescheria boydii	**Espécies de Chrysosporium**	**Espécies de Sepedonium**	**Espécies de Beauveria**

Conídios em cadeias

Colônias verdes e granulosas; fiálides ramificadas e rombas; conídios com 2 a 3 μm, esféricos	Colônias verdes a castanho-amareladas ou roxo-claras; fiálides afiladas; conídios com 2 a 3 μm, elípticos, com variações de tamanho e coloração	Colônias cor de caramelo, granulosas, com rugas radiais; aneloconídios com 4 a 6 μm, circulares, com paredes ásperas e bases truncadas	Colônias branco-acinzentadas a cor de salmão; lisas; conídios elípticos dispostos em grupos na ponta da fiálide	Colônias felpudas, pigmento rosa intenso ou roxo na superfície e no inverso; macroconídios grandes, pluricelulares e falciformes
Espécies de Penicillium	**Espécies de Paecilomyces ou Pleurostomophora**	**Scopulariopsis brevicaulis**	**Espécies de Acremonium**	**Espécies de Fusarium**

Gênero *Aspergillus*

Esporulação na metade superior da vesícula

Fiálides unisseriadas	Fiálides bisseriadas; formam aleuroconídios compactos	Fiálides bisseriadas; formam estruturas frouxas semelhantes a penicílios
Colônias verde-azuladas, granulosas, comumente rugosas	Colônias cor de canela, granulosas, com rugas radiais	Colônias verde-acinzentadas a castanhas com placas amarelas
Aspergillus fumigatus	***Aspergillus terreus***	***Aspergillus versicolor***

Fiálides dispostas circunferencialmente

Conídios lisos e claros ou cor de caramelo; os conidióforos podem ser bisseriados ou unisseriados.	Conídios ásperos e pretos. Conidióforos muito longos
Colônias amarelas/verdes, cotonosas ou granulosas	Superfície da colônia tem cor de pimenta-do-reino
Aspergillus flavus	***Aspergillus niger***

Cleistotécios presentes

Colônias brancas e lisas. Conidióforos curtos e pigmentados em marrom	Colônias matizadas em verde, amarelo e branco
Aspergillus nidulans	***Aspergillus glaucus***

■ **PAINEL 21.2** Algoritmo demonstrando a identificação laboratorial dos fungos hialinos de crescimento rápido.

Indícios preliminares sugestivos dos dermatófitos

- As colônias crescem em 3 a 5 dias e têm bordas bem-definidas
- A superfície das colônias tem consistência cotonosa a granular. A pigmentação da superfície varia de branco-acinzentado a castanho-amarelado
- As hifas são estreitas, septadas e hialinas
- Os fungos produzem combinações de microconídios e/ou macroconídios, cujo tamanho, forma e configuração orientam a identificação dos gêneros/espécies

EXAME MICROSCÓPICO

Macroaleuriósporos grandes, claviformes, com paredes lisas finas; pluricelulares com paredes finas e lisas		Macroaleuriósporos pluricelulares com paredes espessas e ásperas. Poucos ou nenhum microconídio		Microconídios abundantes; poucos ou nenhum macroaleuriósporo, paredes finas e lisas		Aleuriósporos geralmente ausentes; apenas hifas presentes
Não produzem microconídios	Macroaleuriósporos fusiformes, pontiagudos, com as pontas curvas	Macroaleuriósporos são claviformes e largos com ponta arredondada	Microconídios esféricos, diâmetro uniforme, em grupos frouxos	Microconídios em forma de gota, originados lateralmente das hifas	Microconídios com diâmetro irregular, formas abalonadas presentes	Hifas e clamidósporos em forma de galhos
Colônias cor cáqui	Inverso da colônia tem cor amarelo-limão	Colônias cor de canela		Pigmentação vinho-tinto no ágar	Nenhum crescimento no ágar para Trichophyton #1	Crescimento lento. Colônias lisas na superfície, amontoadas e parcialmente submersas
Epidermophyton floccosum	*Microsporum canis*	*Microsporum gypseum*	*Trichophyton mentagrophytes*	*Trichophyton rubrum*	*Trichophyhton tonsurans*	*Trichophyton verrucosum*

■ **PAINEL 21.3** Algoritmo demonstrando a identificação dos gêneros dos dermatófitos encontrados comumente.

Indícios preliminares sugestivos de um fungo dimórfico

- As colônias crescem lentamente; em geral, são necessários 7 a 14 dias para o isolamento primário
- A superfície das colônias é branco-acinzentada e tem consistência de teias de aranha
- As hifas são delicadas, septadas e hialinas. Pode ser observada configuração em feixes paralelos
- A identificação das espécies é baseada no tamanho, na forma, na morfologia e na configuração dos conídios

EXAME MICROSCÓPICO

Conídios esféricos com paredes lisas, originados das pontas dos conidióforos retilíneos e curtos (pirulitos)	Hifas segmentadas em artroconídios com formato de barril separados por células que não se coram (coloração alternada)	Microconídios minúsculos produzidos precocemente. Mais tarde, macroconídios esféricos grandes e espiculados são importantes à identificação	Conídios claviformes pequenos produzidos radialmente na ponta de um conidióforo retilíneo com configuração de margarida e/ou manga de camisa	Conídios pequenos com paredes finas, originados das pontas dos conidióforos retilíneos e longos, quando são formados
Blastomyces dermatitidis	Espécies de *Coccidioides*	*Histoplasma capsulatum*	Complexo *Sporothrix schenckii*	*Paracoccidioides brasiliensis*
CONFIRMAR A IDENTIDADE DA ESPÉCIE POR CONVERSÃO À FORMA DE LEVEDURA (OU POR SONDA DE ÁCIDO NUCLEICO)				
Leveduras esféricas com 10 a 15 μm de diâmetro e um único botão germinativo na base larga	Esférulas grandes com 75 a 200 μm de diâmetro, contendo endósporos de 3 a 5 μm detectáveis nos cortes histológicos corados	Conídios hialinos esféricos minúsculos com paredes lisas, dispostos em grupos. Encontrados dentro das células nos cortes histológicos corados	Leveduras alongadas, com 2 a 8 μm de comprimento e um único botão germinativo, geralmente referidas como corpos em charuto	Célula-mãe grande, esférica, lisa, com paredes espessas e vários botões germinativos (timão de navio)

■ **PAINEL 21.4** Algoritmo demonstrando a identificação dos gêneros dos fungos dimórficos.

Indícios preliminares sugestivos de um fungo demácio

- As colônias crescem em 3 a 5 dias, são cotonosas ou lanuginosas, castanho-acinzentadas ou marrom-escuras; inverso cor de azeviche
- Hifas estreitas, septadas, pigmentadas em marrom, com paredes paralelas

Macroconídios muriformes			Macroconídios transversais			Picnídios ou conídios isolados		
Macroconídios muriformes pluricelulares em formato de bico ou baqueta de tambor, originados isoladamente ou em cadeias ramificadas com a ponta romba encostada na ponta afilada do outro	Macroconídios muriformes pluricelulares originados separadamente das pontas dos conidióforos geniculados em derivação simpodial	Macroconídios muriformes pluricelulares, cada qual originado das pontas dos conidióforos curtos, simulando uma bola de algodão em um bastão (cotonete)	Macroconídios muriformes pluricelulares maduros e imaturos, originados separadamente e agregados em grupos frouxos	Macroconídios com 3 a 4 células, divididos apenas por septos transversais. As células subterminais crescem mais rapidamente, tornam-se grandes e resultam em um aspecto semelhante ao de um bumerangue	Conidióforos escuros, simples ou ramificados, geniculados, portando conídios cilíndricos com um padrão simpodial. Conídios com várias células envolvidas por paredes septais espessadas. Tubos germinativos originados de cada extremidade dos conídios em processo de germinação	Conidióforos e conídios com aspectos semelhantes aos das espécies de Bipolaris. Há um único tubo germinativo originado em ângulos retos dos conídios em processo de germinação. Qualquer célula pode germinar, não apenas as terminais	Conidióforos escuros, eretos e geniculados. Conídios multisseptados, com formato de lápis, originados separadamente com um padrão simpodial. Cada conídio tem um nodo escuro e acentuadamente saliente originado da célula hilar	Conídios oblongos e grandes, cor de azeviche, originados separadamente das pontas dos conidióforos curtos e largos, cada um com uma concavidade cupuliforme dentro do qual estão os conídios	Conídios hialinos pequenos, esféricos a cilíndricos, originados dentro de picnídios saculares globosos a subglobosos, dispersos entre as hifas septadas coradas em marrom com paredes paralelas	Peritécios grandes, marrom-escuros a pretos, globosos ou com formato de garrafa, formados no substrato entre as hifas septadas de coloração marrom. Hifas filiformes alongadas e típicas emergem de dentro, simulando as patas de uma aranha
Espécies de Alternaria	**Espécies de Ulocladium**	**Espécies de Stemphylium**	**Espécies de Epicoccum**	**Espécies de Curvularia**	**Espécies de Bipolaris**	**Espécies de Drechslera**	**Espécies de Exserohilum**	**Espécies de Nigrospora**	**Espécies de Phoma**	**Espécies de Chaetomium**

■ **PAINEL 21.5** Algoritmo demonstrando a identificação laboratorial dos fungos demácios de crescimento rápido.

Indícios preliminares sugestivos dos fungos que causam feo-hifomicose/cromoblastomicose/micetoma

- As colônias crescem em 3 a 5 dias e têm bordas bem-definidas
- A superfície das colônias tem consistência cotonosa a granulosa. A pigmentação da superfície é branco-acinzentada a preto-acastanhada; o inverso tem cor de azeviche
- Hifas relativamente largas com paredes paralelas e septos bem-definidos; coloração amarelo-escura ou castanha
- Conídios originados em cadeias, grupos ou separadamente das pontas ou das laterais das fiálides; diferentes para cada gênero

EXAME MICROSCÓPICO

Conídios originados em cadeias			Conídios originados em grupos			Conídios originados isoladamente	
Cadeias curtas ramificadas de conídios elípticos com cicatrizes disjuntoras	Cadeias longas (± 35 células) de conídios elípticos sem cicatrizes disjuntoras	Colônias com crescimento rápido; nenhum crescimento a 42°C. Esporulação típica de *Cladosporium*	Fiálides curtas, urceoladas (em forma de urna)		Fiálide longa e afilada	Fiálides simpodiais portando conídios elípticos (esporulação típica dos acrotecas)	Conídios originados lateralmente das hifas (esporulação típica de *Rhinocladiella*)
			Fiálides com ponta em forma de garrafa	Fiálides com ponta em forma de pires		Conídios dispostos frouxamente	Conídios dispostos compactamente	
Cladophialophora carrionii	*Cladophialophora bantiana*	Espécies de *Cladosporium*	*Phialophora verrucosa*	*Pleurostomophora richardsiae*	Espécies de *Exophiala*	*Fonsecaea* pedrosoi*	*Fonsecaea compacta*	Espécies de *Rhinocladiella*

*Diversas espécies de *Fonsecaea* podem apresentar várias combinações de esporulação: tipo *Cladosporium*-fialófora, tipo acroteca e tipo *Cladosporium*.

■ **PAINEL 21.6** Algoritmo demonstrando a identificação dos gêneros dos fungos que causam cromoblastomicose, feo-hifomicose e micetoma.

Indícios preliminares sugestivos de leveduras

- As colônias crescem em 24 a 72 horas
- A superfície das colônias varia de lisa a mucoide; pode formar extensões ou micélios aéreos planos. A pigmentação da superfície varia de branco a amarelo, ou vermelho-rosado a preto
- Hifas verdadeiras podem estar presentes ou não
- Pseudo-hifas podem estar presentes ou não
- Há formação de blastoconídios, cujos tamanho, forma e configuração permitem as identificações dos gêneros/espécies

EXAME MICROSCÓPICO

Formação de pseudo-hifas e blastoconídios		Formação de hifas verdadeiras e artroconídios		Hifas ausentes				Leveduras negras	
Teste do tubo germinativo		Teste de urease		Teste de urease				Aneloconídios	
Positivo	Negativo	Positivo	Negativo	Positivo			Negativo	Não	Sim
Clamidósporos no ágar fubá	Nenhum clamidósporo no ágar fubá	Buscar blastoconídios nos ângulos dos artroconídios — orelhas de coelho no ágar fubá	Buscar tubos germinativos em ângulos retos com os ângulos dos artroconídios (bastões de hóquei) no ágar fubá	Teste do ácido cafeico		Colônias alaranjadas a vermelhas		Hifas com coloração escura formando blastoconídios hialinos	Leveduras bicelulares divididas por septos transversais
				Positivo	Negativo	Positivo			
				Cryptococcus neoformans	Espécies de *Cryptococcus*	Inositol-negativo			
					Buscar leveduras com diâmetros irregulares circundadas por material capsular				
Candida albicans	Espécies de *Candida*	Espécies de *Trichosporon*	Espécies de *Geotrichum*			Espécies de *Rhodotorula*	Espécies de *Saccharomyces, Wickerhamomyces, Malassezia* e *Blastoschizomyces*	*Aureobasidium pullulans*	Espécies de *Exophiala*
	Fazer ID presuntiva com base nos padrões de crescimento no ágar fubá								Podem formar hifas e fiálides quando estão maduras

■ **PAINEL 21.7** Algoritmo tradicional demonstrando a identificação dos gêneros de leveduras encontradas comumente.

REFERÊNCIAS BIBLIOGRÁFICAS

1. Abi-Said D, Anaissie E, Uzun O, et al. The epidemiology of hematogenous candidiasis caused by different *Candida* species. Clin Infect Dis 1997;24:1122-1128.
2. Adam RD, Paquin ML, Petersen EA, et al. Phaeohyphomycosis caused by the fungal genera *Bipolaris* and *Exserohilum*: a report of 9 cases and review of the literature. Medicine (Baltimore) 1986;65:203-217.
3. Ainscough S, Kibbler CC. An evaluation of the cost-effectiveness of using CHROMagar for yeast identification in a routine microbiology laboratory. J Med Microbiol 1998;47:623-628.
4. Aisner JA, Schimpff SC, Bennett JE, et al. *Aspergillus* infection in cancer patients: association with fire-proofing materials in a new hospital. JAMA 1996;235:411-412.
5. Ajello L. Hyalohyphomycosis: a disease entity whose time has come. Newslett Med Mycol Soc NY 1982;10:3-5.
6. Ajello L. Hyalohyphomycosis and phaeohyphomycosis: two global disease entities of public health importance. Eur J Epidemiol 1986;2:243-251.
6a. Aldras AM, Orenstein JM, Kotler DP, et al. Detection of microsporidia by indirect immunofluorescence antibody test using polyclonal and monoclonal antibodies. J Clin Microbiol 1994;32:608-612.
7. al-Fouzan AS, Nanda A, Kubec K. Dermatophytosis of children in Kuwait: a prospective survey. Int J Dermatol 1993;32:798-801.
8. Almeida OP, Jacks J Jr, Scully C. Paracoccidioidomycosis of the mouth: an emerging deep mycosis. Crit Rev Oral Biol Med 2003;14:377-383.
9. al-Tawfiq JA, Wools KK. Disseminated sporotrichosis and *Sporothrix schenckii* fungemia as the initial presentation of human immunodeficiency virus infection. Clin Infect Dis 1998;26:1403-1406.
10. Alvarez M, Ponga BL, Rayon C, et al. Nosocomial outbreak caused by *Scedosporium prolificans* (*inflatum*): four fatal cases in leukemic patients. J Clin Microbiol 1995;33:3290-3295.
11. Amanio PC. Fungal infections of the hand. Hand Clin 1998;14:605-612.
12. Ampel NM, Dols CL, Galgiani JN. Coccidioidomycosis during human immunodeficiency virus infection: results of a prospective study in a coccidioidal endemic area. Am J Med 1993;94:235-240.
13. Anaissie E, Fainstein V, Samo T, et al. Central nervous system histoplasmosis. An unappreciated complication of the acquired immunodeficiency syndrome. Am J Med 1988;84:215-217.
14. Andre N, Coze C, Gentet JC, et al. *Geotrichum candidum* septicemia in a child with hepatoblastoma. Pediatr Infect Dis J 2004;23:86.
15. Antoniskis D, Larsen RA, Akil B, et al. Sero-negative disseminated coccidioidomycosis in patients with HIV infection. AIDS 1990;4:691-693.
16. Areno JP IV, Campbell GD Jr, George RB. Diagnosis of blastomycosis. Semin Respir Infect 1997;12:252-262.
17. Arguinchona HL, Ampel NM, Dols CL, et al. Positive coccidioidal serologies in HIV-infected patients without evidence of active coccidioidomycosis. International Conference on AIDS, August 7-12, 1994. 10:160.
18. Arnold MG, Arnold JC, Bloom DC, et al. Head and neck manifestations of disseminated coccidioidomycosis. Laryngoscope 2004;114:747-752.
19. Babel DE, Rogers AL, Beneke ES. Dermatophytosis of the scalp: incidence, immune response, and epidemiology. Mycopathologia 1990;109:69-73.
20. Bassiouny A, El-Refai HA, Abdel Nabi EA, et al. *Candida* infection in the tongue and pharynx. J Laryngol Otol 1984;98:609-611.
21. Baumgardner DJ, Buggy BP, Mattson BJ, et al. Epidemiology of blastomycosis in a region of high endemicity in north central Wisconsin. Clin Infect Dis 1992;15:629-635.
22. Birrenbach T, Bertschy S, Aebersold F, et al. Emergence of *Blastoschizomyces capitatus* yeast infections, Central Europe. Emerg Infect Dis 2012;18:98-101.
23. Blevens LB, Fenn J, Segal H, et al. False positive cryptococcal antigen latex agglutination caused by disinfectants and soaps. J Clin Microbiol 1995;33:1674-1675.
24. Blinkhorn RJ, Adelstein D, Spagnuolo PJ. Emergence of a new opportunistic pathogen, *Candida lusitaniae*. J Clin Microbiol 1989;27:236-240.
25. Blumenfeld W, Gan GL. Diagnosis of histoplasmosis in bronchoalveolar lavage fluid by intra-cytoplasmic localization of silver-positive yeast. Acta Cytol 1991;35:710-712.
26. Boelaert JR, vanRoost GF, Vergauwe PL, et al. The role of desferrioxamine in dialysis-associated mucormycosis: report of three cases and review of the literature. Clin Nephrol 1988;29:261-266.
27. Bolignano G, Criseo G. Disseminated nosocomial fungal infection by *Aureobasidium pullulans* var. *melanigenum*: a case report. J Clin Microbiol 2003;41:4483-4485.
28. Botteon FA, Camargo ZP, Benard G, et al. *Paracoccidioides brasiliensis*-reactive antibodies in Brazilian blood donors. Med Mycol 2002;40:387-391.
29. Boutati EI, Anaissie EJ. *Fusarium*, a significant emerging pathogen in patients with hematologic malignancy: ten years' experience at a cancer center and implications for management. Blood 1997;90:999-1008.
30. Bradsher RW. Clinical features of blastomycosis. Semin Respir Infect 1997;12:229-234.
31. Brandt ME, Warnock DW. Epidemiology, clinical manifestations, and therapy of infections caused by dematiaceous fungi. J Chemother 2003;15(Suppl 2):36-47.
32. Brummer E, Castaneda E, Restrepo A. Paracoccidioidomycosis: an update. Clin Microbiol Rev 1993;6:89-117.
33. Butt AA, Carreon J. *Histoplasma capsulatum* sinusitis. J Clin Microbiol 1997;35:2649-2650.
34. Calza L, Manfredi R, Donzelli C, et al. Disseminated histoplasmosis with atypical cutaneous lesions in an Italian HIV-infected patient: another autochthonous case. HIV Med 2003;4:145-148.
35. Camargo ZP, Taborda CP, Rodrequez EG, et al. The use of cell-free antigens of *Paracoccidioides brasiliensis* in serological tests. J Med Vet Mycol 1991;29:31-38.
36. Carmody TJ, Kane KK. *Torulopsis (Candida) glabrata* endocarditis involving a bovine pericardial xenograft heart valve. Heart Lung 1986;15:40-42.
37. Castro LG, Salebian A, Sotto MN. Hyalohyphomycosis by *Paecilomyces lilacinus* in a renal transplant patient and a review of human *Paecilomyces* species infections. J Med Vet Mycol 1990;28:15-26.
38. Centers for Disease Control and Prevention (CDC). Coccidioidomycosis—United States, 1991-1992. MMWR Morb Mortal Wkly Rep 1993;42:21-24.
39. Chalub E, Sambuelli R, Armando R, et al. Histologic response of disseminated histoplasmosis in AIDS patients with skin lesions. International Conference on AIDS, August 7-12, 1994. 10:148.
40. Chan TH, Koehler A, Li PK. *Paecilomyces variotii* peritonitis in patients on continuous ambulatory peritoneal dialysis. Am J Kidney Dis 1996;27:138-142.
41. Chan-Tack RM, Thio CL, Miller NS, et al. *Paecilomyces lilacinus* fungemia in an adult bone marrow transplant recipient. Med Mycol 1999;37:57-60.
42. Chappell MS, Mandell W, Grimes MM, et al. Gastrointestinal histoplasmosis. Dig Dis Sci 1988;33:353-360.
43. Chowdhary G, Weinstein A, Klein R, et al. Sporotrichal arthritis. Ann Rheum Dis 1991;50:112-114.
44. Chung JW, Kim BN, Kim YS. Central venous catheter-related *Rhodotorula rubra* fungemia. J Infect Chemother 2002;8:109-110.
45. Cimolai N, Gill MJ, Church D. *Saccharomyces cerevisiae* fungemia: a case report and review of the literature. Diagn Microbiol Infect Dis 1987;8:113-117.
46. Ciulla TA, Piper HC, Xiao M, et al. Presumed ocular histoplasmosis syndrome: update on epidemiology, pathogenesis, and photodynamic, antiangiogenic, and surgical therapies. Curr Opin Ophthalmol 2001;12:442-449.
47. Clancy CJ, Nguyen MH. Invasive sinus aspergillosis in apparently immunocompetent hosts. J Infect 1998;37:229-240.
48. Clinical and Standards Institute. Method for Antifungal Disk Diffusion Susceptibility Testing of Yeasts; Approved Guideline – Second Edition (M44-A2) Pennsylvania, USA 2009.
49. Clinical and Standards Institute. Principles and Procedures for Detection of Fungi in Clinical Specimens – Direct Examination and Culture; Approved Guideline (M54-A) Pennsylvania, USA 2012.
50. Clinical and Standards Institute. Reference Method for Broth Dilution Antifungal Susceptibility Testing of Filamentous Fungi; Approved Standard – Second Edition (M38-A2) Pennsylvania, USA 2008.
51. Clinical and Standards Institute. Reference Method for Broth Dilution Antifungal Susceptibilty Testing of Yeasts; Approved Standard- Second Edition (M27-A3) Pennsylvania, PA, 2008.
52. Coleman DC, Rinaldi MG, Haynes KA, et al. Importance of *Candida* species other than *Candida albicans* as opportunistic pathogens. Med Mycol 1998;36(Suppl 1):156-165.
53. Colombo AL, Barchiesi F, McGough DA, et al. Comparison of Etest and National Committee for Clinical Laboratory Standards broth macrodilution method for azole antifungal susceptibility testing. J Clin Microbiol 1995;33:535-540.
54. Confalonieri M, Nanetti A, Gandola L, et al. *Histoplasmosis capsulatum* in Italy: autochthonous or imported? Eur J Epidemiol 1994;10:435-439.
55. Connolly P, Hage CA, Bariola JR, et al. *Blastomyces dermatitidis* antigen detection by quantitative enzyme immunoassay. Clin Vaccine Immunol 2012;19:53-56.
56. Cooter RD, Lim IS, Ellis DH, et al. Burn wound zygomycosis caused by *Apophysomyces elegans*. J Clin Microbiol 1990;28:2151-2153.
57. Cutler JE. Putative virulence factors of *Candida albicans*. Annu Rev Microbiol 1991;45:187-218.
58. Dahl MV, Grando SA. Chronic dermatophytosis: what is special about *Trichophyton rubrum*? Adv Dermatol 1994;9:97-109.

59. Danker WM, Spector SA, Fierer J, et al. *Malassezia* fungemia in neonates and adults: complication of hyperalimentation. Rev Infect Dis 1987;9:743–753.
60. Darrisaw L, Hanson G, Vesole DH, et al. *Cunninghamella* infection post bone marrow transplant: case report and review of the literature. Bone Marrow Transplant 2000;25:1213–1216.
61. Davies SF, Sarosi GA. Blastomycosis. Eur J Clin Microbiol Infect Dis 1989;8:474–479.
62. Davies SF, Sarosi GA. Epidemiological and clinical features of pulmonary blastomycosis. Semin Respir Infect 1997;12:206–218.
63. Davies SF, Sarosi GA. Role of sero-diagnostic tests and skin tests in the diagnosis of fungal disease. Clin Chest Med 1987;8:135–146.
64. de Battle J, Motje M, Balanza R, et al. Disseminated infection caused by *Scedosporium prolificans* in a patient with acute multi-lineal leukemia. J Clin Microbiol 2000;38:1694–1695.
65. de Camargo ZP. Serology of paracoccidioidomycosis. Mycopathologia 2008;165:289–302.
65a. DeGirolami PC, Ezratty CR, Desai G, et al. Diagnosis of intestinal microsporidiosis by examination of stool and duodenal aspirate with Weber's modified trichrome and Uvitex 2B stains. J Clin Microbiol 1995;33:805–810.
65b. De Groote MA, Visvesvara GS, Wilson ML, et al. Polymerase chain reaction and culture confirmation of disseminated *Encephalitozoon cuniculi* in patient with AIDS: successful therapy with albendazole. J Infect Dis 1995;171:1375–1378.
66. de Hoog GS. Significance of fungal evolution for the understanding of their pathogenicity, illustrated with agents of phaeohyphomycosis. Mycoses 1997;40(Suppl 2):5–8.
67. Denning DW, Stephens DA. Antifungal and surgical treatment of invasive aspergillosis: review of 2,121 published cases. Rev Infect Dis 1990;12:1147–1201.
68. diTommasso JP, Ampel NM, Sobonya RE, et al. Bronchoscopic diagnosis of pulmonary coccidioidomycosis: comparison of cytology, culture, and transbronchial biopsy. Diagn Microbiol Infect Dis 1994;18:83–87.
69. Dixon DM, Walsh TJ, Merz WG, et al. Infections due to *Xylohypha bantiana* (*Cladosporium trichoides*). Rev Infect Dis 1989;11:515–525.
70. Donabedian H, O'Donnell E, Olszewski C, et al. Disseminated cutaneous and meningeal sporotrichosis in an AIDS patient. Diagn Microbiol Infect Dis 1994;18(2)111–115.
71. Dooley DP, Bostic PS, Beckius ML. Spook house sporotrichosis: a point-source outbreak of sporotrichosis associated with hay bale props in a Halloween haunted-house. Arch Intern Med 1997;157:1885–1887.
72. Dumich PS, Neel HB III. Blastomycosis of the larynx. Laryngoscope 1983;93:1266–1270.
73. Durkin MM, Connolly PA, Wheat LJ. Comparison of radioimmunoassay and enzyme-linked immunoassay methods for detection of *Histoplasma capsulatum* var. *capsulatum* antigen. J Clin Microbiol 1997;35:2252–2255.
74. Durkin M, Witt J, LeMonte A, et al. Antigen assay with the potential to aid in diagnosis of blastomycosis. J Clin Microbiol 2004;42:4873–4875.
75. Economopoulou P, Laskaris G, Kittas C. Oral histoplasmosis as an indicator of HIV infection. Oral Surg Oral Med Oral Pathol Oral Radiol Endod 1998;86:203–206.
76. Elewski BE. Tinea capitis: a current perspective. J Am Acad Dermatol 2000;42:1–20.
77. Elgart GW. Chromoblastomycosis. Dermatol Clin 1996;14:77–83.
78. Ellepola AN, Hurst SF, Elie CM, et al. Rapid and unequivocal differentiation of *Candida dubliniensis* from other *Candida* species using species-specific DNA probes: comparison with phenotypic identification methods. Oral Microbiol Immunol 2003;18:379–388.
79. Ellison MD, Hung RT, Harris K, et al. Report of the first case of invasive fungal sinusitis caused by *Scopulariopsis acremonium*: review of *Scopulariopsis* infections. Arch Otolaryngol Head Neck Surg 1998;124:1014–1016.
80. England DM, Hochholzer I. Primary pulmonary sporotrichosis: report of eight cases with clinicopathologic review. Am J Surg Pathol 1985;9:193–204.
81. Engleberg NC, Johnson J IV, Bluestein J, et al. Phaeohyphomycotic cyst caused by a recently described species, *Phaeoannellomyces elegans*. J Clin Microbiol 1987;25:605–608.
82. Erer B, Galimberti M, Lucarelli G, et al. *Trichosporon beigelii*: a life-threatening pathogen in immuno-compromised hosts. Bone Marrow Transplant 2000;25:745–749.
83. Eschete ML, West BC. *Saccharomyces cerevisiae* septicemia. Arch Intern Med 1980;140:1539.
84. Espenel-Ingroff A. Etest for antifungal susceptibility testing of yeasts. Diagn Microbiol Infect Dis 1994;19:217–220.
85. Farr RC, Gardner G, Acker JD, et al. Blastomycotic cranial osteomyelitis. Am J Otol 1992;13:580–586.
86. Feldman BS, Snyder LS. Primary pulmonary coccidioidomycosis. Semin Respir Infect 2001;16:231–237.
87. Fernandez M, Noyola D, Rossmann SN, et al. Cutaneous phaeohyphomycosis caused by *Curvularia lunata* and a review of *Curvularia* infections in pediatrics. Pediatr Infect Dis J 1999;18:727–731.
88. Fidel PL Jr, Vazquez JA, Sobel JD. *Candida glabrata*: review of epidemiology, pathogenesis, and clinical disease with comparison to *C. albicans*. Clin Microbiol Rev 1999;12:80–96.
89. Fish DG, Ampel NM, Galgiani JN, et al. Coccidioidomycosis during human immunodeficiency virus infection: a review of 77 patients. Medicine (Baltimore) 1990;69:384–391.
90. Fojtasek MF, Kleiman MB, Connolly-Stringfield P, et al. The *Histoplasma capsulatum* antigen assay in disseminated histoplasmosis in children. Pediatr Infect Dis J 1994;13:801–805.
91. Frank UK, Nishimura SL, Li NC, et al. Evaluation of an enzyme immunoassay for detection of cryptococcal capsular polysaccharide antigen in serum and cerebrospinal fluid. J Clin Microbiol 1993;31:97–101.
91a. Franzen C, Muller A, Hegener P, et al. Detection of microsporidia (*Enterocytozoon bieneuzi*) in intestinal biopsy specimens from human immunodeficiency virus-infected patients by PCR. J Clin Microbiol 1995;33:2294–2296.
92. Fraser VJ, Keath EJ, Powderly WG. Two cases of blastomycosis from a common source: use of DNA restriction analysis to identify strains. J Infect Dis 1991;163:1278–1281.
93. Friskel E, Klotz SA, Bartholomew W, et al. Two unusual presentations of urogenital histoplasmosis and a review of the literature. Clin Infect Dis 2000;31:189–191.
94. Frye RR, Donovan JM, Drach GW. *Torulopsis glabrata* urinary tract infections. A review. J Urol 1988;139:1245–1249.
95. Gales AC, Pfaller MA, Houston AK, et al. Identification of *Candida dubliniensis* based on temperature and utilization of xylose and α-methyl-D-glucoside as determined with the API 20C AUX and Vitek YBC systems. J Clin Microbiol 1999;37:3804–3808.
96. Galgiani JN. Coccidioidomycosis: a regional disease of national importance: rethinking approaches for control. Ann Intern Med 1999;130:293–300.
97. Geers TA, Gordon SM. Clinical significance of *Candida* species isolated from cerebrospinal fluid following neurosurgery. Clin Infect Dis 1999;28:1139–1147.
98. Gelfand MS, McGee ZA, Kaiser AB, et al. Candidal meningitis following bacterial meningitis. South Med J 1990;83:567–570.
99. Ghannoum MA. Susceptibility testing of fungi and correlation with clinical outcome. J Chemother 1997;9(Suppl 1):19–24.
100. Godoy H, Reichart PA. Oral manifestations of paracoccidioidomycosis: report of 21 cases from Argentina. Mycoses 2003;46:412–417.
101. Goldani LZ, Sugar AM. Paracoccidioidomycosis and AIDS: an overview. Clin Infect Dis 1995;21:1275–1281.
102. Gomez BL, Figueroa JI, Hamilton AJ, et al. Use of monoclonal antibodies in diagnosis of paracoccidioidomycosis: new strategies for detection of circulating antigens. J Clin Microbiol 1997;35:3278–3283.
103. Gonzalez CE, Rinaldi MG, Sugar AM. Zygomycosis. Infect Dis Clin North Am 2002;16:895–914.
104. Gucalp R, Carlisle P, Gialanella P, et al. *Paecilomyces* sinusitis in an immunocompromised adult patient: case report and review. Clin Infect Dis 1996;23:391–393.
105. Gugnani HC. A review of zygomycosis due to *Basidiobolus ranarum*. Eur J Epidemiol 1999;15:923–929.
106. Gupta AK, Elewski BE. Non-dermatophyte causes of onychomycosis and superficial mycoses. Curr Top Med Mycol 1996;7:87–97.
107. Gupta AK, Summerbell RC. Increased incidence of *Trichophyton tonsurans* tinea capitis in Ontario, Canada between 1985 and 1996. Med Mycol 1998;36:55–60.
108. Gupta V, Chawla R, Sen S. *Aureobasidium pullulans* scleritis following keratoplasty: a case report. Ophthalmic Surg Lasers 2001;32:481–482.
109. Hadjipavlou AG, Mader JT, Nauta HJ, et al. Blastomycosis of the lumbar spine: case report and review of the literature, with emphasis on diagnostic laboratory tools and management. Eur Spine J 1998;7:416–421.
110. Hagman HM, Madnick EG, D'Agostino AN, et al. Hyphal forms in the central nervous system of patients with coccidioidomycosis. Clin Infect Dis 2000;30:349–353.
111. Haight DO, Esperanza LE, Greene JN. Case report: cutaneous manifestations of cryptococcosis. Am J Med Sci 1994;308:192–195.
112. Hajjeh RA. Disseminated histoplasmosis in persons infected with human immunodeficiency virus. Clin Infect Dis 1995;21(Suppl 1):S108–S110.
113. Hajjeh R, McDonnell S, Reef S, et al. Outbreak of sporotrichosis among tree nursery workers. J Infect Dis 1997;176:499–504.

114. Hall GS, Pratt-Rippin K, Washington JA. Evaluation of a chemiluminescent probe assay for identification of *Histoplasma capsulatum* isolates. J Infect 1991;22:179–182.
115. Hall L, Wohlfiel SL, Roberts GD. Experience with the MicroSeq D2 large subunit ribosomal DNA sequencing kit for identification of commonly encountered, clinically important yeast species. J Clin Microbiol 2003;41:5099–5102.
116. Hall L, Wohlfiel SL, Roberts GD. Experience with the MicroSeq D2 large-subunit ribosomal DNA sequencing kit for identification of filamentous fungi encountered in the clinical laboratory. J Clin Microbiol 2004;42:622–626.
117. Hamann ID, Gillespie RJ, Ferguson JK. Primary cryptococcal cellulitis caused by *Cryptococcus neoformans* var. *gattii* in an immunocompetent host. Australas J Dermatol 1997;38:29–32.
118. Hamilton AJ. Serodiagnosis of histoplasmosis, paracoccidioidomycosis and penicilliosis marneffei: current status and future trends. Med Mycol 1998;36:351–364.
119. Hamilton AJ, Goodley J. Virulence factors of *Cryptococcus neoformans*. Curr Top Med Mycol 1996;7:19–42.
120. Hanson JM, Spector G, El-Mofty SK. Laryngeal blastomycosis: a commonly missed diagnosis: Report of two cases and review of the literature. Ann Otol Rhinol Laryngol 2000;109:281–286.
121. Harril WC, Stewart MG, Lee AG, et al. Chronic rhinocerebral mucormycosis. Laryngoscope 1996;106:1292–1297.
122. Hayden R, Pounds S, Knapp K, et al. Galactomannan antigenemia in pediatric oncology patients with invasive aspergillosis. Pediatr Infect Dis J 2008;27:815–819.
123. Hazen KC. New and emerging yeast pathogens. Clin Microbiol Rev 1995;8:462–478.
124. Hedderwick S, Kauffman CA. Opportunistic fungal infections: superficial and systemic candidiasis. Geriatrics 1997;52:50–54.
125. Hickey WF, Sommerville LH, Schoen FJ. Disseminated *Candida glabrata*: report of a uniquely severe infection and a literature review. Am J Clin Pathol 1983;80:724–727.
126. Hiltbrand JB, McGuirt WF. Oropharyngeal histoplasmosis. South Med J 1990;83:227–231.
127. Ho PL, Yuen KY. Aspergillosis in bone marrow transplant recipients. Crit Rev Oncol Hematol 2000;34:55–69.
128. Hogevik H, Alestig K. Fungal endocarditis—a report on seven cases and a brief review. Infection 1996;24:17–21.
129. Howell SJ, Toohey JS. Sporotrichal arthritis in south central Kansas. Clin Orthop Relat Res 1998;346:207–214.
130. Hoy J, Hsu KC, Rolston K, et al. *Trichosporon beigelii* infection: a review. Rev Infect Dis 1986;8:959–967.
131. Huang CT, McGarry T, Cooper S, et al. Disseminated histoplasmosis in the acquired immunodeficiency syndrome: report of five cases from a non-endemic area. Arch Intern Med 1987;147:1181–1184.
132. Huffnagle KE, Gander RM. Evaluation of Gen-Probe's *Histoplasma capsulatum* and *Cryptococcus neoformans* AccuProbes. J Clin Microbiol 1993;31(2):419–421.
133. Ingram CW, Sennesh J, Cooper JN, et al. Disseminated zygomycosis: report of four cases and review. Rev Infect Dis 1989;11:741–754.
134. Iwen PC, Rupp ME, Langnas AN, et al. Invasive pulmonary aspergillosis due to *Aspergillus terreus*: 12-year experience and review of the literature. Clin Infect Dis 1998;26:1092–1097.
135. Jabor MA, Greer DL, Amedee RG. *Scopulariopsis*: an invasive nasal infection. Am J Rhinol 1998;12:367–371.
136. Jain S, Koirala J, Castro-Pavia F. Isolated gastrointestinal histoplasmosis: case report and review of the literature. South Med J 2004;97:172–174.
137. Jarvis WR. Epidemiology of nosocomial fungal infections, with emphasis on *Candida* species. Clin Infect Dis 1995;20:1526–1530.
138. Johnson LB, Bradley SF, Kauffman CA. Fungemia due to *Cryptococcus laurentii* and a review of non-neoformans cryptococcemia. Mycoses 1998;41:277–280.
139. Kahn DG, Thommes J. Granulomatous orchitis and epididymitis secondary to *Histoplasma capsulatum* and CMV in AIDS. International Conference on AIDS, July 19–24, 1992. 8:93.
140. Kalenic S, Jandrlic M, Vegar V, et al. *Hansenula anomala* outbreak at a surgical intensive care unit: a search for risk factors. Eur J Epidemiol 2001;17:491–496.
141. Kalin M, Petrini B. Clinical and laboratory diagnosis of invasive *Candida* infection in neutropenic patients. Med Oncol 1996;13:223–231.
142. Kataoka-Nishimura S, Akiyama H, Saku K, et al. Invasive infection due to *Trichosporon cutaneum* in patients with hematologic malignancies. Cancer 1998;82:484–487.
143. Kerkering TM, Duma RJ, Shadomy S. The evolution of pulmonary cryptococcosis: clinical implications from a study of 41 patients with and without compromising host factors. Ann Intern Med 1981;94:611–616.
144. Khoo SH, Denning DW. Invasive aspergillosis in patients with AIDS. Clin Infect Dis 1994;19(Suppl 1):S41–S48.
145. Khoory BJ, Vino L, Dall'Agnola A, et al. *Candida* infections in newborns: a review. J Chemother 1999;11:367–378.
146. Kiehn TE, Gorey E, Browth AE, et al. Sepsis due to *Rhodotorula* related to use of indwelling central venous catheters. Clin Infect Dis 1992;14:841–846.
147. Kilburn CD, McKinsey DS. Recurrent massive pleural effusion due to pleural, pericardial, and epicardial fibrosis in histoplasmosis. Chest 1991;100:1715–1717.
148. King D, Cheever LW, Hood A, et al. Primary invasive cutaneous *Microsporum canis* infections in immunocompromised patients. J Clin Microbiol 1996;34:460–462.
149. Kirkland TN, Fierer J. Coccidioidomycosis: a re-emerging infectious disease. Emerg Infect Dis 1996;2:192–199.
150. Klein BS, Vergeront JM, DiSlavo AF, et al. Two outbreaks of blastomycosis along rivers in Wisconsin. Isolation of *Blastomyces dermatitidis* from riverbank soil and evidence of transmission along waterways. Am Rev Respir Dis 1987;136:1333–1338.
151. Kobayashi GS. Molecular genetics and the diagnostic mycology laboratory. Arch Med Res 1995;26:293–296.
152. Kohl TD, Lisney M. Tinea gladiatorum: wrestling's emerging foe. Sports Med 2000;29:439–447.
152a. Kokoskin E, Gyorkos TW, Camus A, et al. Modified technique for efficient detection of microsporidia. J Clin Microbiol 1994;32:1947–1975.
153. Koneman EW, Roberts GD. Practical Laboratory Mycology. 3rd Ed. Baltimore, MD: Williams & Wilkins, 1985.
154. Kontoyiannis DP, Perlin DS, Roilides E, et al. What can we learn and what do we need to know amidst the iatrogenic outbreak of *Exserohilum rostratum* meningitis? Clin Infect Dis 2013;57:853–859.
155. Kontoyianis DP, Vartivarian S, Anaissie EJ, et al. Infections due to *Cunninghamella bertholletiae* in patients with cancer: report of three cases and review. Clin Infect Dis 1994;18:925–928.
156. Korfel A, Menssen HD, Schwartz S, et al. Cryptococcosis in Hodgkin's disease: description of two cases and review of the literature. Ann Hematol 1998;76:283–286.
157. Krcmery V Jr, Jesenska Z, Spanik S, et al. Fungaemia due to *Fusarium* spp. in cancer patients. J Hosp Infect 1997;36:223–228.
158. Kurtin PJ, McKinsey DS, Gupta MR, et al. Histoplasmosis in patients with acquired immunodeficiency syndrome: hematologic and bone marrow manifestations. Am J Clin Pathol 1990;93:367–372.
159. Kwon-Chung KJ. Taxonomy of fungi causing mucormycosis and entomophthoramycosis (zygomycosis) and nomenclature of the disease: molecular mycologic perspectives. Clin Infect Dis 2012;54(Suppl 1):S8–S15.
160. Kwon-Chung KJ, Bennett JE. Medical Mycology. Philadelphia, PA: Lea & Febiger, 1992:136.
161. Latge JP. *Aspergillus fumigatus* and aspergillosis. Clin Microbiol Rev 1999;12:310–350.
162. Lee TM, Greenberger PA, Patterson R, et al. Stage V (fibrotic) allergic bronchopulmonary aspergillosis: a review of 17 cases followed from diagnosis. Arch Intern Med 1987;147:319–323.
163. Lemos LB, Baliga M, Guo M. Blastomycosis: the great pretender can also be an opportunist. Initial clinical diagnosis and underlying diseases in 123 patients. Ann Diagn Pathol 2002;6:194–203.
164. Lemos LB, Guo M, Baliga M. Blastomycosis: organ involvement and etiologic diagnosis: A review of 123 patients from Mississippi. Ann Diagn Pathol 2000;4:391–406.
165. Lemos LB, Soofi, M, Amir E. Blastomycosis and pregnancy. Ann Diagn Pathol 2002;6:211–215.
166. Lewis SM, Lewis BG. Nosocomial transmission of *Trichophyton tonsurans* tinea corporis in a rehabilitation hospital. Infect Control Hosp Epidemiol 1997;18:322–325.
167. Liu D, Coloe S, Baird R, et al. Application of PCR to the identification of dermatophyte fungi. J Med Microbiol 2000;49:493–497.
168. Liu PY. Cryptococcal osteomyelitis: case report and review. Diagn Microbiol Infect Dis 1998;30:33–35.
169. Logan JL, Blair JE, Galgiani JN. Coccidioidomycosis complicating solid organ transplantation. Semin Respir Infect 2001;16:251–256.
170. Londero AT, Melo IS. Paracoccidioidomycosis in childhood: a critical review. Mycopathologia 1983;82:49–55.
171. Lopez AM, Williams PL, Ampel NM. Acute pulmonary coccidioidomycosis mimicking bacterial pneumonia and septic shock: a report of two cases. Am J Med 1993;95:236–239.

172. Lopez R, Mason JO, Parker JS, et al. Intraocular blastomycosis: case report and review. Clin Infect Dis 1994;18:805–807.
173. Low CD, Badenoch PR, Coster DJ. *Beauveria bassiana* keratitis cured by deep lamellar dissection. Cornea 1997;16:698–699.
174. Lugo-Somolinos A, Sanchez JL. Prevalence of dermatophytosis in patients with diabetes. J Am Acad Dermatol 1992;26:408–410.
175. Ma JS, Chen PY, Chen CH, et al. Neonatal fungemia caused by *Hansenula anomala*: a case report. J Microbiol Immunol Infect 2000;33:267–270.
176. MacDonald PB, Black GB, MacKenzie R. Orthopaedic manifestations of blastomycosis. J Bone Joint Surg Am 1990;72:860–864.
177. Manns BJ, Baylis BW, Urbanski SJ, et al. Paracoccidioidomycosis: case report and review. Clin Infect Dis 1996;23:1026–1032.
178. Marcelis L, Verhaegen J, Vandeven J, et al. Evaluation of Bactec high blood volume resin media. Diagn Microbiol Infect Dis 1992;15:385–391.
179. Marimon R, Cano J, Gené J, et al. *Sporothrix brasiliensis*, *S. globose*, and *S. mexicana*, three new *Sporothrix* species of clinical interest. J Clin Microbiol 2007;45:3198–3206.
180. Martinez M, Lopez-Ribot JL, Kirkpatrick WR, et al. Replacement of *Candida albicans* with *C. dubliniensis* in HIV-infected patients with oropharyngeal candidiasis treated with fluconazole. J Clin Microbiol 2002;40:3135–3139.
181. Mathisen DJ, Grillo HC. Clinical manifestations of mediastinal fibrosis and histoplasmosis. Ann Thorac Surg 1992;54:1053–1057.
182. McCullough MJ, Ross BC, Reade PC. *Candida albicans*: a review of its history, taxonomy, epidemiology, virulence attributes, and methods of strain differentiation. Int J Oral Maxillofac Surg 1996;25:136–144.
183. McGinnis MR, Schell WA, Carson J. *Phaeoannellomyces* and the *Phaeococcomycetaceae*: new dematiaceous blastomycete taxa. J Med Vet Mycol 1985;232:179–188.
184. Mendes-Giannini MJ, Bueno JP, Shikanai-Yasuda MA, et al. Antibody response to the 43 kDa glycoprotein of *Paracoccidioides brasiliensis* as a marker for the evaluation of patients under treatment. Am J Trop Med Hyg 1990;43:200–206.
185. Mennink-Kersten MA, Donnelly JP, Verweij PE. Detection of circulating galactomannan for the diagnosis and management of invasive aspergillosis. Lancet Infect Dis 2004;4:349–357.
186. Migrino RQ, Hall GS, Longworth DL. Deep tissue infections caused by *Scopulariopsis brevicaulis*: report of a case of prosthetic valve endocarditis and review. Clin Infect Dis 1995;21:672–674.
187. Miller NS, Nance MA, Brummitt CF, et al. Fungal infections associated with intravenous drug abuse: a case of localized cerebral phycomycosis. J Clin Psychiatry 1988;49:320–322.
188. Minamoto GY, Rosenberg AS. Fungal infections in patients with acquired immunodeficiency syndrome. Med Clin North Am 1997;81:381–409.
189. Minotto R, Bernardi CD, Mallmann LF. Chromoblastomycosis: a review of 100 cases in the state of Rio Grande do Sul, Brazil. J Am Acad Dermatol 2001;44:585–592.
190. Murakawa GJ, Kerschmann R, Berger T. Cutaneous cryptococcus infection and AIDS: report of 12 cases and review of the literature. Arch Dermatol 1996;132:545–548.
191. Murayama N, Takimoto R, Kawai M, et al. A case of subcutaneous phaeohyphomycotic cyst due to *Exophiala jeanselmei* complicated with systemic lupus erythematosus. Mycoses 2003;46:145–148.
192. Murphy N, Buchanan CR, Damjanovic V, et al. Infection and colonization of neonates by *Hansenula anomala*. Lancet 1986;1:290–293.
193. Murphy RA, Miller WT Jr. Pulmonary mucormycosis. Semin Roentgenol 1996;31:83–87.
194. Murray PR. Comparison of the lysis-centrifugation and agitated biphasic blood culture system for detection of fungemia. J Clin Microbiol 1991;29:96–98.
195. Musher B, Fredricks D, Leisenring W, et al. Aspergillus galactomannan enzyme immunoassay and quantitative PCR for diagnosis of invasive aspergillosis with bronchoalveolar lavage fluid. J Clin Microbiol 2004;42:5517–5522.
196. National Committee for Clinical Laboratory Standards. Reference Method for Broth Dilution Antifungal Susceptibility Testing of Yeasts: Approved standard M27-A. Wayne, PA: National Committee for Clinical Laboratory Standards, 1997.
197. Nenoff P, Kellermann S, Scholber R, et al. Rhinocerebral zygomycosis following bone marrow transplantation in chronic myelogenous leukemia: report of a case and review of the literature. Mycoses 1998;41:365–372.
198. Nielsen H, Stenderup J, Bruun B. Fungemia with *Sacharomycetaceae*: report of four cases. Scand J Infect Dis 1990;22:582–584.
199. Nightingale SD, Parks JM, Pounders SM, et al. Disseminated histoplasmosis in patients with AIDS. South Med J 1990;83:624–630.
200. Nolan MT, Long JP, Macrean DP, et al. Aspergillomas and lung fibrosis—a review of cases in a general hospital. Ir J Med Sci 1985;154:336–342.
201. Nucci M. Emerging moulds: *Fusarium*, *Scedosporium* and Zygomycetes in transplant recipients. Curr Opin Infect Dis 2003;16:607–612.
202. Odds FC. Pathogenesis of *Candida* infections. J Am Acad Dermatol 1994;31(3 Pt 2):S2–S5.
203. Odds FC, Van Nuffel L, Dams G. Prevalence of *Candida dubliniensis* isolates in a yeast stock collection. J Clin Microbiol 1998;36:2869–2873.
204. Okhravi N, Dart JK, Towler HM, et al. *Paecilomyces lilacinus* endophthalmitis with secondary keratitis: a case report and literature review. Arch Ophthalmol 1997;115:1320–1324.
205. Oliver WJ, James SA, Lennard A, et al. Nosocomial transmission of *Saccharomyces cerevisiae* in bone marrow transplant patients. J Hosp Infect 2002;52:268–272.
206. O'Neill KM, Ormsby AH, Prayson RA. Cryptococcal myositis: a case report and review of the literature. Pathology 1998;30:316–317.
207. O'Sullivan MV, Whitby M, Chahoud C, et al. Histoplasmosis in Australia: a report of a case with a review of the literature. Aust Dent J 2004;49:94–97.
208. Opal SM, Asp AA, Cannady PB Jr, et al. Efficacy of infection control measures during a nosocomial outbreak of disseminated aspergillosis associated with hospital construction. J Infect Dis 1986;153:634–637.
209. Padhye AA, Smith G, McLaughlin D, et al. Comparative evaluation of a chemiluminescent DNA probe and an exoantigen test for rapid identification of *Histoplasma capsulatum*. J Clin Microbiol 1992;30:3108–3111.
210. Page LR, Drummond JF, Daniels HT, et al. Blastomycosis with oral lesions: report of two cases. Oral Surg Oral Med Oral Pathol 1979;47:157–160.
211. Pappagianis D. Marked increase in cases of coccidioidomycosis in California, 1991, 1992, and 1993. Clin Infect Dis 1994;19(Suppl 1):S14–S18.
212. Pappas PG, Tellez I, Deep AE, et al. Sporotrichosis in Peru: description of an area of hyperendemicity. Clin Infect Dis 2000;30:65–70.
213. Pappas PG, Threlkeld MG, Bedsole GD, et al. Blastomycosis in patients with the acquired immunodeficiency syndrome. Medicine (Baltimore) 1993;72:322–325.
214. Patterson JE, Barden GE, Bia FJ. Hospital acquired gangrenous mucormycosis. Yale J Biol Med 1986;59:453–459.
215. Paya CV, Roberts GD, Cockerill FR III. Laboratory methods for the diagnosis of disseminated histoplasmosis: clinical importance of the lysis-centrifugation blood culture technique. Mayo Clin Proc 1987;62:480–485.
216. Pema K, Diaz J, Guerra LG, et al. Disseminated cutaneous cryptococcis. Comparison of clinical manifestations in the pre-AIDS and AIDS eras. Arch Intern Med 1994;154:1032–1034.
217. Perez RE, Smith M, McClenndon J, et al. *Pseudallescheria boydii* brain abscess: complication of an intravenous catheter. Am J Med 1988;84:359–362.
218. Peyron F, Favel A, Michel-Nguyen A, et al. Improved detection of amphotericin B-resistant isolates of *Candida lusitaniae* by E test. J Clin Microbiol 2001;39:339–342.
219. Pfaller MA. Epidemiology of candidiasis. J Hosp Infect 1995;30(Suppl):329–338.
220. Pfaller MA, Bale M, Buschelman B, et al. Quality control guidelines for National Committee for Clinical Laboratory Standards recommended broth macrodilution testing of amphotericin B, fluconazole, and flucytosine. J Clin Microbiol 1995;33:1104–1107.
221. Pfaller MA, Messer SA, Blomström A, et al. Multi-site reproducibility of the E-test MIC method for antifungal susceptibility testing of yeast isolates. J Clin Microbiol 1996;34:1691–1693.
222. Pfaller MA, Messer SA, Mills K, et al. Evaluation of Etest method for determining caspofungin (MK-0991) susceptibilities of 726 clinical isolates of *Candida* species. J Clin Microbiol 2001;39:4387–4389.
223. Pfaller MA, Rex JH, Rinaldi MG. Antifungal susceptibility testing: technical advances and potential clinical applications. Clin Infect Dis 1997;24:776–784.
224. Phillips P, Wood WS, Phillips G, et al. Invasive hyalohyphomycosis caused by *Scopulariopsis brevicaulis* in a patient undergoing allogeneic bone marrow transplant. Diagn Microbiol Infect Dis 1989;12:429–432.
225. Pickles RW, Pacey DE, Muir DB, et al. Experience with infection by *Scedosporium prolificans* including apparent cure with fluconazole therapy. J Infect 1996;33:193–197.
225a. Pol S, Romana CA, Richard S, et al. *Microsporidia* infection in patients with the human immunodeficiency virus and unexplained cholangitis. N Engl J Med 1993;328:95–99.
226. Prabhu RM, Patel R. Mucormycosis and entomophthoramycosis: a review of the clinical manifestations, diagnosis and treatment. Clin Microbiol Infect 2004;10(Suppl 1):31–47.
227. Prichard JB, Sorotzkin RA, Rames RE III. Cutaneous manifestations of disseminated coccidioidomycosis in the acquired immunodeficiency syndrome. Cutis 1987;39:203–205.
228. Purvis RS, Diven DG, Drechsel RD, et al. Sporotrichosis presenting as arthritis and subcutaneous nodules. J Am Acad Dermatol 1993;28:879–884.

229. Reder PA, Neel HB III. Blastomycosis in otolaryngology: review of a large series. Laryngoscope 1993;103:53–58.
230. Revankar SG, Sutton DA, Rinaldi MG. Primary central nervous system phaeohyphomycosis: a review of 101 cases. Clin Infect Dis 2004;38:206–216.
231. Rex JH, Pfaller MA, Lancaster M, et al. Quality control guidelines for National Committee for Clinical Laboratory Standards: recommended broth macrodilution testing of ketoconazole and itraconazole. J Clin Microbiol 1996;34:816–817.
232. Rhame FS. Prevention of nosocomial aspergillosis. J Hosp Infect 1991;18:466–472.
233. Ribes JA, Vanover-Sams CL, Baker DJ. Zygomycosis in human disease. Clin Microbiol Rev 2000;13:236–301.
234. Rinaldi MG. Phaeohyphomycosis. Dermatol Clin 1996;14:147–153.
235. Rippon RW. Medical Mycology: The Pathogenic Fungi and the Pathogenic Actinomyectes. 3rd Ed. Philadelphia, PA: WB Saunders, 1988.
236. Roller JA, Westblom TU. *Microsporum nanum* infection in hog farmers. J Am Acad Dermatol 1986;15:935–939.
237. Romano C, Paccagnini E, Difonzo EM. Onychomycosis caused by *Alternaria* spp. in Tuscany, Italy from 1985 to 1999. Mycoses 2001;44:73–76.
238. Rosales CM, Jackson MA, Zwick D. *Malassezia furfur* meningitis associated with total parenteral nutrition subdural effusion. Pediatr Dev Pathol 2004;7:86–90.
238a. Ryan NJ, Sutherland G, Coughlan K, et al. A new trichrome-blue stain for detection of microsporidial species in urine, stool and nasopharyngeal specimens. J Clin Microbiol 1993;31:3264–3269.
239. Sabota J, Brodell R, Rutecki GW, et al. Severe tinea barbae due to *Trichophyton verrucosum* infection in dairy farmers. Clin Infect Dis 1996;23:1308–1310.
240. Salkin IF, Martinez JA, Kemma ME. Opportunistic infection of the spleen caused by *Aureobasidium pullulans*. J Clin Microbiol 1986;23:828–831.
241. Salkin IF, McGinnis MR, Dykstra MJ, et al. *Scedosporium inflatum*: an emerging pathogen. J Clin Microbiol 1988;26:498–503.
242. Sandhu GS, Aleff RA, Kline BC, et al. Molecular detection and identification of *Paracoccidioides brasiliensis*. J Clin Microbiol 1997;35:1894–1896.
243. Sant'Anna GD, Mauri M, Arrarte JL, et al. Laryngeal manifestations of paracoccidioidomycosis (South American blastomycosis). Arch Otolaryngol Head Neck Surg 1999;125:1375–1378.
244. Sarosi GA, Armstrong D, Davies SF, et al. Laboratory diagnosis of mycotic and specific fungal infections. Am Rev Respir Dis 1985;132:1373–1379.
245. Sarosi GA, Johnson PC. Disseminated histoplasmosis in patients infected with human immunodeficiency virus. Clin Infect Dis 1992;14(Suppl 1):S60–S67.
246. Sataloff RT, Wilborn A, Prestipino A, et al. Histoplasmosis of the larynx. Am J Otolaryngol 1993;14:199–205.
247. Schell WA, Perfect JR. Fatal, disseminated *Acremonium strictum* infection in a neutropenic host. J Clin Microbiol 1996;34:1333–1336.
248. Schiemann R, Glasmacher A, Bailly E, et al. *Geotrichum capitatum* septicemia in neutropenic patients: case report and review of the literature. Mycoses 1998;41:113–116.
249. Schubert MS. Allergic fungal sinusitis: pathogenesis and management strategies. Drugs 2004;64:363–374.
250. Seddon ME, Thomas MG. Invasive disease due to *Epidermophyton floccosum* in an immunocompromised patient with Behçet's syndrome. Clin Infect Dis 1997;25:153–154.
251. Sellier P, Monsuez JJ, Lacroix C, et al. Recurrent subcutaneous infection due to *Scopulariopsis brevicaulis* in a liver transplant recipient. Clin Infect Dis 2000;30:820–823.
252. Severo LC, Kauer CL, Oliveira FD, et al. Paracoccidioidomycosis of the male genital tract: report of eleven cases and review of Brazilian literature. Rev Inst Med Trop Sao Paulo 2000;42:38–40.
253. Sewell DL, Pfaller MA, Barry AL. Comparison of broth macrodilution, broth microdilution, and E test antifungal susceptibility tests for fluconazole. J Clin Microbiol 1994;32:2099–2102.
254. Sharma OP, Chwogule R. Many faces of pulmonary aspergillosis. Eur Respir J 1998;12:705–715.
255. Sigler I, Harris JL, Dixon DM, et al. Microbiology and potential virulence of *Sporothrix cyanescens*, a fungus rarely isolated from blood and skin. J Clin Microbiol 1990;28:1009–1015.
256. Silva JP, de Souza W, Rozental S. Chromoblastomycosis: a retrospective study of 325 cases on Amazonic region (Brazil). Mycopathologia 1998–1999;143:171–175.
257. Simarro E, Marin F, Morales A, et al. Fungemia due to *Scedosporium prolificans*: a description of two cases with fatal outcome. Clin Microbiol Infect 2001;7:645–647.
258. Simmons RB, Price DL, Noble JA, et al. Fungal colonization of air filters from hospital. Am Ind Hyg Assoc J 1997;58:900–904.
259. Singh G, Wijesurendra CS, Green JT. Disseminated aspergillosis in the acquired immunodeficiency syndrome. Int J STD AIDS 1994;5:63–66.
260. Singh VR, Smith DK, Lawrence J, et al. Coccidioidomycosis in patients infected with human immunodeficiency virus: review of 91 cases at a single institution. Clin Infect Dis 1996;23:563–568.
261. Sobel JD, Vazquez JA. Fungal infections of the urinary tract. World J Urol 1999;17:410–414.
262. Staib F, Arasteh K. Chlamydospore formation on Staib agar: observations made before *Candida dubliniensis* was described. Mycoses 2001;44:23–27.
263. Stiefel P, Pamies E, Miranda ML, et al. Cryptococcal peritonitis: report of a case and review of the literature. Hepatogastroenterology 1999;46:1618–1622.
264. Stockman L, Clark KA, Hung JM, et al. Evaluation of commercially available acridinium ester-labeled chemiluminescent DNA probes for culture identification of *Blastomyces dermatitidis*, *Coccidioides immitis*, *Cryptococcus neoformans*, and *Histoplasma capsulatum*. J Clin Microbiol 1993;31:845–850.
265. Strausbaugh LJ, Sewell DL, Ward TT, et al. High frequency of yeast carriage on hands of hospital personnel. J Clin Microbiol 1994;32:2299–2300.
266. Suh KN, Anekthananon T, Mariuz PR. Gastrointestinal histoplasmosis in patients with AIDS: case report and review. Clin Infect Dis 2001;32:483–491.
267. Sullivan DJ, Westerneng TJ, Haynes KA, et al. *Candida dubliniensis* sp. nov.: phenotypic and molecular characterization of a novel species associated with oral candidosis in HIV-infected individuals. Microbiology 1995;141:1507–1521.
268. Sweeney DA, Caserta MT, Korones DN, et al. A ten year old boy with pulmonary nodule secondary to *Cryptococcus neoformans*: case report and review of the literature. Pediatr Infect Dis J 2003;22:1089–1093.
269. Sweet D, Reid M. Disseminated neonatal *Trichosporon beigelii* infection: successful treatment with liposomal amphotericin B. J Infect 1998;36:120–121.
270. Syrjanen S, Valle SL, Antonen J, et al. Oral candidal infection as a sign of HIV infection in homosexual men. Oral Surg Oral Med Oral Pathol 1988;65:36–40.
271. Tamm M, Malouf M, Glanville A. Pulmonary *Scedosporium* infection following lung transplantation. Transpl Infect Dis 2001;3:189–194.
272. Tawfick OW, Papasian CJ, Dixon AY, et al. *Saccharomyces cerevisiae* pneumonia in a patient with acquired immune deficiency syndrome. J Clin Microbiol 1989;27:1689–1691.
273. Thammayya A. Sanyal M. *Exophiala jeanselmei* causing mycetoma pedis in India. Sabouraudia 1980;18:91–95.
274. Tosti A, Piraccini BM, Stinchi C, et al. Onychomycosis due to *Scopulariopsis brevicaulis*: clinical features and response to systemic antifungals. Br J Dermatol 1996;135:799–802.
275. Truett AA, Crum NF. Coccidioidomycosis of the prostate gland: two cases and a review of the literature. South Med J 2004;97:419–422.
276. U.S. Food and Drug Administration. FDA requires stronger fungal infection warning for TNF blockers. Available at: http://www.fda.gov/ForConsumers/ConsumerUpdates/ucm107878.htm.
277. Vainrub B, Macareno A, Mandel S, et al. Wound zygomycosis (mucormycosis) in otherwise healthy adults. Am J Med 1988;84:546–548.
278. Vajpayee RB, Gupta SK, Bareja U, et al. Ocular atopy and mycotic keratitis. Ann Ophthalmol 1990;22:369–372.
279. Vanden Bossche H, Dromer F, Improvisi I, et al. Antifungal drug resistance in pathogenic fungi. Med Mycol 1998;36(Suppl 1):119–128.
280. Van den Saffele JK, Boelaert JR. Zygomycosis in HIV-positive patients: a review of the literature. Mycoses 1996;39:77–84.
281. Verweij PE, Breuker IM, Rijs AJ, et al. Comparative study of seven commercial yeast identification systems. J Clin Pathol 1999;52:271–273.
282. Wack EE, Ampel NM, Galgiani JN, et al. Coccidioidomycosis during pregnancy. An analysis of ten cases among 47,120 pregnancies. Chest 1988;94:376–379.
283. Walsh TJ. Invasive pulmonary aspergillosis in patients with neoplastic diseases. Semin Respir Infect 1990;5:111–122.
284. Wang JP, Granlund KF, Bozzette SA, et al. Bursal sporotrichosis: case report and review. Clin Infect Dis 2000;31:615–616.
284a. Weber R, Bryan RT, Juranek DD. Improved stool concentration procedure for detection of *Cryptosporidium* oocysts in fecal specimens. J Clin Microbiol 1992;30:289–2873.
284b. Weber R, Bryan RT, Schwartz DA, Owen RL. Human microsporidial infections. Clin Microbiol Rev 1994;7:426–461.
285. Weems JJ Jr. *Candida parapsilosis*: epidemiology, pathogenicity, clinical manifestations, and antimicrobial susceptibility. Clin Infect Dis 1992;14:756–766.
286. Weitzman I. A survey of dermatophytes isolated from human patients in the United States from 1993–1995. J Med Vet Mycol 1998;34:285–287.

287. Westblade LF, Jennemann R, Branda JA, et al. Multicenter study evaluating the Vitek MS system for identification of medically important yeasts. J Clin Microbiol 2013; 51:2267–2272.
288. Westenfeld F, Alston WK, Winn WC Jr. Complicated soft tissue infection with prepatellar bursitis caused by *Paecilomyces lilacinus* in an immunocompetent host: case report and review. J Clin Microbiol 1996;34:1559–1562.
289. Wheat J. Endemic mycoses in AIDS: a clinical review. Clin Microbiol Rev 1995;8:146–159.
290. Wheat LJ, Batteiger DE, Sathapatayavongs B. *Histoplasma capsulatum* in the central nervous system: a clinical review. Medicine (Baltimore) 1990;69:244–260.
291. Wheat LJ, Connolly-Stringfield P, Williams B, et al. Diagnosis of histoplasmosis in patients with the acquired immunodeficiency syndrome by detection of *Histoplasma capsulatum* polysaccharide antigen in bronchoalveolar lavage fluid. Am Rev Respir Dis 1992;145:1421–1424.
292. Wheat LJ. Histoplasmosis in the acquired immunodeficiency syndrome. Curr Top Med Mycol 1996;7:7–18.
293. Wheat LJ. Laboratory diagnosis of histoplasmosis: a review. Semin Respir Infect 2001;16:131–140.
294. Wheat LJ, Kauffman CA. Histoplasmosis. Infect Dis Clin North Am 2003;17:1–19.
295. White TC, Bowden RA, Marr KA. Clinical, cellular, and molecular factors that contribute to antifungal drug resistance. Clin Microbiol Rev 1998;11:382–402.
296. Wilhelmus KR, Robinson NM, Font RA, et al. Fungal keratitis in contact lens wearers. Am J Ophthalmol 1988;106:708–714.
297. Wilhelmus KR, Jones DB. *Curvularia* keratitis. Trans Am Ophthalmol Soc 2001;99:111–130.
298. Williams B, Fojtasek M, Connolly-Stringfield P, et al. Diagnosis of histoplasmosis by antigen detection during an outbreak in Indianapolis, Ind. Arch Pathol Lab Med 1994;118:1205–1208.
299. Wilmington M, Aly R, Frieden IJ. *Trichophyton tonsurans* tinea capitis in the San Francisco Bay area: increased infection demonstrated in a 20-year survey of fungal infections from 1974 to 1994. J Med Vet Mycol 1996;34:285–287.
300. Wilson CM, O'Rourke EJ, McGinnis MR, et al. *Scedosporium inflatum*: clinical spectrum of a newly recognized pathogen. J Infect Dis 1990;161:102–107.
301. Wingard JR. Importance of *Candida* species other than *C. albicans* as pathogens in oncology patients. Clin Infect Dis 1995;20:115–125.
302. Winn RE, Anderson J, Piper J, et al. Systemic sporotrichosis treated with itraconazole. Clin Infect Dis 1993;17:210–217.
303. Woods GL, Goldsmith JC. *Aspergillus* infection of the central nervous system in patients with acquired immunodeficiency syndrome. Arch Neurol 1990;47:181–184.
304. Wortman PD. Concurrent chromoblastomycosis caused by *Fonsecaea pedrosoi* and actinomycetoma caused by *Nocardia brasiliensis*. J Am Acad Dermatol 1995;32:390–392.
305. Wright WL, Wenzel RP. Nosocomial candida: epidemiology, transmission, prevention. Infect Dis Clin North Am 1997;11:411–425.
306. Yoon SA, Vazquez JA, Steffan PE, et al. High frequency, reversible switching of *Candida lusitaniae* clinical isolates from amphotericin B susceptibility to resistance. Antimicrob Agents Chemother 1999;43:836–845.
307. Yoss BS, Sautter RL, Brenker HJ. *Trichosporon beigelii*, a new neonatal pathogen. Am J Perinatol 1997;14:113–117.
308. Zhu LP, Shi YZ, Weng XH, et al. Pulmonary cryptococcosis associated with cryptococcal meningitis in non-AIDS patients. Mycoses 2002;45:111–117.
309. Zierdt CH, Gill VJ, Zierdt WS. Detection of microsporidian spores in clinical samples by indirect fluorescent-antibody assay using whole-cell antisera to *Encephalitozoon cuniculi* and *Encephalitozoon hellem*.
310. Zmierczak H, Goemaere S, Mielants H, et al. *Candida glabrata* arthritis: case report and review of the literature of arthritis. Clin Rheumatol 1999;18:406–409.

CAPÍTULO 22
Parasitologia

Introdução, 1450

Risco e prevenção das infecções parasitárias, 1452

Manifestações clínicas das doenças parasitárias, 1453

Coleta, transporte e processamento das amostras, 1454
  Amostras de fezes, 1454
  Exame de amostras intestinais não fecais, 1459
  Exame de amostras extraintestinais, 1460

Identificação e diferenciação dos parasitas, 1462
  Ciclos biológicos dos parasitas humanos, 1462

Protozoários intestinais, 1464
  Amebas intestinais, 1465
  Flagelados intestinais, 1470
  Ciliados | *Balantidium coli*, 1474
  Coccídeos, 1475

Nematoides, 1480
  Ascaridíase e *Ascaris lumbricoides*, 1480
  Tricuríase e *Trichuris trichiura* ("Tricocéfalo"), 1481
  Enterobius vermicularis, 1482
  Ancilostomídeos, 1484
  Estrongiloidíase e *Strongyloides stercoralis*, 1484
  Espécies de *Trichostrongylus*, 1488
  Capillaria philippinensis, 1488

Cestoides, 1488
  Taenia solium e *Taenia saginata*, 1489
  Diphyllobothrium latum | Tênia gigante do peixe, 1491
  Espécies de *Hymenolepis*, 1491
  Dipylidium caninum, 1494

Trematódeos, 1494
  Esquistossomas, 1494
  Fasciola hepatica e *Fasciolopsis buski*, 1496

Clonorchis sinensis, 1498
Espécies de *Paragonimus*, mais comumente *P. westermani*, 1500

Parasitas do sangue e de outros tecidos, 1500
  Malária, 1502
  Babesiose, 1505
  Hemoflagelados | Espécies de *Leishmania* e espécies de *Trypanosoma*, 1506

Helmintos do sangue e dos tecidos, 1515
  Nematoides filiformes e filaríase, 1515
  Nematoides teciduais | Parasitas não filiformes, 1520

Diagnóstico sorológico e molecular das infecções parasitárias, 1525

Fármacos comumente utilizados no tratamento das doenças parasitárias, 1527

Introdução

O conhecimento dos parasitas comuns remonta à Antiguidade. Nos antigos escritos de muitos países, são mencionados vermes que se enquadram na descrição do *Enterobius vermicularis*, de *Ascaris lumbricoides* e das tênias; além disso, foram também descritos certos sintomas que sabemos ser causados por esses vermes.[124] Os ectoparasitas, como os piolhos, as pulgas e os carrapatos, tampouco passaram despercebidos. Ruffer[217] relatou a observação de ovos calcificados de *Schistosoma haematobium* nos restos de duas múmias da vigésima dinastia no Egito (1200 a 1090 a.C.), provando a existência dessa infecção no antigo Egito. Os colonizadores chineses nos tempos antigos, que residiam em áreas infectadas, estavam familiarizados com o quadro clínico de ancilostomíase grave, à qual deram o nome de "doença amarela preguiçosa".

Desde tempos antigos, os parasitas imaginários desempenharam um importante papel na medicina. A dor de dente era atribuída à ação de um "verme de dente" perfurante especial. De modo semelhante, o pus que exsudava da orelha e do olho resultava da ação de vermes das orelhas e dos olhos, respectivamente. Os vermes do coração eram responsáveis pela ocorrência de morte súbita; os vermes de eco, possivelmente relacionados com bolas de *Ascaris* no intestino, eram descritos, com a advertência de que aqueles que tomassem medicamentos permanecessem em silêncio durante o tratamento com o receio de que o verme pudesse ouvir e não fosse removido.[124]

Durante séculos, acreditou-se que a geração espontânea fosse responsável pela origem dos parasitas, entre outras criaturas pequenas. Existia a crença comum de que, por meio de certa combinação dos elementos, podiam ser criados parasitas e outros organismos vivos. Sabia-se que as tênias estavam associadas ao consumo de carne crua; por conseguinte, acreditava-se que elas se originavam no estômago a partir do alimento macerado, antes de sua eliminação nas fezes. Desde os tempos de Roma, acreditava-se que as tênias fossem tiras transformadas de mucosa intestinal; de acordo com muitos autores, os vermes *Ascaris* originavam-se na fleuma. De acordo com teorias antigas, algo imperceptível ou invisível era dotado de todas as potencialidades – a seguir, por meio da ação de um princípio metafísico ou de uma força primordial, eram criados seres vivos visíveis.[24]

Os conhecimentos relativos aos protozoários parasitas foram adquiridos juntamente com os avanços no microscópio composto. Atribui-se a Van Leeuwenhoek a primeira observação de protozoários, um "animálculo móvel" no intestino de uma mutuca que, pouco depois, demonstrou estar presente nas suas próprias fezes. A opinião atual é a de que esse pesquisador estava observando *Giardia duodenalis*, porém isso permanece no campo da especulação. Entretanto, depois dessas observações, passou-se mais um século antes que houvesse algum progresso no estudo dos protozoários. Com o uso disseminado do microscópio composto, no início do século vinte, tanto a morfologia quanto os ciclos de vida de praticamente todos os parasitas humanos que acometem o homem foram definidos. A cronologia desses avanços é apresentada no relato histórico de Foster para aqueles que desejam uma leitura adicional sobre esse assunto.[76]

Apesar da implementação de medidas preventivas para reduzir ao máximo a prevalência das doenças parasitárias na maioria dos países com recursos limitados, os parasitas humanos continuam sendo responsáveis por uma inestimável perda de vidas, por uma extensa morbidade e por um atraso no desenvolvimento econômico. Para citar um relato da distribuição dos parasitas humanos na China, "as taxas de prevalência (de doenças parasitárias) são de magnitude tão impressionante que a mente tem dificuldade em conceber as estatísticas descritas."[275] Mais adiante, esse mesmo relatório cita que "o número total de infecções por protozoários e helmintos que ocorrem atualmente no mundo supera de longe o da população mundial total, visto que as infecções múltiplas são mais a regra do que a exceção". O Boxe 22.1 fornece uma lista da prevalência mundial estimada das doenças parasitárias humanas, com base em estatísticas publicadas pela Organização Mundial da Saúde (OMS) e outras fontes.

Nos EUA, determinadas espécies de parasitas são encontradas com mais frequência do que outras, e a experiência na sua identificação deve continuar sendo uma prioridade. Com base no programa de vigilância de parasitas intestinais dos Centers for Disease Control and Prevention (CDC), foram encontradas formas parasitárias em 64.901 (15,6%) de mais de 400.000 amostras de fezes examinadas.[26] *Giardia intestinalis* (anteriormente *G. duodenalis*) foi encontrada em 3,8% das amostras de fezes, enquanto foram detectados ovos de *Trichuris trichiura* em 2,7%, ovos de *Ascaris lumbricoides* em 2,3%, ovos de *Enterobius vermicularis* em 1,6% (o que não constitui um verdadeiro reflexo da incidência dessa doença, visto que o exame de amostras de fezes não representa o método mais sensível para o estabelecimento do diagnóstico) e *Entamoeba histolytica* em 0,6% de todas as amostras de fezes. A difilobotríase, a esparganose e a anisaquíase também são observadas com frequência aumentada, à medida que a ingestão de peixe cru está cada vez mais comum em outros centros que não os tradicionais. Os médicos e as autoridades sanitárias precisam estar alertas para um possível aumento nas infecções causadas por *Taenia*, incluindo cisticercose e outras doenças parasitárias, devido às viagens mais frequentes e de um intercâmbio mais livre de produtos alimentares entre a América do Norte e outros países.[223]

Bruckner *et al.*[21] forneceram um resumo dos parasitas encontrados em um levantamento de 6 meses de duração de exames de amostras de fezes de pacientes ambulatoriais atendidos no Olive View Medical Center e no Harbor General Hospital, em Los Angeles (Boxe 22.2). Nesse estudo, foram identificados outros protozoários em cerca de 3% de todas as amostras de fezes; outros nematoides foram identificados em 3% das amostras, e cestoides, em 0,5%. De modo semelhante, em um estudo conduzido pelo Parasitology Center em Tempe, Arizona, Amin[6] relatou que um terço de 5.792 amostras de fezes examinadas de 2.896 pacientes em 48 estados e no Distrito de Colúmbia, durante o ano 2000, foi positivo para parasitas intestinais. Múltiplas infecções por duas ou quatro espécies de parasitas constituíram 10% de 916 casos de infecção. *Blastocystis hominis* foi encontrado em 662 pacientes (72% de 916 casos). Foram identificadas 18 outras espécies de parasitas intestinais – *Cryptosporidium parvum* e *Entamoeba histolytica/E. dispar* ocupando

Boxe 22.1

Prevalência mundial estimada de doenças parasitárias[a]

Doença parasitária	Prevalência global (milhões de pessoas)
Amebíase	500
Giardíase	200
Ascaridíase	800
Tricuríase	800
Ancilostomíase	900
Estrongiloidíase	50 a 100
Enterobíase (oxiúro)	42 (em países ricos em recursos)
Teníase (incluindo cisticercose)	1% da população em países endêmicos
Difilobotríase	5 a 10
Esquistossomose	200
Fasciolíase	1 a 2
Clonorquíase	20 (Ásia)
Paragonimíase	4 a 5
Malária	100 a 270
Leishmaniose	12
Tripanossomíase (africana)	20.000 novos casos/ano
Tripanossomíase	15 (doença de Chagas)
Oncocercíase	20
Filaríase	90
Equinococose	1/100.000 a 150/100.000

[a]As incidências registradas aqui são estimativas aproximadas, apenas com a intenção de ilustrar a enorme magnitude das infecções. Existem variações nos valores publicados em diferentes fontes, o que provavelmente reflete o acesso incompleto à informação ou diferenças na extrapolação dos dados conhecidos para a população em geral.

Boxe 22.2

Incidência de parasitas em amostras de fezes[21]

Microrganismo	Olive View (1.350 amostras) %	Harbor General (493 amostras) %
Giardia intestinalis	14,5	8,7
Endolimax nana	13,0	8,5
Entamoeba coli	10,5	7,7
Entamoeba histolytica	4,5	5,3
Ascaris lumbricoides	3,9	2,0
Hymenolepis nana	3,3	1,4
Dientamoeba fragilis	2,1	2,8

o segundo e o terceiro lugares em prevalência, respectivamente. A prevalência da infecção foi menor (22 a 27%) no inverno, aumentou gradualmente durante a primavera e alcançou um pico de 36 a 43% entre julho e outubro; em seguida, houve uma redução gradual da prevalência para 32% em dezembro. Esses estudos fornecem exemplos dos tipos de parasitas mais provavelmente encontrados. Os tipos de parasitas presentes em determinada comunidade dependem de diversas variáveis, como imigração e viagem entre locais populosos.

Nos EUA, a malária é incomum e habitualmente observada em indivíduos que viajaram para áreas endêmicas. Em 2012, os CDC receberam notificações de 1.687 casos de malária com início de sintomas entre indivíduos nos EUA ou em um de seus territórios.[268] Embora esse número represente uma redução de 12% em comparação com os 1.925 casos relatados em 2011, houve um aumento global e contínuo na tendência do número total de casos. Em média, houve um aumento de 28,6 casos por ano, visto que essa vigilância começou em 1973. *P. falciparum*, *P. vivax*, *P. malariae* e *P. ovale* foram identificados em 54,4%, 16,6%, 3,2% e 3,5% dos casos, respectivamente. O restante consistiu em infecções mistas, ou casos em que a espécie não foi determinada. As infecções foram adquiridas na África ($n = 1.200$), na Ásia ($n = 200$), na América Central e no Caribe ($n = 68$), na América do Sul ($n = 48$) ou em outras partes, ou a localização da aquisição não foi identificada.

Devido à expansão das viagens internacionais e da maior presença militar no exterior, os estudantes e técnicos que trabalham em laboratórios de diagnóstico devem ter uma alta competência no reconhecimento dos agentes etiológicos de todas as doenças parasitárias. Os acordos comerciais entre países, alguns dos quais reconhecidos como endêmicos para doenças parasitárias, também abrem as fronteiras para a entrada de alimentos, em particular alimentos potencialmente contaminados com parasitas animais. As pessoas que viajam dos EUA para outros países também precisam lembrar que existe uma variedade de doenças parasitárias endêmicas na maioria dos países com recursos limitados, de modo que é preciso tomar as devidas precauções para evitar adquirir infecções. Infelizmente, o número preciso de doenças parasitárias e a prevalência de parasitas específicos não são facilmente disponíveis em muitos países, devido à falta de um sistema obrigatório para a notificação de determinadas doenças. Com frequência, as doenças parasitárias passam despercebidas ou são diagnosticadas de modo incorreto, visto que os sintomas são frequentemente inespecíficos e apresentam semelhanças com outras doenças.

A ocorrência frequente de certas infecções parasitárias em pacientes imunocomprometidos suscitou um renovado interesse pela parasitologia laboratorial entre profissionais de laboratório em áreas não endêmicas. Embora esse interesse tenha começado com a introdução do HIV, o número crescente de receptores de transplante e de indivíduos que recebem terapia imunomoduladora para uma variedade de doenças contribui de modo significativo para a coorte de pacientes imunocomprometidos em comunidades dos EUA.[253] Por exemplo, as espécies de *Cryptosporidium* eram raramente isoladas de seres humanos antes de 1983; todavia, em 1984, essas espécies responderam por 13,8% de todos os protozoários patogênicos. Em um levantamento realizado no New York Columbia-Presbyterian Medical Center de 41.958 amostras de fezes enviadas para exame durante o período de 1971 a 1984, *Strongyloides stercoralis* aproximou-se da incidência de *Trichuris trichiura* como o nematoide identificado com mais frequência. Harms e Feldmeier[111] postularam que o HIV e as infecções parasitárias podem interagir, afetando-se mutuamente. Por exemplo, sabe-se que indivíduos com outras doenças sexualmente transmitidas, como a tricomoníase, correm risco aumentado de contrair o HIV, provavelmente devido a alterações nas mucosas.[170]

Risco e prevenção das infecções parasitárias

Warren e Mahmoud[257] procederam a uma revisão dos fatores de risco para a aquisição de infecções parasitárias durante viagens a áreas infestadas do mundo e das medidas profiláticas implementadas. As pessoas com menor risco incluem os homens de negócios que se hospedam em hotéis de primeira classe em grandes cidades por um curto período de tempo. No extremo oposto do espectro, encontram-se os voluntários e missionários que vivem em tendas ou habitações nativas em áreas rurais.

As doenças parasitárias são adquiridas, em sua maioria, pela ingestão de água ou alimentos contaminados ou pela picada de um artrópode vetor.[264] A ingestão de água não tratada ou a escovação dos dentes com água contaminada podem ser particularmente perigosas. Como a maioria dos parasitas intestinais resiste ao congelamento, a água gelada contaminada é igualmente perigosa. Este é um fator frequentemente esquecido pelas pessoas que viajam. Acreditam que estão seguras quando bebem refrigerantes, porém esquecem que o gelo é feito com água local possivelmente contaminada. A água de torneira quente é relativamente segura, visto que as formas infectantes da maioria dos parasitas intestinais são sensíveis ao calor; entretanto, a água de torneira pode não ultrapassar consistentemente a temperatura crítica de 43°C; por conseguinte, essa segurança não pode ser garantida. Além disso, é preciso evitar a ingestão de leite fresco não pasteurizado em áreas endêmicas por uma variedade de motivos. O leite pasteurizado engarrafado e as bebidas gaseificadas são habitualmente seguros.

O consumo de carne inadequadamente cozida ou de peixe cru/defumado pode resultar em infecção por trematódeos, cestoides, nematoides como *Trichinella spiralis* e protozoários como *Toxoplasma gondii*. Os vegetais crus são relativamente seguros se forem descascados antes de sua ingestão; entretanto, é particularmente difícil eliminar os ovos e cistos de parasitas infectantes encontrados na alface e em outras verduras.

Nas regiões tropicais, é preciso tomar precauções para evitar picadas de insetos. Recomenda-se particularmente o uso de mosquiteiros, bombas para percevejos, repelentes de insetos e roupas protetoras com mangas compridas. Os CDC e outros especialistas recomendam que os repelentes para insetos devem conter ≥ 20% de DEET (i. e., *N, N*-dietil-*m*-toluamida ou *N,N*-dietil-3-metil-benzamida), que está presente em muitos produtos disponíveis no comércio. As pessoas que viajam para fora dos EUA, particularmente para países com recursos limitados de clima tropical ou subtropical, devem consultar o CDC Yellow Book, que está disponível *online* (p. ex., http://wwwnc.cdc.gov/travel/page/yellowbook-home-2014), para programas de imunização apropriada e outros avisos para pessoas que viajam.

As pessoas que viajam para regiões tropicais também devem ser alertadas para evitar nadar em estuários de água doce naturais. As cercárias infectantes de espécies *Schistosoma* são encontradas em quantidades abundantes em muitos rios, lagos e canais de água doce e podem facilmente penetrar através da pele intacta de uma pessoa inadvertida. A concentração de cloro utilizada em piscinas pode não ser suficiente para tornar a água segura. As cercárias de esquistossomas que infestam o ser humano não são encontradas na água do mar; entretanto, pode ocorrer prurido do nadador após andar em água salobra, após penetração da pele por cercárias de espécies de infectam animais.

Os médicos devem empenhar-se na obtenção de uma história de viagem recente para regiões onde há doenças parasitárias endêmicas e interrogar cuidadosamente os pacientes sobre as condições nas quais viveram. As suspeitas médicas de doença parasitária devem ser notificadas ao laboratório, de modo que possam ser coletadas amostras adequadas, e que sejam efetuados procedimentos corretos para a recuperação ótima do parasita. Devem-se efetuar exames sorológicos para rastreamento de infecções subclínicas por *S. stercoralis* antes de iniciar o tratamento com agentes imunossupressores; pode-se considerar também um exame de fezes, embora seja menos sensível.

Manifestações clínicas das doenças parasitárias

O sintoma mais comum de infecção parasitária intestinal consiste em diarreia, que pode ser aquosa, sanguinolenta e/ou purulenta. A dor abdominal em cólica pode constituir uma característica proeminente em doenças nas quais a mucosa ou a parede do intestino são invadidas pelo parasita, como nas infecções por ancilóstomos, esquistossomas ou trematódeos intestinais. As infecções maciças por *Ascaris lumbricoides* podem resultar em obstrução do intestino delgado. Os pacientes com cestoides podem ser assintomáticos, exceto pela perda de peso, apesar do aumento do apetite e da ingestão de alimentos. Em pacientes com giardíase, pode-se observar a ocorrência de distensão abdominal, eructação e esteatorreia.[238,272]

A eosinofilia no sangue periférico (15 a 50% ou mais) constitui um dos marcadores mais importantes de infestação parasitária. A eosinofilia também pode ser observada em várias secreções corporais, como escarro, fezes diarreicas, exsudatos supurativos ou líquidos de pseudocistos ou de várias cavidades corporais. Todavia, a ausência de eosinófilos no sangue ou em líquidos corporais não descarta a possibilidade de doença parasitária, visto que a eosinofilia não é uma manifestação comum em algumas doenças, e a carga de parasitas pode ser mínima. As infecções por helmintos provocam comumente uma resposta inflamatória eosinofílica, o que não ocorre com a maioria das infecções por protozoários. Entretanto, *Cystoisospora* pode constituir uma exceção a essa regra. A presença de infecção parasitária também pode ser sugerida pela ocorrência de exantema cutâneo urticariforme generalizado, que se acredita seja uma reação de hipersensibilidade secundária a produtos metabólicos ou líticos dos microrganismos mortos que são absorvidos na circulação. Apesar de não ser específica, a elevação dos níveis séricos de imunoglobulinas, particularmente da IgE, pode ajudar a confirmar a presença de doença parasitária, particularmente quando associada a eosinofilia.

A hepatoesplenomegalia constitui uma manifestação comum da leishmaniose (calazar) e da infecção por trematódeos hepáticos.[179] A hipertensão porta, em particular, pode ser causada por *Schistosoma mansoni* e *S. japonicum*, sendo a icterícia um sinal de apresentação comum. Podem-se observar lesões císticas expansivas no fígado, no cérebro e em outros órgãos na amebíase, na equinococose e na cisticercose (i. e., infecção pelo estágio larvar de *Taenia solium*).

A ocorrência de dor suprapúbica, micção frequente e hematúria é altamente sugestiva de infecção por *Schistosoma haematobium*. A presença de *Salmonella* sorogrupo Typhi na urina é uma evidência de infecção por *S. haematobium*, visto que se acredita que essa bactéria coloniza os ovos do parasita que estão incluídos na parede da bexiga e atuam como nicho. O paciente pode apresentar pneumonite transitória (i. e., pneumonia de Loeffler) durante as fases de migração das larvas nas infecções por *Ascaris*, ancilóstomo ou *Strongyloides*. Pode-se suspeitar dessa condição quando se verifica a presença de grandes números de eosinófilos no escarro. Quando ocorrem tosse mais intensa, dor torácica e hemoptise com a formação de cistos parabrônquicos, deve-se suspeitar de infecção pelo trematódeo pulmonar (i. e., paragonimíase). A ocorrência de febre baixa, perda de peso, edema facial e dor musculoesquelética indica uma possível infecção por *Trichinella spiralis*. Pode ocorrer prurido focal da pele nos locais de penetração de larvas de ancilóstomos ou de cercárias de espécies de *Schistosoma*.

Os sintomas constitucionais generalizados são mais comuns após infecções por parasitas do sangue. As manifestações comuns da malária, da leishmaniose e da tripanossomíase consistem em febre, calafrios, sudorese noturna, cansaço, mialgias e perda de peso. Nessas doenças, são também observados graus variáveis de hepatoesplenomegalia e linfadenopatia. Em uma variedade de doenças parasitárias, podem-se observar sinais e sintomas neurológicos secundários a encefalite, meningite ou neuropatias localizadas. O comprometimento do sistema nervoso central (SNC) é comumente difuso na tripanossomíase africana (i. e., doença do sono) e na malária por *falciparum*, enquanto abscessos expansivos ou cistos são mais comumente observados nas infecções por *Entamoeba histolytica*, *T. solium* (cisticercose) e *Echinococcus granulosus*. As infecções primárias por *Toxoplasma gondii* manifestam-se com linfadenopatia e sintomas constitucionais que se assemelham aos da mononucleose aguda, enquanto a reativação da doença no SNC do paciente imunocomprometido manifesta-se, ao exame radiológico, na forma de "lesão com realce em anel" e, com frequência, clinicamente como encefalite/meningoencefalite.[144] A miopatia cardíaca representa uma das complicações mais graves da tripanossomíase sul-americana (*Trypanosoma cruzi*), da toxoplasmose e de várias infecções por larvas migratórias.[165] O edema maciço das pernas, dos braços e do escroto (elefantíase) constitui um sintoma comum da filaríase, visto que os vermes adultos bloqueiam os vasos linfáticos, resultando em inflamação crônica extensa e fibrose. Podem-se observar nódulos subcutâneos localizados ou áreas inflamatórias serpiginosas na pele em doenças como a oncocercíase, a dracunculíase ou a larva *migrans* cutânea, representando as formas migratórias larvares de ancilostomídeos de cães e outros animais.

Tan publicou uma revisão sucinta dos aspectos clínicos e laboratoriais de várias doenças parasitárias comuns e raras.[243]

Coleta, transporte e processamento das amostras

É preciso coletar amostras apropriadas do paciente, que devem ser transportadas ao laboratório em condições suficientes de conservação para possibilitar a detecção e a identificação de quaisquer parasitas ou seus ovos. O diagnóstico das infecções parasitárias baseia-se, em grande parte, no exame macroscópico ou microscópico de fezes, urina, sangue, escarro e tecidos. A implementação de técnicas confiáveis de processamento laboratorial constitui uma etapa essencial. Neste texto, só é possível rever alguns dos procedimentos laboratoriais utilizados com mais frequência, capazes de ajudar no isolamento e na identificação de formas parasitárias em amostras clínicas. Para uma visão geral sucinta, atual e prática desses procedimentos, o leitor pode consultar a seção Procedimentos Diagnósticos encontrada na atual edição do texto clássico de Garcia.[87]

Amostras de fezes

As amostras de fezes devem ser coletadas em um recipiente limpo, de boca larga com tampa hermética. As amostras que são misturadas com água (*i. e.*, contaminação a partir do vaso sanitário ou do urinol) ou com urina não são apropriadas, visto que os trofozoítos podem perder a sua motilidade ou podem sofrer lise. Os medicamentos que contêm óleo mineral, bismuto, antibióticos, antimaláricos ou outras substâncias químicas podem comprometer a detecção dos protozoários intestinais. Por conseguinte, o exame de amostras deve ser adiado por uma ou mais semanas após a realização de procedimentos para diagnóstico (enema baritado) ou interrupção do tratamento. Os pacientes que receberam enema baritado podem não excretar organismos nas fezes durante um período de pelo menos 1 semana após o enema.

O recipiente deve ser imediatamente fechado de modo hermético após a coleta da amostra, de modo a manter uma unidade adequada. Cada recipiente contendo uma amostra deve ser corretamente rotulado, conforme descrito no Capítulo 1.

Na obtenção de amostras de fezes para o exame de parasitas, deve-se evitar catárticos com base de óleo, visto que os óleos retardam a motilidade dos trofozoítos e alteram a morfologia de outras formas. As amostras também devem ser coletadas antes da administração de certos fármacos e compostos passíveis de comprometer o exame, ou a coleta deve ser adiada até que os efeitos desses agentes tenham desaparecido. Essas substâncias incluem antiácidos, caulim, óleo mineral e outros materiais oleosos, preparações antidiarreicas não absorvíveis, bário ou bismuto (são necessários 7 a 10 dias para a eliminação dos efeitos), agentes antimicrobianos (são necessárias 2 a 3 semanas para a sua eliminação) e corantes empregados para a visualização da vesícula biliar (são necessárias 3 semanas para a sua eliminação).

Em geral, a coleta de três amostras de fezes é suficiente para estabelecer o diagnóstico de doenças parasitárias intestinais – duas obtidas em dias sucessivos durante a evacuação normal, e uma terceira após a ingestão de purgativo de fosfossoda de Fleet® (fosfato monossódico di-hidratado/fosfato dissódico dodeca-hidratado) ou sulfato de magnésio. Não se deve aceitar mais de uma amostra de fezes por dia. Alguns defendem que só é necessária uma única amostra para estabelecer o diagnóstico da maioria das infecções parasitárias intestinais, a não ser que haja suspeita clínica muito alta de infecção parasitária. Essa abordagem depende da experiência do microscopista e da carga de parasitas na amostra, ou pode ser implementada quando o paciente se torna assintomático entre as coletas de amostras.[87] Hiatt et al.[121] constataram que, com exames adicionais, o rendimento para a detecção de *Entamoeba histolytica* aumentou em 22,7%, para *Giardia duodenalis*, em 11,3%, e para *Dientamoeba fragilis*, em 31,1%. Por outro lado, Morris et al. avaliaram os resultados de 2.015 exames de fezes para determinar o rendimento das amostras obtidas de pacientes internados por > 3 dias.[178] Concluíram que as infecções parasitárias são pouco prováveis nessa população de pacientes. Outros corroboram esse achado, porém existem exceções nos indivíduos idosos e em pacientes com condição de imunocomprometimento. As amostras obtidas após tratamento devem ser examinadas dentro de 3 a 4 semanas após o término da terapia em pacientes com infecções por protozoários e dentro de 5 a 6 semanas após a terapia para infecções causadas por *Taenia*.

Se for solicitado um ensaio baseado na reação da cadeia da polimerase (PCR; do inglês, *polymerase chain reaction*) em uma amostra de fezes, deve-se seguir a implementação do protocolo de transporte da amostra recomendado pelo fabricante. As seguintes sugestões valem para testes desenvolvidos em laboratório:

- Coletar a amostra na ausência de conservantes típicos usados para exame microscópico das fezes (p. ex., formol e álcool polivinílico [PVA])
- Conservar e enviar a amostra refrigerada (4°C) ou congelada (transportada com gelo seco)
- Como alternativa, misturar as amostras de fezes em dicromato de potássio (diluição 1:1 com 5% p/v) ou em etanol absoluto (diluição 1:1) e enviar a amostra refrigerada.

Foram publicados detalhes do procedimento de extração e das etapas a seguir na amplificação do DNA.[113]

Conservação das amostras clínicas de fezes. Em muitos casos, as amostras de fezes para pesquisa de ovos e parasitas são coletadas na residência do paciente, no consultório médico ou em uma clínica, a certa distância do laboratório onde o exame será realizado. Como os trofozoítos sofrem rápida desintegração após evacuação e não formam cistos, as amostras de fezes líquidas devem ser examinadas dentro de 30 minutos após a sua coleta (e não 30 minutos após a chegada da amostra ao laboratório), enquanto as fezes semiformadas devem ser examinadas dentro de 60 minutos, de modo a detectar os trofozoítos móveis, particularmente nos casos de suspeita de infecção por *E. histolytica*. As fezes formadas, nas quais não se espera a presença de trofozoítos, podem ser examinadas dentro de até 24 horas após a evacuação à procura de ovos de helmintos. As amostras de fezes nunca devem ser congeladas e descongeladas ou colocadas em estufa, visto que as formas parasitárias podem sofrer rápida deterioração.

Existem vários conservantes para fixação permanente de amostras de fezes que são guardadas para propósito de ensinamentos futuros ou que precisam ser enviadas a laboratórios de referência para análise. O Boxe 22.3 fornece a formulação e preparação de vários conservantes utilizados atualmente. As vantagens e desvantagens estão resumidas adiante.

Formol e álcool polivinílico. As amostras de fezes colocadas em dois frascos, um contendo formol e o outro PVA, têm sido o método padrão empregado para a conservação das amostras de fezes com a finalidade de exame morfológico dos ovos, das larvas e dos parasitas protozoários. Ambos continuam sendo excelentes conservantes; entretanto, conforme assinalado adiante, existem alternativas aceitáveis. Conforme comentado em edições anteriores deste livro, os ovos de *Trichuris trichiura* e os cistos de *Giardia* não se concentram tão bem em PVA como em material fixado com formol; de modo semelhante, a morfologia das formas larvárias de *Strongyloides stercoralis* é precária em amostras de fezes fixadas com PVA, e os oocistos de *Cystoisospora* (*Isospora*) *belli* podem não ser detectados.

Fixadores alternativos. A preocupação quanto à toxicidade do formol e a dificuldade de descartar conservantes contendo cloreto mercúrico levou vários fornecedores comerciais a oferecer alternativas para o padrão-ouro, o reagente de PVA de baixa viscosidade (LV-PVA). Em um estudo de 68 amostras de fezes frescas, contendo, em seu conjunto, 31 formas parasitárias, Jensen et al.[135] concluíram que o Proto-Fix® (Alpha-Tec Systems, Vancouver, WA) e o EcoFix® (Meridian Diagnostics, Cincinnati, OH) constituíram substitutos ambientalmente seguros do PVA, resultando em menor deformação dos parasitas. Em um estudo de 20 amostras de fezes positivas contendo um ou mais parasitas com estágios de ovos, larvas e cistos, Pietrzak-Johnston et al.[203] também concluíram que o EcoFix® é comparável ao LV-PVA tradicional para a visualização de protozoários em esfregaços de coloração permanente; esses achados confirmaram os dados anteriores fornecidos por Garcia e Shimizu.[85] Em cada um desses estudos, as formas parasitárias apresentaram detalhes nucleares bem-definidos, com maior facilidade de identificar certos parasitas nas amostras conservadas em EcoFix® do que nas amostras tradicionais fixadas com PVA.

Quando adequadamente corados por técnicas padrões, os microrganismos apresentam citoplasma azul-esverdeado a púrpura e cromatina vermelha a púrpura-vermelha contra um fundo de coloração verde. Os ovos e as larvas de helmintos possuem aspecto vermelho ou púrpura.

Mais recentemente, foram comercializados vários conservantes de um frasco. Esses conservantes apresentam várias vantagens e relativamente poucas limitações. Tanto o esfregaço permanente quanto o concentrado podem ser efetuados a partir de um único frasco. Esses conservantes não contêm cloreto mercúrico, de modo que o descarte é mais simples e menos dispendioso. Felizmente, os imunoensaios para fezes são, em sua maioria, compatíveis com esses conservantes. Em alguns casos, podem ser ligeiramente mais dispendiosos do que os conservantes tradicionais. Existem algumas diferenças de cor, em comparação com a coloração das amostras de fezes com corantes tradicionais, porém é possível aprender essas diferenças. De modo global, constituem uma opção aceitável e ecológica para os conservantes tradicionais de formol/PVA. Dispõe-se no comércio de vários dispositivos de concentração fecal, incluindo o tubo FPC JUMBO® e os sistemas conectores FPC HYBRID® (Evergreen Scientific, Los Angeles, CA), o sistema de concentração PARA-SED® (Medical Chemical, Torrance, CA) e o sistema de concentração MACROCON® (Meridian Diagnostics, Cincinnati, OH), além de uma base de trabalho de contagem automática para análise microscópica de concentrados fecais (DiaSys, Waterbury, CT), conforme apresentado por Garcia.[84] Pode-se recomendar cada um desses produtos de uso corrente nos laboratórios clínicos.

Exame visual. As amostras de fezes recentemente evacuadas e enviadas para detecção de parasitas devem ser examinadas visualmente à procura de bário, óleos ou outros materiais que podem tornar inaceitável o processamento posterior. As manchas de sangue ou de mucina devem ser especificamente selecionadas para exame microscópico, visto que podem provir diretamente de úlceras ou abscessos purulentos, onde a concentração de amebas ou outros parasitas (p. ex., *Balantidium*) pode ser mais elevada. O exame visual também pode ser utilizado para determinar os procedimentos adequados a serem realizados. É improvável que as fezes formadas contenham trofozoítos; por conseguinte, as preparações a fresco são habitualmente desnecessárias, e somente concentrados precisam ser preparados. Os ovos e as larvas de helmintos e os cistos de protozoários podem ser observados no sedimento de concentrados. As preparações diretas devem limitar-se a amostras de fezes líquidas e semiformadas, e devem-se preparar esfregaços corados para melhor demonstração da estrutura interna de qualquer forma parasitária observada. Essas abordagens são descritas de modo mais detalhado nas seções adiante.

Processamento de amostras de fezes frescas para pesquisa de ovos e parasitas. Se houver necessidade de examinar amostras de fezes frescas, o que é raro, devem-se examinar amostras de fezes líquidas dentro de 30 minutos após a sua evacuação (e não dentro de 30 minutos após a sua chegada ao laboratório), de modo a maximizar a probabilidade de identificar trofozoítos móveis. As amostras de fezes de consistência pastosa, que podem conter trofozoítos e/ou cistos, devem ser examinadas dentro de 1 hora após a evacuação. Nos casos em que houver demora no exame (p. ex., em consequência do transporte prolongado das amostras), a amostra deve ser conservada conforme discutido

Boxe 22.3

Fixadores comuns para amostras de fezes | Formulações e preparação

Solução salina-formol a 10%
Em um recipiente apropriado com tampa hermeticamente fechada, adicionar 100 mℓ de formaldeído em 900 mℓ de cloreto de sódio a 0,85%.

Vantagens
- É prontamente disponível, fácil de preparar e serve como fixador para todos os propósitos
- O reagente preparado tem um longo prazo de validade
- A morfologia dos ovos de helmintos, larvas, cistos de protozoários e coccídeos é preservada
- As amostras conservadas em formol são apropriadas para procedimentos de concentração, microscopia de epifluorescência e uso de corantes álcool-acidorresistentes, safranina e cromotrópicos e são compatíveis com *kits* de imunoensaio.

Desvantagens
- As amostras conservadas em formol não são apropriadas para a preparação de esfregaços corados pelo tricromo
- A preservação é inadequada para manter a morfologia dos trofozoítos de protozoários
- Os níveis de formol precisam ser monitorados de acordo com os regulamentos vigentes, embora sejam habitualmente muito baixos e dentro dos níveis seguros estabelecidos.
  Alguns parasitologistas preferem uma fórmula contendo formol a 5%, que é considerada menos lesiva para os protozoários e que emite menos vapores de formol no ambiente laboratorial.

LV-PVA
Formulação
  PVA, 10,0 g
  Álcool etílico a 95%, 62,5 mℓ
  Cloreto mercúrico, aquoso saturado 125,0 mℓ
  Glicerina, 3,0 mℓ

Preparação
Os ingredientes líquidos são misturados em um béquer de 500 mℓ, e adiciona-se o pó de PVA sem misturar. Cobrir o béquer com papel ou papel-alumínio e deixar o PVA embeber durante a noite. Aquecer lentamente a mistura a 75°C e girar suavemente durante cerca de 30 s até obter uma suspensão ligeiramente leitosa.

Vantagens
- A morfologia dos trofozoítos e cistos de protozoários é bem-preservada
- Os esfregaços permanentes corados pelo tricrômio são facilmente preparados
- As formas dos parasitas são bem-conservadas e aderem à lâmina
- As amostras conservadas permanecem estáveis durante vários anos.

Desvantagens
- A morfologia dos ovos e das larvas de helmintos, dos coccídeos e dos microsporídios é inadequadamente conservada
- O cloreto mercúrico é o principal ingrediente, o que torna difícil e dispendiosa a eliminação do fixador
- É difícil preparar o reagente no laboratório
- Não pode ser utilizado para procedimentos de concentração ou *kits* de imunoensaio
- Inadequado para corantes álcool-acidorresistentes, de safranina e cromotróficos.

MIF
Formulação
As duas soluções precisam ser preparadas e conservadas separadamente e só misturadas imediatamente antes de seu uso.
Solução I
  Tintura de mertiolato, 1:1.000, 40 mℓ
  Formaldeído, 10% aquoso (USP), 5 mℓ
  Glicerol, 1 mℓ
  Água destilada, 50 mℓ
Solução II
  Cristais de iodeto de potássio (KI), 10 g
  Cristais de iodo (adicionar após dissolução do KI), 5 g de água destilada, 100 mℓ

Preparação
O prazo de validade de cada solução é de muitos meses quando conservada em temperatura ambiente, em frasco escuro. Em um pequeno frasco, misturar 9,4 mℓ da solução I com 0,6 mℓ da solução II, imediatamente antes do uso. Adicionar o equivalente de aproximadamente 1/4 de colher de chá de fezes frescas e misturar por completo com bastão aplicador. Deixar a suspensão sedimentar durante 24 h; em seguida, com uma pipeta, retirar uma pequena porção da camada média de cor laranja-pálido e a camada inferior de coloração mais intensa para a preparação de esfregaços.

Vantagens
- Os componentes do reagente fixam e coram as formas parasitárias
- A preparação é fácil, e o prazo de validade é longo
- Apropriado para procedimentos de concentração.

(continua)

Desvantagens
- À semelhança do conservante de formol, não é apropriado para a preparação de esfregaços permanentes corados pelo tricrômio
- A morfologia dos trofozoítos dos protozoários é inadequadamente conservada
- O iodo pode interferir em outros corantes e fluorescência e pode causar deformação dos protozoários.

Sódio (SAF)
Formulação
   Formaldeído (solução a 37% a 40%), 0,6 mℓ
   Ácido acético glacial, 0,3 mℓ
   Acetato de sódio, 225,0 mg
   Água destilada, 13,88 mℓ

Preparação
Dissolver o acetato de sódio na água destilada, adicionar lentamente as soluções de ácido acético glacial e formol, misturar e armazenar. O prazo de validade é de vários meses.

Vantagens
- Fácil de preparar, e o reagente possui prazo de validade longo
- Apropriado para corantes álcool-acidorresistentes, de safranina e cromotróficos
- Não interferem nos ensaios de *kits* de imunoensaio
- Desprovido do cloreto mercúrico químico tóxico.

Desvantagens
- Deve-se utilizar albumina-glicerina ou aditivo semelhante para a aderência da amostra às lâminas
- Os corantes permanentes são inferiores aos obtidos com o fixador PVA ou de Schaudinn.

Fixador de Schaudinn
Formulação
   Cloreto mercúrico, solução aquosa saturada ($HgCl_2$), 110 g
   Água destilada, 1.000 mℓ

Preparação
Em um béquer em banho-maria colocado em uma capela, ferver o cloreto mercúrico até dissolver e deixar em repouso durante várias horas até a formação de cristais.
Fixador de Schaudinn (estoque)
   Cloreto mercúrico, solução aquosa saturada, 600 mℓ
   Álcool etílico a 95%, 300 mℓ
      Adicionar 5 mℓ de ácido acético glacial por 100 mℓ da solução estoque imediatamente antes do uso.

Vantagens
- Os trofozoítos e cistos de protozoários são bem conservados
- Os esfregaços corados permanentes são facilmente preparados.

Desvantagens
- O cloreto mercúrico é o principal ingrediente, tornando difícil e dispendiosa a eliminação do fixador
- A morfologia dos ovos e das larvas dos helmintos, dos coccídeos e dos microsporídios é inadequadamente conservada
- Deve-se utilizar albumina-glicerina ou um aditivo semelhante para a aderência da amostra às lâminas
- Menos apropriado do que outros conservantes para procedimentos de concentração.

PVA modificado (cobre ou zinco)
Vantagens
- Apropriado para a preparação de esfregaços permanentes corados pelo tricrômio
- Não utiliza cloreto mercúrico.

Desvantagens
- Coloração inconsistente
- A morfologia dos microrganismos é precária, particularmente com a modificação de cobre.

Fixadores em frasco único (inclui EcoFix, Unifix, Protofix, STF e Parasafe)
Vantagens
- Tanto o esfregaço concentrado quanto o permanente podem ser preparados a partir de um único frasco
- Não utiliza cloreto mercúrico
- Muitos imunoensaios podem ser realizados com esse fixador.

Desvantagens
- Existem algumas limitações quanto aos corantes que podem ser usados com determinados fixadores
- Podem ser mais dispendiosos
- Algumas diferenças de coloração e possíveis inconsistências de coloração.

anteriormente, de modo a evitar a possível desintegração dos trofozoítos. As amostras de fezes formadas devem ser conservadas de modo semelhante ou podem ser mantidas por até 1 dia com refrigeração; elas não irão conter protozoários, mas podem conter ovos de helmintos. Devem-se efetuar três tipos de preparações para amostras de fezes líquidas e pastosas enviadas para exame parasitológico: (1) preparação direta a fresco, (2) concentrados e (3) esfregaços corados permanentes. Apenas os concentrados e os esfregaços corados permanentes precisam ser preparados com amostras de fezes recebidas em conservante.

As preparações diretas com solução salina são valiosas para a detecção de trofozoítos móveis. Os ovos e as larvas de helmintos e cistos de protozoários também podem ser observados em preparações diretas com solução salina; a adição de uma gota de iodo pode ajudar na visualização dessas formas. Para as amostras fecais aquosas ou líquidas, a centrifugação da amostra pode ser suficiente, visto que os trofozoítos não se concentram adequadamente em amostras de fezes líquidas, e os cistos que podem estar presentes serão observados no sedimento. O exame direto pode ser omitido no processamento de fezes de consistência pastosa, visto que qualquer forma parasitária presente ainda será detectada na preparação concentrada.

A identificação final dos parasitas não deve ser efetuada apenas a partir do exame de preparações diretas; com efeito, esfregaços corados permanentes devem ser preparados e examinados para confirmar os aspectos morfológicos característicos. Devem-se efetuar colorações permanentes de qualquer espécime quando houver previsão de uma demora no transporte (ver adiante).

Preparação de exames diretos a fresco. O procedimento para preparação a fresco é útil para a identificação de trofozoítos, cistos e oocistos de protozoários e ovos e larvas de helmintos. A preparação com solução salina é efetuada por meio de emulsificação de uma pequena quantidade de amostra de fezes com uma gota de solução fisiológica sobre uma lâmina de microscópio, cobrindo-se então a mistura com uma lamínula. O ideal é efetuar duas preparações na mesma lâmina, utilizando iodo na segunda. As preparações devem ser espessas o suficiente para que se possa ainda ler um jornal através da lâmina. Se a preparação for demasiado espessa, particularmente quando se utiliza iodo, as formas parasitárias frequentemente coram-se de modo precário, podendo ser difícil diferenciá-las dos detritos de fundo. Por outro lado, se o esfregaço for excessivamente fino, as formas parasitárias presentes em baixo número podem ser demasiado diluídas e omitidas durante um exame microscópico de rotina. As preparações com solução salina também podem ser efetuadas para observar a motilidade dos trofozoítos. Os cistos de protozoários também parecem mais refringentes nas preparações com solução salina do que naquelas que utilizam iodo. Com frequência, as estruturas internas dos trofozoítos ou dos cistos de protozoários são pouco delineadas em preparações com solução salina, dificultando a identificação definitiva. É preciso preparar sempre esfregaços com coloração permanente, particularmente se houver suspeita de *Giardia*.

Os oocistos de espécies de *Cyclospora* podem ser observados ao exame microscópico de preparações a fresco utilizando a microscopia de fluorescência UV, quando aparecem com coloração intensamente azul (filtro de excitação UV regulado em 330 a 365 nm). O uso da microscopia de campo luminoso e de fluorescência proporciona uma abordagem eficiente e confiável para esse diagnóstico. Além disso, devem-se preparar esfregaços adicionais em caso de a identificação do parasita não ser efetuada a partir das preparações originais.

Utiliza-se iodo como corante para destacar as estruturas internas dos parasitas intestinais. Devem-se utilizar soluções de iodo a 1% (p. ex., iodo de D'Antoni, preparado pela adição de 1,0 g de iodeto de potássio e 1,5 g de cristais de iodo em pó a 100 mℓ de água destilada). A solução de iodo de Lugol, que é utilizada para coloração pelo método de Gram, em concentração total é demasiado forte para a coloração dos protozoários, mas pode ser usada se uma solução recentemente preparada for diluída a 1:5 com água destilada. Entretanto, o exame de preparações com iodo apenas pode não ser satisfatório, visto que os trofozoítos perderam a sua motilidade. Podem-se efetuar preparações com solução salina e com iodo em uma única lâmina de microscópio, facilitando a comparação de quaisquer formas suspeitas.

Quando desejado, pode-se vedar a lamínula. Pode-se aplicar uma preparação de vaselina e parafina derretidas, em uma proporção de 1:1 nas bordas da lamínula, utilizando a ponta de um *swab* com algodão. A parafina e a vaselina devem ser aquecidas a cerca de 70°C de modo que ambas sejam misturadas imediatamente antes do uso. A vedação é feita colocando-se, em primeiro lugar, uma gota da mistura quente nos quatro cantos para segurar a lamínula. Em seguida, uma fina camada da mistura é espalhada ao longo das bordas. A lamínula selada mantém os organismos imóveis quando se utilizam objetivas de imersão em óleo e impede-se que a preparação seque. Podem-se utilizar outras preparações apropriadas para vedação, quando desejado (p. ex., esmalte transparente para unhas).

Toda a área da lâmina deve ser sistematicamente examinada com um movimento para trás e para frente superposto, utilizando uma objetiva de 10×. Se for observada uma forma suspeita, pode ser necessário utilizar um aumento maior para analisar os detalhes internos.

Métodos de concentração das fezes. Com frequência, os ovos, os cistos e os trofozoítos estão presentes nas fezes em quantidade tão escassa que é difícil detectá-los em preparações ou esfregaços diretos; por conseguinte, devem-se efetuar sempre procedimentos de concentração. Os dois métodos mais comumente utilizados são (1) a flutuação e (2) a sedimentação. Ambos têm por objetivo separar os protozoários intestinais e ovos de helmintos dos detritos fecais em excesso. Os detalhes desses procedimentos são encontrados no Quadro 22.1 *online*.

▶ Técnicas de flutuação. As técnicas de flutuação são usadas com menos frequência nos laboratórios clínicos do que o procedimento de sedimento. O método de flutuação utiliza soluções que apresentam maior densidade do que os microrganismos, de modo que certas formas parasitárias sobem à superfície, enquanto os detritos fecais sedimentam-se no fundo. Com mais frequência, utiliza-se o sulfato de zinco com densidade de 1,18. Por outro lado, a densidade dos protozoários e de muitos ovos de helmintos é mais baixa. Por exemplo, a densidade de um ovo de ancilostomídeo é de 1,055, a de um ovo de *Ascaris* é de 1,110, a de um ovo de *Trichiura*, de 1,150 e a dos cistos de *Giardia*, de 1,060.

A principal vantagem da técnica de flutuação é que ela produz um material mais limpo, em que as formas parasitárias são fáceis de identificar. A principal desvantagem é a de que as paredes dos ovos e dos cistos frequentemente sofrem colapso, dificultando, assim, a sua identificação; além disso, alguns ovos de parasitas não flutuam. Os ovos operculados de trematódeos e de cestoides também podem não ser detectados, visto que a alta concentração da suspensão de sulfato de zinco provoca a abertura do opérculo e o enchimento do ovo com líquido, que sedimenta no fundo do tubo. Por esse motivo, tanto o filtrado a superfície quanto o sedimento do fundo devem ser examinados ao microscópio.

Bartlett et al.[13] descreveram uma técnica de flutuação modificada com sulfato de zinco, que pode ser adaptada para uso com amostras que foram fixadas com formol. A fixação com formol não apenas impede a abertura dos ovos operculados, de modo que podem ser detectados no procedimento de flutuação, como também impede a deformação da morfologia causada por soluções de sal de alta densidade.

▶ Técnicas de sedimentação. São utilizadas soluções com densidade mais baixa que a dos parasitas, concentrando, assim, os ovos, os cistos e outras formas no sedimento. As técnicas de sedimentação são recomendadas para laboratórios de diagnóstico gerais, visto que são de execução mais fácil e estão menos sujeitas a erros técnicos.

A concentração de parasitas intestinais por técnicas de sedimentação ou centrifugação leva ao isolamento eficiente dos protozoários, ovos e larvas, embora a sua detecção possa ser difícil em preparações microscópicas e em esfregaços corados, devido à quantidade comparativamente grande de detritos de fundo. O dietil éter foi substituído pelo acetato de etila no procedimento de concentração de formol utilizado na maioria dos laboratórios. Young et al.[284] demonstraram que o acetato de etila é menos inflamável e menos perigoso do que o dietil éter, além de não comprometer a capacidade de concentração dos cistos e dos ovos. É preciso ter cuidado durante as etapas de lavagem no procedimento para a decantação cuidadosa do sobrenadante; caso contrário, pode-se perder um número significativo de formas parasitárias. Neimeister et al.[185] demonstraram que o Hemo-De®, disponível em fornecedores comerciais, constitui um substituto efetivo do acetato de etila. Hemo-De® é um solvente com densidade e solubilidade semelhantes àquelas do acetato de etila; não é inflamável nem tóxico e é biodegradável (classificado como GRAS [geralmente considerado seguro; do inglês, *generally regarded as safe*]) pela US Food and Drug Administration).

Esfregaços com coloração permanente. Embora as preparações a fresco temporárias de material fecal para exame microscópico direto possam facilitar a rápida detecção de parasitas intestinais em amostras de fezes, os protozoários menores podem passar despercebidos. Por conseguinte, Garcia[87] e outros pesquisadores recomendam a preparação de colorações permanentes como parte do exame de toda amostra de fezes enviada para exame parasitológico. A detecção e a identificação de *Entamoeba histolytica*, *Giardia duodenalis*, também conhecida como *G. lamblia* e *G. intestinalis*, e de outras infecções por protozoários podem ser acentuadamente melhoradas por meio de exame de esfregaços permanentes.[231] A morfologia dos cistos e dos trofozoítos é mais bem visualizada nos esfregaços corados. Além disso, podem-se efetuar preparações permanentes a partir de esfregados corados para uso futuro em aulas, bem como para consulta futura por especialistas, quando são observadas formas incomuns.

Em geral, são utilizados dois tipos de corantes permanentes para a visualização de protozoários intestinais em esfregaços de fezes: (1) a coloração com hematoxilina férrica e (2) a coloração tricrômica de Gomori modificada (de Wheatley). A coloração pela hematoxilina férrica é a técnica tradicional usada para a definição mais exata da morfologia dos parasitas intestinais. O procedimento de coloração é um tanto difícil de controlar e deve ser efetuado por uma pessoa experiente, de modo a obter resultados ótimos. Por conseguinte, a coloração tricrômica é amplamente utilizada nos laboratórios de diagnóstico. É de execução fácil, e são obtidos bons resultados com amostras de fezes frescas e conservadas com PVA. O procedimento de coloração tricrômica é revisto de modo detalhado no Quadro 22.2 *online*.

Existem doenças parasitárias causadas por protozoários que não são detectáveis nem facilmente detectados na coloração com hematoxilina férrica ou coloração tricrômica modificada. Incluem a criptosporidiose, que acomete mais comumente pacientes imunocomprometidos, e a ciclosporidiose, que é habitualmente transmitida por alimentos.[267] As infecções por microsporídios, que inicialmente se acreditava fossem parasitas, mas que agora são classificados como fungos, são discutidas no capítulo dedicado à micologia.

Novos casos de diarreia foram descobertos precocemente na epidemia do HIV, e hoje se sabe que esses parasitas infectam uma variedade mais ampla de indivíduos. Destacam-se as espécies de *Cryptosporidium*. *Cystoisospora belli*, anteriormente conhecida como *Isospora belli*, também infecta de modo semelhante populações imunocomprometidas. Por fim, *Cyclospora*, um parasita habitualmente associado à ocorrência de doença transmitida por alimentos, foi descrito e também pode infectar hospedeiros imunocompetentes e imunocomprometidos. Todos esses organismos coram-se bem com a coloração álcool-acidorresistente modificada, em que se utilize ácido sulfúrico a 1% como descorante. Além disso, dispõe-se também de um método com anticorpos fluorescentes para a detecção visual de espécies de *Cryptosporidium*. Em muitos produtos, está disponível em associação a um anticorpo monoclonal dirigido contra cistos de *Giardia duodenalis* (discutida de modo detalhado mais adiante neste capítulo). Deve-se utilizar material fresco ou fixado com formol para a realização das técnicas de coloração álcool-acidorresistente e/ou de anticorpos monoclonais; as amostras conservadas com PVA não podem ser utilizadas.[84]

Exame de amostras intestinais não fecais

Determinados parasitas, como *Giardia duodenalis* e *Strongyloides stercoralis* habitam comumente o duodeno e o jejuno. Podem ser necessárias amostras do conteúdo duodenal para demonstrar a presença desses organismos. Pode-se efetuar uma preparação a fresco com solução salina a partir do material aspirado para exame microscópico. Se forem observados organismos móveis, o exame de uma segunda preparação com iodo pode ser útil para destacar as estruturas internas, possibilitando, assim, uma identificação definitiva. Nesse caso também, efetua-se raramente o exame de aspirados de duodeno ou jejuno frescos. Com mais frequência, uma biopsia de intestino delgado é realizada e avaliada pelo cirurgião patologista.

O conteúdo duodenal era mais comumente examinado no passado pelo teste do barbante.[137] O implemento utilizado é uma cápsula de gelatina pesada contendo um barbante de náilon enrolado (disponível no comércio como Enterotest®). Uma das extremidades do barbante faz protrusão da cápsula, que é fixada no rosto do paciente. A cápsula é deglutida e, por meio do peristaltismo, o barbante com peso alcança o duodeno. Depois de 4 a 6 horas, o barbante é retirado, e o muco corado de bile aderido à extremidade distal é utilizado para efetuar preparações diretas e esfregaços corados para exame microscópico. O exame do conteúdo duodenal só deve ser efetuado em pacientes com sinais e sintomas sugestivos de giardíase. McHenry et al.[172] obtiveram aspirados duodenais de 144 pacientes submetidos a endoscopia por outros motivos. *Giardia duodenalis* foi isolada em apenas um desses pacientes (0,7%).

Enterobius vermicularis infecta o intestino grosso, porém a fêmea migra e deposita seus ovos na região perianal. Essa infecção é mais bem-detectada pelo uso de uma fita de celulose ou produtos semelhantes atualmente disponíveis no comércio. Em resumo, a superfície aderente de uma tira de celulose transparente de 7,5 a 10 cm é aplicada às pregas perianais de um paciente com suspeita de infecção por oxiúros (Quadro 22.5 *online*). As amostras coletadas pela manhã, pouco depois do despertar do paciente e antes do banho, são ideais para a detecção de ovos. Pode-se utilizar um abaixador de língua para proporcionar um apoio firme para a fita adesiva. Em seguida, a fita é colocada com o lado aderente para baixo sobre uma lâmina de vidro e examinada à procura de ovos característicos de *E. vermicularis*. Para obter amostra, pode-se utilizar uma "pá" disponível no comércio com uma superfície plana aderente (BD Falcon™ SWUBE™ Pinworm Paddle). O aspecto microscópico de uma preparação positiva está ilustrado na Figura 22.1.

Exame de amostras extraintestinais

Escarro e outras amostras das vias respiratórias. Em raras ocasiões, os estágios larvares dos ancilostomídeos, de *Ascaris lumbricoides* ou de *Strongyloides stercoralis* ou os ovos de *P. westermani* podem ser detectados em amostras de escarro ou outras amostras das vias respiratórias. Em geral, é suficiente efetuar uma preparação direta a fresco com solução salina. Se o escarro for muito espesso ou mucoide, pode-se adicionar uma quantidade igual de *N*-acetil-L-cisteína a 3% para liquefazer a amostra, que, em seguida, é misturada durante 2 ou 3 minutos e centrifugada. Após a centrifugação, efetua-se uma preparação a fresco do sedimento para exame microscópico. Se, por algum motivo, houver atraso no exame da amostra de escarro, deve-se adicionar formol a 10% para a conservação dos ovos ou das larvas de helmintos. Os organismos presentes no trato respiratório também podem ser identificados pelo citopatologista.

Urina e líquidos corporais. As amostras de grande volume devem permanecer em repouso durante 1 a 2 horas para sedimentar. A seguir, são obtidos cerca de 50 mℓ do sedimento do fundo para centrifugação. O sedimento altamente concentrado pode ser então examinado após realização de uma preparação a fresco direta. Se forem observados elementos sugestivos de parasitas, o exame de uma preparação com iodo ou de uma preparação corada para destacar as estruturas internas diagnósticas pode ser útil.

Biopsias teciduais e aspirados. As úlceras cutâneas (como aquelas observadas na leishmaniose), os nódulos cutâneos (que são observados na oncocercíase e nas infecções por *Mansonella streptocerca*) e os linfonodos podem ser aspirados com agulha fina ou submetidos a biopsia. Se houver suspeita de leishmaniose cutânea, o material deve ser aspirado com agulha e seringa abaixo do leito da úlcera. Pode-se obter um "fragmento de pele" para o diagnóstico de leishmaniose subcutânea ao segurar uma pequena porção da pele com uma pinça ou ao elevá-la com a ponta de uma agulha. Em seguida, a ponta do pequeno "cone" de pele é cortada com bisturi. O fragmento deve ser profundo o suficiente para incluir as papilas dérmicas; entretanto, não deve ser tão profundo a ponto de produzir sangramento extenso.

Todas as amostras de tecido obtidas por biopsia devem ser enviadas ao laboratório sem a adição de formol. Se não for possível evitar um atraso no processamento, as amostras devem ser colocadas em fixador de PVA. Se a amostra for de consistência mole, uma pequena porção deve ser raspada e colocada em uma gota de solução salina para exame direto a fresco. Além disso, devem-se preparar esfregaços por impressão, exercendo compressão de uma superfície recém-cortada de tecido contra a superfície de uma lâmina de vidro, que é imediatamente colocada em fixador, como solução de Schaudinn. Podem-se utilizar a coloração tricrômica ou outros corantes.

A parte restante do material de biopsia deve ser enviada em formol tamponado a 10% para exame histológico. Conforme assinalado anteriormente, o exame histológico de biopsias intestinais pode revelar uma ampla variedade de infecções. Os ovos de *Schistosoma*, *Cryptosporidium*, *Giardia*, *Entamoeba histolytica* e, em alguns casos, cortes transversais de *E. vermicularis* podem ser observados em amostras de biopsia, entre outros achados. Outros exemplos incluem a avaliação de amostras pulmonares excisadas ou obtidas por biopsia, que pode revelar larvas de *Strongyloides*, ovos e/ou vermes de *Paragonimus* ou o nematoide degenerado *Dirofilaria immitis*. O patologista de doenças infecciosas é um parceiro do microbiologista na determinação da causa das doenças infecciosas. Uma comunicação colaborativa reflete-se em melhor assistência possível do paciente.

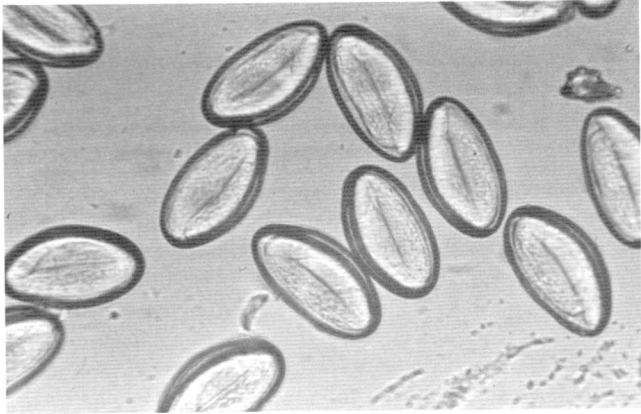

FIGURA 22.1 Fotomicrografia de preparação positiva de fita de celulose de um paciente com suspeita de infecção por oxiúros, ilustrando vários ovos elípticos de paredes finas de *Enterobius vermicularis*.

Raspados ou biopsia de córnea. Os raspados de córnea mostram-se úteis para estabelecer o diagnóstico em casos suspeitos de ceratite por *Acanthamoeba*. Os raspados de córnea, que são obtidos por um médico, são colocados em lâmina e fixados com álcool metílico por 3 a 5 minutos. Garcia[87] sugere que a coloração seja efetuada com branco de calcoflúor, um alvejante de uso têxtil disponível no comércio. Para isso, uma solução de branco de calcoflúor a 0,1% e uma solução de azul de Evans a 0,1% são dissolvidas em água destilada. São colocadas algumas gotas dessa solução sobre o esfregaço fixado com metanol durante 5 minutos. Em seguida, a lâmina é inclinada, e o líquido é drenado em uma folha de papel absorvente; cobre-se com uma lamínula, e examina-se a preparação à procura de cistos de amebas (os trofozoítos não se coram), que irão exibir uma fluorescência verde-maçã ou azul-esbranquiçada, dependendo da combinação de luz/filtro de excitação usada.

Biopsia muscular. As formas larvares espiraladas características de *Trichinella spiralis* são mais bem demonstradas em uma preparação efetuada a partir de uma amostra de biopsia de músculo esquelético (Prancha 22.11 G). Garcia[87] sugere que o material de biopsia seja tratado com um líquido de digestão antes do exame. O líquido de digestão é preparado pela adição de 5 g de pepsina a uma mistura de 1.000 mℓ de água destilada e 7 mℓ de HCl concentrado. O tecido é colocado em um frasco de Erlenmeyer de boca larga, e o líquido de digestão é adicionado, em uma proporção de 1 parte de tecido para 20 partes de líquido. A mistura da digestão é mantida a 37°C durante 12 a 24 horas. Após a digestão, algumas gotas do eluato são examinadas ao microscópio, à procura de larvas. Se estas não forem encontradas, deve-se centrifugar uma alíquota de 15 mℓ da mistura, e deve-se examinar o sedimento.

Sangue. Embora o exame de sangue fresco raramente seja usado, pode ser realizado para a avaliação de parasitas móveis. Pode-se colocar uma gota de sangue anticoagulado em uma lâmina de microscópio, cobre-se com uma lamínula, e a amostra é então examinada ao microscópio à procura de grandes formas extraeritrocitárias frequentemente móveis, como tripanossomas e microfilárias. A presença de microfilárias no sangue circulante exibe uma acentuada periodicidade, dependendo da espécie envolvida; por conseguinte, o momento de coleta da amostra é de importância crítica. Se houver suspeita de infecção por filária, os horários ideais para a coleta de amostras para demonstração de microfilárias são: *Loa loa* – meio-dia (das 10 às 14 horas); *Brugia* ou *Wuchereria* – à noite, depois de 20 horas; *Mansonella* – a qualquer momento; *Onchocerca* – a qualquer momento. O exame direto do sangue não tem nenhuma vantagem em relação ao exame padrão de esfregaços espessos e finos. Além disso, esse tipo de avaliação expõe desnecessariamente o examinador a patógenos transportados pelo sangue, de modo que não é recomendado.

Quando se examina um esfregaço de sangue corado pela primeira vez, deve-se utilizar um baixo aumento (250× ou menos) à procura dessas formas parasitárias maiores, que podem passar despercebidas quando se utiliza apenas a objetiva de imersão em óleo. A morfologia dos parasitas intraeritrocitários (i. e., *Plasmodium* e *Babesia*) é mais bem-observada em esfregaços de sangue periférico corados pelo método de Wright ou de Giemsa.

Os esfregaços de sangue preparados para a detecção de parasitas do sangue devem ser coletados especificamente para esse propósito. Os esfregaços devem ser preparados com amostras de sangue anticoagulado, o mais breve possível após a coleta, visto que a exposição prolongada ao anticoagulante pode deformar a morfologia dos esquizontes maduros e gametócitos. Além disso, pode ocorrer exflagelação, e pode haver desenvolvimento dos estágios sexuados durante o armazenamento da amostra de sangue no ambiente laboratorial, que é mais frio do que a temperatura corporal. Os gametócitos exflagelados podem ser confundidos com espécies de *Borrelia* ao exame microscópico. Os merozoítos, particularmente os de *Plasmodium vivax*, podem ser liberados de esquizontes maduros e invadir de novo os eritrócitos, nos quais podem assumir um aspecto semelhante a pequenas formas em anel tipo "accolade" de *Plasmodium falciparum*. Estas são as razões pelas quais se prefere a coleta de amostras de sangue capilar, com preparação imediata de esfregaços de sangue espessos e finos. Isso é comumente realizado em estudos de campo, porém raramente no ambiente hospitalar.

Devem-se efetuar esfregaços de sangue tanto finos quanto espessos. O esfregaço espesso constitui a parte de sensibilidade desse ensaio e, em geral, é simplesmente utilizado para detectar a presença de um parasita do sangue. Por outro lado, o esfregaço fino é a parte de especificidade do ensaio e é utilizado para identificar o agente etiológico, frequentemente até o nível de espécie.

Os esfregaços espessos consistem em uma camada espessa de eritrócitos lisados. Um esfregaço espesso de densidade adequada é aquele que quase não possibilita a leitura das palavras de um jornal através do esfregaço. Os esfregaços sanguíneos espessos contêm 30× a concentração de elementos parasitários em comparação com uma área igual de um esfregaço fino. Por conseguinte, a preparação do esfregaço espesso é particularmente útil na detecção de parasitas causadores de malária em infecções leves. Todavia, a morfologia dos trofozoítos é frequentemente comprometida, dificultando a identificação em nível de espécie. Se forem observados elementos suspeitos de parasitas da malária, deve-se preparar um esfregaço fino para a identificação da espécie.

Para preparar um esfregaço espesso, são colocadas duas ou três gotas de sangue sobre a superfície de uma lâmina de vidro, de modo a cobrir uma área equivalente a uma moeda de 10 centavos. Se a amostra de sangue capilar for obtida de punção digital, deve-se deixar o sangue fluir livremente, devendo-se evitar a "ordenha" do dedo. Se for utilizado sangue não coagulado, agita-se a gota durante cerca de 30 segundos, de modo a evitar a formação de coágulos de fibrina. Se for usada uma amostra de sangue anticoagulado, o que, na atualidade, constitui a prática quase universal, não há necessidade de agitar, visto que não haverá formação de filamentos de fibrina. O anticoagulante de escolha é o ácido etilenodiaminotetracético (EDTA) de potássio.

Colocam-se as lâminas sobre a bancada, e deixam-se os esfregaços secar por completo, visto que qualquer umidade residual pode levar ao desprendimento do esfregaço. O tempo de secagem é de pelo menos 30 minutos, porém pode ser muito mais prolongado em clima úmido. O tempo de secagem pode ser reduzido ventilando-se o esfregaço com um ventilador ou com um secador de cabelo ajustado no "frio". A probabilidade de desprendimento aumenta com esfregaços preparados com sangue anticoagulado. Após a secagem, o sangue deve ser lavado, colocando-se a lâmina em água ou em uma solução tamponada imediatamente antes da coloração.

O esfregaço fino é utilizado principalmente para a identificação definitiva do parasita do sangue em nível de gênero e espécie. É preparado exatamente como um esfregaço de sangue periférico realizado para contagem diferencial. Devem-se preparar pelo menos dois esfregaços por paciente. O esfregaço fino consiste em espalhar o sangue em uma camada cuja espessura diminui progressivamente em direção à borda aguçada, onde os eritrócitos não se superpõem. A borda aguçada fina deve ter 1,5 a 2,0 cm de comprimento. É preciso ter cuidado na preparação do esfregaço fino para assegurar que a borda aguçada esteja uniformemente espalhada e livre de buracos, estrias ou outros artefatos. A preparação dos esfregaços de sangue finos e espessos é descrita no Quadro 22.3 *online*. Pelo menos três amostras devem ser obtidas em dias sucessivos se as amostras iniciais forem negativas para parasitas.

Garcia (comunicação pessoal) descreveu uma técnica pela qual é possível efetuar um esfregaço espesso e fino na mesma lâmina. Duas ou três gotas de sangue anticoagulado são colocadas em uma das extremidades de uma lâmina de vidro; em seguida, com um bastão aplicador, a gota sobre a superfície do restante da lâmina é espalhada utilizando um movimento contínuo de rotação. Ambas as áreas espessa e fina irão se formar onde os círculos concêntricos fazem intersecção. Ambos os esfregaços fino e espesso devem ser corados o mais rápido possível após a preparação, sempre dentro de 48 horas, com coloração de Giemsa ou Wright. O pH do corante e do tampão precisa ser cuidadosamente controlado e deve situar-se entre 7,0 e 7,2. Os corantes utilizados no laboratório de hematologia de rotina têm um pH mais próximo de 6,8, eliminando qualquer possibilidade de observação de grânulos de Schuffner ou pontilhado de Jame. Deve-se evitar o uso de instrumentos de coloração automáticos. Os esfregaços espessos podem exigir exposição ligeiramente mais longa ao corante do que o tempo usado para as preparações de esfregaços finos.

Recomenda-se o exame microscópico de pelo menos 300 campos com objetiva de imersão em óleo, com aumento de 1.000× no esfregaço fino e aproximadamente 100 campos no esfregaço espesso. O número de organismos pode ser muito pequeno em pacientes que sofrem recidiva, naqueles que apresentam infecção precoce ou em pacientes que receberam tratamento inadequado ou profilaxia parcial. Nesses casos, o número de campos examinados deve ser duplicado. A interpretação correta do esfregaço espesso requer considerável experiência, e deve-se dispor de controles positivos.

Identificação e diferenciação dos parasitas

Embora determinados sinais e sintomas clínicos possam sugerir a possibilidade de doença parasitária, o diagnóstico final é estabelecido pela demonstração do agente etiológico em amostras adequadamente coletadas. Como muitos artefatos se assemelham a formas parasitárias, a identificação final sempre deve se basear em critérios morfológicos bem-estabelecidos. As interpretações microscópicas, em particular, não podem ser baseadas em conjecturas, e não se deve estabelecer um diagnóstico laboratorial de doença parasitária até que seja possível demonstrar claramente e de modo objetivo a presença de características adequadas de identificação. A Prancha 22.1 fornece ilustrações de vários artefatos que possuem características sugestivas de verdadeiros parasitas.

Tradicionalmente, os parasitas são divididos em vários grupos morfológicos e/ou taxonômicos (p. ex., protozoários, nematoides, cestoides, trematódeos etc.). É preciso reconhecer que até mesmo parasitas estreitamente relacionados ou agrupados com base na taxonomia podem apresentar modos de infecção e mecanismos de transmissão muito diferentes. Por exemplo, embora os ancilostomídeos e os oxiúros estejam incluídos taxonomicamente entre os nematoides, existem diferenças consideráveis nos seus ciclos biológicos, formas de infecção e gravidade das doenças que provocam. Com efeito, cada espécie de parasita deve ser considerada única em si mesma, de modo que as tentativas de agrupá-las por quaisquer critérios irão se deparar com certo grau de fracasso.

O microscópio é o instrumento mais comumente utilizado para a identificação dos parasitas. Por conseguinte, deve ter uma ocular com um micrômetro ocular acuradamente calibrado. O procedimento para calibrar o micrômetro ocular é apresentado no Quadro 22.4 *online*. A capacidade de medir exatamente o tamanho das formas parasitárias encontradas em amostras clínicas é, com frequência, de importância crítica para a identificação correta dos parasitas. Na discussão que se segue, são enfatizadas as variações de tamanho de diversas formas parasitárias de importância diagnóstica.

Ciclos biológicos dos parasitas humanos

Muitos dos ciclos biológicos dos parasitas humanos estão incluídos nas seções de identificação laboratorial apresentadas adiante. A intenção não é que os estudantes memorizam cada fase de cada ciclo biológico; na verdade, essas descrições são úteis para identificar com precisão as formas infectantes, invasivas e diagnósticas de cada parasita, cujo conhecimento é necessário para o estabelecimento do diagnóstico. DPDx é uma excelente fonte para estudantes e médicos. Esse *site* (http://www.cdc.gov/dpdx/) é mantido pela Division of Parasitic Diseases and Malaria dos CDC. Contém informações atualizadas, imagens coloridas e ciclos biológicos ilustrados dos parasitas mais comuns e de alguns menos comuns.

A Figura 22.2 tem o propósito de fornecer uma orientação global sobre os ciclos biológicos dos parasitas importantes para o homem. Com base em seus ciclos biológicos, os parasitas podem ser divididos em três grandes grupos: (1) parasitas que não têm hospedeiro intermediário, (2) parasitas que utilizam um hospedeiro intermediário e (3) parasitas que necessitam de dois hospedeiros intermediários.

Os parasitas que não necessitam de hospedeiro intermediário são transmitidos diretamente entre seres humanos ou entre animais por meio de água ou alimentos contaminados com fezes. Isso é válido para a maioria dos protozoários intestinais, bem como para alguns nematoides, como *Enterobius vermicularis* e *Trichuris trichiura*. A transmissão entre seres humanos ocorre por meio da transferência de cistos ou de ovos que têm a capacidade de sobreviver em condições ambientais externas e que contaminam os alimentos e abastecimentos de água. Os ovos de *Ascaris lumbricoides*,

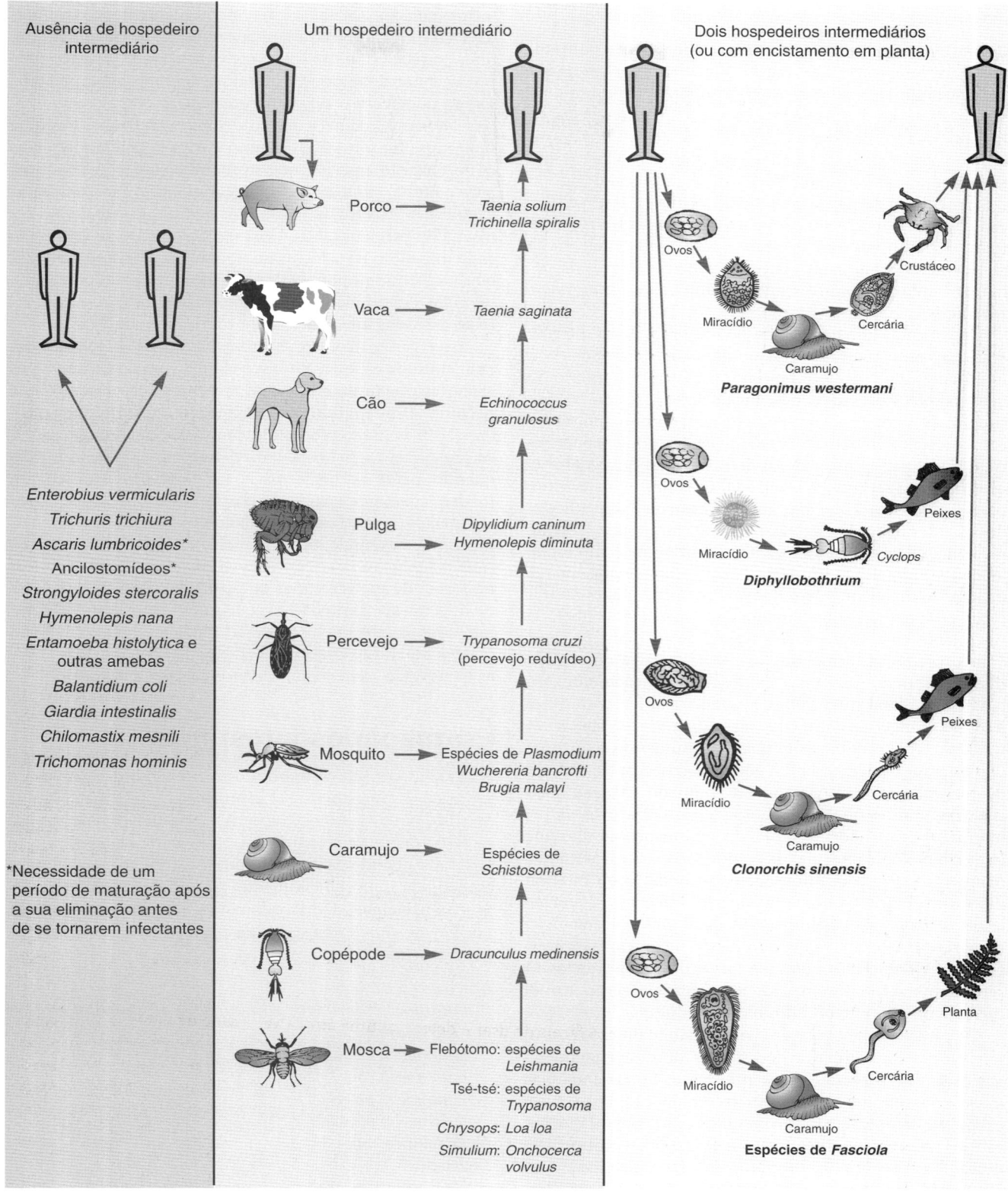

■ **FIGURA 22.2** Visão geral dos ciclos biológicos de alguns parasitas de importância para o ser humano. Os parasitas são divididos com base na sua necessidade de um ou dois hospedeiros intermediários ou nenhum. Estão incluídos sumários dos hospedeiros intermediários comuns.

Trichuris trichiura e dos ancilostomídeos necessitam de um período de maturação após a sua eliminação com as fezes no meio ambiente para que possam se tornar infectantes.

Ciclos biológicos diretos *versus* indiretos dos nematoides. *Enterobius vermicularis* e *Trichuris trichiura* são os dois parasitas humanos comuns com ciclo biológico direto. Isso significa que, após a ingestão do ovo e a liberação das larvas intestinais, a forma adulta desenvolve-se no trato intestinal. Por outro lado, nos ciclos biológicos indiretos, as larvas imaturas migram para os pulmões e, em seguida, são deglutidas e desenvolvem-se na forma adulta no trato intestinal. Esse ciclo pode ser observado com parasitas transmitidos por via fecal-oral, como os ovos de *Ascaris lumbricoides* ou com parasitas larvares que são capazes de penetrar através da pele humana intacta, como os ancilostomídeos e *Strongyloides stercoralis*.

Os parasitas que necessitam de um hospedeiro intermediário envolvem comumente um mamífero de grande porte, um roedor, um crustáceo ou um inseto vetor no interior do qual completam o seu ciclo biológico. Esse processo pode ser simples ou complexo. Por exemplo, os seres humanos atuam como hospedeiro definitivo de *Taenia* spp., que residem no trato intestinal. O hospedeiro definitivo é o hospedeiro no qual ocorre a reprodução sexuada. Os suínos e os bovinos, para *T. solium* e *T. saginata*, respectivamente, são os hospedeiros intermediários desses parasitas, que estão presentes na forma de larvas encistadas e residem no músculo esquelético do animal. O ciclo parasitário é completado quando os seres humanos ingerem a forma parasitária encistada na carne crua ou inadequadamente cozida. As larvas liberadas finalmente encontram o seu trajeto até o intestino, onde amadurecem em vermes adultos. Uma ressalva no caso das infecções por *T. solium* é o fato de que os seres humanos também podem atuar como hospedeiro intermediário do parasita se ingerirem um ovo viável. Quando a forma larvária dessa tênia está presente nos seres humanos, a doença é denominada cisticercose.[259] A equinococose é outro exemplo de doença larvária cística nos seres humanos. Na equinococose, os caninos, que são os hospedeiros definitivos ou primários, abrigam a forma adulta do equinococo no intestino. No ciclo biológico normal da equinococose, o carneiro normalmente serve como hospedeiro secundário ou intermediário, no qual, após a ingestão de ovos infectantes, ocorrem lesões císticas principalmente no fígado. O ciclo biológico do parasita se completa quando cães e outros carnívoros ingerem as vísceras infectadas por larvas de ovinos mortos. Os seres humanos adquirem acidentalmente a infecção quando ingerem os ovos encontrados nas fezes do cão.

Os parasitas que envolvem insetos habitualmente passam por uma série complexa de estágios de desenvolvimento antes da liberação da forma infectante. Por exemplo, na malária, os plasmódios sofrem recombinação sexual, com produção de oocineto dentro do mosquito, antes da formação de esporozoítas infectantes nas glândulas salivares do mosquito. A seguir, esses esporozoítas são injetados em um hospedeiro humano durante uma refeição de sangue. Existem semelhanças nos ciclos biológicos em certas doenças, como a tripanossomíase, a leishmaniose e a filaríase.

Os parasitas que necessitam de dois hospedeiros intermediários (*Diphyllobothrium latum* e a maioria dos trematódeos) seguem ciclos biológicos semelhantes. Os ovos eliminados pelo parasita adulto dentro do hospedeiro definitivo eclodem em um ambiente aquoso apropriado e liberam formas ciliadas que nadam livremente, denominadas miracídios. Os miracídios são altamente móveis e deslocam-se com muita rapidez (2 mm/s). Por meio da ação de fotorreceptores, receptores de toque e quimiorreceptores, os miracídios são atraídos para o caramujo hospedeiro complementar. A fixação precisa ocorrer dentro de poucas horas, visto que o seu tempo de sobrevida é muito curto. Possuem glândulas de localização anterior, que secretam enzimas proteolíticas para penetrar no tegumento do caramujo. A penetração no caramujo leva cerca de 30 minutos, e, durante esse período, o miracídio perde os cílios. Uma vez no interior do caramujo, cada miracídio transforma-se no estágio de esporocisto, no qual ocorre multiplicação assexuada, produzindo a forma seguinte, denominada rédia. Em seguida, formam-se numerosas cercárias infectantes que nadam livremente.

As cercárias ocorrem em uma variedade de formas, dependendo da espécie. Após a sua liberação do caramujo, as cercárias procuram e invadem a carne de crustáceos ou de peixes (i. e., o segundo hospedeiro intermediário), por meio da ação de enzimas produzidas por várias glândulas de penetração paraorais. O hospedeiro definitivo torna-se infectado quando ingere as metacercárias contidas na carne crua ou inadequadamente cozida de crustáceos ou peixes. Existem algumas exceções a esse ciclo biológico geral entre os trematódeos. Por exemplo, no ciclo biológico das espécies de *Fasciola* e *Fasciolopsis*, as cercárias fixam-se a plantas aquáticas na forma de metacercárias encapsuladas inativas, em lugar de infectar um segundo hospedeiro intermediário. Os seres humanos são infectados por esses parasitas quando ingerem plantas aquáticas cruas ou inadequadamente cozidas sobre as quais estão fixadas essas metacercárias.

Protozoários intestinais

Na atualidade, são reconhecidos quatro grandes grupos de protozoários intestinais: (1) as amebas, (2) os flagelados, (3) os ciliados e (4) os coccídeos. A tarefa de aprender as características diferenciais desses protozoários é ligeiramente facilitada quando se constata que existem apenas algumas espécies de importância médica dentro de cada um desses grupos principais. De acordo com a classificação proposta por Levine *et al.*,[152] os seguintes protozoários intestinais serão apresentados aqui:

Ameba
    Entamoeba histolytica/*Entamoeba dispar*/*Entamoeba hartmanni*
    Entamoeba dispar
    Entamoeba coli
    Entamoeba polecki
    Iodamoeba bütschlii
    Endolimax nana
Flagelados
    Giardia intestinalis (antigamente *G. duodenalis*)
    Chilomastix mesnili
    Dientamoeba fragilis
    Pentatrichomonas hominis
Ciliados
    Balantidium coli

Coccídeos
   Espécies de *Cryptosporidium*
   Cystoisospora (Isospora) belli
   Espécies de *Sarcocystis*
   Espécies de *Cyclospora*

Amebas intestinais

Três gêneros de amebas podem habitar o trato intestinal do ser humano: *Entamoeba*, *Iodamoeba* e *Endolimax*. Algumas espécies desses gêneros, como *Entamoeba coli*, não são consideradas patogênicas. É importante que essas espécies sejam identificadas de modo objetivo em amostras de fezes e que não sejam confundidas com outros protozoários capazes de causar doença. Além disso, é habitualmente evidente que o paciente foi exposto a água ou alimentos não limpos. Entre as amebas, *Entamoeba histolytica* é o principal patógeno do ser humano. Desde o início do treinamento, os estudantes precisam desenvolver uma abordagem pela qual possam identificar consistentemente esse parasita quando observado em amostras de fezes. Foi constatado que *E. hartmanni*, que se assemelha a *Entamoeba histolytica*, e a espécie recentemente designada *Entamoeba dispar*, que serão descritas de modo mais detalhado adiante, não são patogênicas e têm pouca importância clínica quando identificadas em amostras de fezes.[59]

Amebíase e *Entamoeba histolytica*. A disenteria amebiana é causada por cepas patogênicas de *E. histolytica*.[210] O microrganismo é transmitido por via fecal-oral direta por meio de suprimentos de alimentos e abastecimento de água contaminados, seja diretamente a partir dos excrementos de indivíduos infectados, ou de modo indireto por baratas ou moscas que podem atuar como vetores mecânicos. As melhorias nas condições sanitárias e socioeconômicas e as mudanças em práticas específicas, como lavagem das mãos, controle das moscas, melhor qualidade da água e instalações sanitárias, são necessárias para o controle da transmissão do parasita. Estima-se que 5 a 50% dos indivíduos em áreas endêmicas sejam portadores intestinais de *Entamoeba histolytica*. Desses indivíduos, 10% irão desenvolver doença intestinal disentérica invasiva, enquanto 0,5% irão apresentar doença extraintestinal, mais comumente abscessos hepáticos. Entre aqueles que apresentam abscessos hepáticos, 2 a 10% morrem. A taxa de mortalidade pode alcançar até 70% em pacientes com colite fulminante. As síndromes clínicas associadas às infecções por *E. histolytica* são apresentadas no Quadro de correlações clínicas 22.1. A Figura 22.3 mostra o ciclo biológico de *E. histolytica*, como protótipo de todas as amebas intestinais.

Identificação laboratorial. Os cistos e os trofozoítos das amebas intestinais precisam ser diferenciados de uma variedade de artefatos de fundo que podem estar presentes em preparações microscópicas e esfregaços de material fecal, gerando confusão.[96] Welsh[265] ressalta que a identificação correta das amebas depende da observação acurada por técnicos de laboratório experientes e lamenta a alta frequência de identificações tanto em excesso quanto insuficientes das amebas em amostras de fezes. Isso pode ser evidenciado frequentemente pelo baixo desempenho dos levantamentos nacionais de testes de proficiência. Foram citados vários estudos, indicando que, em até um terço dos laboratórios nos EUA e em outros países, *E. histolytica* foi corretamente identificada; além disso, vários surtos de suposta amebíase investigados pelos CDC foram alarmes falsos, devido a erros de identificação laboratorial. Entre os artefatos que podem gerar confusão, destacam-se grãos de pólen, elementos vegetais parcialmente digeridos e células somáticas derivadas do hospedeiro. Vários artefatos comumente encontrados estão ilustrados na Prancha 22.1.

Os cistos amebianos, em particular, devem ser diferenciados dos leucócitos polimorfonucleares ativos, que podem apresentar dois ou mais lóbulos em seus núcleos. Entretanto,

Quadro de correlações clínicas 22.1 Amebíase.

As síndromes que resultam da infecção por *E. histolytica* foram delineadas por Guerrant.[105] Os seres humanos infectados por *E. histolytica* (80 a 99%) são, em sua maioria, assintomáticos, conforme determinado pela observação de cistos excretados em exames de rastreamento de amostras de fezes ou pelos dados de levantamentos sorológicos. A maioria dos indivíduos com sintomas apresenta doença limitada ao trato gastrintestinal, depois de um período médio de incubação de 1 a 4 semanas. As lesões típicas no intestino grosso são denominadas úlceras em "casa de botão", visto que os trofozoítos que penetram através da mucosa são incapazes de digerir a musculatura da parede intestinal e, portanto, estendem-se lateralmente ao longo da submucosa. (A Prancha 22.2 D ilustra vários trofozoítos na submucosa.) Os sintomas iniciais habitualmente consistem em dor na parte inferior do abdome, febre baixa e diarreia sanguinolenta, com ou sem tenesmo. A gravidez, a desnutrição, a presença de doenças metabólicas de base e a terapia com corticosteroides predispõem a uma doença mais grave. As complicações são relativamente incomuns, ocorrem em 1 a 4% dos casos e consistem em perfuração intestinal e peritonite. Foram relatados casos de amebomas paracecais, que algumas vezes formam massa inflamatória anular, simulando um carcinoma colônico. A amebíase extraintestinal ocorre com frequência variável em diferentes áreas geográficas. No México, verifica-se o desenvolvimento de doença invasiva em cerca de um em cada cinco indivíduos infectados, em comparação com apenas um em 100 a 1.000 nos EUA. Os sintomas podem aparecer dentro de poucos dias após o episódio agudo de disenteria, ou podem ser tardios, com início dentro de vários meses ou até mesmo anos. O fígado é o órgão de comprometimento extraintestinal mais comum. Adams e McLeod[3] relataram que, em até 50% dos casos de abscessos amebianos hepáticos, não se obtém uma história de amebíase intestinal, e não são detectados trofozoítos nem cistos em amostras de fezes. Os sintomas consistem em perda de peso, febre baixa, fraqueza e desconforto vago no quadrante superior direito, com ocorrência de dor entre as costelas à palpação. Outros achados confirmatórios incluem anemia, leucocitose e nível elevado de fosfatase alcalina. O diagnóstico é habitualmente estabelecido pela observação do grande defeito único e característico no lobo direito em uma cintilografia de fígado. Um evento incomum consiste na extensão direta para dentro da pleura ou pericárdio ou ocorrência de focos metastáticos no cérebro, nos pulmões e nos rins.

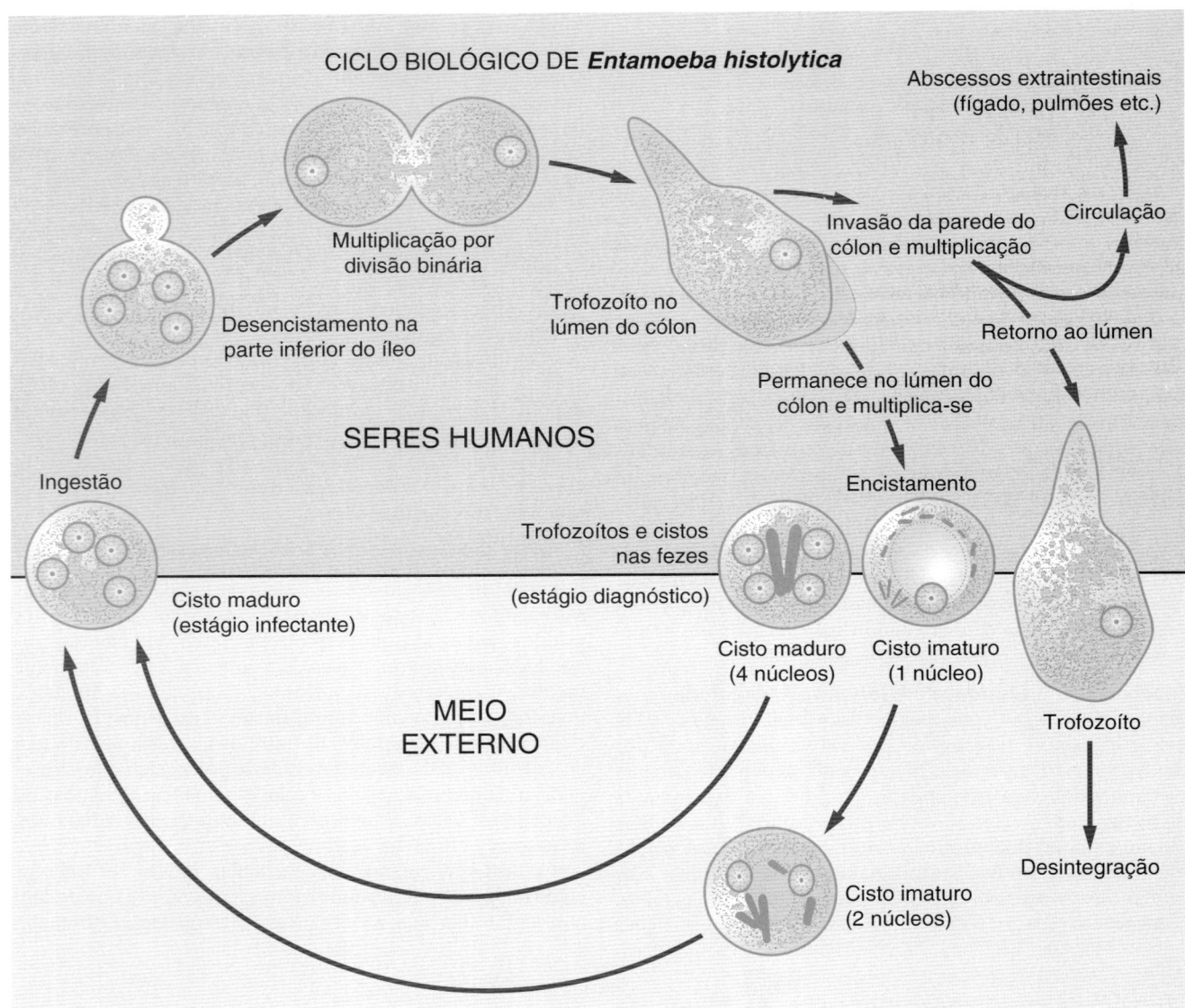

FIGURA 22.3 O ciclo biológico de *Entamoeba histolytica* é simples, sem necessidade de hospedeiros intermediários. São encontradas formas císticas resistentes no meio externo, as quais, quando ingeridas por um ser humano em água ou alimentos contaminados, sofrem desencistamento no intestino e desenvolvem-se em trofozoítos móveis e de vida livre. Esses trofozoítos podem invadir a mucosa intestinal e podem alcançar potencialmente a circulação, causando abscessos extraintestinais em vários órgãos, particularmente no fígado.

o citoplasma dos leucócitos é grosseiro, o núcleo carece de evidência de cariossoma distinto, e a membrana nuclear é espessa, sem evidência de cromatina fixada (Prancha 22.2 A). Os microscopistas podem reduzir ao máximo a probabilidade de erros ao assegurar a identificação objetiva das estruturas parasitárias antes de efetuar qualquer identificação positiva. Se houver qualquer dúvida, devem-se pesquisar formas mais convincentes na mesma preparação, examinar preparações adicionais da mesma amostra, consultar um profissional mais experiente ou solicitar a obtenção de outras amostras de fezes.

Uma vez estabelecido que determinada forma observada em uma amostra de fezes é, de fato, uma ameba, seja um trofozoíto ou um cisto, deve-se proceder a um exame detalhado do núcleo para determinar se houve deposição de cromatina na membrana nuclear, conferindo o aspecto de um anel densamente corado (Prancha 22.2 B). Esse anel de cromatina é característico do núcleo tipo "*Entamoeba*". Os núcleos das amebas que pertencem aos outros gêneros, *Iodamoeba* e *Endolimax*, carecem dessa disposição periférica da cromatina e aparecem mais como uma "bola em soquete", com um grande cariossoma em um núcleo desprovido da cromatina periférica espessa (Prancha 22.2 I, J e K).

Entamoeba histolytica versus *Entamoeba coli*
Critérios microscópicos definitivos e diferenciação

- Os trofozoítos de *E. histolytica* possuem motilidade unidirecional, isto é, emitem pseudópodes apenas ao longo de um plano quando examinados em uma preparação microscópica. Por outro lado, os trofozoítos de *Entamoeba coli* emitem pseudópodes em múltiplos planos. Essas características só podem ser observadas em preparações a fresco de fezes, que não estão comumente disponíveis

- Os trofozoítos *E. histolytica* também têm a capacidade singular de ingerir eritrócitos; é extremamente raro observar eritrócitos ingeridos em trofozoítos de *Entamoeba coli*. Gonzalez-Ruiz et al.[95] constataram que as cepas eritrofagocíticas de *E. histolytica* sempre demonstram um padrão de zimodema patogênico. Concluíram que a fagocitose de eritrócitos tem uma especificidade de praticamente 100% para *Entamoeba histolytica* e, quando observada em preparações de amostras fecais, é preditiva de infecção por uma cepa invasiva
- A presença de um cisto tipo *Entamoeba* com mais de quatro núcleos descarta a possibilidade de *E. histolytica* (Prancha 22.2 F).

Critérios microscópicos secundários para a diferenciação de E. histolytica de E. coli. Todas as outras características de identificação entre essas duas amebas são secundárias, podem ser inconsistentes e podem levar apenas a uma identificação presuntiva, quando observadas.

- Os trofozoítos e os cistos de *Entamoeba coli* (15 a 50 μm [faixa habitual: 20 a 30 μm] e 10 a 35 μm [faixa habitual: 15 a 20 μm], respectivamente) são, em média, maiores que os de *Entamoeba histolytica* (12 a 40 μm [habitual: 10 a 20 μm] e 10 a 20 μm [habitual: 12 a 14 μm], respectivamente); todavia, existe uma superposição de tamanho suficiente para diminuir a importância dessa observação
- Os cariossomas intranucleares de *E. histolytica*, que são observados em trofozoítos ou em cistos, tendem a ser minúsculos e de localização mais central (Prancha 22.2 B), diferentemente dos cariossomas relativamente maiores e de localização mais excêntrica de *Entamoeba coli* (Prancha 22.2 E)
- O anel de cromatina nuclear de *E. histolytica* exibe uma distribuição uniforme, semelhante a contas (Prancha 22.2 B), enquanto possui uma distribuição mais borrada (*i. e.*, volumosa) em *Entamoeba coli* (Prancha 22.2 E)
- O citoplasma dos trofozoítos de *E. histolytica* tende a ser liso ou finamente granular (Prancha 22.2 B), enquanto o citoplasma dos trofozoítos de *Entamoeba coli* está mais repleto de detritos e bactérias ou leveduras fagocitadas (Prancha 22.2 E).
- Embora sejam observadas barras cromatoides em apenas cerca de 10 a 15% dos cistos, quando presentes, os de *E. histolytica* (e de *E. hartmanni*) possuem extremidades lisas e arredondas (Prancha 22.2 H), enquanto aquelas observadas nos cistos de *Entamoeba coli* exibem aspecto fragmentado e desgastado, possivelmente com extremidades pontiagudas (Prancha 22.2 F).

Com a combinação de duas ou mais dessas características, quando se observam diversas formas amebianas em determinada preparação microscópica, pode-se efetuar, em geral, uma identificação altamente presuntiva, se não definitiva.

A observação crítica de um núcleo tipo *Entamoeba* de uma forma amebiana em uma preparação microscópica também pode ser útil em duas outras situações. Os pré-cistos de *E. histolytica* e de *Entamoeba coli* podem formar vacúolos intracitoplasmáticos proeminentes, simulando estreitamente a massa de glicogênio característica de *Iodamoeba bütschlii* (Prancha 22.2 I). *Entamoeba hartmanni* produz tanto trofozoítos quanto cistos que, em média, são menores, na faixa de 5 a 15 μm, isto é, uma faixa que é a mesma faixa de tamanho de *Endolimax nana*. Neste caso também, a diferenciação dos núcleos tipo *Entamoeba*, que são característicos do núcleo em "bola em soquete" encontrado tanto em *Endolimax* quanto em *Iodamoeba*, irá diminuir ao máximo qualquer confusão entre essas duas espécies (na Prancha 22.2, compare B e K).

Entamoeba polecki é outro membro do gênero *Entamoeba*, que raramente pode ser encontrada em amostras de fezes humanas, particularmente em indivíduos que podem ser expostos a suínos. É necessária uma considerável experiência para identificar objetivamente as formas microscópicas desse organismo em amostras de fezes. O trofozoíto assemelha-se ao de *Entamoeba coli* quanto ao tamanho e compartilha o padrão de motilidade lenta, a localização excêntrica do cariossoma nuclear e a aparência "suja" do citoplasma. Normalmente, os cistos apresentam apenas um núcleo (nunca mais de dois), com um pequeno cariossoma excêntrico e cromatina fina, de distribuição uniforme, ao longo da membrana nuclear. No citoplasma, podem-se observar múltiplas massas pequenas de glicogênio positivas para iodo. Foi relatada uma infecção humana causada por esse parasita em um refugiado japonês.

Diagnóstico sorológico da amebíase. Lotter et al.,[160] demonstraram o diagnóstico sorológico sensível e específico da amebíase invasiva, utilizando técnicas de *immunoblotting* e de ensaio imunoabsorvente ligado a enzima (ELISA) para detectar uma proteína de superfície recombinante específica de *E. histolytica* patogênica. Cummins et al.[48] realizaram um trabalho pioneiro, utilizando um teste rápido de aglutinação com látex para a detecção de pacientes com amebíase extraluminal. Mais recentemente, Van Doorn et al. avaliaram três ensaios, um teste rápido de tira reagente, um teste de aglutinação com látex e um ELISA em pacientes bem caracterizados com amebíase extraintestinal, amebíase intestinal e eliminação de cistos. Todos os ensaios apresentaram uma sensibilidade de 93,3%, com especificidades que variaram de 98,1%, 99,5% e 97,1%, respectivamente.[249] Dispõe-se no comércio de vários imunoensaios enzimáticos (IEE) para a detecção sorológica de pacientes com *E. histolytica*. Esses imunoensaios substituíram os ensaios sorológicos mais complicados usados anteriormente. Esses ensaios são mais úteis para pacientes com doença extraintestinal, que não apresentam parasitas detectáveis nas amostras de fezes. Com base em relatos dos CDC, esses IEE detectam aproximadamente 95% dos pacientes com doença extraintestinal. A sensibilidade diminui para 70% em pacientes com doença intestinal ativa e para 10% em portadores assintomáticos; entretanto, observa-se um bom desempenho (95%) na população de pacientes em que o diagnóstico pode ser mais problemático, em virtude da ausência de parasitas nas fezes.

Existem pelo menos dois ensaios que detectam os antígenos de *E. histolytica*. Infelizmente, esses ensaios não podem ser realizados com amostras de fezes preservadas e exigem amostras frescas ou congeladas. Embora Haque et al.[108] tenham relatado a utilidade desses ensaios para o diagnóstico de abscesso amebiano hepático, esse caso não é corroborado por Zeehaida et al., que obtiveram um resultado positivo em apenas 8,6% dos pacientes com abscesso hepático. Este último achado não é surpreendente, visto que muitos desses pacientes podem não ter mais parasitas detectáveis nas fezes.

Foi demonstrada uma sensibilidade bem superior quando a detecção de antígeno foi comparada com o exame microscópico das fezes. Orientações mais detalhadas sobre a sorologia e o teste de antígeno para parasitas podem ser obtidas nos CDC (http://www.cdc.gov/dpdx/diagnosticProcedures/serum/tests.html) e publicações adicionais.[109]

***Entamoeba histolytica* não patogênica | *Entamoeba dispar*.** Em 1925, Brumpt foi o primeiro a reconhecer que a disenteria grave ou o abscesso hepático amebiano só ocorrem em cerca de 10% dos indivíduos infectados por *E. histolytica*, enquanto 90% dos portadores intestinais permanecem assintomáticos. Isso levou à hipótese de que as infecções amebianas são causadas por duas espécies com a mesma morfologia, porém com patogenicidades diferentes.[22] Por conseguinte, a presença de cistos de *E. histolytica* em amostras de fezes não indica necessariamente uma infecção ativa; na verdade, indica que apenas determinadas cepas são capazes de invadir os tecidos.[234]

Em 1978, Sargeaunt e Williams[219] utilizaram a eletroforese em gel de amido para demonstrar que extratos obtidos de amebas desenvolvidas em culturas axênicas apresentavam diferentes padrões isoenzimáticos. Especificamente, a reatividade de quatro enzimas – a glucose fosfato isomerase, a fosfoglicomutase, a malato desidrogenase e a hexoquinase – resultou em 18 padrões de zimodemos. Posteriormente, esse grupo de pesquisadores verificou que apenas as cepas de *E. histolytica* que demonstram certos padrões de zimodemos estão associadas a infecções humanas. Além disso, foram encontrados apenas padrões de zimodemos não patogênicos em 20% de homens homossexuais atendidos em clínicas para doenças sexualmente transmitidas, que abrigavam *E. histolytica* intestinal.[5] A demonstração adicional, por Weinke *et al.*,[262] de que apenas os isolados de *E. histolytica* com zimodemos patogênicos foram obtidos de cinco pessoas que estavam regressando dos trópicos, em contraste com um grupo de 320 homens homossexuais que não apresentavam zimodemos nem sintomas de amebíase, levou ao reconhecimento de que é necessário desenvolver métodos capazes de diferenciar essas cepas patogênicas das não patogênicas.[220]

No final da década de 1980 e no início da década de 1990, muitas perguntas relativas à patogenicidade de determinadas cepas de *E. histolytica* continuavam sem resposta. Acreditava-se que a microbiota bacteriana nativa e a capacidade de *E. histolytica* de modular a sua virulência, dependendo das condições de cultura, participassem do processo.[173] Guerrant[105] e Ravdin[209] analisaram outros mecanismos de virulência característicos de *E. histolytica* que produzem doença. Incluem (1) fatores de aderência quimicamente definidos (adesina específica de galactose), que determinam se o organismo pode aderir à mucosa intestinal, (2) secreção de citotoxinas, incluindo hialuronidase, tripsina, pepsina, gelatinase e enzimas hidrolíticas para a caseína, fibrina e hemoglobina e (3) a produção de enzimas proteolíticas.

O hospedeiro utiliza vários mecanismos de defesa para se proteger contra a invasão de parasitas.[200] As proteases pancreáticas, os sais biliares e as glicosidases bacterianas têm a capacidade de destruir a adesina específica de galactose na superfície das amebas e de bloquear a aderência. As mucinas colônicas, que são produzidas em resposta ao contato das células epiteliais com amebas, também podem bloquear efetivamente a aderência por meio da ligação do domínio de reconhecimento de carboidrato da adesina de galactose. Os seres humanos que apresentam doença debilitante, que estão desnutridos ou que possuem respostas imunes deficientes são particularmente sujeitos à doença intestinal e extraintestinal.

A questão relativa ao mecanismo subjacente envolvido na patogenicidade de *E. histolytica* foi finalmente solucionada por Clark e Diamond,[39] que utilizaram métodos moleculares baseados na análise de polimorfismos de DNA estáveis para identificar os padrões de DNA peculiares de diferentes cepas de *E. histolytica*. A partir desses estudos baseados na biologia molecular, associados aos de Orozco *et al.*,[191] que clonaram, determinaram a sequência e caracterizaram vários clones e cepas de *E. histolytica*, foi constatado que as diferenças nas cepas patogênicas e não patogênicas de *E. histolytica*, bem como a expressão das várias diferenças nos padrões de zimodemos, são baseadas em diferenças genéticas codificadas. Clark e Diamond[39] confirmaram oficialmente o nome da cepa patogênica clássica de *Entamoeba histolytica*, e deram à cepa não patogênica o nome de *Entamoeba díspar*.[22]

Foram desenvolvidas técnicas eficientes para diferenciar essas duas espécies. Os métodos de detecção de antígenos e de PCR, baseados na amplificação dos genes de rRNA, são mais comumente utilizados. Os testes de detecção de antígenos são de execução relativamente simples, fornecem resultados rápidos e são mais bem apropriados para uso na maioria dos laboratórios de diagnóstico de parasitologia, bem como para uso no campo. Dispõe-se no comércio de *kits* de IEE para a detecção de antígenos fecais para o diagnóstico da amebíase intestinal. Esses ensaios utilizam anticorpos monoclonais que detectam a proteína de aderência inibitória de galactose na *E. histolytica* patogênica. O principal inconveniente desses ensaios é a necessidade de amostras de fezes frescas sem conservantes. Nos EUA, dispõe-se de vários *kits* de IEE para a detecção de antígenos do grupo de *E. histolytica/E. dispar*; quando avaliados para uso, é importante determinar se o ensaio é específico para *E. histolytica* ou se detecta tanto *E. histolytica* quanto *E. dispar*.

Yau *et al.*[281] desenvolveram anticorpos monoclonais contra uma subunidade recombinante de 170 kDa da lectina Gal ou GalNAc, que reconhece especificamente *E. histolytica*, mas não *Entamoeba dispar*, em amostras de fezes conservadas. Foi constatado que esses anticorpos não exibem reação cruzada com outros protozoários intestinais, incluindo *Entamoeba coli*, *Giardia duodenalis* e *Dientamoeba fragilis*. Haque *et al.*[109] demonstraram que o desempenho do *kit* de detecção de antígenos, o teste TechLab® (Blacksburg, VA), desenvolvido especificamente para identificar *E. histolytica* e diferenciá-la de *E. dispar*, em amostras de fezes, foi comparável na sua sensibilidade a um procedimento de *nested* PCR realizado concomitantemente.

Outros pesquisadores verificaram que os testes baseados na PCR são mais sensíveis do que os procedimentos de detecção de antígenos para a detecção de *E. histolytica/E. dispar*. Katzwinkel-Wladarsch *et al.*,[138] utilizando um método de extração simples de DNA e amplificação com PCR, foram capazes de detectar o gene que codifica o antígeno específico de *E. histolytica*, diretamente em amostras de fezes contendo apenas um trofozoíto por miligrama de fezes. Acuna-Soto *et al.*[2] demonstraram que as técnicas de PCR também podem ser usadas para a detecção de *E. histolytica* em amostras de fezes fixadas em formol. Blessmann *et al.*,[18] utilizando uma técnica de PCR em tempo real, conseguiram detectar uma quantidade pequena de apenas 0,1 parasita por grama de fezes. É interessante assinalar que a sensibilidade desse procedimento com PCR indicou que tanto o exame microscópico de amostras de fezes quanto a cultura subestimam a presença de infecções por *E. histolytica*. As desvantagens dos procedimentos de PCR incluem o tempo consumido na execução do teste, a sua complexidade relativa, a dificuldade de sua realização, a necessidade de equipamento especial e o custo relativamente alto. Os ensaios multiplex mais recentes e comercialmente disponíveis para patógenos entéricos, alguns dos quais são parasitas patogênicos, são de execução mais fácil, mais competitivos quanto ao custo e tendem a ser amplamente utilizados.

Como uma elevada porcentagem de indivíduos cujas amostras de fezes revelam a presença de formas morfológicas que se assemelham a *E. histolytica/E. dispar* pode não necessitar de tratamento, procedimentos de acompanhamento de detecção de antígenos específicos de *E. histolytica* ou baseados na PCR deverão ser efetuados no futuro, de modo a identificar corretamente o subgrupo de *E. dispar* não patogênico. Os *kits* de reagentes atualmente disponíveis para o transporte de amostras ao laboratório de referência exigem o processamento de uma amostra de fezes frescas para detecção de antígeno. Se não for prescrito nenhum tratamento para pacientes cujas amostras de fezes revelem a presença de *E. histolytica/E. dispar*, eles devem ser pelo menos informados de que são portadores de organismos potencialmente virulentos, exigindo, portanto, a implementação de medidas preventivas. O metronidazol (Flagyl®) constitui o tratamento de escolha, quando indicado.

Outras amebas intestinais. Dois outros protozoários intestinais comumente encontrados, *Iodamoeba bütschlii* e *Endolimax nana*, merecem uma consideração adicional. Os CDC ainda classificam essas espécies entre as amebas que geralmente não são consideradas patogênicas. Dentro de uma perspectiva laboratorial, é importante que esses organismos sejam corretamente identificados em amostras de fezes e não sejam confundidos com outros protozoários passíveis de provocar doença. Por conseguinte, são apresentados, a seguir, os critérios de identificação de cada um desses protozoários.

▶ *Iodamoeba bütschlii*
- O trofozoíto, que varia de 6 a 25 μm, possui um núcleo semelhante a uma "bola de encaixe". É difícil diferenciar as formas menores de *Endolimax nana*, e deve-se proceder a uma pesquisa dos cistos mais característicos (Prancha 22.2 I)
- O cisto, que varia de 6 a 15 μm, além de seu núcleo em "bola de encaixe", possui um grande vacúolo de glicogênio de coloração positiva para iodo (a estrutura da qual deriva o nome do gênero) (Prancha 22.2 J)
- *Observação*: os pré-cistos imaturos de *Entamoeba coli* e, com mais frequência, de *E. histolytica* também podem apresentar uma inclusão citoplasmática de aspecto semelhante (Prancha 22.2 G). Entretanto, pode-se observar mais de um núcleo, apresentando, cada um deles, um anel de cromatina na membrana nuclear, uma característica do denominado núcleo tipo *Entamoeba*.

▶ *Endolimax nana*
- Tamanho relativamente pequeno, que varia de 5 a 8 μm
- Presença de trofozoítos com um único núcleo desprovido de cromatina periférica e um grande cariossoma em "bola de encaixe" (Prancha 22.2 K)
- Os cistos também são pequenos (5 a 14 μm) e apresentam até quatro núcleos, exibindo, cada um deles, um cariossoma relativamente grande semelhante a uma mancha (Prancha 22.2 L)
- Embora tenha as mesmas dimensões de *E. nana*, *Entamoeba hartmanni* pode ser diferenciada principalmente pela presença de um núcleo tipo *Entamoeba* tanto no trofozoíto quanto nos cistos, diferentemente do núcleo em "bola de encaixe" de *E. nana*
- Normalmente, os cistos de *Entamoeba hartmanni* contêm uma ou mais barras cromatoides, com margens terminais lisas e arredondas (Prancha 22.2 H).

Outros protozoários | *Blastocystis hominis*. *Blastocystis hominis*, outrora considerado uma levedura, foi classificado dentro do filo Bigyra. Existem algumas controvérsias quanto à melhor posição desse filo no reino Protista ou em Chromista, que contém certas algas. Zierdt[286] descreveu as seguintes características desse organismo:

- Não possui parede celular
- Cresce apenas na presença de meios para bactérias, e não para fungos
- Tem preferência por um pH alcalino e ambiente levemente hipotônico
- Multiplica-se por divisão binária, e não por brotamento
- Emite e retrai pseudópodes e ingere bactérias
- Apresenta atividade ótima a 37°C, não cresce a 25°C e é destruído a 4°C.

Todavia, Stenzel e Boreham[240] assinalaram que pouco se sabe sobre a biologia básica do organismo, e continua havendo controvérsias no que concerne a sua taxonomia e patogenicidade. Foram descritas três formas morfológicas (vacuolar, granular e ameboide), embora se tenha também observado a existência de outras formas (cisto, avacuolar e multivacuolar). Pouco se sabe sobre a bioquímica do organismo, e as células apresentam organelas e estruturas de função e composição desconhecidas. Foram propostos vários ciclos biológicos, porém nenhum foi experimentalmente validado, e a forma envolvida na transmissão ainda não está definida.

Do ponto de vista morfológico, as formas de *B. hominis* encontradas em amostras humanas apresentam as seguintes características:

- Aparecem como células esféricas de tamanho irregular, que variam de 5 a 15 μm de diâmetro, embora, em certas ocasiões, possam ser observadas formas menores (Prancha 22.2 M)
- Possuem um corpo central de coloração homogênea (*i. e.*, verde nas colorações tricrômicas), que ocupa 70% da célula[3]
- Apresentam material nuclear disperso em fragmentos indefinidos entre o corpo central e a membrana externa
- Aparecem como uma ou duas massas alongadas, com distribuição bipolar.

MacPherson e MacQueen[162] ressaltam a variabilidade morfológica quanto a tamanho, forma, detalhes nucleares e características do corpúsculo central entre as células, o que pode explicar, até certo ponto, as diferenças na incidência de detecção de *B. hominis* em vários estudos de casos.

Os primeiros estudos realizados por Zierdt[286] e estudos adicionais conduzidos em meados da década de 1980[81,150,251] forneceram evidências de que *B. hominis* pode constituir uma causa de doença gastrintestinal. A natureza patogênica potencial de *B. hominis* é corroborada pelos casos de diarreia recorrente associados a esse organismo, conforme relatado por Vannatta[251] e Lebar.[150] Neste último estudo, foram observadas numerosas formas de *B. hominis* (i. e., 5 por campo de grande aumento) em amostras de fezes de pacientes, cujas culturas para patógenos bacterianos e testes para partículas de rotavírus foram negativos. Os sintomas desapareceram quando esses pacientes receberam tratamento com antiprotozoários. Os principais sintomas consistiram em diarreia recorrente sem febre, episódios de vômitos e dor abdominal em cólica.

Blastocystis hominis pode ser um patógeno quando nenhum outro agente é encontrado, ou quando a carga do parasita está elevada.[270] Garcia et al.,[82] em uma revisão de mais de 6.000 amostras de fezes, constataram que 289 (4,8%) foram positivas para *B. hominis*. Esse organismo foi o único parasita encontrado em dois terços dos pacientes. Nesse grupo, foram observados sintomas gastrintestinais em 24 pacientes, cuja maioria apresentou doença de base debilitante ou imunossupressão. O quadro clínico em pacientes com *B. hominis* consiste em dor abdominal inespecífica, diarreia aquosa, anorexia, vômitos e perda de peso. Raramente, pode ocorrer uma forma mais invasiva da doença, com sangramento retal. Antonelli et al.[8] descreveram o caso de uma menina de 10 anos de idade que foi internada devido à ocorrência de diarreia, dor abdominal e febre. Foi constatada a presença de muitas formas de *B. hominis* em suas fezes, e a paciente teve uma resposta favorável ao tratamento com metronidazol. Por conseguinte, os autores citam esse caso como mais uma forma de reconhecimento da necessidade de considerar o *B. hominis* como patógeno humano.

Como contra-argumento, Markell e Udkow,[166] em um estudo de 32 pacientes com *B. hominis* detectado em amostras de fezes, nos quais foram realizados pelo menos seis exames de fezes, constataram que 27 apresentaram outros patógenos reconhecidos – *E. histolytica*, *Giardia* ou *Dientamoeba fragilis*. Em todos esses pacientes, os sintomas desapareceram com o tratamento. Nos cinco pacientes restantes, em que só foi encontrado *B. hominis*, o tratamento com iodoquinol erradicou os organismos; entretanto, persistiram os sintomas mais compatíveis com a síndrome do intestino irritável. Nagler et al.,[180] em um estudo de 12 pacientes com doença intestinal inflamatória exacerbada, cujas amostras de fezes foram positivas para *B. hominis*, também concluíram que esse organismo não constitui um patógeno significativo para essa entidade. Todos os pacientes melhoraram com tratamento clínico, três com tratamento apenas com corticosteroides e um com repouso intestinal sem medicação. Cinco pacientes não melhoraram com o uso de metronidazol, porém quatro responderam a ciclos subsequentes de corticosteroides. Keystone e Kozarsky,[142] aplicando análise de antígenos, isoenzimas e DNA, indicaram que *Blastocystis hominis* pode ser mais do que um organismo, com identificação de cepas tanto virulentas quanto avirulentas. Esses achados podem explicar as diferenças na virulência aparente, conforme relatado por vários pesquisadores, semelhante à que foi descoberta para *E. histolytica* e *E. dispar*.

Enquanto a questão da patogenicidade não for esclarecida, os parasitologistas dos laboratórios clínicos devem indicar, em seu relatório final, a detecção de *B. hominis* em amostras de fezes. Deve-se efetuar algum tipo de quantificação (p. ex., raros, poucos, moderados, muitos); especificamente, a presença de cinco ou mais formas de *B. hominis* por campo de grande aumento é considerada dentro da categoria de moderados a muitos, sendo relatada pela maioria dos laboratórios. O médico deve avaliar se essas informações possuem alguma importância clínica e decidir sobre a necessidade de tratamento, com base na apresentação clínica.

Flagelados intestinais

Todos os organismos desse grupo são móveis, devido à presença de um ou mais flagelos. Outras estruturas também atuam como parte integrante da organela locomotora, como o cinetoplasto, ao qual se fixam os flagelos, e o axóstilo e corpos parabasais. Por conseguinte, quando qualquer uma dessas estruturas é identificada em uma forma parasitária, o parasita pode ser experimentalmente classificado como flagelado. Diferentemente das amebas, que adotam formas variáveis, os flagelados são mais rígidos e tendem a manter formas distintas, uma característica que é frequentemente útil para a sua identificação. *Giardia intestinalis*, *Chilomastix mesnili*, *Pentatrichomonas hominis* e *Dientamoeba fragilis* são as espécies de flagelados mais comumente observadas em amostras de fezes humanas enviadas para exame.

Giardia intestinalis (antigamente *Giardia duodenalis*). No final da década de 1980, *Giardia intestinalis* tornou-se a causa mais frequente de doença gastrintestinal parasitária nos EUA[202] e passou a constituir um importante problema de saúde pública mundial.[70,127,149,228] Em um estudo de vigilância realizado no passado, foi constatada a presença de *Giardia* em 3,8% de 414.820 amostras de fezes enviadas a laboratórios de saúde pública estaduais.[27] Houve numerosos surtos de giardíase, com surtos adicionais notificados a cada ano.[77,100,176] Em 2010, foram notificados 19.927 casos de giardíase, o que é significativamente abaixo dos 27.778 casos relatados em 1996; houve uma tendência contínua de declínio na incidência da doença ano após ano.[80,283] Foram também relatados diversos surtos de giardíase em crianças em creches.[239,274] A alta prevalência da giardíase representa um problema mundial, com áreas endêmicas observadas na Inglaterra, na Rússia, em vários países do leste europeu e em muitas áreas do litoral do Mediterrâneo.[228] *Giardia intestinalis* foi detectada em 10% das crianças que residem nos orfanatos de Ain-Shams e El-Mowassa no Cairo;[222] a giardíase foi a doença parasitária mais comum (11,63%) encontrada entre muçulmanos participando das peregrinações anuais de "Hajj e Omra" para Meca.

O ciclo de vida de *Giardia intestinalis*, que é representativo dos flagelados intestinais, está ilustrado na Figura 22.4. As síndromes clínicas associadas a infecções por *Giardia* são apresentadas no Quadro de correlações clínicas 22.2.

Giardia intestinalis é prontamente identificado em preparações microscópicas de amostras fecais. As principais características de identificação são as seguintes:

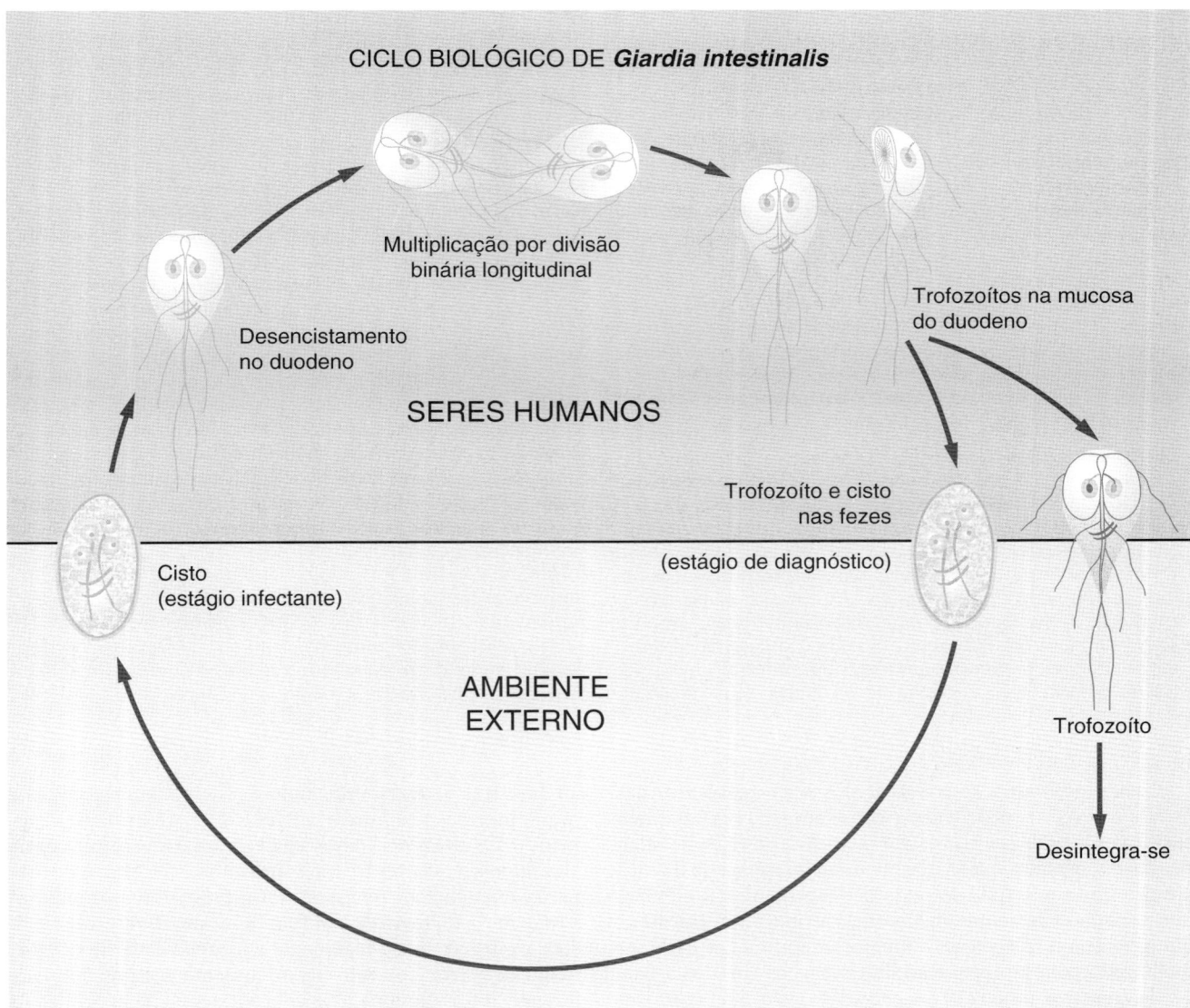

FIGURA 22.4 O ciclo biológico de *Giardia intestinalis* também se completa simplesmente por uma via de transmissão fecal-oral, em que os cistos apresentam sobrevida prolongada no ambiente externo, em condições ambientais adversas. Os cistos alcançam comumente riachos e poços a partir de sistemas de esgoto inadequadamente controlados, e os rios de montanhas em áreas residenciais são comumente contaminados. Alguns animais também abrigam *Giardia*. Os seres humanos tornam-se infectados com a ingestão de água contaminada por fezes ou alimentos frescos inadequadamente lavados. No intestino humano, ocorre multiplicação dos trofozoítos por divisão binária. Os trofozoítos e os cistos são eliminados nas fezes, completando o ciclo biológico.

▶ Trofozoíto
- Mede entre 9 e 21 μm de comprimento por 5 a 15 μm de largura, possui simetria bilateral e dois núcleos, um de cada lado de um axóstilo central (conferindo a aparência de um "rosto") (Prancha 22.2 O)
- O citoplasma é finamente granular. Dois corpos parabasais medianos, simulando um "bigode" estão localizados em ambos os lados do axóstilo. Os discos de sucção ocupam metade da superfície ventral
- Os organismos fixam-se à superfície das células epiteliais, uma característica importante para o patologista (Prancha 22.2 N)
- Em preparações a fresco, exibe uma motilidade graciosa de "folha caindo", embora essa característica não seja frequentemente observada. Se for necessária, ela é útil para diferenciá-la de *C. mesnili*, que possui motilidade mais lenta e rígida, e de *T. hominis*, cujo movimento é rápido, brusco e em flecha.

▶ Cisto
- O cisto mede 8 a 12 μm, possui contorno oval e pode exibir uma leve coloração de bile
- Quando maduro, o cisto possui quatro núcleos, com um pequeno cariossoma de localização excêntrica
- Não há cromatina periférica na membrana nuclear
- Observa-se um espaço claro abaixo da parede cística delgada, produzindo um efeito de "halo" fácil de reconhecer (Prancha 22.2 P)
- Observa-se a presença de fibrilas longitudinais mal definidas e quarto corpos medianos.

Quadro de correlações clínicas 22.2 Giardíase.[272]

Sintomas

Giardia intestinalis, também conhecida como *Giardia duodenalis*, constitui uma causa conhecida de diarreia aguda, dor abdominal e, em alguns casos, sintomas constitucionais, como perda de peso e fadiga. Em pacientes com infecções crônicas, podem ocorrer má absorção e esteatorreia, simulando o espru. O mecanismo exato pelo qual *Giardia* provoca doença não é conhecido. Smith and Wolfe[238] procederam a uma revisão de várias hipóteses, incluindo oclusão física da mucosa, desconjugação dos sais biliares, excreção de enterotoxina, liberação de prostaglandinas e lesão da borda em escova das células epiteliais da mucosa. Os fármacos de escolha para o tratamento da giardíase, quando clinicamente indicados, são o metronidazol (Flagyl®) ou o tinidazol.

Epidemiologia

As infecções são, em sua maioria, esporádicas, contraídas após exposição a água ou alimentos contaminados em uma variedade de circunstâncias. Smith e Wolfe[238] citaram surtos transmitidos pela água em diversas localidades, como Colorado, Rússia e Nova York, bem como entre pessoas que acampavam no oeste dos EUA. Em um acompanhamento de surtos ocorridos em Aspen/Snowmass, Lapham *et al.*[149] encontraram apenas dois casos de giardíase entre 225 visitantes, ou seja, uma taxa muito inferior àquela relatada durante o surto previamente citado. A giardíase foi relatada entre indivíduos que ingeriram água de um abastecimento de água municipal não filtrada em Dunedin, na Nova Zelândia,[77] de um abastecimento de água clorada da comunidade em Penticton, na Colúmbia Britânica;[176] entre crianças de idade pré-escolar que beberam água de abastecimentos da escola em Lesotho;[70] e do uso de um novo tobogã em um hotel que tinha sido limpo com brometo e filtração em areia.[100] Embora Holtan[127] e outros pesquisadores tenham citado as pessoas que acampam como grupo de alto risco para contrair a giardíase, Welch[264] constatou que esse risco é, quando muito, mínimo, com base em uma revisão de 104 publicações sobre a água de áreas de natureza selvagem como fonte potencial de aquisição da infecção. O autor deu maior ênfase à observação de técnicas de lavagem cuidadosa das mãos em relação à purificação da água para diminuir o risco de infecção. Existe também um potencial zoonótico da giardíase em animais domésticos, como bezerros e cordeiros (e, talvez, também roedores silvestres), que podem servir como reservatórios da infecção. As crianças que frequentam creches também foram, no passado, incluídas em um grupo de alto risco de contrair a giardíase, com base em três surtos anteriores notificados em Wisconsin,[239] com taxas de ataque de 47%, 17% e 37%, respectivamente, e no sul de Ontário, no Canadá,[274] onde foram detectados cistos de *Giardia* em quase 10% das crianças entre 2 e 5 anos de idade.

Devido à eliminação irregular dos microrganismos nas fezes, pode ser necessário obter várias amostras em dias não sucessivos, e pode ser necessário estabelecer um diagnóstico nos casos suspeitos, particularmente na presença de doença crônica. Em um estudo relatado por Heymans *et al.*,[120] 53% dos pacientes apresentaram sintomas atribuíveis à giardíase, que já existiam há 6 meses ou mais. O rendimento pode ser melhorado com a preparação de esfregaços corados a partir de amostras de fezes concentradas, visto que, com frequência, os microrganismos podem passar despercebidos quando se efetuam apenas preparações com solução salina.[86,231] Heymans *et al.*[120] também verificaram que o exame de três amostras de fezes em dias não consecutivos apresentou uma sensibilidade de 95,7% para a detecção dos microrganismos em pacientes com giardíase comprovada. Foram detectados microrganismos em apenas três de 109 biopsias duodenais de pacientes cujos exames de fezes foram negativos (taxa de resultados falso-negativos de 2,8%). De modo semelhante, McHenry *et al.*[172] encontraram apenas um aspirado positivo em 144 aspirados duodenais em pacientes com sintomas gastrintestinais inespecíficos. Por conseguinte, pode-se concluir que não há necessidade de procedimentos especiais para estabelecer o diagnóstico de giardíase quando são obtidos resultados negativos nos exames de fezes.

Em pacientes com alta suspeita de giardíase, nos quais não foi estabelecido um diagnóstico, o teste do barbante constitui uma alternativa para os procedimentos de aspiração ou de biopsia duodenal.[137] Esse procedimento foi descrito anteriormente, porém é raramente utilizado na prática.

Detecção por imunofluorescência. Garcia *et al.*[84] relataram sensibilidade e especificidade de 100% na detecção de cistos de *Giardia duodenalis* e de oocistos de *Cryptosporidium* em amostras de fezes, utilizando o sistema de detecção por imunofluorescência direta ERIFLUOR® (Meridian Diagnostics). Os cistos de *Giardia* apareceram como formas ovais com fluorescência verde-maçã, medindo 11 a 14 μm de diâmetro, enquanto os oocistos de *Cryptosporidium* mediram 4 a 6 μm de diâmetro e exibiram a mesma fluorescência.[260] Uma vantagem dessa tecnologia é a capacidade de rastreamento de esfregaços com baixo aumento e a possibilidade de detectar formas em baixas concentrações como principais vantagens do sistema de fluorescência direta.[80] Não é raro encontrar microrganismos pelo procedimento de fluorescência que não são observados na pesquisa de ovos e parasitas de rotina.

Detecção de antígenos. A detecção de antígenos sobre a superfície dos microrganismos ou eliminados dos microrganismos em amostras de fezes constitui o teste de escolha atual para o diagnóstico de giardíase.[133] Apresenta maior sensibilidade em relação às técnicas microscópicas mais comuns. Nos EUA, dispõe-se de vários produtos comerciais para o imunodiagnóstico de giardíase. Trata-se de imunoensaios colorimétricos à base de placas ou imunoensaios de fluxo lateral. A maioria pode ser utilizada em amostras de fezes frescas ou congeladas, bem como naquelas conservadas em fixadores de formol, mertiolate–iodo–formaldeído (MIF) e acetato de sódio–ácido acético–formol (SAF), mas não em PVA. A sensibilidade e a especificidade desses *kits* aproximam-se de 100% quando comparadas com a microscopia.

Dispõe-se de vários desses ensaios imunocromatográficos (ICT) rápidos em formato combinado para incluir a detecção de *Cryptosporidium* ou *Giardia*. Pelo menos um produto também oferece a detecção de *Cryptosporidium parvum*, *Giardia duodenalis* e *Entamoeba histolytica*, porém esse ensaio exige amostras de fezes frescas. Oferecem a vantagem de rápida realização do teste e obtenção de múltiplos resultados em um dispositivo de reação, com sensibilidade e especificidade excelentes.

Desde o início da década de 1990, o diagnóstico de giardíase passou a ser estabelecido com o uso de métodos imunológicos destinados a detectar diretamente o antígeno de *Giardia duodenalis* em amostras de fezes.[147] Os IEE que utilizam anticorpos preparados contra uma variedade de antígenos de *Giardia* tornaram-se a tecnologia utilizada com mais frequência.[241] Knisley et al.,[147] empregando antissoros de coelho e de cabra após imunização com trofozoítos de *Giardia*, relataram uma sensibilidade de 92 e 87% e uma especificidade de 87 e 91%, respectivamente. Carlson et al.[26] relataram uma correlação de 97% entre o imunoensaio enzimático e o exame microscópico direto em 353 amostras de seres humanos nos EUA. Stibbs,[241] utilizando um imunoensaio enzimático de captura de antígeno baseado em anticorpo monoclonal para a detecção do antígeno de *Giardia duodenalis* em amostras de fezes humanas, também constatou uma correlação de 97% com os exames microscópicos, incluindo amostras fixadas em formol.

Rostoff et al.[216] avaliaram um imunoensaio enzimático disponível no comércio (ProSpecT®/*Giardia*; Alexon, Mountain View, CA) que detecta o antígeno 65 específico de *Giardia* (GAS 65). Todas as 93 amostras obtidas de pacientes sintomáticos que apresentaram resultados positivos no exame microscópico de fezes para *Giardia* forneceram resultados visuais e espectrofotométricos fortemente positivos. Entre 232 amostras coletadas de modo aleatório, apenas seis com exame microscópico de fezes negativo apresentaram resultados positivos em IEE. Uma revisão das evidências clínicas sugeriu fortemente que esses seis pacientes tinham, de fato, giardíase. Tendo em vista esses resultados, o teste de IEE apresentou sensibilidade de 96% e especificidade de 100%. De modo semelhante, Scheffler e Van Etta[224] também demonstraram que a detecção de antígenos é altamente sensível e específica quando são testados em amostras fezes conservadas em formol. O kit ProSpecT®/*Giardia* apresentou sensibilidade de 95%, especificidade de 100%, valor preditivo positivo de 99,5% e valor preditivo negativo de 100% em relação com a microscopia convencional no estudo de 223 amostras de fezes conservadas em formol. Em resumo, os IEE para *Giardia* são métodos confiáveis e simples de utilizar para rápida avaliação de amostras de fezes à procura do parasita intestinal mais prevalente na América do Norte.

Outros flagelados intestinais

Chilomastix mesnili. *Chilomastix mesnili* é um flagelado de distribuição cosmopolita, mais comumente encontrado em indivíduos que reside em locais de clima quente. É considerado não patogênico, e não há necessidade de tratamento quando são detectadas formas desse microrganismo em amostras de fezes. As infecções são adquiridas na ingestão de água e alimentos contaminados com fezes; a melhora da higiene pessoal e das condições sanitárias é de suma importância para reduzir a incidência de colonização por esse microrganismo.

As principais características para a sua identificação são as seguintes:

▶ Trofozoítos
- Apresentam contorno piriforme, medindo a 6 a 24 μm de comprimento por 4 a 8 μm de largura (Prancha 22.3 A)
- Apresentam um único núcleo grande localizado imediatamente abaixo da membrana externa
- Possuem um citossoma proeminente adjacente ao núcleo
- Apresentam três flagelos anteriores imediatamente adjacentes ao núcleo, cuja visualização é, com frequência, difícil; entretanto, é possível observá-los com a redução da quantidade de luz do condensador e melhora do foco.

▶ Cistos
- Apresentam forma piriforme ou de limão e variam de 6 a 10 μm de comprimento por 4 a 6 μm de largura (Prancha 22.3 B)
- Apresentam uma protuberância hialina distinta em um dos lados (Prancha 22.3 C)
- Possuem um único núcleo com um pequeno cariossoma central
- Caracteristicamente, apresentam um citóstomo curvo, com aspecto em "cajado de pastor", que é diagnóstico quando observado.

Dientamoeba fragilis. *Dientamoeba fragilis* é um flagelado,[279] embora os flagelos não sejam observados ao microscópio óptico. Na prática, esse microrganismo pode aparecer como trofozoíto amebiano, mais do que como flagelado em preparações microscópicas. É patogênico, produzindo uma síndrome caracterizada por diarreia persistente, dor abdominal, perda de apetite, perda de peso, flatulência e prurido anal.[269] Os microbiologistas nos laboratórios clínicos devem estar atentos para o fato de que *D. fragilis* está sendo isolada com frequência crescente de amostras de fezes. Esse parasita foi detectado em 1,4 a 19% das amostras enviadas para exame de rotina e em até 47% de determinadas populações, como pacientes em instituições para doenças mentais.[279] Em algumas situações, a identificação de *D. fragilis* em amostras de fezes é tão frequente quanto a de *Giardia duodenalis*; de fato, nos laboratórios onde *G. duodenalis* está sendo identificada para a exclusão de *D. fragilis*, pode ser apropriado efetuar uma revisão dos métodos de coleta e de diagnóstico. Como os microrganismos são frágeis, e não há produção de cistos, pode ser difícil identificar *Dientamoeba fragilis* em preparações a fresco e amostras concentradas. É praticamente obrigatório proceder a um exame minucioso da preparação com coloração permanente para a detecção desse parasita.

Grendon et al.[101] alertam para o fato de que a não utilização das técnicas recomendadas de fixação e coloração permanente das amostras de fezes praticamente impede a identificação de *D. fragilis*. Para aumentar a probabilidade de identificação, esses pesquisadores recomendam fortemente que todas as amostras de fezes enviadas para exame sejam fixadas em PVA, SAF ou fixador de Schaudinn, e que todas as amostras, independente de sua consistência, sejam submetidas a coloração permanente antes de seu exame microscópico. Chan et al.[30] utilizaram com sucesso um ensaio de anticorpo de fluorescência indireta para melhorar o rastreamento de amostras de fezes conservadas à procura de *D. fragilis* e também sugeriram que o desenvolvimento de ELISA para a detecção de antígenos *D. fragilis* em amostras de fezes melhoraria a detecção desse microrganismo.

A identificação de *D. fragilis* é efetuada em preparações de fezes à procura dos trofozoítos. Não foi identificado de modo convincente um estágio cístico. Houve um relato de isolamento de cisto, porém isso não foi independentemente corroborado. Todavia, os cistos não são facilmente observados em amostras clínicas, de modo que, embora sejam raramente produzidos, eles não possuem valor diagnóstico. As características morfológicas diagnósticas de *D. fragilis* são as seguintes:

- Forma "ameboide" e assimétrica, medindo 5 a 12 μm
- Presença de dois núcleos (Prancha 22.3 D). Cerca de 20% das formas podem apresentar apenas um único núcleo, e pode ser difícil diferenciar esses microrganismos dos trofozoítos de *Endolimax nana*. O exame do esfregaço habitualmente irá revelar as formas com dois núcleos mais diagnósticas
- Podem-se observar cariossomas proeminentes, que são fragmentados em quatro a oito grânulos; quando presentes, são úteis para o diagnóstico
- Pseudópodes claros e relativamente largos, que proporcionam motilidade intencional quando observados em preparações a fresco; são de utilidade limitada, tendo em vista a raridade de realização de preparações a fresco diretas com amostras de fezes frescas.

Como *D. fragilis* não apresenta um estado de cisto identificado ou bem caracterizado, é menos provável que ocorra transmissão direta pela água ou por alimentos de um hospedeiro para outro. A incidência nove vezes maior de *D. fragilis* em pacientes com infecção por oxiúros sugere que os ovos de *Enterobius vermicularis* podem ser infectados com os flagelados e/ou servir como vetor para transferência em seres humanos. Essa possibilidade também pode explicar por que quase 50% dos casos relatados de dientamebíase ocorrem em pacientes com menos de 20 anos de idade. O tratamento dos pacientes sintomáticos inclui tetraciclina e metronidazol, entre outros fármacos.

Pentatrichomonas hominis. *Pentatrichomonas* (anteriormente *Trichomonas*) tem sido encontrado em todas as partes do mundo. Embora seja isolado de amostras de fezes diarreicas, não se acredita que seja patogênico. Pode ser mais difícil identificar definitivamente esse microrganismo em preparações de fezes coradas, visto que os trofozoítos são frágeis e não se coram adequadamente. Não existe nenhum estágio de cisto.

A identificação é efetuada pela detecção de trofozoítos, os quais apresentam as seguintes características:

- Medem 7 a 15 μm de comprimento por 4 a 7 μm de largura, apresentam uma forma em lágrima e possuem um único núcleo de localização anterior, que está ligeiramente deslocado da membrana externa, ajudando a diferenciá-lo de *Chilomastix mesnili* (Prancha 22.3 E)
- Possuem uma membrana ondulante, que se estende por todo comprimento do microrganismo. Essa característica é util para diferenciar esse microrganismo de *Trichomonas vaginalis*, cuja membrana ondulante estende-se apenas até a metade ou um pouco mais da metade do comprimento do corpo. Na prática, essa característica não é particularmente útil, visto que as membranas ondulantes não são observadas em esfregaços comuns com coloração tricrômica; na verdade, são necessárias preparações de culturas anóxicas para demonstrar essa característica
- Nas preparações a fresco, que não são comuns, esses microrganismos apresentam motilidade giratória um tanto rígida, devido à ação de um único flagelo localizado ao longo de uma membrana ondulante que se estende por todo o comprimento do corpo
- As formas típicas, quando observadas em amostras de fezes, são mais provavelmente de *T. hominis*. É importante não confundir *T. hominis* com *T. vaginalis*, visto que este último provoca uma doença sexualmente transmitida.

Ciliados | Balantidium coli

Balantidium coli é o único membro dos ciliados que infecta os seres humanos. A transmissão de um ser humano para outro ocorre por via fecal-oral simples, e não há necessidade de um hospedeiro intermediário para completar o ciclo biológico. O ciclo biológico de *Balantidium coli* está ilustrado na Figura 22.5. Embora *Balantidium coli* seja encontrado principalmente em suínos e, com menos frequência, em outros animais, esse microrganismo possui uma distribuição mundial. A balantidíase humana é mais prevalente em áreas de criação e abate de suínos.[86] Os relatos de infecção são incomuns, e a maioria dos casos é observada na América Latina, no Extremo Oriente e na Nova Guiné. A infestação em seres humanos é habitualmente não invasiva, assintomática e autolimitada. Nos pacientes debilitados com carga maciça de trofozoítos, podem ocorrer disenteria sanguinolenta, desidratação grave ou, em casos raros, morte. Esses microrganismos formam "úlceras em formato de frasco", que se assemelham àquelas produzidas por *Entamoeba histolytica*. A Prancha 22.3 F mostra vários trofozoítos de *B. coli* invadindo a submucosa do intestino. Essa fotomicrografia foi preparada a partir de um caso raro fatal de infecção por *Balantidium*. Em pacientes isolados, foi relatada a ocorrência de úlceras intestinais, linfadenite mesentérica e, raramente, extensão extraintestinal para o fígado, os pulmões e outros órgãos.[146] A tetraciclina, o metronidazol e o iodoquinol têm sido usados de modo efetivo.

Balantidium coli é facilmente identificado em amostras de fezes, em virtude de seu grande tamanho (100 μm ou mais de diâmetro). Outras características diagnósticas incluem as seguintes:

▸ Trofozoíto
- A membrana celular é recoberta por cílios curtos e delicados em toda a sua circunferência
- Existe um grande macronúcleo em forma de rim. É mais visível em preparações diretas coradas com iodo (Prancha 22.3 G)
- Verifica-se a presença de um pequeno micronúcleo esférico adjacente ao macronúcleo. Esse micronúcleo nem sempre pode ser facilmente evidente em todos os microrganismos
- Motilidade giratória semelhante a furadeira quando o microrganismo é observado em preparações a fresco.

▸ Cisto
- Os cistos apresentam forma esférica a elipsoide e medem 50 a 65 μm
- Um único macronúcleo em forma de rim, frequentemente com um pequeno micronúcleo esférico (Prancha 22.3 H)
- Observa-se a persistência de pequenos vacúolos no citoplasma
- Os cílios são retraídos dentro de uma espessa parede cística resistente.

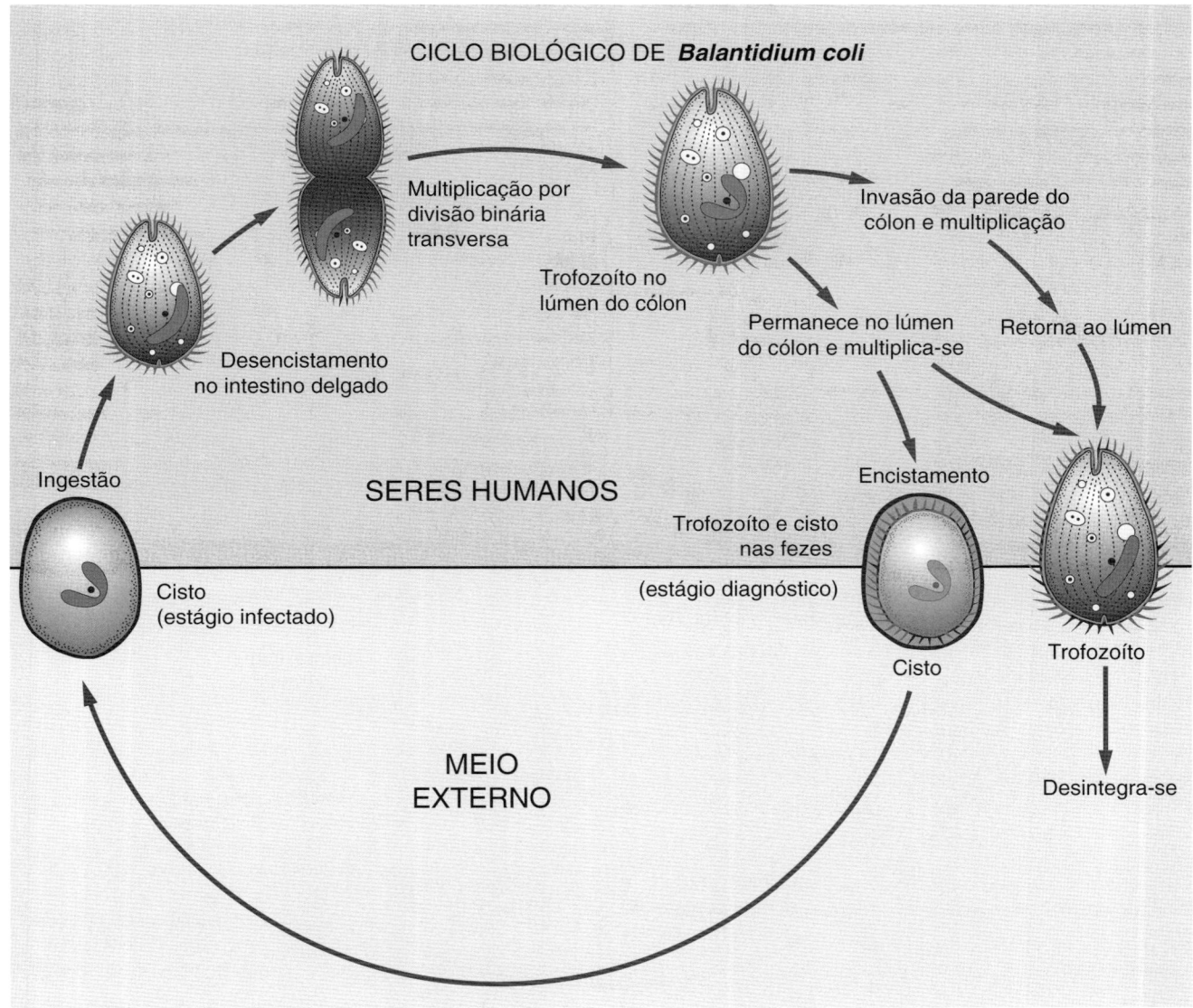

■ **FIGURA 22.5** O ciclo biológico de *Balantidium coli* é simples, não havendo necessidade de hospedeiro intermediário. Os cistos são eliminados nas fezes no meio externo. Após a ingestão de água ou alimentos contaminados com cistos, ocorre desencistamento no intestino delgado. Em seguida, ocorre multiplicação por divisão binária, e os trofozoítos ocupam o cólon. Após desencistamento, os cistos são novamente eliminados nas fezes para completar o ciclo biológico.

Coccídeos

Os microrganismos comumente denominados coccídeos são membros do filo Apicomplexa, classe Coccidia e ordem Eimeriida. São parasitas teciduais obrigatórios, com estágios sexuado e assexuado em seu ciclo biológico. Nesse grupo, estão incluídos os parasitas da malária (*i. e.*, espécies de *Plasmodium*), o protozoário tecidual *Toxoplasma gondii* e os coccídeos intestinais – *Cystoisospora* (*Isospora*) *belli*, espécies de *Cryptosporidium*, espécies de *Cyclospora* e espécies de *Sarcocystis*.

O ciclo biológico da maioria dos coccídeos exige um hospedeiro intermediário externo, como gato, bezerro, ser humano ou outro animal, no qual ocorrem a esporogênese e a formação de oocistos. O ciclo biológico de *Cystoisospora belli* difere apenas pelo fato de que os estágios sexuado e assexuado da gametogênese ocorrem no mesmo hospedeiro, sem a necessidade de um segundo hospedeiro. O ciclo biológico de *Cystoisospora belli*, por ser representativo dos coccídeos, está ilustrado na Figura 22.6.

Espécies de *Cryptosporidium*. Os criptosporídios são diminutos protozoários coccídeos que estão associados à enterocolite em uma variedade de animais domésticos, incluindo bezerros, suínos e galináceos.[7] A criptosporidiose tornou-se destaque na medicina humana como infecção oportunista observada em pacientes com AIDS na década de 1980.[248] Naquela época, foi adequadamente caracterizada como infecção emergente.[49,184] Continua causando morbidade e mortalidade significativas nessa população de pacientes em partes do mundo com poucos recursos, onde não há acesso à terapia antirretroviral altamente ativa. A detecção

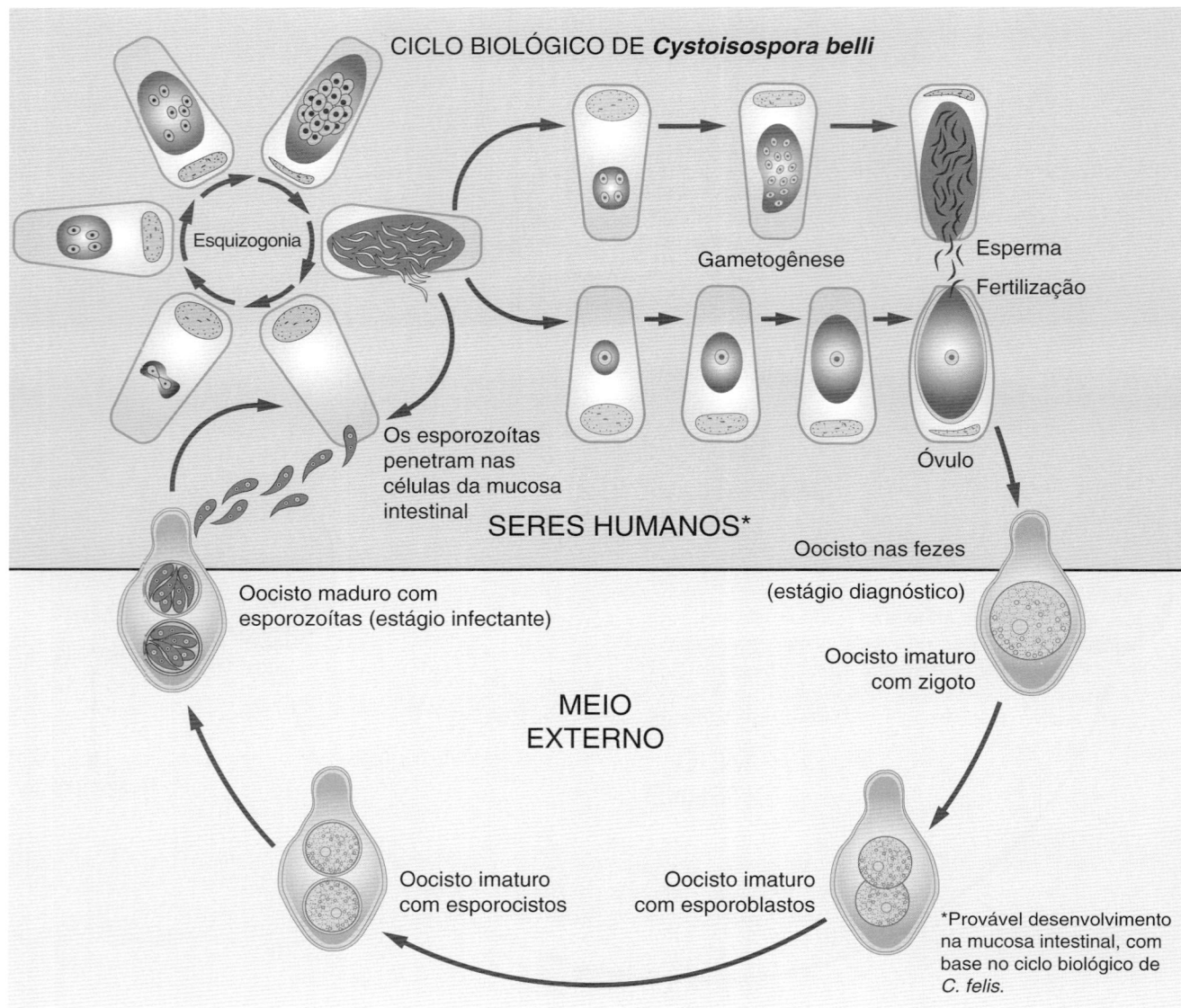

■ **FIGURA 22.6** Ciclo biológico de *Cystoisospora belli*. Os oocistos imaturos contendo um esporocisto são liberados nas fezes para o meio externo. Em condições ambientais ideais, o oocisto amadurece e forma dois esporozoítas, que constituem a forma infectante. Com a ingestão de oocistos infectantes em água ou alimentos contaminados por um hospedeiro humano, ocorre desencistamento no intestino. Os esporocistos liberados invadem as células epiteliais da mucosa, onde ocorre esquizogonia. Os esporozoítas maduros são liberados das células intestinais. No processo de gametogênese, ocorre formação dos gametócitos masculinos e femininos. Após fertilização, ocorre desenvolvimento de um oocisto com parede celular espessa. A liberação desses oocistos imaturos no meio externo completa o ciclo biológico.

de *Cryptosporidium* ou de *Cystoisospora belli*, que também infecta pacientes com HIV, deve levar à realização de um teste para infecção pelo HIV e, se for negativo, para outra condição de imunocomprometimento.

Os seres humanos tornam-se infectados por contato direto com animais infectados ou pela ingestão de água ou alimentos contaminados com fezes. A redução da transmissão de *Cryptosporidium* pela água é particularmente problemática, visto que os oocistos são resistentes à cloração e podem persistir em abastecimentos de água após tratamento.[237] Foram relatados dois grandes surtos de gastrenterite e doença diarreica em indivíduos imunocompetentes, um em Milwaukee,[161] acometendo mais de 300.000 pessoas, e o outro no Condado de Carroll, Geórgia,[114] com uma estimativa de 90.000 casos documentados de criptosporidiose aguda. O único fator de risco coletivo estabelecido em cada um desses surtos foi a exposição ao abastecimento público de água, que era filtrada e clorada de acordo com as diretrizes da Environmental Protection Agency.

Durante todos os estágios de desenvolvimento, o microrganismo permanece exclusivamente nas microvilosidades das células epiteliais intestinais. Por conseguinte, pode-se estabelecer o diagnóstico em cortes de amostras do intestino delgado corados pela hematoxilina e eosina (H&E), à procura dos minúsculos oocistos, que frequentemente estão presentes em grandes quantidades, fixados à superfície das células epiteliais que revestem as microvilosidades (Prancha 22.4 A). Os oocistos têm tendência a aderir às células epiteliais da borda em escova, causando perda ou degeneração das microvilosidades na área de fixação.[184] A perda das microvilosidades pode resultar em comprometimento da digestão, má absorção e diarreia, que constituem a síndrome clínica. No hospedeiro imunocomprometido, a diarreia de volume substancial que ocorre com a infecção grave provoca anormalidades eletrolíticas e pode ser potencialmente fatal. As manifestações clínicas da criptosporidiose são apresentadas no Quadro de correlações clínicas 22.3.

O diagnóstico é comumente estabelecido pela identificação de oocistos em amostras de fezes.[136] É extremamente difícil identificá-los nas preparações a fresco padrões com iodo e nos esfregaços permanentes com coloração tricrômica modificada. A detecção efetiva depende do uso de IEE/ensaios de imunofluorescência ou do uso de coloração álcool-acidorresistente modificada. Os *Cryptosporidia* apresentam as seguintes características:

- *Cryptosporidia* medem de 5 a 6 μm de diâmetro, são ovoides a esféricos e aparecem altamente refringentes quando observados em preparações por flutuação (Figura 22.7)[156]
- Podem-se observar pequenos grânulos internos ou, com o uso do microscópio de contraste de fase, pode-se verificar a presença de até quarto esporozoítas delgados em forma de arco em cada oocisto.[49,184] Isso não é comumente observado em preparações padrões
- Esses microrganismos aparecem como oocistos esféricos homogêneos, de coloração vermelha, com 4 a 6 μm de diâmetro, quando observados em preparações de fezes com coloração álcool-acidorresistente (Prancha 22.4 B).

No caso de infecções maciças, as técnicas de concentração utilizadas rotineiramente para o isolamento de ovos e parasitas na maioria dos laboratórios são adequadas para o isolamento dos oocistos de *Cryptosporidium*. Na presença de infecções leves, pode-se utilizar o método de flutuação em açúcar de Sheather, conforme descrito por Garza[89] (Boxe 22.4), embora seja raramente efetuado na prática atual. Utiliza-se comumente uma técnica de concentração de fezes com formol-acetato de etil (FEA) para a detecção de oocistos de *Cryptosporidium* em amostras de fezes. Após o procedimento habitual com FEA, o sedimento é separado

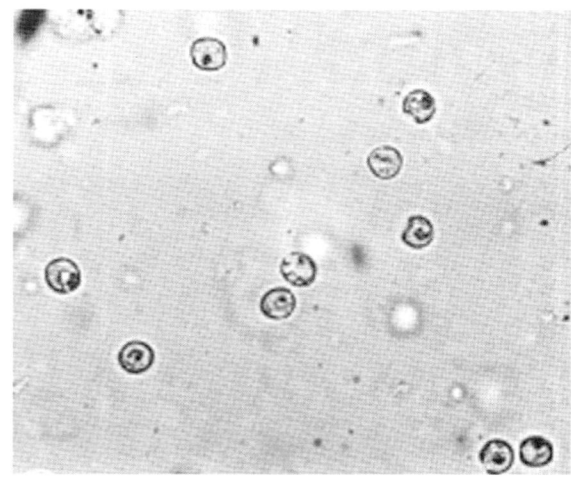

■ **FIGURA 22.7** Oocistos de *Cryptosporidium* observados em uma preparação de fezes com flutuação (aumento original 1.280×). (Cortesia de Bruce C. Anderson.)

em camadas e submetido a flutuação sobre uma solução salina hipertônica para separar os parasitas dos detritos fecais. Essa técnica representou o avanço mais significativo no isolamento de oocistos a partir de amostras de fezes formadas e não gordurosas.

Uma coloração álcool-acidorresistente modificada é comumente utilizada para a detecção de oocistos de *Cryptosporidium* em esfregaços secos ao ar e fixados com metanol, preparados diretamente a partir de uma amostra de fezes.[89] Aplica-se o corante carbol fucsina ao esfregaço da mesma maneira que o corante álcool-acidorresistente de rotina; entretanto, utiliza-se H_2SO_4 a 1% como descorante em lugar de álcool-ácido. Os oocistos aparecem rosa-avermelhados contra o fundo verde-claro da contracoloração.

Vários *kits* de imunoensaios para a detecção de oocistos de *Cryptosporidium* em amostras de fezes são comercializados.[88] Em um estudo comparativo, Garcia e Shimizu[85] verificaram uma sensibilidade de 98 a 99% e uma especificidade de 100% para a detecção de oocistos de *Cryptosporidium*, utilizando os *kits* ProSpecT® (Alexon), Meridian Premier®

Quadro de correlações clínicas 22.3 Criptosporidiose.

A síndrome clínica de criptosporidiose consiste em diarreia aquosa ou mucosa semelhante à cólera, gastrenterite persistente com graus variáveis de vômitos e cólica abdominal, má absorção e febre baixa. Nos pacientes imunocompetentes, a síndrome é autolimitada, com redução dos sintomas no decorrer de 7 a 14 dias. Entretanto, a criptosporidiose em pacientes com AIDS ou outros distúrbios de imunocomprometimento profundo é, com frequência, particularmente problemática, devido à ocorrência de diarreia aquosa prolongada e progressivamente grave, que pode persistir por vários meses. Nesses pacientes, o tratamento precisa ser agressivo, particularmente se a contagem de células CD4 for inferior a 200 por milímetro cúbico.

Após a infecção, são observadas fezes positivas para oocistos dentro de 7 a 28 dias, com um período de incubação médio de 7,2 dias. Por outro lado, Shepherd et al.,[229] em um estudo de 49 pacientes, constataram que a maioria deixou de eliminar oocistos dentro de 20 dias, e houve uma relação dos sintomas com a eliminação dos oocistos em 25 dos 49 pacientes. Por conseguinte, a duração da diarreia e o início e a duração de eliminação dos oocistos dependem do paciente.[136] Os esquemas terapêuticos têm sido, em grande parte, sem sucesso nos pacientes com grave imunocomprometimento, possivelmente devido ao vacúolo parasitóforo singular que se forma dentro da célula hospedeira, protegendo o parasita dos agentes antimicrobianos.

Na atualidade, o tratamento com azitromicina,[267] nitazoxanida e paromomicina[73] é parcialmente ativo, porém a reversão da imunossupressão, quando possível, é importante para obter a eliminação dos parasitas.[40] Foram publicadas revisões excelentes dos aspectos clínicos, epidemiológicos e parasitários da criptosporidiose.[184,267]

> **Boxe 22.4**
>
> **Técnica de flutuação de *Cryptosporidium* para o isolamento de oocistos de Sheather em amostras de fezes**
>
> 1. Preparar uma suspensão densa de fezes em solução fisiológica e filtrar através de gaze em tubo de centrífuga até alcançar metade do tubo.
> 2. Adicionar um volume igual de solução de açúcar de Sheather (500 g de sacarose, 320 mℓ de água destilada e 615 g de fenol derretido) levando a superfície do líquido ligeiramente acima da parte superior do tubo. Misturar suavemente a suspensão com um bastão aplicador.
> 3. Colocar uma lamínula de 18 mm² ou 22 mm² sobre a superfície da suspensão e deixar em repouso durante 45 min.
> 4. Retirar suavemente a lamínula e montá-la em uma lâmina de vidro. Observar ao microscópio de contraste de fase à procura de oocistos esféricos, altamente refringentes, de 5 μm de diâmetro.[87]

Cryptosporidium e EIA Meridian MERIFLUOR® *Cryptosporidium/Giardia* (Meridian Diagnostics). Isso confirma resultados semelhantes anteriormente relatados por Kehl *et al.*,[140] que constataram que o ensaio Color Vue® *Cryptosporidium* (Seardyn, Indianapolis, IN), o ensaio de microtitulação ProSpecT® *Cryptosporidium* e o kit MERIFLUOR® *Cryptosporidium* anteriormente mencionado eram igualmente sensíveis e específicos para a detecção de *Cryptosporidium*, embora, na sua experiência, o procedimento de imunofluorescência tenha sido considerado de leitura mais fácil, exigindo menor tempo de trabalho do técnico.

Devido à sua extrema sensibilidade e especificidade, os métodos baseados na PCR para a detecção de oocistos de *Cryptosporidium* tornaram-se muito interessantes, particularmente na análise da água potável. Esses ensaios de PCR são capazes de detectar até mesmo um único oocisto em uma amostra, de modo que constituem o método mais sensível disponível.[79,177] A detecção dos oocistos pela PCR também pode ser afetada por numerosas substâncias encontradas em amostras de fezes, para as quais foram desenvolvidas técnicas especiais de extração de ácido nucleico.[52,285] Isso exigiu a otimização de métodos para evitar a inibição da amplificação. Mais recentemente, vários ensaios multiplex tornaram-se disponíveis e utilizam uma abordagem sindrômica para o diagnóstico de gastrenterite infecciosa. Esses ensaios foram aprovados pela FDA ou aguardam a sua aprovação, são fáceis de usar e detectam uma ampla variedade de patógenos, como as causas mais comuns de gastrenterite bacteriana, viral e parasitária, incluindo *Cryptosporidium*. Clark procedeu a uma revisão da biologia, do diagnóstico, dos procedimentos para identificação laboratorial e do tratamento da criptosporidiose para os que desejam uma leitura mais detalhada sobre o assunto.[40]

Cyclospora cayetanensis. Os microrganismos atualmente incluído no gênero *Cyclospora* eram originalmente considerados cianobactérias ou microrganismos semelhantes a algas verde-azuladas.[155,187,192,236] As espécies de *Cyclospora* possuem características morfológicas semelhantes àquelas de *Cystoisospora* e *Cryptosporidium*, exceto que apresentam dois esporocistos em cada oocisto e dois esporozoítas por esporocisto (*Cystoisospora belli* possui dois esporocistos por oocisto e quatro esporozoítas por esporocisto; as espécies de *Cryptosporidium* apresentam quatro esporozoítas não encistados por oocisto).[75] O nome da espécie, *Cyclospora cayetanensis*, foi dado em homenagem à Universidade Peruana Cayetano Heredia, em Lima, Peru, uma instituição onde foi realizada grande parte da pesquisa epidemiológica e taxonômica original.

Em amostras de fezes não concentradas e não coradas, os oocistos das espécies de *Cyclospora* aparecem como corpos não refringentes, esféricos a ovais e ligeiramente enrugados, medindo 8 a 10 μm de diâmetro. Isso equivale a quase o dobro do tamanho dos oocistos das espécies de *Cryptosporidium* e constitui uma importante característica de diferenciação. Existe um grupo interno de glóbulos envolvidos por membrana dentro da célula.[16] Esses parasitas são álcool-acidorresistentes e coram-se de rosa-pálido ou rosa-avermelhado, com coloração mais escura das estruturas internas (Prancha 22.4 C). As células mais velhas podem não se corar. Por conseguinte, é comum a presença de formas que se coram e formas sem coloração, o que também constitui uma característica de diferenciação útil. Os oocistos coram-se de vermelho-alaranjado com safranina. Não se coram pela hematoxilina férrica, metanamina-prata de Grocott-Gomori ou ácido periódico Schiff (PAS).[155] Os oocistos emitem uma intensa autofluorescência verde (filtro de excitação de 450 a 490 DM) ou azul intenso (filtro de excitação de 365 DM) sob epifluorescência. Os diretores e supervisores de laboratórios de microbiologia devem decidir quanto à realização ou não de exames de rotina de amostras de fezes à procura de *Cryptosporidium* e *Cyclospora*. Em muitas situações, a realização da coloração álcool-acidorresistente em uma amostra de fezes exige uma solicitação separada. Esse corante adicional pode ser prontamente adicionado aos exames de fezes de rotina em situações de surto. Um dos ensaios multiplex recentemente aprovados pela FDA inclui reagentes dirigidos para *Cyclospora*.

O ciclo biológico de *Cyclospora*, que também constitui um membro do grupo apicomplexa, assemelha-se ao das espécies de *Cryptosporidium*. Os esporozoítas só são liberados dos oocistos no trato digestório pouco depois da ingestão de água ou de alimentos contaminados. Os esporozoítas penetram nas células epiteliais do intestino delgado. O mecanismo pelo qual a diarreia é produzida não é conhecido; a endoscopia revela a presença de eritema moderado a pronunciado da parte distal do duodeno. As biopsias duodenal e jejunal revelam achatamento das vilosidades jejunais, atrofia das vilosidades e graus variáveis de hiperplasia das criptas. A ausência de leucócitos e eritrócitos nas fezes indica que o processo não é invasivo; o comprometimento da absorção de D-xilose implica uma síndrome do tipo má absorção.

A doença surge habitualmente após a ingestão de água ou de alimentos contaminados e ocorre principalmente nos meses quentes do verão. Foram relatados numerosos surtos, cuja revisão é interessante. Apenas alguns deles serão mencionados aqui. O leite em pó diluído com água antes do consumo foi implicado no processo.[277] Em um surto ocorrido no Cook County Hospital, em Chicago, foi constatada a ocorrência de diarreia na equipe e nos funcionários que ocupavam um dormitório, após falha da bomba de água desse dormitório.[276] Com frequência, a doença associada a

Cyclospora ocorre na forma de diarreia do viajante, e existem várias citações publicadas de casos de diarreia que ocorreram em pessoas que retornaram de viagem do Haiti, México, Guatemala, Porto Rico, Marrocos, Camboja, Paquistão, Índia, Ilhas Salomão e, particularmente Nepal.[125,205] Especificamente, os surtos ocorridos nos EUA e no Canadá durante os meses de primavera, de 1996 e 1997, foram relacionados com a ingestão de framboesas importadas da Guatemala.[117] Nos EUA, foram relatados 27 surtos de ciclosporíase, de 2000 a 2013. Apesar da suspeita do consumo de framboesas em pelo menos quatro desses surtos, outros alimentos implicados incluíram manjericão, amoras, ervilhas, ervilha forrageira e salada mista embalada (http://www.cdc.gov/parasites/cyclosporiasis/outbreaks/foodborneoutbreaks.html). Sifuentesosornio *et al.*[232] examinaram e compararam a ciclosporidiose em pacientes com e sem AIDS. O período de incubação é de 2 a 7 dias. O início da diarreia pode ser abrupto (68% dos casos) ou gradual (32%).[225] A diarreia aquosa, que é autolimitada em pacientes imunocompetentes (raramente com duração de mais de 12 dias), pode ser acompanhada de náuseas leves, cólica abdominal, fadiga e mal-estar.[229] Nos pacientes com imunocomprometimento, a diarreia pode ser prolongada, de 4 a 6 semanas de duração, pode simular o espru tropical e pode estar associada a doença biliar. A diarreia volumosa que pode ocorrer nesses pacientes leva à desidratação e a anormalidades eletrolíticas potencialmente fatais. Em uma revisão de amostras de fezes de 450 pacientes com AIDS, Pappe *et al.*[192] detectaram a presença de espécies de *Cryptosporidium* nas amostras de fezes de 135 pacientes (30%), *Cystoisospora belli* em 12%, *Cyclospora* em 11%, *Giardia* em 3% e *Entamoeba histolytica* em 1%.

A farmacoterapia específica demonstrou ter eficiência limitada. Sulfametoxazol-trimetoprima (SXT) VO tem sido efetivo no tratamento de alguns pacientes; em outros casos, foram administrados metronidazol, norfloxacino, quinacrina, ácido nalidíxico e furoato de diloxanida, com sucesso variável.[126,192] Em pacientes com imunocomprometimento profundo, o tratamento limita-se, com frequência, a cuidados de suporte, com hidratação e suplementos nutricionais, embora Pappe *et al.*[192] tenham constatado que o SXT é efetivo em alguns pacientes, particularmente quando foram prescritas doses aumentadas. Em um estudo conduzido no Nepal, ocorreram eliminação dos oocistos e desaparecimento dos sintomas depois de 7 dias de terapia.[125] É preciso envidar todos os esforços para reverter a imunossupressão, se possível, visto que o sistema imunológico restaurado irá ajudar na eliminação da infecção.

Cystoisospora belli. A cistoisosporíase, uma doença caracterizada por diarreia e má absorção, era antigamente apenas observada em raras ocasiões e era considerada de importância clínica limitada. Pode ocorrer doença grave em hospedeiros imunocomprometidos, nos quais podem ser observadas concentrações maciças dos microrganismos no intestino. Nos casos prolongados, podem ocorrer febre, cefaleia, esteatorreia e perda de peso; foram relatados casos de morte por desidratação e desequilíbrio eletrolítico nas infecções maciças. Nesses pacientes, a doença pode persistir por vários meses. O microrganismo é isolado com frequência aumentada em pacientes com AIDS, e a sua detecção deve levar à investigação de comportamentos de alto risco, realização do teste para HIV e outras condições de imunocomprometimento. Garcia[87] relatou vários pacientes com AIDS que apresentaram doença intestinal e extraintestinal debilitante causada por esse microrganismo. Recomenda-se também que os pacientes com HIV que planejam viajar para as Américas Central e do Sul ou países com recursos limitados sejam orientados sobre a transmissão de *C. belli* pelos alimentos e pela água, devendo-se considerar o uso de quimioprofilaxia. Embora os indivíduos imunocomprometidos corram risco de desenvolver a doença grave cistoisosporíase, os indivíduos imunocompetentes também podem ser infectados.[199] O fármaco de escolha é o SXT; a pirimetamina constitui uma alternativa efetiva.

As infecções humanas por *C. belli* diferem daquelas causadas por outros coccídeos, visto que as formas tanto sexuada quanto assexuada habitam o intestino humano. Por conseguinte, não há necessidade de um segundo hospedeiro para completar o ciclo biológico. Pode ocorrer transmissão de um ser humano para outro após a ingestão de oocistos infectados presentes na água ou em alimentos contaminados por fezes; por conseguinte, a doença não é uma zoonose.

Os oocistos constituem as formas diagnósticas observadas em amostras de fezes humanas. Medem a 25 a 30 μm de diâmetro, apresentam uma parede lisa e delgada e são imóveis em fezes frescas. Os oocistos imaturos contêm um único esporocisto (Prancha 22.4 E); de modo mais característico, são observados oocistos maduros que contêm dois esporocistos em amostras de fezes (Prancha 22.4 F).

Espécies de Sarcocystis. As espécies de *Sarcocystis* utilizam dois mamíferos para as fases sexuada e assexuada de seu ciclo biológico. Os seres humanos podem servir como hospedeiro intermediário ou definitivo. Como hospedeiro definitivo, o ser humano torna-se infectado pelo consumo de carne de vaca ou de porco infectada e inadequadamente cozida. O ciclo sexual do microrganismo desenvolve-se na parte subepitelial da mucosa do intestino delgado. As infecções intestinais estão associadas a *S. hominis* ou *S. suihominis*, que frequentemente são assintomáticas; todavia, em certas ocasiões, podem resultar em uma síndrome diarreica que se assemelha àquela produzida por *Cystoisospora belli*. As formas diagnósticas em amostras de fezes consistem em oocistos largamente ovalados, que medem entre 10 e 20 μm. Esses oocistos contêm dois esporocistos, cujo aspecto se assemelha ao de *C. belli*. Além disso, podem-se observar esporocistos únicos, que medem 13 a 17 μm.

Ao atuar como hospedeiro intermediário, uma situação que ocorre quando seres humanos ingerem inadvertidamente oocistos de outras fontes fecais animais, observa-se o desenvolvimento de sarcocistos na musculatura esquelética, que podem ser observados em biopsias de músculo esquelético ou em necropsia do músculo esquelético.[14] Os sarcocistos no músculo esquelético medem aproximadamente 100 × 300 μm (Prancha 22.4 G). Essa forma é habitualmente assintomática, embora se tenha relatado uma história de polimiosite e eosinofilia em raros casos. Arness *et al.*[9] relataram um surto de miosite eosinofílica aguda entre um grupo militar norte-americano de 15 homens trabalhando na área rural da Malásia. Em sete soldados, foi constatado o desenvolvimento de febre de grau variável, mialgia, broncospasmo, exantema pruriginoso transitório, linfadenopatia transitória e nódulos subcutâneos; todos esses sintomas são comuns na sarcocistose. As anormalidades laboratoriais consistiram em eosinofilia, elevação da velocidade de hemossedimentação e níveis elevados de creatinoquinase no músculo. *Sarcocystis* spp. foram isoladas de uma amostra de biopsia de músculo esquelético obtida do paciente que foi identificado como caso inicial. Os sintomas persistiram em alguns soldados por um período de até 5 anos. Nesses casos prolongados, pode-se observar histologicamente a presença de miosite crônica, fasciite e mionecrose com calcificação.

Nematoides

Os nematoides são helmintos que se caracterizam, nos vermes adultos, por um corpo cilíndrico e afunilado, com músculos de orientação longitudinal e um esôfago trirradiado. As espécies de nematoides intestinais que infectam mais comumente os seres humanos incluem as seguintes:

Ascaris lumbricoides
Trichuris trichiura
Ancilostomídeos: *Necator americanus* e *Ancylostoma duodenale*
Strongyloides stercoralis
Enterobius vermicularis

Estima-se que o número de pessoas no mundo inteiro infectadas por nematoides intestinais seja da ordem de bilhões, e esse número continua aumentando com o crescimento da população mundial, particularmente em regiões de poucos recursos.[20,24,31] A magnitude dessa incidência se traduz em considerável morbidade e mortalidade humanas em decorrência dos efeitos desses parasitas, devido a uma variedade de mecanismos envolvidos, como perda de sangue, desnutrição e obstrução intestinal. Por conseguinte, existe uma alta probabilidade de que os laboratórios clínicos detectem os ovos, as larvas ou até mesmo adultos de um desses parasitas.

Os ciclos biológicos desse grupo de helmintos variam quanto a sua complexidade e modos de infecção. Entretanto, esses nematoides não necessitam de hospedeiro intermediário em seu ciclo biológico (Figura 22.8). Todavia, a maioria necessita de um estágio fora do hospedeiro humano para o desenvolvimento dos ovos na forma infectante.

O ovo é um gameta maduro produzido pelas fêmeas adultas que residem no intestino. Esse ovo, que é eliminado nas fezes, constitui o estágio latente, que serve como forma infectante na maioria dos casos. Constitui também a forma que será observada ao exame microscópico das fezes e que será utilizada para estabelecer o diagnóstico definitivo. Os ovos da maioria das espécies de nematoides necessitam de estágios intermediários de desenvolvimento no meio externo para se desenvolver em larvas viáveis. Esse desenvolvimento depende da temperatura, da umidade e da natureza do solo no qual foram eliminados. Neste capítulo, estão ilustrados os ciclos biológicos com legendas de várias das espécies de nematoides.

Ascaridíase e Ascaris lumbricoides

Foi estimado que *Ascaris lumbricoides* acomete sozinho 1,7 bilhão de pessoas, o que representa cerca de 25% da população mundial.[24] A maior prevalência da doença é observada em indivíduos frequentemente desnutridos que residem em países com poucos recursos. As áreas que possuem tratamento moderno de água e esgoto apresentam baixa incidência da doença. *Ascaris lumbricoides* possui o que foi denominado ciclo biológico *indireto*. Após a ingestão de um ovo fertilizado e o seu desencistamento, a larva penetra na parede intestinal e começa a sua migração para os pulmões. Penetra nos pulmões, alcança os bronquíolos e, é deglutida. A segunda exposição ao trato gastrintestinal desencadeia o desenvolvimento da forma adulta. Esses nematoides estão altamente adaptados a seu hospedeiro humano, de modo que ocorre lesão tecidual mínima com a sua migração. A pneumonia eosinofílica transitória ou pneumonite, que ocorre, é denominada como pneumonia de Löefler. A migração de numerosos vermes em consequência da exposição a múltiplos ovos está associada a uma lesão tecidual mais extensa. Esse ciclo biológico indireto adquire grande importância médica no caso de outro nematoide discutido adiante, *Strongyloides stercoralis*. Embora as infecções com poucos helmintos possam passar clinicamente despercebidas, pode ocorrer obstrução mecânica do intestino com infecções maciças.[12] A Figura 22.8 apresenta o ciclo biológico de *Ascaris lumbricoides*.

As manifestações clínicas da ascaridíase[245] estão descritas no Quadro de correlações clínicas 22.4.

Identificação laboratorial. O diagnóstico laboratorial de ascaridíase é estabelecido pela observação dos vermes adultos quando se projetam para fora ou são eliminados de orifícios do corpo, ou por meio de visualização *in situ* no intestino ou em sistemas ductais contíguos, como os ductos biliares ou pancreáticos na endoscopia, cirurgia ou necropsia.[107,163] Em alguns casos, podem ser detectados em radiografias. Com mais frequência, a identificação é feita pela detecção dos ovos característicos em amostras de fezes. As características essenciais para a identificação de *A. lumbricoides* estão descritas a seguir.

▶ Vermes adultos
- Os vermes adultos medem entre 15 e 35 cm de comprimento
- Os machos são menores e podem ser identificados pela cauda curva (Prancha 22.5 A)
- A cutícula é lisa e carece das estrias musculares anelares que são características dos vermes. É importante que o parasitologista esteja atento para a morfologia dos vermes, visto que, em certas ocasiões, são enviados ao laboratório para identificação.

▶ Ovos
- Os ovos fertilizados medem entre 45 e 60 μm; os ovos não fertilizados medem, em média, 90 × 40 μm
- São castanho-amarelados (corados de bile), ovais ou esféricos e caracterizam-se por ter um envoltório espesso, transparente e hialino, coberto por uma camada albuminosa (Prancha 22.5 B)
- Os ovos que foram submetidos a exposição prolongada às secreções pancreáticas podem estar desprovidos da camada albuminosa (descorticados)
- Os ovos fertilizados podem ser reconhecidos pela clivagem do saco vitelino interno. Por outro lado, não há organização interna nos ovos não fertilizados. Os ovos embrionados em estágios mais avançados de desenvolvimento podem conter a larva (Prancha 22.5 C)

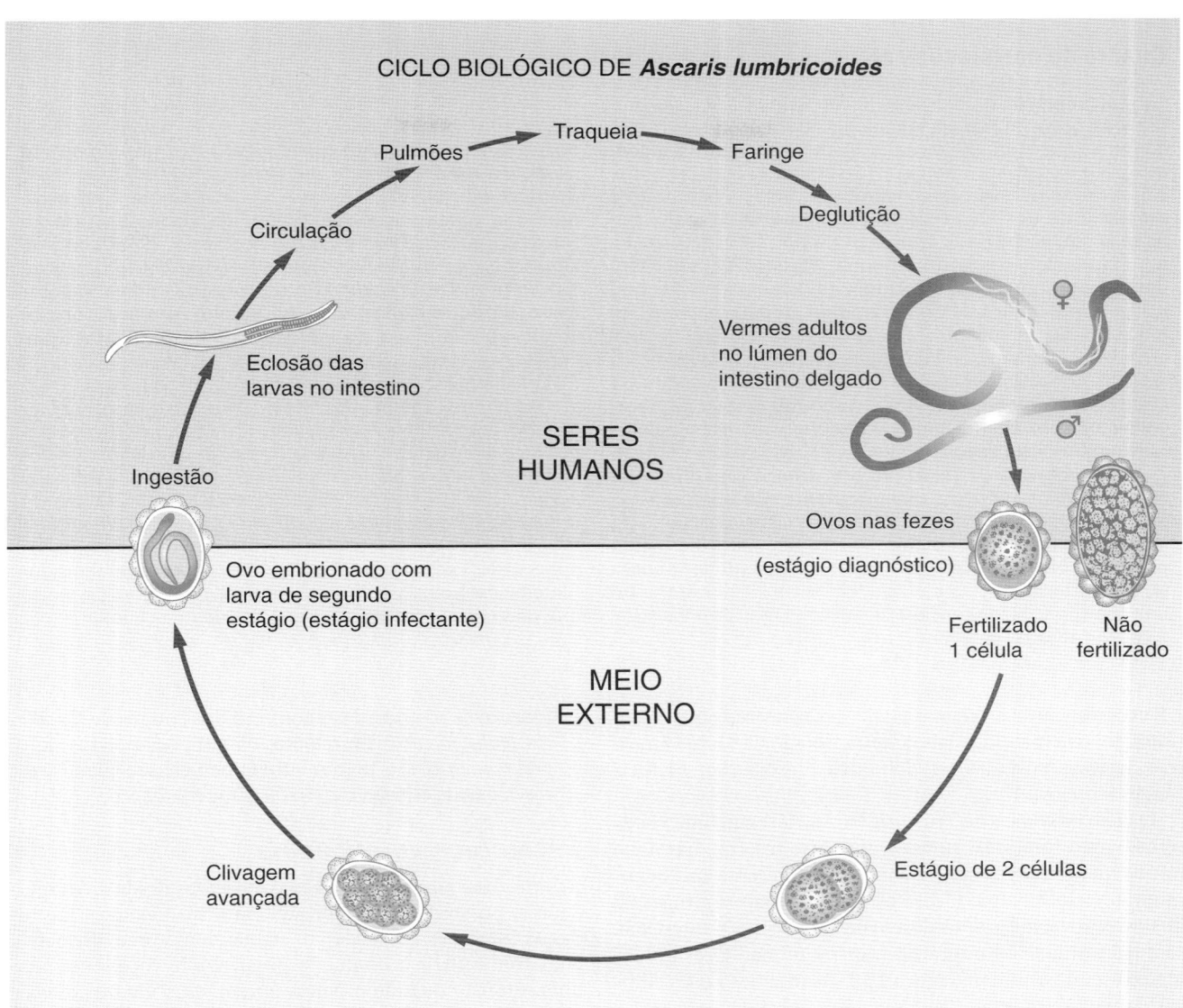

■ **FIGURA 22.8** Ciclo biológico de *Ascaris lumbricoides*. O ciclo biológico não envolve um hospedeiro intermediário externo. É um tanto complexo, exigindo um período para a maturação dos ovos no meio externo, bem como uma fase migratória transpulmonar das larvas nos seres humanos, que pode resultar em sintomas transitórios semelhantes aos da asma nas infecções maciças. Os ovos fertilizados eliminados no solo necessitam de 2 a 3 semanas, em condições ideais de umidade e de temperatura, para desenvolver-se do estágio inicial de duas células para estágios de clivagem avançada e embrionado infectante final. Com a ingestão de água ou de alimentos contaminados com ovos infectados por um hospedeiro humano, as formas larvárias eclodem no intestino e entram na circulação. Após a sua passagem pelos capilares pulmonares, as larvas alcançam os alvéolos pulmonares; a seguir, são expectoradas e deglutidas. No intestino, amadurecem em vermes adultos machos ou fêmeas, onde podem permanecer no lúmen ou migrar para vários ductos ou orifícios. As fêmeas grávidas depositam um grande número de ovos, os quais são eliminados nas fezes para completar o ciclo biológico.

- Os ovos descorticados não fertilizados podem assemelhar-se a células vegetais, e o seu reconhecimento pode ser extremamente difícil em amostras de fezes (Prancha 22.5 D). Na maioria dos casos, o exame de campos microscópicos adicionais habitualmente irá revelar os ovos característicos com camada albuminoide externa, espessa e mamelonada.

Os ovos não fertilizados de *Ascaris lumbricoides* são demasiado pesados para flutuar no procedimento de flutuação com sulfato de zinco e podem passar despercebidos se o sedimento também não for examinado. A presença exclusiva de ovos não fertilizados em amostras de fezes pode indicar infecção por uma única fêmea. Uma fêmea adulta de *Ascaris lumbricoides* pode produzir cerca de 200.000 ovos por dia; por conseguinte, a contagem de ovos em amostras de fezes, que constitui um valioso procedimento na avaliação da magnitude das infecções por ancilostomídeos, não reflete necessariamente a carga de vermes na ascaridíase.

Tricuríase e *Trichuris trichiura* ("Tricocéfalo")

A incidência global das infecções causadas por *Trichuris trichiura* não é conhecida, porém foi citada uma prevalência de 90% em determinadas populações de Camarões, Malásia

Quadro de correlações clínicas 22.4 Ascaridíase.

Os pacientes com infecções leves podem ser assintomáticos. Nas infecções intestinais maciças, os achados comuns consistem em dor abdominal, desconforto e diarreia. Diferentemente dos ancilostomídeos, em que uma carga maciça de verme constitui um pré-requisito para a presença de doença, a infestação intestinal humana por apenas um verme de *A. lumbricoides* pode ser importante, em virtude de seu grande tamanho. Os áscaris adultos tendem a migrar nos ductos biliares, no ducto pancreático ou no lúmen do apêndice ou, raramente, podem penetrar no intestino. Maddern et al.[163] relataram um caso fatal de pancreatite aguda, em que foi encontrado um único verme de *Ascaris lumbricoides* impactado na ampola de Vater. As complicações potenciais, até mesmo nas infecções leves, consistem em apendicite, pancreatite, obstrução biliar e formação de abscessos hepáticos.[107]

Essa propensão à migração dos áscaris a partir do lúmen intestinal, particularmente durante o tratamento farmacológico, é uma razão pela qual os ciclos de tratamento inadequados ou incompletos podem ser particularmente perigosos. Nas infecções maciças, os vermes adultos podem fazer protrusão pelo reto ou podem ser expectorados. Outras complicações potenciais da infecção maciça consistem em obstrução intestinal, intussuscepção, ou volvo, e perfuração intestinal. Ocorre obstrução intestinal em cerca de dois em cada 1.000 indivíduos infectados, resultando em uma taxa de mortalidade de seis por 100.000 crianças.[245] Baird et al.[12] relataram o caso de hiperinfecção por ascaridíase em uma menina de 2 anos de idade da África do Sul, da qual foram retirados, na necropsia, 796 vermes de *Ascaris lumbricoides*, com peso total de 550 g. A causa da morte consistiu em torção e gangrena do íleo intensamente infestado pelos vermes. Foram também isolados vermes no estômago, no esôfago, dos ductos biliares intra-hepáticos e extra-hepáticos e da vesícula biliar.

O tratamento consiste em albendazol, que também é efetivo contra *Trichuris trichiura*, um microrganismo coinfectante comumente encontrado. O mebendazol é um tratamento alternativo. Os efeitos colaterais consistem em dor abdominal e diarreia, particularmente quando a infecção é maciça, com expulsão de numerosos vermes. O uso do fármaco está contraindicado durante a gravidez, quando o fármaco alternativo é o pamoato de pirantel. Há também poucas evidências de que os fármacos possam ser úteis durante o estágio migratório das larvas da infecção, de modo que pode haver necessidade de tratamento adicional.[87]

---

e Países do Caribe. Vermud et al.[253] constataram que *T. trichiura* foi o nematoide mais comum isolado de 41.958 amostras de fezes enviadas ao Columbia-Presbyterian Medical Center em Nova York.

O ciclo biológico de *Trichuris trichiura* segue uma via de transmissão fecal-oral simples, sem fase intermediária em um hospedeiro externo. Esse parasita apresenta um denominado ciclo biológico "direto", visto que, após a ingestão dos ovos, o verme adulto desenvolve-se no trato intestinal, sem necessidade de migração transpulmonar. O ciclo biológico está ilustrado na Figura 22.9. As manifestações clínicas da tricuríase estão descritas no Quadro de correlações clínicas 22.5.

Identificação laboratorial. O diagnóstico laboratorial de tricuríase é mais comumente estabelecido pela observação dos ovos característicos em formato de barril nas amostras de fezes. Os vermes adultos medem 30 a 50 mm de comprimento, e os machos são, em média, ligeiramente menores do que as fêmeas. Os machos podem ser identificados pelo seu corpo longo e delgado, que forma uma curva de 360°, dando origem ao nome coloquial em inglês de *whipworm* (verme em chicote). Nas infecções intestinais, a cabeça fica mergulhada na mucosa do intestino grosso; em consequência, os adultos raramente são observados em amostras de fezes. Uma fotografia ampliada de um verme adulto é mostrada na Prancha 22.5 G, à esquerda.

▶ Ovos
- Os ovos medem 54 × 22 μm
- Os ovos de *Trichuris trichiura* estão entre os ovos de nematoides mais facilmente identificados em preparações microscópicas, em virtude de seu formato distinto em barril, com tampões polares hialinos, convexos e refringentes em ambas as extremidades (Prancha 22.5 F)
- Esses ovos só podem ser confundidos com os de *Capillaria philippinensis*. Entretanto, os tampões polares de *C. philippinensis* são menos proeminentes, são planos, e a casca é mais espessa e estriada (Prancha 22.5 P).

Enterobius vermicularis

As infecções por "oxiúros" são conhecidas desde a Antiguidade e, possivelmente, representam a mais comum de todas as infecções causadas por nematoides. Uma afirmativa bem-conhecida é a de que "é possível que você tenha tido uma infecção quando criança, porém, caso contrário, você poderá adquiri-la quando tiver filhos". O ciclo biológico de *Enterobius vermicularis*, à semelhança de *Trichuris Trichiura*, é direto. Os ovos são disseminados por via fecal-oral. Um aspecto importante é o fato de que os ovos são infectantes quando depositados na área perianal, o que significa que ocorre transmissão direta entre seres humanos, à semelhança das amebas intestinais.

Identificação laboratorial. O diagnóstico de infecção por oxiúros pode ser estabelecido pela observação de vermes adultos visualmente na abertura anal ou ao exame microscópico, em preparações transparentes (com fita adesiva). Essas preparações são obtidas aplicando-se o lado adesivo de um pequeno pedaço de fita adesiva sobre as pregas perianais ou a pele perineal, aplicando, em seguida, a fita adesiva à superfície de uma lâmina de vidro para exame microscópico (Prancha 22.4 F). Ovos característicos raramente são observados em amostras de fezes (i. e., o diagnóstico não é estabelecido durante uma pesquisa de ovos e parasitas). As amostras coletadas de crianças pela manhã, quando a migração dos vermes é máxima, têm maior rendimento. As manifestações clínicas da enterobíase estão ilustradas no Quadro de correlações clínicas 22.6. As características para identificação estão descritas a seguir.

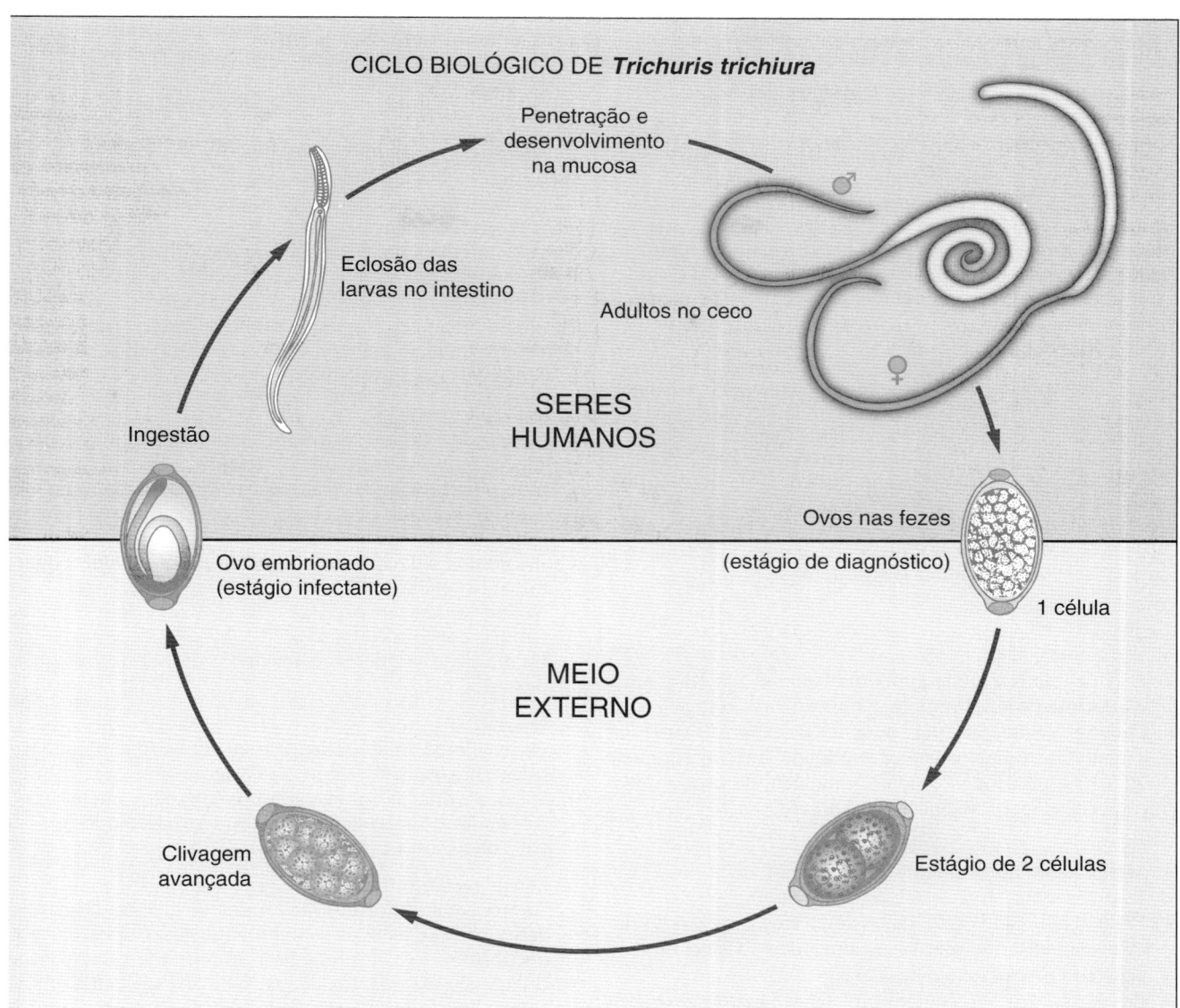

■ **FIGURA 22.9** O ciclo biológico de *Trichuris trichiura* foi denominado ciclo biológico direto, visto que, após a ingestão, ocorre desenvolvimento diretamente no trato intestinal, sem a necessidade de migração transpulmonar. Os ovos, após serem eliminados no meio externo, também necessitam de um período de aproximadamente 21 dias em condições favoráveis para se tornarem infectantes. Após a ingestão de ovos embrionados por um hospedeiro humano, as larvas eclodem no intestino. Todavia, diferentemente dos áscaris, essas larvas penetram na mucosa do intestino, principalmente no ceco, onde se fixam e desenvolvem-se em vermes adultos machos e fêmeas. As fêmeas grávidas eliminam ovos nas fezes para completar o ciclo biológico.

Quadro de correlações clínicas 22.5 Tricuríase.

Nas infecções leves, os pacientes são geralmente assintomáticos. Os vermes adultos habitam o intestino grosso. Nas infecções maciças, podem ocorrer diarreia, disenteria e desconforto abdominal, devido, em grande parte, à lesão mecânica da mucosa intestinal. A anemia, o retardo do crescimento e o extravasamento intestinal foram identificados como consequências previsíveis da infecção maciça, podendo representar uma indicação da intensidade da infestação.[41] Além disso, podem-se observar graus variáveis de má absorção, e, como a diarreia tende a ser aquosa, os desequilíbrios eletrolíticos de sódio e potássio podem representar um problema. Nas crianças, o prolapso retal é uma das complicações da infecção maciça por *Trichuris*.[254] Como os minúsculos vermes adultos são visíveis a olho nu, o termo prolapso em "bolo de coco" tem sido usado para descrever essa condição.

O mebendazol constitui o fármaco de escolha, porém pode ser necessário o uso de mais de uma dose para obter a cura. O albendazol é uma alternativa menos efetiva.

> **Quadro de correlações clínicas 22.6**
>
> **Enterobíase.**
>
> Os vermes adultos residem no ceco e no reto. Em certas ocasiões, o diagnóstico é estabelecido pela observação de vermes em preparações histológicas coradas do apêndice ou de outras partes do intestino. Ocorrem sintomas quando a fêmea grávida deposita os ovos nas pregas da pele perianal durante a noite. O prurido anal noturno constitui o sinal habitual de apresentação, devido à irritação causada pelos ovos depositados. As infecções ocorrem mais comumente em crianças, e os indivíduos do sexo feminino têm mais propensão a adquirir a infecção do que os indivíduos do sexo masculino. Nas infecções maciças, pode ocorrer vaginite com secreção mucoide e/ou uretrite em mulheres jovens.[87] Outros sintomas de apresentação incluem nervosismo, insônia e pesadelos.
>
> O pamoato de pirantel ou o mebendazol são efetivos; entretanto, pode ser necessário mais de uma dose, visto que as formas imaturas podem ser menos sensíveis ao fármaco. Como as infecções podem sofrer recidiva, pode ser necessário repetir o tratamento depois de 1 ou 2 semanas se ocorrer recidiva dos sintomas.

▶ Vermes adultos
- A fêmea adulta mede aproximadamente 8 a 13 mm de comprimento × 0,4 mm de diâmetro
- Pode ser identificada pela presença da expansão cuticular semelhante a uma asa na extremidade anterior (Prancha 22.5 E) e pela longa cauda pontiaguda, de modo que o organismo se assemelha a um "alfinete".

▶ Ovos
- Medem aproximadamente 30 × 50 μm
- Possuem uma casca fina, lisa e transparente
- Exibem contorno oval e são assimétricos, com um dos lados achatado. Algumas vezes, um sulco é visível no lado achatado do ovo (Prancha 22.5 F)
- Em geral, cada ovo contém uma larva bem desenvolvida (Prancha 22.5 E, à direita).

Ancilostomídeos

Ancylostoma duodenale é o ancilóstomo do Velho Mundo, enquanto *Necator americanus* é a espécie do Novo Mundo, conforme definido pelas áreas predominantes de doença endêmica. Como os ciclos biológicos dessas duas espécies são essencialmente iguais e não podem ser diferenciados pelo aspecto de seus ovos, é comum utilizar o termo geral *ancilóstomo* para ambas as espécies. Estima-se que 700 a 900 milhões de pessoas no mundo inteiro estejam infectados por ancilostomídeos (principalmente por *Ancylostoma duodenale*), dos quais 0,2% sofrem de anemia grave.

Diferentemente de *Ascaris*, que tem acesso ao hospedeiro pela ingestão de ovos, o ancilóstomo é um dos poucos parasitas que têm a capacidade de penetrar na pele humana intacta. Após a sua penetração, ocorre um ciclo biológico indireto, que resulta no verme adulto. Esse verme se fixa ao intestino e alimenta-se do sangue da lâmina própria, rica em capilares.[41] O ciclo biológico está ilustrado na Figura 22.10. As manifestações clínicas da ancilostomíase são apresentadas no Quadro de correlações clínicas 22.7.

Diagnóstico laboratorial. O diagnóstico laboratorial é mais comumente estabelecido pela observação dos ovos característicos em amostras de fezes, embora raramente possa ser estabelecido pela observação de vermes adultos no intestino, visto que estão fixados ao revestimento da mucosa intestinal. É importante que os ovos dos ancilóstomos sejam identificados em amostras de fezes, podendo-se talvez efetuar contagens quantitativas, visto que esse nematoide pode estar associado a doença potencialmente grave nas infecções maciças. Até mesmo as infecções leves podem estar associadas a sequelas graves, em consequência da anemia crônica. Os ovos de *A. duodenale* e de *N. americanus* são idênticos; eles não podem ser diferenciados dos ovos de *Strongyloides stercoralis*, que habitualmente não são observados nas fezes, visto que esse organismo elimina larvas, e não ovos.

▶ Vermes adultos
- Medem até 1,5 cm de comprimento e residem na parte superior do intestino, onde estão firmemente fixados à mucosa pela ação das peças bucais cortantes
- A observação das peças bucais pode ser utilizada para diferenciar as duas espécies
- *Ancylostoma duodenale* possui dois pares de dentes quitinosos (Prancha 22.5 I)
- *Necator americanus* fixa-se com o auxílio de um par de lâminas cortantes (Prancha 22.5 J)
- Os machos são diferenciados pela presença de uma bolsa posterior.

▶ Ovos
- Os ovos medem aproximadamente 60 × 40 μm e são nitidamente ovais.
- A casca é fina, lisa, transparente e não pigmentada
- As células do saco vitelino se retraem, deixando um espaço claro sob a casca (Prancha 22.5 K).

▶ Larvas rabditiformes
- As larvas rabditiformes são raramente observadas nas fezes, visto que os ovos são eliminados nas infecções por ancilostomídeos. Entretanto, é importante ser capaz de diferenciar essas larvas daquelas de *Strongyloides*, que se assemelham superficialmente
- As larvas rabditiformes dos ancilostomídeos possuem uma longa cavidade bucal (Prancha 22.5 L, à esquerda), que as distingue de *Strongyloides stercoralis*, que possui uma cavidade bucal curta (Prancha 22.5 L, à direita)
- As larvas rabditiformes dos ancilóstomos carecem de um primórdio genital, que está presente nas larvas rabditiformes de *Strongyloides stercoralis*.

Estrongiloidíase e Strongyloides stercoralis

Certas peculiaridades no ciclo biológico de *Strongyloides stercoralis* separam as infecções causadas por essa espécie daquelas de outros nematoides. A mais importante delas é o fato de que o diagnóstico laboratorial de estrongiloidíase é habitualmente estabelecido pela observação das larvas rabditiformes, em lugar dos ovos em amostras de fezes (Prancha 22.5 M). À semelhança dos ancilostomídeos, *Strongyloides* é capaz de penetrar na pele humana intacta e, em seguida, sofrer um ciclo biológico indireto, conforme descrito. O ciclo biológico desse parasita está ilustrado na Figura 22.11. É interessante assinalar que *Strongyloides* também sobrevive no meio externo em um ciclo não parasitário; por conseguinte, não há necessidade de parasitose para propagação de *Strongyloides*.

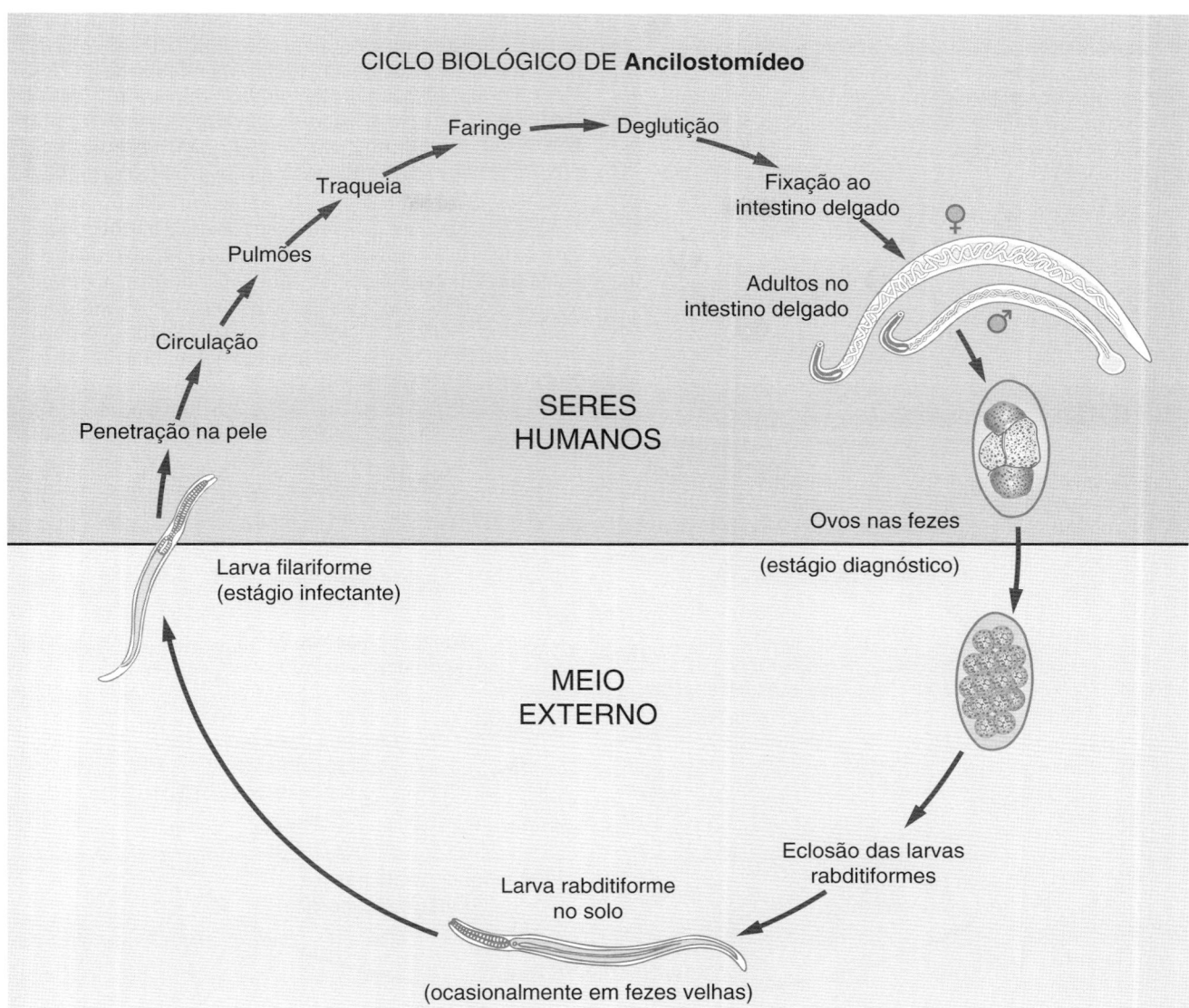

■ **FIGURA 22.10** Ciclo biológico dos ancilostomídeos. Os ovos de ancilostomídeos são habitualmente eliminados nas fezes nos estágios iniciais da clivagem por fêmeas grávidas. Depois de aproximadamente 24 horas no solo, em condições ideais de temperatura e umidade, os ovos eclodem no primeiro estágio larvário, a larva rabditiforme de vida livre. Depois de 5 a 7 dias, a larva rabditiforme transforma-se na larva filariforme de terceiro estágio, forma infectante para os seres humanos. Dependendo das condições de temperatura e umidade do solo, a larva filariforme pode permanecer infectante por um período de até 6 semanas. Os seres humanos são infectados pela penetração das larvas filariformes através da pele intacta, seja nas mãos, ao revolver o solo infestado por larvas, ou caminhando descalço no solo contaminado com fezes humanas. À semelhança dos áscaris, as larvas dos ancilóstomos também penetram na mucosa intestinal, passam para a circulação, invadem os alvéolos pulmonares e são expectoradas e deglutidas. As larvas invadem novamente a mucosa intestinal, onde se desenvolvem em vermes adultos machos e fêmeas. Esses vermes adultos permanecem firmemente fixados à mucosa e têm acesso ao suprimento sanguíneo do hospedeiro por meio de placas cortantes ou pares de dentes, dependendo da espécie. As fêmeas depositam grandes números de ovos, que são eliminados nas fezes, completando o ciclo biológico.

Quadro de correlações clínicas 22.7 Infecções por ancilostomídeos.

Podem ocorrer sintomas relacionados com os vários estágios do ciclo biológico. Podem ocorrer infecções cutâneas nos locais de penetração das larvas filariformes, particularmente quando o ser humano é infectado por espécies de ancilostomídeos não humanos ("prurido da terra").[254] Pode-se observar a ocorrência da síndrome de Loeffler nos pulmões e eosinofilia durante o estágio de migração pulmonar das larvas. As fêmeas adultas produzem apenas cerca de 2.500 a 5.000 ovos por dia; por conseguinte, as contagens de ovos em amostras de fezes podem refletir o número de ancilóstomos adultos, o que indica, por sua vez, a gravidade da infecção. A presença de mais de 5.000 ovos de ancilostomídeos por mililitro de fezes em mulheres e crianças e de mais de 5.000 por mililitro em homens está habitualmente associada a anemia. As técnicas de contagem de ovos foram descritas por Garcia.[87]

(*continua*)

Nas infecções maciças por 500 ou mais vermes, o hospedeiro pode perder o equivalente de 240 a 480 ml de sangue por semana, resultando em grave anemia ferropriva hipocrômica e acentuada hiperplasia eritroide da medula óssea, o que, por sua vez, pode resultar em osteoporose e formação de cistos ósseos. Nas infecções graves, as complicações podem incluir fraqueza, fadiga, retardo do crescimento, edema periférico e insuficiência cardíaca congestiva. A falta de desenvolvimento mental em decorrência de hipoxia associada à anemia representa um grave problema mundial em milhões de crianças infectadas por ancilostomídeos. A diarreia, a dor abdominal e a náuseas constituem manifestações da fase intestinal da infecção. Kelley et al.[141] relataram o desenvolvimento de infecções por ancilostomídeos em 35 de 684 soldados que participaram de operações militares em Granada; essas infecções foram mais comumente associadas à exposição ao solo próximo de residências cujas condições sanitárias eram mínimas.

O tratamento efetivo consiste em albendazol e outros benzimidazóis; deve-se fornecer uma reposição de ferro a pacientes com anemia ferropriva.

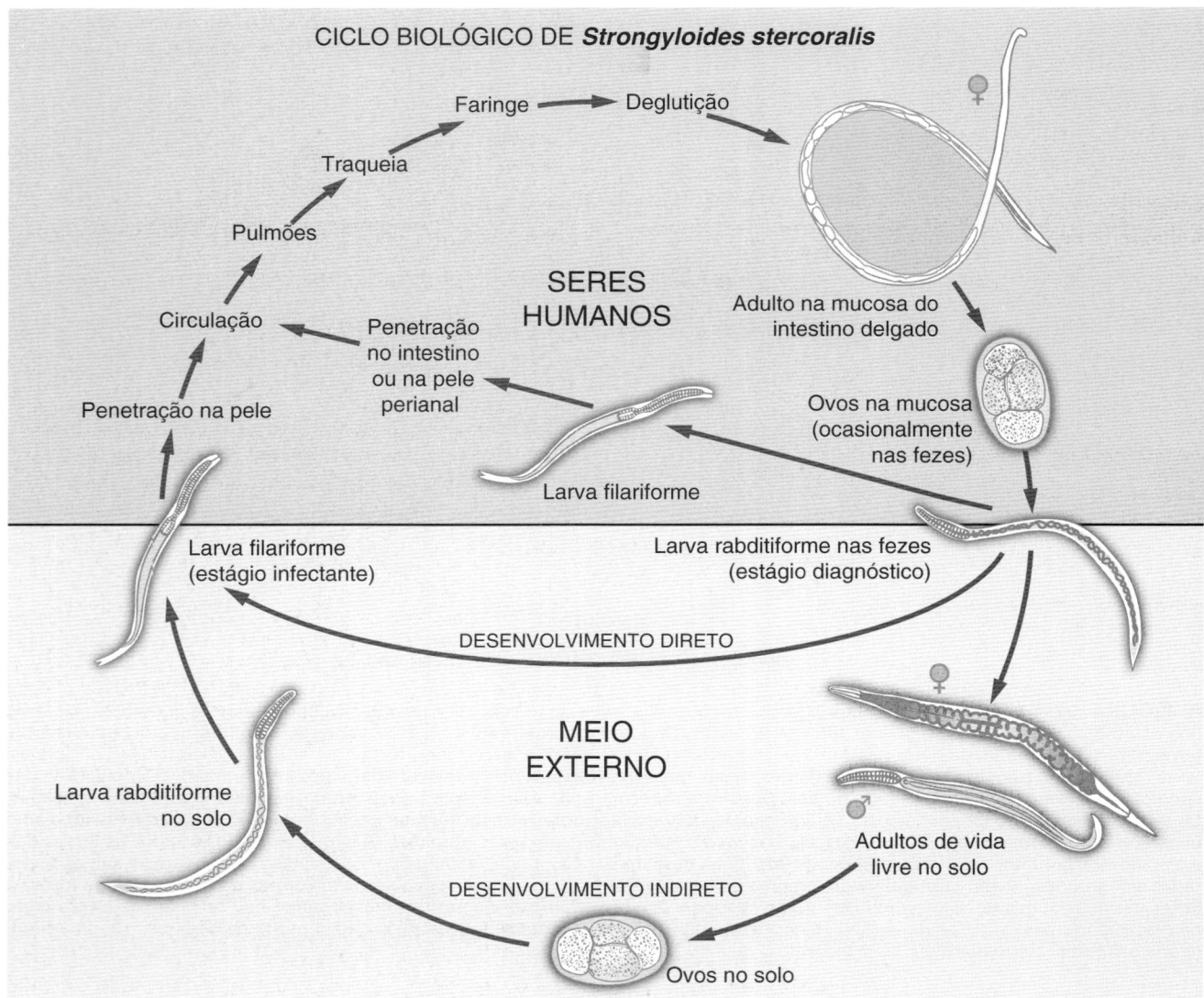

■ **FIGURA 22.11** Ciclo biológico de *Strongyloides stercoralis*. O ciclo biológico de *Strongyloides stercoralis* assemelha-se ao dos ancilostomídeos, exceto que a maioria dos ovos eclode liberando larvas rabditiformes enquanto ainda se encontram no lúmen intestinal. Algumas das larvas rabditiformes podem se transformar em larvas filariformes enquanto ainda se encontram dentro do lúmen intestinal. Essas larvas podem invadir diretamente a mucosa ou pele perianal, resultando em um ciclo de reinfecção crônica.[151] Isso ocorre sem o conhecimento do hospedeiro imunocompetente, em um nível relativamente baixo (i. e., o ciclo de reinfecção não é eliminado, porém mantido em um baixo estado de equilíbrio dinâmico pelo sistema imune). Entretanto, quando o hospedeiro se torna imunocomprometido, a taxa de reinfecção aumenta, resultando em uma síndrome de hiperinfecção que pode ser fatal.[132,145] Nos casos de doença diarreica, pode-se observar, em certas ocasiões, a presença de ovos nas fezes indistinguíveis daqueles dos ancilostomídeos. Em condições ideais de umidade e temperatura no meio externo, as larvas rabditiformes eclodem, transformando-se rapidamente em larvas filariformes infectantes. Os seres humanos são infectados pela penetração direta das larvas filariformes na pele por contato direto. A migração dessas larvas invasivas na circulação assemelha-se àquela dos ancilostomídeos, resultando, por fim, no desenvolvimento de vermes adultos no intestino.

No mundo inteiro, a magnitude da estrongiloidíase assemelha-se à da prevalência das infecções por ancilostomídeos, com uma estimativa de 800 milhões de pessoas infectadas, acometendo até 10% da população em algumas localidades.[129] A incidência da infecção em qualquer região determinada mostra-se variável, visto que as larvas filariformes necessitam de considerável umidade e sobrevivem melhor onde o lençol freático é superficial. Houve surtos entre militares estacionados em áreas endêmicas.[141] Nos EUA, a estrongiloidíase é endêmica em áreas rurais do sul e sudeste, com 3 a 5% dos indivíduos infectados em algumas localidades.[254] As infecções também apresentam uma alta prevalência entre pacientes internados em instituições psiquiátricas, presidiários e imigrantes que anteriormente residiam em regiões tropicais endêmicas.

Diferentemente de outros nematoides, é comum a reinfecção do mesmo hospedeiro por *Strongyloides*, estabelecendo, desse modo, uma infecção parasitária crônica. Isso se deve ao fato de que algumas das larvas que são eliminadas nas fezes podem penetrar na parede intestinal ou na pele perianal. Em geral, as infecções crônicas não são aparentes, a não ser que o hospedeiro se torne imunocomprometido.[97,110] Isso pode ocorrer com a idade ou o uso de terapia (p. ex., agentes imunossupressores administrados para controlar a rejeição de transplantes).[53] Nessa situação, observa-se o desenvolvimento de uma síndrome de hiperinfecção por *Strongyloides*, que é frequentemente fatal.[36,100,207] Menos comumente, foram observadas complicações, como perfuração e hemorragia.[17] As manifestações clínicas da estrongiloidíase são apresentadas no Quadro de correlações clínicas 22.8.[112]

Quadro de correlações clínicas 22.8 Estrongiloidíase.

Na porta de entrada do parasita, pode-se observar a ocorrência de irritação da pele e prurido, na forma de dermatite crônica de baixo grau.[34] Em geral, não ocorre o prurido da larva *migrans* cutânea totalmente desenvolvido, que é característico das infecções cutâneas por ancilostomídeos não humanos. Entretanto, Leighton e MacSween[151] relataram o caso de uma mulher de 74 anos de idade com história de erupções urticariformes que surgiram na infância, com 65 anos de duração. Esses sintomas foram finalmente correlacionados com a presença de estrongiloidíase crônica ou prolongada. Gordon et al.[97] também estabeleceram o diagnóstico de estrongiloidíase disseminada com base na identificação de larvas filariformes em biopsias de pele.

As manifestações intestinais das infecções por *Strongyloides* variam desde poucos sintomas a nenhum sintoma nas infecções leves até a ocorrência de doença intestinal necrosante grave nas infecções maciças. Em alguns pacientes, os sintomas podem sugerir doença ulcerosa péptica; em outros, o comprometimento do intestino delgado pode simular radiograficamente a doença de Crohn. Foi relatada a ocorrência de hemorragia gastrintestinal superior maciça em um imigrante africano negro de 29 anos de idade, causada por infecção maciça do duodeno por *S. stercoralis*.[17]

Na presença de uma dose infectante maciça, pode ocorrer doença pulmonar sugestiva de pneumonia de Loeffler, que se manifesta na forma de sibilos e eosinofilia; ou, em casos de síndrome de hiperinfecção descrita mais adiante neste capítulo, pode-se observar o aparecimento de pneumonia totalmente desenvolvida, tosse e dispneia. Harris et al.[112] relataram dois pacientes com estrongiloidíase disseminada, em que o diagnóstico foi inicialmente estabelecido pela observação de larvas no escarro. Esses pesquisadores sugeriram que, em pacientes imunossuprimidos que desenvolvem pneumonia não bacteriana, particularmente na presença de eosinofilia, devem-se examinar amostras tanto de fezes quanto de escarro à procura de infecção por *S. stercoralis*.

A terapia com corticosteroides a longo prazo também pode predispor a infecções disseminadas por *Strongyloides*. Chu et al.[36] descreveram um homem de 65 anos de idade com doença pulmonar obstrutiva crônica dependente de esteroides, que desenvolveu pneumonia em consequência de *Strongyloides*. O diagnóstico foi estabelecido com base na presença de larvas detectadas em uma amostra de escarro expectorado. Em geral, a pneumonite causada por larvas de nematoides é transitória e caracteriza-se por tosse e febre; nos casos mais graves, caracteriza-se por torácica, dispneia e hemoptise.

Os hospedeiros imunossuprimidos mostram-se particularmente vulneráveis às infecções disseminadas por *Strongyloides*. A tendência dos ovos de *S. stercoralis* a eclodir rapidamente e a produzir larvas filariformes intraintestinais (Prancha 22.5 N) torna os pacientes vulneráveis à autoinfecção, produzindo uma condição conhecida como síndrome de hiperinfecção.[132] Purtilo et al.,[207] após observar a ausência de resposta do tecido granulomatoso a larvas, em vários casos de necropsia de estrongiloidíase fatal, concluíram que é necessária a integridade do sistema imune celular para manter o organismo sob controle. Uma vez comprometida ou anulada a imunidade, os pacientes que abrigam o parasita tendem a sofrer hiperinfecção em consequência da invasão direta da mucosa intestinal (Prancha 22.5 O), com disseminação das larvas para muitos órgãos e tecidos. Genta[90] oferece um argumento alternativo segundo o qual os corticosteroides, em lugar de atuar por meio de supressão da imunidade, podem, de fato, atuar diretamente sobre o verme como "hormônios da muda", que promovem diretamente a proliferação dos organismos, aumentando a possibilidade de doença disseminada. Embora a síndrome de hiperinfecção por *Strongyloides* não tenha sido especificamente associada à positividade do HIV e à AIDS, foram relatados alguns casos.[110]

Como *S. stercoralis* pode ser abrigado por seres humanos como infestação subclínica durante muitos anos após o contato inicial, não é necessário que os pacientes com desenvolvimento de estrongiloidíase disseminada tenham sofrido uma exposição recente ao parasita. Klein et al.[145] ressaltam a necessidade de rastreamento das amostras de fezes à procura de estrongiloidíase antes de iniciar o tratamento dos pacientes que residem em áreas endêmicas com um ciclo de terapia imunossupressora. Os receptores de transplante de órgãos representam outro grupo de alto risco. Nesse grupo, deve-se proceder a um rastreamento sorológico antes de iniciar a terapia imunossupressora. Alguns pesquisadores recomendaram um exame de fezes, que pode ser realizado, embora seja um método insensível de detecção.[53] A síndrome de hiperinfecção é ainda mais complicada, devido ao risco aumentado de desenvolvimento de sepse por microrganismos gram-negativos, presumivelmente pelo fato de que as larvas penetrantes de *Strongyloides* são acompanhadas de bactérias intestinais.

O tiobendazol e a ivermectina são anti-helmínticos comumente utilizados para a estrongiloidíase e mostram-se superiores ao albendazol. A ivermectina é habitualmente administrada a pacientes com síndrome de hiperinfecção.

Identificação laboratorial
▶ Larvas rabditiformes
- As larvas rabditiformes de *S. stercoralis* apresentam uma cavidade bucal curta (Prancha 22.5 L, *à direita*), diferentemente dos ancilostomídeos, que possuem uma cavidade bucal longa (Prancha 22.5 L, *à esquerda*)
- As larvas rabditiformes de *Strongyloides stercoralis* também exibem um primórdio genital oval proeminente, localizado a cerca de um terço da distância da cauda
- Com frequência, as infecções crônicas estão associadas a um número muito pequeno de parasitas, dificultando o estabelecimento de um diagnóstico objetivo. Pode ser necessário proceder ao exame de várias amostras de fezes em dias sucessivos, ou pode-se indicar o procedimento de concentração de Baermann. Nesse procedimento, as larvas ativas são induzidas a migrar da massa fecal para um reservatório de água através de uma tela de arame coberta com gaze, conforme descrito por Garcia.[87] DeKaminsky,[57] em um estudo de 427 amostras de fezes, constatou que 33 casos adicionais foram diagnosticados utilizando uma técnica de Baermann modificada, enquanto 28 casos adicionais foram diagnosticados por meio do método de cultura em placa de ágar.

Espécies de Trichostrongylus

As espécies de *Trichostrongylus*, que são detectadas com pouca frequência nos EUA, são pequenos nematoides adultos semelhantes aos ancilostomídeos, que residem com a cabeça enterrada no epitélio do intestino delgado. Normalmente, os vermes adultos habitam o trato intestinal de ovinos, bovinos, caprinos e outros herbívoros. Ocorre infecção por meio da ingestão de larvas de terceiro estágio que se encontram sobre a grama e outras vegetações. Esses parasitas não possuem peças bucais especiais que caracterizam os ancilostomídeos, de modo que não ocorre perda de sangue. As infecções maciças podem provocar dor abdominal, diarreia e eosinofilia leve, porém os sintomas são, em sua maioria, mínimos. Os ovos de *Trichostrongylus* assemelham-se aos dos ancilostomídeos, porém são mais longos (78 a 98 μm × 40 a 50 μm), com extremidades mais afiladas. É importante reconhecer essas diferenças sutis na morfologia dos ovos para não estabelecer um diagnóstico incorreto de infecção por ancilostomídeos. O tratamento consiste comumente no uso de pamoato de pirantel, e as alternativas incluem albendazol e mebendazol.

Capillaria philippinensis

Capillaria philippinensis é um nematoide extremamente pequeno; os adultos medem 1,5 a 3,9 mm de comprimento, com largura que varia de 5 mm na cabeça filamentosa até 30 mm na metade do corpo. Após pesquisas consideráveis para identificar os hospedeiros reservatórios, acredita-se, hoje em dia, que as aves que se alimentam de peixes sejam os hospedeiros naturais dentro de um ciclo biológico de peixe e ave.[44] Os seres humanos tornam-se infectados quando ingerem peixe inadequadamente cozido que é comumente consumido por aves.

A doença é endêmica nas Filipinas, na Tailândia e em regiões adjacentes ao sul do mar da China. Os hábitos alimentares locais incluem a ingestão órgãos crus de animais e o uso de sucos intestinais de animais para temperar o arroz e outros alimentos. Além disso, o consumo de caranguejos e pequenos peixes de água doce não cozidos é considerado uma iguaria em muitas populações nativas. A infecção por *C. philippinensis* sempre provoca doença e pode levar à morte se não for tratada. De 1967 a 1990, foram documentados 1.884 casos confirmados de capilaríase intestinal, dos quais 110 levaram à morte.[44]

O início gradual de dor abdominal, borborigmo (*i. e.*, ruído gorgolejante do estômago) e a diarreia intermitente no decorrer de um período de 4 a 8 semanas constitui o quadro clínico inicial comum. É comum a observação de enteropatia grave perdedora de proteína, má absorção de gordura e açúcares e baixa excreção de xilose. Ocorrem perda de líquidos e desequilíbrios eletrolíticos, caracterizados por baixos níveis plasmáticos de potássio, sódio e cálcio. Observa-se a presença de níveis elevados de IgE e níveis baixos de IgG, IgM e IgA. Os exames *post mortem* de pacientes que morreram dessa doença revelaram infecção maciça do jejuno, com atrofia focal da mucosa nos locais de invasão do parasita.[44]

Identificação laboratorial
- Os ovos de *C. philippinensis* podem ser confundidos com os de *Trichuris trichiura*, devido à sua morfologia semelhante
- Diferentemente de *T. trichiura*, os ovos de *C. philippinensis* apresentam tampões polares menos proeminentes e uma casca espessa e estriada (Prancha 22.5 P)
- A identificação incorreta pode levar a sequelas graves, morbidade desnecessária ou até mesmo à morte de pacientes infectados por *C. philippinensis*, se essa infecção não for tratada.

Cestoides

Os cestoides são uma subclasse de helmintos que compreendem as tênias verdadeiras, que possuem escólex e uma série de segmentos corporais hermafroditas, produtores de ovos, denominados proglotes. Os cestoides de importância humana apresentados aqui são os seguintes:

Taenia saginata
Taenia solium
Diphyllobothrium latum
Hymenolepis nana
Hymenolepis diminuta
Dipylidium caninum

O corpo de um cestoide adulto ou tênia, denominado estróbilo, consiste em duas partes: o escólex e a proglote (Prancha 22.6 A). O escólex é a porção anterior dotada de ganchos e/ou ventosas por meio dos quais o verme adere e se fixa à mucosa intestinal. A coroa do escólex, denominada rostelo, pode apresentar ganchos (*i. e.*, tênia armada) (Prancha 22.6 B), ou pode ser desprovida de ganchos e lisa (*i. e.*, tênia desarmada). Essas diferenças morfológicas são úteis para a identificação das espécies.

A maior parte do corpo de uma tênia é composta por uma longa série de segmentos, denominados proglote. Cada proglote possui órgãos reprodutores masculinos e femininos, e as ramificações do útero tornam-se repletas de ovos quando maduras (Prancha 22.6 C). Os ovos ou proglotes repletas de ovos são eliminados nas fezes. Diferenças sutis observadas no tamanho, na forma e nas estruturas internas das proglotes servem como auxílio na identificação das espécies. O exame de fezes em preparações microscópicas para a detecção dos ovos constitui o método mais comum para estabelecimento de um diagnóstico laboratorial.

Com exceção de *Hymenolepis nana*, cuja transmissão de um ser humano para outro pode ocorrer por meio da ingestão de água ou de alimentos contaminados com fezes que contêm ovos infectantes, os ciclos biológicos dos cestoides necessitam de um ou mais hospedeiros intermediários para manter o desenvolvimento das larvas. O ciclo biológico de *Taenia solium*, como representativo dos cestoides, está ilustrado na Figura 22.12.

Taenia solium e *Taenia saginata*

As infecções por *Taenia* são conhecidas desde os tempos bíblicos, e esse conhecimento desde tempos primitivos pode estar relacionado com a proibição judaica do consumo de carne de porco. Os seres humanos adquirem a infecção intestinal pela *Taenia* adulta por meio da ingestão de larvas encistadas presentes na carne de porco (*T. solium*) ou na carne de vaca (*T. saginata*) inadequadamente cozidas (Prancha 22.6 D). Nos seres humanos, conforme discutido adiante, as infecções intestinais pelas tênias adultas dessas duas espécies provocam sintomas semelhantes. Entretanto, de maior

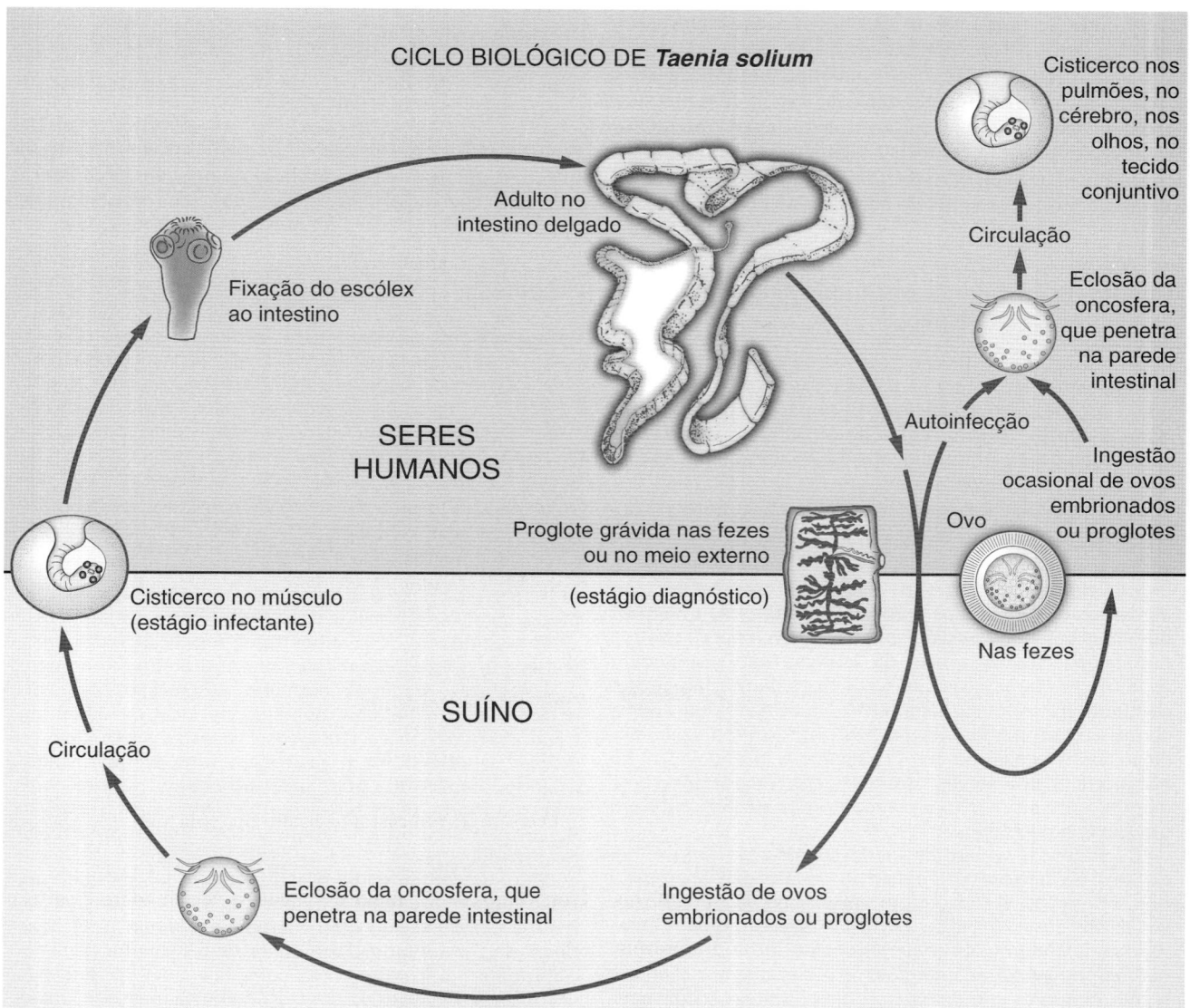

■ **FIGURA 22.12** Ciclo biológico de *Taenia solium*. O ser humano infectado por uma tênia intestinal elimina proglotes e/ou ovos maduros nas fezes, no meio externo, contaminando o solo, a água e a vegetação com matéria fecal. No caso de *Taenia solium*, os ovos embrionados são ingeridos por suínos, em cujo intestino eclode uma oncosfera, que penetra na mucosa. As larvas liberadas entram na circulação e migram até o músculo esquelético, onde se encistam na forma de um cisto semelhante a uma bexiga, denominado cisticerco. Com a ingestão de carne de porco infestada por cisticercos por um ser humano, o escólex sofre evaginação no intestino e fixa-se à mucosa intestinal. A tênia desenvolve-se por meio da proliferação de centenas de proglotes, até alcançar um comprimento de vários metros. Os ovos e as proglotes são novamente liberados no lúmen intestinal e eliminados com as fezes, completando o ciclo biológico. O lado direito da figura demonstra que os seres humanos também podem atuar como hospedeiro intermediário desse parasita se forem ingeridos ovos. Essa doença é conhecida como cisticercose.

importância clínica é o fato de que os seres humanos também podem servir como hospedeiro intermediário de *T. solium*. Essa situação pode ocorrer quando um ser humano ingere os ovos de *T. solium*. Nesse tipo de infecção, denominada cisticercose, as larvas transitam amplamente por todo o corpo e podem se encistar em qualquer tecido, porém com maior propensão pelo cérebro[266] (Prancha 22.6 E). Os técnicos de laboratório precisam ter cuidado ao manipular proglotes de *T. solium* repletas de ovos, de modo a evitar uma transmissão inadvertida das mãos para a boca. Não ocorre cisticercose humana com *T. saginata*; entretanto, como a verdadeira identidade dos organismos infectantes pode não ser imediatamente reconhecida, é preciso ter cuidado ao manipular qualquer proglote.

A cisticercose tem alta prevalência no México e na América Latina, onde a estimativa é de 350.000 indivíduos infectados. A doença tem sido identificada em 2 a 3% dos casos de necropsia na cidade do México, respondendo por 25% de todas as massas intracranianas detectadas por tomografia computadorizada.[204] No passado, a neurocisticercose era incomum nos EUA, com notificação de apenas algumas centenas de casos desde o início de vigilância, em 1957. Entretanto, mais recentemente, houve um acentuado aumento na doença, que, em parte, tem ocorrido paralelamente ao aumento da imigração de indivíduos provenientes de áreas endêmicas.[42] Em 1989, a cisticercose tornou-se uma doença de notificação compulsória na Califórnia.[68] Durante o primeiro ano, foram notificados 134 casos, quase todos (117) de indivíduos de origem hispânica, a maioria deles proveniente de países onde *T. solium* é endêmica. Além da maior incidência da doença na Califórnia, foram também relatados vários casos de infecções esporádicas em diversas áreas dos EUA, incluindo Texas, Colorado, Pensilvânia e Missouri.[171] Talvez devido a essa experiência, Roman et al.[213] propuseram que a neurocisticercose fosse declarada como doença de notificação compulsória internacional. Várias publicações refletem uma elevada taxa de incidência de cisticercose sintomática em muitas regiões do mundo, conforme exemplificado por áreas endêmicas em comunidade dos Andes e no Burundi, como relatado por Cruz et al.[45] e por Newell et al.,[186] respectivamente. As manifestações clínicas da teníase e da cisticercose estão descritas no Quadro de correlações clínicas 22.9.

Identificação laboratorial. O diagnóstico laboratorial das infecções por *Taenia* (i. e., teníases) é habitualmente estabelecido pela observação dos ovos característicos em preparações

---

Quadro de correlações clínicas 22.9 Teníase e cisticercose.

Teníase

Os sintomas intestinais são habitualmente insignificantes. A eliminação de proglotes nas fezes pode fornecer a primeira indicação de doença. O paciente pode apresentar dor epigástrica, desconforto abdominal, nervosismo e aumento do apetite. A perda de peso é mínima. A eosinofilia é habitualmente moderada.

Cisticercose

A cisticercose refere-se ao desenvolvimento de formas larvárias encistadas extraintestinais de *T. solium* em vários órgãos após a ingestão de ovos embrionados em água ou alimentos contaminados com fezes. Embora as infecções humanas sejam causadas, em sua maioria, por *T. solium*, outras espécies de tênias de animais também podem produzir, em raras ocasiões, cisticercos de morfologia semelhante (p. ex., cenurose). Em 60 a 96% dos pacientes, ocorre comprometimento do SNC, produzindo uma condição conhecida como neurocisticercose (Prancha 22.6 E). A maioria dos pacientes com neurocisticercose apresenta mais de um cisto, e já foram encontrados até 200 cistos em um caso de necropsia.[171]

Os sintomas variam de modo considerável de um paciente para outro e dependem da localização anatômica dos cisticercos. As lesões no córtex cerebral podem resultar em convulsões ou em déficits neurológicos localizados. É comum observar a ocorrência de paralisia de nervos cranianos, acometendo, em particular, o quinto e o sétimo nervos cranianos, bem como reflexos anormais. A cisticercose constitui a causa mais frequentemente identificada de epilepsia em adultos jovens que residem em áreas endêmicas, constituindo a única manifestação em até um terço dos pacientes.[221] Ocorrem crises focais em até três quartos dos indivíduos infectados. Os cistos cerebrais intraventriculares podem causar obstrução do fluxo do líquido cefalorraquidiano (LCR), resultando em sintomas de hipertensão intracraniana aguda (cefaleia, vertigem, náuseas, vômitos, papiledema e distúrbios visuais); em 40% dos casos, observa-se a presença de alterações na personalidade e no estado mental do indivíduo.[171]

As larvas invasivas (oncosferas) são sensíveis aos anticorpos circulantes e ao complemento no hospedeiro humano;[266] entretanto, observa-se o desenvolvimento de títulos significativos somente após a transformação das larvas nos metacestoides resistentes a anticorpos. De fato, os anticorpos podem ligar-se através dos receptores Fc ao parasita, que pode utilizá-los como fonte de proteína. A teniaestatina e outras moléculas do parasita podem interferir na proliferação dos linfócitos e na função dos macrófagos, paralisando, assim, a resposta imune celular.

O praziquantel e o albendazol foram extensamente testados e utilizados com sucesso no tratamento da neurocisticercose, habitualmente em associação com corticosteroides.[259] Há controvérsias no que concerne ao tratamento da neurocisticercose extensa, visto que os cisticercos que morrem provocam uma resposta inflamatória intensa, que pode levar ao edema cerebral, herniação e morte. Pode haver também necessidade do uso de corticosteroides. Em alguns casos, a cirurgia torna-se necessária.

Em uma comunidade rural do México, foi realizado um esforço em massa para o tratamento da cisticercose, e todos os cidadãos que participaram receberam uma dose única de 5 mg/kg de praziquantel; a teníase humana foi reduzida em 56%, e as crises convulsivas de início tardio, em 70%, no decorrer de um período de 42 meses.[221] Nesse mesmo estudo, os níveis de anticorpos anticisticerco foram reduzidos em 75% nos seres humanos e em 55% nos suínos tratados. Foram desenvolvidas vacinas utilizando antígenos recombinantes, e foi constatado, em estudos experimentais, que elas proporcionam uma proteção de mais de 90% em caso de infecções experimentais para doença hidática em ovinos, incentivando, assim, o uso potencial de vacinas nos seres humanos.[154]

microscópicas de amostra de fezes. É necessária a presença de vermes adultos ou de parte deles para a identificação em nível de espécie, visto que os ovos das duas espécies são morfologicamente indistinguíveis.

As características necessárias para a identificação das espécies de *Taenia* estão descritas a seguir.

▶ Ovos
- São esféricos e medem aproximadamente 30 por 45 μm de diâmetro
- Apresentam casca espessa e lisa, com estrias radiais características (Prancha 22.6 H). A Prancha 22.6 G mostra uma fotografia desses ovos *in situ* dentro do útero de uma fêmea grávida
- No interior, podem-se observar três pares de ganchos, em uma estrutura denominada oncosfera.

▶ Vermes adultos

As características que possibilitam a diferenciação de *T. saginata* e *T. solium* são as seguintes:

	Taenia saginata	*Taenia solium*
Estróbilos:	4 a 10 m de comprimento Até 2.000 proglotes	2 a 4 m de comprimento 800 a 1.000 proglotes
Escólex:	Quatro ventosas Rostelo desarmado	Quatro ventosas Rostelo armado (Prancha 22.6 B)
Proglotes:	Mais de 13 ramificações uterinas laterais	Menos de 13 ramificações uterinas laterais (Prancha 22.6 C)

Chapman *et al.*[32] desenvolveram uma sonda de DNA específica de espécie, que diferencia os ovos de *T. solium* daqueles de *T. saginata*. Os autores descrevem o isolamento e a caracterização de clones recombinantes que contêm sequências repetitivas de DNA (uma sequência de 158 pb) para *T. solium* e uma sequência não relacionada de *T. saginata* que codifica uma porção do gene da *citocromo c oxidase I* mitocondrial, cada um deles hibridizando especificamente com o DNA genômico da respectiva espécie. Na ausência dessas sondas, não é possível diferenciar *T. solium* de *T. saginata*, baseando-se tão somente na morfologia dos ovos. Esses dados devem ser claramente informados ao médico que solicita o exame de fezes, visto que os indivíduos, particularmente crianças, na casa de um paciente que elimina ovos de *T. solium* correm alto risco de neurocisticercose. Sloan *et al.*[235] examinaram o uso de um imunoensaio enzimático para o diagnóstico sorológico da cisticercose. Dispõe-se de um ensaio *immunoblot* dos CDC para confirmar o diagnóstico de cisticercose; os tipos de amostras aceitáveis incluem o soro e o líquido cefalorraquidiano (LCR).

Diphyllobothrium latum / Tênia gigante do peixe

D. latum, a tênia gigante humana do peixe utiliza dois hospedeiros intermediários para o desenvolvimento de suas formas larvárias. As áreas endêmicas incluem as regiões dos lagos frios da Escandinávia, Europa Setentrional, norte do Japão, parte superior do Meio-Oeste dos EUA, Canadá e Alasca. A Figura 22.13 é uma ilustração do ciclo biológico de *D. latum*. As manifestações clínicas da difilobotríase estão apresentadas no Quadro de correlações clínicas 22.10.

Identificação laboratorial
▶ Verme adulto

Embora sejam raramente eliminadas nas fezes, as proglotes, quando encontradas, são características.

- O estróbilo intacto mede 3 a 10 m de comprimento e possui mais de 3.000 proglotes
  ○ Na maioria dos casos, obtém-se apenas uma parte do estróbilo
- Os segmentos individuais (i. e., proglotes) são característicos por serem mais largos do que longos (*latum* em latim significa largo) (Prancha 22.6 I)
- O escólex raramente é isolado de amostras de fezes. Quando isolado, apresenta as seguintes características:
  ○ Tem a forma de amêndoa e mede 2 a 3 × 1 mm
  ○ É característico pela presença de dois sulcos de sucção (*bothria* = depressão) dorsoventrais profundos, delimitados por pregas laterais semelhantes a lábios (*phyllon* = folhas) (Prancha 22.6 J)
- Cada proglote possui um útero enrolado indefinido, na forma de roseta compacta (Prancha 22.6 K).

▶ Ovos

O diagnóstico laboratorial da infecção humana por *D. latum* é comumente estabelecido pela identificação dos ovos operculados característicos em amostras de fezes. Trata-se do único ovo operculado encontrado em cestoides; todos os outros ovos operculados provêm de trematódeos.

Os ovos de *D. latum*:

- Medem aproximadamente 55 a 75 × 40 a 55 μm e são alongados
- Possuem uma casca lisa com um opérculo não sustentado imperceptível em uma das extremidades e um espessamento semelhante a um botão na outra extremidade (i. e., extremidade abopercular) (Prancha 22.6 L)
- Esses ovos podem ser diferenciados dos ovos operculados de *Paragonimus westermani* (discutido adiante) pela ausência de um opérculo provido de ombro distinto e ausência de botão abopercular (Prancha 22.7 P).

Espécies de Hymenolepis

Hymenolepis, conhecida como tênia anã, possui distribuição mundial e constitui uma das causas mais comuns de infecções por cestoides nos seres humanos, particularmente em crianças. Por outro lado, *Hymenolepis diminuta* é principalmente um parasita de ratos e camundongos e raramente é encontrado em seres humanos. Várias espécies de artrópodes (p. ex., "tenebrião"), que abrigam as formas larvárias infectantes, podem servir como hospedeiros intermediários. A Prancha 22.6 F mostra uma fotografia de cisticerco de *Hymenolepis*, como ele pode aparecer no interior do inseto. Os seres humanos tornam-se infectados por meio da ingestão desses insetos infectados por larvas. Esse hospedeiro intermediário não é obrigatório para a transmissão de *Hymenolepis nana* entre seres humanos. Com mais frequência, os seres humanos, tornam-se infectados por meio da ingestão de água ou alimentos contaminados com ovos de *Hymenolepis*. A Figura 22.14 apresenta o ciclo biológico ilustrado de *Hymenolepis diminuta*. As infecções por *Hymenolepis* são, em grande parte, subclínicas. As manifestações clínicas da himenolepíase são apresentadas no Quadro de correlações clínicas 22.11.

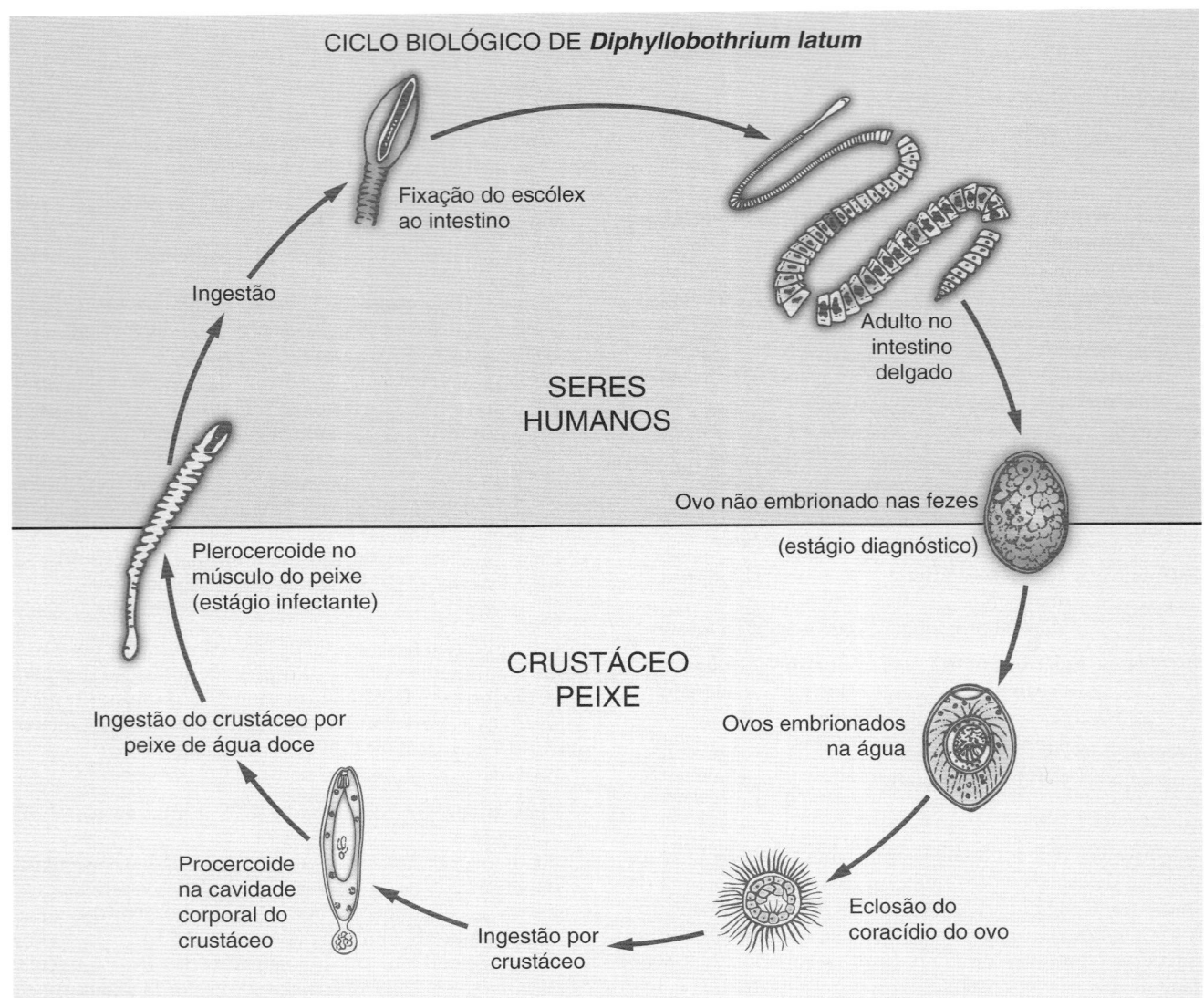

■ **FIGURA 22.13** O ciclo biológico de *Diphyllobothrium latum* envolve dois hospedeiros intermediários. Os ovos não embrionados, que são eliminados na matéria fecal de um ser humano infectado em estuário de água doce, sofrem embrionação durante um período de vários dias e então eclodem, liberando um coracídio de vida livre. Por sua vez, esses coracídios são ingeridos por um crustáceo (copépodes ou *Cyclops*), em cuja cavidade corporal se desenvolvem larvas procercoides. Os copépodes constituem uma das principais fontes alimentares de uma variedade de peixes de água doce na América do Norte. Após a ingestão dos copépodes pelo peixe, as larvas plerocercoides do parasita (espargana) desenvolvem-se na carne do peixe. Os seres humanos ingerem essas larvas pleurocercoides ao consumir peixe cru ou inadequadamente cozido. Essas larvas desenvolvem-se em vermes adultos no intestino humano. Com o processo de maturação, o verme adulto elimina ovos nas fezes, completando o ciclo biológico.

Quadro de correlações clínicas 22.10 Difilobotríase.

Os pacientes podem abrigar um verme adulto por até 20 anos. Os sintomas intestinais são mínimos. Os grandes vermes adultos podem provocar obstrução intestinal mecânica, acompanhada de dor abdominal e diarreia. Em uma minoria de pacientes infectados por *D. latum*, particularmente na Europa Setentrional e, especificamente, na Finlândia, ocorre anemia megaloblástica em consequência da deficiência de vitamina B_{12}, devido à competição seletiva do parasita por essa vitamina essencial. O praziquantel é um tratamento efetivo, e a niclosamida é um fármaco alternativo.

Os seres humanos também podem ser infectados pelas larvas plerocercoides de tênias difilobotroides estreitamente relacionadas com *D. latum*, causando uma infecção conhecida como esparganose. Os vermes adultos são encontrados em cães e gatos; a forma larvária desenvolve-se nos seres humanos após a ingestão de copépodes ou de carne crua de anfíbios e répteis infectados por larvas. As larvas plerocercoides (espargana) desenvolvem-se e formam nódulos pruriginosos nos tecidos subcutâneos dentro de um período de vários meses. A eosinofilia no sangue periférico constitui um indício inespecífico e com indício inespecífico de possível presença de esparganose; todavia, é preciso demonstrar os nódulos característicos para que se possa estabelecer um diagnóstico definitivo.

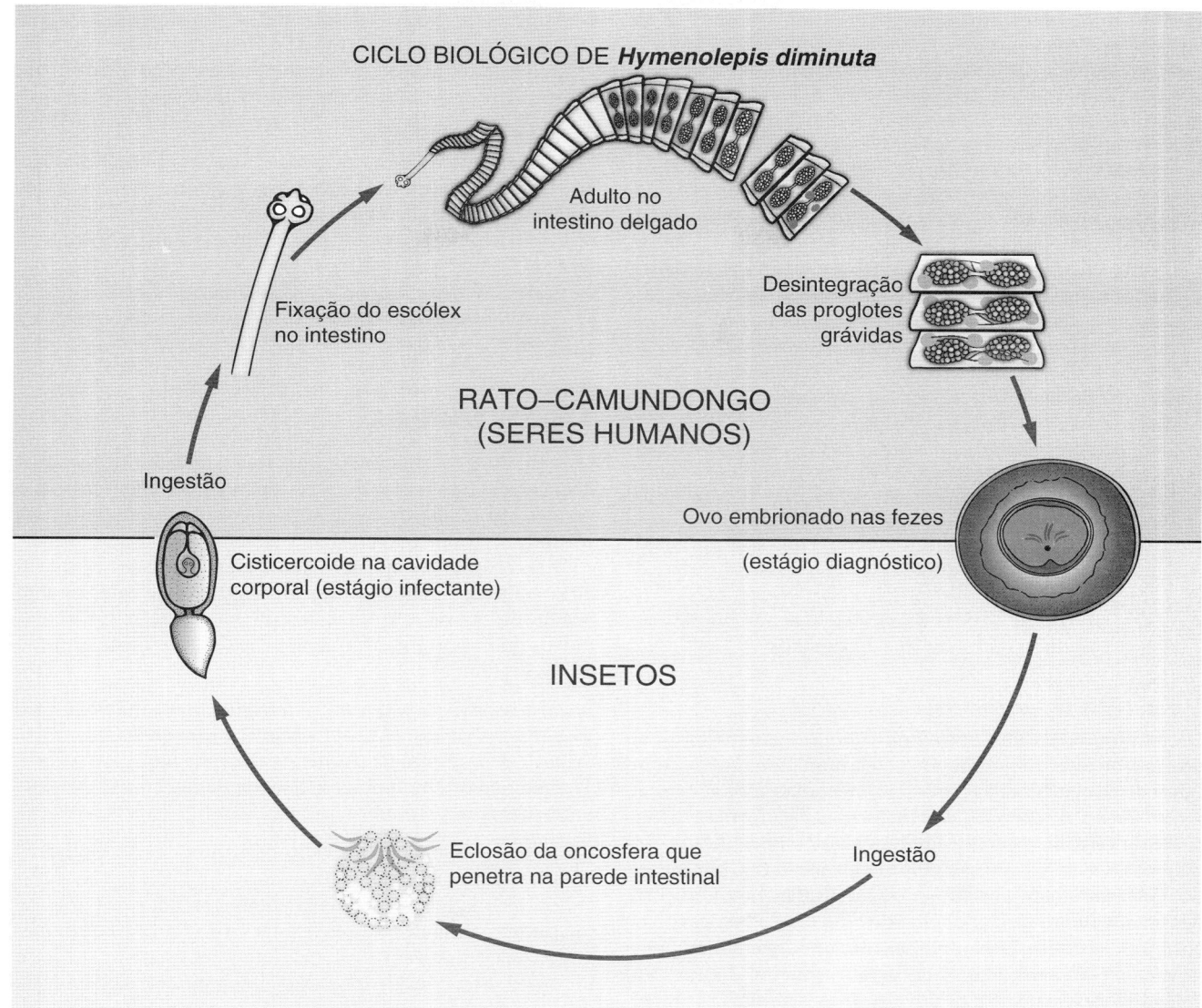

■ **FIGURA 22.14** Ciclo de vida *Hymenolepis diminuta*. Os ovos embrionados, que são eliminados no solo ou na água por meio das fezes de um ser humano infectado, são, por sua vez, ingeridos por um inseto. A oncosfera eclode no intestino do inseto e penetra na parede intestinal. Em seguida, ocorre desenvolvimento de um cisticercoide infectante na cavidade corporal. Quando ocorre ingestão acidental por um ser humano do inseto infectado, as larvas são liberadas e penetram nas vilosidades da parte superior do intestino delgado. O escólex fixa-se à mucosa intestinal, onde se desenvolve em verme adulto. Como processo de maturação, os ovos embrionados são liberados das proglotes grávidas e eliminados nas fezes, completando o ciclo biológico.

Quadro de correlações clínicas 22.11 Himenolepíase.

Diferentemente das infecções causadas por espécies de *Taenia* e *Diphyllobothrium*, nas quais apenas um verme habita mais comumente o intestino, pode-se verificar a presença de até 1.000 vermes *H. nana* em determinado paciente. Nas infecções leves, os sintomas podem estar ausentes, ou podem limitar-se à ocorrência de dor difusa e leve na parte inferior do abdome e evacuação de fezes de consistência mole. Nas infecções maciças, podem ocorrer anorexia, dor abdominal, diarreia, cefaleia, nervosismo e prurido anal. A eosinofilia periférica é leve a moderada (4 a 16%). A autoinfecção, em que os ovos eclodem no intestino e reinfectam o hospedeiro por meio do ciclo biológico normal descrito no texto, pode resultar em uma enorme carga de vermes, que pode causar complicações graves, particularmente nos pacientes imunossuprimidos. As opções de tratamento incluem praziquantel, niclosamida e nitazoxamida.

Identificação laboratorial. O diagnóstico laboratorial de infecção por *Hymenolepis* é habitualmente estabelecido pela detecção microscópica dos ovos característicos do parasita em preparações de amostras de fezes.

▶ Ovos
- Os ovos de *H. nana* e de *H. diminuta* são morfologicamente distintos. Cada ovo possui uma casca externa lisa e uma membrana interna, contendo um embrião hexacanto (com seis ganchos)
- Os ovos de *H. nana* são ovais, pequenos (47 × 57 μm) e possuem um par característico de filamentos polares, que surgem a partir de espessamentos em ambos os lados da membrana do hexacanto (Prancha 22.6 M)
- Os ovos de *H. diminuta* são esféricos, maiores (58 × 86 μm) do que os de *H. nana* e são desprovidos de filamentos polares (Prancha 22.6 N).

▶ Vermes adultos
- Os vermes adultos de *H. nana* são pequenos e medem não mais do que 3,8 cm quando maduros
- Com frequência, simulam filamentos mucosos; por conseguinte, não são comumente observados em amostras de fezes
- O diminuto escólex possui um rostelo protuberante e armado, com uma fileira de 20 a 30 ganchos.

Dipylidium caninum

O ciclo biológico de *Dipylidium caninum* assemelha-se ao de *Hymenolepis diminuta*. Os seres humanos atuam como hospedeiro acidental, e tornam-se infectados após a ingestão de pulgas de cães ou de gatos infectadas pela forma cisticercoide do cestoide. A tênia adulta reside no intestino de cães ou gatos. Os ovos, que são eliminados nas fezes, são ingeridos por várias espécies de pulgas ou piolhos de cão; ocorre desenvolvimento dos cisticercoides infectantes na cavidade corporal do inseto. Quando o ser humano ingere uma pulga de cão, a larva cisticercoide penetra na mucosa do intestino delgado e desenvolve-se *in situ* em vermes adultos. As infecções humanas são observadas mais comumente em crianças, que têm mais contato íntimo com animais de estimação e que, quando muito pequenas, tendem a ingerir objetos indesejáveis que se encontram no assoalho. Em geral, os sintomas são mínimos ou ausentes. Nas infecções maciças, podem-se observar graus variáveis de indigestão, perda do apetite e desconforto abdominal vago.

O praziquantel constitui o tratamento de escolha; a niclosamida também é efetiva. A infecção humana pode ser evitada mantendo-se os cães e gatos de estimação livres de tênias e de pulgas.

Identificação laboratorial. Em geral, os vermes adultos não são observados. A identificação laboratorial é habitualmente efetuada pela detecção de cápsulas ovígeras nas fezes.

▶ Vermes adultos
- O estróbilo varia de 15 a 70 cm de comprimento e possui 60 a 175 proglotes
- O escólex tem forma romboide e possui um rostelo armado, cônico e retrátil
- As proglotes medem 12 × 2,7 mm e são distintas pela presença de um duplo poro genital (*Dipylos* significa duas portas) (Prancha 22.6 P)

- As proglotes podem desprender-se do estróbilo e migrar isoladamente ou na forma de cadeias curtas pelo ânus de cães e gatos, aparecendo como diminutos grãos de arroz quando depositadas em tapetes ou no chão.

▶ Ovos
O diagnóstico laboratorial das infecções humanas é habitualmente estabelecido pela observação microscópica das cápsulas ovígeras características
- Cada uma delas contém 15 a 25 ovos globulares (Prancha 22.6 P)
- Cada ovo mede 35 a 60 μm de diâmetro
- Cada ovo também contém uma oncosfera com seis ganchos.

Trematódeos

Os trematódeos constituem uma classe de helmintos, vários dos quais são parasitas do ser humano. Os trematódeos são vermes em forma de folha (*i. e.*, ocorre achatamento dorsoventral). Todos os parasitas humanos são hermafroditas, com exceção dos esquistossomas. Esses parasitas possuem duas ventosas – uma ventosa oral, através da qual se abre o trato digestório, e a outra ventral para fixação. Os trematódeos de importância humana considerados neste capítulo são os seguintes:

Esquistossomas: *S. mansoni*, *S. haematobium*, *S. japonicum*
Fascíolas hepáticas: *Fasciola hepatica* e *Clonorchis sinensis*
Trematódeo intestinal gigante: *Fasciolopsis buski*
Trematódeo dos pulmões: espécies de *Paragonimus*, mais comumente *P. westermani*

Os estágios iniciais do ciclo biológico dos trematódeos parasitas são praticamente idênticos, com liberação de miracídios de vida livre dos ovos grávidos liberados nas fezes de um ser humano infectado em estuários de águas apropriadas. Todos os trematódeos incluem caramujos como hospedeiro intermediário. Muitos trematódeos também necessitam de um segundo hospedeiro intermediário. O tipo de animal utilizado como hospedeiro intermediário depende da espécie de trematódeo. Os estágios de desenvolvimento das espécies de trematódeos descritas neste capítulo estão apresentados nos ciclos biológicos.

Esquistossomas

O termo esquistossoma deriva da aparência do macho adulto, cujo corpo apresenta um sulco ou canal genital longitudinal, que serve como receptáculo para a fêmea durante a copulação (Prancha 22.7 A). Três espécies de *Schistosoma*, *S. mansoni*, *S. haematobium* e *S. japonicum*, são responsáveis pela maioria das infecções humanas. *S. mekongi* é um parasita humano endêmico ao longo do rio Mekong; os ovos desse parasita são morfologicamente indistinguíveis daqueles de *S. japonicum*. *S. intercalatum* é outro patógeno humano encontrado com menos frequência. Os ovos desse parasita assemelham-se aos de *S. haematobium*; todavia, ele provoca doença que simula clinicamente aquela causada por *S. mansoni*. *S. intercalatum* é endêmico no Centro e Oeste da África.[242] O ciclo biológico dos esquistossomas assemelha-se ao de outros trematódeos, exceto que não há necessidade de um segundo hospedeiro intermediário para transmitir a doença.[54] O ciclo biológico de *Schistosoma* está ilustrado na Figura 22.15.

Dependendo da espécie, os esquistossomas adultos estão localizados em várias partes do sistema venoso porta: (1) nas veias porta do intestino grosso no caso de *S. mansoni* e *S. intercalatum*, (2) no intestino delgado e intestino grosso no caso de *S. japonicum* e *S. mekongi* e (3) nas veias da bexiga para *S. haematobium*. Os vermes adultos medem cerca de 2,5 a 3 cm de comprimento e 0,5 mm de diâmetro quando maduros. As infecções maciças causam obstrução da veia porta nos locais onde residem, e essas infecções levam à hipertensão portal. Ocorre também lesão tecidual extensa em consequência da deposição de inúmeros ovos produzidos diariamente pela fêmea.[242] As manifestações cutâneas da esquistossomíase também foram descritas.[55] As manifestações clínicas da esquistossomose estão descritas no Quadro de correlações clínicas 22.12.

Identificação laboratorial. O diagnóstico laboratorial é estabelecido pela detecção dos ovos característicos nas fezes ou na urina, dependendo da espécie.

▶ Ovos

Os ovos são muito grandes. A seguir, são fornecidas as dimensões para cada uma das três espécies humanas comumente encontradas

- *Schistosoma mansoni*: 116 a 180 × 45 a 58 μm
- *Schistosoma haematobium*: 112 a 180 × 40 a 70 μm
- *Schistosoma japonicum*: 75 a 90 × 60 a 68 μm

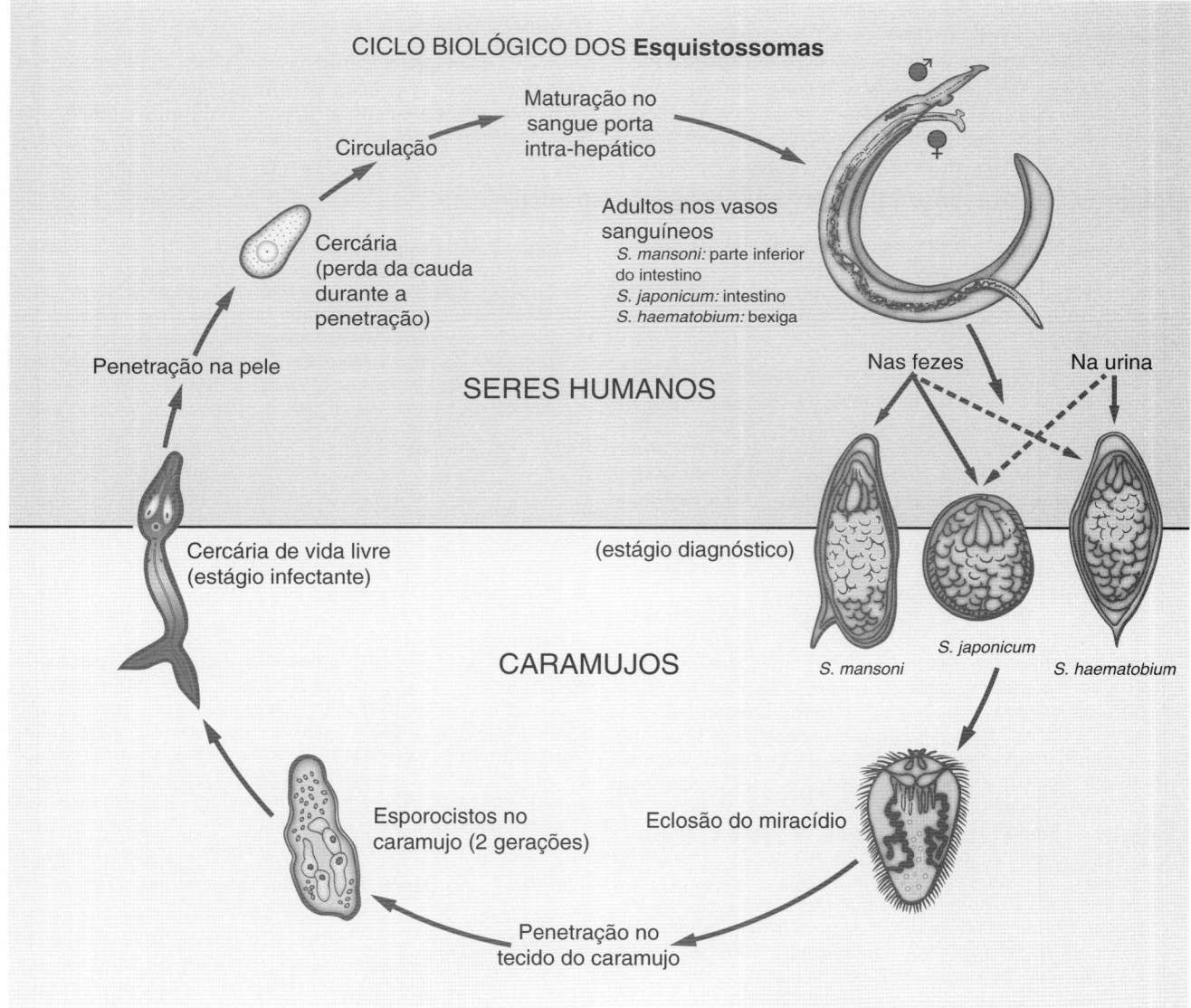

■ **FIGURA 22.15** Ciclo biológico dos esquistossomas. Os ovos são eliminados nas fezes que contaminam lagos, canais e outras fontes de água doce, eclodem em condições apropriadas, liberando um miracídio que nada livremente. O miracídio penetra nos tecidos de um caramujo apropriado espécie-específico, no interior do qual sofre divisão de maturação, formando centenas de cercárias. As cercárias de vida livre, que são liberadas dos caramujos infectados, têm a capacidade de penetrar diretamente na pele amolecida pela água de indivíduos que nadam e caminham em estuários de água doce. Uma vez nos tecidos subcutâneos, as cabeças das cercárias entram na circulação e migram para o sistema porta venoso, onde se desenvolvem em vermes adultos machos e fêmeas. As fêmeas, que ocupam o canal ginecóforo do macho, produzem inúmeros ovos, os quais são liberados em um estuário aquático apropriado para completar o ciclo biológico.

- Os ovos de *S. mansoni* e *S. haematobium* são distintamente ovais
- Os ovos de *S. mansoni* possuem uma espícula lateral proeminente (Prancha 22.7 B)
- Os ovos de *S. haematobium* possuem uma espícula terminal (Prancha 22.7 C)
- Os ovos da espécie encontrada com menos frequência, *S. intercalatum*, também apresentam uma espícula terminal
- Os ovos de *S. japonicum* são amplamente ovais a semiesféricos; pode-se observar uma pequena espícula rudimentar, lateral e protuberante se o plano do foco estiver correto (Prancha 22.7 D)
- Os ovos de *S. mekongi* são morfologicamente indistinguíveis daqueles de *S. japonicum*.

A Prancha 22.7 E mostra uma fotomicrografia de uma cercária com cauda bifurcada, a forma infectante no ciclo biológico das espécies de *Schistosoma*.

Nos laboratórios de referência, são utilizadas diversas técnicas imunológicas, incluindo procedimentos com anticorpos imunofluorescentes, ELISA, radioimunoensaios e fixação do complemento, para ajudar a estabelecer o diagnóstico. Com o uso de um anticorpo monoclonal dirigido contra um antígeno de 15 kDa do tegumento dos vermes adultos de *S. mansoni*, Da Silva et al.[51] desenvolveram um ELISA competitivo, que apresenta uma sensibilidade de 94% para a detecção do antígeno *S. mansoni* em pacientes infectados. De Jonge et al.[56] e outros pesquisadores realizaram um considerável trabalho para melhorar o diagnóstico sorológico da esquistossomose. Van Etten et al.[250] relataram sensibilidade de 95,5% e especificidade de 96,7% na detecção do antígeno catódico de esquistossoma na urina de pacientes infectados por *S. mansoni*, utilizando uma tira reagente de nitrocelulose/polivinil recoberta com anticorpos monoclonais. Essa tira é considerada valiosa para o diagnóstico qualitativo das infecções por *S. mansoni* em programas de controle.

Fasciola hepatica e Fasciolopsis buski

A fasciolíase é principalmente uma causa de doença hepática parasitária zoonótica em ovinos. Os trematódeos podem permanecer nos ductos biliares durante muitos anos,

---

Quadro de correlações clínicas 22.12 Esquistossomose.

Davis[54] dividiu as manifestações clínicas da esquistossomose em quatro estágios distintos, apresentando sintomas que frequentemente se superpõem, particularmente em indivíduos que sofrem constante reexposição à infecção.

Estágio 1: "Prurido do nadador". A invasão precoce por cercárias produz uma sensação de formigamento ou prurido na pele afetada. Nos indivíduos não imunes, podem-se observar reações cutâneas, que variam desde minúsculas petéquias a urticária ou erupção papular pruriginosa. Em geral, os sinais e sintomas dessas erupções são mais graves na reação a cercárias de esquistossomas não humanos (de aves). Davis-Reed e Theis[55] relataram um caso de infecção cutânea por *S. haematobium*, em que o acometimento cutâneo apareceu como única manifestação clínica dentro de 3 anos após a exposição. Trata-se de uma apresentação bastante rara, visto que os sintomas mais comuns aparecem relativamente cedo após a exposição. Esses autores aconselham que os dermatologistas considerem a possibilidade de esquistossomose em pacientes que apresentam lesões cutâneas incomuns, particularmente quando existe uma história de viagem para áreas endêmicas.

Estágio 2: Síndrome de Katayama. Durante o segundo estágio ou estágio de maturação, durante o qual os esquistossomas migram para seus locais anatômicos preferidos e acasalam para a postura dos ovos, os sintomas podem ser mínimos ou podem progredir para a denominada síndrome de Katayama ou febre de Katayama, que se caracteriza por graus e combinações variáveis de febre, mal-estar, dor lombar, artralgia, anorexia, tosse, cefaleia e toxemia. Pode ocorrer hepatoesplenomegalia leve, e a eosinofilia no sangue periférico pode ser significativa. Como os ovos frequentemente ainda não foram eliminados nesse estágio, o diagnóstico pode depender da obtenção de uma história de exposição, presença de dermatite típica e um ou mais dos sintomas anteriores mencionados.

Estágio 3: Inflamação granulomatosa. O terceiro estágio envolve a reação inflamatória secundária à deposição e à migração dos ovos nos tecidos. As fêmeas de *S. haematobium* e *S. mansoni* depositam aproximadamente 300 ovos por dia, enquanto a fêmea de *S. japonicum* deposita 3.000 ovos por dia. Após invadir a parede das veias nas quais residem as fêmeas adultas, os ovos tendem a penetrar nas vísceras adjacentes, provocando uma grave inflamação supurativa e granulomatosa, que finalmente resulta em fibrose e cicatriz. Ocorre acentuado espessamento da parede do intestino ou da bexiga, com perda da função. Pode-se observar a ocorrência de diarreia sanguinolenta, dor abdominal vaga e, nos casos graves, obstrução intestinal nas infecções causadas por *S. mansoni*, *S. japonicum* e *S. mekongi*. *S. haematobium* provoca inflamação da bexiga, resultando em hematúria intermitente, dor na parte inferior do abdome e, por fim, contração.

Estágio 4: Inflamação crônica. No quarto estágio da doença, ou estágio crônico, ocorre acentuada fibrose progressiva ao redor das áreas de granuloma, com acentuada redução no número de ovos excretados. Os pacientes com infecção crônica por *S. haematobium* apresentam polaciúria persistente e disúria, devido à contração continua da bexiga; além disso, esses pacientes correm alto risco de carcinoma de células escamosas da bexiga. Nos estágios avançados da infecção por *S. mansoni*, as complicações comuns consistem em hepatoesplenomegalia, cirrose e ascite, visto que os ovos são arrastados nas veias porta e alojam-se no fígado. Além disso, pode-se observar a presença de polipose intestinal e massas inflamatórias no cólon, simulando um carcinoma intestinal. *S. japonicum* pode produzir sintomas semelhantes; todavia, em virtude de sua maior capacidade de postura de ovos, a morbidade pode ser muito maior.

O tratamento recomendado consiste em praziquantel. Os corticosteroides podem ser necessários na infecção aguda (i. e., síndrome de Katayama) ou na presença de comprometimento do SNC.

podendo causar acentuado dano devido à irritação mecânica nos locais de invasão e produção de subprodutos tóxicos. Por outro lado, os adultos de *Fasciolopsis buski* permanecem no intestino, onde se fixam à mucosa do duodeno e do jejuno. Outros herbívoros também podem ser infectados, como veados, coelhos, gado, caprinos, suínos e equinos, entre outros. *Fasciola hepatica* e *Fasciolopsis buski* apresentam morfologia semelhante em muitos aspectos. Os ciclos biológicos de ambos os parasitas são iguais, e ambos necessitam de dois hospedeiros intermediários. O ciclo biológico de *Fasciola hepatica* está ilustrado na Figura 22.16. As manifestações clínicas da fasciolíase e da fasciolopsíase estão apresentadas no Quadro de correlações clínicas 22.13.

Identificação laboratorial
▶ Trematódeo adulto

Os trematódeos adultos são observados apenas por meio de endoscopia ou retirada cirúrgica. Podem ser reconhecidos pelas seguintes características:

- Os adultos de *F. hepatica*, que medem 20 a 30 × 8 a 13 mm, são achatados e possuem a aparência de uma folha, com uma protrusão anterior em formato de cone (Prancha 22.7 F). As formas adultas de *F. buski* exibem uma extremidade cefálica arredondada (Prancha 22.7 G)
- Cada trematódeo adulto possui uma ventosa anterior e outra ventral e é hermafrodita, com um útero enrolado observado anteriormente.

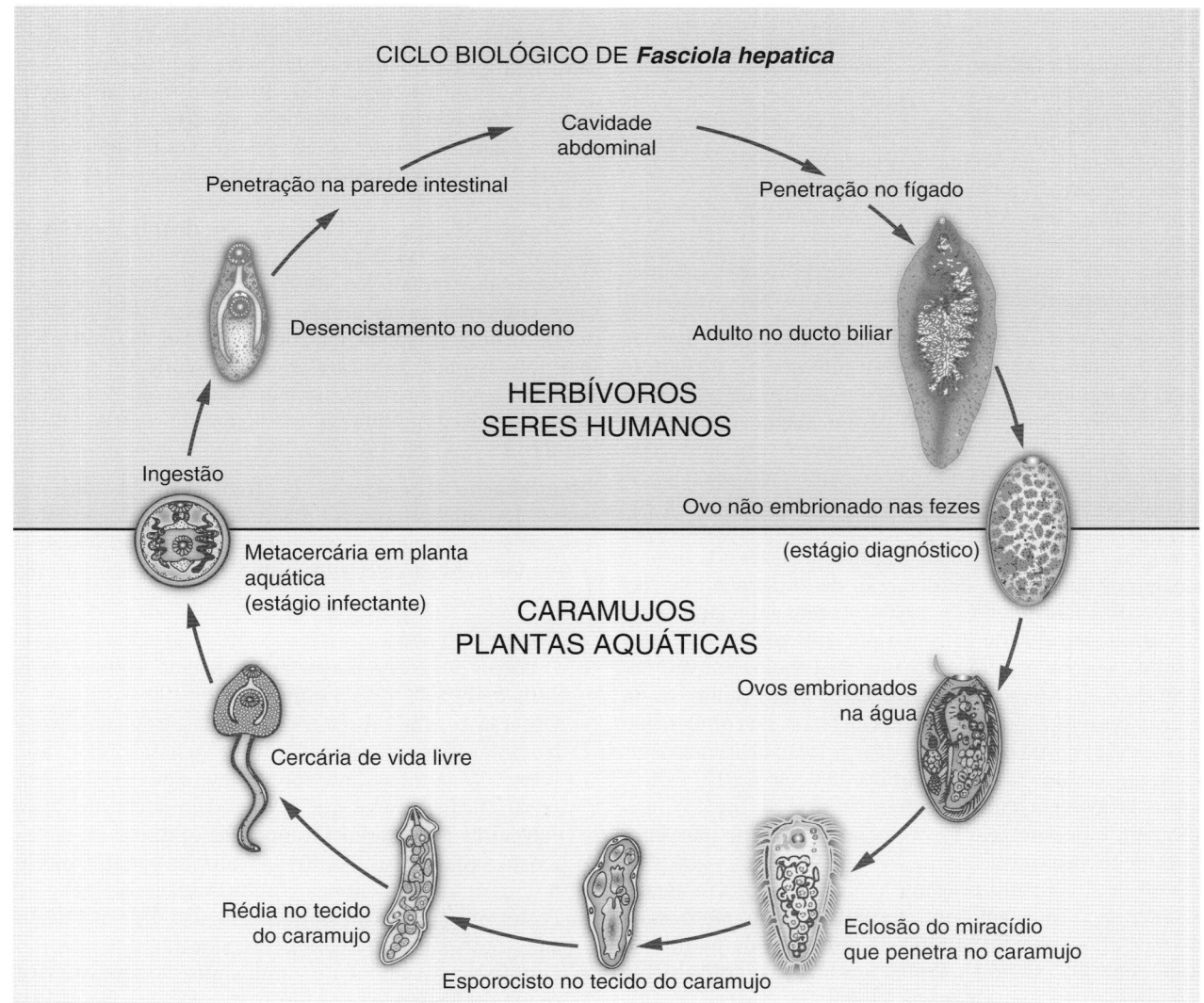

■ **FIGURA 22.16** Ciclo biológico de *Fasciola hepatica*. Com a eliminação dos ovos maduros pelas fezes na água doce, os ovos embrionados eclodem e liberam miracídios de vida livre. Após penetrar nos tecidos de um caramujo apropriado, formam-se esporocistos nos tecidos. No interior do caramujo, ocorrem maturação/multiplicação de rédias (geração de larvas dentro do esporocisto, no tecido do caramujo), levando finalmente à liberação de centenas de cercárias de cauda reta, que nadam livremente. As cercárias fixam-se em plantas aquáticas e sofrem encistamento, na forma de metacercárias infectantes. Os seres humanos tornam-se infectados ao ingerir vegetais aquáticos infestados por metacercárias crus ou inadequadamente cozidos. Após a sua ingestão, as metacercárias sofrem desencistamento no duodeno humano, com liberação das formas larvárias. Essas larvas penetram na parede intestinal, transmigram para cavidade abdominal e penetram no fígado, onde os parasitas maduros desenvolvem-se nos ductos biliares. Esses trematódeos são hermafroditas e liberam ovos no lúmen dos ductos ciliares. Por sua vez, os ovos são transportados para o trato intestinal, onde são eliminados com as fezes, completando o ciclo biológico.

> **Quadro de correlações clínicas 22.13** **Fascioliase e fasciolopsíase.**

Após a ingestão de fígado cru de carneiro ou de cabra infectado por vermes jovens, esses trematódeos podem se fixar na mucosa da faringe, provocando laringofaringite localizada, denominada *halzoun*. A fascioliase humana manifesta-se na forma de cefaleia, calafrios, febre e dor no quadrante superior direito. Podem ocorrer hepatomegalia, icterícia, diarreia e anemia nas infecções graves; a cirrose biliar hepática constitui uma complicação tardia. O bitionol constitui o fármaco mais efetivo, porém precisa ser liberado pelos CDC para tratamento. Um novo fármaco, o triclabendazol, é promissor. O praziquantel, um fármaco antigamente recomendado, pode ter eficácia limitada.

F. buski é um trematódeo semelhante a *F. hepatica*, exceto pelo seu tamanho ligeiramente maior (20 a 75 × 8 a 20 mm) e por apresentar uma porção anterior arredondada, em lugar de cônica (Prancha 22.7 G). Esses trematódeos residem no intestino e, por meio de uma pequena ventosa oral, fixam-se à mucosa intestinal. As úlceras mucosas locais produzem graus variáveis de dor epigástrica, náuseas e diarreia, particularmente pela manhã. Nas infecções maciças, pode-se observar a ocorrência de ascite e obstrução intestinal. O diagnóstico laboratorial é estabelecido pela identificação dos grandes ovos nas fezes, cujo aspecto é idêntico ao de *F. hepatica*.

▶ Ovos

O diagnóstico laboratorial é mais comumente estabelecido pela detecção de ovos em preparações de fezes. Os ovos podem ser identificados pelas seguintes características:

- Apresentam tamanho muito grande (150 × 80 μm), com forma ovoide e pigmentação marrom-amarelada
- Casca fina e lisa, com opérculo indistinto (Prancha 22.7 H)
- O material dentro do ovo é pouco organizado e estende-se até a margem da casca, sem deixar um espaço distinto.

Como os ovos do parasita podem ser eliminados apenas depois de 8 semanas ou mais após a infecção ou, posteriormente, de modo intermitente, os laboratórios de referência têm utilizado testes sorológicos para o diagnóstico da fascioliase. Espino e Finlay[69] desenvolveram um anticorpo monoclonal murino dirigido contra antígenos excretores-secretores de *F. hepatica*, bem como um conjugado de anticorpo policlonal de coelho peroxidase para a identificação do antígeno ES de *Fasciola* em amostras de fezes. Os autores assinalaram que o teste de detecção de antígenos que eles próprios desenvolveram tem uma vantagem em relação a vários outros métodos de detecção por anticorpos, visto que os títulos séricos podem permanecer elevados até mesmo depois da cura. Além disso, citam as seguintes vantagens da detecção de antígenos em amostras de fezes, em comparação com o soro: (1) evita o problema da formação de imunocomplexos, que diminui a potencial taxa de detecção, (2) evita a punção venosa em muitas regiões do mundo onde o procedimento é questionável, e (3) fornece um teste para cura prontamente disponível.

O bitionol constitui o agente mais efetivo, e um agente mais recente, o triclabendazol, é promissor. Entretanto, esses fármacos estão apenas disponíveis por meio de permissão obtida nos CDC. O praziquantel, um fármaco antigamente recomendado, pode ter eficácia limitada e só deve ser utilizado se não houver disponibilidade de bitionol ou triclabendazol.

Clonorchis sinensis

Clonorchis sinensis, o trematódeo hepático chinês, é um parasita relativamente pequeno, cujo tamanho varia (12 a 20 × 3 a 5 mm). Na sua forma adulta, reside dentro dos ductos biliares ou na vesicular biliar do ser humano. O ciclo biológico assemelha-se ao de *Fasciola hepatica*, exceto que o segundo hospedeiro intermediário é um peixe de água doce, em lugar de plantas aquáticas. O ser humano torna-se infectado por *C. sinensis* pela ingestão de carne crua ou inadequadamente cozida de várias espécies de peixes de água doce. A Figura 22.17 fornece uma ilustração do ciclo biológico de *C. sinensis*.

O nome do gênero (do grego *clon*, dividir, e *orchis*, testículo) refere-se ao órgão testicular livremente ramificado existente no trematódeo adulto hermafrodita. A doença é mais comum em uma ampla área da Ásia, particularmente na Indochina, no Japão, na Coreia e no Sul da China. É importante assinalar que esse organismo constitui a causa de colangiocarcinoma.[226,230] As manifestações clínicas da clonorquíase são apresentadas no Quadro de correlações clínicas 22.14.

Identificação laboratorial. Os trematódeos adultos raramente são encontrados. O diagnóstico baseado no laboratório é habitualmente estabelecido pela identificação dos pequenos ovos característicos em forma de urna em preparações de fezes.

▶ Trematódeo adulto
- O corpo do adulto é achatado e flácido, e seu tamanho varia de 12 a 20 × 3 a 5 mm
- Observa-se uma cabeça em forma de garrafa que faz protrusão na extremidade cefálica (Prancha 22.7 I)
- Possui uma ventosa anterior que leva a um esôfago, o qual se ramifica em cecos que se estendem lateralmente até a extremidade posterior (Prancha 22.7 J)
- Existe uma ventosa ventral localizada anteriormente a um útero frouxamente enrolado (Prancha 22.7 K)
- Posteriormente ao útero, encontra-se o ovário conectado a delicados ductos vitelinos (Prancha 22.7 L)
- Um testículo altamente ramificado, do qual deriva o nome do gênero, estende-se na parte posterior do corpo (Prancha 22.7 M). A terminação dos cecos em fundo de saco e uma bexiga excretora mal definida também são observadas nessa fotomicrografia.

▶ Ovos
- O ovo típico é relativamente pequeno, em forma de urna e mede 27 a 35 × 14 a 16 μm
- Possui leve pigmentação castanho-amarelada em virtude da coloração com bile

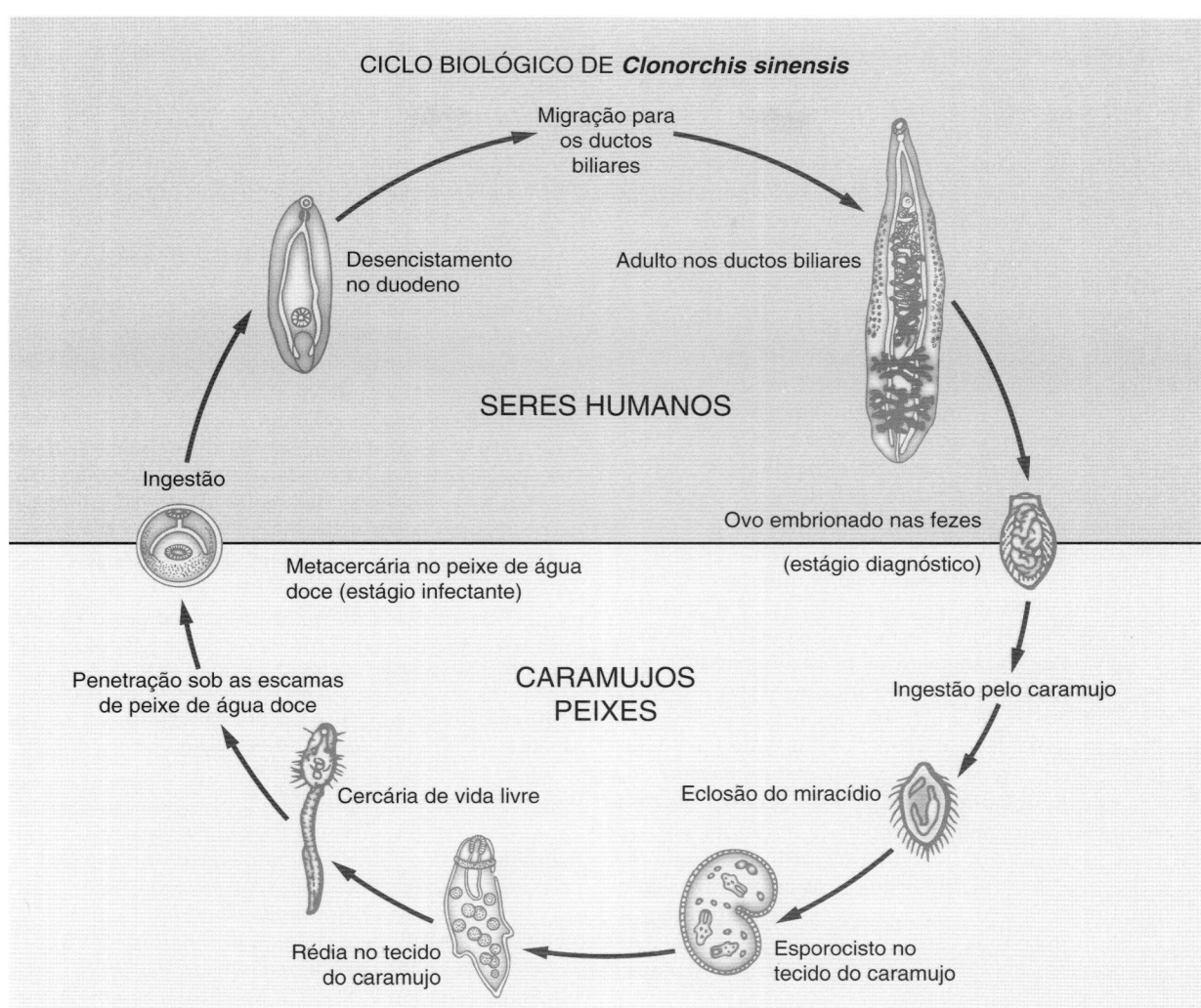

■ **FIGURA 22.17** Ciclo biológico de *Clonorchis sinensis*. Após a eliminação dos ovos maduros na água doce, os ovos embrionados eclodem e liberam miracídios que nadam livremente. Os miracídios são ingeridos por um caramujo apropriado, no interior do qual eles eclodem, formando um esporocisto no tecido do caramujo. Por sua vez, o esporocisto amadurece e em seu interior se formam rédias, nas quais ocorre maturação/multiplicação, levando à liberação de centenas de cercárias de cauda reta que nadam livremente. As cercárias se fixam e penetram sob as escamas de várias espécies de peixes de água doce, formando metacercárias. Os seres humanos tornam-se infectados com a ingestão de carne de peixe infestada por metacercárias crua ou inadequadamente cozida. Após a ingestão, as metacercárias sofrem desencistamento no duodeno humano, com liberação de formas larvárias, que migram para os ductos biliares. Esses trematódeos são hermafroditas e liberam ovos no lúmen dos ductos biliares. Por sua vez, os ovos são transportados para o trato intestinal, onde são eliminados nas fezes, completando o ciclo biológico.

Quadro de correlações clínicas 22.14 Clonorquíase.

Nas infecções leves, o dano ao fígado é mínimo, e não ocorre cirrose. Pode-se observar a ocorrência de leucocitose e eosinofilia de grau leve no início da infecção. Embora os ductos biliares na infecção humana possam sofrer espessamento e dilatação, particularmente nos pontos onde os trematódeos estão fixados ao revestimento interno, a obstrução biliar e a icterícia são raras, exceto nas infecções extremamente maciças (Prancha 22.7 N).

Na maioria dos casos, a doença tende a permanecer de grau baixo e crônica, com persistência dos parasitas por quatro ou cinco décadas, produzindo apenas sintomas mínimos de desconforto abdominal, diarreia intermitente ou dor ou hipersensibilidade abdominais. Um aspecto problemático consiste no desenvolvimento potencial de colangiocarcinoma em associação à infecção crônica por *Clonorchis*.[226,230]

- A presença de um opérculo convexo proeminente e em ombro constitui uma característica para a definição do parasita (Prancha 22.7 O)
- Pode-se observar uma pequena protuberância posterior ao exame microscópico quando o plano de foco está correto
- Observação: esses ovos assemelham-se, em sua morfologia, aos de *Heterophyes heterophyes*, *Opisthorchis viverrini* e *Metagonimus yokogawai*, três pequenos trematódeos intestinais, que também são prevalentes na Ásia e que infectam seres humanos que ingerem peixe cru ou em salmoura.

Espécies de Paragonimus, mais comumente P. westermani

As espécies de *Paragonimus* são encontradas em todos os continentes, exceto Austrália e Antártica, sendo *Paragonimus westermani* a espécie mais comumente encontrada. Os vermes adultos medem cerca de 8 a 16 × 4 a 8 mm e têm a forma de uma colher, com uma das extremidades contraída, e a outra alongada. As ventosas anterior e ventral são do mesmo tamanho.

O ciclo biológico desses trematódeos começa quando os ovos de um hospedeiro infectado são eliminados no meio externo. O miracídio infecta o caramujo, que é o primeiro hospedeiro intermediário. As formas subsequentes infectam e se desenvolvem em caranguejos ou pitus de água doce, que constituem o segundo hospedeiro intermediário. Os seres humanos se infectam após a ingestão de carne de caranguejo ou de pitu crua ou inadequadamente cozida contendo metacercárias encistadas. Após a ingestão, as metacercárias eclodem no duodeno, liberando larvas que se fixam à mucosa duodenal. As larvas penetram na parede intestinal, entram na cavidade abdominal e transmigram pelo diafragma até alcançar o espaço pleural. Em seguida, as larvas invadem o tecido pulmonar, onde ocorre o processo de maturação. A Figura 22.18 fornece uma ilustração do ciclo biológico. As manifestações clínicas da paragonimíase são apresentadas no Quadro de correlações clínicas 22.15.

Identificação laboratorial. O diagnóstico laboratorial é estabelecido mais comumente pela detecção dos ovos característicos ao exame microscópico de preparações de fezes ou amostras respiratórias.

▶ Ovos
- Os ovos variam de 80 a 120 × 48 a 60 μm de tamanho
- Apresentam cor amarelo-acastanhada escura e possuem uma casca lisa e espessa, com opérculo proeminente dotado de "ombro"
- Os "ombros" servem para distinguir os ovos de *Paragonimus* daqueles de *Diphyllobothrium latum*, cujos opérculos são lisos e desprovidos de ombros (Prancha 22.7 P)
- Os ovos de *P. westermani* tampouco apresentam uma protrusão antiopercular semelhante a um botão, que caracteriza os ovos de *Diphyllobothrium*.

Parasitas do sangue e de outros tecidos

Em geral, os parasitas encontrados no sangue e em outros órgãos são habitualmente discutidos separadamente daqueles que residem no trato gastrintestinal. Os parasitas do sangue e de outros tecidos discutidos aqui incluem protozoários, nematoides e cestoides. Várias partes de seu ciclo biológico são morfologicamente semelhantes aos equivalentes intestinais. Assim, por exemplo, *Toxoplasma gondii* é um coccídeo tecidual, que apresenta muitas semelhanças com os coccídeos anteriormente descritos. De modo semelhante, as larvas *migrans* visceral e cutânea são causadas pelas formas larvárias de nematoides do cão ou do gato. A equinococose é a forma larvária de um cestoide do cão que ocorre em seres humanos.

Em geral, os ciclos biológicos dos parasitas do sangue e de outros tecidos são mais complexos do que os de seus equivalentes intestinais, envolvendo estágios tanto sexuados quanto assexuados. A maioria dos parasitas do sangue é transmitida ao ser humano por um artrópode vetor, no interior do qual ocorre a fase sexuada do ciclo biológico. Como alternativa, alguns desses parasitas utilizam insetos simplesmente como local para o desenvolvimento dos estágios intermediários (i. e., muda) e como vetores (i. e., não ocorre replicação nem sexuada nem assexuada dentro do vetor, mas simplesmente desenvolvimento e transporte).

Os parasitas teciduais podem ser intracelulares ou extracelulares, dependendo da espécie e da fase do ciclo parasitário. Um panorama dos parasitas humanos do sangue e de outros tecidos, que também irá servir de guia para a discussão do restante deste capítulo, está descrito a seguir.

Protozoários do sangue e de outros tecidos

Malária	*Plasmodium falciparum*
	Plasmodium vivax
	Plasmodium malariae
	Plasmodium ovale
Babesiose	*Babesia microti* e outras espécies
Leishmaniose	*Leishmania donovani*
	Leishmania tropica
	Leishmania brasiliensis
	Leishmania mexicana
Tripanossomíase	*Trypanosoma brucei gambiense*
	Trypanosoma brucei rhodesiense
	Trypanosoma cruzi
	Trypanosoma rangeli
Toxoplasmose	*Toxoplasma gondii*

Helmintos do sangue e tecidos

Filárias Nematoides e filaríase	*Wuchereria bancrofti*
	Brugia malayi
	Loa loa
	Mansonella ozzardi
	Mansonella perstans
	Onchocerca volvulus
	Dirofilaria immitis
Teciduais Nematoides: Helmintos, não filárias	*Trichinella spiralis*
	Toxocara canis (larva *migrans* visceral)
	Ancylostoma braziliensis ou *A. caninum* (larva *migrans* cutânea)
	Dracunculus medinensis
	Espécies de *Anisakis*
	Espécies de *Gnathostoma*
Cestoides teciduais	*Echinococcus granulosus*
	Echinococcus multilocularis
	Taenia multiceps e *T. serialis* (cenurose)
	Spirometra mansonoides (esparganose)

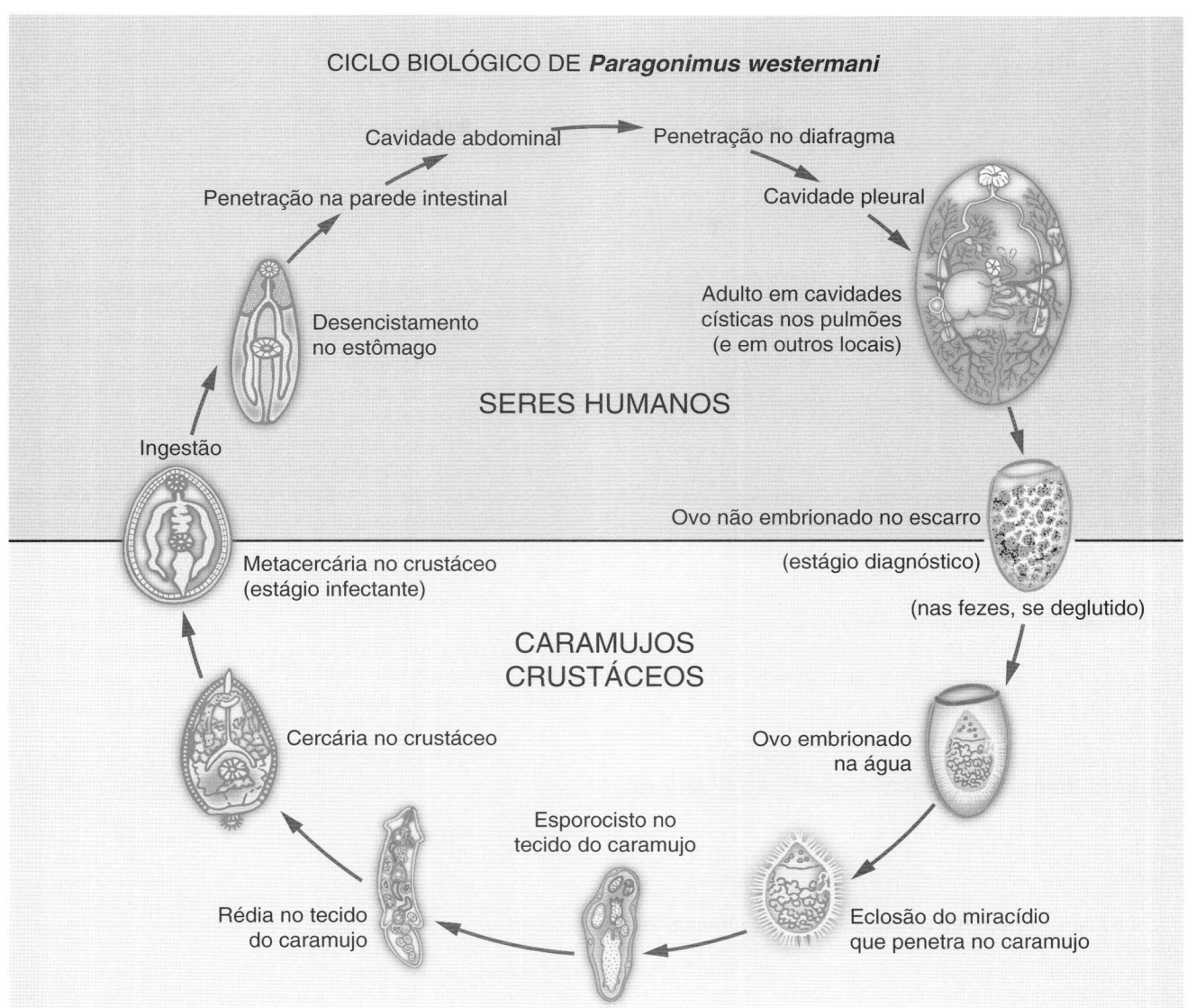

■ **FIGURA 22.18** Ciclo biológico de *Paragonimus westermani*. Os ovos não embrionados são eliminados no escarro ou nas fezes, em um ambiente aquático. A seguir, esses ovos embrionam na água, liberando um miracídio que nada livremente e que penetra nos tecidos de um caramujo específico da espécie. Ocorre desenvolvimento do esporocisto e de rédias no caramujo, no interior do qual cercárias se replicam. Quando maduras, as cercárias de vida livre abandonam o caramujo e penetram nas brânquias, nos músculos ou nas vísceras de um crustáceo de água doce, no interior do qual sofrem encistamento, transformando-se em metacercárias dormentes. Os seres humanos tornam-se infectados após o consumo de carne de caranguejo ou pitu crua ou inadequadamente cozida e infestada por metacercárias. Após a ingestão, as metacercárias eclodem no duodeno, liberando larvas que atravessam toda a espessura da parede intestinal, penetram na cavidade peritoneal, transmigram pelo diafragma e entram no espaço pleural. Em seguida, as larvas invadem o tecido pulmonar periférico, onde amadurecem em trematódeos adultos, que residem no interior de cistos parabrônquicos. Os ovos são liberados no escarro, onde são expectorados ou deglutidos para finalmente serem eliminados nas fezes, completando o ciclo biológico.

Quadro de correlações clínicas 22.15 Paragonimíase.

Durante a fase migratória do verme, pode-se observar a ocorrência de calafrios, febre e eosinofilia acentuada. Com o tempo, o trematódeo adulto passa a residir dentro de um pequeno pseudocisto no pulmão. O cisto aumenta de tamanho com o crescimento do trematódeo adulto e pode sofrer ruptura em um bronquíolo adjacente. Quando ocorre ruptura de um pseudocisto dentro de um brônquio, os sintomas comuns consistem em tosse e hemoptise. Os ovos produzidos pelos trematódeos maduros são eliminados nos brônquios e, por fim, deglutidos pelo paciente com as secreções expectoradas na orofaringe. A doença tende a se tornar crônica, resultando em graus variáveis de fibrose e cicatriz pulmonares. As manifestações tardias podem incluir episódios intermitentes de dor torácica, febre e calafrios. Em certas ocasiões, pode ocorrer migração ectópica. O verme pode residir no SNC. Infelizmente, essa migração ectópica ocorre mais frequentemente em crianças. O tratamento recomendado consiste em praziquantel.

Malária

Nos EUA, os pacientes com malária são, em sua grande maioria, pessoas que viajam, estudantes estrangeiros ou imigrantes, que foram expostos a mosquitos em áreas endêmicas. Em 2011, foram notificados 1.925 casos de malária aos CDC, representando um aumento em relação aos anos anteriores (*i. e.*, 1.691 em 2010; 1.484 em 2009 e 1.298 em 2008).[47] Esses números representam aumentos substanciais em relação aos 165 casos notificados em 1988.[28] Embora a maioria dos pacientes com diagnóstico recente de malária nos EUA seja constituída por pessoas nascidas em regiões endêmicas ou que regressaram recentemente dessas regiões, são encontrados mosquitos anofelinos vetores em muitas localidades. Por exemplo, foram relatados casos autóctones de malária no Condado de San Diego, na Califórnia, bem como no Condado de Bay, na Flórida.[91] Nenhum dos indivíduos acometidos forneceu qualquer história de viagem recente ao exterior, transfusões recentes de sangue ou uso de drogas intravenosas. Em alguns casos, os pacientes infectados tinham acampado em áreas infestadas de mosquitos, adjacentes a acampamentos de trabalhadores imigrantes. Os estudos epidemiológicos revelaram que nenhum dos trabalhadores imigrantes tinha qualquer história clínica sugestiva de malária; entretanto, o mosquito vetor competente, *Anopheles hermsi*, foi encontrado ao longo do Rio San Luis Rey, na Califórnia. De modo semelhante, foram comunicados dois casos de malária nativa no Condado de Suffolk, em Nova York, em indivíduos sem história antecedente de viagem para fora dos EUA.[29] Além disso, houve relatos de indivíduos que contraíram malária, que residiam nas proximidades de aeroportos internacionais (*i. e.*, malária de aeroporto). A suposição é que, em certas ocasiões, as aeronaves podem transportar mosquitos infectados. Por conseguinte, a malária deve ser incluída no diagnóstico diferencial de qualquer paciente com início agudo de febre cíclica, mesmo se não houver nenhuma história de viagem recente para o exterior.

A incidência mundial da malária é impressionante, com uma estimativa de 207 milhões de infecções em 2010, de acordo com a Organização Mundial da Saúde, resultando em 627.000 mortes. Estima-se que 91% das mortes tenham ocorrido na África. Por conseguinte, os médicos devem permanecer atentos quanto à possibilidade de malária em certos grupos de população. Apesar dos grandes progressos na eliminação da malária de certas localidades, a malária continua representando um problema mundial, ocorrendo uma reemergência em áreas de controle prévio, particularmente quando os esforços de controle não são mantidos. Martens e Hall[167] atribuem esse ressurgimento da malária à transferência de pessoas de baixa renda, que frequentemente têm mais tendência a apresentar malária, de áreas endêmicas para localidades sem malária, à procura de uma vida melhor. As manifestações clínicas da malária dependem da espécie infectante, com ocorrência mais provável de morte nas infecções causadas por *P. falciparum*. As manifestações clínicas da malária são apresentadas no Quadro de correlações clínicas 22.16.

Quadro de correlações clínicas 22.16 Malária.

A febre consitui o sintoma inicial constante das infecções causadas por todas as espécies de *Plasmodium*. Os picos de temperatura começam dentro de 7 a 10 dias após a picada de um mosquito *Anopheles* infectado, durante um período em que os microrganismos estão sofrendo multiplicação pré-eritrocitária nas células hepáticas. Durante esse período, o paciente pode apresentar sintomas prodrômicos de cefaleia, mialgia, mal-estar e fadiga, sugerindo uma síndrome de tipo gripal. Entretanto, quando uma geração de merozoítos abandona as células hepáticas e invade os eritrócitos, começam, em muitos casos, os ciclos de febre regularmente espaçados. A espécie de *Plasmodium* com menos sincronicidade é *P. falciparum*. A periodicidade de cada episódio de febre alta está relacionada com a ruptura dos eritrócitos, quando os merozoítos são liberados na circulação. A designação desse ciclo de febre como malária "terçã" no caso da malária por *P. vivax*, *P. ovale* e *P. falciparum* e malária "quartã" no caso da malária causada por *Plasmodium malariae* é um tanto confusa. Os picos de febre na malária terçã ocorrem em um esquema de dias alternados; todavia, como qualquer episódio de febre é contado como dia 1, o pico seguinte só ocorrerá no terceiro dia (daí a designação de terçã). De modo semelhante, os picos de febre da malária quartã seguem um ciclo a cada 3 dias; entretanto, como o primeiro episódio é considerado o dia um, o pico seguinte só ocorrerá no quarto dia. Todavia, esses padrões clássicos de febre frequentemente podem ser irregulares, e não se pode depender exclusivamente deles para estabelecer um diagnóstico presuntivo.

Cada episódio de febre caracteriza-se por um curto período de "frio", com duração aproximada de 1 h, quando a pele se torna fria, e os lábios e a base das unhas ficam cianóticos, em virtude da vasoconstrição periférica. Esse curto período é seguido pelo início súbito do "período quente", quando a pele se torna quente e seca, e ocorrem picos febris de até 40,5° a 41,1°C, de 3 a 6 h de duração. Os picos de febre são acompanhados de cefaleia, dor torácica e lombar, taquicardia, tosse, vômitos e delírio de vários graus. Cada episódio febril é seguido de fadiga e sono. Os pacientes permanecem essencialmente assintomáticos entre os episódios febris.

Observa-se a ocorrência de anemia hemolítica, esplenomegalia e hepatomegalia hipersensível em graus variáveis. Os pacientes são altamente suscetíveis à ruptura do baço e deve-se evitar a palpação profunda da parte superior esquerda do abdome e flanco durante o exame físico. Não ocorre linfadenopatia, cuja presença sempre indica alguma outra condição se houver aumento dos linfonodos. O maior problema está relacionado com as complicações do SNC, que podem ocorrer em consequência da infecção por *P. falciparum*. Os eritrócitos infectados por trofozoítos de *P. falciparum* sofrem alterações da membrana, em que aparecem "protuberâncias" na superfície, tornando-os "pegajosos" e aderentes a receptores específicos no revestimento de células endoteliais dos capilares.[37] A microcirculação do cérebro é particularmente vulnerável ao bloqueio por eritrócitos infectados pelo *P. falciparum*, resultando em pequenas áreas de infarto e hemorragia cerebrais.[4] Pode-se verificar a presença de distúrbios da consciência, que variam desde sonolência a coma, alterações do comportamento, alucinações, convulsões motoras e, em certas ocasiões, tremores, paralisia muscular focal e outros sinais localizados. Nos casos fulminantes, pode-se observar uma evolução rapidamente progressiva com deterioração, levando à morte.

O ciclo biológico do *Plasmodium* apresenta duas fases: um ciclo sexuado, conhecido como esporogonia, que ocorre no trato intestinal do mosquito; e um ciclo assexuado, conhecido como esquizogonia, que ocorre no hospedeiro humano. O ciclo biológico de *Plasmodium malariae*, como protótipo de todas as espécies causadoras de malária, é mostrado na Figura 22.19.

Identificação laboratorial. A identificação laboratorial dos parasitas da malária humana, conforme anteriormente, é efetuada por meio do exame de esfregaços de sangue periférico finos e espessos. É necessário mais de um exame de sangue para descartar a possibilidade do diagnóstico. As amostras de sangue devem ser obtidas em diferentes momentos do dia dos pacientes com suspeita de infecção, visto

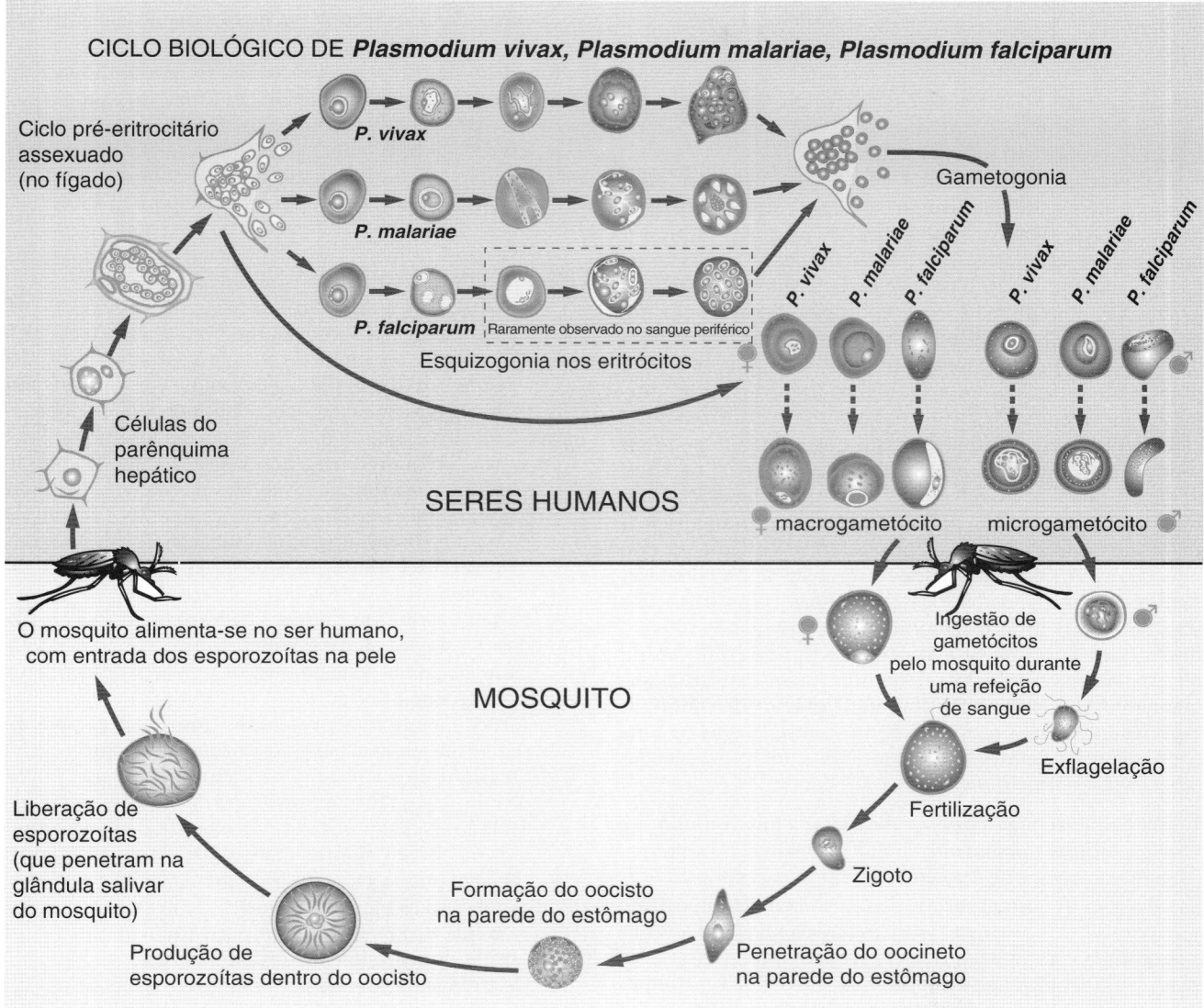

■ **FIGURA 22.19** Ciclos biológicos de *Plasmodium vivax*, *P. malariae* e *P. falciparum*. Após a ocorrência de vários ciclos eritrocitários, alguns dos merozoítos transformam-se em macrogametócitos (femininos) e microgametócitos (masculinos) sexuais. Quando um mosquito não infectado por *Plasmodium* pica um ser humano infectado, esses gametócitos são ingeridos juntamente com os eritrócitos infectados por trofozoítos como parte da refeição de sangue. No estômago do mosquito, os microgametócitos masculinos desenvolvem seis a oito flagelos. Os microgametócitos penetram nos macrogametócitos femininos, produzindo zigotos fertilizados. Em seguida, esses zigotos penetram na parede do estômago do mosquito, onde os esporozoítas são finalmente liberados na cavidade corporal, migrando para as glândulas salivares. Quando o mosquito pica um novo hospedeiro, os esporozoítas são expelidos das glândulas salivares e injetados através da probóscide.

A saliva contendo esporozoítas infectantes é injetada na corrente sanguínea do ser humano através da probóscide do mosquito. Após circularem no sangue periférico durante 20 a 30 minutos, os esporozoítas penetram nas células parenquimatosas do fígado, onde começam a sofrer multiplicação (ciclo exoeritrocitário). Em cerca de 10 dias, múltiplas formas pequenas, denominadas merozoítos, são liberadas das células hepáticas na circulação, onde infectam os eritrócitos. No interior dos eritrócitos (ciclo eritrocitário), ocorre uma série de estágios de desenvolvimento (Prancha 22.8). Esses microrganismos desenvolvem-se em uma "forma em anel", conhecida como trofozoíto, que aumenta de tamanho, transformando-se em trofozoíto ameboide. Subsequentemente, esse trofozoíto divide-se, passando para um estágio segmentado, conhecido como esquizonte. Os segmentos individuais dos esquizontes são merozoítos. Quando maduros, os esquizontes rompem os eritrócitos, com liberação dos merozoítos na circulação. Em seguida, esses merozoítos procuram eritrócitos não infectados, dando continuação ao ciclo eritrocitário.

que a parasitemia pode ser intermitente, e o número de parasitas circulantes pode variar, dependendo da fase do ciclo parasitário.

Atualmente, existem cinco espécies de *Plasmodium* que causam doença humana. As três espécies de *Plasmodium* que causam mais comumente a malária humana são *P. vivax*, *P. falciparum* e *P. malariae*. Uma quarta espécie, *P. ovale*, é rara na maior parte do mundo, porém é relativamente comum na África Ocidental. A espécie mais recentemente descrita, *P. knowlesi*, é endêmica apenas em determinadas partes da Ásia; esse parasita é tão raramente encontrado que não será discutido aqui. As características diferenciais das três espécies comuns são delineadas adiante. A morfologia microscópica das formas intraeritrocitárias está ilustrada na Prancha 22.8.

A identificação laboratorial das várias espécies de *Plasmodium* não é difícil quando se segue uma abordagem ordenada, baseada na observação de algumas estruturas morfológicas essenciais. Em primeiro lugar, a detecção da presença de um parasita no sangue é de suma importância e é obtida de modo mais efetivo por meio do exame de um esfregaço sanguíneo espesso. Uma vez detectada a presença de um parasita, utiliza-se o esfregaço de sangue fino para obter a identificação em nível de espécie. É muito importante que as infecções por *P. falciparum* sejam reconhecidas o mais rápido possível, visto que a doença pode ser particularmente grave, progredindo rapidamente para um desfecho fatal. A característica mais importante na diferenciação das espécies de *Plasmodium* é o tamanho dos eritrócitos infectados em comparação com eritrócitos não infectados. A comparação deve ser feita após comparar muitas células infectadas e não infectadas. Se os eritrócitos infectados forem do mesmo tamanho que os não infectados (i. e., normocíticos), a espécie infectante é *P. falciparum* ou *P. malariae*. Se os eritrócitos infectados estiverem aumentados em comparação com aqueles não infectados, as espécies infectantes são *P. vivax* ou *P. ovale*. Segue-se uma abordagem laboratorial sugerida para a identificação das espécies de *Plasmodium*:

1. **Em primeiro lugar, deve-se descartar a possibilidade de *Plasmodium falciparum*.** Conforme assinalado anteriormente, essa espécie é potencialmente a mais perigosa, e as infecções devem ser diagnosticadas o mais cedo possível. No esfregaço de sangue periférico, devem-se procurar as seguintes estruturas:
   - Os eritrócitos infectados são normocíticos em comparação com os eritrócitos não infectados
   - Diminutas formas em anel ocupam menos de um terço do diâmetro do eritrócito (Prancha 22.8 A)
   - Com frequência, são observadas múltiplas formas dentro de um eritrócito
   - Com frequência, ocorrem dois núcleos no mesmo anel
   - As infecções podem ser maciças, acometendo 20% ou mais dos eritrócitos, o que indica uma infecção fulminante (i. e., hiperparasitemia)
   - Os diminutos anéis frequentemente estão aderidos à membrana celular do eritrócito, um efeito conhecido como "*appliqué*" (Prancha 22.8 B)
   - Raramente, são observadas formas avançadas (i. e., trofozoítos ameboides e esquizontes) nos esfregaços de sangue periférico corados. As únicas formas habitualmente encontradas, exceto nas infecções fulminantes terminais, consistem em formas em anel precoces e gametócitos
   - A presença de gametócitos em forma de banana ou de crescente é diagnóstica (Prancha 22.8 C). Infelizmente, esses gametócitos podem estar ausentes nos estágios iniciais da infecção e, em geral, começam a aparecer apenas dentro de 7 a 10 dias após o início da febre. Por conseguinte, é fundamental que o parasitologista seja capaz de identificar *P. falciparum* na ausência dessas formas.

2. **Em seguida, deve-se considerar a possibilidade de *Plasmodium vivax*.** Devem-se pesquisar as seguintes características no esfregaço de sangue periférico:
   - Eritrócitos infectados, que são macrocíticos em comparação com os eritrócitos não infectados
   - Os eritrócitos infectados podem conter pequenos grânulos regulares, puntiformes e de coloração vermelho-rosadas nas membranas eritrocitárias, denominados grânulos de Schüffner (Prancha 22.8 D)
     - Observação: essas granulações dependem do pH do corante e nem sempre estão presentes. Por exemplo, o corante de Wright utilizado em hematologia não tem pH balanceado, de modo que não haverá granulações de Schüffner. Além disso, é preciso assinalar que *P. falciparum* raramente contém grânulos vermelhos maiores e em "forma de vírgula", denominados fendas de Maurer, de modo que a presença de granulações não deve constituir o único critério para identificação. A sua presença precisa ser usada em associação com as outras características morfológicas observadas
   - Pode-se verificar a presença de formas em anel em todos os estágios de desenvolvimento
   - Os anéis jovens ocupam mais de um terço do diâmetro do eritrócito infectado
   - À medida que amadurecem, os trofozoítos passam de sua forma em anel para o trofozoíto ameboide
   - Os trofozoítos ameboides sofrem ciclos consecutivos de mitose para formar um grupo de merozoítos, denominado esquizonte. Os esquizontes de *P. vivax* consistem em 12 a 14 ou mais merozoítos (Prancha 22.8 E)
   - Os gametócitos são grandes e circulares
     - Observação: qualquer núcleo dentro de uma única célula ocupando a maior parte do diâmetro da célula é provavelmente um gametócito
   - Os trofozoítos ameboides podem ser sempre diferenciados dos gametócitos, visto que, quando um trofozoíto ameboide alcança o tamanho correspondente à metade do diâmetro da célula, ele sofre divisão celular para formar o esquizonte. Por outro lado, o gametócito irá continuar a crescer, ocupando mais da metade do citoplasma, com persistência de um núcleo; além disso, com frequência, observa-se a presença do pigmento hemozoína em quantidade abundante (Prancha 22.8 F)
   - O pigmento da malária, na forma de pigmento acastanhado e finamente granular, pode ser abundante tanto no gametócito quanto no esquizonte.

3. **Deve-se considerar a identificação de *P. malariae* ou *P. ovale*.** Com frequência, a identificação dessas espécies de *Plasmodium* é efetuada por exclusão, após descartar

a possibilidade das características de *P. falciparum* e *P. vivax*, conforme descrito anteriormente. Devem-se pesquisar as seguintes características que possibilitam uma identificação objetiva:

P. malariae
- Os eritrócitos infectados são normocíticos em comparação com os eritrócitos não infectados
- Presença de trofozoítos ameboides que formam uma "faixa" através dos eritrócitos infectados (Prancha 22.8 G)
- Não há "grânulos" (p. ex., granulações de Schüffner)
- Os esquizontes contém de 6 a 12 merozoítos, que frequentemente formam uma "roseta" (Prancha 22.8 H)
- Os gametócitos são redondos e estão contidos dentro de eritrócitos de tamanho normal.

P. ovale
- Os eritrócitos infectados são macrocíticos em comparação com os eritrócitos não infectados
- Podem-se observar células infectadas, que são ovais e apresentam uma borda fimbriada
- O trofozoíto ameboide é mais compacto que o de *P. vivax*, ocupando habitualmente apenas um terço do citoplasma da célula infectada
- Os pontilhados de James, que consistem em grânulos indistinguíveis das graulações de Schüffner podem ser observados, mas também dependem do pH
- Os esquizontes contêm 6 a 12 merozoítos
- Os gametócitos são redondos, em lugar de uma forma em crescente, o que não ajuda a diferenciá-los daqueles de *P. vivax* e *P. malariae*, mas que os diferencia daqueles de *P. falciparum*.

Em geral, a identificação das espécies de *Plasmodium* não é difícil, se forem aplicados os princípios descritos anteriormente. Entretanto, surgem problemas na interpretação dos esfregaços de sangue periférico de pacientes que foram tratados parcialmente ou de modo inadequado, quando a maturação normal dos parasitas pode ser interrompida, e são observadas apenas formas atípicas. A interpretação do esfregaço de sangue periférico também pode ser confusa se determinado indivíduo estiver infectado por mais de uma espécie de *Plasmodium*. Nessa última década, foram realizados muitos progressos nos aspectos moleculares da malária. Chen et al.[35] publicaram uma revisão desses avanços, incluindo a elucidação dos vários genes que codificam a proteína de membrana eritrocitária 1 de *Plasmodium falciparum*, bem como aqueles que codificam as proteínas rosetina e rifina na superfície dos eritrócitos infectados.

Os indivíduos que planejam viajar para partes do mundo onde a malária é endêmica devem consultar o Yellow Book (http://wwwnc.cdc.gov/travel/page/yellowbook) dos CDC para uma orientação completa sobre proteção e profilaxia durante a viagem. O tipo de profilaxia recomendada baseia-se na prevalência da malária resistente à cloroquina, de reações anteriores a agentes antimaláricos e na disponibilidade de assistência médica na região a ser visitada.

A profilaxia com cloroquina deve ser iniciada 1 a 2 semanas antes da viagem planejada e estender-se por 4 semanas após o regresso. Foram encontradas cepas de *P. falciparum* resistentes à cloroquina em todas as regiões endêmicas de malária. Dispõe-se de uma variedade de outras opções profiláticas e terapêuticas para a malária, cuja finalidade está além deste texto.[43]

Babesiose

A babesiose na América do Norte, que é discutida nesta seção, é causada por *Babesia microti*.[197] *B. divergens* provoca uma doença mais grave em pacientes na Europa. *Babesia* é transmitida pela picada de um carrapato vetor; *B. microti* é transmitida pelo carrapato *Ixodes*, que é o mesmo vetor de *Borrelia burgdorferi*, o espiroqueta causador da doença de Lyme. Foi demonstrado que até 40% dos carrapatos infectados estão coinfectados por ambos os parasitas. Talvez isso não seja surpreendente, visto que ambos os agentes têm como principal reservatório hospedeiro o camundongo-de-patas-brancas, *Peromyscus leucopus*. A maioria dos surtos tem ocorrido em regiões do nordeste dos EUA, particularmente em Connecticut, Nantucket Island, Long Island e Cape Cod. A incidência muito menor da babesiose em relação à doença de Lyme nos seres humanos que residem em áreas endêmicas pode repetir a tendência de *B. microti* a produzir infecções subclínicas. Os estudos sorológicos indicam que 10% dos nativos de Connecticut soropositivos para *B. burgdorferi* também apresentam anticorpos contra *B. microti*, indicando que as infecções são muito mais frequentes do que se suspeitava anteriormente. A babesiose também pode ser contraída por meio de transfusão com sangue contaminado ou uso de drogas intravenosas ao compartilhar agulhas contaminadas. Foram também relatadas infecções relacionadas com transfusões; especificamente, um conjunto de seis casos de babesiose associados a transfusões no estado de Nova Iorque foi atribuído a um único doador assintomático.[62] Foi estabelecido que *B. microti* pode permanecer infeccioso a 4°C durante 30 dias, que é o tempo de armazenamento normal de sangue de doadores.[67] Recentemente, foi também relatado um caso de infecção relacionada com transfusão pela cepa WA1 no Estado de Washington.[119] Foram também descritos microrganismos semelhantes a *Babesia* no norte da Califórnia.[198] Embora muitas infecções por *Babesia* sejam subclínicas, ocorre doença grave a potencialmente fatal em pacientes asplênicos. Em raros casos, houve necessidade de exsanguinotransfusão.[64] As manifestações clínicas da babesiose são apresentadas no Quadro de correlações clínicas 22.17.

As formas intraeritrocitárias diagnósticas descritas anteriormente são escassas durante os estágios iniciais da infecção e podem passar despercebidas, mesmo por microscopistas experientes. Mattia et al.[168] utilizaram a técnica de creme leucocitário para melhorar a detecção da parasitemia em pacientes com babesiose. Garcia[87] publicou uma nota de cautela sobre os problemas diagnósticos potenciais com resultados obtidos de instrumentos diferenciais. O número de campos rotineiramente examinados nos esfregaços lidos por instrumentos é muito pequeno, e esses instrumentos não foram planejados para a detecção de parasitas intracelulares. Por conseguinte, a não ser que seja solicitado um exame de esfregaços de sangue espesso e fino, os pacientes com babesiose e malária podem passar despercebidos.

Identificação laboratorial. O diagnóstico laboratorial é mais comumente estabelecido pela detecção de inclusões parasitárias intraeritrocitárias em esfregaços de sangue

> **Quadro de correlações clínicas 22.17 Babesiose.**
>
> Os sintomas da babesiose precoce podem ser mínimos: mal-estar, anorexia e fadiga, que são sintomas inespecíficos facilmente confundidos com os de outras doenças infecciosas.[197] Embora os sintomas das infecções ocorridas no nordeste dos EUA tenham tendência a ser relativamente leves, relatos recentes de estudos de casos na Califórnia e em outras partes do mundo indicam que é possível encontrar apresentações de doença hemolítica febril e fulminante.[198] Os estudos genéticos revelam que essas infecções mais graves podem ser causadas por uma cepa mais estreitamente relacionada com um patógeno canino conhecido, *B. gibsoni*, ou por espécies de *Theileria*, mais do que por *B. microti*.[197] Essa cepa, designada como WA1 (Washington 1), e outros agentes desse tipo foram descritos. Dorman *et al*.[64] comunicaram o caso de um homem de 58 anos de idade infectado por uma picada de carrapato, que desenvolveu anemia hemolítica grave, seguida de coagulação intravascular disseminada e insuficiência renal e respiratória aguda. Foi observada uma rápida melhora clínica após tratamento com clindamicina, 300 mg 4 vezes/dia (iniciada 2 dias antes da internação do paciente), quinina (650 mg 3 vezes/dia) por ocasião da internação e exsanguinotransfusão, que reduziu a proporção de eritrócitos parasitados de 13,8% para 4,2%.

periférico corados. Os microrganismos apresentam as seguintes características de identificação:

- As formas em anel são minúsculas, com tamanho que varia de 1,0 a 3,0 μm, lembrando os trofozoítos de estágio inicial de *P. falciparum* (Prancha 22.9 A)
- Os núcleos são muito pequenos, habitualmente com apenas um único ponto de cromatina
- As formas maduras podem aparecer em duplas, simulando orelhas de coelho, ou em tétrades, lembrando a cruz de Malta
- Os eritrócitos não estão aumentados (i. e., são normocíticos) e não apresentam pontilhado
- Podem-se observar formas extracelulares, o que constitui claramente uma característica de diferenciação das espécies de *Plasmodium*
- São produzidos gametócitos e pigmento hemozoína (i. e., pigmento da malária).

Hemoflagelados | Espécies de Leishmania e espécies de Trypanosoma

A ordem de protozoários Trypanosomatida inclui membros dos gêneros *Leishmania* e *Trypanosoma*, flagelados que habitam o sangue e tecidos humanos. Três espécies/subespécies de *Trypanosoma* estão associadas à doença humana: *Trypanosoma brucei* subespécie *gambiense* e *Trypanosoma brucei* subespécie *rhodesiense* causam a doença do sono africana, enquanto *Trypanosoma cruzi* é responsável pela tripanossomíase sul-americana. *Leishmania donovani*, a causa do calazar visceral nos seres humanos, e o complexo *Leishmania topica*, os agentes da úlcera cutânea tropical, são as espécies de *Leishmania* mais comumente associadas a doenças humanas.[195]

Podem-se observar quatro estágios de desenvolvimento dos parasitas. Os estágios leptomonas e critídios de desenvolvimento ocorrem dentro do inseto vetor, representando este último a forma infectante para os seres humanos. As formas adultas ou tripanossômicas possuem corpo alongado, com um flagelo posterior fixado a uma delicada membrana ondulante, que se estende ao longo do corpo. A forma tecidual desses protozoários é denominada amastigota. É desprovida de flagelo e é encontrada na forma de parasitas intracelulares. Os amastigotas das espécies de *Trypanosoma* infectam células somáticas, enquanto os de *Leishmania* infectam células do sistema reticuloendotelial (i. e., monócitos e macrófagos).

Leishmaniose e espécies de *Leishmania*. A leishmaniose humana pode assumir três formas: uma doença disseminada, o calazar, que acomete o fígado, o baço e outras partes do sistema reticuloendotelial, uma forma cutânea primária, que se manifesta clinicamente na forma de úlceras cutâneas, e uma forma mucocutânea (Prancha 22.9 B). Os seres humanos tornam-se infectados por meio de regurgitação das formas promastigotas infectantes do parasita no tecido subcutâneo quando o mosquito-palha,[I] um flebotomíneo (*Phlebotomus*),[II] alimenta-se de sangue. A Figura 22.20 descreve o ciclo biológico das espécies de *Leishmania*.

Embora certas espécies tenham mais tendência a causar determinados tipos de leishmaniose, ocorre sobreposição. *Leishmania* é tradicionalmente classificada em complexos e espécies individuais. O complexo *Leishmania donovani* contém *L. donovani* e *L. infantum*, que é também conhecido como *L. chagasi*. *L. donovani* constitui uma importante causa de leishmaniose visceral.[214] As causas importantes de leishmaniose incluem o complexo *L. mexicana*, *L. tropica*, *L. major* e *L. braziliensis*, entre outras.

Quando os flagelados têm acesso a seres humanos, eles inicialmente invadem os monócitos inflamatórios no tecido subcutâneo, no local da picada. Quando essas células inflamatórias sofrem ruptura, liberam parasitas livres, que, por sua vez, invadem outros monócitos e macrófagos, no interior dos quais se disseminam por todo o sistema reticuloendotelial. O período de incubação varia de 3 a 8 meses. A progressão ou cura da doença é o resultado da interação do complexo hospedeiro/parasita. As manifestações clínicas da leishmaniose estão descritas no Quadro de correlações clínicas 22.18.

Identificação laboratorial. O diagnóstico laboratorial da leishmaniose é estabelecido pela demonstração de amastigotas em esfregaços corados, em impressões de amostras de biopsia de tecidos infectados. Pode ser de um aspirado esplênico de pacientes com leishmaniose visceral. No caso de

---

[I] N. R. T. Também conhecido, no Brasil, como "cangalha", "cangalhinha", "asa-dura", "birigui", "tatuíra". (Rey L. *Bases da Parasitologia Médica*. 2. ed. Guanabara Koogan. 2002.)

[II] N. R. T. São dípteros da família Psychodidae com dois gêneros importantes para a epidemiologia das leishmaníases, *Lutzomya* (abrange todos os vetores de leishmaníases das Américas) e *Phlebotomus* (abrange os vetores de leishmaníases da África, da Europa e da Ásia). (Rey L. *Bases da Parasitologia Médica*. 2. ed. Guanabara Koogan. 2002.)

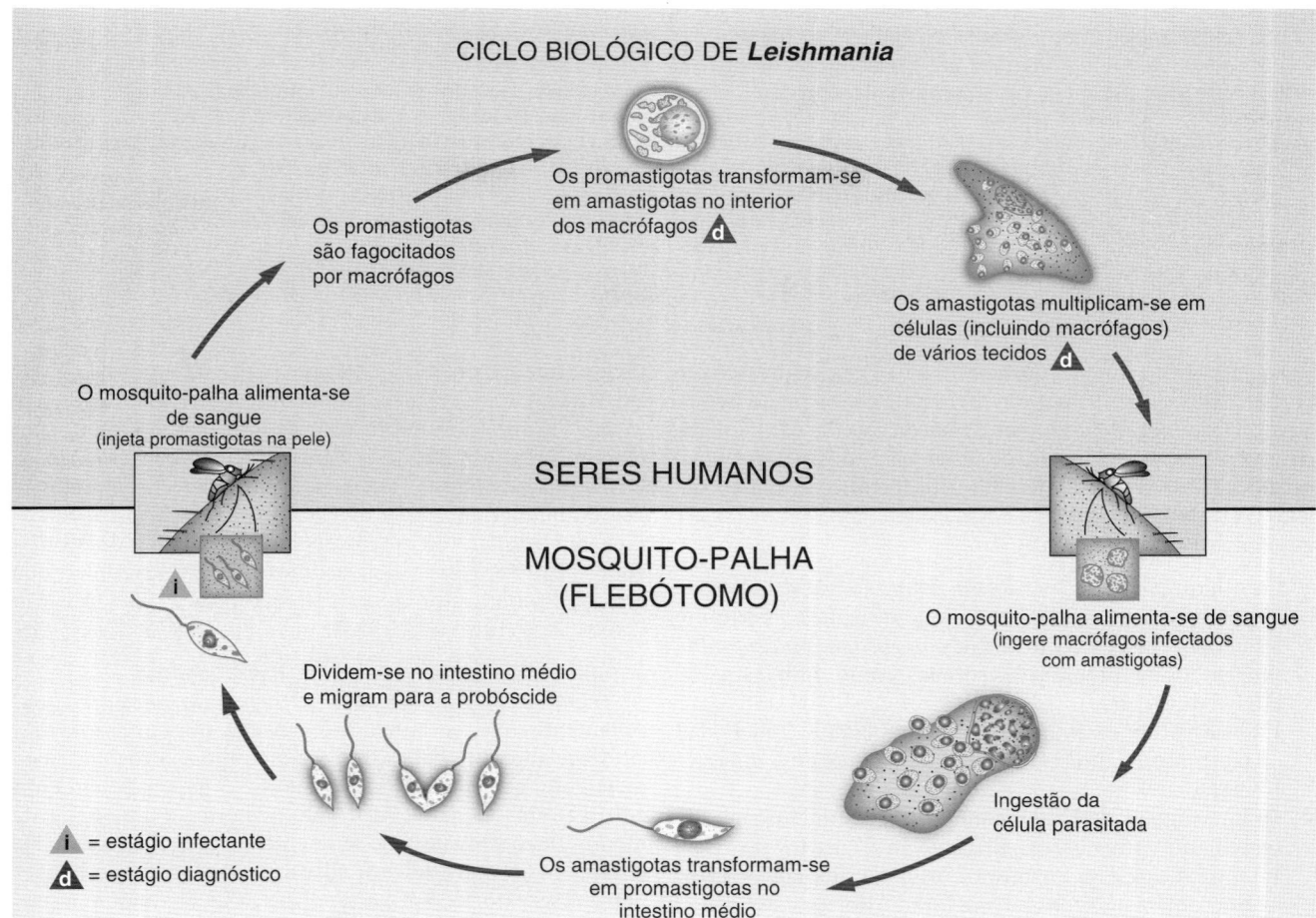

■ **FIGURA 22.20** Ciclo biológico das espécies de *Leishmania*. No local de picada do mosquito-palha (flebótomo), observa-se a formação de uma pequena pápula cutânea que raramente evolui para uma úlcera. Os promastigotas transformam-se em amastigotas, que proliferam localmente no tecido subcutâneo, produzindo formas amastigotas, que se disseminam por todo o sistema reticuloendotelial, acometendo o baço, o fígado, a medula óssea e os linfonodos, onde os microrganismos são encontrados como parasitas intracelulares obrigatórios (Prancha 22.9 C). O ciclo biológico simples é então completado quando os amastigotas são novamente ingeridos por um mosquito-palha durante uma refeição de sangue subsequente. Os amastigotas transformam-se em promastigotas infectantes no intestino médio do inseto.

Quadro de correlações clínicas 22.18 Leishmaniose.

Leishmaniose disseminada | Calazar

Os sintomas podem ser leves e autolimitados. Por outro lado, pode ocorrer início súbito de sintomas, incluindo picos de febre (um padrão de dois ou três picos por dia), anorexia, mal-estar e sensação de enfermidade, simulando a febre tifoide ou a malária. Quando a doença evolui e torna-se crônica, verifica-se a persistência de febre baixa, dor abdominal vaga, aumento do abdome em consequência de hepatomegalia e esplenomegalia (que podem se tornar enormes), linfadenopatia generalizada, anemia e leucopenia. Recentemente, o calazar foi reconhecido como infecção oportunista relacionada com a AIDS.[179]

Leishmaniose cutânea primária

Tradicionalmente, a doença é classificada em formas de Velho Mundo e do Novo Mundo. A doença do Velho Mundo, outrora denominada botão do oriente, é causada mais comumente por membros do complexo *L. tropica* (incluindo *L. tropica*, *L. major* e *L. aethiopica*). Essa forma de doença é endêmica nas regiões tropicais e subtropicais da Ásia Menor, China, sul do Mediterrâneo, Índia e África. No local de picada do inseto, em partes expostas do corpo, os promastigotas injetados na pele são captados pelas células reticuloendoteliais, no interior das quais se desenvolvem em amastigotas. As espécies que causam leishmaniose cutânea não circulam, exceto em casos muito raros. Verifica-se a formação de uma pápula intensamente pruriginosa no local da picada que, no decorrer de várias semanas ou meses, progride para uma úlcera crônica bem circunscrita, com borda eritematosa elevada e leito superficial (Prancha 22.9 B). As úlceras produzidas variam desde úlceras úmidas e múltiplas a úlceras mais secas, com tendência a formar uma crosta. As lesões são, em sua maioria, benignas e cicatrizam espontaneamente, e observa-se o desenvolvimento de imunidade permanente. As lesões cutâneas causadas por *L. aethiopica* podem não ulcerar, porém resultam frequentemente em infecções subcutâneas profundas que se disseminam e essa espécie também tem predileção por causar uma doença disseminada indistinguível das infecções produzidas por *L. donovani*.[195]

(continua)

> A leishmaniose cutânea do Novo Mundo é causada por *L. braziliensis*, que é endêmica em quase todos os países da América do Sul e em várias regiões da América Latina, e pelo complexo *Leishmania mexicana*, incluindo várias espécies distintas endêmicas em diversas regiões do México, Guatemala, Venezuela e bacia amazônica do Brasil. *L. braziliensis* é o agente etiológico de úlceras cutâneas crônicas agressivas, com disseminação para as mucosas (oral, nasal, faríngea), produzindo um quadro clínico denominado espúndia. Os microrganismos do complexo *L. mexicana* têm mais tendência a produzir úlceras cutâneas autolimitadas (60% das úlceras ocorrem nos lobos das orelhas,[87] produzindo as denominadas "úlceras de Chiclero"). As mucosas são menos comumente acometidas, embora *L. peruviana* tenha tendência a provocar uma doença cutânea mais difusa, conhecida como "uta" no Peru.
>
> O tratamento de escolha consiste em estibogliconato de sódio; o tratamento deve ser individualizado, com base nas terapias disponíveis, na condição do paciente e na extensão da doença.

lesão cutânea ou mucocutânea, esfregaços por impressão ou cortes histológicos devem ser preparados a partir de lesões ativas. Devem-se obter biopsia da borda elevada e inflamada da lesão; além disso, devem-se obter aspirados por meio da introdução da ponta da agulha profundamente abaixo do leito da úlcera. Os parasitas nesse estágio apresentam as seguintes características:

- Os microrganismos têm forma oval, são intracelulares e muito pequenos, com tamanho que varia de 2 a 4 µm
- Simulam células leveduriformes de *Histoplasma capsulatum* em muitas preparações coradas, como coloração pela H&E e de Wright
  - Observação: esses parasitas não se coram com GMS, constituindo uma característica útil para a sua diferenciação
- Os amastigotas de *Leishmania* possuem um cinetoplasto semelhante a uma barra, adjacente ao núcleo
  - Observação: essa estrutura é útil para diferenciar esses microrganismos das formas leveduriformes de *H. capsulatum* (Prancha 22.9 C, D e E)
- Esses parasitas estão, em grande parte, dentro dos macrófagos, o que os diferencia dos amastigotas de *Trypanosoma* com células somáticas infectadas
  - Observação: essa diferença é importante, visto que os amastigotas de *Trypanosoma* também possuem um cinetoplasto.

Os métodos de cultura, que são usados principalmente nos laboratórios que atendem áreas endêmicas, foram descritos detalhadamente por Garcia.[87] Lopez-Valdez et al.[159] também descreveram um método de cultura que utiliza amostras do creme leucocitário do sangue periférico, que foi bem-sucedido no diagnóstico de leishmaniose em pacientes com AIDS, que apresentavam achados clínicos atípicos. Nesses laboratórios, são também utilizadas técnicas de inoculação em animais para o diagnóstico de infecções quando as concentrações do parasita são baixas.

Nos laboratórios com disponibilidade de reagentes, as técnicas de ELISA, utilizando anticorpos monoclonais espécie-específicos, imuno-histoquímica e técnicas de amplificação de ácido nucleico têm sido usadas com sucesso na detecção direta de *Leishmania* em extratos de amostras de tecido. Por exemplo, Piarroux et al.[201] utilizaram um ensaio de PCR para amplificar uma sequência repetida do genoma de *Leishmania infantum* em um estudo de 73 pacientes com diagnóstico clínico de leishmaníase visceral; demostraram uma sensibilidade superior do método (82%) no estabelecimento do diagnóstico, em comparação com o exame de aspirados de medula óssea (55%) e mielocultura (55%). Concluíram que a PCR pode servir como auxílio no diagnóstico da leishmaníase visceral em pacientes imunocomprometidos. Rodriguez et al.,[212] utilizando uma técnica de hibridização–PCR, com oligonucleotídios dirigidos contra regiões conservadas de DNA do cinetoplasto, foram capazes de detectar a presença de *Leishmania* em 98% dos pacientes com diagnóstico clínico de leishmaniose cutânea pelo teste cutâneo de Montenegro positivo. Esses pesquisadores também acreditam que a técnica tenha valor epidemiológico para a discriminação taxonômica entre espécies.

Tripanossomíase e espécies de *Trypanosoma*

Tripanossomíase africana | Doença do sono africana. A tripanossomíase humana é causada por um protozoário flagelado, que habita sangue e tecidos. A forma tripomastigota, que mede 15 a 30 µm × 3,5 µm, apresenta um corpo alongado, com um flagelo posterior e uma delicada membrana ondulante que se estende ao longo do corpo. Na África, os animais de caça silvestres servem como hospedeiro reservatório. Em geral, observa-se facilmente a presença de um núcleo central e um cinetoplasto posterior. Essas formas diagnósticas podem ser visualizadas em esfregaços corados de sangue periférico (Prancha 22.9 F) e no LCR em determinados estágios da infecção. Todavia, nas infecções leves ou crônicas, Bailey e Smith,[11] em um estudo de amostras de sangue obtidas de 134 pacientes com infecção por *Trypanosoma brucei* subesp. *gambiense*, constataram que o teste quantitativo no creme leucocitário, desenvolvido para o diagnóstico da malária, constitui o exame complementar mais sensível para a detecção das formas tripanossômicas.

O ciclo biológico envolve animais e seres humanos como hospedeiros, nos quais os tripanossomas maduros circulam e dividem-se no sangue periférico, invadindo, por fim, o SNC; o hospedeiro intermediário e vetor, a mosca-tsé-tsé, também está envolvido. As formas imaturas desenvolvem-se na glândula salivar da mosca, formando, por fim, tripanomastigotas metacíclicos infectantes. O ciclo biológico está ilustrado na Figura 22.21.

Houve progresso substancial no controle da tripanossomíase africana. Em um relato da Organização Mundial da Saúde, publicado em 1986, cerca de 20.000 novos casos eram diagnosticados a cada ano.[275] Em 2009, foi quebrado o limiar de "10.000" (i. e., foram notificados 9.878 casos) devido a esforços contínuos de controle. Em 2012, foram relatados 7.216 casos à OMS. Na forma africana da tripanossomíase, o ser humano é infectado por meio da picada da mosca-tsé-tsé do gênero *Glossina* infectada, que abriga os tripanomastigotas pró-cíclicos infectantes nas glândulas salivares. As moscas-tsé-tsé são encontradas apenas na África. A capacidade

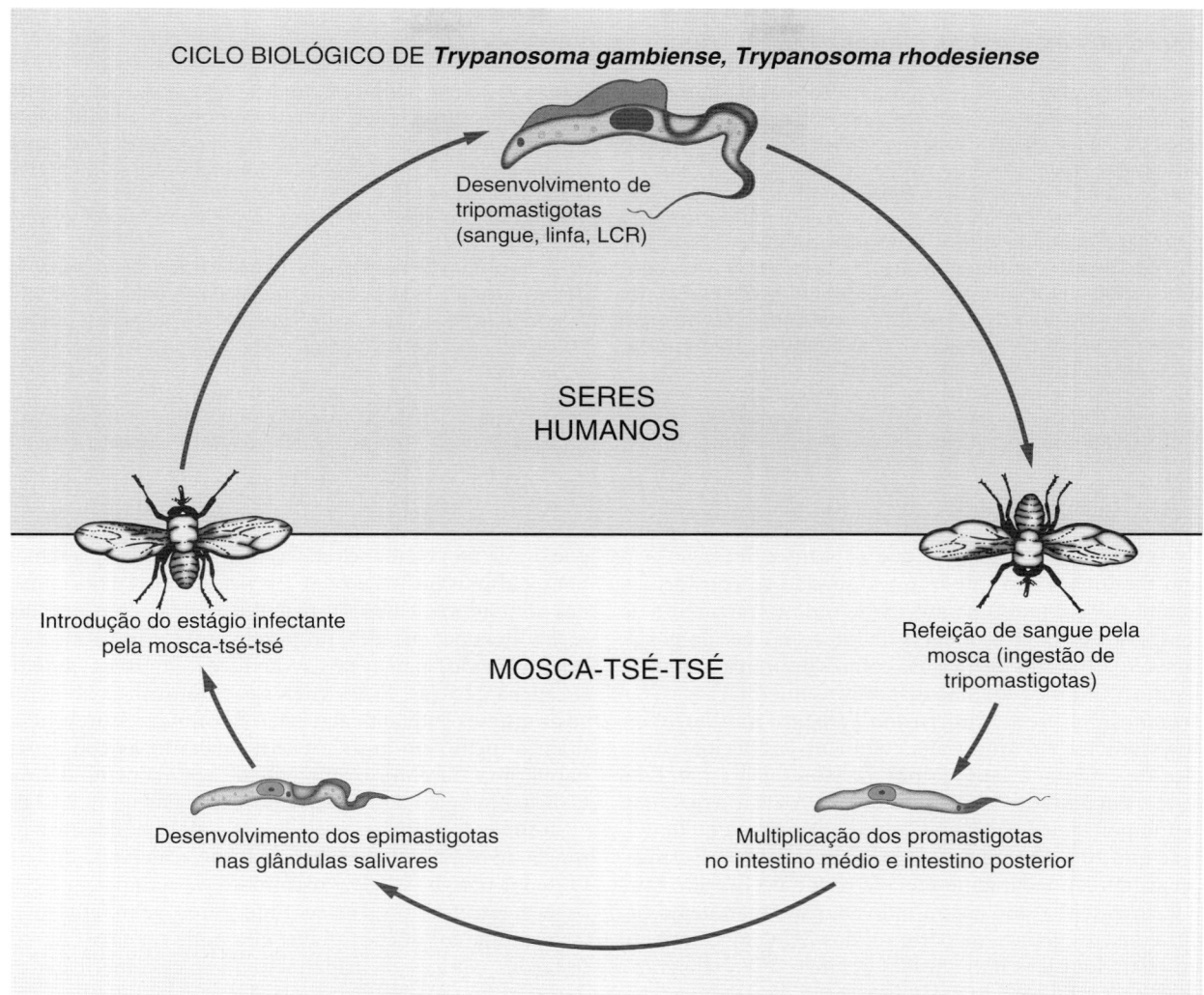

■ **FIGURA 22.21** Ciclo biológico de *Trypanosoma brucei* subesp. *gambiense* e subesp. *rhodesiense*. O ciclo biológico mostrado aqui envolve seres humanos e um inseto, a mosca-tsé-tsé; entretanto, na natureza, o ciclo biológico existe entre a mosca-tsé-tsé e hospedeiros animais. Com a ingestão de tripomastigotas a partir de um ser humano infectado, por meio de uma refeição de sangue, os promastigotas são liberados no estômago da mosca e multiplicam-se no intestino médio e no intestino posterior, migrando finalmente para as glândulas salivares, na forma de epimastigotas. Por sua vez, os seres humanos são infectados por meio da picada de uma mosca infectada por epimastigotas. Verifica-se a formação de um cancro no local de picada do inseto. No interior do qual os tripanossomas sofrem multiplicação e maturação, no decorrer de um período de várias semanas. Por fim, invadem os vasos linfáticos e a corrente sanguínea, disseminando-se amplamente para os linfonodos e, por fim, para o SNC. A multiplicação dos microrganismos continua na corrente sanguínea, apesar da imunidade humoral do hospedeiro infectado, uma diferença fundamental das infecções causadas por *T. cruzi*.

desses microrganismos de permanecer viáveis em uma população de indivíduos cronicamente infectados deve-se à propriedade singular dos microrganismos de modificar periodicamente a estrutura antigênica das glicoproteínas em suas membranas de superfície, evitando, assim, os efeitos dos anticorpos produzidos pelo hospedeiro.[63] As manifestações clínicas da tripanossomíase africana estão apresentadas no Quadro de correlações clínicas 22.19.

Foram desenvolvidos métodos de detecção de antígenos para o diagnóstico da tripanossomíase africana.[182,183] Em um ensaio clínico de campo realizado no Zaire, Nantulya et al.[183] utilizaram efetivamente um ELISA para antígenos na avaliação de 77 casos de tripanossomíase gambiense parasitologicamente comprovados. Desses pacientes, 69 (89,6%) apresentaram antígenos no soro, enquanto 35 (45,5%) tiveram antígenos no LCR. Entre esses últimos casos, 34 (97,1%) apresentaram contagens elevadas de leucócitos no LCR, 29 (82,9%) tiveram níveis elevados de proteína e 23 (65,7%) apresentaram tripanossomas que foram identificados ao microscópio no LCR. Os autores indicaram que o teste de ELISA pode ser útil no estadiamento da doença, bem como no acompanhamento do tratamento. Kyambadde et al.[148] constataram que a PCR demonstrou a presença de infecção em 20 de 35 (57%) amostras de sangue obtidas de pacientes com suspeita de tripanossomíase em Uganda, bem como em 21 de 34 amostras de LCR (61%). Das 21 amostras de sangue negativas para formas diagnósticas circulantes, 6 foram positivas por PCR (28,6%), e 8 de 21 amostras de LCR (38,0%) que foram negativas por centrifugação dupla mostraram-se positivas por PCR.

> **Quadro de correlações clínicas 22.19** **Tripanossomíase africana.**
>
> A tripanossomíase africana, também conhecida como doença do sono africana, é causada por uma de duas subespécies de *Trypanosoma brucei*. A subespécie *rhodesiense* é endêmica nas regiões de savana e florestas do centro e do leste da África, enquanto *Trypanosoma brucei* subesp. *gambiense* é endêmico nas florestas chuvosas tropicais do centro e oeste da África. A doença clínica causada por *T. brucei* tende a apresentar um início mais rápido, com maior tendência a se tornar rapidamente progressiva, levando até mesmo à morte. A tripanossomíase gambiense é mais crônica e caracteriza-se por deterioração neurológica, culminando na "doença do sono".
>
> Os pacientes infectados por *T. brucei gambiense* apresentam inicialmente febre recorrente intermitente associada à linfadenopatia. Com frequência, os linfonodos na região cervical posterior do pescoço estão acometidos, produzindo uma lesão conhecida como sinal de Winterbottom. Ormerod[190] forneceu evidências experimentais de uma conexão fisiológica entre os linfonodos cervicais e os ventrículos do cérebro, sugerindo que o sinal de Winterbottom pode constituir um marcador de infecção cerebral.
>
> A hepatoesplenomegalia também pode se tornar evidente durante esse estágio inicial da infecção. À medida que a doença se torna crônica, a invasão do SNC pelo microrganismo produz o estágio de doença do sono, que se caracteriza inicialmente por alterações do comportamento e da personalidade, levando a apatia, fadiga, confusão e sonolência – sinais de meningoencefalite progressiva. A emaciação e o coma profundo levam finalmente à morte.

As subespécies específicas que causam a infecção e o estágio da doença são importantes quando se considera o tratamento. A pentamidina mostra-se útil no tratamento de pacientes nos primeiros estágios de infecção causada por *T. b. gambiense*. Outros fármacos, como suramina, melarsoprol, nifurtimox etc., só estão disponíveis nos CDC.

Tripanossomíase sul-americana | Doença de Chagas. A tripanossomíase sul-americana, também conhecida como doença de Chagas, é causada por *Trypanosoma cruzi*. Esse parasita é encontrado desde o sul dos EUA até a Argentina, passando por toda a América Central e América do Sul. Estima-se que 10 a 12 milhões de pessoas estejam infectadas, das quais aproximadamente metade reside no Brasil.[60] Embora *T. cruzi* tenha sido encontrado em cães, mamíferos silvestres e insetos vetores na parte sul dos EUA, só raramente foram relatados casos humanos autóctones.[106,244] O diagnóstico pode ser estabelecido pela observação de tripomastigotas circulantes no sangue periférico, embora o período de circulação seja mais curto do que aquele observado na tripanossomíase africana. Os tripomastigotas assemelham-se, quanto ao aspecto, a seus equivalentes africanos, exceto por uma tendência distinta a se enrolar sobre eles próprios, formando uma letra "C" (Prancha 22.9 G).

Uma infecção autóctone relatada nos EUA ocorreu na área rural de Tennessee, quando a mãe encontrou um percevejo triatomíneo no berço de seu filho de 18 meses de idade.[118] Foi constatado, tanto por microscopia óptica quanto por PCR, que o conteúdo intestinal do inseto estava infectado por *Trypanosoma cruzi*. Uma camada leucocitária preparada a partir de uma amostra de sangue da criança foi negativa para o parasita; todavia, foi positiva por PCR, indicando parasitemia de baixo nível. Por conseguinte, essa infecção autóctone por *T. cruzi* nos EUA teria passado despercebida sem a atenção da mãe e a técnica altamente sensível da PCR.

O ciclo biológico de *T. cruzi* difere da espécie africana, visto que o percevejo triatomíneo (reduvídeo) atua como artrópode vetor. Tanto roedores quanto animais domésticos, incluindo cães, gatos e suínos, servem como hospedeiros reservatórios de *T. cruzi*, de modo que a erradicação de áreas endêmicas não é viável. Nos EUA, foi constatada a infecção de gambás e guaxinins. No caso descrito anteriormente, três guaxinins na vizinhança da criança infectada apresentaram hemoculturas positivas para *T. cruzi*. As habitações construídas com adobe, barro ou material vegetal, com numerosas rachaduras nas paredes, proporcionam locais ideais de acasalamento dos percevejos reduvídeos em áreas endêmicas (Prancha 22.9 H). Esses insetos são noturnos e alimentam-se de vítimas enquanto elas estão dormindo. A prevenção da doença inclui, em grande parte, melhorar as condições de habitação e diminuir o ambiente de acasalamento do inseto. O ciclo biológico de *T. cruzi* é ilustrado na Figura 22.22.

A infecção primária varia desde assintomática até a ocorrência de febre, linfadenopatia e tumefação facial unilateral. O maior perigo da tripanossomíase sul-americana é que os órgãos viscerais podem ser infectados pelos amastigotas. Isso resulta em doença grave, que pode ser fatal. As manifestações clínicas da tripanossomíase sul-americana estão descritas no Quadro de correlações clínicas 22.20.

Trypanosoma rangeli é outro tripanossoma transmitido a seres humanos por percevejos reduvídeos. As infecções nos seres humanos e animais são assintomáticas. Os tripanomastigotas podem ser identificados em esfregaços espessos e finos de sangue periférico e assemelham-se, quanto à sua morfologia, aos observados na tripanossomíase africana. Todavia, a não ser que se obtenha uma cuidadosa história clínica, pode-se estabelecer um diagnóstico incorreto de infecção por *T. cruzi*. Os testes sorológicos podem ser valiosos para diferenciar as infecções por *T. rangeli* da doença de Chagas; entretanto, podem ocorrer infecções duplas, produzindo resultados confusos.

Foram desenvolvidos métodos sorológicos para a detecção de anticorpos séricos dirigidos contra *T. cruzi*, de modo a auxiliar no diagnóstico da doença de Chagas.[93] Godsel et al.[92] identificaram no soro de pacientes com doença de Chagas um novo antígeno recombinante, denominado FCaBP, uma proteína flagelar de 24 kDa com ligação ao cálcio. Essa proteína pode ser usada como componente de uma preparação de múltiplos antígenos recombinantes, efetiva no rastreamento de *T. cruzi* no sangue de doadores. Tantowitz et al.,[244] em uma revisão abrangente, discutem a importância do rastreamento do sangue de doadores para a doença de Chagas. A questão envolve não apenas indivíduos que vivem em países onde a doença é endêmica, mas também

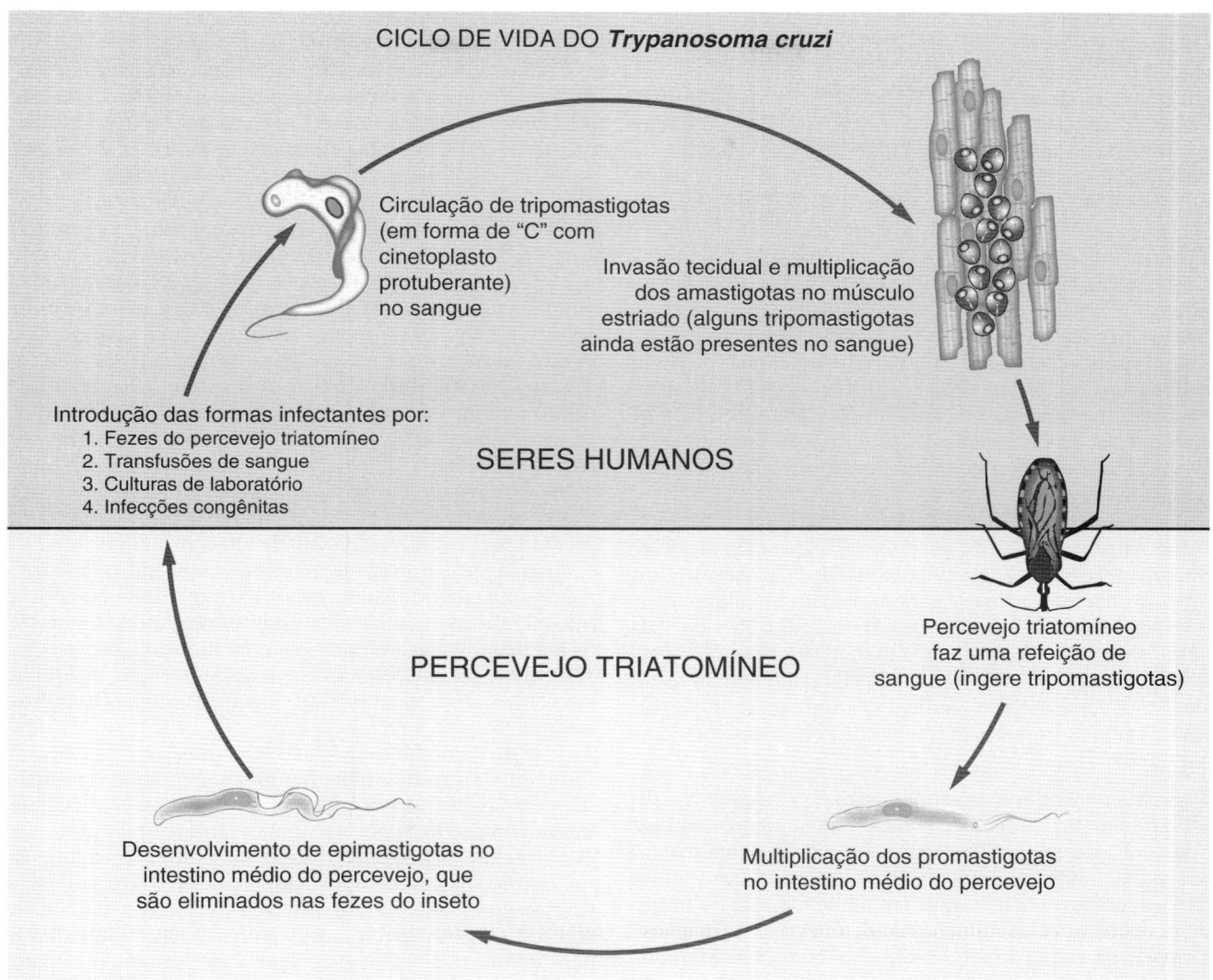

■ **FIGURA 22.22** Ciclo biológico de *Trypanosoma cruzi*. Os seres humanos tornam-se infectados quando as fezes infectadas por tripanossomas são eliminadas na ferida produzida quando o percevejo se alimenta. A picada é muito dolorosa, e as fezes infectadas são esfregadas na ferida. No hospedeiro humano, os tripanossomas em forma de C, com um cinetoplasto aumentado em comparação com o de *T. brucei*, circulam na corrente sanguínea durante a fase aguda inicial da doença (Prancha 22.9 G), ocorrendo episódios febris intermitentes. O ciclo se completa quando um percevejo reduvídeo (Prancha 22.9 H) pica novamente um hospedeiro infectado.

Quadro de correlações clínicas 22.20 | Tripanossomíase sul-americana | Doença de Chagas.

O agente etiológico da tripanossomíase sul-americana ou doença de Chagas é o *T. cruzi*. Os seres humanos são infectados por meio da picada de um percevejo triatomíneo (*i. e.*, um percevejo reduvídeo), coloquialmente denominado barbeiro. A picada desse inseto vetor não transmite os parasitas, que estão presentes nas fezes do inseto. O paciente que coça o local de picada inocula inadvertidamente as fezes contaminadas no local da picada. A infecção aguda é mais comumente assintomática ou só produz sintomas leves; todavia, em certas ocasiões, ocorrem reações mais graves. A febre e a tumefação no local de picada são comuns em pacientes sintomáticos. Ocorre edema periorbital unilateral (sinal de Romaña) quando as fezes contaminadas são esfregadas no olho. Os tripomastigotas podem ser observados no sangue do paciente durante a fase aguda da doença.

A infecção pode tornar-se crônica, com replicação dos amastigotas dentro das células somáticas, como os miócitos (fibras musculares) do coração. Em muitos casos, os pacientes podem nunca saber que foram infectados, particularmente se a infecção aguda foi assintomática ou produziu doença subclínica com sinais e sintomas inespecíficos. O dano às células somáticas dos pacientes prossegue durante vários anos, até que ocorra falência do sistema orgânico. A infecção do coração pode resultar em arritmias ou em miocardiopatia dilatada e insuficiência cardíaca congestiva. Outras manifestações comuns são as "megassíndromes", que incluem megaesôfago e megacólon, em que esses órgãos tubulares sofrem dilatação maciça e perdem a capacidade de produzir peristaltismo efetivo. Essas doenças terminais realmente só podem ser tratadas de modo efetivo por meio de cirurgia, incluindo transplante cardíaco.

constitui um problema nos EUA, onde mais de 50.000 imigrantes de países endêmicos podem estar infectados. Avila *et al.*[10] sugeriram um exame de rastreamento sensível para o diagnóstico de doença de Chagas crônica em doadores de banco de sangue. Demonstraram uma sensibilidade de 100% e, comparação com testes sorológicos na detecção de produtos amplificados por PCR do DNA minicircular do cinetoplasto de *T. cruzi* em 114 amostras de sangue obtidas de pacientes com doença de Chagas crônica e sem doença de Chagas, utilizando uma sonda de oligonucleotídios específica marcada com digoxigenina. Conforme já assinalado, a infecção crônica por *T. cruzi* pode permanecer em estado de latência por vários anos. A lesão orgânica que ocorre durante esse período silencioso é irreversível e profunda, exigindo, com frequência, cirurgia extensa ou até mesmo transplante cardíaco. Por conseguinte, embora haja poucos indivíduos com doença de Chagas nos EUA, tornou-se prática padrão proceder ao rastreamento do sangue doado à procura de sinais de infecção.

Como o número de tripomastigotas circulantes é muito baixo na doença de Chagas crônica, a detecção do DNA do cinetoplasto de *T. cruzi* baseada em PCR constitui um método altamente sensível para o estabelecimento do diagnóstico. Muitos estudos demonstraram um elevado grau de sensibilidade, comparável ao xenodiagnóstico, capaz de detectar apenas um tripomastigota circulante em 20 mℓ de sangue.[19,94] Esse método também demonstrou ser útil como teste para cura no monitoramento de pacientes submetidos a tratamento.

Toxoplasmose e *Toxoplasma gondii*. *Toxoplasma gondii* é um protozoário parasita de felinos, e as infecções nos seres humanos são, em grande parte, acidentais (*i. e.*, na maioria dos casos, a infecção humana é um ciclo cego, sem propagação subsequente do parasita em um felino, que é o hospedeiro definitivo. O ciclo biológico de *Toxoplasma gondii* está ilustrado na Figura 22.23. As infecções humanas são importantes, devido a uma predileção particular da infecção em acometer o SNC do feto.

Três modos de transmissão levam à maioria das infecções humanas: (1) diretamente a partir da ingestão de oocistos infectantes presentes no alimento (p. ex., verduras não lavadas) ou água contaminada com fezes de gato; (2) indiretamente, pela ingestão de carne crua ou inadequadamente cozida de animais que ingeriram oocistos (estima-se que 25% da carne de carneiro ou de porco vendida em supermercados contenham cistos teciduais viáveis); e (3) transferência transplacentária para o feto a partir de mãe infectada durante a gravidez. Estima-se que as taxas de infecção materna durante os anos reprodutivos sejam de 3 a 5%; entretanto, essas taxas variam, dependendo da prevalência da doença.[78] As mulheres grávidas devem ser fortemente aconselhadas a evitar qualquer contato com gatos, fezes de gatos (*i. e.*, limpando a caixa de areia), bem como a ingestão de carne inadequadamente cozida. Os sintomas clínicos podem ser mínimos ou ausentes nos estágios agudos da infecção, e os lactentes podem não exibir alguns dos sinais típicos da infecção – corioretinite, calcificação cerebral,[215] hidrocefalia ou microcefalia – durante vários meses ou até mesmo anos. Nos adultos, as infecções adquiridas manifestam-se habitualmente na forma de uma doença semelhante à mononucleose aguda, com linfadenite e linfadenopatia. A maioria das infecções agudas resulta em encistamento dos microrganismos se o hospedeiro for imunocompetente.

Dois estágios parasitários podem estar envolvidos nas infecções humanas. Após a ingestão de oocistos ou das formas infectantes encistadas na carne inadequadamente cozida, ocorre liberação dos taquizoítos (Figura 22.24 e Prancha 22.10 F) no intestino delgado, os quais invadem inicialmente as células epiteliais da mucosa, a partir das quais penetram na circulação, distribuindo-se amplamente por todo o corpo. Pode ocorrer lesão tecidual considerável, visto que os taquizoítos destroem as células que eles parasitam; entretanto, à medida que a resposta imunológica se desenvolve, os taquizoítos tornam-se menos ativos e, por fim, agregam-se dentro de um cisto envolvido por membrana (Figura 22.25, Prancha 22.10 G e H). Embora sejam inativos, os bradizoítos no interior desses cistos podem permanecer viáveis por várias semanas ou anos. Com mais frequência, acabam sofrendo desintegração e tornam-se emaranhados em uma cicatriz hialina e/ou sofrem calcificação. A detecção de calcificação intracerebral em radiografias de crânio constitui um método para o estabelecimento de infecção anterior.

Se o hospedeiro estiver imunocomprometido ou se tornar imunocomprometido, mesmo dentro de anos após a infecção primária, o parasita pode sofrer desencistamento; os bradizoítos transformam-se em taquizoítos e começam a se replicar, causando uma variedade de doenças, incluindo miocardite, meningoencefalite, pneumonia atípica e rinocoroidite.

Identificação laboratorial. O diagnóstico de toxoplasmose aguda no indivíduo imunocompetente é habitualmente estabelecido por métodos sorológicos. No paciente imunocomprometido com doença progressiva, pode ser estabelecido pela demonstração de grupos de taquizoítos em esfregaços corados, utilizando a coloração PAS, Giemsa e/ou H&E. Foram utilizadas técnicas de coloração com anticorpos fluorescentes e peroxidase-antiperoxidase para demonstrar melhor os microrganismos em tecidos fixados em formol e incluídos em parafina. Os taquizoítos talvez sejam mais bem observados em aspirados com agulha ou esfregaços por impressão corados pelo método de Wright-Giemsa.

- Normalmente, os taquizoítos exibem a forma crescente, medem 3 a 4 $\times$ 6 a 7 μm e possuem um núcleo central de coloração escura (Figura 22.24 e Prancha 22.10 F)
- A presença de um ou mais cistos, quando observados em cortes de tecidos de pacientes, indica habitualmente um estágio crônico e geralmente inativo de infecção; entretanto, servem como importante fonte de reativação de toxoplasmose aguda
- Os cistos medem até 200 μm de diâmetro e contêm várias centenas de bradizoítos com 2 a 3 μm de diâmetro (Figura 22.25 e Prancha 22.10 G e H).

O diagnóstico sorológico da toxoplasmose é complexo, e uma discussão completa do assunto está além do propósito deste capítulo. McCabe e Rimington,[169] efetuaram um trabalho pioneiro, cujo resumo está incluído no Boxe 22.5. Em virtude da alta prevalência de títulos aumentados de anticorpos contra *Toxoplasma* na população geral, os resultados dos testes precisam ser interpretados com cuidado antes que se possa estabelecer um diagnóstico definitivo. O teste tradicional de Sabin-Feldman, baseado no princípio

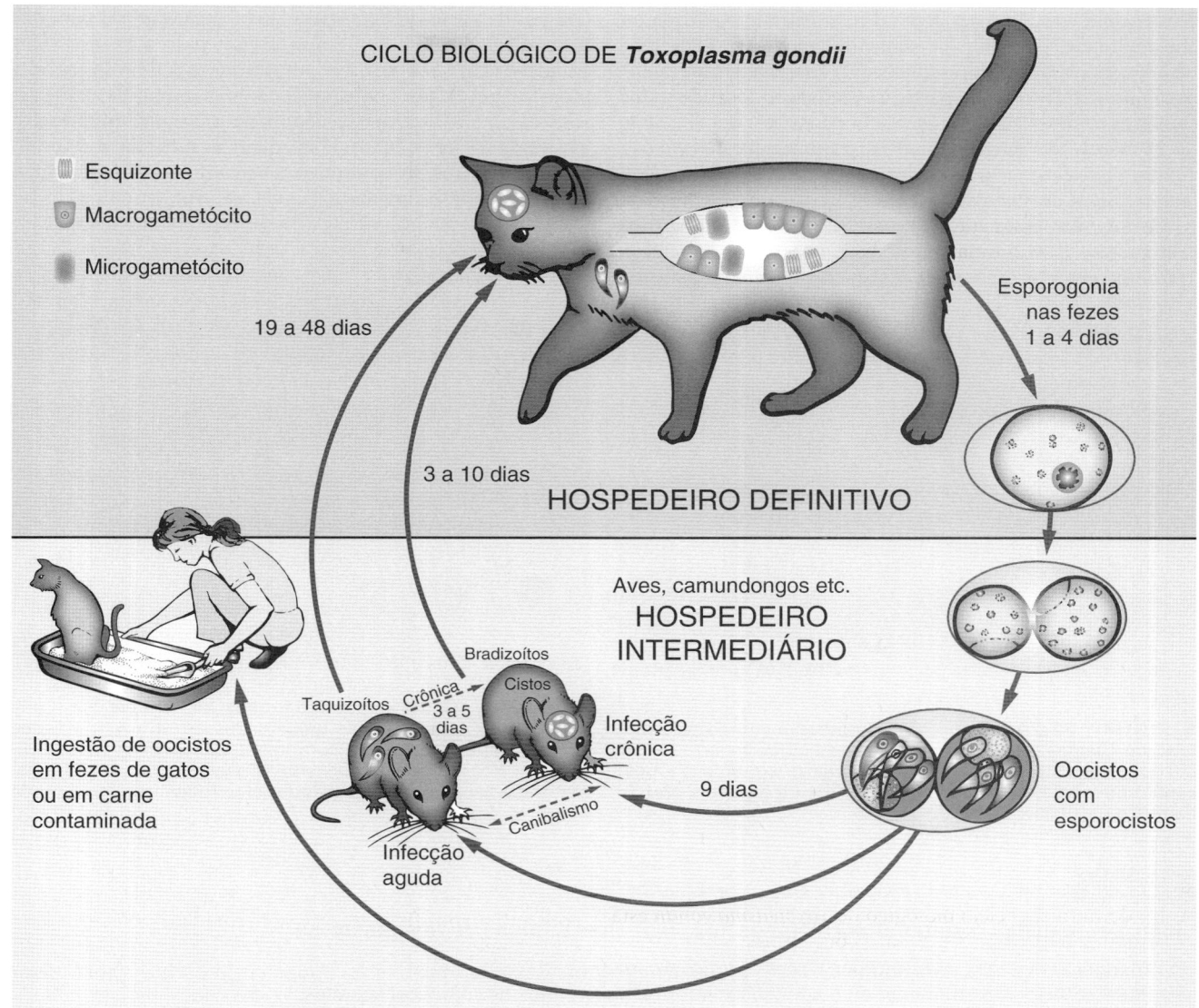

■ **FIGURA 22.23** Ciclo biológico de *Toxoplasma gondii*. O ciclo biológico de *Toxoplasma gondii* apresenta estágios tanto sexuado quanto assexuado. O estágio sexuado ocorre no intestino de gatos, onde os oocistos infectantes, que medem 10 a 12 μm de diâmetro, multiplicam-se no interior das células epiteliais da mucosa intestinal e são excretados nas fezes. O estágio assexuado ocorre comumente em uma variedade de animais herbívoros e carnívoros que ingerem os oocistos infectantes quando procuram alimento no solo ou em matéria vegetal contaminados. Os seres humanos também podem ser infectados com a ingestão de água ou de alimentos contaminados com oocistos. As baratas, as minhocas, os caramujos e as lesmas também podem servir como hospedeiros transportadores de oocistos.

de que os taquizoítos vivos de *Toxoplasma gondii* perdem a sua afinidade pelo corante azul de metileno na presença de soro imune, que é tanto sensível quanto específico, pode ser usado como método de referência, porém não é realizado na prática clínica. São utilizadas técnicas mais modernas e algumas vezes automáticas na maioria dos laboratórios de referência, de modo a evitar a necessidade de trabalhar com microrganismos vivos. Os ensaios atuais avaliam tanto a IgM quanto a IgG, de modo que a identificação da fase da infecção (*i. e.*, aguda *vs.* remota) pode ser obtida, em muitos casos, com um único teste sorológico, em lugar da necessidade de comparar títulos da fase aguda e da fase convalescente. Foram explorados diversos métodos para o diagnóstico sorológico da toxoplasmose.[46,153,273]

As técnicas de amplificação de ácido nucleico para a detecção de *Toxoplasma* também melhoraram de modo significativo no decorrer dessa última década, particularmente com a introdução da tecnologia de PCR em tempo real. Várias publicações descrevem o gene B1 de *T. gondii* como alvo valioso para PCR.[71,123,143,193] O procedimento de amplificação do gene B1 é sensível o suficiente para detectar um único parasita isolado e apenas 10 parasitas entre 100.000 leucócitos.[193] As técnicas de amplificação de ácido nucleico são mais sensíveis e substituíram praticamente a cultura de células como método de escolha para o diagnóstico de parasitemia aguda ou ativa por *Toxoplasma*, particularmente no hospedeiro imunocomprometido.[123] Esse procedimento tem sido usado para detectar a presença de parasitemia por

Toxoplasma em pacientes com AIDS e febre inexplicada ou anormalidades do SNC.[71] O exame de sangue por PCR também pode ser útil para estabelecer o diagnóstico de toxoplasmose extracerebral a partir de reativação local de cistos cerebrais latentes.[66] Dupon *et al.*[65] constataram que o exame do LCR e/ou do sangue por PCR proporciona um valioso auxílio para detectar a reativação de toxoplasmose cerebral latente. Além de detectar as sequências de ácido nucleico de B1 de *T. gondii*, esses autores citam outros estudos que tiveram sucesso com o emprego de p30, genes TGR1 e rDNA 18S como alvos. A PCR do LCR para *Toxoplasma* substituiu, em grande parte, a necessidade de biopsia cerebral para obter o diagnóstico, assim como a PCR para o herpes-vírus simples (HSV) e o vírus JC substituiu, em grande parte, a biopsia cerebral para o diagnóstico de meningoencefalite associada ao HSV e leucoencefalopatia multifocal progressiva associada ao vírus JC. A PCR, quando aplicada ao líquido amniótico, também demonstrou ser útil para o diagnóstico de toxoplasmose congênita.[104]

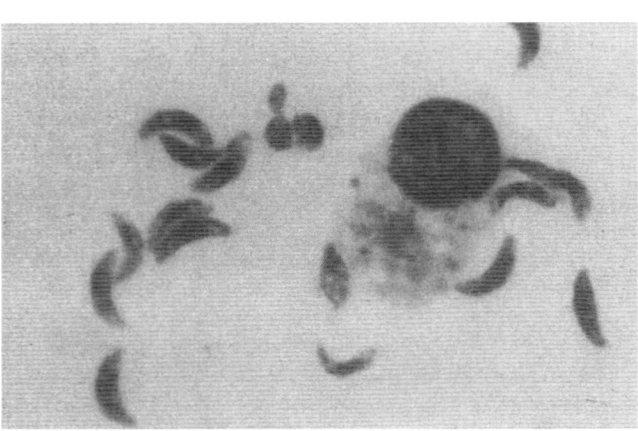

■ **FIGURA 22.24** Esfregaço por impressão corado pelo método de Giemsa, demonstrando a presença de taquizoítos de *Toxoplasma*. Observe a forma característica em arco ou crescente, com núcleo central de coloração escura (vista em grande aumento de 1.000×).

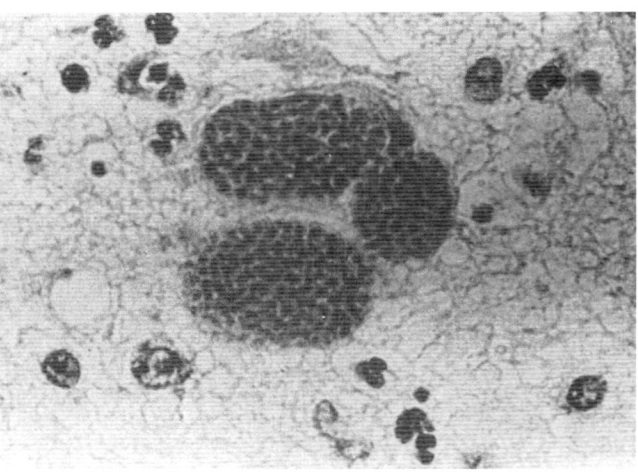

■ **FIGURA 22.25** Cistos bradizoítos de *Toxoplasma*. Cada pseudocisto contém várias quantidades de trofozoítos. Esses cistos bradizoítos são mais comumente observados em pacientes com doença latente. Observe a ausência de reação inflamatória adjacente a esses pseudocistos (H&E, vista em grande aumento de 1.000×).

Boxe 22.5

Interpretação dos resultados sorológicos nas síndromes clínicas de toxoplasmose[169]

A. Toxoplasmose adquirida aguda: paciente imunocompetente
   Pode-se suspeitar altamente do diagnóstico se forem observados os seguintes achados:
   1. Soroconversão de negativo para positivo.
   2. Aumento de duas vezes nos títulos entre uma amostra basal e um teste repetido depois de 3 semanas.
   3. Título elevado de IgM, com um único título elevado de IgG (> 1:1.000).
   4. Um baixo título de IgM indica que a infecção foi adquirida há 4 meses ou mais. O título de IgM habitualmente se normaliza dentro de 9 meses.
      Observação: um resultado negativo de coloração ou de ensaio de imunofluorescência em um indivíduo imunocompetente praticamente descarta a possibilidade do diagnóstico de toxoplasmose aguda.
B. Toxoplasmose adquirida aguda: paciente imunossuprimido
   Os critérios citados para pacientes imunocompetentes também se aplicam a indivíduos imunocomprometidos. Entretanto, a presença de anticorpos IgM ou uma elevação de duas vezes nos anticorpos IgG frequentemente não são detectadas; por conseguinte, a obtenção de um resultado negativo não descarta a possibilidade de toxoplasmose aguda. É preciso demonstrar os microrganismos em biopsias teciduais ou em esfregaços por impressão de material aspirado antes que se possa estabelecer um diagnóstico definitivo nesse grupo de pacientes ou por meio de PCR.
C. Toxoplasmose ocular
   Pode-se suspeitar do diagnóstico nos seguintes casos:
   1. Baixos títulos de anticorpos de IgG na presença de lesão retiniana típica.
   2. "C" for igual ou superior a 8 utilizando a seguinte fórmula quando se avalia o humor aquoso: (Título de anticorpos no líquido × concentração de γ-globulina no soro)/(Título de anticorpos no soro × concentração de γ-globulina no líquido corporal)
D. Toxoplasmose congênita
   O diagnóstico de infecção por *Toxoplasma* no recém-nascido pode ser estabelecido se:
   1. Houver um título persistente ou crescente nos testes sorológicos.
   2. Teste positivo para IgM com qualquer título após o nascimento, na ausência de extravasamento placentário, ou demonstração do microrganismo em biopsias de tecido ou em esfregaços por impressão de aspirado ou por meio de PCR.

Trichomoníase e *Trichomonas vaginalis*. A tricomoníase, causada por *T. vaginalis*, é uma das doenças sexualmente transmitidas mais comuns e, o que é mais importante, passível de cura. Nos EUA, foi estimado que 3,7 milhões de indivíduos estejam infectados, porém apenas cerca de 30% são sintomáticos. Por conseguinte, é importante avaliar os indivíduos que tiveram relações sexuais desprotegidas.

A tricomoníase sintomática ocorre mais comumente em mulheres e caracteriza-se por secreção espumosa esverdeada, odor desagradável e desconforto vaginal, como prurido e dor durante a micção. Embora, de modo surpreendente, as infecções sejam frequentemente assintomáticas nos homens, quando aparecem sintomas, podem incluir secreção uretral e dor na micção e ejaculação. *Trichomonas* não se dissemina. Entretanto, o tratamento dos pacientes infectados é importante, visto que a infecção por esse parasita aumenta a probabilidade de contrair outra doença sexualmente transmitida, especialmente HIV.

Tradicionalmente, a tricomoníase tem sido diagnosticada por meio de uma "preparação a fresco", que é frequentemente realizada no consultório do médico. A identificação de *Trichomonas* é muito simples quando o líquido vaginal de mulheres sintomáticas é examinado ao microscópio, em virtude da motilidade desses microrganismos. Embora esse exame seja altamente específico nesse contexto, a sensibilidade do exame microscópico diminui em pacientes infectados, porém assintomáticos. Em um estudo, foi demonstrada uma sensibilidade de apenas 58% para o exame direto, em comparação com a cultura. A sensibilidade do exame microscópico também é reduzida se a amostra não for examinada imediatamente, porém transportada até um laboratório distante. Os ensaios não microscópicos para a detecção de *Trichomonas* passaram a ser preferidos em decorrência dos regulamentos mais exigentes sobre a microscopia realizada por médicos e consolidação dos laboratórios.

Identificação laboratorial. O exame morfológico de *T. vaginalis* é habitualmente simples, quando se examinam amostras do conteúdo vaginal de uma mulher infectada e sintomática, e são identificados tricômonas móveis. Entretanto, é importante que o parasitologista tenha a habilidade de diferenciar *T. vaginalis*, que é sexualmente transmitido, de *Pentatrichomonas hominis*, que constitui parte da microbiota normal do trato intestinal. Os critérios morfológicos utilizados para a identificação de *Trichomonas vaginalis* incluem os seguintes

- Os tricômonas são piriformes e medem 10 a 12 μm, com um único núcleo oval
- Não existe nenhuma forma cística
- Observa-se a presença de um corpúsculo basal em uma das extremidades, a partir do qual surgem numerosos flagelos
- Existe um axóstilo, que se estende a partir da extremidade distal ao longo do microrganismo
- Verifica-se a presença de uma membrana ondulante, que se estende a partir do corpúsculo basal
  - *Trichomonas vaginalis*: A membrana ondulante tem 1/2 a 3/4 do comprimento do microrganismo
  - *Pentatrichomonas hominis*: A membrana ondulante estende-se por todo o comprimento do microrganismo.

A cultura de *Trichomonas* tem sido usada para preservar a viabilidade dos microrganismos, usando o meio de Diamond. Embora a cultura para *Trichomonas* seja viável, ela exige mais tempo para a obtenção dos resultados e não se tornou a prática padrão. O OSOM® Trichomonas Rapid Test é um ensaio de ICT de fluxo lateral liberado pelo CLIA, que detecta os antígenos de *T. vaginalis*. Existe uma concordância de 95%, de acordo com a bula, em comparação com a preparação a fresco, o que representa uma alternativa para o consultório médico para o exame de pacientes sintomáticos.

O sistema BD Affirm™ VPIII é uma tecnologia à base de sonda, desenvolvida para detectar os agentes etiológicos mais comuns da vaginite, incluindo *Trichomonas vaginalis*. De acordo com as instruções, a sensibilidade e a especificidade desse ensaio são de 93 e 99,9%, respectivamente, em comparação com o exame direto e de 90 e 99,9%, respectivamente, em comparação com a cultura. Esse produto representa uma opção para a avaliação simultânea de múltiplas causas de vaginite.

A amplificação de ácido nucleico está surgindo como padrão-ouro para a detecção de *T. vaginalis*. O aspecto mais importante é o de que essa tecnologia altamente sensível proporciona a oportunidade de detectar indivíduos infectados, mas que não apresentam sintomas. Esse ensaio utiliza a amplificação mediada por transcrição, que tem sido utilizada com sucesso durante muitos para a detecção de *N. gonorrhoeae* e *C. trachomatis*. Atualmente, o APTIMA® *Trichomonas vaginalis* é o único ensaio de amplificação de ácido nucleico aprovado pela FDA. Chapin e Andrea verificaram que esse ensaio apresenta uma sensibilidade clínica de 95% e uma especificidade de 98%.[33] O aspecto importante é o fato de que essa tecnologia possibilita a detecção nos homens, que representam uma coorte que, em grande parte, não tem sido detectada e representa um importante reservatório do microrganismo.[227]

O tratamento mais comumente usado consiste em metronidazol. O tinidazol, que é igualmente efetivo, é uma alternativa aprovada pela FDA.

Helmintos do sangue e dos tecidos

Nematoides filiformes e filaríase

Os parasitas filárias discutidos aqui são nematoides filiformes.[194] Os vermes adultos residem principalmente nos vasos sanguíneos e linfáticos, mas também podem ser encontrados nos músculos, nos tecidos conjuntivos e nas cavidades serosas. Algumas espécies formam um nódulo subcutâneo. Três espécies importantes de filárias que provocam comumente doença nos seres humanos – *Wuchereria bancrofti*, *Brugia malayi* e *Loa loa* – serão discutidas aqui.

Esforços substanciais foram realizados para combater a filaríase nessas últimas décadas. Apesar desse empenho, a OMS estima que, atualmente, 120 milhões de indivíduos estejam infectados, com 40 milhões desfigurados ou incapacitados pela doença; embora números semelhantes tenham sido notificados em 1989 e 1999, isso ainda representa um progresso, tendo em vista a população crescente nas áreas afetadas.[139] Noventa por cento dos pacientes apresentam filaríase bancroftiana, enquanto a filaríase brugiana responde pela maioria dos casos restantes.[181] A filaríase bancroftiana é observada principalmente em áreas urbanas, devido a condições sanitárias precárias e à intensa reprodução dos mosquitos *Culex*. A filaríase brugiana é principalmente uma doença rural, que é transmitida por mosquitos *Anopheles* e *Aedes*. O número de indivíduos infectados varia, dependendo das condições econômicas associadas à exposição aumentada ao inseto vetor e à formação de locais favoráveis para a reprodução dos mosquitos.[256]

Os seres humanos adquirem a doença após a picada de um mosquito infectado (*W. bancrofti* e *B. malayi*) ou de moscas tabanídeas para *Loa loa*. Os mosquitos-pólvora servem para transmitir a espécies desprovidas de bainha, *M. perstans* e *M. ozzardi*. O ciclo biológico de *Wuchereria bancrofti* como protótipo das filárias está ilustrado na Figura 22.26.

Identificação laboratorial. O diagnóstico laboratorial é estabelecido pela observação de microfilárias circulantes em esfregaços corados de sangue periférico.[102] As microfilárias circulam no sangue periférico com uma periodicidade regular, que é espécie-específica. As microfilárias de *W. bancrofti* e de *B. malayi* são noturnas, enquanto as de *Loa loa* são diurnas.[208] Por conseguinte, para estabelecer o diagnóstico

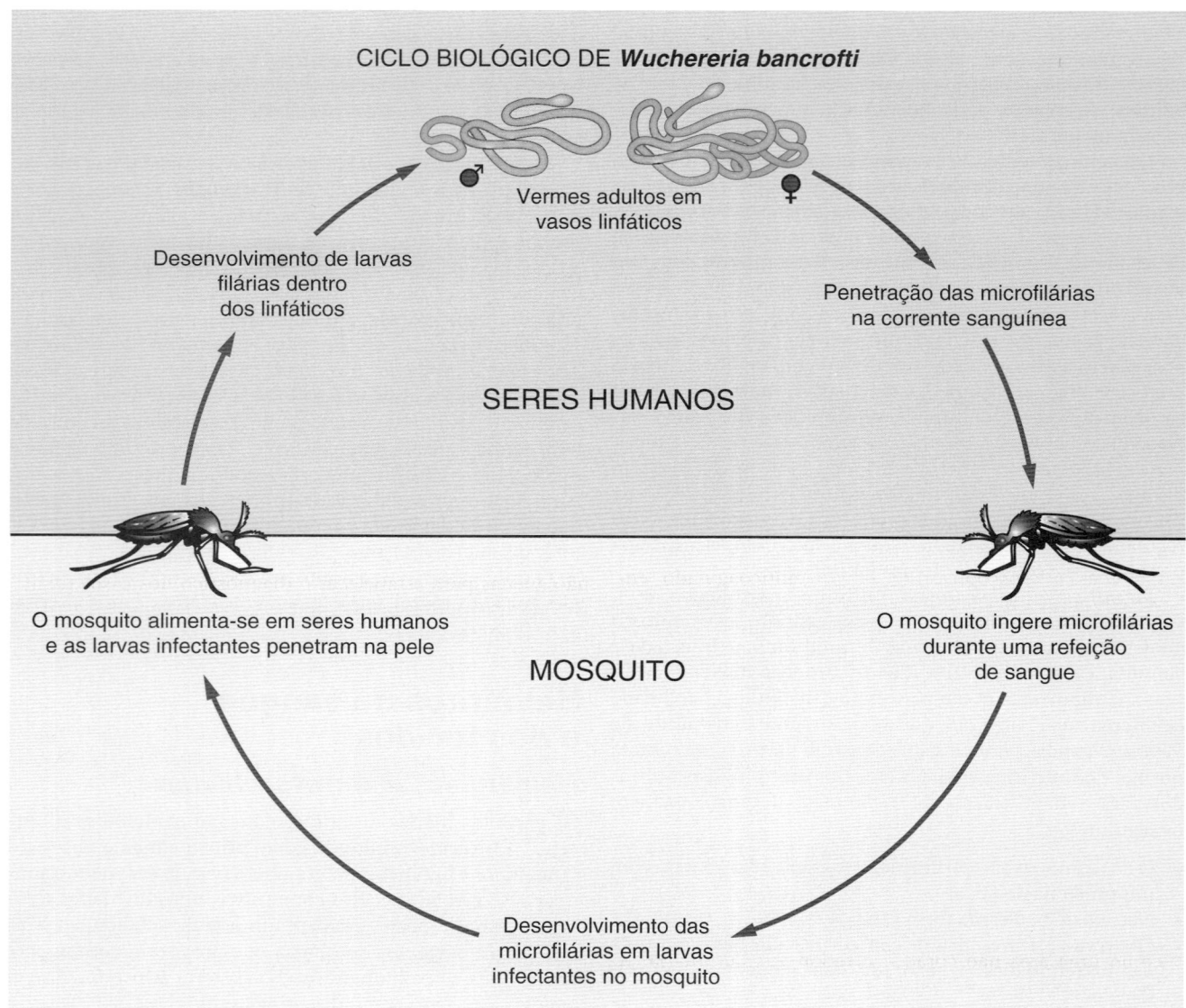

■ **FIGURA 22.26** Ciclo biológico de *Wuchereria bancrofti*. Os seres humanos adquirem a doença após a picada de um mosquito infectado (*W. bancrofti* e *B. malayi*) ou de moscas tabanídeas (*Loa loa*). O mosquito-pólvora serve como hospedeiro intermediário para as espécies desprovidas de bainha, *M. perstans* e *M. ozzardi*. Quando o vetor pica um hospedeiro humano infectado, as microfilárias infectantes são ingeridas e penetram na parede do estômago do inseto. No estômago, ocorre desenvolvimento de um terceiro estágio larvário infectante, que, por sua vez, migra para os músculos torácicos do inseto e, em seguida, para a probóscide. Quando o inseto pica outro hospedeiro humano, essas larvas infectantes descem pela probóscide e são injetadas na ferida cutânea enquanto o mosquito se alimenta de sangue. Essas larvas infectantes se reproduzem localmente no tecido subcutâneo e, por fim, invadem os tecidos linfáticos periféricos, por meio dos quais alcançam os linfonodos e vasos linfáticos em várias partes do corpo. No decorrer de um período de várias semanas, as larvas desenvolvem-se nos vermes adultos brancos e filiformes. Os vasos linfáticos dos membros inferiores e os linfonodos epitrocleares e femorais constituem os locais mais comumente acometidos. As fêmeas maduras liberam microfilárias que circulam no sangue e são ingeridas pelo inseto apropriado durante a próxima refeição de sangue, completando o ciclo biológico.

de filaríase bancroftiana, o ideal é obter uma amostra de sangue entre meia-noite e 2:00 da manhã. Em pacientes com infecções leves, ou quando as amostras são coletadas em horários não ideais, as técnicas de filtração através de membrana, centrifugação, sedimentação (concentração de Knott) e preparação de esfregaços espessos podem ajudar a detectar baixos números de microfilárias circulantes.[211] Uma técnica de concentração alternativa consiste no uso de filtros de policarbonato (Nuclepore™) para reter as microfilárias no filtro, após a lise dos eritrócitos.[58] Como os filtros de poros de tamanho de 3 a 5 μm são transparentes quando úmidos, eles podem ser examinados diretamente à procura de microfilárias em uma lâmina microscópica.

Long et al.[157] descreveram uma abordagem interessante para o diagnóstico laboratorial da filaríase, que utiliza uma técnica em tubo de micro-hematócrito com laranja de acridina. Nesse teste, utiliza-se como base um tubo de micro-hematócrito que incorpora heparina, EDTA e laranja de acridina. Após centrifugação, os parasitas concentram-se na camada leucocitária e podem ser visualizados através da parede de vidro transparente do tubo. O laranja de acridina cora o DNA dos parasitas, e as características morfológicas, incluindo os padrões nucleares em partes da cauda, podem ser examinadas à microscopia de fluorescência para obter uma identificação em nível de espécie.

As fêmeas maduras produzem miríades de larvas, conhecidas como microfilárias, que circulam no sangue e servem como modo de transmissão quando o mosquito vetor se alimenta de sangue. A identificação pode ser efetuada pela observação das características essenciais que são peculiares a cada espécie de filária.

▶ Microfilárias
- Medem 240 a 300 × 7 a 10 μm
- Assemelham-se a fitas e podem ser observadas em preparações microscópicas de sangue anticoagulado em virtude de sua motilidade ondulante, deslocando os eritrócitos de um lado para outro à medida que se movem
  ○ Observação: isso é raramente realizado. Na maioria dos casos, as microfilárias são observadas em esfregaços de sangue espessos e finos. Como várias das espécies provocam febre cíclica, são incluídas no diagnóstico diferencial com espécies de Plasmodium. Por conseguinte, o exame de cada esfregaço de sangue espesso e fino deve começar com baixo aumento (i. e., 100×, com uso da objetiva 10×) à procura de microfilárias
- As microfilárias das espécies discutidas aqui são circundadas por uma bainha proeminente. Essa bainha é evidente nos esfregaços corados de sangue periférico em algumas espécies; todavia, em outras espécies, aparece como uma área não corada ao redor da microfilária. A bainha estende-se além da região da cauda. A bainha é uma membrana estreitamente ajustada, que envolve as microfilárias desses vermes parasitas, representando os remanescentes da membrana do ovo do qual se origina
- As espécies de microfilárias com bainha podem ser diferenciadas pela observação do tamanho e do padrão de extensão dos núcleos na região da cauda
  ○ W. bancrofti: os núcleos não se estendem até a extremidade da cauda (Prancha 22.10 A)
  ○ B. malayi: dois núcleos estendem-se dentro da cauda, separados por uma distância de cerca de 10 μm (Prancha 22.10 B)
  ○ Loa loa: uma coluna ininterrupta de núcleos estende-se dentro da cauda e até sua extremidade (Prancha 22.10 C). O aspecto importante é o fato de que a bainha de Loa loa não se cora bem ou não apresenta nenhuma coloração com o corante comum de Giemsa; com frequência, aparece como uma área não corada ao redor das microfilárias.

As microfilárias de outras duas espécies, *Mansonella perstans* e *Mansonella ozzardi*, também podem ser encontradas no sangue periférico; todavia, os pacientes com essas infecções frequentemente são assintomáticos. Em certas ocasiões, foi observada a ocorrência de eosinofilia, linfadenite, febre baixa, erupção maculopapular e urticária em indivíduos infectados. As microfilárias dessas espécies são muito menores do que aquelas discutidas anteriormente e são desprovidas de bainha.

Como a detecção das microfilárias circulantes pelo exame direto do sangue é relativamente insensível para estabelecer o diagnóstico de filaríase e depende da coleta de amostras em horários específicos do dia, foram introduzidos vários procedimentos para a detecção de antígenos. Weil et al.[261] demonstraram a presença de antígeno de filária nas amostras de soro de 56 de 57 pacientes com microfilaremia bancroftiana residindo em uma área endêmica no sul da Índia. A eliminação do antígeno pode ser irregular, particularmente durante os períodos em que as microfilárias circulantes podem não ser detectadas; por conseguinte, até mesmo essas abordagens carecem de sensibilidade. Simonson e Dunyo[233] também constataram que três abordagens recentemente introduzidas para a detecção de antígenos são muito promissoras – o teste com cartão ICT e o TropBio® ELISA para amostras de soro e o TropBio® ELISA para amostras em papel de filtro.

O advento de ensaios de PCR está demonstrando ser útil não apenas para estabelecer o diagnóstico nos casos de infecções leves ou sem microfilaremia, mas também para o monitoramento da terapia e a discriminação entre infecção pregressa e atual.[72] A aplicação da tecnologia da PCR é de grande interesse atual no diagnóstico da filaríase bancroftiana pelo exame de amostras de escarro obtidas durante o dia.[1] Os dados preliminares desse estudo inicial são muito alentadores e representam um grande potencial no futuro.

Oncocercíase e *Onchocerca volvulus*. A oncocercíase é uma doença causada por filárias, que acomete principalmente a parte subcutânea da pele, no interior da qual se formam nódulos densos e fibrosos, cujo diâmetro varia de 5 a 25 mm.[189] Esses nódulos ocorrem nos locais de picada do vetor, *Simulium* negro ou borrachudo. Os nódulos têm mais tendência a se distribuir no tronco, nas coxas e nos braços em indivíduos africanos, porém têm mais tendência a se localizar no pescoço e nos ombros em habitantes da América Central. As lesões da pele e dos olhos ocorrem em consequência das microfilárias mortas ou que estão morrendo, produzidas pela fêmea no nódulo subcutâneo.[15] Estima-se que 25 milhões de indivíduos no mundo inteiro estejam infectados por *Onchocerca volvulus*, dos quais 300.000 desenvolveram cegueira e outros 800.000 apresentam comprometimento visual. A oncocercíase constitui a principal causa de cegueira no mundo.[115] Embora esses números sejam impressionantes, houve um progresso substancial. Dois países anteriormente endêmicos declararam que estavam livres da oncocercíase – a Colômbia, em 2013, e o Equador, em 2014. Esses sucessos representam o resultado de um tratamento em larga escala com base comunitária das populações de risco com ivermectina (www.who.int).

O *Simulium* tem o seu principal hábitat nas vegetações rasteiras que se estendem pelas ribanceiras de cursos rápidos de água. A oncocercíase africana ocorre principalmente na bacia do Congo, no Zaire, em Angola e no Sudão; nas Américas, é encontrada nas regiões montanhosas da Guatemala, nos estados de Oaxaca e Chiapas no México, na Colômbia e no nordeste da Venezuela. O ciclo biológico de *Onchocerca volvulus* está ilustrado na Figura 22.27.

Suspeita-se clinicamente do diagnóstico quando um paciente de uma área endêmica apresenta nódulos subcutâneos pruriginosos, com dermatite associada, perda da elasticidade e hiperpigmentação. O prurido constitui um importante sintoma em alguns pacientes, resultando em fadiga, fraqueza e incapacidade de dormir, a ponto de desenvolver debilidade física e social. As áreas acometidas da pele podem tornar-se quentes e edematosas, pigmentadas e prematuramente enrugadas, uma afecção conhecida como *malmorado* na América Central (ou ainda como *sowda*). Na África, o comprometimento da região do quadril, particularmente ao redor dos linfonodos inguinais, resulta em uma afecção conhecida como "virilha pendente", levando frequentemente a hérnias femorais e inguinais. Garcia[87] publicou várias fotografias excelentes, ilustrando essas manifestações clínicas.

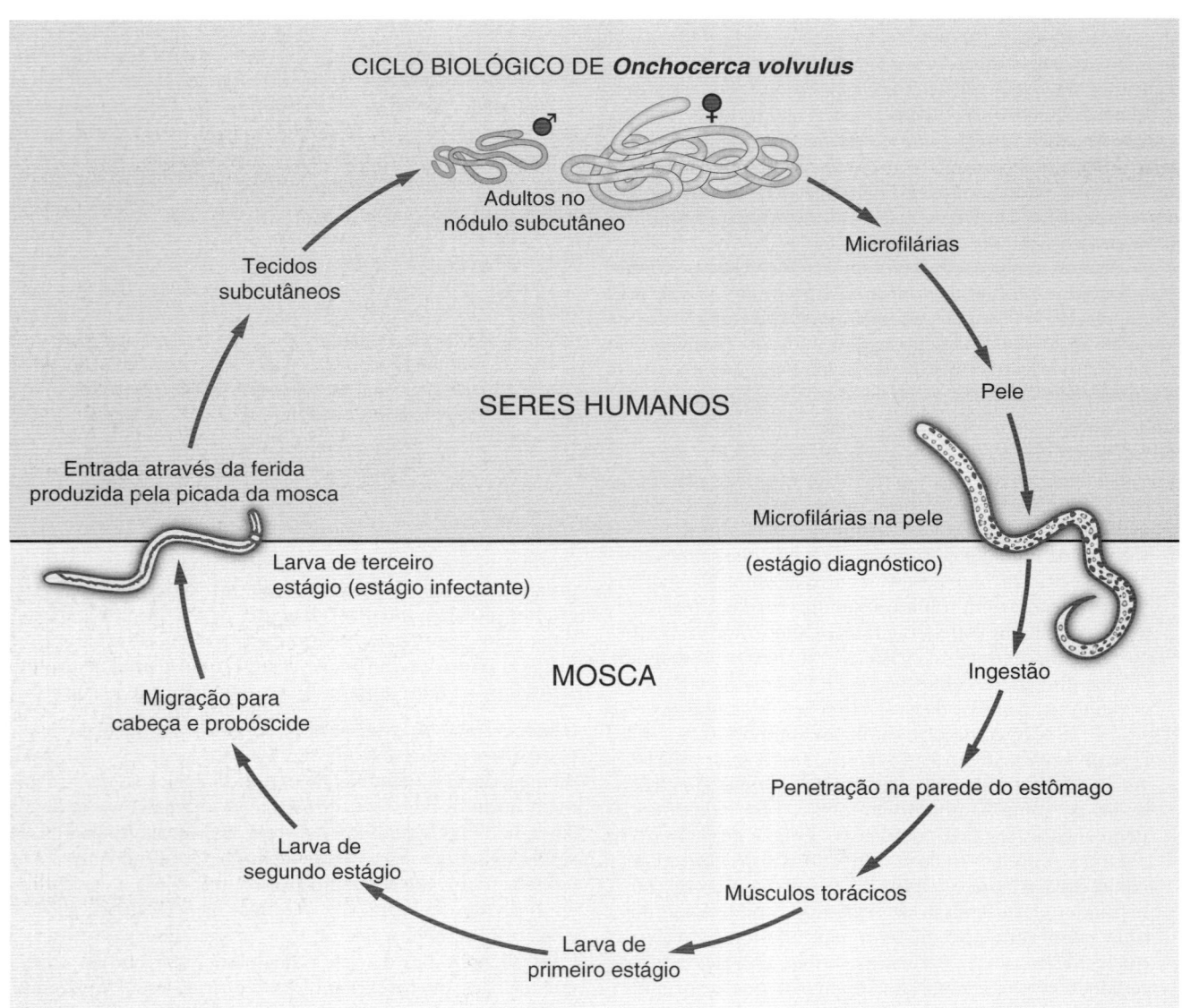

■ **FIGURA 22.27** Ciclo biológico de *Onchocerca volvulus*. No ciclo biológico desse parasita, os seres humanos tornam-se infectados pela picada de uma mosca *Simulium*, cujas peças bucais contêm as formas larvárias de terceiro estágio infectantes. Os vermes adultos desenvolvem-se em massas emaranhadas no interior de nódulos abaixo da pele, e as fêmeas produzem microfilárias (Prancha 22.9 D). As microfilárias permanecem nos locais de infecção e não circulam no sangue periférico, exceto em raros casos. O ciclo biológico é completado quando um borrachudo novamente pica um ser humano infectado em um dos locais de infecção, capturando as microfilárias nas peças bucais. Em seguida, as microfilárias desenvolvem-se na mosca, penetrando na parede do estômago, alcançando os músculos torácicos e transformando-se em larvas de primeiro e de segundo estágio. Amadurecem nas formas larvárias do terceiro estágio infectantes, completando o ciclo biológico.

A Prancha 22.10 D mostra um corte de um nódulo corado pela H&E, incluindo o corte transversal de uma fêmea grávida, que contém numerosas microfilárias. Embora as microfilárias possam permanecer no local de infecção, elas também podem migrar através da pele adjacente e alcançar outros tecidos, incluindo os olhos. O comprometimento ocular constitui a complicação mais grave, levando, com frequência, a graus variáveis de perda da visão, uma condição conhecida como "cegueira do rio". O olho serve como uma barreira para as microfilárias migratórias, as quais podem ser encontradas vivas ou mortas na câmara anterior, na córnea, na coroide e no humor vítreo. Acredita-se que a ação mecânica e/ou os efeitos das toxinas secretoras liberadas pelo verme adulto em um paciente hipersensível e/ou a resposta inflamatória às microfilárias sejam responsáveis pelo desenvolvimento da cegueira bilateral. A gravidade da cegueira em várias regiões endêmicas depende da cepa de O. volvulus envolvida, conforme determinado por análise de sequência do DNA.[188]

Zimmerman et al.[287] utilizaram com sucesso a PCR para a detecção de microfilárias em fragmentos de pele, proporcionando um aumento significativo da sensibilidade na detecção de infecção ativa, em comparação com o exame microscópico de rotina ou os ensaios sorológicos. Os imunoensaios enzimáticos também têm sido utilizados para ajudar a estabelecer o diagnóstico em pacientes que apresentam principalmente cegueira do rio. Ogunrinade et al.[188] avaliaram um imunoensaio enzimático, utilizando os antígenos recombinantes de *Onchocerca volvulus* OC 3,6 e OC 9,3 como auxílio para o diagnóstico de pacientes com suspeita de oncocercíase. Das 42 amostras de soro de pacientes com oncocercíase diagnosticada examinadas, 40 (95%) foram reativas com o antígeno OC 3,6, enquanto 81% foram positivos para o antígeno OC 9,3. Outros estudos revelaram que o antígeno OC 3,6 é mais útil para a detecção de infecções inaparentes em seres humanos, enquanto o antígeno OC 9,3 foi mais sensível em pacientes com infecções evidentes e de estágio maduro.

O tratamento consiste na retirada cirúrgica dos nódulos detectáveis, quando possível. Atualmente, a ivermectina é considerada o fármaco de escolha para o tratamento da oncocercíase, quando a retirada cirúrgica das lesões não é possível. Esse fármaco diminui o número de microfilárias ao bloquear a sua liberação das fêmeas. O fármaco é bem tolerado, e os efeitos colaterais, como prurido, artralgia e edema cutâneo, são habitualmente mínimos. A dietilcarbamazina, inicialmente em doses baixas, mais a suramina constituem fármacos alternativos que têm sido usados com sucesso, embora os efeitos colaterais decorrentes da morte das microfilárias possam exigir a adição de anti-inflamatórios. A administração de mebendazol ou flubendazol (derivados do benzimidazol) também foi bem-sucedida, com poucos efeitos colaterais.

Dracunculíase e *Dracunculus medinensis*. *Dracunculus medinensis* é um nematoide tecidual, que difere taxonomicamente dos outros nematoides. Foi sugerido que *D. medinensis*, também conhecido como verme-da-guiné, possivelmente represente a "serpente de fogo" da tradição bíblica.[124] Houve uma campanha internacional para a erradicação de *D. medinensis*, com sucesso substancial. Foi constatada uma redução uniforme da dracunculíase em decorrência de esforços sistemáticos de intervenção e erradicação. Atualmente, a dracunculíase tem a sua distribuição restrita a apenas quatro países na África, Chade, Etiópia, Mali e Sudão do Sul. Houve uma redução na incidência das infecções de um número impressionante de 3,2 milhões em 1986 para 78.557 casos em 1998 (uma redução de 97%), 148 casos em 2013 e 126 casos em 2014.[128] Um importante contratempo nos esforços de erradicação foi a descoberta de que esse parasita, que se acreditava infectasse apenas seres humanos, também infecta cães, os quais podem servir de reservatório.

Os seres humanos adquirem a infecção por meio da ingestão de copépodes infectados presentes na água potável. As larvas evoluem para vermes adultos nas cavidades serosas, e, em seguida, as fêmeas grávidas migram para o tecido subcutâneo. Essas fêmeas podem medir até 100 cm de comprimento e provocam uma sensação de queimação e ulceração da pele. O ciclo biológico do parasita se completa quando as larvas produzidas pelas fêmeas escapam da vesícula cutânea e são liberadas na água, onde vivem os copépodes.

A interrupção desse ciclo biológico em áreas endêmicas, por meio do tratamento dos indivíduos infectados e do fornecimento de uma água potável limpa, promete erradicar finalmente a dracunculíase.

Tradicionalmente, esses parasitas têm sido extraídos do tecido subcutâneo ao enrolar lentamente o verme sobre um bastão. Modificações dessa técnica são ainda utilizadas, com ênfase nas condições sanitárias e na prevenção de infecções secundárias.

Dirofilaríase e espécies de *Dirofilaria*. As espécies de *Dirofilaria* são parasitas filiformes de animais que acidentalmente infectam os seres humanos por meio da picada do mosquito vetor. No hospedeiro definitivo, as formas larvárias infectantes, injetadas no tecido subcutâneo a partir da probóscide do mosquito, penetram na circulação e, por fim, alcançam o coração, onde se desenvolvem em adultos (verme do coração) (Prancha 22.10 E). O mais bem-conhecido desses vermes é *D. immitis*, o verme do coração do cão, porém existem outras espécies de *Dirofilaria* que infectam outros animais (p. ex., *D. tenuis* e *D. repens*). Nos cães infectados, o diagnóstico é estabelecido pela observação de microfilárias circulantes no sangue periférico. Entretanto, quando seres humanos são picados por mosquitos infectados, as larvas, por estarem no hospedeiro incorreto, são incapazes de completar o seu ciclo biológico. Assim, alojam-se nas arteríolas pulmonares, onde causam obstrução e infarto e desenvolvem nódulos granulomatosos locais, que, em certas ocasiões, podem alcançar um tamanho suficiente para serem diagnosticadas como "lesões numulares" em radiografias de tórax. As microfilárias nunca são produzidas e nunca circulam no sangue humano. O diagnóstico é estabelecido por meio de observação histológica de larvas de filária imaturas no interior dos nódulos granulomatosos pulmonares. Recentemente, Flieder e Moran[74] procederam a uma revisão de 39 casos de infecção pulmonar por dirofilárias histologicamente comprovada. Cerca de 50% desse grupo eram assintomáticos, e foi detectado apenas um nódulo pulmonar em radiografias obtidas para exame físico de rotina; os outros 50% apresentaram sintomas respiratórios. Apenas 10% tiveram eosinofilia no sangue periférico.

Nematoides teciduais / Parasitas não filiformes

Os seres humanos podem ser hospedeiros acidentais inadvertidos de vários nematoides e cestoides que apresentam ciclos biológicos em outros animais. Os adultos dessas espécies normalmente residem no trato intestinal ou em determinados tecidos dos hospedeiros definitivos. Os seres humanos tornam-se infectados pela ingestão de larvas presentes em carne inadequadamente cozida ou por meio da penetração cutânea ou ingestão de ovos férteis. Nos EUA, existe uma preocupação particular quanto à exposição potencial aumentada a uma variedade de helmintos parasitas por meio da ingestão de frutos do mar inadequadamente cozidos, na forma de pratos como sushi, sashimi, salmão lomi-lomi e arenque em salmoura, entre outros. Segue-se uma breve discussão de alguns desses tipos de doenças parasitárias.

Triquinose e *Trichinella spiralis*. A triquinose é uma doença de carnívoros causada predominantemente pela infecção pelo nematoide *Trichinella spiralis*. Resulta da ingestão de carne crua ou inadequadamente cozida. Os seres humanos são hospedeiros acidentais e são mais comumente infectados pela ingestão de carne de porco ou derivados de carne de porco que contêm larvas encistadas.[99] Foram também relatadas infecções após o consumo de carne de urso e de morsa inadequadamente cozida. A defumação, a salga ou a carne dessecada não destroem as formas larvárias infectantes; entretanto, o congelamento prolongado (20 dias a –15°C) descontamina a carne. A doença possui distribuição mundial. Em países ricos em recursos, a prevalência da doença diminui com a melhora nas práticas de criação de animais. Por exemplo, nos EUA, foi constatada a presença de infecção em 4% dos cadáveres humanos em 1968; entretanto, em 1985, menos de 50 novos casos estavam sendo notificados a cada ano nos EUA,[38] um tributo ao programa de inspeção de carnes e às leis rigorosas sobre a melhora na criação dos animais (p. ex., contra a alimentação de suínos com restos crus). As manifestações clínicas da triquinose são apresentadas no Quadro de correlações clínicas 22.21 e o ciclo biológico está ilustrado na Figura 22.28.

Identificação laboratorial. O diagnóstico laboratorial de triquinose é mais comumente estabelecido pela detecção das larvas espiraladas no tecido muscular (Prancha 22.11 G e H). O músculo deltoide do braço ou o músculo gastrocnêmio da panturrilha são habitualmente selecionados para biopsia. A amostra pode ser examinada ao microscópio após digestão inicial das fibras musculares com tripsina e, em seguida, preparação de parte do tecido digerido em uma lâmina de microscópio. Como alternativa, pode-se obter uma preparação esmagando um pequeno fragmento de tecido muscular em uma gota de solução salina entre duas lâminas de vidro, procurando, ao exame microscópico, a presença de formas larvárias espiraladas. Além disso, podem-se observar formas larvárias lineares ou espiraladas em cortes de tecidos corados, embora a sua morfologia frequentemente não esteja bem-delineada.

Os testes sorológicos também são úteis para estabelecer o diagnóstico. Mahannop et al.,[164] utilizando antígenos não purificados obtidos das larvas de estágio infectante de *Trichinella spiralis*, em um sistema de ELISA, para a detecção de anticorpos IgG séricos contra *T. spiralis*, relataram uma sensibilidade de 100% em um grupo de pacientes com triquinose confirmada. Esses pesquisadores detectaram reações cruzadas em amostras de soro obtidas de pacientes com capilaríase, gnatostomíase, opistorquíase e estrongiloidíase. Dispõe-se no comércio de testes sorológicos para *Trichinella* em laboratórios de referência.

Larva *migrans* visceral e espécies de *Toxocara*. *Toxocara canis* e *T. cati* são nematoides intestinais de cães e gatos, respectivamente. Apresentam um ciclo biológico que se assemelha ao do nematoide humano, *Ascaris lumbricoides*. Constituem as causas mais comuns de larva *migrans* nos seres humanos.

A larva *migrans* visceral é uma afecção em que as larvas de nematoides, parasitas de animais inferiores, infectam os seres humanos; como o parasita encontra-se em um hospedeiro inapropriado, ele migra pelos tecidos, sem desenvolvimento posterior.

A infecção começa nos seres humanos, um hospedeiro acidental, pela ingestão de ovos embrionados presentes no solo. A doença é mais comum em crianças, devido à ingestão

---

Quadro de correlações clínicas 22.21 Triquinose.

Na maioria dos pacientes, os sintomas são leves, visto que o número de larvas é comumente pequeno. Muitos indivíduos apresentam sintomas de tipo gripal. O número mínimo de larvas ingeridas que é necessário para produzir sintomas é de cerca de 100, e a dose fatal é estimada em 300.000.[99] Com a ingestão de carne contaminada, os sintomas gastrintestinais são os primeiros a aparecer, incluindo náuseas, diarreia e cólicas abdominais, sugerindo uma intoxicação alimentar aguda. Esses sintomas podem persistir, com graus variáveis de gravidade, por um período de até 10 semanas. Observa-se o aparecimento de dor, edema e fraqueza dos músculos acometidos durante o estágio de invasão das larvas, acompanhado de febre. Durante o estágio de invasão dos músculos, observa-se a ocorrência de eosinofilia no sangue periférico, com contagens diferenciais que alcançam até 50%. O edema periorbital é um sinal diagnóstico, devido ao comprometimento frequente dos músculos extraoculares. A lesão dos músculos pode resultar em irregularidades na mastigação, na deglutição e na respiração, dependendo dos músculos acometidos e do grau de comprometimento. Em cerca de 10 a 20% dos pacientes, podem ocorrer graus variáveis de comprometimento do SNC, com sintomas sugerindo polineurite, miastenia *gravis* ou paresia de grupos musculares localizados. A miocardite aguda constitui a complicação mais grave, podendo levar à morte em caso de infecção com carga maciça de vermes. Watt et al.[258] procederam a uma revisão dos fármacos antiparasitários efetivos no tratamento da miosite causada por triquinose. O mebendazol e o albendazol mostram-se efetivos para destruir os vermes adultos, porém não matam as larvas encistadas.

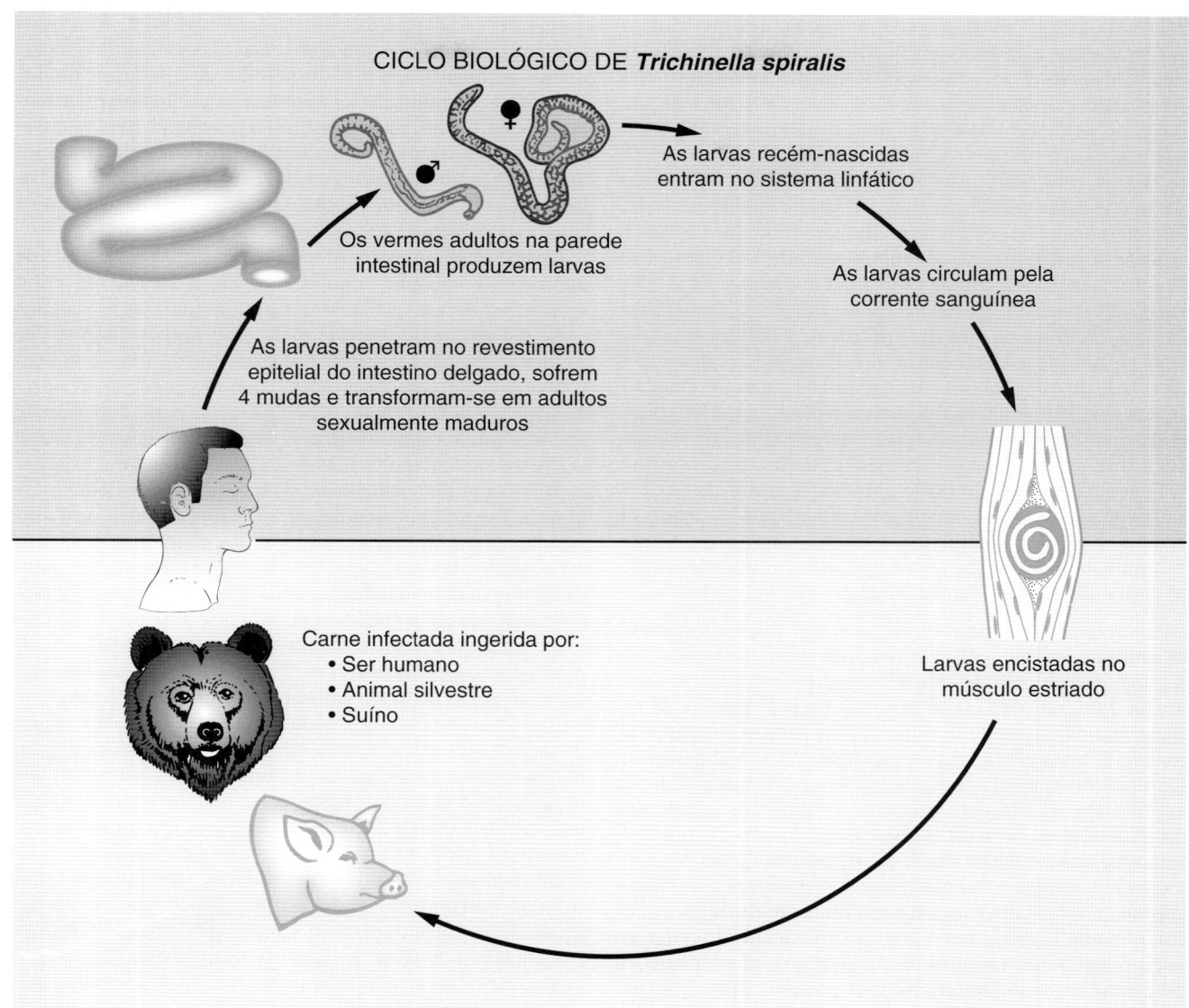

■ **FIGURA 22.28** Ciclo biológico de *Trichinella spiralis*. Quando seres humanos ingerem carne contaminada com o parasita, as larvas encistadas são liberadas no intestino e penetram nas vilosidades. As larvas amadurecem, acasalam e evoluem para as formas adultas macho e fêmea, medindo 2 a 4 mm de comprimento. O tempo de vida médio dos adultos no intestino humano é de cerca de 1 mês. Durante esse período, cada fêmea libera até 3.000 larvas. Essas larvas penetram no sistema linfático e entram na circulação e, em seguida, são depositadas em todos os tecidos do corpo. A maioria dessas larvas é destruída; entretanto, muitas alcançam o músculo esquelético, sofrem encistamento e sobrevivem. O período de maior invasão muscular ocorre dentro de cerca de 10 dias após a infecção. Com 17 a 20 dias, essas formas larvárias diferenciam-se e tornam-se encapsuladas, enrolando-se duas vezes e meia sobre si mesmas, circundadas, inicialmente, por uma reação inflamatória granulomatosa aguda e, posteriormente, crônica (Prancha 22.11 G e H). As fibras musculares adjacentes sofrem degeneração, deixando um cisto que mede cerca de 0,25 a 0,50 mm. Em aproximadamente 3 meses, os vermes morrem, e as lesões císticas sofrem um processo de calcificação, que é completado em 6 a 12 meses.

inadvertida de terra e à sua estreita associação com cães. Os ovos embrionados eclodem no intestino do hospedeiro humano, liberando as larvas, que, por sua vez, penetram na parede intestinal e entram na circulação. Todavia, como os seres humanos são hospedeiros anormais, o ciclo pulmonar não se completa; na verdade, as larvas migram para vários órgãos, principalmente para o fígado. Pode ocorrer também comprometimento dos olhos e do SNC. As larvas migratórias causam reações teciduais locais ou granulomas. Na maioria dos casos, as larvas acabam morrendo, sem qualquer sequela. Pode-se suspeitar da infecção em uma criança com hepatomegalia, doença pulmonar inespecífica e acentuada eosinofilia no sangue periférico, alcançando 50 a 90%.

Embora o diagnóstico definitivo seja apenas confirmado pela identificação das larvas em amostras de necropsia ou biopsia, recomenda-se a realização de um teste sorológico para orientar o manejo e o tratamento do paciente. A detecção de títulos elevados em amostras de líquido ocular confirma o comprometimento ocular (i. e., larva *migrans* ocular).

Buijs *et al.*[23] relataram que a soroprevalência de *Toxocara* entre crianças pequenas de idade escolar na Holanda, em

1994, foi de 11% em Haia e de 6% em Rotterdam. Encontraram uma correlação significativa de asma e bronquite recorrentes em crianças soropositivas para *Toxocara*. Esses pesquisadores especularam que os níveis elevados de IgE alergênio-específica nesses pacientes podem ser responsáveis pela asma. Jacquier et al.[134] avaliaram um *kit* comercial de ELISA comercializado por Biokema-Affinity Products (Crissier-Lausanne, Suíça), que se baseia na detecção de antígenos excretores/secretores derivados de larvas de *T. canis* de segundo estágio. Em um estudo de 1.000 amostras de soro coletadas de modo aleatório de doadores de sangue e crianças sadias na Suíça, a soroprevalência da toxocaríase foi de 2,7%. Entre as amostras positivas, o *kit* Biokema teve uma sensibilidade diagnóstica global de 91% e uma especificidade de 86%. A especificidade mais baixa foi devida a uma reatividade cruzada do soro de pacientes com filariáse, estrongiloidíase e triquinose. Na interpretação dos resultados sorológicos, é preciso lembrar que uma pequena porcentagem da população norte-americana, estimada em 2%, pode apresentar títulos baixos residuais em consequência de infecção anterior. Atualmente, os CDC oferecem um imunoensaio enzimático para *Toxocara canis*; as amostras aceitáveis incluem soro e humor vítreo.

Larva *migrans* cutânea – infecções por ancilostomídeos de animais. As larvas filariformes de ancilostomídeos de cães e gatos, comumente das espécies *Ancylostoma braziliense* e *A. caninum*, são capazes de penetrar na pele exposta de seres humanos, produzindo uma afecção papular pruriginosa, conhecida como "erupção serpiginosa". As larvas penetram profundamente no tecido subcutâneo e produzem trajetos lineares que se estendem por vários milímetros a cada dia. As principais manifestações clínicas localizadas as infecções cutâneas, que persistem por longos períodos de tempo, consistem em impetigo, reações alérgicas vesiculares e prurido intenso.[34] Pode ocorrer migração tecidual profunda (larva *migrans* visceral), embora isso seja menos comum do que com as espécies de *Toxocara*, conforme descrito anteriormente. O diagnóstico é estabelecido com base em uma história de exposição e presença de trajetos lineares subcutâneos. Tremblay et al.[247] descreveram um surto de larva *migrans* cutânea em um grupo de 140 veranistas em Barbados. Os fatores de risco consistiram em idade mais jovem, uso infrequente de calçados protetores e andar descalço na praia.

As biopsias de suspeitas frequentemente são de pouca ajuda no estabelecimento do diagnóstico, revelando apenas a presença de necrose e infiltrado celular eosinofílico. Yamasaki et al.[278] desenvolveram um antígeno recombinante de *Toxocara canis*, que demonstrou ser altamente específico para a toxocaríase, proporcionando uma abordagem diagnóstica confiável em situação prática em que esse teste está disponível. Camous[25] relatou resultados bem-sucedidos no tratamento dessa afecção com uma dose oral única de 400 mg de albendazol (taxa de cura de 46 a 100%) ou com uma dose única de 12 mg de ivermectina (taxa de cura de 81 a 100%). O mebendazol e o albendazol constituem os tratamentos atualmente recomendados.

Anisaquíase e *Anisakis* e espécies relacionadas. A anisaquíase é uma doença zoonótica em que os seres humanos, por meio da ingestão de frutos do mar crus, em conserva, defumados ou inadequadamente cozidos, como sushi, sashimi e peixe defumado ou em conserva, tornam-se um hospedeiro acidental das larvas de nematoides. As causas predominantes consistem em *Anisakis simplex* e *Pseudoterranova decipiens*. Nos EUA, o número de infecções aumentou com a popularidade do consumo de peixe cru, como salmão lomi-lomi, sushi e sashimi. Deardorff e Kent[61] relataram que apenas os salmões pescados em seu hábitat estavam infectados; aqueles criados em viveiros estavam livres de infecção. Por conseguinte, conhecer a origem do pescado pode ajudar a evitar infecções.

Após entrar no estômago, as larvas penetram na parede intestinal, formando pequenos túneis e escavações entre uma densa reação inflamatória granulomatosa. Em alguns casos, podem-se identificar úlceras da mucosa. Dentro de 24 horas após o consumo de peixe contaminado, podem ocorrer náuseas e vômitos. As manifestações posteriores consistem em dor aguda e periódica na parte superior do abdome e diarreia, que algumas vezes simula gastrite, úlcera duodenal ou em certas ocasiões, apendicite aguda. Dascher et al.[50] relataram a ocorrência de manifestações alérgicas de hipersensibilidade em uma série de 40 pacientes com anisaquíase. Os sintomas iniciais comuns consistiram em urticária, angioedema, eritema, broncospasmo e graus variáveis de anafilaxia. Lopex-Serrano et al.[158] comunicaram 22 casos adicionais de pacientes com anisaquíase gastroalérgica. Em três desses pacientes, foram detectados dois ou mais vermes por gastroscopia. Moneo et al.[174] demonstraram que essas reações alérgicas ocorrem em resposta a um potente alergênio (Ani S 1) produzido na glândula excretora do verme adulto de *Anisakis simplex*. Como esses sintomas são frequentemente tardios, o diagnóstico de anisaquíase pode ser difícil; todavia, precisa ser considerado, particularmente se houver uma história clínica de ingestão de peixe cru ou inadequadamente cozido. Em certas ocasiões, as larvas de *Anisakis* migram além do estômago, produzindo infecções metastáticas no omento, no fígado, no pâncreas e nos pulmões.[218] Ikeda et al.[131] relataram o tratamento bem-sucedido de nove pacientes com anisaquíase gástrica por meio da retirada das formas larvárias através de um endoscópio, proporcionando alívio imediato da dor abdominal aguda. O tratamento recomendado consiste na retirada cirúrgica do granuloma com o parasita e/ou administração de albendazol.

Yaquihashi et al.[280] relataram o estabelecimento bem-sucedido do diagnóstico de anisaquíase com um microensaio imunoabsorvente ligado a enzima, utilizando um anticorpo monoclonal dirigido contra uma larva específica de *A. simplex*. Entretanto, essa abordagem limita-se a alguns laboratórios de pesquisa ou de referência, visto que ainda não se dispõe de reagentes comerciais.

Gnatostomíase e *Gnathostoma spinigerum*. *Gnathostoma spinigerum* é um nematoide que normalmente infecta o trato intestinal de cães e gatos; entretanto, os seres humanos podem tornar-se hospedeiros acidentais pela ingestão de frutos de mar inadequadamente cozidos ou em conserva, contendo formas larvárias imaturas. A doença é endêmica em cães e gatos na Ásia. Após a ingestão de carne de peixe contaminada por um cão ou por um gato, as larvas liberadas desenvolvem-se na parede do estômago ou do intestino, produzindo formas adultas que ficam retidas dentro de nódulos inflamatórios granulomatosos. Todavia, nos seres humanos, as larvas não amadurecem; na verdade, penetram na parede gástrica e migram através dos tecidos. Pode-se observar a formação de túneis cutâneos ou subcutâneos profundos, que simulam a larva *migrans* cutânea, ou pode ocorrer edema doloroso, não depressível e duro. Hira *et al.*[122] descreveram o caso de um residente em tailandês no Kuwait, que contraiu gnatostomíase e apresentou dor aguda na fossa ilíaca direita. Foi removida massa no íleo terminal e no ceco, revelando um verme macho imaturo de *G. spinigerum*. Grobusch *et al.*[103] descreveram a remoção desse parasita de um granuloma cutâneo no braço de uma mulher de Bangladesh vivendo na Alemanha. Nessa paciente, foi também observada a ocorrência de eosinofilia pronunciada e níveis elevados de IgE. O diagnóstico foi estabelecido pela demonstração de anticorpos séricos específicos contra *Gnathostoma*, utilizando um imunoensaio enzimático.

Parastrongilíase (angiostrongilíase) e espécies de *Parastrongylus*. A parastrongilíase humana, anteriormente e ainda designada com frequência como angiostrongilíase, é causada pelas larvas de nematoides, cujos adultos vivem em ratos, que servem de hospedeiros definitivos. Nos seres humanos, a doença manifesta-se em duas formas clínicas, dependendo da espécie: *P. cantonensis*, que é endêmico na Tailândia, no Taiti e em Taiwan, entre outros locais do Sul do Pacífico, provoca uma síndrome de meningite, pleocitose eosinofílica no LCR e eosinofilia no sangue periférico (conhecida como meningite eosinofílica). *P. costaricensis*, o nematoide parasita dos pulmões de rato, que é endêmico principalmente na Costa Rica, com infecções também relatadas no México e nas Américas Central e do Sul, provoca doença abdominal, acometendo principalmente a parte distal do intestino delgado e o cólon ascendente, os locais de penetração das larvas em desenvolvimento.

A fêmea adulta produz ovos no local de infecção nos pulmões do rato, que são então deglutidos e eliminados nas fezes. As lesmas, os caramujos terrestres e outros moluscos (menos comumente também camarões de água doce, caranguejos terrestres e rãs) ingerem esses ovos e servem de hospedeiros intermediários, no interior dos quais se desenvolvem as larvas de terceiro estágio infectantes. Os seres humanos adquirem a infecção ao consumir alimentos, habitualmente verduras, contaminados com lesmas e caramujos infectados ou com a camada de muco que eles produzem. Após ingestão pelo ser humano, as larvas de *P. cantonensis* migram para o cérebro, causando meningite eosinofílica. Os sintomas variam desde cefaleia leve, rigidez de nuca e fraqueza até sintomas mais graves, incluindo náuseas, vômitos, exantema cutâneo pruriginoso e uma variedade de sintomas neurológicos, como parestesias, paralisia dos quarto e sexto nervos cranianos e, nas infecções maciças, coma e morte.

Witoonpanich *et al.*[271] relataram dois casos de infecção fatal, que ocorreram entre três membros infectados de uma família. Dois dias após a ingestão de moluscos Pila, houve desenvolvimento de exantema maculopapular pruriginoso e generalizado em todos os três pacientes, seguido de mialgia, parestesia acentuada, febre e cefaleia. Dois pacientes que tiveram evolução fatal apresentaram fraqueza dos membros, retenção urinária e obnubilação da consciência, progredindo para o coma. A necropsia revelou múltiplos trajetos e cavidades com a presença de *P. cantonensis* no cérebro e em vários níveis da medula espinal.

Nos hospedeiro normal, o rato, as formas adultas de *P. costaricensis* ocupam as artérias e arteríolas na parte ileocecal do intestino. Os ovos depositados no tecido do rato eclodem e são eliminados nas fezes. As lesmas também servem de hospedeiros intermediários, e os seres humanos adquirem a infecção ao consumir alimentos contaminados com essas lesmas. As larvas penetram nos tecidos da porção ileocecal do intestino humano, incluindo o apêndice, onde uma associação dos vermes adultos e dos ovos depositados provoca uma grave reação inflamatória granulomatosa, resultando na formação de massa semelhante a um tumor. Hulbert *et al.*[130] relataram o caso de duas crianças que adquiriram infecção por *P. costaricensis* nos EUA. Um dos pacientes apresentou sintomas sugestivos de apendicite aguda, ao passo que, no outro, foi considerada a possibilidade de divertículo de Meckel.

O diagnóstico é habitualmente estabelecido em pacientes em áreas endêmicas, com base nos sintomas descritos, juntamente com a presença de contagens elevadas de eosinófilos no líquido cefalorraquidiano (LCR) e no sangue periférico. As larvas ou os vermes adultos jovens podem ser isolados do LCR. Um título sorológico positivo de ELISA, particularmente quando obtido em amostras de soro e do LCR, também pode ajudar no estabelecimento do diagnóstico.[258,260]

Equinococose (doença hidática) e espécies de *Echinococcus*. A equinococose ou doença hidática constitui, possivelmente, uma das doenças parasitárias de compreensão mais difícil, em virtude das lesões císticas peculiares que se formam quando os estágios larvários do parasita invadem as vísceras.[246] Existem duas espécies principais que podem infectar os seres humanos, as quais exibem morfologia e padrões de comportamento ligeiramente diferentes. Essas espécies são *Echinococcus granulosus* e *Echinococcus multilocularis*. Os seres humanos são hospedeiros acidentais de ambas as espécies. O ciclo biológico normal de *E. granulosus* envolve cães ou raposas como hospedeiros definitivos, no interior dos quais os vermes adultos residem no intestino. Esses cestoides são muito pequenos e medem apenas cerca de 3 a 6 mm de comprimento; possuem três proglotes e um escólex armado com uma dupla fileira de ganchos (Prancha 22.11 F). Os ovinos, os bovinos ou os suínos servem como hospedeiros intermediários, nos quais ocorre doença larvária cística, descrita adiante. *Echinococcus multilocularis* difere ligeiramente nesse aspecto, visto que os hospedeiros definitivos incluem cães, raposas, lobos e gatos, enquanto os hospedeiros intermediários são pequenos roedores, incluindo esquilos, camundongos de campo e ratos-calungas. Quando o ser humano é infectado, ele também serve de hospedeiro intermediário, no qual se aloja a forma larvária do parasita. O ciclo biológico de *Echinococcus* está ilustrado na Figura 22.29.

Os cistos de *E. granulosus* crescem lentamente e, em geral, permanecem quiescentes durante muitos anos. Apenas raramente os cistos sofrem ruptura, algumas vezes no trato biliar e, outras vezes, através da cápsula hepática para dentro da cavidade peritoneal. Quando o cisto sofre ruptura, seja espontaneamente no corpo ou durante uma cirurgia, o risco de morte por choque anafilático é elevado. Além disso, pode haver desenvolvimento de lesões císticas metastáticas em praticamente qualquer um dos órgãos viscerais após a ruptura do cisto primário na cavidade peritoneal. Se o material do cisto se disseminar pelo revestimento peritoneal, pode ocorrer proliferação maciça, com invasão vascular e disseminação para outros órgãos. Em certas ocasiões, pode-se

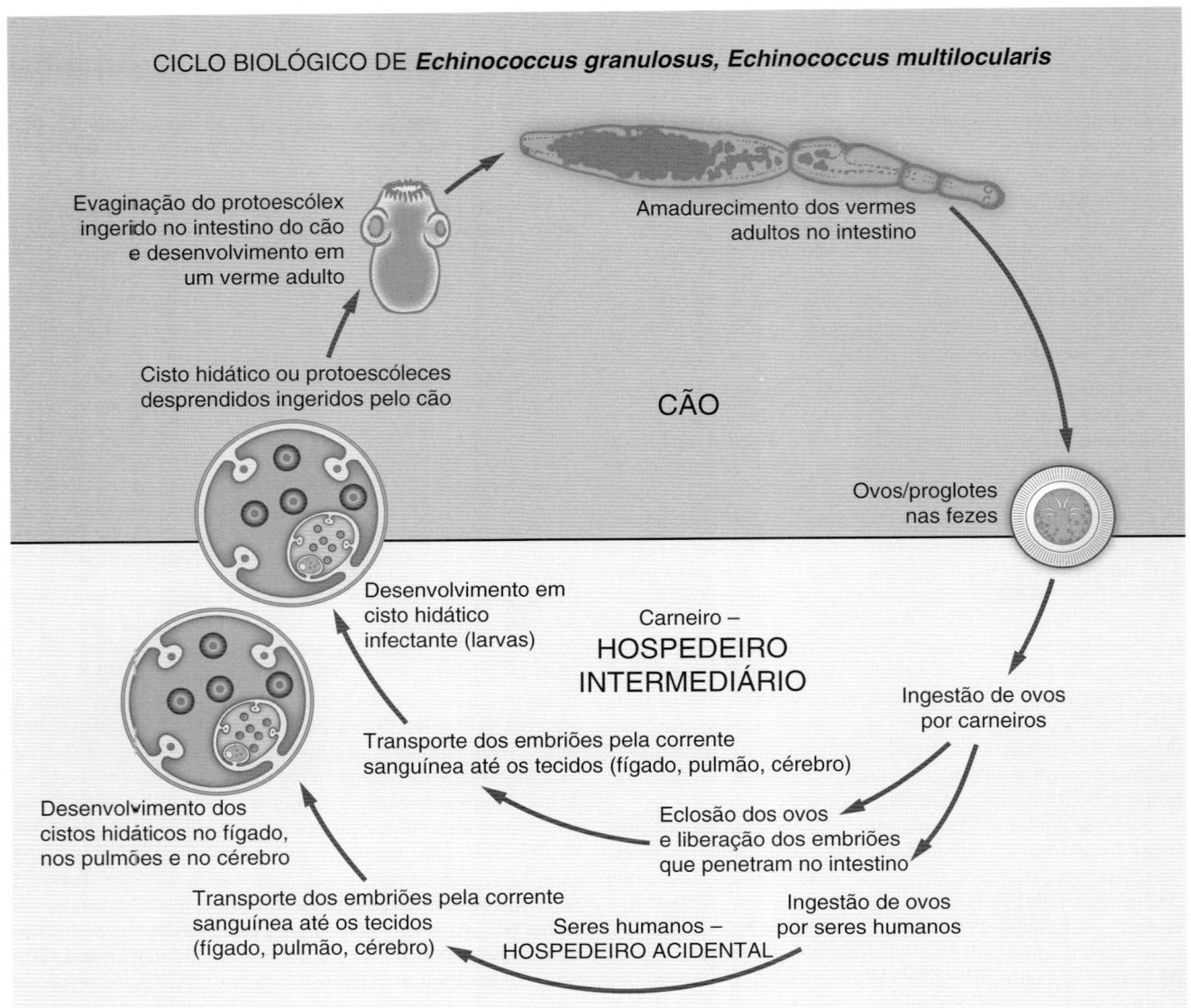

■ **FIGURA 22.29** Ciclo biológico de *Echinococcus granulosus*. Os ovos hexacantos, isoladamente ou no interior de proglotes, que se assemelham estreitamente aos das espécies de *Taenia*, são eliminados nas fezes do cão e tornam-se embrionados no solo. Em circunstâncias normais, esses ovos são ingeridos pelos hospedeiros intermediários naturais – ovinos, bovinos ou suínos – ou pelos pequenos roedores anteriormente mencionados no caso de *E. multilocularis*. As larvas são liberadas dos ovos no intestino do hospedeiro intermediário e, por meio de seus ganchos, penetram na parede intestinal e entram na circulação.

Os embriões circulantes são filtrados nos capilares de vários órgãos, habitualmente no fígado por ser o primeiro órgão a drenar o sangue mesentérico. *Echinococcus granulosus* produz um único cisto de múltiplas camadas, a partir do qual podem se formar pequenos cistos, denominados vermes vesiculares (Prancha 22.11 B). Os cistos de *E. multilocularis,* como indica o próprio nome da espécie, possuem múltiplos lóculos. Em alguns casos, podem-se observar múltiplos cistos de até 5 cm de diâmetro, que se assemelham às estruturas que Aristóteles denominou granizo (Prancha 22.11 C). O ciclo biológico se completa quando as vísceras infectadas do hospedeiro definitivo são ingeridas por um cão, uma raposa ou outro carnívoro relacionado. Os seres humanos também podem tornar-se hospedeiros intermediários quando ingerem ovos de *Echinococcus,* cujas larvas também podem migrar para vários órgãos, particularmente o fígado e os pulmões.

observar também a presença de cistos cerebrais. Os cistos de *E. multilocularis* crescem mais rapidamente, e a invasão do parênquima hepático simula um carcinoma. A Prancha 22.11 B e C ilustra exemplos de cistos hidáticos.

Identificação laboratorial. O diagnóstico laboratorial pode ser estabelecido pela demonstração de cistos filhos ou de cápsulas prolígeras com protoescólex no tecido cirurgicamente removido. O revestimento interno do cisto consiste em uma membrana germinativa, a partir da qual se desenvolvem numerosos embriões filhos. Esses embriões forma diminutas estruturas polipoides (cápsulas prolígeras), que revestem a membrana reprodutora interna, a partir da qual são produzidos grandes números de cistos filhos (Prancha 22.11 D). Quando as formas imaturas (protoescólex) são liberadas da membrana e flutuam no líquido dentro do cisto, são conhecidas como areia hidática (Prancha 22.11 E). Quando examinado ao microscópio, cada "grão de areia" é, na realidade, uma minúscula formação embrionária de um novo cestoide completo, com escólex invertido e rostelo armado com ganchos (Prancha 22.11 E).

Várias técnicas de imunodiagnóstico pelas quais é possível confirmar o diagnóstico clínico estão disponíveis. Gottstein[98] forneceu uma revisão abrangente das abordagens moleculares e imunológicas para o diagnóstico da doença hidática. As técnicas de imunodiagnóstico envolvem, em sua maioria, a detecção de anticorpos específicos contra *Echinococcus* no soro de pacientes com suspeita de infecção, utilizando uma variedade de antígenos não purificados. O problema com os métodos que utilizam antígenos não purificados consiste na reatividade cruzada sorológica dos testes de anticorpos contra equinococos com outras doenças parasitárias, cirrose hepática e doenças do colágeno. Os problemas com a reatividade cruzada melhoraram substancialmente com o desenvolvimento de um antígeno selecionado, denominado arc-5. Em um estudo conduzido por Schantz e McAuley,[223] uma alta porcentagem dos indivíduos arc-5-positivos subsequentemente demonstrou abrigar cistos hidáticos. Foi demonstrada uma reatividade cruzada do antígeno arc-5 nas amostras de soro de pacientes com cisticercose; entretanto, o diagnóstico diferencial deve ser clinicamente possível nesses casos.

Verastegui *et al.*[252] desenvolveram um ensaio de *immunoblot* eletrotransferência ligado a enzima para o diagnóstico da doença hidática, que evita o problema da reatividade cruzada em pacientes com cisticercose. Foi constatado que o antígeno, preparado a partir de líquido hidático bovino liofilizado, contém três bandas de 8, 16 e 21 kDa, que apresentaram reação cruzada em apenas 12%, 4% e 4%, respectivamente, das amostras de soro de pacientes com cisticercose, o que representa uma redução significativa em comparação com a maioria dos ensaios ELISA. Os novos IEE apresentam sensibilidade e especificidade de mais de 90% na detecção de anticorpos específicos contra *Echinococcus*. Utilizando um procedimento de ELISA, Poretti *et al.*[206] demonstraram sensibilidade de 91% e especificidade de 82% para a detecção de antígeno específico de *E. granulosus* em ensaios diretos do líquido cístico, proporcionando uma discriminação de 99% entre os casos soropositivos de cisto hidático e infecções parasitárias não causadas por cestoides ou neoplasias malignas. Helbid *et al.*[116] conseguiram diferenciar a doença cística da doença alveolar com um ensaio utilizando antígenos larvários recombinantes, e os resultados obtidos provaram ser mais específicos do que os exames radiológicos. Atualmente, os CDC oferecem ensaios IEE e *immunoblot* para amostras de soro, auxiliando no diagnóstico de equinococose.

Apesar do desenvolvimento de testes de amplificação de ácido nucleico para a detecção de *Echinococcus*, eles não chegaram a ser usados na prática. É interessante ressaltar que, quando o cisto é aspirado ou excisado, o diagnóstico é, em geral, morfologicamente evidente, e, se o cisto estiver intacto, os testes sorológicos são superiores.[98]

Cenurose e *Taenia multiceps* e *T. serialis*. A cenurose é outra doença humana relacionada com tênias de cães e raposas, *Taenia multiceps* e *T. serialis*. Os hospedeiros intermediários normais consistem em coelhos, ovinos, bovinos, equinos e outros animais herbívoros. Os seres humanos tornam-se infectados quando ingerem água ou alimentos contaminados com fezes de cão contendo os ovos dessas espécies de *Taenia*. Nos seres humanos, a doença compromete principalmente o SNC, onde as larvas metacestódeas (*i. e.*, cenuro) migratórias formam cistos de tipo cisticerco. Esses cistos diferem dos cistos dos equinococos por apresentarem múltiplos protoescóleces, porém sem ganchos. Não se observa nenhuma cápsula prolígera, nem cistos filhos. Com frequência, os sintomas são aqueles produzidos por uma lesão expansiva e consistem em cefaleia, vômitos e sintomas neurológicos localizados, como hemiplegia, paraplegia, afasia e convulsões. A aracnoidite basal, que leva à síndrome da fossa posterior e hidrocefalia interna, também constitui um sinal de apresentação. Em geral, o diagnóstico é estabelecido após retirada cirúrgica do cisto e reconhecimento histológico do cenuro.

Esparganose e espécies de *Spirometra* e *Sparganum*. Os cães e os gatos servem como hospedeiros definitivos de várias espécies de cestoides difilobotroides, que pertencem ao gênero *Spirometra*. Os ovos de *Spirometra* são eliminados nas fezes de cães ou gatos, eclodem na água doce e são ingeridos por minúsculos crustáceos *Cyclops*, no interior dos quais se desenvolvem em larvas procercoides. Por sua vez, essas larvas transformam-se em larvas plerocercoides, individualmente conhecidas como espargano, na carne de um segundo hospedeiro intermediário (peixe, serpentes, rãs), que se alimenta de *Cyclops*. Os seres humanos tornam-se infectados pela ingestão de *Cyclops* infectado, consumindo a carne crua infectada do segundo hospedeiro intermediário, ou pela prática, em certas culturas, de aplicar carne crua de um hospedeiro intermediário à pele, aos olhos ou à vagina como cataplasma. Após a sua ingestão, as larvas de espargano penetram na parede intestinal e alcançam a circulação ou penetram através das mucosas.

Nos seres humanos, as lesões são, em sua maioria, subcutâneas, onde se desenvolvem nódulos edematosos, vermelhos e dolorosos, de crescimento lento. O diagnóstico definitivo só é estabelecido após a retirada cirúrgica de um espargano e a identificação do delicado verme branco e delgado, que mede 60 a 80 × 1 a 2 mm de largura. Foram observados esparganos aberrantes na parte externa do olho, onde foi relatada a ocorrência de tumefação edematosa da pálpebra, simulando o sinal de Romaña da doença de Chagas, nos vasos linfáticos, produzindo edema semelhante à elefantíase, e no cérebro, na forma de abscessos cerebrais.

Diagnóstico sorológico e molecular das infecções parasitárias

A abordagem sorológica para a avaliação das doenças parasitárias é mais aplicável quando há necessidade de técnicas invasivas, além do exame de rotina de amostras de sangue, fezes ou outros líquidos corporais para estabelecer o diagnóstico. Por exemplo, as formas parasitárias infectantes na toxoplasmose, na amebíase extraintestinal, na triquinose e na cisticercose com frequência se alojam profundamente nos tecidos e nos órgãos, havendo necessidade de biopsias com agulha profunda ou cirúrgica aberta para a confirmação do diagnóstico. Nesses casos, o diagnóstico sorológico pode ser possível se forem considerados vários problemas potenciais, conforme delineado por Garcia:[87]

- Certos parasitas que passam por várias fases de desenvolvimento podem não proporcionar estímulos antigênicos

constantes ou contínuos o suficiente para induzir a formação de anticorpos
- Em indivíduos específicos, as respostas dos anticorpos podem estar ausentes, devido a um estímulo antigênico limitado, ao imunocomprometimento do indivíduo, impedindo a produção de uma resposta humoral, ou devido à falta de um antígeno relevante no sistema do teste
- Os antígenos utilizados nos ensaios consistem em misturas ou extratos heterogêneos pouco definidos de formas parasitárias. Essas preparações de antígenos podem exibir reatividade cruzada, que afeta a especificidade, tornando a interpretação difícil
- Os pacientes que vivem em áreas endêmicas podem apresentar títulos basais mais elevados de anticorpos do que aqueles que residem em áreas não endêmicas; por conseguinte, quando possível, é preciso determinar alterações dos títulos. Em geral, os testes sorológicos são mais valiosos para pessoas que viajam para áreas endêmicas. Não se espera que esses indivíduos tenham anticorpos preexistentes, de modo que a observação de uma resposta sorológica seria uma forte evidência de infecção recentemente adquirida
- Com frequência, não se dispõe no comércio de *kits* de testes confiáveis para uso diagnóstico geral. Mesmo quando disponíveis, a incidência de doença parasitária é habitualmente muito baixa na maioria das localidades não endêmicas. A baixa prevalência da doença tem uma influência negativa sobre o possível valor preditivo positivo de qualquer teste.

Várias das aplicações da detecção de anticorpos e antígenos fornecidas na revisão de Garcia estão incluídas em seções curtas na discussão de cada parasita animal neste livro. Decidimos incluir esses comentários em cada seção, em lugar de fornecer aqui uma apresentação independente. Muitos dos detalhes dos diversos métodos atualmente utilizados em laboratórios de pesquisa estão além do propósito deste livro. Em um sentido prático, a quantidade de doenças parasitárias encontradas na maior parte dos ambientes de prática nos EUA é baixa, de modo que a realização de testes sorológicos não é prática para a maioria dos laboratórios de microbiologia diagnóstica. Na maioria dos casos, as amostras de pacientes com suspeita de determinada doença parasitária são encaminhadas a laboratórios de referência locais e regionais, incluindo os vários laboratórios de saúde pública estaduais. Cada laboratório de referência dispõe de uma combinação de tecnologias tradicionais e mais modernas, que é exclusiva do laboratório, tornando necessária uma consulta para esclarecer quais as aplicações e os tipos de amostras mais apropriados. A Figura 22.30 fornece uma lista de testes sorológicos realizados nos CDC para diversas doenças parasitárias, juntamente com os títulos considerados significativos para o diagnóstico, de acordo com a publicação original de Walls e Smith.[255]

Nos últimos 5 anos, os avanços realizados na parasitologia clínica diagnóstica envolveram, em sua maior parte, a introdução de novas técnicas moleculares para a detecção dos ácidos nucleicos de determinados parasitas. Dispõe-se de dois produtos para diagnóstico molecular o comércio,

Amostras de soro/plasma

Testes de detecção de anticorpos oferecidos pelos CDC

Doença	Organismo	Teste	Amostras aceitáveis
Amebíase	*Entamoeba histolytica*	Imunoensaio enzimático (IEE)	Soro
Babesiose	*abesia mi oti* *abesia* sp. WA1	Imunofluorescência (IFA)	Soro
Bailisascaríase	*Baylisascaris procyonis*	Immunoblot	Soro ou LCR
Doença de Chagas	*Trypanosoma cruzi*	IFA	Soro
Cisticercose	Larva de *Taenia solium*	Immunoblot (Blot)	Soro, LCR
Equinococose	*Echinococcus granulous*	IEE, *Immunoblot*	Soro
Filaríase	*Wuchereria bancrofti* e *Brugia malayi*	IEE	Soro
Leishmaniose	*eis mania b a iliensis* *ono ani* *t o i a*	IFA	Soro
Malária	*Plasmodium falciparum* *P. malariae* *P. ovale* *P. vivax*	IFA	Soro
Paragonimíase	*Paragonimus westermani*	Immunoblot	Soro
Esquistossomose	*istosoma* sp. *mansoni* *aematobium* *a oni um*	FAST-ELISA *Immunoblot*	Soro
Estrongiloidíase	*Strongyloides stercoralis*	IEE	Soro
Toxocaríase	*Toxocara canis*	IEE	Soro, humor vítreo
Triquinose	*Trichinella spiralis*	IEE	Soro

FIGURA 22.30 Ensaios sorológicos disponíveis nos CDC.

que foram aprovados pela FDA. Ambos assumem uma abordagem sindrômica para o diagnóstico da gastrenterite infecciosa e incluem um painel de patógenos bacterianos, virais e parasitas. *Cryptosporidium, Entamoeba histolytica* e *Giardia* estão incluídos no Luminex Gastrointestinal Panel. O FilmArray inclui *Cyclospora cayetanensis*, além dos três parasitas incluídos no painel Luminex. Existem produtos semelhantes em desenvolvimento por outras companhias. A aplicação das técnicas moleculares finalmente tornou-se parte da parasitologia diagnóstica. Espera-se que esses métodos muito sensíveis venham a possibilitar maior detecção de pacientes com doenças parasitárias.[196,263]

Fármacos comumente utilizados no tratamento das doenças parasitárias

O tratamento farmacológico das doenças parasitárias é direcionado para interromper a capacidade de invasão dos parasitas. As infecções que ocorrem principalmente no trato gastrintestinal são mais bem tratadas com compostos que sofrem pouca absorção, resultando em concentrações elevadas do fármaco ativo no lúmen intestinal. Para o tratamento de doenças parasitárias invasivas, particularmente aquelas causadas por formas larvárias, são necessários agentes que sejam bem-absorvidos e que alcancem níveis elevados no soro e nos tecidos. Em pacientes com amebíase intestinal e extraintestinal, pode ser necessária uma combinação de um fármaco absorvível e de um fármaco não absorvível para o tratamento dos organismos residuais no intestino. Muitos parasitas existem na forma cística, cuja penetração por muitos dos fármacos pode ser pequena, resultando, posteriormente, em reativação potencial da infecção. Por exemplo, as formas encistadas e inativas de *Toxoplasma gondii* são resistentes a fármacos e podem sofrer reativação quando ocorre perda da imunidade.

A Tabela 22.1 fornece um resumo do modo de ação e de outras propriedades dos fármacos antiparasitários comumente utilizados. Para uma revisão completa de todos os fármacos atuais, incluindo os fármacos recomendados e as doses necessárias para a maioria das doenças parasitárias humanas, o leitor deve consultar publicações específicas e textos de doenças infecciosas.[87,175]

Tabela 22.1 Fármacos comumente utilizados no tratamento das infecções parasitárias.

Fármaco	Tipo de agente	Modo de ação	Comentários
Anfotericina B	Macrolídio polieno	Aumenta a permeabilidade da membrana celular, resultando em perda por extravasamento, a princípio de íons e, em seguida, de outros constituintes celulares. A ligação ocorre por meio de esteróis na membrana	As células de mamíferos também podem ser afetadas, com efeitos colaterais graves. É utilizada no tratamento de infecções por espécies de *Acanthamoeba*, bem como nos casos avançados de leishmaniose mucocutânea
Cloroquina	4 aminoquinolina (quinina)	A concentração do fármaco alcançada nos eritrócitos parasitados na malária é várias centenas de vezes maior que a dos eritrócitos normais. O fármaco liga-se à ferriprotoporfirina IX (FP), um produto de degradação da hemoglobina presente no vacúolo alimentar do parasita. O complexo cloroquina FP é lítico para o parasita	Constitui a base do tratamento da malária há mais de duas décadas. Ocorre resistência de cepas de *P. falciparum* ao fármaco, que podem, de algum modo, sequestrar a FP, de modo que ela não se liga à cloroquina. A cloroquina não é curativa para a malária por *P. vivax*, devido à presença de hipnozoítas hepáticos
Emetina	Alcaloide (ciclo-heximida)	Diretamente letal para trofozoítos de *E. histolytica* ao provocar alterações degenerativas nesses trofozoítos. O fármaco provoca interrupção da divisão celular ao inibir irreversivelmente a síntese de proteínas, impedindo o deslocamento do mRNA ao longo da subunidade ribossômica 60S	Utilizada no tratamento da amebíase intestinal grave ou do abscesso hepático amebiano, como alternativa do metronidazol. As células de mamíferos também são afetadas, resultando em efeitos colaterais graves, que limitam o seu uso terapêutico
Dietilcarbamazina	Derivado da piperazina (dois nitrogênios no anel de benzeno)	Acredita-se que o fármaco possa alterar as propriedades de superfície e a mobilização das microfilárias, determinando a sua saída da circulação por meio de um efeito neuromuscular específico. As microfilárias são retidas no fígado e são sujeitas à fagocitose	Utilizada principalmente no tratamento das infecções por filárias. O fármaco é bem-absorvido, alcança concentrações séricas máximas dentro de 3 h e distribui-se amplamente por todo o corpo
Ivermectina	Derivado 22,23-di-hidro da avermectina B, uma lactona macrocíclica complexa produzida por *Streptomyces avermitilis*	O fármaco atua sobre os receptores de ácido γ-amibutírico (GABA) na musculatura do parasita. Os neurônios inibidores que causam a liberação de GABA das terminações pré-sinápticas são estimulados, bloqueando essencialmente a transmissão de sinais de interneurônios para os neurônios	O fármaco possui amplo espectro de atividade contra nematoides, porém carece de efeitos sobre trematódeos e cestoides. A ivermectina tem sido usada efetivamente na oncocercíase, na larva *migrans* visceral e cutânea, na infecção por *Angiostrongylus meningitis*, e em várias infecções gastrintestinais por nematoides

(continua)

Tabela 22.1 Fármacos comumente utilizados no tratamento das infecções parasitárias (*continuação*).

Fármaco	Tipo de agente	Modo de ação	Comentários
		excitatórios. O efeito consiste na perda da atividade locomotora do parasita, tornando os parasitas normalmente móveis altamente suscetíveis a vários mecanismos de defesa do hospedeiro	
Mebendazol	Benzimidazol – benzamina + uma estrutura em anel de cinco componentes, incluindo três moléculas de carbono e duas de nitrogênio	Inibição seletiva da captação de glicose nos nematoides e cestoides, resultando em aumento da utilização do glicogênio do parasita; por conseguinte, os parasitas são privados de sua principal fonte de energia. Sob a ação do fármaco, o parasita é imobilizado, e o desenvolvimento de larvas *in vitro* é interrompido	O mebendazol mostra-se ativo contra nematoides e é utilizado principalmente no tratamento da tricuríase, ascaridíase, ancilostomíase e infecções por *Strongyloides*. O fármaco sofre absorção mínima pelo trato gastrintestinal, sendo, portanto, mais efetivo no tratamento dos helmintos intestinais
Melarsoprol	Arsenicais (derivado dimercaprol do óxido de melarseno)	Os arsenóxidos ligam-se aos tripanossomas por meio de ligação covalente – os grupos de enxofre dos arsenóxidos exercem efeito letal ao bloquear os grupos enzimáticos glicolíticos essenciais e biologicamente ativos. Os arsenicais reagem com grupos sulfidrila, com consequente inativação de várias enzimas sintetizadas pelo parasita para a glicólise	Utilizado no tratamento da tripanossomíase. O fármaco penetra nas células dos parasitas mais rapidamente do que nas células humanas e, portanto, é mais tóxico para o parasita. O fármaco atravessa a barreira hematencefálica e penetra no LCR, tornando-o altamente efetivo no tratamento da infecção do SNC
Metronidazol (Flagyl®)	5-nitroimidazol	O metronidazol é metabolizado a derivados, incluindo radicais superóxido, os quais interferem no metabolismo do DNA dos parasitas, causando rupturas extensas nas fitas do DNA e interrompendo a estrutura helicoidal. Por conseguinte, ocorre comprometimento na síntese de proteínas do parasita	Utilizado no tratamento da amebíase invasiva, bem como nas infecções causadas por *Trichomonas vaginalis* e *Giardia intestinali*. Como apenas 10% do fármaco ligam-se às proteínas séricas, o metronidazol alcança concentrações elevadas nos tecidos, incluindo pulmões, osso, fígado, cérebro e bile, ultrapassando os níveis séricos para inibir os organismos contra os quais é ativo
Niclosamida	Derivado pirazinoisoquinolina heterocíclico	Ocorre interrupção na fosforilação oxidativa das mitocôndrias nos cestoides. O efeito sobre as formas adultas maduras é letal, provocando paralisia muscular completa em determinadas espécies. O fármaco induz o desprendimento do escólex, e ocorre desintegração dos parasitas antes de sua eliminação nas fezes.	A niclosamida é um fármaco alternativo para o tratamento das infecções causadas por tênias. O tratamento para *Hymenolepis* é prolongado por 5 dias, devido ao desenvolvimento das oncosferas nas vilosidades do jejuno e o aparecimento de cisticercoides no lúmen intestinal dentro de aproximadamente 4 dias
Praziquantel (pirazinoquinolina)	Derivado da 8-aminoquinolina	O fármaco atua ao aumentar a permeabilidade da membrana ao cálcio, causando contrações e paralisia da musculatura dos parasitas. Os efeitos neuromusculares levam a um aumento da motilidade e paralisia espástica, induzindo o desprendimento e a desintegração dos helmintos no intestino	Utilizado no tratamento da esquistossomose, cisticercose, infecções por cestoides e trematódeos hepáticos, pulmonares e intestinais. O fármaco alcança níveis terapêuticos excelentes no fígado, na bile e no tecido muscular e atravessa a barreira hematencefálica para alcançar também o cérebro e o LCR
Primaquina	Tetra-hidropirimidina	O fármaco é gametocida e esporonticida para todas as espécies que causam a malária humana. Seu mecanismo de ação não é conhecido, embora seja provável a ocorrência de inibição da síntese de DNA	A primaquina não é um esquizonticida sanguíneo eficaz, porém mostra-se efetiva contra os hipnozoítas exoeritrocitários. Por conseguinte, o fármaco é efetivo na prevenção das recidivas por *P. vivax* e *P. ovale*. A cura radical da malária pode ser obtida por uma combinação de terapia com cloroquina e primaquina

Tabela 22.1 Fármacos comumente utilizados no tratamento das infecções parasitárias (*continuação*).

Fármaco	Tipo de agente	Modo de ação	Comentários
Pamoato de pirantel	Ácido naftilamina sulfônico, um corante polianiônico	O pirantel (e seus análogos) atua como antagonista colinérgico, causando a despolarização das células musculares no interior do parasita, com consequentes contraturas irreversíveis	Utilizado principalmente no tratamento das infecções por áscaris, ancilostomídeos, oxiúros e *Trichostrongylus*. O fármaco é insolúvel em água e sofre pouca absorção pelo trato gastrintestinal, resultando em pouca toxicidade
Suramina		O fármaco inibe a glicerol 3-fosfato oxidase e a glicerol 3-desidrogenase, impedindo a reoxidação da nicotinamida adenina dinucleotídio e reduzindo a síntese de trifosfato de adenosina. Essa interrupção no metabolismo é letal para o parasita	O fármaco tem ampla distribuição pelo corpo; entretanto, devido à intensa ligação às proteínas no soro, não atravessa a barreira hematencefálica. A suramina é utilizada no tratamento do estágio inicial da tripanossomíase; entretanto, como ela não penetra no SNC, não é efetiva no tratamento da doença progressiva do SNC
Tiabendazol	Benzimidazol	O mecanismo preciso de ação do tiabendazol não é conhecido, porém acredita-se que o fármaco provavelmente inibe a fumarato redutase do helminto. A inibição dessa enzima interrompe o ciclo do ácido cítrico e, subsequentemente, a produção de energia	O fármaco é apropriado para o tratamento da infecção disseminada por *Strongyloides* e atua sobre qualquer forma larvária causadora de larva *migrans* visceral e cutânea. A maior parte do fármaco absorvido é metabolizada no fígado e excretada na forma de metabólitos na urina
Estibogliconato de sódio	Composto contendo antimônio	Acredita-se que o fármaco atue sobre enzimas que contêm sulfidrila no interior do parasita, diminuindo o fluxo de glicose no ciclo do ácido tricarboxílico, resultando em acúmulo de subprodutos glicolíticos que são tóxicos para os amastigotas em desenvolvimento	O fármaco é utilizado principalmente no tratamento da leishmaniose. Após administração intramuscular ou intravenosa, obtém-se um nível sérico máximo dentro de 2 h, e mais de 90% do fármaco são excretados dentro de 8 h. Entretanto, o fármaco acumula-se gradualmente nos tecidos, explicando a necessidade de ciclos prolongados de terapia

REFERÊNCIAS BIBLIOGRÁFICAS

1. Abbasi I, Githure J, Ochola JJ, et al. Diagnosis of *Wuchereria bancrofti* infection by the polymerase chain reaction employing patients' sputum. Parasitol Res 1999;85:844-849.
2. Acuna-Soto R, Samuelson J, De Girolami P, et al. Application of the polymerase chain reaction to the epidemiology of pathogenic and nonpathogenic *Entamoeba histolytica*. Am J Trop Med Hyg 1993;48:48-70.
3. Adams EB, MacLeod IN. Invasive amebiasis. II. Amebic liver abscess and its complications. Medicine (Baltimore) 1977;56:325-334.
4. Aikawa M, Tseki M, Barnwell JW, et al. The pathology of human cerebral malaria. Am J Trop Med Hyg 1990;43:30-37.
5. Allason-Jones E, Mindel A, Sargeaunt P, et al. *Entamoeba histolytica* as a commensal intestinal parasite in homosexual men. N Engl J Med 1986;315:353-356.
6. Amin OM. Seasonal prevalence of intestinal parasites in the United States during 2000. Am J Trop Med Hyg 2002;66:799-803.
7. Anderson BX. Cryptosporidiosis. Lab Med 1983;14:55-56.
8. Antonelli F, Cantelli L, De Maddi F, et al. *Blastocystis hominis* infection: a case report. Minerva Pediatr 1996;48:571-573.
9. Arness M, Brown KJ, Dubey JP, et al. An outbreak of acute eosinophilic myositis attributed to human sarcocystis parasitism. Am J Trop Med Hyg 1999;61:548-553.
10. Avila HA, Pereira JB, Thiemann O, et al. Detection of *Trypanosoma cruzi* in blood specimens of chronic chagasic patients by polymerase chain reaction amplification of kinetoplast minicircle DNA: comparison with serology and xenodiagnosis. J Clin Microbiol 1993;33:2421-2426.
11. Bailey JW, Smith DH. The quantitative buffy-coat for the diagnosis of trypanosomes. Trop Doc 1994;24:54-56.
12. Baird JK, Mistrey M, Pimsler M, et al. Fatal human ascariasis following secondary massive infection. Am J Trop Med Hyg 1986;35:314-318.
13. Bartlett MS, Harper K, Smith N, et al. Comparative evaluation of a modified zinc sulfate flotation technique. J Clin Microbiol 1977;7:524-528.
14. Beaver PC, Gadgel PK, Morera P. Sarcocystis in man: a review and report of five cases. Am J Trop Med Hyg 1979;28:819-844.
15. Beaver PC. Intraocular filariasis: a brief review. Am J Trop Med Hyg 1989;40:40-46.
16. Berlin OG, Novak SM, Porchen RK. Recovery of *Cyclospora* organisms from patients with prolonged diarrhea. Clin Infect Dis 1994;18:606-609.
17. Bhatt RD, Chappell MS, Smilow PC, et al. Recurrent massive upper gastrointestinal hemorrhage due to *Strongyloides stercoralis* infection. Am J Gastroenterol 1990;85:1034-1036.
18. Blessmann J, Buss H, Nu PA, et al. Real-time PCR for detection and differentiation of *Entamoeba histolytica* and *Entamoeba dispar* in fecal specimens. J Clin Microbiol 2002;40:4413-4417.
19. Britto C, Carsoso MA, Vanni CM, et al. Polymerase chain reaction detection of *Trypanosoma cruzi* in human blood samples as a tool for diagnosis and treatment evaluation. Parasitology 1995;220:241-247.
20. Brooker S. Estimating the global distribution and disease burden of intestinal nematode infections: adding up the numbers – a review. Int J Parasitol 2010;40:1037-1144.
21. Bruckner DA, Garcia LS, Voge M. Intestinal parasites in Los Angeles, California. Am J Med Technol 1979;45:1020-1024.
22. Brumpt E. Etude sommarie de l' "*Entamoeba dispar*" n. sp. Amibe á kystes quadrinucléees, parasite de l'homme. Bull Acad Med Paris 1925;94:943-952.
23. Buijs J, Barsboom G, van Gemund J, et al. Toxocara seroprevalence in 5-year-old elementary schoolchildren: relation with allergic asthma. Am J Epidemiol 1994;140:839-847.
24. Bundy DA. Immunoepidemiology of intestinal helminthic infections. I. The global burden of intestinal nematode disease. Trans R Soc Trop Med Hyg 1994;88:259-261.

25. Camous E. Treatment of cutaneous larva migrans. Clin Infect Dis 2000;30: 811–814.
26. Carlson JF, Sullivan PS, Harryu DJ, et al. Enzyme immunoassay for the detection of *Giardia lamblia*. Eur J Clin Microbiol Infect Dis 1988;7:538–540.
27. Centers for Disease Control and Prevention. Intestinal parasite surveillance: United States 1976. MMWR Morb Mortal Wkly Rep 1976;27:167.
28. Centers for Disease Control and Prevention. Summary of malarial diseases 1988. MMWR Morb Mortal Wkly Rep 1988;37:3.
29. Centers for Disease Control and Prevention. Probable locally acquired mosquito-transmitted *Plasmodium vivax* infection—Suffolk County, New York, 1999. MMWR Morb Mortal Weekly Rep 2000;49:495–498.
30. Chan FT, Guan MX, Mackenzie AM. Application of indirect immunofluorescence to detection of *Dientamoeba fragilis* trophozoites in fecal specimens. J Clin Microbiol 1993;1:1710–1714.
31. Chan MS. The global burden of intestinal nematode infections—fifty years on. Parasitol Today 1997;13:438–443.
32. Chapman A, Vallejo V, Mossie KG, et al. Isolation and characterization of species-specific DNA probes from *Taenia solium* and *Taenia saginata* and their use in an egg detection assay. J Clin Microbiol 1995;33:1283–1288.
33. Chapin K, Andrea S. APTIMA® *Trichomonas vaginalis* a transcription-mediated amplification assay for the detection of *Trichomonas vaginalis* in urogenital specimens. Expert Rev Mol Diagn 2011;11:679–688.
34. Chaudhry AZ, Longworth DL. Cutaneous manifestations of intestinal helminth infection. Dermatol Clin 1989;7:275–290.
35. Chen Q, Schlichtherle M, Wahlgren M. Molecular aspects of severe malaria. Clin Microbiol Rev 2000;13:439–450.
36. Chu E, Whitlock WL, Dietrich RA. Pulmonary hyperinfection syndrome with *Strongyloides stercoralis*. Chest 1990;97:1475–1477.
37. Chuley JD, Ockenhouse CF. Host receptors for malaria-infected erythrocytes. Am J Trop Med Hyg 1990;43:6–14.
38. Clark PS, Brownsberger KM, Saslow AR, et al. Bear meat trichinosis: epidemiologic, serologic, and clinical observations from two Alaskan outbreaks. Ann Intern Med 1972;76:951–956.
39. Clark CG, Diamond LS. Differentiation of pathogenic *Entamoeba histolytica* from other intestinal protozoa by riboprinting. Arch Med Res 1992;23:1–16.
40. Clark DP. New insights into human cryptosporidiosis. Clin Microbiol Rev 1999;12:554–563.
41. Cooper ES, Thyte-Alleng CA, Finzi-Smith JS, et al. Intestinal nematode infection in children: the pathophysiological price paid. Parasitology 1992; 104(Supp):S91–S103.
42. Couldwell WT, Apuzzo ML. Cysticercosis cerebri. Neurosurg Clin N Am 1992;3:471–481.
43. Croft AM, Garner P. Mefloquine for preventing malaria in non-immune adult travelers. Cochrane Database Syst Rev 2000;2:CD-000138.
44. Cross JH. Intestinal capillariasis. Clin Microbiol Rev 1992;5:120–129.
45. Cruz ME, Schantz PM, Cruz I, et al. Epilepsy and neurocysticercosis in an Andean community. Int J Epidemiol 1999;28:799–803.
46. Cubitt WD, Ades AE, Peckham CS. Evaluation of five commercial assays for screening antenatal sera for antibodies to *Toxoplasma gondii*. J Clin Pathol 1992;45:435–438.
47. Cullen KA, Arguin PM. Malaria Surveillance - United States, 2011. MMWR Surveill Summ 2013;62:1–18.
48. Cummins AJ, Moody AH, Lalloo K, et al. Rapid latex agglutination test for extra-luminal amoebiasis. J Clin Pathol 1994;47:647–648.
49. Current WL, Owens RL. Cryptosporidiosis and microsporidiosis. In Farthing MJ, Keusch FT, eds. Enteric Infection: Mechanisms, Manifestations and Management. London: Chapman & Hall Medical, 1989:223–249.
50. Daschner A, Slonso-Gomez A, Cabanas R, et al. Gastroallergic anisakiasis: borderline between food allergy and parasitic disease: clinical and allergologic evaluation of 20 patients with confirmed acute parasitism by *Anisakis simplex*. J Allergy Clin Immunol 2000;105:176–181.
51. da Silva AJ, Piuverzam MR, De Moura H, et al. Rapid competitive enzyme-linked immunosorbent assay using a monoclonal antibody reacting with a 15-kilodalton tegumental antigen of *Schistosoma mansoni* for serodiagnosis of schistosomiasis. J Clin Microbiol 1993;31:2315–2319.
52. da Silva AJ, Bornay-Llinares FJ, Moura IN, et al. Fast and reliable extraction of protozoan parasite DNA from fecal specimens. Mol Diagn 1999;4:57–63.
53. Davidson RA, Fletcher RH, Chapman EE. Risk factors for strongyloidiasis—a controlled study. Arch Intern Med 1984;144:321–325.
54. Davis A. Recent advances in schistosomiasis. Q J Med 1986;226:95–110.
55. Davis-Reel L, Theis JH. Cutaneous schistosomiasis: report of a case and review of the literature. J Am Acad Dermatol 2000;42:678–680.
56. De Jonge N, Rabello AL, Kruger FW, et al. Levels of the schistosome circulating anodic and cathodic antigens in the serum diagnosis of schistosomiasis patients from Brazil. Trans R Soc Trop Med Hyg 1991;85:756–759.
57. DeKaminsky RG. Evaluation of three methods for laboratory diagnosis of *Strongyloides stercoralis* infection. J Parasitol 1993;79:277–280.
58. Dennis DT, Kean BH. Isolation of microfilariae: report of a new method. J Parasitol 1971;57:1146–1147.
59. Diamond LS, Clark CG. A re-description of *Entamoeba histolytica* Schaudinn, 1903 (Emended Walker, 1911) separating if from Entamoeba dispar Brumpt, 1925. J Eukaryot Microbiol 1994;40:340–344.
60. Diaz JC. Control of Chagas' disease in Brazil. Parasitol Today 1987;3:336–341.
61. Deardorff TL, Kent ML. Prevalence of larval *Anisakis simplex* in pen-reared and wild-caught salmon (*Salmonidae*) from Puget Sound, Washington. J Wildl Dis 1991;25:416–419.
62. Dobroszycki J, Herwaldt BL, Boctor F, et al. A cluster of transfusion-associated babesiosis cases traced to a single asymptomatic donor. JAMA 1999;281:927–930.
63. Donelson JE. Antigenic variation in African trypanosomes. Contrib Microbiol Immunol 1987;8:138–175.
64. Dorman SE, Cannon ME, Telford SR III, et al. Fulminant babesiosis treated with clindamycin, quinine, and whole-blood exchange transfusion. Transfusion 2000;40:375–380.
65. Dupon M, Cazenave J, Pellegrin JL, et al. Detection of *Toxoplasma gondii* by PCR and tissue culture in cerebrospinal fluid and blood of human immunodeficiency virus-seropositive patients. J Clin Microbiol 1995;33:2421–2426.
66. Dupouy-Camet J, De Souza SL, Maslo C, et al. Detection of *Toxoplasma gondii* in venous blood from AIDS patients by polymerase chain reaction. J Clin Microbiol 1993;31:1866–1869.
67. Eberhard ML, Walker EM, Steurer FJ. Survival and infectivity of Babesia in blood maintained at 25°C and 2–4°C. J Parasitol 1995;38:790–792.
68. Ehnert KL, Roberto RR, Barrett L, et al. Cysticercosis: first 12 months of reporting in California. Bull Pan Am Health Organ 1992;26:165–172.
69. Espino AM, Finlay CM. Sandwich enzyme-linked immunosorbent assay for detection of excretory secretory antigens in human fascioliasis. J Clin Microbiol 1994;32:190–193.
70. Esrey SA, Collett J, Mikoitis MD, et al. The risk of infection from Giardia lamblia due to drinking water supply, use of water and latrines among preschool children in rural Lesotho. Int J Epidemiol 1989;18:248–253.
71. Filice GA, Hitt JA, Mitchell CD, et al. Diagnosis of toxoplasma parasitemia in patients with AIDS by gene detection after amplification with polymerase chain reaction. J Clin Microbiol 1993;32:2327–2331.
72. Fischer P, Liu XL, Lizotte-Waniewski M, et al. Development of a quantitative, competitive polymerase chain reaction enzyme linked immunosorbent assay for the detection of *Wuchereria bancrofti* DNA. Parasitol Res 1999;85:176–183.
73. Flanigan TP, Ramratnam B, Graeber C, et al. Prospective trial of paromomycin for cryptosporidiosis in AIDS. Am J Med 1996;100:370–372.
74. Flieder DB, Moran CA. Pulmonary dirofilariasis: a clinicopathologic study of 41 lesions in 39 patients. Hum Pathol 1999;30:251–256.
75. Flynn PM. Emerging diarrheal pathogens: *Cryptosporidium parvum*, *Isospora belli*, *Cyclospora* species, and microsporidia. Pediatr Ann 1996;25:480–487.
76. Foster WE. A History of Parasitology. Edinburgh, SCT: E & S Livingstone, 1965.
77. Fraser GG, Cooke KR. Endemic giardiasis and municipal water supply. Am J Public Health 1991;81:760–762.
78. Frenkel JK. Toxoplasmosis. Pediatr Clin N Am 1985;32:917–932.
79. Fricker CR, Crabb JH. Water-borne cryptosporidiosis: detection methods and treatment options. Adv Parasitol 1998;40:241–278.
80. Furness BW, Beach MJ, Roberts JM. Giardiasis surveillance—United States, 1992–1997. MMWR Morb Mortal Wkly Rep 2000;49:1.
81. Gallagher PG, Venglarcik JS III. *Blastocystis hominis* enteritis. Pediatr Infect Dis 1985;4:556–557.
82. Garcia LS, Bruckner DA, Clancy MN. Clinical relevance of *Blastocystis hominis*. Lancet 1984;1:1233–1234.
83. Garcia LS, Schum AC, Bruckner DA. Evaluation of a new monoclonal antibody combination reagent for direct fluorescence detection of *Giardia* cysts and *Cryptosporidium oocysts* in human fecal specimens. J Clin Microbiol 1992;30:3255–3257.
84. Garcia LS, Shimizu RY. Evaluation of nine immunoassay kits (enzyme immunoassay and direct fluorescence) for detection of *Giardia lamblia* and *Cryptosporidium parvum* in human fecal specimens. J Clin Microbiol 1997;38:1526–1529.
85. Garcia LS, Shimizu RY. Evaluation of intestinal protozoan morphology in human fecal specimens preserved in EcoFix: comparison of Wheatley's trichrome stain and EcoStain. J Clin Microbiol 1998;36:1974–1976.
86. Garcia LS. Flagellates and ciliates 1999. Clin Lab Med 1999;19:621–638.

87. Garcia LS. Diagnostic Medical Parasitology. 5th Ed. Washington, DC: ASM Press, 2007.
88. Garcia LS, Shimizu RY, Bernard CN. Detection of *Giardia lamblia*, *Entamoeba histolytica/E. dispar*, and *Cryptosporidium parvum* antigens in human fecal specimens using the EIA Triage parasite panel. J Clin Microbiol 2000;38:3337-3340.
89. Garza D. Diarrhea caused by a universal coccidian parasite. Lab Med 1983;14:283-286.
90. Genta RM. Dysregulation of strongyloidiasis: a new hypothesis. Clin Microbiol Rev 1992;5:345-355.
91. Ginsberg M, Hung S, Bartzen M, et al. Mosquito-transmitted malaria—California and Florida. MMWR Morb Mortal Wkly Rep 1991;40:106-108.
92. Godsel LM, Tibbits RS, Olson CL, et al. Utility of recombinant flagellar calcium-binding protein for serodiagnosis of *Trypanosoma cruzi* infection. J Clin Microbiol 1995;33:2082-2085.
93. Gomes ML, Galvao LM, Macedo AM, et al. Chagas' disease diagnosis: comparative analysis of parasitologic, molecular, and serologic methods. Am J Trop Med Hyg 1999;60:205-210.
94. Gomes ML, Macedo AM, Vago AR, et al. *Trypanosoma cruzi*: optimization of polymerase chain reaction for detection in human blood. Exp Parasitol 1998;88:28-33.
95. Gonzalez-Ruiz A, Haque R, Rehman T, et al. Diagnosis of amebic dysentery by detection of *Entamoeba histolytica* fetal antigen by an invasive strain-specific monoclonal antibody-based enzyme-linked immunosorbent assay. J Clin Microbiol 1994;32:1964-1970.
96. Gonzalez-Ruiz A, Haque R, Aguirre A, et al. Value of microscopy in the diagnosis of dysentery associated with invasive *Entamoeba histolytica*. J Clin Pathol 1994;47:236-239.
97. Gordon SM, Gal AA, Solomon AR, et al. Disseminated strongyloidiasis with cutaneous manifestation in an immunocompromised host. J Am Acad Dermatol 1994;32:255-259.
98. Gottstein B. Molecular and immunological diagnosis of echinococcosis. Clin Microbiol Rev 1992;5:248-261.
99. Gould SE. The story of trichinosis. Am J Clin Pathol 1970;55:2-11.
100. Greensmith CT, Stanwick S, Elliot BE, et al. Giardiasis associated with use of a water slide. Pediatr Infect Dis J 1988;7:91-94.
101. Grendon JH, Digiacomo RF, Frost FJ. *Dientamoeba fragilis* detection methods and prevalence: a survey of state public health laboratories. Public Health Rep 1991;106:322-325.
102. Grimaldi G Jr, Tesh RB. Leishmaniasis of the new world: current concepts and implications for the future. Clin Microbiol Res 1993;6:230-250.
103. Grobusch MP, Bergmann F, Teishmann D, et al. Cutaneous gnathostomiasis in a woman from Bangladesh. Int J Infect Dis 2000;4:51-54.
104. Grover CM, Thulliez P, Remington JS, et al. Rapid prenatal diagnosis of congenital toxoplasma infection by using polymerase chain reaction and amniotic fluid. J Clin Microbiol 1990;28:2295-2301.
105. Guerrant RL. The global problem of amebiasis: current status, research needs, and opportunities for progress. Rev Infect Dis 1986;8:218-227.
106. Hagar JM, Rahimtoola SH. Chagas' disease in the United States. N Engl J Med 1991;325:763-768.
107. Hamalogue E. Biliary ascariasis in fifteen patients. Int Surg 1992;77:77-79.
108. Haque R, Ali IK, Akther S, et al. Comparison of PCR, isoenzyme analysis, and antigen detection for diagnosis of *Entamoeba histolytica* infections. J Clin Microbiol 1998;136:449-452.
109. Haque R, Mollah NU, Ibne Karim M, et al. Diagnosis of amebic liver abscess and intestinal infection with the Tech Lab *Entamoeba histolytica* II antigen detection and antibody tests. J Clin Microbiol 2000;38:3235-3239.
110. Harcourt-Webster JN, Scaravilli F, Darwish AH. *Strongyloides stercoralis* hyperinfection in an HIV positive patient. J Clin Pathol 1991;44:346-348.
111. Harms G, Feldmeier H. HIV infection and tropical parasitic diseases: deleterious interactions in both directions. Trop Med Int Health 2002;7:479-488.
112. Harris RA Jr, Musher DM, Fainstein V, et al. Disseminated strongyloidiasis: diagnosis made by sputum examination. JAMA 1980;244:65-68.
113. Hawash Y. DNA extraction from protozoan oocysts/cysts in feces for diagnostic PCR. Korean J Parasitol 2014;52:263-271.
114. Hayes EB, Matte TD, O'Brien TR, et al. Large community outbreak of cryptosporidiosis due to contamination of a filtered public water supply. N Engl J Med 1989;320:1372-1376.
115. Hazll LR, Pearman F. Pathogenesis of onchocercal keratitis (river blindness). Clin Microbiol Rev 1999;12:445-453.
116. Helbig M, Frosch P, Kern P, et al. Serological differentiation between cystic and alveolar echinococcus by use of recombinant larval antigens. J Clin Microbiol 1993;31:3211-3215.
117. Herwaldt BL, Akers ML; the Cyclospora Working Group. An outbreak in 1996 of cyclosporiasis associated with imported raspberries. N Engl J Med 1997;336:1548-1556.
118. Herwaldt BL, Grijalva MJ, Newsome AL, et al. Use of polymerase chain reaction to diagnose the fifth reported US case of autochthonous transmission of *Trypanosoma cruzi* in Tennessee. J Infect Dis 1998;181:395-399.
119. Herwaldt BL, Kjemtrup AM, Conrad RC, et al. Transfusion-transmitted babesiosis in Washington state: first reported case caused by a WA1-type parasite. J Infect Dis 1997;175:1259-1262.
120. Heymans HS, Aronson DC, vanHooft MA. Giardiasis in childhood: an unnecessarily expensive diagnosis. Eur J Pediatr 1987;146:401-403.
121. Hiatt RA, Markell EK, Ng E. How many stool examinations are necessary to detect pathogenic intestinal protozoa? Am J Trop Med Hyg 1995;53:36-39.
122. Hira PR, Naefie R, Prakash B, et al. Human gnathostomiasis: infection with an immature male *Gnathostoma spinigerum*. Am J Trop Med Hyg 1989;41:91-94.
123. Hitt JA, Filice GA. Detection of *Toxoplasma gondii* parasitemia by gene amplification, cell culture, and mouse inoculation. J Clin Microbiol 1992;30:3181-3184.
124. Hoeppli R. Parasites and Parasitic Infections in Early Medicine and Science. Singapore: University of Malaya Press, 1959.
125. Hoge CW, Schlim DR, Rajah R, et al. Epidemiology of diarrhoeal illness associated with coccidian-like organisms among travelers and foreign residents in Nepal. Lancet 1993;349:1175-1179.
126. Hoge CW, Shlim DR, Ghimire M, et al. Placebo-controlled trial of cotrimoxazole for cyclospora infections among travelers and foreign residents in Nepal. Lancet 1995;345:691-693.
127. Holtan NR. Giardiasis. A crimp in the life-style of campers, travelers, and others. Postgrad Med 1988;83:54-57.
128. Hopkins DR, Ruiz-Tiben E, Reubush TK, et al. Dracunculiasis eradication: delayed, not denied. Am J Trop Med Hyg 2000;62:163-168.
129. Hotez PJ, Pritchard DI. Hookworm infection. Sci Am 1995;272:68-74.
130. Hulbert TV, Larsen RA, Chandrasoma PT. Abdominal angiostrongyliasis mimicking acute appendicitis and Meckel's diverticulum: report of a case in the United States and review. Clin Infect Dis 1992;14:836-840.
131. Ikeda K, Kumashiro R, Kifune T. Nine cases of acute gastric anisakiasis. Gastrointest Endosc 1989;35:304-308.
132. Ingra-Siegman Y, Kapila R, Sen P, et al. Syndrome of hyperinfection with *Strongyloides stercoralis*. Rev Infect Dis 1981;3:397-407.
133. Isaac-Renton JL. Immunological methods of diagnosis in giardiasis: an overview. Ann Clin Lab Sci 1991;21:116-122.
134. Jacquier P, Tottstein B, Stringelin Y, et al. Immunodiagnosis of toxocariasis in humans: evaluation of a new enzyme-linked immunosorbent assay kit. J Clin Microbiol 1991;29:1831-1835.
135. Jensen B, Kepley W, Guarner J, et al. Comparison of polyvinyl alcohol fixative with three less hazardous fixatives for detection and identification of intestinal parasites. J Clin Microbiol 2000;138:1592-1598.
136. Jokiph I, Jokiph AM. Timing of symptoms and oocysts excretion in human cryptosporidiosis. N Engl J Med 1986;315:1643-1647.
137. Jones JE. String test for diagnosing giardiasis. Am Fam Physician 1986;34:123-126.
138. Katzwinkel-Wladarsch S, Loscher T, Rinder H. Direct amplification and differentiation of pathogenic and nonpathogenic *Entamoeba histolytica* DNA from stool specimens. Am J Trop Med Hyg 1994;52:115-118.
139. Kazura JW. Filariasis. In Guerrant RL, Walker DH, Weller PF, eds. Tropical Infectious Diseases—Principles, Pathogens, and Practice. Philadelphia, PA: Churchill Livingstone, 1999:852-860.
140. Kehl KS, Cicirello H, Havens PL. Comparison of four different methods for detection of *Cryptosporidium* species. J Clin Microbiol 1995;33:416-418.
141. Kelley PW, Takafuji ET, Wiener H, et al. An outbreak of hookworm infection associated with military operations in Grenada. Mil Med 1989;154:55-59.
142. Keystone JS, Kozarsky P. *Blastocystis hominis*. In Mandell GL, Bennett JE, Dolin R, eds. Principles and Practices of Infectious Diseases. 5th Ed. Philadelphia, PA: Churchill Livingstone, 2000:2915.
143. Khalifa KE, Roth A, Roth B, et al. Value of PCR for evaluating occurrence of parasitemia in immunocompromised patients with cerebral and extracerebral toxoplasmosis. J Clin Microbiol 1994;32:2813-2819.
144. Kirchoff LV. Toxoplasmosis. In Mandell GL, Bennett JE, Dolin R, eds. Principles and Practices of Infectious Disease. 5th Ed. Philadelphia, PA: Churchill Livingstone, 2000:2858.
145. Klein RA, Cleri DJ, Doshi V, et al. Disseminated *Strongyloides stercoralis*: a fatal case eluding diagnosis. South Med J 1983;76:1438-1440.
146. Knight R. Giardiasis, isosporiasis, and balantidiasis. Clin Gastroenterol 1978;7:31-47.

147. Knisley CV, Englekirk PG, Pickering LK, et al. Rapid detection of Giardia antigen in stool with the use of enzyme immunoassays. Am J Clin Pathol 1989;91:704–708.
148. Kyambadde JW, Enyaru JC, Motavu E, et al. Detection of trypanosomes in suspected sleeping sickness patients in Uganda using the polymerase chain reaction. Bull World Health Organ 2000;78:119–124.
149. Lapham SC, Hopkins RS, White MC, et al. A prospective study of giardiasis and water supplies in Colorado. Am J Public Health 1987;77:354–355.
150. Lebar WD, Larsen EC, Patei K. Afebrile diarrhea and Blastocystis hominis. Ann Intern Med 1985;103:806.
151. Leighton PM, MacSween HM. Strongyloides stercoralis. The cause of an urticarial-like eruption of 65 years' duration. Arch Intern Med 1990;150:1747–1748.
152. Levine ND, Corliss JO, Cox FE, et al. A newly revised classification of the protozoa. J Protozool 1980;27:37–58.
153. Li S, Maine G, Yasuhiro S, et al. Serodiagnosis of recently acquired Toxoplasma gondii infection with recombinant antigen. J Clin Microbiol 2000;38:179–184.
154. Lightowlers MW, Flisser A, Gauci CG, et al. Vaccination against cysticercosis and hydatid disease. Parasitol Today 2000;16:191–196.
155. Long EG, Ebrahimzadeh A, White EH, et al. Alga associated with diarrhea in patients with acquired immunodeficiency syndrome and in travelers. J Clin Microbiol 1990;28:1101–1104.
156. Long EG, White EH, Charmichael WW, et al. Morphologic and staining characteristics of a cyanobacterium-like organism associated with diarrhea. J Infect Dis 1991;164:199–202.
157. Long GW, Rickman LS, Cross JH. Rapid diagnosis of Brugia malayi and Wuchereria bancrofti filariasis by an acridine orange/microhematocrit tube technique. J Parasitol 1990;76:278–281.
158. Lopez-Serrano MC, Gomez AA, Daschner A, et al. Gastroallergic anisakiasis: findings in 22 patients. J Gastroenterol Hepatol 2000;15:503–506.
159. Lopez-Valdez R, Laguna F, Alvar J, et al. Parasitic culture of buffy-coat for diagnosis of visceral leishmaniasis in human immunodeficiency virus-infected patients. J Clin Microbiol 1995;33:937–939.
160. Lotter H, Mannweiler E, Schreier M, et al. Sensitive and specific serodiagnosis of invasive amebiasis by using a recombinant surface protein of pathogenic Entamoeba histolytica. J Clin Microbiol 1992;30:3163–3167.
161. MacKenzie WR, Hoxie NJ, Proctor ME. Massive outbreak in Milwaukee of Cryptosporidium infection transmitted through the public water supply. N Engl J Med 1994;331:161–167.
162. MacPherson EW, MacQueen WM. Morphological diversity of Blastocystis hominis in sodium acetate-acetic acid-formalin-preserved stool samples stained with iron hematoxylin. J Clin Microbiol 1994;32:267–268.
163. Maddern GJ, Dennison AR, Blumgart LH. Fatal ascaris pancreatitis: an uncommon problem in the west. Gut 1992;33:402–403.
164. Mahannop P, Chaicumpa W, Setasuban P, et al. Immunodiagnosis of human trichinellosis using excretory-secretory (ES) antigen. J Helminthol 1992;66:297–304.
165. Manzullo EC, Chuit R. Risk of death due to chronic chagasic cardiopathy. Mem Inst Oswaldo Cruz 1999;94(Suppl 1):S317–S320.
166. Markell EK, Udkow MP. Blastocystis hominis: pathogen or fellow traveler? Am J Trop Med Hyg 1986;35:1023–1026.
167. Martens P, Hall L. Malaria on the move: human population movement and malaria transmission. Emerg Infect Dis 2000;6:103–109.
168. Mattia AR, Waldron MA, Sierra LS. Use of the quantitative buffy coat system for detection of parasitemia in patients with babesiosis. J Clin Microbiol 1993;32:2816–2818.
169. McCabe RE, Remington JS. Toxoplasma gondii. In Mandell GI, Douglas RG Jr, Bennett JE, eds. Principles and Practice of Infectious Diseases. New York, NY: Churchill Livingstone, 1990:2090–2101.
170. McClelland RS, Sangare L, Hassan WM, et al. Infection with Trichomonas vaginalis increases the risk of HIV-1 acquisition. J Infect Dis 2007;195:698–702.
171. McCormick GF, Zee CS, Heiden J. Cysticercosis cerebri: review of 127 cases. Arch Neurol 1982;39:534–539.
172. McHenry R, Bartlett MS, Lehman GA, et al. The yield of routine duodenal aspiration for Giardia lamblia during esophagogastroduodenoscopy. Gastrointest Endosc 1987;33:425–426.
173. Mirelman D, Bracha R, Chayen A. Entamoeba histolytica: effect of growth conditions and bacterial associates on isoenzyme patterns and virulence. Exp Parasitol 1986;621:142–148.
174. Moneo I, Caballero ML, Gomez F, et al. Isolation and characterization of a major allergen from the fish parasite Anisakis simplex. J Allergy Clin Immunol 2000;106:177–182.
175. Moore T. Therapy for parasitic infections. In Harrison's Principles of Internal Medicine. 15th Ed. New York, NY: McGraw Hill, 2001:1192.
176. Moorhead WP, Guasparini R, Donovan CA, et al. Giardiasis outbreak from a chlorinated community water supply. Can J Public Health 1990;81:358–362.
177. Morgan UM, Thompson RC. PCR detection of Cryptosporidium: the way forward? Parasitol Today 1998;14:241–246.
178. Morris AJ, Wilson ML, Reller LB. Application of rejection criteria for stool ovum and parasite examinations. J Clin Microbiol 1992;30:3213–3216.
179. Murray HW. Kala-azar as an AIDS-related opportunistic infection. AIDS Patient Care STDS 1999;13:459–465.
180. Nagler J, Brown M, Soave R. Blastocystis hominis in inflammatory bowel disease. J Clin Gastroenterol 1993;16:109–112.
181. Nanduri J, Kazura JW. Clinical and laboratory aspects of filariasis. Clin Microbiol Rev 1989;2:39–50.
182. Nantulya VM, Doua F, Molisho S. Diagnosis of Trypanosoma brucei gambiense sleeping sickness using an antigen detection enzyme-linked immunosorbent assay. Trans R Soc Trop Med Hyg 1992;86:42–45.
183. Nantulya VM. TrypTect CIATT—a card indirect agglutination trypanosomiasis test for diagnosis of Trypanosoma brucei gambiense and T. brucei rhodesiense infections. Trans R Soc Trop Med Hyg 1997;91:551–553.
184. Navin TR, Juranek DD. Cryptosporidiosis: clinical, epidemiological and parasitologic review. Rev Infect Dis 1984;6:313–317.
185. Neimeister R, Logan AL, Egleton JH. Modified trichrome staining technique with xylene substitution. J Clin Microbiol 1985;22:306–307.
186. Newell EF, Vyungimana S, Geerts IK, et al. Prevalence of cysticercosis in epileptics and members of their families in Burundi. Trans R Soc Trop Med Hyg 1997;92:389–391.
187. Orgeta YR, Sterling CR, Gilman RH, et al. Cyclospora species—a new protozoan pathogen of humans. N Engl J Med 1993;328:1308–1312.
188. Ogunrinade AF, Chandrashekar R, Ebberhard ML, et al. Preliminary evaluation of recombinant Onchocerca volvulus antigens for serodiagnosis of onchocerciasis. J Clin Microbiol 1993;31:1741–1745.
189. Ogunrinade A, Boakye D, Merriweather A, et al. Distribution of the blinding and nonblinding strains of Onchocerca volvulus in Nigeria. J Infect Dis 1999;179:1577–1579.
190. Ormerod WE. Hypothesis: the significance of Winterbottom's sign. J Trop Med Hyg 1991;94:338–340.
191. Orozco E, Baez-Camargo M, Gamboa L, et al. Molecular karyotype of related clones of Entamoeba histolytica. Mol Biochem Parasitol 1993;59:29–40.
192. Pappe JW, Verdier RI, Boney M, et al. Cyclospora infection in adults infected with HIV: clinical manifestations, treatment and prophylaxis. Ann Intern Med 1994;121:654–657.
193. Parmley SF, Goebel FD, Remington JS. Detection of Toxoplasma gondii in cerebrospinal fluid from AIDS patients by polymerase chain reaction. J Clin Microbiol 1992;30:3000–3002.
194. Partona F. The spectrum of disease in lymphatic filariasis. Ciba Found Symp 1987;127:15–31.
195. Pearson RD, De Queiroz Sousa A. Leishmania species: visceral (kala-azar), cutaneous and mucosal leishmaniasis. In Mandell GL, Bennett JE, Dolan R, eds. Principles and Practices of Infectious Diseases. 3rd Ed. New York, NY: Churchill Livingstone, 1995:2067–2077.
196. Persing DH. Polymerase chain reaction: trenches to the benches. J Clin Microbiol 1991;29:1281–1285.
197. Persing DH, Mathiesen D, Marshall WF, et al. Detection of Babesia microti by polymerase chain reaction. J Clin Microbiol 1992;30:2097–2103.
198. Persing DH, Herwaldt BL, Glaser C, et al. Infection with a babesia-like organism in northern California. N Engl J Med 1995;332:298–303.
199. Peters CS, Kathpalia SB, Chitton-Swialto AL, et al. Isospora belli and Cryptosporidium spp. from a patient not suspected of having acquired immunodeficiency syndrome. Diagn Microbiol Infect Dis 1987;8:197–199.
200. Petri WA Jr, Clark CG, Diamond LS. Host-parasite relationships in amebiasis: conference report. J Infect Dis 1994;169:483–484.
201. Piarroux R, Gambarelli F, Dumon H, et al. Comparison of PCR with direct examination of bone marrow aspiration, myeloculture, and serology for diagnosis of visceral leishmaniasis in immunocompromised patients. J Clin Microbiol 1994;32:746–749.
202. Pickering LK, Engelkirk PG. Giardia lamblia. Pediatr Clin North Am 1988;35:536–577.
203. Pietrzak-Johnston SM, Bishop H, Wahlquist S, et al. Evaluation of commercially available preservatives for the laboratory detection of helminths and protozoa in human fecal specimens. J Clin Microbiol 2000;38:1959–1964.
204. Polly SM. Neurocysticercosis. Infect Dis Newslett 1986;5:89–91.
205. Pollok RC, Bendall RP, Moody A, et al. Traveler's diarrhea associated with cyanobacterium-like bodies. Lancet 1992;340:556–557.
206. Poretti D, Felleisen E, Grimm F, et al. Differential immunodiagnosis between cystic hydatid disease and other cross-reactive pathologies. Am J Trop Med Hyg 1999;60:193–198.
207. Purtillo DT, Myers WM, Conner DH. Fatal strongyloidiasis in immunocompromised patients. Am J Med 1974;56:488–493.

208. Rakita RM, White AC Jr, Keilhofner MA. *Loa loa* infection as a cause of migratory angioedema: report of three cases from the Texas Medical Center. Clin Infect Dis 1993;17:691–694.
209. Ravdin JI. Pathogenesis of disease caused by *Entamoeba histolytica*: studies of adherence, secreted toxins, and contact-dependent cytolysis. Rev Infect Dis 1986;8:247–260.
210. Ravdin JI. *Entamoeba histolytica*—amebiasis. In Mandell GL, Bennett JE, Dolin R, eds. Principles and Practices of Infectious Disease. 5th Ed. Philadelphia, PA: Churchill Livingstone, 2000:2035–2049.
211. Rawlins SC, Chailett P, Ragoonanansingh RN, et al. Microscopical and serological diagnosis of *Wuchereria bancrofti*. West Indian Med J 1994;43:75–79.
212. Rodriguez N, Guzman B, Rodas A, et al. Diagnosis of cutaneous leishmaniasis and species discrimination of parasites by PCR and hybridization. J Clin Microbiol 1994;32:2246–2252.
213. Roman G, Sotelo J, Del Brutto O, et al. A proposal to declare neurocysticercosis an international reportable disease. Bull World Health Organ 2000;78:399–406.
214. Rosenthal EP, Marty P, le Fichoux Y, et al. Clinical manifestations of visceral leishmaniasis associated with HIV infection: a retrospective study of 91 French cases. Ann Trop Med Parasitol 2000;94:37–42.
215. Rossitch E Jr, Carrazana EJ, Samuels MA. Cerebral toxoplasmosis in patients with AIDS. Am Fam Physician 1990;42:867–873.
216. Rostoff JD, Sanders CA, Sonnad SS, et al. Stool diagnosis of giardiasis using a commercially available enzyme immunoassay to detect giardia-specific antigen 65 (GAS 65). J Clin Microbiol 1989;27:1997–2002.
217. Ruffer MA. Note on the Presence of *Bilharzia haematobia* in Egyptian mummies of the 20th dynasty (1250–1000 B.C.). BMJ 1910:16.
218. Sakanari JA, McKerrow JH. Anisakiasis. Clin Microbiol Rev 1989;2:278–284.
219. Sargeaunt PG, Williams JE. Electrophoretic isoenzyme patterns of *Entamoeba histolytica* and *Entamoeba coli*. Trans R Soc Trop Med Hyg 1978;72:164–166.
220. Sargeaunt PG. The reliability of *Entamoeba histolytica* zymodemes in clinical diagnosis. Parasitol Today 1987;3:40–43.
221. Sarti E, Schantz PM, Avila G, et al. Mass treatment against human taeniasis for the control of cysticercosis: a population-based intervention study. Trans R Soc Trop Med Hyg 2000;94:85–89.
222. Sarwaut MA, al Shaiby AL. Parasitic infections among patients of Al Nour specialized hospital. J Egypt Soc Parasitol 1993;23:821–827.
223. Schantz PM, McAuley J. Current status of food-borne parasitic zoonoses in the United States. Southeast Asian J Trop Med Public Health 1991;22(Suppl):65–71.
224. Scheffler EH, Van Etta LL. Evaluation of rapid commercial enzyme immunoassay for detection of *Giardia lamblia* in formalin-preserved stool specimens. J Clin Microbiol 1994;32:1807–1808.
225. Schlim DR, Cohen MT, Eaton M, et al. An alga-like organism associated with an outbreak of prolonged diarrhea among foreigners in Nepal. Am J Trop Med Hyg 1991;45:383–389.
226. Schwartz DA. Cholangiocarcinoma with liver fluke infection: a preventable source for morbidity in Asian immigrants. Am J Gastroenterol 1986;81:76–79.
227. Schwebke JR, Lawing LF. Improved detection by DNA amplification of *Trichomonas vaginalis* in males. J Clin Microbiol 2002;40:3681–3683.
228. Shandera WX. From Leningrad to the day-care center. The ubiquitous *Giardia lamblia*. West J Med 1990;153:154–159.
229. Shepherd RC, Reed CL, Sinha GP. Shedding of oocysts of *Cryptosporidium* in immunocompetent patients. J Clin Pathol 1988;42:1104–1106.
230. Sher L, Shunmzaburo I, Lebeau G, et al. Hilar cholangiocarcinoma associated with *Clonorchis*. Dig Dis Sci 1989;34:1121–1123.
231. Shetty N, Brabhu T. Evaluation of fecal preservation and staining methods in the diagnosis of acute amoebiasis and giardiasis. J Clin Pathol 1988;412:694–699.
232. Sifuentesosornio J, Porrascortes G, Bendall RP, et al. *Cyclospora cayetanensis* infection in patients with and without AIDS: biliary disease as another clinical manifestation. Clin Infect Dis 1995;21:1092–1097.
233. Simonson PE, Dunyo SK. Comparative evaluation of three new tools for diagnosis of bancroftian filariasis based on detection of specific circulating antigens. Trans R Soc Trop Med Hyg 1999;93:278–282.
234. Singh BN. Pathogenic and Non-pathogenic Amoebae. New York, NY: Wiley, 1975.
235. Sloan L, Schneider S, Rosenblatt J. Evaluation of enzyme-linked immunoassay for serological diagnosis of cysticercosis. J Clin Microbiol 1995;33:3124–3128.
236. Soave R. State of the art clinical article. *Cyclospora*: an overview. Clin Infect Dis 1996;23:429–437.
237. Smith JW, Patterson WJ, Hardie R, et al. An outbreak of waterborne cryptosporidiosis caused by post-treatment contamination. Epidemiol Infect 1989;103:703–715.
238. Smith JW, Wolfe MS. Giardiasis. Annu Rev Med 1980;32:373.
239. Steketee RW, Reid S, Cheng T, et al. Recurrent outbreaks of giardiasis in a child day center, Wisconsin. Am J Public Health 1989;79:485–490.
240. Stenzel DJ, Boreham PF. *Blastocystis hominis* revisited. Clin Microbiol Rev 1996;9:563–584.
241. Stibbs HH. Monoclonal antibody-based enzyme immunoassay for *Giardia lamblia* antigen in human stool. J Clin Microbiol 1989;27:2582–2588.
242. Strickland GT, Abdel-Wahab M. Schistosomiasis. In Strickland GT, ed. Hunter's Tropical Medicine. 7th Ed. Philadelphia, PA: Saunders, 1991:781–802.
243. Tan JS. Common and uncommon parasitic infections in the United States. Med Clin North Am 1978;62:1959–1081.
244. Tantowitz HB, Korchhoff LV, Simon D, et al. Chagas' disease. Clin Microbiol Rev 1992;5:400–419.
245. Tietze PE, Tietze PH. The roundworms, *Ascaris lumbricoides*. Prim Care 1991;18;23–41.
246. Todorov T, Bopeva V. Echinococcus in children and adolescents in Bulgaria: a comparative study. Ann Trop Med Parasitol 2000;94:135–144.
247. Tremblay A, MacLean JD, Gyorkos T, et al. Outbreak of cutaneous larva migrans in a group of travelers. Trop Med Int Health 2000;5:330–334.
248. Ungar BL. Cryptosporidiosis. In Mandell GL, Bennett JE, Dolin R, eds. Principles and Practices of Infectious Diseases. 5th Ed. Philadelphia, PA: Churchill Livingstone, 2000:2903.
249. van Doorn HR, Hofwegen H, Koelewijn R, et al. Use of rapid dipstick and latex agglutination tests and enzyme-linked immunosorbent assay for serodiagnosis of amebic liver abscess, amebic colitis and *Entamoeba histolytica* cyst passage. J Clin Microbiol 2005;43:4801–4806.
250. van Etten L, Folman CC, Eggelte TA. Rapid diagnosis of schistosomiasis by antigen detection in urine with a reagent strip. J Clin Microbiol 1994:2404–2406.
251. Vannatta JB, Adamson D, Mujllican K. *Blastocystis hominis* infection presenting as recurrent diarrhea. Ann Intern Med 1985;102:495–496.
252. Verastegui M, Moro P, Guevera A, et al. Enzyme linked immunoelectrotransfer blot test for diagnosis of human hydatid disease. J Clin Microbiol 1992;L30:1557–1561.
253. Vermud SH, Lalleur F, MacLoed S. Parasitic infections in a New York City hospital: trends from 1971 to 1984. Am J Public Health 1986;76:1024–1026.
254. Walden J. Parasitic diseases: other roundworms: trichiuris, hookworm, and strongyloides. Prim Care 1991;18:53–74.
255. Walls KW, Smith JW. Serology of parasitic infections. Lab Med 1979;10:329–336.
256. Wamae CN. Advances in the diagnosis of human lymphatic filariasis: a review. East Afr Med J 1994;74:171–182.
257. Warren KS, Mahmoud AA. Algorithms in the diagnosis and management of exotic diseases. XII. Prevention of exotic diseases: advice to travelers. J Infect Dis 1976;133:596–601.
258. Watt G, Saisorn S, Jongsakul K, et al. Blinded, placebo-controlled trial of antiparasitic drugs for trichinosis myositis. J Infect Dis 2000;182:371–374.
259. Webbe G. Human cysticercosis: parasitology, pathology, clinical manifestations and available treatment. Pharmacol Ther 1994;64:175–200.
260. Weber R, Bryan RT, Juranek DD. Improved stool concentration procedure for detection of *Cryptosporidium* oocysts in fecal specimens. J Clin Microbiol 1992;30:289–2873.
261. Weil GJ, Jain DC, Santhanasa S, et al. A monoclonal antibody-based enzyme immunoassay for detecting parasite antigenemia in bancroftian filariasis. J Infect Dis 1987;165:350–355.
262. Weinke T, Friedrich-Janichke B, Hopp P, et al. Prevalence and clinical importance of *Entamoeba histolytica* in two high-risk groups: travelers returning from the tropics and male homosexuals. J Infect Dis 1990;161:1029–1031.
263. Weiss JB. DNA probes and PCR for the diagnosis of parasitic infections. Clin Microbiol Rev 1995;8:113–130.
264. Welch TP. Risk of giardiasis from consumption of wilderness water in North America: a systematic review of epidemiologic data. Int J Infect Dis 2000;4:100–103.
265. Welsh JA. Problems in recognition and diagnosis of amebiasis: estimation of the global magnitude of morbidity and mortality. Rev Infect Dis 1986;8:118–238.
266. White AC Jr, Tato P, Molinari JL. Host-parasite interactions in *Taenia solium* cysticercosis. Infect Agents Dis 1992;1:185–193.
267. Whittner M, Tanowitz HB, Weiss LM. Parasitic infection in AIDS patients: cryptosporidiosis, isosporiasis, microsporidiosis, cyclosporiasis. Infect Dis Clin 1993;7:569–586.

268. Williams HA, Roberts J, Kachur P. Malaria surveillance—United States, 1995. Centers for Disease Control and Prevention, Epidemiology Program Office, Atlanta, 1995.
269. Windsor JJ, Johnson EH. *Dientamoeba fragilis*: the unflagellated human flagellate. Br J Biomed Sci 1999;56:293–306.
270. Windsor JJ, Macfarlane L, Hughes-Thapa G, et al. Incidence of *Blastocystis hominis* in faecal samples submitted for routine microbiological analysis. Br J Biomed Sci 2002;59:154–157.
271. Witoonpanich R, Chuahirun S, Soranastaporn S, et al. Eosinophilic myelomeningoencephalitis caused by *Angiostrongylus cantonensis*: a report of three cases. Southeast Asian J Trop Med Public Health 1991;22:262–267.
272. Wolf MS. Giardiasis. Clin Microbiol Rev 1992;5:93–100.
273. Wong SY, Jaidu MP, Ramirez R, et al. Role of specific immunoglobulin E in diagnosis of acute toxoplasma infection and toxoplasmosis. J Clin Microbiol 1993;32:2952–2959.
274. Woo PT, Paterson WB. *Giardia lamblia* in children in day-care centers in southern Ontario, Canada, and susceptibility to animals to *G. lamblia*. Trans R Soc Trop Med Hyg 1986;80:56–59.
275. World Health Organization. Epidemiology and control of African trypanosomiasis: report of a WHO expert committee. World Health Organ Tech Rep Ser 1986;739:36–58.
276. Wurtz R, Kocka FE, Peters CS, et al. Clinical characteristics of seven cases of diarrhea associated with a novel acid-fast organism in the stool. Clin Infect Dis 1991;16:136–138.
277. Wurtz R. *Cyclospora*: a newly identified intestinal pathogen of humans. Clin Infect Dis 1994;18:620–626.
278. Yamasaki H, Araki K, Lim PK, et al. Development of a highly specific recombinant *Toxocara canis* second-stage larva excretory-secretory antigen for immunodiagnosis of human toxocariasis. J Clin Microbiol 2000;38:1409–1413.
279. Yang J, Scholton T. *Dientamoeba fragilis*: a review with notes on epidemiology, pathogenicity, modes of transmission, and diagnosis. Am J Trop Med Hyg 1979;26:16–22.
280. Yaquihashi A, Sato N, Takahashi S, et al. A serodiagnostic assay by microenzyme-linked immunosorbent assay for human *Anisakiasis* using a monoclonal antibody specific for *Anisakiasis* larvae antigen. J Infect Dis 1990; 161: 995–998.
281. Yau YC, Crandall I, Kain KC. Development of monoclonal antibodies which specifically recognize *Entamoeba histolytica* in preserved stool samples. J Clin Microbiol 2001;39:716–719.
282. Yen CM, Chen ER. Detection of antibodies to *Angiostrongylus cantonensis* in serum and cerebrospinal fluid of patients with eosinophilic meningitis. Int J Parasitol 1991;21:17–21.
283. Yoder JS, Gargano JW, Wallace RM, et al. Giardiasis Surveillance – United States, 2009–2010. MMWR Surveill Summ 2012;61:13–23.
284. Young DK, Bullock SL, Melvin DM, et al. Ethyl acetate as a substitute for diethyl ether in the formalin-ether sedimentation technique. J Clin Microbiol 1979;10:852–853.
285. Zhu G, Marchweka MJ, Ennis JG, et al. Direct isolation of DNA from patient stools for polymerase chain reaction detection of *Cryptosporidium parvum*. J Infect Dis 1998;177:1443–1446.
286. Zierdt CH. *Blastocystis hominis*: an intestinal protozoan parasite of man. Public Health Lab 1978;36:147–160.
287. Zimmerman PA, Guderian RH, Araujo E, et al. Polymerase chain reaction-based diagnosis of Onchocerca volvulus infection: improved detection of patients with onchocerciasis. J Infect Dis 1994;169:686–689.

CAPÍTULO 23

Diagnóstico das Infecções Causadas por Vírus, *Chlamydia/Chlamydophila*, *Rickettsia* e Microrganismos Relacionados

Introdução, 1536
  Revisão histórica, 1536
  Evolução das técnicas de cultura de células, 1536
  Evolução dos serviços de diagnóstico virológico, 1536
  Níveis de serviço, 1536

Taxonomia e nomenclatura, 1537

Manifestações clínicas das infecções virais, 1539
  Ortomixovírus, 1539
  Paramixovírus, 1550
  Picornavírus, 1551
  Rabdovírus, 1552
  Arenavírus, 1553
  Filovírus, 1553
  Togavírus e flavivírus, 1555
  Buniavírus, 1556
  Vírus da gastrenterite humana, 1557
  Coronavírus, 1559
  Coltivírus, 1559
  Retrovírus, 1559
  Herpes-vírus, 1563
  Adenovírus, 1568
  Poxvírus, 1568
  Papilomavírus, 1569
  Poliomavírus, 1571
  Parvovírus, 1571
  Vírus da hepatite, 1572
  Doenças priônicas (encefalopatias espongiformes transmissíveis), 1574

Classificação clínica das infecções virais, 1575

Diagnóstico das infecções virais, 1575
  Coleta de amostras para diagnóstico, 1575
  Transporte e conservação das amostras, 1580
  Isolamento de vírus em cultura, 1580
  Preparação e manutenção das culturas de células, 1580
  Contaminação das culturas de células, 1583
  Aspectos técnicos da cultura de células, 1584
  Seleção de culturas de células para o isolamento de vírus, 1586
  Inoculação e incubação das culturas de células, 1587
  Detecção do vírus e identificação provisória, 1587
  Identificação definitiva dos isolados, 1595
  Conservação de isolados virais, 1596
  Resumo da detecção e identificação dos vírus com base em culturas, 1596

Detecção direta de vírus em amostras clínicas, 1596
  Detecção de inclusões na microscopia óptica, 1596
  Detecção de partículas virais por microscopia eletrônica, 1598
  Detecção imunológica de antígenos virais, 1598
  Técnicas moleculares, 1599

  Seleção de testes para diagnóstico rápido, 1604

Diagnóstico sorológico das infecções virais, 1605
  Vírus da imunodeficiência humana, 1605
  Vírus da hepatite B e vírus Epstein-Barr, 1606
  Vírus da hepatite A, 1608
  Vírus da hepatite C, 1608
  Parvovírus, 1608
  Herpes-vírus simples, 1608
  Vírus varicela-zóster, 1609
  Citomegalovírus, 1609
  Vírus do Nilo Ocidental e vírus Chikungunya, 1609
  Rubéola, 1609
  Coronavírus da SRAG e da SROM, 1609
  Procedimentos sorológicos diversos, 1609
  Diagnóstico de outras infecções virais, 1609
  Testes de sensibilidade a agentes antivirais, 1610

Infecções por espécies de *Chlamydia* e *Chlamydophila*, 1611
  Chlamydia trachomatis, 1611
  Chlamydophila psittaci, 1613
  Chlamydophila pneumoniae, 1613

Infecções por *Rickettsia*, *Coxiella*, *Ehrlichia* e *Anaplasma*, 1614
  Rickettsia e *Coxiella*, 1614
  Espécies de *Ehrlichia* e *Anaplasma*, 1616

Introdução

A virologia diagnóstica evoluiu rapidamente no decorrer dos últimos anos, passando de um serviço que dependia predominantemente de culturas celulares para um serviço que utiliza, em sua maior parte, o diagnóstico molecular. Nesse período de transição, decidimos manter as descrições das técnicas tradicionais, visto que algumas delas ainda são utilizadas em laboratórios que não dispõem de recursos moleculares. Entretanto, a ênfase será nos novos ensaios moleculares diagnósticos que transformaram o laboratório de virologia clínica, fornecendo aos médicos resultados rápidos e acurados para a detecção de patógenos virais em tempo hábil.

Revisão histórica

A primeira etapa de interesse histórico abrange os anos durante os quais foi estabelecida a existência de infecções causadas por partículas submicroscópicas. Durante muitas décadas, após a hipótese proposta por Carlos Finlay sobre a transmissão da febre amarela pela picada de um mosquito, o único método disponível para o isolamento de agentes virais era a inoculação de animais ou ovos embrionados. Novos agentes de doença continuam sendo descobertos pelo uso tradicional de primatas não humanos (p. ex., vírus do kuru e vírus de Creutzfeldt-Jakob),[158] por meio de microscopia eletrônica (p. ex., síndrome respiratória aguda grave [SRAG])[178] e até mesmo por meio de voluntários humanos (p. ex., o agente Norwalk da gastrenterite infecciosa).[259] A fase seguinte utilizou culturas de células como maneira de propagar os vírus. Hoje em dia, esses métodos anteriormente empregados são complementados por sofisticados métodos moleculares de diagnóstico, incluindo sequenciamento de última geração (NGS).[19]

Evolução das técnicas de cultura de células

Um dos principais avanços históricos na virologia diagnóstica foi proporcionado por Enders et al.,[129] que demonstraram que o vírus causador da poliomielite podia ser isolado em células não neurais in vitro. Nas décadas de 1950 e 1960, houve uma rápida expansão do conhecimento sobre as manifestações clínicas, a epidemiologia e o diagnóstico das infecções virais comuns, proporcionada, em grande parte, pelo uso cada vez maior da cultura celular. Os esforços diagnósticos, que eram parte integral dos estudos clínicos, foram incorporados aos laboratórios de pesquisa das universidades e do governo. O elevado custo da identificação definitiva de isolados, a ausência de quimioterapia antiviral efetiva e a escassez de recursos para as culturas de células limitaram o aproveitamento desses testes pelo laboratório de microbiologia diagnóstica. Uma revisão mais detalhada do desenvolvimento histórico da virologia é fornecida por Levine.[292]

Evolução dos serviços de diagnóstico virológico

A primeira etapa foi a incorporação de serviços diagnósticos nos laboratórios de microbiologia clínica, muitos dos quais limitavam a sua atuação à bacteriologia (incluindo micobacteriologia), micologia e parasitologia. O Boxe 23.1 fornece uma lista de alguns dos fatores que facilitaram e que estimularam essa transferência de tecnologia e técnicas do laboratório de pesquisa para um laboratório de diagnóstico clínico, habitualmente em um departamento de patologia ou de microbiologia. Uma discussão mais detalhada dessa transição pode ser encontrada em edições anteriores deste livro.

A complexidade e a sofisticação do diagnóstico virológico tradicional limitaram a introdução desses métodos nos laboratórios clínicos localizados em grandes centros médicos, muitos dos quais estavam associados a centros acadêmicos. Nessa última década, houve uma aceleração no ritmo do desenvolvimento tecnológico, em particular no campo do diagnóstico molecular, de modo que foi possível introduzir testes de diagnóstico virológico para múltiplos patógenos (p. ex., painel de vírus respiratórios) em hospitais comunitários.

Além das questões científicas, um importante determinante foi a promulgação e o cumprimento do CLIA '88 (Clinical Laboratory Improvement Amendments, 1988), o primeiro avanço importante na fiscalização dos laboratórios desde o CLIA '67. As numerosas exigências quanto aos técnicos e à execução dos testes eram conhecidas da maioria dos laboratórios clínicos, porém estranhas (e extremamente indesejáveis) para a maioria dos laboratórios de pesquisa e essencialmente fora do alcance dos laboratórios de consultórios médicos. Embora muitos dos ensaios moleculares direcionados para vírus sejam aprovados pela Food and Drug Administration (FDA), ainda existem muitos testes desenvolvidos em laboratório (LDT; do inglês, *laboratory developed test*) usados em todos os EUA. FDA exigiu uma fiscalização para esses ensaios, porém a forma de fiscalização ainda não foi determinada. Muitos desses ensaios, para os quais não há opções atualmente disponíveis aprovadas pela FDA (p. ex., PCR quantitativa para o vírus Epstein-Barr), são de importância crítica nos cuidados dos pacientes. Existe uma preocupação de que, se as regras de fiscalização impostas pela FDA forem demasiadamente rigorosas, haverá então a possibilidade de suspensão dos testes locais, que demandam um tempo de execução maior, para esses patógenos.

Níveis de serviço

Cada diretor ou supervisor de laboratório precisa decidir o nível de serviços apropriado para as necessidades clínicas locais. Isso deveria ser realizado após uma consulta com equipes médicas. É muito melhor limitar o alcance dos esforços para testes que podem ser executados com alta eficiência do que tentar uma ampla cobertura quando os recursos são insuficientes e a eficiência pode ser perdida, em virtude de um desempenho infrequente. O Boxe 23.2 fornece uma lista de vários níveis prováveis de serviços.

A maioria dos laboratórios de hospitais de pequeno porte provavelmente encontra-se no nível 1 ou 2,[428] enquanto os laboratórios de hospitais comunitários e universidades de maior porte podem oferecer serviços de nível 3, 4 ou 5. Esses hospitais têm mais probabilidade de atender pacientes que necessitem de serviços completos de virologia. É possível utilizar esses laboratórios como recursos diagnósticos regionais. Os níveis possíveis de serviços mudaram acentuadamente nesses últimos anos com a introdução de testes diagnósticos moleculares de uso simples, alguns dos quais estão livres do CLIA.

Boxe 23.1

Alguns fatores que facilitam a transferência de um laboratório de pesquisa para um laboratório de diagnóstico

Fatores que promoveram a transferência de testes para o laboratório clínico

- Aparecimento de situações clínicas nas quais o diagnóstico virológico é essencial; por exemplo, herpes simples em mulheres grávidas
- Desenvolvimento da quimioterapia antiviral
- Disponibilidade de fontes comerciais confiáveis de células de mamíferos para cultura
- Aplicação da tecnologia dos anticorpos monoclonais ao diagnóstico, com disponibilidade comercial de reagentes confiáveis
- Facilitação de um diagnóstico mais rápido pela aplicação de ensaios moleculares direcionados para vírus de importância clínica
- Aplicação de imunoensaios enzimáticos (IEE) no diagnóstico direto
- Aplicação de maior número de métodos de diagnóstico molecular de uso simples
- Suporte para a epidemiologia das doenças transmissíveis na saúde pública.

Progressos na virologia diagnóstica

- Frequência crescente de situações clínicas que dependem de um diagnóstico virológico; por exemplo, monitoramento das cargas virais em receptores de transplante e aumento da sensibilidade dos ensaios para HPV
- Número aumentado de doenças para as quais é possível usar a quimioterapia antiviral, incluindo terapia de combinação
- Disponibilidade de fontes comerciais de materiais para cultura celular, que incluem células em lâminas para culturas em frascos; desenvolvimento de linhagens celulares mistas (p. ex., R-Mix) e disponibilidade de modificação genética para melhorar a detecção (p. ex., sistema ELVIS)
- Disponibilidade comercial de reagentes imunofluorescentes de alta qualidade; alguns desses reagentes são agrupados (p. ex., vírus respiratórios) ou melhoram a eficiência do rastreamento
- Transferência da tecnologia de amplificação de ácidos nucleicos do laboratório de pesquisa para o laboratório clínico na forma de testes desenvolvidos no laboratório (LDT); disponibilidade comercial de sistemas ou reagentes validados para ensaios multiplex, monoplex e quantitativos, muitos dos quais foram aprovados pela FDA, e disponíveis em plataformas de uso simples
- Embora os imunoensaios sejam, em sua maioria, rápidos e de baixo custo, eles apresentam pouca sensibilidade; Foram desenvolvidos imunoensaios aprimorados para aumentar a sensibilidade, que empregam dispositivos para leitura. Esses ensaios estão sendo trocados por ensaios moleculares realizados no local da assistência ("beira de leito")
- Suporte para investigação de surtos; alguns dos mais novos dispositivos de imunoensaios possuem capacidade *wireless* de notificar os resultados de influenza a laboratórios de saúde pública de acordo com o HIPPA.

Taxonomia e nomenclatura

A taxonomia é a ciência da classificação sistemática, que utiliza regras e princípios gerais; esse termo é mais comumente empregado para referir-se ao estudo dos seres vivos. A nomenclatura é a atividade de atribuir nomes aos sujeitos taxonômicos.

Muitas infecções virais, como a influenza, a varicela, o sarampo e a hepatite, foram clinicamente bem caracterizadas muito antes da identificação do agente etiológico. Uma vez isolado, o vírus recebe a denominação do quadro clínico correspondente. Em uma tentativa de organizar o esquema de classificação, os taxonomistas utilizaram os conhecimentos mais modernos da estrutura viral e da composição antigênica para elaborar uma classificação sistemática.[93] Os nomes das ordens, famílias e gêneros têm raízes latinas, porém o conceito de espécie tem sido mais difícil para os virologistas.[48,463] Com frequência, são utilizados os nomes vernaculares clássicos para a designação das espécies.

O International Committee on Taxonomy of Viruses (ICTV) propôs o sistema universal de taxonomia dos vírus do ICTV. O Boxe 23.3 fornece um resumo das convenções

Boxe 23.2

Níveis de serviços diagnósticos

Nível 1: Não são prestados serviços de virologia. As amostras são coletadas para envio a um laboratório de referência.

Nível 2: São realizados procedimentos virológicos limitados. Esses laboratórios também podem ou não ter a capacidade de detectar antígenos virais em secreções e líquidos corporais. Esses laboratórios também podem ou não ter condições para a semeadura de amostras em cultura de tecidos para sua transferência a laboratórios de referência. Esses laboratórios podem utilizar plataformas totalmente automáticas (*i. e.*, amostra–resultado) para testes moleculares.

Nível 3: Esses laboratórios são capazes de isolar grupos de vírus selecionados, que crescem em culturas de células comumente utilizadas. Além disso, podem efetuar uma identificação limitada de agentes selecionados para os quais existem, no comércio, sistemas de transporte, de isolamento de células e de confirmação imunológica simples, com envio de outros isolados a laboratórios de referência. Esses laboratórios podem utilizar testes moleculares para diagnóstico mais complexos, de maneira não modificada e aprovados pela FDA.

Nível 4: Esses laboratórios devem ter técnicos com alto grau de experiência em virologia, capazes de isolar todos os grupos comuns de vírus e efetuar identificações clinicamente relevantes. Esses laboratórios são capazes de realizar testes complexos desenvolvidos em laboratório (LDT), além de ensaios aprovados pela FDA e, possivelmente, sequenciamento tradicional do DNA.

Nível 5: Além de um alto grau de experiência em virologia, esses laboratórios podem realizar testes de sensibilidade a agentes antivirais. Além dos LDT, esses laboratórios realizam o sequenciamento de última geração.

Boxe 23.3

Convenções para a denominação dos vírus

Hierarquia taxonômica	Terminação	Exemplo
Ordem	-virales	Mononegavirales
Família	-viridae	Paramyxoviridae
Subfamília	-virinae	Pneumovirinae
Gênero	-virus	*Pneumovirus*
Espécie	Nenhuma	Vírus sincicial respiratório humano

para a nomenclatura dos vírus. Os nomes hierárquicos estão escritos em itálico e podem ser precedidos pelo táxon, que não está em itálico. No caso do nome das espécies, deparamo-nos com a situação peculiar em que as mesmas palavras podem estar ou não em itálico, dependendo de sua inclusão em uma designação taxonômica ou de seu uso na forma vernacular. A designação taxonômica só precisa ser utilizada uma única vez em uma publicação científica. Por exemplo, uma discussão pode referir-se ao vírus do sarampo (*Vírus do sarampo*, gênero *Morbillivirus*, família Paramyxoviridae). No momento atual, essa abordagem da taxonomia e da nomenclatura parece ter prioridade, porém o assunto não está definitivamente estabelecido.

Grande parte da taxonomia viral tradicional provém do conhecimento detalhado da estrutura dos vírus, porém foi atualmente suplementada pelos estudos de ácidos nucleicos. Os vírus estão entre os menores agentes infecciosos (Figura 23.1). Os poxvírus, que constituem os maiores membros da família dos vírus e cujo tamanho se assemelha ao das menores bactérias, estão próximos da resolução do microscópio óptico; para a visualização de todos os outros vírus, é necessário um microscópio eletrônico.

Quase sem exceção, os vírus contêm DNA ou RNA, mas não ambos. Os vírus DNA de importância clínica são, em sua maioria, de fita dupla, sendo os parvovírus uma exceção, e a maioria dos vírus RNA de importância clínica são de fita simples, sendo os rotavírus (i. e., reovírus) uma exceção. O centro de qualquer partícula viral, o cerne de ribonucleoproteína, contém ácido nucleico espiralado e proteína.[204] Em torno do cerne, existe um invólucro protetor, constituído por unidades proteicas repetidas, denominadas capsômeros, que, em conjunto, formam o capsídio. Com o cerne de nucleoproteínas, a unidade de nucleocapsídio é completa. A arquitetura da maioria dos vírus possui uma simetria, que é helicoidal, semelhante ao ácido nucleico ou icosaédrica, como a arquitetura de uma cúpula geodésica. Essas duas simetrias, ilustradas na Figura 23.2, proporcionam a maneira mais eficiente de organizar as camadas estruturais, uma economia essencial para essas partículas muito pequenas com recursos genéticos limitados.

Como regra geral, os vírus DNA replicam-se no núcleo, onde ocorre a sua montagem. A montagem dos vírus RNA ocorre no citoplasma. As principais exceções quanto ao local de replicação são os vírus influenza (RNA), que começam a sua replicação no núcleo, e os poxvírus (DNA), cuja replicação ocorre no citoplasma. Os complexos eventos que ocorrem após a infecção de uma célula por um vírus refletem-se apenas de modo incompleto nas alterações celulares morfológicas. Entretanto, em alguns casos, pode-se observar claramente como o vírus apropriou-se dos recursos genéticos da célula (Figura 23.3). A montagem final de alguns vírus ocorre na membrana nuclear ou citoplasmática. A formação do "envelope" para os vírus envelopados ocorre à medida que o vírion se desloca do núcleo para o citoplasma ou passa do citoplasma para o espaço extracelular; é durante essas transições que um envelope externo contendo lipídios é acrescentado ao nucleocapsídio (Figuras 23.2 e 23.3 A a F). Os solventes lipídicos e os detergentes inativam prontamente esses vírus envelopados, porém não afetam aqueles não envelopados. A replicação de alguns vírus resulta em morte da célula, frequentemente por meio de lise celular, com liberação dos nucleocapsídios organizados. Os vírus envelopados que amadurecem na membrana citoplasmática são liberados das células por "brotamento" através da membrana (Figuras 23.3 F e 23.4). Nesse processo, o envelope acumula porções da membrana lipídica da célula, bem como glicoproteínas específicas do vírus que foram inseridas nessa membrana.

Os principais grupos de vírus estão resumidos nas Tabelas 23.1 e 23.2. As micrografias eletrônicas ilustrativas de partículas virais de coloração negativa (fornecidas por Frederick A. Murphy) estão acompanhadas de uma breve descrição das famílias e dos gêneros. A lista não é completa, porém inclui os patógenos humanos de maior importância. As características taxonômicas estão resumidas nas tabelas, porém os nomes vernaculares são utilizados subsequentemente no texto.

As características estruturais e bioquímicas utilizadas para a classificação incluem as características do ácido nucleico, a configuração ou simetria do nucleocapsídio (helicoidal, icosaédrica ou complexa), a presença ou ausência de um envelope lipídico, o tamanho do vírion, o número de capsômeros, a estabilidade do vírion ao tratamento químico e a composição antigênica.

A polaridade dos vírus RNA é considerada positiva quando o vírus pode funcionar como mRNA (i. e., as proteínas necessárias para a construção do vírion podem ser sintetizadas diretamente a partir do ácido nucleico viral uma vez liberado dentro da célula por ruptura do capsídio do vírion). Os vírus RNA com polaridade negativa precisam

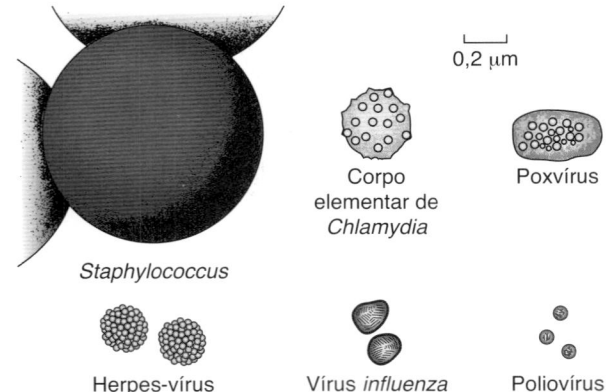

■ **FIGURA 23.1** Os vírus são os menores agentes infecciosos. O tamanho relativo de uma bactéria, *Staphylococcus*, é comparado com *Chlamydia*, com o grupo de vírus de maior tamanho (poxvírus) e com um dos menores vírus (poliovírus, um membro do grupo dos enterovírus).

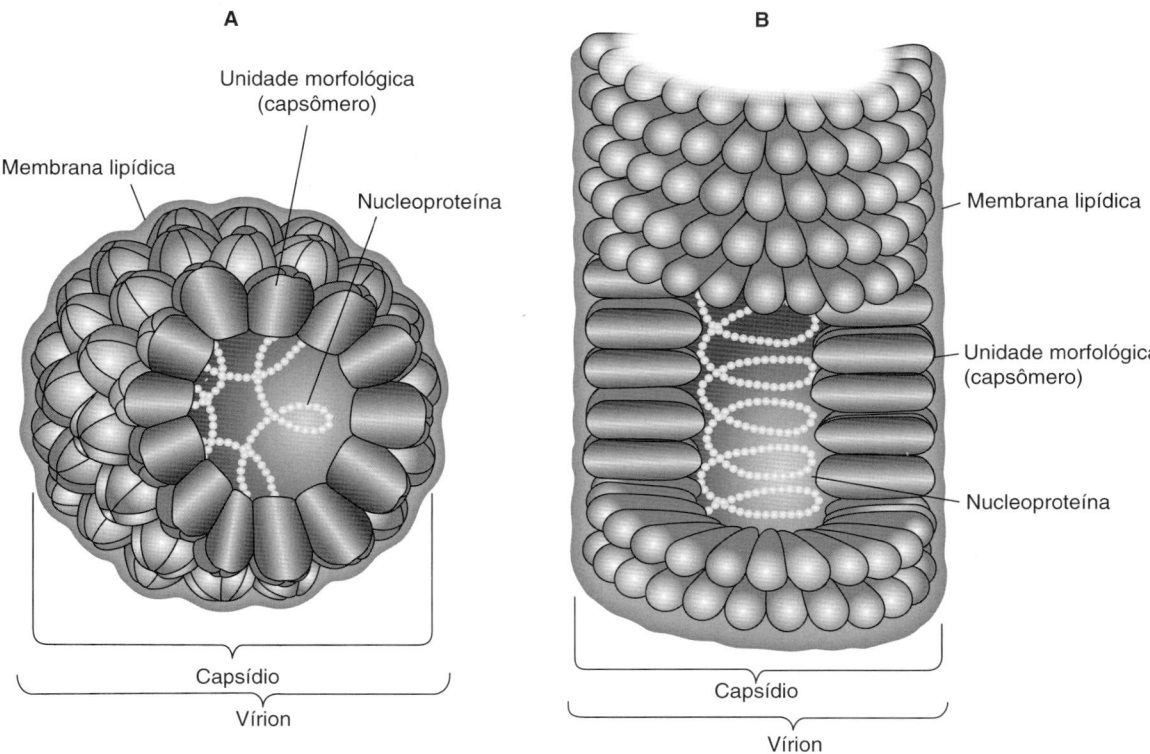

■ **FIGURA 23.2** Morfologia dos vírus. Os vírus são construídos com grande economia. Um cerne de nucleoproteína é circundado por um capsídio de proteína, que é formado de capsômeros individuais. Alguns vírus também possuem uma membrana de lipoproteína derivada do hospedeiro ao redor do nucleocapsídio. Os dois padrões de organização mais comuns de simetria são os padrões icosaédrico **(A)** e helicoidal **(B)**. Em nível ultraestrutural, os vírus icosaédricos aparecem esféricos, embora, em certas ocasiões, as facetas possam ser visualizadas (ver a ilustração do adenovírus na Tabela 23.2).

utilizar uma RNA polimerase dependente de RNA (*i. e.*, uma enzima que deve ser acondicionada com o ácido nucleico no vírion infectante) para produzir uma molécula de RNA complementar (*i. e.*, uma molécula de RNA com polaridade positiva), quando então as proteínas necessárias podem ser sintetizadas. O genoma da maioria dos vírus RNA é contido em um segmento linear; todavia, alguns vírus possuem um genoma segmentado. O genoma segmentado proporciona maior potencial de rearranjos genéticos quando duas cepas infectam a mesma célula. Uma das explicações para a extraordinária capacidade de alteração drástica dos vírus influenza (*i. e.*, a causa do deslocamento antigênico) e adaptação consiste no seu genoma segmentado, que facilita a recombinação dos segmentos quando dois vírions diferentes infectam a mesma célula.

Manifestações clínicas das infecções virais

As manifestações clínicas das infecções virais são inúmeras. Os sintomas gerais consistem em febre, com ou sem calafrios, mal-estar e mialgias. Os sintomas específicos decorrem principalmente da propensão do vírus a infectar várias células e tecidos (tropismo), mas também pode depender da via de infecção, da virulência da cepa, do estado imunológico do paciente e de outros fatores predisponentes, como doença pulmonar ou cardíaca subjacente. Para maiores detalhes, o leitor pode consultar vários livros excelentes.[285,395]

Ortomixovírus

Os ortomixovírus, que incluem os vírus influenza A, B e C, provocam uma ampla variedade de infecções respiratórias.[50,368] A síndrome de influenza ou "gripe" caracteriza-se pelo início abrupto de cefaleia, febre, calafrios e tosse seca; posteriormente, aparecem febre alta, mialgias, mal-estar e anorexia. Nas crianças de pouca idade, os sintomas gastrintestinais podem ser proeminentes. Quase todos os casos de influenza ocorrem durante o inverno. Os vírus influenza A e B são responsáveis pela maior parte das doenças respiratórias epidêmicas, nas quais há um excesso de mortalidade. Esses vírus são raramente isolados na ausência de infecção. O vírus influenza A infecta uma variedade de espécies de mamíferos e aves. Em certas ocasiões, foi descrita a transmissão da influenza suína e aviária, de porcos/frangos, para os seres humanos.[481] O vírus influenza C constitui uma causa incomum de infecção humana, mas pode provocar bronquite e pneumonia.[335] Os vírus da influenza podem causar diretamente doença grave das vias respiratórias inferiores ou, com mais frequência, podem preparar o paciente para uma infecção bacteriana secundária.[510] Uma propensão felizmente rara à infecção secundária tem sido a produção da síndrome de choque tóxico pela invasão de *Staphylococcus aureus*.[300] Mais comumente, *S. aureus* provoca pneumonia necrosante em situação de pós-influenza. Outras complicações da influenza incluem miocardite[130] e encefalopatia,[222,443] embora o vírus habitualmente não seja detectado nessas situações.

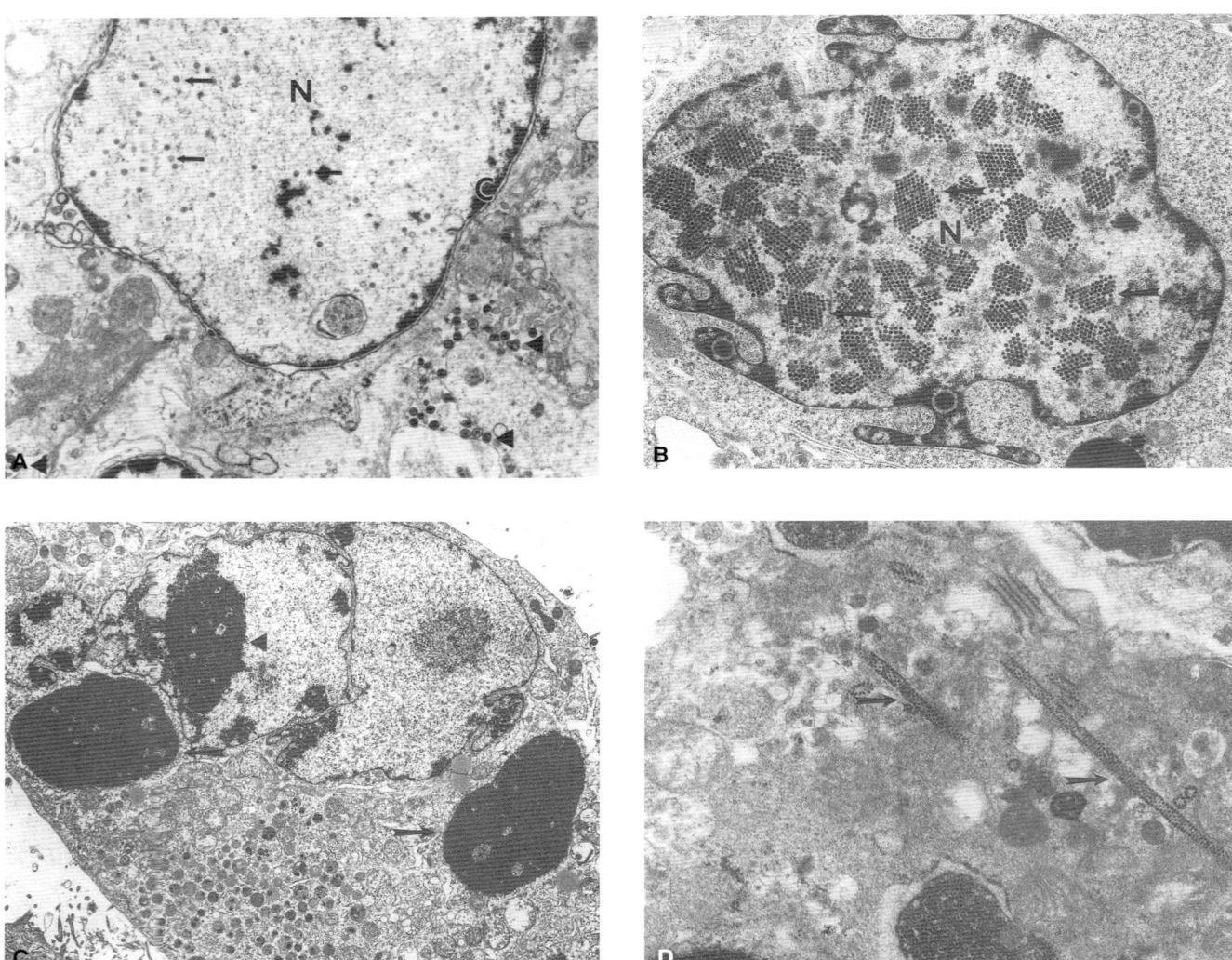

■ **FIGURA 23.3** Ultraestrutura dos vírus. **A.** Herpes-vírus simples. O herpes-vírus é montado no núcleo da célula (N). A cromatina celular (C) é deslocada para a borda do núcleo pela desoxirribonucleoproteína viral, que está levemente corada na fotomicrografia. Esse material corresponde à inclusão intranuclear eosinofílica observada ao microscópio óptico (Prancha 23.1). Os vírions não envelopados (*setas*) são organizados no núcleo. Fora do núcleo, alguns vírions maduros que adquiriram um envelope lipídico a partir da célula hospedeira (*pontas de seta*) são visíveis (células MRC-5 infectadas pelo herpes-vírus simples tipo 1, 22.400×). **B.** A montagem dos adenovírus ocorre no núcleo (N). Possuem simetria icosaédrica e carecem de envelope. Com frequência, estão densamente acondicionados em disposições paracristalinas (*setas*). À medida que os vírus se acumulam, todo o núcleo pode ficar repleto de vírions, produzindo as inclusões observadas ao microscópio óptico (Prancha 23.1 E) (células HEp-2 infectadas, 22.400×). **C.** A montagem do vírus sincicial respiratório ocorre no citoplasma, e o vírus amadurece na membrana celular. Podem-se observar inclusões no citoplasma das células infectadas, tanto *in vivo* quanto *in vitro* (Prancha 23.1 G). As inclusões (*setas*) são intracitoplasmáticas e compostas de ribonucleoproteína fibrilar. Compare a densidade do nucléolo (*ponta de seta*) com a das inclusões (células HEp-2 infectadas, 3.150×). **D.** Vírus Coxsackie B. Os enterovírus são pequenos vírus RNA que possuem simetria icosaédrica e que frequentemente estão acondicionados em uma disposição paracristalina (*setas*). A sua montagem ocorre no citoplasma. Não são observadas inclusões ao microscópio óptico (células de rim de macaco *rhesus* infectadas, 56.000×). **E.** Vírus da raiva. Esse rabdovírus em forma de bala é organizado no citoplasma. A nucleoproteína (P) fibrilar e os vírus alongados (*setas*) ocorrem juntos. A massa de material viral corresponde ao corpúsculo de Negri, que é observado ao microscópio óptico (Prancha 23.1 H). A estrutura interna que pode ser observada no interior dos corpúsculos de Negri clássicos provém da incorporação de material citoplasmático no corpúsculo de inclusão (cérebro humano infectado, 25.000×). **F.** Vírus da encefalite equina do leste. Esse togavírus ilustra o processo de maturação das partículas virais na superfície da célula. Os vírus maduros (*setas*) encontram-se no espaço extracelular. Um vírion em maturação (brotamento) é indicado pelo cerne denso de nucleoproteína e por uma condensação da membrana celular no local de formação do envelope (*ponta de seta*). Alguns vírus, como os mixovírus, inserem as suas hemaglutininas dentro da membrana nesse estágio; na virologia clássica, isso possibilitou a sua detecção pela aderência de eritrócitos à hemaglutinina viral na membrana celular (hemadsorção) (cérebro de camundongo infectado, 60.000×). (**E**, cortesia de Daniel Perl; **F**, cortesia de Frederick Murphy.)

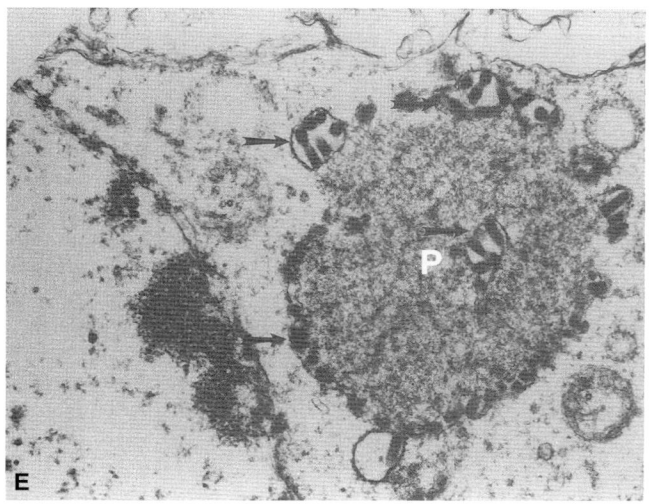
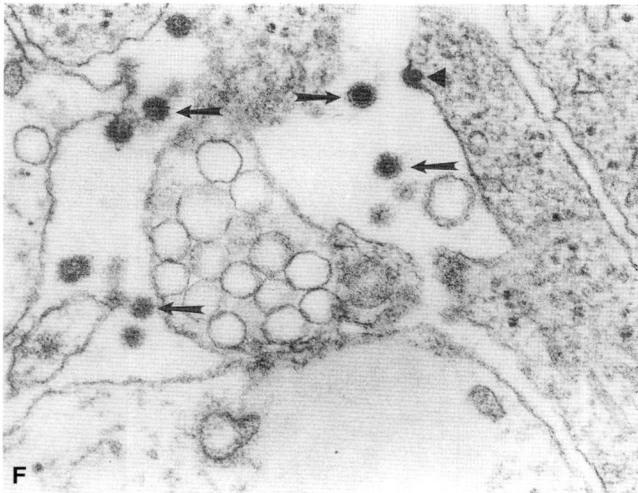

■ **FIGURA 23.3** (continuação)

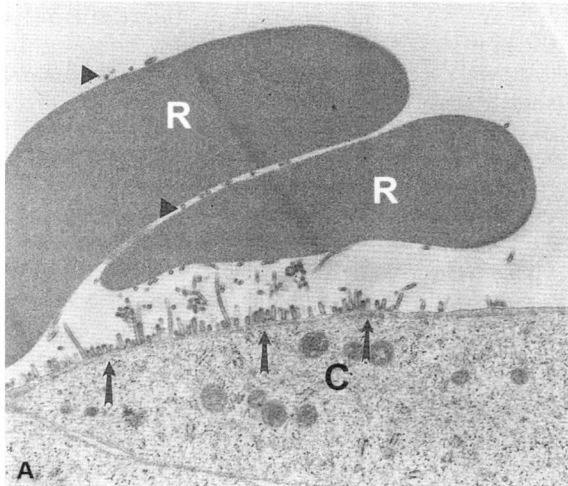
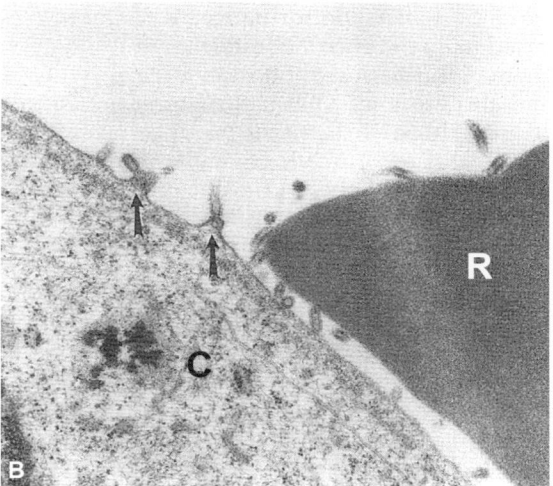

■ **FIGURA 23.4** Microscopia eletrônica de hemadsorção e hemaglutinação do vírus influenza A. **A.** Dois eritrócitos (R) aderiram a uma monocamada de células de rim de macaco *rhesus* (C). A aderência entre eritrócitos é produzida pelo grande número de vírions da influenza que estão "brotando" a partir da superfície das células renais (*setas*) ou aderindo aos eritrócitos (*pontas de seta*) (35.000×). **B.** Com um aumento maior, é possível observar claramente as protuberâncias da membrana celular no local de brotamento (*setas*). As espículas de hemaglutinina e de neuraminidase nas partículas virais aparecem como uma "franja" (80.000×).

A estrutura e a função do vírus da influenza estão estreitamente relacionadas com a patogênese e com o diagnóstico laboratorial.[279] O antígeno de nucleoproteína no cerne viral define o tipo de vírus, como, por exemplo, influenza A ou B. Esse antígeno é estável e é reconhecido por muitos dos antissoros diagnósticos, que são capazes de detectar todas as cepas circulantes de determinado tipo. Existem dois antígenos glicoproteicos na superfície do vírion da influenza, que são importantes para a patogênese, a epidemiologia e a terapia. O antígeno dominante é a hemaglutinina, que é responsável pela fixação do vírus às células epiteliais respiratórias e que constitui, portanto, um importante alvo para as vacinas de influenza. A enzima neuraminidase de superfície participa na entrada do vírus na célula. Os antígenos de superfície são constantemente trocados, não sendo, dessa maneira, alvos conservados para os anticorpos utilizados para fins diagnósticos e terapêuticos. A continuidade, a periodicidade e a quantidade de mudanças antigênicas ocorridas são os fatores que possibilitam as epidemias recorrentes e as pandemias, respectivamente, de influenza.

Os vírus são designados com base na sua estrutura e geografia. Por exemplo, um isolado pode ser caracterizado como influenza A/Leningrado/360/86 (H3N2). Esse nome significa que a cepa foi o isolado número 360 da influenza em Leningrado, em 1986, e contém o terceiro tipo antigênico de hemaglutinina e o segundo tipo de neuraminidase. A hemaglutinina e a neuraminidase não são antígenos úteis para fins diagnósticos, porém são essenciais para o epidemiologista estudar quais anticorpos a vacina do ano seguinte deve conter para ter ação contra os antígenos em circulação no momento. Embora ainda não tenham sido efetuados, continuam os esforços para prever futuras mudanças antigênicas das cepas do vírus influenza A, de modo que a vacina, para a próxima estação da gripe, possa ser formulada de modo mais racional.[44]

Tabela 23.1 Classificação dos vírus RNA (gêneros e espécies selecionados que infectam seres humanos).

Família: Orthomyxoviridae
Espécie: vírus influenza A
Espécie: vírus influenza B
Espécie: vírus influenza C

Tamanho: 80 a 120 nm, esféricos ou pleomórficos
Ácido nucleico: Segmentado, de polaridade negativa, RNA de filamento simples
Simetria: Helicoidal
Envelope lipídico: Presente
Antígenos: Hemaglutinina e neuraminidase
Hábitat natural: Seres humanos e animais
Distribuição: Mundial

Modo de transmissão: Disseminação interpessoal por gotículas de aerossóis; raramente de animais para seres humanos
Via de infecção: Respiratória
Doenças: Infecções respiratórias, incluindo coriza (resfriado comum), traqueobronquite e pneumonia. Os sintomas extrapulmonares são proeminentes na síndrome de influenza; raramente, pode ocorrer doença extrapulmonar, como miocardite.

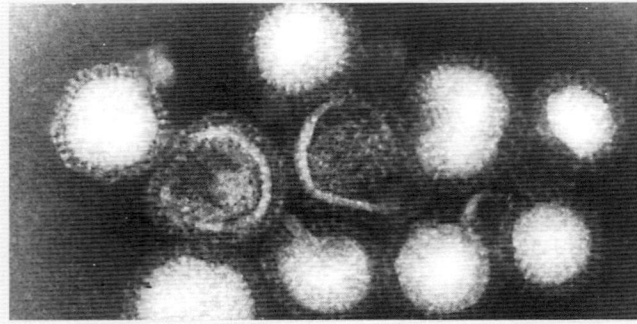

Vírus influenza A. As partículas são aproximadamente esféricas, porém irregulares. É difícil observar a estrutura helicoidal interna, porém as projeções de hemaglutinina e neuraminidase semelhantes a franjas estão bem evidentes. 135.000×.

Família: Paramyxoviridae
Subfamília: Paramyxovirinae
Gênero: *Respirovirus*
Espécie: *Vírus parainfluenza* 1 humana
Espécie: *Vírus parainfluenza* 3 humana
Gênero: *Rubulavirus*
Espécie: *Vírus parainfluenza* 2 humana
Espécie: *Vírus parainfluenza* 4 humana
Espécie: Vírus da caxumba
Gênero: *Morbilivirus*
Espécie: Vírus do sarampo
Subfamília: Pneumovirinae
Gênero: *Pneumovirus*
Espécie: Vírus sincicial respiratório humano
Gênero: *Metapneumovirus*
Espécie: *Metapneumovirus* humano

Tamanho: 150 a 300 nm, pleomórfico
Ácido nucleico: RNA de filamento simples não segmentado, de polaridade negativa
Simetria: Helicoidal
Envelope lipídico: Presente
Antígenos: Hemaglutinina, neuraminidase, proteína de fusão, nucleocapsídio (dependendo do vírus)
Hábitat natural: Seres humanos e animais
Distribuição: Mundial

Modo de transmissão: Aerossóis de gotículas ou inoculação direta
Via de infecção: Respiratória
Doenças: Resfriado comum, traqueobronquite, raramente pneumonia (parainfluenza); traqueobronquite, bronquiolite e pneumonia (vírus sincicial respiratório); parotidite, pancreatite, orquite, meningite (caxumba); exantema, pneumonia, encefalite, pan-encefalite esclerosante subaguda (sarampo)

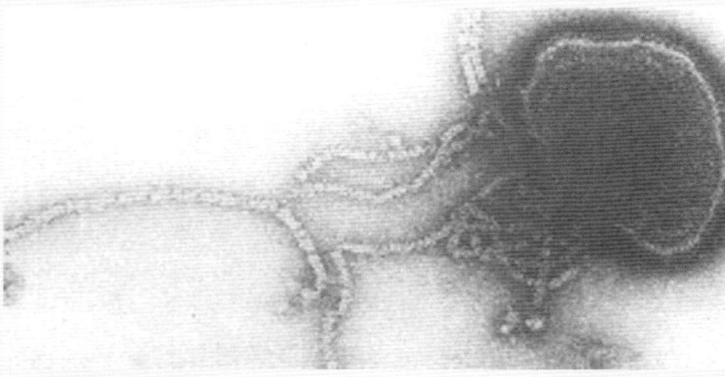

Vírus parainfluenza 1 humana. O vírion irregular foi rompido, liberando um longo filamento de RNA não espiralado. As franjas de hemaglutinina no vírion são evidentes. 72.000×.

Família: Rhabdoviridae
Gênero: *Lyssavirus*
Espécie: Vírus da raiva

Tamanho: 50 a 95 nm por 130 a 389 nm, em forma de bala
Ácido nucleico: RNA de filamento simples, não segmentado, de polaridade negativa
Simetria: Helicoidal
Envelope lipídico: Presente
Hábitat natural: Animais silvestres e domésticos
Distribuição: Mundial

Modo de transmissão: Secreções infectadas, raiva habitualmente transmitida por mordedura
Via de transmissão: Cutânea ou respiratória
Doença: Encefalite (raiva)

Tabela 23.1 Classificação dos vírus RNA (gêneros e espécies selecionados que infectam seres humanos) (*continuação*).

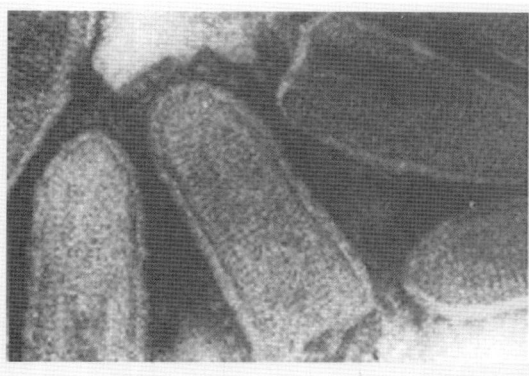
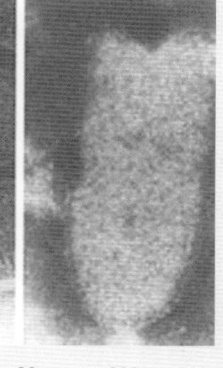

Vírus da estomatite vesicular. A forma do vírion em bala é evidente. A natureza helicoidal espiralada da ribonucleoproteína interna reflete-se nas estrias. 216.000×.

Família: Filoviridae
Gênero: *Marburgvirus*
Espécie: Marbovírus Marbug
Gênero: *Ebolavirus*
Espécie: *Ebolavirus* do Zaire
Espécie: *Ebolavirus* Bundibugyo
Espécie: *Ebolavirus* da Tai Forest
Espécie: *Ebolavirus* do Sudão

Tamanho: 80 nm por 800 a 1.000 nm, filamentoso
Ácido nucleico: RNA de filamento simples, não segmentado, de polaridade negativa
Simetria: Helicoidal
Envelope lipídico: Presente
Hábitat natural: Primatas não humanos
Distribuição: África, Filipinas

Modo de transmissão: Desconhecido; entretanto, há necessidade de contato próximo
Doenças: Febre hemorrágica com taxas de mortalidade de até 90%

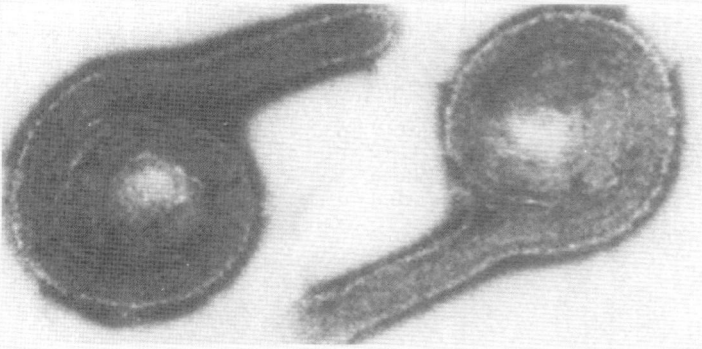

Vírus Ebola. A forma longa e filamentosa assumiu uma forma em "cajado". 59.000×.

Família: Bunyaviridae
Gênero: *Orthobunyavirus*
Espécie: Vírus da encefalite da Califórnia
Espécie: Vírus LaCrosse
Gênero: *Hantavirus*
Espécie: Vírus Hantaan
Espécie: Vírus Sin Nombre
Gênero: *Nairovirus*
Espécie: Vírus da febre hemorrágica da Crimeia-Congo
Espécie: Vírus da febre do Vale Rift
Espécie: Vírus da febre do flebótomo napolitano

Tamanho: 80 a 120 nm
Ácido nucleico: RNA de filamento simples, segmentado. Pode ser de polaridade negativa (*Bunyavirus*, *Hantavirus* e *Nairovirus*) ou pode conter exemplos de cada polaridade (*Phlebovirus*)
Simetria: Helicoidal
Envelope lipídico: Presente
Lipídios: Hemaglutinina de superfície
Hábitat natural: Animais de pequeno porte

Distribuição: Mundial
Modo de transmissão: Picada de mosquitos infectados (*Bunyavirus*, *Nairovirus*, *Phlebovirus*); exposição a excrementos de roedores (*Hantavirus*)
Doenças: Doença febril, meningite asséptica (*Bunyavirus*); doença febril, febre hemorrágica, insuficiência respiratória (*Hantavirus*); doença febril, febre hemorrágica (*Nairovirus*); doença febril, encefalite, febre hemorrágica (*Phlebovirus*)

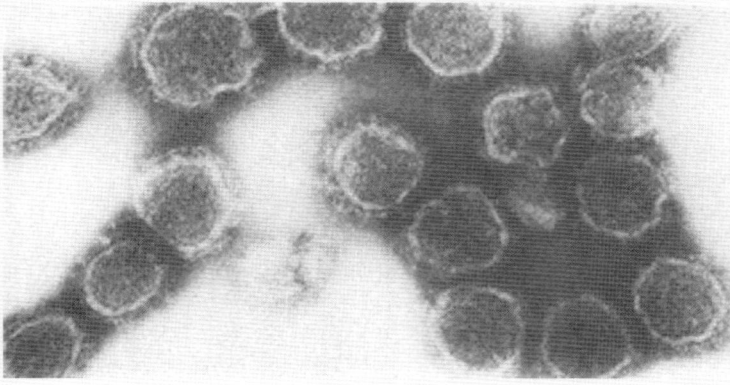

Vírus LaCrosse. Partículas virais irregulares; o envelope lipídico e as projeções de superfície são evidentes. 117.000×.

(*continua*)

Tabela 23.1 Classificação dos vírus RNA (gêneros e espécies selecionados que infectam seres humanos) (*continuação*).

Família: Coronaviridae
Gênero: *Alphacoronavirus*
Espécie: *Coronavírus* humano 229E
Espécie: *Coronavírus* humano OC43
Gênero: *Betacoronavirus*
Espécie: Vírus relacionado à síndrome respiratória aguda grave

Tamanho: 120 a 160 nm
Ácido nucleico: RNA de filamento simples, não segmentado, de polaridade positiva
Simetria: Helicoidal
Envelope lipídico: Presente
Hábitat natural: Seres humanos ou animais (Coronavírus)

Distribuição: Mundial
Transmissão: Interpessoal, presumivelmente por aerossóis
Via de infecção: Respiratória
Doença: Resfriado comum; raramente, doença das vias respiratórias inferiores; síndrome respiratória aguda grave

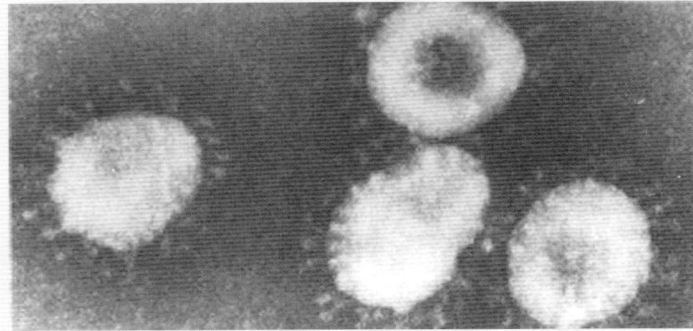

Coronavírus humano OC43. As projeções claviformes constituem as características mais distintas dessas partículas pleomórficas. 150.000×.

Família: Picornaviridae
Gênero: *Enterovirus*
Espécie: Enterovírus C (poliovírus humano 1 a 3)
Espécie: Enterovirus A (vírus coxsackie humano A2)
Espécie: Enterovírus B (vírus ECHO humano)
Espécie: Rinovírus A-C
Gênero: *Hepatovirus*
Espécie: Vírus da hepatite A
Gênero: *Parechovirus (Rhinovirus)*
Espécie: Parechovírus humano

Tamanho: 22 a 30 nm
Ácido nucleico: RNA de filamento simples, não segmentado, de polaridade positiva
Simetria: Icosaédrica
Envelope lipídico: Ausente
Hábitat natural: Trato gastrintestinal humano; sobrevive no meio ambiente (*Enterovirus, Hepatovirus, Parechovirus*); vias respiratórias superiores humanas (*Rhinovirus*)

Distribuição: Mundial
Transmissão: Fecal-oral inter-humana ou por água contaminada (*Enterovirus, Hepatovirus, Parechovirus*); aerossóis do trato respiratório humano ou mãos (*Rhinovirus*)
Via de infecção: Gastrintestinal (*Enterovirus, Hepatovirus, Parechovirus*); respiratória (*Rhinovirus*)
Doenças: Doença febril, meningite, encefalite, miocardite (*Enterovirus, Parechovirus*); hepatite (*Hepatovirus*); resfriado comum (*Rhinovirus*)

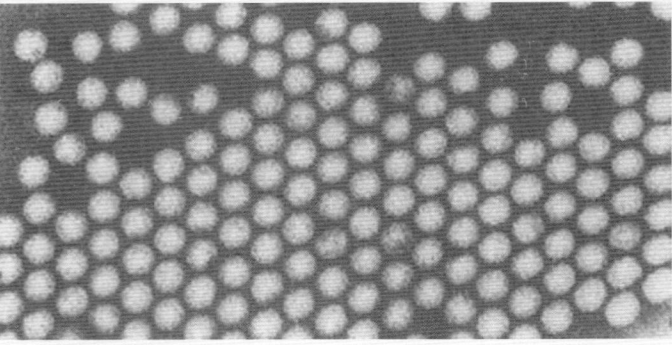

Poliovírus 1. As partículas são pequenas, regulares e não envelopadas. 180.000×.

Família: Caliciviridae
Gênero: *Norovirus*
Espécie: Vírus Norwalk
Gênero: *Sapovirus*
Espécie: Vírus Sapporo

Tamanho: 35 a 40 nm
Ácido nucleico: RNA de filamento simples, não segmentado, de polaridade positiva
Simetria: Icosaédrica
Envelope lipídico: Ausente
Hábitat natural: Trato gastrintestinal humano

Distribuição: Mundial
Transmissão: Fecal-oral; água contaminada
Porta de entrada: Gastrintestinal
Doenças: Gastrenterite

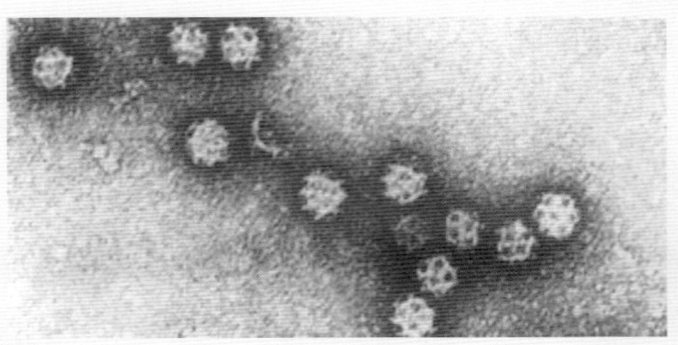

Vírus do exantema suíno. Partículas regulares e muito pequenas, com depressões caliciformes proeminentes. As depressões superficiais dos vírus humanos semelhantes ao Norwalk não são tão pronunciadas.

Tabela 23.1 Classificação dos vírus RNA (gêneros e espécies selecionados que infectam seres humanos) (*continuação*).

Família: Reoviridae
Gênero: *Orthoreovirus*
Espécie: Ortorreovírus de mamíferos
Gênero: *Rotavirus*
Espécie: Rotavírus A-C
Gênero: *Coltivirus*
Espécie: Vírus da febre do carrapato do Colorado

Tamanho: 60 a 85 nm, com morfologia variável
Ácido nucleico: RNA de filamento duplo, segmentado
Simetria: Icosaédrica
Envelope lipídico: Ausente
Hábitat natural: Trato gastrintestinal de seres humanos (*Rotavirus*) e animais (*Rotavirus*)

Distribuição: Mundial
Transmissão: Fecal-oral por contato direto; de animais para seres humanos
Porta de entrada: Trato gastrintestinal
Doenças: Gastrenterite (*Rotavirus*); nenhuma (*Rotavirus*)

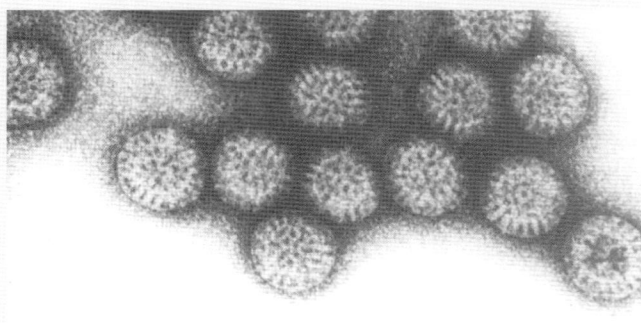

Rotavírus. A característica distinta dos Reoviridae consiste na presença de uma dupla camada, cada uma com simetria icosaédrica. 135.000×.

Família: Astroviridae
Gênero: *Mamastrovirus*
Espécie: *Mamastrovirus* 1, 6, 8 e 9

Tamanho: 28 a 30 nm
Ácido nucleico: RNA de filamentos simples, não segmentado, de polaridade positiva
Simetria: Icosaédrica
Envelope lipídico: Ausente
Hábitat natural: Trato gastrintestinal de seres humanos

Distribuição: Mundial
Transmissão: Fecal-oral; água contaminada
Porta de entrada: Trato gastrintestinal
Doenças: Gastrenterite

Família: Togaviridae
Gênero: *Alphavirus*
Espécie: Vírus da encefalite equina do leste
Espécie: Vírus da encefalite equina venezuelana
(Outras espécies transmitidas por artrópodes)
Espécie: Vírus Chikungunya
Gênero: *Rubivirus*
Espécie: Vírus da rubéola

Tamanho: 60 a 70 nm
Ácido nucleico: RNA de filamento simples, não segmentado, de polaridade positiva
Simetria: Icosaédrica
Envelope lipídico: Presente
Hábitat natural: Mamíferos de pequeno porte e insetos (*Alphavirus*); seres humanos (*Rubivirus*)

Distribuição: Mundial
Transmissão: Por picadas de mosquito (*Alphavirus*); aerossóis ou por via transplacentária (*Rubivirus*)
Porta de entrada: Cutânea (*Alphavirus*); respiratória ou vascular (*Rubivirus*)
Doenças: Hepatite, meningite, encefalite, artrite, doença febril (*Alphavirus*), doença exantematosa, infecção congênita (*Rubivirus*)

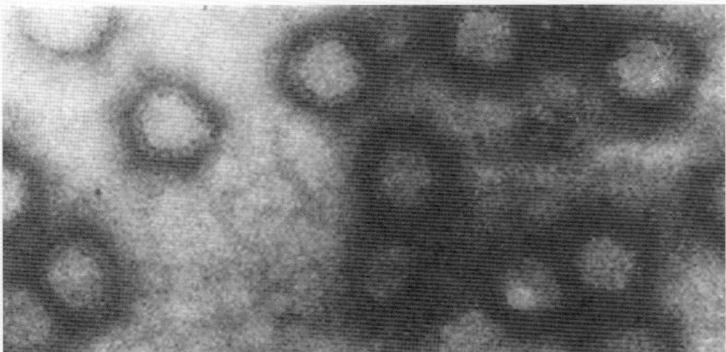

Vírus da rubéola. Os víríons esféricos apresentam uma membrana lipídica e projeções de hemaglutinina na superfície. 135.000×.

Família: Flaviviridae
Gênero: *Flavivirus*
Espécie: Vírus da febre amarela
Espécie: Vírus da encefalite de St. Louis
Espécie: Vírus da encefalite japonesa
Espécie: Vírus do Oeste do Nilo
Espécie: Vírus da dengue

Tamanho: 40 a 60 nm
Ácido nucleico: RNA de filamento simples, não segmentado, de polaridade positiva
Simetria: Icosaédrica
Envelope lipídico: Presente
Hábitat natural: Mamíferos de pequeno porte e insetos (*Flavivirus*); seres humanos (*Hepacivirus*)

Distribuição: Mundial
Transmissão: Por picadas de mosquitos ou carrapatos (*Flavivirus*); pelo sangue (*Hepacivirus*)
Porta de entrada: Cutânea (*Flavivirus*); vascular; sexual (*Hepacivirus*)
Doenças: Hepatite, meningite, encefalite, doença febril, febre hemorrágica (*Flavivirus*), hepatite, cirrose, carcinoma hepatocelular (*Hepacivirus*)

(*continua*)

Tabela 23.1 Classificação dos vírus RNA (gêneros e espécies selecionados que infectam seres humanos) (*continuação*).

(Numerosas outras espécies, muitas transmitidas por artrópodes)
Gênero: *Hepacivirus*
Espécie: Vírus da hepatite C
Gênero: *Hepevirus*
Espécie: Vírus da hepatite E

Família: Retroviridae
Gênero: *Deltaretrovirus*
Espécie: Vírus linfotrópico de células T de primatas, Tipos 1 e 2 (HTLV)
Gênero: *Lentivirus*
Espécie: Vírus da imunodeficiência humana, Tipos 1 e 2 (HIV)

Tamanho: 80 a 100 nm
Ácido nucleico: Dímero de RNA de filamento simples, não segmentado, de polaridade positiva (acondicionado com DNA polimerase dependente de RNA)
Simetria: Variável
Envelope lipídico: Presente
Hábitat natural: Seres humanos

Distribuição: Mundial
Transmissão: Sexual, agulhas contaminadas, transfusões, materno-fetal/recém-nascido
Porta de entrada: Membranas mucosas, vascular
Doenças: Leucemia e linfoma de células T (HTLV); síndrome de imunodeficiência adquirida (HIV)

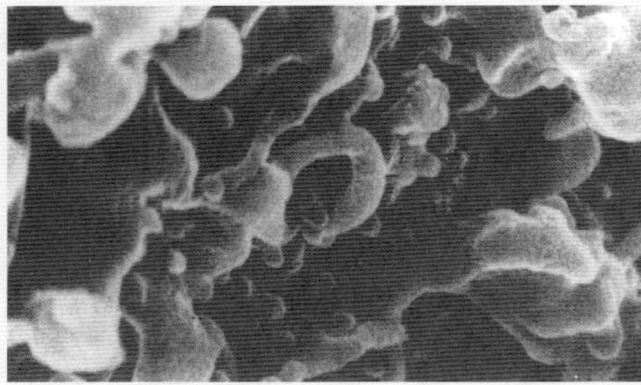

Vírus da imunodeficiência humana. Micrografia eletrônica de varredura de linfócito T humano com partículas de vírus brotando a partir da superfície.

Família: Arenaviridae
Gênero: *Arenavirus*
Grupo do Velho Mundo
Espécie: Vírus da coriomeningite linfocítica (LCM)
Espécie: Vírus Lassa
Grupo do Novo Mundo
Espécie: Vírus Junin
Espécie: Vírus Machupo
Espécie: Vírus Sabiá
Espécie: Vírus Guanarito

Tamanho: 50 a 300 nm
Ácido nucleico: Filamento simples bissegmentado, com ambas as polaridades
Simetria: Pleomórfica
Envelope lipídico: Presente
Hábitat natural: Roedores

Distribuição: Mundial (LCM), América do Sul (Junin, Machupo, Sabiá, Guanarito); África (Lassa)
Transmissão: Contato com secreção de roedores ou de seres humanos
Porta de entrada: Respiratória, cutânea (lacerações)
Doenças: Doença febril, meningite (LCM); febre hemorrágica (vírus Lassa, Junin, Machupo, Sabiá, Guanarito)

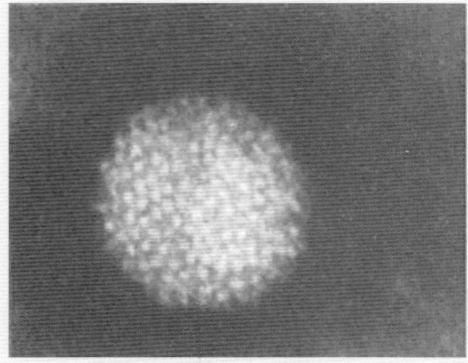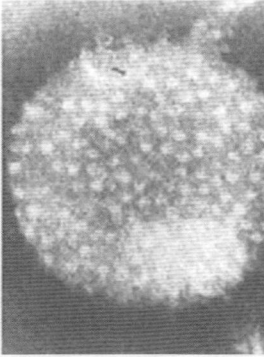

Vírus da coriomeningite linfocítica. O vírus esférico apresenta grandes projeções na superfície. O nome deriva da palavra latina *arenosus* (arenoso), que foi sugerido pelas partículas internas semelhantes a ribossomos que são observadas na microscopia eletrônica de transmissão. 225.000×.

Tabela 23.2 Classificação dos vírus DNA (gêneros e espécies selecionados que infectam seres humanos).

Família: Herpesviridae
Subfamília: Alphaherpesvirinae
Gênero: *Simplexvirus*
Espécie: Herpes-vírus humano 1
(Herpes-vírus simples tipo 1; HSV1)
Espécie: Herpes-vírus humano 2
(Herpes-vírus simples tipo 2; HSV2)
Gênero: *Varicellovirus*
Espécie: Herpes-vírus humano 3 (Vírus Varicela-Zóster; VZV)
Subfamília: Betaherpesvirinae
Gênero: *Cytomegalovirus*
Espécie: Herpes-vírus humano 5 (Citomegalovírus; CMV)
Gênero: *Roseolovirus*
Espécie: Herpes-vírus humano 6A (HHV6A)
Espécie: Herpes-vírus humano 6B (HHV6B)
Espécie: Herpes-vírus humano 7 (HHV7)
Subfamília: Gammaherpesvirinae
Gênero: *Lymphocryptovirus*
Espécie: Herpes-vírus humano 4 (Vírus Epstein-Barr; EBV)
Gênero: *Rhadinovirus*
Espécie: Herpes-vírus humano 8 (Herpes-vírus associado ao sarcoma de Kaposi; HHV8)

Tamanho: 120 a 300 nm
Ácido nucleico: DNA de filamento duplo, não segmentado
Simetria: Icosaédrica
Envelope lipídico: Presente
Hábitat natural: Seres humanos
Distribuição: Mundial
Transmissão: Por secreções orais ou genitais infectadas, pelo sangue ou por via transplacentária
Porta de entrada: Respiratória, cutânea, intravascular, transplacentária
Doenças: Faringite, cervicite, lesões cutâneas locais, pneumonia, esofagite, encefalite, infecção disseminada (HSV1); lesões cutâneas, meningite, sepse neonatal (HSV2); infecção congênita, hepatite, mononucleose, pneumonia (CMV); varicela, infecção disseminada, zóster (VZV); faringite, mononucleose, hepatite (EBV); exantema súbito (HHV6, HHV7); sarcoma de Kaposi, linfoma (HHV8)

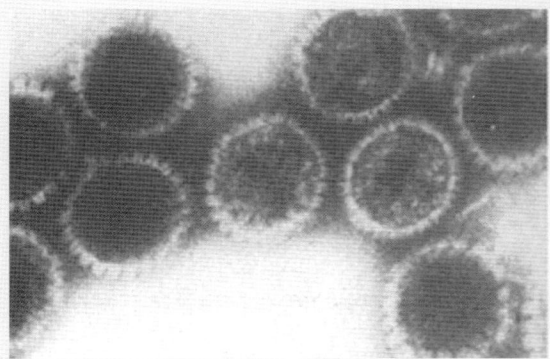
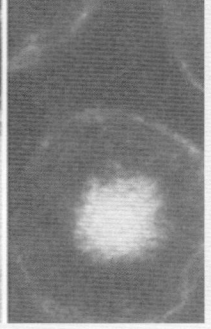

Herpes-vírus simples. (À esquerda) Os nucleocapsídios desnudos demonstram a estrutura regular do víron. As unidades estruturais claramente definidas parecem ter uma depressão central. (À direita) A partícula envelopada apresenta, além disso, uma membrana lipídica derivada da célula infectada. 189.000×.

Família: Adenoviridae
Gênero: *Mastadenovirus*
Espécie: Mastadenovírus humano A-G

Tamanho: 70 a 90 nm
Ácido nucleico: DNA de filamento duplo, não segmentado
Distribuição: Mundial
Simetria: Icosaédrica
Transmissão: Fecal-oral, possivelmente por gotículas de aerossóis
Envelope lipídico: Ausente
Porta de entrada: Respiratória, gastrintestinal
Hábitat natural: Seres humanos
Doenças: Conjuntivite, ceratite, faringite, traqueobronquite, pneumonia, cistite; gastrenterite (tipos 40 e 41).

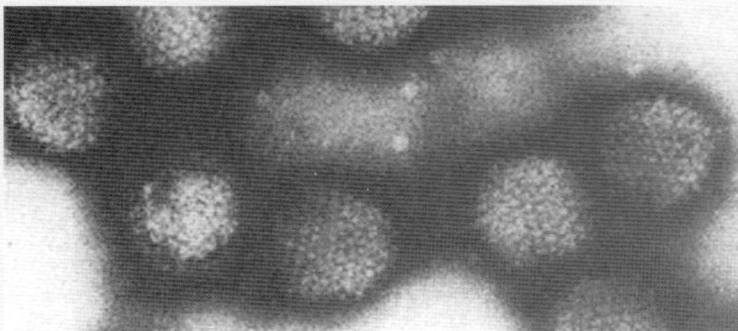

Adenovírus, tipo 5. A distribuição regular das unidades estruturais do víron está claramente evidente. 234.000×.

(*continua*)

Tabela 23.2 Classificação dos vírus DNA (gêneros e espécies selecionados que infectam seres humanos) (*continuação*).

Família: Papillomaviridae
Gênero: *Alphapapillomavirus*
Espécie: Alfapapilomavírus 1 (papilomavírus humano 32; HPV)
Gênero: *Betapapillomavirus*
Espécie: Betapapilomavírus 1 (papilomavírus humano 5; HPV)

Tamanho: 55 nm
Ácido nucleico: DNA de filamento duplo, não segmentado
Envelope lipídico: Ausente
Simetria: Icosaédrica
Distribuição: Mundial
Transmissão: Contato com secreções infectadas, sexual; o vírus permanece latente nos tecidos e/ou integra-se no genoma do hospedeiro
Porta de entrada: Cutânea, mucocutânea (oral e/ou genital), respiratória
Doenças: Papilomas cutâneos, genitais e respiratórios (*i. e.*, verrugas) e neoplasia epitelial, predominantemente carcinoma de células escamosas do colo do útero e da cabeça e pescoço

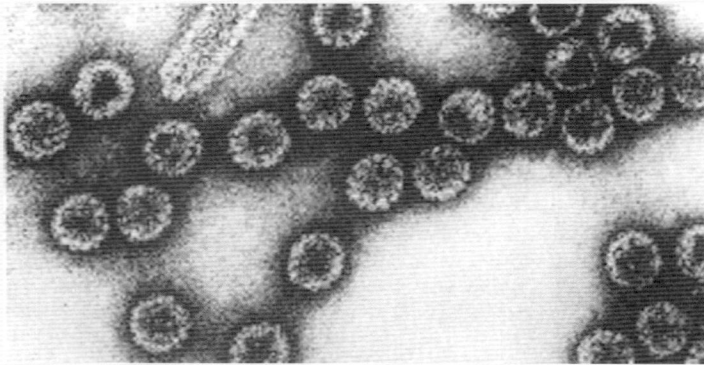

Papilomavírus humano. Esses vírus nunca foram propagados com sucesso em culturas de células. As doenças têm sido associadas pela demonstração de vírions, antígenos virais ou ácido nucleico nas lesões. 135.000×.

Família: Polyomaviridae
Gênero: *Polyomavirus*
Espécie: Poliomavírus BK
Espécie: Poliomavírus JC

Tamanho: 40 a 45 nm
Ácido nucleico: DNA de filamento duplo, não segmentado
Envelope lipídico: Ausente
Simetria: Icosaédrica
Distribuição: Mundial
Transmissão: Desconhecida; foram postulados mecanismos respiratórios e urinários/orais. O vírus permanece latente e pode sofrer reativação na presença de sistema imune suprimido
Porta de entrada: Provavelmente respiratória ou oral
Doenças: Cistite hemorrágica e nefropatia do transplante renal (vírus BK); leucoencefalopatia multifocal progressiva (vírus JC)

Família: Parvoviridae
Subfamília: Parvovirinae
Gênero: *Erythroparvovirus*
Espécie: Eritroparvovírus de primatas (Parvovírus humano B19)

Tamanho: 21 a 26 nm
Distribuição: Mundial
Ácido nucleico: DNA de filamento simples; não segmentado
Simetria: Icosaédrica
Envelope lipídico: Ausente
Hábitat natural: Seres humanos
Transmissão: Interpessoal (via desconhecida); transfusão
Porta de entrada: Desconhecida; vascular
Doenças: Eritema infeccioso (quinta doença), doença hemolítica do recém-nascido, anemia

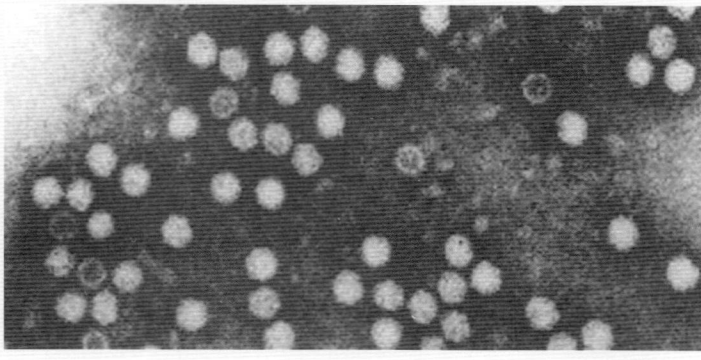

Vírus H1. Os vírions são muito pequenos e de tamanho e forma regulares. Os parvovírus são singulares, visto que eles contêm DNA de filamento simples

Tabela 23.2 Classificação dos vírus DNA (gêneros e espécies selecionados que infectam seres humanos) (*continuação*).

Família: Hepadnaviridae Gênero: *Orthohepadnavirus* Espécie: Vírus da hepatite B	Tamanho: 42 a 50 nm Distribuição: Mundial Ácido nucleico: DNA circular de filamento duplo; não segmentado Transmissão: Secreções e sangue infectados, sexual, transfusão Simetria: Complexa Porta de entrada: Pele, vascular, genital Envelope lipídico: Presente Doenças: Hepatite, cirrose, carcinoma hepatocelular Hábitat natural: Seres humanos Antígenos: Antígeno de superfície (HBsAg) Antígeno do cerne (HBcAg) Antígeno precoce (HBeAg)

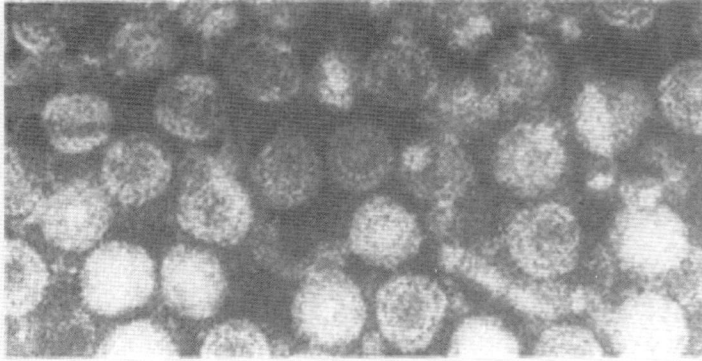

Vírus da hepatite B. Essas partículas de 42 nm, que constituem o agente infeccioso, eram originalmente conhecidas como partículas de Dane. 225.000×.

Família: Poxviridae Subfamília: Chordopoxvirinae Gênero: *Orthopoxvirus* Espécie: Vírus da varíola Espécie: Vírus da vacínia Espécie: Vírus da varíola bovina Espécie: Vírus da varíola do macaco Gênero: *Parapoxvirus* Espécie: Vírus Orf Gênero: *Molluscipoxvirus* Espécie: Vírus do molusco contagioso Gênero: *Yatapoxvirus* Espécie: Vírus do tumor de macaco Yaba	Tamanho: 140 a 260 × 220 a 450 nm Ácido nucleico: DNA de filamento duplo; não segmentado Simetria: Complexa Envelope lipídico: Habitualmente presente Hábitat natural: Seres humanos e animais Distribuição: Mundial; varíola "erradicada" Transmissão: Respiratória, cutânea Porta de entrada: Respiratória, cutânea Doenças: Lesões ulcerativas cutâneas, doença disseminada (*Orthopoxvirus*), lesões ulcerativas cutâneas (*parapoxvirus*, *Yatapoxvirus*), molusco contagioso (*Molluscipoxvirus*)

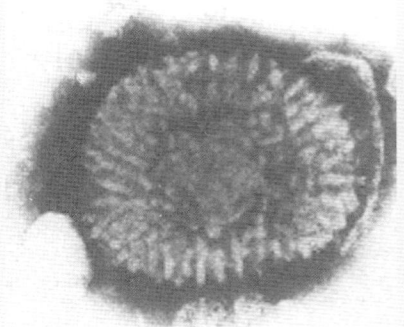

Vírus da vacínia. O envoltório externo convoluto dessas grandes partículas em forma de tijolo é evidente. Quando existia a varíola, a microscopia eletrônica com coloração negativa era uma ferramenta útil para diferenciar o vírus da varíola do vírus da varicela. 49.500×.

Até o momento, foram identificados vários tipos diferentes de hemaglutininas. Com base em análises sorológicas, foi sugerido que o antígeno inicial (H1) é um constituinte da cepa que provocou a pandemia de influenza em 1918. Foram obtidas evidências independentes disso com o uso de técnicas moleculares modernas em tecidos de vítimas da influenza.[390] Na Inglaterra, foram obtidas duas amostras de tecido pulmonar fixado em formol, porém a amostra que produziu a sequência mais completa foi obtida do corpo de uma mulher inuíte enterrada no gelo permanente do subsolo do Alasca. Foi constatada uma notável homogeneidade entre as três amostras provenientes de diversas regiões geográficas.

As principais epidemias subsequentes foram associadas a importantes deslocamentos na hemaglutinina: H2 durante a epidemia de gripe asiática, em 1957, e H3 durante a epidemia de gripe de Hong Kong de 1968. Posteriormente, cepas com a hemaglutinina H1 ou H3 circularam até que uma nova cepa de influenza aviária (hemaglutinina H5) matou 6 de 18 indivíduos infectados em Hong Kong. Esse vírus, que se disseminou diretamente de galináceos para seres humanos sem outro intermediário, tinha características particularmente virulentas.[205] Felizmente, a disseminação entre seres humanos parece ser limitada. Subsequentemente, apareceu outra cepa (hemaglutinina H9) em Hong Kong, com características epidemiológicas semelhantes, porém felizmente associada a menor taxa de mortalidade. O vírus H5 reapareceu no Sudeste Asiático, mais uma vez com taxas elevadas de mortalidade em pacientes que foram expostos a aves domésticas, porém sem transmissão interpessoal significativa.[214,269]

Surtos da denominada gripe aviária A asiática altamente patogênica (HPAI) (i. e., H5N1) ocorreram em 15 países, com infecções documentadas em mais de 700 pessoas. A maioria das infecções ocorreu na Indonésia, no Vietnã e no Egito, porém houve indivíduos infectados que viajaram para a Europa e o Canadá. A maioria dos pacientes infectados teve uma exposição epidemiológica a aves domésticas infectadas. As infecções acometeram, em sua maioria, adultos < 40 anos de idade e crianças. Essa cepa pode causar pneumonia, insuficiência respiratória e morte; todavia, em alguns pacientes, particularmente crianças, foi relatada uma doença mais leve.[72] O aspecto mais importante é o fato de que o vírus H5N1 asiático HPAI não é transmitido eficientemente de uma pessoa para outra.

O fato de que os vírus da influenza aviária cruzaram a barreira da espécie para infectar seres humanos é motivo para monitoramento vigilante. O aparecimento de uma pandemia devastadora da doença só aguarda a emergência de uma cepa com combinação de alta virulência e transmissão eficiente entre seres humanos.

A pandemia mais recente de influenza foi a pandemia H1N1 de 2009.[71] Essa cepa específica, que foi epidemiologicamente ligada aos suínos, foi altamente contagiosa; entretanto, ela felizmente não foi mais virulenta do que as cepas de influenza A que são normalmente encontradas a cada ano. Por conseguinte, a doença variou de leve a grave. O novo vírus surgiu no México, porém disseminou-se rapidamente para a Califórnia. Felizmente, o vírus foi inicialmente sensível ao oseltamivir, que foi amplamente usado para tratamento. Houve duas observações interessantes da pandemia e dos anos que se seguiram. Em primeiro lugar, a cepa H1N1 pandêmica não desapareceu, porém tornou-se uma cepa endêmica de influenza (i. e., muito semelhante à endemicidade atual do vírus do Nilo Ocidental na América do Norte). O outro achado interessante foi a velocidade com que esse vírus desenvolveu resistência ao oseltamivir.

Paramixovírus

Os paramixovírus constituem um grupo variado, que inclui os vírus parainfluenza, o vírus da caxumba, o vírus do sarampo, o vírus sincicial respiratório (RSV; do inglês, *respiratory syncytial virus*) e o metapneumovírus humano (hMPV).

Vírus da parainfluenza. Os vírus da parainfluenza, dos quais existem quatro sorotipos, constituem causas importantes de doença respiratória, que é habitualmente leve nos adultos, mas que pode ser grave em crianças de pouca idade ou em pacientes imunocomprometidos.[208] Os vírus da parainfluenza 1 e 2 causam crupe (laringotraqueobronquite) em crianças de 2 a 6 anos de idade durante a estação dos vírus respiratórios do inverno no Hemisfério Norte. O vírus da parainfluenza 3 constitui uma importante causa de bronquiolite em crianças com menos de 2 anos de idade; as infecções são observadas durante todo o ano, com picos no outono e na primavera. O vírus da parainfluenza 4 provoca infecções menos graves, o que representa provavelmente o motivo pelo qual esse vírus é menos comumente isolado no laboratório de virologia clínica (i. e., os pacientes com doença subclínica não procuram assistência médica para a realização de exames). Muitos ensaios, incluindo reagentes com anticorpo fluorescente direto (AFD) e testes moleculares diagnósticos, não pesquisam a presença do vírus parainfluenza 4.

Vírus da caxumba. O vírus da caxumba produz parotidite infecciosa. Além disso, causa meningite asséptica, que é habitualmente leve, e também pode acometer o pâncreas, as gônadas e, mais raramente, as articulações. A introdução de uma vacina efetiva reduziu acentuadamente a incidência de infecção pelo vírus da caxumba, embora a vacina não seja 100% efetiva. É interessante assinalar que, após a introdução da vacina caxumba, as cepas circulantes, que eram homogêneas, tornaram-se mais diversificadas.[247] Existem pequenos surtos de caxumba a cada ano.[I] Com frequência, esses surtos ocorrem no outono ou no inverno, quando há aglomeração, ou entre indivíduos com contatos próximos, como equipes de esporte. De acordo com os Centers for Disease Control and Prevention (CDC), 1.151 indivíduos contraíram a caxumba em 2014 (http://www.cdc.gov/mumps/outbreaks.html).

Vírus do sarampo.[II] O vírus do sarampo tem pouca probabilidade de ser encontrado no laboratório clínico;[427] todavia, lamentavelmente, esse vírus continua causando surtos focais, dos quais o mais recente ocorreu na Califórnia. O relaxamento no monitoramento e nas práticas de reforço da imunização levou a surtos explosivos tanto em jovens quanto em adultos, que podem apresentar redução da imunidade. Outras populações de risco incluem crianças, particularmente em cidades do interior, onde os níveis de imunização são baixos, e em indivíduos que recusam a vacinação por uma variedade de motivos.[54] A análise molecular sugere a existência de múltiplas cepas importadas, em lugar de uma única cepa endêmica.[400]

As implicações para a saúde pública das exposições na sociedade norte-americana em contínuo deslocamento foram ilustradas por uma epidemia clássica de 247 indivíduos, que começou em uma área de esqui em Breckenridge, no Colorado.[58] Após a dispersão dos indivíduos infectados, foram detectados pacientes com sarampo em 10 estados norte-americanos.

[I] N. R. T. No Brasil, a caxumba não é uma doença de notificação compulsória. Existem surtos, porém, não temos dados oficiais. As estações com maior ocorrência de casos são o inverno e a primavera. A vacinação contra a caxumba é ofertada para a população a partir de 12 meses.

[II] N. R. T. O Brasil estava livre do sarampo desde 2015. Contudo, casos foram detectados em imigrantes no norte do país (Roraima). O esquema vacinal vigente conta com primeira dose da vacina tríplice viral aos 12 meses de idade e segunda dose aos quatro anos de idade.

Três fatores minimizam a probabilidade de isolamento do vírus do sarampo: o diagnóstico é habitualmente estabelecido em bases clínicas, e, com frequência, as amostras não são enviadas ao laboratório. Além disso, o vírus é isolado de secreções respiratórias e da urina apenas no início da evolução da infecção. Por fim, muitos laboratórios estão passando da cultura de células, que sustenta o crescimento do vírus, para o uso de ensaios moleculares diagnósticos específicos. Por conseguinte, o vírus do sarampo não é detectado por meio dos ensaios moleculares rotineiramente usados para os vírus respiratórios, a não ser que seja especificamente investigado (i. e., seria necessário solicitar um ensaio de reação da cadeia da polimerase [PCR; do inglês, *polymerase chain reaction*] de transcrição reversa [RT-PCR] específico, dirigido para o vírus do sarampo).

O exantema diagnóstico é produzido por complexos de antígenos virais e anticorpos. Por conseguinte, por ocasião do estabelecimento do diagnóstico pelo médico, o vírus está sendo neutralizado, e as culturas provavelmente são negativas. Antigamente, eram observados sintomas clínicos atípicos em pacientes que haviam recebido precocemente a vacina sarampo inativada;[10] entretanto, esse fenômeno não é mais prevalente. A pneumonia e a encefalite constituem as complicações mais graves do sarampo.[128,253] Além disso, o vírus do sarampo raramente provoca uma encefalite crônica, conhecida como pan-encefalite esclerosante subaguda.[365]

Vírus sincicial respiratório. O RSV provoca infecções respiratórias recorrentes desde o período de lactância até a idade adulta. As epidemias são comuns e podem estar associadas à hospitalização do indivíduo. Existem dois grupos sorológicos distintos de RSV (A e B). Na maioria das epidemias, predomina um único grupo;[343] todavia, o tipo viral não se correlaciona com a gravidade da infecção.[313] A doença concentra-se nos meses de inverno, embora possam ocorrer infecções durante o verão nos climas quentes.[478]

A infecção dissemina-se por meio de grandes gotículas e fômites (p. ex., partículas ambientais contaminadas, como poeira), mais do que por aerossóis de pequenas partículas. Essa infecção viral constitui uma importante causa de infecção hospitalar, e é fundamental dispensar uma atenção cuidadosa aos princípios de controle de infecção.[177] É necessário um bom suporte diagnóstico laboratorial, que é realizado mais efetivamente com o uso de diagnóstico molecular rápido, não apenas para o tratamento de cada paciente, mas também para limitar a disseminação hospitalar da infecção.

O RSV pode causar crupe, bronquite, bronquiolite ou pneumonia intersticial.[196] Trata-se da causa mais comum de doença respiratória em lactentes hospitalizados com menos de 1 ano de idade, rivalizando apenas com o hMPV (ver adiante). As infecções pelo RSV são frequentemente graves em crianças de pouca idade. Na presença de cardiopatia congênita ou de deficiência imunológica, a doença pode ser particularmente letal. Em um estudo, 8 (73%) de 11 lactentes com cardiopatia congênita e hipertensão pulmonar morreram em consequência da infecção.[301] Muitas crianças previamente normais, particularmente lactentes, ficam doentes o suficiente para exigir suporte ventilatório. A apneia constitui uma parte proeminente da síndrome.

A imunidade contra o RSV é de curta duração e incompleta. Durante muito tempo, acreditou-se que a infecção pelo RSV fosse uma doença de lactentes e crianças pequenas; todavia, hoje em dia, a infecção em adultos, incluindo doença grave, é reconhecida como um importante problema clínico.[138,197] Foram relatadas epidemias em clínicas geriátricas.[139]

Foi reconhecida a natureza grave da infecção pelo RSV em adultos imunocomprometidos.[314] Ocorre também infecção grave pelo RSV em adultos com doenças crônicas, como diabetes melito, cirrose e doença pulmonar obstrutiva crônica.[193]

Outros paramixovírus. Vários outros paramixovírus foram identificados como causas importantes de infecções em seres humanos. Entre esses paramixovírus, o mais notável é o hMPV (metapneumovírus humano). Esse vírus foi inicialmente identificado em Hong Kong; todavia, na atualidade, já foi documentado no mundo inteiro. Trata-se de um membro da subfamília Pneumovirinae, que inclui o RSV;[325] o vírus humano está estreitamente relacionado a dois vírus aviários. A doença provocada pelo hMPV assemelha-se ao RSV tanto do ponto de vista clínico quanto na sua epidemiologia.[31] O vírus foi isolado utilizando células LLC-MK2 (i. e., uma linhagem contínua de células renais de macaco *rhesus*), um método que não é comumente utilizado nos laboratórios de diagnóstico. O vírus foi reconhecido pelo seu efeito citopático; todavia, hoje em dia, a sua identificação é obtida de modo mais efetivo com o uso de técnicas moleculares. Atualmente, dispõe-se ensaios moleculares comerciais para a detecção do hMPV, embora o seu uso disseminado não seja comum.

Dois outros paramixovírus mais recentemente identificados foram associados a doença neurológica grave, bem como à ocorrência de infecção respiratória. Ambos os vírus são transmitidos aos seres humanos por animais (i. e., infecções zoonóticas). O vírus Nipah causou encefalite em criadores de porcos na Malásia e em Cingapura.[176] Os morcegos do gênero *Pteropus* (i. e., grandes morcegos que se alimentam de frutas) constituem o reservatório natural do vírus Nipah. A doença provocada por esse vírus inclui desde doença assintomática até infecções respiratórias ou encefalite de evolução fatal. O vírus Nipah está estreitamente relacionado com o vírus Hendra, que compartilha o mesmo reservatório natural. O vírus Hendra causa doença em equinos, e ocorreram alguns casos de infecções humanas na Austrália. O espectro de apresentação clínica assemelha-se ao do vírus Nipah descrito anteriormente. Foram também observadas infecções adquiridas em laboratórios.

Picornavírus

Os picornavírus, que incluem os rinovírus e os enterovírus, constituem outro grupo grande e importante de vírus RNA. Os rinovírus constituem causas frequentes do resfriado comum. São sensíveis aos ácidos e não infectam o trato gastrintestinal. A transmissão dos rinovírus ocorre por meio da produção de aerossóis respiratórios[96] e por contato com superfícies inanimadas contaminadas (i. e., fômites).

A quantidade de sorotipos de rinovírus é tão grande que o diagnóstico imunológico é impraticável, além de não ter valor clínico. No passado, as culturas eram solicitadas com pouca frequência, visto que as infecções por rinovírus, apesar de desconfortáveis, quase nunca são potencialmente fatais, e não existe nenhum tratamento. Alguns dos ensaios multiplex mais recentes para vírus respiratórios incluem o rinovírus ou um resultado combinado de rinovírus/enterovírus. Esses ensaios podem ser úteis em hospedeiros imunocomprometidos, nos quais as infecções causadas até mesmo pelos vírus habituais, considerados apenas "incômodos", podem contribuir para maior morbidade global.

Os enterovírus clássicos incluem os poliovírus 1 a 3, os vírus coxsackie A e B e os vírus ECHO.[359] O grupo de vírus Coxsackie recebeu esse nome em referência a uma pequena cidade do estado de Nova York, onde foram obtidos os primeiros isolados. "Echo" provém de *enteric cytopathic human orphan*, um termo aplicado antes do reconhecimento do potencial patogênico desses vírus. Subsequentemente, outros membros do gênero foram reconhecidos e denominados enterovírus 68 a 71. Entretanto, uma avaliação molecular detalhada modificou essa taxonomia.[290] Atualmente, os enterovírus são divididos em quatro espécies, Enterovírus A a D, contendo, cada uma delas, numerosos sorotipos. Em sua classificação taxonômica, esse grupo também contém os rinovírus. Os enterovírus podem ser isolados de 40 a 80% dos pacientes com meningite "asséptica".[84] Um número muito maior de casos de meningite asséptica esporádica e epidêmica é provavelmente causado por enterovírus, com base no achado de que a curva epidêmica de todos os casos de meningite asséptica acompanha exatamente a curva dos casos em que foram isolados enterovírus. Esse quadro está se tornando mais evidente com o uso mais frequente dos métodos de diagnóstico moleculares. A incidência máxima da doença é observada no verão e no início do outono.

Os enterovírus, particularmente o vírus coxsackie B, também provocam miocardite, pericardite e pleurodinia epidêmica. Existe também uma associação desses vírus com miocardiopatia, um distúrbio não inflamatório do músculo cardíaco.[456] O vírus coxsackie A provoca herpangina e doença da mão–pé–boca. Os enterovírus também produzem doença febril com exantema, que habitualmente é maculopapular, mas que raramente pode ser vesicular. O enterovírus 70 causa conjuntivite hemorrágica epidêmica, enquanto o enterovírus 71 provoca infecção do sistema nervoso central (SNC), incluindo paralisia semelhante à poliomielite. Mais recentemente, o enterovírus D68 causou uma epidemia significativa na estação dos vírus respiratórios de 2014 para 2015. Esse vírus provoca infecções respiratórias, que incluem desde infecções leves a graves e potencialmente fatais (www.cdc.gov/non-polio-enterovirus/about/ev-d68.html).

A infecção por enterovírus é mais comum em lactentes e crianças de pouca idade. Paradoxalmente, a doença paralítica por poliovírus é mais prevalente em adultos jovens. A disseminação dos enterovírus é facilitada por higiene e serviços sanitários precários, bem como por aglomerações. Nas populações em que o vírus se dissemina ativamente (p. ex., grupos de baixo nível socioeconômico), a infecção ocorre em uma idade precoce, e a doença paralítica é infrequente. Os indivíduos que pertencem a grupos de nível socioeconômico elevado escapam da infecção quando lactentes, porém têm mais tendência a sofrer paralisia após a ocorrência de infecção na adolescência. Foi documentado um fenômeno semelhante com o vírus varicela-zóster, o vírus Epstein-Barr (EBV) e o vírus da rubéola. Felizmente, a doença paralítica era quase totalmente causada por sorotipos virulentos de poliovírus, os quais foram praticamente eliminados por imunização na maioria dos países. Na atualidade, o poliovírus de tipo silvestre foi erradicado de grande parte do mundo, e a Organização Mundial da Saúde (OMS) relata que o mundo nunca esteve em melhor posição para erradicar a poliomielite.[65,497] As principais áreas onde continua havendo transmissão da doença incluem Nigéria, África central e o nordeste africano, onde ocorreram surtos, bem como Paquistão e Afeganistão. A doença paralítica pode ser causada por vírus coxsackie e enterovírus tradicionais, porém apenas muito raramente. Foi observada a produção de doença paralítica pelo enterovírus 71.

A patogênese da maioria das infecções por enterovírus inclui infecção primária dos tratos respiratório ou gastrintestinal, seguida de viremia e infecção de um órgão-alvo distante, como pele, coração ou meninges. A vacina poliomielite inativada (Salk) estimula a produção de anticorpos séricos neutralizantes, mas não a imunidade das mucosas. A vacina atua devido ao bloqueio da disseminação do vírus para as meninges pelos anticorpos séricos. A incapacidade da vacina Salk de impedir a ocorrência de infecção gastrintestinal leve não representa um sério problema para o indivíduo, embora permita a circulação contínua da cepa virulenta.

Nesses últimos anos, os casos de poliomielite paralítica relatados nos países desenvolvidos foram causados, em sua maior parte, pelas cepas da vacina atenuadas (Sabin). Consequentemente, as vacinas poliomielites inativadas (Salk) voltaram a ser recomendadas para uso nos EUA. As informações atualizadas sobre a vacina poliomielite podem ser encontradas no *website* dos CDC (http://www.cdc.gov/vaccines/vpd-vac/polio/vacc-in-short.htm).

Os sintomas da maioria das infecções por enterovírus são produzidos pelo efeito citopático direto do vírus sobre o órgão-alvo. A meningoencefalite é acompanhada de infecção produtiva do SNC pelo vírus em replicação ativa. Por outro lado, a síndrome clínica de miocardite é causada por uma reação imunológica ao tecido cardíaco infectado por enterovírus. Quando o paciente torna-se sintomático, o vírus habitualmente foi eliminado do coração.

Com base na patogênese da infecção enteroviral, é evidente que a detecção do vírus por cultura ou métodos moleculares a partir de pacientes com meningite asséptica (*i. e.*, infecção produtiva) seja válida; entretanto, uma pesquisa semelhante em pacientes com miocardite (doença imunopatológica) tem pouca probabilidade de produzir isolados do vírus ou resultados positivos.

O *parechovírus* humano é outro membro da família Picornaviridae que foi descoberto e cuja patogenicidade continua sendo descrita.[441] Esse vírus tem sido associado a diarreia, sepse, hepatite e, o mais importante, meningite/encefalite, que se assemelham àquelas causadas por enterovírus.[30,142] Nos principais laboratórios de referência, dispõe-se de métodos moleculares que são necessários para a detecção desse vírus em tempo hábil.

Rabdovírus

Foram descritos muitos outros vírus RNA importantes, alguns dos quais produzem infecções altamente letais. Esses vírus são principalmente tropicais e, por conseguinte, têm menos tendência a ser encontrados nos laboratórios clínicos do que os picornavírus e os mixovírus. Dentre esses vírus, destacam-se os rabdovírus, incluindo o agente causador da raiva, de importância mundial.

O diagnóstico da raiva é estabelecido pela detecção do antígeno viral ou do ácido nucleico do vírus em amostras clínicas de animais ou de seres humanos. A cultura do vírus da raiva raramente é realizada, devido a simplicidade, acurácia e rapidez da imunofluorescência direta. Esse flagelo histórico é endêmico em animais silvestres nos EUA, porém é extremamente raro nos seres humanos. Entretanto, a exposição humana continua ocorrendo devido a cães de caça expostos a animais silvestres infectados, morcegos infectados e animais domésticos.[353] Embora os morcegos possam ser insetívoros, e o contato possa ser apenas casual, esses animais continuam sendo um importante reservatório do vírus. Em alguns casos, o único contato reconhecido foi o achado de um morcego em um quarto, na ausência de mordedura reconhecida. Em outros casos, pode ser impossível identificar qualquer fonte da raiva humana. Não raramente, o diagnóstico só é suspeito na necropsia.

As possíveis exposições produzem muita ansiedade, devido à letalidade da infecção. O custo da prevenção da doença humana pode ser enorme, como ocorreu em New Hampshire, quando um grande número de indivíduos foi potencialmente exposto a um gato raivoso em uma loja de animais.[59] O custo estimado para a investigação epidemiológica e a profilaxia alcançou 1,5 milhão de dólares. No leste dos EUA, a doença epizoótica contínua observada em guaxinins causa muita preocupação, em virtude da frequência com que esses animais agressivos invadem as residências humanas. A estrutura molecular das cepas do vírus da raiva reflete o seu hospedeiro animal. Na atualidade, é possível identificar a provável origem de um vírus isolado a partir da composição de seu ácido nucleico. Infelizmente, a raiva foi acrescentada à lista de infecções transmitidas por transplantes.[438,439] Em 2004, ocorreu encefalite, cuja causa foi finalmente atribuída ao vírus da raiva, em três receptores de órgãos (i. e., um receptor de fígado e dois de rim). O doador, que tinha falecido de complicações de uma hemorragia subaracnóidea, não apresentava suspeita de doença infecciosa, e o vírus da raiva não está entre os vírus para os quais se realiza um rastreamento de rotina antes da doação de órgãos. Somente durante uma investigação subsequente é que amigos do doador lembraram que ele havia sido mordido por um morcego. A investigação subsequente e um exame de necropsia revelaram um quarto paciente, também receptor de tecido hepático infectado, que também morreu da doença. Além desse lamentável incidente, houve também um caso de transmissão cirúrgica inadvertida de raiva em decorrência de um transplante de córnea.[234]

Arenavírus

Os arenavírus constituem uma família de vírus RNA que compartilham características biológicas fascinantes.[42] Seus hospedeiros naturais são constituídos por uma variedade de roedores, que são persistentemente infectados, sem nenhuma resposta imunológica efetiva ou doença sintomática. O vírus infeccioso é excretado na urina, que constitui a fonte da infecção humana. Por conseguinte, os indivíduos que correm risco de infecção são aqueles que entram em contato com excrementos de roedores infectados, tanto em suas casas quanto durante o trabalho no campo. A transmissão interpessoal ocorre regularmente apenas no caso do vírus Lassa, habitualmente em profissionais de saúde que foram expostos a líquidos corporais infectados, sobretudo durante a realização de necropsias. Vários dos vírus causadores de febre hemorrágica parecem ser transmitidos por homens convalescentes às suas parceiras sexuais. O paciente infectado não representa um risco significativo para os indivíduos que têm contato casual com ele. As infecções laboratoriais tem sido incomuns, mas podem ocorrer (p. ex., um funcionário laboratorial foi infectado pelo vírus Sabiá).[56] As fontes de infecção têm consistido em aerossolização de líquidos de cultura e, provavelmente, urina de roedores. Foi constatada a ocorrência de epidemias do vírus da coriomeningite linfocítica (CML) entre funcionários de um laboratório que trabalhavam com hamsters e entre indivíduos que tinham hamsters como animais de estimação.[186] A Tabela 23.3 fornece um resumo dos principais patógenos humanos, a sua distribuição geográfica, os roedores reservatórios, a doença clínica e a data da descoberta.

O vírus da CML foi descoberto durante a investigação da epidemia pelo vírus da encefalite de St. Louis, em 1933. Em pouco tempo, foi constatado que o vírus causava meningite asséptica nos seres humanos. A frequência da infecção provavelmente é subestimada, visto que os médicos não suspeitam da infecção, e não se dispõe facilmente de instrumentos diagnósticos. Alguns pesquisadores detectaram a presença de anticorpos contra o vírus da CML em 5,1% das mulheres saudáveis em Birmingham, no Alabama.[445] O vírus Junin foi o primeiro arenavírus reconhecido como causa de febre hemorrágica, a febre hemorrágica argentina na região dos Pampas. Os mistérios que envolviam a epidemiologia foram esclarecidos alguns anos depois por Karl Johnson et al. durante a pesquisa de um surto de febre hemorrágica boliviana na província de Beni, causada pelo vírus Machupo.[249] Esses vírus adquiriram ainda mais notoriedade após o reconhecimento da doença hemorrágica grave em vários países da África ocidental, causada pelo vírus Lassa. Outras contribuições para esse grupo provêm da América do Sul: o vírus Guanarito na Venezuela e o vírus Sabiá no Brasil. Os vírus antigos continuam sendo uma importante causa de doença, conforme demonstrado pelo surto de febre hemorrágica boliviana em 1994, nas províncias de El Beni e Santa Cruz.[57]

Os arenavírus possuem morfologia distinta (Tabela 23.1) que levou ao reconhecimento do grupo.[345] Trata-se de partículas aproximadamente esféricas e envelopadas, com estruturas proeminentes semelhantes a ribossomos no centro. O nome do grupo deriva da palavra latina *arenosus* (arenoso), que foi sugerido pelas partículas internas observadas. O nome original proposto, arenovírus, foi subsequentemente modificado para arenavírus, de modo a evitar qualquer confusão com os adenovírus.

Filovírus

Durante muitos anos, o único membro conhecido desse grupo era o vírus Marburg, causador de uma misteriosa doença fatal entre tratadores de macacos em um laboratório em Marburg, na Alemanha, em 1967.[405] O vírus provinha de macacos-verdes africanos, mas as tentativas de identificar o agente em macacos recém-capturados na África não tiveram sucesso. Durante a década seguinte, foram obtidos poucos isolados do vírus, que continuou sendo uma curiosidade, apesar de sua natureza fatal. Em 1977, um novo vírus, designado como vírus Ebola, foi isolado a partir de surtos

Tabela 23.3 Características dos arenavírus patogênicos para os seres humanos.

Vírus	Distribuição geográfica	Hospedeiro roedor	Doença humana	Taxa de mortalidade	Ano de descoberta
Vírus da coriomeningite linfocítica (CML)	Europa, América do Norte e América do Sul	*Mus domesticus; Mus musculus*	Meningite asséptica	< 1%	1939
Vírus Junin	Argentina	*Calomys musculinus*	Febre hemorrágica	15 a 30%	1958
Vírus Machupo	Bolívia	*Calomys callosus*	Febre hemorrágica	25%	1963
Vírus Lassa	África ocidental	*Mastomys* spp.	Febre hemorrágica	15%	1969
Vírus Guanarito	Venezuela	*Zygodontomys brevicauda; Sigmodon alsoni*	Febre hemorrágica	25%	1990
Vírus Sabiá	Brasil	Desconhecido	Febre hemorrágica	Poucos casos para estabelecer a taxa de mortalidade	1990
Vírus do Arroio de Água Branca	Sudoeste dos EUA	*Neotoma albicula*	Febre hemorrágica	Vários casos identificados de modo presuntivo	1999
Vírus Lujo	África do Sul	Desconhecido	Febre hemorrágica	80%	2008

simultâneos de doença no Zaire e no Sudão. Os surtos compartilhavam características epidemiológicas e clínicas, e foi constatado que os vírus eram estreitamente relacionados, embora distintos em nível antigênico. A doença era caracterizada por febre alta, choque, comprometimento de múltiplos sistemas orgânicos e hemorragia difusa. A taxa de mortalidade associada ao vírus Marburg foi de 25%; ao vírus Ebola do Sudão, de 50%, e ao vírus Ebola do Zaire, de 90%. À semelhança do vírus Marburg, a fonte da infecção era desconhecida, porém a transmissão estava claramente associada à exposição ao sangue e a líquidos corporais de pacientes infectados. As equipes médicas de alguns dos pequenos hospitais missionários eram dizimadas pela misteriosa doença.

As duas epidemias em áreas remotas do Sudão e do Zaire alarmaram os círculos envolvidos na saúde pública e doenças infecciosas, porém não tiveram impacto sobre o público geral. Essa situação mudou radicalmente quando ocorreu um grande surto em Kikwit, na Nigéria, em 1995. Foram registrados mais de 300 casos dentro de um curto período de tempo, dos quais aproximadamente um terço acometeu profissionais de saúde, com uma taxa de mortalidade de aproximadamente 80%. A epidemia foi finalmente controlada pela introdução de precauções estritas com barreiras, de modo a evitar qualquer contato das famílias e dos profissionais de saúde com as secreções de pacientes infectados. A origem dessa extensa epidemia ainda não foi esclarecida.

Uma terceira cepa do vírus Ebola foi identificada na Costa do Marfim, em 1994. As conjecturas sobre a origem do vírus Ebola na natureza concentraram-se nos macacos, devido à origem simiana do vírus Marburg, porém não foram encontradas evidências sólidas para sustentar essa hipótese. Uma cepa do vírus Ebola mais estreitamente relacionada com o tipo Zaire foi isolada do sangue de um pesquisador, que provavelmente adquiriu a infecção enquanto estava realizando uma necropsia em um chimpanzé infectado. A epidemia altamente letal entre os chimpanzés foi a primeira demonstração da infecção natural em animais silvestres. Os cuidados de limpeza entre os animais e outros contatos estreitos não representavam um fator de risco para a aquisição da infecção por um chimpanzé, enquanto o consumo de carne constituía um risco.[150] A elevada taxa de mortalidade entre os chimpanzés torna pouco provável que esses primatas sejam o reservatório natural da infecção.

Foram obtidas evidências adicionais de uma origem símia do vírus Ebola a partir de uma epidemia de infecção letal ocorrida entre macacos cinomolgos em duas instalações de criação de animais – a primeira em Reston, na Virgínia e a segunda, no Texas. Em ambos os casos, os animais tinham sido importados das Filipinas, e o vírus era antigenicamente distinto das cepas isoladas no Zaire, no Sudão e na Costa do Marfim. Foram documentados apenas cinco casos de infecção humana pela cepa Restom do vírus Ebola, todos os quais foram assintomáticos. Houve evidências de transmissão da infecção de um animal para outro por aerossóis, uma característica epidemiológica aterradora, que felizmente não foi encontrada na epidemia humana. Foram também comunicados dados indicando a ocorrência de doença epidêmica entre macacos cinomolgos em cativeiros nas Filipinas, antes de sua exportação. A taxa de mortalidade entre os macacos infectados foi de 82%, e a infecção desenvolveu-se mais provavelmente nos animais mantidos agrupados em uma mesma jaula do que naqueles mantidos em jaulas individuais.

A epidemia do vírus Ebola de 2014 a 2016 continuava devastadora na África ocidental no momento em que este capítulo estava sendo redigido; todavia, felizmente, como resultado de extensas medidas de controle e dos esforços heroicos de muitas pessoas, ela parece começar a estar sob controle. Em 9 de junho de 2015, foram documentados 27.273 casos de doença pelo vírus Ebola, com 11.173 mortes.[70] Isso equivale a uma taxa de mortalidade de 41%. Essa epidemia concentrou-se nos países da África ocidental de Serra Leoa, Guiné e Libéria. A transmissão para países fora das áreas endêmicas ocorreu, em grande parte, por meio de viagens aéreas; foram relatados pacientes infectados nos EUA, no Reino Unido, em Mali e na Itália.[70]

Os filovírus são vírus RNA com ultraestrutura característica (Tabela 23.1) e morfologia filamentosa distinta, que confere à família o seu nome. Os dois vírus, Marburg e Ebola, podem ser diferenciados pela sua morfologia ultraestrutural, e os tipos de vírus Ebola são antigenicamente distintos.

Esses agentes de biossegurança de nível 4 têm pouca probabilidade de ser encontrados em laboratórios clínicos. Entretanto, as medidas de controle da infecção e de amostras passaram por uma revisão, devido à importação de alguns pacientes infectados pelo vírus Ebola ou expostos na epidemia atual.[70] Os leitores interessados podem consultar várias revisões excelentes da biologia desses vírus fascinantes e das doenças que eles provocam.[369,405]

Togavírus e flavivírus

Atualmente, Togaviridae e Flaviviridae incluem muitos dos vírus anteriormente conhecidos como arbovírus (vírus transmitidos por artrópodes), bem como alguns outros vírus não transmitidos por artrópodes.[70] Esses grupos são constituídos por vírus RNA de filamento simples, com envelope lipídico.[411,413] Os togavírus foram assim denominados em virtude de sua "toga" lipídica que os circunda. Esses agentes biologicamente diversos possuem uma ecologia complexa. Eles habitualmente infectam mamíferos de pequeno porte ou aves e são transmitidos de um animal para outro por carrapatos ou mosquitos vetores. Muitos desses vírus também são mantidos dentro da linhagem dos artrópodes por passagem transovariana da fêmea grávida para as larvas. Os seres humanos são hospedeiros acidentais quando são inadvertidamente infectados em lugar dos reservatórios animais habituais.

Três membros desses grupos não se enquadram no perfil tradicional e serão discutidos em seus contextos tradicionais, são eles o vírus da rubéola, um togavírus, e os vírus da hepatite C e da hepatite E, que são flavivírus.

A outra divisão dentro da família Togaviridae, os alfavírus, contém os agentes da encefalite equina do leste, da encefalite equina do oeste e da encefalite venezuelana, bem como o vírus Chikungunya, que é um patógeno emergente. Os flavivírus incluem os agentes da encefalite de St. Louis, da dengue (febre quebra ossos), febre amarela e da febre do oeste do Nilo.

A cada ano, ocorre um pequeno número de casos humanos de encefalite equina do leste e de encefalite equina do oeste. A doença humana pode ser prevista por um aumento na incidência de doença em equinos. As epidemias de encefalite de St. Louis ocorrem aproximadamente a cada 2 anos no sul dos EUA, particularmente no Texas, nos estados da Costa do Golfo e na Flórida. Os reservatórios do vírus da encefalite de St. Louis consistem em aves, e os mosquitos vetores variam de acordo com a localização geográfica. A doença é mais grave nos indivíduos idosos, e as infecções tendem a se concentrar em áreas densamente arborizadas com casas inadequadamente protegidas.

A febre da dengue[III] é prevalente no Caribe e no Sudeste Asiático. Nos EUA, são observados casos importados com frequência crescente, e foram relatados casos esporádicos de transmissão autóctone do vírus na parte continental dos EUA, mais comumente no Texas. Nos EUA, foi identificada uma via de entrada extremamente incomum do vírus, quando foram encontrados mosquitos infectados em água estagnada acumulada em pneus importados do Sudeste Asiático. A infecção não complicada é uma doença febril indiferenciada, algumas vezes acompanhada de exantema, artralgias e artrite. O diagnóstico diferencial deve incluir outras infecções virais, como a rubéola. Existem quatro sorotipos distintos do vírus da dengue. De acordo com a hipótese aventada por Halstead, infecções sucessivas por diferentes sorotipos desencadeiam mecanismos imunopatológicos que produzem a síndrome de febre hemorrágica da dengue.[199,308] Antigamente limitada ao Sudeste Asiático, a forma hemorrágica letal da doença tem ocorrido no Caribe com frequência crescente, e atualmente a sua incidência está aumentando.

O vírus do oeste do Nilo produz um espectro de doenças neurológicas, incluindo encefalite, meningite e uma síndrome semelhante à poliomielite.[417] Até 1999, esse vírus provocou infecções localizadas na África, no Oriente Médio e na Europa oriental. Naquele ano, foi descoberto na cidade de Nova York e, subsequentemente, disseminou-se pelos EUA. Acredita-se que, no primeiro paciente com encefalite, a doença tenha sido causada pelo vírus da encefalite de St. Louis, que está estreitamente relacionado, do ponto de vista imunológico, com o vírus do oeste do Nilo. Esses dois vírus compartilham outras características, incluindo as aves como hospedeiros frequentes (i. e., uma característica que pode estar relacionada com a rápida disseminação do vírus). A importação e a disseminação do vírus do oeste do Nilo demonstra quão rapidamente um agente infeccioso considerado uma trivialidade exótica pode assumir relevância cotidiana.[371]

O vírus Zika[IV] é um flavivírus que se acredita seja responsável pela ampla epidemia de microcefalia no Brasil e em outras regiões tropicais.

O vírus Chikungunya[V] pode ser acuradamente descrito como patógeno emergente, que é um termo empregado, com frequência, de maneira excessiva. Isso é justificado pela emergência de uma variante genética que aumenta a capacidade de replicação do vírus dentro do mosquito, bem como por outras características. Conforme assinalado anteriormente, o vírus Chikungunya é um togavírus. A doença é transmitida pelos mosquitos *Aedes aegypti* e *Aedes albopictus*, ambos os quais também transmitem o vírus da dengue. O vírus Chikungunya provoca febre alta, semelhante àquela produzida na dengue, porém tem mais tendência a causar poliartralgias graves.

[III]N. R. T. Nos últimos 50 anos, a incidência da doença aumentou em mais de 30 vezes e aproximadamente 2,5 bilhões de pessoas vivem em países endêmicos. No Brasil, em 2016, foram registrados 1.500.535 casos prováveis de dengue e, em 2015, 1.688.688. Em 2017, foram registrados 144.326 casos prováveis de dengue no país, com uma incidência de 70,0 casos/100 mil habitantes, e outros 100.107 casos suspeitos foram descartados. (Boletim Epidemiológico v. 48, n. 16/2017. Secretaria de Vigilância em Saúde – Ministério da Saúde.)

[IV]N. R. T. No Brasil, em 2016, foram registrados 215.319 casos prováveis de febre pelo vírus Zika, com 8 óbitos confirmados. Em 2017, houve registro de 9.351 casos prováveis. Uma taxa de incidência de 4,5 casos/100 mil habitantes; destes, 3.356 (35,9%) foram confirmados. Não houve registro de óbitos em 2017. (Boletim Epidemiológico v. 48, n. 16/2017. Secretaria de Vigilância em Saúde – Ministério da Saúde.)

[V]N. R. T. No Brasil, em 2016, foram registrados 271.824 casos prováveis de febre de Chikungunya. Foram confirmados 196 óbitos por febre de Chikungunya. Em 2017, foram registrados 80.949 casos prováveis e uma taxa de incidência de 39,3 casos/100 mil habitantes; destes, 28.225 (34,9%) foram confirmados, com 13 óbitos confirmados laboratorialmente. (Boletim Epidemiológico v. 48, n. 16/2017. Secretaria de Vigilância em Saúde – Ministério da Saúde.)

O período de incubação é habitualmente de 3 a 7 dias, porém pode ser mais curto, de apenas um dia, ou mais longo, estendendo-se por 12 dias. A infecção aguda habitualmente sofre resolução dentro de 10 dias; em certas ocasiões, podem ocorrer complicações, como nefrite, meningoencefalite e síndrome de Guillain-Barré. Não existe nenhum tratamento específico, porém pode haver necessidade de cuidados de suporte. É importante estabelecer um diagnóstico definitivo, devido à sobreposição dos sintomas com os da dengue, e os agentes anti-inflamatórios não esteroides, que podem ser usados em pacientes infectados pelo vírus Chikungunya, não devem ser administrados a pacientes com dengue. Esses dados e outras informações sobre o vírus Chikungunya estão disponíveis nos CDC (www.cdc.gov/chikungunya/).

Buniavírus

A família Bunyaviridae é constituída por um grande grupo diversificado de vírus, que são transmitidos aos seres humanos por artrópodes vetores, principalmente carrapatos e mosquitos, bem como pelos excrementos de roedores infectados. Existem quatro gêneros de importância médica: (1) Bunyiavírus, que inclui o grupo dos vírus da encefalite da Califórnia; (2) Nairovírus, que inclui o vírus da febre hemorrágica do Congo-Crimeia; (3) Phlebovírus, que inclui o vírus da febre do Vale do Rift e o vírus da febre do flebótomo; e (4) Hantavírus, que abrange os agentes da febre hemorrágica da Coreia, da nefropatia epidêmica e da síndrome pulmonar por hantavírus.[70,352]

Vírus da encefalite da Califórnia. O grupo dos vírus da encefalite da Califórnia está entre um dos mais importantes vírus do grupo dos buniavírus nos EUA. Apesar do nome "da Califórnia", esses vírus provocam doença mais comumente nos estados do meio-oeste e do centro-norte. O grupo dos vírus da encefalite da Califórnia provoca comumente meningite asséptica, uma doença que ocorre no verão e que é clinicamente indistinguível da doença causada por enterovírus.[47,352] As infecções pelo próprio vírus da encefalite da Califórnia são incomuns; o vírus LaCrosse é o patógeno humano mais comum do grupo. A maioria dos pacientes recupera-se da infecção sem nenhuma complicação.

Hantavírus. Os hantavírus expandiram-se de simples agentes infecciosos exóticos para uma ameaça endêmica nos EUA.[413] As características uniformes do grupo consistem em infecção persistente e assintomática de um hospedeiro roedor, a transmissão para seres humanos por meio de urina e excrementos de roedores infectados e a infecção do endotélio vascular. A distribuição dos vírus, os roedores hospedeiros e as doenças clínicas associadas estão resumidas na Tabela 23.4.

Durante a Guerra da Coreia, foi constatada a ocorrência de febre hemorrágica grave entre soldados norte-americanos. Os sintomas proeminentes, que consistiam em choque e insuficiência renal, proporcionaram o nome descritivo de febre hemorrágica com sintomas renais (FHSR). O quadro clínico clássico dessa doença consiste em febre, trombocitopenia e insuficiência renal. No contexto clínico, a normalização das plaquetas indica a restauração da função renal normal. Os casos mais graves caracterizam-se por choque e falência de múltiplos órgãos, simulando a sepse bacteriana. As manifestações menos comuns consistem em hemorragia retroperitoneal e edema pulmonar. Alguns pacientes apresentam doença febril indiferenciada, com função renal normal. Na Grécia, foi descrita uma síndrome clínica de doença hepática grave, na qual prevalecem cepas semelhantes ao vírus associado às infecções ocorridas na Coreia.

Após a documentação da doença na Coreia, foi constatado que essa grave síndrome clínica também ocorria no leste da União Soviética e na Manchúria. O agente etiológico só foi isolado em 1982, quando foi isolado o vírus Hantaan, cujo nome provém do rio da Coreia onde ocorreu a doença epidêmica. Esse vírus provoca infecção persistente e assintomática no hospedeiro roedor, *Apodemus agrarius*. Subsequentemente, foi isolado um segundo agente relacionado, o vírus Seoul, que provoca infecção menos grave. Os hospedeiros roedores do vírus Seoul consistem em ratos urbanos, *Rattus norvegicus* e *Rattus rattus*. O vírus Seoul foi encontrado em ratos de laboratório e provocou infecção nos funcionários do laboratório. Não existe nenhum caso documentado de infecção pelo vírus Hantaan nos EUA; todavia, casos de FHSR induzida

Tabela 23.4 Hantavírus selecionados | Hospedeiros e doenças clínicas.

Vírus	Distribuição geográfica	Hospedeiro roedor	Doença clínica
Hantaan	Extremo Oriente	*Apodemus agrarius* (forma oriental)	Febre hemorrágica com síndrome renal (FHSR)
Seoul	Mundial	*Rattus rattus; Rattus norvegicus* (ratos urbanos)	FHSR leve
Dobrava	Bálcãs	*Apodemus flavicollis*	FHSR
Puumala	Escandinávia; Europa	*Clethrionomys glariolus* (rato-calunga)	Nefropatia endêmica
Sin nombre	Sudoeste dos EUA	*Peromyscus maniculatus* (rato-veadeiro)	Síndrome pulmonar por hantavírus (SPH)
Bayou	Louisiana	*Oligoryzomys palustris* (rato do arroz)	SPH
Black Creek Canal	Flórida	*Sigmodon hispidus* (rato-de-algodão)	Desconhecida
New York	Nordeste dos EUA	*Peromyscus leucopus* (camundongo de pata branca)	SPH
Monongahela	Leste dos EUA	*Peromyscus maniculatus nubiterrae* (forma florestal do rato-veadeiro)	SPH
Andes	Américas do Sul e Central	*Oligoryzomys longicaudatus*	SPH

Para informações sobre outros vírus, consultar a referência 441.

pelo vírus Seoul foram documentados sorologicamente em Baltimore. Nos EUA, os hantavírus associados a ratos foram associados a doença renal hipertensiva, mas não a outras doenças renais crônicas.[171] Embora a doença renal hipertensiva não esteja habitualmente associada a agentes infecciosos, a experiência com o *Helicobacter pylori* e a gastrite deve nos alertar para não descartar a possibilidade desse tipo de associação.

Uma versão mais leve dessa infecção, conhecida como nefropatia epidêmica, é produzida pelo vírus Puumala e ocorre na Escandinávia (Tabela 23.4).[413] O vírus provoca infecções assintomáticas no rato-calunga; nos seres humanos, produz uma doença febril aguda com dor lombar e poliúria, acompanhada ou não de manifestações hemorrágicas leves, porém sem choque. Os pacientes recuperam-se sem qualquer sequela. Com frequência, os sintomas são inespecíficos, e o diagnóstico clínico foi correto em apenas 28% dos casos em um estudo conduzido na Finlândia.

Em 1993, a atenção foi concentrada nos hantavírus, quando ocorreu um surto de doença respiratória grave na área de Corners no sudoeste dos EUA.[370,413] Os pacientes apresentaram uma síndrome prodrômica de febre, mialgia, tosse ou dispneia, sintomas gastrintestinais e cefaleia, que progrediu rapidamente para edema pulmonar irreversível. Com uma rapidez surpreendente, o agente etiológico foi identificado como novo membro do gênero hantavírus, denominado vírus Sin Nombre (inicialmente designado como vírus Four Corners). O hospedeiro roedor do vírus Sin Nombre é o rato-veadeiro, *Peromyscus maniculatus*. Foi aventada a hipótese de que as chuvas intensas aumentaram as fontes alimentares naquele ano ou no ano anterior, ocasionando um grande aumento no número de roedores, com consequente aumento na frequência de contato do homem com camundongos, alterando a epidemiologia de uma doença endêmica esporádica para uma infecção epidêmica. Não há evidências de transmissão humana interpessoal da síndrome pulmonar por hantavírus. O diagnóstico retrospectivo de casos de infecção pelo vírus Sin Nombre ou por um vírus relacionado, que datam de 1978, foi estabelecido por meio de coloração com imunoperoxidase de amostras de tecidos incluídos em parafina e conservados.[505] Todas as 12 infecções identificadas de modo retrospectivo ocorreram no oeste do Rio Mississippi, a maioria no extremo-oeste dos EUA.

Após a descoberta do vírus Sin Nombre, foram identificados outros hantavírus relacionados nos EUA, incluindo Louisiania, Flórida e leste dos EUA (Tabela 23.4). A frequência da infecção por hantavírus fora das áreas endêmicas não é conhecida.

O pulmão constitui o órgão-alvo do ponto de vista tanto patológico quanto clínico.[370] O edema e o depósito de fibrina com deposição de membranas hialinas nos espaços aéreos são acompanhados de exsudato mononuclear intersticial. Muitos órgãos são infiltrados por grandes células imunoblásticas. Os achados hematológicos incluem leucocitose de neutrófilos com desvio para a esquerda, trombocitopenia, imunoblastos circulantes e, nos casos graves, hemoconcentração. O depósito de antígenos virais concentra-se nas células endoteliais, particularmente na vascularização pulmonar, e, nessas células, podem-se observar partículas virais.[504] São também encontrados antígenos do hantavírus em células dendríticas foliculares, macrófagos e linfócitos.

Vírus da gastrenterite humana

A gastrenterite viral ocupa o segundo lugar depois das doenças respiratórias virais como causa de morbidade associada a vírus nos EUA. A incidência anual de gastrenterite viral foi estimada em cerca de 11%.[114] A mortalidade é rara. Foram adquiridos muitos conhecimentos sobre os agentes etiológicos da doença, porém apenas cerca de 50% dos casos de gastrenterite infecciosa podem ser relacionados a uma etiologia. A maioria desses agentes foi inicialmente identificada por imunomicroscopia eletrônica, porém mais frequentemente, agora, por técnicas moleculares avançadas, incluindo NGS. Na imunomicroscopia eletrônica, o soro imune é misturado com uma suspensão de vírus ou uma amostra de fezes. A aglutinação das partículas virais submicroscópicas pode ser observada ao examinar preparações com coloração negativa com microscópio eletrônico. Não é possível efetuar facilmente culturas da maioria desses agentes. Por conseguinte, os detalhes sobre a sua composição não são conhecidos ou estão sendo descritos; por conveniência, serão discutidos com os patógenos mais comuns, os rotavírus.

Os agentes da gastrenterite viral podem ser divididos em seis grupos. A classificação está sujeita a mudanças, em virtude das evidências emergentes sobre alguns dos agentes:

Rotavírus
Calicivírus
Vírus Norwalk (*i. e.*, Norovirus)
Vírus Sapporo
Astrovírus
Adenovírus entéricos

A frequência desses vírus está resumida na Tabela 23.5.[195] Os dados provêm de um estudo de amostras de fezes apresentado a uma organização de manutenção de saúde na Georgia. Nesse estudo, a identificação dos vírus foi totalmente obtida por métodos moleculares e foi realizada nos CDC.

Muitos aspectos dessas infecções gastrintestinais virais são semelhantes. Causam vômitos agudos ou diarreia, que habitualmente é leve, autolimitada e não inflamatória. Não ocorre diarreia sanguinolenta. A análise microscópica de

Tabela 23.5 Carga estimada (porcentagem) de casos de gastrenterite aguda na comunidade causada por vírus.

Qualquer vírus	26,80%
Norovírus	15,90%
Astrovírus	4,40%
Rotavírus	2,1%[a]
Sapovírus	2,20%
Adenovírus	2,40%
Bactérias	4,10%
Parasitas	1,00%
Não identificados	68,30%

[a]A incidência varia de acordo com a idade. Os números apresentados são para todas as faixas etárias. No estudo de referência, o rotavírus foi mais comum do que o norovírus na faixa etária de 5 a 15 anos.
Adaptada da referência 195.

biopsia de amostras de voluntários humanos que ingeriram esses agentes infecciosos revela uma atenuação das vilosidades intestinais e a presença de alterações inflamatórias leves da submucosa, alterações que indicam má absorção do intestino delgado. As células lesionadas nas extremidades das vilosidades são substituídas por células da base das criptas dentro de 5 a 10 dias após a lesão. A diarreia, cuja duração é de mais de 7 a 10 dias, tem pouca probabilidade de ser viral. O tratamento consiste na reposição dos líquidos e eletrólitos perdidos, habitualmente em decorrência dos vômitos. Infelizmente, a imunidade parece ser apenas parcial.[114]

É notável assinalar a ausência de vírus intestinais convencionais na lista dos patógenos. Há poucas evidências de que os enterovírus ou os adenovírus respiratórios possam causar doença gastrintestinal.

Rotavírus. Os rotavírus constituem os patógenos humanos mais importantes na família Reoviridae. Os próprios reovírus não estão associados a doença humana, porém têm sido úteis no estudo dos mecanismos moleculares da patogênese viral. "Reo" vem de *respiratory-enteric orphan*, uma designação proveniente da origem dos vírus isolados e da falta de associação a qualquer doença clínica. O rotavírus adquiriu esse nome pela aparência do vírion semelhante a uma roda nas micrografias eletrônicas (Tabela 23.1).

Os rotavírus incluem patógenos tanto humanos quanto de animais; entretanto, os rotavírus de animais não infectam os seres humanos. Os rotavírus humanos foram classificados sorologicamente, e as cepas humanas mais patogênicas nos EUA e na Europa pertencem ao grupo A.[VI] O rotavírus humano constitui uma causa comum de gastrenterite em lactentes e crianças de pouca idade.[258] A apresentação clínica é variável; todavia, os vômitos e a desidratação constituem as características proeminentes, em comparação com a gastrenterite produzida por outros vírus. A associação dos vômitos a uma ocorrência sazonal nos meses de inverno levou os pesquisadores a denominar a condição de "doença de vômitos do inverno". Na infecção por rotavírus, a frequência e a especificidade dos sintomas respiratórios são controversas. É possível que a prevalência dos vômitos na infecção por rotavírus possa refletir a idade do paciente, mais do que uma propriedade do vírus, visto que o vírus Norwalk provoca significativamente mais vômitos em lactentes do que em adultos. Uhnoo e Svensson estudaram as características comparativas do grupo A, subgrupos 1 e 2, em lactentes da Suécia.[459] Os pacientes com cepas do subgrupo 1 apresentaram febre de até 39°C com frequência significativamente maior do que os pacientes com cepas do subgrupo 2; todavia, os lactentes com infecções por cepas do subgrupo 2 ficaram mais doentes, foram hospitalizados com mais frequência e tiveram mais tendência a apresentar sintomas respiratórios. A frequência da diarreia e dos vômitos foi semelhante em ambos os grupos.

Pode ocorrer infecção crônica por rotavírus em crianças imunossuprimidas. Nos adultos, a infecção por rotavírus é habitualmente assintomática. Esses vírus constituem causas notórias de infecção hospitalar, incluindo epidemias, em crianças.

Calicivírus. Esses vírus foram originalmente identificados por microscopia eletrônica e caracterizados, morfologicamente, como pequenos vírus de estrutura arredondada.[201] Existem dois grupos principais de vírus dentro da família Caliciviridae: o Norovírus, cuja espécie é o vírus Norwalk, e o Sapovírus, cuja espécie é o vírus Sapporo.

Vírus Norwalk. Esse agente, originalmente designado como agente Norwalk da gastrenterite, foi identificado como partícula de 27 nm em amostras de fezes de indivíduos em um surto de gastrenterite de comunidade em Norwalk, Ohio. Subsequentemente, foram isolados vírus RNA semelhantes em outras epidemias. A análise molecular desses vírus revelou a existência de dois grupos principais.[9] Esses agentes são também designados como norovírus.[261]

Com frequência, os vírus Norwalk têm produzido epidemias de doença e também provocam infecções esporádicas.[201] Esses vírus produzem infecção e doença ativa em indivíduos de todas as idades, diferentemente da maioria dos outros agentes virais, que provocam doença sintomática predominantemente em lactentes e em crianças de pouca idade. Constituem a causa predominante de gastrenterite infecciosa em adultos. Os agentes semelhantes a Norwalk têm sido associados a água e alimentos contaminados, e deve-se considerar essa possibilidade quando um paciente recentemente ingeriu mariscos e desenvolveu gastrenterite. Foi descrita a ocorrência de doença epidêmica em diversos locais, incluindo desde partidas de futebol até cruzeiros marítimos ou clínicas geriátricas.

Vírus Sapporo. Esses agentes assemelham-se, na sua morfologia, aos vírus Norwalk, porém diferem do ponto de vista imunológico e genético. Esse vírus, à semelhança do vírus Norwalk, recebeu o seu nome a partir do local de sua descoberta, Sapporo, no Japão, onde foi identificado, em 1977, como causa de gastrenterite em lactentes. Pode causar surtos de gastrenterite infantil; embora tenha ocorrido transmissão por alimentos, esta não constitui a sua via habitual de disseminação.[81]

Astrovírus. Os astrovírus também contêm RNA, e a sua cultura tem sido difícil *in vitro*, embora se tenha obtido o crescimento bem-sucedido de algumas cepas.[320] Seu nome provém de sua aparência ultraestrutural em forma de estrela. Algumas autoridades acreditam que os astrovírus, identificados pela primeira vez em 1975 como causa de diarreia em crianças, ocupem o segundo lugar depois dos rotavírus como causa de gastrenterite em crianças.[105] Esses vírus também constituem uma importante causa de infecções em uma ampla variedade de animais.[105] Têm produzido doença epidêmica em crianças de pouca idade, em enfermarias pediátricas, em centros de cuidados diários e em clínicas geriátricas. Foi descrita a ocorrência de infecção concomitante por astrovírus e calicivírus.

Adenovírus entérico. Não foi possível estabelecer uma associação causal entre os sorotipos clássicos de adenovírus e a doença diarreica, porém foram demonstrados sorotipos "não cultiváveis" por imunomicroscopia eletrônica. Os adenovírus tipos 40 e 41, que não crescem adequadamente em células de cultura tecidual habitual, são patógenos intestinais.[245]

[VI]N. R. T. No Brasil, em estudo conduzido com 510 crianças, G9 foi o genótipo G predominante, seguido de G2 e G1. P [4] e P [8] foram os tipos P predominantes. Após a introdução da vacina, observou-se a predominância do genótipo G2P [4]. (Munford V *et al.* J Infect Dis. 2009 Nov 1;200 Suppl 1:S106-13. doi: 10.1086/605037; Safadi MA *et al.* Pediatr Infect Dis J. 2010 Nov;29(11):1019-22. doi: 10.1097/INF.0b013e3181e7886a.)

Esses adenovírus entéricos constituem a segunda causa mais comum de gastrenterite viral nos lactentes e têm sido associados a intussuscepção.[191] Provocam infecção esporádica, embora se tenha descrito a ocorrência de epidemias. Os pacientes têm, em sua maioria, menos de 2 anos de idade.

Coronavírus

Os coronavírus clássicos constituem causas do resfriado comum.[225] A maioria requer o uso de cultura de órgãos para o seu isolamento confiável, e esses vírus não tendem a ser encontrados no laboratório clínico.

Em 2003, foi reconhecida uma trágica adição ao gênero, quando foi identificado um novo coronavírus como causa de uma nova doença respiratória misteriosa na China. Acredita-se que esse vírus provavelmente tenha sido contraído, no início, do gato-de-algália (*Paguma larvata*), porém também tem sido isolado de outros animais, como o furão-texugo chinês, entre outros.[190] Essa infecção foi denominada SRAG. Diferentemente das infecções por coronavírus anteriormente descritas, a SRAG caracteriza-se por infecção das vias respiratórias inferiores, que frequentemente exige a internação do paciente em uma unidade de terapia intensiva e que pode ser fatal.[33,82]

O período de incubação da SRAG varia de 2 a 10 dias, com média de 4 a 6 dias.[425] Não há evidências convincentes de transmissão antes do aparecimento dos sintomas ou dentro de 10 dias após a resolução da febre. Pode ocorrer uma doença prodrômica semelhante à influenza, que consiste em febre, mialgias e cefaleia. Com o aparecimento de evidências radiológicas de pneumonia e agravamento da condição do paciente, são observados sintomas adicionais, como calafrios, dispneia e tosse. Verifica-se a presença de leucopenia e linfopenia. Os pacientes parecem ser mais infecciosos com cerca de 10 dias da doença. É interessante assinalar que foi também descrita a ocorrência de diarreia aquosa como sintoma proeminente em pacientes com SRAG.[495] A transmissão ocorre predominantemente por gotículas respiratórias, porém a doença pode ser transmitida por fômites e pela aerossolização de outros líquidos corporais ou fezes. Se o paciente sobreviver, a doença irá começar a regredir em torno da terceira semana. Entre 6 e 20% dos pacientes que sobrevivem apresentam algum tipo de comprometimento pulmonar. Curiosamente, o vírus só raramente infecta crianças, e as que foram infectadas apresentaram doença leve.

Outra característica preocupante dessa infecção é a propensão de sua ocorrência na equipe hospitalar, particularmente naqueles que têm contato próximo com o paciente.[219] Mais de 40% das infecções no Canadá e em Cingapura foram adquiridos no hospital, o que demonstra a necessidade de adesão estrita às precauções de prevenção de infecção respiratória para pacientes com infecções do trato respiratório.[498] Com espantosa rapidez e com a colaboração de cientistas no mundo inteiro utilizando a microscopia eletrônica e técnicas moleculares avançadas, a causa da infecção foi identificada como um novo coronavírus. A importância de um hMPV que foi isolado de alguns pacientes permanece incerta, porém é provável que tenha representado apenas um patógeno de coinfecção.[75] É interessante assinalar que um coronavírus convencional, OC243, tenha recentemente produzido um surto de infecções respiratórias, incluindo pneumonia.

Ocorreram 8.096 casos documentados de SRAG em 26 países diferentes por ocasião da interrupção da epidemia.[425] Foi constatada uma taxa de mortalidade de 10% durante a primeira pandemia do século XXI.

Embora o coronavírus associado à síndrome respiratória aguda grave (SARS-CoV) tenha se retirado para o seu nicho zoológico, outro coronavírus, o coronavírus associado à síndrome respiratória do Oriente Médio (MERS-CoV), emergiu e atualmente (*i. e.*, no momento em que este capítulo estava sendo redigido) está causando infecções problemáticas no mundo inteiro.[387] Esse novo coronavírus, que está associado zoologicamente a camelos, foi descrito pela primeira vez na Arábia Saudita.[394] É endêmico nos países em torno da Península Arábica. Foram documentadas 1.026 infecções até fevereiro de 2015, com uma taxa de mortalidade de 36,7% (*i. e.*, 376 mortes). Essa infecção, à semelhança da SRAG, disseminou-se para locais distantes do mundo em consequência da facilidade das viagens aéreas. O MERS-CoV disseminou-se em 19 países, e havia uma epidemia na Coreia do Sul no momento em que este capítulo estava sendo redigido.[394]

Na atualidade, há um ligeiro predomínio do sexo masculino, e a idade mediana dos indivíduos infectados é de 50 anos. Esses números podem mudar, se forem identificadas mais infecções assintomáticas ou subclínicas. Existe uma alta probabilidade de transmissão do vírus para profissionais de saúde, a não ser que haja uma estrita adesão às precauções respiratórias. Até o momento, 18% das infecções ocorreram em profissionais de saúde.[496]

A síndrome respiratória do Oriente Médio (SROM) caracteriza-se por febre, tosse e dispneia, porém os pacientes também podem apresentar calafrios, mialgia, náuseas, vômitos, dor abdominal e diarreia. À semelhança da SRAG, os pacientes podem desenvolver leucopenia e linfopenia.[394] Tanto a trombocitopenia quanto a trombocitose foram descritas, bem como uma elevação das enzimas hepáticas.[394]

Coltivírus

Esse grupo inclui o vírus da febre do carrapato do Colorado, uma doença febril indiferenciada, que habitualmente é leve e autolimitada, mas que, em certas ocasiões, pode ser grave ou até mesmo fatal.[401] O vírus é transmitido pela picada de carrapatos. Anteriormente, esse vírus era incluído no grupo Orbivírus, que é composto de patógenos de animais. Os orbivírus são membros da família Reoviridae, juntamente com os rotavírus.

Retrovírus

Os retrovírus são vírus RNA; foram assim designados pelo fato de conterem uma enzima que transcreve o RNA em DNA, uma reversão da sequência normal em que o DNA é transcrito em RNA (*i. e.*, retro). Durante muitos anos, esses vírus foram conhecidos como causa de tumores em animais. Na década de 1970, foram identificados dois vírus causadores de linfomas linfocíticos de células T em seres humanos, que foram classificados como vírus de linfoma de células T humanas (HTLV-I e HTLV-II). Essa descoberta foi de suma importância do ponto de vista biológico, porém os tumores são incomuns.[175]

O grupo dos retrovírus assumiu uma súbita proeminência e grande notoriedade em 1983, quando foi identificado um terceiro retrovírus humano como causa da síndrome de imunodeficiência adquirida (AIDS).[165] A AIDS havia sido clinicamente reconhecida há vários anos, quando foram detectadas infecções oportunistas em homens jovens homossexuais, bissexuais ou usuários de drogas IV, mas que não tinham os fatores de risco convencionais para a pneumonia por *Pneumocystis* ou a candidíase.

Foram isolados vírus semelhantes em diversos laboratórios, que foram variadamente denominados HTLV-III, vírus associados à linfadenopatia (LAV) e vírus relacionado à AIDS (ARV; do inglês, *AIDS-related virus*). Uma equipe de especialistas determinou o nome de vírus da imunodeficiência humana (HIV). Embora o HIV tenha sido isolado pela primeira vez em 1983, uma análise retrospectiva de soro e tecidos congelados sugeriu que um vírus semelhante havia infectado um adolescente sexualmente ativo em St. Louis, em 1968.[163] Subsequentemente, foi isolado um vírus sorologicamente relacionado, denominado HIV-2. A distribuição do HIV-1 é mundial, enquanto o HIV-2 é encontrado predominantemente na África ocidental, onde ele também causa AIDS. Nos EUA, foram relatados pacientes com infecção pelo HIV-2, porém a maioria desses casos tinha alguma conexão com a África ocidental. Existem reações cruzadas imunológicas entre o HIV-1 e o HIV-2, porém testes avançados foram desenvolvidos para a resolução. Esses imunoensaios específicos precisam ser realizados para distinguir ambas as infecções e também para detectar os antígenos tipo-específicos com sensibilidade máxima. Para complicar ainda mais a situação, foi identificado pelo menos um paciente infectado por ambos os vírus. O HIV é um membro da subfamília lentivírus (*lenti* = lento) da família Retroviridae. Outros vírus pertencentes a esse grupo provocam infecções crônicas com longos períodos de latência clínica. Alguns retrovírus animais também provocam imunodeficiência, como o vírus da imunodeficiência símia e o vírus da leucemia felina. Ainda não foi demonstrada a ocorrência de infecção entre espécies.

Diferentemente dos outros lentivírus, o HIV é extremamente heterogêneo do ponto de vista genético, visto que praticamente cada isolado é singular (denominado uma quase espécie). Entretanto, existem grupos geneticamente relacionados, os quais, por sua vez, são divididos em conjuntos ou clades. O grupo M (o principal) compreende 95% dos isolados globais e é dividido em pelo menos oito clades (A, B, C, D, F, G, H e I). Todas as clades estão representadas na África; nos EUA e na Europa, a clade B constitui o subtipo dominante. (Deve-se assinalar que as clades genéticas não são mapeadas para sorotipos virais distintos.)

As cepas do grupo O (Outro), que são encontradas predominantemente na África ocidental, compartilham menos de 50% de homologia com as cepas do grupo M. Os vírus do grupo N (não M ou O) são encontrados em Camarões.

Para complicar ainda mais o quadro, todos os retrovírus têm propensão a sofrer recombinação quando há justaposição de múltiplas cepas. Foi sugerido que os pacientes infectados pelo HIV devem ser resistentes à infecção por uma segunda cepa. Lamentavelmente, a ausência de imunidade completa e a frequência de múltiplas exposições ao vírus resultaram em infecção por várias cepas, uma situação em que pode ocorrer recombinação.[27]

Não há dúvida de que o HIV constitui o flagelo mais devastador entre as epidemias recentes. Esse vírus modificou a nossa sociedade (*i. e.*, um país rico em recursos) e continua causando estragos nos países com recursos escassos, a despeito dos esforços internacionais. O advento da quimioterapia antirretroviral de combinação efetiva (*i. e.*, terapia antirretroviral altamente ativa) transformou, em muitas maneiras, essa infecção, em uma doença crônica nos países ricos em recursos, que podem adquirir os fármacos. Entretanto, a epidemia continua se alastrando e, nos países com poucos recursos, aumentou a disseminação de outras doenças infecciosas, como a tuberculose. A Tabela 23.6 fornece um resumo dos fatos essenciais relativos à epidemia global do HIV.

A discussão que se segue representa uma breve tentativa de ressaltar algumas das características mais proeminentes desse vírus multifacetado e das doenças que ele provoca. É um tributo à ciência moderna que um agente infeccioso tenha sido descrito apenas 3 anos após os primeiros relatos da síndrome clínica. Sem o moderno arsenal da biologia molecular e virologia, ainda estaríamos indefesos diante desse flagelo.

O vírion do HIV-1 é icosaédrico e contém 72 espículas externas.[152] É consideravelmente mais complexo do que o HTLV-I e o HTLV-II, em concordância com a sua história natural mais complicada. Os produtos gênicos podem ser divididos em três grupos. A Tabela 23.7 fornece um resumo das proteínas virais que representam os antígenos mais importantes para o diagnóstico.

A proteína gp120 do envelope facilita a entrada do vírus HIV-1 dentro da célula.[152] Essa proteína possui notável afinidade por um complexo de receptores existentes na superfície das células em todo corpo. O principal componente do complexo, o receptor CD4, é encontrado nos linfócitos T-*helper*, nos macrófagos e nas células de Langerhans da pele. A segunda parte do complexo de receptores é um receptor de quimiocinas. As cepas virais que interagem com o receptor CXCR4 têm mais tendência a infectar linfócitos T *in vitro*; as cepas que interagem com o receptor CCR5 (vírus R5)

Tabela 23.6 Fatos essenciais | Epidemia global do HIV.

- O HIV continua sendo um importante problema de saúde pública global
- O HIV causou mais de 39 milhões de morte até hoje
- Aproximadamente 1,5 milhão de pessoas morreram de causas relacionadas com o HIV em 2013
- Havia aproximadamente 35 milhões de pessoas que conviviam com o HIV no final de 2013
- Em 2013, houve aproximadamente 2,1 milhões de novas infecções pelo HIV
- A África Subsaariana continua sendo a região mais afetada, com 24,7 milhões de pessoas convivendo com o HIV em 2013
- Quase 70% das novas infecções ocorrem na África Subsaariana
- Aproximadamente 12,9 milhões de pessoas que conviviam com o HIV globalmente estavam recebendo terapia antirretroviral (TARV) em 2013
  - Destas pessoas, 11,7 milhões estavam recebendo TARV em países de baixa e média renda
  - Os 11,7 milhões de pessoas submetidas a TARV representam 36% dos 32,6 milhões de pessoas que convivem como HIV em países de baixa e média renda
- O tratamento do HIV em crianças é ainda precário nos países de baixa e média renda.
  - Menos de 1 em cada 4 crianças que convivem com o HIV teve acesso à TARV em 2013, em comparação com mais de 1 em cada 3 adultos.

Modificada de http://www.who.int/mediacentre/factsheets/fs360/en/.

Tabela 23.7 Principais antígenos do vírus da imunodeficiência humana, tipo 1.

Gene	Produtos gênicos
Antígeno grupo-específico/cerne (*GAG*)	p (proteína) 18, p24, p55
Polimerase (*POL*)	p31, p51, p66
Envelope (*ENV*)	Gp (glicoproteína) 41, gp120, gp160

Adaptada da referência 57.

estão associadas a linhagens celulares de macrófagos *in vitro*. Alguns vírus, que interagem com ambos os correceptores de quimiocinas, são capazes de infectar tanto os linfócitos quanto os macrófagos.

A maior suscetibilidade à infecção pelo HIV em pacientes com úlceras genitais ou com outras doenças sexualmente transmitidas pode resultar da acessibilidade dos macrófagos e linfócitos CD4+ nas bases inflamadas das úlceras e/ou outras alterações na imunidade da mucosa.[418]

Entretanto, os linfócitos T CD4+ constituem as células-alvo mais importantes do vírus.[103] Esses linfócitos "auxiliares" (*helper*) ajudam na organização de muitas respostas inflamatórias mediadas por células, como produção de granulomas. Sem eles, o corpo corre risco aumentado de sofrer muitas infecções oportunistas. Além da anormalidade das células T, Foi também documentada uma resposta defeituosa das células B a antígenos independentes das células T. Os macrófagos são muito importantes, visto que eles proporcionam um local de sequestro dos vírus, mesmo após a destruição das células T infectadas e/ou a morte da maioria dos vírus pela terapia antirretroviral.

O encontro inicial com o vírus HIV-1 provoca uma doença febril transitória, que pode ser acompanhada de linfadenopatia, faringite ou exantema difuso.[90] Durante as fases mais iniciais da doença aguda, verifica-se a presença de níveis elevados de vírus circulantes na ausência de anticorpos específicos. É nesta fase que o diagnóstico é estabelecido por meio da detecção do antígeno p24 ou dos ácidos nucleicos virais. No curso natural da infecção, ocorre produção de anticorpos dentro de algumas semanas a vários meses. A detecção desses anticorpos constitui a base do diagnóstico, visto que a maioria dos pacientes não apresenta manifestações nos estágios muito iniciais da doença (*i. e.*, antes da produção de anticorpos).

A fase subclínica seguinte da doença é acompanhada da produção de anticorpos, antígeno p24 circulante, imunocomplexos e baixos níveis circulantes do vírus. Um teste para pesquisa do vírus em hemocomponentes, utilizando a tecnologia de amplificação molecular, reduziu substancialmente o risco de transfusão de hemocomponentes infectados. Durante a viremia crônica, a ocorrência de mutações repetidas no genoma viral impede as tentativas do sistema imune do hospedeiro de eliminar a infecção. O início da doença clínica está associado a um aumento no número de vírus, tanto no interior das células mononucleares do sangue periférico quanto no plasma.

Após a infecção pelo HIV, pode surgir um amplo espectro de condições clínicas. A classificação da doença pelo HIV e das condições associadas pelos CDC está resumida nas Tabelas 23.8 e 23.9.[56] Certas doenças (Categoria C na Tabela 23.9) estão altamente associadas e são denominadas condições que definem a AIDS.

As complicações infecciosas da infecção pelo HIV incluem uma variedade de infecções virais, fúngicas, micobacterianas, bacterianas e parasitárias. A prática da microbiologia das doenças infecciosas e clínica foi irrevogavelmente alterada pelo HIV. Numerosas infecções anteriormente incomuns e consideradas exóticas tornaram-se comuns em centros que concentram um grande número de pacientes infectados pelo HIV. As antigas regras sobre a pesquisa de um único patógeno como causa de uma doença devem ser descartadas quando o paciente está gravemente imunossuprimido, como os pacientes com AIDS ou aqueles com leucemia e/ou submetidos a transplantes de células-tronco. É possível a ocorrência de uma ampla variedade de infecções quando a resposta inflamatória do hospedeiro está significativamente diminuída ou ausente. O que seria uma microbiologia de "chumbo grosso" em um paciente normal passa a constituir uma boa prática nesse grupo de pacientes. É necessário obter uma integração dos dados clínicos, epidemiológicos e laboratoriais para decidir quais os recursos de laboratório que precisam ser utilizados para determinado paciente.

As infecções oportunistas mais comuns que acometem pacientes infectados pelo HIV estão entre as condições que definem a AIDS relacionadas na Tabela 23.9. Algumas das infecções são características de determinada fase da doença. Por exemplo, a candidíase oral constitui frequentemente manifestação inicial da doença. A pneumonia por *Pneumocystis jirovecii* ocorre quando as contagens de linfócitos estão relativamente altas no início do processo mórbido. As infecções

Tabela 23.8 Sistema de classificação dos CDC para adolescentes e adultos infectados pelo HIV.

	Categorias clínicas		
Categorias por contagem de células DC4	A Assintomático, HIV agudo ou LGP	B Condições sintomáticas, não A ou C	C Condições indicadoras de AIDS
≥ 500 células/μℓ	A1	B1	C1
200 a 499 células/μℓ	A2	B2	C2
< 20 células/μℓ	A3	B3	C3

LGP = linfadenopatia generalizada persistente.
Ver a Tabela 23.9 para a descrição das categorias.
Da referência 56.

Tabela 23.9 Condições sintomáticas (categoria B) e condições indicadoras de AIDS (categoria C) incluídas no sistema de classificação dos CDC para adolescentes e adultos infectados pelo HIV.

Categoria B (condições sintomáticas)
Trata-se de condições sintomáticas que ocorrem em um indivíduo infectado pelo HIV que (1) são atribuídas à infecção pelo HIV ou indicam algum defeito na imunidade celular, ou (2) são consideradas como apresentando uma evolução clínica ou manejo complicados pela infecção pelo HIV.
Os exemplos incluem:
  Angiomatose bacilar
  Candidíase orofaríngea ("sapinho")
  Candidíase vulvovaginal; persistente, frequente ou com resposta insatisfatória ao tratamento
  Displasia cervical (moderada ou grave)/carcinoma in situ
  Sintomas constitucionais, como febre (> 38,5°C) ou diarreia de > 1 mês de duração
  Leucoplasia pilosa oral
  Herpes-zóster, envolvendo pelo menos dois episódios distintos ou mais de um dermátomo
  Púrpura trombocitopênica idiopática
  Neuropatia periférica

Categoria C (condições indicadoras de AIDS)
Pneumonia bacteriana, recorrente (dois ou mais episódios em 1 ano)
Candidíase dos brônquios, da traqueia ou dos pulmões
Candidíase esofágica
Câncer cervical invasivo
Coccidioidomicose, disseminada ou extrapulmonar
Criptococose extrapulmonar
Criptosporidiose intestinal crônica (> 1 mês de duração)
Doença por citomegalovírus (exceto fígado, baço, linfonodos)
Encefalopatia, relacionada ao HIV
Herpes simples: úlceras crônicas (> 1 mês de duração); ou bronquite, pneumonite ou esofagite
Histoplasmose, disseminada ou extrapulmonar
Cistoisosporíase, intestinal crônica (> 1 mês de duração)
Sarcoma de Kaposi
Linfoma de Burkitt, imunoblástico ou do sistema nervoso central primário
Complexo *Mycobacterium avium* ou *Mycobacterium kansasii*, disseminado ou extrapulmonar
Mycobacterium tuberculosis, pulmonar ou extrapulmonar
Mycobacterium, outras espécies ou espécies não identificadas, disseminadas ou extrapulmonares
Pneumonia por *Pneumocystis jirovecii*
Leucoencefalopatia multifocal progressiva
Septicemia por *Salmonella*, recorrente
Toxoplasmose no cérebro
Síndrome de emaciação pelo HIV

Adaptada da referência 55.

pelo complexo *Mycobacterium avium* tendem a ocorrer em um estágio tardio da doença, quando as contagens de linfócitos CD4+ estão baixas. Embora as infecções por patógenos associados a células (i. e., microrganismos intracelulares facultativos) estejam mais estreitamente associadas a defeitos da imunidade celular, as infecções bacterianas para as quais a imunidade humoral constitui uma importante defesa do hospedeiro também são mais comuns em pacientes infectados pelo HIV. A pesquisa da etiologia de uma infecção oportunista não deve ser concluída quando se identifica o primeiro agente, visto que muitos pacientes com AIDS apresentam coinfecções.

Nem todas as doenças relacionadas com o HIV são causadas por infecções oportunistas. O próprio HIV é citopático e produz doença clínica, como a encefalite e a demência relacionada com a AIDS. O colapso do sistema imune celular e de seus mecanismos de vigilância leva a complicações neoplásicas, algumas das quais podem ser induzidas por vírus. Com frequência, observa-se o desenvolvimento de linfomas.[330] O sarcoma de Kaposi, que era anteriormente uma neoplasia incomum, é bem descrita em pacientes com AIDS, frequentemente como manifestação precoce da doença. Outras manifestações da doença podem ter um mecanismo imunopatológico, ou os mecanismos envolvidos não são conhecidos. Algumas infecções que supostamente deveriam acometer pacientes com AIDS, como a legionelose e a aspergilose, são relativamente raras. Não há dúvida de que o sistema imune celular contribua para o controle da aspergilose e da legionelose invasivas, porém outros mecanismos, que não são destruídos pelo HIV-1, também devem ser importantes.

Com os avanços na terapia para a infecção pelo HIV e para as complicações infecciosas da imunodeficiência, o padrão das infecções observadas modificou-se. Uma análise das necropsias realizadas em Los Angeles, durante o período de 1982 a 1993, documentou uma redução no número de infecções fatais causadas por *Pneumocystis jirovecii*, por sepse bacteriana, pelo citomegalovírus (CMV), pelo complexo *Mycobacterium avium* e por *Toxoplasma gondii* de 1989 a 1993, em comparação com o período de 1982 a 1988.[268] Essa tendência continuou nos EUA. Com o passar do tempo, a instituição de profilaxia para as infecções relacionadas com a AIDS e o uso de terapia mais efetiva diminuíram significativamente o número de mortes por AIDS nos países ricos em recursos.[297] Embora as condições que definem a AIDS permaneçam importantes, outras doenças crônicas e complicações da terapia antirretroviral tornaram-se igualmente importantes.

As diretrizes para crianças estão incluídas no padrão, enquanto as recomendações para rastreamento de mulheres grávidas foram publicadas separadamente[68] (www.cdc.gov/hiv/risk/gender/pregnantwomen/facts/). O HIV-1 é excretado na saliva, no leite, no sêmen e em outros líquidos corporais. O aleitamento não é aconselhado para mulheres com HIV e para as que recebem terapia antirretroviral, de acordo com os CDC (www.cdc.gov/breastfeeding/disease).

Os grupos mais importantes que correm risco de infecção pelo HIV são os que compartilham agulhas contaminadas (usuários de drogas), os que tiveram relações sexuais com uma pessoa infectada e recém-nascidos de mães infectadas. Nos países com grandes recursos, a transmissão dos vírus por meio da administração terapêutica de hemocomponentes diminuiu, em grande parte, pelo aprimoramento das técnicas de rastreamento de doadores.

No início da epidemia, a maior parte das infecções sexualmente transmitidas nos EUA e na Europa era observada entre homens homossexuais e bissexuais (i. e., atualmente descritos como homens que praticam sexo com homens [HSH]), porém foi logo documentada a ocorrência de transmissão heterossexual. A transmissão heterossexual do HIV-1 tem sido a forma dominante de transmissão na África desde o início da epidemia. O risco da transmissão da infecção pelo HIV da mãe para o lactente e a gravidade da doença neste último estão diretamente relacionados com a gravidade da infecção materna por ocasião do parto.

O tratamento da infecção pelo HIV tem constituído uma constante batalha travada entre o vírus e a indústria farmacêutica, resultando alternadamente em alegria e desespero entre os pacientes e os profissionais de saúde. Em 1996, os esforços terapêuticos concentraram-se na quimioterapia de combinação, utilizando um inibidor da DNA polimerase RNA-dependente (i. e., transcriptase reversa) em associação a um inibidor da protease viral.[125] O inibidor da transcriptase reversa pode consistir, quanto à sua natureza, em nucleosídio/nucleotídio (ITRN) ou não nucleosídio (ITRNN). O tratamento de pacientes com esses poderosos fármacos em associação, conhecido como tratamento antirretroviral altamente ativo (HAART; *highly active antirretroviral therapy*) tornou-se uma subespecialização das doenças infecciosas. Naturalmente, o vírus também tem sido resiliente, desenvolvendo resistência às principais classes de fármacos antivirais,[87] particularmente nos casos em que a terapia é incompleta ou inadequada. Nessas situações, a genotipagem do HIV (i. e., o sequenciamento dos alvos de ácido nucleico que codificam as proteínas que constituem os alvos do agente antirretroviral) constitui uma importante maneira de determinar a quase espécie predominante e resistente. Uma das aplicações úteis do NGS consiste na capacidade de determinar o genótipo da quase espécie tanto principal quanto menor. Isso possibilita determinar qual combinação de agentes antirretrovirais será ativa contra a quase espécie predominante, bem como as mutações que codificam a resistência a fármacos e que estão presentes na mistura da quase espécie menor.

Embora nenhuma terapia até o momento tenha sido capaz de erradicar a infecção pelo HIV, a sentença de morte outrora declarada por um diagnóstico de infecção pelo HIV foi revertida pelo HAART nas sociedades que podem adquirir os fármacos de alto custo. Quando associado a melhor orientação dos grupos de alto risco, o HAART resultou, pela primeira vez, em estabilidade ou declínio na incidência de novas infecções. O desafio atual é encontrar recursos para oferecer novas terapias a países com reservas financeiras mais escassas, e foram realizados muitos progressos nesse aspecto com a participação de indivíduos, sociedades e governos filantrópicos. Entretanto, sem uma contínua vigilância, a curva da epidemia pode começar a ascender em consequência de uma variedade de causas, incluindo aparecimento contínuo de resistência a fármacos, dificuldade em alcançar os usuários de drogas intravenosas e ressurgimento da atividade sexual sem proteção quando o indivíduo percebe (incorretamente) a retirada da sentença de morte.[66]

O risco de transmissão do HIV em transfusões de sangue foi radicalmente reduzido por meio de rastreamento de todas as unidades de sangue à procura de anticorpos e pedido de não doação de sangue a membros que pertençam a grupos de alto risco. O resultado foi uma redução substancial na incidência de infecção pelo HIV relacionada a transfusões com o aumento da sensibilidade dos testes utilizados para triagem de hemocomponentes antes da administração de qualquer transfusão. A introdução de ensaios de amplificação de ácido nucleico altamente sensíveis para triagem de todas as unidades de sangue administradas nos EUA provavelmente reduziu o risco de transfusão a um mínimo absoluto.

A exposição ocupacional a agentes infecciosos é um fato inevitável na vida dos profissionais de saúde. Os patógenos transmitidos pelo sangue constituem um importante aspecto do problema, em virtude da frequência dos patógenos e da exposição ao sangue. Os objetos pontiagudos (p. ex., agulhas e instrumentos cirúrgicos) constituem os veículos mais frequentes de transmissão. Os agentes virais representam o risco ocupacional de maior gravidade. Os CDC formularam recomendações para o manejo, de preferência por meio de prevenção, das exposições ocupacionais.[60-63] O Boxe 23.4 fornece um resumo das recomendações gerais.

O tratamento de pacientes com infecção pelo HIV é complicado e exige o suporte de muitas áreas do laboratório. De algum modo, a ampliação das possibilidades diagnósticas simplificou a abordagem, conforme resumido na Tabela 23.10.

Herpes-vírus

Os vírus do grupo dos herpes-vírus humanos estão entre os isolados mais frequentes nos laboratórios gerais. O grupo é constituído pelos seguintes vírus:

Herpes-vírus simples (HSV), tipo 1
Herpes-vírus simples, tipo 2
Citomegalovírus humano (CMV)
Vírus Epstein-Barr (EBV)
Vírus varicela-zóster (VZV)
Herpes-vírus humano 6 (HHV-6)
Herpes-vírus humano 7 (HHV-7)
Herpes-vírus humano 8 (HHV-8)

Alguns membros do grupo dos herpes-vírus podem integrar o seu DNA ao da célula hospedeira. Esses vírus produzem uma infecção latente nas células linfoides ou em

---

Boxe 23.4

Manejo das exposições ocupacionais ao sangue[a]

Efetuar cuidados imediatos no local de exposição
  Lavar as feridas e a pele com água e sabão
  Lavar as mucosas com água

Determinar o risco associado à exposição de acordo com
  Tipo de líquido (p. ex., sangue, líquido visivelmente sanguinolento, outros líquidos ou tecidos potencialmente infecciosos ou vírus concentrados)
  Tipo de exposição (i. e., lesão percutânea, exposição das mucosas ou da pele não intacta ou picadas resultando em exposição ao sangue)

Avaliar a fonte de exposição
  Avaliar o risco de infecção com as informações disponíveis
  Testar as fontes conhecidas para HBsAg, anti-VHC e anticorpo anti-HIV (considerar o uso de testes rápidos)
  Para fontes conhecidas, avaliar o risco de exposição à infecção por VHB, VHC ou HIV
  Não testar agulhas ou seringas descartadas para contaminação viral

Avaliar as pessoas expostas
  Avaliar o estado imunológico para infecção pelo HPV (i. e., com base na história de vacinação contra hepatite B e resposta à vacina)
  Administrar profilaxia pós-exposição para os casos de exposição associados a risco de infecção, de acordo com as recomendações atuais

Efetuar testes de acompanhamento e fornecer aconselhamento

[a]Hepatite B (VHB), hepatite C (VHC) e vírus da imunodeficiência humana (HIV). Adaptado das referências 67, 73, 74 e 76.

Tabela 23.10 Suporte laboratorial para o diagnóstico e o tratamento de pacientes infectados pelo HIV.

Parâmetro	Abordagem primária	Abordagem secundária/confirmatória
Diagnóstico inicial	Imunoensaio de quarta geração para HIV 1/2	Ensaio Multi-Spot, com ou sem amplificação de ácido nucleico
Prognóstico e início da terapia	Concentração plasmática quantitativa de vírus (carga viral) e genotipagem basal do HIV	
Início da terapia e profilaxia para infecções oportunistas	Quantificação dos linfócitos CD4	
Monitoramento da terapia	Concentração plasmática quantitativa do vírus (carga viral)	
Avaliação de recidiva clínica ou virológica	Genotipagem do HIV	Raramente, fenotipagem do HIV

gânglios do SNC e, subsequentemente, sofrem reativação, provocando doença recorrente. Em geral, as infecções primárias são mais graves do que as recidivas. As infecções primárias produzidas por vários vírus desse grupo são mais graves quando ocorrem durante a adolescência ou na vida adulta do que na infância (p. ex., VZV). Os vírus circulam mais livremente e em uma fase mais precoce da vida entre indivíduos de grupos de baixo nível socioeconômico, enquanto só aparecem na adolescência na sociedade mais afluente. Por conseguinte, as infecções nos grupos de alto nível socioeconômico tendem a ser mais graves.

Herpes-vírus simples. O HSV provoca uma ampla variedade de infecções.[486] Os seres humanos são infectados por dois sorotipos do vírus. Os antígenos compartilhados entre os tipos 1 e 2 complicam a diferenciação sorológica inicial dos antígenos e anticorpos; todavia, hoje em dia, dispõe-se comercialmente de reagentes confiáveis. Nos indivíduos sadios, predominam as infecções da cavidade oral e do trato genital. As infecções causadas pelo tipo 1 são mais comuns na parte superior do corpo, enquanto as infecções pelo tipo 2 produzem lesões genitais; todavia, existem exceções frequentes a essa regra. Por exemplo, até um terço dos isolados do trato genital é constituído por cepas do tipo 1.

A tipagem dos isolados de herpes-vírus de locais genitais não é necessária para o tratamento, porém fornece uma valiosa informação prognóstica, visto que as infecções genitais causadas pelo HSV tipo 1 têm menos tendência a sofrer recidiva do que aquelas causadas pelo vírus tipo 2.[277] Em um grupo de 457 mulheres que tiveram infecção genital primária (definida pela ausência de anticorpos contra o vírus tipo 2 e cultura positiva de amostras das lesões genitais), 89% sofreram recidiva depois de um período mediano de 391 dias.[23] Ocorreram pelo menos seis recidivas durante o primeiro ano em 38% das pacientes, e 20% tiveram mais de 10 recidivas. Um estudo sequencial de pacientes com infecções recidivantes demonstrou que a paciente era assintomática e carecia de lesões visíveis ao longo de um terço do período durante o qual houve eliminação do vírus.[469] As infecções genitais por qualquer tipo viral têm mais tendência a sofrer recidiva do que as infecções orais causadas pelo mesmo tipo de vírus.[277] Além disso, o mecanismo de infecção pode ser diferente para os dois sorotipos. A exposição ao vírus tipo 1 começa na infância, e verifica-se a produção de anticorpos em 25 a 50% dos estudantes universitários. A produção de anticorpos contra o vírus tipo 2 só começa na adolescência e prossegue durante todo período de atividade sexual. O isolamento do vírus tipo 2 a partir de uma amostra genital implica uma transmissão sexual, enquanto a via de transmissão para o vírus tipo 1 pode consistir em autoinoculação com secreções orais.

O herpes-vírus é transmitido de pessoa para pessoa por secreções ou lesões infectadas. A infecção é habitualmente esporádica; entretanto, foi descrita a ocorrência de epidemia de infecção cutânea em um acampamento de lutadores (*herpes do gladiador*).[21]

As infecções mais graves causadas pelo HSV consistem em encefalite, que afeta mais comumente o lobo temporal e a face orbital do lobo frontal em adultos e em infecção disseminada em recém-nascidos, que pode ser adquirida durante ou após o nascimento. O HSV provoca encefalite esporádica. No período neonatal, as cepas infectantes são habitualmente do tipo 2, refletindo a sua origem no trato genital materno. As cepas do tipo 1 predominam esmagadoramente em crianças de mais idade e adultos. O diagnóstico é estabelecido por meio de biopsia cerebral e cultura. A cultura do líquido cefalorraquidiano (LCR) é demasiado insensível para ser útil em termos de diagnóstico. O HSV raramente é isolado do LCR. Em um estudo colaborativo nacional, foi obtido um isolado do LCR em apenas 2 de 45 (4%) casos de encefalite herpética comprovados por biopsia.[371] O diagnóstico sorológico é demasiado insensível, inespecífico e de execução lenta para a tomada de decisões terapêuticas. O ensaio de PCR para HSV em amostras de LCR é amplamente difundido e reduziu significativamente a necessidade de biopsia cerebral, que hoje em dia é raramente realizada para essa finalidade. Entretanto, na presença de PCR do LCR negativa para HSV, a biopsia cerebral pode ser ainda necessária para estabelecer esse diagnóstico ou detectar outras causas da doença passíveis de tratamento.[487] O advento de técnicas de imagem sofisticadas também revolucionou a abordagem diagnóstica. A ressonância magnética (RM) é mais sensível do que a tomografia computadorizada. A encefalite por herpes-vírus ocorre muito raramente ou nunca na presença de RM normal. Entretanto, as lesões não se limitam a lesões unilaterais do lobo temporal. As anormalidades na RM podem ser multifocais ou difusas.[412] No início da doença, as únicas anormalidades podem ser observadas no eletroencefalograma.[399]

O herpes-vírus permanece em estado latente nos gânglios espinais após a infecção inicial. O vírus tipo 1 é mais comumente isolado de gânglios torácicos, enquanto o tipo 2 é isolado com mais frequência dos gânglios sacrais. A meningite asséptica por herpes ocorre com pouca frequência e é habitualmente causada pelo vírus tipo 2. A meningite viral está caracteristicamente associada a níveis normais de glicose no LCR, diferentemente dos níveis acentuadamente diminuídos de glicose na meningite bacteriana. Entretanto, na meningite herpética, o nível de glicose do LCR pode estar muito baixo, e a contagem de células pode alcançar milhares.[337] No início da evolução de qualquer meningite viral, pode haver predomínio dos neutrófilos, o que confunde o quadro clínico e sugere a possibilidade de um processo bacteriano. O HSV, habitualmente do tipo 2, também provoca meningite linfocítica recorrente (meningite de Mollaret); a cultura é quase sempre negativa, porém é possível demonstrar o genoma viral no LCR por meio de PCR.[451]

Estima-se que a infecção herpética neonatal ocorra em 1:2.000 a 1:5.000 partos. É quase sempre sintomática e, com frequência, fatal. Em um estudo colaborativo, a taxa de mortalidade foi de 50 a 60% em lactentes com infecção disseminada, que foram tratados com aciclovir ou vidarabina.[485] Por outro lado, não foram registrados casos fatais entre lactentes com doença limitada ao nariz, aos olhos ou à boca. O diagnóstico é sugerido pelo desenvolvimento de lesões cutâneas vesiculares, embora essas lesões possam estar ausentes em 20% dos pacientes. Os fatores de prognóstico sombrio incluem doença disseminada, estado comatoso por ocasião da internação, coagulação intravascular disseminada ou prematuridade.

As altas taxas de morbidade e mortalidade da doença em lactentes levaram a um grande empenho no diagnóstico da infecção materna. Na maioria dos casos de infecção neonatal por HSV, a infecção é contraída durante o parto vaginal e pode ser evitada por cesariana. Foram desenvolvidos protocolos complexos para o rastreamento de mulheres grávidas; todavia, lamentavelmente, esses protocolos não tiveram sucesso. A infecção materna assintomática ocorre regularmente por ocasião do parto, embora o risco para o lactente pareça ser baixo se a infecção for recrudescente, e se houver anticorpos maternos contra o vírus tipo 2. Muitas mulheres não reconhecem a infecção genital primária. Em um estudo, foram detectados anticorpos específicos contra o HSV tipo 2 em 439 de 1.355 mulheres grávidas que não apresentavam história clínica de herpes genital (32%).[154] Foi detectada a eliminação assintomática do vírus no final da gestação e por ocasião do parto em 5 de 1.160 culturas (0,43%). Durante a gravidez, 43 das mulheres que apresentaram anticorpos dirigidos contra o vírus tipo 2 reconheceram a sua primeira infecção genital sintomática.

Os esforços envidados para prevenir a infecção neonatal concentraram-se na avaliação da presença de anticorpos nas mulheres grávidas e em um exame cuidadoso à procura de doença clínica ativa por ocasião do parto. A disponibilidade comercial de ensaios confiáveis para anticorpos tipo-específicos facilita a identificação de mulheres com risco de infecção primária.[338]

Os indivíduos com comprometimento dos mecanismos de defesa são predispostos a esofagite, traqueobronquite ou pneumonia por herpes simples e infecção disseminada, incluindo hepatite. As infecções por herpes-vírus simples podem ser necrosantes e podem sugerir uma etiologia bacteriana se as inclusões características não forem identificadas ou se não forem realizadas culturas do vírus.[350] A imunossupressão não constitui um pré-requisito para a infecção das vias respiratórias inferiores ou para a esofagite. Os fatores de risco para a infecção das vias respiratórias inferiores incluem intubação, sugerindo que a patogênese pode ser semelhante àquela da pneumonia bacteriana – aspiração das secreções orofaríngeas contaminadas.[384] Os pacientes com queimaduras extensas correm risco de infecção tanto da pele desnuda quanto das vias respiratórias inferiores.[146]

A infecção ocular inclui conjuntivite, que pode ser acompanhada de febre, fotofobia e linfadenopatia regional. Nos EUA, a ceratite herpética, que possui um aspecto ramificado ou dendrítico, constitui a segunda mais comum de cegueira corneana (depois de trauma).

HSV representa uma das causas virais de faringite e tonsilite, habitualmente como infecção primária. A mucosa pode estar ulcerada, e as lesões podem limitar-se à parte posterior da faringe.[174] A tonsilite necrosante pode simular um abscesso peritonsilar bacteriano. Foi relatada a ocorrência de cistite hemorrágica como parte da infecção disseminada,[108] e pode ocorrer proctite herpética em homens homossexuais.[179]

Citomegalovírus. CMV pertence a uma família de vírus relacionados, que são específicos para determinadas espécies.[331] Por exemplo, CMV do camundongo não infecta os seres humanos, e vice-versa. CMV foi isolado pela primeira vez de camundongos por Margaret Smith, que subsequentemente isolou o vírus humano a partir de tecido das glândulas salivares de um lactente infectado. Essa pesquisadora reconheceu a especificidade do vírus quanto à espécie, embora os revisores de seu artigo, que foi inicialmente rejeitado, não tenham reconhecido essa característica.[479] O isolamento do vírus humano foi relatado concomitantemente por Smith, Weller e Rowe. Com a generosidade de um cavalheiro, que também recebeu o Prêmio Nobel, Dr. Weller deu à Dra. Smith o crédito da prioridade de sua descoberta. O CMV é um patógeno oportunista, que pode causar infecções persistentes e até mesmo permanentes.[361] Há muitas décadas, o CMV foi reconhecido como patógeno humano pela citopatologia peculiar que ele provoca (Prancha 23.1 D). A princípio, os pesquisadores consideraram o CMV um protozoário invasor dos tecidos humanos.[246]

Esse vírus está associado aos leucócitos e pode ser transmitido por meio de transfusões sanguíneas ou transplante de órgãos. Este é o motivo pelo movimento a favor do uso de hemocomponentes leucorreduzidos. Quando detectado por anticorpos monoclonais ou sondas genéticas, o CMV encontra-se concentrado na fração de neutrófilos do creme leucocitário, e não na fração de células mononucleares. Esse fato constituiu a base para os ensaios de antigenemia do CMV, que foram amplamente usados antes de serem suplantados pelos ensaios de carga viral. Foram encontradas múltiplas variantes genéticas do CMV em um único paciente infectado.[85] O vírus também é excretado na saliva e no sêmen. A transmissão venérea foi fortemente sugerida por grupos de casos de infecções epidemiologicamente relacionados. CMV pode ser transmitido da mãe para o filho através da placenta, em secreções cervicais durante o parto ou através do leite materno.

A variedade de doenças infecciosas produzidas por esse patógeno é grande e inclui infecção congênita, infecções neonatais, mononucleose infecciosa com anticorpos heterófilos negativos, hepatite, pneumonia e infecção disseminada em pacientes imunossuprimidos.[361] No passado, era difícil decidir se um determinado paciente apresentava doença induzida por CMV ou se tinha apenas infecção persistente, visto que o vírus em replicação pode ser encontrado em órgãos e líquidos corporais normalmente estéreis, na ausência de doença clínica. O uso da PCR quantitativa para o CMV modificou, em grande parte, esse dado, visto que a presença de cargas virais mais altas correlaciona-se com a doença histopatologicamente comprovada.

É relativamente fácil documentar a infecção por meio de cultura do vírus ou demonstração da presença de anticorpos específicos. Diferentemente da documentação da infecção por CMV, a prova de que determinado processo mórbido é causado pelo CMV exige, com frequência, a realização de biopsia e exame histológico, que constitui a abordagem mais definitiva. Mesmo assim, a avaliação nem sempre é fácil. Por exemplo, em certas ocasiões, podem-se observar células com inclusões de CMV na base de uma úlcera colônica. Não é evidente se isso representa uma ulceração secundária ao CMV ou a reativação local do vírus em uma úlcera de pressão devido a outra causa. Nessas situações, a correlação com a carga viral plasmática do CMV é essencial. De modo semelhante, o simples isolamento do CMV do lavado broncoalveolar (LBA) exibe pouca correlação com a pneumonia causada por CMV,[402] porém o valor preditivo aumenta se for demonstrada uma elevada carga viral de CMV no líquido do LBA.

A detecção de anticorpos séricos constitui o método mais sensível para determinar se o paciente já sofreu alguma infecção por CMV. A presença de imunoglobulina M (IgM) sérica é útil para determinar uma infecção recente. Essa determinação mostra-se útil para pacientes com síndrome semelhante à mononucleose com anticorpo heterófilo negativo, que pode constituir uma infecção primária por CMV, bem como para rastreamento de infecção primária durante a gravidez. Um vírus latente ou clinicamente silencioso pode sofrer reativação, produzindo doença. Um determinado paciente pode adquirir doença por CMV após a reativação de uma infecção latente ou após exposição primária ao vírus. A distinção é importante para o prognóstico, visto que as infecções primárias são clinicamente mais graves e têm mais tendência a causar doença sintomática em recém-nascidos.

Os doadores e receptores de transplantes podem ser submetidos a triagem sorológica, de modo que os pacientes soronegativos não recebam sangue ou órgão de um doador soropositivo.

Conforme assinalado anteriormente, a infecção primária por CMV de indivíduos previamente sadios manifesta-se, em geral, na forma de síndrome de mononucleose autolimitada. Como no caso da infecção pelo EBV, há evidências de que os sintomas da mononucleose pelo CMV sejam produzidos por linfócitos citotóxicos, que procuram eliminar as células infetadas pelo CMV.

O espectro de doenças é consideravelmente mais amplo nos pacientes imunossuprimidos, dependendo da extensão e do tipo de imunocomprometimento. Nos pacientes com imunocomprometimento moderado, como os receptores de transplante renal, a pneumonia por CMV constitui manifestação comum. Quando a imunossupressão é mais extrema, pode ocorrer infecção extensa e maciça. Os receptores de transplante de coração, fígado ou medula óssea ou os pacientes com AIDS podem apresentar hepatite ou complicações previamente despercebidas, como perfuração através de parede intestinal infectada.

As infecções congênitas e neonatais são, em sua maioria, assintomáticas; entretanto, pode-se observar o desenvolvimento de sintomas sutis em alguns lactentes que têm aparência normal ao nascimento. No outro extremo, encontra-se a infecção disseminada com doença de múltiplos órgãos e anormalidades congênitas graves, como microcefalia. A frequência da transmissão intrauterina do CMV durante uma infecção materna primária foi estimada em 20 a 40%, e o risco de desfecho adverso aumenta durante a primeira metade da gestação.

Vírus Epstein-Barr. EBV constitui a principal causa da mononucleose infecciosa.[396] Esse vírus versátil produz doenças, que variam desde infecção aguda autolimitada até neoplasias malignas. A síndrome de mononucleose consiste em febre, mal-estar, faringite exsudativa, linfadenopatia e linfócitos atípicos circulantes no sangue periférico. A esplenomegalia é comum, e a ruptura do baço constitui uma grave complicação, que, felizmente, não é encontrada com frequência. A hepatite aguda também pode constituir parte dessa síndrome.

O vírus foi originalmente identificado durante estudos do linfoma de Burkitt na África e só mais tarde foi associado à mononucleose.[396] O vírus entra no corpo por meio de infecção do epitélio faríngeo. Entretanto, o seu principal alvo celular é representado pelo linfócito B circulante, que ele infecta e, em seguida, imortaliza. O linfoblasto B ativado, juntamente com o seu passageiro, EBV, amadurece em um linfócito de memória de longa vida no centro germinativo do linfonodo.[455] O resultado dessa interação consiste em estimulação policlonal do sistema imune humoral, que produz uma variedade de anticorpos contra muitos antígenos. Ao mesmo tempo, o sistema imunológico celular é desencadeado para combater a infecção pelo EBV. São os linfócitos T ativados que são observados no esfregaço de sangue periférico como linfócitos atípicos. O círculo se fecha quando o vírus é excretado na saliva através da mucosa oral. Em geral, as crianças de pouca idade apresentam infecção assintomática ou com sintomas mínimos, e o teste diagnóstico do anticorpo heterófilo é frequentemente negativo.

Se houver integração do genoma do EBV em determinados tipos de células, pode ocorrer desenvolvimento de neoplasia, em lugar de infecção aguda. O crescimento descontrolado do EBV em pacientes com infecção pelo HIV, que perderam o controle regulador da imunidade celular, pode levar a um aumento de tumores relacionados ao EBV. Esses tumores são, em sua maioria, da linhagem de linfócitos B, como o linfoma de Burkitt e o linfoma primário do cérebro; entretanto, o carcinoma nasofaríngeo também está associado ao EBV. Um subgrupo de carcinomas gástrico e colônico também foi atribuído à infecção pelo EBV. Vários outros processos incluem pneumonia intersticial linfocítica e síndrome hemofagocítica. O estabelecimento da associação de um vírus latente ou persistente, como o EBV, não é suficiente para provar uma relação causal, que só pode ser obtida por meio de associações repetidas e análise molecular cuidadosa, que frequentemente utiliza estudos de hibridização *in situ*. A relação entre EBV e o linfoma parece ser particularmente complexa.[455]

Em meados da década de 1980, foi sugerido que uma síndrome mal definida de fadiga crônica poderia representar uma infecção crônica pelo EBV. A infecção crônica pelo

EBV ocorre efetivamente e pode ser desagradável, porém a síndrome inespecífica de fadiga crônica não parece estar relacionada com o EBV.[102]

As células epiteliais da orofaringe são as que mais sustentam a replicação viral, com eliminação de partículas infecciosas. A saliva de pacientes agudamente enfermos ou com infecção crônica contém vírus viáveis, que podem ser demonstrados por meio de cocultura com linfócitos normais do sangue periférico. Como alternativas, os linfócitos do sangue periférico de indivíduos infectados podem ser cultivados na presença de um agente que provoque depleção dos linfócitos T, como a ciclosporina. O diagnóstico das manifestações neoplásicas deve ser estabelecido pela demonstração molecular da integração do vírus ao genoma das células malignas. As células dos tumores induzidos pelo EBV frequentemente podem ser cultivadas como linhagens de células imortalizadas in vitro.

Os linfomas associados ao HIV são encontrados com menos frequência em países onde o HAART é facilmente disponível. Nessas situações, as populações com risco aumentado de linfomas induzidos pelo EBV consistem em receptores de transplante. A doença, adequadamente denominada "distúrbio linfoproliferativo pós-transplante", varia desde proliferações linfoides pouco caracterizadas até linfomas definitivos. A detecção precoce torna-se imperativa, visto que essas proliferações são induzidas pelo EBV e reversíveis ou passíveis de tratamento quando detectadas antes do desenvolvimento de um linfoma definitivo. Por conseguinte, a determinação da carga viral quantitativa de EBV tornou-se um teste estabelecido como maneira de monitorar os receptores de transplante à procura de níveis crescentes de EBV e desenvolvimento ou ocorrência iminente de doença linfoproliferativa pós-transplante (DLPT).

Vírus varicela-zóster. O VZV produz varicela como infecção primária.[11] O vírus pode permanecer latente durante muitos anos nos gânglios sensitivos da medula espinal antes de sofrer reativação e provocar doença pela segunda vez. As lesões da doença reativada assemelham-se à varicela, porém limitam-se ao dermátomo inervado pelo nervo infectado. A doença de reativação é conhecida como herpes-zóster (cobreiro). O dermátomo de maior preocupação é o ramo oftálmico do nervo trigêmeo, visto que pode ocorrer infecção destrutiva da córnea como parte da doença de reativação. A reativação do vírus nos nervos da cabeça e do pescoço também está associada a meningite/meningoencefalite subsequentes por VZV. Antes do reconhecimento do processo de reativação, o vírus da catapora era denominado vírus da varicela, enquanto o do cobreiro era denominado herpes-zóster, o que explica a curiosa nomenclatura.

O VZV provoca desconforto considerável nos indivíduos sadios e pode causar pneumonia; todavia, nos indivíduos imunossuprimidos, a doença pode transformar-se em infecção disseminada potencialmente fatal. As mulheres grávidas correm risco aumentado de varicela grave, e os lactentes que nasceram dentro de 4 dias após a infecção materna correm alto risco, visto que ainda não houve produção de anticorpos maternos. O risco de embriopatia no feto após infecção materna pelo VZV nas primeiras 20 semanas de gestação é de aproximadamente 2%.

A sabedoria popular diz que a imunidade contra varicela é por toda a vida, e que toda doença subsequente é recrudescente. Entretanto, foi sugerida a ocorrência de reinfecção por estudos sorológicos cuidadosos de indivíduos imunes que conviviam em uma casa onde havia um indivíduo com varicela.[12] As pessoas da casa que apresentavam anticorpos preexistentes permaneceram em bom estado de saúde, porém desenvolveram títulos elevados de anticorpos, indicando uma infecção subclínica.

Existe muita preocupação nos hospitais quanto à segurança dos pacientes imunossuprimidos que entram em contato com uma pessoa infectada. Pode ocorrer exposição inadvertida, visto que os pacientes com VZV são infecciosos pouco antes do aparecimento do exantema característico. As medidas para reduzir o risco incluem o uso de profissionais de saúde imunizados para a assistência dos pacientes imunossuprimidos e limitação das visitas. A administração imediata de imunoglobulina antizóster após exposição inadvertida possui efeito protetor.

Herpes-vírus humano 6 e 7. O herpes-vírus humano 6 (HHV-6) foi isolado pela primeira vez de pacientes com distúrbios linfoproliferativos e recebeu o nome de vírus linfotrópico B humano.[367] Esse vírus possui a estrutura morfológica de um herpes-vírus, porém não exibe nenhuma relação genética com os cinco herpes-vírus anteriormente identificados. Por conseguinte, foi denominado herpes-vírus humano 6. Na atualidade, existem dois subtipos reconhecidos, designados como A e B; o subtipo B é predominante. Esse vírus compartilha com o EBV a capacidade de crescer nos linfócitos humanos. Diferentemente do EBV, que infecta linfócitos em um estágio latente e não cresce ativamente nas células, o HHV-6 parece provocar apenas infecção produtiva nos linfócitos humanos (i. e., são produzidas partículas virais infecciosas maduras nas células infectadas).

Em 1990, foi isolado um novo herpes-vírus de linfócitos T CD4+ de um indivíduo sadio, utilizando técnicas que produzem ativação das células T. O vírus, que foi denominado herpes-vírus humano 7 (HHV-7), é distinto do HHV-6, porém estreitamente relacionado com ele. Os dois vírus não produzem imunidade cruzada.

HHV-6 e HHV-7 produzem uma doença infantil comum, denominada exantema súbito (também conhecido como roséola infantil, roséola súbita, doença de Duke ou quarta doença). O exantema súbito é observado em crianças de 6 meses a 3 anos de idade. Quase todas as crianças com mais de 13 meses de idade apresentam anticorpos contra o HHV-6. Os anticorpos dirigidos contra o HHV-7 aparecem em uma idade ligeiramente mais avançada.

O exantema súbito começa com febre abrupta, seguida de exantema, quando a febre regride no terceiro ou quarto dia. Ocorrem convulsões febris em cerca de 8% dos pacientes com infecção aguda. Essa infecção tem pouca probabilidade de estar presente em uma criança afebril. A doença habitualmente sofre resolução sem nenhuma sequela; todavia, em raras ocasiões, pode ocorrer doença grave. Nos adultos imunossuprimidos, HHV-6 tem produzido doenças graves após transplantes de medula óssea e de órgãos sólidos, bem como em pacientes infectados pelo HIV. Esses vírus foram sugeridos como agentes etiológicos da síndrome de fadiga crônica, esclerose múltipla e doença neoplásica; todavia, não apareceram dados substanciais que corroborassem esse fato. A reativação frequente dos herpes-vírus durante a evolução de outras doenças complica o estabelecimento definitivo de um papel etiológico.

Herpes-vírus humano 8. A inclusão seguinte no grupo dos herpes-vírus linfotrópicos é o herpes-vírus associado ao sarcoma de Kaposi, que foi denominado herpes-vírus humano 8 (HHV-8). Como o próprio nome sugere, o vírus foi detectado pela primeira vez em tecidos de sarcoma de Kaposi em pacientes com infecção pelo HIV, utilizando técnicas moleculares.[333] As pesquisas subsequentes demonstraram a presença de sequências gênicas do vírus em vários tipos clínicos de sarcoma de Kaposi, incluindo os que ocorrem em pacientes com AIDS, o sarcoma de Kaposi clássico não relacionado com a infecção pelo HIV e o sarcoma de Kaposi em homens homossexuais que não estão infectados pelo HIV. As sequências foram identificadas em linfomas de cavidades corporais relacionados com a AIDS, que também continham sequências genéticas do EBV. Esse tipo de linfoma associado ao HHV-8 foi classificado como "linfoma de derrame primário". Por fim, HHV-8 está associado a um subgrupo de pacientes com doença de Castleman multicêntrica, uma hiperplasia linfoide atípica, que pode progredir para o linfoma. As sequências também são encontradas no tecido não neoplásico de pacientes infectados pelo HIV que apresentam sarcoma de Kaposi.

Vírus B. Na década de 1930, foi isolado um vírus do grupo herpes a partir de um paciente que desenvolveu doença neurológica fatal após ter sido mordido por um macaco. Aproximadamente ao mesmo tempo, Sabin isola um vírus de outro paciente que desenvolvera mielite transversa após mordedura de macaco. Sabin denominou o isolado de vírus B, devido ao nome do paciente acometido. Foi também denominado herpes-vírus símio, o que, de certo modo, é uma designação incorreta, visto que uma variedade de herpes-vírus é encontrada em macacos. O nome taxonômico atual é *herpes-vírus cercopithecine 1*, porém o nome "vírus B" é mais comumente utilizado. Em uma revisão de infecções por herpes-vírus B, 16 das 25 infecções foram fatais.[488]

O vírus B é incomum, visto que ele provoca infecções através de linhagens de espécies. É endógeno em macacos do Velho Mundo, como o macaco *rhesus* e o cinomolgo, nos quais estabelece um estado latente. Foram relatadas infecções humanas localizadas, porém a maioria é grave e sistêmica. A mordedura de um animal constitui a forma habitual de transmissão, porém foi também relatada a ocorrência de infecção após lesão por picada de agulha. Com frequência, surge uma erupção vesicular em torno da mordedura, seguida de linfadenopatia regional e febre. A disseminação sistêmica é acompanhada de encefalite, mielite transversa ou necrose visceral.

O primeiro episódio documentado de transmissão de um ser humano para outro, que ocorreu como parte de um grupo de infecções em um centro de pesquisa, causou preocupação. Outra preocupação ocorrida no passado foi a descoberta de que as células renais de macaco fornecidas comercialmente para laboratórios de diagnóstico estavam contaminadas pelo vírus B. Felizmente, esse evento não resultou em nenhuma infecção humana, e as células foram recolhidas.[482] A capacidade do vírus B de sofrer replicação em monocamadas de células renais de macaco já era conhecida há vários anos. De fato, o estresse produzido pelo processamento dos rins pode estimular a ativação do vírus B latente. O efeito citopático do vírus consiste em aumento e fusão das células, que podem se disseminar por toda a monocamada. Em preparações de células coradas, são observadas inclusões do tipo A de Cowdry, idênticas àquelas do HSV ou do VZV. A subcultura em outras células renais de macaco ou em células renais de coelho, que são utilizadas para o isolamento do HSV, transmite o vírus.

Adenovírus

Os adenovírus foram originalmente reconhecidos quando foi constatada a ocorrência de degeneração espontânea em culturas de tecido adenoide. Foram denominados agentes de degeneração adenoide (DA), adenoide-faringoconjuntivais (APC) ou de doença respiratória aguda (DRA).[423] Esses vírus podem ser encontrados na faringe e nas fezes, sem produzir doença perceptível. A designação de um agente infeccioso como agente etiológico deve ser feita com cuidado, de modo a não haver nenhum erro por associação fortuita. Por exemplo, antigamente, os adenovírus eram considerados como causa da síndrome de coqueluche, devido a seu isolamento na ausência do agente bacteriano comum, *Bordetella pertussis*. O papel do adenovírus em uma síndrome de coqueluche é controverso. Foi sugerido que, por ser fastidiosa, *B. pertussis* pode não ter sido isolada em muitos casos de coqueluche, enquanto os adenovírus representavam isolados incidentais ou patógenos coinfectantes.[233]

A doença causada por adenovírus pode ser esporádica ou pode ocorrer na forma de epidemia. Esses vírus produzem cerca de 5% das DRA em crianças com menos de 5 anos de idade e podem ser responsáveis por 10% dos casos de pneumonia infantil. Produzem faringite exsudativa, que pode simular a doença por estreptococos beta-hemolíticos do grupo A. Os adenovírus podem causar otite, faringite e gastrenterite. Certos sorotipos estão associados a conjuntivite aguda, com ou sem faringite. As infecções do trato gastrintestinal causadas por adenovírus foram discutidas anteriormente com outras causas virais de gastrenterite. As principais infecções por adenovírus e seus sorotipos associados estão resumidos na Tabela 23.11.

Poxvírus

Os poxvírus constituem um grupo diverso.[155] São, em sua maioria, patógenos de animais, porém alguns também podem infectar os seres humanos. O mais conhecido dos poxvírus foi o vírus da varíola, o agente etiológico da varíola e o único membro do grupo que só infecta seres humanos. Na atualidade, passou de uma espécie perigosa para uma espécie em extinção, como se espera.[132] Após a última notificação de infecção natural, os estoques do vírus foram restritos aos EUA e à União Soviética. Entretanto, com a dissolução da União Soviética, existe a possibilidade da dispersão desses estoques fora de Moscou. Foi estabelecida a sequência do genoma do vírus da varíola e de cinco outros poxvírus.[341]

A constatação de que a varíola representa uma grave ameaça como agente de bioterrorismo estimulou um renovado interesse pelo vírus. Hoje em dia, a população mundial é, em grande parte, suscetível ou apenas parcialmente imune, e os médicos não estão familiarizados com a apresentação clínica e o diagnóstico da varíola. Os registros de surtos históricos, incluindo uma epidemia em Boston, no início do século XX, foram reexaminados para refrescar a memória.[3,36] A imunização com vírus vacínia, um dos

Tabela 23.11 Infecções por adenovírus.

Síndrome	Faixa etária	Sorotipos
Faringite febril aguda	Crianças de pouca idade	1, 2, 3, 5, 6, 7
Febre faringoconjuntival	Crianças de pouca idade e adolescentes	3, 7, 14
Doença respiratória aguda	Recrutas militares	3, 4, 7, 14, 21
Pneumonia	Crianças de pouca idade Recrutas militares	1, 2, 3, 7 4, 7
Ceratoconjuntivite epidêmica	Todas	8, 11, 19, 37
Cistite hemorrágica aguda	Crianças de pouca idade	11, 21
Gastrenterite	Crianças de pouca idade	39, 40
Meningoencefalite	Crianças e pacientes imunocomprometidos	1, 2, 5
Hepatite	Crianças e pacientes imunocomprometidos	1, 2, 5

Adaptada da referência 245.

grandes marcos da medicina moderna, foi abandonada na década de 1970, devido aos efeitos colaterais bem-caracterizados da vacina.[38] O balanço entre custo e benefício da vacinação foi claramente afetado pelas circunstâncias alteradas,[156,157] porém a evolução correta é questionada.[39,302] Foi demonstrada a presença de anticorpos residuais em indivíduos previamente imunizados, porém a sua eficácia não está bem-estabelecida.[160]

Os ortopoxvírus de animais, como os vírus da varíola bovina e da varíola do macaco, podem, em certas ocasiões, infectar os seres humanos. Clinicamente, essas infecções assemelham-se à varíola. Surgiu uma nova dimensão para o risco da varíola símia, com o reconhecimento da aquisição de infecção humana a partir de cães-da-pradaria criados como animais de estimação.[389] Esses animais podem ter sido infectados por roedores africanos importados, que são reconhecidamente suscetíveis ao vírus da varíola do macaco. O diagnóstico diferencial de todas as infecções por poxvírus inclui o VZV.[326] Por conseguinte, o exame laboratorial é fundamental toda vez que surge a possibilidade de varíola.

A origem do vírus da vacínia ainda não está bem esclarecida. Esse vírus possui muitas características de uma espécie distinta, mas pode ser derivado de um de vários vírus candidatos (incluindo o vírus da varíola bovina) por mutação ou recombinação.

Os membros de outros dois gêneros, *Parapoxvirus* e *Yatapoxvirus*, são patógenos de animais, mas também podem infectar os seres humanos. O tanapoxvírus provoca infecção humana em partes da África, porém tem produzido doença em pessoas que viajam após retornarem de uma área endêmica.[111]

O vírus do molusco contagioso, o único membro do gênero *Molluscipoxvirus*, provoca uma lesão cutânea distinta; à semelhança da varíola, infecta apenas os seres humanos.[132]

Os parapoxvírus incluem agentes que causam doenças em ovinos (vírus orf ou da dermatite pustular contagiosa) e em vacas (vírus do nódulo do ordenhador ou pseudovaríola bovina). Além disso, podem produzir infecções localizadas em seres humanos em decorrência de exposição ocupacional aos vírus. É pouco provável que os poxvírus sejam isolados no laboratório clínico.

Papilomavírus

Os papilomavírus humanos (HPV) causam verrugas comuns, verrugas venéreas sexualmente transmitidas e tumores dos tratos respiratório, intestinal e genital. A natureza viral das verrugas foi reconhecida no início do século XX, quando foram transferidas com filtrados isentos de células, e Shope definiu, em 1933, o papilomavírus do coelho como causa de papilomas.[298] O estudo extenso e minucioso do HPV foi impedido até o desenvolvimento de técnicas moleculares necessárias para essa tarefa, na década de 1970.

Foram descritos mais de 60 tipos genéticos de HPV. Existem fortes associações entre certos genótipos e lesões clínicas (Tabela 23.12). A verruga comum constitui uma lesão mais frequente, porém a maior atenção concentrou-se nas infecções genitais, incluindo a sua associação a neoplasias. Os parceiros sexuais de pacientes infectados pelo HPV também são frequentemente infectados pelo mesmo genótipo.

A natureza causal do HPV com relação à neoplasia cervical foi estabelecida a partir de muitos estudos. Embora o HPV represente um importante risco, outros fatores parecem ser necessários para o desenvolvimento de câncer. Mais do que um notável desvio do epitélio normal para o neoplásico no colo do útero, observa-se um espectro contínuo, reconhecido como graus de gravidade crescente de neoplasia intraepitelial cervical. O estágio final do processo consiste no desenvolvimento de neoplasia maligna manifesta, o carcinoma invasivo, que pode ser glandular ou, mais comumente, escamoso. De modo semelhante, existe um *continuum* na expressão dos genes e antígenos do HPV. No epitélio normal, as células da camada basal diferenciam-se progressivamente para formar o epitélio escamoso não queratinizado na superfície. À medida que as alterações do epitélio cervical progridem de levemente displásicas a gravemente displásicas, são observadas as seguintes alterações: (1) as células tornam-se menos diferenciadas em todo o epitélio, (2) o conteúdo de cromossomos dos núcleos torna-se cada vez mais anormal, (3) a expressão dos produtos gênicos (antígenos) do HPV torna-se menos intensa, e (4) é cada vez mais difícil demonstrar a expressão dos genes do HPV. Uma das características da célula infectada pelo HPV consiste em coilocitose, um halo perinuclear no epitélio escamoso acompanhado de atipia nuclear,

Tabela 23.12 Associação de papilomavírus humanos (HPV) selecionados com doença clínica.

Tipo viral	Doença clínica	Potencial neoplásico
HPV-1	Verruga plantar profunda	Não descrito
HPV-2	Verruga comum Verruga em mosaico Lesões nos lábios	Não descrito
HPV-3	Verruga plana	Não descrito
HPV-4	Verruga comum	Não descrito
HPV-5	Placas na epidermodisplasia verruciforme	Pode ocorrer desenvolvimento de carcinoma escamoso em áreas expostas ao sol
HPV-6	Genital: condiloma exofítico; condiloma plano; condiloma gigante Papilomas respiratórios Papilomas conjuntivais	Associação fraca, particularmente na vulva
HPV-7	Verruga comum do açogueiro	Não descrito
HPV-11	Ver HPV-6	Ver HPV-6
HPV-13	Hiperplasia epitelial focal da cavidade oral	Não descrito
HPV-16	Anogenital: papulose de Bowen; condiloma plano	Alta associação no colo do útero Associação moderada na vagina, vulva, ânus e pênis Também encontrada no trato respiratório, incluindo laringe, tonsilas e cavidade oral em associação com carcinoma de células escamosas de cabeça e pescoço
HPV-18	Genital: condilomas planos	Alta associação no colo do útero; raramente encontrada em lesões precursoras. Associada a carcinoma de células escamosas de cabeça e pescoço
HPV-31	Genital: condiloma plano	Alta associação com câncer cervical
HPV-32	Hiperplasia epitelial focal na cavidade oral	Não descrito
HPV-33, -35, -39, -51, -52, -56, -58, -59, -68	Genital	Associação moderada com câncer cervical
HPV-45	Genital	Alta associação com câncer cervical

Adaptada da referência 316.

embora esse aspecto não esteja presente em todas as células infectadas. A aparência da atipia coilocítica em células cervicais esfoliadas é mostrada na Figura 23.5.

A biologia celular do HPV sustenta um papel primário no desenvolvimento de neoplasias.[316] os tipos virais mais estreitamente associados ao câncer cervical, particularmente o HPV-16 e o HPV-18, são capazes de transformar células em cultura; elas perdem os seus mecanismos normais de controle de crescimento. O DNA desses genótipos integra-se ao DNA do hospedeiro. A integração viral pode produzir rearranjo cromossômico, levando a uma diferenciação celular anormal *in vitro*. Zur Hausen formulou a hipótese de que a neoplasia cervical resulta da falência de um mecanismo primordial de vigilância celular, desenvolvido para o controle de genomas virais persistentes.[510]

O DNA do papilomavírus foi demonstrado no epitélio cervical normal adjacente a verrugas genitais e câncer. A incapacidade de remover todo o tecido infectado pode levar a recidivas. O DNA do HPV também pode ser demonstrado em 5 a 10% das mulheres com esfregaços ou biopsias cervicais normais. A infecção pode ser transitória; a associação de genótipos de alto risco com neoplasia cervical é mais marcante quando o DNA do HPV está persistentemente presente.

As recomendações nacionais de consenso nos EUA para o tratamento de pacientes com risco de neoplasia cervical, que evoluem continuamente, incluem parâmetros morfológicos (citologia esfoliativa cervical) e determinantes virais (detecção do HPV). A avaliação molecular para a presença do HPV constitui, atualmente, parte do padrão de rastreamento de mulheres para câncer cervical e seus precursores. O Sistema Bethesda é a abordagem atual para a classificação da citologia endocervical.[434] A Tabela 23.13 fornece um resumo das diretrizes de rastreamento para câncer cervical do American College of Obstetricians and Gynecologists (ACOG).

O papel do laboratório no manejo da doença endocervical tem muitos aspectos.[101] As recomendações para a administração da doença pelo HPV continuam evoluindo. Atualmente, a ACOG inclui o uso de um teste para HPV, juntamente com teste de Papanicolaou, a cada 5 anos, como alternativa para o teste de Papanicolaou isoladamente a cada 3 anos. Os métodos moleculares projetados para detectar a presença do HPV são mais sensíveis do que a citologia, embora a citologia e, em alguns casos, a biopsia proporcionem a especificidade necessária para caracterizar de modo acurado o tipo e a extensão da doença. A importância de uma abordagem em equipe para obter benefícios ótimos para o paciente é evidente nessa área de atuação médica.

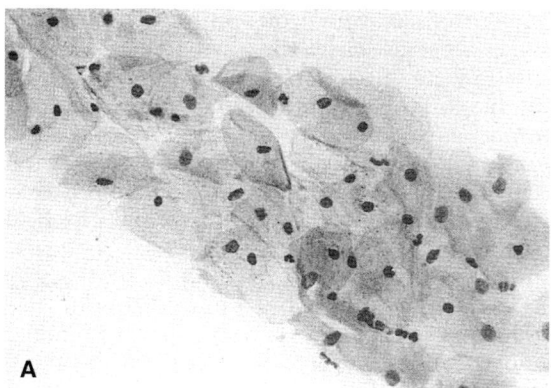 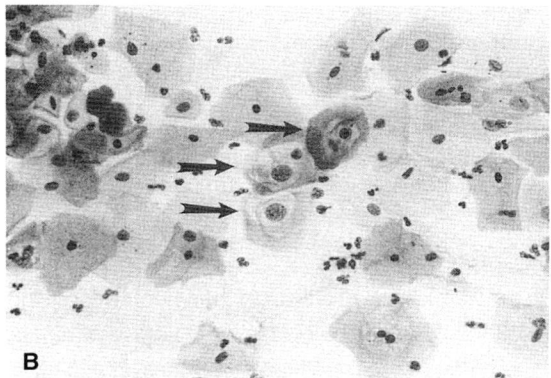

FIGURA 23.5 Citologia cervical. **A.** Células epiteliais escamosas cervicais esfoliadas normais. O núcleo é pequeno e compacto, e o citoplasma é abundante nessas células epiteliais queratinizadas maduras. **B.** Atipia coilocítica. Os núcleos em algumas dessas células superficiais estão aumentados, com cromatina grosseira e agregada, e observa-se uma palidez ou clareamento no citoplasma em torno do núcleo (halo perinuclear) (*setas*) (coloração de Papanicolaou 250×).

Poliomavírus

Existe uma ampla variedade de poliomavírus, porém apenas alguns deles são de importância clínica para os seres humanos. Trata-se de pequenos vírus DNA de filamento duplo, que infectam a maioria dos indivíduos em algum momento durante a vida, causando habitualmente doença subclínica. A doença discernível é causada pela reativação desses vírus em hospedeiros imunocomprometidos.

Os vírus JC e BK, assim denominados com as iniciais dos pacientes em que foram inicialmente isolados, constituem os poliomavírus mais comuns encontrados na medicina humana. O vírus JC provoca uma doença desmielizante destrutiva, denominada leucoencefalopatia multifocal progressiva, em pacientes imunocomprometidos.[304] O vírus BK causa cistite hemorrágica, frequentemente em receptores de transplante de células-tronco durante períodos de neutropenia profunda. Provoca também nefropatia do rim transplantado em receptores de transplante renal. A detecção de ambos os vírus BK e JC depende predominantemente da PCR quantitativa, embora se disponha de outros métodos.

Tabela 23.13 Diretrizes do American College of Obstetricians and Gynecologists para rastreamento do câncer do colo do útero.

- O rastreamento do câncer do colo do útero deve começar com 21 anos de idade
- As mulheres de 21 a 29 anos de idade devem realizar um teste de Papanicolaou a cada 3 anos
- As mulheres de 30 a 65 anos de idade devem realizar um teste de Papanicolaou e um teste para HPV a cada 5 anos. Como opção alternativa, devem realizar apenas o teste de Papanicolaou a cada 3 anos
- As mulheres sem história de displasia moderada ou grave ou câncer devem interromper o rastreamento depois dos 65 anos de idade se tiverem tido três testes de Papanicolaou consecutivos negativos ou dois testes para HPV negativos, em que o teste mais recente foi realizado nos últimos 5 anos.

Observação: as mulheres com história de câncer do colo do útero, as com HIV e as que foram expostas ao dietilestilbestrol (DES) antes do nascimento não devem seguir essas diretrizes de rotina.
Modificada de http://www.acog.org/-/media/For-Patients/pfs004.pdf?dmc=1& ts= 20150618T1250230513.

O vírus do carcinoma de células de Merkel é um poliomavírus mais recentemente descrito que, como o próprio nome indica, está associado ao carcinoma de células de Merkel raramente encontrado. Esse carcinoma neuroendócrino ocorre mais comumente em indivíduos imunocomprometidos, particularmente receptores de transplante.

Parvovírus

Como o próprio nome sugere, os parvovírus são muito pequenos. Esses vírus são peculiares, uma vez que contêm DNA de filamento único. Foi demonstrado que o único parvovírus humano, conhecido como B19, provoca uma doença febril infantil comum com exantema. O eritema infeccioso é também conhecido como quinta doença (a quinta doença da infância depois do sarampo, da rubéola, da varicela e da roséola).[28,503] Caracteriza-se por febre e por um exantema característico em "face esbofeteada" em crianças de pouca idade. A maioria dos indivíduos torna-se imune quando atinge a idade adulta, porém os indivíduos suscetíveis podem apresentar artrite ou artralgias. Esse padrão de doença leve com exantema na infância e artrite grave em adultos assemelha-se ao do vírus da rubéola. O exantema no eritema infeccioso é maculopapular; entretanto, foi relatada a ocorrência de lesão vesiculopustulosa em um adulto.

O parvovírus B19 possui afinidade pelos eritroblastos (*i. e.*, precursores eritroides imaturos). O receptor para o parvovírus B19 nos eritrócitos humanos é o antígeno P; os indivíduos que carecem desse antígeno são naturalmente resistentes à infecção. Infelizmente, um número muito pequeno de indivíduos carece do antígeno eritrocitário P. Parvovírus B19 pode produzir anemia transitória em indivíduos normais e anemia crônica grave ou crise aplásica em pacientes com neoplasias malignas, hemoglobinopatias ou imunodeficiência. Quando uma mulher grávida sofre infecção primária por parvovírus, pode ocorrer eritroblastose fetal com hidropisia fatal. Nesse caso, o vírus provoca anemia crônica grave, ao passo que, na eritroblastose imunológica (doença por Rh), os anticorpos dirigidos contra os eritrócitos fetais são responsáveis pelo dano. O parvovírus humano foi associado a uma síndrome hemofagocítica viral em crianças e adultos. Foi documentada a transmissão da infecção por parvovírus de pacientes com infecção maciça para profissionais de saúde suscetíveis.

As manifestações clínicas da infecção pelo parvovírus humano durante uma epidemia em Cádiz, na Espanha, consistiram em manifestações hematológicas em 13,9% de 43 pacientes, lesões dermatológicas em 53,4%, artralgias ou artrite em 20,9% e infecção durante a gravidez em 7,0% das pacientes (duas dessas mulheres sofreram aborto). Os sintomas iniciais consistiram em febre e linfadenopatia em 37% dos pacientes.[162]

Vírus da hepatite

Muitos vírus podem causar lesão infecciosa do fígado. Em certas ocasiões, o EBV e o CMV provocam hepatite sintomática como parte da síndrome de mononucleose. Os principais vírus da hepatite formam um grupo distinto. A "sopa de letras" das hepatites está resumida na Tabela 23.14. Vários outros vírus que foram descritos como agentes da hepatite são descritos de modo mais pormenorizado em textos especializados. Por exemplo, o vírus da hepatite G, também conhecido como vírus GB, é um membro da família Flaviviridae e uma causa infrequente de hepatite.[295,375,489] De modo semelhante, agentes como o vírus transmitido por transfusão (vírus TT) e o vírus SEN, ambos membros da família Circoviridae, são descritos mais apropriadamente em outra parte. As seções que se seguem concentram-se nos vírus hepatotróficos de maior importância.

Vírus da hepatite A. O vírus da hepatite A produz hepatite infecciosa esporádica e epidêmica. A doença é conhecida desde a Antiguidade, porém o vírus só foi identificado na década de 1970. O vírus da hepatite A foi classificado pela primeira vez como enterovírus 72, com base nas suas características bioquímicas e físicas. Subsequentemente, foi constatado que esse vírus apresentava diferenças consideráveis em comparação com os enterovírus clássicos. Atualmente, faz parte de um novo gênero, *Hepatovirus*, dentro da família Picornaviridae.[223] Existem sete genótipos do vírus da hepatite A, e a maioria das cepas pertence ao genótipo I.

O vírus da hepatite A produz hepatite aguda autolimitada, que pode ser fulminante. O período de incubação entre exposição e a doença clínica é curto (< 1 mês). Durante os 7 a 10 dias que antecedem a doença clínica, ocorrem replicação viral não citopática nos hepatócitos, viremia e eliminação fecal do vírus infeccioso. Segue-se um período de replicação viral, com lesão dos hepatócitos, incluindo a degeneração clássica "em balão" das células hepáticas. Nesse estágio, o período de contágio está quase completo. A infecção pelo vírus da hepatite A raramente é transmitida por transfusões de sangue, visto que existem poucos vírus no sangue, e a duração da viremia é limitada. Na Europa e nos EUA, foi descrita a transmissão da infecção a pacientes com hemofilia através de concentrado de fatores da coagulação, que contém amostras de muitos doadores. É raro haver necrose hepática maciça e cirrose pós-infecciosa. A hepatite crônica e a neoplasia não são complicações.

A hepatite A é transmitida por água e alimentos contaminados. Os moluscos bivalves de águas contaminadas já produziram numerosos surtos, visto que são frequentemente consumidos crus ou cozidos no vapor a uma temperatura que não inativa o vírus.[272] Em um surto ocorrido em Shangai, mais de 300.000 indivíduos foram infectados após consumir moluscos bivalves crus provenientes de águas contaminadas.[223] Ocorre também transmissão sexual.[255]

A transmissão do vírus da hepatite A, à semelhança do EBV e do poliovírus, é determinada pelas condições sanitárias e socioeconômicas. O vírus circula livremente em condições sanitárias precárias e infecta os seres humanos em uma idade precoce, quando a infecção é habitualmente assintomática. Os indivíduos com melhores condições sociais escapam da infecção até uma idade mais avançada, quando ocorre hepatite sintomática[223] (ver o texto sobre "Poliovírus" e "Vírus Epstein-Barr").

Vírus da hepatite B. O vírus da hepatite B é um hepatovírus DNA. Produz hepatite aguda e crônica e constitui um agente etiológico do carcinoma hepatocelular.[161] O vírus da hepatite B possui um longo período de incubação (45 a 120 dias) e é transmitido principalmente por via parenteral.[224] Antes do uso comum de rastreamento de rotina de hemocomponentes para esse vírus, a hepatite B era a causa mais comum de hepatite associada a transfusões. Outras vias parenterais incluem acupuntura e tatuagem. Foi demonstrada a presença de antígeno da hepatite B em mosquitos, porém a transmissão da infecção por artrópodes não foi comprovada. Esse vírus pode ser transmitido por contato sexual e já produziu doença epidêmica em homens homossexuais, prostitutas e usuários de drogas intravenosas. Ocorre infecção perinatal, porém o leite materno não parece desempenhar um papel na transmissão. O vírus da hepatite B pode provocar hepatite aguda fulminante fatal, denominada necrose hepática. Foi sugerido que essa grave manifestação pode ser causada por uma mutação do vírus.

A série de mecanismos envolvidos na transmissão da infecção pelo vírus da hepatite B lembra o HIV. Entretanto, a concentração do vírus da hepatite B no sangue e nos líquidos

Tabela 23.14 Principais causas virais de hepatite.

Vírus	Taxonomia	Transmissão	Cronicidade	Neoplasia
Hepatite A	Picornaviridae *Hepatovirus*	Entérica: água, alimentos, mariscos	Não	Não
Hepatite B	Hepadnaviridae *Orthohepadnavirus*	Parenteral: sangue, sexual, agulhas, entérica	Sim	Sim
Hepatite C	Flaviviridae *Hapacivirus*	Parenteral: sangue; com menos frequência, contato sexual	Sim	Sim
Hepatite D	*Deltavirus*	Parenteral: sangue; exige a presença do vírus da hepatite B	Sim	Sim
Hepatite E	Hepeviridae *Hepevirus*	Entérica	Não	Não

corporais é muito maior que a do HIV, e, consequentemente, a infecção hospitalar representa maior problema. A hepatite B tem sido uma causa importante de infecções ocupacionais em profissionais de saúde, porém a frequência foi acentuadamente reduzida pelo uso disseminado de imunização nos profissionais de saúde.

O vírus da hepatite B é um vírus esférico de 47 nm, que possui vários antígenos de importância para o diagnóstico e a patogênese. Vários genótipos do vírus da hepatite B possuem implicações clínicas distintas. Classicamente, o genótipo A produz uma sobrevida mais longa e doença mais grave; o genótipo B é encontrado mais comumente em infecções que levam ao desenvolvimento de carcinoma hepatocelular; o genótipo C provoca doença grave; e, por fim, o genótipo D ocorre na hepatite fulminante.[224]

Existem três polipeptídios do envelope de importância particular: o HBsAg (antígeno de superfície da hepatite B), o HBcAg (antígeno do cerne da hepatite B) e o HBeAg (antígeno e da hepatite B). Esse vírus não tem sido cultivado *in vitro*, porém a variedade de antígenos e seus anticorpos correspondentes proporcionam uma ampla ferramenta para documentar a presença de doença clínica. Apesar de não ser absoluta, a presença do antígeno e exibe uma boa correlação com a presença de DNA, DNA polimerase e infectividade viral. A história fascinante da descoberta do antígeno Austrália (atualmente conhecido como HBsAg) e sua relação com a hepatite foram revistas por Blumberg.[29] Serve para lembrar que ninguém pode prever onde uma pesquisa básica irá exercer seu impacto clínico. Quem poderia prever que um grupo de pesquisa interessado em polimorfismos genéticos de proteínas sanguíneas iria descobrir a chave para uma importante causa de hepatite humana?

Por motivos que ainda não foram esclarecidos, alguns indivíduos infectados pelo vírus da hepatite B desenvolvem anticorpos e eliminam o vírus do organismo, enquanto outros pacientes continuam a apresentar antígenos virais circulantes. Verifica-se o desenvolvimento de doença hepática crônica em um subgrupo desses portadores crônicos. Outra complicação grave dessa infecção consiste na integração do DNA viral ao genoma dos hepatócitos e no desenvolvimento de carcinoma hepatocelular.

Vírus da hepatite C. Com a disponibilidade de reagentes diagnósticos para os vírus da hepatite A e B, ficou evidente que existiam outras causas de hepatite associadas a transfusões.[305] Os vírus desconhecidos foram designados como vírus da hepatite não A, não B. Graças à tecnologia aprimorada da biologia molecular, sabe-se, hoje em dia, que a hepatite C constitui a causa da maioria dos casos de hepatite não A, não B associada a transfusões que ocorria naquela época. O vírus, que não conseguiu ser cultivado, foi posteriormente caracterizado por técnicas moleculares, um dos primeiros triunfos da biologia molecular. De modo surpreendente, foi constatado que o agente recém-caracterizado está mais estreitamente relacionado com um grupo de vírus que são transmitidos por artrópodes; hoje em dia, pertence a um gênero (*Hepacivirus*) da família Flaviviridae. Os conceitos de relações genéticas entre cepas do vírus da hepatite C estão evoluindo. Foram descritos seis genótipos, de 1 a 6, com os subtipos 1a e 1b no grupo 1, numerosos subtipos nos grupos 2 a 4, e apenas um tipo nos genótipos 5 e 6. Os pacientes que são infectados por cepas das clades 1a e 1b (que correspondem aos genótipos 1a e 1b) respondem de modo menos satisfatório ao tratamento com interferona e evoluem mais rapidamente para a doença hepática crônica do que os indivíduos que foram infectados por outras cepas. Entretanto, novos agentes terapêuticos prometem que, em breve, os subtipos genotípicos não serão mais importantes. Nos demais aspectos, parece haver poucas diferenças fenotípicas entre cepas geneticamente distintas.

A epidemiologia das infecções pelo vírus da hepatite C possui muitas semelhanças com a da hepatite B, porém algumas diferenças significativas tornam-se evidentes. A via mais comum de disseminação no passado era por meio de hemocomponentes, incluindo imunoglobulina. A transmissão por meio de exposição ao sangue ainda pode ocorrer de modo acidental durante uma cirurgia, e os usuários de drogas intravenosas continuam correndo risco elevado da doença. O rastreamento de hemocomponentes para o vírus da hepatite C reduziu substancialmente o risco de transmissão por essa via. A transmissão sexual é outra forma de transmissão, porém a sua frequência é muito menor do que na infecção pelo vírus da hepatite B. A prevalência de anticorpos contra a hepatite C entre profissionais de saúde em Baltimore foi semelhante àquela da população geral, sugerindo que esses profissionais estão expostos a baixos níveis do vírus ou que a transmissão do vírus não é significativa.[453]

Com frequência, a infecção aguda pelo vírus da hepatite C é menos grave que a da hepatite B, porém a frequência de doença crônica pelo vírus da hepatite C é elevada. O assunto foi revisto por Iwarson *et al.*[244]

A taxa de mortalidade a longo prazo de pacientes infectados pelo vírus da hepatite C assemelha-se àquela dos controles, embora os pacientes infectados corram risco ligeiramente aumentado de morte por doença hepática. Espera-se que novos tratamentos, recentemente introduzidos na ocasião em que este capítulo estava sendo redigido, possam efetuar a cura da maioria dos pacientes infectados pelo vírus da hepatite C. Entretanto, uma vez documentada a presença de infecção crônica, o prognóstico é muito mais sombrio. A cirrose constitui uma complicação significativa da infecção crônica. A infecção pelo vírus da hepatite C representa um fator de risco independente para o carcinoma hepatocelular após o desenvolvimento de cirrose. As manifestações imunológicas extra-hepáticas, como crioglobulinemia e fator reumatoide, constituem uma parte proeminente da infecção pelo vírus da hepatite C, como no caso da hepatite B.

Vírus da hepatite D. O vírus da hepatite D, também conhecido como agente delta, é um vírus RNA de envoltório duplo, de 35 nm, que é incapaz de se multiplicar na ausência do antígeno da hepatite B.[169] O vírus delta em processo de maturação recobre-se no envoltório do HBsAg antes de infectar outras células. Por conseguinte, a biologia da hepatite D está indissoluvelmente ligada à da hepatite B. O vírus da hepatite D pode produzir infecção e doença apenas em pacientes com infecção concomitante pelo vírus da hepatite B ou que estejam produzindo HBsAg em decorrência de infecção anterior. Não é surpreendente que a infecção pelo vírus da hepatite D esteja concentrada em populações com infecção pelo vírus da hepatite B, como usuários de drogas ilícitas e homens homossexuais.

Quando ocorre coinfecção, a doença clínica assemelha-se àquela da hepatite B e é habitualmente autolimitada. Quando o vírus da hepatite D infecta um portador crônico do vírus da hepatite B, a doença clínica é muito mais grave, torna-se crônica em até 80% dos casos, e as taxas de mortalidade podem aumentar acentuadamente, alcançando 12%.

Vírus da hepatite E. O vírus da hepatite E, um dos integrantes mais recentes dos vírus da hepatite, é um vírus RNA lábil de 27 nm.[382] Esse vírus produz hepatite aguda de transmissão entérica, que se assemelha mais estreitamente à infecção pelo vírus da hepatite A. O genoma viral foi clonado por técnicas semelhantes àquelas usadas para a identificação da hepatite C. A posição taxonômica desse vírus ainda não foi esclarecida. Possui semelhanças com os calicivírus, porém exibe uma relação genética mais estreita com o vírus da rubéola, atualmente classificado como togavírus. São produzidas grandes epidemias da doença transmitida pela água em condições sanitárias precárias; todavia, a infecção ainda não foi reconhecida como causa de doença endógena nos EUA. Entretanto, pessoas que viajaram para áreas endêmicas regressaram aos EUA com a infecção.

Doenças priônicas (encefalopatias espongiformes transmissíveis)

As encefalopatias espongiformes transmissíveis (TSE; do inglês, *transmissible spongiform encephalopathy*) formam um grupo fascinante de infecções do SNC. São definidas por uma patologia celular distinta, caracterizada por um aspecto vacuolado da substância branca cerebral. As infecções e seus hospedeiros naturais estão resumidos na Tabela 23.15. Foi proposta uma classificação molecular e clínica das doenças priônicas.[466]

Durante décadas, foi reconhecido que o agente causador de *scrapie* era singular – um agente aparentemente transmissível, que não tinha nenhuma evidência de qualquer tipo de ácido nucleico. O patógeno responsável foi originalmente considerado um "vírus lento"; entretanto, o agente era mais resistente à inativação pelos raios X, luz ultravioleta e tratamento químico intenso, incluindo imersão em formol a 10%, do que qualquer outra partícula infecciosa conhecida. Na década de 1960, Pattison propôs que o agente consistia em uma proteína básica, e Griffith sugeriu vários mecanismos hipotéticos, um dos quais provou ser correto.[380] A natureza das partículas infecciosas foi cuidadosamente elucidada por Prusiner. Ele persistiu em sua batalha, vencendo outros colegas céticos e, finalmente, recebeu o Prêmio Nobel por seus esforços. O agente infeccioso singular, que foi denominado príon, consiste em uma proteína celular normal (PrP^c), que foi modificada por uma alteração na sua conformação. A proteína PrP^c é convertida na proteína anormal (PrP^{sc}) por meio de dobramento de uma parte de sua estrutura espiralada α-helicoidal em uma lâmina β.[379,380] Embora a hipótese de proteína infecciosa tenha sido geralmente aceita, o consenso quanto à natureza do agente infeccioso não é universal.[80]

As doenças produzidas por príons são denominadas TSE.[252,380,381] Eram de interesse veterinário até o reconhecimento do primeiro caso de TSE em seres humanos. O kuru ocorreu em uma tribo remota isolada de aborígenes nas terras altas da Nova Guiné.[158] Gajdusek recebeu o Prêmio Nobel por desvendar a misteriosa doença que começava com ataxia cerebelar e tremor semelhante a calafrios, progredia até a perda completa das funções motoras e da fala e levava à morte dentro de 1 ano. O agente era transmitido através da prática de canibalismo ritual, como parte do ritual de luto dos mortos. A transmissão da infecção foi interrompida quando a tribo foi convencida a modificar suas práticas. Posteriormente, foi constatado que duas demências humanas raras – a doença de Creutzfeldt-Jakob (CJD) e uma variante, a síndrome de Gerstmann-Sträussler-Scheinker (GSS) – eram causadas por um agente semelhante. Essas doenças degenerativas, que ocorrem nas formas familiar e esporádica, produzem demência de início rápido. Na maioria dos pacientes, ocorrem perda de memória e problemas de comportamento em algum momento. A morte ocorre dentro de alguns meses a 1 ano após o início da doença.

A encefalopatia espongiforme bovina (TSE) apareceu no sul da Inglaterra, em 1986, e, no final de 1993, aproximadamente 100.000 casos tinham sido documentados. O *scrapie* foi transmitido experimentalmente de ovinos para bovinos,[170] e foi sugerido que a doença era transmitida para o gado bovino através dos cérebros de ovinos incluídos na ração como suplemento proteico.[37] De modo alternativo, a TSE pode ter surgido por mutação aleatória, conforme observado na CJD humana. Qualquer que tenha sido a origem do primeiro caso, a inclusão de produtos animais em rações para animais possibilitou a ampla disseminação da infecção no gado bovino.[255]

O que era um desastre econômico transformou-se em catástrofe política e científica em 1996, quando foi anunciado que alguns pacientes com "doença de Creutzfeldt-Jakob atípica" na Inglaterra poderiam ter contraído a doença pelo consumo de carne de vaca com TSE. O governo britânico reagiu timidamente, enquanto os governos europeus tiveram uma reação exagerada, criando uma crise mais política do que científica. Em pouco tempo, tornou-se evidente que a variante da doença de Creutzfeldt-Jakob (CJDv) era real. Vários autores acreditam que ela tenha resultado do consumo de carne contaminada,[91,255,466] embora Prusiner tenha sido mais prudente em sua análise.[379–381] A CJDv difere em vários aspectos da forma clássica, incluindo seu início em uma idade jovem. A epidemia de TSE e, aparentemente, de CJDv na Inglaterra foi finalmente controlada com o sacrifício generalizado do gado bovino e a proibição do uso de produtos animais em rações para

Tabela 23.15 Encefalopatias espongiformes transmissíveis (doenças priônicas).

Agente	Hospedeiro natural	Infecção humana
Scrapie	Ovino	Não
Encefalopatia transmissível do *mink*	Mink (vison)	Não
Doença debilitante crônica	Cervo e alce	Não
Kuru	Humanos	Sim
Doença de Creutzfeldt-Jakob (CJD) (formas familiar, esporádica e iatrogênica)	Humanos	Sim
Síndrome de Gerstmann-Straussler-Scheinker (GSS)	Humanos	Sim
Insônia fatal (formas familiar e esporádica)	Humanos	Sim
Encefalopatia espongiforme bovina	Gado bovino	Sim

animais. Em virtude do longo período de incubação da TSE, é politicamente prudente ter cautela ao declarar qualquer vitória.[243]

A saga da TSE e da CJDv abalou a teoria anteriormente defendida e confortável de que as doenças priônicas eram específicas de espécie. Embora a TSE tenha sido reconhecida há muitos anos, nunca tinha ocorrido transmissão entre diferentes espécies. Foi devastador reconhecer que a barreira estabelecida pela espécie pode não ser absoluta, e que os seres humanos podem não estar isentos de qualquer risco. Outro problema surgiu com o reconhecimento de que pelo menos uma vítima de CJD havia participado em caçadas de animais silvestres.[64] Não se sabe se os animais silvestres de caça apresentavam doença debilitante crônica, que afeta rebanhos de alces e cervos no oeste e centro-norte dos EUA. Entretanto, o potencial de riscos adicionais para os seres humanos é demasiado óbvio. Outra ilusão reconfortante foi aniquilada quando a TSE foi identificada tanto no Canadá quanto nos EUA.[67,115]

Até o momento, todos os casos de transmissão de doença priônica ocorreram através de tecido neural, incluindo a transmissão da CJD por hormônios derivados do tecido hipofisário humano, transplante de dura-máter e de córneas e eletrodos eletroencefalográficos contaminados.[381] As infecções tornaram-se clinicamente aparentes dentro de mais de 14 anos após a suposta exposição. Ainda não se dispõe de evidências definitivas de transmissão por meio de tecido extraneural,[252] porém foi documentada a presença de príons fora do SNC na CJD clássica[172] e na CJDv.[466]

Quando há suspeita clínica de TSE, é preciso tomar precauções extremas na sala de necropsia e no laboratório de histologia, visto que os agentes dessas infecções sobrevivem à fixação com formol e podem ser até demonstrados após inclusão do tecido em blocos de parafina.

Classificação clínica das infecções virais

Embora a taxonomia virológica seja importante do ponto de vista científico, os esquemas clínicos de classificação possuem validade prática quando se considera um determinado paciente. As síndromes clínicas e os vírus associados que são encontrados com mais frequência estão resumidos na Tabela 23.16. É importante reconhecer que os vírus de vários grupos taxonômicos podem produzir os mesmos sintomas.

Diagnóstico das infecções virais

A principal técnica de diagnóstico para a maioria das infecções virais mudou no decorrer dessa última década, do isolamento do vírus em cultura de células para a detecção dos ácidos nucleicos dos vírus por uma variedade de métodos moleculares, cuja maior parte envolve a amplificação do ácido nucleico. As técnicas sorológicas continuam sendo úteis em diversas situações. Incluem a determinação do estado imunológico de doadores e receptores antes da realização de transplante e diagnóstico de doenças nas quais a viremia pode ter sido transitória (p. ex., infecção pelo vírus do Nilo Ocidental). A detecção direta do antígeno viral nos líquidos ou tecidos corporais também tem sido efetiva para alguns vírus, porém essa abordagem possui limitações que serão descritas de modo detalhado mais adiante. O papel preciso desempenhado pela detecção de antígenos continua sendo incerto, e os ensaios de diagnóstico molecular estão se tornando cada vez mais simples, alguns dos quais estão mesmo disponíveis como testes laboratoriais à beira do leito. A Tabela 23.17 fornece um resumo dos métodos mais comumente utilizados em laboratórios hospitalares para o diagnóstico das infecções virais. As vantagens e desvantagens de cada uma dessas abordagens são comparadas na Tabela 23.18. Os leitores interessados podem consultar excelentes textos de referência geral para discussões mais detalhadas.[249,346]

Coleta de amostras para diagnóstico

Em geral, deve-se procurar obter material do órgão ou dos órgãos que estão infectados. Para as infecções virais mais comuns da pele, as raspados ou aspirados de lesões cutâneas constituem as melhores amostras para testes, que, dependendo do laboratório, podem consistir em ensaio de imunofluorescência direta AFD e cultura ou apenas em diagnóstico

Tabela 23.16 Síndromes clínicas associadas a infecções virais.

Sistema clínico	Síndrome	Agentes mais prováveis	Agentes menos prováveis
Respiratório	Coriza (resfriado comum)	Rinovírus Coronavírus Adenovírus Parainfluenza 3	Influenza A e B Parainfluenza 1 e 2 RSV Enterovírus
	Faringite	Adenovírus Herpes simples 1 Enterovírus EBV	Influenza A e B RSV Parainfluenza 1 e 2 Rinovírus Coronavírus
	Crupe	Parainfluenza 1 Parainfluenza 2 Parainfluenza 3	Influenza A RSV Sarampo Coronavírus
	Bronquiolite	Parainfluenza 3 RSV hMPV	Adenovírus Parainfluenza 1 e 2 Influenza A e B Rinovírus

(continua)

Tabela 23.16 Síndromes clínicas associadas a infecções virais (*continuação*).

Sistema clínico	Síndrome	Agentes mais prováveis	Agentes menos prováveis
	Pneumonia	Influenza A RSV Parainfluenza 3 Adenovírus CMV (hospedeiros imunossuprimidos)	Parainfluenza 1 e 2 Rinovírus EBV Influenza B Coronavírus associado à SRAG hMPV
	Pleurodinia	Vírus coxsackie B	Vírus coxsackie A Vírus ECHO
Sistema nervoso central	Meningite asséptica	Vírus ECHO Vírus coxsackie A Vírus coxsackie B	Vírus da caxumba LCM Herpes simples 2 VZV Adenovíurs Buniavírus Parainfluenza 3 Poliovírus (cepas de vaccínia)
	Encefalite	Herpes simples 1	Togavírus Flavivírus Buniavírus EBV Enterovírus Raiva CMV VZV
Gastrintestinal	Diarreia (crianças pequenas)	Rotavírus Adenovírus 40 e 41 Astrovírus	Calicivírus (Norwalk)
	Diarreia (adultos)	Calicivírus	Rotavírus Adenovírus 40 e 41 Astrovírus
Fígado	Hepatite	Hepatite A Hepatite B Hepatite C	EBV CMV Hepatite D Hepatite E
Glândula parótida	Parotidite	Vírus da caxumba	Parainfluenza
Cutâneo	Exantema vesicular	Herpes simples 1 e 2 VZV	Vírus ECHO Vírus coxsackie A Vaccínia
	Exantema maculopapular	Vírus ECHO Vírus coxsackie Herpes-vírus humanos 6 e 7	Adenovírus EBV Vírus da dengue Vírus do sarampo Vírus da rubéola
	Exantema petequial	Nenhum frequente	Adenovírus Vírus ECHO Vírus coxsackie Vírus da febre hemorrágica
Urogenital	Cistite hemorrágica	Vírus BK (hospedeiro imunossuprimido)	Adenovírus Herpes simples 1
Cardíaco	Miocardite/pericardite	Vírus coxsackie A, B Vírus ECHO	Adenovírus Herpes simples 1 Influenza A Vírus da caxumba
Ocular	Ceratite/conjuntivite	Herpes simples 1 VZV Adenovírus	Vaccínia Vírus do sarampo

Adaptada de McIntosh K. Diagnostic virology. In: Fields BN, Knipe DM, Melnick JL *et al.*, eds. *Virology*. 2nd ed. New York: Raven Press, 1990:411-440.

Tabela 23.17 Métodos para o diagnóstico das infecções virais.

Vírus	Principal método	Método acelerado	Método auxiliar	Comentários
Adenovírus, não entéricos	CA-NAAT LDT	AF CA-NAAT LDT	Cultura, histologia com IHQ	
Adenovírus, entéricos	CA-NAAT LDT	AF, IEE	IME	
Alfavírus	LDT Cultura	LDT	Sorologia	
Arenavírus	LDT Cultura	LDT IEE	Sorologia	Testes efetuados apenas em laboratórios BSL-4.
Astrovírus	CA-NAAT LDT	CA-NAAT LDT	IEE, IME e sorologia	
Buniavírus	LDT	LDT	Sorologia	Tanto a sorologia quanto os testes moleculares são recomendados para hantavírus.
Calicivírus	CA-NAAT LDT	CA-NAAT LDT	IEE, IME e sorologia	
Coronavírus	CA-NAAT LDT	CA-NAAT LDT	Sorologia	Alguns dos coronavírus comuns agora fazem parte de painéis de vírus respiratórios multiplex disponíveis no comércio. Os testes para os coronavírus associados a SRAG ou SROM são predominantemente realizados em serviços de saúde pública.
Citomegalovírus	CA-NAAT LDT Cultura	CA-NAAT LDT	Sorologia Histologia, possivelmente com IHQ	Sorologia para determinar o estado imunológico associado ao transplante. A PCR quantitativa é usada para monitoramento das cargas virais de CMV em pacientes com risco de doença causada por CMV.
Enterovírus	CA-NAAT LDT Cultura	CA-NAAT LDT	Sorologia	O grande número de sorotipos torna a sorologia um desafio
Vírus Epstein-Barr	Sorologia IEE CA-NAAT LDT	IEE CA-NAAT LDT	Histologia com hibridização *in situ*	O método depende da necessidade. O IEE e a sorologia são predominantemente utilizados para avaliação da infecção primária. A PCR quantitativa é usada para determinar as cargas virais de EBV na tentativa de evitar o desenvolvimento de um distúrbio linfoproliferativo pós-transplante.
Filovírus	CA-NAAT LDT	CA-NAAT LDT	Cultura Sorologia	Testes efetuados apenas em laboratórios BSL-4.
Flavivírus	LDT	LDT	Sorologia Cultura	
Vírus da hepatite A	Sorologia IgM		LDT	
Vírus da hepatite B	Sorologia	CA-NAAT	CA-NAAT	A sorologia é utilizada tanto para o diagnóstico quanto para o monitoramento dos pacientes, em que o CA-NAAT é usado no monitoramento dos pacientes.
Vírus da hepatite C	Sorologia CA-NAAT	CA-NAAT	Genotipagem Histologia com IHQ	A sorologia com CA-NAAT reflexo é utilizada para o diagnóstico; em seguida, utiliza-se o CA-NAAT para monitoramento. Com a disponibilidade de novos fármacos, é possível que a necessidade de genotipagem se torne obsoleta.
Vírus da hepatite D	Sorologia		LDT	
Vírus da hepatite E	Sorologia		LDT	
Herpes-vírus simples	CA-NAAT Cultura LDT	AF CA-NAAT LDT	Histologia, possivelmente com IHQ Sorologia, tipo específico	Devem-se considerar também variações na cultura, como ensaio em frasco e linhagens celulares modificadas (p. ex., sistema induzível por vírus ligado a enzima [ELVIS]).

(continua)

Tabela 23.17 Métodos para o diagnóstico das infecções virais (*continuação*).

Vírus	Principal método	Método acelerado	Método auxiliar	Comentários
Herpes-vírus humano 6 e 7	LDT	LDT	Sorologia	
Herpes-vírus humano 8	LDT	LDT	Histologia com IHQ Sorologia	
HIV	Sorologia CA-NAAT	IEE	Genotipagem	Sorologia com reflexo, quando necessário, CA-NAAT para diagnóstico. A RT-PCR quantitativa é usada para monitorar a carga viral. Utiliza-se a genotipagem para determinar a presença de mutações associadas à resistência.
Vírus influenza	CA-NAAT	CA-NAAT AF IEE	Cultura	Os métodos baseados em cultura estão sendo substituídos, em grande parte, por CA-NAAT. Novos métodos de amplificação realizados à beira do leito e de uso simples podem substituir os IEE insensíveis.
Vírus do sarampo	Sorologia LDT		Cultura	
Metapneumovírus	CA-NAAT LDT	CA-NAAT LDT AF	Cultura	
Vírus da caxumba	Cultura LDT	LDT	Sorologia	
Papilomavírus	AS CA-NAAT		Teste de Papanicolaou Histologia	
Vírus parainfluenza	CA-NAAT	AF CA-NAAT	Cultura	
Parvovírus B19	LDT		Histologia Sorologia	
Poliomavírus	LDT Histologia, com IHQ ou hibridização *in situ*		Sorologia Citologia	A PCR quantitativa é usada para a detecção e o monitoramento dos poliomavírus em pacientes com risco ou suspeita de doença associada.
Poxvírus	LDT Histologia Cultura		Sorologia	A sorologia é realizada para determinação do estado imunológico; a cultura é efetuada em laboratórios BSL-4 se houver suspeita de ameaça de varíola.
Vírus da raiva	Cultura IFD/I LDT	AF LDT		Os testes são realizados predominantemente em serviços de saúde pública.
Vírus sincicial respiratório	CA-NAAT	CA-NAAT AF IEE	Cultura	
Rotavírus	IEE CA-NAAT	IEE CA-NAAT	IME	
Vírus da rubéola	Sorologia	LDT	Cultura	
Vírus varicela-zóster	LDT IFD/I	LDT AF	Cultura	A cultura para VZV tem pouca sensibilidade.

CA-NAAT = teste de amplificação do ácido nucleico disponível no mercado; do inglês, *nucleic acid amplification test commercially available*; LDT = teste desenvolvido em laboratório, habitualmente baseado na PCR; AF = imunofluorescência direta ou indireta; IEE = imunoensaio enzimático; IME = imunomicroscopia eletrônica; IHQ = imuno-histoquímica; AS = amplificação de sinal.

Tabela 23.18 Comparação dos métodos de diagnóstico.

Método	Tempo	Vantagens	Desvantagens
Cultura	Dias a semanas	Especificidade máxima; a sensibilidade é habitualmente adequada, porém depende do vírus; isolado disponível para caracterização	São necessárias instalações para a cultura de células; O tempo necessário para o estabelecimento do diagnóstico pode ser longo, porém pode ser reduzido por amplificação da centrifugação
Detecção de antígeno	Horas a 1 dia	Velocidade do diagnóstico; utilizada para vírus de cultura difícil	Os resultados falso-negativos, devido à sensibilidade limitada, representam um problema com os métodos de detecção de antígeno por IFD (p. ex., IEE de fluxo lateral); difícil para testes em lotes.
Diagnóstico molecular	Horas a 1 dia	Sensibilidade e especificidade excelentes; velocidade do diagnóstico; tornou-se o método de escolha para a detecção da maioria dos vírus	Alguns, mas nem todos, necessitam de recursos moleculares; existe o potencial de contaminação cruzada para alguns ensaios.
Sorologia	Dentro de 1 semana	Avaliação da imunidade; utilizada para vírus de cultura difícil	Reações cruzadas potenciais; a sensibilidade e a especificidade variam entre fabricantes.

molecular. Para o diagnóstico de infecções dos tratos respiratório e gastrintestinal, devem-se enviar amostras das secreções dessas regiões. Como os métodos moleculares foram desenvolvidos em uma época em que o AFD e a cultura eram os padrões, muitos dos meios de transporte usados para cultura viral foram validados para os testes moleculares. Isso não somente é conveniente, como também estabiliza o vírus, caso a cultura seja necessária para testes de sensibilidade a agentes antivirais ou estudos epidemiológicos. A maioria dos vírus penetra no organismo através dos tratos respiratório ou gastrintestinal. Embora as manifestações clínicas mais óbvias de doença possam ocorrer em um órgão distante, é frequentemente apropriado coletar uma amostra do ponto de entrada. A coleta de amostras de múltiplos locais é particularmente útil, se for difícil obter uma amostra de um órgão interno, ou se for difícil isolar o vírus do órgão-alvo. Por exemplo, a pele está mais acentuadamente acometida no sarampo; entretanto, o vírus do sarampo pode ser isolado do trato respiratório ou da urina. De modo semelhante, o sistema cardíaco e o SNC são comumente acometidos nas infecções graves por enterovírus; todavia, o vírus pode ser isolado das vias respiratórias superiores ou do trato gastrintestinal.

Se o vírus for raramente isolado desses locais não estéreis (como no caso do sarampo), o isolamento de um vírus estabelece um diagnóstico etiológico. Se o vírus for isolado de locais onde pode ser encontrado na ausência de doença (p. ex., os enterovírus em amostras de material de garganta ou de fezes), o isolamento de um vírus potencialmente patogênico fornece, na melhor das hipóteses, um diagnóstico presuntivo.

Os vírus colonizam as superfícies mucosas com menos frequência do que as bactérias, mas podem aparecer mais comumente durante os meses em que ocorre aumento da circulação de vírus – o inverno para os vírus respiratórios e o verão para os enterovírus. A frequência com que os enterovírus colonizam o trato gastrintestinal é máxima nos lactentes e mínima nos adultos. Em um estudo conduzido em Cincinnati, a taxa de portadores de vírus ECHO foi de 5,2% entre crianças de 1 a 4 anos de idade, de 2,6% em crianças de 5 a 9 anos e de apenas 0,2% em crianças de 10 a 14 anos.[404] O HSV e o CMV podem provocar infecções crônicas e podem ser eliminados intermitentemente nas secreções e nos líquidos.[361,486]

A associação de uma doença clínica com um vírus que foi isolado de um local não estéril pode ser reforçada pela demonstração de uma resposta sorológica ao vírus isolado, embora essa estratégia inconveniente raramente seja usada.

As amostras ideais para o diagnóstico viral consistem em aspirados de líquidos, exsudatos ou secreções; tecidos; lavados das vias respiratórias superiores, amostras de fezes e plasma ou sangue total. As amostras de *swabs*, que são convenientes e mais aceitáveis para os pacientes do que os lavados ou aspirados, são aceitáveis na maioria das situações. Os *swabs* e os lavados nasofaríngeos são geralmente equivalentes para o isolamento de vírus respiratórios. Recomenda-se o uso de *swabs* em flóculos mais recentes, visto que fornecem maior quantidade de amostra clínica em comparação com os *swabs* mais tradicionais. Alguns pesquisadores constataram que o RSV é isolado com mais segurança a partir de aspirados nasofaríngeos do que com *swabs*,[212] porém essa experiência não tem sido universal.[429] Praticamente, qualquer material pode ser utilizado para a ponta do *swab*, com a notável exceção do alginato de cálcio (pelo menos para o HSV).[429]

Com frequência, ocorre viremia durante as infecções virais; todavia, a sua presença não é frequentemente detectada. HIV, VHB, VHC e os vírus associados a transplantes (CMV, EBV e BK) provocam viremia e podem ser quantitativamente detectados por vários métodos, mais comumente métodos baseados na PCR. O sangue também pode constituir uma amostra útil para o diagnóstico de infecção enteroviral em crianças de pouca idade e lactentes.[376]

Para a cultura de lesões cutâneas vesiculares, deve-se limpar a pele com compressa de algodão e álcool e deixá-la secar durante pelo menos 1 minuto. Em seguida, a vesícula deve ser exposta com bisturi esterilizado, tocando-se a sua base várias vezes com um *swab* esterilizado. Em seguida, o *swab* é colocado em meio de transporte para vírus, conforme descrito mais adiante. De modo alternativo, pode-se aspirar o conteúdo da vesícula com uma seringa de tuberculina e agulha calibre 26 se a vesícula for grande o suficiente. O material para preparação de Tzanck, que não é comumente realizada, pode ser obtido por meio de raspagem vigorosa da base da lesão com a borda de uma lâmina de bisturi; em seguida, o material coletado na lâmina é aplicado a uma lâmina de vidro, deixando a amostra secar ao ar. A preparação de Tzanck foi substituída, em grande parte, pelo AFD e pela cultura e, mais recentemente, por métodos de PCR para HSV aprovados pela FDA. Com frequência, esses ensaios são construídos de modo que o HSV tipo 1 e HSV tipo 2 sejam diferenciados, sem nenhum esforço ou custo adicionais.

Como regra geral, a frequência de isolamento dos vírus diminui com o aumento da duração da doença, de modo que é necessário empenhar-se para obter amostras o mais cedo possível no curso da infecção. Além disso, existem certos vírus de isolamento notavelmente difícil, que podem ser perdidos em trânsito se forem usados métodos baseados em culturas. Os exemplos incluem o RSV e o VZV. Embora a cultura para esses vírus possa falhar, é possível demonstrar a presença do vírus por AFD tradicional ou por métodos moleculares mais sensíveis. Por exemplo, quando estudamos a detecção do VZV utilizando quatro métodos, o AFD, a cultura e dois ensaios de PCR, constatamos que a sensibilidade da cultura foi a pior, de 46,3% em comparação com 87,8% para o AFD. Os ensaios de PCR tiveram sensibilidades de 97,6% e 100%.[491]

Transporte e conservação das amostras

Aspirados, líquidos e tecidos coletados devem ser transportados ao laboratório em recipientes herméticos e esterilizados. Todo esforço deve ser envidado para reduzir ao máximo o intervalo entre a coleta da amostra e a sua semeadura em cultura de células, se forem usados métodos baseados em culturas. No passado, a semeadura de culturas de células no local de coleta era recomendada para alguns vírus frágeis, particularmente o RSV, porém isso não é prático e, em geral, não é usado, particularmente na era da detecção de ácidos nucleicos.[429]

Os *swabs* devem ser colocados em meio de transporte que inclua antibióticos; os *swabs* secos não são aceitáveis. O tipo de meio de transporte provavelmente não é de importância crítica, embora seja difícil efetuar estudos comparativos definitivos sem que todas as variáveis sejam controladas. Os dados disponíveis são mais completos para o HSV. Os sistemas de transporte comerciais, como os produtos de *swab* Culturette® (BD, Diagnostics, Franklin Lakes, NJ), têm sido satisfatórios. O meio de sacarose–fosfato–glutamato (SPG), que foi desenvolvido para *Chlamydia trachomatis* (CT) tem sido efetivo, assim como uma variante sem glutamato (meio 2SP).[248] Tradicionalmente, um meio nutriente tem sido suplementado com uma fonte de proteína na tentativa de estabilizar os vírus frágeis e com antibióticos para minimizar a contaminação bacteriana. Os meios de transporte que são comumente usados hoje em dia incluem os M4 e Universal Transport Media (UTM), entre outros.

As amostras devem ser refrigeradas se forem realizadas culturas em células. Para selecionar a melhor temperatura para conservação, deve-se estabelecer um equilíbrio entre a redução dos títulos virais que ocorre progressivamente a 4°C e a súbita redução observada quando as amostras são congeladas e descongeladas. É evidente que (1) as amostras devem ser mantidas a −70°C se houver necessidade de conservação por um período muito prolongado (semanas ou meses) e (2) a melhor temperatura é de 4°C se a demora for curta (i. e., menos de 24 horas). Uma recomendação razoável é refrigerar as amostras por até 96 horas e proceder a seu congelamento a −70°C se a demora for maior. A pior temperatura é −20°C, particularmente em *freezer* de degelo automático, em que os ciclos repetidos de descongelamento e congelamento são extremamente traumáticos para todas as formas de vida. As amostras nunca devem ser congeladas no compartimento do *freezer* de uma geladeira comum. Johnson procedeu a uma revisão minuciosa do transporte de amostras para diagnóstico virológico tradicional.[261]

Isolamento de vírus em cultura

Embora alguns laboratórios de pesquisa e de saúde pública de maior porte possam ter instalações para a inoculação de animais, a maioria dos recursos para diagnóstico limita-se ao uso de análogos *in vitro*. Até mesmo os análogos *in vitro* (i. e., sistemas de cultura de célula) estão se tornando menos comuns, à medida que estão sendo utilizados métodos frequentemente moleculares, mais rápidos e de uso simples. As seções que se seguem foram mantidas para aqueles que realizam culturas de células.

Preparação e manutenção das culturas de células

A cultura de células refere-se ao cultivo *in vitro* de células isoladas dissociadas. A cultura de tecidos e órgãos refere-se à manutenção *in vitro* de parte de um órgão, habitualmente por períodos curtos e delimitados de tempo. O uso de culturas de órgãos tem sido restrito quase totalmente aos laboratórios de pesquisa. Por exemplo, culturas de traqueia têm sido usadas para o isolamento de coronavírus humanos, cuja maioria não cresce em culturas de células. Em certas ocasiões, é necessário combinar culturas de órgãos e de células. Assim, por exemplo, um explante de cérebro infectado e uma monocamada indicadora de células suscetíveis foram utilizados para o isolamento do vírus do sarampo de pacientes com pan-encefalite esclerosante subaguda. Os ovos embrionados constituem um método barato para a cultura de vírus selecionados, como os ortomixovírus; todavia, tendo em vista a complexidade do uso e desenvolvimento de métodos superiores, eles raramente são usados em laboratórios de diagnóstico.[285]

As culturas de células são de três tipos principais (Tabela 23.19). As culturas de células primárias consistem em uma mistura de células, habitualmente de rim, pulmão ou pele, obtidas por dissociação de células a partir do órgão macerado. Essas células podem ser mantidas em cultura apenas por um tempo limitado. Após subcultura repetida *in vitro*, uma cultura de células primárias transforma-se em linhagem celular. As linhagens celulares mais comumente utilizadas são constituídas de fibroblastos obtidos da pele ou do pulmão embrionário. Uma linhagem celular é diploide, se pelo menos 75% das células tiverem um complemento normal de cromossomos. Uma linhagem celular é heteroploide se mais de 25% das células tiverem um complemento anormal de cromossomos. O leitor interessado em escolhas detalhadas das linhagens celulares deve consultar a edição anterior deste livro. A capacidade de inovação tem produzido uma variedade ainda maior de escolhas para culturas celulares. Por meio de combinação de linhagens celulares, é possível expandir o espectro de vírus detectados e limitar, ao mesmo tempo, o número de tubos necessários, evitando ainda a necessidade de culturas de células primárias.[238]

Tabela 23.19 Tipos de culturas de células.

Tipo de cultura	Características	Exemplos	Principal uso
Primária	Diploide; tipo de células mistas; uma ou duas passagens	Rim de macaco primário	Influenza, parainfluenza; alguns enterovírus
		Rim de coelho primário	Herpes simples
Linhagens celulares	Diploides; fibroblastos; passagens limitadas (< 50 a 70)	Fibroblasto diploide humano (WI-38, MRC-5, HEL, FS-9)	Herpes simples; citomegalovírus; varicela-zóster; rinovírus
Linhagens celulares estabelecidas	Heteroploides; passagem contínua *in vitro*	HeLa; HEp-2	Adenovírus, RSV; vírus coxsackie B
		A549	Herpes simples; adenovírus; varicela-zóster; alguns enterovírus
		MDCK	Vírus influenza
		LLC-MK2	Vírus parainfluenza
		Células VERO; células ML	Herpes simples
		Células RD	Alguns vírus coxsackie A
		Células BGM	Vírus coxsackie B
		Células 293	Adenovírus entéricos
Linhagens celulares mistas	Combinações de linhagens celulares estabelecidas	MRC-5 + CV-1	Herpes simples; varicela-zóster
		Células ML + A549	Vírus respiratórios
		RD + H292; BGMK + A549	Enterovírus
Linhagens celulares geneticamente modificadas	Introdução de um gene para produzir um indicador visível após a infecção	Sistema induzível por vírus ligado a enzima (ELVIS)	Herpes simples

Algumas das combinações de linhagens celulares que foram desenvolvidas como Fresh Cells ou R-Mix (Quidel, Athens, OH) estão incluídas na Tabela 23.19. As linhagens celulares mistas podem ser combinadas com outras abordagens, como amplificação da centrifugação (*i. e.*, frascos) para aumentar ainda mais a detecção.[18,123] Outra inovação é a conservação das culturas mistas a –80°C por um período de até 4 meses antes da semeadura.[240]

Outra inovação foi o desenvolvimento de culturas de células por engenharia para facilitar o isolamento de determinados vírus ou aumentar a sua detecção. Uma das linhagens celulares que tem sido utilizada com sucesso para a detecção de enterovírus consiste em células de rim de macaco-verde de búfalo (BGMK; do inglês, *buffalo green monkey kidney*). Pela obtenção de células BGMK por engenharia, que expressam um receptor para enterovírus (fator de aceleração da decomposição; DAF, do inglês, *decomposition accelerating factor*), os pesquisadores foram capazes de aumentar o rendimento diagnóstico.[239]

Uma abordagem diferente de engenharia celular é o sistema de teste para HSV denominado ELVIS (sistema induzível por vírus ligado a enzima [*enzyme-linked virus-inducible system*]) (Quidel). Neste caso, uma sequência do promotor do gene específico do HSV na linhagem celular de rim de hamster recém-nascido (BHK; do inglês, *baby hamster kidney*) está ligada a um gene repórter, β-galactosidase. Quando as células são infectadas por um sorotipo de HSV, o gene promotor é ligado, e o gene repórter é então ativado, produzindo mudança visível na coloração da monocamada.[362] À semelhança das linhagens de células mistas, as células ELVIS podem ser conservadas a –80°C até o seu uso.[240] HSV é o vírus mais comum investigado em laboratórios de diagnóstico, e o uso de uma abordagem direcionada para a detecção desse agente é sensível.

A expectativa de vida das células diploides normais é de aproximadamente 50 duplicações seriadas *in vitro*.[208] As linhagens celulares que têm pelo menos 70 passagens são consideradas linhagens celulares estabelecidas. Essas linhagens estabelecidas ou contínuas podem ser provenientes de tecido normal, bem como de linhagem de células Vero obtidas de células renais de macaco-verde africano. Como alternativa, podem originar-se do epitélio neoplásico, como as células HeLa, que provêm de adenocarcinoma cervical, e as células HEp-2, que derivam de um carcinoma de laringe.[VII] O aspecto das culturas de células não inoculadas é mostrado na Figura 23.6. As células fibroblásticas são habitualmente longas, fusiformes e orientadas paralelamente, enquanto as linhagens celulares estabelecidas consistem em células epiteliais poligonais. As culturas primárias contêm naturalmente uma mistura de tipos celulares.

As condições para o crescimento e a manutenção das culturas de células variam de modo considerável, e só é possível fazer algumas generalizações. A temperatura ideal de incubação é de 36° a 37°C, mas pode ser reduzida para 35°C após a obtenção de uma confluência de células. Essa manobra pode facilitar o isolamento dos vírus, como os mixovírus e os rinovírus, cujo crescimento ótimo ocorre

---

[VII]N. R. T. Tal era a crença, mas hoje sabemos que tais células são clone de HeLa.

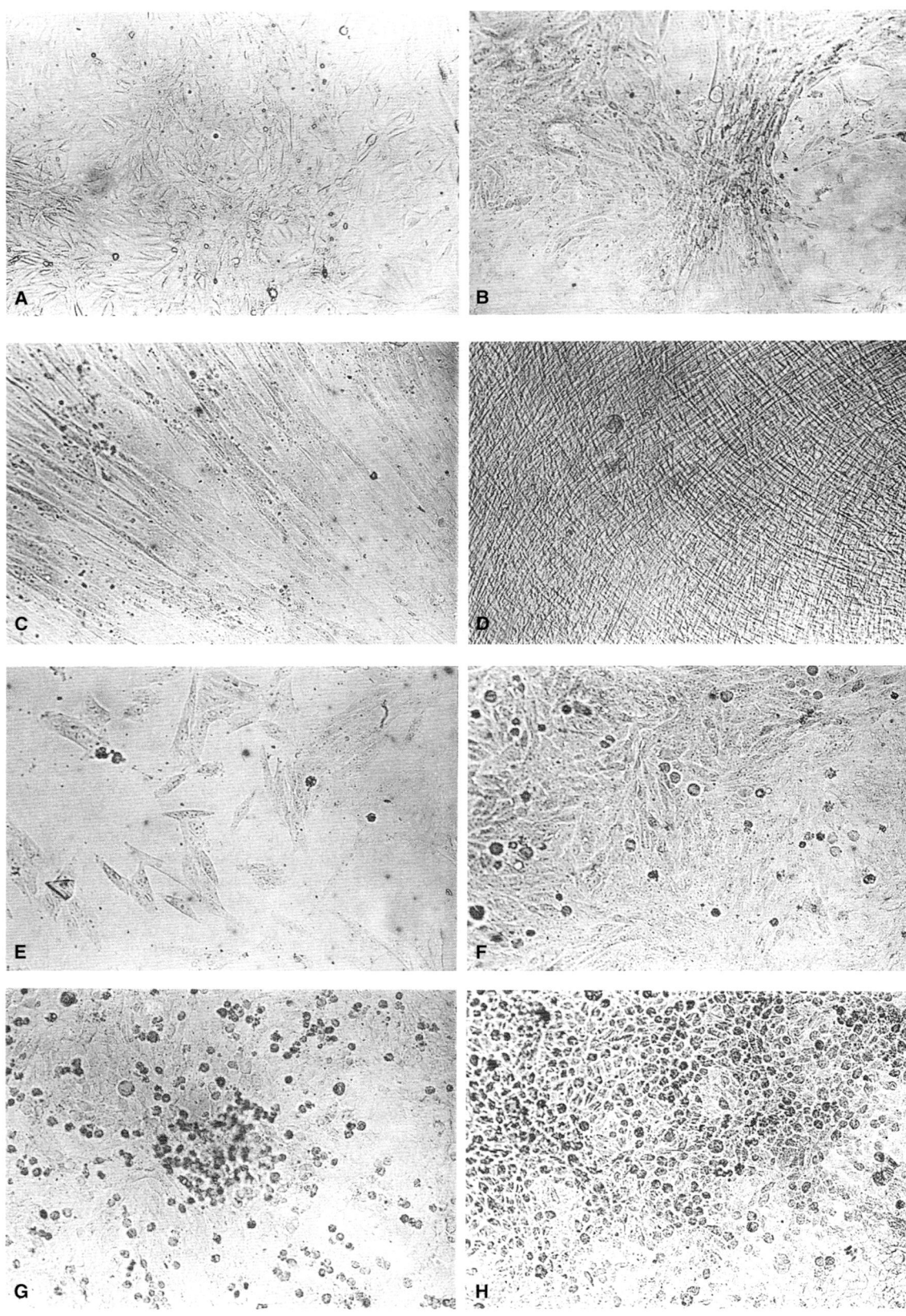

em uma temperatura de 33°C. É preciso manter um pH fisiológico. Em geral, utiliza-se um sistema de tamponamento de CO_2-bicarbonato, em que o CO_2 é suprido pelas células que realizam o metabolismo em um tubo ou frasco fechado. Em um sistema aberto, é necessário fornecer uma mistura de CO_2-ar. Os compostos para tamponamento que não dependem de CO_2-bicarbonato, como o tampão HEPES (ácido N-2-hidroxietilpiperazina-N-2-etanossulfônico), podem ser utilizados em sistemas abertos, se não houver uma incubadora com CO_2 disponível. Com frequência, inclui-se um indicador de pH no meio para monitorar rigorosamente quaisquer desvios do pH durante a incubação. Com frequência, utiliza-se o vermelho fenol, que é vermelho em pH fisiológico, porém amarelo em pH ácido e púrpura em pH alcalino.

Os meios de cultura para vírus devem ser supridos com vitaminas e aminoácidos essenciais.[249] Esses compostos são estáveis quando conservados a 4°C, com exceção da L-glutamina, cuja reposição deve ser feita periodicamente.[340] O meio essencial mínimo de Eagles (MEM) é comumente utilizado tanto para o crescimento quanto para a manutenção das células. Em geral, é suplementado com pequenas quantidades de soro (até 5%) para a manutenção de uma monocamada após as células terem alcançado o crescimento confluente. Para intensificar o crescimento inicial, são utilizadas quantidades maiores de soro (habitualmente 10%). É importante que o soro seja livre de agentes infecciosos, incluindo micoplasmas, e que não contenha anticorpos contra quaisquer vírus que possam estar presentes em amostras clínicas. Por esse motivo, utiliza-se mais comumente o soro fetal, de recém-nascido ou bezerro agamaglobulinêmico. Outras formulações, como o Meio 199 ou o RPMI 1640, contêm uma mistura mais rica de nutrientes e podem ser ótimas para a manutenção de algumas linhagens celulares. Com mais frequência, são utilizadas duas formas de solução salina balanceada, tanto para a lavagem das células quanto para incorporação aos meios completos. As formulações das soluções de Hank e de Earle diferem em vários aspectos, notavelmente no grau de capacidade de tamponamento. As duas soluções são usadas de modo praticamente intercambiável, porém a solução salina balanceada de Earle, com seu maior poder de tamponamento, pode ser conveniente para a manutenção prolongada de monocamadas.

Contaminação das culturas de células

A contaminação dos meios é reduzida pela inclusão de antibióticos. A penicilina (200 mg/mℓ) e a estreptomicina (200 mg/mℓ) ou a gentamicina (50 mg/mℓ) são comumente utilizadas para suprimir o crescimento das bactérias; a anfotericina B (1,25 mg/mℓ) é empregada para a inibição do crescimento de fungos.[249] Entretanto, o uso de antibióticos não substitui uma técnica asséptica cuidadosa.

A contaminação dos meios de cultura por espécies de *Mycoplasma* representa um problema comum e complicado.[324] Em geral, as espécies de *Mycoplasma* são introduzidas a partir do soro utilizado como aditivo ou de estoques de vírus contaminados; uma vez em cultura, a sua erradicação é muito difícil. Os efeitos sobre as células incluem crescimento subótimo e distúrbios nas interações de células e vírus. A presença de espécies de *Mycoplasma* contaminantes pode ser monitorada pelo seu isolamento em cultura, coloração para DNA de *Mycoplasma*, determinação bioquímica da incorporação de uracila ou técnicas de atividade da nucleosídio fosforilase. Os fornecedores comerciais de células devem ser capazes de documentar seus procedimentos para vigilância e controle de qualidade.

Além disso, as culturas de células podem ser contaminadas por vírus (i. e., habitualmente os que estavam presentes no tecido original)[249] ou até mesmo por outras células.[351] O tipo mais frequente de contaminação viral consiste na presença de vírus símios endógenos encontrados em culturas de células primárias de macaco, como o agente vacuolizante (SV40), os vírus espumosos e o vírus parainfluenza do macaco (SV5). Os vírus símios que apresentam hemaglutininas (p. ex., vírus SV5) produzem resultados incorretos se forem realizados testes de hemadsorção para a detecção de vírus respiratórios humanos; felizmente, esses testes foram substituídos, em grande parte, pelo AFD para os que pretendem confirmar um efeito citopático (os leitores interessados nos testes de hemaglutinação e hemadsorção devem consultar edições anteriores deste livro) (ver Figura 23.12 E). A frequência com que os tubos de uma remessa de células de rim de macaco estão contaminados pode variar de 5 a 100%. A prática de reservar alguns tubos não semeados para controles de hemadsorção não é infalível. Se um número incomum de pacientes apresentar vírus hemadsorventes em determinado

■ **FIGURA 23.6** Culturas de células normais. **A.** Monocamada de rim de macaco *rhesus* normal. Essa cultura primária encontra-se exatamente na fase de confluência – isto é, não há nenhum espaço entre as células, porém elas ainda não começaram a empilhar-se umas sobre as outras. A variabilidade das células na monocamada é um reflexo de sua origem a partir de diferentes tipos celulares (180×). **B.** Monocamada de rim de macaco *rhesus* normal. Após incubação contínua, áreas de crescimento mais exuberante tornam-se evidentes. A variabilidade das células na monocamada ainda pode ser percebida (180×). **C.** Monocamada de fibroblastos MRC-5 normal. Essas células fibroblásticas diploides possuem a forma alongada e fusiforme característica de seu tipo celular. Estão alcançando exatamente a fase de confluência; ainda existem alguns espaços entre algumas das células (180×). **D.** Monocamada de fibroblastos MRC normal. Após incubação contínua, observa-se o padrão de entrecruzamento dos fibroblastos empilhados uns sobre os outros. Os detalhes de cada célula individualmente são menos evidentes. Essas monocamadas envelhecidas não devem ser semeadas (180×). **E.** Células HEp-2 normais. Foi efetuada subcultura de uma linhagem celular estabelecida, e novas células estão começando a crescer. São observados grandes espaços entre as células, que possuem forma fusiforme à medida que se espalham pela superfície do vidro (180×). **F.** Células HEp-2 normais. As células replicadas multiplicaram-se até alcançar o ponto de confluência, porém ainda são facilmente identificadas como células poligonais distintas. O ponto ideal para semeadura da maioria dos vírus é nesse estágio ou pouco antes (180×). **G.** Células HEp-2 normais. Após incubação contínua, a linhagem celular multiplica-se, de modo que as células ficam empilhadas umas sobre as outras. As células que sofrem divisão ou que se desprendem do vidro têm aspecto arredondado. Com o envelhecimento das monocamadas, elas se tornam menos suscetíveis ao efeito citopático dos vírus, o que dificulta cada vez mais a visualização do efeito citopático. **H.** Células de McCoy normais. Essa linhagem celular estabelecida, cuja origem não é conhecida, é mostrada no ponto em que foi obtido o crescimento confluente. As células são compactas e poligonais. As amostras devem ser semeadas nesse estágio ou quando as células estão ligeiramente menos confluentes (180×).

dia, deve-se considerar a possibilidade de contaminação por vírus símio. A contaminação de um lote comercial de células A549 com o vírus da rinotraqueíte bovina infecciosa também causou problemas de diagnóstico em vários laboratórios.[148] Um problema extremamente raro, porém potencialmente grave, pode ser causado pela presença de vírus patogênicos nos tecidos de macacos. Embora sejam muito raros, o herpes-vírus símio e o vírus de Marburg, que produz febre hemorrágica, têm provocado infecções letais adquiridas em laboratório.[89,403,405] Esses agentes justificam o trabalho com culturas de células primárias de origem símia em câmara de segurança biológica.

Em mais de um laboratório de pesquisa, a contaminação de culturas de células com outras células levou à suposição errônea de que havia sido estabelecida uma nova linhagem celular. De fato, uma célula HeLa resistente pode ser introduzida no frasco, passando a predominar.[374] No laboratório de diagnóstico, a contaminação cruzada de uma linhagem celular estabelecida sobre uma linhagem celular diploide ou uma cultura celular primária pode produzir o aspecto de efeitos citopáticos na linhagem da cultura celular original (Figura 23.7 D).

Aspectos técnicos da cultura de células

Utiliza-se uma variedade de recipientes para o suporte das monocamadas de células. As culturas de células mais comuns utilizadas estão disponíveis no comércio em tubos ou frascos prontos para a inoculação de amostras. Por motivos econômicos, muitos laboratórios podem preferir manter as linhagens celulares em seus próprios laboratórios. Os frascos plásticos em forma de T geralmente substituíram as garrafas de vidro para a propagação de linhagens celulares (Figura 23.8).

As linhagens celulares podem ser mantidas no laboratório por dissociação das células, que, a seguir, são distribuídas em novos recipientes (Boxe 23.5).

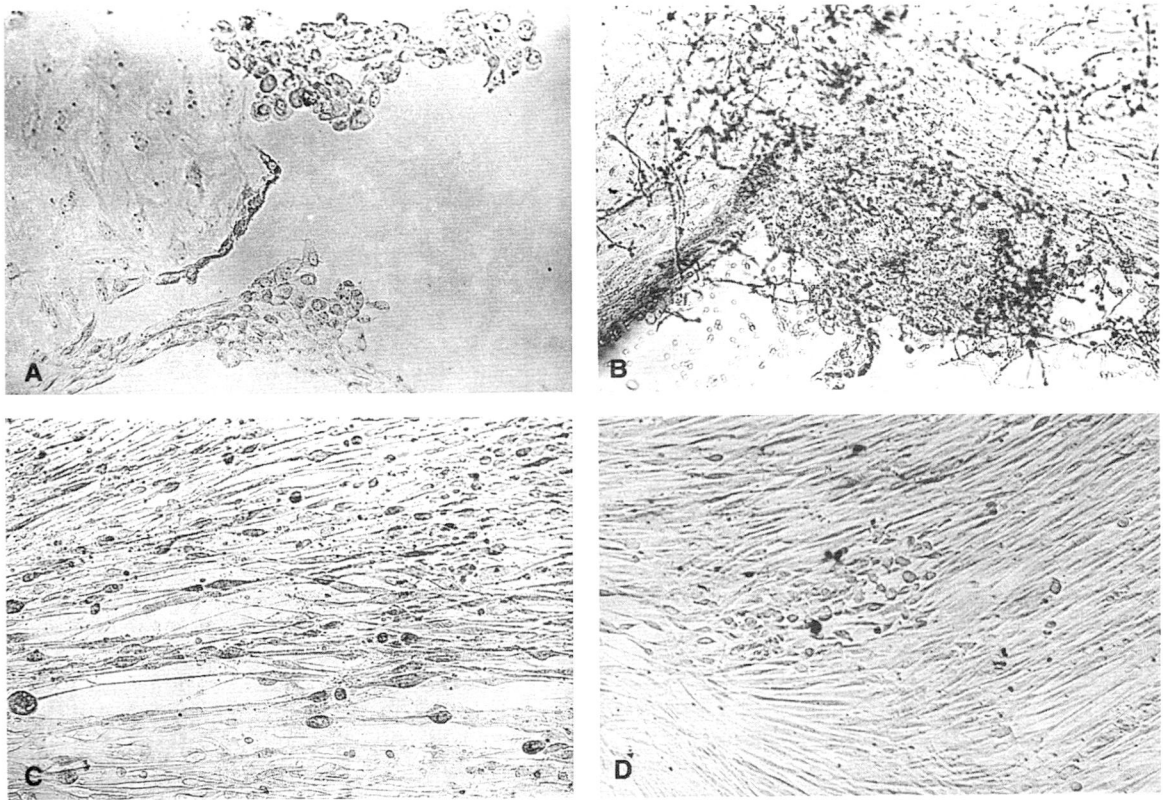

■ **FIGURA 23.7** Artefatos na cultura de células. **A.** Células de rim de macaco *rhesus*. O tubo foi semeado com uma amostra que continha material tóxico inespecífico. As células na monocamada tornaram-se focalmente arredondadas, e muitas desprenderam-se do vidro. O efeito não viral pode ser diferenciado do efeito citopático viral pelo padrão global, pela velocidade de ocorrência e pela incapacidade de reproduzir o efeito inespecífico após subcultura em novas monocamadas (180×). **B.** Cultura de células renais de macaco *rhesus*. Uma amostra de fezes foi inadequadamente descontaminada antes da semeadura. Podem-se observar bactérias e hifas fúngicas sobre a monocamada, que tem aparência granulosa e em breve irá sofrer degeneração. Os meios podem tornar-se ácidos e turvos. É necessário proceder a um novo tratamento da amostra, com adição de antibióticos. A amostra também pode ser filtrada, porém pode ocorrer perda de vírus associados a células (180×). **C.** Fibroblastos MRC-5. Vinte e quatro horas antes, foi inoculado um filtrado de fezes contendo *Clostridium difficile* sobre a monocamada. A desorganização generalizada da monocamada, com arredondamento e desprendimento das células, é típica dessa toxina. A identificação específica da causa de toxicidade é obtida por meio de neutralização do efeito com antissoro específico. A toxina de *C. difficile* pode dar uma impressão inicial de efeito citopático viral, porém o efeito não é reproduzido quando o material do tubo suspeito é repicado em outras monocamadas (180×). **D.** Fibroblastos MRC-5. Nesses fibroblastos que foram inoculados com LCR, foram observadas células focais arredondadas e aumentadas, sugerindo um efeito citopático viral. A progressão atípica do efeito citopático e a observação de que alguns dos focos estavam superpostos aos fibroblastos sugeriram uma contaminação celular. Subsequentemente, foram isoladas células HEp-2 do tubo, e foi constatado que elas tinham um cariótipo idêntico ao das células HEp-2 usadas no laboratório. O mecanismo pelo qual ocorreu a contaminação nunca foi elucidado (180×).

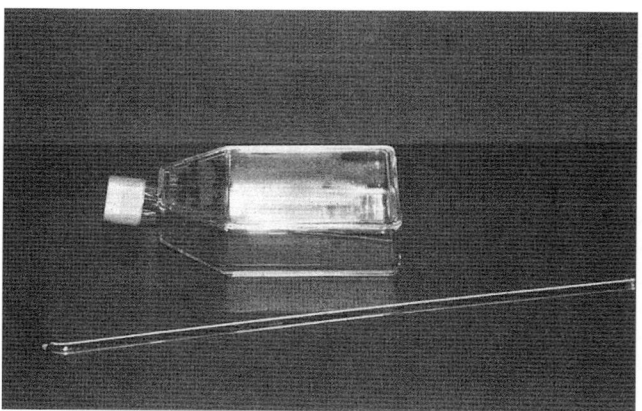

■ **FIGURA 23.8** Frasco de plástico em forma de T e bastão de vidro com ponta de borracha, conhecido como pistilo de vidro com borracha. As monocamadas de linhagens celulares podem crescer em frascos grandes. É possível preparar muitos tubos para cultura viral a partir de um único frasco grande. A desagregação mecânica por pipetagem ou com o pistilo ajuda a desalojar as células durante a tripsinização para subcultura.

Boxe 23.5

Procedimento para a manutenção de linhagens celulares

1. A monocamada é lavada com solução salina tamponada com fosfato, com pH 7,5.
2. Uma suspensão de tripsina a 0,25% ou partes iguais de tripsina a 0,25% e Versene 1:2.000 é adicionada durante 15 a 30 s e, a seguir, removida.
3. A monocamada é incubada a 35°C até ocorrer dissociação das células. A agitação suave do frasco pode aumentar a dissociação.
4. Adiciona-se meio de crescimento, e procede-se à ressuspensão das células na concentração desejada para subcultura. Como alternativa, as células podem ser divididas arbitrariamente (1:2 ou 1:3), conforme indicado por experiência passada.

As monocamadas estabelecidas são dissociadas por meio de breve incubação em uma solução de tripsina ou uma mistura de tripsina e ácido etilenodiaminotetracético (EDTA), também conhecido como Versene™. Pode ocorrer lesão das células se a suspensão de tripsina estiver demasiado concentrada, ou se o contato for excessivamente prolongado. A neutralização da tripsina é obtida pelo soro no meio de crescimento, que é adicionado após a dissociação das células. O desprendimento das células da superfície pode ser intensificado fisicamente por meio de agitação ou por raspagem com um bastão de vidro com ponta de borracha, um dispositivo conhecido coloquialmente como "cassetete de polícia" (Figura 23.8). A seguir, as células dissociadas são colocadas em tubos para inoculação de amostras ou em frascos adicionais para propagação contínua das células de estoque. A densidade da suspensão pode ser ajustada para proporcionar monocamadas confluentes depois de um ou mais dias de incubação. Após a inoculação de amostras clínicas, pode-se utilizar o mesmo protocolo para preparar células infectadas para subcultura em monocamadas adicionais.

Tradicionalmente, são utilizados tubos de vidro de base redonda (16 $\times$ 125 mm) para o isolamento de vírus (Figura 23.9). Esses tubos são incubados em ângulos fixos de 5°, de modo que haja formação da monocamada em um dos lados do tubo. A maior agregação ocorre próximo ao centro e no fundo dos tubos; A camada mais delgada encontra-se nas bordas e próximo à boca do tubo. Para fins diagnósticos, podem-se utilizar também placas de Petri redondas ou lâminas de vidro, sobre as quais são fixadas câmaras de plástico. O sistema de lâmina–câmara é dispendioso, porém mostra-se útil quando se planeja o estudo morfológico de uma monocamada intacta.

O uso de frascos, originalmente empregados para o isolamento de *Chlamydia trachomatis*, substituiu, em grande parte, os tubos, tendo em vista a necessidade de menor espaço, facilidade de uso e tempo mais rápido de detecção que pode ser obtido quando utilizados juntamente com AFD. Prepara-se uma monocamada de células sobre uma lamínula redonda de vidro, que é colocada sobre o fundo de um frasco

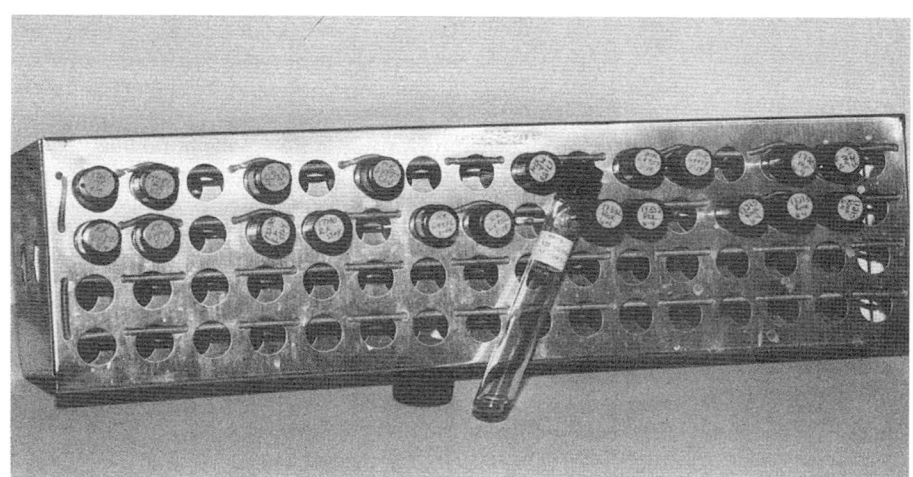

■ **FIGURA 23.9** Os tubos de cultura viral são inclinados em ângulo fixo de 5° em uma estante fixa. Os tubos são mantidos em posição com molas de metal. As etiquetas redondas colocadas nas tampas dos tubos facilitam a identificação das culturas, sem a necessidade de retirá-los da estante.

de fundo plano (Figura 23.10). Se o inóculo for centrifugado sobre a monocamada, um procedimento essencial para o isolamento de C. trachomatis, e se a monocamada for corada com antissoro conjugado com fluoresceína ou testada com sonda molecular, é possível detectar quase todos os isolados do HSV dentro de 24 horas.[134] Presumivelmente, a técnica de centrifugação do frasco aumenta o contato do inóculo com a monocamada celular.

Foi relatado um aumento muito mais notável na velocidade de isolamento do CMV.[149,363] A técnica é mais sensível do que a cultura convencional para a maioria das amostras diferentes do sangue, porém o uso de ambas as abordagens melhora ao máximo os resultados. O método preferido para detecção de CMV no sangue é a PCR quantitativa (ver adiante). A vantagem da cultura em frasco provém tanto da centrifugação quanto do uso de um anticorpo monoclonal marcado com fluoresceína de alta qualidade. Até mesmo os reagentes supostamente uniformes, como os anticorpos monoclonais, podem variar de um lote para outro. Pode ocorrer coloração inespecífica dos núcleos celulares com alguns lotes de antissoros. O aspecto de uma cultura em frasco contendo CMV é mostrado na Prancha 23.2 F. Uma vantagem dessa técnica consiste na detecção das células infectadas antes da ocorrência do efeito citopático.

Paya et al.[364] estudaram o número de frascos necessários para cada amostra. Verificaram a necessidade de três frascos para um rendimento máximo com amostras de sangue, enquanto foram necessários dois frascos para amostras de urina, LBA e tecidos. Fedorko et al.[140] constataram que a idade dos fibroblastos nos frascos era importante para o isolamento de CMV. As monocamadas velhas (8 a 15 dias) eram menos sensíveis para o isolamento do vírus, porém mais sensíveis a componentes tóxicos presentes nas amostras do que as monocamadas jovens. Os fabricantes têm dificuldade em fornecer monocamadas muito jovens, e, infelizmente, a maioria dos laboratórios depende de fornecedores comerciais para a obtenção de frascos de cultura.

Gleaves et al.[173] relataram um resultado bem-sucedido com um terceiro herpes-vírus associado a células, o VZV. Examinaram 68 amostras de 60 pacientes. O VZV foi identificado por algum método em 57% dos pacientes.

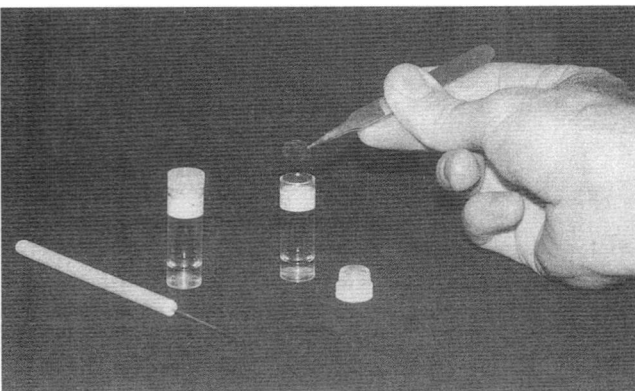

■ **FIGURA 23.10** Frascos de cultura para o isolamento de *Chlamydia trachomatis* e vírus. Os frascos são redondos com fundo plano e contêm uma lamínula circular sobre a qual as células crescem. A tampa pode ser de borracha ou de plástico, conforme mostrado aqui. A lamínula é retirada com pinça ou com uma agulha.

A sensibilidade das técnicas diagnósticas, por ordem decrescente, foi a imunofluorescência direta de raspados de pele, a cultura em frascos e a cultura convencional. Wilson et al.[491] também demonstraram a superioridade do AFD em relação à cultura para VZV, porém também constataram que a PCR foi o método mais sensível.

A técnica em frasco também tem sido aplicada a outros vírus além do grupo dos herpes-vírus, particularmente o vírus da influenza.[123] Também são detectados utilizando a técnica de cultura em frasco, porém a experiência é mais limitada e ligeiramente menos satisfatória em comparação com o vírus influenza. A técnica em frascos também tem sido utilizada para o vírus BK.[311] Conforme assinalado em outra parte, embora o isolamento desses vírus seja possível com esse método, os testes migraram, em grande parte, para plataformas de diagnóstico molecular (ver adiante).

Seleção de culturas de células para o isolamento de vírus

As exigências básicas para o isolamento de vírus em cultura consistem em uma cultura primária de células de rim de macaco (para o isolamento de mixovírus e enterovírus) e em uma linhagem de células diploides de origem humana (essencial para o isolamento do CMV, do rinovírus e do VZV; útil para o isolamento do HSV). A adição de uma linhagem celular estabelecida de origem humana (p. ex., HEp-2 ou A549) também é útil para o isolamento do adenovírus e do RSV.

Outras linhagens celulares podem proporcionar substitutos satisfatórios desses três tipos celulares básicos quando se deseja o isolamento de um vírus específico (Tabela 23.19). A qualidade e a procedência das células utilizadas para o isolamento são importantes. Estudos cuidadosos de fibroblastos clonados de um único feto demonstraram a existência de uma grande variação no grau com que os clones sustentaram o crescimento dos vírus respiratórios.[458] As variantes de linhagens celulares estabelecidas como HeLa e HEp-2 também diferem na sensibilidade com a qual mantêm alguns vírus. É importante assegurar que a variante celular selecionada tenha uma sensibilidade adequada.

Uma vez encontrada uma linhagem celular aceitável, diversas alíquotas devem ser congeladas em nitrogênio líquido. As células para uso diário podem ser mantidas em cultura contínua. O estoque original deve ser usado periodicamente para reabastecer o estoque de trabalho, de modo que não ocorra mutação das células para um estado de menor sensibilidade ao crescimento viral.

As células de rim de macaco *rhesus* e cinomolgo são comparáveis para o isolamento de mixovírus. Por outro lado, foi relatado que os fibroblastos Medical Research Council 5 (MRC-5) são mais sensíveis do que os fibroblastos WI-38 para o isolamento do CMV.[187] A sensibilidade de todas as linhagens de células diploides diminui com o aumento no número de passagens. Deve-se procurar adquirir uma linhagem com menor número de passagens de um fornecedor confiável. Quando as camadas de células, em particular as de linhagens celulares estabelecidas, são demasiado espessas, o isolamento dos vírus pode ser reduzido, e a avaliação dos efeitos citopáticos torna-se difícil. Para alguns vírus, é preferível ter ilhas de células ou uma monocamada pouco confluente do que uma camada de células totalmente confluentes.[457]

Além disso, as células precisam estar em condições boas o suficiente para suportar as várias semanas necessárias para o isolamento dos vírus de crescimento lento. Deve-se evitar a contaminação com espécies de *Mycoplasma* para garantir uma taxa máxima de isolamento. Os vírus como o VZV, que se disseminam diretamente de uma célula para outra, e não através do meio de cultura, necessitam de uma monocamada sadia.

O uso de meio de crescimento com 10% de soro pode intensificar o desenvolvimento e a progressão dos efeitos citopáticos causados por esses vírus,[480] embora nem todos estejam convencidos de que esse procedimento seja necessário. Por outro lado, o soro contém inibidores para os mixovírus e os paramixovírus. O meio de manutenção nas células utilizadas para esses vírus (habitualmente de rim de macaco primário) deve estar livre de soro.

Inoculação e incubação das culturas de células

Os frascos de transporte que contêm *swabs* devem ser agitados, e o material do *swab* transferido para o meio que contém antibióticos. Os tecidos são fragmentados e homogeneizados em um pequeno volume de caldo de transporte. Pode ser necessário suspender amostras de fezes em 10 volumes de meio de transporte. As fezes, os tecidos e os aspirados respiratórios que contêm resíduos ou muco em excesso devem ser centrifugados em baixa velocidade para a remoção desses elementos. A maioria dos meios de transporte e de cultura de tecido contém antibióticos. Quando se espera uma contaminação bacteriana ou fúngica da espécie, devem-se adicionar outros antibióticos à amostra antes de sua inoculação (penicilina e estreptomicina ou gentamicina mais anfotericina em concentrações duas vezes maior do que a utilizada nos meios de cultura de células).[249] Após processamento, a amostra pode ser inoculada nos meios de cultura. Como alternativa, o inóculo pode ser colocado diretamente sobre a monocamada após remoção da maior parte do meio de cultura. O contato mais direto das partículas virais com as células aumenta a infectividade e pode aumentar tanto o número de isolados quanto a velocidade de seu isolamento. Após adsorção do inóculo à monocamada durante 30 a 60 minutos, a 36° a 37°C, o meio é substituído, e a incubação da cultura prossegue. As substâncias tóxicas presentes na amostra também podem ser mais evidentes após adsorção do inóculo. Se forem utilizados dois tubos de cada tipo celular, um deles pode ser inoculado com a introdução de uma amostra no meio, enquanto o outro é inoculado por adsorção. Qualquer amostra remanescente deve ser mantida a 4°C ou congelada a –70°C em caso de ocorrência de toxicidade ou contaminação bacteriana. Se for constatado o crescimento de bactérias ou fungos, podem-se adicionar mais antibióticos à amostra. A amostra pode ser filtrada através de um filtro com microporos de 0,45 μm antes da inoculação de culturas adicionais; todavia, os vírus associados a células, como o CMV e o VZV, podem ser perdidos quando as células infectadas ficam retidas no filtro.[291] A toxicidade inespecífica da monocamada é habitualmente evidente dentro de 24 horas; a seguir, a amostra pode ser reinoculada após efetuar uma diluição 1:10 em solução salina balanceada. O pH da amostra também pode ser verificado e ajustado para a neutralidade se a amostra for muito ácida ou alcalina. Se houver degeneração inespecífica da monocamada após incubação durante vários dias, as células e o líquido podem ser replicados em uma nova monocamada.

As monocamadas devem ser incubadas de 36° a 37°C para o isolamento da maioria dos vírus. A temperatura ideal de incubação para os vírus respiratórios, particularmente os rinovírus, é de 33°C, porém o isolamento de outros vírus pode ser reduzido nessa temperatura. O uso de um tambor giratório (Figura 23.11) facilita o isolamento de patógenos em células primárias de rim de macaco e fibroblastos diploides, particularmente a partir de amostras respiratórias.

Para o isolamento da maioria dos outros vírus, é adequado um período de incubação de 2 semanas. O CMV pode exigir uma incubação mais prolongada, porém Gregory e Menegus verificaram que 92% dos isolados de CMV podem ser isolados dentro de 14 dias quando são utilizados fibroblastos MRC-5.[187] Quando se deseja apenas o isolamento do HSV, o período de incubação deve ser reduzido a 7 dias. A centrifugação do inóculo e a detecção do antígeno reduzem acentuadamente o tempo necessário para a detecção de diversos vírus, incluindo o CMV e o VZV.

Detecção do vírus e identificação provisória

Efeito citopático. O método mais comum para detecção dos vírus em cultura consiste no exame de culturas à procura de lesão das monocamadas induzida por vírus ou de efeito citopático. As monocamadas devem ser examinadas diariamente se houver suspeita de HSV e pelo menos 3 vezes/semana em caso de suspeita de vírus de crescimento mais lento. Os tubos de vidro podem ser examinados com um microscópio óptico convencional, utilizando suporte simples para evitar que os tubos rolem da platina do microscópio (Figura 23.12). Se a monocamada for examinada em frascos de cultura, deve-se utilizar um microscópio invertido.

Com frequência, pode-se efetuar uma identificação provisória do vírus específico (ou, pelo menos, do grupo do vírus) com base no tipo de efeito citopático produzido e no

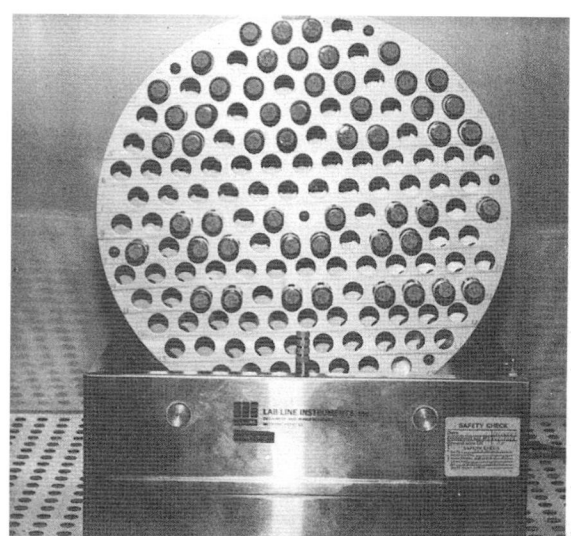

■ **FIGURA 23.11** Tambor giratório para culturas virais. O efeito citopático de muitos vírus, particularmente daqueles que provocam infecções respiratórias, é intensificado pela rotação lenta dos tubos, com uma rotação a cada 3 minutos.

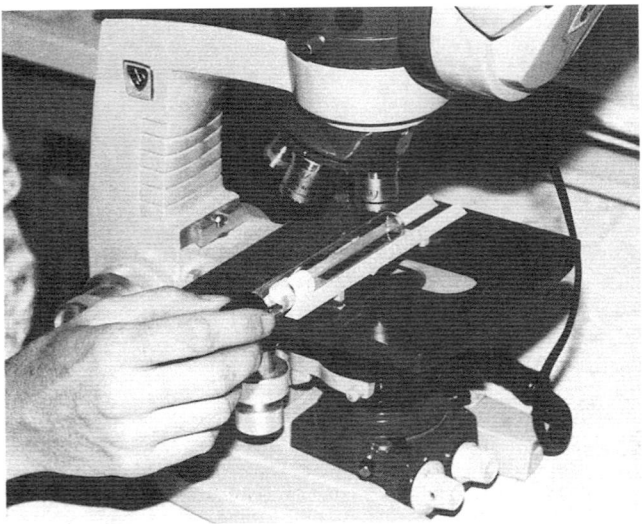

FIGURA 23.12 Exame de culturas para detecção do efeito citopático. O exame de culturas à procura de efeito citopático é habitualmente realizado com um microscópio invertido, mas também pode ser efetuado com um microscópio tradicional, conforme mostrado aqui. Uma base, que se ajusta ao suporte da amostra da platina do microscópio, impede que os tubos redondos rolem. Não é possível utilizar um grande aumento, porém este não é necessário para o reconhecimento e a caracterização do efeito citopático.

tipo de célula afetada. A Tabela 23.20 fornece um resumo dos padrões típicos de efeito citopático e da taxa de isolamento dos vírus mais comumente isolados em laboratórios hospitalares.

Quando se examina uma cultura no laboratório, o padrão do efeito citopático é conhecido, porém não se conhece o nome do vírus. Na edição anterior deste livro, o leitor interessado em informações mais detalhadas sobre esse assunto pode encontrar um fluxograma para a análise do efeito citopático em uma amostra clínica.

Os efeitos do vírus sobre as células podem ser inicialmente sutis. Embora a quantificação do inóculo viral, com base na extensão do efeito citopático, não seja precisa, é útil efetuar um registro laboratorial da estimativa semiquantitativa para fins de comparação (1+, < 25% da monocamada afetada; 2+, 25 a 50%; 3+, 51 a 75%; 4+, > 75%). Essas estimativas facilitam a documentação da progressão do efeito citopático e o estabelecimento da presença de um agente citopático. Pode ser necessário repicar as células de um tubo com possível efeito citopático sobre novas monocamadas. Se possível, essa subcultura deve ser realizada após o efeito citopático ter alcançado um valor de 2+, por meio de tripsinização, ruptura física da monocamada com um bastão de vidro com ponta de borracha ou vários ciclos rápidos de congelamento/descongelamento. Em seguida, uma alíquota é inoculada sobre o tipo celular em que foi observado originalmente o efeito citopático, bem como sobre qualquer tipo de célula que possa ajudar a realizar uma identificação provisória.

As Figuras 23.13 a 23.16 mostram, de modo sequencial, os efeitos citopáticos virais em três culturas de células comumente utilizadas. Embora a cultura de células esteja sendo substituída, em grande parte, por métodos moleculares, decidimos manter essas figuras durante esse período de transição.

Além disso, a cultura de células ainda é utilizada como "teste de cura" em algumas situações, em laboratórios que ainda não introduziram o diagnóstico molecular e em laboratórios de saúde pública e de referência selecionados. Na maioria dos casos, são apresentadas as alterações iniciais e tardias.

Existem relativamente poucas formas com que as células podem expressar citotoxicidade. O arredondamento constitui uma expressão comum de lesão, porém as células podem aparecer intumescidas ou contraídas e granulosas ou de aspecto vítreo. Alguns vírus produzem fatores que provocam fusão celular, levando à formação de células gigantes multinucleadas, que são também denominadas células sinciciais; o RSV, os vírus da parainfluenza 2 e 3, o vírus do sarampo e o vírus da caxumba podem produzir células gigantes sinciciais. Além disso, o HSV e o VZV produzem células gigantes multinucleadas menores.

Nem todos os isolados do RSV produzem células sinciciais. É necessária a produção da glicoproteína F (de fusão) pelo vírus para que ocorra a fusão celular. Shahrabadi e Lee demonstraram a necessidade da presença de cálcio no meio de cultura para a ocorrência de fusão das células HEp-2 induzida pelo RSV.[422] A formação de células gigantes sinciciais também parece estar relacionada, pelo menos em parte, com a concentração de glutamina no meio de cultura.[309]

Em geral, o efeito citopático começa focalmente e, com frequência, é observado com mais facilidade nas bordas da monocamada, onde a densidade celular é baixa. Para os vírus que se disseminam de uma célula para outra através do meio de cultura, o efeito citopático progride de uma natureza focal para a totalidade, algumas vezes com grande velocidade. Se o número de vírions na amostra for muito grande, a maior parte da monocamada pode ser simultaneamente infectada; nesse caso, a degeneração disseminada deve ser diferenciada da citotoxicidade inespecífica por meio de subcultura do líquido em novas culturas de células. Para os vírus que sofrem disseminação direta de uma célula para outra (CMV e VZV), o efeito citopático progride mais lentamente e por meio de extensão local dos focos iniciais. Quando há uma quantidade muito grande CMV na amostra, o efeito citopático pode ser produzido através de toda a monocamada, simulando o efeito produzido pelo HSV.

Naturalmente, é um tanto artificial tentar capturar a considerável variabilidade de um processo biológico em uma única fotografia. No laboratório clínico, é possível examinar outras partes da monocamada, outras culturas de células e até mesmo reexaminar uma cultura suspeita após incubação durante mais algumas horas. Por conseguinte, é frequentemente possível detectar alterações citológicas que são ainda mais precoces do que as que tornam as fotografias convincentes.

Atualmente, os vírus respiratórios são detectados, em sua maioria, por métodos moleculares diretos, e não por meio de culturas. Todavia, em alguns casos, o médico pode solicitar um "teste de cura", particularmente nos casos de pacientes imunocomprometidos que têm dificuldade em eliminar os vírus. Além disso, a cultura viral desses patógenos foi mantida em laboratórios altamente especializados e outros contextos. Por conseguinte, foram mantidas as Figuras 23.13 e 23.14 neste texto. Entretanto, o uso de eritrócitos de cobaia (i. e., no teste de hemadsorção) foi substituído pela detecção direta de antígeno (i. e., IFD) utilizando um produto de alta qualidade disponível comercialmente.

Tabela 23.20 Diagnóstico diferencial do efeito citopático viral.

Vírus	Cultura de células			Dias de isolamento		Descrição
	PMK	HDF	HEp-2	Média da clínica Mayo[a]	Média do hospital Mt. Zion[b]	
Vírus da influenza	+++	–	–	4	3,8	Presença ou ausência de células granulosas aumentadas focais, seguidas de desprendimento; progressão rápida
Vírus da parainfluenza	+++	+	+	11	6,4	Presença ou ausência de células arredondadas focais e células gigantes multinucleadas (tipos 2 e 3)
Vírus sincicial respiratório	++	+	+++	8,3	6,1	Células gigantes sinciciais de aspecto vítreo ou células granulosas arredondadas aumentadas
Vírus da caxumba	+++	+	–	6,9		Células gigantes sinciciais aumentadas
Vírus do sarampo	+	–	+			Células gigantes sinciciais vacuoladas; raramente isoladas
Poliovírus	+++	+++	+++	4,6		Células randômicas intumescidas, de aspecto vítreo; rápida progressão e desprendimento das células do vidro
Vírus coxsackie B	+++	+	+++	3,5	4,2	Células de aspecto vítreo, intumescidas e focais; desprendimento do vidro
Vírus ECHO	+++	+++	+	3,9	4,2	Células de aspecto vítreo, intumescidas e focais; desprendimento do vidro
Rinovírus	+	+++	–	6,6		Células focais, intumescidas ou granulosas
Adenovírus	++	+	+++	6,2	6,4	Células agrupadas aumentadas (em cachos de uvas ou em treliça)
Herpes-vírus simples	++	+++	++	3,5	2,7	Células granulosas aumentadas ou contraídas, inicialmente na borda; rápida progressão e desprendimento; pode haver células gigantes
Vírus varicela-zóster	++	++	–	7,6	6,1	Focos alongados e distintos de células aumentadas ou contraídas; progressão lenta e por contiguidade intensificada pelo uso de meio de crescimento
Citomegalovírus	–	+++	–	10	5,8	Focos compactos de células aumentadas; progressão lenta por contiguidade

[a] Da Clínica Mayo, resumo de Herrmann EC Jr. Experience in providing a viral diagnostic laboratory compatible with medical practice. Mayo Clin Proc 1967;42: 112-123; e Herrmann EC Jr. Efforts toward a more useful viral diagnostic laboratory. Am J Clin Pathol 1971;56:681-686.
[b] Do Mount Zion Hospital and Medical Center, São Francisco, resumo de Drew WL. Controversies in viral diagnosis. Rev Infect Dis 1986;8:814-824.
+++ = células ideais para a detecção de efeito citopático (CPE); ++ = CPE frequente, pode constituir o melhor sistema disponível para a detecção de CPE; + = o CPE pode ser observado em certas ocasiões; – = o CPE não ocorre habitualmente; PMK = células de rim de macaco primárias; HDF = fibroblastos diploides humanos; HEp-2 = linhagem celular contínua humana.
Adaptada de McIntosh K. Diagnostic virology. In: Fields BN, Knipe DM, Melnick JL *et al.*, eds. Virology. 2nd Ed. New York, NY: Raven Press, 1990:411-440.

Microscopia óptica. À medida que sofrem replicação, alguns vírus produzem massas de nucleoproteínas e víriones em vários estágios de montagem. O anatomopatologista ou o citologista recorrem a essas inclusões virais para detectar a presença de infecção viral e identificar de modo presuntivo o agente.[446,494] Na atualidade, o anatomopatologista suplementa as características morfológicas presentes em cortes histológicos rotineiramente corados ou preparações citológicas com o uso de corantes imuno-histoquímicos altamente específicos. Esses corantes utilizam anticorpos, frequentemente anticorpos monoclonais, que exibem um elevado grau de especificidade contra o alvo viral particular.

O virologista também utiliza a microscopia óptica. Ela é utilizada para examinar monocamadas celulares não coradas à procura de efeito citopático produzido pelo vírus em replicação. Embora as características do efeito citopático em monocamadas não coradas sejam habitualmente suficientes para estabelecer um diagnóstico provisório, o virologista pode adquirir informações adicionais utilizando corantes simples (Prancha 23.1). Embora isso seja possível, esse método é raramente utilizado na prática. Hoje em dia, são utilizados corantes imunofluorescentes específicos para vírus para determinar a causa do efeito citopático.

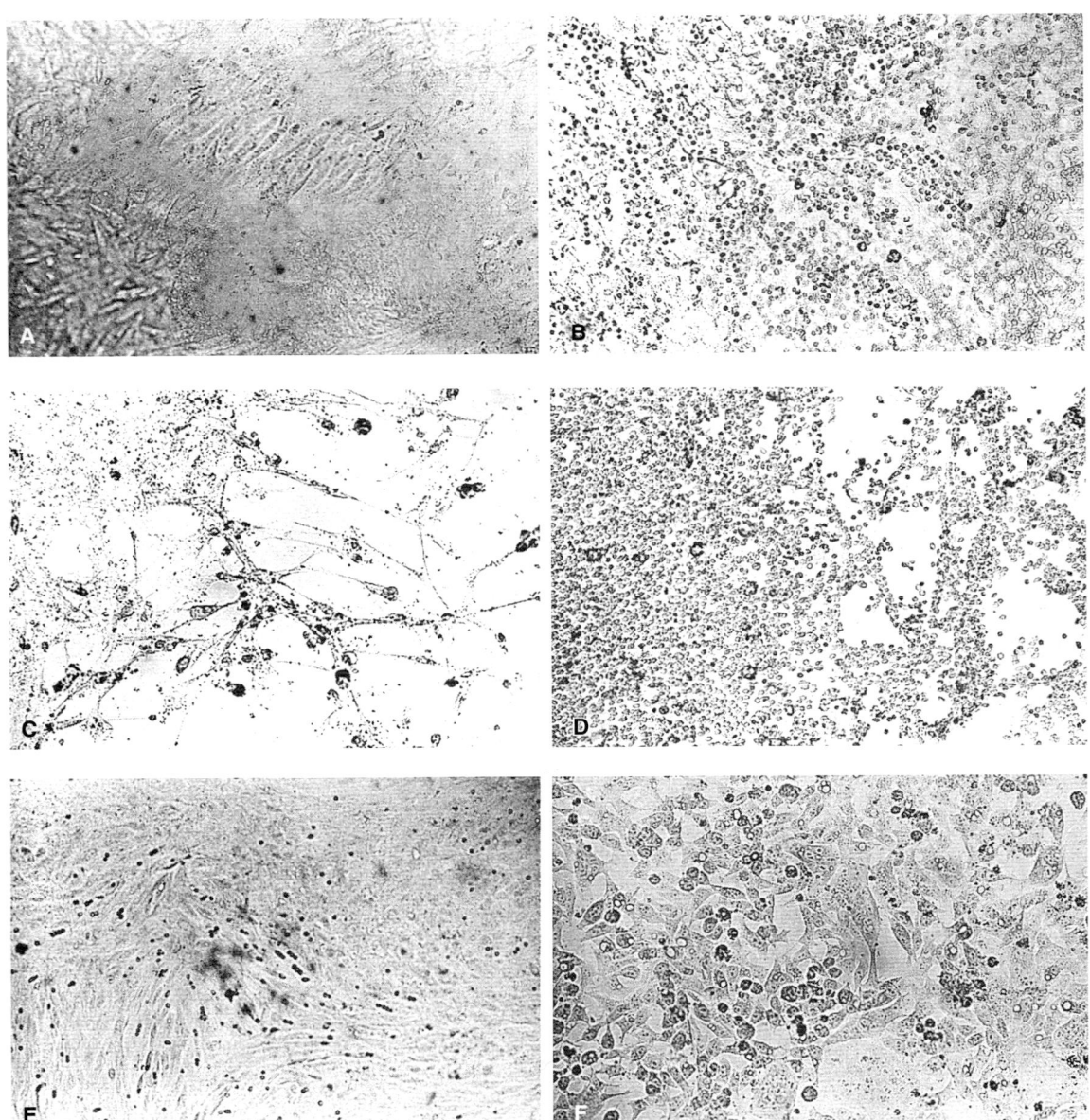

■ **FIGURA 23.13** Efeito citopático dos mixovírus. **A.** Células de rim de macaco *rhesus* infectadas pelo vírus da influenza A. Esse isolado não produz nenhum efeito citopático na monocamada. A presença de um vírus é identificada por um teste de hemadsorção. Muitas das cepas atuais do vírus da influenza A e a maioria das cepas do vírus da influenza B produzem efeito citopático, que, com frequência, desenvolve-se mais rapidamente do que aquele produzido pelos vírus da parainfluenza (180×). **B.** Células de rim de macaco *rhesus* infectadas pelo vírus da influenza A. A monocamada está intacta, porém está recoberta por numerosos eritrócitos de cobaia. Os eritrócitos aderiram às hemaglutininas virais existentes sobre a superfície das células infectadas. A hemaglutinação dos eritrócitos na fase líquida pelo vírus livre pode ser frequentemente detectada, porém não é mostrada nessa fotografia (180×). **C.** Células de rim de macaco *rhesus* infectadas pelo vírus da parainfluenza 3. A monocamada sofreu degeneração, e as células desprenderam-se do vidro. Muitas das células remanescentes estão aumentadas ou granulosas. Com frequência, os isolados de vírus da parainfluenza não produzem efeito citopático óbvio e precisam ser detectados por hemadsorção (180×). **D.** Células de rim de macaco *rhesus* infectadas pelo vírus da parainfluenza 3. Foi realizado um teste de hemadsorção. As células remanescentes estão cobertas por eritrócitos de cobaia que se fixaram à hemaglutinina viral sobre as membranas celulares (180×). **E.** Células de rim de macaco *rhesus* não infectadas, que apresentam um teste de hemadsorção negativa. Alguns eritrócitos de cobaia estão aderidos à monocamada, porém não se observa a aderência maciça dos eritrócitos que caracteriza um teste positivo. As células sedimentadas também se desprendem com mais facilidade de uma monocamada não infectada do que de uma monocamada infectada por mixovírus com a agitação do tubo. **F.** Células HEp-2 infectadas pelo vírus da parainfluenza 3. Houve formação de grandes células gigantes multinucleadas (conhecidas como células sinciciais) na monocamada por fusão de células adjacentes. Esse tipo de efeito citopático é característico dos vírus da parainfluenza 2 e 3 em células de rim de macaco e do vírus da parainfluenza 3 em células HEp-2. Ocorre também a formação de células sinciciais por outros vírus, notavelmente o vírus sincicial respiratório. Os vírus da parainfluenza podem ser facilmente diferenciados do vírus sincicial respiratório pela realização de um teste de hemadsorção (180×).

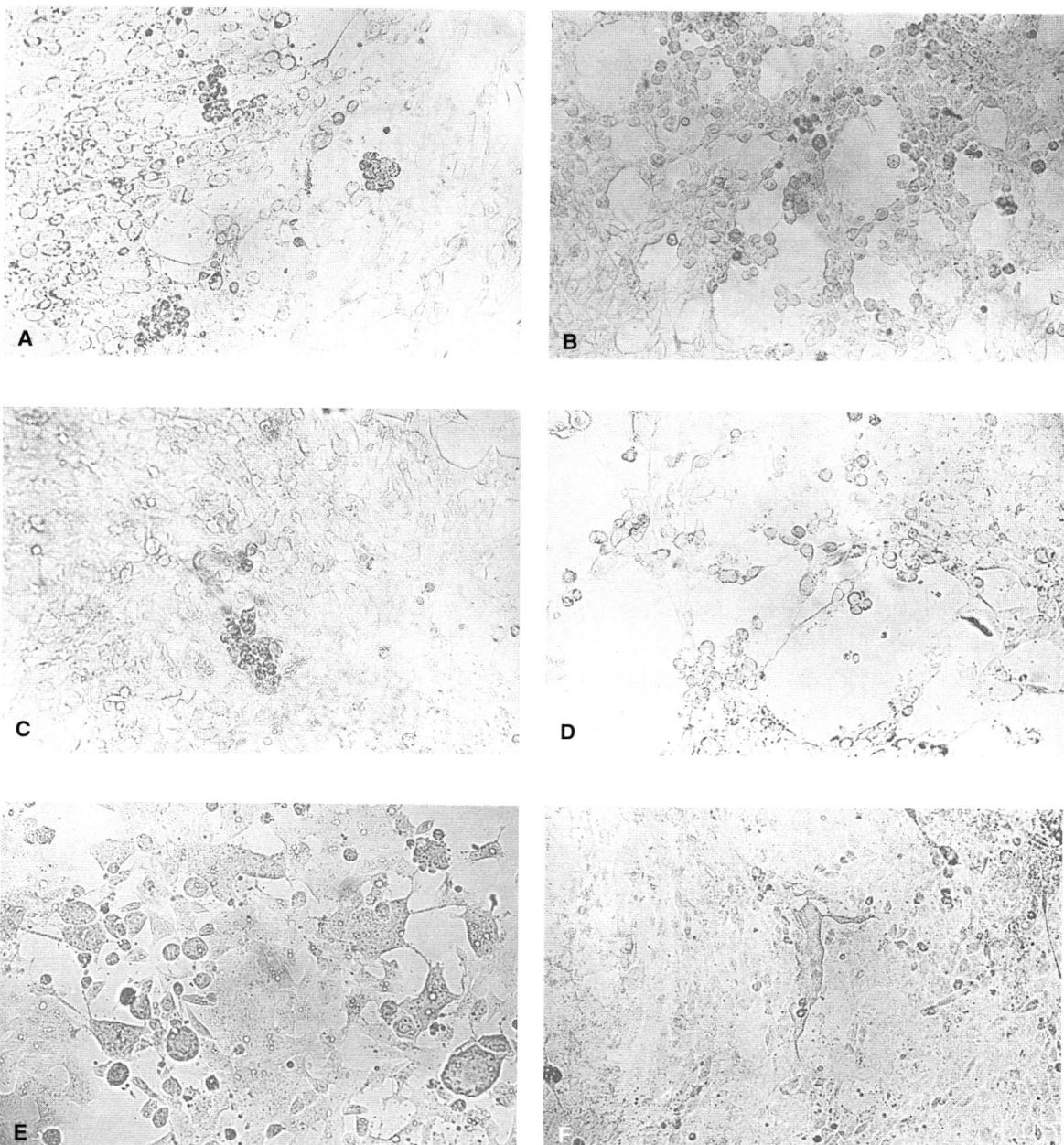

■ **FIGURA 23.14** Efeito citopático de outros vírus respiratórios. **A.** Células HEp-2 infectadas por adenovírus. São observados vários focos de células granulosas aumentadas. As células infectadas por adenovírus frequentemente estão agrupadas em cachos de uva, de modo muito semelhante aos estafilococos em uma coloração pelo método de Gram (180×). **B.** Células HEp-2 infectadas por adenovírus. As células na monocamada estão, em sua maioria, arredondadas; muitas delas desprenderam-se do vidro, deixando múltiplos orifícios. Em vários locais, podem-se observar agrupamentos de células. Algumas das células infectadas residuais estão conectadas por filamentos de citoplasma, produzindo o início de um efeito em treliça (180×). **C.** Células de rim de macaco *rhesus* infectadas por adenovírus. Observa-se um grupo de células granulosas aumentadas. Pode-se efetuar um relato preliminar quando se verifica a presença de múltiplos focos na cultura. Se apenas alguns deles estiverem presentes, é melhor aguardar a progressão do efeito citopático na monocamada (180×). **D.** Células de rim de macaco *rhesus* infectadas por adenovírus. A extensão do efeito citopático aumentou de modo considerável. São observadas células intumescidas e agrupadas, com pontes citoplasmáticas intercelulares. Muitas das células desprenderam-se do vidro. Por fim, haverá apenas algumas células espalhadas pelo tubo de vidro, como evidência da presença anterior de uma monocamada (180×). **E.** Células HEp-2 infectadas pelo vírus sincicial respiratório. Muitas das células na monocamada foram fundidas pelo vírus, formando células gigantes sinciciais, muito semelhantes àquelas produzidas pelos vírus da parainfluenza. Outras células estão aumentadas ou desprenderam-se do vidro. O teste de hemadsorção nessa monocamada seria negativo (180×). **F.** Células de rim de macaco *rhesus* infectadas pelo vírus sincicial respiratório. Pode-se verificar a formação de um grande sincício na monocamada. Esse isolado pode ser diferenciado do vírus da parainfluenza por hemadsorção ou pela identificação do antígeno específico.

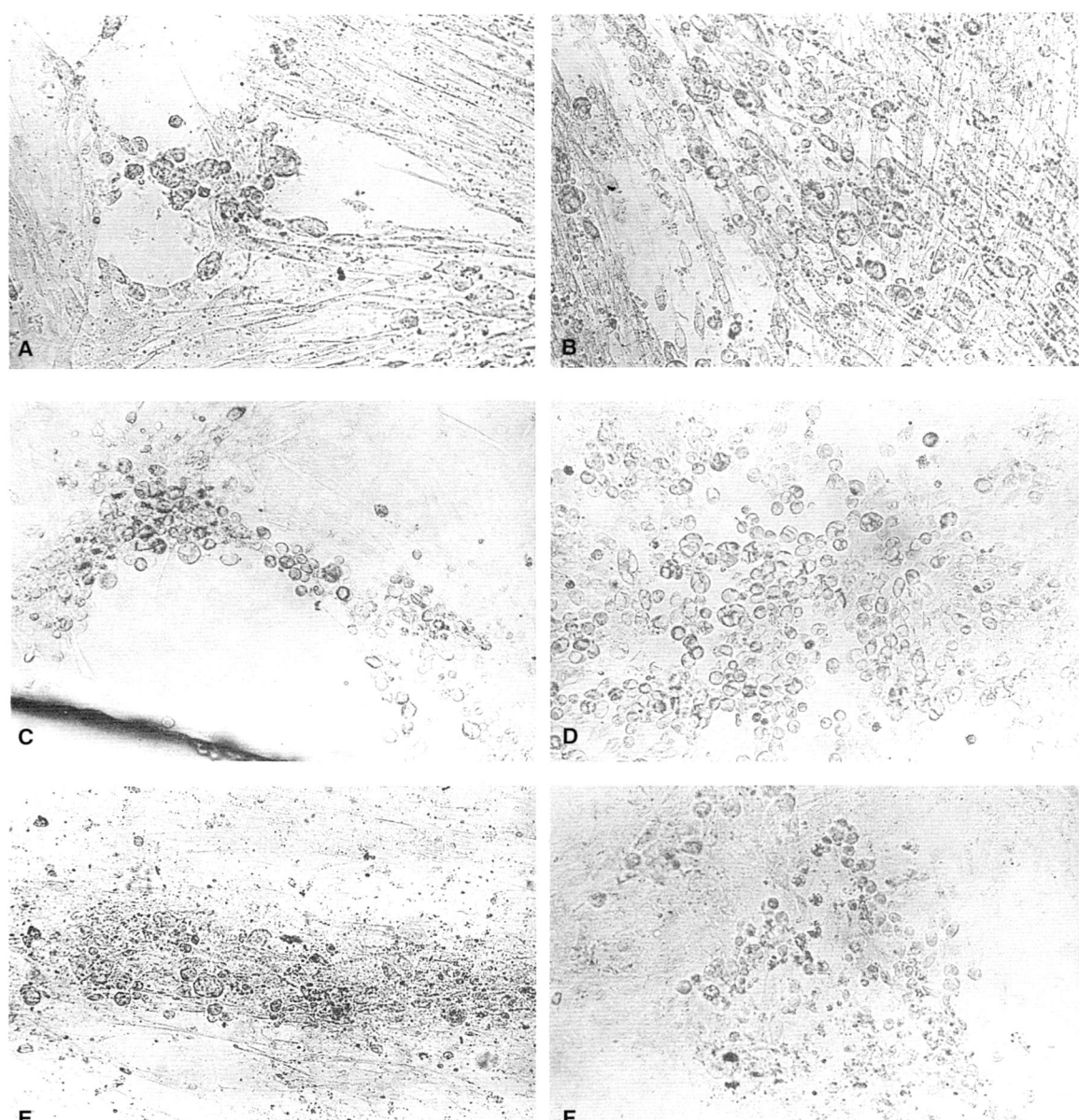

■ **FIGURA 23.15** Efeito citopático dos herpes-vírus. **A.** Fibroblastos MRC-5 infectados pelo herpes-vírus simples. Pode-se observar um foco de células arredondadas e aumentadas na monocamada. Muitas células desprenderam-se do vidro. Esses focos aumentam rapidamente, e toda a camada está habitualmente envolvida dentro de poucos dias (180×). **B.** Fibroblastos MRC-5 infectados pelo herpes-vírus simples. O efeito citopático progrediu, de modo que praticamente todas as células da monocamada são afetadas. Mais uma vez, as células estão aumentadas, até mesmo inchadas e granulosas. Esse tipo de efeito citopático generalizado pode ser observado, em certas ocasiões, com o citomegalovírus, quando há quantidades muito grandes do vírus. O citomegalovírus pode ser diferenciado do herpes-vírus simples pela identificação de antígenos específicos (180×). **C.** Células de rim de macaco *rhesus* infectadas pelo herpes-vírus simples. Como ocorre frequentemente no início, esse foco de efeito citopático encontra-se na borda da monocamada. Células intumescidas e aumentadas circundam o centro do foco, onde as células já se desprenderam do vidro (180×). **D.** Células HEp-2 infectadas pelo herpes-vírus simples. Observa-se um grande foco de células intumescidas na monocamada. Algumas das células exibem a aparência de células gigantes multinucleadas, embora seja difícil delinear a estrutura celular em uma preparação não corada com baixo aumento (180×). **E.** Fibroblastos MRC-5 infectados pelo vírus varicela-zóster. O foco citopático consiste em grandes células intumescidas e células granulosas degeneradas. O foco está avançando na direção dos fibroblastos subjacentes. O aparecimento lento e a progressão também lenta dos focos são característicos desse vírus. A transferência do efeito citopático exige a inclusão de células infectadas. O efeito citopático possui algumas semelhanças com o do citomegalovírus; os focos do citomegalovírus tendem a ser mais compactos e a exibir disseminação centrífuga, sem essa orientação linear pronunciada (180×). **F.** Células de rim de macaco *rhesus* infectadas pelo vírus varicela-zóster. O foco de células intumescidas e aumentadas é menos evidente do que o efeito citopático nas células MRC-5. Pode ser diferenciado daquele produzido pelo herpes-vírus simples pela velocidade de aparecimento e progressão. O citomegalovírus não produz nenhum efeito citopático nas células de macaco (180×). **G.** Fibroblastos WI-38 infectados por citomegalovírus. Existe um pequeno foco de células granulosas aumentadas na monocamada (180×). **H.** Fibroblastos MRC-5 infectados por citomegalovírus. Pode-se observar um foco de efeito citopático em desenvolvimento. As células estão intumescidas, e o foco está muito compacto. O efeito citopático do citomegalovírus aparece tardiamente e progride lentamente. Tende a ser mais compacto e menos linear do que aquele do vírus varicela-zóster. A diferenciação da varicela é efetuada pela história clínica, pela demonstração de células gigantes multinucleadas nas monocamadas com vírus da varicela e pela demonstração de antígeno específico (180×).

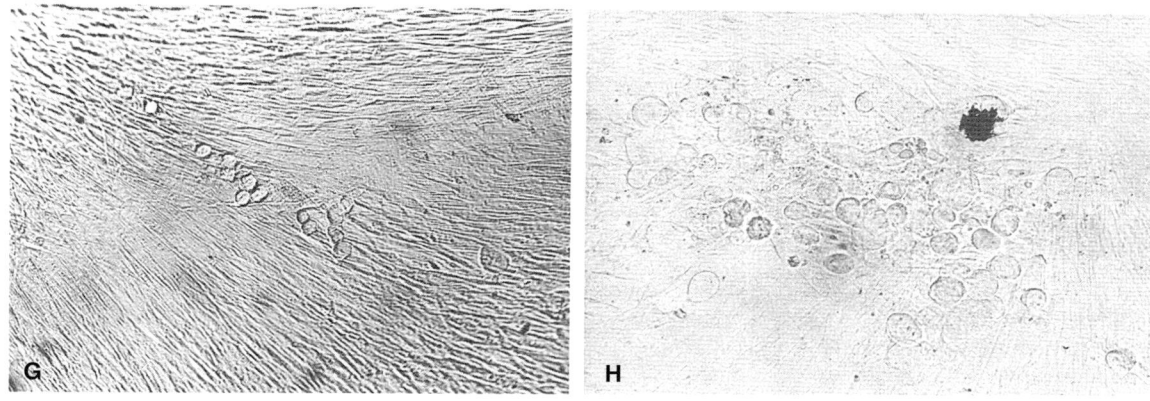

■ **FIGURA 23.15** (continuação)

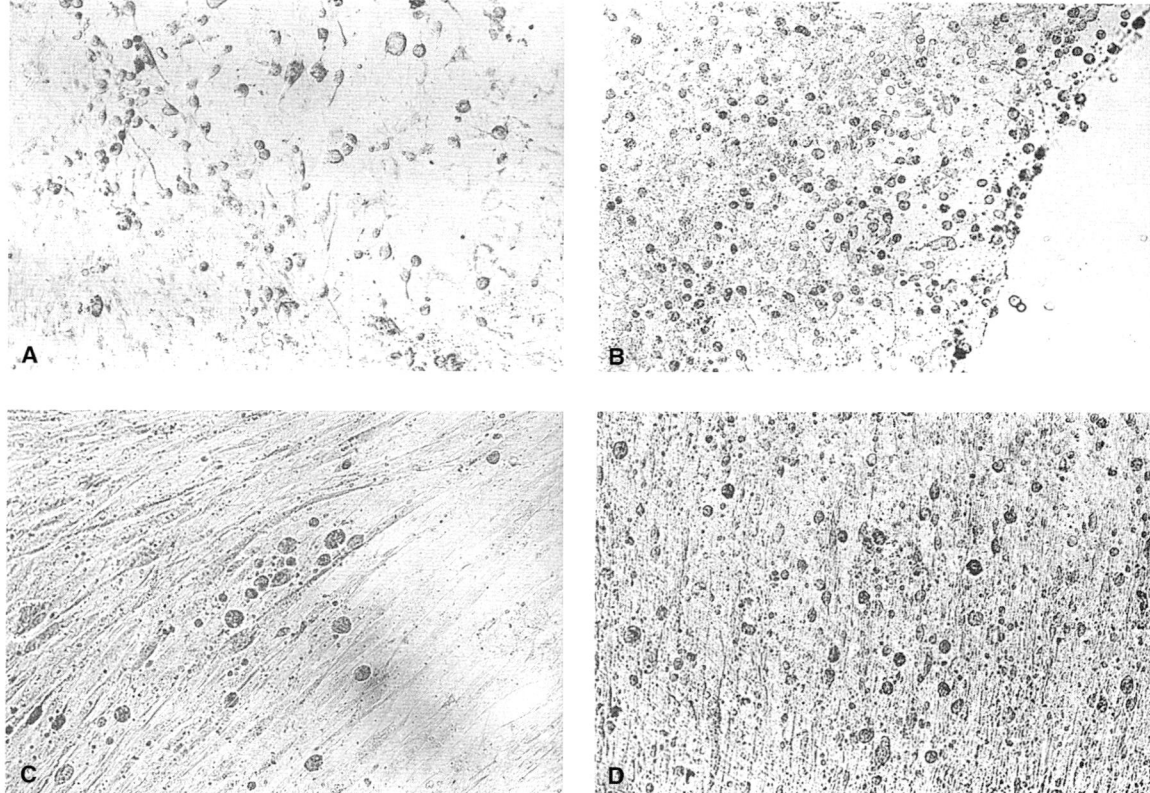

■ **FIGURA 23.16** Efeito citopático dos enterovírus. **A.** Células de rim de macaco *rhesus* infectadas pelo vírus coxsackie B. Observa-se um foco de efeito citopático, em que as células são pequenas e contraídas ou aumentadas. Algumas das células exibem aspecto refringente ou vítreo, que é típico do efeito citopático dos enterovírus. As células alongadas "em girino" também são típicas da citopatologia produzida por esse grupo de vírus (180×). **B.** Células de rim de macaco *rhesus* infectadas pelo vírus coxsackie B. O efeito citopático progride de modo relativamente rápido com os enterovírus; o poliovírus pode causar destruição completa da monocamada de um dia para o outro. Nessa fotomicrografia, praticamente todas células da monocamada foram lesionadas, e grandes segmentos da camada celular (parte inferior à direita) desprenderam-se por completo (180×). **C.** Fibroblastos MRC-5 infectados pelo vírus ECHO 11. Pode-se verificar a presença de um foco inicial de efeito citopático por enterovírus. As células aparecem aumentadas e granulosas. Nesse estágio, seria muito difícil identificar o vírus. A maioria dos isolados de vírus ECHO cresce adequadamente em fibroblastos diploides humanos, o que não ocorre com os isolados de vírus coxsackie (180×). **D.** Fibroblastos MRC-5 infectados pelo vírus ECHO 11. O efeito citopático progrediu, envolvendo quase toda a monocamada. O vírus sofre disseminação extracelular através do meio de cultura, de modo que o efeito citopático tende a mudar de modo relativamente rápido de focal para uma natureza generalizada (180×). **E.** Células HEp-2 infectadas pelo vírus coxsackie B. Pode-se observar um pequeno foco de efeito citopático nas células HEp-2, que se manifesta pela presença de células granulosas arredondadas e contraídas e pelo desprendimento de células do vidro. É muito mais difícil identificar o efeito citopático precoce se a camada de células for muito densa, e se as células estiverem empilhadas umas sobre as outras (180×). **F.** Células HEp-2 infectadas pelo vírus coxsackie B. Quase todas as células da monocamada desprenderam-se do vidro. As que permanecem exibem um aspecto anormal. Os isolados de vírus coxsackie B apresentam, em sua maioria, um crescimento satisfatório em células HEp-2, o que não ocorre com o vírus coxsackie A e o vírus ECHO (180×).

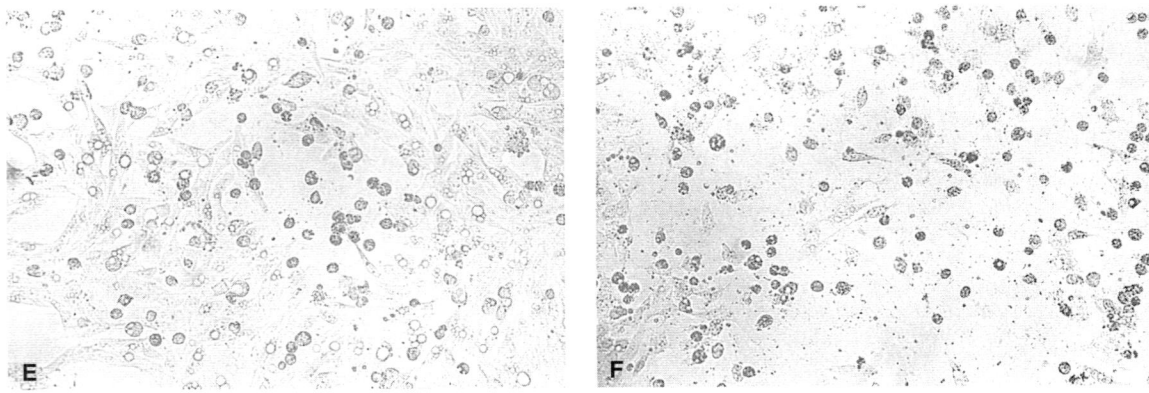

FIGURA 23.16 (*continuação*)

Microscopia eletrônica. Para os laboratórios que dispõem de microscópio eletrônico, a morfologia ultraestrutural de um isolado pode identificar o grupo ao qual pertence.[4,344] Esses métodos eram usados com muito mais frequência no passado, antes da disponibilidade de reagentes imuno-histoquímicos e imunofluorescentes específicos. A coloração negativa para microscopia eletrônica é simples e pode ser realizada rapidamente em líquido sobrenadante ou células lisadas. Essa técnica pode ser particularmente útil para diferenciar a toxicidade inespecífica de um grande inóculo viral. Na atualidade, a microscopia eletrônica tem mais utilidade para a categorização de vírus emergentes, como foi o caso no surto de SRAG.[190,425]

Diferenciação bioquímica. As alterações citolíticas produzidas pelos rinovírus podem assemelhar-se àquelas dos enterovírus, embora os rinovírus sofram replicação mais lentas e demonstrem a labilidade em um ambiente ácido. Para efetuar essa avaliação, alíquotas de cultura de células infectadas são ajustadas para pH de 3,0 ou 7,4 durante 3 horas. Em seguida, obtém-se uma estimativa da infectividade pela inoculação de diluições seriadas de 10 vezes das alíquotas em culturas de células. Se o agente for um rinovírus, deve-se observar uma redução da infectividade de 2 a 4 $\log_{10}$.[249] Atualmente, isso só é realizado em laboratórios altamente especializados, porém continua sendo importante para investigar a reatividade cruzada de ensaios moleculares para enterovírus e rinovírus, que apareceram recentemente com o surto do enterovírus, EV D-68.

Associação com células. A demonstração da associação de vírions com células infectadas é útil para diferenciar membros do grupo de herpes-vírus. O HSV é liberado livremente no meio de cultura, enquanto o CMV e o VZV permanecem associados a células. O HSV infecta rapidamente toda a monocamada (Figura 23.15 B). Como alternativa, o efeito citopático do CMV e do VZV é habitualmente focal (Figura 23.15 E a H), visto que os vírions não se disseminam pelo meio. O tipo de efeito citopático presente fornece informações ao virologista sobre o tipo de IFD que deve ser selecionado para exames confirmatórios. Todavia, em certas ocasiões, grandes números de partículas virais de CMV ou de VZV no inóculo podem produzir um efeito citopático disseminado, semelhante ao do herpes simples. Nesse caso, os corantes de AFD para HSV devem ser negativos, enquanto os exames subsequentes com reagentes de AFD para CMV ou VZV devem confirmar a identificação.

Detecção de antígenos virais. Além de confirmar a identidade de um agente citopático, a demonstração de antígenos específicos em cultura tem sido empregada como método para detectar a presença de um vírus, até mesmo na ausência de efeito citopático. Os testes para detecção de antígenos podem ser realizados depois de um breve período de incubação quando se deseja obter um diagnóstico rápido, uma abordagem que tem sido utilizada mais comumente com o uso de frascos. Os progressos mais notáveis obtidos na rapidez de detecção de isolados são observados com vírus de crescimento mais lento em sistemas convencionais, como o RSV, o CMV e o VZV (Prancha 23.2 D, E e F).

A literatura está repleta de publicações discrepantes sobre a sensibilidade dessas abordagens de rápida execução para o diagnóstico virológico. Por exemplo, a porcentagem de isolados do vírus da influenza após amplificação *spin*, incubação de um dia para o outro e coloração com anticorpos monoclonais variou de 56[135] a 98%.[123] As diferenças nas variáveis operacionais, como linhagens celulares e fonte dos anticorpos monoclonais, bem como as populações variadas de pacientes, tornam as recomendações universais traiçoeiras. Talvez seja um privilégio que a detecção desse vírus, em particular, seja, hoje em dia, predominantemente efetuada com o uso de métodos moleculares.

É evidente que as técnicas de cultura de rápida execução podem contribuir com informações úteis, porém existe uma relação entre a sensibilidade e a rapidez quando se estabelece o tempo de incubação. A inclusão de culturas convencionais e/ou frascos em vários momentos irá aumentar a sensibilidade, mas também aumentará os custos. Embora seja difícil documentar esse fato, a obtenção de resultados mais rapidamente pode ter impacto clínico e financeiro.[17] Essas técnicas também têm sido utilizadas para facilitar a detecção de vírus fastidiosos, como o vírus da rubéola.[414] A conveniência em utilizar reagentes de IFD para a confirmação de efeito citopático é a de que esses reagentes são habitualmente os mesmos empregados nos laboratórios que realizam esses testes para a avaliação direta de células infectadas por vírus em amostras clínicas; por conseguinte, existem dois usos para um reagente.

Artefatos e alterações não induzidas por vírus. Com o envelhecimento das células em cultura, podem ocorrer alterações morfológicas não relacionadas com a infecção viral (Figura 23.7). A densidade das células em linhagens celulares diploides e, em particular, em linhagens estabelecidas pode tornar-se muito alta; as células em degeneração ou em divisão podem aparecer arredondadas ou granulosas. Em qualquer cultura, são observadas células atípicas espalhadas, que são particularmente identificadas em áreas menos densas, como a borda da monocamada, onde o efeito citopático do vírus também pode tornar-se evidente pela primeira vez. Por conseguinte, é importante manter controles de células não inoculadas do mesmo lote utilizado para a semeadura das amostras.

As células de rim de macaco primárias podem ser infectadas por vírus símios, os quais produzem uma variedade de alterações degenerativas,[249] incluindo um aspecto espumoso ou vacuolado da monocamada.

A presença de células estranhas que se depositam na monocamada também pode causar certa confusão (Figura 23.7 D). Essas células contaminantes podem simular um efeito citopático, visto que diferem, quanto a seu aspecto, da monocamada original. Em geral, o aspecto assemelha-se ao de um vírus que produz anormalidades focais na monocamada, como o CMV. Pode-se suspeitar do artefato, visto que as células se encontram na parte superior da monocamada, em lugar de constituir parte integrante da mesma. As células contaminantes podem ser de origem humana, como as células epiteliais ou mesoteliais presentes na amostra, ou podem originar-se de outras culturas de células, particularmente quando foi realizada subcultura de uma linhagem celular para outra.

Diversos agentes ou substâncias não virais nas amostras clínicas podem ser tóxicos para as monocamadas celulares (Figura 23.7 A). Se houver crescimento de bactérias ou fungos (Figura 23.7 B), a natureza do problema é evidente; neste caso, a amostra precisa ser novamente tratada com antibióticos ou filtrada e inoculada em culturas de células adicionais.

Em geral, a natureza da citotoxicidade não é conhecida. O recurso habitual consiste em diluir a amostra e inocular monocamadas adicionais. Howell et al.[236] verificaram que a toxicidade do sêmen de pacientes com AIDS pode ser evitada com a inoculação da monocamada com um sedimento celular, obtido por centrifugação em alta velocidade. O CMV, que constitui um patógeno frequente em pacientes com AIDS, está associado a leucócitos. Por outro lado, as substâncias tóxicas estão concentradas na fração do sobrenadante.

Em certas ocasiões, o efeito citopático pode ser "específico", embora a causa seja inesperada e, talvez, indesejável. Por exemplo, a toxina de *Clostridium difficile* em amostras fecais (Figura 23.7 C) pode produzir um efeito citopático semelhante à lesão por enterovírus.[415]

Gentry et al.[168] relataram o isolamento de *Trichomonas vaginalis* em culturas de células BHK. Esses flagelados produziram um efeito citopático que mimetizou o de HSV; o efeito citopático foi reproduzido quando foram adicionados *Trichomonas* viáveis ou lisados de culturas axênicas às culturas de células. Foi possível visualizar os tricômonas móveis quando as culturas foram examinadas cuidadosamente.

Foi relatado o isolamento de *Pneumocystis jirovecii* de pacientes imunocomprometidos com AIDS. É difícil propagar esse fungo atípico de forma seriada no laboratório, porém os microrganismos têm crescido em culturas de células, incluindo fibroblastos diploides humanos MRC-5.[286] Os isolados de *P. jirovecii* produziram um efeito citopático semelhante aos efeitos virais. *Toxoplasma gondii* também pode ser isolado em linhagens de culturas de células, como fibroblastos diploides humanos, embora não se tenha avaliado a sensibilidade da cultura.[79]

Identificação definitiva dos isolados

Em um laboratório de diagnóstico, a combinação da história clínica e do efeito citopático fornece informações suficientes para a identificação de alguns vírus, incluindo HSV, CMV, VZV, adenovírus e RSV. Os enterovírus podem ser habitualmente identificados em nível de gênero. Infelizmente, com demasiada frequência, dispõe-se de informações clínicas limitadas. A identificação completa dos isolados, incluindo tipagem, requer a caracterização imunológica dos antígenos virais ou do ácido nucleico viral.

Os testes imunológicos podem ser adaptados para a identificação de antígenos ou de anticorpos contra esses antígenos. Os antissoros, que tradicionalmente são policlonais, estão sendo cada vez mais monoclonais (ver Capítulo 3). O teste imunológico mais específico para a maioria das infecções virais é o ensaio de neutralização, porém este não é mais realizado na maioria dos laboratórios clínicos. Uma revisão desses métodos pode ser encontrada em edições anteriores deste livro.

Muitos testes virais são importantes para análise epidemiológica; todavia, são raramente necessários para fins diagnósticos de rotina. Nos casos em que há necessidade de uma caracterização completa (p. ex., doença paralítica), o isolado pode ser enviado a um laboratório de referência. Uma discussão pormenorizada da caracterização antigênica, que está além do propósito deste capítulo, pode ser encontrada em livros de virologia e diagnóstico virológico.[237,271,436]

Para muitos laboratórios de hospitais, os ensaios de imunofluorescência proporcionam uma alternativa viável pela qual é possível efetuar uma identificação definitiva de muitos vírus até o nível de gênero e/ou de espécie. Felizmente, o catálogo crescente de reagentes disponíveis no comércio, cuja qualidade é cada vez maior, simplifica a tarefa. Os enterovírus e os rinovírus representam exceções notáveis, visto que a sua composição antigênica complicada dificulta a sua identificação definitiva sem a realização de testes de neutralização.

O teste de imunofluorescência foi utilizado durante muitos anos e em numerosas variações. O ensaio de AFD é o de execução mais simples; entretanto, são necessários antissoros conjugados específicos. Os testes de imunofluorescência indireta (IFI) – utilizando antiglobulina, proteína A estafilocócica ou complemento – são mais sensíveis, porém frequentemente apresentam menor especificidade. Diferentemente do teste direto, não há necessidade de múltiplos reagentes conjugados para a realização do teste indireto, porém o procedimento é mais demorado, visto que são necessárias várias etapas. Os ensaios de AFD são de execução simples e, nas mãos de um microscopista experiente, apresentam sensibilidade e especificidade muito altas, rivalizando, em alguns casos, com a PCR. Esses ensaios constituem uma alternativa viável para o diagnóstico molecular, se a situação clínica e os volumes dos testes exigirem a sua realização. As limitações desses testes consistem na necessidade de microscopia fluorescente; além disso, se o volume de testes for alto (p. ex., durante a estação da influenza), o teste pode ser cansativo e pode levar tempo, o que explica a migração para os métodos de diagnóstico moleculares.

Conservação de isolados virais

Se houver a necessidade de uma caracterização adicional de determinado isolado, o líquido de cultura celular infectado deve ser congelado a −70°C. Uma regra geral consiste no congelamento lento das células de mamíferos, enquanto os agentes infecciosos devem ser congelados rapidamente. A acentuada redução de viabilidade que acompanha o processo de congelamento é minimizada se as culturas forem congeladas de modo instantâneo, e se for incluído um agente estabilizador no meio. Uma mistura de gelo seco e álcool constitui uma maneira conveniente de congelamento súbito de isolados virais. Foram utilizados muitos agentes estabilizadores, e muitos estão disponíveis no mercado. Howell e Miller constataram que o caldo de fosfato e sacarose, que é utilizado para o transporte de *swabs* para o isolamento de *Chlamydia*, funciona tão bem quanto o de sorbitol a 70% para manutenção de alguns dos vírus mais exigentes, incluindo o CMV e o RSV.[235]

Resumo da detecção e identificação dos vírus com base em culturas

Os ortomixovírus, os paramixovírus e o RSV (Figuras 23.13 e 23.14) produzem uma variedade de efeitos citopáticos em culturas de células. Muitos isolados dos vírus da influenza e da parainfluenza não produzem alterações visíveis na monocamada e precisam ser detectados por outros métodos. As cepas citopáticas podem ser diferenciadas de outros vírus com efeitos semelhantes pela observação do efeito citopático restrito a células de rim de macaco, no passado por hemadsorção e, atualmente, pelo uso de reagentes de imunofluorescência específicos para vírus. Ocorrem células gigantes multinucleadas nas monocamadas que foram infectadas pelo vírus do sarampo, vírus sincicial respiratório (Figuras 23.14 E e F), vírus da parainfluenza (Figura 23.13 F) e vírus da caxumba; essas células gigantes são produzidas pela fusão de células adjacentes induzida pelo vírus (com formação de sincício). Essas células também podem ser observadas nas amostras clínicas de pacientes infectados (Prancha 23.1 F e G).[446,494]

Hoje em dia, os isolados são identificados definitivamente por métodos imunológicos. Dispõe-se de antissoros de boa qualidade para a maioria dos mixovírus comuns. O gênero ou o tipo de vírus (p. ex., vírus da influenza A ou RSV) podem ser identificados por imunofluorescência das células infectadas.

Adenovírus (Figura 23.14 A a D) podem ser identificados de modo presuntivo pela observação da citopatologia característica em culturas de células. Tipicamente, são observados grupos de células infectadas intumescidas ou uma aparência de treliça da monocamada. Foram identificados antígenos específicos de grupos, que são comuns a todos os sorotipos de adenovírus, e foram preparados anticorpos monoclonais dirigidos contra os determinantes comuns. Para a maioria das aplicações clínicas, é suficiente a confirmação do gênero do adenovírus por imunofluorescência. Se houver necessidade de determinar o tipo de adenovírus, dispõe-se de testes de neutralização em laboratórios especializados.

O grupo dos herpes-vírus produz uma variedade de efeitos citopáticos em culturas de células. EBV não cresce nas culturas de células comumente utilizadas em laboratórios clínicos; as infecções humanas por esse vírus são, em geral, diagnosticadas por sorologia. CMV e VZV estão fortemente associados a células (Figura 23.15 E a H). O seu crescimento é difícil em culturas de células, e eles crescem lentamente. Para ter sucesso, o repique requer a transferência de células infectadas. Tanto CMV quanto VZV produzem células intumescidas em focos, que aumentam lentamente por disseminação direta; as placas de VZV, em particular, tendem a seguir a orientação das células em cultura de tecidos fibroblásticos. Por outro lado, HSV sofre disseminação extracelular (Figura 23.15 A a D); o efeito citopático começa focalmente, porém sofre rápida disseminação, afetando outras partes da monocamada.

A centrifugação do inóculo sobre a monocamada tem acelerado o isolamento de HSV, VZV e CMV. Os anticorpos monoclonais demonstraram ser valiosos tanto para a detecção quanto para a identificação de CMV, VZV e HSV. A separação dos isolados do herpes simples em tipos 1 e 2 pode ser obtida de modo confiável com anticorpos monoclonais marcados com fluoresceína.[294]

Os enterovírus apresentam um crescimento relativamente rápido em culturas de células, produzindo um efeito citopático disseminado (Figura 23.16). Embora se disponha de um ensaio de RT-PCR aprovado pela FDA para enterovírus, essa aprovação limita-se ao LCR, de modo que as amostras de fezes e outras amostras são habitualmente enviadas para cultura enteroviral. Em cultura de células, as células afetadas podem estar contraídas e granulosas, ou podem exibir um aspecto refringente e vítreo. Os sorotipos do vírus coxsackie A, em sua maioria, não crescem de modo satisfatório nas culturas de células comumente utilizadas. Em geral, os isolados do vírus coxsackie B não crescem bem em linhagens de fibroblastos diploides humanos; as cepas de vírus echo não crescem adequadamente em células HEp-2. A identificação definitiva de enterovírus requer a sua identificação imunológica. Dispõe-se no comércio de anticorpos monoclonais marcados com fluoresceína, dirigidos contra um antígeno específico de gênero e contra sorotipos selecionados. A imunofluorescência não é confiável, particularmente para os enterovírus não pólio.[397] O método de referência para a identificação é o teste de neutralização, porém a diferenciação é, hoje em dia, mais comumente realizada por meio de sequenciamento do ácido nucleico.[307]

Detecção direta de vírus em amostras clínicas

O desejo de maior rapidez no diagnóstico das infecções virais tem sido estimulado pela disponibilidade de métodos de diagnóstico rápido em outras áreas do laboratório e pelo desenvolvimento de quimioterapia antiviral efetiva. Dispõe-se de uma variedade de métodos, desde os tradicionais até os que estão em fase experimental. A maior área de crescimento, que é discutida de modo detalhado adiante, é a introdução de métodos moleculares de detecção avançados e, com frequência, de uso fácil.

Detecção de inclusões na microscopia óptica

A detecção de inclusões virais em esfregaços ou tecidos por microscopia óptica tem sido o método tradicional para a demonstração direta de infecções virais.[446,494] Em geral, os vírus cuja montagem ocorre no núcleo (*i. e.*, habitualmente vírus DNA) produzem inclusões intranucleares, enquanto a montagem no citoplasma (*i. e.*, predominantemente vírus RNA) leva à produção de inclusões citoplasmáticas. Felizmente, alguns vírus produzem alterações citopáticas evidentes em amostras rotineiramente coradas. A identidade desses vírus, que pode ser altamente suspeita com base nos achados na coloração de H&E de rotina, pode ser confirmada definitivamente com o uso de corantes imuno-histoquímicos específicos.

Pode haver produção de inclusões intranucleares em células que foram infectadas pelo HSV, VZV, CMV, adenovírus, papilomavírus e poliomavírus BK e JC. As inclusões do HSV (Prancha 23.1 A, B e C) e do VZV são indistinguíveis em material com coloração de rotina, porém podem ser diferenciadas com corantes imuno-histoquímicos específicos. Os núcleos infectados exibem um aspecto homogêneo, eosinofílico ou ligeiramente basofílico, e a cromatina nuclear basofílica e granulosa é deslocada contra a borda da membrana nuclear (*i. e.*, marginalização da cromatina). Outras células infectadas podem apresentar uma inclusão mais eosinofílica, que é acentuada pela presença de um halo entre a inclusão e a membrana nuclear. Esse halo é um artefato de fixação, porém tem utilidade para diagnóstico. Em nível ultraestrutural, as inclusões são constituídas de uma mistura de desoxirribonucleoproteína e víriones montados (Figura 23.3 A); quando os víriones atravessam a membrana nuclear, eles adquirem uma membrana lipídica. As células infectadas podem ser mononucleares ou multinucleares.

O CMV produz inclusões nucleares basofílicas em uma célula aumentada (Prancha 23.1 D). Essas células distintas, que são essencialmente patognomônicas da infecção pelo CMV, foram originalmente consideradas como protozoários que estavam invadindo o tecido.[259] Com frequência, observa-se a presença de um halo ao redor da inclusão. Podem-se observar inclusões basofílicas granulosas no citoplasma de algumas células infectadas.

Pode-se verificar a presença de uma variedade de inclusões nas infecções causadas por adenovírus. As inclusões precoces são eosinofílicas e podem assemelhar-se estreitamente a células infectadas por herpes-vírus. As inclusões tornam-se mais basofílicas à medida que amadurecem e preenchem cada vez mais o núcleo (Prancha 23.1 E). Por fim, tornam-se extremamente basofílicas e podem deformar por completo as células; essas células diagnósticas são designadas como "células *smudge*" e precisam ser diferenciadas das células não infectadas com núcleos hipercromáticos. As inclusões dos adenovírus são compostas de nucleoproteína e numerosos víriones que, com frequência, demonstram um arranjo paracristalino, visto que a sua forma icosaédrica permite um agrupamento compacto das partículas (Figura 23.3 B).

As inclusões intranucleares dos papilomavírus não são encontradas com frequência pelos virologistas clínicos, visto que o crescimento desses vírus em cultura é difícil ou impossível. Nas verrugas humanas, as inclusões começam na forma de elementos eosinofílicos granulosos, que posteriormente se condensam em massas basofílicas arredondadas; as inclusões citoplasmáticas nas células epidérmicas das verrugas consistem em queratina condensada e não são específicas de vírus. Em amostras de citologia cervical, os núcleos dos coilócitos estão aumentados e hipercromáticos, com halo perinuclear claro.

As inclusões intranucleares dos poliomavírus BK e JC também não são encontradas por virologistas clínicos, visto que esses vírus não crescem em linhagens celulares comumente utilizadas. As inclusões na leucoencefalopatia multifocal progressiva ocorrem nos oligodendrócitos (células não nervosas responsáveis pela formação e pela manutenção das bainhas de mielina dos axônios do SNC); as inclusões variam desde material granuloso pequeno até grandes massas basofílicas que preenchem o núcleo. As inclusões do vírus BK aparecem de modo semelhante, porém ocorrem em células epiteliais tubulares e células uroteliais. Devem-se utilizar ensaios imuno-histoquímicos imunofluorescentes ou hibridização *in situ* para confirmar a natureza dessas inclusões.

Podem-se encontrar inclusões intracitoplasmáticas em células que foram infectadas pelo RSV, pelo vírus da raiva e por vírus do grupo dos poxvírus. As inclusões intracitoplasmáticas do RSV são nitidamente eosinofílicas (Prancha 23.1 G); estão regularmente presentes em culturas de células, porém aparecem com menos frequência em amostras clínicas. Em nível ultraestrutural, as inclusões do RSV consistem em ribonucleoproteína fibrilar (Figura 23.3 C). As inclusões intracitoplasmáticas do vírus da raiva são conhecidas como corpúsculos de Negri (Prancha 23.1 H). Podem ser isoladas ou múltiplas e ocorrem em neurônios que aparecem normais nos demais aspectos. As bordas das inclusões são nitidamente definidas, como se estivessem delimitadas por uma membrana. Os espaços claros ou o pontilhado basofílico, que podem ser observados no interior da inclusão, resultam da incorporação de certa quantidade de material citoplasmático dentro da massa de ribonucleoproteína viral (Figura 23.3 E). Felizmente, é pouco provável encontrar, hoje em dia, as inclusões intracitoplasmáticas dos poxvírus, conhecidas como corpúsculos de Guarneri.

No sarampo, são encontradas inclusões intranucleares e intracitoplasmáticas. Durante o estágio prodrômico do sarampo, aparecem células gigantes no tecido linfoide de todo o corpo. As células gigantes de Warthin-Finkeldey contêm até 100 núcleos e, raramente, podem conter corpúsculos de inclusão. Posteriormente, pode surgir um segundo tipo de célula gigante a partir do tecido epitelial, como o que reveste as vias respiratórias inferiores. Essas células gigantes possuem menor número de núcleos, porém as inclusões são quase constantes. As inclusões intranucleares assemelham-se àquelas produzidas pelos herpes-vírus, podem ser isoladas ou múltiplas e variam quanto ao grau de eosinofilia (Prancha 23.1 F).

A detecção de inclusões fornece uma informação valiosa em determinadas situações clínicas. O teste de Tzanck, efetuado mediante preparação de um esfregaço de raspado vesicular corado pelo método de Giemsa, pode ser utilizado para documentar a presença de herpes-vírus pela demonstração de células gigantes multinucleadas (Prancha 23.1 C). Embora essa abordagem seja usada com menos frequência, pode-se utilizar também a coloração com hematoxilina-eosina ou de Papanicolaou, com envio da amostra para patologia cirúrgica e citologia, respectivamente. Os núcleos devem exibir uma aparência de vidro moído, moldada ou multifacetada.[433] As inclusões intranucleares, que são acentuadas em cortes histológicos pelo artefato em halo produzido pela fixação dos tecidos em formol, nem sempre podem ser visualizadas nos esfregaços. Pode-se estabelecer um diagnóstico presuntivo de infecção por herpes, embora a diferenciação entre o HSV e o VZV não seja possível apenas pela morfologia.

Solomon et al. obtiveram testes de Tzanck positivos em 11 pacientes com varicela clínica (vírus da varicela) e em 12 de 15 pacientes (80%) com "cobreiro" (vírus herpes-zóster). Entretanto, o vírus da varicela foi isolado em apenas 7 dos 11 pacientes com varicela, o que corrobora a falta de sensibilidade da cultura para VZV.[433] Foram demonstradas células gigantes multinucleadas ou inclusões ou ambas em amostras de lesões cutâneas em 18 de 21 pacientes (86%) a partir dos quais foi isolado o HSV.[342] Uma análise da eficácia com que os dermatologistas interpretaram corretamente um conjunto de estudos de 10 esfregaços demonstrou uma "curva de aprendizagem inversa".[188] Os residentes de segundo e de terceiro anos interpretaram de modo correto 91% das lâminas, em média; os dermatologistas com menos de 10 anos de prática tiveram uma interpretação correta de 84%; e os dermatologistas com mais de 10 anos de prática, 67%.

Embora os esfregaços diretos tenham sido adequados para o estudo de lesões cutâneas, a sensibilidade foi infelizmente baixa para outras aplicações. Apenas uma minoria de amostras de culturas positivas provenientes do trato genital[452] ou do trato respiratório[349] continha células com inclusões. De modo semelhante, Nahmias et al.[348] encontraram inclusões intranucleares em apenas 56% de 113 casos de encefalite por herpes simples. A especificidade foi consideravelmente mais alta (86%) do que a sensibilidade nesse estudo colaborativo de quimioterapia antiviral; todavia, os resultados falso-positivos são potencialmente perigosos se for omitido o tratamento de alguma outra condição, como abscesso cerebral bacteriano. Foram relatadas inclusões intranucleares em 10 pacientes nos quais não foi isolado o HSV; em 7 desses pacientes, foi estabelecido um diagnóstico alternativo não associado a inclusões. Esses resultados ressaltam a importância de verificar a natureza da inclusão com o uso de imuno-histoquímica, imunofluorescência ou outros ensaios.

A detecção histológica de inclusões do CMV em amostras de tecido é menos sensível do que a cultura, mas pode ser equivalente ao uso de técnicas mais "aprimoradas", como imuno-histoquímica e hibridização in situ, para a identificação do CMV em amostras de tecido.[447] Os métodos morfológicos têm a vantagem de proporcionar melhor correlação com a doença produzida por CMV do que a cultura mais sensível, visto que podem ser eliminados baixos níveis do vírus, sem produzir doença manifesta.

Na infecção pelo parvovírus B19, são também encontradas inclusões intranucleares em pró-normoblastos gigantes, que são encontrados na medula óssea.[274] Essas células características também podem ocorrer no sangue periférico e em outros tecidos em fetos infectados.

Detecção de partículas virais por microscopia eletrônica

A microscopia eletrônica pode ser aplicada ao estudo de amostras clínicas e de culturas de células, seja em cortes delgados de tecido ou na microscopia com coloração negativa. A falta de acessibilidade do microscópio eletrônico na maioria dos laboratórios clínicos e os erros de amostragem inerentes ao exame de pequenas amostras de tecido limitaram a aplicação rotineira dessa técnica para o estabelecimento do diagnóstico de doenças virais. Em um estudo, o uso da microscopia eletrônica foi específico para o diagnóstico de encefalite por herpes simples (98%), porém foram detectados vírions de herpes em apenas 45% dos pacientes infectados.[348] A técnica tem sido utilizada de modo efetivo para a detecção dos agentes virais da gastrenterite, particularmente aqueles que não são isolados por culturas convencionais de células (rotavírus, agentes semelhantes ao Norwalk e adenovírus entéricos). Todavia, o diagnóstico ultraestrutural continua sendo uma técnica de pesquisa na maioria dos laboratórios.

A microscopia eletrônica com coloração negativa despertou um renovado interesse, devido ao problema crescente do bioterrorismo. Quando se examina uma amostra ao microscópio eletrônico, não há necessidade de predeterminar os antígenos ou ácidos nucleicos a serem detectados. O diagnóstico de infecções virais importantes, como a varíola, pode ser estabelecido rapidamente e com segurança se for possível tornar a amostra não infecciosa antes de seu exame.[209]

Detecção imunológica de antígenos virais

Diversos métodos imunológicos têm sido utilizados para acelerar o diagnóstico de certas infecções virais. As técnicas frequentemente utilizadas consistem em coloração por imunofluorescência de amostras clínicas e colorações imuno-histoquímicas de tecidos. Essas técnicas têm muitas vantagens e têm funcionado adequadamente quando realizadas por profissionais treinados. O risco de resultados errôneos é grande na ausência de equipamento e treinamento apropriados.[116] A sensibilidade da imunofluorescência direta varia de acordo com o patógeno, conforme descrito de modo mais detalhado adiante. A compreensão da realização do teste ajuda o diretor do laboratório a determinar se esses testes são sensíveis e específicos o suficiente para serem usados isoladamente ou se devem ser realizados em associação com culturas ou, mais recentemente, métodos moleculares. Os imunoensaios, frequentemente imunocromatográficos de fluxo lateral (testes rápidos), têm sido usados em consultórios médicos e outros laboratórios durante muitos anos, visto que alguns são testes liberados pelo CLIA. Embora esses ensaios sejam habitualmente escolhidos, devido à obtenção de resultados rápidos e uso fácil, os resultados podem ser incorretos. Por conseguinte, muitas das bulas indicam uma necessidade de acompanhar os resultados negativos com um ensaio mais sensível. Esses testes são mais bem utilizados quando existe uma alta prevalência de indivíduos infectados (p. ex., estação do ano de vírus respiratórios), em que os testes possuem um alto valor preditivo positivo (i. e., um teste positivo é provavelmente válido e diagnóstico da condição). A limitação real desses ensaios é a sua sensibilidade (i. e., os resultados negativos podem ser falsamente negativos). É possível reduzir a probabilidade de obter uma amostra falso-negativa por meio de coleta de uma amostra de maior qualidade possível. Entretanto, as bulas devem ser seguidas e as amostras que apresentam resultados negativos precisam ser submetidas a um teste com um método mais definitivo.

Vírus respiratórios. O método antigênico mais confiável para a detecção dos vírus respiratórios é a imunofluorescência direta (IFD). Em um estudo, IFD foi tão eficiente quanto a cultura para todos os vírus respiratórios, com exceção dos adenovírus. Quando as lâminas para imunofluorescência foram preparadas em uma citocentrífuga, menos de 10% das amostras tiveram um número inadequado de células respiratórias.[280] Por outro lado, a sensibilidade dos IEE, particularmente os métodos rápidos, tem sido consideravelmente menor na maioria dos relatos.[1,73,281,391] Além disso, alguns imunoensaios têm produzido um número suficiente de reações falso-positivas e falso-negativas para recomendar a confirmação dos resultados por um segundo método.[1]

Embora a imunofluorescência direta seja claramente a melhor das duas abordagens, as considerações práticas frequentemente levam à escolha de IEE, particularmente para a realização no consultório. Esses testes podem ser efetuados rapidamente e de maneira simples, sem a necessidade de um microscópio de fluorescência ou de extenso treinamento do pessoal. Embora os resultados positivos sejam muito úteis durante a estação dos vírus respiratórios, é fundamental que o médico conheça as limitações desses ensaios e a necessidade de teste reflexo das amostras em que foram obtidos resultados negativos.

Vírus do grupo herpes

Herpes-vírus simples. Em geral, a imunofluorescência direta tem proporcionado um bom resultado em comparação com a cultura, particularmente quando realizada em lesões visíveis e intensificada por citocentrifugação.[282,392,406] A obtenção de resultados variáveis pode refletir reagentes, populações de pacientes, tipos de lesões e sorotipos do vírus diferentes. O teste de AFD para HSV em amostras de LCR não deve ser realizado, em virtude de sua baixa sensibilidade. Existem excelentes corantes imuno-histoquímicos para o anatomopatologista que examina uma amostra de tecido com alterações patológicas sugestivas de HSV. Entretanto, o HSV cresce rapidamente, de modo que os ganhos obtidos com um diagnóstico rápido não são tão grandes quanto aqueles com vírus de crescimento mais lento.

Vírus varicela-zóster. O VZV cresce lentamente em cultura. De modo não surpreendente, a imunofluorescência direta tem um desempenho comparativamente melhor para o VZV do que para HSV. De fato, o AFD de lesões cutâneas pode constituir o melhor método para estabelecer esse diagnóstico, em comparação com a cultura.[97] Wilson et al.[491] constataram que o AFD tem uma sensibilidade de 87,8%, enquanto a sensibilidade da cultura é de apenas 46,3%; apenas a PCR demonstrou ser mais sensível do que o AFD, porém também é de maior custo. Além do exame direto do material no esfregaço, a coloração do meio de transporte do vírus centrifugado demonstrou ser útil.[322]

Citomegalovírus. O uso de anticorpos monoclonais facilitou o diagnóstico imunológico rápido das infecções por CMV em amostras de pacientes, bem como em cultura de células. Hackman et al.[194] foram capazes de detectar o CMV por imunofluorescência em 25 de 27 amostras de biopsia pulmonar a partir das quais o vírus foi subsequentemente isolado em cultura; foi demonstrada a presença de inclusões microscópicas em apenas 20 das amostras. Os estudos preliminares com amostras de LBA provenientes de pacientes imunossuprimidos[94,127,312] forneceram estimativas acentuadamente diferentes de sensibilidade, variando de 31,6 a 100%. Nesses estudos, o número de pacientes foi pequeno, os anticorpos foram diferentes, e a composição dos grupos de pacientes também pode ter sido diferente. A correlação da detecção imunológica de antígeno viral em tecido (na ausência de inclusões ou anormalidades histopatológicas) com a doença clínica não está bem-esclarecida. Atualmente, dispõe-se de corantes imuno-histoquímicos excelentes para a detecção do CMV pelo anatomopatologista.

Rotavírus. É difícil isolar o rotavírus humano em cultura de células. As infecções causadas por esses vírus podem ser diagnosticadas de modo efetivo por IEE ou por aglutinação com látex. A sensibilidade de ambos os métodos variou de 80 a 90%, e a especificidade tem sido de 90 a 100%.[86,126,454] Krause et al.[275] questionaram a confiabilidade do imunoensaio Rotazyme em recém-nascidos.

Vírus da imunodeficiência humana. A detecção de antígeno constitui um componente relativamente novo no rastreamento do HIV. O novo teste de quarta geração para o HIV inclui a detecção do antígeno p24, além da detecção de anticorpos dirigidos contra o HIV-1 e HIV-2. O teste foi desenvolvido para a detecção de indivíduos infectados pelo HIV que estão no início da evolução da doença, mas que ainda não produziram uma resposta humoral. O algoritmo de testes recomendado pelos CDC pode ser encontrado em www.cdc.gov/hiv/pdf/hivtestingalgorithmrecommendation-final.pdf.

Técnicas moleculares

A era molecular tem sido interligada de modo inseparável com as doenças infecciosas desde o seu advento, e o ritmo das inovações não demonstra nenhum sinal de desaceleração. Já passamos por vários estágios, começando com a hibridização de ácidos nucleicos e progredindo para a tecnologia de amplificação molecular e, agora, o NGS (ver Capítulo 4). A PCR e outras abordagens de diagnóstico molecular tornaram-se integradas nos laboratórios clínicos. Dispõe-se de um número substancial de produtos de alta qualidade para diagnóstico molecular no comércio para a detecção e, em alguns casos, a quantificação de patógenos de importância crítica.[464] O ritmo é tão acelerado nessa área, que esta seção já estará ultrapassada antes de a tinta desta publicação secar. Existem laboratórios de hospitais que substituíram toda a seção de virologia por testes moleculares para vírus. Entretanto, a maioria dos laboratórios encontra-se em uma situação intermediária, utilizando o diagnóstico molecular em situações mais apropriadas, porém mantendo a IFD, os imunoensaios e as culturas para áreas em que esses testes são mais adequados. Cabe ao diretor do laboratório avaliar as necessidades clínicas e o volume de testes em nível local para determinar qual o melhor teste a ser utilizado.

Vírus da imunodeficiência humana. Os testes para HIV incluem testes sorológicos e de antígenos, bem como RT-PCR quantitativa. Em resumo, as recomendações atuais para rastreamento da infecção pelo HIV utilizam um teste que foi denominado ensaio de quarta geração; as recomendações dos CDC são encontradas em www.cdc.gov/hiv. Esse ensaio detecta anticorpos dirigidos contra o HIV-1 e HIV-2 e inclui a detecção do antígeno p24. Este último foi acrescentado no empenho de detectar um maior número de indivíduos no período de janela. Para resultados indeterminados no ensaio de rastreamento, o algoritmo recomendado (Figura 23.17) volta-se para a detecção e a quantificação do RNA do HIV.

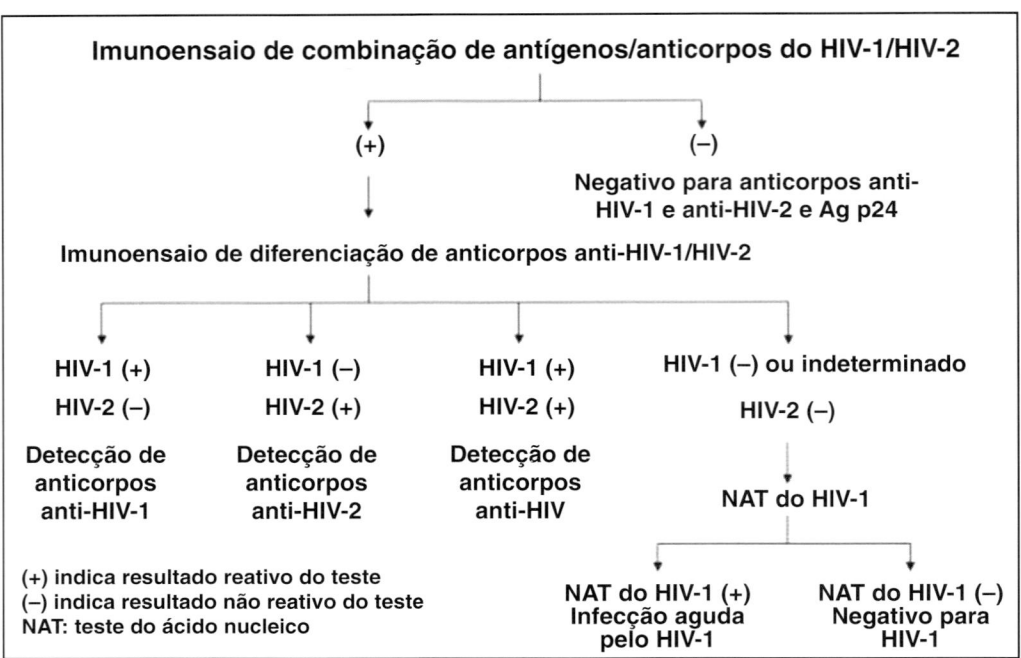

FIGURA 23.17 O algoritmo atualizado para rastreamento do HIV dos Centers for Disease Control e da Prevention e da Association of Public Health Laboratories.

De modo semelhante, se houver um alto índice de suspeita, e os ensaios de rastreamento forem negativos, muitos médicos irão solicitar testes de RNA do HIV.

Uma vez estabelecido o diagnóstico, o manejo da infecção pelo HIV-1 baseia-se inteiramente em métodos moleculares. A determinação quantitativa da carga viral por um ensaio de RT-PCR constitui o padrão de cuidados para o monitoramento de pacientes com HIV. Embora a RT-PCR constitua o método habitual utilizado para determinar a carga viral, no momento em que este capítulo estava sendo redigido, uma pequena minoria de laboratórios ainda utilizava um método de bDNA. As versões manuais e automatizada da RT-PCR que foram desenvolvidas nessa última década têm um desempenho semelhante.[227] Uma carga viral crescente pode indicar a ausência de adesão do paciente ao esquema terapêutico, ou pode indicar o desenvolvimento de resistência do vírus ao esquema antirretroviral atual. Existem diversos fornecedores comerciais que oferecem ensaios de RT-PCR para HIV. Em muitos casos, esses ensaios são aprovados pela FDA, e são frequentemente preferidos pelos usuários. O resultado para HIV expresso em cópias passou a ser expresso em valores de Log_{10}. Embora possa haver variações entre médicos, uma mudança de 0,5 Log é, em geral, considerada clinicamente significativa, visto que representa a mudança de uma carga viral indetectável para uma carga detectável.

Os tubos Vacutainer® de plástico e de vidro para a coleta de sangue para o ensaio de carga viral foram avaliados e funcionam de modo equivalente.[283] Os tubos para preparação do plasma Vacutainer® constituem um método conveniente para a coleta de sangue se a amostra for congelada e/ou enviada a um laboratório de referência para testes.[226] Foi observada uma ampla variação nos resultados fornecidos pelos laboratórios clínicos aos médicos, incluindo relatos incompletos ou sem utilidade.[151]

Existem duas situações nas quais a determinação da carga viral é apropriada para o estabelecimento do diagnóstico inicial. Em ambas as situações, pode não ter havido tempo para o desenvolvimento de uma resposta sorológica. A primeira situação é representada pela infecção aguda pelo HIV, que pode se manifestar na forma de doença febril multifacetada, com sintomas atribuíveis a qualquer sistema orgânico.[256] Essa doença inicial é transitória e, em geral, não se estende por mais de 14 dias. Pode-se observar a presença de grandes quantidades de vírus antes da produção de uma resposta imunológica. O segundo contexto clínico é a infecção neonatal quando a mãe está reconhecidamente infectada. A detecção molecular do vírus é necessária, visto que a transferência passiva de anticorpos através da placenta para o recém-nascido complica a análise sorológica.

É difícil erradicar o HIV, visto que esse vírus se integra ao DNA humano e persiste na forma de DNA pró-viral. Existem ensaios de PCR que são usados habitualmente em recém-nascidos de mães infectadas para determinar a presença de DNA pró-viral (i. e., DNA do HIV integrado). A única companhia (Roche) que fabrica esses ensaios passou a fornecer um ensaio qualitativo para HIV que detecta a presença tanto do DNA integrado do HIV quanto do RNA do HIV, representando um avanço nos testes.

Com o advento da quimioterapia antiviral efetiva, a detecção de resistência em isolados clínicos tornou-se uma prioridade. A importância clínica do teste para resistência tornou-se logo evidente,[124] e foram publicadas recomendações de consenso, que continuam evoluindo.[218] Recomenda-se a realização de teste de resistência em mulheres grávidas e após ausência de resposta à quimioterapia antiviral, seja a terapia primária ou esquemas subsequentes. Na atualidade, ficou evidente que a avaliação da resistência se mostra útil para o tratamento de pacientes recém-infectados (infectados 12 meses antes do teste), particularmente quando o indivíduo que é portador da infecção foi submetido a tratamento com fármacos antirretrovirais. Isso fornece ao médico informações de base sobre os determinantes genéticos da resistência que podem estar presentes na cepa do paciente. Além disso, foi constatado que a avaliação de pacientes infectados durante até 2 anos (e, talvez, por mais tempo) mostra-se útil para o planejamento de esquemas terapêuticos.[217]

Foram utilizadas duas abordagens para a detecção de resistência. A avaliação da resistência fenotípica envolve o isolamento do vírus e a determinação tradicional da inibição por fármacos antivirais. A complexidade do isolamento viral levou a um mecanismo alternativo, em que o RNA plasmático dos genes da polimerase e da protease é amplificado e utilizado para formar um vírus recombinante com constructos laboratoriais. Ao utilizar um arcabouço viral padrão no qual foram inseridos os dois genes mais importantes da cepa do paciente, a padronização do ensaio melhorou. O teste de sensibilidade a fármacos pode ser efetuado dentro de várias semanas com o uso de métodos automáticos e genes repórteres. Os ensaios fenotípicos incluem PhenoSense® (Monogram Biosciences, LabCorp Specialty Testing Group, South San Francisco, CA) e The Antivirogram® (Virco, Mechelin, Bélgica).

Diferentemente dos ensaios fenotípicos, que medem a sensibilidade viral, os ensaios genotípicos identificam as mutações que conferem resistência fenotípica.[421] A etapa inicial nos ensaios baseados em PCR assemelha-se à abordagem fenotípica recombinante – amplificação de sequências do HIV-1 de amostras de plasma que contém 500 a 1.000 cópias por mililitro. Em consequência, essa abordagem genotípica não funciona com amostras que contêm uma pequena quantidade de vírus. A etapa seguinte envolve a genotipagem de todos os códons relevantes ou a detecção de códons selecionados por hibridização.[201,218] Várias companhias procuraram prever o fenótipo pela análise do resultado genotípico, constituindo o denominado fenótipo virtual. Os ensaios genotípicos mais comumente usados no momento atual incluem o TruGene® (Siemens), o ViroSeq™ (Celera) ou ensaios de sequenciamento desenvolvidos em laboratório. Os ensaios fenotípicos têm a conveniência de uma avaliação mais direta (e tradicional) da resistência, embora a interpretação clínica dos resultados não esteja completamente definida nem seja direta. Além disso, esses ensaios são de custo muito elevado e consomem tempo, e algumas autoridades argumentam que eles têm pouco ou nenhum valor em comparação com os testes genotípicos.

Os ensaios genotípicos são mais diretos, mais rápidos e menos dispendiosos; o problema tem sido que a resistência fenotípica importante pode não ser identificada com precisão, e que o significado de novas mutações pode não estar bem definido. Em ambas as abordagens, a reprodutibilidade e a sofisticação da análise representam fatores importantes. Outra preocupação é a de que, em qualquer paciente, uma minoria de vírions resistentes dentro da população diversa de vírions, que incluem a cepa infectante, possa ser perdida (de modo análogo ao problema de detecção de células resistentes em uma população de bactérias heterorresistentes, conforme discutido no Capítulo 17).[421]

Embora a preocupação relativa aos ensaios genotípicos não tenha sido dissipada, estudos comparativos demonstraram uma boa correspondência entre os ensaios fenotípicos e genotípicos e os mecanismos de resistência clinicamente importantes.[40] Com a aquisição de experiência, e o aprimoramento dos produtos comerciais, foram estabelecidas a reprodutibilidade e a confiabilidade da genotipagem.[159,183]

Há evidências de que o teste de resistência pode prever a resposta à terapia antiviral ou o momento de supressão do vírus.[182,509] Entretanto, os fatores que determinam o sucesso ou o fracasso no tratamento de qualquer infecção são complexos. À semelhança de todos os relatórios de laboratório, os resultados dos testes de resistência do HIV devem ser interpretados por um médico experiente à luz de todos os dados disponíveis. O empenho continua para o desenvolvimento de algoritmos úteis, de modo a facilitar as decisões clínicas.[421] A genotipagem do HIV envolve a avaliação de quatro genes do HIV, que inicialmente são amplificados com o uso da RT-PCR. As sequências de DNA dos genes são determinadas e, em seguida, são comparadas com bases de dados genéticos, incluindo mutações conhecidas que induzem resistência. A genotipagem do HIV ajuda o médico a adaptar ou individualizar a terapia. Espera-se que algumas das vantagens do NGS possam amplificar ainda mais essa possibilidade. O NGS irá fornecer não apenas a sequência da quase espécie predominante de HIV, mas também as sequências de quase espécies menos abundante. Dessa maneira, a terapia pode ser individualizada para incluir não apenas as principais quase espécies, mas também as quase espécies menores, que podem representar o próximo clone resistente emergente.

Vírus da hepatite C. A abordagem diagnóstica para as infecções pelo vírus da hepatite C e pelo HIV tem sido semelhante.[22,373] A identificação de pacientes infectados é mais bem efetuada por métodos sorológicos. Entretanto, para diferenciar os pacientes cuja infecção foi eliminada daqueles que apresentam infecção crônica e correm risco de doença crônica, é necessário determinar a presença de vírus circulantes.[373] A detecção molecular constitui a única opção, visto que o vírus da hepatite C nunca foi cultivado *in vitro*.

Atualmente, a detecção quantitativa do VHC constitui o padrão de cuidados para pacientes infectados.[273,334] As cargas virais são utilizadas para monitorar a resposta à terapia, bem como para fornecer um amplicon para a genotipagem do VHC. Na atualidade, a maioria dos ensaios quantitativos disponíveis emprega a RT-PCR (Roche e Abbott), porém existem ainda alguns laboratórios que utilizam o bDNA (Siemens). À semelhança do HIV, o relatório padrão fornece valores em $\log_{10}$.

Atualmente, existem 6 genótipos de VHC, e, tradicionalmente, o genótipo 1 foi subdividido em subtipos 1a e 1b para propósitos terapêuticos/prognósticos. A genotipagem do VHC pode ser efetuada por uma variedade de métodos.[24,164,354] Os ensaios atuais incluem a PCR em tempo real (Real-Time HCV Genotype® II; Abbott Molecular), um ensaio de hibridização reversa (VERSANT® HCV Genotype 2; Siemens), sequenciamento do DNA (ensaios desenvolvidos em laboratório e ensaio de genotipagem do HCV TRUGENE®; Siemens) e, mais recentemente, *array* bioelétrico (GenMark). A necessidade e a utilidade da genotipagem e subtipagem do VHC continuam fluentes, à medida que são introduzidas novas terapias. Por exemplo, uma nova abordagem terapêutica, que consiste em múltiplos agentes antirretrovirais em combinação, foi aprovada para o tratamento da VHC genótipo 1, evitando a necessidade de subtipagem.

Vírus da hepatite B. Os métodos moleculares para o diagnóstico do vírus da hepatite B não alcançaram a aceitação geral daqueles para a hepatite C, visto que a variedade de testes sorológicos disponíveis para a hepatite B tem atendido grande parte das necessidades. Entretanto, a detecção do DNA viral no sangue, isto é, a definição de infecção ativa, é mais sensível do que a presença de HBeAg, e pode ser encontrada com mutantes pré-cerne, na ausência de soroconversão para HBeAg.[24]

A detecção molecular do DNA do VHB mostra-se útil em algumas situações. Com mais frequência, é utilizada para diferenciar a infecção ativa crônica da infecção inativa. Isso tem importância prognóstica, visto que os pacientes com infecção ativa crônica correm maior risco de sequelas mais graves. A determinação do DNA do VHB também é utilizada para monitorar a resposta do paciente ao tratamento, e o objetivo final consiste na supressão do vírus a longo prazo, com carga viral indetectável. Uma elevação na carga viral pode anunciar a emergência de uma cepa resistente. Por fim, à semelhança do RNA do HIV, a detecção do DNA do VHB é possível no período de janela, antes do aparecimento do HBsAg.

A PCR quantitativa de ciclo rápido constitui o teste mais comumente utilizado pelos laboratórios para o VHB. Dispõe-se no comércio de ensaios aprovados pela FDA (p. ex., Roche Diagnostics e Abbott Molecular). Além disso, foram desenvolvidos vários ensaios de genotipagem disponíveis no comércio. À medida que aumenta a experiência com a terapia da hepatite B crônica, e a resistência torna-se mais prevalente, não há dúvida de que esses testes irão assumir maior importância.

Papilomavírus humano. A detecção molecular do HPV constitui, atualmente, parte das diretrizes de rastreamento cervical para mulheres de 30 a 65 anos de idade. As mulheres nessa faixa etária devem realizar uma citologia cervical a cada 3 anos, ou podem ampliar o intervalo de rastreamento para 5 anos se a citologia cervical e o teste para HPV de alto risco forem realizados e os resultados forem negativos. A recomendação de consenso é que os testes devem incluir apenas os subtipos de HPV de alto risco.[499]

O uso do diagnóstico molecular constitui a única abordagem prática para a detecção e a caracterização desse grupo de vírus. O uso anterior de técnicas trabalhosas e intensivas, como a hibridização de ácido nucleico pelo método *Southern blot* (ver edição anterior deste livro), foi substituído por métodos mais convenientes e mais sensíveis. Atualmente, dispõe-se de quatro métodos aprovados pela FDA para a detecção de subtipos de HPV de alto risco.

O ensaio de captura de híbrido (digene HC2 High-Risk HPV DNA Test®, Qiagen, Gaithersburg, MD) foi o primeiro ensaio comercializado e constituiu a única opção disponível por um bom tempo. As gerações subsequentes desse teste apresentaram uma acentuada melhora da sensibilidade em relação à versão original.[51,52] O digene HPV Genotyping PS Test® (Qiagen) está disponível como teste reflexo para determinar a presença dos tipos 16, 18 ou 45.

Os métodos de amplificação de alvo, como a amplificação mediada por transcrição (TMA; do inglês, *transcription-mediated amplification*) e a PCR em tempo real, foram agora liberados pela FDA para a detecção de HPV de alto risco. O ensaio Aptima® HPV (Hologic) utiliza a tecnologia TMA e assume a nova abordagem de ter como alvo o mRNA E6/E7 do HPV. Os proponentes dessa abordagem sustentam que, por meio da detecção do mRNA E6/E7 de HPV ativamente oncogênico, existe maior probabilidade de detectar o HPV que provoca displasia, em contraste com aquele que causa uma infecção transitória que seria naturalmente eliminada. Esse ensaio é realizado em instrumentos Tigris e Panther altamente automáticos, permitindo, este último, um acesso aleatório. Cervista™ HPV é outro ensaio Hologic, cujo alvo é o HPV de alto risco. Esse ensaio utiliza a tecnologia de amplificação Invader.

O teste cobas® HPV é o primeiro ensaio liberado pela FDA para rastreamento primário. Embora isso seja verdadeiro, as recomendações de sociedades profissionais, como ACOG e American Society of Cytopathology (ASC), ainda não incluíram o uso desse teste na ausência de teste de Papanicolaou. Uma das vantagens defendidas desse ensaio é que, além de detectar os numerosos genótipos do HPV de alto risco que causam displasia, ele também relata a presença dos tipos 16 e 18 mais altamente oncogênicos, sem a necessidade de teste reflexo subsequente. Esse ensaio é realizado no Sistema cobas® 4800 altamente automático.

Parvovírus B19. Em geral, o diagnóstico das infecções causadas por parvovírus é clínico ou sorológico; a avaliação do risco baseia-se no estado imunológico (i. e., imune) do paciente. Algumas vezes, podem-se observar inclusões virais em precursores eritrocitários em amostras de biopsia de medula óssea. Todavia, em certas ocasiões, é útil obter uma documentação virológica de infecção grave. O parvovírus não cresce em cultura, de modo que a sua detecção molecular constitui a única abordagem disponível. Foram desenvolvidos vários ensaios de amplificação,[98,109,202] embora não tenham sido liberados pela FDA. Os ensaios estão disponíveis como Analyte Specific Reagents (ASR) ou iniciadores, e as sondas podem ser derivadas da literatura. Independentemente da abordagem usada, o laboratório que realiza os testes é responsável por uma validação completa e minuciosa, visto que o teste é considerado um LDT. Além disso, e tendo em vista que o volume de testes em qualquer local é habitualmente baixo, a opção de enviar esses testes a um laboratório de referência de alta qualidade pode representar a melhor decisão.

Vírus influenza, RSV e outros vírus respiratórios. Talvez um dos maiores impactos nesses últimos anos tenha sido a maior disponibilidade e o uso ampliado de produtos para diagnóstico molecular dos vírus da influenza A e B e RSV. Não faz muito tempo que esses instrumentos não existiam, e os pacientes eram submetidos a rastreamento por meio de imunoensaios insensíveis, que exigiam a realização de AFD trabalhosos e intensivos ou de culturas demoradas para a obtenção de um resultado final. Os primeiros ensaios eram específicos para os vírus da influenza A e B; eram oferecidos como RT-PCR para influenza apenas ou em combinação com RSV. O ensaio para RSV também era oferecido como teste isolado. Esses ensaios, originalmente produzidos por Prodesse, são agora fornecidos por Hologic, que está trabalhando para automatizar o processo de amplificação, visto que tiveram muito sucesso com seus outros ensaios. Esses ensaios e muitos dos outros que se seguiram foram liberados pela FDA. Seguiu-se o Cepheid com produtos específicos para esses vírus, utilizando o sistema Xpert, que era extremamente interessante para os laboratórios com experiência limitada no diagnóstico molecular. Outros grupos ainda procuraram suprir a necessidade de um resultado rápido e, quando desejado, de testar lotes. Por exemplo, o grupo Focus oferece duas dessas aplicações em seu ciclador integrado. O primeiro é um cartucho de oito cavidades, em que cada uma das cavidades pode ser utilizada individualmente, até que todas as oito tenham sido usadas. Isso dá a oportunidade de efetuar testes à medida que as amostras são recebidas, à semelhança das aplicações do Cepheid. Por outro lado, eles também oferecem um disco de reações que acomoda muito mais amostras para teste no estilo de lotes.

A aplicação substancial seguinte que foi introduzida é o painel respiratório multiplex. Em alguns casos, esses ensaios incluem os vírus respiratórios de ocorrência mais frequente, bem como os patógenos bacterianos respiratórios *Mycoplasma pneumoniae*, *Bordetella pertussis* e *Chlamydophila pneumoniae*. Esses ensaios também foram liberados pela FDA e são de execução relativamente simples. O uso apropriado desses ensaios é importante, visto que são de maior custo do que os ensaios dirigidos para um único alvo (p. ex., RSV). Todavia, podem ser mais custo-efetivos para os casos em que todos os analitos presentes teriam sido solicitados individualmente. Substituíram, em grande parte, os testes virológicos tradicionais para vírus respiratórios em muitos laboratórios. Além disso, existe a oportunidade de administração dos antimicrobianos (*i. e.*, suspender os antibióticos desnecessários uma vez identificada uma etiologia viral), porém isso requer uma coordenação substancial com uma equipe de administração de antibióticos e a exclusão da possibilidade de superinfecção bacteriana.

Herpes-vírus simples. A abordagem diagnóstica primária para as infecções causadas pelo HSV tem sido a cultura, porém essa abordagem está sendo desafiada por ensaios rápidos, custo-efetivos e aprovados pela FDA. Os HSV são os vírus mais rapidamente proliferativos que são comumente isolados no laboratório clínico. Os resultados de culturas de células baseados no efeito citopático podem estar disponíveis dentro de alguns dias, enquanto os resultados baseados em sistemas de cultura modificados, como o sistema ELVIS descrito anteriormente, podem ser obtidos em 24 horas. Além desses ensaios, AFD para HSV usados em amostras de lesões vesiculares são muito sensíveis e apresentam um alto valor preditivo positivo.

Atualmente, dispõe-se de vários ensaios de PCR disponíveis no comércio, cujo uso em amostras genitais foi liberado pela FDA. Além do alto nível de sensibilidade oferecido por esses ensaios, são atraentes, visto que a sua realização é concluída no mesmo dia, e o teste não é complicado. Isso contrasta com os métodos baseados em culturas, em que, após a semeadura da cultura de células, é necessária a sua incubação e, subsequentemente, exame ou processamento adicional. Esses ensaios de amplificação de ácido nucleico demonstraram ser mais sensíveis do que a cultura para a detecção do HSV em infecções da mucosa.[468]

No passado, o diagnóstico de encefalite por HSV era substancialmente mais problemático. Após achados radiológicos altamente sugestivos, era geralmente necessária uma biopsia cerebral para a obtenção de uma amostra adequada para cultura e diagnóstico de encefalite herpética ou diagnóstico histopatológico. O uso da PCR em amostras de LCR é sensível o suficiente para a detecção do DNA viral tanto na encefalite quanto na meningite recorrente na maioria dos pacientes afetados.[329,426] Foram descritos vários ensaios de PCR para o HSV, alguns dos quais foram validados como LDT. Todavia, recentemente, o primeiro ensaio baseado em PCR foi aprovado pela FDA para uso em amostras de LCR para o diagnóstico de meningite/meningoencefalite, e outros ensaios estão sendo atualmente objeto de ensaios clínicos.

A preparação do DNA para amplificação pode ser igualmente efetuada por métodos manuais ou automáticos.[133] Felizmente, o DNA possui estabilidade suficiente, de modo que as amostras podem ser conservadas a 4°C sem diminuição da sensibilidade, tanto como DNA extraído ou como amostra não extraída, por um período de até 16 meses antes de realizar o teste com PCR em tempo real.[245] O uso de recursos laboratoriais pode ser ampliado pelo rastreamento de amostras à procura de pleocitose no LCR antes da realização do teste, visto que foi demonstrada a presença de neutrófilos em todas as amostras positivas, pelo menos em adultos.[424] Entretanto, as crianças com encefalite podem apresentar um número muito pequeno de neutrófilos no LCR, e os exames iniciais por PCR podem ser negativos se forem realizados em um estágio muito precoce da evolução da infecção.[106] O uso da PCR em amostras de LCR para o diagnóstico de doença do SNC por HSV representa um considerável avanço nos métodos de diagnóstico em relação aos métodos invasivos, como biopsia cerebral.

Citomegalovírus. A possibilidade de determinar a quantidade de CMV presente no sangue de um paciente de modo confiável e reprodutível deu a oportunidade de substituir a terapia antiviral profilática pela terapia antiviral preventiva para pacientes com risco de CMV. O ensaio para antigenemia do CMV foi um método de referência inicial, porém era de execução demorada e interpretado de modo visual, sendo, portanto, particularmente suscetível a erros do técnico. Subsequentemente, uma grande variedade de ensaios quantitativos apresentou uma boa correlação com a doença clínica e o ensaio para antigenemia. Os métodos que foram utilizados com sucesso foram a PCR, a PCR em tempo real e a captura híbrida.[46,112,221,293]

É preciso ter em mente uma ressalva para os usuários de amplificação molecular. Diferentemente do HSV, os estudos iniciais demonstraram que a quantidade de CMV detectada no plasma aumentava com o passar do tempo, quando a amostra era conservada a 4°C, aparentemente devido ao extravasamento de ácido nucleico dos leucócitos infectados.[409] Para amostras positivas no ensaio de antigenemia, foi observado pouco efeito sobre o resultado de amplificação; entretanto, quando o paciente apresentava infecção latente, e o teste de antigenemia era negativo, a quantidade de vírus no plasma aumentava significativamente com o decorrer do tempo.

Hoje em dia, a detecção quantitativa do CMV é realizada de modo uniforme ou quase por métodos de PCR de ciclo rápido. Embora os LDT sejam utilizados por uma minoria de laboratórios, dispõe-se comercialmente de produtos aprovados pela FDA que frequentemente são preferidos. Existem várias ASR que facilitam a validação dos LDT. Se o laboratório desejar aumentar o tempo de transporte aceitável além daquele liberado pela FDA, devem ser efetuados estudos de validação de estabilidade.

Enterovírus. A cultura, que tem sido a base do diagnóstico de infecção por enterovírus, tem sido considerada relativamente insensível. Essa suspeita foi confirmada logo após o aparecimento de testes genéticos amplificados. Existe um ensaio liberado pela FDA; este ensaio ou ensaios de LDT validados estão disponíveis em muitos laboratórios de referência. Os ensaios iniciais usavam a RT-PCR tradicional e a amplificação baseada na sequência do ácido nucleico (NASBA; do inglês, *nucleic acid sequence-based amplification*), ao passo que, hoje em dia, os ensaios consistem predominantemente em ensaios de RT-PCR modificados para uma plataforma em tempo real.[34,278,284] Como, em geral, não existe nenhum agente antiviral utilizado para a infecção causada por enterovírus, o diagnóstico imediato não é tão imperativo quanto o do HSV; entretanto, pode-se estabelecer um diagnóstico laboratorial rápido para facilitar a conduta clínica.

Existe uma reatividade cruzada conhecida entre os rinovírus e os enterovírus nos ensaios moleculares. Em alguns casos, os fabricantes simplesmente relatam uma reação positiva como resultado positivo para rinovírus/enterovírus. Outros empenharam-se para tentar desenvolver um ensaio específico para rinovírus, apenas para demonstrar que ainda existe uma reatividade cruzada com algumas cepas de enterovírus.

Coronavírus da SRAG e SROM. Durante o surto da SRAG, foi descoberto que o RNA viral era detectável em amostras clínicas de alguns pacientes durante mais de 1 mês. Foi constatado que o isolamento do ácido nucleico aumenta progressivamente até alcançar um pico dentro de cerca de 11 dias após o início da doença clínica.[84] Foi possível detectar a presença de ácido nucleico viral em 60% dos pacientes com infecção clinicamente diagnosticada e em um número muito pequeno de pacientes sem doença clínica evidente. Os aspirados nasofaríngeos, os *swabs* de material de garganta e amostras de escarro foram as amostras de maior utilidade nos primeiros 5 dias de doença. Posteriormente, na doença, o vírus foi mais rapidamente detectado em amostras de fezes.[84] Foram também desenvolvidos ensaios de PCR em tempo real para esse vírus.[508] Nessa conjuntura, os exames para diagnóstico limitam-se, em grande parte, aos laboratórios de saúde pública.

O MERS-CoV também pode ser detectado utilizando um ensaio de RT-PCR de ciclo rápido desenvolvido pelos CDC, que está disponível nos CDC e na maioria dos laboratórios de saúde pública. O teste é restrito a pacientes com história de viagem e/ou exposição pertinente e achados clínicos apropriados.

Outras infecções virais. Foram desenvolvidos ensaios moleculares de amplificação para praticamente todos os vírus de importância clínica, muitos dos quais consistem em ensaios de PCR em tempo real. Os exemplos incluem vírus exóticos, como os vírus da febre hemorrágica,[117] e agentes altamente virulentos com potencial de bioterrorismo, como o vírus da varíola.[432] Foram também desenvolvidos ensaios para vírus raramente considerados, como os poliomavírus JC e BK,[483] o vírus do sarampo,[122] o vírus da rubéola[122] e o vírus da caxumba.[374] Esses ensaios estão disponíveis em laboratórios de referência, e, em alguns casos, os materiais para os ensaios podem ser adquiridos de fornecedores comerciais. Mais recentemente, foram desenvolvidos ensaios de RT-PCR para o vírus chikungunya, que podem ser utilizados para detecção nos primeiros 8 dias da doença. A primeira RT-PCR para detecção diagnóstica do vírus Zika foi recentemente desenvolvida e tornou-se disponível no Texas Children's Hospital e no Houston Methodist Hospital.

No passado, os ensaios baseados na amplificação de ácido nucleico também eram predominantemente disponíveis apenas em laboratórios de referência ou universitários. Com a crescente disponibilidade de reagentes comerciais confiáveis, os quais estão cada vez mais recebendo aprovação da FDA, estamos nos deparando com o mesmo tipo de expansão que ocorreu quando os reagentes para imunofluorescência e IEE tornaram-se amplamente disponíveis. Incluem a detecção de vírus que eram rotineiramente detectados por AFD e cultura, como os vírus respiratórios e outros vírus do grupo herpes.[95,189,462,465,484] Esses reagentes estão disponíveis em vários vendedores em uma variedade de formatos, de modo que a maioria dos laboratórios deve encontrar uma plataforma para suprir suas necessidades específicas. Mais recentemente, pelo menos uma plataforma molecular teve o seu uso liberado, e outra está buscando essa certificação. Provavelmente, a virologia molecular para determinados patógenos será realizada no local de assistência para muitos de nossos pacientes em um futuro muito próximo.

Seleção de testes para diagnóstico rápido

A escolha de uma técnica para detecção direta de vírus depende principalmente do desempenho do ensaio, mas também da disponibilidade de equipamentos, da experiência do profissional e do número de amostras a serem testadas. A detecção microscópica de inclusões é simples e de baixo custo, porém a sensibilidade, quando comparada com a cultura ou a PCR, varia, dependendo da aplicação. Por exemplo, funciona bem para a documentação de lesões cutâneas herpéticas, porém é menos apropriada para vírus da influenza, em comparação com a RT-PCR e a cultura. A microscopia eletrônica tem indicações restritas e não é considerada rápida nem custo-efetiva para os patógenos comuns. Os imunoensaios microscópicos em fase sólida (imunofluorescência e ensaios enzimáticos) apresentam certas vantagens em relação aos ensaios para antígenos solúveis: (1) pode-se efetuar uma avaliação morfológica da localização e do tipo de coloração e (2) é possível processar rapidamente um pequeno número de amostras. Esses atributos podem ser superados pelas desvantagens representadas pela subjetividade da interpretação e necessidade de aquisição de microscópio de fluorescência de alto custo.

O IEE pode ser realizado em lotes; todavia, na maioria dos casos em que é utilizado, é conveniente a obtenção de um resultado rápido, de modo que são frequentemente efetuados logo após a coleta e, com frequência, no momento de necessidade. O ponto final para muitos desses ensaios é visualmente estabelecido em determinado momento, o que introduz erros e decisões subjetivas. Um desses ensaios, o Sofia (Quidel, San Diego, CA), utiliza a detecção fluorométrica, em lugar da detecção colorimétrica, e sustenta-se que ele apresenta maior sensibilidade devido a esse método. Para a pesquisa de elementos virais em cortes histológicos, os métodos de imunoperoxidase são mais comumente utilizados. As peroxidases endógenas nos cortes devem ser bloqueadas por completo. O isolamento do antígeno, utilizando técnicas de micro-ondas ou tratamento com agente proteolítico, como a tripsina, melhora a sensibilidade.[76,228] A hibridização *in situ* também tem sido utilizada para a detecção de numerosos vírus. Entretanto, a disponibilidade de anticorpos comerciais de alta qualidade e a possibilidade de efetuar a coloração em uma plataforma automática habitualmente inclinam a balança a favor da imuno-histoquímica.

Houve e haverá avanços contínuos e significativos nos produtos moleculares disponíveis para o laboratório clínico. Na próxima edição deste livro, teremos recebido muitas das contribuições de NGS e iremos entender como ele se enquadra melhor no laboratório clínico. No momento atual, aplicações moleculares para quase todos os exames laboratoriais para os patógenos mais comuns estão disponíveis comercialmente. Hoje em dia, os pacientes no hospital comunitário de 200 leitos terão os mesmos benefícios que os de um centro médico de nível terciário e hospitais universitários. As promessas de diagnósticos moleculares rápidos estão sendo cumpridas, e o que é mais interessante é que irão surgir mais progressos.

Diagnóstico sorológico das infecções virais

Os testes sorológicos constituem a base para o diagnóstico de certas infecções virais, como aquelas causadas pelos vírus da hepatite, EBV e vírus da rubéola. Enquanto o isolamento do vírus em cultura é difícil ou impossível, a documentação de uma resposta imunológica ao agente continuará sendo importante. Em certos casos, como na avaliação das infecções pelo vírus da rubéola, o diagnóstico sorológico pode ser tão rápido quanto a cultura do vírus, mesmo se houver necessidade de aguardar 2 ou 3 semanas para a coleta de uma amostra de soro da fase convalescente. Em situações nas quais a cultura do vírus é confiável e facilmente disponível, o diagnóstico sorológico desempenha um papel auxiliar ou de suporte. Até mesmo na era molecular, a sorologia continua desempenhando um importante papel. Por exemplo, a viremia e o RNA viral no plasma e no LCR permanecem por um período de tempo relativamente curto no caso do vírus do Nilo Ocidental, de modo que a sorologia constitui uma importante ferramenta para o diagnóstico de doença causada por esse vírus e outros vírus semelhantes.

Os princípios imunológicos gerais também se aplicam ao estabelecimento de um diagnóstico de doença viral com métodos sorológicos. Os anticorpos dirigidos contra muitos antígenos virais permanecem por vários meses ou anos após uma infecção aguda. A demonstração de um aumento significativo (i. e., geralmente considerado como uma elevação de quatro vezes) nos títulos de anticorpos é considerada diagnóstico de infecção recente pelo agente em questão, a não ser que exista a possibilidade de reação imunológica cruzada.

Se não for constatada a presença de anticorpos na amostra inicial, esse aumento diagnóstico no título de anticorpos é denominado soroconversão. Neste caso, a infecção provavelmente representa o primeiro encontro com o vírus. A infecção pode ser uma infecção primária, uma infecção repetida ou a reativação de uma infecção latente quando se detecta a presença de anticorpos, mesmo em baixos títulos, por ocasião do teste inicial.[348] O diagnóstico sorológico das infecções herpéticas é frequentemente complicado pela doença recrudescente. Por exemplo, em um paciente com doença do SNC, as lesões herpéticas orais podem ser reativadas pelo estresse da doença aguda. A resposta sorológica que pode resultar das lesões orais reativadas pode ser interpretada de modo incorreto como evidência de que a doença do SNC foi causada por herpes-vírus.

Existem reações cruzadas sorológicas dentro de muitos grupos de vírus e até mesmo entre grupos, notavelmente entre os enterovírus, os paramixovírus e os togavírus. Por conseguinte, todos os diagnósticos sorológicos precisam ser considerados, até certo ponto, presuntivos.

Uma redução de quatro vezes ou mais nos títulos de anticorpos sugere a ocorrência de infecção em algum momento no passado. Entretanto, a maioria dos anticorpos desaparece lentamente, de modo que é habitualmente difícil estabelecer o momento da infecção original.

O rápido desenvolvimento e a validação de ensaios específicos para IgM e IgG representaram um avanço significativo desde a última edição deste livro. Esses ensaios anulam, em grande parte, a necessidade tradicional de títulos de amostras de soro das fases aguda e convalescente para comparação.

Em geral, o anticorpo IgM aparece mais cedo do que a IgG depois de uma infecção aguda e é mais transitório. Além disso, diferentemente da IgG, a IgM não atravessa facilmente a placenta, de modo que a demonstração desse anticorpo em um recém-nascido indica uma infecção congênita ou perinatal, mais do que a transferência passiva de anticorpo da mãe.

Por conseguinte, a demonstração de IgM contra qualquer antígeno microbiano sugere uma infecção recente. É extremamente importante demonstrar a especificidade do procedimento para a detecção da classe IgM.

Se um anticorpo anti-IgM for utilizado para determinar a natureza aguda de uma infecção, é preciso documentar a especificidade da antiglobulina. Podem ser obtidos resultados falso-negativos se houver níveis muito elevados de IgG, que podem bloquear os locais que teriam reagido com a IgM. Podem-se observar resultados falso-positivos quando se constata a presença de antiglobulinas, como o fator reumatoide, no soro do paciente. Se uma amostra de soro reagir com múltiplos antígenos (i. e., do vírus da rubéola, CMV, HSV e *Toxoplasma gondii*), deve-se suspeitar de uma antiglobulina.

Por fim, embora a presença de anticorpo IgM no soro seja habitualmente transitória, existem casos documentados de persistência da IgM por vários meses ou até mesmo anos. Além disso, é atualmente reconhecido que a IgM pode ser detectada quando algumas infecções latentes são reativadas.[116]

No estabelecimento de um diagnóstico, é preciso considerar o contexto clínico. Mesmo a ocorrência de soroconversão documenta apenas uma infecção recente pelo agente em questão; a associação com a doença clínica é uma dedução.

Vírus da imunodeficiência humana

O HIV persiste nos pacientes que desenvolvem anticorpos contra esse vírus. Foram utilizados testes sorológicos para o HIV como instrumento de rastreamento, visto que o isolamento do vírus em cultura de células é difícil e não é facilmente disponível. Os testes moleculares para a detecção do ácido nucleico viral são predominantemente usados para o monitoramento de pacientes que já apresentam infecção sorologicamente documentada; entretanto, podem ser também utilizados para documentar uma infecção precoce (*i. e.*, antes da produção de anticorpos).

O método sorológico tradicional, o IEE repetidamente reativo, seguido de *Western blot*, foi substituído pelo ensaio de quarta geração, que inclui a detecção de anticorpos dirigidos contra o HIV-1 e o HIV-2, bem como o antígeno p24 (Figura 23.17). O ARCHITECT HIV® Ag/Ab Combo (Abbott Park, IL) e o IEE Ag/Ab GS HIV Combo são os dois ensaios de quarta geração para HIV aprovados pela FDA. O *Western blot* foi substituído pelo ensaio Multi-Spot® (Bio-Rad) como teste confirmatório. As amostras de testes de rastreamento que não podem ser confirmadas pelo Multi-Spot® são submetidas a amplificação de ácido nucleico. Esse novo método de rastreamento padrão é habitualmente efetuado em lotes em laboratórios de referência ou de maior porte (*i. e.*, os resultados não estão rapidamente disponíveis para o propósito de prevenção de infecções [p. ex., avaliação de indivíduos após uma picada de agulha]).

Existem dois testes para HIV aprovados pela FDA que foram aprovados para uso domiciliar, o Home Access® HIV-1 Test System (Home Access Health Corporation, Hoffman Estates, IL) e o teste OraQuick® In-Home HIV (OraSure Technologies, Inc., Bethlehem, PA). O Home Access® HIV-1 Test System utiliza uma amostra de sangue obtida de punção digital que é enviada por correio a um laboratório licenciado. Existem duas opções para esse teste: a versão Standard, em que os resultados estão disponíveis dentro de 7 dias após a chegada da amostra no laboratório, ou a versão Express, em que os resultados ficam disponíveis no mesmo dia da chegada da amostra no laboratório. O teste OraQuick® InHome HIV utiliza um *swab* para a boca para a coleta de secreções orais, à semelhança de outros produtos. Os resultados desse teste são fornecidos em cerca de 20 minutos. Ambos os fabricantes fornecem aconselhamento, e recomenda-se um acompanhamento com teste laboratorial confirmatório.

Dispõe-se de outros imunoensaios rápidos para uso no laboratório. O VIKIA® HIV 1/2 (bioMérieux) utiliza uma amostra de sangue de punção digital e apresenta sensibilidade e especificidade > 99%. Apesar de ser amplamente usado no mundo inteiro, ainda não foi liberado pela FDA para uso nos EUA.

Os ensaios que são caracterizados pela FDA como imunoensaios rápidos incluem o Multi-Spot® HIV-1/HIV-2 Assay (BioRad Laboratories, Redmond, WA), que utiliza amostras de plasma ou de soro; o SURE CHECK® HIV 1/2 ASSAY (Chembio Diagnostic Systems, Medford, NY), que foi aprovado para uso com amostra de sangue de punção digital, sangue venoso, soro ou plasma; o HIV 1/2 STAT-PAK® (Chembio Diagnostic Systems), que foi aprovado para os mesmos tipos de amostras que o CHECK® HIV 1/2 ASSAY; o OraQuick® ADVANCE Rapid HIV 1/2 Antibody Test, que, além de amostras de sangue venoso ou plasma, pode ser utilizado com amostras de líquido oral; o Uni-Gold® Recombigen HIV 1/2 (Trinity Biotech, Jamestown, NY); e um ensaio imunocromográfico rápido, o Chembio® DPP HIV 1/2 Assay, que, à semelhança do OraQuick® ADVANCE, além de amostras de sangue total e plasma, pode ser realizado com amostras de líquido oral. Uma revisão das comparações desses ensaios está além do propósito deste texto. Entretanto, recomenda-se que todos os pacientes testados com imunoensaios rápidos positivos sejam acompanhados com exames laboratoriais tradicionais. Os resultados negativos devem ser acompanhados com teste para HIV de quarta geração. Esses ensaios rápidos são particularmente úteis em situações de prevenção de infecção (p. ex., após picada de agulha) para determinar a necessidade de terapia antirretroviral para o indivíduo com risco.

Vírus da hepatite B e vírus Epstein-Barr

Existem poucas exceções para a regra geral segundo a qual é necessário documentar a ocorrência de soroconversão para estabelecer um diagnóstico. Em algumas infecções virais, aparecem anticorpos contra uma variedade de antígenos em diferentes momentos após a infecção, que persistem por períodos variáveis de tempo. É possível estabelecer um diagnóstico definitivo com uma única amostra de soro, quando se detecta um anticorpo que só aparece na fase aguda. Os dois principais exemplos são a mononucleose infecciosa causada pelo EBV (Figura 23.18) e a hepatite B (Figura 23.19). Se o agente infeccioso não for eliminado pela resposta imunológica do indivíduo, a presença de anticorpos significa que ele ainda pode abrigar o microrganismo. Por exemplo, os pacientes que apresentam anticorpos contra o CMV, que frequentemente produz infecção latente, têm mais probabilidade de transmitir o vírus do que a transfusão de sangue ou o transplante de órgão de um indivíduo soronegativo.[220]

O conhecimento da sequência de eventos é particularmente importante para o diagnóstico da infecção pelo vírus da hepatite B. A detecção do antígeno viral, particularmente do antígeno de superfície (HBsAg), desempenha um importante papel no diagnóstico de infecção aguda. O antígeno e do vírus da hepatite B é detectado ao mesmo tempo que a atividade da DNA polimerase, que é um marcador do vírus infeccioso; em muitos estudos, a presença do antígeno e foi correlacionada com a doença contagiosa aguda,[346] conforme discutido anteriormente. Os anticorpos contra o cerne viral (HBc) são importantes para o diagnóstico durante o período em que o antígeno de superfície foi removido da circulação, e os anticorpos contra o antígeno de superfície ainda não são detectáveis. A presença do antígeno do cerne correlaciona-se com o DNA viral circulante.[266] Em alguns pacientes, verifica-se o desenvolvimento de infecção crônica, em que a antigenemia persiste na ausência de anticorpos séricos; esse grupo corre risco aumentado de desenvolver doença hepática crônica. Na atualidade, tornou-se evidente que muitos desses pacientes apresentam anticorpos circulantes, que não são detectados pelos sistemas comerciais, visto que estão complexados com antígeno.[316] Além disso, foi demonstrado que alguns pacientes com anticorpos circulantes, porém sem antígeno de superfície detectável, apresentam DNA viral circulante, que pode ser detectado por meio de técnicas de amplificação por um período de até 5 anos.[327]

De modo semelhante, o diagnóstico de mononucleose infecciosa pode ser estabelecido em uma única amostra de soro, se for identificada a presença de anticorpos dirigidos contra o antígeno precoce (EA) e IgM contra o antígeno do capsídio viral (ACV). A obtenção de um título elevado de anticorpos IgG contra o ACV, na ausência de anticorpos contra o EA e de anticorpo IgM anti-ACV, sugere uma infecção passada. É importante conhecer a evolução cronológica da infecção quando se interpretam os resultados sorológicos.[388]

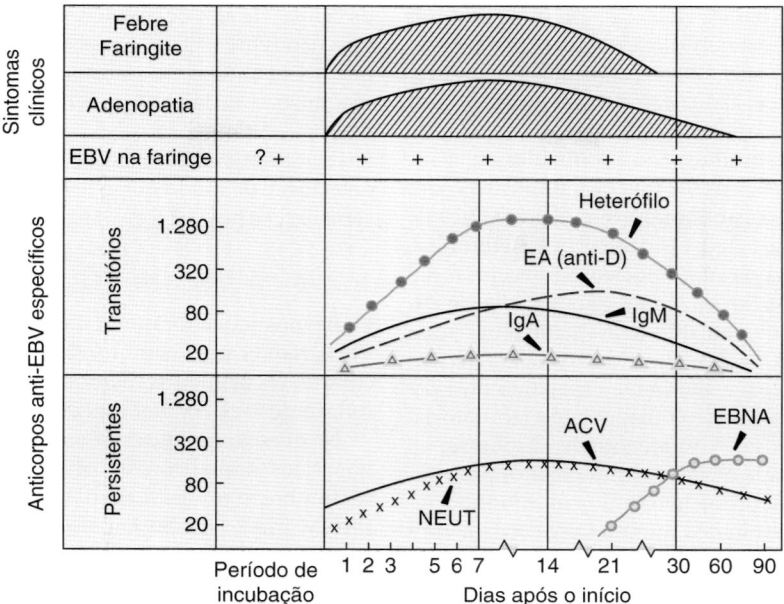

■ **FIGURA 23.18** Sequência cronológica da infecção pelo vírus Epstein-Barr (EBV) e resposta sorológica. Embora o vírus possa ser identificado em secreções orais, as técnicas de cultura são difíceis e só estão disponíveis em laboratórios de pesquisa. A resposta dos anticorpos heterófilos (*i. e.*, o teste monospot) constitui um método clássico para documentar a mononucleose infecciosa e continua sendo o teste de maior utilidade. O aparecimento transitório de anticorpos heterófilos, de IgM contra o antígeno do capsídio viral e de anticorpos contra o antígeno precoce (EA) possibilita associar a presença de anticorpos com a doença atual. Os anticorpos neutralizantes e a IgG contra o antígeno do capsídio viral (ACV) persistem por vários meses ou anos. Esses testes são úteis para determinar se o paciente foi anteriormente infectado e, portanto, está imune; além disso, podem ser úteis para o diagnóstico, quando a primeira amostra é coletada precocemente, e documenta-se a ocorrência de soroconversão. Se o paciente for examinado tardiamente no curso da doença, pode-se estabelecer o diagnóstico com base na soroconversão para antígeno nuclear viral (EBNA). (Modificada, com autorização, de James C. Niederman, Yale University School of Medicine, New Haven, CT.)

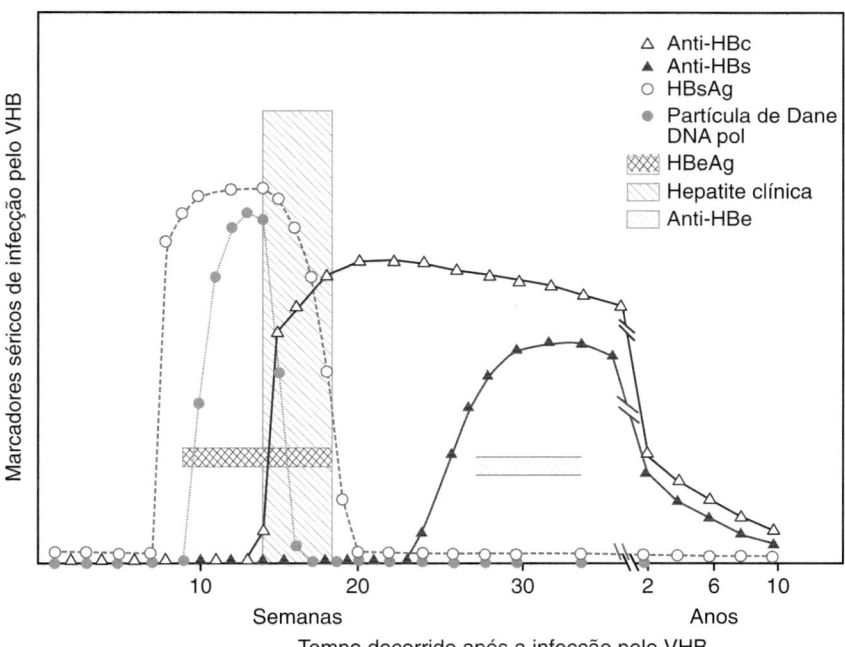

■ **FIGURA 23.19** Antígenos e anticorpos após infecção autolimitada pelo vírus da hepatite B. O aparecimento de antígenos e anticorpos após infecção autolimitada pelo vírus da hepatite B fornece um exemplo de como o conhecimento da biologia da infecção leva a estratégias diagnósticas muito efetivas, embora seja difícil ou até impossível efetuar uma cultura do próprio vírus. É necessário procurar a presença de antígenos e anticorpos para a detecção efetiva dos casos. O antígeno de superfície da hepatite B (HBsAg) é o primeiro a aparecer; após a sua eliminação do sangue, podem-se detectar anticorpos contra esse antígeno (anti-HBsAg). Pode haver um período durante o qual o antígeno foi eliminado, porém o anticorpo ainda não é detectável; a determinação dos anticorpos contra o antígeno do cerne (anti-HBc) é necessária para detectar pacientes no período de "janela". A presença de HBsAg não é sinônimo de infecção autolimitada aguda, visto que alguns indivíduos tornam-se portadores crônicos. (Modificada, com autorização, de William S. Robinson, MD, Stanford University Medical Center, Stanford, CA.) (Esta figura encontra-se reproduzida em cores no Encarte.)

O teste mais comum para a detecção de infecções por EBV é o teste do anticorpo heterófilo. Os anticorpos heterófilos são imunoglobulinas que reagem com substâncias pertencentes a outras espécies. No curso de uma infecção por EBV, ocorre produção de anticorpos dirigidos contra uma variedade de antígenos estranhos. São produzidas aglutininas para eritrócitos de carneiro e de cavalo, hemolisinas para eritrócitos bovinos e anticorpos contra o antígeno OX19 de *Proteus* do teste de Weil-Felix. Os anticorpos heterófilos, que são muito específicos da mononucleose infecciosa, são absorvidos por eritrócitos bovinos, mas não por rim de cobaia. O teste diferencial de Paul-Bunnell-Davidsohn para a mononucleose infecciosa foi desenvolvido para caracterizar esses anticorpos heterófilos; é altamente específico do EBV e confirmatório para estabelecer o diagnóstico laboratorial de mononucleose infecciosa.[103] Na atualidade, dispõe-se, no comércio, de uma variedade de testes simplificados para detectar a resposta dos anticorpos heterófilos na mononucleose infecciosa.[145,232] Os resultados que não concordam com os dados clínicos ou hematológicos devem ser avaliados pela realização do teste diferencial em tubo ou pelo teste para anticorpos anti-EBV específicos. Os testes de aglutinação para anticorpos heterófilos são "simples" e podem ser efetuados por "qualquer pessoa" sem dificuldade. Em 1990, foi identificada uma pseudoepidemia de mononucleose infecciosa em Porto Rico.[55] Os resultados dos testes de controle de qualidade e proficiência não revelaram nenhum problema, porém uma investigação cuidadosa demonstrou que dois técnicos com experiência limitada haviam interpretado os exames como positivos, com base em uma "reatividade fraca", uma categoria que não existia no método utilizado.

Verifica-se a presença de anticorpos heterófilos em 90% dos adultos com mononucleose infecciosa. A frequência de desenvolvimento desses anticorpos é muito menor em crianças de pouca idade. Foi observada a produção de anticorpos heterófilos em apenas 3 de 11 lactentes com menos de 2 anos de idade após infecção primária pelo EBV, enquanto esses anticorpos foram produzidos em 16 de 21 crianças entre 2 e 4 anos de idade.[230] A mononucleose infecciosa heterófilo-negativa com linfócitos atípicos circulantes é habitualmente causada pelo EBV (i. e., demonstrável pela presença de anticorpos específicos contra componentes virais) ou pelo CMV.[231] Horwitz et al.[231] verificaram que o soro de 38,1% dos pacientes com mononucleose positiva para anticorpos heterófilos apresentaram reação cruzada em um teste de IgM anti-CMV; entretanto, o soro de pacientes com infecção aguda pelo CMV não reagiu com o teste de IgM anti-ACV do EBV. Foram detectados anticorpos de reação cruzada contra o componente D ou R do EA no soro de 9 de 36 pacientes (25%) com mononucleose causada por outros agentes diferentes do EBV (i. e., seis casos de infecção por CMV, um caso de toxoplasmose, um caso de provável hepatite e outro de etiologia desconhecida).

O anticorpo IgG dirigido contra o EBV persiste por longos períodos de tempo; outros anticorpos, como aqueles contra o EA do EBV, aparecem transitoriamente e podem servir como marcadores de infecção aguda.[388]

Vírus da hepatite A

O vírus da hepatite A é o único vírus da hepatite primária que foi cultivado *in vitro*. O vírus cresce em uma variedade de células de macaco, mais notavelmente em passagens iniciais de células de rim de macaco-verde africano.[25] Todavia, a cultura não representa uma opção viável para diagnóstico, visto que o isolamento de amostras primárias não é confiável. O diagnóstico de hepatite A é estabelecido por sorologia, pela detecção de anticorpos IgM específicos.[383,431,448] Em um estágio muito inicial da infecção, o anticorpo IgM pode não ser detectável, de modo que o teste deve ser repetido depois de 2 semanas, se houver forte suspeita clínica.[216]

Vírus da hepatite C

O diagnóstico laboratorial das infecções pelo vírus da hepatite C requer uma combinação de testes sorológicos e moleculares. Os primeiros métodos utilizaram um IEE, com teste reflexo de *Western blot* especializado.[5]

Na ocasião em que este capítulo foi redigido, diversos imunoensaios foram liberados pela FDA para uso diagnóstico. Esses imunoensaios incluem o Abbott HCV EIA 2.0® e o Abbott PRISM EIA® (Abbott Laboratories), o ensaio Chiron® RIBA HCV 3.0 Strip Immunoblot (Chiron Corp), o Ortho® HCV version 3.0 Elisa (Ortho-Clinical Diagnostics, Raritan, NJ) e o Vitros® Anti-HCV Assay (um ensaio de quimioluminescência intensificada; Ortho-Clinical Diagnostics). O uso de antígenos recombinantes codificados pelo VHC foi importante no desenvolvimento dos ensaios de rastreamento do VHC.[6]

O algoritmo atual manteve o IEE de rastreamento, porém com confirmação das amostras positivas por meio de RT-PCR quantitativa para VHC, em lugar do *immunoblot*.

Parvovírus

As infecções por parvovírus em crianças são habitualmente transitórias e não exigem confirmação laboratorial para o seu diagnóstico. As atenções concentram-se nos pacientes imunossuprimidos, naqueles com doença falciforme e em mulheres grávidas. Foram desenvolvidos IEE, testes de *immunoblot* e radioimunoensaios.[41] A determinação da IgG é suficiente para estabelecer o estado imunológico em uma mulher grávida que foi exposta ao vírus; a determinação da IgM é necessária para documentar a presença de infecção aguda. Se houver suspeita ou qualquer temor de hidropisia fetal, é conveniente usar uma combinação de abordagens sorológica e virológica.[507]

Herpes-vírus simples

No passado, o diagnóstico sorológico das infecções pelo HSV não era útil, devido à elevada prevalência de anticorpos contra o vírus tipo 1 no início da vida e à incapacidade dos ensaios disponíveis no comércio de diferenciar os dois sorotipos. Entretanto, foi demonstrado que o antígeno de glicoproteína G do herpes simples induz a formação de anticorpos tipo-específicos, para os quais se dispõe atualmente no comércio de ensaios enzimáticos e *immunoblot* para IgG. Os ensaios sorológicos modernos para IgM e IgG proporcionam uma maneira conveniente de documentar o estado imunológico e/ou a infecção recente em mulheres grávidas.[13,467] Quando medidos em infecções genitais documentadas por cultura, os ensaios sorológicos tipo-específicos apresentam boas sensibilidade e especificidade.[339] Dispõe-se também de ensaios para o vírus tipo 1, embora a necessidade diagnóstica seja menor que a do vírus tipo 2.[467]

A maior utilização desses ensaios sorológicos consiste potencialmente na definição do risco de infecção primária por herpes-vírus no final da gestação, quando o vírus pode ser transmitido ao recém-nascido. O maior risco é observado em mulheres que carecem de anticorpos (*i. e.*, que não foram anteriormente infectadas), com parceiro soropositivo. Nessa situação, é imperativo evitar a ocorrência de infecção primária. Deve-se assinalar que a eliminação recorrente do vírus não é incomum em mulheres soropositivas,[470] embora o risco para o recém-nascido seja menor na presença de infecção recorrente do que na doença primária.

Vírus varicela-zóster

Uma importante aplicação da sorologia no diagnóstico de infecções por VZV consiste na determinação do estado imunológico de pacientes ou de profissionais de saúde. Foram desenvolvidos diversos métodos, incluindo aglutinação com látex, um teste fluorescente[270,442] que demonstraram ser mais sensíveis do que um IEE.[442] Todavia, outros pesquisadores constataram que os IEE produziram resultados satisfatórios.[113]

Citomegalovírus

A sorologia mostra-se útil em determinados contextos clínicos e de importância secundária em outros.[310] A infecção pelo CMV, que é frequentemente assintomática ou subclínica, pode ser acompanhada de DNA no sangue periférico durante muitos meses após a infecção primária, mesmo na presença de uma resposta humoral vigorosa.[506] A recrudescência desse vírus latente pode ser acompanhada de uma resposta da IgM, de modo que esse marcador habitual de infecção primária é falho nessa situação.[116] Os problemas na detecção válida de anticorpos da classe IgM complicam a interpretação dos resultados. Em um estudo cuidadoso de doença intrauterina por CMV, apenas 10% das mulheres com anticorpo IgM determinado por IEE deram à luz um recém-nascido com infecção congênita.[287] Todavia, quando a presença de anticorpo IgM foi confirmada por um ensaio *immunoblot* específico,[288] o risco foi semelhante à infecção documentada durante o primeiro trimestre. Entretanto, a detecção de infecção primária pelo CMV durante a gravidez continua sendo uma importante aplicação da sorologia do CMV.

A sorologia também desempenha um importante papel na avaliação do risco de receptores de transplante quanto ao risco de futura doença por CMV. Isso se baseia no estado sorológico tanto do doador quanto do receptor. Maior risco de infecção grave por CMV é observado no transplante de um órgão de um doador soropositivo para um receptor soronegativo.[449] Quando possível, é preciso evitar essa combinação.

Quando um indivíduo imunocomprometido adquiriu CMV, a sorologia não é mais útil. A detecção e a quantificação do CMV são realizadas por métodos moleculares, predominantemente por PCR quantitativa de ciclo rápido.

Vírus do Nilo Ocidental e vírus Chikungunya

À semelhança de outros flavivírus, o vírus do Nilo Ocidental não se desenvolve com facilidade nas culturas de células empregadas na maioria dos laboratórios de virologia. O diagnóstico dessa infecção é estabelecido por sorologia e, em menor grau, por técnicas moleculares. A doença clínica consiste primariamente em encefalite, de modo que a atenção é dirigida para o LCR. Os anticorpos IgG e IgM podem ser detectados de modo confiável em amostras de soro e de LCR.[377] A presença de anticorpo IgM específico documenta uma infecção recente. A princípio, acreditou-se que o surto inicial tivesse sido causado pelo vírus da encefalite de St. Louis, visto que os dois flavivírus compartilham antígenos comuns. A recomendação para os testes iniciais positivos para anticorpos é a de que os resultados positivos sejam confirmados por uma abordagem sorológica diferente.[306]

O vírus chikungunya desencadeia uma resposta humoral em torno da primeira semana da doença, que pode ser usada para o estabelecimento do diagnóstico.

Rubéola

O teste tradicional para avaliar a imunidade contra o vírus da rubéola consiste em inibição da hemaglutinação; todavia, esse teste foi substituído por ensaios mais convenientes, particularmente IEE.[181] Esses testes funcionam adequadamente para determinar o estado imunológico. Para o estabelecimento do diagnóstico de infecção congênita, é necessário determinar a presença de anticorpos IgM com um método rigorosamente validado.

Coronavírus da SRAG e da SROM

Podem-se detectar anticorpos contra o coronavírus da SRAG em > 90% dos pacientes com doença clinicamente evidente, utilizando uma técnica de imunofluorescência indireta.[74] Ocorre uma resposta transitória da IgM dentro de cerca de 20 dias após o início da doença, que é logo substituída por uma resposta da IgG. Uma pequena porcentagem de pacientes sem doença clinicamente evidente também apresentou soroconversão. Na atualidade, o diagnóstico sorológico parece constituir o método mais sensível para estabelecer o diagnóstico da infecção.

Dispõe-se de testes sorológicos para esses coronavírus nos CDC para estudos de prevalência e vigilância, mas não para fins de diagnóstico.

Procedimentos sorológicos diversos

Pode-se utilizar uma ampla variedade de procedimentos para o diagnóstico sorológico das infecções virais (Tabela 23.21). O IEE e os testes de imunofluorescência estão adquirindo popularidade nos laboratórios clínicos; muitos desses testes estão disponíveis no comércio na forma de *kits*.

Diagnóstico de outras infecções virais

O diagnóstico de algumas infecções virais está além do propósito da maioria dos laboratórios hospitalares, visto que as infecções são raras ou exóticas, os agentes etiológicos são perigosos, ou são necessários recursos diagnósticos especiais. Os testes para o vírus da raiva, as infecções por arbovírus e febres hemorrágicas virais são habitualmente realizados em laboratórios de referência, como aqueles existentes nos departamentos de saúde estaduais ou nos CDC.

Quando o vírus Ebola foi importado para os EUA por meio de um indivíduo infectado, os CDC forneceram orientações sobre a maneira segura de realizar testes laboratoriais de rotina em amostras de indivíduos potencialmente infectados, bem

Tabela 23.21 Diagnóstico sorológico das infecções virais.

Vírus	Testes comumente realizados	Comentários
INFECÇÕES RESPIRATÓRIAS		
Influenza A e B	FC; IHA; IEE	A IHA é realizada para imunidade específica de cepa
Parainfluenza	FC; IHA; IEE	
Vírus sincicial respiratório	AF; IEE; IB	
Adenovírus	FC; IHA; IEE	Eritrócitos de macaco *rhesus* ou rato para IHA
Coronavírus	NT; IEE; AF; IB	Dados limitados para o vírus da SRAG e da SROM
INFECÇÕES DO SISTEMA NERVOSO CENTRAL		
Enterovírus	NT	Não comumente utilizado
Vírus da caxumba	FC; IHA; AF; IEE	
Herpes-vírus simples	IEE; IB	Necessidade de reagentes tipo-específicos
Vírus da raiva	NT; IEE	Para o estado imunológico
Vírus da hepatite		
Hepatite A	IEE	
Hepatite B	IEE; RIE	Ver o texto
Hepatite C	IEE; IB	Teste de rastreamento seguido de ensaio confirmatório
Hepatite D	IEE; RIE	Raramente efetuados
Hepatite E	IEE	
INFECÇÕES CUTÂNEAS		
Vírus do sarampo	IHA; IEE	
Vírus varicela-zóster	IEE; ACIF; FAMA; AL	Para o estado imunológico
INFECÇÕES GENITAIS		
Herpes simples	IEE; IB	Necessidade de reagentes tipo-específicos
HIV	IEE; IB	Teste de rastreamento seguido de teste confirmatório
OUTRAS INFECÇÕES		
Citomegalovírus	IEE; IFA; aglutinação passiva com látex	Principalmente para o estado imunológico
Vírus da rubéola	IHA; IEE; AL; IB	Método de referência para IHA
Vírus Epstein-Barr	FC; AF; IEE	Ver discussão
Parvovírus	RIE; IEE	
Herpes-vírus humano 6 e 7	NT; AF; IEE; IB	

ACIF = imunofluorescência anticomplemento; FC = fixação do complemento; IEE = imunoensaio enzimático; IFA = ensaio imunofluorescente indireto; AF = imunofluorescência; FAMA = coloração de antígenos de membrana por anticorpo fluorescente; IHA = inibição da hemaglutinação; IB = *immunoblot* ou imunocromatografia; AL = aglutinação com látex; NT = teste de neutralização (constitui o teste de referência para a maioria dos vírus, embora raramente seja necessário); RIE = radioimunoensaio.

como diretrizes para a embalagem e o envio de amostras para testes (www.cdc.gov/vhf/ebola/healthcare-us/).[69] As diretrizes foram copiadas no *website* do College of American Pathologist para rápido acesso por todos os laboratoristas. Embora os ensaios com "Uso de Emergência" tenham sido liberados, as amostras complementares de indivíduos com suspeita de apresentar possivelmente doença pelo vírus Ebola também precisam ser enviadas ao laboratório de saúde pública autorizado do estado para a realização de testes.

Testes de sensibilidade a agentes antivirais

A resistência aos agentes antivirais ocorre mais comumente com os vírus RNA do que com os vírus DNA, visto que a RNA polimerase carece das funções de revisão da DNA polimerase. A ausência da função de revisão leva a uma taxa mais elevada de erros na replicação do RNA, o que se traduz em um grande número de quase espécies, além da replicação da molécula original de RNA. Embora algumas dessas mutações possam produzir vírus disfuncionais, outras podem produzir vírus com alguma vantagem evolutiva. Uma dessas vantagens é a resistência a agentes antivirais.

Em alguns casos, a população viral adquire uma resistência tão rapidamente que os testes de sensibilidade tornam-se desnecessários, visto que a maioria da população mostra-se resistente. Esta é a situação que ocorreu durante a epidemia a influenza H1N1. A princípio, os isolados mostraram-se uniformemente sensíveis ao oseltamivir (i. e., Tamiflu®), porém logo a ocorrência de resistência a esse fármaco tornou-se a regra.[207]

Os cuidados de indivíduos infectados pelo HIV representam uma área em que a resistência a fármacos antivirais é rotineiramente avaliada. Embora se disponha de ensaios fenotípicos, que são dispendiosos, levam tempo para sua execução e são complexos, a maior parte dessa avaliação é realizada por meio de sequenciamento do ácido nucleico (i. e., genotipagem do HIV). Essa avaliação é comumente efetuada para estabelecer uma base após a infecção inicial, o que determina o padrão de resistência do vírus que infectou o paciente. A genotipagem do HIV também é realizada em pacientes que apresentam cargas virais crescentes e declínio das contagens de células CD4, apesar da adesão ao tratamento. Em resumo, o RNA do vírus sofre transcrição reversa, e os genes selecionados são amplificados por RT-PCR. Os produtos da amplificação são submetidos a sequenciamento do DNA para determinar a presença da sequência de tipo silvestre, ou se existem mutações indutoras de resistência.

A resistência a outros agentes virais, particularmente no grupo herpes-vírus, é bem reconhecida, porém felizmente incomum. Apesar de sua extrema raridade, pode surgir, em certas ocasiões, uma resistência ao ganciclovir em pacientes submetidos a terapia supressora crônica com esse fármaco. Em laboratórios de referência selecionados, dispõe-se de testes de sensibilidade para isolados clínicos, que devem ser utilizados de modo criterioso.[450]

Infecções por espécies de *Chlamydia* e *Chlamydophila*

As clamídias são patógenos bacterianos intracelulares obrigatórios. Embora os estudos genéticos tenham demonstrado que os três microrganismos discutidos adiante estão estreitamente relacionados, foram efetuadas alterações taxonômicas.[165] Desde a última edição deste livro, duas das três espécies de *Chlamydia* foram reclassificadas em um novo gênero, *Chlamydophila*.[444] *Chlamydophila psittaci* provoca uma infecção respiratória aguda, que é habitualmente transmitida por aves infectadas.[410] *Chlamydophila pneumoniae* também causa infecções respiratórias, porém é transmitida por via interpessoal. Essa bactéria foi originalmente designada como bacilo TWAR, utilizando as iniciais de dois pacientes a partir dos quais a bactéria foi isolada. *Chlamydia trachomatis*, que inclui 15 variantes sorológicas (sorovariantes), continua no gênero *Chlamydia*. As infecções causadas por *C. trachomatis* são comuns, em virtude de sua transmissão sexual e, com frequência, causam infecções assintomáticas em mulheres.[407] As sorovariantes L1, L2 e L3 de *C. trachomatis* produzem outra doença sexualmente transmitida, o linfogranuloma venéreo. Por fim, o tracoma, uma conjuntivite crônica frequentemente complicada por cegueira, está associada às sorovariantes A, B1, B2 e C. O tracoma continua sendo uma importante causa de cegueira em países com poucos recursos em todo o mundo.

Todas as clamídias podem ser isoladas em ovos embrionados e em cultura de células. Não se deve tentar o isolamento de *C. psittaci* em cultura de células, a não ser que se disponha de instalações de isolamento estrito para proteção da equipe laboratorial. É preciso também ter cuidado para evitar a aquisição de infecções laboratoriais se houver suspeita de sorovariantes que provocam linfogranuloma venéreo. A cultura desses patógenos é raramente efetuada nos laboratórios modernos, visto que as infecções são mais comumente documentadas por métodos moleculares ou sorológicos.

Chlamydia trachomatis

Manifestações clínicas e epidemiologia. A conjuntivite de inclusão (uma infecção que difere do tracoma pela ausência de cicatriz da córnea), a pneumonia em recém-nascidos e as infecções sexualmente transmitidas em adultos, todas causadas pelas sorovariantes D a K, são doenças provocadas por clamídias de maior importância para os laboratórios de diagnóstico.[254] As infecções sexualmente transmitidas incluem uretrite, cervicite mucopurulenta e salpingite. As infecções sexualmente transmitidas e as infecções neonatais estão diretamente ligadas. Schachter et al.[408] efetuaram o acompanhamento de 131 lactentes nascidos de mães em que foi realizada a cultura de *C. trachomatis* a partir de amostras de colo do útero. Foi constatado o desenvolvimento de conjuntivite de inclusão confirmada por cultura em 18% dos lactentes, e 16% apresentaram pneumonia neonatal por clamídia.

Coleta das amostras. As amostras de colo do útero e oculares são mais bem-coletadas por raspagem da mucosa. Os *swabs* são facilmente disponíveis e causam traumatismo mínimo. Deve-se evitar o uso de *swabs* com ponta de madeira e *swabs* de alginato de cálcio; alguns *swabs* de algodão foram tóxicos para *Chlamydia*. Prefere-se o uso de material de dácron ou raiom.[100] As amostras uretrais e nasofaríngeas podem ser coletadas com um *swab* fino em haste flexível. O *swab* deve ser inserido 3 a 5 cm dentro da uretra. O sêmen e a secreção uretral purulenta não são considerados amostras adequadas para cultura.[88] *C. trachomatis* pode ser detectada em amostras da primeira urina pela manhã com técnicas de amplificação, conforme discutido mais adiante.

As amostras de colo do útero são coletadas da endocérvice após cuidadosa remoção do muco. A taxa de isolamento aumenta quando um *swab* uretral e outro cervical são colocados no mesmo frasco de transporte. As amostras de vagina também são aceitáveis para muitos dos ensaios baseados em amplificação.

Isolamento de *Chlamydia trachomatis* em cultura de células. Embora as clamídias sejam bactérias, trata-se de patógenos intracelulares obrigatórios. Os métodos para isolamento em cultura assemelham-se àqueles utilizados no laboratório de virologia. Entretanto, é essencial que os corpúsculos elementares infecciosos de clamídias sejam centrifugados sobre a monocamada em um frasco de cultura (Figura 23.10). O isolamento das bactérias é otimizado se for possível aplicar uma força de 3.000 *g* durante 60 minutos.[430] Para cultura, são utilizadas células previamente irradiadas ou tratadas com um inibidor metabólico. As células de McCoy tratadas com ciclo-heximida constituem a linhagem celular utilizada com mais frequência;[502] os corpúsculos de inclusão de *C. trachomatis* contêm glicogênio, que pode ser corado pelo iodo. Após incubação durante 48 a 72 horas, as lamínulas são removidas e coradas com iodo ou, para obter uma sensibilidade ligeiramente maior, com um anticorpo monoclonal fluoresceinado[438] (Prancha 23.2 C). Dispõe-se de anticorpos monoclonais específicos de espécies dirigidos contra proteínas da membrana externa, bem como de anticorpos específicos de gênero dirigidos contra o lipopolissacarídio. As inclusões de clamídias são estruturas citoplasmáticas bem-demarcadas.

A cultura para clamídias não é comumente realizada em muitos laboratórios, tendo em vista a sensibilidade superior dos métodos moleculares para a detecção de doença sexualmente transmitida causada por clamídias. Informações adicionais sobre os métodos baseados em cultura podem ser obtidas em edições anteriores deste livro para aqueles interessados nessa matéria.

Detecção direta de *Chlamydia trachomatis* em amostras clínicas

Detecção morfológica das inclusões. Na presença de grande número de corpúsculos de inclusão de clamídias, pode-se estabelecer facilmente um diagnóstico provisório por meio de esfregaços corados pelos métodos de Giemsa ou Gimenez. A coloração de Gimenez, que contém carbolfucsina, é preferida, visto que cora adequadamente as inclusões; entretanto, a coloração de Giemsa é, em geral, mais disponível. As inclusões, que estão localizadas no citoplasma das células epiteliais, frequentemente têm uma localização perinuclear e precisam ser diferenciadas dos artefatos, como núcleos fragmentados (Prancha 23.2 A). A frequência com que as inclusões são detectadas em esfregaços é maior na conjuntivite neonatal, menor na conjuntivite de inclusão de adultos e no tracoma e mínima na uretrite e cervicite, onde as inclusões raramente são observadas. Na prática, recorre-se raramente à visualização direta.

Detecção de antígeno. As abordagens iniciais para o diagnóstico laboratorial sem a realização de cultura consistiram em imunofluorescência direta (Prancha 23.2 B) e, subsequentemente, IEE. Embora ainda se disponha de produtos comerciais para alguns desses testes, eles foram suplantados por métodos moleculares mais sensíveis. Os leitores interessados devem consultar a edição anterior deste livro.

Detecção de ácido nucleico. O primeiro teste molecular comercial aplicado a *C. trachomatis* foi uma sonda de DNA contra o rRNA (Pace 2 Systems Assays, Gen-Probe, San Diego, CA). A sensibilidade do teste variou de cerca de 80% a 95%, dependendo da população de pacientes testados, da origem da amostra, da versão do teste avaliado e do "padrão de referência" aplicado.

Os testes moleculares de segunda geração consistem em vários tipos de testes de amplificação, muitos dos quais constituem o padrão de prática atual. Os estudos comparativos realizados avaliaram, em sua maioria, os ensaios de hibridização (e/ou ensaios para antígenos) *versus* cultura ou ensaios de amplificação e cultura. Foram realizados numerosos estudos comparando uma variedade de métodos de detecção. Os estudos de maior valor são os que compararam diretamente todas as três abordagens;[500] os ensaios de amplificação são mais sensíveis do que as tecnologias anteriores e, hoje em dia, estão significativamente mais automáticos.

No momento atual, os testes moleculares mais comumente empregados utilizam a PCR (Amplicor® CT/NG Test e Cobas® Amplicor *Chlamydia trachomatis* [CT]/*Neisseria gonorrhoeae* [NG] Test; Roche Diagnostics),[296] a amplificação de deslocamento de filamento (BD ProbeTec® CT e CT/GC assays; BD Diagnostic)[461] e TMA (Gen-Probe Aptima® Combo 2 assay; Hologic).[166] Dispõe-se ainda de métodos de captura de híbridos (Hybrid Capture 2 CT/NG DNA test®; Qiagen), porém eles são usados com menos frequência do que os ensaios baseados na amplificação de ácido nucleico.[99] Os vários métodos de amplificação parecem funcionar de modo semelhante. Todos são mais sensíveis do que outros métodos baseados em culturas e imunoensaios, porém são também mais dispendiosos.[20] Além de sua sensibilidade, os métodos de amplificação também são convenientes. Algumas plataformas incluem a urina como amostra válida, o que aumenta a conveniência da coleta; os usuários devem consultar a bula para os tipos aprovados de amostras. Os estudos de pesquisa documentaram a aceitabilidade dos *swabs* vaginais de autocoleta,[420] que, no futuro, poderão constituir um método de coleta aprovado. Em geral, as amostras endocervicais são marginalmente mais sensíveis do que as amostras de urina em mulheres, porém a amostra de urina é mais sensível do que os *swabs* uretrais em homens assintomáticos.[250]

Convém assinalar que as autoridades, em sua maioria, consideram todos os testes de rastreamento positivos como presuntivos,[251] exigindo a sua confirmação, a não ser que a especificidade seja absoluta (um critério que somente a cultura preenche). A questão é mais premente para *N. gonorrhoeae* do que para *C. trachomatis*, visto que a prevalência da primeira é menor. Os ensaios para *C. trachomatis* são efetuados, em sua maioria, na ausência de sintomas clínicos e, portanto, consistem em testes de rastreamento. Cada diretor de laboratório deve tomar a sua decisão. Se as considerações econômicas de repetir o teste tornam improvável a adoção universal de um teste confirmatório, é certamente verdadeiro que há indicação de repetir o teste se houver qualquer dúvida sobre a validade do resultado dentro de uma perspectiva clínica. A complexidade do problema foi cuidadosamente revista por um grupo de especialistas.[264] Por exemplo, se o teste for repetido, deve-se utilizar um método diferente? Uma segunda amostra? Se os dois resultados forem diferentes, qual deles é correto? Embora esses ensaios sejam considerados testes de "rastreamento", eles comumente são usados como testes definitivos, e, em geral, não são realizados testes de acompanhamento confirmatórios.

Um problema associado a qualquer ensaio baseado na amplificação é a presença de inibidores da amplificação nas amostras clínicas. Isso é solucionado pela inclusão de um controle de amplificação. Tendo em vista as questões relativas ao credenciamento dos laboratórios e a competição entre vendedores, os controles de amplificação internos são encontrados em produtos liberados pela FDA e disponíveis no comércio. Alguns métodos, como TMA e amplificação dependente de helicase, parecem ser menos afetados por inibidores.[83]

Uma abordagem comum para a citologia endocervical consiste no uso de um meio de coleta líquido. Esse tipo de amostra tem sido validado para a detecção molecular de *C. trachomatis*, bem como para o HPV, *N. gonorrhoeae* e, em alguns casos, *Trichomonas vaginalis*.[24]

Diagnóstico sorológico. Os anticorpos dirigidos contra *C. psittaci* e as sorovariantes de *C. trachomatis* que causam linfogranuloma venéreo são úteis para o estabelecimento do diagnóstico de doença causada por esses microrganismos. Um teste de microimunofluorescência para anticorpos contra *C. trachomatis* demonstrou ser mais sensível para o diagnóstico de linfogranuloma venéreo e também pode ser utilizado para documentar infecções causadas por outras sorovariantes.[153] Esse teste está menos amplamente disponível, e é necessário testar múltiplos antígenos. Tem maior utilidade para estudos soroepidemiológicos de populações com alto risco de infecção por clamídias.[264]

Outros métodos de diagnóstico. Em geral, a detecção citológica de *Chlamydia/Chlamydophila* não tem sido considerada confiável. Entretanto, Kiviat et al.[267] relataram a ocorrência de um padrão inflamatório citológico que sugere fortemente a presença de infecção por clamídia. Na presença de linfócitos "transparentes" e de números aumentados de histiócitos, *C. trachomatis* foi isolada em 53% dos pacientes; na ausência desses achados, *C. trachomatis* só foi isolada de 4% dos pacientes. Se essas características citológicas forem observadas em um esfregaço cervical, deve-se considerar a realização de testes específicos para clamídias.

Diagnóstico de abuso sexual. O abuso sexual de crianças ou membros de outras populações vulneráveis pode resultar na aquisição de doenças sexualmente transmitidas, incluindo *Chlamydia trachomatis*, entre outras.[100] O tipo de testes admissíveis em tribunais varia de um estado para outro nos EUA, de modo que se recomenda uma orientação local a respeito do uso de métodos de amplificação de ácido nucleico nessas circunstâncias. Tradicionalmente, o teste de escolha para investigação de suspeita de abuso sexual ou em caso de outras considerações legais tem sido a obtenção de cultura.[251] Entretanto, isso poderá mudar no futuro.

Chlamydophila psittaci

Chlamydophila psittaci é o agente etiológico da psitacose ou ornitose. A fonte da infecção é constituída por uma variedade de aves, particularmente espécies de psitacídeos, como os periquitos.[203] Na Carolina do Norte, ocorreu um surto de psitacose em uma indústria de processamento de perus.[53] Muitos sistemas de órgãos podem ser afetados no hospedeiro natural. Quando esse agente infecta seres humanos, o pulmão constitui o principal alvo.[410] Em geral, a pneumonia resultante é subaguda ou crônica, embora possam ocorrer infecção leve ou inaparente[336] e infecção aguda fulminante.[45] *C. psittaci* também constitui uma causa rara de endocardite com cultura negativa.[477]

O diagnóstico de psitacose é habitualmente estabelecido por sorologia. O teste tradicional consistia em fixação do complemento, porém o teste de microimunofluorescência tornou-se o teste sorológico de referência.[153] Em pacientes com suspeita de infecção por *C. psittaci*, foram detectados anticorpos fixadores do complemento contra *Chlamydophila* em 36 de 78 amostras de soro (46%) submetidas a sorologia para clamídias.[492] Doze amostras adicionais de soro (15%) foram positivas por microimunofluorescência, e em outras 9 amostras, foram detectados anticorpos contra *C. pneumoniae* por microimunofluorescência.

O microrganismo pode ser isolado em cultura de células utilizando métodos desenvolvidos para *C. trachomatis*; todavia, esse agente apresenta alto potencial de produzir infecções em laboratório, de modo que essa prática é desencorajada. Se a cultura for realizada, é preciso ter muito cuidado com a amostra. São necessários antissoros específicos de espécie para a identificação definitiva dos isolados. Foi relatada a identificação presuntiva de *C. psittaci* diretamente em secreções respiratórias com o uso de antissoros para o lipopolissacarídio de clamídia.[355] A PCR tem sido utilizada para identificar diretamente o microrganismo em amostras clínicas[107] e após o seu isolamento em cultura.[136]

Chlamydophila pneumoniae

Chlamydophila pneumoniae foi originalmente isolada de pacientes com infecções respiratórias e foi denominada inicialmente agente TWAR, a partir do nome dos pacientes. Esse microrganismo provoca doença das vias respiratórias inferiores esporádica e epidêmica, que se caracteriza por pneumonia atípica. Foi estimado que 10% dos casos de pneumonia no mundo inteiro sejam causados por *C. pneumoniae*,[264] porém a maioria das infecções não exige internação do paciente. Ocorre infecção assintomática em 2 a 5% dos indivíduos. *C. pneumoniae* foi detectada por cultura ou por PCR na nasofaringe de 2 de 104 (1,9%) adultos assintomáticos.[242] Nessa população de pacientes, a prevalência de anticorpos contra *C. pneumoniae* alcançou 82%.

Ocorre infecção primária em crianças e adultos jovens, porém a imunidade não é protetora, e é possível a ocorrência de reinfecções.[264] O início da pneumonia é, com frequência, insidioso, sem escarro purulento nem leucocitose. A radiografia de tórax varia de normal até comprometimento extenso, e não são observadas características diagnósticas. Na infecção primária, o padrão mais comum consiste em infiltrados alveolares unilaterais.[323] Ocorrem infecções pulmonares crônicas, e os pacientes podem ser sintomáticos durante semanas ou meses.[200]

Chlamydophila pneumoniae constitui uma causa de faringite; pode ser a única causa ou pode ocorrer em combinação com outros agentes.[241] Além disso, foi relatada como causa de endocardite com cultura negativa.[167] Diversos estudos documentaram uma associação entre *C. pneumoniae* e a aterosclerose, com ou sem doença arterial coronariana.[257] O microrganismo foi repetidamente demonstrado nas lesões patológicas. Entretanto, a causalidade da associação continua sendo objeto de discussão e pesquisas adicionais.[184]

Chlamydophila pneumoniae pode ser cultivada no laboratório, utilizando uma variedade de linhagens celulares, porém esse método não é habitualmente utilizado. Um meio de transporte útil consiste em MEM de Eagle ou SPG com adição de uma fonte proteica, como soro fetal bovino, conforme utilizado para os vírus e *C. trachomatis*.[299] As cepas de *C. pneumoniae* adaptadas ao laboratório são relativamente estáveis, porém as cepas de tipo silvestre são mais lábeis e não sobrevivem bem por mais de algumas horas, mesmo a 4°C. Se for realizada uma cultura, as amostras devem ser congeladas, de preferência a –70°C, se não for possível processá-las no mesmo dia da coleta. As culturas são incubadas durante 72 horas. Para a detecção e a identificação de isolados em cultura, dispõe-se de antissoros monoclonais conjugados com fluoresceína.[332] O diagnóstico laboratorial de infecções por *C. pneumoniae* é complicado pela dificuldade da cultura e ausência de um padrão de referência alternativo confiável. As infecções são, em sua maioria, diagnosticadas sorologicamente. A sorologia pode ser mais complicada do que se acreditava. Em um estudo, a variação antigênica entre os isolados foi grande o suficiente para que alguns pacientes produzissem anticorpos detectáveis apenas contra os próprios isolados.[29] O teste de referência é a microimunofluorescência. Foram desenvolvidos IEE, porém o seu desempenho é variável.[213] A demonstração de soroconversão tem sido tradicionalmente usada, porém está sendo substituída por ensaios específicos de IgM e IgG.[366] A reprodutibilidade das determinações de IgM entre laboratórios que colaboraram foi bastante variável.[366]

Foram desenvolvidos métodos de amplificação molecular para a detecção direta de *C. pneumoniae* em amostras respiratórias, devido às dificuldades inerentes nos procedimentos de cultura e abordagens sorológicas. No momento atual, a falta de padronização limita a utilidade desses ensaios potencialmente importantes.[32] Esses testes estão disponíveis em laboratórios de referência.

Infecções por *Rickettsia, Coxiella, Ehrlichia* e *Anaplasma*

A ordem Rickettsiales inclui as famílias Rickettsiaceae e Anaplasmataceae.[121] O gênero mais numeroso e mais importante é *Rickettsia*. A antiga *Rickettsia tsutsugamushi* foi reclassificada como *Orientia tsutsugamushi*. Esses microrganismos são encontrados no subgrupo alfa-1 das Proteobacteria. *Coxiella*, outrora classificada na ordem Rickettsiales, está, na realidade, mais estreitamente relacionada com *Legionella* e *Francisella*, que são membros do subgrupo gama de Proteobacteria.[321] O diagnóstico laboratorial das riquetsioses e a identificação de *Rickettsia* em carrapatos foram revistos por La Scola e Raoult.[276] Um século após o reconhecimento desses agentes infecciosos, Dr. David descreveu as origens do campo da riquetsiologia e a vida de Howard Ricketts, que acabou morrendo de tifo na Cidade do México.[474]

Rickettsia e Coxiella

Manifestações clínicas e epidemiologia. As espécies de *Rickettsia* infectam as células do endotélio vascular. As manifestações clínicas da infecção são consequentemente multiformes e podem refletir a ocorrência de lesão de qualquer sistema orgânico. A pele, o pulmão e o cérebro são mais frequentemente acometidos, com comprometimento sintomático. O gênero *Rickettsia* pode ser dividido nos grupos de tifo, tifo rural e febre maculosa (Tabela 23.22). O agente da febre Q, *Coxiella burnetii* também é um patógeno intracelular obrigatório. A principal forma de transmissão das riquetsioses é pela picada de um artrópode infectado, com exceção de *C. burnetii*, que é mais comumente transmitida por meio de leite infectado ou por aerossóis.

O tifo epidêmico foi um dos grandes flagelos da humanidade, aparecendo durante períodos de aglomerações e fome. *R. prowazekii* foi detectada em esquilos voadores no leste dos EUA,[493] onde ocorreu um pequeno número de infecções associadas em seres humanos. No sudoeste, foi também relatado o caso de um paciente com tifo epidêmico.[317]

Embora o tifo epidêmico (transmitido por piolho) não seja um grave problema na América do Norte, tão recentemente quanto 1996 e 1997, essa doença clássica matou 6.000 pessoas em Burundi. Nos EUA, o tifo endêmico (transmitido por pulga ou murino) recebeu uma renovada atenção. Na década de 1990, foi identificado um foco de tifo murino no sul da Califórnia e sul do Texas. Foi constatado que o microrganismo é transmitido pela pulga do gato e mantido em gatos e gambás.[435] O agente etiológico é a *R. typhi*,[435] bem como uma *Rickettsia* recentemente identificada, inicialmente

Tabela 23.22 Infecções causadas por riquétsias.

Doença	Espécie	Inseto vetor
GRUPO DO TIFO		
Tifo epidêmico[a]	*Rickettsia prowazekii*	Piolho-do-corpo humano
Tifo recorrente (doença de Brill-Zinsser)[a]	*R. prowazekii*	Pulga
Tifo murino[a]	*R. typhi*	
GRUPO DAS FEBRES MACULOSAS		
Febre maculosa das Montanhas Rochosas[a]	*R. rickettsia*	*Dermacentor* spp.
Febre maculosa do Mediterrâneo (febre botonosa)	*R. conorii*	*Haemaphysalis* spp.
Tifo do carrapato da Sibéria	*R. sibirica*	*Haemaphysalis* spp., *Dermacentor* spp.
Tifo do carrapato de Queensland	*R. australis*	*Ixodes holocyclus; Ixodes tasmanii*
Febre maculosa japonesa	*R. japonica*	*Haemaphysalis longicornis; Dermacentor taiwanensis*
Febre maculosa da Ilha Flinders	*R. honei*	*Aponomma hydrosauri*
Febre africana por picada de carrapato	*R. africae*	*Amblyomma* spp.
Riquetsiose variceliforme[a]	*R. akari*	*Allodermanyssus sanguineus* (ácaro)
Febre maculosa transmitida por pulga	*R. felis*	*Ctenocephalides felis* (pulga do gato)
GRUPO DO TIFO RURAL		
Tifo rural	*Orientia tsutsugamushi*	Ácaro *Leptotrombidium* (larvas)
GRUPO DA FEBRE Q		
Febre Q	*Coxiella burnetii*	Animais parturientes, derivados do leite não pasteurizados

[a]Encontrado(a) nos EUA.
Adaptada da referência 410.

denominada agente El Labs (ELB).⁴¹⁶,⁴⁹⁰ É difícil diferenciar as duas riquétsias sorologicamente, tornando necessária a análise molecular.⁴¹⁶ Na atualidade, *Rickettsia* ELB foi classificada como *R. felis*.²¹⁵ Com base na análise molecular, pertence ao grupo de *Rickettsia* da febre maculosa, e não ao grupo do tifo.³⁵

Nos EUA, a riquetsiose mais importante é a febre maculosa das Montanhas Rochosas, causada por *R. rickettsii*.⁴⁷¹ Essa doença febril multissistêmica é habitualmente acompanhada de exantema cutâneo, que começa nos membros.⁴⁷² A infecção é amplamente distribuída por todo o país, onde houver carrapatos vetores (ver Capítulo 22, Apêndice I). Paradoxalmente, é mais comum nos estados do meio-oeste e centro-sul dos EUA do que nos estados do oeste e montanhosos.²⁰⁶ Infecções semelhantes, causadas por outras espécies de riquétsias, estão amplamente distribuídas pelo mundo (Tabela 23.22).

O tifo rural, que é causado por *Orientia tsutsugamushi*, não é endêmico nos EUA. O tifo rural é frequentemente acompanhado de escara primária, que só raramente é observada na febre maculosa das Montanhas Rochosas. As escaras primárias também são observadas na riquetsiose variceliforme, que é causada por *Rickettsia akari*. A infecção, que foi documentada pela primeira vez na cidade de Nova York, está associada a picadas de ácaros hematófagos. A riquetsiose variceliforme é uma doença leve, que não é comumente reconhecida, mas que ocorre no mundo inteiro. Continua sendo endêmica na cidade de Nova York.²⁶²

A febre Q provoca habitualmente infecção assintomática, doença febril indiferenciada, hepatite granulomatosa ou pneumonia atípica.³²¹,³⁸⁶ Pode ser transmitida por meio do leite, produtos da concepção ou excrementos de bovinos, ovinos e caprinos infectados. O microrganismo é facilmente transmitido a seres humanos suscetíveis, e ocorreram epidemias em laboratórios onde foram usados ovinos para fins de pesquisa.¹⁹⁸ Uma forma crônica da infecção pode resultar em endocardite bacteriana subaguda. É rara a ocorrência de exantema na febre Q.

Coleta de amostras. A cultura de *Rickettsia*, que é perigosa, só é efetuada em laboratórios de saúde pública de referência, com grandes precauções. As amostras de sangue ou de tecido de biopsia de lesões devem ser congeladas a –70°C. A imunofluorescência direta pode ser efetuada em amostra congelada ou em amostra de biopsia ou necropsia fixada em formol. Em geral, as riquetsioses são diagnosticadas por sorologia, utilizando amostras de soro da fase aguda e da fase convalescente.

Isolamento de *Rickettsia* e *Coxiella* em cultura. *Rickettsia* e *Coxiella* podem ser isoladas em pequenos animais de laboratório ou em ovos embrionados.⁴⁷⁵ *Coxiella burnetii* tem sido isolada em culturas em frasco de fibroblastos de pulmão de embrião humano a partir de amostras de sangue de 17% de pacientes com febre Q aguda não tratados e de 53% de pacientes com doença crônica sem tratamento.³⁴⁷ Todas essas bactérias são altamente infecciosas quando são aerossolizadas. Foram responsáveis por muitas infecções adquiridas em laboratório, algumas das quais foram fatais.³⁵⁶ O isolamento desses agentes só deve ser tentado em laboratórios onde é possível efetuar uma contenção adequada da infecção. O sangue total ou o tecido de biopsia podem ser cultivados.

Detecção direta de antígenos e ácido nucleico em amostras clínicas. Os antígenos de *Rickettsia rickettsii*, o agente etiológico da febre maculosa das Montanhas Rochosas, podem ser detectados diretamente pela coloração de cortes de lesões da pele infectada, utilizando técnicas de imunofluorescência direta ou indireta ou imunoenzimáticas.³⁷⁸,⁴⁷⁵ A sensibilidade do procedimento é de cerca de 70%, e a especificidade aproxima-se de 100%. Em geral, são efetuadas biopsias de lesões cutâneas petequiais. É mais provável que as riquétsias estejam no vaso sanguíneo, no centro da lesão, de modo que é importante assegurar que esses vasos sejam incluídos no corte histológico. Os antígenos também podem ser demonstrados em amostras incluídas em parafina e fixadas com formol, se o corte for inicialmente tratado com proteases para expor os antígenos.⁴⁷⁶ Embora o teste de imunofluorescência seja valioso para o estabelecimento do diagnóstico precoce de febre maculosa das Montanhas Rochosas, só está disponível em poucos laboratórios.

Os pacientes com doença fatal podem morrer antes de desenvolver uma resposta sorológica. A identificação dos antígenos de riquétsia em amostras de tecido constitui o único método disponível para estabelecer um diagnóstico etiológico específico nessa situação.³⁵⁸

Foram descritos ensaios moleculares de amplificação para a documentação de *Rickettsia* em amostras clínicas; todavia, esses ensaios não estão amplamente disponíveis.¹³¹,²⁷⁶

Diagnóstico sorológico. Na maioria dos casos, o diagnóstico de riquetsiose é estabelecido por sorologia.¹¹⁸ O ensaio de microimunofluorescência tornou-se o teste de referência.³⁷² Esse procedimento parece constituir o método mais sensível e específico para o diagnóstico de infecções por riquétsias.²⁶⁰ O grau de reação cruzada entre espécies de riquétsias varia de um paciente para outro.³⁷² As reações cruzadas são mais intensas dentro dos subgrupos de riquétsias. Pode ser difícil diferenciar o tifo epidêmico do endêmico ou a febre maculosa das Montanhas Rochosas da riquetsiose variceliforme.⁴⁷⁵ Os anticorpos aparecem pela primeira vez dentro de 7 a 10 dias após a infecção. Para o estabelecimento do diagnóstico, é desejável observar uma elevação de quatro vezes nos títulos de anticorpos séricos, embora um único título superior a 1:64 seja altamente sugestivo de infecção.

O teste de microimunofluorescência requer técnicos altamente treinados e um microscópio de fluorescência. Os testes de aglutinação com látex, que hoje estão disponíveis no comércio para a febre maculosa das Montanhas Rochosas, são de uso mais geral. Os testes com látex parecem produzir reações positivas apenas durante a infecção aguda, de modo que a obtenção de um resultado positivo em um único teste é diagnóstica.²¹⁰ A sensibilidade tem variado de 70 a 95%.²¹⁰,²⁶⁰ Após infecção por *Coxiella burnetii*, pode ocorrer produção de anticorpos em duas fases biológicas do microrganismo. Os anticorpos para a fase II são produzidos em primeiro lugar. Os anticorpos para a fase I, que aparecem dentro de várias semanas ou meses, podem alcançar níveis elevados em pacientes com endocardite causada por febre Q. Se os anticorpos para ambas as fases de *Coxiella* estiverem elevados em um paciente com endocardite com cultura negativa, existe a probabilidade de diagnóstico de febre Q.²⁶⁵,⁴³⁷

Historicamente, o teste mais comum para diagnóstico de riquetsiose tem sido o teste de Weil-Felix, em que são detectados anticorpos antirriquétsias que exibem reação cruzada com cepas de espécies de *Proteus*. O teste surgiu em decorrência da observação casual de que as amostras de soro de pacientes com tifo aglutinavam cepas de *Proteus vulgaris*. Com a aquisição de maior experiência com testes sorológicos imunologicamente específicos, tornou-se evidente que o teste de Weil-Felix é insensível e inespecífico.[211,260,475] Em algumas populações, tem sido mais comum obter um resultado positivo do teste de Weil-Felix em indivíduos que não apresentavam febre maculosa das Montanhas Rochosas do que naqueles infectados.[475] Por conseguinte, esse teste foi apropriadamente relegado aos arquivos da história da medicina laboratorial.

Espécies de Ehrlichia e Anaplasma

A família Anaplasmataceae é constituída por bactérias semelhantes a Rickettsia, que são capazes de infectar os seres humanos, bem como uma variedade de espécies animais, produzindo doenças como a pancitopenia canina tropical e a febre equina de Potomac (Tabela 23.23).[398] Esses microrganismos são parasitas intracelulares obrigatórios que, à semelhança das riquétsias, crescem no citosol das células infectadas.

A ehrlichiose humana, que é um fenômeno recentemente reconhecido, é causada por várias espécies distintas, entre as quais duas são mais importantes: *Ehrlichia chaffeensis*, que infecta células monocíticas humanas,[6,104] e *Anaplasma phagocytophilum*, que infecta células granulocíticas.[77] Ambas as espécies são transmitidas ao ser humano por carrapatos e produzem uma doença febril com leucopenia, trombocitopenia e níveis séricos elevados de aminotransferase.[120]

Ehrlichiose monocítica humana. A variedade monocítica de ehrlichiose, causada por *Ehrlichia chaffeensis*, foi a primeira a ser reconhecida. Distribui-se amplamente pelo sudeste, meio-oeste e extremo oeste dos EUA. As ehrlichias monocíticas foram documentadas no mundo inteiro. Em áreas onde prevalecem carrapatos vetores, ocorreu soroconversão para *Rickettsia rickettsii* em 25% e para *E. chaffeensis* em 1,3% dos militares.[501] No sul da Geórgia, a ehrlichiose monocítica humana foi sete a oito vezes mais prevalente do que a febre maculosa das Montanhas Rochosas.[144] O contato com carrapatos constitui um fator de risco tanto para a ehrlichiose monocítica quanto para a febre maculosa das Montanhas Rochosas.[7] Ocorreu um surto de ehrlichiose monocítica em uma comunidade de aposentados dedicados ao golfe (comunidade A) que fazia limite com uma área natural de animais silvestres.[440] Não foram identificados casos em uma comunidade vizinha e no campo de golfe (comunidade B) que não estavam circundados por uma área natural. A prevalência de anticorpos contra *E. chaffeensis* na comunidade A alcançou 12,5%, ao passo que, na comunidade B, foi de 3,3%. Na comunidade A, foram encontrados milhares de carrapatos da espécie *A. americanum*, enquanto foram detectados apenas três carrapatos na comunidade B. Os fatores de risco associados à ehrlichiose incluem picadas de carrapato, contato com animais silvestres, não utilizar repelentes de insetos e prática do golfe. Entre os jogadores de golfe, os de maior risco foram os *hookers* e *slicers*, que estão constantemente recuperando suas bolas da parte acidentada do campo. A moral é a de que, se você jogar golfe em uma área rural, deve utilizar repelente de insetos e dar tacadas certeiras na bola.

Os sintomas clínicos da ehrlichiose monocítica variam desde uma doença febril inespecífica até a ocorrência de infecção sistêmica grave com falência de múltiplos órgãos.[120,143] Em um estudo de 237 pacientes infectados, 60,8% foram internados.[156] A ehrlichiose monocítica grave com falência de múltiplos sistemas orgânicos tem sido confundida com a púrpura trombocitopênica trombótica[315] e com a síndrome do choque tóxico.[141] Pode ocorrer doença potencialmente fatal em indivíduos infectados pelo HIV.[357]

Podem-se observar massas de ehrlichias (mórula) no interior do citoplasma dos monócitos infectados (Prancha 23.2 G), porém essas estruturas diagnósticas raramente são observadas na infecção causada por *E. chaffeensis*.[120,122] O diagnóstico é estabelecido por sorologia, menos comumente por cultura do agente[78] e, com mais frequência, por métodos moleculares.[8,137]

Anaplasmose granulocítica humana. O segundo microrganismo patogênico importante é o agente da anaplasmose granulocítica humana (AGH), que foi reconhecida pela primeira vez em Minnesota e Wisconsin por um infectologista alerta, que identificou a semelhança das inclusões granulocíticas intracelulares com aquelas descritas na infecção por *E. chaffeensis*.[15,87] O agente da AGH foi classificado como *Anaplasma phagocytophilum*; é geneticamente relacionado com o agente monocítico humano, *E. chaffeensis*, e com *E. equi*, porém é distinto o suficiente para justificar um novo gênero.[121] Apesar da descrição de variantes,[318] as cepas de *A. phagocytophilum* nos EUA exibem um elevado grau de uniformidade genética.[119]

Nos EUA, o vetor mais importante é *Ixodes scapularis* (Capítulos 20 e 22 e Apêndice I), o mesmo carrapato que transmite os micróbios que causam a doença de Lyme e a babesiose.[360] A duração da fixação do carrapato necessária

Tabela 23.23 Algumas *Ehrlichiae* e microrganismos relacionados a doenças associadas.[a]

Microrganismo	Doença	Hospedeiro
Ehrlichia chaffeensis	Ehrlichiose monocítica humana	Seres humanos
Ehrlichia ewingii	Ehrlichiose granulocítica canina	Cães
	Ehrlichiose por *E. ewingii*	Seres humanos
Ehrlichia canis	Ehrlichiose monocítica canina	Cães
Anaplasma phagocytophilum	Anaplasmose granulocítica humana	Seres humanos
	Anaplasmose granulocítica canina	Cães
	Anaplasmose granulocítica equina	Equinos
Neorickettsia sennetsu	Febre de Sennetsus	Seres humanos
Neorickettsia risticii	Febre equina de Potomac	Equinos
Neorickettsia helminthoeca	Doença de envenenamento do salmão	Salmão

[a] Cortesia de J. Stephen Dumler, M.D.

para transmissão de *A. phagocytophilum* parece ser ligeiramente menor do que a necessária para a infecção por *Borrelia burgdorferi*,[110,263] porém a dinâmica exata ainda não foi esclarecida. Com base em estudos sorológicos, os pacientes no centro-norte dos EUA parecem ter sido infectados por todos os três patógenos.[328] Não é surpreendente que a distribuição da AGH esteja se expandindo para cobrir a faixa de distribuição do carrapato hospedeiro. Foram relatadas infecções em múltiplas áreas do centro-norte e leste dos EUA. A AGH também foi documentada na Califórnia,[147] bem como na Europa e na Ásia. Em algumas partes dos EUA, a riquetsiose e a ehrlichiose precisam ser incluídas no diagnóstico diferencial da doença febril.[49] Foram descritas infecções duplas por ehrlichias e *Rickettsia*.[419] Por conseguinte, pode ser importante incluir antígenos de todos os patógenos possíveis quando se procura estabelecer o diagnóstico sorológico; a demonstração de soroconversão assume importância diagnóstica ainda maior.[92]

A doença clínica parece ser semelhante àquela produzida por *E. chaffeensis*. A trombocitopenia é mais comum do que a leucopenia. A leucocitose é acompanhada de linfopenia relativa e absoluta.[14] Ocorrem também casos de pneumonite intersticial[393] e diplegia facial.[289] Foi relatada a ocorrência de reinfecção.[229]

O diagnóstico laboratorial favorece o uso da sorologia e do diagnóstico molecular.[2] As inclusões intracelulares (mórula) nos granulócitos (Prancha 23.2 H) parecem ser mais comuns do que as inclusões na ehrlichiose monocítica,[15] mas pode haver uma tendenciosidade nas determinações quando não se dispõe facilmente de suporte laboratorial para o diagnóstico. A detecção morfológica de mórulas nessas infecções constitui um método de detecção insensível; entretanto, quando positiva, é altamente específica. Foi relatada a cultura do microrganismo *in vitro*,[180] porém a confirmação da maioria dos casos é realizada por técnicas sorológicas, que estão disponíveis em laboratórios de referência.[473] A técnica mais comum consiste em imunofluorescência indireta. Os anticorpos alcançam um pico dentro de 1 mês após a infecção e ainda podem ser detectados depois de 1 ano em cerca da metade dos pacientes.[2] A grande maioria dos pacientes sofre soroconversão, e uma pequena porcentagem permanece soropositiva durante vários anos.[16] Embora alguns antígenos bacterianos exibam reação cruzada entre os agentes da ehrlichiose/anaplasmose monocítica e granulocítica, as principais proteínas da membrana externa não compartilham determinantes antigênicos.[460] A análise por *Western blot* pode ajudar a solucionar os resultados sorológicos confusos.

Foram descritos ensaios de amplificação moleculares para esses microrganismos, e dispõe-se de reagentes no comércio.[319] Dispõe-se também de ensaios validados em laboratórios de referência.

Outras infecções por ehrlichias. *Ehrlichia ewingii* e *E. canis* são agentes da ehrlichiose granulocítica canina, que também pode causar doença em seres humanos.[43,143,303] Foram também descritos outros agentes dentro desse grupo, denominado *Neorickettsia*, que causam doença em seres humanos (*N. sennetsu*), em equinos (*N. risticii*) e em salmões (*N. helminthoeca*).[398] Outros agentes que provavelmente irão ser classificados como espécies de *Ehrlichia*, *Anaplasma* ou *Neorickettsia* estão sendo investigados.

REFERÊNCIAS BIBLIOGRÁFICAS

1. Abels S, et al. Reliable detection of respiratory syncytial virus infection in children for adequate hospital infection control management. J Clin Microbiol 2001;39:3135-3139.
2. Aguero-Rosenfeld ME, et al. Serology of culture-confirmed cases of human granulocytic ehrlichiosis. J Clin Microbiol 2000;38:635-638.
3. Albert MR, et al. Smallpox manifestations and survival during the Boston epidemic of 1901 to 1903. Ann Intern Med 2002;137:993-1000.
4. Almeida JD. Uses and abuses of diagnostic electron microscopy. Curr Top Microbiol Immunol 1983;104:147-158.
5. Alter MJ, et al. Guidelines for laboratory testing and result reporting of antibody to hepatitis C virus. Centers for Disease Control and Prevention. MMWR Recomm Rep 2003;52(RR-03):1-15.
6. Anderson BE, et al. *Ehrlichia chaffeensis*, a new species associated with human ehrlichiosis. J Clin Microbiol 1991;29:2838-2842.
7. Anderson BE, et al. *Amblyomma americanum*: a potential vector of human ehrlichiosis. Am J Trop Med Hyg 1993;49:239-244.
8. Anderson BE, et al. Detection of the etiologic agent of human ehrlichiosis by polymerase chain reaction. J Clin Microbiol 1992;30:775-780.
9. Ando T, et al. Genetic classification of "Norwalk-like viruses." J Infect Dis 2000;181(Suppl 2):S336-S348.
10. Annunziato D, et al. Atypical measles syndrome: pathologic and serologic findings. Pediatrics 1982;70:203-209.
11. Arvin AM. Varicella-zoster virus. In Fields BN, Knipe DM, Melnick JL, et al., eds. Virology. 2nd Ed. New York, NY: Raven Press, 1990:2731-2767.
12. Arvin AM, et al. Immunologic evidence of reinfection with varicella-zoster virus. J Infect Dis 1983;148:200-205.
13. Ashley RL. Genital herpes: review of the epidemic and potential use of type-specific serology. Clin Microbiol Rev 1999;12:1-8.
14. Bakken JS, et al. Serial measurements of hematologic counts during the active phase of human granulocytic ehrlichiosis. Clin Infect Dis 2001;32:862-870.
15. Bakken JS, et al. Human granulocytic ehrlichiosis in the upper Midwest United States: a new species emerging? JAMA 1994;272:212-218.
16. Bakken JS, et al. The serological response of patients infected with the agent of human granulocytic ehrlichiosis. Clin Infect Dis 2002;34:22-27.
17. Barenfanger J, et al. Clinical and financial benefits of rapid detection of respiratory viruses: an outcomes study. J Clin Microbiol 2000;38:2824-2828.
18. Barenfanger J, et al. R-Mix cells are faster, at least as sensitive and marginally more costly than conventional cell lines for the detection of respiratory viruses. J Clin Virol 2001;22:101-110.
19. Barzon L, Lavezzo E, Militello V, et al. Applications of next-generation sequencing technologies to diagnostic virology. Int J Mol Sci 2011;12:7861-7884.
20. Battle TJ, et al. Evaluation of laboratory testing methods for *Chlamydia trachomatis* infection in the era of nucleic acid amplification. J Clin Microbiol 2001;39:2924-2927.
21. Belongia EA, et al. An outbreak of herpes gladiatorum at a high-school wrestling camp. N Engl J Med 1991;325:906-910.
22. Bendinelli M, et al. Blood-borne hepatitis viruses: hepatitis B, C, D, and G viruses and TT virus. In Specter S, Hodinka RL, Young SA, eds. Clinical Virology Manual. 3rd Ed. Washington, DC: ASM Press, 2000:306-337.
23. Benedetti J, et al. Recurrence rates in genital herpes after symptomatic first-episode infection. Ann Intern Med 1994;121:847-854.
24. Bianchi A, et al. The PreservCyt transport medium used for the ThinPrep Pap test is a suitable medium for detection of *Chlamydia trachomatis* by the COBAS Amplicor CT/NG test: results of a preliminary study and future implications. J Clin Microbiol 2002;40:1749-1754.
25. Binn LN, et al. Primary isolation and serial passage of hepatitis A virus strains in primate cell cultures. J Clin Microbiol 1984;20:28-33.
26. Black CM, et al. Antigenic variation among strains of *Chlamydia pneumoniae*. J Clin Microbiol 1991;29:1312-1316.
27. Blackard JT, et al. Human immunodeficiency virus superinfection and recombination: current state of knowledge and potential clinical consequences. Clin Infect Dis 2002;34:1108-1114.
28. Bloom ME, et al. Parvoviruses. In Fields BN, Knipe DM, Melnick JL, et al., eds. Virology. 2nd Ed. New York, NY: Raven Press, 1990:2361-2379.
29. Blumberg BS. Australia antigen and the biology of hepatitis B. Science 1977;197:17-25.
30. Boivin G, Abed Y, Boucher FD, et al. Human parechovirus 3 and neonatal infections. Emerg Infect Dis 2005;11:103-105
31. Boivin G, et al. Virological features and clinical manifestations associated with human metapneumovirus: a new paramyxovirus responsible for acute respiratory-tract infections in all age groups. J Infect Dis 2002;186:1330-1334.
32. Boman J, et al. Molecular diagnosis of *Chlamydia pneumoniae* infection. J Clin Microbiol 1999;37:3791-3799.

33. Booth CM, et al. Clinical features and short-term outcomes of 144 patients with SARS in the greater Toronto area. JAMA 2003;289:2801-2809.
34. Bourlet T, et al. New PCR test that recognizes all human prototypes of enterovirus: application for clinical diagnosis. J Clin Microbiol 2003;41:1750-1752.
35. Bouyer DH, et al. *Rickettsia felis*: molecular characterization of a new member of the spotted fever group. Int J Syst Evol Microbiol 2001;51:339-347.
36. Boylston AW. Clinical investigation of smallpox in 1767. N Engl J Med 2002;346:1326-1328.
37. Bradley R, et al. Epidemiology and control of bovine spongiform encephalopathy (BSE). Br Med Bull 1993;49:932-959.
38. Bray M, et al. Progressive vaccinia. Clin Infect Dis 2003;36:766-774.
39. Breman JG, et al. Preventing the return of smallpox. N Engl J Med 2003;348:463-466.
40. Brindeiro PA, et al. Testing genotypic and phenotypic resistance in human immunodeficiency virus type 1 isolates of clade B and other clades from children failing antiretroviral therapy. J Clin Microbiol 2002;40:4512-4519.
41. Bruu AL, et al. Evaluation of five commercial tests for detection of immunoglobulin M antibodies to human parvovirus B19. J Clin Microbiol 1995;33:1363-1365.
42. Buchmeier MJ, et al. *Arenaviridae*: the viruses and their replication. In Fields BN, Knipe DM, Melnick JL, et al., eds. Virology. 2nd Ed. New York, NY: Raven Press, 1990:1635-1668.
43. Buller RS, et al. *Ehrlichia ewingii*, a newly recognized agent of human ehrlichiosis. N Engl J Med 1999;341:148-155.
44. Bush RM, et al. Predicting the evolution of human influenza A. Science 1999;286:1921-1925.
45. Byrom NP, et al. Fulminant psittacosis. Lancet 1979;1:353-356.
46. Caliendo AM, et al. Distinguishing cytomegalovirus (CMV) infection and disease with CMV nucleic acid assays. J Clin Microbiol 2002;40:1581-1586.
47. Calisher CH. Medically important arboviruses of the United States and Canada. Clin Microbiol Rev 1994;7:89-116.
48. Calisher CH, Mahy BW. Taxonomy: get it right or leave it alone. Am J Trop Med Hyg 2003;68:505-506.
49. Carpenter CF, et al. The incidence of ehrlichial and rickettsial infection in patients with unexplained fever and recent history of tick bite in central North Carolina. J Infect Dis 1999;180:900-903.
50. Carrat F, et al. Evaluation of clinical case definitions of influenza: detailed investigation of patients during the 1995-1996 epidemic in France. Clin Infect Dis 1999;28:283-290.
51. Castle PE, et al. Results of human papillomavirus DNA testing with the hybrid capture 2 assay are reproducible. J Clin Microbiol 2002;40:1088-1090.
52. Castle PE, et al. Comparison between prototype hybrid capture 3 and hybrid capture 2 human papillomavirus DNA assays for detection of high-grade cervical intraepithelial neoplasia and cancer. J Clin Microbiol 2003;41:4022-4030.
53. Centers for Disease Control and Prevention. Psittacosis at a turkey processing plant—North Carolina, 1989. MMWR Morb Mortal Wkly Rep 1990;39:460-469.
54. Centers for Disease Control and Prevention. Update: measles outbreak—Chicago, 1989. MMWR Morb Mortal Wkly Rep 1990;39:317-326.
55. Centers for Disease Control and Prevention. Pseudo-outbreak of infectious mononucleosis—Puerto Rico, 1990. MMWR Morb Mortal Wkly Rep 1991;40:552-555.
56. Centers for Disease Control and Prevention. Arenavirus infection—Connecticut, 1994. MMWR Morb Mortal Wkly Rep 1994;43:635-636.
57. Centers for Disease Control and Prevention. Bolivian hemorrhagic fever—El Beni Department, Bolivia, 1994. MMWR Morb Mortal Wkly Rep 1994;43:943-946.
58. Centers for Disease Control and Prevention. Interstate measles transmission from a ski resort—Colorado, 1994. MMWR Morb Mortal Wkly Rep 1994;43:627-629.
59. Centers for Disease Control and Prevention. Mass treatment of humans exposed to rabies—New Hampshire, 1994. MMWR Morb Mortal Wkly Rep 1995;44:484-486.
60. Centers for Disease Control and Prevention. Appendix A: practice recommendations for health-care facilities implementing the U.S. public health service guidelines for management of occupational exposures to bloodborne pathogens. MMWR Recomm Rep 2001;50(RR-11):43-44.
61. Centers for Disease Control and Prevention. Appendix B: management of occupational blood exposures. MMWR Recomm Rep 2001;50(RR-11):45-46.
62. Centers for Disease Control and Prevention. Appendix C: basic and expanded HIV postexposure prophylaxis regimens. MMWR Recomm Rep 2001;50(RR-11):47-52.
63. Centers for Disease Control and Prevention. Updated U.S. public health service guidelines for the management of occupational exposures to HBV, HCV, and HIV and recommendations for postexposure prophylaxis. MMWR Recomm Rep 2001;50(RR-11):1-42.
64. Centers for Disease Control and Prevention. Fatal degenerative neurologic illnesses in men who participated in wild game feasts—Wisconsin, 2002. MMWR Morb Mortal Wkly Rep 2003;52:125-127.
65. Centers for Disease Control and Prevention. Global progress toward certifying polio eradication and laboratory containment of wild polioviruses—August 2002-August 2003. MMWR Morb Mortal Wkly Rep 2003;52:1158-1160.
66. Centers for Disease Control and Prevention. Increases in HIV diagnoses-29 states, 1999-2002. MMWR Morb Mortal Wkly Rep 2003;52:1145-1148.
67. Centers for Disease Control and Prevention. Bovine spongiform encephalopathy in a dairy cow—Washington State, 2003. MMWR Morb Mortal Wkly Rep 2004;52:1280-1285.
68. Centers for Disease Control and Prevention. Revised recommendations for HIV testing of adults, adolescents, and pregnant women in health-care settings. MMWR Recomm Rep 2006;55(RR-14):1-17.
69. Centers for Disease Control and Prevention. Ebola (Ebola Virus Disease). http://www.cdc.gov/vhf/ebola/healthcare-us/laboratories/safe-specimen-management.html Accessed June 11, 2015.
70. Centers for Disease Control and Prevention. Ebola (Ebola Virus Disease). Case Count. http://www.cdc.gov/vhf/ebola/outbreaks/2014-west-africa/case-counts.html.
71. Centers for Disease Control and Prevention. H1N1. http://www.cdc.gov/h1n-1flu/qa.htm Accessed June 12, 2015.
72. Centers for Disease Control and Prevention. Influenza (Flu). Highly pathogenic Asian Avian Influenza A in people. http://www.cdc.gov/flu/avianflu/h5n1-people.htm. Accessed June 12, 2015.
73. Chan KH, et al. Evaluation of the Directigen FluA+B test for rapid diagnosis of influenza virus type A and B infections. J Clin Microbiol 2002;40:1675-1680.
74. Chan KH, et al. Detection of SARS coronavirus in patients with suspected SARS. Emerg Infect Dis 2004;10:294-299.
75. Chan PK, et al. Human metapneumovirus detection in patients with severe acute respiratory syndrome. Emerg Infect Dis 2003;9:1058-1063.
76. Chandler FW, et al. Immunofluorescence staining of adenovirus in fixed tissues pretreated with trypsin. J Clin Microbiol 1983;17:371-373.
77. Chen SM, et al. Identification of a granulocytotropic *Ehrlichia* species as the etiologic agent of human disease. J Clin Microbiol 1994;32:589-595.
78. Chen SM, et al. Cultivation of *Ehrlichia chaffeensis* in mouse embryo, Vero BGM, and L929 cells and study of *Ehrlichia*-induced cytopathic effect and plaque formation. Infect Immun 1995;63:647-655.
79. Chernin E, et al. Serial propagation of *Toxoplasma gondii* in roller tube cultures of mouse and of human tissues. Proc Soc Exp Biol Med 1954;85:68-72.
80. Chesebro B. Introduction to the transmissible spongiform encephalopathies or prion diseases. Br Med Bull 2003;66:1-20.
81. Chiba S, et al. Sapporo virus: history and recent findings. J Infect Dis 2000;181(Suppl 2):S303-S308.
82. Choi KW, et al. Outcomes and prognostic factors in 267 patients with severe acute respiratory syndrome in Hong Kong. Ann Intern Med 2003;139:715-723.
83. Chong S, et al. Specimen processing and concentration of *Chlamydia trachomatis* added can influence false-negative rates in the LCx assay but not in the APTIMA Combo 2 assay when testing for inhibitors. J Clin Microbiol 2003;41:778-782.
84. Chonmaitree T, et al. Role of the virology laboratory in diagnosis and management of patients with central nervous system disease. Clin Microbiol Rev 1989;2:1-14.
85. Chou S. Reactivation and recombination of multiple cytomegalovirus strains from individual organ donors. J Infect Dis 1989;160:11-15.
86. Christy C, et al. Comparison of three enzyme immunoassays to tissue culture for the diagnosis of rotavirus gastroenteritis in infants and young children. J Clin Microbiol 1990;28:1428-1430.
87. Clavel F, et al. HIV drug resistance. N Engl J Med 2004;350:1023-1035.
88. Clyde WA, et al. Diagnosis of *Chlamydia* infection. Washington DC: American Society for Microbiology, 1984.
89. Cohen JI, et al. Recommendations for prevention of and therapy for exposure to B virus (cercopithecine herpesvirus 1). Clin Infect Dis 2002;35:1191-1203.
90. Cohen OJ, et al. Pathogenesis and medical aspects of HIV-1 infection. In Knipe DM, Howley PM, eds. Fields Virology. 4th Ed. Philadelphia, PA: Lippincott Williams & Wilkins, 2001:2043-2094.
91. Collinge J. Variant Creutzfeldt-Jakob disease. Lancet 1999;354:317-323.
92. Comer JA, et al. Serologic testing for human granulocytic ehrlichiosis at a national referral center. J Clin Microbiol 1999;37:558-564.
93. Condit RC. Principles of virology. In Knipe DM, Howley PM, eds. Fields Virology. 4th Ed. Philadelphia, PA: Lippincott Williams & Wilkins, 2001:19-51.
94. Cordonnier C, et al. Evaluation of three assays on alveolar lavage fluid in the diagnosis of cytomegalovirus pneumonitis after bone marrow transplantation. J Infect Dis 1987;155:495-500.

95. Cote S, et al. Comparative evaluation of real-time PCR assays for detection of the human metapneumovirus. J Clin Microbiol 2003;41:3631-3635.
96. Couch RB. Rhinoviruses. In Knipe DM, Howley PM, eds. Fields Virology. 4th Ed. Philadelphia, PA: Lippincott Williams & Wilkins, 2001:777-797.
97. Dahl H, et al. Antigen detection: the method of choice in comparison with virus isolation and serology for laboratory diagnosis of herpes zoster in human immunodeficiency virus-infected patients. J Clin Microbiol 1997;35:347-349.
98. Daly P, et al. High-sensitivity PCR detection of parvovirus B19 in plasma. J Clin Microbiol 2002;40:1958-1962.
99. Darwin LH, et al. Comparison of Digene Hybrid Capture 2 and conventional culture for detection of *Chlamydia trachomatis* and *Neisseria gonorrhoeae* in cervical specimens. J Clin Microbiol 2002;40:641-644.
100. Dattel BJ, et al. Isolation of *Chlamydia trachomatis* from sexually abused female adolescents. Obstet Gynecol 1988;72:240-242.
101. Davey DD, Zarbo RJ. Introduction and commentary, Strategic Science Symposium: human papillomavirus testing—are you ready for a new era in cervical cancer screening? Arch Pathol Lab Med 2003;127:927-996.
102. David AS, et al. Postviral fatigue syndrome: time for a new approach. BMJ 1988;296:696-699.
103. Davidsohn I, et al. The laboratory in the diagnosis of infectious mononucleosis with additional notes on epidemiology, etiology and pathogenesis. Med Clin North Am 1962;46:225-244.
104. Dawson JE, et al. Isolation and characterization of an *Ehrlichia* sp. from a patient diagnosed with human ehrlichiosis. J Clin Microbiol 1991;29:2741-2745.
105. De Benedictis P, Schultz-Cherry S, Burnham A, et al. Astrovirus infections in humans and animals—molecular biology, genetic diversity, and interspecies transmissions. Infect Genet Evol 2011;11:1529-1544.
106. De Tiege X, et al. Limits of early diagnosis of herpes simplex encephalitis in children: a retrospective study of 38 cases. Clin Infect Dis 2003;36:1335-1339.
107. Dean D, et al. Molecular identification of an avian strain of *Chlamydia psittaci* causing severe keratoconjunctivitis in a bird fancier. Clin Infect Dis 1995;20:1179-1185.
108. DeHertogh DA, et al. Hemorrhagic cystitis due to herpes simplex virus as a marker of disseminated herpes infection. Am J Med 1988;84:632-635.
109. del Mar MM, et al. Simultaneous detection of measles virus, rubella virus, and parvovirus b19 by using multiplex PCR. J Clin Microbiol 2002;40:111-116.
110. des Vignes F, et al. Effect of tick removal on transmission of *Borrelia burgdorferi* and *Ehrlichia phagocytophila* by *Ixodes scapularis* nymphs. J Infect Dis 2001;183:773-778.
111. Dhar AD, et al. Tanapox infection in a college student. N Engl J Med 2004;350:361-366.
112. Diaz-Mitoma F, et al. Comparison of DNA amplification, mRNA amplification, and DNA hybridization techniques for detection of cytomegalovirus in bone marrow transplant recipients. J Clin Microbiol 2003;41:5159-5166.
113. Doern GV, et al. Comparison of the Vidas and Bio-Whittaker enzyme immunoassays for detecting IgG reactive with varicella-zoster virus and mumps virus. Diagn Microbiol Infect Dis 1997;28:31-34.
114. Dolin R, et al. Novel agents of viral enteritis in humans. J Infect Dis 1987;155:365-376.
115. Donnelly CA. Bovine spongiform encephalopathy in the United States-an epidemiologist's view. N Engl J Med 2004;350:539-542.
116. Drew WL. Controversies in viral diagnosis. Rev Infect Dis 1986;8:814-824.
117. Drosten C, et al. Rapid detection and quantification of RNA of Ebola and Marburg viruses, Lassa virus, Crimean-Congo hemorrhagic fever virus, Rift Valley fever virus, dengue virus, and yellow fever virus by real-time reverse transcription-PCR. J Clin Microbiol 2002;40:2323-2330.
118. Dumler JS. Serodiagnosis of rickettsial infections. In Isenberg HD, ed. Clinical Microbiology Procedures Handbook. 2nd Ed. Washington, DC: ASM Press, 2004:11.7.1.1-11.7.4.3.
119. Dumler JS, et al. Analysis of genetic identity of North American *Anaplasma phagocytophilum* strains by pulsed-field gel electrophoresis. J Clin Microbiol 2003;41:3392-3394.
120. Dumler JS, et al. Ehrlichial diseases of humans: emerging tick-borne infections. Clin Infect Dis 1995;20:1102-1110.
121. Dumler JS, et al. Reorganization of genera in the families Rickettsiaceae and Anaplasmataceae in the order Rickettsiales: unification of some species of *Ehrlichia* with *Anaplasma*, *Cowdria* with *Ehrlichia* and *Ehrlichia* with *Neorickettsia*, descriptions of six new species combinations and designation of *Ehrlichia equi* and 'HGE agent' as subjective synonyms of *Ehrlichia phagocytophila*. Int J Syst Evol Microbiol 2001;51:2145-2165.
122. Dumler JS, et al. Persistent infection with *Ehrlichia chaffeensis*. Clin Infect Dis 1993;17:903-905.
123. Dunn JJ, et al. Sensitivity of respiratory virus culture when screening with R-mix fresh cells. J Clin Microbiol 2004;42:79-82.
124. Durant J, et al. Drug-resistance genotyping in HIV-1 therapy: the VIRADAPT randomised controlled trial. Lancet 1999;353:2195-2199.
125. Dybul M, et al. Guidelines for using antiretroviral agents among HIV-infected adults and adolescents: recommendations of the panel on clinical practices for treatment of HIV. MMWR Recomm Rep 2002;51(RR-07).
126. Eing BR, et al. Evaluation of two enzyme immunoassays for detection of human rotaviruses in fecal specimens. J Clin Microbiol 2001;39:4532-4534.
127. Emanuel D, et al. Rapid immunodiagnosis of cytomegalovirus pneumonia by bronchoalveolar lavage using human and murine monoclonal antibodies. Ann Intern Med 1986;104:476-481.
128. Enders JF, et al. Isolation of measles virus at autopsy in cases of giant-cell pneumonia without rash. N Engl J Med 1959;261:875-881.
129. Enders JF, et al. Cultivation of the Lansing strain of poliomyelitis virus in cultures of various human embryonic tissues. Science 1949;109:85-87.
130. Engblom E, et al. Fatal influenza A myocarditis with isolation of virus from the myocardium. Acta Med Scand 1983;213:75-78.
131. Eremeeva ME, et al. Evaluation of a PCR assay for quantitation of *Rickettsia rickettsii* and closely related spotted fever group rickettsiae. J Clin Microbiol 2003;41:5466-5472.
132. Esposito JJ, et al. Poxviruses. In Knipe DM, Howley PM, eds. Fields Virology. 4th Ed. Philadelphia, PA: Lippincott Williams & Wilkins, 2001:2885-2921.
133. Espy MJ, et al. Detection of herpes simplex virus DNA in genital and dermal specimens by LightCycler PCR after extraction using the IsoQuick, MagNA Pure, and BioRobot 9604 methods. J Clin Microbiol 2001;39:2233-2236.
134. Espy MJ, et al. Detection of herpes simplex virus in conventional tube cell cultures and in shell vials with a DNA probe kit and monoclonal antibodies. J Clin Microbiol 1988;26:22-24.
135. Espy MJ, et al. Rapid detection of influenza virus by shell vial assay with monoclonal antibodies. J Clin Microbiol 1986;24:677-679.
136. Essig A, et al. Diagnosis of ornithosis by cell culture and polymerase chain reaction in a patient with chronic pneumonia. Clin Infect Dis 1995;21:1495-1497.
137. Everett ED, et al. Human ehrlichiosis in adults after tick exposure: diagnosis using polymerase chain reaction. Ann Intern Med 1994;120:730-735.
138. Falsey AR, et al. Respiratory syncytial virus infection in adults. Clin Microbiol Rev 2000;13:371-384.
139. Falsey AR, et al. Serologic evidence of respiratory syncytial virus infection in nursing home patients. J Infect Dis 1990;162:568-569.
140. Fedorko DP, et al. Effect of age of shell vial monolayers on detection of cytomegalovirus from urine specimens. J Clin Microbiol 1989;27:2107-2109.
141. Fichtenbaum CJ, et al. Ehrlichiosis presenting as a life-threatening illness with features of the toxic shock syndrome. Am J Med 1993;95:351-357.
142. Fischer TK, et al. Human parechovirus infection, Denmark. Emerg Infect Dis 2014;20:83-87. http://dx.doi.org/10.3201/edi2001.130569.
143. Fishbein DB, et al. Human ehrlichiosis in the United States, 1985 to 1990. Ann Intern Med 1994;120:736-743.
144. Fishbein DB, et al. Human ehrlichiosis: prospective active surveillance in febrile hospitalized patients. J Infect Dis 1989;160:803-809.
145. Fleisher GR, et al. Limitations of available tests for diagnosis of infectious mononucleosis. J Clin Microbiol 1983;17:619-624.
146. Foley FD, et al. Herpesvirus infection in burned patients. N Engl J Med 1970;282:652-656.
147. Foley JE, et al. Human granulocytic ehrlichiosis in Northern California: two case descriptions with genetic analysis of the ehrlichiae. Clin Infect Dis 1999;29:388-392.
148. Fong CKY, et al. An adventitious viral contaminant in commercially supplied A-549 cells: identification of infectious bovine rhinotracheitis virus and its impact on diagnosis of infection in clinical specimens. J Clin Microbiol 1992;30:1611-1613.
149. Forbes BA, et al. Detection of cytomegalovirus in clinical specimens using shell vial centrifugation and conventional cell culture. Diagn Microbiol Infect Dis 1988;10:121-124.
150. Formenty P, et al. Ebola virus outbreak among wild chimpanzees living in a rain forest of Cote d'Ivoire. J Infect Dis 1999;179:S120-S126.
151. Francis DP, et al. Viral load test reports: a description of content from a sample of US laboratories. Arch Pathol Lab Med 2001;125:1546-1554.
152. Freed ER, et al. HIVs and their replication. In Knipe DM, Howley PM, eds. Fields Virology. 4th Ed. Philadelphia, PA: Lippincott Williams & Wilkins, 2001:1971-2041.
153. Freidank HM, et al. Evaluation of a new commercial microimmunofluorescence test for detection of antibodies to *Chlamydia pneumoniae*, *Chlamydia trachomatis*, and *Chlamydia psittaci*. Eur J Clin Microbiol Infect Dis 1997;16:685-688.
154. Frenkel LM, et al. Clinical reactivation of herpes simplex virus type 2 infection in seropositive pregnant women with no history of genital herpes. Ann Intern Med 1993;118:414-418.

155. Frey SE, et al. Poxvirus zoonoses-putting pocks into context. N Engl J Med 2004;350:324–327.
156. Fulginiti VA, et al. Smallpox vaccination: a review, part I. Background, vaccination technique, normal vaccination and revaccination, and expected normal reactions. Clin Infect Dis 2003;37:241–250.
157. Fulginiti VA, et al. Smallpox vaccination: a review, part II. Adverse events. Clin Infect Dis 2003;37:251–271.
158. Gajdusek DC. Unconventional viruses and the origin and disappearance of kuru. Science 1977;197:943–960.
159. Galli RA, et al. Sources and magnitude of intralaboratory variability in a sequence-based genotypic assay for human immunodeficiency virus type 1 drug resistance. J Clin Microbiol 2003;41:2900–2907.
160. Gallwitz S, et al. Smallpox: residual antibody after vaccination. J Clin Microbiol 2003;41:4068–4070.
161. Ganem D, et al. Hepatitis B virus infection-natural history and clinical consequences. N Engl J Med 2004;350:1118–1129.
162. Garcia-Tapia AM, et al. Spectrum of parvovirus B19 infection: analysis of an outbreak of 43 cases in Cadiz Spain. Clin Infect Dis 1995;21:1424–1430.
163. Garry RF, et al. Documentation of an AIDS virus infection in the United States in 1968. JAMA 1988;260:2085–2087.
164. Gault E, et al. Evaluation of a new serotyping assay for detection of anti-hepatitis C virus type-specific antibodies in serum samples. J Clin Microbiol 2003;41:2084–2087.
165. Gaydos CA, et al. Phylogenetic relationship of *Chlamydia pneumoniae* to *Chlamydia psittaci* and *Chlamydia trachomatis* as determined by analysis of 16S ribosomal DNA sequences. Int J Syst Bacteriol 1993;43:610–612.
166. Gaydos CA, et al. Performance of the APTIMA Combo 2 Assay for detection of *Chlamydia trachomatis* and *Neisseria gonorrhoeae* in female urine and endocervical swab specimens. J Clin Microbiol 2003;41:304–309.
167. Gdoura R, et al. Culture-negative endocarditis due to *Chlamydia pneumoniae*. J Clin Microbiol 2002;40:718–720.
168. Gentry GA, et al. Isolation and differentiation of herpes simplex virus and *Trichomonas vaginalis* in cell culture. J Clin Microbiol 1985;22:199–204.
169. Gerin JL, et al. Hepatitis delta virus. In Knipe DM, Howley PM, eds. Fields Virology. 4th Ed. Philadelphia: Lippincott Williams & Wilkins, 2001:3037–3050.
170. Gibbs CJ Jr, et al. Experimental transmission of scrapie to cattle. Lancet 1990;335:1275.
171. Glass GE, et al. Infection with a ratborne hantavirus in US residents is consistently associated with hypertensive renal disease. J Infect Dis 1993;167:614–620.
172. Glatzel M, et al. Extraneural pathologic prion protein in sporadic Creutzfeldt-Jakob disease. N Engl J Med 2003;349:1812–1820.
173. Gleaves CA, et al. Use of murine monoclonal antibodies for laboratory diagnosis of varicella-zoster virus infection. J Clin Microbiol 1988;26:1623–1625.
174. Glezen WP, et al. Acute respiratory disease of university students with special reference to the etiologic role of herpesvirus hominis. Am J Epidemiol 1975;101:111–121.
175. Goff SP. *Retroviridae*: the retroviruses and their replication. In Knipe DM, Howley PM, eds. Fields Virology. 4th Ed. Philadelphia, PA: Lippincott Williams & Wilkins, 2001:1871–1939.
176. Goh KJ, et al. Clinical features of Nipah virus encephalitis among pig farmers in Malaysia. N Engl J Med 2000;342:1229–1235.
177. Goldmann DA. Epidemiology and prevention of pediatric viral respiratory infections in health-care institutions. Emerg Infect Dis 2001;7:249–253.
178. Goldsmith CS, et al. Modern uses for electron microscopy for the detection of viruses. Clin Microbiol Rev 2009;22:552–563.
179. Goodell SE, et al. Herpes simplex virus proctitis in homosexual men. Clinical, sigmoidoscopic, and histopathological features. N Engl J Med 1983;308:868–871.
180. Goodman JL, et al. Direct cultivation of the causative agent of human granulocytic ehrlichiosis. N Engl J Med 1996;334:209–215.
181. Grangeot-Keros L, et al. Evaluation of a new enzyme immunoassay based on recombinant rubella virus-like particles for detection of immunoglobulin M antibodies to rubella virus. J Clin Microbiol 1997;35:398–401.
182. Grant RM, et al. Time trends in primary HIV-1 drug resistance among recently infected persons. JAMA 2002;288:181–188.
183. Grant RM, et al. Accuracy of the TRUGENE HIV-1 genotyping kit. J Clin Microbiol 2003;41:1586–1593.
184. Grayston JT. Background and current knowledge of *Chlamydia pneumoniae* and atherosclerosis. J Infect Dis 2000;181:S402–S410.
185. Grayston JT, et al. Community- and hospital-acquired pneumonia associated with Chlamydia TWAR infection demonstrated serologically. Arch Intern Med 1989;149:169–173.
186. Gregg MB. Recent outbreaks of lymphocytic choriomeningitis in the United States of America. Bull World Health Organ 1975;52:549–554.
187. Gregory WW, et al. Practical protocol for cytomegalovirus isolation: use of MRC-5 cell monolayers incubated for 2 weeks. J Clin Microbiol 1983;17:605–609.
188. Grossman MC, et al. The Tzanck smear: can dermatologists accurately interpret it? J Am Acad Dermatol 1992;27:403–405.
189. Gu Z, et al. Multiplexed, real-time PCR for quantitative detection of human adenovirus. J Clin Microbiol 2003;41:4636–4641.
190. Guan Y, et al. Isolation and characterization of viruses related to the SARS coronavirus from animals in southern China. Science 2003;302:276–278.
191. Guarner J, et al. Intestinal Intussusception associated with adenovirus infection in Mexican children. Am J Clin Pathol 2003;120:845–850.
192. Guide for HIV/AIDS Clinical Care. HIV Classification: CDC and WHO Staging Systems. Aidsetc.org/guide/hiv-classification-cdc-and-who-staging-systems. Accessed June 17, 2015.
193. Guidry GG, et al. Respiratory syncytial virus infection among intubated adults in a university medical intensive care unit. Chest 1991;100:1377–1384.
194. Hackman RC, et al. Rapid diagnosis of cytomegaloviral pneumonia by tissue immunofluorescence with a murine monoclonal antibody. J Infect Dis 1985;151:325–329.
195. Hall AJ, et al. Incidence of acute gastroenteritis and role of norovirus, Georgia, USA, 2004–2005. Emerg Infect Dis 2011;17:1381–1388.
196. Hall CB. Respiratory syncytial virus and parainfluenza virus. N Engl J Med 2001;344:1917–1928.
197. Hall CB. Respiratory syncytial virus infections in previously healthy working adults. Clin Infect Dis 2001;33:792–796.
198. Hall CJ, et al. Laboratory outbreak of Q fever acquired from sheep. Lancet 1982;1:1004–1006.
199. Halstead SB, et al. Observations related to the pathogenesis of dengue hemorrhagic fever. II. Antigenic and biologic properties of dengue viruses and their association with disease response in the host. Yale J Biol Med 1970;42:276–292.
200. Hammerschlag MR, et al. Persistent infection with *Chlamydia pneumoniae* following acute respiratory illness. Clin Infect Dis 1992;14:178–182.
201. Hanna GJ, et al. Comparison of sequencing by hybridization and cycle sequencing for genotyping of human immunodeficiency virus type 1 reverse transcriptase. J Clin Microbiol 2000;38:2715–2721.
202. Harder TC, et al. New LightCycler PCR for rapid and sensitive quantification of parvovirus B19 DNA guides therapeutic decision-making in relapsing infections. J Clin Microbiol 2001;39:4413–4419.
203. Harding HB. The epidemiology of sporadic urban ornithosis. Am J Clin Pathol 1962;38:230–243.
204. Harrison SC. Principles of virus structure. In Knipe DM, Howley PM, eds. Fields Virology. 4th Ed. Philadelphia, PA: Lippincott Williams & Wilkins, 2001:53–85.
205. Hatta M, et al. Molecular basis for high virulence of Hong Kong H5N1 influenza A viruses. Science 2001;293:1840–1842.
206. Hattwick MA, et al. Rocky Mountain spotted fever: epidemiology of an increasing problem. Ann Intern Med 1976;84:732–739.
207. Hayden FG, et al. Emerging influenza antiviral resistance. J Infect Dis 2011;203:6–10.
208. Hayflick L. The limited in vitro lifetime of human diploid cell strains. Exp Cell Res 1965;37:614–636.
209. Hazelton PR, et al. Electron microscopy for rapid diagnosis of infectious agents in emergent situations. Emerg Infect Dis 2003;9:294–303.
210. Hechemy KE, et al. Detection of Rocky Mountain spotted fever antibodies by a latex agglutination test. J Clin Microbiol 1980;12:144–150.
211. Hechemy KE, et al. Discrepancies in Weil-Felix and microimmunofluorescence test results for Rocky Mountain spotted fever. J Clin Microbiol 1979;9:292–293.
212. Heikkinen T, et al. Nasal swab versus nasopharyngeal aspirate for isolation of respiratory viruses. J Clin Microbiol 2002;40:4337–4339.
213. Hermann C, et al. Comparison of eleven commercial tests for *Chlamydia pneumoniae*-specific immunoglobulin G in asymptomatic healthy individuals. J Clin Microbiol 2002;40:1603–1609.
214. Hien TT, et al. Avian influenza-a challenge to global health care structures. N Engl J Med 2004;351:2363–2365.
215. Higgins JA, et al. *Rickettsia felis*: a new species of pathogenic *Rickettsia* isolated from cat fleas. J Clin Microbiol 1996;34:671–674.
216. Hirata R, et al. Patients with hepatitis A with negative IgM-HA antibody at early stages. Am J Gastroenterol 1995;90:1168–1169.
217. Hirsch MS, et al. Antiretroviral drug resistance testing in adults infected with human immunodeficiency virus type 1: 2003 recommendations of an International AIDS Society-USA Panel. Clin Infect Dis 2003;37:113–128.

218. Hirsch MS, et al. Antiretroviral drug resistance testing in adult HIV-1 infection: recommendations of an International AIDS Society-USA Panel. JAMA 2000;283:2417-2426.
219. Ho AS, et al. An outbreak of severe acute respiratory syndrome among hospital workers in a community hospital in Hong Kong. Ann Intern Med 2003;139:564-567.
220. Ho M, et al. The transplanted kidney as a source of cytomegalovirus infection. N Engl J Med 1975;293:1109-1112.
221. Ho SK, et al. Comparison of the CMV brite turbo assay and the digene hybrid capture CMV DNA (version 2.0) assay for quantitation of cytomegalovirus in renal transplant recipients. J Clin Microbiol 2000;38:3743-3745.
222. Hochberg FH, et al. Influenza type B-related encephalopathy. The 1971 outbreak of Reye syndrome in Chicago. JAMA 1975;231:817-821.
223. Hollinger FB, et al. Hepatitis A virus. In Knipe DM, Howley PM, eds. Fields Virology. 4th Ed. Philadelphia, PA: Lippincott Williams & Wilkins, 2001:799-840.
224. Hollinger FB, et al. Hepatitis B virus. In Knipe DM, Howley PM, eds. Fields Virology. 4th Ed. Philadelphia, PA: Lippincott Williams & Wilkins, 2001:2971-3036.
225. Holmes KV. Coronaviruses. In Knipe DM, Howley PM, eds. Fields Virology. 4th Ed. Philadelphia, PA: Lippincott Williams & Wilkins, 2001:1187-1203.
226. Holodniy M, et al. Stability of plasma human immunodeficiency virus load in VACUTAINER PPT plasma preparation tubes during overnight shipment. J Clin Microbiol 2000;38:323-326.
227. Holzl G, et al. Entirely automated quantification of human immunodeficiency virus type 1 (HIV-1) RNA in plasma by using the ultrasensitive COBAS AMPLICOR HIV-1 monitor test and RNA purification on the MagNA pure LC instrument. J Clin Microbiol 2003;41:1248-1251.
228. Hondo R, et al. Enzymatic treatment of formalin-fixed and paraffin-embedded specimens for detection of antigens of herpes simplex, varicella-zoster and human cytomegaloviruses. Jpn J Exp Med 1982;52:17-25.
229. Horowitz HW, et al. Reinfection with the agent of human granulocytic ehrlichiosis. Ann Intern Med 1998;129:461-463.
230. Horwitz CA, et al. Clinical and laboratory evaluation of infants and children with Epstein-Barr virus-induced infectious mononucleosis: report of 32 patients (aged 10-48 months). Blood 1981;57:933-938.
231. Horwitz CA, et al. Heterophil-negative infectious mononucleosis and mononucleosis-like illnesses. laboratory confirmation of 43 cases. Am J Med 1977;63:947-957.
232. Horwitz CA, et al. Spurious rapid infections mononucleosis test results in non- infectious mononucleosis sera: the role of high-titer horse agglutinins. Am J Clin Pathol 1982;78:48-53.
233. Horwitz MA. Adenoviruses. In Knipe DM, Howley PM, eds. Fields Virology. 4th Ed. Philadelphia, PA: Lippincott Williams & Wilkins, 2001:2301-2326.
234. Houff SA, et al. Human-to-human transmission of rabies virus by corneal transplant. N Engl J Med 1979;300:603-604.
235. Howell CL, et al. Effect of sucrose phosphate and sorbitol on infectivity of enveloped viruses during storage. J Clin Microbiol 1983;18:658-662.
236. Howell CL, et al. Elimination of toxicity and enhanced cytomegalovirus detection in cell cultures inoculated with semen from patients with acquired immunodeficiency syndrome. J Clin Microbiol 1986;24:657-660.
237. Hsiung GD. Diagnostic virology illustrated by light and electron microscopy. 3rd Ed. New Haven, CT: Yale University Press, 1982.
238. Huang YT, et al. Application of mixed cell lines for the detection of viruses from clinical specimens. Clin Microbiol Newslett 2000;22:89-92.
239. Huang YT, et al. Engineered BGMK cells for sensitive and rapid detection of enteroviruses. J Clin Microbiol 2002;40:366-371.
240. Huang YT, et al. Cryopreserved cell monolayers for rapid detection of herpes simplex virus and influenza virus. J Clin Microbiol 2002;40:4301-4303.
241. Huovinen P, et al. Pharyngitis in adults: the presence and coexistence of viruses and bacterial organisms. Ann Intern Med 1989;110:612-616.
242. Hyman CL, et al. Prevalence of asymptomatic nasopharyngeal carriage of Chlamydia pneumoniae in subjectively healthy adults: assessment by polymerase chain reaction-enzyme immunoassay and culture. Clin Infect Dis 1995;20:1174-1178.
243. Irani DN, et al. Diagnosis and prevention of bovine spongiform encephalopathy and variant Creutzfeldt-Jakob disease. Annu Rev Med 2003;54:305-319.
244. Iwarson S, et al. Hepatitis C: natural history of a unique infection. Clin Infect Dis 1995;20:1361-1370.
245. Jerome KR, et al. Quantitative stability of DNA after extended storage of clinical specimens as determined by real-time PCR. J Clin Microbiol 2002;40:2609-2611.
246. Jesionek K. Über einen Befund von protozoenartigen Gebilden in den Organen eines Feten. Münch Med Wochenschr 1904;51:1905-1907.
247. Jin L, et al. Genetic heterogeneity of mumps virus in the United Kingdom: identification of two new genotypes. J Infect Dis 1999;180:829-833.
248. Johnson FB. Transport of viral specimens. Clin Microbiol Rev 1990;3:120-131.
249. Johnson KM, et al. Virus isolations from human cases of hemorrhagic fever in Bolivia. Proc Soc Exp Biol Med 1965;118:113-118.
250. Johnson RE, et al. Evaluation of nucleic acid amplification tests as reference tests for Chlamydia trachomatis infections in asymptomatic Men. J Clin Microbiol 2000;38:4382-4386.
251. Johnson RE, et al. Screening tests to detect Chlamydia trachomatis and Neisseria gonorrhoeae infections—2002. MMWR Recomm Rep 2002;51(RR-15):1-38.
252. Johnson RT, et al. Creutzfeldt-Jakob disease and related transmissible spongiform encephalopathies. N Engl J Med 1998;339:1994-2004.
253. Johnson RT, et al. Measles encephalomyelitis—clinical and immunologic studies. N Engl J Med 1984;310:137-141.
254. Jones RB, et al. Chlamydia trachomatis (trachoma, perinatal infections, lymphogranuloma venereum, and other genital infections). In Mandell GL, Bennett JE, Dolin R, eds. Mandell, Douglas, and Bennett's Principles and Practice of Infectious Diseases. 5th Ed. Philadelphia, PA: Churchill Livingstone, 2000:1989-2004.
255. Kahn J. Preventing hepatitis A and hepatitis B virus infections among men who have sex with men. Clin Infect Dis 2002;35:1382-1387.
256. Kahn JO, et al. Acute human immunodeficiency virus type 1 infection. N Engl J Med 1998;339:33-39.
257. Kalayoglu MV, et al. Chlamydia pneumoniae as an emerging risk factor in cardiovascular disease. JAMA 2002;288:2724-2731.
258. Kapikian AZ, et al. Rotaviruses. In Knipe DM, Howley PM, eds. Fields Virology. 4th Ed. Philadelphia, PA: Lippincott Williams & Wilkins, 2001:1787-1833.
259. Kapikian AZ, et al. Visualization by immune electron microscopy of a 27-nm particle associated with acute infectious nonbacterial gastroenteritis. J Virol 1972;10:1075-1081.
260. Kaplan JE, et al. The sensitivity of various serologic tests in the diagnosis of Rocky Mountain spotted fever. Am J Trop Med Hyg 1986;35:840-844.
261. Karim MR, et al. Detection of noroviruses in water-summary of an international workshop. J Infect Dis 2004;189:21-28.
262. Kass EM, et al. Rickettsialpox in a New York City hospital, 1980 to 1989. N Engl J Med 1994;331:1612-1617.
263. Katavolos P, et al. Duration of tick attachment required for transmission of granulocytic ehrlichiosis. J Infect Dis 1998;177:1422-1425.
264. Kauppinen M, et al. Pneumonia due to Chlamydia pneumoniae: prevalence, clinical features, diagnosis, and treatment. Clin Infect Dis 1995;21:S244-S252.
265. Kimbrough RC, et al. Q fever endocarditis in the United States. Ann Intern Med 1979;91:400-402.
266. Kimura T, et al. New enzyme immunoassay for detection of hepatitis B virus core antigen (HBcAg) and relation between levels of HBcAg and HBV rDNA. J Clin Microbiol 2003;41:1901-1906.
267. Kiviat NB, et al. Cytologic manifestations of cervical and vaginal infections. II. Confirmation of Chlamydia trachomatis infection by direct immunofluorescence using monoclonal antibodies. JAMA 1985;253:997-1000.
268. Klatt EC, et al. Evolving trends revealed by autopsies of patients with the acquired immunodeficiency syndrome. 565 autopsies in adults with the acquired immunodeficiency syndrome, Los Angeles, Calif, 1992-1993. Arch Pathol Lab Med 1994;118:884-890.
269. Klempner MS, et al. Crossing the species barrier-one small step to man, one giant leap to mankind. N Engl J Med 2004;350:1171-1172.
270. Klevjer-Anderson P, et al. Comparison of a new latex agglutination assay with indirect immunofluorescence to detect varicella-zoster antibodies. Diagn Microbiol Infect Dis 1993;17:247-249.
271. Knipe DM, et al., eds. Fields Virology. 4th Ed. Philadelphia, PA: Lippincott Williams & Wilkins, 2001.
272. Koff RS, et al. Viral hepatitis in a group of Boston hospitals. III. Importance of exposure to shellfish in a nonepidemic period. N Engl J Med 1967;276:703-710.
273. Krajden M, et al. Qualitative detection of hepatitis C virus RNA: comparison of analytical sensitivity, clinical performance, and workflow of the Cobas Amplicor HCV test version 2.0 and the HCV RNA transcription-mediated amplification qualitative assay. J Clin Microbiol 2002;40:2903-2907.
274. Krause JR, et al. Morphological diagnosis of parvovirus B19 infection. A cytopathic effect easily recognized in air-dried, formalin-fixed bone marrow smears stained with hematoxylin-eosin or Wright-Giemsa. Arch Pathol Lab Med 1992;116:178-180.
275. Krause PJ, et al. Unreliability of Rotazyme ELISA test in neonates. J Pediatr 1983;103:259-262.
276. La Scola B, et al. Laboratory diagnosis of rickettsioses: current approaches to diagnosis of old and new rickettsial diseases. J Clin Microbiol 1997;35:2715-2727.

277. Lafferty WE, et al. Recurrences after oral and genital herpes virus infection. Influence of site of infection and viral type. N Engl J Med 1987;316:1444-1449.
278. Lai KK, et al. Evaluation of real-time PCR versus PCR with liquid-phase hybridization for detection of enterovirus RNA in cerebrospinal fluid. J Clin Microbiol 2003;41:3133-3141.
279. Lamb RA, et al. *Orthomyxoviridae*: the viruses and their replication. In Knipe DM, Howley PM, eds. Fields Virology. 4th Ed. Philadelphia, PA: Lippincott Williams & Wilkins, 2001:1487-1531.
280. Landry ML, et al. SimulFluor respiratory screen for rapid detection of multiple respiratory viruses in clinical specimens by immunofluorescence staining. J Clin Microbiol 2000;38:708-711.
281. Landry ML, et al. Suboptimal detection of influenza virus in adults by the Directigen Flu A+B enzyme immunoassay and correlation of results with the number of antigen-positive cells detected by cytospin immunofluorescence. J Clin Microbiol 2003;41:3407-3409.
282. Landry ML, et al. Detection of herpes simplex virus in clinical specimens by cytospin-enhanced direct immunofluorescence. J Clin Microbiol 1997;35:302-304.
283. Landry ML, et al. Use of plastic Vacutainer tubes for quantification of human immunodeficiency virus type 1 in blood specimens. J Clin Microbiol 2001;39:354-356.
284. Landry ML, et al. Comparison of the NucliSens Basic kit (Nucleic Acid Sequence-Based Amplification) and the Argene Biosoft Enterovirus Consensus Reverse Transcription-PCR assays for rapid detection of enterovirus RNA in clinical specimens. J Clin Microbiol 2003;41:5006-5010.
285. Landry ML, et al. Primary isolation of viruses. In Specter S, Hodinka RL, Young SA, eds. Clinical Virology Manual. 3rd Ed. Washington, DC: ASM Press, 2000:27-42.
286. Latorre CR, et al. Serial propagation of *Pneumocystis carinii* in cell line cultures. Appl Environ Microbiol 1977;33:1204-1206.
287. Lazzarotto T, et al. Prenatal diagnosis of congenital cytomegalovirus infection. J Clin Microbiol 1998;36:3540-3544.
288. Lazzarotto T, et al. Development of a new cytomegalovirus (CMV) immunoglobulin M (IgM) immunoblot for detection of CMV-specific IgM. J Clin Microbiol 1998;36:3337-3341.
289. Lee FS, et al. Human granulocytic ehrlichiosis presenting as facial diplegia in a 42-year-old woman. Clin Infect Dis 2000;31:1288-1291.
290. Lefkowitz EJ. Taxonomy and classification of viruses. Chapter 78. In Jorgensen JH, Pfaller MA, eds. Manual of Clinical Microbiology. 11th Ed. Washington, DC: ASM Press, 2015.
291. Levin MJ, et al. Factors influencing quantitative isolation of varicella-zoster virus. J Clin Microbiol 1984;19:880-883.
292. Levine AJ. The origins of virology. In Knipe DM, Howley PM, eds. Fields Virology. 4th Ed. Philadelphia, PA: Lippincott Williams & Wilkins, 2001:1-18.
293. Li H, et al. Measurement of human cytomegalovirus loads by quantitative real-time PCR for monitoring clinical intervention in transplant recipients. J Clin Microbiol 2003;41:187-191.
294. Liljeqvist JA, et al. Typing of clinical herpes simplex virus type 1 and type 2 isolates with monoclonal antibodies. J Clin Microbiol 1999;37:2717-2718.
295. Lindenbach BD, et al. *Flaviviridae*: the viruses and their replication. In Knipe DM, Howley PM, eds. Fields Virology. 4th Ed. Philadelphia, PA: Lippincott Williams & Wilkins, 2001:991-1041.
296. Livengood CH III, et al. Evaluation of COBAS AMPLICOR (Roche): accuracy in detection of *Chlamydia trachomatis* and *Neisseria gonorrhoeae* by coamplification of endocervical specimens. J Clin Microbiol 2001;39:2928-2932.
297. Louie JK, et al. Trends in causes of death among persons with acquired immunodeficiency syndrome in the era of highly active antiretroviral therapy, San Francisco, 1994-1998. J Infect Dis 2002;186:1023-1027.
298. Lowy DR, et al. Papillomaviruses. In Knipe DM, Howley PM, eds. Fields Virology. 4th Ed. Philadelphia, PA: Lippincott Williams & Wilkins, 2001:2231-2264.
299. Maass M, et al. Transport and storage conditions for cultural recovery of *Chlamydia pneumoniae*. J Clin Microbiol 1995;33:1793-1796.
300. MacDonald KL, et al. Toxic shock syndrome. A newly recognized complication of influenza and influenzalike illness. JAMA 1987;257:1053-1058.
301. MacDonald NE, et al. Respiratory syncytial viral infection in infants with congenital heart disease. N Engl J Med 1982;307:397-400.
302. Mack T. A different view of smallpox and vaccination. N Engl J Med 2003;348:460-463.
303. Maeda K, et al. Human infection with *Ehrlichia canis*, a leukocytic rickettsia. N Engl J Med 1987;316:853-856.
304. Major EO. Human polyomavirus. In Knipe DM, Howley PM, eds. Fields Virology. 4th Ed. Philadelphia, PA: Lippincott Williams & Wilkins, 2001:2175-2196.
305. Major ME, et al. Hepatitis C viruses. In Knipe DM, Howley PM, eds. Fields Virology. 4th Ed. Philadelphia, PA: Lippincott Williams & Wilkins, 2001:1127-1161.
306. Malan AK, et al. Evaluations of commercial West Nile virus immunoglobulin G (IgG) and IgM enzyme immunoassays show the value of continuous validation. J Clin Microbiol 2004;42:727-733.
307. Manayani DJ, et al. Comparison of molecular and conventional methods for typing of enteroviral isolates. J Clin Microbiol 2002;40:1069-1070.
308. Marchette NJ, et al. Studies on the pathogenesis of dengue infection in monkeys. III. Sequential distribution of virus in primary and heterologous infections. J Infect Dis 1973;128:23-30.
309. Marquez A, et al. Influence of glutamine on multiplication and cytopathic effect of respiratory syncytial virus. Proc Soc Exp Biol Med 1967;124:95-99.
310. Marsano L, et al. Comparison of culture and serology for the diagnosis of cytomegalovirus infection in kidney and liver transplant recipients. J Infect Dis 1990;161:454-461.
311. Marshall WF, et al. Rapid detection of polyomavirus BK by a shell vial cell culture assay. J Clin Microbiol 1990;28:1613-1615.
312. Martin WJ, et al. Rapid detection of cytomegalovirus in bronchoalveolar lavage specimens by a monoclonal antibody method. J Clin Microbiol 1986;23:1006-1008.
313. Martinello RA, et al. Correlation between respiratory syncytial virus genotype and severity of illness. J Infect Dis 2002;186:839-842.
314. Martino R, et al. Respiratory virus infections in adults with hematologic malignancies: a prospective study. Clin Infect Dis 2003;36:1-8.
315. Marty AM, et al. Ehrlichiosis mimicking thrombotic thrombocytopenic purpura. Case report and pathological correlation. Hum Pathol 1995;26:920-925.
316. Maruyama T, et al. The serology of chronic hepatitis B infection revisited. J Clin Invest 1993;91:2586-2595.
317. Massung RF, et al. Epidemic typhus meningitis in the southwestern United States. Clin Infect Dis 2001;32:979-982.
318. Massung RF, et al. Genetic variants of *Ehrlichia phagocytophila*, Rhode Island and Connecticut. Emerg Infect Dis 2002;8:467-472.
319. Massung RF, et al. Comparison of PCR assays for detection of the agent of human granulocytic ehrlichiosis, *Anaplasma phagocytophilum*. J Clin Microbiol 2003;41:717-722.
320. Matsui SM, et al. Astroviruses. In Knipe DM, Howley PM, eds. Fields Virology. 4th Ed. Philadelphia, PA: Lippincott Williams & Wilkins, 2001:875-893.
321. Maurin M, et al. Q fever. Clin Microbiol Rev 1999;12:518-553.
322. McCarter YS, et al. Comparison of virus culture and direct immunofluorescent staining of cytocentrifuged virus transport medium for detection of varicella-zoster virus in skin lesions. Am J Clin Pathol 1998;109:631-633.
323. McConnell CT Jr, et al. Radiographic appearance of *Chlamydia pneumoniae* (TWAR strain) respiratory infections. CBPIS Study Group. Community-based Pneumonia Incidence Study. Radiology 1994;192:819-824.
324. McGarrity GJ, et al. Cell culture techniques. ASM 1985;51:170-183.
325. McIntosh K, et al. Human metapneumovirus-an important new respiratory virus. N Engl J Med 2004;350:431-433.
326. Meyer H, et al. Outbreaks of disease suspected of being due to human monkeypox virus infection in the Democratic Republic of Congo in 2001. J Clin Microbiol 2002;40:2919-2921.
327. Michalak TI, et al. Hepatitis B virus persistence after recovery from acute viral hepatitis. J Clin Invest 1994;93:230-239.
328. Mitchell PD, et al. Immunoserologic evidence of coinfection with *Borrelia burgdorferi*, *Babesia microti*, and human granulocytic *Ehrlichia* species in residents of Wisconsin and Minnesota. J Clin Microbiol 1996;34:724-727.
329. Mitchell PS, et al. Laboratory diagnosis of central nervous system infections with herpes simplex virus by PCR performed with cerebrospinal fluid specimens. J Clin Microbiol 1997;35:2873-2877.
330. Mitsuyasu R. Oncological complications of human immunodeficiency virus disease and hematologic consequences of their treatment. Clin Infect Dis 1999;29:35-43.
331. Mocarski ES Jr, et al. Cytomegaloviruses and their replication. In Knipe DM, Howley PM, eds. Fields Virology. 4th Ed. Philadelphia, PA: Lippincott Williams & Wilkins, 2001:2629-2673.
332. Montalban GS, et al. Performance of three commercially available monoclonal reagents for confirmation of *Chlamydia pneumoniae* in cell culture. J Clin Microbiol 1994;32:1406-1407.
333. Moore PS, et al. Kaposi's sarcoma-associated herpesvirus. In Knipe DM, Howley PM, eds. Fields Virology. 4th Ed. Philadelphia, PA: Lippincott Williams & Wilkins, 2001:2803-2833.
334. Morishima C, et al. Strengths and limitations of commercial tests for hepatitis C virus RNA quantification. J Clin Microbiol 2004;42:421-425.

335. Moriuchi H, et al. Community-acquired influenza C virus infection in children. J Pediatr 1991;118:235-238.
336. Moroney JF, et al. Detection of chlamydiosis in a shipment of pet birds, leading to recognition of an outbreak of clinically mild psittacosis in humans. Clin Infect Dis 1998;26:1425-1429.
337. Morrison RE, et al. Adult meningoencephalitis caused by herpesvirus hominis type 2. Am J Med 1974;56:540-544.
338. Morrow RA, et al. Inaccuracy of certain commercial enzyme immunoassays in diagnosing genital infections with herpes simplex virus types 1 or 2. Am J Clin Pathol 2003;120:839-844.
339. Morrow RA, et al. Performance of the Focus and Kalon enzyme-linked immunosorbent assays for antibodies to herpes simplex virus type 2 glycoprotein G in culture-documented cases of genital herpes. J Clin Microbiol 2003;41:5212-5214.
340. Morton HJ. A survey of commercially available tissue culture media. In Vitro 1970;6:89-108.
341. Moss B. *Poxviridae*: the viruses and their replication. In Knipe DM, Howley PM, eds. Fields Virology. 4th Ed. Philadelphia, PA: Lippincott Williams & Wilkins, 2001:2849-2883.
342. Motyl MR, et al. Diagnosis of herpesvirus infections: correlation of Tzanck preparation with viral isolation. Diagn Microbiol Infect Dis 1984;2:157-160.
343. Mufson MA, et al. Respiratory syncytial virus epidemics: variable dominance of subgroups A and B strains among children, 1981-1986. J Infect Dis 1988;157:143-148.
344. Murphy FA. Virus taxonomy. In Fields BN, Knipe DM, Howley PM, et al., eds. Fields Virology. 3rd Ed. Philadelphia, PA: Lippincott-Raven,1996:15-57.
345. Murphy FA, et al. Morphologic comparison of Machupo with lymphocytic choriomeningitis virus: basis for a new taxonomic group. J Virol 1969;4:535-541.
346. Mushahwar IK, et al. Radioimmunoassay for detection of hepatitis B e antigen and its antibody: results of clinical evaluation. Am J Clin Pathol 1981;76:692-697.
347. Musso D, et al. *Coxiella burnetii* blood cultures from acute and chronic Q-fever patients. J Clin Microbiol 1995;33:3129-3132.
348. Nahmias AJ, et al. Herpes simplex virus encephalitis: laboratory evaluations and their diagnostic significance. J Infect Dis 1982;145:829-836.
349. Naib ZM, et al. Cytological features of viral respiratory tract infections. Acta Cytol 1968;12:162-171.
350. Nash G. Necrotizing tracheobronchitis and bronchopneumonia consistent with herpetic infection. Hum Pathol 1972;3:283-291.
351. Nelson-Rees WA, et al. Banded marker chromosomes as indicators of intraspecies cellular contamination. Science 1974;184:1093-1096.
352. Nichol ST. Bunyaviruses. In Knipe DM, Howley PM, eds. Fields Virology. 4th Ed. Philadelphia, PA: Lippincott Williams & Wilkins, 2001:1603-1633.
353. Noah DL, et al. Epidemiology of human rabies in the United States, 1980 to 1996. Ann Intern Med 1998;128:922-930.
354. Nolte FS, et al. Clinical evaluation of two methods for genotyping hepatitis C virus based on analysis of the 5' noncoding region. J Clin Microbiol 2003;41:1558-1564.
355. Oldach DW, et al. Rapid diagnosis of *Chlamydia psittaci* pneumonia. Clin Infect Dis 1993;17:338-343.
356. Oster CN, et al. Laboratory-acquired Rocky Mountain spotted fever. The hazard of aerosol transmission. N Engl J Med 1977;297:859-863.
357. Paddock CD, et al. Infections with *Ehrlichia chaffeensis* and *Ehrlichia ewingii* in persons coinfected with human immunodeficiency virus. Clin Infect Dis 2001;33:1586-1594.
358. Paddock CD, et al. Hidden mortality attributable to Rocky Mountain spotted fever: immunohistochemical detection of fatal, serologically unconfirmed disease. J Infect Dis 1999;179:1469-1476.
359. Pallansch MA, et al. Enteroviruses: polioviruses, coxsackieviruses, echoviruses, and newer enteroviruses. In Knipe DM, Howley PM, eds. Fields Virology. 4th Ed. Philadelphia, PA: Lippincott Williams & Wilkins, 2001:723-775.
360. Pancholi P, et al. *Ixodes dammini* as a potential vector of human granulocytic ehrlichiosis. J Infect Dis 1995;172:1007-1012.
361. Pass RF. Cytomegalovirus. In Knipe DM, Howley PM, eds. Fields Virology. 4th Ed. Philadelphia, PA: Lippincott Williams & Wilkins, 2001:2675-2705.
362. Patel N, et al. Confirmation of low-titer, herpes simplex virus-positive specimen results by the enzyme-linked virus-inducible system (ELVIS) using PCR and repeat testing. J Clin Microbiol 1999;37:3986-3989.
363. Paya CV, et al. Rapid shell vial culture and tissue histology compared with serology for the rapid diagnosis of cytomegalovirus infection in liver transplantation. Mayo Clin Proc 1989;64:670-675.
364. Paya CV, et al. Evaluation of number of shell vial cell cultures per clinical specimen for rapid diagnosis of cytomegalovirus infection. J Clin Microbiol 1988;26:198-200.
365. Payne FE, et al. Isolation of measles virus from cell cultures of brain from a patient with subacute sclerosing panencephalitis. N Engl J Med 1969;281:585-589.
366. Peeling RW, et al. *Chlamydia pneumoniae* serology: interlaboratory variation in microimmunofluorescence assay results. J Infect Dis 2000;181(Suppl 3):S426-S429.
367. Pellett PE, et al. Human herpesviruses 6A, 6B, and 7. In Knipe DM, Howley PM, eds. Fields Virology. 4th Ed. Philadelphia, PA: Lippincott Williams & Wilkins, 2001:2769-2801.
368. Peltola V, et al. Influenza A and B virus infections in children. Clin Infect Dis 2003;36:299-305.
369. Peters CJ. Ebola virus. J Infect Dis 1999;179:S1-S288.
370. Peters CJ, et al. Hantavirus pulmonary syndrome: the new American hemorrhagic fever. Clin Infect Dis 2002;34:1224-1231.
371. Petersen LR, et al. West Nile virus: a primer for the clinician. Ann Intern Med 2002;137:173-179.
372. Philip RN, et al. Microimmunofluorescence test for the serological study of Rocky Mountain spotted fever and typhus. J Clin Microbiol 1976;3:51-61.
373. Podzorski RP. Molecular testing in the diagnosis and management of hepatitis C virus infection. Arch Pathol Lab Med 2002;126:285-290.
374. Poggio GP, et al. Nested PCR for rapid detection of mumps virus in cerebrospinal fluid from patients with neurological diseases. J Clin Microbiol 2000;38:274-278.
375. Pomerantz RJ, et al. HIV and GB virus C-can two viruses be better than one? N Engl J Med 2004;350:963-965.
376. Prather SL, et al. The isolation of enteroviruses from blood: a comparison of four processing methods. J Med Virol 1984;14:221-227.
377. Prince HE, et al. Utility of the focus technologies West Nile virus immunoglobulin M capture enzyme-linked immunosorbent assay for testing cerebrospinal fluid. J Clin Microbiol 2004;42:12-15.
378. Procop GW, et al. Immunoperoxidase and Immunofluroescent staining of *Rickettsia rickettsia* in skin biopsies: a comparative study. Arch Pathol Lab Med 1997;121:894-899.
379. Prusiner SB. Prions. Proc Natl Acad Sci USA 1998;95:13363-13383.
380. Prusiner SB. Prions. In Knipe DM, Howley PM, eds. Fields Virology. 4th Ed. Philadelphia, PA: Lippincott Williams & Wilkins, 2001:3063-3087.
381. Prusiner SB. Neurodegenerative diseases and prions. N Engl J Med 2001;344:1516-1526.
382. Purcell RH, et al. Hepatitis E virus. In Knipe DM, Howley PM, eds. Fields Virology. 4th Ed. Philadelphia, PA: Lippincott Williams & Wilkins, 2001:3051-3061.
383. Rabinowitz M, et al. A modified, solid phase radioimmunoassay for the differential diagnosis of acute and convalescent phases of hepatitis A infection. Am J Clin Pathol 1987;88:738-742.
384. Ramsey PG, et al. Herpes simplex virus pneumonia: clinical, virologic, and pathologic features in 20 patients. Ann Intern Med 1982;97:813-820.
385. Raoult D, et al. Rickettsioses as paradigms of new or emerging infectious diseases. Clin Microbiol Rev 1997;10:694-719.
386. Raoult D, et al. Q fever 1985-1998. Clinical and epidemiologic features of 1,383 infections. Medicine (Baltimore) 2000;79:109-123.
387. Rasmussen SA, et al. Middle East respiratory syndrome coronavirus: update for clinicians. Clin Infect Dis 2015;60:1686-1689.
388. Rea TD, et al. A systematic study of Epstein-Barr virus serologic assays following acute infection. Am J Clin Pathol 2002;117:156-161.
389. Reed KD, et al. The detection of monkeypox in humans in the Western Hemisphere. N Engl J Med 2004;350:342-350.
390. Reid AH, et al. 1918 influenza pandemic caused by highly conserved viruses with two receptor-binding variants. Emerg Infect Dis 2003;9:1249-1253.
391. Reina J, et al. Evaluation of a new dot blot enzyme immunoassay (directigen flu A+B) for simultaneous and differential detection of influenza A and B virus antigens from respiratory samples. J Clin Microbiol 2002;40:3515-3517.
392. Reina J, et al. Evaluation of a direct immunofluorescence cytospin assay for the detection of herpes simplex virus in clinical samples. Eur J Clin Microbiol Infect Dis 1997;16:851-854.
393. Remy V, et al. Human anaplasmosis presenting as atypical pneumonitis in France. Clin Infect Dis 2003;37:846-848.
394. Rha B, et al. Update on the epidemiology of Middle East respiratory syndrome coronavirus (MERS-CoV) infection, and guidance for the public, clinicians, and public health authorities—January 2015. MMWR Morb Mortal Wkly Rep 2015;64:61-62.
395. Richman DD, et al. Clinical Virology. 2nd Ed. Washington, DC: ASM Press, 2002.
396. Rickinson AB, et al. Epstein-Barr virus. In Knipe DM, Howley PM, eds. Fields Virology. 4th Ed. Philadelphia, PA: Lippincott Williams & Wilkins, 2001:2575-2627.

397. Rigonan AS, et al. Use of monoclonal antibodies to identify serotypes of enterovirus isolates. J Clin Microbiol 1998;36:1877–1881.
398. Rikihisa Y. The tribe *Ehrlichieae* and ehrlichial diseases. Clin Microbiol Rev 1991;4:286–308.
399. Rose JW, et al. Atypical herpes simplex encephalitis: clinical, virologic, and neuropathologic evaluation. Neurology 1992;42:1809–1812.
400. Rota PA, et al. Molecular epidemiology of measles viruses in the United States, 1997–2001. Emerg Infect Dis 2002;8:902–908.
401. Roy P. Orbiviruses. In Knipe DM, Howley PM, eds. Fields Virology. 4th Ed. Philadelphia, PA: Lippincott Williams & Wilkins, 2001:1835–1869.
402. Ruutu P, et al. Cytomegalovirus is frequently isolated in bronchoalveolar lavage fluid of bone marrow transplant recipients without pneumonia. Ann Intern Med 1990;112:913–916.
403. Sabin AB. Studies of B virus. I: the immunological identity of a virus isolated from a human case of ascending myelitis associated with visceral necrosis. Br J Exp Pathol 1934;15:248–268.6
404. Sabin AB. The significance of viruses recovered from the intestinal tracts of healthy infants and children. Ann NY Acad Sci 1956;66:226–230.
405. Sanchez A, et al. *Filoviridae*: Marburg and Ebola viruses. In Knipe DM, Howley PM, eds. Fields Virology. 4th Ed. Philadelphia, PA: Lippincott Williams & Wilkins, 2001:1279–1304.
406. Sanders C, et al. Cytospin-enhanced direct immunofluorescence assay versus cell culture for detection of herpes simplex virus in clinical specimens. Diagn Microbiol Infect Dis 1998;32:111–113.
407. Schachter J. Chlamydial infections. N Engl J Med 1978;298:428–434.
408. Schachter J, et al. Prospective study of perinatal transmission of *Chlamydia trachomatis*. JAMA 1986;255:3374–3377.
409. Schafer P, et al. False-positive results of plasma PCR for cytomegalovirus DNA due to delayed sample preparation. J Clin Microbiol 2000;38:3249–3253.
410. Schaffner W, et al. The clinical spectrum of endemic psittacosis. Arch Intern Med 1967;119:433–443.
411. Schlesinger S, et al. *Togaviridae*: the viruses and their replication. In Knipe DM, Howley PM, eds. Fields Virology. 4th Ed. Philadelphia, PA: Lippincott Williams & Wilkins, 2001:895–916.
412. Schlesinger Y, et al. Expanded spectrum of herpes simplex encephalitis in childhood. J Pediatr 1995;126:234–241.
413. Schmaljohn CS, et al. *Bunyaviridae*: the viruses and their replication. In Knipe DM, Howley PM, eds. Fields Virology. 4th Ed. Philadelphia, PA: Lippincott Williams & Wilkins, 2001:1581–1602.
414. Schmidt NJ, et al. Application of immunoperoxidase staining to more rapid detection and identification of rubella virus isolates. J Clin Microbiol 1981;13:627–630.
415. Schmidt NJ, et al. *Clostridium difficile* toxin as a confounding factor in enterovirus isolation. J Clin Microbiol 1980;12:796–798.
416. Schriefer ME, et al. Identification of a novel rickettsial infection in a patient diagnosed with murine typhus. J Clin Microbiol 1994;32:949–954.
417. Sejvar JJ, et al. Neurologic manifestations and outcome of West Nile virus infection. JAMA 2003;290:511–515.417.
418. Serwadda D, et al. Human immunodeficiency virus acquisition associated with genital ulcer disease and herpes simplex virus type 2 infection: a nested case-control study in Rakai, Uganda. J Infect Dis 2003;188:1492–1497.
419. Sexton DJ, et al. Dual infection with *Ehrlichia chaffeensis* and a spotted fever group rickettsia: a case report. Emerg Infect Dis 1998;4:311–316.
420. Shafer MA, et al. Comparing first-void urine specimens, self-collected vaginal swabs, and endocervical specimens to detect *Chlamydia trachomatis* and *Neisseria gonorrhoeae* by a nucleic acid amplification test. J Clin Microbiol 2003;41:4395–4399.
421. Shafer RW. Genotypic testing for human immunodeficiency virus type 1 drug resistance. Clin Microbiol Rev 2002;15:247–277.
422. Shahrabadi MS, et al. Calcium requirement for syncytium formation in HEp-2 cells by respiratory syncytial virus. J Clin Microbiol 1988;26:139–141.
423. Shenk TE. *Adenoviridae*: the viruses and their replication. In Knipe DM, Howley PM, eds. Fields Virology. 4th Ed. Philadelphia, PA: Lippincott Williams & Wilkins, 2001:2265–2300.
424. Simko JP, et al. Differences in laboratory findings for cerebrospinal fluid specimens obtained from patients with meningitis or encephalitis due to herpes simplex virus (HSV) documented by detection of HSV DNA. Clin Infect Dis 2002;35:414–419.
425. Skowronski DM, et al. Severe Acute Respiratory Syndrome (SARS): a year in review. Annu Rev Med 2005;56:357–381.
426. Smalling TW, et al. Molecular approaches to detecting herpes simplex virus and enteroviruses in the central nervous system. J Clin Microbiol 2002;40:2317–2322.
427. Smith TF. Clinical uses of the diagnostic virology laboratory. Med Clin North Am 1983;67:935–951.
428. Smith TF. Diagnostic virology in the community hospital. Extent and options. Postgrad Med 1984;75:215–223.
429. Smith TF. Specimen requirements: selection, collection, transport, and processing. In Specter S, Hodinka RL, Young SA, eds. Clinical Virology Manual. 3rd Ed. Washington, DC: ASM Press, 2000:11–26.
430. Smith TF, et al. Diagnosis of *Chlamydia trachomatis* infections by cell cultures and serology. Lab Med 1982;13:92–100.
431. Snydman DR, et al. Use of IgM-hepatitis A antibody testing. Investigating a common-source, food borne outbreak. JAMA 1981;245:827–830.
432. Sofi IM, et al. Real-time PCR assay to detect smallpox virus. J Clin Microbiol 2003;41:3835–3839.
433. Solomon AR, et al. A comparison of the Tzanck smear and viral isolation in varicella and herpes zoster. Arch Dermatol 1986;122:282–285.
434. Solomon D, et al. The 2001 Bethesda System: terminology for reporting results of cervical cytology. JAMA 2002;287:2114–2119.
435. Sorvillo FJ, et al. A suburban focus of endemic typhus in Los Angeles County: association with seropositive domestic cats and opossums. Am J Trop Med Hyg 1993;48:269–273.
436. Specter S, et al. Clinical Virology Manual. 3rd Ed. Washington, DC: ASM Press, 2000.
437. Spelman DW. Q fever: a study of 111 consecutive cases. Med J Aust 1982;1:547–553.
438. Srinivasan A, et al. Transmission of rabies virus from an organ donor to four transplant recipients. N Engl J Med 2005;352:1103–1111.
439. Stamm WE, et al. Detection of *Chlamydia trachomatis* inclusions in McCoy cell cultures with fluorescein-conjugated monoclonal antibodies. J Clin Microbiol 1983;17:666–668.
440. Standaert SM, et al. Ehrlichiosis in a golf-oriented retirement community. N Engl J Med 1995;333:420–425.
441. Stanway G, et al. Parechoviruses. J Virol 1999;73:5249–5254.
442. Steinberg SP, et al. Measurement of antibodies to varicella-zoster virus by using a latex agglutination test. J Clin Microbiol 1991;29:1527–1529.
443. Steininger C, et al. Acute encephalopathy associated with influenza A virus infection. Clin Infect Dis 2003;36:567–574.
444. Stephens RS, et al. Divergence without difference: phylogenetics and taxonomy of *Chlamydia* resolved. FEMS Immunol Med Microbiol 2009;55:115–119.
445. Stephensen CB, et al. Prevalence of serum antibodies against lymphocytic choriomeningitis virus in selected populations from two U.S. cities. J Med Virol 1992;38:27–31.
446. Strano AJ. Light microscopy of selected viral diseases (morphology of viral inclusion bodies). Pathol Annu 1976;11:53–75.
447. Strickler JG, et al. Comparison of *in situ* hybridization and immunohistochemistry for detection of cytomegalovirus and herpes simplex virus. Hum Pathol 1990;21:443–448.
448. Supran EM, et al. Report of a joint DMRQC/Organon field trial to detect hepatitis A IgM by ELISA. J Clin Pathol 1983;36:1111–1115.
449. Sutherland S, et al. Donated organ as a source of cytomegalovirus in orthotopic liver transplantation. J Med Virol 1992;37:170–173.
450. Swierkosz EM. Antiviral drug susceptibility testing. In Specter S, Hodinka RL, Young SA, eds. Clinical Virology Manual. 3rd Ed. Washington, DC: ASM Press, 2000:154–168.
451. Tedder DG, et al. Herpes simplex virus infection as a cause of benign recurrent lymphocytic meningitis. Ann Intern Med 1994;121:334–338.
452. Thin RNT, et al. Value of Papanicolaou-stained smears in the diagnosis of trichomoniasis, candidiasis, and cervical herpes simplex virus infection in women. Br J Vener Dis 1975;51:116–118.
453. Thomas DL, et al. Viral hepatitis in health care personnel at The Johns Hopkins Hospital. The seroprevalence of and risk factors for hepatitis B virus and hepatitis C virus infection. Arch Intern Med 1993;153:1705–1712.
454. Thomas EE, et al. The utility of latex agglutination assays in the diagnosis of pediatric viral gastroenteritis. Am J Clin Pathol 1994;101:742–746.
455. Thorley-Lawson DA, et al. Persistence of the Epstein-Barr virus and the origins of associated lymphomas. N Engl J Med 2004;350:1328–1337.
456. Tracy S, et al. Molecular approaches to enteroviral diagnosis in idiopathic cardiomyopathy and myocarditis. J Am Coll Cardiol 1990;15:1688–1694.
457. Treuhaft MW, et al. Practical recommendations for the detection of pediatric respiratory syncytial virus infections. J Clin Microbiol 1985;22:270–273.
458. Tyrrell DAJ, et al. Clones of cells from a human embryonic lung: their growth and susceptibility to respiratory viruses. Arch Virol 1979;61:69–85.
459. Uhnoo I, et al. Clinical and epidemiological features of acute infantile gastroenteritis associated with human rotavirus subgroups 1 and 2. J Clin Microbiol 1986;23:551–555.
460. Unver A, et al. Western blot analysis of sera reactive to human monocytic ehrlichiosis and human granulocytic ehrlichiosis agents. J Clin Microbiol 2001;39:3982–3986.

461. Van Der PB, et al. Multicenter evaluation of the BDProbeTec ET system for detection of *Chlamydia trachomatis* and *Neisseria gonorrhoeae* in urine specimens, female endocervical swabs, and male urethral swabs. J Clin Microbiol 2001;39:1008-1016.
462. van Elden LJ, et al. Simultaneous detection of influenza viruses A and B using real-time quantitative PCR. J Clin Microbiol 2001;39:196-200.
463. van Regenmortel MH, et al. Emerging issues in virus taxonomy. Emerg Infect Dis 2004;10:8-13.
464. Versalovic J. Diagnostic molecular microbiology: nucleic acid probes and microbes. Pathol Case Rev 2003;8:137-144.
465. Wadowsky RM, et al. Measurement of Epstein-Barr virus DNA loads in whole blood and plasma by TaqMan PCR and in peripheral blood lymphocytes by competitive PCR. J Clin Microbiol 2003;41:5245-5249.
466. Wadsworth JD, et al. Molecular and clinical classification of human prion disease. Br Med Bull 2003;66:241-254.
467. Wald A, et al. Serological testing for herpes simplex virus (HSV)-1 and HSV-2 infection. Clin Infect Dis 2002;35:2-82.
468. Wald A, et al. Polymerase chain reaction for detection of herpes simplex virus (HSV) DNA on mucosal surfaces: comparison with HSV isolation in cell culture. J Infect Dis 2003;188:1345-1351.
469. Wald A, et al. Virologic characteristics of subclinical and symptomatic genital herpes infections. N Engl J Med 1995;333:770-775.
470. Wald A, et al. Reactivation of genital herpes simplex virus type 2 infection in asymptomatic seropositive persons. N Engl J Med 2000;342:844-850.
471. Walker DH. Rocky Mountain spotted fever: a disease in need of microbiological concern. Clin Microbiol Rev 1989;2:227-240.
472. Walker DH. Rocky Mountain spotted fever: a seasonal alert. Clin Infect Dis 1995;20:1111-1117.
473. Walker DH. Diagnosing human ehrlichioses: current status and recommendations. Despite shortcomings, immunofluorescence testing remains the best choice, with PCR and culture methods being valuable adjuncts. Task Force on Consensus Approach for Ehrlichiosis. ASM 2001;66:287-291.
474. Walker DH. Ricketts creates rickettsiology, the study of vector-borne obligately intracellular bacteria. J Infect Dis 2004;189:938-955.
475. Walker DH, et al. Laboratory diagnosis of Rocky Mountain spotted fever. South Med J 1980;73:1443-1447.
476. Walker DH, et al. A method for specific diagnosis of Rocky Mountain spotted fever on fixed, paraffin-embedded tissue by immunofluorescence. J Infect Dis 1978;137:206-209.
477. Ward C. Acquired valvular heart-disease in patients who keep pet birds. Lancet 1974;2:734-736.
478. Washburne JF, et al. Summertime respiratory syncytial virus infection: epidemiology and clinical manifestations. South Med J 1992;85:579-583.
479. Weller TH. Cytomegaloviruses: the difficult years. J Infect Dis 1970;122:532-539.
480. Weller TH. Varicella and herpes zoster. In Lennette EH, Schmidt NJ, eds. Diagnostic Procedures for Viral, Rickettsial and Chlamydial Infections. 5th Ed. Washington, DC: American Public Health Association, 1979:375-398.
481. Wells DL, et al. Swine influenza virus infections: transmission from ill pigs to humans at a Wisconsin agricultural fair and subsequent probable person-to-person transmission. JAMA 1991;265:478-481.
482. Wells DL, et al. Herpesvirus simiae contamination of primary rhesus monkey kidney cell cultures. CDC recommendations to minimize risks to laboratory personnel. Diagn Microbiol Infect Dis 1989;12:333-336.
483. Whiley DM, et al. Detection and differentiation of human polyomaviruses JC and BK by LightCycler PCR. J Clin Microbiol 2001;39:4357-4361.
484. Whiley DM, et al. Detection of human respiratory syncytial virus in respiratory samples by LightCycler reverse transcriptase PCR. J Clin Microbiol 2002;40:4418-4422.
485. Whitley R, et al. Predictors of morbidity and mortality in neonates with herpes simplex virus infections. N Engl J Med 1991;324:450-454.
486. Whitley RJ. Herpes simplex viruses. In Knipe DM, Howley PM, eds. Fields Virology. 4th Ed. Philadelphia, PA: Lippincott Williams & Wilkins, 2001:2461-2509.
487. Whitley RJ, et al. Diseases that mimic herpes simplex encephalitis: diagnosis, presentation, and outcome. NIAD Collaborative Antiviral Study Group. JAMA 1989;262:234-239.
488. Whitley RJ, et al. Cercopithecine herpesvirus (B virus). In Knipe DM, Howley PM, eds. Fields Virology. 4th Ed. Philadelphia, PA: Lippincott Williams & Wilkins, 2001:2835-2848.
489. Williams CF, et al. Persistent GB virus C infection and survival in HIV-infected men. N Engl J Med 2004;350:981-990.
490. Williams SG, et al. Typhus and typhuslike rickettsiae associated with opossums and their fleas in Los Angeles County, California. J Clin Microbiol 1992;30:1758-1762.
491. Wilson DA, et al. Should varicella-zoster virus culture be eliminated? A comparison of direct immunofluorescence antigen detection, culture, and PCR, with a historical review. J Clin Microbiol 2012;50:4120-4122.
492. Wong KH, et al. Utility of complement fixation and microimmunofluorescence assays for detecting serologic responses in patients with clinically diagnosed psittacosis. J Clin Microbiol 1994;32:2417-2421.
493. Woodman DR, et al. Biological properties of Rickettsia prowazekii strains isolated from flying squirrels. Infect Immun 1977;16:853-860.
494. Woods GL, et al. Detection of infection or infectious agents by use of cytologic and histologic stains. Clin Microbiol Rev 1996;9:382-404.
495. World Health Organization. Alert verification and public health management of SARS in the post-outbreak period. 2003. http://www.who.int/csr/sars/postoutbreak/en/
496. World Health Organization. Coronavirus infections—disease outbreak news. Available at: http://www.who.int/csr/don/archive/disease/coronavirus_infections/en/. Accessed February 25, 2015.
497. World Health Organization. Polio Global Eradication Initiative. Status Report July-December 2014. http://www.polioeradication.org/Portals/0/Document/AnnualReport/2014/GPEI_StatusReport2014Jul-Dec.pdf
498. World Health Organization. Summary of probable SARS cases with onset of illness from 1 November 2002 to 31 July 2003. 2003. Communicable Disease Surveillance & Response (CSR). http://www.who.int/csr/sars/country/table2004_04_21/en.
499. Wright TC Jr, et al. 2001 Consensus guidelines for the management of women with cervical cytological abnormalities. JAMA 2002;287:2120-2129.
500. Wylie JL, et al. Comparative evaluation of Chlamydiazyme, PACE 2, and AMP-CT assays for detection of *Chlamydia trachomatis* in endocervical specimens. J Clin Microbiol 1998;36:3488-3491.
501. Yevich SJ, et al. Seroepidemiology of infections due to spotted fever group rickettsiae and *Ehrlichia* species in military personnel exposed in areas of the United States where such infections are endemic. J Infect Dis 1995;171:1266-1273.
502. Yoder BL, et al. Microtest procedure for isolation of *Chlamydia trachomatis*. J Clin Microbiol 1981;13:1036-1039.
503. Young NS, et al. Parvovirus B19. N Engl J Med 2004;350:586-597.
504. Zaki SR, et al. Hantavirus pulmonary syndrome. Pathogenesis of an emerging infectious disease. Am J Pathol 1995;146:552-579.
505. Zaki SR, et al. Retrospective diagnosis of hantavirus pulmonary syndrome, 1978-1993: implications for emerging infectious diseases. Arch Pathol Lab Med 1996;120:134-139.
506. Zanghellini F, et al. Asymptomatic primary cytomegalovirus infection: virologic and immunologic features. J Infect Dis 1999;180:702-707.
507. Zerbini M, et al. Comparative evaluation of virological and serological methods in prenatal diagnosis of parvovirus B19 fetal hydrops. J Clin Microbiol 1996;34:603-608.
508. Zhai J, et al. Real-time polymerase chain reaction for detecting SARS coronavirus, Beijing, 2003. Emerg Infect Dis 2004;10:300-303.
509. Zolopa AR, et al. HIV-1 genotypic resistance patterns predict response to saquinavir-ritonavir therapy in patients in whom previous protease inhibitor therapy had failed. Ann Intern Med 1999;131:813-821.
510. zur Hausen H. Intracellular surveillance of persisting viral infections. Human genital cancer results from deficient cellular control of papillomavirus gene expression. Lancet 1986;2:489-491.Pickering LK, Engelkirk PG. *Giardia lamblia*. Pediatr Clin North Am 1988;35:536-577.

APÊNDICE 1

Ectoparasitas e Outros Invertebrados no Laboratório Clínico | Um Breve Guia

Envio das amostras ao laboratório, 1628

Arachnida | Carrapatos, ácaros e aranhas, 1628
Ixodidae, 1628
Espécies de *Ornithodoros*, 1634
Ácaros, 1634

Aranhas, 1634

Insecta | Moscas, percevejos, pulgas e piolhos, 1637
Larvas de moscas produtoras de miíase, 1637
Dermatobia hominis (mosca-do-berne humana), 1637

Cordylobia anthropophaga (mosca tumbu), 1637
Outras moscas, 1638
Mosquitos, 1638
Percevejos ou Hemiptera, 1638
Pulgas, 1639
Piolhos, 1639

Os **ectoparasitas** são organismos que vivem no interior ou na superfície da pele de um hospedeiro, do qual recebem a sua nutrição. Por conseguinte, a relação existente é parasitária ou, possivelmente, simbiótica. A duração do contato varia de acordo com o tempo necessário para fazer uma refeição de sangue, incluindo dias, semanas ou até meses de associação. Os organismos que entram em contato casualmente com um hospedeiro (p. ex., moscas-domésticas) ou sem obter qualquer benefício (p. ex., escorpiões, abelhas e aranhas), não são, no sentido estrito, ectoparasitas, embora sejam de importância clínica.[64]

Os **artrópodes** são invertebrados com apêndices articulados (como o próprio nome indica) e um exoesqueleto de quitina. São reconhecidos, há muito tempo, como causa direta ou indireta de doenças humanas. Além de provocar dano direto ao hospedeiro humano, eles podem servir como vetores para a transmissão de agentes infecciosos e facilitar a entrada do agente no hospedeiro humano. Em alguns casos, o artrópode atua como simples carreador, depositando o agente infeccioso no ambiente próximo, onde poderá entrar em contato com a vítima potencial. Um exemplo dessa situação é a transmissão de patógenos bacterianos, como *Shigella*, de um lugar para outro no corpo de moscas ou baratas.[2,45] Uma relação muito mais íntima ocorre quando o artrópode é o mediador direto de lesão celular, ou quando um inseto picador transmite um agente infeccioso no tecido da vítima. A maioria dos insetos picadores ingere o agente infeccioso quando se alimentam de sangue de um ser humano ou de um mamífero não humano infectados, de modo que esses insetos são considerados como reservatório de infecção. Quando um inseto pica um animal ou ser humano, ele frequentemente injeta secreções salivares que contêm enzimas e anticoagulantes destinados a permitir a ingestão de uma refeição de sangue. Se o agente infeccioso se deslocar do intestino do inseto para a hemolinfa e, subsequentemente, alcançar as glândulas salivares, a infecção é transmitida pelas secreções salivares por ocasião da picada.[43] Se o agente infeccioso estiver presente no intestino – com ou sem material infectante na saliva –, o agente microbiano pode ser excretado nas fezes quando o artrópode defeca após a ingestão de sangue. A entrada do agente a partir das fezes no local da picada é facilitada quando o hospedeiro coça o local da irritação.

A lista de artrópodes de importância clínica continua se expandindo, assim como a lista de doenças que eles produzem. Ao mesmo tempo, os laboratórios clínicos estão recebendo números cada vez maiores de amostras para identificação. Muitos artrópodes que são de grande importância em doenças infecciosas humanas são raramente ou nunca vistos em laboratórios de microbiologia clínica, visto que os insetos não foram observados por ocasião da picada, foram exterminados ou não foram coletados para exame. Outros artrópodes importantes, como os escorpiões, são encontrados em áreas geográficas localizadas. Por outro lado, os microbiologistas clínicos podem ser chamados para identificar insetos que causam alarme pela sua presença, muito embora não tenham causado dano nenhum.

Essa seção destina-se a ajudar o leitor a compreender a importância médica e a identificação laboratorial de alguns artrópodes que podem ser encontrados no laboratório clínico. Um esquema abreviado de classificação é apresentado na Tabela A.1, enquanto o Boxe A.1 fornece definições selecionadas, bem como a taxonomia relacionada dos ectoparasitas de importância para os seres humanos. O leitor deve consultar livros excelentes de referência para uma informação mais detalhada.[17–20,40,49,54,56]

Tabela A.1 Classificação dos artrópodes de importância médica.

Classe	Ordem ou subclasse	Exemplos	Lesão direta ou infecções transmitidas
Diplopoda		Milípedes	Direta
Chilopoda		Centopeias	Direta
Hexapoda (Insecta)	Hemiptera	Percevejos Barbeiros	Direta
Hexapoda (Insecta)	Siphonaptera	Pulgas	Direta
Hexapoda (Insecta)	Anoplura	Piolhos-sugadores	Direta; tifo; febre das trincheiras, febre recorrente
Hexapoda (Insecta)	Dictyoptera	Baratas	Problemas sanitários; reações alérgicas
Hexapoda (Insecta)	Hymenoptera	Formigas, vespas, abelhas	Direta
Hexapoda (Insecta)	Coleoptera	Besouros	Direta
Hexapoda (Insecta)	Diptera	Moscas, mosquitos, mosquito-pólvora	Direta; arbovírus; infecção parasitária; *Bartonella, Francisella*
Hexapoda (Insecta)	Lepidoptera	Traças, borboletas, lagartas	Direta
Pentastomida		Pentastomídeos	Direta
Arachnida	Subclasse: Scorpiones	Escorpiões	Direta
Arachnida	Subclasse: Araneae	Aranhas	Direta
Arachnida	Subclasse: Acari	Carrapatos, ácaros, micuim	Direta; *Borrelia*, arbovírus; *Ehrlichia; Anaplasma, Rickettsia, Francisella*

Boxe A.1

Ectoparasitas: definições e taxonomia

Filo Arthopoda: Os organismos desse filo apresentam um exoesqueleto duro e articulado, com patas articuladas simetricamente pareadas. Das cinco classes de artrópodes, apenas as classes Arachnida e Insecta atuam como vetores de doença humana.

Classe Arachnida (carrapatos, ácaros e aranhas): Essa classe de artrópodes caracteriza-se pela ausência de asas, presença de quatro pares de patas e fusão da cabeça e do tórax em um cefalotórax.

Os carrapatos são maiores que os ácaros, possuem um corpo coriáceo, que pode ser liso ou coberto de pelos curtos, um hipostômio exposto e um par de espiráculos próximo às coxas do quarto par de patas. São divididos em argasídeos ou carrapatos moles (as espécies de *Ornithodoros* são de importância para o homem), e ixodídeos ou carrapatos duros, incluindo os gêneros *Dermacentor*, *Amblyomma* e *Ixodes*, que são responsáveis pela transmissão de agentes de várias riquetsioses, doenças virais, bacterianas e espiroquetídeos.

Os ácaros são menores que os carrapatos, apresentam uma cobertura coriácea e possuem um hipostômio que pode ser desarmado. Os ácaros de importância para os seres humanos são os ácaros trombiculídeos, e os ácaros da sarna da família Sarcoptidae, que incluem *S. scabiei*, o agente da escabiose, e *Demodex folliculorum*, que infesta os folículos pilosos e as glândulas sebáceas.

As aranhas não são segmentadas e possuem um abdome com pelos do qual saem quatro pares de patas por meio de uma constrição delgada. Elas também possuem um par de mandíbulas venenosas através das quais flui o veneno a partir de um par de glândulas no cefalotórax. A aranha-marrom reclusa, a viúva-negra e a aranha *Tegenaria agrestis* causam mais frequentemente picadas dolorosas e tóxicas aos seres humanos.

Classe Insecta (moscas, mosquitos, percevejos, pulgas e piolhos): Essa classe de artrópodes inclui organismos com o corpo dividido em três partes – cabeça, tórax e abdome –, com três pares de patas. A ordem Hemiptera é composta pelos percevejos, que incluem percevejos alados ou não alados, e os piolhos, que têm peças bucais adaptadas para perfurar e sugar; a ordem Diptera (duas asas) inclui moscas e mosquitos, e a ordem Siphonaptera inclui as pulgas, que não têm asas e possuem peças bucais adaptadas para sugar sangue.

As moscas são insetos com duas asas, que atuam como vetores para a transmissão de vários agentes de doença humana. Estão incluídos os mosquitos *Phlebotomus* (leishmaniose), o borrachudo *Simulium* (oncocercose), a mosca do gênero *Chrysops* (*Loa loa*) e a mosca *Glossina* ou tsé-tsé (tripanossomíase). Os mosquitos transmitem uma variedade de doenças cujos agentes são vírus, protozoários e helmintos, mais notadamente a malária e a filaríase. Os seres humanos também podem ser infestados pelas formas larvares das moscas, uma condição conhecida como miíase.

Os percevejos picadores e sugadores de sangue de importância na doença humana incluem *Cimex lectularius*, o percevejo comum, e os "barbeiros" da família Reduviidae, que transmitem o agente etiológico da tripanossomíase sul-americana (doença de Chagas).

As pulgas são pequenos insetos marrons, sem asas, lateralmente comprimidos e sugadores de sangue, mais notavelmente citados com vetores na transmissão dos agentes da peste bubônica e tifo murino. As pulgas também estão envolvidas na transmissão de doenças parasitárias, incluindo a tênia do cão, *Dipylidium caninum*, e a tênia do rato, *Hymonolepis diminuta*.

Os piolhos são insetos sem asas, achatados dorsoventralmente, que incluem três espécies de importância para os seres humanos: *Pediculus humanus* subespécie *capitis* (piolho-da-cabeça), *Pediculus humanus* subespécie *corporis* (piolho-do-corpo) e *Phthirus pubis* (piolho-do-púbis). A ordem inclui piolhos tanto picadores quanto sugadores; entretanto, apenas estes últimos, na subordem Anoplura, são ectoparasitas dos seres humanos. Os piolhos são vetores importantes do tipo epidêmico e da febre recorrente.

Envio das amostras ao laboratório

Tendo em vista a diversidade de espécies encontradas na entomologia médica, é difícil recomendar um único método para o envio das amostras. Em geral, o etanol a 70% é adequado como conservante para a maioria das amostras, impedindo também a fuga do artrópode ou a ocorrência de infecção. O etanol a 70% deve ser colocado com a amostra em um recipiente limpo, de modo que o artrópode esteja totalmente submerso. Os espécimes podem escurecer após períodos extensos de conservação, anulando a utilidade de diferenças de coloração para identificação depois de longos períodos de fixação. Não observamos qualquer degradação da cor em amostras conservadas em etanol a 70% por um período de vários dias, que é o tempo habitual entre a coleta e o processamento.

O formol e a solução salina estéril podem ser satisfatórios; entretanto, de modo geral, têm mais desvantagens quando comparados com o etanol. Os insetos voadores devem ser mortos usando gases, como clorofórmio, e, em seguida, conservados secos.[18] Garcia fornece uma fórmula para o meio de Berelese, que ela sugere como boa solução para uso na maioria das amostras.[18] Foi sugerido matar as larvas de moscas em água quente para exame.[17] Se houver qualquer dúvida, é conveniente verificar as recomendações específicas do laboratório que irá processar a amostra.

O método preferido para a retirada de carrapatos é segurá-los com pinças finas o mais próximo possível do local de penetração, sem beliscar a pele. Manter uma pressão externa contínua enquanto se ergue o carrapato para cima e para a frente habitualmente remove o espécime intacto.[36] O capítulo dos carrapatos duros constitui uma importante característica de identificação. Os espécimes que são degradados, devido à sua remoção inadequada, são mais difíceis de identificar.

Os materiais e as técnicas necessários para o exame dos artrópodes são simples. Pode-se obter um pequeno aumento com lupa ou, de modo ideal, com um estereomicroscópio. Pode-se obter também um aumento pequeno a moderado com uma objetiva de baixo aumento (p. ex., 2× ou 4×) e um microscópio composto. Uma boa fonte de iluminação é essencial para a observação. As lâmpadas de fibra óptica fornecem uma excelente iluminação sem aquecimento e ressecamento excessivo da amostra. As lâmpadas com braços flexíveis permitem um controle máximo do ângulo de iluminação. A amostra pode ser mais bem manipulada com um par de agulhas de dissecção.

Em circunstâncias excepcionais, quando a cultura do patógeno potencial a partir do vetor é considerada, o inseto não deve ser fixado. Se a amostra já estiver fixada antes de seu envio ao laboratório, os métodos moleculares modernos possibilitam a identificação específica de agentes infecciosos por meio de amplificação dos ácidos nucleicos.

Arachnida | Carrapatos, ácaros e aranhas

Os carrapatos são artrópodes da subordem Ixodida, que é dividida em três famílias, duas das quais, Ixodidae (carrapatos duros) e Argasidae (carrapatos moles), foram estabelecidas como vetores de doenças humanas.[36,51] Na família Ixodidae, a porção anterior do corpo é endurecida e constituída por um escudo ("escudo dorsal") e um capítulo facial anterior ("cabeça"), o que explica o termo "carrapato duro".[51] Os gêneros mais comumente enviados ao laboratório de microbiologia são *Ixodes*, *Dermacentor* e *Amblyomma*. Os carrapatos da família Argasidae possuem uma superfície externa semelhante a couro, sem escudo, e possuem peças bucais de localização ventral.[51] Nessas últimas décadas, os carrapatos duros têm sido cada vez mais reconhecidos como importantes vetores de uma grande variedade de doenças humanas, cuja diversidade é maior que a de qualquer outro grupo de artrópodes.[51] Nos EUA, os carrapatos duros são mais prevalentes do que os moles e constituem vetores mais importantes de patógenos humanos. A identificação de um carrapato enviado ao laboratório deve incluir a descrição da espécie, o estágio do ciclo de vida, o sexo dos adultos, o nível de ingurgitamento e as condições das peças bucais.

Ixodidae

Biologia dos carrapatos duros. Os carrapatos duros possuem um ciclo de vida que consiste em quatro estágios: ovo, larva, ninfa e adulto sexualmente dimórfico. As larvas dos carrapatos possuem seis patas, o que constitui um aspecto essencial para sua identificação (Prancha A.1 A). Enquanto as ninfas e os adultos apresentam oito patas. Os estágios imaturos carecem de abertura genital, porém assemelham-se a fêmeas adultas nos demais aspectos. Ambos apresentam um escudo que cobre um terço a metade do dorso nas fêmeas e possibilita uma ingestão prolífera de sangue e líquidos teciduais (Prancha A.1 B). A alimentação é necessária para que as fêmeas adquiram fertilidade, e seu peso corporal pode aumentar até 100 vezes durante a alimentação.[36,51] Os machos têm um escudo que recobre quase todo o dorso (Prancha A.1 B), bem como placas ventrais endurecidas, o que limita o ingurgitamento na maioria das espécies, se o carrapato-macho chegar a se alimentar.

Os vetores importantes de doença humana nos EUA são carrapatos de três hospedeiros, o que significa que cada fase do ciclo de vida alimenta-se em um hospedeiro, quando então o carrapato o abandona para sofrer muda na próxima fase do ciclo biológico, em um microambiente apropriado, como folhas ou ninho.[51] O processo continua até que ocorra acasalamento dos adultos. A cópula pode ocorrer no hospedeiro ou fora dele, dependendo da espécie. Após a cópula, a fêmea procura um ambiente apropriado, onde deposita centenas a milhares de ovos, dependendo da espécie,[36,51] e, a seguir, morre. A duração de um ciclo de vida, que é de 1 a 2 anos em média, varia com a presença ou ausência de condições ambientais ideais e disponibilidade de um hospedeiro apropriado.[51] Em condições adversas, os carrapatos são capazes de longos períodos de diapausa, uma fase de torpor em que o carrapato secreta uma saliva higroscópica, que lhes permite absorver a umidade, aumentando a sobrevida até que melhorem as condições de busca de um hospedeiro.

Os carrapatos duros são, em sua maioria, habitantes de tocas ou ninhos, vivendo suas vidas em um ambiente fechado, alimentando-se em um hospedeiro prontamente disponível. Nessas espécies, o contato humano é raro ou inexistente.[51] *Ixodes spinipalpus* e os ratos-silvestres perpetuam um ciclo enzoótico de infecção por *B. burgdorferi* no Colorado.[31]

A ausência de infecção humana pode ser atribuída à falta de contato entre *I. spinipalpus* e seres humanos.

Em apenas alguns casos, a especificidade do hospedeiro coloca os carrapatos infectados em um ambiente que promova o contato com seres humanos, tornando-os mais competentes como vetores de doença. O hospedeiro preferido de *I. scapularis* nos estágios iniciais da vida é *Peromyscus leucopus*, o camundongo de patas brancas, conhecido por ser o reservatório de *Babesia microti* bem como de *Borrelia burgdorferi* nessas localidades. Embora o reservatório de *Anaplasma (Ehrlichia) phagocytophila* permaneça incerto, *I. scapularis* constitui o vetor documentado. O hospedeiro preferido dos carrapatos adultos é o veado-de-cauda-branca da Virgínia (*Odocoileus virginianus*), um animal cuja distribuição alcança grandes distâncias e que está se expandindo para incluir áreas de densa população humana. Com a capacidade de abrigar e transmitir múltiplos patógenos e a disponibilidade para alimentar-se em seres humanos, *I. scapularis* é um vetor competente. Por outro lado, *I. scapularis* no sudeste e *I. pacificus* no noroeste são menos competentes como vetores da borreliose de Lyme. A seletividade dos hospedeiros parece constituir a razão disso. Os hospedeiros preferidos em ambos os casos são lagartos, nos quais os espiroquetas se multiplicam de modo precário. Esse fenômeno biológico pode ser responsável pelo menor número de casos notificado no oeste e pela ausência virtual de casos relatados no sudeste.[31,55]

Os carrapatos procuram seu hospedeiro por meio de busca, um estilo de emboscada passiva de procura do hospedeiro, em que eles sobem em gramas e vegetação herbácea baixas, aguardando para se fixar a um hospedeiro que esteja passando.[51] Por outro lado, algumas espécies procuram ativamente a sua presa. *Amblyomma americanum* é a única espécie no grupo de carrapatos discutidos aqui que busca ativamente um hospedeiro.[36] As espécies que comumente procuram hospedeiros humanos parecem ter preferências anatômicas para a sua fixação.[14] *Dermacentor variabilis* prefere a cabeça e o pescoço, enquanto *Amblyomma americanum* tem mais tendência a se fixar nas nádegas, virilha ou pernas. *Ixodes scapularis* é onipresente e fixa-se a todas as partes do corpo, sem nenhuma preferência óbvia por qualquer local em particular.

As áreas geográficas dos carrapatos parecem estar se expandindo. A explosão na população de veados-de-cauda-branca da Virgínia em áreas de densa população humana pode ser uma razão. Outra explicação seria a de que o atual estilo de vida nos EUA promove atividades ao ar livre, colocando as pessoas em estreita proximidade com os carrapatos em seu ambiente natural.

Dentro do ciclo de vida de um carrapato, um patógeno pode ser adquirido de duas maneiras: (1) transestadial (horizontal; isto é, de larva para ninfa, de ninfa para adulto) ou (2) transovariana (vertical, isto é, da fêmea grávida para os ovos).[51] As larvas de *Ixodes scapularis* são incapazes de transmitir a doença de Lyme, visto que *B. burgdorferi* não é transmitida verticalmente, porém adquirida de um hospedeiro reservatório.[36,51,54] O hospedeiro preferido das larvas e ninfas de *I. scapularis* é o camundongo de patas brancas (*Peromyscus leucosis*), o principal reservatório de *B. burgdorferi*, *B. microti* e *A. phagocytophilum* nas áreas endêmicas. Foi documentado um ciclo paralelo para *A. phagocytophilum* entre coelhos de cauda de algodão e *Ixodes dentatus*,[21] embora essa espécie se alimente em seres humanos com muito menos frequência do que *I. scapularis*. Os carrapatos adquirem *B. burgdorferi* ou *A. phagocytophilum* enquanto se alimentam. Por outro lado, *Rickettsia rickettsii*, o agente etiológico da febre maculosa das Montanhas Rochosas, é transmitida verticalmente da fêmea infectada de *Dermacentor variabilis* para a sua progênie,[36,51] tornando as larvas vetores potenciais.

O nível de ingurgitamento fornece uma estimativa aproximada do tempo de alimentação. *B. burgdorferi* habita o intestino médio de *I. scapularis* infectado. Quando o carrapato se alimenta, o espiroqueta multiplica-se e começa a migrar pela hemolinfa. São necessários 2 a 3 dias para que o espiroqueta alcance a glândula salivar do carrapato,[13,41,52] onde, no processo de eliminar o excesso de água para dar espaço à refeição de sangue, o carrapato regurgita no local de alimentação, inoculando assim o espiroqueta e infectando o hospedeiro.[50] Em estudos experimentais, ninfas e fêmeas de *I. scapularis* foram colocadas em hospedeiros roedores para se alimentarem por períodos de tempo definidos. Tendo em vista o fato de que o tamanho do corpo aumenta, enquanto o do escudo rígido permanece constante, foram desenvolvidas equações de regressão, baseadas na relação entre tamanho do corpo e largura do escudo, denominada "índice escutal". O índice escutal é considerado um preditor mais acurado do tempo de alimentação do que uma estimativa visual subjetiva.[13,52] No caso da doença de Lyme, a identificação de um espécime não ingurgitado de *I. scapularis* com peças bucais intactas deve sugerir um breve contato com o hospedeiro, tornando a transmissão duvidosa, mesmo que o paciente tenha viajado para uma área endêmica. *Anaplasma (Ehrlichia) phagocytophilum* parece ser transmitido um pouco mais rapidamente do que *B. burgdorferi*, de modo que o grau de ingurgitamento e o índice escutal podem ser menos úteis para avaliar a probabilidade de inoculação do patógeno no paciente.[10,26] São necessários mais estudos para elucidar essa questão.

As ninfas são consideradas o estágio mais provável de transmitir doenças, em virtude de seu pequeno tamanho que frequentemente permite que elas completem a alimentação sem serem detectadas (Prancha A.1 B). Uma elevada porcentagem de doenças relacionadas com carrapatos manifesta-se no final da primavera e nos meses de verão, devido à atividade aumentada das ninfas.

Relação com a doença. A história de Ixodidae é longa na medicina veterinária e mais recentemente intensa na doença humana. Os Ixodidae (carrapatos duros) são vetores de uma ampla variedade de patógenos associados a doenças humanas,[51] incluindo espiroquetas, *Rickettsia*, bacilos gram-negativos, vírus, protozoários e neurotoxinas. As espécies descritas aqui estão associadas a um ou a uma combinação desses agentes (Tabela A.2).

As infecções transmitidas por carrapatos podem apresentar sintomas iniciais vagos semelhantes, como febre, fadiga e outros sintomas de tipo gripal, o que torna problemático o estabelecimento de um rápido diagnóstico acurado,[11,32,36,54] tendo em vista que a terapia com antibióticos difere, dependendo do agente envolvido. Na maioria dos casos, as doenças transmitidas por carrapatos são leves e regridem com um diagnóstico acurado precoce, seguido de tratamento apropriado. Um diagnóstico incorreto pode levar a aumento de morbidade, infecção crônica e, em raros casos, morte.

Tabela A.2 Carrapatos duros e doenças associadas com sua distribuição geográfica.

Espécie de carrapato	Doença	Área geográfica
Ixodes scapularis	Doença de Lyme Anaplasmose granulocítica humana Babesiose	Leste e centro-oeste alto dos EUA
Ixodes pacificus	Doença de Lyme	Noroeste dos EUA
Dermacentor variabilis	Febre maculosa das Montanhas Rochosas Tularemia Paralisia por picada de carrapato	Dois terços do leste dos EUA, costa oeste dos EUA
Dermacentor andersoni	Febre maculosa das Montanhas Rochosas Febre do carrapato do Colorado Paralisia por carrapato	Estados das Montanhas Rochosas
Amblyomma americanum	Ehrlichiose monocítica humana	Centro-sul dos EUA, sudeste dos EUA, estados do médio Atlântico tanto ao norte quanto ao sul do estado de Nova York
Ixodes cookei	Tularemia Vírus Powassan	Nordeste dos EUA e sudeste do Canadá
Ixodes marxi	Vírus Powassan	Nordeste dos EUA e sudeste do Canadá

Parece provável a ocorrência de coinfecção após picadas de carrapatos.[32,39] Embora não constitua uma prova de coinfecção, em contraste com a infecção sequencial, os estudos sorológicos mostraram que, em áreas endêmicas de sobreposição, pacientes com doença de Lyme clínica apresentam anticorpos contra *Babesia* ou *Ehrlichia*.[32] Há algum tempo, *Babesia* era considerada o agente etiológico da doença de Lyme, visto que os pacientes com diagnóstico de babesiose apresentavam eritema migratório, que atualmente se sabe ser característico da infecção por *B. burgdorferi*.

Certas espécies são vetores de patógenos específicos. Por exemplo, a doença de Lyme é bem documentada no mundo inteiro. *Ixodes scapularis* é definido como vetor de *Borrelia burgdorferi*, o espiroqueta da doença de Lyme, nas regiões nordeste e do centro-oeste alto dos EUA. Em outros lugares, *I. ricinus* (Europa), *I. persulcatus* (Ásia) e *I. pacificus* (noroeste dos EUA) são os vetores. Na atualidade, outras espécies de *Ixodes* não são consideradas como vetores competentes. No leste dos EUA, a identificação de uma espécie de *Ixodes* diferente de *I. scapularis* iria excluir a doença de Lyme, embora fosse necessário considerar a presença de um segundo carrapato não percebido se a apresentação clínica fosse clássica (presença de eritema migratório)[35,50,54]. No sul dos EUA, uma borreliose semelhante à de Lyme causada por *Borrelia lonestari*, semelhante a *B. theileri* (o agente da borreliose bovina), foi atribuída à exposição ao *Amblyomma americanum* (carrapato-estrela solitária).[24]

A paralisia por picada de carrapato é uma doença fascinante de patogênese desconhecida.[12,15,46] A paralisia flácida aguda pode simular o botulismo e a síndrome de Guillain-Barré; a retirada do carrapato produz uma reversão rápida e notável da paralisia. Não ocorrem sequelas. Embora mais de 60 espécies de carrapatos possam produzir paralisia por picada de carrapato em animais, apenas *Dermacentor andersoni*, *Dermacentor variabilis* e *Ixodes holocyclus* (o carrapato de marsupial australiano) picam os seres humanos. Na América do Norte, a doença ocorre mais comumente nos estados do sudeste e noroeste e na Colúmbia Britânica.

Distribuição geográfica. A distribuição geográfica dos carrapatos duros está resumida na Tabela A.2; também está disponível *online* nos Centers for Disease Control and Prevention em http://www.cdc.gov/ticks/geographic_distribution.html, bem como em outros locais.

Ixodes scapularis. Antigamente denominado *Ixodes dammini* no nordeste e *Ixodes scapularis* em outras partes, ambos são atualmente considerados pela maioria das autoridades como uma variedade do norte e do sul da mesma espécie, devido à sua capacidade de acasalamento bem-sucedido.[34,54] O nome *Ixodes scapularis* tem precedência taxonômica. *I. scapularis* ocupa uma ampla extensão do leste das Montanhas Rochosas, embora as populações infectadas pareçam ser focais no centro-oeste alto e no nordeste, desde Maryland até o sul da Nova Inglaterra.

Ixodes cookei. A distribuição do *Ixodes cookei* (carrapato da marmota) sobrepõe-se à de *I. scapularis*; é encontrado principalmente no nordeste dos EUA e sudeste do Canadá.

Ixodes marxi. Ixodes marxi (carrapato do esquilo) também tem uma distribuição que se sobrepõe àquela de *I. scapularis* no nordeste dos EUA e sudeste do Canadá.

Dermacentor spp. Dermacentor variabilis (carrapato do cão) encontra-se amplamente distribuído por todo o leste das Montanhas Rochosas nos EUA. A ampla faixa e os hábitos de busca do hospedeiro de *D. variabilis* aumentam a incidência de contato com seres humanos, em comparação com outras espécies de *Dermacentor*.

Dermacentor andersoni está distribuído nos estados das Montanhas Rochosas e constitui o carrapato descrito por Ricketts como vetor da febre maculosa das Montanhas Rochosas no Bitter Root Valley em Idaho.[60]

Amblyomma americanum. Amblyomma americanum (o carrapato-estrela solitária) encontra-se amplamente distribuído no sul (leste das Montanhas Rochosas) e no leste ao sul do estado de Nova York. Há indicações de que a faixa possa se estender na Nova Inglaterra. *A. americanum* é singular entre as espécies descritas de carrapato pelo fato procurar ativamente um hospedeiro.[36,51]

Identificação. Os ácaros (carrapatos e ácaros) distinguem-se de outros aracnídeos pela ausência de segmentação óbvia. Há fusão de um prossoma anterior (apêndices) como o opistossoma (abdome). Um gnatossoma (capítulo) onde se encontram as peças bucais é típico dos Acari.[51] As Figuras A.1 e A.2

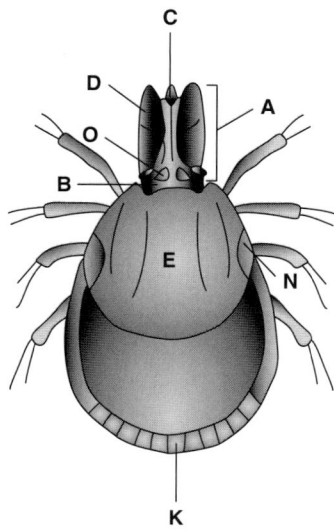

FIGURA A.1 Diagrama genérico do dorso de um carrapato duro.

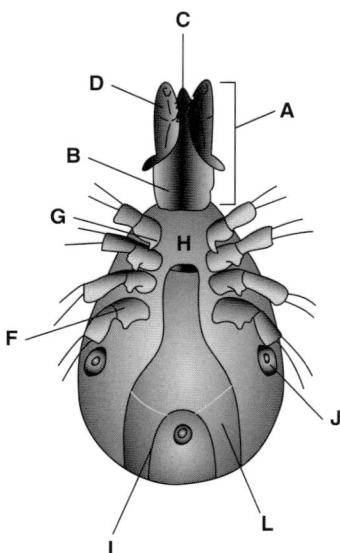

FIGURA A.2 Diagrama genérico do aspecto ventral de um carrapato duro.

representam as vistas dorsal e ventral, respectivamente, de um carrapato duro genérico. Os desenhos foram feitos para incluir o maior número possível de características essenciais. Segue-se um glossário das características de identificação mostradas nessas figuras. Todas as características são úteis para a identificação dos carrapatos. O tamanho, a localização, a cor e a presença ou ausência de cada característica podem ser importantes.

A. Capítulo: A porção anterior do corpo, incluindo a base do capítulo, o hipostômio, as quelíceras e os palpos.
B. Base do capítulo: A base do capítulo na qual as peças bucais estão fixadas. (O comprimento do capítulo em relação à base do capítulo é útil na identificação.)
C. Hipostômio: A estrutura mediana das peças bucais paralela aos palpos e entre eles. O hipostômio sustenta estruturas semelhantes a dentes, denominadas dentículos. Os dentículos aparecem no hipostômio em um arranjo específico, denominado "fórmula dentária" (relação entre dentículos do lado esquerdo e dentículos do lado direito). Por exemplo, *Ixodes scapularis* tem uma fórmula dentária de 3/3, que passa a ser de 2/2 à medida que progride posteriormente.
D. Palpos: Pares de apêndices móveis localizados paralelamente ao hipostômio.
E. Escudo: A placa dorsal endurecida posterior ao capítulo.
F. Coxa: O segmento basal das pernas. As coxas são numeradas de I a IV, estando a coxa I localizada mais próximo ao capítulo.
G. Esporões coxais: Projeção da margem posterior da coxa. Os esporões na face mediana são denominados esporões internos, enquanto aqueles localizados na face lateral são os externos. Há pouca ou nenhuma variação no tamanho ou na configuração dos esporões de um espécime para outro da mesma espécie.
H. Orifício genital: Abertura externa dos órgãos genitais, localizada ventralmente no eixo mediano, entre as coxas.
I. Sulco anal: Sulco semicircular que se curva ao redor do ânus em algumas espécies. Nas espécies de *Ixodes* a curva é anterior ao ânus. Nos outros gêneros, a curva é posterior ou está ausente.
J. Placas espiraculares: A abertura externa do sistema respiratório, localizada ventralmente, posterior à coxa IV nas margens laterais. São úteis na diferenciação do macho *I. scapularis* do macho *I. cookei* e do macho *I. marxi*.
K. Festões: Áreas retangulares separadas por sulcos distintos, localizados na margem posterior de alguns carrapatos duros. Os festões estão ausentes em *Ixodes* spp.
L. Placas ventrais: Grupo de placas de tamanho e formato definidos, localizadas na superfície ventral dos machos adultos. Iremos nos referir especificamente à placa anal ao descrever *Ixodes* spp.
M. Ornamentação: Alguns carrapatos são descritos como carrapatos ornamentados, com base na presença de marcas coloridas distintas em determinadas espécies. *D. variabilis* e *A. americanum* são carrapatos ornamentados.
N. Olhos: Marcas ovoides ornamentadas nas margens laterais do escudo de alguns carrapatos.
O. Áreas porosas: Áreas lembrando os "olhos" encontradas no dorso da base do capítulo de carrapatos adultos.

Ixodes scapularis. Uma importante característica de todas as espécies de *Ixodes* é a presença de um sulco em forma de U voltado anteriormente, que circunda o ânus e termina na margem posterior da superfície ventral (Figura A.3 e Prancha A.1 C). Outros gêneros de carrapatos duros carecem dessa característica.[51] As ninfas e fêmeas adultas de *I. scapularis* apresentam um escudo em formato oval (Prancha A.1 B), que ocupa aproximadamente metade do tamanho do dorso em espécimes não ingurgitados. O escudo dos machos adultos cobre praticamente todo o dorso (Prancha A.1 B), uma característica de todos os carrapatos duros, que não será mencionada em descrições posteriores. A presença de pelos grosseiros sobre todo o escudo constitui uma das características que distingue machos *I. scapularis* de espécimes de *I. cookei* e *I. marxi*, nos quais os pelos são finos ou ausentes. Em vista ventral (Prancha A.1 C), as peças bucais parecem duas vezes mais longas do que a base do capítulo. O hipostômio das ninfas e das fêmeas adultas tem uma fórmula dentária de 3/3, progredindo para 2/2 da parte anterior para a

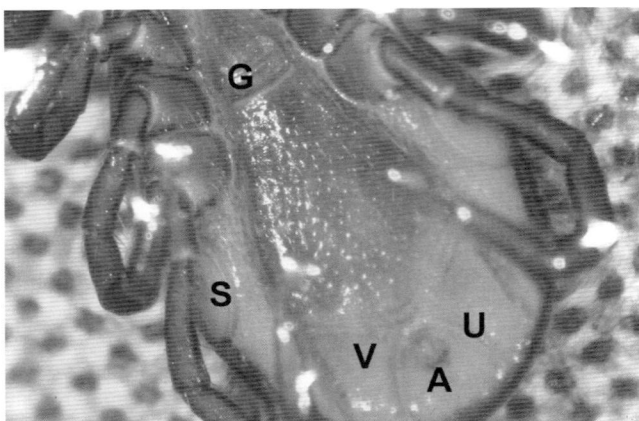

FIGURA A.3 Face de ventre do macho adulto de *Ixodes scapularis*, mostrando o ânus (A), o sulco anal em forma de U (U), o orifício genital (G), as placas ventrais (V) e as placas espiraculares (S).

posterior. Os machos adultos possuem um hipostômio mais "eficiente" do que a maioria das outras espécies de *Ixodes*, com dentículos laterais ásperos, que se tornam rombudos a crenados à medida que se aproximam da região mediana.

A coloração pode ajudar a diferenciar *I. scapularis* de outras espécies de *Ixodes*. A porção anterior esclerótica das ninfas e das fêmeas adultas (que inclui o capítulo, as pernas e o escudo) é marrom-escura, em nítido contraste com o abdome, que aparece marrom-esverdeado em espécimes não ingurgitados (Prancha A.1 B) a marrom-acinzentado em espécimes ingurgitados, daí a designação de *carrapato de patas pretas*. Os machos adultos são inteiramente marrom-escuros (Prancha A.1 B). Observa-se a presença de esporões coxais (Prancha A.1 D e Figura A.4), tendo a coxa I um esporão interno áspero, que se superpõe à coxa II. As coxas I a IV apresentam esporões externos rombudos. O esporão interno na coxa I parece menos áspero nas ninfas. As placas espiraculares das ninfas e das fêmeas são arredondadas (Prancha A.1 C); nos machos, são alongadas da parte anterior para a posterior (Figura A.3). As placas espiraculares nos machos de *I. cookei* e de *I. marxi* aparecem arredondadas. A placa anal nos machos é curta da parte anterior para a posterior, em comparação com *I. cookei* e *I. marxi*.

Ixodes cookei. O escudo das ninfas e das fêmeas adultas é angular do ápice posterior para as margens centrolaterais (Prancha A.1 E). Nas fêmeas adultas, o escudo parece aproximadamente tão largo nas margens laterais quanto na parte anterior para a posterior, ao passo que, nas ninfas, o escudo parece mais largo lateralmente do que na parte anterior para a posterior. As peças bucais de todos os estágios de vida parecem proporcionais no seu comprimento em relação à base do capítulo (Prancha A.1 E). Quando comparado com o de *I. scapularis*, o hipostômio das fêmeas e das ninfas é semelhante, com uma fórmula dentária de 3/3, progredindo para 2/2, embora nas fêmeas de *I. cookei* o ápice seja mais arredondado. O hipostômio das ninfas é ainda mais arredondado. Nos machos, o hipostômio é curto, arredondado e crenado. Uma característica interessante, que é mais pronunciada nas ninfas dessa espécie, é a projeção do primeiro segmento dos palpos lateralmente, a partir da margem posterior. Essas projeções exibem uma aparência semelhante a esporões e, com frequência, são designadas como esporões dos palpos. Em todos os estágios, a coloração é levemente marrom-café. A cor é uniforme em todo carrapato. O arranjo dos esporões coxais é semelhante ao de *I. scapularis*, com um esporão interno pronunciado na coxa I e esporões externos rombudos nas coxas I a IV. As placas espiraculares nas ninfas e nas fêmeas são semelhantes àquelas de *I. scapularis*. Nos machos, aparecem mais arredondadas, não alongadas, como nos machos *I. scapularis*. A placa anal nos machos dessa espécie parece duas vezes mais longa da parte anterior para a posterior em proporção à largura lateral, o que ajuda a distinguir essa espécie de *I. scapularis*.

Ixodes marxi. O escudo das ninfas e das fêmeas dessa espécie assemelha-se ao de *I. cookei*, visto que é angular da margem lateral média para o ápice posterior (Prancha A.1 F). Esse fato pode confundir a identificação dessa espécie. Nas fêmeas, são observadas diferenças no comprimento e na largura. O escudo das fêmeas de *I. marxi* é notavelmente mais longo no sentido anterior para posterior em relação à largura lateral. Em *I. cookei*, o comprimento e a largura são igualmente proporcionais. Nas ninfas de *I. marxi*, o comprimento e a largura são basicamente iguais, ao passo que, em *I. cookei*, o escudo parece lateralmente mais largo do que comprido no sentido anterior para posterior. Tendo em vista a semelhança na proporção do escudo entre uma ninfa de *I. marxi* e uma fêmea adulta de *I. cookei*, a identificação deve ser feita pela observação da presença ou ausência de uma abertura genital. O escudo do macho parece não ter pelos.

Em vista ventral, as peças bucais de todos os três estágios parecem proporcionais em comprimento com a base do capítulo. O hipostômio das ninfas e das fêmeas é semelhante ao de *I. scapularis*, com fórmula dentária de 3/3 no ápice e, em seguida, 2/2 à medida que se aproxima da extremidade posterior. O ápice nas fêmeas é acentuadamente pontudo. O hipostômio do macho parece curto, arredondado no ápice e crenado. A cor dessa espécie assemelha-se àquela de *I. cookei*, em que todo o corpo nos três estágios exibe uma coloração ligeiramente marrom-café. A disposição dos esporões coxais é uma característica essencial na identificação de *I. marxi*. As ninfas e as fêmeas possuem um esporão interno rombudo e uma alusão do esporão externo na coxa I. A ausência notável de esporões nas coxas II a IV distingue as fêmeas e as

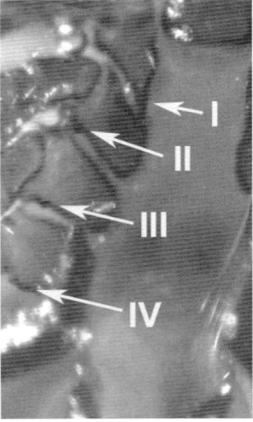

FIGURA A.4 Detalhe da Prancha A.1 D. Esporões coxais de *Ixodes scapularis*. O esporão na coxa I é longo, pontudo e de orientação interna. Os esporões nas coxas II a IV são curtos, rombudos e de orientação externa.

ninfas dessa espécie dos outros *Ixodes* descritos aqui. O arranjo dos esporões coxais nos machos é semelhante ao de *I. cookei*, com exceção de um esporão interno menos áspero na coxa I e a ausência notável de esporões na coxa IV. As placas espiraculares arredondadas em todos os estágios ajudam a distinguir os machos dessa espécie de *I. scapularis*, nos quais elas aparecem alongadas. A placa anal no macho de *I. marxi* é mais longa no sentido anterior para posterior em relação à largura lateral, em comparação com *I. scapularis*, em que as proporções parecem iguais.

Dermacentor variabilis. *D. variabilis* é um carrapato ornamentado, o que significa que ele é bastante colorido, com marcações contrastantes. A coloração nos carrapatos ornamentados é descrita como a cor basal (a cor predominante do carrapato) e a cor padrão (marcas contrastantes) (Prancha A.1 G e A.1 H).[8] A cor padrão está presente no escudo, bem como nas pernas de *D. variabilis*. Onze festões estão dispostos em semicírculo ao redor da margem posterior (Prancha A.1 G). Podem ser observados na vista tanto dorsal quanto ventral de todos os estágios. O escudo das fêmeas é angular e parece aproximadamente igual no comprimento anterior para posterior em relação à largura. A cor padrão é predominantemente branco-pérola a cinza e aparece em acentuado contraste com o resto do carrapato, cuja cor basal é marrom-castanho. Verifica-se a presença de linhas e manchas marrons em padrões aleatórios, não consistentes de um espécime para outro. A presença de "olhos" pode ser observada nas margens laterais médias (Prancha A.1 H). A cor e o contraste são semelhantes nos machos e nas fêmeas. Marcas ornamentais cobrem todo o dorso, devido à natureza do escudo do macho. As áreas de coloração basal parecem mais largas à medida que se aproximam das margens laterais médias e posterior. As marcações em cada lado do eixo mediano são aproximadamente especulares. O escudo das ninfas é longo e não parece tão angular quanto nas fêmeas; a partir das margens laterais médias, ele é arredondado até a parte mediana posterior. A cor padrão parece ser mais proeminente. Observa-se a presença de "olhos" nos ângulos das margens laterais, conforme prosseguem até o ápice posterior. As ninfas não costumam ser observadas no laboratório, e sabe-se que elas têm contato raro com os seres humanos.[8]

A base do capítulo de todos os estágios parece mais larga do que profunda (Prancha A.1 H). A base do capítulo das ninfas em vista dorsal apresenta projeções posterolaterais pronunciadas e semelhantes a esporões, de modo que a base aparece triangular. O hipostômio em todos os estágios é curto e arredondado. Os palpos aparecem curtos e espessos nos adultos, porém estreitos nas ninfas. Os esporões coxais são semelhantes nos adultos. A coxa I apresenta grandes esporões internos e externos, que convergem para a parte mediana, conferindo uma aparência chanfrada. As coxas II a IV possuem esporões externos menores. As ninfas exibem um esporão externo predominante e um esporão interno menos dominante na coxa I, com esporões externos inespecíficos nas coxas II e III e ausência de esporão na coxa IV. No nordeste dos EUA, *D. variabilis* não deve ser confundido com *Dermacentor albipictus* (i. e., o carrapato do alce, também conhecido como carrapato do inverno). Assim como um alce é maior do que um cão ou um veado, *D. albipictus* é apreciavelmente maior do que *D. variabilis* ou *I. scapularis* (Figura A.5). Uma diferença média de 2 mm separa os espécimes não ingurgitados dessas espécies.[8] Um *D. variabilis* alimentado

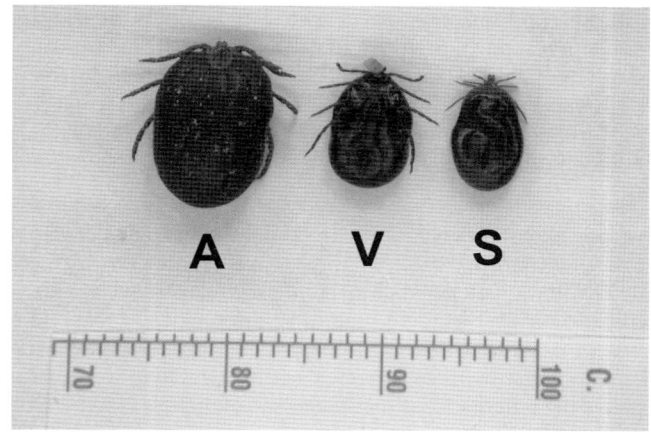

■ **FIGURA A.5** Comparação do tamanho de carrapatos ingurgitados. Um carrapato ingurgitado de alce, *Dermacentor albopictus* (A), que faz parecer pequeno um carrapato ingurgitado do cão americano, *Dermacentor variabilis* (V), que, por sua vez, é maior do que o carrapato ingurgitado de veado, *Ixodes scapularis* (S). Todos são fêmeas adultas.

pode alcançar dimensões impressionantes (Prancha A.1 G), porém uma fêmea de *D. albipictus* totalmente ingurgitada pode alcançar o tamanho de uma unha do quarto dedo de um adulto. Em condições ambientais ideais, sabe-se que *D. albipictus* é capaz de sangrar um alce, devido ao número de carrapatos que se alimentam simultaneamente. Felizmente, o contato humano com *D. albipictus* é mínimo a ausente.

Amblyomma americanum. *A. americanum* é outro carrapato ornamentado (Prancha A.2 A). Existem 11 festões. A coloração de base é mais predominante do que em *D. variabilis*, e as cores padrões são mais consistentes. O escudo nas fêmeas é angular e aproximadamente tão comprido quanto largo. Ao se aproximar das margens laterais, torna-se mais escuro do que a cor de base, que é castanho-avermelhada. Existem "olhos" nos ápices laterais (Prancha A.2 B). O padrão notável do escudo nas fêmeas é uma mancha iridescente no ápice posterior (Prancha A.2 A). Dependendo do ângulo da fonte de luz, essa marca aparece verde-azulada a rosa-perolado e lembra a gasolina sobre a água. O escudo das ninfas parece mais largo do que comprido, com presença de "olhos" nos ápices laterais. A marca iridescente encontrada no ápice posterior das ninfas fêmeas está ausente. O escudo do macho é mais notável pela presença de duas formas em "ferraduras" invertidas de padrão colorido na margem posterior (Prancha A.2 C). Observa-se a presença de "olhos" nas margens laterais. Marcas de cor padrão seguem abaixo dos "olhos" em direção à parte mediana, dando a aparência de um pseudoescudo, que se assemelha ao da fêmea. Os espécimes machos e fêmeas podem ser confundidos por um observador inexperiente. Há também marcas aleatórias de coloração padrão nas margens laterais posteriores.

As peças bucais em todos os estágios são longas em proporção à base do capítulo. O hipostômio aparece bulboso, visto que é estreito posteriormente e largo e arredondado anteriormente. A disposição dos esporões coxais é semelhante em todos os estágios. Há um esporão interno rígido e um esporão externo curto e arredondado na coxa I. Um esporão pontudo e curto nas coxas II a IV aparece mais próximo da parte mediana, embora seja mais provavelmente um esporão interno. Os machos possuem um longo esporão interno rígido na coxa IV (Prancha A.2 D). Todos os estágios apresentam um sulco anal. O sulco aparece como um semicírculo posterior ao ânus. A partir da parte mediana do semicírculo, um único sulco desce em direção à margem posterior. A aparência global é a de um copo ou cálice de vinho (Prancha A.2 D).

Resumo da identificação. A seguinte sequência de observações foi considerada útil para a identificação dos carrapatos. Quando um espécime apresenta um sulco em formato de U voltado anteriormente, *Ixodes scapularis* deve ser identificado ou descartado. Quando se diferencia *I. cookei* de *I. marxi*, o arranjo dos esporões coxais e a configuração do escudo constituem os aspectos essenciais. Quando o carrapato é ornamentado, as distinções são efetuadas com base na configuração do escudo, marcas de cor padrão em relação à cor de base, configuração das marcas de cor padrão, comprimento das peças bucais em relação à base do capítulo e arranjo dos esporões coxais. As características diagnósticas estão resumidas na Tabela A.3.

Bons livros de referência tornam essas descrições mais completas.[8,9,27,37] A identificação correta dos carrapatos é importante, visto que as doenças emergentes, bem como as doenças estabelecidas, estão sendo atualmente associadas à transmissão por carrapatos. Uma identificação acurada de um carrapato isolado de um paciente que apresenta sintomas vagos de tipo gripal pode e deve influenciar a terapia inicial.

Espécies de Ornithodoros

Relação com a doença. *Ornithodoros* spp. transmitem *Borrelia* spp., que causam febre recorrente endêmica.

Identificação. *Ornithodoros* spp. são carrapatos moles. Por definição, suas peças bucais não são visíveis em vista dorsal, e esses carrapatos não possuem escudo. Apresentam um hipostômio proeminente coberto de dentes (Prancha A.2 E).

Distribuição geográfica. É difícil diferenciar as diversas espécies que podem transmitir a febre recorrente. No noroeste dos EUA e no oeste do Canadá, *O. hermsi* é o principal vetor. Essa espécie alimenta-se em pequenos roedores, bem como em seres humanos, e habita normalmente fendas e rachaduras em barracas e cabanas. Um famoso surto em uma tropa de escoteiros concentrou-se nos escoteiros superiores e chefes de escoteiros, que ocuparam uma cabana abandonada, deixando os mais jovens dormir sob as estrelas, sem picadas.[58]

No sudoeste e sul do centro-oeste, o vetor comum é *O. turicata*, que é encontrado em uma variedade de mamíferos de pequeno e grande porte, roedores, aves e répteis. Essa espécie é frequentemente encontrada em tocas de animais.

Ácaros

Na natureza, existem numerosas espécies de ácaros. As espécies da família Trombiculidae (micuins) produzem prurido intenso ou dermatite enquanto se alimentam transitoriamente. Os membros do gênero *Leptotrombidium* transmitem o tifo rural no Sudeste Asiático e na Austrália.[65] Os ácaros da poeira doméstica do gênero *Dermatophagoides* atuam como alergênios para determinadas pessoas. O ácaro do camundongo, *Liponyssoides* (*Allodermanyssus*) *sanguineus*, transmite *Rickettsia akari*, o agente da riquetsiose variceliforme. A riquetsiose variceliforme foi descrita pela primeira vez na cidade de Nova York, onde continua sendo um problema.[25]

O ácaro-da-sarna, *Sarcoptes scabiei* e o ácaro do folículo piloso, *Demodex folliculorum* são os dois ácaros que apresentam uma associação parasitária íntima e prolongada com os seres humanos.

Sarcoptes scabiei (escabiose)

Relação com a doença. *Sarcoptes scabiei* é conhecido como "ácaro-da-sarna". O ácaro provoca sarna ao escavar túneis na pele, onde deposita seus ovos. Os estágios de larvas e ninfas resultantes do ácaro vivem nos túneis e folículos pilosos adjacentes. Os depósitos fecais deixados pelos ácaros provocam prurido intenso, resultando em irritação significativa e queda de pelos. A recidiva da doença ocorre habitualmente por reinfestação com ácaros, devido a contatos inadequadamente tratados; entretanto, pode ocorrer também recidiva mesmo depois de um ciclo padrão de tratamento.[61]

Identificação. O exame microscópico de raspados da pele revela o ácaro característico, que mede 0,2 a 0,4 mm de comprimento, os ovos ou fragmentos fecais (cíbalos) (Prancha A.2 F). As amostras são coletadas após colocar uma gota de óleo mineral sobre uma lâmina de bisturi esterilizada, deixando parte do óleo cobrir a pápula. A pápula é raspada vigorosamente seis ou sete vezes para retirar o topo; em seguida, deve-se transferir o material raspado, que deve conter algumas manchas de sangue no óleo, para uma lâmina vidro, utilizando, se necessário, um bastão aplicador. Após a adição de duas gotas de óleo mineral à preparação e misturar, deve-se colocar uma lamínula sobre ela.[18]

Distribuição geográfica. Os ácaros-da-sarna têm distribuição mundial.

Demodex folliculorum (folículos pilosos) e Demodex brevis (glândulas sebáceas)

Relação com a doença. As infecções são habitualmente encontradas na face. Os organismos podem causar prurido e reação tecidual local à medida que escavam a pele. Entretanto, são também encontrados em indivíduos assintomáticos.

Identificação. O exame microscópico de amostras de pele revela o ácaro característico, que mede 0,1 a 0,4 mm de comprimento.

Distribuição geográfica. Os ácaros dos folículos pilosos têm distribuição mundial.

Aranhas

Existem na natureza milhares de espécies de aranhas. A maioria possui toxinas potentes, porém apenas um pequeno número é capaz de penetrar na pele humana por ocasião da picada.[17]

Loxosceles reclusa

Relação com a doença. *Loxosceles reclusa*, conhecida comumente como aranha reclusa marrom, prefere viver em roupas guardadas e sacos de dormir, porões, armários e outros locais com atividade humana reduzida.[17,18] Seu veneno é injetado através da picada e pode causar grave descamação e necrose da pele. O veneno em grandes quantidades está associado a disseminação e mortalidade significativa. A picada da aranha reclusa marrom não produz lesão diagnóstica; vários relatos sugerem que as lesões dermonecróticas são, de modo regular, incorretamente atribuídas a aranhas.[59]

Tabela A.3 Características diagnósticas dos carrapatos duros.

Espécie	Estágio	Escudo	Sulco anal	Esporões coxais	Peças bucais/ base do capítulo	Olhos	Festões	Coloração
Ixodes scapularis	Ninfa	Oval; cobre um terço do dorso e é escuro em contraste com o abdome	Em formato de U voltado anteriormente; circundando o ânus	Esporão interno proeminente na coxa I; esporões externos rombudos nas coxas I a IV	Peças bucais duas vezes mais longas do que a base do capítulo quando vistas pelo ventre	Não	Ausentes	O capítulo, as pernas e o escudo são de cor marrom-café a preto, com abdome castanho-avermelhado contrastante
	Fêmea adulta	Cobre metade do dorso; nos demais aspectos, assemelha-se ao das ninfas	Idêntico ao das ninfas	Idênticos aos das ninfas	Idênticas às das ninfas	Não	Ausentes	Idêntica às das ninfas
	Macho adulto	Cobre todo o dorso; piloso	Idêntico ao das ninfas	Idênticos aos das ninfas	Idênticas a das ninfas; hipostômio mais "eficiente" do que o de outras espécies de *Ixodes*	Não	Ausentes	Todo marrom-café-preto
Dermacentor variabilis	Ninfa	Cobre metade do dorso; cor padrão predominante	Ausente	Esporão externo proeminente na coxa I; esporões externos menos rombudos nas coxas II e III	A base do capítulo dorsalmente parece triangular; palpos estreitos	Sim	Presentes	Cores padrões mais predominantes
	Fêmea adulta	Angular; tão comprido quanto largo; cor padrão com marcas aleatórias de cor de base	Ausente	Esporões internos e externos proeminentes na coxa I, conferindo uma aparência chanfrada	Palpos espessos; base do capítulo mais larga do que o comprimento das peças bucais	Sim	Presentes	A cor de base é marrom-castanha; a cor padrão é branco-acinzentada
	Macho adulto	A cor de base e a cor padrão são aproximadamente iguais	Em forma de cálice	Idênticos aos das fêmeas	Idênticas ao das fêmeas	Sim	Presentes	Idêntica à das fêmeas
Amblyomma americanum	Ninfa	Angular; mais largo do que comprido; cor de base predominante; "olhos" nos ápices laterais	Em forma de cálice	Os esporões aparecem na parte mediana posterior de todas as quatro coxas; o esporão na coxa I é mais pronunciado	As peças bucais aparecem muito mais longas do que a base do capítulo; o hipostômio é bulboso	Sim	Presentes	Cor de base caramelo predominante; a cor padrão é verde-azulada a amarela iridescente
	Fêmea adulta	Angular; aproximadamente tão largo quanto comprido; cor de base predominante com "olhos"; mancha de cor padrão (estrela solitária) no ápice posterior	Em forma de cálice	A coxa I apresenta um esporão mediano proeminente; os esporões estão ausentes nas coxas II a IV	Idênticas às das ninfas	Sim	Presentes	Idêntica à das ninfas

(continua)

Tabela A.3 Características diagnósticas dos carrapatos duros (*continuação*).

Espécie	Estágio	Escudo	Sulco anal	Esporões coxais	Peças bucais/ base do capítulo	Olhos	Festões	Coloração
	Macho adulto	Cor de base predominante; cor padrão em "ferradura" invertida da margem posterior	Em forma de cálice	Semelhantes aos das fêmeas, com um esporão interno rígido na coxa IV	Idênticas às das ninfas	Sim	Presentes	Idêntica à das ninfas
Ixodes cookei	Ninfa	Angular; mais largo do que comprido	Em formato de U voltado anteriormente; circundando o ânus	Semelhantes aos de *I. scapularis*	Peças bucais iguais em comprimento à base do capítulo; o hipostômio é semelhante ao de *I. scapularis*, embora seja mais arredondado no ápice; presença de esporões dos palpos	Não	Ausentes	Cor marrom-café ligeiramente cor de creme
	Fêmea adulta	Angular; tão largo quanto comprido	Idêntico ao das ninfas	Idênticos aos das ninfas	Idênticas às das ninfas	Não	Ausentes	Idêntica às das ninfas
	Macho adulto	Menos piloso em comparação com *I. scapularis*	Idêntico ao das ninfas	Idênticos aos das ninfas	Proporcionais às ninfas; hipostômio arredondado e crenado	Não	Ausentes	Idêntica às das ninfas
Ixodes marxi	Ninfa	Angular; tão largo quanto comprido	Em formato de U voltado anteriormente; circundando o ânus	Esporão interno rombudo e presença de esporão externo na coxa I; ausência de esporões nas coxas II a IV	Peças bucais de comprimento igual ao da base do capítulo	Não	Ausentes	Cor marrom-café ligeiramente cor de creme
	Fêmea adulta	Angular; mais comprido do que largo	Idêntico ao das ninfas	Idênticos aos das ninfas	Idênticas às das ninfas; hipostômio acentuadamente pontudo	Não	Ausentes	Idêntica às das ninfas
	Macho adulto	Aparece sem pelos	Idêntico ao das ninfas	A coxa I apresenta um esporão interno proeminente e esporão externo rombudo; as coxas II a IV têm esporões externos rombudos; ausência de esporões na coxa IV	Proporcionais às das ninfas; hipostômio arredondado e crenado	Não	Ausentes	Idêntica às das ninfas

Identificação. A aranha reclusa marrom tem 1 a 2 cm de tamanho e caracteriza-se pela sua coloração amarela a marrom e por uma marca em formato de violino na parte dorsal do cefalotórax (Prancha A.2 G).[17,18] Existem várias espécies relacionadas, o que pode exigir uma ajuda especializada para a sua identificação correta.

Distribuição geográfica. A aranha reclusa marrom é encontrada na maior parte do território continental dos EUA, exceto nas regiões do extremo oeste.

Latrodectus mactans

Relação com a doença. Existem várias espécies de aranhas viúvas. *Latrodectus mactans*, a aranha viúva-negra mais comum, pode causar uma grave reação sistêmica e até mesmo morte após a inoculação do seu veneno. Felizmente, a maioria dos pacientes não apresenta doença grave e recupera-se rapidamente.[17,18] As picadas ocorrem, em sua maioria, nas mãos.[56] As aranhas-macho produzem pouco ou nenhum sintoma após a picada.[20]

Identificação. A fêmea da aranha viúva-negra mede 3 cm de comprimento (incluindo as pernas), é de cor preta brilhante e exibe uma marca vermelha característica em ampulheta no abdome (Prancha A.2 H).[17,18,56] A diferenciação entre espécies relacionadas é difícil e deve ser realizada por especialistas.

Distribuição geográfica. Existem diferentes espécies de aranhas viúvas em todo o continente dos EUA. *Latrodectus mactans* ocorre desde o sul da Nova Inglaterra até a Flórida e a Califórnia e Oregon; é mais comum na parte sul dessa área. A aranha viúva-negra do norte, *L. variolus*, é encontrada na Nova Inglaterra e no sul do Canadá, até a Flórida e o leste do Texas, Oklahoma e Kansas; é mais comum na parte setentrional dessa área.

Tegenaria agrestis

Relação com a doença. Tem havido um número crescente de relatos de reações tóxicas à picada da aranha *T. agrestis*. Muitas picadas não são seguidas de reações graves, porém algumas podem produzir uma lesão dermonecrótica semelhante àquela da aranha reclusa marrom. O eritema é seguido de formação de bolhas e, em seguida, ulceração. Há formação de uma escara, que subsequentemente forma uma crosta, com ou sem formação de cicatriz. Os efeitos sistêmicos são habitualmente leves, mas podem ser graves. O macho é mais venenoso do que a fêmea.[7]

Identificação. Essas aranhas são marrons, com marcas cinza. São moderadamente grandes, medindo 7 a 14 mm no comprimento do corpo e 27 a 45 mm de envergadura das pernas.

Distribuição geográfica. *Tegenaria agrestis* encontra-se distribuída por todo o noroeste do Pacífico, sudoeste do Canadá e faixa do Alasca. A distribuição dessa aranha não se sobrepõe à de *Loxosceles reclusa*. *Tegenaria agrestis* constrói teias em forma de funil em locais úmidos, como pilhas de madeira e vãos. É raramente encontrada sobre o chão ou no nível do solo.

Insecta | Moscas, percevejos, pulgas e piolhos

Larvas de moscas produtoras de miíase

Ocorre miíase quando larvas de moscas infectam seres humanos acidentalmente ou penetrando na pele diretamente, formando lesões subcutâneas, com o propósito de se alimentar dos tecidos. Os casos importados de miíase estão aumentando, devido a viagens mais frequentes para áreas endêmicas.[4,62] Os dois gêneros mais comuns que parasitam os seres humanos são *Dermatobia* e *Cordylobia*. As larvas das moscas dos gêneros *Wohlfahrtia*, *Cochliomyia*, *Hypoderma* e *Oestrus* afetam os seres humanos com muito menos frequência e não serão discutidas aqui.[17,20,49]

Dermatobia hominis (mosca-do-berne humana)

Relação com a doença. O ciclo biológico fascinante desse organismo requer alguma discussão para compreender a infecção. A fêmea fixa seus ovos em outro inseto vetor, frequentemente um mosquito. Enquanto o inseto pica um hospedeiro, os ovos liberam larvas, as quais penetram imediatamente na pele. As larvas amadurecem na pele durante cerca de 6 a 12 semanas, quando então deixam o tecido subcutâneo e migram para o solo, onde são necessárias outras 3 semanas de maturação antes de emergir uma mosca adulta.[4,49,62]

Enquanto se encontram na pele, as larvas produzem uma lesão semelhante a um "furúnculo", que frequentemente é muito pruriginoso e, em certas ocasiões, doloroso. A excisão completa das larvas elimina a doença e possibilita a confirmação do diagnóstico. Em certas ocasiões, ocorrem infecções bacterianas secundárias.

Identificação. As larvas variam de tamanho, desde vários milímetros até 18 a 25 mm, dependendo da maturidade por ocasião da excisão. As larvas são circundadas por fileiras de espinhos, que são facilmente visíveis com um microscópio de dissecção (Prancha A.3 A). Os estágios larvares podem exibir uma forma de "cantil" distinta, com um longo pescoço afunilado. O exame microscópico dos espiráculos (placas estigmais) é útil para efetuar a identificação do espécime.[17,18]

Distribuição geográfica. *Dermatobia hominis* é comum nas Américas Central e do Sul.[4,17,47]

Cordylobia anthropophaga (mosca tumbu)

Relação com a doença. As larvas emergem dos ovos que contaminam roupas de cama, vestuário ou outros materiais e penetram na pele do hospedeiro pouco depois do contato.[4,28] O desenvolvimento na camada subdérmica ocorre muito mais rapidamente do que com *Dermatobia hominis*, habitualmente dentro de 2 semanas,[4] reduzindo, assim, o número relativo de infecções importadas.[28] Em geral, os pacientes são expostos a um grande número de ovos, de modo que é mais provável o aparecimento de numerosas lesões com *Cordylobia* do que com *Dermatobia*.[4]

Identificação. As larvas alcançam 7 a 12 mm no processo de maturação. Seu formato mais cônico as distingue facilmente de *Dermatobia*.[28] Os espiráculos aparecem na extremidade mais larga.

Distribuição geográfica. *Cordylobia* é encontrada principalmente na África Subsaariana.

Outras moscas

Várias outras moscas de importância médica exigem uma breve discussão, embora os espécimes raramente sejam enviados a laboratórios clínicos.

Os mosquitos-palhas ou biriguis pertencentes aos gêneros *Lytzomyia* e *Phlebotomus* são responsáveis pela transmissão da leishmaniose. Essas moscas são pequenas, providas de pelos e tendem a ter asas mantidas em um formato de V ereto. *Chrysops* spp., comumente conhecida como mutucas, estão envolvidas na transmissão de *Loa loa*, o verme ocular africano. Os borrachudos (*Simulium* spp.) são os vetores das microfilárias que causam oncocercose. Existem diferentes espécies de *Simulium* em várias regiões geográficas diferentes, porém todas se reproduzem próximo a cursos de água rápidos, próximo aos quais ocorre o maior número de picadas. As moscas-tsétsé (*Glossina* spp.) são apenas encontradas na África tropical e transmitem a tripanossomíase africana (doença do sono). Essas moscas alongadas possuem uma poderosa probóscide capaz de infligir picadas dolorosas.[56]

Mosquitos

Os mosquitos são responsáveis pela transmissão de doenças que causam maiores taxas de morbidade e mortalidade do que qualquer outro artrópode.[17,18,20,56]

Relação com a doença. Os mosquitos produzem lesões cutâneas pruriginosas, que aparecem pouco depois de sugarem o sangue. Eles também são capazes de transmitir infecções graves. *Anopheles* spp. são artrópodes vetores responsáveis pela transmissão da malária. A filariose é disseminada por algumas espécies de *Aedes*, *Mansonia* e *Anopheles*. Diversos vírus transmitidos por artrópodes (arbovírus) utilizam *Aedes* spp., *Culex* spp., *Culiseta* spp., *Haemagogus* spp. e *Sabethes* spp. como vetores de infecções virais graves, como encefalite equina, febre do Nilo Ocidental, febre amarela, dengue e, agora, Zika.[5,42,56] Os mosquitos tanto machos quanto fêmeas alimentam-se de néctar e polinizam flores. A fêmea precisa fazer uma refeição de sangue para completar o desenvolvimento dos ovos.[20]

Os mosquitos utilizam pistas olfatórias para encontrar seus alvos humanos. Um componente específico do suor humano foi identificado como importante composto para *Anopheles gambiae*, um vetor importante de *Plasmodium falciparum*.[22] Dispõe-se de um variedade de repelentes de insetos para impedir que os mosquitos piquem. Produtos à base de vegetais constituem opções atraentes para aqueles que desejam evitar produtos químicos; infelizmente, essas opções não são tão efetivas quanto os produtos que contêm *N,N*-dietil-3-metilbenzamida (DEET).[16] Talvez no futuro, compostos que bloqueiem componentes importantes no suor irão constituir repelentes efetivos.

Identificação. Os mosquitos são insetos voadores de aparência delicada, que são facilmente identificados pela maioria das pessoas. A identificação dos gêneros e das espécies exige muita experiência e deve ser deixada aos especialistas. As picadas de mosquitos são comuns o suficiente para que os pacientes raramente levem os espécimes ao laboratório clínico para identificação.

Distribuição geográfica. Os mosquitos são encontrados em todo o mundo, porém determinadas espécies possuem nichos ambientais bem-definidos. Por exemplo, a febre amarela clássica era uma doença urbana, visto que o principal vetor, *Aedes aegypti*, estava limitado às águas estagnadas na vizinhança de moradias humanas. Acreditava-se que a doença pudesse ser totalmente eliminada pelo controle do mosquito vetor. Infelizmente, o controle da febre amarela humana revelou um ciclo silvestre entre macacos e várias espécies de mosquitos da floresta, e logo ficou evidente que o vírus podia ser controlado, mas nunca eliminado.[56]

A distribuição de certos mosquitos expandiu-se em consequência do comércio global. *Aedes albopictus*, também conhecido como "mosquito tigre" é um residente do Sudeste Asiático, porém viajou até os EUA ao depositar ovos na água acumulada em pneus de automóveis.[33] Essa espécie agressiva de mosquito é um vetor competente de patógenos humanos importantes. O vírus da encefalite equina do leste, o vírus da febre do Vale Cache e o vírus Zika são transmitidos por essa espécie de mosquito.

Percevejos ou Hemiptera

Os percevejos-de-cama (*Cimex* spp.) e os percevejos reduvídeos (família Reduviidae) sugam o sangue de vertebrados, incluindo humanos, e estes últimos atuam como importante vetor na transmissão de doenças.[17,56] São noturnos, alimentando-se à noite e escondendo-se e descansando durante o dia. O percevejo comum (*C. lectularis*) tem sido enviado a laboratórios de microbiologia mais recentemente para identificação, em decorrência do aumento das infestações por percevejos.

Cimix lectularius

Relação com a doença. O percevejo-de-cama comum pode causar numerosas lesões cutâneas pequenas nos locais onde se alimenta de sangue. A gravidade das lesões está relacionada com a sensibilidade do indivíduo. Os percevejos-de-cama alimentam-se principalmente à noite, e, nas outras horas do dia, escondem-se na roupa de cama, em papéis de parede soltos e colchões.[17] Eles não atuam como vetores de agentes infecciosos.

Identificação. Os percevejos-de-cama são de cor marrom-claro a marrom-alaranjado e medem 5 mm de comprimento por 3 mm de largura.[17,18,20] Os adultos possuem pequenos apêndices alados não funcionais (Prancha A.3 B).

Distribuição geográfica. *Cimex lectularius* possui distribuição mundial, embora seja mais comum nas zonas temperadas, enquanto *C. hemipterus* é mais comum nos climas tropicais.[56]

Barbeiros | Espécies de *Panstrongylus*, *Rhodnius* e *Triatoma*

Relação com a doença. A família Reduviidae recebe vários nomes populares. Esses percevejos são algumas vezes conhecidos como "percevejos de nariz cônico", devido ao formato alongado de sua cabeça. Os percevejos desse grupo são conhecidos, em sua maioria, como percevejos assassinos, devido à sua agressão letal contra outros insetos. Os percevejos assassinos também podem picar os seres humanos, causando lesões dolorosas.[20]

Do ponto de vista médico, o grupo mais importante é constituído pelos "barbeiros", assim denominados pelo fato de que podem se alimentar do sangue na pele ao redor dos lábios. Os barbeiros transmitem o agente etiológico da doença de Chagas, o *Trypanosoma cruzi*. São incapazes de picar através da roupa, de modo que as lesões são mais comuns nas partes expostas do corpo.[20] As fezes contendo *T. cruzi* são depositadas no hospedeiro, enquanto os percevejos se alimentam. O ato subsequente de coçar a pele pruriginosa no local da picada introduz os microrganismos dentro da ferida. A transmissão também ocorre quando dedos contaminados por fezes são esfregados nos olhos, nariz ou boca.[56]

Identificação. Diferentemente dos percevejos-de-cama, os percevejos reduvídeos (triatomídeos) possuem asas funcionais. Variam de tamanho, de 1 a 4 cm, são mais alongados do que os percevejos de cama e possuem uma cabeça fina e relativamente longa (Prancha A.3 C).[17,18,20,56]

Distribuição geográfica. Os barbeiros são encontrados nas partes do sul dos EUA e nas Américas Central e do Sul.

Pulgas

Relação com a doença. As pulgas podem causar picadas irritativas e pruriginosas após sugar o sangue de um hospedeiro. As espécies que transmitem com mais frequência as infecções humanas mais graves são consideradas aqui. A pulga-do-rato oriental, *Xenopsylla cheopis*, é o vetor clássico da peste[30] e do tifo murino.[20] *Tunga penetrans*, o "bicho-do-pé", que é encontrado na África e nas Américas Central e do Sul, penetra na pele e deposita seus ovos dentro do hospedeiro (Prancha A.3 D).

A pulga do gato, *Ctenocephalides felis*, e a pulga do cão, *Ctenocephalides canis*, podem infectar ambas as espécies de animais domésticos (Prancha A.3 E). Na América do Norte, a pulga do cão é rara, e a maior parte das doenças humanas é transmitida pela pulga do gato.[20] Ambas as espécies podem picar os seres humanos. A tênia do cão, *Dipylidium caninum*, pode ocasionalmente infectar seres humanos quando uma pulga contendo o estágio cisticercoide da tênia é acidentalmente ingerida.[17,18] Além de outros insetos, várias espécies de pulga podem transmitir as larvas da tênia do rato, *Hymenolepis diminuta*, aos seres humanos. Foi constatado que a peste endêmica pode estar associada à exposição a gatos. E o tifo endêmico, causado por *Rickettsia typhi*, pode ser transmitido pela pulga do gato.[53] Uma *Rickettsia*, conhecida como agente ELB,[48,63] também infecta a pulga do gato e provoca uma doença que lembra o tifo murino. Esse microrganismo pode ser mantido por transmissão transovariana nas pulgas do gato.[1] O agente ELB foi atualmente classificado como *Rickettsia felis*.[23] Nos países desenvolvidos, os gatos podem ser mais importantes do que os ratos na transmissão dessas infecções.

Identificação. O reconhecimento das pulgas é relativamente fácil. Elas não possuem asas e são dotadas de pernas longas e musculosas,[17,18,56] partindo de um corpo que se parece com uma "corcunda" (Prancha A.3 D e E). A diferenciação das pulgas até o nível de espécie é muito difícil e exige habitualmente uma considerável experiência.

Distribuição geográfica. As pulgas são encontradas em todo o mundo, seguindo a distribuição do hospedeiro mamífero. *Xenopsylla cheopis* está principalmente associada a ratos marrons (*Rattus norvegicus*, também conhecidos como rato-de-esgoto norueguês) e ratos-pretos (*Rattus rattus*, também conhecidos como rato-doméstico ou de telhado). *Ctenocephalides* spp. são encontradas em cães e gatos.

Piolhos

Os piolhos representam um considerável problema de saúde pública, produzindo doenças que variam desde afecções relativamente benignas a doenças potencialmente fatais. Como agentes de lesão direta, provocam infestações da pele e dos cabelos de menor gravidade, ainda que irritativas. Como vetores artrópodes, são capazes de transmitir patógenos bacterianos importantes. As subespécies de *Pediculus humanus* estão associadas a diferentes partes do corpo, e ocorre certa sobreposição, enquanto *Phthirus pubis* reside na região pélvica.

Pediculus humanus subesp. humanus

Relação com a doença. *Pediculus humanus* subespécie *humanus* é também conhecido como piolho-do-corpo humano. Ele parasita a maior parte do corpo humano, exceto a cabeça. Os piolhos-do-corpo são encontrados principalmente nas regiões mais pilosas, onde vão e voltam das roupas para a pele para se alimentar de sangue.[17] Podem ser encontrados nos punhos e dobras das roupas de indivíduos infestados. A alimentação do piolho provoca feridas irritativas e pruriginosas causadas pela picada, constituindo uma característica geral das infestações por piolhos. Em sua maioria, os ovos, denominados lêndeas, são depositados sobre as roupas.

Os piolhos-do-corpo transmitem *Borrelia recurrentis*, uma das causas menos comuns de febre recorrente,[3,57] e *Rickettsia prowazekii* e *Bartonella quintana*,[29] que causam o tifo epidêmico e a febre das trincheiras, respectivamente.[17,56] Na febre recorrente, os piolhos esmagados liberam microrganismos na pele, que em seguida penetram através de abrasões, provavelmente secundárias às picadas. Os agentes etiológicos do tifo e da febre das trincheiras, que estão presentes nas fezes dos piolhos, penetram quando esfregados na pele pelo hospedeiro.[56] A taxa de mortalidade do tifo epidêmico sem tratamento pode alcançar 60%,[56] talvez devido à presença de outros fatores agravantes, porém a terapia antimicrobiana controla efetivamente a infecção.[38]

Os piolhos-do-corpo disseminam-se por contato bastante íntimo com indivíduos infectados. O uso comum de roupas, roupas de cama e habitação comum estão associados à transmissão.[17] De maneira não surpreendente, as infecções transmitidas por piolhos ocorrem em condições de extrema privação, como guerra e fome.

Identificação. Os piolhos-do-corpo atingem 2 a 4 mm de comprimento, com um abdome delgado e relativamente longo. Possuem três pares de patas, com ganchos semelhantes a garras nas extremidades, que ajudam a fixar o piolho a seu hospedeiro (Prancha A.3 F).

Distribuição. Os piolhos-do-corpo possuem distribuição mundial.

Pediculus humanus subesp. capitis

Relação com a doença. O piolho-da-cabeça produz infecções irritativas da cabeça, dos cabelos e da região do pescoço.[44] Infectam apenas os seres humanos; os animais de estimação e outros animais não são suscetíveis. Diferentemente do piolho-do-corpo, o piolho-da-cabeça não atua como vetor para transmissão de bactérias, embora possa ocorrer infecção bacteriana secundária da ferida causada pela picada.[6] As lêndeas (ovos) de 1 mm de tamanho são mais frequentemente coladas aos fios de cabelo, próximo ao couro cabeludo (Prancha A.3 G).

As infestações são mais comuns em crianças.[6] Ocorrem pelo contato próximo e uso comum de utensílios, como pentes, chapéus e cachecóis.[17]

Identificação. Os piolhos-da-cabeça assemelham-se estreitamente aos do corpo. Embora haja sobreposição quanto ao tamanho, podem ser ligeiramente mais curtos do que os piolhos-do-corpo, alcançando, em média, 1 a 3 mm.[17,18,20] O abdome alongado e os três pares de patas com ganchos são praticamente idênticos aos encontrados no piolho-do-corpo. As lêndeas são facilmente confundidas com caspa, escamas seborreicas, *spray* de cabelo ou infecção fúngica (Prancha A.3 G).

Distribuição geográfica. O piolho-da-cabeça é encontrado no mundo inteiro.

Phthirus pubis

Relação com a doença. Phthirus pubis, também conhecido como chato ou piolho-do-púbis, provoca infecção irritativa da região púbica. Pode ser encontrado com menos frequência nos pelos das axilas, tórax, coxas e pelos faciais curtos de bigodes, sobrancelhas e cílios.[17,18,20] Os piolhos deixam uma ferida cutânea pruriginosa causada pela picada após uma refeição de sangue. Pode ocorrer infecção secundária em consequência da ferida pela picada, embora seja incomum. As lêndeas são depositadas na porção mais baixa dos fios de cabelo, assim como os piolhos-da-cabeça. Os piolhos-do-púbis não transmitem agentes infecciosos. A transmissão ocorre principalmente por contato íntimo.

Identificação. Os piolhos-do-púbis têm 1 a 2 mm de comprimento e possuem um abdome curto e arredondado. Seu formato tem sido descrito como "semelhante a uma tartaruga". Os piolhos-do-púbis possuem três pares de patas, com garras que parecem maiores e mais espessas do que as do piolho-do-corpo ou piolho-da-cabeça (Prancha A.3 H).

Distribuição geográfica. Os piolhos-do-púbis têm distribuição mundial.

REFERÊNCIAS BIBLIOGRÁFICAS

1. Azad AF, Sacci JB Jr, Nelson WM, et al. Genetic characterization and transovarial transmission of a typhus-like rickettsia found in cat fleas. Proc Natl Acad Sci U S A 1992;89:43–46.
2. Bennett G. Cockroaches as carriers of bacteria. Lancet 1993;341:732–732.
3. Borgnolo G, Hailu B, Ciancarelli A, et al. Louse-borne relapsing fever: a clinical and epidemiological study of 389 patients in Asella Hospital, Ethiopia. Trop Geogr Med 1993;45:66–69.
4. Brewer TF, Wilson ME, Gonzalez E, et al. Bacon therapy and furuncular myiasis. JAMA 1993;270:2087–2088.
5. Calisher CH. Medically important arboviruses of the United States and Canada. Clin Microbiol Rev 1994;7:89–116.
6. Carson DS. Detection and treatment of pediculosis capitis. IM 1990;11:74–86.
7. Centers for Disease Control and Prevention. Necrotic arachnidism—Pacific northwest, 1988–1996. MMWR Morb Mortal Wkly Rep 1996;45:433–436.
8. Cooley RA. The genus *Dermacentor* and *Otocenter* (*Ixodidae*) in the United States, with studies in variation. National Institutes of Health Bulletin No. 171. Washington, DC: United States Government Printing Office, 1938.
9. Cooley RA, Kohls GM. The genus *Ixodes* in North America. National Institutes of Health Bulletin No. 184. Washington, DC: United States Government Printing Office, 1945.
10. des Vignes F, Piesman J, Heffernan R, et al. Effect of tick removal on transmission of *Borrelia burgdorferi* and *Ehrlichia phagocytophila* by *Ixodes scapularis* nymphs. J Infect Dis 2001;183:773–778.
11. Dumler JS, Bakken JS. Ehrlichial diseases of humans: emerging tick-borne infections. Clin Infect Dis 1995;20:1102–1110.
12. Dworkin MS, Shoemaker PC, Anderson DE, et al. Tick paralysis: 33 human cases in Washington State, 1946–1996. Clin Infect Dis 1999;29:1435–1439.
13. Falco RC, Fish D, Piesman J, et al. Duration of tick bites in a Lyme disease-endemic area. Am J Epidemiol 1996;143:187–192.
14. Felz MW, Durden LA. Attachment sites of four tick species (*Acari: Ixodidae*) parasitizing humans in Georgia and South Carolina. J Med Entomol 1999;36:361–364.
15. Felz MW, Smith CD, Swift TR, et al. A six-year-old girl with tick paralysis. N Engl J Med 2000;342:90–94.
16. Fradin MS, Day JF. Comparative efficacy of insect repellents against mosquito bites. N Engl J Med 2002;347:13–18.
17. Fritsche TR. Arthropods of medical importance. In: Murray PR, Baron EJ, Jorgensen JH, et al., eds. Manual of Clinical Microbiology. 8th Ed. Washington, DC: ASM Press, 2003:2061–2078.
18. Garcia LS. Diagnostic Medical Parasitology. 4th Ed. Washington, DC: ASM Press, 2001.
19. Goddard J. Arthropods, tongue worms, leeches, and arthropod-borne diseases. In: Guerrant RL, Walker DH, Weller PF, eds. Tropical Infectious Diseases. Principles, Pathogens, & Practice. Philadelphia, PA: Churchill Livingstone, 1999:1325–1342.
20. Goddard J. Physician's Guide to Arthropods of Medical Importance. 4th Ed. Boca Raton, FL: CRC Press, 2003.
21. Goethert HK, Telford SR III. Enzootic transmission of the agent of human granulocytic ehrlichiosis among cottontail rabbits. Am J Trop Med Hyg 2003;68:633–637.
22. Hallem EA, Nicole Fox A, Zwiebel LJ, et al. Olfaction: mosquito receptor for human-sweat odorant. Nature 2004;427:212–213.
23. Higgins JA, Radulovic S, Schriefer ME, et al. *Rickettsia felis*: a new species of pathogenic *Rickettsia* isolated from cat fleas. J Clin Microbiol 1996;34:671–674.
24. James AM, Liveris D, Wormser GP, et al. *Borrelia lonestari* infection after a bite by an *Amblyomma americanum* tick. J Infect Dis 2001;183:1810–1814.
25. Kass EM, Szaniawski WK, Levy H, et al. Rickettsialpox in a New York City hospital, 1980 to 1989. N Engl J Med 1994;331:1612–1617.
26. Katavolos P, Armstrong PM, Dawson JE, et al. Duration of tick attachment required for transmission of granulocytic ehrlichiosis. J Infect Dis 1998;177:1422–1425.
27. Keirans JE, Litwak TR. Pictorial key to the adults of hard ticks, Family Ixodidae (Ixodida:Ixodoidea), east of the Mississippi river. J Med Entomol 1989;26:435–448.
28. Lane RP, Lowell CR, Griffiths WA, et al. Human cutaneous myiasis: a review and report of three cases due to *Dermatobia hominis*. Clin Exp Dermatol 1987;12:40–45.
29. Logan JS. Trench fever in Belfast, and the nature of the "relapsing fevers" in the United Kingdom in the nineteenth century. Ulster Med J 1989;58:83–88.
30. Mann JM, Martone WJ, Boyce JM, et al. Endemic human plague in New Mexico: risk factors associated with infection. J Infect Dis 1979;140:397–401.
31. Maupin GO, Gage KL, Piesman J, et al. Discovery of an enzootic cycle of *Borrelia burgdorferi* in *Neotoma mexicana* and *Ixodes spinipalpus* from northern Colorado, an area where Lyme disease is nonendemic. J Infect Dis 1994;170:636–643.
32. Mitchell PD, Reed KD, Hofkes JM. Immunoserologic evidence of coinfection with *Borrelia burgdorferi*, *Babesia microti*, and human granulocytic *Ehrlichia* species in residents of Wisconsin and Minnesota. J Clin Microbiol 1996;34:724–727.
33. Moore CG, Mitchell CJ. *Aedes albopictus* in the United States: ten-year presence and public health implications. Emerg Infect Dis 1997;3:329–334.
34. Oliver JH Jr, Owsley MR, Hutcheson HJ, et al. Conspecificity of the ticks *Ixodes scapularis* and *I. dammini* (Acari: Ixodidae). J Med Entomol 1993;30:54–63.
35. Orloski KA, Hayes EB, Campbell GL, et al. Surveillance for Lyme disease—United States, 1992–1998. MMWR CDC Surveill Summ 2000;49:1–11.
36. Parola P, Raoult D. Ticks and tickborne bacterial diseases in humans: an emerging infectious threat. Clin Infect Dis 2001;32:897–928.
37. Patterson FC, Winn WC Jr. Practical identification of hard ticks in the parasitology laboratory. Pathol Case Rev 2003;8:187–198.
38. Perine PL, Chandler BP, Krause DK, et al. A clinico-epidemiological study of epidemic typhus in Africa. Clin Infect Dis 1992;14:1149–1158.
39. Persing DH. The cold zone: a curious convergence of tick-transmitted diseases. Clin Infect Dis 1997;25:S35–S42.
40. Peters W. A Colour Atlas of Arthropods in Clinical Medicine. London: Wolfe, 1992.
41. Piesman J, Mather TN, Sinsky RJ, et al. Duration of tick attachment and *Borrelia burgdorferi* transmission. J Clin Microbiol 1987;25:557–558.

42. Ramirez-Ronda CH, Garcia CD. Dengue in the Western Hemisphere. Infect Dis Clin North Am 1994;8:107–128.
43. Ribeiro JM, Mather TN, Piesman J, et al. Dissemination and salivary delivery of Lyme disease spirochetes in vector ticks (*Acari: Ixodidae*). J Med Entomol 1987;24:201–205.
44. Roberts RJ. Clinical practice. Head lice. N Engl J Med 2002;346:1645–1650.
45. Rosef O, Kapperud G. House flies (*Musca domestica*) as possible vectors of *Campylobacter fetus* subsp. *jejuni*. Appl Environ Microbiol 1983;45:381–383.
46. Schaumburg HH, Herskovitz S. The weak child: a cautionary tale. N Engl J Med 2000;342:127–129.
47. Schembre DB, Spillert CR, Khan MY, et al. *Dermatobia hominis* myiasis masquerading as an infected sebaceous cyst. Can J Surg 1990;33:145–146.
48. Schriefer ME, Sacci JB Jr, Dumler JS, et al. Identification of a novel rickettsial infection in a patient diagnosed with murine typhus. J Clin Microbiol 1994;32:949–954.
49. Service MW. A Guide to Medical Entomology. London: Macmillan, 1980.
50. Shapiro ED, Gerber MA. Lyme disease. Clin Infect Dis 2000;31:533–542.
51. Sonenshine DE, Azad AF. Ticks and mites in disease transmission. In: Strickland GT, ed. Hunter's Tropical Medicine. 8th Ed. Philadelphia, PA: Saunders, 2000:992–999.
52. Sood SK, Salzman MB, Johnson BJ, et al. Duration of tick attachment as a predictor of the risk of Lyme disease in an area in which Lyme disease is endemic. J Infect Dis 1997;175:996–999.
53. Sorvillo FJ, Gondo B, Emmons R, et al. A suburban focus of endemic typhus in Los Angeles County: association with seropositive domestic cats and opossums. Am J Trop Med Hyg 1993;48:269–273.
54. Spach DH, Liles WC, Campbell GL, et al. Tick-borne diseases in the United States. N Engl J Med 1993;329:936–947.
55. Steere AC. Lyme disease. N Engl J Med 2001;345:115–125.
56. Strickland GT. Hunter's Tropical Medicine and Emerging Diseases. 8th Ed. Philadelphia, PA: Saunders, 2000.
57. Sundnes KO, Haimanot AT. Epidemic of louse-borne relapsing fever in Ethiopia. Lancet 1993;342:1213–1215.
58. Thompson RS, Burgdorfer W, Russell R, et al. Outbreak of tick-borne relapsing fever in Spokane County, Washington. JAMA 1969;210:1045–1050.
59. Vetter RS, Bush SP. Reports of presumptive brown recluse spider bites reinforce improbable diagnosis in regions of North America where the spider is not endemic. Clin Infect Dis 2002;35:442–445.
60. Walker DH. Ricketts creates rickettsiology, the study of vector-borne obligately intracellular bacteria. J Infect Dis 2004;189:938–955.
61. Walton SF, McBroom J, Mathews JD, et al. Crusted scabies: a molecular analysis of *Sarcoptes scabiei* variety *hominis* populations from patients with repeated infestations. Clin Infect Dis 1999;29:1226–1230.
62. Westenfeld F. Cutaneous myiasis caused by *Dermatobia hominis*. Clin Microbiol Newslett 1993;15:3.
63. Williams SG, Sacci JB Jr, Schriefer ME, et al. Typhus and typhuslike rickettsiae associated with opossums and their fleas in Los Angeles County, California. J Clin Microbiol 1992;30:1758–1762.
64. Wilson BB. Ectoparasites: introduction. In: Mandell GL, Bennett JE, Dolin R, eds. Principles and Practice of Infectious Diseases. 4th Ed. New York, NY: Churchill Livingstone, 1995:2258–2258.
65. Yamashita T, Kasuya S, Noda N, et al. Transmission of *Rickettsia tsutsugamushi* strains among humans, wild rodents, and trombiculid mites in an area of Japan in which tsutsugamushi disease is newly endemic. J Clin Microbiol 1994;32:2780–2785.tion to the epidemiology of pathogenic and nonpathogenic *Entamoeba histolytica*. Am J Trop Med Hyg 1993;48:48–70.

APÊNDICE 2
Amebas de Vida Livre

Introdução, 1642

Ecologia, epidemiologia, patogênese e doenças, 1642
  Meningoencefalite amebiana primária, 1643
  Encefalite amebiana granulomatosa, 1643

Ceratite por *Acanthamoeba*, 1643

Investigação laboratorial, 1644
  Coleta e transporte de amostras, 1644
  Exame microscópico direto, 1644
  Cultura de amebas de vida livre, 1644

Cultura de tecido, 1645
Características morfológicas, 1645

Interpretação da importância do isolamento de amebas de vida livre em cultura, 1645

Tratamento, 1645

Introdução

As pequenas amebas de vida livre da água e do solo, pertencentes aos gêneros *Naegleria*, *Acanthamoeba* e *Balamuthia*, são capazes de produzir infecções oportunistas nos seres humanos. As principais doenças provocadas por esse grupo consistem em formas de meningoencefalite devastadora e habitualmente fatal. As espécies de *Acanthamoeba* também podem causar ceratite, uma infecção ulcerativa que ameaça a visão e acomete a córnea; essa doença não é causada por *Naegleria* ou *Balamuthia*.[30] Em raros casos, *Acanthamoeba* ou *Balamuthia* podem causar infecções cutâneas.[9,45] As amebas de vida livre não estão relacionadas com as amebas intestinais discutidas anteriormente e não habitam o intestino dos seres humanos ou de outros mamíferos.

Ecologia, epidemiologia, patogênese e doenças

Naegleria, *Acanthamoeba* e *Balamuthia*, juntamente com muitos outros gêneros de amebas de vida livre, possuem distribuição mundial em vários hábitats de água doce, incluindo rios, lagos, lagoas, fontes termais e *spas*, sistemas domésticos de água, sistemas de ar-condicionado, umidificadores e torres de resfriamento.[19,20] Acredita-se que essas amebas desempenhem um papel na pneumonite de hipersensibilidade, conhecida como febre do umidificador.[41] São ubíquas no solo, na poeira, no ar e em compostagens; foram também encontradas na superfície de vegetais e isoladas de lama de esgoto e água poluída por resíduos domésticos ou industriais. As espécies de *Acanthamoeba* e *Balamuthia* foram isoladas do solo, da água do mar, particularmente em associação a descargas de esgoto inadequadamente tratado provenientes de hotéis, e efluentes de esgotos municipais (D. A. Munson, comunicação pessoal, 1991).[20,42] *Naegleria* e *Acanthamoeba* também foram encontradas em associação a descargas poluentes térmicas em lagoas e lagos conectados a usinas de energia elétrica, usinas de energia nuclear ou poluentes térmicos de fábricas.[19,20]

Na natureza, as amebas de vida livre alimentam-se de bactérias, incluindo espécies de *Legionella*,[3,37,41,46] e as amebas formam cistos que são resistentes a condições ambientais adversas, como o ressecamento do solo. De Jonckheere e Van de Voorde relataram que os cistos de algumas cepas de *Acanthamoeba* são altamente resistentes ao cloro e não são destruídos pelas concentrações habituais de cloro mantidas em abastecimentos de água municipal ou doméstica ou em piscinas cloradas.[21] Por outro lado, os cistos de *Naegleria fowleri* mostraram-se mais sensíveis ao cloro; esses autores concluíram que *N. fowleri* viável não tende a ser encontrada em águas limpas, onde são mantidas baixas concentrações de cloro (p. ex., 0,5 mg de cloro livre por mililitro).[21] Rowbotham foi o primeiro a mostrar que *L. pneumophila* pode crescer no interior de espécies de *Acanthamoeba*, fornecendo, assim, uma explicação de como legionelas nutricionalmente fastidiosas podem manter a sua viabilidade em águas puras com baixo teor de nutrientes.[41] Espécies de *Legionella* também proliferam no interior de várias outras amebas de vida livre.[46] Foi especulado que as legionelas, enquanto residem no interior das amebas, podem ser aerossolizadas através do ar para os seres humanos na forma de gotículas de água.[41] Isso parece ser possível, particularmente se os cistos de amebas puderem proteger as legionelas do cloro em suprimentos de água domésticos (Capítulo 10).

Além disso, as amebas de vida livre, incluindo *Naegleria fowleri*, espécies de *Hartmanella* e várias espécies de *Acanthamoeba*, foram isoladas da nasofaringe e das passagens nasais de seres humanos,[6,28,40,46,47] – provavelmente na forma de cistos que foram inalados com poeira no ar, em aerossóis, ou quando presentes em alimentos ou água ingeridos.[17] Foi demonstrada a presença de trofozoítos de *Naegleria* ou *Acanthamoeba* na nasofaringe de seres humanos, na ausência de doença do SNC.[17]

Meningoencefalite amebiana primária

Antes de 1958, nenhuma das amebas de vida livre da água e do solo tinha sido identificada como patogênica. Depois dessa data, Culbertson et al. observaram uma ameba contaminante em células de cultura de tecido.[18] Essa cepa, atualmente denominada *Acanthamoeba culbertsoni* cepa A-1, quando instilada por via intranasal em camundongos jovens ou em vários outros animais, produziu infecção na mucosa e na submucosa nasais, que se disseminou ao longo do nervo olfatório através da lâmina cribriforme do crânio, com consequente invasão do cérebro e meningoencefalite rapidamente fatal.[13,14,18] Com base em seu trabalho experimental com animais, Culbertson previu a possível ocorrência de uma doença semelhante em seres humanos.[13,16,18] Em 1965, foi relatado o primeiro caso humano por Fowler e Carter em uma criança da Austrália.[23] No ano seguinte, na Flórida, Butt relatou três outros pacientes infectados, e denominou a doença "meningoencefalite amebiana primária."[10] Por conseguinte, do ponto de vista conceitual, a meningoencefalite amebiana primária difere da doença amebiana do SNC envolvendo *Entamoeba histolytica*, visto que a meningoencefalite amebiana primária não é "secundária" à doença amebiana do cólon.

Sabe-se, atualmente, que a porta de entrada de *Naegleria* é o nariz, enquanto o verdadeiro local "primário" de infecção consiste nas vias respiratórias superiores.[11,14,17] Os pacientes com infecções do SNC por *Naegleria* são, em sua maioria, crianças ou adultos jovens que nadavam em lagos ou rios ou que, por qualquer outro motivo, entraram em contato com água, que se acredita ser contaminada por *Naegleria*, penetrando no nariz.[3,4,31,33] Após infectar a mucosa nasal, *N. fowleri* dissemina-se ao longo do nervo olfatório, através da lâmina cribriforme, alcançando o cérebro pela via originalmente observada em animais por Culbertson et al.[13,18] Nos seres humanos com meningoencefalite aguda causada por *N. fowleri*, os achados patológicos têm sido notavelmente semelhantes àqueles observados originalmente nos modelos de animais de laboratório por Culbertson et al., que utilizaram a cepa A-1 de *Acanthamoeba culbertsoni*, que é a mais virulenta das espécies de *Acanthamoeba*.[10,11,14–17,25,30,32] Outras espécies de *Acanthamoeba* não são tão virulentas e tendem a produzir abscessos cerebrais subagudos ou crônicos, com ou sem granulomas.

N. fowleri produz meningoencefalite difusa e fulminante, caracterizada por grandes áreas de necrose hemorrágica, acometendo particularmente os bulbos olfatórios, os lobos frontais, a base do cérebro, a parte proximal da medula espinal e/ou os lobos temporais do cérebro. Os lobos parietais e o córtex occipital também podem ser acometidos. Observa-se a presença de exsudato purulento agudo nas leptomeninges e no interior do córtex. Trofozoítos amebianos estão espalhados ou podem ser observados focalmente em grupos no interior do córtex necrótico. Esses trofozoítos demonstraram uma predileção especial pelos vasos sanguíneos; as artérias de pequeno calibre, as arteríolas, as veias, as vênulas e os capilares podem ser circundados por trofozoítos de *Naegleria*, de 10 a 15 µm, contendo um grande cariossomo proeminente.[14,16,33] É importante assinalar que não há formação de cistos nos tecidos por *Naegleria*, o que constitui uma característica diferencial entre esse microrganismo e *Acanthamoeba* spp. e *Balamuthia mandrillaris*.

Encefalite amebiana granulomatosa

Nos seres humanos, dois gêneros de amebas podem causar uma infecção mais indolente do SNC. As espécies de *Acanthamoeba* são reconhecidas, há muito tempo, como causa de meningoencefalite, com uma apresentação distinta daquela de *N. fowleri*. Trata-se de uma doença raramente encontrada, que não é uma infecção notificável, de modo que a sua incidência não é conhecida; entretanto, é bem descrita na literatura médica.[30] Em 1986, foi também constatado que *Balamuthia mandrillaris* era uma causa de meningoencefalite amebiana granulomatosa crônica. A maioria dos pacientes com encefalite amebiana granulomatosa (EAG) é constituída por indivíduos imunocomprometidos; diferentemente da MAP, os pacientes não apresentam de história de exposição à água.[17,30,32,33] Embora sejam ainda mais raras, foram relatadas infecções em indivíduos sadios nos demais aspectos.

Os cistos desses microrganismos são onipresentes e podem estar presentes no solo ou na poeira; é possível que os microrganismos possam ter sido inalados na cavidade nasal ou até mesmo nas vias respiratórias inferiores.[17] É concebível, que nos seres humanos, espécies de *Acanthamoeba* possam se disseminar a partir da cavidade nasal para o cérebro, por meio do nervo olfatório, ou por via intravascular a partir dos pulmões, ou possivelmente a partir de lesões cutâneas (raramente relatadas) para o cérebro.[17,33]

No cérebro, as espécies de *Acanthamoeba* produzem inflamação aguda nos estágios iniciais da doença em animais. Entretanto, espécies menos virulentas do que a cepa A-1 de *A. culbertsoni* tendem a produzir abscessos crônicos focais ou multifocais, com ou sem granulomas. Os trofozoítos e os cistos podem ser focais ou podem estar espalhados em pequenos números nas áreas acometidas, porém podem estar localizados em espaços perivasculares e podem ser observados dentro das paredes de pequenos vasos sanguíneos em associação com hemorragia perivascular e trombose intravascular. São observados cistos amebianos no interior do tecido nas infecções causadas por *Acanthamoeba* e *Balamuthia*, entretanto, não foram observados cistos nos tecidos infectados por *Naegleria*.[14,16,33] Os cistos e trofozoítos de *Acanthamoeba* e *Balamuthia* são morfologicamente indistinguíveis. É preciso utilizar técnicas moleculares para diferenciar essas amebas. Dispõe-se de ensaios baseados na PCR nos Centers for Disease Control and Prevention (CDC).

Ceratite por Acanthamoeba

A ceratite por *Acanthamoeba* é uma infecção grave da córnea, frequentemente devastadora, envolvendo certas espécies de *Acanthamoeba* (p. ex., *A. polyphaga*, *A. castellanii*, *A. rhysodes*, *A. culbertsoni* e *A. hatchetti*).[5,30,35] Desde o primeiro paciente infectado descrito em 1975,[26] foram relatados mais de 200 casos no mundo inteiro; é provável que esse número seja significativamente menor do que a verdadeira frequência da infecção, visto que não se trata de uma doença publicamente notificável.[30] Até por volta de 1984, as infecções estavam associadas, em sua maioria, a traumatismo da córnea e exposição à água contaminada. Embora isso ainda seja um modo de infecção, muitas infecções atuais estão associadas ao uso de lentes de contato, particularmente lentes de contato gelatinosas de uso diário ou prolongado.[5,12,35,44] Outros fatores envolvidos na ceratite por *Acanthamoeba* incluem traumatismo da córnea e uso de solução salina contaminada preparada em casa ou lavagem das lentes com água de torneira, não desinfecção adequada das lentes de contato ou não desinfecção com a frequência recomendada pelos fabricantes e uso das lentes durante a natação.[8,30,44] *Acanthamoeba* pode estar presente no estojo e nas soluções de lavagem de lentes de contato e são capazes de aderir à superfície das lentes.[8,29,35,44,48] A ceratite causada por *Acanthamoeba* representa uma emergência oftalmológica. A maioria das faixas etárias tem sido afetada, desde crianças até idosos.[44] A infecção progride de modo inexorável, com ulceração da córnea, e pode levar à cegueira. Trata-se de uma doença difícil de diagnosticar e tratar. Com frequência, a doença tem sido diagnosticada incorretamente como ceratite causada por herpes simples, ceratite por fungo ou infecção bacteriana ou micobacteriana, resultando, algumas vezes, em atrasos de semanas ou meses antes que um diagnóstico seja estabelecido, e o tratamento adequado iniciado. Foram publicados os achados clínicos detalhados em várias revisões excelentes.[29,35,39,44,48]

Investigação laboratorial

Coleta e transporte de amostras

Quando há suspeita de doença amebiana, amostras de líquido cefalorraquidiano (LCR) fresco ou de tecido (p. ex., biopsia de córnea, raspado de córnea, tecido do SNC), devem ser coletadas de modo asséptico e examinadas. As amostras destinadas para cultura nunca devem ser congeladas ou resfriadas e devem ser mantidas em 20° a 30°C durante o seu transporte até o laboratório.[3,15] Se não for possível nem prático efetuar um exame imediato, as amebas têm sobrevivido em líquido ou tecido estéreis por vários dias à temperatura ambiente antes do processamento; entretanto, não se recomenda um tempo prolongado de transporte. Se houver necessidade de um meio de transporte para as amostras de biopsia de tecido ou raspados de córnea, dá-se preferência ao meio essencial mínimo utilizado em laboratórios de virologia (Capítulo 23), em lugar do meio salino de Page para amebas (D. Place, F. Curtis, E. Powell e A. Newsome, comunicação pessoal, 1991).

Exame microscópico direto

Pequenas gotas de LCR, outros líquidos orgânicos ou suspensões de tecido devem ser examinados a fresco (entre lâminas e lamínulas) ao microscópio óptico, sob luz reduzida, ou por microscopia de contraste de fase para a identificação de trofozoítos móveis (utilizando uma objetiva de 40×). Mantendo a platina do microscópio aquecida entre 30° e 37°C, aumenta-se a motilidade do microrganismo, particularmente das espécies *Acanthamoeba*.[15] *Naegleria* pode ser ativamente móvel em 22° a 25°C, porém a motilidade das espécies de *Acanthamoeba* em temperatura ambiente é muito lenta. Essas amebas tendem a ser mais ativamente móveis do que os leucócitos, e os núcleos e nucléolos de espécies de *Naegleria* e *Acanthamoeba* diferem daqueles dos granulócitos ou macrófagos.

O material a ser corado nas lâminas deve ser inicialmente fixado em formol tamponado neutro a 10%. Após secagem ao ar, a lâmina pode ser então corada com tricromo, o corante de Papanicolaou, ou hematoxilina e eosina.[3,15] Os cortes histológicos devem ser corados com hematoxilina e eosina. Outros corantes preferidos para preparações para exame direto incluem lactofenol azul de algodão, Giemsa, laranja de acridina e branco de calcoflúor.[30] Métodos de detecção específicos, como procedimentos de anticorpos fluorescente indireto, imuno-histoquímica e ensaios baseados em PCR, estão disponíveis nos CDC (http://www.cdc.gov/dpdx/dxassistance.html) ou em laboratórios de referência selecionados.[3,30]

Cultura de amebas de vida livre

O método de Culbertson para a cultura de amebas com *Escherichia coli* em ágar aquoso livre de sal,[15] uma ligeira modificação do procedimento original de Singh, provou ser útil para a cultura de líquidos orgânicos, suspensões de tecido ocular e outras amostras. São preparadas placas de ágar com 20 a 25 mℓ de ágar a 1,5% em água destilada, sem adição de nutrientes ou sal. Uma alíquota com alça ou uma gota de suspensão espessa de *E. coli*, obtida de uma cultura em placa de ágar-sangue de 24 a 48 horas, é colocada no centro da placa, em uma área de 1 cm de diâmetro, ou usada para espalhar uma camada sobre a placa.

O inóculo (uma gota de suspensão celular, sedimento ou fragmentos de tecido) é colocado no centro do inóculo bacteriano, e a placa é fechada com tampa. São incubadas placas duplicadas a 30° e 37°C, ou uma única placa é incubada a 34° a 35°C. Depois de 18 a 24 horas de incubação, a placa é mantida selada e examinada com o ágar virado para cima, com objetiva 10×. Como alternativa pode-se utilizar um microscópio invertido. Se não for observada nenhuma ameba, a placa é reincubada e examinada diariamente por um período de 10 dias. As amebas podem estar em agregados de células ou poderão aparecer como pequenos corpos refringentes que migram a partir do inóculo, deixando frequentemente rastros irregulares ou estrias tortuosas atrás delas, nos locais onde se moveram entre as bactérias.[15] Amebas individuais podem ser transferidas do ágar para uma lâmina, de modo que possam ser observadas em preparação a fresco ou em uma preparação corada. Podem-se efetuar subculturas cortando-se um pedaço do ágar na região "frontal" contendo amebas (utilizando um bisturi esterilizado), fora da zona das bactérias, onde as amebas têm mais tendência a estar livres de bactérias; em seguida, as amebas são transferidas para outra placa de ágar aquoso contendo *E. coli* (a adição de anfotericina B na concentração final de 2,5 mg/mℓ no ágar ajuda a reduzir ao máximo a contaminação por fungos) (E. Powell, comunicação pessoal, 1991). Em seguida, as amebas são transferidas para um meio de caldo (p. ex., caldo soja tripticase) contendo antibióticos (p. ex., penicilina, 1.000 μg/mℓ, e estreptomicina, 0,1 mg/mℓ, na concentração final).

Uma vez livres de bactérias (axênica), as amebas podem ser transferidas em caldo soja tripticase sem antibióticos para ser usado como meio de crescimento.[3,15] *Naegleria* não irá crescer em caldo soja tripticase, a não ser que contenha 10% de soro fetal de bezerro esterilizado. O crescimento de amebas em caldo soja tripticase é melhorado utilizando tubos plásticos de cultura de tecido, visto que as amebas irão aderir aos tubos.[3,15] As culturas são incubadas a 35°C quase na horizontal, formando um ângulo de 15° a 20°, de modo análogo ao que se realiza frequentemente com as culturas de células nos laboratórios de virologia. Nem todas as amebas crescem em caldo soja tripticase. Meios alternativos incluem Plate Count Broth (BD, Sparks, MD) e meios em caldo recomendados no catálogo American Type Culture Collection Catalogue (www.atcc.org), incluindo meio para *Acanthamoeba*, meio PYNFH e meio Fresh Water Ameba (E. Powell, comunicação pessoal, 1991). Neroad et al.[36] também descreveram um meio quimicamente definido para a cultura de espécies de *Naegleria* patogênicas e tolerantes a altas temperaturas.

Cultura de tecido

As amebas de vida livre mais virulentas (p. ex., *A. culbertsoni* cepa A-1) crescem em culturas de células de mamíferos, incluindo rim de macaco, células McCoy e outras e podem produzir efeitos citopatogênicos (CPE) que se assemelham àqueles observados com os vírus.[18,47] As amebas menos virulentas crescem pouco em cultura de tecidos (de células) sem produzir CPE. Pode ser extremamente difícil visualizar as amebas quando crescem em células de cultura de tecidos; o líquido deve ser removido do tubo ou frasco de cultura de tecido, centrifugado a 500 a 800 g ($\times$ 5 minutos), ou pode ser preparado utilizando Cytospin™; em seguida, o sedimento é utilizado para preparar uma lâmina a fresco, que é examinada com microscopia de contraste de fase ou microscopia óptica com baixa iluminação. Como alternativa, a preparação em lâmina pode ser seca, fixada em formol e corada pela H&E para ajudar a observação das características das amebas.[3] Uma vez isoladas em cultura de tecidos, as amebas podem ser transferidas para um meio em caldo e/ou ágar aquoso com *E. coli*, conforme descrito na seção anterior.

Características morfológicas

Quando agrupados, os trofozoítos de *Naegleria* medem 8 a 15 μm e são habitualmente menores que os das espécies de *Acanthamoeba*, cujo diâmetro habitual é de 10 a 25 μm.[2,4] Os núcleos de ambos os gêneros são semelhantes e contêm um grande cariossomo proeminente. *Naegleria* apresenta um ou mais pseudópodes lobulados e lisos, e esses microrganismos são ativamente móveis em temperatura ambiente ou a 35° a 37°C. As espécies de *Acanthamoeba* são muito lentas entre 22° e 25°C, porém podem tornar-se mais ativamente móveis entre 35° e 37°C. As espécies de *Acanthamoeba* apresentam numerosos pseudópodes espinhosos em sua superfície, denominados acantópodes. As espécies de *Naegleria* caracterizam-se por um estágio ameboflagelado temporário; quando colocados em água destilada, os trofozoítos de *Naegleria* podem assumir uma forma piriforme e ativamente móvel, contendo dois ou mais flagelos (dentro de 1 a 3 horas). Os cistos de *Acanthamoeba* e de *Balamuthia* apresentam paredes mais espessas que os de *Naegleria* e exibem características distintas, que ajudam na sua identificação.[38] Além disso, as espécies de *Naegleria* realizam uma forma distinta de mitose (promitose), em que a membrana nuclear permanece intacta.[38] Por outro lado, as amebas *Acanthamoeba* realizam uma forma mais clássica de mitose (metamitose), em que o nucléolo e a membrana nuclear desaparecem, e o fuso mitótico aparece com os cromossomos na metáfase.[15,38] Para obter informações descritivas mais detalhadas, o leitor deve consultar as referências.[3,15,17,27,30,38]

A identificação de *Naegleria*, de *Acanthamoeba* e de *Balamuthia* além do nível de gênero é, hoje em dia, habitualmente obtida por sequenciamento de ácido nucleico. No passado, um estudo morfológico detalhado e outros procedimentos eram usados mais comumente, incluindo testes com reagentes imunológicos específicos de espécie (p. ex., testes com anticorpos imunofluorescentes, testes de coaglutinação) e testes para patogenicidade (em camundongos).[22] A identificação desses microrganismos até o nível de espécie pode ser útil em uma investigação epidemiológica ou em projetos de pesquisa, porém o seu valor prático para o laboratório clínico, no sentido de auxiliar o médico no tratamento dos pacientes, não foi demonstrado.

Interpretação da importância do isolamento de amebas de vida livre em cultura

Tendo em vista que as amebas de vida livre são ubíquas na água, no solo, na poeira e no ar, é possível que os cistos, transportados pelo ar, possam contaminar a superfície de um raspado de córnea, biopsia de tecido ou amostra de líquido na ocasião da coleta da amostra, processamento da amostra e exame das placas primárias para crescimento, ou depois de um período prolongado de incubação. As amebas também podem estar na pele, na margem das pálpebras ou no saco conjuntival de um olho sem causar ceratite, embora isso não tenha sido demonstrado. À semelhança de qualquer cultura positiva, o resultado deve ser correlacionado com os achados do exame direto da amostra ao microscópio, exame histopatológico e achados clínicos.[3]

Tratamento

O tratamento para a meningoencefalite amebiana primária e a EAG não foi padronizado. Pelo menos dois pacientes com meningoencefalite por *Naegleria* sobreviveram. Ambos receberam anfotericina B. Um deles, além da anfotericina B, também recebeu miconazol, rifampicina e sulfisoxazol.[3,7,39,43]

O tratamento de escolha para a doença do SNC causada por *Acanthamoeba* não foi estabelecido. É evidente que a terapia deve ser imediatamente administrada, devendo-se considerar o uso de um esquema de vários fármacos. Os agentes que possuem atividade incluem azóis, como fluconazol, itraconazol e fármacos relacionados, pentamidina, sulfadiazina e sulfametoxazol-trimetoprima, paromomicina e outros.[3,17,24]

O tratamento da ceratite por *Acanthamoeba* foi bem-sucedido em vários pacientes com o uso de um protocolo de tratamento intensivo envolvendo a aplicação tópica de isetionato de propamidina (gotas de Brolene) e gotas de sulfato de neomicina-sulfato de polimixina B-gramicidina (solução oftálmica Neosporin®).[34,35,39,49]

REFERÊNCIAS BIBLIOGRÁFICAS

1. Abraham SN, Lawande RV. Incidence of free-living amoebae in the nasal passages of local population of Zaria, Nigeria. J Trop Med Hyg 1982;85:217–222.
2. Adams EB, MacLaud IN. Invasive amebiasis, II. Amebic liver abscess and its complications. Medicine (Baltimore) 1977;56(4):325–334.
3. Allen SD, Culbertson CG. *Naegleria* and *Acanthamoeba*. In Feigin R, Cherry J, eds. Textbook of Pediatric Infectious Diseases. 3rd Ed. Philadelphia, PA: WB Saunders, 1992:2020.
4. Arrowood MJ, Sterling CR. Comparison of conventional staining methods and monoclonal antibody-based methods for *Cryptosporidium* oocyst detection. J Clin Microbiol 1989;27:1490–1495.
5. Auran JD, Starr MB, Jakobiec FA. *Acanthamoeba* keratitis: a review of the literature. Cornea 1987;6:2–26.
6. Badenoch PR, Grimmond TR, Cadwgan J, et al. Nasal carriage of free-living amoebae. Microb Ecol Health Dis 1988;1:209–211.
7. Blackett K. Amoebic pericarditis. Int J Cardiol 1988;21:183–187.
8. Brandt FH, Ware DA, Visvesvara GS. Viability of *Acanthamoeba* cysts in ophthalmic solutions. Appl Environ Microbiol 1989;55:1144–1146.
9. Bravo FG, Alvarez PJ, Gotuzzo E. *Balamuthia mandrillaris* infection of the skin and central nervous system: an emerging disease of concern to many specialties in medicine. Curr Opin Infect Dis 2011;24:112–117.
10. Butt CG. Primary amebic meningoencephalitis. N Engl J Med 1966;274:1473–1476.
11. Carter RF. Description of a *Naegleria* sp. isolated from two cases of primary amoebic meningoencephalitis, and of the experimental pathological changes induced by it. J Pathol 1970;100:217–244.
12. Centers for Disease Control. *Acanthamoeba* keratitis associated with contact lenses—United States. MMWR Morb Mortal Wkly Rep 1986;35:405–408.
13. Culbertson CG. Pathogenic *Acanthamoeba* (*Hartmanella*). Am J Clin Pathol 1961;35:195–202.
14. Culbertson CG. The pathogenicity of soil amebas. Ann Rev Microbiol 1971;25:231–254.
15. Culbertson CG. Soil amoeba infection. In Lennette EH, Spaulding EH, Truant JP, eds. Manual of Clinical Microbiology. 2nd Ed. Washington, DC: American Society for Microbiology, 1974:970.
16. Culbertson CG. Amebic meningoencephalitides. In Binford CH, Connoe DH, eds. Pathology of Tropical and Extraordinary Diseases, An Atlas. Vol. 1. Washington, DC: Armed Forces Institute of Pathology, 1976:356–359.
17. Culbertson CG. Amebic meningoencephalitis. Antibiot Chemother 1981;30:28–53.
18. Culbertson CG, Smith JW, Minner JR. *Acanthamoeba*: observations on animal pathogenicity. Science 1958;127(3313):1506.
19. De Jonckheere JF. Epidemiology. In Rondanelli EG, ed. Amphizoic Amoebae Human Pathology. Padua, Italy: Piccin Nuova Libraria, 1987:127–147.
20. De Jonckheere JF. Ecology of *Acanthamoeba*. Rev Infect Dis 1991;13(Suppl 5):S385–S387.
21. De Jonckheere JF, Van De Vorde H. Differences in destruction of cysts of pathogenic and nonpathogenic *Naegleria* and *Acanthamoeba* by chlorine. Appl Environ Microbiol 1976;31:294–297.
22. Flores BM, Garcia CA, Stamm WE, et al. Differentiation of *Naegleria fowleri* from *Acanthamoeba* species by using monoclonal antibodies and flow cytometry. J Clin Microbiol 1990;28:1999–2005.
23. Fowler M, Carter RF. Acute pyogenic meningitis probably due to *Acanthamoeba* sp.: a preliminary report. Br Med J 1965;2:740–742.
24. Gupta D, Panda GS, Bakhshi S. Successful treatment of acanthamoeba meningoencephalitis during induction therapy of childhood acute lymphoblastic leukemia. Pediatr Blood Cancer 2008;50:1292–1293.
25. John DT. Primary amoebic meningoencephalitis and the biology of *Naegleria fowleri*. Ann Rev Microbiol 1982;36:101–123.
26. Jones DB, Visvesvara GS, Robinson NM. *Acanthamoeba polyphaga* keratitis and *Acanthamoeba* uveitis associated with fatal meningoencephalitis. Trans Ophthalmol Soc U K 1975;95:221–232.
27. Kilvington S, Larkin DFP, White DG, et al. Laboratory investigation of *Acanthamoeba* keratitis. J Clin Microbiol 1990;28:2722–2725.
28. Lawande RV, Abraham SN, John I, et al. Recovery of soil amebas from the nasal passages of children during the dusty harmattan period in Zaria. Am J Clin Pathol 1979;71:201–203.
29. Lindquist TD, Sher NA, Doughman DJ. Clinical signs and medical therapy of early *Acanthamoeba* keratitis. Arch Ophthalmol 1988;106:73–77.
30. Ma P, Visvesvara GS, Martinez AJ, et al. *Naegleria* and *Acanthamoeba* infection: review. Rev Infect Dis 1990;12:490–513.
31. Marciano-Cabral F. Biology of *Naegleria* spp. Microbiol Rev 1988;52:114–133.
32. Martinez AJ. Is *Acanthamoeba* encephalitis an opportunistic infection? Neurology 1980;30:567–574.
33. Martinez AJ. Free-Living Amebas: Natural History, Prevention, Diagnosis, Pathology, and Treatment of Disease. Boca Raton, FL: CRC Press, 1985.
34. Moore MB. Parasitic infections. In Kaufman HE, Barron BA, McDonald MB, et al. eds. The Cornea. New York, NY: Churchill Livingstone, 1988:271–297.
35. Moore MB, McCulley JP. *Acanthamoeba* keratitis associated with contact lenses: six consecutive cases of successful management. Br J Ophthalmol 1989;73:271–275.
36. Neroad TA, Visvesvara GS, Daggett PM. Chemically defined media for the cultivation of *Naegleria*: pathogenic and high temperature tolerant species. J Protozool 1983;30:383–387.
37. Newsome AL, Baker RL, Miller RD, et al. Interactions between *Naegleria fowleri* and *Legionella pneumophila*. Infect Immun 1985;50:449–452.
38. Page FC. A New Key to Freshwater and Soil Gymnamoebae. Ambleside, Cumbria: Freshwater Biological Association, The Ferry House, 1988.
39. Petri WA Jr, Rardin JI. Free-living amebae. In Mandell GL, Douglas RG Jr, Bennett JE, eds. Principles and Practices of Infectious Diseases. New York, NY: Churchill Livingstone, 1990:2049–2056.
40. Rivera F, Rosas I, Castillo M, et al. Pathogenic and free-living protozoa cultured from the nasopharyngeal and oral regions of dental patients: II. Environ Res 1986;39:364–371.
41. Rowbotham TJ. Preliminary report on the pathogenicity of *Legionella pneumophila* for freshwater and soil amoebae. J Clin Pathol 1980;33:1179–1183.
42. Schuster FL, Dunnebacke TH, Booton GC, et al. Environmental isolation of *Balamuthia mandrillaris* associated with a case of amebic encephalitis. J Clin Microbiol 2003;41:3175–3180.
43. Seidel JS, Harmatz P, Visvesvara GS, et al. Successful treatment of primary amebic meningoencephalitis. N Engl J Med 1982;306:346–348.
44. Stehr-Green JK, Bailey TM, Visvesvara GS. The epidemiology of *Acanthamoeba* keratitis in the United States. Am J Ophthalmol 1989;107: 221–336.
45. Tan B, Weldon-Linne CM, Rhone DP, et al. *Acanthamoeba* infection presenting as skin lesions in patients with acquired immunodeficiency syndrome. Arch Pathol Lab Med 1993;117:1043–1046.
46. Wadowsky RM, Butler LJ, Cook MK, et al. Growth-supporting activity for *Legionella pneumophila* in tap water cultures and implication of Hartmanellid amoebae as growth factors. Appl Environ Microbiol 1988;54:2677–2682.
47. Wang SS, Feldman HA. Isolation of *Hartmannella* species from human throats. N Engl J Med 1967;277:1174–1179.
48. Wilhelmus KR, Jones DB, eds. International symposium on *Acanthamoeba* and the eye. Rev Infect Dis 1991;13(Suppl 5):S367–S450.
49. Wright P, Warhurst D, Jones BR. *Acanthamoeba* keratitis successfully treated medically. Br J Ophthalmol 1985;69:778–782.tion to the epidemiology of pathogenic and nonpathogenic *Entamoeba histolytica*. Am J Trop Med Hyg 1993;48:48–70.

Encarte

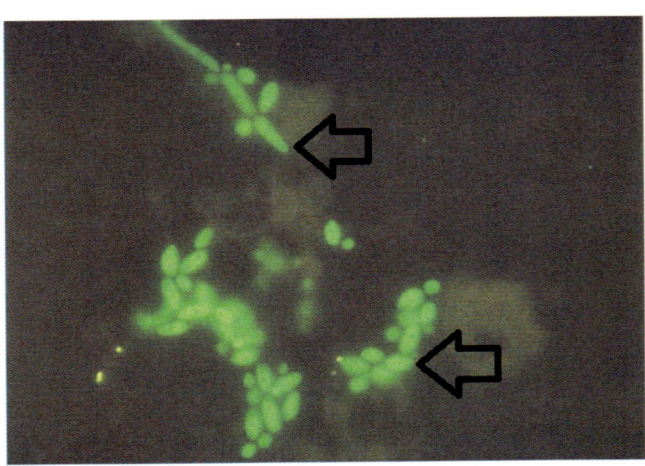

■ **FIGURA 4.8** FISH com PAN para *Candida albicans*. As leveduras e as pseudo-hifas (*setas*) emitem fluorescência cor de maçã verde e são detectadas facilmente contra o fundo avermelhado quando se utiliza o teste FISH com PAN para *C. albicans* (AdvanDx).

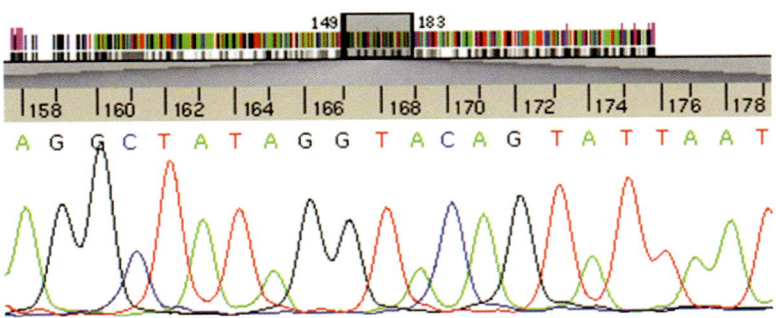

■ **FIGURA 4.13** Sequência do HIV. Uma sequência do DNA do HIV extraído por RT-PCR está demonstrada aqui e foi obtida com sequenciamento por terminação (*i. e.*, sequenciamento tradicional de Sanger). Os métodos de sequenciamento por terminação utilizados mais comumente utilizam eletroforese capilar, em vez de técnicas baseadas em gel.

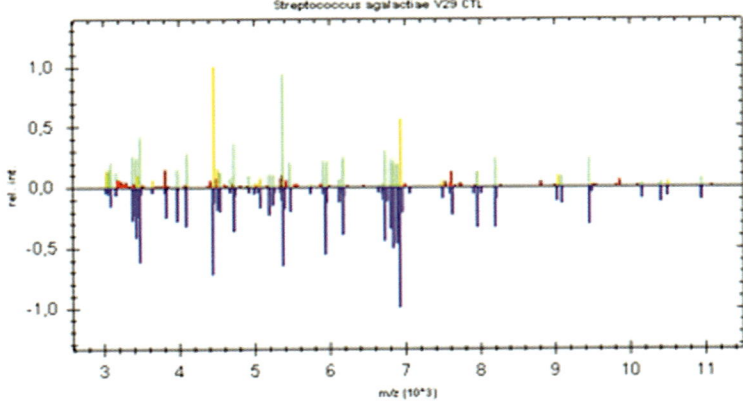

■ **FIGURA 4.25** Comparação do espectro da MALDI-TOF produzido por esse microrganismo com a biblioteca.

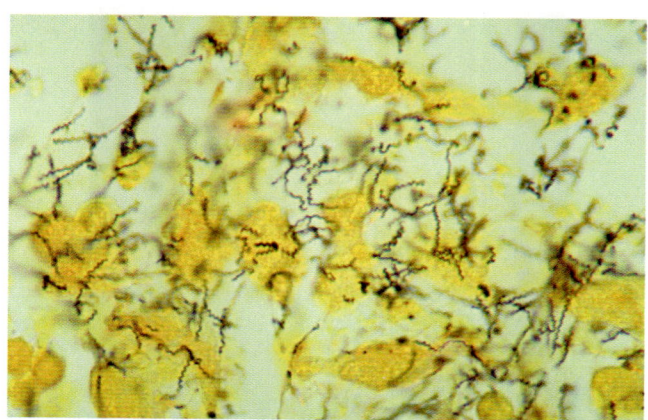

■ **FIGURA 20.1** Espiroquetas de *T. pallidum*. (Cortesia de www.Glown.com.)

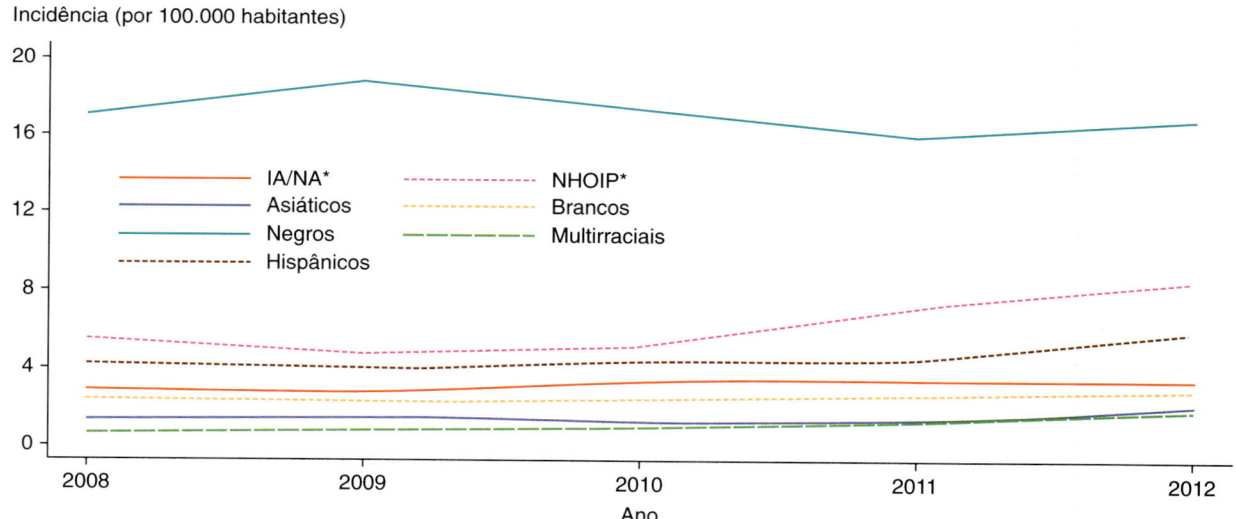

*IA/NA = índios americanos/nativos do Alasca; NHOIP = nativos do Havaí e outros ilhéus do Pacífico.

■ **FIGURA 20.3** Distribuição dos casos de sífilis por etnia, EUA (1994-2012). (Adaptada com autorização da referência 71.)

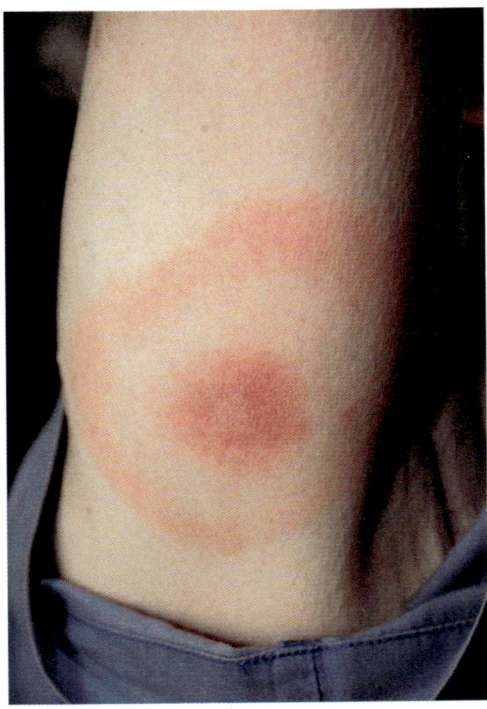

■ **FIGURA 20.16** Eritema migratório (EM) – doença de Lyme. (Cortesia de www.microbewik.kenyon.edu/Borrelia.)

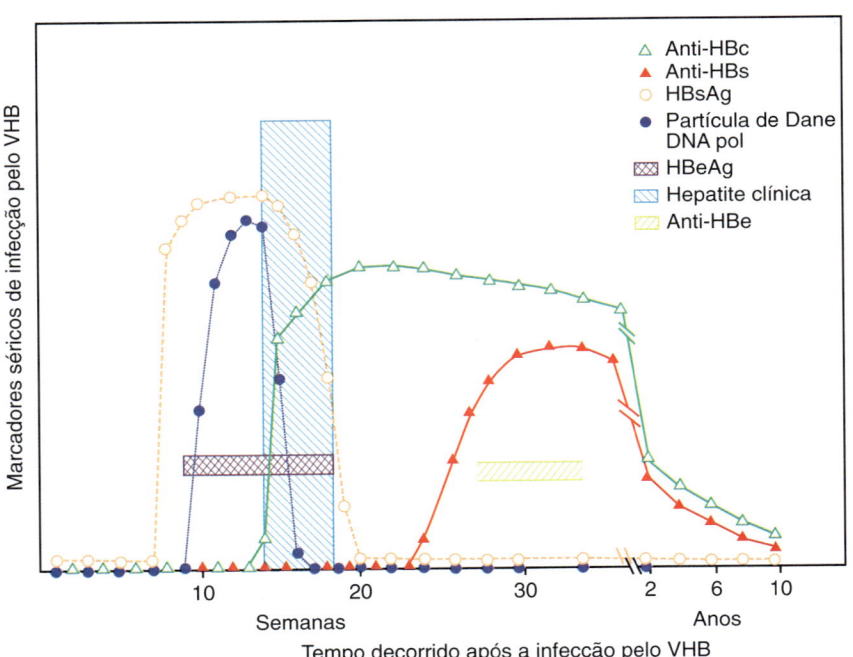

■ **FIGURA 23.19** Antígenos e anticorpos após infecção autolimitada pelo vírus da hepatite B. O aparecimento de antígenos e anticorpos após infecção autolimitada pelo vírus da hepatite B fornece um exemplo de como o conhecimento da biologia da infecção leva a estratégias diagnósticas muito efetivas, embora seja difícil ou até impossível efetuar uma cultura do próprio vírus. É necessário procurar a presença de antígenos e anticorpos para a detecção efetiva dos casos. O antígeno de superfície da hepatite B (HBsAg) é o primeiro a aparecer; após a sua eliminação do sangue, podem-se detectar anticorpos contra esse antígeno (anti-HBsAg). Pode haver um período durante o qual o antígeno foi eliminado, porém o anticorpo ainda não é detectável; a determinação dos anticorpos contra o antígeno do cerne (anti-HBc) é necessária para detectar pacientes no período de "janela". A presença de HBsAg não é sinônimo de infecção autolimitada aguda, visto que alguns indivíduos tornam-se portadores crônicos. (Modificada, com autorização, de William S. Robinson, MD, Stanford University Medical Center, Stanford, CA.)

Pranchas

PRANCHA 1.1

Avaliação dos esfregaços de escarro corados por Gram

A qualidade das amostras de escarro pode ser avaliada pela contagem dos números relativos de células epiteliais escamosas e neutrófilos segmentados por campo de pequeno aumento em um esfregaço corado pelo Gram. A presença de células epiteliais escamosas indica contaminação por secreções orofaríngeas. Por outro lado, as pneumonias bacterianas produzem grandes quantidades de neutrófilos, que podem ser detectados nas amostras de escarro. As fotomicrografias apresentadas a seguir são esfregaços de amostras de escarro corados por Gram, ilustrando as quantidades relativas dos diversos componentes celulares.

A. Imagem de pequeno aumento de um esfregaço de escarro corado por Gram, revelando um campo repleto de células epiteliais escamosas e a inexistência de neutrófilos segmentados. Esse espécime é constituído de saliva, teria um escore de qualidade baixo e não é aceitável para cultura.

B. A célula epitelial escamosa ilustrada nessa imagem está profusamente colonizada por bactérias gram-positivas. A proliferação excessiva de bactérias nas amostras de escarro geralmente indica que o espécime demorou em seu transporte até o laboratório e que todos os resultados semiquantitativos teriam pouca utilidade.

C. Esse esfregaço de escarro corado por Gram demonstra uma mistura de células epiteliais escamosas e neutrófilos segmentados. A presença dos neutrófilos segmentados indica que exista um foco infeccioso em algum segmento das vias respiratórias; contudo, as células epiteliais escamosas sugerem contaminação por secreções das vias respiratórias superiores. É difícil interpretar esse tipo de esfregaço de escarro, porque as infecções das vias respiratórias superiores não podem ser diferenciadas das infecções das vias respiratórias inferiores (*i. e.*, o valor preditivo do resultado diminui significativamente).

D. Campo repleto de neutrófilos, praticamente sem quaisquer células epiteliais escamosas. Essa é uma amostra de escarro de excelente qualidade, que oferece chances razoáveis de produzir resultados relevantes.

E. Imagem com maior aumento da amostra **D**, demonstrando neutrófilos segmentados dispersos sobre um fundo de filamentos mucosos corados em rosa.

F. Esse esfregaço de uma amostra de escarro induzido corada com Diff-Quik® demonstra várias células epiteliais colunares ciliadas. Essas células originam-se das vias respiratórias inferiores e, quando estão presentes em uma amostra de escarro como esta, indicam que o espécime é de excelente qualidade e que resultados relevantes podem ser obtidos.

G. A imagem de grande aumento de um espécime de escarro corado por Gram ilustra a morfologia de uma célula epitelial colunar ciliada. Observe os cílios bem-definidos no topo da extremidade terminal alargada dessa célula epitelial colunar com coloração eosinofílica.

H. Coloração com azul de toluidina de uma amostra de escarro induzido, demonstrando células inflamatórias mononucleares compatíveis com macrófagos alveolares. Assim como as células epiteliais colunares, os macrófagos alveolares originam-se dos segmentos profundos das vias respiratórias inferiores e sua presença nas amostras de escarro aumenta a importância de qualquer espécie bacteriana isolada.

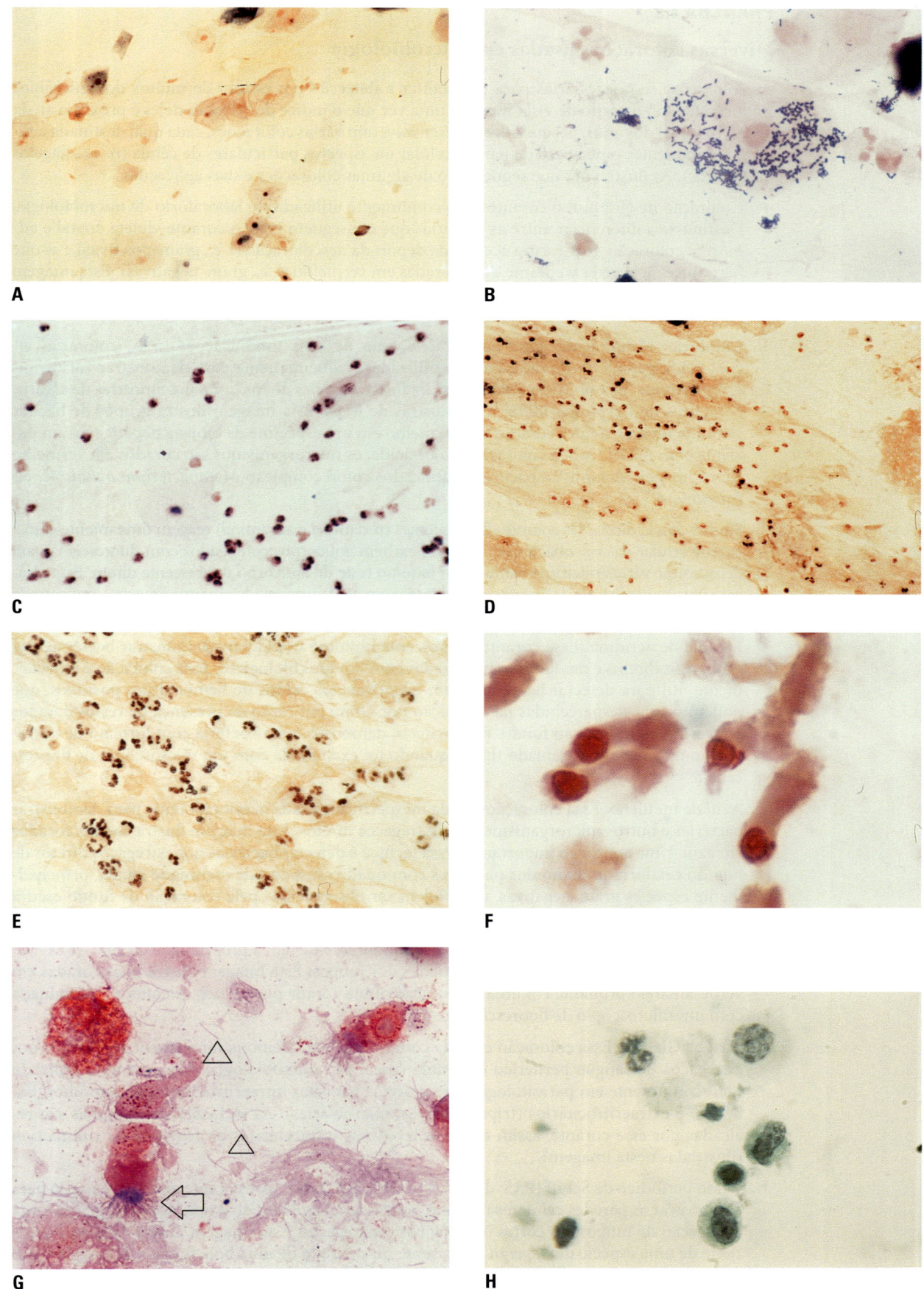

PRANCHA 1.2

Diversas colorações usadas em microbiologia

As colorações são necessárias para possibilitar a detecção e o estudo de muitos dos micróbios importantes sob o ponto de vista médico, uma vez que o índice de refração deles é próximo ao da água. Ao longo dos anos, pesquisadores desenvolveram várias colorações, cada qual destinada a realçar componentes específicos da parede celular ou aspectos particulares da célula (p. ex., flagelos ou esporos). As ilustrações que seguem são de algumas colorações e suas aplicações.

A. Coloração de Gram. É o corante mais comumente utilizado no laboratório de microbiologia. Destina-se a diferenciar entre as bactérias que conseguem reter o corante violeta cristal e adquirem coloração azul-escura acentuada depois da descoloração (*i. e.*, gram-positivas) e as que não conseguem reter o corante e são coradas em vermelho (*i. e.*, gram-negativas). Esta imagem ilustra uma preparação corada por Gram demonstrando bacilos gram-negativos corados em vermelho.

B. Coloração álcool-ácida. Essa coloração e uma de suas modificações (*i. e.*, coloração álcool-ácida parcial ou modificada) são utilizadas frequentemente para demonstrar vários microrganismos "álcool-acidorresistentes", inclusive espécies de *Nocardia* nas amostras de escarro e oocistos de *Cryptosporidium* nas amostras de fezes. Esta imagem ilustra grupos de bacilos álcool-acidorresistentes corados em vermelho em um espécime de biopsia hepática de um paciente com AIDS. Com a coloração álcool-ácida, os microrganismos são corados em vermelho e essa imagem demonstra bacilos identificados como complexo *Mycobacterium avium/M. intracellulare*.

C. Fluorescência direta. Os corantes fluorescentes (rodamina e auramina) reagem diretamente com a parede celular das micobactérias. Também existem anticorpos conjugados com fluoresceína para demonstrar vários microrganismos com base no teste de anticorpo fluorescente direto. Esta imagem ilustra micobactérias fluorescentes coradas em verde-amarelado em uma amostra concentrada de escarro de um paciente com tuberculose pulmonar.

D. Laranja de acridina. Esse corante fluorescente rápido é usado para demonstrar bactérias nos esfregaços diretos e nas lâminas preparadas com líquidos biológicos. Essa coloração é especialmente útil para detectar bactérias gram-negativas nos caldos de hemocultura positivos, que podem passar despercebidas na coloração por Gram em razão da presença de restos corados em vermelho intenso ao fundo. Esta imagem demonstra uma bactéria com formato de bastonete longo e brilho alaranjado típico, quando foi examinada com um microscópio de fluorescência.

E. Azul de metileno. Essa coloração rápida inespecífica é usada ocasionalmente para demonstrar bactérias e outros microrganismos nos esfregaços diretos. Esta imagem ilustra bacilos corados em azul. Uma aplicação importante dessa técnica é detectar bactérias nos esfregaços diretos de líquido cefalorraquidiano dos pacientes com quadro suspeito de meningite aguda, principalmente espécies gram-negativas, que podem ser obscurecidas pela coloração de fundo escura do material proteináceo.

F. Branco calcoflúor. Esse agente clareador autofluorescente tem a propriedade de ligar-se às moléculas de carboidrato das paredes celulares dos fungos. Esta imagem ilustra hifas coradas em verde-amarelo brilhante em uma preparação direta corada por branco calcoflúor e examinada com um microscópio de fluorescência.

G. Wright-Giemsa. Essa coloração é usada comumente para demonstrar elementos celulares nos esfregaços de sangue periférico e medula óssea. Em microbiologia, esse corante é utilizado mais comumente em parasitologia para detectar parasitas intraeritrocitários (plasmódios, babésias) e extraeritrocitários (tripanossomos, microfilárias). As inclusões de clamídias são realçadas por esse corante, assim como as leveduras intracelulares de *Histoplasma capsulatum* (ilustradas nesta imagem).

H. Ácido periódico de Schiff (PAS; do inglês, *acid-Schiff stain*). Esse corante genérico é usado para demonstrar as paredes celulares ricas em polissacarídios. Entre suas aplicações específicas está a detecção de fungos em cortes histológicos e esfregaços. Esta imagem ilustra o corpo frutificante de uma espécie de *Aspergillus* presente no aspirado de uma bola fúngica do pulmão, que está circundado por conídios corados em vermelho.

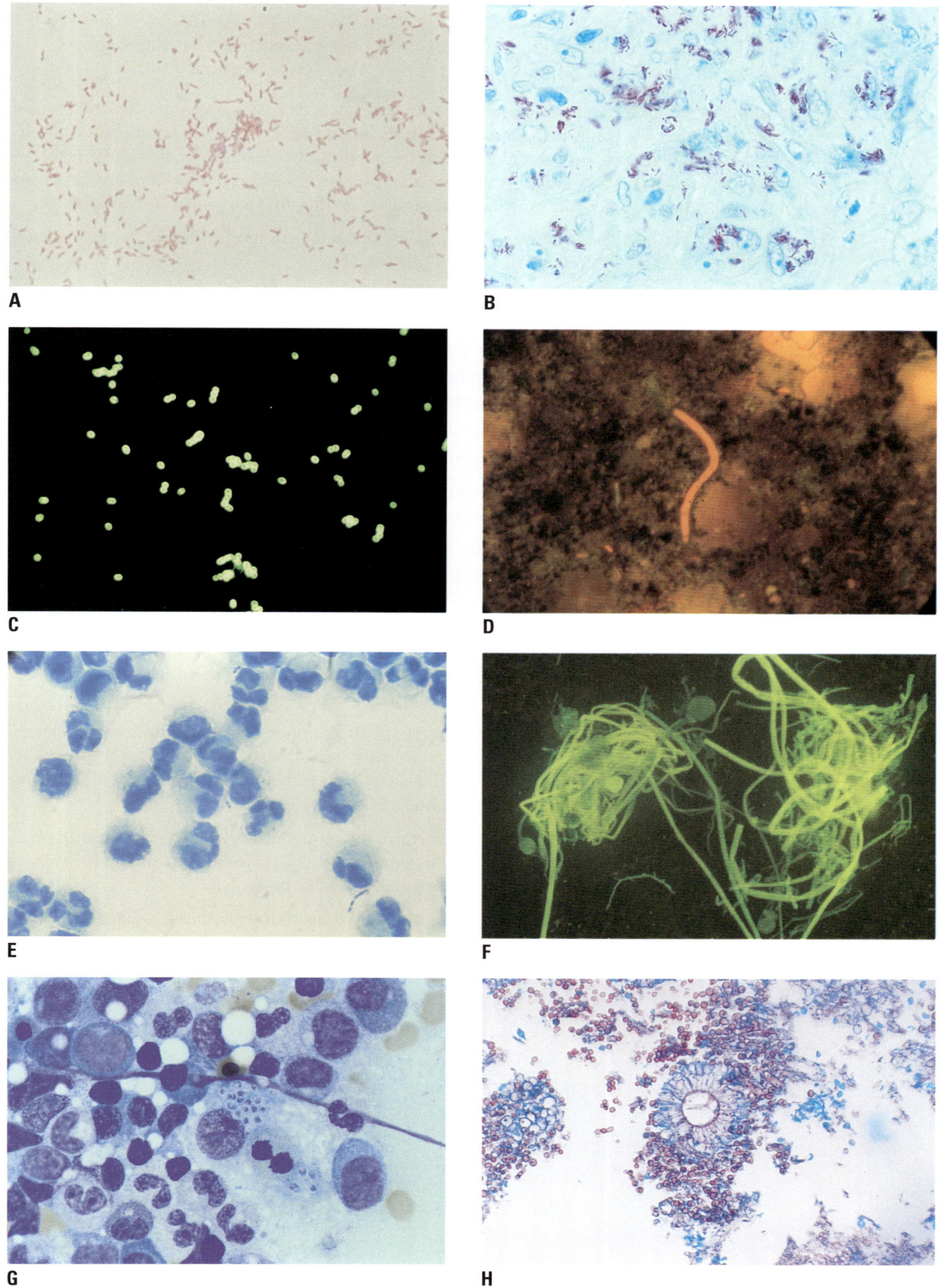

PRANCHA 1.3

Identificação presuntiva de bactérias com base no exame da morfologia celular microscópica das preparações de esfregaços corados

A coloração das bactérias por Gram, além de outras técnicas de coloração, é uma das análises mais importantes para a identificação presuntiva dos microrganismos. A morfologia das células bacterianas, sua configuração e suas características de coloração frequentemente permitem realizar a identificação presuntiva dos microrganismos presentes em um esfregaço corado por Gram. Essa prancha inclui as características microscópicas sugestivas dos diversos grupos de bactérias.

A. Bacilos gram-positivos relativamente delgados dispostos em um padrão de "letras chinesas" sugerem uma das bactérias corineformes (difteroides).

B. Bacilos gram-positivos formadores de esporos. Os aeróbios formadores de esporos fazem parte do gênero *Bacillus*; os formadores de esporos anaeróbios pertencem ao gênero *Clostridium*. Esta imagem ilustra células de *Bacillus sphaericus*, formador de esporos.

C. Coloração direta de um exsudato purulento por Gram demonstrando cocos gram-positivos dispostos em grupos pequenos, que são típicos de uma espécie de *Staphylococcus*.

D. Coloração direta de um esfregaço de exsudato necrótico de um paciente com mionecrose. Os cocos gram-positivos minúsculos presentes nesta fotomicrografia são estreptococos.

E. Essa coloração direta de um esfregaço de escarro purulento corado por Gram revelou diplococos gram-positivos típicos de *Streptococcus pneumoniae*.

F. Esse exsudato purulento foi retirado da parede torácica de um paciente com empiema supurativo agudo. Os bacilos gram-positivos claviformes ramificados sugeriam uma espécie de *Bifidobacterium*, que foi isolada na cultura para anaeróbios. Algumas espécies de *Actinomyces* podem ter morfologia semelhante.

G. Preparação corada por Gram de um esfregaço direto do sedimento urinário de uma paciente com cistite aguda. Observe os diversos bacilos gram-negativos dispersos entre os neutrófilos segmentados ao fundo. *Escherichia coli* foi isolada em cultura pura.

H. A preparação corada por Gram de um esfregaço direto obtido dos exsudatos uretrais purulentos de um homem sexualmente ativo demonstrou diplococos gram-negativos intracelulares típicos de *Neisseria gonorrhoeae*. As células bacterianas desta fotografia tinham coloração mais clara que se observa normalmente ao exame microscópico direto.

I. Esta fotomicrografia de um esfregaço de escarro ilustra alguns neutrófilos segmentos ao fundo e um infiltrado difuso com alguns bacilos gram-negativos curtos, dos quais alguns parecem estar circundados por um halo. A cultura isolou *Klebsiella pneumoniae*.

J. Esta fotomicrografia com filamentos gram-positivos delicados ramificados sugeria *Propionibacterium acnes*, que foi isolado em cultura. Algumas espécies de *Actinomyces* podem ter morfologia semelhante na coloração por Gram.

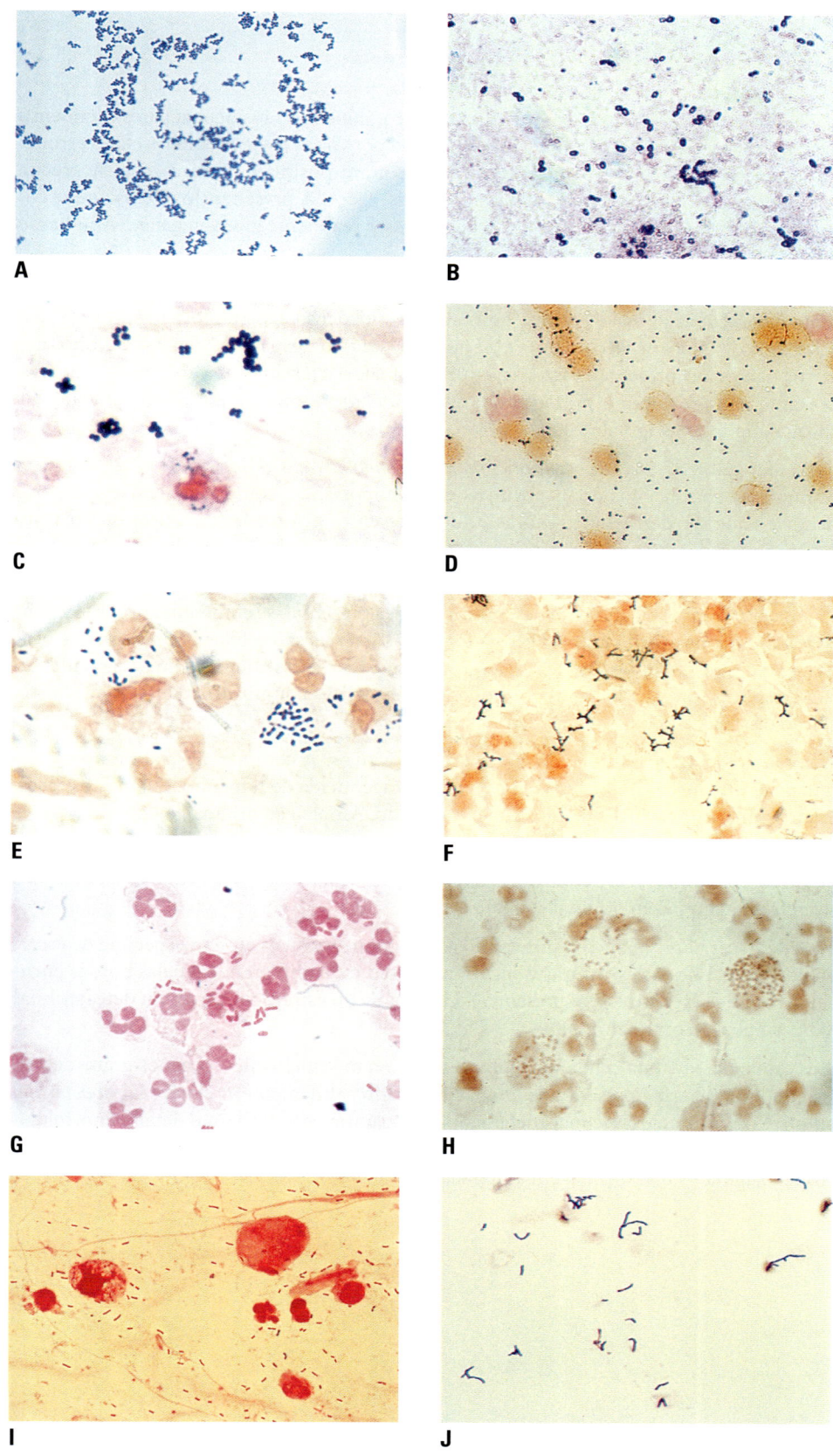

PRANCHA 1.4

Dificuldades e artefatos da coloração por Gram

A. Espécie de *Acinetobacter* em hemocultura. Esses microrganismos são cocobacilares e tendem a reter violeta cristal. Desse modo, um esfregaço corado por Gram pode ser interpretado erroneamente como cocos gram-positivos (*setas*) ou bacilos gram-positivos. O microscopista precisa avaliar o padrão de todas as células bacterianas do esfregaço. A presença de células que se coram em magenta é um indício de que a reação possa ser realmente gram-negativa. Ampliação original: 1.000×.

B. Os estafilococos excessivamente descorados de um espécime genital foram interpretados erroneamente como cocos gram-negativos. Embora os gonococos e os estafilococos possam aparecer na forma de diplococos, com uma exceção rara (*seta*), o formato de "feijão-fradinho" dos gonococos não estava presente nessa imagem e as células bacterianas não eram intracelulares. É importante não pressupor a presença de *Neisseria gonorrhoeae*, a menos que a morfologia seja típica. Ampliação original: 1.000×.

C. As células alongadas de *Streptococcus pneumoniae* (*setas*) em um esfregaço de escarro podem ser confundidas com bacilos gram-positivos e sua importância como patógeno respiratório significativo pode ser descartada. Outras células presentes nesse esfregaço tinham "formato de lanceta" típico dos pneumococos. O microscopista deve avaliar o padrão geral e não ser confundido pelas exceções ocasionais. Ampliação original: 1.000×.

D. *Clostridium perfringens* é facilmente descorado e pode apresentar-se como uma bactéria gram-negativa. Os indícios quanto ao tipo verdadeiro das bactérias são células gram-positivas ocasionais (*seta*) e aspecto de "vagão de carga" grande, que não se assemelha a um bacilo entérico típico. As espécies de *Bacillus* também podem descolorir e assumir aspecto gram-negativo. Ampliação original: 1.000×.

E. Restos corados por Gram simulando cocos gram-positivos. A composição real do material é sugerida pelas dimensões minúsculas e pela variação acentuada do tamanho. Em muitos casos, os artefatos parecem refráteis quando o foco é alterado. Ampliação original: 1.000×.

F. Bastonetes e cones da retina simulando cocos e bacilos gram-positivos em um espécime de humor vítreo. A natureza real dessas estruturas é sugerida pela localização anatômica e por seu aspecto refrátil. Ampliação original: 1.000×.

G. Conídios de *Aspergillus fumigatus* simulando cocos gram-positivos em um espécime de escarro. A natureza real dessas estruturas é sugerida por seu tamanho grande e pelas bordas enrugadas dos conídios (se estivessem presentes). Um exame do esfregaço conseguiu detectar hifas septadas. Ampliação original: 1.000×.

H. Os cílios esfoliados de uma célula respiratória (*seta*) eram semelhantes a bacilos gram-negativos. Isso poderia sugerir a presença de um bacilo corado palidamente, inclusive *Fusobacterium nucleatum*. Contudo, ao exame mais detalhado, as estruturas não tinham o detalhe morfológico de uma bactéria. Em geral, o exame adicional detecta células inteiras com seus cílios fixados. Ampliação original: 1.000×. (Imagem ampliada.)

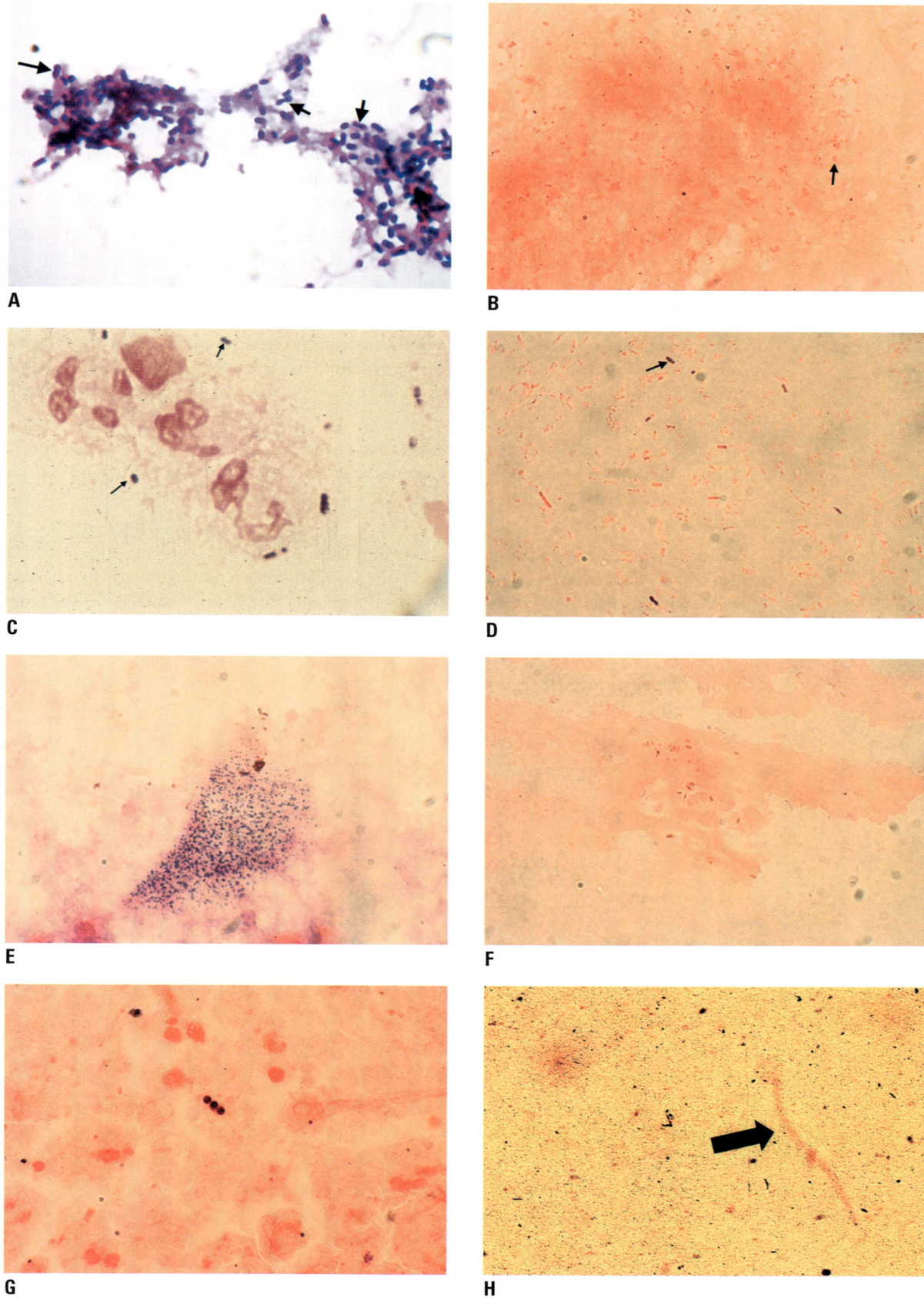

PRANCHA 1.5

Identificação presuntiva de bactérias com base no exame da morfologia das colônias

Os microbiologistas usam várias características das colônias de bactérias que crescem na superfície dos meios de cultura em ágar para efetuar a identificação presuntiva do grupo ou gênero e também como guia para selecionar os testes diferenciais, que permitem chegar à identificação final das espécies. Entre os critérios utilizados comumente estão tamanho, forma, consistência, cor e produção de pigmentos pelas colônias, assim como a formação de reações hemolíticas no ágar-sangue.

A. Placa de ágar-sangue, na qual cresceram colônias não hemolíticas convexas, contínuas, branco-amareladas e arredondadas de uma espécie de *Staphylococcus* coagulase-negativo.

B. Colônias cultivadas em ágar-sangue ilustrando zonas bem-definidas de β-hemólise ao redor das colônias. A relação entre o tamanho das colônias e as zonas de hemólise é usada para diferenciar algumas espécies. Essa imagem ilustra espécies de *Streptococcus*, que comumente apresentam razões menores entre tamanho das colônias e diâmetro dos halos hemolíticos, em contraste com as espécies de *Staphylococcus*, nas quais o tamanho relativo das colônias geralmente é maior.

C. Essas colônias brancas descoradas de *Listeria monocytogenes* tinham reação beta-hemolítica fraca quando foram examinadas por transiluminação (i. e., esta fotografia realça a cor das colônias, mas não a hemólise). Esse microrganismo foi cultivado de uma amostra de LCR de um paciente com meningite.

D. Colônias opacas, cinza-pálido e ligeiramente úmidas cresceram no ágar-sangue (*à direita*) e no ágar MacConkey (*à esquerda*), sugerindo um dos membros da família Enterobacteriaceae. O crescimento no ágar MacConkey não mostrou pigmentação vermelha, indicando que o microrganismo não fermenta lactose. O microrganismo isolado nessa cultura era uma espécie de *Salmonella*.

E. Colônias secas e enrugadas de uma espécie de *Bacillus*. *Pseudomonas stutzeri* também forma colônias enrugadas com aspecto semelhante.

F. Colônias pigmentadas amarelas no ágar-sangue. A produção de pigmento é um aspecto importante para a diferenciação de algumas espécies de bactérias, principalmente as que pertencem aos diversos grupos de bacilos não fermentadores. As colônias ilustradas nesta imagem eram da espécie de *Flavobacterium* isolada depois de 48 horas de incubação, das quais as últimas 24 horas foram à temperatura ambiente. Em muitos casos, a intensidade da pigmentação é acentuada pelo prolongamento da incubação à temperatura ambiente.

G. Colônias nitidamente mucoides cultivadas em ágar-sangue. Algumas vezes, a consistência mucoide das colônias é atribuída à produção de cápsulas – um mecanismo de proteção utilizado por várias espécies de bactérias para evitar fagocitose. *Pseudomonas* spp., *Klebsiella pneumoniae*, *Streptococcus pneumoniae* e *Cryptococcus neoformans* estão entre as espécies microbianas isoladas mais comumente na forma de colônias mucoides. As colônias ilustradas nesta imagem eram de *Streptococcus pneumoniae*.

H. Colônias cinzentas semitransparentes de *Eikenella corrodens* cultivada em ágar-sangue. Observe o halo ao redor das colônias ilustrando as "depressões" típicas dessa espécie.

I. Colônias cinzentas, semitransparentes e lisas de *Capnocytophaga ochracea*. Observe a extensão como névoa das colônias, que ilustra a motilidade deslizante típica das espécies de *Capnocytophaga*.

J. Colônia seca e esbranquiçada de uma espécie de *Nocardia*. As espécies de *Streptomyces* formam colônias semelhantes. Essas identificações presuntivas podem ser confirmadas quando é possível detectar um odor típico de "porão mofado" produzido por essas espécies.

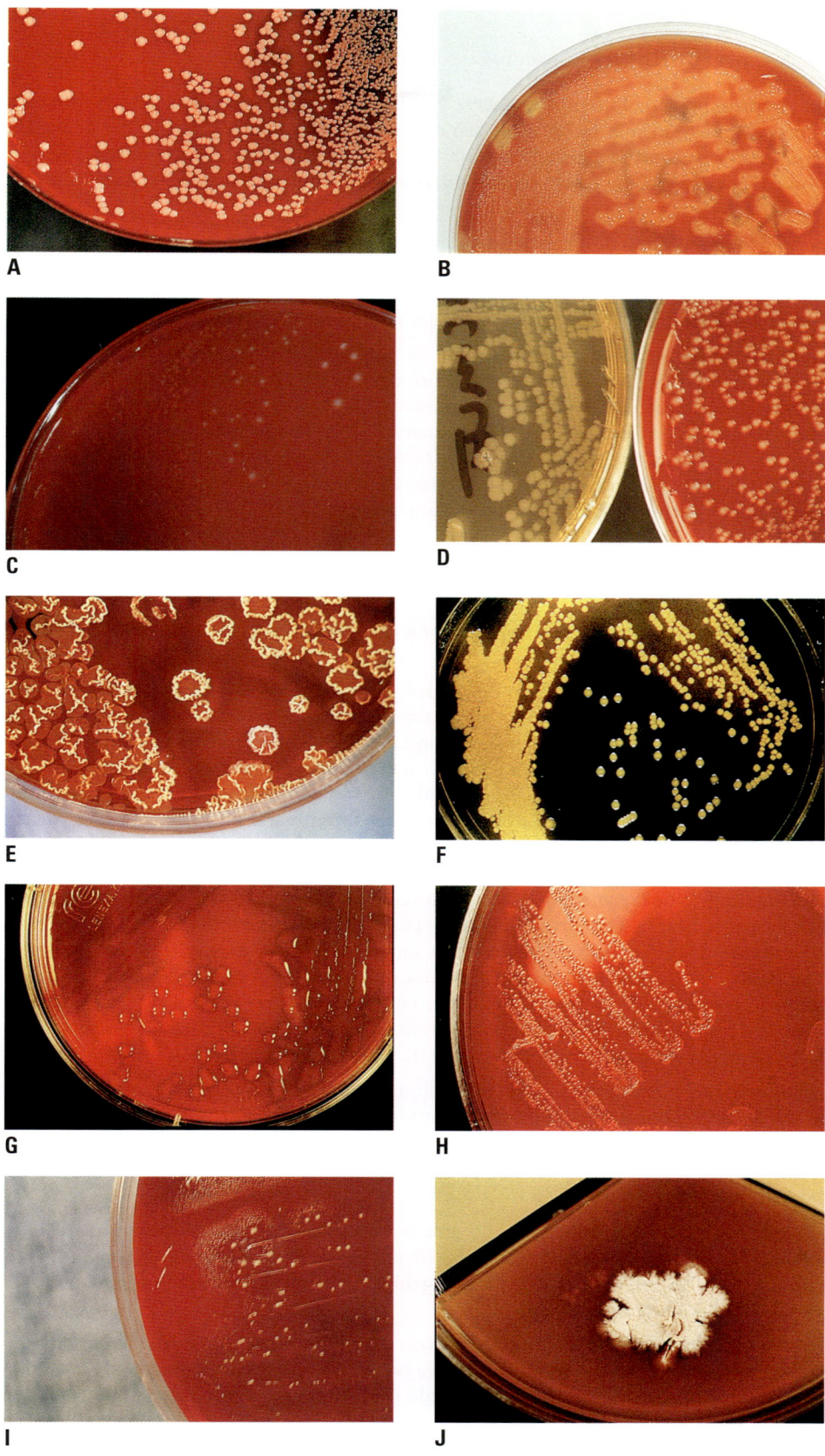

PRANCHA 6.1

Identificação presuntiva das espécies de Enterobacteriaceae.

A identificação presuntiva de Enterobacteriaceae está baseada no aspecto das colônias cultivadas nos meios de isolamento primário e na avaliação de algumas reações bioquímicas. Por definição, para que um microrganismo seja classificado na família Enterobacteriaceae, ele deve fermentar glicose, produzir ácido (ou ácido e gás), reduzir nitratos em nitritos e não demonstrar atividade de citocromo-oxidase.

A. Coloração de um espécime de escarro por Gram demonstrando bastonetes gram-negativos roliços e curtos, que são típicos dos membros da família Enterobacteriaceae. A imagem também demonstra dois leucócitos polimorfonucleares, sugerindo um processo infeccioso em atividade nesse paciente. Nesse caso, a cultura confirmou que o microrganismo era *Klebsiella pneumoniae*.

B. Cultura mista demonstrando crescimento (em 24 horas) no ágar-sangue de dois morfotipos de bastonetes gram-negativos e um terceiro morfotipo de um microrganismo menor, que supostamente poderia ser uma espécie gram-positiva. Um morfotipo podia ser caracterizado por colônias brancas, brilhantes e grandes, enquanto o outro parecia formar colônias cinzentas maiores com bordas irregulares. Esses dois tipos de colônias poderiam sugerir bastonetes gram-negativos típicos da família Enterobacteriaceae. A imagem também demonstra algumas colônias brancas contínuas típicas dos cocos gram-positivos.

C. As colônias mucoides rosadas, brilhantes e grandes no ágar MacConkey eram típicas de algumas espécies de *Klebsiella* e *Enterobacter*. Com base apenas em seu aspecto, essas colônias podiam ser consideradas representativas de uma das espécies da família Enterobacteriaceae.

D. Padrão de dispersão (formação de "véu") de uma cepa móvel da espécie de *Proteus* na placa com ágar-chocolate.

E. Série de tubos inclinados de ágar-ferro de Kligler (KIA; do inglês, *Kligler iron agar*) ilustrando vários padrões de reação. O tubo localizado na extrema esquerda mostra parte inclinada ácida (amarelo) e fundo ácido (amarelo), sugerindo fermentação de glicose e lactose. Observe também o espaço no fundo do tubo e a fenda do ágar no meio do tubo, que indicam produção de gás (CO_2) pela bactéria. Em geral, as quantidades abundantes de CO_2 (como se observou nesse caso) são produzidas pelos microrganismos que fazem parte da Tribo V (Klebsielleae). O segundo tubo da esquerda demonstra uma reação ácido-ácida, mas sem presença de gás, que é típica da reação observada com *E. coli*. O terceiro tubo à esquerda ilustra um padrão de parte inclinada alcalina (vermelha), e um fundo ácido (amarelo), que é típico de uma bactéria que não fermenta lactose. O quarto tubo ilustra parte inclinada vermelha e fundo preto, indicando produção de sulfeto de hidrogênio (H_2S). Quando esse tipo de reação é observado com um microrganismo oxidase-negativo, a hipótese é que o fundo do tubo seja ácido (amarelo), indicando fermentação de glicose, ainda que a cor amarela esteja obscurecida em razão da produção de H_2S. A reação do quinto tubo (extrema direita; vermelho/vermelho) é típica dos bacilos gram-negativos não fermentadores, que não fermentam lactose ou glicose.

F. Três tubos com meio de caldo púrpura contendo tubos de Durham para demonstrar a produção de gás. Os dois tubos da direita ilustram a produção de ácido a partir da glicose (amarelo), em comparação com o controle negativo à esquerda. O tubo da extrema direita demonstra acumulação de gás dentro do tubo de Durham, que é típica de um microrganismo que produz ácido e gás a partir da glicose.

G. Teste de citocromo-oxidase demonstrando uma reação positiva de cor púrpura (*à esquerda*), em comparação com uma reação negativa (*à direita*; nenhuma cor azul dentro de 10 segundos – ver Quadro 1.5 *online*). Qualquer microrganismo que produza reação positiva pode ser excluído da família Enterobacteriaceae.

H. Meio de teste do nitrato contendo tubos de Durham para demonstrar a formação de gás nitrogênio. O tubo à esquerda apresentou reação positiva (vermelha) depois do acréscimo de α-naftilamina e ácido sulfanílico. O microrganismo testado reduziu os nitratos do meio em nitritos, que reagiram com os reagentes para formar o pigmento vermelho *p*-sulfobenzeno-azo-naftilamina (Quadro 6.2 *online*). O tubo ao centro também demonstra uma reação de nitrato positiva, mas neste caso todo o nitrato foi primeiramente reduzido a nitrito e depois também reduzido a gás nitrogênio (indicado pela acumulação de gás dentro do tubo de Durham). Como não havia nitrito no tubo, não apareceu a cor vermelha depois do acréscimo dos reagentes. O tubo à extrema direita não tinha cor vermelha nem gás e representa um teste negativo para redução de nitratos.

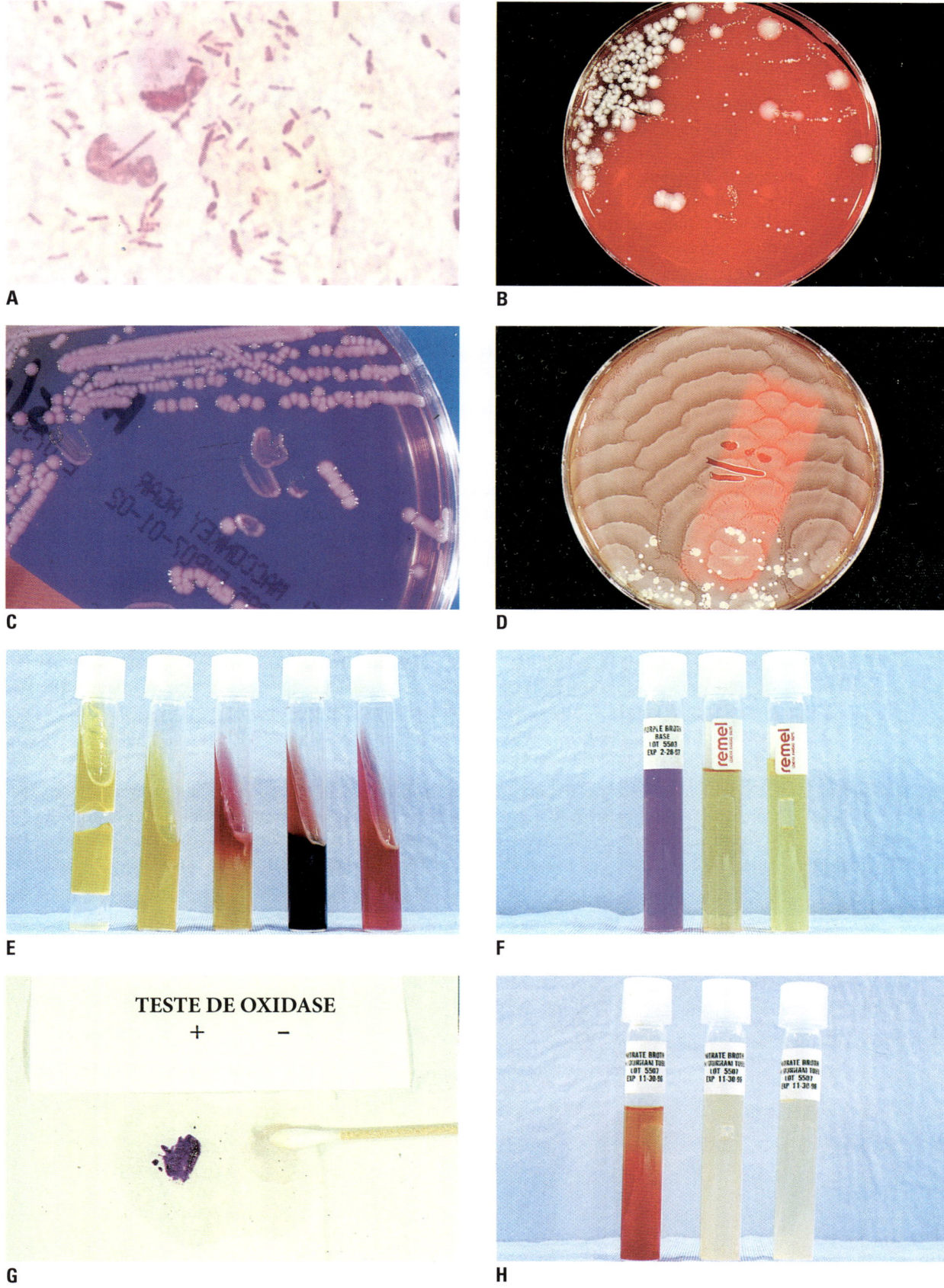

Prancha 6.1

PRANCHA 6.2

Aspectos das colônias de Enterobacteriaceae no meio de MacConkey e ágar eosina-azul de metileno (EMB)

O meio de MacConkey e o ágar eosina-azul de metileno (EMB; do inglês, *eosine-methylene blue*) são os dois meios de isolamento primário seletivos utilizados mais comumente para a diferenciação presuntiva dos membros da família Enterobacteriaceae que fermentam ou não fermentam lactose. No meio de MacConkey, as colônias que fermentam lactose são vermelhas porque há conversão ácida do indicador (vermelho neutro). No ágar EMB, as colônias de fermentadores ávidos de lactose produzem um brilho metálico esverdeado quando a produção de ácidos é suficiente para reduzir o pH até cerca de 4,5 ou menos.

A. Superfície do ágar MacConkey com 24 horas de crescimento de colônias púrpura de fermentadores de lactose. A cor púrpura difusa do ágar ao redor das colônias é causada pelos microrganismos que fermentam lactose avidamente (p. ex., *Escherichia coli*) e produzem grandes quantidades de diferentes ácidos, causando precipitação dos sais biliares no meio em torno das colônias.

B. Superfície do ágar MacConkey ilustrando colônias fermentadoras de lactose (púrpura) e colônias não fermentadoras de lactose (claras e menores).

C e **D.** Superfícies das placas de ágar EMB ilustrando o brilho esverdeado produzido pelos membros da família Enterobacteriaceae que fermentam lactose (ou sacarose) avidamente. A maioria das cepas de *E. coli* forma colônias com esse aspecto no ágar EMB e, como esta bactéria está entre os microrganismos isolados mais comumente dos espécimes clínicos, o desenvolvimento destas colônias frequentemente embasa a identificação presuntiva de *E. coli*. Contudo, antes que se possa identificar definitivamente um microrganismo como *E. coli*, outras características além da produção do brilho esverdeado no ágar EMB devem ser avaliadas, porque outros membros da família Enterobacteriaceae que fermentam lactose podem ter aspecto semelhante.

E e **F.** Superfícies das placas de ágar EMB ilustrando uma cultura mista de *E. coli* (colônias com brilho esverdeado) e espécies de *Shigella*. A maioria das espécies de *Shigella* não fermenta lactose e, deste modo, forma colônias semitransparentes não pigmentadas no ágar EMB. Outras espécies incapazes de fermentar a lactose formam colônias aparentemente semelhantes às que estão ilustradas nestas fotografias.

G. Superfície do ágar MacConkey demonstrando crescimento de colônias pigmentadas vermelhas de *Serratia marcescens*. Observe que essa espécie não fermenta lactose e que as colônias parecem vermelhas porque produzem pigmento, que deve ser diferenciado da coloração purpúrea das colônias fermentadoras de lactose, como as que estão ilustradas nas Pranchas 6.2 A e B.

H. Colônias hipermucoviscosas de *K. pneumoniae* na placa de ágar-sangue, demonstrando resultado positivo do teste do fio. O teste do fio é positivo quando uma alça de inoculação ou uma agulha consegue formar um fio viscoso com mais de 5 mm de comprimento quando toca na colônia bacteriana e é levantada acima da borda da placa de ágar, formando um fio de bactérias.

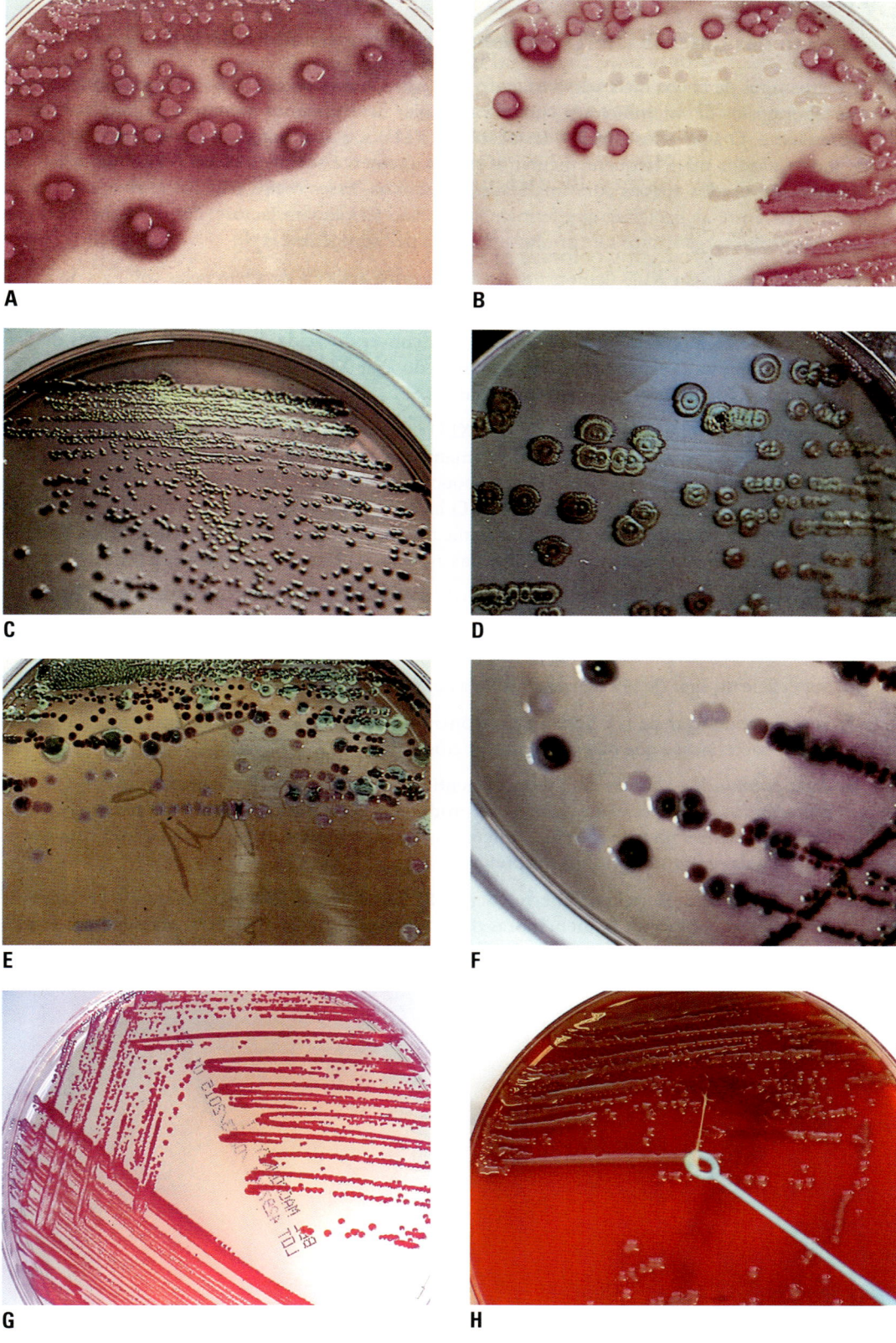

PRANCHA 6.3

Aspecto das Enterobacteriaceae em ágar XLD e em meio de HE

Diversos tipos de meios mais seletivos que o ágar MacConkey ou EMB são utilizados comumente nos laboratórios de microbiologia clínica para isolar determinados membros da família Enterobacteriaceae. O ágar xilose–lisina–desoxicolato (XLD) e o ágar entérico de Hektoen® (HE) são os meios usados mais frequentemente; os meios altamente seletivos como o ágar de sulfato de bismuto são usados apenas com finalidades específicas. Esses meios não são apenas capazes de diferenciar entre as bactérias que fermentam ou não fermentam lactose, como também podem detectar os microrganismos que produzem sulfeto de hidrogênio (H_2S).

A. Superfície do ágar XLD demonstrando a conversão amarela do meio pelas colônias de *E. coli* produtoras de ácidos.

B. Colônias não fermentadoras de lactose (sem conversão ácida do meio) das espécies de *Salmonella*, que se desenvolveram na superfície do ágar XLD. Observe a pigmentação negra de algumas colônias, indicando a produção de H_2S.

C. Fotografia ilustrando uma placa de ágar XLD inoculada com uma mistura a 50/50 de *E. coli* e espécies de *Salmonella*. Observe o crescimento predominante das espécies de *Salmonella* (colônias vermelhas) em comparação com poucas colônias de *E. coli* amarelas fermentadoras de lactose, que foram inibidas eficazmente. O halo róseo bem definido ao redor das colônias de *Salmonella* indica descarboxilação da lisina, um aspecto que ajuda a diferenciar entre as espécies de *Salmonella* (positivo) e colônias das espécies de *Proteus* que produzem H_2S.

D. Placa com ágar XLD inoculada com cepas de uma espécie de *Proteus* produtora de H_2S. Observe que não há um halo róseo ao redor das colônias, indicando que não houve descarboxilação da lisina (em comparação com as colônias ilustradas no painel **C**).

E. Superfície do ágar de HE demonstrando a conversão ácida amarela pelas colônias de *E. coli*.

F. Superfície do ágar de HE ilustrando colônias verde-claro (incolores) de membros da família Enterobacteriaceae que não fermentam lactose.

G. Ágar *Salmonella–Shigella* da Thermo Scientific Remel (Ágar SS®) ilustrando colônias de cor preta típicas das espécies de *Salmonella* produtoras de H_2S. O tiossulfato de sódio e o citrato férrico presentes no meio permitem detectar a produção de sulfeto de hidrogênio, que se evidencia pelas colônias com centros pretos.

H. Ágar *Salmonella–Shigella* da Thermo Scientific Remel (Ágar SS®) demonstrando crescimento de bactérias coliformes fermentadoras de lactose. As bactérias que fermentam lactose produzem ácidos que, em presença do indicador vermelho neutro, resultam na formação de colônias vermelhas.

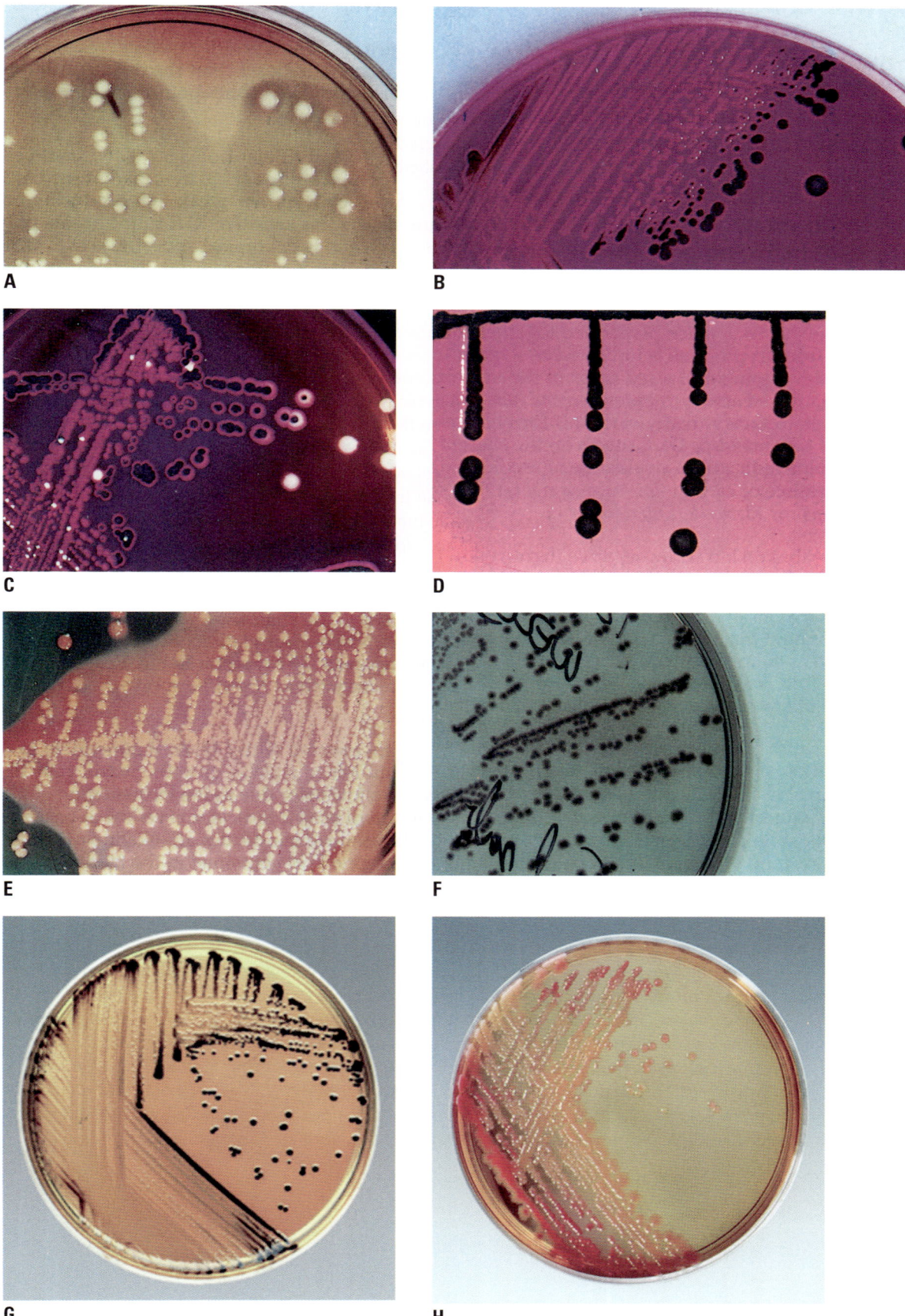

PRANCHA 6.4

Características diferenciadoras das Enterobacteriaceae

A. Teste do ortonitrofenil-D-galactopiranosídio (ONPG) demonstrando uma reação positiva (amarela *à esquerda*) comparada com o controle negativo (*à direita*). A reação positiva indica que o microrganismo seja capaz de produzir β-galactosidase, uma enzima necessária à decomposição inicial da lactose, resultando na liberação de *orto*nitrofenol de cor amarela.

B. Tubo com ágar semissólido de sulfeto-indol (SIM) para testar motilidade (*à direita*) e tubo com KIA com meio inclinado (*à esquerda*) ilustrando as diferenças de sensibilidade na detecção do sulfeto de hidrogênio (H_2S) por estes dois meios. O escurecimento difuso discreto do tubo com SIM é produzido por uma bactéria móvel que produz pouco H_2S (neste caso, *S. enterica* do sorotipo Typhi). Observe que o H_2S produzido no tubo de KIA menos sensível apareceu apenas no meio do tubo, ou seja, na interface entre a parte inclinada e o fundo; este aspecto é típico de *S. enterica* sor. Typhi neste meio.

C e D. Quatro tubos demonstrando os testes de indol (I), vermelho de metila (VM), Voges-Proskauer (VP) e citrato (C). Quando são realizados simultaneamente, esses quatro testes formam as reações clássicas conhecidas como IMViC. A produção de indol a partir do triptofano é indicada pela cor vermelha depois do acréscimo do reagente de Kovac (tubo da *extrema esquerda*, painel **C**). O aparecimento da cor vermelha no tubo com VM indica redução do pH para 4,4 ou menos e sugere a presença de fermentadores com produção abundante de uma mistura de ácidos (ácido-mista) (segundo tubo a partir da *esquerda*, painel **C**). A cor vermelha no tubo com VP indica a presença de acetoína (acetilmetilcarbinol) produzida a partir do piruvato por meio da via metabólica do butilenoglicol (terceiro tubo a partir da esquerda, painel **D**). O crescimento na parte inclinada do ágar de citrato de Simmon e a conversão do indicador azul de bromotimol a uma coloração azul alcalina indica que o microrganismo pode utilizar citrato de sódio como fonte única de carbono (tubo da *extrema direita*, painel **D**). O painel **C** ilustra as reações da *E. coli* (+, +, –, –), enquanto o painel **D** demonstra as reações de *Klebsiella/Enterobacter* (–, –, +, +).

E. Os dois tubos à esquerda demonstram reações negativa (amarelo-claro) e positiva (verde-escuro) de fenilalanina-desaminase. A cor verde é produzida pela reação entre o reagente $FeCl_3$ e o ácido fenilpirúvico do meio, resultante da desaminação da fenilalanina (Quadro 6.8 *online*). Os três tubos à *direita* contêm ágar de ureia de Christensen com partes inclinadas. O terceiro tubo da *direita* ilustra uma reação positiva forte (cor vermelha em todo o meio, indicando uma reação alcalina causada pela decomposição da ureia), em comparação com o controle negativo na *extrema direita* (cor amarela em todo o meio). A reação do segundo tubo a partir da *direita* (cor vermelha apenas na parte inclinada) é produzida por microrganismos como as espécies de *Klebsiella* e algumas espécies de *Enterobacter*, que são produtores fracos de urease.

F. Quatro tubos contendo meio com descarboxilase de Møller cobertos por uma camada de óleo mineral para produzir condições anaeróbias (Quadro 6.7 *online*). *Da esquerda para a direita*: tubo de controle do crescimento sem os aminoácidos (o crescimento é indicado pela conversão a uma coloração amarelada em consequência da fermentação da glicose no meio) arginina, lisina e ornitina. O indicador roxo de bromocresol é amarelo com um pH ácido e roxo com um pH alcalino. Desse modo, qualquer tubo que apresente cor roxa indica pH alcalino, ou seja, uma reação produzida pelos microrganismos que conseguem descarboxilar os aminoácidos presentes no meio. O microrganismo ilustrado nesse caso era arginino-negativo, lisino-positivo e ornitino-positivo e esta é a reação típica observada com *E. aerogenes*.

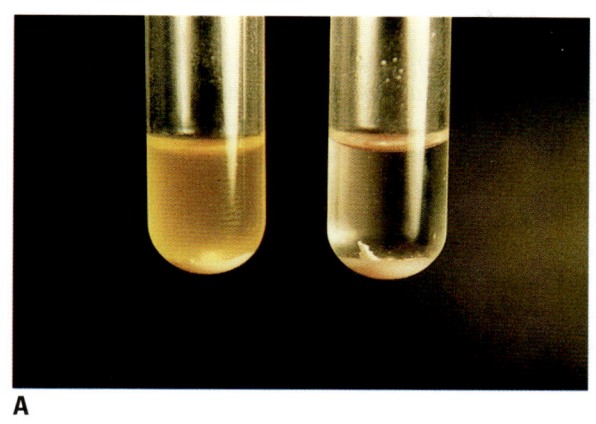

A

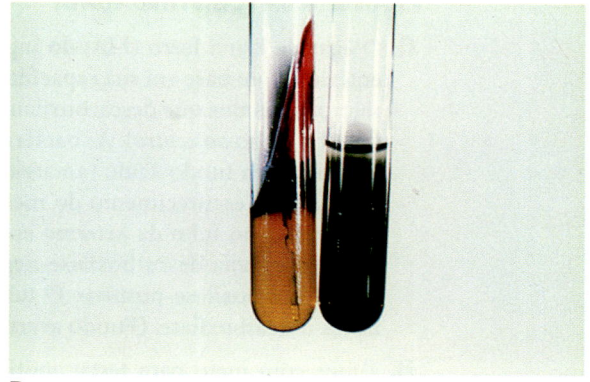

B

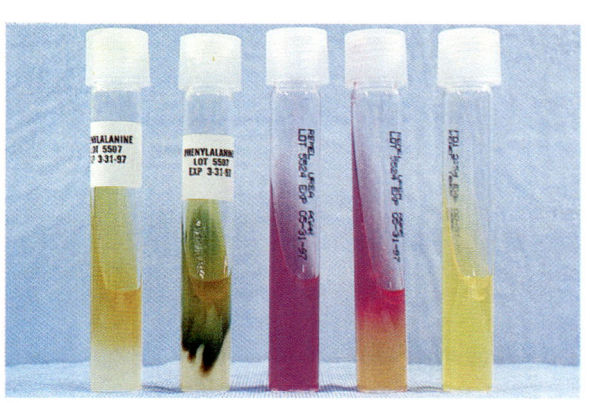

C

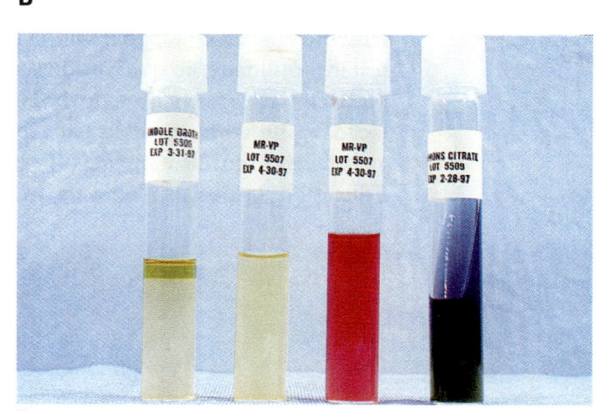

D

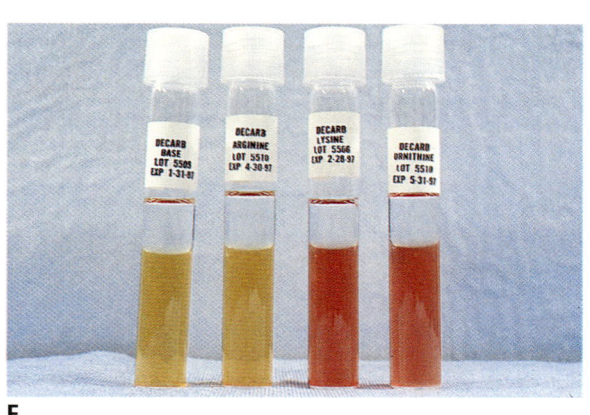

E

F

PRANCHA 6.4 (*CONTINUAÇÃO*)

G. O ágar de lisina-ferro (LIA; do inglês, *lysine iron agar*) é usado para diferenciar as bactérias entéricas com base em sua capacidade de descarboxilar ou desaminar lisina e produzir H_2S. Os microrganismos que descarboxilam lisina produzem uma reação alcalina (púrpura) no fundo do tubo (tubo *ao centro*). As bactérias que desaminam lisina produzem parte inclinada vermelha sobre um fundo ácido (amarelo) (tubo da *extrema esquerda*). As bactérias que produzem H_2S causam escurecimento do meio principalmente ao centro e no fundo do tubo (também detectáveis no tubo da *extrema esquerda*). O tubo da *extrema esquerda* é lisina desaminase-positivo e lisina descarboxilase-negativo. O tubo do *centro* é lisina desaminase-negativo e lisina descarboxilase-positivo. O tubo da *extrema direita* é negativo para lisina-desaminase e lisina-descarboxilase. (Fundo avermelhado, mas não amarelo.)

H. Tubos com meio para testar motilidade. Os microrganismos móveis mostram crescimento difuso fora da linha de inoculação (tubo da *esquerda*); as bactérias imóveis apresentam crescimento apenas ao longo da linha de inoculação (tubo da *direita*). Também há um meio para testar motilidade, ao qual se acrescenta cloreto de 2,3,5-tifeniltetrazólio (TTC). O crescimento de bactérias capazes de reduzir TCC apresenta-se avermelhado ao longo da linha de inoculação, assim como na área para onde as células migraram, facilitando a diferenciação entre as bactérias móveis e imóveis (Prancha 7.1 E). (Fotografia cedida por cortesia de Health and Education Resources, Bethesda, MD.)

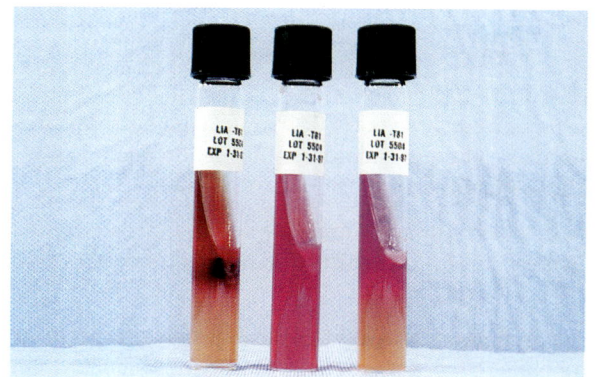

G

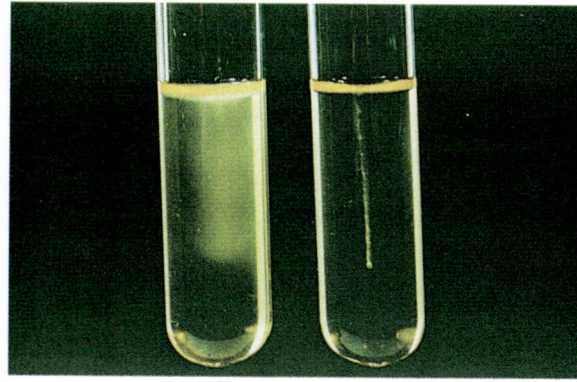

H

PRANCHA 6.5

Peste humana

A. A disseminação hematogênica de *Yersinia pestis* a partir da porta de entrada para outros órgãos e tecidos pode causar coagulação intravascular e choque endotóxico, formando pequenas hemorragias na pele. (CDC, Public Health Image Library.)

B. Coloração de *Y. pestis* pelo Gram demonstrando bastonetes gram-negativos curtos e roliços com coloração bipolar. Esses microrganismos parecem rosados nas extremidades polares com uma área branca (não corada) ao centro.

C. Esfregaço de sangue periférico corado pelo corante de Wright demonstrando o aspecto de "alfinete de segurança" de *Y. pestis*. Essa bactéria cora-se em azul-escuro, os leucócitos em azul-claro com núcleos roxos e os eritrócitos em castanho-claro. (CDC, Public Health Imagem Library.)

D. Colônias de *Y. pestis* cultivadas crescendo em uma placa de ágar-sangue incubada por 72 horas. *Yersinia pestis* cresce bem na maioria dos meios padronizados utilizados no laboratório e forma colônias branco-acinzentado a opacas ligeiramente amareladas, elevadas e irregulares, com morfologia de "ovo frito"; alternativamente, as colônias podem ter superfície brilhante de "cobre marchetado". (CDC, Public Health Image Library.)

Ágar cromogênico

E. O BBL CHROMagar® O157 destina-se ao uso como placa de isolamento primário para coproculturas na triagem para *E. coli* O157. Esse meio permite diferenciar entre *E. coli* O157 (colônias cor de malva) e *E. coli* não O157 (colônias azuis). Ele também inibe a maioria das cepas de *Proteus*, *Pseudomonas* e *Aeromonas*, que utilizam compostos seletivos. (Cortesia de BD Diagnostic Systems.)

F e G. O meio BBL CHROMagar® Orientation é um meio diferencial não seletivo usado para realizar a identificação presuntiva das bactérias isoladas de espécimes clínicos primários. Ele permite o isolamento e a identificação presuntiva das bactérias gram-positivas e gram-negativas na mesma placa. Esse meio é útil para a identificação e enumeração dos patógenos das vias urinárias. Também identifica *E. coli* (colônias rosadas) e *Enterobacter* (colônias azuis ou azul-turquesa pequenas) na placa de isolamento primário. O painel **F** demonstra uma cultura mista de *E. coli* e *Enterococcus*, junto com algumas colônias da espécie de *Proteus* (cor bege com halo marrom). (Cortesia de BD Diagnostic Systems.)

H. O BBL CHROMagar® *Salmonella* destina-se ao uso na triagem para *Salmonella* em amostras clínicas ou industriais. Ele detecta *Salmonella* por uma reação cromogênica altamente específica (colônias roxas com halo purpúreo), ao mesmo tempo que atenua a interferência causada por outras colônias que produzem sulfeto de hidrogênio, inclusive espécies de *Proteus* e *Citrobacter*. (Cortesia de BD Diagnostic Systems.)

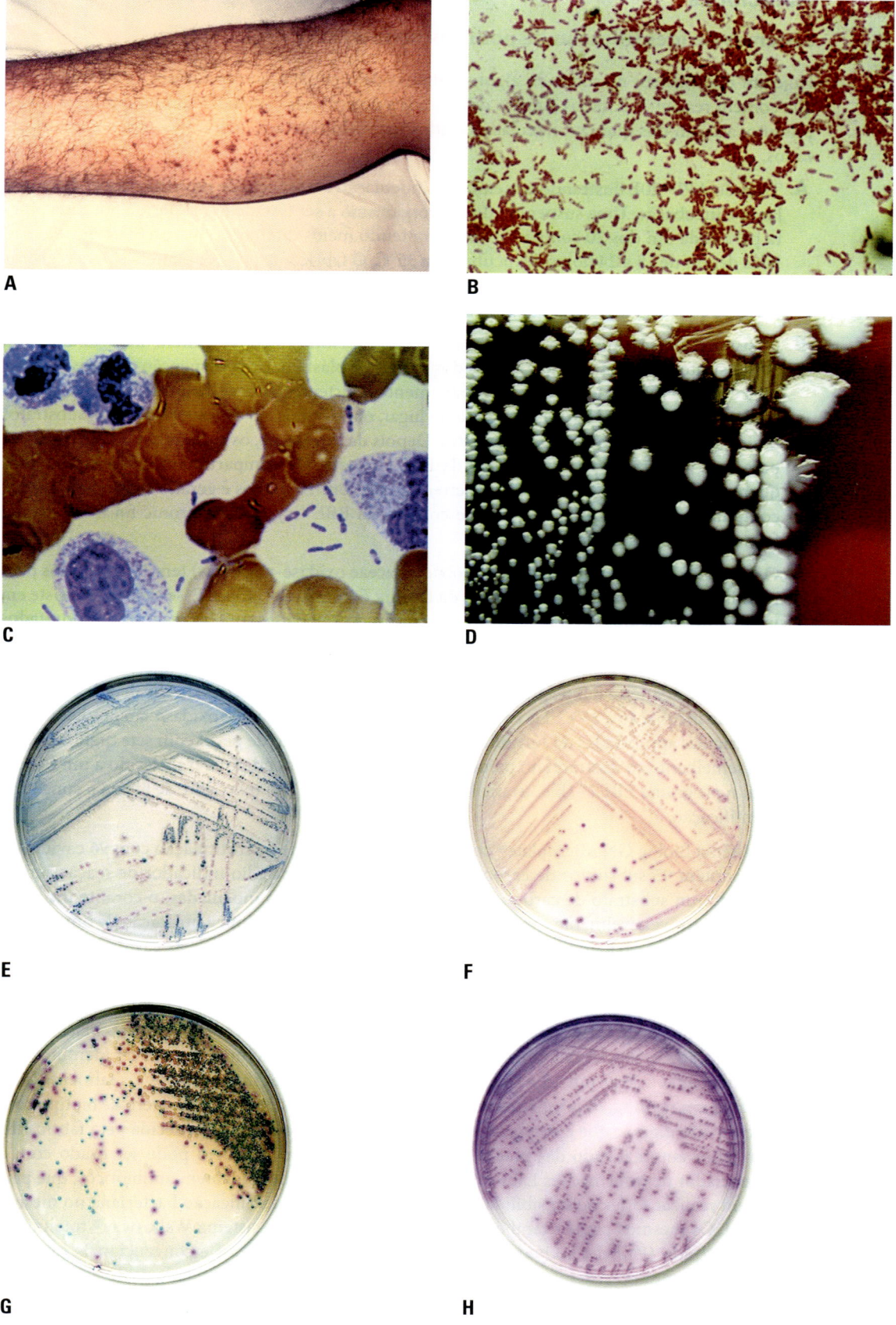

PRANCHA 6.6

Sistemas de identificação disponíveis no mercado

Hoje em dia, existem no mercado alguns sistemas de identificação produzidos comercialmente, que contêm reagentes e meios estáveis destinados a determinar características bioquímicas. Esses produtos variam dos que são inoculados e lidos manualmente aos que são totalmente automatizados.

A. Tiras do API® 20E ilustrando o método de inoculação e o aspecto de uma fita depois da inoculação e incubação. Uma suspensão do microrganismo a ser testado é transferida por uma pipeta para cada um dos 20 compartimentos contendo meios diferentes. As reações coloridas são lidas depois de 18 a 24 horas de incubação a 35°C. O fabricante fornece planilhas para registrar a interpretação visual das reações coloridas que, em seguida, são convertidas em números de biotipos com sete dígitos.

B. O sistema de identificação BBL Crystal® Enteric/Nonfermenter contém uma tampa com 30 substratos desidratados nas pontas dos dentes de plástico. Uma suspensão de teste é preparada e acrescentada a todos os 30 compartimentos existentes na base da unidade. Em seguida, a tampa é alinhada com base e encaixada no lugar, onde o inóculo de teste reidrata os substratos desidratados e inicia as reações dos testes. Depois da incubação, os painéis são lidos de "cabeça para baixo" utilizando a caixa de luz da BBL Crystal®. Os compartimentos são examinados quanto às alterações de cor e um número de perfil com 10 dígitos é gerado e transferido a um computador, no qual a "biblioteca" de códigos da BBL Crystal® Electronic foi instalada, de forma a concluir a identificação.

C. O painel REMEL RapID® ONE (Enterobacteriaceae oxidase-negativas) tem 19 substratos para identificar mais de 70 microrganismos da família Enterobacteriaceae. Esse sistema consiste em uma bandeja plástica com 18 cavidades de reação. As cavidades contêm reagentes desidratados e a bandeja permite a inoculação simultânea de cada cavidade com um volume predeterminado do inóculo. O teste 18 é bifuncional, ou seja, contém dois testes diferentes na mesma cavidade. Cada teste é interpretado visualmente quanto às alterações de cor depois de quatro horas de incubação a 35°C. Os resultados dos 19 testes e do teste de oxidase são graduados nas quadrículas apropriadas do formulário do laudo e um código de perfil com sete dígitos é gerado (semelhante ao ilustrado no painel **A**). O número do biocódigos é transferido a um PC, no qual o programa ERIC® (Electronic RapID Compendium) foi instalado, de forma a concluir a identificação.

D. O sistema Biolog GN Microplate® consiste em uma placa de microtitulação com 96 cavidades, que contém 95 substratos de carbono e um corante de tetrazólio indicador de reação redox. Quando um substrato de carbono é utilizado pelas bactérias inoculadas, o corante incolor é reduzido irreversivelmente e produz uma coloração purpúrea. Com a utilização de uma tela de computador, as cavidades purpúreas são codificadas como positivas e as cavidades incolores como negativas. Em seguida, o computador faz a correspondência entre o perfil metabólico do microrganismo inoculado e o banco de dados e define a identidade mais provável.

E e F. Com o painel de identificação de gram-negativos MicroScan®, as cavidades da placa de microtitulação são inoculadas com uma suspensão maciça do microrganismo a ser identificado e são incubadas a 35°C por 15 a 18 horas. Os painéis podem ser interpretados visualmente (Painel **E**) e, em seguida, os resultados bioquímicos são convertidos em um número de biotipo com sete ou oito dígitos, que é comparado com a "biblioteca" de códigos fornecida pelo fabricante. Um leitor automatizado das placas (autoSCAN-4® System) também pode ser usado com o gerenciador de informações LabPro®. Algumas placas também incluem antibióticos, que permitem realizar testes de sensibilidade por microdiluição e identificação bacteriana no mesmo painel. Os mesmos painéis também podem ser usados com o sistema WalkAway® totalmente automatizado (Painel **F**). O equipamento processa painéis rápidos e convencionais (durante a noite) no mesmo sistema e está disponível em modelos com capacidade de 40 e 96 painéis. (Cortesia de Dade Behring.)

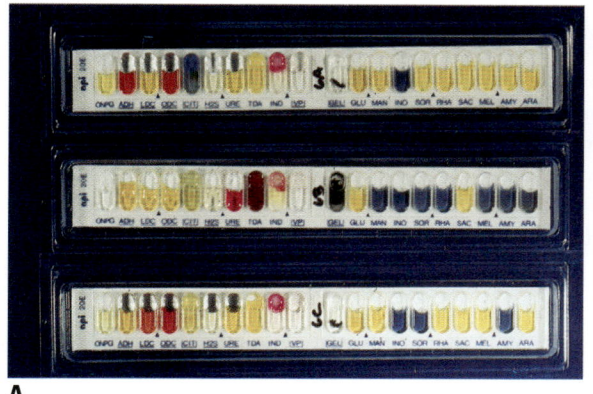
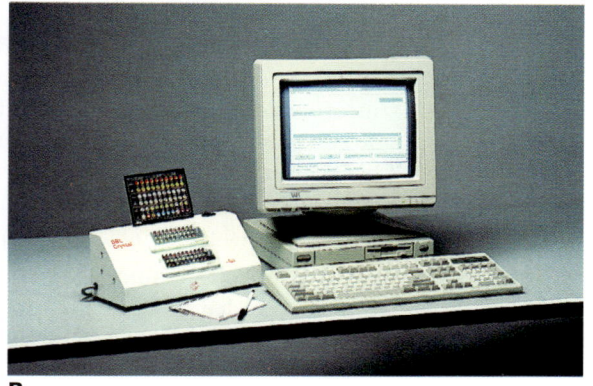
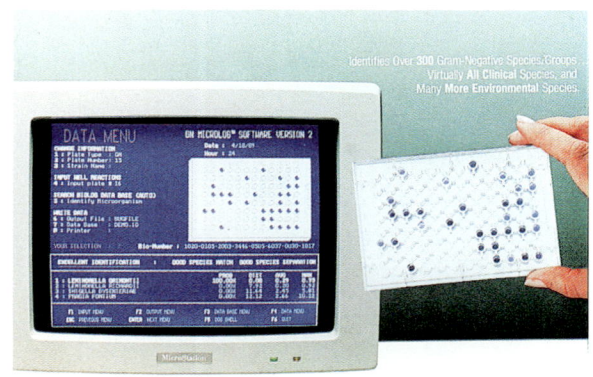
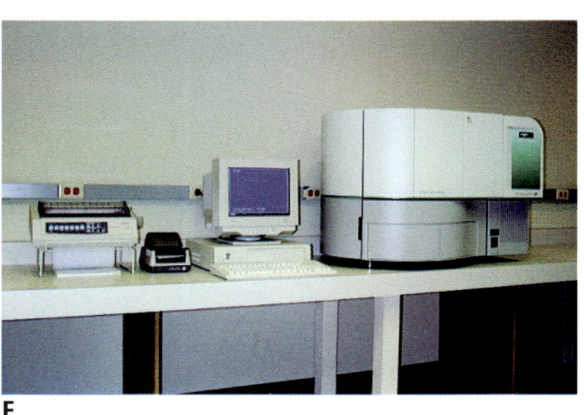

PRANCHA 6.6 (*CONTINUAÇÃO*)

G. O VITEK2® é um sistema produzido pela bioMérieux, que realiza identificações de bactérias e testes de sensibilidade aos antimicrobianos utilizando um inóculo padronizado. O VITEK2® incorpora o AES (Advanced Expert System), que integra tecnologias de inteligência artificial ao equipamento VITEK2®. O AES interpreta os resultados do teste de sensibilidade antimicrobiana utilizando um banco de dados de informações altamente elaborado. Esse banco de dados contempla a maioria dos mecanismos de resistência conhecidos (cerca de 2.000 fenótipos e 20.000 faixas de distribuição de CIM). (Cortesia de bioMérieux.)

H. O BD PHOENIX® Automated Microbiology System for Identification and Suscetibility Testing oferece identificações e testes de sensibilidade antimicrobiana totalmente automatizados, ou seja, sem necessidade de quaisquer testes *off-line*, rótulos escritos à mão ou acréscimos de reagentes. O painel de teste selado nunca é transferido de um lugar para outro, de forma que não pode soltar-se, travar, quebrar ou vazar enquanto está dentro do equipamento. O sistema PHOENIX® vem com um *software* integrado combinado com o BD EpiCenter®. (Cortesia de BD Diagnostic Systems.)

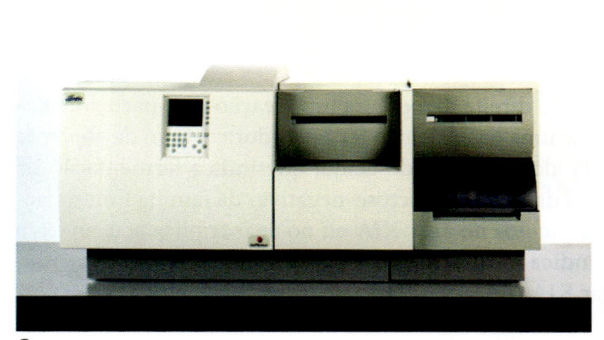

G

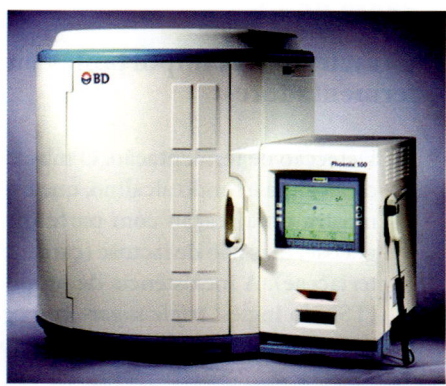

H

PRANCHA 7.1

Características importantes para diferenciar os bacilos gram-negativos não fermentadores

A. Detecção de fermentação. O tubo com KIA à direita demonstra uma reação com parte inclinada alcalina e fundo alcalino, que é típica de uma bactéria não fermentadora; o tubo da *esquerda* mostra uma reação com parte inclinada alcalina e fundo ácido, que indica fermentação de glicose, mas não de lactose (características das espécies lactose-negativas da família Enterobacteriaceae). A inexistência de produção de ácidos no ágar KIA ou no ágar tríplice açúcar-ferro (TSI; do inglês, *triple sugar–iron agar*) indica incapacidade de que as bactérias não fermentadoras utilizem lactose ou glicose no ágar KIA (ou lactose, glicose ou sacarose no TSI).

B. Teste da citocromo-oxidase. A formação de uma coloração azulada dentro de 10 segundos depois de esfregar uma colônia a ser testada sobre o papel de filtro impregnado com o reagente oxidase (dicloridrato de tetrametil-*p*-fenilenodiamina) indica atividade de citocromo-oxidase, que é uma característica útil à identificação de algumas espécies de bactérias não fermentadoras. Todos os membros da família Enterobacteriaceae são citocromo oxidase-negativos.

C. A incapacidade de crescer no ágar MacConkey ou a inibição do crescimento neste meio de cultura é um indício de que um bacilo gram-negativo possa não ser fermentador. Embora algumas espécies de bactérias não fermentadoras sejam capazes de crescer no ágar MacConkey, a impossibilidade de crescer neste meio (como está ilustrado no lado direito desta figura montada) exclui as Enterobacteriaceae, porque todos os seus membros crescem bem no meio de MacConkey (lado *esquerdo*).

D. Utilização oxidativa da glicose. Esta figura ilustra dois tubos com meio de fermentação oxidativa (FO) de Hugh-Leifson. O tubo à *direita* está aberto ao ar ambiente, enquanto o tubo da *esquerda* está coberto com óleo mineral para impedir exposição ao oxigênio atmosférico. O ácido (cor amarelo) está presente apenas na parte superior do tubo aberto, indicando que o microrganismo é capaz de oxidar glicose, mas incapaz de fermentar este açúcar.

E. Tubos com meio de Motilidade B contendo cloreto de 2,3,5-trifeniltetrazólio (TCC). Em geral, é difícil demonstrar motilidade com bactérias não fermentadoras, porque estes microrganismos tendem a crescer apenas na parte superior (mais aeróbia) do tubo. O acréscimo de tetrazólio ajuda a demonstrar motilidade, porque os microrganismos capazes de reduzir TCC aparecem em vermelho ao longo da linha de inoculação e também na área para onde as células bacterianas migraram; isto facilita a diferenciação entre as bactérias móveis (*à esquerda*) e imóveis (*à direita*).

F. Placa com ágar-sangue inoculado com uma bactéria produtora de pigmento amarelo. A produção de pigmento é uma característica diferencial importante para a identificação dos bacilos gram-negativos não fermentadores. A bactéria ilustrada neste painel é *Sphingomonas paucimobilis*.

G. Tubos com ágar Flo and Tech® inoculados com *Pseudomonas aeruginosa* e examinados sob luz visível. Esses meios são usados para promover a produção de dois pigmentos: pioverdina (fluoresceína), que se evidencia por um pigmento difusível amarelo no ágar Flo (*à esquerda*) examinado sob luz visível; e piocianina, que se evidencia por um pigmento azul-turquesa no ágar Tech (*à direita*) examinado sob luz visível. Embora três espécies de bacilos não fermentadores produzam pioverdina (*P. aeruginosa*, *P. fluorescens* e *P. putida*), apenas uma (*P. aeruginosa*) produz piocianina.

H. Tubos com ágar Flo and Tech® inoculados com *Pseudomonas aeruginosa* e examinados sob luz ultravioleta (UV) utilizando uma lâmpada de Wood. Observe que o tubo com ágar Flo (*à esquerda*) emite fluorescência, enquanto o tubo com ágar Tech (*à direita*) não fluoresce sob luz UV. Apenas o pigmento pioverdina, cuja produção é aumentada pelo cultivo do microrganismo no ágar Flo, emite fluorescência sob luz UV.

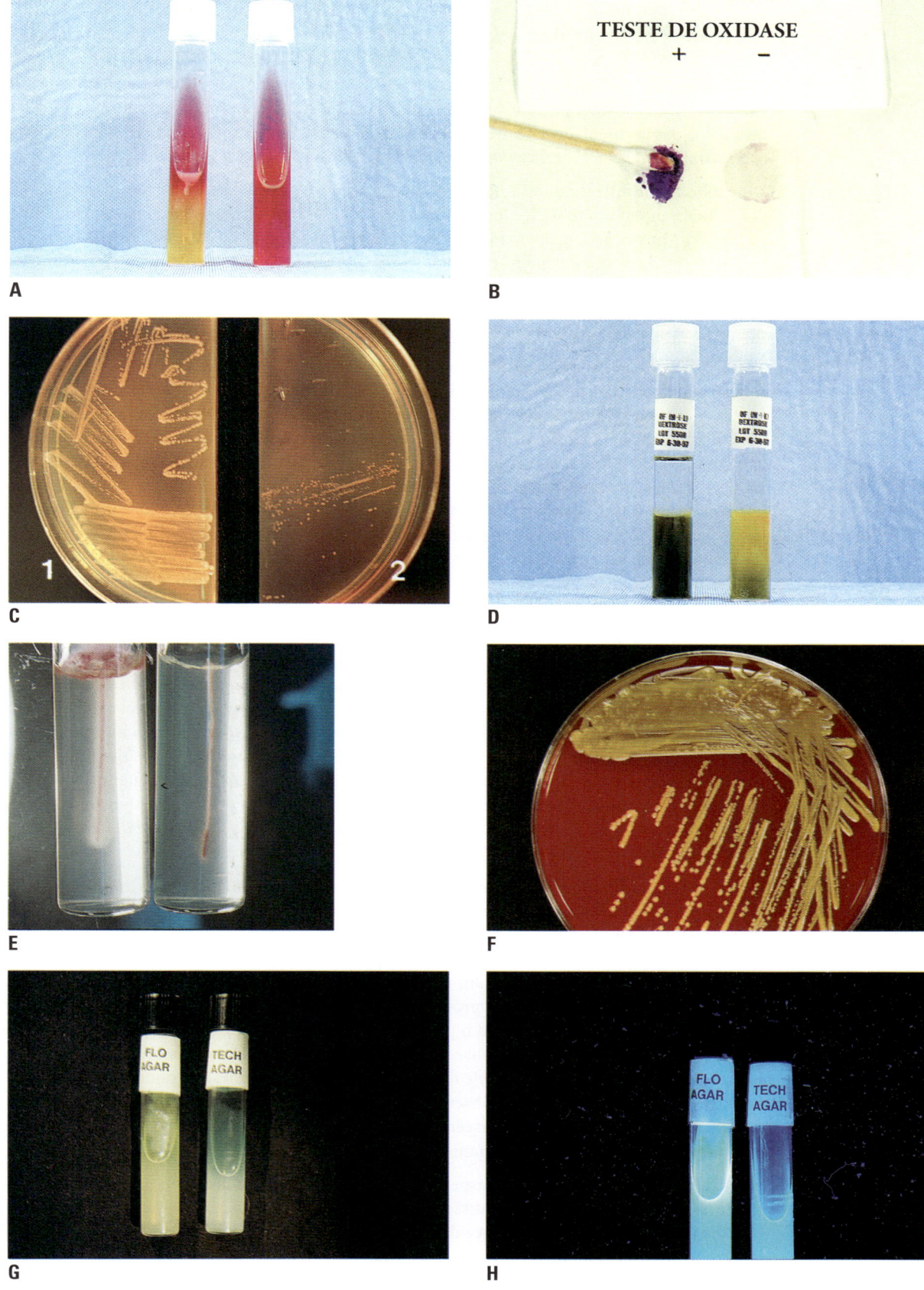

PRANCHA 7.2

Testes usados na identificação dos bacilos gram-negativos não fermentadores

A. Dois tubos com ágar de ureia de Christensen ilustrando a cor vermelho-fúcsia de um teste positivo (*à direita*) em comparação com um controle negativo (*à esquerda*). As seguintes espécies de bacilos não fermentadores produzem reação de urease positiva rápida (4 horas): *Bergeyella zoohelcum*, *Bordetella bronchiseptica*, *Cupriavidus pauculus* e *Oligella ureolytica*.

B. Dois tubos demonstrando redução de nitrato (*à esquerda*) e redução de nitrito (*à direita*). Os dois tubos contêm um tubo de Durham para demonstrar a produção de gás nitrogênio. O tubo da esquerda ilustra a redução do nitrato em gás nitrogênio, enquanto o tubo da direita demonstra a redução de nitrito em gás nitrogênio. Observe que houve produção de mais gás no tubo da *direita*, indicando que houve produção de quantidades maiores de nitrogênio a partir do nitrito que do nitrato durante o mesmo período de incubação. A produção de gás a partir do nitrato e do nitrito é típica do grupo *Pseudomonas stutzeri* e do *Achromobacter denitrificans*.

C. Três tubos com caldo de infusão cérebro–coração (BHI; do inglês, *brain heart inffusion*) demonstrando uma reação de indol positiva (*à esquerda*), uma reação de indol alaranjada (*ao centro*) e uma reação de indol negativa (*à direita*). As reações ilustradas nesta figura foram obtidas utilizando o método de extração de xileno, seguido do acréscimo do reagente de Ehrlich (Quadro 1.4 online). A reação de indol positiva caracteriza-se pelo aparecimento de uma faixa vermelha na interface entre o caldo de triptofano e a camada de xileno. Os bacilos não fermentadores indol-positivos são: *Balneatrix*, *Bergeyella*, *Chryseobacterium*, *Elizabethkingia*, *Empedobacter*, *Weeksella* e alguns membros dos grupos não nomeados dos CDC (Centers for Disease Control and Prevention). A reação indol alaranjada peculiar (tubo do *centro*) é observada com *Delftia acidovorans* e é atribuída à produção de ácido antranílico a partir do triptofano por esta bactéria. O pigmento laranja é produzido depois do acréscimo dos reagentes de Ehrlich e Kovac. A reação pode demorar mais de uma hora para positivar depois do acréscimo dos reagentes.

D. Quatro tubos com meio de descarboxilase de Møller cobertos com uma camada de óleo mineral. Leitura da esquerda para a direita: lisina, arginina, ornitina e tubo de controle, ou seja, sem aminoácidos. Com os bacilos não fermentadores, os testes negativos mantêm a mesma cor dos tubos originais não inoculados, enquanto as reações de descarboxilação positivas adquirem coloração púrpura mais escura em razão da produção de aminas alcalinas, que tornam o pH do tubo mais alcalino. A reação de lisina-descarboxilase positiva ilustrada aqui ocorre apenas com duas espécies de bacilos não fermentadores: *Stenotrophomonas maltophilia* e complexo *Burkholderia cepacia*.

E. Painel montado demonstrando dois tubos de ágar esculina examinados sob luz visível (*à esquerda*) e os mesmos dois tubos examinados sob luz ultravioleta de uma lâmpada de Wood (*à direita*). Quando a esculina é hidrolisada por uma bactéria, o glicosídio esculina é convertido em esculetina e glicose. A esculetina reage com um sal de ferro (citrato férrico) presente no meio e forma um complexo marrom-escuro a preto (segundo tubo *à esquerda*). Em alguns casos, pode ser difícil diferenciar a produção de um pigmento marrom-escuro a preto quando o próprio microrganismo produz um pigmento marrom ou de cor escura. Como a esculina é um composto fluorescente, a hidrólise real de esculina pode ser detectada pela inexistência de fluorescência. O tubo brilhantemente fluorescente do painel à direita (segundo tubo a partir da *extrema direita*) ilustra a reação observada quando a reação de esculina é negativa. O tubo da *extrema direita* apresenta fluorescência acentuadamente salpicada, especialmente na parte inclinada, indicando que o microrganismo testado seja capaz de hidrolisar esculina.

F. Placa de ágar-sangue ilustrando o aspecto típico da *Pseudomonas aeruginosa* depois de 24 horas de incubação a 35°C. As colônias são grandes com as bordas dispersas e frequentemente são beta-hemolíticas. As colônias da área de crescimento mais profuso parecem ter um brilho metálico e aspecto descamativo, algumas vezes descrito como morfologia de couro de jacaré. As colônias com esse aspecto geralmente produzem um odor adocicado semelhante ao de uvas.

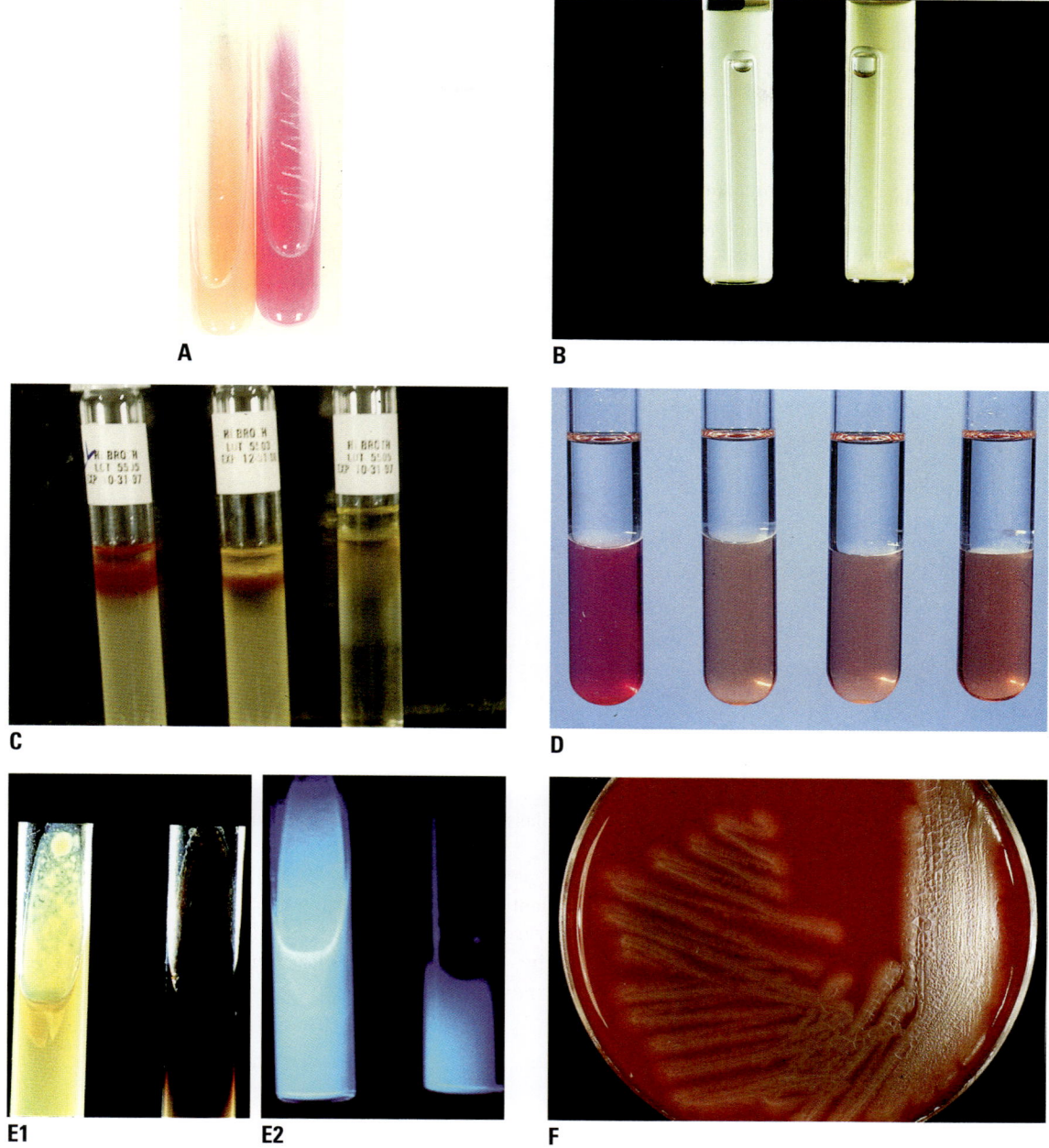

PRANCHA 7.2 (*CONTINUAÇÃO*)

G. Placa com ágar MacConkey demonstrando crescimento de dois tipos de colônias. As colônias roxo-escuras são lactose-positivas e têm o aspecto típico de *E. coli*. As colônias lactose-negativas produzem um pigmento difusível azul-turquesa, que é mais evidente na área com crescimento mais profuso. Esse é o aspecto típico das colônias de *Pseudomonas aeruginosa*, que produz piocianina.

H. Placa com ágar MacConkey apresentando crescimento de uma variedade mucoide de *Pseudomonas aeruginosa* típica das cepas isoladas do escarro dos pacientes com fibrose cística. As colônias podem ser extremamente mucoides e viscosas. Observe que podem ser detectadas diversas variantes de colônias – um aspecto típico dessas variantes mucoides de *P. aeruginosa*. Veja também que, na área com crescimento mais profuso, parece haver produção de algum pigmento piocianina.

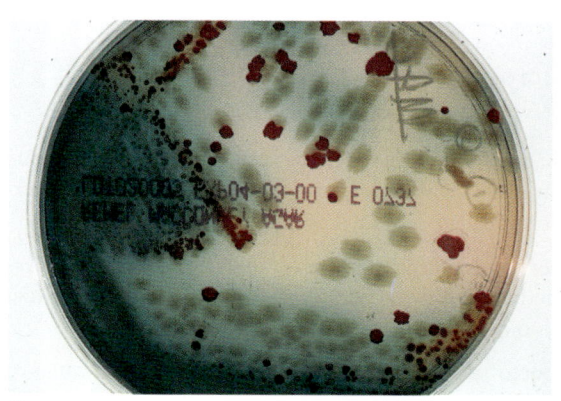 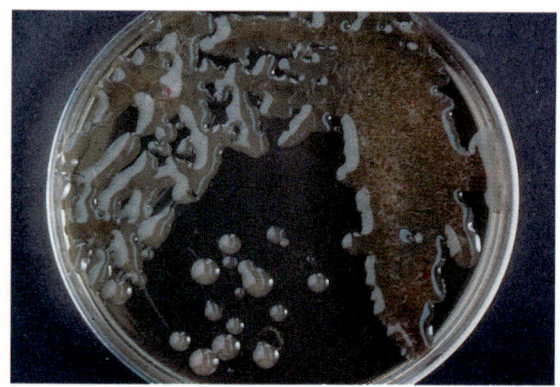

G H

PRANCHA 7.3

Aspecto das colônias e morfologia microscópica de alguns bacilos não fermentadores

Algumas espécies de bacilos gram-negativos não fermentadores têm aspectos característicos, que podem ser observados nos meios de cultura ou nas preparações coradas por Gram. O reconhecimento dessas características pode facilitar a identificação correta da espécie.

A. *Pseudomonas stutzeri* no ágar-sangue. Observe as colônias secas e rugosas, que são típicas dessa espécie. O examinador deve pensar imediatamente em *P. stutzeri* quando um bacilo não fermentador oxidase-positivo forma esse tipo de colônia no ágar-sangue.

B. Placa de ágar-sangue demonstrando o aspecto seco, enrugado e amarelado da *Pseudomonas luteola*. Em geral, as colônias são aderentes ao ágar e difíceis de remover. A morfologia das colônias é semelhante às de *Pseudomonas oryzihabitans* e de *Pseudomonas stutzeri*. *P. luteola* e *P. oryzihabitans* são oxidase-negativas, enquanto *P. stutzeri* é oxidase-positiva.

C. Ágar MacConkey (*à esquerda*) e placa de ágar-sangue (*à direita*) inoculados com uma cultura pura de *Brevundimonas vesicularis*. Observe que essa bactéria não consegue crescer em ágar MacConkey e forma colônias ligeiramente rugosas de cor amarelo-vivo no ágar-sangue. Esse microrganismo também é sensível à vancomicina e resistente à polimixina, características que também facilitam sua identificação.

D. Placa de ágar-sangue demonstrando crescimento de *Stenotrophomonas maltophilia*. O pigmento amarelo opaco é típico dessa espécie, mas sua detecção pode ser difícil em alguns casos. As colônias também podem ter coloração castanho-escuro a lavanda com a continuidade da incubação, principalmente se forem mantidas à temperatura ambiente.

E. Espécies de *Methylobacterium* crescendo em ágar Sabouraud dextrose. As colônias parecem secas e produzem pigmentação rosa-escuro ou coral. Essas colônias absorvem luz ultravioleta e parecem escuras quando são examinadas sob uma lâmpada de Wood.

F. Coloração de uma espécie de *Methylobacterium* por Gram, demonstrando bacilos gram-negativos típicos contendo vacúolos.

G. Coloração de uma espécie de *Roseomonas* por Gram, demonstrando formas cocoides gram-negativas coradas fracamente, algumas contendo vacúolos.

H. Espécie de *Roseomonas* cultivada em ágar Sabouraud dextrose. Esse microrganismo forma colônias rosa-claras, mucoides ou praticamente líquidas. Assim como as espécies de *Methylobacterium*, as espécies de *Roseomonas* crescem mais facilmente no ágar Sabouraud; contudo, elas não absorvem luz UV e não parecem escuras quando são examinadas sob uma lâmpada de Wood.

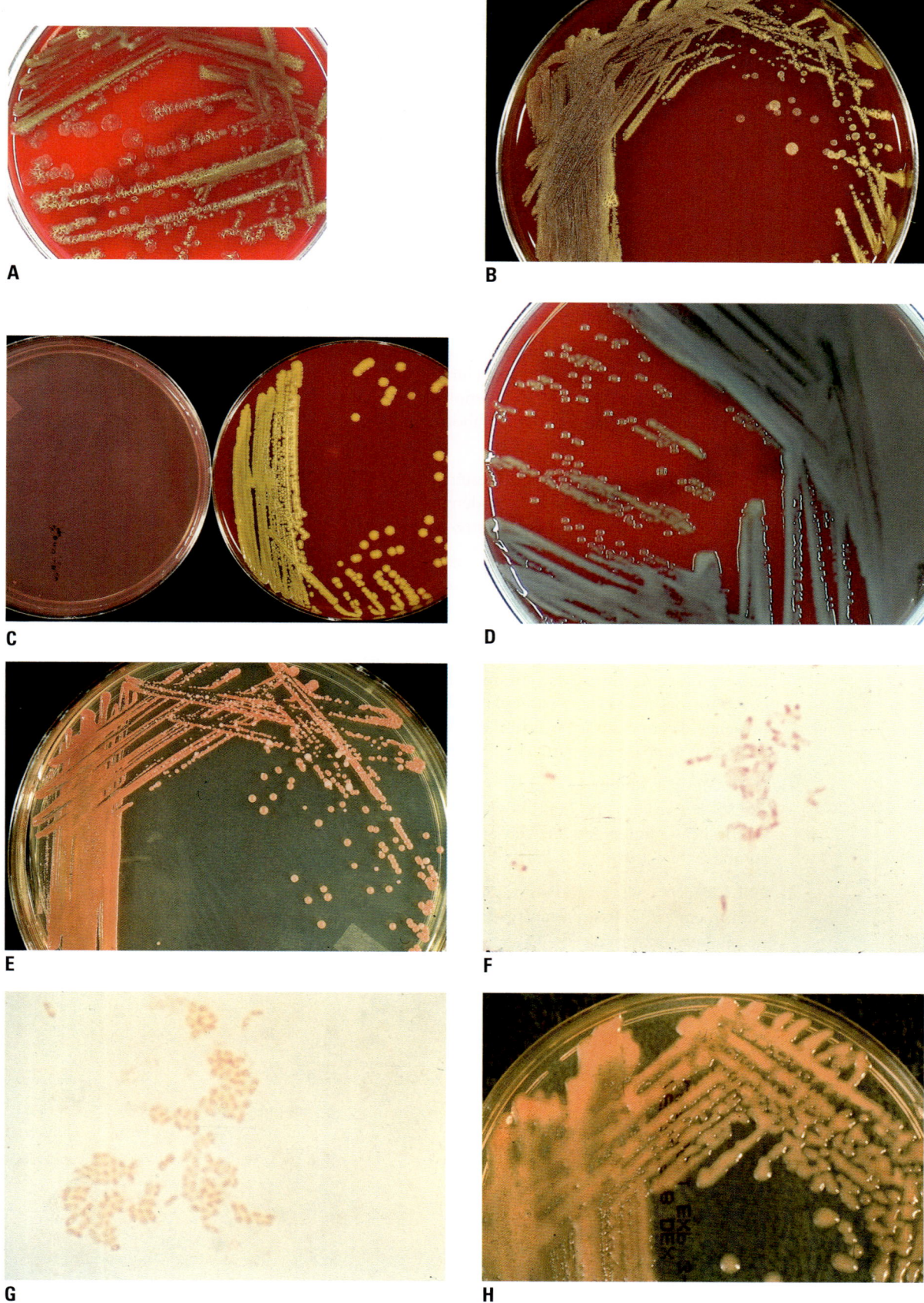

PRANCHA 7.4

Aspecto das colônias e morfologia microscópica de alguns bacilos não fermentadores (*continuação*)

A. Placa de ágar-sangue demonstrando crescimento de *Alcaligenes faecalis* depois de 48 horas de incubação a 35°C. As colônias são brancas e brilhantes; nas culturas mais antigas, as colônias tendem a espalhar em suas bordas externas e conferem coloração esverdeada ao ágar. Nos casos típicos, essa espécie exala um odor de frutas, algumas vezes descrito como odor semelhante ao de maçãs verdes.

B. Placa com ágar MacConkey apresentando crescimento de *Rhizobium radiobacter*. Ainda que essas bactérias não sejam fermentadoras, elas oxidam rapidamente lactose e, por esta razão, formam colônias cor-de-rosa extremamente mucoides no ágar MacConkey. Esses microrganismos podem ser confundidos facilmente com um fermentador lactose-positivo; contudo, eles são oxidase-positivos e isto exclui imediatamente todos os membros da família Enterobacteriaceae.

C. Placa de ágar-sangue demonstrando crescimento de *Chryseobacterium indologenes*. As colônias têm coloração amarelo-escura a laranjada depois de 48 horas de incubação, principalmente quando são incubadas a 30°C. Fenotipicamente, é difícil diferenciar entre essas bactérias e *Chryseobacterium gleum* e alguns laboratórios preferem relatar estas cepas isoladas como *C. indologenes/gleum*.

D. Placa de ágar-sangue ilustrando crescimento típico de *Myroides odoratus*. As colônias produzem pigmento amarelo-escuro e podem ser dispersivas. A maioria das cepas exala um odor de frutas típico, assim como ocorre com o *Alcaligenes faecalis*.

E e F. Um teste útil para diferenciar entre as espécies de *Neisseria* e *Moraxella* é cultivar os microrganismos em ágar-sangue ao redor de um disco de penicilina. Essas duas espécies são sensíveis à penicilina e formam uma zona de inibição ao redor do disco de penicilina (**E**). Depois da incubação durante a noite, pode-se realizar uma coloração por Gram das colônias retiradas da borda das zonas de inibição. As espécies de *Neisseria* são cocos verdadeiros e, quando estão em presença de concentrações subinibitórias de penicilina, ainda se coram na forma de diplococos gram-negativos (*lado esquerdo*, painel **F**). As espécies de *Moraxella* são cocobacilos e, em presença de concentrações subinibitórias de penicilina, formam células bizarras em forma de bastonete (*lado direito*, painel **F**).

G. Placas de ágar-sangue (*à esquerda*) e ágar MacConkey (*à direita*) apresentando crescimento de *Paracoccus yeei* (grupo EO-2 dos CDC) depois de 72 horas de incubação a 30°C. As colônias são brancas e mucoides. No ágar MacConkey, as colônias demonstram coloração ligeiramente rosada.

H. Coloração por Gram de *Paracoccus yeei* (grupo EO-2 dos CDC) preparado a partir de uma cultura em caldo. Esses microrganismos coram-se perifericamente, conferindo-lhes o aspecto de células com formato de "O".

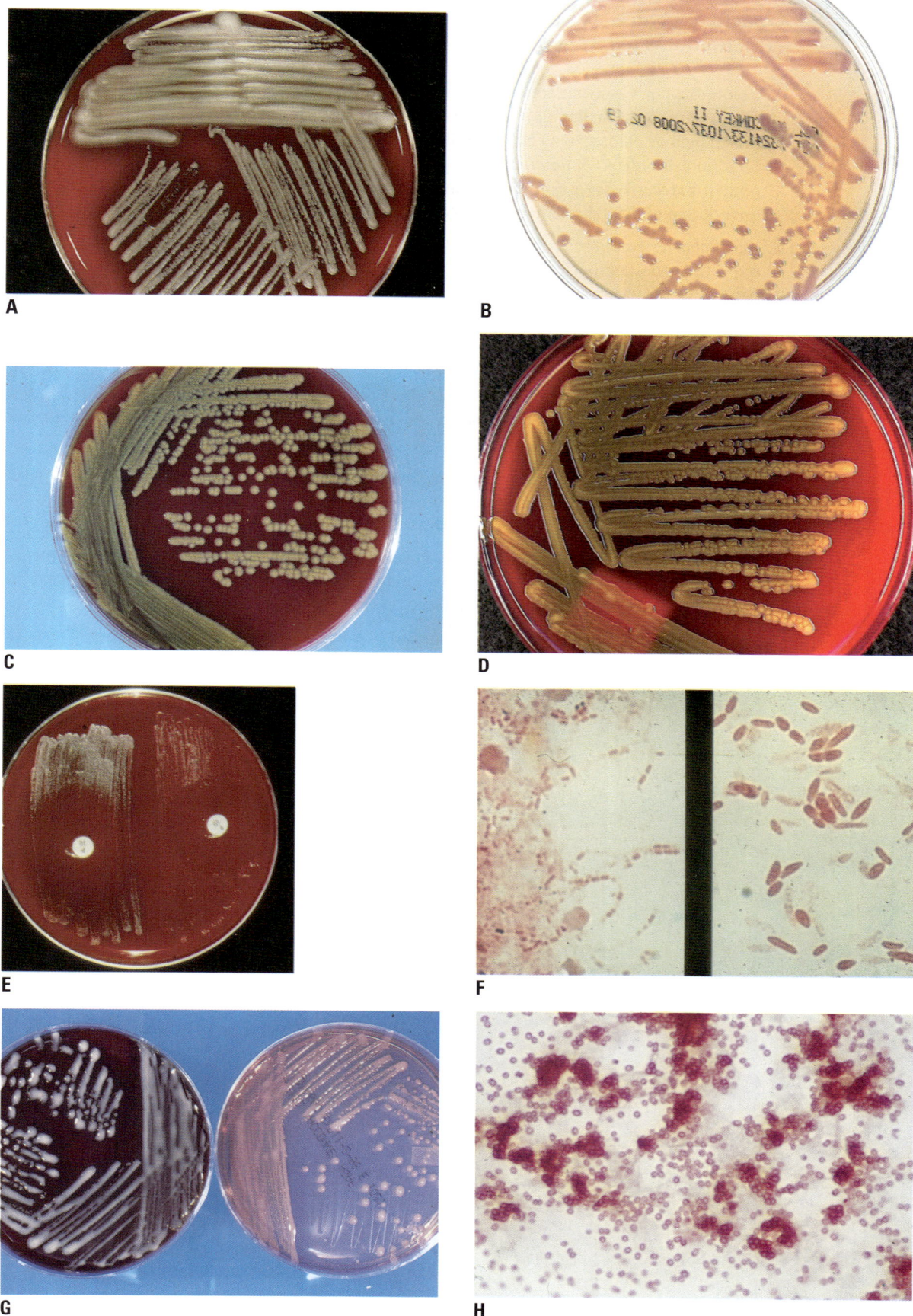

PRANCHA 7.5

Aspecto das colônias e morfologia microscópica de alguns bacilos não fermentadores (*continuação*)

A. Coloração por Gram ilustrando cocobacilos gram-negativos. As espécies de *Acinetobacter* e *Moraxella* são os bacilos não fermentadores que, nos casos típicos, apresentam esse tipo de morfologia de coloração. O esfregaço ilustrado nesta figura foi preparado a partir de uma cultura em caldo de *A. baumannii*. As espécies de *Acinetobacter* tendem a reter violeta cristal e podem parecer gram-positivas em algumas preparações coradas por Gram, principalmente quando são obtidas diretamente dos frascos de hemocultura positivos.

B. *Acinetobacter baumannii* no ágar MacConkey demonstrando coloração rosa a lavanda-claro, que é típica desta espécie. Em muitos casos, pode-se observar uma coloração azulada, principalmente nas colônias cultivadas em ágar EMB, quando seu aspecto é descrito como semelhante ao "azul centáurea".

C. Algumas espécies de *Acinetobacter* que oxidam glicose podem produzir uma coloração marrom singular no ágar de infusão BHI com tirosina ou no ágar-sangue ao qual se acrescentou glicose. Esse fenômeno também pode ser observado nos ágares MacConkey e Mueller-Hinton. Esta figura ilustra uma cepa de *A. baumannii* isolada clinicamente, que produzia um pigmento difusível marrom em ágar MacConkey.

D. Coloração por Gram de *Laribacter hongkongensis* preparada a partir de uma placa de ágar-sangue incubada por 48 horas. Observe que os microrganismos são semelhantes a bacilos gram-negativos helicoidais ou em forma de gaivota.

E. *Laribacter hongkongensis* em ágar MacConkey depois de 48 de incubação em ar ambiente. As colônias são pequenas e lactose-negativas, mas podem ter cor de lavanda semelhante às espécies de *Acinetobacter*, em razão da captação do cristal violeta presente no meio.

F. *Kerstersia gyiorum* em ágar-sangue depois de 24 horas de incubação em ar ambiente. As colônias são cinzentas, opacas e espalhadas, conferindo-lhes um aspecto dispersivo.

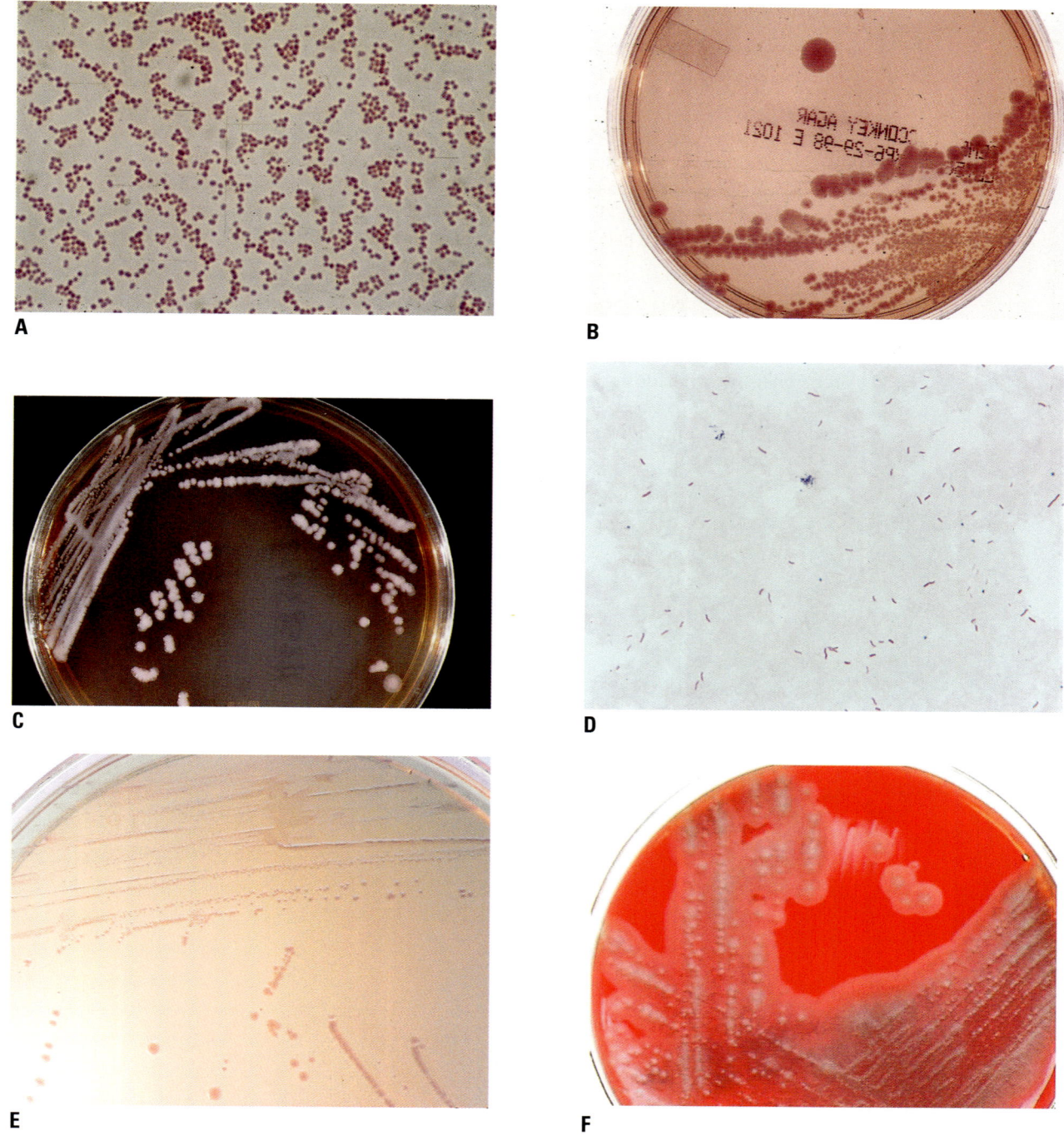

PRANCHA 7.5 (*CONTINUAÇÃO*)

G. *Kerstersia gyiorum* no ágar MacConkey depois de 24 horas de incubação em ar ambiente. As colônias são pequenas e lactose-negativas com aspecto difuso característico.

H.1. (*Painel superior*) Tiras de API® 20 NE ilustrando as reações de 24 horas (*acima*) e 48 horas (*abaixo*). Observe que os primeiros 8 testes (lidos da esquerda para a direita) são reações colorimétricas convencionais, enquanto os 12 testes restantes são reações de assimilação de carbono, que são consideradas positivas quando são turvas e negativas quando não há turbidez. Os usuários desse sistema devem lembrar que a tira é incubada a 30°C, em vez da temperatura habitual de 35°C usada pela maioria dos outros *kits* de identificação disponíveis no mercado.

H.2. (*Painel inferior*) O sistema REMEL RapID® NF consiste em uma bandeja plástica contendo 10 cavidades de reação. Sete dessas cavidades (4 a 10) são bifuncionais e contêm dois testes diferentes na mesma cavidade. O sistema é inoculado com uma suspensão maciça do microrganismo a ser testado e é incubado por quatro horas a 35°C. Depois da incubação, os testes bifuncionais são avaliados primeiramente, antes de acrescentar o reagente, fornecendo os resultados dos primeiros testes (*fileira superior*). As mesmas cavidades são interpretadas novamente depois do acréscimo do reagente para obter os resultados do segundo teste (*fileira inferior*). As reações obtidas com esses 17 testes e pelo teste de oxidase totalizam 18 resultados.

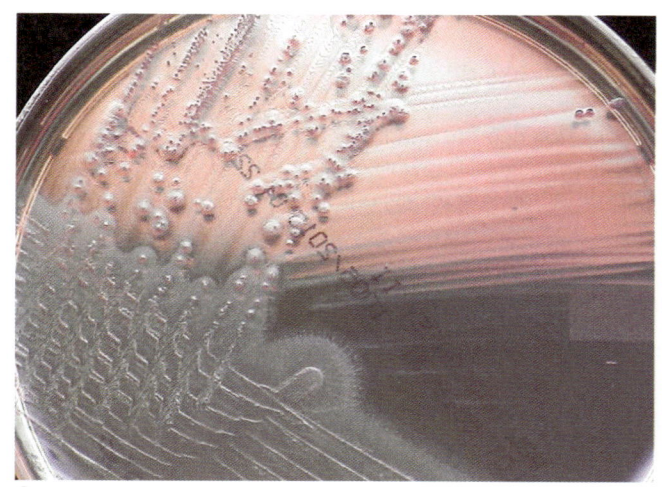

G

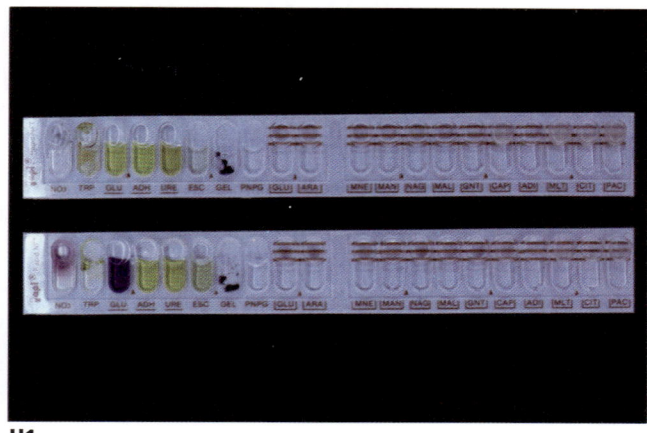

H1

H2

ANTES DO ACRÉSCIMO DO REAGENTE

PRANCHA 8.1

Identificação laboratorial das espécies de *Campylobacter*

A. Coloração por Gram de *Campylobacter jejuni* demonstrando bacilos gram-negativos pleomórficos, com formas curtas, curvilíneas e espiraladas. Observe que algumas células estão interligadas, formando estruturas em forma de "S" ou "asa de gaivota".

B. *C. jejuni* cultivado em uma placa com ágar não seletivo para *Brucella*, depois do isolamento das fezes por meio da técnica do filtro de membrana (descrita no texto). Observe que houve crescimento apenas na área da placa localizada sob o local em que o filtro foi colocado.

C. Visão ampliada das colônias de *C. jejuni* em ágar-sangue, ilustrando as colônias branco-acinzentadas, elevadas e até certo ponto mucoides.

D. Crescimento de *C. jejuni* em ágar-sangue de Campy, ilustrando a tendência demonstrada por estes microrganismos de crescer ao longo das linhas de inoculação.

E. Tubos demonstrando a reação de hipurato rápida. Uma coloração purpúrea forma-se depois do acréscimo de Ninhydrin® quando o hipurato é hidrolisado para formar glicina e ácido benzoico (tubo positivo *à esquerda*, em comparação com controle negativo *à direita*). Dentre as espécies de *Campylobacter*, apenas *C. jejuni* tem reação hipurato-positiva.

F. Placa de ágar-sangue para *Brucella* demonstrando crescimento de *C. jejuni* ao redor dos discos de cefalotina e ácido nalidíxico. Observe que, com essa bactéria, forma-se uma zona de inibição ao redor do disco de ácido nalidíxico (*à direita*), indicando que esta espécie seja sensível a este antibiótico, mas resistente à cefalotina. Esse teste é fácil de realizar e permite a identificação presuntiva de *C. jejuni*.

G. Reações nas partes inclinadas dos tubos com ágar TSI, ilustrando a produção de sulfeto de hidrogênio (H_2S) por várias espécies. O tubo da extrema esquerda demonstra que não houve produção de H_2S, o que é típico do *C. jejuni*, *C. fetus* subesp. *fetus* e *C. fetus* subesp. *venerealis*. Os tubos 2, 4 e 5 (lidos da esquerda para a direita) ilustram reações fortes nos fundos, que são típicas do *C. sputorum* biovar. *bubulus*, *C. sputorum* biovar. *fecalis*, e *C. sputorum* biovar. *sputorum*. O tubo 3 ilustra uma reação forte na parte inclinada, que é típica de *C. mucosalis*.

H. Corte histológico da mucosa gástrica superficial corada por prata, demonstrando grupos de bacilos corados em azul-escuro ao longo do revestimento epitelial, que são compatíveis com as formas bacilares de *Helicobacter pylori*. Quando são examinadas em uma preparação corada por Gram, cada célula de *H. pylori* é longa, espessa e curvilínea.

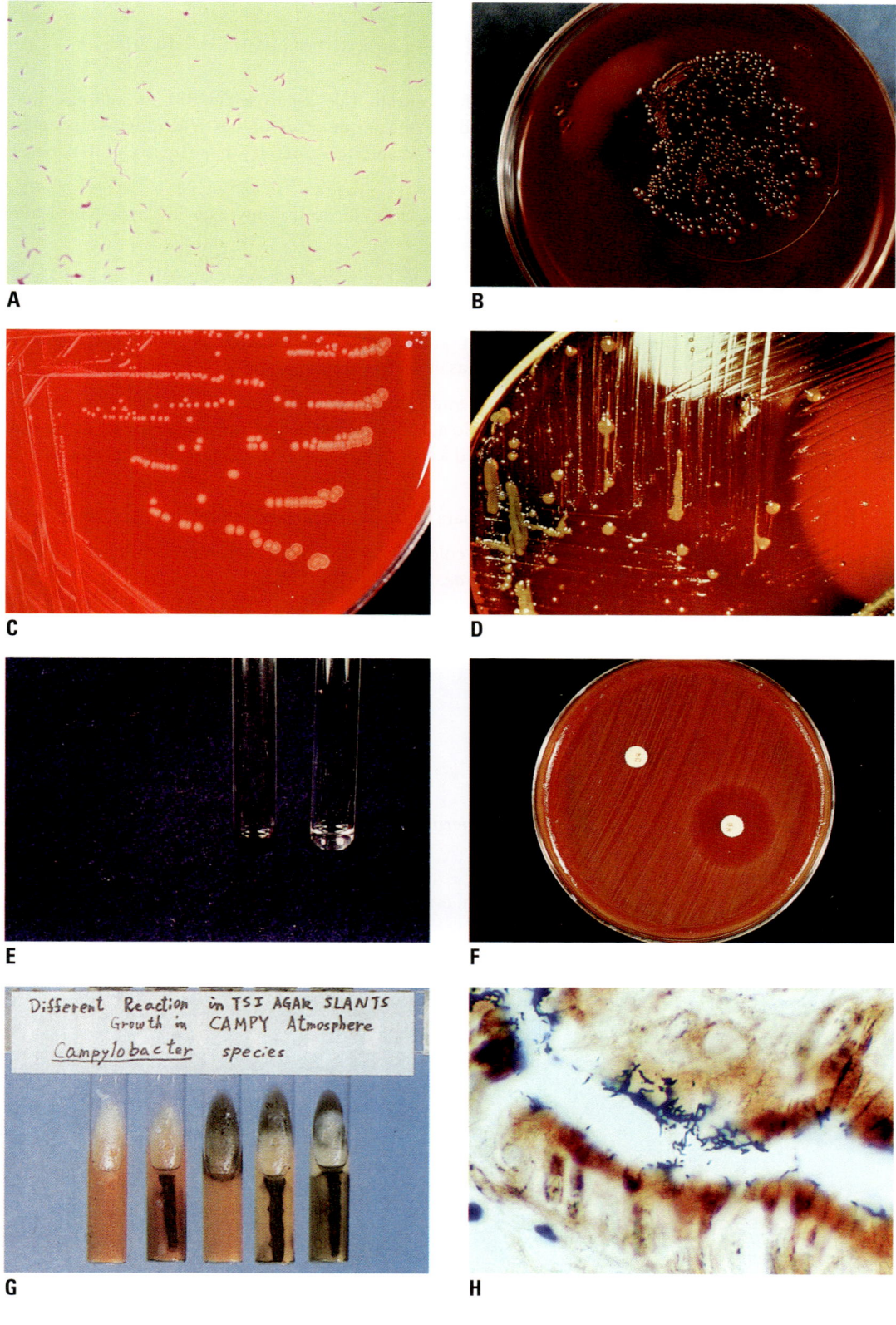

PRANCHA 8.2

Identificação laboratorial de *Vibrio Cholerae* e outras espécies de *Vibrio*

A. Aspecto de *Vibrio cholerae* no ágar tiossulfato–citrato–bile–sacarose (TCBS). As colônias amarelas resultam da utilização de citrato e da formação de ácidos a partir do metabolismo da sacarose presente no meio. O desenvolvimento de colônias amarelas nesse meio é praticamente patognomônico de *V. cholerae*.

B. Colônias de *V. parahaemolyticus* cultivadas no ágar TCBS, ilustrando o aspecto cinza-esverdeado semitransparente típico.

C. Ágar gelatina com colônias brancas e opacas de *V. cholerae*. Observe a opalescência do ágar adjacente às colônias, indicando hidrólise e decomposição da gelatina.

D. Coloração por Gram de *V. vulnificus*, demonstrando células bacterianas gram-negativas com morfologia de bastonetes curvos típicos das espécies de *Vibrio*.

E. Teste de corda ou fio positivo para *V. cholerae*. Quando as colônias dessa bactéria são misturadas com uma gota de desoxicolato de sódio a 0,5%, elas produzem uma suspensão viscosa que pode ser esticada formando um fio quando a alça de inoculação é levantada lentamente de seu lado.

F. Teste de aglutinação em lâmina positivo para *V. cholerae* utilizando antissoro O polivalente.

G. Placa de ágar-sangue demonstrando as colônias intensamente hemolíticas e relativamente grandes do biotipo El Tor de *Vibrio cholerae*.

H. Teste de aglutinação dos eritrócitos de galináceo. As cepas clássicas de *V. cholerae* não aglutinam eritrócitos de galináceo (*acima*), em contraste com o biotipo El Tor (*abaixo*), que é capaz de aglutinar eritrócitos.

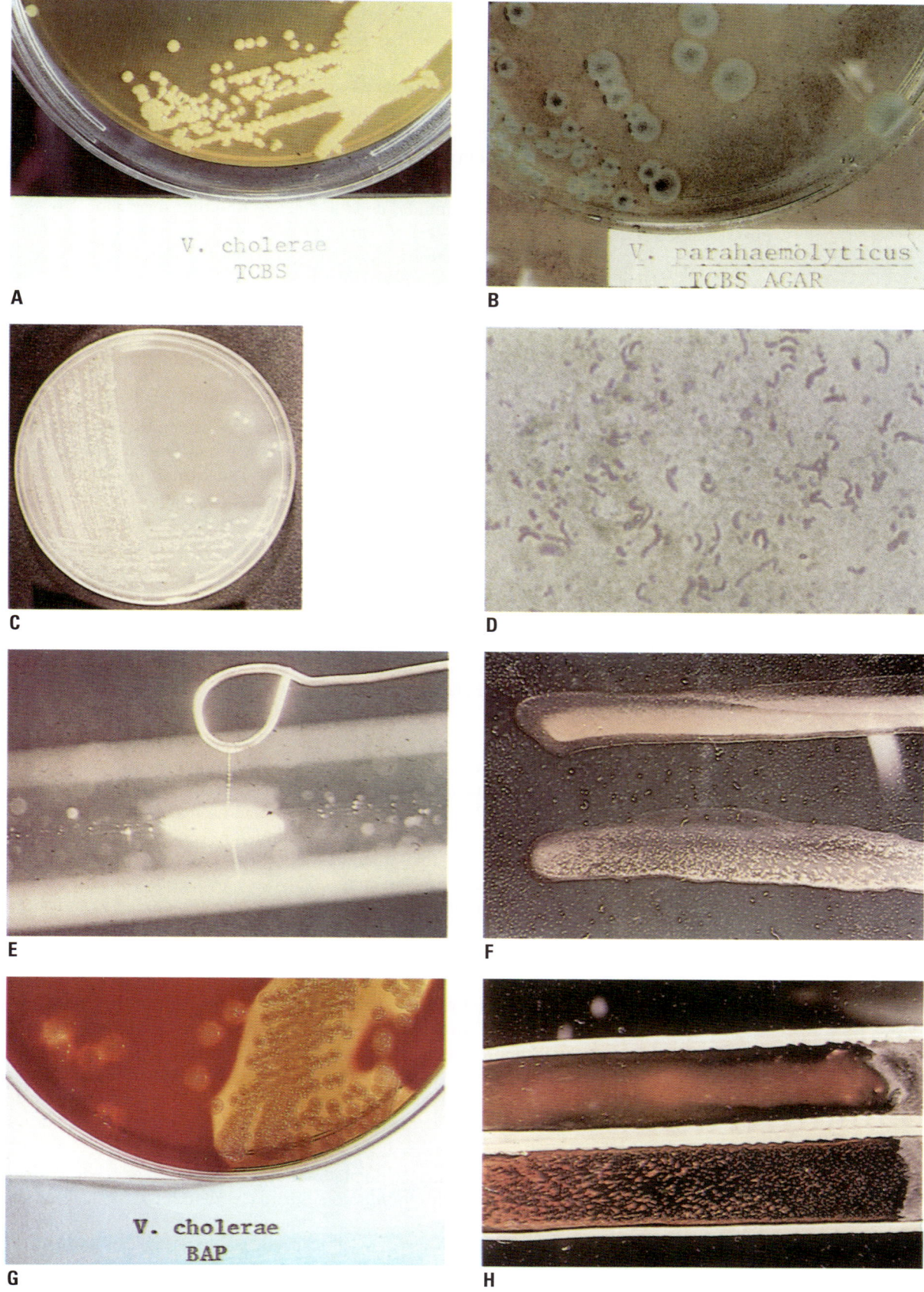

PRANCHA 9.1

Identificação das espécies de *Haemophilus* e *Aggregatibacter*

A. Esfregaço de líquido cefalorraquidiano centrifugado e corado por Gram demonstrando células polimorfonucleares e alguns bacilos gram-negativos esparsos de *Haemophilus influenzae*. Nos casos típicos, essas bactérias apresentam-se como cocobacilos pequenos corados fracamente pelo Gram nos espécimes clínicos. Em alguns casos, podem ser detectados bacilos filamentosos mais longos.

B. Formação de colônias cinzentas lisas e úmidas de *H. influenzae* tipo b no ágar-chocolate, depois de 24 horas de incubação entre 35° a 37°C com CO_2 a 7%. Esse meio contém hematina (fator X) e é enriquecido com outros cofatores, inclusive NADS (fator V), que favorece o crescimento de *Haemophilus* e outros microrganismos exigentes.

C. Crescimento satélite do *Haemophilus* ao redor das faixas de *Staphylococcus aureus* no ágar-sangue de carneiro (SBA; do inglês, *sheep blood agar*). O fator X (ou hemina) é fornecido pelos eritrócitos de carneiro lisados, que circundam as faixas de colônias de *Staphylococcus*, enquanto os estafilococos propriamente ditos fornecem fator V (ou NAD). Esses fatores permitem que as colônias minúsculas (gotas de orvalho) de *Haemophilus* cresçam perto das faixas de estafilococos.

D. Teste dos fatores de crescimento para identificar *H. influenzae*. A bactéria é inoculada em uma placa com ágar de soja tripticase ou infusão BHI e discos contendo o fator X e o fator V são aplicados perto um do outro na superfície da placa inoculada. Depois da incubação a 35° a 37°C em um ambiente enriquecido por CO_2, a necessidade desses fatores é determinada observando-se o padrão de crescimento bacteriano em relação aos dois discos. Nesta figura, observou-se crescimento entre os discos com fator X e fator V, indicando a necessidade do microrganismo destes dois fatores exógenos para proliferar.

E. Teste dos fatores de crescimento de *Haemophilus influenzae*. O microrganismo foi inoculado conforme foi descrito antes no painel **D**, mas nesta fotografia as tiras de papel-filtro impregnadas com fator X, fator V e fatores V + X foram coladas na superfície do inóculo. Depois da incubação a 35° a 37°C em um ambiente enriquecido por CO_2, observou-se crescimento ao redor da fita com fator V e da fita com fatores V + X, mas não em torno da fita com fator X. Esse padrão de crescimento indica que o microrganismo necessita apenas do fator V para proliferar.

F. Teste do ágar de ALA-porfirina. Esse é um método alternativo para determinar a necessidade de fator X das cepas de *Haemophilus* isoladas. O ágar contém ácido δ-aminolevulínico (ALA). Os microrganismos são inoculados no meio e, depois da incubação durante a noite a 35° a 37°C em um ambiente enriquecido por CO_2, o crescimento é examinado sob a luz de uma lâmpada de Wood (ultravioleta). Quando as colônias formadas emitem fluorescência "vermelho-tijolo", o microrganismo é capaz de sintetizar fator X (hemina) a partir do ALA e não requer fator X exógeno. Esta figura ilustra tanto o crescimento de *H. influenzae* (à esquerda) com seu teste de ALA-porfirina negativo (i. e., requer hemina exógena para crescer) como de *H. parainfluenzae* (à direita) com seu teste de ALA-porfirina positivo (i. e., sintetiza hemina a partir do ALA).

G. Método do disco de ALA-porfirina. Esta figura também ilustra o teste de ALA-porfirina, mas neste ensaio utiliza-se um disco impregnado com ácido δ-aminolevulínico. O disco é umedecido com água e parte da colônia cultivada é semeada na superfície do disco. Depois da incubação por quatro horas a 35° a 37°C, os discos são examinados no escuro sob uma lâmpada de Wood. Quando o disco emite fluorescência "vermelho-tijolo", o microrganismo é capaz de sintetizar seu próprio fator X. Quando não se observa fluorescência, o microrganismo requer fator X exógeno. Nesta figura, *H. influenzae* (à esquerda) não emite fluorescência (i. e., necessitava de fator X exógeno), enquanto *H. parainfluenzae* (à direita) emite fluorescência (i. e., sintetizava fator X a partir do ALA).

H. Reações de redução do nitrato e determinação do biotipo I de *H. influenzae*. As cepas isoladas de *H. influenzae* e *H. parainfluenzae* reduzem nitrato a nitrito e podem ser agrupadas em diversos biotipos com base em suas reações a três testes bioquímicos: produção de indol, ornitina-descarboxilase e urease. Esta figura ilustra as reações de redução do nitrato e biotipagem do *H. influenzae* biotipo I. Os testes (da esquerda para a direita) são os seguintes: teste de redução do nitrato positivo; produção de indol no caldo de triptona depois da extração com xileno (positivo); base de caldo de descarboxilase de Møller (negativo); caldo de ornitina-descarboxilase de Møller (positivo); e teste de ureia em tubo inclinado (positivo).

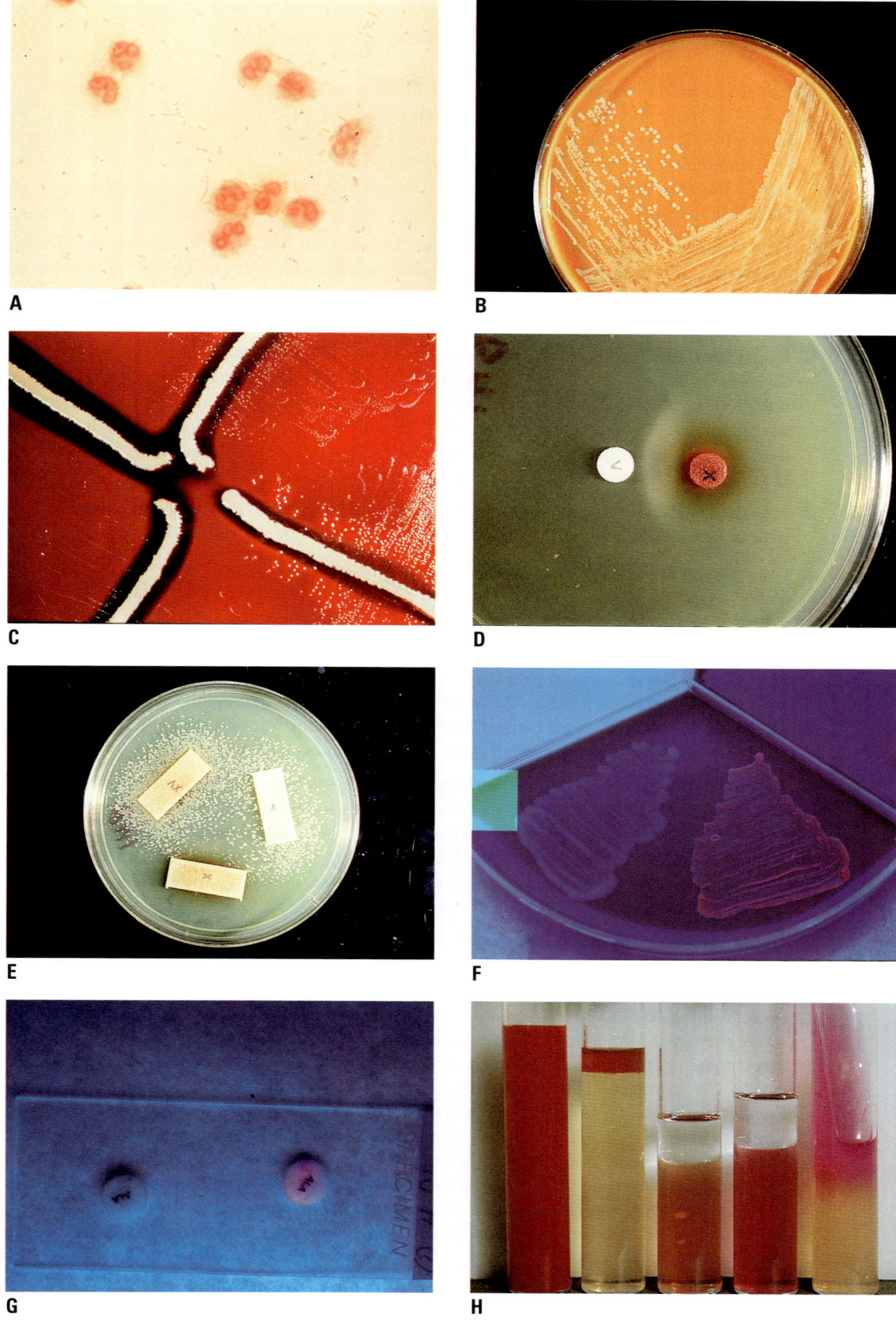

PRANCHA 9.2

Identificação das espécies de *Haemophilus* (*continuação*)

A. Painel MicroScan® *Haemophilus-Neisseria* Identification (HNID, da empresa Dade-Micro-Scan, West Sacramento, CA). O sistema com formato de microtitulação manual identifica as espécies de *Haemophilus* e *Neisseria* e fornece identificações dos biotipos de *H. influenzae* e *H. parainfluenzae*. Esta figura ilustra um painel inoculado com *H. influenzae* biotipo I (urease [URE]-positivo, ornitina-descarboxilase [ODC]-positivo e indol [IND]-positivo. (Cortesia de Dade-MicroScan.)

B. Uma lesão de cancroide na genitália externa. As lesões do cancroide podem ser semelhantes aos cancros sifilíticos, mas as primeiras geralmente são indolores e moles, enquanto as lesões da sífilis primária comumente são indolores e endurecidas. O agente etiológico do cancroide – *Haemophilus ducreyi* – pode ser isolado em cultura dessas lesões.

C. Painel RapID® NH (Remel) inoculado com *H. ducreyi*. O *painel superior* representa a fase antes do acréscimo dos reagentes nas três cavidades bifuncionais da cuveta (PO_4/NO_4, ORN/NO_3 e URE/IND), enquanto o *painel inferior* corresponde à fase depois do acréscimo dos reagentes das reações de produção de NO_2, NO_3 e IND. As únicas reações positivas observadas com *H. ducreyi* no painel RapID® NH são a de fosfatase (*acima*, oitava reação da esquerda para a direita [amarelo]) e nitrato-redutase (*abaixo*, nona reação da esquerda para a direita [vermelho]).

D. Esfregaço corado por Gram demonstrando cocobacilos pequenos e pouco corados de *Aggregatibacter aphrophilus*.

E. Crescimento de *A. aphrophilus* no SBA (*à esquerda*) e no ágar-chocolate (*à direita*) depois de 48 horas de incubação a 35° a 37°C em CO_2 5 a 7%. *A. aphrophilus* não requer fator X ou V exógeno e, por esta razão, consegue proliferar no SBA. Nos casos típicos, as colônias são pequenas e têm pigmentação ligeiramente amarelada.

F. *Haemophilus paraphrophilus* no SBA (*à esquerda*) e no ágar-chocolate (*à direita*) depois de 48 horas de incubação a 35° a 37°C em CO_2 a 5 a 7%. *H. paraphrophilus* é bioquimicamente idêntico a *A. aphrophilus*, mas requer fator V para proliferar. Por essa razão, *H. paraphrophilus* cresce no ágar-chocolate (*à direita*), mas não no SBA (*à esquerda*).

G. Testes bioquímicos para identificar *A. aphrophilus*. Os tubos mostrados nesta fotografia (da esquerda para a direita) são caldo de nitrato, caldo de indol-triptona, caldo base de descarboxilase de Møller, caldo de lisina-descarboxilase de Møller, caldo de ornitina-descarboxilase de Møller e tubo inclinado como ágar de ureia. Como se pode observar, *A. aphrophilus* é nitrato-positivo, mas tem reações negativas de indol, lisina-descarboxilase, ornitina-descarboxilase e urease.

H. Testes rápidos de utilização de carboidratos para *A. aphrophilus*. Com esse método, uma solução balanceada de vermelho fenol e sais (BSS) é dispensada em uma série de tubos em alíquotas de 0,10 mℓ. Uma única gota de uma solução de carboidratos esterilizada por filtragem (peso/volume de 20%) é acrescida em cada tubo. Uma suspensão concentrada de microrganismos é preparada com BSS sem carboidratos acrescentados e uma única gota desta suspensão é acrescentada a cada um dos tubos com BSS-carboidratos. Depois de quatro horas de incubação a 35° a 37°C, as reações são interpretadas. Quando há produção de ácidos, o indicador vermelho de fenol muda de vermelho para amarelo. Nesta fotografia, os tubos (da esquerda para a direita) são os seguintes: suspensão de microrganismos em BSS (sem carboidratos acrescentados), BSS com glicose (G), maltose (M), sacarose (S), lactose (L), manitol (MN), xilose (X) e manose (MA). Como se pode observar nessas reações, *A. aphrophilus* produz ácidos a partir da glicose, maltose, sacarose, lactose e manose, mas não com manitol e xilose. O Quadro 11.1 *online* descreve os detalhes dessa técnica, que também pode ser usada para identificar espécies de *Neisseria*.

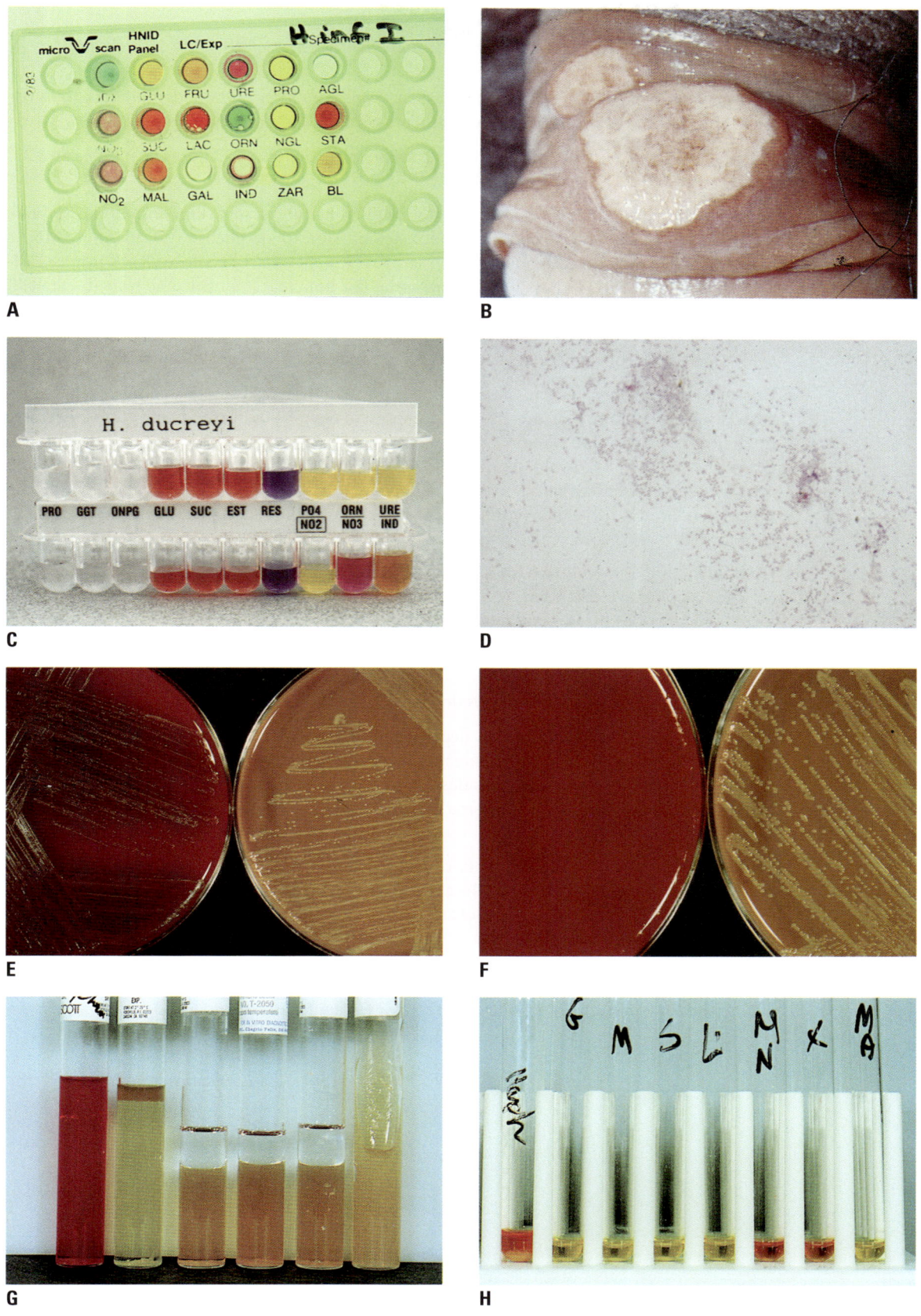

PRANCHA 9.3

Espécies de *Aggregatibacter*, *Cardiobacterium* e *Eikenella*

A. Esfregaço de *Aggregatibacter actinomycetemcomitans* corado por Gram, demonstrando os bacilos e cocobacilos gram-negativos palidamente corados desta espécie.

B. *A. actinomycetemcomitans* crescendo em ágar-chocolate depois de 72 horas de incubação a 35° a 37°C com CO_2 a 5 a 7%.

C. Testes rápidos de utilização de carboidratos para *A. actinomycetemcomitans*. Como se pode observar, *A. actinomycetemcomitans* produz ácidos a partir da glicose (G), manitol (MN) e manose (MA), mas não com maltose (M), sacarose (S), lactose (L) e xilose (X). A impossibilidade de produzir ácidos a partir da lactose, somada a uma reação positiva no teste de catalase, ajuda a diferenciar *A. actinomycetemcomitans* de *A. aphrophilus* (ver Prancha 9.2 H, na página anterior). As reações de redução do nitrato, lisina-descarboxilase e ornitina-descarboxilase e urease são iguais com essas duas bactérias (ver Prancha 9.2 G, na página anterior).

D. Esfregaço de *Cardiobacterium hominis* corado por Gram. Essas bactérias comumente têm reação variável ao Gram, mas nesta fotografia apresentavam-se uniformemente gram-negativas. Em geral, as células de *C. hominis* são maiores que as das outras bactérias do grupo HACEK e demonstram pleomorfismo significativo (p. ex., células com extremidades pontiagudas ou rombas, células com formato de gota ou haltere etc.). Nesta imagem, também havia formação típica de paliçadas de células (configuração de "cerca de piquete") e aglomeração das células para formar rosetas compactas.

E. Crescimento de *C. hominis* no SBA depois de 72 horas de incubação a 35° a 37°C com CO_2 de 5 a 7%. As colônias dessa bactéria são pequenas, opacas e brilhantes. Algumas cepas também formam depressões no ágar, assim como ocorre com *Eikenella corrodens*.

F. Esfregaço de *Eikenella corrodens* corado por Gram. As células de *E. corrodens* apresentam-se como bacilos gram-negativos "regulares" e não formam cocobacilos ou células pleomórficas, como ocorre com os outros membros do grupo HACEK.

G. Crescimento de *E. corrodens* no SBA depois de 72 horas de incubação a 35° a 37°C com CO_2 a 5 a 7%. Nesta fotografia, a luz incidente na placa demonstrou depressões na superfície do ágar, que são típicas da maioria das cepas dessa espécie. Também podem ser detectadas cepas que não produzem depressões e, na mesma cultura, pode-se observar cepas que formam ou não depressões.

H. Testes bioquímicos para identificar *E. corrodens*. Os tubos ilustrados nesta fotografia são os seguintes (da esquerda para a direita): caldo de nitrato, caldo de indol-triptona, base de descarboxilase de Møller, caldo de lisina-descarboxilase de Møller, caldo de ornitina-descarboxilase de Møller e tubo inclinado com ágar ureia. *E. corrodens* é nitrato-positiva e urease-negativa e é o único membro do grupo HACEK que tem reações positivas à lisina-descarboxilase e ornitina-descarboxilase. *E. corrodens* também difere das outras bactérias desse grupo porque não produz ácidos a partir dos carboidratos, seja por fermentação ou oxidação.

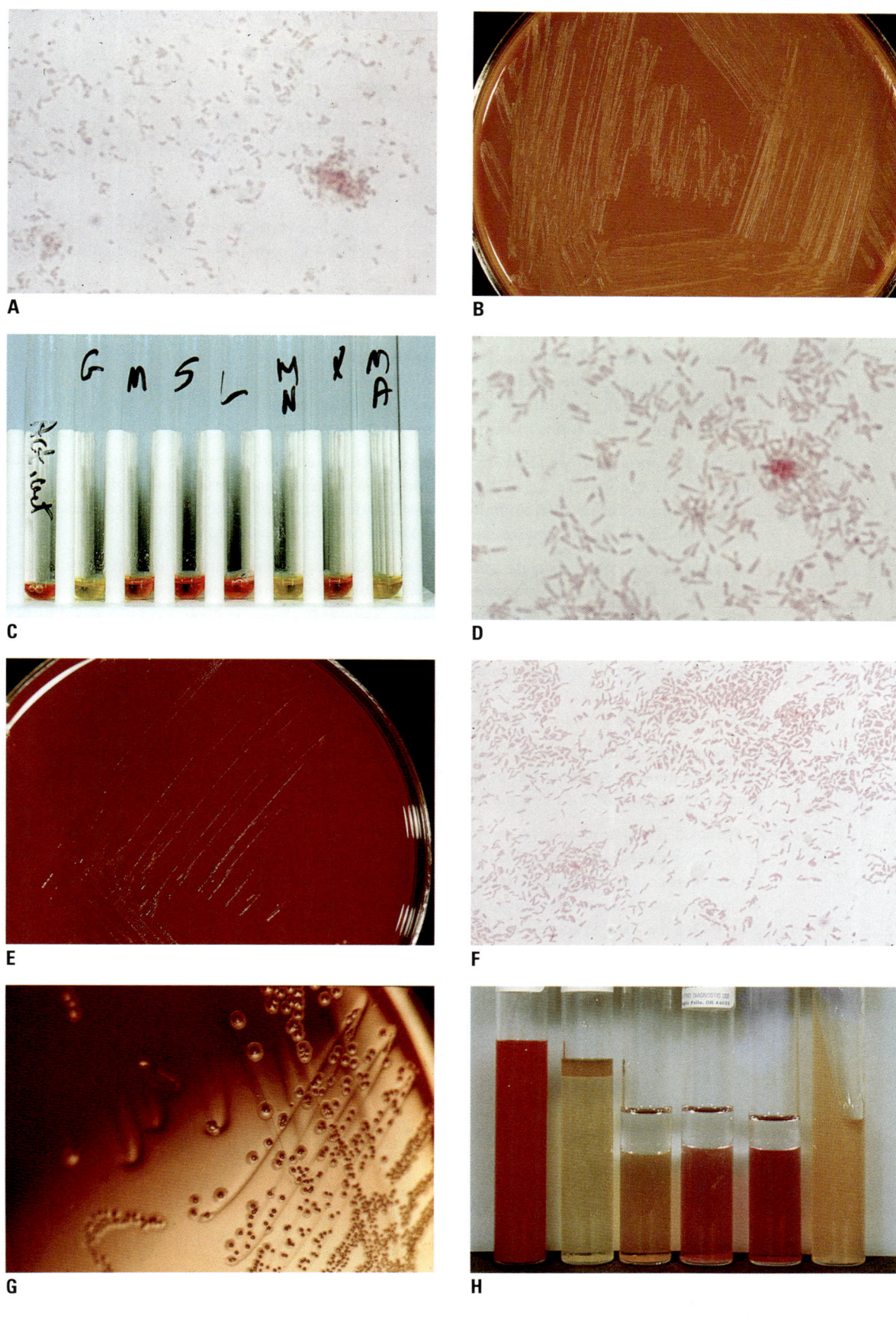

PRANCHA 9.4

Espécies de *Kingella, Capnocytophaga* e *Dysgonomonas*

A. *Kingella kingae* no SBA. A placa à esquerda corresponde a 24 horas de incubação a 35° a 37°C com CO_2 a 5 a 7%, enquanto a placa à direita é a mesma cepa isolada depois de 48 horas de incubação. A β-hemólise produzida por essa bactéria pode ser evidente apenas na superfície interna e imediatamente ao lado da colônia depois de 24 horas de incubação; contudo, depois de 48 de incubação, a β-hemólise é mais evidente.

B. Colônias de *Kingella denitrificans* no ágar-chocolate depois de 24 horas de incubação a 35° a 37°C com CO_2 a 5 a 7%. As colônias dessas bactérias são semelhantes aos tipos de *Neisseria gonorrhoeae* que formam colônias pequenas.

C. Painel RapID® NH (Remel) inoculado com *K. denitrificans*. Esta fotografia ilustra dois painéis idênticos. O painel superior corresponde à fase antes do acréscimo dos reagentes de nitrato e indol às cavidades das cuvetas bifuncionais correspondentes. As reações positivas no painel desse microrganismo oxidase-positivo e catalase-negativo foram as seguintes: prolil-aminopeptidase (PRO), fermentação de glicose (GLU) e redução de nitrito (NO_2) positiva e redução de nitrato (NO_3). Todos os outros testes foram negativos.

D. Espécie de *Capnocytophaga* isolada de um ser humano em SBA depois de 48 horas de incubação a 35° a 37°C com CO_2 a 5 a 7%. Esta fotografia demonstra a morfologia típica das colônias desse microrganismo e ilustra o halo de "motilidade deslizante" na periferia das colônias. Perto dos centros das áreas de crescimento, as colônias tinham aspecto mosqueado.

E. Esfregaço corado por Gram de uma espécie de *Capnocytophaga* isolada de um ser humano. Nos casos típicos, essa bactéria apresenta-se como bacilos gram-negativos fusiformes e ligeiramente curvos com extremidades pontiagudas. Nesse aspecto, essas bactérias são semelhantes a *Fusobacterium nucleatum*, que é uma espécie obrigatoriamente anaeróbia.

F. Colônias de *Capnocytophaga canimorsus* no SBA depois de 5 dias de incubação a 35° a 37°C com CO_2 a 5 a 7%. As colônias dessa espécie são contínuas, circulares, convexas e brilhantes, como se pode observar nesta fotografia.

G. Esfregaço de *C. canimorsus* corado por Gram. Esta fotografia demonstra as células fusiformes típicas do gênero. Assim como as espécies de *Capnocytophaga* encontradas na orofaringe humana, algumas células da *C. canimorsus* também são ligeiramente curvas.

H. Colônias de *Dysgonomonas capnocytophagoides* (antes conhecida como grupo DF-3 dos CDC). Esse microrganismo forma colônias puntiformes depois de 24 horas de incubação, mas depois desenvolve colônias brancas a acinzentadas maiores. Esta fotografia mostra uma cultura de 48 horas com *D. capnocytophagoides*, que cresceu em SBA depois da incubação a 35° a 37°C com CO_2 a 5 a 7%. De acordo com alguns relatos, as colônias desse microrganismo exalam um odor "adocicado" típico.

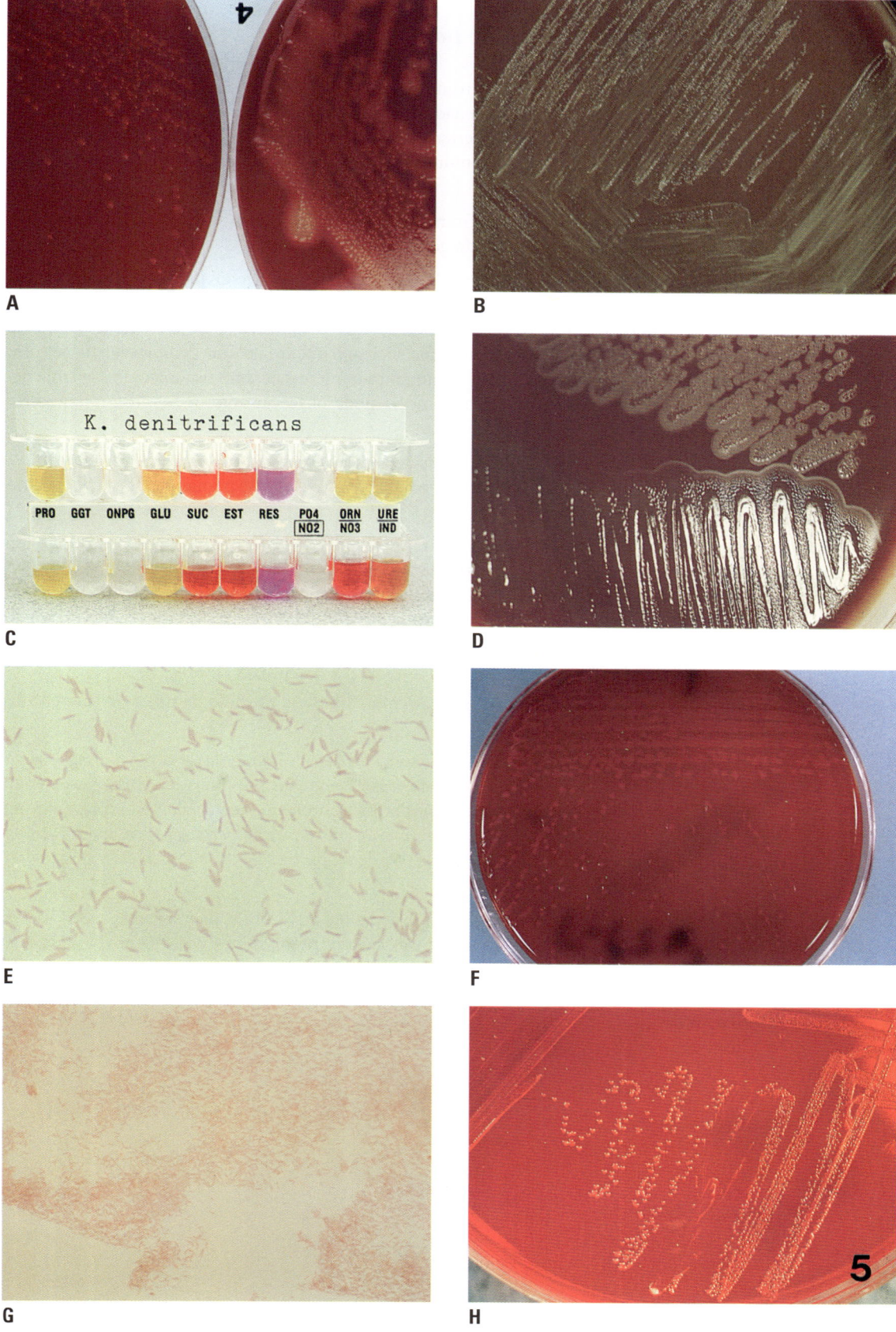

PRANCHA 9.5

Espécies de *Pasteurella, Brucella* e *Bordetella*

A. Colônias de *Pasteurella multocida* cultivadas em SBA depois de 48 horas de incubação a 35° a 37°C com CO_2 a 5 a 7%. Essa bactéria não é hemolítica e não cresce no meio de MacConkey, no ágar EMB ou em outros meios entéricos seletivos/diferenciais. *P. multocida* é isolada mais comumente das feridas causadas por mordidas de animais domésticos, especialmente cães e gatos.

B. Esfregaço de *P. multocida* corado por Gram, demonstrando pequenos cocobacilos gram-negativos típicos desta espécie e de outras do gênero *Pasteurella*.

C. Reação da mancha de indol positiva com *P. multocida*. Um pedaço de papel-filtro é impregnado com algumas gotas do reagente *p*-dimetilamino cinamaldeído e uma colônia do microrganismo em crescimento é retirada da superfície do ágar e colocada sobre o reagente e também sobre um microrganismo de controle negativo. O aparecimento de uma coloração azul-petróleo no papel-filtro confirma o teste positivo, enquanto o microrganismo usado como controle negativo resulta em coloração rosa-claro, como se pode observar aqui. *P. multocida* também é oxidase-positiva.

D. *Brucella melitensis* crescendo no SBA depois de 48 horas de incubação a 35° a 37°C em atmosfera enriquecida com CO_2 a 5 a 7%. As colônias são pequenas, não pigmentadas, não hemolíticas, contínuas e convexas.

E. Teste de anticorpo fluorescente direto (AFD) para *Bordetella pertussis*. O teste de AFD é um adjuvante importante à cultura para detectar *B. pertussis* nos espécimes nasofaríngeos. Esta fotografia ilustra uma preparação de AFD positiva, na qual os microrganismos pareciam cocobacilos fluorescentes de cor maçã-verde. Como se pode observar nesse caso, as bactérias podem apresentar-se separadas ou em grupos em razão da retenção das células bacterianas nas faixas de muco. (Fotografia cedida por cortesia de Marty Roe, Children's Hospital, Denver, CO.)

F. Esfregaço de *B. pertussis* corado por Gram, demonstrando a morfologia típica de cocobacilos diminutos.

G. Crescimento de *B. pertussis* no ágar de Regan-Lowe sem (*à esquerda*) e com (*à direita*) cefalexina acrescentada ao meio. As colônias brancas e pequenas presentes nas duas placas eram colônias de *B. pertussis*, enquanto as colônias brancas no meio sem cefalexina representavam bactérias contaminantes presentes no espécime. A cultura de *B. pertussis* deve incluir meios com e sem antibióticos, porque algumas cepas de *B. pertussis* e *B. parapertussis* podem ser inibidas pela cefalexina.

H. Colônias de *B. pertussis* no ágar de Regan-Lowe depois de 72 horas de incubação a 35° a 37°C com CO_2 a 5 a 7%. Esse meio contém sangue de cavalo (peso/volume de 10%) em base de ágar de carvão. A concentração alta de sangue e o acréscimo de carvão ativado ao meio ajudam a neutralizar quaisquer materiais tóxicos potencialmente presentes e facilitam o isolamento dessa bactéria.

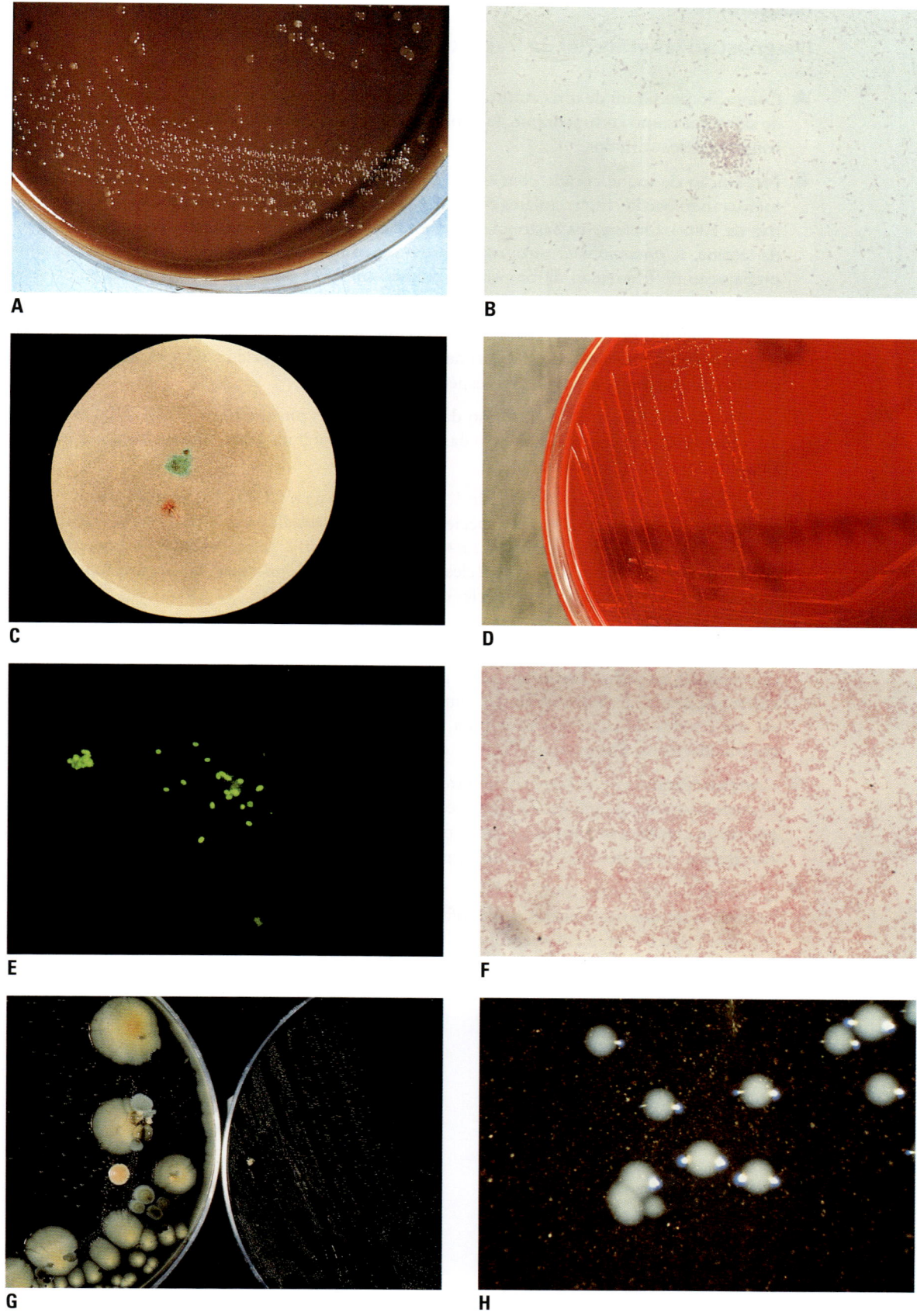

PRANCHA 10.1

Diagnóstico laboratorial da legionelose

A. Coloração por Gram de uma cultura de *Legionella pneumophila* usando fucsina básica em vez de safranina como contracorante. Essa bactéria apresenta-se na forma de bastonetes finos com comprimentos variados.

B. Preparação de toque corada com Gram-Weigert de um espécime de biopsia pulmonar, demonstrando bacilos intracelulares e extracelulares pequenos e finos (ampliação original: objetiva de 100×). Observe os bastonetes rombos e curtos no macrófago mais próximo do centro da lâmina. *L. pneumophila* sorogrupo 1 foi o único microrganismo isolado em cultura; uma preparação de impressão da biopsia de pulmão foi AFD-positiva quando foi corada com o conjugado específico para este microrganismo.

C. O crescimento profuso em meio tamponado com ágar, carvão e extrato de levedura (BCYE; do inglês, *buffered charcoal yeast extract*) depois de 3 dias ou mais de incubação, mas sem crescimento em ágar-sangue, é típico das espécies de *Legionella*.

D. Imagem de microscopia de dissecção das colônias de *L. pneumophila* em BCYE. Observe as estruturas internas cristalinas dentro das colônias de 3 a 5 mm, que tinham bordas contínuas (ampliação original: cerca de 40×).

E. Autofluorescência branco-azulada de *L. bozemanii* no ágar BCYE, fotografada sob luz ultravioleta de ondas longas. Outras espécies que emitem autofluorescência branco-azulada são: *L. dumoffii*, *L. gormanii*, *L. anisa*, *L. tucsonensis*, *L. cherrii*, *L. parisiensis* e *L. steigerwaltii*. Essa característica não ocorre com as espécies *L. pneumophila*, *L. micdadei*, *L. feeleii*, *L. longbeachae*, *L. oakridgensis* e muitas outras espécies de *Legionella*.

F. Coloração álcool-ácida de Kinyoun modificada para *L. micdadei* cultivada em ágar BCYE. Nessa preparação, algumas das bactérias com forma de bastonete eram álcool-acidorresistentes (vermelhas), enquanto outras não eram álcool-acidorresistentes (azul). As primeiras eram parcialmente álcool-acidorresistentes. Com a utilização do corante de Ziehl-Neelsen tradicional ou um corante de auramina-rodamina, esses microrganismos provavelmente não seriam álcool-acidorresistentes (ver detalhes no texto).

G. Corte em parafina de tecidos pulmonares de um paciente com doença dos legionários aguda. O corte histológico demonstra uma área de condensação. Exsudatos inflamatórios formados por fibrina, muitos neutrófilos, poucos macrófagos e alguns eritrócitos preenchiam os espaços e os ductos alveolares (coloração de hematoxilina-eosina; ampliação original: cerca de 200×).

H. A coloração por Gram tradicional dos tecidos de um paciente com legionelose demonstrou leucócitos polimorfonucleares e macrófagos, mas não havia "qualquer microrganismo aparente". Isso é típico com a coloração por Gram tradicional, porque *Legionella* não se cora claramente com o contracorante safranina (coloração por Gram, ampliação de 1.000×).

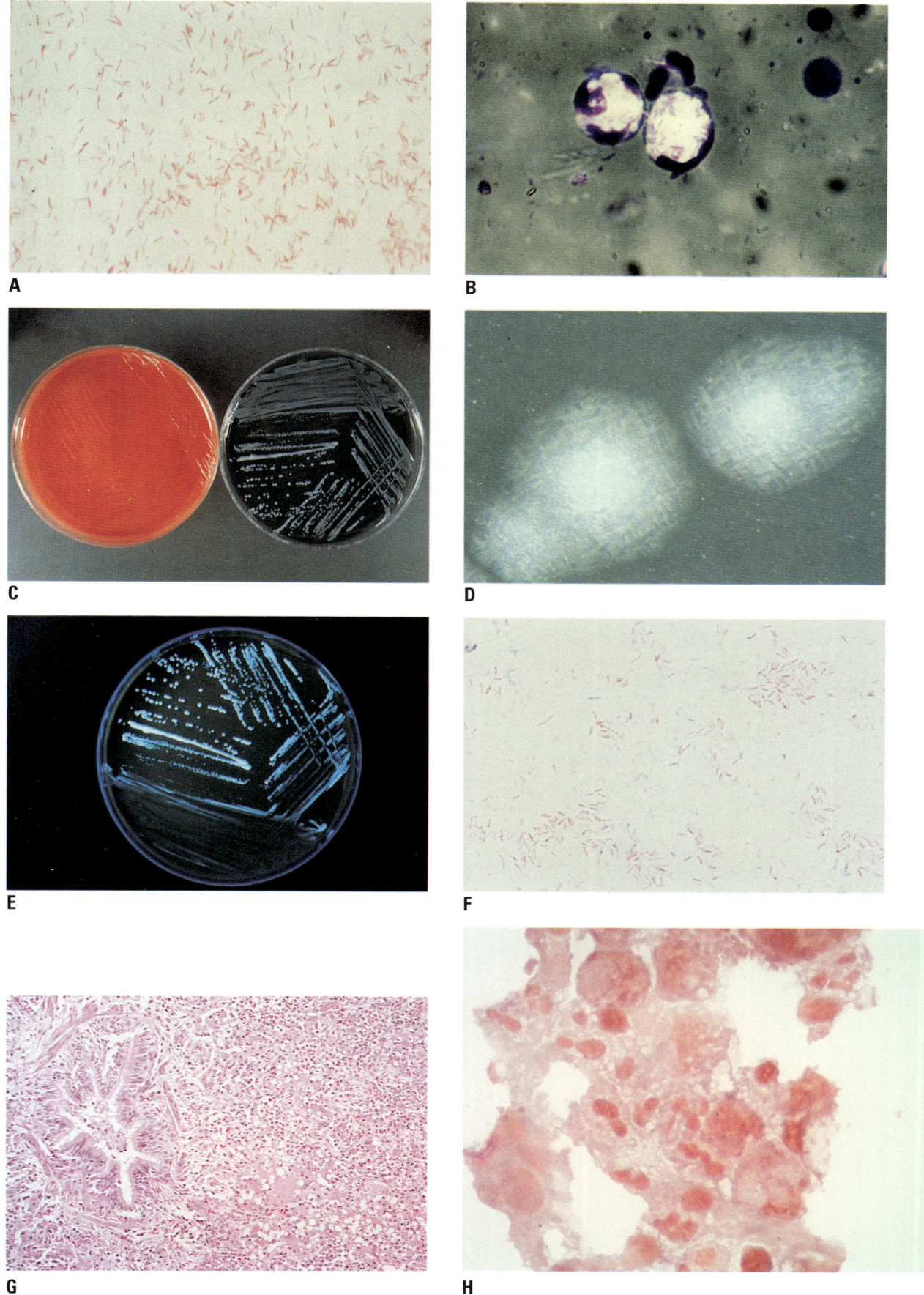

PRANCHA 11.1

Identificação das espécies de *Neisseria*

A. Esfregaço corado por Gram de uma amostra de secreção uretral fornecida por um homem com uretrite gonocócica. Observe a presença de diplococos gram-negativos intracelulares dentro dos neutrófilos segmentados palidamente corados.

B. Lesão cutânea no dedo indicador da mão esquerda devido à infecção gonocócica disseminada (IGD). Em geral, as lesões cutâneas associadas à IGD localizam-se nas extremidades.

C. Colônias típicas de *Neisseria gonorrhoeae* no meio de Thayer-Martin modificado (MTM) depois de 24 horas de incubação a 35° a 37°C com CO_2 a 5 a 7%. O MTM é uma formulação à base de ágar-chocolate, que contém vancomicina, colistina e nistatina para inibir bactérias gram-positivas, gram-negativas e fungos, respectivamente. As espécies de *Neisseria* patogênicas, especialmente *N. gonorrhoeae* e *N. meningitidis*, crescem bem no meio de MTM.

D. Visão ampliada das colônias de *N. gonorrhoeae* cultivadas no ágar MTM depois de 24 horas de incubação a 35° a 37°C com CO_2 de 5 a 7%.

E. Ágar semissólido de cistina-tríptica digerida convencional (CTA) para identificar espécies *Neisseria*. Esta fotografia demonstra a bateria clássica de carboidratos usados nessa identificação. A bateria inclui (da esquerda para a direita) CTA-glicose, CTA-maltose, CTA-sacarose e CTA-lactose (o tubo de controle com CTA, mas sem carboidrato, não aparece na imagem). O meio básico de CTA contém um indicador de vermelho fenol e a alteração da cor do meio (de vermelho para amarelo) indica produção de ácidos a partir dos respectivos carboidratos. Nesta fotografia, houve produção de ácido apenas a partir da glicose, identificando o microrganismo como *N. gonorrhoeae*.

F. Visão ampliada das colônias de *Neisseria meningitidis* cultivadas em SBA depois da incubação por 24 horas a 35° a 37°C com CO_2 a 5 a 7%.

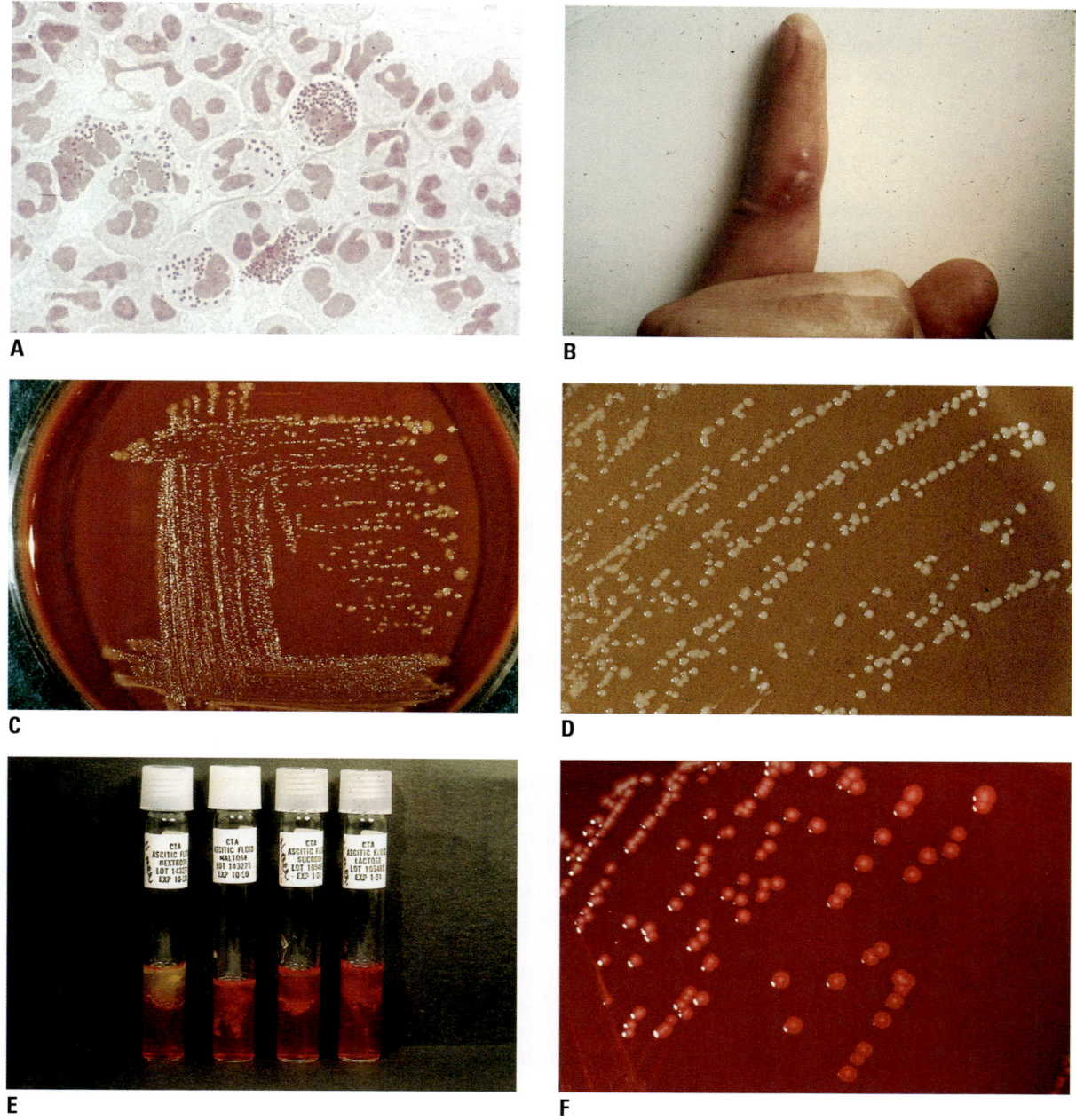

Prancha 11.1

PRANCHA 11.1 (*CONTINUAÇÃO*)

G. Testes rápidos de utilização de carboidratos para identificar espécies de *Neisseria* (ver Quadro 11.1 *online*). O teste rápido de utilização de glicose é realizado utilizando-se uma solução balanceada de sais e vermelho de fenol (BSS, 0,10 mℓ por tubo), com acréscimo de apenas uma gota do carboidrato (solução aquosa com peso/volume de 20%, esterilizada por filtragem) em cada tubo com os carboidratos a serem testados. Uma suspensão densa do microrganismo é preparada com BSS sem carboidrato e uma única gota desta suspensão concentrada é acrescentada a cada um dos tubos com BSS e carboidratos. Os tubos inoculados são incubados a 35°C por quatro horas. Esta fotografia demonstra um conjunto dos seguintes tubos com BSS-carboidratos (da esquerda para a direita): apenas BSS (para a suspensão dos microrganismos), BSS-glicose, BSS-maltose, BSS-frutose, BSS-sacarose e BSS-lactose. Como o microrganismo produziu ácidos nos tubos com BSS-glicose e BSS-maltose (a cor mudou de vermelho para amarelo), ele foi identificado como *N. meningitidis*.

H. O *kit* CarboFerm® Neisseria consiste em uma cuveta de reagentes com oito cavidades, que é fornecida pré-acondicionada em 12 tiras encaixadas em uma estrutura de plástico. A estrutura está marcada com as designações das fileiras de A-H. As cavidades da cuveta são seladas com uma tampa de plástico, que é retirada antes da inoculação. As cavidades da fileira A contêm o meio básico de peptona desidratada com indicador vermelho de fenol, mas sem qualquer acréscimo de carboidrato (cavidades de controle). As cavidades das fileiras C, D, E e F contêm o mesmo meio básico, mas com acréscimo de carboidratos; estas cavidades contêm glicose (fileira C), maltose (fileira D), lactose (fileira E) e sacarose (fileira F), além do meio de peptona desidratada e indicador vermelho de fenol. As cavidades da fileira H contêm bromo-cloro-indoilbutirato (substrato da butirato-esterase) impregnado em um disco de papel-filtro colocado no fundo de cada cavidade. As cavidades das fileiras B e G estão vazias. O *kit* também inclui tubos de ensaio com tampa rosqueável contendo o líquido de inoculação. Esse sistema tem como propósito identificar diplococos gram-negativos oxidase-positivos que fazem parte do gênero *Neisseria*, assim como *Moraxella catarrhalis*.

De forma a inocular o CarboFerm® Neisseria, prepara-se uma suspensão de microrganismos com turbidez igual ou maior que o padrão de McFarland n. 4 utilizando o tamponador para inoculação. Esse inóculo é preparado a partir de uma cultura do microrganismo por 18 a 24 horas em ágar-sangue, ágar-chocolate ou meios seletivos (p. ex., meio de Thayer-Martin modificado). Quatro a cinco gotas do inóculo são colocadas nas cavidades A (controle), C (glicose), D (maltose), E (lactose), F (sacarose) e H (substrato da butirato-esterase). A cuveta é colocada em uma incubadora com ar ambiente a 35°C.

Depois de 15 minutos, a cavidade H (substrato da butirato-esterase) é examinada quanto à existência de coloração azulada. Quando o disco de papel-filtro adquire coloração azul-petróleo, o microrganismo é identificado como *M. catarrhalis* e o teste é concluído. Quando o disco da cavidade H continua incolor (branco), a reação de butirato-esterase é registrada como negativa e a cuveta é incubada novamente por mais quatro horas. Ao final desse período, o controle com carboidratos e cada uma das cavidades com carboidratos são examinados para detectar alterações de cor. A cor vermelho ou laranja-avermelhado é registrada como negativa, enquanto as cores laranja, laranja-amarelado e amarelo são registradas como positivas.

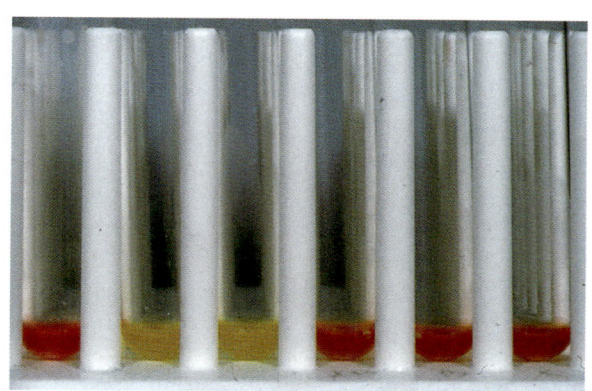 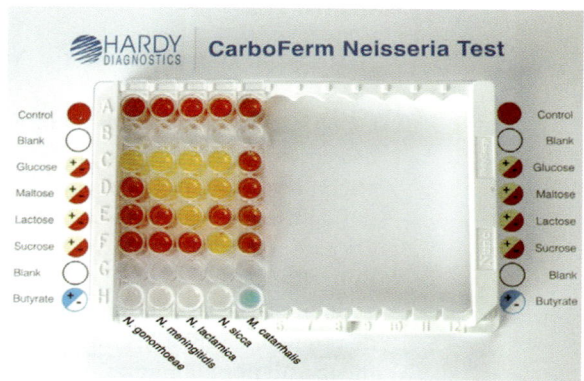

G

H

PRANCHA 11.2

Identificação das espécies de *Neisseria* e da *Moraxella catarrhalis*

A. GONOCHEK® II (EY Laboratories, San Mateo, CA). Três substratos cromogênicos são incluídos em um único tubo de plástico para detectar as enzimas glicosidase e aminopeptidase, que estão presentes especificamente em *N. meningitidis*, *N. lactamica* e *N. gonorrhoeae*. A hidrólise dos substratos dos tubos faz com que o volume pequeno de inóculo adquira diversas cores. Os padrões de identificação observados são: azul (*ângulo superior esquerdo*) – *N. lactamica* (hidrólise de β-galactosídio); amarelo (*ângulo superior direito*) – *N. meningitidis* (hidrólise de γ-glutamil-*p*-nitroanilida); e vermelho (*ângulo inferior esquerdo*) – *N. gonorrhoeae* (hidrólise de prolilnaftilamida). A inexistência de reação cromogênica (*ângulo inferior direito*) depois da incubação por 30 minutos estabelece a identidade presuntiva do microrganismo como *Moraxella catarrhalis*.

B. BactiCard® *Neisseria* (Remel Laboratories, Lenexa, KS). Essa tira de identificação contém quatro testes com substratos enzimáticos cromogênicos para identificar espécies de *Neisseria* patogênicas e *Moraxella catarrhalis*. Depois da hidratação de cada um dos quatro círculos de teste com uma gota do tamponador, as colônias retiradas dos meios seletivos ou de uma subcultura apropriada são colocadas dentro de cada uma das quatro áreas de teste. Quando se desenvolve coloração verde-azulado na área de teste IB (butirato-esterase) dentro de dois minutos (tira *à esquerda*), o microrganismo é identificado como *M. catarrhalis*. Quando não se desenvolve qualquer cor nessa área, a fita é incubada por mais 13 minutos. Quando se forma uma coloração verde-azulada na área de teste BGAL (β-galactosidase) (fita da *extrema direita*) durante esse intervalo, o microrganismo é identificado como *N. lactamica*. Quando não há reação cromogênica nessa área durante o período de incubação, acrescenta-se uma única gota do reagente cromogênico nas áreas de teste PRO e GLUT. O aparecimento de cor vermelha na área de teste PRO (prolil-aminopeptidase) identifica a cepa isolada como *N. gonorrhoeae* (segunda fita da esquerda para a direita), enquanto a formação de cor vermelha na área de teste GLUT (γ-glutamilaminopeptidase) identifica a bactéria como *N. meningitidis* (terceira fita da esquerda para a direita).

C. Sistema RapID® NH (Remel). O RapID® NH é um sistema comercial para identificação em quatro horas das espécies de *Neisseria*, *Haemophilus* e várias outras espécies de bactérias gram-negativas exigentes. Na verdade, esta fotografia demonstra dois painéis duplicados inoculados com *N. meningitidis*. O painel superior da fotografia corresponde ao sistema antes do acréscimo dos reagentes, enquanto o painel inferior representa o sistema depois do acréscimo dos reagentes às três últimas cavidades de teste bifuncional. As reações que identificam a cepa isolada como *N. meningitidis* são prolil-aminopeptidase (PRO) positiva e γ-glutamilaminopeptidase (GLUT) positiva, reação de glicose (GLU) positiva e teste de NO_2 (redução de nitrito) positivo.

D. Painel MicroScan® HNID (Dade-MicroScan, West Sacramento, CA). O painel MicroScan® HNID é um sistema de testes para identificação em quatro horas das espécies de *Haemophilus* e *Neisseria*. Os testes positivos do painel ilustrado na fotografia são redução de nitrato (NO_3) e redução de nitrito (NO_2), produção de ácidos a partir da glicose (GLU), sacarose (SUC), maltose (MAL), frutose (FRU) e prolil-aminopeptidase (PRO). Essas características identificam essa cepa como *N. mucosa*.

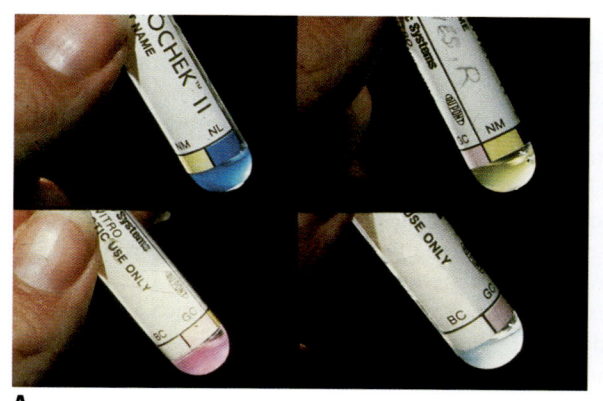

A

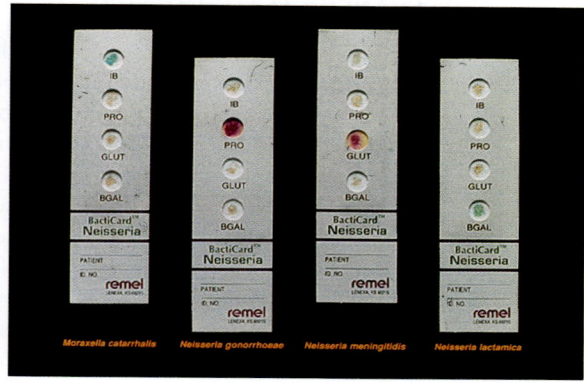

B

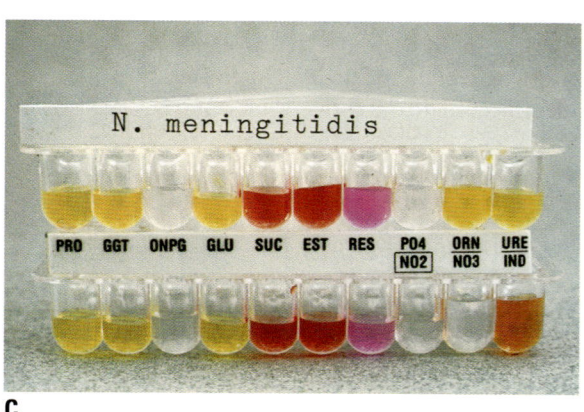

C

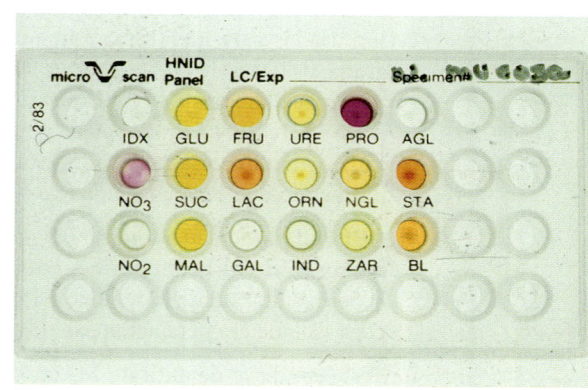

D

PRANCHA 11.2 (*CONTINUAÇÃO*)

E. Painel API® NH (bioMérieux, Durham, NC). O API® NH é um sistema de identificação em formato de tiras para identificar espécies de *Neisseria* e *Haemophilus* em duas horas. A tira inclui sete cápsulas com um único substrato e três bifuncionais. Os testes de substrato único são os seguintes (da esquerda para a direita): testes de betalactamase (PEN), produção de ácidos a partir da glicose (GLU), frutose (FRU), maltose (MAL), sacarose (SAC); ornitina-descarboxilase (ODC) e urease (URE). As cápsulas bifuncionais incluem butirato-esterase mais prolilaminopeptidase (LIP/PRO A), fosfatase alcalina (PAL) mais γ-glutamilaminopeptidase (PAL/GGT) e β-galactosidase mais indol (GAL/IND). Primeiramente, a tira é lida por inteiro, inclusive os testes de LIP, PAL e GAL; depois, acrescenta-se um reagente cromogênico às cavidades PRO A e GGT e reagente indol à cavidade IND. Em seguida, essas três últimas cavidades são lidas novamente para obter o quarto número de um biocódigo de quatro dígitos. As cápsulas com carboidratos, LIP, PRO A, GGT e GAL referem-se à identificação das espécies de *Neisseria* e *Moraxella catarrhalis*, enquanto as cápsulas com carboidratos ODC, URE, PAL, GAL e IND são usadas para identificar e finalizar a biotipagem das espécies de *Haemophilus*. Nesta fotografia, os testes de GLU e PRO A foram positivos, resultando no biocódigo 1001. A consulta ao banco de dados do API® NH permitiu a identificação do microrganismo como *N. gonorrhoeae*. A cavidade PEN é uma cápsula para detecção acidométrica de betalactamases, que não é utilizada com a finalidade de identificar o microrganismo. O teste de PEN foi positivo nesse caso, indicando que a cepa isolada fosse betalactamase-positiva.

F. API® NH inoculado com *N. meningitidis*. Os testes positivos nessa tira foram: glicose (GLU), maltose (MAL), prolil-aminopeptidase (PRO A) e GGT (γ-glutamilaminopeptidase). Essas reações resultaram no biocódigo API 5003, que resultou na identificação da *N. meningitidis*. Essa cepa isolada era betalactamase negativa, conforme foi indicado pela cor azul da cúpula PEN.

G. Teste em disco de butirato M.Cat® (Carr-Scarborough Microbiologicals, Decatur, GA). As cepas de *M. catarrhalis* produzem uma enzima butirato-esterase, que é capaz de hidrolisar indoxilbutirato. Um disco de papel-filtro impregnado com indoxilbutirato é umedecido com água e as colônias em crescimento são esfregadas sobre o disco. A enzima butirato-esterase hidrolisa o composto e aparece uma coloração verde-azulada no disco dentro de dois minutos. Esta figura ilustra três discos de butirato M.Cat® com reações positivas em uma lâmina de vidro.

H. API® NH inoculado com *M. catarrhalis*. Nesta fotografia, o único teste positivo foi o da cápsula LIP (azul é uma reação positiva). O biocódigo API dessas reações foi 0010, que permitiu identificar o microrganismo como *M. catarrhalis*. A cápsula PEN não é usada para determinar o biocódigo API, mas apenas para detectar produção de betalactamase. A cor azul da cúpula PEN indica que essa cepa era betalactamase-negativa.

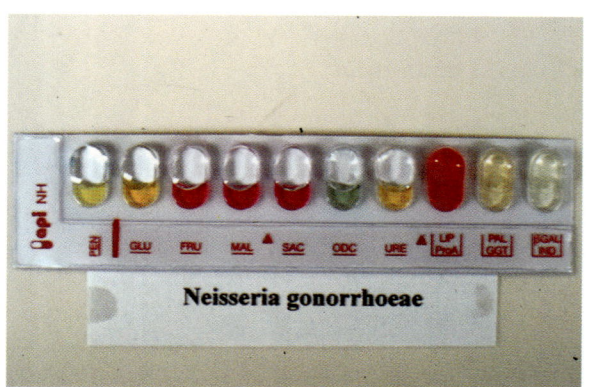

E Neisseria gonorrhoeae

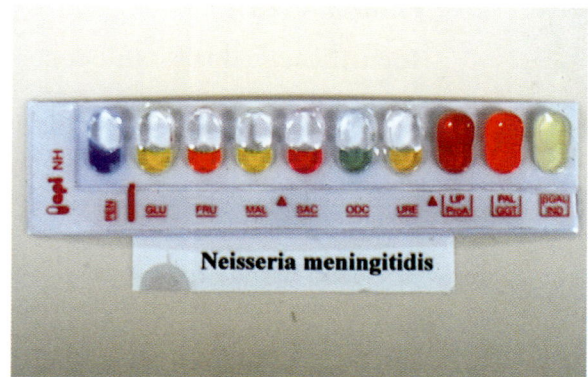

F Neisseria meningitidis

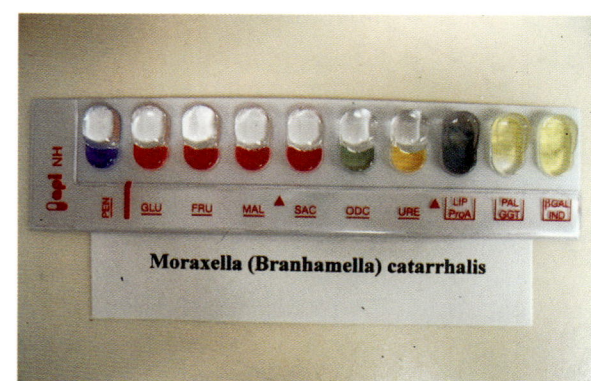

H Moraxella (Branhamella) catarrhalis

PRANCHA 12.1

Identificação dos estafilococos e espécies semelhantes

A. Paciente adulto com celulite estafilocócica do lábio superior.

B. Paciente adulto com lesões vesiculares bolhosas de impetigo estafilocócico na face. A cultura do líquido serossanguinolento retirado dessas vesículas demonstrou grandes quantidades de *Staphylococcus aureus*.

C. Recém-nascido com síndrome da pele escaldada estafilocócica. Essa síndrome ocorre nos recém-nascidos infectados por cepas de *S. aureus* que produzem esfoliatinas (*i. e.*, toxinas epidermolíticas). Essas toxinas dissolvem a matriz mucopolissacarídica da epiderme, resultando na separação intraepitelial das ligações intercelulares do estrato granuloso. As bolhas formam-se sobre áreas extensivas do corpo e depois há descamação das camadas superficiais da pele, conforme foi observado nessa criança.

D. Esfregaço corado por Gram de uma lesão de celulite estafilocócica. Os microrganismos apresentam-se como cocos gram-positivos extracelulares dispostos em grupos, junto com leucócitos polimorfonucleares corados em rosa.

E. Colônias de *S. aureus* em SBA. Esta fotografia demonstra colônias típicas de *S. aureus* depois de 24 horas de incubação a 35° a 37°C. Havia uma zona de β-hemólise imediatamente em torno das colônias.

F. Esfregaço corado por Gram de uma cultura em caldo de *S. aureus*, demonstrando cocos gram-positivos típicos em grupos semelhantes a cachos de uvas.

G. Teste de catalase positivo. O teste de catalase diferencia *Staphylococcus* e *Micrococcus* de *Streptococcus*, *Enterococcus* e bactérias semelhantes aos estreptococos (Capítulo 13). Esse teste é realizado colocando-se as colônias em crescimento sobre uma lâmina de vidro e acrescentando-se uma gota de peróxido de hidrogênio a 3% ao inóculo. A formação imediata e abundante de bolhas devidas à produção de gás oxigênio, conforme se observa nesta figura, indica um teste positivo. *Micrococcus* e *Staphylococcus* são catalase-positivos, enquanto estreptococos e enterococos são catalase-negativos.

H. Colônias de *Micrococcus luteus* no SBA. Essa espécie forma colônias pigmentadas amarelas. Outros *Micrococci* e microrganismos de gêneros relacionados podem não ser pigmentados ou formar colônias vermelhas ou alaranjadas nos meios com ágar. *Micrococcus* e microrganismos relacionados podem ser diferenciados dos estafilococos pela resistência à furazolidona, sensibilidade à bacitracina ou outros métodos, conforme está descrito na Tabela 12.1.

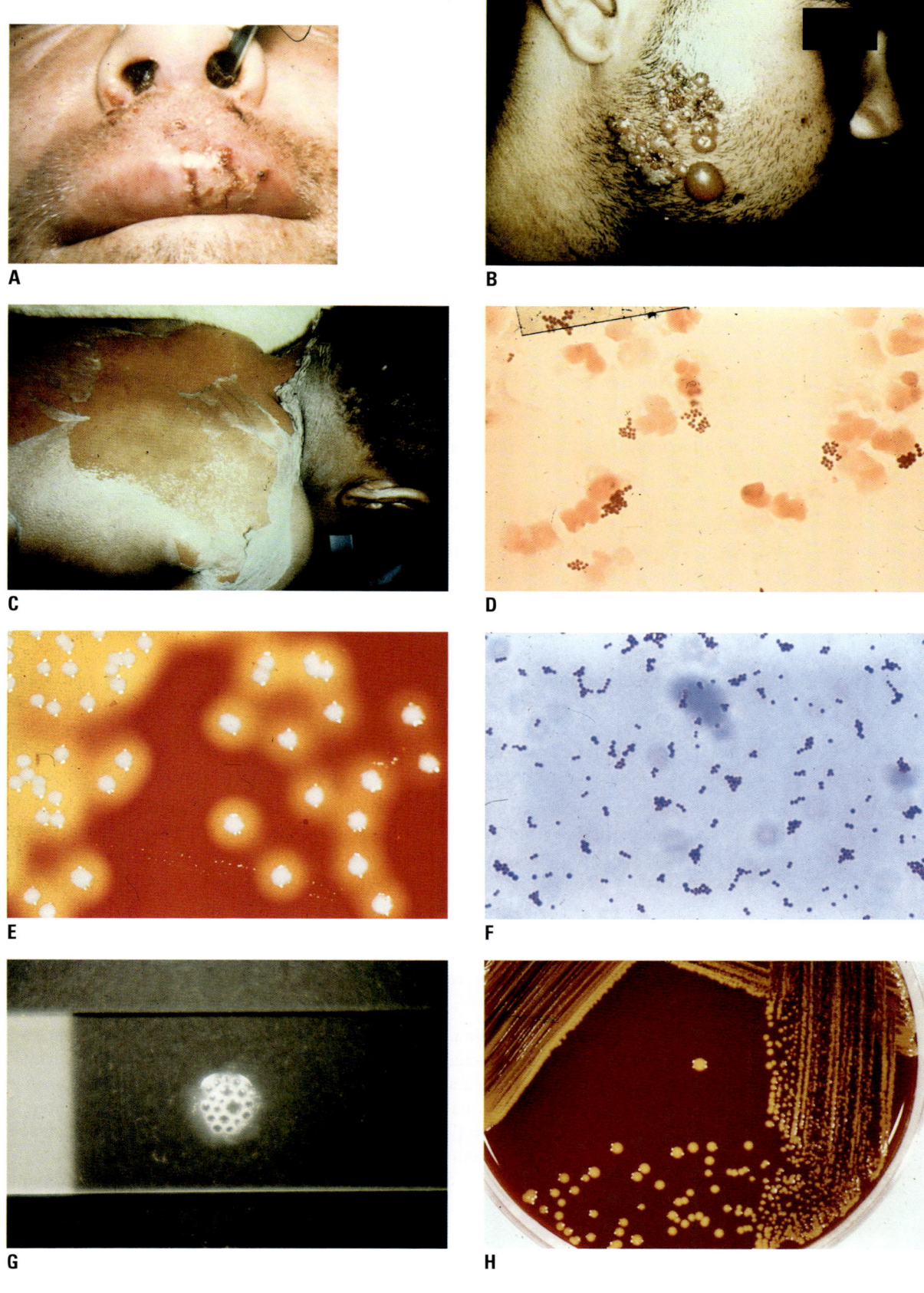

PRANCHA 12.2

Identificação de estafilococos

A. Teste do disco de furazolidona com uma espécie de *Micrococcus*. Existem vários testes para diferenciar *Micrococcus* dos gêneros de *Staphylococcus* relacionados. O teste de sensibilidade à furazolidona é um método confiável, realizado de um dia para outro, para estabelecer essa diferença. *Micrococcus* são resistentes à furazolidona e geralmente crescem mesmo até a borda do disco de furazolidona de 6 mm.

B. Teste do disco de furazolidona com uma espécie de *Staphylococcus*. A proliferação dos estafilococos é inibida pela furazolidona, que forma uma área de inibição do crescimento ao redor do disco, como se pode observar nesta figura.

C. Teste de oxidase modificado. Esse teste é um método rápido (30 segundos) para diferenciar *Staphylococcus* de *Micrococcus* e espécies semelhantes. O reagente oxidase (tetrametil-*p*-fenilenediamina) é constituído de dimetilsulfóxido (DMSO), que lhe permite penetrar na parede celular do estafilococo. O teste é realizado esfregando-se uma parte da colônia em crescimento retirada de uma placa sobre um disco de papel-filtro impregnado com o reagente. A maioria de *Micrococcus* e espécies relacionadas tem reação de oxidase modificada positiva, produzindo coloração roxo-azulada no disco dentro de 30 segundos, enquanto a maioria das espécies de *Staphylococcus* tem reação de oxidase modificada negativa.

D. Teste da coagulase em lâmina. Esse teste é um método rápido para identificar *S. aureus*. A maioria das cepas dessa espécie produz coagulase (ou um "fator de agregação"), que é detectada misturando-se uma suspensão do microrganismo em solução salina com EDTA-plasma de coelho. Em cada teste, é necessário incluir uma segunda solução de salina como controle (*à esquerda*) para avaliar a autoaglutinação. Nem todas as cepas de *S. aureus* produzem fator de agregação, de forma que os testes de coagulase em lâmina negativos precisam ser confirmados pelo teste da coagulase em tubo quando as colônias têm morfologia sugestiva desta bactéria (Prancha 12.2 E).

E. Teste da coagulase em tubo. Com esse teste, a coagulase extracelular produzida pelo *S. aureus* forma um complexo com um dos componentes do plasma conhecido como fator de coagulase-reagente. Por sua vez, esse complexo reage com o fibrinogênio plasmático e forma fibrina, que então produz um coágulo visível no tubo. O tubo colocado na parte inferior da fotografia ilustra uma reação positiva, enquanto o tubo superior demonstra uma reação negativa.

F. Teste de aglutinação do látex para identificar *S. aureus*. Esse método alternativo ao teste da coagulase utiliza contas de látex recobertas com plasma. O fibrinogênio ligado ao látex detecta o fator de agregação e as imunoglobulinas (também ligadas ao látex) detectam a proteína A da superfície da célula de *S. aureus*. As formulações mais modernas desses testes também contêm contas de látex com anticorpos dirigidos contra os antígenos capsulares 5 e 8 de *S. aureus*, que permitem a detecção mais confiável das cepas resistentes à oxacilina. A mistura das colônias de *S. aureus* em crescimento com o reagente de látex causa aglutinação rápida (*à esquerda*). Esta figura também ilustra um *Staphylococcus* coagulase-negativo, que produz reação negativa de aglutinação do látex (*à direita*).

G. Meio de DNase com azul de toluidina. Esse meio detecta a produção de desoxirribonuclease por *S. aureus*. As colônias dessa bactéria são inoculadas maciçamente em áreas bem demarcadas da superfície do ágar e a placa a incubada a 35° a 37°C por 24 horas. O teste positivo é indicado pelo aparecimento de uma coloração rósea sob e ao redor do inóculo. Como se pode observar nesta figura, *S. aureus* ("SA" na placa) era DNase-positivo, enquanto o controle (*S. saprophyticus*, ou "SS" na placa) era DNase-negativo. O teste da DNase é um método adjuvante útil à identificação das cepas de *S. aureus* que produzem resultados fracos ou inconclusivos no teste da coagulase.

H. Sistema API® ID32 Staph (bioMérieux) para identificar *Staphylococcus* e *Micrococcus*. Esse sistema de identificação em formato de tira contém 26 substratos bioquímicos. As reações positivas e negativas são anotadas para formar um número de biotipo, que é comparado com um banco de dados informatizado (apiweb®) para identificar o microrganismo.

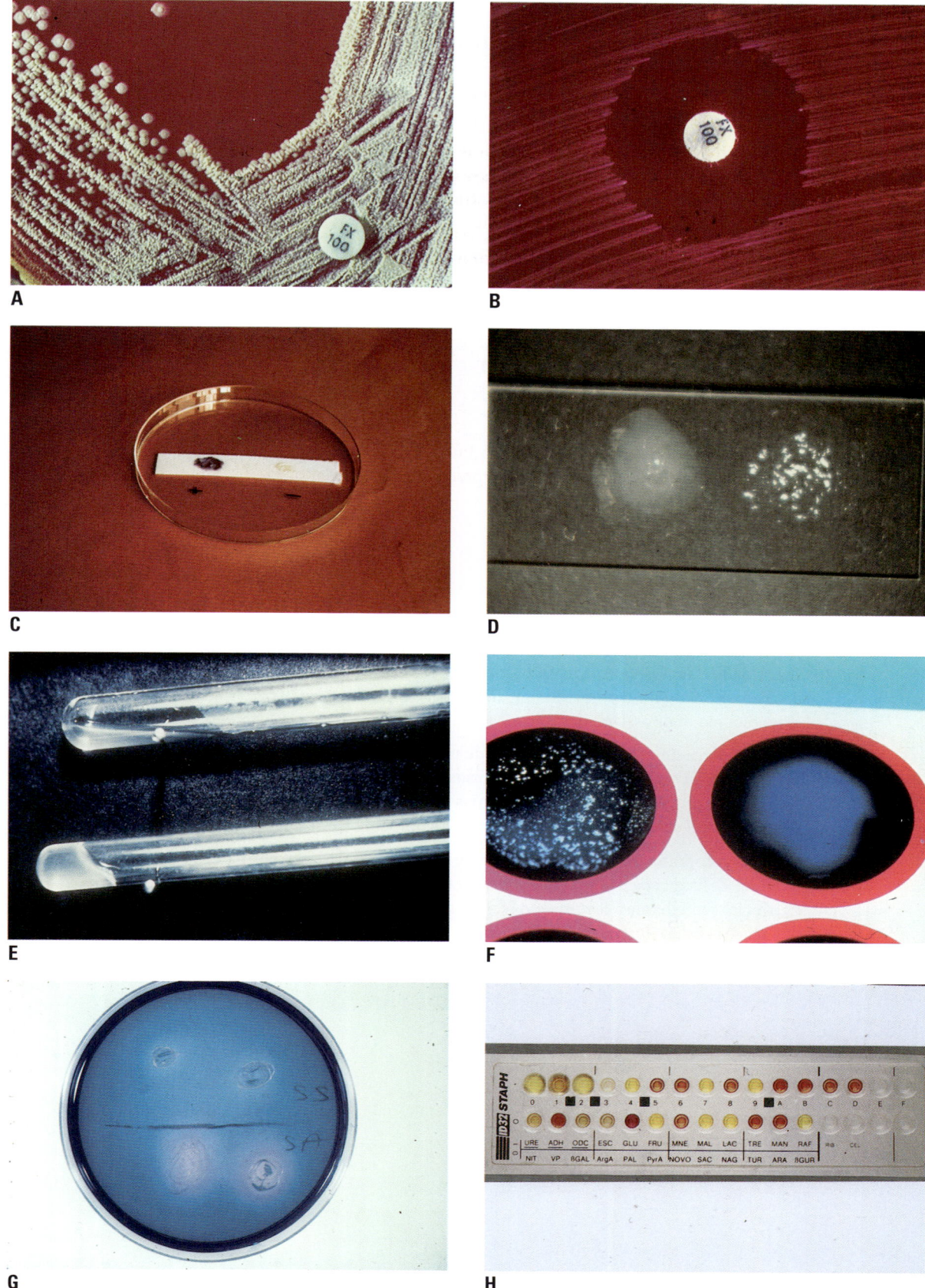

PRANCHA 12.3

Identificação dos estafilococos (*continuação*)

A. Colônias de *Staphylococcus epidermidis* no SBA depois de 24 horas de incubação a 35° a 37°C.

B. *S. saprophyticus* no SBA com discos de furazolidona e novobiocina. *S. saprophyticus* é uma causa de infecções urinárias das mulheres jovens. Assim como outros estafilococos, essa espécie é sensível à furazolidona (FX), como se pode observar pela zona de inibição ao redor do disco FX. O outro disco (designado pela letra "c") colocado nessa lâmina era um disco de novobiocina. *S. saprophyticus* é a única espécie estafilocócica resistente à novobiocina.

C. Painel de identificação API® Staph inoculado com *S. saprophyticus*. Esta fotografia ilustra as reações da primeira metade do painel. As interpretações das reações dos testes ilustrados foram as seguintes:

Controle CHO	Negativo	GLU	Positivo	FRU	Positivo
MNE	Negativo	MAL	Positivo	LAC	Positivo
TRE	Positivo	MAN	Positivo	XLT	Negativo
MEL	Negativo				

D. Painel de identificação API® Staph inoculado com *S. saprophyticus*. Esta fotografia ilustra a segunda metade do painel. As interpretações das reações dos testes foram as seguintes:

		NIT	Negativo	PAL	Positivo
VP	Positivo	RAF	Negativo	XYL	Negativo
SAC	Positivo	MDG	Negativo	NAG	Negativo
ADH	Negativo	URE	Positivo		

O número do biocódigo API para essas reações ilustradas nas Pranchas 12.3 C e D foi 6634112. A consulta ao banco de dados informatizados do API® Staph forneceu uma lista com possíveis identidades, inclusive *S. saprophyticus* (probabilidade de 71,9%), *S. warneri* (probabilidade de 19,3%) ou *S. hominis* (probabilidade de 6,6%). Como *S. saprophyticus* é a única espécie resistente à novobiocina, foi possível identificar esse microrganismo como *S. saprophyticus*.

E. Essa placa demonstra crescimento de uma cepa no SBA depois da incubação a 35° a 37°C por 24 horas. Essa cepa foi isolada de várias hemoculturas de um paciente de 38 anos com suposta endocardite estafilocócica. As colônias dessa cepa não eram pigmentadas e hemolíticas e também eram sensíveis à furazolidona e à novobiocina (testes não ilustrados aqui).

F. Esta fotografia demonstra a reação de aglutinação de látex com a cepa ilustrada na Prancha 12.3 E. Essa cepa era coagulase-positiva com base nesse último teste. Como essa cepa não "parecia" semelhante a *S. aureus*, o tecnólogo inoculou uma tira de identificação API® Staph. Essas reações estão ilustradas nas Pranchas 12.3 G e H.

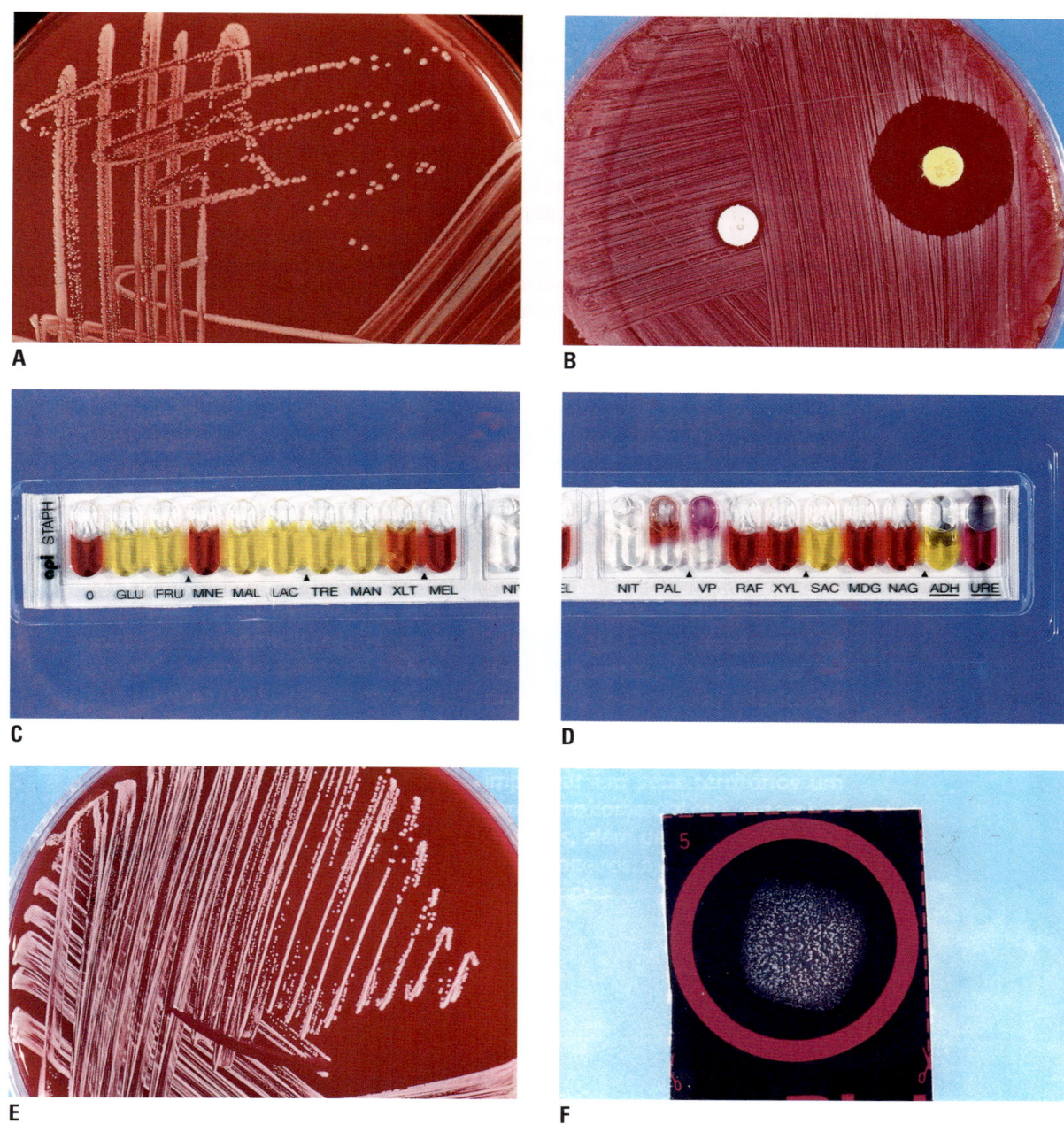

PRANCHA 12.3 (*CONTINUAÇÃO*)

G. Tira de identificação API® Staph inoculada com a cepa isolada por hemocultura ilustrada na Prancha 12.3 E. Esta fotografia ilustra as reações da primeira metade da fita. As interpretações dessas reações dos testes foram as seguintes:

Controle CHO	Negativo	GLU	Positivo	FRU	Negativo
MNE	Positivo	MAL	Negativo	LAC	Negativo
TRE	Positivo	MAN	Negativo	XLT	Negativo
MEL	Negativo				

H. Tira de identificação API® Staph inoculada com a cepa isolada por hemocultura ilustrada na Prancha 12.3 E. Esta fotografia ilustra as reações da segunda metade da fita. As interpretações dessas reações dos testes foram as seguintes:

		NIT	Positivo	PAL	Positivo
VP	Positivo	RAF	Negativo	XYL	Negativo
SAC	Negativo	MDG	Negativo	NAG	Positivo
ADH	Positivo	URE	Negativo		

O biocódigo API das reações ilustradas nas Pranchas 12.3 G e H foi 2116141. A consulta ao banco de dados informatizado do API® Staph estabeleceu a identidade dessa cepa isolada como *S. schleiferi*. Isso era compatível com a reação do látex positivo, que está ilustrada na Prancha 12.3 F, porque essa espécie pode ter reações positivas nos testes de coagulase em lâmina, tubo e/ou látex.

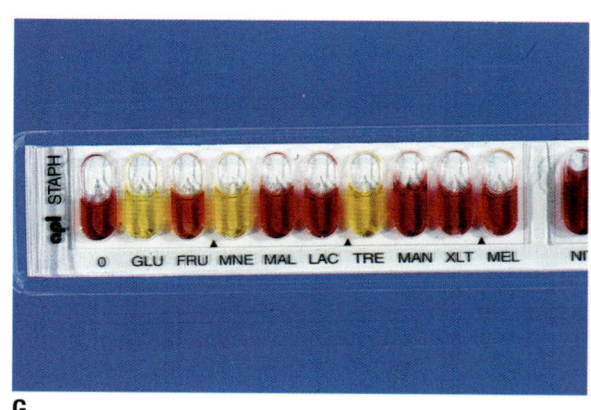

G

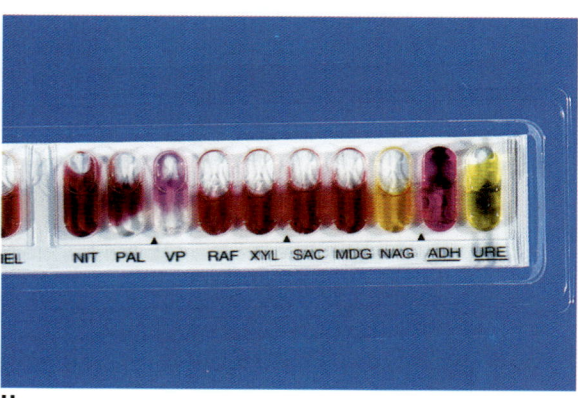

H

PRANCHA 13.1

Identificação dos estreptococos

A. Paciente com erisipela causada por estreptococos beta-hemolíticos do grupo A. Essa infecção afeta os tecidos moles e os vasos linfáticos cutâneos e causa manifestações sistêmicas, inclusive febre. Observe as lesões bolhosas próximas do queixo.

B. Esfregaço corado por Gram demonstrando estreptococos isolados por cultura em caldo. Como seu nome sugere, os estreptococos geralmente crescem em cadeias. Essas cadeias são detectadas mais comumente quando os microrganismos são cultivados em caldo. Nos esfregaços corados por Gram e preparados a partir das culturas em meios com ágar, os estreptococos geralmente formam pares ou cadeias mais curtas.

C. Esfregaço corado por Gram com *Streptococcus pneumoniae*. Esta fotografia ilustra o aspecto típico dos pneumococos no caldo de hemocultura. Nos casos típicos, essas bactérias crescem em pares, nos quais as células têm morfologia "lanceolada" ligeiramente alongada. Ao redor de algumas células desta fotografia, pode-se observar uma área clara ou "halo" circundando os pares de microrganismos, que indica a existência da cápsula polissacarídica de *S. pneumoniae*.

D. Estreptococos beta-hemolíticos no SBA. Os estreptococos beta-hemolíticos produzem hemolisinas, que desintegram os eritrócitos de carneiro e provocam clareamento do meio ao redor das colônias. Esses *Streptococci* do grupo A apresentavam esse tipo de hemólise, como também ocorre com os estreptococos dos grupos B, C e G. Contudo, as zonas de β-hemólise ao redor das colônias dos estreptococos do grupo B não são tão grandes, em comparação com as dimensões das colônias, quanto se observa com os estreptococos beta-hemolíticos dos grupos A, C e G.

E. Estreptococos alfa-hemolíticos no SBA. Inicialmente, os estreptococos podem ser classificados com base em suas propriedades hemolíticas no SBA. A hemólise parcial dos eritrócitos causa "esverdeamento" do meio com ágar ao redor das colônias (α-hemólise). Os estreptococos alfa-hemolíticos são *S. pneumoniae*, estreptococos do grupo *viridans* e a maioria de *Enterococcus* (antes classificados como *Streptococcus*).

F. Estreptococos beta-hemolíticos no SBA. A β-hemólise mais intensa foi detectada nas áreas em que o meio havia sido "perfurado", empurrando algumas bactérias para baixo da superfície do ágar. A hemólise dessas áreas é atribuída às atividades simultâneas das estreptolisinas O e S, que são as hemolisinas principais produzidas pelos estreptococos do grupo A. A estreptolisina O é oxigênio-lábil e não mostra atividade máxima na superfície do ágar; a β-hemólise na superfície é atribuível em grande parte à estreptolisina S, que é oxigênio-estável.

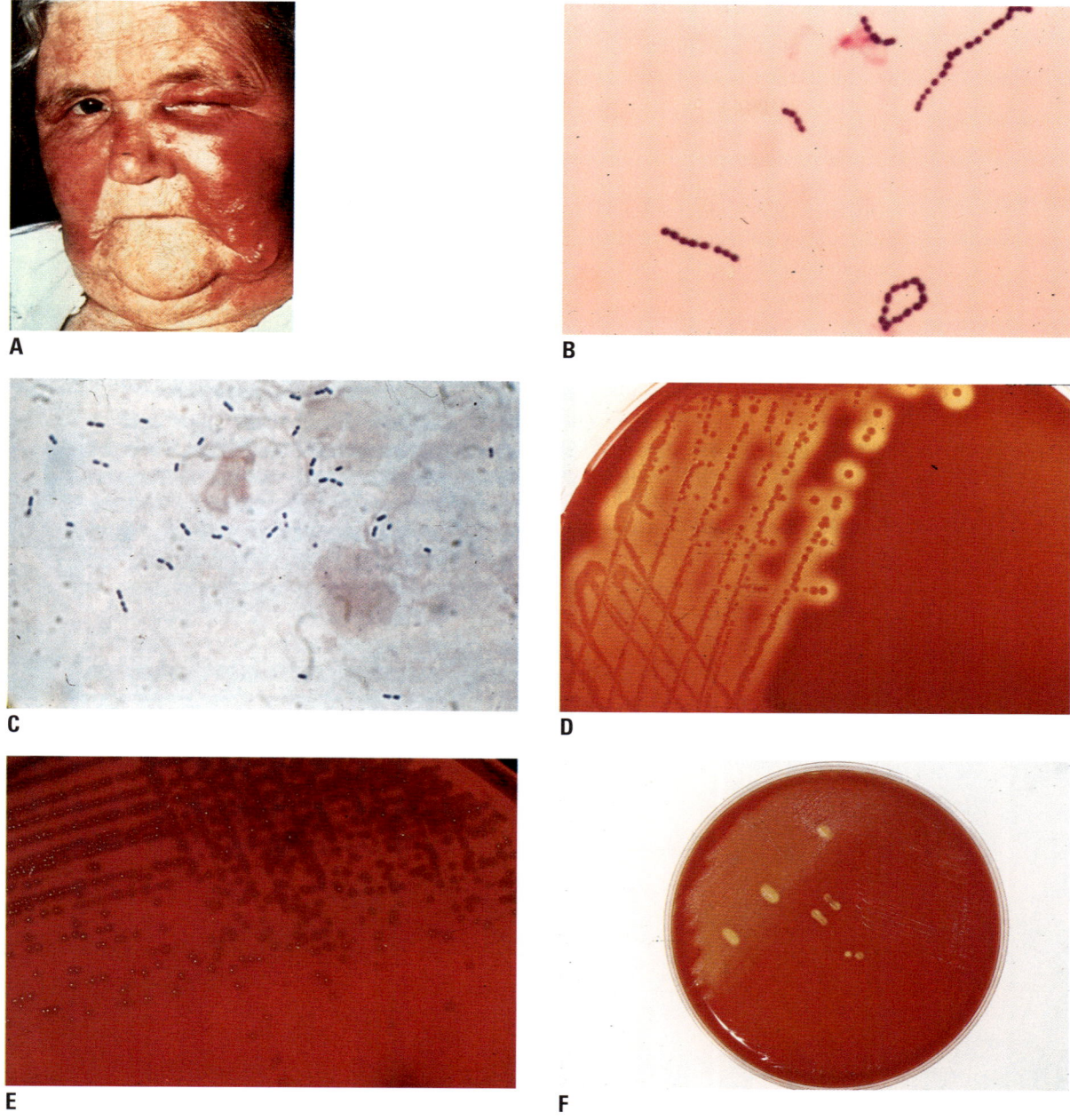

PRANCHA 13.1 (*CONTINUAÇÃO*)

G. Teste de aglutinação direta do látex para estreptococos do grupo A. Hoje em dia, existem no mercado testes de aglutinação do látex e imunoensaios enzimáticos rápidos para a detecção direta dos estreptococos do grupo A nos espécimes faríngeos colhidos por *swab*. Com o método de aglutinação do látex ilustrado aqui, o *swab* faríngeo é tratado enzimaticamente para extrair o antígeno do grupo A e o extrato é colocado para reagir com uma suspensão de contas de látex recobertas por anticorpos antiestreptococos do grupo A e com uma suspensão de controle com látex não recoberto. A aglutinação do látex com o reagente do teste (*à esquerda*), mas não com o látex de controle (*à direita*), indica um teste positivo. Embora a maioria desses testes seja altamente específica para o antígeno da parede celular do grupo A, suas sensibilidades são amplamente variadas.

H. Strep OIA® (Biostar, Boulder, CO). O Strep OIA® é um imunoensaio para detecção direta dos estreptococos do grupo A nos espécimes de *swab* faríngeo. O *swab* é extraído com ácido acético, neutralizado e depois misturado com anticorpos antigrupo A ligados à peroxidase de rábano-silvestre (HRP; do inglês, *horseradish peroxidase*). Uma gota dessa mistura é colocada na superfície de uma lâmina OIA®, que é recoberta com anticorpos antiestreptococos do grupo A. Depois de dois minutos de incubação, a lâmina é lavada e o substrato HRP é acrescentado e deixado a reagir na lâmina por quatro minutos. Depois de outra lavagem, a leitura da lâmina é realizada observando-se a tonalidade da luz refletida da área de reação na lâmina OIA®. Quando o antígeno estreptocócico do grupo A está presente, a lâmina forma uma mancha roxa (*à esquerda*). Quando esse antígeno está ausente, a superfície da lâmina mantém sua cor dourada, com ou sem um ponto azulado minúsculo, como se pode observar aqui (*à direita*).

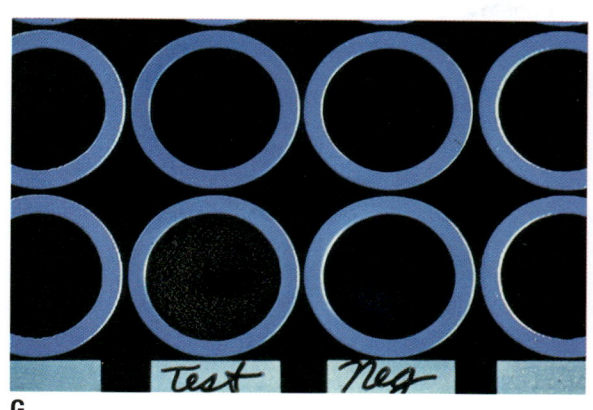

G

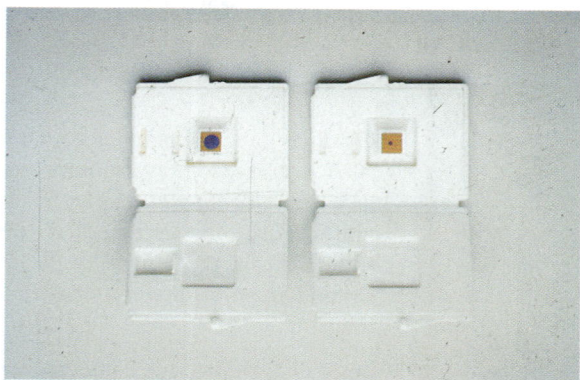

H

PRANCHA 13.2

Identificação dos estreptococos e enterococos

A. Colônias de *S. pneumoniae* em SBA. Duas características dessa bactéria podem ser usadas para sua identificação presuntiva. À esquerda, observa-se uma colônia mucoide alfa-hemolítica típica de *S. pneumoniae* cultivado no SBA. O aspecto dessas colônias é atribuído à produção de grandes quantidades de polissacarídio capsular. À direita, há uma fotografia ampliada ilustrando o colapso da parte central das colônias em consequência da autólise das bactérias, resultando na morfologia conhecida como "peças de dama" ou "cabeça de prego", ilustrada nesta imagem.

B. Teste de sensibilidade à bacitracina. Os estreptococos do grupo A são sensíveis às concentrações baixas de bacitracina. O disco de bacitracina Taxo A® (BD Microbiology Systems) ilustrado nesta fotografia contém 0,04 unidade de bacitracina. Esta fotografia ilustra as reações do teste de bacitracina com um *Streptococcus* beta-hemolítico do grupo A (*à esquerda*) e um *Streptococcus* beta-hemolítico do grupo B (*à direita*). Qualquer zona de inibição ao redor do disco de bacitracina é considerada reação positiva.

C. Testes de sensibilidade à bacitracina e ao sulfametoxazol-trimetoprima (SXT). O *Streptococcus* beta-hemolítico ilustrado aqui era sensível à bacitracina (*à direita*), mas também apresentou uma zona ampla de inibição do crescimento ao redor do disco de SXT (*à esquerda*). Os estreptococos beta-hemolíticos do grupo A são sensíveis à bacitracina, mas resistentes ao SXT, enquanto os estreptococos beta-hemolíticos do grupo B são resistentes à bacitracina e ao SXT. Alguns estreptococos beta-hemolíticos de outros grupos exceto A (p. ex., grupos C, F e G) são sensíveis à bacitracina, mas também ao SXT, como se pode observar nesse caso. Por essa razão, a realização simultânea dos dois testes aumenta a especificidade da identificação presuntiva, que poderia ser obtida se fosse realizado apenas o teste com bacitracina. Essa cepa isolada poderia ser definida como "*Streptococcus* beta-hemolítico supostamente não do grupo A ou B com base no teste de bacitracina/SXT".

D. Teste CAMP para identificação presuntiva dos estreptococos beta-hemolíticos do grupo B. A reação do teste CAMP depende da interação do fator CAMP – um produto de *Streptococcus* do grupo B – com a β-hemolisina de *Staphylococcus aureus*. Os supostos estreptococos do grupo B são riscados em ângulos retos com uma risca de *S. aureus* (sem que os riscos se toquem) na placa com SBA. Depois da incubação durante a noite a 35° a 37°C, observa-se uma área com formato de ponta de seta de hemólise sinérgica na área de interseção, na qual o fator CAMP e a β-hemolisina difundiram-se para dentro do meio. As variantes não hemolíticas dos estreptococos do grupo B também têm reação positiva no teste CAMP. Esta fotografia ilustra três testes CAMP positivos.

E. Teste de sensibilidade à optoquina para identificar *S. pneumoniae*. A sensibilidade ao cloridrato de etil-hidrocupreno (optoquina) é usada para diferenciar *S. pneumoniae* dos outros estreptococos do grupo *viridans*. As colônias alfa-hemolíticas são subcultivadas em SBA e um disco de optoquina (disco P; BD Microbiology Systems) é colocado sobre o inóculo. A formação de uma zona de inibição do crescimento de 14 mm ao redor de um disco de optoquina de 6 mm depois da incubação durante a noite a 35° a 37°C identifica o microrganismo como *S. pneumoniae*.

F. Testes de hidrólise de bile-esculina e tolerância salina. Esses testes são usados para a identificação presuntiva das espécies de *Enterococcus* e estreptococos do grupo D. O teste de bile-esculina (*à direita*) é realizado inoculando-se um tubo com meio de bile-esculina inclinado, seguida de sua inoculação durante a noite a 35° a 37°C. Os enterococos e os estreptococos do grupo D conseguem proliferar em presença de bile a 40% e hidrolisar esculina em esculetina (que forma o precipitado preto). O teste de tolerância salina (*à esquerda*) é realizado com um caldo de cultura contendo NaCl a 6,5%. As espécies de *Enterococcus* crescem, enquanto os outros estreptococos do grupo D (exceto *Enterococcus*) não proliferam nesse meio. Esta fotografia ilustra uma reação positiva nos dois testes, permitindo identificar o microrganismo como uma espécie de *Enterococcus* do grupo D.

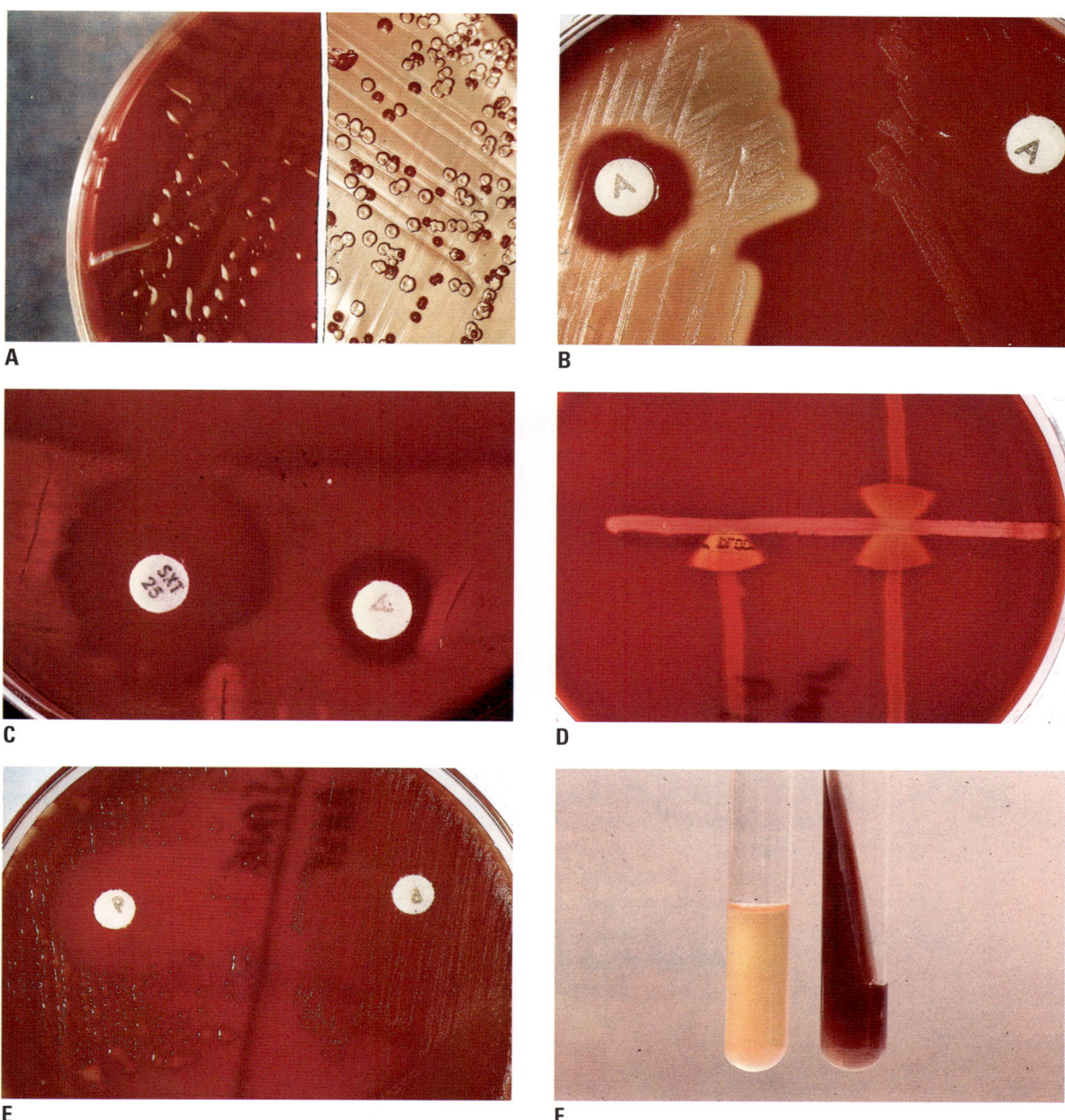

PRANCHA 13.2 (*CONTINUAÇÃO*)

G. Teste PYR. A hidrólise da L-pirrolidonil-naftilamida (PYR) é um teste presuntivo para identificar estreptococos beta-hemolíticos do grupo A e espécies de *Enterococcus*, que pode substituir os testes com discos de bacitracina-SXT e tolerância salina, respectivamente. No teste com disco ilustrado aqui, a colônia em crescimento é aplicada sobre um disco impregnado umedecido com o substrato PYR. Depois de dois minutos, uma gota do reagente dimetilamino-cinamaldeído é colocada sobre o disco para detectar naftilamida livre, que é liberada com a hidrólise do PYR (*vermelho*).

H. Tri-Plate® para identificação presuntiva dos estreptococos. Essa placa singular destina-se a fornecer resultados de três testes para a identificação presuntiva dos estreptococos e enterococos. Os três setores da placa contêm SBA, ágar de bile-esculina e ágar de PYR, respectivamente. A detecção de hemólise e um teste CAMP são realizados no terço com ágar-sangue, enquanto as reações de bile-esculina e PYR são interpretadas nos dois outros terços. Esta fotografia ilustra uma Tri-Plate® inoculada com uma espécie de *Enterococcus*: α-hemólise positiva, teste CAMP negativo, bile-esculina positivo e PYR positivo.

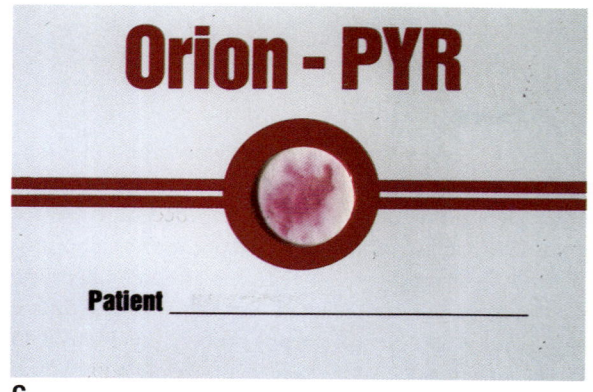

G

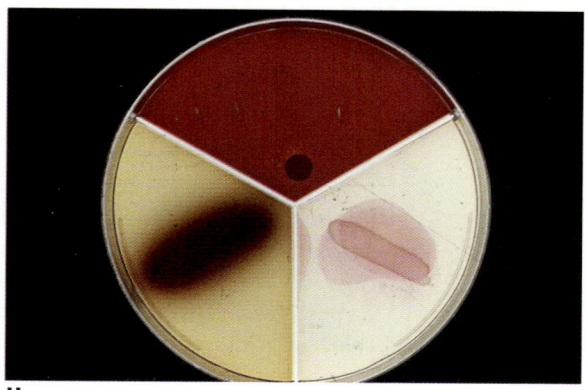

H

PRANCHA 13.3

Identificação dos estreptococos, enterococos e bactérias semelhantes aos *Streptococcus*

A. Teste de aglutinação do látex para agrupamento sorológico dos estreptococos beta-hemolíticos. Embora o método de extração de Lancefield e o teste de precipitina capilar sejam as técnicas consagradas pelo tempo para a identificação definitiva dos estreptococos agrupáveis, outros métodos, como o que está ilustrado nesta imagem, foram adotados por muitos laboratórios e são considerados procedimentos-padrão. Com esse teste específico, o antígeno de grupo da parede celular é extraído enzimaticamente da parede bacteriana e, em seguida, o extrato é colocado para reagir com partículas de látex recobertas com anticorpos grupo-específicos. Um teste positivo é indicado pela aglutinação das partículas de látex do reagente homólogo. Como se pode observar nesta figura, houve aglutinação com o reagente do grupo A, mas não com os reagentes dos grupos B, C, D, F e G, de forma que o microrganismo foi identificado como *Streptococcus* beta-hemolítico do grupo A.

B. Teste de Quellung para identificar *S. pneumoniae*. Esse "teste de precipitina" microscópico pode ser usado para identificar pneumococos ou determinar o sorotipo capsular de determinada cepa pneumocócica. A reação dos anticorpos anticapsulares com o carboidrato da cápsula causa uma reação de microprecipitação na superfície do microrganismo e provoca uma alteração do índice refrativo da própria cápsula. Ao exame microscópico, a cápsula parece "edemaciada". Uma quantidade pequena de azul de metileno é acrescentada à preparação para permitir a visualização das células e fornecer contraste, de forma que as alterações sutis da refratividade da cápsula possam ser detectadas mais facilmente.

C. Teste de aglutinação do látex Pneumoslide® (BD Microbiology Systems). O teste Pneumoslide® usa partículas de látex sensibilizadas com anticorpos antipneumocócicos. A mistura do látex sensibilizado com material retirado das colônias de uma placa de cultura provoca aglutinação visível da suspensão e, deste modo, identifica a cepa como *S. pneumoniae*.

D. Espécies de *Abiotrophia/Granulicatella*. No passado, esses microrganismos eram conhecidos como estreptococos nutricionalmente variantes ou "satélites", porque estas cepas requerem compostos de tiol, cisteína ou a forma ativa da vitamina B_6 (piridoxal ou piridoxamina) para crescer no meio. Esses requisitos podem ser atendidos pela inoculação de riscos cruzados com uma espécie de *Staphylococcus* sobre um inóculo com provável cepa nutricionalmente variante, como se pode observar nesta fotografia. As colônias pequenas de microrganismos formaram-se nas proximidades da semeadura de *Staphylococcus* depois da incubação, com um padrão semelhante ao teste de satelitismo para a identificação presuntiva das espécies de *Haemophilus*. Hoje em dia, os estreptococos-"satélites" estão classificados no gênero *Abiotrophia* ou *Granulicatella*.

E. *Enterococcus faecium*. Esta fotografia ilustra uma placa de SBA inoculada com *E. faecium*. As colônias desse microrganismo são lisas, cinzentas e não hemolíticas ou alfa-hemolíticas. O *swab* usado para retirar algumas colônias em crescimento na placa mostrou que esse microrganismo não era pigmentado. Isso é importante para a identificação de algumas espécies de *Enterococcus*.

F. Painel de identificação API® Strep (bioMérieux) inoculado com *E. faecium*. Esta fotografia demonstra a primeira metade do painel de identificação. As interpretações das reações ilustradas foram as seguintes:

VP	Positivo	HIP	Negativo	ESC	Positivo
PYRA	Positivo	α-GAL	Positivo	β-GUR	Negativo
β-GAL	Positivo	PAL	Negativo	LAP	Positivo

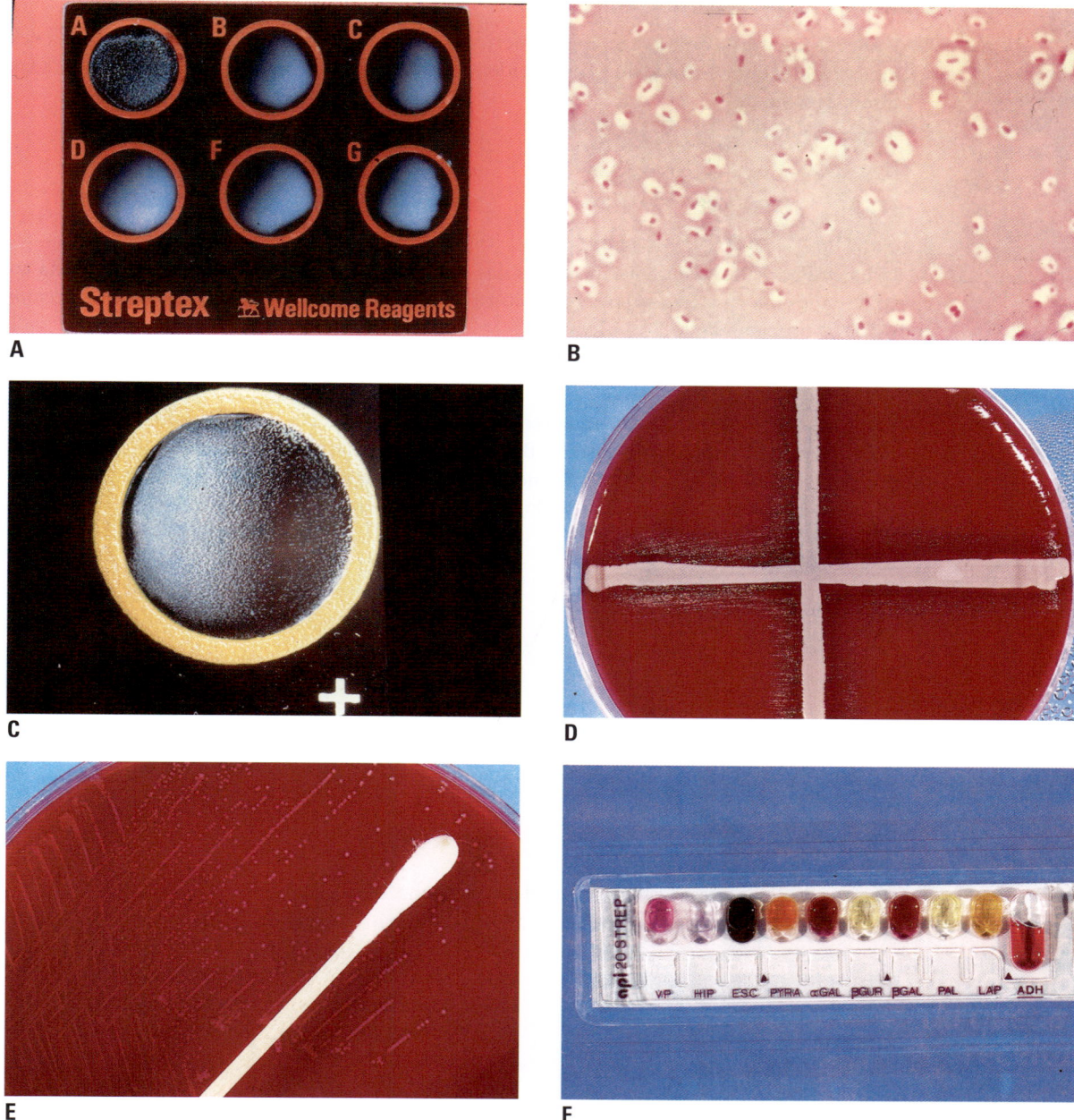

PRANCHA 13.3 (*CONTINUAÇÃO*)

G. Painel de identificação API® Strep (bioMérieux) inoculado com *E. faecium*. Esta fotografia demonstra a segunda metade do painel de identificação. As interpretações das reações ilustradas foram as seguintes:

ADH	Positivo	RIB	Positivo	ARA	Positivo
MAN	Positivo	SOR	Positivo	LAC	Positivo
TRE	Positivo	INU	Negativo	RAF	Positivo
AMD	Negativo	GLYC	Negativo	HEM	Negativo

O biocódigo API das reações ilustradas nas Pranchas 13.3 F e G foi 5357750. A consulta ao banco de dados informatizado do API permitiu a identificação do microrganismo como *E. faecium* com 99% de probabilidade.

H. Ágar de triagem com vancomicina. O ágar de triagem com vancomicina consiste no ágar de BHI contendo vancomicina (6 g/mℓ). Esse meio pode ser usado para detectar enterococos resistentes à vancomicina, cuja maioria é representada por cepas de *E. faecium*. Como se pode observar nesta fotografia, as cepas A, B, C e D eram resistentes à vancomicina e conseguiram crescer nesse meio. A cepa E era *E. faecalis*, cuja maioria é sensível à vancomicina, como se pode observar pela zona de inibição de crescimento nesse meio.

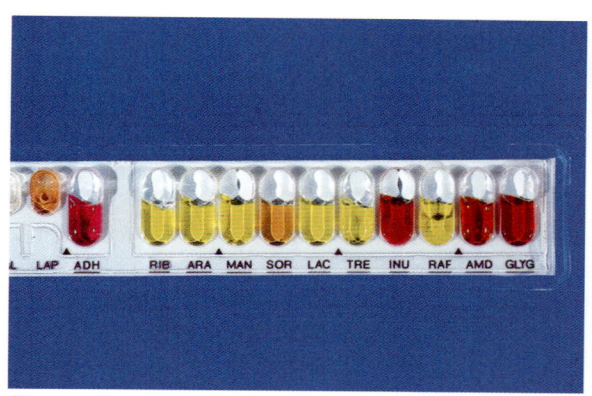

G

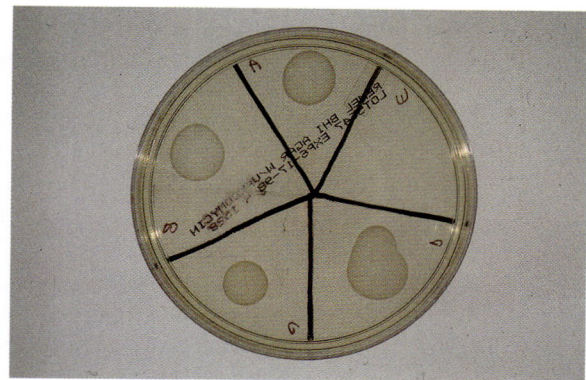

H

PRANCHA 13.4

Identificação dos enterococos e estreptococos do grupo viridans

A. *Enterococcus casseliflavus* no SBA. Essa bactéria é uma das duas espécies de *Enterococci* móveis. Além disso, *E. casseliflavus* produz um pigmento amarelo. Esse pigmento é evidente ao exame do *swab* desta fotografia, que foi usado para remover algumas colônias em crescimento.

B. *Enterococcus gallinarum* no ágar de motilidade semissólido. Como foi mencionado antes, *E. gallinarum* e *E. casseliflavus* são as duas espécies de *Enterococci* móveis. Nesta fotografia, *E. gallinarum* foi inoculado por imersão dentro de um tubo com meio de motilidade semissólido contendo tetrazólio. Depois da incubação do tubo inoculado, os microrganismos móveis dispersaram da linha de inoculação e produziram turbidez no meio. A cor púrpura ocorreu porque os microrganismos móveis reduziram o tetrazólio a formazan, que formou um precipitado arroxeado em qualquer área na qual os microrganismos viáveis estavam presentes.

C. *Streptococcus bovis* no SBA. Essa bactéria é um *Streptococcus* não enterococo do grupo D. *S. bovis* tem reação de bile-esculina positiva, mas não cresce no caldo com NaCl a 6,5% e tem reação de PYR positiva. O isolamento desse microrganismo nas hemoculturas foi associado à neoplasia maligna do intestino grosso.

D. Painel de inoculação API® Strep inoculado com *S. bovis*. Esta fotografia ilustra a primeira metade do painel de identificação. As interpretações das reações foram as seguintes:

VP	Positivo	HIP	Negativo	ESC	Positivo
PYRA	Negativo	α-GAL	Positivo	β-GUR	Negativo
β-GAL	Positivo	PAL	Negativo	LAP	Positivo

E. Painel de inoculação API® Strep inoculado com *S. bovis*. Esta fotografia ilustra a segunda metade do painel de identificação. As interpretações das reações foram as seguintes:

ADH	Negativo	RIB	Negativo	ARA	Negativo
MAN	Positivo	SOR	Negativo	LAC	Positivo
TRE	Positivo	INU	Positivo	RAF	Positivo
AMD	Positivo	GLYC	Positivo	β-HEM	Negativo

O biocódigo API das reações ilustradas nas Pranchas 13.4 D e E foi 5250573. A consulta ao banco de dados informatizado do API possibilitou a identificação desse microrganismo como *S. bovis* (probabilidade de 99,9%). De acordo com a nomenclatura moderna desse complexo de microrganismos, *S. bovis* I é agora conhecido como *Streptococcus gallolyticus* subesp. *gallolyticus* (Tabela 13.7).

F. *Streptococcus mitis* isolado no SBA depois de 24 horas de incubação. Essa cepa específica parecia ser gama-hemolítica ou não hemolítica. Outras cepas dessa bactéria podem ser alfa-hemolíticas.

G. Painel de inoculação API® Strep inoculado com *S. mitis*. Esta fotografia ilustra a primeira metade do painel de identificação. As interpretações das reações foram as seguintes:

VP	Negativo	HIP	Negativo	ESC	Negativo
PYRA	Negativo	α-GAL	Negativo	β-GUR	Negativo
β-GAL	Negativo	PAL	Positivo	LAP	Positivo

H. Painel de inoculação API® Strep inoculado com *S. mitis*. Esta fotografia ilustra a segunda metade do painel de identificação. As interpretações das reações foram as seguintes:

ADH	Negativo	RIB	Negativo	ARA	Negativo
MAN	Negativo	SOR	Negativo	LAC	Positivo
TRE	Positivo	INU	Negativo	RAF	Negativo
AMD	Positivo	GLYC	Negativo	β-HEM	Negativo

O biocódigo das reações ilustradas nas Pranchas 13.4 G e H foi 0060411. A consulta ao banco de dados informatizado do API possibilitou a identificação de *S. mitis* (80%)/*oralis* (20%). *S. mitis* e *S. oralis* fazem parte do "grupo mitis" de estreptococos viridans. Estudos demonstraram que algumas cepas de *S. mitis* são resistentes à penicilina e podem ser resistentes também a outros antibióticos.

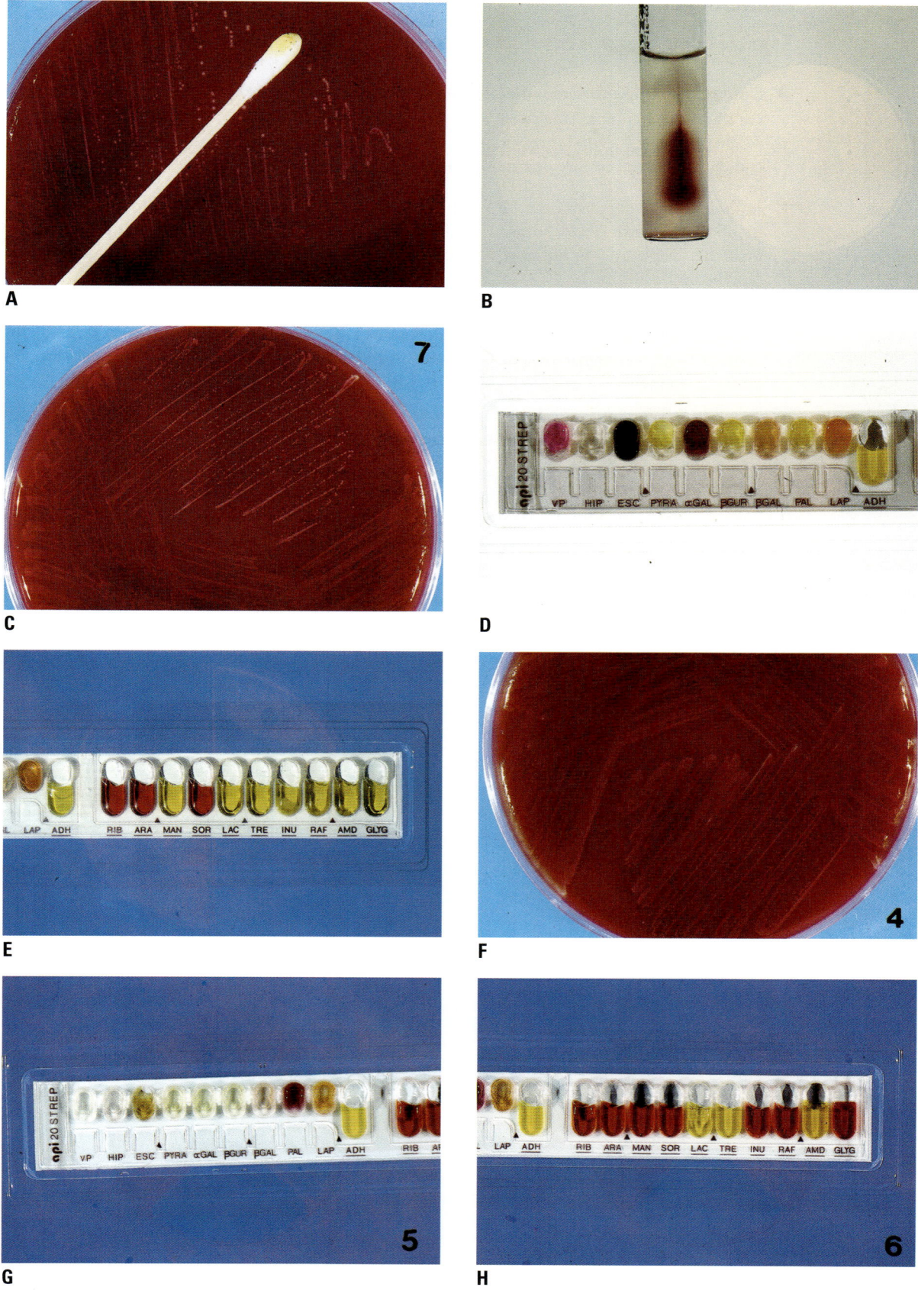

PRANCHA 14.1

Espécies de *Listeria* e *Erysipelothrix*

A. Esfregaço corado por Gram de *Listeria monocytogenes* demonstrando bacilos gram-positivos curtos.

B. Colônias beta-hemolíticas pequenas de *L. monocytogenes* no SBA depois de 72 horas de incubação a 35° a 37°C.

C. *L. monocytogenes* isolada em SBA depois de 24 horas (*à esquerda*) e 48 horas (*à direita*) de incubação. Depois de 24 horas, a natureza beta-hemolítica do microrganismo pode não ser evidente. Depois de 48 horas, a zona de hemólise estende-se além da borda da colônia, mas ainda é muito sutil.

D. *L. monocytogenes* em ágar bile-esculina (*à direita*). O tubo da esquerda era de ágar bile-esculina inclinado, que não foi inoculado. Assim como os enterococos, *L. monocytogenes* consegue hidrolisar esculina em presença de bile a 40%. A hidrólise de esculina está indicada pelo escurecimento do meio.

E. Zona de crescimento móvel em formato de guarda-chuva produzido por *Listeria monocytogenes* depois de 24 horas de cultivo em meio de motilidade semissólido a 25°C.

F. API® Coryne inoculado com *Listeria monocytogenes*. O biocódigo API da cepa isolada foi 0170164. A consulta ao API Profile Index resultou na identificação de "*Listeria monocytogenes/innocua* com probabilidade de 97,1%". A diferenciação entre *L. monocytogenes* e *L. innocua* é realizada com base na detecção de hemólise no SBA e na reatividade desta primeira bactéria no teste CAMP com *S. aureus*.

G. Esfregaço corado por Gram de *Erysipelothrix rhusiopathiae* demonstrando os bastonetes gram-positivos longos e finos desta espécie.

H. Colônias de *Erysipelothrix rhusiopathiae* no SBA depois de 24 horas de incubação a 35°C.

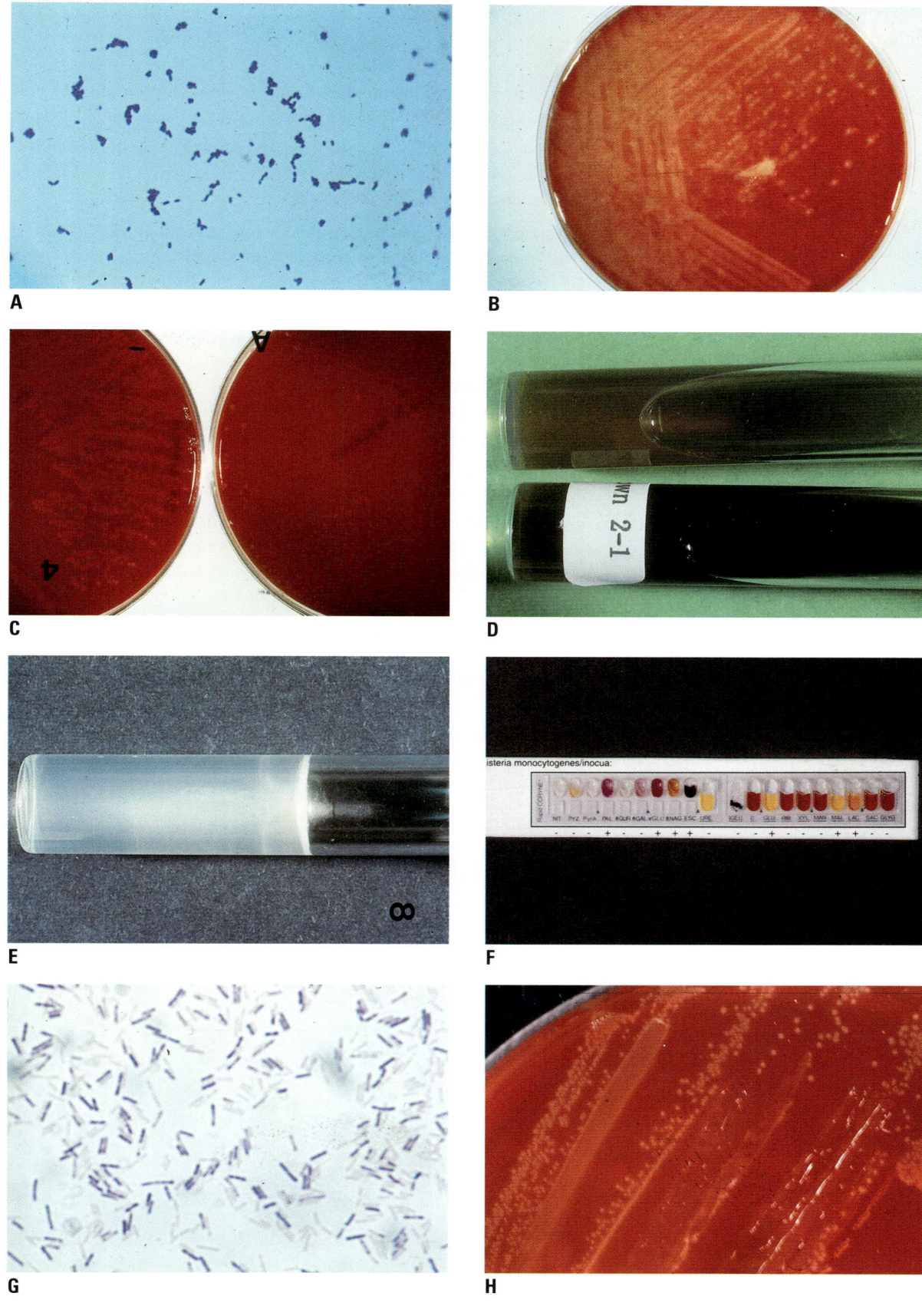

PRANCHA 14.2

Espécies de *Erysipelothrix* e *Bacillus*

A. *Erysipelothrix rhusiopathiae* depois do crescimento durante a noite em um tubo com KIA inoculado em perfuração e riscos. Observe a produção de H_2S ao longo da linha de inoculação por perfuração no fundo do tubo.

B. Esfregaço corado por Gram de uma espécie de *Bacillus*. Observe a existência de endósporos centrais/subterminais não corados, que não dilatavam as células.

C. Amostra macroscópica do trato intestinal de um paciente que morreu com antraz gastrintestinal. O apêndice está posicionado na parte inferior esquerda da fotografia. Em geral, as lesões causadas pelo antraz afetam o ceco e as áreas adjacentes do intestino. Os sinais e sintomas são dor abdominal, hematêmese e diarreia sanguinolenta.

D. Coloração por Gram (*à esquerda*) e verde-malaquita (*à direita*) dos esporos de *B. anthracis*. Essa bactéria prolifera na forma de bacilos gram-positivos muito grandes, nos quais cada célula tem extremidades quadradas ou ligeiramente côncavas. Em muitos casos, os microrganismos estão dispostos em cadeias semelhantes ao bambu, conforme está ilustrado nesta figura. A coloração para esporos demonstrou os esporos ovais, que não edemaciavam a célula. (Cortesia de Elmer W. Koneman.)

E. Colônias não hemolíticas opacas branco-desbotado do *Bacillus anthracis* no SBA.

F. Fotografia ampliada das colônias de *B. anthracis* no SBA. As colônias desse microrganismo têm morfologia de vidro fosco com saliências em forma de vírgulas ao longo das bordas das colônias, como se pode observar. Essas saliências são ainda mais evidentes ao exame microscópico. Essas colônias foram descritas como "cabeça de Medusa", em referência à feiticeira grega que tinha seus cabelos formados por serpentes. (Cortesia de Elmer W. Koneman.)

G. Fotografia ampliada das colônias não hemolíticas ásperas de *B. anthracis*. Algumas dessas colônias tinham sido tocadas com uma alça de inoculação, resultando nas colônias "levantadas" como claras de ovos batidas.

H. Colônias beta-hemolíticas de *Bacillus cereus* em SBA. *B. cereus* é uma das espécies de *Bacillus* isoladas mais comumente no laboratório clínico. Ao contrário do *B. anthracis*, essa espécie é hemolítica, móvel e α-lactamase positiva.

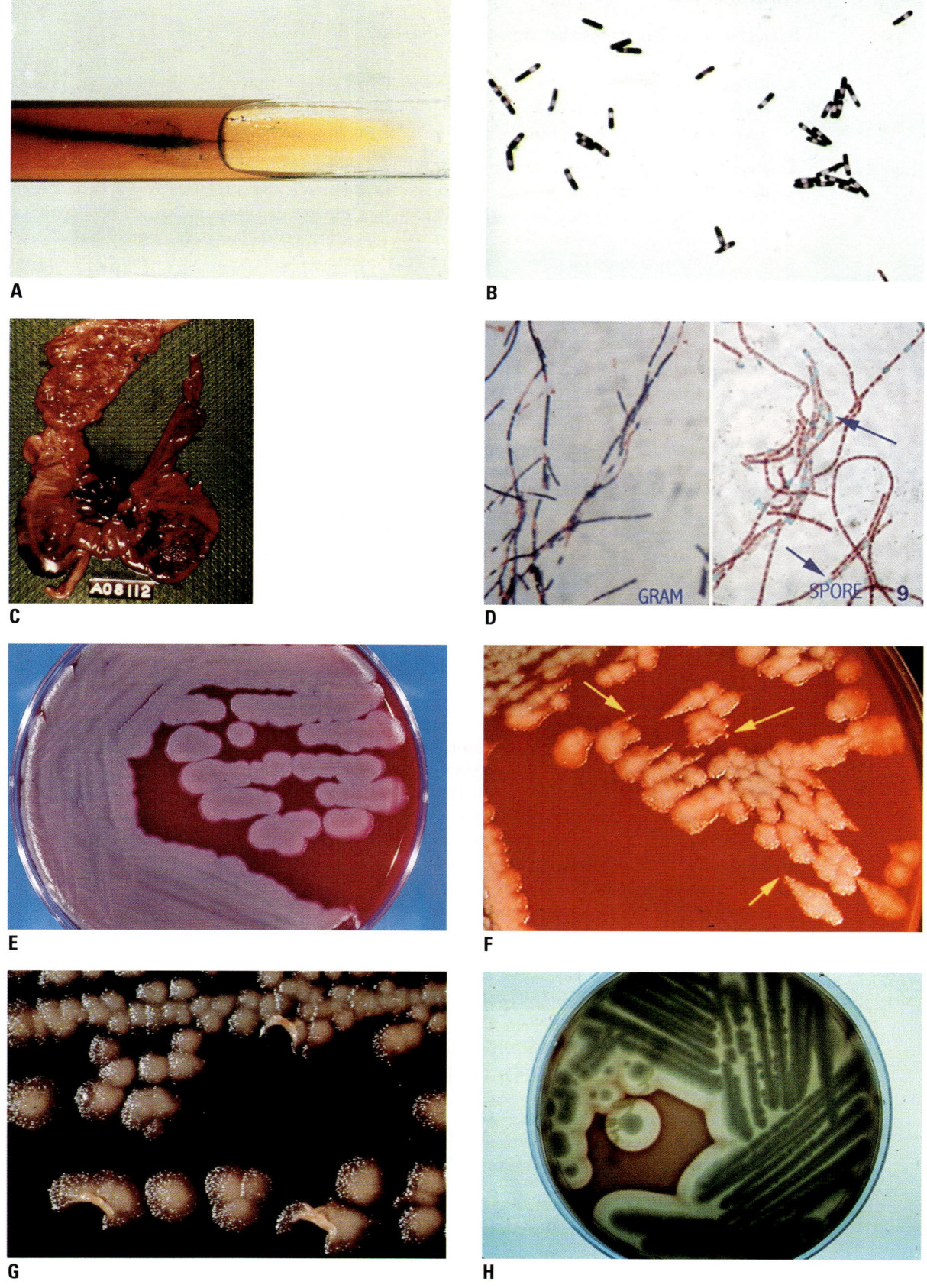

PRANCHA 14.3

Espécies de *Corynebacterium*

A. Esfregaço corado por Gram demonstrando a morfologia típica dos membros do gênero *Corynebacterium*. Nesta fotografia, podem ser observadas conformações celulares de bastonetes com formato regular, bacilos claviformes, "letras chinesas" e "cerca de piquete".

B. Ágar BHI inoculado com uma espécie lipofílica e outra não lipofílica de *Corynebacterium*. À direita da placa, a espécie lipofílica foi inoculada em camada sobre a placa e uma gota de Tween 80 a 0,1% foi acrescentada ao centro do inóculo. A espécie de *Corynebacterium* não lipofílica foi inoculada em camada no lado esquerdo da placa. Depois da incubação por 24 horas a 35° a 37°C, o crescimento da espécie lipofílica ocorreu apenas onde a gota de Tween 80 havia sido colocada, enquanto a espécie não lipofílica cresceu em toda a superfície do meio no lado direito da placa.

C. *Corynebacterium amycolatum* isolada em SBA depois de 3 dias de incubação a 35°C. Observe o aspecto seco e fosco das colônias e o "enrugamento" das colônias nas áreas confluentes. *C. amycolatum* é a espécie de *Corynebacterium* isolada mais comumente e é encontrado na pele.

D. Painel API® Coryne inoculado com *Corynebacterium amycolatum*. A fotografia demonstra a primeira metade do painel de identificação. As interpretações das reações foram as seguintes:

NIT	Positivo	PYZ	Positivo	PYRA	Negativo
PAL	Positivo	β-GUR	Negativo	β-GAL	Negativo
α-GLU	Negativo	β-NAG	Negativo	ESC	Negativo
URE	Negativo				

E. Painel API® Coryne inoculado com *Corynebacterium amycolatum*. A fotografia demonstra a segunda metade do painel de identificação. As interpretações das reações foram as seguintes:

GEL	Negativo	Controle CHO	Negativo		
GLU	Positivo	RIB	Positivo	XYL	Negativo
MAN	Negativo	MAL	Negativo	LAC	Negativo
SAC	Positivo	GLYC	Negativo	CAT	Positivo

O biocódigo API® Coryne das reações ilustradas nas Pranchas 14.3 D e E foi 3100305, resultando em uma identificação inconclusiva de *Corynebacterium* grupo G, *C. striatum* ou *C. amycolatum*. *C. amycolatum* não é lipofílico, enquanto as cepas corineformes do grupo G são lipofílicas; deste modo, esse microrganismo isolado não fazia parte do grupo G. Outros testes (p. ex., cromatografia líquido-gasosa ou culturas em caldo de glicose) são necessários para diferenciar *Corynebacterium amycolatum* de *Corynebacterium striatum*. Essa cepa produzia ácido propiônico a partir da glicose, conforme foi demonstrado pela análise cromatográfica líquido-gasosa do caldo de cultura e, deste modo, o microrganismo foi identificado como *C. amycolatum*.

F. Inflamação localizada e formação de pseudomembrana na orofaringe, produzida pelas cepas toxigênicas de *Corynebacterium diphtheriae*.

G. Crescimento de *Corynebacterium diphtheriae* no ágar de Tinsdale modificado. Nesse meio, *C. diphtheriae* forma colônias pretas com halos marrons. As cepas isoladas com essa morfologia devem ser primeiro identificadas bioquimicamente como *C. diphtheriae* e os testes subsequentes consistem em demonstrar a produção de toxina diftérica.

H. Crescimento de *C. diphtheriae* no meio com soro coagulado de Loeffler. Esse meio é inoculado com material retirado da região posterior da faringe (i. e., pseudomembrana diftérica), um esfregaço é preparado depois de cerca de oito horas de incubação e corado com azul de metileno. Como se pode observar nesta imagem, *C. diphtheriae* apresenta-se como bacilos pleomórficos pontilhados com contas. O aspecto pontilhado é atribuído à produção dos grânulos metacromáticos pelo microrganismo nesse meio.

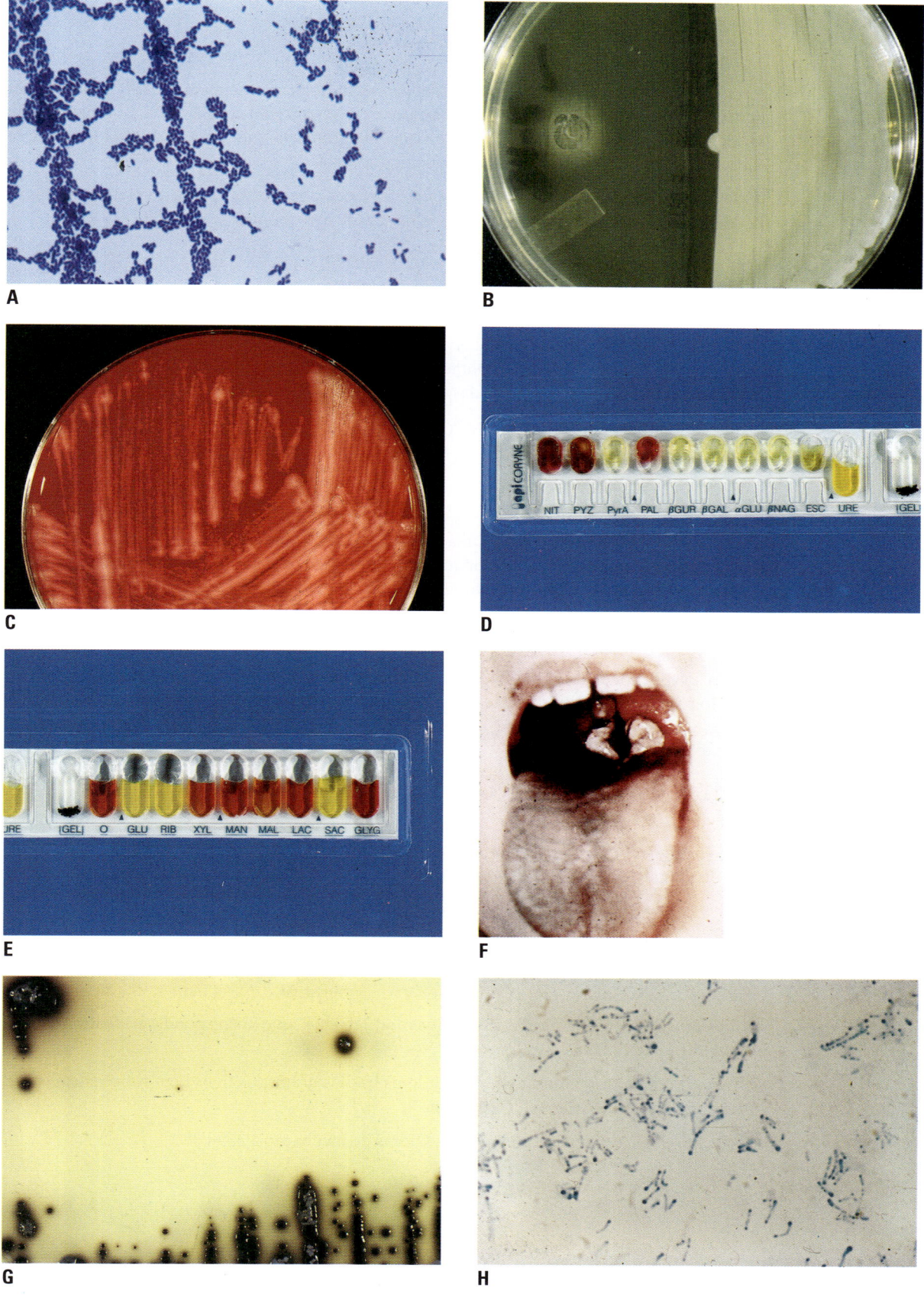

PRANCHA 14.4

Espécies de *Corynebacterium* (continuação)

A. Crescimento de *C. diphtheriae* no SBA depois de 24 horas de incubação a 35°C. As colônias dessa bactéria não são lipofílicas e são brancas e cremosas. Essa cepa isolada foi inoculada no *kit* de identificação API® Coryne e as reações bioquímicas que levaram à sua identificação estão ilustradas nos painéis B e C reproduzidos adiante.

B. API® Coryne inoculado com *C. diphtheriae*. Esta fotografia ilustra a primeira metade do painel de identificação. As interpretações das reações foram as seguintes:

NIT	Positivo	PYZ	Negativo	PYRA	Negativo
PAL	Negativo	β-GUR	Negativo	β-GAL	Negativo
α-GLU	Positivo	β-NAG	Negativo	ESC	Negativo
URE	Negativo				

C. API® Coryne inoculado com *C. diphtheriae*. Esta fotografia ilustra a segunda metade do painel de identificação. As interpretações das reações foram as seguintes:

GEL	Negativo	Controle CHO	Negativo		
GLU	Positivo	RIB	Negativo	XYL	Negativo
MAN	Negativo	MAL	Positivo	LAC	Negativo
SAC	Negativo	GLYC	Negativo	CAT	Positivo

O biocódigo API® Coryne dessas reações foi 1010124, que corresponde à identificação de *Corynebacterium diphtheriae* (probabilidade de 97,8%). Outros testes precisam ser realizados para determinar se a cepa isolada produz toxina diftérica.

D. *Corynebacterium jeikeium* no SBA depois de 48 horas de incubação a 35° a 37°C. Essa espécie lipofílica formou colônias não hemolíticas pequenas nesse meio.

E. API® Coryne inoculado com *Corynebacterium jeikeium*. Esta fotografia ilustra a primeira metade do painel de identificação. As interpretações das reações foram as seguintes:

NIT	Negativo	PYZ	Positivo	PYRA	Negativo
PAL	Positivo	β-GUR	Negativo	β-GAL	Negativo
α-GLU	Negativo	β-NAG	Negativo	ESC	Negativo
URE	Negativo				

F. API® Coryne inoculado com *Corynebacterium jeikeium*. Esta fotografia ilustra a segunda metade do painel de identificação. As interpretações das reações foram as seguintes:

GEL	Negativo	Controle CHO	Negativo		
GLU	Positivo	RIB	Positivo	XYL	Negativo
MAN	Negativo	MAL	Negativo	LAC	Negativo
SAC	Negativo	GLYC	Negativo	CAT	Negativo

O biocódigo API® Coryne dessas reações foi 2100304, que corresponde à identificação de *C. jeikeium* (probabilidade de 93,6%).

G. Esfregaço corado por Gram demonstrando os bacilos gram-positivos bem roliços de *Corynebacterium glucuronolyticum* ("*C. seminale*").

H. *C. glucuronolyticum* no SBA depois de 24 horas de incubação a 35° a 37°C.

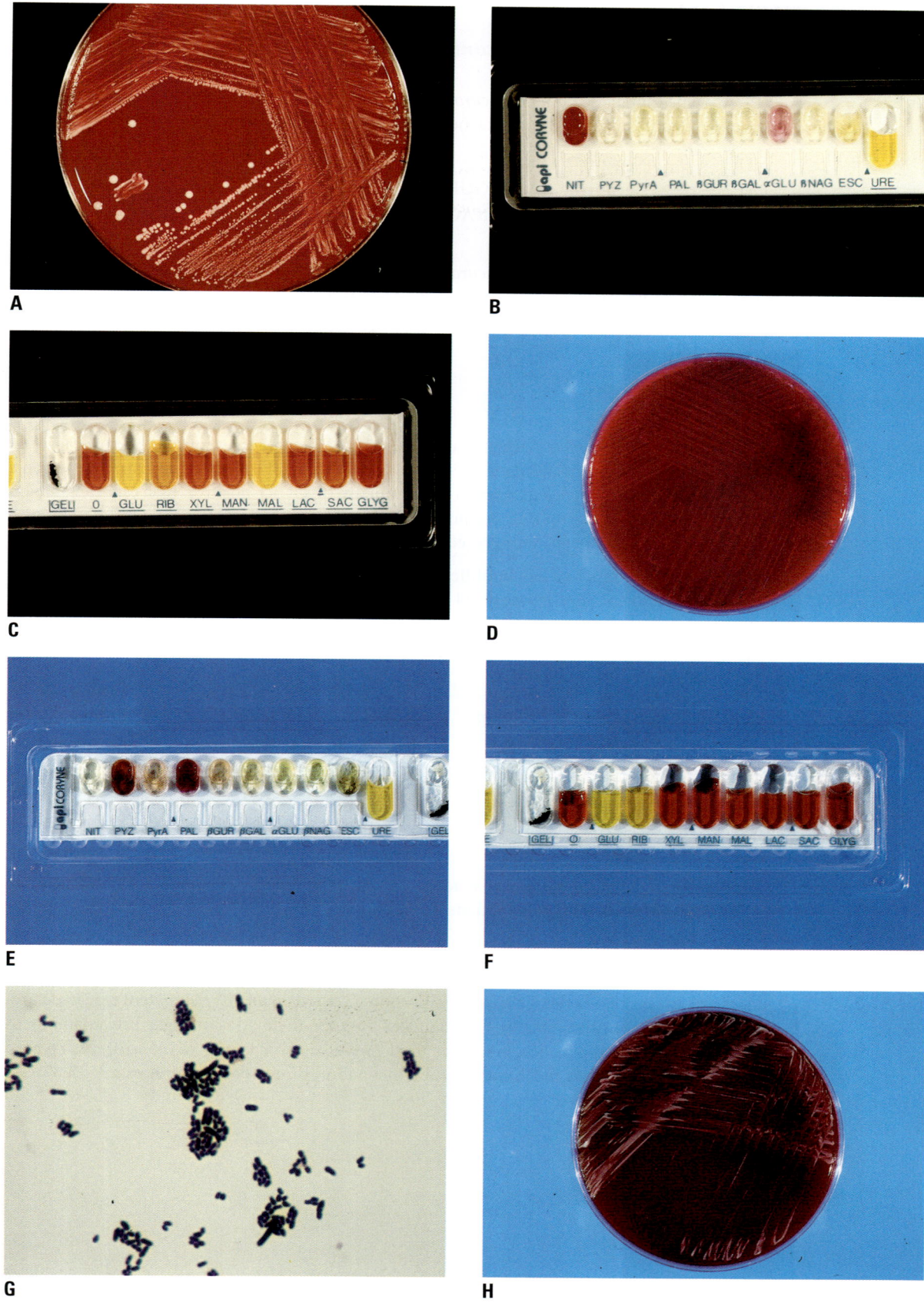

PRANCHA 14.5

Espécies de *Corynebacterium* (continuação)

A. API® Coryne inoculado com *C. glucuronolyticum*. Esta fotografia ilustra a primeira metade do painel de identificação. As interpretações das reações foram as seguintes:

NIT	Negativo	PYZ	Positivo	PYRA	Negativo
PAL	Negativo	β-GUR	Positivo	β-GAL	Negativo
α-GLU	Negativo	β-NAG	Negativo	ESC	Positivo
URE	Positivo				

B. API® Coryne inoculado com *C. glucuronolyticum*. Esta fotografia ilustra a segunda metade do painel de identificação. As interpretações das reações foram as seguintes:

GEL	Negativo	Controle CHO	Negativo		
GLU	Positivo	RIB	Negativo	XYL	Negativo
MAN	Negativo	MAL	Positivo	LAC	Negativo
SAC	Positivo	GLYC	Negativo	CAT	Positivo

O biocódigo API® Coryne dessas reações foi 2241125, que corresponde à identificação de *C. glucuronolyticum* (probabilidade de 99,9%). Essa espécie foi isolada de amostras de sêmen e é a única espécie de *Corynebacterium* β-glicuronidase (β-GUR)-positiva. Essa espécie também foi descrita por outro grupo de pesquisadores e recebeu o nome "*C. seminale*". Contudo, o nome "*C. glucuronolyticum*" tem precedência taxonômica.

C. Colônias não hemolíticas e não lipofílicas lisas e cremosas de *Corynebacterium pseudodiphtheriticum* cultivado em SBA depois de 24 horas de incubação a 35° a 37°.

D. API® Coryne inoculado com *Corynebacterium pseudodiphtheriticum*. As interpretações das reações foram as seguintes:

NIT	Positivo	PYZ	Positivo	PYRA	Negativo
PAL	Negativo	β-GUR	Negativo	β-GAL	Negativo
α-GLU	Negativo	β-NAG	Negativo	ESC	Negativo
URE	Positivo	GEL	Negativo	Controle CHO	Negativo
GLU	Negativo	RIB	Negativo	XYL	Negativo
MAN	Negativo	MAL	Negativo	LAC	Negativo
SAC	Negativo	GLYC	Negativo	CAT	Positivo

O biocódigo API® Coryne dessas reações foi 3001004, que corresponde à identificação de *C. pseudodiphtheriticum* (probabilidade de 96,7%).

E. Colônias não hemolíticas e não lipofílicas cremosas de *C. riegelii* em SBA depois de 24 horas de incubação a 35° a 37°C.

F. Reação de urease rápida de *C. riegelii*. Assim como *C. urealyticum*, *C. riegelii* tem reação de urease rapidamente positiva. Esta fotografia ilustra um tubo inclinado com ágar-ureia não inoculado (*acima*) e um tubo inclinado de ágar-ureia inoculado com *C. riegelii* (*abaixo*). Essa reação foi fotografada depois da incubação do tubo inclinado à direita por 30 minutos a 35° a 37°C.

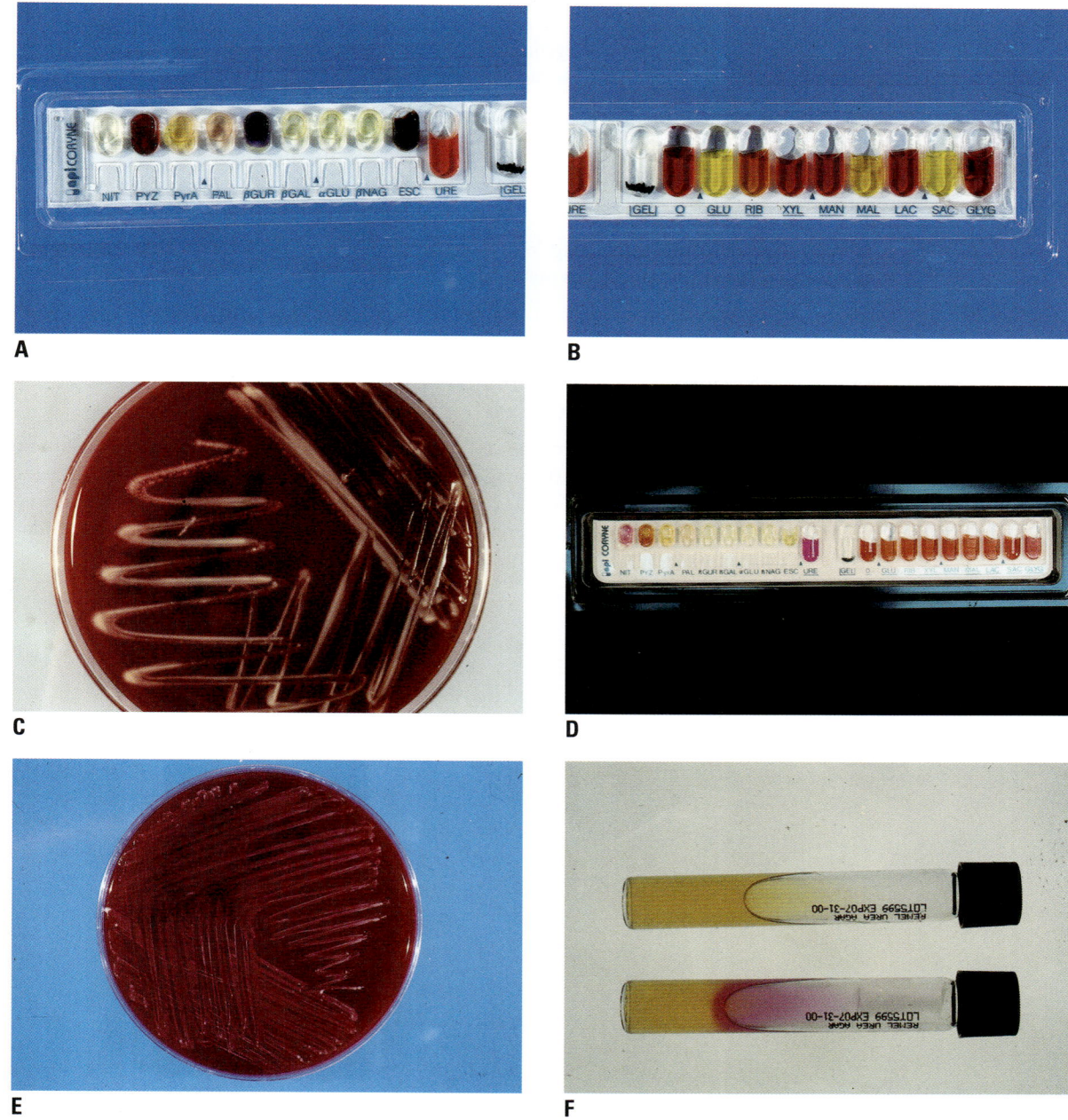

PRANCHA 14.5 (*CONTINUAÇÃO*)

G. API® Coryne inoculado com *C. riegelii*. Esta fotografia ilustra a primeira metade do painel de identificação. As interpretações das reações foram as seguintes:

NIT	Negativo	PYZ	Positivo	PYRA	Negativo
PAL	Negativo	β-GUR	Negativo	β-GAL	Negativo
α-GLU	Negativo	β-NAG	Negativo	ESC	Negativo
URE	Positivo				

H. API® Coryne inoculado com *C. riegelii*. Esta fotografia ilustra a segunda metade do painel de identificação. As interpretações das reações foram as seguintes:

GEL	Negativo	Controle CHO	Negativo		
GLU	Negativo	RIB	Positivo	XYL	Negativo
MAN	Negativo	MAL	Positivo	LAC	Negativo
SAC	Negativo	GLYC	Negativo	CAT	Positivo

O biocódigo API® Coryne dessas reações foi 2001204. Esse biocódigo não estava incluído no banco de dados desse sistema quando esta imagem foi obtida, mas é o mesmo biocódigo publicado com a descrição original dessa espécie nova. *C. riegelii* está associado às infecções das vias urinárias. Além de ter reação de urease positiva rápida, essa espécie também é atípica porque produz ácidos a partir da maltose e da ribose, mas não da glicose, como se pode observar aqui.

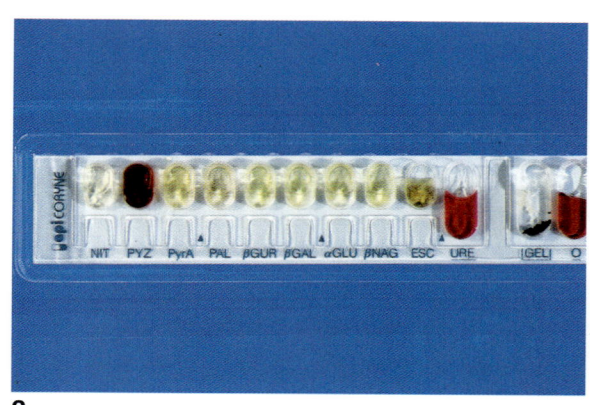

G

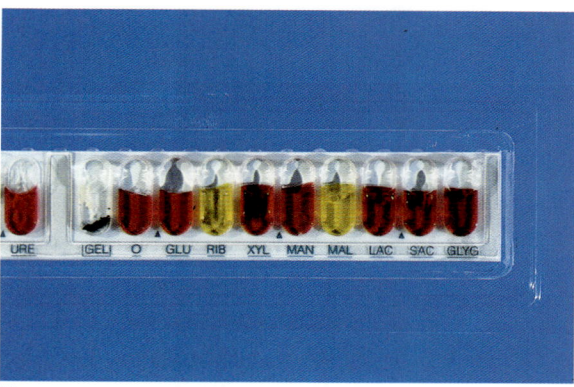

H

PRANCHA 14.6

Espécies de *Corynebacterium*, *Arcanobacterium* e *Brevibacterium*

A. Colônias não hemolíticas e não lipofílicas cremosas de *Corynebacterium striatum* no SBA depois de 48 de incubação a 35° a 37°C. Observe a morfologia em "alvo" de cada colônia.

B. API® Coryne inoculado com *C. striatum*. As interpretações das reações foram as seguintes:

NIT	Positivo	PYZ	Positivo	PYRA	Negativo
PAL	Positivo	β-GUR	Negativo	β-GAL	Negativo
α-GLU	Negativo	β-NAG	Negativo	ESC	Negativo
URE	Negativo	GEL	Negativo	Controle CHO	Negativo
GLU	Positivo	RIB	Negativo	XYL	Negativo
MAN	Negativo	MAL	Negativo	LAC	Negativo
SAC	Positivo	GLYC	Negativo	CAT	Positivo

O biocódigo API® Coryne dessas reações foi 3100105, que corresponde à identificação de *Corynebacterium* grupo G (55%)/*C. striatum-amycolatum* (43,6%). Como as cepas do grupo G são lipofílicas, esse microrganismo era *C. striatum* ou *C. amycolatum*. Essa cepa isolada não produziu ácido propiônico a partir da glicose na análise por cromatografia líquido-gasosa e, por esta razão, foi identificada como *C. striatum*.

C. *Corynebacterium* grupo G depois de 24 horas de incubação a 35° a 37°C. Depois do período inicial de 24 horas, as colônias são extremamente pequenas e há crescimento satisfatório apenas nas áreas profusamente inoculadas. Essa espécie lipofílica foi isolada dos espécimes como humor vítreo, sangue, líquido cefalorraquidiano e trato urogenital.

D. API® Coryne inoculado com *Corynebacterium* grupo G. As interpretações das reações ilustradas foram as seguintes:

NIT	Negativo	PYZ	Positivo	PYRA	Negativo
PAL	Positivo	β-GUR	Negativo	β-GAL	Negativo
α-GLU	Negativo	β-NAG	Negativo	ESC	Negativo
URE	Negativo	GEL	Negativo	Controle CHO	Negativo
GLU	Positivo	RIB	Positivo	XYL	Negativo
MAN	Negativo	MAL	Positivo	LAC	Negativo
SAC	Positivo	GLYC	Negativo	CAT	Positivo

O biocódigo API® Coryne dessas reações foi 2100325. A consulta ao banco de dados informatizado resultou na identificação de *Corynebacterium* grupo G (probabilidade de 76,6%)/*C. striatum-amycolatum* (probabilidade de 22,7%). Como esse microrganismo era lipofílico e *C. striatum/amycolatum* não são lipofílicos, essa cepa pode ser identificada como *Corynebacterium* grupo G.

E. Crescimento de *Arcanobacterium haemolyticum* no SBA depois de 48 horas de incubação a 35° a 37°C. Observe a zona de β-hemólise ao redor das colônias.

F. API® Coryne inoculado com *A. haemolyticum*. As interpretações das reações ilustradas foram as seguintes:

NIT	Negativo	PYZ	Positivo	PYRA	Positivo
PAL	Positivo	β-GUR	Negativo	β-GAL	Positivo
α-GLU	Positivo	β-NAG	Positivo	ESC	Negativo
URE	Negativo	GEL	Negativo	Controle CHO	Negativo
GLU	Positivo	RIB	Positivo	XYL	Negativo
MAN	Negativo	MAL	Positivo	LAC	Positivo
SAC	Negativo	GLYC	Negativo	CAT	Negativo

O biocódigo API® Coryne dessas reações foi 6530360, que corresponde à identificação de *A. haemolyticum* com probabilidade de 99,9% (identificação excelente).

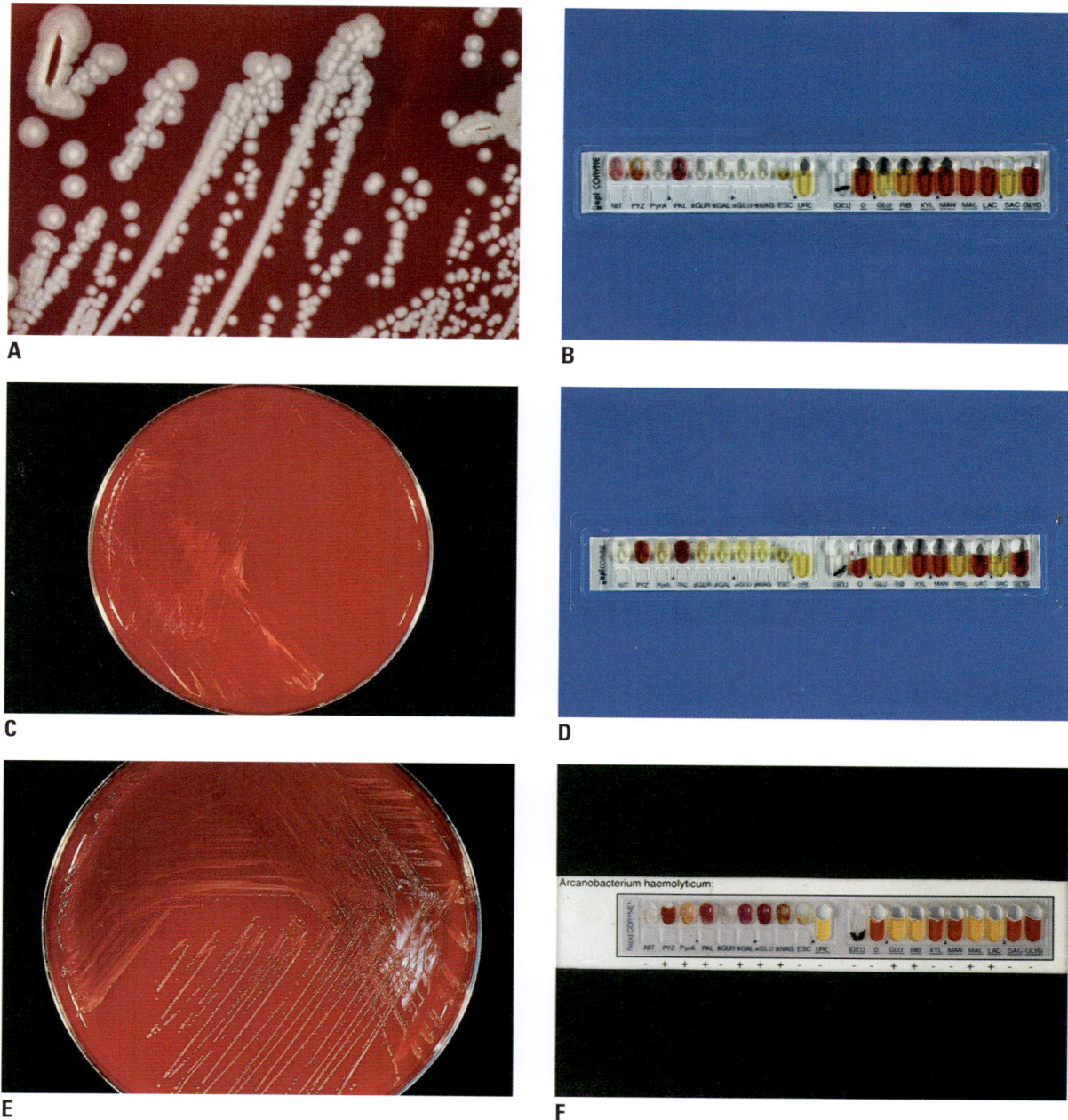

PRANCHA 14.6 (*CONTINUAÇÃO*)

G. Crescimento de *Brevibacterium casei* no SBA depois de 24 horas de incubação a 35° a 37°C. As colônias dessa bactéria têm pigmentação amarelo-clara, que se intensifica durante a incubação por mais de 24 horas. Essas cepas também produzem um odor forte semelhante ao de "pés malcheirosos". A cepa ilustrada aqui foi isolada de várias hemoculturas de um paciente com AIDS, que tinha infecção associada a um cateter central.

H. API® Coryne inoculado com *B. casei*. As interpretações das reações ilustradas foram as seguintes:

NIT	Negativo	PYZ	Positivo	PYRA	Positivo
PAL	Positivo	β-GUR	Negativo	β-GAL	Negativo
α-GLU	Positivo	β-NAG	Negativo	ESC	Negativo
URE	Negativo	GEL	Positivo	Controle CHO	Negativo
GLU	Negativo	RIB	Negativo	XYL	Negativo
MAN	Negativo	MAL	Negativo	LAC	Negativo
SAC	Negativo	GLYC	Negativo	CAT	Positivo

O biocódigo API® Coryne dessas reações foi 6112004, que corresponde à identificação das espécies de *Brevibacterium*. Outros testes confirmaram que essa cepa isolada nas hemoculturas era realmente *B. casei*.

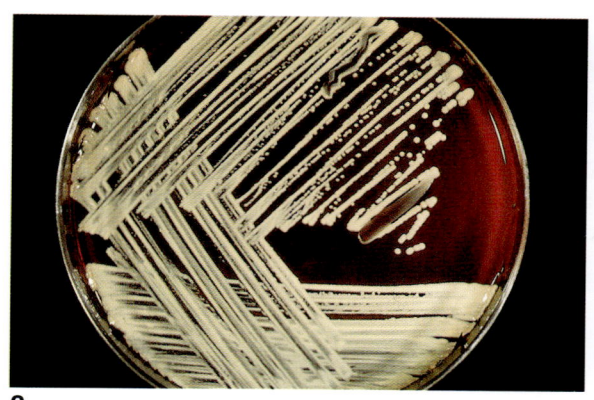
G

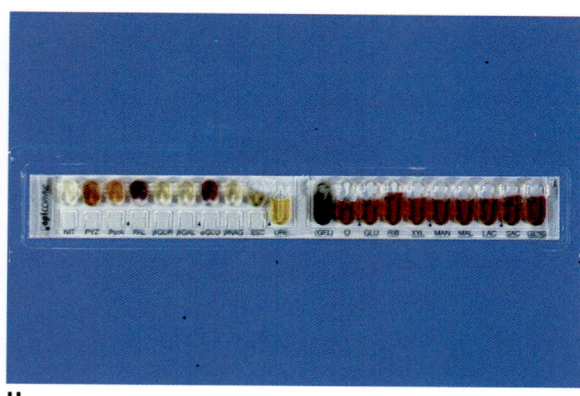
H

PRANCHA 14.7

Espécies de *Rothia, Cellulosimicrobium, Cellulomonas/Microbacterium* e *Lactobacillus*

A. Crescimento de *Rothia dentocariosa* no SBA depois de 48 horas de incubação a 35° a 37°C. Esse bacilo gram-negativo está relacionado com as bactérias nocardioformes e produz colônias cerebriformes brancas e secas no ágar, conforme se observa aqui.

B. API® Coryne inoculado com *R. dentocariosa*. As interpretações das reações ilustradas foram as seguintes:

NIT	Positivo	PYZ	Positivo	PYRA	Positivo
PAL	Negativo	β-GUR	Negativo	β-GAL	Negativo
α-GLU	Positivo	β-NAG	Negativo	ESC	Positivo
URE	Negativo	GEL	Negativo	Controle CHO	Negativo
GLU	Positivo	RIB	Negativo	XYL	Negativo
MAN	Negativo	MAL	Positivo	LAC	Negativo
SAC	Positivo	GLYC	Negativo	CAT	Positivo

O biocódigo API® Coryne dessas reações foi 7050125, que corresponde à identificação de *R. dentocariosa* com probabilidade de 99,5%.

C. Crescimento de *Cellulosimicrobium cellulans* no SBA depois de 24 horas de incubação a 35° a 37°C. Essa bactéria produz pigmento amarelo-brilhante e, no passado, era conhecida como *Oerskovia xanthineolytica*.

D. API® Coryne inoculado com *C. cellulans*. As interpretações das reações ilustradas foram as seguintes:

NIT	Positivo	PYZ	Positivo	PYRA	Positivo
PAL	Positivo	β-GUR	Negativo	β-GAL	Positivo
α-GLU	Positivo	β-NAG	Positivo	ESC	Positivo
URE	Negativo	GEL	Positivo	Controle CHO	Negativo
GLU	Positivo	RIB	Positivo	XYL	Positivo
MAN	Negativo	MAL	Positivo	LAC	Negativo
SAC	Positivo	GLYC	Positivo	CAT	Positivo

O biocódigo API® Coryne dessas reações é 7572727, que corresponde à identificação de *Oerskovia xanthineolytica* (*C. cellulans*) com probabilidade de 99,9%.

E. Crescimento de uma espécie de *Microbacterium* com pigmentação amarela no SBA depois de 24 horas de incubação a 35° a 37°C.

F. API® Coryne inoculado com espécie de *Microbacterium*. As interpretações das reações ilustradas foram as seguintes:

NIT	Negativo	PYZ	Positivo	PYRA	Negativo
PAL	Positivo	β-GUR	Negativo	β-GAL	Positivo
α-GLU	Positivo	β-NAG	Positivo	ESC	Positivo
URE	Negativo	GEL	Negativo	Controle CHO	Negativo
GLU	Positivo	RIB	Positivo	XYL	Positivo
MAN	Positivo	MAL	Positivo	LAC	Negativo
SAC	Positivo	GLYC	Positivo	CAT	Positivo

O biocódigo API® Coryne desse microrganismo é 2570737, que corresponde à identificação de *Cellulomonas* spp./*Microbacterium* spp. (probabilidade de 99,9%). De forma a diferenciar esses dois gêneros, é necessário realizar testes adicionais.

G. Esfregaço corado por Gram de uma hemocultura, que isolou *Lactobacillus* spp. Esses microrganismos são bacilos gram-positivos regulares, que se apresentam isoladamente, em pares ou cadeias curtas.

H. Colônias pequenas de uma espécie de *Lactobacillus* não hemolítica isolada em SBA depois de 24 horas de incubação a 35° a 37°C.

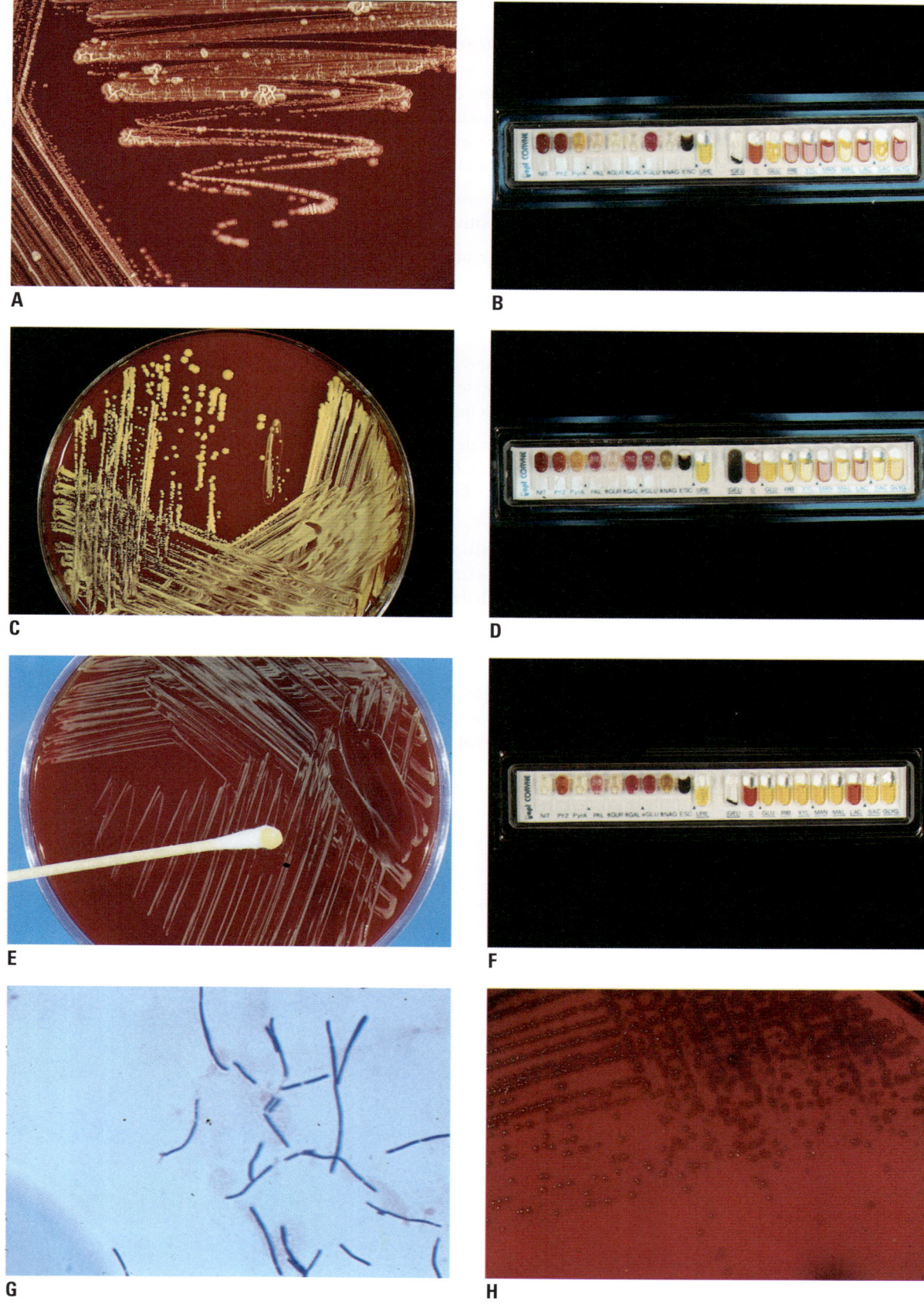

PRANCHA 14.8

Espécies de *Lactobacillus* e *Gardnerella*

A. Espécie de *Lactobacillus* inoculada em camada sobre uma placa com SBA e um disco de vancomicina. Alguns lactobacilos são resistentes aos antibióticos glicopeptídios como vancomicina e teicoplanina, conforme se pode observar pelo crescimento dos microrganismos até a borda do disco de vancomicina ilustrado nesta fotografia.

B. Esfregaço de um espécime vaginal normal corado por Gram. Observe a presença de células epiteliais grandes e bacilos gram-positivos, que correspondiam ao "morfotipo de *Lactobacillus*".

C. Esfregaço corado por Gram de um material retirado da vagina de uma paciente com vaginose bacteriana. A célula epitelial mostrada na lâmina estava coberta com microbiota predominante formada de bacilos e cocobacilos gram-negativos, que representavam bacilos gram-negativos anaeróbios e "morfotipos de *Gardnerella*".

D. Crescimento de *G. vaginalis* no ágar-sangue de CNA depois de 48 horas de incubação a 35° a 37°C com CO_2 a 5 a 7%. Depois desse período, as colônias são muito pequenas e detectadas mais claramente nas áreas com crescimento confluente.

E. Colônias beta-hemolíticas pequenas de *Gardnerella vaginalis* isoladas no meio HBT (bicamada de sangue humano e Tween; do inglês, *human blood bilayer-Tween*) depois de 72 horas de incubação a 35° a 37°C com CO_2 a 5 a 7%. Esse microrganismo é beta-hemolítico no meio contendo sangue humano (como o ágar HBT).

F. Técnica rápida para utilização de carboidratos para identificação de *G. vaginalis*. Esse método de identificação em quatro horas é semelhante ao usado para identificar espécies de *Neisseria* (Capítulo 11). Uma solução salina balanceada com vermelho de fenol, mas sem carboidratos (BSS), é dispensada em tubos pequenos com alíquotas de 0,10 mℓ e algumas gotas de carboidratos a 20% esterilizados por filtragem são acrescentadas ao BSS. Uma suspensão densa de microrganismos é preparada no BSS sem carboidratos (0,5 mℓ) e algumas gostas desta suspensão são acrescentadas aos tubos contendo carboidratos. Nesta fotografia, cada tubo (da esquerda para a direita) contém a suspensão com microrganismos em BSS, BSS-glicose, BSS-maltose e BSS-manitol. O último tubo (*extrema direita*) é um teste de hidrólise do hipurato. Como se pode observar, *G. vaginalis* produz ácidos a partir da glicose e maltose, mas não do manitol; além disto, a reação de hidrólise do hipurato é fortemente positiva.

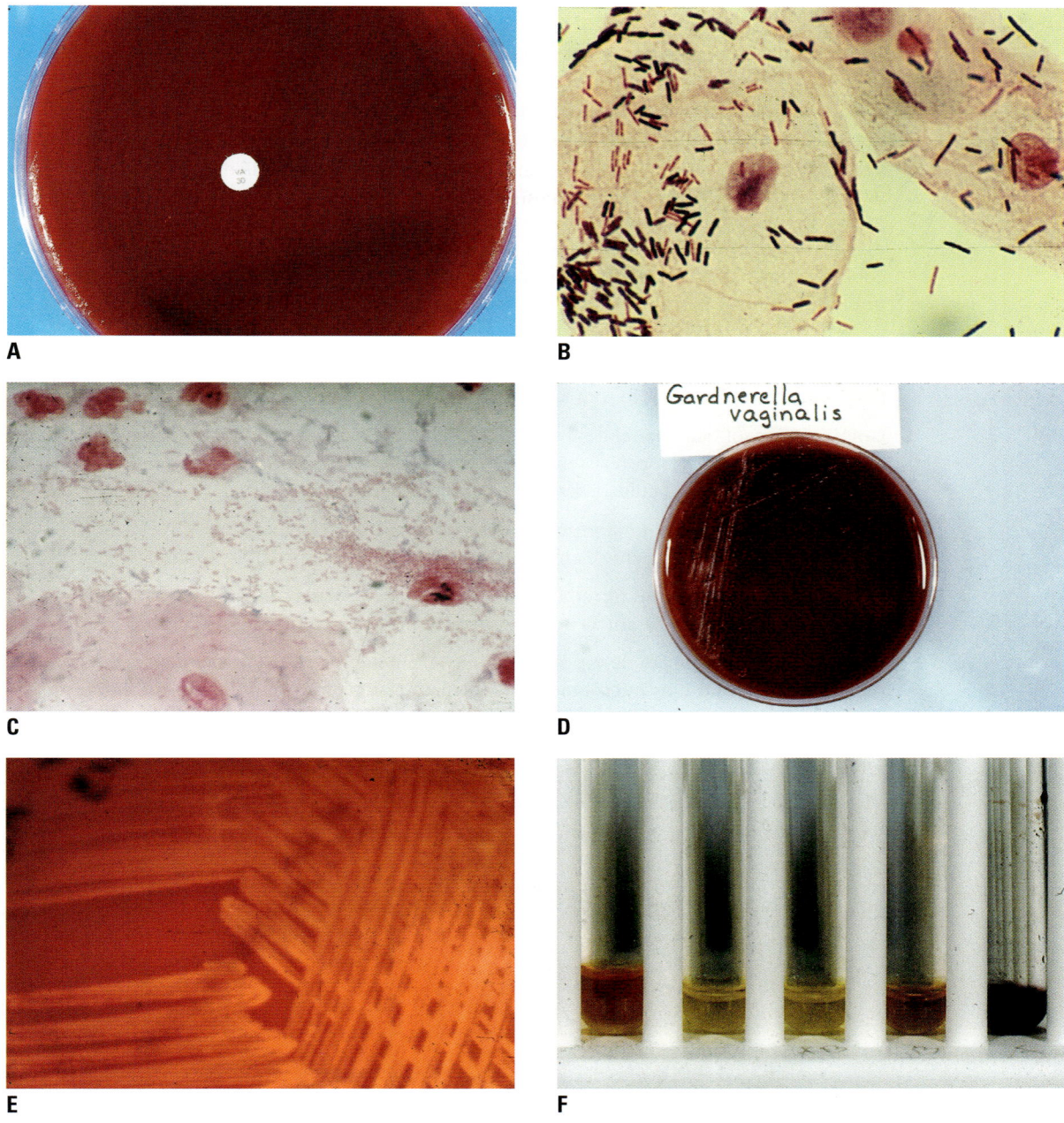

PRANCHA 15.1

Identificação dos bacilos gram-positivos aeróbios e anaeróbios facultativos

A. Imagem ampliada do complexo *Nocardia asteroides* depois de 7 dias de incubação a 30°C no ágar de Middlebrook 7H11. Esta fotografia demonstra as colônias alaranjadas lisas e onduladas, que tendem a aderir à superfície do ágar. Outras espécies formam colônias brancas cor de giz e secas (Prancha 1.5 J). É importante ressaltar que as espécies de *Nocardia* crescem nos meios de isolamento seletivo utilizados para isolar espécies de *Mycobacterium*; na verdade, o diagnóstico laboratorial da nocardiose geralmente é considerado inicialmente no setor de micobacteriologia do laboratório. A detecção de um odor de porão mofado bem característico é um indício inicial a essa identificação.

B. Placa com ágar de Middlebrook 7H11, na qual crescia uma cultura de espécies de *Rhodococcus* há 48 horas. As colônias eram relativamente grandes (2 a 4 mm de diâmetro) e eram contínuas e lisas. Observe a pigmentação rosa-salmão, um indício inicial para a identificação dessa espécie.

C. Coloração álcool-ácida parcial ou modificada de um exsudato contendo filamentos ramificados delicados álcool-acidorresistentes típicos das espécies de *Nocardia*. O complexo *Nocardia asteroides* foi isolado na cultura semeada com esse espécime.

D. Coloração por Gram de uma espécie de *Rhodococcus* ilustrando cocobacilos gram-positivos curtos dispostos isoladamente e em grupos de "letras chinesas".

E. Coloração álcool-ácida modificada de uma espécie de *Rhodococcus* demonstrando cocobacilos curtos, dos quais alguns eram álcool-acidorresistentes pela coloração modificada.

F. No processo de coloração de espécimes clínicos, em alguns casos, os filamentos de *Nocardia* podem não se corar e os microrganismos formam esse padrão "pontilhado" na coloração, no qual apenas os focos pontilhados são positivos ao corante álcool-ácido modificado. Coloração álcool-ácida modificada, ampliação de 1.000×.

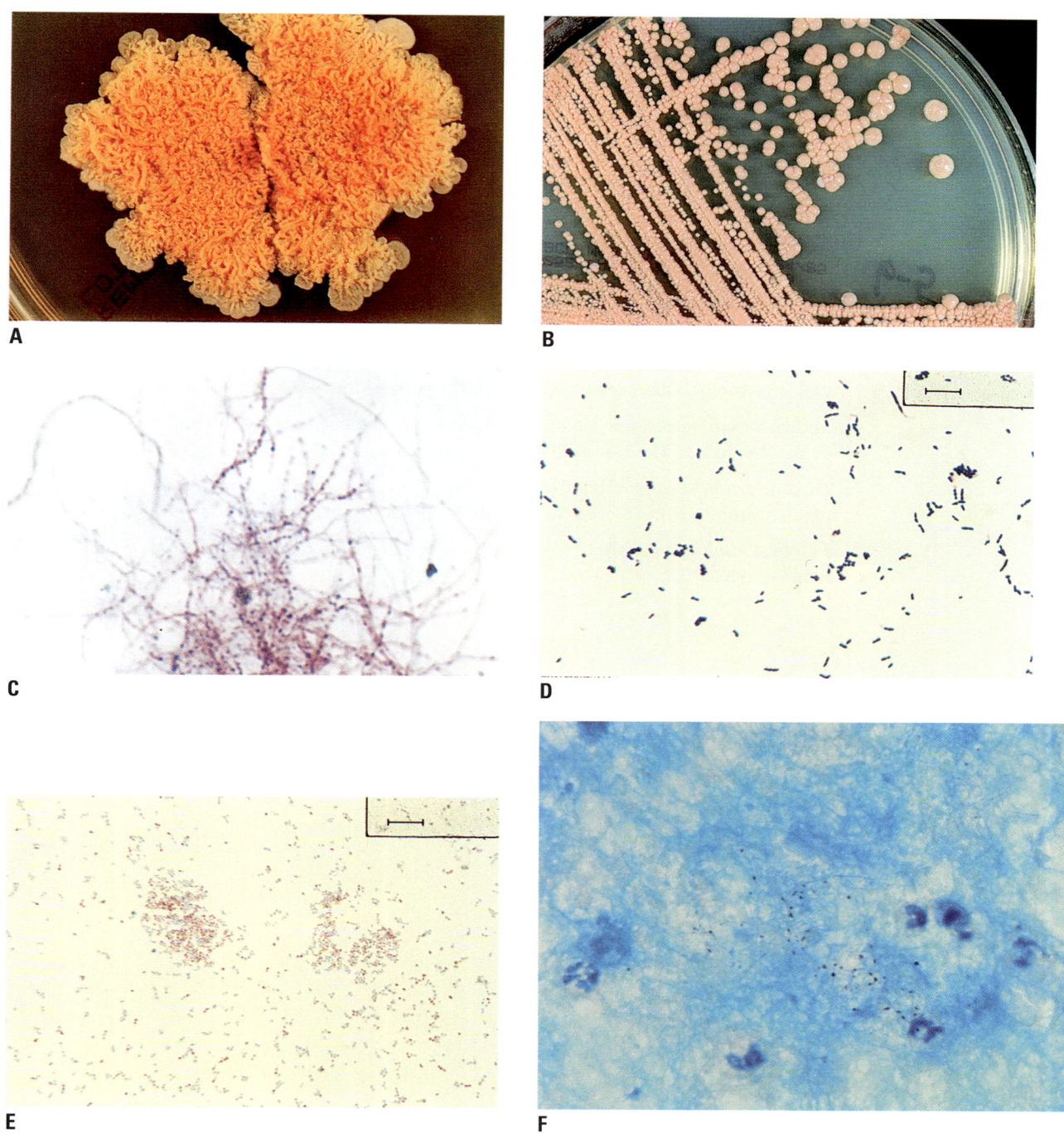

PRANCHA 16.1

Identificação das bactérias anaeróbias | Bacilos gram-negativos

A. *Bacteroides fragilis*. Coloração por Gram das células em cultura de caldo de tioglicolato com 48 horas de incubação.

B. *Bacteroides fragilis*. Colônias em ágar-sangue para anaeróbios depois de 48 horas de incubação a 35°C.

C. *Prevotella melaninogenica*. Coloração por Gram das células de uma colônia em ágar-sangue com 48 horas de incubação.

D. *Prevotella melaninogenica*. Colônias negras no ágar-sangue depois de 5 dias de incubação a 35°C.

E. *Fusobacterium nucleatum*. Coloração por Gram das células de uma colônia em ágar-sangue para anaeróbios. Observe os bacilos gram-negativos longos com extremidades pontiagudas.

F. *Fusobacterium nucleatum*. Colônias típicas no ágar-sangue para anaeróbios depois de 48 horas de incubação a 35°C, ilustrando o efeito opalescente.

G. *Fusobacterium necrophorum*. Coloração por Gram das células de uma colônia em ágar-sangue para anaeróbios com 48 horas de incubação. Observe o pleomorfismo.

H. *Fusobacterium necrophorum*. Colônias no ágar-sangue para anaeróbios depois de 48 horas de incubação a 35°C.

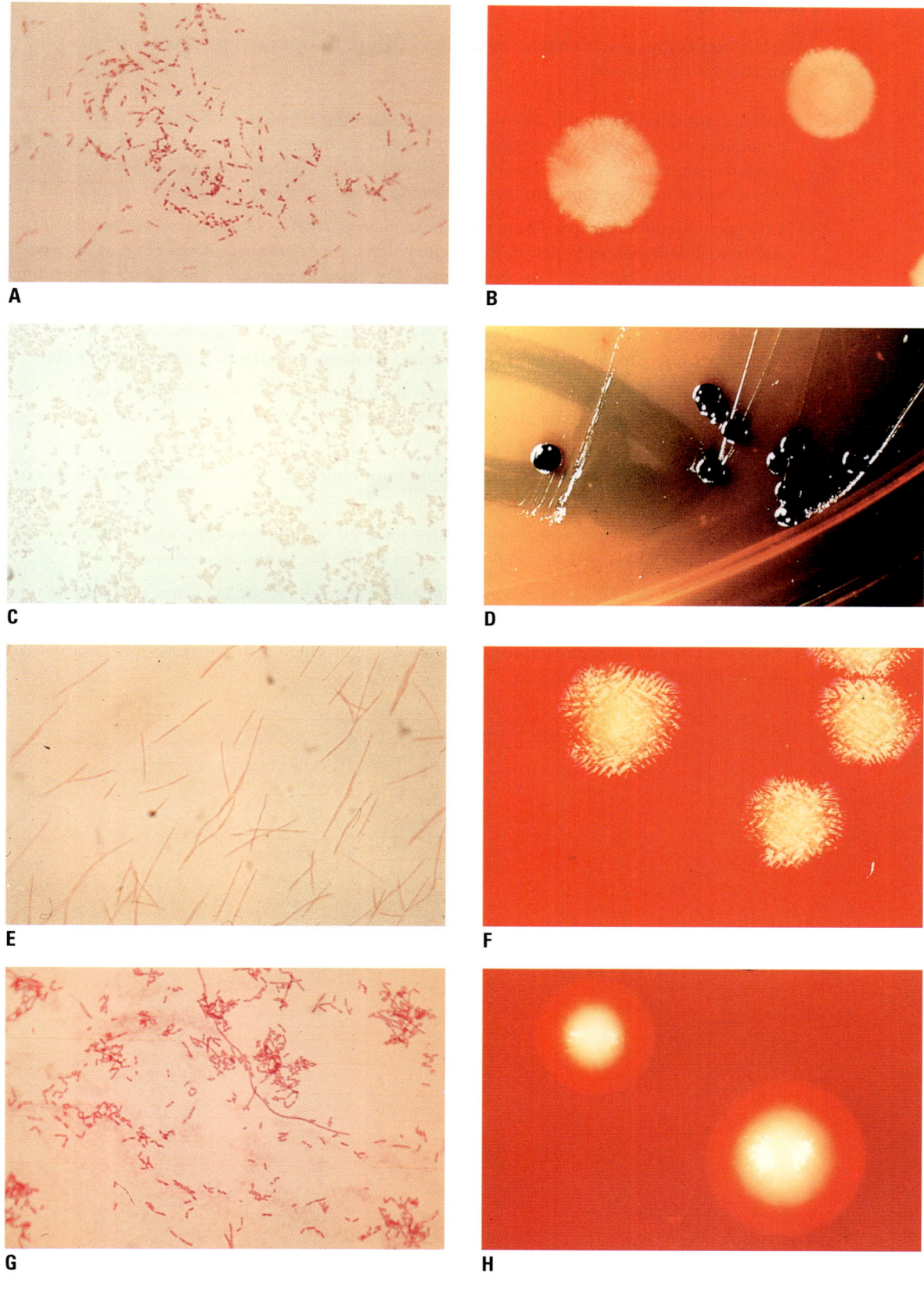

PRANCHA 16.2

Identificação das bactérias anaeróbias | Microrganismos gram-positivos não formadores de esporos

A. Esfregaço direto corado por Gram de um exsudato purulento demonstrando neutrófilos degenerados e uma mistura de bacilos gram-negativos de diferentes tamanhos. Os cocobacilos menores sugeriam uma das espécies de *Prevotella-Porphyromonas* pigmentadas; os bacilos pleomórficos maiores sugeriam um membro do grupo *Bacteroides fragilis*.

B. Esfregaço direto corado por Gram de um exsudato purulento retirado de um abscesso intra-abdominal demonstrando neutrófilos segmentados, cocos gram-positivos em pares e cadeias curtas e bacilos gram-negativos minúsculos. Em geral, as infecções anaeróbias contêm uma mistura de microbiota bacteriana.

C. Imagem de microscopia de dissecção dos "grânulos de enxofre" actinomicóticos. Esse exsudato retirado da infecção de uma ferida abdominal foi fotografado dentro de uma placa de Petri.

D. Aspecto de um esfregaço corado por Gram do mesmo espécime ilustrado no painel **C**, demonstrando um "grânulo de enxofre" com filamentos ramificados finos de uma espécie de *Actinomyces*.

E. *Actinomyces israelii*. Preparação corada por Gram obtida de uma colônia cultivada em ágar-sangue. Observe a ramificação das células.

F. As colônias típicas com aspecto de "dentes molares" de *Actinomyces israelii* ilustradas aqui foram produzidas no ágar BHI depois de 7 dias de incubação em anaerobiose a 35°C.

G. Essa coloração por Gram demonstra células de *Eubacterium alactolyticum* retiradas de uma cultura em caldo de tioglicolato enriquecido depois de 48 horas de incubação a 35°C.

H. Essas colônias de *Eubacterium alactolyticum* em ágar-sangue para anaeróbios foram obtidas depois de 48 horas de incubação.

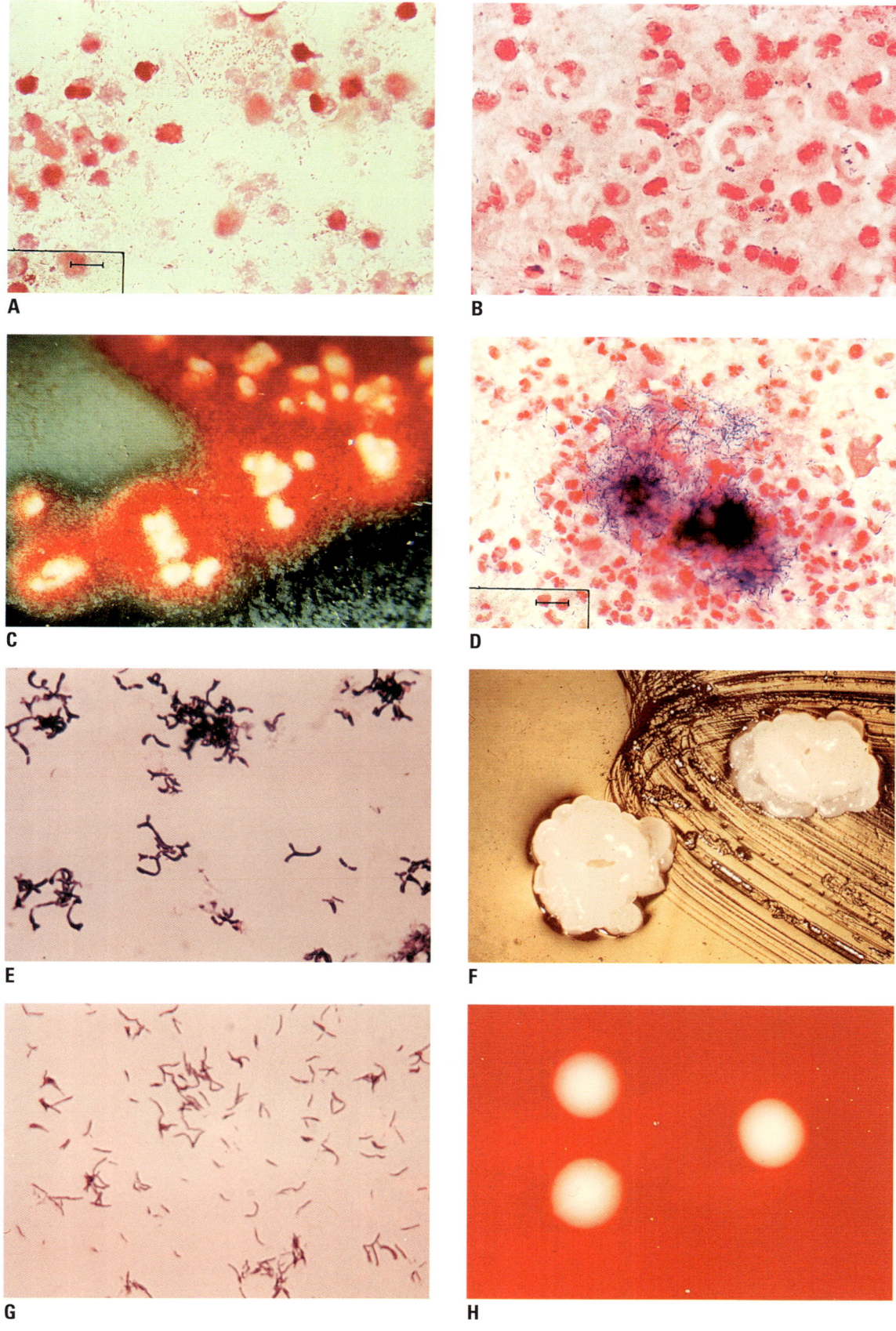

PRANCHA 16.3

Identificação das bactérias anaeróbias | Clostrídios

A. Coloração por Gram de *Clostridium perfringens* de uma colônia em ágar-sangue depois de 24 horas de incubação. Observe que não havia esporos e que algumas células tendiam a corar-se em vermelho (*i. e.*, gram-negativas).

B. Coloração por Gram de *Clostridium perfringens* retirado de uma cultura em caldo de tioglicolato. Observe que não havia esporos e que algumas formas filamentosas estavam presentes.

C. Esse é o aspecto típico de *C. perfringens* em ágar-sangue depois de 24 horas de incubação a 35°C. Observe a zona dupla de hemólise. A zona mais interna de hemólise completa é atribuída à toxina teta, enquanto a zona mais externa de hemólise incompleta é causada pela toxina alfa (*i. e.*, atividade de lecitinase).

D. *C. perfringens*. Esta imagem é a coloração direta por Gram de um aspirado de tecidos musculares obtidos de um paciente com mionecrose por gangrena gasosa. Havia um fundo necrótico sem células inflamatórias ou musculares preservadas e bacilos gram-positivos relativamente grandes com formato de "vagão de carga" e um bacilo gram-negativo, que podia ser uma célula de *C. perfringens* gram-variável ou outro microrganismo.

E. Colônias de *C. perfringens* em ágar gema de ovo de McClung modificado. O precipitado ao redor das colônias indicava atividade de lecitinase da toxina alfa produzida pela bactéria.

F. Produção de lipase no ágar gema de ovo. Alguns clostrídios como *C. botulinum*, *C. sporogenes* e *C. novyi* tipo A apresentam atividade de lipase no ágar gema de ovo, como se pode observar nesta fotografia. Observe a camada perolada iridescente na superfície das colônias, que se estendia adentro da superfície do meio situado imediatamente ao seu redor.

G. Essa colônia rugosa, irregular, plana, rizoide e dispersiva formada depois de 48 horas de incubação em ágar-sangue para anaeróbios é típica de *C. septicum*.

H. Coloração direta por Gram de uma hemocultura positiva de *C. septicum*. Nesta imagem, havia vários esporos subterminais ovoides ou em formato de limão.

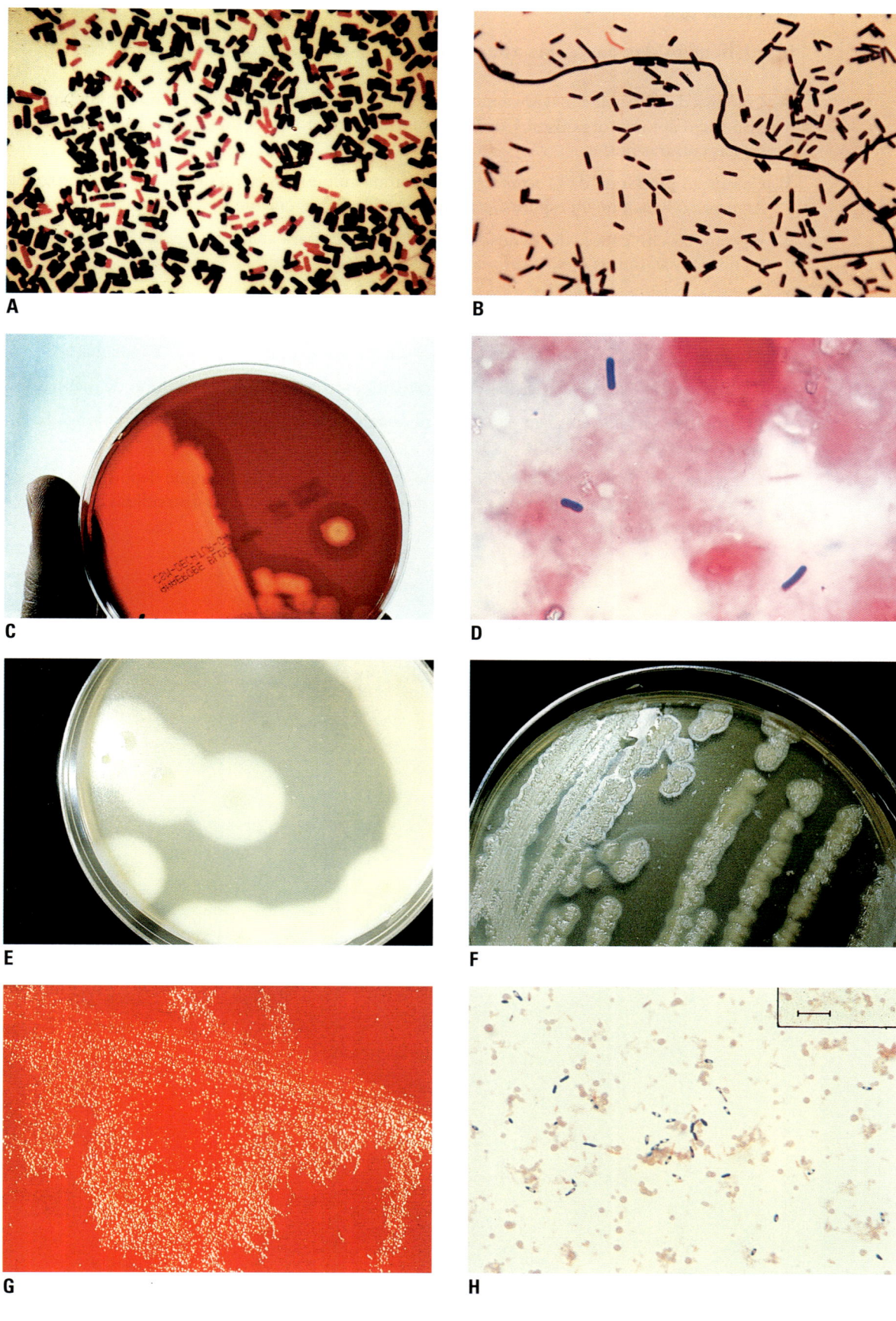

PRANCHA 16.4

Identificação das bactérias anaeróbias | Clostrídios (*continuação*)

A. Colônias de *C. tetani* em ágar-sangue duro (ágar a 4%), que é usado para inibir o movimento dispersivo dos microrganismos, de forma que possam ser isolados das outras bactérias presentes nas culturas mistas.

B. Coloração por Gram de *C. tetani* isolado de uma cultura em caldo de glicose e carne cozida. Algumas células tinham esporos terminais arredondados, que são típicos dessa bactéria.

C. As colônias em "cabeça de Medusa" nesse ágar-sangue para anaeróbios depois de 48 horas de incubação são típicas de *C. sporogenes*.

D. Essa coloração por Gram de *C. ramosum* foi preparada a partir de uma cultura em caldo de tioglicolato depois de 48 horas de incubação.

E. Colônias de *C. difficile* no ágar-sangue para anaeróbios depois de 48 horas de incubação.

F. *Clostridium difficile* no ágar ciclosserina–cefoxitina–frutose depois de 48 horas de incubação.

G. *Clostridium sordellii* em ágar-sangue para anaeróbios depois da incubação prolongada em anaerobiose. A colônia media 5 × 10 mm.

H. Coloração por Gram de *C. sordellii* isolado em uma placa de ágar-sangue depois de 2 dias de incubação. A imagem demonstra grumos de esporos livres e bactérias distendidas com esporos subterminais ovoides.

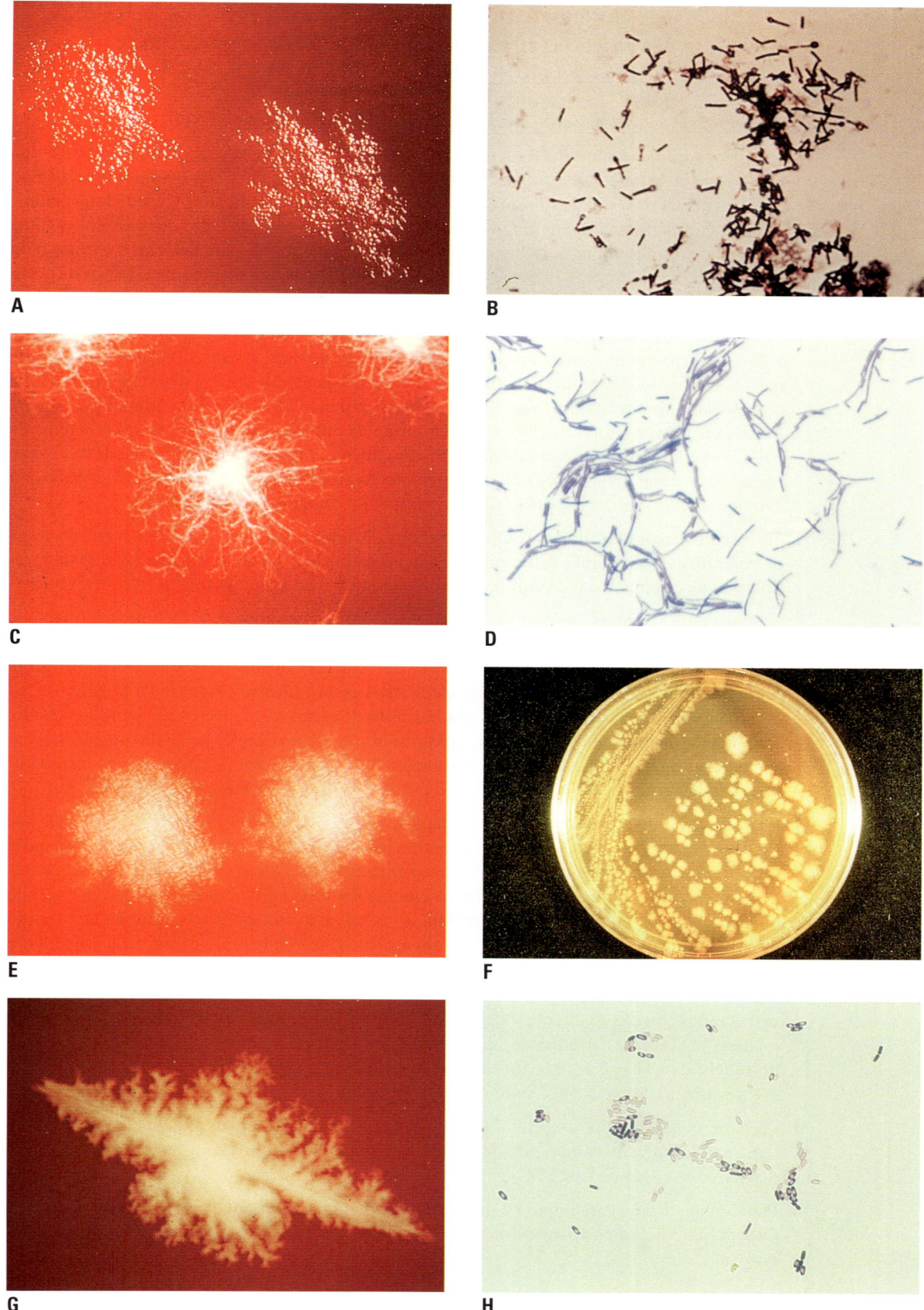

PRANCHA 16.5

Identificação das bactérias anaeróbias | Uso das placas de quadrante Presumpto® e discos no ágar-sangue para anaeróbios

A. Aspecto geral de três placas de quadrante (descritas com detalhes no texto).

B. Uma placa de quadrante Presumpto® 1 e uma placa com ágar-sangue para anaeróbios dos CDC. Depois da inoculação com material de uma cultura ativa em caldo ou uma suspensão de células da bactéria a ser identificada, os discos de antibióticos (penicilina, 2 unidades; rifampicina, 15 g; canamicina, 1.000 g) são colocados sobre o ágar-sangue e um disco de papel-filtro "em branco" é aplicado na parte do ágar LD da placa de quadrante para detectar a produção de indol. A placa Presumpto® 1 contém os seguintes meios: ágar de LD, esculina LD, ágar de gema de ovo LD e ágar-bile LD.

C. Crescimento de *Bacteroides fragilis* na placa Presumpto® 1 depois de 48 horas de incubação a 35°C. No primeiro quadrante (*ao alto* e *à extrema direita*), o ágar LD apresentou crescimento moderado. A produção de indol foi demonstrada depois do acréscimo de uma gota de *p*-dimetilamino-cinamaldeído ao disco de papel (ver painel **F**). O ágar de esculina LD *à esquerda* do ágar LD ficou difusamente escuro em razão da hidrólise da esculina. O ágar de gema de ovo LD abaixo do ágar de esculina mostrou crescimento, mas nenhuma atividade de lecitinase, lipase ou enzimas proteolíticas. Houve crescimento abundante no ágar de bile LD (*abaixo* e *à extrema direita*) e essa cepa produziu um precipitado característico neste meio.

D. Testes com discos de antibiótico. Observe a zona de inibição do crescimento em torno do disco de rifampicina (15 g), mas nenhuma inibição ao redor do disco de penicilina (2 unidades) ou do disco de canamicina (1.000 g). Esse padrão era típico do grupo *B. fragilis*.

E. Reações de *B. thetaiotaomicron* na placa de quadrante Presumpto® 1. O primeiro quadrante (*acima* e *à extrema direita*) demonstra reação de indol fracamente positiva, conforme indicado pela coloração azul-clara do disco no ágar LD depois do acréscimo do reagente *p*-dimetilamino-cinamaldeído. A tonalidade mais escura (âmbar) do ágar de esculina (*à esquerda* do primeiro quadrante) indicava hidrólise de esculina. Houve crescimento adequado, mas não havia atividade de lecitinase, lipase ou proteólise no ágar de gema de ovo LD (*abaixo* e *à extrema direita*). Houve crescimento adequado no ágar de bile LD, mas não se formou um precipitado conforme o que foi produzido por *B. fragilis* (*abaixo* e *à extrema direita*).

F. Reações de *Fusobacterium necrophorum* na placa de quadrante Presumpto® 1 depois de 48 horas de incubação a 35°C. O primeiro quadrante (*abaixo* e *à direita*) demonstrou reação de indol forte, conforme se evidenciou pela coloração azul-escura do disco de papel no ágar LD depois do acréscimo do reagente *p*-dimetilamino-cinamaldeído. O crescimento foi inibido no ágar de bile LD (*acima* e *à direita*). Embora não fosse visível nesta fotografia em razão da iluminação utilizada, houve crescimento satisfatório no ágar de gema de ovo LD (*abaixo* e *à esquerda*) e atividade de lipase típica, conforme se evidenciou pelo brilho iridescente – uma camada perolada – na superfície das colônias e no meio localizado imediatamente ao redor da colônia de bactérias. Esse crescimento é demonstrado mais claramente por luz refletida. No ágar de esculina LD (*abaixo* e *à esquerda*), *F. necrophorum* mostrou crescimento adequado e produção de sulfeto de hidrogênio, que se evidenciou pelo aspecto enegrecido das colônias, mas sem escurecimento do meio, sugerindo hidrólise de esculina.

G. Placa de quadrante Presumpto® 2 (uniloculada). Essa placa contém os seguintes quadrantes (em sentido horário, começando de 12:00 horas): ágar de amido LD, ágar de glicose LD, ágar de DNA-LD e ágar de leite LD.

H. Placa de quadrante Presumpto® 2 depois da inoculação, incubação e acréscimo dos reagentes. Observe as reações positivas de hidrólise, atividade de desoxirribonuclease e fermentação da glicose.

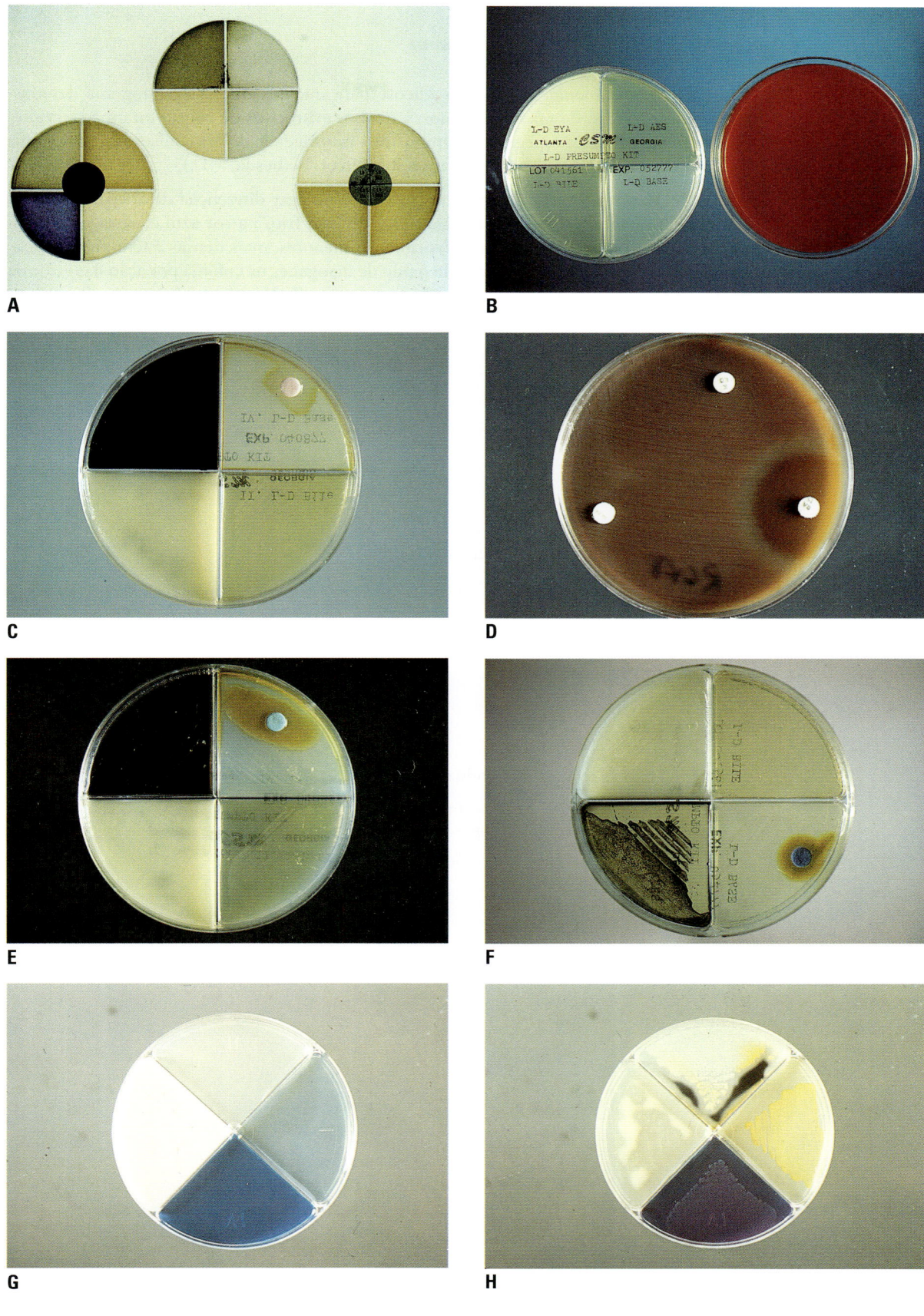

PRANCHA 18.1

Espécies de *Mycoplasma* e *Ureaplasma*

A. Colônia de *M. pneumoniae* no ágar de glicose para micoplasmas. Esta fotografia demonstra uma única colônia de microrganismos, à qual os eritrócitos de cobaia foram adsorvidos. *M. pneumoniae* é a única espécie que demonstra a propriedade de hemoadsorção. (Fotografia cedida por cortesia de Health and Education Resources, Bethesda, MD.)

B. Colônias de *M. hominis* e *U. urealyticum* cultivados no ágar diferencial de Shepard A7B. As colônias de *M. hominis* têm a morfologia típica de "ovo frito"; a cor azul é causada pelo corante de Diene. As colônias de *U. urealyticum* são menores, mais densas e têm pigmentação acastanhada causada pela precipitação do óxido de manganês na colônia por ação das enzimas com atividade de urease. (Fotografia cedida por cortesia de Health and Education Resources, Bethesda, MD.)

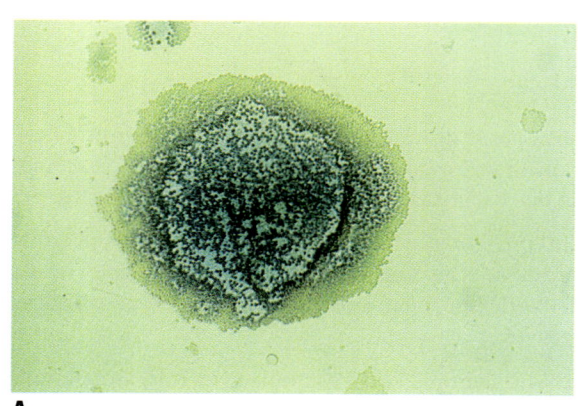
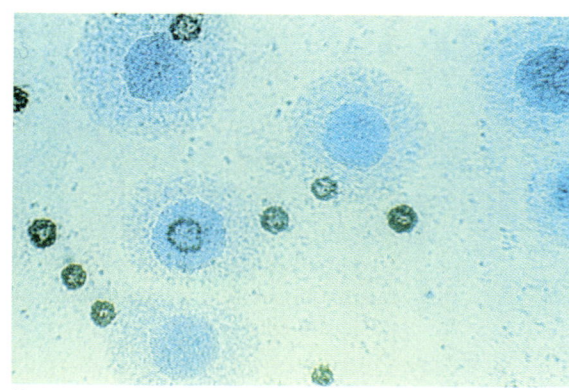

PRANCHA 19.1

Identificação laboratorial de *Mycobacterium tuberculosis*

A. Esta fotografia é de um esfregaço preparado a partir de uma colônia semelhante à que está ilustrada na Prancha 19.1 C, que foi corada com auramina-rodamina e examinada ao microscópio. Observe a fluorescência amarelo-brilhante dos bacilos muito curtos e ligeiramente curvos.

B. Esta fotografia é de um esfregaço preparado com material retirado de um tuberculoma necrótico do pulmão corado com corante álcool-ácido de Kinyoun. Examinada ao microscópio, revela bacilos álcool-acidorresistentes corados em vermelho, relativamente curtos, finos, pontilhados e ligeiramente curvos.

C. Microcolônia isolada na superfície do ágar Middlebrook 7H10 examinada ao microscópio sob pequeno aumento. Observe que as células bacterianas estão dispostas em um padrão serpiginoso ondulado. Isso indica a produção do fator corda, conforme está ilustrado na coloração álcool-ácida ilustrada na Prancha 19.1 I.

D. Teste de acumulação de niacina. Os tubos contêm uma tira de papel-filtro impregnada com brometo de cianogênio. O líquido do tubo à direita foi extraído da superfície do meio de cultura de Löwenstein-Jensen depois da formação de colônias de uma espécie de *Mycobacterium* desconhecida e pode ser comparado com um tubo negativo com água à esquerda. A formação de uma coloração amarelada na fita e no líquido subjacente indica a presença de niacina. *M. tuberculosis* tem a propriedade singular de acumular niacina quando as colônias são cultivadas no meio de Löwenstein-Jensen, uma característica também presente nas espécies encontradas menos comumente, inclusive *M. simiae* e algumas cepas de *M. marinum*.

E. Tubos ilustrando o teste de redução de nitrato. O tubo da direita foi inoculado com uma espécie de *Mycobacterium* desconhecida, que então foi comparada com um tubo de controle não inoculado (à esquerda). A formação de uma coloração avermelhada depois do acréscimo dos reagentes sulfonamida e α-naftiletilenodiamina indicou a presença de nitratos e resultado positivo do teste. *M. tuberculosis* é um redutor potente de nitratos.

F. Uma placa de quadrante contendo ágar Middlebrook 7H10, ao qual se acrescentou hidrazida do ácido tiofeno-2-carboxílico (T2H). Os três quadrantes nos quais se observou crescimento representavam cepas diferentes de *M. tuberculosis* (i. e., resistentes ao T2H); o quadrante sem crescimento foi inoculado com uma cepa de *M. bovis*. A capacidade de crescer ou não em um meio contendo T2H é útil à diferenciação entre *M. tuberculosis* e *M. bovis*, respectivamente.

G. Um frasco com meio de Löwenstein-Jensen, no qual cresceram colônias de *M. tuberculosis* depois de 22 dias de incubação a 35°C em uma incubadora com CO_2 a 10%. As colônias ilustradas nesta fotografia tinham consistência nitidamente rugosa. Embora tenha sido demonstrado que a cepa isolada era de *M. tuberculosis*, isso não deve ser considerado comum, porque ela tinha pigmentação mais amarelada que as colônias de cor caramelo observadas frequentemente (painel **H**).

H. Colônias típicas de uma subcultura de *M. tuberculosis* isolada no ágar Middlebrook 7H10 depois de 25 dias de incubação a 35°C em uma incubadora com CO_2 a 10%. As colônias tinham aspecto rugoso e cor caramelo-clara, que são típicas desta espécie.

I. Esta fotomicrografia é de uma preparação corada com corante álcool-ácido de Kinyoun, que foi obtida de um frasco de hemocultura em caldo da BACTEC® 12A depois de 10 dias de incubação a 35°C. A imagem mostra numerosos bacilos álcool-acidorresistentes dispostos em paralelas. Quando o exame detecta um agregado de células bacterianas nos esfregaços preparados a partir de uma cultura em caldo, como o que está ilustrado aqui, a cepa provavelmente é de *M. tuberculosis*, porque este fenômeno é atribuído à produção do fator corda, que é considerado um fator de virulência.

J. Esta fotomicrografia é de uma preparação corada por Gram de um esfregaço de líquido pleural obtido de um paciente com AIDS, que desenvolveu um empiema. Observe os bacilos ligeiramente gram-positivos e relativamente longos, delgados com pontilhados delicados.

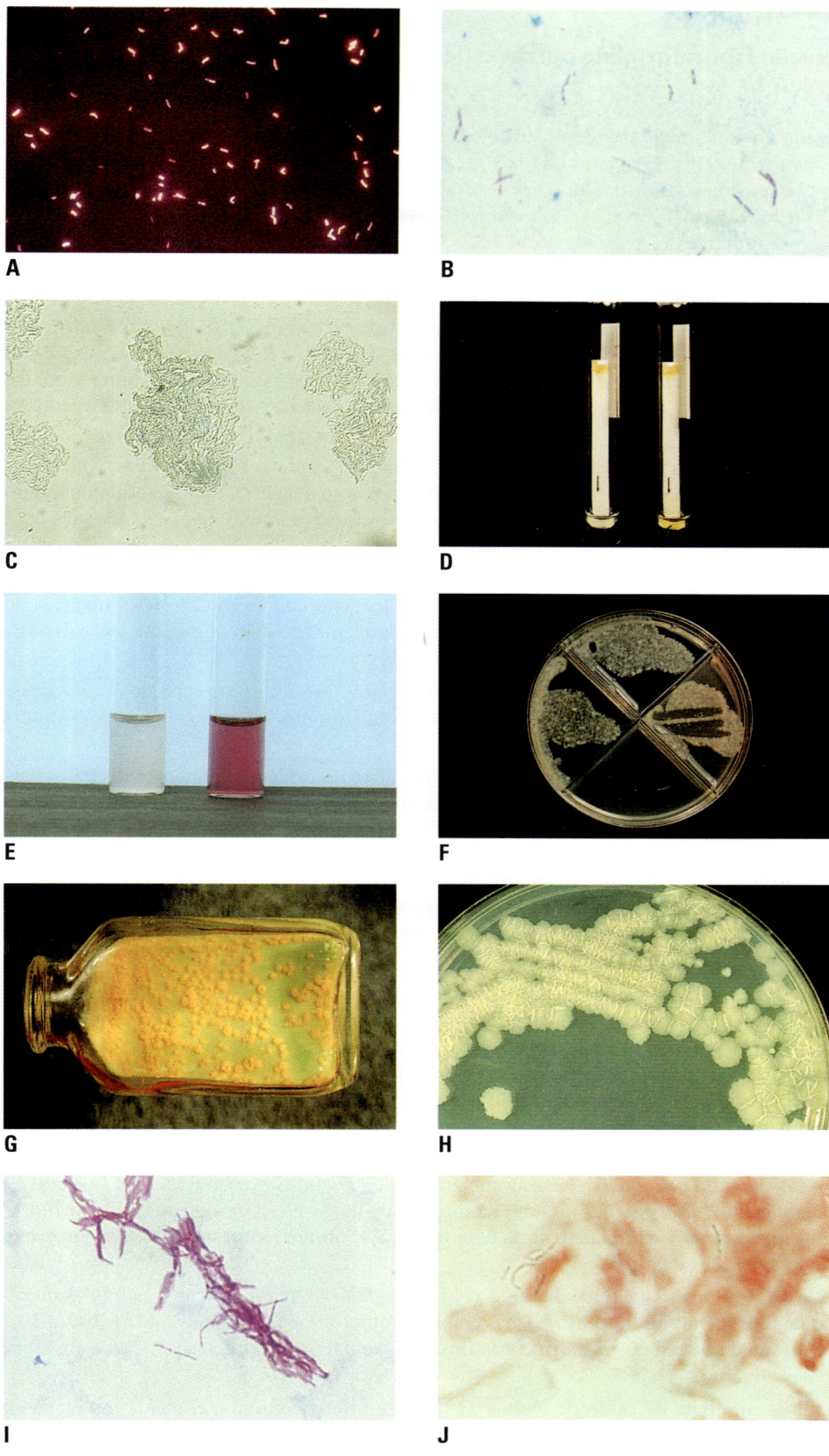

PRANCHA 19.2

Identificação laboratorial de outras espécies de *Mycobacterium* exceto *M. tuberculosis*

A. Fotografia das microcolônias de *M. avium* cultivadas no ágar Middlebrook 7H10 depois de 6 dias de incubação a 35°C com CO_2 a 10%. Quando examinadas ao microscópio, microcolônias planas, finas e transparentes com elevação umbonada central mais escura (sugerindo um ovo frito) foram observadas. Essa morfologia é típica das cepas lisas de *M. avium*, que são isoladas comumente dos pacientes com AIDS. A observação desse tipo de microcolônia pode ser útil para orientar o examinador a utilizar uma sonda de ácido nucleico para o complexo *M. avium/M. intracellulare* para a confirmação rápida da cultura de uma cepa desconhecida.

B. Fotomicrografia ampliada de uma microcolônia isolada do complexo *M. avium/M. intracellulare*, ilustrando também a colônia fina e transparente descrita na Prancha 19.2 A. As extensões periféricas rizoides ilustradas nesta imagem são encontradas comumente e constituem um indício adicional para a identificação presuntiva dos microrganismos do complexo *M. avium/M. intracellulare*.

C. Duas placas com ágar Middlebrook 7H10, cada uma inoculada com a mesma subcultura de *M. kansasii*. A placa da esquerda foi exposta à luz, enquanto a da direita foi mantida no escuro até pouco antes de tirar a fotografia. O pigmento amarelo das colônias da placa exposta à luz é típico de um fotocromógeno.

D. Duas placas com ágar Middlebrook 7H10, cada qual inoculada com a mesma subcultura de *M. scrofulaceum*. A placa da esquerda foi exposta à luz, enquanto a da direita foi mantida no escuro até pouco antes de tirar a fotografia. O pigmento amarelo das colônias da placa exposta e da que não foi exposta é típico de um escotocromógeno.

E. Placa com ágar Middlebrook 7H10 inoculada anteriormente com uma cepa de *M. gordonae*. Esse microrganismo é escotocromógeno e, nos casos típicos, produz pigmento amarelo-escuro, conforme está ilustrado nesta imagem.

F. Diversos tubos contendo concentrações variadas de nitrato de sódio tamponado inoculados com diversas cepas de espécies de *Mycobacterium* para ilustrar as reações de 1+ (segundo tubo da esquerda para a direita) a 4+ (último tubo da direita). A cor vermelha aparece depois do acréscimo dos reagentes sulfanilamida e *N*-naftiletilenodiamina; a intensidade da cor reflete a concentração dos nitritos produzidos. O teste quantitativo de redução do nitrato pode ajudar a diferenciar entre as cepas de *M. tuberculosis* (positivo 4+) e *M. bovis* (positivo 1+), assim como entre as cepas de *M. kansasii* (positivo 4+) e outras espécies fotocromógenas (negativo a positivo 1+).

G. Dois tubos contendo reagente Tween 80. O tubo da esquerda foi inoculado com uma cepa de controle negativo, enquanto o tubo da direita, com uma subcultura de *M. kansasii*. O aparecimento da cor vermelha (tubo da direita) depois da incubação por 3 a 10 dias é um teste positivo, que indica a capacidade que a cepa testada tem de hidrolisar Tween 80. Nesse ensaio, a alteração de cor do amarelo ao vermelho não se deve à mudança de pH; em vez disto, ela resulta de uma alteração da densidade óptica à medida que são produzidos ácido oleico e sorbitol polioxietilado como subprodutos da hidrólise do Tween 80.

H. Dois tubos com fundos de Löwenstein-Jensen inoculados previamente com um controle catalase-negativo (tubo da esquerda) e uma subcultura de *M. kansasii* (tubo da direita). Observe a coluna alta de bolhas formadas no tubo da direita depois do acréscimo do peróxido de hidrogênio à superfície do ágar. Uma coluna com mais de 45 mm de altura indica teste positivo e atividade intensa de catalase.

I. Teste de catalase positivo. Pouco depois da obtenção da fotomicrografia, algumas gotas de peróxido de hidrogênio foram pingadas nas colônias fotocromógenas isoladas de *M. kansasii*. A formação rápida de bolhas, conforme está ilustrado aqui, indica um teste positivo e atividade de catalase intensa.

J. Dois tubos com base de caldo de Dubos. O tubo da direita contém o reagente dissulfato de fenolftaleína tripotássico (reagente arilsulfatase), em comparação com um tubo de controle negativo à esquerda sem qualquer reagente. Os dois tubos foram inoculados previamente com uma subcultura de *M. fortuitum*. O aparecimento de cor rosa depois do acréscimo do reagente carbonato de cálcio ao tubo da direita indicou um teste positivo e atividade de arilsulfatase da cepa testada.

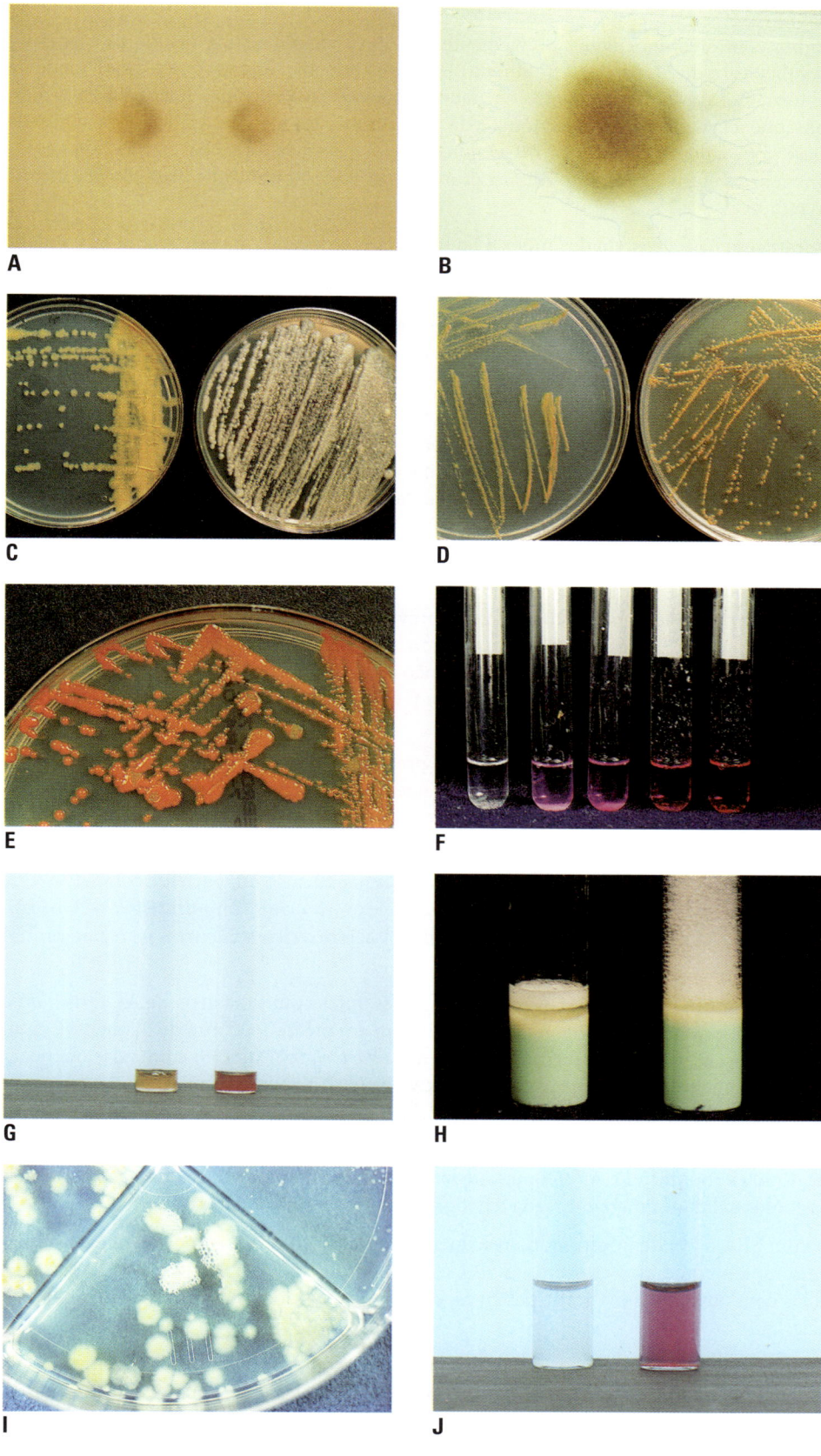

PRANCHA 19.2 (*CONTINUAÇÃO*)

K. Dois tubos com ureia inoculados previamente com um controle negativo (tubo da esquerda) e uma subcultura de *M. gordonae* (à direita). As cepas micobacterianas que têm atividade de urease tornam o caldo rosado dentro de algumas horas (reação positiva forte) a alguns dias, em consequência da liberação de amônia e da alcalinização do meio. A avaliação da atividade de urease pode ajudar a diferenciar *M. gordonae* (reação positiva forte) das outras cepas escotocromógenas e entre o complexo *M. fortuitum/M. chelonae* e outras micobactérias de crescimento rápido.

L. Dois tubos com base de caldo de Dubos. O tubo da esquerda continha pirazinamida, enquanto o tubo da direita era um controle negativo sem qualquer reagente. Os dois tubos foram inoculados previamente com uma subcultura de uma cepa de *M. avium*. O aparecimento de uma faixa vermelho-rosada na camada do reagente próximo da superfície do ágar do tubo da esquerda, depois do acréscimo do reagente sulfato de amônio, indicou um teste positivo e capacidade dessa cepa de desaminar pirazinamida.

M. Fotomicrografia de um esfregaço álcool-ácido preparado a partir de uma subcultura de *M. kansasii*. As células bacterianas de *M. kansasii* são descritas como retangulares, retas e listradas, como se pode observar razoavelmente nesta imagem. Em razão da variação entre as cepas e entre outras espécies, a identificação presuntiva das espécies de *Mycobacterium* com base na morfologia à coloração álcool-ácido não é recomendada; contudo, aos olhos de um micobacteriologista experiente, a formação de faixas ou listras é o melhor indício dessa espécie em particular.

N. Placa com ágar Middlebrook 7H10 inoculado previamente com uma subcultura de uma cepa clássica de *M. avium*. Na classificação de Runyon, as cepas clássicas dessa micobactéria estavam incluídas originalmente no grupo III de não fotocromógenos. Observe que as colônias ilustradas nesta imagem eram relativamente pequenas, lisas e branco-acinzentadas, sem evidência de pigmentação.

O. Placa com ágar Middlebrook 7H10 inoculado previamente com uma cepa do complexo *M. avium/M. intracellulare* (MAI) isolado de um paciente com AIDS. Algumas das cepas de MAI isoladas dos pacientes aidéticos têm essa pigmentação amarela típica. As colônias com formato típico de rosca constituem uma morfologia bem descrita, mas não ocorrem com todas as cepas.

P. Fotomicrografia de pequeno aumento de uma biopsia hepática de um paciente com AIDS, que também estava infectado por um membro do complexo *M. avium/M. intracellulare*. Observe os grumos intracelulares compactos de bacilos álcool-acidorresistentes curtos na região central da fotografia.

Q. Placa com ágar Middlebrook 7H10 inoculado 3 dias antes com uma cepa de *M. fortuitum* e incubado a 35°C com CO_2 a 10%. As colônias tinham em média 1 a 2 mm de diâmetro e eram contínuas, lisas, úmidas e sem pigmentação. O *Mycobacterium fortuitum* é uma das micobactérias de crescimento rápido, que foram classificadas por Runyon no grupo IV.

R. Placa com ágar MacConkey modificado (sem violeta cristal) demonstrando colônias de *M. fortuitum*. As cepas de *M. fortuitum-chelonae* têm a propriedade singular de crescer no meio de MacConkey modificado. As colônias medem 2 mm de diâmetro em média e são contínuas e lisas com tonalidade amarelo-rosada devido ao pigmento derivado do ágar.

S. Placa com SBA a 5% demonstrando crescimento de *M. fortuitum*. As micobactérias de crescimento rápido como essa crescem no SBA a 5% dentro de 48 a 72 horas e podem ser confundidas com outros bacilos gram-positivos, se não for realizada uma coloração álcool-ácido parcial.

T. Fotomicrografia da coloração por Gram de um esfregaço preparado a partir de uma colônia isolada demonstrada na Prancha 19.2 S. As células bacterianas pareciam cocobacilos curtos, delgados, quase filamentosos, com reação gram-positiva fraca. Os microscopistas devem ficar atentos a essas características microscópicas e não estabelecer a identificação presuntiva equivocada de uma espécie de *Actinomyces* ou *Corynebacterium*. A coloração álcool-ácida de outro esfregaço ajuda a realizar a identificação correta.

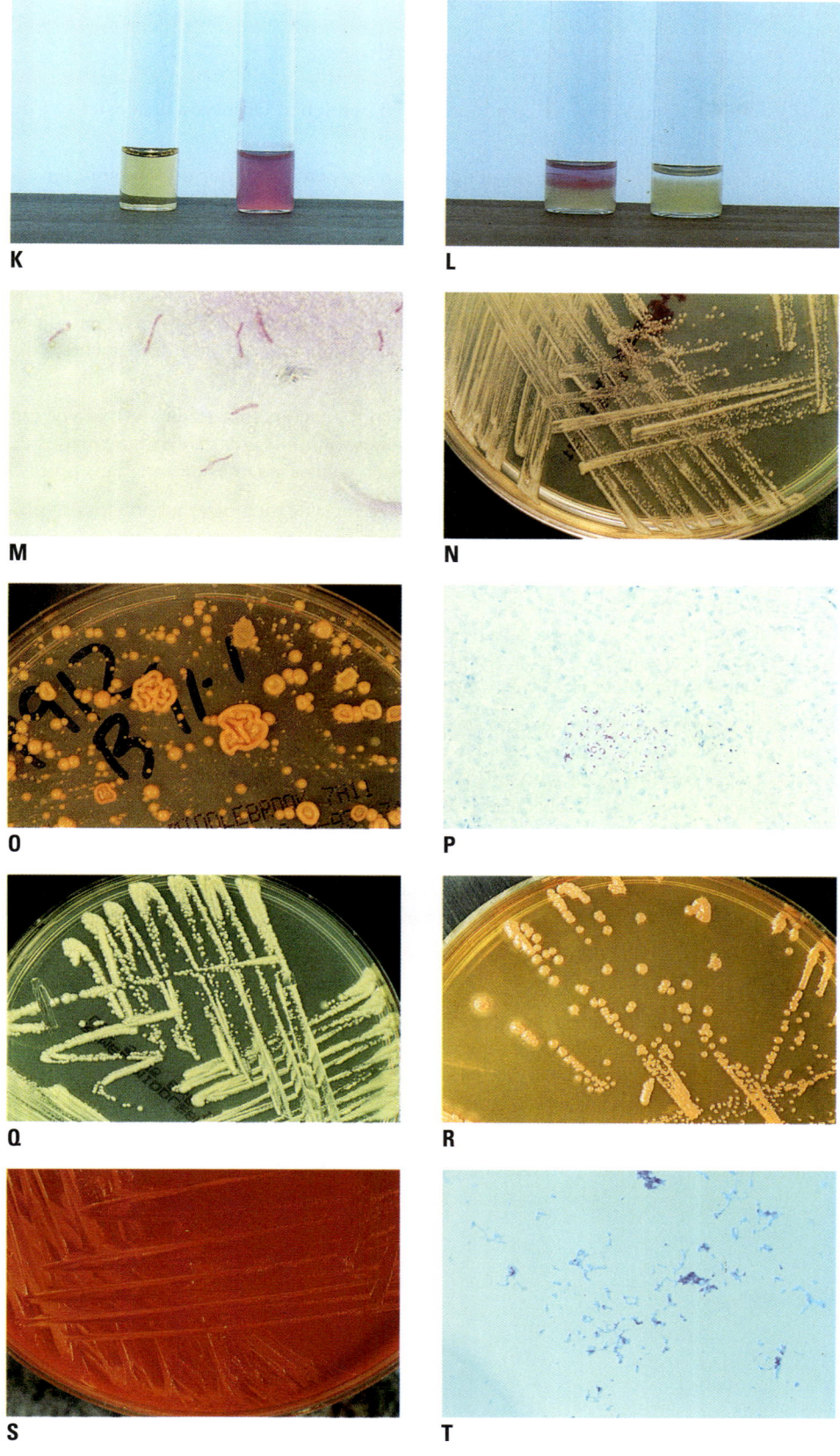

PRANCHA 19.3

Manifestações clínicas de algumas micobacterioses

A. Radiografia do tórax de um paciente com tuberculose pulmonar. Observe a área extensiva de infiltrado denso no lobo superior direito.

B. Lesão nodular solitária com bordas bem-definidas no segmento superior do lobo inferior esquerdo do pulmão. As lesões circulares causadas por coccidioidomicose, histoplasmose e criptococose pulmonares devem ser incluídas no diagnóstico diferencial desta imagem radiográfica, além de neoplasias malignas. Os exames demonstraram que essa lesão era um tuberculoma.

C. Lobo pulmonar removido cirurgicamente ilustrando ao centro um nódulo branco bem delimitado e aparentemente de consistência firme com 2,5 cm de diâmetro. O exame histopatológico mostrou que era um tuberculoma semelhante ao que tinha sido retirado do paciente, cuja radiografia do tórax está ilustrada na Prancha 19.3 B.

D. Esta fotomicrografia de um corte histológico corado com hematoxilina-eosina retirado de um tuberculoma ilustra graus variados de fibrose circundante e infiltrados celulares formados de linfócitos e macrófagos, alguns destes últimos formando células gigantes de Langhans típicas.

E. Base do cérebro de um paciente que morreu em consequência de meningite tuberculosa. A pia-aracnoide que recobria a base do cérebro, principalmente na área do quiasma óptico, parecia turva em consequência da reação inflamatória crônica.

F. Paciente com tuberculose cutânea do quinto dedo da mão. A lesão ilustrada nesta fotografia parecia ser inflamatória em atividade. A radiografia demonstrou acometimento dos ossos e das articulações das falanges média e distal. No passado, as lesões digitais semelhantes às que são demonstradas nesta imagem eram comuns entre os pacientes que ordenhavam vacas.

G. A região cervical posterior dessa paciente apresentava um linfonodo retroauricular hipertrofiado com trajetos fistulares cicatrizados ao longo do trajeto de drenagem linfática. Esse é um quadro clássico de "escrófula" ou linfadenite micobacteriana que, nos casos típicos, era causada por *M. scrofulaceum* e outras micobactérias exceto *M. tuberculosis*, inclusive *M. avium*. A via de infecção é oral e a doença comumente afeta duas faixas etárias durante os períodos de erupção dentária – crianças de 3 a 7 anos (quando irrompem os dentes permanentes) e no final da adolescência (quando nascem os molares). Nas regiões com prevalência alta de tuberculose, o agente etiológico da linfadenite micobacteriana é *M. tuberculosis*.

H. Região cervical anterior ilustrando vários trajetos fistulares cicatrizados nesse paciente com linfadenite tuberculosa crônica.

I. Fotomicrografia de pequeno aumento de um corte histológico de intestino delgado corado com um corante álcool-ácido à base de carbolfucsina. O pontilhado róseo observado na submucosa representava agregados densos de bacilos álcool-acidorresistentes de um paciente com AIDS e infecção intestinal causada pelo complexo *M. avium/M. intracellulare*.

J. Fotomicrografia de grande aumento da área ilustrada na Prancha 19.3 I, demonstrando mais claramente esses agregados intracelulares densos de bacilos álcool-acidorresistentes.

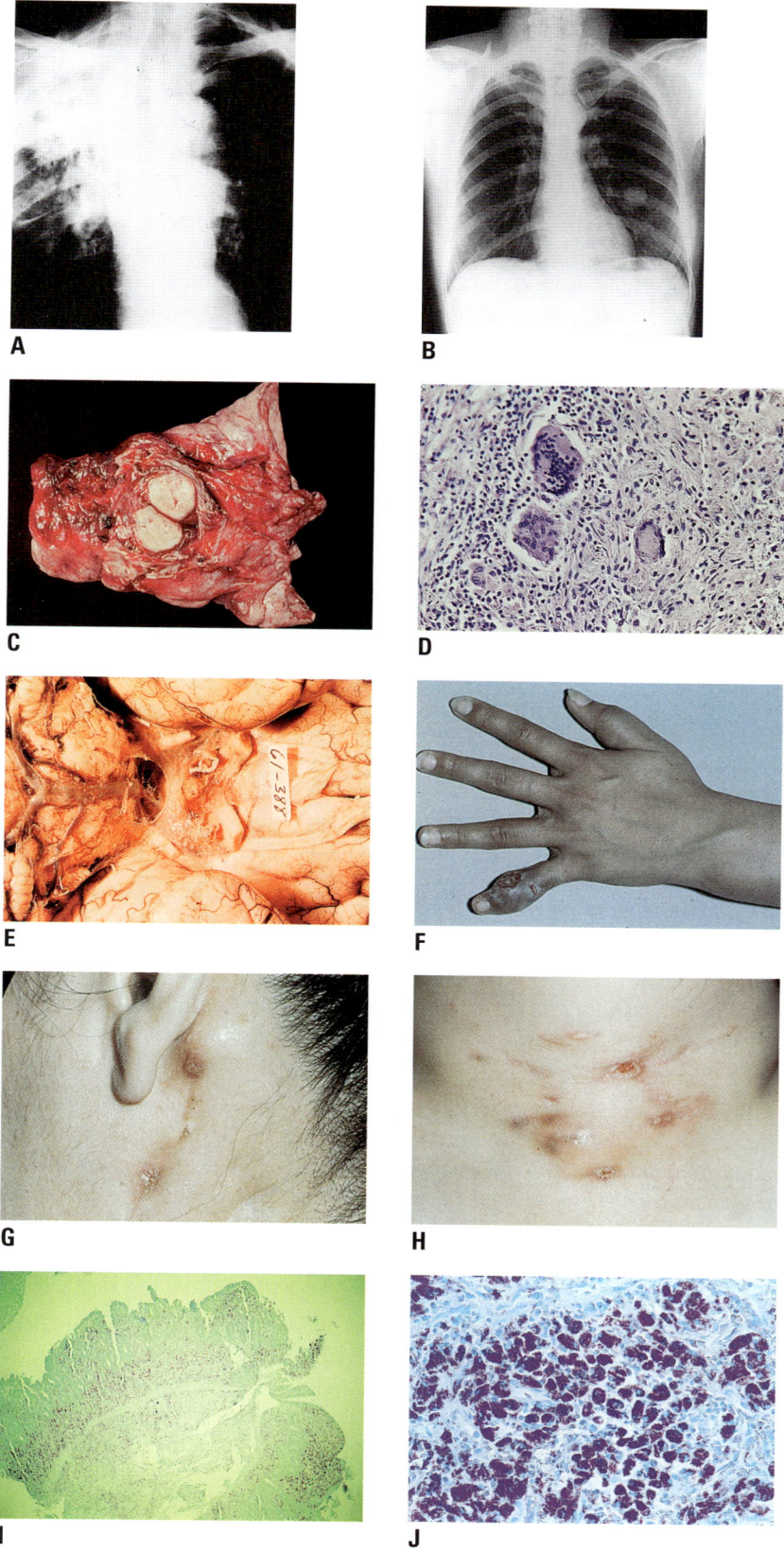

PRANCHA 20.1

Diagnóstico laboratorial das doenças causadas por espiroquetas

A. *Treponema pallidum*. Esta fotomicrografia ilustra a coloração de Warthin-Starry de um corte histopatológico da placenta de uma paciente com sífilis congênita. As espirais firmemente retorcidas dos espiroquetas estavam nitidamente visíveis (ampliação original: 1.000×).

B. *Treponema pallidum*. Esse controle do teste de FTA-ABS demonstrou coloração 4+ dos espiroquetas. O formato helicoidal era evidente e as espirais firmemente retorcidas podiam ser demonstradas em algumas células bacterianas. Esta fotomicrografia é uma preparação de imunofluorescência indireta de *T. pallidum* usando globulina anti-humana conjugada com fluoresceína (ampliação original: 600×). (Cortesia de Burton Wilcke, PhD, e Mary Celotti, Vermont Department of Public Health, Burlington, VT.)

C. Esfregaço de sangue periférico corado por Wright de um paciente com infecção por *Borrelia*. As espirais frouxas das espécies de *Borrelia* eram evidentes, mas esta estrutura fina pode facilmente passar despercebida. Esses espiroquetas podem ser detectados durante o exame de esfregaços para diagnosticar malária ou com base na morfologia celular, mesmo que o médico não suspeite deste diagnóstico (ampliação original: 1.000×). (Cortesia do Dr. Thomas Fritsche, PhD.)

D. A coloração por laranja de acridina do sangue periférico demonstrou claramente uma espécie de *Borrelia*. Quando esse diagnóstico é considerado, pode-se utilizar essa técnica, que pode ser mais sensível que a coloração por Giemsa ou Wright (ampliação original: 1.000×). (Cortesia do Dr. Brian Lauer.)

E. Carrapatos *Ixodes scapularis* (*dammini*). Esses carrapatos rígidos de dorso escuro, também conhecidos como carrapatos de patas negras ou carrapatos dos cervos, têm um escudo dorsal que cobre todo o dorso do macho (M), mas apenas uma parte do dorso da fêmea (F), da ninfa (N) e da larva (L). Esse é o vetor principal de *Borrelia burgdorferi* (agente etiológico da doença de Lyme) no leste dos EUA. *Ixodes pacificus* – vetor na região do Pacífico – tem aspecto muito semelhante. Os vetores principais são as ninfas e as fêmeas adultas. Os machos adultos picam apenas raramente e o estágio larvário geralmente não está infectado quando eles picam seres humanos. As ninfas dos carrapatos são especialmente problemáticas, em razão de seu tamanho diminuto, que dificulta a detecção de sua presença.

F. *Borrelia burgdorferi* em um grânulo de cultura corado por um anticorpo monoclonal contra a proteína OspA conjugada com estreptavidina-fosfatase alcalina. Esta imagem demonstra o polimorfismo típico de *B. burgdorferi*. (Cortesia do Dr. Paul Duray.)

G. Corte histológico do rim de um cão corado pelo método de impregnação com prata (Warthin-Starry) demonstrando vários túbulos renais em corte longitudinal. Mesmo sob pequeno aumento, as massas de *Leptospira* eram evidentes na forma de escurecimento do epitélio tubular. É evidente que essa área privilegiada, na qual as leptospiras ficam protegidas das defesas do hospedeiro, pode servir como fonte abundante de disseminação da infecção, porque a urina contaminada por leptospiras é eliminada no solo (ampliação original: 1.000×). (Cortesia de David Miller, DVM, MS.)

H. Tubos com meio semissólido de polissorbato 80 e albumina bovina (PSO-BA). À esquerda está um tubo que não foi inoculado. O tubo da direita foi inoculado com *Leptospira interrogans*. O crescimento abaixo da superfície do meio de cultura semissólido é típico das leptospiras como *L. interrogans* sorovar. *pomona*. O crescimento é evidenciado por uma faixa horizontal branco-acinzentada, localizada cerca de 1 cm abaixo da superfície do meio, depois da incubação por 2 a 6 semanas à temperatura ambiente. A faixa torna-se mais densa à medida que a incubação é prolongada, mas pode ser muito fina com as cepas exigentes, inclusive *L. interrogans* sorovar. *hardjo*. (Cortesia de David Miller, DVM, MS.)

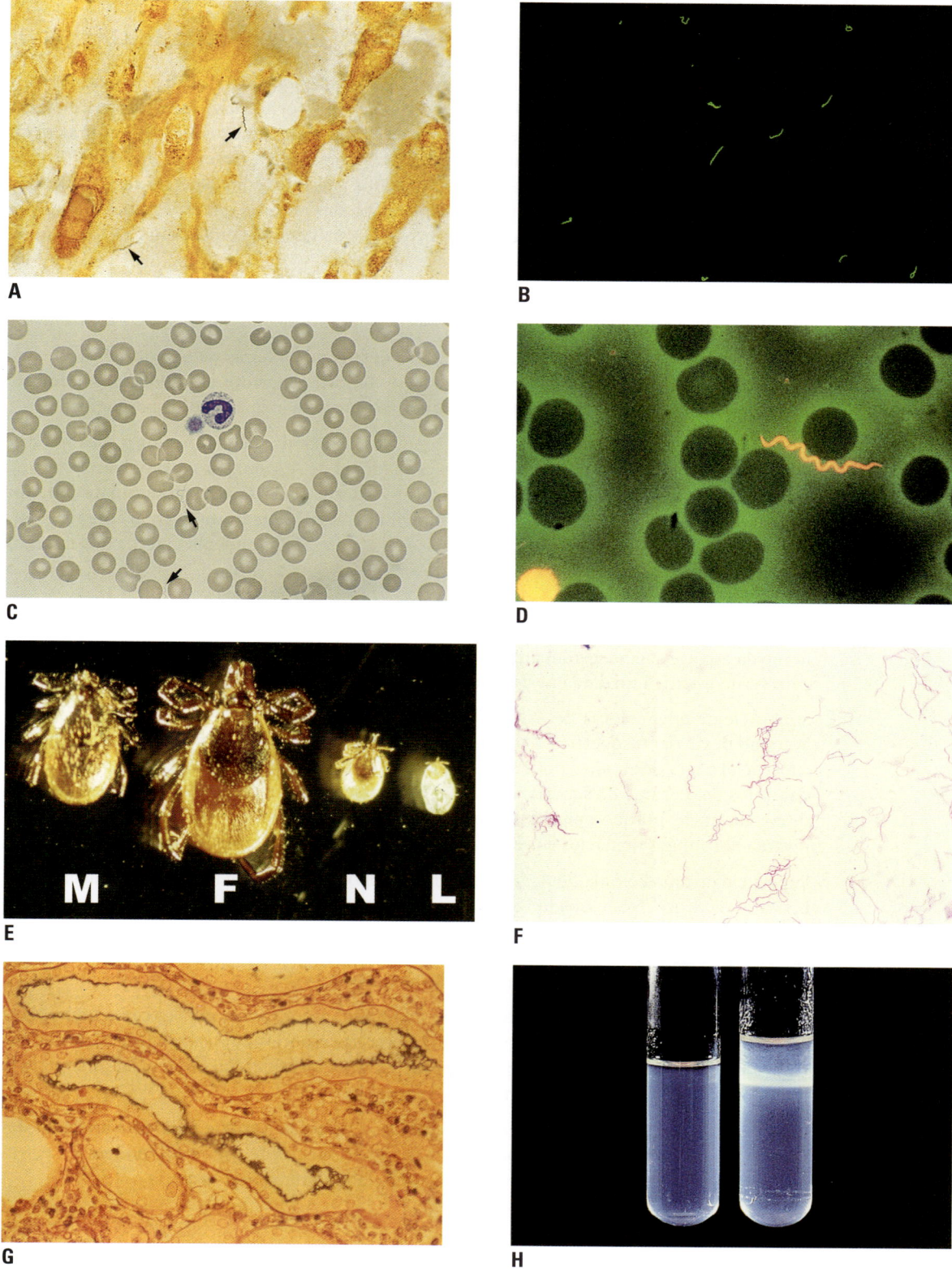

PRANCHA 21.1

Morfologia das colônias dos zigomicetos e de algumas espécies de *Aspergillus*

Os membros da classe Zygomicetes e algumas espécies de *Aspergillus* são isolados comumente nos laboratórios clínicos como agentes etiológicos de infecções oportunistas. Esses fungos crescem rapidamente em cultura, especialmente as espécies de Zygomicetes, que podem encher uma placa de cultura dentro de 48 horas. Entre os aspergilos, *A. fumigatus*, *A. flavus*, *A. niger* e *A. terreus* são isolados mais comumente dos espécimes obtidos dos pacientes com aspergilose. Quando são isoladas outras espécies, elas geralmente não são identificadas no nível das espécies. *A. nidulans* e *A. glaucus* são duas espécies isoladas comumente, que frequentemente produzem cleistotécios, ou seja, estruturas reprodutivas sexuadas contendo ascósporos.

A. Placa com ágar de Sabouraud dextrose inoculada com uma espécie de Zygomicetes. Observe que toda a placa estava preenchida por um micélio superficial lanuginoso branco-acinzentado.

B. Visão ampliada de uma espécie de Zygomicetes depois de 96 horas de incubação. À medida que a colônia desse fungo amadurece, ela adquire coloração marrom-acinzentada, geralmente com pontilhados negros semelhantes a pimenta, indicando a formação de esporângios.

C. Superfície de uma colônia de *Aspergillus fumigatus* depois da incubação por 5 dias no ágar de Sabouraud dextrose. Em geral, as colônias maduras de *A. fumigatus* são pulverulentas ou granulosas e mostram alguma tonalidade azul-esverdeada causada pela produção de conídios pigmentados. A borda de crescimento geralmente se assemelha a um "avental" branco, conforme está ilustrado nesta imagem, que representa a zona de crescimento externa dos micélios novos.

D. Superfície de uma colônia de *Aspergillus flavus* isolada no ágar de Sabouraud dextrose. A textura das colônias maduras geralmente é granulosa em razão da produção de conídios e, como o nome da espécie sugere, geralmente há alguma tonalidade de amarelo, que se torna misturada com verde-escuro à medida que a colônia envelhece.

E. Superfície de uma colônia de *Aspergillus niger* depois de 4 dias de incubação no ágar de Sabouraud dextrose. A superfície densamente pontilhada e muito escura é típica. A pigmentação superficial negra do *A. niger* pode ser diferenciada da superfície pigmentada de um dos fungos demácios pelo exame da superfície interna. O inverso da placa com *A. niger* é cinza-claro ou de cor caramelo, porque a pigmentação é causada pelos conídios superficiais; por outro lado, o inverso dos fungos demácios é preto-azeviche, porque as hifas vegetativas contêm pigmento.

F. Superfície de uma colônia de *Aspergillus terreus* depois de 6 dias de incubação no ágar de Sabouraud dextrose. Nos casos típicos, *A. terreus* tem superfície granulosa e alguma tonalidade de pigmentação amarela ou marrom, geralmente descrita como cor de canela. As rugas que irradiam do centro são comuns e as zonas concêntricas de pigmentação clara e escura, conforme se pode observar nesta imagem, também são frequentes.

G. Superfície de uma cepa albina de *Aspergillus nidulans*. Embora a maioria das cepas tenha alguma pigmentação clara, as cepas albinas da maioria das espécies de *Aspergillus* podem ser encontradas ocasionalmente e devem ser consideradas na identificação diferencial. A superfície granulosa com rugas irradiadas também é comum.

H. Superfície de uma colônia de *Aspergillus glaucus*. O aspecto verde e amarelo variegado demonstrado nesta imagem não é específico, mas outras espécies de *Aspergillus* podem ter aspecto semelhante. O exame microscópico é necessário à identificação da espécie.

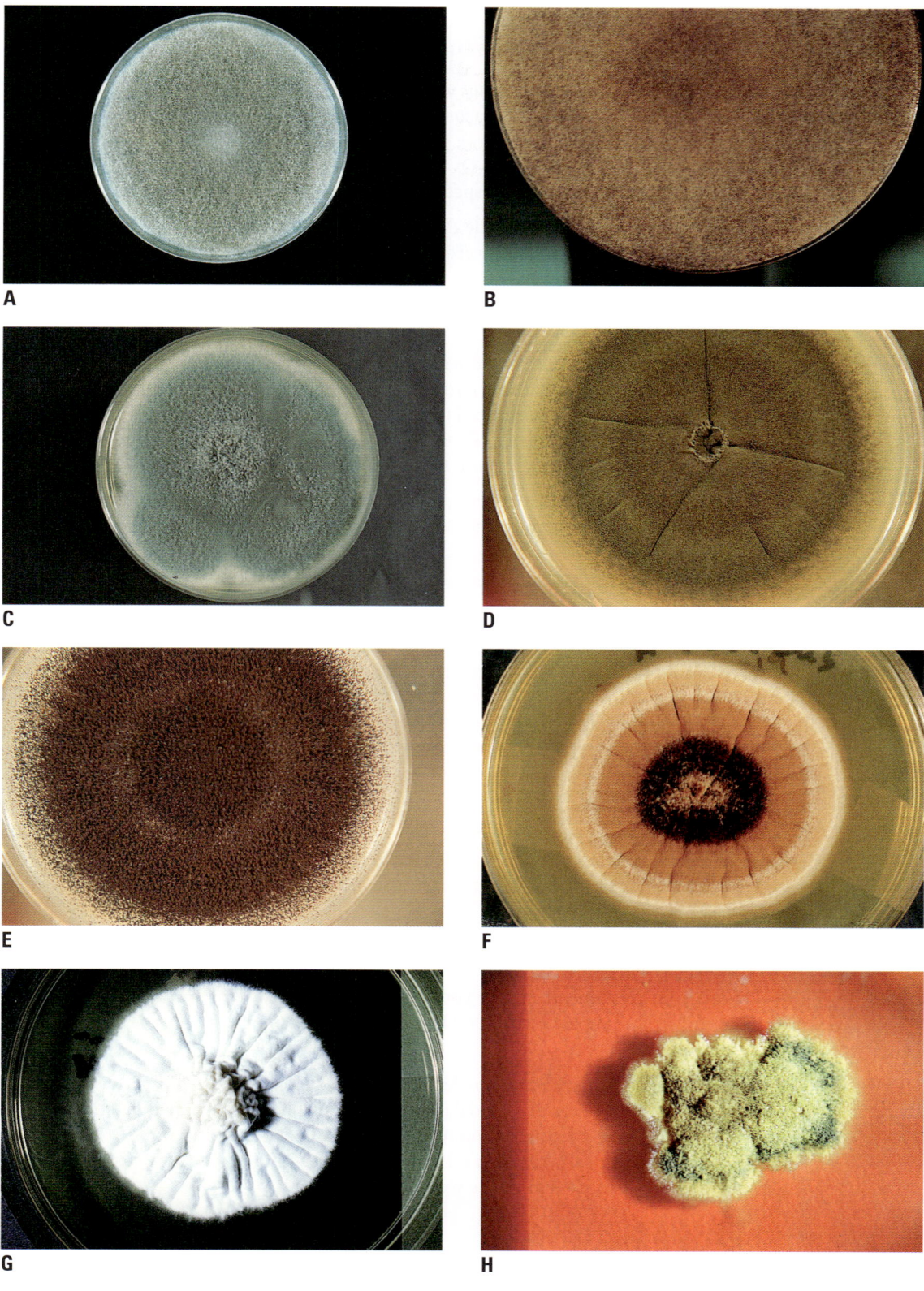

PRANCHA 21.2

Morfologia das colônias de outros fungos hialinos encontrados comumente

As colônias dos fungos hialinos têm aspectos variados. A maioria produz pigmentação pastel claro ou mais escuro, comumente com combinações de tonalidades verde, amarelo, laranja e marrom. A textura das colônias pode ser lisa (glabra), granulosa, cotonosa ou lanuginosa, dependendo de sua maturidade e do grau de esporulação. Os exames microscópicos precisam ser realizados para confirmar a identificação do gênero e da espécie.

A. Superfície da colônia de uma espécie de *Penicillium* depois de 5 dias de incubação no ágar de Sabouraud dextrose, ilustrando a cor verde típica, a superfície granulosa, as rugas radiais e o "avental" branco na periferia. A maioria das cepas das espécies de *Penicillium* demonstra alguma tonalidade de verde; as cores das colônias, assim como seu aspecto microscópico, ajudam a diferenciar entre as espécies de *Penicillium* e *Paecilomyces*.

B. Superfície da colônia de *Penicillium marneffei* (um fungo dimórfico) depois de 4 dias de incubação no ágar de Sabouraud dextrose, ilustrando a pigmentação vermelha típica de uma parte da colônia. Observe que a pigmentação difundiu-se para dentro do ágar, que tem coloração de vermelho vinho do Porto claro. A superfície tende a ser granulosa a felpuda, dependendo do grau de esporulação; observe o "avental" branco típico na borda da zona de crescimento recente.

C. Superfície de uma colônia de *Paecilomyces variotii*. As colônias das espécies de *Paecilomyces* geralmente são granulosas e comumente têm pigmentação marrom-amarelada, como se pode observar nesta imagem.

D. Superfície de uma colônia de *Scopulariopsis brevicaulis* depois de 5 dias de crescimento no ágar de Sabouraud dextrose. A pigmentação amarela típica, a textura granulosa e as rugas irradiadas ilustradas nesta imagem são características.

E. Superfície da colônia de uma espécie de *Acremonium* depois de 5 dias de incubação no ágar de Sabouraud dextrose. Como se pode observar nesta imagem, as colônias dessa espécie podem ter aspecto liso, quase igual ao das leveduras, em sua fase de crescimento inicial. Mais tarde, as colônias tornam-se mais semelhantes aos bolores, com produção de hifas e corpos frutificantes delicados. As tonalidades observadas podem ser amarelo-pastel claro, verde-claro e vermelho-pêssego.

F. Superfície de uma colônia típica de uma espécie de *Fusarium* depois de 6 dias de incubação no ágar de Sabouraud dextrose. As espécies de *Fusarium* podem ser consideradas quando se observa uma colônia granulosa ou felpuda de crescimento rápido com pigmentação vermelho-rosado, cor de lavanda ou roxo.

G. Superfície de uma colônia felpuda de cor "cinza rato-doméstico" típica de um membro do complexo *Pseudallescheria boydii* depois de 5 dias de incubação no ágar de Sabouraud dextrose. Uma colônia com crescimento rápido com coloração "cinza cor de rato", conforme ilustrado nesta imagem, sempre sugere esse fungo. Essa pigmentação singular é causada pelos conídios de coloração escura.

H. Colônia de uma espécie de *Gliocladium* depois de 5 dias de crescimento no ágar de Sabouraud dextrose. O pigmento verde, a extensão da colônia de uma borda à outra sem margem de crescimento bem definida e a textura granulosa (*i. e.*, o chamado "gramado verde") são aspectos singulares das espécies de *Gliocladium* e *Trichoderma*. Esta última pode com frequência apresentar pigmentação amarela, em vez de verde.

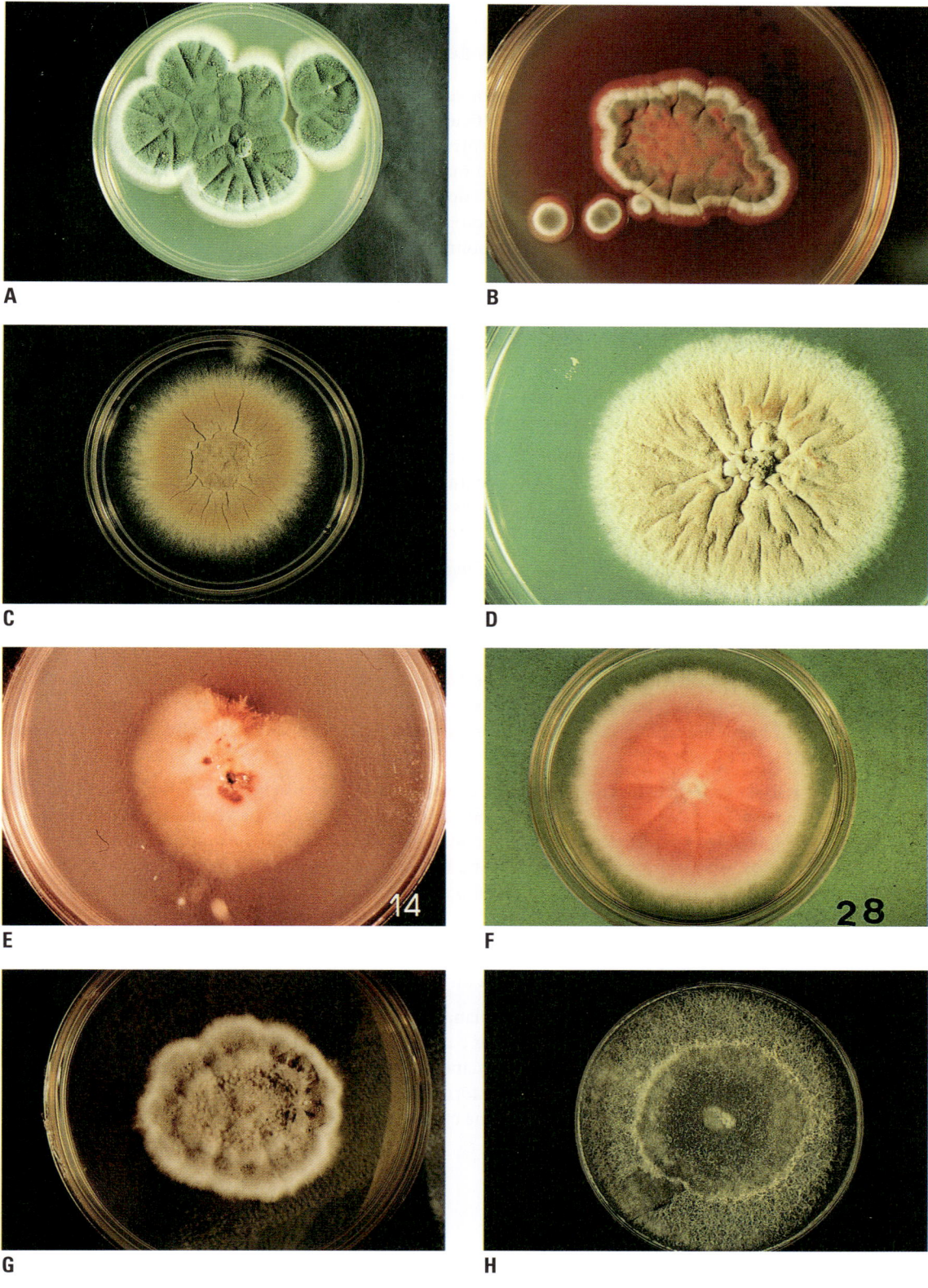

PRANCHA 21.3

Morfologia das colônias de fungos demácios encontrados comumente

Os fungos demácios (escuros) caracterizam-se pela formação de colônias verde-escuras, marrons ou pretas com pigmentação negra na superfície invertida. A maioria das espécies ambientais cresce rapidamente e forma colônias maduras dentro de 5 dias. As espécies de crescimento mais lento, que algumas vezes requerem 2 semanas ou mais até que sejam observadas colônias maduras, são isoladas comumente dos espécimes clínicos dos pacientes com feo-hifomicose, micetomas ou cromomicose. A seguir, ilustramos algumas fotografias de colônias representativas de determinados fungos demácios cultivados no ágar de Sabouraud dextrose.

A. Superfície felpuda cinza-escura da colônia de uma espécie de *Alternaria* depois de 6 dias de incubação. O aspecto ilustrado nesta imagem é típico, mas não patognomônico de uma espécie de *Alternaria*, mas também pode ser observado com outras espécies de fungos demácios ambientais.

B. Superfície invertida de um fungo demácio ilustrando o aspecto escuro causado pela pigmentação marrom-escura das hifas vegetativas.

C. Visão da superfície da subcultura de uma espécie de *Ulocladium*, ilustrando uma colônia lanuginosa com pigmentação marrom a negra. Embora sejam observados comumente com algumas cepas de fungos demácios, esses anéis concêntricos mais claros e mais escuros demonstrados nesta imagem não são patognomônicos de qualquer espécie.

D. Visão da superfície de uma colônia de *Phialophora verrucosum* depois de 14 dias de incubação. Essa cepa específica tinha tonalidade cinza-escura e textura semelhante a pelos. O exame microscópico é necessário porque outras espécies de crescimento lento podem formar colônias com aspecto semelhante.

E. Visão da superfície de uma colônia de *Fonsecae pedrosoi* depois de 16 dias de incubação. A colônia era muito pequena (típica dessa espécie) e sua pigmentação marrom-escura característica era evidente. Essa cepa tinha consistência mais plana, quase semelhante ao veludo ou à camurça.

F. Visão da superfície da colônia de uma cepa ambiental de crescimento mais rápido (5 dias) de uma espécie de *Cladosporium*, ilustrando a superfície acamurçada verde-escura interrompida por rugas irregulares. As cepas ambientais da espécie de *Cladosporium* podem ter coloração verde-escura, como se pode observar nesta imagem, ou podem ser cinzentas, marrom-acinzentadas ou castanho-escuras, simulando outros fungos demácios.

G. Visão da superfície de outra variante de uma espécie de *Cladosporium* ambiental demonstrando uma colônia cinza-escura com consistência coriácea. A textura da colônia entre os fungos demácios pode ser lanuginosa, felpuda ou semelhante a pelos, acamurçada ou coriácea.

H. Aspecto da superfície leveduriforme plana e lisa de *Aureobasidium pullulans* depois de 6 dias de incubação. *Aureobasidium pullulans* e o fungo morfologicamente semelhante *Hormonema dematioides* devem ser considerados quando a cultura isola colônias castanho-esbranquiçadas leveduriformes, que escurecem e transformam-se em fungos demácios à medida que amadurecem. Quando a colônia leveduriforme é marrom a preta desde o isolamento inicial, deve-se considerar uma espécie de *Exophiala*.

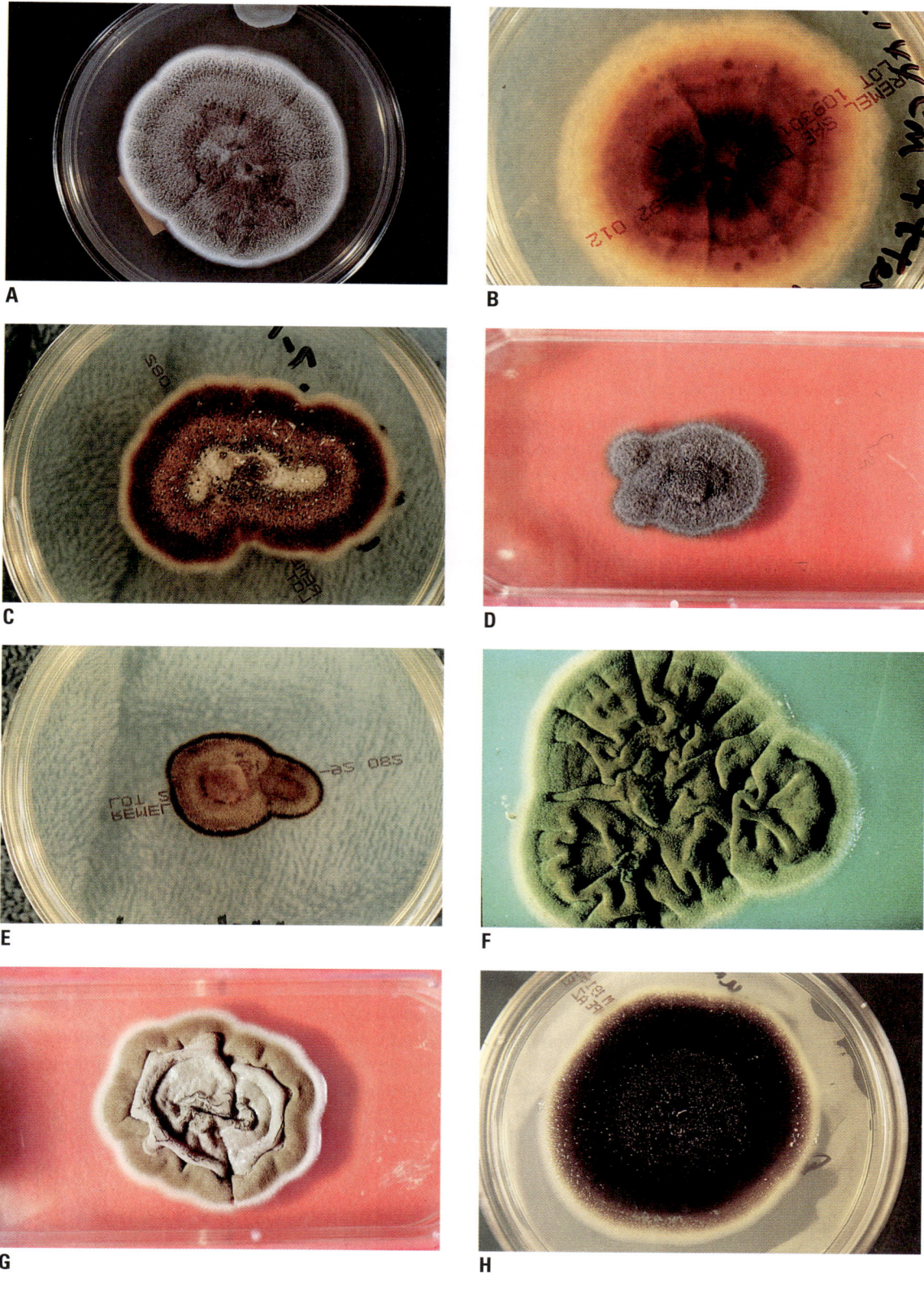

PRANCHA 21.4

Morfologia das colônias de dermatófitos

As colônias representativas dos fungos dermatófitos nos meios de cultura não são características. Há tanta variação significativa das cepas e tantas diferenças de aspecto na mesma cepa, dependendo do tipo de meio de cultura utilizado e das condições ambientais durante a incubação, que a morfologia das colônias não é um critério confiável para a identificação presuntiva no nível de espécies na maioria dos casos. Os exames microscópicos quase sempre são necessários para chegar a uma identificação definitiva. A seguir, ilustramos fotografias das colônias de alguns dermatófitos cultivados no ágar de Sabouraud dextrose a 30°C, que foram selecionadas de forma a demonstrar certas características que podem fornecer indícios à identificação presuntiva.

A. Colônia de *Microsporum canis* depois de 5 dias de incubação. As colônias tendem a ser felpudas ou, às vezes, granulosas quando a conidiação é profusa. O "avental" amarelo-limão ilustrado nesta imagem, na qual o pigmento também se estendia até a superfície invertida, é um indício sugestivo dessa espécie.

B. Superfície de uma colônia pulverulenta amarelo-desbotada de *Microsporum gypseum* depois de 6 dias de incubação. *M. gypseum* tende a esporular maciçamente; por esta razão, este fungo tem mais tendência a formar colônias granulosas que *M. canis*.

C. Superfície de uma variante branca e lisa de *Trichophyton mentagrophytes*, sem qualquer evidência de pigmentação do ágar subjacente. A colônia ilustrada nesta imagem não era patognomônica e o exame microscópico é necessário para chegar à identificação definitiva.

D. Superfície de uma variante felpuda de *Trichophyton mentagrophytes* demonstrando pigmentação avermelhada do ágar subjacente. A pigmentação cor vermelho vinho do Porto é uma das características sugestivas de *T. rubrum*; contudo, algumas cepas de *T. mentagrophytes* também produzem pigmentação avermelhada quando crescem no ágar de Sabouraud dextrose. Contudo, a pigmentação dessas cepas nunca é tão intensa quanto a de *T. rubrum*, quando as colônias são cultivadas no ágar fubá ou batata-dextrose.

E. Superfície invertida de uma colônia de *Trichophyton rubrum* cultivada em ágar batata-dextrose. A pigmentação vermelha vinho do Porto escura é típica dessa espécie e é especialmente intensa quando a colônia é cultivada no ágar fubá ou batata-dextrose.

F. Crescimento comparativo de *T. mentagrophytes* (*abaixo*) e *T. rubrum* (*acima*) no ágar fubá, ilustrando a diferença típica de pigmentação entre as duas espécies.

G. Superfície de uma colônia pequena de *Trichophyton tonsurans* depois de 14 dias de incubação. *T. tonsurans* cresce mais lentamente no ágar de Sabouraud dextrose. A maioria das cepas produz alguma tonalidade de pigmento marrom-amarelado. A superfície tende a ser granulosa e as rugas radiais são encontradas comumente.

H. Superfície de uma colônia de *Epidermophyton floccosum* depois de 6 dias de incubação. Essa colônia parecia ser mais felpuda que granulosa e tinha pigmentação amarelo-desbotada. As colônias clássicas de *E. floccosum* são descritas como verde-cáqui. A textura da colônia tende a ser mais felpuda que granulosa, porque esse gênero não produz microconídios.

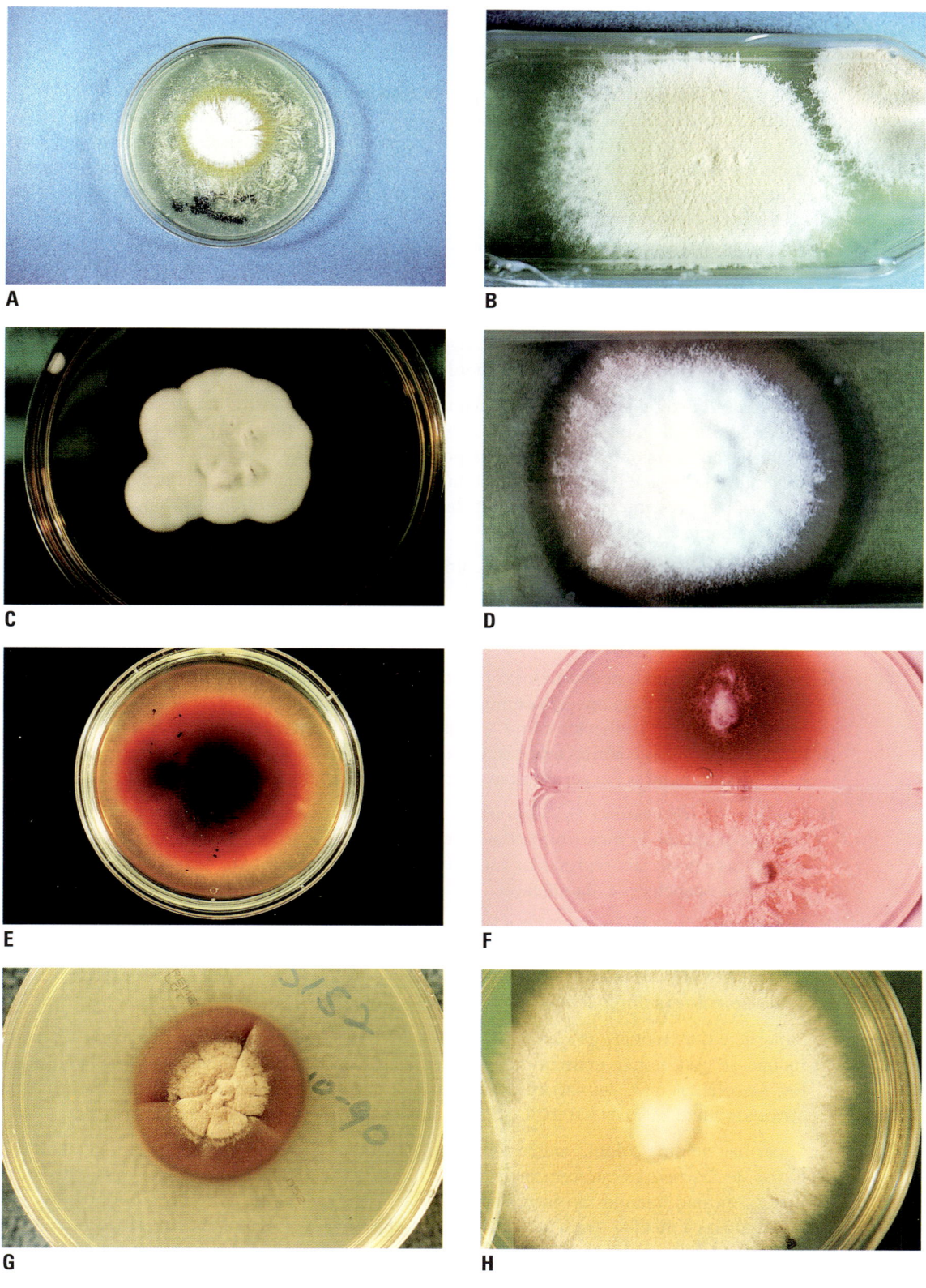

PRANCHA 21.5

Morfologia das colônias de fungos dimórficos

Os fungos dimórficos são assim chamados porque crescem na forma de bolor a 25° a 30°C (*i. e.*, temperatura ambiente) e na forma de levedura ou células leveduriformes dentro do corpo humano e, com exceção das espécies de *Coccidioides*, a 37°C. Esses fungos são patogênicos aos seres humanos e causam micoses profundas. Embora a identificação definitiva das espécies dependa do exame microscópico, a confirmação de que determinada espécie pertence ao grupo dimórfico está baseada nos testes moleculares confirmatórios ou na demonstração das formas de bolores e leveduras nas cepas isoladas no laboratório. A forma de bolor pode ser convertida em leveduras pela incubação das subculturas em meios enriquecidos a 37°C e pelo exame microscópico demonstrando formas levedurais típicas da espécie. As espécies de *Coccidioides* são exceções porque não são termicamente dimórficas. No passado, a técnica do exoantígeno era usada para confirmar mais rapidamente a identificação de um fungo dimórfico, mas foi praticamente substituída pelos ensaios com sondas de ácido nucleico disponíveis no mercado.

A. Superfície da colônia de um fungo filamentoso dimórfico, ilustrando indícios da forma de levedura residual ao centro, que ainda não havia sido convertida à forma de bolor, que aparece na periferia. Essa colônia foi incubada por 14 dias a 30°C. Quando se observa essa mistura de textura de bolor e levedura, pode-se suspeitar de um fungo dimórfico, principalmente se a colônia tiver crescimento relativamente lento e as colônias tiverem consistência mais felpuda ou semelhante às teias de aranha.

B. Colônias de *Blastomyces dermatitidis* cultivadas no SBA a 5% depois de 5 dias de incubação. Observe o aspecto semelhante a teias de aranha dessas colônias, um indício de que o fungo isolado possa ser dimórfico. Todos os bolores devem ser manuseados dentro de cabines de segurança biológica apropriadas para evitar infecções adquiridas no laboratório.

C. Aspecto das colônias de *Blastomyces dermatitidis* incubado a 37°C durante a conversão de bolor para levedura. Essa imagem demonstra uma forma intermediária de colônias entre bolor e levedura, também conhecida como "estágio espinhoso". Observe as espículas muito grosseiras formadas por essas colônias brancas. Uma preparação microscópica demonstraria uma mistura de hifas, leveduras em germinação e formas intermediárias entre as duas.

D. Colônias de *Histoplasma capsulatum* no ágar BHI depois de 25 dias de incubação a 30°C. As colônias pareciam brancas com consistência semelhante às teias de aranha. Essas colônias não são típicas e poderiam representar vários fungos filamentosos. O exame microscópico é necessário para estabelecer a identificação.

E. Superfície de uma placa com SBA a 5% incubada a 37°C, na qual cresceram pequenas colônias de leveduras amarelas de *Histoplasma capsulatum* depois da conversão bem-sucedida da forma de bolor. As leveduras eram semelhantes às outras leveduras verdadeiras, com exceção de que o crescimento era muito lento e as colônias eram muito pequenas.

F. Superfície das colônias de *Coccidioides immitis* cultivadas em SBA a 5% depois de 7 dias de incubação. As colônias eram branco-acinzentadas e tinham textura delicada semelhante a pelos. As colônias de *C. immitis* cultivadas no ágar-sangue comumente têm coloração vermelha atribuída à lixiviação da hemoglobina do meio de cultura (não ilustrada aqui).

G. Superfície de uma colônia marrom-acinzentada lisa de *Sporothrix schenckii*. Em geral, as colônias de *S. schenckii* parecem mais leveduriformes que filamentosas na fase inicial de isolamento, mesmo quando são incubadas a 25° a 30°C; mais tarde, as colônias tornam-se mais filamentosas à medida que a incubação é prolongada. Depois da incubação longa, as colônias de *S. schenckii* também tendem a escurecer consideravelmente e algumas cepas adquirem coloração preto-azeviche (ver Prancha 21.5 H).

H. Tubos com ágar BHI contrastando as formas de leveduras (*acima*) e bolor (*abaixo*) de *S. schenckii*. A forma de bolor ocorre depois da incubação prolongada, quando as colônias tendem a escurecer à medida que amadurecem, tornando-se nitidamente negras em alguns casos, como se pode observar nesta imagem.

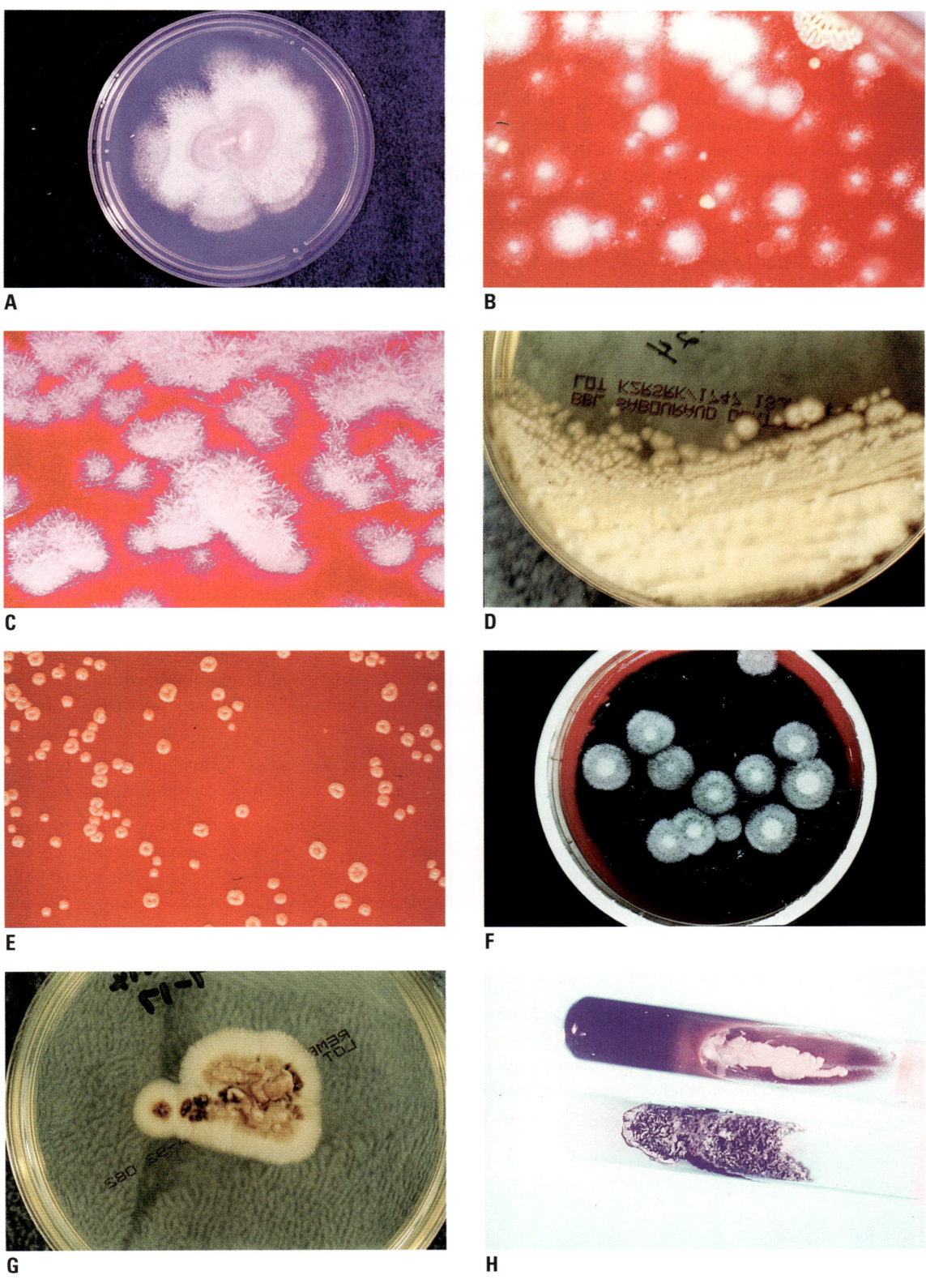

PRANCHA 21.6

Morfologia das leveduras isoladas comumente

A identificação laboratorial das leveduras com importância médica consiste na avaliação visual das características das colônias e na interpretação dos resultados dos testes complementares. Tradicionalmente, esses testes incluíam fermentação e assimilação de carboidratos, que ainda são usados de acordo com a necessidade. Mais comumente, a técnica *time-of-flight* por dessorção/ionização a *laser* em matriz (MALDI-TOF; do inglês, *matrix-assisted laser desorption/ionization time of flight*) e, em alguns casos, os ensaios moleculares são usados para identificar esses fungos.

A. Superfície de uma colônia branco-desbotada e lisa de leveduras obtidas de uma subcultura de *Candida albicans* depois de 3 dias de incubação. A colônia ilustrada nesta imagem não era patognomônica de *C. albicans*, mas pode ser encontrada com outras espécies de *Candida* ou leveduras de outras espécies. Exames adicionais são necessários quando se isola uma colônia leveduriforme, como a que está ilustrada nesta imagem.

B. Superfície da placa com SBA a 5%, no qual cresceram colônias brancas de uma levedura. As extensões pediformes originadas das margens das colônias são produzidas caracteristicamente por *C. albicans*.

C. Colônias de *Cryptococcus neoformans* no ágar de Sabouraud dextrose depois de 4 dias de incubação. A consistência mucoide típica das colônias sugere uma levedura produtora de cápsula, ou seja, uma espécie de *Cryptococcus*. Outros testes são necessários para identificar *C. neoformans*.

D. Colônias de *Cryptococcus neoformans* cultivado em ágar de sementes de níger (*i. e.*, alpiste). As colônias pigmentadas escuras são típicas de *C. neoformans*.

E. Colônias de *Candida glabrata* cultivadas no ágar de Sabouraud dextrose depois de 3 dias de incubação a 30°C. *C. glabrata* deve ser considerada quando se formam pequenas colônias de leveduras mais translúcidas, embora outros exames sejam necessários para confirmar a identificação.

F. Colônias de uma espécie de *Rhodotorula*, ilustrando a pigmentação vermelho-alaranjado típica deste gênero. Outros testes são necessários para estabelecer a identificação definitiva da espécie.

G. Superfície de uma placa com ágar-sangue, na qual cresciam colônias de *Malassezia furfur* apenas na área em que o óleo de oliva foi esparramado. *M. furfur* é uma levedura lipofílica encontrada comumente na pele humana. Um meio rico em ácidos graxos de cadeia longa, que pode ser conseguido com uma camada superficial de azeite de oliva (conforme ilustrado nesta imagem) ou Tween, é necessário para isolar essa levedura. A equipe do laboratório deve ser avisada quando houver suspeita de infecção por uma espécie de *Malassezia*, de forma que possa ser preparada uma placa com camada de óleo.

H. Fotomicrografia de um esfregaço corado pela técnica álcool-ácida preparada de uma colônia isolada de *Saccharomyces cerevisiae* cultivada na superfície do ágar para ascósporos. As estruturas esféricas vermelhas (álcool-acidorresistentes) observadas nesta imagem eram ascósporos. *Wickerhamomyces (Hansenula) anomalus* também produz ascósporos álcool-acidorresistentes quando é cultivado no ágar para ascósporos; contudo, seu contorno tem forma de capuz, em vez de ser esférico.

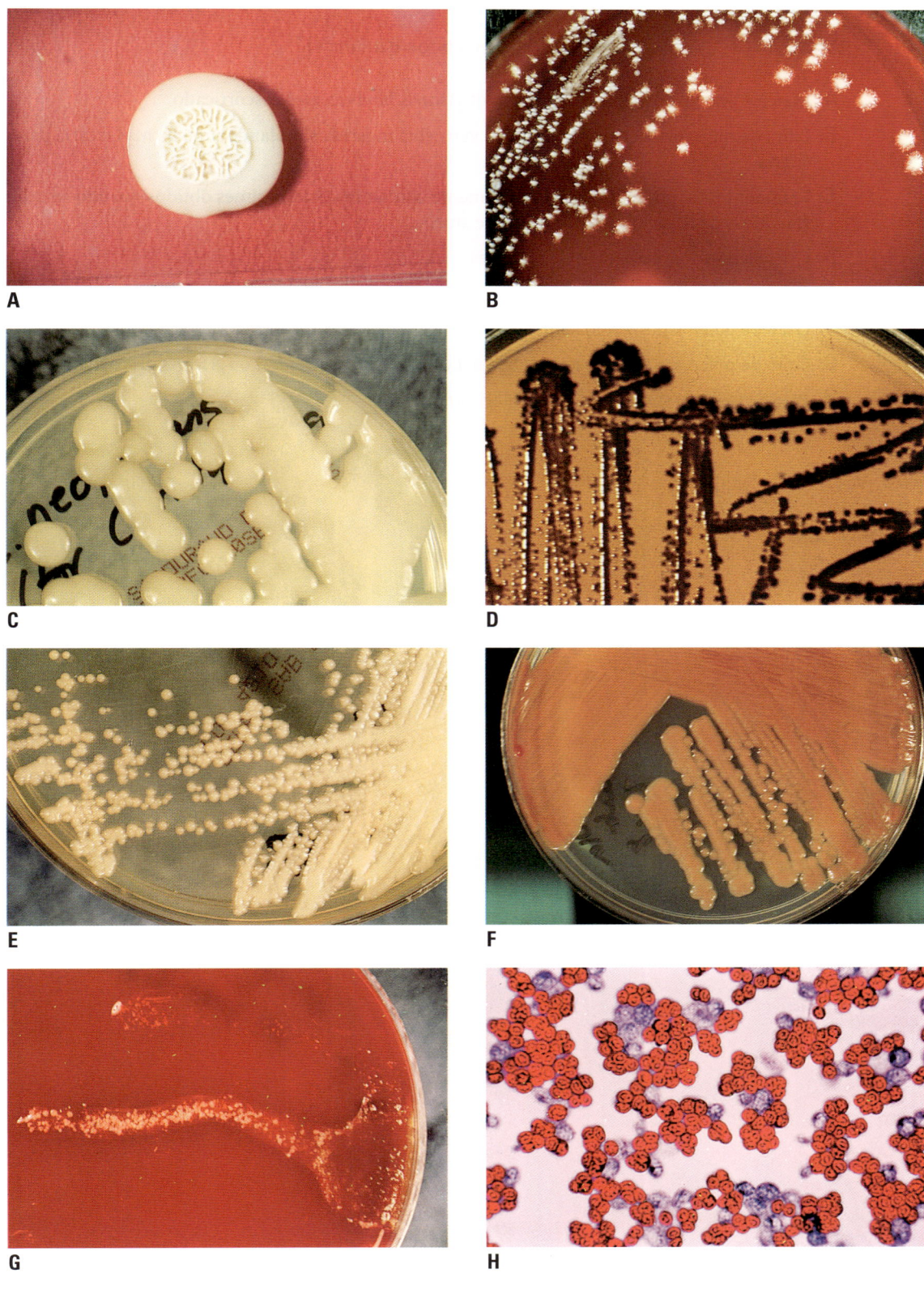

PRANCHA 22.1

Artefatos | "Ninguém sabe dos destroços que eu vi"[1]

A. Matéria vegetal semelhante a um ovo de *Ascaris lumbricoides* descorticado.

B. Fibra de músculo esquelético de carne vermelha ingerida simulando uma forma larvária parasitária.

C. Fragmentos de pó de talco, que comumente contamina os espécimes obtidos quando se utilizam luvas de látex, simulando cistos de ameba.

D. Cristais semelhantes a ovos de parasitas.

E. Tiras de vegetal simulando larvas rabdiformes.

F. Grão de pólen equinulado simulando ovos de espécie de *Taenia*.

G. Grão de pólen semelhante ao ovo de ancilóstomo (*Strongyloides*) ou *Ascaris* descorticado.

H. Pelo de pêssego simulando larvas filariformes.

---

[1] N. R. T. Tradução livre do título de um ensaio de S.J. Perelman: "Nobody knows the Rubble I've seen", inédito em português.

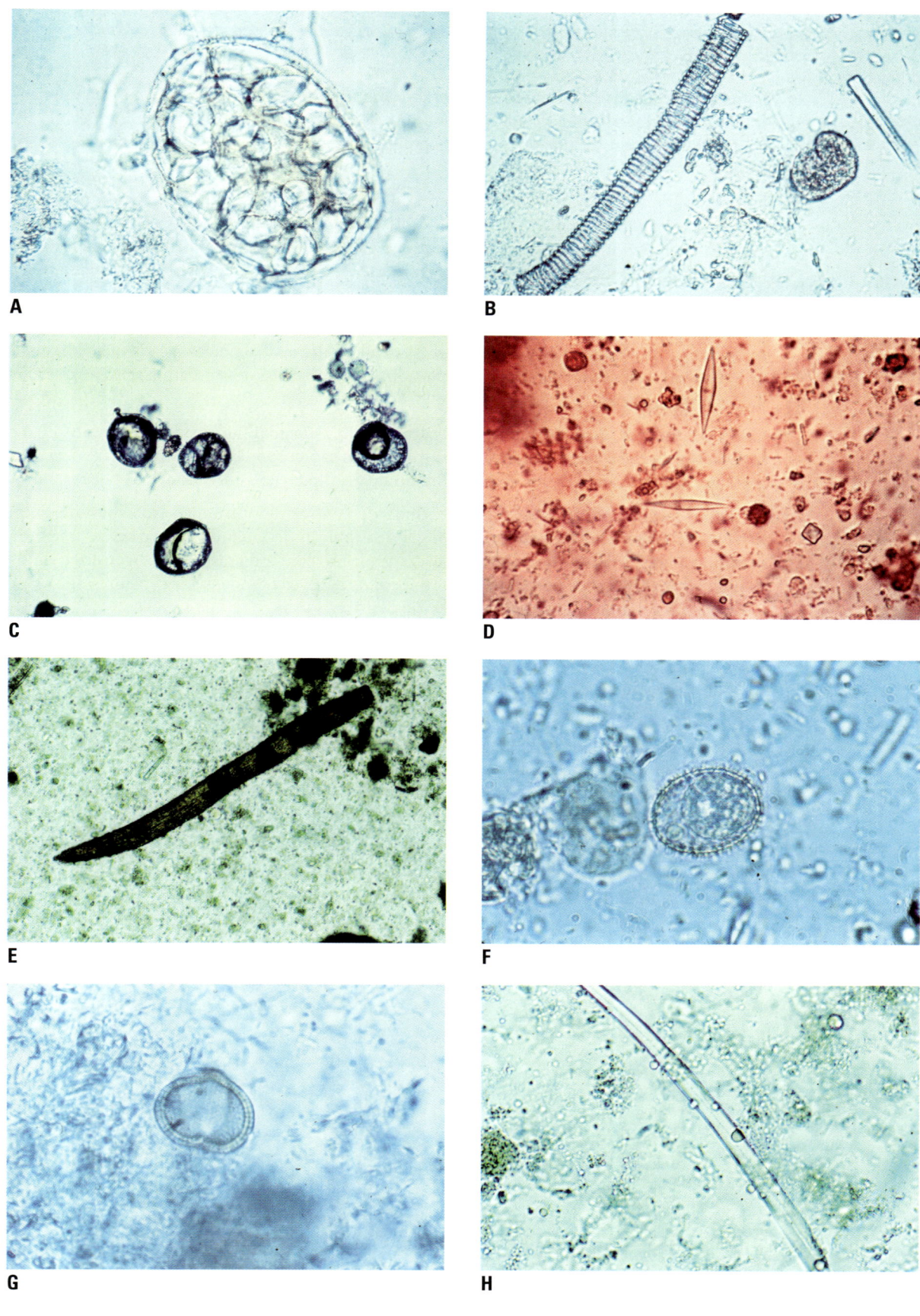

Prancha 22.1

PRANCHA 22.2

Ameba/flagelados intestinais

A. Fotomicrografia de um esfregaço fecal corado com tricromo. No centro do campo, há um neutrófilo segmentado bilobado semelhante a um cisto de *Entamoeba*. Sempre é importante ter o cuidado de assegurar que os leucócitos polimorfonucleares dos espécimes fecais não sejam confundidos com cistos amebianos.

B. Fotomicrografia de um esfregaço fecal corado com ferro-hematoxilina, ilustrando um único trofozoíto de *Entamoeba histolytica* medindo 10 μm em seu maior diâmetro. Observe o núcleo esférico contendo um cariossomo minúsculo e compacto localizado ao centro e até a distribuição pontilhada da cromatina ao longo da membrana nuclear (núcleo típico de *Entamoeba*). A extensão de um único pseudópode reflete a motilidade direcional intencional.

C. Fotomicrografia de uma preparação direta corada por iodo, demonstrando um cisto de *Entamoeba histolytica* com 12 μm de diâmetro. A célula tinha quatro núcleos, cada qual contendo um pequeno cariossomo central e uma faixa fina e homogênea de cromatina nuclear ao redor da membrana nuclear.

D. Corte da mucosa de intestino grosso corada com hematoxilina-eosina ilustrando alguns trofozoítos de *Entamoeba histolytica*. Os trofozoítos são corpos esféricos irregulares corados palidamente, dos quais alguns apresentam um núcleo típico de *Entamoeba* (ampliação: 400×).

E. Esfregaço fecal corado por ferro-hematoxilina demonstrando um único trofozoíto de *Entamoeba coli*. Observe o cariossomo grande, a distribuição desigual da cromatina ao longo da membrana nuclear e o citoplasma "entulhado" grosseiro contendo restos não digeridos e vários vacúolos com tamanhos irregulares. Os trofozoítos de *E. coli* tendem a ser maiores que os de *E. histolytica* e, em média, seu diâmetro varia de 14 a 25 μm.

F. Cisto de *Entamoeba coli* corado por tricromo demonstrando cinco núcleos, cada qual contendo um cariossomo volumoso central ou em posição ligeiramente excêntrica. A existência de mais de quatro núcleos exclui *Entamoeba histolytica*. Na posição de 8 horas, há uma única faixa cromatídea intracitoplasmática corada em vermelho.

G. Coloração por ferro-hematoxilina de um pré-cisto de *Entamoeba histolytica* medindo 8 μm de diâmetro. Em muitos casos, os pré-cistos contêm um único vacúolo semelhante a um cisto de *Iodamoeba bütschlii*. Nesta fotografia, observe a distribuição da cromatina típica de *Entamoeba*, ou seja, ao redor da membrana nuclear, excluindo assim a identificação de *I. bütschlii*.

H. Coloração por ferro-hematoxilina de um cisto pequeno (6 μm de diâmetro) de *Entamoeba hartmanni*. O diâmetro está na faixa de *Endolimax nana*, mas o núcleo típico de *Entamoeba* e as faixas cromatídeas excluem esta possibilidade.

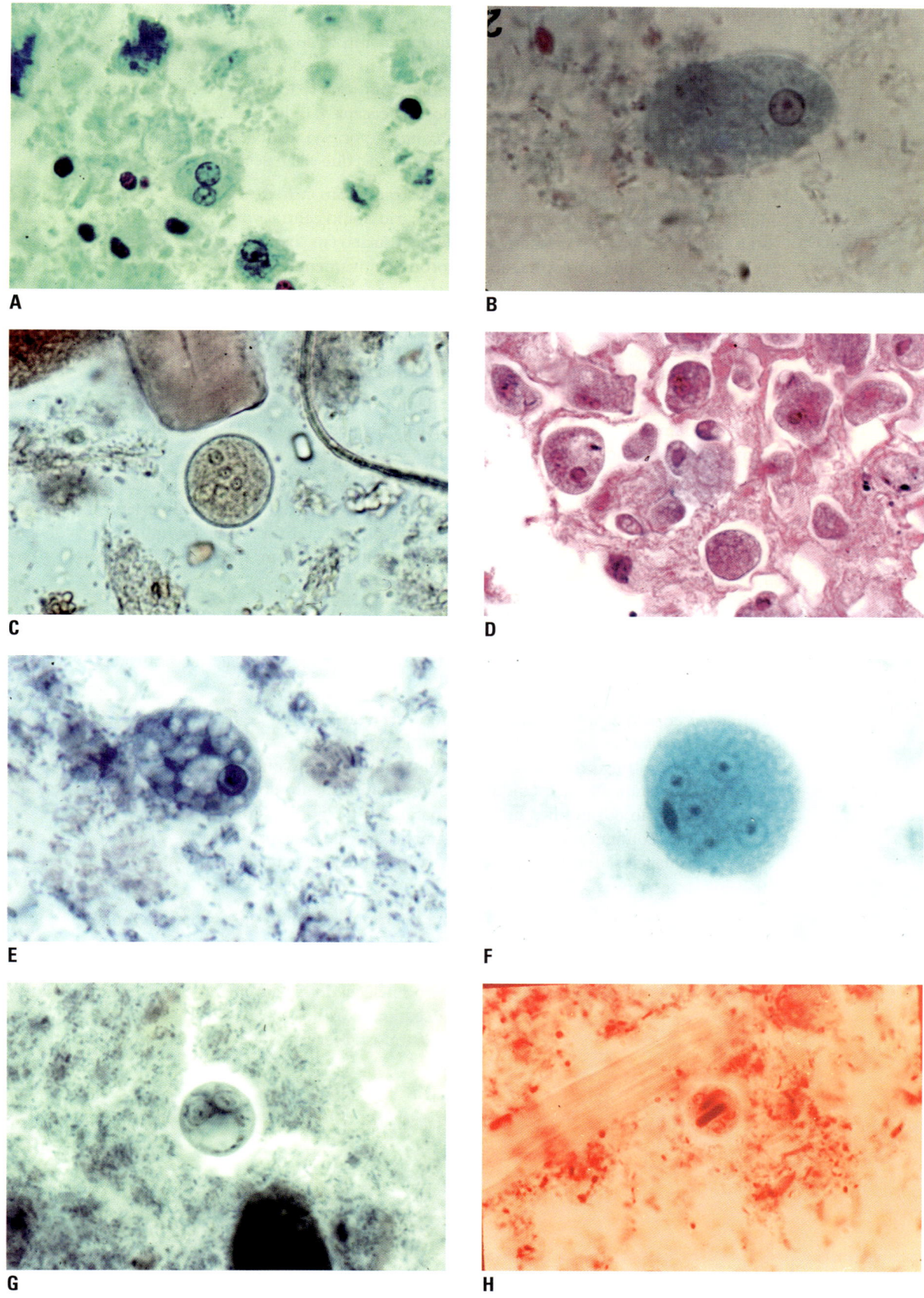

PRANCHA 22.2 (*CONTINUAÇÃO*)

I. Esfregaço fecal corado por tricromo ilustrando um trofozoíto de *Iodamoeba bütschlii*. Esse microrganismo mede cerca de 14 μm de diâmetro, que pode variar de 6 a 25 μm. Observe o núcleo com cariossomo volumoso circundado por um espaço vazio, sem qualquer membrana nuclear visível (o chamado núcleo em "bola na caçapa"). É difícil diferenciar entre os trofozoítos menores e os trofozoítos da *Endolimax nana*; por esta razão, é necessário examinar outros campos para detectar os cistos mais característicos, que estabelecem o diagnóstico definitivo.

J. Esfregaço fecal corado por tricromo demonstrando um cisto de *Iodamoeba bütschlii*, que media 10 μm de diâmetro. O núcleo tinha um cariossomo central volumoso circundado por uma área clara, sem qualquer cromatina periférica (núcleo em "bola na caçapa"). Observe o vacúolo volumoso único no citoplasma, que se corou positivamente com um corante de iodo, indicando presença de glicogênio.

K. Esfregaço fecal corado por tricromo ilustrando um trofozoíto pequeno de *Endolimax nana* com 8 μm de diâmetro. Observe o núcleo central pequeno com cariossomo proeminente e uma faixa estreita ao redor do espaço claro sem cromatina nuclear.

L. Preparação corada por azul de metileno demonstrando um cisto de *Endolimax nana* com 6 a 8 μm de diâmetro. Observe os quatro núcleos pequenos, cada qual contendo um cariossomo diminuto circundado por um espaço claro.

M. Esfregaço fecal corado por tricromo ilustrando uma única forma esférica de *Blastocystis hominis* com corpo central proeminente circundado por material nuclear, que estava emplastado em grumos contra a membrana interna da parede cística. Essa forma media 10 μm de diâmetro, mas seu diâmetro varia consideravelmente entre 5 e 20 μm, com variação de diâmetros na mesma preparação.

N. Fotomicrografia de um corte de epitélio do intestino delgado corado por hematoxilina-eosina. Observe o trofozoíto pequeno em forma de pera da *Giardia lamblia* com sua "face" familiar. Os trofozoítos de *Giardia* fixam-se à mucosa, onde causam lesão local, que acarreta os sintomas típicos de diarreia e flatulência.

O. Esfregaço corado por tricromo ilustrando um trofozoíto de *G. intestinalis* (antes conhecida como *G. lamblia*) reconhecido por seu formato tipicamente oval a elíptico, dois núcleos com cariossomo centrais proeminentes situados anteriormente em um dos lados do axóstilo em formato de bastão, que se estende por todo o comprimento do microrganismo. Observe também a coloração eosinofílica do corpo parabasal ("bigode") situado posteriormente sobre o axóstilo. Essa configuração resulta na chamada "face de macaco". Os trofozoítos de *G. intestinalis* têm seis flagelos, dois nas posições anterior, posterior e caudal; nesta fotografia, apenas três flagelos eram visíveis.

P. Esfregaço de restos intestinais corados por tricromo incluindo um cisto de *Giardia intestinalis*. Nos casos típicos, os cistos são ovais e têm parede externa lisa e fina. O diâmetro do cisto varia de 9 a 12 μm e, nos casos típicos, contém o dobro da quantidade de organelas encontradas no trofozoíto. Em geral, cada cisto tem quatro núcleos, dos quais apenas dois ou três são detectados comumente no mesmo plano de foco, dois axóstilos, vários corpos parabasais e flagelos enrolados por baixo da parede lisa do cisto, todos observados no mesmo plano de foco.

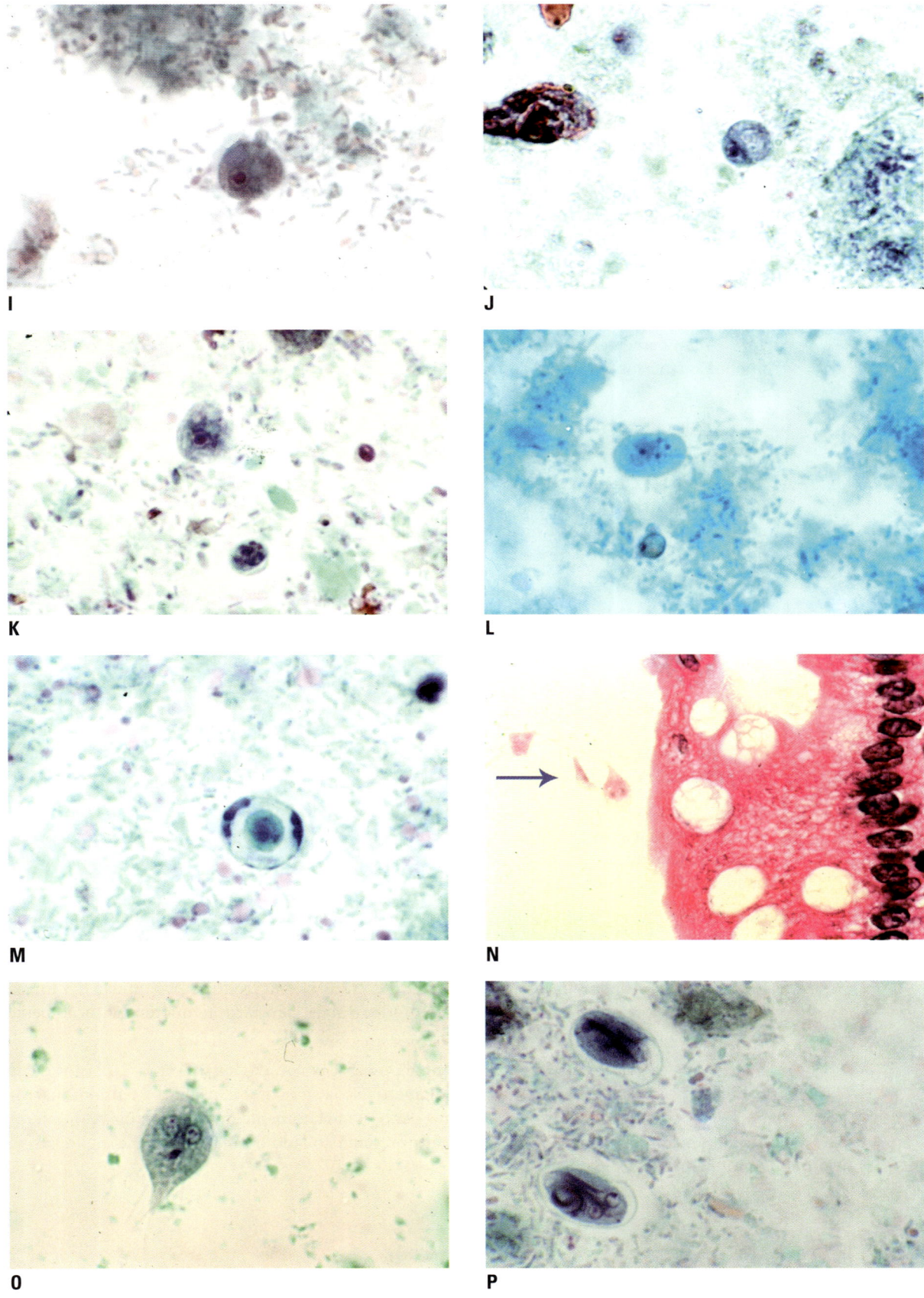

PRANCHA 22.3

Flagelados

A. Fotomicrografia de dois trofozoítos de *Chilomastix mesnili*, um localizado na extremidade e o outro em visão de perfil. Nos casos típicos, o trofozoíto tem formato de pera e pode ser identificado facilmente quando se observa a posição anterior extrema do núcleo único, a protrusão posterior do axóstilo e um sulco espiralado difícil de observar na maioria das preparações. Um tufo de três flagelos anteriores situados ao lado do núcleo é outra característica diferencial, mas é difícil de detectar na maioria das preparações para exame microscópico.

B. Fotomicrografia de um cisto de *C. mesnili*. Nessa imagem, pode-se observar claramente um único núcleo com cariossomo central e citóstoma bem-definido, que se evidenciava por uma área clara bem demarcada. Observe nesta imagem o contorno do citóstoma, descrito como semelhante a um cajado de pastor de ovelhas. Nos casos típicos, os cistos têm formato de limão, apresentam parede celular lisa, diâmetro de 6 a 70 µm e, além do citóstoma, comumente têm um botão anterior que ajuda a estabelecer sua identificação quando está presente (ver Prancha 22.3 C).

C. Imagem de outro cisto de *Chilomastix mesnili*, no qual o botão filiforme anterior aparece mais claramente (*seta*). O núcleo e o citóstoma também estavam visíveis.

D. Esfregaço fecal corado por tricromo realçando um único trofozoíto de *Dientamoeba fragilis*. Esse cisto media 8 a 12 µm e podia-se observar facilmente o núcleo duplo típico, cada qual com um cariossomo volumoso e membrana nuclear mal definida. O citoplasma desse trofozoíto era finamente granuloso e apresentava indícios iniciais de desintegração, conforme é sugerido pelo nome dessa espécie.

E. Preparação corada por ferro-hematoxilina ilustrando um único trofozoíto de *Pentratrichomonas* (*Trichomonas*) *hominis*. Observe o formato típico de gota e o núcleo único situado anteriormente, mas não contra a parede celular, como geralmente se observa com o trofozoíto de *Chilomastix mesnili* (Prancha 22.3 A). O axóstilo disposto longitudinalmente era visível nesta fotomicrografia, bem como um flagelo posterior único. Nos casos típicos, *P. hominis* tem três a cinco flagelos anteriores e um flagelo posterior e membrana ondulante, que se estende ao longo de todo o comprimento do corpo celular – uma estrutura facilmente detectada apenas nas preparações obtidas de culturas celulares.

F. Fotomicrografia de um corte de biopsia intestinal corado por hematoxilina-eosina ilustrando alguns trofozoítos invasivos de *Balantidium coli*. Observe o macronúcleo típico em forma de bastão ou ferradura que, combinado com seu diâmetro (80 µm), ajuda a estabelecer sua identidade. A detecção dos cílios é fundamental, porque este é o único parasita humano ciliado.

G. Imagem de um trofozoíto de *Balantidium coli* demonstrando seu contorno oval com parede lisa coberta em toda a circunferência por cílios curtos e delicados. O tamanho desses trofozoítos varia de 40 a 70 µm de largura por 50 a 100 µm de comprimento. A existência de um citóstoma anterior, a distribuição circunferencial dos cílios e o macronúcleo volumoso em forma de bastão ou ferradura são características fundamentais, que permitem a identificação desse microrganismo.

H. Cisto de *Balantidium coli* detectado em uma preparação corada por tricromo. Os cistos desse microrganismo medem 50 a 70 µm de diâmetro, são esféricos a elipsoides e têm um macronúcleo típico em formato de halter, como se observa claramente nesta fotografia. Um micronúcleo único e maldefinido também estava presente ao lado do macronúcleo e o citoplasma continha um vacúolo metabólico.

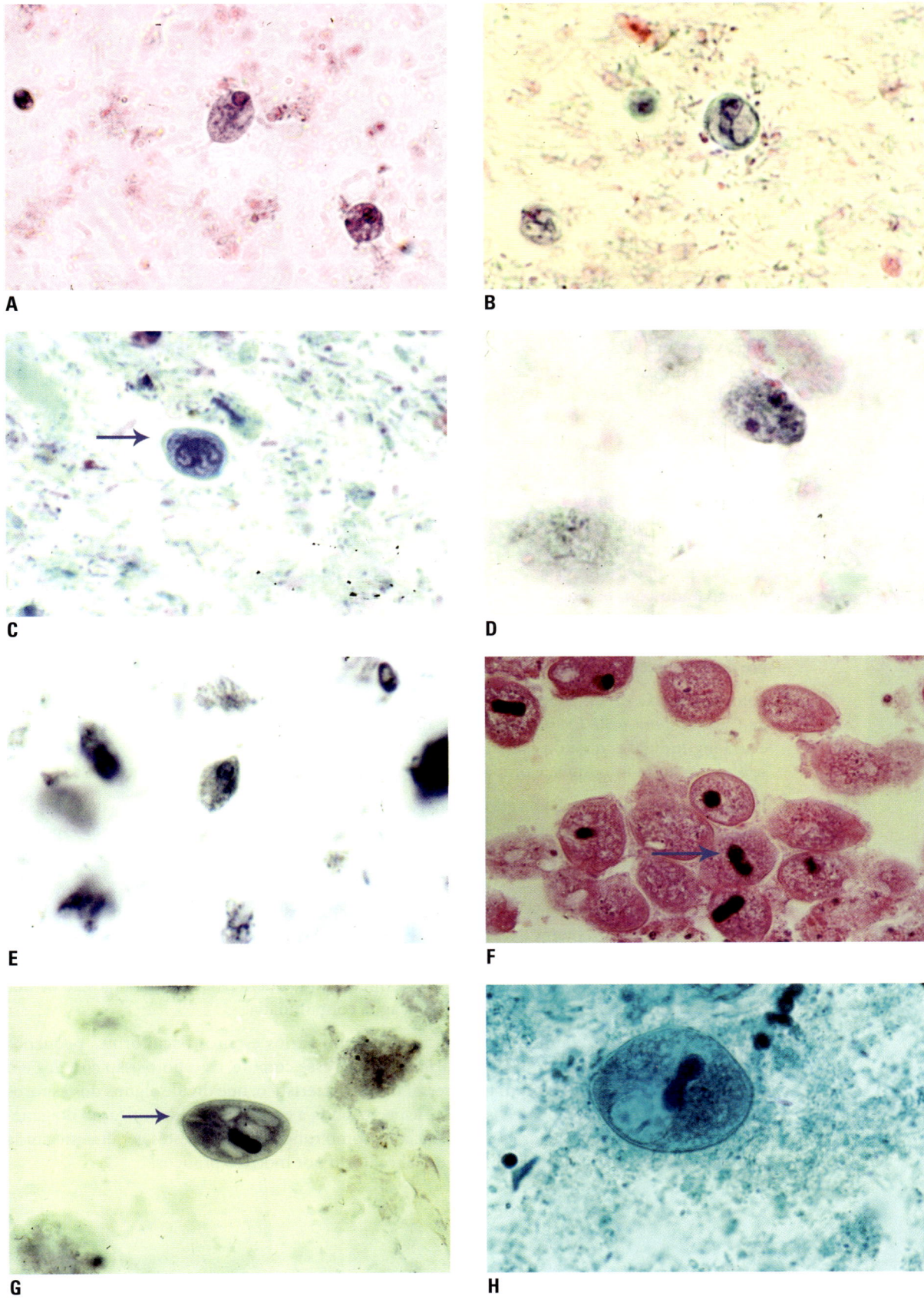

PRANCHA 22.4

Coccídeos

A. Fotomicrografia de um corte corado por hematoxilina-eosina da mucosa intestinal com sua borda em escova, à qual estavam ligados alguns oocistos de espécie de *Cryptosporidium* com diâmetro de 2 a 3 µm. O diagnóstico histológico é possível quando esses agregados de oocistos são demonstrados nessa localização.

B. Coloração álcool-ácida de um esfregaço fecal ilustrando dois oocistos esféricos de espécie de *Cryptosporidium* (setas) com 4 a 5 µm de diâmetro que apresentavam coloração vermelha homogênea. O diagnóstico dessas formas celulares é possível quando são detectadas em preparações com corantes álcool-ácidos modificados.

C. Fotomicrografia de um esfregaço fecal corado por um corante álcool-ácido, ilustrando um único oocisto esférico álcool-acidorresistente de espécie de *Cyclospora*. Esses oocistos são quase duas vezes maiores que os oocistos de espécies de *Cryptosporidium* (diâmetro variável entre 8 e 10 µm), ressaltando a necessidade de dispor de um micrômetro ocular calibrado. Outro aspecto contrastante é que os oocistos de *Cyclospora* têm estrutura interna maldefinida e não mostram a mesma coloração homogênea dos oocistos de *Cryptosporidium*. É comum encontrar oocistos de *Cyclospora* bem-corados ao lado de outros oocistos não corados; este padrão de coloração heterogênea é típico dessa espécie.

D. Imagem de pequeno aumento (250×) de um oocisto fusiforme de *Cystoisospora belli* corado por um corante álcool-ácido, localizado no campo central de visão. Os oocistos desse microrganismo medem 25 a 30 µm de comprimento, o que representa um tamanho relativamente grande, que não pode ser apreciado nesta imagem de pequeno aumento, exceto quando ele é comparado com os oocistos minúsculos praticamente puntiformes (5 µm de diâmetro) de espécies de *Cryptosporidium*, que estavam dispersos no mesmo campo. A coexistência dessas duas espécies na mesma amostra de fezes é altamente sugestiva de infecção pelo HIV, que sempre deve ser excluída nesse contexto clínico.

E. Fotomicrografia de uma lâmina de preparação direta ilustrando um oocisto elíptico imaturo de *Cystoisospora belli*. Os oocistos desse microrganismo medem 25 a 30 µm de diâmetro no eixo longitudinal e, quando estão imaturos, circundam apenas um esporocisto esférico, como se observa nesta fotografia. Compare com o oocisto maduro ilustrado na Prancha 22.4 F.

F. Imagem de uma preparação direta de matéria fecal ilustrando um oocisto maduro de *Cystoisospora belli*, envolvendo dois esporocistos esféricos. Os esporocistos – agora maduros – podem infectar um segundo hospedeiro e estão prontos para liberar esporozoítos dentro do intestino depois de serem ingeridos.

G. Corte de músculo esquelético corado por hematoxilina-eosina, dentro do qual havia dois cistos de espécie de *Sarcocystis*. Os cistos desse microrganismo medem até 300 µm de diâmetro e estão repletos de bradizoítos encistados inativos. Os seres humanos são infectados por esse parasita quando atuam como hospedeiros intermediários acidentais depois da ingestão de oócitos infectantes presentes no alimento ou na água contaminada.

H. Coloração de Weber de um espécime fecal ilustrando vários esporos baciliformes pequenos (2 a 3 µm de diâmetro) de um *Microsporidium*. Com esse corante, os esporos são corados em amarelo-salmão. Observe o septo transversal fino característico, que divide alguns dos esporos (seta) presentes neste campo de visão; este aspecto ajuda a estabelecer a identificação do gênero. Esses microrganismos agora são classificados como fungos, mas os testes geralmente ainda são realizados no setor de parasitologia do laboratório por motivos práticos.

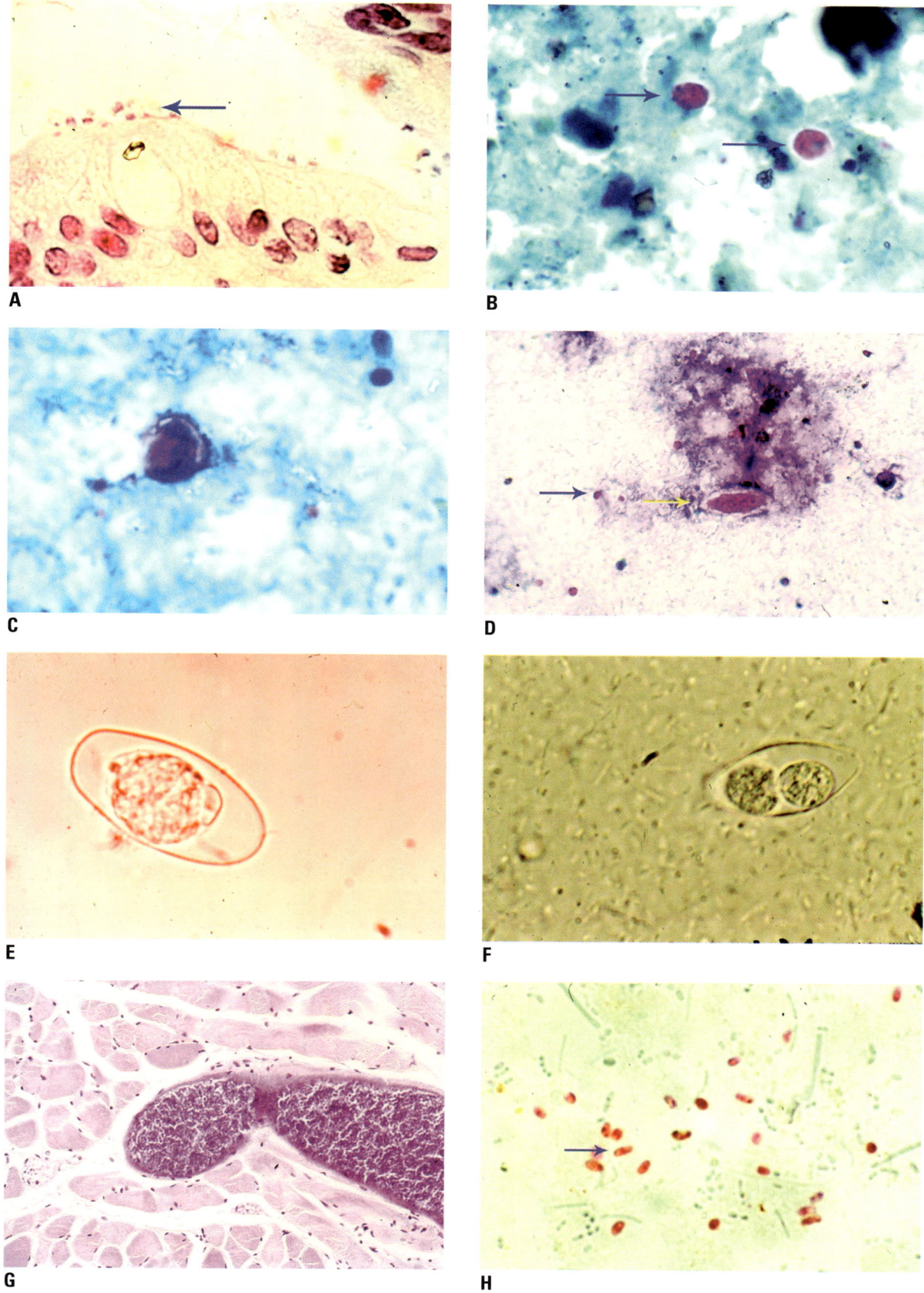

PRANCHA 22.5

Nematódeos

A. Vermes macho e fêmea adultos de *Ascaris lumbricoides*. Em geral, os machos adultos são mais curtos (20 a 25 cm) que as fêmeas (25 a 30 cm) e têm uma cauda curva (verme inferior nesta fotografia). A cutícula não segmentada lisa é um aspecto útil à diferenciação entre os áscaris adultos e os outros vermes terrestres comuns que, em alguns casos, podem alcançar vasos sanitários e sistemas de esgoto, quando então podem ser confundidos com vermes eliminados nas fezes.

B. Ovo ligeiramente esférico marrom-amarelado de *Ascaris lumbricoides* corado por bile, cujo diâmetro varia de 45 a 60 μm. Os ovos desse verme têm uma casca espessa coberta por uma camada albuminosa ondulada. A retração e o desenvolvimento da clivagem interna indicam fecundação e possível infecciosidade.

C. Esta imagem ilustra um ovo esférico descorticado de *Ascaris lumbricoides* contendo uma larva bem-desenvolvida, que estava no estágio próximo à eclosão. Evidentemente, esse ovo é altamente infectante.

D. Ovo fecundado de *Ascaris lumbricoides* demonstrando a casca externa lisa. Quando fica exposto à bile dentro do lúmen intestinal, a camada externa albuminosa dissolve-se e expõe a superfície descorticada, como se observa nesta figura.

E. Fotografia composta ilustrando um verme adulto de *Enterobius vermicularis* à esquerda. Esses vermes medem 0,3 a 0,5 mm de diâmetro e cerca de 8 a 13 mm de comprimento e têm trato intestinal e órgãos reprodutivos internos bem-desenvolvidos. A cauda pontiaguda e as asas paraorais (*seta* da fotografia *à esquerda*) são diagnósticas. A visão ampliada *à direita* demonstra mais claramente as asas paraorais.

F. Fotografia em quadros separados ilustrando ovos de *Enterobius vermicularis* gravídicos, dentre os quais o da esquerda tinha uma larva bem-desenvolvida. Esses ovos têm parede lisa e fina e medem cerca de 55 × 25 μm. Cada ovo é alongado, assimétrico e achatado em um dos lados, semelhante a uma bola de futebol americano vazia.

G. Fotografia de vermes *Trichuris trichiura* adultos, demonstrando o segmento anterior longo semelhante a um chicote e o corpo posterior mais curto e espesso semelhante a uma alça de balde. Esses vermes são relativamente pequenos e medem 35 a 45 mm de comprimento.

H. Fotomicrografia de um ovo típico de *Trichuris trichiura* marrom-amarelado corado por bile com parede lisa e relativamente espessa. Observe o formato característico de tonel e um tampão hialino cupuliforme bem definido em cada uma das extremidades polares. (Reproduzida de "A Pictorial Presentation of Parasites", de H. Zaiman.)

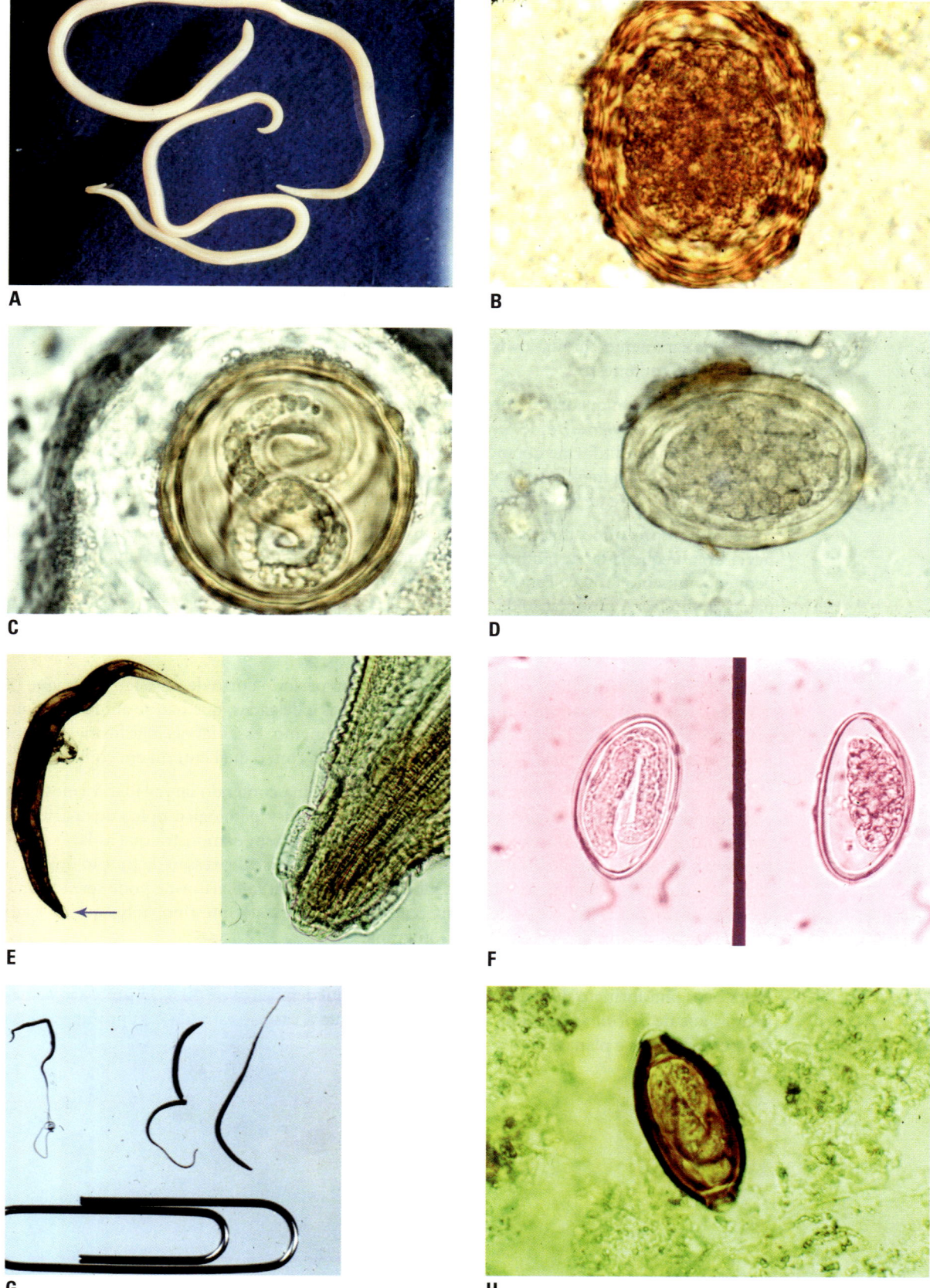

PRANCHA 22.5 (*CONTINUAÇÃO*)

I. Fotografia da região bucal de um ancilóstomo adulto. Os dentes quitinosos evidenciados nesta imagem são típicos do ancilóstomo do Velho Mundo, ou *Ancylostoma duodenale*. Essa peça bucal está bem-adaptada à fixação profunda do verme à mucosa intestinal e à perfuração dos capilares, permitindo a ingestão de sangue da circulação.

J. Imagem semelhante da parte bucal do ancilóstomo do Novo Mundo, ou *Necator americanus*, ilustrando as placas cortantes características (*setas*). Assim como *Ancylostoma duodenale*, essa parte bucal também está bem-adaptada à fixação profunda do verme à mucosa intestinal, à laceração dos capilares e à ingestão de sangue.

K. Fotomicrografia de uma preparação direta corada por iodo de um espécime fecal contendo um ovo esférico típico de ancilóstomo, medindo cerca de 40 a 60 μm de diâmetro, parede fina e lisa característica e com um espaço claro sob a casca. Esses ovos não podem ser diferenciados dos ovos de *Strongyloides stercoralis*. Em geral, essa diferenciação não é necessária, porque *S. stercoralis* raramente elimina ovos nas fezes e apenas nos casos de hiperinfecção, quando as larvas são abundantes.

L. Fotomicrografia em quadro dividido, no qual as cavidades bucais das larvas rabditiformes do ancilóstomo (*à esquerda*) e de *Strongyloides* (*à direita*) podem ser comparadas. A cavidade bucal da larva rabditiforme do ancilóstomo é caracteristicamente longa (*setas*), em comparação com a distância mais curta (*setas*) observada em *Strongyloides*. As larvas rabditiformes do ancilóstomo raramente são detectadas nos espécimes fecais.

M. Imagem de um campo microscópico de uma preparação direta de espécime fecal, no qual havia uma pequena larva rabditiforme pequena de *Strongyloides stercoralis* demonstrada sob pequeno aumento (100×). Essas larvas são altamente móveis quando são examinadas em preparações diretas. A observação da cavidade bucal descrita acima é necessária para confirmar a identificação. Em média, essas larvas medem 15 μm de diâmetro e mais de 200 μm de comprimento.

N. As larvas rabditiformes de *S. stercoralis*, depois de um período curto de ingestão de sangue (2 a 3 dias), transformam-se em larvas filariformes longas e delgadas, que não se alimentam, são infectantes e podem chegar a medir 700 μm de comprimento. Essas larvas filariformes podem penetrar diretamente na pele de um hospedeiro humano com o qual entram em contato.

O. Corte de intestino delgado corado por hematoxilina-eosina contendo larvas filariformes lisas e arredondadas de *Strongyloides stercoralis* – um aspecto histopatológico típico dos pacientes com síndrome de hiperinfecção por *Strongyloides*. Esta imagem demonstra que as larvas perfuravam a lâmina própria. Nos pacientes com estrongiloidíase e depressão da função imune, o ciclo de vida entre a oviposição e a larva rabditiforme até a larva filariforme pode ser suficientemente curto, permitindo que a autoinfecção ocorra dentro do intestino, antes que as fezes sejam formadas, como se observa nesta fotografia.

P. Fotomicrografia de um ovo marrom-amarelado de *Capillaria philippinensis* corado por bile. Esses ovos têm formato de limão ou são alongados, medem cerca de 60 × 35 μm e são semelhantes aos de *Trichuris trichiura*, com exceção de que a casca é estriada e as protuberâncias polares são largas e planas.

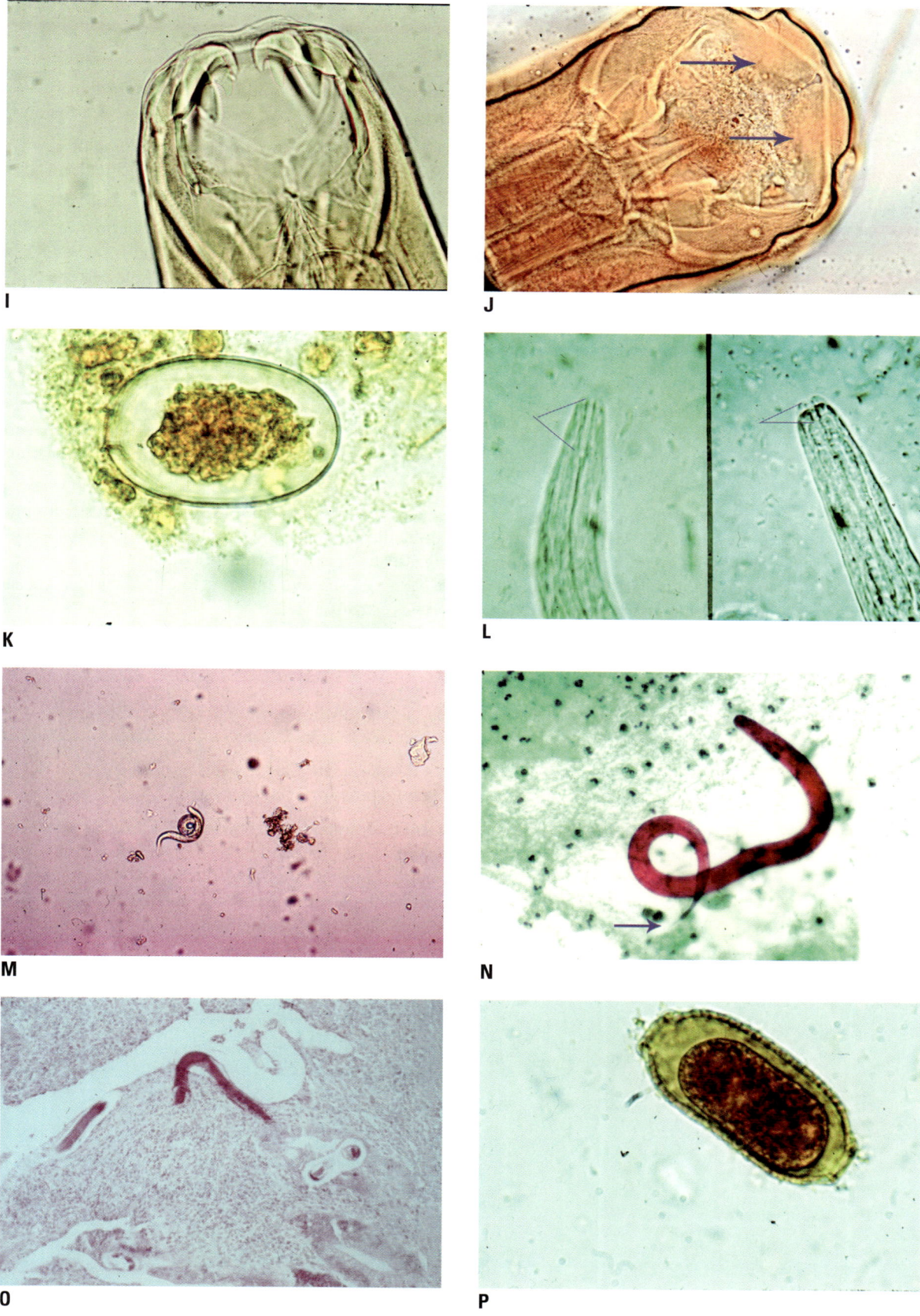

PRANCHA 22.6

Cestódeos

A. Verme adulto de *Taenia saginata*, ilustrando o escólex pequeno (*seta*) e um estróbilo, que se estendia por vários metros de comprimento e era formado por uma cadeia longa de proglotes.

B. Visão ampliada do escólex de *Taenia solium* demonstrando os quatro sugadores típicos do gênero. O rostelo saliente armado com uma fileira circular de ganchos permite a identificação do verme como *Taenia solium*. O escólex de *Taenia saginata* não é armado.

C. Visão ampliada de uma proglote de *Taenia saginata*, na qual foi injetado nanquim através do poro genital para delinear os segmentos uterinos ramificados. As proglotes de *T. saginata* têm mais de 13 ramos uterinos laterais, como se pode observar nesta fotografia, o que permite diferenciá-las das proglotes de *Taenia solium* que, nos casos típicos, têm menos de 13 ramos. Essa característica permite identificar a espécie com base no exame de uma proglote, que pode ser eliminada por inteiro nas fezes.

D. Fotografias em quadro dividido de um fragmento de carne de porco infectada (à esquerda) com vários espaços císticos pequenos, cada qual habitado por uma larva cisticerco de *Taenia solium*. A imagem do quadro à direita ilustra um cisticerco com mais detalhes. Dentro do saco cheio de líquido, havia um escólex invaginado. Os sugadores e os ganchos minúsculos ficaram obscurecidos pelo corante.

E. Corte de cérebro corado por hematoxilina-eosina ilustrando um espaço cístico ocupado por um cisticerco de *Taenia solium*. O cisto tinha duas paredes – a externa composta de tecido fibroso reativo produzido pelo hospedeiro e a segunda mais interna formada por uma membrana fina produzida pelo verme (verme de bexiga). O escólex invaginado estava cortado transversalmente nesta fotografia e demonstrava as estruturas internas.

F. Fotografia de um cisticerco de tênia de rato, *Hymenolepis diminuta*. O escólex invaginado foi demonstrado mais claramente nesse campo de visão. Esses cisticercos desenvolvem-se nos insetos hospedeiros intermediários, inclusive pulgas, baratas e besouros. Os seres humanos são infectados depois da ingestão de alimentos contaminados por insetos e os vermes adultos desenvolvem-se no intestino depois da evaginação e fixação do escólex à mucosa.

G. Fotografia do útero de uma fêmea prenhe de espécie de *Taenia*, ilustrando a agregação densa dos ovos esféricos de paredes finas, dos quais alguns apresentavam estrias típicas.

H. Visão ampliada dos ovos de espécie de *Taenia*, como podem ser observados ao exame microscópico das preparações diretas de material infectado. Em média, esses ovos medem 30 a 45 µm de diâmetro e têm parede lisa e espessa, que é interrompida por estrias radiais bem-definidas. Alguns ovos também encerram três pares de ganchos minúsculos (embrião hexacanto), que não foram demonstrados nesta fotografia, mas têm aspecto semelhante aos que aparecem dentro da membrana interna do ovo de *Hymenolepis diminuta* ilustrado na Prancha 22.6 N. Com base na morfologia dos ovos, não é possível definir a espécie de *Taenia*.

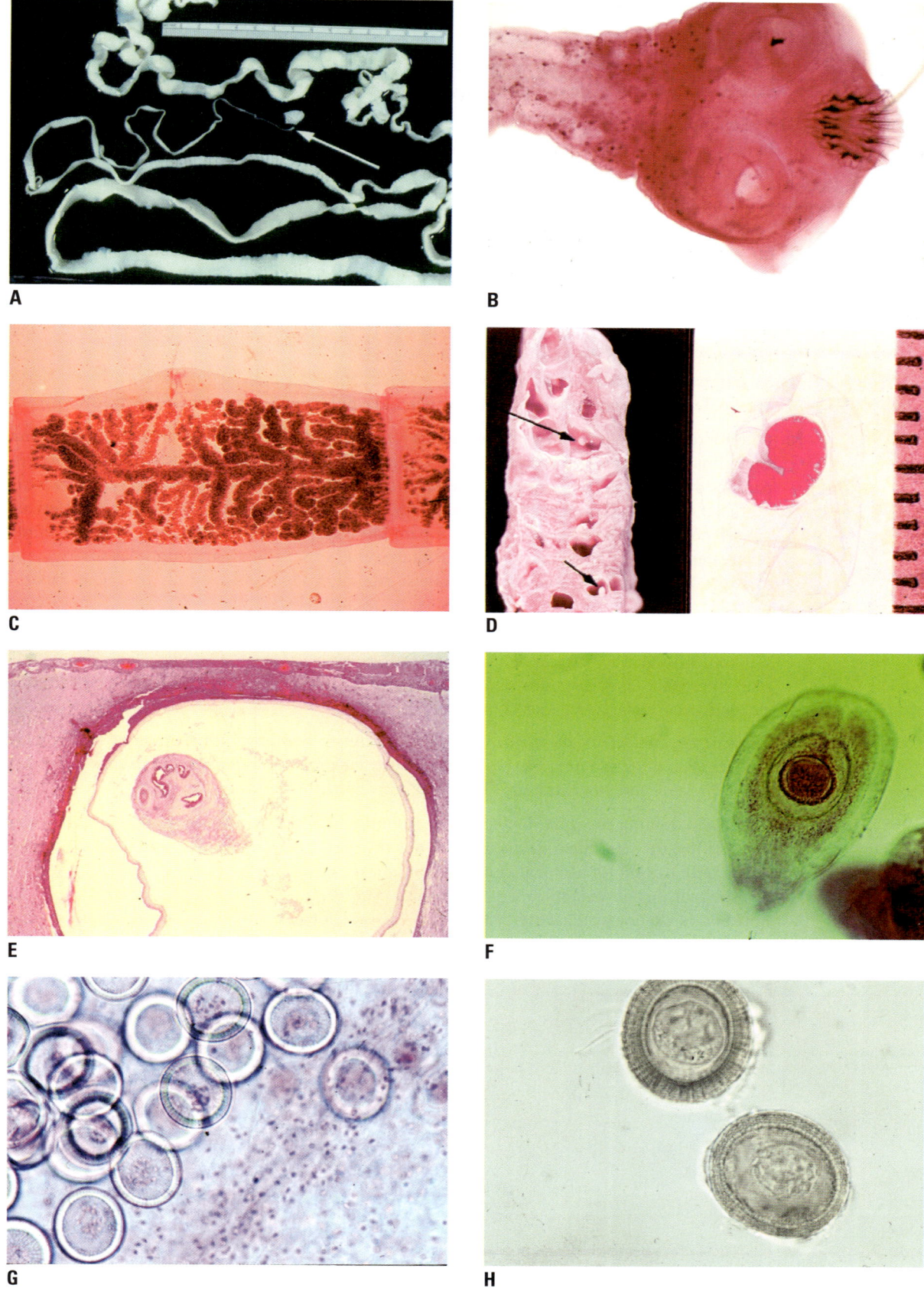

PRANCHA 22.6 (*CONTINUAÇÃO*)

I. Fotografia do escólex diminuto (*seta*) e das proglotes largas e estreitas de *Diphyllobothrium latum*, ou tênia adulta gigante. Essa tênia é a maior de todas as que infectam seres humanos e alcança entre 3 e 10 m de comprimento, geralmente incluindo mais de 3.000 proglotes.

J. Visão ampliada do escólex espatulado de *D. latum* demonstrando o sulco longitudinal central típico (bótrio) flanqueado a cada lado por uma dobra bem-definida ("folha" de filo), estruturas das quais se originou o nome do gênero *Diphyllobothrium*.

K. Visão ampliada de uma proglote de *Diphyllobothrium* demonstrando a largura maior que o comprimento, que é típica deste gênero e originou o nome "*latum*". Observe o útero ramificado indefinido situado ao centro e disposto linearmente, que se evidenciava na forma de uma roseta compacta.

L. Fotomicrografia de um ovo de *Diphyllobothrium latum*. Esses ovos são relativamente grandes e medem 60 a 75 µm de comprimento e 40 a 50 µm de largura. Eles têm formato oval e casca fina e lisa com plano de clivagem estendendo-se até a membrana interna da casca. Um aspecto característico é a existência de um opérculo não arqueado discreto, que é usado para diferenciá-lo do ovo de *Paragonimus westermani*, cujo opérculo é nitidamente arqueado (Prancha 22.7 P).

M. Fotomicrografia de um ovo de *Hymenolepis nana* formado por uma membrana dupla – uma casca fina e lisa externa e uma membrana interna envolvendo uma oncosfera. Em geral, três paredes de ganchos diminutos estão presentes (hexacanto), como se pode observar nesta fotografia. O diâmetro desses ovos varia de 40 a 60 µm e eles geralmente são ovais a subesféricos em seu contorno. Os ovos de *H. nana* também são definidos pela existência de espessamentos polares em um dos lados da membrana interna do hexacanto, a partir do qual se originam quatro a oito filamentos mais delgados, que se estendem adentro do espaço intermembranar.

N. Fotografia de um ovo de *Hymenolepis diminuta*. Esses ovos são maiores que os de *Hymenolepis nana* e, em média, medem 60 a 80 µm de diâmetro e geralmente são nitidamente esféricos em seu contorno. A inexistência de espessamentos polares e filamentos intermembranares também diferencia esses ovos dos que são produzidos por *H. nana*. Os seis ganchos diminutos estão ilustrados claramente nesta imagem (*seta*).

O. Fotomicrografia de um pacote de ovos de *D. caninum*, demonstrando um agregado de ovos esféricos reunidos por uma matriz. Os ovos ilustrados nesta fotografia eram imaturos, porque a existência de ganchos diminutos internos indicam maturidade e infecciosidade.

P. Fotografia de uma proglote de *Dipylidium caninum* demonstrando um poro genital de cada lado, dentro do qual fluem os ductos vitelinos delicados. Essa configuração de poros duplos é singular a *D. caninum* (do qual se origina o nome do gênero: *pyle*, "porta ou orifício"), porque as proglotes das outras tênias têm apenas um poro genital lateral que alterna de um lado ao outro nos segmentos adjacentes. As proglotes são vasiformes, ou seja, mais longas que largas.

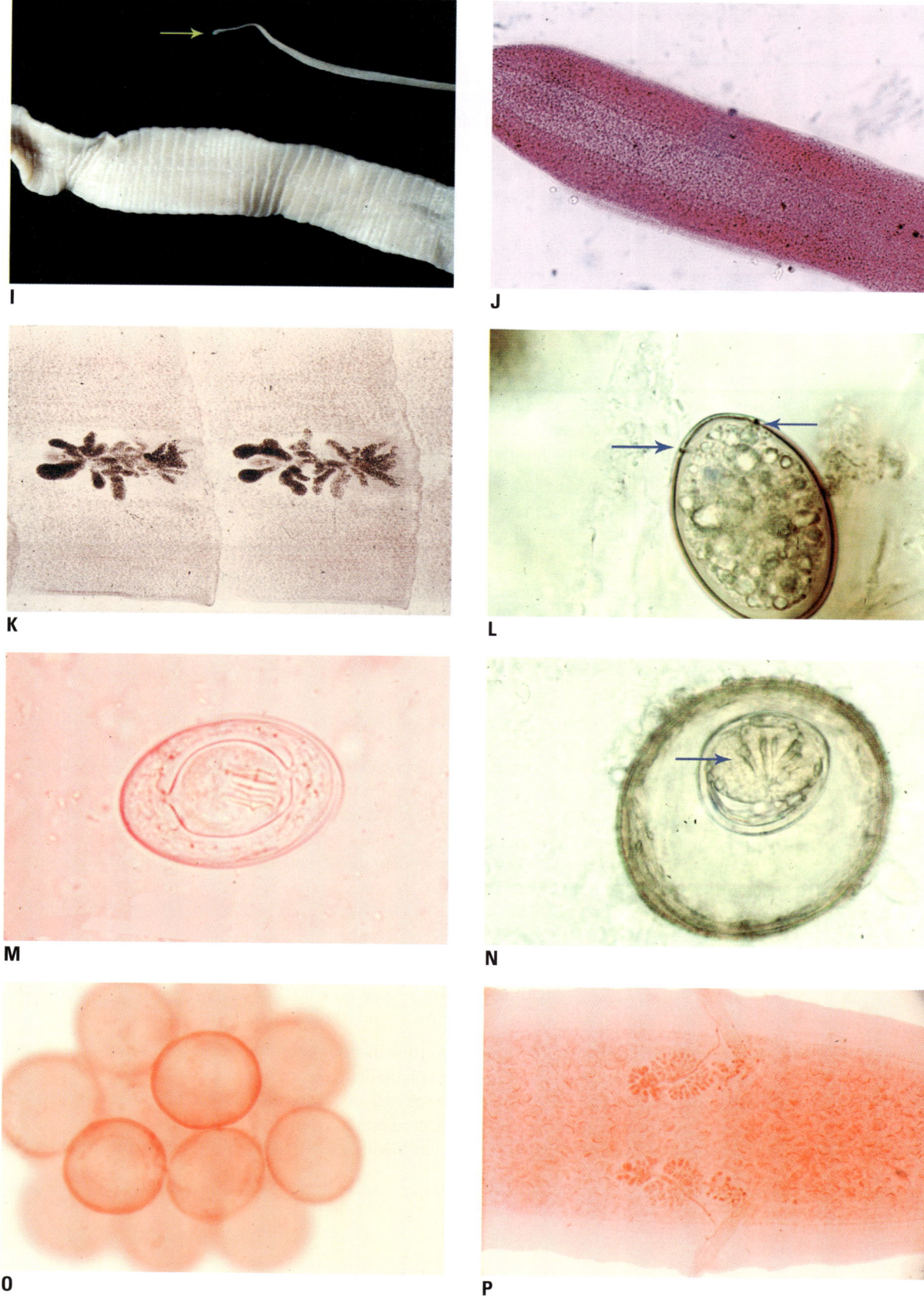

PRANCHA 22.7

Tremátodeos

A. Fotografia dos vermes macho e fêmea adultos de *Schistosoma*. O macho desta fotografia tem coloração mais clara e apresenta um canal ginecofórico, no qual a fêmea mais escura em cópula está fixada. Em média, os machos adultos medem 20 a 30 mm de comprimento, enquanto as fêmeas medem 14 a 17 mm. Esses trematódeos são filiformes, o que lhes permite ocupar os lumens das vênulas sem causar bloqueio do fluxo sanguíneo e, deste modo, acarretando edema mínimo.

B. Fotomicrografia de um ovo de *Schistosoma mansoni* com sua parede lisa e fina característica e seu contorno oval com uma espícula lateral proeminente. Esses ovos são relativamente grandes e suas dimensões variam de cerca de 115 a 180 μm de comprimento por 45 a 70 μm de largura. Quando estão maduros, os miracídios larvários eclodem intactos, evitando a necessidade de passar um período de desenvolvimento no exterior.

C. Fotomicrografia de um ovo de *Schistosoma haematobium*, que também tem casca fina e lisa e contorno oval, mas pode ser diferenciado do ovo de *S. mansoni* por ter uma espícula terminal, em vez de lateral. Esses ovos também são relativamente grandes e suas dimensões variam de 110 a 170 μm de comprimento por 40 a 70 μm de largura.

D. Esta imagem ilustra um ovo de *Schistosoma japonicum*, que é menor (80 a 100 μm de diâmetro), mais oval que esférico em seu contorno e tem um plano de clivagem que se estende até a casca interna. Embora não tenha uma espícula, um pequeno botão lateral (não demonstrado nesta fotografia) é bem-definido.

E. Fotomicrografia de uma cercária com cauda ramificada, que corresponde ao estágio infectante do ciclo de vida de *Schistosoma*. Essas cercárias de vida livre são liberadas pelas rédeas presentes em caracóis infectados e têm capacidade, por ação enzimática, de penetrar diretamente na pele de um ser humano desavisado, que pode estar nadando ou passeando nos estuários de água doce infestada.

F. Trematódeo adulto da espécie *Fasciola hepatica*. Esses trematódeos são hermafroditas e têm órgãos reprodutivos masculinos e femininos. A parte anterior de *F. hepatica* projeta-se adentro de uma extremidade cefálica em forma de cone, pouco depois da qual está o sugador anterior. Em posição imediatamente posterior ao sugador e corado intensamente nesta fotografia, está o útero ramificado convoluto. Ligeiramente atrás do útero está o sugador ventral. A maior parte do segmento posterior do trematódeo inclui os testículos, que se evidenciam por uma trama cor-de-rosa nesta fotografia. Esses trematódeos medem cerca de 3 × 1 cm (praticamente o tamanho de uma lâmina de microscópio). (Reproduzida de "A Pictorial Presentation of Parasites", de H. Zaiman.)

G. Trematódeo adulto da espécie *Fasciolopsis buski*, ou trematódeo intestinal gigante, que também é hermafrodita e tem estruturas semelhantes às descritas em *F. hepatica*. Em contraste, a extremidade cefálica é arredondada e não tem protrusão cônica. As dimensões desse trematódeo variam de cerca de 2 a 7,5 cm de comprimento por 0,8 a 2 cm de comprimento.

H. Fotomicrografia de um ovo de *F. hepatica* (que não pode ser diferenciado dos ovos de *F. buski*), demonstrando sua parede fina e lisa e um plano de clivagem interna, que se estende até a membrana interna da casca. Observe o entalhe em um dos lados da casca na direção da extremidade estreita (*seta*), que representa o opérculo, uma estrutura em forma de fenda que se abre quando a larva eclode. Esses ovos são grandes e, em média, medem cerca de 150 × 80 μm em seu maior diâmetro.

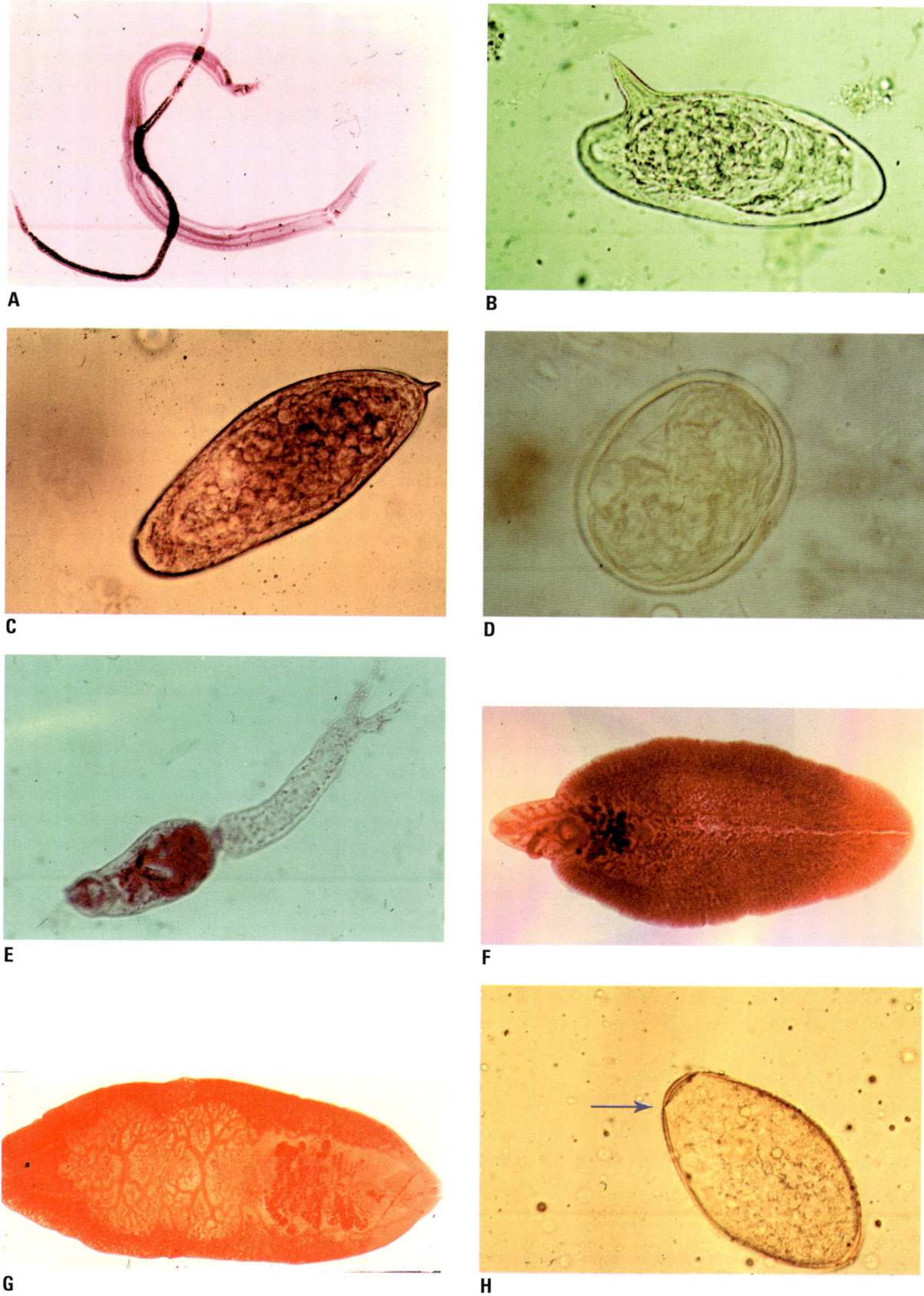

PRANCHA 22.7 (*CONTINUAÇÃO*)

I. Fotografia de um trematódeo adulto da espécie *Clonorchis sinensis*, demonstrando a extremidade cefálica longa em forma de garrafa com um sugador terminal proeminente, útero de cor marrom-escura e testículos rosados mais claros extensivamente ramificados situados em posição posterior. Essas estruturas internas, que se movem da boca para a cauda, estão ilustradas com mais detalhes na Prancha 22.7 J a M.

J. Esta fotografia ilustra a boca ou o sugador oral anterior, que leva a um trato digestivo "cego" conhecido como ceco, do qual um ramo estende-se ao longo das bordas laterais do verme.

K. Em posição posterior ao sugador oral está o sugador ventral, que se situa imediatamente à frente do útero de coloração escura e está flanqueado em um dos lados pelos ramos do ceco. As glândulas vitelinas com coloração delicada estão localizadas na borda superior do verme, entre os cecos e o tegumento externo. Essas glândulas produzem gema para os ovos produzidos nos ovários.

L. Esse campo de visão posicionado em posição ligeiramente posterior ao útero ilustra o ovário. Observe o ducto vitelino delicado, que entra no ovário pelo lado direito.

M. Esse campo de visão corresponde à parte posterior do verme, realçando os testículos extensivamente ramificados, dos quais se origina o nome do gênero (*clon* = dividido; *orchis* = testículo). Observe que os cecos terminam em ductos "cegos". A bexiga excretória é o espaço branco mal-definido situado na borda posterior adjacente.

N. Corte de um ducto biliar dilatado corado por hematoxilina-eosina, dentro do qual vivem três trematódeos adultos da espécie *Clonorchis sinensis* demonstrados em corte transversal. Embora houvesse infiltrado inflamatório crônico brando na submucosa circundante, não havia indícios de fibrose abundante e obstrução do lúmen do ducto biliar.

O. Fotomicrografia de um ovo de *Clonorchis sinensis*, ilustrando sua parede fina e lisa. Um aspecto característico é o opérculo arqueado proeminente situado na extremidade mais larga. Um botão minúsculo (não evidenciado nesta fotografia) pode ser detectado na extremidade antiopercular mais estreita do ovo. Esses ovos são relativamente pequenos e suas dimensões variam de 25 a 35 μm de comprimento por 14 a 17 μm de largura.

P. Fotomicrografia de um ovo de *Paragonimus westermani*. A casca é lisa, relativamente fina e interrompida em uma das extremidades por um opérculo arqueado proeminente. Morfologicamente, esse ovo é semelhante ao de *Clonorchis sinensis*; contudo, estas fotografias comparativas são enganosas, porque os ovos de *P. westermani* são três vezes maiores e medem 65 a 120 μm de comprimento por 40 a 70 μm de largura. Com esse tamanho maior, os ovos de *P. westermani* parecem ser semelhantes aos de *Diphyllobothrium latum* que, no entanto, pode ser diferenciado por seu opérculo arqueado plano, em vez de elevado.

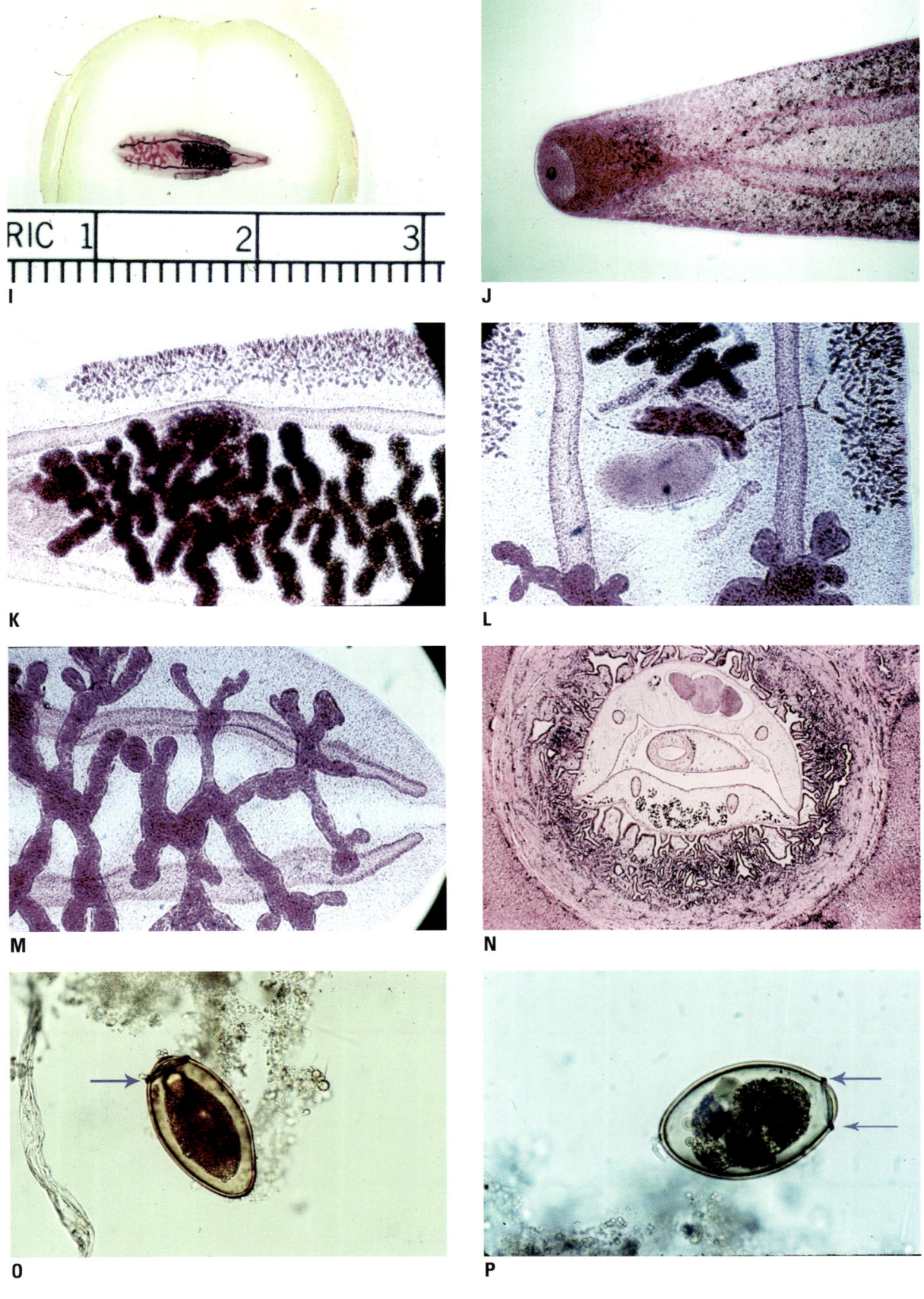

PRANCHA 22.8

Espécies de *Plasmodium*

A. Fotomicrografia de um esfregaço de sangue periférico corado por Wright-Giemsa ilustrando vários eritrócitos infectados por formas anulares de espécie de *Plasmodium*. Os eritrócitos infectados não eram maiores que as células adjacentes e não tinham pontos de Schüffner. O tamanho pequeno dos anéis, sem desenvolvimento para as formas avançadas de trofozoítos e parasitemia profusa, eram indícios de infecção por *Plasmodium falciparum*.

B. Os eritrócitos infectados desta fotomicrografia de um esfregaço de sangue periférico corado também sugerem o diagnóstico de *Plasmodium falciparum*, tanto pela parasitemia alta quanto pela posição periférica dos anéis diminutos ao longo das membranas celulares internas – o chamado efeito galardão ou *appliqué*. Na verdade, esse esfregaço foi obtido de um paciente com malária falcípara fulminante.

C. A malária falcípara pode ser diagnosticada definitivamente pelo esfregaço de sangue periférico quando se observa o gametócito grande falciforme ou em formato de lua crescente – ilustrado na parte inferior da fotografia (*seta azul*). Veja também o anel pequeno de *Plasmodium* na célula localizada perto da extremidade superior do campo de visão (*seta vermelha*), que também era compatível com *Plasmodium falciparum*.

D. O eritrócito infectado ilustrado nesse esfregaço de sangue periférico corado era nitidamente maior e mais pálido que as células circundantes e também tinha citoplasma claramente pontilhado em razão da existência dos pontos de Schüffner. Observe ainda que o trofozoíto anular era relativamente grande. Essas características são típicas da infecção por *Plasmodium vivax*.

E. *Plasmodium vivax* também pode ser considerado quando se observa um esquizonte pluricelular (como o que aparece no eritrócito aumentado ao centro da fotomicrografia) em um esfregaço de sangue periférico corado. Nos casos típicos, esses esquizontes têm mais de 13 merozoítos em cada célula.

F. Esse esfregaço de sangue periférico corado ilustra um eritrócito pálido e dilatado contendo um gametócito uninucleado de *Plasmodium vivax*.

G. Esta fotomicrografia ilustra um esfregaço de sangue periférico corado por Wright-Giemsa, no qual havia um eritrócito infectado por um trofozoíto de *Plasmodium malariae*. Observe que o citoplasma é condensado, não se transformou em uma forma ameboide típica e, pelo contrário, forma uma faixa em forma de ponte interligando as membranas celulares de duas células adjacentes. O eritrócito não estava dilatado e não havia pontos de Schüffner.

H. *Plasmodium malariae* também pode ser considerado quando se observa um esquizonte multinucleado com menos de 13 merozoítos. Nos casos típicos, os merozoítos estão dispostos em padrão circular de roseta, como se pode observar nesta fotografia, comumente circundando massa grosseira de pigmento malárico, que não estava presente nesta célula infectada específica.

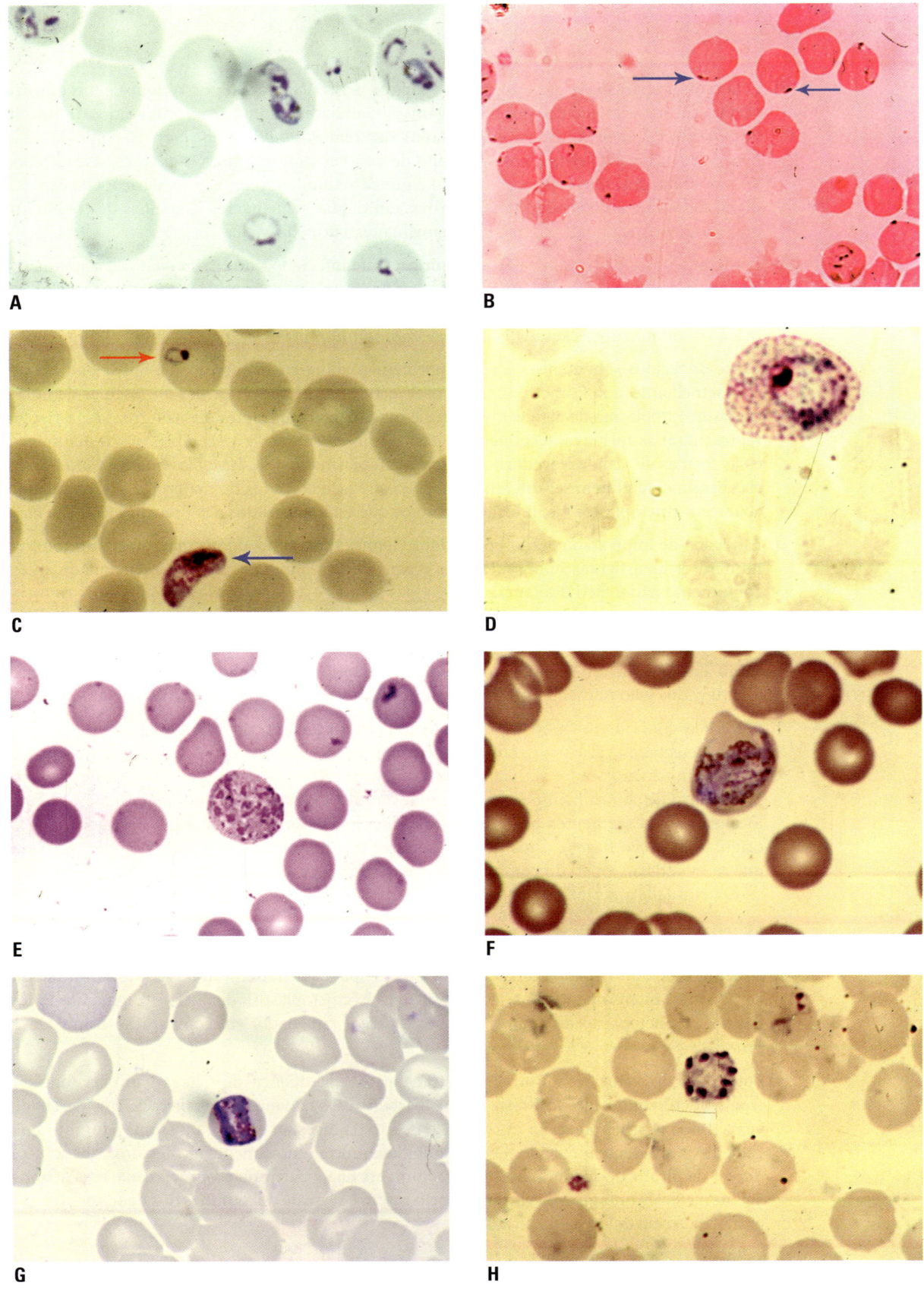

PRANCHA 22.9

Babesiose/leishmaniose/tripanossomíase

A. Esta fotomicrografia de um esfregaço de sangue periférico corado por Wright-Giemsa ilustra vários eritrócitos infectados por microrganismos anulares pleomórficos minúsculos de espécie de *Babesia*. Os anéis minúsculos detectados sugerem *Plasmodium falciparum*, como se pode observar em um dos eritrócitos do campo de visão central inferior. Os eritrócitos infectados não são dilatados, têm coloração normal e nunca acumulam pigmento malárico. Um aspecto digno de nota é a disposição dessas formas em duplas semelhantes às orelhas de coelho ou, mais caracteristicamente, em tétrades semelhantes à cruz de Malta.

B. Fotografia dos membros inferiores de um paciente infectado por *Leishmania tropica*, uma espécie que geralmente causa leishmaniose cutânea, também conhecida como úlcera de Chiclero.[II] As lesões ulcerativas como as que estão demonstradas nesta fotografia resultam da inflamação granulomatosa causada pelos amastigotas infiltrantes.

C. Corte de tecidos subcutâneos corados por hematoxilina-eosina obtidos da borda de uma úlcera semelhante à da Prancha 22.9 B. Observe as formas leveduriformes minúsculas demonstradas no citoplasma de alguns histiócitos e macrófagos infiltrantes. Essas formas amastigotas representam as formas infectantes das leishmanioses cutânea e visceral. É difícil diferenciar essas formas de células leveduriformes intracitoplasmáticas de *Histoplasma capsulatum*, mas elas geralmente podem ser diferenciadas nos esfregaços corados do material aspirado quando aparecem cinetoplastos baciliformes, como os que estão ilustrados nas Pranchas 22.9 D e E.

D. Esfregaço de impressão corado por Wright-Giemsa ilustrando alguns macrófagos ao fundo e numerosos amastigotas minúsculos (2 a 3 μm) de *Leishmania*. Como foi mencionado antes, comumente não é fácil diferenciar entre essas formas e as leveduras de *Histoplasma capsulatum*. Contudo, o exame cuidadoso demonstra que algumas dessas formas têm um cinetoplasto baciliforme pequeno (seta) típico dos amastigotas de *Leishmania*.

E. Visão ampliada de um aspirado corado demonstrando amastigotas de espécie de *Leishmania*, identificados pelos cinetoplastos bem-definidos presentes dentro de algumas dessas formas.

F. Fotomicrografia de um esfregaço de sangue periférico corado por Wright-Giemsa, no qual foram detectados vários tripanossomas extracelulares. Esse esfregaço foi obtido de um paciente com tripanossomose africana. Cada microrganismo era longo, delgado e fusiforme com 15 a 30 μm de comprimento e 1,5 a 4 μm de largura. As estruturas puntiformes mais escuras localizadas nos segmentos posteriores de cada tripanossoma são cinetoplastos, dos quais se origina um único flagelo. Cada flagelo acompanha o contorno de uma membrana ondulada, que se estende ao longo do comprimento do corpo e, por fim, continua por alguma distância da extremidade anterior.

G. Fotomicrografia de um esfregaço de sangue periférico corado por Wright obtido de um paciente com tripanossomíase americana, também conhecida como doença de Chagas. Observe a forma típica do tripanossoma em "C". Cada tripanossoma tem uma estrutura puntiforme corada mais intensamente no segmento posterior (cinetoplasto), da qual se origina um único flagelo. O cinetoplasto de *T. cruzi* é maior e parece "abaulado" em comparação com o de *T. brucei*.

H. Fotografia do vetor responsável pela transmissão da doença de Chagas, um triatomíneo (reduviídeo) conhecido no Brasil como "barbeiro". Os tripanossomas metacíclicos desenvolvem-se no intestino posterior desse inseto depois da ingestão dos tripanossomas durante a picada de um paciente infectado. Os tripanossomas entram novamente nos tecidos subcutâneos depois da picada do segundo hospedeiro humano, não a partir da própria picada, mas quando a matéria fecal contaminada eliminada pelo inseto é raspada pelas unhas dos dedos e forçada a entrar na ferida dolorosa da picada.

[II] N. R. T. No Brasil, conhecida como "úlcera de Bauru" ou "ferida brava". As espécies mais envolvidas são *L. brasiliensis* e *L. guyanensis*.

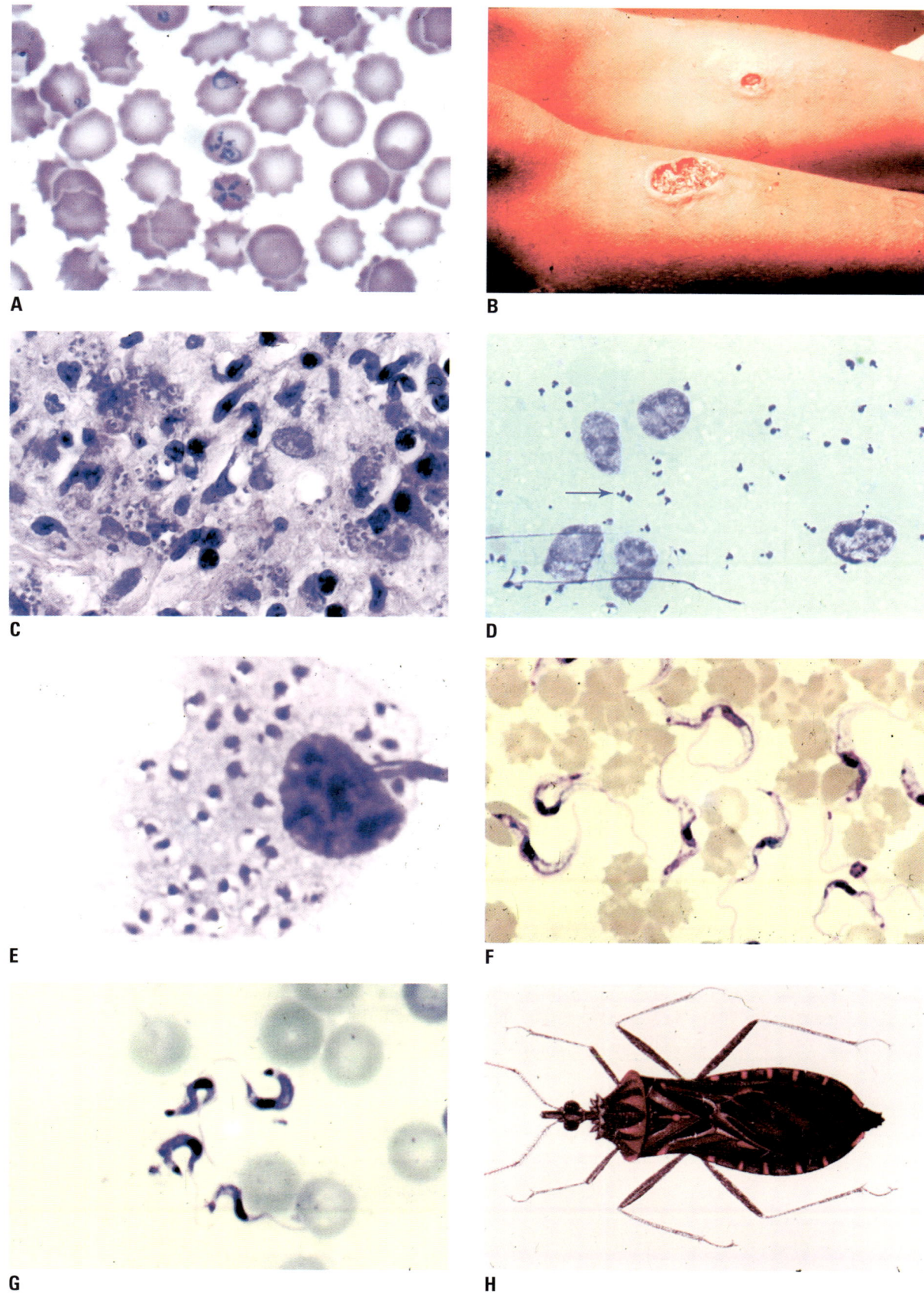

PRANCHA 22.10

Filárias

A. Fotomicrografia de um esfregaço de sangue periférico demonstrando uma microfilária revestida por membrana protetora. As microfilárias são parasitas extracelulares, que medem cerca de 245 a 295 μm de comprimento por 7 a 10 μm de largura. Esses microrganismos são liberados na circulação pelas fêmeas prenhas do verme, que vivem dentro dos canais linfáticos dos tecidos infectados do corpo. As microfilárias liberadas pelas espécies patogênicas aos seres humanos têm um envoltório, como se pode observar nesta fotografia (*seta*). Como a coluna de núcleos demonstrada dentro do parasita ilustrado nesta fotografia não parecia estender-se até a ponta da cauda, o microrganismo foi identificado como *Wuchereria bancrofti*.

B. Fotomicrografia de um esfregaço de sangue periférico ilustrando um corte da cauda de uma microfilária, ressaltando claramente a configuração dos núcleos. Observe que dois núcleos desprendidos se estendiam até a cauda, um aspecto típico de *Brugia malayi*.

C. Uma coluna de núcleos que se estendiam até o segmento da cauda de uma microfilária, conforme a que se observa nesta figura, é típica do *Loa loa*.

D. Fotomicrografia de um corte de um nódulo subcutâneo corado por hematoxilina-eosina, de forma a incluir o corte transversal do corpo de uma fêmea da filária *Onchocerca volvulus*. Dentro da cavidade desse microrganismo, havia numerosas microfilárias que, por fim, seriam liberadas nos tecidos circundantes, onde desencadeariam uma reação inflamatória com fibrose resultante. As microfilárias de *O. volvulus* raramente circulam no sangue periférico, ou circulam em contagens tão pequenas que praticamente nunca são detectadas nos esfregaços corados.

E. Fotografia do coração de um cão infestado por vermes adultos de *Dirofilaria immitis*. Os cães são hospedeiros definitivos desse nematódeo tecidual. Nos seres humanos, que podem atuar como hospedeiros ocasionais, as formas larvárias quase nunca se desenvolvem no coração, mas são levadas à circulação pulmonar, onde causam infartos e granulomas inflamatórios multifocais.

F. Fotomicrografia de um esfregaço de impressão corado por Giemsa demonstrando vários taquizoítos de *Toxoplasma gondii* em forma de crescentes corados em azul. Cada taquizoíto mede cerca de 3 × 6 μm, tem forma de arco ou crescente e apresenta um núcleo e várias organelas internas. Os taquizoítos representam a forma infectante do parasita, que entra na circulação e é levado a diversos órgãos, principalmente sistema nervoso central, onde produzem lesões inflamatórias microfocais. Os taquizoítos também podem migrar da placenta das gestantes, entrar na circulação do feto em desenvolvimento e causar infecções congênitas dos recém-nascidos.

G. Fotomicrografia de um corte histológico corado por Giemsa de uma biopsia cerebral obtida de um paciente com toxoplasmose cerebral latente. Esta imagem demonstra três cistos com diâmetros variando entre 15 e 30 μm, dentro dos quais havia incontáveis bradizoítos minúsculos corados em azul. Essas estruturas eram cistos de bradizoítos, que permanecem em estado latente, a menos que o paciente se torne imunossuprimido.

H. Visão ampliada de um cisto de bradizoítos. Embora a doença esteja latente nessa forma cística em razão da supressão imune de um indivíduo previamente infectado, esses cistos liberam taquizoítos ativos.

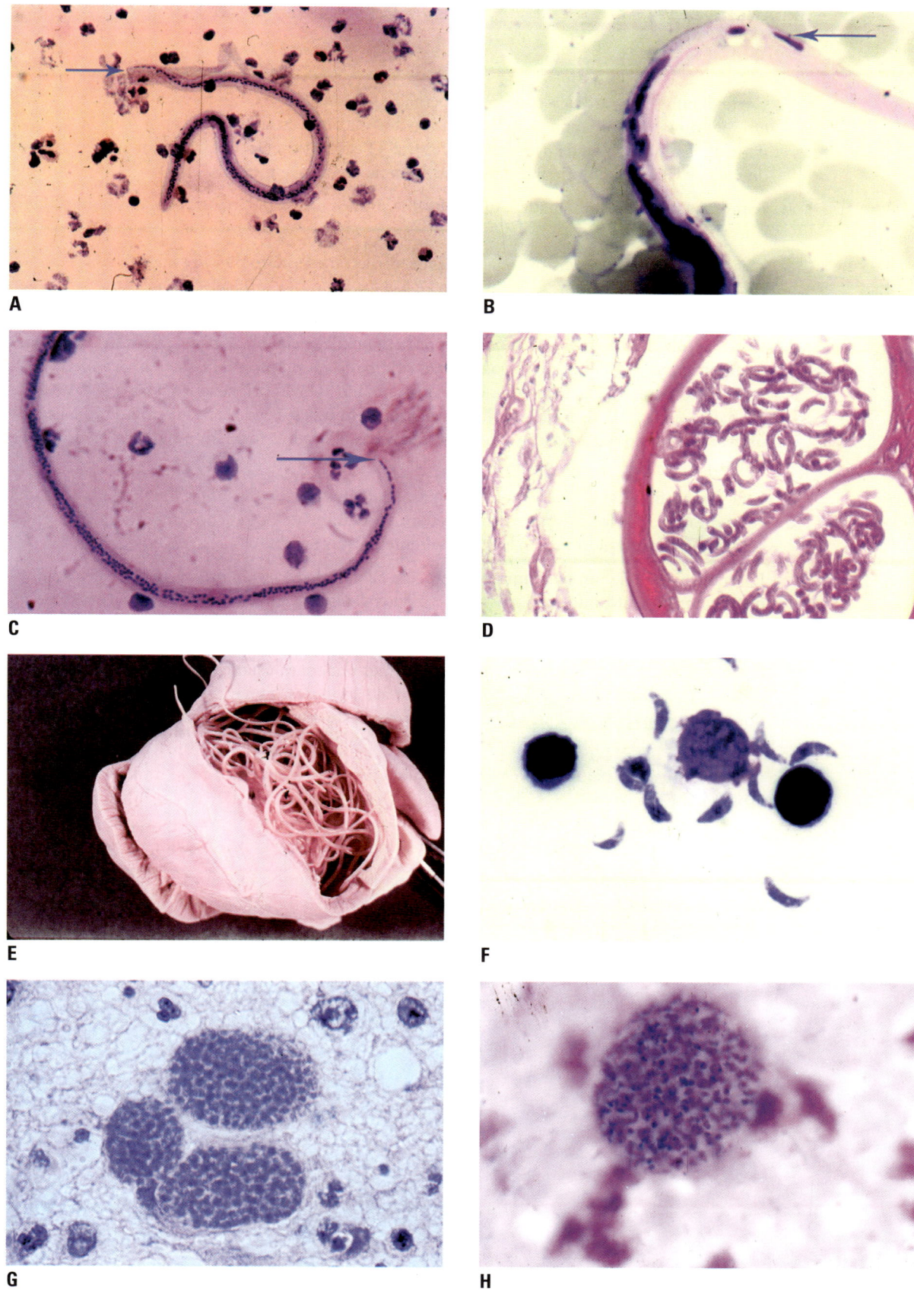

PRANCHA 22.11

Parasitas teciduais

A. Corte de músculo cardíaco corado por hematoxilina-eosina, incluindo uma fibra edemaciada em sentido longitudinal no centro do campo de visão, que estava ocupada por coleções densas de formas amastigotas de *Trypanosoma cruzi*. O acometimento cardíaco dos pacientes com doença de Chagas comumente causa insuficiência cardíaca e morte.

B. Fotografia de um cisto hepático, que continha muitos cistos hidáticos pequenos com dimensões variadas.

C. Visão ampliada de dois cistos hidáticos retirados do mesentério de um paciente com equinococose, ilustrando membrana externa fina e lisa, na superfície externa da qual estavam fixados agregados de gordura.

D. Corte de um cisto equinocócico corado por hematoxilina-eosina. A parede do cisto é composta de uma camada de tecido fibroso denso originado da reação do hospedeiro. A membrana interna do parasita é germinativa e havia produzido três embriões secundários (cápsulas de ninhada), cada qual com um escólex invertido. Com o desprendimento da membrana germinativa, esses cistos secundários e os protoescóleces liberados, formam uma areia hidática que flutua.

E. Esta fotografia ilustra protoescóleces separados (fragmentos de "areia hidática"), cada qual contendo um rostelo invertido com uma fileira proeminente de ganchos diminutos, que representam o primórdio do rostelo armado saliente do verme adulto.

F. Fotomicrografia de um platelminto da espécie *Echinococcus granulosus*. Esses vermes adultos, que vivem no trato intestinal dos cães e outros canídeos, são muito pequenos (não medem mais que 6 mm de comprimento) e são compostos de apenas três segmentos – um escólex armado, um colo e uma única proglote, da qual é liberado um número relativamente pequeno de ovos. Entretanto, como centenas desses vermes podem infestar o intestino de um cão e, em alguns casos, cada verme pode sobreviver por até 20 meses, a quantidade total de ovos liberados durante um período longo pode ser enorme, deste modo assegurando a finalização do seu ciclo de vida.

G. Corte de músculo esquelético corado por hematoxilina-eosina, incluindo uma forma larvária espiralada e encistada de *Trichinella spiralis*. O infiltrado denso de células inflamatórias nos tecidos que circundavam o cisto indicava infecção relativamente recente, quase certamente associada a sintomas locais e, possivelmente, também a queixas constitucionais.

H. Outra imagem de um espécime de biopsia da musculatura esquelética incluindo uma larva espiralada de *Trichinella spiralis*. A inexistência de reação inflamatória e a acumulação de tecido fibroso denso ao redor do cisto sugeriam infecção crônica. Com o tempo, esse cisto inativo pode tornar-se calcificado, representando o último estágio da infecção.

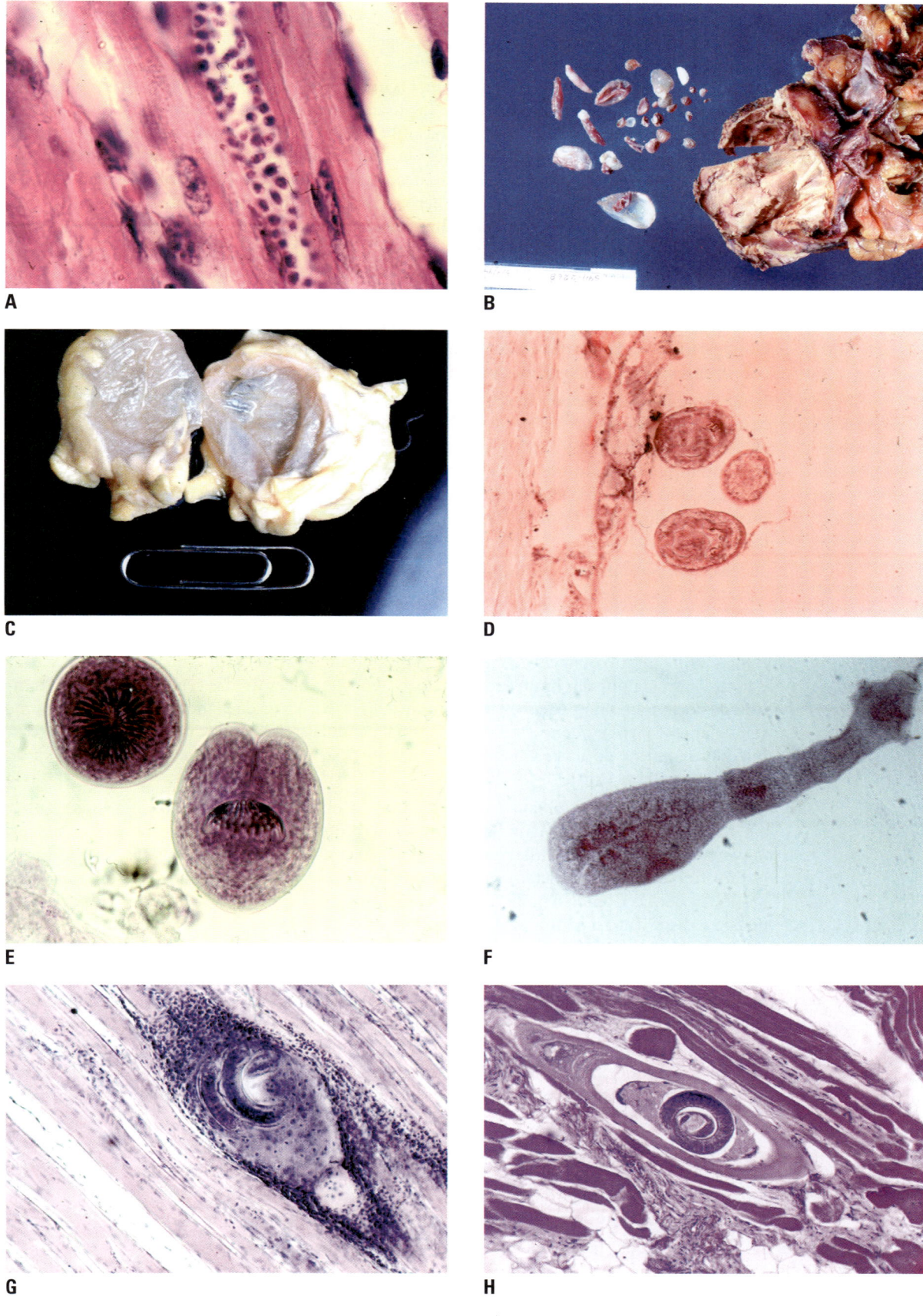

PRANCHA 23.1

Inclusões virais

A. Hepatite causada pelo vírus varicela-zóster. Os núcleos de vários hepatócitos continham inclusões típicas dos herpes-vírus. A massa de inclusão era eosinofílica e de cor vermelha, enquanto a cromatina nuclear residual – que era basofílica e de cor azul – estava acumulada em torno do halo da membrana nuclear. As inclusões ficaram realçadas em razão de um artefato de halo claro entre elas e a cromatina nuclear deslocada para a periferia. Esse artefato é causado pela fixação em formalina. As inclusões dos herpes-vírus simples e varicela-zóster não podem ser diferenciadas. (Coloração por hematoxilina-eosina.)

B. Cervicite causada por herpes simples. A coloração de Papanicolaou demonstrou numerosas células gigantes multinucleadas em um material de raspagem cervical. Os núcleos estavam amontoados e havia inclusões. As inclusões pareciam homogêneas e a cromatina nuclear estava deslocada para a periferia, formando um halo em torno da membrana nuclear. A preparação citológica foi fixada imediatamente em etanol e o artefato do halo produzido pela formalina não se desenvolveu. Uma célula epitelial escamosa madura foi corada em rosa.

C. Lesão vesicular causada pelo herpes simples – teste de Tzanck. Essas células foram raspadas da base de uma vesícula herpética. A célula multinucleada era típica da infecção por herpes, mas não é possível diferenciar entre os efeitos causados pelos herpes-vírus e varicela-zóster. Os núcleos múltiplos estavam moldados uns aos outros e eram homogêneos, mas é difícil demonstrar inclusões nos esfregaços secos ao ar e corados por Giemsa ou um corante semelhante. As preparações diretas de raspados também podem ser coradas pela técnica de Papanicolaou ou hematoxilina-eosina.

D. Sialoadenite causada por citomegalovírus. As células epiteliais de uma glândula salivar continham inclusões do citomegalovírus. As inclusões basofílicas (azuis ou roxas) grandes preenchiam grande parte do núcleo. Em algumas células, havia artefatos de halos claros entre a inclusão e a membrana nuclear, que foram produzidos pela fixação em formalina. Algumas células também tinham inclusões citoplasmáticas granulosas. A arquitetura da glândula salivar estava distorcida por um infiltrado linfocítico denso. A dilatação das células e dos núcleos infectados originou o nome desse vírus (citomegalovírus). Vírus da glândula salivar era o nome original desse vírus e doença com inclusões na glândula salivar era a doença causada por essa infecção, em razão do acometimento proeminente deste órgão na doença neonatal. (Coloração por hematoxilina-eosina.)

E. Pneumonia causada por adenovírus. Nessa biopsia obtida de um paciente com infecção por adenovírus, havia grande quantidade de exsudato proteináceo eosinofílico nos espaços aéreos, mas havia poucas células inflamatórias. Os núcleos das células infectadas do epitélio respiratório tinham sido completamente substituídos pelo DNA viral, que formava uma inclusão basofílica densa. Como se pode observar nesta imagem, as inclusões maduras preenchiam o núcleo e distorciam o contorno da membrana nuclear. Essas estruturas são conhecidas como células borradas. (Coloração por hematoxilina-eosina.)

F. Pneumonia causada pelo vírus do sarampo. Nas vias respiratórias desse paciente com pneumonia causada pelo sarampo, havia várias células gigantes multinucleadas. Os núcleos numerosos continham inclusões nucleares eosinofílicas semelhantes às que são causadas pelos herpes-vírus simples. A cromatina nuclear estava compactada na borda da membrana nuclear, mas o artefato de halo claro produzido pela formalina não estava presente nesse corte. Além disso, nessa biopsia também havia inclusões citoplasmáticas eosinofílicas, das quais algumas tinham coalescido e/ou estavam circundadas por um espaço claro. (Coloração por hematoxilina-eosina.)

G. Infecção pelo vírus sincicial respiratório. Esta imagem demonstra uma monocamada de células HEp-2 infectadas pelo vírus sincicial respiratório. Havia duas células gigantes sinciciais nessa monocamada. Os núcleos das células não tinham inclusões, mas havia várias inclusões intracitoplasmáticas intensamente eosinofílicas. (Coloração por hematoxilina-eosina.)

H. Encefalite causada pelo vírus da raiva. Dois neurônios tinham uma inclusão citoplasmática eosinofílica, que é conhecida como corpúsculo de Negri. Alguns vacúolos estavam evidentes na inclusão. O aspecto irregular foi causado por uma mistura de estruturas citoplasmáticas normais com massas de ácido ribonucleico viral. (Coloração por hematoxilina-eosina; cortesia do Dr. Daniel Perl.)

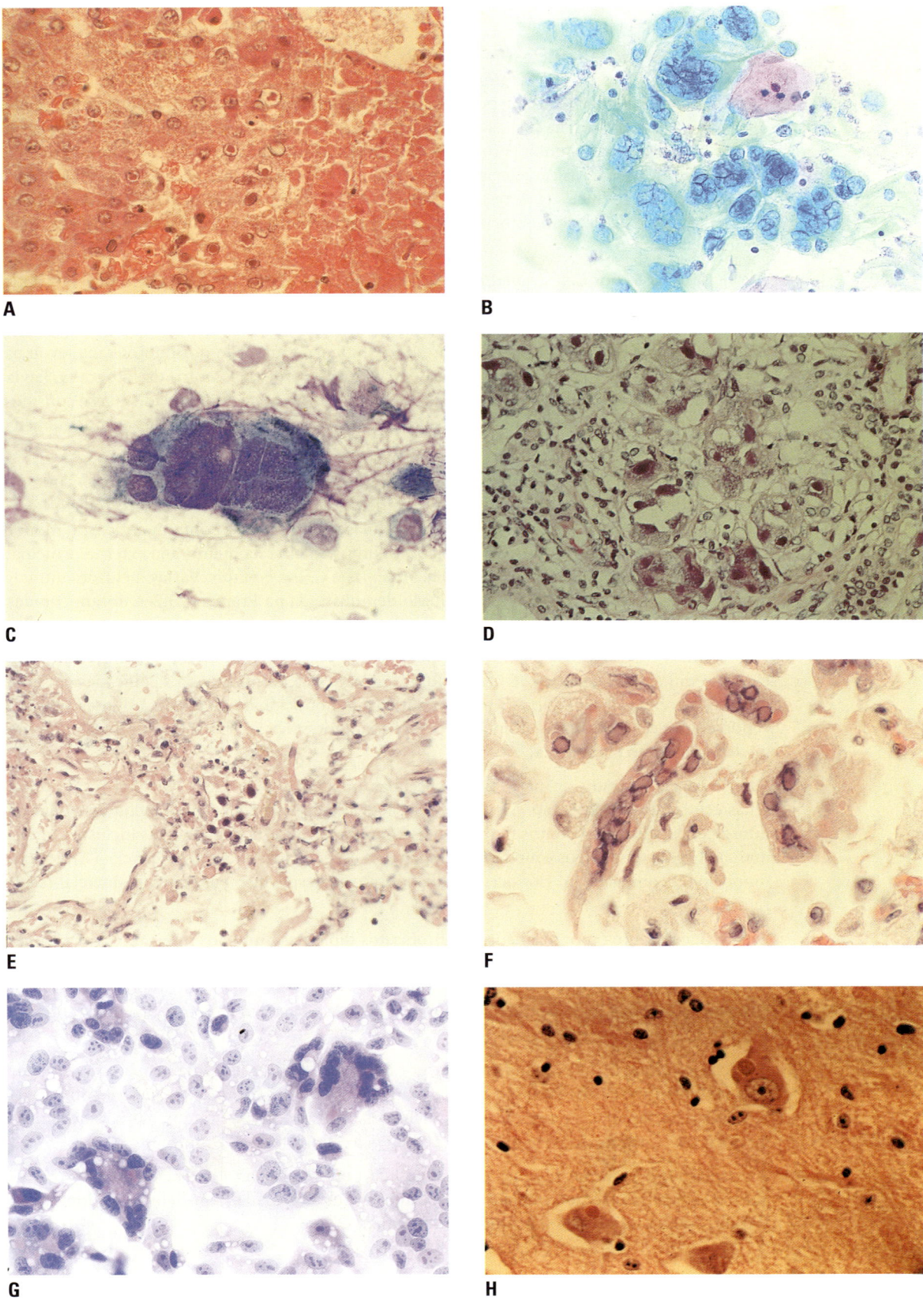

PRANCHA 23.2

Diagnóstico das infecções causadas por vírus, *Chlamydia* e *Ehrlichia*

A. Conjuntivite de inclusão causada por *Chlamydia trachomatis*. A imagem demonstra uma célula epitelial, que continha uma inclusão clamídica. A célula estava degenerada, restando apenas o núcleo e a inclusão volumosa. A inclusão grande estava moldada ao redor ou cobria o núcleo subjacente. Embora essas características não sejam 100% específicas, quando presentes devem indicar a realização imediata de testes diagnósticos. (Esfregaço corado pelo método de Giemsa; fotografia reproduzida, com autorização, de Julius Schachter e PSG Publishing Company, Inc., Littleton, MA.)

B. Cervicite causada por *C. trachomatis*. Nessa infecção muito avançada, havia incontáveis corpos elementares. O contracorante azul de Evans levou as células a emitir fluorescência vermelha e as inclusões apareceram em amarelo nesta fotografia. Nas áreas em que havia menos material de fundo ou que não tinha um contracorante, o anticorpo marcado por fluoresceína levou os corpos elementares a emitir fluorescência de cor maçã-verde. No centro da fotografia, havia uma célula maciçamente infectada. Esses espécimes trazem pouca dificuldade, mas é consideravelmente mais difícil detectar amostras positivas nas quais há apenas alguns corpos elementares.

C. Essa monocamada de células de McCoy estava infectada por *C. trachomatis*. O espécime foi centrifugado para dentro dessa monocamada de células de McCoy tratadas com ciclo-heximida, que foram incubadas por 48 horas. As células foram coradas com um anticorpo monoclonal conjugado à fluoresceína dirigido contra uma proteína da membrana externa principal (MOMP; do inglês, *major outer-membrane protein*) de *C. trachomatis*. Várias inclusões intracitoplasmáticas, que correspondiam à inclusão demonstrada na Prancha 23.2 A, foram coradas em verde-brilhante.

D. Essas células HEp-2 estavam infectadas pelo herpes-vírus simples tipo 1. Quando se tornou evidente um efeito citopático, as células foram raspadas da monocamada e colocadas em uma lâmina. As células foram coradas por um anticorpo monoclonal conjugado à fluoresceína dirigido contra o herpes-vírus simples tipo 1. Havia fluorescência brilhante específica, tanto no núcleo quanto no citoplasma.

E. Esse material aspirado do nariz contém células infectadas pelo vírus sincicial respiratório. Duas células do esfregaço apresentam fluorescência citoplasmática verde-brilhante. Além da fluorescência difusa, os pontos fluorescentes bem demarcados representam as inclusões virais, que são típicas desse vírus e ajudam a confirmar a especificidade da fluorescência. (Anticorpo monoclonal conjugado ao isotiocianato de fluoresceína específico para o vírus sincicial respiratório.)

F. Esta imagem é uma monocamada de fibroblastos diploides humanos infectados por citomegalovírus em uma ampola. Os fibroblastos alongados foram corados pelo contracorante. As células infectadas foram diferenciadas pela fluorescência verde-brilhante dos seus núcleos ovais. (Anticorpo conjugado ao isotiocianato de fluoresceína específico para o antígeno precoce-intermediário do citomegalovírus.)

G. Ehrlichiose monocítica humana causada por *Ehrlichia chaffeensis*. Uma célula mononuclear circulante continha uma inclusão citoplasmática bem-definida (mórula), que era constituída de células bacterianas aglomeradas. As inclusões são encontradas raramente na ehrlichiose monocítica. (Corante de Wright; lâmina cedida pelo Dr. J. Stephen Dumler.)

H. A anaplasmose granulocítica humana é causada por *Anaplasma phagocytophilum*. No citoplasma de um neutrófilo circulante, havia uma inclusão azulada bem-definida. (Corante de Wright; lâmina cedida pelo Dr. J. Stephen Dumler.)

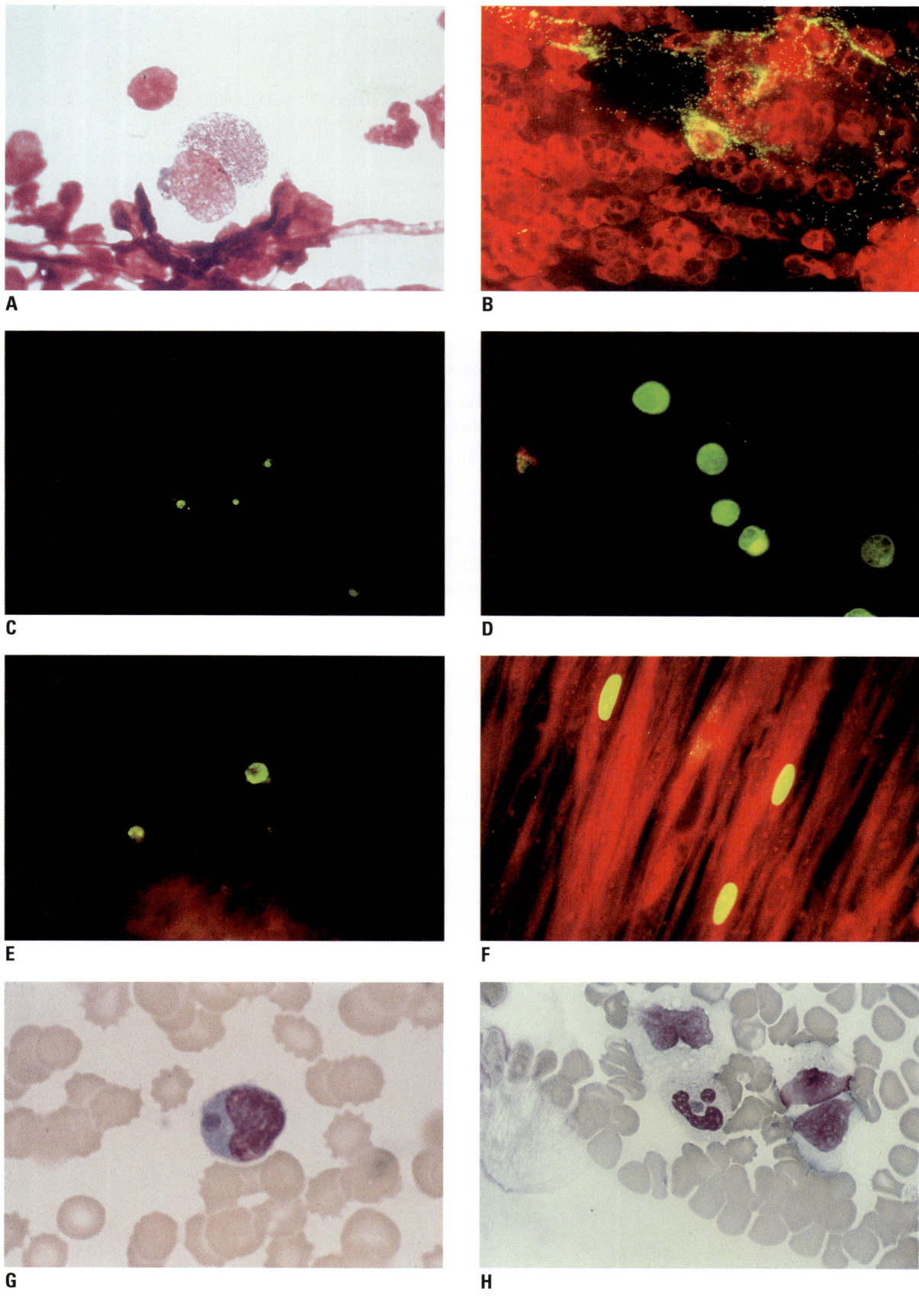

PRANCHA A.1

Identificação dos carrapatos

A. Larvas do carrapato, nesse caso de *Ixodes scapularis*, são diferenciadas pela existência de seis patas, três de cada lado. As ninfas e as formas adultas têm oito patas no total.

B. Instares (estágios de vida) de *Ixodes scapularis* sobre uma moeda de dez centavos para facilitar a comparação dos tamanhos. Da esquerda para a direita: fêmea adulta (F), macho adulto (M), ninfa (N) e larva (L).

C. Superfície ventral de uma fêmea adulta de *Ixodes scapularis*, demonstrando as relações entre as partes bucais e a base da cabeça (B). Palpo (P), hipóstoma (H), poro genital (G), ânus (A), sulco anal (U) e placa espiracular (S). A quadrícula no canto inferior direito demonstra detalhes das partes bucais. Observe as dentículas salientes nas bordas laterais do hipóstoma.

D. Esporões coxais de *Ixodes scapularis* adulto. O esporão da coxa I é longo, pontiagudo e orientado para dentro. Os esporões das coxas II a IV são curtos, rombos e orientados para fora.

E. Dorso de uma fêmea de *Ixodes cookei*. O escuto (S) é angulado. O comprimento do palpo (P) é praticamente igual à base da cabeça (B). Nesse espécime, o hipóstoma (H) estava quebrado.

F. Dorso de uma fêmea de *I. marxi*. O escuto (S) é angulado e semelhante ao de *I. cookei* (compare com a Prancha A.1 F), mas o escuto de *I. marxi* é mais comprido que largo, em comparação com o de *I. cookei*.

G. Fêmeas adultas da espécie *Dermacentor variabilis*. O escudo demonstra ornamentação (O). Na borda posterior, há festões (F). Uma das espécies estava significativamente ingurgitada (E), alterando a cor do dorso de marrom para creme.

H. Fêmea adulta da espécie *Dermacentor variabilis*. O escuto era intensamente ornamentado (O). A base da cabeça (B) era mais larga que comprida. Observe os "olhos" na borda lateral bilateralmente (*setas*).

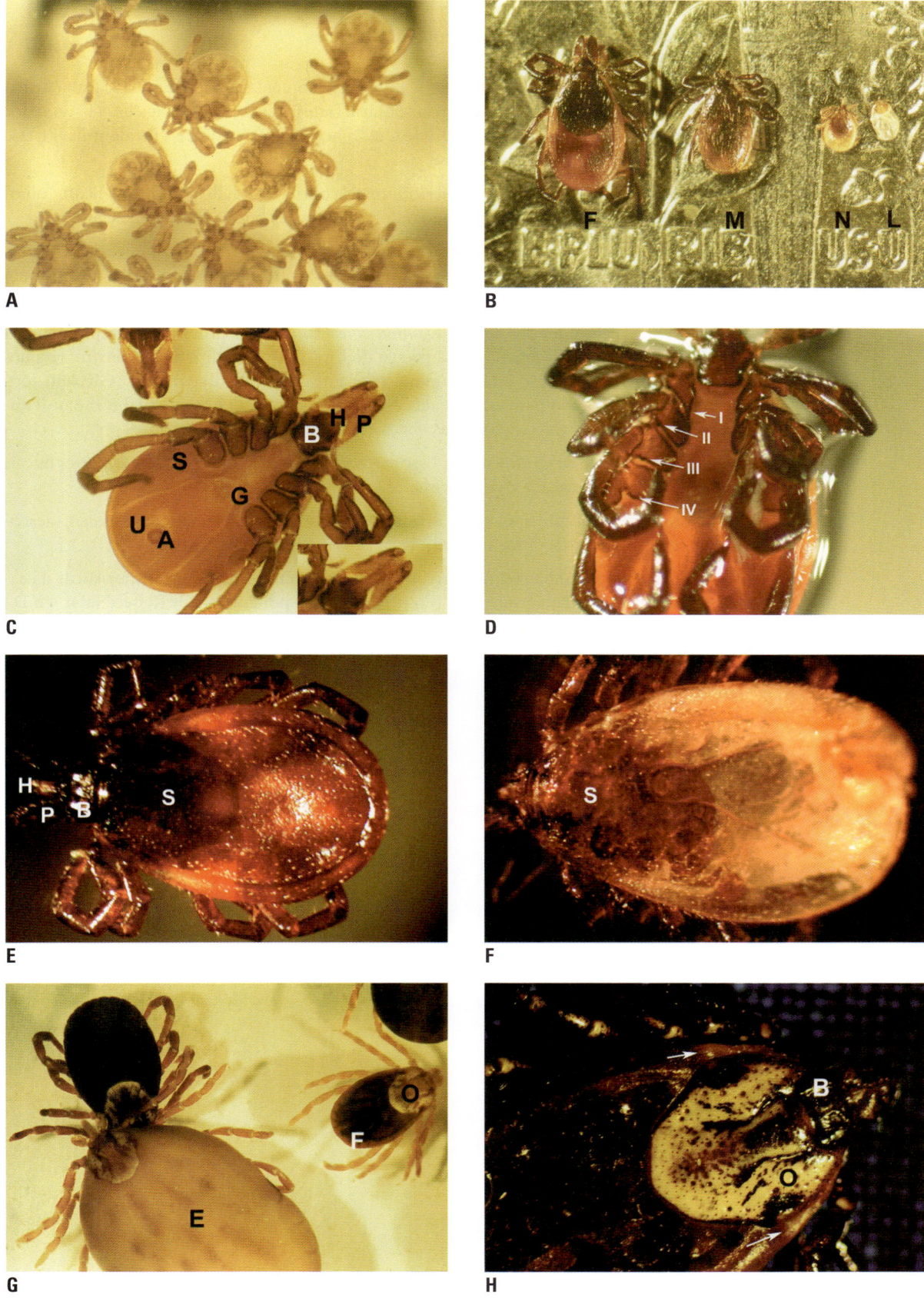

PRANCHA A.2

Identificação dos carrapatos e outros artrópodes

A. Dorso de uma fêmea de *Amblyomma americanum*. A ornamentação do escudo (S) tinha forma de uma placa na borda posterior – a estrela solitária (*seta*). Também havia festões (F) ao redor da borda posterior do carrapato. Essa espécie tem "olhos", que eram difíceis de identificar nesse espécime parcialmente ingurgitado.

B. Dorso de um macho de *Amblyomma americanum*. Na borda lateral do escudo, havia um "olho" muito proeminente (*seta*), que cobria todo o dorso. As partes bucais estavam ausentes.

C. Dorso de um macho de *Amblyomma americanum*. Os festões (F) proeminentes eram evidentes na borda posterior. As *setas* delimitam duas marcações em forma de ferraduras situadas bem ao lado da linha média bilateralmente.

D. Superfície ventral de um macho de *Amblyomma americanum*. Um proeminente esporão interno é evidente em coxa IV (*setas*). A quadrícula do canto superior direito demonstra detalhes de um esporão (I). O ânus (A) está circundado por um sulco voltado para trás (GR), em contraste com o sulco voltado para a frente das espécies de *Ixodes*. O poro genital (G) é proeminente. Todas as partes bucais e a base da cabeça estão faltando nesse espécime.

E. Visão dorsal de espécie de *Ornithodoros*. Esse carrapato mole não tem escudo e as partes bucais não podem ser detectadas em visão de cima.

F. *Sarcoptes scabiei* em seu túnel. O ácaro depositou ovos e defecou em sua "casa" recém-descoberta, intensificando o desconforto da vítima.

G. *Loxosceles reclusa*, ou aranha reclusa marrom. A cor marrom e as marcas características da cabeça diferenciam essa aranha venenosa. (Fotografia cedida por cortesia de Robert Suter, Ph.D.)

H. Aranha viúva-negra. Esta fotografia demonstra claramente a cor negra escura e as típicas marcas vermelhas em forma de ampulheta na superfície ventral. (Fotografia cedida por cortesia de Robert Suter, Ph.D.)

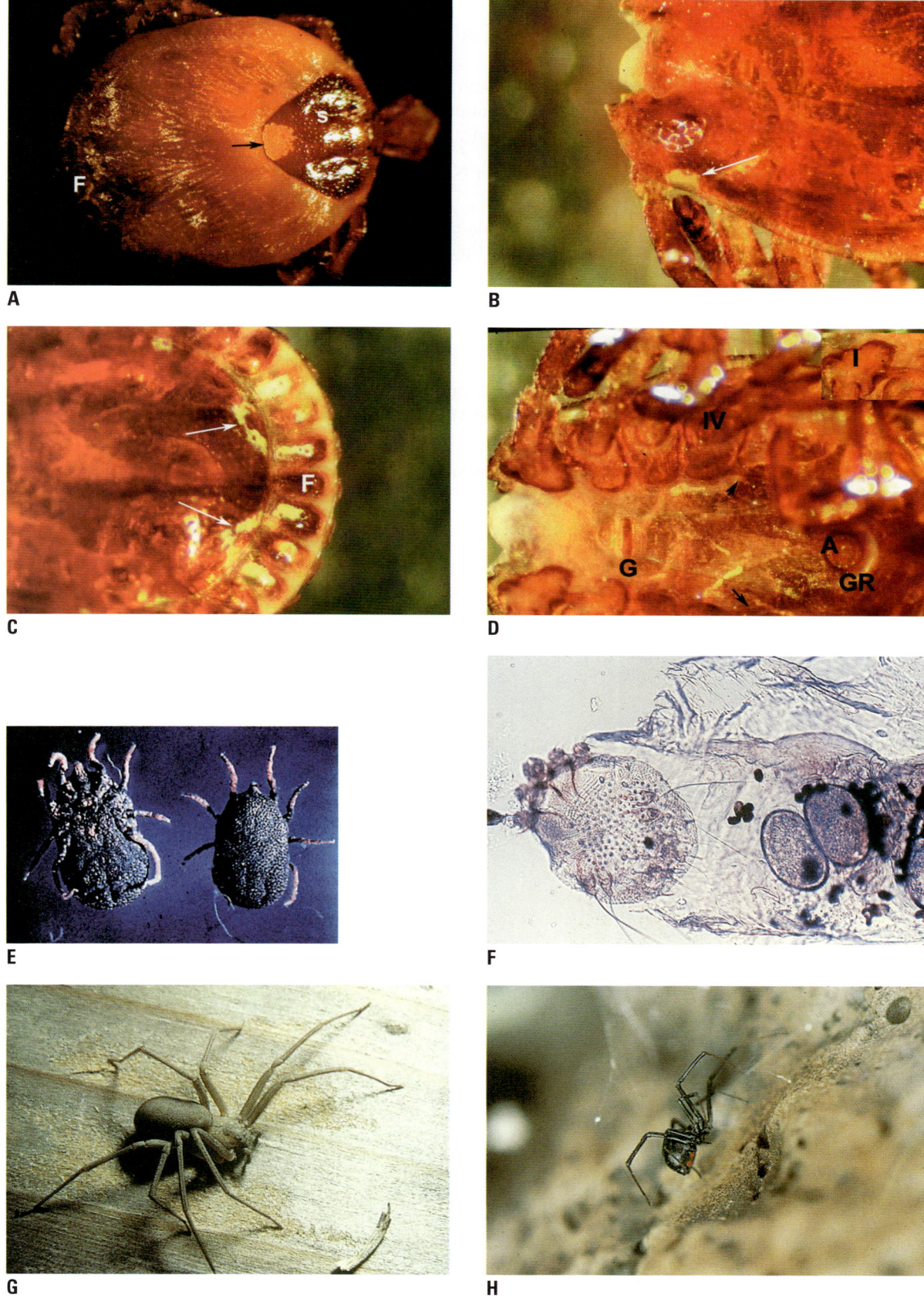

PRANCHA A.3

Identificação de diversos artrópodes

A. *Dermatobia hominis*. O berne humano foi extraído de uma lesão pustulosa. O formato ampular, o colo afilado e as espículas circundantes da larva são evidentes nesta fotografia. O colo foi danificado durante a extração cirúrgica.

B. Visão ventral de um percevejo da espécie *Cimex*. A cor marrom-alaranjada e o formato característico permitem sua identificação.

C. Visão dorsal de um representante da espécie *Triatoma*, ou reduviídeo ("barbeiro"). O corpo alongado e a cabeça fina e longa são típicos. Esse espécime também tem um par de asas evidentes.

D. *Tunga penetrans*, ou bicho-de-pé. A maioria das pulgas pica rapidamente seus hospedeiros e parte para concluir seu ciclo de vida, mas o bicho-de-pé permanece imerso na pele enquanto produz ovos.

E. Fêmea de espécie de *Ctenocephalides*, ou pulga do cão ou do gato. As patas musculosas e longas ficam penduradas do corpo e tornam a pulga uma saltadora prodigiosa. O aspecto "encurvado" do corpo é nítido.

F. Fêmea de *Pediculus humanus*, ou piolho-do-corpo humano. O corpo longo e delgado sustenta três pares de patas, cada qual com ganchos claviformes em sua terminação.

G. Lêndea do piolho-da-cabeça. O ovo está firmemente aderido ao fio de um cabelo.

H. Fêmea de *Phthirus pubis*, ou piolho-do-púbis ("chato"). O corpo quadrado e as tenazes bem-desenvolvidas nos três pares de patas originaram o nome popular desse inseto (*chato*). O piolho está pendurado no fio de um pelo, que também sustenta uma lêndea.

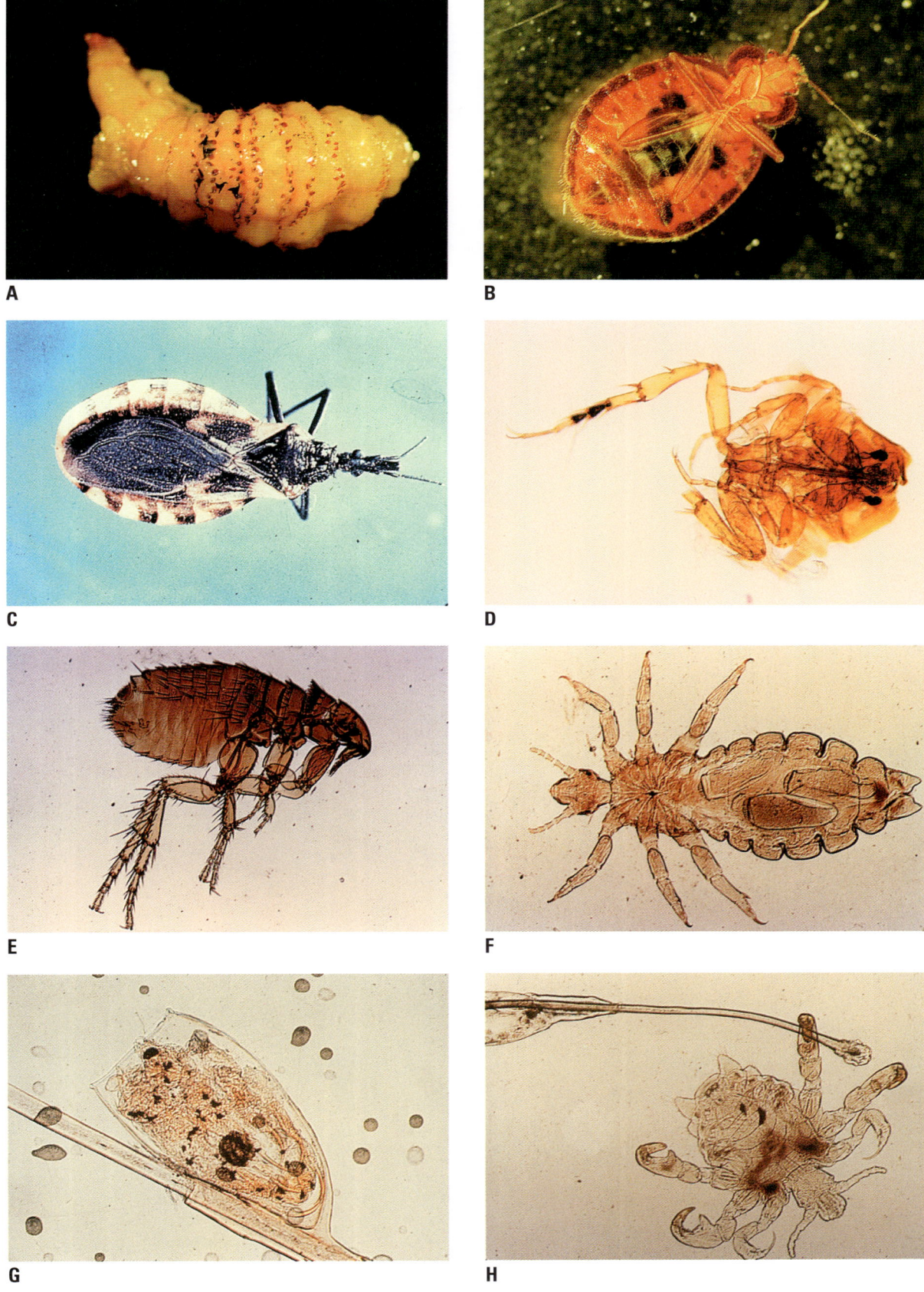

Índice Alfabético

A

Abiotrophia, 794
- identificação de espécies de, 829
Abscesso(s), 6
- cerebrais, 96
- diagnóstico de, 99
- manifestações clínicas dos, 98
- pulmonar, 77
Abuso sexual
- diagnóstico de, 1613
- *Neisseria gonorrhoeae* e, 663
AccuProbes®, 148, 149
- *Neisseria gonorrhoeae* Culture Confirmation Test (Gen-Probe®), 658
- *Staphylococcus aureus* e, 721
Acetiltransferases dos aminoglicosídios (AAC), 1114
Acetobacter, 369
Acetobacteraceae, família, 369, 377
Acetoína, 724
Achromobacter, 379
- assacarolíticas, 379
- *denitrificans*, 328
- grupos B, E, F, 328
- *piechaudii*, 328
- sacarolíticas, 379
- *xylosoxidans*, 328
Ácido(s)
- 2-ceto-3-desoxioctônico (KDO), 202
- dipicolínico, 204
- glutâmico sintetase, 210
- graxos voláteis, 1042
- hialurônico liase, 765
- lipoteicoicos, 198, 698, 757, 765
- mesodiaminopimélico, 891
- micólicos, 203
- N-acetilmurâmico, 197
- nucleicos, 145
- periódico de Schiff (PAS), 27
- pseudomônico, 1099
- teicoicos, 698, 775
- tricarboxílico de Krebs, 212
- - ciclo do, 212
Acidomonas, 369
- *methanolica*, 369
Acidovorax, 367
Acinetobacter, 24, 396
- *baumannii*, 328, 397, 400, 1173
- *johnsonii*, 397
- *lwoffii*, 328, 397
- *radioresistens*, 397
Acreditação e inspeção dos laboratórios, 48
Acremonium, 1385
Acrodermatite atrófica crônica, 1329
Actinobacillus, 524
- *arthriditis*, 527

- *capsulatus*, 528
- características de cultura das espécies de, 525
- *delphinicola*, 528
- *equuli*
- - subesp. *equuli*, 527
- - subesp. *haemolyticus*, 527
- *hominis*, 525, 527
- importância clínica das espécies de, 525
- *indolicus*, 528
- *lignieresii*, 527
- *minor*, 528
- *muris*, 528
- *pleuropneumoniae*, 527
- *porcinus*, 528
- *porcitonsillarum*, 527
- *rossii*, 528
- *scotiae*, 528
- *seminis*, 528
- *succinogenes*, 528
- *suis*, 527
- *ureae*, 525, 527
Actinobacteria, filo, 187, 190
Actinobaculum, 918, 1059
Actinomadura, 986, 987
- classificação de, 989
- doença clínica e, 989
- epidemiologia de, 989
- patologia de, 989
- taxonomia de, 989
Actinomcyes
- *funkei*, 922
- *graevenitzii*, 923
- *radicidentis*, 925
- *urogenitalis*, 926
Actinomicetos
- aeróbios, 978
- - classificação dos, 978
- - diagnóstico laboratorial das infecções causadas por, 992
- - taxonomia dos, 978
- diversos, 991
- termofílicos, 991
- - identificação dos, 995
Actinomicose
- abdominal, 931
- cervicofacial, 931
- do SNC, 932
- pélvica, 932
- torácica, 931
Actinomyces, 920, 1057, 1058
- *bovis*, 922
- *bowdenii*, 922
- *canis*, 922
- *cardiffensis*, 922, 1058
- *catulii*, 922
- *coleocanis*, 922

- *dentalis*, 922, 1058
- *denticolens*, 922
- *europaeus*, 922, 1058
- *funkei*, 1058
- *georgiae*, 922, 1058
- *gerencseriae*, 923, 1058
- *graevenitzii*, 1058
- *hominis*, 923
- *hongkongensis*, 923, 1058
- *hordeovulneris*, 923
- *houstonensis*, 923
- *howellii*, 923
- *hyovaginalis*, 923
- *israelii*, 923, 1058
- *johnsonii*, 924, 1058
- *marimammalium*, 924
- *massilae*, 1059
- *massiliensis*, 924, 1058
- *meyeri*, 924, 1021, 1058
- *naeslundii*, 924, 1058
- *nasicola*, 924, 1058
- *neuii*, 924, 1058
- *odontolyticus*, 925, 1058
- *oricola*, 925, 1058
- *oris*, 925, 1058
- *radicidentis*, 1059
- *radingae*, 925, 1059
- *ruminicola*, 926
- *schaalii*, 1059
- *slackii*, 926
- *suimastidis*, 926
- *timonensis*, 926
- *turicensis*, 926, 1059
- *urinale*, 1059
- *urogenitalis*, 1059
- *vaccimaxillae*, 926
- *viscosus*, 926, 1059
- *weissii*, 926
Actinotignum, 918
Acúmulo de niacina, 1262
Adenilato ciclase-hemolisina, 574
Adenina, 194
Adenovírus, 1568, 1569
- entérico, 1558
Adesinas, 206, 217, 698
Advenella, gênero, 382
Aeróbios obrigatórios, 209
Aerococcus, 796
- identificação de espécies de, 829
Aeromonas, 469
- em sanguessugas medicinais, 472
- identificação laboratorial de espécies de, 472
- infecções diversas por, 471
- aerotolerante, 333
Ágar
- básico McClung-Toabe com gema de ovo, 1033

- BBE, 1032
- chocolate, 494
- ciclosserina–cefoxitina–frutose (CCFA), 1032
- cromogênico, 303
- de EMB, 231
- de Müeller-Hinton, 1124
- de novobiocina–verde brilhante–glicose (NBG), 275
- de novobiocina–verde brilhante–glicerol-lactose (NBGL), 275
- de Rambach, 275
- de SM-ID, 275
- de xilose-lisina-desoxicolato (XLD), 232, 233
- ferro de Kligler, 228, 229
- Forget-Fredette, 1033
- fubá, 1425
- Hektoen Enteric®, 36, 231, 234
- Lombard Dowell, 1033
- MacConkey, 36, 231, 232, 334
- para isolamento de *Haemophilus*, 494
- sal manitol, 721
- *Salmonella-Shigella* (SS), 231
- sangue
- - com canamicina-vancomicina (KV), 1032
- - com neomicina para anaeróbios, 1033
- - com paromomicina-vancomicina (PV) para anaeróbios, 1032
- - de álcool feniletílico para anaeróbios (AFE), 1032
- - de Skirrow, 446
- - para anaeróbios dos CDC, 1032
- seletivo para *Fusobacterium*, 1033
- Shaidi-Ferguson para Perfringens, 1033
- tríplice açúcar–ferro, 228
- triptose-sulfito-ciclosserina, 1033
Agente(s) infeccioso(s), 2
- antimicrobianos, 1126
- bacterianos usados em bioterrorismo, 1176
- biológicos
- - classificação dos, 52
- - com base em seu risco, 53
- classes de, 2
- descontaminante suaves, 1251
- efeitos indiretos dos, 8
- interações de hospedeiros e, 3
- oportunista, 3
Aggregatibacter, 500
- *actinomycetemcomitans*, 500
- *aphrophilus*, 500
- características das culturas e identificação, 501
- *segnis*, 500
- sensibilidade das espécies a agentes antimicrobianos, 502
Aglutinação com látex, 811
Aglutinógenos "O" termolábeis, 575
Agressinas, 218
Agrobacterium do grupo amarelo, 373
Agulhas, 51
Alcaligenaceae, família, 379, 398
Alcaligenes, 379
- *faecalis*, 328, 379
Álcool
- polivinílico, 1455
Alginato, 353
Alishewanella, 376
- *fetalis*, 376
Alloiococcus, 800
- identificação de espécies de, 833

Alterações dos meios diferenciados, 36
Alternaria, 1413
Alteromonadaceae, família, 376
Ambiente, 2, 4
Amebas intestinais, 1465, 1469
Amebíase, 1465
- diagnóstico sorológico da, 1467
American Medical Association (AMA), 47
American Type Culture Collection (ATCC), 184
Aminociclitóis, 1098
Aminoglicosídios, 1098
- níveis altos de resistência aos, 1152
Aminopenicilinas, 1097
Amostras
- de escarro colhidas por expectoração ou nebulização ultrassônica, 1249
- de fezes, 1250, 1454
- de urina de jato médio, 85, 1250
- - limpas (mulheres), 86
Amplificação
- de ácidos nucleicos, 152, 1260
- - em tempo real, 164
- em ciclos circulantes (RCA), 155
Anaeróbios
- aerotolerantes, 209
- classificação taxonômica das, 1004
- facultativos, 209
- hábitats dos, 1004
- incubação das culturas para, 1036
- isolamento ideal de, 1033
- nomenclatura dos, 1004
- obrigatórios, 209
- procedimentos de manuseio das culturas para, 1038
Anaerobiose, 1004
Anaerococcus spp., 1029
- *prevotii*, 1029
Anaerofustis stercorihominis, 1064
Anaerotruncus colihominis, 1064
Análise
- de *microarray*, 163, 1284
- de *Southern blot*, 159
- dos resultados, 46
- dos subprodutos metabólicos ou dos componentes estruturais dos microrganismos, 186
- genética molecular, 186
- pós-amplificação, 159, 1283
- proteômica, 186
Anaplasma, 1614, 1616
Anaplasmose granulocítica humana, 1616
Ancilostomídeos, 1484, 1485
Ancylostoma duodenale, 1480, 1484
Anéis M, S, P e L, 205
Anfilofotríquias, 205
Anfitríquias, 205
Anfotericina B, 1527
Angina de Vincent, 74
Angiomatose bacilar, 559
Anisakis, 1522
Anisaquíase, 1522
Anoxomat®, 1036
Ansamicinas, 1098
Antibióticos
- bases genéticas da resistência às classes principais de, 1101
- macrocíclicos, 1099

- mecanismos de ação das classes principais de, 1096
- uso racional dos, 1181
Anticódons específicos, 195
Anticorpo(s), 117
- fluorescente
- - contra antígeno de membrana (AFAM), 138
- - direto, 136
- imunofluorescência para detecção de, 137
- monoclonais, 119
- - técnica de produção dos, 120
Antígeno(s), 117
- c, 765
- capsulares polissacarídicos, 764
- imunofluorescência para detecção de, 136
- O, 201
- polissacarídico dos enterococos, 788
- proteico, 764
- somáticos, 201
Antimicrobianos
- níveis dos, 1120
- penêmicos, 1098
- seleção dos, 1126
- sensibilidade a, 1118
Antissoros policlonais, 119
Antraz
- apresentação clínica do, 881
- cutâneo, 881
- epidemiologia do, 878
- gastrintestinal, 881
- industrial, 878
- não industrial, 878
- orofaríngeo, 881
- por injeção, 882
- prevenção do, 883
- pulmonar ou por inalação, 881
Aortite sifilítica, 1304
API®
- 20E, 309
- Coryne, 891
- ID32 Staph, 732
- Rapid Strep, 840
- Staph, 732
- Staph-Ident, 731
Apófise, 1373
Arabinogalactanos, 203
Arcanobacterium, 932
- *haemolyticum*, faringite causada por, 73
Archaea, domínio, 187
Arcobacter, 452
- *butzleri*, 453
- *cryaerophilus*, 453
- *skirrowii*, 453
Arenavírus, 1553
Arginina, 237
- arilsulfatase,
- - atividade da, 1264
Armazenamento de informações, 146
Artefatos e alterações não induzidas por vírus, 1594
Arthrobacter, 934
Artrite
- de Lyme, 1329
- esporotricótica, 1410
- séptica, 94
Artroconídios, 1359
Artrósporos, 1358
Ascaridíase, 1480, 1482

Ascaris lumbricoides, 1453, 1480
Ascósporos, 1380
ASHEX® Web ID Program, 404
Aspergillus, 1377
- *flavus*, 1378
- *fumigatus*, 1378
- *glaucus*, 1380
- *nidulans*, 1379
- *niger*, 1379
- *terreus*, 1379
Aspergilose, 1377, 1383
- broncopulmonar alérgica, 1383
- disseminada, 1383
- pulmonar invasiva, 1383
Aspiração
- por agulha fina, 79
- seringa e agulha para, 12
Aspirado(s), 651
- endotraqueal, 78
- suprapúbico, 87
- translaríngeo (transtraqueal), 79
- transtraqueais, 22, 620
Astrovírus, 1558
Atopobium parvulum, 1028, 1029
ATP-sintetase, 215
Auramina O, 1254
Aureobasidium pullulans, 1432
Autolisina, 776
Avaliação de proficiência profissional, 48
Avibacterium gallinarum, 524
Azospirillum, 377
Azul
- de metileno, 26
- de toluidina, 26

B

Babesia microti, 1505
Babesiose, 1505, 1506
Bacillus, 877
- análise taxonômica do gênero, 877
- *anthracis*, 878
- - fatores de virulência de, 879
- *cereus*, 883
- - fatores de virulência do, 883
- - - gastrenterite por, 883
- - - infecções
- - - - oculares por, 887
- - - - oportunistas causadas por, 884
- *circulans*, 885
- *coagulans*, 885
- exames de rastreamento laboratoriais sentinelas para a identificação presuntiva de, 889
- *hackensackii*, 885
- isolamento e identificação de, 888
- *licheniformis*, 885
- *megaterium*, 885
- *pantothenticus*, 885
- *pumilis*, 885
- sensibilidade de espécies a agentes antimicrobianos, 890
- *sphaericus*, 885
- *subtilis*, 885
- taxonomia de, 877
- *thuringiensis*, 885
Bacilos, 193
- do grupo 1 de Gilardi, 395
- gram-negativos
- - anaeróbios
- - - identificação dos, 1049
- - - infecções causadas por, 1017
- - - não formadores de esporos (NFE), 1013, 1048
- - - pigmentados, 1054
- - - taxonomia dos, 1005
- - microaerófilos, 458
- - não fermentadores, 327
- gram-positivos
- - anaeróbios, 1049
- - - NFE, 1063
- - - - identificação dos, 1056
- não fermentadores
- - abordagem prática à identificação dos, 401
- - diretrizes para isolamento dos, 399
- - metabolismo dos, 327
- - testes usados para identificar, 334
Bacitracina, 711, 809
BACTEC® MYCO/F LYTIC, 1260
Bactéria(s), 3
- "álcool-acidorresistentes", 203
- aeróbia obrigatória, 1003
- anaeróbia(s), 1003
- - aerotolerante, 1003
- - facultativa, 1003
- - identificação dos grupos específicos de, 1046
- - isolamento das, 1029
- anatomia e fisiologia básicas das, 192
- autotróficas, 209
- capnofílicas, 185
- características de coloração das, 185
- cinética do crescimento bacteriano das, 210
- classificação das, 184
- com base em sua reação ao oxigênio, 1003
- corineformes, 917
- - identificação de espécies de, 891
- - sensibilidade a agentes antimicrobianos, 909
- crescimento das, 185
- critérios filogenéticos para a classificação das, 186
- dimensões e formato das, 193
- espécies de, 186
- estrutura
- - da parede celular das, 197
- - da superfície das, 204
- existência/inexistência de esporos nas, 185
- fatores
- - de crescimento das, 210
- - de virulência das, 217
- fisiologia básicas das, 192
- formato das, 193
- fotolitotróficas, 209
- gram-negativas
- - exigentes, 1160
- - não fermentadoras, 1171
- - paredes celulares das, 200
- gram-positivas
- - exigentes, 1159
- - paredes celulares das, 198
- gravidade da doença causada por, 215
- halofílicas, 187
- heterotróficas, 209
- hipertermofílicas, 187
- identificação fenotípica das, 185
- infecciosidade das, 215
- litotróficas, 209
- metabolismo e geração de energia, 211
- microaerófila, 1003
- morfologia
- - celular das, 185
- - das colônias nos meios de cultura, 185
- motilidade das, 185
- nomenclatura das, 184
- - regras da, 184
- organotróficas, 209
- patogenicidade das, 215
- patógenos, 215
- quimiolitotróficas, 209
- quimiorganotróficas, 327
- requisitos à patogenicidade, 217
- taxonomia das, 183
- temperatura ideal para o crescimento das, 185
- termoacidofílicas, 187
- velocidade de crescimento das, 185
- virulência das, 215
Bacteriemia, 101, 490, 520
- complicações infecciosas da, 490
- e endocardite por *Bacillus cereus*, 886
- e sepse associadas aos cateteres, 103
- febre e, 560
- tipos de, 101
Bacteriófagos
- lisogênicos, 208
- líticos, 208
Bacteriúria
- e infecções das vias urinárias, 697
- testes de triagem para, 88
Bacteroides
- *fragilis*, 1053
- *ureolyticus*, 1018, 1055
Bacteroidetes, filo, 187
Bacteroidia, classe, 191
BactiCard® Neisseria, 657
Balantidium coli, 1474
Balneatrix, 372
- *alpica*, 372
Bartonella, 553
- detecção de, 563
- epidemiologia das espécies de, 553
- identificação das espécies de, 563
- infecções humanas associadas a espécies de, 557
- isolamento de, 563
- patógenos emergentes do gênero, 563
BBL
- CHROMagar® Salmonella, 276
- Crystal® Enteric/Nonfermenter ID System, 309
- Septi-Chek® Blood Culture System, 106
BD Phoenix®, 1141
Beauveria, 1389
Bergeyella, 390
- *cardium*, 390
- *zoohelcum*, 328, 390
Betalactamases, 1109, 1163
- de espectro estendido, 1163
- inibidor de, 1097
Bifidobacterium, 1061
Bilophila, 1055
Biobag®, 12
BioBASE 8.0, 305
Biodefesa, 60
Biofilme, 697

BioFire FilmArray®, 159
Biolog®
- GN2 MicroPlate, 310
- Microplate® Identification System, 731
- System, 417
Biopsia(s), 651
- de córnea, 1461
- de tecidos, 1250
- muscular, 1461
- pulmonar, 79
- teciduais e aspirados, 1460
Biosite Labs, 1074
Bioterrorismo, 1176
Biotipagem de *Haemophilus*
- *influenzae*, 497
- *parainfluenzae*, 497
Bipolaris, 1414
Blastoconídios, 1359
Blastocystis hominis, 1469, 1470
Blastomicose, 1398, 1400
Blastomyces dermatitidis, 1398
Blastóporos, 1358
Blastosquizomicose, 1432
Boca de trincheira, 74
Bola fúngica, 1356, 1376, 1383
Bolores, 3, 1358
Bolsa(s)
- anaeróbias, 1035
- plástica, 12
Bombas de efluxo, 1108
Bordetella, 382, 398, 571
- *ansorpii*, 382, 578
- antecedente histórico de, 571
- *avium*, 383, 577
- *bronchiseptica*, 328, 382, 577
- características de cultura e identificação das espécies de, 580
- *hinzii*, 328, 383, 577
- *holmesii*, 328, 383, 398, 577
- métodos moleculares para a detecção e a identificação de espécies de, 580
- *parapertussis*, 576
- *pertussis*
- - cultura e isolamento de, 578
- - fatores de virulência de, 574
- - importância clínica de, 573
- *petrii*, 383, 578
- taxonomia das espécies de, 571
- teste de sensibilidade a agentes antimicrobianos, 583
- *trematum*, 328, 384, 578
Borrelia
- *burgdorferi*, 1505
- - cultura de, 1331
- - *sensu lato*, 1322
- - - diagnóstico laboratorial de, 1330
- - - imunidade a, 1330
- - - perfil sorológico de, 1330
- - - resposta humoral de, 1330
- *recurrentis*, 1337
- taxonomia de, 1321
Borreliose de Lyme cardíaca, 1329
Botulismo, 220
- clássico veiculado por alimentos, 1027
- iatrogênico, 1027
- infantil, 1027
Branco calcoflúor, 26
Brevibacterium, 937

Brevundimonas, 367
- *diminuta*, 328
- *vesicularis*, 328
Broncoscopia
- flexível, 79
- rígida, 79
Bronquiolite, 76
Bronquite, 489
Brucella, 525
- características de cultura de, 539
- identificação de espécies de, 540
- isolamento de, 539
- virulência das espécies de, 532
Brucellaceae, família, 385
Brucelose
- epidemiologia global da, 533
- espectro clínico da, 535
- tratamento da, 544
Bulleidia extructa, 1064
Buniavírus, 1556
Burkholderia, 356
- *cepacia*, 328
- *gladioli*, 328, 363
- *mallei*, 356
- *pseudomallei*, 329, 356
- - diagnóstico de, 359
- - epidemiologia de, 359
- - notificação de, 359
- - profilaxia de, 359
- - tratamento de, 359
Burkholderiaceae, família, 356

C

C5a peptidase, 760, 765
Cabines de segurança biológica, 54
Cadeia(s)
- de transporte de elétrons, 215
- laterais polissacarídicas O-específicas, 201
Calazar, 1453, 1507
Cálculo
- da curva de crescimento, 1120
- de probabilidade, 307
Caldo
- de digerido de Hartley, 1033
- de Müeller-Hinton, 1124
- de selenito, 235
- de Wilkens-Chalgren para anaeróbios, 1033
- para gram-negativos (GN), 235
Calicivírus, 1558
Camada
- de peptidoglicano com espessura de uma unidade, 200
- S, 199
- viscosa, 204
Câmara de anaerobiose, 1035
Campylobacter, 444
- *coli*, 448
- *concisus*, 448
- *curvus*, 448
- *fetus*
- - subesp. *fetus*, 448
- - subesp. *venerealis*, 448
- *gracilis*, 448
- *helveticus*, 448
- *hyointestinalis*, 448
- *jejuni*, 443
- - subesp. *doylei*, 451
- - subesp. *jejuni*, 444

- *mucosalis*, 451
- *rectus*, 452
- *showae*, 452
- *sputorum*, 452
- *upsaliensis*, 452
- *ureolyticus*, 452
- *volucris*, 452
Cancroide, 23
- diagnóstico laboratorial do, 497
Candida, 1421
- *albicans*, 1422, 1425
- *glabrata*, 1425
- *kefyr*, 1426
- meningite por, 1423
- *parapsilosis*, 1426
- *tropicalis*, 1426
Candidíase, 91, 1421, 1422
- cutânea, 1422
- das vias urinárias, 1423
- disseminada, 1422
- mucocutânea, 1422
Capillaria philippinensis, 1488
Capnocytophaga, 74, 509
- *canimorsus*, 510
- características de cultura de, 511
- *cynodegmi*, 510
- identificação de, 511
- importância clínica de, 509
- sensibilidade a agentes antimicrobianos, 512
Cápsulas, 204
- de polissacarídio, 775
Captação de ferro, 1264
Características da identificação diferencial, 234
Carbapenemase produzida por *Klebsiella pneumoniae*, 281
Carbapenêmicos, 1098
Carboidratos, 225, 233
- CTA convencionais, 653
Carbolfucsina, 1254
Carbono, 209
Carboxipenicilinas, 1097
Carbúnculos, 694
Carcinogênicos, 60
Cardiobacterium hominis, 503
Cáries dentárias, 74
Cartão de identificação Vitek® 2 (GP), 725
Cassete cromossômico estafilocócico (SCCmec), 1116
Catabacter hongkongensis, 1064
Catalase, 218
- atividade da, 1264
Catellicoccus, gênero, 794
Catenibacterium mitsuokai, 1064
Cateteres, sepse associada aos, 103
Caulobacter, 373
Caulobacteraceae, família, 367, 373
Cefalosporinas (cefêmicos), 1097
- eficazes contra MRSA, 1098
- primeira geração das, 1097
- quarta geração das, 1098
- segunda geração das, 1097
- terceira geração das, 1097
Cefalosporinases do grupo 1, 1112
Cefamicinas, 1098
Cellulomonas, 938
Cellulosimicrobium, 938
Célula(s)
- conidiogênicas, 1378

- eucariotas, 192
- podal, 1378, 1386
- procariotas, 192
Celulite, 6, 471, 519, 694, 762
- bacteriana, 22
- diagnóstico da, 99
- manifestações clínicas da, 98
Center for Medicare and Medicaid Services (CMS), 47
Centers for Disease Control and Prevention (CDC), 47
Centrifugação, 50, 1253
Cenurose, 1525
Cepa(s), 186
- de referência, 1127
- espécie-tipo, 186
Ceratite, 100
- micótica, 1390
Ceratólise deprimida, 991
Cereulida, 884
Cervicite, 89
- diagnóstico da, 91
Cestoides, 1488
Cetolídio, 1099
Chaetomium, 1416
Chilomastix mesnili, 1473
Chlamydia trachomatis, 1611
- abuso sexual e, 1613
- detecção direta em amostras clínicas, 1612
- isolamento em cultura de células, 1611
Chlamydiae, filo, 187, 191
Chlamydophila
- *pneumoniae*, 1613
- *psittaci*, 1613
CHROMagar®, 1425
Chromobacterium, 473, 386
- *hominis*, 388
- *indologenes*, 329, 388
Chrysosporium, 1388
Ciliados, 1474
Circinella, 1373
Cisteína protease, 760
Cisticercose, 1490
Cistite, 84
Citocromo-oxidase
- atividade da, 227
Citolisina/hemolisina, 788
Citomegalovírus, 1565, 1599, 1603, 1609
Citoplasma, 196
Citosina, 194
Citotoxina(s), 1070
- traqueal, 574
Citrato, 236
Citrobacter, 278
- *amalonaticus*, 240
- *braakii*, 240
- *farmeri*, 240
- *freundii*, 240
- *gillenii*, 240
- *koseri*, 240
- *murliniae*, 241
- *rodentium*, 241
- *sedlakii*, 241
- *werkmanii*, 241
- *youngae*, 241
Citrobactereae, tribo, 278
Cladophialophora, 1418
- *bantiana*, 1419

Cladosporium, 1418
Clamidoconídios, 1359
Clamidósporos, 1358
Cleistotécios, 1380
Clindamicina, 1115
Clinical and Laboratory Standards Institute (CLSI), 47
CLO-3, 458
Clonagem das células do hibridoma, 120
Clonorchis sinensis, 1498
Clonorquíase, 1499
Cloroquina, 1527
Clostridia, 190
Clostridium, 1014
- *aldenense*, 1066
- *argitenense*, 1066
- *barati*, 1066
- *bifermentans*, 1066
- *bolteae*, 1066
- *botulinum*, 1066
- - infecções causadas por, 1026
- *butyricum*, 1066
- *cadaveris*, 1066
- características úteis à identificação das espécies de, 1068
- *carnis*, 1066
- *citroniae*, 1066
- *clostridioforme*, 1066, 1026
- *difficile*, 1066
- - doença gastrintestinal associada a, 1069
- - doenças intestinais associadas a, 1069
- - profilaxia da infecção por, 1074
- - teste
- - - de amplificação do ácido nucleico do, 1071
- - - para antígeno GDH de, 1072
- - toxigênico, 1070, 1075
- *hastiforme*, 1066
- *hathewayid*, 1066
- *histolyticum*, 1066
- identificação das espécies de, 1063
- infecções causadas por espécies de, 1024
- *innocuum*, 1026, 1066
- *lavalense*, 1067
- *limosum*, 1067
- *novyi*, tipo A, 1067
- *perfringens*, 24, 1063, 1067
- - doenças intestinais causadas por, 1025
- - enterite necrosante (ECN) causada pelo, 1025
- - infecções da pele e dos tecidos moles causadas por, 1024
- - mionecrose causada por, 1025
- - profilaxia da infecção por, 1074
- *putrificum*, 1067
- *ramosum*, 1026, 1067
- sensibilidade a antimicrobianos, 1081
- *septicum*, 1025, 1026, 1067
- *sordellii*, 1067
- *sporogenes*, 1067
- *subterminale*, 1067
- *symbiosum*, 1067
- *tertiumc*, 1067
- *tetani*, 1067
- - infecções causadas por, 1027
Coaglutinação, 811
Coagregação, 208
Coccídeos, 1475
Coccidioides

- *immitis*, 1401
- *posadasii*, 1401
Coccidioidomicose, 1401, 1403
Cocobacilos, 193
Cocos, 193
- anaeróbios
- - identificação dos, 1074
- - sensibilidade a antimicrobianos, 1082
- - gram-negativos, 1014, 1075
- gram-positivos
- - anaeróbios, 1014, 1074
- - importância clínica dos, 689
- - isolamento e diferenciação preliminar dos, 709
- - taxonomia dos, 688
Código genético
- tradução do, 146, 195
- transcrição do, 146, 194
Códons, 147
Cólera, 23
- nos EUA, 462
- no hemisfério ocidental, 462
- na história mundial, 461
- não O1, 462
Coleta(s)
- das amostras
- - de urina para cultura, 85
- - de *Mycoplasma pneumoniae*, 1220
- - para hemocultura, 107
- - de espécimes, 9
- - da uretra masculina, 93
- - das úlceras genitais, 94
- - fecais, 82
- - genitais femininos, 93
- por cateter, 86
Colinsella
- *aerofaciens*, 1064
- *intestinalis*, 1064
- *stercoris*, 1064
Colite hemorrágica, 266, 269
Colônias
- macroscópicas, 34
- utilizadas para identificar as bactérias, 35
Coloração(ões)
- de BAAR, 1254
- de Wright-Giemsa, 27
- diretas, 19
- fluorescentes, 25
- pelo método de Gram, 21, 24, 652
- - exame das culturas por, 36
- - de *Haemophilus*, 493
- - técnica de, 23
- por impregnação com prata, 26
Coltivírus, 1559
Comamonadaceae, família, 366
Comamonas, 366
- *kerstersia*, 367
- *terrigena*, 329, 367
- *testosteroni*, 329, 366
Combustíveis, 58
Comensais, 3
Comensalismo, 3
Complexo
- *Acinetobacter calcoaceticus-Acinetobacter baumannii* (ACB), 396
- *Burkholderia cepacia*, 361
- *Enterobacter agglomerans*, 241
- *Mycobacterium avium*, 1273, 1274

- *Mycobacterium tuberculosis*, 1266, 1286
- *Pseudallescheria boydii*, 1388
- *Sporothrix schenckii*, 1407

Concentração
- bactericida mínima, 1120
- de cátions, 1125
- inibitória mínima (CIM), 1120

Condições ambientais, 1125
Confidencialidade do paciente, 49
Conidióforo, 1358, 1359, 1378
Conídios, 1358, 1359
Conjugação, 208
Conjuntivas, 648
Conjuntivite, 100
- meningocócica aguda, 641
- purulenta, 23

Conservação
- das amostras e dos resultados, 46
- de isolados virais, 1596

Contraimunoeletroforese (CIE), 121

Controle
- da qualidade, 62, 1127, 1133
- - componentes de um programa de, 62
- de risco, 49

Coqueluche
- epidemiologia da, 572
- estágio paroxístico ou espasmódico da, 573
- testes sorológicos para o diagnóstico da, 582
- tratamento da, 582

Corante(s), 19
- álcool–ácido de Ziehl-Neelsen, 20
- azul de metileno de Loeffler, 20
- de Gram, 20, 21, 193, 202
- de ligação do DNA de terceira geração, 165
- de Weber para detectar esporos dos microsporídeos nos espécimes de fezes, 1437
- flagelares, 337
- fluorocromo, 20, 25, 254
- LA, 25
- lactofenol, 21
- violeta
- - cristal, 21, 202
- - de genciana, 21
- Wright-Giemsa, 21

Corineformes, 193
Coronavírus, 1559
- da SRAG e da SROM, 1604, 1609

Corpo
- basal, 205
- de Donovan do granuloma inguinal, 93

Corynebacterium, 890
- *accolens*, 894
- *afermentans*
- - subesp. *afermentans*, 894
- - subesp. *lipophilum*, 894
- *amycolatum*, 894
- *appendicis*, 895
- *argentoratense*, 895
- associados a animais e ao meio ambiente, 917
- *atypicum*, 895
- *aurimucosum*, 895
- *auris*, 895
- *bovis*, 896
- *canis*, 896
- *confusum*, 896
- *coyleae*, 896
- *diphtheriae*, 896, 910
- - isolamento e identificação de, 913

- - notificação de, 917
- - sensibilidade a agentes antimicrobianos, 916
- *durum*, 896
- *falsenii*, 896
- *freiburgense*, 897
- *freneyi*, 897
- *glucuronolyticum*, 897
- grupo F1 de, 904
- grupo G de, 904
- grupos F2 e I de, 904
- *hansenii*, 897
- identificação de espécies de, 891
- *imitans*, 897
- isolados de seres humanos, 909
- *jeikeium*, 898
- *kroppenstedtii*, 898
- *lipophiloflavum*, 898
- *macginleyi*, 898
- *massiliense*, 899
- *matruchotii*, 899
- *minutissimum*, 899
- *mucifaciens*, 899
- *nigricans*, 900
- *pilbarense*, 900
- *propinquum*, 900
- *pseudodiphtheriticum*, 900
- *pseudotuberculosis*, 900
- *resistens*, 901
- *riegelii*, 901
- *sanguinis*, 901
- *seminale*, 897
- sensibilidade a agentes antimicrobianos, 909
- *simulans*, 901
- *singulare*, 901
- *sputi*, 901
- *striatum*, 902
- *sundsvallense*, 902
- *thomssenii*, 902
- *timonense*, 902
- *tuberculostearicum*, 903
- *tuscaniae*, 903
- *ulcerans*, 903
- *urealyticum*, 903
- *ureicelerivorans*, 904
- *xerosis*, 904

Coxiella, 1614
- isolamento em cultura, 1615

Crenarchaeota, ramo, 187

Crescimento
- bacteriano, cinética do, 210
- com cloreto de sódio a 5%, 1264
- no meio de MacConkey, 1264

Criptococose, 1427, 1429
- cutânea, 1429
- disseminada, 1430
- pulmonar, 1429

Criptosporidiose, 1477

Cromatografia
- líquida de alta *performance*, 1260
- líquido-gasosa, 1042, 1260

Cromoblastomicose, 1420, 1421
Cromossomos, 194
Cronobacter, 285
- *sakazakii*, 241

Cryptobacterium curtum, 1064
Cryptococcus neoformans, 24, 1427
Cryptosporidium, 1475

Cultura(s)
- de células
- - aspectos técnicos da, 1584
- - contaminação das, 1583
- - evolução das técnicas de, 1535
- - inoculação e incubação das, 1587
- - isolamento de *Chlamydia trachomatis* em, 1611
- - seleção para o isolamento de vírus por, 1586
- - tipos de, 1581
- de escarro, interpretação das, 80
- de espécimes para micobactérias em meios sólidos, 1256
- de micoplasmas humanos a partir de amostras clínicas, 1220
- de orofaringe, 22
- dos cateteres intravasculares, 109
- dos espécimes de urina, 87

Cunninghamella, 1374
Cupriavidus, 363
- *gilardii*, 364
- *metallidurans*, 364
- *pauculus*, 329, 364
- *respiraculi*, 365
- *taiwanensis*, 365

Curvularia, 1415
Cyclospora cayetanensis, 1478
Cystoisospora belli, 1479

D

Defesas
- imunes
- - celulares adaptativas, 7
- - não celulares humorais adquiridas, 7
- inatas
- - celulares, 6
- - não celulares, 5

Delftia, 366
- *acidovorans*, 329, 366
- *lacustris*, 366
- *litopenaei*, 366
- *tsuruhatensis*, 366

Dentículo, 1374
Dermabacter, 941
Dermatofilose, 991
Dermatófitos, 1396
- identificação dos, 1391
Dermatofitose, 23
Dermatophilus, 986
- *congolensis*, 991

Descarboxilação, 337
- de lisina, ornitina e arginina, 237
Descarte das substâncias químicas, 60
Descontaminação, 51, 1251
Desinfecção, 51
Desnitrificação dos nitratos e dos nitritos, 336
3-desoxi-D-manooctulosonato, 202
Desoxirribonucleases, 760
Dessorção a *laser* assistida por matriz, 735

Detecção
- de antígenos virais, 1594
- de bacteriúria por cultura, 88
- de carbapenemases, 1168
- de enzimas AmpC (betalactamases), 1167
- de *P. aeruginosa* produtora de MBL, 1172
- de partículas virais por microscopia eletrônica, 1598
- de resistência
- - das bactérias gram-negativas, 1159

- - das espécies de *Salmonella* às fluoroquinolonas, 1170
- direta
- - de antígenos e ácidos nucleicos, 98
- - de vírus em amostras clínicas, 1596
- do antígeno capsular tipo b, 494
- do gene *mec*A, 1147
- enzimática dos produtos amplificados, 160
- fenotípica da resistência à penicilina, 1156
- imunológica de antígenos virais, 1598
- molecular, 1120
- - de *Legionella* em amostras ambientais, 623
- - dos genes de resistência à vancomicina, 1153

Determinantes antigênicos imunodominantes, 117

Diagnóstico
- ciclo, fases do, 8
- por cultura, 98
- sorológico, 98
- virológico, 1535

Diagramas de fluxo ramificado, 303

Diarreia
- com doença sistêmica, 82
- inflamatória, 82
- não inflamatória, 82

Dientamoeba fragilis, 1473
Dietilcarbamazina, 1527
Dietzia spp., 986, 989
Diferenciação bioquímica, 1594
Difilobotríase, 1492
Difteria, 22, 220
- apresentação clínica da, 911
- imunizações para, 910
- patogênese da, 911
- tratamento da, 912

Difusão
- em disco, 1120, 1128
- em gradiente (fita de Etest®), 1120
- simples, 121

Digestão, 1251
Diluição em disco, 1128
Dióxido de carbono, 209
Diphyllobothrium latum, 1491
Diplococos, 193
Dipylidium caninum, 1494
Dirofilaria, 1519
Dirofilaríase, 1519
Disenteria, 81, 82, 269

DNA
- estrutura do, 145
- - nuclear, 193
- função do, 146
- impressão digital do, 171
- ramificação do, 150
- replicação, 193
- sequenciamento do, 161
- tradução do, 193
- transcrição, 193

DNA-girase, 196, 1117

Doença(s)
- causada por estreptococos do grupo B, 765
- - de início tardio, 766
- contagiosa, 5
- da arranhadura do gato, 561
- de Chagas, 1509, 1511
- de Crohn, 1275
- de Lyme, 1321
- - epidemiologia da, 1324
- - estágio inicial da, 1328
- - infecção
- - - disseminada inicial na, 1328
- - - persistente tardia na, 1328
- - patogênese da, 1323
- - profilaxia da, 1326
- - tratamento da, 1328
- de valvas nativas, 802
- de Vincent, 22
- do sono africana, 1508
- dos legionários, 611, 612
- estreptocócica do grupo A, 760
- fúngicas, diagnóstico sorológico das, 1437
- gastrintestinal associada a *Clostridium difficile*, 1069
- hidática, 1523
- infecciosa, 5
- intestinais associadas
- - a *Clostridium difficile*, 1069
- - a *Clostridium perfringens*, 1025
- parasitárias
- - fármacos comumente utilizados no tratamento das, 1527
- - manifestações clínicas das, 1453
- - prevalência mundial estimada de, 1451
- por estreptococos do grupo B, 766
- priônicas, 1574
- pulmonar obstrutiva crônica (DPOC), 489
- rinocerebral, 1376
- transmissível, 5
- ulcerativa genital, 90
- - diagnóstico da, 92

Dolosicoccus, 801
- identificação de espécies de, 833

Dolosigranulum, 801
- identificação de espécies de, 833

Dorea formicigenerans, 1064
Dose-sensibilidade dependente, interpretação, 1121
Dracunculíase, 1519
Dracunculus medinensis, 1519
Drechslera, 1414
Dupla difusão, 121
Dysgonomonas, 513
- *capnocytophagoides*, sensibilidade a agentes antimicrobianos, 514
- características de cultura de, 513
- identificação de, 513
- importância clínica de, 513

E

Echinococcus, 1523
Ectima diftérico, 911
Ectótrix, 1392
Edwardsiella, 270
- *hoshinae*, 240
- *ictaluri*, 240
- *tarda*, 240
- - biogrupo 1, 240

Edwardsielleae, tribo, 270
Eggerthella spp., 1061
Ehrlichia, 1614, 1616
- *ewingii*, 1617

Ehrlichiose monocítica humana, 1616
Eikenella corrodens, 505
- características de cultura de, 506
- identificação de, 507
- importância clínica de, 506

Elastase, 353
Elementos genéticos transponíveis, 209
Eletroforese em gel, 159
- de campo pulsado, 170
Eletroporação, 208
Elizabethkingia, 389
- *anophelis*, 389
- *meningoseptica*, 329, 389
- *miricola*, 389
Emetina, 1527
Empedobacter, 390
- *brevis*, 329, 390
- *falsenii*, 390
Empiema, 78
Encefalites, 96
Encefalopatias espongiformes transmissíveis, 1574
Endocardite, 103, 490, 519, 561, 695, 1423
- de próteses valvares, 705
- de valvas nativas, 705
- microrganismos exigentes e, 109
- por *Listeria monocytogenes*, 870
Endocérvice, 89, 648
Endoftalmite, 100
Endolimax nana, 1469
Endométrio, 89
Endonucleases de restrição, 170
Endósporos bacterianos, 204
Endotoxinas, 219, 220
Enriquecimentos, 233
Ensaio(s)
- AccuProbes®, 149
- de anticorpos imunofluorescentes, 1333
- de hibridização reversa em linhas, 1283
- de imunoquimioluminescência, 1314
- FilmArray®, 159
- Nuclisens® HIV-1 QT, 156
- para detecção de antígenos, 1331
Entamoeba
- *coli*, 1466
- *dispar*, 1468
- *hartmanni*, 1467
- *histolytica*, 1465
- - não patogênica, 1468
- - versus *Entamoeba coli*, 1466
- *polecki*, 1467
Enterite necrosante (ECN) causada pelo *Clostridium perfringens*, 1025
Enterobacter, 282
- *aerogenes*, 241, 283
- *asburiae*, 241
- *cancerogenus*, 241
- *cloacae*, 283
- - subesp. *cloacae*, 241
- - subesp. *dissolvens*, 241
- *hormaechei*, 241
- *kobei*, 241
Enterobacteriaceae, 1163
- classificação em tribos, 239
- gêneros novos de, 295
- taxonomia de, 239
Enterobíase, 1484
Enterobius vermicularis, 1460, 1464, 1480, 1482
Enterococcus, 788
- *alcedinis*, 791
- *aquamarinus*, 790
- *asini*, 790
- *avium*, 789

- *caccae*, 790
- *camelliae*, 790
- *canintestini*, 790
- *canis*, 791
- *casseliflavus*, 789
- *cecorum*, 790
- *columbae*, 791
- *devriesei*, 789
- *dispar*, 790
- *durans*, 790
- *eurekensis*, 791
- *faecalis*, 789
- *faecium*, 789
- *gallinarum*, 789
- *gilvus*, 789
- *haemoperoxidus*, 790
- *hawaiiensis*, 789
- *hermanniensis*, 791
- *hirae*, 790
- identificação de espécies de, 825
- *italicus*, 791
- *lactis*, 791
- *lemanii*, 791
- *malodoratus*, 789
- *moraviensis*, 791
- *mundtii*, 789
- *pallens*, 789
- *phoeniculicola*, 790
- *plantarum*, 790
- *pseudoavium*, 789
- *quebecensis*, 790
- *raffinosus*, 789
- *ratti*, 790
- *rivorum*, 791
- *rotai*, 791
- *saccharolyticus*, 789
- *sanguinicola*, 790
- *silesiacus*, 790
- *sulfureus*, 790
- *termitis*, 790
- *thailandicus*, 790
- *ureasiticus*, 790
- *ureilyticus*, 791
- *viikkiensis*, 789
- *villorum*, 790

Enterococos, 1151
- fatores de virulência dos, 788
- identificação presuntiva dos, 809
- resistentes à vancomicina, 822
- sensibilidade aos antimicrobianos, 792
Enterocolite purulenta, 23
Enterotoxina(s), 353
- estafilocócicas, 700
Enterovírus, 1604
Enzimas, 698
- modificadoras dos aminoglicosídios, 1113
- neuraminidases, 776
Epidermophyton, 1392
- *floccosum*, 1395
Epiglotite, 75, 488
Epítopos, 117
Equinococose, 1523
Equipamentos de proteção pessoal, 50
Eremococcus, 801
Erisipela, 762, 874
Erisipeloide, 875
Eritema migratório, 1329

Eritromicina, produção de ácido a partir de glicerol na presença de, 711
Erwinieae, tribo, 295
Erysipelothrix, 874
- *rhusiopathiae*
- - identificação de, 876
- - importância clínica de, 874
- - isolamento de, 876
- - sensibilidade a agentes antimicrobianos, 876
- taxonomia, 874
Escarro, 22, 1251, 1460
- expectorado, 78
Escherichia, 264
- *albertii*, 240, 268
- *coli*, 240
- - difusamente aderente, 265
- - êntero-hemorrágica, 265
- - - detecção de, 267
- - - epidemiologia de, 267
- - - fisiopatologia de, 265
- - enteroagregativa, 265
- - enteroinvasora, 265
- - enteropatogênica, 265
- - enterotoxigênica, 265
- - inativa, 240
- - que causa gastrenterite, 264
- *fergusonii*, 240, 268
- *hermannii*, 240, 268
- *vulneris*, 240, 268
Escherichieae, tribo, 263
Escotocromógenos, 1271
Esfregaços, 1251
- de sangue, 1461
- para pesquisa de BAAR, 1258
ESP (proteína de superfície extracelular), 788
Espaço periplasmático, 200
Esparganose, 1525
Espécie bacteriana, 186
Espécime(s)
- critérios de rejeição dos, 14, 15
- de medula óssea, tecidos e líquidos corporais, 1254
- fecais, coleta de, 82
- preparação do, 1251
- recebimento do, 14
- respiratórios, 1249
- transporte dos, 13
Espectrometria de massa, 172
- com ionização, 735
- MALDI-TOF, 418, 459
- para identificar anaeróbios, 1043
Espirilos, 193
Espiroquetas, 1298
- classificação dos, 1299
- transmissão dos, 1300
Esporangíolos, 1374
Esporos, 1358
Esporotricose, 1407, 1409
- pulmonar primária, 1410
Esporulação sexuada, 1360
Esquistossomas, 1494
Esquistossomose, 1496
Estafilococos, 193
- abordagem laboratorial dos, 736
- coagulase-negativos, 704, 708
- - identificação de, 723
- - *kit* para confirmação de cultura PNA FISH para, 733

- encontrados em outros animais, 691
- encontrados em seres humanos e primatas não humanos, 689
- importância clínica dos, 689
- isolamento e diferenciação preliminar dos, 709
- métodos de identificação molecular e tipagem para, 734
- métodos para a diferenciação de micrococos e, 710
- principalmente ambientais, 692
- resistentes a meticilina (e oxacilina), 1145
- taxonomia dos, 688
Estafiloquinase, 219
Esterilização, 51
Esteroides, 1100
Estibogliconato de sódio, 1529
Estomatite de Vincent, 74
Estreptococos, 193, 752, 1155
- beta-hemolíticos, 1158
- - do grupo A, 757
- - - fatores de virulência dos, 757
- - - técnicas de detecção direta sem cultura em amostras de faringe, 803
- - do grupo B, 764
- - - infecções causadas por, 767
- - - sensibilidade a agentes antimicrobianos, 770
- - - técnicas de detecção direta sem cultura, 804
- - do grupo C, 770
- - do grupo D, 786
- - do grupo F, 772
- - do grupo G, 770
- - identificação sorológica dos, 811
- características
- - fenotípicas para a identificação dos, 811
- - gerais dos, 752
- do grupo viridans, 1157
- identificação presuntiva dos, 809
- isolamento e identificação dos, 802
Estreptococos *viridans*, 782
- identificação dos, 814
Estreptograminas, 1100
Estreptolisina
- O, 759
- S, 759
Estreptomicetos, 990
Estreptoquinase, 219, 760
Estrongiloidíase, 1484, 1487
Eubacteria, domínio, 187
Eubacterium spp., 1061
Eucariotos, 194, 1358
Eukaryota, domínio, 187
Euryarchaeota, ramo, 187
Exame(s)
- das culturas por coloração com Gram, 36
- de amostras
- - extraintestinais, 1460
- - intestinais não fecais, 1459
- dos sistemas manuais, 107
- em campo-escuro, 19
- laboratoriais, complexidade dos, 48
- microscópico, 17
Exiguobacterium, 941
Exoenzima S, 353
Exophiala, 1419
Exotoxina(s), 219
- A, 353
- bacterianas, 219
- pirogênicas estreptocócicas (SPE), 760
Exserohilum, 1415

F

Facklamia, 800
- identificação de espécies de, 833
Faecalibacterium prausnitizii, 1013
Faringite, 72
- causada por *Arcanobacterium haemolyticum*, 73
- causas infecciosas de, 73
- estreptocócica, 72, 760
- - aguda, 22
- gonocócica, 73
- viral, 73
Fasciite necrosante, 762
Fasciola hepatica, 1496
Fasciolíase, 1498
Fasciolopsíase, 1498
Fasciolopsis buski, 1496
Fase
- pós-analítica, 45
- pré-analítica, 9
Fator(es)
- de opacidade (OF), 759
- de virulência, 4
- - bacteriana, 217
- - de *Bacillus*
- - - *anthracis*, 879
- - - *cereus*, 883
- - de *F. tularensis*, 551
- - de *Staphylococcus aureus*, 697
- - de *Streptococcus*
- - - *agalactiae*, 764
- - - *pneumoniae*, 775
- - dos enterococos, 788
- - dos estreptococos beta-hemolíticos do grupo A, 757
- - dos micoplasmas isolados de seres humanos, 1202
- R, 219
Febre
- da mordida de rato, 1344
- das trincheiras "clássica" e "urbana", 558
- de Oroya, 557
- de Pontiac, 612
- e bacteriemia, 560
- hemorrágica, 82
- purpúrica brasileira (FPB), 491
- recidivante (*Borrelia*), 23
- recorrente, 1337
- - diagnóstico laboratorial de, 1338
- - doença clínica que apresenta, 1338
- - epidemiologia de, 1337
- - reumática aguda, 761
Fenicóis, 1099
Fenilalanina-desaminase, 238
Feo-hifomicose, 1420
- agentes etiológicos das, 1412
Feridas
- de pele, 22
- manifestações clínicas das, 98
Fermentação, 211, 225
- ácido-mista, 212
- da glicose, 334, 710
- do ácido propiônico, 213
- do butanodiol, 213
- do butanol, 213
- do manitol, 721
- heteroláctica, 212
- homoláctica (homofermentativa), 212

Fermentadores de lactose, 225
Feromônios, 208
Fezes, 23
Fiálides, 1378
Fibrose cística, 1174
Filamento, 205
- axial, 206
Filaríase, 1515
Filariose, 23
Filovírus, 1553
Fímbrias, 206
Fimbrilina, 206
Finegoldia magna, 1029
Fixação de complemento, 122
Fixadores para amostras de fezes
- alternativos, 1455
- comuns, 1456
Flagelados intestinais, 1470
Flagelina, 205
Flagelos, 205
Flagyl®, 1528
Flavivírus, 1555
Flavobacteria, classe, 191
Flavobacteriaceae, família, 386
Flavobacterium spp., 329
Flavonifractor plautii, 1064
Flexispira rappini, 458
Flora colonizadora, 3
Fluorocetolídio, 1099
Fluoroquinolonas, 1100
Foliculite, 694
Food and Drug Administration (FDA), 47
- testes desenvolvidos pelos laboratórios da, 49
Formol, 1455
Fosfolipase C, 353
Fosfomicinas, 1100
Fosforilação em nível de substrato, 212
Fotocromógenos, 1269
Francisella, 544
- *tularensis*, 551
Frasco, 12
Frequência estimada de ocorrência, 306, 308
Fungemia, 1423
Fungo(s), 3, 40
- abordagem laboratorial para a identificação presuntiva de, 1369
- coleta de espécimes para cultura de, 1363
- coleta e transporte dos espécimes de, 1362
- critérios de rejeição de espécimes de, 1364
- demácios, 1412
- - de crescimento lento, 1417
- - de crescimento moderado a rápido, 1415
- dimórficos, 1397
- exame direto de, 1362
- filamentosos
- - forma micelial dos, 3
- - hialinos que produzem conídios em cadeias, 1384
- hialinos e hialo-hifomicoses, 1375
- hialinos
- - que produzem conídios em grupos, identificação dos, 1385
- - septados, 1382
- hialo-hifomicetos
- - que produzem conídios isolados, identificação dos, 1387

- negros, identificação laboratorial dos, 1433
- preparação de lâminas com colônias isoladas em cultura de, 1365
- processamento do espécime de, 1362
- seleção e inoculação dos meios de cultura de, 1365
- sistemas disponíveis comercialmente para identificar, 1433
Furazolidona, 711
Furúnculos, 694
Fusarium, 1386
Fusidanos, 1100
Fusobacteria, filo, 187, 191
Fusobacterium, 1056
- *necrophorum*, 1019
- *nucleatum*, 1019, 1056
- *prausnitzii*, 1019

G

Gancho, 205
Gangrena gasosa (mionecrose), 22
Garantia da qualidade, 61, 1130
Gardnerella vaginalis, 22, 91, 947
- características de cultura de, 950
- importância clínica de, 949
- sensibilidade a agentes antimicrobianos, 952
Gastrenterite, 128, 471
- avaliação dos pacientes com, 83
- *Escherichia coli* que causa, 264
- induzida por *Vibrio cholerae*, 462, 463
- por *Bacillus cereus*, 883
Gemella, 798
- identificação de espécies de, 831
Gengivite, 74
Gengivoestomatite ulcerativa necrosante, 74
Genitália externa, 89
Genoma, 193
Genotype® MRSA, 722
Geotricose, 1432
Giardia
- *duodenalis*, 1459, 1472
- *intestinalis*, 1470, 1472
Giardíase, 1472
Glicana insolúvel, 204
Glicilciclinas, 1100
Glicocálix, 204
Glicopeptídios, 1098
Glicose, 334
Glicosiltransferases, 204, 783
Gliocladium, 1386
Globicatella, 800
- identificação de espécies de, 833
Glomeromicetos, 1371
Glomeromicose, 1371
Glomerulonefrite aguda (GNA), 761
Gluconobacter, 369
Glutamato, 210
Glutamato-desidrogenase, 210
Glutamina, 210
Glutamina-sintetase, 210
Gnathostoma spinigerum, 1522
Gnatostomíase, 1522
Gonochek® II, 656
Gonorreia, 22, 629, 986, 987
- classificação da, 988
- doença clínica, 988
- epidemiologia da, 988
- taxonomia da, 988

Granulibacter, 370
- *bethesdensis*, 370
Granulicatella, 794
- identificação de espécies de, 829
Granuloma, 6
Grânulos metacromáticos, 197
Grimontia hollisae, 465
Grupo
- 1c dos CDC, 378
- *acidovorans*, 366
- EO-5 dos CDC, 398
- NO-1 dos CDC, 398
- O-3 dos CDC, 375
- WO-1 dos CDC, 378
- *Achromobacter* A a F, 384
Guanina, 194

H

Haematobacter, 395
Haemophilus, 485
- *ducreyi*, 493
- - diagnóstico laboratorial do cancroide causado por, 497
- identificação de espécies de, 495
- infecções causadas por espécies de, 488
- *influenzae*, 487, 1159, 1160
- - biotipagem de, 497
- - pneumonia por, 490
- - sorotipagem de, 495
- - tipo b, vacinas e imunidade para, 492
- *parainfluenzae*, 1159
- - biotipagem de, 497
- senseibilidade a antimicrobianos, 498
Hafnia, 285
- *alvei*, 242
Halomonadaceae, família, 376
Halomonas, 376
Hantavírus, 1556
Helcobacillus, 941
Helcococcus, 796
- identificação de espécies de, 829
Helicobacter, 453
- *bilis*, 455
- *canadensis*, 455
- *canis*, 455
- cepa *flexispira*, 458
- *cinaedi*, 455
- *felis*, 457
- *fennelliae*, 457
- *heilmannii*, 457
- *hepaticus*, 457
- *pullorum*, 457
- *pylori*, 83, 453
- - amostras para o isolamento do, 454
- - cultura e isolamento do, 454
- - identificação do, 454
- - testes não invasivos para o diagnóstico de infecção por, 454
- *suis*, 457
Helmintos do sangue e dos tecidos, 1515
Hemaglutinina filamentosa, 574
Hemocultura(s), 103, 1249
- coleta de amostras para, 107
- para anaeróbios, 1030
- quantidade e intervalo entre as, 105
- sistemas para processamento das, 106
Hemoflagelados, 1506
Hemólise do ágar-sangue, 36, 803
Hemolisinas, 699

Hepatite
- A, 1572, 1608
- B, 1572, 1606
- C, 1573, 1608
- D, 1573
- E, 1574
Hepatoesplenomegalia, 1453
Heptose, 202
Herbaspirillum, 373
Herpes do gladiador, 1564
Herpes-vírus, 1563
- humano 6 e 7, 1567
- humano 8, 1568
- simples, 75, 90, 1564, 1599, 1603, 1608
Hialo-hifomicoses, 1390
Hialuronato liase, 218
Hialuronidase, 758, 760, 776
Hibridização
- cromogênica *in situ* (CISH), 147
- de DNA–DNA, 186
- fluorescente *in situ* (FISH), 147
- *in situ* (HIS), 150
- reversa, 160
Hidradenite supurativa, 694
Hidrolisados proteicos, 233
Hidrólise
- de esculina, 337
- de ureia, 336
- do hipurato de sódio, 809
- do Tween 80, 1264
Hifa(s), 1359
- septadas hialinas, 1377
- verdadeiras
- - espécies que não produzem, 1427
- - espécies que produzem, 1431
Himenolepíase, 1493
Hipertensão porta, 1453
Histoplasma capsulatum, 1403
Histoplasmose, 1403, 1406
- cutânea, 1407
- disseminada progressiva, 1406
- genitourinária, 1407
- ocular, 1407
Holdemania filiformis, 1064
Homofermentadores, 752
Hormonema dematioides, 1432
Hortaea (Phaeoannellomyces) werneckii, 1433
Hospedeiro
- afetado, 1
- infectado, 5
Hybrid Capture®, 149
Hymenolepis, 1491

I

Identificação
- das cepas de anaeróbios, 1039
- de anaeróbios com base nas características fenotípicas, 1041
- de outros microrganismos além de bactérias, 40
- de espécies
- - bacterianas e seleção das características diferenciais, 39
- - de *Abiotrophia*, 829
- - de *Aerococcus*, 829
- - de *Alloiococcus*, 833
- - de *Dolosicoccus*, 833
- - de *Dolosigranulum*, 833

- - de *Enterococcus*, 825
- - de *Facklamia*, 833
- - de *Gemella*, 831
- - de *Globicatella*, 833
- - de *Granulicatella*, 829
- - de *Haemophilus*, 495
- - de *Helcococcus*, 829
- - de *Ignavigranum*, 833
- - de *Lactobacillus*, 954
- - de *Lactococcus*, 837
- - de *Leuconostoc*, 831
- - de *Listeria*, 871
- - de *Neisseria*, 652
- - de *Pediococcus*, 831
- - de *Tetragenococcus*, 831
- - de *Tropheryma whipplei*, 996
- - de *Vagococcus*, 831
- dos ácidos graxos voláteis, 1042
- dos ácidos não voláteis, 1043
- dos actinomicetos termofílicos, 995
- dos cocos anaeróbios, 1074
- dos microrganismos utilizando espectrometria de massa, 40
- fenotípica das bactérias, 185
- laboratorial de espécies de *Aeromonas*, 472
- presuntiva, 224
- rápida de *Campylobacter* a partir de colônias que se desenvolvem em culturas, 459
- sorológica
- - de *Streptococcus pneumoniae*, 814
- - dos estreptococos beta-hemolíticos, 811
Ignavigranum, 801
- identificação de espécies de, 833
Immunoblots, 1316, 1336
Impedimento do acesso ao alvo, 1103
Impetigo, 694, 762
Imunocromatografia, 132
Imunodifusão radial, 121
Imunoensaio(s)
- de fase sólida, 125
- de imunoconcentração, 132
- enzimático(s), 459, 1312, 1333
- - para detecção de anticorpos, 125
- - para detecção de toxinas, 1071
Imunofluorescência, 136
- anticomplemento, 138
- direta, 136, 459
- para detecção
- - de anticorpos, 137
- - de antígenos, 136
Imunoglobulinas, 118
Imunomicroscopia eletrônica (IME), 124
Imunoquimioluminescência, 1314
Inativação
- do antibiótico por destruição ou modificação, 1109
- enzimática, 1104
Incêndio, 60
Incubação
- das culturas
- - para anaeróbios, 1036
- - para fungos, 1368
- temperatura de, 1257
Indicadores
- de pH, 233
- variados, 233
Indol, 235

Infecção(ões)
- anaeróbias
- - endógenas, 1016
- - exógenas, 1016
- associadas
- - a cateter de diálise peritoneal, 706
- - a *Staphylococcus aureus*, 694
- - a *Staphylococcus epidermidis*, 705
- bacteriana, 22
- cardiovasculares, 536
- complicadas de tecidos moles, 694
- cutâneas, 707
- da cavidade oral, 74
- da corrente sanguínea, 695, 707
- da pele e dos tecidos moles, 1024
- - por *Bacillus cereus*, 887
- das vias respiratórias, 69
- - inferiores, 76
- - - coleta dos espécimes para diagnosticar, 78
- - superiores, 69, 76
- das vias urinárias, 84, 705
- de cateteres intravenosos, 706
- de derivação do líquido cefalorraquidiano (LCR), 706
- de enxertos vasculares, 706
- de ferida, 471, 519, 694
- - diagnóstico das, 99
- diversas por *Aeromonas*, 471
- do sistema nervoso central, 94, 519, 535
- - diagnóstico das, 96
- do trato
- - gastrintestinal, 81, 536
- - - inferior, 81
- - - superior, 83
- - genital, 89
- - - diagnóstico das, 91
- - - superior feminino, 91
- - geniturinário, 536
- - respiratório, 519, 536
- - urinário, 520
- dos ossos e das articulações, 94
- - por *Bacillus cereus*, 887
- e culturas da nasofaringe, 75
- enterocócicas, 791
- fúngicas, 1356
- - abordagem laboratorial ao diagnóstico das, 1358
- - classificação clínica das, 1357
- - pacientes em risco de, 1356
- genitais
- - complicações graves das, 91
- - não transmissíveis por relações sexuais, 90
- ginecológicas, 520
- gonocócica(s)
- - ascendente, 633
- - coleta dos espécimes para diagnosticar, 648
- - oculares, 634
- hepatobiliar, 536
- hospitalares por *Bacillus*, 887
- humanas
- - associadas a espécies de *Bartonella*, 557
- - causadas por anaeróbios, 1015
- - causadas por micoplasmas de origem animal, 1219
- - por *Pasteurella multocida*, 519
- iatrogênica, 5
- intra-abdominais, 520
- intravascular, 103

- maternas, 490
- neonatais, 490, 707
- nosocomial (hospitalar), 5
- obstétricas, 520
- oculares, 491, 520, 536, 707
- - diagnóstico das, 101
- - manifestações clínicas, 100
- - por *Bacillus cereus*, 887
- oportunistas, 5
- - causadas por *Bacillus cereus*, 884
- ósseas e articulares, 519, 696
- osteoarticulares, 535
- parasitárias
- - diagnóstico sorológico e molecular das, 1525
- - risco e prevenção das, 1452
- pediátricas, 707
- pelo vírus da imunodeficiência humana (HIV), úlceras genitais e, 90
- perinatais, 490
- por actinomicetos aeróbios, 992
- por adenovírus, 1569
- por *Anaplasma*, 1614
- por ancilostomídeos, 1485, 1522
- por *Bacillus cereus* em hospedeiros imunocomprometidos, 886
- por bacilos
- - gram-negativos anaeróbios, 1017
- - gram-positivos anaeróbios NFE, 1020
- por *Brucella*, diagnóstico sorológico das, 537
- por *Chlamydia*, 22
- por cocos gram-positivos e gram-negativos anaeróbios, 1028
- por *Coxiella*, 1614
- por *Ehrlichia*, 1614
- por espécies de *Aeromonas* menos comumente isoladas, 471
- por espécies de *Chlamydia* e *Chlamydophila*, 1611
- por espécies de *Clostridium*, 1024
- - *botulinum*, 1026
- - *tetani*, 1027
- por espécies de *Haemophilus*, 488
- por espiroquetas, 1298
- por estreptococos do grupo B, 767
- por *Haemophilus*, diagnóstico laboratorial das, 493
- por leveduras, 22
- por *Neisseria*
- - *gonorrhoeae*, 632
- - *meningitidis*, 639
- por outras espécies de *Candida*, 1423
- por *Rickettsia*, 1614
- por *Salmonella*, 273
- - *enterica* subespécie *arizonae*, 274
- por trematódeos hepáticos, 1453
- por *Trichomonas*, 22
- por *Yersinia pseudotuberculosis*, 293
- por zigomicetos, 1375
- - histopatologia das, 1375
- pulmonares, 696
- - causadas por *Rhodococcus*, 987
- relacionadas com próteses implantadas, 705
- sanguíneas
- - manifestações clínicas, 101
- - patogenia, 101
- sexualmente transmissíveis, 89
- sinais e sintomas clínicos da, 8

- sistêmicas com porta de entrada genital, 89
- subclínica, 5
- urinária, testes de triagem para, 87
- urogenitais, 490
- virais
- - classificação clínica das, 1575
- - diagnóstico das, 1575
- - - sorológico das, 1605
- - manifestações clínicas das, 1539
Inflamação, 5
- atópica, 7
- da córnea, 100
- granulomatosa, 6
- linfo-histiocítica, 7
- supurativa aguda, 6
Inflamáveis, 58
Inibição
- da hemaglutinação, 122
- do crescimento pela hidrazida de ácido tiofeno-2-carboxílico, 1264
Inibidores, 233
- da via do folato, 1098
Inóculo, 1125
Inquilinus, 365
Interações
- com os epidemiologistas, 45
- de hospedeiros e agentes infecciosos, 3
Internalina, 218
International Air Transport Association (IATA), 47
Interpretação
- das culturas, 33
- SDD, 1121
Intoxicação alimentar por estafilococos, 696
Iodamoeba bütschlii, 1469
Ionização a *laser* em matriz, 313
Isolamento
- das espécies de *Legionella*
- - nas amostras clínicas, 619
- - nas amostras ambientais, 623
- de espécies de *Haemophilus* em cultura, 494
- de *Yersinia enterocolitica* de amostras clínicas, 294
Isotiocianato
- de fluoresceína, 25
- de tetrametilrodamina, 25
Ivermectina, 1527

J
Jarra
- de anaerobiose, 1033
- de conservação anaeróbia, 1036

K
Kerstersia, 384
- *gyiorum*, 384
- *similis*, 384
Kingella, 507
- características de cultura, 508
- *denitrificans*, 507
- identificação, 508
- importância clínica, 507
- *kingae*, 507
- *oralis*, 507
- *potus*, 507
- sensibilidade a agentes antimicrobianos, 509

Kit(s)
- de identificação BBL Crystal® Gram-Positive (GP), 732
- de triagem, 302
- para confirmação de cultura PNA FISH para *Staphylococcus aureus*/estafilococos coagulase-negativos, 733

Klebsiella, 279
- *alba*, 241
- *granulomatis*, 241
- *pneumoniae*, 280
- - subesp. *ozaenae*, 241
- - subesp. *rhinoscleromatis*, 241
- *singaporensis*, 241
- *variicola*, 241

Klebsielleae, tribo, 279
Kosakonia, 286
- *cowanii*, 241

L

Laboratório de microbiologia
- aspectos administrativos do, 46
- diagnósticos, riscos infecciosos comuns nos, 56
- segurança no, 50

Lactobacillus, 952, 1062
- epidemiologia, 952
- identificação de espécies de, 954
- importância clínica das espécies de, 952
- isolamento, 954
- sensibilidade aos agentes antimicrobianos, 954
- taxonomia, 952

Lactobacilos, 1022
Lactococcus, 801
- identificação de espécies de, 837

Lactofenol, corante, 21
Laranja de acridina, 25
Laribacter, 374
- *hongkongensis*, 374

Laringite, 75
Larva *migrans*
- cutânea, 1522
- visceral, 1520

Laudos de sensibilidade antimicrobiana, 1176
Lautropia, 365
- *mirabilis*, 365

Lavado(s)
- broncoalveolar, 79
- brônquicos, 22

Legionella
- características, 610
- detecção
- - de antígeno da, 619
- - molecular em amostras ambientais, 623
- - nos espécimes clínicos, 619
- identificação, 620
- isolamento das amostras
- - ambientais, 623
- - clínicas, 619
- PCR e outros métodos moleculares para, 618
- taxonomia, 610
- teste(s)
- - de anticorpo fluorescente direto, 618
- - sorológicos para, 623
- sensibilidade a antimicrobianos, 662
- tipagem das cepas de, 624

Legionellaceae no ambiente, 615
Legionelose, 612
- aspectos ecológicos e epidemiológicos, 614

- dos viajantes, 616
- espectro clínico e patológico da, 611
- incidência, 614
- patogênese, 614
- patologia, 614
- sensibilidade antimicrobiana e tratamento, 622
- surtos nosocomiais de, 616

Leifsonia, 941
Leishmania, 1506
Leishmaniose, 1453, 1506, 1507
- cutânea primária, 1507
- disseminada, 1507

Leitura dos códigos octais nos registros de códigos numéricos, 306
Lelliottia, 286
- *nimipressuralis*, 242

Leptospiras, 1339
Leptospirose, 22, 1340
- cultura, 1342
- diagnóstico laboratorial, 1342
- doença clínica, 1341
- epidemiologia, 1341
- sorologia, 1343

Lesões cutâneas, 648
Leucocidina, 353, 699
Leuconostoc, identificação das espécies de, 831
Levantamento de peso, 52
Leveduras, 3, 1358
- identificação laboratorial das, 1421

Lichtheimia, 1373
Ligação galactosídica, 226
Limiar
- farmacocinético, 1120
- farmacodinâmico, 1120

Limpeza de materiais infecciosos derramados, 57
Lincosamidas, 1099
Linfócito T, 7
Linfocitoma, 1329
Linguiças caseiras, *Yersinia enterocolitica* e preparação de, 294
Linha de produtos APTIMA®, 156
Linhagens celulares, procedimento para a manutenção de, 1585
Lipídio A, 201
Lipo-oligossacarídios (LOS), 202, 575
Lipoarabinomanano, 203
Lipoglicopeptídios, 1099
Lipopeptídios, 1099
Lipopolissacarídio, 201, 353
Lipoproteínas de mureína, 201

Líquido(s)
- articular, 648
- cefalorraquidiano, 22, 95, 651
- corporais, 1460
- pleural, 620

Lisina, 237
Lisostafina, 710
Listeria, 866
- identificação de espécies de, 871
- *monocytogenes*, 866
- - endocardite por, 870
- - epidemiologia de, 868
- - importância clínica de, 868
- - isolamento de amostras clínicas, 870
- - virulência de, 867
- infecções causadas por, 873
- patogenicidade de outras espécies de, 873

- sensibilidade a agentes antimicrobianos, 873
- taxonomia, 866

Listeriolisina O, 218, 867
Listeriose, 22
Listonella, 469
Lofotríquias, 205

M

Macroconídios, 1386, 1395
- com septos longitudinais, 1413
- com septos transversais, 1414

Macrolídios, 1099
Magnetossomos, 197
Malária, 23, 1502
Malassezia, 1430
MALDI-TOF-MS, 473, 909
- para identificar bactérias anaeróbias, 1043
- para identificar espécies de *Neisseria*, 662

Malmorado, 1518
Mannheimia, gênero, 524
Manosídios de fosfatidilinositol, 203
Manuais de procedimentos, 49
Manuseio
- de dejetos e materiais perigosos, 52
- de espécimes e derramamentos, 52

Marcadores moleculares, 168
Massilia, 372
- *haematophilus*, 373
- *oculi*, 372
- *timonae*, 372

Mastite, 694
Matriz *checkerboard*, 303
Mebendazol, 1528
Mecanismos de detecção bacteriana, 217

Meio(s)
- ABC modificado, 276
- ambiente, 2
- base
- - de ágar, 1256
- - de ovos, 1256
- cromogênicos para vigilância da colonização por MRSA, 712
- de ágar cromogênicos, 303
- de Blaser (Campy-BAP), 446
- de Butzler para vibriões, 446
- de cultura, 1124
- - para detectar fermentação dos carboidratos, 228
- de isolamento altamente seletivos utilizados principalmente com amostras gastrintestinais, 233
- de isolamento seletivos, 230
- de Preston
- - isento de sangue para *Campylobacter*, 446
- - modificado, 446
- de Rappaport-Vassiliadis semissólido modificado (MSRV), 275
- de tioglicolato (THIO) enriquecido, 1032
- especiais e aditivos, 1124
- não seletivos, seletivos e diferenciais, 185
- para enriquecimento, 234
- seletivo(s), 1257
- - à base de carvão isento de sangue, 446
- - de Butzler, 446
- - de Preston para *Campylobacter*, 446
- - para *Fusobacterium necrophorum*, 1033
- sólidos diferenciais, 1040

Melarsoprol, 1528

Melioidose
- diagnóstico da, 359
- epidemiologia da, 359
- notificação da, 359
- profilaxia da, 359
- tratamento do, 359
Melissococcus, 794
Membrana
- citoplasmática, 197
- nuclear, 194
Meningite, 95, 488, 695
- bacteriana, 22
- cerebrospinal epidêmica, 629
- criptocócica, 22
- por *Candida*, 1423
- tuberculosa, 1268
- viral, 95
Meningococo
- epidemiologia do, 635
- profilaxia do, 641
- vacinas para, 641
Mercúrio, 60
Merosporângios, 1373
Mesossomos, 197
Metabolismo
- fermentador e oxidativo, 332
- oxidativo dos carboidratos, 332
Metalobetalactamases (MBL) do grupo 3, 1113
Methylobacteriaceae, família, 376
Methylobacterium, 376
- *mesophilicum*, 329
Método(s)
- bioquímicos e *kits* para a identificação de *Haemophilus*, 497
- da urease, 455
- de amplificação
- - de ácidos nucleicos, 155, 1281
- - de sinais, 147, 1280
- de captura de anticorpos por IEE para detecção de IgM, 127
- de crescimento em lamínula, 711
- de identificação
- - molecular e tipagem para estafilococos, 734
- - por meio de testes bioquímicos convencionais, 401
- de imunoensaio de fase sólida, 125
- de Leifson, 337
- de Ryu, 337
- de tipagem
- - não baseados em amplificação, 170
- - para *Neisseria gonorrhoeae*, 663
- dos testes de sensibilidade a antimicrobianos, 1121
- - dos anaeróbios, 1080
- - padronização dos, 1123
- - por difusão, 1130
- moleculares
- - para a detecção do MRSA e do MSSA em hemoculturas e infecções de pele/tecidos moles, 719
- - para detectar *Neisseria meningitidis*, 664
- - para vigilância da colonização por MRSA, 712
- para a detecção direta
- - de espécies de *Campylobacter* a partir de amostras de fezes, 459
- - de MRSA em amostras clínicas, 712

- para a diferenciação de micrococos e estafilococos, 710
- para detectar produtos da amplificação em tempo real, 164
- rápidos para estabelecer o diagnóstico, 1258
- *Western immunoblot*, 126
Metronidazol, 1528
Métulas, 1378
Micélio, 1359
Micetoma, 990, 1390, 1421
- actinomicótico, 22
- eumicótico, 22, 1420
Micobactérias, 40
- classificação das, 1265
- coleta dos espécimes de, 1249
- de crescimento rápido, 1277, 1278
- detecção e identificação por métodos moleculares, 1280
- identificação
- - laboratorial das, 1265
- - por métodos convencionais, 1261
- - não fotocromógenas, 1273
- não tuberculosas, 1289
- otimizar a detecção e a identificação das, 1249
- técnicas laboratoriais para isolar e identificar, 1250
Micologia, 1355
- termos comuns em, 1358
Micoplasmas, 1198
- genitais
- - detecção por outros métodos, 1226
- - isolamento e identificação dos, 1224
- - testes sorológicos para, 1231
- - tratamento dos, 1232
- humanos
- - fatores de virulência dos, 1202
- - importância clínica dos, 1204
- isolamento em meios de cultura de rotina, 1228
- meios
- - de cultura para, 1221
- - de transporte de, 1221
- métodos de teste de sensibilidade de, 1235
- taxonomia de, 1199
Micose(s) pulmonar(es), 1356
- broncopulmonar alérgica, 1356
- generalizada, 1356
- invasiva, 1356
Microbacterium, 944
Microbiologia molecular, 144
Micróbios, 2
Microbiota autóctone, 69
Micrococcus, 708
- identificação de, 736
Microconídios, 1386
Microdiluição em caldo, 1128
Microrganismos, 185
- aeróbios, 185
- anaeróbios, 185
- auxotróficos, 210
- exigentes e endocardite, 109
- facultativos, 185
- microaerófilos, 209
- móveis com flagelos
- - peritríquios, 379
- - polares, 338
- oxidase-negativos imóveis, 396
- oxidase-positivos imóveis, 386

- prototróficos, 210
- termofílicos, 187
MicroScan®
- painéis, 730
- - Gram-Positive Breakpoint Combo, 842
- System, 311
- Walkaway, 311
- Walkaway SI, 1139
Microscopia, 1308
- eletrônica, 1594
- técnicas de, 18, 97
MicroSeq®, 1284
Microsporídeos, 3, 1435
Microsporum, 1392
- *canis*, 1392
- *gypseum*, 1392
- identificação das espécies de, 1392
- *nanum*, 1393
Microssistemas comerciais para identificação dos anaeróbios, 1041
Mionecrose, 22
- causada pelo *Clostridium perfringens*, 1025
Mobiluncus, 1063
- *curtisii*, 1065
Modificação do local-alvo, 1115
Moellerella wisconsensis, 301
Mogibacterium, 1065
- *timidum*, 1065
Molécula de rRNA 16S, 187
Mollicutes, classe, 191
Moniliáse, 74
Monitoramento
- dos equipamentos do laboratório, 63
- dos meios de cultura, reagentes e suprimentos, 63
Monobactâmicos, 1098
Monotríquias, 205
Moraxella, 391
- *atlantae*, 329
- *catarrhalis*, 1160
- - características da cultura e identificação de, 667
- - importância clínica de, 645
- - sensibilidade a antimicrobianos, 672
- *lacunata*, 329
- *nonliquefaciens*, 329
- *osloensis*, 329
Moraxellaceae, família, 391, 396
Morganella, 289
- *morganii*
- - subesp. *morganii*, 243
- - subesp. *sibonii*, 243
Moryella indolignes, 1065
Motilidade, 239, 335
Mucor, 1374
Muriformes, 1413
Mutualismo, 3
Mycobacteria Growth Indicator Tube Systems (MGIT®), 1258
Mycobacterium
- *abscessus*, 1277
- *asiaticum*, 1270
- *bovis*, 1266, 1268
- *celatum*, 1273
- *chelonae*, 1277
- *fortuitum*, 1277
- *gastri*, 1275
- *genavense*, 1279

- *gordonae*, 1273
- *haemophilum*, 1276, 1277
- *kansasii*, 1269
- *malmoense*, 1276
- *marinum*, 1270
- *paratuberculosis* e doença de Crohn, 1275
- revisão das espécies de, 1266
- *scrofulaceum*, 1271
- *shimoidei*, 1275
- *simiae*, 1270, 1271
- *szulgai*, 1271, 1272
- *terrae*, 1275, 1276
- *triviale*, 1275, 1276
- *tuberculosis*, 1266, 1268
- - populações de risco de infecção por, 1248
- *ulcerans*, 1279
- *xenopi*, 1272

Mycoplasma
- *buccale*, 1201
- espécies hemotróficas de, 1219
- *faucium*, 1201
- *fermentans*, 1201, 1213
- *genitalium*, 1201, 1211
- hemotrófico, diagnóstico e tratamento das infecções em animais, 1235
- *hominis*, 89, 1201, 1206
- *lipophilum*, 1201
- *orale*, 1201
- *penetrans*, 1201, 1217
- *pirum*, 1201, 1218
- *pneumoniae*, 1201, 1204
- - detecção por outros métodos, 1223
- - isolamento e identificação de, 1222
- - testes sorológicos para o diagnóstico das infecções por, 1228
- - tratamento de, 1232
- *primatum*, 1201, 1218
- *salivarium*, 1201, 1218
- sensibilidade a antimicrobianos, 1232, 1233
- sistemas comerciais de cultura de, 1227
- *spermatophilum*, 1201, 1218
- vacinas e prevenção das infecções por, 1236

Myroides, 391
- *odoratiminus*, 329
- *odoratus*, 329

N

N-acetilglicosamina, 197
Naegleria fowleri, 96
Não fermentadores, 229
- de lactose, 225
Nasofaringe, infecções e culturas da, 75
National Institute of Occupational Health and Safety (NIOSH), 47
National Type Culture Collection (NTCC), 184
Necator americanus, 1480, 1484
Necrobacilose, 1019
Necrose, 6
- caseosa, 7
Neisseria, 394
- *animaloris*, 667
- *bacilliformis*, 667
- características gerais de, 630
- *cinerea*, 666
- *elongata*, 394, 667
- - subesp. *nitroreducens*, 329
- *flavescens*, 667
- *gonorrhoeae*, 629, 631, 647, 668, 1160
- - abuso/violência sexual e, 663
- - critérios presuntivos para identificação de, 653
- - métodos de tipagem para, 663
- - técnicas imunológicas para confirmação em cultura, 657
- - testes
- - - com sonda de DNA para confirmação da cultura de, 658
- - - de amplificação de ácidos nucleicos para, 659
- - - de hibridização de ácidos nucleicos para, 658
- identificação das espécies de, 652
- isolamento das espécies de, 647
- *lactamica*, 644, 665
- MALDI-TOF para identificar espécies de, 662
- *meningitidis*, 630, 635, 650, 670, 1162
- - classificação sorológica e tipagem de, 665
- - coleta dos espécimes para isolamento da, 651
- - e da doença meningocócica, 635
- - métodos moleculares para detectar, 664
- - portador de, 638
- *mucosa*, 644, 666
- *polysaccharea*, 666
- sensibilidade a antimicrobianos das espécies de, 668
- *shayeganii*, 667
- *sicca*, 666
- significado clínico, 631
- *subflava*, 644, 666
- testes de identificação das espécies de, 653
- *wadsworthii*, 667
- *weaveri*, 329, 395, 667
- *zoodegmatis*, 329, 395, 667
Neisseriaceae, família, 374, 394
Nematoides, 1480
- ciclos biológicos diretos *versus* indiretos dos, 1464
- filiformes, 1515
- teciduais, 1520
Nested PCR, 158
Neuraminidase, 353
Neuroborreliose de Lyme, 1329
Neurossífilis, 1304
Niclosamida, 1528
Nigrospora, 1416
Nitrofuranos, 1099
Nitrogênio, 210
Nitroimidazóis, 1099
Nocardia spp., 981, 986
- sensibilidade aos antibióticos e tratamento das infecções das espécies de, 996
Nocardiopsis, 986, 990
- *dassonvillei*, 990
Nódulos cutâneos, 1460
Notificação
- da sensibilidade antimicrobiana, 1176
- dos antibióticos, 1176
- - clinicamente relevantes, 1177
- - seletiva, 1177
Números de biotipos, 306

O

Occupational Health and Safety Administration (OSHA), 47
Oceanospirillaceae, família, 372

Ochrobactrum, 385
- *anthropi*, 329, 385
- *intermedium*, 386
Oerskovia, 938
OFBA-1, 378
Oftalmia neonatal, 634
Oligella, 384
- *ureolytica*, 329, 384
- *urethralis*, 329, 384
OmniLog® ID System, 313
Onchocerca volvulus, 1517
Oncocercíase, 1517
Onicomicose, 1390
Organelas locomotoras, 206
Ornitina, 237
Orofaringe, 648
- coleta de amostras para culturas de, 74
Ortomixovírus, 1539
Osteomielite, 94
Otite média, 75, 489
Ovários, 89
Oxalobacteraceae, família, 372, 373
Oxazolidinonas, 1099, 1117
Oxigênio, 209
Oxoid Signal® Blood Culture System, 106

P

Padrões de crescimento das leveduras no ágar fubá, 1425
Paecilomyces, 1384
Paenibacillus
- *alvei*, 885
- *cineris*, 885
- *hongkongensis*, 885
- *konsidensis*, 885
- *larvae*, 885
- *macerans*, 886
- *massiliensis*, 886
- *polymyxa*, 886
- *provencensis*, 886
- *sanguinis*, 886
- *sputi*, 886
- *thiaminolyticus*, 886
- *timonenesis*, 886
- *urinalis*, 886
Pamoato de pirantel, 1529
Pandoraea, 330, 365
Pannonibacter, 384
Pantoea, 286
- *agglomerans*, 242
- *ananatis*, 242
- *citrea*, 242
- *dispersa*, 242
- *punctata*, 242
- *stewartii*
- - subesp. *indologenes*, 242
- - subesp. *stewartii*, 242
- *terrea*, 242
Papilomavírus, 1569, 1602
Paracoccidioides brasiliensis, 1410
Paracoccidioidomicose, 1410, 1412
Paracoccus yeei, 330, 395
Paragonimíase, 1501
Paragonimus, 1500
- *westermani*, 1500
Paramixovírus, 1550, 1551
Parasitas, 3, 40, 1450
- do sangue e de outros tecidos, 1500
- humanos, ciclos biológicos dos, 1462

- identificação e diferenciação dos, 1462
- não filiformes, 1520
- sanguíneos, 23
Parasitismo, 3
Parasitoses, 23
Parastrongilíase (angiostrongilíase), 1523
Parastrongylus, 1523
Pareamento de bases de códon–anticódon, 195
Parvimonas micra, 1029
Parvovírus, 1571, 1608
- B19, 1602
Pasteurella, 516
- *aerogenes*, 521
- *bettyae*, 523
- *caballi*, 523
- *canis*, 521
- *dagmatis*, 521
- identificação de, 518
- importância clínica de, 518
- *multocida*, 518, 1160
- *pneumotropica*, 523
- sensibilidade a agentes antimicrobianos, 518
- *stomatis*, 521
Pasteurellaceae, família, 484
Patógeno(s), 3
- potencial, 3
PCR, 460
- com iniciadores internos, 158
- de ciclo rápido, 164
- de faixa estendida, 157
- de transcrição reversa (RT-PCR), 156
- e outros métodos moleculares para *Legionella*, 618
- em tempo real, 1282
- modificações da, 156
- multiplex, 158
- noções básicas de, 152
PCR-RFLP, 171
Pé de atleta, 1397
Pediococcus, 798
- identificação das espécies de, 831
Pele
- contaminação pela microbiota da, 104
- perineal, 89
Peliose, 560
Penicilinas, 1097
- resistentes às penicilinases, 1097
Penicillium, 1384
Pentatrichomonas hominis, 1474
Peptidoglicano, 197, 698
Peptoniphilus spp., 1029
Peptostreptococcus anaerobius, 1029
Percentual de guanina mais citosina, 186
Percepção de quórum ou grupo, 217
Pericardite, 695
Peritríquios, 205
Permeases, 197
Permuta e recombinação dos genes bacterianos, 207
Pertactina, 574
Peste, 291
- bubônica, 292, 293
- diagnóstico da, 292
- epidemiologia da, 292
- nos EUA, 291
- notificação da, 292
- pneumônica, 293
- profilaxia da, 292

- septicêmica, 293
- tratamento da, 292
Petéquias, 651
pH, 1124
Phoenix®, 730, 840
- System, 312, 418
Phoma, 1416
Photobacterium, 469
- *damsela*, 463
Picnídios, 1416
Picornavírus, 1551
Pielonefrite, 84
Pili, 206, 353
Pilina, 206
Piocianinas, 353
Pioderma, 762
Piomiosite, 696
Pirazinamidase, 1264
Pirazinoquinolina, 1528
Pirimidina, 194
Pirossequenciamento, 162
Pirrolidonil arilamidase, 723
- atividade da, 723
Piúria, testes de triagem para, 88
Plasmídio(s), 197
- conjugativos, 197
- F, 208
Plasmodium
- *falciparum*, 1502, 1504
- *malariae*, 1502, 1503
- *vivax*, 1504
Plesiomonas, 469, 473
Pleurostomophora richardsiae, 1419
Pluralibacter, 286
- *gergoviae*, 242
- *pyrinus*, 242
Pneumocistose, 1435
Pneumocystis jirovecii, 1435
Pneumolisina, 776
Pneumonia, 77
- aguda, 77
- atípica, 77
- bacteriana, 22
- crônica, 77
- de aspiração, 77
- de Löefler, 1480
- diagnóstico laboratorial da, 79
- em populações especiais, 78
- eosinofílica transitória, 1480
- por *Haemophilus influenzae*, 490
Pneumonite, 1480
Podridão do casco, 991
Poli-β-hidroxibutirato, 197
Polimixina(s), 1099
- B, 723
Polinucleotídios, 194
Poliomavírus, 1571
Polissacarídios capsulares, 697, 788
Porinas, 1106
Postulados de Koch, 183
Poxvírus, 1568
Praziquantel, 1528
Precauções
- nos corredores, 51
- universais, 56
Preparação
- com salina, 18
- de hidróxido de potássio (KOH), 19

- de iodo, 18
- de nanquim, 19
- de *tease mount*, 1367
- de Tzanck, 94
- em ágar-fubá, 1425
- em fita de celofane, 1367
Prevotella spp. não pigmentadas, 1055
Primaquina, 1528
Príons, 3
Probabilidade percentual, 308
Procedimento
- a frio de Kinyoun, 1255
- de descontaminação por lavagem ácida, 620
- de fluorocromo auramina, 1255
- de Ziehl-Neelsen, 1255
Processamento dos espécimes, 27
Produção
- de acetoína, 724
- de ácido a partir de glicerol na presença de eritromicina, 711
- de indol, 337
- de pigmento(s), 335
- - no meio de ágar, 36
- de urease, 724
Programa de controle da qualidade, 62
Propionibacterium, 1057, 1059
- *acnes*, 1021, 1057, 1059
- *avidum*, 1059
- *granulosum*, 1059
- *propionicum*, 1057, 1059
Propionimicrobium lymphophilum, 1059
Proteeae, tribo, 288
Proteína(s)
- A, 698
- de ligação da penicilina, 765, 1115
- de superfície celular, 765
- M, 758
- periféricas, 202
- porinas, 202
- principais ou fundamentais da membrana externa, 202
- que ligam penicilina, 198
- transmembrana, 202
Proteobacteria, filo, 187
Proteus, 288
- *hauseri*, 243
- *mirabilis*, 243
- *myxofaciens*, 243
- *penneri*, 243
- *vulgaris*, 243
Protozoários intestinais, 1464
Providencia, 289
- *alcalifaciens*, 243
- *heimbachae*, 243
- *rettgeri*, 243
- *rustigianii*, 243
- *stuartii*, 243
PrtA serina protease, 776
Prurido do nadador, 1496
Pseudo-hifas, 1359
Pseudomembrana diftérica, 911
Pseudomonadaceae, família, 351, 370
Pseudomonas, 338, 351, 370
- *aeruginosa*, 216, 330, 351, 400, 1171
- - fatores de virulência de, 353
- - identificação definitiva de, 352
- *andersonii*, 354
- *fluorescens*, 330

- *fulva*, 355
- halofílicas e/ou positivas para sulfeto de hidrogênio, 375
- *luteola*, 330, 370
- *mendocina*, 330, 354
- *oryzihabitans*, 330, 370
- *otitidis*, 356
- *putida*, 330
- *stutzeri*, 330, 353

Pseudomonas-like grupo 2, 378
Pseudoramibacter alactolyticus, 1065
PspA (proteína de superfície pneumocócica A), 776
Psychrobacter, 392
- *immobilis*, 394
- *phenylpyruvicus*, 330, 392

Publicação do antibiograma cumulativo, 1178
Pulmão de fazendeiro, 991
Purina, 194
Purpureocillium, 1384

Q

Qualificações da equipe, 49
Quinolonas, 1099

R

Rabdovírus, 1552
Rahnella aquatilis, 301
Ralstonia, 363
- *insidiosa*, 364
- *mannitolilytica*, 330, 364
- *pickettii*, 330, 363

Ramificação
- dicotômica em ângulo de 45°, 1378
- do DNA, 150

Raoultella, 282
- *ornithinolytica*, 241
- *planticola*, 241
- *terrigena*, 241

RapID®
- 32 Strep, 841
- CB-Plus, 891, 909
- NF Plus System, 416
- onE System, 310
- Staph Plus, 732
- STR, 841

Raspados
- de córnea, 1461
- de pele, fragmentos de unha ou grumos de pelos, 23

Reação(ões)
- de aglutinação, 124
- de precipitina, 121
- do difosfato de hexose, 212
- do meio de ágar utilizadas para identificar as bactérias, 36
- inflamatória, 97
- no ágar de gema de ovo, 36
- no KIA, 229
- positiva de citocromo-oxidase, 334
- transfusionais *Yersinia enterocolitica* e, 294

Reativação da tuberculose, 1268
Reatividade cruzada, 117
Recebimento do espécime, 14
Receptores alterados, 1104
Redução
- de nitrato, 336, 666
- por assimilação, 210
- por dissimilação, 210
- de nitrito, 666, 227
- dos nitratos a nitritos, 1263

Referência ou laboratórios de referência, 49
Região
- determinante da resistência às fluoroquinolonas (QRDR), 1117
- polissacarídica central, 201

Regras e regulamentações gerais de segurança, 50
Regulamentações governamentais, 47
Rep-PCR, 171
Replicação, 196
Reprodução vegetativa, 1359
Requisitos de espaço, 49
Resistência
- aos betalactâmicos, 1151
- bacteriana aos antibióticos,
- - evolução e disseminação da, 1095
- - mecanismos da, 1103, 1104, 1118
- das bactérias gram-positivas, 1145
- de enterococos aos agentes antimicrobianos mais novos, 1155
- induzível à clindamicina, 1150

Respostas adaptativas, 216
Reto, 648
Retrovírus, 1559
Rhizobiaceae, família, 385
Rhizobium, 385
- *radiobacter*, 330, 385
Rhizopus, 1372
Rhodobacteraceae, família, 384, 395
Rhodococcus, 985
- classificação, 985
- *equi*, 986
- - doença clínica, 987
- - epidemiologia, 986
- - patogênese, 986
- - patologia, 986
- - taxonomia, 985

Rhodospirillaceae, família, 365
Rhodotorula, 1428
Ribossomo, 147, 194
Rickettsia, 1614
- isolamento em cultura, 1615

Rifampicina, 1117
Risco(s)
- biológico, contenção física dos materiais de, 52
- infecciosos comuns nos laboratórios diagnósticos, 56
- não biológicos, 58
- radiológicos, 60

Rizoides, 1372
RNA
- de transferência (tRNA), 194
- estrutura do, 145
- função do, 146
- mensageiro (mRNA), 194
- ribossômico (rRNA), 194

RNA-polimerase dependente do DNA, 194
Roll-Streak System, 1035
Roseburia spp., 1065
Roseomonas spp., 330, 377
Rotavírus, 1558, 1599
Rothia, 946
- *mucilaginosa*, 688, 709
- - identificação de, 736

Rubéola, 1609

S

Saccharomyces, 1428
- *cerevisiae*, 1430

Sacos anaeróbios, 1035
Safranina, 202
Salmonelas multidrogarresistentes, 273
Salmonella, 240, 270
- *arizonae*, 274
- métodos de detecção
- - molecular, 277
- - rápida, 277
- nomenclatura de, 271
- taxonomia de, 271
- *typhi*, identificação de, 272

Salmonelleae, tribo, 270
Salmonelose, 1170
- incidência e focos de, 272

Sangue, 23, 648, 651, 1461
Saprófito, 3
Sarcocystis, 1479
Scedosporium prolificans, 1391, 1419
Scopulariopsis, 1384
Secreção
- ocular, 23
- purulenta
- - de fístulas subcutâneas, 22
- - uretral, 22
- - vaginal, 22

Segniliparus, 986
Segurança
- do paciente, 49
- elétrica, 51
- no laboratório, 50, 1249

Seleção do meio de cultura primário, 27
Sensibilidade
- à bacitracina, 711, 809
- à furazolidona, 711
- à lisostafina, 710
- à novobiocina, 724
- à optoquina, 811
- à polimixina B, 723
- reduzida
- - à penicilina, 1155
- - à vancomicina, 1152
- - aos macrolídios e lincosamídios, 1157
- - dos estafilococos à vancomicina, 1149

Sensititre®
- AP80 System, 418
- GPID Plate, 731
- Gram-negative AutoIdentification System, 312
- System, 311

Sepedonium, 1389
Sepse(s), 520
- associadas aos cateteres, 103
- puerperal, 762

Septicemia, 101, 471, 1407
- pós-anginosa anaeróbia, 1019

Sequenciamento
- de última geração, 163
- do DNA, 161, 1284
- do gene do rRNA 16S, 418
- do rRNA 16S para identificar anaeróbios, 1043
- por síntese, 162
- tradicional do DNA, 161

Sequências de inserção, 197, 209
Serina betalactamases do grupo 2, 1112

Serratia, 287
- *entomophila*, 242
- *ficaria*, 242
- *fonticola*, 242
- *grimesii*, 242
- *liquefaciens*, 242
- *marcescens*, 242
- *odorifera*, 242
- *plymuthica*, 242
- *proteamaculans*, subesp. *proteamaculans*, 242
- *quinivorans*, 243
- *rubidaea*, 243
Sherlock® Microbial Identification System, 731
Shewanella, 375, 469
- *algae*, 330
- *putrefaciens*, 330
Shewanellaceae, família, 375
Shigella, 240, 268
- fontes de infecção por, 269
- incidência, 269
- patogenicidade, 269
Shuttleworthia satelles, 1065
Sideróforos, 219
Sífilis, 1300
- "benigna" tardia, 1304
- cardiovascular, 1304
- congênita, 1305, 1317
- definição dos estágios da, 1303
- latente, 1304
- primária, 23
- tardia, 1304
Simbiose, 3
Simonsiella, 516
Síndrome
- da pele escaldada estafilocócica, 696
- de Fitz-Hugh-Curtis, 633
- de Katayama, 1496
- de Lemierre, 1019
- do choque tóxico, 221
- - definição de caso de, 701
- - estafilocócico, 697
- - estreptocócica, 763
- - toxina da, 700
- hemolítico-urêmica, 266, 269
Síntese de polissacarídio, 666
Sinusite, 75, 489
Sistema(s)
- API®
- - 20E, 414, 415
- - 20NE, 414, 415
- automatizados, 1139
- Autoscan-4, 417
- comerciais de cultura de *Mycoplasma*, 1227
- Crystal® Enteric/Nonfermenter, 414
- de codificação numérica, 305
- de cultura em caldo, 1258
- de detecção de micobactérias MB/BacT ALERT®, 1259
- de graduação
- - de Bartlett para avaliar a qualidade das amostras de escarro, 17
- - de Murray e Washington para avaliar a qualidade das amostras de escarro, 17
- de hemocultura
- - automatizados e computadorizados, 108
- - BacT/ALERT® 3D, 108
- - BD BACTEC®, 108
- - por lise-centrifugação, 107

- - VersaTREK®, 109
- de identificação
- - automáticos, 725
- - BBL Crystal® Gram-Positive, 841
- - clássicos, 303
- - Microbact Staphylococcal 12S (Oxoid®), 732
- - por *kits* combinados, 307
- - semiautomatizados e automatizados, 311
- de *swab*/envelope plástico, 12
- do gene *CovR/S*, 760
- GenMark eSensor®, 164
- MicroScan® WalkAway-96, 417
- para cultivo de bactérias anaeróbias, 1033
- Verigene®, 164
- WalkAway-40, 417
Slackia exigua, 1065
Sodoku, 1344
Solobacterium moorei, 1065
Soluções-tampão, 233
Solvente orgânico (acetona–álcool), 202
Sonda(s)
- de ácido nucleico, 147, 1280
- de FRET, 166
- de hibridização, 165
- de hidrólise ou Taqman, 165
- genéticas AccuProbes®, 148
Soro, 1124
Sowda, 1518
Sparganum, 1525
Sphingobacteria, 191
Sphingobacteriaceae, família, 391
Sphingobacterium, 391
- *multivorum*, 330
- *spiritivorum*, 330
Sphingomonadaceae, família, 370
Sphingomonas, 370
- *paucimobilis*, 330, 372
Spirillum minus, 1344
Spirochaetes, filo, 187, 191
Spirometra, 1525
Staphylococcus, 689
- *agnetis*, 691
- *arlettae*, 691
- *aureus*
- - fatores de virulência de, 697
- - identificação de, 719
- - *kit* para confirmação de cultura PNA FISH para, 733
- - subesp. *anaerobius*, 703
- - subesp. *aureus*, 693
- *auricularis*, 689
- *capitis*, 689
- *caprae*, 689
- *carnosus*, 692
- *chromogenes*, 691
- *cohnii*, 689
- *condimenti*, 692
- *delphini*, 691
- *devriesei*, 691
- *epidermidis*, 704
- *equorum*, 691
- *felis*, 691
- *fleurettii*, 692
- *gallinarum*, 691
- *haemolyticus*, 690
- *hominis*, 690
- *hyicus*, 691
- *intermedius*, 691

- *kloosii*, 692
- *lentus*, 692
- *lugdunensis*, 690
- *lutrae*, 692
- *massiliensis*, 690
- *microti*, 692
- *muscae*, 692
- *nepalensis*, 692
- *pasteuri*, 690
- *petrasii*, 690
- *pettenkoferi*, 690
- *piscifermentans*, 692
- *pseudintermedius*, 692
- *pseudolugdunensis*, 690
- *rostri*, 692
- *saccharolyticus*, 691, 1028, 1029
- *saprophyticus*
- - sensibilidade à novobiocina para a identificação presuntiva de, 724
- - subesp. *saprophyticus*, 707
- *schleiferi*, 691
- *sciuri*, 692
- *simiae*, 692
- *simulans*, 691
- *stepanovicii*, 692
- *succinus*, 692
- *vitulinus*, 692
- *warneri*, 691
- *xylosus*, 691
Stemphylium, 1413
Stenotrophomonas, 367
- *maltophilia*, 330, 367, 368, 401
Streptobacillus moniliformis, 514
- características de cultura, 515
- epidemiologia, 514
- identificação, 515
- importância clínica, 514
- sensibilidade a agentes antimicrobianos, 516
Streptococcus
- *acidominimus*, 756
- *agalactiae*, 753, 764
- - fatores de virulência de, 764
- *anginosus*, 755, 784
- *australis*, 754
- *bovis*, 755, 786
- *caballi*, 755
- *canis*, 753, 772
- *castoreus*, 753
- *constellatus*, 755, 784
- *cricetus*, 755
- *cristatus*, 754
- *danieliae*, 754
- *dentapri*, 755
- *dentirousetti*, 755
- *devriesei*, 755
- *didelphis*, 753
- *downei*, 755
- *dysgalactiae*
- - subesp. *dysgalactiae*, 753
- - subesp. *equisimilis*, 753
- *entericus*, 756
- *equi*
- - subesp. *equi*, 753
- - subesp. *ruminatorum*, 753
- - subesp. *zooepidemicus*, 753
- *equinus*, 755
- *ferus*, 755
- *gallinaceus*, 756

- *gallolyticus*
- - subesp. *gallolyticus*, 756
- - subesp. *macedonicus*, 756
- - subesp. *pasteurianus*, 756
- *gordonii*, 754
- *halichoeri*, 753
- *henryi*, 756
- *hongkongensis*, 753
- *hyointestinalis*, 755, 756
- *hyovaginalis*, 756
- *ictaluri*, 753
- *infantarius*, 755
- - subesp. *coli*, 756
- - subesp. *infantarius*, 756
- *infantis*, 754
- *iniae*, 753, 774
- *intermedius*, 755, 784
- *lactarius*, 754
- *macacae*, 755
- *marimammalium*, 756
- *massiliensis*, 754
- *merionis*, 756
- *minor*, 756
- *mitis*, 754
- *mutans*, 755
- *oligofermentans*, 754
- *oralis*, 754
- *orisratti*, 755
- *orisuis*, 755
- *ovis*, 756
- *parasanguinis*, 754
- *paruberis*, 756
- *peroris*, 754
- *phocae*, 753
- *pluranimalium*, 756
- *plurextorum*, 756
- *pneumoniae*, 24, 199, 754, 775, 1155
- - espectro clínico de, 777
- - fatores de virulência de, 775
- - identificação de, 811
- - identificação sorológica de, 814
- - sensibilidade a antimicrobianos, 780
- - técnicas de detecção direta sem cultura para, 804
- *porci*, 756
- *porcinus*, 753, 774
- *porcorum*, 756
- *pseudopneumoniae*, 754
- *pseudoporcinus*, 753, 774
- *pyogenes*, 8, 753, 757
- *ratti*, 755
- *rupicaprae*, 756
- *salivarius*, 755
- *sanguinis*, 755
- *sinensis*, 755
- *sobrinus*, 755
- *suis*, 756, 772
- - identificação de, 822
- *thermophilus*, 755
- *thoraltensis*, 756
- *tigurinus*, 755
- *troglodytidis*, 755
- *trolodytae*, 755
- *uberis*, 756
- *urinalis*, 754
- *ursoris*, 755
- *vestibularis*, 755
- *Streptomyces* spp., 986, 987, 990

Streptosporangineae, família, 989
Strongyloides stercoralis, 1459, 1480, 1484
Substância(s)
- de agregação, 208, 788
- e compostos químicos variados, 233
- químicas, 58
Sulfeto de hidrogênio, 238
Superantigenicidade, 700
Superantígenos bacterianos, 221, 700, 760
Superóxido-dismutase, 218
Superoxol, 652
Suramina, 1529
Sutterella wadsworthensis, 458
Swabs, 11
- nasofaríngeos, 651
SYBR® Green, 164
Syncephalastrum, 1373

T

Taenia
- *multiceps*, 1525
- *saginata*, 1489
- *serialis*, 1525
- *solium*, 1489
Tatumella ptyseos, 301
Tecidos e biopsias, 110
Técnica(s)
- da coloração ácida rápida, 1255
- da gota pendente, 18
- da jarra de conservação anaeróbia, 1037
- de coloração por Gram, 23
- de cultura em microlâmina, 1367
- de detecção
- - de enterococos em hemoculturas sem cultura, 806
- de filtração por membrana de Steele e McDermott, 447
- de imunofluorescência, 135
- - direta sem cultura para estreptococos beta-hemolíticos do grupo A em amostras de faringe, 803
- - direta sem cultura para estreptococos beta-hemolíticos do grupo B, 804
- - para detecção de anticorpos, 137
- - para detecção de antígenos, 136
- - sem cultura para *Streptococcus pneumoniae*, 804
- de inoculação do ágar fubá e Tween 80, 1425
- de microscopia, 18, 97
- de produção dos anticorpos monoclonais, 120
- de semeadura em estrias para *Staphylococcus*, 494
- de *Southern blot*, 160
- de Ziehl-Neelsen, 25
- - e Kinyoun, 1254
- imunológicas para confirmação de *N. gonorrhoeae* em cultura, 657
- MALDI-TOF, 278, 186
- para cultura dos espécimes, 30
- para transferência e cultura de espécimes clínicos, 28
Tecnologia de ramificação do DNA (bDNA), 150
Teleomórfico, 1358
Tempo de voo, 735
Tenericutes, filo, 187
Tênia gigante do peixe, 1491
Teníase, 1490

Terrorismo, 61
- biológico, 62
- químico, 62
Teste(s)
- AccuProbe® Pneumococcus, 811
- bioquímicos diretos para realizar a identificação preliminar das bactérias, 38
- CarboFerm® Neisseria, 655
- com disco
- - de nitrato, 1041
- - de SPS, 1041
- com sonda de DNA para confirmação da cultura de *N. gonorrhoeae*, 658
- confirmatórios para Enterobacteriaceae produtoras de ESBL, 1164
- da catalase, 38, 710, 806
- da citocromo-oxidase, 39
- da coagulase
- - em lâmina, 39, 719
- - em tubo, 720
- - procedimentos alternativos para o, 720
- da desoxirribonuclease, 720
- da endonuclease termoestável, 721
- da MUG, 39
- da pirrolidonil-arilamidase, 810
- da RPR, 1310
- de aerotolerância, 1038
- de aglutinação, 720
- de amplificação de ácidos nucleicos
- - para *Clostridium difficile*, 1071
- - para *Neisseria gonorrhoeae*, 659
- de anticorpo fluorescente
- - contra antígeno de membrana (AFAM), 138
- - direto, 618
- de bile-esculina, 809
- de CAMP e produção de pigmento, 809
- de catalase, 652
- de coaglutinação, 657
- de Griess, 88
- de hibridização de ácidos nucleicos para *Neisseria gonorrhoeae*, 658
- de imunofluorescência anticomplemento (IFAC), 138
- de leucina aminopeptidase, 810
- de ornitina descarboxilase, 724
- de oxidase, 652
- - modificada, 711
- de precipitação em tubo capilar, 811
- de proficiência, 1130
- de Quellung, 204
- de sensibilidade
- - a agentes antivirais, 1610
- - à colistina, 666
- - antimicrobiana, 40, 1095, 1118, 1286
- - - por diluição em ágar, 1134
- - ao SXT, 809
- - aos antifúngicos, 1434
- - das cepas isoladas da fibrose cística, 1174
- - de espécies
- - - de *Bacillus* a agentes antimicrobianos, 890
- - - de *Bordetella* a agentes antimicrobianos, 583
- - - de *Corynebacterium* e de bactérias corineformes a agentes antimicrobianos, 909
- - no controle de qualidade dos resultados da identificação, 41
- - para anaeróbios, 1082
- - por difusão

- - - em disco, 1130
- - - em gradiente, 1134
- - por grupos de anaeróbios, resultados dos, 1081
- - por macrodiluição em caldo, 1137
- - por microdiluição em caldo, 1137
- de sinergia dos antibióticos, 1120
- de solubilidade da bile, 39, 811
- de substratos enzimáticos cromogênicos, 655
- de superoxol, 652
- de tolerância ao sal, 810
- de triagem
- - em ágar, 1128
- - para bacteriúria, 88
- - para infecção urinária, 87
- - para piúria, 88
- de urease em amostra de biopsia, 454
- de utilização de carboidratos, 653
- de Voges-Proskauer (VP), 213, 236
- direto com AF, 579
- direto da mancha de indol, 39
- do disco de penicilina, 653
- do ONPG, 227
- do PYR, 39
- do tubo germinativo, 1424
- do vermelho de metila, 236
- FTA-ABS, 1312
- GonoGen® II, 657
- HC®, 150
- Hybrid Capture®, 149
- para antígeno GDH de *Clostridium difficile*, 1072
- para betalactamases, 1144
- para microrganismos semelhantes a *Campylobacter*, 454
- para produtos bacterianos, 88
- rápidos para detecção de resistência à meticilina, 721
- sorológicos, 185
- - para *Legionella*, 623
- - para micoplasmas genitais, 1231
- - para o diagnóstico das infecções por *Mycoplasma pneumoniae*, 1228
- treponêmicos, 1311
- tradicionais, 1312
- VDRL, 1310
Tétano, 219, 1027, 1028
Tetraciclinas, 1100
Tetragenococcus, 798
- identificação das espécies de, 831
The Joint Commission, 47
Tiabendazol, 1529
Time-of-flight por dessorção, 313, 842
Timina, 194
Tinea
- *barbae*, 1397
- *capitis*, 1396
- *corporis*, 1397
- *cruris*, 1397
- *pedis*, 1397
- *unguium*, 1397
- *versicolor*, 23
Tinha
- da região da barba, 1397
- da região inguinal, 1397
- das unhas, 1397
- do corpo, 1397
- do couro cabeludo, 1396
- dos pés, 1397

Tipagem
- baseada em amplificação, 171
- de cepas, 170
- - e perfil de DNA, 1284
- microbiana, 172
Títulos bactericidas do soro, 1120
Togavírus, 1555
Toxina(s), 219
- bipartites, 219
- citolíticas, 219
- da síndrome do choque tóxico, 700
- dermonecrosante, 574
- epidermolíticas, 700
- esfoliativas, 700
- *pertussis*, 574
- termolábil, 574
Toxocara, 1520
Toxoplasma gondii, 1512, 1513
Toxoplasmose, 1512
- adquirida aguda, 1514
- congênita, 1514
- ocular, 1514
Trabulsiella guamensis, 301
Tracoma, 23
Transdução, 208
- de sinais com dois componentes, 217
- especializada, 208
- generalizada, 208
Transferência de informações, 146
Transformação, 207
Transporte
- alterado dos antibióticos, 1104
- dos espécimes, 13, 58
- de agentes etiológicos, 58
Transpósons, 197, 209
Traqueobronquite, 76
Trato
- gastrintestinal superior, 84
- urinário, 84
Trematódeos, 1494
Treponema, 1299
- *carateum*, 1307
- *endemicum*, 1307
- *pallidum*, 1300
- - imunidade, 1306
- - perfil sorológico, 1306
- - resposta humoral, 1306
- *pertenue*, 1306
Treponematose(s)
- diagnóstico laboratorial das, 1307
- endêmica, 1306
Trichinella spiralis, 1520
Trichoderma, 1387
Trichomonas vaginalis, 90, 1515
Trichomoníase, 1515
Trichophyton, 1392
- identificação de espécies de, 1393
- *mentagrophytes*, 1393
- *rubrum*, 1394
- *tonsurans*, 1395
- *verrucosum*, 1395
Trichostrongylus, 1488
Trichuris trichiura, 1464, 1480, 1481
Tricocéfalo, 1481
Tricosporonose, 1432
Tricuríase, 1481, 1483

Tripanossomíase, 1508
- africana, 1508, 1509
- sul-americana, 1509, 1511
Tripanossomose, 23
Triquinose, 1520
Tropheryma whipplei, 991
- identificação de, 996
Trueperella, 932
Trypanosoma, 1506, 1508
- *rangeli*, 1509
Tsukamurella, 986, 987
- classificação, 988
- doença clínica, 988
- epidemiologia, 988
- patogênese, 988
- taxonomia, 988
Tubas uterinas, 89
Tuberculose
- ativa, 1248
- clínica, 1248
- incidência global da, 1248
- micose pulmonar, 22
Tubo, 12
- germinativo, 1424
Tularemia
- características de cultura, 548
- detecção, 548
- epidemiologia da, 544
- espectro clínico da, 547
- histórico da, 545
- isolamento da, 548
- taxonomia da, 545
- tratamento da, 550
Turicella, 945
Turicibacter sanguinis, 1065

U

Úlcera(s)
- cutâneas, 1460
- do pênis ou da vulva, 23
- genitais, 90
- - coleta de espécimes das, 94
- - e infecção pelo vírus da imunodeficiência humana (HIV), 90
- orofaríngeas, 22
Ulocladium, 1413
Uracila, 194
Ureaplasma, 1198
- *parvum*, 1201
- sensibilidade a antimicrobianos, 1233
- *urealyticum*, 89, 1201, 1206
- taxonomia de, 1199
Urease, 237, 724
- afinidade da, 1264
Ureidopenicilinas, 1097
Uretra, 89
- masculina, 648
Uretrite, 89
- diagnóstico da, 91
Urina, 22, 1460
Uveíte, 100

V

Vacina(s)
- de polissacarídios pneumocócicos, 776
- *Haemophilus influenzae* tipo b, 492
- para meningococos, 641
- *pertussis*, 576

- pneumocócicas, 776
- - 13-valente (conjugada), 778
- - 23-valente (polissacarídica), 778
Vagina, 89
Vaginite, 90, 92
- diagnóstico da, 91
Vaginose, 90
- bacteriana, 91, 92, 949, 1022
- - diagnóstico da, 950
Vagococcus, 799
- identificação de espécies de, 831
Variação
- antigênica, 206
- de fase, 205, 206
Varibaculum cambriense, 1059
Vermelho de metila, 213
Verrugas
- venéreas, 90
- - diagnóstico das, 92, 93
VersaTREK®, 1259
Vesículas de gás, 197
Veterans Affairs Department, 47
Véu de proteus, 224
Via(s)
- alternativas (*bypass*) como mecanismo de resistência, 1118
- de Embden-Meyerhof, 225
- de Embden-Meyerhof-Parnas, 212, 332
- de Entner-Doudoroff, 332
- do monofosfato de hexose de Warburg-Dickins, 332, 333
- fermentadora, 332
Vibrio, 460
- *alginolyticus*, 463
- *cholerae*, 461
- - 0139 Bengal toxigênico, 461
- - gastrenterite induzida por, 462, 463
- - tratamento e prevenção das infecções por, 462
- *cincinnatiensis*, 463
- *damsela*, 463
- *fluvialis*, 463
- *furnissii*, 463
- glicolítica ou anaeróbia, 332
- *harveyi*, 463
- *hollisae*, 465

- *metschnikovii*, 466
- *mimicus*, 466
- *parahaemolyticus*, 466
- *vulnificus*, 466
Vibriões, 193
- não coléricos, 462
Vibrionaceae, família, 460
Vidraria, 51
Virulência, 3
- das espécies de *Brucella*, 532
- de *F. tularensis*, 551
- de *Listeria monocytogenes*, 867
Vírus, 3, 40, 1536
- B, 1568
- Chikungunya, 1609
- da caxumba, 1550
- da coriomeningite linfocítica (CML), 1553
- da encefalite da Califórnia, 1556
- da gastrenterite humana, 1557
- da hepatite, 1572
- - A, 1572, 1608
- - B, 1572, 1602, 1606
- - C, 1573, 1601, 1608
- - D, 1573
- - E, 1574
- da imunodeficiência humana, 1599, 1605
- da parainfluenza, 1550
- detecção do vírus e identificação provisória, 1587
- do grupo herpes, 1599
- do Nilo Ocidental, 1609
- do oeste do Nilo, 95
- do sarampo, 1550
- Ebola, 1554
- Epstein-Barr, 1566, 1606
- influenza, 1602
- Marburg, 1553, 1554
- níveis de serviços diagnósticos, 1536
- nomenclatura dos, 1536
- Norwalk, 1558
- respiratórios, 1598, 1602
- Sapporo, 1558
- sincicial respiratório, 1551
- taxonomia dos, 1536
- varicela-zóster, 96, 1567, 1599, 1609

Vitek® 2, 837, 1139
- Anaerobe, 909
- Anaerobe/Corynebacterium, 891
- System, 417
- Legacy System, 417
- System, 312
Volutina, 197

W

Wampole Isostat/Isolator® Microbial System, 107
Weeksella, 390
- *virosa*, 330
Weissella, 954
Western immunoblot, 126
Wickerhamomyces anomalus, 1430
Williamsia, 986
Wohlfahrtiimonas, 368

X

Xanthomonadaceae, família, 367
Xilose–Lisina–Tergitol 4 (XLT4), 275

Y

Yersinia, 290
- *aldovae*, 243
- *bercovieri*, 243
- *enterocolitica*, 243
- - e preparação de linguiças caseiras, 294
- - e reações transfusionais, 294
- - identificação de, 294
- - sensibilidade a antimicrobianos de, 295
- *frederiksenii*, 243, 295
- *intermedia*, 243, 295
- *kristensenii*, 243
- *mollaretii*, 243
- *pestis*, 244, 291, 292
- *pseudotuberculosis*, 244, 293
- *rohdei*, 244
- *ruckeri*, 244
Yersinieae, tribo, 290

Z

Ziehl-Neelsen, técnica de, 25
Zigomicetos, 1371
Zigomicose, 1371, 1376